STEDMAN
BILINGÜE

STEDMAN BILINGÜE

Diccionario de Ciencias Médicas

INGLÉS - ESPAÑOL
ESPAÑOL - INGLÉS

EDITORIAL MEDICA panamericana

BUENOS AIRES - BOGOTÁ - CARACAS - MADRID - MÉXICO - SÃO PAULO
e-mail: info@medicapanamericana.com.ar
www.medicapanamericana.com

1ª reimpresión, julio de 1999
2ª reimpresión, marzo de 2001
3ª reimpresión, septiembre de 2001

EDITORIAL MEDICA panamericana

Visite nuestra página web:
http://www.medicapanamericana.com.ar
http://www.medicapanamericana.com

ARGENTINA
Marcelo T. de Alvear 2145 (1122) - Buenos Aires, Argentina
Tel.: (54-1) 821-5520 / Fax (54-1) 821-1214
e-Mail: info@medicapanamericana.com.ar

COLOMBIA
Carrera 7a A Nº 69-19 - Santa Fe de Bogotá DC.
Tel.: (57-1) 235-4068 / Fax: (57-1) 345-0019
e-Mail: info@medicapanamericana.com.co

ESPAÑA
Alberto Alcocer 24 (28036) - Madrid, España
Tel.: (34-9-1) 1317800 / Fax: (34-9-1) 4570919
e-Mail: edmedpan@emp.es

MÉXICO
Calzada de Tlalpan Nº 5022 entre Tezoquipa y Michoacán
Colonia La Joya - Delegación Tlalpan - 14090 - México D.F.
Tel.: (52-5) 573-2300 / Fax: (52-5) 655-0381
e-Mail: edmepamex@spin.com.mx

VENEZUELA
Edificio Polar, Torre Oeste, Piso 6, Of. 6-C
Plaza Venezuela, Urbanización Los Caobos,
Parroquia El Recreo, Municipio Libertador - Caracas D.F.
Tel.: (58-212) 793-1666/3058/2531/5985/7195
Fax: (58-212) 793-5885
e-Mail: info@medicapanamerican.co.ve

ISBN 950-06-2006-5
84-7903-335-5

Depósito Legal: M-36.100-2001
Impreso en España, Septiembre 2001.

Table of Contents - Índice

Preface to the Bilingual Medical Science Dictionary

The Preface to the Spanish edition of the Stedman Dictionary reads: "We were in debt with Spanish speaking readers who have for a long time been demanding a Spanish version of this colossal work..."

That highly demanding task having been accomplished, Editorial Médica Panamericana undertook the even greater challenge of a project with no precedents: to transform this "classic" into a bilingual dictionary. We understood we would thus fill a void, as it were, and meet true needs detected in the market, offering on the one hand the most complete source of terminology of the health sciences both in Spanish and in English, and, on the other, an indispensable tool for the reading comprehension and writing skills of medical language users in both languages.

In order to achieve this goal and make the work attractive, easy to handle and self-contained within a single volume, a careful selection of the material proved necessary in the first place. A group of specialists was consulted to define -based on linguistic criteria of frequency, range, and availability- the relevance of each term within the frame of each language system. Editorial Médica Panamericana would like to thank in particular Doctor Jorge Negrete, whose invaluable assistance made this task posible, as well as Irma Lorenzo and Doctor Karen Mikkelsen. A clinical-generalist approach was decided upon, without neglecting the most common terminology for the sub-specialities. Encyclopedic definitions were condensed from the main entries within the original work, whilst only the accurate translation would be included for most of the sub-entries.

At the same time, most eponyms and Latin scientific names of microorganisms were deleted, as irrelevant in a bilingual dictionary.

Furthermore, it was necessary to revise, update, and even add terms as these would become more and more commonly used or as they were being coined at the rate of high-speed developing specialities.

This revision and updating process was also applied in particular to all anatomical terms, thus pairing them with the classification from the International Nomina Anatomica in vogue.

A bilingual glossary was included at the beginning of the dictionary, presenting more than 500 prefixes, suffixes and combined forms, with their corresponding etymology and examples, to assist readers in understanding the origin of words that conform the medical vocabulary.

Finally, due to the existence of intrinsic grammatical differences between English and Spanish, the development and use of a sophisticated computerized base was required, to decide -for instance- which term should appear as the main entry and which as a sub-entry, or to solve the problem of words with only one meaning in one language and various meanings in the other. This base was essential when it came to the final ordering of the material.

To express it briefly, significant efforts have been made to secure the excellence of a product we believe will be unique in its type. Editorial Médica Panamericana feels particularly proud of this tool we now present, which is expected to prove most valuable for the health science professionals.

Prefacio al Diccionario Bilingüe de Ciencias Médicas

Decía el prefacio a la edición en español del *Diccionario Stedman de Ciencias Médicas*: "Estábamos en deuda con los lectores de habla hispana, que reclamaban desde hace tiempo la versión en español de esta monumental obra...". Cumplida tan difícil misión, la Editorial Médica Panamericana emprendió el desafío de un proyecto sin precedentes: transformar este clásico en un diccionario bilingüe. Entendía que se llenaba así un importante vacío y una necesidad del mercado, ofreciendo no sólo la fuente más completa en inglés y español sobre la terminología propia de las ciencias de la salud, sino también una herramienta imprescindible para la comprensión y escritura adecuadas del lenguaje médico en ambos idiomas.

Para lograr este objetivo y hacer de la obra un instrumento atractivo, manuable y que pudiera ser contenido en un solo volumen, fue necesaria en primer lugar, una cuidadosa selección del material que debía incluirse. Se requirió, entonces, la opinión y experiencia de un grupo de especialistas que definió las pautas de selección sobre la base de criterios lingüísticos, y la importancia y frecuencia de utilización de cada término. En esta tarea, la Editorial Médica Panamericana quiere agradecer especialmente la invalorable colaboración del doctor Jorge Negrete, la Srta. Irma Lorenzo y la doctora Karen Mikkelsen.

Se optó por un enfoque clínico-generalista, sin descuidar la terminología habitual de cada subespecialidad. Se condensaron las definiciones enciclopedistas de las entradas principales de la obra original y sólo se incluyó la traducción exacta de la mayoría de los submandantes. Asimismo, se eliminó la mayor parte de los epónimos y los nombres científicos de los microorganismos en latín, de poca utilidad en un diccionario bilingüe.

En segundo lugar, se debieron revisar, actualizar y agregar muchos términos cuyo uso se tornaba cada vez más frecuente o que surgían con el desarrollo de especialidades de rápido avance. Esta revisión y actualización se efectuó también con la terminología anatómica, de manera de adaptarla a la clasificación de la Nómina Anatómica Internacional vigente.

Se agregó, además, al principio del diccionario, un glosario bilingüe, que incluye más de 500 prefijos, sufijos y formas combinadas, con su correspondiente etimología y ejemplos, para ayudar a los lectores a comprender el origen de las voces o palabras que forman el vocabulario médico.

Finalmente, la existencia de diferencias gramaticales intrínsecas entre el español y el inglés, o el hecho de que distintas palabras en un idioma tengan una sola acepción en el otro, o de que un solo término posea diferentes significados en el idioma opuesto, requirió la utilización de una compleja base informática especialmente diseñada para el ordenamiento final de todas las entradas.

En síntesis, se trató de asegurar la excelencia de un producto único en su género, del cual la Editorial Médica Panamericana está orgullosa y que constituirá, sin duda, un instrumento imprescindible para todos los profesionales de la salud.

Guide to the use of this dictionary

STRUCTURE OF THE ENTRIES

The dictionary has main entries and sub-entries.

Main Entries

The main entries -on the left margin- appear in bold type and small letters. Following, the Spanish language equivalent appears (between parentheses) and, when appropriate, a short description is given in this language.

The reader consulting the English-Spanish section will note the appearance in some cases of various homographs with different meanings, as it is the case with **cast**, the Spanish translation of which may be: **1.** cilindro, **2.** enyesado, **3.** modelo and **4.** inmovilizar. If there are sub-entries, the translation will have the abbreviation of the main entry corresponding to the first or primary meaning. Otherwise, the full term will be included to avoid confusion, e.g.: **blood c.**, i.e. **blood cast** appears with its translation (c. hemático), that is to say *cilindro hemático*; whilst **master c.**, i.e. **master cast**, appears with its full translation (*modelo patrón*).

In the English-Spanish section the gender of the terms is indicated by means of the corresponding abbreviation f. or m. (feminine or masculine), feature that is obviously unnecessary in English.

Whenever the main entry is a word of Greek or Latin origin or derives from another language, this is indicated by the corresponding abbreviation between brackets [lat].

The masculine is usually given when an adjective acts as qualifier, except in the case only the feminine gender is used.

ORDER OF THE ENTRIES AND SUB-ENTRIES

The entries and sub-entries appear in alphabetical order, disregarding prepositions, conjunctions, and articles, as well as inter-spaces, Greek letters (such as α, β, etc.), numbers, substance configuration characters (e.g. D-) and the forms in italics (e.g.: *p*-, *N*-, *cis-)* when presented as prefixes.

When the Greek letters or the indication of a compound configuration are expressed extensively, they follow the rule of the alphabetical order. Thus, "α-naphthylurea" is placed under the letter *N*, but "alpha amylase" is found under *A*; "L-dopa" appears under *D*, but "levodopa" is included under *L*.

Abbreviations and Symbols

All abbreviations and symbols, as well as acronyms, abbreviations by initials, and other contracted forms are included in the vocabulary as main entrances, in the manner they are accepted by general use.

Prefixes and Suffixes

The forms used as prefixes or as part of compound words, appear as main entries in the vocabulary in bold type, hyphenated, and are followed by the translated equivalent between parentheses, and the definition and form of common use.

The suffixes and terminations also appear as main entrances in bold type, with the hyphen preceeding in this case, and the corresponding translation. See also Prefixes and Suffixes in Medical Terminology.

Indicaciones para el uso del diccionario

ESTRUCTURA DE LAS ENTRADAS

Las entradas del diccionario son entradas principales y subentradas.

Entradas principales

Las voces de entrada principales o mandantes -marginadas a la izquierda- aparecen en negrita y con inicial minúscula. A continuación de la voz principal figura el equivalente en idioma inglés (entre paréntesis) y, cuando así corresponde, se da la descripción traducida a este último idioma.

Llamará la atención del lector que consulte la sección Inglés-Español la aparición en algunos casos de varios términos que provienen de la misma grafía en el idioma original, con diferente significado, como en el caso de **cast**, cuya traducción al español puede ser: **1.** cilindro, **2.** enyesado, **3.** modelo y **4.** inmovilizar. Si existen submandantes la traducción llevará la abreviatura del mandante correspondiente a la primera acepción; de lo contrario se incluirá el término completo para evitar confusiones. P.ej., **blood c.**, es decir **blood cast**, aparece con su traducción (c. hemático), es decir *cilindro hemático*, mientras que **master c.**, es decir **master cast** aparece con la traducción completa (modelo patrón).

En la sección Inglés-Español se incluye el género de los nombres, indicado con las abreviaturas f. o m., dato que en inglés es innecesario por razones obvias.

Cuando la entrada principal es una palabra griega o latina, o proveniente de otro idioma, se hace constar esta circunstancia con la abreviatura entre corchetes; en el caso del latín, p.ej., [lat.].

Las formas adjetivadas se dan generalmente en masculino, salvo en el caso en que se usa exclusivamente el femenino.

ORDEN DE LAS ENTRADAS Y SUBENTRADAS

Las entradas y subentradas aparecen en orden alfabético con la secuencia de sus letras, sin tomar en cuenta preposiciones, conjunciones ni artículos, como tampoco los espacios, las letras griegas (p.ej., α, β), los números, los caracteres de configuración de una sustancia (p.ej., D-) y las formas en bastardilla (p.ej., *D*-, *N*-, *cis*-) cuando aparecen como prefijos

Cuando las letras griegas o la indicación de la configuración de un compuesto se indican in extenso, entran en el régimen general de alfabetización. De tal modo, "α-naftilurea" se ubica en la *N*, pero "alfa amilasa"se encuentra en la *A*; "L-dopa" aparece en la *D*, pero "levodopa" se incluye en la *L*.

Abreviaturas y símbolos

Las abreviaturas y símbolos, lo mismo que los acrónimos, siglas y otras contracciones se incluyen en el vocabulario como entradas principales, tal como están aceptadas en el uso general.

Prefijos y sufijos

Las formas que se usan como prefijos o como parte de palabras compuestas aparecen en el vocabulario como entradas principales en negrita, con guión, seguidas entre paréntesis por su equivalente traducido y su definición y forma de uso habitual.

Los sufijos y terminaciones también aparecen como entradas principales en negrita, con el guión antepuesto en este caso y con su correspondiente traducción. Véase también *Prefijos y sufijos en terminología médica.*

Consultants (Consultores)

William K. Beatty
Etymology, Biography, and History (Etimología, Biografía e Historia)
Profesor of Medical Bibliography, Northwestern Univesity Medical School, Chicago, Illinois

Everett S. Beneke, Ph.D.
Mycology (Micología)
Profesor, Departaments of Microbiology and Public Health and of Botany and Plant Pathology, Michigan State University, East Lansing, Michigan

Alfred Jay Bollet, M.D.
Internal Medicine (Medicina Interna)
Clinical Professor of Medicine. Yale University School of Medicine, New Haven, Connecticut; Adjunct Professor of Medicine, New York Medical College, New York, New York; Chairman, Department of Medicine, Danbury Hospital, Danbury, Connecticut; Editor, *Resident and Staff Physician*

M. Desmond Burke, M.D.
Clinical Pathology, Hematology, and Laboratory Medicine (Patología Clínica, Hematología y Laboratorio Clínico)
Profesor of Pathology and Director of Clinical Laboratories, School of Medicine and University Hospital, State University of New York at Stony Brook, Stony Brook, New York

Michael J. Burridge, B.V.M.& S., M.P.V.M., Ph.D.
Veterinary Medicine (Veterinaria)
Chairman and Professor, Department of Infectious Diseases, College of Veterinary Medicine, University of Florida, Gainesville, Florida

Malcolm B. Carpenter, M.D.
Neuroanatomy (Neuroanatomía)
Professor Anatomy, F. Edward Hébert School of Medicine, Uniformed Services University of the Health Sciences, Bethesda, Maryland

Waldo E. Cohn, Ph.D.
Biochemistry and Chemistry (Bioquímica y Química)
Senior Biochemist, Retired, and Consultant, Biology Division, Oak Ridge National Laboratory, Oak Ridge, Tennessee; Office of Biochemical Nomenclature; Editor, *Progress in Nucleic Acid Research and Molecular Biology*

Clark E. Corliss, Ph.D.
Embryology (Embriología)
Professor Emeritus of Anatomy, University of Tennessee, Memphis, Tennessee

Donald J. Ferguson, M.D., Ph.D.
General Surgery (Cirugía General)
Professor Emeritus of Surgery, University of Chicago, Chicago, Illinois

John P. Frazer, M.D.
Otorhinolaryngology (Otorrinolaringología)
Professor of Otolaryngology, University of Rochester Medical Center, Rochester, New York

Robert M. Goldwyn, M.D.
Plastic and Reconstructive Surgery (Cirugía Plástica y Reconstructiva)
Clinical Professor of Surgery Harvard Medical School, Boston, Massachusetts; Editor, *Plastic and Reconstructive Surgery*

Nicholas M. Greene, M.D.
Anesthesiology (Anestesiología)
Professor of Anesthesiology, Yale University School of Medicine, New Haven, Connecticut

Donald Heyneman, Ph.D.
Parasitology (Parasitología)
Professor of Parasitology, University of California, San Francisco, California; Associate Dean for Health and Medical Sciences, School of Public Health, University of California, Berkeley, California; Chairman, University of California, Berkeley/University of California, San Francisco, Joint Medical Progress

Frank Hinman, Jr., M.D.
Urology and Urologic Surgery (Urología y Cirugía Urológica)
Clinical Professor of Urology, University of California, San Francisco, California

Joseph L. Hirschmann, Pharm.D.
Pharmacology and Toxicology (Farmacología y Toxicología)
General Manager, First DataBank, San Bruno, California

Paul B. Hoffer, M.D.
Nuclear Medicine (Medicina Nuclear)
Professor of Diagnostic Radiology and Director, Section of Nuclear Medicine, Yale University School of Medicine, New Haven, Connecticut

Steven E. Hyler, M.D.
Psychiatry (Psiquiatría)
Associate Clinical Professor of Psychiatry, Columbia University, and Psychiatrist, New York State Psychiatric Institute, New York, New York

Naomi M. Kanof, M.D.†
Dermatology (Dermatología)
Clinical Professor Emeritus of Medicine (Dermatology), Georgetown University School of Medicine, and Dermatologist in Private Practice, Washington, D.C.

Frederick H. Kasten, Ph.D.
Stains and Staining Procedures (Colorantes y Métodos de Tinción)
Professor of Anatomy, Louisiana State University Medical Center, New Orleans, Lousiana

Ralph H. Kellogg, M.D., Ph.D.
Physiology (Fisiología)
Professor of Physiology, University of California, San Francisco, California

E. Frederick Lang, M.D.
Radiology (Radiología)
Radiologist, Retired, Grosse Pointe, Michigan

Edwin H. Lennette, M.D., Ph.D.
Immunology and Virology (Inmunología y Virología)
California Public Health Foundation and Director Emeritus, Viral and Rickettsial Diseases Laboratory, California Department of Health Services, Berkeley, California

Erwin F. Lessel, Ph.D.
Bacteriology (Bacteriología)
Chief Editor, Editorial Services Department, Lederle Laboratories, Pearl River, New York

Joseph D. Matarazzo, Ph.D.
Psychology (Psicología)
Chairman, Department of Medical Psychology, Shool of Medicine, Oregon Health Sciences University, Portland, Oregon

David N. Menton, Ph.D.
Histology (Histología)
Associate Professor of Anatomy, Washington University School of Medicine, St. Louis, Missouri

Edmond A. Murphy, M.D., Sc.D.
Genetics (Genética)
Professor of Medicine, The Johns Hopkins University School of Medicine, Baltimore, Maryland

Frank W. Newell, M.D., M.Sc.
Ophthalmology (Oftalmología)
Raymond Distinguished Professor of Ophthalmology, The University of Chicago, Chicago, Illinois. Editor-in-Chief, American Journal of Ophthalmology

Maxine Patrick, R.N., Dr.P.H.
Nursing (Enfermería)
Professor, Department of Physiological Nursing, University of Washington School of Nursing, Seattle, Washington

† Deceased (Fallecido)

Leonard F. Peltier, M.D., Ph.D.
Orthopaedics (Ortopedia)
Professor and Acting Head, Department of Surgery, University of Arizona Health Sciences Center, Tucson, Arizona

Roy R. Peterson, Ph.D.
Gross Anatomy (Anatomía)
Professor Emeritus and Lecturer in Anatomy, Washington University School of Medicine, St. Louis, Missouri

George S. Schuster, D.D.S., Ph.D.
Dentistry (Odontología)
Ione and Arthur Merritt Professor, Coordinator of Oral Biology/Microbiology, School of Dentistry, Medical College of Georgia, Augusta, Georgia

Thomas W. Shields, M.D.
Thoracic Surgery (Cirugía Torácica)
Professor of Surgery, Northwestern University Medical School, Chicago, llinois

E. Stewart Taylor, M.D.
Obstetrics and Gynecology (Obstetricia y Ginecología)
Professor Emeritus of Obstetrics and Gynecology, University of Colorado School of Medicine, Denver, Colorado; Editor, *Obstetrical and Gynecological Survey*

A. Earl Walker, M.D.
Neurology, Neuropathology, and Neurosurgery (Neurología, Neuropatología y Neurocirugía)
Professor Emeritus of Neurological Surgery, The Johns Hopkins University School of Medicine, Baltimore, Maryland; Professor Emeritus of Neurology and Neurosurgery, The University of New Mexico School of Medicine, Albuquerque, New Mexico

William H. Wehrmacher, M.D.
Cardiology (Cardiología)
Clinical Professor of Medicine and Adjunct Professor of Physiology, Loyola University Stritch School of Medicine, Maywood, Illinois

Colin Wood, M.D.
Pathological Anatomy (Anatomía Patológica)
Professor of Pathology and Dermatology, University of Maryland School of Medicine, Baltimore, Maryland

Contributors (Colaboradores)

Mary L. Borysewicz
Managing Editor, American Journal of Ophthalmology

Show-Hong Duh, Ph.D.
Department of Pathology, University of Maryland School of Medicine, Baltimore, Maryland

Thomas R. Koch, Ph.D., D.A.B.C.C.
Department of Pathology, University of Maryland School of Medicine, Baltimore, Maryland

David L. Schaffner, D.D.S., M.D.
Department of Pathology, Baylor College of Medicine, Houston, Texas

Jorge Sequeiros, M.D.
Assistant Professor of Medical Genetics, Instituto de Ciencias Biomédicas de Abel Salazar, Universidade do Porto, Portugal

Prefixes and suffixes in medical terminology

The following is a list of prefixes and suffixes encountered frequently in the vocabulary of medicine. A dash or dashes are appended to indicate whether the form usually precedes (as *ante-*) or follows (as *-agra*) the other elements of the compound. Following each entry, the first item of information is the Greek or Latin word, or both a Greek and a Latin word, from which it is derived. Latin words are identified by [L.], Greek words by [G.]. Information necessary to an understanding of the form appears next in brackets. Then the meaning or meanings of the words are given. Finally, an example is given to illustrate its use in a compound English derivative.

a-, an- (a-, an-). [gr. *alfa,* priv. o neg., prefijo inseparable, usualmente *an-,* antes de una vocal]. Prefijos equivalentes a no, sin, menos; equivalentes al latín *in-* y al español *un-.*

ab-, abs- (ab-). [lat. *ab,* de, desde]. Significa de, desde, alejado de. *ab*ducente.

acantho- (acanto-). [gr. *akantha,* espina]. Denota relación con un proceso espinoso, o que significa espinoso. *acanto*cito.

acro- (acro-). [gr. *akron,* extremidad, *akros,* extremo]. Significa: extremidad, pico, final, punta; extremo. *acro*megalia.

actino- (actino-). [gr. *aktis (aktin-),* rayo]. Significa rayo o haz, como los de la luz. *actino*génesis.

-ad (-ad). [lat. *ad,* hacia]. Sufijo utilizado en la literatura anatómica que denota hacia la parte indicada por la porción principal de la palabra o en la dirección de ésta. *ad*renal.

ad- (ad-). [lat. *ad,* hacia]. Denota incremento, adherencia o movimiento hacia algo o alguien, y a veces con un sentido de intensidad.

aden-, adeno- (aden-, adeno-). [gr. *adēn,* glándula]. Denota relación con una glándula. *aden*oma, *adeno*hipófisis.

adip-, adipo- (adip-, adipo-). [lat. *adeps,* grasa]. Prefijos que forman parte de términos relacionados con la grasa. *adipo*celular.

adren-, adrenal-, adreno- (adren-, adrenal-, adreno-). [lat. *ad,* hacia + *ren,* riñón]. Denota relación con la glándula suprarrenal.

-agogue (-agogo). [gr. *agōgos,* que conduce]. Sufijo que indica promotor o estimulante. galact*agogo.*

-agra (-agra). [gr. *agra,* ataque]. Sufijo que significa un ataque de dolor agudo. pod*agra.*

alge-, algesi-, algio-, algo- (alge-, algesi-, algio-, algo-). [gr. *algos,* dolor]. Prefijos que designan dolor.

-algia (-algia). [gr. *algos,* dolor]. Sufijo que significa dolor o condición dolorosa. neur*algia.*

allant-, allanto- (alant-, alanto-). [gr. *allas (allant-)* salchicha]. Indica relación con la alantoides y la alantoide.

allo- (alo-). [gr. *allos,* otro]. Prefijo que significa "otro" o diferente de lo normal o habitual. *alo*anticuerpo.

ambly- (ambli-). [gr. *amblys,* embotado]. Prefijo que designa embotamiento, somnolencia o falta de capacidad. *ambli*opía.

amnio- (amnio-). [gr. *amnion*]. Indica relación con el amnios. *amnio*centesis.

amphi- (anfi-). [gr. *amphi,* de dos lados]. Significa sobre ambos lados, circunvecino, doble. *anfi*celo.

amylo- (amil-, amilo-). [gr. *amylon,* almidón]. Indican relación con el almidón o con una naturaleza u origen polisacárido. *amilo*síntesis.

ana- (ana-). [gr. *ana,* arriba]. Significa arriba, hacia, aparte. *ana*foresis.

andro- (andro-). [gr. *anēr,* (gen. *andros*), hombre]. Significa masculino; relativo al género masculino de las diferentes especies. *andro*ide.

angi-, angio- (angi-, angio-). [gr. *angeion,* vaso]. Indican relación con los vasos sanguíneos o linfáticos. *angi*enfrasia.

aniso- (aniso-). [gr. *anisos,* desigual]. Significa desigual. *aniso*coria.

ankylo- (anquilo-). [gr. *ankylo-,* doblado, encorvado; ankylōsis, rigidez o fijación de una articulación]. Significa fijado, estirado o ladeado. *anquil*osis, *anquilo*dactilia.

ante- (ante-). [lat. *ante,* antes]. Denota antes. *ante*flexión.

anti- (anti-). **1.** [gr. *anti,* contra]. Significa contra, opuesto o, en relación con síntomas y enfermedades, curativo. *anti*piógeno. **2.** [gr. *anti,* contra]. Se usa para indicar un anticuerpo (inmunoglobulina) específico para lo que se indica; p.ej., *anti*toxina (anticuerpo específico para una toxina).

antro- (antro-). [lat. *antrum* del gr. *antron,* una cueva]. Indica relación con un antro. *antro*dinia.

apico- (apico-). [lat. *apex,* cumbre]. Indica relación con algún ápice. *apico*tomía.

apo- (apo-). [gr. *apo,* fuera]. En general significa separado de o derivado de. *apó*fisis.

arch-, arche-, archi- (arqu-, arque-, arqui-). [gr. *archē,* origen, comienzo]. Significa primitivo o ancestral, también primero o principal. *arqu*enterón, *arque*tipo, *arqui*cerebelo.

arthr-, arthro- (artr-, artro-). [gr. *arthron,* articulación]. Prefijos que designan una articulación. *artr*itis, *artro*patía.

-ase (-asa). Terminación que designa un sufijo enzimático al nombre de la sustancia (sustrato) sobre la cual actúa la enzima. lip*asa.*

ather-, athero- (ater-, atero-). [gr. *athere,* papilla]. Indica relación con el depósito de materiales pastosos, blandos o semejantes a papilla. *ater*oma, *atero*sclerosis.

atlanto-, atlo- (atlanto-, atlo-). [gr. *atlas*]. Indican relación con el atlas.

atreto- (atreto-). [gr. *atrētos,* imperforado]. Designa la falta de abertura de la parte que se menciona a continuación. *atreto*gastria.

atrio- (atrio-). [lat. *atrium,* vestíbulo de entrada]. Indica relación con el atrio. *atrio*ventricular.

audio- (audio-). [lat. *audio,* oír]. Indica relación con la audición. *audio*grama.

auri- (auri-). [lat. *auris,* oído]. Prefijo que designa al oído. *auri*cular.

aut-, auto- (auto-). [gr. *autos,* propio]. Prefijo que significa a, de, en o por sí mismo. *auto*activación.

aux-, auxano-, auxo- (aux-, auxano-, auxo-). [gr. *auxano,* aumentar]. Indican una relación de incremento, p. ej., de tamaño, intensidad, velocidad. *aux*esis, *auxano*logía, *auxo*cardia.

axio- (axio-). [lat. *axis*]. Indica relación con un eje. *axio*plasma.

axo- (axo-). [gr. *axōn,* eje]. Significa eje, por lo general relacionado con un axón. *axo*nema.

baro- (baro-). [gr. *baros,* peso]. Indica relación con el peso o la presión. *baro*gnosia.

bary- (bari-). [gr. *barys,* pesado]. Prefijo que entra en la formación de palabras con el significado de pesado. *bari*glosia.

basi-, basio-, baso- (basi-, basio-, baso-). [gr. y lat. *basis,* base]. Prefijos que significan base. *basi*craneal, *baso*lateral.

bi- (bi-). **1.** [lat.]. Prefijo que significa dos veces o doble. *bi*lobulado. **2.** [lat.]. En química, se usa para indicar un ácido parcialmente neutralizado (una sal ácida).

bili- (bili-). [lat. *bilis,* bilis]. Indica relación con la bilis. *bili*rrubina.

bio- (bio-). [gr. *bios,* vida]. Forma combinada que designa vida. *bio*logía.

bis- (bis-). **1.** [lat.]. Prefijo que significa dos o doble. *bis*acromial. **2.** [lat.]. En química se usa para indicar la presencia de dos grupos complejos idénticos, pero separados, en una molécula.

-blast (-blasto). [gr. *blastos,* germen]. Sufijo que indica una célula precursora inmadura del tipo indicado por la palabra precedente. linfo*blasto*.

blasto- (blasto-). [gr. *blastos,* germen]. Prefijo que se usa en términos relacionados con el proceso de gemación por las células o tejidos. *blasto*cele.

blephar-, blepharo- (blefar-, blefaro-). [gr. *blepharon,* párpado]. Prefijos que significan párpado. *blefaro*adenoma.

brachio- (braquio-). [lat. *brachium,* brazo]. Prefijo que significa: 1) brazo; 2) radial. *braquio*cefálico.

brachy- (braqui-). [gr. *brachys,* corto]. Prefijo que significa corto. *braqui*dactilia.

brady- (bradi-). [gr. *bradys,* lento]. Forma combinada que significa lento. *bradi*cardia.

bronch-, bronchi-, broncho- (bronco-). [gr. *bronchos,* tráquea]. Indica bronquio y, antiguamente, la tráquea. *bronco*alveolar.

bucco- (buco-). [lat. *bucca,* mejilla]. Prefijo relacionado con la cavidad bucal. *buco*axial.

bufa-, bufo- (bufa-, bufo-). [lat. *bufo*, sapo]. Designan un origen a partir de los sapos. *bufa*geninas.

cac-, caci-, caco- (cac-, caci-, caco-). [gr. *kakos*, malo]. Significan malo o enfermo. *caco*smia.

carcin-, carcino- (carcin-, carcino-). [gr. *karkinos,* cangrejo, cáncer]. Indica relación con el cáncer. *carcin*oma, *carcino*embrionario.

cardi-, cardio- (cardi-, cardio-). [gr. *kardia,* corazón]. Relacionado con: el corazón; el cardias. *cardi*algia, *cardio*calasia.

cario- (cario-). [lat. *caries*]. Indica relación con la caries. *cario*logía.

cata- (cata-). [gr. *kata,* abajo]. Prefijo que significa abajo, debajo, inferior. *cata*biótico.

cec-, ceco- (cec-, ceco-). [lat. *caecum,* ciego]. Indica el ciego (intestinal). *cec*itis, *ceco*colostomía.

-cele (-cele). [gr. *kēlē,* tumor, hernia]. Indica hinchazón o hernia. gastro*cele*.

celio- (celio-). [gr. *koilia,* vientre]. Indica relación con el abdomen. *celio*centesis.

cephal-, cephalo- (cefal-, cefalo-). [gr. *kephalē,* cabeza]. Indican relación con la cabeza. *cefal*algia, *cefalo*dinia.

-ceptor (-ceptor). [lat. *capio,* pp. *captus,* tomar]. Sufijo que significa el que toma o recibe. ambo*ceptor*.

cerato- (cerat-, cerato-). V. querato-

cero- (cero-). [lat. *cera,* cera]. Relativo a la cera. *cero*plastia.

cervico- (cervico-). [lat. *cervix,* cuello]. Se refiere a un cérvix o cuello, en cualquier sentido. *cervico*braquial.

cheil-, cheilo- (queil-, queilo-). [gr. *cheilos,* labio]. Indica relación con los labios. V.t. quil- y quilo-. *queil*itis, *queilo*tomía.

cheir-, cheiro- (queir-). V. quir-, quiro-.

chil-, chilo- (quil-, quilo-). Indica relación con los labios. *quil*itis, *quilo*plasty.

chir-, chiro- (quir-, quiro-). [gr. *cheir,* mano]. Prefijos que denotan relación con la mano. *quir*artritis, *quiro*megalia.

chlor-, chloro- (clor-, cloro-). [gr. *chloros,* verde]. Indica verde; asociación con el cloro. *chlor*oma, *chloro*fila.

chol-, chole-, cholo- (col-, cole-). [gr. *chole-,* bilis]. Indica relación con la bilis. *col*agogo, *cole*cistitis.

chondri-, chondro- (condri-, condro-). [gr. *chondrion,* dim. de *chondros,* cartílago]. Significa o se relaciona con: cartílago o cartilaginoso, y sustancia granular o arenosa. *condri*ficación, *condro*cito.

chord-, cord- (cord-). [gr. *chordē,* cuerda]. Significa cuerda o cordón. *cord*ocentesis.

chorio- (corio-). [gr. *chorion,* membrana]. Relativo a cualquier membrana, pero especialmente a la que encierra el feto. *corio*adenoma.

choroido- (coroido-). [gr. *choroeidēs*, grafía equivocada de *chorioeidēs*]. Relativo a la coroides. *coroido*ciclitis.

chrom-, chromat-, chromato-, chromo- (crom-, cromat-, cromato-, cromo-). [gr. *chrōma,* color]. Prefijos que significan color. *crom*ato, *cromat*ina, *cromato*grama, *cromo*cito.

chyl-, chylo- (quil-, quilo-). [gr. *chylos,*, jugo, quilo]. Indica relación con el quilo. *quil*angioma, *quilo*cele.

cili-, cilio- (cili-, cilio-). [lat. *cilium,* pestaña]. Relativo a cilios o con el significado de ciliar, en cualquier sentido. *cili*ectomía.

cin-, cine- (cine-). [gr. *kineō,* fut. *kinēsō,* mover, moverse]. Denota movimiento, que se refiere generalmente a las películas cinematográficas. *cine*fluorografía.

circum- (circum-, circun-). [lat. alrededor]. Denota un movimiento circular o una posición que rodea la parte indicada por la palabra a la que va unido. *circun*anal.

-cleisis (-cleisis). [gr. *kleisis,* cierre]. Sufijo que significa cierre. histero*cleisis*.

clino- (clino-). [gr. *klino,* inclinarse, doblarse]. Denota una pendiente (inclinación o declinación) o un recodo. *clino*cefalia.

colo- (colo-). [gr. *kolon,* colon]. Referente al colon. *colo*centesis.

colp-, colpo- (colp-, colpo-). [gr. *kolpos,* cualquier pliegue o hueco; específicamente, la vagina]. Denota relación con la vagina. *colp*ectomía, *colpo*centesis.

contra-, counter- (contra-). [lat. *contra*]. Significa opuesto, contrario. *contra*indicación.

copro- (copro-). [gr. *kopros,* estiércol]. Denota relación con la suciedad o el estiércol, usado generalmente con referencia a las heces. *copro*fagia.

core-, coreo- (core-, coreo-). [gr. *korē,* pupila]. Relativos a la pupila. *core*diastasis, *coreo*plastia.

costo- (costo-). [lat. *costa,* costilla]. Indica relación con las costillas. *costo*condral.

cry-, cryo- (cri-, crio-). [gr. *kryos,* frío]. Indica relación con el frío. *cri*algesia, *crio*anestesia.

crypt-, crypto- (cript-, cripto-). [gr. *kryptos,* oculto]. Prefijos relativos a una cripta o que significan oculto, escondido, oscuro, sin causa aparente. *cript*orquidia.

cyan-, cyano- (cian-, ciano-). [gr. *kyanos,* mineral azul oscuro]. Prefijos que significan azul. *ciano*cobalamina.

cycl-, cyclo- (cicl-, ciclo-). [gr. *kyklos,* círculo]. Relativos a un círculo o ciclo, o que denotan asociación con el cuerpo ciliar. *ciclo*foria.

cyst-, cysti-, cysto- (cist-, cisti-, cisto-). [gr. *kystis,* vejiga]. Prefijos relativos a: la vejiga; el conducto cístico; un quiste. *cist*itis, *cisto*carcinoma.

cyt-, cyto- (cit-, cito-). [gr. *kytos,* célula]. Prefijos que significan célula; también se usa como sufijo: -cito. *cit*uria, *cito*diagnóstico.

dacry-, dacryo- (dacri-, dacrio-). [gr. *dakryon,* lágrima]. Relativo a las lágrimas o al saco o conducto lagrimal. *dacri*adenitis, *dacrio*cele.

dactyl-, dactylo- (dactil-, dactilo-). [gr. *daktylos,* dedo]. Indica relación con los dedos de las manos y a veces de los pies. *dactil*agra, *dactilo*campsis.

dent-, denti-, dento- (dent-, denti-, dento-). [lat. *dens,* diente]. Prefijos relativos a los dientes. *dent*algia, *denti*forme, *dento*alveolar.

derm-, derma- (derm-, derma-, dermat-, dermato-, dermo-). [gr. *derma,* piel]. Indica relación con la piel. *derma*hemia, *dermat*itis, *dermato*artritis, *dermo*blasto.

desm-, desmo- (desm-, desmo-). [gr. *desmos,* banda]. Significa conexión fibrosa o ligamento. *desmo*soma.

deut-, deutero-, deuto- (deut-, deutero-, deuto-). [gr. *deuteros,* segundo]. Significa segundo (de una serie) o dos. *deutero*patía.

dextr-, dextro- (dextr-, dextro-). **1.** [lat. *dexter,* derecho]. Prefijos que significan derecho, hacia el lado derecho o en el lado derecho. *dextro*gastria. **2.** [lat. *dexter,* derecho]. Prefijos químicos que significan dextrorrotatorio.

di- (di-). [gr. *dis,* dos]. Indica dos, dos veces.

dia- (dia-). [gr. *dia,* a través]. Prefijo que significa a través, por completo. *dia*fragma.

didym-, didymo- (didim-, didimo-). [gr. *didymos,* mellizos]. Indica relación con el dídimo o testículo. *didim*itis.

diplo- (diplo-). [gr. *diplous,* doble]. Prefijo que significa doble o duplicado. *diplo*pía.

dis- (dis-). [lat. partícula inseparable que denota separación, apartamiento, rotura en dos]. Prefijo que tiene la misma connotación de la preposición latina original.

dolicho- (dolico-). [gr. *dolichos,* largo]. Prefijo que significa largo. *dolico*cefalia.

ec- (ec-). [gr.]. Prefijo de la preposición gr. que significa fuera, lejos.

echin-, echino- (equin-, equino-). [gr. *echinos,* erizo de tierra o de mar]. Significa áspero o espinoso. *equino*cito.

eco- (eco-). [gr. *oikos,* casa, hogar]. Indica relación con el medio. *eco*logía.

ect-, ecto- (ect-, ecto-). [gr. *ektos,* fuera]. Indica externo, de fuera. *ect*iris, *ecto*parásito.

-ectasia, -ectasis (-ectasia, -ectasis). [gr. *ektasis,* estiramiento]. Sufijos que significan dilatación o expansión. linfangi*ectasia*.

-ectomy (-ectomía). [gr. *ektomē,* escisión]. Sufijo que indica la remoción de cualquier estructura anatómica. gastr*ectomía*.

ectro- (ectro-). [gr. *ektrōsis,* aborto]. Indica ausencia congénita de una parte. *ectro*dactilia.

eleo- (eleo-). [gr. *elaion,* aceite]. Relativo al aceite. *eleo*terapia.

embry-, embryo- (embri-, embrio-). [gr. *embryon,* embrión]. Relativo al embrión. *embrio*blasto.

-emia (-emia). [gr. *haima,* sangre]. Sufijo que significa sangre. ur*emia*

encephal-, encephalo- (encefal-, encefalo-). [gr. *enkephalos,* cerebro]. Indica el cerebro o alguna relación con él. *encefal*itis, *encefalo*dinia.

end-, endo- (end-, endo-). [gr. *endon,* dentro]. Indica dentro, interno, absorbente, que contiene. *endo*abdominal.

-ene (-eno). [gr. *enos,* origen]. Sufijo aplicado a un nombre químico que indica la presencia de una doble ligadura carbono-carbono.

ent-, ento- (ent-, ento-). [gr. *entos,* dentro]. Significa interior, interno, dentro de. *ento*cele.

enter-, entero- (enter-, entero-). [gr. *enteron,* intestino]. Relativo a los intestinos. *enter*itis, *entero*anastomosis.

episio- (episio-). [gr. *episeion,* pudenda]. Relativo a la vulva. *episio*plastia.

ergo- (ergo-). [gr. *ergon,* trabajo]. Relativo al trabajo. *ergo*dinamógrafo.

erythr-, erythro- (eritr-, eritro-). [gr. *erythros,* rojo]. Prefijos que significan rojo. *eritr*emia, *eritro*blastopenia.

-esis (-esis). [gr. *-esis,* condición o proceso]. Sufijo que significa condición, acción o proceso. mim*esis*.

esthesio- (estesio-). [gr. *aisthēsis,* sensación]. Prefijo relativo a la sensación o percepción. *estesio*génesis.

ethmo- (etmo-). [gr. *ēthmos,* tamiz]. Etmoideo o relacionado con el hueso etmoides. *etmo*craneal.

etio- (etio-). [gr. *aitia,* causa]. Prefijo que significa causa. *etio*logía.

eu- (eu-). [gr.]. Partícula griega usada como prefijo, que significa bien, bueno, a menudo con el sentido de normal. *eu*pepsia.

exo- (exo-). [gr. *exō,* fuera]. Significa exterior, externo o hacia fuera. *exo*tropía.

extra- (extra-). [lat.]. Prefijo de la preposición latina que significa fuera, afuera.

facio- (facio-). [lat. *facies,* cara]. Indica relación con la cara. *facio*plejía.

fibr-, fibro- (fibr-, fibro-). [lat. *fibra*]. Indica fibra. *fibro*adenoma.

fibrino- (fibrino-). [lat. *fibra,* íd.]. Indica relación con la fibrina. *fibrino*genemia.

fluo- (fluo-). **1.** [lat. *fluo,* fluir]. Indica flujo. **2.** [lat. *fluo,* fluir]. Prefijo usado con frecuencia para designar fluoruro en los nombres genéricos de las drogas. *fluo*cinolona.

-form (-forme). [lat. *formis*]. Sufijo que designa en la forma de. ansi*forme*.

-fugal (-fugo). [lat. *fugio,* huir]. Sufijo que denota movimiento alejado de la parte indicada en la parte principal de la palabra. corticó*fugo*.

-fuge (-fugo). [lat. *fuga,* huida]. Sufijo que indica huida y que interviene en la formación de palabras con el significado de alejado o fuera de. centrí*fugo*.

galact-, galacto- (galact-, galacto-). [gr. *gala,* leche]. Indica relación con la leche. *galact*idrosis, *galacto*blasto.

gameto- (gameto-). [gr. *gametēs,* marido, *gametē,* esposa]. Relativo a un gameto. *gameto*cito.

gastr-, gastro- (gastr-, gastro-). [gr. *gastēr,* estómago]. Indica relación con el estómago. *gastro*anastomosis.

-gen (-geno). En química, usado como sufijo que indica "precursor de". cetó*geno*.

-genic (-génico). [gr. *genos,* nacimiento]. Sufijo que significa "que produce o forma" y "producido o formado por". gluco*génico*.

gero-, geront-, geronto- (gero-, geront-, geronto-). [gr. *gerōn,* viejo]. Indica vejez. *geronto*logía.

gingivo- (gingivo-). [lat. *gingiva*]. Relativo a la encía. *gingivo*labial.

glio- (glio-). [gr. *glia,* cola]. Prefijo que significa cola, sustancia viscosa o semejante a la cola y se relaciona específicamente con la neuroglia. *glio*blasto.

gloss-, glosso- (glos-, gloso-). [gr. *glōssa,* lengua]. Prefijos relativos a la lengua. *gloso*cele.

gluco- (gluco-). [gr. *gleukos,* vino nuevo dulce, dulzura]. Indica relación con la glucosa. *gluco*cerebrósido.

glyco- (glico-). [gr. *glykys,* dulce]. Indica relación con los azúcares en general o la glicina. *glico*génesis.

gnath-, gnatho- (gnat-, gnato-). [gr. *gnathos,* mandíbula]. Prefijos relativos al maxilar inferior. *gnato*grafía.

gonio- (gonio-). [gr. *gōnia,* ángulo]. Prefijo que significa ángulo. *gonio*craneometría.

-gram (-grama). [gr. *gramma,* letra, marca]. Sufijo que indica un registro, generalmente tomado con un instrumento. electrocardio*grama*

granulo- (granulo-). [lat. *granulum,* gránulo]. Significa granular o indica relación con gránulos. *granulo*blasto.

-graph (-grafo). [gr *graphō,* escribir]. Algo escrito, registrado, como en monógrafo, radiógrafo.

grapho- (grafo-). [gr. *graphō,* escribir]. Denota relación con un escrito o una descripción. *grafo*fobia.

-graphy (-grafía). [gr. *graphō,* escribir]. Sufijo que indica relación con un escrito o una descripción. radio*grafía*.

gyn-, gyne-, gyneco-, gyno- (gin-, gine-, gineco-, gino-). [gr. *gyne,* mujer]. Denota relación con la mujer. *gin*atresia, *gineco*grafía, *gino*patía.

haplo- (haplo-). [gr. *haplos,* simple, único]. Prefijo que significa simple o único. *haplo*tipo.

helio- (helio-). [gr. *hēlios,* sol]. Prefijo relativo al sol. *helio*fobia.

hem-, hema-, hemat-, hemato-, hemo- (hem-, hema-, hemat-, hemato-, hemo-). [gr. *haima,* sangre]. Prefijos que significan sangre. *hem*adsorción, *hemat*emesis, *hemato*blasto, *hemo*bilia.

hepat-, hepatico-, hepato- (hepat-, hepatico-, hepato-). [gr. *hēpar (hēpat-),* hígado]. Indica el hígado. *hepat*itis, *hepato*blastoma.

hernio- (hernio-). [lat. *hernia,* ruptura]. Prefijo que interviene en la formación de palabras relacionadas con hernia. *hernio*tomía.

heter-, hetero- (heter-, hetero-). [gr. *heteros,* otro]. Significa otro o diferente. *hetero*sexual.

hidr-, hidro- (hidr-, hidro-). [gr. *hidrōs,* sudor]. Relacionado con el sudor o las glándulas sudoríparas. *hidro*poyesis.

histio-, histo- (histio-, histo-). [gr. *histion,* membrana (tejido)]. Indica relación con los tejidos. *histio*blasto.

holo- (holo-). [gr. *holos*, todo, entero, completo]. Indica totalidad o relación con un todo. *holo*diastólico.

homeo- (homeo-). [gr. *homoios*, similar]. Significa parecido. *homeo*termo.

homo- (homo-). [gr. *homos*, el mismo]. Significa el mismo o parecido. *homo*céntrico.

hyal-, hyalo- (hial-, hialo-). [gr. *hyalos*, vidrio]. Significa cristalino o relacionado con hialina. *hialo*sis.

hydr-, hydro- (hidr-, hidro-). [gr. *hydōr*, agua]. Indica agua o asociación con agua; hidrógeno.

hygr-, hygro- (higr-, higro-). [gr. *hygros*, húmedo]. Significa húmedo, relacionado con la humedad. *higro*metría.

hyo- (hio-). [gr. *hyoeides*, con forma similar a la letra ipsilon, υ]. Indica con forma de U, o hioide. *hio*epiglótico.

hyper- (hiper-). [gr. *hyper*, por encima, sobre]. Indica excesivo o por encima de lo normal; corresponde al lat. *super-*.

hypn-, hypno- (hipn-, hipno-). [gr. *hypnos*, sueño]. Prefijos relacionados con el sueño o la hipnosis. *hipno*logía.

hypo- (hipo-). [gr. *hypo*, debajo]. Indica deficiente o por debajo de lo normal; corresponde al latín *sub-*.

hypsi-, hypso- (hipsi-, hipso-). [gr. *hypsos*, altura]. Significa alto o indica relación con la altura. *hipso*donte.

hyster-, hystero- (hister-, histero-). **1.** [gr. *hystera*, matriz (útero)]. Indica el útero. *histero*cele. **2.** [gr. *hysteros*, más tarde]. Significa más tarde o después. *histero*sístole.

-ia (-ía). [gr. *-ia*, sufijo primitivo formador de sustantivos; denota acción o un abstracto]. Sufijo que denota estado, usado en la formación de los nombres de muchas enfermedades.

-iasis (-iasis). [sufijo gr. que forma nombres de verbos]. Sufijo que indica una afección o un estado morboso. filar*iasis*.

iatro- (iatro-). [gr. *iatros*, médico]. Denota relación con el médico, la medicina o el tratamiento. *iatro*química.

-ic (-ico). **1.** [lat. *-icus*, del gr. *-ikos*]. Sufijo que indica pertenencia. **2.** [lat. *-icus*, del gr. *-ikos*]. Sufijo que indica un ácido.

ichthyo- (ictio-). [gr. *ichthys*, pez]. Relativo a los peces. *ictio*fobia.

ictero- (ictero-). [gr. *ikteros*, ictericia]. Relativo al icterus. *ictero*anemia.

-id (-ide). [gr. *eidēs*, semejante, del fr. *-id*]. Sufijo que indica un estado de sensibilidad de la piel en que una parte alejada de la lesión primaria reacciona ("reacción -ide") a sustancias del patógeno, dando lugar a una lesión inflamatoria secundaria.

-ide **1.** (-ido). Sufijo del nombre de un azúcar, que indica la sustitución del H del OH hemiacetal; p. ej., glucósido. **2.** (-uro). Sufijo que denota un compuesto químico binario; antes denotado por la calificación -urado: p. ej., sulfuro de hidrógeno, hidrógeno sulfurado.

ideo- (ideo-). [gr. *idea*, forma, noción]. Se refiere a ideas o ideación. *ideo*motor.

idio- (idio-). [gr. *idios*, de uno mismo]. Significa privado, distintivo, propio de. *idio*génesis.

ileo- (ileo-). [íleon]. Denota relación con el íleon. *ileo*colitis.

ilio- (ilio-). [lat. *ilium*]. Indica relación con el ilion. *ilio*costal.

in- (in-). **1.** [lat. *in-*, gr. *a-*, an-.]. Prefijo que significa no, inversión, remoción, liberación, privación, etc. **2.** [lat. *in-*, gr. *a-*, an-.]. Prefijo que significa dentro.

infra- (infra-). [lat., debajo]. Indica una posición por debajo de la parte indicada por la palabra al que está unido.

inter- (inter-). [lat. *inter*, entre]. Prefijo que significa entre.

intra- (intra-). [lat. dentro]. Prefijo que significa dentro.

intro- (intro-). [lat. *intro*, en]. Prefijo que significa en o dentro.

irid-, irido- (irid-, irido-). [gr. *iris*, arco iris]. Relativo al iris. *irido*coloboma.

ischio- (isquio-). [gr. *ischion*, articulación de la cadera, anca]. Relativo al isquión. *isquio*anal.

iso- (iso-). **1.** [gr. *isos*, igual]. Significa igual o semejante. *iso*enzima. **2.** [gr. *isos*, igual]. En inmunología, prefijo que designa la igualdad con respecto a la especie.

-ite (-ito). **1.** [gr. *-itēs*, f. *-itis*]. Sufijo que significa: de la naturaleza de, que se parece a. **2.** [gr. *-itēs*, f. *-itis*]. En química, una sal de ácido terminado en -oso. **3.** [gr. *-itēs*, f. *-itis*]. En anatomía comparada, sufijo que indica una porción esencial de la parte a cuyo nombre se une.

-ites, -itis (-itis). [gr. *itēs*, m., o *-ites*, n.]. Sufijo adjetivado de sustantivos que corresponde al lat. *-alis*, *-ale o -inum* o a sustantivos compuestos con guión; el adjetivo así formado se usa sin el sustantivo calificado. La forma femenina *-itis* (que corresponde a *nosos*, enfermedad) se asocia tan a menudo con enfermedad inflamatoria, que casi siempre significa inflamación.

kal-, kali- (cal-, cali-). [lat. *kalium*, potasio]. Relativo al potasio; a veces se escribe incorrectamente kalio-. *cal*emia, *cali*uresis.

karyo- (cario-). [gr. *karyon*, núcleo]. Indica relación con un núcleo. *cario*cinesis.

kerat-, kerato- (querat-, querato-). [gr. *keras*, cuerno]. Indica la córnea o bien tejidos o células córneos. Ortografía alternativa: cerat-, cerato-. *querato*cele

kinesi-, kinesio-, kineso- **1.** (kinesi-, kinesio-, kineso-). [gr. *kinēsis*, movimiento]. V. cinesi-, cinesio-, cineso-. *kinesio*logía. **2.** (cinesi-, cinesio-, cineso-). [gr. *kinēsis*, movimiento]. Relativo al movimiento. *cinesi*algia.

kineto- (cineto-). [gr. *kinētos*, móvil, movible]. Relativo al movimiento. *cineto*cardiograma.

lact-, lacti-, lacto- (lact-, lacti-, lacto-). [lat. *lac*, lactis, leche]. Indica relación con la leche. *lactí*fugo, *lacto*bacilo.

laparo- (laparo-). [gr. *lapara*, flanco]. Indica relación con el lomo, el flanco y, aunque es menos correcto, con el abdomen en general. *laparo*cele.

laryng-, laryngo- (laring-, laringo-). [gr. *larynx*]. Indica relación con la laringe. *laring*itis, *laringo*parálisis.

latero- (latero-). [lat. *lateralis*, lateral]. Denota relación con el costado. *latero*abdominal.

leio- (leio-). [gr. *leios*, liso]. Prefijo que significa liso. *leio*mioma.

-lepsis, -lepsy (-lepsia, -lepsis). [gr. *lepsis*, convulsión]. Sufijos que significan convulsión o ataque. narco*lepsia*.

lepto- (lepto-). [gr. *leptos*, delgado, delicado, débil]. Prefijo que significa fino, delgado, delicado o débil. *lepto*cefalia.

leuk-, leuko- (leuc-, leuco-). [gr. *leukos*, blanco]. Prefijo que significa blanco. *leuco*cito.

levo- (levo-). [lat. *laevus*, izquierdo]. Indica izquierdo, del lado izquierdo o dirigido hacia éste. *levo*cardia.

-lexis, -lexy (-lexia, -lexis). [gr. *-lex*, hablar]. Sufijo que se relaciona correctamente con el habla. dis*lexia*.

lien-, lieno- (lien-, lieno-). [lat. *lien*, bazo]. Indica relación con el bazo; la mayoría de los términos que comienzan de esta manera son antiguos. V. esplen-, espleno-. *lien*ectomía, *lieno*rrenal.

linguo- (linguo-). [lat. *lingua*, lengua]. Indica relación con la lengua. *linguo*clinación.

lip-, lipo- (lip-, lipo-). [gr. *lipos*, grasa]. Prefijos que entran en la formación de palabras con el significado de grasa o lípido. *lipo*atrofia.

lith-, litho- (lit-, lito-). [gr. *lithos*, piedra]. Prefijos que intervienen en la formación de palabras relacionadas con piedras o cálculos, o con calcificación. *lito*diálisis.

log-, logo- (log-, logo-). [gr. *logos*, palabra]. Indica relación con el lenguaje, el estudio o las palabras. *logo*terapia.

-logia (-logía). [gr. *lego-*, recolectar, recoger]. Sufijo que se emplea con el significado de recolectar o recoger.

-logia, -logy (-logía). [gr. *logos*, palabra, tratado]. Sufijo que indica, en sentido general, el estudio del tema indicado por la palabra. linfo*logía*.

lymph-, lympho- (linfo-). [lat. *lympha*, agua clara]. Prefijo que interviene en la formación de palabras relacionadas con la linfa. *linfo*poyesis.

lymphangi-, lymphangio- (linfangio-). [lat. *lympha*, agua clara + gr. *angeion*, vaso]. Prefijo que entra en la formación de palabras relativas a los vasos linfáticos. *linfangio*logía.

lys-, lyso- (lis-, liso-). [gr. *lysis*, disolución o aflojamiento]. Indica relación con la lisis. *lis*is, *liso*genesis.

macr-, macro- (macr-, macro-). [gr. *makros*, grande]. Prefijos que significan grande o largo. *macro*blasto.

malaco- (malaco-). [gr. *malakos*, blando; *malakia*, blandura]. Prefijo que significa blando o que se está ablandando. *malaco*tomía.

mammo- (mamo-). [lat. *mamma*]. Prefijo relativo a las mamas. *mamo*grafía.

-mania (-manía). [gr., frenesí]. Sufijo usado generalmente para referirse a un amor anormal por algún objeto, lugar o acción específicos o un impulso morboso hacia éstos. piro*manía*.

mast-, masto- (mast-, masto-). [gr. *mastos*, pecho, mama]. Prefijos relacionados con las mamas. *mast*itis, *masto*citoma.

mazo- (mazo-). [gr. *mazos*, pecho o mama]. Prefijo relativo a la mama. *mazo*patía.

mega- (mega-). **1.** [gr. *megas*, grande]. Prefijo que significa grande, amplio. *mega*donte. **2.** [gr. *megas*, grande]. (M) Prefijo usado en el sistema métrico y el SI para indicar un millón (10^6).

megal-, megalo- (megal-, megalo-). [gr. *megas (megal-)*, grande]. Prefijos que significan grande. *megalo*blasto.

-megaly (-megalia). [gr. *megas (megal-)*, grande]. Sufijo que significa grande. cardio*megalia*.

mel-, melo- (mel-, melo-). **1.** [gr. *melos*, miembro, extremidad]. Indica un miembro o una extremidad. *melo*melia. **2.** [gr. *mēlon*, mejilla]. Indica mejilla. *melo*noplastia. **3.** [lat. *mel, mellis*, miel; gr. *meli, melitos*, miel]. Prefijo relativo a la miel o el azúcar. V.t. meli-. **4.** [gr. *mēlon*, oveja]. Prefijo relativo a las ovejas.

melan-, melano- (melan-, melano-). [gr. *melas*, negro]. Prefijos que significan color negro o muy oscuro. *melan*emia, *melano*blasto.

meli- (meli-). [gr. *meli*, miel]. Prefijo relacionado con la miel o el azúcar. *meli*turia.

meno- (meno-). [gr. *mēn*, mes]. Indica relación con la menstruación. *meno*pausia.

-mer (-mero). **1.** Sufijo unido a un prefijo, como mono-, di- o bi-, tri-, poli-, etc., para indicar la unidad más pequeña de una estructura repetida, p. ej., polímero. **2.** Sufijo que indica un miembro de un grupo determinado, como isómero, enantiómero.

mes-, meso- (mes-, meso-). **1.** [gr. *mesos*, medio]. Prefijo que significa medio o mediano o que se usa para dar una indicación de posición intermedia. **2.** [gr. *mesos*, medio]. Prefijo que designa un mesenterio o una estructura similar. *meso*apéndice

meta- (meta-). **1.** [gr. después, entre, sobre]. En medicina y biología, prefijo que indica el concepto de después, siguiente a, detrás o atrás, correspondiente al prefijo latino *post-*. **2.** [gr. después, entre, sobre]. Indica acción conjunta o compartida.

metr-, metra-, metro- (metr-, metra-). [gr. *mētra*, útero]. Prefijos que designan el útero. *metr*itis, *metro*dinia.

micr-, micro- (micr-, micro-). **1.** [gr. *mikros*, pequeño]. Prefijos que indica pequeñez o microscópico. **2.** [gr. *mikros*, pequeño]. Prefijos usados en el SI y el sistema métrico que significan un millonésimo (10^{-6}) de esa unidad.

millimicro- (milimicro-). Prefijo utilizado a veces que significa 10^{-9}; se prefiere usar nano-.

mio- (mio-). [gr. *meiōn*, menos]. Prefijo que se utiliza con el significado de menos. *mio*pragia.

morph-, morpho- (morf-, morfo-). [gr. *morphē*, forma]. Prefijos referentes a la forma o estructura. *morfo*génesis.

muci- (muci-). [lat. *mucus*]. Prefijo que significa mucus (moco), mucoso o mucina. *muci*ficación.

muco- (muco-). [lat. *mucus*]. Prefijo que significa moco, mucoso o mucosa. *muco*cele.

multi- (multi-). [lat. *multus*, mucho]. Indica mucho y que sólo debe ir unido a palabras de origen latino; su equivalente para palabras de origen griego es *poli-*.

myco- (mico-). [gr. *mykēs*, hongo]. Prefijo relativo a los hongos. *mico*bacteriosis.

myel-, myelo- (miel-, mielo-). **1.** [gr. *myelos*, médula]. Relacionado con la médula ósea. *mielo*blastemia. **2.** [gr. *myelos*, médula]. Relacionado con el raquis y el bulbo raquídeo. *mielo*cele. **3.** [gr. *myelos*, médula]. Relacionado con la vaina mielínica de las fibras nerviosas.

myo- (mio-). [gr. *meiōn*, menos; o gr. *mys*, músculo]. Relativo al músculo. *mio*blasto.

myring-, myringo- (miring-, miringo-). [lat. mod. *myringa*]. Indica el tímpano o membrana timpánica. *miringo*tomía.

myx-, myxo- (mix-, mixo-). [gr. *myxa*, mucus]. Prefijos que se refieren al moco o a la mucosidad. *mixo*fibroma.

nano- (nano-). **1.** [gr. *nānos*, enano]. Prefijo relacionado con el enanismo. *nano*melia. **2.** [gr. *nānos*, enano]. Prefijo usado en el SI y en el sistema métrico para significar la mil-millonésima parte (10^{-9}).

narco- (narco-). [gr. *narkoun*, hacer insensible]. Prefijo relacionado con estupor o narcosis. *narco*hipnosis.

necr-, necro- (necr-, necro-). [gr. *nekros*, cadáver]. Prefijos relativos a la muerte o la necrosis. *necro*patía.

nema-, nemat-, nemato- (nema-, nemat-, nemato-). [gr. *nēma*, hilo]. Prefijos que significan hilo, o algo semejante a él. *nemato*cisto.

neo- (neo-). [gr. *neos*, nuevo]. Prefijo que entra en la formación de palabras con el significado de nuevo o reciente. *neo*plasia.

nephr-, nephro- (nefr-, nefro-). [gr. *nephros*, riñón]. Prefijos referentes al riñón. *nefro*logía.

neur-, neuri-, neuro- (neur-, neuri-, neuro-). [gr. *neuron*, nervio]. Prefijos que denotan nervios o se refieren al sistema nervioso. *neuri*lema, *neuro*anastomosis.

noci- (noci-). [lat. *noceo*, lesionar, herir]. Prefijo relativo a dolor, lesión o injuria. *noci*ceptor.

normo- (normo-). [lat. *normalis*]. Prefijo que significa normal, habitual, acostumbrado. *normo*blasto.

noso- (noso-). [gr. *nosos*, enfermedad]. Prefijo relativo a la enfermedad. *noso*logía.

nucl-, nucleo- (nucl-, nucleo-). [lat. *nucleus*]. Prefijos que significan núcleo o nuclear. *nucleo*plasma.

nyct-, nycto- (nict-, nicto-). [gr. *nyx*, noche]. Prefijos que significan noche, nocturno. *nicto*filia.

nymph-, nympho- (ninf-, ninfo-). [lat. *nympha*; del gr. *nymphē*, doncella]. Prefijos que denotan las ninfas (labios menores). *ninf*itis.

oculo- (oculo-). [lat. *oculus*, ojo]. Indica ojo, ocular. V.t. oftalmo-.

-odes (-oide). [gr. *eidos*, forma, semejanza]. Sufijo que denota que tiene la forma de algo, o que se le parece. fil*oide*.

odyn-, odyno- (odin-, odino-). [gr. *odynē*, dolor]. Prefijos que significan dolor. *odino*fagia.

-oid (-oideo). [gr. *eidos*, forma, semejanza]. Sufijo que indica semejanza, parecido, que entra en la formación de palabras con raíces griegas; equivale a -forme.

olig-, oligo- (olig-, oligo-). [gr. *oligos*, pocos]. Indica poco o pocos. *oligo*amnios.

-oma (-oma). [gr.]. Sufijo que sólo debe formar parte de palabras derivadas de raíces griegas y que significa tumor o neoplasia. ater*oma*.

oment-, omento- (oment-, omento-). [lat. *omentum*]. Prefijos que se relacionan con el omento o epiplón. V.t. epiplo-. *omento*pexia.

omo- (omo-). [gr. *ōmos*, hombro]. Indica relación con el hombro. *omo*clavicular.

omphal-, omphalo- (onfal-, onfalo-). [gr. *omphalos*, ombligo]. Prefijos que denotan relación con el ombligo. *onfalo*cele.

onco- (onco-). [gr. *onkos*, masa, bulto]. Indica un tumor o alguna relación con él, o con un bulto o volumen en general. *onco*citoma.

onych-, onycho- (onic-, onico-). [gr. *onyx*, uña]. Indica las uñas. *onico*fagia.

oophor-, oophoro- (oofor-, ooforo-). [lat. mod. *oophoron*, ovario; del gr. *ōophoros*, portador de huevos]. Prefijos que designan el ovario. *ooforo*patía.

ophthalm-, ophthalmo- (oftalm-, oftalmo-). [gr. *ophthalmos*, ojo]. Indica relación con el ojo. V.t. oculo-. *oftalmo*malacia.

-opia (-opía). [gr. *ōps*, ojo]. Sufijo que significa visión.

opistho- (opisto-). [gr. *opisthen*, detrás]. Indica atrás, detrás, dorsal, etc. *opisto*quilia.

orchi-, orchido-, orchio- (orqui-, orquido-, orquio-). [gr. *orchis*, testículo]. Indica relación con los testículos. *orquido*ptosis.

orth-, ortho- (orto-). [gr. *orthos,* correcto, recto]. Indica que algo está en el orden apropiado. *orto*biosis.

osche-, oscheo- (osque-, osqueo-). [gr. *oschē,* escroto]. Indica relación con el escroto. *osque*itis.

-osis, pl. **-oses** (-osis). [gr.]. Sufijo que sólo debe añadirse a palabras formadas con raíces griegas y que significa proceso, condición o estado, generalmente anormal o patológico.

osmo- (osmo-). **1.** [gr. *ōsmos,* impulso]. Indica ósmosis. *osmo*laridad **2.** [gr. *osmē,* olfato]. Indica olfato u olor. *osmo*grama.

osphresio- (osfresio-). [gr. *osphresis,* olfato]. Denota relación con olor o el sentido del olfato. *osfresio*logía.

osseo- (oseo-). [lat. *osseus,* óseo, huesudo]. Indica óseo o propio del hueso. V.t. ost-, oste-, osteo-.

ost-, oste-, osteo- (ost-, oste-, osteo-). [gr. *osteon,* hueso]. Indica hueso. *osteo*carcinoma.

ot-, oto- (ot-, oto-). [gr. *ous,* oído]. Indica el oído. V.t. auri-.

ovi-, ovo- (ovi-, ovo-). [lat. *ovum,* huevo]. Indica huevo, óvulo.

oxy- (oxi-). **1.** [gr. *oxys,* agudo]. Prefijo que significa afilado, puntiagudo, ácido, agudo, estridente, rápido (usado erróneamente en lugar de oci-). **2.** [gr. *oxys,* agudo]. En química, presencia de oxígeno añadido o sustituido en una sustancia.

pachy- (paqui-). [gr. *pachys,* grueso]. Prefijo que entra en la formación de palabras con el significado de grueso. *paqui*dermia.

palato- (palato-). [lat. *palatum,* paladar]. Prefijo que significa el paladar. *palato*gloso.

pale-, paleo- (pale-, paleo-). [gr. *palaios,* viejo, antiguo]. Prefijos que significan viejo, primitivo, primario, inicial o temprano. *paleo*cerebelo.

pan- (pan-). [gr. *pas,* todo]. Prefijo que sólo debe ir unido a palabras derivadas de raíces griegas; significa todo, entero. *pan*encefalitis.

pant-, panto- (pant-, panto-). [gr. *pas,* todo]. Prefijo que entra en la composición de palabras derivadas de raíces griegas y significa todo, entero. *panto*morfia.

-para (-para). [lat. *pario,* dar a luz]. Sufijo que entra en la formación de palabras con el significado de la cantidad de partos habidos; paridad. primí*para.*

para- (para-). **1.** [gr., al lado, cerca]. Indica algo que se aparta de lo normal. *para*frenia. **2.** [gr., al lado, cerca]. Indica la intervención de dos partes semejantes o un par. *para*plejía. **3.** [gr., al lado, cerca]. Indica adyacencia, paralelismo, cercanía, etc.

parieto- (parieto-). [lat. *paries,* pared]. Indica relación con una pared. *parieto*frontal.

ped-, pedi-, pedo- (ped-, pedi-, pedo-). **1.** [gr. *pais,* niño]. Indica un niño. Úsase también paido-. *ped*iatría. **2.** [lat. *pes,* pie]. Indica los pies. *pedi*falange. *para*traqueal.

pelvi-, pelvio-, pelvo- (pelvi-, pelvio-, pelvo-). [lat. *pelvis,* cuenco]. Prefijos relativos a la pelvis. *pelvi*fijación, *pelvio*peritonitis.

pelyco- (pelico-). [gr. *pelyx,* cuenco]. Prefijo poco usado que indica la pelvis.

-penia (-penia). [gr. pobreza]. Sufijo usado para indicar deficiencia. neutro*penia.*

peri- (peri-). [gr. alrededor]. Indica alrededor, cerca de. *peri*colitis.

pero- (pero-). [gr. *pēros,* deformado]. Prefijo que significa deformado o mal formado. *pero*braquio.

-petal (-peto). [lat. *peto,* buscar, esforzarse]. Sufijo que denota movimiento hacia la parte indicada por la fracción principal de la palabra. centrí*peto.*

petro- (petro-). [lat. *petra,* roca; *petros,* piedra]. Indica una piedra o la dureza de una piedra. *petro*mastoideo.

-pexy (-pexia). [gr. *pēxis,* fijación]. Sufijo que significa fijación, generalmente quirúrgica. histero*pexia.*

phaco- (faco-). [gr. *phakos,* lenteja, todo lo que tiene forma de lenteja o por extensión de lente]. Prefijo que significa generalmente en forma de lente o relacionado con una lente. *faco*scopio.

-phage, -phagia, -phagy (-fagia, -fago). [gr. *phagein,* comer]. Sufijos que se utilizan con el significado de comer o devorar. aero*fagia.*

phago- (fago-). [gr. *phagein,* comer]. Significa comer o devorar. *fago*cito.

phall-, phalli-, phallo- (fal-, fali-, falo-). [gr. *phallos,* pene]. Denota el pene. *falo*dinia.

pharmaco- (farmaco-). [gr. *pharmakon,* droga, medicina]. Prefijo relativo a las drogas. *farmaco*logía.

phen-, pheno- (fen-, feno-). [gr. *phainō,* aparecer]. Indica apariencia. *feno*copia.

pheo- (feo-). [gr. *phaios,* oscuro]. Prefijo que significa oscuro, terroso, gris, etc. *feo*cromoblasto.

-phil, -phile, -philia, -philic (-filia, -fílico, -filo). [gr. *philos,* aficionado, amante; *phileō,* amar]. Sufijos que indican afinidad o anhelo. aeró*filo.*

philo- (filo-). [gr. *philos,* aficionado; *phileō,* amar]. Indica afinidad o anhelo. *filo*mimesia

phleb-, phlebo- (fleb-, flebo-). [gr. *phleps,* vena]. Prefijos que denotan una o más venas. *flebo*clisis.

phon-, phono- (fon-, fono-). [gr. *phonē,* sonido, voz]. Indica sonido, habla o voz. *fono*angiografía.

phor-, phoro- (for-, foro-). [gr. *phoros,* portador]. Indica un portador o la acción de transportar. *foro*scopio.

phos- (fos-). [gr. *phōs,* luz]. Indica luz.

phosph-, phospho-, phosphor-, phosphoro- (fosf-, fosfo-, fosfor-, fosforo-). [gr. *phōs,*, luz; *phoros,* que lleva]. Indica la presencia de fósforo en un compuesto. *fosfo*amidas, *fosoró*lisis.

phot-, photo- (fot-, foto-). [gr. *phōs,* luz]. Prefijos relativos a la luz. *fot*algia.

phreni-, phrenico-, phreno- (fren-, freni-, frenico-, freno-). [gr. *phrēn,* diafragma, mente, corazón (como asiento de emociones)]. Prefijos que significan diafragma, mente o frénico. *freni*clasia, *frenico*exeresis, *freno*cardia.

-phrenia (-frenia). [gr. *phrēn,* diafragma; mente, corazón (como asiento de emociones)]. Sufijo que denota el diafragma o la mente. esquizo*frenia.*

phyco- (fico-). [gr. *phykos,* algas marinas]. Denota algas marinas. *fico*micosis.

phyllo- (filo-). [gr. *phyllon,* hoja]. Indica hoja (vegetal). *filo*porfirina.

phylo- (filo-). [gr. *phylon,* tribu]. Indica tribu o raza. *filo*análisis.

physi-, physio- (fisi-, fisio-). [gr. *physis,* naturaleza]. Significa físico (fisiológico) o natural (relativo a la física). *fisi*atría, *fisio*lógico.

phyt-, phyto- (fit-, fito-). [gr. *phyton,* planta]. Indica plantas o vegetales. *fito*aglutinina.

pico- (pico-). **1.** [it. *piccolo,* pequeño]. Prefijo que significa pequeño. *pico*rnavirus. **2.** [it. *piccolo,* pequeño]. Prefijo usado en el SI con el significado de 10^{-12}. *pico*gramo.

pilo- (pilo-). [lat. *pilus,* pelo]. Prefijo relativo al pelo. *pilo*erección.

plagio- (plagio-). [gr. *plagios,* oblicuo]. Indica oblicuo o inclinado. *plagio*cefalia.

plan-, plani-, plano- (plan-, plani-, plano-). **1.** [lat. *planum,* plano (sust.); *planus,* plano (adj.)]. Prefijo relativo a un plano o que significa plano, chato o nivelado. *plani*tórax. **2.** [gr. *planos,* errante, vagabundo]. Prefijo que significa errante o vagabundo. *plano*manía.

-plasia (-plasia). [gr. *plassō,* formar]. Sufijo que significa formación. meta*plasia.*

plasma-, plasmat-, plasmato-, plasmo- (plasma-, plasmat-, plasmato-, plasmo-). [gr. *plasma,* algo formado]. Indica relación con el plasma. *plasma*blasto, *plasmo*gamia.

-plasty (-plastia). [gr. *plastos,* formado]. Sufijo que significa moldear o formar, o el resultado de ello, como un procedimiento quirúrgico. rino*plastia.*

platy- (plati-). [gr. *platys,* plano, ancho]. Indica anchura o chatura. *plati*basia.

-plegia (-plejía). [gr. *plēgē,* ataque]. Sufijo que indica parálisis. hemi*plejía.*

pleo- (pleo-). [gr. *pleiōn,* más]. Prefijo que significa más. *pleo*citosis.

plesio- (plesio-). [gr. *plēsios,* cercano]. Indica cercanía o similitud. *plesio*morfo.

-ploid (-ploide). [gr. *plo,* doblez + *-ides,* en forma de; lat. *ploideus*]. Sufijo que denota forma múltiple; sus combinaciones se usan para formar adjetivos y sustantivos que indican un múltiplo especificado de cromosomas. ha*ploide*.

-pnea (-pnea). [gr. *pneō,* respirar]. Sufijo que indica aliento o respiración. taqui*pnea*.

pneo- (neo-, pneo-). [gr. *pneō,* respirar]. Indica aliento o respiración. *neo*dinámica.

pneum-, pneuma-, pneumat-, pneumato- (neum-, neuma-, neumat-, neumato-). [gr. *pneuma, pneumatos,* aire, aliento]. Indica la presencia de aire o gas, los pulmones o la respiración. *neum*artrosis, *neumato*cardia.

pneumo-, pneumon-, pneumono- (neumo-, neumon-, neumono-). [gr. *penumōn, pneumonos,* pulmón]. Indica los pulmones, aire o gas, respiración o neumonía. *neumo*angiografía, *neumono*cele.

pod-, podo- (pod-, podo-). [gr. *pous, podos,* pie]. Prefijos que significan pie o en forma de pie. *pod*algia.

-poiesis (-poyesis). [gr. *poiēsis,* producción]. Sufijo que significa producción. hemo*poyesis*.

poikilo- (poiquilo-). [gr. *poikilos,* multicolor, variado]. Prefijo que significa irregular o variado. *poiquilo*blasto.

polio- (polio-). [gr. *polios,* gris]. Indica el color gris o la sustancia o materia gris (substantia grisea). *polio*encefalitis.

por-, poro- (por-, poro-). [gr. *poros,* lat. *porus,* pasaje]. Indica poro, conducto o abertura; paso a través de algo; callo o induración. *poro*queratosis.

porto- (porto-). [lat. *porta*]. Prefijo que significa portal. *porto*sistémico.

post- (pos-, post-). [lat. *post,* después]. Prefijos que entran en la formación de palabras derivadas de raíces latinas, con el significado de después, detrás, posterior; corresponde al griego *meta-*.

pre- (pre-). [lat. *prae,* antes]. Prefijo que entra en la formación de palabras formadas con raíces latinas y que significa antes o delante, en el tiempo y en el espacio, respectivamente.

presby-, presbyo- (presbi-, presbio-). [gr. *presbys,* anciano]. Indica vejez. *presbi*acusia.

pro- (pro-). **1.** [lat. y gr. *pro,* antes]. Denota antes o delante. **2.** [lat. y gr. *pro,* antes]. En química, prefijo que indica precursor.

proct-, procto- (proct-, procto-). [gr. *prōktos,* ano]. Prefijos que significan ano, o más frecuentemente, recto. *proct*itis, *procto*cele.

prosop-, prosopo- (prosop-, prosopo-). [gr. *prosōpon,* cara, semblante]. Indica la cara. *prosop*agnosia, *prosopo*neuralgia.

prot-, proteo- (prot-, proteo-). [gr. *prōtos,* primero]. Indica proteína. *prot*amina.

prot-, proto- (proto-). [gr. *prōtos,* primero]. Prefijo de palabras derivadas de raíces griegas que denota el primero de una serie o el de mayor rango. *proto*actinio.

psammo- (psamo-). [gr. *psamos,* arena]. Denota arena. *psamo*carcinoma.

pseud-, pseudo- (seud-, seudo-). [gr. *pseudēs,* falso]. Indica una semejanza, a menudo engañosa.

psych-, psyche-, psycho- (psic-, psico-, psique-). [gr. *psychē,* alma, mente]. Prefijos que denotan la mente. *psic*algia, *psico*délico.

psychro- (psicro-). [gr. *psychros,* frío]. Prefijo relativo al frío. V.t. crio-. *psicro*algia.

pter-, ptero- (pter-, ptero-). [gr. *pteron,* ala, pluma]. Prefijos que significan ala o pluma. *pter*ion.

pterygo- (pterigo-). [gr. *pteryx, pterygos,* ala]. Indica en forma de ala, generalmente la apófisis pterigoides. *pterigo*mandibular.

-ptosis (-ptosis). [gr. *ptōsis,* caída]. Sufijo que indica caída o desplazamiento hacia abajo de un órgano. blefaro*ptosis*.

ptyal-, ptyalo- (ptial-, ptialo-). [gr. *ptyalon,* saliva]. Prefijos que denotan relación con la saliva o las glándulas salivales. *ptial*agogo, *ptialo*lito.

pubo- (pubio-). [lat. *pubis*]. Indica pubis o púbico. *pubio*femoral.

pyel-, pyelo- (piel-, pielo-). [gr. *pyelos,* pelvis]. Indica la pelvis renal. *piel*itis, *pielo*cistitis.

pyg-, pygo- (pig-, pigo-). [gr. *pygē,* nalgas]. Indica las nalgas. *pig*algia, *pigo*melo.

pyk-, pykno- (pic-, picno-). [gr. *pyknos,* grueso, denso]. Prefijos que significan grueso, denso, compacto. *picno*frasia.

pyo- (pio-). [gr. *pyon,* pus]. Denota supuración o acumulación de pus. *pio*cele.

pyr,- pyro- (pir-, piro-). [gr. *pyr,* fuego]. Indica fuego, calor o fiebre. *piró*geno.

pyreto- (pireto-). [gr. *pyretos,* fiebre; de *pyr,* fuego]. Indica fiebre. *pireto*génesis.

rachi-, rachio- (raqui-, raquio-). [gr. *rhachis,* espina dorsal]. Indica la columna vertebral. *raqui*centesis.

rect-, recto- (rect-, recto-). [lat. *rectum,* de *rectus,* recto]. Indica el recto. V.t. procto-.

reni-, reno- (reni-, reno-). [lat. *ren,* riñón]. Indica el riñón. V.t. nefro-.

rhabd-, rhabdo- (rabd-, rabdo-). [gr. *rhabdos,* varilla, bastón]. Prefijos que significan varilla, o bastón en forma de tal. *rabd*oide, *rabdo*mioma.

-rhagia, -rrhagia (-rragia). [gr. *rhēgnymi,* estallar]. Sufijo que indica relación con una descarga excesiva o insólita. hemo*rragia*.

-rhaphy, -rrhaphy (-rrafia). [gr. *rhaphē,* sutura]. Sufijo que indica relación con la sutura quirúrgica. omento*rrafia*.

rheo- (reo-). [gr. *rheos,* flujo, corriente]. Prefijo que generalmente denota flujo sanguíneo o corriente eléctrica. *reo*logía.

rhizo- (rizo-). [gr. *rhiza,* raíz]. Indica raíz. *rizo*melia.

rhod-, rhodo- (rod-, rodo-). [gr. *rhodon,* rosa]. Prefijos que denotan color rosado o rojo. *rod*opsina.

-rrhea, -rrhoea (-rrea). [gr. *rhoia,* flujo]. Sufijo que denota flujo o aflujo. sialo*rrea*.

salping-, salpingo- (salping-, salpingo-). [gr. *salpinx,* trompa, tubo]. Prefijos que denotan un tubo, generalmente la trompa de Falopio o de Eustaquio. *salping*itis.

sangui-, sanguin-, sanguino- (sangui-, sanguin-, sanguino-). [lat. *sanguis,* sangre]. Prefijos que significan sangre, sangriento, etc. *sanguino*purulento.

sapo-, sapon- (sapo-, sapon-). [lat. *sapo,* jabón]. Prefijos que se refieren al jabón. *sapon*ificación.

sapr-, sapro- (sapro-). [gr. *sapros,* podrido]. Indica podrido, pútrido, deteriorado. *sapro*fito.

sarco- (sarco-). [gr. *sarx,* carne]. Denota sustancia muscular o semejanza con la carne. *sarco*cele.

scapho- (escafo-). [gr. *skaphē,* esquife]. Indica scapha o escafoide(o). *escafo*cefalia.

scato- (escato-). [gr. *skōr,* (*skat-*) heces, excremento]. Indica las heces. *escato*logía.

schisto- (esquisto-). [gr. *schistos,* división]. Indica división o hendidura. *esquisto*cito.

schiz-, schizo- (esquiz-, esquizo-). [gr. *schizō,* dividir, segmentar]. Prefijos que significan división, hendidura, fisura, etc. *esquizo*frenia.

scler-, sclero- (escler-, esclero-). [gr. *sklēros,* duro]. Indica dureza (induración), esclerosis o relación con la esclerótica. *escler*itis, *esclero*coroiditis.

-scope **1.** (-scopia). [gr. *skopeō,* mirar]. Sufijo que denota una acción o actividad que incluye el uso de un instrumento para mirar o visualizar. micro*scopia*. **2.** (-scopio). [gr. *skopeō,* mirar]. Sufijo que indica generalmente un instrumento para mirar, y que por extensión incluye otros métodos de examen. micro*scopio*.

-scopy (-scopia). [gr. *skopeō,* mirar]. Sufijo que denota una acción o actividad que incluye el uso de un instrumento para mirar o visualizar. micro*scopia*.

scoto- (escoto-). [gr. *skotos,* oscuridad]. Prefijo que significa oscuridad. *escoto*metría.

seb-, sebi-, sebo- (seb-, sebi-, sebo-). [lat. *sebum,* sebo]. Indica sebo, sebáceo. *sebá*ceo, *sebo*lito.

sial-, sialo- (sial-, sialo-). [gr. *sialon*, saliva]. Indica relación con la saliva o con las glándulas salivales. V.t. ptial-. *sial*adenitis, *sialo*aerofagia.

sidero- (sidero-). [gr. *sidēros*, hierro]. Prefijo que significa hierro. *sidero*penia.

sigmoid-, sigmoido- (sigmoid-, sigmoido-). [gr. *sigma*, la letra S + *eidos*, semejanza]. Prefijos que designan sigmoide, generalmente el colon sigmoideo. *sigmoid*itis.

sito- (sito-). [gr. *sitos*, *sition*, alimento, cereal]. Prefijo relativo al alimento o cereal. *sito*taxis.

skia- (esquia-). [gr. *skia*, sombra]. Indica sombra; en radiología ha sido reemplazado por radio-. *esquia*scopia.

somat-, somatico-, somato- (somat-, somatico-, somato-). [gr. *sōma*, cuerpo]. Indica relación con el cuerpo o lo corporal. *somat*algia, *somatico*visceral.

sperma-, spermato-, spermo- (esperma-, espermato-, espermo-). [gr. *sperma*, semilla]. Indica semen o espermatozoides. *espermato*cida.

spheno- (esfeno-). [gr. *sphēn*, cuña]. Indica cuña o cuneiforme, o el hueso esfenoides. *esfeno*basilar.

sphero- (esfero-). [gr. *sphaira*, globo, esfera]. Indica esférico o esfera. *esfero*citosis.

sphygm-, sphygmo- (esfigm-, esfigmo-). [gr. *sphygmos*, pulso]. Indica el pulso. *esfigmo*grama.

spin-, spino- (espin-, espino-). [lat. *spina*]. Indica: la espina dorsal o columna vertebral; espinoso. *espino*bulbar.

spir-, spiro- (espir-, espiro-). [gr. *speira*, espiral]. Indica espiral o en forma de espiral. *espir*adenoma, *espiro*queta.

spir-, spiro- (espir-, espiro-). [lat. *spiro*, respirar]. Indica respiración. *espiro*metro.

splanchn-, splanchni-, splanchno- (esplacn-, esplacni-, esplacno-). [gr. *splanchnon*, víscera]. Indica las vísceras. *esplacno*logía.

splen-, spleno- (esplen-, espleno-). [gr. *splēn*, bazo]. Indica el bazo. *esplen*algia, *espleno*dinia.

spondyl-, spondylo- (espondil-, espondilo-). [gr. *spondylos*, vértebra]. Prefijos que denotan las vértebras. *espondiló*lisis.

staphyl-, staphylo- (estafil-, estafilo-). [gr. *staphylē*, racimo de uvas]. Denota semejanza con una uva o un racimo de uvas. *estafilo*coco.

-stat (-stato). [gr. *statēs*, estacionario]. Sufijo que indica un agente destinado a evitar que algo cambie o se mueva. termo*stato*.

stear-, stearo- (estear-, estearo-). [gr. *stear*, sebo]. Indica grasa. *estear*ato.

steato- (esteato-). [gr. *stear*, sebo]. Indica grasa. *esteato*cistoma.

steno- (esteno-). [gr. *stenos*, angosto]. Indica estrechamiento o constricción. *esteno*cardia.

sterco- (esterco-). [lat. *stercus*, heces, excremento]. Prefijo que significa heces. *esterco*bilina.

stereo- (estereo-). **1.** [gr. *stereos*, sólido]. Indica un sólido o el estado o condición de sólido. *estereo*metría. **2.** [gr. *stereos*, sólido]. Denota cualidades espaciales tridimensionales. *estereo*gnosia.

steth-, stetho- (estet-, esteto-). [gr. *stēthos*, pecho, tórax]. Indica el tórax. *esteto*parálisis.

stheno- (esteno-). [gr. *sthenos*, fuerza]. Denota fuerza o poder. *esteno*metría.

stom-, stomat-, stomato- (estom-, estomat-, estomato-). [gr. *stoma*, boca]. Indica la boca. *estomat*itis, *estomato*logía.

-stomy (-stomía). [gr. *stoma*, boca]. Sufijo que indica una abertura artificial o quirúrgica. colo*stomía*.

strepto- (estrepto-). [gr. *streptos*, torcido, de *strephō*, torcer]. Prefijo que significa curvado o torcido. *estrepto*coco.

stylo- (estilo-). [gr. *stylos*, pilar, poste]. Indica estiloide; específicamente la apófisis estiloides del temporal. *estilo*hioideo.

syn- (sin-). [gr. *syn*, juntos]. Prefijo que entra en la formación de palabras de origen griego con el significado de unión o asociación; se escribe sim- antes de b y p; corresponde al latín con-.

syndesm-, syndesmo- (sindesm-, sindesmo-). [gr. *syndesmos*, fijación; de *syndeō*, atar]. Indica ligamento o ligamentoso. *sindes*mectopia, *sindesmo*pexia.

syring-, syringo- (siring-, siringo-). [gr. *syrinx*, caño o tubo]. Prefijos relativos a una fístula o a un tubo. *siring*itis, *siringo*adenoma.

tachy- (taqui-). [gr. *tachys*, veloz, rápido]. Indica rápido. *taqui*cardia.

talo- (talo-). [lat. *talus*, tobillo, hueso del tobillo]. Indica el astrágalo. *talo*crural.

teno-, tenon-, tenont-, tenonto- (teno-, tenon-, tenont-, tenonto-). [gr. *tenōn*, tendón]. Indica relación con un tendón. *teno*desis, *tenon*itis, *tenonto*dinia.

tera- (tera-). **1.** [gr. *teras*, monstruo]. (T) Prefijo usado en el SI y el sistema métrico para indicar un trillón. **2.** [gr. *teras*, monstruo]. En combinación denota un teras.

terato- (terato-). [gr. *teras*, monstruo]. Denota un teras. *terato*genia.

tetan-, tetano- (tetan-, tetano-). [gr. *tetanos*, tensión convulsiva]. En formas combinadas denota tétanos, tetania. *tetan*oide, *tetano*lisina.

thanato- (tanato-). [gr. *thanatos*, muerte]. Indica muerte. *tanato*manía.

thel-, thelo- (tel-, telo-). [gr. *thēlē*, pezón]. Indica pezón. *telo*rragia.

thromb-, thrombo- (tromb-, trombo-). [gr. *thrombos*, coágulo (trombo)]. En formas combinadas denota coagulación de la sangre o relaciones con la coagulación. *tromb*astenia, *trombo*arteritis.

-thymia (-timia). [gr. *thymos*, la mente o el corazón como sitio de sentimientos o pasiones intensas]. Sufijo que denota relación con la mente, alma, emociones. ciclo*timia*.

thyr-, thyro- (tir-, tiro-). Prefijos que denotan relación con la glándula tiroides. *tiro*adenitis.

toco- (toco-). [gr. *tokos*, parto]. En formas combinadas denota parto. *toco*grafía.

-tome (-tomo). [gr. *tomos*, corte, afilado; un corte (sección o segmento)]. Sufijo que denota: 1) un instrumento cortante, el primer elemento en el compuesto en general indica la parte del instrumento diseñada para cortar; 2) segmento, parte, sección.

-tomy (-tomía). [gr. *tomē*, incisión]. Terminación que denota una operación de corte. crico*tomía*.

tonsillo- (tonsilo-). [lat. *tonsilla*, amígdala]. En forma combinada denota amígdala. *tonsilo*tomía.

top-, topo- (top-, topo-). [gr. *topos*, lugar]. Indica lugar, tópico. *topo*anestesia.

tox-, toxi-, toxico-, toxo- (tox-, toxi-, toxico-, toxo-). [gr. *toxicon*, arco, veneno para flechas]. Indica veneno, toxina. *tox*emia, *toxico*dermatitis.

trachel-, trachelo- (traquel-, traquelo-). [gr. *trachēlos*, cuello]. Usados como prefijos denotan el cuello. *traquel*agra, *traquelo*cele.

traum-, traumat-, traumato- (traum-, traumat-, traumato-). [gr. *trauma*, herida]. En formas combinadas denotan herida, lesión. *traumato*logía.

trich-, trichi-, tricho- (trico-, triqu-, triqui-). [gr. *thrix (trich-)*, pelo]. Indica el pelo o una estructura similar al pelo. *trico*bezoar, *triqui*lemoma.

-trichia (-triquia). [gr. *thrix (trich-)*, cabello + *-ia*, condición]. Sufijo que indica condición o tipo de cabello. a*triquia*.

troph-, tropho- (trof-, trofo-). [gr. *trophē*, nutrición]. Indica alimento o nutrición. *trofo*blasto.

-trophic (-trófico). [gr. *trophē*, nutrición]. Sufijo que indica nutrición. cortico*trófico*.

-trophy (-trofia). [gr. *trophē*, nutrición]. Sufijo que significa alimento, nutrición. hipo*trofia*.

-tropic (-trópico). [gr. *tropē*, un giro]. Sufijo que indica un giro hacia, que tiene afinidad por. tiro*trópico*.

typhl-, typhlo- (tifl-, tiflo-). **1.** [gr. ciego]. Indica el ciego. V.t. ceco-. *tiflo*litiasis. *ule*ctomía. **2.** [gr. *typhlos*, ciego]. Indica ceguera. *tifl*osis.

typho- (tifo-). [gr. *typhos*]. Indica tifus, fiebre tifoidea. *tifo*manía.

ule-, ulo- (ule-, ulo-). **1.** [gr. *oulē,* cicatriz]. Prefijos que denotan cicatriz o cicatrización. *ule*ctomía. **2.** [gr. *oulon,* encías]. Prefijos obsoletos que denotan relación con las encías. V.t. gingivo-.

uni- (uni-). [lat. *unus,* uno]. Indica uno, único, impar; equivale al griego *mono-*.

uranisco-, urano- (uranisco-, urano-). [gr. *ouranos,* bóveda celeste; *ouraniskos,* techo de la boca (paladar)]. Prefijos que se relacionan con el paladar duro. *uranisco*plastia, *urano*squisis.

ure-, urea-, ureo- (ure-, urea-, ureo-). [gr. *ouron,* orina]. Indica urea u orina. *urea*génesis.

uri-, uric-, urico- (uri-, uric-, urico-). [gr. *ouron,* orina]. Prefijos relativos al ácido úrico.

urin-, urino- (urin-, urino-). [gr. *ouron,* orina]. Prefijos que denotan orina. *urin*emia, *urino*metría.

varico- (varico-). [lat. *varix,* vena dilatada]. Indica várice o varicosidad. *varico*cele.

vas- (vas-). [lat. *vas,* vaso]. Indica un vaso sanguíneo.

vasculo- (vasculo-). [lat. *vasculum,* pequeño vaso, dim. de *vas*]. Indica relación con un vaso sanguíneo. *vasculo*génesis.

vaso- (vaso-). [lat. *vas,* vaso]. Prefijo que significa vaso sanguíneo; vasculitis. *vaso*constricción.

vene- (vene-). **1.** [lat. *vena*]. Denota las venas. *vene*sección. **2.** [lat. *venenum,* veneno]. Prefijo relativo al veneno. *vene*nífero.

vermi- (vermi-). [lat. *vermis,* gusano]. Indica un gusano o algo similar. *vermi*cida.

viscero- (viscero-). [lat. *viscus,* pl. *viscera,* los órganos internos]. Denota las vísceras. V.t. esplacno-. *viscero*cráneo.

vitreo- (vitreo-). [lat. *vitreus,* vidrioso]. Denota el humor vítreo. *vitreo*rretinal.

vivi- (vivi-). [lat. *vivus,* vivo]. Indica viviente, con vida. *vivi*paridad.

xanth-, xantho- (xant-, xanto-). [gr. *xanthos,* amarillo]. Prefijos que significan amarillo o amarillento. *xanto*donte.

xeno- (xeno-). [gr. *xenos,* huésped, anfitrión, extraño, extranjero]. Prefijo que significa extraño o relacionado con material extraño o ajeno. *xeno*fobia.

xero- (xero-). [gr. *xēros,* seco]. Prefijo que significa seco. *xero*quilia.

xiph-, xiphi-, xipho- (xif-, xifi-, xifo-). [gr. *xiphos,* espada]. Prefijos que significan xifoide, generalmente la apófisis xifoides. *xifo*esternal.

xyl-, xylo- (xil-, xilo-). [gr. *xylon,* madera]. Prefijos que significan madera o xilosa. *xil*osa.

zo-, zoo- (zoo-). [gr. *zōon,* animal]. Prefijo que significa animal o vida animal. *zoo*filia.

zyg-, zygo- (cig-, cigo-). [gr. *zygon,* yugo; *zygōsis,* unión]. Indican yugo, unión. *cig*osis, *cigo*dactilia.

zym-, zymo- (cim-, cimo-). [gr. *zymē,* levadura, fermento]. Indican relación con fermentación, enzimas. *cimo*logía.

Prefijos y sufijos en terminología médica

A continuación se da una lista de prefijos y sufijos de las palabras que se encuentran con frecuencia en el vocabulario médico. En cada caso se agrega un guión que antecede (como en *ante-*) o sigue (como en *-agra*) a los otros elementos del término. Después de cada entrada se da la palabra del griego o el latín de la cual deriva. En cada caso la lengua de origen aparece entre corchetes, y a continuación la información necesaria para la comprensión de la forma. Por último, se dan ejemplos para ilustrar su uso en una palabra compuesta.

a-, an- (a-, an-). [G. alpha, privative or negative, inseparable prefix, usually *an-* before a vowel or h]; equivalent to the L. *in-* and E. *un-;* not, without, -less.

ab- (ab-, abs-). [L. *ab,* from, usually *abs-* before c, q, and t]. Signifying from, away from, off. *ab*ducent.

acanto- (acantho-). [G. *akantha,* thorn]. Denoting relationship to a spinous process, or meaning spiny or thorny. *acantho*cyte.

acro- (acro-). [G. *akron,* extremity; *akros,* extreme]. Meaning: extremity, tip, end, peak, topmost; extreme. *acro*megaly.

actino- (actino-). [G. *aktis* (*aktin-*). a ray, beam]. Meaning a ray, as of light. *actino*genesis.

ad- (ad-). [L. *ad,* to]. Denoting increase, adherence, or motion toward, and sometimes with an intensive meaning.

-ad (-ad). [L. *-ad,* to]. Suffix in anatomical nomenclature having the significance of the English -ward; denoting toward or in the direction of the part indicated by the main portion of the word. *ad*renal.

aden-, adeno- (aden-, adeno-). [G. *adēn,* gland]. Denoting relation to a gland. *aden*oma, *adeno*hypophysis.

adip-, adipo- (adip-, adipo-). [L. *adeps,* fat]. Combining forms relating to fat. *adipo*celular.

adren-, adrenal-, adreno- (adren-, adrenal-, adreno-). [L. *ad,* toward, + *ren,* kidney]. Relating to the adrenal gland.

-agogo (-agogue). [G. *agōgos,* leading forth]. Suffixes indicating a promoter or stimulant of. galact*agogue*.

-agra (-agra). [G. *agra,* a seizure]. Suffix meaning sudden onslaught of acute pain. pod*agra*.

alant-, alanto- (allant-, allanto-). [G. *allas,* sausage]. Combining forms for allantois, allantoid.

alge-, algesi-, algio-, algo- (alge-, algesi-, algio-, algo-). [G. *algos,* pain]. Combining forms meaning pain.

-algia (-algia). [G. *algos,* pain]. Suffix meaning pain or painful condition. neur*algia*.

alo- (allo-). [G. *allos,* other]. Prefix meaning "other" or differing from the normal or usual. *allo*antibody.

ambli- (ambly-). [G. *amblys,* dull]. Denoting dullness, dimness. *ambli*opia.

amil-, amilo- (amylo-). [G. *amylon,* starch]. Indicating starch, or polysaccharide nature or origin. *amylo*synthesis.

amnio- (amnio-). [G. *amnion*]. Combining form relating to the amnion. *amnio*centesis

ana- (ana-). [G. *ana,* up]. Meaning up, toward, apart. *ana*phoresis.

andro- (andro-). [G. *anēr* (gen. *andros*), male]. Meaning masculine; pertaining to the male of the species. *andro*id.

anfi- (amphi-). [G. *amphi,* two-sided]. Meaning on both sides, surrounding, double. *amphi*celous.

angi-, angio- (angi-, angio-). [G. *angeion,* vessel]. Relating to blood or lymph vessels. *angi*emphrasia.

aniso- (aniso-). [G. *anisos,* unequal]. Meaning unequal or dissimilar. *aniso*coria.

anquilo- (ankylo-). [G. *ankylos,* bent, crooked; *ankylōsis,* stiffness or fixation of a joint]. Meaning bent, crooked, stiff, or fixed. *ankyl*osis, *ankylo*dactyly.

ante- (ante-). [L. *ante,* before]. Denoting before. Denota antes. *ante*flexion.

anti- (anti-). **1.** [G. *anti,* against]. Signifying against, opposing, or, in relation to symptoms and diseases, curative. *anti*pyogenic. **2.** [G. *anti,* against]. Denoting an antibody (immunoglobulin) specific for the thing indicated; e.g., *anti*toxin (antibody specific for a toxin).

antro- (antro-). [L. *antrum,* from G. *antron,* a cave]. Denoting relationship to any antrum. *antro*dynia.

apico- (apico-). [L. *apex,* summit or tip]. Relating to any apex. *apico*tomy.

apo- (apo-). [G. *apo,* away from, off]. Meaning, usually, separated from or derived from. *apo*physis.

arqu-, arque-, arqui- (arch-, arche-, archi-). [G. *archē,* origin, beginning]. Meaning primitive, or ancestral; also first, chief, extreme. *arch*enteron, *arche*type, *archi*cerebellum.

artr-, artro- (arthr-, arthro-). [G. *arthron,* joint]. Denoting a joint or articulation. *arthr*itis, *arthro*pathy.

-asa (-ase). A termination denoting an enzyme, suffixed to the name of the substance (substrate) upon which the enzyme acts.

ater-, atero- (ather-, athero-). [G. *athērē,* gruel]. Relating to the deposit of gruel-like, soft, pasty materials. *ather*oma, *athero*genesis.

atlanto-, atlo- (atlanto-, atlo-). [G. *atlas*]. Relating to the atlas.

atreto- (atreto-). [G. *atrētos,* imperforate]. Denoting lack of opening of the part named. *atreto*gastria.

atrio- (atrio-). [L. *atrium,* an entrance hall]. Relating to the atrium. *atrio*ventricular.

audio- (audio-). [L. *audio,* to hear]. Relating to hearing. *audio*gram.

auri- (auri-). [L. *auris,* ear]. Denoting the ear. *auri*cular.

auto- (aut-, auto-). [G. *autos,* self]. Prefixes meaning self, same. *auto*activation.

aux-, auxano-, auxo- (aux-, auxano-, auxo-). [G. *auxanō,* to increase]. Denoting relation to increase, e.g., in size, intensity, speed. *aux*esis, *auxano*logy, *auxo*cardia.

axio- (axio-). [L. *axis*]. Relating to an axis. *axio*plasma.

axo- (axo-). [G. *axōn,* axis]. Meaning axis, usually relating to an axon. *axo*nema.

bari- (bary-). [G. *barys,* heavy]. Combining form meaning heavy. *bary*glossia.

baro- (baro-). [G. *baros,* weight]. Relating to weight or pressure. *baro*sinusitis.

basi-, basio-, baso- (basi- basio-, baso-). [G. and L. *basis,* base]. Combining forms meaning base, or basis. *basi*cranial, *baso*lateral.

bi- (bi-). **1.** [L.]. Prefix meaning twice or double. *bi*lobate. **2.** [L.]. In chemistry, used to denote a partially neutralized acid (an acid salt).

bili- (bili-). [L. *bilis*, bile]. Combining form relating to bile. *bili*rubin.

bio- (bio-). [G. *bios*, life]. Denoting life. *bio*logy.

bis- (bis-). **1.** [L.]. Prefix signifying two or twice. *bis*acromial. **2.** [L.]. In chemistry, used to denote the presence of two identical but separated complex groups in one molecule.

-blasto (-blast). [G. *blastos*, germ]. Suffix indicating an immature precursor cell of the type indicated by the preceding word. lympho*blast*.

blasto- (blasto-). [G. *blastos*, germ]. Combining form used in terms pertaining to the process of budding (and the formation of buds) by cells or tissue. *blasto*cele.

blefar-, blefaro- (blephar-, blepharo-). [G. *blepharon*, eyelid]. Combining forms meaning eyelid. *blepharo*adenoma.

bradi- (brady-). [G. *bradys*, slow]. Combining form meaning slow. *brady*cardia.

braqui- (brachy-). [G. *brachys*, short]. Combining form meaning short. *brachi*dactylia.

braquio- (brachio-). [L. *brachium*, arm]. Combining form meaning: 1) arm; 2) radial. *brachio*cephalic.

bronco- (bronch-, bronchi-, broncho-). [G. *bronchus*, windpipe]. Denoting bronchus, and, in ancient usage, the trachea. *broncho*alveolar.

buco- (bucco-). [L. *bucca*, cheek]. Combining form relating to the cheek. *bucco*axial.

bufa-, bufo- (bufa-, bufo-). [L. *bufo*, toad]. Denoting origin from toads. *bufa*genins.

cac-, caci-, caco- (cac-, caci-, caco-). [G. *kakos*, bad]. Meaning bad or ill. *cac*osmia.

cal-, cali- (kal-, kali-). [L. *kalium*, potassium]. Relating to potassium; sometimes improperly written as kalio-. *kal*emia, *kali*uresis.

carcin-, carcino- (carcin-, carcino-). [G. *karkinos*, crab, cancer]. Relating to cancer. *carcin*oma, *carcino*embryonic.

cardi-, cardio- (cardi-, cardio-). [G. *kardia*, heart]. Denoting: the heart; the cardia (ostium cardiacum). *cardi*algia, *cardio*chalasia.

cario- **1.** (cario-). [L. *caries*]. Relating to caries. *cario*logy. **2.** (karyo-). [G. *karyon*, nucleus]. Denoting nucleus. *karyo*kinesis.

cata- (cata-). [G. *kata*, down]. Combining form meaning down. *cata*biotic.

cec-, ceco- (cec-, ceco-). [L. *caecum*, cecum]. Denoting the cecum. *cec*itis, *ceco*colostomy.

cefal-, cefalo- (cephal-, cephalo-). [G. *kephalē*, the head]. Denoting the head. *cephal*algia, *cephalo*dynia.

-cele (-cele). [G. *kēlē*, tumor, hernia]. Denoting a swelling or hernia. gastro*cele*.

celio- (celio-). [G. *koilia*, belly]. Denoting relationship to the abdomen. *celio*centesis.

-ceptor (-ceptor). [L. *capio*, pp. *captus*, to take]. Suffix meaning taker or receiver. ambo*ceptor*.

cerat-, cerato- (cerato-). See kerato-.

cero- (cero-). [L. *cera*, wax]. Relating to wax. *cero*plasty.

cervico- (cervico-). [L. *cervix*, neck]. Relating to a cervix, or neck, in any sense. *cervico*brachial.

cian-, ciano- (cyan-, cyano-). [G. *kyanos*, a dark blue mineral]. Combining forms meaning blue. *cyano*cobalamin.

cicl-, ciclo- (cycl-, cyclo-). [G. *kyklos*, circle]. Relating to a circle or cycle, or denoting association with the ciliary body. *cyclo*phoria.

cig-, cigo- (zyg-, zygo-). [G. *zygon*, yoke, *zygōsis*, a joining]. Denoting yoke, a joining. *zyg*osis, *zygo*dactyly.

cili-, cilio- (cili-, cilio-). [L. *cilium*, eyelid (eyelash)]. Relating to cilia or meaning ciliary, in any sense. *cili*ectomy.

cim-, cimo- (zym-, zymo-). [G. *zymē*, leaven]. Denoting fermentation, enzymes. *zymo*logy.

cine- (cin-, cine-). [G. *kineō*, fut. *kinēsō*, to move]. Denoting movement, usually relating to motion pictures. *cine*fluorography.

cinesi-, cinesio-, cineso- (kinesi-, kinesio-, kineso-). [G. *kinēsis*, motion]. Relating to motion. *kinesi*algia.

cineto- (kineto-). [G. *kinētos*, moving, movable]. Relating to motion. *kineto*cardiogram.

circum-, circun- (circum-). [L. around]. Denoting a circular movement, or a position surrounding the part indicated by the word to which it is joined. *circum*anal.

cist-, cisti-, cisto- (cyst-, cysti-, cysto-). [G. *kystis*, bladder]. Combining forms relating to: the bladder; the cystic duct; a cyst. *cyst*itis, *cysto*carcinoma.

cit-, cito- (cyt-, cyto-). [G. *kytos*, a hollow (cell)]. Combining forms meaning cell. *cyt*uria, *cyto*diagnosis.

-cleisis (-cleisis). [G. *kleisis*, a closing]. Suffix meaning closure. hystero*cleisis*.

clino- (clino-). [G. *klinō*, to slope, incline, or bend]. Denoting a slope (inclination or declination) or bend. *clino*cephaly.

clor-, cloro- (chlor-, chloro-). [G. *chloros*, green]. Denoting green; association with chlorine. *chlor*oma, *chloro*phyll.

col-, cole- (chol-, chole-, cholo-). [G. *cholē*, bile]. Relating to bile. *chol*agogue, *chole*cystitis, *cholo*plania.

colo- (colo-). [G. *kolon*, colon]. Relating to the colon. *colo*centesis.

colp-, colpo- (colp-, colpo-). [G. *kolpos*, any fold or hollow; specifically, the vagina]. Denoting the vagina. *colp*ectomy, *colpo*centesis.

condri-, condro- (chondri-, chondro-). [G. *chondrion*, dim. of *chondros*, groats (coarsely ground grain), grit, gristle, cartilage]. Denoting: cartilage or cartilaginous; granular or gritty substance. *chondri*fication, *chondro*cyte.

contra- (contra-, counter-). [L. *contra*, against]. Meaning opposite, opposed, against. *contra*indication, *counter*irritant.

copro- (copro-). [G. *kopros*, dung]. Denoting filth or dung, usually used in referring to feces. *copro*phagy.

cord- (chord-, cord-). [G. *chordē*, cord]. Meaning cord. *cord*ocentesis.

core-, coreo- (core-, coreo-). [G. *korē*, pupil]. Relating to the pupil. *core*diastasis, *coreo*plasty.

corio- (chorio-). [G. *chorion*, membrane]. Relating to any membrane, especially that which encloses the fetus. *chorio*adenoma.

coroido- (choroido-). [G. *choroeidēs*, a false reading for *chorioeidēs*]. Relating to the choroid. *choroido*cyclitis.

costo- (costo-). [L. *costa*, rib]. Relating to the ribs. *costo*chondral.

cri-, crio- (cry-, cryo-). [G. *kryos*, cold]. Relating to cold. *cry*algesia, *cryo*anesthesia.

cript-, cripto- (crypt-, crypto-). [G. *kryptos*, hidden, concealed]. Relating to a crypt, or meaning hidden, obscure, without apparent cause. *crypt*orquism.

crom-, cromat-, cromato-, cromo- (chrom-, chromat-, chromato-, chromo-). [G. *chrōma*, color]. Combining forms meaning color. *chrom*ate, *chromat*in, *chromato*gram, *chromo*cyte.

dacri-, dacrio- (dacry-, dacryo-). [G. *dakryon*, tear]. Relating to tears, or to the lacrimal sac or duct. *dacry*adenitis, *dacryo*cele.

dactil-, dactilo- (dactyl-, dactylo-). [G. *daktylos*, finger]. Relating to the fingers, and sometimes to the toes. *dactyl*agra, *dactylo*campsis.

dent-, denti-, dento- (dent-, denti-, dento-). [L. *dens,* tooth]. Combining forms relating to the teeth. *dent*algia, *denti*form, *dento*alveolar.

derm-, derma-, dermat-, dermato-, dermo- (derm-, derma-). [G. *derma,* skin]. Combining forms signifying skin. *derma*hemia, *dermat*itis, *dermato*arthritis, *dermo*blast.

desm-, desmo- (desm-, desmo-). [G. *desmos,* a band]. Meaning fibrous connection or ligament. *desmo*some.

deut-, deutero-, deuto- (deut-, deutero-, deuto-). [G. *deuteros,* second]. Meaning two, or second (in a series). *deutero*pathy.

dextr-, dextro- (dextr-, dextro-). **1.** [L. *dexter,* right]. Prefixes meaning right, or toward or on the right side. *dextro*gastria. **2.** [L. *dexter,* right]. Chemical prefixes meaning dextrorotatory.

di- (di-). [G. *dis,* two]. Denoting two, twice. In chemistry, often used in place of bis-.

dia- (dia-). [G. *dia,* through]. Prefix meaning through, throughout, completely. *dia*phragma.

didim-, didimo- (didym-, didymo-). [G. *didymos,* twin]. Denoting relationship to the didymus, testis. *didym*itis.

diplo- (diplo-). [G. *diploos,* double]. Combining form meaning double or twofold. *diplo*pia.

dis- (dis-). [L. an inseparable particle denoting separation, taking apart, sundering in two]. Prefix having the same force as the original Latin preposition.

dolico- (dolicho-). [G. *dolichos,* long]. Combining form meaning long. *dolicho*cephaly.

ec- (ec-). [G.]. Prefix fr. G. preposition meaning out of, away from.

eco- (eco-). [G. *oikos,* house, household, habitation]. Denoting relationship to environment. *eco*logy.

ect-, ecto- (ect-, ecto-). [G. *ektos,* outside]. Denoting outer, on the outside. *ect*iris, *ecto*parasite.

-ectasia, -ectasis (-ectasia, -ectasis). [G. *ektasis,* a stretching]. Combining forms in suffix position used to denote dilation or expansion. lymphangi*ectasia.*

-ectomía (-ectomy). [G. *ektomē,* excision]. Combining form used as a suffix to denote removal of any anatomical structure. gastr*ectomy.*

ectro- (ectro-). [G. *ektrōsis,* miscarriage]. Denoting congenital absence of a part. *ectro*dactylia.

eleo- (eleo-). [G. *elaion,* oil]. Relating to oil. *eleo*therapy.

embri-, embrio- (embry-, embryo-). [G. *embryon,* embryo]. Relating to the embryo. *embryo*blast.

-emia (-emia). [G. *haima,* blood]. Suffix meaning blood. ur*emia.*

encefal-, encefalo- (encephal-, encephalo-). [G. *enkephalos,* brain]. Indicating the brain or some relationship thereto. *encephal*itis, *encephalo*dynia.

end-, endo- (end-, endo-). [G. *endon,* within]. Indicating within, inner, absorbing, containing. *endo*abdominal.

-eno (-ene). [G. *enos,* origin]. Suffix applied to a chemical name indicating the presence of a carbon-carbon double bond.

ent-, ento- (ent-, ento-). [G. *entos,* within]. Meaning inner, or within. *ento*cele.

enter-, entero- (enter-, entero-). [G. *enteron,* intestine]. Relating to the intestines. *enter*itis, *entero*anastomosis.

episio- (episio-). [G. *episeion,* pudenda]. Relating to the vulva. *episio*plasty.

equin-, equino- (echin-, echino-). [G. *echinos,* hedgehog, sea urchin]. Meaning prickly or spiny. *echino*cyte.

ergo- (ergo-). [G. *ergon,* work]. Relating to work. *ergo*dynamograph.

eritr-, eritro- (erythr-, erythro-). [G. *erythros,* red]. Combining forms meaning red. *erythr*emia, *erythro*blastopenia.

escafo- (scapho-). [G. *skaphē,* skiff, boat]. Denoting scapha or scaphoid. *scapho*cephaly.

escato- (scato-). [G. *skōr* (*skat-*), feces, excrement]. Denoting feces. *scato*logy.

escler-, esclero- (scler-, sclero-). [G. *sklēros,* hard]. Denoting hardness (induration), sclerosis, relationship to the sclera. *scler*itis, *sclero*choroiditis.

escoto- (scoto-). [G. *skotos,* darkness]. Denoting darkness. *scoto*metry.

esfeno- (spheno-). [G. *sphēn,* wedge]. Denoting wedge, wedge-shaped, the sphenoid bone. *spheno*basilar.

esfero- (sphero-). [G. *sphaira,* globe, sphere]. Denoting spherical, a sphere. *sphero*cytosis.

esfigm-, esfigmo- (sphygm-, sphygmo-). [G. *sphygmos,* pulse]. Denoting pulse. *sphygmo*gram.

-esis (-esis). [G. *-esis,* condition or process]. Suffix meaning condition, action, or process. mim*esis.*

esperma-, espermato-, espermo- (sperma-, spermato-, spermo-). [G. *sperma,* seed]. Denoting semen or spermatozoa. *spermato*cide.

espin-, espino- (spin-, spino-). [L. *spina*]. Denoting: the spine; spinous. *spino*bulbar.

espir-, espiro- (spir-, spiro-). **1.** [G. *speira,* a coil]. Denoting a coil or coil-shaped. *spir*adenoma, *spiro*chete. **2.** [L. *spiro,* to breathe]. Denoting breathing. *spiro*meter.

esplacn-, esplacni-, esplacno- (splanchn-, splanchni-, splanchno-). [G. *splanchnon,* viscus]. Denoting the viscera. *splanchno*logy.

esplen-, espleno- (splen-, spleno-). [G. *splēn,* spleen]. Denoting the spleen. *splen*algia, *spleno*dynia.

espondil-, espondilo- (spondyl-, spondylo-). [G. *spondylos,* vertebra]. Combining forms denoting the vertebrae. *spondylo*lysis.

esquia- (skia-). [G. *skia,* shadow]. Denoting shadow; in radiology, superseded by radio-. *skia*scopy.

esquisto- (schisto-). [G. *schistos,* split]. Denoting split or cleft. *schisto*cyte.

esquiz-, esquizo- (schiz-, schizo-). [G. *schizō,* to split or cleave]. Denoting split, cleft, division. *schizo*phrenia.

estafil-, estafilo- (staphyl- staphylo-). [G. *staphylē,* a bunch of grapes]. Denoting resemblance to a grape or a bunch of grapes. *staphylo*coccus.

estear-, estearo- (stear-, stearo-). [G. *stear,* tallow]. Denoting fat. *stear*ate.

esteato- (steato-). [G. *stear* (*steat-*), tallow]. Denoting fat. *steato*cystoma.

esteno- **1.** (stheno-). [G. *sthenos,* strength]. Denoting strength, force, power. *stheno*metry. **2.** (steno-). [G. *stenos,* narrow]. Denoting narrowness or constriction. *steno*cardia.

esterco- (sterco-). [L. *stercus,* feces, excrement]. Denoting feces. *sterco*bilin.

estereo- (stereo-). **1.** [G. *stereos,* solid]. Denoting a solid, or a solid condition or state. *stereo*metry. **2.** [G. *stereos,* solid]. Denoting spatial qualities, three-dimensionality. *stereo*gnosia.

estesio- (esthesio-). [G. *aesthēsis,* sensation]. Combining form relating to sensation or perception. *esthesio*genesis.

estet-, esteto- (steth-, stetho-). [G. *stēthos,* chest]. Denoting the chest. *stetho*paralysis.

estilo- (stylo-). [G. *stylos,* pillar, post]. Denoting styloid; specifically, the styloid process of the temporal bone. *stylo*hyoid.

estom-, estomat-, estomato- (stom-, stomat-, stomato-). [G. *stoma,* mouth]. Denoting mouth. *stomat*itis, *stomato*logy.

estrepto- (strepto-). [G. *streptos,* twisted, fr. *strephō,* to twist]. Denoting curved or twisted, usually relating to organisms thus described. *strepto*coccus.

etio- (etio-). [G. *aitia,* cause]. Combining form meaning cause. *etio*logy.

etmo- (ethmo-). [G. *ēthmos,* sieve]. Denoting ethmoid; the ethmoid bone. *ethmo*cranial.

eu- (eu-). [G.]. G. particle, used as a prefix, meaning good, well, often in the sense of normal. *eu*pepsia.

exo- (exo-). [G. *exō*, outside]. Meaning exterior, external, or outward. *exo*tropia.

extra- (extra-). [L.]. L. preposition, used as a prefix, meaning without, outside of.

facio- (facio-). [L. *facies,* face]. Relating to the face. *facio*plegia.

faco- (phaco-). [G. *phakos,* lentil (lens), anything shaped like a lentil]. Combining form meaning lens-shaped, or relating to a lens. *phaco*scope.

-fagia, -fago (-phage, -phagia, -phagy). [G. *phagein,* to eat]. Combining forms, used in the suffix position, meaning eating or devouring. aero*phagy*.

fago- (phago-). [G. *phagein,* to eat]. Combining form, used in the prefix position, denoting eating, devouring. *phago*cyte.

fal-, fali-, falo- (phall-, phalli-, phallo-). [G. *phallos,* penis]. Denoting the penis. *phallo*dynia.

farmaco- (pharmaco-). [G. *pharmakon,* drug, medicine]. Combining form relating to drugs. *pharmaco*logy.

fen-, feno- (phen-, pheno-). [fr. G. *phainō,* to appear, show forth]. Denoting appearance. *pheno*copy

feo- (pheo-). [G. *phaios,* dusky]. Combining form meaning dusky, gray, or dun. *pheo*chromoblast.

fibr-, fibro- (fibr-, fibro-). [L. *fibra,* fiber]. Denoting fiber. *fibro*adenoma.

fibrino- (fibrino-). [L. *fibra,* fiber]. Relating to fibrin. *fibrino*genemia.

fico- (phyco-). [G. *phykos,* seaweed]. Denoting seaweed. *phyco*mycosis.

-filia, -fílico, -filo (-phil, -phile, -philia, -philic). [G. *philos,* fond, loving; *phileō,* to love]. Combining forms, used in the suffix position, to denote affinity for, or craving for. aero*philic*.

filo- 1. (phylo-). [G. *phylon,* tribe]. Denoting tribe, race, or phylum. *phylo*analysis. **2.** (philo-). [G. *philos,* fond, loving; *phileō,* to love]. Combining form, used in the prefix position, to denote affinity or craving for. *philo*mimesia. **3.** (phyllo-). [G. *phyllon,* leaf]. Denoting leaf. *phyllo*porphyrin.

fisi-, fisio- (physi-, physio-). [G. *physis,* nature]. Denoting physical (physiologic) or natural (relating to physics). *physi*atrics, *physio*logical.

fit-, fito- (phyt-, phyto-). [G. *phyton,* a plant]. Denoting plants. *phyto*agglutinin.

fleb-, flebo- (phleb-, phlebo-). [G. *phleps,* vein]. Combining forms denoting vein. *phlebo*clysis.

fluo- (fluo-). **1.** [L. *fluo,* pp. *fluxus,* to flow]. Denoting flow. **2.** [L. *fluo,* pp. *fluxus,* to flow]. Prefix often used to denote fluorine in the generic names of drugs. *fluo*cinolone.

fon-, fono- (phon-, phono-). [G. *phōnē,* sound, voice]. Denoting sound, speech, or voice sounds. *phono*angiography.

for-, foro- (phor-, phoro-). [G. *phoros,* carrying, bearing]. Denoting carrying or bearing, a carrier or bearer, or phoria. *phoro*scope.

-forme (-form). [L. *-formis*]. Suffix denoting in the form or shape of; equivalent to -oid. ansi*form*.

fos- (phos-). [G. *phōs,* light]. Denoting light.

fosf-, fosfo-, fosfor-, fosforo- (phosph-, phospho-, phosphor-, phosphoro-). [G. *phōs,* light; *phoros,* carrying]. Prefixes indicating the presence of phosphorus in a compound. *phospho*amides, *phosphoro*lysis.

fot-, foto- (phot-, photo-). [G. *phōs* (*phōt-*). light]. Relating to light. *phot*algia.

fren-, freni-, frenico-, freno- (phreni-, phrenico-, phreno-). [G. *phrēn,* diaphragm, mind, heart (as seat of emotions)]. Combining forms denoting diaphragm, mind, or phrenic. *phreni*clasia, *phrenico*exeresis, *phreno*cardia.

-frenia (-phrenia). [G. *phrēn,* the diaphragm, mind, heart (as seat of emotions]. Suffix denoting diaphragm or mind. schizo*phrenia*.

-fugo 1. (-fugal). [L. *fugio,* to flee]. Suffix denoting movement away from the part indicated by the main portion of the word. cortico*fugal*. **2.** (-fuge). [L. *fuga,* flight]. Suffix meaning flight, denoting the place from which flight takes place or that which is put to flight. centri*fuge*.

galact-, galacto- (galact-, galacto-). [G. *gala,* milk]. Combining forms indicating milk. *galact*idrosis, *galacto*blast.

gameto- (gameto-). [G. *gametēs*, husband, *gametē*, wife]. Relating to a gamete. *gameto*cyte.

gastr-, gastro- (gastr-, gastro-). [G. *gastēr,* stomach]. Denoting the stomach. *gastro*anastomosis

-génico (-genic). [G. *genos*, birth]. Suffix denoting producing or forming, produced or formed by. gluco*genic*.

-geno (-gen). In chemistry, used as a suffix to indicate "precursor of". keto*gen*.

gero-, geront-, geronto- (gero-, geront-, geronto-). [G. *gerōn,* old man]. Denoting old age. *geronto*logy.

gin-, gine-, gineco-, gino- (gyn-, gyne-, gyneco-, gyno-). [G. *gynē,* woman]. Denoting relationship to a woman. *gyn*atresia, *gyneco*graphy, *gyno*pathy.

gingivo- (gingivo-). [L. *gingiva*]. Relating to the gingivae. *gingivo*labial.

glico- (glyco-). [G. *glykys,* sweet]. Denoting relationship to sugars or to glycine. *glyco*genesis.

glio- (glio-). [G. *glia,* glue]. Combining form meaning glue or gluelike, relating specifically to the neuroglia. *glio*blast.

glos-, gloso- (gloss-, glosso-). [G. *glōssa,* tongue]. Combining forms relating to the tongue. *glosso*cele.

gluco- (gluco-). [G. *gleukos*, sweet new wine, sweetness]. Denoting relationship to glucose. *gluco*cerebroside.

gnat-, gnato- (gnath-, gnatho-). [G. *gnathos,* jaw]. Combining forms relating to the jaw. *gnatho*graphy.

gonio- (gonio-). [G. *gōnia,* angle]. Combining form meaning angle. *gonio*craniometry.

-grafía (-graphy). [G. *graphō,* to write]. Suffix denoting a writing or description. radio*graphy*.

-grafo (-graph). [G. *graphō,* to write]. Something written, as in monograph, radiograph.

grafo- (grapho-). [G. *graphō,* to write]. Denoting a writing or description. *grapho*phobia.

-grama (-gram). [G. *gramma,* character, mark]. Suffix denoting a recording, usually by an instrument. electrocardio*gram*.

granulo- (granulo-). [L. *granulum,* granule]. Meaning granular, or denoting relationship to granules. *granulo*blast.

haplo- (haplo-). [G. *haplous,* simple, single]. Combining form meaning simple or single. *haplo*type.

helio- (helio-). [G. *hēlios,* sun]. Combining form relating to the sun. *helio*phobia.

hem-, hema-, hemat-, hemato-, hemo- (hem-, hema-, hemat, hemato-, hemo-). [G. *haima,* blood]. Combining forms meaning blood. *hem*adsorption, *hemat*emesis, *hemato*blast, *hemo*bilia.

hepat-, hepatico-, hepato- (hepat-, hepatico-, hepato-). [G. *hēpar* (*hēpat-*), liver]. Denoting the liver. *hepat*itis, *hepato*blastoma.

hernio- (hernio-). [L. *hernia,* rupture]. Combining form relating to hernia. *hernio*tomy.

heter-, hetero- (heter-, hetero-). [G. *heteros,* other]. Meaning other, or different. *hetero*sexual.

hial-, hialo- (hyal-, hyalo-). [G. *hyalos,* glass]. Meaning glassy, or relating to hyalin. *hyalo*sis.

hidr-, hidro- 1. (hydr-, hydro-). [G. *hydōr,* water]. Denoting water or association with water; hydrogen. **2.** (hidr-,

hidro-). [G. *hidrōs,* sweat]. Relating to sweat or sweat glands. *hidro*poiesis.

higr-, higro- (hygr-, hygro-). [G. *hygros,* moist]. Meaning moist, relating to moisture or humidity. *hygro*metry.

hio- (hyo-). [G. *hyoeides,* shaped like the letter upsilon, υ]. Meaning U-shaped, or hyoid. *hyo*epiglottidean.

hiper- (hyper-). [G. *hyper,* above, over]. Denoting excessive or above the normal; corresponds to L. *super-*.

hipn-, hipno- (hypn-, hypno-). [G. *hypnos,* sleep]. Combining forms relating to sleep or hypnosis. *hypno*logy.

hipo- (hypo-). [G. *hypo,* under]. Denoting deficient or below the normal; corresponds to the Latin *sub-*.

hipsi-, hipso- (hypsi-, hypso-). [G. *hypsos,* height]. Meaning high or denoting relationship to height. *hypso*dont.

hister-, histero- (hyster-, hystero-). **1.** [G. *hystera,* womb (uterus)]. Denoting the uterus. *hystero*cele. **2.** [G. *hysteros,* later]. Meaning late or following. *hystero*systole.

histio-, histo- (histio-, histo-). [G. *histion,* web (tissue)]. Relating to tissue. *histio*blast.

holo- (holo-). [G. *holos,* whole, entire, complete]. Denoting entirety or relationship to a whole. *holo*diastolic.

homeo- (homeo-). [G. *homoios,* like]. Meaning alike. *homeo*therm.

homo- (homo-). [G. *homos,* the same]. Meaning the same or alike. *homo*centric.

-ía (-ia). [G. *-ia,* a primitive substantive-forming suffix, denoting action or an abstract]. Suffix denoting condition, used in formation of names of many diseases.

-iasis (-iasis). [G. verb-nominalizing suffix]. Suffix denoting a condition or state, particularly morbid. filar*iasis.*

iatro- (iatro-). [G. *iatros,* physician]. Denoting relation to physicians, medicine, treatment. *iatro*chemistry.

-ico (-ic). **1.** [L. *-icus,* fr. G. *-ikos*]. Suffix denoting of or pertaining to. **2.** [L. *-icus,* fr. G. *-ikos*]. Suffix indicating an acid.

ictero- (ictero-). [G. *ikteros,* icterus, jaundice]. Relating to icterus. *ictero*anemia.

ictio- (ichthyo-). [G. *ichthys,* fish]. Relating to fish. *ichthyo*phobia.

-ide (-id). [G. *-eidēs,* resembling, through Fr. *-id*]. Suffix indicating a state of sensitivity of the skin in which a part remote from the primary lesion reacts ("-id reaction") to substances of the pathogen, giving rise to a secondary inflammatory lesion.

ideo- (ideo-). [G. *idea,* form, notion]. Pertaining to ideas or ideation. *ideo*motor.

idio- (idio-). [G. *idios,* one's own]. Meaning private, distinctive, peculiar to. *idio*genesis.

-ido (-ide). Suffix to a sugar name indicating substitution for the H of the hemiacetal OH; e.g., glycoside.

ileo- (ileo-). [ileum]. Denoting relationship to the ileum. *ileo*colitis.

ilio- (ilio-). [L. *ilium*]. Denoting relationship to the ilium. *ilio*costal.

in- (in-). **1.** [L.]. Prefix conveying a sense of negation, akin to G. *a-*, *an-* or Eng. *un-*. **2.** [L.]. Denoting in, within, inside.

infra- (infra-). [L. below]. Denoting a position below the part denoted by the word to which it is joined.

inter- (inter-). [L. *inter,* between]. Prefix conveying the meaning of between, among.

intra- (intra-). [L. within]. Prefix meaning within.

intro- (intro-). [L. *intro,* into]. Prefix meaning in or into.

irid-, irido- (irid-, irido-). [G. *iris* (*irid-*), rainbow]. Relating to the iris. *irido*coloboma.

iso- (iso-). **1.** [G. *isos,* equal]. Meaning equal, like. *iso*enzyme. **2.** [G. *isos,* equal]. In immunology, prefix designating sameness with respect to species.

isquio- (ischio-). [G. *ischion,* hip-joint, haunch (ischium)]. Relating to the ischium. *ischio*anal.

-itis (-ites, -itis). [G. *itēs,* m., or *-ites,* n.]. Adjectival suffix to nouns, corresponding to L. *-alis*, *-ale*, or *-inus*, *-inum*, or E. -y, -like, or the hyphenated nouns; the adjective so formed is used without the qualified noun. The feminine form, *-itis* (agreeing with *nosos*, disease), is so often associated with inflammatory disease that it has acquired in most cases the significance of inflammation.

-ito (-ite). **1.** [G. *-itēs,* fem. *-itis*]. Suffix denoting of the nature of, resembling. **2.** [G. *-itēs,* fem. *-itis*]. In chemistry, denoting a salt of an acid that has the termination -ous. **3.** [G. *-itēs,* fem. *-itis*]. In comparative anatomy, a suffix denoting an essential portion of the part to the name of which it is attached.

kinesi-, kinesio-, kineso- (kinesi-, kinesio-, kineso-). [G. *kinēsis,* motion]. Combining forms relating to motion. *kinesi*ology.

lact-, lacti-, lacto- (lact-, lacti-, lacto-). [L. *lac, lactis,* milk]. Denoting milk. *lacti*fugue, *lacto*bacillus.

laparo- (laparo-). [G. *lapara,* flank, loins]. Denoting the loins or, less properly, the abdomen in general. *laparo*cele.

laring-, laringo- (laryng-, laryngo-). [G. *larynx*]. Relating to the larynx. *laryng*itis, *laryngo*paralysis.

latero- (latero-). [L. *lateralis,* lateral, fr. *latus,* side]. Meaning lateral, to one side, or relating to a side. *latero*abdominal.

leio- (leio-). [G. *leios,* smooth]. Combining form meaning smooth. *leio*myoma.

-lepsia, -lepsis (-lepsis, -lepsy). [G. *lēpsis,* seizure]. Denoting seizure. narco*lepsy.*

lepto- (lepto-). [G. *leptos,* slender, delicate, weak]. Combining form meaning light, slender, thin, or frail. *lepto*cephaly.

leuc-, leuco- (leuk-, leuko-). [G. *leukos,* white]. Combining forms meaning white. *leuko*cyte.

levo- (levo-). [L. *laevus* left]. Denoting left, toward or on the left side. *levo*cardia.

-lexia, -lexis (-lexis, -lexy). [G. *-lex,* fr. *legein, lexai,* to speak]. Suffixes that properly relate to speech. dys*lexia.*

lien-, lieno- (lien-, lieno-). [L. *lien,* spleen]. Combining forms relating to the spleen; most terms beginning thus are obsolete or obsolescent. *lien*ectomy, *lieno*renal.

linfangio- (lymphangi-, lymphangio-). [L. *lympha,* spring water, + G. *angeion,* vessel]. Combining forms relating to the lymphatic vessels. *lymphangio*logy.

linfo- (lymph-, lympho-). [L. *lympha,* spring water]. Combining forms relating to lymph. *lympho*poiesis.

linguo- (linguo-). [L. *lingua,* tongue]. Combining form relating to the tongue. *linguo*clination.

lip-, lipo- (lip-, lipo-). [G. *lipos,* fat]. Fatty, lipid. *lipo*atrophy.

lis-, liso- (lys-, lyso-). [G. *lysis,* a loosening or dissolution]. Combined forms denoting lysis or dissolution. *lys*is, *lyso*genesis.

lit-, lito- (lith-, litho-). [G. *lithos,* stone]. Combining forms relating to a stone or calculus, or to calcification. *litho*dialysis.

log-, logo- (log-, logo-). [G. *logos,* word, discourse]. Combining forms relating to speech, or words. *logo*therapy.

-logía **1.** (-logia, -logy). [G. *logos,* discourse, treatise]. Suffix expressing in a general way the study of the subject noted in the body of the word. lympho*logy.* **2.** (-logia). [G. *legō,* to collect]. Suffix signifying collecting or picking.

macr-, macro- (macr-, macro-). [G. *makros,* large]. Combining form meaning large, long. *macro*blast.

malaco- (malaco-). [G. *malakos,* soft; *malakia,* a softness]. Combining form meaning soft or softening. *malaco*tomy.

mamo- (mammo-). [L. *mamma,* breast]. Combining form relating to the breasts. *mammo*graphy.

-manía (-mania). [G. frenzy]. Combining form, used in the suffix position, usually referring to an abnormal love for, or morbid impulse toward, some specific object, place, or action. piro*mania.*

mast-, masto- (mast-, masto-). [G. *mastos*, breast]. Combining forms relating to the breast. *mast*itis, *masto*cytoma.

mazo- (mazo-). [G. *mazos*, breast]. Combining form relating to the breast. *mazo*pathy.

mega- (mega-). **1.** [G. *megas*, big]. Combining form meaning large, oversize. *mega*dont. **2.** [G. *megas*, big]. (M) Prefix used in the SI and metric systems to signify one million (10^6).

megal-, megalo- (megal-, megalo-). [G. *megas* (*megal-*), large]. Combining forms meaning large. *megalo*blast.

-megalia (-megaly). [G. *megas (megal-)*, large]. Suffix meaning large. cardio*megaly*.

mel-, melo- (mel-, melo-). **1.** [G. *melos*, limb]. Combining form indicating limb. *melo*melia. **2.** [G. *mēlon*, cheek]. Combining form indicating cheek. *melo*noplasty. **3.** [L. *mel, mellis*, honey; G. *meli, melitos*, honey]. Combining form relating to honey or sugar. See also meli-. **4.** [G. mēon, sheep]. Combining form relating to sheep.

melan-, melano- (melan-, melano-). [G. *melas*, black]. Combining forms meaning black or extreme darkness of hue. *melan*emia, *melano*blast.

meli- (meli-). [G. *meli*, honey]. Combining form relating to honey or sugar. *meli*turia.

meno- (meno-). [G. *mēn*, month]. Denoting relationship to the menses. *meno*pause.

-mero (-mer). **1.** Suffix attached to a prefix such as mono-, di-, poly-, tri-, etc., to indicate the smallest unit of a repeating structure; e.g., polymer. **2.** Suffix denoting a member of a particular group; e.g., isomer, enantiomer.

mes-, meso- (mes-, meso-). **1.** [G. *mesos*, middle]. Prefix meaning middle, or mean, or used to give an indication of intermediacy. **2.** [G. *mesos*, middle]. Prefix designating a mesentery or mesentery-like structure. *meso*appendix.

meta- (meta-). **1.** [G. after, between, over]. In medicine and biology, enoes the concept of after, subsequent to, behind, or hindmost; corresponds to L. *post-*. **2.** [G. after, between, over]. Denoting joint, action sharing.

metr-, metra- (metr-, metra-, metro-). [G. *mētra*, uterus]. Combining forms denoting the uterus. *metr*itis, *metro*dynia.

mico- (myco-). [G. *mykēs*, fungus]. Combining form relating to fungus. *myco*bacteriosis.

micr-, micro- (micr-, micro-). **1.** [G. *mikros*, small]. Prefixes denoting smallness or microscopic. **2.** [G. *mikros*, small]. Prefix used in the SI and metric systems to signify one-millionth (10^{-6}) of such unit.

miel-, mielo- (myel-, myelo-). **1.** [G. *myelos*, medulla, marrow]. The bone marrow. *myelo*blastemia. **2.** [G. *myelos*, medulla, marrow]. The spinal cord and medulla oblongata. *myelo*cele. **3.** [G. *myelos*, medulla, marrow]. The myelin sheath of nerve fibers.

milimicro- (millimicro-). Prefix formerly used to signify one-billionth (10^{-9}); now nano-.

mio- **1.** (mio-). [G. *meiōn*, less]. Combining form meaning less. *mio*pragia. **2.** (myo-). [G. *mys*, muscle]. Combining form relating to muscle. *myo*blast.

miring-, miringo- (myring-, myringo-). [Mod. L. *myringa*]. Denoting the membrana tympani. *myringo*tomy.

mix-, mixo- (myx-, myxo-). [G. *myxa*, mucus]. Combining forms relating to mucus. See also muci-; muco-. *myxo*fibroma.

morf-, morfo- (morph-, morpho-). [G. *morphē*, form, shape]. Combining forms relating to form, shape, or structure. *morpho*genesis.

muci- (muci-). [L. *mucus*]. Combining form for mucus, mucous, or mucin. See also muco-; myxo-. *muci*fication.

muco- (muco-). [L. *mucus*]. Combining form for mucus, mucous, mucosa (mucous membrane). *muco*cele.

multi- (multi-). [L. *multus*, much, many]. Denoting many, properly joined only to words of L. derivation; corresponds to G. *poly-*.

nano- (nano-). **1.** [G. *nānos*, dwarf]. Combining form relating to dwarfism (nanism). *nano*melia. **2.** [G. *nānos*, dwarf]. Prefix used in the SI and metric systems to signify one-billionth (10^{-9}).

narco- (narco-). [G. *narkoun*, to benumb, deaden]. Combining form relating to stupor or narcosis. *narco*hypnosis.

necr-, necro- (necr-, necro-). [G. *nekros*, corpse]. Forms relating to death or to necrosis. *necro*pathy.

nefr-, nefro- (nephr-, nephro-). [G. *nephros*, kidney]. Combining forms denoting the kidney. *nefro*logy.

nema-, nemat-, nemato- (nema-, nemat-, nemato-). [G. *nēma*, thread]. Combining forms meaning thread, threadlike. *nemato*cyst.

neo- (neo-). [G. *neos*, new]. Prefix meaning new or recent. *neo*plasia.

neo-, pneo- (pneo-). [G. *pneō*, to breathe]. Denoting breath or respiration. *pneo*dynamics.

neum-, neuma-, neumat-, neumato- (pneum-, pneuma-, pneumat-, pneumato-). [G. *pneuma, pneumatos*, air, breath]. Denoting presence of air or gas, the lungs, or breathing. *pneum*arthrosis, *pneumato*cardia.

neumo-, neumon-, neumono- (pneumo-, pneumon-, pneumono-). [G. *pneumōn, pneumonos*, lung]. Denoting the lungs, air or gas, respiration, or pneumonia. *pneumo*angiography, *pneumono*cele.

neur-, neuri-, neuro- (neur-, neuri-, neuro-). [G. *neuron*, nerve]. Combining forms denoting a nerve or relating to the nervous system. *neuri*lemma, *neuro*anastomosis.

nict-, nicto- (nyct-, nycto-). [G. *nix*, night]. Combining forms denoting night, nocturnal. *nycto*philia.

ninf-, ninfo- (nymph-, nympho-). [L. *nympha*; fr. G. *nymphē*, maiden]. Combining forms denoting the nymphae (labia minora). *nymph*itis.

noci- (noci-). [L. *noceo*, to injure, hurt]. Combining form relating to hurt, pain, or injury. *noci*ceptor.

normo- (normo-). [L. *normalis*, normal, according to pattern]. Combining form meaning normal, usual. *normo*blast.

noso- (noso-). [G. *nosos*, disease]. Combining form relating to disease. *noso*logy.

nucl-, nucleo- (nucl-, nucleo-). [L. *nucleus*]. Combining forms for nucleus or nuclear. *nucleo*plasm.

oculo- (oculo-). [L. *oculus*, eye]. Denoting the eye, ocular.

odin-, odino- (odyn-, odyno-). [G. *odyne*, pain]. Combining forms meaning pain. *odyno*phagia.

oftalm-, oftalmo- (ophthalm-, ophthalmo-). [G. *ophthalmos*, eye]. Denoting relationship to the eye. *ophthalmo*malacia.

-oide (-odes). [G. *eidos*, form, resemblance]. Suffix denoting having the form of, like, resembling. phyll*odes*.

-oideo (-oid). [G. *eidos*, form, resemblance]. Suffix denoting resemblance to, joined properly to words formed from G. roots; equivalent to Eng. -form.

olig-, oligo- (olig-, oligo-). [G. *oligos*, few]. Denoting a few or a little. *oligo*amnios.

-oma (-oma). [G. *-ōma*]. Suffix, properly added only to words derived from G. roots, denoting a tumor or neoplasm. ather*oma*.

oment-, omento- (oment-, omento-). [L. *omentum*]. Combining forms relating to the omentum. *omento*pexy.

omo- (omo-). [G. *ōmos*, shoulder]. Combining form indicating relationship to the shoulder. *omo*clavicular.

onco- (onco-). [G. *onkos*, bult, mass]. Denoting a tumor or some relation to a tumor, or to bulk, volume. Also oncho-. *onco*cytoma.

onfal-, onfalo- (omphal-, omphalo-). [G. *omphalos*, navel (umbilicus)]. Combining forms denoting relationship to the umbilicus. *omphalo*cele.

onic-, onico- (onych-, onycho-). [G. *onyx*, nail]. Denoting nail. *onyco*phagy.

oofor-, ooforo- (oophor-, oophoro-). [Mod. L. *oophoron,* ovary, fr. G. *ōophoros,* egg-bearing]. Combining forms denoting the ovary. *oophoro*pathy.

-opía (-opia). [G. *ōps,* eye]. Suffix meaning vision.

opisto- (opistho-). [G. *opisthen,* at the rear, behind]. Denoting backward, behind, dorsal. *opisto*cheilia.

orqui-, orquido-, orquio- (orchi-, orchido-, orchio-). [G. *orchis,* testis]. Denoting relationship to the testes. *orchido*ptosis.

orto- (orth-, ortho-). [Gr. *orthos,* correct, straight]. Denoting straight, normal, or in proper order. *ortho*biosis.

oseo- (osseo-). [L. *osseus,* bony]. Denoting bony. Also ost-, oste-, osteo-.

osfresio- (osphresio-). [G. *osphrēsis,* smell]. Denoting odor or the sense of smell. *osphresio*logy.

-osis (-osis, pl. -oses). [G.]. Suffix, properly added only to words formed from G. roots, meaning a process, condition, or state, usually abnormal or diseased.

osmo- (osmo-). **1.** [G. *ōsmos,* impulsion]. Denoting osmosis. *osmo*larity. **2.** [G. *osmē,* smell]. Denoting smell or odor. *osmo*gram.

osque-, osqueo- (osche-, oscheo-). [G. *oschē,* scrotum]. Denoting the scrotum. *osche*itis.

ost-, oste-, osteo- (ost-, oste-, osteo-). [G. *osteon,,* bone]. Denoting bone. *osteo*carcinoma.

ot-, oto- (ot-, oto-). [G. *ous,* ear]. Denoting the ear.

ovi-, ovo- (ovi-, ovo-). [L. *ovum,* egg]. Denoting egg.

oxi- (oxy-). **1.** [G. *oxys,* keen]. Denoting sharp, pointed; shrill; quick (incorrectly used for ocy-, from G. *ōkys.* swift). **2.** [G. *oxys,* keen]. In chemistry, combining form denoting the presence of oxygen, either added or substituted, in a substance.

palato- (palato-). [L. *palatum,* palate]. Combining form meaning palate. *palato*glossal.

pale-, paleo- (pale-, paleo-). [G. *palaios,* old, ancient]. Denoting old, primitive, primary, early. *paleo*cerebellum.

pan- (pan-). [G. *pas,* all]. Prefix properly affixed to words derived from G. roots, denoting all, entire. *pan*encephalitis.

pant-, panto- (pant-, panto-). [G. *pas,* all]. Prefixes properly affixed to words derived from G. roots, denoting all, entire. *panto*morphia.

paqui- (pachy-). [G. *pachys,* thick]. Prefix to words formed from G. roots, denoting thick. *pachy*derma.

-para (-para). [L. *pario,* to bring forth]. A woman who has given birth to one or more infants. Para followed by a roman numeral or preceded by a Latin prefix (primi-, secundi-, terti-, quadri-, etc.) designates the number of times a pregnancy has culminated in a single or multiple birth.

para- (para-). **1.** Denoting a departure from the normal. *para*phrenia. **2.** Denoting involvement of two like parts or a pair. *para*plegia **3.** Denoting adjacent, alongside, near, etc. *para*tracheal.

parieto- (parieto-). [L. *paries,* wall]. Denoting relationship to a wall (paries). *parieto*frontal.

ped-, pedi-, pedo- (ped-, pedi-, pedo-). **1.** [G. *pais,* child]. Combining forms denoting child. *pedi*atrics. **2.**. [L. *pes,* foot]. Denoting feet. *pedi*phalanx.

pelico- (pelyco-). [G. *pelyx,* bowl]. Rarely used combining form denoting the pelvis.

pelvi-, pelvio-, pelvo- (pelvi-, pelvio-, pelvo-). [L. *pelvis,* basin]. Combining forms relating to the pelvis. *pelvi*fixation, *pelvio*peritonitis.

-penia (-penia). [G. *penia,* poverty]. Combining form used in the suffix position to denote deficiency. neutro*penia.*

peri- (peri-). [G. around]. Denoting around, about. *peri*colitis.

pero- (pero-). [G. *pēros,* maimed]. Combining form meaning maimed or malformed. *pero*brachius.

-peto (-petal). [L. *peto,* to seek, strive for]. Suffix denoting movement toward the part indicated by the main portion of the word. centri*petal.*

petro- (petro-). [L. *petra,* rock; G. *petros,* stone]. Denoting stone, stone-like hardness. *petro*mastoid.

-pexia (-pexy). [G. *pēxis,* fixation]. Suffix meaning fixation, usually surgical. hystero*pexy.*

pic-, picno- (pyk-, pykno-). [G. *pyknos,* thick, dense]. Combining forms meaning thick, dense, compact. *pykno*phrasia.

pico- (pico-). **1.** [It. *piccolo,* small]. Combining form meaning small. *pico*gram. **2.** [It. *piccolo,* small]. Prefix used in the SI and metric systems to signify one-trillionth (10^{-12}).

piel-, pielo- (pyel-, pyelo-). [G. *pyelos,* trough, tub, vat (pelvis)]. Denoting pelvis, usually the renal pelvis. *pyel*itis, *pyelo*cystitis.

pig-, pigo- (pyg-, pygo-). [G. *pygē,* buttocks]. Denoting the buttocks. pygalgia, *pygo*melus.

pilo- (pilo-). [L. *pilus,* hair]. Combining form relating to hair. *pilo*erection.

pio- (pyo-). [G. *pyon,* pus]. Denoting suppuration or an accumulation of pus. *pyo*cele.

pir-, piro- (pyr,- pyro-). [G. *pyr,* fire]. Denoting fire, heat, or fever. *pyro*gen.

pireto- (pyreto-). [G. *pyretos,* fever, fr. *pyr,* fire]. Denoting fever. *pyreto*genesis.

plagio- (plagio-). [G. *plagios,* oblique]. Denoting oblique, slanting. *plagio*cephaly.

plan-, plani-, plano- (plan-, plani-, plano-). **1.** [L. *planum,* plane; *planus,* flat]. Combining forms relating to a plane, or meaning flat or level. *plani*thorax. **2.** [G. *planos,* roaming, wandering]. Combining form meaning wandering. *plano*mania.

-plasia (-plasia). [G. *plassō,* to form]. Suffix meaning formation. *meta*plasia.

plasma-, plasmat-, plasmato-, plasmo- (plasma-, plasmat-, plasmato-, plasmo-). [G. *plasma,* something formed]. Denoting plasma. *plasma*blast, *plasmo*gamy.

-plastia (-plasty). [G. *plastos,* formed, shaped]. Suffix meaning molding or shaping or the result thereof, as of a surgical procedure. rhino*plasty.*

plati- (platy-). [G. *platys,* flat, broad]. Denoting width or flatness. *platy*basia.

-plejía (-plegia). [G. *plēgē,* stroke]. Suffix denoting paralysis. hemi*plegia.*

pleo- (pleo-). [G. *pleiōn,* more]. Denoting more. *pleo*cytosis.

plesio- (plesio-). [G. *plēsios,* close, near]. Denoting nearness or similarity. *plesio*morphous.

-ploide (-ploid). [G. *-plo-,* -fold, + *-ides,* in form; L. *-ploideus*]. Adjectival suffix denoting multiple in form; its combinations are used both adjectivally: and substantively of a (specified) multiple of chromosomes. ha*ploid.*

-pnea (-pnea). [G. *pheō,* to breathe]. Suffix denoting breath or respiration. tachy*pnea.*

pod-, podo- (pod-, podo-). [G. *pous, podos,* foot]. Combining forms meaning foot or foot-shaped. *pod*algia.

poiquilo- (poikilo-). [G. *poikilos,* many colored, varied]. Denoting irregular or varied. *poikilo*blast.

polio- (polio-). [G. *polios,* gray]. Denoting gray or the gray matter (substantia grisea). *polio*encephalitis.

por-, poro- (por-, poro-). [G. *poros,* L. *porus,* pasaje]. Denoting a pore, duct, or opening; a going or passing through; a callus or induration. *poro*keratosis.

porto- (porto-). [L. *porta,* gate]. Combining form meaning portal. *porto*systemic.

pos-, post- (post-). [L. *post,* after]. Prefix, to words derived from L. roots, denoting after, behind, or posterior; corresponds to G. *meta-.*

-poyesis (-poiesis). [G. *poiēsis,* a making]. Denoting production. hemo*poiesis.*

pre- (pre-). [L. *prae,* before]. Prefix, to words formed from L. roots, denoting anterior or before in space or time.

presbi-, presbio- (presby-, presbyo-). [G. *presbys,* old man]. Denoting old age. *presby*acusis.

pro- (pro-). **1.** [L. and G. *pro,* before]. Denoting before or forward. **2.** [L. and G. *pro,* before]. In chemistry, prefix indicating precursor of.

proct-, procto- (proct-, procto-). [G. *prōktos,* anus]. Combining forms signifying anus or, more frequently, rectum. *proct*itis, *procto*cele.

prosop-, prosopo- (prosop-, prosopo-). [G. *prosōpon,* face, countenance]. Denoting the face. *prosop*agnosia, *prosopo*neuralgia.

prot-, proteo- (prot-, proteo-). [G. *prōtos,* first]. Combining forms indicating protein. *prot*amine.

proto- (prot-, proto-). [G. *prōtos,* first]. Prefix, to words derived from Greek roots, denoting the first in a series or the highest in rank. *proto*actinium.

psamo- (psammo-). [G. *psammos,* sand]. Denoting sand. *psammo*carcinoma.

psic-, psico-, psique- (psych-, psyche-, psycho-). [G. *psychā,* soul, mind]. Combining forms denoting the mind. *psych*algia, *psyche*delic.

psicro- (psychro-). [G. *psychros,* cold]. Combining form relating to cold. See also cryo-. *psychro*algia.

pter-, ptero- (pter-, ptero-). [G. *pteron,* wing, feather]. Combining forms meaning wing or feather. *pter*ion.

pterigo- (pterygo-). [G. *pteryx, pterygos,* wing]. Denoting wing-shaped, usually the pterygoid process. *pterygo*mandibular.

ptial-, ptialo- (ptyal-, ptyalo-). [G. *ptyalon,* saliva]. Combining forms denoting saliva, or the salivary glands. *ptyal*agogue, *ptyalo*lith.

-ptosis (-ptosis). [G. *ptōsis,* a falling]. Suffix denoting a falling or downward displacement of an organ. blepharo*ptosis.*

pubio- (pubo-). [L. *pubis*]. Denoting pubis or pubic. *pubo*femoral.

queil-, queilo- (cheil-, cheilo-). [G. *cheilos,* lip]. Denoting relationship to the lips. *cheil*itis, *cheilo*tomy.

queir- (cheir-, cheiro-). [G. *cheir,* hand]. Combining forms meaning hand. *cheir*arthritis, *cheiro*megaly.

querat-, querato- (kerat-, kerato-). [G. *keras,* horn]. Denoting either the cornea or horny tissue or cells. Also cerat-, cerato-. *kerato*cele.

quil-, quilo- **1.** (chyl-, chylo-). [G. *chylos,* juice, chyle]. Combining forms relating to chyle. *chyl*angioma, *chylo*cele. **2.** (chil-, chilo-). Denoting relationship to the lips. *chil*itis, *chilo*plasty.

quir-, quiro- (chir-, chiro-). [G. *cheir,* hand]. Combining forms denoting the hand. *chir*arthritis, *chiro*megaly.

rabd-, rabdo- (rhabd-, rhabdo-). [G. *rhabdos,* rod]. Denoting rod, rod-shaped. *rhabd*oid, *rhabdo*myoma.

raqui-, raquio- (rachi-, rachio-). [G. *rhachis,* spine, backbone]. Denoting the spine. *rhachi*centesis.

rect-, recto- (rect-, recto-). [L. *rectum,* fr. *rectus,* straight]. Denoting the rectum.

reni-, reno- (reni-, reno-). [L. *ren,* kidney]. Denoting the kidney.

reo- (rheo-). [G. *rheos,* stream, current, flow]. Combining form usually denoting blood flow or electrical current. *rheo*logy.

rizo- (rhizo-). [G. *rhiza,* root]. Denoting root. *rhizo*melia.

rod-, rodo- (rhod-, rhodo-). [G. *rhodon,* rose]. Combining forms denoting rose or red color. *rhodo*psin.

-rrafia (-rhaphy, -rrhaphy). [G. *rhaphē,* suture]. Surgical suturing. omento*rrhaphy.*

-rragia (-rhagia, -rrhagia). [G. *rhēgnymi,* to burst forth]. Suffix denoting excessive or unusual discharge. hemo*rrhagia.*

-rrea (-rrhea, -rrhoea). [G. *rhoia,* a flow]. Combining form (suffix) denoting a flowing or flux. sialo*rrhea.*

salping-, salpingo- (salping-, salpingo-). [G. *salpinx,* trumpet (tube)]. Combining forms denoting a tube, usually the fallopian or eustachian tubes. *salping*itis.

sangui-, sanguin-, sanguino- (sangui-, sanguin-, sanguino-). [G. *sanguis,* blood]. Combining forms meaning blood, bloody. *sanguino*purulent.

sapo-, sapon- (sapo-, sapon-). [L. *sapo,* soap]. Combining forms relating to soap. *sapon*ification.

sapro- (sapr-, sapro-). [G. *sapros,* rotten]. Denoting rotten, putrid, decayed. *sapro*phyte.

sarco- (sarco-). [G. *sarx* (*sark-*), flesh]. Denoting muscular substance or a resemblance to flesh. *sarco*cele.

-scopia **1.** (-scopy). [G. *skopeō,* to view]. Suffix denoting an action or activity involving the use of an instrument for viewing. micro*scopy.* **2.** (-scope). [G. *skopeō,* to view]. Suffix denoting an action or activity involving the use of an instrument for viewing. micro*scope.*

-scopio (-scope). [G. *skopeō,* to view]. Suffix usually denoting an instrument for viewing but extended to include other methods of examination. micro*scope.*

seb-, sebi-, sebo- (seb-, sebi-, sebo-). [L. *sebum,* suet, tallow]. Denoting sebum, sebaceous. *seb*aceous, *sebo*lith.

seud-, seudo- (pseud-, pseudo-). [G. *pseudēs,* false]. Denoting a resemblance, often deceptive.

sial-, sialo- (sial-, sialo-). [G. *sialon,* saliva]. Denoting saliva, salivary glands. *sial*adenitis, *sialo*aerophagy.

sidero- (sidero-). [G. *siderōs,* iron]. Denoting iron. *sidero*penia.

sigmoid-, sigmoido- (sigmoid-, sigmoido-). [G. *sigma,* the letter S, + *eidos,* resemblance]. Combining forms denoting sigmoid, usually the sigmoid colon. *sigmoid*itis.

sin- (syn-). [G. *syn,* with, together]. Prefix, to words of G. derivation, indicating together, with, joined; appears as sym- before b, p, ph, or m; corresponds to L. *con-.*

sindesm-, sindesmo- (syndesm-, syndesmo-). [G. *syndesmos,* a fastening, fr. *syndeo-,* to bind]. Denoting a ligament, ligamentous. *syndesm*ectopia, *syndesmo*pexy.

siring-, siringo- (syring-, syringo-). [G. *syrinx,* pipe or tube]. Combining forms relating to a syrinx. *syring*itis, *syringo*adenoma.

sito- (sito-). [G. *sitos, sition,* food, grain]. Combining form relating to food or grain. *sito*taxis.

somat-, somatico-, somato- (somat-, somatico-, somato-). [G. *sōma,* body]. Denoting the body, bodily. *somat*algia, *somatico*visceral.

-stato (-stat). [G. *statēs,* stationary]. Suffix indicating an agent intended to keep something from changing or moving. thermo*stat.*

-stomía (-stomy). [G. *stoma,* mouth]. Denoting artificial or surgical opening. colo*stomy.*

talo- (talo-). [L. *talus,* ankle, ankle bone]. Denoting the talus. *talo*crural.

tanato- (thanato-). [G. *thanatos,* death]. Denoting death. *thanato*mania.

taqui- (tachy-). [G. *tachys,* quick, rapid]. Denoting rapid. *tachy*cardia.

tel-, telo- (thel-, thelo-). [G. *thēlē,* nipple]. Denoting the nipples. *thelo*rrhagia.

teno-, tenon-, tenont-, tenonto- (teno-, tenon-, tenont-, tenonto-). [G. *tenōn,* tendon]. Combining forms meaning tendon. *teno*desis, *tenon*itis, *tenonto*dynia

tera- (tera-). **1.** [G. *teras,* monster]. (T) Prefix used in the SI and metric systems to signify one trillion. **2.** [G. *teras,* monster]. Denoting a teras.

terato- (terato-). [G. *teras,* monster]. Denoting a teras. *terato*geny.

tetan-, tetano- (tetan-, tetano-). [G. *tetanos,* convulsive tension]. Combining forms denoting tetanus, tetany. *tetano*id, *tetano*lysin.

tifl-, tiflo- (typhl-, typhlo-). **1.** [G. cecum]. Denoting the cecum. *typhlo*lithiasis. **2.** [G. *typhlos,* blind]. Denoting blindness. *typhl*osis.

tifo- (typho-). [G. *typhos*]. Denoting typhus, typhoid. *typho*mania.

-timia (-thymia). [G. *thymos,* the mind or heart as the seat of strong feelings or passion]. Suffix denoting relation to the mind, soul, emotions. cyclo*thymia.*

tir-, tiro- (thyr-, thyro-). Denoting the thyroid gland. *thyro*adenitis.

toco- (toco-). [G. *tokos,* birth]. Denoting childbirth. *toco*graphy.

-tomía (-tomy). [G. *tomē,* incision]. Termination denoting a cutting operation. cryco*tomy.*

-tomo (-tome). [G. *tomos,* cutting, sharp; a cutting (section or segment)]. Suffix denoting: 1) A cutting instrument, the first element in the compound usually indicating the part that the instrument is designed to cut. 2) Segment, part, section.

tonsilo- (tonsillo-). [L. *tonsilla,* tonsil]. Denoting tonsil. *tonsillo*tomy.

top-, topo- (top-, topo-). [G. *topos,* place]. Denoting place, topical. *topo*anesthesia.

tox-, toxi-, toxico-, toxo- (tox-, toxi-, toxico-, toxo-). [G. *toxikon,* bow, hence (arrow) poison]. Denoting poison, toxin. *tox*emia, *toxico*dermatitis.

traquel-, traquelo- (trachel-, trachelo-). [G. *trachēlos,* neck]. Combining forms denoting neck. *trachel*agra, *trachelo*cele.

traum-, traumat-, traumato- (traum-, traumat-, traumato-). [G. *trauma,* wound]. Combining forms denoting wound, injury. *traumato*logy.

trico-, triqu-, triqui- (trich-, trichi-, tricho-). [G. *thrix (trich-),* hair]. Denoting the hair or a hairlike structure. *trichi*lemmoma, *tricho*bezoar.

-triquia (-trichia). [G. *thrix* (*trich-*), hair, + *-ia,* condition]. Denoting condition or type of hair. a*trichia.*

trof-, trofo- (troph-, tropho-). [G. *trophē,* nourishment]. Denoting food or nutrition. *tropho*blast.

-trofia (-trophy). [G. *trophē,* nourishment]. Suffix meaning food, nutrition. hypo*trophy.*

-trófico (-trophic). [G. *trophē,* nourishment]. Denoting nutrition. cortico*trophic.*

tromb-, trombo- (thromb-, thrombo-). [G. *thrombos,* clot (thrombus)]. Combining forms denoting blood clot or relation thereto. *thromb*astenia, *thrombo*arteritis.

-trópico (-tropic). [G. *tropē,* a turning]. Denoting a turning toward, having an affinity for. thyro*tropic.*

ule-, ulo- (ule-, ulo-). **1.** [G. *oulē,* scar]. Denoting scar or scarring. *ule*ctomy. **2.** [G. *oulon,* gums]. Obsolescent combining forms denoting the gums.

uni- (uni-). [L. *unus,* one]. Denoting one, single, not paired; corresponds to G. *mono-.*

uranisco-, urano- (uranisco-, urano-). [G. *ouranos,* sky vault, *ouraniskos,* roof of mouth (palate)]. Combining forms relating to the hard palate. *uranisco*plasty, *urano*schisis.

ure-, urea-, ureo- (ure-, urea-, ureo-). [G. *ouron,* urine]. Denoting urea, urine. *urea*genesis.

uri-, uric-, urico- (uri-, uric-, urico-). [G. *ouron,* urine]. Combining forms relating to uric acid.

urin-, urino- (urin-, urino-). [G. *ouron,* urine]. Combining forms denoting urine. *urin*emia, *urino*metry.

-uro (-ide). Suffix denoting the more electronegative element in a binary chemical compound; formerly denoted by the qualification, -ureted, e.g., hydrogen sulfide was sulfureted hydrogen.

varico- (varico-). [L. *varix,* a dilated vein]. Denoting a varix or varicosity. *varico*cele.

vas- (vas-). [L. *vas,* a vessel]. Denoting a vas, blood vessel.

vasculo- (vasculo-). [L. *vasculum,* a small vessel, dim. of *vas*]. Denoting a blood vessel. *vasculo*genesis.

vaso- (vaso-). [L. *vas,* a vessel]. Denoting a vas or blood vessel. *vaso*constriction.

vene- (vene-). **1.** [L. *vena,* vein]. Denoting the veins. *vene*section. **2.** [L. *venenum,* poison]. Combining form relating to venom. *vene*niferous.

vermi- (vermi-). [L. *vermis,* worm]. Denoting a worm, wormlike. *vermi*cidal.

viscero- (viscero-). [L. *viscus,* pl. *viscera,* the internal organs]. Denoting the viscera. *viscero*cranium.

vitreo- (vitreo-). [L. *vitreus,* glassy]. Denoting vitreous. *vitreo*retinal.

vivi- (vivi-). [L. *vivus,* alive]. Denoting living, alive. *vivi*parity.

xant-, xanto- (xanth-, xantho-). [G. *xanthos,*yellow]. Combining forms denoting yellow, yellowish. *xantho*dont.

xeno- (xeno-). [G. *xenos,* guest, host, stranger, foreign]. Denoting strange or relationship to foreign material. *xeno*phobia.

xero- (xero-). [G. *xeros,* dry]. Combining form meaning dry. *xero*chilia.

xif-, xifi-, xifo- (xiph-, xiphi-, xipho-). [G. *xiphos,*sword]. Combining forms denoting xiphoid, usually the processus xyphoideus. *xiphi*sternal.

xil-, xilo- (xyl-, xylo-). [G. *xylon,*wood]. Combining forms relating to wood or to xylose. *xyl*ose.

zoo- (zo-, zoo-). [G. *zōon,* animal]. Combining forms denoting an animal or animal life. *zoo*philia.

Inglés - Español

A

Å (Å). Símbolo de angstrom.
A (A). **1.** Abrev. de ampere; adenina. **2.** Como suscripto, se refiere al gas alveolar. **3.** Símbolo de adenosina o de ácido adenílico en los polinucleótidos. **4.** Símbolo (usualmente en *bastardilla*) de absorbancia.
a (*a*). Símbolo de coeficiente de absorción específica.
a (a). **1.** Abrev. de acidez total; área; asimétrico. **2.** Símbolo de atto-. **3.** Como suscripto, se refiere a la sangre arterial sistémica.
°A (°A). Símbolo de grado absoluto, reemplazado por K (kelvin).
a-, an- (a-, an-). Prefijos equivalentes a no, sin, menos. Prefijos equivalentes al latín *in-* y al español *un-*.
A-V (A-V). Abrev. de arteriovenoso y auriculoventricular.
a.c. (a.c.). Abrev. del lat. *ante cibum*, antes de una comida.
A.D. (A.D.). Abrev. del lat. *auris dexter*, oreja derecha.
A.S. (A.S.). Abrev. del lat. *auris sinister*, oído izquierdo.
AA (AA). Abrev. de aminoácidos o aminoacilo.
AAF (AAF). Abrev. de 2-acetilaminofluoreno.
AAV (AAV). Abrev. de los virus adenoasociados.
Ab (Ab). Abrev. de anticuerpo.
ab-, abs- (ab-). **1.** Prefijo que significa de, desde. **2.** Prefijo que se aplica a las unidades eléctricas en el sistema electromagnético cgs para distinguirlas de las del sistema electrostático cgs, y de las que se usan en el sistema métrico o el SI (sin prefijo).
abampere (abamperio). m. Unidad de corriente electromagnética igual a 10 amperios absolutos.
abapical (abapical). Opuesto al ápex o vértice.
abarognosis (abarognosia). f. Pérdida del sentido de la estimación del peso.
abasia (abasia). f. Incapacidad para caminar.
  atactic a., ataxic a. (a. atáxica).
  choreic a. (a. coreica).
  spastic a. (a. espástica).
  a. trepidans (a. trepidans).
abasia-astasia (abasia-astasia).
abasic, abatic (abásico, abático). Afectado por abasia o asociado con ella.
abaxial, abaxile (abaxial, abaxil). **1.** Ubicado por fuera del eje de cualquier cuerpo o parte. **2.** Situado en el extremo opuesto del eje de una parte.
abdomen (abdomen). [*abdomen*, NA]. m. Vientre; la parte del tronco que se halla entre el tórax y la pelvis.
  acute a. (a. agudo). A. quirúrgico.
  boat-shaped a. (a. en bote). A. escafoide; a. navicular
  carinate a. (a. aquillado).
  navicular a. (a. navicular). A. escafoide; a. en bote.
  a. obstipum (a. obstipum). Término usado algunas veces para la deformación del a. por cortedad congénita de los músculos rectos.
  pendulous a. (a. péndulo).
  protuberant a. (a. protuberante).
  scaphoid a. (a. escafoide). A. en bote; a. navicular.
  surgical a. (a. quirúrgico). A. agudo.
abdominal (abdominal). Relacionado con el abdomen.
abdomino-, abdomin- (abdomin-, abdomino-). Prefijos que indican relación con el abdomen.
abdominocentesis (abdominocentesis). f. Paracentesis del abdomen.
abdominocyesis (abdominociesis). f. **1.** Embarazo abdominal. **2.** Embarazo abdominal secundario.
abdominocystic (abdominocístico). Abdominovesical.
abdominogenital (abdominogenital). Relacionado con el abdomen y los órganos genitales.
abdominohysterectomy (abdominohisterectomía). f. Histerectomía abdominal.
abdominohysterotomy (abdominohisterotomía). f. Histerotomía abdominal.
abdominoperineal (abdominoperineal). Relacionado con el abdomen y el periné.
abdominoplasty (abdominoplastia). f. Operación que se realiza con fines estéticos sobre la pared abdominal.
abdominoscopy (abdominoscopia). f. Peritoneoscopia.
abdominoscrotal (abdominoescrotal). Relacionado con el abdomen y el escroto.
abdominothoracic (abdominotorácico). Relacionado tanto con el abdomen como con el tórax.
abdominovaginal (abdominovaginal). Relacionado tanto con el abdomen como con la vagina.
abdominovesical (abdominovesical). Abdominocísico; relativo al abdomen y la vejiga.
abduce (abducir).
abducens (abducens). Abductor.
  a. oculi (a. oculi). Músculo recto externo.
abducent (abducente). Abductor, que efectúa la abducción.
abduct (abducir). Movilizar en sentido opuesto al del plano medio.
abduction (abducción). f. **1.** Movimiento hacia afuera de la línea media. **2.** Rotación monocular (ducción) del ojo hacia la sien. **3.** Posición resultante de este movimiento.
abductor (abductor). Músculo que dirige una parte alejándola de la línea media.
abembryonic (abembriónico). Opuesto a la región en la cual se forma el embrión.
abenteric (abentérico). Apentérico.
aberrant (aberrante). **1.** Se dice de ciertos conductos, vasos o nervios que toman un trayecto inusual. **2.** Diferente de lo normal. **3.** Ectópico.
aberration (aberración). f. **1.** Una desviación de la situación normal. **2.** Desviación del desarrollo o del crecimiento.
  chromatic a. (a. cromática). Cromatismo; a. del color; a. newtoniana.
  chromosome a. (a. cromosómica).
  color a. (a. del color). A. cromática.
  coma a. (a. en coma).
  curvature a. (a. de curvatura).
  dioptric a. (a. dióptrica). A. de esfericidad.
  distortion a. (a. de distorsión).
  lateral a. (a. lateral).
  longitudinal a. (a. longitudinal).
  mental a. (a. mental). Pensamientos o conducta aleterados que indica un trastorno psicológico o psiquiátrico.
  meridional a. (a. meridional).
  monochromatic a. (a. monocromática).
  newtonian a. (a. newtoniana). A. cromática.
  optical a. (a. óptica).
  spherical a. (a. de esfericidad). A. dióptrica.
  ventricular a. (a. ventricular). Conducción ventricular aberrante.
aberrometer (aberrómetro). m. Instrumento que mide la aberración óptica o cualquier error en la experimentación.
abetalipoproteinemia (abetalipoproteinemia). f. Síndrome de Bassen-Kornzweig
  normotriglyceridemic a. (a. normotrigliceridémica).
abfarad (abfaradio). m. Unidad electromagnética de capacidad equivalente a 10^9 faradios.
ABG (ABG). Abrev. ingl. de gases en sangre arterial (arterial blood gas).
abhenry (abhenrio o abhenry). m. Unidad electromagnética de inductancia igual de 10^{-9} henrios.
abient (abiente). Que tiene tendencia a moverse alejándose de la fuente de un estímulo, en oposición a adiente.
ability (habilidad). f. Aptitud; competencia física, mental o legal para cumplir con una función
abiogenesis (abiogénesis). f. El origen de la materia viva sin provenir de otra materia viva; es una teoría de la generación espontánea.

abiogenetic (abiogenético). Relativo a la generación espontánea.
abiosis (abiosis). f. **1.** No viabilidad. **2.** Ausencia de vida. **3.** Abiotrofia.
abiotic (abiótico). **1.** Incompatible con la vida. **2.** Sin vida.
abiotrophy (abiotrofia). f. Abiosis; manifestación dependiente de la edad de un rasgo determinado genéticamente, que ha estado latente desde el momento de la concepción.
abirritant (abirritante). **1.** Abirritativo; suavizante; que alivia la irritación. **2.** m. Agente que posee esta propiedad.
abirritation (abirritación). f. Disminución o abolición del reflejo de irritabilidad en una parte.
abirritative (abirritativo). Abirritante.
abl (abl). Oncogén responsable de la traslocación del cromosoma Filadelfia (Ph) en la leucemia granulocítica crónica.
ablactation (ablactación). f. Destete.
ablastemic (ablastémico). Que no es germinal o blastémico.
ablastin (ablastina). f. Anticuerpo que parece inhibir la reproducción de los tripanosomas; se encuentra en las ratas infectadas con *Trypanosoma lewisi*.
ablation (ablación). f. Extirpación de una parte del cuerpo o destrucción de su función.
ablepharia (ablefaria). f. Ausencia congénita de los párpados, parcial o completa.
ablepsia, ablepsy (ablepsia). f. Término obsoleto para ceguera.
abluent (abluente). **1.** Limpiador. **2.** Toda sustancia o material con propiedades de limpieza.
ablution (ablución). f. Acto de lavar o bañar.
ablutomania (ablutomanía). f. Término de uso poco común para la preocupación morbosa por la limpieza y el lavado frecuentes, como se observa en la neurosis obsesivocompulsiva.
abnerval (abneural).
abneural **1.** (abneural). Aplícase a la corriente eléctrica que pasa por una fibra muscular alejándose del punto de entrada de la fibra nerviosa. **2.** (aneural). Anerval. **3.** (aneural). Alejado del eje neural. **4.** (abneural). Distante del sistema nervioso central.
abnormal (anormal). Que no es normal.
abnormality (anormalidad). f. **1.** Estado o cualidad de anormal. **2.** Una anomalía, deformidad, malformación o disfunción.
  figure-of-eight a. (a. en ocho de guarismo).
abohm (abohm). m. Unidad electromagnética de resistencia, igual a 10^{-9} ohms.
abomasitis (abomasitis). f. Inflamación del abomaso.
abomasum (abomaso). m. El cuarto compartimiento y la porción glandular del estómago de un rumiante.
aborad, aboral (aboral). En dirección alejada u opuesta a la boca; opuesto a oral.
abort (abortar). **1.** Dar nacimiento o extirpar a un embrión o feto antes de que sea viable. **2.** Detener una enfermedad en sus etapas iniciales. **3.** Detener el crecimiento o desarrollo; hacer que permanezca en estado rudimentario. **4.** Remover los productos de la concepción antes de su viabilidad.
abortifacient (abortifaciente). **1.** Abortivo; abortigénico; que produce aborto. **2.** m. Agente que provoca el aborto.
abortigenic (abortígeno). **1.** Abórtico. **2.** m. Agente que produce el aborto.
abortion (aborto). m. **1.** Nacimiento de un embrión o feto antes del estadio de viabilidad alrededor de las 20 semanas de gestación (peso del feto menor de 500 g). **2.** El producto de este nacimiento no viable. **3.** La detención de toda acción o proceso antes de su acabamiento normal.
  accidental a. (a. accidental).
  ampullar a. (a. ampular).
  complete a. (a. completo).
  criminal a. (a. criminal).
  enzootic a. of ewes (a. enzoótico de las ovejas).
  equine virus a. (a. equino viral).
  habitual a. (a. habitual).
  illegal a. (a. ilegal). A. criminal.
  imminent a. (a. inminente). A. incipiente.
  incipient a. (a. incipiente). A. inminente.
  incomplete a. (a. incompleto).
  induced a. (a. inducido).
  inevitable a. (a. inevitable).
  infected a. (a. infectado). Complicación séptica de un a.
  menstrual extraction a. (a. por extracción menstrual).
  missed a. (a. retenido).
  septic a. (a. séptico).
  spontaneous a. (a. espontáneo). Aborto no inducido.
  therapeutic a. (a. terapéutico). A. justificable.
  threatened a. (a. amenaza de).
  tubal a. (a. tubario).
  vibrionic a. (a. vibriónico).
abortionist (abortista). Aquél que interrumpe un embarazo.
abortive (abortivo). **1.** Que no alcanza su desarrollo completo; dícese del ataque de una enfermedad que cede antes de haberse completado su evolución. **2.** Rudimentario. **3.** Abortifaciente.
abortus (abortus). El producto (o todos los productos) de un aborto.
aboulia (abulia).
ABR (ABR). Abrev. en inglés de respuesta auditiva del tronco encefálico (auditory brainstem response).
abrachia (abraquia). f. Ausencia congénita de brazos.
abrachiocephaly, abrachiocephalia (abraquiocefalia). f. Acefalobraquia; ausencia congénita de brazos y cabeza.
abrasion (abrasión). f. **1.** Excoriación o pérdida circunscripta de las capas superficiales de la piel o membranas mucosas. **2.** El raspado de una porción de la superficie. **3.** Bruñido; en odontología, el desgaste o esmerilado patológico de la sustancia dentaria por el incorrecto cepillado de los dientes, objetos extraños, bruxismo u otras causas.
  brush burn a. (a. por quemadura por cepillado).
  gingival a. (a. gingival).
  mechanical a. (a. mecánica).
  tooth a. (a. dentaria).
abrasive (abrasivo). **1.** Que causa abrasión. **2.** m. Todo material utilizado para producir abrasiones. **3.** Una sustancia que se utiliza en odontología para bruñir, pulir o esmerilar.
abrasiveness (abrasividad). f. **1.** Propiedad de una sustancia que le permite desgastar la superficie mediante la fricción. **2.** La cualidad de poder raspar otro material.
abreact (abreaccionar). **1.** Demostrar una fuerte emoción al revivir una experiencia traumática previa. **2.** Descargar o liberar la emoción reprimida.
abreaction (abreacción). f. En psicoanálisis freudiano, episodio de descarga emocional o catarsis de experiencias previas desagradables reprimidas, que son revividas en forma consciente.
  motor a. (a. motriz).
abruptio placentae (abruptio placentae). Ablatio placentae; desprendimiento prematuro de una placenta normal.
abruption (abrupción). f. Ruptura, separación o desprendimiento.
abs. feb. (abs. feb.). Abrev. del lat. *absente febre*, cuando la fiebre está ausente.
abscess (absceso). m. **1.** Acumulación circunscripta de pus que aparece en una infección localizada, aguda o crónica, y que se asocia con destrucción hística y, frecuentemente, con tumefacción. **2.** Cavidad formada por necrosis licuefactiva dentro de un tejido sólido.
  acute a. (a. agudo).
  alveolar a. (a. alveolar). A. dental, dentoalveolar, o radicular.
  amebic a. (a. amebiano).
  apical a. (a. apical). **1.** A. periapical. **2.** Un a. en el vértice pulmonar.
  apical periodontal a. (a. periodontal apical). A. periapical.
  appendiceal a. (a. apendicular). A. periapendicular.
  Bartholin's a. (a. de Bartholin).
  Bezold's a. (a. de Bezold).
  bicameral a. (a. bicameral). A. con dos cavidades o cámaras separadas.
  bone a. (a. óseo).
  Brodie's a. (a. de Brodie).
  bursal a. (a. bursal). Supuración dentro de una bolsa.
  caseous a. (a. caseoso).
  chronic a. (a. crónico).
  cold a. (a. frío).
  collar-button a. (a. en botón de camisa).
  crypt a.'s (a. crípticos). A. en las criptas de Lieberkühn.
  dental a., dentoalveolar a. (a. dental, dentoalveolar). A. alveolar.
  diffuse a. (a. difuso).
  Douglas a. (a. de Douglas). Supuración en el saco de Douglas.
  dry a. (a. seco). Restos de un a. después de haberse absorbido el pus.

Dubois' a.'s (a. de Dubois). Enfermedad de Dubois; a. tímicos.
embolic a. (a. embólico).
fecal a. (a. fecal). A. estercoráceo.
follicular a. (a. folicular).
gas a. (a. gaseoso).
gingival a. (a. gingival). Párulis.
gravitation a. (a. por gravitación). A. perforante.
gummatous a. (a. gomatoso). A. sifilítico.
hematogenous a. (a. hematógeno).
hot a. (a. caliente). A. agudo.
hypostatic a. (a. hipostático). A. perforante.
ischiorectal a. (a. iisquiorrectal).
lacunar a. (a. lacunar). A. que afecta a las lagunas uretrales.
lateral alveolar a. (a. alveolar lateral). A. pericementario; a. alveolar localizado en la superficie lateral de la raíz de un diente.
lateral periodontal a. (a. periodontal lateral).
mastoid a. (a. mastoideo). A. de las celdillas mastoideas.
metastatic a. (a. metastásico).
migrating a. (a. migratorio). A. perforante.
miliary a. (a. miliar).
Munro's a. (a. de Munro). Microabscesos de Munro.
orbital a. (a. orbitario). A. retrobulbar.
otic a. (a. ótico).
palatal a. (a. palatino).
parafrenal a. (a. parafrénico).
parametric a., parametritic a. (a. paramétrico, parametrítico).
paranephric a. (a. paranéfrico).
parotid a. (a. parotídeo).
Pautrier's a. (a. de Pautrier). Microabscesos de Pautrier.
pelvic a. (a. pelviano).
perforating a. (a. perforante).
periapical a. (a. periapical). A. apical; a. periodontal apical.
periappendiceal a. (a. periapendicular). A. apendicular.
periarticular a. (a. periarticular).
pericemental a. (a. pericemental). A. periodontal lateral.
pericoronal a. (a. pericoronal).
perinephric a. (a. perinéfrico).
periodontal a. (a. periodontal).
perirectal a. (a. perirrectal).
peritonsillar a. (a. periamigdalino).
periureteral a. (a. periureteral). El que rodea al uréter.
periurethral a. (a. periuretral). A. que afecta los tejidos que rodean a la uretra.
phlegmonous a. (a. flegmonoso).
Pott's a. (a. de Pott). A. tuberculoso de la columna vertebral.
premammary a. (a. premamario).
psoas a. (a. del psoas).
pulp a. (a. pulpar).
pyemic a. (a. piémico). A. septicémico.
radicular a. (a. radicular). A. alveolar.
residual a. (a. residual).
retrobulbar a. (a. retrobulbar). A. orbitario.
retrocecal a. (a. retrocecal).
retropharyngeal a. (a. retrofaríngeo).
ring a. (a. anular).
root a. (a. de la raíz, radicular). A. alveolar.
satellite a. (a. satélite).
septicemic a. (a. septicémico). A. piémico.
shirt-stud a. (a. en botón de camisa). Dos a. conectados por un canal estrecho.
stellate a. (a. estrellado).
stercoral a. (a. estercoráceo). A. fecal; una colección de pus y heces.
sterile a. (a. estéril).
stitch a. (a. por puntos). A. alrededor de un punto de sutura.
subdiaphragmatic a. (a. subdiafragmático). A. subfrénico.
subepidermal a. (a. subepidérmico).
subperiosteal a. (a. subperióstico).
subphrenic a. (a. subfrénico). A. subdiafragmático.
subungual a. (a. subungular).
sudoriparous a. (a. sudoríparo).
syphilitic a. (a. sifilítico). A. gomatoso.
thecal a. (a. tecal). Supuración en una vaina tendinosa.
thymic a.'s (a. tímicos). A. de Dubois.
Tornwaldt's a. (a. de Tornwaldt).
tropical a. (a. tropical). A. amebiano.
tuberculous a. (a. tuberculoso). A. frío.
tubo-ovarian a. (a. tubcovárico).
verminous a. (a. verminoso). A. por gusanos.
wandering a. (a. errante). A. perforante.
worm a. (a. por gusanos). A. verminoso.

abscission (abscisión). f. Corte.

absconsio (absconsio). Receso o cavidad.

abscopal (abscopal). Término para denotar el efecto remoto que tiene la irradiación de un tejido sobre los tejidos no irradiados.

absence (ausencia). f. Crisis de a.; a. epiléptica; petit mal; ataques paroxísticos de pérdida de la conciencia.
pure a. (a. pura). A. sin manifestaciones francas.
simple a. (a. simple). A. sin manifestaciones francas.

absinthe (absenta). f. Licor consistente en extracto alcohólico del absintio o ajenjo y de otras yerbas amargas.

absinthin (absintina). f. Principio amargo; se obtiene de la absenta.

absinthium (absintio). m. Ajenjo; hojas desecadas de *Artemisia absinthium* (familia Compositae).

absinthol (absintol). m. Tuyona.

absolute (absoluto). Incondicional; ilimitado; completo; total; fijo; cierto.

absorb (absorber). **1.** Tomar en absorción. **2.** Reducir la intensidad de la luz transmitida.

absorbance (absorbancia). f. Densidad óptica; extinción; en espectrofotometría, igual a 2 menos el log del porcentaje de transmitancia de la luz.
specific a. (a. específica).

absorbancy (absorbancia).

absorbefacient (absorbefaciente). **1.** Que causa absorción. **2.** f. Sustancia que posee esa cualidad.

absorbent (absorbente). **1.** Bíbulo, absortivo; capaz de absorber o incorporar un gas, líquido, rayos de luz o calor. **2.** m. Toda sustancia que posea este poder. **3.** Material (generalmente cáustico) para la extracción de dióxido de carbono de los circuitos en los que se produce la re-respiración.

absorption (absorción). f. **1.** Captación, incorporación o recepción de gases, líquidos, luz o calor. **2.** En radiología, captación de energía de radiaciones por el medio a través del cual pasan.
cutaneous a. (a. cutánea).
disjunctive a. (a. disyuntiva).
electron resonance a. (a. de resonancia electrónica).
external a. (a. externa).
interstitial a. (a. intersticial).
parenteral a. (a. parenteral).
pathologic a. (a. patológica).

absorptive (absortivo). Absorbente.

absorptivity (absortividad). f. Coeficiente de absorción específica.
molar a. (a. molar). Coeficiente de absorción molar.

abstinence (abstinencia). f. Específicamente, abstenerse del uso de ciertos alimentos o bebidas alcohólicas, o de relaciones sexuales.

abstract (abstracto). m. **1.** Preparado compuesto mediante la evaporación de un extracto líquido hasta polvo, y triturado con lactosa. **2.** Condensación o resumen de un artículo cinetífico o literario, o de una dirección.

abstraction (abstracción). f **1.** Destilación o separación de los constituyentes volátiles de una sustancia. **2.** Concentración mental excluyente.

abstriction (abstricción). f. En los hongos, formación de esporas asexuales mediante el corte de porciones del esporóforo a través del crecimiento de segmentos en proceso de división.

abterminal **1.** (aterminal). En una dirección alejada de un extremo y hacia el centro; curso de la corriente eléctrica en un músculo. **2.** (abterminal). En sentido contrario al extremo y en dirección al centro; indica el curso de una corriente eléctrica en un músculo.

abulia (abulia). f. Pérdida o disminución de la capacidad de realizar acciones voluntarias o de tomar decisiones.

abulic (abúlico). Relacionado con la abulia, o que padece de ella.

abuse (abuso). m. **1.** Uso erróneo, especialmente excesivo, de cualquier cosa. **2.** Tratamiento injurioso, peligroso u ofensivo, como en el a. de niños o el a. sexual.
drug a. (a. de drogas).
substance a. (a. de sustancias).

abutment (lindero). m. En odontología, un diente natural o un sustituto implantado, utilizado para el apoyo o fijación de una prótesis fija o removible.
auxiliary a. (l. auxiliar).
intermediate a. (l. intermedio).
isolated a. (l. aislado).
splinted a. (l. entablillado).
ABVD (ABVD). Sigla con la que se indica un régimen de quimioterapia con adriamicina (doxorrubicina), bleomicina, vinblastina y dacarbazina; se usa para tratar enfermedades neoplásicas, como la enfermedad de Hodgkin, que se han mostrado resistentes al régimen de tratamiento MOPP.
abvolt (abvoltio). m. Unidad electromagnética de diferencias de potencial, igual a 10^{-8} volts.
aC (aC). Símbolo de la arabinosilcitosina.
Ac (Ac). Símbolo del actinio; acetilo.
acacia (acacia). f. Goma arábiga; exudación gomosa desecada de *Acacia senegal* y otras especies de *A*.
acalculia (acalculia). f. Una forma de afasia caracterizada por la incapacidad para realizar operaciones matemáticas simples.
acampsia (acampsia). f. Rigidez o envaramiento de una articulación, por cualquier causa.
acamylophenine (acamilofenina). f. Camilofina.
acantha (acanta). f. Una espina o proceso espinoso.
acanthamebiasis (acantamebiasis). f. Infección por una ameba del género *Acanthamoeba*.
acanthella (acantela). Un estadio larval intermedio de Acantocephala.
acanthesthesia (acantestesia). f. Una forma de parestesia en la cual hay una sensación de pinchazos.
acanthion (acantión). m. La punta de la cresta nasal anterior.
acantho- (acanto-). Prefijo que denota relación con un proceso espinoso, o que significa espinoso.
acanthocephaliasis (acantocefaliasis). f. Enfermedad causada por infección con una especie de Acantocephala.
acanthocyte (acantocito). m. Acantrocito; un eritrocito caracterizado por múltiples proyecciones citoplasmáticas espinosas y que se encuentra en la acantocitosis.
acanthocytosis (acantocitosis). f. Acantrocitosis; una enfermedad rara, en la cual la mayoría de los eritrocitos son acantocitos.
acanthoid (acantoide). En forma de espina.
acantholysis (acantólisis). f. Separación de las células del estrato espinoso de las demás capas, o entre sí.
acanthoma (acantoma). m. Proliferación de las células epidérmicas pavimentosas, que puede ser maligna, benigna y aun no neoplásica.
a. adenoides cysticum (a. adenoquístico). Tricoepitelioma.
clear cell a. (a. de células claras). A. de Degos.
Degos' a. (a. de Degos). A. de células claras.
a. fissuratum (a. fisurado).
intraepithelial a. (a. intraepitelial).
acanthopodia (acantopodio). m. Seudopodio en forma de diente que se observa en algunas amebas, de modo típico en miembros del género *Acanthamoeba*.
acanthor (acantor). m. El embrión fusiforme, con ganchos cefálicos y espinas en el cuerpo, formado dentro del cascarón del Acantocephala.
acanthorrhexis (acantorrexis). f. Rotura de los puentes intercelulares de la capa de células espinosas de la epidermis, como ocurre en el tipo de dermatitis por contacto.
acanthosis (acantosis). f. Hiperacantosis; incremento en el espesor del estrato espinoso de la epidermis.
glycogen a. (a. por glucógeno).
a. nigricans (a. nigricans). Queratosis nigricans.
acanthotic (acantótico). Perteneciente a la acantosis o característico de ella.
acanthrocyte (acantrocito). m. Acantocito.
acanthrocytosis (acantrocitosis). f. Acantocitosis.
acapnia (acapnia). f. Ausencia de dióxido de carbono en la sangre.
acarbia (acarbia). f. Término antiguo que denota una reducción pronunciada del bicarbonato de la sangre.
acardia (acardia). f. Ausencia congénita del corazón.
acardiac (acariíaco). Acardio; sin corazón.
acardiotrophia (acardiotrofia). f. Atrofia del miocardio.
acardius (acardíaco). Acardio; el gemelo sin corazón que parasita a su companero utilizando su circulación placentaria.
a. acephalus (a. acéfalo). Acefalocardíaco; feto a., en el cual está ausente la cabeza.
a. amorphus (a. amorfo). A. anceps.
a. anceps (a. anceps). A. amorfo; un feto a. con cabeza y miembros rudimentarios.
acariasis (acariasis). f. Acaridiasis; acarinosis.
demodectic a. (a. demodéctica).
psoroptic a. (a. psoróptica).
pulmonary a. (a. pulmonar).
sarcoptic a. (a. sarcóptica).
acaricide (acaricida). m. Destructor de los ácaros; se usa por lo común para las sustancias químicas que destruyen las garrapatas.
acarid (acáride). m. ácaro; término general para un miembro de la familia Acaridae.
acaridan (acarídeo). Acáride.
acaridiasis (acaridiasis). f. Acariasis.
acarine (acaríneo). m. Miembro del orden Acarina.
acarinosis (acarinosis). f. Acariasis.
acarodermatitis (acarodermatitis). f. Una inflamación o erupción cutánea producida por un ácaro.
a. urticarioides (a. urticarioide).
acaroid (acaroide). Semejante a un ácaro.
acarology (acarología). f. Estudio de los ácaros parásitos, y de las enfermedades que éstos transmiten.
acarophobia (acarofobia). f. Miedo morboso de los pequeños parásitos, partículas, o de las picaduras.
acarus (acarus). Acáride.
acaryote (acarionte). m. Acariocito
acatalasemia (acatalasemia). f. Acatalasia; anenzimia catalasia; enfermedad de Takahara; ausencia de catalasa de la sangre.
acatalasia (acatalasia). f. Acatalasemia.
acatamathesia (acatamatesia). f. Término obsoleto para pérdida de la facultad de entendimiento, p.ej., en las enfermedades o sorderas psicógenas.
acataphasia (acatafasia). f. Imposibilidad de formular correctamente un concepto.
acathectic (acatéctico). Relacionado con la acatexia.
acathexia (acatexia). f. Pérdida anormal de las secreciones.
acathexis (acatexis). f. Trastorno mental en el cual ciertos objetos o ideas no consiguen provocar una respuesta emocional en el individuo.
acathisia (acatisia). f. Síndrome caracterizado por incapacidad para permanecer sentado, con desasosiego y temblor.
acaudal, acaudate (acaudado, acaudal). Que no posee cola.
accelerans (accelerans). **1.** Acelerador. **2.** Término obsoleto para el nervio acelerador del corazón.
accelerant (acelerante). Acelerador.
acceleration (aceleración). f. **1.** El acto de acelerar. **2.** La tasa de incremento de la velocidad por unidad de tiempo. **3.** La tasa de incremento de la desviación de un trayecto rectilíneo.
angular a. (a. angular). La tasa de aumento de la velocidad angular.
linear a. (a. lineal).
radial a. (a. radial).
accelerator (acelerador). m. **1.** Acelerante. Cualquier elemento que aumente la rapidez de acción o función. **2.** En fisiología, un nervio, músculo o sustancia que acelera un movimiento o respuesta. **3.** Agente catalítico utilizado para acelerar una reacción química.
linear a. (a. lineal).
proserum prothrombin conversion a. (PPCA) (a. de la conversión de la protrombina prosérica). Factor VIII.
prothrombin a. (a. de la protrombina). Factor V.
serum a. (a. del suero). Factor VII.
serum prothrombin conversion a. (SPCA) (a. de la conversión de la protrombina sérica). Factor VII.
accelerin (acelerina). f. Término obsoleto para denominar lo que alguna vez se consideró un producto intermediario de la coagulación, pero cuya existencia ha sido cuestionada.
accelerometer (acelerómetro). m. Instrumento para medir la tasa de cambio de velocidad por unidad de tiempo.
accentuator (acentuador). m. Una sustancia, como la anilina, cuya presencia permite una combinación entre un tejido o elemento histológico y un colorante, que de otra manera sería imposible.

acceptor (aceptor). m. Un compuesto que tomará un grupo químico (p.ej., un grupo amino, metilo, carbamilo) de otro compuesto (denominado dador).
  hydrogen a. (a. de hidrógeno). Portador de hidrógeno.
access (acceso). **1.** m. Modo o manera de abordaje o ingreso. En odontología, espacio requerido para la visualización y manipulación de instrumentos para la extracción de caries y para preparar un diente para su restauración. **2.** Abertura de la corona de un diente, necesaria para tener ingreso adecuado al espacio pulpar con el fin de limpiar, tallar y sellar el conducto radicular.
accessorius (accessorius). Accesorio.
  a. willisii (a. willisii). Nervio accesorio.
accessory (accesorio). Supernumerario, auxiliar.
accident (accidente). m. Hecho o lesión súbitos o inesperados sin presagios o anuncios previos, o desarrollados en el transcurso de una enfermedad.
  cardiac a. (a. cardíaco).
  cerebrovascular a. (CVA) (a. cerebrovascular). Término obsoleto e inapropiado para el ictus.
  serum a. (a. del suero).
acclimation (aclimatación).
acclimatization (aclimatación). f. Aclimatización.
accommodation (acomodación). f. **1.** El acto de ajustar o adaptar. **2.** En la teoría sensoriomotora, la alteración de los esquemas o expectativas cognoscitivas para ajustarse a la experiencia.
  amplitude of a. (amplitud de la acomodación, de la convergencia).
  a. of eye (a. del ojo).
  histologic a. (a. histológica). Seudometaplasia.
  negative a. (a. negativa). A. disminuida para la visión a distancia.
  a. of nerve (a. del nervio).
  positive a. (a. positiva). Refractividad aumentada del ojo.
  range of a. (rango de la a.).
  relative a. (a. relativa).
accommodative (acomodativo). Relativo con la acomodación.
accomplice (cómplice). Bacteria que acompaña al agente infeccioso en una infección mixta y que influye en la virulencia del microorganismo principal.
accrementition (acrementación). f. **1.** Reproducción mediante gemación o germinación. **2.** Acreción.
accretio cordis (accretio cordis). Adherencia del pericardio a las estructuras extracardíacas adyacentes.
accretion (acreción). f. **1.** Acrementación; incremento mediante la adición de material de la misma naturaleza del que ya está presente; p. ej., la forma de crecimiento de los cristales. **2.** En odontología, el material extraño (usualmente una placa o cálculo) que se deposita sobre la superficie de un diente o en una cavidad. **3.** Un crecimiento simultáneo.
acebutolol (acebutolol). m. Un agente bloqueante β-adrenérgico.
acecarbromal (acecarbromal). m. Acetilcarbromal.
aceclidine (aceclidina). f. Éster acetato de 3-quinuclinidol; droga colinérgica usada para el tratamiento tópico del glaucoma.
acedapsone (acedapsona). f. Diacetildiaminodifenil-sulfona.
acefylline piperazine (acefilina piperazina). 7-Acetato de teofilina piperazina; diurético y relajante del músculo liso.
ACEI (IECA). Abrev. de inhibidor de la enzima convertidora de angiotensina.
acellular (acelular). **1.** No celular; carente de células. **2.** Término que se aplica a los organismos unicelulares que no llegan a ser multinucleares y que están completos en una sola unidad celular.
acelom (acelómico). Carente de un verdadero celoma o cavidad corporal revestida de mesotelio.
acelomate, acelomatous (acelomado, acelomatoso). Que no tiene celoma o cavidad corporal.
acenesthesia (acenestesia). f. Ausencia de la sensación normal de existencia física, o de la conciencia del funcionamiento visceral.
acenocoumarin (acenocumarina). f. Acenocumarol.
acenocoumarol (acenocumarol). m. Acenocumarina.
acentric (acéntrico). Sin un centro; en genética, indica un fragmento cromosómico sin un centrómero.
acephalia, acephalism (acefalia).
acephaline (acefalino). Denota miembros de protozoarios del suborden Acephalina (orden Eugregarinida), caracterizados por un cuerpo simple no compartimentalizado, que parasitan a los invertebrados.
acephalism (acefalismo). m. Acefalia.
acephalobrachia (acefalobraquia). f. Abraquiocefalia.
acephalocardia (acefalocardia). f. Ausencia de la cabeza y el corazón en un gemelo parasitario.
acephalocheiria, acephalochiria (acefaloquiria). f. Ausencia congénita de cabeza y manos.
acephalocyst (acefalocisto). m. Quiste hidatídico sin quistes hijos.
acephalogaster (acefalogastro). Un gemelar parasitario consistente sólo de pelvis y piernas.
acephalogasteria (acefalogasteria). f. Ausencia congénita de cabeza, tórax y abdomen en un gemelar parasitario con sólo pelvis y piernas.
acephalopodia (acefalopodia). f. Ausencia congénita de cabeza y pies.
acephalorrhachia (acefalorraquia). f. Ausencia congénita de la cabeza y la columna vertebral.
acephalostomia (acefalostomía). f. Ausencia congénita de la mayor parte de la cabeza con la presencia, sin embargo, de una abertura de tipo boca.
acephalothoracia (acefalotoracia). f. Ausencia congénita de la cabeza y del tórax.
acephalous (acéfalo). Sin cabeza.
acephalus (acéfalo). m. Feto malformado carente de cabeza.
  a. dibrachius (a. dibraquio). Feto carente de cabeza pero con dos brazos desarrollados.
  a. dipus (a. dípodo). Feto sin cabeza pero con dos pies desarrollados.
  a. monobrachius (a. monobraquio).
  a. monopus (a. monópodo).
  a. paracephalus (a. paracéfalo).
  a. sympus (a. simpódico). Feto a. con fusión de todos los segmentos de ambos miembros inferiores.
acephaly (acefalia). f. Acefalismo; ausencia congénita de la cabeza.
acervuline (acervulino). Que tiene forma de pequeños acúmulos o agregados.
acervulus (acérvula). f. Cuerpos arenáceos.
acestoma (acestoma). m. Granulaciones exuberantes que forman una cicatriz.
acet-, aceto- (acet-, aceto-). Prefijos que indican el fragmento de dos carbonos del ácido acético.
acetabular (acetabular). Relacionado con el acetábulo.
acetabulectomy (acetabulectomía). f. Extirpación del acetábulo.
acetabuloplasty (acetabuloplastia). f. Toda operación destinada a restaurar el acetábulo a un estado lo más cercano posible a lo normal.
acetabulum, pl. **acetabula** (acetábulo). [*acetabulum*, NA]. m. Cavidad cotiloidea; cótilo.
acetal (acetal). m. Producto de la adición de dos moléculas de alcohol a una de aldehído.
  a. phosphatid(at)e (fosfatidato de a.).
acetaldehyde (acetaldehído). m. Aldehído acético; etaldehído; intermediario en la fermentación con levaduras de los hidratos de carbono y en el metabolismo del alcohol.
acetamide (acetamida). f. Una amida acética, utilizada en investigación biomédica.
acetamidine (acetamidina). f. Análogo nitrogenado del á. acético.
2-acetamidofluorene (AAF) (2-acetamidofluoreno (AAF)). m. 2-Acetilaminofluoreno.
acetaminophen (acetaminofeno). m. Paracetamol; *N*-acetil-*p*-aminofenol; *p*-acetamidofenol; antipirético y analgésico.
acetaminosalol (acetaminosalol). m. Fenetsal; éster del ácido salicílico del acetil-*p*-aminofenol; utilizado como un analgésico, antipirético y antiséptico intestinal.
acetanilid (acetanilida). f. *N*-Fenilacetamida; analgésico y antipirético. Su uso continuado causa cianosis.
acetarsol (acetarsol). m. Acetarsona.
acetarsone (acetarsona). f. Acetarsol; ácido acetilaminohidroxifenilarsónico.
acetate (acetato). m. Una sal o éster del ácido acético.
  active a. (a. activo). Acetil-CoA.
  a. kinase (a. cinasa). Acetocinasa.
  a. thiokinase (a. tiocinasa). Acetato CoA ligasa.
acetate-CoA ligase (acetato-CoA ligasa). Acetil-CoA sintetasa; acetato tiocinasa.

acetazolamide (acetazolamida). f. La sulfonamida heterocíclica, 5-acetilamido-1,3,4-tiadiazol-2-sulfonamida, que inhibe la acción de la anhidrasa carbónica en el riñón.
acetenyl (acetenil). m. Etinil.
acetic (acético). **1.** Que indica la presencia del fragmento de dos carbonos del ácido a. **2.** Relacionado con el vinagre; agrio; ácido.
acetic acid (ácido acético). Á. etanoico.
glacial a. a. (á. acético glacial). Contiene 99% de a.a. absoluto.
acetic aldehyde (aldehído acético). Acetaldehído.
acetic amide (amida acética). Acetamida.
acetic phosphoric anhydride (anhídrido fosfórico acético). Acetil fosfato.
aceticoceptor (aceticoceptora). Una de las cadenas laterales de moléculas, con afinidad especial por el radical ácido acético.
acetimeter (acetímetro). m. Acetómetro.
acetoacetate (acetoacetato). Diacetato sal o ion del ácido acetoacético.
a. decarboxylase (acetoacetato descarboxilasa). Una carboxilasa.
acetoacetic acid (ácido acetoacético). Á. diacético.
acetoacetyl-CoA (acetoacetil-CoA). f. Acetoacetilcoenzima A.
acetoacetyl-CoA reductase (acetoacetil-CoA reductasa). Una oxidorreductasa.
acetoacetyl-CoA thiolase (acetoacetil-CoA tiolasa). Acetil-CoA acetiltransferasa.
acetoacetyl-succinic thiophorase (acetoacetil-succinicotiofo-rasa). 3-Oxo-CoA transferasa.
acetoacetylcoenzyme A (acetoacetilcoenzima A). f. Acetoacetil-CoA.
acetohexamide (acetohexamida). f. Un agente hipoglucemiante oral.
acetohydroxamic acid (ácido acetohidroxámico).
acetoin (acetoína). f. 3-Hidroxi-2-butanona.
acetokinase (acetocinasa). f. Acetato cinasa.
acetol (acetol). m. Término obsoleto para el 1-hidroxi-2-propanona, o hidroxiacetona.
α-acetolactic acid (ácido α-acetoláctico). Intermediario en el catabolismo del á. pirúvico y en la biosíntesis de la valina.
acetolysis (acetólisis). f. Descomposición de un compuesto orgánico con la adición de los elementos del ácido acético en el punto de descomposición; término análogo a hidrólisis y fosforólisis.
acetomenaphthone (acetomenaftona). f. Menadiol diacetato.
acetometer (acetómetro). m. Acetímetro.
acetone (acetona). f. Dimetilcetona.
acetonemia (acetonemia). f. Presencia de acetona o de cuerpos cetónicos en cantidades relativamente grandes en la sangre.
bovine a. (a. bovina).
ovine a. (a. ovina).
acetonemic (acetonémico). Referente a la acetonemia o causado por ella.
acetonitrile (acetonitrilo). m. Metilcianuro.
acetonuria (acetonuria). f. Excreción en la orina de grandes cantidades de acetona.
acetophenazine maleate (acetofenazina, maleato de). Un tranquilizante fenotiacínico.
acetophenetidin (acetofenetidina). f. Fenacetina.
acetosulfone sodium (acetosulfona sódica). Agente leprostático que se administra por vía bucal.
acetous (acetoso). Relacionado con el vinagre; de sabor ácido.
acetphenolisatin (acetofenolisatina). f. Acetato de oxifenistatina.
acetrizoate sodium (acetrizoato de sodio). Sal de sodio ácida, 3-acetamido-2,4,6-triyodobenzoico, un medio radiopaco.
acetum, pl. **aceta** (acetum, pl. aceta). Vinagre.
aceturate (aceturato). m. Contracción aprobada por USAN para el *N*-acetilglicinato.
acetyl (Ac) (acetilo (Ac)). m.
a. chloride (cloruro de a.). Líquido incoloro que se usa como reactivo.
a. phosphate (acetilfosfato). m. Anhídrido fosfórico acético.
a. transacylase (acetiltransacilasa). ACP-acetiltransferasa.
acetyl sulfisoxazole (acetilsulfisoxazol). m. Un derivado del sulfisoxazol con sus mismas acciones y usos.
acetyl-CoA (acetil-CoA). f. Acetilcoenzima A.
acetyl-CoA acetyltransferase (acetil-CoA acetiltransferasa). Acetoacetil-CoA tiolasa.
acetyl-CoA acylase (acetil-CoA acilasa). Acetil-CoA hidrolasa.
acetyl-CoA acyltransferase (acetil-CoA aciltransferasa). β-Cetotiolasa; 3-cetoacil-CoA tiolasa.
acetyl-CoA carboxylase (acetil-CoA carboxilasa). Una ligasa.
acetyl-CoA deacylase (acetil-CoA desacilasa). Acetil-CoA hidrolasa.
acetyl-CoA hydrolase (acetil-CoA hidrolasa). Acetil-CoA acilasa; acetil-CoA desacilasa.
acetyl-CoA synthetase (acetil-CoA sintetasa). Acetato-CoA ligasa.
acetyl-CoA thiolase (acetil-CoA tiolasa). Acetil-CoA acetiltransferasa.
acetyladenylate (acetiladenilato). m. Anhídrido mixto entre el COOH del ácido acético y el residuo de ácido fosfórico del ácido adenosin-5'-fosfórico.
2-acetylaminofluorene (AAF) (2-acetilaminofluoreno). 2-Acetamidofluoreno; *N*-2-fluorenilacetamida; potente compuesto carcinógeno.
acetylase (acetilasa). f. Toda enzima que catalice la acetilación o desacetilación, como en la formación de *N*-acetilglutamato a partir de glutamato más acetil-CoA o la inversa.
acetylation (acetilación). f. Formación de un derivado acetilo.
acetylcarbromal (acetilcarbromal). m. Acecarbromal.
acetylcholine (acetilcolina). f. Ion (2-acetoxietil) trimetilamonio; el éster acético de la colina, aislado del cornezuelo de centeno.
a. chloride (cloruro de a.).
acetylcholinesterase (acetilcolinesterasa). f. Esterasa I de la colina; colinesterasa de tipo "e" o colinesterasa verdadera.
acetylcoenzyme A (acetilcoenzima A). f. Acetil-CoA.
acetylcysteine (acetilcisteína). f.
acetyldigitoxin (acetildigitoxina). f. El éster α-acetilo de la digitoxina; derivado del lanatósido A.
acetyldigoxin (acetildigoxina). f. Un glucósido digitálico con propiedades similares de la digoxina; derivado de la digilanida C.
acetylene (acetileno). m. Gas explosivo incoloro.
***N*-acetylglutamate** (*N*-acetilglutamato). m. Un activador de la sintetasa de carbamilfosfato durante la síntesis de urea.
acetylornithinase (acetilornitinasa). f. Acetilornitina desacetilasa.
acetylornithine deacetylase (acetilornitina desacetilasa). Acetilornitinasa.
3-acetylpyridine (3-acetilpiridina). f. Un antimetabolito de la nicotinamida que produce síntomas de deficiencia de nicotinamida en la rata.
acetylsalicylic acid (ácido acetilsalicílico). Aspirina.
N^1-acetylsulfanilamide (N^1-acetilsulfanilamida). Sulfacetamida.
N^4-acetylsulfanilamide (N^4-acetilsulfanilamida). *p*-Sulfamilacetanilida; un intermediario en la síntesis de sulfanilamida.
acetyltannic acid (ácido acetiltánico). Á. diacetiltánico; acetato de tanilo.
acetyltransferase (acetiltransferasa). f. Transacetilasa.
AcG, ac-g (AcG, ac-g). Abrev. de acelerador de la globulina.
achalasia (acalasia). f. Falta de relajación; se refiere especialmente a orificios viscerales, como el píloro, cardias u otros esfínteres musculares.
esophageal a. (a. esofágica).
ache (dolencia). f. Un dolor de no muy severa intensidad, que persiste por un tiempo prolongado.
bone a. (d. ósea).
stomach a. (d. gástrica). Gastralgia; gastrodinia; estomacalgia.
acheilia, achilia (aqueilia). f. Ausencia congénita de los labios.
acheilous, achilous (aqueilo). Caracterizado por aqueilia o relacionado con ella.
acheiria, achiria **1.** (aquiria). Una forma de disquiria en la cual el paciente no puede reconocer de qué lado del cuerpo le ha sido aplicado un estímulo. **2.** (aqueiria). f. Aquiria; ausencia congénita de las manos. **3.** (aquiria). Anestesia, con pérdida del sentido de la posesión, de una o ambas manos; una condición que a veces se nota en la histeria.
acheiropody, achiropody (aqueiropodia, aquiropodia). f. Ausencia congénita de manos y pies; se hereda en forma autosómica recesiva.
acheirous, achirous (aquiro). Aqueiro; caracterizado por aquiria o relacionado con ésta.

achillobursitis (aquilobursitis). f. Retrocalcaneobursitis; inflamación de una bolsa por debajo del tendón calcáneo.
achillodynia (aquilodinia). f. Dolor debido a una inflamación de la bolsa entre el calcáneo y el tendón de Aquiles (aquilobursitis).
achillorrhaphy (aquilorrafia). f. Sutura del tendón calcáneo.
achillotenotomy (aquilotenotomía). f. Aquilotomía.
achillotomy (aquilotomía). f. Aquilotenotomía; división del tendón calcáneo.
achilous (aquílico). Relativo a la aquilia.
achiral (aquiral). No quiral; indica falta de quiralidad.
achiria (aquiria).
achiropody (aquiropodia). f. Aqueiropodia.
achirous (aquírico).
achlorhydria (aclorhidria). f. Ausencia de ácido clorhídrico del jugo gástrico.
achlorophyllous (aclorófilo). Sin clorofila.
acholia (acolia). f. Falta de secreción de bilis.
acholic (acólico). Sin bilis, como en las heces pálidas.
acholuria (acoluria). f. Ausencia de pigmentos biliares de la orina en ciertos casos de ictericia.
acholuric (acolúrico). Sin bilis en la orina.
achondrogenesis (acondrogénesis). f. Enanismo autosómico, recesivo acompañado de diversas aplasias e hipoplasias óseas.
achondroplasia (acondroplasia). f. Acondroplastia; osteoesclerosis congénita; enfermedad de Parrot.
  avian a. (a. de las aves). A. autosómica dominante que se observa en algunas aves domésticas (pollos).
  bovine a. (a. bovina).
  homozygous a. (a. homocigótica).
achondroplastic (acondroplásico). Relacionado con la acondroplasia o caracterizado por ella.
achondroplasty (acondroplastia). f. Acondroplasia.
achordate, achordal (acordado, acordal). Se refiere a animales invertebrados inferiores a Chordata, que no desarrollan notocorda.
achoresis (acoresis). f. Contracción permanente de una víscera hueca, como el estómago o vejiga, mientras su capacidad se reduce.
achroacyte (acroacito). m. Célula incolora.
achroacytosis (acroacitosis). f. Sinónimo obsoleto de linfocitosis.
achrodextrin (acrodextrina). f. Dextrina de bajo peso molecular.
achroglobin (acroglobina). f. Compuesto proteico respiratorio incoloro presente en ciertos invertebrados.
achromacyte (acromacito). m. Acromatocito.
achromasia (acromasia). f. **1.** Palidez caquéctica. **2.** Acromia.
achromate (acrómata). m. y f. Persona que exhibe acromatopsia.
achromatic (acromático). **1.** Incoloro. **2.** Que no se colorea fácilmente.
achromatin (acromatina). f. Los componentes del núcleo que se colorean débilmente, como la savia nuclear y la eucromatina.
achromatinic (acromatínico). Relacionado con la acromatina o que la contiene.
achromatism (acromatismo). m. **1.** Cualidad de acromático. **2.** Anulación de la aberración cromática mediante la combinación de lentes de distintos índices de refracción y de diferente dispersión.
achromatocyte (acromatocito). m. Eritrocito hipocrómico en forma de media luna.
achromatolysis (acromatólisis). f. Carioplasmólisis; disolución de la acromatina de una célula o de su núcleo.
achromatophil (acromatófilo). Acromófilo; acromofílico; que no se colorea con las tinciones histológicas o bacteriológicas.
achromatophilia (acromatofilia). f. Condición de refractariedad a los procesos de coloración.
achromatopsia, achromatopsy (acromatopsia). f. Visión acromática; monocromasia; monocromatismo.
  atypical a. (a. atípica). A. incompleta con agudeza visual normal y sin la presencia de nistagmo.
  complete a. (a. completa). A. típica.
  cone a. (a. de conos).
  incomplete a. (a. incompleta).
  rod a. (a. de bastones).
  typical a. (a. típica). A. completa.
  X-linked a. (a. ligada al cromosoma X).
achromatosis (acromatosis). f. Acromia.
achromatous (acromatoso). Incoloro.
achromaturia (acromaturia). f. Evacuación de orina incolora o muy pálida.
achromia (acromia). f. **1.** Acromasia; acromatosis; ausencia o pérdida de la pigmentación natural, congénita o adquirida. **2.** Carencia de la capacidad de las células o tejidos para aceptar colorantes.
  a. parasitica (a. parasitaria).
  a. unguium (a. ungular). Leuconiquia.
achromic (acrómico). Incoloro.
achromocyte (acromocito). m. Acromatocito.
achromoderma (acromoderma). Leucoderma.
achromophil (acromófilo). Acromatófilo.
achromophilic, achromophilous (acromofílico, acromófilo). Acromatofílico.
achromotrichia (acromotriquia). f. Ausencia o pérdida del pigmento del pelo.
achroodextrin (acroodextrina). f. Acrodextrina.
achylia (aquilia). f. **1.** Ausencia de jugo gástrico o de otro fermento digestivo. **2.** Ausencia de quilo.
  a. gastrica (a. gástrica).
  a. pancreatica (a. pancreática).
achylous (aquiloso). **1.** Carente de jugo gástrico, o de otras secreciones digestivas. **2.** Que no tiene quilo.
acicular (acicular). Fusiforme o puntiforme, o con forma de aguja.
acid (ácido). m. **1.** Un compuesto que cede ion hidrógeno en un solvente polar (p. ej., en agua); compuesto formado a partir de sales mediante el reemplazo de toda o parte del hidrógeno ionizable, con un elemento electropositivo o radical. **2.** En lenguaje popular, todo compuesto químico que tenga sabor agrio (dado por el ion hidrógeno). **3.** Acre; de gusto agrio. **4.** Relacionado con un á.; que da una reacción ácida.
  bile a.'s (á. biliares). Á. taurocólico y glicocólico.
  dibasic a. (á. dibásico).
  inorganic a. (á. inorgánico).
  monobasic a. (á. monobásico).
  organic a. (á. orgánico).
  polybasic a. (á. polibásico).
acid red 87 (rojo ácido 87). m. Eosina Y.
acid red 91 (rojo ácido 91). m. Eosina B.
acid-fast (acidorresistente). Relativo a bacterias que no son decoloradas por el ácido-alcohol luego de haber sido teñidas con colorantes como la fucsina básica; p. ej., las micobacterias y algunas nocardias.
acidaminuria (acidaminuria). f. Término obsoleto para aminoaciduria.
acidemia (acidemia). f. Incremento en la concentración del ion H de la sangre o caída del pH por debajo de lo normal.
acidify (acidificar). **1.** Suministrar ácido. **2.** Volverse ácido.
acidity (acidez). f. **1.** El estado de ser ácido. **2.** Contenido ácido de un líquido.
  total a. (a. total).
acidocyte (acidocito). m. Término obsoleto para leucocito eosinófilo.
acidophil, acidophile (acidófilo, acidófila). **1.** Célula a.; una de las células de la hipófisis anterior que se colorean con ácido. **2.** Un microorganismo que se desarrolla bien en medios altamente ácidos.
acidophilic (acidofílico). Oxicromático; que tiene afinidad por los colorantes ácidos.
acidosis (acidosis). f. Estado caracterizado por disminución relativa o real de los álcalis en los líquidos corporales en proporción al contenido ácido.
  carbon dioxide a. (a. anhídrido carbónica). A. respiratoria.
  compensated a. (a. compensada).
  diabetic a. (a. diabética).
  lactic a. (a. láctica).
  metabolic a. (a. metabólica).
  primary renal tubular a. (a. tubular renal primaria).
  renal tubular a. (a. tubular renal).
  respiratory a. (a. respiratoria).
  secondary renal tubular a. (a. tubular renal secundaria).
  uncompensated a. (a. descompensada).
acidotic (acidótico). Que indica acidosis o está relacionado con ella.
acidulate (acidular). Conferir mayor acidez.
acidulous (acidulosо). Ácido o agrio.
aciduria (aciduria). f. **1.** La excreción de orina ácida. **2.** La excreción de una cantidad anormal de algún ácido específico.

aciduric (acidúrico). Relativo a las bacterias que toleran un medio ácido.
acidyl (acidilo). m. Término obsoleto para acilo.
acinar (acinar). Acínico; perteneciente a los ácinos.
acinic (acínico). Acinar o acinoso.
aciniform (aciniforme). Acinoso.
acinitis (acinitis). f. Inflamación de un ácino.
acinose (acinoso). Acinar.
acinous (acinoso). Aciniforme; semejante a un ácino o a una estructura arracimada.
acinus, gen. and pl. **acini** (ácino). [*acinus*, NA]. m. Una de las diminutas porciones secretoras arracimadas de una glándula acinosa.
fibroid a., a. fibrosum (á. fibroide, fibroso). Fibroadenoma.
liver a. (á. hepático).
pulmonary a. (á. pulmonar). Lobulillo pulmonar primario; lobulillo respiratorio.
aclasis (aclasia). f. Estado de continuidad entre el tejido normal y anormal.
diaphysial a. (a. diafisaria). Exostosis múltiple hereditaria.
aclastic (aclástico). No refractivo; que no refracta los rayos de la luz.
acleistocardia (acleistocardia). f. Foramen oval cardíaco patente o persistente.
acme (acmé). m. Período de intensidad máxima de un síntoma, signo o proceso.
acmesthesia (acmestesia). f. **1.** Sensibilidad a los estímulos irritativos. **2.** Una sensación de alfilerazo en la piel.
acne (acné). m. Erupción inflamatoria folicular, papular y pustulosa que compromete al aparato sebáceo.
a. agminata (a. agminata).
a. albida (a. albida). A. causada por milia.
a. artificialis (a. artificial). A. venenata.
asbestos a. (a. por asbestos).
bromide a. (a. por bromuros).
a. cachecticorum (a. cachecticorum). A. que aparece en personas que tienen una enfermedad constitucional debilitante.
chlorine a. (a. clorado). Cloroacné.
a. ciliaris (a. ciliar).
colloid a. (a. coloide). Elastosis coloidal conglomerada.
a. conglobata (a. conglobata).
a. cosmetica (a. por cosméticos).
cystic a. (a. quístico).
a. decalvans (a. decalvante). Foliculitis decalvante.
a. erythematosa (a. eritematoso). A. rosácea.
a. frontalis (a. frontalis). A. varioliforme.
a. generalis (a. general).
halogen a. (a. halógeno).
a. hypertrophica (a. hipertrófico).
a. indurata (a. indurado).
iodide a. (a. por yodo).
a. keratosa (a. queratoso).
a. lupoides (a. lupoide). A. varioliforme.
a. medicamentosa (a. medicamentoso).
a. necrotica (a. necrótico). A. varioliforme.
a. neonatorum (a. del neonato).
a. papulosa (a. papuloso).
pomade a. (a. por pomadas).
a. punctata (a. punctata).
a. pustulosa (a. pustuloso).
a. rodens (a. rodens). A. varioliforme.
a. rosacea (a. rosácea). Rosácea.
a. scrofulosorum (a. escrofuloso). Tubérculos papulonecróticos.
a. sebacea (a. sebáceo). Seborrea oleosa.
a. simplex, simple a. (a. simple). A. vulgar.
steroid a. (a. por esteroides).
a. syphilitica (a. sifilítico). Sífilis pustular.
tar a. (a. por alquitrán). Cloracné.
a. tarsi (a. tarsal).
a. telangiectodes (a. telangiectásico). Tubercúlide de tipo rosácea.
tropical a. (a. tropical).
a. urticata (a. urticata).
a. varioliformis (a. varioliforme).
a. venenata (a. venenata). A. artificial.
a. vulgaris (a. vulgar). A. simple.
acneform (acneiforme). Semejante al acné.
acnegenic (acnegénico). Relativo a sustancias que se consideran responsables de ocasionar o exacerbar las lesiones del acné.
acneiform (acneiforme).
acnemia (acnemia). Ausencia congénita de las piernas.
acnitis (acnitis). f. Término obsoleto para lupus miliar diseminado facial.
acokanthera (acocantera). f. Jugo de las hojas y tallos de *Acokanthera ouabaio* (familia Apocynaceae), un veneno para flechas sudafricano que contiene ouabaína.
acolasia (acolasia). f. Intemperancia mórbida o lujuria.
acolous (acoloso). Sin miembros.
acomia (acomia). f. Alopecia.
aconative (aconativo). Sin el deseo o la voluntad de actuar.
aconitase (aconitasa). f. Aconitato hidratasa.
aconitate hydratase (aconitato hidratasa). Aconitasa.
aconite (acónito). m. Raíz desecada de *Aconitum napellus* (familia Ranunculaceae) o napelo.
***cis*-aconitic acid** (ácido cis-aconítico).
aconitine (aconitina). f. Acetilbenzoilaconina; el principio activo (alcaloide) del *Aconitum.*
acorea (acorea). f. Ausencia congénita de la pupila ocular.
acormus (acormo). m. Feto malformado en el cual está ausente la mayor parte del tronco.
acousma (acusma). f. Acoasma; una alucinación auditiva en la cual se escuchan sonidos indefinidos, como timbres o silbidos.
acousmatamnesia (acusmatamnesia). f. Pérdida de la memoria para los sonidos.
acoustic (acústico). Relacionado con la audición o percepción de los sonidos.
acousticophobia (acusticofobia). f. Miedo morboso de los sonidos.
acoustics (acústica). f. Ciencia que trata de los sonidos y de su percepción.
ACP (ACP). Abrev. de proteína transportadora de acilo (acyl carrier protein).
ACP-acetyltransferase (ACP-acetiltransferasa). f. Acetil-transacilasa.
ACP-malonyltransferase (ACP-maloniltransferasa). f. Maloniltransacilasa.
acquired (adquirido). Denota una enfermedad, predisposición, hábito, etc., que no es congénito sino que se ha desarrollado después del nacimiento.
acquisition (adquisición). f. **1.** En psicología, la demostración empírica de un incremento en la fuerza de la respuesta condicionada en pruebas sucesivas de apareamiento de estímulos condicionados y no condicionados. **2.** En psicología, la demostración empírica de un incremento en la fuerza de la respuesta condicionada en pruebas sucesivas de pareamiento de estímulos condicionados y no condicionados.
acral (acral). Relacionado con las partes periféricas, es decir, miembros, dedos, orejas, etc., o que las afecta.
acrania (acrania). f. Ausencia parcial o completa del cráneo; se asocia con anencefalia.
acranial (acraneal). Que no tiene cráneo; relacionado con la acrania.
acribometer (acribómetro). m. Un instrumento para medir objetos muy diminutos.
acrid (acre). Irritante, picante, punzante.
acridine (acridina). f. Dibenzopiridina; 10-azantraceno; un colorante, colorante intermedio y precursor antiséptico.
tetramethyl a. (a. tetrametilo). Naranja de acridina.
acridine orange (naranja de acridina). Acridina tetrametilo.
acridine yellow (amarillo de acridina). Clorhidrato de 5-aminoacridina; clorhidrato de 9-aminoacridina.
acriflavine (acriflavina). f. Un colorante de acridina.
acrimonia (acrimonia). f. En la antigua patología humoral, humor agudo y punzante que provoca enfermedad.
acrimony (acrimonia). f. Cualidad de ser intensamente irritante, punzante o picante.
acrinol (acrinol). m. Lactato de etacridina.
acrisorcin (acrisorcina). f. 9-Aminoacridina con 4-hexilresorcinol; agente antimicótico sintético usado en tópicos.
acritical (acrítico). **1.** No crítico; caracterizado por falta de crisis. **2.** Indeterminado, especialmente en lo que se refieren al pronóstico.

acro- (acro-). Prefijo que significa : 1) extremidad, pico, final, punta; 2) extremo.
acro-osteolysis (acroosteólisis). f. Alteración congénita manifestada por lesiones ulcerosas palmares y plantares con osteólisis.
acroagnosis (acroagnosia). f. Ausencia de acrognosia.
acroanesthesia (acroanestesia). f. Anestesia de uno o más miembros.
acroarthritis (acroartritis). f. Inflamación de las articulaciones de las manos o de los pies.
acroasphyxia (acroasfixia). f. Dedos céreos o muertos; disminución de la circulación digital, tal vez una forma leve de enfermedad de Raynaud.
acroataxia (acroataxia). f. Ataxia que afecta la parte distal de las extremidades: manos y pies, dedos de manos y pies.
acroblast (acroblasto). m. Componente de la espermátide en desarrollo.
acrobrachycephaly (acrobraquicefalia). f. Tipo de craneosinostosis en la cual hay un cierre prematuro de la sutura coronal, que resulta en un diámetro craneal anteroposterior anormalmente corto.
acrobystitis (acrobistitis). f. Término obsoleto para postitis.
acrocentric (acrocéntrico). Que tiene el centrómero cerca de la extremidad; dícese de un cromosoma.
acrocephalia (acrocefalia). f. Oxicefalia.
acrocephalic (acrocefálico). Oxicefálico.
acrocephalopolysyndactyly (acrocefalopolisindactilia). f. Síndrome de Carpenter; malformación congénita en la cual se asocian oxicefalia, braquisindactilia de las manos y polidactilia preaxial de los pies con retardo mental.
acrocephalosyndactylia (acrocefalosindactilia).
acrocephalosyndactylism (acrocefalosindactilismo). m. Acrocefalosindactilia.
acrocephalosyndactyly (acrocefalosindactilia). f. Acrocefalosindactilismo; acroesfenosindactilia; acrodisplasia.
  atypical a. (a. atípica).
  type I a. (a. tipo I). Síndrome de Apert; a. típica.
  type II a. (a. tipo II). Síndrome de Apert-Crouzon.
  type III a. (a. tipo III). Síndrome de Chotzen.
  type V a. (a. tipo V). Síndrome de Pfeiffer.
  typical a. (a. típica). A. tipo I.
acrocephalous (acrocéfalo). Oxicefálico.
acrocephaly (acrocefalia). f. Oxicefalia.
acrochordon (acrocordón). m. Apéndice cutáneo.
acrocinesia, acrocinesis (acrocinesia). f. Movimientos excesivos.
acrocontracture (acrocontractura). f. Contractura de las articulaciones de las manos o de los pies.
acrocyanosis (acrocianosis). f. Enfermedad de Crocq; trastorno circulatorio en el cual las manos, y menos comúnmente los pies, están persistentemente fríos, azulados y sudorosos.
acrocyanotic (acrocianótico). Caracterizado por acrocianosis.
acrodermatitis (acrodermatitis). f. Inflamación de la piel de las extremidades.
  a. chronica atrophicans (a. crónica atrófica).
  a. continua (a. continua). Pustulosis palmar y plantar.
  a. enteropathica (a. enteropática).
  a. hiemalis (a. invernal).
  papular a. of childhood (a. papular de la infancia). Síndrome de Gianotti-Crosti.
  a. perstans (a. perstans). Pustulosis palmar y plantar.
  a. vesiculosa tropica (a. vesiculosa tropical).
acrodermatosis (acrodermatosis). f. Toda afección cutánea que comprometa las porciones más distales de las extremidades.
acrodolichomelia (acrodolicomelia). f. Trastorno congénito caracterizado por gran tamaño y crecimiento desproporcionado de las manos y los pies.
acrodont (acrodonte). Término relativo a la inserción dentaria en algunos vertebrados inferiores (sobre todo peces).
acrodynia (acrodinia). f. **1.** Dolor en las partes periféricas o acrales del cuerpo. **2.** Síndrome causado casi exclusivamente por la intoxicación con mercurio.
acrodysesthesia (acrodisestesia). f. Sensación anormal y desagradable en las porciones periféricas de las extremidades.
acrodysostosis (acrodisostosis). f. Trastorno, quizá genético, en el cual las manos y los pies son anormalmente pequeños; los cambios faciales y el retardo mental son variables que pueden acompañarla.
acrodysplasia (acrodisplasia). f. Acrocefalosindactilia.
acroedema (acroedema). m. Edema de las manos o pies, con frecuencia permanente.
acroesthesia (acroestesia). f. **1.** Grado máximo de hiperestesia. **2.** Hiperestesia de uno o más de los miembros.
acrogenous (acrógeno). Referente a los conidios u hongos producidos por la célula conidiógena en la punta de un conidióforo.
acrogeria (acrogeria). f. Reducción congénita o pérdida de la grasa subcutánea y del colágeno de las manos y de los pies, que da la apariencia de una senilidad prematura.
acrognosis (acrognosia). f. Cenestesia, o percepción sensorial de las extremidades.
acrohyperhidrosis (acrohiperhidrosis). f. Hiperhidrosis de las manos y de los pies.
acrokeratoelastoidosis (acroqueratoelastoidosis). f. Queratosis papular hereditaria dominante de las palmas de las manos y plantas de los pies, con desorganización de las fibras elásticas de la dermis.
acrokeratosis (acroqueratosis) f. Sobrecrecimiento de la capa córnea de la piel, del dorso de los dedos de las manos y los pies y en ocasiones del borde de ja oreja y la punta de la nariz.
  paraneoplastic a. (a. paraneoplásica). Síndrome de Basex.
acrokeratosis verruciformis (acroqueratosis verruciforme). Una genodermatosis probablemente relacionada con la enfermedad de Darier.
acrokinesia (acroquinesia). f. Acrocinesia.
acroleic acids (ácidos acroleicos). Á. acrílicos.
acroleukopathy (acroleucopatía). f. Despigmentación de los miembros.
acromegalia (acromegalia).
acromegalic (acromegálico). Relativo a la acromegalia o caracterizado por ella.
acromegalogigantism (acromegalogigantismo). m. Gigantismo en el cual son prominentes los rasgos faciales, el agrandamiento desproporcionado de los miembros y otros signos de acromegalia.
acromegaloidism (acromegaloidismo). Condición en la cual las proporciones corporales se asemejan a las de la acromegalia.
acromegaly (acromegalia). f. Trastorno caracterizado por el agrandamiento progresivo de las partes periféricas del cuerpo, en especial la cabeza, la cara. las manos y los pies, debido a la secreción excesiva de somatotropina.
acromelalgia (acromelalgia). f. Neurosis vasomotora caracterizada por rubor, dolor y tumefacción de los dedos de las manos y de los pies, cefaleas y vómitos; probablemente sea semejante a la eritromelalgia.
acromelia (acromelia). f. Enanismo acromélico.
acromelic (acromélico). Que afecta a la parte terminal de un miembro.
acrometagenesis (acrometagénesis). f. Desarrollo anormal de las extremidades que provoca deformidad.
acromial (acromial). Relativo al acromion.
acromicria (acromicria). f. Antítesis de acromegalia.
acromioclavicular (acromioclavicular). Escapuloclavicular; relativo al acromion y la clavícula.
acromiocoracoid (acromiocoracoide). Coracoacromial.
acromiohumeral (acromiohumeral). Relacionado con el acromion y el húmero.
acromion (acromion). m. [*acromion*, NA]. Apófisis acromial; extremo lateral de la cresta del omóplato.
acromioscapular (acromioescapular). Relacionado tanto con el acromion como con el cuerpo del omóplato.
acromiothoracic (acromiotorácico). Toracicoacromial; toracoacromial.
acromphalus (acrónfalo). m. Proyección anormal del ombligo.
acromyotonia (acromiotonía). f. Acromiotono; miotonía que afecta sólo a las extremidades, que termina en deformidad espástica de la mano o del pie.
acromyotonus (acromiotono). Acromiotonía.
acroneurosis (acroneurosis). f. Toda neurosis, por lo general vasomotora, que se manifiesta en los miembros.
acronine (acronina). f Agente antineoplásico.
acronyx (acronix). m. Crecimiento hacia adentro de una uña.
acropachy (acropaquia). f. Engrosamiento de los tejidos periféricos.
acropachyderma (acropaquidermia). f. Enfermedad de Bamberger-Marie idiopática; síndrome de Brugsch o Uehlinger.

acroparesthesia (acroparestesia). f. **1.** Parestesias (hormigueos y otras sensaciones anormales) de uno o varios miembros. **2.** Grado máximo de parestesia.
acropathy (acropatía). f. Ensanchamiento hereditario simple de los dedos de la mano.
acropetal (acrópeto). **1.** En dirección a la cima. **2.** Relativo a la producción de esporas asexuales en hongos mediante la gemación sucesiva de la espora distal en una cadena de esporas.
acrophobia (acrofobia). f. Miedo mórbido a las alturas.
acropigmentation (acropigmentación). f. Hiperpigmentación de las superficies dorsales de los dedos de manos y pies.
acropleurogenous (acropleurógeno). Denota las esporas que se desarrollan en la punta y a los lados de las hifas micóticas.
acroposthitis (acropostitis). f. Postitis.
acropustulosis (acropustulosis). f. Erupciones pustulosas recidivantes de las manos y los pies.
infantile a. (a. infantil).
acroscleroderma (acroesclerodermia). f. Acroesclerosis.
acrosclerosis (acroesclerosis). f. Acroesclerodermia; esclerodactilia.
acrosin (acrosina). f. Una serina proteasa que se encuentra en los espermatozoides.
acrosome (acrosoma). m. Capuchón acrosómico.
acrosomin (acrosomina). f. Complejo lipoglucoproteico presente en el capuchón acrosómico.
acrosphenosyndactyly (acroesfenosindactilia). f. Acrocefalosindactilia.
acrospiroma (acrospiroma). m. Tumor del segmento distal de una glándula sudorípara.
eccrine a. (a. ecrino). Hidradedona de células claras.
acrostealgia (acrostealgia). f. Inflamación dolorosa de los huesos de manos y pies.
acroteric (acrotérico). Relativo a la periferia extrema, como las puntas de los dedos, de la nariz, etcétera.
acrotheca (acrotheca). En hongos, tipo de formación de esporas característica del género *Fonsecaea*.
acrotic (acrótico). **1.** Relativo a la superficie del cuerpo, en especial las glándulas cutáneas. **2.** Que presenta gran debilidad o ausencia del pulso.
acrotism (acrotismo). m. Ausencia o imperceptibilidad del pulso.
acrotrophodynia (acrotrofodinia). f. Neuritis de las extremidades, es una secuela del pie de trinchera.
acrotrophoneurosis (acrotrofoneurosis). f. Una trofoneurosis de una o varias extremidades.
acrylate (acrilato). m. Sal o éster del ácido acrílico.
acrylic (acrílico). m. Resinas plásticas sintéticas derivadas del ácido a.
acrylic acids (ácidos acrílicos). Á. acroleicos.
acrylonitrile (acrilonitrilo). m. Cianuro de vinilo.
ACTH (ACTH). Abrev. de hormona adrenocorticotrófica.
big ACTH (ACTH grande).
little ACTH (ACTH pequeña).
acthiazidum (actiazida). f. Etiazida.
actin (actina). f. Uno de los componentes proteicos en los cuales puede desdoblarse la actomiosina.
F-a. (a. F). Proteína fibrosa.
G-a. (a. G). Proteína globular.
acting out (actuación). f. Expresión franca de sentimientos emocionales inconscientes.
actinic (actínico). Relacionado con los rayos químicamente activos del espectro electromagnético.
actinides (actínidos). Elementos a.; elementos con número atómico del 89 al 103, correspondientes a los lantánidos en la Tabla Periódica.
actinism (actinismo). m. Término arcaico para referirse al efecto de la energía radiante, como la luz, sobre los productos químicos o el tejido.
actinium (actinio). Elemento, de símbolo Ac, N° at. 89; no posee isótopos estables y sólo existe en la naturaleza como producto de desintegración del uranio y el torio.
actino- (actino-). Prefijo que significa rayo o haz, como los de la luz.
actinobacillosis (actinobacilosis). f. Lengua leñosa del ganado.
actinodermatitis (actinodermatitis). f. **1.** Inflamación de la piel producida por la exposición a la luz del sol. **2.** Reacción adversa de la piel a la radioterapia (ultravioleta, rayos X o radio).
actinogen (actinógeno). Término obsoleto para cualquier elemento radiactivo o, más generalmente, toda sustancia que produce radiaciones.
actinogenesis (actinogénesis). f. Sinónimo obsoleto de radiogénesis.
actinogenic (actinogénico). Sinónimo obsoleto de radiogénico.
actinogram (actinograma). m. Sinónimo obsoleto de radiograma.
actinograph (actinógrafo). m. **1.** Término obsoleto para radiografía. **2.** Antiguo aparato para determinar la exposición adecuada de una placa fotográfica de acuerdo con el grado de luz.
actinography (actinografía). f. Sinónimo obsoleto para referirse a radiografía.
actinohematin (actinohematina). f. Pigmento respiratorio rojo que se encuentra en ciertas formas de *Actinia* (anémonas marinas).
actinolite (actinolito). m. Toda sustancia que sufre un cambio cuando es expuesta a la luz.
actinolyte (actinolito). m. Un aparato utilizado antiguamente para la aplicación de rayos actínicos.
actinometry (actinometría). f. La determinación de la acción fotoquímica de los rayos luminosos.
actinomycelial (actinomicelial). Relativo a los filamentos semejantes a micelios de los Actinomycetales.
actinomycetes (actinomicetos). m. Un término utilizado para referirse a miembros del género *Actinomyces*.
actinomycin (actinomicina). f. Grupo de agentes antibióticos aislados de diversas especies de *Streptomyces* (originalmente *Actinomycos*), activos contra bacterias grampositivas, hongos y neoplasias.
a. A (a. A). La primera a. aislada en forma cristalina.
a. C (a. C). Cactinomicina.
a. D (a. D). Dactinomicina.
a. F_1 (a. F_1). KS4.
actinomycoma (actinomicoma). Una tumoración causada por un actinomiceto.
actinomycosis (actinomicosis). Actinofitosis ; una enfermedad primariamente del ganado bovino y del hombre causada por *Actinomyces bovis* en el ganado y por *A. israelii* y *Arachnia propionica* en el hombre.
actinomycotic (actinomicótico). Relativo a la actinomicosis.
actinoneuritis (actinoneuritis). f. Término obsoleto para radioneuritis.
actinophage (actinófago). m. Un virus específico para los actinomicetos.
actinophytosis (actinofitosis). **1.** Actinomicosis. **2.** Botriomicosis.
actinosin (actinosina). Un derivado de fenoxazona que es el cromóforo de las actinomicinas.
actinotherapeutics (actinoterapéutica). f. Término obsoleto de radioterapéutica.
actinotherapy (actinoterapia). f. **1.** En dermatología, tratamiento con luz ultravioleta. **2.** Sinónimo obsoleto de radioterapia.
actinotoxemia (actinotoxemia). f. Sinónimo obsoleto de radiotoxemia.
action (acción). f. **1.** La realización de cualquiera de las funciones vitales, la forma de realizarlas o el resultado de la misma. **2.** La ejecución de toda fuerza o poder, físico, químico o mental.
ball valve a. (a. valvular esférica).
calorigenic a. (a. calorígena). A. termogénica.
cumulative a. (a. acumulativa). Efecto acumulativo.
salt a. (a. de sales).
sparing a. (a. de economía o limitación).
specific a. (a. específica).
specific dynamic a. (SDA) (a. dinámica específica).
thermogenic a. (a. termogénica). A. calorígena.
activate (activar). **1.** Hacer activo. **2.** Tornar radiactivo.
activation (activación). f. **1.** La acción de volver activo. **2.** Aumento del contenido de energía de un átomo o molécula, por medio de la elevación de la temperatura, la absorción de fotones de luz, etc., que confiere mayor reactividad a ese átomo o molécula. **3.** Técnicas de estimulación del cerebro mediante luz, sonido, electricidad o agentes químicos, para producir una actividad anormal latente u oculta en el electroencefalograma. **4.** Estimulación de la división celular en un huevo por fertilización o por medios artificiales. **5.** Acción de volver algo radiactivo.
EEG a. (a. EEG).

activator (activador). m. **1.** Una sustancia que activa a otra sustancia o catalizador, o que acelera un proceso o una reacción. **2.** El fragmento, producido por el desdoblamiento químico de un proactivador, que induce la actividad enzimática de otra sustancia. **3.** Aparato para volver radiactivas a ciertas sustancias, como el generador de neutrones o el ciclotrón. **4.** Tipo de dispositivo ortodóntico miofuncional removible que transmite en forma pasiva la fuerza producida por la función de los músculos activados, a los dientes y procesos alveolares que están en contacto con él.
catabolite gene a. (CGA) (a. genético de los catabolitos).
plasminogen a. (a. de plasminógeno). Urocinasa.
tissue plasminogen a. (TPA) (a. de plasminógeno tisular).
activity (actividad). f. **1.** En electroencefalografía, la presencia de energía eléctrica neurogénica. **2.** En fisicoquímica, una concentración ideal para la cual la ley de acción de masas se aplica perfectamente.
blocking a. (a. de bloqueo).
insulin-like a. (ILA) (a. seudoinsulínica).
optical a. (a. óptica).
plasma renin a. (PRA) (a. de la renina plasmática).
specific a. (a. específica).
triggered a. (a. desencadenada).
actomyosin (actomiosina). f. Un complejo proteico compuesto por actina y miosina.
platelet a. (a. plaquetaria). Trombostenina.
acuity (agudeza). f. Distinción, claridad.
absolute intensity threshold a. (a. umbral de intensidad absoluta).
resolution a. (a. de resolución). A. visual.
spatial a. (a. espacial). Detección de la forma de un objeto de prueba.
stereoscopic a. (a. estereoscópica).
Vernier a. (a. de Vernier).
visibility a. (a. de visibilidad).
visual a. (V) (a. visual). A. de resolución.
aculeate (aculeado, acúleo). Puntiagudo; cubierto por espinas agudas.
acuminate (acuminado). Puntiagudo; que finaliza en un punto.
acuology (acuología). f. Estudio del uso de las agujas con fines terapéuticos, como en la acupuntura.
acupuncture (acupuntura). f. **1.** Punción con agujas finas y alargadas. **2.** Antiguo sistema oriental de tratamiento. **3.** Más recientemente, anestesia por a.
acus (acus). Aguja.
acusection (acusección). f. Electrocirugía utilizando una aguja.
acusector (acusector). m. Una aguja utilizada para electrocirugía.
acusis (acusia). f. Audición normal; la capacidad de percibir normalmente los sonidos.
acute (agudo). **1.** De curso rápido y marcado; no crónico; se dice de una enfermedad. **2.** Afilado; de extremo puntiforme.
acyanotic (acianótico). Caracterizado por la ausencia de cianosis.
acyclic (acíclico). No cíclico; denota especialmente un compuesto a.
acycloguanosine (acicloguanosina). f. Aciclovir.
acyclovir (aciclovir). m. Acicloguanosina.
acyl (acilo). m. Radical orgánico derivado de un ácido orgánico mediante la extracción del grupo hidroxilo carboxílico.
acyl-ACP dehydrogenase, acyl-ACP reductase (acil-ACP deshidrogenasa, acil-ACP reductasa). Enoíl-ACP-reductasa (NADPH).
acyl-CoA (acil-CoA). f. Acilcoenzima A.
acyl-CoA dehydrogenase (NADP$^+$) (acil-CoA deshidrogenasa (NADP+)). 2-Enoíl-CoA reductasa.
acyl-CoA synthetase (acil-CoA sintetasa). Término general para las enzimas que forman a.-CoA, ahora llamadas ligasas.
acyl-malonyl-ACP synthase (acil-malonil-ACP sintasa). 3-Oxoacil-ACP sintasa.
acyladenylate (aciladenilato). m. Compuesto en el cual se combina un grupo acilo con la AMP mediante la eliminación de H_2O entre el OH de un grupo carboxilo y el residuo fosfato del AMP, en general inicialmente en la forma del ATP, y eliminando pirofosfato inorgánico en la condensación.
acylamidase (acilamidasa). f. Amidasa.
***N*-acylamino acid** (ácido N-acilamino).
acylase (acilasa). f. Amidasa.
acylation (acilación). f. Introducción de un radical acilo en un compuesto orgánico o formación de este radical dentro de un compuesto orgánico.
acylcoenzyme A (acilcoenzima A). f. Acil-CoA.
***N*-acylsphingol** (*N*-acilesfingol). m. Sinónimo obsoleto de *N*-acilesfingosina.
***N*-acylsphingosine** (*N*-acilesfingosina). f. Un producto de condensación de un ácido orgánico con esfingosina en el grupo amino del último compuesto.
acyltransferases (aciltransferasas). f. pl. Transacilasas; enzimas que catalizan la transferencia de un grupo acilo de una acil-CoA a diversos aceptores.
acystia (acistia). f. Falta congénita de la vejiga urinaria.
-ad (-ad). Sufijo utilizado en la literatura anatómica que denota hacia la parte indicada por la porción principal de la palabra o en la dirección de ésta.
ad lib. (ad lib.). Abrev. del lat. *ad libitum*, con libertad, tal como se desee.
ad sat. (ad sat.). Abrev. del lat. *ad saturatum*, hasta saturación.
ad us. ext. (ad us. ext.). Abrev. del lat. *ad usum externum*, para uso externo.
ad- (ad-). Prefijo que denota incremento, adherencia o movimiento hacia algo o alguien, y a veces con un sentido de intensidad.
adactylia, adactylism (adactilia). f. Adactilismo.
adactylous (adáctilo). Sin dedos de las manos o de los pies.
adactyly (adactilia). Condición congénita que se caracteriza por la ausencia de dígitos.
Adam's apple (Adán, nuez de). m. Prominencia laríngea.
adamantine (adamantino). Muy duro; utilizado antiguamente con referencia al esmalte dentario.
adamantinoma (adamantinoma). m. Término obsoleto para ameloblastoma.
a. of long bones (a. de los huesos largos).
pituitary a. (a. hipofisario). Craneofaringioma.
adaptation (adaptación). f. **1.** Supervivencia preferencial de los miembros de una especie que poseen ciertas características fenotípicas que les confieren una mayor capacidad para tolerar un medio ambiente particular. **2.** Cambio ventajoso en la función o en la constitución de un órgano o tejido al encontrarse con nuevas condiciones. **3.** Ajuste de la pupila y de la retina a grados variables de iluminación. **4.** Propiedad de ciertos receptores mediante la cual responden menos o dejan de responder a estímulos continuados o repetidos, cuya intensidad se mantiene constante. **5.** El encaje o condensación de un material de restauración, corona o cubierta a un diente o molde, de modo que queden en estrecho contacto. **6.** Ajuste; proceso dinámico en donde los pensamientos, sentimientos, comportamiento y mecanismos biofisiológicos cambian continuamente para ajustarse a un ambiente en cambio constante.
dark a. (a. a la oscuridad). A. escotópica.
light a. (a. a la luz). A. fotópica.
photopic a. (a. fotópica). A. a la luz.
reality a. (a. a la realidad).
retinal a. (a. retiniana). A. al grado de iluminación.
scotopic a. (a. escotópica). A. a la oscuridad.
social a. (a. social).
adapter, adaptor (adaptador). m. **1.** Una parte que conecta o une dos partes de un aparato. **2.** Un conversor de corriente eléctrica a una forma deseada.
adaptometer (adaptómetro). m. Instrumento para determinar el curso de la adaptación ocular a la oscuridad y para medir el umbral lumínico mínimo.
adaxial (adaxial). Hacia un eje, o sobre uno u otro lado de un eje.
add. (add.). Abrev. del lat. *adde*, agregar.
adder (adder). Nombre común de muchos miembros de la familia Viperidae (víboras), aplicado a carios géneros aunque las verdaderas a. corresponden al género *Vipera*.
addict (adicto). m. Persona que está habituada a una sustancia o práctica, especialmente la considerada peligrosa.
addiction (adicción). f. Dependencia habitual psicofisiológica de una sustancia o práctica, que está más allá del control voluntario.
addisonian (addisoniano). Relativo a Thomas Addison, o descrito por él.
additive (aditivo). **1.** m. Una sustancia que no es parte esencial de un material, como el alimento, pero la que se añade deliberadamen-

te para cumplir algún fin específico (p.ej., preservación). **2.** Que tiende a agregarse o a ser agregado; acumulativo; indica adición.
additivity (aditividad). f. Cualidad o estado de aditivo.
allelic a. (a. alélica).
causal a. (a. causal).
interlocal a. (a. interlocal).
adducent (aducente). Que aduce.
adduct **1.** (aducto). m. Producto de adición, o complejo, o parte de éste. **2.** (aducir). Llevar hacia el plano medio.
adduction (aducción). f. **1.** Movimiento de una parte del cuerpo hacia el plano medio. **2.** Rotación monocular del ojo hacia la nariz. **3.** La posición que resulta de este movimiento.
adductor (aductor). m. Músculo que dirige una parte hacia la línea media.
Ade (Ade). Abrev. de adenina.
adelomorphous (adelomorfo). De forma no claramente definida.
adenalgia (adenalgia). f. Adenodinia; dolor en una glándula.
adendric (adéndrico). Adendrítico.
adendritic (adendrítico). Adéndrico; sin dendritas.
adenectomy (adenectomía). f. Escisión de una glándula.
adenectopia (adenectopia). f. Presencia de una glándula en un lugar diferente del de su ubicación normal anatómica.
adenemphraxis (adenenfraxis). f. Término usado raramente para designar la obstrucción de salida de una secreción glandular.
adeniform (adeniforme). Adenoide.
adenine (A, Ade) (adenina). f. 6-Aminopurina.
a. arabinoside (a. arabinósido).
a. deoxyribonucleotide (a. desoxirribonucleótido).
a. nucleotide (a. nucleótido). Ácido adenílico.
a. sulfate (a. sulfato). A. conjugada con ácido sulfúrico.
adenitis (adenitis). f. Inflamación de un ganglio linfático o de una glándula.
adenization (adenización). f. Conversión en una estructura seudoglandular.
adeno-, aden- (adeno-, aden-). Prefijos que denotan relación con una glándula.
adenoacanthoma (adenoacantoma). m. Carcinoma pavimentoso adenoide.
adenoameloblastoma (adenoameloblastoma). m. Tumor odontogénico adenomatoide.
adenoblast (adenoblasto). m. Una célula embrionaria proliferante con el potencial para formar parénquima glandular.
adenocarcinoma (adenocarcinoma). m. Carcinoma o cáncer glandular.
acinic cell a. (a. de células acinares). Carcinoma acinoso.
bronchiolar a. (a. bronquiolar). Carcinoma bronquiolar.
clear cell a. (a. de células claras). **1.** A. renal. **2.** Mesonephroma.
a. in situ (a. in situ). Proliferación anormal noinvasora de glándulas, que se cree que precede a la aparición de un a. invasor.
Lucké's a. (a. de Lucké). Carcinoma de Lucké.
mesonephric a. (a. mesonéfrico). Mesonefroma.
a. of Moll (a. de Moll).
mucoid a. (a. mucoide).
papillary a. (a. papilar).
renal a. (a. renal). Hipernefroma; a. de células claras; tumor de Grawitz.
adenocellulitis (adenocelulitis). f. Inflamación de una glándula, por lo general un ganglio linfático, y del tejido conectivo adyacente.
adenochondroma (adenocondroma). m. Hamartoma pulmonar.
adenocystoma (adenocistoma). m. Adenoma en el cual el epitelio glandular neoplásico forma quistes.
adenocyte (adenocito). m. Célula secretora de una glándula.
adenodiastasis (adenodiastasis). f. Separación o ectopia de las glándulas o de tejido glandular de sus localizaciones anatómicas usuales.
adenodynia (adenodinia). f. Adenalgia.
adenoepithelioma (adenoepitelioma). m. Término obsoleto para un epitelioma que contiene elementos glandulares.
adenofibroma (adenofibroma). m. Una neoplasia benigna compuesta de tejidos fibrosos y glandulares.
adenofibromyoma (adenofibromioma). m. Tumor adenomatoide.
adenofibrosis (adenofibrosis). f. Adenosis esclerosante.
adenogenesis (adenogénesis). f. El desarrollo de una glándula.
adenogenous (adenógeno). Que se origina en tejido glandular.
adenohypophysial (adenohipofisario). Relativo a la adenohipófisis.
adenohypophysis (adenohipófisis). [*adenohypophysis*, NA]. f. Lóbulo anterior de la hipófisis.
adenohypophysitis (adenohipofisitis). f. Reacción inflamatoria o sepsis que afecta al lóbulo anterior de la hipófisis.
lymphocytic a. (a. linfocítica).
adenoid (adenoide). **1.** Adeniforme; linfoide, seudoglandular, o de apariencia glandular. **2.** Adenoides.
adenoidectomy (adenoidectomía). f. Una operación para la extirpación de los crecimientos adenoides de la nasofaringe.
adenoidism (adenoidismo). m. Síntomas y signos asociados con el agrandamiento del tejido linfoide nasofaríngeo.
adenoiditis (adenoiditis). f. Inflamación del tejido linfoide nasofaríngeo.
adenoids (adenoides). f. Enfermedad adenoide; enfermedad de Meyer; hipertrofia de las amígdalas faríngeas resultante de inflamación crónica.
adenoleiomyofibroma (adenoleiomiofibroma). m. Tumor adenomatoide.
adenolipoma (adenolipoma). m. Neoplasia benigna compuesta por tejidos glandular y adiposo.
adenolipomatosis (adenolipomatosis). f. Estado caracterizado por el desarrollo de adenolipomas múltiples.
symmetric a. (a. simétrica). Lipomatosis simétrica múltiple.
adenolymphocele (adenolinfocele). m. Dilatación quística de un ganglio linfático luego de la obstrucción de los vasos linfáticos eferentes.
adenolymphoma (adenolinfoma). m. Cistadenoma papilar linfomatoso; tumor de Warthin.
adenolysis (adenólisis). f. Término obsoleto para la destrucción o disolución enzimática de tejido glandular.
adenoma (adenoma). m. Una neoplasia generalmente benigna de tejido epitelial en la cual las células tumorales forman glándulas en la estroma.
acidophil a. (a. acidófilo). A. productor de hormona del crecimiento.
ACTH-producing a. (a. productor de ACTH). A. basófilo.
adnexal a. (a. anexial).
adrenocortical a. (a. adrenocortical).
apocrine a. (a. apocrino). Hidradenoma papilar.
basal cell a. (a. de células basales).
basophil a. (a. basófilo). A. productor de ACTH.
bronchial a. (a. bronquial).
chromophil a. (a. cromófilo).
chromophobe a. (a. cromófobo). A. de células nulas.
colloid a. (a. coloide). A. macrofolicular.
embryonal a. (a. embrionario).
eosinophil a. (a. eosinófilo). A. productor de la hormona del crecimiento.
fetal a. (a. fetal).
fibroid a., a. fibrosum (a. fibroide, fibroso). Fibroadenoma.
follicular a. (a. folicular).
Fuchs' a. (a. de Fuchs).
gonadotropin-producing a. (a. productor de gonadotrofina).
growth hormone-producing a. (a. productor de hormona del crecimiento). A. acidófilo o eosinófilo.
Hürthle cell a. (a. de Hürthle).
islet cell a. (a. insular). Nesidioblastoma.
lactating a. (a. de la lactación).
Leydig cell a. (a. de células de Leydig). Tumor de células intersticiales del testículo.
macrofollicular a. (a. macrofolicular). A. coloide.
microfollicular a. (a. microfolicular).
monomorphic a. (a. monomórfico).
nephrogenic a. (a. nefrogénico).
a. of nipple (a. del pezón). Papilomatosis ductal subareolar.
null-cell a. (a. de células nulas). A. de células indiferenciadas; a. cromófobo o hipofisario.
ovarian tubular a. (a. tubular ovárico). Arrenoblastoma.
oxyphil a. (a. oxífilo). Oncocitoma.
papillary a. of large intestine (a. papilar del intestino grueso). A. velloso.
papillary cystic a. (a. quístico papilar).
Pick's tubular a. (a. tubular de Pick). Androblastoma.

pituitary a. (a. hipofisario). A. de células nulas.
pleomorphic a. (a. pleomorfo). Tumor mixto de las glándulas salivales.
polypoid a. (a. polipoide). Pólipo adenomatoso.
prolactin-producing a. (a. productor de prolactina). Prolactinoma.
prostatic a. (a. prostático).
renal cortical a. (a. cortical renal).
sebaceous a. (a. sebáceo).
a. sebaceum (a. sebaceum). Enfermedad de Pringle.
sweat duct a. (a. de los conductos sudoríparos).
testicular tubular a. (a. tubular testicular). Androblastoma.
thyrotropin-producing a. (a. productor de tirotrofina).
tubular a. (a. tubular).
undifferentiated cell a. (a. de células indiferenciadas). A. de células nulas.
villous a. (a. velloso). A. papilar del intestino grueso.

adenomatoid (adenomatoide). Semejante a un adenoma.
adenomatosis (adenomatosis). f. Estado caracterizado por múltiples sobrecrecimientos glandulares.
erosive a. of nipple (a. erosiva del pezón). Papilomatosis de los conductos subareolares.
familial endocrine a., type 1 (a. endocrina familiar, tipo 1). Neoplasia endocrina múltiple, tipo 1; síndrome de Wermer.
familial endocrine a., type 2 (a. endocrina familiar, tipo 2). Neoplasia endocrina múltiple, tipo 2; síndrome de Sipple.
fibrosing a. (a. fibrosante). Adenosis esclerosante.
pluriglandular a. (a. pluriglandular). A. endocrina familiar, tipo 1.
pulmonary a. (a. pulmonar).
pulmonary a. of sheep (a. pulmonar de las ovejas).

adenomatous (adenomatoso). Relativo a un adenoma y a algunos tipos de hiperplasias glandulares.
adenomere (adenómero). m. Unidad estructural en el parénquima de una glándula en desarrollo.
adenomyoma (adenomioma). m. Neoplasia benigna del músculo (usualmente el músculo liso) con elementos glandulares.
adenomyosarcoma (adenomiosarcoma). m. Tumor de Wilms.
adenomyosis (adenomiosis). f. La manifestación ectópica o la implantación difusa de tejido adenomatoso en el músculo (usualmente, en el músculo liso).
a. uteri (a. uterina).

adenoneural (adenoneural). Término obsoleto para designar algo relacionado con una glándula y un elemento nervioso.
adenopathy (adenopatía). f. Tumefacción o tumoración correspodiente a un agrandamiento mórbido de los ganglios linfáticos.
adenopharyngitis (adenofaringitis). f. Inflamación de las adenoides y del tejido linfoide faríngeo.
adenophlegmon (adenoflemón). m. Inflamación aguda de una glándula y del tejido conectivo adyacente.
adenophyma (adenofima). m. Término raras veces usado para cualquier condición en la cual una glándula u órgano glandular está macroscópicamente agrandado como resultado de una inflamación.
adenosalpingitis (adenosalpingitis). f. Salpingitis ístmica nodosa.
adenosarcoma (adenosarcoma). m. Una neoplasia maligna originada simultánea o consecutivamente en tejido mesodérmico y epitelio glandular de la misma parte.
müllerian a. (a. mülleriano).

adenose (adenoso). Relativo a una glándula.
adenosinase (adenosinasa). f. Adenosina nucleosidasa.
adenosine (A, Ado) (adenosina). f. Producto de condensación de la adenina y la D-ribosa.
a. tetraphosphate (tetrafosfato de a.).
a. cyclic phosphate (a. fosfato cíclico).
a. deaminase (a. desaminasa).
a. diphosphate (a. difosfato). A. 5'-difosfato.
a. kinase (a. cinasa).
a. monophosphate (AMP) (a. monofosfato).
a. nucleosidase (a. nucleosidasa). Adenosinasa.
a. phosphate (a. fosfato).
a. triphosphate (a. trifosfato). A. 5'-trifosfato.

adenosine 3',5'-cyclic phosphate (cAMP) (adenosina 3',5'-fosfato cíclico). Ácido adenílico cíclico; AMP cíclico.
adenosine 5'-diphosphate (ADP) (adenosina 5'-difosfato (ADP)). Un producto de condensación de la a. con el ácido pirofosfórico.
adenosine 3'-phosphate (adenosina 3'-fosfato). 3'-ácido adenílico.
adenosine 3'-phosphate 5'-phosphosulfate (PAPS) (adenosina 3'-fosfato 5'-fosfosulfato (PAPS)). "Sulfato activo"; 3'-fosfoadenosina 5'-fosfosulfato.
adenosine 5'-phosphate (adenosina 5'-fosfato). 5'-ácido adenílico.
adenosine 5'-triphosphate (ATP) (adenosina 5'-trifosfato (ATP)). A. trifosfato; adenosina (5)pirofosfato.
adenosinetriphosphatase (ATPase) (adenosina trifosfatasa (ATPasa)). f. Adenosilpirofosfatasa; ATP-monofosfatasa; trifosfatasa.
adenosis (adenosis). f. Una enfermedad glandular más o menos generalizada.
blunt duct a. (a. de conducto obstruido). A. de la mama en la cual los conductos están agrandados sin que haya aumentado su número.
fibrosing a. (a. fibrosante). A. esclerosante.
microglandular a. (a. microglandular).
sclerosing a. (a. esclerosante). A. o adenomatosis fibrosante.

adenosyl (adenosilo). m. El radical de la adenosina menos un H o un OH de uno de los grupos OH ribosilos, usualmente el 5'.
***S*-adenosylhomocysteine** (*S*-adenosilhomocisteína). *S*-(5'-Desoxi-5'-adenosil) homocisteína.
***S*-adenosylmethionine (AdoMet)** (*S*-adenosilmetionina (AdoMet)). f. Metionina activa; *S*-(5'-desoxi-5'-adenosil) metionina.
adenotomy (adenotomía). f. Incisión de una glándula.
adenotonsillectomy (adenoamigdalectomía). f. Extirpación quirúrgica de las amígdalas y adenoides.
adenous (adenoso).
adenovirus (adenovirus). Virus adenoideo-faríngeo-conjuntivales o virus A-P-C; cualquier virus de la familia Adenoviridae.
bovine a.'s (a. bovinos).
porcine a.'s (a. porcinos).

adenyl (adenilo). m. Radical o ion de la adenina.
a. cyclase (adenilciclasa). f. Adenilato ciclasa.
adenylate (adenilato). m. Sal o éster del ácido adenílico.
a. cyclase (a. ciclasa). 3',5'-AMP cíclico sintetasa.
a. kinase (a. cinasa). Cinasa del ácido adenílico.
adenylic acid (A) (ácido adenílico). Adenosinmonofosfato.
a. a. deaminase (á. adenílico desaminasa). AMP desaminasa.
a. a. kinase (á. adenílico cinasa). Adenilato cinasa.
cyclic a. a. (á. adenílico cíclico). 3',5'-Fosfato de adenosina cíclico.

adenylosuccinase (adenilosuccinasa). f. Adenilosuccinato liasa.
adenylosuccinate lyase (adenilosuccinato liasa). Adenililsuccinato liasa; adenilosuccinasa.
adenylosuccinate synthase (adenilosuccinato sintasa). Adenililsuccinato sintasa; IMP-aspartato ligasa.
adenylosuccinic acid (ácido adenilosuccínico). Á. adenililosuccínico.
adenylpyrophosphatase (adenilpirofosfatasa). f. Adenosinatrifosfatasa.
adenylyl (adenililo). m. Radical del ácido adenílico menos un OH del grupo fosfórico.
a. cyclase (adenililociclasa). f. Nombre anterior de la adenilato ciclasa.
a. pyrophosphate (adenilil pirofosfato). **1.** Adenosinatrifosfato. **2.** Adenosina 5'-trifosfato.

adenylylosuccinate lyase (adenililosuccinato liasa). Adenilosuccinato liasa.
adenylylosuccinate synthase (adenililosuccinato sintasa). Adenilosuccinato sintasa.
adenylylosuccinic acid (ácido adenililosuccínico). Á. adenilosuccínico.
adeps, gen. **adipis, adipes** (adeps). **1.** Denota grasa o tejido adiposo. **2.** La manteca de cerdo utilizada en la preparación de ungüentos.
a. renis (a. renis). Capa de tejido adiposo que rodea al riñón.

adermia (adermia). f. Ausencia congénita de piel.
adermine (adermina). f. Término obsoleto para la piridoxina.
adermogenesis (adermogénesis). f. Insuficiencia o imperfección en la regeneración de la piel.
ADH (ADH). Abreviatura de hormona antidiurética; alcohol deshidrogenasa.

A B

adherence (adherencia). f. **1.** Acción o cualidad de pegarse o adherirse a algo. **2.** Medida en que un paciente continúa con un tratamiento indicado, bajo supervisión limitada, en situaciones conflictivas.
adhesins (adhesinas). f. Antígenos de superficie microbiana que existen con frecuencia en la forma de proyecciones filamentosas (pili o fimbrias).
adhesio, pl. **adhesiones** (adhesio, pl. adhesiones). [*adhesio*, NA]. Adhesión.
a. interthalamica (adhesión intertalámica). [*adhesio interthalamica*, NA].
adhesion (adhesión). f. **1.** Conglutinación; el proceso de adherencia o unión de dos superficies o partes. **2.** En plural, las bandas inflamatorias (adherencias) que conectan superficies serosas opuestas. **3.** Atracción física de unas moléculas por otras. **4.** Atracción molecular que existe entre las superficies de los cuerpos en contacto.
amniotic a.'s (a. amniótica). Bandas amnióticas.
fibrinous a. (a. fibrinosa). Adherencia fibrinosa.
fibrous a. (a. fibrosa).
interthalamic a. (a. intertalámica). [*adhesio interthalamica*, NA]. Comisura cinérea o grísea; masa intermedia; columna mollis.
primary a. (a. primaria). Curación por primera intención.
secondary a. (a. secundaria). Curación por segunda intención.
adhesiotomy (adhesiotomía). f. Coliotomía; sección quirúrgica o lisis de las adherencias.
adhesive (adhesivo). **1.** Relacionado con una adherencia o con las características de ella. **2.** m. Todo material que se adhiera a una superficie, o que cause adherencia entre las superficies.
adhib (adhib.). Abrev. del lat. *adhibendus*, a ser administrado.
adiactinic (adiactínico). Término obsoleto que significa opaco a la radiación fotoquímicamente activa.
adiadochocinesia, adiadochocinesis (adiadococinesia, adiadococinesis). f. Incapacidad para realizar movimientos alternativos rápidos.
adiadochokinesis (adiadococinesia, adiadococinesis).
adiaphoresis (adiaforesis). f. Anhidrosis.
adiaphoretic (adiaforético). Anhidrótico.
adiaphoria (adiaforia). f. Incapacidad para responder a la estimulación luego de una serie de estímulos aplicados previamente.
adiapneustia (adiapneustia). f. Término obsoleto para adiaforesis.
adiaspiromycosis (adiaspiromicosis). f. Micosis pulmonar rara del hombre, de los roedores y de otros animales que excavan el suelo o son acuáticos, causada por *Chrysosporium parvum*.
adiaspore (adiaspora). f. Una espora micótica que, producida en los pulmones en un animal o incubada in vitro a temperaturas elevadas, aumenta mucho su tamaño sin eventual reproducción o replicación.
adiastole (adiastolia). f. La ausencia o imperceptibilidad del movimiento diastólico del corazón.
adiathermancy (adiatermia). f. Impermeabilidad al calor.
adiemorrhysis (adiemorrisis). f. Detención de la circulación capilar.
adient (adiente). Que tiene tendencia a moverse hacia la fuente de un estímulo, en oposición a abiente.
adip-, adipo- (adip-, adipo-). Prefijos que forman parte de términos relacionados con la grasa.
adipectomy (adipectomía). f. Término obsoleto para lipectomía.
adiphenine hydrochloride (adifenina, clorhidrato de). Agente espasmolítico.
adipic acid (ácido adípico). Á. hexanodioico; á. dicarboxílico.
adipocele (adipocele). m. Lipocele.
adipocellular (adipocelular). Relacionado tanto con los tejidos adiposos como celulares, o con el tejido conectivo con numerosas células adiposas.
adipoceratous (adipoceratoso). Relacionado con la adipocera.
adipocere (adipocira). f. Cera de cadáver; lipocera.
adipocyte (adipocito). m. Célula grasa.
adipogenesis (adipogénesis). f. Lipogénesis.
adipogenic, adipogenous (adipogénico, adipógeno). Lipogénico.
adipoid (adipoide). Lipoide.
adipokinetic (adipocinético). Término descriptivo de un agente que causa movilización de los lípidos almacenados.
adipokinin (adipocinina). f. Hormona adipocinética.
adipometer (adipómetro). m. Un instrumento para determinar el espesor de la piel.
adiponecrosis (adiponecrosis). f. Necrosis de la grasa, como la que se ve en la pancreatitis hemorrágica.
adiposalgia (adiposalgia). f. Áreas dolorosas de la grasa subcutánea.
adipose (adiposo). Graso; relativo a la grasa.
adiposis (adiposis). f. Lipomatosis; liposis; pimelosis; esteatosis; acumulación excesiva local o general de grasa en el cuerpo.
a. cardiaca (a. cardíaca). Corazón graso.
a. cerebralis (a. cerebral).
a. dolorosa (a. dolorosa). Enfermedad de Anders o de Dercum.
a. orchica (a. órquica). Distrofia adiposogenital.
a. tuberosa simplex (a. tuberosa simple).
a. universalis (a. universal).
adiposity (adiposidad). f. **1.** Obesidad. **2.** Acumulación excesiva de lípidos en un sitio de un órgano.
adiposuria (adiposuria). f. Lipuria.
adipsia, adipsy (adipsia, adipsy). f. Ausencia de sed o falta del deseo de beber.
aditus, pl. **aditus** (aditus). [*aditus*, NA]. Entrada a una cavidad o canal.
a. ad antrum (a. ad antrum). [*aditus ad antrum*, NA]. El orificio que va desde el receso epitimpánico hasta el antro mastoideo.
a. ad aqueductum cerebri (a. ad aqueductum cerebri). Anus cerebri.
a. ad infundibulum (a. ad infundibulum). Receso infundibular.
a. ad saccum peritonaei minorum (a. ad saccum peritonaei minorum). Foramen epiploico.
a. glottidis inferior (a. glottidis inferior). Cavidad infraglótica.
a. glottidis superior (a. glottidis superior). La parte media de la cavidad laríngea.
a. laryngis (a. laryngis). [*aditus laryngis*, NA]. La abertura superior de la laringe.
a. orbitae (a. orbitae). [*aditus orbitae*, NA]. La abertura de la órbita.
a. pelvis (a. pelvis). Abertura pelviana superior.
adjustment (ajustamiento). m. **1.** En odontología, toda modificación que se realiza sobre una prótesis fija o removible durante su inserción o después de ella, para perfeccionar su adaptación y función. **2.** Adaptación.
occlusal a. (a. oclusal).
adjuvant (adyuvante). m. **1.** Adminículo; una sustancia que se añade a la fórmula de una droga, la cual afecta la acción del ingrediente activo de una manera predecible. **2.** En inmunología, un vehículo que se usa para aumentar la antigenicidad.
Freund's complete a. (a. completo de Freund).
Freund's incomplete a. (a. incompleto de Freund).
adlerian (adleriano(a)). Relativo a Alfred Adler o descrito por dicho autor.
admaxillary (admaxilar). Próximo o conectado con la mandíbula.
admedial, admedian (admedial, admediano). Hacia plano medio o cercano a éste.
adminiculum lineae albae **1.** (adminiculum lineae albae). [*adminiculum lineae albae*, NA]. Expansión fibrosa triangular que pasa desde el ligamento púbico superior hasta la superficie posterior de la línea alba. **2.** (ligamento suprapúbico).
adminiculum, pl. **adminicula** (adminiculum, pl. adminicula). [*adminiculum*, NA]. Lo que da apoyo a una parte.
admov. (admov.). Abrev. del lat. *admove*, aplíquese.
adnerval (adneural). **1.** Que se encuentra cerca de un nervio. **2.** En la misma dirección de un nervio; se dice de una corriente eléctrica que pasa por un tejido muscular hacia el punto de entrada del nervio.
adneural (abneural).
adnexa (anexos). m. pl. Apéndices; partes accesorias del órgano o estructura principal.
a. oculi (a. oculares).
a. uteri (a. uterinos).
adnexal (anexal, anexial). Relativo a los anexos.
adnexectomy (anexectomía). **1.** Extirpación de cualquier anexo. **2.** En ginecología, la escisión de la trompa de Falopio y el ovario, si es unilateral, y de ambas trompas y los ovarios (adnexa uteri), si es bilateral.
adnexitis (anexitis). f. Inflamación de un anexo.

adnexopexy (anexopexia). f. Operación para la suspensión de la trompa y el ovario.
Ado (Ado). Símbolo de la adenosina.
adolescence (adolescencia). f. Período de la vida que comienza con la pubertad y termina con el completo crecimiento y madurez.
adolescent (adolescente). **1.** Relativo a la adolescencia. **2.** Una persona que se encuentra en ese período de desarrollo.
AdoMet (AdoMet). Abrev. de *S*-adenosilmetionina.
adonitol (adonitol). m. Ribitol.
adoral (aboral). Cerca o dirigido hacia la boca.
ADP (ADP). Abrev. de adenosina 5'-difosfato.
ADPase (ADPasa). f. Apirasa.
adren-, adrenal-, adreno- (adren-, adrenal-, adreno-). Prefijos que denotan relación con la glándula suprarrenal.
adrenal (adrenal). **1.** Cerca del riñón o sobre éste; denota la glándula suprarrenal. **2.** f. Una glándula suprarrenal o tejido separado de ésta.
accessory a. (a. accesoria). Restos adrenales.
butterfly a. (a. en mariposa).
Marchand's a.'s (a. de Marchand). Restos de Marchand.
adrenalectomy (adrenalectomía). f. Suprarrenalectomía; extirpación de una o ambas suprarrenales.
adrenaline (adrenalina). f. Epinefrina.
a. oxidase (a. oxidasa). Aminooxidasa (que contiene flavina).
adrenalitis (adrenalitis). f. Inflamación de la suprarrenal.
adrenalone (adrenalona). f. 3'4'-Dihidroxi-2-(metilamino)acetofenona.
adrenalopathy (adrenalopatía). f. Adrenopatía; cualquier estado patológico de la glándula suprarrenal.
adrenarche (adrenarca). f. **1.** Menstruación y otros signos de pubertad inducida por la hiperactividad de la corteza suprarrenal. **2.** Cambio fisiológico en la pubertad causado por la secreción adrenocorticotrófica de las hormonas androgénicas o de sus precursores.
adrenergic (adrenérgico). **1.** Relacionado con las células o fibras nerviosas del sistema nevioso autónomo que emplea la noradrenalina como neurotransmisor. **2.** Relacionado con las drogas que imitan las acciones del sistema nervioso simpático.
adrenic (adrénico). Relativo a la glándula suprarrenal.
adrenoceptive (adrenoceptivo). Referente a los lugares químicos en los efectores con los que se enlazan los mediadores adrenérgicos.
adrenocortical (adrenocortical). Perteneciente a la corteza suprarrenal.
adrenocorticomimetic (adrenocorticomimético). Que imita o produce efectos similares a la función adrenocortical.
adrenocorticotropic, adrenocorticotrophic (adrenocorticotrópico, adrenocorticotrófico). Adrenotrófico; adrenotrópico.
adrenocorticotropin (adrenocorticotropina, adrenocorticotrofina). f. Hormona adrenocorticotrópica.
adrenogenic, adrenogenous (adrenogénico). Adrenógeno; de origen suprarrenal.
adrenoleukodystrophy (ALD) (adrenoleucodistrofia (ALD)). f. Enfermedad de Schaumber, de Schilder, de Flautau-Schilder o de Siemerling-Creutzfeldt; encefalitis periaxial difusa.
adrenolytic (adrenolítico). Denota un antagonismo o inhibición hacia la adrenalina, noradrenalina y simpaticomiméticos relacionados.
adrenomegaly (adrenomegalia). f. Agrandamiento de las suprarrenales.
adrenomimetic (adrenomimético). Que tiene una acción similar a la de los compuestos adrenalina y noradrenalina.
adrenomyeloneuropathy (adrenomieloneuropatía). f. Un trastorno patológicamente similar a la adrenoleucodistrofia, pero que ocurre en adultos y que compromete predominantemente a la médula espinal.
adrenopathy (adrenopatía). f. Adrenalopatía.
adrenoprival (adrenoprivo). Indica una pérdida de la función suprarrenal.
adrenoreactive (adrenorreactivo). Que responde a las catecolaminas.
adrenoreceptors (adrenorreceptores). m. pl. Receptores adrenérgicos.
adrenosterone (adrenosterona). f. Andrógeno aislado de la corteza suprarrenal.
adrenotoxin (adrenotoxina). f. Una sustancia tóxica para las glándulas suprarrenales.
adrenotropic, adrenotrophic (adrenotrópico, adrenotrófico). Adrenocorticotrópico, adrenocorticotrópico.
adrenotropin (adrenotropina). f. Hormona adrenocorticotrópica.
adriamycin (adriamicina). f. Doxorrubicina.
adromia (adromia). f. Falta de inervación muscular.
adsorb (adsorber). Tomar en adsorción.
adsorbate (adsorbido). Cualquier sustancia adsorbida.
adsorbent (adsorbente). **1.** Una sustancia que adsorbe. **2.** m. Un antígeno o anticuerpo que se usa en la adsorción inmune.
adsorption (adsorción). f. Propiedad de una sustancia sólida de atraer y mantener sobre su superficie un gas, líquido o sustancia en solución o en suspensión.
immune a. (a. inmune).
adst. feb. (adst. feb.). Abrev. del lat. *adsent febre,* cuando la fiebre está presente.
ADTe (ADTe). Abrev. de tétano de duración anodal (anodal duration tetanus).
adult (adulto). **1.** Completamente desarrollado y maduro. **2.** m. Un individuo que ha alcanzado su desarrollo completo o madurez.
adulterant (adulterante). m. Una impureza; un aditivo que se considera que tiene un efecto indeseable.
adulteration (adulteración). f. La alteración de cualquier sustancia por la adición deliberada de un componente que de ordinario no forma parte de esa sustancia.
adultomorphism (adultomorfismo). m. Interpretación de la conducta de los niños en términos adultos.
adv. (adv.). Abrev. del lat. *adversum,* en contra.
advanced life support (apoyo vital avanzado). Cuidados médicos de urgencia definitivos que comprenden desfibrilación, manejo de la vía aérea y empleo de drogas y medicamentos.
advancement (avanzamiento). m. Procedimiento quirúrgico por medio del cual una inserción tendinosa o un colgajo cutáneo son separados de sus inserciones y suturados en un punto situado más adelante.
capsular a. (a. capsular).
tendon a. (a. tendinoso).
adventitia (adventicia). f. La cubierta más externa de cualquier órgano o estructura; específicamente, la capa más externa de una arteria, la túnica a.
adventitial (adventicial). Adventicio; relacionado con la capa más externa o adventicia de un vaso sanguíneo o de otra estructura.
adventitious (adventicio). **1.** De origen externo o que se produce de modo poco común o en un sitio desacostumbrado. **2.** Que ocurre accidental o espontáneamente. **3.** Adventicial.
adynamia (adinamia). **1.** Astenia. **2.** Falta de actividad motora o fuerza.
a. episodica hereditaria (a. episódica hereditaria). Parálisis hipopotasémica periódica.
adynamic (adinámico). Referente a la adinamia.
aelurophobia (aelurofobia). f. Ailurofobia.
aequorin (aequorina). f. Una proteína bioluminiscente aislada de la medusa *Aequorea.*
aer-, aero- (aer-, aero-). Prefijos que denotan relación con aire o gas.
aerasthenia (aerastenia). f. Aeroastenia; aeroneurosis.
aerated (aereado). Cargado con aire u otro gas.
aeration (aereación). f. **1.** Aireación. **2.** Saturar un líquido con aire u otro gas. **3.** El cambio de sangre de venosa a arterial en los pulmones.
aeremia (aeremia). m. Embolia aérea.
aerendocardia (aerendocardia). f. La presencia de aire no disuelto en la sangre intracardíaca.
aero-odontalgia (aerodontalgia).
aero-odontodynia (aerodontodinia). f. Aerodontalgia.
aeroasthenia (aeroastenia). f. Aerastenia.
aeroatelectasis (aeroatelectasia). f. Estado de falta de aire, parcial y reversible, del tejido pulmonar.
aerobe (aerobio). m. **1.** Organismo que puede vivir y crecer en presencia de oxígeno. **2.** Un organismo que puede utilizar el oxígeno como un aceptor de electrones final en una cadena respiratoria.
obligate a. (a. obligado).
aerobic (aeróbico). **1.** Aerófilo; aerofílico; que vive en el aire. **2.** Relativo a un organismo aerobio.
aerobiology (aerobiología). f. Estudio de los constituyentes atmosféricos, vivos y no vivos, de importancia biológica.

aerobioscope (aerobioscopio). m. Aparato para determinar el contenido bacteriano del aire.
aerobiosis (aerobiosis). f. Existencia en una atmósfera que contiene oxígeno.
aerobiotic (aerobiótico). Relacionado con la aerobiosis.
aerocele (aerocele). m. Distensión de una cavidad natural pequeña con gas.
aerocolpos (aerocolpos). m. Distensión de la vagina con gas.
aerocystography (aerocistografía). f. Sinónimo obsoleto de neumocistografía.
aerocystoscope (aerocistoscopio). Cistoscopio obsoleto para visualizar el interior de la vejiga distendida con aire u otro gas.
aerodermectasia (aerodermectasia). f. Enfisema subcutáneo.
aerodontalgia (aerodontalgia). f. Aerodontodinia.
primary a. (a. primaria).
secondary a. (a. secundaria).
aerodontia (aerodoncia). f. La ciencia que estudia los efectos de aumentar o reducir la presión atmosférica sobre los dientes.
aerodynamic size (tamaño aerodinámico). En aerosoles, el tamaño de partícula con una densidad de unidad que mejor representa el comportamiento aerodinámico de una partícula.
aerodynamics (aerodinámica). f. El estudio del aire y otros gases en movimiento, las fuerzas que los ponen en movimiento y los resultados de éste.
aeroemphysema (aeroenfisema). m. Término obsoleto para enfermedad por descompresión.
aerogastria (aerogastria). f. Distensión del estómago con gas.
blocked a. (a. por bloqueo).
aerogen (aerógeno). m. Microorganismo que forma gas.
aerogenesis (aerogénesis). f. Producción de gas, p. ej., por un microorganismo.
aerogenic, aerogenous (aerogénico, aerógeno). Que forma gas.
aerohydrotherapy (aerohidroterapia). f. Tratamiento de una enfermedad por medio de la aplicación, a diferentes temperaturas y de diferentes maneras, tanto de aire como de agua.
aeromedicine (aeromedicina). f. Medicina de la aviación.
aeromonad (aeromónadas). Término común utilizado para referirse a cualquier miembro del género *Aeromonas*.
aeroneurosis (aeroneurosis). f. Aerastenia.
aeropathy (aeropatía). f. Todo estado mórbido inducido por un cambio pronunciado de la presión atmosférica, como la enfermedad de las alturas, enfermedad por descompresión.
aeropause (aeropausa). f. Región superior de la atmósfera, entre la estratosfera y el espacio externo, en la cual las partículas de gas son tan escasas que no alcanzan para cubrir los requirmientos fisiológicos del hombre, o para los vehículos que requieren aire para quemar combustible.
aerophagia, aerophagy (aerofagia). f. Neumofagia; deglución excesiva de aire.
aerophil, aerophile (aerófilo). **1.** Amante del aire. **2.** m. Microorganismo aerobio; en especial un aerobio estricto.
aerophilic (aerofílico). Aerófilo; aeróbico.
aerophobia (aerofobia). f. Miedo excesivo y extremado del aire fresco, o del aire en movimiento.
aeropiesotherapy (aeropiesoterapia). f. Tratamiento de una enfermedad por medio del aire comprimido (o rarificado).
aeroplankton (aeroplancton). m. Organismo o sustancia, p. ej., bacterias, granos de polen, transportados por el aire.
aeroplethysmograph (aeropletismógrafo). m. Término obsoleto para pletismógrafo corporal.
aerosialophagy (aerosialofagia). f. Sialoaerofagia.
aerosinusitis (aerosinusitis). f. Barosinusitis.
aerosis (aerosis). f. Generación de gas en los tejidos.
aerosol (aerosol). m. Agente líquido o solución dispersa en aire, en forma de fina llovizna, con fines terapéuticos, insecticidas y otros.
respirable a.'s (a. respirable).
aerosolization (aerosolización). f. Dispersión en aire de un material líquido o de una solución en forma de llovizna fina.
aerotherapeutics, aerotherapy (aeroterapéutica, aeroterapia). f. Tratamiento de una enfermedad con aire fresco, con aire de diferentes grados de presión o rareza, o medicado de diversas maneras.
aerotitis media (aerotitis media). Barotitis media; oído del aviador; otitis de la aviación.
aerotonometer (aerotonómetro). m. **1.** Instrumento para estimar la tensión o presión de un gas. **2.** Tonómetro.
aesculin (esculina).
aestival (estival).
afebrile (afebril). Apirético.
afetal (afetal). Sin relación con un feto o con la vida intrauterina.
affect (afecto). m. Estado de ánimo y sentimiento emocional adherido a un pensamiento, incluso sus manifestaciones externas.
flat a. (a. plano).
inappropriate a. (a. inapropiado).
labile a. (a. lábil).
affect display (manifestaciones del afecto). Expresiones faciales, posturas y gestos que indican estados emocionales.
affection (afección). f. **1.** Sentimiento moderado de ternura, cariño o amor. **2.** Un estado anormal del cuerpo o la mente.
affective (afectivo). Perteneciente a la emoción, el sentimiento, la sensibilidad o a un estado mental.
affectivity (afectividad). f. Tono del sentimiento.
affectomotor (afectomotor). Perteneciente a las manifestaciones musculares asociadas con el tono afectivo o emocional.
afferent (aferente). Centrípeto; eisódico; esódico; hacia un centro, denotando ciertas arterias, venas, linfáticos y nervios.
affinity (afinidad). f. **1.** En química, la fuerza que impele a ciertos átomos a unirse con otros para formar compuestos. **2.** La captación de un colorante, de un agente químico o de otra sustancia en forma selectiva por un tejido.
residual a. (a. residual).
affinous (afín). Perteneciente a un matrimonio en el cual los cónyuges están relacionados, no por consanguinidad sino a través de otro matrimonio.
affirmation (afirmación). f. Estado de autosugestión en el cual el sujeto exhibe una tendencia reactiva positiva.
afflux, affluxion (aflujo). m. Un flujo hacia algo; específicamente, el flujo de sangre hacia cualquier parte.
affusion (afusión). f. Acción de verter agua sobre el cuerpo, o sobre cualquiera de sus partes, con fines terapéuticos.
AFH (AFH). Abrev. de altura facial anterior (anterior facial height).
afibrillar (afibrilar). Denota una estructura biológica que no contiene fibrillas.
afibrinogenemia (afibrinogenemia). f. Ausencia de fibrinógeno en el plasma.
congenital a. (a. congénita).
aflatoxin (aflatoxina). f. Metabolitos tóxicos de algunas cepas de *Aspergillus flavus*.
AFORMED (AFORMED). Fenómeno AFORMED.
AFP (AFP). Abrev. de α-fetoproteína.
afterbirth (secundina).
aftercare (cuidado posterior). **1.** El cuidado y tratamiento de un paciente después de una operación o durante la convalecencia de una enfermedad, **2.** Luego de una internación psiquiátrica, programa continuado de rehabilitación destinado a reforzar los efectos del tratamiento; puede incluir hospitalización parcial, hospital diurno o el tratamiento ambulatorio del paciente.
aftercataract (poscatarata). f. C. secundaria.
aftercharge (poscarga).
aftercontraction (poscontracción). f. Contracción muscular que persiste durante un tiempo notable después de haber cesado el estímulo.
afterdischarge (posdescarga). f. Prolongación de la respuesta de elementos nerviosos después de la terminación del estímulo.
aftereffect (efecto posterior). E. físico, fisiológico, psicológico o emocional que continúa después de haber suprimido el estímulo,
afterhearing (audición posterior). Postsonido.
afterimage (imagen posterior). Imagen accidental; imagen incidental; persistencia de la respuesta visual después de la cesación del estímulo.
negative a. (i. p. negativa). I. p. en la cual está invertida la relación de luminosidad.
positive a. (i. p. positiva). I. p. en la cual la relación de luminosidad es la misma que en la original; si es cromática, aparece en el mismo color.
afterload (poscarga). f. **1.** Organización de un músculo de manera que, al acortarse, levanta el peso desde un soporte ajustable o de otro modo realiza un trabajo en contra de una fuerza contraria constante a la cual no se encuentra expuesto en estado de reposo. **2.** Carga o fuerza que debe enfrentar el músculo durante el acortamiento.

ventricular a. (p. ventricular). Anteriormente, la presión arterial o alguna otra medida de la fuerza que debe vencer un ventrículo mientras se contrae durante la expulsión sistólica, a la que contribuyen la impedancia arterial aórtica o pulmonar, la resistencia vascular periférica y la masa y viscosidad de la sangre.

afterpains (entuertos). m. pl. Contracciones uterinas dolorosas que se presentan después del parto.

afterperception (pospercepción). f. Apreciación de un estímulo sólo después de haber cesado su acción.

afterpotential (pospotencial). m. Pequeños cambios del potencial eléctrico en un nervio estimulado que suceden al potencial principal, o pico; consisten en una deflexión inicial negativa seguida por una deflexión positiva en el registro oscilográfico.

diastolic a. (p. diastólico). En el corazón, un cambio de potencial a través de la membrana después de la repolarización, que puede alcanzar una magnitud umbral y provocar una alteración del ritmo.

aftersensation (sensación posterior). Posimpresión; s. que persiste después de habe cesado la causa original.

aftertaste 1. (regusto). m. Gusto que persiste después de haber cesado el contacto de la lengua con la sustancia que lo produjo. **2.** (resabio del gusto). G. que persiste después de haber cesado el contacto de la lengua con la sustancia sápida.

aftosa (aftosa). f. Enfermedad de los pies y la boca.

Ag (Ag). **1.** Símbolo de la plata (argentum). **2.** Abrev. de antígeno.

agalactia (agalactia). f. Agalactosis; ausencia de leche en las mamas luego del parto.

contagious a. (a. contagiosa).

agalactorrhea (agalactorrea). f. Ausencia de secreción o de flujo de leche de la mama.

agalactosis (agalactosis). f. Agalactia.

agalactous (agaláctico). Relacionado con la agalactia o con una disminución o ausencia de leche de las mamas.

agamete (agameto). m. Un protozoario producido por fisión múltiple asexuada.

agamic (agámico). Denota reproducción asexuada, ya sea por fisión, gemación, etcétera.

agammaglobulinemia (agammaglobulinemia). f. Ausencia o niveles extremadamente bajos de la fracción gamma de la globulina sérica.

acquired a. (a. adquirida). Inmunodeficiencia común variable.

Bruton type a. (a. de tipo Bruton). Hipogammaglobulinemia ligada al cromosoma X.

congenital a. (a. congénita). Hipogammaglobulinemia ligada al cromosoma X.

primary a. (a. primaria). Hipogammaglobulinemia ligada al cromosoma X.

secondary a. (a. secundaria). Inmunodeficiencia secundaria.

Swiss type a. (a. de tipo suizo).

transient a. (a. transitoria). Hipogammaglobulinemia transitoria de la infancia.

X-linked a. (a. ligada al cromosoma X). Hipogammaglobulinemia ligada al cromosoma X.

agamocytogeny (agamocitogenia). f. Esquizogonia.

agamogenesis (agamogénesis). f. Reproducción asexual.

agamogenetic (agamogenético). Indica una reproducción asexuada.

agamogony (agamogonia). f. Reproducción asexual.

agamont (agamonte). m. Esquizonte.

agamous (agámico).

aganglionic (aganglionar). Sin ganglios.

aganglionosis (aganglionosis). f. El estado de carecer de ganglios.

agapism (agapismo). m. Doctrina que exalta el amor no sexual (fraternal).

agar (agar). m. Un polisacárido (un galactán sulfatado) derivado de diversas algas marinas rojas.

ascitic a. (a. ascítico).

bile salt a. (a. de sales biliares).

blood a. (a. sangre).

Bordet-Gengou potato blood a. (a. sangre-papas, de Bordet-Gengou).

brain-heart infusion a. (a. infusión cerebro-corazón).

brilliant green bile salt a. (a. sales biliares verde brillante).

brilliant green salt a. (a. verde brillante con sales).

chocolate a. (a. chocolatado).

cholera a. (a. cólera).

Conradi-Drigalski a. (a. Conradi-Drigalski).

cornmeal a. (a. harina de maíz).

Czapek's solution a. (a. solución de Czapek).

Drigalski-Conradi a. (a. Drigalski-Conradi).

EMB a. (a. EMB). A. eosina-azul de metileno.

Endo a. (a. Endo).

Endo's fuchsin a. (a. Endo fucsina).

eosin-methylene blue a. (a. eosina-azul de metileno). A. EMB.

French proof a. (a. francés). A. de Sabouraud.

fuchsin a. (a. fucsina).

Guarnieri's gelatin a. (a. gelatina de Guarnieri).

lactose-litmus a. (a. lactosa-tornasol).

MacConkey a. (a. de MacConkey).

Novy and MacNeal's blood a (a. sangre de Novy y MacNeal).

nutrient a. (a. nutriente).

oatmeal-tomato paste a. (a. pasta de tomates y harina de avena).

Pfeiffer's blood a. (a. sangre de Pfeiffer).

potato dextrose a. (a. papa-dextrosa).

rice-Tween a. (a. Tween-arroz).

Sabouraud's a. (a. de Sabouraud).

serum a. (a. suero).

yeast extract a. (a. extracto de levadura).

agaric (agárico). m. Amadou; la fruta desecada del *Polyporus officinalis* (familia Polyporaceae).

deadly a. (a. mortal). *Amanita phalloides.*

fly a. (a. de las moscas). *Amanita muscaria.*

agaric, agaricic, agaricinic acid (ácido agárico). Á. agarínico o agaricínico.

agarose (agarosa). f. Fracción de polisacárido neutro que se encuentra en las preparaciones de agar.

agastric (agástrico). Sin estómago o tubo digestivo.

agastroneuria (agastroneuria) f. Disminución del control nervioso del estómago.

age 1. (edad). f. El período que ha transcurrido desde el nacimiento de un ser vivo. **2.** (edad). f. Uno de los períodos en los cuales se divide la vida humana. **3.** (envejecer). Volverse viejo, presentar gradualmente cambios de estructura que no obedecen a enfermedad o traumatismo y que se asocian con un decaimiento de la capacidad funcional y aumento de la probabilidad de muerte. **4.** (envejecer). Provocar artificialmente el aspecto característico de una persona que ha vivido mucho tiempo o de una cosa que tiene largo tiempo de existencia. **5.** (envejecer). En odontología, calentar una aleación para amalgama para obtener un fraguado más lento, aumentar su resistencia, reduzcir su flujo y lograr una vida de conservación estable; el envejecimiento se produce por la anulación de las tensiones internas.

achievement a. (e. de realización).

anatomical a. (e. anatómica). E. física.

basal a. (e. basal). Nivel de e. mental máxima en la escala de inteligencia de Stanford-Binet a la cual se han superado todos los ítem.

Binet a. (e. de Binet).

bone a. (e. ósea).

childbearing a. (e. fértil).

chronologic a. (e. cronológica).

developmental a. (e. evolutiva).

emotional a. (e. emocional)

fetal a. (e. fetal). E. evolutiva.

gestational a. (e. gestacional).

mental a. (e. mental).

physical a. (e. física). E. anatómica.

physiologic a. (e. fisiológica). E. estimada en términos de función.

agenesis (agenesia). f. Ausencia o falta de formación o desarrollo imperfecto de alguna parte del organismo.

gonadal a. (a. gonadal). Aplasia gonadal.

renal a. (a. renal).

thymic a. (a. tímica).

agenitalism (agenitalismo). m. Ausencia congénita de genitales.

agenosomia (agenosomía). f. Ausencia o formación muy defectuosa de los genitales de un feto.

agent (agente). m. Fuerza o sustancia activa capaz de producir un efecto.

α-adrenergic blocking a. (a. bloqueador α-adrenérgico).
β-adrenergic blocking a. (a. bloqueador β-adrenérgico).
β-adrenergic receptor blocking a. (a. bloqueador de los receptores β-adrenérgicos).
adrenergic blocking a. (a. bloqueador adrenérgico).
adrenergic neuronal blocking a. (a. bloqueador neural adrenérgico).
alkylating a.'s (a. alquilantes).
antianxiety a. (a. antiansiedad). Ansiolítico.
antifoaming a.'s (a. antiespumosos).
antipsychotic a. (a. antipsicótico).
Bittner a. (a. Bittner). Virus de un tumor mamario de las ratas.
blocking a. (a. bloqueador).
calcium channel-blocking a. (a. bloqueador de los canales del calcio). Antagonista del calcio; bloqueador de los canales lentos del calcio.
chimpanzee coryza a. (a. de la coriza del chimpancé). Virus sincitial respiratorio.
cholinergic a. (a. colinérgico).
delta a. (a. delta). Virus de la hepatitis delta.
Eaton a. (a. Eaton). *Mycoplasma pneumoniae.*
embedding a.'s (a. de inclusión).
enterokinetic a. (a. enteroquinético).
F a. (a. F). Plásmido F.
F' a. (a. F'). Plásmido F'.
fertility a. (a. fertilizante). Plásmido F.
foamy a.'s (a. espumosos). Virus espumosos.
ganglionic blocking a. (a. bloqueador ganglionar).
initiating a. (a. de iniciación).
LDH a. (a. LDH). Virus lactato deshidrogenasa.
luting a. (a. de unión).
MS-1 a. (a. MS-1). Cepa de virus de hepatitis A.
MS-2 a. (a. MS-2). Cepa de virus de hepatitis B .
neuroleptic a. (a. neuroléptico).
neuromuscular blocking a. (a. bloqueador neuromuscular).
nondepolarizing neuromuscular blocking a. (a. bloqueador neuromuscular no despolarizante).
Norwalk a. (a. Norwalk).
Pittsburgh pneumonia a. (a. de la neumonía de Pittsburgh). *Legionella micdadei.*
promoting a. (a. promotor).
reovirus-like a. (a. tipo reovirus). Rotavirus.
sclerosing a. (a. esclerosante).
slow channel-blocking a. (a. bloqueador de los canales lentos).
sympathetic a. (a. simpático).
transforming a. (a. transformante). Mitógeno.
TRIC a.'s (a. TRIC). Cepas de *Chlamydia trachomatis* que causan tracoma y conjuntivitis de inclusión.

Agent Orange (Agente Naranja). Un herbicida y desfoliante.

agerasia (agerasia). f. Aspecto de juventud en una persona anciana.

ageusia (ageusia). f. Ageustia; anestesia gustatoria; pérdida del sentido del gusto.

ageustia (ageustia). f. Ageusia.

agger, pl. **aggeres** (agger, pl. aggeres). [*agger*, NA]. Eminencia o proyección.
agger nasi (a. nasi). [*agger nasi*, NA]. Reborde nasal.
a. perpendicularis (a. perpendicularis). Eminencia de la fosa triangular.
a. valvae venae (a. valvae venae). Ligera prominencia en la pared de una vena correspondiente al sitio de una válvula.

agglomerate, agglomerated (aglomerado). Agregado.

agglomeration (aglomeración). f. Agregación.

agglutinant (aglutinante). m. Sustancia que mantiene juntas a las partes, o que causa aglutinación.

agglutinate (aglutinar). Producir aglutinación, o estar sujeto a ella.

agglutination (aglutinación). f. **1.** Proceso mediante el cual las bacterias, células u otras partículas de tamaño similar se adhieren y forman cúmulos o agregados. **2.** Adherencia de las superficies de una herida.
acid a. (a. ácida).
bacteriogenic a. (a. bacteriógena).
cold a. (a. fría).
cross a. (a. cruzada). A. en grupo.
false a. (a. falsa). **1.** Seudoaglutinación. **2.** Formación de rouleaux.
group a. (a. de grupo). A. cruzada.
immune a. (a. inmune).
indirect a. (a. indirecta). A. pasiva.
mixed a. (a. mixta). Reacción de a. mixta.
nonimmune a. (a. no inmune).
passive a. (a. pasiva). A. indirecta.
spontaneous a. (a. espontánea).

agglutinin (aglutinina). f. **1.** A. inmune; anticuerpo aglutinante. **2.** Sustancia, además de un anticuerpo de aglutinación específico, que aglutina a las partículas orgánicas.
blood group a.'s (a. de grupos sanguíneos).
chief a. (a. principal). A. mayor.
cold a. (a. fría). Una a. asociada con la aglutinación en frío.
cross-reacting a. (a. de reacción cruzada). A. de grupo.
flagellar a. (a. flagelar). A. H .
group a. (a. de grupo). A. de reacción cruzada.
H a. (a. H). A. flagelar.
immune a. (a. inmune). Aglutinina.
major a. (a. mayor). A. principal.
minor a. (a. menor). A. parcial.
O a. (a. O). A. somática.
partial a. (a. parcial). A. menor.
plant a. (a. vegetal). Una lectina.
saline a. (a. salina). Anticuerpo completo.
serum a. (a. sérica). Anticuerpo incompleto.
somatic a. (a. somática). A. O.
warm a.'s (a. caliente).

agglutinogen (aglutinógeno). m. Aglutógeno; sustancia antigénica que estimula la formación de aglutininas específicas.
blood group a.'s (a. de grupos sanguíneos).
T a. (a. T).

agglutinogenic (aglutinogénico). Aglutogénico; capaz de causar la producción de una aglutinina.

agglutinophilic (aglutinofílico). Que es capaz de experimentar rápidamente una pronunciada aglutinación.

agglutinophore (aglutinóforo). Término antiguo que designa el lugar de unión para un anticuerpo, la porción de la molécula del anticuerpo que reacciona con el antígeno específico.

agglutinoscope (aglutinoscopio). m. Sistema simple de lentes de aumento utilizado para observar la aglutinación in vitro.

agglutogen (aglutógeno). m. Aglutinógeno.

agglutogenic (aglutogénico). Aglutinogénico.

aggregate (agregado). m. El total de las unidades individuales que forman una masa o racimo.

aggregated (agregado). m. Aglomerado.

aggregation (agregación). f. Aglomeración; un cúmulo; masa aglomerada de unidades independientes pero similares.
familial a. (a. familiar).

aggregometer (agregómetro). m. Instrumento para medir la adhesividad plaquetaria.

aggressin (agresina). f. Sustancia de la que se postula que inhibe los mecanismos de resistencia del huésped.

aggression (agresión). f. Acción física o verbal enérgica, dominante o insultante dirigida hacia otra persona como el componente motor de los afectos de furor, ira u hostilidad.

aggressive (agresivo). **1.** Denota agresión. **2.** Denota fuerza competitiva o invasividad de un patrón de conducta, un organismo patógeno o un proceso patológico.

aging (envejecimiento). m. **1.** El proceso de envejecer, especialmente por falta de reemplazo de células en cantidad suficiente como para mantener la plena capcidad funcional; afecta en especial a las células (p.ej., las neuronas) que no pueden experimentar división mitótica. **2.** Deterioro gradual de un organismo maduro originado en los cambios de estructura irreversibles, dependientes del tiempo e intrínsecos de la especie particular, que reducen la capacidad de hacer frente a las tensiones ambientales y aumentan la probabilidad de muerte.
clonal a. (e. clonal).

agit. bene (agit. bene). Abrev. del lat. *agita bene,* agítese bien.

agitographia (agitografia). f. Condición en la cual el paciente escribe con gran rapidez, omitiendo palabras o fragmentos de éstas.

agitolalia (agitolalia). f. Agitofasia.

agitophasia (agitofasia). f. Agitolalia; habla anormalmente rápida en la cual las palabras se pronuncian en forma imperfecta y las frases son incompletas.
aglobulia (aglobulia). f. Término anticuado para anemia.
aglobuliosis (aglobuliosis). f. Término anticuado para designar una condición caracterizada por anemia.
aglobulism (aglobulismo). m. Término anticuado para anemia.
aglomerular (aglomerular). Que no tiene glomérulos.
aglossia (aglosia). f. Ausencia congénita de lengua.
aglossostomia (aglosostomía). f. Ausencia congénita de la lengua, con una boca malformada (por lo común cerrada).
aglucon (aglucona). f. La porción de un glucósido que no tiene glucosa.
aglutition (aglutición). f. Disfagia.
aglycon (aglicona). f. Porción de un glucósido no correspondiente al hidrato de carbono.
aglycosuria (aglicosuria). f. Ausencia de hidratos de carbono en la orina.
aglycosuric (aglicosúrico). Relativo a la aglicosuria.
agmen, pl. **agmina** (agmen). Agregación.
a. peyerianum (a. de Peyer). Folículos linfáticos agregados.
agminate, agminated (agminado). Agregado.
agnail (padrastro).
agnathia (agnacia o agnatia). f. Ausencia congénita del maxilar inferior.
agnathous (agnato). Relativo a la agnacia o agnatia.
agnea (agnea). f. Agnosia.
agnogenic (agnogénico). Idiopático.
agnosia (agnosia). f. Agnea; falta de la capacidad perceptivosensorial para reconocer los objetos.
auditory a. (a. auditiva).
finger a. (a. digital).
ideational a. (a. ideatoria).
localization a. (a. de localización).
optic a. (a. óptica).
position a. (a. de posición).
tactile a. (a. táctil).
visual-spatial a. (a. visuoespacial).
-agogue, -agog (-agogo). Sufijo que indica promotor o estimulante.
agomphosis, agomphiasis (agonfosis, agonfiasis). f. Anodontia.
agonadal (agonadal). Denota la ausencia de las gónadas.
agonal (agonal). Término anticuado relativo al proceso de morir o al momento de la muerte.
agonist (agonista). m. **1.** Designa un músculo en un estado de contracción, con referencia a su músculo opositor, o antagonista. **2.** Droga capaz de combinarse con los receptores para iniciar la acción de las drogas; posee afinidad y actividad intrínseca.
agony (agonía). f. Intenso dolor o angustia del cuerpo o la mente.
agoraphobia (agorafobia). f. Miedo irracional de dejar el lugar de vida familiar, tan fuerte que lleva al individuo a experimentar rechazo y a evitar muchas situaciones de la vida.
agoraphobic (agorafóbico). Relativo a la agorafobia.
agouti (agutí). *Dasyprocta*.
-agra (-agra). Sufijo que significa un ataque de dolor agudo.
agraffe (agrafe). m. Elemento para unir los bordes de una herida pinzándolos en lugar de suturar.
agrammatica (agramática). f. Agramatismo.
agrammatism (agramatismo). m. Agramática; agramatología.
agrammatologia (agramatología). f. Agramatismo.
agranulocyte (agranulocito). m. Leucocito sin granulaciones.
agranulocytosis (agranulocitosis). f. Condición aguda caracterizada por una pronunciada leucopenia.
feline a. (a. felina). Panleucopenia.
agranuloplastic (agranuloplástico). Capaz de formar células no granulares, e incapaz de formar células granulares.
agraphia (agrafia). f. Anortografía; logagrafía; pérdida de la capacidad para escribir.
absolute a. (a. absoluta). A. atáctica o literal.
acoustic a. (a. acústica).
amnemonic a. (a. amnemónica).
atactic a. (a. atáctica). A. absoluta.
cerebral a. (a. cerebral). Afasia gráfica o grafomotora; a. mental.
literal a. (a. literal). A. absoluta.
mental a. (a. mental). A. cerebral.
motor a. (a. motora). A. debida a falta de coordinación muscular.
musical a. (a. musical).
verbal a. (a. verbal).
agraphic (agráfico). Relacionado con agrafia, o caracterizado por ella.
agriothymia (agriotimia). f. Término obsoleto referido a una manía feroz, salvaje.
agromania (agromanía). f. Término obsoleto para referirse al impulso morboso de vivir al aire libre y en soledad.
agrypnia (agripnia). f. Término raramento usado como sinónimo de insomnio.
agrypnocoma (agripnocoma). m. Estado de vigilia, con apatía o letargo.
ague (ague). **1.** Término arcaico para designar la fiebre palúdica. **2.** Escalofrío.
agyiophobia (agiofobia). f. Fobia a las calles; miedo mórbido de estar en una calle; es un tipo de agorafobia.
agyria (agiria). f. Lisencefalia.
AHF (AHF). Abrev. de factor antihemofílico (antihemophilic factor).
AHG (AHG). Abrev. de globulina antihemofílica (antihemophilic globulin).
ahylognosia (ahilognosia). f. Incapacidad para reconocer diferencias de densidad, peso y dureza.
aichmophobia (aicmofobia). f. Temor morboso a ser tocado por un dedo o un objeto puntiagudo.
AID (AID). Abrev. de donante de una inseminación heteróloga (artificial).
AIDS (SIDA). Abrev. de síndrome de inmunodeficiencia adquirida.
AIH (AIH). Abrev. de inseminación homóloga (artificial).
aileron (alerón). m. Extensión alada de una fascia o vaina.
ailurophobia (ailurofobia). f. Aelurofobia; miedo morboso o aversión a los gatos.
ainhum (ainhum). Dactilólisis espontánea.
air (aire). m. Atmósfera: una mezcla de oxígeno, 20,94%; nitrógeno, 78,03%; argón y otros gases raros, 0,99%; dióxido de carbono, 0,04%.
alveolar a. (a. alveolar). Gas alveolar.
complemental a. (a. complementario). Volumen de reserva inspiratoria.
complementary a. (a. complementario). Capacidad inspiratoria.
functional residual a. (a. residual funcional). Capacidad funcional residual.
liquid a. (a. líquido).
minimal a. (a. mínimo).
reserve a. (a. de reserva). Volumen espiratorio de reserva.
residual a. (a. residual). Volumen residual.
supplemental a. (a. suplementario). Volumen de reserva espiratorio.
tidal a. (a. de volumen corriente). Volumen corriente.
vitiated a. (a. viciado).
airsacculitis (aerosaculitis). f Inflamación de la membrana mucosa de los sacos aéreos de las aves.
airsickness (mal del aire). Condición semejante al mal de mar y otras formas de cinetosis que se produce durante el vuelo en avión como consecuencia de las vibraciones, deflexiones del vuelo lineal y las fuerzas de gravitación
airway (vía aérea). **1.** Cualquier parte del tracto respiratorio a través de la cual pase el aire durante la respiración. **2.** En anestesia, o en maniobras de resucitación, aparato para corregir una obstrucción de la respiración, especialmente orofaríngea y nasofaríngea, endotraqueal, o tubo de traqueotomía.
conducting a. (v. de conducción).
lower a. (v. inferior).
respiratory a. (v. respiratorias).
upper a. (v. superior).
ajmaline (ajmalina). f. Alcaloide del indol, de las raíces de *Rauwolfia serpentina*; sedante.
ajowan oil (aceite ajowan). A. ptychotis.
akanthion (akantion). m. Acantión.
akaryocyte (acariocito). m. Acarionte; célula sin núcleo (carion), como el eritrocito.
akaryote (acarionte). m. Acariocito.

akatama (akatama). f. Neuritis periférica endémica que afecta a adultos nativos del áfrica centro-oriental.
akatamathesia (akatamatesia). Acatamatesia.
akathisia (acatisia).
akembe (akembe). m. Onyalai.
akeratosis (aqueratosis). f. Deficiencia o ausencia de la capa córnea.
akinesia f. **1.** (aquinesia). Acinesia. **2.** (acinesia). Ausencia o pérdida del poder de realizar movimientos voluntarios. **3.** (acinesia). Intervalo postsistólico de reposo del corazón. **4.** (acinesia). Neurosis acompañada de síntomas paréticos. **5.** (acinesia). Efecto extrapiramidal colateral de los medicamentos antipsicóticos; se caracteriza por facies en máscara y movimientos lentos.
  a. algera (acinesia álgica).
  a. amnestica (acinesia amnésica).
akinesic (aquinésico). Acinético.
akinesis (aquinesis). f. Acinesia.
akinesthesia (acinestesia). f. Ausencia de la sensación de percepción del movimiento; ausencia del sentido muscular.
akinetic (acinético). Acinésico; relacionado con acinesia, o que la padece.
akiyami (akiyami). f. Hasamiyami.
aklomide (aclomida). f. Coccidiostático utilizado en la práctica veterinaria.
Al (Al). Símbolo del aluminio.
ALA (ALA). Abrev. de ácido δ-aminolevulínico.
Ala (Ala). Símbolo de alanina o su radical monovalente o divalente.
ala, gen. and pl. **alae** (ala, gen. y pl. alae). **1.** [*ala*, NA]. Cualquier estructura en forma de ala o expandida. **2.** [*fossa axillaris*, NA]. Fosa axilar.
  alae lingulae cerebelli (ala de la língula del cerebelo). Vincula lingulae cerebelli.
  a. auris (ala auris). [*auricula*, NA]. Pabellón auricular.
  a. cerebelli (ala cerebelosa). A. del lobulillo central.
  a. lobuli centralis (ala del lobulillo central). [*ala lobuli centralis*, NA].
  a. orbitalis (ala orbitaria). A. menor del hueso esfenoides.
  a. temporalis (ala temporal). [*ala temporalis*, NA]. Ala mayor del hueso temporal.
  a. vespertilionis (ala vespertilionis). Denominación antigua del ligamento ancho del útero.
alacrima (alacrima). f. Ausencia de lágrimas.
alalia (alalia). f. Pérdida de la capacidad de hablar, debida a una dificultad en el aparato articulatorio.
alalic (alálico). Relativo a la alalia.
alanine (Ala) (alanina). f. Á. α-aminopropiónico; aminoácido muy frecuente en las proteínas.
β-alanine (β-alanina). f. Producto de la descarboxilación del ácido aspártico.
alanine aminotransferase (ALT) (alanina aminotransferasa (ALT)). Alanina transaminasa; transaminasa glutámico pirúvica.
alanine racemase (alanina racemasa). Enzima que cataliza la racemización de L-alanina a D-alanina.
alanine transaminase (alanina transaminasa). Alanina aminotransferasa.
alanine-oxomalonate aminotransferase (alanina oxomalonato aminotransferasa). Enzima que efectúa la transferencia de los grupos amino de L-alanina a oxomalonato.
alanosine (alanosina). f. Sustancia antibiótica, producida por *Streptomyces alanosinicus*.
alant starch (almidón de alantina). Inulina.
alantin (alantina). f. Inulina.
alantol (alantol). m. Inulol; líquido amarillento obtenido de la destilación de la raíz de *Inula helenium* o elecampane.
alanyl (alanilo). m. Radical acilo de la alanina.
alar (alar). **1.** Relacionado con un ala; alado. **2.** Axilar. **3.** Relacionado con el ala de ciertas estructuras como la nariz, etc.
alastrim (alastrim). m. Forma leve de viruela causada por una cepa menos virulenta del virus.
alba (alba). Sustancia alba.
albedo (albedo). Luz reflejada por una superficie.
albicans, pl. **albicantia** (albicans). **1.** Blanco. **2.** [*corpus albicans*, NA].
albiduria (albiduria). f. Albinuria; emisión de orina pálida o blanquecina de peso específico bajo, como en la quiluria.
albidus (albidus). Blanco, blanquecino.
albinism (albinismo). m. Leucodermia o leucopatía congénita.
  cutaneous a. (a. cutáneo).
  ocular a. (a. ocular).
  oculocutaneous a. (a. oculocutáneo).
  rufous a. (a. rufo). Xantismo.
albino (albino). m. Individuo que presenta albinismo.
albinotic (albinótico). Perteneciente al albinismo.
albinuria (albinuria). f. Albiduria.
albocinereous (albocinéreo). Relacionado tanto con la sustancia gris como la blanca de cerebro y médula espinal.
albuginea (albuginea). Capa de tejido fibroso blanquecino, como la túnica albugínea.
albugineotomy (albugineotomía). f. Incisión en una túnica albugínea.
albugineous (albugíneo). **1.** Semejante a la clara de huevo hervida. **2.** Relacionado con cualquier túnica a.
albugo (albugo). m. Leucoma.
albumen (albumen). m. Albúmina del huevo.
albumin (albúmina). f. Tipo de proteína simple ampliamente distribuida en los tejidos y líquidos de plantas y animales.
  a. A (a. A). El tipo común o normal de a. sérica humana.
  a. X_1 (a. X_1). Cofactor de la heparina.
  acetosoluble a. (a. acetosoluble). A. de Patein.
  a. B (a. B).
  Bence Jones a. (a. de Bence Jones). Proteína de Bence Jones.
  blood a. (a. sanguínea). A. sérica.
  bovine serum a. (BSA) (a. sérica bovina).
  dried human a. (a. humana desecada). A. sérica humana normal.
  egg a. (a. del huevo). Ovalbúmina.
  a. Ghent (a. Ghent).
  iodinated ^{131}I human serum a. (a. sérica humana yodada ^{131}I).
  iodinated ^{125}I serum a. (a. sérica yodada ^{125}I). A. sérica radioyodada.
  macroaggregated a. (a. en macroagregados).
  a. Mexico (a. México).
  a. Naskapi (a. Naskapi).
  native a. (a. nativa).
  normal human serum a. (a. sérica humana normal). A. humana desecada.
  Patein's a. (a. de Patein). A. acetosoluble.
  radioiodinated serum a. (RISA) (a. sérica radioyodada).
  a. Reading (a. Reading).
  serum a. (a. sérica). A. sanguínea; seralbúmina.
  a. tannate (a. tanato).
  a. X (a. X). Antitrombina del plasma sanguíneo.
albuminate (albuminato). m. Producto de la reacción entre albúmina nativa y ácidos o bases diluidas, con el consiguiente resultado de albúminas ácidas o alcalinas.
albuminaturia (albuminaturia). f. Presencia de cantidades anormalmente grandes de albuminatos en la orina.
albuminiferous (albuminífero). m. Productor de albúmina.
albuminiparous (albuminíparo). Que forma albúmina.
albuminocholia (albuminocolia). f. Término anticuado con que se designaba proteínas en la bilis.
albuminogenous (albuminógeno). m. Productor o formador de albúmina.
albuminoid (albuminoide). **1.** m. Similar a la albúmina. **2.** Cualquier proteína. **3.** Glutinoide; escleroproteína; tipo de proteína simple, insoluble en solventes neutros.
albuminolysis (albuminólisis). f. Proteólisis.
albuminoptysis (albuminoptisis). f. Expectoración albuminosa.
albuminorrhea (albuminorrea). f. Albuminuria.
albuminous (albuminoso). Relacionado con la albúmina; que contiene albúmina o está formado por ella.
albuminuria (albuminuria). Presencia de proteína en la orina, especialmente albúmina, pero también globulina.
  adolescent a. (a. de la adolescencia).
  adventitious a. (a. espontánea). A. falsa.
  a. of athletes (a. de los atletas).
  Bamberger's a. (a. de Bamberger).
  benign a. (a. benigna). A. esencial.
  cardiac a. (a. cardíaca).
  colliquative a. (a. colicuativa).
  cyclic a. (a. cíclica). Seudoalbuminuria; a. recurrente.

dietetic a. (a. dietética (digestiva)).
essential a. (a. esencial). A. benigna.
false a. (a. falsa). A. espontánea.
febrile a. (a. febril). A. asociada con fiebre.
functional a. (a. funcional). A. fisiológica.
intermittent a. (a. intermitente).
lordotic a. (a. lordótica). A. ortostática.
neuropathic a. (a. neuropática).
orthostatic a. (a. ortostática). A. lordótica o postural; proteinuria ortostática o postural.
physiologic a. (a. fisiológica).
postrenal a. (a. posrenal).
postural a. (a. postural). A. ortostática.
prerenal a. (a. prerrenal).
recurrent a. (a. recurrente). A. cíclica.
regulatory a. (a. regulatoria).
transient a. (a. transitoria).

albuminuric (albuminúrico). Relativo a albuminuria, caracterizado por ella, o que la padece.

albumoid (albumoide). Albuminoide.

albuterol (albuterol). m. Salbutamol; broncodilatador simpaticomimético de efectos relativamente selectivos sobre los β_2-receptores, por inhalación.

alcapton, alkapton (alcaptona). Ácido homogentísico.

alcaptonuria (alcaptonuria).

Alcian blue (azul alciano). Colorante de ftalocianina.

alclofenac (alclofenac). m. Agente antiinflamatorio.

alclometasone (alclometasona). f. Corticosteroide.

alcogel (alcogel). m. Un hidrogel, con alcohol en vez de agua como medio de dispersión.

alcohol (alcohol). m. **1.** Perteneciente a una serie de compuestos químicos orgánicos en los cuales el hidrógeno (H) unido al carbono es reemplazado por un hidroxilo (OH). **2.** Etanol; a. etílico; a. de grano; aguardiente rectificado; aguardiente de vino.
absolute a. (a. absoluto). **1.** A. anhidro. **2.** A. deshidratado.
acid a. (a. ácido).
anhydrous a. (a. anhidro). A. absoluto.
dehydrated a. (a. deshidratado). A. absoluto.
denatured a. (a. desnaturalizado). A. metilado o metilado industrial.
dihydric a. (a. dihídrico).
dilute a. (a. diluido).
fatty a. (a. graso).
grain a. (a. de granos).
monohydric a. (a. monohídrico). A. que contiene un grupo OH.
primary a. (a. primario).
pyroligneous a. (a. pirolígneo). A. metílico.
rubbing a. (a. de fricción).
secondary a. (a. secundario).
tertiary a. (a. terciario).
trihydric a. (a. trihídrico).
unsaturated a.'s (a. no saturados).

alcohol acids (ácidos alcohólicos). Grupo de compuestos que contienen tanto radicales carboxilo como hidroxilo; p.ej., ácido glicólico.

alcohol dehydrogenase (alcohol deshidrogenasa (ADH)). Aldehído reductasa.

alcohol dehydrogenase (acceptor) (alcohol deshidrogenasa (aceptor)). Oxidorreductasa que convierte alcoholes primarios en aldehídos.

alcohol dehydrogenase (NAD(P)$^+$) (alcohol deshidrogenasa (NAD(P)$^+$)). Oxidorreductasa que convierte alcoholes en aldehídos; también reduce retinal a retinol.

alcohol dehydrogenase (NADP$^+$) (alcohol deshidrogenasa (NADP$^+$)). Retinaldehído reductasa; retinal reductasa.

alcoholate (alcoholato). m. **1.** Tintura u otro preparado que contiene alcohol. **2.** Compuesto químico en el cual el hidrógeno en el grupo OH de un alcohol es reemplazado por un metal alcalino.

alcoholic (alcohólico). **1.** Relacionado con el alcohol o que lo contiene, o que es producido por éste. **2.** m. Persona adicta al uso de bebidas alcohólicas en exceso.

alcoholism (alcoholismo). m. Abuso, dependencia o adicción al alcohol.
acute a. (a. agudo).
alpha a. (a. alfa).
beta a. (a. beta).
chronic a. (a. crónico).
delta a. (a. delta).
epsilon a. (a. épsilon).
gamma a. (a. gamma).

alcoholization (alcoholización) f. Permeación o saturación con alcohol.

alcoholophobia (alcoholofobia). f. Miedo mórbido del alcohol, o de convertirse en alcohólico.

alcoholysis (alcohólisis). f. Desdoblamiento de una unión química con la adición de los elementos del alcohol en el punto de desdoblamiento.

alcuronium chloride (alcuronio, cloruro de). Relajante muscular.

ALD (ALD). Abrev. de adrenoleucodistrofia.

aldadiene (aldadieno). m. Metabolito de la espironolactona que contiene uniones dobles entre C-4 y C-5, y entre C-6 y C-7.

aldaric acid (ácido aldárico). Á. azucarado.

aldehol (aldehol). m. Producto de oxidación del queroseno; utilizado para desnaturalizar el alcohol etílico.

aldehyde (aldehído). m. Compuesto que contiene el radical -CH=O, reducible a un alcohol (CH_2OH), oxidable a un ácido (COOH); p. ej., acetaldehído.
angular a. (a. angular).
a. reductase (a. reductasa). Alcohol deshidrogenasa.

aldehyde dehydrogenase (acylating) (aldehído deshidrogenasa (acilante)). Oxidorreductasa que convierte un aldehído y CoA a acil-CoA.

aldehyde dehydrogenase (NAD$^+$) (aldehído deshidrogenasa (NAD$^+$)). Oxidoreductasa que convierte aldehídos en ácidos con NAD$^+$ como aceptor de H

aldehyde dehydrogenase (NADP(P)$^+$) (aldehído deshidrogenasa (NAD(P)$^+$)). Oxidoreductasa que convierte aldehídos en ácidos con NAD$^+$ or NAD(P)$^+$ como aceptor de H.

aldehyde → DPN transhydrogenase (aldehído → DPN transhidrogenasa). Aldehído deshidrogenasa.

aldehyde → TPN transhydrogenase (aldehído → TPN transhidrogenasa). Aldehído deshidrogenasa.

aldehyde-lyases (aldehído liasas). Enzimas que catalizan la inversión de una condensación aldol.

alditol (alditol). m. Alcohol derivado de la reducción de una aldosa; p. ej., sorbitol.

aldobiuronic acid (ácido aldobiurónico). Producto de condensación de una aldosa y ácido urónico.

aldocortin (aldocortina). f. Aldosterona.

aldohexose (aldohexosa). f. Azúcar de 6 carbonos.

aldoketomutase (aldocetomutasa). f. Lactoil-glutatión liasa.

aldolase (aldolasa). f. **1.** Término genérico para aldehído-liasa. **2.** Nombre que se aplica a veces a la fructosa-bifosfato aldolasa.

aldonic acids (ácido aldónicos). Á. glicónicos.

aldopentose (aldopentosa). f. Monosacárido, p. ej., la ribosa, con cinco átomos de carbono.

aldose (aldosa). f. Monosacárido que contiene potencialmente el grupo característico de los aldehídos, –CHO.
a. mutarotase (a. mutarrotasa). Aldosa 1-epimerasa.
a. reductase (a. reductasa). Poliol deshidrogenasa.

aldose 1-epimerase (aldosa 1-epimerasa). Aldosa mutarrotasa; mutarrotasa; enzima que cataliza la inerconversión de α-D-glucosa y β-D-glucosa.

aldoside (aldósido). m. Glucósido en el cual la mitad del azúcar es una aldosa.

aldosterone (aldosterona). f. Aldocortina.

aldosteronism (aldosteronismo). m. Hiperaldosteronismo.
idiopathic a. (a. idiopático). A. primario.
primary a. (a. primario). Síndrome de Conn; a. idiopático.
secondary a. (a. secundario).

aldotetrose (aldotetrosa). f. Aldosa de cuatro carbonos; p. ej., treosa, eritrosa.

aldoxime (aldoxima). f. Compuesto derivado de la reacción de una aldosa con la hidroxilamina.

aldrin (aldrina). f. Hexaclorohexahidrodimetanonaftaleno; insecticida.

alecithal (alecital). Sin saco vitelino; designa un huevo con muy poco deutoplasma o nada en absoluto.

alemmal (alemal). Designa una fibra nerviosa carente de neurolema.

alethia (aletia). f. Término raramente usado para la persistencia de los recuerdos del pasado.
aletocyte (aletocito). m. Término anticuado para designar una célula migratoria de origen incierto.
aleukemia (aleucemia). f. **1.** Literalmente, la ausencia de leucocitos en la sangre. El término se usa generalmente para indicar variedades de la enfermedad leucémica en las cuales el recuento de leucocitos en la sangre circulante es normal o está disminuido. **2.** Cambios leucémicos en la médula ósea asociados con una cantidad subnormal de leucocitos en la sangre.
aleukemic (aleucémico). Relativo a la aleucemia.
aleukemoid (aleucemoide). Semejante en la sintomatología a la aleucemia.
aleukia (aleucia). f. **1.** Ausencia o número muy disminuido de leucocitos en sangre circulante. **2.** Denominación antigua de la trombocitopenia.
aleukocytic (aleucocítico). Manifiesta la ausencia o el número extremadamente reducido de leucocitos en la sangre.
aleukocytosis (aleucocitosis). Ausencia o gran reducción del número de leucocitos en la sangre circulante o en una lesión anatómica.
aleurioconidium (aleurioconidio). m. Aleuriospora.
aleuriospore (aleuriospora). f. Aleurioconidio.
aleuron (aleurón). m. Gránulos proteicos en el endosperma de las semillas.
aleuronate (aleuronato). m. Proteína formada de la capa aleurónica (endosperma) de los granos de cereales.
aleuronoid (aleuronoide). Semejante a la harina.
alexia (alexia). f. Ceguera para las palabras o textos; afasia visual; pérdida de la capacidad de captar el significado de las palabras y frases escritas e impresas.
  incomplete a. (a. incompleta). Dislexia.
  musical a. (a. musical). Ceguera para la música.
alexic (aléxico). Relativo a la alexia.
alexin (alexina). f. Término acuñado por Buchner para las sustancias bactericidas del suero libre de células.
alexipharmac (alexifármaco). m. Antídoto.
alexithymia (alexitimia). f. Dificultad para reconocer y describir las propias emociones, definiéndolas en términos de sensaciones somáticas o reacciones de conducta.
aleydigism (aleydigismo). m. Aplasia de las células de Leydig, que se observa en el hipogonadismo hipogonadotrófico.
alfacalcidol (alfacalcidol). m. 1-α-Hidroxicolecalciferol; derivado de la vitamina D.
alfadolone acetate (alfadolona, acetato de). Agente anestésico débil.
alfaxalone (alfaxalona). f. Anestésico general de acción breve.
alfentanil hydrochloride (alfentanilo, clorhidrato de). Un analgésico agonista narcótico usado como anestésico o como auxiliar para el mantenimiento de la anestesia general.
algae (algas). f. División de los organismos eucarióticos, fotosintéticos y no floridos.
  blue-green a. (a. azul-verde). Cyanobacteria.
algal (algáceo). Semejante a las algas, o perteneciente a ellas.
algaroba (algarroba). f. Harina de Carob; goma del algarrobo.
alge-, algesi-, algio-, algo- (alge-, algesi-, algio-, algo-). Prefijos que designan dolor.
algedonic (algedónico). Relacionado con una sensación o emoción donde se mezclan el placer y el dolor.
algefacient (algefaciente). m. Agente que posee acción refrigerante.
algesia (algesia). f. Algestesia.
algesic (algésico). Algético.
algesichronometer (algesicronómetro). m. Instrumento para registrar el tiempo requerido para la percepción de un estímulo doloroso.
algesidystrophy (algesidistrofia). f. Algodistrofia.
algesimeter (algesímetro). m. Algesiómetro.
algesiogenic (algesiogénico). Algogénico; que produce dolor.
algesiometer (algesiómetro). m. Algesímetro; algómetro; odinómetro; instrumento para medir el grado de sensibilidad a un estímulo doloroso.
algesthesia (algestesia). f. **1.** Algesia; algestesis; la apreciación del dolor. **2.** Hipersensibilidad al dolor.
algesthesis (algestesis). f. Algestesia.
algestone acetophenide (algestona acetofenida). Alfasona acetofenida; progestágeno anticonceptivo.
algetic (algético). **1.** Algésico; doloroso o relacionado con el dolor, o causante de éste. **2.** Relacionado con hipersensibilidad al dolor.
-algia (-algia). Sufijo que significa dolor o condición dolorosa.
algicide (algicida). m. Dícese de la sustancia química activa contra las algas.
algid (álgido). Frío, helado.
algin (algina). f. Alginato de sodio.
alginate (alginato). m. Hidrocoloide irreversible consistente en sales del ácido algínico.
algiomotor (algiomotor). Algiomuscular; causante de contracciones musculares dolorosas.
algiomuscular (algiomuscular). Algiomotor.
algiovascular (algiovascular). Algovascular.
algodystrophy (algodistrofia). f. Algesidistrofia.
algogenesis, algogenesia (algogenesia, algogénesis). f. La producción o el origen del dolor.
algogenic (algogénico). Algesiogénico.
algolagnia (algolagnia). f. Algofilia; forma de perversión sexual en la cual el hecho de causar o experimentar dolor incrementa el placer del acto sexual.
algometer (algómetro). m. Algesiómetro.
algometry (algometría). f. Proceso de medición del dolor.
algophilia (algofilia). f. **1.** Placer que se experimenta al pensar en el dolor propio o de otra persona. **2.** Algolagnia.
algophobia (algofobia). f. Miedo o sensibilidad anormal al dolor.
algopsychalia (algopsicalia). f. Psicalgia.
algorithm (algoritmo). m. Los pasos escritos en el protocolo para el manejo de los problemas de salud.
algoscopy (algoscopia). f. Crioscopia.
algospasm (algospasmo). m. Espasmo producido por el dolor.
algovascular (algovascular). Algiovascular.
alible (alible). Nutritivo.
alicyclic (alicíclico). Denota un compuesto a.
alienation (alienación). f. Condición caracterizada por la carencia de relaciones significativas con los demás, y resultante a veces en despersonalización y enajenación mental.
alienia (alienia). f. Ausencia congénita del bazo.
alienist (alienista). Término anticuado para denominar a la persona que se dedica a tratar las enfermedades mentales.
aliflurane (aliflurano). m. Anestésico sintético inhalante.
aliform (aliforme). En forma de ala.
alignment (alineamiento). m. **1.** Posición longitudinal de un hueso o de un miembro. **2.** Acción de alinear. **3.** En odontología, disposición de los dientes en relación con las estructuras de sostén y las piezas adyacentes u opuestas.
aliment (alimento). m. **1.** Comida, nutriente. **2.** En la teoría sensoriomotora, lo que se asimila a un esquema; análogo a estímulo.
alimentary (alimentario). Relacionado con los alimentos o la nutrición.
alimentation (alimentación). f. Que proporciona nutrición.
  forced a. (a. forzada).
  parenteral a. (a. parenteral).
  rectal a. (a. rectal). A. mediante enemas de retención.
alinasal (alinasal). Relacionado con las aletas de la nariz o las porciones móviles de éstas.
alinement (alineamiento).
alinjection (alinyección). f. La inyección de alcohol para el endurecimiento y preservación de los especímenes histológicos y patológicos.
aliphatic (alifático). Designa compuestos de carbonos acíclicos, la mayoría de los cuales pertenecen a la serie de ácidos grasos.
aliphatic acids (ácidos alifáticos). Á. de hidrocarburos no aromáticos.
alipoid (alipoide). Caracterizado por la ausencia de lipoides.
alipotropic (alipotrópico). Sin efectos sobre el metabolismo graso o sobre el movimiento de grasa hacia el hígado.
aliquant (alicuanta). En química e inmunología, perteneciente a una porción que resulta de dividir el total de manera que quede algo (igual en volumen o peso) luego que se han repartido los a.
aliquot (alícuota). f. En química e inmunología, perteneciente a una porción del total.
alisphenoid (alisfenoide). Relativo al alerón mayor del hueso esfenoides.

alizarin (alizarina). f. 1,2-Dihidroxiantraquinona; colorante rojo.
a. cyanin (a. cianina). Colorante nuclear.
a. purpurin (a. purpurina). Purpurina.
a. red S **1.** (a. rojo S). Sulfonato sódico de alizarina. **2.** (rojo de alizarina). Sulfonato sódico de alizarina.
alk-1-enyl (alqu-1-enilo). El radical de un alqueno en el cual el doble enlace indicado por "en(o)" se encuentra entre los carbonos 1 y 2.
alk-1-enylglycerophospholipid (alqu-1-enilglicerofosfolípido). .
alkadiene (alcadieno). m. Hidrocarburo acíclico (alcano) que contiene dos enlaces dobles.
alkalemia (alcalemia). f. Disminución de la concentración de iones H de la sangre o un aumento del pH.
alkalescence (alcalescencia). f. **1.** Ligera alcalinidad. **2.** El proceso de alcalinización.
alkalescent (alcalescente). **1.** Ligeramente alcalino. **2.** Capaz de volverse alcalino.
alkali, pl. **alkalis, alkalies** (álcali). m. Sustancia fuertemente básica que cede iones hidróxidos (OH^-) en solución.
caustic a. (á. cáustico). Un á. altamente ionizado (en solución).
fixed a. (á. fijo).
vegetable a. (á. vegetal). Mezcla de hidróxido y carbonato de potasio.
alkaline (alcalino). Relacionado con un álcali, o que reacciona como éste.
alkalinity (alcalinidad). f. Condición de ser alcalino.
alkalinization (alcalinización). f. Alcalización.
alkalinuria (alcalinuria). f. Alcaluria; el pasaje de orina alcalina.
alkalitherapy (alcaliterapia). f. Utilización de álcalis en terapéutica, para lograr efectos sistémicos o locales.
alkalization (alcalización). f. Alcalinización.
alkalizer (alcalizador). m. Agente que neutraliza los ácidos o que hace alcalina una solución.
alkaloid (alcaloide). m. Base vegetal; cualquiera de los cientos de productos vegetales distinguidos por sus reacciones alcalinas (básicas), pero el término se limita en la actualidad a estructuras heterocíclicas que contiene nitrógeno y a menudo complejas, que poseen actividad farmacológica.
fixed a. (a. fijo). A. no volátil.
alkalosis (alcalosis). f. Trastorno fisiopatológico caracterizado por la pérdida de iones H o el exceso de bases de los líquidos corporales (a. metabólica) o causado por la pérdida de CO_2 debida a hiperventilación (a. respiratoria).
acapnial a. (a. por acapnia). A. respiratoria.
compensated a. (a. compensada).
metabolic a. (a. metabólica).
respiratory a. (a. respiratoria). A. por acapnia
uncompensated a. (a. descompensada).
alkalotic (alcalótico). Relativo a la alcalosis.
alkaluria (alcaluria). f. Alcalinuria.
alkane (alcano). m. Término general para un hidrocarburo acíclico saturado; p. ej., propano, isobutano.
alkanet (alcana). f. Orcaneta; raíz de una hierba, *Alkanna* o *Anchusa tinctoria* (familia Boraginaceae), que produce colorantes rojos.
alkannan (alcanán). m. Componente menor del colorante rojo derivado de la alcana.
alkannin (alcanina). f. Ancusina; el colorante rojo principal derivado de la alcana.
alkapton, alcapton (alcaptona). f. Ácido homogentísico.
alkaptonuria (alcaptonuria). f. Homogentisuria; excreción de ácido homogentísico (alcapton) en la orina.
alkatriene (alcatrieno). m. Hidrocarburo acíclico que contiene tres puentes dobles.
alkavervir (alcavervir). m. Mezcla de alcaloides obtenida mediante la extracción selectiva de *Veratrum viride*; agente antihipertensivo.
alkene (alqueno). m. Hidrocarburo acíclico que contiene un puente doble; p. ej., etileno.
alkenyl (alquenilo). m. El radical de un alqueno.
alkide (alquida). Alquilo.
alkyl (alquilo). m. **1.** Radical hidrocarbonado de la fórmula general C_nH_{2n+1}. **2.** Alquida.
arylated a. (a. arilatado). Aralquilo.
alkylamine (alquilamina). f. Alcano en el que está contenido un grupo $-NH_2$ en lugar de un átomo de H; p. ej., etilamina.
alkylation (alquilación). f. La sustitución de un radical alquilo por un átomo de hidrógeno.
all or none (todo o nada). Ley de Bowditch.
all-*trans*-retinal (todo-*trans*-retinal). m. *Trans*-retinal; amarillo visual; retinaldehído de color anaranjado que se produce por acción de la luz sobre la rodopsina de la retina.
allachesthesia (alacestesia). f. Condición en la cual una sensación es referida a un punto diferente de aquél en el cual se aplica el estímulo.
optical a. (a. óptica). Alestesia visual.
allantiasis (alantiasis). f. Término obsoleto para la intoxicación con salchichas, debida a botulismo.
allanto-, allant- (alanto-, alant-). Prefijos que indican relación con la alantoides y la alantoide.
allantochorion (alantocorion). m. Membrana extraembrionaria formada por la fusión de la alantoides y el corion.
allantogenesis (alantogénesis). f. Desarrollo de la alantoides.
allantoic (alantoico). Relacionado con la alantoides.
allantoid (alantoide). **1.** En forma de salchicha. **2.** Relacionado con la alantoides, o parecido a ésta.
allantoidoangiopagus (alantoidoangiópago). Gemelo a.
allantoin (alantoína). f. Glioxildiureido; cordianina.
allantoinase (alantoinasa). f. Enzima que cataliza la hidrólisis de la alantoína a ácido alantoico.
allantoinuria (alantoinuria). f. Excreción urinaria de alantoína.
allantois (alantoides). f. Membrana a.; membrana fetal que se desarrolla del saco vitelino.
allaxis (alaxis). m. Metamorfosis.
allele (alelo). m. Alelomorfo; cualquiera de una serie de dos o más genes diferentes que pueden ocupar la misma posición o locus sobre un cromosoma específico.
codominant a. (a. codominante).
silent a. (a. silencioso). Amorfo.
allelic (alélico). Alelomórfico; relacionado con un alelo.
allelism (alelismo). m. Alelomorfismo.
allelocatalysis (alelocatálisis). f. Autoestimulación del crecimiento en un cultivo bacteriano mediante la adición de células similares.
allelocatalytic (alelocatalítico). Recíprocamente catalítico.
allelomorph (alelomorfo). m. Alelo.
allelomorphic (alelomórfico) Alélico.
allelomorphism (alelomorfismo). m. Alelismo.
allelotaxis, allelotaxy (alelotaxia). f. Desarrollo de un órgano a partir de un número de estructuras o tejidos embrionarios.
allergen (alergeno). m. Antígeno.
allergenic (alergénico). Antigénico.
allergic (alérgico). Relacionado con alguna respuesta estimulada por un alergeno.
allergic salute (saludo alérgico). m. Gesto característico de limpiarse o frotarse la nariz con un movimiento hacia arriba o transversal de la mano, que se observa en niños con rinitis alérgica.
allergin (alergina). f. Término raras veces utilizado para designar la sustancia reactiva en la transferencia pasiva de la anafilaxia.
allergist (alergista). m. y f. Persona especializada en el tratamiento de las alergias.
allergization (alergización). f. Sensibilización activa como resultado del contacto, ya sea natural o artificial, de los alergenos con los tejidos susceptibles; el proceso de haber sido alergizado.
allergized (alergizado). Alterado específicamente en la reactividad; capaz de exhibir uno u otro aspecto de la alergia.
allergodermia (alergodermia). f. Dermatitis alérgica.
allergosis (alergosis). f. Toda condición anormal caracterizada por alergia.
allergy (alergia). f. **1.** Sensibilidad adquirida (inducida); estado inmunológico inducido en un sujeto susceptible mediante un antígeno (alergeno), caracterizado por un cambio notable en la reactividad del sujeto. **2.** Rama de la medicina relacionada con el estudio, el diagnóstico y el tratamiento de las manifestaciones alérgicas. **3.** Hipersensibilidad adquirida a ciertas drogas y materiales biológicos.
atopic a. (a. atópica).
bacterial a. (a. bacteriana).
cold a. (a. al frío). Síntomas físicos producidos por hipersensibilidad al frío.
contact a. (a. de contacto).
delayed a. (a. tardía o retardada). Reacción alérgica tipo IV.
drug a. (a. a drogas).

immediate a. (a. inmediata). Reacción alérgica tipo I.
latent a. (a. latente).
physical a. (a. física).
polyvalent a. (a. polivalente).
allesthesia (alestesia). f. Aloqueiria; aloquiria; aloestesia; signo de Bamberger.
visual a. (a. visual). Alacestesia óptica.
allethrins (aletrinas). f. Ésteres de aletrolona de ácidos crisantemo-monocarboxílicos, y análogos sintéticos de las piretrinas; insecticida.
allethrolone (aletrolona). f.
alligation (aligación). f. En farmacia, las cantidades relativas de soluciones de porcentajes diferentes que deben tomarse para formar una mezcla de una cierta potencia.
alliteration (aliteración). f. En psiquiatría, trastorno del lenguaje en el cual son notablemente frecuentes las palabras que comienzan con los mismos sonidos, por lo general consonantes.
allo- (alo-). **1.** Prefijo que significa "otro" o diferente de lo normal o habitual. **2.** Prefijo usado anteriormente para los aminoácidos, cuando su cadena lateral contenía un carbono asimétrico; en la actualidad se usa solamente para las aloisoleucinas y las alotreoninas.
alloalbuminemia (aloalbuminemia). f. Condición por la cual se posee una albúmina sérica de una variante que difiere en su movilidad electroforética del tipo usual (albúmina A).
alloantibody (aloanticuerpo). m. Anticuerpo específico para un aloantígeno.
alloantigen (aloantígeno). m. Antígeno que aparece en algunos miembros de la misma especie, pero no en otros.
alloarthroplasty (aloartroplastia). f. Neoformación de una articulación, que utiliza material que no proviene del cuerpo humano.
allobarbital (alobarbital). m. Hipnótico.
allocentric (alocéntrico). Caracterizado por el interés centrado en otras personas más que en sí mismo.
allocheiria, allochiria (aloqueiria, aloquiria). f. Alestesia.
allochezia, allochetia (aloquecia). f. Pasaje de heces a través de una fístula o de otra vía falsa.
allochiria (aloquiria). f. Aloqueiria.
allocholane (alocolano). m.
allocholesterol (alocolesterol). m. Coprostenol.
allochroic (alocroico). Que cambia de color; relativo al alocroísmo.
allochroism (alocroísmo). m. Cambio o facultad de cambiar de color.
allochromasia (alocromasia). f. Cambio de color de la piel o del pelo.
allocortex (alocorteza). f. Corteza heterotípica.
α-allocortol (α-alocortol). m. Metabolito de hidroxicortisona que se encuentra en la orina.
β-allocortol (β-alocortol). m. Metabolito de la hidrocortisona encontrado en la orina.
α-allocortolone (α-alocortolona). f. Metabolito de hidroxicortisona que se encuentra en la orina.
β-allocortolone (β-alocortolona). f. Un metabolito de hidroxicortisona que se encuentra en la orina.
allodiploid (alodiploide).
allodynia (alodinia). f. El malestar resultante de un estímulo doloroso.
alloerotic (aloerótico). Heteroerótico; relacionado con el aloerotismo o caracterizado por él.
alloeroticism (aloeroticismo). m. Aloerotismo.
alloerotism (aloerotismo). m. Aloeroticismo; heteroerotismo; atracción sexual hacia otra persona.
alloesthesia (aloestesia). f. Alestesia.
allogamy (alogamia). f. La fertilización del óvulo de un individuo por el espermatozoide de otro.
allogenic, allogeneic (alogénico). **1.** Antiguamente, perteneciente a diferentes especies o raza. **2.** Perteneciente a constituciones genéticas diferentes dentro de la misma especie.
allogotrophia (alogotrofia). f. Crecimiento o nutrición de una parte, o de un tejido, a expensas de otra parte del cuerpo.
allograft (aloinjerto). m. Homoinjerto o injerto alogénico, homólogo, homoplástico.
allogroup (alogrupo). m. Término utilizado antiguamente para denotar un haplotipo compuesto de marcadores alotípicos relacionados íntimamente entre sí.
allohexaploid (alohexaploide).
alloisomer (aloisómero). m. Isómero geométrico.
allokeratoplasty (aloqueratoplastia). f. Reemplazo de un tejido corneano opaco con una prótesis transparente, por lo general de acrílico.
allokinesis f. **1.** (aloquinesia). Alocinesia. **2.** (alocinesia). Movimiento pasivo. **3.** (alocinesia). Movimiento reflejo.
allolalia (alolalia). f. Cualquier defecto del habla, especialmente los que se deben a enfermedades que afectan el centro del lenguaje.
allomaleic acid (ácido alomaleico). Á. fumárico.
allomerism (alomería). f. Característica de las sustancias que difieren en su composición química, pero que tienen la misma forma cristalina.
allometron (alometron). m. Cambio evolutivo en el tamaño o proporción de los seres orgánicos.
allomorphism (alomorfismo). m. **1.** Cambio en la forma de las células debido a causas mecánicas. **2.** Estado de ser similar en cuanto a la composición química, pero diferente en la forma, especialmente de los minerales cristalinos.
allonomous (alónomo). Gobernado por estímulos externos.
allopath (alópata). m. **1.** El que practica la medicina de acuerdo con el sistema de la alopatía. **2.** Por error, un médico de la escuela racional o tradicional, a diferencia de los eclécticos u homeópatas.
allopathic (alopático). Relativo a la alopatía.
allopathist (alópata).
allopathy (alopatía). f. Heteropatía; tratamiento sustitutivo.
allopentaploid (alopentaploide).
allophanamide (alofanamida). f. Biuret.
allophanic acid (ácido alofánico). *N*-Carboxiurea; á. carbamoilcarbámico.
allophasis (alofasia). f. Habla incoherente, desordenada.
allophenic (alofénico). Perteneciente a un animal con fenotipos celulares diferentes producidos mediante la combinación de huevos fertilizados en división (blastómeros) o de genotipos diferentes (es decir, de pares diferentes de progenitores).
allophore (alóforo). Eritróforo.
allophthalmia (aloftalmía). f. Heteroftalmía.
alloplasia (aloplasia). f. Heteroplasia.
alloplast (aloplasto). m. **1.** Injerto de un material inerte o de un material plástico. **2.** Cuerpo extraño inerte utilizado para la implantación en los tejidos.
alloplasty (aloplastia). f. La reparación de defectos mediante el alotrasplante.
alloploid (aloploide). Relacionado con un individuo o célula híbrido con dos o más conjuntos de cromosomas derivados de dos especies ancestrales diferentes.
alloploidy (aloploidia). f. La condición de ser aloploide.
allopolyploid (alopoliploide). Un aloploide que tiene dos o más múltiplos de conjuntos haploides de cromosomas.
allopolyploidy (alopoliploidia). f. Condición de alopoliploide.
allopregnane (alopregnano). m. Nombre original para 5α-pregnano.
α-allopregnanediol (α-alopregnandiol). m. Metabolito de la progesterona y de las hormonas de la corteza suprarrenal, que se encuentra en la orina.
β-allopregnanediol (β-alopregnandiol). m. 5α-pregnano-3β,b20α(y β)-dioles; se encuentra en la orina.
allopsychic (alopsíquico). Relativo a la alopsicosis, procesos mentales relacionados con el mundo exterior.
allopurinol (alopurinol). m. Inhibidor de la xantina oxidasa en la formación de ácido úrico; se usa para el tratamiento de la gota.
allorhythmia (alorritmia). f. Irregularidad del ritmo cardíaco que se repite muchas veces.
allorhythmic (alorrítmico). Relacionado con la alorritmia o caracterizado por ésta.
allose (alosa). f. Azúcar hexosa isomérica de la glucosa.
allosome (alosoma). m. Heterocromosoma; cromosoma heterotípico.
paired a. (a. apareado). Diplosoma.
unpaired a. (a. no apareado). Cromosoma accesorio.
allosteric (alostérico). Perteneciente a la alostería, o caracterizado por ésta.
allosterism, allostery (alostería). f. Influencia de la actividad enzimática por un cambio en la conformación de la enzima.
allotetraploid (alotetraploide).

allotherm (alotermo). Poiquilotermo.
allothreonines (alotreoninas). f. Dos de los cuatro diastereoisómeros de la treonina.
allotopia (alotopia). f. Distopia.
allotransplantation (alotrasplante). m. Homotrasplante.
allotrichia circumscripta (alotriquia circunscripta). Nevo piloso.
allotriodontia (alotriodoncia). f. **1.** El crecimiento de un diente en una localización anormal. **2.** Trasplante de un diente.
allotriogeustia (alotriogeusia). f. Perversión del gusto que lleva al consumo de sustancias inusuales y no alimenticias.
allotriophagy (alotriofagia). f. Hábito de comer sustancias inusuales o que no son alimenticias.
allotriosmia (alotriosmia). f. Reconocimiento incorrecto de los olores.
allotriploid (alotriploide).
allotrope (alótropo). Sustancia en una de las formas alotrópicas que el elemento puede asumir.
allotrophic (alotrófico). Que posee un valor nutritivo alterado.
allotropic (alotrópico). **1.** Relacionado con alotropía. **2.** En psiquiatría, designa un tipo de personalidad caracterizado por una preocupación por las reacciones de los demás.
allotropism, allotropy (alotropía, alotropismo). La existencia de ciertos elementos en varias formas diferentes con propiedades físicas también disímiles, p. ej., el carbón negro, el grafito y el diamante son carbón puro.
allotype (alotipo). m. Marcador alotípico.
allotypic (alotípico). Perteneciente a un alotipo.
alloxan (aloxana). f. Producto de oxidación del ácido úrico.
alloxantin (aloxantina). f. Uroxina; agente diabetógeno.
alloxazine (aloxazina). f. Isómero de la isoaloxazina.
alloxuremia (aloxuremia). f. Presencia de bases de purina en la sangre.
alloxuria (aloxuria). f. Presencia de cuerpos purínicos en la orina.
alloy (aleación). f. Sustancia compuesta de una mezcla de dos o más metales.
  chrome-cobalt a.'s (a. de cromo-cobalto).
  eutectic a. (a. eutéctica).
  gold a. (a. de oro).
  Raney a. (a. Raney).
  silver-tin a. (a. plata-estaño).
D-allulose (D-alulosa). f. D-Psicosa.
allyl (alilo). 2-Propenil; radical monovalente (CH_2=$CHCH_2$-).
  a. cyanide (cianuro de a.). 3-Butenonitrilo.
  a. sulfide (sulfuro de a.). Dialil sulfuro; tioalil éter; "aceite de ajo".
  a. alcohol (alcohol alílico). 2-Propenol; vinil carbinol.
  a. isothiocyanate (isotiocianato de a.). Aceite de mostaza volátil; alilisosulfocianato; éster alil isotiociánico.
allylamine (alilamina). f. 3-Aminopropileno.
allylbarbital (alilbarbital). m. Butalbital.
allylestrenol (alilestrenol). m. Agente progestágeno.
allylmercaptomethylpenicillin (alilmercaptometilpenicilina). f. Penicilina O.
***N*-allylnormorphine** (*N*-alilnormorfina). f. Nalorfina.
allysines (alisinas). f. Uno o dos α-aminoácidos de seis carbonos unidos por un puente carbono-carbono.
almond oil (aceite de almendra).
  bitter a. o. (a. de almendras amargas).
aloe (áloe). m. Jugo desecado de las hojas de plantas del género *Aloe* (familia Liliaceae), de la cual derivan la aloína, la resina, la emodina y aceites volátiles.
aloe-emodin (áloe-emodina). Rabarberona; éter trimetílico de la emodina, usado como laxante.
aloetin (aloetina). f. Aloína.
alogia (alogia). f. **1.** Afasia. **2.** Incapacidad de hablar debida a deficiencia o confusión mental.
aloin (aloína). f. Barbaloína; aloetina; laxante.
alopecia (alopecia). f. Calvicie; pelada; pérdida del pelo.
  a. adnata (a. adnata). A. congénita.
  androgenic a. (a. androgénica).
  a. areata (a. areata). A. circunscripta.
  a. capitis totalis (a. capitis totalis).
  a. celsi (a. celsi, de Celsus). A. areata.
  cicatricial a., a. cicatrisata (a. cicatrizal).
  a. circumscripta (a. circunscripta). A. areata.
  congenital sutural a. (a congénita sutural).
  a. congenitalis, congenital a. (a. congénita). A. adnata.
  a. disseminata (a. diseminada). Pérdida del pelo de todo el cuerpo.
  a. dynamica (a. dinámica).
  a. follicularis (a. folicular). Foliculitis decalvans.
  a. hereditaria (a. hereditaria). A. masculina.
  Jonston's a. (a. de Jonston's). A. areata.
  a. leprotica (a. leprosa).
  a. liminaris frontalis (a. liminaris frontalis). A. marginalis.
  lipedematous a. (a. lipedematosa).
  male pattern a. (a. de distribución masculina). A. hereditaria.
  a. marginalis (a. marginalis). A. liminaris frontalis.
  a. medicamentosa (a. medicamentosa).
  moth-eaten a. (a. apolillada).
  a. mucinosa (a. mucinosa).
  a. neurotica (a. neurótica). A. de origen trofoneurótico.
  a. parviculata (a. parviculada). Seudopelada.
  a. pityrodes (a. pityrodes).
  postoperative pressure a. (a. por compresión posquirúrgica).
  postpartum a. (a. posparto).
  premature a., a. prematura (a. prematura).
  a. presenilis (a. presenil).
  a. senilis (a. senil). Pérdida total de cabello en la edad avanzada.
  a. symptomatica (a. sintomática).
  a. syphilitica (a. sifilítica). A. de la sífilis secundaria.
  a. totalis (a. total).
  a. toxica (a. tóxica).
  traction a. (a. por tracción). A. traumática.
  traumatic a. (a. traumática). A. por tracción.
  a. triangularis congenitalis (a. triangular congénita).
  a. universalis (a. universal).
alopecic (alopécico). Relacionado con alopecia.
aloxiprin (aloxiprina). f. Producto de condensación del óxido de aluminio y la aspirina, utilizado como analgésico.
alpha (alfa). La primera letra del alfabeto griego (α).
alpha amylase (alfa amilasa). Enzima que desdobla el almidón.
alpha-blocker (alfabloqueador). Agente bloqueador α-adrenérgico.
alphadione (alfadiona). f. Anestésico que se utiliza por vía endovenosa y que contiene dos esteroides.
alphadolone acetate (alfadolona, acetato de).
alphaprodine (alfaprodina). f. Analgésico narcótico.
alphasone acetophenide (alfasona, acetofenida). Algestona acetofenida.
alphaxalone (alfaxalona). f. Anestésico general de acción breve.
alphodermia (alfodermia). f. Leucodermia.
alphos (alfos). m. Psoriasis.
alprazolam (alprazolam). m. Un tranquilizante menor benzodiazepínico.
alprenolol hydrochloride (alprenolol, clorhidrato de). Agente bloqueante de los receptores β.
alprostadil (alprostadil). m. Prostaglandina E_1; agente vasodilatador.
alseroxylon (alseroxilona). f. Fracción alcaloide soluble en grasa extraída de la raíz de *Rauwolfia serpentina*.
ALT (ALT). Abrev. de alanina aminotransferasa.
alt. hor. (alt. hor.). Abrev. del lat. *alternis horis*, en horas alternadas.
alteration (alteración). f. **1.** Cambio. **2.** Cambiar; hacer diferente de lo original o anterior.
  modal a. (a. modal).
  qualitative a. (a. cualitativa).
  quantitative a. (a. cuantitativa).
alteregoism (alteregoísmo). m. Identificación con personas de personalidad similar a la propia.
alternans (alternancia). Alternante; con frecuencia utilizado como sustantivo para la alternación cardíaca.
  auditory a. (a. auditiva). A. auscultatoria.
  auscultatory a. (a. auscultatoria). A. auditiva.
  concordant a. (a. concordante).
  discordant a. (a. discordante).
  electrical a. (a. eléctrica). Alternación eléctrica del corazón.
alternation (alternación). f. Aparición de dos fases o hechos en sucesión y en forma recurrente.
  concordant a. (a. concordante).

discordant a. (a. discordante).
electrical a. of heart (a. eléctrica cardíaca).
a. of generations (a. generacional). Metagénesis.
mechanical a. (a. mecánica). A. del corazón.
a. of the heart (a. cardíaca). A. mecánica.

alternocular (alternocular). Designa el uso de cada ojo por separado, en lugar de la visión binocular.

althea (altea). f. Raíz del malvavisco, *Althea officinalis* (familia Malvaceae).

altitudinal (altitudinal). Relativo a las relaciones verticales; p. ej., hemianopsia.

altrigendrism (altrigendrismo). m. Actividad sana, natural, no erótica, entre los sexos.

altrose (altrosa). f. Aldohexosa isomérica de la glucosa, talosa, alosa, etcétera.

alum (alumbre). m. Sulfatol doble de aluminio y de un elemento terrestre alcalino o amonio.
burnt a. (a. quemado). A. desecado.
cake a. (a. conglutinado). Sulfato octadecahidrato de aluminio.
chrome a. (a. crómico). Sulfato de cromo y potasio.
dried a. (a. desecado). A. quemado.
exsiccated a. (a. desecado). A. calentado hasta su completa desecación; astringente local.
ferric a. (a. férrico). Sulfato de amonio férrico.
whey a. (suero de a.).

alum-hematoxylin (alumbre-hematoxilina). Tinción nuclear púrpura utilizada en histología.

alumina (alúmina). Óxido de aluminio.
hydrated a. (a. hidratada). Hidróxido de aluminio.

aluminated (aluminado). Que contiene alumbre.

aluminon (aluminón). m. La sal de amonio del ácido aurintricarboxílico.

aluminosis (aluminosis). f. Neumoconiosis causada por inhalación de partículas de aluminio en los pulmones.

aluminum (Al) (aluminio). m. Metal blanquecino plateado de peso muy liviano; símbolo, Al; Nº at. 13, P. at. 26,98.
a. ammonium sulfate (sulfato de amonio y a.).
a. aspirin (a. aspirina). A. acetilsalicilato; analgésico y antipirético.
a. bismuth oxide (óxido de bismuto y a.). Aluminato de bismuto.
a. carbonate basic (carbonato básico de a.).
a. hydrate (hidrato de a.). Hidróxido de a.
a. hydroxide (hidróxido de a.).
a. hydroxide gel (hidróxido de a., gel).
a. hydroxychloride (hidroxicloruro de a.). Antitranspirante.
a. magnesium silicate (silicato de magnesio y a.).
a. monostearate (monoestearato de a.).
a. nicotinate (nicotinato de a.). Tris(nicotinato)aluminio.
a. oleate (oleato de a.).
a. oxide (óxido de a.).
a. phenolsulfonate (fenolsulfonato de a.).
a. phosphate (fosfato de a.).
a. phosphate gel (fosfato de a., gel).
a. potassium sulfate (sulfato de potasio y a.). Alumbre de potasio.
a. salicylate basic (salicilato básico de a.).
a. salicylate basic, soluble (salicilato básico de a. soluble).
a. silicate (silicato de a.). Caolín.
a. subacetate (subacetato de a.). A. diacetato.
a. acetate (acetato de a.).
a. acetotartrate (acetotartrato de a.).
a. acetylsalicylate (acetilsalicilato de a.). A. aspirina.
a. diacetate (diacetato de a.). Subacetato de a.
a. chlorate nonahydrate (clorato de a. nonahidrato). Malebrina.
a. chloride hexahydrate (cloruro de a. hexahidrato).
a. sulfate octadecahydrate (sulfato de a. octadecahidrato). Alumbre conglutinado; detergente astringente para úlceras cutáneas.

aluminum group (aluminio, grupo del). Aluminio, boro, galio, indio y talio.

alveoalgia (alveoalgia). f. Alveolalgia; osteítis alveolar.

alveolalgia (alveolalgia). f. Alveoalgia.

alveolar (alveolar). Relacionado con un alvéolo.

alveolate (alveolado). Picado o con hoyuelos, semejante a un panal de abejas.

alveolectomy (alveolectomía). f. Extirpación quirúrgica de una porción del proceso dentoalveolar.

alveolingual (alveolingual). Alveolollingual.

alveolitis (alveolitis). f. **1.** Inflamación de los alvéolos. **2.** Inflamación de un alvéolo dental.
acute pulmonary a. (a. pulmonar aguda).
extrinsic allergic a. (a. alérgica extrínseca).

alveolo- (alveolo-). Prefijo que indica relación con un alvéolo o con el proceso alveolar.

alveoloclasia (alveoloclasia). f. Destrucción del alvéolo.

alveolodental (alveolodental). Relativo al alvéolo y el diente.

alveololabial (alveololabial). Relativo al labio y la superficie externa del proceso alveolar.

alveololingual (alveololingual). Alveolingual; relacionado con la superficie interna o lingual del proceso alveolar.

alveolopalatal (alveolopalatino). Referido a la superficie palatina del proceso alveolar.

alveoloplasty (alveoloplastia). f. Alveoplastia; la preparación quirúrgica de las crestas alveolares para la recepción de dentaduras.
interradicular a., intraseptal a. (a. interradicular, intraseptal).

alveoloschisis (alveolosquisia). f. Gnatosquisia; hendidura del proceso alveolar.

alveolotomy (alveolotomía). f. Operación de apertura dentro de un alvéolo dental para permitir el drenaje de pus de un absceso periapical o intraóseo.

alveolus, gen. and pl. **alveoli** (alvéolo). m. **1.** [*alveolus*, NA]. Pequeña célula o cavidad. **2.** Célula aérea; dilatación sacular terminal de las vías aéreas pulmonares. **3.** Una de las porciones secretoras terminales de una glándula racemosa o alveolar. **4.** Una de las depresiones u hoyuelos de la pared gástrica. **5.** A. dental.
alveoli pulmonis (a. pulmonar). [*alveoli pulmonis*, NA].
a. dentalis, pl. **alveoli dentales** (a. dental). [*alveolus dentalis*, NA].

alveoplasty (alveoplastia). f. Alveoloplastia.

alveus, pl. **alvei** (álveo). m. Canal o cavidad.
a. hippocampi (á. del hipocampo). [*alveus hippocampi*, NA].
a. urogenitalis (á. urogenital). [*utriculus prostaticus*, NA]. Utrículo prostático.

alvinolith (alvinolito). m. Término obsoleto para coprolito.

alymphia (alinfia). f. Ausencia o deficiencia de linfa.

alymphocytosis (alinfocitosis). f. Ausencia de linfocitos, o gran reducción de su número.

alymphoplasia (alinfoplasia). f. Aplasia o hipoplasia del tejido linfoide.
Nezelof type of thymic a. (a. tímica tipo Nezelof).
thymic a. (a. tímica). Displasia tímica linfopénica.

amacrine (amacrina). **1.** f. Célula o estructura que carece de una prolongación fibrosa alargada. **2.** Designa este tipo de célula o estructura.

amadou (amadou). Agárico.

amalgam (amalgama). f. Aleación de un elemento o metal con mercurio.
pin a. (a. en perno).
spherical a. (a. esférica).

amalgamate (amalgamar). Preparar una amalgama.

amalgamation (amalgamación). f. El proceso de combinar mercurio con un metal o una aleación para formar una nueva aleación.

amalgamator (amalgamador). m. Instrumento o dispositivo que permite combinar el mercurio con un metal o aleación para formar una nueva aleación.

α-amanitin (α-amanitina). f. Polipéptido cíclico muy tóxico, estable al calor, que se encuentra en la *Amanita phalloides*.

amantadine hydrochloride (amantadina, clorhidrato de). 1-Adamantanamina; agente antiviral.

amaranth, amaranthum (amaranto). m. Colorante azoico.

amarine (amarina). f. Nombre aplicado a varios principios amargos derivados de las plantas.

amaroid (amaroide). m. Extracto amargo que no pertenece a la clase de los glucósidos, alcaloides o alguno de los principios conocidos vegetales.

amaroidal (amaroidal). Semejante a las almendras amargas; que tiene un sabor ligeramente amargo.

amarum (amarum). Perteneciente a la clase de drogas vegetales de gusto amargo, como la genciana y la cuasia.

amastia (amastia). f. Amacia; ausencia de las mamas.

amastigote (amastigoto). m. Cuerpo de Leishman-Donovan.
amathophobia (amatofobia). f. Temor morboso del polvo o de la suciedad.
amativeness (amatividad). f. Término raramente usado para referirse a la propensión hacia el amor.
amaurosis (amaurosis). f. Gutta serena; ceguera.
a. centralis (a. central).
a. congenita of Leber (a. congénita de Leber).
a. fugax (a. fugaz). Ceguera temporaria.
pressure a. (a. por compresión).
saburral a. (a. saburral).
toxic a. (a. tóxica).
amaurotic (amaurótico). Relativo a la amaurosis, o que la padece.
amaxophobia (amaxofobia). f. Hamaxofobia; miedo mórbido de entrar en cualquier tipo de vehículo o conducirlo.
amazia (amazia). f. Amastia.
ambageusia (ambageusia). f. Pérdida del sentido del gusto de ambos lados de la lengua.
ambenonium chloride (ambenonio, cloruro de). Inhibidor de la colinesterasa similar en sus efectos a la neostigmina.
ambergris (ambargris). m. Secreción patológica grisácea que se obtiene del intestino de los cachalotes.
ambi- (ambi-). Prefijo que significa redondeado; todos (ambos) lados.
ambidexterity (ambidestreza). f. Capacidad o habilidad para usar ambas manos con igual facilidad.
ambidextrism (ambidestreza). f. Capacidad o habilidad para usar ambas manos con igual facilidad.
ambidextrous (ambidiestro). Que posee la misma facilidad para el uso de ambas manos.
ambient (ambiente). m. Entorno.
ambiguous (ambiguo). **1.** Que tiene más de una interpretación. **2.** En anatomía, que tiene más de una dirección. **3.** En neuroanatomía se refiere a un núcleo que envía fibras eferentes viscerales especiales a los nevios vago y glosofaríngeo.
ambilateral (ambilateral). Relativo a ambos lados.
ambilevous (ambilevo). Ambisiniestro; torpe en el uso de ambas manos.
ambisexual (ambisexual). Bisexual.
ambisinister (ambisiniestro). Ambilevo.
ambisinistrous (ambisiniestro). Ambilevo.
ambivalence (ambivalencia). f. Coexistencia de actitudes o emociones antitéticas hacia una persona o ente dado, como las expresiones simultáneas de amor y odio hacia la misma persona.
ambivalent (ambivalente). Relacionado con la ambivalencia o caracterizado por ésta.
ambivert (ambiverso). m. Persona que cae entre los dos extremos de introversión y extroversión, poseyendo algunas de las tendencias de cada uno.
ambly- (ambli-). Prefijo que designa embotamiento, somnolencia o falta de capacidad.
amblyaphia (ambliafia). f. Disminución de la sensibilidad táctil.
amblygeustia (ambligeusia). f. Embotamiento del sentido del gusto.
amblyopia (ambliopía). f. Disminución unilateral de la agudeza visual sin enfermedad orgánica detectable del ojo.
anisometropic a. (a. anisométrica).
axial a. (a. axial).
deprivation a. (a. por privación). A. sensorial.
eclipse a. (a. por eclipse). Ceguera solar.
a. ex anopsia (a. ex anopsia).
functional a. (a. funcional). A. reversible.
hysterical a. (a. histérica).
index a. (a. índice).
nocturnal a. (a. nocturna). Nictalopia.
nutritional a. (a. nutricional).
refractive a. (a. refractiva).
relative a. (a. relativa).
reversible a. (a. reversible). A. funcional.
sensory a. (a. sensorial). A. por privación
strabismic a. (a. estrabísmica).
toxic a. (a. tóxica).
amblyopic (ambliópico). Relativo a la ambliopía, o que padece dicho fenómeno.
amblyoscope (amblioscopio). m. Estereoscopio de reflexión utilizado para medir o estimular la visión binocular.
major a. (a. mayor).
Worth's a. (a. de Worth).
ambo- (ambo-). Prefijo que significa redondeado; los dos lados.
amboceptor (amboceptor). m. Designa al anticuerpo antieritrocitos de carnero que se utiliza en el sistema hemolítico de pruebas fijadoras de complemento.
ambomalleal (ambomaleal). Relacionado con el ambos o incus y el maléolo.
ambrosin (ambrosina). f. Principio de la ambrosía relacionado con la absintina.
ambucetamide (ambucetamida). f. Antiespasmódico intestinal.
ambulatory, ambulant (ambulatorio, ambulante). Que camina o es capaz de hacerlo.
ambuphylline (ambufilina). f. Teofilina aminoisobutanol; diurético y vasodilatador.
ambustion (ambustión). f. Quemadura o escaldadura.
amcinonide (amcinonida). f. Un glucocorticoide tópico para el tratamiento de la dermatosis.
amdinocillin (amdinocilina). f. Mecilinam.
ameba, pl. **amebae, amebas** (ameba). f. Nombre común para *Amoeba* y protozoarios semejantes.
amebacide (amebacida). Amebicida.
amebaism (amebaísmo). m. **1.** Ameboidismo. **2.** Amebicidad.
amebiasis (amebiasis). f. Amebismo; infección por *Entamoeba histolytica* u otras amebas patógenas.
canine a. (a. canina).
a. cutis (a. cutánea).
hepatic a. (a. hepática).
amebic (amébico). Relacionado con las amebas, o que se les parece, o causado por éstas.
amebicidal (amebicida). Destructor de amebas.
amebicide (amebicida).
amebiform (amebiforme). Con la forma o apariencia de una ameba.
amebiosis (amebiosis). f. Término obsoleto para amebiasis.
amebism (amebismo). m. Amebiasis.
amebocyte (amebocito). m. **1.** Célula migrante encontrada en los invertebrados. **2.** Término anticuado para leucocito. **3.** Cultivo hístico in vitro de células de la sangre.
ameboid (ameboide). **1.** Semejante a una ameba en la apariencia o características. **2.** De contorno irregular, con proyeccioens periféricas.
ameboididity (ameboidicidad). f. Poder de locomoción a la manera de una célula ameboide.
ameboidism (ameboidismo). m. **1.** Amebaísmo; realización de movimientos similares a los de una ameba. **2.** Indica una condición que se observa, a veces, en algunas células nerviosas.
ameboma (ameboma). m. Granuloma amebiano.
amebula, pl. **amebulae** (amébula). f. Término aplicado a las amebas jóvenes de la especie *Entamoeba*.
amebule (amébula). f. Ameba diminuta.
ameburia (ameburia). f. Presencia de amebas en la orina.
amelanotic (amelanótico). Que carece de melanina.
amelia (amelia). f. Ausencia congénita de uno o de los dos miembros.
porcine a. (a. porcina). A. autosómica recesiva en cerdos.
amelioration (mejoría). f. Moderación en la gravedad de una enfermedad o en la intensidad de sus síntomas.
ameloblast (ameloblasto). m. Adamantoblasto; célula del esmalte.
ameloblastoma (ameloblastoma). f. Neoplasia epitelial odontogénica benigna que histológicamente simula el órgano del esmalte embrionario.
pigmented a. (a. pigmentado). Tumor neuroectodérmico melanótico.
amelodentinal (amelodentinal). Dentinoesmaltado.
amelogenesis (amelogénesis). f. Enamelogénesis; la producción y el desarrollo del esmalte.
a. imperfecta (a. imperfecta). Displasia del esmalte.
amenia (amenia). f. Término raramente usado para amenorrea.
amenorrhea (amenorrea). f. Ausencia o cese anormal de las menstruaciones.
dietary a. (a. dietaria).
emotional a. (a. emocional).

hyperprolactinemic a. (a. hiperprolactinémica).
hypophysial a. (a. hipofisaria).
hypothalamic a. (a. hipotalámica).
jogger's a. (a. de las trotadoras).
lactation a. (a. de la lactación).
ovarian a. (a. ovárica). A. debida a deficiencia de estrógenos.
pathologic a. (a. patológica).
physiologic a. (a. fisiológica).
postpartum a. (a. posparto).
primary a. (a. primaria).
secondary a. (a. secundaria).
traumatic a. (a. traumática).

amenorrheal, amenorrheic (amenorreico). Relacionado con amenorrea, o acompañado por ella.

amentia (amencia). f. **1.** Retardo mental. **2.** Demencia.
nevoid a. (a. nevoide). Enfermedad de Brushfield-Wyatt.
phenylpyruvic a. (a. fenilpirúvica).
Stearns alcoholic a. (a. alcohólica de Stearns).

amential (amencial). Referente a la amencia.

americium (Am) (americio). m. Elemento obtenido, por ejemplo, mediante el bombardeo del uranio con neutrones o β-degradación de plutonio 241 y 243; símbolo Am, N° at. 95.

amerism (amerismo). m. Condición o cualidad de no dividirse en partes, segmentos o merozoítos.

ameristic (amerístico). Dotado de amerismo; que no se divide en partes o segmentos.

amethopterin (ametopterina). f. Metotrexato.

ametria (ametria). f. Ausencia congénita del útero.

ametriodinic acid (ácido ametriodínico). Yodamida.

ametrometer (ametrómetro). m. Instrumento para medir el grado de ametropía.

ametropia (ametropía). f. Condición óptica en la cual existe un error de refracción.
axial a. (a. axial).
index a. (índice de a.).

ametropic (ametrópico). Relacionado con ametropía, o que la padece.

amiantaceous (amiantáceo). Del tipo del asbesto; describe un tipo de costras de una lesión cutánea.

amianthoid (amiantoide). Asbestoide; que tiene aspecto cristalino como el amianto.

-amic (-ámico). Sufijo que indica el reemplazo de un grupo COOH de un ácido dicarboxílico por un grupo carboxamida ($-CONH_2$); se aplica solamente a nombres triviales (p.ej., ácido succinámico).

amicrobic (amicrobiano). Que no es microbiano, o no está relacionado con microorganismos, o causado por éstos.

amicroscopic (amicroscópico). Submicroscópico.

amidase (amidasa). f. Acilasa; acilamidasa.

amidases (amidasas). f. pl. Amidohidrolasas.

amide (amida). f. Sustancia derivada del amoníaco, por sustitución de un átomo de hidrógeno, o varios, por grupos acilo, o derivada de un ácido carboxílico por reemplazo de un hidroxilo carboxílico por un grupo amino.

amidine (amidina). f. El radical monovalente $-C(NH)-NH_2$.

amidinohydrolases (amidinohidrolasas). f. Enzimas que desdoblan las amidinas lineales.

amidinotransferases (amidinotransferasas). f. pl. Transamidinasas.

amido black 10B (negro amido 10B). Colorante diazoico ácido.

amido- (amido-). Prefijo que designa el radical amida.

amidogen (amidógeno). El grupo amino $-(NH_2)$.

amidohydrolases (amidohidrolasas). f. pl. Amidasas; desamidasas; enzimas desamidantes.

amidonaphthol red (rojo amidonaftol). Azofloxina, colorante azídico.

amidopyrine (amidopirina). f. Aminopirina.

amidoximes (amidoximas). f. pl. Las oximas de las amidas con la fórmula general, $R-C(NH_2)-NOH$.

amidoxyl (amidoxilo). m. El radical de una oxima (amidoxima) en donde se ha perdido el H terminal (del NOH).

amikacin sulfate (amicacina, sulfato de). Agente antibiótico con actividad antimicrobiana semejante a la de la kanamicina.

amiloride hydrochloride (amilorida, clorhidrato de). Compuesto no esteroide que aumenta la excreción urinaria de sodio y disminuye la de potasio.

amimia (amimia). f. Pérdida de la capacidad de expresar ideas mediante gestos o signos.

aminacrine hydrochloride (aminacrina, clorhidrato de). Clorhidrato de 9-aminoacridina; agente bactericida de uso externo.

aminate (aminado). Que se combina con el amonio.

amine (amina). f. Sustancia derivada del amonio por el reemplazo de uno o más de los átomos de hidrógeno mediante radicales hidrocarbonos u otros.
adrenergic a. (a. adrenérgica). A. simpaticomimética.
adrenomimetic a. (a. adrenomimética). A. simpaticomimética.
a. oxidase (copper-containing) (a. oxidasa (que contiene cobre)). A. oxidasa (que contiene piridoxal); diamina oxidasa.
a. oxidase (flavin-containing) (a. oxidasa (con flavina)). Monoaminooxidasa; triaminooxidasa; tiraminasa; diaminooxidasa.
a. oxidase (pyridoxal-containing) (a. oxidasa (que contiene piridoxal)). A. oxidasa (que contiene cobre).
pressor a. (a. presora). Base presora.
sympathetic a. (a. simpática). A. simpaticomimética.
sympathomimetic a. (a. simpaticomimética). A. adrenérgica.
vasoactive a. (a. vasoactiva).

amino acid (AA) (aminoácido (AA)). m. Ácido orgánico en el cual uno de los átomos de hidrógeno CH ha sido reemplazado por NH_2.
a. a. dehydrogenases (a. deshidrogenasas).
a. a. oxidases (a. oxidasas).
essential a. a.'s (a. esenciales).
nonessential a. a.'s (a. no esenciales).

α-amino acid (α-aminoácido). m. Aminoácido de la fórmula general $R-CHNH_2-COOH$.

amino- (amino-). Prefijo que designa un compuesto que contiene el radical $-NH_2$.

α-amino-β-ketoadipic acid (ácido α-amino-β-cetoadípico).

amino-terminal (amino-terminal). m. NH_2-terminal o N-terminal.

aminoacid-tRNA ligases (aminoácido-tRNA ligasas). f. Nombre recomendado para las aminoacil-tRNA sintetasas.

aminoacidemia (aminoacidemia). f. La presencia de cantidades excesivas de aminoácidos específicos en la sangre.

aminoaciduria (aminoaciduria). f. Acidaminuria; hiperaminoaciduria; excreción de aminoácidos en la orina, especialmente en cantidades excesivas.

9-aminoacridine (9-aminoacridina). f. 5-Aminoacridina.

5- or 9-aminoacridine hydrochloride (5- o 9-aminoacridina, clorhidrato de). Amarillo de acridina.

aminoacyl (AA) (aminoacilo (AA)). Radical formado a partir de un aminoácido mediante la remoción del OH de un grupo COOH.

α-aminoacyl-peptide hydrolases (α-aminoacil-péptido hidrolasas). f. Aminopeptidasas.

aminoacyl-tRNA (aminoacil-tRNA). m. Término genérico para los compuestos en los cuales los aminoácidos son esterificados a través de sus grupos COOH a los 3' (o 2')OH de los residuos de adenosina terminales de los RNA de transferencia.

aminoacyladenylate (aminoaciladenilato). m. El producto formado por la condensación del radical acilo de un aminoácido y adenosina 5'-fosfato.

aminoacylase (aminoacilasa). f. Enzima también denominada deshidropeptidasa II e hipuricasa, benzamida e histozima.

α-aminoadipic acid (ácido α-aminoadípico).

aminobenzene (aminobenceno). m. Anilina.

***o*-aminobenzoic acid** (ácido o-aminobenzoico). Á. antranílico.

***p*-aminobenzoic acid (PABA)** (ácido p-aminobenzoico).

D(-)-α-aminobenzylpenicillin (D(-)-α-aminobencilpenicilina). f. Ampicilina.

γ-aminobutyric acid (GABA, γ-Abu) (ácido γ-aminobutírico).

aminocaproic acid (ácido aminocaproico). Á. 6-aminohexanoico.

aminocarbonyl (aminocarbonilo). m. Carboxamida.

aminoglutethimide (aminoglutetimida). f.

aminoglycoside (aminoglucósido). m. Cualquiera de los antibióticos bactericidas de un grupo derivado de especies de *Streptomyces* o *Micromonosporum*.

***p*-aminohippuric acid (PAH)** (ácido p-aminohipúrico).

***p*-aminohippuric acid synthase** (ácido p-aminohipúrico sintasa).

5-aminoimidazole ribose 5'-phosphate (5-aminoimidazol ribosa 5'-fosfato). m. Un intermediario en la biosíntesis de las purinas.
α-aminoisobutyric acid (ácido α-aminoisobutírico).
β-aminoisobutyric acid (ácido β-aminoisobutírico). Á. 3-amino-2-metilpropiónico.
δ-aminolevulinate dehydratase (δ-aminolevulinato deshidratasa). Porfobilinógeno sintasa.
δ-aminolevulinic acid (ALA) (ácido δ-aminolevulínico).
aminolysis (aminólisis). f. Reemplazo de un halógeno de una molécula alquilo o arilo mediante un radical amina, con eliminación del haluro hidrógeno.
aminometradine (aminometradina). f. Aminometramida.
aminometramide (aminometramida). f. Aminometradina.
aminopeptidase (cytosol) (aminopeptidasa (citosol)). f. Leucina aminopeptidasa.
aminopeptidase (microsomal) (aminopeptidasa (microsómica)). f. Aminopeptidasa, de amplia especificidad pero con preferencia sobre la alanina, y con discriminación contra la prolina.
aminopeptidases (aminopeptidasas). f. pl. α-Aminoacil-péptido-hidrolasas; enzimas que catalizan la liberación de un péptido.
aminophenazone (aminofenazona). f. Aminopirina.
aminopherases (aminoferasas). f. Aminotransferasas.
aminophylline (aminofilina). f. Teofilina etilendiamina: diurético, vasodilatador y estimulante cardíaco.
aminopromazine (aminopromacina). f. Antiespasmódico intestinal.
aminopterin (aminopterina). f. Ácido 4-aminopteroil-glutámico; ácido 4-aminofólico.
6-aminopurine (6-aminopurina). f. Alenina.
4-aminopyridine (4-aminopiridina). f. Antagonista del bloqueo neuromuscular no despolarizante.
aminopyrine (aminopirina). f. Amidopirina; aminofenazona; dipirina dimetilaminoantipirina.
aminorex (aminorex). m. Simpaticomimético supresor del apetito.
***p*-aminosalicylic acid (PAS, PASA)** (ácido p-aminosalicílico). Á. 4-amino-2-hidroxibenzoico.
α-aminosuccinic acid (ácido α-aminosuccínico). Á. aspártico.
aminotransferases (aminotransferasas). f. pl. Aminoferasas; transaminasas.
aminotriazole (aminotriazol). m. Amitrol.
aminuria (aminuria). f. Excreción de aminas en la orina.
amiodarone hydrochloride (amiodarona, clorhidrato de). Vasodilatador coronario.
amisometradine (amisometradina). f. Aminoisometradina; diurético oral.
amithiozone (amitiozona). f. Tiacetazona; agente leprostático.
amitosis (amitosis). f. División nuclear directa o de Remak.
amitotic (amitótico). Relativo a la amitosis, o caracterizado por ésta.
amitriptyline hydrochloride (amitriptilina, clorhidrato de). Agente antidepresivo suave.
amitrole (amitrol). m. Aminotriazol.
ammeter (amperímetro). m. Instrumento para medir la intensidad de la corriente eléctrica en amperes.
ammonemia (amonemia). f. Amoniemia.
ammonia (amoníaco). m. Gas volátil, NH_3.
ammonia-lyases (amonioliasas). f. pl. Enzimas que extraen el amoníaco o un compuesto amino en forma no hidrolítica.
ammoniac (amoníaco). Gomorresina de una planta del oeste asiático, *Dorema ammoniacum*.
ammoniacal (amoniacal). Relacionado con el amonio o el amoníaco.
ammoniated (amoniatado). Que contiene amonio o se combina con éste.
ammoniemia (amoniemia). f. Amonemia.
ammonio- (amonio-). Partícula que entra en la composición de palabras e indica un grupo amonio.
ammonium (amonio). m. El ion NH_4^+, formado por la combinación de NH_3 e H^+; se comporta como un metal univalente al formar compuestos de amonio.
  a. benzoate (benzoato de a.).
  a. bromide (bromuro de a.).
  a. carbonate (carbonato de a.).
  a. chloride (cloruro de a.). Muriato amoniacal; sal amoniacal.
  a. ferric sulfate (sulfato férrico de a.).
  a. ichthosulfonate (ictosulfonato de a.). Ictamol.
  a. iodide (yoduro de a.).
  a. mandelate (mandelato de a.).
  a. molybdate (molibdato de a.).
  a. nitrate (nitrato de a.).
  dibasic a. phosphate (fosfato dibásico de a.).
  monobasic a. phosphate (fosfato monobásico de a.).
ammoniuria (amoniuria). f. Excreción de orina que contiene una cantidad excesiva de amoníaco.
ammonolysis (amoniólisis). f. Rotura de una unión química con la adición de los elementos del amoníaco (NH_2 y H) en el punto de rotura.
amnesia (amnesia). f. Trastorno de la memoria.
  anterograde a. (a. anterógrada).
  lacunar a., localized a. (a. lacunar, localizada).
  posthypnotic a. (a. poshipnótica).
  retrograde a. (a. retrógrada).
amnesiac (amnésico). Individuo que sufre la pérdida de la memoria.
amnesic (amnésico). Relacionado con la amnesia.
amnestic (amnésico). m. Agente que causa amnesia
amnio- (amnio-). Prefijo que indica relación con el amnios.
amniocentesis (amniocentesis). f. Aspiración transabdominal de líquido del saco amniótico.
amniochorial, amniochorionic (amniocorial, amniocoriónico). Relacionado con el amnios y el corion.
amniogenesis (amniogénesis). f. La formación del amnios.
amniography (amniografía). f. Radiografía del saco amniótico.
amnioma (amnioma). m. Tumor aplanado y ancho de la piel resultante de la adherencia antenatal del amnios.
amnion (amnios). m. Saco amniótico; indusium; la más interna de las membranas que envuelven al embrión in utero.
  a. nodosum (a. nodoso). Metaplasia pavimentosa del a.
amnionic (amniónico). Amniótico; relativo al amnios.
amnionitis (amnionitis). f. Inflamación por infección del saco amniótico.
amniorrhea (amniorrea). f. Derrame de líquido amniótico.
amniorrhexis (amniorrexis). f. Rotura de la membrana amniótica.
amnioscope (amnioscopio). m. Endoscopio para estudiar el líquido amniótico a través del saco amniótico intacto.
amnioscopy (amnioscopia). f. Examen del líquido amniótico de la parte inferior de la cavidad amniótica por medio de un endoscopio introducido a través del canal cervical.
amniotic (amniótico). Amniótico; relacionado con el amnios.
amniotome (amniótomo). m. Instrumento para punzar las membranas fetales.
amniotomy (amniotomía). f. Ruptura artificial de las membranas fetales como medio de inducir o producir el parto.
amobarbital (amobarbital). m. Depresor del sistema nervioso central.
amodiaquine hydrochloride (amodiaquina, clorhidrato de). Droga antipalúdica utilizada también en el tratamiento de la hepatitis amebiana.
amok (amok). m. **1.** Trastorno psíquico observado originalmente en Malasia en sujetos que presentan manía peligrosa repentina. **2.** Amuck.
amorph (amorfo). m. Alelo silencioso.
amorphagnosia (amorfagnosia). f. Incapacidad para reconocer el tamaño y la forma de los objetos.
amorphia, amorphism (amorfia, amorfismo). f. y m. Condición de amorfo.
amorphosynthesis (amorfosíntesis). f. Alteración de la noción de espacio y del esquema corporal.
amorphous (amorfo). **1.** Sin forma definida ni diferenciación estructural visible. **2.** No cristalizado.
amorphus (amorfo). Feto malformado con cabeza, miembros y corazón rudimentarios.
amoxapine (amoxapina). f. Droga antidepresiva tricíclica.
amoxicillin (amoxicilina). f. Antibiótico penicilínico semisintético con un espectro antimicrobiano similar al de la ampicilina.
AMP (AMP). Abrev. de adenosinmonofosfato.
AMP deaminase (AMP desaminasa). Desaminasa del ácido adenílico.
amperage (amperaje). m. Intensidad de una corriente eléctrica.

ampere (ampere o amperio). m. Unidad práctica de la corriente eléctrica.
amperometry (amperometría). f. Determinación de cualquier concentración del analito mediante la medición de la corriente generada en una reacción química adecuada.
ampheclexis (anfeclexis). f. Selección sexual recíproca, es decir, tanto por el hombre como por la mujer.
amphetamine (anfetamina). α-Metilfenetilamina; 1-fenil-2-aminopropano; de estructura y acción estrechamente relacionadas con la efedrina y otras aminas simpaticomiméticas.
a. (4-chlorophenoxy)acetate ((4-clorofenoxi)acetato de a.).
a. phosphate (fosfato de a.).
a. sulfate (sulfato de a.). Ejerce menor efecto vasopresor, cardíaco y bronquial que la efedrina, pero tiene un mayor efecto estimulante del sistema nervioso central.
***d*-amphetamine phosphate** (fosfato de d-anfetamina). Fosfato de dextroanfetamina.
***d*-amphetamine sulfate** (sulfato de d-anfetamina). Sulfato de dextroanfetamina.
amphi- (anfi-). Prefijo que significa sobre ambos lados, circunvecino, doble.
amphiarthrodial (anfiartrodial). Relacionado con la anfiartrosis.
amphiarthrosis (anfiartrosis). f. Sínfisis.
amphiaster (anfiáster). f. Diáster; figura formada por los dos ásteres y las figuras fusiformes que los conectan durante la mitosis.
amphibaric (anfibárico). Designa un material farmacológico que puede disminuir o elevar la presión arterial, según la dosis.
amphiblestrodes (anfiblestrodes). f. Término obsoleto empleado para designar la retina.
amphicelous (anficelo). Cóncavo en cada extremo, como el cuerpo de la vértebra de un pescado.
amphicentric (anficéntrico). Centrado en ambos extremos.
amphichroic (anficroico). Anficromático.
amphichromatic (anficromático). Anficroico.
amphicrania (anficrania). f. Dolor neurálgico sobre ambos lados de la cabeza.
amphicyte (anficito). m. Cápsula celular; una de las células localizadas alrededor de los cuerpos de las neuronas ganglionares cerebroespinales y simpáticas.
amphigenetic (anfigenético). Anfogenético; producido por ambos sexos.
amphikaryon (anficarion). m. Núcleo diploide que contiene dos grupos haploides de cromosomas.
amphileukemic (anfileucémico). Designa una condición leucémica que se corresponde en grado con los cambios en el órgano o tejido.
amphimicrobe (anfimicrobio). m. Microorganismo que es aerobio o anaerobio, según el ambiente.
amphimixis (anfimixis). f. **1.** Unión de la cromatina materna y paterna luego de la impregnación del óvulo. **2.** En psicoanálisis, combinación de erotismo anal y genital.
amphinucleolus (anfinucléolo). m. Nucléolo doble con componentes basófilos y oxifílicos.
amphipathic (anfipático). Anfifílico; anfifóbico.
amphiphilic (anfifílico). Anfipático.
amphiphobic (anfifóbico). Anfipático.
amphistome (anfístomo). m. Nombre común para cualquier trematodo del género *Paramphistomum*.
amphithymia (anfitimia). f. En psiquiatría, estado mental caracterizado por períodos de depresión y euforia.
amphitrichate, amphitrichous (anfitricado, anfitriquio). Que posee uno o más flagelos en ambos extremos de una célula microbiana; designa a ciertos microorganismos.
amphitypy (anfitipia). f. La propiedad de ser característico de dos tipos.
amphixenosis (anfixenosis). f. Zoonosis del hombre y de los animales inferiores.
ampho- (anfo-). Prefijo que significa sobre ambos lados, circunvecino, doble.
amphochromatophil, amphochromatophile (anfocromatófilo). Anfófilo.
amphochromophil, amphochromophile (anfocromófilo). Anfófilo.
amphocyte (anfocito). m. Anfófilo.
amphodiplopia (anfodiplopía). f. Término obsoleto para la visión doble en cada uno de los dos ojos.
amphogenetic (anfogenético). Anfigenético.
ampholyte (anfolito). m. Electrólito anfotérico.
amphomycin (anfomicina). f. Sustancia antibiótica producida por *Streptomyces canus*.
amphophil, amphophile (anfófilo). **1.** Anfocromatófilo; anfocromófilo. **2.** Anfofílico; que tiene afinidad tanto para los colorantes ácidos como para los básicos. **3.** Anfocito; célula que se colorea con facilidad con colorantes ácidos o básicos.
amphophilic, amphophilous (anfofílico). Anfófilo.
amphoric (anfórico). Designa el sonido cardíaco en la percusión y en la auscultación que recuerda al ruido que se produce cuando se sopla a través de la boca de una botella.
amphoriloquy (anforiloquia). f. Presencia de un sonido vocal anfórico.
amphorophony (anforofonía). f. Voz anfórica.
amphoteric (anfotérico). Que posee dos características opuestas, especialmente la capacidad de reaccionar ya sea como un ácido o como una base.
amphotericin, amphotericin B (anfotericina, anfotericina B). f. Antibiótico polieno anfotérico preparado de *Streptomyces nodosus*.
amphotonia, amphotony (anfotonía). f. Aumento de la excitabilidad tanto del sistema nervioso simpático como del parasimpático.
ampicillin (ampicilina). f. Penicilina acidoestable, semisintética.
amplexus (amplexo). m. Apareamiento del macho y la hembra en el cual la fertilización se produce externamente.
amplification (amplificación). f. Proceso de aumentar o agrandar.
genetic a. (a. genética).
amplitude (amplitud). f. Extensión.
a. of pulse (a. del pulso).
amprotropine phosphate (amprotropina, fosfato de). Antiespasmódico, de acción similar a la atropina.
ampule, ampul (ampolla). f. Envase sellado herméticamente que contiene un fármaco, en solución estéril o en polvo para ser diluido y utilizado en inyección.
ampulla, gen. and pl. **ampullae** (ampulla, gen. y pl. ampullae). [*ampulla*, NA]. Ampolla; dilatación sacular de un canal o conducto.
Bryant's a. (ampolla de Bryant).
a. canaliculi lacrimalis (ampolla de los canalículos lagrimales). [*ampulla canaliculus lacrimalis*, NA]. A. de los conductos lagrimales.
a. chyli (ampolla del quilo). [*cisterna chyli*, NA]. Cisterna del quilo.
a. ductus lacrimalis (ampolla de los conductos lagrimales). A. de los canalículos lagrimales.
duodenal a. (ampolla duodenal). [*ampulla duodeni*, NA].
Henle's a. (ampolla de Henle). [*ampulla ductus deferentis*, NA]. A. de los conductos deferentes.
a. hepatopancreatica (ampolla hepatopancreática). [*ampulla hepatopancreatica*, NA]. A. duodenal; a. de Vater.
a. lactifera (ampolla lactífera). [*sinus lactiferi*, NA]. Seno galactóforo.
membranous a. (ampolla membranosa). [*ampulla membranacea* pl. *ampullae membranaceae*, NA].
a. of milk duct (ampolla de los conductos galactóforos). [*sinus lactiferi*, NA]. Seno galactóforo.
osseous a. (ampolla ósea). [*ampulla ossea*, pl. *ampullae osseae*, NA].
a. of rectum (ampolla del recto). [*ampulla recti*, NA].
Thoma's a. (ampolla de Thoma).
a. of uterine tube (ampolla de la trompa uterina). [*ampulla tubae uterinae*, NA].
a. of vas deferens (ampolla de los conductos deferentes). [*ampulla ductus deferentis*, NA]. A. de los vasos deferentes; a. de Henle.
Vater's a. (ampolla de Vater). [*ampulla hepatopancreatica*, NA]. A. hepatopancreática.
ampullar (ampollar). Relacionado con una ampolla.
ampullitis (ampullitis). f. Inflamación de cualquier ampolla.
ampullula (ampollita). f. Dilatación circunscripta de cualquier vaso sanguíneo o linfático diminuto, o de un conducto pequeño.
amputation (amputación). **1.** Separación de un miembro, o parte de un miembro, de la mama, o de cualquier parte que se proyecte. **2.** En odontología, extirpación de la raíz de un diente, o de la pulpa, o

de un ganglio o raíz nerviosa; por lo tanto, es preciso agregar un adjetivo modificador (a. pulpar, a. radicular).

A-E a. (a. A-E). Abrev. de a. por encima del codo (above-the-elbow).
A-K a. (a. A-K). Abrev. de a. por encima de la rodilla (above-the-knee).
Alanson's a. (a. de Alanson).
aperiosteal a. (a. aperióstica).
B-E a. (a. B-E). Abrev. de a. por debajo del codo (below-the-elbow).
B-K a. (a. B-K). Acrónimo de amputación por debajo de la rodilla (below-the-knee).
Bier's a. (a. de Bier). A. osteoplástica de tibia y peroné.
birth a. (a. de nacimiento). A. congénita.
bloodless a. (a. incruenta, exangüe). A. seca.
a. by transfixion (a. por transfixión).
Callander's a. (a. de Callander).
Carden's a. (a. de Carden). A. transcondílea de la pierna.
central a. (a. central).
cervical a. (a. cervical). A. del cuello uterino.
Chopart's a. (a. de Chopart). A. mediotarsiana.
cinematic a. (a. cinemática). A. cineplástica.
cineplastic a. (a. cineplástica). A. cinemática; cineplástica.
circular a. (a. circular). A. lineal o en guillotina.
congenital a. (a. congénita). A. intrauterina, a. espontánea.
consecutive a. (a. consecutiva).
double flap a. (a. con doble colgajo).
dry a. (a. seca). A. incruenta.
Dupuytren's a. (a. de Dupuytren).
eccentric a. (a. excéntrica).
elliptical a. (a. elíptica).
excentric a. (a. excéntrica).
Farabeuf's a. (a. de Farabeuf).
flap a. (a. con colgajos).
flapless a. (a. sin colgajos). A. sin tejido que cubra el muñón.
forequarter a. (a. del cuarto delantero). A. interescapulotorácica.
Gritti-Stokes a. (a. de Gritti-Stokes).
guillotine a. (a. en guillotina). A. circular.
Guyon's a. (a. de Guyon).
Hancock's a. (a. de Hancock). A. del pie a través del astrágalo.
Hey's a. (a. de Hey).
hindquarter a. (a. del cuarto trasero). Hemipelviectomía.
immediate a. (a. inmediata).
a. in continuity (a. en continuidad).
interilioabdominal a. (a. interilioabdominal). Hemipelviectomía.
intermediate a. (a. intermedia). A. intrapirética; a. intermedia.
interpelviabdominal a. (a. interabdominopelviana). Hemipelviectomía.
interscapulothoracic a. (a. interescapulotorácica).
intrapyretic a. (a. intrapirética). A. intermedia.
intrauterine a. (a. intrauterina). A. congénita.
Jaboulay's a. (a. de Jaboulay). Hemipelviectomía.
kineplastic a. (a. cineplástica).
Kirk's a. (a. de Kirk).
Krukenberg's a. (a. de Krukenberg).
Larrey's a. (a. de Larrey). A. en la articulación del hombro.
Le Fort's a. (a. de Le Fort). Modificación de la a. de Pirogoff.
linear a. (a. lineal). A. circular.
Lisfranc's a. (a. de Lisfranc).
Mackenzie's a. (a. de Mackenzie).
major a. (a. mayor).
Malgaigne's a. (a. de Malgaigne). A. subastragalina.
mediotarsal a. (a. mediotarsal). A. de Chopart.
Mikulicz-Vladimiroff a. (a. de Mikulicz-Vladimiroff).
minor a. (a. menor).
multiple a. (a. múltiple).
musculocutaneous a. (a. musculocutánea).
oblique a. (a. oblicua).
osteoplastic a. (a. osteoplástica).
oval a. (a. oval).
pathologic a. (a. patológica).
periosteoplastic a. (a. periosteoplástica). A. subperióstica.
Pirogoff's a. (a. de Pirogoff).
primary a. (a. primaria). A. intermedia.
pulp a. (a. pulpar). Pulpotomía.
quadruple a. (a. cuádruple). A. de ambos brazos y piernas.
racket a. (a. en raqueta).
rectangular a. (a. rectangular).
root a. (a. de la raíz). Radectomía, radiectomía, radisectomía.
secondary a. (a. secundaria).
spontaneous a. (a. espontánea).
Stokes a. (a. de Stokes).
subastragalar a. (a. subastragalina). A. de Malgaigne.
subperiosteal a. (a. subperióstica). A. periosteoplástica.
Syme's a. (a. de Syme).
tarsotibial a. (a. tarsotibial). A. a través de la articulación del tobillo.
Teale's a. (a. de Teale).
tertiary a. (a. terciaria).
transverse a. (a. transversa).
traumatic a. (a. traumática).
Tripier's a. (a. de Tripier).
Vladimiroff-Mikulicz a. (a. de Vladimiroff-Mikulicz).

amputee (amputado). m. Persona a la que se le ha practicado la amputación de un miembro.

amrinone lactate (amrinona, lactato de). Agente inotrópico con actividad vasodilatadora.

amu (amu). Abrev. de unidad de masa atómica.

amuck (amuck). m. Amok.

amusia (amusia). f. Forma de afasia caracterizada por la pérdida de la facultad de expresión musical o del reconocimiento de los tonos musicales simples.
sensory a. (a. sensorial).
vocal a. (a. vocal).

amychophobia (amicofobia). f. Miedo mórbido a ser raspado o arañado.

amyctic (amíctico). Pruriginoso o irritante.

amyelencephalia (amielencefalia). f. Ausencia del cerebro y de la médula espinal.

amyelencephalic, amyelencephalous (amielencefálico, amielencéfalo). Sin cerebro o médula espinal.

amyelia (amielia). f. Ausencia congénita de médula espinal.

amyelic (amiélico). Amieloso.

amyelinated (amielinizado). Amielínico.

amyelination (amielinización). f. Pérdida de la vaina de mielina de un nervio.

amyelinic (amielínico). Denota fibras nerviosas (axones o cilindroejes) sin vaina de mielina.

amyeloic, amyelonic (amieloico, amielónico). **1.** Amieloso. **2.** Términos que se usan a veces en hematología para indicar la ausencia de médula ósea, o la falta de participación funcional de ésta en la hematopoyesis.

amyelous (amieloso). Amiélico; amieloico, amielónico; sin médula espinal.

amygdala, gen. and pl. **amygdalae** (amígdala). f. **1.** Cuerpo amigdalino. **2.** Tonsila; se refiere tanto a la amígdala cerebelosa como a las linfáticas (faríngea, palatina, lingual y tubárica).
a. cerebelli (a. cerebelosa). [*tonsilla cerebelli*, NA].

amygdalase (amigdalasa). f. β-D-Glucosidasa.

amygdalin (amigdalina). f. Amigdalosida.

amygdaline (amigdalino). **1.** Relacionado con una almendra. **2.** Relacionado con una amígdala. **3.** Tonsilar.

amygdaloid (amigdaloide). Semejante a una almendra o a una amígdala.

amygdaloside (amigdalósido). m. Amigdalina.

amyl (amilo). m. Pentilo.
a. hydrate (hidrato de a.). Hidrato de amileno.
a. nitrite (nitrito de a.).
a. valerate (valerato de). Aceite de manzana; isovalerato isoamilo.
a. alcohol (alcohol amílico). 1-Pentanol.
tertiary a. alcohol (alcohol amílico terciario). Hidrato de amileno.

amylaceous (amiláceo) Almidonado, feculento.

amylase (amilasa). f. Enzima perteneciente al grupo de las enzimas que desdoblan almidón, glucógeno, y polisacáridos relacionados, todos α-1,4-glucanos.

α-amylase (α-amilasa). f. Ptialina; glicogenasa.

β-amylase (β-amilasa). f. Amilasa sacarógena.

γ-amylase (γ-amilasa). f. Exo-1,4-α-D-glucosidasa.
amylasuria (amilasuria). f. Diastasuria; la excreción de amilasa en la orina.
amylemia (amilemia). f. Presencia hipotética de almidón en la sangre circulante.
amylene (amileno). m. Trimetiletileno.
a. hydrate (hidrato de a.). Alcohol amílico terciario; hidrato amílico.
a. chloral (a. cloral). Dimetiletilcarbinolcloral; hipnótico.
amylin (amilina). f. Celulosa del almidón; la cubierta insoluble de los granos de almidón.
amylo- (amilo-, amil-). Prefijos que indican relación con el almidón o con una naturaleza u origen polisacárido.
amylo-(1,4→ 1,6)-transglucosidase, amylo-(1,4→ 1,6)-transglucosylase (amilo-(1,4 1,6)-transglucosidasa, amilo-(1,4 1,6)-transglucosilasa). 1,4-α-D-Glucan branching enzyme.
amylo-1,6-glucosidase (amilo-1,6-glucosidasa). f. Dextrina 6-α-D-glucosidasa.
amylocaine hydrochloride (amilocaína, clorhidrato de). Uno de los primeros anestésicos locales.
amyloclast (amiloclasto). m. Término anticuado de amilasa.
amylodextrin (amilodextrina). f. Producto final de hidrólisis de la amilopectina por β-amilasa.
amylogenesis (amilogénesis). f. Biosíntesis del almidón.
amylogenic (amilogénico). Relacionado con la amilogénesis.
amyloglucosidase (amiloglucosidasa). f. Exo-1,4-α-D-glucosidasa.
amyloid (amiloide). m. Cualquiera de un grupo de proteínas químicamente diversas, compuestas de agregados de fibrillas lineales no ramificadas dispuestas en láminas.
amyloidosis (amiloidosis). f. Enfermedad caracterizada por la acumulación extracelular de amiloide en diversos órganos y tejidos del cuerpo.
a. cutis (a. cutánea). Liquen amiloide.
familial a (a. familiar). Neuropatía amiloide familiar.
focal a (a. focal). A. nodular.
lichen a (a. liquenoide). A. cutánea.
macular a (a. macular).
a. of multiple myeloma (a. del mieloma múltiple).
nodular a. (a. nodular).
primary a. (a. primaria).
renal a. (a. renal). Nefrosis amiloidosis.
secondary a. (a. secundaria).
senile a. (a. senil).
amylolysis (amilólisis). f. Hidrólisis del almidón en azúcar.
amylolytic (amilolítico). Relativo a la amilólisis.
amylomaltase (amilomaltasa). f. 4-α-D-Glucanotransferasa.
amylopectin (amilopectina). f. Poliglucosa (glucano) de cadena ramificada en el almidón.
amylopectin 1,6-glucosidase (amilopectina 1,6-glucosidasa). f. Nombre anterior de una enzima que ahora se sabe que son por lo menos dos, α-dextrina endoglucanohidrolasa e isoamilasa.
amylopectin 6-glucanohydrolase (amilopectina-6-glucanohidrolasa). Nombre anterior de α-dextrina endo-1,6-α-glucosidasa.
amylopectinosis (amilopectinosis). f. Glucogenosis debida a deficiencia de la enzima ramificadora.
branching deficiency a. (a. por deficiencia ramificadora). Glucogenosis tipo 4.
amylophagia (amilofagia). f. Ingestión de almidón.
amylophosphorylase (amilofosforilasa). f. Fosforilasa.
amyloplast (amiloplasto). m. Cuerpo amilógeno.
amylorrhea (amilorrea). f. Pasaje en las heces de almidón no digerido.
amylose (amilosa). f. Poliglucosa no ramificada (glucano) en el almidón, similar a la celulosa.
amylosuria (amilosuria). f. Excreción de almidón en la orina.
amylum (amylum). Almidón.
amyluria (amiluria). f. Amilosuria.
amyocardia (amiocardia). f. Miastenia cordis; debilidad del músculo cardíaco.
amyoesthesia, amyoesthesis (amioestesia). f. Pérdida del sentido muscular.
amyoplasia (amioplasia). f. Formación deficiente del tejido muscular.
a. congenita (a. congénita). Artrogriposis múltiple congénita.
amyostasia (amiostasia). f. Dificultad para mantener la posición de pie, debido a temblor muscular o falta de coordinación.
amyostatic (amiostático). Que muestra temblor muscular.
amyosthenia (amiostenia). f. Debilidad muscular.
amyosthenic (amiosténico). Relativo a la debilidad muscular, o causante de ésta.
amyotaxy, amyotaxia (amiotaxia). f. Ataxia muscular.
amyotonia (amiotonía). f. Miatonía.
a. congenita (a. congénita). Enfermedad o síndrome de Oppenheim.
amyotrophia (amiotofia).
amyotrophic (amiotrófico). Relativo a la atrofia muscular.
amyotrophy (amiotrofia). f. Consunción o atrofia muscular.
hemiplegic a. (a. hemipléjica).
neuralgic a. (a. neurálgica). Neuropatía del plexo braquial.
progressive spinal a. (a. espinal progresiva).
amyxia (amixia). f. Término obsoleto utilizado para designar la ausencia de moco.
amyxorrhea (amixorrea). f. Ausencia de la secreción normal de moco.
ANA (AAN). Abrev. de anticuerpo antinuclear.
ana- (ana-). Prefijo que significa arriba, hacia, aparte.
anabiosis (anabiosis). f. Resucitación luego de una muerte aparente.
anabiotic (anabiótico). **1.** Resucitador, restaurador. **2.** Remedio revivificador; poderoso estimulante.
anabolic (anabólico). Relativo al anabolismo, o promotor de éste.
anabolism (anabolismo). m. Formación en el organismo de compuestos químicos complejos a partir de otros más pequeños y más simples.
anabolite (anabolito). m. Toda sustancia formada como resultado de los procesos anabólicos.
anabrosis (anabrosis). f. Erosión o ulceración superficial.
anabrotic (anabrótico). m. Sustancia que produce ulceración o erosión de la superficie cutánea.
anacamptometer (anacamptómetro). m. Instrumento para medir la intensidad de los reflejos profundos.
anacardiol (anacardiol). m. Analéptico.
anacatadidymus (anacatadídimo). Gemelos unidos en la zona media, pero separados arriba y abajo.
anacatesthesia (anacatestesia). f. Sensación de revoloteo.
anacidity (anacidez). f. Ausencia de acidez; designa especialmente la ausencia de ácido clorhídrico en el jugo gástrico.
anaclasis (anaclasia). f. **1.** Reflexión de la luz o el sonido. **2.** Refracción de los medios oculares.
anaclitic (anaclítico). Dependiente o inclinado; en psicoanálisis, relacionado con la dependencia del niño hacia la madre o hacia un sustituto materno.
anacmesis (anacmesis).
anacrotic (anacrótico). Anadicrótico; se refiere a la onda ascendente del trazado del pulso arterial.
anacrotism (anacrotismo). m. Peculiaridad de la onda del pulso como la que se describe en pulso anacrótico.
anacusis (anacusia). f. Anacusis; pérdida total o ausencia de la capacidad de percibir un sonido como tal.
anadenia (anadenia). f. Ausencia de glándulas o suspensión de la función glandular.
a. ventriculi (a. ventriculi). Ausencia de glándulas gástricas.
anadicrotic (anadicrótico). Anacrótico.
anadicrotism (anadicrotismo). m. Anacrotismo.
anadidymus (anadídimo). m. Duplicitas anterior.
anadipsia (anadipsia). f. Extrema sed.
anadrenalism (anadrenalismo). m. Ausencia completa de la función suprarrenal.
anaerobe (anaerobio). Dícese del microorganismo que sólo puede vivir y crecer en ausencia de oxígeno.
facultative a. (a. facultativo).
obligate a. (a. obligado).
anaerobic (anaeróbico). Relativo a un anaerobio; que vive sin oxígeno.
anaerobiosis (anaerobiosis). f. Existencia en una atmósfera carente de oxígeno.
anaerogenic (anaerógeno). Que no produce gas.
anaerophyte (anaerófito). m. **1.** Planta que crece sin aire. **2.** Bacteria anaerobia.

anaeroplasty (anaeroplastia). f. Tratamiento de las heridas por medio de la exclusión de aire.
anagen (anágeno). m. Fase de crecimiento del ciclo del pelo.
anagenesis (anagénesis). f. **1.** Reparación de tejido. **2.** Regeneración de partes perdidas.
anagenetic (anagenético). Relativo a la anagénesis.
anagestone acetate (anagestona, acetato de). Agente progestágeno.
anagogy (anagogia). f. Contenido psíquico de naturaleza espiritual o idealista.
anákhré (anákhré). Gundú.
anakmesis (anacmesis). f. Detención de la maduración leucocitaria en sus centros de producción.
anakusis (anacusia).
anal (anal). Relacionado con el ano.
analbuminemia (analbuminemia). f. Ausencia de albúmina del suero.
analeptic (analéptico). **1.** Fortalecedor; estimulante; vigorizante. **2.** Remedio reparador. **3.** Estimulante del sistema nervioso central.
analgesia (analgesia). f. Condición en la cual se perciben los estímulos nociceptivos pero no se interpretan como dolor.
a. algera (a. álgica). A. dolorosa.
conduction a. (a. de conducción).
a. dolorosa (a. dolorosa). A. álgica.
inhalation a. (a. por inhalación).
spinal a. (a. espinal). Eufemismo de anestesia espinal.
surface a. (a. de superficie). Anestesia tópica.
analgesic (analgésico). m. **1.** Compuesto capaz de producir analgesia. **2.** Antálgico; caracterizado por una respuesta disminuida a los estímulos dolorosos.
analgesimeter (analgesímetro). m. Instrumento parra medir el dolor en condiciones experimentales.
analgetic (analgésico). **1.** Analgésico. **2.** Asociado con la disminución de la percepción del dolor.
anality (analidad). f. Dícese de la organización psíquica derivada y característica del período anal del desarrollo psicosexual del hombre.
anallergic (analérgico). Que no es alérgico.
analog (análogo). **1.** Compuesto que se asemeja a otro en su estructura, pero no es necesariamente un isómero. **2.** m. Uno de dos órganos o partes en diferentes especies de animales o plantas, que difieren en su estructura o desarrollo pero tienen función similar.
analogous (análogo). Semejante desde el punto de vista funcional, pero de origen o estructura diferentes.
analphalipoproteinemia (analfalipoproteinemia). f. Enfermedad de Tánger.
analysand (analizado). m. En psicoanálisis, dícese de la persona que se analiza.
analysis (análisis). m. El examen y el estudio de un todo en términos de las partes que lo componen.
analysis, pl. **analyses** (análisis). **1.** Descomposición de un compuesto químico en elementos más simples; proceso mediante el cual es posible determinar la composición de una sustancia. **2.** El examen y el estudio de un todo en términos de las partes que lo componen. **3.** Psicoanálisis.
bite a. (a. de mordida). A. oclusal.
blood gas a. (a. de gases sanguíneos).
bradykinetic a. (a. bradicinético).
cephalometric a. (a. cefalométrico).
character a. (a. del carácter).
cluster a. (a. de conjunto).
content a. (a. de contenido).
didactic a. (a. didáctico). A. de entrenamiento.
displacement a. (a. de desplazamiento). Ensayo de unión competitiva.
distributive a. (a. distributivo).
Downs' a. (a. de Downs).
ego a. (a. del ego).
gastric a. (a. gástrico).
interaction process a. (a. del proceso de interacción).
linkage a. (a. de ligamiento).
Northern blot a. (a. Northern blot). Nombre ideado para distinguirlo del epónimo Southern blot.
occlusal a. (a. oclusal). A. de mordida.
pedigree a. (a. de estirpe).
percept a. (a. de percepción).
qualitative a. (a. cualitativo).
quantitative a. (a. cuantitativo).
saturation a. (a. de saturación). Ensayo de unión competitiva.
segregation a. (a. de segregación).
Southern blot a. (a. Southern blot). Procedimiento para separar e identificar secuencias de DNA.
stratographic a. (a. estratográfico). Cromatografía.
training a. (a. de entrenamiento). A. didáctico.
transactional a. (a. transaccional).
volumetric a. (a. volumétrico).
Western blot a. (a. Western blot). Nombre ideado para distinguirlo del epónimo Southern blot.
activation a. (a. de activación).
analyst (analista). **1.** m. Persona que realiza determinaciones analíticas. **2.** Abrev. de psicoanalista.
analyte (analito). m. Toda sustancia o constituyente químico de sangre, orina u otro líquido corporal que se analiza.
analytic, analytical (analítico). **1.** Relacionado con el análisis. **2.** Relacionado con el psicoanálisis.
analyzer, analyzor (analizador). m. **1.** El prisma de un polariscopio mediante el cual se examina la luz polarizada. **2.** La base neural del reflejo condicionado. **3.** Aparato que determina electrónicamente la frecuencia y amplitud de un canal específico en un electroencefalograma. **4.** Cualquier instrumento que permita realizar un análisis.
centrifugal fast a. (a. de centrifugación rápida).
kinetic a. (a. cinético).
wave a. (a. de onda).
anamnesis (anamnesis). f. **1.** El acto de recordar. **2.** La historia clínica de un paciente.
anamnestic (anamnésico). **1.** Relacionado con la anamnesis o la historia clínica de un paciente. **2.** m. Mnemónico; que ayuda a la memoria.
anamnionic, anamniotic (anamniótico). Sin amnios.
anamorphosis (anamorfosis). f. **1.** En filogenia, una serie progresiva de cambios en la evolución de un grupo de animales o plantas. **2.** En óptica, el proceso de corrección de una imagen distorsionada mediante el uso de un espejo curvo.
ananaphylaxis (ananafilaxis). f. Desensibilización.
ananastasia (ananastasia). f. Incapacidad para ponerse de pie.
anancasm (anancasmo). m. Cualquier forma de comportamiento estereotipado repetitivo que, al evitarse, provoca ansiedad.
anancastia (anancastia). f. Obsesión por la cual una persona se siente forzada a actuar o pensar en contra de sí misma.
anancastic (anancástico). Perteneciente al anancasmo o anancastia.
anandria (anandria). f. Ausencia de masculinidad.
anangioplasia (anangioplasia). f. Vascularización imperfecta de una parte debida a falta de formación de los vasos, o de vasos con un calibre inadecuado.
anangioplastic (anangioplástico). Relacionado con la anangioplasia, caracterizado por ella o debido a ésta.
anapeiratic (anapeirático). Resultante de un abuso; designa ciertas neurosis ocupacionales.
anaphase (anafase). f. El estado de mitosis o meiosis en el cual los cromosomas se mueven desde la placa ecuatorial hacia los polos de la célula.
anaphia (anafia). f. Anhafia; ausencia del sentido del tacto.
anaphoresis (anaforesis). f. Movimiento de partículas de carga negativa (aniones) en una solución o suspensión hacia el ánodo en la electroforesis.
anaphoretic (anaforético). Relativo a la anaforesis.
anaphoria (anaforia). f. Tendencia de los ojos, cuando están en estado de descanso, a moverse hacia arriba.
anaphrodisia (anafrodisia). f. Término raras veces utilizado que indica ausencia de sensación sexual.
anaphrodisiac (anafrodisíaco). **1.** Antafrodisíaco; antafrodítico. **2.** Relacionado con la anafrodisia. **3.** m. Deseo sexual represivo o destructivo. **4.** Agente que disminuye o suprime el deseo sexual.
anaphylactic (anafiláctico). Relacionado con la anafilaxia; que manifiesta extraordinaria sensibilidad a las proteínas extrañas u otros materiales.
anaphylactogen (anafilactógeno). m. Cualquier sustancia (antígeno) capaz de hacer que un individuo sea susceptible a la anafilaxia.

anaphylactogenesis (anafilactogénesis). f. Producción de anafilaxia.
anaphylactogenic (anafilactógeno).
anaphylactoid (anafilactoide). Seudoanafiláctico; semejante a la anafilaxia.
anaphylatoxin (anafilatoxina). f. **1.** Anafilotoxina. Sustancia postulada como causa inmediata del shock anafiláctico. **2.** El fragmento pequeño (C3a) desdoblado del tercer componente del complemento (C3) y también un fragmento pequeño (C5a) desdoblado del quinto componente (C5) del complemento.
anaphylatoxin inactivator (inactivador de anafilotoxina). α-Globulina que destruye la actividad de los componentes anafilotóxicos del complemento.
anaphylaxis (anafilaxia o anafilaxis). Designa un tipo de reacción inmunológica (alérgica) transitorio, inmediato, caracterizado por contracción del músculo liso y dilatación capilar debida a la liberación de sustancias farmacológicamente activas (histamina, bradicinina, serotonina y sustancia de reacción lenta).
active a. (a. activa).
aggregate a. (a. de agregación).
antiserum a. (a. antisuero). A. pasiva.
chronic a. (a. crónica). Enteritis anafiláctica.
generalized a. (a. generalizada). A. sistémica.
inverse a. (a. invertida).
local a. (a. local).
passive a. (a. pasiva). A. antisuero.
passive cutaneous a. (a. cutánea pasiva).
reversed a. (a. revertida). A. pasiva revertida.
reversed passive a. (a. pasiva revertida).
systemic a. (a. sistémica). A. generalizada.
anaphylotoxin (anafilotoxina). f. Anafilatoxina.
anaplasia (anaplasia). f. Dediferenciación; pérdida de la diferenciación estructural.
anaplasmosis (anaplasmosis). f. Enfermedad infecciosa de los rumiantes causada por especies de *Anaplasma*.
anaplastic (anaplásico). **1.** Relativo a la anaplasia. **2.** Caracterizado por anaplasia, o perteneciente a ésta. **3.** Que crece sin forma o estructura.
anaplasty (anaplastia). f. Término anticuado para cirugía plástica.
anapophysis (anapófisis). f. Apófisis espinal accesoria de una vértebra, que se encuentra sobre todo en las vértebras lumbares o torácicas.
anaptic (anáptico). Relacionado con la anafia.
anarithmia (anaritmia). f. Afasia caracterizada por la incapacidad para contar o usar los números.
anarthria (anartria). f. Pérdida de la capacidad de hablar en forma articulada.
anasarca (anasarca). f. Hidrosarca; infiltración generalizada de líquido de edema en el tejido conectivo subcutáneo.
fetoplacental a. (a. fetoplacentaria).
anasarcous (anasárquico). Caracterizado por anasarca.
anastigmatic (anastigmático). Que no es astigmático.
anastole (anástole). f. Término anticuado aplicado a la abertura de una herida.
anastomose (anastomosar). **1.** Abrir una estructura directamente en otra o por medio de canales de conexións. **2.** Unir por medio de una anastomosis.
anastomosis, pl. **anastomoses** (anastomosis). f. **1.** [*anastomosis*, NA]. Comunicación natural, directa o indirecta, entre dos vasos sanguíneos u otras estructuras tubulares. **2.** Unión quirúrgica de dos estructuras huecas o tubulares. **3.** Abertura creada por cirugía, traumatismo o una enfermedad entre dos o varios espacios u órganos normalmente separados.
antiperistaltic a. (a. antiperistáltica).
arteriolovenular a. (a. arteriolovenular). A. arteriovenosa.
a. arteriovenosa (a. arteriovenosa). [*anastomosis arteriovenosa*, NA]. A. arteriolovenular.
arteriovenous a. (a. arteriovenosa). A. arteriolovenular.
Béclard's a. (a. de Béclard). Arco ranino.
bevelled a. (a. en sesgo). A. efectuada después de seccionar cada una de las estructuras que se van a unir de manera oblicua.
Billroth I and II a. (a. Billroth I y II). Operaciones de Billroth I y II.
Braun's a. (a. de Braun).
circular a. (a. circular).
Clado's a. (a. de Clado).
conjoined a. (a. laterolateral).
cruciate a., crucial a. (a. crucial).
elliptical a. (a. elíptica).
Galen's a. (a. de Galeno).
heterocladic a. (a. heterocládica).
Hofmeister-Pólya a. (a. de Hofmeister-Pólya).
homocladic anastomoses (a. homocládica).
Hoyer's anastomoses (a. de Hoyer). Canales de Sucquet-Hoyer.
Hyrtl's a. (a. de Hyrtl). Asa de Hyrtl.
intestinal a. (a. intestinal). Enteroenterostomía.
isoperistaltic a. (a. isoperistáltica).
Jacobson's a. (a. de Jacobson). Porción del plexo timpánico.
microneurovascular a. (a. microneurovascular).
microvascular a. (a. microvascular).
postcostal a. (a. poscostal).
Potts' a. (a. de Potts). Operación de Potts.
precapillary a. (a. precapilar).
precostal a. (a. precostal).
Riolan's a. (a. de Riolan). Arcada de Riolan.
Roux-en-Y a. (a. de Roux en Y).
Schmidel's anastomoses (a. de Schmidel).
Sucquet's anastomoses (a. de Sucquet, de Sucquet-Hoyer). Canales de Sucquet-Hoyer.
termino-terminal a. (a. terminoterminal).
transureteroureteral a. (a. transureteroureteral). Transureteroureterostomía.
uretero-ileal a. (a. ureteroileal).
ureterosigmoid a. (a. ureterosigmoidea).
ureterotubal a. (a. ureterotubaria).
ureteroureteral a. (a. ureteroureteral).
anastomotic (anastomótico). Relacionado con una anastomosis.
anastomotica magna (anastomótica magna). **1.** [*arteria collateralis ulnaris inferior*, NA]. Arteria colateral cubital inferior. **2.** [*arteria genus descendens*, NA]. Arteria descendente de la rodilla.
anastral (anastral). Que carece de áster.
anatomical (anatómico). **1.** Relacionado con anatomía. **2.** Estructural.
anatomical snuffbox (tabaquera anatómica). Tabatière anatomique.
anatomicomedical (anatomomédico). Relacionado tanto con la medicina como con la anatomía.
anatomicopathological (anatomopatológico). Relacionado con la anatomía patológica.
anatomicosurgical (anatomoquirúrgico). Relacionado con la anatomía quirúrgica.
anatomist (anatomista). m. y f. Especialista en la ciencia de la anatomía.
anatomy (anatomía). f. **1.** La estructura morfológica de un organismo. **2.** Ciencia que estudia la estructura o morfología de los organismos.
applied a. (a. aplicada).
artificial a. (a. artificial).
artistic a. (a. artística).
clastic a. (a. clástica). A. plástica.
comparative a. (a. comparada).
dental a. (a. dental).
descriptive a. (a. descriptiva). A. sistemática.
developmental a. (a. del desarrollo).
functional a. (a. funcional). A. fisiológica.
general a. (a. general).
gross a. (a. macroscópica).
living a. (a. en vivo).
macroscopic a. (a. macroscópica).
medical a. (a. médica).
microscopic a. (a. microscópica).
pathologic a. (a. patológica). Patología anatómica.
physiological a. (a. fisiológica). A. funcional.
plastic a. (a. plástica). A. clástica.
practical a. (a. práctica). A. estudiada por medio de la disección.
radiological a. (a. radiológica).
regional a. (a. regional). A. topográfica; topología .
special a. (a. especial).
surface a. (a. de superficie).
surgical a. (a. quirúrgica).

systematic a. (a. sistemática). A. descriptiva.
systemic a. (a. sistémica). A. de los sistemas del organismo.
topographic a. (a. topográfica). A. regional.
transcendental a. (a. trascendental).
ultrastructural a. (a. ultraestructural).
anatopism (anatopismo). m. Incapacidad para conformarse con el modelo cultural.
anatoxic (anatóxico). Relativo a las propiedades características de las anatoxinas (toxoides).
anatoxin (anatoxina). f. Toxoide.
anatricrotic (anatricrótico). Caracterizado por anatricrotismo.
anatricrotism (anatricrotismo). m. Condición del pulso que se manifiesta por un golpe triple sobre la fracción ascendente del trazado esfigmográfico.
anatripsis (anatripsia). f. Uso terapéutico de la fricción con la aplicación simultánea o no de un medicamento.
anatriptic (anatríptico). **1.** Perteneciente a la anatripsia. **2.** Remedio para ser aplicado mediante fricción o frotación.
anatropia (anatropía). f. Anaforia.
anaudia (anaudia). f. Afonía.
anaxon, anaxone (anaxónico). Que no posee axón.
anazoturia (anazouria). f. Deficiencia o carencia de productos metabólicos nitrogenados en la orina.
anchorage (anclaje). m. **1.** Fijación quirúrgica de los órganos abdominales o pelvianos prolapsados o laxos. **2.** Parte a la cual se ajusta algo.
cervical a. (a. cervical).
extraoral a. (a. extraoral).
intermaxillary a. (a. intermaxilar).
intramaxillary a. (a. intramaxilar).
intraoral a. (a. intraoral).
multiple a. (a. múltiple). A. reforzado.
occipital a. (a. occipital).
reciprocal a. (a. recíproco).
reinforced a. (a. reforzado). A. múltiple.
simple a. (a. simple).
stationary a. (a. estacionario).
anchusin (ancusina). f. Alcanina.
ancillary (ancilario). Auxiliar, accesorio o secundario.
ancipital, ancipitate, ancipitous (ancipital). Bicéfalo; con dos bordes.
ancon (ancón). m. Codo.
anconal, anconeal (ancóneo). **1.** Relativo al codo. **2.** Relativo al músculo a.
anconitis (anconitis). f. Inflamación de la articulación del codo.
anconoid (anconoide). Semejante a un codo.
ancrod (ancrod). Fracción obtenida del veneno de la víbora con fosita loreal *Angkistrodon rhodostoma*, que contiene una enzima que desdobla el fibrinógeno.
ancylostomatic (anquilostomático). Referente a los gusanos del género *Ancylostoma*.
ancylostomiasis (anquilostomiasis). Enfermedad de los mineros ; enfermedad del túnel; hifemia tropical o intertropical; uncinariasis; enfermedad causada por el *Ancylostoma duodenale*.
cutaneous a. (a. cutánea).
a. cutis (a. cutis). A. cutánea.
ancyroid (anciroide). En forma de la uña de un ancla.
andira (andira). f. Corteza de *Andira inermis*, árbol leguminoso de América tropical. Emético, purgante y antihelmíntico.
andirine (andirina). f. *N*-Metiltirosina; alcaloide de la *Andira*.
andrenosterone (andrenosterona). f. Adrenosterona.
andriatrics, andriatry (andriatría). f. Ciencia médica que trata de las enfermedades de los órganos genitales masculinos y de los hombres en general.
andro- (andro-). Prefijo que significa masculino; relativo al género masculino de las diferentes especies.
androblastoma (androblastoma). f. **1.** Adenoma tubular o tubular testicular de Pick; tumor de células de Sertoli. **2.** Arrenoblastoma.
androgen (andrógeno). m. Testoide; término genérico dado a un agente que estimula la actividad de los órganos sexuales accesorios del hombre y favorece el desarrollo de las características sexuales masculinas.
adrenal a. (a. suprarrenal).
androgenesis (androgénesis). f. Desarrollo del huevo en presencia sólo de los cromosomas paternos.
androgenic (androgénico). Relativo al andrógeno; que posee un efecto masculinizante.
androgenous (andrógeno). Que da nacimiento predominantemente a varones.
androgynism (androginismo). m. Seudohermafroditismo femenino.
androgynoid (androginoide). m. Hombre que se parece a una mujer, o que posee características de hermafrodita.
androgynous (andrógino). Relativo a la androginia.
androgyny (androginia). f. **1.** Seudohermafroditismo femenino. **2.** Que tiene características tanto masculinas como femeninas.
android (androide). Semejante a un hombre en su forma o estructura.
andrology (andrología). f. Rama de la medicina que estudia las enfermedades propias del sexo masculino.
andromania (andromanía). f. Término anticuado dado a la ninfomanía.
andromedotoxin (andromedotoxina). f. Principio activo obtenido de varias especies de *Andromeda* y *Rhododendron* (familia Ericaceae); es cardiotóxico.
andromorphous (andromorfo). Que tiene la forma de un hombre, o que presenta sus hábitos.
andropathy (andropatía). f. Cualquier enfermedad, p. ej. prostatitis, peculiar del sexo masculino.
androphobia (androfobia). f. Miedo mórbido al hombre o al sexo masculino.
androstane (androstano). m. El hidrocarburo principal de los esteroides androgénicos.
androstanediol (androstanodiol). m. 5α-Androstano-3β,17β-diol; metabolito esteroide del que también se conocen los isómeros 5β.
androstanedione (androstanodiona). f. 5α-Androstano-3,17-diona; metabolito esteroide del que también se conoce el isómero 5β.
androstene (androsteno). m. Androstano con una unión no saturada en la molécula.
androstenediol (androstenodiol). m. Metabolito esteroide que difiere del androstanodiol porque posee una unión doble entre C-5 y C-6.
androstenedione (androstenodiona). f. Androstanodiona con una unión doble entre C-4 y C-5; esteroide androgénico, de menor potencia biológica que la testosterona.
androstenolone (androstenolona). f. Dehidro-3-epiandrosterona.
androsterone (androsterona). f. *cis*-Androsterona; metabolito esteroide que se encuentra en la orina masculina, de potencia androgénica débil.
anechoic (anecoico). Sonolúcido.
anectasis (anectasia). f. Atelectasia primaria.
anelectrode (anelectrodo). m. Ánodo.
anelectrotonic (anelectrotónico). Relativo al anelectrotono.
anelectrotonus (anelectrotono). m. Cambios en la excitabilidad y conductividad de una célula nerviosa o muscular en la vecindad de un ánodo, durante el pasaje de una corriente eléctrica constante.
anemia (anemia). f. Toda condición en la cual el número de glóbulos rojos por mm3, la cantidad de hemoglobina en 100 ml de sangre y el volumen de glóbulos rojos por cada 100 ml de sangre son inferiores a lo normal.
achlorhydric a. (a. aclorhídrica). A. o síndrome de Faber.
achrestic a. (a. acréstica).
acquired hemolytic a. (a. hemolítica adquirida).
Addison's a., addisonian a. (a. de Addison, addisoniana). A. perniciosa.
angiopathic hemolytic a. (a. hemolítica angiopática).
aplastic a. (a. aplásica). A. de Ehrlich; a. gravis.
asiderotic a. (a. asiderótica). Clorosis.
autoallergic hemolytic a. (a. hemolítica autoalérgica).
autoimmune hemolytic a. (a. hemolítica autoinmune).
Belgian Congo a. (a. del Congo Belga). Kasai.
Biermer's a. (a. de Biermer). A. perniciosa.
brickmaker's a. (a. del ladrillero). A. asociada con anquilostomiasis.
cameloid a. (a. cameloide). A. eliptocítica.
chlorotic a. (a. clorótica). Clorosis.
congenital a. (a. congénita). Eritroblastosis fetal.
congenital aplastic a. (a. aplásica congénita). A. de Fanconi.

congenital aregenerative a. (a. arregenerativa congénita). A. hipoplásica congénita.
congenital dyserythropoietic a. (a. diseritropoyética congénita).
congenital hemolytic a. (a. hemolítica congénita).
congenital hypoplastic a. (a. hipoplásica congénita).
Cooley's a. (a. de Cooley). Talasemia mayor.
crescent cell a. (a. de células semilunares). A. falciforme.
deficiency a. (a. deficitaria). A. nutricional.
Diamond-Blackfan a. (a. de Diamond-Blackfan). A. hipoplásica congénita.
dilution a. (a. por dilución). Hidremia.
dimorphic a. (a. dimórfica).
diphyllobothrium a. (a. de la difilobotriasis).
dyshemopoietic a. (a. dishemopoyética).
Ehrlich's a. (a. de Ehrlich). A. aplásica.
elliptocytic a. (a. eliptocítica). A. cameloide u ovalocítica.
equine infectious a. (a. infecciosa equina). Fiebre de los pantanos.
erythroblastic a. (a. eritroblástica).
Faber's a. (a. de Faber). A. aclorhídrica.
false a. (a. falsa). Seudoanemia.
familial erythroblastic a. (a. eritroblástica familiar).
familial hypoplastic a. (a. hipoplásica familiar). A. hipoplásica congénita.
familial microcytic a. (a. microcítica familiar).
familial pyridoxine-responsive a. (a. familiar que responde a la piridoxina).
familial splenic a. (a. esplénica familiar). Enfermedad de Gaucher.
Fanconi's a. (a. de Fanconi). Síndrome de Fanconi.
fish tapeworm a. (a. por tenia de los peces). A. de la difilobotriasis.
genetic a. (a. genética).
globe cell a. (a. de células globosas). Esferocitosis hereditaria.
goat's milk a. (a. por leche de cabra).
a. gravis (a. gravis). A. aplásica.
ground itch a. (a. por anquilóstomos). A. relacionada con la anquilostomiasis.
Hayem-Widal a. (a. de Hayem-Widal).
hemolytic a. (a. hemolítica).
hemolytic a. of newborn (a. hemolítica del recién nacido).
hemorrhagic a. (a. hemorrágica).
hemotoxic a. (a. hemotóxica). A. tóxica.
hookworm a. (a. por anquilóstomos).
hyperchromic a., hyperchromatic a. (a. hipercrómica, hipercromática).
hypochromic a. (a. hipocrómica).
hypochromic microcytic a. (a. microcítica hipocrómica).
hypoferric a. (a. hipoférrica). A. por deficiencia de hierro.
hypoplastic a. (a. hipoplásica).
icterohemolytic a. (a. icterohemolítica). Esferocitosis hereditaria.
a. infantum pseudoleukemica (a. infantil seudoleucémica).
infectious a. (a. infecciosa).
intertropical a. (a. intertropical).
iron deficiency a. (a. ferropénica). A. por deficiencia de hierro.
isochromic a. (a. isocrómica). A. normocrómica.
lead a. (a. plúmbica).
Lederer's a. (a. de Lederer).
leukoerythroblastic a. (a. leucoeritroblástica). Leucoeritroblastosis.
local a. (a. local).
a. lymphatica (a. linfática). Enfermedad de Hodgkin.
macrocytic a. (a. macrocítica). A. megalocítica.
macrocytic a. of pregnancy (a. macrocítica del embarazo).
macrocytic achylic a. (a. aquílica macrocítica). A. perniciosa.
malignant a. (a. maligna). A. perniciosa.
Marchiafava-Micheli a. (a. de Marchiafava-Micheli). Hemoglobinuria paroxística nocturna.
Mediterranean a. (a. del Mediterráneo).
megaloblastic a. (a. megaloblástica).
megalocytic a. (a. megalocítica). A. macrocítica.
metaplastic a. (a. metaplásica).
microangiopathic hemolytic a. (a. hemolítica microangiopática).
microcytic a. (a. microcítica).
microdrepanocytic a. (a. microdrepanocítica). Talasemia falciforme.
milk a. (a. láctea).
molecular a. (a. molecular). A. debida a la presencia en sangre de una hemoglobina anormal; p. ej., a. falciforme, talasemia.
myelophthisic a., myelopathic a. (a. mieloptísica, mielopática). Leucoeritroblastosis.
neonatal a., a neonatorum (a. neonatal). Eritroblastosis fetal.
normochromic a. (a. normocrómica). A. isocrómica.
normocytic a. (a. normocítica).
nutritional a. (a. nutricional). A. deficitaria.
osteosclerotic a. (a. osteoesclerótica). Leucoeritroblastosis.
ovalocytic a. (a. ovalocítica). A. eliptocítica.
pernicious a. (a. perniciosa). A. addisoniana, a. maligna o de Biermer.
physiologic a. (a. fisiológica).
polar a. (a. polar).
posthemorrhagic a. (a. poshemorrágica). A. traumática.
primary erythroblastic a. (a. eritroblástica primaria).
primary refractory a. (a. refractaria primaria).
pure red cell a. (a. de glóbulos rojos puros). A. hipoplásica congénita.
radiation a. (a. por radiaciones).
refractory a. (a. refractaria).
secondary refractory a. (a. refractaria secundaria).
sickle cell a. (a. drepanocítica).
sideroblastic a., sideroachrestic a. (a. sideroblástica, sideroacréstica).
slaty a. (a. pizarrosa).
spastic a. (a. espástica).
spherocytic a. (a. esferocítica). Esferocitosis hereditaria.
splenic a. (a. esplénica). Síndrome de Banti.
target cell a. (a. de células en "blanco de tiro").
toxic a. (a. tóxica). A. hemotóxica.
traumatic a. (a. traumática). A. poshemorrágica.
tropical a. (a. tropical).

anemic (anémico). Perteneciente a la anemia, o que manifiesta las diversas características de ésta.
anemometer (anemómetro). m. Instrumento para medir la velocidad del flujo aéreo.
anemonol (anemonol). m. Aceite volátil, que posee marcadas propiedades tóxicas, obtenido de las plantas del género *Anemone*.
anemophobia (anemofobia). f. Miedo mórbido del viento.
anemotrophy (anemotrofia). f. Carencia de sustancias esenciales para la formación de la sangre, lo cual lleva a la anemia hipoplásica.
anencephalia (anencefalia).
anencephalic (anencefálico). Anencéfalo; relativo a la anencefalia.
anencephalous (anencéfalo). Anencefálico.
anencephaly (anencefalia). f. Desarrollo defectuoso congénito del encéfalo.
partial a. (a. parcial). Hemicefalia.
anenterous (anentérico). Que no posee intestinos; designa ciertos parásitos, como las tenias.
anenzymia (anenzimia). f. Ausencia congénita de una enzima específica.
a. catalasia (a. catalasia). Acatalasemia.
anephric (anéfrico). Que carece de riñones.
anepia (anepia). f. Afasia.
anepiploic (anepiploico). Que carece de epiplón.
anergasia (anergasia). f. Ausencia de actividad psíquica como resultado de una enfermedad cerebral orgánica.
anergastic (anergástico). Relativo a la anergasia, o caracterizado por ésta.
anergia (anergia). Falta de energía.
anergic (anérgico). Relativo a la anergia, o caracterizado por ésta.
anergy (anergia). f. Ausencia demostrable de la reacción de sensibilización a las sustancias que deberían ser antigénicas (inmunogénicas, alergénicas) en la mayoría de las personas.
negative a. (a. negativa). A. inespecífica.
nonspecific a. (a. inespecífica). A. negativa.
positive a. (a. positiva). A. específica.
specific a. (a. específica). A. positiva.
aneroid (aneroide). Sin líquido; designa una forma de barómetro sin mercurio.

anerythroplasia (aneritroplasia). f. Condición en la cual no hay formación de glóbulos rojos.
anerythroplastic (aneritroplásico). Relativo a la aneritroplasia, o caracterizado por ésta.
anerythroregenerative (aneritrorregenerativo). Relativo a la ausencia de regeneración de los glóbulos rojos, o caracterizado por ésta.
anesthecinesia (anestecinesia). f. Anestequinesia; parálisis combinada, motora y sensorial.
anesthekinesia (anestequinesia). f. Anestecinesia.
anesthesia (anestesia). f. **1.** Estado caracterizado por la pérdida de las sensaciones, resultado de la depresión farmacológica de la función nerviosa o de una enfermedad neurológica. **2.** Término general para referirse a la anestesiología como especialidad clínica.
acupuncture a. (a. por acupuntura).
axillary a. (a. axilar).
balanced a. (a. balanceada).
basal a. (a. basal).
block a. (a. bloqueante). A. de conducción.
brachial a. (a. braquial).
caudal a. (a. caudal).
cervical a. (a. cervical).
circle absorption a. (a. de absorción circular).
closed a. (a. cerrada).
compression a. (a. por compresión). A. por presión.
conduction a. (a. de conducción). A. por bloqueo.
continuous epidural a. (a. epidural continua).
continuous spinal a. (a. espinal continua). A. medular fraccional.
crossed a. (a. cruzada).
dental a. (a. dental).
diagnostic a. (a. diagnóstica).
differential spinal a. (a. espinal diferencial).
dissociated a. (a. disociada).
dissociative a. (a. disociativa).
a. dolorosa (a. dolorosa).
electric a. (a. eléctrica).
endotracheal a. (a. endotraqueal). A. intratraqueal.
epidural a. (a. epidural).
extradural a. (a. extradural).
field block a. (a. por bloqueo de campo).
fractional epidural a. (a. epidural fraccional). A. epidural continua.
fractional spinal a. (a. medular fraccional). A. espinal continua.
general a. (a. general).
girdle a. (a. en cintura).
glove a. (a. en guante).
gustatory a. (a. gustatoria). Ageusia.
high spinal a. (a. espinal alta).
hyperbaric a. (a. hiperbárica).
hyperbaric spinal a. (a. espinal hiperbárica).
hypobaric spinal a. (a. espinal hipobárica).
hypotensive a. (a. hipotensora).
hypothermic a. (a. hipotérmica).
hysterical a. (a. histérica).
infiltration a. (a. por infiltración). A. local.
inhalation a. (a. por inhalación).
insufflation a. (a. por insuflación).
intercostal a. (a. intercostal).
intramedullary a. (a. intramedular). A. intraósea.
intranasal a. (a. intranasal).
intraoral a. (a. intraoral).
intraosseous a. (a. intraósea). A. intramedular.
intraspinal a. (a. intraespinal).
intratracheal a. (a. intratraqueal). A. endotraqueal.
intravenous a. (a. endovenosa).
intravenous regional a. (a. regional endovenosa).
isobaric spinal a. (a. espinal isobárica).
local a. (a. local). A. por infiltración.
low spinal a. (a. espinal baja).
muscular a. (a. muscular).
nerve block a. (a. troncular).
nonrebreathing a. (a. de no re-respiración).
olfactory a. (a. olfatoria). Anosmia.
open drop a. (a. de goteo abierto).
painful a. (a. dolorosa).
paracervical block a. (a. por bloqueo paracervical).
paravertebral a. (a. paravertebral).
peridural a. (a. peridural). A. epidural.
perineural a. (a. perineural).
periodontal a. (a. periodontal).
pharyngeal a. (a. faríngea).
presacral a. (a. presacra).
pressure a. (a. por presión).
pudendal a. (a. pudenda).
rebreathing a. (a. de re-respiración).
rectal a. (a. rectal).
refrigeration a. (a. por refrigeración). Crioanestesia.
regional a. (a. regional).
retrobulbar a. (a. retrobulbar).
sacral a. (a. sacra).
saddle block a. (a. por bloqueo en silla de montar).
segmental a. (a. segmentaria).
semi-closed a. (a. semicerrada).
semi-open a. (a. semiabierta).
spinal a. (a. raquídea). A. espinal; a. subaracnoidea.
splanchnic a. (a. esplácnica). A. visceral.
stocking a. (a. en calcetín).
subarachnoid a. (a. subaracnoidea). A. espinal.
surgical a. (a. quirúrgica)
tactile a. (a. táctil).
therapeutic a. (a. terapéutica).
thermal a., thermic a. (a. térmica). Pérdida del sentido del calor.
to-and-fro a. (a. de ida y vuelta).
topical a. (a. tópica). A. de superficie.
total spinal a. (a. espinal total).
traumatic a. (a. traumática).
unilateral a. (a. unilateral). Hemianestesia.
visceral a. (a. visceral). A. esplácnica.
anesthesiologist (anestesiólogo). m. Médico especializado en la anestesiología y áreas afines.
anesthesiology (anestesiología). f. Especialidad médica que trata de los aspectos farmacológicos, fisiológicos y clínicos de la anestesia y áreas afines.
anesthesiophore (anestesióforo). m. El grupo activo de una molécula que le confiere efecto hipnótico o anestésico.
anesthetic (anestésico). m. **1.** Compuesto que deprime en forma reversible la función neuronal, produciendo la pérdida de la capacidad para percibir el dolor u otras sensaciones, o ambos. **2.** Término colectivo para los agentes anestesiantes. **3.** Asociado con un estado de anestesia, o debido a ésta.
flammable a. (a. inflamable).
general a. (a. general).
inhalation a. (a. por inhalación).
intravenous a. (a. endovenoso).
local a. (a. local).
primary a. (a. primario).
secondary a. (a. secundario).
spinal a. (a. espinal).
volatile a. (a. volátil).
anesthetist (anestesista). m. y f. Persona que administra un anestésico, ya sea un anestesiólogo, un médico que no es anestesiólogo, un enfermero o un asistente en anestesia.
anesthetize (anestesiar). Producir pérdida de las sensaciones.
anestrous (anestrual). Relacionado con el anestro.
anestrus (anestro). m. El período de aquiescencia sexual entre los ciclos estrogénicos de los mamíferos.
anethopath (anetópata). m. Persona moralmente desinhibida.
anetoderma (anetodermia). f. Atrofia macular idiopática primaria.
Jadassohn-Pellizzari a. (a. de Jadassohn-Pellizzari).
Schweninger-Buzzi a. (a. de Schweninger-Buzzi).
aneuploid (aneuploide). Que posee un número anormal de cromosomas que no es un múltiplo exacto del número haploide.
aneuploidy (aneuploidia). f. Estado de ser aneuploide.
partial a. (a. parcial).
aneurine (aneurina). f. Tiamina.
a. hydrochloride (clorhidrato de a.). Clorhidrato de tiamina.
aneurolemmic (aneurolémico). Sin neurolema.

aneurysm (aneurisma). m. Dilatación circunscripta de una arteria, o de un tumor que contiene sangre conectado directamente con la luz de una arteria.

ampullary a. (a. ampular). A. sacular.
arteriosclerotic a. (a. arteriosclerótico). A. aterosclerótico.
arteriovenous a. (a. arteriovenoso).
atherosclerotic a. (a. ateroesclerótico). A. arterioesclerótico.
axial a. (a. axial).
bacterial a. (a. bacteriano). A. embólico.
benign bone a. (a. óseo benigno). Quiste óseo aneurismático.
Bérard's a. (a. de Bérard).
berry a. (a. en frambuesa).
a. by anastomosis (a. por anastomosis).
cardiac a. (a. cardíaco). A. ventricular; a. mural.
cavernous-carotid a. (a. carotídeo cavernoso).
cirsoid a. (a. cirsoide). A. racemoso o hemangioma.
compound a. (a. compuesto).
congenital cerebral a. (a. cerebral congénito).
consecutive a. (a. consecutivo). A. difuso.
cylindroid a. (a. cilindroide). A. tubular.
diffuse a. (a. difuso). A. consecutivo
dissecting a. (a. disecante).
ectatic a. (a. ectásico).
embolic a. (a. embólico). A. bacteriano.
embolomycotic a. (a. embolomicótico).
false a. (a. falso). Seudoaneurisma.
fusiform a. (a. fusiforme).
hernial a. (a. herniario).
infraclinoid a. (a. infraclinoideo).
intracranial a. (a. intracraneal).
miliary a. (a. miliar).
mural a. (a. intramural). A. cardíaco.
mycotic a. (a. micótico).
Park's a. (a. de Park).
peripheral a. (a. periférico).
phantom a. (a. fantasma). Aortismo de los estudiantes.
Pott's a. (a. de Pott). Várice aneurismática.
racemose a. (a. racemoso). A. cirsoide.
Rasmussen's a. (a. de Rasmussen).
saccular a., sacculated a. (a. sacular, saculado). A. ampular.
serpentine a. (a. serpentino).
supraclinoid a. (a. supraclinoideo).
syphilitic a. (a. sifilítico).
traction a. (a. de tracción).
traumatic a. (a. traumático).
true a. (a. verdadero).
tubular a. (a. tubular).
varicose a. (a. varicoso).
ventricular a. (a. ventricular). A. cardíaco.
verminous a., worm a. (a. verminoso).

aneurysmal, aneurysmatic (aneurismático). Relacionado con un aneurisma.

aneurysmectomy (aneurismectomía). f. Escisión de un aneurisma.

aneurysmogram (aneurismograma). m. Demostración de un aneurisma, por lo general por medio de rayos X y con la utilización de un medio de contraste.

aneurysmoplasty (aneurismoplastia). f. Operación de Matas; endoaneurismorrafia.

aneurysmorrhaphy (aneurismorrafia). f. Cierre por sutura del saco de un aneurisma para restaurar las dimensiones normales de la luz.

aneurysmotomy (aneurismotomía). f. Incisión dentro del saco de un aneurisma.

ANF (ANF). Abrev. de factor antinuclear (antinuclear factor).

angelica root (angélica, raíz de). f. Raíz de *Angelica archangelica* (familia Umbelliferae). Tónico estimulante, diurético y contrairritante externo.

angialgia (angialgia). f. Angiodinia; dolor en un vaso sanguíneo.

angiasthenia (angiastenia). f. Inestabilidad vascular.

angiectasia, angiectasis (angiectasia). f. Dilatación de un vaso sanguíneo o linfático.

congenital dysplastic a. (a. displásica congénita). Síndrome de Klippel-Trenaunay-Weber.

angiectatic (angiectásico). Caracterizado por la presencia de vasos sanguíneos dilatados.

angiectomy (angiectomía). f. Escisión de un segmento de un vaso sanguíneo.

angiectopia (angiectopia). f. Angioplania; localización anormal de un vaso sanguíneo.

angiitis, angitis (angitis). f. Angeítis; vasculitis; inflamación de un vaso sanguíneo linfático.

allergic a. (a. alérgica). Vasculitis cutánea.
allergic granulomatous a. (a. alérgica granulomatosa). Síndrome de Churg-Strauss.
consecutive a. (a. consecutiva).
cutaneous systemic a. (a. sistémica cutánea). Vasculitis cutánea.
hypersensitivity a. (a. por hipersensibilidad).
leukocytoclastic a. (a. leucocitoclástica). Vasculitis cutánea.
a. livedo reticularis (a. livedo reticularis). Livedo reticularis.
necrotizing a. (a. necrosante).

angileucitis (angileucitis). f. Término obsoleto para linfangitis.

angina (angina). f. **1.** Grave dolor constrictivo; en este caso, se refiere generalmente a la a. pectoris. **2.** Término obsoleto para el dolor de garganta de cualquier etiología.

abdominal a., a. abdominis (a. abdominal). A. intestinal.
agranulocytic a. (a. agranulocítica). Agranulocitosis.
crescendo a. (a. in crescendo).
a. cruris (a. cruris). Claudicación intermitente de la pierna.
a. decubitus (a. decubitus). A. pectoris decubitus.
a. diphtheritica (a. diftérica). Difteria faríngea o laríngea.
a. of effort (a. de esfuerzo).
a. epiglottidea (a. epiglótica). Inflamación de la epiglotis.
false a. (a. falsa). A. de pecho vasomotora.
Heberden's a. (a. de Heberden). A. de pecho.
hypercyanotic a. (a. hipercianótica).
intestinal a. (a. intestinal). A. abdominal.
a. inversa (a. inversa). A. de Prinzmetal.
Ludwig's a. (a. de Ludwig).
lymphatic a. (a. linfática). A. monocítica.
a. lymphomatosa (a. linfomatosa). Agranulocitosis.
monocytic a. (a. monocítica). A. linfática.
necrotic a. (a. necrótica).
neutropenic a. (a. neutropénica). Agranulocitosis.
a. notha (a. notha). A. de pecho vasomotora.
a. pectoris (a. de pecho). Estenocardia; a. de Heberden.
a. pectoris decubitus (a. pectoris decubitus). A. decubitus.
a. pectoris sine dolore (a. pectoris sine dolore). Enfermedad de Gairdner.
a. pectoris vasomotoria (a. de pecho vasomotora).
Prinzmetal's a. (a. de Prinzmetal). A. inversa, a. de pecho variante
reflex a. (a. refleja). A. de pecho vasomotora.
a. scarlatinosa (a. escarlatinosa).
a. sine dolore (a. sine dolore). Síntomas de insuficiencia coronaria, que se presentan sin dolor.
a. spuria (a. espuria). A. de pecho vasomotora.
unstable a. (a. inestable).
variant a., pectoris (a. de pecho variante). A. de Prinzmetal.
vasomotor a., a. vasomotoria (a. vasomotora).
Vincent's a. (a. de Vincent).
walk-through a. (a. aliviada con la marcha).

anginal (anginal). Relacionado de alguna manera con la angina.

anginiform (anginiforme). Semejante a una angina.

anginoid (anginoide). Semejante a una angina, especialmente a la angina de pecho.

anginophobia (anginofobia). f. Miedo extremo de sufrir un ataque de angina de pecho.

anginose, anginous (anginoso). Relativo a la angina.

angio-, angi- (angio-, angi-). Prefijos que indican relación con los vasos sanguíneos o linfáticos.

angioarchitecture (angioarquitectura). f. **1.** Disposición y distribución de los vsos sanguíneos de cualquier órgano. **2.** La trama vasuclar de un órgano o tejido.

angioblast (angioblasto). m. **1.** Célula que toma parte en la formación de un vaso sanguíneo. **2.** Tejido mesenquimático primordial a partir del cual se diferencian las células sanguíneas embrionarias y el endotelio vascular.

angioblastoma (angioblastoma). m. Hemangioblastoma.

angiocardiography (angiocardiografía). f. Cardioangiografía.

rapid biplane a. (a. rápida biplana).

angiocardiokinetic, angiocardiocinetic (angiocardiocinético). Que causa dilatación o contracción del corazón y de los vasos sanguíneos.
angiocardiopathy (angiocardiopatía). f. Enfermedad que afecta al corazón y los vasos sanguíneos.
angiocarditis (angiocarditis). f. Inflamación del corazón y de los vasos sanguíneos.
angiocholecystitis (angiocolecistitis). f. Inflamación de los vasos biliares y de la vesícula biliar.
angiocholitis (angiocolitis). f. Colangitis.
angiocyst (angioquiste). m. Pequeño acúmulo vesicular de células mesodérmicas embrionarias, que pueden dar origen a endotelio vascular y a células sanguíneas.
angiodermatitis (angiodermatitis). f. Inflamación de los vasos cutáneos.
angiodiascopy (angiodiascopia). f. Examen de los vasos mediante transiluminación.
angiodynia (angiodinia). f. Angialgia.
angiodysplasia (angiodisplasia). f. Dilatación degenerativa de la vasculatura normal.
angiodystrophy, angiodystrophia (angiodistrofia). f. Formación o crecimiento defectuoso asociado con profundos cambios vasculares.
angioedema (angioedema). f. Edema angioneurótico.
angioelephantiasis (angioelefantiasis). f. Pronunciado incremento de la vascularidad del tejido subcutáneo, que produce un gran engrosamiento que simula la formación de un angioma difuso, grande.
angioendotheliomatosis (angioendoteliomatosis). f. Proliferación de células endoteliales en el interior de los vasos sanguíneos.
proliferating systematized a. (a. sistematizada proliferante).
angiofibrolipoma (angiofibrolipoma). m. Neoplasia compuesta por fibrocitos, capilares y tejido adiposo.
angiofibroma (angiofibroma). m. Fibroma telangiectásico.
juvenile a. (a. juvenil). Hemangiofibroma juvenil.
angiofibrosis (angiofibrosis). m. Fibrosis de las paredes de los vasos sanguíneos.
angiogenesis (angiogénesis). f. Desarrollo de vasos sanguíneos.
angiogenic (angiogénico). **1.** Relacionado con la angiogénesis. **2.** De origen vascular.
angioglioma (angioglioma). m. Glioma y angioma mixto.
angiogliomatosis (angiogliomatosis). f. Aparición de múltiples áreas de capilares y neuroglia proliferativas.
angiogliosis (angiogliosis). f. Cicatrización glial alrededor de un vaso sanguíneo.
angiogram (angiograma). m. Radiografía obtenida en una angiografía.
angiographic (angiográfico). Relacionado con la angiografía o que hace uso de ella.
angiography (angiografía). f. Radiografía de los vasos luego de la inyección de un material radiopaco.
cerebral a. (a. cerebral). Arteriografía cerebral.
digital subtraction a. (a. por sustracción digital).
fluorescein a. (a. fluoresceínica).
radionuclide a. (a. con radionúclidos).
selective a. (a. selectiva).
spinal a. (a. espinal). Arteriografía espinal.
therapeutic a. (a. terapéutica).
angiohemophilia (angiohemofilia). f. Enfermedad de von Willebrand.
angiohyalinosis (angiohialinosis). f. Degeneración hialina de las paredes de los vasos sanguíneos.
angiohypertonia (angiohipertonía). f. Vasoespasmo.
angiohypotonia (angiohipotonía). f. Vasoparálisis.
angioid (angioide). Semejante a los vasos sanguíneos.
angioinvasive (angioinvasor). Referido a una neoplasia u otra patología capaz de penetrar en el lecho vascular.
angiokeratoma (angioqueratoma). m. Verruga telangiectásica; telangiectasia verrugosa.
a. corporis diffusum (a. corporal difuso). Enfermedad de Fabry.
Fordyce's a. (a. de Fordyce).
Mibelli's a.'s (a. de Mibelli).
angiokeratosis (angioqueratosis). f. Producción de múltiples angioqueratomas.
angiokinesis (angiocinesia). f. Movimiento vascular.
angiokinetic (angiocinético). Vasomotor.
angioleiomyoma (angioleiomioma). m. Leiomioma vascular.
angiolipofibroma (angiolipofibroma). m. Angiofibrolipoma.
angiolipoma (angiolipoma). m. Angiolipofibroma; lipoma cavernoso; lipoma telangiectásico.
angiolith (angiolito). m. Arteriolito o flebolito.
angiolithic (angiolítico). Relacionado con un angiolito.
angiologia (angiología).
angiology (angiología). f. Ciencia que trata de los vasos sanguíneos y linfáticos en todas sus relaciones.
angiolupoid (angiolupoide). m. Erupción seudosarcoide de la piel en la cual las pápulas telangiectásicas y granulomatosas están distribuidas sobre la nariz y las mejillas.
angiolysis (angiólisis). f. Obliteración de un vaso sanguíneo, como la que ocurre en el recién nacido luego de la ligadura del cordón umbilical.
angioma (angioma). m. Tumefacción o tumoración debidas a la proliferación con dilatación o no de los vasos sanguíneos (hemangioma) o linfáticos (linfangioma).
capillary a. (a. capilar). Nevo vascular.
cavernous a. (a. cavernoso). Hemangioma cavernoso.
cherry a. (a. en cereza). Hemangioma senil.
encephalic a. (a. encefálico).
a. lymphaticum (a. linfático). Linfangioma.
petechial a.'s (a. petequiales).
a. serpiginosum (a. serpiginoso).
spider a. (a. aracnoideo). Araña arterial.
superficial a. (a. superficial). Nevo vascular.
telangiectatic a. (a. telangiectásico).
a. venosum racemosum (a. venoso racemoso).
angiomatoid (angiomatoide). Semejante a un tumor de origen vascular.
angiomatosis (angiomatosis). f. Condición caracterizada por la presencia de múltiples angiomas.
cephalotrigeminal a. (a. cefalotrigeminal). Síndrome de Sturge-Weber.
congenital dysplastic a. (a. displásica congénita).
cutaneomeningospinal a. (a. cutaneomeningoespinal). Síndrome de Cobb.
encephalotrigeminal a. (a. encefalotrigeminal). Síndrome de Sturge-Weber.
oculoencephalic a. (a. oculoencefálica).
retinocerebral a. (a. retinocerebral). Enfermedad de Lindau.
telangiectatic a. (a. telangiectásica).
angiomatous (angiomatoso). Relacionado con un angioma o semejante a éste.
angiomegaly (angiomegalia). f. Agrandamiento de los vasos sanguíneos o linfáticos.
angiometer (angiómetro). m. Instrumento para medir el diámetro de un vaso sanguíneo.
angiomyocardiac (angiomiocardíaco). Relacionado con los vasos sanguíneos y el músculo cardíaco.
angiomyofibroma (angiomiofibroma). m. Leiomioma vascular.
angiomyolipoma (angiomiolipoma). m. Neoplasia benigna del tejido adiposo (lipoma) en la cual las células musculares y las estructuras vasculares son regularmente conspicuas.
angiomyoma (angiomioma). m. Leiomioma vascular.
angiomyoneuroma (angiomioneuroma). m. Tumor glómico.
angiomyopathy (angiomiopatía). f. Cualquier enfermedad de los vasos sanguíneos que comprometa la capa muscular.
angiomyosarcoma (angiomiosarcoma). m. Miosarcoma que tiene un número inusualmente grande de canales vasculares proliferados, frecuentemente dilatados.
angiomyxoma (angiomixoma). m. Mixoma en el cual hay un número inusualmente grande de estructuras vasculares.
angioneuralgia (angioneuralgia). f. Término obsoleto con que se designaba una afección caracterizada por un dolor urente en algún miembro, acompañada por rubor y edema del área afectada.
angioneurectomy (angioneurectomía). f. **1.** Escisión de los vasos y nervios de un órgano o sector. **2.** Escisión de un segmento del cordón espermático para provocar esterilidad.
angioneuredema (angioneuredema). m. Término obsoleto para edema angioneurótico.
angioneuromyoma (angioneuromioma). m. Tumor glómico.
angioneurosis (angioneurosis). f. Vasoneurosis; trastorno debido a enfermedad o lesión de los nervios o del centro vasomotor.

angioneurotic (angioneurótico). Relacionado con la angioneurosis.
angioneurotomy (angioneurotomía). f. División de los vasos y nervios de un sector u órgano.
angioparalysis (angioparálisis). f. Vasoparálisis.
angioparesis (angioparesia). f. Vasoparesia.
angiopathic (angiopático). Relativo a la angiopatía.
angiopathy (angiopatía). f. Angiosis; cualquier enfermedad de los vasos sanguíneos o linfáticos.
cerebral amyloid a. (a. amiloide cerebral).
congenital dysplastic a. (a. displásica congénita).
congophilic a. (a. congofílica).
angiophacomatosis (angiofacomatosis). f. Facomatosis angiomatosa; enfermedad de Lindau y síndrome de Sturge-Weber.
angioplany (angioplania). f. Angiectopia.
angioplasty (angioplastia). f. Reconstrucción de un vaso sanguíneo.
percutaneous transluminal a. (a. transluminal percutánea).
angiopoiesis (angiopoyesis). f. Vasoformación; la formación de vasos sanguíneos o linfáticos.
angiopoietic (angiopoyético). Vasoformador; relacionado con la angiopoyesis.
angiopressure (angiopresión). f. Presión sobre un vaso sanguíneo para la detención de una hemorragia.
angiorrhaphy (angiorrafia). f. Reparación por sutura de cualquier vaso, especialmente de un vaso sanguíneo.
angiorrhexis (angiorrexis). f. Rotura de un vaso sanguíneo o linfático.
angiosarcoma (angiosarcoma). m. Neoplasia maligna rara que se cree originada en células endoteliales de los vasos sanguíneos.
angioscope (angioscopio). m. Microscopio modificado para estudiar los vasos capilares.
angioscopy (angioscopia). f. Visualización con el microscopio del paso de sustancias (p. ej., medios de contraste, agentes radiopacos) a través de capilares.
angioscotoma (angioscotoma). m. Escotoma cecocentral.
angioscotometry (angioscotometría). f. Medición o proyección del diseño de un angioscotoma.
angiosis (angiosis). f. Angiopatía.
angiospasm (angioespasmo). m. Vasoespasmo.
labyrinthine a. (a. laberíntico). Síndrome de Lermoyez.
angiospastic (angioespástico). Vasoespástico.
angiostaxis (angiostaxis). f. Término raramente usado para: 1) rezumado sanguíneo; 2) hemofilia.
angiostenosis (angioestenosis). f. Estrechamiento de uno o varios vasos sanguíneos.
angiostomy (angiostomía). f. Abertura quirúrgica de un vaso sanguíneo e inserción de una cánula.
angiostrongylosis (angiostrongilosis). f. Meningitis eosinófila; infección del hombre y de los animales con nematodos del género *Angiostrongylus*.
angiostrophy (angiostrofia). f. Torcedura del borde de corte de un vaso sanguíneo para detener la hemorragia.
angiotelectasis, angiotelectasia (angiotelectasia). f. Dilatación de las arteriolas terminales, vénulas o capilares.
angiotensin (angiotensina). f. Familia de decapéptidos de secuencia conocida y similar, con actividad vasoconstrictiva.
a. precursor (precursor de la a.). Angiotensinógeno.
angiotensin I (angiotensina I). f. Decapéptido formado a partir del tetradecapéptido angiotensinógeno.
angiotensin II (angiotensina II). f. Octapéptido vasopresor y el estímulo más poderoso para la producción y liberación de aldosterona.
angiotensin III (angiotensina III). f. Un heptapéptido derivado de la a. II que tiene acciones similares a ésta.
angiotensin amide (angiotensinamida). Sustancia sintética estrechamente relacionada con la a. II, de origen natural; agente vasopresor.
angiotensinase (angiotensinasa). f. Enzima que degrada la angiotensina II.
angiotensinogen (angiotensinógeno). m. Precursor de la angiotensina.
angiotensinogenase (angiotensinogenasa). f. Renina.
angiotomy (angiotomía). f. Sección de un vaso sanguíneo, o creación de una abertura en un vaso antes de su reparación.
angiotonia (angiotonía). f. Vasotonía.
angiotonic (angiotónico). Vasotónico.
angiotribe (angiotribo). m. Vasotribo.
angiotripsy (angiotripsia). f. Vasotripsia; uso del angiotribo para detener una hemorragia.
angiotrophic (angiotrófico). Término raramente usado para vasotrófico.
angle (ángulo). m. El espacio limitado a ambos lados por las líneas o planos que se encuentran.
acromial a. (á. acromial). [*angulus acromialis*, NA].
acute a. (á. agudo). Cualquier á. menor de 90°.
adjacent a. (á. adyacente). Á. con lado en común con otro á.
alpha a. (á. alfa).
alveolar a. (á. alveolar).
a. of anomaly (á. de anomalía (anormalidad)).
a. of anteversion (á. de anteversión). Á. de declinación.
a. of aperture (á. de abertura).
apical a. (á. apical). Á. de refracción de un prisma.
axial a. (á. axial).
basilar a. (á. basilar).
Bennett a. (á. de Bennett).
beta a. (á. beta).
biorbital a. (á. biorbital).
Broca's a.'s (á. de Broca).
Broca's basilar a. (á. basilar de Broca).
Broca's facial a. (á. facial de Broca).
buccal a.'s (á. bucales).
bucco-occlusal a. (á. bucooclusal).
cardiohepatic a. (á. cardiohepático). Triángulo cardiohepático.
carrying a. (á. de alcance).
cavity line a. (á. de línea cavitaria).
cavosurface a. (á. cavosuperficial).
cephalic a. (á. cefálico).
cephalomedullary a. (á. cefalomedular).
cerebellopontine a. (á. cerebelopontino).
costal a. (á. costal). [*angulus costae*, NA].
craniofacial a. (á. craneofacial).
critical a. (á. crítico). Á. limitante.
cusp a. (á. de cúspide).
Daubenton's a. (á. de Daubenton). Á. occipital.
a. of declination (á. de declinación). Á. de anteversión.
a. of depression (á. de depresión). Á. de inclinación.
a. of deviation (á. de desviación).
disparity a. (á. de disparidad).
a. of eccentricity (á. de excentricidad).
a. of emergence (á. de emergencia).
epigastric a. (á. epigástrico).
ethmoid a. (á. etmoidal).
facial a. (á. facial).
filtration a. (á. de filtración). Á. iridocorneal.
Frankfort-mandibular incisor a. (á. de Frankfort-incisivo inferior).
frontal a. of parietal (á. frontal del parietal). [*angulus frontalis ossis parietalis*, NA].
a. of Fuchs (á. de Fuchs).
gamma a. (á. gamma).
hypsiloid a. (á. hipsiloide). Á.- y.
impedance a. (á. de impedancia).
a. of incidence (á. de incidencia). Á. incidente.
incident a. (á. incidente). Á. de incidencia.
incisal guide a. (á. de guía incisal).
a. of inclination (á. de inclinación). Á. de depresión.
inferior a. of scapula (á. inferior del omóplato). [*angulus inferior scapulae*, NA].
infrasternal a. (á. infraesternal). [*angulus infrasternalis*, NA].
iridocorneal a. (á. iridocorneal). [*angulus iridocornealis*, NA]. Á. del iris; á. de filtración.
Jacquart's facial a. (á. facial de Jacquart).
kappa a. (á. kappa).
lateral a. of eye (á. lateral del ojo). [*angulus oculi lateralis*, NA].
lateral a. of scapula (á. lateral del omóplato). [*angulus lateralis scapulae*, NA].
lateral a. of uterus (á. lateral del útero).
limiting a. (á. limitante). Á. crítico.
line a. (á. de línea).

Louis' a. (á. de Louis). Á. esternal.
Lovibond's a. (á. de Lovibond).
Ludwig's a. (á. de Ludwig). Á. esternal.
lumbosacral a. (á. lumbosacro).
a. of mandible (á. de la mandíbula). [*angulus mandibulae,* NA].
mastoid a. of parietal (á. mastoideo del parietal). [*angulus mastoideus ossis parietalis*, NA].
maxillary a. (á. maxilar).
medial a. of eye (á. medial del ojo). [*angulus oculi medialis,* NA].
mesial a. (á. mesial).
metafacial a. (á. metafacial). Á. de Serres.
meter a. (á. métrico). Unidad de convergencia ocular.
a. of mouth (á. de la boca). [*angulus oris,* NA].
occipital a. of parietal (á. occipital del parietal). [*angulus occipitalis ossis parietalis,* NA]. Á. de Broca.
a. of iris (á. del iris). Á. iridocorneal.
a. of jaw (á. del maxilar inferior). Á. de la mandíbula.
olfactory a. (á. olfatorio).
ophryospinal a. (á. ofrioespinal).
parietal a. (á. parietal). Á. de Quatrefages.
pelvivertebral a. (á. pelvivertebral).
phrenopericardial a. (á. frenopericárdico).
Pirogoff's a. (á. de Pirogoff). Á. venoso.
point a. (á. de punto).
a. of polarization (á. de polarización).
pontine a. (á. pontino). Á. cerebelopontino.
pubic a. (á. púbico). Á. subpúbico.
Quatrefages' a. (á. de Quatrefages). Á. parietal.
Ranke's a. (á. de Ranke).
a. of reflection (á. de reflexión).
refracting a. of a prism (á. de refracción de un prisma). Á. apical.
a. of refraction (á. de refracción). Á. de desviación.
Rolando's a. (á. de Rolando).
S-N-A a. (á. S-N-A). Á. silla-nasión-subespinal (o punto A).
Serres' a. (á. de Serres). Á. metafacial.
sphenoid a., sphenoidal a. (á. esfenoidal). [*angulus sphenoidalis ossis parietalis*, NA].
a. of squint (á. de estrabismo). Á. de anormalidad.
sternal a. (á. esternal). [*angulus sterni,* NA]. Á. de Louis o de Ludwig; el á. entre el manubrio y el cuerpo del esternón.
sternoclavicular a. (á. esternoclavicular).
subpubic a. (á. subpúbico). [*angulus subpubicus*, NA].
substernal a. (á. subesternal). Á. infraesternal.
superior a. of scapula (á. superior del omóplato). [*angulus superior scapulae,* NA].
sylvian a. (á. silviano).
tentorial a. (á. tentorial).
Topinard's facial a. (á. facial de Topinard).
a. of torsion (á. de torsión).
venous a. (á. venoso). Á. de Pirogoff.
Virchow's a. (á. de Virchow). Á. de Virchow-Holder
Virchow-Holder a. (á. de Virchow-Holder). Á. de Virchow.
visual a. (á. visual).
Vogt's a. (á. de Vogt).
Weisbach's a. (á. de Weisbach).
Welcker's a. (á. de Welcker). Á. esfenoidal.
y-a. (á. -y). Á. hipsiloide.

angor (angor). Término raramente usado para designar malestar extremo o angustia mental.
a. animi (a. animi). A. pectoris.
a. pectoris (a. pectoris). **1.** Enfermedad de Gairdner. **2.** A. animi.

angostura bark (angostura, cáscara de). Raíz de Cusparia; la raíz de *Galipea officinalis*; usado anteriormente como tónico amargo y antipirético.

angstrom (Å) (angstrom (Å)). m. Unidad de longitud de onda, 10^{-10}, aproximadamente el diámetro de un átomo; equivalente a 0,1 nm..

angulation (angulación). f. Formación de un ángulo; ángulo o curvatura anormal en un órgano.

angulus, gen. and pl. **anguli** (angulus, gen. y pl. anguli). [*angulus*, gen. y pl. *anguli;* NA]. Ángulo o esquina.

anhalonidine (anhalonidina). f. Alcaloide de *Lophophora williamsii.*

anhalonine (anhalonina). f. Alcaloide de *Lophophora williamsii.*

anhaphia (anhafia). f. Anafia.

anhedonia (anhedonia). f. Ausencia de placer en la realización de actos que por lo común son placenteros.

anhidrosis (anhidrosis). f. Anidrosis; diaforesis; anaforesis; isquidrosis; ausencia de sudación.

anhidrotic (anhidrótico). **1.** Adiaforético; relativo a la anhidrosis o caracterizado por ella. **2.** m. Agente que reduce, impide o detiene la sudación. **3.** Designa la reducción o ausencia de glándulas sudoríparas, características del defecto ectodérmico congénito y de la displasia ectodérmica anhidrótica.

anhistic, anhistous (anhístico, anhisto). Sin estructura evidente.

anhydrase (anhidrasa). f. Enzima que cataliza la eliminación de agua de un compuesto. La mayoría de estas enzimas se denominan en la actualidad hidrasas, hidroliasas o deshidratasas.
carbonic a. (a. carbónica). Carbonato deshidratasa.

anhydration (anhidratación). f. Deshidratación.

anhydride (anhídrido). m. Óxido que puede combinarse con el agua para formar un ácido, o que deriva de un ácido mediante la extracción de agua.

anhydro- (anhidro-). Prefijo químico que indica la extracción de agua.

anhydrogitalin (anhidrodigitalina). f. Gitoxina.

anhydroleucovorin (anhidroleucovorina). f. Ácido 5,10-metenil-tetrahidrofólico.

anhydrosugars (anhidroazúcares). f. Azúcares de las cuales se ha eliminado una o más moléculas de agua, que no es el agua de cristalización.

anhydrous (anhidro). Que no contiene agua, especialmente agua de cristalización.

aniacinamidosis (aniacinamidosis). f. Aniacinosis; deficiencia de niacinamida, que si es grave o prolongada puede provocar pelagra.

aniacinosis (aniacinosis). f. Aniacinamidosis.

anicteric (anictérico). Que no presenta ictericia.

anidean (anídeo). Sin forma; indica una masa informe de tejido.

anideus (anídeo). m. Feto parasitario consistente en una masa poco diferenciada de tejido con una ligera indicación de las partes.
embryonic a. (a. embriónico). Blastodermo sin organización axial.

anidous (anidio). Anídeo.

anidrosis (anidrosis). f. Anhidrosis.

anidrotic (anidrótico). Anhidrótico.

anile (chochera). f. Deterioro de las facultades mentales, común durante el envejecimiento.

anileridine (anileridina). f

anilide (anilida). f. *N*-acil anilina; p. ej., acetanilida.

aniline (anilina). f. Fenilamina; aminobenceno; bencenamina.

aniline blue (azul de anilina).

anilingus (anilingus). Estímulo sexual que se obtiene lamiendo o besando el ano.

anilinism (anilinismo). m. Anilismo.

anilinophil, anilinophile (anilinófilo). Célula o estructura histológica que se colorean fácilmente con un colorante de anilina.

anilism (anilismo). m. Anilinismo; intoxicación crónica con anilina.

anility (anilidad). f. Chochera.

anima (anima). **1.** Espíritu o psiquis. **2.** En la psicología de Jung, el aspecto interno de la personalidad en contraste con el externo; el arquetipo femenino en un hombre.

animal (animal). m. **1.** Organismo viviente, que tiene paredes celulares membranosas, requiere oxígeno y alimentos orgánicos y es capaz de movimientos voluntarios. **2.** Uno de los organismos a. inferiores, a diferencia del hombre.
cold-blooded a. (a. de sangre fría). Poiquilotermo.
control a. (a. de control).
conventional a. (a. convencional).
Houssay a. (a. de Houssay).
normal a. (a. normal).
sentinel a. (a. centinela).
warm-blooded a. (a. de sangre caliente). Homeotermo.

animal black (negro animal). Carbón animal.

animalcule (animálculo). m. **1.** Término anticuado para un protozoario u organismo animal microscópico. **2.** Término utilizado por los que creen en la teoría de la preformación para designar el supuesto cuerpo en miniatura contenido en un gameto.

animation (animación). f. **1.** El estado de ser vivo. **2.** Vivacidad.
suspended a. (a. suspendida).

animatism (animatismo). m. La atribución de cualidades mentales o espirituales tanto a los seres vivos como a las cosas sin vida.
animism (animismo). m. La creencia u opinión de que todas las cosas de la naturaleza, tanto animadas como inanimadas, contienen un espíritu o psiquis.
animus (animus). **1.** Espíritu animante o energizante. **2.** Intención de hacer algo; disposición. **3.** En psiquiatría, espíritu de encono u hostilidad activa. **4.** El espíritu, el alma, la imagen ideal a la que aspira una persona. **5.** En la psicología de Jung, el arquetipo masculino en una mujer.
anion (anión). m. Ion que lleva una carga negativa.
anion exchange (anión intercambio).
anion exchanger (anión intercambiador).
anionic (aniónico). Referido a un ion con carga negativa.
anionotropy (anionotropía). f. La migración de un ion negativo en los cambios tautoméricos.
aniridia (aniridia). f. Ausencia del iris.
anisakiasis (anisakiasis). f. Infección de la pared intestinal por las larvas de *Anisakis marina* y otros géneros de nematodos anisákidos.
anisakid (anisáquido). Nombre común de los nematodos de la familia Anisakidae.
anisate (anisato). m. Sal del ácido anísico; antiséptico.
anise (anís). m. El fruto de *Pimpinella anisum* (familia Umbelliferae); aromático y carminativo.
aniseikonia (aniseiconía). f. Imagen retiniana desigual.
anisic (anísico). Relacionado con el anís.
anisic acid (ácido anísico).
anisindione (anisindiona). f. Anticoagulante.
aniso- (aniso-). Prefijo que significa desigual.
anisoaccommodation (anisoacomodación). f. Variación entre los dos ojos en su capacidad de acomodación.
anisochromasia (anisocromasia). f. Distribución desigual de hemoglobina en los glóbulos rojos.
anisochromatic (anisocromático). Que no presenta un color uniforme.
anisocoria (anisocoria). f. Condición en la cual las dos pupilas no tienen igual tamaño.
anisocytosis (anisocitosis). f. Variación considerable en el tamaño de las células que son normalmente uniformes, especialmente con referencia a los glóbulos rojos.
anisodactylous (anisodáctilo). Relacionado con la anisodactilia.
anisodactyly (anisodactilia). f. Longitud desigual de los dedos correspondientes.
anisogamy (anisogamia). f. Fusión de dos gametos desiguales en su forma o tamaño.
anisognathous (anisognato). Que posee mandíbulas de tamaño relativamente anormal, y la superior es más ancha que la inferior.
anisokaryosis (anisocariosis). f. Variación en el tamaño de los núcleos, superiores a la dimensión normal para un tejido determinado.
anisole (anisol). m. Metoxibenceno.
anisomastia (anisomastia). f. Asimetría de las mamas.
anisomelia (anisomelia). f. Desigualdad entre los miembros pares.
anisometropia (anisometropía). f. Diferencia en el poder de refracción de los dos ojos.
anisometropic (anisometrópico). **1.** Relacionado con la anisometropía. **2.** Que tiene ojos de poder refractivo desigual.
anisophoria (anisoforia). f. Heteroforia en la cual el grado de foria varía con la dirección de la mirada.
anisopiesis (anisopiesis). f. Presión arterial desigual en los dos lados del cuerpo.
anisorrhythmia (anisorritmia). f. Acción irregular del corazón, o ausencia del sincronismo en las velocidades de aurículas y ventrículos.
anisosphygmia (anisosfigmia). f. Diferencia en el volumen, fuerza o tiempo del pulso en las arterias correspondientes de los dos lados del cuerpo.
anisospore (anisospora). f. Célula sexual capaz de unirse con una del sexo opuesto y llegar a formar un nuevo organismo, a diferencia de la célula no sexual o isospora.
anisosthenic (anisosténico). De fuerza o tensión desigual.
anisotonic (anisotónico). Que no tiene igual tensión; que tiene una presión osmótica desigual.
anisotropic (anisótropo). Que no posee las mismas propiedades en todas las direcciones.
anisotropine methylbromide (anisotropina, metilbromuro de). Anticolinérgico y antiespasmódico intestinal.
ankle (tobillo). m. **1.** [*articulatio talocruralis*, NA]. Articulación astragalocrural. **2.** Región de la articulación del t. **3.** Astrágalo.
ankylo- (anquilo-). Prefijo que significa fijado, estirado o ladeado.
ankyloblepharon (anquilobléfaron). m. Blefarosinequia.
ankylocolpos (anquilocolpos). m. Atresia vaginal.
ankylodactyly, ankylodactylia (anquilodactilia). f. Adherencia entre dos o más dedos de las manos o de los pies.
ankyloglossia (anquiloglosia). f. Fijación de la lengua.
ankylomele (anquilómelo). m. Sonda curvada o inclinada.
ankylopoietic (anquilopoyético). Que forma anquilosis.
ankyloproctia (anquiloproctia). f. Imperforación o estenosis anal.
ankylosed (anquilosado). Envarado; unido por adherencias; designa una articulación en estado de anquilosis.
ankylosis (anquilosis). f. Envaramiento o fijación de una articulación como resultado de un proceso patológico, con unión fibrosa u ósea a través de la articulación.
- **artificial a.** (a. artificial). Artrodesia.
- **bony a.** (a. ósea). Sinostosis.
- **dental a.** (a. dental).
- **extracapsular a.** (a. extracapsular). A. espuria.
- **false a.** (a. falsa). A. fibrosa.
- **fibrous a.** (a. fibrosa). A. falsa.
- **intracapsular a.** (a. intracapsular).
- **spurious a.** (a. espuria). A. extracapsular.
- **true a.** (a. verdadera). Sinostosis.

ankylostoma (anquilostoma). m. Trismo.
ankylostomiasis (anquilostomiasis).
ankylotic (anquilótico). Caracterizado por anquilosis.
ankylurethria (anquiluretria). f. Imperforación o estenosis de la uretra.
ankyroid (anquiroide). Anciroide.
anneal (templar). **1.** Ablandar un metal por medio de calentamiento y enfriamiento controlados; el proceso determina que el metal pueda ser adaptado, doblado o modelado con mayor facilidad y lo vuelve menos quebradizo. **2.** En odontología, calentar la lámina de oro antes de su inserción en una cavidad, para extraer los gases adsorbidos y otros contaminantes.
annectent (anexado). Conectado con algo; unido a algo.
annelids (anélidos). Nombre común de los miembros del filo Annelida.
annellide (anélido). m. Célula conidiógena que produce conidios en serie.
annelloconidium (aneloconidio). m. Un conidio producido por un anélido.
annexectomy (anexectomía).
annexitis (anexitis).
annexopexy (anexopexia).
annotto (anoto). m. Sustancia colorante extraída de las semillas de *Bixa orellana*.
annular (anular). En forma de anillo.
annuloplasty (anuloplastia). f. Reconstrucción plástica de una válvula cardíaca insuficiente (usualmente la mitral).
annulorrhaphy (anulorrafia). f. Cierre de un anillo herniario mediante sutura.
annulus (annulus). [*annulus*, NA]. Anillo; estructura circular o en forma de anillo.
- **a. abdominalis** (a. abdominalis). [*annulus inguinalis profundus*, NA]. Anillo inguinal profundo.
- **a. ciliaris** (a. ciliaris). [*orbiculus ciliaris*, NA]. Orbiculus ciliaris.
- **a. of fibrous sheath** (anillo de la vaina fibrosa). [*pars annularis vaginae fibrosae*, NA].
- **Haller's a.** (anillo de Haller). Ínsula de Haller.
- **a. hemorrhoidalis** (a. hemorrhoidalis). Zona hemorroidal.
- **a. ovalis** (a. ovalis). [*limbus fossae ovalis*, NA].
- **a. preputialis** (a. preputialis). Anillo prepucial.
- **a. urethralis** (a. urethralis). [*musculus sphincter vesicae*, NA].

anochlesia (anoclesia). f. **1.** Catalepsia. **2.** Quietud.
anochromasia (anocromasia). f. **1.** En histología, incapacidad para colorearse de la manera usual. **2.** Acumulación de la hemoglo-

bina en la zona periférica de los eritrocitos, con una porción central pálida.
anociassociation (anociasociación). f. Teoría formulada por G. W. Crile, de que los estímulos aferentes, especialmente el dolor, contribuyen al desarrollo del shock quirúrgico.
anococcygeal (anococcígeo). Relacionado con el ano y el coxis.
anodal (anodal). Anódico; que pertenece al ánodo o que emana de éste.
anode (ánodo). m. Anelectrodo; electrodo positivo.
anodic (anódico). Anodal.
anodontia (anodoncia). f. Agonfosis; agonfiasis; ausencia de dientes.
  partial a. (a. parcial). Hipodoncia.
anodontism (anodontismo). m. Ausencia congénita del desarrollo del germen dentario.
anodyne (anodino). m. Compuesto menos potente que un anestésico o un narcótico, pero capaz de aliviar el dolor.
anoetic (anoético). Carente del poder de comprensión, como en los niveles profundos y graves del retardo mental.
anogenital (anogenital). Relacionado de alguna manera tanto con el ano como con las regiones genitales.
anomaloscope (anomaloscopio). m. Instrumento utilizado para diagnosticar las anormalidades de la percepción del color.
anomaly (anomalía). f. Desviación del término medio o de lo normal.
  Alder's a. (a. de Alder).
  Aristotle's a. (a. de Aristóteles).
  Chédiak-Steinbrinck-Higashi a. (a. de Chédiak-Steinbrinck-Higashi). Síndrome de Chediak-Steinbrinck-Higashi.
  developmental a. (a. del desarrollo).
  Ebstein's a. (a. de Ebstein). Enfermedad de Ebstein.
  eugnathic a. (a. eugnásica).
  Freund's a. (a. de Freund).
  Hegglin's a. (a. de Hegglin).
  May-Hegglin a. (a. de May-Hegglin). A. de Hegglin.
  morning glory a. (a. en campanilla).
  Pelger-Huët nuclear a. (a. nuclear de Pelger-Huët).
  Peters' a. (a. de Peters). Síndrome del clivaje de la cámara anterior.
  Rieger's a. (a. de Rieger). Disgenesia mesodérmica iridocorneana.
  Shone's a. (a. de Shone).
  Uhl a. (a. de Uhl).
anomer (anómero). m. Una de dos moléculas de azúcar que son epiméricas en el átomo de carbono hemiacetal.
anomia (anomia). f. Afasia nominal.
anomie (anomia). Ilegalidad; ausencia o debilitamiento de las normas o los valores sociales, con la correspondiente fractura de la cohesión social.
anonychia, anonychosis (anonicosis, anoniquia). f. Ausencia de las uñas.
anonyma (anónimo). Sin nombre; término aplicado antes a los grandes vasos del tórax, actualmente denominados tronco y vena braquiocefálicos.
anophelicide (anofelicida). Que destruye al mosquito *Anopheles*.
anophelifuge (anofelífugo). m. Agente que repele o impide la picadura de los mosquitos *Anopheles*.
anopheline (anofelino). Referente al mosquito *Anopheles*.
anophelism (anofelismo). m. La presencia habitual en una región de los mosquitos *Anopheles*.
anophthalmia (anoftalmía). m. La ausencia completa de los tejidos oculares.
  consecutive a. (a. consecutiva).
  primary a. (a. primaria).
  secondary a. (a. secundaria).
anoplasty (anoplastia). f. Operación plástica sobre el ano.
anorchia (anorquia o anorquidia). f. Anorquismo.
anorchism (anorquismo). Anorquia; ausencia congénita de testículos.
anorectal (anorrectal). Relacionado con el ano y el recto.
anorectic, anoretic (anoréxico). **1.** Que causa anorexia, o que se caracteriza por ésta. **2.** m. Agente que causa anorexia.
anorexia (anorexia). f. Disminución del apetito; aversión a la comida.
  a. nervosa (a. nerviosa).
anorexiant (anorexiante). Droga ("píldoras dietéticas"), proceso o fenómeno que provoca anorexia.
anorexic (anoréxico).
anorexigenic (anorexígeno). Que favorece o causa anorexia.
anorgasmy, anorgasmia (anorgasmia). f. Incapacidad para experimentar un orgasmo.
anorthography (anortografía). f. Agrafia.
anoscope (anoscopio). m. Espéculo corto para examinar el canal anal y la porción inferior del recto.
  Bacon's a. (a. de Bacon).
anosigmoidoscopy (anosigmoidoscopia). f. Endoscopia del ano, recto y colon sigmoides.
anosmia (anosmia). f. Anestesia olfatoria; pérdida del sentido del olfato.
anosmic (anósmico). Relacionado con la anosmia.
anosodiaphoria (anosodiaforia). f. Indiferencia, real o fingida, con respecto a la presencia de una enfermedad, específicamente de una parálisis.
anosognosia (anosognosia). f. Ignorancia, real o fingida, de la presencia de una enfermedad, específicamente de una parálisis.
anosognosic (anosognósico). Relacionado con la anosognosia.
anospinal (anoespinal). Relacionado con el ano y la médula espinal.
anosteoplasia (anosteoplasia). f. Falta de formación ósea.
anostosis (anostosis). f. Falta de osificación.
anotia (anotia). f. Ausencia congénita de uno o ambos oídos.
anovesical (anovesical). Relacionado de alguna manera con el ano y la vejiga.
anovular (anovular). Anovulatorio.
anovulation (anovulación). f. Suspensión o cesación de la ovulación.
anovulatory (anovulatorio). Anovular; que no se relaciona o no coincide con la ovulación.
anoxemia (anoxemia). f. Ausencia de oxígeno en la sangre arterial; con frecuencia se usa erróneamente en lugar de hipoxemia.
anoxia (anoxia). f. Ausencia completa o casi completa de oxígeno en los gases inspirados, en la sangre arterial o en los tejidos.
  anemic a. (a. anémica).
  anoxic a. (a. anóxica).
  diffusion a. (a. por difusión).
  histotoxic a. (a. histotóxica).
  a. neonatorum (a. del neonato).
  oxygen affinity a. (a. por afinidad con el oxígeno).
  stagnant a. (a. por estancamiento).
anoxic (anóxico). Relativo a la anoxia o característico de ella.
ANS (ANS). Sigla de espina nasal anterior (anterior nasal spine).
ansa, gen. and pl. **ansae** **1.** (asa). m. Cualquier estructura anatómica en la forma de un asa o arco. **2.** (ansa, gen. y pl. ansae). [*ansa*, NA]. Asa.
  Haller's a. (a. de Haller). [*ramus communicans cum nervo glossopharyngeo*, NA].
  Henle's a. (a. de Henle). A. nefrónica.
  a. hypoglossi (a. del hipogloso). Nombre primitivo de a. cervical.
  lenticular a. (a. lenticular). [*ansa lenticularis*, NA].
  peduncular a. (a. peduncular). [*ansa peduncularis*, NA]. A. de Reil.
  Reil's a. (a. de Reil). [*ansa peduncularis*, NA]. A. peduncular.
  a. sacralis (a. sacra).
  Vieussens' a. (a. de Vieussens). [*ansa subclavia*, NA]. A. subclavia.
ansate (ansado). Ansiforme.
anserine (anserino). Parecido o relacionado con el ganso o parte de éste.
anserine (anserina). f. Metilcarnosina.
ansiform (ansiforme). Ansado; que tiene la forma de un asa o de arco.
ansotomy (ansotomía). f. **1.** División quirúrgica de un asa. **2.** Sección del asa lenticular para el tratamiento de los síndromes estriados.
ant (hormiga). f. Uno de los insectos más numerosos (orden Hymenoptera), caracterizado por un extraordinario desarrollo de la vida en colonias y especialización en castas.
  harvester a. (h. de las cosechas).
  velvet a. (h. de terciopelo).
antacid (antiácido). **1.** Que neutraliza un ácido. **2.** m. Cualquier agente que reduzca o neutralice la acidez.

antagonism (antagonismo). m. Resistencia mutua; designa la oposición mutua en la acción entre estructuras, drogas, enfermedades o procesos fisiológicos.
bacterial a. (a. bacteriano).
antagonist (antagonista). Algo que se opone o resiste a la acción de otro; algunas estructuras, agentes, enfermedades o procesos fisiológicos que tienden a neutralizar o impedir la acción o el efecto de otros.
associated a. (a. asociado).
β-adrenoreceptor a. (a. de β-adrenorreceptor). Agente bloqueador β-adrenérgico.
calcium a. (a. del calcio). Agente bloqueador de los canales del calcio.
competitive a. (a. competitivo). Antimetabolito.
enzyme a. (a. enzimático).
folic acid a.'s (a. del ácido fólico).
insulin a. (a. insulínico).
antalgesia (antialgesia). f. La disminución de una elevación previa en el umbral del dolor.
antalgic (antálgico). Analgésico.
antalkaline (antialcalino). Que reduce o neutraliza la alcalinidad.
antaphrodisiac (antafrodisíaco). Anafrodisíaco.
antaphroditic (antafrodítico). m. **1.** Anafrodisíaco. **2.** Antivenéreo.
antarthritic (antiartrítico). **1.** Que alivia la artritis. **2.** m. Medicamento para la artritis.
antasthenic (antiasténico). **1.** Fortificante; vigorizante. **2.** m. Un agente que posee estas cualidades.
antasthmatic (antiasmático). **1.** Que tiende a aliviar o prevenir el asma. **2.** m. Un agente que previene o detiene un ataque de asma.
antatrophic (antiatrófico). **1.** Que impide o cura la atrofia. **2.** m. Un agente que favorece el restablecimiento de estructuras atróficas.
antazoline hydrochloride (antazolina, clorhidrato de). Clorhidrato de fenazolina; agente antagonista de la histamina usado para el tratamiento de la alergia.
ante cibum (ante cibum). Antes de una comida. El plural es *ante cibos*, antes de las comidas.
ante- (ante-). Prefijo que designa antes.
antebrachial (antebraquial). Relacionado con el antebrazo.
antebrachium (antebrachium). [*antebrachium*, NA]. Antebrazo.
antecardium (antecardio). m. Precordio.
antecedent (antecedente). Precursor.
plasma thromboplastin a. (a. de la tromboplastina plasmática). Factor XI.
antecubital (antecubital). Por delante del codo.
antefebrile (antefebril). Antes de la presentación de la fiebre.
anteflex (anteflexo). Que se curva hacia adelante o que causa una curvatura hacia adelante.
anteflexion (anteflexión). f. Curvatura hacia adelante.
a. of iris (a. del iris).
antegrade (anterógrado). En radiología y urología, que se mueve hacia adelante, en la dirección del peristaltismo.
antemortem (ante mortem). Antes de la muerte.
antenatal (antenatal). Prenatal.
antepartum (antepartum). Antes del trabajo de parto o del alumbramiento.
antephialtic (antefiáltico). Que tiende a impedir las pesadillas.
anteposition (anteposición). f. Posición anterior u orientada hacia adelante.
anteprostate (antepróstata). f. [*glandula bulbo-urethralis*, NA]. Glándula bulbouretral.
antepyretic (antepirético). Antefebril.
anterior (anterior). **1.** Antes, en relación con el tiempo o espacio. **2.** [*anterior* NA]. Ventral; en anatomía normal, designa la superficie frontal del cuerpo. **3.** Cerca de la cabeza o del extremo rostral de ciertos embriones. **4.** Sustituto confuso y poco conveniente de craneal en los cuadrúpedos.
antero- (antero-). Prefijo que designa anterior.
anteroexternal (anteroexterno). Por delante y del lado externo.
anterograde (anterógrado). **1.** Que se mueve hacia adelante. **2.** Que se extiende hacia delante a partir de un momento particular; se usa con referencia a la amnesia.
anteroinferior (anteroinferior). Por delante y abajo.
anterointernal (anterointerno). Por delante y del lado interno.
anterolateral (anterolateral). Por delante y alejado de la línea media.
anteromedial (anteromedial). Por delante y hacia la línea media.
anteromedian (anteromediano). Por delante y en la línea central.
anteroposterior (anteroposterior). **1.** Relacionado tanto con el frente como con la parte posterior. **2.** En radiología describe el trayecto del rayo desde la superficie anterior a la posterior.
anterosuperior (anterosuperior). Por delante y arriba.
anterotic (antierótico). Relativo a un esfuerzo por evitar sentimientos eróticos.
antesystole (antesístole). f. Activación prematura del ventrículo responsable del síndrome de preexcitación de los tipos Wolff-Parkinson-White o Lown-Ganong-Levine.
anteversion (anteversión). f. Que rota hacia adelante, inclinándose hacia adelante sin curvarse.
anteverted (antevertido). Inclinado hacia adelante.
anthelix (antehélix). m. [*anthelix*, NA]. Anthélix, antihélix; cresta sobreelevada del cartílago anterior, más o menos paralela a la porción posterior del hélix auricular.
anthelminthic (anthelmíntico). Antihelmíntico.
anthelmintic (antihelmíntico). m. Helmintagogo; helmíntico; vermífugo; agente que destruye o expulsa los gusanos intestinales.
anthelone (antelona). f. Urogastrona.
a. E (a. E). Enterogastrona.
a. U (a. U). Urogastrona.
anthelotic (antelótico). Remedio para los callos.
anthema (antema). m. Erupción generalizada de comienzo súbito.
anthiolimine (antiolimina). f. Tiomalato de litio y antimonio.
anthocyanins (antocianinas). f. pl. Grupo de pigmentos florales, existentes como glucósidos en combinación con moléculas de glucosa o celobiosa.
anthoxanthins (antoxantinas). f. pl. Compuestos responsables de los matices de color amarillo y marfil de las flores.
anthracemia (antracemia). f. Septicemia por ántrax.
anthracene (antraceno). m. Antracina; hidrocarburo obtenido del polvo de alquitrán.
anthracia (antracia). f. Producción del carbunco.
anthracic (antrácico). Relacionado con el ántrax o carbunco.
anthracin (antracina). f. Antraceno.
anthraco- (antraco-). Prefijo que indica relación con el carbón o con el carbunco.
anthracoid (antracoide). **1.** Semejante al carbunco o ántrax cutáneo. **2.** Semejante al ántrax.
anthracosilicosis (antracosilicosis). f. Acumulación de carbón y sílice en los pulmones.
anthracosis (antracosis). f. Pulmón de Collier o de los mineros; melanedema.
anthracotic (antracótico). Caracterizado por antracosis.
anthralin (antralina). f. Ditranol.
anthramucin (antramucina). f. Material neutralizante de la cápsula del *Bacillus anthracis*, que neutraliza la acción antimicrobiana en el suero y en los tejidos.
anthranilic acid (ácido antranílico).
anthraniloyl (antraniloílo). m. El radical del ácido antranílico.
anthrapurpurin (antrapurpurina). f. Colorante púrpura utilizado en histología como reactivo para el calcio.
9,10-anthraquinone (9,10-antraquinona). f. La base de los principios catárticos naturales de las plantas; usado como reactivo.
anthrax (ántrax). **1.** Carbunco; enfermedad que aparece en el hombre a partir de una infección del tejido celular subcutáneo por *Bacillus anthracis*; se caracteriza por síntomas de gran prostración. **2.** Enfermedad infecciosa de los animales, especialmente de los herbívoros, debida a la presencia en la sangre de *Bacillus anthracis*.
cerebral a. (á. cerebral).
cutaneous a. (á. cutáneo). Pústula maligna.
intestinal a. (á. intestinal).
pulmonary a. (á. pulmonar).
anthrone (antrona). f. Reactivo utilizado en la detección de hidratos de carbono.
anthropo- (antropo-). Prefijo que significa hombre, o que designa alguna relación con él.
anthropobiology (antropobiología). f. Estudio de las interrelaciones biológicas de la raza humana.
anthropocentric (antropocéntrico). Con un sesgo humano, sobre el supuesto de que el hombre es el centro del universo.

anthropogenesis (antropogénesis). f. Antropogenia.
anthropogenic, anthropogenetic (antropogénico). Relacionado con la antropogenia.
anthropogeny (antropogenia). f. Antropogénesis; antropogonia.
anthropogony (antropogonia). f. Antropogenia.
anthropography (antropografía). f. Rama de la antropología que estudia la distribución geográfica de todas las variedades del género humano.
anthropoid (antropoide). **1.** Semejante al hombre en forma y estructura. **2.** m. Uno de los monos que se parece al hombre; simio.
anthropology (antropología). f. Rama de la ciencia que trata del origen y desarrollo del hombre en todas sus relaciones físicas, sociales y culturales.
 applied a. (a. aplicada).
 criminal a. (a. criminal).
 cultural a. (a. cultural).
 physical a. (a. física). Estudio de los atributos físicos humanos.
anthropometer (antropómetro). m. Instrumento para medir las diversas dimensiones del cuerpo humano.
anthropometric (antropométrico). Relacionado con la antropometría.
anthropometry (antropometría). f. Rama de la antropología que trata de las mediciones comparativas del cuerpo humano.
anthropomorphism (antropomorfismo). m. Atribución de las formas o características humanas a criaturas no humanas o a objetos inanimados.
anthroponomy (antroponomía). f. Estudio de las leyes que rigen el desarrollo de la raza humana y de la relación del hombre con su ambiente.
anthropopathy (antropopatía). f. La atribución de sentimientos humanos a los no humanos.
anthropophilic (antropofílico). Que busca o prefiere al hombre, especialmente con referencia a: 1) artrópodos hematófagos y 2) hongos dermatofíticos.
anthropophobia (antropofobia). f. Aversión mórbida hacia la compañía humana.
anthroposcopy (antroposcopia). f. La apreciación, mediante la inspección, de la estructura corporal.
anthroposomatology (antroposomatología). f. Parte de la antropología que se dedica al estudio del cuerpo humano, como la anatomía, fisiología, patología, etcétera.
anthropozoonosis (antropozoonosis). f. Zoonosis mantenida en la naturaleza por los animales y transmisible al hombre.
anti- (anti-). **1.** Prefijo que significa contra, opuesto o, en relación con síntomas y enfermedades, curativo. **2.** Prefijo que se usa para indicar un anticuerpo (inmunoglobulina) específico para lo que se indica; p.ej., antitoxina (anticuerpo específico para una toxina).
anti-G (anti-G). En sentido estricto, término que significa "antigravedad".
anti-HB_e (HB_eAb) (anti-HB_e (HB_eAb)). Anticuerpo contra el antígeno e de la hepatitis B (HB_eAg).
anti-HB_c (HB_cAb) (anti-HB_c (HB_cAb)). Anticuerpo contra el antígeno del núcleo (core) de la hepatitis B (HB_cAg).
anti-HB_s (anti-HB_s (HB_sAb)). Anticuerpo contra el antígeno de superficie de la hepatitis B (HB_sAg).
anti-icteric (antiictérico). Que impide o cura la ictericia.
anti-inflammatory (antiinflamatorio). Que reduce la inflamación actuando sobre los mecanismos corporales, sin antagonizar directamente al agente causante.
antiacid (antiácido).
antiadrenergic (antiadrenérgico). m. Antagonista de la acción de las fibras nerviosas simpáticas o adrenérgicas de otro tipo.
antiagglutinin (antiaglutinina). f. Anticuerpo específico que inhibe o destruye la acción de una aglutinina.
antialexin (antialexina). f. Anticomplemento.
antiallergic (antialérgico). Relacionado con algún agente o medida que impide, inhibe o alivia una reacción alérgica.
antianaphylaxis (antianafilaxis). f. Desensibilización.
antiandrogen (antiandrógeno). m. Toda sustancia capaz de impedir la expresión completa de los efectos biológicos de las hormonas androgénicas sobre los tejidos efectores.
antianemic (antianémico). Relativo a factores o sustancias que impiden o corrigen las anemias.
antiantibody (antianticuerpo). m. Anticuerpo específico para otro anticuerpo.
antiantitoxin (antiantitoxina). f. Antianticuerpo que inhibe o contrarresta los efectos de una antitoxina.
antiarachnolysin (antiaracnolisina). f. Antídoto que contrarresta la ponzoña (lisina) de la araña.
antiarrhythmic (antiarrítmico). Antidisrítmico; que combate una arritmia.
antiarthritic (antiartrítico). **1.** Que alivia la artritis. **2.** m. Medicamento para la artritis.
antiasthmatic (antiasmático).
antiautolysin (antiautolisina). f. Anticuerpo que inhibe o neutraliza la actividad de una autolisina.
antibacterial (antibacteriano). Que destruye o impide el crecimiento de una bacteria.
antibechic (antibéquico). Antitusivo.
antibiogram (antibiograma). m. Registro de la resistencia de los microbios a los diversos antibióticos.
antibiont (antibionte). m. Microorganismo que produce una sustancia antimicrobiana.
antibiosis (antibiosis). f. **1.** Asociación de dos organismos, la cual es perjudicial para uno de ellos. **2.** Producción de un antibiótico por bacterias u otros organismos, que inhibe a otros seres vivos, especialmente entre los microbios del suelo
antibiotic (antibiótico). **1.** Relativo a la antibiosis. **2.** Perjudicial para la vida. **3.** m. Sustancia soluble derivada de un moho o bacteria que inhibe el crecimiento de otros microorganismos.
 broad spectrum a. (a. de amplio espectro).
antibiotic-resistant (antibioticorresistente). Indica microorganismos que continúan multiplicándose aunque estén expuestos a agentes antibióticos.
antibiotin (antibiotina). f. Avidina.
antiblennorrhagic (antiblenorrágico). **1.** Que previene o cura la blenorragia. **2.** m. Medicamento que posee estas propiedades.
antibody (Ab) (anticuerpo). m. Antisustancia; sensibilizador.
 agglutinating a. (a. aglutinante). Aglutinina.
 anaphylactic a. (a. anafiláctico). A. citotrópico.
 anti-basement membrane a. (a. antimembrana basal).
 anti-idiotype a. (a. antiidiotipo). A. idiotipo.
 antinuclear a. (a. antinuclear).
 bivalent a. (a. bivalente).
 blocking a. (a. bloqueante).
 blood group a.'s (a. de grupos sanguíneos).
 cell-bound a. (a. ligado a la célula).
 CF a. (a. FC). A. fijador del complemento.
 complement-fixing a. (a. fijador del complemento).
 complete a. (a. completo). Aglutinina salina.
 cross-reacting a. (a. de reacción cruzada).
 cytophilic a. (a. citófilo) A. citotrópico.
 cytotropic a. (a. citotrópico). A. anafiláctico.
 fluorescent a. (a. fluorescente).
 Forssman a. (a. de Forssman). A. heterófilo.
 heterocytotropic a. (a. heterocitotrópico).
 heterogenetic a. (a. heterogenético).
 heterophil a. (a. heterófilo). A. de Forssman.
 heterophile a. (a. heterófilo). A. de Forssman.
 homocytotropic a. (a. homocitotrópico). A. reagínico.
 idiotype a. (a. idiotipo). A. antiidiotipo.
 immobilizing a. (a. inmovilizante). A. inmovilizante del treponema.
 incomplete a. (a. incompleto). **1.** A. univalente. **2.** Aglutinina sérica.
 inhibiting a. (a. inhibidor). A. univalente.
 lymphocytotoxic a.'s (a. linfocitotóxicos).
 monoclonal a. (a. monoclonal).
 natural a. (a. natural). A. normal.
 neutralizing a. (a. neutralizante).
 nonprecipitable a. (a. no precipitable).
 nonprecipitating a. (a. no precipitante).
 normal a. (a. normal, natural).
 Prausnitz-Küstner a. (a. de Prausnitz-Küstner). Reagina atópica.
 precipitating a. (a. precipitante). Precipitina.
 reaginic a. (a. reagínico). A. homocitotrópico.
 treponema-immobilizing a. (a. inmovilizante del treponema).
 treponemal a. (a. treponémico). A. inmovilizante del treponema.
 univalent a. (a. univalente). A. incompleto.
 Wassermann a. (a. Wassermann).

antibrachial (antibraquial). Término incorrecto por antebraquial.

antibromic (antibrómico). **1.** Desodorante. **2.** m. Sustancia que desodoriza.

anticalculous (anticalculoso). Antilítico.

anticarious (anticarioso). Que previene o inhibe las caries.

anticathexis (anticatexia). f. Contrainversión; contracatexis.

anticephalalgic (anticefalálgico). Que alivia la cefalea.

anticholagogue (anticolagogo). m. Agente o proceso que reduce o suspende el flujo de bilis.

anticholinergic (anticolinérgico). m. Antagonista de la acción de las fibras nerviosas parasimpáticas o de otras fibras colinérgicas.

anticholinesterase (anticolinesterasa). f. Una de las drogas que inhibe o inactiva la acetilcolinesterasa.

anticipate (anticipar). Llegar antes del momento concertado.

anticipation (anticipación). f. **1.** Aparición antes del momento señalado de un síntoma o signo periódico, como el acceso palúdico. **2.** Edad de comienzo progresivamente más temprana de una enfermedad hereditaria en las generaciones sucesivas.

anticlinal (anticlinal). Inclinado en direcciones opuestas, como los dos lados de una pirámide.

anticnemion (anticnemion). La tibia.

anticoagulant (anticoagulante). **1.** Que impide la coagulación. **2.** m. Agente que impide o previene la coagulación.

anticodon (anticodón). m. Secuencia de trinucleótidos complementaria a un codón.

anticomplement (anticomplemento). m. Antialexina.

anticomplementary (anticomplementario). Designa una sustancia que posee la capacidad de disminuir o suprimir la acción de un complemento.

anticontagious (anticontagioso). Que previene el contagio.

anticonvulsant (anticonvulsivante). **1.** Anticonvulsivo; que impide o detiene las convulsiones. **2.** m. Agente que posee esta acción.

anticonvulsive (anticonvulsivo). Anticonvulsivante.

anticus (anticus). Término de la nomenclatura anatómica que designa un músculo u otra estructura que, de todas las estructuras similares, es la más cercana a la superficie ventral.

anticytotoxin (anticitotoxina). f. Anticuerpo específico que inhibe o destruye la actividad de una citotoxina.

antidepressant (antidepresivo). **1.** Que contrarresta la depresión. **2.** m. Agente o droga utilizado en el tratamiento de la depresión.

tetracyclic a. (a. tetracíclico).

triazolopyridine a. (a. triazolopiridínico).

tricyclic a. (a. tricíclico).

antidiabetic (antidiabético). Que actúa contra la diabetes.

antidiarrheal, antidiarrhetic (antidiarreico). **1.** Que posee la propiedad de oponerse a la diarrea, o de corregirla. **2.** m. Agente que posee esta acción.

antidiuresis (antidiuresis). f. Reducción del volumen urinario.

antidiuretic (antidiurético). m. Agente que reduce o se opone al flujo de orina.

antidotal (antidotal). Relacionado con un antídoto, o que actúa como éste.

antidote (antídoto). m. Agente que neutraliza una toxina, o que contrarresta sus efectos.

chemical a. (a. químico).

mechanical a. (a. mecánico).

physiologic a. (a. fisiológico).

antidromic (antidrómico). Relacionado con la propagación de un impulso a lo largo de un axón en una dirección inversa a la normal.

antidysenteric (antidisentérico). Que alivia, cura o impide la disentería.

antidysrhythmic (antidisrítmico). Antiarrítmico.

antidysuric (antidisúrico). Que impide o alivia la estranguria o la disuria.

antiemetic (antiemético). **1.** Que impide o detiene los vómitos. **2.** m. Medicamento que tiende a controlar las náuseas y los vómitos.

antienergic (antienérgico). Que actúa en contra o en oposición.

antienzyme (antienzima). f. Agente o principio que retarda, inhibe o destruye la actividad de una enzima.

antiepileptic (antiepiléptico). Indica una droga o alguna medida que tiende a impedir una crisis epiléptica.

antiestrogen (antiestrógeno). m. Toda sustancia capaz de impedir la expresión completa de los efectos biológicos de las hormonas estrogénicas sobre los tejidos efectores.

antifebrile (antifebril). Antipirético.

antifibrinolysin (antifibrinolisina). f. Antiplasmina.

antifibrinolytic (antifibrinolítico). Se refiere a una sustancia que reduce la degradación de la fibrina, p. ej., ácido aminocaproico.

antifolic (antifólico). m. **1.** Antagonista de la acción del ácido fólico. **2.** Cualquier agente con este efecto.

antifungal (antifúngico). Antimicótico.

antigalactagogue (antigalactogogo). m. Agente que suprime la lactancia.

antigalactic (antigaláctico). Que disminuye o detiene la secreción de leche.

antigen (Ag) (antígeno). m. Alergeno; inmunógeno; toda sustancia que, como resultado de entrar en contacto con los tejidos apropiados de un organismo animal, induce un estado de sensibilidad y/o resistencia a la infección o a sustancias tóxicas.

acetone-insoluble a. (a. insoluble en acetona). Cardiolipina.

blood group a. (a. de grupo sanguíneo).

C carbohydrate a. (a. carbohidrato C).

capsular a. (a. capsular).

carcinoembryonic a. (CEA) (a. carcinoembrionario).

cholesterinized a. (a. colesterinizado).

common a. (a. común). A. enterobacteriano heterogénico.

complete a. (a. completo).

conjugated a. (a. conjugado). Hapteno conjugado.

delta a. (a. delta). Virus de la hepatitis delta.

Dharmendra a. (a. Dharmendra).

flagellar a. (a. flagelar).

Forssman a. (a. Forssman).

group a.'s (a. de grupo).

heart a. (a. cardíaco). Cardiolipina.

hepatitis B core a. (HB_cAg) (a. de núcleo de la hepatitis B (HB_cAg)).

hepatitis B e a. (HB_eAg) (a. e de la hepatitis B (HB_eAg)).

hepatitis B surface a. (HB_sAg) (a. de superficie de la hepatitis B (HB_sAg)).

hepatitis-associated a. (HAA) (a. asociado con la hepatitis).

heterogenetic a. (a. heterogénico). A. heterófilo.

heterogenic enterobacterial a. (a. enterobacteriano heterogénico). A. común de Kunin.

heterophil a. (a. heterófilo). A. heterogénico.

hexon a. (a. hexón).

histocompatibility a. (a. de histocompatibilidad). A. de trasplante; un a. que se encuentra en la superficie de células nucleadas, en particular leucocitos y trombocitos.

human leukemia-associated a.'s (a. asociados a las leucemias humanas).

human lymphocyte a.'s (HLA) (a. de los linfocitos humanos (HLA)).

incomplete a. (a. incompleto). Hapteno.

internal a. (a. interno).

lymphogranuloma venereum a. (a. del linfogranuloma venéreo).

Mitsuda a. (a. Mitsuda).

mumps skin test a. (a. para la prueba cutánea de la parotiditis).

oncofetal a.'s (a. oncofetales).

organ-specific a. (a. específico de órgano).

partial a. (a. parcial). Hapteno.

penton a. (a. pentón).

pollen a. (a. del polen).

private a.'s (a. privados).

public a.'s (a. públicos).

Rhus toxicodendron a. (a. Rhus toxicodendron).

Rhus venenata a. (a. Rhus venenata).

sensitized a. (a. sensibilizado).

shock a. (a. de shock).

soluble a. (a. soluble).

somatic a. (a. somático).

species-specific a. (a. específico de especie).

specific a.'s (a. específicos).

Streptococcus M a. (a. M estreptocócico). Proteína M.

TAC antigen (a. TAC). A. de activación de la célula T que forma parte del receptor de la interleucina-2.

tissue-specific a. (a. específico de tejido).

transplantation a. (a. de trasplante). A. de histocompatibilidad.

tumor a.'s (a. tumorales).

tumor-specific transplantation a.'s (TSTA) (a. de trasplante específico del tumor).
antigenemia (antigenemia). f. Persistencia del antígeno en la sangre circulante.
antigenic (antigénico). Alergénico; inmunogénico.
antigenicity (antigenicidad). f. Inmunogenicidad; estado o propiedad de antigénico.
antigonorrheic (antigonorreico). Que cura la gonorrea.
antigravity (antigravedad).
antihelix (antehélix).
antihemagglutinin (antihemaglutinina). f. Sustancia, que puede ser un anticuerpo, que inhibe o impide los efectos de la hemaglutinina.
antihemolysin (antihemolisina). f. Sustancia (que puede ser un anticuerpo) que inhibe o impide los efectos de la hemolisina.
antihemolytic (antihemolítico). Que impide la hemólisis.
antihemorrhagic (antihemorrágico). Hemostático; que detiene la hemorragia.
antihidrotic (antihidrótico). Antitranspirante.
antihistamines (antihistaminas). f. pl. Drogas que poseen una acción antagónica a la de la histamina.
antihistaminic (antihistamínico). **1.** Que tiende a neutralizar o antagonizar la acción de la histamina, o a inhibir su producción en el cuerpo. **2.** m. Agente que posee este efecto, utilizado para aliviar los síntomas de la alergia.
antihormones (antihormonas). f. pl. Sustancias demostrables en el suero que impiden o previenen los efectos usuales de ciertas hormonas.
antihydriotic (antihidrótico). Antitranspirante.
antihydropic (antihidrópico). **1.** Que alivia el edema (hidropesía). **2.** m. Un agente que moviliza los líquidos acumulados.
antihypertensive (antihipertensivo). Indica una droga o modalidad terapéutica que reduce la presión arterial en sujetos hipertensos.
antihypnotic (antihipnótico). **1.** Que impide o tiende a evitar la hipnosis. **2.** Dícese del agente que combate o antagoniza el sueño.
antiketogenesis (anticetogénesis). f. Prevención o reducción de la cetosis.
antiketogenic (anticetogénico). Que inhibe la formación de cuerpos cetónicos, o que acelera su utilización.
antileukocidin (antileucocidina). f. **1.** Sustancia que inhibe o impide los efectos de la leucocidina. **2.** Anticuerpo específico de la leucocidina.
antileukotoxin (antileucotoxina). f. Sustancia (incluyendo los anticuerpos) que inhibe o previene los efectos de la leucotoxina.
antilewisite (antilewisita). f. Dimercaprol.
antilipotropic (antilipotrópico). Relativo a las sustancias que deprimen la síntesis de colina.
antilithic (antilítico). **1.** Anticalculoso. Que impide la formación de cálculos, o que promueve su disolución. **2.** m. Agente que posee esta acción.
antilobium (antilobium). Trago.
antiluteogenic (antiluteogénico). Que inhibe el crecimiento o acelera la involución del cuerpo lúteo.
antilysin (antilisina). f. Anticuerpo que inhibe o impide los efectos de la lisina.
antimalarial (antipalúdico). **1.** Que previene o cura el paludismo. **2.** m. Agente quimioterapéutico que inhibe o destruye los parásitos del paludismo.
antimer (antímero). Enantiómero.
antimere (antímero). **1.** m. Segmento del cuerpo de un animal formado por planos que cortan en ángulo recto el eje del cuerpo. **2.** Una de las partes simétricas de un organismo bilateral. **3.** La mitad derecha o izquierda del cuerpo.
antimesenteric (antimesentérico). Perteneciente a la parte del intestino que es opuesta a la inserción mesentérica.
antimetabolite (antimetabolito). m. Sustancia que compite, reemplaza o antagoniza a un metabolito en especial.
antimetropia (antimetropía). f. Forma de anisometropía en la cual un ojo es miope y el otro hipermétrope.
antimicrobial (antimicrobiano). Que tiende a destruir los microbios, a impedir su desarrollo o su acción patógena.
antimitotic (antimitótico). **1.** Que posee la acción de detener las mitosis. **2.** Droga que posee este efecto.
antimongoloid (antimongoloidismo). m. Condición en la cual la porción lateral de la hendidura palpebral se encuentra en un nivel inferior que la porción interna.
antimonid (antimonidio). m. Compuesto químico que contiene antimonio en unión con un elemento más positivo.
antimony (Sb) (antimonio). m. Estibio; elemento metálico utilizado en aleaciones; símbolo Sb, Nº at. 51.
a. chloride (cloruro de a.). Tricloruro de a.
a. dimercaptosuccinate (dimercaptosuccinato de a.).
a. oxide (óxido de a.). Trióxido de a.
a. potassium tartrate (tartrato de a. y potasio). Tártaro emético.
a. sodium gluconate (gluconato de a. sódico).
a. sodium tartrate (tartrato de a. y sodio).
a. sodium thioglycollate (tioglicolato de a. y sodio).
tartrated a. (a. tartrado). Tartrato de a. y potasio.
a. thioglycollamide (a. tioglicolamida).
a. trichloride (tricloruro de a.).
a. trioxide (trióxido de a.).
antimonyl (antimonilo). El radical univalente, SbO-, del antimonio.
antimuscarinic (antimuscarínico). Que inhibe o impide las acciones de la muscarina y de los agentes de tipo muscarínico.
antimutagen (antimutágeno). m. Factor que reduce la acción mutagénica de los efectos de una sustancia, o interfiere en ella.
antimutagenic (antimutagénico). Relativo a un antimutágeno o característico de él.
antimyasthenic (antimiasténico). Que tiende hacia la corrección de los síntomas de la miastenia grave.
antimycotic (antimicótico). Antifúngico; antagonista de los hongos.
antinatriferic (antinatriférico). Que tiende a inhibir el transporte de sodio.
antinauseant (antinauseante). Que posee la acción de impedir las náuseas.
antineoplastic (antineoplásico). Que impide el desarrollo, maduración o diseminación de las células neoplásicas.
antinephritic (antinefrítico). Que impide o alivia la inflamación renal.
antineuralgic (antineurálgico). Que alivia el dolor de las neuralgias.
antineuritic (antineurítico). Que alivia las neuritis.
antineurotoxin (antineurotoxina). f. Anticuerpo contra una neurotoxina.
antiniad (antiníade). Hacia el antinión.
antinial (antinial). Relativo al antinión.
antinion (antinión). m. El espacio entre las cejas; el punto del cráneo opuesto al inión.
antinomy (antinomia). f. Dícese de la contradicción entre dos principios, cada uno de los cuales es considerado verdadero.
antinuclear (antinuclear). Que posee una afinidad por el núcleo celular o que reacciona con éste.
antiodontalgic (antiodontálgico). **1.** Que alivia el dolor de diente. **2.** m. Remedio para la odontalgia.
antioncogene (antioncogen). m Gen supresor de tumores que interviene en el control de la proliferación celular.
antioxidant (antioxidante). m. Agente que inhibe la oxidación.
antiparallel (antiparalelo). Designa a moléculas que son paralelas, pero que apuntan en direcciones opuestas.
antiparasitic (antiparasitario). m. Que destruye a los parásitos.
antiparastata (antiparastata). [*glandula bulbourethralis*, NA]. Glándula bulbouretral.
antipedicular (antipedicular). Que destruye a los piojos.
antipediculotic (antipediculoso). m. Agente eficaz en el tratamiento de la pediculosis.
antiperiodic (antiperiódico). Que impide la recurrencia de una enfermedad (p. ej., el paludismo) o de un síntoma.
antiperistalsis (antiperistalsis). m. Peristaltismo invertido.
antiperistaltic (antiperistáltico). **1.** Relativo a la antiperistalsis. **2.** Que impide o detiene la peristalsis
antiperspirant (antiperspirante). **1.** Antihidrótico; antisudorante. Que posee una acción inhibitoria sobre la secreción de sudor. **2.** m. Agente que posee esta acción.
antiphagocytic (antifagocítico). Que impide o detiene la acción de los fagocitos.
antiphlogistic (antiflogístico). **1.** Antipirético. Que impide o alivia la inflamación. **2.** m. Agente que disminuye la inflamación.
antiphobic (antifóbico). m. Mecanismo o droga empleado para controlar las fobias.

A B

antiplasmin (antiplasmina). f. Antifibrinolisina.
antiplatelet (antiplaquetario). m. Sustancia que manifiesta una acción lítica o aglutinante sobre las plaquetas sanguíneas, inhibiendo o destruyendo los efectos de éstas.
antipneumococcic (antineumocócico). Que destruye o inhibe el crecimiento de los neumococos.
antipodal (antipodal). Opuesto; que ocupa el lado opuesto de una célula u otro cuerpo.
antipode (antípoda). f. Algo diametralmente opuesto.
  optical a. (a. óptica). Enantiómero.
antiport (antiporte). m. Transporte acoplado de dos moléculas o iones diferentes a través de una membrana en direcciones opuestas.
antiporter (antiportador). m. Mecanismo transportador que lleva dos moléculas o iones diferentes simultáneamente en direcciones opuestas a través de una membrana.
antiposic (antipósico). **1.** Que inhibe la ingestión de agua o de otras bebidas. **2.** m. Agente que posee este efecto.
antiprecipitin (antiprecipitina). f. Anticuerpo específico que inhibe o impide los efectos de una precipitina.
antiprogestin (antiprogestágeno). m. Sustancia que inhibe la formación de progesterona, que interfiere en su transporte o estabilidad en la sangre, o que reduce su captación por los órganos efectores o sus efectos sobre éstos.
antiprostate (antipróstata). f. [*glandula bulbourethralis*, NA]. Glándula bulbouretral.
antiprothrombin (antiprotrombina). f. Anticoagulante que inhibe o impide la conversión de protrombina en trombina.
antipruritic (antipruriginoso). **1.** Que impide o alivia el prurito. **2.** Agente que alivia el prurito.
antipsoric (antipsórico). Que cura la sarna o el prurito.
antipsychotic (antipsicótico). **1.** m. Agente antipsicótico. **2.** Designa las acciones de este tipo de agente.
antipyogenic (antipiogénico). Que impide la supuración.
antipyresis (antipiresis). f. Tratamiento sintomático de la fiebre, más que de la enfermedad básica.
antipyretic (antipirético). **1.** Antifebril; antitérmico; que disminuye la fiebre. **2.** m. Febrífugo; agente que reduce la fiebre.
antipyrine (antipirina). Analgésico y antipirético.
  a. salicylacetate (salicilacetato de a.).
  a. salicylate (salicilato de a.).
  a. acetylsalicylate (acetilsalicilato de a.). Compuesto de a. y aspirina.
antipyrotic (antipirótico). **1.** Antiflogístico. **2.** Que alivia el dolor y favorece la curación de las quemaduras superficiales. **3.** m. Aplicación tópica para las quemaduras.
antirachitic (antirraquítico). Que favorece la curación del raquitismo o impide su desarrollo.
antirheumatic (antirreumático). **1.** Denota un agente que suprime las manifestaciones de enfermedad reumática. **2.** m. Un agente que posee estas propiedades.
antiricin (antirricina). f. Anticuerpo o antitoxina que inhibe o previene los efectos de la ricina.
antiruminant (antirrumiante). Designa un método para controlar la regurgitación de comida o para romper con una tendencia de pensamiento compulsiva.
antiscorbutic (antiescorbútico). **1.** Que previene o cura el escorbuto. **2.** m. Remedio para el escorbuto.
antiseborrheic (antiseborreico). **1.** Que impide o alivia el flujo excesivo de sebo; que previene o alivia la dermatitis seborreica. **2.** Agente que posee estas acciones.
antisecretory (antisecretor). Que inhibe las secreciones.
antisepsis (antisepsia o antisepsis). f. Prevención de la infección mediante la inhibición del crecimiento de los agentes infecciosos.
antiseptic (antiséptico). **1.** Relativo a la antisepsia. **2.** m. Agente o sustancia capaz de producir antisepsia.
antiserum (antisuero). m. Suero inmune.
  blood group a.'s (a. de grupos sanguíneos).
  heterologous a. (a. heterólogo).
  homologous a. (a. homólogo).
  monovalent a. (a. monovalente).
  nerve growth factor a. (a. contra el factor de crecimiento nervioso).
  polyvalent a. (a. polivalente).
  specific a. (a. específico).
antisialagogue (antisialagogo). m. Agente que disminuye o detiene el flujo de saliva.
antisialic (antisiálico). Que reduce el flujo de saliva.
antisideric (antisidérico). Que contrarresta la acción fisiológica del hierro.
antisocial (antisocial). Que se comporta violando las normas sociales o legales de la sociedad.
antispasmodic (antiespasmódico). **1.** Que previene o cura las convulsiones o las afecciones espasmódicas. **2.** Agente que suprime el espasmo.
antistaphylococcic (antiestafilocócico). m. Antagonista de los estafilococos o de sus toxinas.
antistaphylolysin (antiestafilolisina). f. Sustancia que antagoniza o neutraliza la acción de la estafilolisina.
antisteapsin (antiesteapsina). f. Anticuerpo que contrarresta la acción de la lipasa pancreática (esteapsina).
antistreptococcic (antiestreptocócico). m. Destructor de los estreptococos o antagonista de sus toxinas.
antistreptokinase (antiestreptocinasa). f. Anticuerpo que inhibe o previene la disolución de la fibrina por la estreptocinasa.
antistreptolysin (antiestreptolisina). f. Anticuerpo que inhibe o previene los efectos de la estreptolisina O elaborada por los estreptococos del grupo A.
antisubstance (antisustancia). f. Anticuerpo.
antisudorific (antisudoríparo). Antitranspirante.
antitetanic (antitetánico). Designa un agente que tiende a relajar la contracción muscular tetánica.
antithenar (antitenar). Hipotenar.
antithermic (antitérmico). Término usado anteriormente para antipirético.
antithrombin (antitrombina). f. Cualquier sustancia que inhiba o impida los efectos de la trombina de tal manera que la sangre no coagule.
  normal a. (a. normal).
antithyroid (antitiroideo). Relativo a un agente que suprime la función tiroidea.
antitonic (antitónico). Relativo a un agente que disminuye el tono muscular o vascular.
antitoxic (antitóxico). Que neutraliza la acción de una toxina; específicamente, relacionado con una antitoxina.
antitoxigen (antitoxígeno). Antitoxinógeno.
antitoxin (antitoxina). f. Anticuerpo formado en respuesta a sustancias tóxicas antigénicas de origen biológico.
  bivalent gas gangrene a. (a. bivalente de la gangrena gaseosa).
  bothropic a., Bothrops a. (a. botrófica).
  botulism a., botulinum a. (a. botulínica).
  bovine a. (a. bovina).
  Crotalus a. (a. Crotalus).
  despeciated a. (a. despeciada).
  diphtheria a. (a. diftérica).
  dysentery a. (a. disentérica).
  gas gangrene a. (a. de la gangrena gaseosa).
  normal a. (a. normal).
  pentavalent gas gangrene a. (a. pentavalente de la gangrena gaseosa). A. de la gangrena gaseosa.
  plant a. (a. vegetal). A. específica para una fitotoxina.
  scarlet fever a. (a. de la escarlatina).
  staphylococcus a. (a. del estafilococo).
  tetanus a. (a. tetánica).
  tetanus and gas gangrene a.'s (a. tetánica y de la gangrena gaseosa).
  tetanus-perfringens a. (a. tetánica perfringens).
antitoxinogen (antitoxinógeno). m. Antitoxígeno.
antitragicus (antitragicus). [*musculus antitragicus*, NA]. Musculus antitragicus.
antitragohelicine (antitragohelicina). [*fissura antitragohelicina*, NA].
antitragus (antitrago). [*antitragus*, NA]. m. Proyección del cartílago auricular, por delante de la cauda helicis, justamente por arriba del lóbulo y posterior al trago, del cual está separado por la hendidura intertrágica.
antitreponemal (antitreponémico). Treponemicida.
antitrismus (antitrismo). m. Condición de espasmo muscular tónico que impide el cierre de la boca.
antitrope (antítrope). m. Órgano o apéndice que forma una pareja simétricamente invertida con otro del mismo tipo.
antitropic (antitrópico). Similar, simétrico bilateralmente, pero en localización opuesta (como en la imagen de un espejo).

antitrypsic (antitrípsico). Antitríptico.
antitrypsin (antitripsina). f. Sustancia que inhibe o impide la acción de la tripsina.
α-1-antitrypsin (α-1-antitripsina). f. Inhibidor de la α_1-proteinasa humana.
antitryptic (antitríptico). Antitrípsico; que posee las propiedades de la antitripsina.
antitumorigenesis (antitumorigénesis). f. Inhibición del crecimiento de una neoplasia.
antitussive (antitusivo). **1.** Antibéquico. Que alivia la tos. **2.** m. Remedio para la tos.
antityphoid (antitifoideo). Preventivo o curativo de la fiebre tifoidea.
antivenene (antiveneno).
antivenereal (antivenéreo). Que previene o cura las enfermedades venéreas.
antivenin (antiveneno). m. Antitoxina específica para el veneno de un animal o insecto.
antiviral (antiviral). Que se opone a un virus, debilitando o anulando su acción.
antivitamin (antivitamina). f. Sustancia que impide que una vitamina ejerza sus efectos biológicos típicos.
antivivisection (antiviviseccion). f. Oposición al uso de animales vivos para experimentación; v. vivisección.
antixerophthalmic (antixeroftálmico). Término utilizado para designar un agente que inhibe el resecamiento excesivo de la conjuntiva (xeroftalmía).
antixerotic (antixerótico). Que previene la xerosis.
antra (antra). Plural de antrum.
antral (antral). Relativo al antro.
antrectomy (antrectomía). f. **1.** Extirpación de las paredes de un antro. **2.** Escisión del antro del estómago.
antro- (antro-). Prefijo que indica relación con un antro.
antroduodenectomy (antroduodenoectomía). f. Extirpación quirúrgica del antro gástrico y de la porción duodenal que posee una úlcera.
antronasal (antronasal). Relacionado con un seno maxilar y con la cavidad nasal correspondiente.
antrophose (antrofosia). f. Sensación subjetiva de luz o color originada en los centros visuales del cerebro.
antropyloric (antropilórico). Relacionado con el antro pilórico, o que lo afecta.
antroscope (antroscopio). m. Instrumento que ayuda al examen ocular de cualquier cavidad, específicamente del antro de Highmore.
antroscopy (antroscopia). f. Examen de cualquier cavidad, especialmente del antro de Highmore, por medio de un antroscopio.
antrostomy (antrostomía). f. La formación de una abertura en cualquier antro.
  intraoral a. (a. intraoral). Operación de Caldwell-Luc.
antrotomy (antrotomía). f. Incisión a través de la pared de cualquier antro.
antrotonia (antrotonía). f. Tono de las paredes musculares de un antro, como el gástrico.
antrotympanic (antrotimpánico). Relativo con el antro mastoideo y la cavidad timpánica.
antrum, gen. **antri**, pl. **antra** **1.** (antro). m. [*antrum*, NA]. Dícese de cualquier cavidad casi cerrada, particularmente con paredes óseas. **2.** (antro). m. El extremo pilórico del estómago. **3.** (antrum, gen. antri, pl. antra). [*antrum*, NA]. Antro.
  antra ethmoidale (a. etmoidales). [*sinus ethmoidales*, NA]. Seno etmoidal.
  a. auris (a. auricular). [*meatus acusticus externus*, NA]. Meato auditivo externo.
  a. cardiacum (a. cardíaco). Dilatación que a veces se produce en el esófago cerca del estómago.
  follicular a. (a. folicular). La cavidad de un folículo ovárico llena con líquido folicular.
  a. of Highmore (a. de Highmore). [*sinus maxillaris*, NA]. Seno maxilar.
  mastoid a. (a. mastoideo). [*antrum mastoideum*, NA].
  maxillary a. (a. maxilar). [*sinus maxillaris*, NA]. Seno maxilar.
  a. pyloricum (a. pilórico).
  tympanic a. (a. timpánico). [*antrum mastoideum*, NA]. A. mastoideo.
  Valsalva's a. (a. de Valsalva). [*antrum mastoideum*, NA]. A. mastoideo.
ANTU (ANTU). Abrev. de α-naftiltiourea.
ANUG (ANUG). Abrev. en inglés de gingivitis ulcerosa necrosante aguda (acute necrotizing ulcerative gingivitis).
anulus, pl. **anuli** (anulus, pl. anuli). [*anulus*, NA]. Término alternativo oficial para annulus.
anuresis (anuresis). f. Incapacidad para emitir orina.
anuretic (anurético). Relacionado con la anuresis.
anuria (anuria). f. Ausencia de formación de orina.
anuric (anúrico). Relacionado con la anuria.
anus, gen. **ani**, pl. **anus** (ano). [*anus*, NA]. Orificio anal.
  artificial a. (a. artificial).
  Bartholin's a. (a. de Bartholin). A. cerebral.
  a. cerebri (a. cerebral). A. de Bartholin.
  imperforate a. (a. imperforado). Atresia anal.
  a. vesicalis (a. vesical). Vaciamiento rectal en la vejiga.
  vestibular a., vulvovaginal a. (a. vestibular o vulvovaginal).
anvil (yunque).
anxiety (ansiedad). f. **1.** En psicoanálisis, la idea de miedo y peligro acompañada de insomnio, tensión, taquicardia y disnea, sin relación con un estímulo claramente identificable. **2.** En psicología experimental, estado impulsivo o motivacional aprendido de sugerencias previamente neutras.
  castration a. (a. de castración). Complejo de castración.
  free-floating a. (a. de flotación libre).
  noetic a. (a. noética).
  separation a. (a. de separación).
  situation a. (a. de situación).
anxiolytic (ansiolítico). **1.** m. Agente a. **2.** Denota la acción de dicho agente.
aorta, gen. and pl. **aortae** (aorta). [*aorta*, NA]. f. Arteria grande, de tipo elástico, que constituye el tronco principal del sistema arterial sistémico.
  a. abdominalis (a. abdominal). [*pars abdominalis aortae*, NA].
  a. angusta (a. angosta). Estrechamiento congénito de la a.
  a. ascendens (a. ascendente). [*pars ascendens aortae*, NA].
  buckled a. (a. retorcida). Seudocoartación.
  a. descendens (a. descendente). [*pars descendens aortae*, NA].
  dynamic a. (a. dinámica).
  kinked a. (a. acodada). Seudocoartación.
  overriding a. (a. cabalgante).
  primitive a. (a. primitiva).
  a. thoracica (a. torácica). [*pars thoracica aortae*, NA].
  ventral aortas (a. ventrales).
aortal (aortal). Aórtico.
aortalgia (aortalgia). f. Dolor, presumiblemente debido a un aneurisma o a otras condiciones patológicas de la aorta.
aortarctia (aortarctia). f. Aortoestenosis.
aortectasis, aortectasia (aortectasia). f. Dilatación de la aorta.
aortectomy (aortectomía). f. Extirpación de una porción de la aorta.
aortic (aórtico). Relativo a la aorta o al orificio aórtico del ventrículo izquierdo del corazón.
aorticorenal (aorticorrenal). Relacionado con la aorta y el riñón, específicamente el ganglio aorticorrenal.
aortismus abdominalis (aortismus abdominalis). Aneurisma fantasma.
aortitis (aortitis). f. Inflamación de la aorta.
  giant cell a. (a. gigantocelular). Arteritis gigantocelular, que compromete a la aorta.
  syphilitic a. (a. sifilítica).
aortocoronary (aortocoronario). Relacionado con la aorta y las arterias coronarias.
aortogram (aortograma). f. Imagen radiográfica de la aorta luego de la inyección de un medio de contraste.
aortography (aortografía). f. Visualización radiográfica de la aorta y de sus ramas mediante la inyección de una sustancia de contraste.
  retrograde a. (a. retrógrada).
  translumbar a. (a. translumbar).
aortopathy (aortopatía). f. Enfermedad que afecta a la aorta.
aortoplasty (aortoplastia). f. Procedimiento destinado a la reparación quirúrgica de la aorta.
aortoptosia (aortoptosis). f. Hundimiento hacia abajo de la aorta abdominal en la visceroptosis.

aortorrhaphy (aortorrafia). f. Sutura de la aorta.
aortosclerosis (aortosclerosis). f. Arteriosclerosis de la aorta.
aortostenosis (aortoestenosis). f. Aortarctia; estrechamiento de la aorta.
aortotomy (aortotomía). f. Incisión de la aorta.
apallesthesia (apalestesia). f. Palanestesia.
apallic (apálico). Designa un estado de falta de respuestas, debido a daño cortical difuso o del tronco encefálico, como en el estado vegetativo persistente.
apancreatic (apancreático). Sin páncreas.
aparalytic (aparalítico). Que no está paralizado; sin parálisis.
aparathyroidism (aparatiroidismo). f. Ausencia congénita de las glándulas paratiroides, con un grado extremo de hipoparatiroidismo.
apareunia (apareunia). f. Ausencia o imposibilidad del coito.
apathetic (apático). Que exhibe apatía; indiferente.
apathism (apatismo). m. Lentitud en las reacciones.
apathy (apatía). f. Ausencia de emoción, con actividad reducida; indiferencia.
apatite (apatita). f. Nombre genérico de una clase de minerales cuya composición es alguna variante de la fórmula D_5T_3M, donde D es un catión divalente o bivalente, T es un ion compuesto tetraédrico trivalente y M es un anión monovalente.
apazone (apazona). f. Azapropazona.
APC (APC). Abrev. en inglés de un compuesto de ácido acetilsalicílico (acetylsalicylic acid), fenacetina (phenacetin) y cafeína (caffeine).
apeidosis (apeidosis). f. Desviación del cuadro histológico o de las manifestaciones características de una enfermedad.
apellous (apeloso). **1.** Sin piel. **2.** Circunciso, sin prepucio.
apenteric (apentérico). Abentérico; alejado del intestino.
apepsinia (apepsinia). f. Término raramente usado para la ausencia de pepsina del jugo gástrico.
aperiodic (aperiódico). Que no ocurre periódicamente.
aperistalsis (aperistalsis). f. Ausencia de peristaltismo.
aperitive (aperitivo). Estimulante del apetito.
apertognathia (apertognatia). f. Tipo de maloclusión caracterizado por una oclusión posterior prematura y ausencia de oclusión anterior.
apertometer (apertómetro). m. Instrumento para medir la abertura angular de un objeto microscópico.
apertura, pl. **aperturae** (apertura, pl. aperturae). [*apertura*, NA]. Abertura; orificio; en anatomía, espacio abierto o agujero.
a. externa aqueductus vestibuli (orificio externo del acueducto del vestíbulo). [*apertura externa aqueductus vestibuli*, NA].
a. externa canaliculi cochleae (orificio externo del acueducto del caracol). [*apertura externa aqueductus vestibuli*, NA].
a. pelvis inferior (abertura inferior de la pelvis). [*apertura pelvis inferior*, NA]. A. menor de la pelvis; cuarto plano pelviano paralelo; estrecho inferior de la pelvis.
a. pelvis minoris (abertura menor de la pelvis). [*apertura pelvis inferior*, NA]. A. inferior de la pelvis.
a. pelvis superior (abertura superior de la pelvis). [*apertura pelvis superior*, NA]. Aditus pelvis; primer plano pelviano paralelo; estrecho superior de la pelvis.
aperture (abertura). f. **1.** Orificio; apertura. **2.** El diámetro del objetivo de un microscopio.
angular a. (a. angular).
anterior a. of the orbit (a. anterior de la órbita). [*aditus orbitae*, NA].
frontal sinus a. (a. del seno frontal). [*apertura sinus frontalis*, NA].
inferior thoracic a. (a. inferior del tórax). [*apertura thoracis inferior*, NA].
lateral a. of fourth ventricle (orificio lateral del cuarto ventrículo). [*apertura lateralis ventriculi quarti*, NA]. Foramen aracnoideo; agujero de Magendie.
median a. of fourth ventricle **1.** (orificio medio del cuarto ventrículo). **2.** (a. mediana del cuarto ventrículo). [*apertura mediana ventriculi quarti*, NA].
numerical a. (a. numérica).
sphenoidal sinus a. (a. del seno esfenoidal). [*apertura sinus sphenoidalis*, NA].
superior laryngeal a. (a. laríngea superior). [*aditus laryngis*, NA].
superior thoracic a. (a. superior del tórax). [*apertura thoracis superior*, NA].
apex, gen. **apicis**, pl. **apices** **1.** (vértice). m. [*apex*, NA]. Extremo de una estructura cónica o piramidal, como en el corazón o el pulmón. **2.** (apex, gen. apicis, pl. apices). [*apex*, NA]. m. Ápice, vértice.
a. of arytenoid cartilage (v. del cartílago aritenoides). [*apex cartilaginis arytenoideae*, NA].
a. cornus posterioris (apex cornus posterioris). [*apex cornus posterioris*, NA].
a. cuspidis dentis (v. de la cúspide del diente). [*apex cuspidis dentis*, NA]. Punto extremo de la cúspide de un diente.
a. of dens (v. dental). [*apex dentis*, NA].
a. of head of fibula (apex de la cabeza del peroné). [*apex capitis fibulae*, NA].
a. of heart (v. del corazón). [*apex cordis*, NA]. Mucro cordis.
a. of lung (v. del pulmón). [*apex pulmonis*, NA].
orbital a. (apex orbital).
a. of patella (v. de la rótula). [*apex patellae*, NA].
a. of petrous part of temporal bone (v. de la porción petrosa del hueso temporal). [*apex partis petrosae*, NA].
a. of prostate (v. de la próstata). [*apex prostatae*, NA].
root a. (v. de la raíz del diente). [*apex radicis dentis*, NA].
a. of sacrum (v. del sacro). [*apex ossis sacri*, NA].
a. satyri (apex satyri). [*apex auriculae*, NA]. Vértice de la oreja.
a. of urinary bladder (v. de la vejiga). [*apex vesicae*, NA].
apexcardiogram (apexcardiograma). m. Registro gráfico de los movimientos de la pared torácica producidos por el latido apical del corazón.
apexification (apexificación). f. Desarrollo inducido de la raíz de un diente o cierre del ápice radicular por depósito de tejidos duros.
apexigraph (apexígrafo). m. Instrumento para determinar el tamaño y posición del ápice de una raíz dentaria.
aphagia (afagia). f. Disfagia.
a. algera (a. algera). Incapacidad para comer o deglutir, debido a que esto causa dolor.
aphakia (afaquia). f. Ausencia de cristalino.
aphakial, aphakic (afaquial, afáquico). Denota afaquia.
aphalangia (afalangia). f. Ausencia congénita de un dedo, o de varios, específicamente ausencia de una o varias falanges de un dedo de la mano o del pie.
aphanisis (afanisis). f. Pérdida de la sexualidad.
aphasia (afasia). f. Alogia; anepia; logagnosia; logamnesia; logastenia.
acoustic a. (a. acústica). A. auditiva.
acquired epileptic a. (a. epiléptica adquirida). Síndrome de Landau-Kleffner.
amnestic a., amnesic a. (a. amnésica).
anomic a. (a. anómica). A. nominal.
associative a. (a. asociativa). A. de conducción.
ataxic a. (a. atáxica). A. motora.
auditory a. (a. auditiva). A. acústica; sordera de la palabra.
Broca's a. (a. de Broca). A. motora.
conduction a. (a. de conducción). A. asociativa.
expressive a. (a. de expresión). A. motora.
functional a. (a. funcional).
global a. (a. global). A. total.
graphic a., graphomotor a. (a. gráfica, grafomotora). Agrafia cerebral.
impressive a. (a. de impresión). A. sensorial.
jargon a. (a. en jerigonza).
Kussmaul's a. (a. de Kussmaul). Mutismo en las psicosis.
mixed a. (a. mixta). Combinación de a. sensorial y motora.
motor a. (a. motora). A. atáxica, de expresión o de Broca.
nominal a. (a. nominal). A. anómica; anomia.
pathematic a. (a. patemática).
psychosensory a. (a. psicosensorial).
pure a. (a. pura).
receptive a. (a. receptiva). A. sensorial.
semantic a. (a. semántica).
sensory a. (a. sensorial). A. de impresión o recepción.
syntactical a. (a. de sintaxis).
total a. (a. total). A. global.
transcortical a. (a. transcortical).
visual a. (a. visual). Alexia.

Wernicke's a. (a. de Wernicke). A. auditiva y a. nominal.
aphasiac, aphasic (afásico). Relacionado con la afasia o que la padece.
aphasiologist (afasiólogo). m. Especialista en trastornos del habla debidos a disfunción del hemisferio dominante.
aphasiology (afasiología). f. Ciencia que se ocupa de los trastornos del habla.
aphasmid (afásmido). **1.** Que carece de fásmidos, como los nematodos de la clase Adenophorasida (Aphasmidia). **2.** m. Nombre común de un miembro de la clase Aphasmidia, en la actualidad Adenophorasida.
apheliotropism (afeliotropismo). m. Heliotaxis negativa.
aphemesthesia (afemestesia). f. Pérdida del sentido de la palabra articulada; incapacidad para reconocer lo que uno mismo está diciendo.
aphemia (afemia). f. Término obsoleto para una forma de afasia motora en la cual se ha perdido la capacidad de expresar las ideas en palabras habladas.
aphemic (afémico). Relacionado con la afemia o que la padece.
aphephobia (afefobia). f. Hafefobia.
apheresis (aféresis). f. Infusión de la sangre del propio paciente, de la cual se han eliminado algunos elementos celulares o líquidos.
aphilopony (afiloponía). f. Término obsoleto para el miedo o falta de deseos de trabajar.
aphonia (afonía). f. Anaudia; pérdida de la voz.
hysterical a. (a. histérica).
a. paralytica (a. paralítica).
spastic a. (a. espástica).
aphonic (afónico). Relacionado con la afonía o que la padece.
aphonogelia (afonogelia). f. Incapacidad de reírse a carcajadas.
aphonous (áfono). Afónico.
aphotesthesia (afotestesia). f. Disminución de la sensibilidad de la retina a la luz causada por exposición excesiva a los rayos solares.
aphrasia (afrasia). f. Incapacidad para hablar, de cualquier causa.
aphrodisia (afrodisia). f. Deseo sexual, especialmente cuando es excesivo.
aphrodisiac (afrodisíaco). **1.** Que incrementa el deseo sexual. **2.** m. Cualquier cosa que origine o incremente el deseo sexual.
aphrodisiomania (afrodisiomanía). f. Interés erótico excesivo y anormal.
aphtha, pl. **aphthae** (afta). m. **1.** En singular, úlcera diminuta sobre una membrana mucosa. **2.** En plural, estomatitis caracterizada por episodios intermitentes de úlceras bucales dolorosas; estomatitis aftosa; estomatitis ulcerosa.
aphthae major (a. mayores). Periadenitis mucosa necrótica recurrente.
aphthae minor (a. menores).
Bednar's aphthae (a. de Bednar).
contagious aphthae (a. contagiosas). Enfermedad de pies y boca.
herpetiform aphthae (a. herpetiforme).
Mikulicz' aphthae (a. de Mikulicz). A. mayores.
recurrent scarring aphthae (a. cicatrizales recurrentes). A. mayores.
aphthoid (aftoide). Semejante a las aftas.
aphthongia (aftongia). f. Espasmo de los músculos del habla que afecta a personas que hablan en público; variedad de neurosis ocupacional análoga al calambre del escritor.
aphthosis (aftosis). f. Cualquier trastorno caracterizado por la presencia de aftas.
aphthous (aftoso). Caracterizado por aftas o aftosis, o relacionado con éstas.
aphthovirus (aftovirus). m. Enfermedad de pie y boca.
aphylactic (afiláctico). Relativo a la afilaxia o caracterizado por ella.
aphylaxis (afilaxia o afilaxis). f. Ausencia de inmunidad.
apical (apical). **1.** Relacionado con el ápice de una estructura piramidal o puntiaguda. **2.** Situado más cerca del ápice de una estructura, en relación con un punto específico de referencia; opuesto a basal.
apicectomy (apicectomía). f. **1.** Abertura y exenteración de las celdillas aéreas del ápice de la porción petrosa del hueso temporal. **2.** En cirugía dental, sinónimo anticuado de apicoectomía.
apiceotomy (apiceotomía). f. Apicotomía.
apicitis (apicitis). f. Inflamación del ápice de una estructura u órgano.
apico- (apico-). Prefijo que indica relación con algún ápice.
apicoectomy (apicoectomía). f. Resección quirúrgica del ápice radicular dental.
apicolocator (apicolocalizador). m. Instrumento para localizar el ápice radicular de un diente.
apicolysis (apicólisis). f. Colapso quirúrgico de la parte superior del pulmón mediante el desprendimiento quirúrgico de la pleura parietal.
apicostome (apicóstomo). m. El trócar y la cánula utilizados en apicostomía.
apicostomy (apicostomía). f. Operación en la cual la placa alveolar labial o bucal es perforada con un trócar y una cánula.
apicotomy (apicotomía). f. Apiceotomía; incisión dentro de una estructura apical.
apiculate (apiculado). Que termina abruptamente en un punto pequeño.
apiculus (apiculus). Proyección corta y pronunciada sobre la espora de un hongo en el punto de adherencia, o sobre la pared de una hifa o conidióforo.
apicurettage (apicuretaje). m. Curetaje apical luego de la extirpación de un diente infectado
apinealism (apinealismo). m. Ausencia congénita o adquirida de la glándula pineal.
apiphobia (apifobia). f. Melisofobia; miedo mórbido a las abejas.
apituitarism (apituitarismo). m. Falta total de tejido hipofisario funcionante.
aplacental (aplacentario). Sin placenta.
aplanatic (aplanático). Perteneciente al aplanatismo, o a una lente aplanática.
aplanatism (aplanatismo). m. Falta de aberración esférica.
aplasia (aplasia). f. **1.** Desarrollo defectuoso o ausencia congénita de un órgano o tejido. **2.** En hematología, el desarrollo incompleto, defectuoso o retardado, o la cesación del proceso regenerativo usual.
congenital a. of thymus (a. congénita del timo).
a. cutis congenita (a. cutis congénita).
germinal a. (a. germinal). Disgenesia de los túbulos seminíferos.
gonadal a. (a. gonadal). Agenesia gonadal.
a. pilorum propia (a. pilorum propia). Moniletrix.
pure red cell a. (a. eritrocítica pura).
aplastic (aplásico). Relativo a la aplasia.
apleuria (apleuria). f. Ausencia congénita de una o más costillas.
apnea (apnea). f. Ausencia de respiración.
central a. (a. central).
deglutition a. (a. de deglución).
induced a. (a. inducida).
obstructive a., peripheral a. (a. obstructiva, periférica).
sleep a. (a. del sueño).
sleep-induced a. (a. inducida por el sueño). Maldición de Ondina.
true a. (a. verdadera). A. vera.
vagal a. (a. vagal).
a. vera (a. vera). A. verdadera.
apneic (apneico). Relacionado con la apnea, o que la padece.
apneumatosis (aneumatosis) f. Atelectasia congénita.
apneumia (aneumia). f. Ausencia congénita de los pulmones.
apneusis (apneusia o apneusis). f. Forma anormal de respiración luego de la sección experimental de la protuberancia, justamente por detrás de su borde anterior.
apneustic (apnéustico). Relativo a la apneusis.
apo- (apo-). Prefijo que en general significa separado de o derivado de.
apobiosis (apobiosis). f. Muerte, especialmente la muerte local de una parte del organismo.
apocarteresis (apocarteresis). f. Suicidio por inanición.
apocleisis (apocleisis). f. Aversión a la comida.
apocrine (apocrino). Término que indica un mecanismo de secreción glandular en el cual la porción apical de las células secretoras es desprendida e incorporada a la secreción.
apocrustic (apocrústico). **1.** Astringente y repelente. **2.** m. Droga que actúa de esta manera.
apodal (apodal). Ápodo; relativo a la apodia.
apodemialgia (apodemialgia). f. Pasión de viajar.
apodia (apodia). f. Ausencia congénita de los pies.
apodous (ápodo). Apodal.
apody (apodia).

apoenzyme (apoenzima). f. La porción proteica de una enzima, en contraste con la porción no proteica, o coenzima, o porción prostésica (si está presente).
apoferritin (apoferritina). f. Proteína de la pared intestinal que se combina con un compuesto de fosfato-hidróxido férrico para formar ferritina, la primera etapa en la absorción del hierro.
apogamia, apogamy (apogamia). f. Partenogénesis.
apolar (apolar). **1.** Que no posee polos; designa específicamente células nerviosas embrionarias (neuroblastos) que aún no han comenzado a desarrollar proyecciones. **2.** Hidrofóbico.
apolipoprotein (apolipoproteína). f. El componente proteico de los complejos lipoproteinémicos.
apomixia (apomixia). f. Partenogénesis.
apomorphine hydrochloride (apomorfina, clorhidrato de). Derivado de la morfina utilizado como expectorante, emético e hipnótico.
aponeurectomy (aponeurectomía). f. Escisión de una aponeurosis.
aponeurology (aponeurología). f. Rama de la anatomía que estudia las aponeurosis y sus relaciones.
aponeurorrhaphy (aponeurorrafia). f. Fasciorrafia.
aponeurosis, pl. **aponeuroses** (aponeurosis). f. [*aponeurosis*, NA]. Vaina fibrosa o expansión tendinosa, que brinda adherencia a las fibras musculares y sirve como medio de origen o inserción de un músculo plano; a veces también cumple el papel de una fascia para otros músculos.
bicipital a., a. bicipitalis (a. bicipital). [*aponeurosis musculi bicipitis brachii*, NA]. Lacertus fibrosus.
Denonvilliers' a. (a. de Denonvilliers). [*septum rectovesicale*, NA]. Tabique rectovesical.
epicranial a. (a. epicraneana). [*aponeurosis epicranialis*, NA].
extensor a. (a. del extensor).
a. of insertion (a. de inserción).
a. of investment (a. de revestimiento).
lingual a. (a. lingual). [*aponeurosis linguae*, NA].
a. of origin (a. de origen).
palatine a. (a. palatina). [*aponeurosis palatina*, NA].
palmar a. (a. palmar). [*aponeurosis palmaris*, NA].
Petit's a. (a. de Petit).
a. pharyngea (a. faríngea). [*fascia pharyngobasilaris*, NA]. Fascia faringobasilar.
plantar a. (a. plantar). [*aponeurosis plantaris*, NA].
Sibson's a. (a. de Sibson). [*membrana suprapleuralis*, NA]. Membrana suprapleural.
temporal a. (a. temporal). [*fascia temporalis*, NA]. Fascia temporal.
thoracolumbar a. (a. toracolumbar). [*fascia thoracolumbalis*, NA]. Fascia toracolumbar.
aponeurositis (aponeurositis). f. Inflamación de una aponeurosis.
aponeurotic (aponeurótico). Relacionado con una aponeurosis.
aponeurotome (aponeurótomo). m. Instrumento para dividir una aponeurosis.
aponeurotomy (aponeurotomía). f. Incisión de una aponeurosis.
apopathetic (apopatético). Describe una forma de comportamiento en la cual una persona altera en forma conspicua su conducta en presencia de otras personas.
apophylaxis (apofilaxis). f. Disminución de la capacidad filáctica de los líquidos corporales.
apophysary (apofisario). Apofisial.
apophysial, apophyseal (apofisial). Apofisario.
apophysis, pl. **apophyses** (apófisis). f. Proyección o sobrecrecimiento óseo que carece de un centro independiente de osificación.
basilar a. (a. basilar). [*pars basilaris ossis occipitalis*, NA]. Parte basilar del hueso occipital.
a. conchae (a. conchae). [*eminentia conchae*, NA]. Eminencia de la concha.
a. helicis (a. helicis). [*spina helicis*, NA]. Espina del hélix.
Ingrassia's a. (a. de Ingrassia). [*ala minor ossis sphenoidalis*, NA]. Ala menor del hueso esfenoides.
lenticular a. (a. lenticular). [*processus lenticularis incudis*, NA]
temporal a. (a. temporal). [*processus temporalis*, NA].
apophysitis (apofisitis). f. Inflamación de cualquier apófisis.
a. tibialis adolescentium (a. tibialis adolescentium). Enfermedad de Osgood-Schlatter.
apoplasmia (apoplasmia). f. Disminución en la cantidad de plasma sanguíneo.
apoplectic **1.** (apopléctico). Apoplético. **2.** (apoplético). Relacionado con la apoplejía o que la padece, o que está predispuesto a ésta.
apoplectiform (apoplectiforme). Apoplectoide.
apoplectoid (apoplectoide). Apoplectiforme; que semeja la apoplejía.
apoplexy (apoplejía). f. **1.** Término clásico, pero anticuado, de accidente cerebrovascular debido a hemorragia intracerebral. **2.** Encefalorragia; derrame de sangre en un órgano o tejido.
abdominal a. (a. abdominal).
adrenal a. (a. suprarrenal).
bulbar a. (a. bulbar).
cutaneous a. (a. cutánea).
embolic a. (a. embólica).
functional a. (a. funcional).
heat a. (a. por calor). **1.** Insolación. **2.** Fiebre ardiente.
ingravescent a. (a. ingravescente). Comienzo lentamente progresivo de la a.
neonatal a. (a. neonatal). Hemorragia intracraneal del recién nacido.
pituitary a. (a. hipofisaria).
pontile a. (a. pontina). A. bulbar.
Raymond type of a. (a. tipo Raymond).
serous a. (a. serosa). A. debida a edema o exudación local de suero.
spasmodic a. (a. espasmódica).
spinal a. (a. medular). Hematorraquis.
splenic a. (a. esplénica).
thrombotic a. (a. trombótica).
uteroplacental a. (a. uteroplacentaria). Útero de Couvelaire.
apoprotein (apoproteína). f. Una cadena polipeptídica (proteína) que aún no se ha unido en complejo con el grupo prostético necesario para formar la holoproteína activa.
apoptosis (apoptosis). f. Desaparición celular mediante la fragmentación en partículas rodeadas por membranas, que son fagocitadas por otras células.
aporepressor (aporrepresor). m. Represor inactivo.
aporia (aporía). f. Duda, especialmente la que deriva de opiniones incompatibles sobre el mismo tema.
aporioneurosis (aporioneurosis). f. Término obsoleto con que se conocía la neurosis de ansiedad.
aposome (aposoma). m. Inclusión citoplasmática producida por la célula misma.
apostaxis (apostaxia). f. Ligera hemorragia o sangrado por gotas.
aposthia (apostia). f. Ausencia congénita del prepucio.
apostilb (apostilbe). m. Unidad de brillo igual a 0,1 mililambert.
apothanasia (apotanasia). f. Prolongación de la vida; el acto de posponer la muerte; lo opuesto de eutanasia.
apothecary (apotecario). m. Término anticuado con que se designaba al farmacéutico.
apothem, apotheme (apotema). m. Precipitado causado por el hervor prolongado de una infusión vegetal o por su exposición al aire.
apoxesis (apoxesis). f. Curetaje subgingival.
apozem, apozema (apozema). m. Decocción.
apparatus, pl. **apparatus** **1.** (aparato). m. Colección de instrumentos adaptados con un fin especial. **2.** (aparato). m. Instrumento compuesto de varias partes. **3.** (aparato). m. [*apparatus*, NA]. Sistema. **4.** (apparatus, pl. apparatus). [*apparatus*, NA]. Aparato.
Abbé-Zeiss a. (a. de Abbé-Zeiss). Hemocitómetro de Thoma-Zeiss.
achromatic a. (a. acromático).
alimentary a. (a. alimentario). [*apparatus digestorius*, NA]. A. digestivo.
attachment a. (a. de inserción).
Barcroft-Warburg a. (a. de Barcroft-Warburg). A. de Warburg.
Beckmann's a. (a. de Beckmann).
Benedict-Roth a. (a. de Benedict-Roth).
branchial a. (a. branquial).
central a. (a. central). El centrosoma y centrosfera.
chromatic a. (a. cromático).
chromidial a. (a. cromidial).
dental a. (a. dental). Sistema masticatorio.
digestive a. (a. digestivo). [*apparatus digestorius*, NA].

genitourinary a. (a. genitourinario). [*apparatus urogenitalis*, NA]. A. urogenital.
Golgi a. (a. de Golgi). Complejo de Golgi; retículo interno de Golgi.
Haldane's a. (a. de Haldane).
Heyns' abdominal decompression a. (a. de descompresión abdominal de Heyns).
hyoid a. (a. hioideo). [*apparatus hyoideus*, NA].
juxtaglomerular a. (a. yuxtaglomerular). Complejo yuxtaglomerular.
Kirschner's a. (a. de Kirschner). Alambre de Kirschner.
Kjeldahl a. (a. de Kjeldahl).
lacrimal a. (a. lagrimal). [*apparatus lacrimalis*, NA].
a. ligamentosus colli (a. ligamentoso del cuello). [*ligamentum nuchae*, NA]. Ligamento nucal.
a. ligamentosus weitbrechti (a. ligamentoso de Weitbrecht). [*membrana tectoria*, NA]. Membrana tectoria.
masticatory a. (a. masticatorio).
mental a. (a. mental). Estructura mental.
pyriform a. (a. piriforme).
respiratory a. (a. respiratorio). [*apparatus respiratorius*, NA].
Roughton-Scholander a. (a. de Roughton-Scholander).
Sayre's suspension a. (a. suspensorio de Sayre).
Scholander a. (a. de Scholander).
subneural a. (a. subneural).
a. suspensorius lentis (a. suspensor del cristalino). [*zonula ciliaris*, NA]. Zónula ciliar.
Taylor's a. (a. de Taylor). Soporte dorsal de Taylor.
Tiselius a. (a. Tiselius).
urinary a. (a. urinario). [*apparatus urogenitalis*, NA].
urogenital a. (a. urogenital). [*apparatus urogenitalis*, NA].
Van Slyke a. (a. de Van Slyke).
Warburg's a. (a. de Warburg).

apparent (aparente). **1.** Manifiesto; obvio; evidente. **2.** Con frecuencia se usa con el significado de "parece ser" o seudo-.

appendage (apéndice). [*appendix*, NA]. m. Anexo.
a.'s of eye (a. oculares).
a.'s of skin (a. cutáneos). Anexos cutáneos.
a.'s of the fetus (a. fetales).
auricular a. (a. auricular). **1.** Orejuela auricular. **2.** Pequeña tumefacción congénita usualmente localizada en posición anterior a la oreja.
drumstick a. (a. en palillo de tambor).
epiploic a. (a. epiploico). [*appendix epiploica*, NA].
left auricular a. (a. auricular izquierdo). Orejuela izquierda.
right auricular a. (a. auricular derecho). Orejuela derecha.
uterine a.'s (a. uterinos).
vermiform a. (a. vermicular). [*appendix vermiformis*, NA].
vesicular a. (a. vesicular). [*appendix vesiculosa*, NA]. Hidátide de Morgagni pedunculada.

appendalgia (apendalgia). f. Dolor en el cuadrante inferoderecho de la región del apéndice vermiforme.

appendectomy (apendectomía). f. Apendicectomía.
auricular a. (apendicectomía auricular). Extirpación de una aurícula cardíaca.

appendical (apendicular).

appendiceal (apendicular). Relativo a un apéndice.

appendicectasis (apendicectasia). f. Ectasia apendicular.

appendicectomy (apendicectomía). f. Apendectomía; extirpación quirúrgica del apéndice vermicular.

appendicism (apendicismo). m. Término poco usado para enfermedad crónica del apéndice vermicular, o un malestar sintomático en la región de esta estructura.

appendicitis (apendicitis). f. Inflamación del apéndice vermicular.
actinomycotic a. (a. actinomicótica).
acute a. (a. aguda).
bilharzial a. (a. bilharzial).
chronic a. (a. crónica).
focal a. (a. focal).
gangrenous a. (a. gangrenosa).
lumbar a. (a. lumbar).
obstructive a. (a. obstructiva).
stercoral a. (a. estercorácea).
subperitoneal a. (a. subperitoneal).
suppurative a. (a. supurativa).
verminous a. (a. verminosa).

appendiclausis (apendiclausia). f. Término obsoleto para atrofia u obstrucción del apéndice.

appendico- (apendico-). Prefijo que usualmente se relaciona con el apéndice vermicular.

appendicocele (apendicocele). m. El apéndice vermicular en un saco herniario.

appendicoenterostomy (apendicoenterostomía). f. **1.** Establecimiento de una abertura artificial entre el apéndice y el intestino delgado. **2.** Apendicostomía.

appendicolithiasis (apendicolitiasis). f. La presencia de concreciones en el apéndice vermicular.

appendicolysis (apendicólisis). f. Operación para liberar al apéndice de adherencias.

appendicostomy (apendicostomía). f. Apendicoenterostomía.

appendicular (apendicular). **1.** Relacionado con el apéndice vermicular o con cualquier otro apéndice. **2.** Relacionado con las extremidades, en oposición a axial, lo que se refiere a cabeza y tronco.

appendix, gen. **appendicis**, pl. **appendices** **1.** (appendix, gen. appendicis, pl. appendices). [*appendicis*, NA]. Apéndice. **2.** (apéndice). Específicamente, el apéndice vermiforme.
auricular a. (apéndice auricular). Orejuela auricular.
a. ceci (apéndice cecal). [*appendicis vermiformis*, NA]. A. vermicular.
a. of epididymidis (apéndice epididimario). [*appendix epididymidis*, NA]. Hidátide pedunculada.
fibrous a. of liver (apéndice fibroso hepático). [*appendix fibrosa hepatis*, NA].
Morgagni's a. (apéndice de Morgagni). Lóbulo piramidal de la glándula tiroides.
a. testis (apéndice testicular). [*appendix testis*, NA]. Hidátide sésil.
a. ventriculi laryngis (apéndice ventricular laríngeo). [*appendix ventriculi laryngis*, NA]; [*sacculus laryngis*, NA]. Sáculo laríngeo.

apperception (apercepción). f. **1.** Comprensión; percepción consciente; la aprensión global de cualquier contenido psíquico. **2.** El proceso de referir la percepción de ideas a la propia personalidad.

apperceptive (aperceptivo). Relacionado con la apercepción, comprendido en ésta o capaz de experimentarla.

appersonation, appersonification (apersonificación). f. Ilusión en la cual la persona asume el carácter de otra.

appetite (apetito). m. Orexia; deseo de satisfacer cualquier necesidad física o mental consciente.

appetition (apetencia). f. Impulso que nos inclina hacia una cosa u objetivo definido.

applanation (aplanación). f. En tonometría, el aplanamiento de la córnea mediante la compresión.

applanometry (aplanometría). f. Utilización de un tonómetro de aplanación.

apple oil (aceite de manzana). Valerato de amilo.

appliance (aparato). m. Dispositivo que se usa para permitir la función de una parte, o con fines terapéuticos.
craniofacial a. (a. craneofacial).
edgewise a. (a. de canto).
extraoral fracture a. (a. de fractura extraoral).
Hawley a. (a. de Hawley). Retenedor de Hawley.
intraoral fracture a. (a. de fractura intraoral).
labiolingual a. (a. labiolingual).
light wire a. (a. de alambre liviano).
obturator a. (a. obturador).
orthodontic a. (a. ortodóntico).
ribbon arch a. (a. de arco de goma).
Roger-Anderson pin fixation a. (a. de fijación con pernos de Roger-Anderson).
surgical a. (a. quirúrgico).
universal a. (a. universal).

applicator (aplicador). m. Fragmento alargado y delgado con un trozo de algodón que se utiliza para realizar aplicaciones locales sobre cualquier superficie accesible.

apposition (aposición). f. **1.** Puesta en contacto de dos sustancias. **2.** Condición de estar colocados o situados juntos.

approach (aproximación). f. Término utilizado en psiquiatría para describir cómo se ejecutan las relaciones interpersonales.
idiographic a. (a. idiográfica).

nomothetic a. (a. nomotética).
regressive-reconstructive a. (a. reconstructiva-regresiva).
approximate (aproximar). Colocar muy cerca una cosa de otra.
approximation (aproximación). En cirugía, la colocación adecuadamente cercana de los bordes de los tejidos, para su sutura.
apractagnosia (apractagnosia). f. Incapacidad para realizar las tareas implicadas en el análisis espacial.
apractic (apráctico). Apráxico.
apragmatism (apragmatismo). m. Interés en la teoría o en el dogmatismo más que en los resultados prácticos.
apraxia (apraxia). f. **1.** Parectropia. Incapacidad parcial o completa para ejecutar movimientos determinados, no obstante la preservación de la sensibilidad, fuerza y coordinación muscular en general. **2.** Ceguera para los objetos; defecto psicomotor en el cual no se es capaz de aplicar a un objeto su uso específico.
a. algera (a. álgera).
cortical a. (a. cortical). A. motora.
ideational a., ideatory a. (a. ideacional, ideatoria).
ideokinetic a., ideomotor a. (a. ideocinética, ideomotora).
innervation a. (a. de inervación). A. motora.
limb-kinetic a. (a. limbocinética). A. motora.
motor a. (a. motora). A. cortical, inervatoria o limbocinética.
ocular motor a. (a. oculomotora). Síndrome de Balint.
transcortical a. (a. transcortical). A. ideocinética.
apraxic (apráxico). Caracterizado por apraxia o relativo a ésta.
apricot kernel oil (aceite de pepita de damasco).
aprobarbital (aprobarbital). m. Hipnótico y sedante de acción intermedia.
aproctia (aproctia). f. Ausencia o imperforación del ano.
aprofen, aprofene, aprophen (aprofen, aprofeno). m. Analgésico y antiespasmódico.
aprophoria (aproforia). f. Afasia, que incluye la agrafia.
aprosexia (aprosexia). f. Incapacidad para fijar atención, debida a defectos neurosensoriales o a un déficit mental.
aprosody (aprosodia). f. Ausencia, en el hablar, del tono y ritmo normales, y de variaciones en el acento.
aprosopia (aprosopia). f. Ausencia congénita de gran parte o de toda la cara, asociada por lo general con otras malformaciones.
aprotinin (aprotinina). f. Proteasa e inhibidor de la calicreína obtenida de órganos animales.
apsithyria (apsitiria). f. Pérdida de la capacidad de susurrar.
aptyalia, aptyalism (aptialia, aptialismo). m. Asialismo.
APUD (APUD). Sigla que proviene del inglés "amine precursor uptake, decarboxylase".
apurinic acid (ácido apurínico). DNA del que se han eliminado bases púricas.
apyknomorphous (apicnomorfo). Designa una célula u otra estructura que no se colorea en profundidad, debido a que no se ha acumulado demasiado el material coloreable o cromófilo.
apyrase (apirasa). f. ADPasa; ATP-difosfatasa.
apyretic (apirético). Afebril, no febril; sin fiebre; que denota apirexia; que tiene una temperatura corporal normal.
apyrexia (apirexia). f. Ausencia de fiebre.
apyrexial (apirético).
apyrimidinic acid (ácido apirimidínico). DNA del que se han eliminado bases pirimidínicas.
aqua, gen. and pl. **aquae** (aqua). Agua; H_2O; monóxido de hidrógeno.
a. regia, a. regalis (a. regia, regalis). Ácido nitroclorhídrico.
aquacobalamin (acuacobalamina). f. Acuocobalamina; vitamina B_{12a}.
aquaphobia (acuafobia). f. Miedo mórbido del agua.
aquapuncture (acuapuntura). f. Término raramente usado para la inyección hipodérmica de agua.
aquatic (acuático). **1.** Relativo al agua. **2.** Designa un organismo que vive en el agua.
aqueduct (acueducto). m. Conducto o canal.
a. of cerebrum (a. cerebral). [*aqueductus cerebri*,NA].
cochlear a. (a. coclear). [*ductus perilymphaticus*, NA].
Cotunnius' a. (a. de Cotunnius). [*aqueductus vestibuli*, NA]. A. del vestíbulo.
fallopian a. (a. de Falopio). [*canalis facialis*].
sylvian a. (a. de Silvio). [*aqueductus cerebri*,NA]. A. cerebral.
a. of vestibule (a. vestibular). [*aqueductus vestibuli*, NA]. A. o canal de Cotunnius.
aqueductus, pl. **aqueductus** (aqueductus, pl. aqueductus). [*aqueductus*, NA]. Acueducto; conducto o canal.
aqueous (acuoso). Que contiene agua, o se le parece.
aquiparous (acuíparo). Que secreta o excreta un líquido acuoso.
aquo-ion (aquo-ion). m. Ion hidratado.
aquocobalamin (acuocobalamina). f. Acuacobalamina.
aquosity (acuosidad). f. **1.** Estado acuoso. **2.** Humedad.
Ar (Ar). Símbolo de argón.
Ara (Ara). Símbolo de arabinosa, o de su radical monovalente o bivalente.
arab- (arab-). Prefijo que indica relación con la goma arábiga.
araban (araban). m. Polisacárido que por hidrólisis da arabinosa.
arabic (arábico). Derivado o relacionado con diversas especies de *Acacia*, que dan un exudado resinoso o gomoso.
arabic acid (ácido arábico). Arabina.
arabin (arabina). f. Ácido arábico.
arabinoadenosine (arabinoadenosina). f. Arabinosiladenina.
arabinocytidine (arabinocitidina). f. Arabinosilcitosina.
arabinofuranosylcytosine (arabinofuranosilcitosina). f. Arabinosilcitosina.
arabinose (Ara). (arabinosa (Ara)). f. Azúcar de pectina.
arabinosis (arabinosis). f. Trastorno del metabolismo de la arabinosa.
arabinosuria (arabinosuria). f. Excreción de arabinosa en la orina.
arabinosyladenine (arabinosiladenina). f. Arabinoadenosina.
arabinosylcytosine (aC, araC) (arabinosilcitosina (aC, araC)). f. Arabinofuranosilcitosina; arabinocitidina; citarabina.
arabitol (arabitol). m. Azúcar alcohol obtenido por reducción de la arabinosa.
araC (araC). Símbolo de la arabinosilcitosina.
arachic acid (ácido aráquico). Á. araquídico.
arachidic acid (ácido araquídico). Á. aráquico.
arachidonic acid (ácido araquidónico).
arachidonic acid cascade (cascada del ácido araquidónico). Eicosanoides.
arachis oil (aceite de cacahuete). A. de maní.
arachnephobia (aracneofobia). f. Aracnofobia; miedo mórbido de las arañas.
arachnidism (aracnoidismo). m. Intoxicación sistémica luego de la picadura de una araña (especialmente de la araña viuda negra).
arachnodactyly (aracnodactilia). f. Dolicoestenomielia; dedos de araña.
arachnoid (aracnoideo). Derivado ectodérmico semejante a una telaraña.
arachnoidal (aracnoidal). Relacionado con la membrana aracnoides.
arachnoidea, arachnoides (aracnoides). f. [*arachnoidea*, NA]. Membrana aracnoidea; serosa meníngea; delicada membrana fibrosa que forma el manto central de las tres cubiertas del cerebro (a. encefálica) y la médula espinal (a. espinal).
arachnoiditis (aracnoiditis). f. Inflamación de la membrana aracnoides y del espacio subaracnoideo subyacente.
adhesive a. (a. adhesiva). A. obliterativa.
neoplastic a. (a. neoplásica). Meningitis neoplásica.
obliterative a. (a. obliterativa). A. adhesiva.
arachnolysin (aracnolisina). f. Sustancia hemolítica presente en el veneno de ciertas arañas.
arachnophobia (aracnofobia). f. Aracneofobia.
aralkyl (aralquilo). m. Alquilo arilatado.
araneism (araneísmo). m. Aracnidismo.
araphia (arrafia). f. Holorraquisquisis.
arbor, pl. **arbores** (árbol). m. En anatomía, una de las estructuras que se ramifican en forma semejante a un á.
a. vitae (á. de la vida). [*arbor vitae*, , NA].
a. vitae uteri (á. de la vida del útero). [*plica palmatae*]. Lira uterina.
arborescent (arborescente). Dendriforme.
arborization (arborización). f. **1.** Ramificación terminal de las fibras nerviosas o de los vasos sanguíneos con aspecto de árbol. **2.** Aspecto ramificado que se forma en ciertas condiciones en un extendido desecado de moco cervical.
arborize (arborizar). Extender con un aspecto ramificado semejante a un árbol.

arboroid (arboroide). m. Designa una colonia de protozoarios, cada uno de los cuales permanece adherido a otra célula, o al pedículo principal en algún punto, formando una figura ramificada o dendrítica.
arborvirus (arborvirus). m. Arbovirus.
arbovirus (arbovirus). m. Arborvirus; un grupo grande y heterogéneo de virus RNA de 20 a 100 nm o más de diámetro, y divisible, a su vez, en grupos sobre la base de las características de los viriones.
ARC (ARC). Abrev. de complejo relacionado con el SIDA (AIDS-related complex).
arc (arco). **1.** m. Línea o segmento curvado de un círculo. **2.** Pasaje luminoso continuo de una corriente eléctrica en un gas o vacío entre dos o más carbonos u otros electrodos separados.
auricular a., binauricular a. (a. auricular, biauricular).
bregmatolambdoid a. (a. bregmatolambdoideo).
crater a. (a. de cráter).
flame a. (a. de llama).
longitudinal a. of skull (a. longitudinal del cráneo).
mercury a. (a. de mercurio).
naso-occipital a. (a. nasooccipital).
nasobregmatic a. (a. nasobregmático).
pulmonary a. (a. pulmonar). Saliente pulmonar.
reflex a. (a. reflejo).
arcade (arcada). f. Estructura anatómica semejante a una serie de arcos.
anomalous mitral a. (a. mitral anómala).
Flint's a. (a. de Flint).
Riolan's a. (a. de Riolan). Anastomosis de Riolan.
arcate (arcado). Arcuato.
arch (arco). En anatomía, cualquier estructura abovedada o arqueada.
a.'s of the foot (a. del pie).
abdominothoracic a. (a. abdominotorácico).
alveolar a. of mandible (a. alveolar de la mandíbula). [*arcus alveolaris mandibulae,* NA]. Limbus alveolaris.
alveolar a. of maxilla (a. alveolar del maxilar superior). [*arcus alveolaris maxillae,* NA]. Limbus alveolaris.
anterior a. of atlas (a. anterior del atlas). [*arcus anterior atlantis,* NA].
anterior palatine a. (a. palatino anterior). [*arcus palatoglossus,* NA]. A. palatogloso.
aortic a.'s (a. aórticos).
aortic a., a. of the aorta (a. aórtico, de la aorta). [*arcus aortae,* NA]. Cayado aórtico.
arterial a. of lower eyelid (a. arterial del párpado inferior). [*arcus palpebralis inferior,* NA].
arterial a. of upper eyelid (a. arterial del párpado superior). [*arcus palpebralis superior,* NA].
arterial a.'s of colon (a. arteriales del colon).
arterial a.'s of ileum (a. arteriales del íleon).
arterial a.'s of jejunum (a. arteriales del yeyuno).
axillary a. (a. axilar). A. o músculo de Langer
branchial a.'s (a. branquiales). A. faríngeos o viscerales.
carpal a.'s (a. carpales).
Corti's a. (a. de Corti).
cortical a.'s of kidney (a. corticales del riñón).
costal a. (a. costal). [*arcus costalis,* NA]. Arcus costarum.
a. of cricoid cartilage (a. del cartílago cricoides). [*arcus cartilaginis cricoideae,* NA].
crural a. (a. crural). [*ligamentum inguinale,* NA]. Ligamento inguinal.
deep palmar a. (a. palmar profundo). [*arcus palmaris profundus,* NA].
deep palmar venous a. (a. venoso palmar profundo). [*arcus venosus palmaris profundus,* NA].
dental a. (a. dental).
dorsal venous a. of foot (a. venoso dorsal del pie). [*arcus venosus dorsalis pedis,* NA].
expansion a. (a. de expansión).
fallen a.'s (a. vencidos).
fallopian a. (a. de Falopio). [*ligamentum inguinale,* NA]. Ligamento inguinal.
femoral a. (a. femoral). [*ligamentum inguinale,* NA]. Ligamento inguinal.
glossopalatine a. (a. glosopalatino). [*arcus palatoglossus,* NA]. A. palatogloso.
Gothic a. (a. gótico). Trazado puntiforme.
Haller's a.'s (a. de Haller).
hemal a.'s (a. hemales).
hyoid a. (a. hioideo). El segundo a. branquial o visceral.
iliopectineal a. (a. iliopectíneo). [*arcus iliopectineus,* NA].
inferior dental a. (a. dental inferior). [*arcus dentalis inferior,* NA].
jugular venous a. (a. venoso yugular). [*arcus venosus juguli,* NA].
labial a. (a. labial).
Langer's a. (a. de Langer). A. axilar.
lateral longitudinal a. (a. longitudinal lateral). [*pars lateralis arcus pedis longitudinalis,* NA].
lateral lumbocostal a. (a. lumbocostal lateral). [*ligamentum arcuatum laterale,* NA].
lingual a. (a. lingual).
longitudinal a. of foot (a. longitudinal del pie). [*arcus pedis longitudinalis,* NA].
malar a. (a. malar). [*arcus zygomaticus,* NA]. A. cigomático.
mandibular a. (a. mandibular). Apófisis mandibular.
medial longitudinal a. (a. longitudinal medial). [*pars medialis arcus pedis longitudinalis,* NA].
medial lumbocostal a. (a. lumbocostal medial). [*ligamentum arcuatum mediale,* NA]. Ligamento arqueado medial.
nasal venous a. (a. venoso nasal).
neural a. (a. neural). [*arcus vertebrae,* NA]. A. vertebral.
a. of thoracic duct (a. del conducto torácico). [*arcus ductus thoracici,* NA].
palatoglossal a. (a. palatogloso). [*arcus palatoglossus,* NA].
palatopharyngeal a. (a. palatofaríngeo). [*arcus palatopharyngeus,* NA].
pharyngeal a.'s (a. faríngeos). A. branquiales.
pharyngopalatine a. (a. faringopalatino). [*arcus palatopharyngeus,* NA]. A. palatofaríngeo.
plantar a. (a. plantar). [*arcus plantaris,* NA].
plantar venous a. (a. venoso plantar). [*arcus venosus plantaris,* NA].
posterior a. of atlas (a. posterior del atlas). [*arcus posterior atlantis,* NA].
posterior palatine a. (a. palatino posterior). [*arcus palatopharyngeus,* NA]. A. palatofaríngeo.
postoral a.'s (a. postorales).
primitive costal a.'s (a. costales primitivos).
pubic a. (a. púbico). [*arcus pubis,* NA].
ribbon a. (a. acintado).
superciliary a. (a. superciliar). [*arcus superciliaris,* NA].
superficial palmar a. (a. palmar superficial). [*arcus palmaris superficialis,* NA].
superficial palmar venous a. (a. venoso palmar superficial). [*arcus venosus palmaris superficialis,* NA].
superior dental a. (a. dental superior). [*arcus dentalis superior,* NA].
supraorbital a. (a. supraorbital). Borde supraorbital.
tarsal a. (a. tarsal).
tendinous a. (a. tendinoso). [*arcus tendineus,* NA].
tendinus a. of levator ani muscle (a. tendinoso del músculo elevador del ano). [*arcus tendineus musculi levatoris ani,* NA].
tendinous a. of pelvic fascia (a. tendinoso de la fascia pelviana). [*arcus tendineus fasciae pelvis,* NA].
tendinous a. of soleus muscle (a. tendinoso del músculo sóleo). [*arcus tendineus musculi solei,* NA].
a. of the palate (a. del paladar). El techo abovedado de la boca.
transverse a. of foot (a. transversal del pie). [*arcus pedis transversalis,* NA].
Treitz' a. (a. de Treitz).
vertebral a. (a. vertebral). [*arcus vertebrae,* NA]. A. neural.
visceral a.'s (a. viscerales). A. branquiales.
W-a. (a. W).
wire a. (a. de alambre). A. ajustado a la arcada dental.
zygomatic a. (a. cigomático). [*arcus zygomaticus,* NA]. A. malar.
arch-, arche-, archi-, archo- (arc-, arco-). Prefijos que significan primitivo o ancestral.
archaeus (arqueo). m. Término utilizado antiguamente para designar un espíritu que presidía y gobernaba los procesos y funciones corporales.

archaic (arcaico). Antiguo; viejo; en la psicología de Jung, designa el pasado ancestral de los procesos mentales.
archenteron (arquenterón). m. Gastrocele.
archeocyte (arqueocito). m. Término anticuado para designar una célula ameboide.
archeokinetic (arqueocinético). Se designa así a un tipo inferior, primitivo, de mecanismo nervioso motor como el que se encuentra en los sistemas nerviosos periférico y ganglionar.
archetype (arquetipo). m. **1.** Plan estructural primitivo a partir del cual se han desarrollado diversas modificaciones. **2.** Imago ; en psicología jungiana, la manifestación estructural del inconsciente colectivo.
archi- (arqui-). Prefijo que significa primitivo o ancestral, también primero o principal.
archicerebellum (arquicerebelo). m. [*archicerebellum*, NA]. Vestibulocerebelo.
archicortex (arquicorteza). f. **1.** Arquipalio. Las partes filogenéticamente más antiguas de la corteza cerebral. **2.** Más específicamente, la corteza que forma el hipocampo.
archil (arquilo). m. Rocelina; orceína; orquilo.
archin (arquina). f. Emodina.
archipallium (arquipalio). f. Arquicorteza.
architectonics (arquitectónica). f. Citoarquitectura.
archo- (arco-). **1.** Variante del prefijo arqui-. **2.** Prefijo anticuado, que designaba el recto.
archwire, arch wire (arco de alambre). A. ajustado a la arcada dental, que se utiliza para corregir irregularidades en la posición de los dientes.
arciform (arciforme). Arcuato; arqueado.
arctation (artación). f. Estrechamiento, contracción, estenosis o coartación.
arcual (arcual). Relacionado con un arco.
arcuate (arqueado). Arcado; arciforme; arcuato.
arcus, gen. and pl. **arcus** (arcus). [*arcus*, NA]. Toda estructura que se parece a un arco.
  a. adiposus (arco adiposo). A. corneal.
  a. cornealis (arco corneano). Arcus adiposus, juvenilis, lipoides o senilis; gerontoxón.
  a. costarum (arco costarum). [*arcus costalis*, NA]. A. costal.
  a. inguinalis (arco inguinal). [*arcus inguinalis*, NA]. [*ligamentum inguinalis*, NA]. A. femoral; a. de Falopio; a. crural.
  a. lipoides (arco lipoides). A. cornealis.
  a. palatini (arco palatini). A. palatogloso; a. palatofaríngeo.
  a. raninus (arco ranino). Anastomosis de Béclard.
  a. senilis (arco senil). A. corneal.
  a. unguium (arco ungular). Área blanquecina cerca de la raíz de la uña.
  a. volaris profundus (arco volar profundo). [*arcus palmaris profundus*, NA]. A. palmar profundo.
  a. volaris superficialis (arco volar superficial). [*arcus palmaris superficialis*, NA]. A. palmar superficial.
  a. juvenilis (arco juvenilis). A. cornealis.
ardanesthesia (ardanestesia). f. Termoanestesia.
ardor (ardor). m. Sensación de calor o quemadura.
ARDS (ARDS). Abrev. en inglés de síndrome de distrés respiratorio del adulto (adult respiratory distress syndrome).
area, pl. **areae** (área). f. **1.** [*area*, NA]. Cualquier superficie o espacio circunscripto. **2.** Toda la zona irrigada por una arteria, o inervada por un nervio determinado. **3.** La parte de un órgano que posee una función especial, como el á. motora del cerebro.
  acoustic a. (á. acústica).
  anterior intercondylar a. (á. intercondilar anterior). [*area intercondylaris anterior*, NA].
  aortic a. (á. aórtica).
  apical a. (á. apical).
  association areas (á. de asociación). Corteza de asociación.
  auditory a. (á. auditiva). Corteza auditiva.
  bare a. of liver (á. desnuda del hígado). [*area nuda hepatis*, NA].
  bare a. of stomach (á. desnuda del estómago).
  basal seat a. (á. de asiento basal).
  Broca's a. (á. de Broca). Centro de Broca.
  Broca's parolfactory a. (á. paraolfatoria de Broca). Á. paraolfatoria.
  Brodmann's areas (á. de Brodmann).
  a. of cardiac dullness (á. de matidez cardíaca).
  Celsus' a. (á. de Celsus). Alopecia areata.
  a. centralis (á. central). [*macula retinae*, NA]. Mácula de la retina.
  cochlear a. (á. coclear). [*area cochleae*, NA].
  Cohnheim's a. (á. de Cohnheim). Campo de Cohnheim.
  contact a. (á. de contacto). Punto de contacto.
  cribriform a. (á. cribiforme). [*area cribrosa*, NA]. Á. cribosa.
  a. cribrosa (á. cribosa). [*area cribrosa*, NA]. Á. cribiforme.
  denture foundation a. (á. de base dental). Á. de sostén dental.
  denture-bearing a. (á. de sostén dental). Base dental.
  denture-supporting a. (á. de apoyo dental). Base dental.
  dermatomic a. (á. dermatómica). Dermatoma.
  embryonal a., embryonic a. (á. embrionaria, embriónica).
  entorhinal a. (á. entorrinal). Á. 28 de Brodmann.
  excitable a. (á. excitable). Corteza motora.
  a. of facial nerve (á. del nervio facial). [*area nervi facialis*, NA].
  Flechsig's areas (á. de Flechsig).
  frontal a. (á. frontal). Corteza frontal.
  fronto-orbital a. (á. frontoorbitaria). Corteza orbitofrontal.
  fusion a. (á. de fusión). Á. de Panum.
  a. gastrica (á. gástrica). [*area gastrica*, NA].
  germinal a., a. germinativa (á. germinal, germinativa).
  Head's areas (á. de Head).
  impression a. (á. de impresión).
  inferior vestibular a. (á. vestibular inferior). [*area vestibularis inferior*, NA].
  insular a. (á. insular). Ínsula.
  Jonston's a. (á. de Jonston). Alopecia areata.
  Kiesselbach's a. (á. de Kiesselbach). Á. de Little.
  Little's a. (á. de Little). Á. de Kiesselbach.
  macular a. (á. macular). [*macula retinae*, NA]. Mácula de la retina.
  Martegiani's a. (á. de Martegiani). Túnel de Martegiani.
  mitral a. (á. mitral).
  motor a. (á. motora). Corteza motora.
  olfactory a. (á. olfatoria). [*substantia perforata anterior*, NA]. Sustancia perforada anterior.
  a. opaca (á. opaca).
  oval a. of Flechsig (á. oval de Flechsig). [*semilunar fasciculus*, NA]. Fascículo semilunar.
  Panum's a. (á. de Panum). Á. de fusión.
  parastriate a. (á. paraestriada). Corteza visual.
  parolfactory a. (á. paraolfatoria). [*area parolfactoria (Brocae)*, NA].
  pear-shaped a. (á. en forma de pera). Almohadilla retromolar.
  a. pellucida (á. pelúcida).
  peristriate a. (á. periestriada). Corteza visual.
  piriform a. (á. piriforme). Corteza piriforme.
  Pitres' a. (á. de Pitres). Corteza prefrontal del hemisferio cerebral.
  postcentral a. (á. poscentral).
  posterior intercondylar a. (á. intercondilar posterior). [*area intercondylaris posterior*, NA].
  posterior palatal seal a. (á. de sello palatino posterior).
  postpalatal seal a. (á. de sello pospalatino). Á. de sello palatino posterior.
  a. postrema (á. postrema).
  precentral a. (á. precentral).
  precommissural septal a. (á. septal precomisural). [*gyrus subcallosus*, NA]. Á. subcallosa.
  prefrontal a. (á. prefrontal). Corteza prefrontal.
  premotor a. (á. premotora). Corteza premotora.
  preoptic a. (á. preóptica). Región preóptica.
  prestriate a. (á. preestriada). Corteza visual secundaria.
  pretectal a. **1.** (región pretectal). **2.** (á. pretectal). Región pretectal; pretectum.
  primary visual a. (á. visual primaria). Corteza visual.
  pulmonary a. (á. pulmonar).
  relief a. (á. de alivio).
  rest a. (á. de descanso). Asiento de descanso.
  retention a. (á. de retención).
  Rolando's a. (á. de Rolando). Corteza motora.
  secondary visual a. (á. visual secundaria).
  sensorial areas, sensory areas. (á. sensorial).
  sensorimotor a. (á. sensoriomotora).

septal a. (á. septal).
silent a. (á. silenciosa).
skip areas (á. en salto).
somesthetic a. (á. somatestésica). Corteza sensorial somática.
stress-bearing a. (á. de soporte de tensión).
striate a. (á. estriada).
Stroud's pectinated a. (á. pectinada de Stroud).
subcallosal a. (á. subcallosa). [*area subcallosa*, NA]; [*gyrus subcallosus*, NA]. Circunvolución subcallosa.
superior vestibular a. (á. vestibular superior). [*area vestibularis superior*, NA].
supporting a. (á. de apoyo).
tissue-bearing a. (á. de soporte hístico). Base dental.
tricuspid a. (á. tricuspídea).
trigger a. (á. desencadenante). Punto gatillo.
vagus a. (á. vagal).
a. vasculosa (á. vasculosa).
vestibular a. (á. vestibular).
visual a. (á. visual). Corteza visual.
Wernicke's a. (á. de Wernicke). Centro de Wernicke.

areatus, areata (areatus, areata). Que se localiza en placas o áreas circunscriptas.

arecaidine (arecaidina). f. Alcaloide cristalino semejante a la betaína, derivado de la nuez de areca o de betel.

arecaine (arecaína). f. Arecaidina.

arecoline (arecolina). f. Alcaloide oleoso e incoloro obtenido de la nuez de betel.

areflexia (arreflexia). f. Ausencia de reflejos.

arenaceous (arenáceo). Arenoso.

areola, pl. **areolae** (aréola). f. **1.** [*areola*, NA]. Toda área pequeña. **2.** Uno de los espacios o intersticios del tejido areolar. **3.** [*areola* , NA]. A. mamaria. **4.** Halo ; zona pigmentada, despigmentada o eritematosa que rodea a una pápula, pústula, roncha o neoplasia cutánea.
Chaussier's a. (a. de Chaussier).
a. mammae (a. mamaria). [*areola mammae,* NA]. A. papilar.
a. papillaris (a. papilar). [*areola mammae,* NA]. A. mamaria.
a. umbilicus (a. umbilical).

areolar (areolar). Relacionado con una aréola.

areometer (areómetro). m. Hidrómetro.

Arg (Arg). Símbolo de la arginina o de su radical monovalente o bivalente.

argasid (argasino). m. Nombre común para los miembros de la familia Argasidae.

argentaffin, argentaffine (argentafín). Perteneciente a células o elementos texturales que reducen los iones de plata en solución y se tiñen, por lo tanto, de color castaño o negro.

argentaffinoma (argentafinoma). m. Tumor carcinoide.

argentation (argentación). f. Impregnación con una sal de plata.

argentic (argéntico). **1.** Argírico; relacionado con la plata. **2.** Designa un compuesto químico que contiene plata como el ion de doble carga Ag^{2+}).

argentine (argentino). Relacionado con la plata, que la contiene o se le asemeja.

argentophil, argentophile (argentófilo). Argirófilo.

argentous (argentoso). Designa un compuesto químico que contiene plata como un ion de carga simple (Ag^{+}).

argentum, gen. **argenti** (argentum, argenti). Plata.

arginase (arginasa). f. Enzima del hígado que cataliza la hidrólisis de la arginina a ornitina y urea.

arginine (Arg) (arginina (Arg)). f. Ácido 2-amino-5-guanidinopentanoico; es uno de los aminoácidos básicos.
a. glutamate (glutamato de a.).
a. hydrochloride (clorhidrato de a.).
a. phosphate (fosfato de a.). Fosfoarginina.
a. amidase (a. amidasa). Arginasa.
a. deiminase (a. deiminasa). A. dihidrolasa.
a. dihydrolase (a. dihidrolasa). A. deiminasa.
a. iminohydrolase (a. iminohidrolasa). A. deiminasa.

argininosuccinase (argininosuccinasa). f. Argininosuccinato liasa.

argininosuccinate lyase (argininosuccinato liasa). Argininosuccinasa.

argininosuccinic acid (ácido argininosuccínico).

argininosuccinicaciduria (argininosuccinicoaciduria). f. Trastorno, posiblemente hereditario, caracterizado por la excreción urinaria excesiva de ácido argininosuccínico, epilepsia, ataxia, retardo mental, hepatopatía y cabellos quebradizos y enrulados.

arginyl (arginilo). m. El radical aminoacilo de la arginina.

argipressin (argipresina). f. Arginina vasopresina.

argon (Ar) (argón). m. Elemento gaseoso presente en la atmósfera, símbolo Ar, número atómico 18, peso atómico 39,95.

argyria (argiria). f. Argiriasis; argirosis; argirismo; intoxicación con plata.

argyriasis (argiriasis). f. Argiria.

argyric (argírico). **1.** Argéntico. **2.** Relativo a la argiria o característica de ella.

argyrism (argirismo). m. Argiria.

argyrophil, argyrophile (argirófilo). Argentófilo; perteneciente a los elementos texturales que son capaces de impregnación con plata.

argyrosis (argirosis). f. Argiria.

ariboflavinosis (arriboflavinosis). f. En realidad, hiporriboflavinosis.

aristogenics (aristogenia). f. Eugenesia.

aristolochic acid (ácido aristolóquico).

aristotelian (aristoteliano). Atribuido a Aristóteles o descrito por él.

arithmomania (aritmomanía). f. El impulso mórbido de contar.

arm (brazo). m. **1.** El segmento del miembro superior entre el hombro y el codo. **2.** Extensión de forma y posición específica de una trama dental parcialmente removible.
bar clasp a. (b. en barra).
brawny a. (b. musculoso).
circumferential clasp a. (b. en broche circunferencial).
clasp a. (b. en broche).
dynein a. (b. de dineína).
reciprocal a. (b. recíproco).
retentive a., retention a. (b. retentivo, de retención).
retentive circumferential clasp a. (b. en broche circunferencial retentivo).
stabilizing circumferential clasp a. (b. en broche circunferencial estabilizante).

armamentarium (armamento). m. En el cuidado de la salud, todos los medios terapéuticos (drogas, instrumentos, etc.) disponibles para el médico en la práctica de su profesión.

armarium (armarium). Término raramente usado para designar la biblioteca del médico, como parte de su armamento.

armpit (sobaco). m. Nombre vulgar de la fosa axilar o axila.

arnica (árnica). m. Flor desecada de *Arnica montana* (familia Compositae).

aromatic (aromático). **1.** Que posee un olor agradable, algo fuerte. **2.** Perteneciente a un grupo de drogas vegetales que poseen fragancia y propiedades ligeramente estimulantes.

aromatic L-amino-acid decarboxylase (L-aminoácido aromático descarboxilasa). Dopa descarboxilasa; hidroxitriptófano descarboxilasa; triptófano descarboxilasa.

aroyl (aroílo). m. El radical de un ácido aromático (p. ej., benzoílo); análogo al acilo, término de uso más general.

arrack (arrack). Fuerte licor alcohólico destilado de dátiles, arroz, savia de cocotero y otras sustancias.

arrector, pl. **arrectores** (arrector). Erector.
arrectores pilorum (arrectores pilorum). Músculo erector del pelo.

arrest 1. (detener). Parar; restringir. **2.** (paro). m. Interferencia en el curso regular de una enfermedad o síntoma, o la realización de una función.
cardiac a. (paro cardíaco).
circulatory a. (paro circulatorio).
epiphysial a. (paro epifisario).
maturation a. (paro de la maduración).
sinus a. (paro sinusal). Cese de la actividad sinusal.

arrhenic (arrénico). Relacionado con el arsénico.

arrhenoblastoma (arrenoblastoma). f. Adenoma tubular ovárico; androblastoma; ginandroblastoma.

arrhenogenic (arrenogénico). Que sólo produce varones.

arrhenotocia (arrenotocia). f. Forma de partenogénesis en la cual la hembra no fecundada da origen solamente a machos, como en el caso de la abeja reina.

arrhigosis (arrigosis). f. Ausencia de la percepción al frío.

arrhinencephaly, arrhinencephalia (arrinencefalia). f. Ausencia o estado rudimentario del rinencéfalo.

arrhinia (arrinia). f. Ausencia de la nariz.
arrhythmia (arritmia). f. Pérdida del ritmo; designa especialmente una irregularidad en los latidos cardíacos; disritmia.
cardiac a. (a. cardíaca).
juvenile a. (a. juvenil). A. sinusal.
nonphasic sinus a. (a. sinusal no fásica).
phasic sinus a. (a. sinusal fásica). A. respiratoria.
respiratory a. (a. respiratoria). A. sinusal fásica.
sinus a. (a. sinusal). A. juvenil.
arrhythmic (arrítmico). Caracterizado por la pérdida del ritmo; relativo a la arritmia.
arrhythmogenic (arritmogénico). Capaz de inducir arritmias.
arrhythmokinesis (arritmocinesia). f. Incapacidad para preservar el ritmo de los movimientos alternantes voluntarios.
arrowroot (arrurruz). m. El rizoma de *Maranta arundinacea*.
arsacetin (arsacetina). f. Ácido p-acetamidobencenoarsónico; antiguamente usado como agente antiluético.
arsenamide (arsenamida). f. Ácido utilizado en el tratamiento de la filariasis.
arsenate (arseniato). m. Sal de ácido arsénico.
arseniasis (arseniasis). f. Intoxicación arsenical crónica.
arsenic (arsénico). m. Elemento metálico, gris acerado, de símbolo As, N° at. 33, P. at. 74,9.
a. trioxide (a. trióxido de). Óxido arsenioso; a. blanco.
a. trihydride (a. trihidrato). Arsina.
white a. (a. blanco). Trióxido de a.
arsenic acid (ácido arsénico).
arsenic-fast (arsenicorresistente). Resistente a la acción tóxica del arsénico.
arsenical (arsenical). **1.** m. Droga o agente cuyo efecto depende de su contenido de arsénico. **2.** Que denota o contiene arsénico.
arsenicalism (arsenicalismo). m. Arseniasis.
arsenide (arsenida). f. Arseniureto.
arsenious (arsenioso). Arsénico (adj.).
arsenium (arsenium). Arsénico.
arseniuret (arseniureto). m. Arsenida.
arseniureted (arseniuretado). Combinado con el arsénico de manera de formar una arsenida.
arsenotherapy (arsenoterapia). f. Tratamiento terapéutico con arsénico.
arsenous (arsenioso). Relacionado con el metal arsénico o con uno de sus compuestos; designa especialmente un compuesto de arsénico con una valencia de +3.
arsenous acid (ácido arsenoso).
arsenous hydride (hidruro arsenioso). Arsina.
arsenous oxide (óxido arsenioso). Trióxido de arsénico.
arsenoxide (arsenóxido). m. Producto de oxidación en el cuerpo de la arsfenamina.
arsine (arsina). f. Trihidrato de arsénico.
arsonic acid (ácido arsónico).
arsonium (arsonio). m. El ion cargado positivamente, AsH_4^+.
arsphenamine (arsfenamina). m. Fenarsenamina.
arsthinol (arstinol). m. Éster cíclico (hidroximetil)etileno del ácido 3-acetamido-4-hidroxiditiobencenoarsenioso; amebicida.
artefact (artefacto). m. Artificio.
arteria, gen. and pl. **arteriae** (arteria, gen. y pl. arteriae). [*arteria*, NA]. Vaso sanguíneo que transporta sangre en una dirección alejada del corazón.
a. anastomotica magna (arteria anastomótica magna).
arteriae malleolares posteriores mediales (arterias malleolares posteriores mediales). A. maleolares mediales.
arteriae mediastinales anteriores (arterias mediastinales anteriores). Ramos mediastinales.
arteriae thymicae (arteria thymicae). Ramos mediastinales de la a. torácica interna.
a. articularis azygos (arteria articularis azygos). A. genicular media.
a. deferentialis (arteria deferentialis). A. del conducto deferente.
a. ischiadica, a. ischiatica (arteria isquiática). [*arteria glutea inferior*, NA]. A. glútea inferior.
a. lusoria (arteria lusoria).
a. nasi externa (arteria nasi externa). [*arteria nasi externa*, NA]. Término alternativo oficial para a. dorsal de la nariz.
a. volaris indicis radialis (arteria volaris indicis radialis). A. colateral externa del índice.
arterial (arterial). Relacionado con una o más arterias o con todo el sistema arterial.
arterialization (arterialización). f. **1.** Acción de tornar o volver arterial. **2.** Aereación u oxigenación de la sangre, en donde ésta cambia de carácter, de venosa a arterial.
arteriarctia (arteriarctia). f. Término obsoleto para la vasoconstricción de las arterias.
arteriectasis, arteriectasia (arteriectasia). f. Término obsoleto para vasodilatación de las arterias.
arteriectomy (arteriectomía). f. Escisión de parte de una arteria.
arterio-, arteri- (arteri-, arterio-). Prefijos que indican relación con una arteria.
arterioatony (arterioatonía). f. Estado de relajación de las paredes arteriales.
arteriocapillary (arteriocapilar). Relativo a las arterias y los capilares.
arteriogram (arteriograma). m. Imagen radiográfica de una arteria luego de la inyección de sustancia de contraste en su luz.
arteriographic (arteriográfico). Relativo a la arteriografía o que la utiliza.
arteriography (arteriografía). f. Visualización de una o más arterias luego de la inyección de una sustancia de contraste radioopaca.
cerebral a. (a. cerebral). Angiografía cerebral.
spinal a. (a. espinal). Angiografía espinal.
arteriola, pl. **arteriolae** (arteriola, pl. arteriolae). [*arteriola*, NA]. Arteriola; arteria muy pequeña con una túnica media que comprende solamente una o dos capas de células musculares lisas; arteria terminal que se continúa con la red capilar.
arteriolae rectae (arteriolas rectas). [*arteriolae rectae*, NA].
arteriolar (arteriolar). Relativo a una arteriola.
arteriole (arteriola). [*arteriola*, NA]. f. Arteria diminuta con una pared muscular; una arteria terminal que se continúa en la red capilar.
afferent glomerular a. (a. glomerular aferente).
capillary a. (a. capilar). Arteria diminuta que termina en un capilar.
efferent glomerular a. (a. glomerular eferente).
inferior macular a. (a. macular inferior). [*arteriola macularis inferior*, NA].
inferior nasal a. of retina (a. nasal inferior de la retina). [*arteriola nasalis retinae inferior*, NA].
inferior temporal a. of retina (a. temporal inferior de la retina). [*arteriola temporalis retinae inferior*, NA].
medial a. of retina (a. medial de la retina). [*arteriola medialis retinae*, NA].
superior macular a. (a. macular superior). [*arteriola macularis superior*, NA].
superior nasal a. of retina (a. nasal superior de la retina). [*arteriola nasalis retinae superior*, NA].
superior temporal a. of retina (a. temporal superior de la retina). [*arteriola temporalis retinae superior*, NA].
arteriolith (arteriolito). m. Depósito calcáreo en una pared arterial o en un trombo.
arteriolitis (arteriolitis). f. Inflamación de la pared de las arteriolas.
necrotizing a. (a. necrosante).
arteriolo- (arteriolo-). Prefijo que indica relación con las arteriolas.
arteriology (arteriología). f. La anatomía de las arterias.
arteriolonecrosis (arteriolonecrosis). f. Arteriolitis necrosante.
arteriolonephrosclerosis (arteriolonefroesclerosis). f. Nefroesclerosis arteriolar.
arteriolosclerosis (arteriolosclerosis). f. Esclerosis arteriolar; arteriosclerosis que afecta principalmente las arteriolas, que se observa sobre todo en la hipertensión crónica.
arteriolovenous (arteriolovenoso). Que compromete tanto a las arteriolas como a las venas.
arteriolovenular (arteriolovenular). Arteriolovenoso.
arteriomalacia (arteriomalacia). f. Reblandecimiento de las arterias.
arteriometer (arteriómetro). m. Instrumento para medir el diámetro de una arteria o sus cambios de tamaño durante los latidos.
arteriomotor (arteriomotor). Que causa cambios en el calibre de una arteria; vasomotor, con referencia especial a las arterias.
arteriomyomatosis (arteriomiomatosis). f. Engrosamiento de las paredes de una arteria debido a un crecimiento irregular y exagerado de las fibras musculares.

arterionephrosclerosis (arterionefroesclerosis). f. Nefroesclerosis arterial.
arteriopalmus (arteriopalmus). m. Sensación subjetiva de latido de una arteria.
arteriopathy (arteriopatía). f. Cualquier enfermedad de las arterias.
hypertensive a. (a. hipertensiva).
plexogenic pulmonary a. (a. pulmonar plexogénica).
arterioplania (arterioplania). f. Presencia de una anomalía en el trayecto de una arteria.
arterioplasty (arterioplastia). f. Cualquier operación destinada a la reconstrucción de la pared de una arteria.
arteriopressor (arteriopresor). Que causa un incremento de la presión sanguínea arterial.
arteriorrhaphy (arteriorrafia). f. Sutura de una arteria.
arteriorrhexis (arteriorrexis). f. Rotura de una arteria.
arteriosclerosis (arteriosclerosis). f. Esclerosis arterial o vascular; endurecimiento de las arterias
hyperplastic a. (a. hiperplásica).
hypertensive a. (a. hipertensiva).
medial a. (a. medial). A. de Mönckeberg.
Mönckeberg's a. (a. de Mönckeberg). A. medial.
nodular a. (a. nodular).
a. obliterans (a. obliterante).
senile a. (a. senil).
arteriosclerotic (arteriosclerótico). Relacionado con la arterioesclerosis o afectado por ésta.
arteriospasm (arterioespasmo). m. Espasmo de una o varias arterias.
arteriostenosis (arterioestenosis). f. Estrechamiento del calibre de una arteria.
arteriostrepsis (arteriostrepsia). f. Torsión del extremo seccionado de una arteria para detener la salida de sangre.
arteriotome (arteriótomo). m. Lanceta para realizar una arteriotomía.
arteriotomy (arteriotomía). f. Cualquier incisión quirúrgica realizada en la luz de una arteria.
arteriotony (arteriotonía). f. Presión sanguínea.
arteriovenous (A-V) (arteriovenoso (A-V)). Arteriolovenular. Relacionado con una arteria y una vena o con las arterias y venas en general; tanto arterial como venoso.
arteritis (arteritis). f. Inflamación que compromete una o más arterias.
cranial a. (a. craneal). A. temporal.
equine viral a. (a. viral equina). Celulitis epizoótica.
giant cell a. (a. gigantocelular). A. temporal.
granulomatous a. (a. granulomatosa). A. temporal.
Horton's a. (a. de Horton). A. temporal.
a. nodosa (a. nudosa). Poliarteritis nudosa.
a. obliterans, obliterating a. (a. obliterans, obliterante).
rheumatic a. (a. reumática).
rheumatoid a. (a. reumatoidea).
temporal a. (a. temporal).
artery (arteria). [*arteria*, NA]. f. Vaso sanguíneo que transporta sangre en una dirección alejada del corazón.
a.'s of Adamkiewicz (a. de Adamkiewicz). Ramos espinales.
a.'s of kidney (a. del riñón). [*arteriae renis*, NA].
a.'s of penis (a. del pene).
aberrant a. (a. aberrante). A. que tiene un origen o trayecto inusual.
accessory obturator a. (a. obturatriz accesoria). [*arteria obturatoria accessoria*, NA].
acetabular a. (a. acetabular). Ramo acetabular.
acromial a. (a. acromial). Ramo acromial de la a. toracoacromial.
acromiothoracic a. (a. acromiotorácica). [*arteria thoracoacromialis*, NA]. A. toracoacromial.
alar a. of nose (a. del ala de la nariz).
angular a. (a. angular). [*arteria angularis*, NA].
a. of angular gyrus (a. de la circunvolución angular). [*arteria gyri angularis*, NA].
anterior cecal a. (a. cecal anterior). [*arteria cecalis anterior*, NA].
anterior cerebral a. (a. cerebral anterior). [*arteria cerebri anterior*, NA].
anterior choroidal a. (a. coroidea anterior). [*arteria choroidea anterior*, NA].
anterior ciliary a. (a. ciliar anterior). [*arteria ciliaris anterior*, NA].
anterior circumflex humeral a. (a. circunfleja humeral anterior). [*arteria circumflexa humeri anterior*, NA].
anterior communicating a. (a. comunicante anterior). [*arteria communicans anterior*, NA].
anterior conjunctival a. (a. conjuntival anterior). [*arteria conjunctivalis anterior*, NA].
anterior descending a. (a. descendente anterior). Ramo interventricular anterior.
anterior ethmoidal a. (a etmoidal anterior). [*arteria ethmoidalis anterior*, NA].
anterior inferior cerebellar a. (a. cerebelosa anteroinferior). [*arteria cerebelli inferior anterior*, NA].
a. of anterior inferior segment of kidney (a. del segmento anteroinferior del riñón). [*arteria segmenti anterioris inferioris renis*, NA].
anterior intercostal a. (a. intercostal anterior). [*arteria intercostalis anterior*, NA]. A. intercostal alta, anterosuperior o suprema.
anterior interosseous a. (a. interósea anterior). [*arteria interossea anterior*, NA]. A. interósea volar.
anterior interventricular a. (a. interventricular anterior).
anterior labial a.'s (a. labiales anteriores).
anterior lateral malleolar a. (a. maleolar anterolateral). [*arteria malleolaris anterior lateralis*, NA].
anterior medial malleolar a. (a. maleolar anterointerna). [*arteria malleolaris anterior medialis*, NA].
anterior meningeal a. (a. meníngea anterior). [*arteria meningea anterior*, NA].
anterior parietal a. (a. parietal anterior).
anterior peroneal a. (a. peronea anterior).
anterior spinal a. (a. espinal anterior). [*arteria spinalis anterior*, NA].
anterior superior alveolar a. (a. alveolar anterosuperior). [*arteria alveolaris superior anterior*, NA].
anterior superior dental a. (a. dentaria anterosuperior). [*arteria alveolaris superior anterior*, NA]. A. alveolar superoanterior.
a. of anterior superior segment of kidney (a. del segmento anterosuperior del riñón). [*arteria segmenti anterioris superioris renis*, NA].
anterior temporal a. (a. temporal anterior). [*arteria temporalis anterior*, NA].
anterior tibial a. (a. tibial anterior). [*arteria tibialis anterior*, NA].
anterior tibial recurrent a. (a. recurrente tibial anterior). [*arteria recurrens tibialis anterior*, NA].
anterior tympanic a. (a. timpánica anterior). [*arteria tympanica anterior*, NA].
anterolateral central a.'s (a. centrales anterolaterales). [*arteriae centrales anterolaterales*, NA]. A. estriadas o centrales anterolaterales; a. talamoestriadas anterolaterales; a. estriadas laterales; a. lenticuloestriadas.
anterolateral striate a.'s (a. estriadas anterolaterales). [*arteriae centrales anterolaterales*, NA].
anterolateral thalamostriate a.'s (a. talamoestriadas anterolaterales). [*arteriae centrales anterolaterales*, NA].
anteromedial central a.'s (a. centrales anteromediales). [*arteriae centrales anteromediales*, NA]. A. talamoestriadas anteromediales.
anteromedial thalamostriate a.'s (a. talamoestriadas anteromediales). [*arteriae centrales anteromediales*, NA].
appendicular a. (a. apendicular). [*arteria appendicularis*, NA].
arciform a.'s (a. arciformes). [*arteria arcuatae renis*, NA].
arcuate a. (a. arcuata). [*arteria arcuata*, NA]. A. metatarsiana.
arcuate a.'s of kidney (a. arciformes del riñón). [*arteriae arcuatae renis*, NA].
ascending a. (a. ascendente). [*arteria ascendens*, NA].
ascending cervical a. (a. cervical ascendente). [*arteria cervicalis ascendens*, NA].
ascending palatine a. (a. palatina ascendente). [*arteria palatina ascendens*, NA].
ascending pharyngeal a. (a. faríngea ascendente). [*arteria pharyngea ascendens*, NA].
atrial a.'s (a. auriculares). [*arteriae atriales*].

axillary a. (a. axilar). [*arteria axillaris*, NA].
azygos a. of vagina (a. ácigos de la vagina).
basilar a. (a. basilar). [*arteria basilaris*, NA].
brachial a. (a. braquial). [*arteria brachialis*, NA]. A. humeral.
bronchial a.'s (a. bronquiales). Ramos bronquiales.
buccal a., buccinator a. (a. bucal, del buccinador). [*arteria buccalis*, NA].
a. of bulb of penis (a. del bulbo del pene). [*arteria bulbi penis*, NA]. A. del bulbo de la uretra.
a. of bulb of vestibule (a. del bulbo vestibular). [*arteria bulbi vestibuli*, NA].
calcaneal a.'s (a. calcáneas). Ramos calcáneos.
calcarine a. (a. calcarina). [*arteria calcarina*, NA].
a. of calf (a. de la pantorrilla). [*arteria suralis*, NA]. A. sural.
callosomarginal a. (a. callosomarginal). [*arteria callosomarginalis*, NA].
caroticotympanic a.'s (a. caroticotimpánicas). [*arteriae caroticotympanici*, NA].
carotid a.'s (a. carotídeas).
carpal a. (a. del carpo).
caudal pancreatic a. (a. pancreática caudal). [*arteria caudae pancreatis*, NA].
a. of caudate lobe (a. del lóbulo caudado). [*arteria lobi caudati*, NA].
cavernous a.'s (a. cavernosas).
cecal a.'s (a. cecales). A. cecal anterior; a. cecal posterior.
celiac a. (a. celíaca). Tronco celíaco.
central a. (a. central). [*arteria sulci centralis*, NA]. A. del surco central.
central a. of retina (a. central de la retina). [*arteria centralis retinae*, NA].
a. of central sulcus (a. del surco central). [*arteria sulci centralis*, NA].
cerebellar a.'s (a. cerebelosas).
cerebral a.'s (a. cerebrales).
a. of cerebral hemorrhage (a. de la hemorragia cerebral). A. lenticuloestriada.
cervicovaginal a. (a. cervicovaginal).
Charcot's a. (a. de Charcot). A. lenticuloestriada.
chief a. of thumb (a. principal del pulgar). [*arteria princeps pollicis*, NA].
circumflex fibular a. (a. peronea circunfleja).
circumflex scapular a. (a. circunfleja de la escápula). [*arteria circumflexa scapulae*, NA].
coiled a. of the uterus (a. espiralada del útero). A. espiral.
collateral a. (a. colateral).
collateral digital a. (a. colateral plantar). [*arteria digitalis plantaris propria*, NA]. A. digital plantar propia.
common carotid a. (a. carótida primitiva). [*arteria carotis communis*, NA]. A. carótida común.
common hepatic a. (a. hepática común). [*arteria hepatica communis*, NA].
common iliac a. (a. ilíaca primitiva). [*arteria iliaca communis*, NA]. A. ilíaca común
common interosseous a. (a. interósea común). [*arteria interossea communis*, NA].
common palmar digital a. (a. digital palmar común). [*arteria digitalis palmaris communis*, NA].
common plantar digital a. (a. digital plantar común). [*arteria digitalis plantaris communis*, NA].
communicating a. (a. comunicante).
companion a. to sciatic nerve (a. compañera del nervio ciático). [*arteria comitans nervi ischiadici*, NA].
conjunctival a.'s (a. conjuntivales).
coronary a. (a. coronaria).
cortical a.'s (a. corticales).
costocervical a. (a. costocervical). Tronco costocervical.
cremasteric a. (a. cremastérica). [*arteria cremasterica*, NA]. A. espermática externa.
cricothyroid a. (a. cricotiroidea). Ramo cricotiroideo.
cystic a. (a. cística). [*arteria cystica*, NA].
deep a. of clitoris (a. profunda del clítoris). [*arteria profunda clitoridis*, NA].
deep a. of penis (a. profunda del pene). [*arteria profunda penis*, NA].
deep a. of thigh (a. profunda del muslo). [*arteria profunda femoris*, NA].
deep a. of tongue (a. profunda de la lengua). A. ranina.
deep auricular a. (a. auricular profunda). [*arteria auricularis profunda*, NA].
deep brachial a. **1.** (a. humeral profunda). [*arteria profunda brachii*, NA]. **2.** (a. braquial profunda). [*arteria profunda brachii*, NA]. A. humeral profunda.
deep cervical a. (a. cervical profunda). [*arteria cervicalis profunda*, NA].
deep circumflex iliac a. (a. circunfleja ilíaca profunda). [*arteria circumflexa ilium profunda*, NA].
deep epigastric a. (a. epigástrica profunda). A. epigástrica inferior.
deep temporal a. (a. temporal profunda). [*arteria temporalis profunda*, NA].
descending a. of knee (a. descendente de la rodilla). [*arteria genus descendens*, NA]. A. anastomótica magna.
descending palatine a. (a. palatina descendente). [*arteria palatina descendens*, NA].
descending scapular a. (a. escapular descendente). [*arteria scapularis dorsalis*, NA]. A. escapular dorsal.
digital collateral a. **1.** (a. colateral palmar). [*arteria digitalis palmaris propria*, NA]. A. digital palmar propia. **2.** (a. digital colateral).
distributing a. (a. de distribución). A. muscular.
dolichoectatic a. (a. dolicoectásica).
dorsal a. of clitoris (a. dorsal del clítoris). [*arteria dorsalis clitoridis*, NA].
dorsal a. of foot **1.** (a. dorsal del pie). [*arteria dorsalis pedis*, NA]. A. pedia. **2.** (a. pedia).
dorsal a. of nose (a. dorsal de la nariz). [*arteria dorsalis nasi*, NA].
dorsal a. of penis (a. dorsal del pene). [*arteria dorsalis penis*, NA].
dorsal digital a. (a. digital dorsal). [*arteria digitalis dorsalis*, NA].
dorsal interosseous a. (a. interósea dorsal). **1.** A. interósea posterior. **2.** A. metacarpiana dorsal.
dorsal metacarpal a. **1.** (a. interósea dorsal de la mano). [*arteria metacarpea dorsalis*, NA]. **2.** (a. metacarpiana dorsal).
dorsal metatarsal a. **1.** (a. metatarsiana dorsal). [*arteria metatarsea dorsalis*, NA]. **2.** (a. interósea dorsal del pie).
dorsal pancreatic a. (a. pancreática dorsal). [*arteria pancreatica dorsalis*, NA]. A. pancreática superior grande.
dorsal scapular a. (a. escapular dorsal). [*arteria scapularis dorsalis*, NA]. A. escapular descendente.
dorsal thoracic a. (a. torácica dorsal). [*arteria thoracodorsalis*, NA].
a. of ductus deferens (a. del conducto deferente). [*arteria ductus deferentis*, NA]. A. deferentialis.
elastic a. (a. elástica).
end a. (a. terminal).
episcleral a. (a. epiescleral). [*arteria episcleralis*, NA].
esophageal a.'s (a. esofágicas). Ramos esofágicos.
external a. of nose (a. externa de la nariz). A. dorsal de la nariz.
external carotid a. (a. carótida externa). [*arteria carotis externa*, NA].
external iliac a. (a. ilíaca externa). [*arteria iliaca externa*, NA].
external mammary a. **1.** (a. mamaria externa). A. torácica inferior. **2.** (a. torácica externa). [*arteria thoracica lateralis*, NA]. A. mamaria externa.
external maxillary a. (a. maxilar externa). A. facial.
external pudendal a.'s (a. pudendas externas). [*arteriae pudendae externae*, NA].
external spermatic a. (a. espermática externa). A. cremastérica.
facial a. (a. facial). [*arteria facialis*, NA]. A. maxilar externa.
femoral a. (a. femoral). [*arteria femoralis*, NA]. A. crural.
fibular a. (a. fibular). [*arteria fibularis*, NA].
frontal a. (a. frontal interna). [*arteria supratrochlearis*, NA].
gastroduodenal a. (a. gastroduodenal). [*arteria gastroduodenalis*, NA].
glaserian a. (a. glaseriana). A. timpánica anterior.
great anastomotic a. (a. anastomótica magna). **1.** A. colateral cubital inferior. **2.** A. descendente de la rodilla.

great pancreatic a. (a. pancreática magna). [*arteria pancreatica magna,* NA].
great superior pancreatic a. (a. pancreática superior grande). A. pancreática dorsal.
greater palatine a. (a. palatina mayor). [*arteria palatina major,* NA].
helicine a. (a. helicina). [*arteria helicina,* NA].
a. of Heubner (a. de Heubner). A. central larga.
highest intercostal a. (a. intercostal alta). A. intercostal anterior.
highest thoracic a. (a. torácica alta). A. torácica superior.
humeral a. (a. humeral). [*arteria brachialis,* NA]. A. braquial.
hyaloid a. (a. hialoidea). [*arteria hyaloidea,* NA].
hypogastric a. (a. hipogástrica). A. ilíaca interna.
ileal a.'s (a. ileales). [*arteriae ileales,* NA].
ileocolic a. (a. ileocólica). [*arteria ileocolica,* NA].
iliolumbar a. (a. iliolumbar). [*arteria iliolumbalis,* NA].
inferior alveolar a. (a. alveolar inferior). [*arteria alveolaris inferior,* NA]. A. dentaria inferior.
inferior dental a. (a. dentaria inferior). [*arteria alveolaris inferior,* NA]. A. alveolar inferior.
inferior epigastric a. (a. epigástrica inferior). [*arteria epigastrica inferior,* NA]. A. epigástrica profunda.
inferior gluteal a. (a. glútea inferior). [*arteria glutea inferior,* NA]. A. isquiática.
inferior hemorrhoidal a. (a. hemorroidal inferior). [*arteria rectalis inferior,* NA]. A. rectal inferior
inferior hypophysial a. (a. hipofisaria inferior). [*arteria hypophysialis inferior,* NA].
inferior internal parietal a. (a. parietal inferointerna). A. precuneal.
inferior labial a. (a. labial inferior). [*arteria labialis inferior,* NA].
inferior laryngeal a. (a. laríngea inferior). [*arteria laryngea inferior,* NA].
inferior mesenteric a. (a. mesentérica inferior). [*arteria mesenterica inferior,* NA].
inferior pancreatic a. (a. pancreática inferior). [*arteria pancreatica inferior,* NA]. A. pancreática transversa
inferior pancreaticoduodenal a. (a. pancreaticoduodenal inferior). [*arteria pancreaticoduodenalis inferior,* NA].
inferior phrenic a. (a. frénica inferior). [*arteria phrenica inferior,* NA].
inferior rectal a. (a. rectal inferior). [*arteria rectalis inferior,* NA]. A. hemorroidal inferior.
a. of inferior segment of kidney (a. del segmento inferior del riñón). [*arteria segmenti inferioris renis,* NA].
inferior suprarenal a. (a. capsular inferior). [*arteria suprarenalis inferior,* NA].
inferior thyroid a. (a. tiroidea inferior). [*arteria thyroidea inferior,* NA].
inferior tympanic a. (a. timpánica inferior). [*arteria tympanica inferior,* NA].
inferior ulnar collateral a. (a. colateral interna inferior). [*arteria collateralis ulnaris inferior,* NA]. A. anastomótica magna.
inferior vesical a. (a. vesical inferior). [*arteria vesicalis inferior,* NA].
infraorbital a. (a. infraorbitaria). [*arteria infraorbitalis,* NA].
infrascapular a. (a. infraescapular).
innominate a. (a. innominada). Tronco braquiocefálico.
insular a.'s (a. insulares). [*arteria insulares,* NA].
interlobar a.'s (a. interlobulares). [*arteriae interlobares,* NA].
interlobular a.'s (a. interlobulillares). [*arteria interlobulares,* NA].
intermediate temporal a. (a. temporal intermedia). [*arteria temporalis intermedia,* NA].
internal auditory a. (a. auditiva interna). [*arteria labyrinthi,* NA].
internal carotid a. (a. carótida interna). [*arteria carotis interna,* NA].
internal iliac a. (a. ilíaca interna). [*arteria iliaca interna,* NA]. A. hipogástrica.
internal mammary a. (a. mamaria interna). [*arteria thoracica interna,* NA]. A. torácica interna.
internal maxillary a. (a. maxilar interna). [*arteria maxillaris,* NA].
internal pudendal a. (a. pudenda interna). [*arteria pudenda interna,* NA].
internal spermatic a. (a. espermática interna). [*arteria testicularis,* NA]. A. testicular.
internal thoracic a. (a. torácica interna). [*arteria thoracica interna,* NA]. A. mamaria interna.
intestinal a.'s (a. intestinales).
jejunal a.'s (a. yeyunales). [*arteriae jejunales,* NA].
Kugel's a. (a. de Kugel). A. anastomótica auricular magna.
a. of labyrinth (a. del laberinto). A. auditiva interna.
lacrimal a. (a. lagrimal). [*arteria lacrimalis,* NA].
lateral circumflex a. of thigh (a. circunfleja lateral del muslo). [*arteria circumflexa femoris lateralis,* NA].
lateral frontobasal a. (a. frontobasal lateral). [*arteria frontobasalis lateralis,* NA].
lateral inferior genicular a. (a. articular inferoexterna). [*arteria genus inferior lateralis,* NA].
lateral nasal a. (a. nasal lateral).
lateral occipital a. (a. occipital lateral). [*arteria occipitalis lateralis,* NA].
lateral plantar a. (a. plantar externa). [*arteria plantaris lateralis,* NA].
lateral sacral a. (a. sacra lateral). [*arteria sacralis lateralis,* NA].
lateral splanchnic a.'s (a. esplácnicas laterales).
lateral striate a.'s (a. estriadas laterales). A. centrales anterolaterales.
lateral superior genicular a. (a. articular superoexterna). [*arteria genus superior lateralis,* NA].
lateral tarsal a. (a. tarsal lateral). [*arteria tarsea lateralis,* NA].
lateral thoracic a. (a. torácica lateral). [*arteria thoracica lateralis,* NA]. A. torácica inferior.
left colic a. (a. cólica izquierda). [*arteria colica sinistra,* NA].
left coronary a. (a. coronaria izquierda). [*arteria coronaria sinistra,* NA].
left gastric a. **1.** (a. coronaria estomáquica). [*arteria gastrica sinistra,* NA]. **2.** (a. gástrica izquierda).
left gastro-omental a. (a. gastroomental izquierda). A. gastroepiploica izquierda.
left gastroepiploic a. (a. gastroepiploica izquierda). [*arteria gastro-omentalis sinistra,* NA]. A. gastroomental izquierda.
left pulmonary a. (a. pulmonar izquierda). [*arteria pulmonalis sinistra,* NA].
lenticulostriate a.'s (a. lenticuloestriadas).
lesser palatine a. (a. palatina menor). [*arteria palatina minor,* NA].
lienal a. (a. lienal). A. esplénica.
lingual a. (a. lingual). [*arteria lingualis,* NA].
long central a. (a. central larga). [*arteria centralis longa,* NA]. A. recurrente.
long posterior ciliary a. (a. ciliar posterior larga). [*arteria ciliaris posterior longa,* NA].
long thoracic a. (a. torácica larga). A. torácica inferior.
lowest lumbar a. (a. lumbar inferior). [*arteria lumbalis ima,* NA].
lowest thyroid a. (a. tiroidea media). [*arteria thyroidea ima,* NA]. A. de Neubauer.
lumbar a. (a. lumbar). [*arteria lumbalis,* NA].
macular a.'s (a. maculares).
marginal a. of colon (a. marginal del colon).
masseteric a. (a. maseterica). [*arteria masseterica,* NA].
mastoid a. (a. mastoidea). Ramo mastoideo.
maxillary a. (a. maxilar). [*arteria maxillaris,* NA]. A. maxilar interna.
medial circumflex a. of thigh (a. circunfleja medial del muslo). [*arteria circumflexa femoris medialis,* NA].
medial frontobasal a. (a. frontobasal medial). [*arteria frontobasalis medialis,* NA]. A. orbitaria.
medial inferior genicular a. (a. articular inferointerna). [*arteria genus inferior medialis,* NA].
medial occipital a. (a. occipital interna). [*arteria occipitalis medialis,* NA].
medial plantar a. (a. plantar interna). [*arteria plantaris medialis,* NA].
medial striate a.'s (a. estriadas mediales).

medial superior genicular a. (a. articular superointerna). [*arteria genus superior medialis*, NA].
medial tarsal a. (a. tarsal medial). [*arteria tarsea medialis*, NA].
median a. (a. mediana). [*arteria mediana*, NA].
median sacral a. (a. sacra mediana). [*arteria sacralis mediana*, NA]. A. sacra media.
medium a. (a. media). A. muscular.
medullary a.'s of brain (a. medulares del cerebro).
mental a. (a. mentoniana). [*arteria mentalis*, NA].
metatarsal a. (a. metatarsiana). [*arteria metatarsae*, NA].
middle cerebral a. (a. cerebral media). [*arteria cerebri media*, NA].
middle colic a. (a. cólica media). [*arteria colica media*, NA].
middle collateral a. (a. colateral media). [*arteria collateralis media*, NA].
middle genicular a. (a. articular media). [*arteria genus media*, NA].
middle hemorrhoidal a. (a. hemorroidal media). [*arteria rectalis media*, NA]. A. hemorroidal media.
middle meningeal a. (a. meníngea media). [*arteria meningea media*, NA].
middle rectal a. (a. rectal media). [*arteria rectalis media*, NA]. A. hemorroidal media.
middle sacral a. (a. sacra media). [*arteria sacralis mediana*, NA].
middle suprarenal a. (a. capsular media). [*arteria suprarenalis media*, NA].
middle temporal a. (a. temporal media). [*arteria temporalis media*, NA].
muscular a. (a. muscular). A. distribuidora; a. media.
musculophrenic a. (a. musculofrénica). [*arteria musculophrenica*, NA].
myometrial arcuate a.'s (a. arciformes miometriales).
myometrial radial a.'s (a. radiales miometriales).
Neubauer's a. (a. de Neubauer). A. tiroidea media.
nutrient a. (a. nutricia). [*arteria nutricia*, NA].
nutrient a. of femur (a. nutricia del fémur).
nutrient a. of fibula (a. nutricia del peroné). [*arteria nutriens fibulae*, NA].
nutrient a. of the tibia (a. nutricia de la tibia). [*arteria nutriens tibialis*, NA].
nutrient a.'s of humerus (a. nutricias del húmero). [*arteria nutriciae humeri*, NA].
obturator a. (a. obturatriz). [*arteria obturatoria*, NA].
occipital a. (a. occipital). [*arteria occipitalis*, NA].
omphalomesenteric a. (a. onfalomesentérica). A. vitelina.
ophthalmic a. (a. oftálmica). [*arteria ophthalmica*, NA].
orbital a. (a. orbitaria). A. frontobasal medial.
orbitofrontal a. (a. orbitofrontal). A. frontobasal lateral.
ovarian a. (a. ovárica). [*arteria ovarica*, NA].
palmar interosseous a. (a. interósea palmar). [*arteria metacarpea palmaris*, NA]. A. metacarpiana palmar.
palmar metacarpal a. (a. metacarpiana palmar). [*arteria metacarpea palmaris*, NA].
palpebral a.'s (a. palpebrales). [*arteriae palpebrales*, NA].
paracentral a. (a. paracentral). [*arteria paracentralis*, NA].
parietal a.'s (a. parietales). [*arteriae parietales*, NA].
parieto-occipital a. (a. parietooccipital). [*arteria parieto-occipitalis*, NA]. A. parietal superointerna.
perforating peroneal a. (rama perforante). [*ramus perforans*, NA].
perforating a.'s (a. perforantes). [*arteriae perforantes*, NA].
perforating a.'s of foot (a. perforantes del pie).
perforating a.'s of hand (a. perforantes de la mano).
perforating a.'s of internal mammary (a. perforantes de la mamaria interna).
perforating peroneal a. (a. perforante del peroné). Ramo perforante.
pericallosal a. (a. pericallosa). [*arteria pericallosa*, NA].
pericardiacophrenic a. (a. pericardiacofrénica). [*arteria pericardiacophrenica*, NA].
perineal a. (a. perineal). [*arteria perinealis*, NA].
peroneal a. (a. peronea). [*arteria peronea*, NA]. A. fibular.
pipestem a.'s (a. en boquilla).
plantar metatarsal a. 1. (a. interósea plantar). [*arteria metatarsea plantaris*, NA]. A. metatarsiana plantar. **2.** (a. metatarsiana plantar).
pontine a.'s, a.'s of pons (a. pontinas, de la protuberancia). [*arteriae pontis*, NA].
popliteal a. (a. poplítea). [*arteria poplitea*, NA].
postcentral a. (a. poscentral). A. del surco poscentral.
a. of postcentral sulcus (a. del surco poscentral). [*arteria sulci postcentralis*, NA].
posterior alveolar a. (a. alveolar posterior). A. alveolar posterosuperior.
posterior auricular a. (a. auricular posterior). [*arteria auricularis posterior*, NA].
posterior cecal a. (a. cecal posterior). [*arteria cecalis posterior*, NA].
posterior cerebral a. (a. cerebral posterior). [*arteria cerebri posterior*, NA].
posterior choroidal a. (a. coroidea posterior). [*arteria choroidea posterior*, NA].
posterior circumflex humeral a. (a. circunfleja humeral posterior). [*arteria circumflexa humeri posterior*, NA].
posterior communicating a. (a. comunicante posterior). [*arteria communicans posterior*, NA].
posterior conjunctival a. (a. conjuntival posterior). [*arteria conjunctivalis posterior*, NA].
posterior dental a. (a. dentaria posterior). A. alveolar posterosuperior.
posterior descending a. (a. descendente posterior). A. interventricular posterior.
posterior ethmoidal a. (a. etmoidal posterior). [*arteria ethmoidalis posterior*, NA].
posterior inferior cerebellar a. (a. cerebelosa posteroinferior). [*arteria cerebelli inferior posterior*, NA].
posterior intercostal a. (a. intercostal posterior). [*arteria intercostalis posterior*, NA].
posterior interosseous a. (a. interósea posterior). [*arteria interosea posterior*, NA]. A. interósea dorsal.
posterior interventricular a. (a. interventricular posterior).
posterior labial a.'s (a. labiales posteriores).
posterior lateral nasal a.'s (a. nasales posterolaterales). [*arteriae nasales posteriores laterales*, NA].
posterior meningeal a. (a. meníngea posterior). [*arteria meningea posterior*, NA].
posterior pancreaticoduodenal a. (a. pancreaticoduodenal posterior). A. retroduodenal.
posterior parietal a. (a. parietal posterior). [*arteria parietales posterioris*, NA].
posterior peroneal a.'s (a. peroneas posteriores).
a. of posterior segment of kidney (a. del segmento posterior del riñón). [*arteria segmenti posterioris renis*, NA].
posterior septal a. of nose (a. septal posterior de la nariz). [*arteria nasalis posterior septi*, NA].
posterior spinal a. (a. espinal posterior). [*arteria spinalis posterior*, NA].
posterior superior alveolar a. (a. alveolar posterosuperior). [*arteria alveolaris superior posterior*, NA]. A. dentaria posterior.
posterior temporal a. (a. temporal posterior). [*arteria temporalis posterior*, NA].
posterior tibial a. (a. tibial posterior). [*arteria tibialis posterior*, NA].
posterior tibial recurrent a. (a. recurrente tibial posterior). [*arteria recurrens tibialis posterior*, NA].
posterior tympanic a. (a. timpánica posterior). [*arteria tympanica posterior*, NA].
posterolateral central a.'s (a. centrales posterolaterales). [*arteriae centrales posterolaterales*, NA]. Ramas mesencefálicas circunflejas.
posteromedial central a.'s (a. centrales posteromediales). [*arteriae centrales posteromediales*, NA].
precentral a. (a. precentral). A. del surco precentral.
a. of precentral sulcus (a. del surco precentral). [*arteria sulci precentralis*, NA]. A. precentral.
precuneal a. (a. precuneal). [*arteria precunealis*, NA].
princeps cervicis a. (a. princeps cervici). Ramo descendente de la arteria occipital.
principal a. of thumb (a. principal del pulgar). [*arteria princeps pollicis*, NA].

proper hepatic a. (a. hepática propia). [*arteria hepatica propria*, NA].

proper palmar digital a. (a. digital palmar propia). A. colateral palmar.

proper plantar digital a. (a. digital plantar propia). [*arteria digitalis plantaris propria*, NA]. A. colateral plantar.

a. of pterygoid canal (a. del canal pterigoideo). [*arteria canalis pterygoidei*, NA]. A. vidiana.

pubic a.'s (a. púbicas).

pulmonary a. (a. pulmonar). Tronco pulmonar.

a. of pulp (a. de la pulpa).

pyloric a. (a. pilórica). [*arteria gastrica dextra*, NA].

radial a. (a. radial). [*arteria radialis*, NA].

radial collateral a. (a. colateral radial). [*arteria collateralis radialis*, NA].

radial index a. (a. colateral externa del índice). [*arteria radialis indicis*, NA]. A. volar del índice.

radial recurrent a. (a. recurrente radial). [*arteria recurrens radialis*, NA].

radicular a.'s (a. radiculares). Ramos espinales.

ranine a. (a. ranina). [*arteria profunda linguae*, NA].

recurrent a. (a. recurrens). A. central larga.

recurrent interosseous a. **1.** (a. interósea recurrente). [*arteria interossea recurrens*, NA]. **2.** (a. recurrente posterior).

recurrent ulnar a. (a. recurrente cubital). [*arteria recurrens ulnaris*, NA].

renal a. (a. renal). [*arteria renalis*, NA].

retroduodenal a. (a. retroduodenal). [*arteria retroduodenalis*, NA]. A. pancreaticoduodenal posterior.

right colic a. (a. cólica derecha). [*arteria colica dextra*, NA].

right coronary a. (a. coronaria derecha). [*arteria coronaria dextra*, NA].

right gastric a. (a. gástrica derecha). [*arteria gastrica dextra*, NA]. A. pilórica.

right gastro-omental a. (a. gastroomental derecha). A. gastroepiploica derecha.

right gastroepiploic a. (a. gastroepiploica derecha). [*arteria gastroomentalis dextra*, NA]. A. gastroomental derecha.

right pulmonary a. (a. pulmonar derecha). [*arteria pulmonalis dextra*, NA].

a. of round ligament of uterus (a. del ligamento redondo del útero). [*arteria ligamenti teretis uteri*, NA].

screw a.'s (a. en tirabuzón).

scrotal a.'s (a. escrotales).

segmental a. (a. segmentaria). [*arteria segmenti*, NA].

septal a. (a. septal).

sheathed a. (a. envainada).

short central a. (a. central corta). [*arteria centralis brevis*, NA].

short gastric a.'s (a. gástricas cortas). [*arteriae gastricae breves*, NA].

short posterior ciliary a. (a. ciliar posterior corta). [*arteria ciliaris posterior brevis*, NA].

sigmoid a.'s (a. sigmoideas). [*arteriae sigmoideae*, NA].

small a.'s (a. pequeñas).

somatic a.'s (a. somáticas).

sphenopalatine a. (a. esfenopalatina). [*arteria sphenopalatina*, NA].

spiral a. (a. espiral). A. espiralada del útero.

splenic a. (a. esplénica). [*arteria lienalis*, NA]. A. lienal.

stapedial a. (a. del estribo).

sternal a.'s (a. esternales). Ramos esternales.

sternomastoid a. (a. esternomastoidea).

stylomastoid a. (a. estilomastoidea). [*arteria stylomastoidea*, NA].

subclavian a. (a. subclavia). [*arteria subclavia*, NA].

subcostal a. (a. subcostal). [*arteria subcostalis*, NA].

sublingual a. (a. sublingual). [*arteria sublingualis*, NA].

submental a. (a. submentoniana). [*arteria submentalis*, NA].

subscapular a. (a. subescapular). [*arteria subscapularis*, NA].

sulcal a. (a. sulcal).

superficial brachial a. **1.** (a. humeral superficial). [*arteria brachialis superficialis*, NA]. **2.** (a. braquial superficial).

superficial cervical a. (a. cervical superficial). [*arteria cervicalis superficialis*, NA].

superficial circumflex iliac a. (a. circunfleja ilíaca superficial). [*arteria circumflexa iliaca superficialis*, NA].

superficial epigastric a. **1.** (a. subcutánea abdominal). [*arteria epigastrica superficialis*, NA]. **2.** (a. epigástrica superficial).

superficial palmar a. (a. palmar superficial).

superficial temporal a. (a. temporal superficial). [*arteria temporalis superficialis*, NA].

superficial volar a. (a. volar superficial).

superior cerebellar a. (a. cerebelosa superior). [*arteria cerebelli superior*, NA].

superior epigastric a. (a. epigástrica superior). [*arteria epigastrica superior*, NA].

superior gluteal a. **1.** (a. glútea superior). [*arteria glutea superior*, NA]. **2.** (a. ilíaca).

superior hemorrhoidal a. (a. hemorroidal superior). [*arteria rectalis superior*, NA]. A. rectal superior.

superior hypophysial a. (a. hipofisaria superior). [*arteria hypophysialis superior*, NA].

superior internal parietal a. (a. parietal superointerna). A. parietooccipital.

superior labial a. (a. labial superior). [*arteria labialis superior*, NA].

superior laryngeal a. (a. laríngea superior). [*arteria laryngea superior*, NA].

superior mesenteric a. (a. mesentérica superior). [*arteria mesenterica superior*, NA].

superior pancreaticoduodenal a. (a. pancreaticoduodenal superior). [*arteria pancreaticoduodenalis superior*, NA].

superior phrenic a. (a. frénica superior). [*arteria phrenica superior*, NA].

superior rectal a. (a. rectal superior). [*arteria rectalis superior*, NA]. A. hemorroidal superior.

a. of superior segment of kidney (a. del segmento superior del riñón). [*arteria segmenti superioris renis*, NA].

superior suprarenal a. (a. capsular superior). [*arteria suprarenalis superior*, NA].

superior thoracic a. (a. torácica superior). [*arteria thoracica superior*, NA].

superior thyroid a. (a. tiroidea superior). [*arteria thyroidea superior*, NA].

superior tympanic a. (a. timpánica superior). [*arteria tympanica superior*, NA].

superior ulnar collateral a. (a. colateral interna superior). [*arteria collateralis ulnaris superior*, NA].

superior vesical a. (a. vesical superior). [*arteria vesicalis superior*, NA].

supraduodenal a. (a. supraduodenal). [*arteria supraduodenalis*, NA].

supraorbital a. (a. supraorbitaria). [*arteria supraorbitalis*, NA].

suprascapular a. (a. supraescapular). [*arteria suprascapularis*, NA]. A. escapular transversa.

supratrochlear a. (a. supratroclear). [*arteria supratrochlearis*, NA]. A. frontal interna.

supreme intercostal a. (a. intercostal suprema). A. intercostal superior.

sural a. (a. sural). [*arteria suralis*, NA].

terminal a. (a. terminal).

testicular a. (a. testicular). [*arteria testicularis*, NA]. A. espermática interna.

thoracoacromial a. (a. toracoacromial). [*arteria thoracoacromialis*, NA]. A. acromiotorácica

thoracodorsal a. (a. toracodorsal). [*arteria thoracodorsalis*, NA].

a. to sciatic nerve (a. del nervio ciático). [*arteria comitans nervi ischiadici*, NA].

transverse a. of neck (a. transversa del cuello). [*arteria transversa cervicis*, NA]. A. cervical transversa.

transverse cervical a. (a. cervical transversa). [*arteria transversa colli*, NA]. A. transversa del cuello.

transverse facial a. (a. transversal de la cara). [*arteria transversa faciei*, NA].

transverse pancreatic a. (a. pancreática transversa). A. pancreática inferior.

transverse scapular a. (a. escapular transversa). A. supraescapular.

ulnar a. (a. cubital). [*arteria ulnaris*, NA].

umbilical a. (a. umbilical). [*arteria umbilicalis*, NA].

urethral a. (a. uretral). [*arteria urethralis*, NA].
uterine a. (a. uterina). [*arteria uterina*, NA].
vaginal a. (a. vaginal). [*arteria vaginalis*, NA].
venous a. (a. venosa). Tronco pulmonar.
ventral splanchnic a.'s (a. esplácnicas ventrales).
ventricular a.'s (a. ventriculares). [*arteriae ventriculares*, NA].
vertebral a. (a. vertebral). [*arteria vertebralis*, NA].
vidian a. (a. vidiana). [*arteria canalis pterygoidei*, NA].
vitelline a. (a. vitelina). [*arteria vitellina*, NA].
volar interosseous a. (a. interósea volar). A. interósea anterior.
Wilkie's a. (a. de Wilkie).
Zinn's a. (a. de Zinn). A. central de la retina.
zygomatico-orbital a. (a. cigomaticoorbitaria). [*arteria zygomatico-orbitalis* NA].

arthragra (artragra). f. Término obsoleto para gota articular.
arthral (artral). Articular.
arthralgia (artralgia). f. Artrodinia; dolor intenso en una articulación.
intermittent a. (a. intermitente). A. periódica.
periodic a. (a. periódica). A. intermitente.
a. saturnina (a. saturnina).
arthralgic (artrálgico). Artrodínico; relacionado con artralgia o afectado por ésta.
arthrectomy (artrectomía). f. Escisión de una articulación.
arthresthesia (artrestesia). f. Sensibilidad articular.
arthrifuge (artrífugo). Remedio para la gota.
arthritic (artrítico). Relacionado con la artritis.
arthritide (artrítide). f. Erupción cutánea de probable origen gotoso o reumático.
arthritis, pl. **arthritides** (artritis). f. Reumatismo articular; inflamación de una o más articulaciones.
acute rheumatic a. (a. reumática aguda).
atrophic a. (a. atrófica).
chlamydial a. (a. clamidial).
chronic absorptive a. (a. absortiva crónica).
chylous a. (a. quilosa).
a. deformans (a. deformante). A. reumatoidea.
degenerative a. (a. degenerativa). Osteoartritis.
enteropathic a. (a. enteropática).
filarial a. (a. filarial).
gouty a. (a. gotosa).
hemophilic a. (a. hemofílica).
hypertrophic a. (a. hipertrófica). Osteoartritis.
Jaccoud's a. (a. de Jaccoud).
juvenile a., juvenile rheumatoid a. (a. juvenil, reumatoidea juvenil).
Lyme a. (a. de Lyme).
a. mutilans (a. mutilante).
neonatal a. of foals (a. neonatal de los potrillos).
neuropathic a. (a. neuropática). Articulación neuropática.
a. nodosa (a. nudosa). **1.** A. reumatoidea. **2.** Gota.
ochronotic a. (a. ocronótica)
proliferative a. (a. proliferativa).
psoriatic a. (a. psoriásica).
rheumatoid a. (a. reumatoidea). A. deformante; a. nudosa; reumatismo nudoso; poliartritis crónica.
suppurative a. (a. supurada). Piartrosis; sinovitis purulenta.
a. uratica (a. urática). Gota.
arthro-, arthr- (artr-, artro-). Prefijos que designan una articulación.
arthro-onychodysplasia (artroonicodisplasia). f. Síndrome uña-rótula.
arthro-ophthalmopathy (artrooftalmopatía). f. Enfermedad que afecta las articulaciones y los ojos.
hereditary progressive a.-o. (a. progresiva hereditaria).
arthrocele (artrocele). m. **1.** Hernia de la membrana sinovial a través de la cápsula de una articulación. **2.** Cualquier tumefacción de una articulación.
arthrocentesis (artrocentesis). f. Extracción de líquido de una articulación mediante punción con aguja.
arthrochondritis (artrocondritis). f. Inflamación de un cartílago articular.
arthroclasia (artroclasia). f. La rotura forzada de las adherencias de una anquilosis.
arthroconidium (artroconidio). m. Artrospora.
arthrodesis (artrodesia o artrodesis). f. Anquilosis artificial.
triple a. (a. triple).
arthrodia (artrodia). Articulación plana.
arthrodial (artrodial). Relacionado con la artrodia.
arthrodynia (artrodinia). f. Artralgia.
arthrodynic (artrodínico). Artrálgico.
arthrodysplasia (artrodisplasia). f. Defecto congénito del desarrollo articular.
arthroendoscopy (artroendoscopia). f. Artroscopia.
arthroereisis (artroereisis). f. Artrorrisis; operación para limitar el movimiento de una articulación en casos de movilidad indebida causada por una parálisis.
arthrogenous (artrógeno). **1.** De origen articular; que comienza en una articulación. **2.** Que forma una articulación.
arthrogram (artrograma). m. Radiografía de una articulación.
arthrography (artrografía). f. Radiografía de una articulación, usualmente después de inyectar uno o más medios de contraste.
arthrogryposis (artrogriposis). f. Defecto congénito de los miembros caracterizado por contracturas, flexión y extensión.
a. multiplex congenita (a. múltiple congénita).
arthrokatadysis (artrocatádisis). f. Enfermedad de Otto.
arthrolith (artrolito). m. Cuerpo suelto en una articulación.
arthrolithiasis (artrolitiasis). f. Término raramente usado para gota articular.
arthrologia (arthrologia). [*arthrologia*, NA]. Artrología.
arthrology (artrología). f. Sindesmología; sinosteología; rama de la anatomía relacionada con las articulaciones.
arthrolysis (artrólisis). f. La restauración de la movilidad en las articulaciones anquilosadas y envaradas.
arthrometer (artrómetro). Goniómetro.
arthrometry (artrometría). f. Medición de la amplitud del movimiento de una articulación.
arthronosos (artronosos). m. Término raramente usado para cualquier enfermedad de las articulaciones.
arthropathia (artropatía).
a. psoriatica (a. psoriásica).
arthropathology (artropatología). f. El estudio de las enfermedades articulares.
arthropathy (artropatía). f. Cualquier enfermedad que afecte a una articulación.
diabetic a. (a. diabética).
Jaccoud's a. (a. de Jaccoud). Artritis de Jaccoud.
long-leg a. (a. de la pierna larga).
neuropathic a. (a. neuropática). Articulación neuropática.
static a. (a. estática).
tabetic a. (a. tabética). Articulación neuropática.
arthrophlysis (artroflisis). f. Erupción eccematosa en las personas reumáticas o gotosas.
arthrophyma (artrofima). m. Tumor o tumefacción articular.
arthroplasty (artroplastia). f. **1.** Creación de una articulación artificial para corregir una anquilosis. **2.** Operación para restaurar tanto como sea posible la integridad y la capacidad funcional de una articulación.
Charnley hip a. (a. de la cadera según Charnley).
gap a. (a. de intervalo).
interposition a. (a. de interposición).
intracapsular temporomandibular joint a. (a. intracapsular de la articulación temporomandibular).
total joint a. (a. articular total).
arthropneumoroentgenography (artroneumorradiografía). f. Examen radiográfico de una articulación luego de haber inyectado aire.
arthropod (artrópodo). Miembro del filo Arthropoda.
arthropodiasis (artropodiasis). f. Efectos directos de los artrópodos sobre los vertebrados.
arthropodic, arthropodous (artropódico). Relacionado con los artrópodos.
arthropyosis (artropiosis). f. Supuración en una articulación.
arthrorisis (artrorrisis). f. Artroereisis.
arthrosclerosis (artrosclerosis). f. Esclerosis y envaramiento de las articulaciones, especialmente en ancianos.
arthroscope (artroscopio). m. Endoscopio para examinar el interior de las articulaciones.
arthroscopy (artroscopia). f. Artroendoscopia; examen endoscópico del interior de una articulación.

arthrosis (artrosis). f. **1.** Articulación. **2.** Afección degenerativa crónica de una articulación.
temporomandibular a. (a. temporomandibular).
arthrospore (artrospora). f. Artroconidio.
arthrosteitis (artrosteítis). f. Inflamación de las estructuras óseas de una articulación.
arthrostomy (artrostomía). f. Establecimiento de una abertura temporaria en una cavidad articular.
arthrosynovitis (artrosinovitis). f. Inflamación de la membrana sinovial de una articulación.
arthrotome (artrótomo). m. Escalpelo grande y fuerte utilizado para cortar estructuras cartilaginosas y otros elementos articulares.
arthrotomy (artrotomía). f. Corte dentro de una articulación.
arthrotropic (artrotrópico). Que tiende a afectar las articulaciones.
arthrotyphoid (artrotifoide). f. Término obsoleto para designar a la fiebre tifoidea con compromiso articular debido a una infección metastásica.
arthroxesis (artroxesis). f. Extracción del tejido enfermo de una articulación por medio de una cuchara filosa o de otro instrumento que permita el raspado.
articular (articular). Artral; relacionado con una articulación
articulare (articular). En cefalometría, el punto de intersección del contorno dorsal externo del cóndilo mandibular y el hueso temporal.
articulate 1. (articulado). Capaz de hablar claramente y en forma conexa. **2.** (articular). Que se une o conecta de tal manera que permite el movimiento entre las partes. **3.** (articular). Hablar de manera clara y conexa.
articulated (articulado). Unido por medio de una articulación.
articulatio, pl. **articulationes** (articulatio, pl. articulationes).
a. ovoidalis (articulación ovoidea). [*articulatio ovoidalis*, NA]. A. en silla de montar.
articulation (articulación). **1.** En odontología, la relación de contacto entre las superficies oclusales de los dientes durante el movimiento mandibular. **2.** En anatomía, juntura ósea. **3.** Unión o conexión lo suficientemente laxa como para permitir el movimiento entre las partes. **4.** Dicción conexa y clara.
a.'s of foot (a. del pie). [*articulationes pedis*, NA].
a.'s of hand (a. de la mano). [*articulationes manus*, NA].
balanced a. (a. balanceada). Oclusión balanceada.
confluent a. (a. confluente). Tendencia a pronunciar las sílabas juntas en la dicción.
dental a. (a. dental). Oclusión de deslizamiento
distal radioulnar a. (a. radiocubital distal). [*articulatio radioulnaris distalis*, NA].
humeral a. 1. (a. humeral). [*articulatio humeri*, NA]. A. escapulohumeral. **2.** (a. escapulohumeral). [*articulatio humeri*, NA].
a. of pisiform bone (a. del hueso pisiforme). [*articulatio ossis pisiformis*, NA]. A. pisipiramidal.
proximal radioulnar a. (a. radiocubital proximal). [*articulatio radioulnaris proximalis*, NA].
talocrural a. (a. tibiotarsiana). [*articulatio talocruralis*, NA].
articulator (articulador). m. Marco oclusivo.
adjustable a. (a. ajustable).
arcon a. (a. en arcón).
non-arcon a. (a. en no arcón).
articulatory (articulatorio). Relacionado con la dicción articulada.
articulostat (articulóstato). m. Instrumento de investigación, el cual colocará las dentaduras y la cabeza de un aparato de rayos X de manera tal que las películas confeccionadas en momentos distintos puedan superponerse con precisión.
articulus (articulus). Articulación.
artifact (artificio). m. **1.** Cualquier elemento, especialmente en un preparado histológico o en un registro gráfico, que es causado por la técnica utilizada y no es un hecho natural, sino simplemente un incidente. **2.** Lesión cutánea producida o perpetrada por una autoagresión.
artifactual (artificial). Artificioso; producido o causado por un artificio.
ARV (ARV). Abrev. de virus relacionado con el SIDA (AIDS-related virus).
aryepiglottic (ariepiglótico). Aritenoepiglótico.
aryl (arilo). m. Radical orgánico derivado de un compuesto aromático mediante la eliminación de un átomo de hidrógeno.
a. acylamidase (a. acilamidasa). Arilamidasa.
arylamidase (arilamidasa). f. Arilo acilamidasa.
arylarsonic acid (ácido arilarsónico).
arylsulfatase (arilsulfatasa). f. Enzima que desdobla los fenol sulfatos y que incluye los cerebrósido sulfatos.
arytenoepiglottidean (aritenoepiglótico). Ariepiglótico.
arytenoid (aritenoideo). Relativo al cartílago a. o al músculo a.
arytenoidectomy (aritenoidectomía). f. Escisión de un cartílago aritenoides.
arytenoiditis (aritenoiditis). f. Inflamación de un cartílago aritenoides.
arytenoidopexy (aritenoidopexia). f. Fijación mediante cirugía de los cartílagos o músculos aritenoides.
As (As). Símbolo químico del arsénico.
asafetida (asafétida). f. Resina gomosa; el residuo condensado de la raíz de *Ferula foetida* (familia Umbelliferae).
asaphia (asafia). f. Dicción no clara.
asbestoid (asbestoide). Amiantoide.
asbestos (asbestos). m. Material natural fibroso compuesto de silicatos de magnesio y calcio.
asbestosis (asbestosis). f. Neumoconiosis debida a la inhalación de partículas de asbestos.
ascariasis (ascariasis). f. Enfermedad causada por la infección con *Ascaris* o con nematodos ascárides relacionados.
ascaricide (ascaricida). Que causa la muerte de nematodos ascárides.
ascarid (ascáride). **1.** m. Nombre general para cualquier nematodo de la familia Ascarididae. **2.** Perteneciente a estos nematodos.
ascaridiasis (ascaridiasis). f. Enfermedad causada por la infección con una especie de *Ascaridia*; se presenta generalmente en el intestino de las gallinas.
ascaridole (ascaridol). m. Principal constituyente del aceite de quenopodio; antihelmíntico.
ascaron (ascarona). f. Peptona tóxica presente en los helmintos, especialmente los ascárides.
ascendens (ascendens). Ascendente. Que asciende.
ascensus (ascensus). Que se mueve hacia arriba; que tiene una posición anormalmente alta.
ascertainment (determinación). En investigación genética, el método por el cual se localizan o seleccionan para su estudio los pacientes con una enfermedad hereditaria.
complete a. (d. completa).
incomplete a. (d. incompleta). D. trunca.
single a. (d. aislada).
truncate a. (d. trunca). D. incompleta.
ascites (ascitis). f. Hidroperitoneo; hidropesía abdominal
a. adiposus (a. adiposa). A. quilosa.
chyliform a. (a. quiliforme). A. quilosa.
chylous a., a. chylosus (a. quilosa). A. adiposa.
fatty a. (a. adiposa). A. quilosa.
gelatinous a. (a. gelatinosa). Seudomixoma peritoneal.
hemorrhagic a. (a. hemorrágica).
milky a. (a. lechosa). A. quilosa.
a. praecox (a. precoz).
pseudochylous a. (a. seudoquilosa).
ascitic (ascítico). Relacionado con la ascitis.
ascitogenous (ascitógeno). Que produce ascitis.
ascocarp (ascocarpo). m. Estructura micótica que posee ascos y ascosporas.
ascogenous (ascógeno). Designa las especies de hongos portadores de ascos.
ascogonium (ascogonio). m. La célula femenina en un ascomiceto que es fertilizada por el anteridio.
ascorbase (ascorbasa). f. Ascorbato oxidasa.
ascorbate (ascorbato). m. Sal o éster del ácido ascórbico.
a. oxidase (a. oxidasa). Ascorbasa.
ascorbic acid (ácido ascórbico). Vitamina C.
ascorbyl palmitate (ascorbil palmitato). Se utiliza como conservador en preparados farmacéuticos
ascospore (ascospora). f. Espora formada dentro de un asco; la espora sexual del *Ascomycetes*.
ascus, pl. **asci** (asco). m. Célula sacciforme del *Ascomycetes* en la cual se desarrollan las ascosporas.
-ase (-asa). Terminación que designa un sufijo enzimático al nombre de la sustancia (sustrato) sobre la cual actúa la enzima.

asecretory (asecretorio). Sin secreción.
asemasia, asemia (asemasia). f. Asimbolia.
asepsis (asepsia). f. Condición en la cual están ausentes los organismos patógenos vivos.
aseptate (aseptado). En los hongos, término que describe la ausencia de paredes transversales en una hifa o en una espora.
aseptic (aséptico). Caracterizado por asepsia o relacionado con ésta.
asepticism (asepticismo). m. La práctica de la cirugía aséptica.
asequence (asecuencia). f. Falta de una secuencia normal, específicamente entre las contracciones auriculares y ventriculares.
asexual (asexual). **1.** Sin sexo, como en la reproducción asexual. **2.** Que no posee deseo o interés sexual.
ASF (ASF). Abrev. en inglés de fiebre porcina africana (African swine fever).
asialia (asialia). f. Asialismo.
asialism (asialismo). m. Aptialismo; aptialia; asialia; disminución o detención de la secreción de saliva.
asitia (asitia). f. Repugnancia ante la presencia o la idea de alimento.
Asn (Asn). Símbolo de la asparagina o de su radical monovalente o divalente.
asocial (asocial). Que no es social; indiferente a las reglas o costumbres sociales.
asoma, pl. **asomata** (asoma). m. Feto con un cuerpo rudimentario solamente.
Asp (Asp). Símbolo del ácido aspártico o de sus formas radicales.
aspalasoma (aspalasoma). m Término obsoleto para designar el feto malformado con eventración en la parte inferior del abdomen, que presenta aberturas separadas para el intestino, la vejiga y los órganos sexuales.
asparaginase (asparaginasa). f. L-Asparaginasa.
asparagine (Asn) (asparagina (Asn)). f. Asparamida; aminoácido no esencial; diurético.
  a. ligase (a. ligasa). A. sintetasa.
  a. synthetase (a. sintetasa). A. ligasa.
asparaginic acid (ácido asparagínico). Á. aspártico.
asparaginyl (asparaginilo). m. Radical aminoacilo de la asparagina.
asparmide (asparmida). f. Asparagina.
aspartame (aspartamo). m. Agente edulcorante de bajas calorías.
aspartase (aspartasa). f. Aspartato amonioliasa.
aspartate (aspartato). m. Sal o éster del ácido aspártico.
  a. aminotransferase (AST) (a. aminotransferasa (AST)). A. transaminasa; glutámicoespártica transaminasa; transaminasa (sérica) glutamicooxalacética.
  a. ammonia-lyase (a. amonioliasa). Aspartasa.
  a. carbamoyltransferase (a. carbamoiltransferasa).
  a. kinase (a. cinasa).
  a. transaminase (a. transaminasa). A. aminotransferasa.
aspartate 1-decarboxylase (aspartato-1-descarboxilasa). f. Glutamato descarboxilasa.
aspartate 4-decarboxylase (aspartato-4-descarboxilasa). f. A. β-Descarboxilasa.
aspartic acid (ácido aspártico).
aspartyl (aspartilo). m. El radical aminoacilo del ácido aspártico.
β-aspartyl(acetylglycosamine) (β-aspartil(acetilglucosamina)). f.
aspartylglycosamine (aspartilglucosamina). f. Término genérico para los compuestos de asparagina y un 2-amino azúcar.
aspartylglycosaminuria (aspartilglucosaminuria). f. Alteración del catabolismo de las glucoproteínas.
aspect (aspecto). m. **1.** Apariencia; semblante. **2.** El lado de un objeto que está dirigido en cualquier dirección determinada.
aspergillic acid (ácido aspergílico).
aspergillin (aspergilina). f. Pigmento de color negro obtenido de diversas especies de *Aspergillus.*
aspergilloma (aspergiloma). m. **1.** Granuloma infeccioso causado por *Aspergillus.* **2.** Masa esferoide de *Aspergillus fumigatus* que coloniza una cavidad preexistente en el pulmón.
aspergillosis (aspergilosis). f. Presencia de cualquier especie de *Aspergillus* en los tejidos o sobre una superficie mucosa de hombres y animales, y los síntomas producidos por ésta.
  bronchopulmonary a. (a. broncopulmonar). A. pulmonar.
  disseminated a. (a. diseminada).
  invasive a. (a. invasiva).
  pulmonary a. (a. pulmonar). A. broncopulmonar.
aspermatism (aspermatismo). m. Aspermia
aspermatogenic (aspermatogénico). Que falla en la producción de espermatozoides.
aspermia (aspermia). f. Aspermatismo. Falta de secreción o expulsión del semen luego de la eyaculación.
aspersion (aspersión). f. Forma de hidroterapia en la cual se rocía agua sobre el cuerpo a una temperatura determinada.
aspheric (asférico). Designa una superficie parabólica, especialmente de una lente o espejo, que elimina la aberración de esfericidad.
asphygmia (asfigmia). f. Ausencia temporaria del pulso.
asphyxia (asfixia). f. Intercambio disminuido o ausente de oxígeno y dióxido de carbono sobre una base ventilatoria; es la combinación de hipercapnia e hipoxia o anoxia.
  blue a. (a. azul). A. lívida.
  cyanotic a. (a. cianótica). A. traumática.
  a. livida (a. lívida). A. azul.
  local a. (a. local).
  a. neonatorum (a. neonatal). A. del recién nacido.
  a. pallida (a. pálida).
  symmetric a. (a. simétrica). Enfermedad de Raynaud.
  traumatic a. (a. traumática). A. cianótica; estasis por compresión.
asphyxial (asfíctico). Relacionado con la asfixia.
asphyxiant (asfixiante). **1.** Que produce asfixia. **2.** m. Cualquier elemento, especialmente un gas, que produce asfixia.
asphyxiate (asfixiar). Inducir asfixia.
aspidin (aspidina). f. Principio tóxico activo contenido en el aspidium.
aspidinol (aspidinol). m. Alcohol que se encuentra en el aspidium.
aspidium (aspidium). Rizomas y estípulas de *Dryopteris filix-mas* (helecho macho o europeo), o de *Dryopteris marginalis* (helecho marginal o americano) (familia Polypodiaceae).
aspidosamine (aspidosamina). f. Base fuerte derivada de aspidosperma o quebracho; es un tóxico irritante.
aspidospermine (aspidospermina). f. Un alcaloide obtenido del quebracho; es irritante.
aspirate (aspirado). m. Sustancia extraída mediante aspiración.
aspiration (aspiración). f. **1.** Extracción, mediante succión, de un gas o líquido. **2.** La succión inspiratoria hacia las vías aéreas de líquidos o cuerpos extraños, como el vómito. **3.** Técnica quirúrgica para las cataratas, que requiere una pequeña incisión corneal, separación del cristalino, fragmentación de su sustancia y a. con una aguja.
  meconium a. (a. de meconio).
aspirator (aspirador). m. Aparato para extraer el líquido mediante la aspiración de cualquiera de las cavidades del cuerpo.
  vacuum a. (a. de vacío).
  water a. (a. de agua).
aspirin (aspirina). f. Ácido acetilsalicílico; un analgésico, antipirético y antiinflamatorio.
asplenia (asplenia). f. Ausencia congénita del bazo.
asplenic (asplénico). Que no posee bazo.
asporogenous (asporógeno). Que no produce esporas.
asporous (asporoso). Incapaz de producir esporas.
asporulate (asporulado). Que no forma esporas.
assay **1.** (ensayo). m. Análisis; prueba de pureza. **2.** (analizar). Examinar; someter a análisis.
  Ames a. (e. de Ames). Prueba de Ames.
  clonogenic a. (e. clonogénico).
  competitive binding a. (e. de unión por competencia).
  complement binding a. (e. por unión del complemento).
  double antibody sandwich a. (e. de doble anticuerpo en sandwich).
  enzyme-linked immunosorbent a. (ELISA) (e. de inmunoadsorción ligado a enzimas (ELISA)).
  Grunstein-Hogness a. (e. de Grunstein-Hogness).
  immunochemical a. (e. inmunoquímico). Inmunoensayo.
  immunoradiometric a. (e. inmunorradiométrico).
  indirect a. (e. indirecto). E. para anticuerpo.
  radioreceptor a. (e. de radiorreceptores).
  Raji cell radioimmune a. (e. radioinmune de célula Raji).

assimilable (asimilable). Capaz de ser asimilado.
assimilation (asimilación). f. **1.** La incorporación de materiales digeridos de la comida, en los tejidos del organismo. **2.** La amalgamación y modificación de información recién percibida, y las experiencias dentro de la estructura cognoscitiva preexistente.
  reproductive a. (a. reproductiva).
associate (asociado). Cualquier ítem o individuo agrupado con otros por algún factor común.
  paired a.'s (a. pares).
association (asociación). f. **1.** Unión; conexión de personas, cosas o ideas por algún factor común. **2.** Conexión funcional de dos ideas, hechos o fenómenos psicológicos, la que se establece a través del aprendizaje o la experiencia.
  clang a. (a. de resonancia).
  dream a.'s (a. onírica).
  free a. (a. libre).
  genetic a. (a. genética).
associationism (asociacionismo). m. En psicología, teoría según la cual el conocimiento que el hombre tiene del mundo lo obtiene por medio de ideas asociadas con experiencias sensoriales y no de ideas innatas.
assortment (selección). f. En genética, la relación entre los rasgos genéticos no alélicos que son transmitidos de padres a hijos con mayor o menor independencia, de acuerdo con el grado de ligamiento entre los respectivos loci.
  independent a. (s. independiente).
AST (AST). Abrev. de aspartato aminotransferasa.
astasia (astasia). f. Incapacidad para pararse debida a incoordinación muscular.
astasia-abasia (astasia-abasia). Enfermedad de Blocq.
astatic (astático). Perteneciente a la astasia.
astatine (At) (astatina). f. Elemento radiactivo artificial de la serie halógena; símbolo At, Nº at. 85.
asteatodes (asteatodes). f. Asteatosis.
asteatosis (asteatosis). f. Asteatodes; disminución o supresión de la acción de las glándulas sebáceas.
  a. cutis (a. cutis).
aster (áster). m. Astrosfera.
  sperm a. (á. espermático).
astereognosis (astereognosia). f. Estereoagnosia; estereoanestesia.
asterion (asterión). m. Punto craneométrico en la región de la fontanela posterolateral o mastoidea, en el nivel de la unión de las suturas lambdoidea, occipitomastoidea y parietomastoidea.
asterixis (asterixis). f. Temblor aleteante que consiste en movimientos convulsivos involuntarios, especialmente de las manos.
asternal (asternal). **1.** Que no está relacionado o conectado con el esternón, p. ej., una costilla. **2.** Sin esternón.
asternia (asternia). f. Ausencia congénita de esternón.
asteroid (asteroide). Semejante a una estrella.
asthenia (astenia). f. Adinamia; debilidad.
  neurocirculatory a. (a. neurocirculatoria). Síndrome del esfuerzo o de DaCosta; corazón irritable o del soldado.
asthenic (asténico). **1.** Relacionado con la astenia. **2.** Indica un hábito corporal delgado, delicado.
asthenopia (astenopía). f. Vista fatigada; síntomas subjetivos de fatiga ocular, malestar, lagrimeo y cefaleas originadas en el uso de los ojos.
  accommodative a. (a. acomodativa).
  muscular a. (a. muscular).
  nervous a. (a. nerviosa).
  neurasthenic a. (a. neurasténica). A. retiniana.
  retinal a. (a. retiniana). A. neurasténica.
asthenopic (astenópico). Relacionado con astenopía o el que la padece.
asthenospermia (astenospermia). f. Pérdida o disminución de la motilidad de los espermatozoides, frecuentemente asociada con infertilidad.
asthma (asma). f. Originalmente, término utilizado con significado de "respiración dificultosa"; en la actualidad se utiliza para designar el a. bronquial.
  atopic a. (a. atópica). A. bronquial debida a atopia.
  bronchial a. (a. bronquial).
  bronchitic a. (a. bronquítica). A. catarral.
  cardiac a. (a. cardíaca).
  catarrhal a. (a. catarral). A. bronquítica.
  extrinsic a. (a. extrínseca).
  hay a. (a. del heno). Etapa asmática de la fiebre del heno.
  intrinsic a. (a. intrínseca).
  miller's a. (a. del molinero). A. causada por granos alergenos.
  miner's a. (a. del minero).
  nervous a. (a. nerviosa). A. precipitada por tensiones psíquicas.
  reflex a. (a. refleja).
  spasmodic a. (a. espasmódica).
  steam-fitter's a. (a. de los montadores de calderas).
  stripper's a. (a. de los despalilladores). A. asociada con bisinosis.
  summer a. (a. de verano).
asthma-weed (hierba del asma). **1.** Lobelia. **2.** *Euphorbia pilulifera.*
asthmatic (asmático). Relacionado con el asma o que la padece.
asthmogenic (asmogénico). Que causa asma.
astigmatic (astigmático). Relacionado con el astigmatismo, o el que lo padece.
astigmatism (astigmatismo). m. **1.** Astigmia. Lente o sistema óptico que posee curvaturas diferentes en meridianos diferentes. **2.** Condición de curvaturas desiguales a lo largo de meridianos diferentes en una o más de las superficies de refracción del ojo.
  a. against the rule (a. contra la regla). A. revertido.
  compound hyperopic a. (a. hiperópico compuesto).
  compound myopic a. (a. miópico compuesto (M+Am)).
  corneal a. (a. corneano).
  direct a. (a. directo). A. según la regla.
  hyperopic a. (a. hiperópico). A. hiperópico simple.
  irregular a. (a. irregular).
  lenticular a. (a. lenticular).
  mixed a. (a. mixto).
  myopic a. (a. miópico). A. miópico simple.
  a. of oblique pencils (a. de lápices oblicuos).
  regular a. (a. regular).
  reversed a. (a. revertido). A. contra la regla.
  simple hyperopic a. (a. hiperópico simple). A. hiperópico.
  simple myopic a. (a. miópico simple). A. miópico.
  a. with the rule (a. según la regla). A. directo.
astigmatometer, astigmometer (astigmatómetro, astigmómetro). m. Estigmatómetro; instrumento para medir el grado y determinar la variedad del astigmatismo.
astigmatometry, astigmometry (astigmatometría, astigmometría). f. Determinación de la forma y medida del grado de astigmatismo.
astigmatoscope (astigmatoscopio). m. Astigmoscopio; instrumento para detectar y medir el grado de astigmatismo.
astigmatoscopy (astigmatoscopia). f. Astigmoscopia; el uso del astigmatoscopio.
astigmia (astigmia). f. Astigmatismo.
astigmoscope (astigmoscopio). m. Astigmatoscopio.
astigmoscopy (astigmoscopia). f. Astigmatoscopia.
astomatous (astomatoso). Astomo; sin una boca.
astomia (astomia). f. Ausencia congénita de la abertura bucal.
astomous (ástomo). Astomatoso.
astragalar (astragalino). Relativo al astrágalo.
astragalectomy (astragalectomía). f. Extirpación del astrágalo.
astragalocalcanean (astragalocalcáneo). Relacionado tanto con el astrágalo como con el calcáneo.
astragalofibular (astragaloperoneo). Relacionado tanto con el astrágalo como con el peroné.
astragaloscaphoid (astragaloescafoide). Talonavicular.
astragalotibial (astragalotibial). Relacionado con el astrágalo y la tibia.
astragalus (astragalus). Talus; hueso del tobillo.
astral (astral). Relacionado con una astrosfera.
astrapophobia (astrapefobia). f. Miedo mórbido a la luz.
astriction (astricción). f. **1.** Acción astringente. **2.** Compresión para la detención de la hemorragia.
astringent (astringente). Que causa contracción de los tejidos, detención de secreciones o control de una hemorragia.
astroblast (astroblasto). m. Célula primitiva que se desarrolla en astrocito.
astroblastoma (astroblastoma). m. Astrocitoma de grado II o grado III.

astrocele (astrocele). m. Centrosfera.
astrocyte (astrocito). m. Astroglia; macroglia; célula de la astroglia o macroglia.
ameboid a. (a. ameboide). A. protoplasmático.
fibrous a., fibrillary a. (a. fibroso, fibrilar).
gemistocytic a. (a. gemistocítico). A. protoplasmático.
protoplasmic a. (a. protoplasmático). Gemistocito; a. ameboide.
reactive a. (a. reactivo). A. protoplasmático.
astrocytoma (astrocitoma). m. Glioma relativamente bien diferenciado, compuesto de células neoplásicas que recuerdan a uno de los tipos de astrocitos, con cantidades variables de estroma fibrilar.
gemistocytic a. (a. gemistocítico). A. protoplasmático.
grade I a. (a. grado I). A. sólido o quístico muy bien diferenciado.
grade II a. (a. grado II). Astroblastoma.
grade III a. (a. grado III). Astroblastoma.
grade IV a. (a. grado IV). Glioblastoma.
piloid a. (a. piloide).
protoplasmic a. (a. protoplasmático). Gemistocitoma.
astrocytosis (astrocitosis). f. Aumento del número de astrocitos.
a. cerebri (a. cerebri). Glioblastosis cerebral.
astroependymoma (astroependimoma). m. Glioma mixto.
astroglia (astroglia). f. Astrocito.
astroid (astroide). En forma de estrella.
astrokinetic (astrocinético). Relativo al movimiento del centrosoma y de la astrosfera en una célula en división.
astrosphere (astrosfera). f. Áster; cuerpo paranuclear; esfera de atracción.
asverin (asverina). f. Antitusivo.
Asx (Asx). Símbolo que significa "Asp o Asn".
asyllabia (asilabia). f. Forma de alexia en la cual se reconocen las letras aisladas, pero no se las puede comprender cuando están dispuestas formando sílabas o palabras.
asylum (asilo). m. Término antiguo para designar la institución para el alojamiento y cuidado de personas que, por razones de edad o enfermedades orgánicas o mentales, son incapaces de cuidarse por sí mismas.
asymbolia (asimbolia). f. **1.** Pérdida de la apreciación mediante el tacto de la forma y naturaleza de un objeto. **2.** Ceguera para los signos; asemasia; asemia.
asymmetric (a) (asimétrico). Que no es simétrico.
asymmetry (asimetría). f. Falta de simetría; desproporción entre dos o más partes semejantes.
asymptomatic (asintomático). Que no tiene síntomas.
asynclitism (asinclitismo). m. Oblicuidad; ausencia de sinclitismo o paralelismo entre el eje de la cabeza fetal y los planos pelvianos en el parto.
anterior a. (a. anterior). Oblicuidad de Nägele.
posterior a. (a. posterior). Oblicuidad de Litzmann.
asyndesis (asindesis). f. **1.** Defecto mental en el cual las ideas o los pensamientos aislados no se pueden reunir en un concepto coherente. **2.** Rotura de los lazos de conexión en el lenguaje.
asynechia (asinequia). f. Discontinuidad de una estructura.
asynergia, asynergy (asinergia). f. Falta de cooperación o del trabajo conjunto de partes que normalmente actúan al unísono.
asynergic (asinérgico). Caracterizado por asinergia.
asynesia, asynesis (asinesia, asinesis). f. Falta de capacidad intelectual para la comprensión y la inteligencia práctica.
asystematic (asistemático). Que no es sistemático.
asystole (asistolia). f. Paro cardíaco; ausencia de contracciones del corazón.
asystolia (asistolia).
asystolic (asistólico). **1.** Relacionado con la asistolia. **2.** Que no es sistólico.
At (At). Símbolo de astatina.
at wt (P. at.). Abrev. de peso atómico.
ata (ata). Abrev. de atmósfera absoluta.
atactilia (atactilia). f. Pérdida del sentido del tacto.
ataractic (ataráctico). **1.** Ataráxico. Que posee un efecto calmante o tranquilizante. **2.** Tranquilizante.
ataraxia (ataraxia). f. Calma y paz de la mente; tranquilidad.
ataraxic (ataráxico). Ataráctico.
atavic (atávico). Relacionado con un atavismo.
atavism (atavismo). m. La aparición en un individuo de características que, se presume, han estado presentes en algún antepasado remoto.
atavistic (atávico).
atavus (atavus). Retroceso.
ataxia (ataxia). f. Disinergia; incoordinación; incapacidad para coordinar los músculos en la ejecución de un movimiento voluntario.
acute a. (a. aguda).
bovine congenital a. (a. congénita bovina).
Briquet's a. (a. de Briquet).
Bruns a. (a. de Bruns).
a. of calves (a. del ternero).
cerebellar a. (a. cerebelosa).
a. cordis (a. cordis). Fibrilación auricular.
enzootic a. (a. enzoótica). Lordosis.
equine spinal a. (a. espinal equina).
Friedreich's a. (a. de Friedreich). A. espinal hereditaria.
hereditary cerebellar a. (a. cerebelosa hereditaria). A. de Marie.
hereditary spinal a. (a. espinal hereditaria). A. de Friedreich.
kinetic a. (a. cinética). A. motora.
a. of lambs (a. de los corderos).
Leyden's a. (a. de Leyden). Seudotabes.
locomotor a. (a. locomotora). **1.** A. motora. **2.** Tabes dorsal.
Marie's a. (a. de Marie). A. cerebelosa hereditaria.
moral a. (a. moral).
motor a. (a. motora). A. cinética; a. locomotora.
ocular a. (a. ocular). Nistagmo.
spinal a. (a. espinal).
static a. (a. estática).
a. telangiectasia (a. telangiectasia). Síndrome de Louis-Bar.
vasomotor a. (a. vasomotora).
vestibulocerebellar a. (a. vestibulocerebelosa).
ataxiadynamia (ataxoadinamia). f. Debilidad muscular combinada con incoordinación.
ataxiagram (ataxiagrama). m. Trazado realizado por medio de un ataxiágrafo.
ataxiagraph (ataxiágrafo). m. Ataxiámetro; instrumento para medir el grado y dirección de la inclinación de la cabeza y el cuerpo en la ataxia estática, con el individuo con los ojos cerrados.
ataxiameter (ataxiámetro). m. Ataxiágrafo.
ataxiaphasia (ataxiafasia). f. Incapacidad para formar frases conexas, aunque puedan usarse palabras aisladas de manera inteligible.
ataxic (atáxico). Atáctico; relacionado con la ataxia o caracterizado por ésta, o que la padece.
ataxiophemia (ataxiofemia). f. Incoordinación de los músculos relacionados en la producción del habla.
ataxiophobia (ataxiofobia). f. Miedo mórbido del desorden o desaliño.
ataxy (ataxia).
-ate (-ato). Sufijo que se usa en reemplazo de "ácido-ico" cuando el ácido está neutralizado (acetato de sodio) o esterificado (acetato de etilo).
atelectasis (atelectasia). f. Ausencia de gas de una parte o de todos los lóbulos pulmonares.
primary a. (a. primaria). Anectasia.
round a. (a. redonda). Síndrome del pulmón plegado.
secondary a. (a. secundaria).
atelectatic (atelectásico). Relacionado con la atelectasia.
atelia (atelia). f. Ateliosis.
ateliosis (ateliosis). f. Atelia; desarrollo incompleto del cuerpo o de cualquiera de sus partes, como en el infantilismo o en el enanismo.
ateliotic (ateliótico). Caracterizado por ateliosis.
atelopidtoxin (atelopidtoxina). f. Toxina potente de la piel de la rana *Atelopus zeteki* de Sudamérica y América Central.
atenolol (atenolol). m. Agente bloqueador β-adrenérgico.
athelia (atelia). f. Ausencia congénita de pezones.
athermancy (atermancia). f. Impermeabilidad al calor.
athermanous (atermanoso). Que absorbe el calor radiante.
athermosystaltic (atermosistáltico). Que no se contrae por las variaciones ordinarias de la temperatura; se dice de ciertos tejidos.
athero- (atero-). Prefijo que indica relación con el depósito de materiales pastosos, blandos o que tienen semejanza con la papilla.
atheroembolism (ateroembolismo). m. Embolismo provocado por colesterol.
atherogenesis (aterogénesis). f. Formación de ateromas, importante en la patogénesis de la arterioesclerosis.

atherogenic (aterogénico). Que posee la capacidad de iniciar, incrementar o acelerar el proceso de aterogénesis.
atheroma (ateroma). m. Aterosis; depósito de lípidos en la capa íntima de las arterias que produce una tumefacción amarillenta sobre la superficie endotelial.
atheromatous (ateromatoso). Relacionado con un ateroma o afectado por éste.
atherosclerosis (aterosclerosis). f. Esclerosis nodular.
atherosclerotic (aterosclerótico). Relacionado con la aterosclerosis o caracterizado por ella.
atherosis (aterosis). f. Ateroma.
atherothrombosis (aterotrombosis). f. Formación de un coágulo en un vaso ateromatoso.
atherothrombotic (aterotrombótico). Que es característico de la aterotrombosis o es causado por ella.
athetoid (atetoide). Semejante a la atetosis.
athetosic, athetotic (atetósico, atetótico). Perteneciente a la atetosis o caracterizado por ésta.
athetosis (atetosis). f. Condición en la cual hay una sucesión constante de movimientos involuntarios lentos, contorsionados, de flexión, extensión, pronación y supinación de los dedos y de las manos, y a veces de los pies y de sus dedos.
  double a. (a. doble). Síndrome de Vogt.
  double congenital a. (a. congénita doble).
  posthemiplegic a. (a. poshemipléjica). Corea poshemipléjica.
  pupillary a. (a. pupilar).
athrepsia, athrepsy (atrepsia). f. **1.** Término obsoleto para marasmo. **2.** Término utilizado por Ehrlich, quien supuso que la inmunidad a las células neoplásicas trasplantadas se debía a falta de nutrición, en el sentido de un déficit de las sustancias requeridas para el desarrollo de estas células.
athrocytosis (atrocitosis). f. Capacidad de las células para absorber y retener coloides electronegativos, como se demuestra en los macrófagos y en la superficie apical de las células de los túbulos contorneados proximales del riñón.
athrombia (atrombia). f. Defecto de la coagulación sanguínea caracterizado por deficiencia en la formación de trombina.
athymia (atimia). f. **1.** Ausencia de afecto o de emotividad; impasividad mórbida. **2.** Atimismo; ausencia congénita del timo asociada a menudo con inmunodeficiencia.
athymism (atimismo). m. Atimia.
athyrea (atiria). f. Atiroidismo.
athyroidism (atiroidismo). m. Atirosis; ausencia congénita de la glándula tiroides o supresión de su secreción.
athyrosis (atirosis). f. Atiroidismo.
athyrotic (atirótico). Relacionado con el atiroidismo.
ATL (ATL). Abrev. en inglés de leucemia o linfoma de células T del adulto (adult T-cell leukemia or lymphoma).
atlantal (atlantal). Atloide; relacionado con el atlas.
atlanto-, atlo- (atlanto-, atlo-). Prefijos que indican relación con el atlas.
atlanto-occipital (atlantooccipital). Atlooccipital; relacionado con el atlas y el hueso occipital.
atlanto-odontoid (atlantoodontoide). Relacionado con el atlas y la apófisis odontoides del axis.
atlantoaxial (atloidoaxoideo). Atloaxoide; atloidoepistrófico; perteneciente al atlas y al axis.
atlantodidymus (atlantodídimo). m. Atlodídimo; gemelos unidos con dos cabezas sobre un cuello y un solo cuerpo.
atlantoepistrophic (atloidoepistrófico). Atloidoaxoideo.
atlas (atlas). [*atlas*, NA]. Primera vértebra cervical.
atlo-occipital (atlooccipital). Atlantooccipital.
atloaxoid (atloaxoide). Atloidoaxoideo.
atlodidymus (atlodídimo). m. Atlantodídimo.
atloid (atloide). Atlantal.
atm (atm). Símbolo de atmósfera estándar.
atmo- (atmo-). Prefijo que designa vapor o humo, o derivado de la acción del mismo.
atmolysis (atmólisis). f. Separación de los gases de una mezcla mediante su pasaje a través de un diafragma poroso, con difusión de los gases más livianos a mayor velocidad.
atmometer (atmómetro). m. Instrumento para medir la velocidad de evaporación.
atmos (atmos). Abrev. anticuada para una unidad de presión, reemplazada por atm.
atmosphere (atmósfera). f. **1.** Aire. **2.** Cualquier gas que rodee a un cuerpo dado; un medio gaseoso. **3.** Unidad de presión de aire.
  a. absolute (ata) (a. absoluta (ata)).
  ICAO standard a. (a. estándar de la ICAO).
  standard a. (atm) (a. estándar (atm)).
atom (átomo). m. La partícula final de un elemento, que antes se creía que era indivisible tal como su nombre lo indica.
  activated a. (á. activado). Á. excitado.
  Bohr's a. (á. de Bohr).
  excited a. (á. excitado). Á. activado.
  ionized a. (á. ionizado).
  labeled a. (á. marcado).
  nuclear a. (á. nuclear).
  quaternary carbon a. (á. de carbono cuaternario).
  radioactive a. (á. radiactivo).
  recoil a. (á. de retroceso).
  stripped a. (á. denudado). Á. menos todos sus electrones.
  tagged a. (á. marcado). Á. rotulado.
atomic (atómico). Relacionado con un átomo.
atomism (atomismo). m. La aproximación al estudio de un fenómeno psicológico por medio del análisis de las partes elementales de las cuales se supone que está compuesto.
atomistic (atomístico). Relacionado con el atomismo o la psicología atomística.
atomization (atomización). f. Producción de rocío; la reducción de un líquido a gotas pequeñas.
atomizer (atomizador). m. Instrumento utilizado para reducir medicamentos líquidos a partículas finas en la forma de un rocío.
atonia (atonía).
atonic (atónico). Relajado; sin el tono o tensión normales.
atonicity (atonicidad). f. Atonía.
atony (atonía). f. Atonicidad; relajación; flaccidez o falta de tono o tensión.
atopen (atopeno). m. Excitante causante de cualquier forma de atopia.
atopic (atópico). Relativo con atopia, o caracterizado por ella.
atopognosia, atopognosis (atopognosia). f. Incapacidad para localizar apropiadamente una sensación.
atopy (atopia). Reacción alérgica tipo I, específicamente la de gran tendencia familiar.
atoxic (atóxico). Que no es tóxico.
ATP (ATP). Abrev. de 5'-trifosfato de adenosina.
ATP-diphosphatase (ATP-difosfatasa). f. Apirasa.
ATP-monophosphatase (ATP-monofosfatasa). f. Adenosintrifosfatasa.
ATPase (ATPasa). Abrev de adenosintrifosfatasa.
ATPD (ATPD). Símbolo que indica que un volumen de gas fue eliminado, tal como si se hubiera desecado a la temperatura y presión ambiente.
ATPS (ATPS). Símbolo que indica que un volumen de gas ha sido eliminado, tal como si hubiera sido saturado con vapor de agua a la temperatura y presión barométrica ambientes.
atrabiliary (atrabiliario). Término obsoleto para melancolía depresiva.
atractosylidic acid (ácido atractosilídico). Atractilogenina.
atractylic acid (ácido atractílico).
atractyligenin (atractiligenina). f. Ácido atractosilídico; atractilina; la aglicona esteroidea y el principio tóxico del ácido atractílico.
atractylin (atractilina). f. Atractiligenina.
atracurium besylate (atracurio, besilato de). Un relajante muscular no despolarizante de duración de acción intermedia.
atrepsy (atrepsia). f. Término obsoleto para marasmo.
atresia (atresia). f. Clausura; ausencia de una abertura normal o de una luz normalmente potente.
  anal a., a. ani (a. del ano). Ano imperforado; proctatresia.
  aortic a. (a. aórtica).
  biliary a. (a. biliar).
  choanal a. (a. coanal).
  esophageal a. (a. esofágica).
  a. folliculi (a. folicular).
  intestinal a. (a. intestinal).
  a. iridis (a. del iris). Atretopsia; ausencia congénita de la abertura pupilar.
  laryngeal a. (a. laríngea).
  pulmonary a. (a. pulmonar).

tricuspid a. (a. tricuspídea).
vaginal a. (a. vaginal). Anquilocolpos; colpatresia.
atresic (atrésico).
atretic (atrésico). Imperforado; relacionado con la atresia.
atreto- (atreto-). Prefijo que designa la falta de abertura de la parte que se menciona a continuación.
atretoblepharia (atretoblefaria). f. Simbléfaron.
atretocystia (atretocistia). f. Ausencia congénita de abertura de una vejiga.
atretogastria (atretogastria). f. Falta congénita de abertura del estómago.
atretopsia (atretopsia). f. Atresia del iris.
atrial (atrial). Relacionado con un atrio.
atrichia (atriquia). f. Atricosis; ausencia de pelo, congénita o adquirida.
atrichosis (atricosis). f. Atriquia.
atrichous (atricoso). Sin pelos.
atrio- (atrio-). Prefijo que indica relación con el atrio.
atriomegaly (atriomegalia). f. Agrandamiento de un atrio.
atrionector (atrionector). m. Nódulo sinoauricular.
atriopeptin (atriopeptina). f. Factor natriurético auricular.
atrioseptopexy (atrioseptopexia). f. Técnica quirúrgica cerrada para reparar los defectos del tabique interauricular.
atrioseptoplasty (atrioseptoplastia). f. Reparación quirúrgica de un defecto del tabique interauricular.
atrioseptostomy (atrioseptostomía). f. Establecimiento de una comunicación entre las dos aurículas del corazón.
balloon a. (a. con balón).
atriotome (atriótomo). m. Instrumento para abrir un atrio.
atriotomy (atriotomía). f. Abertura quirúrgica de un atrio.
atrioventricular (A-V) (atrioventricular (A-V)). Auriculoventricular.
atriplicism (atriplicismo). m. Intoxicación por la ingestión de ciertas especies de *Atriplex*.
atrium, pl. **atria** **1.** (atrio). [*atrium*, NA]. Cámara o cavidad a la que están conectadas varias cámaras o vías de paso. **2.** (atrio). [*atrium cordis*]. **3.** (atrio). Parte de la cavidad timpánica que se encuentra por debajo del tímpano. **4.** (atrium, pl. atria). [*atrium*, NA]. **5.** (atrio). En el pulmón, subdivisión del conducto alveolar, a partir de la cual se abre el saco alveolar.
accessory a. (a. accesorio). Cor triatriatum.
a. cordis (atrium cordis). [*atrium cordis*, NA]. A. del corazón; aurícula; cámara superior de cada mitad del corazón.
a. glottidis (a. de la glotis). [*vestibulum laryngis*, NA]. Vestíbulo de la laringe.
a. of heart **1.** (a. del corazón). **2.** (aurícula cardíaca). [*atrium cordis*, NA].
left a. (aurícula izquierda). [*atrium sinistrum*, NA].
a. meatus medii (a. del meato medio). [*atrium meatus medii*, NA].
a. pulmonale (a. pulmonar). A. izquierdo.
right a. (aurícula derecha). [*atrium dextrum*, NA].
atrophedema (atrofedema). m. Edema angioneurótico.
atrophia (atrophia). Atrofia.
a. bulborum hereditaria (a. bulborum hereditaria). Enfermedad de Norrie.
a. cutis (atrofia cutis). Atrofoderma.
a. maculosa varioliformis cutis (a. maculosa varioliformis cutis). Anetodermia.
a. pilorum propria (a. pilorum propria).
atrophic (atrófico). Que denota atrofia.
atrophied (atrofiado). Caracterizado por atrofia.
atrophoderma (atrofodermia). f. Atrofia cutánea.
a. albidum (a. alba).
a. biotripticum (a. biotríptica). Atrofia cutánea senil.
a. diffusum (a. difusa). Atrofia cutánea idiopática difusa.
a. maculatum (a. maculosa).
a. neuriticum (a. neurítica). Piel lustrosa.
a. of Pasini and Pierini (a. de Pasini y Pierini).
a. pigmentosum (a. pigmentosa). Xeroderma pigmentaria.
a. reticulatum symmetricum faciei (a. reticulada simétrica facial).
senile a., a. senilis (a. senil).
a. striatum (a. estriada).
a. vermiculatum (a. vermiculada). Foliculitis uleritematosa reticulada.
atrophodermatosis (atrofodermatosis). f. Cualquier afección cutánea que tiene como síntoma prominente la atrofia cutánea.
atrophy (atrofia). f. Desgaste de tejidos, órganos o de todo el cuerpo, como en la muerte y reabsorción celular, en la disminución de la proliferación celular, compresión, isquemia, desnutrición, disminución de la función o cambios hormonales.
acute reflex bone a. (a. ósea refleja aguda). A. de Sudeck.
acute yellow a. of the liver (a. hepática amarilla aguda). Enfermedad de Rokitansky; hepatitis parenquimatosa aguda.
alveolar a. (a. alveolar).
arthritic a. (a. artrítica).
blue a. (a. azul).
brown a. (a. parda).
Buchwald's a. (a. de Buchwald). Forma progresiva de a. cutánea.
central areolar choroidal a. (a. coroidea areolar central).
cerebellar a. (a. cerebelosa).
choroidal vascular a. (a. vascular coroidea).
compensatory a. (a. compensatoria).
cyanotic a. (a. cianótica). A. roja.
cyanotic a. of the liver (a. cianótica hepática). Cirrosis cardíaca.
Erb's a. (a. de Erb). Distrofia muscular progresiva.
essential progressive a. of iris (a. progresiva esencial del iris).
exhaustion a. (a. por agotamiento).
facioscapulohumeral a. (a. fascioescapulohumeral). Distrofia muscular fascioescapulohumeral.
familial spinal muscular a. (a. muscular espinal familiar).
fatty a. (a. grasa).
gingival a. (a. gingival). Recesión gingival.
gray a. (a. gris).
gyrate a. of choroid and retina (a. girada de la coroides y de la retina).
Hoffmann's muscular a. (a. muscular de Hoffmann).
horizontal a. (a. horizontal). Reabsorción horizontal.
Hunt's a. (a. de Hunt).
idiopathic muscular a. (a. muscular idiopática).
infantile muscular a. (a. muscular infantil). A. muscular de Hoffmann; enfermedad de Werding-Hoffmann.
infantile progressive spinal muscular a. (a. muscular espinal progresiva infantil). A. muscular infantil.
ischemic muscular a. (a. muscular isquémica).
juvenile muscular a. (a. muscular juvenil). Enfermedad de Kugelberg-Welander o de Wohlfart-Kugelberg-Welander.
Kienböck's a. (a. de Kienböck).
Leber's hereditary optic a. (a. óptica hereditaria de Leber).
linear a. (a. lineal). Estrías cutáneas distendidas.
macular a. (a. macular).
marantic a. (a. marántica). Marasmo.
muscular a. (a. muscular).
myopathic a. (a. miopática).
neuritic a. (a. neurítica). A. neurotrófica.
neurogenic a. (a. neurogénica). Degeneración fascicular.
neurotrophic a. (a. neurotrófica). A. neurítica; cambio trófico.
nutritional type cerebellar a. (a. cerebelosa de tipo nutricional).
olivopontocerebellar a. (a. olivopontocerebelosa).
periodontal a. (a. periodontal).
peroneal muscular a. (a. muscular peronea). Enfermedad de Charcot-Marie-Tooth.
Pick's a. (a. de Pick). Enfermedad de Pick.
postmenopausal a. (a. posmenopáusica).
pressure a. (a. por compresión).
primary idiopathic macular a. (a. macular idiopática primaria).
primary macular a. of skin (a. macular primaria de la piel).
progressive choroidal a. (a. coroidea progresiva). Coroideremia.
progressive muscular a. (a. muscular progresiva). Amiotrofia espinal progresiva; enfermedad de Duchenne-Aran, Aran-Duchenne.
pseudohypertrophic muscular a. (a. muscular seudohipertrófica).
pulp a. (a. de la pulpa).
red a. (a. roja). A. cianótica.
scapulohumeral a. (a. escapulohumeral). A. de Vulpian.
senile a. (a. senil). Geromarasmo.
serous a. (a. serosa).

spinal a. (a. espinal). Tabes dorsal.
striate a. of skin (a. estriada de la piel).
Sudeck's a. (a. de Sudeck). Síndrome de Sudeck.
traction a. (a. por tracción). Estrías cutáneas distendidas.
transneuronal a. (a. transneuronal). Degeneración transináptica.
trophoneurotic a. (a. trofoneurótica).
Vulpian's a. (a. de Vulpian). A. escapulohumeral.
yellow a. of the liver (a. amarilla hepática).
Zimmerlin's a. (a. de Zimmerlin).

atropine (atropina). f. Alcaloide obtenido de la *Atropa belladonna*.
a. methonitrate (metonitrato de a.). Metilnitrato de a.
a. methylbromide (metilbromuro de a.). Bromuro de metilatropina.
a. sulfate (sulfato de a.). Anticolinérgico.

atropinism (atropinismo o atropismo). m. Los síntomas de la intoxicación con atropina o belladona.

atropinization (atropinización). f. La administración de atropina o belladona hasta el punto de lograr el efecto farmacológico.

atrotoxin (atrotoxina). f. Componente del veneno de la víbora de cascabel (*Crotalus atrox*).

attachment (unión). Conexión de una parte con otra.
epithelial a. (u. epitelial). Epitelio de u.
frictional a. (u. friccional). U. de precisión.
internal a. (u. interna). U. de precisión.
key a. (u. en llave). U. de precisión.
muscle-tendon a. (u. musculotendinosa).
parallel a. (u. paralela). U. de precisión.
pericemental a. (u. pericemental).
precision a. (u. de precisión).

attack (ataque).
drop a. (a. de caída).
panic a. (a. de pánico).
salaam a. (a. salutatorio). Espasmo salutatorio.
transient ischemic a. (TIA) (a. isquémico transitorio).
uncinate a. (a. uncinado). Epilepsia uncinada; acceso uncinado.
vagal a. (a. vagal).
vasovagal a. (a. vasovagal). A. vagal.

attar of rose (attar de rosas). Esencia de rosas.

attending (atendiente). En psicología, dícese de la disposición para percibir, como al mirar o escuchar.

attenuant (atenuante). **1.** Que contribuye a atenuar. **2.** m. Agente, medio o método que atenúan.

attenuate (atenuar). Diluir; hacer más delgado, reducir, debilitar, disminuir.

attenuation (atenuación). f. **1.** Dilución; adelgazamiento. **2.** Disminución de la virulencia de una cepa de un organismo, obtenida mediante la selección de variantes. **3.** Pérdida de la energía de un rayo ultrasónico debido a varias causas.

attenuator (atenuador). **1.** Sistema eléctrico de resistores y capacitores utilizado para reducir la fuerza de las señales eléctricas en ultrasonografía. **2.** Secuencia de terminación del DNA en la cual se produce la atenuación.

attic (ático). m. Receso epitimpánico.
tympanic a. (á. timpánico). Receso epitimpánico.

atticomastoid (aticomastoideo). Relacionado con el ático de la cavidad timpánica y el antro o las células mastoideas.

atticotomy (aticotomía). f. Abertura quirúrgica dentro del ático timpánico.

attitude (actitud). f. **1.** Postura; posición del cuerpo y de los miembros. **2.** Manera de actuar. **3.** En psicología clínica o social, predisposición relativamente estable y constante para comportarse o reaccionar de determinada manera.
emotional a.'s (a. emocional). A. pasional.
fetal a. (a. fetal). Habitus fetal.
passional a.'s (a. pasional). A. emocional.

atto- (a) (atto-). Prefijo que se usa en el sistema métrico y en el SI con el significado de una quintillésima parte (10^{-18}).

attollens (attollens). Levantar, elevar; en anatomía, músculo que efectúa esta acción.
a. aurem, a. auriculam (a. aurem, auriculam). Músculo uricular superior.
a. oculi (a. oculi). Músculo recto superior.

attraction (atracción). f. La tendencia de dos cuerpos a aproximarse uno al otro.
capillary a. (a. capilar).
chemical a. (a. química).
magnetic a. (a. magnética).
neurotropic a. (a. neurotrópica).

attrahens (attrahens). Que lleva hacia; se refiere a un músculo (attrahens aurem o auriculam), rudimentario en el hombre, que tiende a llevar el pabellón de la oreja hacia adelante.

attrition (atrición). f. **1.** Desgaste por fricción o frotación. **2.** En odontología, la pérdida de las estructuras dentales causada por el carácter abrasivo de los alimentos o por bruxismo.

atypia (atipia). f. Atipismo; estado de ser no típico.

atypical (atípico). Que no es típico; que no corresponde al tipo o forma normal.

atypism (atipismo). m. Atipia.

Au (Au). Símbolo del oro (aurum)

A.U. (A.U.). Abrev. del lat. *auris auterque*, cada oído o ambos oídos.

^{198}Au colloid (^{198}Au coloidal). Oro coloidal radiactivo.

aucubin (aucubina). f. Glucósido contenido en las semillas de *Acuba japonica* (familia Cornaceae) y *Plantago ovata* (familia Plantaginaceae).

audile (audible). Relacionado con la audición.

audio- (audio-). Prefijo que indica relación con la audición.

audioanalgesia (audioanalgesia). f. Utilización de la música o de sonidos a través de auriculares para disimular el dolor durante procedimientos dentales o quirúrgicos.

audiogenic (audiogénico). **1.** Causado por el sonido, especialmente por un ruido. **2.** Productor de sonidos.

audiogram (audiograma). m. Registro gráfico que se traza a partir de los resultados de las pruebas de audición con el audiómetro.
pure tone a. (a. de tonos puros)
speech a. (a. de lenguaje).

audiologist (audiólogo). m. Especialista en la evaluación, habilitación y rehabilitación de aquéllos cuyos trastornos de la comunicación se centran en toda o en parte de la función auditiva.

audiology (audiología). f. Estudio de los trastornos de la audición.

audiometer (audiómetro). m. Instrumento eléctrico para medir el umbral de la audición para los tonos puros.
automatic a. (a. automático).
Békésy a. (a. de Békésy).
group a. (a. de grupo).
limited range a. (a. de rango limitado).
pure-tone a. (a. de tonos puros).
speech a. (a. de lenguaje).
wide range a. (a. de rango amplio).

audiometric (audiométrico). Relacionado con la medición de los niveles auditivos.

audiometrician (audiometrista). Persona especializada en la medición de los niveles de audición.

audiometrist (audiometrista). m. y f. Persona adiestrada en el uso del audiómetro para probar la agudeza de audición.

audiometry (audiometría). f. Uso del audiómetro para medir la agudeza auditiva.
auditory brainstem response a. (ABR) (a. de respuesta auditiva del tronco encefálico).
automatic a. (a. automática).
Békésy a. (a. de Békésy).
brainstem evoked response a. (BSER) (a. de respuesta evocada del tronco encefálico). A. de respuesta auditiva del tronco encefálico.
cortical a. (a. cortical).
diagnostic a. (a. diagnóstica).
electrodermal a. (a. electrodérmica).
electrophysiologic a. (a. electrofisiológica).
evoked response a. (ERA) (a. de respuestas evocadas).
group a. (a. de grupo).
pure-tone a. (a. de tonos puros).
screening a. (a. de selección).
speech a. (a. del lenguaje o del habla).

audiovisual (audiovisual). Relativo a una comunicación o técnica de enseñanza que combina símbolos visuales tanto como auditivos.

audition (audición). f. Capacidad de percibir sonidos; sensación de sonido, en contraste con vibración.
chromatic a. (a. cromática). A. coloreada.
gustatory a. (a. gustatoria).

auditive (auditivo). Audible.

auditory (auditivo). Perteneciente al sentido de la audición o a los órganos encargados de ésta.
augnathus (augnato). m. Dignato.
aura, pl. **aurae** (aura). f. Sensación peculiar que es percibida por el paciente y precede inmediatamente a un ataque epiléptico.
intellectual a. (a. intelectual).
kinesthetic a. (a. cinestésica).
reminescent a. (a. reminiscente).
aural (aural). **1.** Relacionado con el oído. **2.** Relacionado con un aura.
auramine O (auramina O). Colorante fluorescente, de color amarillo.
auranofin (auranofín). m. Compuesto de oro coloidal radiactivo.
aurantiasis cutis (aurantiasis cutis). Carotenosis cutis.
aureolic acid (ácido aureólico). Mitramicina.
auri- (auri-). Prefijo que designa al oído.
auriasis (auriasis). f. Crisiasis.
auric (aúrico). Relacionado con el oro (aurum).
auricle (aurícula). f. **1.** [*auricula,* NA]. Pabellón de la oreja. **2.** Aurícula atrialis.
accessory a.'s (a. accesoria).
atrial a. (orejuela auricular). [*auricula atrialis*, NA].
cervical a. (a. cervical). A. accesoria en el cuello.
auricula, pl. **auriculae** **1.** (auricula, pl. auriculae). [*auricula*, NA]. Pabellón de la oreja; estructura cartilaginosa que se proyecta a ambos lados de la cabeza y constituye, junto con el meato auditivo, el oído externo. **2.** (orejuela).
auricula atrialis (orejuela). [*auricula atrialis*, NA]. f. Apéndice auricular; pequeña bolsa cónica que se proyecta a partir de la porción anterosuperior de cada una de las aurículas del corazón.
a. dextra (orejuela derecha). [*auricula dextra*, NA].
a. sinistra (orejuela izquierda). [*auricula sinistra*, NA].
auricular (auricular). Relacionado con el oído, o en algún sentido con una aurícula.
auriculare, pl. **auricularia** (auricular). Punto a.; punto craneométrico en el centro de la abertura del meato acústico externo.
auriculocranial (auriculocraneal). Relacionado con la oreja y el cráneo.
auriculotemporal (auriculotemporal). Relacionado con la oreja y la región temporal.
auriculoventricular (auriculoventricular). Sinónimo de atrioventricular.
aurid, pl. **aurides** (aurides). f. pl. Lesión cutánea debida a la inyección de sales de oro.
auriform (auriforme). En forma de oreja.
aurin (aurina). f. Coralina; ácido *p*-rosólico.
aurintricarboxylic acid (ácido aurintricarboxílico).
auris, pl. **aures** (auris, pl. aures). [*auris*, NA]. Oído.
a. externa (a. externa). Oído externo.
a. interna (a. interna). Oído interno.
a. media (a. media). Oído medio.
auriscope (auriscopio). m. Otoscopio.
aurochromoderma (aurocromodermia). f. Crisiasis.
auromercaptoacetanilid (auromercaptoacetanilida). f. Aurotioglicanido.
aurone (aurona). f.
aurotherapy (auroterapia). f. Crisoterapia.
aurothioglucose (aurotioglucosa). f. Tioglucosa de oro.
aurothioglycanide (aurotioglicanida). f. Auromercaptoacetanilida.
aurum (aurum). Oro.
auscultate, auscult (auscultar). Realizar una auscultación.
auscultation (auscultación). f. Percepción de los sonidos producidos por las diversas estructuras del cuerpo como método diagnóstico.
immediate a., direct a. (a. inmediata, directa).
mediate a. (a. mediata). A. usando el estetoscopio.
auscultatory (auscultatorio). Relacionado con la auscultación.
autecic, autecious (autécico). Designa un parásito que infecta, durante toda su existencia, al mismo huésped.
autemesia (autemesia). f. **1.** Vómitos funcionales o idiopáticos. **2.** Vómitos inducidos mediante la provocación del reflejo nauseoso.
authenticity (autenticidad). f. Cualidad de ser auténtico, genuino y válido.
autism (autismo). m. Tendencia al ensimismamiento morboso a expensas de la abstracción de la realidad exterior.
infantile a. (a. infantil). Síndrome de Kanner.
autistic (autista). Relacionado con el autismo o caracterizado por él.
auto-, aut- (auto-). Prefijo que significa a, de, en o por sí mismo.
auto-oxidation (autooxidación). f. Autoxidación.
auto-oxidizable (autooxidable). Designa las sustancias que reaccionan directamente con el oxígeno.
autoactivation (autoactivación). f. Autocatálisis.
autoagglutination (autoaglutinación). f. **1.** Aglutinación o agrupamiento inespecífico de todas las células debido a factores fisicoquímicos. **2.** La a. de los hematíes de una persona en su propio suero, como consecuencia de un autoanticuerpo específico.
autoagglutinin (autoaglutinina). f. Autoanticuerpo aglutinante.
anti-Pr cold a. (a. fría anti-Pr).
cold a. **1.** (a. fría). **2.** (crioautoaglutinina).
autoallergic (autoalérgico). Perteneciente a la autoalergia.
autoallergization (autoalergización). f. Inducción de autoalergia.
autoallergy (autoalergia). f. Alteración de la reactividad en la cual se producen anticuerpos (autoanticuerpos) contra los propios tejidos, causando un efecto destructivo más que protector.
autoanalysis (autoanálisis). f. El análisis o psicoanálisis, intentado por uno mismo.
autoanalyzer (autoanalizador). m. Instrumento capaz de efectuar análisis en forma automática.
sequential multichannel a. (SMA) (a. secuencial de multicanales).
autoanaphylaxis (autoanafilaxis). f. Término antiguo para ciertos tipos de autoalergia.
autoantibody (autoanticuerpo). m. Anticuerpo que se origina como respuesta a los constituyentes antigénicos del tejido del huésped y que reacciona con los componentes del tejido provocador.
anti-idiotype a. (a. antiidiotipo). A. idiotipo; a. cuya especificidad se dirige contra uno de los propios idiotipos.
cold a. (a. frío). A. que reacciona a temperaturas inferiores a 37°C.
Donath-Landsteiner cold a. (a. frío Donath-Landsteiner).
hemagglutinating cold a. (a. frío aglutinante).
idiotype a. (a. de idiotipo). A. antiidiotipo.
warm a. (a. caliente). A. que reacciona de manera óptima a 37°C.
autoanticomplement (autoanticomplemento).
autoantigen (autoantígeno). m. Un antígeno "propio".
autoassay (autoensayo). m. Detección o estimación de la cantidad de una sustancia producida en un organismo por medio de un objeto prueba en ese organismo.
autoblast (autoblasto). m. **1.** Célula independiente. **2.** Microbio, protozoario u organismo acelular independiente.
autocatalysis (autocatálisis). f. Autoactivación.
autocatalytic (autocatalítico). Relacionado con la autocatálisis.
autocatheterization, autocatheterism (autocateterismo). m. Colocación de un catéter por el propio paciente.
autochthonous (autóctono). **1.** Nativo del lugar donde habita; aborigen. **2.** Originario del lugar donde es encontrado.
autoclasis, autoclasia (autoclasis). f. **1.** Rotura por causas internas o intrínsecas. **2.** Destrucción inmunológicamente progresiva de un tejido.
autoclave (autoclave). m. Aparato para esterilización por medio de vapor a presión.
autocoid (autocoide). m. Una sustancia química que funciona como la producida por un tipo de célula que afecta la función de diferentes tipos celulares en la misma región y, en consecuencia, actúa como hormona local o como mensajero.
autocrine (autocrino). Indica autoestimulación por medio de la producción celular de un factor y un receptor específico para él.
autocystoplasty (autocistoplastia). f. Autoplastia de la vejiga.
autocytolysin (autocitolisina). f. Autolisina.
autocytolysis (autocitólisis). f. Autólisis.
autocytotoxin (autocitotoxina). f. Autoanticuerpo citotóxico.
autodermic (autodérmico). Relacionado con la propia piel.
autodigestion (autodigestión). f. Autólisis.
autodiploid (autodiploide).
autodrainage (autodrenaje). m. Drenaje hacia los tejidos contiguos.
autoecholalia (autoecolalia). f. Repetición de algunas o de todas las palabras expresadas por uno mismo.
autoerotic (autoerótico). Perteneciente al autoerotismo.
autoeroticism (autoeroticismo). m. Autoerotismo.

autoerotism (autoerotismo). m. Autosexualismo; excitación o gratificación sexual utilizando el propio cuerpo, como en la masturbación.
autofluoroscope (autofluoroscopio). m. Un tipo de cámara de centelleo que consiste en una matriz de cristales de yoduro de sodio individuales, cada cual con su tubo de luz y su tubo fotomultiplicador individual.
autogamous (autógamo). Relacionado con la autogamia o caracterizado por ésta.
autogamy (autogamia). f. Automixis; forma de autofecundación.
autogenesis (autogénesis). f. **1.** El origen de la materia viva dentro del organismo mismo. **2.** En bacteriología, proceso por el cual se hace la vacuna con la bacteria obtenida del propio cuerpo del paciente.
autogenetic, autogenic (autogenético, autogénico). Autógeno; relacionado con la autogénesis.
autogenous (autógeno). **1.** Autogenético. **2.** Originado dentro del cuerpo.
autognosis (autognosia o autognosis). f. Autoconocimiento.
autograft (autoinjerto). m. Autoplastia; autotrasplante.
autografting (autoinjertar). Autotrasplantar.
autogram (autograma). m. Lesión semejante a una roncha sobre la piel, luego de ejercer presión con un instrumento romo o mediante un golpe.
autographism (autografismo). m. Dermatografismo.
autohemagglutination (autohemaglutinación). f. Autoaglutinación de los eritrocitos.
autohemolysin (autohemolisina). f. Autoanticuerpo que, con el complemento, causa la lisis de los eritrocitos en la misma persona o animal en cuyo cuerpo se formó la lisina.
autohemolysis (autohemólisis). f. Hemólisis que se produce en ciertas enfermedades como resultado de una autohemolisina.
autohemotherapy (autohemoterapia). f. Tratamiento de una enfermedad mediante la extracción y reinyección de la propia sangre del paciente.
autohemotransfusion (autohemotransfusión). f. Autotransfusión.
autohexaploid (autohexaploide).
autohypnosis (autohipnosis). f. Autohipnotismo; estatuvolición; idiohipnotismo.
autohypnotic (autohipnótico). Relacionado con la autohipnosis.
autohypnotism (autohipnotismo). m. Autohipnosis.
autoimmune (autoinmune). Que se origina en los propios tejidos de un individuo y está dirigido en contra de ellos.
autoimmunity (autoinmunidad). f. Literalmente, condición en la cual "lo propio" es respetado.
autoimmunization (autoinmunización). f. Inducción de autoinmunidad.
autoimmunocytopenia (autoinmunocitopenia). f. Anemia, trombocitopenia y leucopenia como consecuencia de reacciones inmunológicas citotóxicas.
autoinfection (autoinfección). f. **1.** Autorreinfección; reinfección por microbios u organismos parasitarios sobre el cuerpo o dentro de él, que ya han pasado a través de un ciclo infectivo. **2.** A. mediante el contagio directo.
autoinfusion (autoinfusión). f. Acción de forzar la sangre de las extremidades con la aplicación de un vendaje o aparato de presión, con el fin de elevar la presión sanguínea arterial y llenar los vasos de los centros vitales.
autoinoculable (autoinoculable). Susceptible de autoinoculación.
autoinoculation (autoinoculación). f. Infección secundaria originada a partir de un foco infeccioso ya presente en el cuerpo.
autointoxicant (autointoxicante). m. Autotoxina; agente tóxico endógeno que causa autointoxicación.
autointoxication (autointoxicación). f. Autotoxicosis; enterotoxicación; enterotoxismo; toxicosis endógena.
autoisolysin (autoisolisina). f. Autoanticuerpo que, en presencia del complemento, causa la lisis celular en el individuo en cuyo cuerpo se formó la lisina, así como en otros de la misma especie.
autokeratoplasty (autoqueratoplastia). f. Trasplante del tejido corneano de un ojo al otro del mismo paciente.
autokinesia, autokinesis (autocinesia, autocinesis). f. Movimiento voluntario.
autokinetic (autocinético). Relacionado con la autocinesia.
autolesion (autolesión). f. Lesión autoinfligida.
autologous (autólogo). **1.** Que ocurre natural y normalmente en determinado tipo de tejido o en una estructura específica del cuerpo. **2.** En los trasplantes se refiere a un injerto en el cual las áreas donantes y receptoras están en el mismo individuo.
autolysate (autolisado). m. El complejo de sustancias resultantes de una autólisis.
autolyse (autolizar).
autolysin (autolisina). f. Autocitolisina.
autolysis (autólisis). f. Autocitólisis; autodigestión; isofagia. Destrucción de células como resultado de una lisina (enzima) formada en aquellas células o en otras del mismo organismo.
autolytic (autolítico). Relativo a la autólisis o que la causa.
autolyze (autolizar). Experimentar autólisis.
automatism (automatismo). m. **1.** Telergia; el estado de ser independiente de la voluntad o de la inervación central. **2.** Ataque epiléptico consistente en fenómenos psíquicos, sensoriales y motores estereotipados, que ocurren en un estado de disminución del estado de conciencia. **3.** Condición en la cual un individuo es, consciente o no, involuntariamente compelido a la realización de ciertos actos motores o verbales.
ambulatory a. (a. ambulatorio).
immediate posttraumatic a. (a. postraumático inmediato).
automatograph (automatógrafo). m. Instrumento para registrar los movimientos automáticos.
automixis (automixis). f. Autogamia.
automnesia (automnesia). f. Aparición espontánea de recuerdos de una etapa anterior de la vida.
automysophobia (automisofobia). f. Miedo morboso a la falta de limpieza personal.
autonomic (autonómico). **1.** Relativo al sistema nervioso autónomo. **2.** Término obsoleto sinónimo de autónomo.
autonomotropic (autonomotrópico). Que actúa sobre el sistema nervioso autónomo.
autonomous (autónomo). Que tiene independencia o libertad del control de las fuerzas externas o, en un sentido aproximado, de los centros nerviosos cerebroespinales.
autonomy (autonomía). f. Condición o estado de ser autónomo.
functional a. (a. funcional).
autopathic (autopático). Sinónimo de idiopático.
autopentaploid (autopentaploide).
autopepsia (autopepsia). f. Autodigestión de la mucosa gástrica o de la piel de un orificio de gastrostomía.
autophagia (autofagia). f. **1.** Acción de comer la propia carne, p. ej., como un síntoma del síndrome de Lesch-Nyhan. **2.** Mantenimiento de la nutrición de todo el cuerpo mediante el consumo metabólico de algunos de los tejidos corporales.
autophagic (autofágico). Relacionado con la autofagia o caracterizado por ésta.
autophagolysosome (autofagolisosoma). m. Vacuola digestiva de la autofagia que es el resultado de la fusión de un lisosoma primario con una vacuola autofágica.
autophagy (autofagia). Segregación y eliminación de las organelas dañadas de una célula.
autophilia (autofilia). f. Narcisismo.
autophobia (autofobia). f. Miedo morboso a la soledad o hacia uno mismo.
autophony (autofonía). f. Timpanofonía; aumento de la resonancia de la propia voz, de los ruidos respiratorios, de los soplos arteriales, etc..
autoplast (autoplasto). m. Autoinjerto.
autoplastic (autoplástico). Relacionado con al autoplastia.
autoplasty (autoplastia). f. Reparación de defectos mediante el autotrasplante.
autoploid (autoploide). Relativo a un individuo o célula con dos o más series de cromosomas derivados de la duplicación de una serie haploide única.
autoploidy (autoploidia). f. Condición de autoploide.
autopod (autópodo). m. Autopodium.
autopodium, pl. **autopodia** (autopodium, pl. autopodia). Subdivisión distal principal de un miembro (la mano o el pie).
autopoisonous (autoponzoñoso). Autotóxico.
autopolymer (autopolímero).
autopolymerization (autopolimerización). f. Polimerización sin el uso de calor externo, como resultado de la adición de un activador y de un catalizador.

autopolyploid (autopoliploide). Autoploide que tiene dos o más múltiplos de la serie haploide de cromosomas.
autopolyploidy (autopoliplcidia). f. Condición de alopoliploide.
autopsy (autopsia). f. Examen post mortem; necropsia; necroscopia; tanatopsia.
autoradiogram (autorradiograma). m. Término anticuado de autorradiografía.
autoradiograph (autorradiografía). f. Reproducción de la distribución y concentración de radiactividad en un tejido u otra sustancia, obtenida mediante la colocación de una emulsión fotográfica sobre la superficie de la sustancia o en íntima proximidad con ésta.
autoradiography (autorradiografía). f. Radioautografía; proceso de producción de una r.
autoregulation (autorregulación). f. **1.** La tendencia del flujo sanguíneo a un órgano, o parte de éste, a permanecer en un nivel o retornar a éste a pesar de los cambios de la presión en la arteria que lo irriga. **2.** En general, todo sistema biológico equipado con sistemas de retroalimentación inhibitorios de modo tal que un cambio dado tiende a ser en gran parte o completamente contrarrestado.
  heterometric a. (a. heterométrica).
  homeometric a. (a. homeométrica).
autoreinfection (autorreinfección). f. Autoinfección.
autoreproduction (autorreproducción). f. Replicación.
autorrhaphy (autorrafia). f. Cierre de una herida mediante la utilización de tejidos de la misma región.
autosensitize (autosensibilizar). Isosensibilizar; sensibilizar contra algunas de las propias células del cuerpo.
autosepticemia (autosepticemia). f. Septicemia originada aparentemente por microorganismos existentes dentro del individuo y que no fueron introducidos desde afuera.
autoserotherapy (autosueroterapia). f. Tratamiento mediante la inyección de suero del mismo paciente.
autoserum (autosuero). m. Suero obtenido de la sangre del mismo paciente y utilizado en autosueroterapia.
autosexualism (autosexualismo). m. **1.** Autoerotismo. **2.** Narcisismo.
autosite (autósito). m. El miembro de aquellos gemelos anormales, desiguales (conjuntos) que puede vivir independientemente del otro (parásito) y nutrirlo.
autosmia (autosmia). f. Percepción del olor del propio cuerpo.
autosomal (autosómico). Relativo a un autosoma.
autosomatognosis (autosomatognosis). f. Sensación de que aún está presente alguna parte del cuerpo que ya ha sido extirpada.
autosomatognostic (autosomatognóstico). Relativo a la autosomatognosis.
autosome (autosoma). m. Eucromosoma; cualquier cromosoma que no sea un cromosoma sexual.
autosuggestibility (autosugestibilidad). f. Estado mental en el que se produce fácilmente la autosugestión.
autosuggestion (autosugestión). f. **1.** Obsesión constante sobre una idea o concepto, que induce a algún cambio en las funciones mentales o corporales. **2.** Reproducción en el cerebro de impresiones recibidas previamente, que se convierten en el punto de partida de nuevos actos o ideas.
autosynnoia (autosinoia). f. Autocentralización; trastorno mental en el cual nunca se tiene un pensamiento que no esté conectado o relacionado consigo mismo.
autosynthesis (autosíntesis). f. Autorreproducción o autorreplicación.
autotelic (autotélico). Designa aquellos caracteres ligados estrechamente con los objetivos esenciales de un individuo.
autotemnous (autotemno). Designa una célula que se propaga mediante la fisión sin conjugación previa.
autotetraploid (autotetraploide).
autotherapy (autoterapia). f. **1.** Autotratamiento. **2.** Curación espontánea. **3.** Autosueroterapia.
autotomy (autotomía). f. Acto de separar una parte del cuerpo como un medio de escape.
autotopagnosia (autotopagnosia). f. Incapacidad de reconocer cualquier parte del cuerpo.
autotoxemia (autotoxemia). f. Presencia de autointoxicantes en la sangre, que por lo general tiene como resultado una autointoxicación.
autotoxic (autotóxico). Autoponzoñoso.
autotoxicosis (autotoxicosis). f. Autointoxicación.
autotoxin (autotoxina). f. Autointoxicante.
autotransfusion (autotransfusión). f. Autohemotransfusión.
autotransplant (autotrasplante). m. Autoinjerto.
autotransplantation (autotrasplante). m. Autoinjerto.
autotriploid (autotriploide).
autotroph (autótrofo). Microorganismo que utiliza sólo materiales inorgánicos como fuente de nutrición.
autotrophic (autotrófico). Relativo a un autótrofo.
autovaccination (autovacunación). f. Segunda vacunación con virus de una úlcera de vacuna del mismo individuo.
autoxidation (autoxidación). f. Autooxidación.
autozygous (autocigoto). m. Relacionado con los genes de un homocigoto que son copia de los genes idénticos de los antepasados como resultado de apareamiento consanguíneo.
auxano-, auxo-, aux- (aux-, auxano-, auxo-). Prefijos que indican una relación de incremento, p. ej., de tamaño, intensidad, velocidad.
auxanogram (auxanograma). m. Placa de cultivo de bacterias en la cual se han provisto condiciones variables con el fin de determinar los efectos de estas condiciones sobre el crecimiento de las bacterias.
auxanographic (auxanográfico). Relativo a un auxanograma o a una auxanografía.
auxanography (auxanografía). f. El estudio, por medio de auxanogramas, de los efectos de condiciones diferentes sobre el crecimiento de las bacterias.
auxanology (auxanología). f. Estudio del crecimiento.
auxesis (auxesia). f. Aumento de tamaño, especialmente como en la hipertrofia.
auxiliary (auxiliar). **1.** Que actúa por su capacidad de aumento; complementario. **2.** Que actúa en calidad de subordinado; secundario.
auxiliomotor (auxiliomotor). Que ayuda al movimiento.
auxilytic (auxilítico). Que aumenta el poder de destrucción de una lisina, o que favorece la lisis.
auxocardia (auxocardia). f. **1.** Agrandamiento del corazón, ya sea por hipertrofia o dilatación. **2.** Diástole cardíaca.
auxochrome (auxocromo). m. El grupo químico dentro de una molécula de colorante por el cual éste se une a los grupos terminales reactivos de los tejidos.
auxodrome (auxódromo). m. Curso del crecimiento, tal como se diagrama en una cuadrícula de Wetzel.
auxoflore (auxoflora). f. Átomo o grupo de átomos que, por su presencia en una molécula, desvían la radiación fluorescente de ésta en la dirección de una longitud de onda más corta, o incrementa la fluorescencia.
auxogluc (auxogluco). m. Grupo atómico que, cuando está presente en una molécula, intensifica su dulzura.
auxometer m. **1.** (auxiómetro). Instrumento para medir el poder de magnificación de una lente. **2.** (auxómetro). Auxiómetro.
auxotonic (auxotónico). Designa la condición en la que un músculo en contracción se acorta contra un incremento de la carga.
auxotox (auxotóxico). Grupo atómico que, cuando está presente en una molécula, intensifica sus características tóxicas.
auxotroph (auxótrofo). Microorganismo mutante que requiere algún nutriente que no es necesario para el organismo (protótrofo) a partir del cual derivó el mutante.
auxotrophic (auxotrófico). Relativo a un auxótrofo.
avalvular (avalvular). Sin válvulas.
avascular (avascular). Sin vasos sanguíneos o linfáticos.
avascularization (avascularización). f. **1.** Expulsión de sangre de una parte del cuerpo por medio del torniquete de Esmarch o de la compresión arterial. **2.** Pérdida de la vascularidad, como en las cicatrices.
avenin (avenina). f. Legúmina; planta o caseína vegetal.
avian (aviario). Relativo a las aves.
avidin (avidina). f. Antibiotina; glucoproteína de la clara de huevo no desnaturalizada que se une firmemente a la biotina.
avirulent (avirulento). No virulento.
avitaminosis (avitaminosis). f. Más correctamente, hipovitaminosis.
  conditioned a. (a. condicionada).
avivement (avivamiento). m. Escisión de los bordes de una herida para ayudar al proceso de curación.
avoirdupois (avoirdupois). Sistema de pesos en el cual 16 onzas hacen una libra; la libra es el equivalente a 453,6 g.

AVP (PAV). Abrev. de proteína antiviral (antiviral protein).
avulsion (avulsión). f. Rotura o separación forzada de parte de una estructura.
  a. of caruncula lacrimalis (a. de la carúncula lagrimal).
  nerve a. (a. nerviosa).
  tooth a. (a. dental).
axenic (axénico). Estéril, designa especialmente un cultivo puro.
axial (axial). Axil; relacionado con un eje.
axifugal (axífugo). Axófugo; que se extiende a partir de un eje o axón.
axil (axila). f. Fosa axilar.
axile (axil). Axial.
axilla, gen. and pl. **axillae** (axila). f. [*fossa axillaris*, NA]. Fosa axilar.
axillary (axilar). Alar; relacionado con la axila.
axio- (axio-). Prefijo que indica relación con un eje.
axio-occlusal (axiooclusal). Perteneciente al ángulo recto formado por la unión de las paredes axial y oclusal de un diente.
axiobuccal (axiobucal). Relativo a la unión de los planos bucal y axial, usualmente una línea.
axiobuccogingival (axiobucogingival). Relativo a la unión de los planos axial, bucal y gingival; usualmente es un punto.
axioincisal (axioincisal). Relativo al ángulo lineal formado por la unión del borde incisal y las paredes axiales de un diente.
axiolabial (axiolabial). Perteneciente al ángulo lineal de una cavidad formada por la unión de las paredes axial y labial de un diente.
axiolabiolingual (axiolabiolingual). Relativo a una sección desde la pared labial a la lingual a lo largo del eje longitudinal de un diente.
axiolingual (axiolingual). Relativo al ángulo lineal de una cavidad formada por la unión de una pared axial y una lingual.
axiolinguocervical (axiolinguocervical). Relativo al ángulo puntiforme formado por la unión de las paredes axial, lingual y cervical (gingival) de una cavidad.
axiolinguoclusal (axiolinguoclusal). Relativo al ángulo puntiforme formado por la unión de las paredes axial, lingual y oclusal de una cavidad.
axiolinguogingival (axiolinguogingival). Relativo al ángulo agudo formado por la unión de las paredes axial, lingual y gingival (cervical) de una cavidad.
axiomesial (axiomesial). Relativo al ángulo recto de una cavidad formada por la unión de las paredes axial y mesial.
axiomesiocervical (axiomesiocervical). Relativo al ángulo agudo formado por la unión de las paredes axial, mesial y cervical (gingival) de una cavidad.
axiomesiodistal (axiomesiodistal).
axiomesiogingival (axiomesiogingival). Relativo al ángulo agudo formado por las paredes axial, mesial y gingival (cervical) de una cavidad.
axiomesioincisal (axiomesioincisal). Se refiere al ángulo agudo formado por la pared axial, mesial e incisal de la cavidad de un diente.
axion (axión). m. El cerebro y la médula espinal (eje cerebroespinal).
axioplasm (axioplasma). m. Axoplasma.
axiopodium, pl. **axiopodia** (axiopodio). m. Axópodo.
axiopulpal (axiopulpar). Referente al ángulo recto formado por la unión de las paredes axial y pulpar de una cavidad.
axioversion (axioversión). f. Inclinación anormal del eje longitudinal de un diente.
axipetal (axípeto). Centrípeto.
axiramificate (axirramificado). Designa una célula nerviosa cuyo axón, por lo común corto, se divide en muchas ramas.
axis m. **1.** (axis). [*axis*, NA]. Epístrofe, vértebra dentada u odontoide; segunda vértebra cervical. **2.** (eje). Línea recta que pasa a través de un cuerpo esférico entre sus dos polos. **3.** (eje). La línea central del cuerpo o de cualquiera de sus partes. **4.** (eje). La columna vertebral. **5.** (eje). El sistema nervioso central. **6.** (eje). Arteria que se divide, inmediatamente después de su origen, en un número de ramas.
  basibregmatic a. (eje basibregmático).
  basicranial a. (eje basicraneal).
  basifacial a. (eje basifacial). E. facial.
  biauricular a. (eje biauricular). Línea recta que une las dos orejas.
  celiac a. (eje celíaco). Tronco celíaco.
  cephalocaudal a. (eje cefalocaudal). El e. longitudinal del cuerpo.
  cerebrospinal a. (eje cerebroespinal). E. encefalomielónico.
  condylar a. (eje condíleo). Cuerda condilar.
  conjugate a. (eje conjugado). Conjugata.
  craniofacial a. (eje craneofacial).
  electrical a. (eje eléctrico).
  embryonic a. (eje embrionario).
  encephalomyelonic a. (eje encefalomielónico). E. cerebroespinal.
  external a. of eye (eje externo del ojo). [*axis bulbi externus*, NA].
  facial a. (eje facial). E. basifacial.
  frontal a. (eje frontal).
  hinge a. (eje en gozne). E. horizontal transverso.
  instantaneous electrical a. (eje eléctrico instantáneo).
  internal a. of eye (eje interno del ojo). [*axis bulbi internus*, NA].
  a. of lens (eje del cristalino). [*axis lentis*, NA].
  long a. (eje longitudinal).
  long a. of body (eje longitudinal del cuerpo). E. cefalocaudal.
  mandibular a. (eje mandibular). E. horizontal transverso.
  mean electrical a. (eje eléctrico medio).
  neural a. (eje neural). E. cerebroespinal.
  neutral a. of straight beam (eje neutro de un haz recto). E. perpendicular al plano de incidencia de un haz.
  normal a. (eje normal).
  opening a. (eje de abertura).
  optic a. (eje óptico). [*axis opticus*, NA].
  orbital a. (eje orbitario).
  pelvic a. (eje pélvico). [*axis pelvis*, NA]. Plano del canal pélvico.
  principal optic a. (eje óptico principal).
  pupillary a. (eje pupilar).
  rotational a. (eje de rotación). Línea del fulcro.
  sagittal a. (eje sagital).
  secondary a. (eje secundario).
  a. of symmetry (eje de simetría).
  thoracic a. (eje torácico).
  thyroid a. (eje tiroideo). Tronco tirocervical.
  transporionic a. (eje transporiónico).
  transverse horizontal a. (eje horizontal tranverso).
  vertical a. (eje vertical).
  visual a. (eje visual). Línea de visión.
axo- (axo-). Prefijo que significa eje, por lo general relacionado con un axón.
axoaxonic (axoaxónico). Relativo al contacto sináptico entre el axón de una célula nerviosa y el de otra.
axodendritic (axodendrítico). Referente a la relación sináptica de un axón con una dendrita.
axofugal (axófugo). Axífugo.
axograph (axógrafo). m. Instrumento para registrar escalas o ejes de magnitudes predeterminadas sobre registros quimográficos.
axolemma (axolema). m. Vaina de Mauthner; la membrana plasmática del axón.
axolysis (axólisis). f. Destrucción del axón de un nervio.
axometer (axómetro). m. Axonómetro; instrumento para determinar el eje de las lentes de los anteojos.
axon (axón). m. El a. es el único, entre las prolongaciones de una célula nerviosa, que en condiciones normales conduce los impulsos nerviosos desde el cuerpo celular y sus restantes proyecciones (dendritas).
axonal (axonal). Perteneciente a un axón.
axoneme (axonema). m. **1.** La fibra central que corre a lo largo del eje de un cromosoma. **2.** Filamento axial. **3.** Ordenamiento característico de los microtúbulos en el núcleo de los cilios y flagelos eucarióticos.
axonography (axonografía). f. Electroaxonografía; registro de los cambios eléctricos en los axones.
axonometer (axonómetro). m. Axómetro.
axonopathy (axonopatía). f. Condición anormal o patológica del axón de una neurona.
axonotmesis (axonotmesis). f. Interrupción de los axones de un nervio, seguida por la degeneración completa del segmento periférico, sin separación de las estructuras de sostén del nervio. Esta lesión puede ser el resultado de aplastamiento, punción o compresión prolongada.

axopetal (axópeto). Que se extiende en dirección hacia un axón.
axoplasm (axoplasma). m. Axioplasma; neuroplasma del axón.
axopodium, pl. **axopodia** (axópodo). m. Axiopodio; seudópodo permanente que contiene un filamento axial rígido de protoplasma diferenciado.
axosomatic (axosomático). Referente a la relación sináptica de un axón con un cuerpo neuronal.
axostyle (axostilo). m. Túbulo elongado de sostén que corre a lo largo de ciertos protozoarios flagelados.
axotomy (axotomía). f. Incisión o corte de un axón.
ayahuasca (ayahuasca). Caapi.
azacrine (azacrina). f. Esquizonticida efectivo en la infección aguda por *Plasmodium falciparum.*
azacyclonol hydrochloride (azaciclonol, clorhidrato de). Clorhidrato de γ-pipradol; se utiliza en el tratamiento de las alucinaciones y la confusión.
9-azafluorene (9-azafluoreno). m. Carbazol.
8-azaguanine (8-azaguanina). f. Guanazol; triazolguanina.
azamethonium bromide (azametonio, bromuro de). Un agente bloqueador ganglionar.
azaperone (azaperona). f. Tranquilizante.
azapetine phosphate (azapetina, fosfato de). Potente agente bloqueador adrenérgico (α-receptor) de acción y usos similares a los de la tolazolina.
azapropazone (azapropazona). f. Apazona.
azaribine (azaribina). f. Agente antipsoriático (en desuso debido a la alta frecuencia de reacciones adversas).
azaserine (azaserina). f. Serina diazoacetato; antibiótico inhibidor de la síntesis de purina.
azaspirodecanedione (azaspirodecanediona). f. Clase de agentes ansiolíticos no relacionados química ni farmacológicamente con otras clases de drogas sedantes o ansiolíticas.
azatadine maleate (azatadina, maleato de). Antihistamínico con propiedades anticolinérgicas y antiserotonínicas.
azathioprine (azatioprina). f. Derivado de la 6-mercaptopurina, utilizado como agente citotóxico e inmunosupresor.
6-azathymine (6-azatimina). f. Antimetabolito de la timina.
6-azauridine (AzUR) (6-azauridina (AzUR)). f. Análogo triazínico de la uridina.
azeotrope (azeotropo). m. Mezcla de dos líquidos que hierven sin un cambio en la proporción de ambos, ya sea en la fase de líquido o de vapor; p. ej., el etanol al 95%.
halothane-ether a. (a. éter-halotano).
azeotropic (azeotrópico). Referido a un azeotropo, o característico de él.
azide (azida). f. Compuesto que contiene el grupo monovalente —N^3.
azidothymidine (AZT) (azidotimidina (AZT)). f. Zidovudina.
azlocillin sodium (azlocilina sódica). Penicilina de amplio espectro.
azo- (azo-). Prefijo que designa la presencia en una molécula del grupo ≡C—N=N—C≡.
azobilirubin (azobilirrubina). f. Pigmento rojo violáceo formado por la condensación del ácido sulfanílico diazotado con la bilirrubina en la reacción de van den Bergh.
azocarmine B, azocarmine G (azocarmín B, azocarmín G). Colorantes ácidos de color rojo.
azoic (azoico). Que no contiene materiales vivos; sin vida orgánica.
azole (azol). m. Pirrol.
azolitmin (azolitmina). f. Material colorante rojo púrpura.
azoospermia (azoospermia). f. Ausencia de espermatozoides vivos en el semen.
azophloxin (azofloxina). f. Amidonaftol rojo.
azoprotein (azoproteína). f. Cualquiera de las proteínas modificadas producidas por tratamiento con derivados diazonio de diversas aminas aromáticas.
azosulfamide (azosulfamida). f. Derivado rojizo, soluble en agua, menos tóxico pero menos efectivo que la sulfanilamida.
azotemia (azoemia). f. Uremia.
nonrenal a., prerenal a. (a. no renal, prerrenal).
azotemic (azoémico). Relativo a la azoemia.
azothermia (azotermia). f. Fiebre por retención de nitrógeno.
azoturia (azouria). f. Aumento de la eliminación de urea en la orina.
a. of horses (a. de los caballos). Mioglobinuria paralítica; enfermedad de la mañana del lunes; hemoglobinemia paralítica.
azovan blue (azul azovan). A. de Evans.
AZT (AZT). Abrev. de azidotimidina.
aztreonam (aztreonam). m. Antibiótico monobactámico bactericida sintético de amplio espectro.
azul (azul). Pinta.
AZUR (AZUR). Abrev. de 6-azauridina.
azure (azur). m. Grupo de colorantes básicos de azul de metiltionina o fenotiazina.
azuresin (azurresina). f. Resina de quinina carbacrílica.
azurophil, azurophile (azurófilo). Que se colorea fácilmente con un colorante azur.
azygogram (acigograma). m. Imagen radiográfica del sistema de la vena ácigos luego de la inyección de un medio de contraste.
azygography (acigografía). f. Radiografía del sistema de la vena ácigos luego de la inyección de un medio de contraste.
azygos, azygous (ácigos). Impar; único.

B

B (B). **1.** Símbolo de boro. **2.** Como suscripto, se refiere a presión barométrica.
Ba (Ba). Símbolo del bario.
babesiosis (babesiosis). f. Piroplasmosis; enfermedad patógena causada por la infección por una especie de *Babesia*.
  bovine b. (b. bovina). Hemoglobinuria bovina; fiebre de las aguas rojas: fiebre de Texas.
  canine b. (b. canina).
  equine b. (b. equina). Fiebre biliar equina.
  human b. (b. humana).
baby (bebé). m. Lactante; recién nacido.
  blue b. (neonato azul). Recién nacido cianótico.
  blueberry muffin b. (neonato en "bollito de arándanos"). Ictericia y púrpura, especialmente en la cara del recién nacido, que puede ser consecuencia de infección viral intrauterina.
  collodion b. (neonato de colodión). Recién nacido con ictiosis laminar.
  giant b. (neonato gigante). Macrosomía en el recién nacido.
  test-tube b. (b. de probeta).
bacampicillin hydrochloride (bacampicilina, clorhidrato de). Una penicilina semisintética con igual actividad y uso que la ampicilina.
baccate (abayado). Que se parece a una baya.
bacciform (bacciforme o baciforme). En forma de baya.
bacillar, bacillary (bacilar). En forma de bacilo o bastón.
Bacille bilié de Calmette-Guérin (BCG) (Bacille bilié de Calmette-Guérin (BCG)). Bacilo de Calmette-Guérin; cepa atenuada de *Mycobacterium bovis* que se usa para la preparación de la vacuna BCG.
bacillemia (bacilemia). f. Presencia de bacterias en forma de bastones en la sangre circulante.
bacilliform (baciliforme). En forma de bacilo o bastoncillo.
bacillin (bacilina). f. Sustancia antibiótica producida por el *Bacillus subtilis*.
bacillomyxin (bacilomixina). f. Antibiótico que se obtiene a partir de cultivos de *Bacillus subtilis*.
bacillosis (bacilosis). f. Infección general con bacilos.
bacilluria (baciluria). f. Presencia de bacilos en la orina.
bacillus, pl. **bacilli** (bacilo). m. **1.** Término vernáculo utilizado para referirse a cualquier miembro del género *Bacillus*. **2.** Término usado anteriormente para referirse a toda bacteria en forma de bastoncillo.
  Abel's b. (b. de Abel). *Klebsiella ozaenae*.
  abortus b. (b. del aborto). *Brucella abortus*.
  acne b. (b. del acné). *Propionibacterium acnes*.
  Bang's b. (b. de Bang). *Brucella abortus*.
  Battey b. (b. de Battey). *Mycobacterium intracellulare*.
  blue pus b. (b. del pus azul). *Pseudomonas aeruginosa*.
  Bordet-Gengou b. (b. de Bordet-Gengou). *Bordetella pertussis*.
  Calmette-Guérin b. (b. de Calmette-Guérin).
  cholera b. (b. del cólera). *Vibrio cholerae*.
  colon b. (b. colónico). *Escherichia coli*.
  comma b. (b. en coma). *Vibrio cholerae*.
  Döderlein's b. (b. Döderlein).
  Ducrey's b. (b. de Ducrey). *Haemophilus ducreyi*.
  dysentery b. (b. de la disentería).
  Eberth's b. (b. de Eberth). *Salmonella typhi*.
  Flexner's b. (b. de Flexner). *Shigella flexneri*.
  Friedländer's b. (b. de Friedländer). *Klebsiella pneumoniae*.
  Gärtner's b. (b. de Gärtner). *Salmonella enteritidis*.
  gas b. (b. gaseoso). *Clostridium perfringens*.
  Ghon-Sachs b. (b. Ghon-Sachs). *Clostridium septicum*.
  glanders b. (b. del muermo). *Pseudomonas mallei*.
  grass b. (b. de la hierba). *Bacillus subtilis*.
  Hansen's b. (b. de Hansen). *Mycobacterium leprae*.
  hay b. (b. del heno). *Bacillus subtilis*.
  Hofmann's b. (b. de Hofmann). *Corynebacterium pseudodiphtheriticum*.
  influenza b. (b. de la influenza). *Haemophilus influenzae*.
  Johne's b. (b. de Johne). *Mycobacterium paratuberculosis*.
  Kitasato's b. (b. de Kitasato). *Yersinia pestis*.
  Klebs-Loeffler b. (b. de Klebs-Loeffler). *Corynebacterium diphtheriae*.
  Koch's b. (b. de Koch). **1.** *Mycobacterium tuberculosis*. **2.** *Vibrio cholerae*.
  Koch-Weeks b. (b. de Koch-Weeks). *Haemophilus influenzae*.
  lactic acid b. (b. del ácido láctico). Miembro del género *Lactobacillus*.
  leprosy b. (b. de la lepra). *Mycobacterium leprae*.
  Loeffler's b. (b. de Loeffler). *Corynebacterium diphtheriae*.
  mist b. (b. de la niebla). *Mycobacterium smegmatis*.
  Moeller's grass b. (b. del pasto de Moeller). *Mycobacterium phlei*.
  Morgan's b. (b. de Morgan). *Proteus morganii*.
  Much's b. (b. de Much).
  necrosis b. (b. de la necrosis). *Fusobacterium necrophorum*.
  paracolon b. (b. del paracolon).
  paradysentery b. (b. de la paradisentería). *Shigella flexneri*.
  paratyphoid b. (b. paratifoideo).
  Park-Williams b. (b. de Park-Williams).
  Pfeiffer's b. (b. de Pfeiffer). *Haemophilus influenzae*.
  plague b. (b. de la peste). *Yersinia pestis*.
  Plaut's b. (b. de Plaut). Probablemente *Fusobacterium nucleatum*.
  Plotz b. (b. de Plotz).
  Preisz-Nocard b. (b. de Preisz-Nocard). *Corynebacterium pseudotuberculosis*.
  Sachs' b. (b. de Sachs). *Clostridium septicum*.
  Schmorl's b. (b. de Schmorl). *Fusobacterium necrophorum*.
  Schottmüller's b. (b. de Schottmüller). *Salmonella schottmülleri*.
  Shiga b. (b. de Shiga). *Shigella dysenteriae*.
  Shiga-Kruse b. (b. de Shiga-Kruse). *Shigella dysenteriae*.
  Sonne b. (b. de Sonne). *Shigella sonnei*.
  timothy hay b. (b. del heno de fleo). *Mycobacterium phlei*.
  tubercle b. (b. tuberculoso). *Mycobacterium tuberculosis* (humano); *M. bovis* (bovino); *M. avium* (aviario).
  typhoid b. (b. tifoideo). *Salmonella typhi*.
  Vincent's b. (b. de Vincent) Probablemente *Fusobacterium nucleatum*.
  vole b. (b. del ratón campestre).
  Weeks' b. (b. de Weeks). *Haemophilus influenzae*.
  Welch's b. (b. de Welch). *Clostridium perfringens*.
  Whitmore's b. (b. de Whitmore). *Pseudomonas pseudomallei*.
bacitracin (bacitracina). f. Polipéptido antibacteriano.
back **1.** (dorso). m. Tergum. La espalda o parte posterior del cuerpo humano. **2.** (espalda).
  adolescent round b. (espalda curvada juvenil).
  hollow b. (espalda hueca). Lordosis.
  poker b. (espalda rígida o de palo). Espondilitis deformante.
  saddle b. (espalda en silla de montar). Lordosis.
backache (dorsalgia). f. Término inespecífico que se usa para describir el dolor de espalda; en general, se refiere al dolor por debajo del nivel cervical.
backbone (columna vertebral).
backcross (backcross). **1.** Apareamiento de un individuo heterocigoto para uno o varios pares de genes con un individuo homocigoto para los mismos pares de genes. **2.** Prueba cruzada.
baclofen (baclofeno). m. Relajante muscular utilizado en el tratamiento sintomático de lesiones de la médula espinal y de la esclerosis múltiple.
bacteremia (bacteremia). f. Bacteriemia.

bacterial (bacteriano). Relativo a las bacterias.
bactericholia (bactericolia). f. Presencia de bacterias en la bilis.
bactericidal (bactericida). Que causa la muerte de bacterias.
bactericide (bactericida). Bacteriocida; que causa la muerte de las bacterias.
specific b. (b. específico).
bacterid (bactéride). f. **1.** Erupción recurrente o persistente de pústulas discretas, estériles, de palmas y plantas. **2.** Diseminación de una infección bacteriana cutánea previamente localizada.
bacteriemia (bacteriemia). f. Presencia de bacterias viables en la sangre circulante.
bacterio-, bacteri- (bacterio-). Forma combinada relacionada con las bacterias.
bacterioagglutinin (bacterioaglutinina). f. Anticuerpo que aglutina las bacterias.
bacteriochlorin (bacterioclorina). f. La estructura básica de las bacterioclorofilas.
bacteriochlorophyll (bacterioclorofila). f. Bacteriofeofitinato de magnesio; cualquiera de las dos formas de la clorofila: α o β.
bacteriocidal (bacteriocida) Bactericida.
bacteriocide (bactriocida). Bactericida.
bacteriocidin (bacteriocidina). f. Anticuerpo que posee actividad bactericida.
bacteriocinogens (bacteriocinógenos). m. Plásmidos bacteriocinogénicos.
bacteriocins (bacteriocinas). f. Proteínas producidas por algunas bacterias que poseen plásmidos bacteriocinogénicos.
bacterioclasis (bacterioclasis). f. Fragmentación de las bacterias, como ocurre en el fenómeno de Twort.
bacteriofluorescin (bacteriofluoresceína). f. Material fluorescente producido por las bacterias.
bacteriogenic (bacteriogénico). Causado por bacterias.
bacteriogenous (bacteriógeno). **1.** Productor de bacterias. **2.** De origen o causa bacteriana.
bacterioid (bacterioide). Semejante a una bacteria.
bacteriologic, bacteriological (bacteriológico). Relacionado con las bacterias o la bacteriología.
bacteriologist (bacteriólogo). m. El que estudia o trabaja especialmente con bacterias.
bacteriology (bacteriología). f. Rama de la ciencia relacionada con el estudio de las bacterias.
systematic b. (b. sistemática).
bacteriolysin (bacteriolisina). f. Anticuerpo específico que se combina con las células bacterianas y causa su lisis.
bacteriolysis (bacteriólisis). f. Disolución de bacterias.
bacteriolytic (bacteriolítico). Relativo a la destrucción lítica de bacterias.
bacteriopexy (bacteriopexia). f. La inmovilización de bacterias por células fagocíticas.
bacteriophage (bacteriófago). Fago; virus con afinidad específica para las bacterias, y el agente activo en el fenómeno de d'Herelle.
defective b. (b. defectivo). Fago defectivo.
filamentous b. (b. filamentoso).
mature b. (b. maduro). La forma completa, infecciosa del b.
temperate b. (b. atemperado).
typhoid b. (b. tifoideo). B. específico para *Salmonella typhosa*.
vegetative b. (b. vegetativo).
virulent b. (b. virulento).
bacteriophagia (bacteriofagia). f. Fenómeno de Twort-d'Herelle.
bacteriophagology (bacteriofagología). f. Protobiología; estudio de los bacteriófagos.
bacteriopheophorbide (bacteriofeoforbida). f. Bacterioforbina con las cadenas laterales que se encuentran en la bacterioclorofila, pero carente del grupo fitilo.
bacteriopheophorbin (bacteriofeoforbina). f. Bacteriofeoforbida desesterificada, derivada de la bacterioclorina.
bacteriopheophytin (bacteriofeofitina). f. Bacteriofeoforbida con un éster fitilo sobre el residuo propiónico C-17.
bacteriophorbin (bacterioforbina). f. Forbina saturada con el agregado de dos hidrógenos a C-7 y C-8.
bacteriophytoma (bacteriofitoma). m. Crecimiento en tejidos vegetales producido por bacterias.
bacterioprotein (bacterioproteína). f. Una de las sustancias albuminosas o proteínas, dentro de las células bacterianas.
bacteriopsonin (bacteriopsonina). f. Opsonina que actúa sobre las bacterias.
bacteriosis (bacteriosis). f. Infección bacteriana localizada o generalizada.
bacteriostasis (bacteriostasis). f. Detención o retardo del crecimiento de las bacterias.
bacteriostat (bacterióstato). m. Cualquier agente que inhiba o retarde el crecimiento bacteriano.
bacteriostatic (bacteriostático). Que inhibe o retarda el crecimiento de las bacterias.
bacteriotoxic (bacteriotóxico). Tóxico o ponzoñoso para las bacterias.
bacteriotropic (bacteriotrópico). Que se mueve en dirección de las bacterias; que posee afinidad por las bacterias.
bacteriotropin (bacteriotropina). f. Constituyente de la sangre, por lo general una opsonina, que se combina con las células bacterianas, haciéndolas más susceptibles a los fagocitos.
bacteriotrypsin (bacteriotripsina). f. Enzima semejante a la tripsina producida por bacterias, particularmente *Vibrio cholerae*.
bacterium, pl. **bacteria** (bacteria). f. Un microorganismo unicelular procariótico.
Binn's b. (b. de Binn).
blue-green b. (b. azul verde). Cianobacteria.
Chauveau's b. (b. de Chauveau). Nombre anterior de *Clostridium chauvoei*.
endoteric b. (b. endotérica). B. que forma una endotoxina.
exoteric b. (b. exotérica). B. que secreta una exotoxina.
lysogenic b. (b. lisogénica).
pyogenic b. (b. piógena).
bacteriuria (bacteriuria). f. Dícese de la presencia de bacterias en la orina.
bacteroid (bacteroide). Semejante a una bacteria.
bacteroidosis (bacteroidosis). f. Infección con *Bacteroides*.
baculiform (baculiforme). En forma de bastón.
baculum (baculum). Hueso del pene.
bag (bolsa). f. Saco, receptáculo, receso.
Ambu b. (b. Ambu).
breathing b. (b. de respiración). B. de reserva.
colostomy b. (b. de colostomía).
Douglas b. (b. de Douglas).
nuclear b. (b. nuclear).
Petersen's b. (b. de Petersen).
Plummer's b. (b. de Plummer). Dilatador de Plummer.
Politzer b. (b. Politzer).
reservoir b. (b. de reserva). B. de respiración.
bagassosis (bagazosis). f. Alveolitis alérgica extrínseca luego de la exposición a la fibra de la caña de azúcar (bagazo).
balance **1.** (balance). m. Diferencia entre ingreso y utilización, almacenamiento o excreción del organismo de una sustancia. **2.** (equilibrio). Cantidades, concentraciones y volúmenes proporcionados de los componentes corporales. **3.** (equilibrio). m. Estado normal de acción y reacción entre dos o varias partes u órganos del cuerpo. **4.** (balanza). f. Aparato para pesar.
acid-base b. (equilibrio ácido-base).
genic b. (equilibrio génico).
occlusal b. (equilibrio oclusal).
Wilhelmy b. (balanza de Wilhelmy).
balanic (balánico). Relacionado con el glande del pene o del clítoris.
balanitis (balanitis). f. Inflamación del glande del pene o del clítoris.
b. circinata (b. circinada).
b. circumscripta plasmacellularis (b. circunscripta plasmacelular).
b. diabetica (b. diabética).
plasma cell b. (b. de plasmocitos). B. de Zoon.
b. xerotica obliterans (b. xerótica obliterante).
b. of Zoon (b. de Zoon). Eritroplasia de Zoon.
balano-, balan- (balano-). Prefijo que indica relación con el glande.
balanoblennorrhea (balanoblenorrea). f. Inflamación gonorreica de la superficie externa del glande.
balanocele (balanocele). m. Protrusión del glande a través de una abertura gangrenosa en el prepucio.
balanoplasty (balanoplastia). f. Cualquier cirugía plástica sobre el glande.

balanoposthitis (balanopostitis). f. Inflamación del glande y del prepucio que lo cubre.
balanopreputial (balanoprepucial). Relacionado con el glande y el prepucio.
balanorrhagia (balanorragia). f. Término anticuado con que se designaba el flujo a través del glande del pene.
balanorrhea (balanorrea). f. Término obsoleto para designar a la balanitis con exudado purulento.
balantidiasis (balantidiasis). f. Balantidiosis; enfermedad causada por la presencia de *Balantidium coli* en el intestino grueso.
balantidosis (balantidiosis). f. Balantidiasis.
balanus (balanus). Glande del pene.
bald (calvo). Que no tiene cabello, o que presenta una reducción de la cantidad de pelo en la cabeza.
baldness (calvicie). f. Alopecia.
congenital b. (c. congénita). Alopecia congénita.
male pattern b. (c. de distribución masculina). Alopecia hereditaria.
pubic b. (c. del pubis). Pubiomadesis.
ball f. **1.** (bola). Masa esférica. **2.** (pelota). Masa redondeada. **3.** (bola). En medicina veterinaria, píldora de gran tamaño o bolo. **4.** (pelota). En veterinaria, un gran bolo.
chondrin b. **1.** (b. de condrina). **2.** (pelota de condrina).
dust b. (b. de polvo).
food b. **1.** (pelota de comida). Fitobezoar. **2.** (b. de alimento). Fitobezoar.
fungus b. (b. fúngica).
hair b. (b. pilosa). Tricobezoar.
wool b. (b. de lana).
ballism (balismo).
ballismus (balismo). m. Aparición de movimientos convulsivos, observado especialmente en la corea.
ballistocardiogram (balistocardiograma). m. Registro del rechazo corporal causado por la contracción cardíaca y la expulsión de la sangre hacia la aorta.
ballistocardiograph (balistocardiógrafo). m. Instrumento para tomar un balistocardiograma.
ballistocardiography (balistocardiografía). f. **1.** Registro gráfico de los movimientos del cuerpo impartidos por fuerzas balísticas. **2.** Estudio e interpretación de los balistocardiogramas.
ballistophobia (balistofobia). f. Miedo mórbido de los misiles.
balloon **1.** (balón). m. Dispositivo inflable esférico u ovoide utilizado para retener tubos o catéteres en diversas estructuras del cuerpo, o para brindarles soporte. **2.** (balonizar). Distender una cavidad corporal con un gas o líquido para facilitar su examen.
balloonseptostomy (septostomía con balón). Creación de un orificio en el tabique interauricular artificial por cateterismo cardíaco para pasar un balón insuflado por el agujero oval.
ballottement (peloteo). **1.** Maniobra utilizada en el examen físico para estimar el tamaño de un órgano cercano a la superficie, por medio de un movimiento superficial de los dedos o de la mano. **2.** Método obsoleto de diagnóstico del embarazo.
abdominal b. (p. abdominal). Examen del abdomen por palpación para detectar cantidades excesivas de líquido (ascitis).
renal b. (p. renal).
balm (bálsamo). **1.** Producto de efecto curativo o suavizante, para ser aplicado en tópicos. **2.** m. Ungüento, en especial si tiene fragancia.
b. of Gilead (b. de Gilead). B. de la Meca.
mountain b. (b. de la montaña). Eriodictyon
sweet b. (b. dulce). Melisa.
balneotherapeutics, balneotherapy (balneoterapia). f. Inmersión de parte o de todo el cuerpo en un baño de agua mineral como modalidad terapéutica.
balsam (bálsamo). Exudado oleoso fragante, resinoso o espeso, de diversos árboles y plantas.
Canada b. (b. del Canadá). Trementina del Canadá.
b. of copaiba (b. de copaiba). Copaiba.
Mecca b. (b. de la Meca). B. de Gilead.
b. of Peru (b. del Perú). .
Tolu b. (b. de Tolú).
balsamic (balsámico). **1.** Relacionado con el bálsamo. **2.** Fragante.
bamethan sulfate (bametán, sulfato de). Amina simpaticomimética usada como vasodilatador periférico.
bamifylline hydrochloride (bamifilina, clorhidrato de). Vasodilatador y relajante del músculo liso.
bamipine (bamipina). f. Antihistamínico.
bancroftiasis, bancroftosis (bancroftiasis, bancroftosis). f. Infección por *Wuchereria bancrofti*.
band f. **1.** (bandeleta). Estructura anatómica en forma de pequeña banda o cinta. **2.** (banda). Línea angosta que contiene una o más macromoléculas (en ocasiones, moléculas pequeñas), detectadas en electroforesis o en algunos tipos de cromatografía. **3.** (cintilla). Tira larga y plana, algo más estrecha que una cinta, que rodea o une otra estructura o que conecta dos o más partes. **4.** (banda). Cualquier elemento o parte de un aparato que circunde o enlace una parte del cuerpo.
A b.'s (banda A). Discos o b. Q; discos anisotrópicos o A.
absorption b. (banda de absorción).
amniotic b.'s (banda amnióticas). Adherencias amnióticas; b. anular; b. de Streeter o Simonart; ligamentos o fibras de Simonart.
annular b. (banda anular). B. amnióticas.
anogenital b. (banda anogenital).
atrioventricular b. (banda auriculoventricular). Tronco auriculoventricular.
b.'s of colon (b. cólicas). B. musculares del colon.
Baillarger's b.'s (banda de Baillarger). Líneas de Baillarger.
Bechterew's b. (banda de Bechterew). B. de Kaes-Bechterew.
Broca's diagonal b. (banda diagonal de Broca).
chromosome b. (banda cromosómica).
Clado's b. (banda de Clado).
contraction b. (banda de contracción).
coronary b. (banda coronaria). Corion de la corona.
Essick's cell b.'s (banda celulares de Essick).
Gennari's b. (banda de Gennari). Estría o línea de Gennari.
b. of Giacomini (banda de Giacomini).
H b. (banda H). Disco o línea de Hensen; disco H.
His' b. (fascículo de His). Tronco auriculoventricular.
Hunter-Schreger b.'s (banda de Hunter-Schreger).
I b. (banda I). Disco isotrópico o I.
iliotibial b. (b. iliotibial). Ligamento iliotibial; banda iliotibial
b. of Kaes-Bechterew (banda de Kaes-Bechterew).
Ladd's b. (banda de Ladd).
Lane's b. (banda de Lane). Acodadura de Lane.
M b. (banda M). Línea M, mesofragma.
Mach's b. (banda de Mach).
Maissiat's b. **1.** (b. de Maissiat). Ligamento iliotibial. **2.** (cintilla de Maissiat). Ligamento iliotibial.
matrix b. (banda matriz).
Meckel's b. (banda de Meckel). Ligamento de Meckel.
moderator b. (banda moderadora). Trabécula septomarginal.
orthodontic b. (banda ortodóntica).
pecten b. (banda del pecten).
perioplic b. (banda perióplica).
Q b.'s (banda Q).
Reil's b. (banda de Reil). **1.** Trabécula septomarginal. **2.** Lemnisco medial.
Simonart's b.'s (banda de Simonart).
Soret b. (banda de Soret).
Streeter's b.'s (banda de Streeter). B. amnióticas.
uncus b. of Giacomini (banda del gancho de Giacomini). Frenillo o b. de Giacomini; cola de la circunvolución dentada.
ventricular b. of larynx (banda ventricular laríngea). Pliegue vestibular.
Z b. (banda Z).
zonular b. (banda zonular). Zona orbicular.
bandage **1.** (vendar). Cubrir una parte del cuerpo mediante la aplicación de un vendaje o apósito. **2.** (vendaje). m. Pieza de tela u otro material de diversa forma y tamaño, aplicada a una parte del cuerpo para comprimir, absorber un drenaje, impedir el movimiento, retener apósitos quirúrgicos, etc.
adhesive b. (vendaje adhesivo).
Barton's b. (vendaje de Barton).
capeline b. (vendaje en capelina).
circular b. (vendaje circular).
cravat b. (vendaje en corbata).
crucial b. (vendaje crucial).
demigauntlet b. (vendaje en semiguantelete).
Desault's b. (vendaje de Desault).
elastic b. (vendaje elástico).

figure-of-8 b. (vendaje en ocho).
four-tailed b. (vendaje de cuatro colas).
gauntlet b. (vendaje en guantelete).
gauze b. (vendaje de gasa).
Gibney's fixation b. (vendaje en fijación de Gibney).
Gibson's b. (vendaje de Gibson).
hammock b. (vendaje en hamaca).
immovable b. (vendaje inmóvil).
many-tailed b. (vendaje de múltiples extremos). V. de Scultetus.
Martin's b. (vendaje de Martin).
oblique b. (vendaje oblicuo).
plaster b. (vendaje enyesado).
roller b. (vendaje enrollado).
scarf b. (vendaje en chalina). V. triangular.
Scultetus' b. (vendaje de Scultetus). V. con varios extremos.
spica b. (vendaje en espiga).
spiral b. (vendaje espiral).
suspensory b. (vendaje suspensorio).
T-b. (vendaje en T). Faja en T.
triangular b. (vendaje triangular). V. en chalina.
Velpeau's b. (vendaje de Velpeau).

banding (bandeo). m. El proceso de tinción diferencial de los cromosomas en metafase de células en cultivos.
BrDu-b. (b. BrDU).
C-b. (b. C).
G-b. (b. G).
high-resolution b. (b. de alta resolución).
NOR-b. (b. NOR).
prometaphase b. (b. de prometafase).
Q-b. (b. Q).
R-b. (b. R).
reverse b. (b. inverso).

bane (tósigo). m. Veneno, plaga.

banisterine (banisterina). f. Harmina.

bar 1. (barra). f. Segmento de tejido o hueso que une dos estructuras similares, o varias. **2.** (bar). m. Unidad de presión igual a 1 megadina (10^6dina) por cm^2 en el sistema CGS, 0,987 atmósfera o $10^5 N/m^2$ en el sistema SI. **3.** (barra). f. Segmento de metal más largo que ancho que sirve para conectar dos o más partes de una dentadura parcial removible.
arch b. (b. en arco).
b. of bladder (b. vesical). Rodete interuretérico.
clasp b. (b. en hebilla).
connector b. (b. conectora).
labial b. (b. labial).
lingual b. (b. lingual).
median b. of Mercier (b. mediana de Mercier).
Mercier's b. (b. de Mercier). Rodete interuretérico.
occlusal rest b. (b. de resto oclusal).
palatal b. (b. palatina).
Passavant's b. (b. de Passavant). Almohadilla de Passavant.
sternal b. (b. esternal).
terminal b. (b. terminal).

baragnosis (baragnosis). f. Incapacidad para apreciar el peso de objetos sostenidos en la mano.

barba (barba). f. **1.** [*barba*, NA]. Parte de la cara, que está debajo de la boca. **2.** Pelo que nace en esta parte de la cara y en los carrillos.

barbaloin (barbaloína). f. Aloína.

barbeiro (barbeiro). Término brasileño del *Panstrongylus megistus*, un vector importante de la enfermedad de Chagas.

barbital (barbital). m. Barbitona; hipnótico y sedante.

barbitone, veronal (barbitona). Veronal; barbital.

barbiturate (barbiturato). m. Derivado del ácido barbitúrico, que incluye el fenobarbital y otros.

barbituric acid (ácido barbitúrico). Malonilurea; no posee acción sedante.

barbiturism (barbiturismo). m. Intoxicación crónica con cualquiera de los derivados del ácido barbitúrico.

barbotage (barbotaje). m. Método de anestesia espinal.

barbula hirci (barbula hirci). Pelos que crecen desde el trago, antitrago e incisura intertrágica.

baresthesia (barestesia). f. Sentido de la presión.

baresthesiometer (barestesiómetro). m. Instrumento para medir el sentido de la presión.

bariatric (bariátrico). Relacionado con la bariatría.

bariatrics (bariatría). f. Rama de la medicina o la cirugía relacionada con el manejo (prevención o control) de la obesidad y enfermedades relacionadas.

baric (bárico). Relativo a la presión barométrica (como en isobar) o con el peso en general.

baricity (baricidad). f. El peso de una sustancia comparado con el peso de un volumen igual de otra sustancia a la misma temperatura.

barilla (barrilla). f. Carbonato y sulfato de sodio comercial, usualmente impuro.

baritosis (baritosis). f. Forma de neumoconiosis causada por la barita o el polvo de bario.

barium (bario). m. Elemento térreo metálico, alcalino, bivalente; símbolo Ba, P. at. 137,36, Nº at. 56.
b. chloride (cloruro de b.).
b. hydroxide (hidróxido de b.).
b. oxide, b. monoxide (óxido de b., monóxido de b.). Barita; barita calcinada.
b. sulfate (sulfato de b.).
b. sulfide (sulfuro de b.).

bark (corteza). **1.** f. La envoltura o cubierta de raíces, tronco y ranas de las plantas. **2.** Cinchona.
cinchona b., Peruvian b., Jesuits' b. (c. de cinchona, de los jesuítas o peruana). Cincona.

barn (barn). m. Unidad de superficie para un corte transversal de núcleos atómicos con respecto a los proyectiles atómicos; es igual a 10^{-24} cm^2.

baro- (baro-). Prefijo que indica relación con el peso o la presión.

baroceptor (baroceptor). m. Barorreceptor.

barograph (barógrafo). m. Barometrógrafo; aparato que proporciona un registro continuo de la presión barométrica.

barometrograph (barometrógrafo). m. Barógrafo.

barophilic (barofílico). Que se desarrolla con una presión ambiental alta; se aplica a los microorganismos.

baroreceptor (barorreceptor). m. Baroceptor; presorreceptor.

baroreflex (barorreflejo). m. Reflejo desencadenado por el estímulo de un barorreceptor.

baroscope (baroscopio). m. Instrumento que mide los cambios en la presión atmosférica.

barosinusitis (barosinusitis). f. Aerosinusitis.

barostat (baróstato). m. Instrumento o estructura reguladores de la presión, como los barorreceptores del seno carotídeo y del arco aórtico.

barotaxis (barotaxis). f. Barotropismo; reacción de los tejidos vivos a los cambios de presión.

barotitis media (barotitis media). Aerotitis media.

barotrauma (barotraumatismo). m. Lesión generalmente del oído medio o de los senos paranasales, resultante de un desequilibrio entre la presión atmosférica y la presión dentro de la cavidad afectada.
otic b. (b. ótico).
sinus b. (b. sinusal).

barotropism (barotropismo). m. Barotaxis.

barren (infértil). Incapaz de producir un embarazo.

barrier (barrera). f. **1.** Obstáculo o impedimento. **2.** En psiquiatría y psicología social, agente conflictual que bloquea la resolución del comportamiento.
blood-air b. (b. hematoaérea).
blood-aqueous b. (b. hematoacuosa).
blood-brain b. (b. hematoencefálica).
blood-cerebrospinal fluid b., blood-CSF b. (b. hemato-cerebroespinal, hemato-LCR).
incest b. (b. incestuosa).
placental b. (b. placentaria). Membrana placentaria.

Bart (Bart). Sobrenombre del Hospital St. Bartholomew de Londres, donde se detectó por primera vez la hemoglobina de Bart.

bartholinitis (bartolinitis). f. Inflamación de una glándula vulvovaginal (de Bartholin).

bartonellosis (bartonelosis). f. Enfermedad endémica en ciertos valles de Sudamérica causada por *Bartonella bacilliformis*.

baruria (baruria). f. Término raramente usado para la excreción de orina de un peso específico inusualmente alto, p.ej., mayor de 1,025 a 1,030.

bary- (bari-). Prefijo que entra en la formación de palabras con el significado de pesado.

barye (baria). f. Unidad de presión cegesimal, igual a una presión de 1 $dina/cm^2$.

baryglossia (bariglosia). f. Barifonía.
barylalia (barilalia). f. Barifonía.
barymazia (barimazia). f. Término raramente usado para hipertrofia de la mama.
baryphonia (barifonía). f. Bariglosia; barilalia; voz profunda.
baryta (barita). f. Óxido de bario.
baryto- (barito-). Prefijo que indica la presencia de bario en un mineral.
basal (basal). **1.** Situado cerca de la base de un órgano de forma piramidal; opuesto a apical. **2.** En odontología, designa el piso de una cavidad en la superficie molar de un diente. **3.** Se refiere a un estado estándar o de referencia de una función, como base para la comparación.
basalioma (basalioma). m. Carcinoma basocelular.
basalis (basalis). [*basalis* NA]. Basal.
basaloid (basaloide). Semejante a lo que es basal, pero no necesariamente de origen o posición basal.
basaloma (basaloma). m. Carcinoma basocelular.
base (base). f. **1.** Basamento; la parte inferior o de abajo. **2.** En farmacia, el ingreso principal de una mezcla. **3.** En química, elemento electropositivo (catión) que se une con un anión para formar una sal. **4.** Compuestos orgánicos que contienen nitrógeno. **5.** Cationes o sustancias que forman cationes. **6.** Elemento o radical que contiene un par de electrones no compartidos (concepto de Lewis).
acrylic resin b. (b. de resina acrílica).
aldehyde b. (b. aldehído). Forma obsoleta para designar a una imida.
anterior cranial b. (b. craneal anterior). Fosa craneal anterior.
b. of arytenoid cartilage (b. del cartílago aritenoides). [*basis cartilaginis arytenoideae*, NA].
b. of bladder (b. de la vejiga). Fondo de la vejiga.
b. of brain (b. del cerebro). Superficie inferior del cerebro.
Brønsted b. (b. de Brønsted).
cavity preparation b. (b. de preparación cavitaria). B. de cemento.
cement b. (b. de cemento).
b. of cochlea (b. del caracol). [*basis cochleae*, NA].
cranial b. (b. del cráneo). [*basis cranii interna*, NA].
denture b. (b. dental).
b. of heart (b. del corazón). [*basis cordis*, NA].
hexone b.'s, histone b.'s (b. de hexonas, de histonas).
internal b. of skull (b. craneal interna). [*basis cranii interna*, NA].
b. of lung (b. pulmonar). [*basis pulmonis*, NA].
b. of mandible (b. de la mandíbula). [*basis mandibulae*, NA].
b. of metacarpal bone (b. del hueso metacarpiano). [*basis ossis metacarpalis*, NA].
metal b. (b. metálica).
b. of metatarsal bone (b. del hueso metatarsiano). [*basis ossis metatarsalis*, NA].
b. of modiolus (b. de la columela). [*basis modioli*, NA].
nucleic acid b. (b. de ácidos nucleicos). B. de purina o pirimidina.
nucleinic b. (b. nucleínica). Término anticuado de b. purínica.
b. of patella (b. de la rótula). [*basis patellae*, NA].
b. of phalanx (b. de la falange). [*basis phalangis*, NA].
pressor b. (b. presora). Amina o sustancia presora.
b. of prostate (b. de la próstata). [*basis prostatae*, NA].
record b. (b. de registro). Placa basal.
b. of renal pyramid (b. de la pirámide renal). [*basis pyramidis renis*, NA].
b. of sacrum (b. del hueso sacro). [*basis ossis sacri*, NA].
Schiff b. (b. de Schiff).
shellac b. (b. de goma laca). Oblea resinosa que se adapta a los moldes superiores o inferiores para tomar placas base.
b. of skull (b. del cráneo). [*basis cranii interna*, NA].
b. of stapes (b. del estribo). [*basis stapedis*, NA].
temporary b. (b. temporaria). Placa basal.
tinted denture b. (b. dental coloreada).
b. of tongue (b. de la lengua). Raíz de la lengua.
tooth-borne b. **1.** (dentosoportado). Término usado para describir una prótesis, o parte de ella, que depende por completo de dientes pilares para su soporte. **2.** (b. de apoyo dental).
vegetable b. (b. vegetal). Alcaloide.
basedoid (basedoide). Designa una condición semejante a la enfermedad de Graves (enfermedad de Basedow), pero sin síntomas tóxicos.
basedowian (basedowiano). Descrito o atribuido a K. Basedow.
basement (basamento). m. **1.** Base. **2.** Cavidad o espacio parcial o completamente separado de otro espacio más grande que se encuentra por encima.
basi-, basio-, baso- (basi-, basio-, baso-). Prefijos que significan base.
basialis (basial). Basal; relacionado con una base o el basión.
basialveolar (basialveolar). Relacionado tanto con el basión como con el punto alveolar.
basic (básico). Relacionado con una base.
basic life support (apoyo vital básico). Resucitación cardiopulmonar de emergencia, control de hemorragia, tratamiento de shock e intoxicación, estabilización de lesiones y heridas y primeros auxilios básicos.
basicity (basicidad). f. **1.** Valencia o poder de combinación de un ácido o el número de átomos de hidrógeno que pueden ser sustituidos en su molécula. **2.** Calidad de base o básico.
basicranial (basicraneal). Relacionado con la base del cráneo.
basidiospore (basidiospora). f. Espora micótica sostenida sobre un basidio, característico de la clase Basidiomycetes.
basidium, pl. **basidia** (basidio). m. Órgano portador de esporas o conidióforo, la célula madre característica de los Basidiomycetes.
basifacial (basifacial). Relacionado con la porción inferior de la cara.
basihyal, basihyoid (basihial, basihioides). Referente a la base o el cuerpo del hueso hioides.
basilar, basilaris (basilar). Relacionado con la base de una estructura piramidal o ancha.
basilateral (basilateral). Relacionado con la base y uno o más lados de cualquier parte.
basilemma (basilema). m. Membrana basal.
basilicus (basílico). Designa una parte prominente o importante de una estructura.
basin (bacía). f. Receptáculo para líquidos.
emesis b., kidney b. (b. para vómitos, renal).
pus b. (b. de pus).
basinasal (basinasal). Relacionado con el basión y el nasión.
basioccipital (basioccipital). Relacionado con la apófisis basilar del hueso occipital.
basioglossus (basiogloso) m. La porción del músculo hiogloso que se origina del cuerpo del hueso hioides.
basion (basión). m. [*basion*, NA]. El punto medio sobre el borde anterior del agujero occipital, opuesto al opistión.
basipetal (basípeto). **1.** Dirigido hacia la base. **2.** Relativo a la producción asexual de conidios en los hongos, en la cual la brotación sucesiva del conidio basal forma una cadena ramificada en cuya base se mantiene el más joven.
basiphobia (basifobia). f. Miedo morboso a caminar.
basis (base). f. [*basis*, NA].
b. cerebri (b. del cerebro). [*facies inferior cerebri*, NA].
b. cochleae (b. del caracol). [*basis cochleae*, NA].
b. cordis (b. del corazón). [*basis cordis*, NA].
b. cranii externa (b. craneal externa). [*basis cranii externa*, NA]. Norma basilaris.
b. cranii interna (b. craneal interna). [*basis cranii interna*, NA].
b. mandibulae (b. de la mandíbula). [*basis mandibulae*, NA].
b. modioli (b. de la columela). [*basis modioli*, NA].
b. ossis metacarpalis (b. del hueso metacarpiano). [*basis ossis metacarpalis*, NA].
b. ossis metatarsalis (b. del hueso metatarsiano). [*basis ossis metatarsalis*, NA].
b. ossis sacri (b. del hueso sacro). [*basis ossis sacri*, NA].
b. patellae (b. de la rótula). [*basis patellae*, NA].
b. pedunculi (b. peduncular). Pie de los pedúnculos cerebrales.
b. phalangis (b. de la falange). [*basis phalangis*, NA].
b. prostatae (b. de la próstata). [*basis prostatae*, NA].
b. pulmonis (b. pulmonar). [*basis pulmonis*, NA].
b. pyramidis renis (b. de la pirámide renal). [*basis pyramidis renis*, NA].
b. stapedis (b. del estribo). [*basis stapedis*, NA].
basisphenoid (basiesfenoides). Relacionado con la base o el cuerpo del hueso esfenoides.

basitemporal (basitemporal). Relacionado con la parte inferior de la región temporal.
basivertebral (basivertebral). Relacionado con el cuerpo de una vértebra.
basket (cesta). f. **1.** Arborización semejante a una c. del axón de las células de la corteza cerebelosa, que rodea al cuerpo celular de las células de Purkinje. **2.** Cualquier estructura en forma de c.
fibrillar b.'s (c. fibrilar).
stone b. (c. para cálculos).
Basle Nomina Anatomica (BNA) (Basle Nomina Anatomica (BNA)). Nomenclatura anatómica de Basilea, adoptada en 1895 por miembros de la Sociedad Anatómica Francesa con el fin de compilar una nomenclatura latina de términos anatómicos.
basocyte (basocito). m. Leucocito basófilo.
basocytopenia (basocitopenia). f. Leucopenia basófila.
basocytosis (basocitosis). f. Leucocitosis basófila.
basoerythrocyte (basoeritrocito). m. Eritrocito que manifiesta cambios de degeneración basófila, como el moteado basófilo, la basofilia punteada o los gránulos basófilos.
basoerythrocytosis (basoeritrocitosis). f. Incremento de los eritrocitos con cambios degenerativos basófilos.
basograph (basógrafo). m. Instrumento para registrar anormalidades de la marcha.
basolateral (basolateral). Basal y lateral.
basometachromophil, basometachromophile (basometacromófilo). Que acepta la tinción metacromática con un colorante básico.
basopenia (basopenia). f. Leucopenia basófila.
basophil, basophile **1.** (basófilo, basófila). m. y f. Célula con gránulos que se colorean específicamente con los colorantes básicos. **2.** (basófilo). Relativo a los componentes de tejidos que poseen afinidad por los colorantes básicos en condiciones de pH específicas. **3.** (basófilo). Un leucocito fagocítico de la sangre caracterizado por numerosos gránulos basófilos que contienen heparina e histamina.
tissue b. (b. hístico). Mastocito.
basophilia (basofilia). f. **1.** Basofilismo; condición en la cual hay un número de leucocitos basófilos mayor de lo usual en la sangre circulante o un incremento en la proporción de células basófilas parenquimatosas en un órgano. **2.** B. de Grawitz; estado en el cual se encuentran eritrocitos basófilos en la sangre circulante.
Grawitz' b. (b. de Grawitz).
pituitary b. (b. hipofisaria).
punctate b. (b. punteada). Moteado.
basophilic (basófilo). Relativo a los componentes de tejidos que poseen afinidad por los colorantes básicos en condiciones de pH específicas.
basophilism (basofilismo). m. Basofilia.
Cushing's b., pituitary b. (b. de Cushing, hipofisario). Síndrome de Cushing.
basophilocyte (basofilocito). m. Leucocito basófilo.
basoplasm (basoplasma). m. Parte del citoplasma que se colorea fácilmente con colorantes básicos.
bassorin (basorina). f. La porción insoluble (60 al 70%) del tragacanto que se hincha para formar un gel.
bat (murciélago). m. Miembro de los mamíferos, del orden Chiroptera.
vampire b. (m. vampiro). Miembro del género *Desmodus*.
bath (baño). m. **1.** La inmersión del cuerpo o de cualquiera de sus partes en agua u otro medio líquido, o la aplicación de este medio de alguna manera a una parte o a todo el cuerpo. **2.** Aparato que se usa para dar un b. de cualquier forma.
colloid b. (b. coloide).
contrast b. (b. de contraste).
douche b. (b. de ducha).
dousing b. (b. de inmersión lumínica).
electric b., electrotherapeutic b. (b. eléctrico, electroterapéutico).
Greville b. (b. Greville).
hafussi b. (b. hafussi).
hydroelectric b. (b. hidroeléctrico). B. eléctrico.
light b. (b. de sol).
Nauheim b. (b. Nauheim). Tratamiento de Nauheim.
needle b. (b. de agujas).
oil b. (b. de aceite).
sand b. (b. de arena).
sitz b. (b. de asiento).
water b. (b. de agua).
bathmotropic (batmotrópico). Que influye en la excitabilidad nerviosa y muscular en respuesta a los estímulos.
negatively b. (b. negativamente).
positively b. (b. positivamente).
batho- (bato-). Prefijo que indica relación con la profundidad.
bathochromic (batocrómico). Designa la desviación de un espectro de absorción máximo a una mayor longitud de onda.
bathoflore (batoflora). f. Átomo o grupo de átomos que, por su presencia en una molécula, desvían la radiación fluorescente de esta última en la dirección de la mayor longitud de onda, o reducen la fluorescencia.
bathophobia (batofobia). f. Miedo morboso a lugares profundos o de mirar hacia un abismo.
bathy- (bati-). Prefijo que indica relación con la profundidad.
bathyanesthesia (batianestesia). f. Pérdida de la sensibilidad profunda o mesoblástica.
bathycardia (baticardia). f. Condición en la cual el corazón ocupa una posición inferior a la normal, pero se encuentra fijo, a diferencia de la cardioptosis.
bathyesthesia (batiestesia). f. Término general para indicar sensibilidad subcutánea.
bathygastry (batigastria). f. Gastroptosis.
bathyhyperesthesia (batihiperestesia). f. Sensibilidad exagerada de los tejidos musculares y de otras estructuras profundas.
bathyhypesthesia (batihipoestesia). f. Disminución de la sensibilidad de las partes más profundas; pérdida parcial del sentido muscular.
battery (batería). f. Una serie de pruebas realizadas con fines analíticos o diagnósticos.
Halstead-Reitan b. (b. de Halstead-Reitan).
bay (bahía). f. **1.** En anatomía, un receso que contiene líquido. **2.** Especialmente, la b. lagrimal.
celomic b.'s (b. celómicas).
lacrimal b. (b. lagrimal).
bayberry bark (corteza de mírica). Mírica.
bayonet (bayoneta). f. Instrumento que consta de una hoja no alineada y paralela con el mango.
BBB (BBB). Abrev. de barrera hematoencefálica (blood-brain barrier).
BBOT (BBOT). Abrev. de 2,5-[bis-2-(5-*t*-butilbenzoxazol-2-il)] tiofeno.
BCG (BCG). Abrev. de Bacille bilié de Calmette-Guérin; balistocardiógrafo.
BCNU (BCNU). Carmustina.
B.D.S. (B.D.S.). Abrev. en inglés de Bachelor of Dental Surgery.
B.D.Sc. (B.D.Sc.). Abrev. en inglés de Bachelor of Dental Science.
Be (Be). Símbolo del berilio.
beaded (arrosariado). **1.** Caracterizado por numerosas y pequeñas proyecciones redondeadas, con frecuencia dispuestas en hilera, como en un collar de cuentas o un rosario. **2.** Designa las bacterias coloreadas en las cuales aparecen a intervalos regulares gránulos de coloración más intensa. **3.** Se aplica a una serie de colonias bacterianas discontinuas a lo largo de la línea de inoculación en un cultivo por picadura.
beading (pestañado). **1.** Pequeñas proyecciones redondeads y numerosas, a menudo dispuestas en hilera como las cuentas de un collar. **2.** Elevación redondeada a lo largo del borde de la superficie tisular de los conectores mayores de las prótesis dentales maxilares. **3.** Protección de los bordes formados por las impresiones finales mediante la colocación cuidadosa de palillos de cera o de una combinación de espuma plástica adyacente a los bordes, previa a la formación del molde principal.
b. of the ribs **1.** (reborde costal). Rosario raquítico. **2.** (rosario costal).
beak (pico). m. **1.** Parte superior de las pinzas que se usan en odontología para contornear y adaptar aparatos de metal colado o fundido. **2.** [*rostrum*, NA]. Cualquier estructura en forma de p.
beam (marco). m. Cualquier barra cuya curvatura cambia con la carga; en odontología se usa con frecuencia en lugar de "barra".
Balkan b. (m. balcánico).
cantilever b. (m. cantilever).
continuous b. (m. continuo).
restrained b. (m. restringido).

simple b. (m. simple).
bearing down (parto segundo período). Esfuerzo expulsivo de una parturienta en el segundo período del parto.
beat 1. (latido). m. Impulso o pulsación, como el del corazón o del pulso. **2.** (latir). Dar golpes; golpear, pulsar.
apex b. (l. apexiano). Choque de la punta cardíaca.
atrial fusion b. (l. de fusión auricular).
automatic b. (l. automático). Contracción automática.
capture b. (l. de captura). Captura ventricular.
combination b. (l. de combinación). L. de fusión.
coupled b.'s (l. acoplados). Pulso bigeminal.
dependent b. (l. dependiente). L. forzado.
Dressler b. (l. de Dressler).
dropped b. (l. fallido).
echo b. (l. eco).
ectopic b. (l. ectópico).
escape b., escaped b. (l. de escape).
forced b. (l. forzado).
fusion b. (l. de fusión).
heart b. (l. cardíaco).
interference b. (l. de interferencia).
mixed b. (l. mixto). L. de fusión.
paired b.'s (l. apareados).
parasystolic b. (l. parasistólico). Parasístole.
premature b. (l. prematuro). Extrasístole.
pseudofusion b. (l. de seudofusión).
reciprocal b. (l. recíproco).
retrograde b. (l. retrógrado).
summation b. (l. por agregado). L. de fusión.
ventricular fusion b. (l. de fusión ventricular).
becanthone hydrochloride (becantona, clorhidrato de). Esquistosomicida.
beclomethasone dipropionate (beclometasona, dipropionato de). Antiinflamatorio tópico.
becquerel (Bq) (becquerel (Bq)). m. En el SI, la unidad de medida de radiactividad, igual a 1 desintegración por segundo; 1 Bq = $3{,}70 \times 10^{10}$ Ci.
bed (lecho). m. **1.** En anatomía, base o estructura que sostiene a otra. **2.** Mueble utilizado para el descanso, recuperación o tratamiento.
capillary b. (l. capilar).
fracture b. (l. de fractura).
Gatch b. (l. de Gatch).
mud b. (l. de barro).
nail b. (l. ungular). Matriz de la uña.
water b. (l. de agua).
bedbug (chinche de la cama). *Cimex lectularius*.
bedlam (loquero). **1.** Término vulgar peyorativo aplicado a un hospital o instituto para enfermos mentales. **2.** Lugar o escenario donde se realizan actos de comportamiento irracional o ruidoso. **3.** Gran alboroto.
bedsore (úlcera por decúbito).
beech oil (aceite de haya). Alquitrán de haya.
beechwood tar (alquitrán de haya). Aceite de haya; líquido espeso, oleoso, de color castaño oscuro, con olor a creosota; se usa principalmente como fuente de creosota.
beeswax (cera de abejas).
white b. (c. de abejas blanca). C. blanca.
beeturia (betacianinuria). f. Excreción urinaria de betacianina después de la ingestión de remolachas.
behavior (conducta). f. **1.** Cualquier respuesta emitida o evocada por un organismo. **2.** Cualquier acto o actividad motores o mentales. **3.** Específicamente, las partes de un patrón de respuesta total.
adaptive b. (c. adaptativa).
adient b. (c. adiente).
ambient b. (c. ambiente). C. aversiva.
appetitive b. (c. de apetencia). C. adiente.
aversive b. (c. aversiva). C. abiente.
hookean b. (c. de Hooke).
molar b. (c. molar).
molecular b. (c. molecular).
obsessive b. (c. obsesiva).
operant b. (c. operante). Respuesta.
passive-aggressive b. (c. pasiva-agresiva).
respondent b. (c. respondiente).
ritualistic b. (c. ritualista).
target b. (c. dirigida a un fin).
behaviorism (behaviorismo). m. Conductismo; psicología conductista.
behaviorist (conductista). El que adhiere al behaviorismo.
behenic acid (ácido behénico). Á. docosanoico.
BEI (BEI). Abrev. del inglés, yodo extraíble con butanol (butanol-extractable iodine).
bejel (bejel). m. Sífilis endémica no venérea, que se encuentra sobre todo en niños árabes.
bel (bel). m. Unidad que expresa la intensidad relativa de un sonido.
belching (regüeldo). m. Eructo.
belemnoid (belemnoide). En forma de flecha.
bell-crowned (diente con corona acampanada). Denota un diente cuya corona tiene diámetro transversal mucho mayor que el del cuello.
belladonna (belladona). f. *Atropa belladonna* (familia Solanaceae); hierba perenne que da flores de color púrpura intenso y frutos negros relucientes.
belladonnine (belladonina). f. Alcaloide artificial obtenido de la atropina por calentamiento con ácido clorhídrico.
belly (vientre). m. **1.** Abdomen. **2.** Parte ancha y saliente de un músculo. **3.** En lenguaje popular, el estómago o el útero.
b.'s of digastric muscle (v. del músculo digástrico).
b.'s of omohyoid muscle (v. del músculo omohioideo).
frontal b. (v. frontal). [*venter frontalis*, NA].
occipital b. (v. occipital). [*venter occipitalis*, NA].
prune b. (abdomen en ciruela pasa). Síndrome de deficiencia de los músculos abdominales.
belonephobia (belonefobia). f. Miedo morboso a las agujas, alfileres y otros objetos de punta aguzada.
bemegride (bemegrida). f. Estimulante del sistema nervioso central que se utilizaba como analéptico.
benactyzine hydrochloride (benacticina, clorhidrato de). Droga anticolinérgica que posee las mismas acciones que la atropina, pero sólo aproximadamente una quinta parte de su actividad.
bendazac (bendazac). m. Agente antiinflamatorio de uso tópico.
bendrofluazide (bendrofluazida). f. Bendroflumetiazida.
bendroflumethiazide (bendroflumetiazida). f. Bendrofluazida; agente diurético y antihipertensivo.
bends (enfermedad por descompresión).
beneceptor (beneceptor). m. Órgano o mecanismo nervioso receptor de la apreciación y transmisión de estímulos de carácter beneficioso.
benign (benigno). Designa el carácter leve de una enfermedad o la naturaleza no maligna de una neoplasia.
benne oil (aceite de ajonjolí). A. de sésamo.
benoxaprofen (benoxaprofeno). m. Un agente antiinflamatorio y analgésico no esteroideo.
benoxinate hydrochloride (benoxinato, clorhidrato de). Clorhidrato de oxilon-procaína; anestésico de superficie.
benperidol (benperidol). m. Benzoperidol; tranquilizante.
bentiromide (bentiromida). f. Péptido usado como ensayo para la detección de insuficiencia pancreática exocrina y para vigilar la terapia pancreática suplementaria.
bentonite (bentonita). f. Silicato de aluminio hidratado, coloidal.
benz- (bence-). Prefijo que designa asociación con el benceno.
benz[*a*]anthracene (benz[*a*]antraceno). m. 1,2-Benzantraceno; benzantraceno; un hidrocarburo carcinógeno.
benzalacetophenone (benzalacetofenona). f. Calcona.
benzalcoumaran-3-one (benzalcoumaran-3-ona). f. Aurona.
benzaldehyde (benzaldehído). m. Aldehído benzoico.
benzalkonium chloride (benzalconio, cloruro de). Germicida tensioactivo para muchas bacterias y hongos patógenos no esporulados.
benzamide (benzamida). f. Aminoacilasa.
benzanthrene (benzantreno). m. Benz[*a*]antraceno.
benzene (benceno). m. Benzol; ciclohexatrieno; nafta de alquitrán; la estructura básica de los compuestos aromáticos.
b. bromide (bromuro de b.). Gas lacrimógeno.
(γ)-benzene hexachloride ((γ)-benceno, hexacloruro de). Nombre incorrecto del 1,2,3,4,5,6-hexaclorociclohexano (lindano).
benzeneamine (bencenoamina). f. Anilina.
benzestrol (bencestrol). m. Sustancia estrogénica sintética.

benzethonium chloride (bencetonio, cloruro de). Compuesto de amonio cuaternario sintético; germicida y bacteriostático.
benzidine (bencidina). f. *p*-Diaminodifenilo.
benzimidazole (bencimidazol). m. Se trata de un sistema de anillos compuestos de un anillo de benceno fusionado con un anillo de imidazol.
benzin, benzine (bencina). f. Éter de petróleo; nafta.
benzindamine hydrochloride (bencindamina, clorhidrato de). Clorhidrato de bencidamina.
benziodarone (benciodarona). f. Vasodilatador coronario.
benzoate (benzoato). m. Sal o éster del ácido benzoico.
benzoated (benzoatado). Que contiene ácido benzoico o un benzoato, usualmente benzoato de sodio.
benzocaine (benzocaína). f. Aminobenzoato de etilo; anestésico tópico.
benzoctamine hydrochloride (benzoctamina, clorhidrato de). Sedante, con un relajante muscular.
benzodiazepine (benzodiazepina). f. Compuesto madre para la síntesis de varios compuestos psicoactivos con una configuración molecular común.
benzoic (benzoico). Relacionado con la benzoína o derivado de ésta.
benzoic acid (ácido benzoico). Hidrato de benzoílo.
benzoic aldehyde (aldehído benzoico). Benzaldehído.
benzoin (benzoína). f. B. gomosa; goma benjuí; resina balsámica obtenida del *Styrax benzoin* (familia Styracaceae).
benzol (benzol). m. Benceno.
benzomorphan (benzomorfán). m. El compuesto madre de una serie de analgésicos que incluye la pentazocina y la fenazocina.
benzonatate (benzonatato). m. Agente antitusivo relacionado químicamente con la tetracaína.
benzopurpurin 4B (benzopurpurina 4B). f. Colorante ácido rojo, anteriormente usado como colorante del plasma y como indicador (cambia del violeta al rojo con un pH de 1,2 a 4,0).
1,4-benzoquinone (1,4-benzoquinona). f. Quinona; es parte esencial de la coenzima Q y de la vitamina E, se reduce a hidroquinona.
benzoquinonium chloride (benzoquinonio, cloruro de). Relajante del músculo estriado.
benzoresinol (benzorresinol). m. Constituyente resinoso de la benzoína.
benzosulfimide (benzosulfimida). f. Sacarina.
benzothiadiazides (benzotiadiazidas). f. Clase de diuréticos que aumenta la excreción de sodio y cloruros y de un volumen acompañante de agua.
benzoxiquine (benzoxiquina). f. Benzoxilina; éster 8-quinolinol benzoato; desinfectante.
benzoxyline (benzoxilina). f. Benzoxiquina.
benzoyl (benzoílo). m. Radical del ácido benzoico que forma compuestos de benzoílo.
  b. chloride (cloruro de b.). Líquido incoloro de olor acre; reactivo.
  b. hydrate (hidrato de b.). Ácido benzoico.
  b. peroxide (peróxido de b.).
benzoylcholinesterase (benzoilcolinesterasa). f. Término obsoleto para colinesterasa.
benzoylpas calcium (benzoilpas cálcico). Sal de calcio del ácido 4-benzamidosalicílico; agente antituberculoso.
benzperidol (benzoperidol). m. Benperidol.
benzphetamine hydrochloride (benzofetamina, clorhidrato de). Agente simpaticomimético usado como anorexígeno.
benzpyrinium bromide (bencepirinio, bromuro de). Colinérgico de acción y usos similares a los de la neostigmina.
benzquinamide (bencequinamida). f. Amida benzoquinolina usada como agente antiemético.
benzstigminum bromidum (benzstigminum bromidum). Bromuro de bencepirinio.
benzthiazide (bencetiazida). f. Agente diurético y antihipertensivo.
benztropine mesylate (benztropina, mesilato de). Agente parasimpaticolítico de acción antihistamínica y similar a la atropina.
benzydamine hydrochloride (bencidamina, clorhidrato de). Analgésico y antipirético.
benzyl (bencilo).
  b. alcohol (alcohol bencílico). Fenmetilol; fenilcarbinol.
  b. benzoate (benzoato de b.).
  b. benzoate-chlorophenothane-ethyl aminobenzoate (benzoato-clorofenotano-etilaminobenzoato de b.).
  b. carbinol (carbinol de b.). Alcohol feniletílico.
  b. cinnamate (cinamato de b.). Cinameína; éster *trans*-bencil cinámico.
  b. fumarate (fumarato de b.). Dibencil fumarato.
  b. mandelate (mandelato de b.).
  b. succinate (succinato de b.). Dibencilsuccinato.
benzylic (bencílico). Relacionado con el bencilo o que lo contiene.
benzylidene (bencilideno).
benzyloxycarbonyl (Z, Cbz) (benciloxicarbonilo (Cbz, Z)). m. Carbobenzoxi; radical aminoprotector usado (como el cloruro) en la síntesis de péptidos.
benzylpenicillin (bencilpenicilina). f. Penicilina G.
bephenium hydroxynaphthoate (befenio, hidroxinaftoato de). Droga de elección para los anquilostomas.
berberine (berberina). f. Umbelatina; alcaloide de *Hydrastis canadensis* (familia Berberidaceae); antipalúdico, antipirético y carminativo.
beriberi (beriberi). m. Neuritis endémica; panneuritis endémica; polineuritis específica que es consecuencia de una deficiencia de tiamina en la dieta.
  dry b. (b. seco). B. parapléjico.
  wet b. (b. húmedo). B. edematoso.
berkelium (Bk) (berkelio). m. Elemento radiactivo de transuranio artificial; símbolo Bk, Nº at. 97.
Berlin blue (azul de Berlín).
bertiellosis (bertielosis). f. Infección de primates, incluso el hombre, con cestodos del género *Bertiella*.
berylliosis (beriliosis). f. Intoxicación por berilio.
beryllium (berilio). m. Elemento metálico blanco perteneciente a los térreos alcalinos; símbolo Be, P. at. 9,013, Nº at. 4.
besnoitiasis (besnoitiasis, besnoitiosis). f. Enfermedad del ganado causada principalmente por *Besnoitia besnoiti*.
bestiality (bestialidad). f. Zooerastia; relaciones sexuales con un animal.
beta (beta). Segunda letra del alfabeto griego, β.
beta-blocker (betabloqueante). Agente bloqueante β-adrenérgico.
betacism (betacismo). f. Defecto de la dicción en el que se da el sonido de b a otras consonantes.
betacyaninuria (betacianinuria). f. Excreción de betacianina en la orina después de la ingestión de remolachas.
betahistine hydrochloride (betahistina, clorhidrato de). Inhibidor de la diaminooxidasa usado como agente de tipo histamínico para el tratamiento de la enfermedad de Ménière.
betaine (betaína). f. Trimetilglicocol anhídrido; oxineurina.
  b. aldehyde (aldehído b.).
  b. hydrochloride (clorhidrato de b.).
betaine-aldehyde dehydrogenase (betaína-aldehído deshidrogenasa). Enzima oxidante que cataliza la oxidación de aldehído betaína a betaína; es parte del sistema de la colina oxidasa.
betamethasone (betametasona). f. Betadexametasona; glucocorticoide semisintético con efectos antiinflamatorios y toxicidad similar a los del cortisol.
betatron (betatrón). m. Acelerador circular de electrones que es una fuente de electrones de alta energía o de rayos X.
betaxolol hydrochloride (betaxolol, clorhidrato de). Agente bloqueante β-adrenérgico usado principalmente en el tratamiento de la hipertensión ocular y en el glaucoma de ángulo abierto crónico.
betazole hydrochloride (betazol, clorhidrato de). Análogo de la histamina que estimula la secreción gástrica con menos tendencia a producir los efectos colaterales que se observan con la histamina.
betel (betel). m. Hojas desecadas de *Piper betle* (familia Piperaceae).
betel nut (nuez de betel). Nuez de areca; la nuez de *Areca catechu* (familia Palmae).
bethanechol chloride (betanecol, cloruro de). Cloruro de carbamoilmetilcolina; agente parasimpaticomimético.
bethanidine sulfate (betanidina, sulfato de). Agente bloqueante adrenérgico que se usa para el tratamiento paliativo de la hipertensión.
Bethesda-Ballerup Group (Bethesda-Ballerup, grupo de). Grupo de bacterias que utilizan citratos y fermentan lentamente la lactosa (de la familia Enterobacteriaceae).

betula oil (aceite de abedul). A. de abedul dulce (*Betula lenta*).
bevel 1. (biselar). Crear un borde inclinado o sesgado en una estructura. **2.** (bisel). El borde de un instrumento cortante. **3.** (bisel). La inclinación que hace una superficie o línea con otra, cuando no está en ángulo recto. **4.** (bisel). m. Superficie que posee un borde inclinado o sesgado.
  cavosurface b. (bisel de cavosuperficie).
  reverse b. (bisel inverso).
bevonium methyl sulfate (bevonio, metilsulfato de). Metilsulfato de piribencilo; agente anticolinérgico.
bezoar (bezoar). m. Concreción formada en el canal alimentario de los animales, y ocasionalmente del hombre.
bhang (bhang). Nombre dado en Oriente a una preparación pulverizada de *Cannabis sativa* (familia Moraceae)
BHN (BHN). Abrev. en inglés de número de dureza de Brinell (Brinell hardness number).
bi- (bi-). **1.** Prefijo que significa dos veces o doble. **2.** En química, se usa para indicar un ácido parcialmente neutralizado (una sal ácida).
bialamicol hydrochloride (bialamicol, clorhidrato de). Clorhidrato de bialilamicol.
biarticular (biarticular). Diarticular; relativo a dos articulaciones.
biasterionic (biasteriónico). Relacionado con ambos asteriones.
biauricular (biauricular). Relacionado con ambas aurículas, en cualquier sentido.
bib. (bib.). Abrev. del lat. *bibe*, bebida.
bibasic (bibásico). Dibásico.
bibenzonium bromide (bibenzonio, bromuro de).
bibliomania (bibliomanía). f. Deseo intenso y morboso de coleccionar y poseer libros, especialmente libros raros.
bibulous (bíbulo). Absorbente.
bicameral (bicameral). Que posee dos cámaras.
bicapsular (bicapsular). Que posee una cápsula doble.
bicarbonate (bicarbonato). El ion remanente luego de la primera disociación del ácido carbónico.
  standard b. (b. estándar).
bicardiogram (bicardiograma). m. La curva compuesta de un electrocardiograma que representa los efectos combinados de los ventrículos derecho e izquierdo.
bicellular (bicelular). Que posee dos células o subdivisiones.
bicephalus (bicéfalo). Dicéfalo.
biceps (bíceps). m. Músculo con dos orígenes o cabezas.
bichloride (bicloruro). Dicloruro.
bicho (bicho). m. Proctitis gangrenosa epidémica.
bichromate (bicromato). Dicromato.
biciliate (biciliado). Que posee dos cilios.
bicipital (bicipital). **1.** Que tiene dos cabezas. **2.** Relacionado con el músculo bíceps.
biclonal (biclonal). Perteneciente o caracterizado por la biclonalidad
biclonal peak (pico biclonal). Dos bandas electroforéticas estrechas, que se cree que representan inmunoglobulina de dos líneas celulares.
biclonality (biclonalidad). f. Condición en la cual algunas células tienen marcadores correspondientes a una línea celular y otras células presentan marcadores de otra línea celular.
biconcave (bicóncavo). Concavocóncavo; designa especialmente una forma de lente.
biconvex (biconvexo). Convexoconvexo; convexo de ambos lados; designa especialmente una forma de lente.
bicornous, bicornuate, bicornate (bicorne). Con dos cuernos; que posee dos prolongaciones o proyecciones.
bicro- (bicro-). Pico-.
bicron (bicrón). m. Picómetro.
bicuspid (bicúspide). Que posee dos puntas o cúspides.
bicuspidization (bicuspidización). f. Modificación de una válvula aórtica tricuspídea normal en una válvula bicúspide funcionante.
b.i.d. (b.i.d). Abrev. del lat. *bis in die*, dos veces por día.
bidactyly (bidactilia). f. Anomalía en la cual están ausentes los dígitos mediales, y están representados sólo el 1º y el 5º.
bidet (bidet). Tubo para un baño de asiento, que también posee un añadido para irrigaciones vaginales o rectales.
bidiscoidal (bidiscoide). Semejante a dos discos, o que está formado por dos discos.
BIDS (BIDS). Acrónimo formado por brittle hair (pelo quebradizo), impaired intelligence (deterioro de la inteligencia), decreased fertility (disminución de la fertilidad) y short stature (baja estatura).
biduous (bidial). De dos días de duración.
Biebrich scarlet red (rojo escarlata de Biebrich).
bifascicular (bifascicular) Que comprende dos de los tres fascículos del sistema ventricular de conducción del corazón.
bifid (bífido). Desdoblado o hendido; separado en dos partes.
bifocal (bifocal). Que posee dos focos.
biforate (biforado). Biperforado; que posee dos aberturas.
bifurcate, bifurcated (bifurcado). Que posee dos ramas.
bifurcatio (bifurcación).
  b. aortae (b. de la aorta). [*bifurcatio aortae*, NA].
  b. tracheae (b. de la tráquea). [*bifurcatio tracheae*, NA].
  b. trunci pulmonalis (b. del tronco pulmonar). [*bifurcatio trunci pulmonalis*, NA].
bifurcation (bifurcación). f. División en dos ramas.
  b. of aorta (b. de la aorta).
  b. of pulmonary trunk (b. del tronco pulmonar).
  b. of trachea (b. de la tráquea).
bigemina (bigemina). f. Pulso bigeminal.
bigeminal (bigeminal). Pareado; doble; gemelo.
bigemini (bigeminia). f. Bigeminismo.
bigeminum (bigémino).
bigeminy (bigeminismo). m. Bigeminia; gemelaridad.
  atrial b. (b. auricular).
  atrioventricular nodal b. (b. nodal auriculoventricular).
  escape-capture b. (b. de escape-captura).
  nodal b. (b. nodal). B. nodal auriculoventricular.
  reciprocal b. (b. recíproco).
  ventricular b. (b. ventricular). Latidos ventriculares apareados.
bigerminal (bigerminal). Relacionado con dos gérmenes o huevos.
bigitalin (bigitalina). f. Gitoxina.
bilabe (bilabio). m. Pinza delgada que se utiliza para aprehender y extraer pequeños cálculos vesicales o uretrales.
bilateral (bilateral). Relacionado con dos lados, o que los posee.
bilateralism (bilateralismo). m. Condición en la cual los dos lados son simétricos.
bile (bilis). f. Hiel; líquido de color pardo o verde secretado por el hígado y vertido hacia el duodeno.
  A b. (b. A). B. del colédoco.
  B b. (b. B). B. de la vesícula biliar.
  C b. (b. C). B. del conducto hepático.
  white b. (b. blanca).
bilharziasis (bilharziasis, bilharziosis). f. Esquistosomiasis.
bilharzioma (bilharzioma). m. Tumefacción de la piel en forma de tumoración, debida a esquistosomiasis.
bili- (bili-). Prefijo que indica relación con la bilis.
biliary (biliar). Bilioso; relacionado con la bilis.
bilifaction, bilification (bilifacción, bilificación). f. Términos que se usan rara vez y que designan la formación de bilis.
biliferous (bilífero). Término raramente usado para designar lo que contiene bilis o la transporta.
biligenesis (biligénesis). f. Producción de bilis.
biligenic (biligénico). Que produce bilis.
bilin, biline (bilina). f. La cadena de cuatro residuos pirroles resultante de la rotura de una unión de uno de los cuatro residuos de metilideno de la parte porfina de una porfirina.
bilious (bilioso). **1.** Biliar; relacionado con la bilis. **2.** Relacionado con un estado bilioso. **3.** Colérico; anteriormente se refería a un temperamento fácilmente irritable.
biliousness (biliosidad). f. Estado bilioso que se presume que es el resultado de una disfunción hepática.
biliptysis (biliptisis). f. La aparición de bilis en el esputo.
bilirachia (bilirraquia). f. Bilis en el líquido cefalorraquídeo.
bilirubin (bilirrubina). f. Pigmento biliar de color rojo encontrado en forma de bilirrubinato de sodio soluble o como sal de calcio insoluble en los cálculos biliares.
  conjugated b. (b. conjugada). B. de reacción directa.
  direct reacting b. (b. de reacción directa). B. conjugada.
  indirect reacting b. (b. de reacción indirecta). B. no conjugada.
  unconjugated b. (b. no conjugada). B. de reacción indirecta.

bilirubin-glucuronoside glucuronosyltransferase (bilirrubina glucuronósido glucuronosiltransferasa). f. Bilirrubina monoglucurónido transglucuronidasa.
bilirubinemia (bilirrubinemia). f. Presencia de bilirrubina en la sangre.
bilirubinglobulin (bilirrubinglobulina). f. Complejo de bilirrubina y globulina.
bilirubinoids (bilirrubinoides). m. Término genérico que designa a los productos intermediarios en la conversión de bilirrubina a estercobilina por las enzimas reductoras de las bacterias intestinales.
bilirubinuria (bilirrubinuria). f. Presencia de bilirrubina en la orina.
bilitherapy (biliterapia). f. Tratamiento con bilis o con sales biliares.
biliuria (biliuria). f. Coluria; coleuria; presencia de diversas sales biliares o de bilis, en la orina.
biliverdin, biliverdine (biliverdina). f. Uteroverdina; verdina; dehidrobilirrubina; coleverdina; pigmento biliar de color verde.
biliverdinglobin (biliverdinglobina). f. Coleglobina.
bilobate, bilobed (bilobulado). Que posee dos lóbulos.
bilobular (bilobular). Que posee dos lobulillos.
bilocular, biloculate (bilocular, biloculado). Que posee dos compartimientos o espacios.
bilophodont (bilofodonte). Que posee dos crestas longitudinales sobre los dientes premolar y molar; designa a ciertos animales, como el canguro.
bimanual (bimanual). Relacionado o realizado con ambas manos.
bimastoid (bimastoideo). Relacionado con ambas apófisis mastoideas.
bimaxillary (bimaxilar). Relativo a ambos maxilares, el derecho y el izquierdo.
bimodal (bimodal). Designa una curva de frecuencias caracterizada por dos picos.
bimolecular (bimolecular). Que comprende dos moléculas, como en una reacción b.
binangle (binángulo). m. **1.** El segundo ángulo que da el vástago de un instrumento angulado para llevar su extremo de trabajo cercano al eje del mango para impedir que éste rote alrededor del eje. **2.** Instrumento que posee estas características.
binary (binario). Denota o comprende dos componentes, elementos, moléculas, etc.
binaural (biauricular). Binótico; relacionado con ambas orejas.
T-binder (faja T). Vendaje en T.
binocular (binocular). Adaptado al uso de ambos ojos; se dice de un instrumento óptico.
binomial (binomial). Que consta de dos términos o nombres.
binotic (binótico). Biauricular.
binovular (biovular). Relacionado con dos huevos.
binuclear, binucleate (binucleado, binuclear). Que posee dos núcleos.
binucleolate (binucleolado). Que posee dos nucléolos.
bio- (bio-). Forma combinada que designa vida.
bioacoustics (bioacústica). f. Ciencia que estudia los efectos de los campos sonoros o de las vibraciones mecánicas en los organismos vivos.
bioassay (bioensayo). m. La determinación de la potencia o concentración de un compuesto mediante su efecto sobre los animales, tejidos aislados o microorganismos.
bioastronautics (bioastronáutica). f. Estudio de los efectos de los viajes espaciales y de la vida en el espacio sobre los organismos vivos.
bioavailability (biodisponibilidad). f. La disponibilidad fisiológica de una cantidad determinada de una droga, a diferencia de su potencia química.
biocenosis (biocenosis). f. Comunidad biótica; conjunto de especies que viven en un ambiente restringido y determinado.
biochemical (bioquímico). Relacionado con la bioquímica.
biochemistry (bioquímica). f. Química biológica o fisiológica.
biochemorphology (bioquemorfología). f. **1.** El estudio de las relaciones entre estructura química y acción biológica. **2.** Morfología macroscópica, tal como la revelan las técnicas bioquímicas.
biocidal (biocida). Que destruye la vida; en particular se refiere a los microorganismos.
bioclimatology (bioclimatología). f. Ciencia de las relaciones entre los factores climáticos y la distribución, número y tipos de organismos vivos.
biocytin (biocitina). f. Biotinillisina; biotina condensada a través de su grupo carboxilo con el grupo ε-amino de una lisina de las apoenzimas cuya coenzima es la biotina.
biocytinase (biocitinasa). f. Enzima que se encuentra en la sangre, que cataliza la hidrólisis de la biocitina a biotina y lisina.
biodegradable (biodegradable). Designa una sustancia que puede ser químicamente degradada o descompuesta por efectores naturales.
biodegradation (biodegradación). f. Biotransformación.
biodynamic (biodinámico). Relacionado con la biodinámica.
biodynamics (biodinámica). f. Ciencia que trata de la fuerza o la energía de la materia viva.
bioecology (bioecología). f. Ecología.
bioenergetics (bioenergética). f. El estudio de los cambios energéticos que intervienen en las reacciones químicas dentro de los tejidos vivos.
bioengineering (bioingeniería).
biofeedback (biorretroalimentación). f. Técnica de entrenamiento desarrollada por psicólogos clínicos y experimentales para capacitar a un individuo a ganar algún elemento de control voluntario sobre las funciones autonómicas del organismo.
bioflavonoids (bioflavonoides). m. Derivados de la flavona o cumarina que se presentan en la naturaleza, que muestran la denominada actividad de vitamina P, especialmente la rutina y la esculina.
biogenesis (biogénesis). f. Término dado por Huxley al concepto, actualmente aceptado en general, de que la vida se origina sólo a partir de la vida preexistente y nunca de material no vivo.
biogenetic (biogenético). Relacionado con la biogénesis.
biogeochemistry (biogeoquímica). f. El estudio de la influencia de los organismos vivos y de los procesos vitales sobre la estructura química y la historia de la tierra.
biogravics (biogravedad). f. El campo de estudio que trata del efecto sobre los organismos vivos de los efectos gravitacionales anormales producidos.
bioinstrument (bioinstrumento). m. Sensor o instrumento usualmente adherido o incluido en el cuerpo humano o en otro animal vivo, para registrar y transmitir datos fisiológicos a una estación de recepción y monitoreo.
biokinetics (biocinética). f. El estudio de los cambios del crecimiento y de los movimientos de los organismos en desarrollo.
biologic, biological (biológico). Relacionado con la biología.
biologist (biólogo). Especialista o experto en biología.
biology (biología). f. Ciencia relacionada con los fenómenos de la vida y de los organismos vivos.
cellular b. (b. celular). Citología.
molecular b. (b. molecular).
oral b. (b. bucal).
pharmaceutical b. (biofarmacéutica). Farmacognosia.
radiation b. (b. de la radiación).
bioluminescence (bioluminiscencia). f. Luz fría; la luz producida por ciertos organismos a partir de la oxidación de las luciferinas mediante la acción de las luciferasas.
biolysis (biólisis). f. La desintegración de la materia orgánica mediante la acción química de los organismos vivos.
biolytic (biolítico). **1.** Relacionado con la biólisis. **2.** Capaz de destruir la vida.
biomass (biomasa). f. El peso total de todas las sustancias vivas en un área determinada, comunidad biótica, etc..
biome (bioma). m. El complejo total de comunidades bióticas que ocupa y caracteriza a una zona o área particular.
biomechanics (biomecánica). f. Ciencia de la acción de las fuerzas, externas o internas, sobre el organismo vivo.
dental b. (b. dental). Biofísica dental.
biomedical (biomédico). **1.** Relativo a aquellos aspectos de las ciencias naturales, especialmente las ciencias biológicas y fisiológicas, que se relacionan con la medicina. **2.** Biológico y médico.
biometer (biómetro). m. Instrumento para medir el dióxido de carbono expelido por los organismos, determinando así la cantidad de materia viva presente.
biometrician (biómetra). Persona que se especializa en la ciencia de la biometría.
biometry (biometría). f. Análisis y estadística de los datos biológicos.
biomicroscope (biomicroscopio). m. Lámpara de hendidura; en oftalmología, instrumento que consiste en un microscopio combinado con una fuente de luz rectangular.

biomicroscopy (biomicroscopia). f. **1.** Examen microscópico de los tejidos vivos del cuerpo. **2.** Examen de la córnea, humor acuoso, cristalino, humor vítreo y retina, mediante el uso de una lámpara de hendidura combinada con un microscopio binocular.
bion (bion). m. Organismo vivo.
bionecrosis (bionecrosis). m. Necrobiosis.
bionic (biónico). Relacionado o derivado de la biónica.
bionics (biónica). f. Ciencia de las funciones y mecanismos biológicos tal como se aplica a la química electrónica.
bionomics (bionómica). f. **1.** Bionomía. **2.** Ecología.
bionomy (bionomía). f. Bionómica; las leyes de la vida; la ciencia que trata de las leyes que regulan las funciones vitales.
biophage (biófago). Organismo que obtiene su nutrición a partir de la existencia de otro organismo vivo.
biophagism (biofagismo). m. Biofagia.
biophagy (biofagia). f. Biofagismo; ingestión o absorción de materia viva.
biopharmaceutics (biofarmacéutica). f. El estudio de las propiedades físicas y químicas de una droga y su forma de dosificación.
biophilia (biofilia). f. Instinto de autoconservación.
biophotometer (biofotómetro). m. Instrumento que se usa para medir la tasa y grado de adaptación a la oscuridad.
biophylactic (biofiláctico). Relacionado con la biofilaxis.
biophylaxis (biofilaxis). f. Reacciones inespecíficas de defensa del organismo.
biophysics (biofísica). f. **1.** El estudio de los procesos y materiales biológicos por medio de las teorías e instrumentos de la física. **2.** El estudio de los procesos físicos (p.ej., electricidad, luminiscencia) que ocurren en los organismos.
  dental b. (b. dental). Biomecánica dental.
bioplasm (bioplasma). m. Protoplasma.
bioplasmic (bioplasmático, bioplásmico). Relacionado con el bioplasma.
biopsy (biopsia). f. **1.** Proceso de extracción de muestras de tejido en pacientes vivos para su examen diagnóstico. **2.** Pieza o espécimen obtenido por b.
  aspiration b. (b. por aspiración). Punción-biopsia.
  brush b. (b. por cepillado).
  endoscopic b. (b. endoscópica).
  excision b. (b. escisional).
  incision b. (b. incisional).
  needle b. (b. por punción). B. por aspiración.
  open b. (b. a cielo abierto).
  punch b. (b. por trepanación).
  shave b. (b. por rasurado).
  sponge b. (b. con esponja).
  trephine b. (b. por trepanación).
  wedge b. (b. en cuña).
biopsychology (biopsicología). f. Área de estudio en interfase entre la psicología, biología, fisiología, bioquímica, las ciencias neurales y áreas relacionadas.
biopterin (biopterina). f. Pterina que se encuentra en las levaduras, en la mosca de la fruta y en la orina humana normal.
biopyoculture (biopiocultivo). m. Cultivo preparado a partir de un exudado purulento en el cual todavía son viables diversas células, incluso fagocitos.
biorbital (biorbital). Relacionado con ambas órbitas.
biorheology (biorreología). f. Ciencia de la deformación y el flujo en los sistemas biológicos.
biorhythm (biorritmo). m. Variación o recurrencia cíclica, biológicamente inherente, de un fenómeno o estado.
bioroentgenography (biorradiografía). f. La toma de radiografías de sujetos en movimiento.
biose (biosa). f. Glicolaldehído.
bioside (biósido). m. Disacárido.
biosis (biosis). f. La vida en general.
biosocial (biosocial). Relativo al juego recíproco entre las influencias biológicas y sociales.
biospectrometry (bioespectrometría). f. Espectrometría clínica.
biospectroscopy (bioespectroscopia). f. Espectroscopia clínica.
biospeleology (bioespeleología). f. El estudio de organismos cuyo hábitat natural es total o parcialmente subterráneo.
biosphere (biosfera). f. Todas las regiones del mundo donde se encuentran organismos vivos.
biostatics (bioestática). f. La ciencia de las relaciones entre la estructura y función de los organismos.
biostatistics (bioestadística). f. La ciencia de las estadísticas aplicada a los datos biológicos o médicos.
biosynthesis (biosíntesis). f. La formación de un compuesto químico por enzimas, ya sea en el organismo (in vivo) o mediante fragmentos o extractos de células (in vitro).
biosynthetic (biosintético). Relacionado con la biosíntesis o producido por ella.
biosystem (biosistema). m. Organismo vivo o cualquier sistema completo de elementos vivos que pueden, ya sea directa o indirectamente, interactuar con otros.
biota (biota). f. La flora y fauna colectiva de una región.
biotaxis (biotaxis). f. **1.** La clasificación de los seres vivos de acuerdo con sus características anatómicas. **2.** Citoclesis.
biotelemetry (biotelemetría). f. Técnica de monitoreo de los procesos vitales y de la transmisión de datos sin cables, hasta un punto distante del sujeto.
biotic (biótico). Perteneciente a la vida.
biotics (biótica). f. Ciencia relacionada con el funcionamiento de la vida o de la fuerza y la actividad vital.
biotin (biotina). f. Factor W; componente del complejo de vitaminas B_2.
  b. oxidase (b. oxidasa).
biotinidase (biotinidasa). f. Enzima que cataliza la hidrólisis de la biotina amida, la biocitina y otros biotínidos a biotina.
biotinides (biotínidos). m. Compuestos de biotina; p.ej., biocitina.
biotinyllysine (biotinilisina). f. Biocitina.
biotope (biotopo). m. El área geográfica más pequeña que proporciona condiciones uniformes para la vida; la parte física de un ecosistema.
biotoxicology (biotoxicología). f. Estudio de las intoxicaciones producidas por organismos vivos.
biotoxin (biotoxina). f. Toda sustancia tóxica formada en un organismo animal y demostrable en sus tejidos y/o líquidos corporales.
biotransformation (biotransformación). f. Biodegradación; la conversión dentro de un organismo de moléculas de una a otra forma.
biotropism (biotropismo). m. Teoría que sostiene como causa de una erupción medicamentosa la activación de una infección latente por ese medicamento.
biotype (biotipo). m. **1.** Población o grupo de individuos con el mismo genotipo. **2.** En bacteriología, nombre anterior de biovariedad.
biovar (biovar). m. Grupo (infrasubespecífico) de cepas bacterianas distinguibles de otras cepas de la misma especie sobre las bases de los caracteres fisiológicos. Primeramente denominado biotipo.
biovular (biovular). Relacionado con dos huevos.
bipalatinoid (bipalatinoide). Cápsula con dos compartimientos, que se usa para obtener medicamentos en estado naciente; se produce la reacción entre las dos sustancias mientras se disuelve la cápsula en el estómago, lo cual activa el medicamento.
biparasitism (biparasitismo). m. Hiperparasitismo.
biparental (biparental). Que tiene dos padres o progenitores, de uno y otro sexo.
biparietal (biparietal). Relacionado con ambos huesos parietales.
biparous (bíparo). Que da nacimiento a dos vástagos.
bipartite (bipartito). Que consta de dos partes o divisiones.
biped (bípedo). **1.** Con dos pies. **2.** Todo animal con sólo dos pies.
bipedal (bipedal). **1.** Relacionado con un bípedo. **2.** Capaz de locomoción sobre dos pies.
bipennate, bipenniform (bipenato, bipeniforme). Perteneciente a un músculo con un tendón central hacia ambos lados del cual convergen las fibras, como las barbas de una pluma.
biperforate (biperforado). Que posee dos agujeros o perforaciones.
biperiden (biperiden). m. Agente anticolinérgico con efectos sedantes y centrales sobre los ganglios basales.
biphenamine hydrochloride (bifenamina, clorhidrato de). Clorhidrato de xenisalato; agente antiseborreico.
biphenotypic (bifenotípico). Perteneciente a la bifenotipia o caracterizado por ella.
biphenotypy (bifenotipia). f. Expresión de marcadores de más de un tipo celular por una misma célula.
biphenyl (bifenilo). m. Fenilbenceno; hidrocarburo aromático.
  polychlorinated b. (b. policlorado (PCB)).

bipolar (bipolar). Que posee dos polos, terminaciones o extremos.
bipotentiality (bipotencialidad). f. La capacidad de diferenciarse a lo largo de dos direcciones de desarrollo.
biramous (birramoso). Que posee dos ramas.
birch tar (alquitrán de abedul). Aceite de alquitrán de abedul.
birch tar oil (aceite de alquitrán de abedul). Alquitrán de abedul.
birefringence (birrefringencia). f. Refracción doble.
birefringent (birrefringente). Que refracta dos veces; que desdobla en dos un rayo de luz.
birotation (birrotación). f. Mutarrotación.
birth (parto). **1.** Específicamente, en el ser humano, la expulsión o extracción completa desde su madre, de un feto. **2.** m. El pasaje de la progenie desde el útero al mundo externo; el acto de nacer.
cross b. (p. transverso).
premature b. (p. prematuro).
birthmark (marca de nacimiento). Nevo; lesión visible y persistente, por lo general en la piel, que se observa en el momento del nacimiento o muy poco después; por lo común es debida a un nevo o un hemangioma.
strawberry b. (m. de nacimiento en fresa). Nevo en fresa.
bis in die (bis in die (b.i.d.)). Dos veces por día.
2,5-bis(5-*t*-butylbenzoxazol-2-yl)thiophene (2,5-bis(5-*t*-butilbenzoxazol-2-il)tiofeno (BBOT)). m. Centelleador utilizado en las mediciones radiactivas mediante el recuento por centelleo.
bis(2-chloroethyl)sulfide (bis(2-cloroetil)sulfuro). m. Gas de mostaza.
1,4-bis(5-phenyloxazol-2-yl)benzene (1,4-bis(5-feniloxazol-2-il)benceno (POPOP)). m. Agente de centelleo líquido usado en las mediciones radioisotópicas.
bis- (bis-). **1.** Prefijo que significa dos o doble. **2.** En química se usa para indicar la presencia de dos grupos complejos idénticos, pero separados, en una molécula.
bisacodyl (bisacodilo). m. Laxante usado para la constipación, por vía oral o rectal.
bisacromial (biacromial, bisacromial). Relacionado con ambas apófisis acromiales.
bisalbuminemia (bisalbuminemia). f. La condición de poseer dos tipos de albúminas séricas, las que difieren en su movilidad electroforética.
bisalt (bisal). Sal ácida.
bisaxillary (biaxilar). Relacionado con ambas axilas.
bisdequalinium chloride (bisdecalinio, cloruro de). Antiséptico.
bisexual (bisexual). **1.** Ambisexual; que posee gónadas de ambos sexos. **2.** Designa un individuo que entabla relaciones tanto heterosexuales como homosexuales.
bisferious (bífero). Que golpea o late dos veces; se dice del pulso.
bishydroxycoumarin (bishidroxicumarina). f. Dicumarol.
bisiliac (bisilíaco). Relacionado con cualquiera de las dos partes o estructuras ilíacas correspondientes, como los huesos o las fosas ilíacas.
Bismarck brown R (castaño R de Bismarck). Colorante diazoico similar al castaño Y de Bismarck.
Bismarck brown Y (castaño Y de Bismarck). V esuvina; colorante diazoico usado para teñir la mucina y el cartílago en cortes histológicos, según la técnica de Papanicolaou para los extendidos vaginales y como uno de los reactivos de tipo Kasten-Schiff en las coloraciones de PAS y Feulgen.
bismuth (bismuto). m. Elemento metálico rojizo, cristalino, brillante, trivalente; símbolo químico Bi, Nº at. 83, P. at. 209.
b. aluminate (aluminato de b.). Óxido de b. aluminado.
b. ammonium citrate (citrato de b. y amonio). Astringente intestinal.
b. carbonate (carbonato de b.). Subcarbonato de b.
b. chloride oxide (cloruro óxido de b.). Oxicloruro de b.
b. citrate (citrato de b.).
b. iodide (yoduro de b.). Triyoduro de b.
b. oxide (óxido de b.).
b. oxycarbonate (oxicarbonato de b.). Subcarbonato de b.
b. oxychloride (oxicloruro de b.). Cloruro de bismutilo.
b. oxynitrate (oxinitrato de b.). Subnitrato de b.
b. salicylate (salicilato de b.).
b. sodium tartrate (tartrato de b. y sodio). Agente antisifilítico.
b. sodium triglycollamate (triglicolamato de b. y sodio).
b. subcarbonate (subcarbonato de b.). Oxicarbonato de b.
b. subgallate (subgalato de b.).
b. subnitrate (subnitrato de b.). Oxinitrato de b.
b. subsalicylate (subsalicilato de b.).
b. tribromophenate, b. tribromophenol (tribromofenato de b., tribromofenolbismuto). Se usa como antiséptico de uso externo.
b. trichloride (tricloruro de b.). Manteca de b.
b. triiodide (triyoduro de b.). Yoduro de b.
bismuthosis (bismutosis). f. Intoxicación crónica con bismuto.
bismuthyl (bismutilo). m. El grupo, BiO^+, que se comporta químicamente como el ion de un metal monovalente.
b. carbonate (carbonato de b.). Subcarbonato de bismuto.
b. chloride (cloruro de b.). Oxicloruro de bismuto.
bisoxatin acetate (bisoxatina, acetato de). Laxante.
bistephanic (biestefánico). Relacionado con ambos estefaniones.
bisteroid (bisteroide). Molécula compuesta de dos moléculas de un esteroide dado, unidas entre sí por un puente carbono-carbono.
bistoury (bisturí). m. Cuchillo de hoja larga y angosta, de borde curvo o recto, de punta aguda o roma.
bistratal (biestratificado). Que posee dos estratos o capas.
bisulfate (bisulfato). m. Sulfato ácido; disulfato.
bisulfide (bisulfuro). m. Sulfuro ácido.
bisulfite (bisulfito).
bit (bit). m. La unidad más pequeña de información digital expresada en el sistema binario de notación (ya sea 0 o 1).
bitartrate (bitartrato). m. Sal o anión resultante de la neutralización de uno de los dos grupos ácidos del ácido tartárico.
bite 1. (morder). Incidir o tomar con los dientes. **2.** (bocado). m. Trozo de alimento que se separa con los dientes. **3.** (mordida). f. Término utilizado para designar la cantidad de presión desarrollada al cerrar las mandíbulas. **4.** (mordida). Jerga no adecuada para términos tales como registro interoclusal, registro maxilomandibular, espacio dental y distancia interarcadas. **5.** (mordedura). f. Penetración de la piel (punción o laceración) causada por un animal o un insecto.
balanced b. (mordida balanceada). Oclusión balanceada.
biscuit b. (mordida blanda). Registro maximandibular que se toma con una masa de cera blanda.
close b. (mordida estrecha). Pequeña distancia interarcada.
closed b. (mordida cerrada). Reducción de la distancia vertical interarcada.
deep b. (mordida profunda). Superposición vertical anormalmente grande de los dientes anteriores en la oclusión céntrica.
edge-to-edge b. (mordida borde con borde). Oclusión borde con borde.
end-to-end b. (mordida terminoterminal). Oclusión terminoterminal.
locked b. (mordida bloqueada). Oclusión en la cual la disposición de la cúspide restringe las excrusiones laterales.
normal b. (mordida normal). Oclusión normal.
open b. (mordida abierta).
rest b. (mordida en reposo).
working b. (mordida de trabajo). Contactos de trabajo.
bitemporal (bitemporal). Relacionado con ambos huesos temporales.
bithionol (bitionol). m. Agente antiparasitario utilizado para el tratamiento de la infección pulmonar por *Paragonimus westermani* y *Clonorchis sinensis*.
bitolterol mesylate (bitolterol, mesilato de). Broncodilatador.
bitrochanteric (bitrocantérico). Relacionado con los dos trocánteres, ya sea los dos trocánteres de un fémur, o ambos trocánteres mayores.
bitropic (bitrópico). Que posee una afinidad dual, como en los tejidos u organismos.
bitter apple (manzana amarga). f. Coloquíntida.
bitters (amargo). m. **1.** Licor alcohólico en el cual se han macerado sustancias vegetales amargas (p.ej., quinina, genciana). **2.** Droga vegetal amarga (p.ej., cuasia, genciana, cincona), que generalmente se usa como tónico.
aromatic b. (a. aromático). A. con sabor aromático agradable.
biuret (biuret). m. Alofanamida; carbamoilurea.
bivalence, bivalency (bivalencia). f. Divalencia; fuerza o valencia combinada, equivalente al doble de la del átomo de hidrógeno.
bivalent (bivalente). **1.** Divalente. **2.** En citología, estructura que consta de dos cromosomas homólogos apareados, cada uno de los cuales se desdobla en dos cromátidas hermanas.

biventer (biventer). Que posee dos vientres; designa varios de estos músculos.
b. cervicis (b. cervicis). Músculo espinal de la cabeza.
b. mandibulae (b. mandibulae). Músculo digástrico.
biventral (biventral). Digástrico.
bixin (bixina). f. Carotenoide (ácido caroteno dioico).
bizygomatic (bicigomático). Relacionado con ambos huesos o arcadas cigomáticas.
Bk (Bk). Símbolo del berkelio.
black (negro). De color absolutamente oscuro y en realidad falto de color; dícese de ciertos colorantes.
blackhead (punto negro). **1.** Comedón abierto. **2.** Histomoniasis.
blackleg (morriña negra). Infección gangrenosa específica, en general fatal, causada por *Clostridium chavoei (feseri)*, que afecta las porciones musculares superiores de las patas de las vacas y ovejas jóvenes.
blackout (desmayo). m. **1.** Pérdida temporaria de la conciencia debida a la disminución del flujo sanguíneo al cerebro. **2.** Pérdida momentánea de la conciencia, como en las ausencias.
visual b. (d. visual).
bladder (vejiga). f. **1.** [*vesica*, NA]. Órgano musculomembranoso distensible que sirve como receptáculo de líquido, como la v. urinaria. **2.** Cualquier estructura hueca o saco, normal o patológico, que contiene líquido seroso.
air b. (v. aérea). V. natatoria.
allantoic b. (v. alantoica).
atonic b. (v. atónica). V. grande, dilatada y no vaciada.
autonomic neurogenic b. **1.** (v. autónoma). **2.** (v. neurogénica autónoma).
cord b. (v. en cuerda). Disfunción neurogénica de la v.
fasciculate b. (v. fasciculada).
gall b. (vesícula biliar).
ileal b. (v. ileal). Conducto ileal.
low-compliance b. (v. de baja elasticidad).
nervous b. (v. nerviosa).
neurogenic b. (v. neurogénica).
pseudoneurogenic b. (v. seudoneurogénica). Síndrome de Hinman.
reflex neurogenic b. (v. neurogénica refleja).
swim b. (v. natatoria). V. aérea.
uninhibited neurogenic b. (v. neurogénica desinhibida).
urinary b. (v. urinaria). [*vesica urinaria*, NA]. Urocisto.
blas (blas). m. Espíritu místico de fuerza vital que presidiría y gobernaría los diversos procesos del cuerpo.
-blast (-blasto). Sufijo que indica una célula precursora inmadura del tipo indicado por la palabra precedente.
blastema (blastema). m. **1.** La masa celular primordial a partir de la cual se forma un órgano. **2.** Cúmulo de células componentes para iniciar la regeneración de una estructura dañada o extirpada.
nephric b. (b. néfrico). Nefroblastema.
blastemic (blastémico). Relacionado con el blastema.
blasto- (blasto-). Prefijo que se usa en términos relacionados con el proceso de gemación por las células o tejidos.
blastocele (blastocele). m. Cavidad segmentada; la cavidad en la blástula de un embrión en desarrollo.
blastocelic (blastocélico). Relacionado con el blastocele.
blastocyst (blastocisto). m. Vesícula blastodérmica.
blastocyte (blastocito). m. Blastómero indiferenciado del estadio de mórula o blástula de un embrión.
blastocytoma (blastocitoma). m. Blastoma.
blastoderm, blastoderma (blastodermo). m. Membrana germinativa; membrana germinal.
bilaminar b. (b. bilaminar).
embryonic b. (b. embrionario).
extraembryonic b. (b. extraembrionario).
trilaminar b. (b. trilaminar).
blastodermal, blastodermic (blastodermal, blastodérmico). Relacionado con el blastodermo.
blastodisk (blastodisco). m. **1.** El disco de citoplasma activo en el polo animal de los huevos ricos en vitelo. **2.** El blastodermo, especialmente en los primeros estadios donde su extensión es pequeña.
blastogenesis (blastogénesis). f. **1.** Reproducción de organismos unicelulares por gemación. **2.** Desarrollo de un embrión durante la segmentación y la formación de capas germinativas. **3.** La transformación de los linfocitos pequeños de la sangre periférica humana en cultivos de tejidos en células grandes, primitivas, blásticas, capaces de experimentar mitosis.
blastogenetic, blastogenic (blastogenético, blastogénico). Relacionado con la blastogénesis.
blastolysis (blastólisis). f. Disolución del blastocisto y su muerte consiguiente.
blastolytic (blastolítico). Relacionado con la blastólisis.
blastoma (blastoma). m. Blastocitoma; carcinosarcoma de tipo embrionario.
blastomere (blastómera). f. Una de las células en que se divide el huevo luego de su fertilización.
blastomerotomy (blastomerotomía). f. Blastotomía.
blastomogenic (blastomogénico). Que causa o produce un blastoma.
blastomycin (blastomicina). f. Antígeno para reacciones intradérmicas, preparado a partir de filtrados estériles de cultivos de la forma filamentosa del *Blastomyces dermatitidis*.
blastomycosis (blastomicosis). f. Enfermedad de Gilchrist; enfermedad supurativa y granulomatosa crónica que es causada por el hongo *Blastomyces dermatitidis*.
North American b. (b. norteamericana).
South American b. (b. sudamericana). Paracoccidioidomicosis.
blastoneuropore (blastoneuroporo). m. Abertura temporaria formada en algunos embriones por la unión del blastoporo y el neuroporo.
blastophore (blastóforo). m. Estadio inicial de la división de un esquizonte coccidioide en el cual se han formado estructuras esferoides o elipsoides, cada una con una sola capa periférica de núcleos.
blastopore (blastoporo). m. Abertura dentro del arquenterón formada por invaginación de la blástula para formar una gástrula.
blastospore (blastospora). f. Blastoconidio.
blastotomy (blastotomía). f. Blastomerotomía; destrucción experimental de una o más blastómeras.
blastula (blástula). f. Estadio inicial de un embrión formado por la disposición de las blastómeras de la mórula en una sola capa para formar una esfera hueca.
blastular (blastular). Relativo a la blástula.
blastulation (blastulación). f. Formación de la blástula o blastocisto.
bleb **1.** (ampolla). Vesícula fláccida de gran tamaño. **2.** (vesícula).
bleed (sangrar). Perder sangre debido a la ruptura o daño de los vasos sanguíneos.
bleeding (sangramiento). m. Pérdida de sangre como consecuencia de la rotura o sección de vasos sanguíneos.
dysfunctional uterine b. (s. uterino disfuncional). S. uterino debido a un desequilibrio endocrino benigno y no a enfermedad orgánica.
occult b. (s. oculto).
blennadenitis (blenadenitis). f. Inflamación de las glándulas mucosas.
blennemesis (blenemesis). f. Vómito de moco.
blenno-, blenn- (blen-, bleno-). Prefijo que significa moco.
blennogenic (blenogénico). Mucíparo.
blennogenous (blenogénico). Mucíparo.
blennoid (blenoide). Mucoide; semejante al moco.
blennophthalmia (blenoftalmía). f. **1.** Conjuntivitis. **2.** Oftalmía gonorreica.
blennorrhagia (blenorragia). f. Blenorrea.
blennorrhagic (blenorrágico). Blenorreico.
blennorrhea (blenorrea). f. Blenorragia; mixorrea; toda descarga mucosa, especialmente de la uretra o la vagina.
b. conjunctivalis (b. conjuntival). Oftalmía gonorreica.
inclusion b. (b. de inclusión). Conjuntivitis de inclusión.
b. neonatorum (b. del neonato). Oftalmía del neonato.
Stoerk's b. (b. de Stoerk).
blennorrheal (blenorreico). Blenorrágico.
blennostasis (blenostasis). f. Término raramente usado para la disminución o supresión de la secreción de las mucosas.
blennostatic (blenostático). Que disminuye la secreción mucosa.
blennuria (blenuria). f. Excreción de un exceso de moco en la orina.
bleomycin sulfate (bleomicina, sulfato de). Antibiótico antineoplásico obtenido del *Streptomyces verticillus*.
blepharadenitis (blefaradenitis). f. Blefaroadenitis; inflamación de las glándulas de Meibomio o de las glándulas de Moll o Zeis.

blepharal (blefárico). Relacionado con los párpados.
blepharectomy (blefarectomía). f. Extirpación parcial o total de un párpado.
blepharedema (blefaredema). m. Edema palpebral que causa tumefacción y aspecto de bolsa.
blepharitis (blefaritis). f. Inflamación de los párpados.
b. acarica (b. acarica). B. demodéctica.
b. angularis (b. angular).
ciliary b. (b. ciliar). B. marginal.
demodectic b. (b. demodéctica). B. acarica.
b. follicularis (b. folicular). B. pustular.
marginal b. (b. marginal).
b. marginalis (b. marginal). Psoroftalmía; b. ciliar.
meibomian b. (b. meibomiana).
b. oleosa (b. oleosa). B. seborreica.
b. parasitica (b. parasitaria). B. pediculosa; b. ftiriásica.
pediculous b. (b. pediculosa). B. parasitaria.
b. phthiriatica (b. ftiriásica). B. parasitaria.
pustular b. (b. pustular). B. folicular.
b. rosacea (b. rosácea).
seborrheic b. (b. seborreica). f. B. oleosa o escamosa.
b. sicca (b. seca).
b. squamosa (b. escamosa).
b. ulcerosa (b. ulcerosa). B. marginal con ulceración.
blepharo-, blephar- (blefaro-, blefar-). Prefijos que significan párpado.
blepharoadenitis (blefaroadenitis). f. Blefaradenitis.
blepharoadenoma (blefaroadenoma). m. Tumor glandular o adenoma del párpado.
blepharochalasis (blefarocalasia). f. Ptosis adiposa; dermatólisis palpebral.
blepharochromidrosis (blefarocromidrosis). f. Cromhidrosis de los párpados.
blepharoclonus (blefaroclono). m. Espasmo clónico de los párpados.
blepharocoloboma (blefarocoloboma). m. Defecto del párpado, p.ej., una fisura.
blepharoconjunctivitis (blefaroconjuntivitis). f. Inflamación de la conjuntiva palpebral.
blepharodiastasis (blefarodiastasis). f. Separación anormal o incapacidad para cerrar completamente los párpados.
blepharokeratoconjunctivitis (blefaroqueratoconjuntivitis). f. Inflamación que compromete los márgenes de los párpados, la córnea y la conjuntiva.
blepharomelasma (blefaromelasma). m. Coloración oscura de la piel del párpado.
blepharon (bléfaron). m. Párpado.
blepharopachynsis (blefaropaquinsis). f. Engrosamiento patológico de un párpado.
blepharophimosis (blefarofimosis). f. Blefarostenosis.
blepharophyma (blefarofima). m. Tumor de la piel del párpado.
blepharoplast (blefaroplasto). m. Cuerpo basal.
blepharoplastic (blefaroplástico). Relacionado con la blefaroplastia.
blepharoplasty (blefaroplastia). f. Toda operación para la corrección de un defecto en el párpado.
blepharoplegia (blefaroplejía). f. Parálisis de un párpado.
blepharoptosis, blepharoptosia (blefaroptosis). f. Ptosis; caída del párpado superior.
b. adiposa (b. adiposa).
false b. (b. falsa). Seudoptosis.
blepharorrhaphy (blefarorrafia). f. Tarsorrafia.
blepharospasm, blepharospasmus (blefaroespasmo). m. Pestañeo espasmódico o contracción del músculo orbicular del párpado.
blepharostat (blefaróstato). m Espéculo ocular.
blepharostenosis (blefarostenosis). f. Blefarofimosis.
blepharosynechia (blefarosinequia). f. Anquilobléfaron; pantanquilobléfaron; adherencia de los párpados entre sí o al globo ocular.
blepharotomy (blefarotomía). f. Operación cortante de un párpado.
blind (ciego). Incapaz de ver; sin vista útil.
blindness (ceguera). f. **1.** Tiflosis; pérdida del sentido de la vista. **2.** Pérdida de la apreciación visual de objetos aunque la agudeza visual sea normal. **3.** Ausencia de la apreciación de una sensación.
canine hereditary b. (c. hereditaria canina).
color b. (c. para los colores).
cortical b. (c. cortical).
day b. (c. diurna). Hemeralopía.
eclipse b. (c. por eclipse). Ambliopía por eclipse.
flash b. (c. en destello).
flight b. (c. de vuelo). Ausencia visual de los aviadores.
functional b. (c. funcional).
legal b. (c. legal).
letter b. (c. para las letras).
mind b. (c. mental). Psicanopsia.
moon b. (c. lunar). Oftalmía periódica
music b. (c. musical). Alexia musical.
night b. (c. nocturna). Nictalopía.
note b. (c. para las notas). Alexia musical.
object b. (c. para los objetos). Apraxia.
river b. (c. de los ríos). Oncocerciasis ocular.
sign b. (c. para los signos). Asimbolia.
smell b. (c. para el olfato). Anosmia.
snow b. (c. de la nieve).
solar b. (c. solar). Ambliopía por eclipse.
taste b. (c. para el gusto).
text b., word b. (c. para las palabras, textual). Alexia.
blister (blister). m. Estructura de paredes finas, llena de líquido, que se encuentra por debajo de la epidermis o en la dermis (supepidérmica o intradérmica).
blood b. (b. hemorrágico). B. que contiene sangre; es resultado de una lesión menor por pellizco o aplastamiento.
bloat, bloating (meteorismo). m. Distensión abdominal debida a la deglución de aire o a la formación de gases intestinales por fermentación.
block 1. (bloquear). Obstruir;detener el pasaje de algún elemento. **2.** (bloqueo). Condición en la cual el pasaje de un impulso nervioso está detenido, total o parcialmente, de manera temporaria o permanente. **3.** (bloqueo). B. auriculoventricular.
anterograde b. (bloqueo anterógrado).
arborization b. (bloqueo de arborización).
atrioventricular b., A-V b. (bloqueo auriculoventricular). B. cardíaco.
bone b. (bloqueo de huesos).
bundle-branch b. (bloqueo de rama).
complete A-V b. (bloqueo A-V completo). Disociación atrioventricular completa.
depolarizing b. (bloqueo de despolarización).
entrance b. (bloqueo de entrada). B. protector.
epidural b. (bloqueo epidural).
exit b. (bloqueo de salida).
fascicular b. (bloqueo fascicular).
field b. (bloqueo de campo).
first degree A-V b. (bloqueo A-V de primer grado).
heart b. (bloqueo cardíaco). B. auriculoventricular.
intra-atrial b. (bloqueo intraauricular).
intraventricular b., I-V b. (bloqueo intraventricular).
Mobitz types of atrioventricular b. (bloqueo auriculoventricular de tipo Mobitz).
nerve b. (bloqueo nervioso).
nondepolarizing b. (bloqueo no despolarizante).
peri-infarction b. (bloqueo periinfarto).
phase I b. (bloqueo de fase I).
phase II b.. (bloqueo de fase II).
protective b. (bloqueo protector). B. de entrada.
retrograde b. (bloqueo retrógrado).
second degree A-V b. (bloqueo A-V de segundo grado).
sinoatrial b., S-A b., sinus b., sinoauricular b. (bloqueo sinusal, sinoauricular o sinoatrial). Incapacidad del impulso para dejar el nódulo sinusal.
sinoauricular b. (bloqueo sinusal). m. B. sinoauricular.
spinal b. (bloqueo espinal).
stellate b. (bloqueo estrellado).
suprahisian b. (bloqueo suprahisiano).
unidirectional b. (bloqueo unidireccional).
Wilson b. (bloqueo de Wilson).
Wolff-Chaikoff b. (bloqueo de Wolff-Chaikoff). Efecto de Wolff-Chaikoff.
blockade (bloqueo). **1.** La inyección endovenosa de grandes cantidades de colorantes coloidales u otras sustancias, por medio de las

cuales se impide temporariamente la reacción de las células reticuloendoteliales a otras influencias (p.ej., fagocitosis). **2.** La detención de la transmisión a nivel de las uniones sinápticas autonómicas, de los sitios receptores autonómicos, o de las uniones mioneurales por una droga.

adrenergic b. (b. adrenérgico).
cholinergic b. (b. colinérgico).
ganglionic b. (b. ganglionar).
myoneural b. (b. mioneural).
narcotic b. (b. narcótico).
sympathetic b. (b. simpático).
virus b. (b. viral).

blocker (bloqueador). m. **1.** Instrumento utilizado para obstruir un pasaje. **2.** Agente b.
Macintosh b.'s (b. Macintosh).

blocking 1. (bloqueo). Cesación brusca de los pensamientos y el habla, lo cual puede indicar la existencia de un grave trastorno del pensamiento o de una psicosis. **2.** (bloqueo). En psicoanálisis, rompimiento brusco de la asociación libre que ocurre cuando se alude a un tópico doloroso o un complejo reprimido. **3.** (bloqueante). Que obstruye; que detiene el pasaje, conducción o transmisión.
alpha b. (bloqueante alfa).

blood (sangre). f. Sanguis; el "tejido circulante" del cuerpo; el líquido y sus elementos figurados suspendidos que circulan a través del corazón, las arterias, los capilares y las venas.
arterial b. (s. arterial). S. que es oxigenada en los pulmones.
cord b. (s. del cordón).
laky b. (s. lacada).
occult b. (s. oculta).
sludged b. (s. estancada).
strawberry-cream b. (s. en crema de frutilla).
venous b. (s. venosa).
whole b. (s. total).

blood bank (banco de sangre). Un lugar, por lo general una división del laboratorio de un hospital, en el cual se recolecta sangre de donantes.

blood count (recuento de sangre). Cálculo del número de glóbulos rojos o blancos en un milímetro cúbico de sangre.
complete b. c. (CBC) (r. sanguíneo completo).
differential white b. c. (r. sanguíneo diferencial de glóbulos blancos).
Schilling's b. c. (r. de Schilling). Índice de Schilling.

blood group (grupo sanguíneo). Sistema de antígenos o aglutinógenos genéticamente determinados, localizados sobre la superficie de los glóbulos rojos. El término se usa con frecuencia como sinónimo de tipo sanguíneo.

blood grouping (agrupamiento sanguíneo). Tipificación sanguínea.

blood type (tipo sanguíneo). Reacción específica de los eritrocitos de un individuo al antisuero de un grupo sanguíneo, p.ej., el grupo sanguíneo ABO consiste en cuatro tipos sanguíneos principales: O, A, B y AB.

blood typing (tipificación sanguínea). Agrupación sanguínea.

bloodless (exangüe). Exanguinado; privado de sangre.

bloodletting (sangría). f. Extracción de sangre, usualmente de una vena.
general b. (s. general).
local b. (s. local).

bloodstream (sangre circulante).

blot (inmunotransferencia). Análisis Northern, Southern y Western blot.

blue (azul). m. Color entre el verde y el violeta en el espectro.

bluetongue (lengua azul). Enfermedad infecciosa de los ovinos.

blush 1. (rubor). En angiografía se usa en forma metafórica para describir una neovascularidad o, en algunos casos, extravasación. **2.** (sonrojo). m. Enrojecimiento repentino y pasajero de la cara y el cuello, debido a causas emocionales.

BLV (BLV). Abrev. de virus de la leucemia bovina.

BMR (IMB). Abrev. de índice metabólico basal.

BNA (BNA). Abrev. de Basle Nomina Anatomica (Nomenclatura Anatómica de Basilea).

bobbing (meneo). m. Movimiento ascendente y descendente.
inverse ocular b. (movimiento ocular inverso).

Boc (Boc). Abrev. de *t*-butoxicarbonilo.

body (cuerpo). m. **1.** El c. humano, formado por la cabeza, el cuello, el tronco y las extremidades. **2.** La parte material del hombre, diferenciada de la mente y el espíritu. **3.** La masa principal de un órgano u otra estructura anatómica, distinta de la cabeza y de la cola. **4.** Sustancia material.
acetone b. (c. de acetona). C. cetónicos.
adrenal b. (c. adrenal). [*glandula suprarenalis*, NA]. Glándula suprarrenal.
alcoholic hyaline b.'s (c. hialinos alcohólicos). C. de Mallory.
Alder b.'s (c. de Alder).
alveolar b. (c. alveolar). [*processus alveolaris*, NA]. Apófisis alveolar.
amylogenic b. (c. amilogénico). Amiloplasto.
amyloid b.'s of the prostate (c. amiloides de la próstata).
anococcygeal b. (c. anococcígeo). [*ligamentum anococcygeum*, NA]. Ligamento anococcígeo.
aortic b. (c. aórtico). [*glomus aorticum*, NA]. Glomo aórtico.
Arnold's b.'s (c. de Arnold).
asbestos b.'s (c. de amianto).
Aschoff b.'s (c. de Aschoff). Nódulos de Aschoff.
asteroid b. (c. asteroide).
Auer b.'s (c. de Auer). Bastón de Auer.
Babès-Ernst b.'s (c. de Babès-Ernst).
Barr chromatin b. (c. de cromatina de Barr). Cromatina sexual.
basal b. (c. basal). Corpúsculo o gránulo basal; blefaroplasto.
bigeminal b.'s (c. bigéminos).
Bollinger b.'s (c. de Bollinger).
Borrel b.'s (c. de Borrel).
brassy b. (c. bronceados).
Cabot's ring b.'s (c. anulares de Cabot).
Call-Exner b.'s (c. de Call-Exner).
cancer b.'s (c. de cáncer). C. de Plimmer.
carotid b. 1. (glomo carotídeo). [*glomus caroticum*, NA]. Cuerpo carotídeo. **2.** (c. carotídeo). [*glomus caroticum*, NA]. Glomo carotídeo.
cavernous b. of clitoris (c. cavernoso del clítoris). [*corpus cavernosum clitoridis*, NA].
cavernous b. of penis (c. cavernoso del pene). [*corpus cavernosum penis*, NA].
cell b. (c. celular). La parte de la célula que contiene el núcleo.
central b. (c. central). Citocentro.
chromaffin b. (c. cromafínico). Paraganglio.
chromatin b. (c. cromatínico).
ciliary b. (c. ciliar). [*corpus ciliare*].
Civatte b.'s (c. de Civatte). C. coloides.
b. of clavicle (c. clavicular). [*corpus claviculae*, NA]. C. de la clavícula.
b. of clitoris (c. del clítoris). [*corpus clitoridis*, NA].
coccygeal b. (c. coccígeo). [*corpus coccygeum*, NA].
colloid b.'s (c. coloides). C. de Civatte.
compressible cavernous b.'s (c. cavernosos compresibles).
conchoidal b.'s (c. concoidales). C. de Schaumann.
Councilman b., Councilman hyaline b. (c. de Councilman (hialino)).
Cowdry's type A inclusion b.'s (c. de inclusión tipo A de Cowdry).
Cowdry's type B inclusion b.'s (c. de inclusión tipo B de Cowdry).
creola b.'s (c. de criollo).
cytoid b.'s (c. citoides).
cytoplasmic inclusion b.'s (c. de inclusión citoplasmáticos).
Deetjen's b.'s (c. de Deetjen). Plaquetas sanguíneas.
demilune b. (c. en semiluna).
Döhle b.'s (c. de Döhle). Inclusiones leucocitarias o de Döhle.
Donovan b. (c. de Donovan). *Calymmatobacterium inguinale*.
Ehrlich's inner b. (c. interno de Ehrlich). C. de Heinz-Ehrlich.
elementary b.'s (c. elementales).
b. of epididymis (c. del epidídimo). [*corpus epididymidis*, NA].
epithelial b. (c. epitelial). [*glandula parathyroidea*, NA]. Glándula paratiroides.
fat b. of cheek (c. adiposo del carrillo). [*corpus adiposum buccae*, NA]. Almohadilla de succión; bola de Bichat.
fat b. of ischiorectal fossa (c. adiposo de la fosa isquiorrectal). [*corpus adiposum fossae ischiorectalis*, NA].
fat b. of orbit (c. adiposo de la órbita). [*corpus adiposum orbitae*, NA].
ferruginous b.'s (c. ferruginoso).

foreign b. (c. extraño).
b. of fornix (c. del trígono). [*corpus fornicis*, NA].
fuchsin b.'s (c. de fucsina). **1.** C. de Russell. **2.** C. hialinos.
b. of gallbladder (c. de la vesícula biliar). [*corpus vesicae biliaris*, NA]; [*corpus vesicae felleae*, NA]. C. de la vesícula biliar.
Gamna-Favre b.'s (c. de Gamna-Favre).
Gamna-Gandy b.'s (c. de Gamna-Gandy, Gandy-Gamna). Nódulos sideróticos de Gamna-Gandy.
glass b. (c. de vidrio).
glomus b. (c. glómico). [*glomus*, NA]. Glomo.
Guarnieri b.'s (c. de Guarnieri).
Halberstaedter-Prowazek b.'s (c. de Halberstaedter-Prowazek).
Hassall's b.'s (c. de Hassall). Corpúsculos tímicos.
Hassall-Henle b.'s (c. de Hassall-Henle). Verrugas de Henle.
Heinz b.'s (c. de Heinz). Sustancia β.
Heinz-Ehrlich b. (c. de Heinz-Ehrlich). C. interno de Ehrlich.
hematoxylin b.'s, hematoxyphil b.'s (c. hematoxilínicos, hematoxifílicos).
Herring b.'s (c. de Herring). C. hialinos en la hipófisis.
Highmore's b. (c. de Highmore). [*mediastinum testis*, NA].
Howell-Jolly b.'s (c. de Howell-Jolly). C. de Jolly.
hyaline b.'s (c. hialinos). C. de fucsina.
hyaline b.'s of pituitary (c. hialinos de la hipófisis). C. de Herring.
hyaloid b. (c. hialoideo). [*corpus vitreum*, NA]. C. vítreo.
b. of hyoid bone **1.** (c. hioideo). [*corpus ossis hyoidei*, NA]. **2.** (c. del hueso hioides). [*corpus ossis hyoidei*, NA].
b. of ilium (c. del ilion). [*corpus ossis ilii*, NA].
immune b. (c. inmune). Término antiguo para anticuerpo.
inclusion b.'s (c. de inclusión).
b. of incus (c. del yunque). [*corpus incudis*, NA].
infrapatellar fat b. (c. adiposo infrarrotuliano). [*corpus adiposum infrapatellare*, NA].
intercarotid b. (c. intercarotídeo). [*glomus caroticum*, NA]. Glomo carotídeo.
intermediate b. of Flemming (c. intermedio de Flemming).
interrenal b.'s (c. interrenales). Glándulas interrenales.
b. of ischium (c. del isquion). [*corpus ossis ischii*, NA].
Jaworski's b.'s (c. de Jaworski).
Joest b.'s (c. de Joest).
Jolly b.'s (c. de Jolly). C. de Howell-Jolly.
juxtaglomerular b. (c. yuxtaglomerular).
juxtarestiform b. (c. yuxtarrestiforme).
ketone b. (c. cetónicos). C. de acetona.
Koch's blue b.'s (c. azules de Koch).
Kurloff's b.'s (c. de Kurloff).
L-D b. (c. de L-D). C. de Leishman-Donovan.
L.E. b. (c. L.E.).
Lafora b. (c. de Lafora).
Lallemand's b.'s (c. de Lallemand).
Landolt's b.'s (c. de Landolt).
lateral geniculate b. (c. geniculado lateral). [*corpus geniculatum laterale*, NA]. C. geniculado externo.
Leishman-Donovan b. (c. de Leishman-Donovan). Amastigota.
Lewy b.'s (c. de Lewy).
Lieutaud's b. (c. de Lieutaud). [*trigonum vesicae*, NA]. Trígono vesical.
Lindner's b.'s (c. de Lindner).
loose b. (c. suelto).
Luse b.'s (c. de Luse).
Luys' b. (c. de Luys). [*nucleus subthalamicus*, NA].
Mallory b.'s (c. de Mallory). C. hialino alcohólico.
malpighian b.'s (c. de Malpighi). [*folliculi lymphatici lienales*, NA]. Folículos linfáticos esplénicos.
mamillary b. (c. mamilar). [*corpus mamillare*, NA].
b. of mammary gland (c. de la glándula mamaria). [*corpus mammae*, NA]. C. de la mama.
b. of mandible (c. del maxilar inferior). [*corpus mandibulae*, NA].
b. of maxilla (c. del maxilar superior). [*corpus maxillae*, NA].
medial geniculate b. (c. geniculado medial). [*corpus geniculatum mediale*, NA]. C. geniculado interno.
melon-seed b. (c. en semilla de melón).
metachromatic b.'s (c. metacromáticos).
Michaelis-Gutmann b. (c. de Michaelis-Gutmann).
Miyagawa b.'s (c. de Miyagawa).
molluscum b. (c. molusco). Corpúsculo molusco.
Mooser b.'s (c. de Mooser).
multilamellar b. (c. multilaminar).
multivesicular b.'s (c. multivesicular).
myelin b. (c. de mielina). Figura de mielina.
b. of nail (c. ungular). [*corpus unguis*, NA]. C. de la uña.
Negri b.'s (c. de Negri). Corpúsculos de Negri.
nerve cell b. (c. neuronal).
neuroepithelial b. (c. neuroepitelial).
Nissl b.'s (c. de Nissl). Sustancia de Nissl.
nodular b. (c. nodular).
nuclear inclusion b.'s (c. de inclusión nuclear).
Odland b. (c. de Odland). Queratinosoma.
olivary b. (c. olivar). [*oliva*, NA].
onion b.'s (c. de cebolla). Término anticuado para nidos epiteliales.
pacchionian b.'s (c. de Pacchioni). [*granulationes arachnoideales*, NA]. Granulaciones meníngeas.
pampiniform b. (c. pampiniforme). Epoóforo.
b. of pancreas (c. del páncreas). [*corpus pancreatis*, NA].
Pappenheimer b.'s (c. de Pappenheimer).
para-aortic b.'s (c. paraaórticos). [*corpora para-aortica*, NA].
parabasal b. (c. parabasal).
paranephric b. (c. paranéfrico).
paranuclear b. (c. paranuclear). Astrosfera.
paraterminal b. (c. paraterminal). Circunvolución subcallosa.
Paschen b.'s (c. de Paschen).
b. of penis (c. del pene). [*corpus penis*, NA].
perineal b. (c. perineal). [*centrum tendineum perinei*, NA]. Centro tendinoso del perineo.
b. of phalanx (c. de la falange). [*corpus phalangis*, NA].
Pick's b.'s (c. de Pick).
pineal b. (c. pineal). [*corpus pineale*, NA]. Glándula pineal; conario.
Plimmer's b.'s (c. de Plimmer). C. de cáncer.
polar b. (c. polar). Célula o glóbulo polar; polocito.
Prowazek b.'s (c. de Prowazek).
Prowazek-Greeff b.'s (c. de Prowazek-Greeff). C. del tracoma.
psammoma b.'s (c. de psamoma). C. de arena.
psittacosis inclusion b.'s (c. de inclusión de la psitacosis).
pubic b., b. of pubic bone (c. del hueso del pubis). [*corpus ossis pubis*, NA]. C. del pubis.
purine b.'s (c. purínico). Cualquier purina.
quadrigeminal b.'s (c. cuadrigéminos). [*corpora quadrigemina*, NA].
residual b. (c. residual).
residual b. of Regaud (c. residual de Regaud).
rest b. (c. remanente).
restiform b. (c. restiforme). [*pedunculus cerebellaris inferior*, NA]. Pedúnculo cerebeloso inferior.
b. of rib (c. costal). [*corpus costae*, NA]. El c. de una costilla.
rice b. (c. de arroz).
Russell b.'s (c. de Russell). Cuerpos de fucsina.
sand b.'s (c. de arena). C. de psamoma.
Sandström's b.'s (c. de Sandström).
Savage's perineal b. (c. perineal de Savage). [*centrum tendineum perinei*, NA].
Schaumann b.'s (c. de Schaumann). C. concoidales.
sclerotic b.'s (c. esclerótico). Peniques de cobre.
segmenting b. (c. segmentante). Esquizonte.
b. of sphenoid bone (c. del hueso esfenoides). [*corpus ossis sphenoidalis*, NA].
spongy b. of penis (c. esponjoso del pene). [*corpus spongiosum penis*, NA]. C. cavernoso de la uretra.
b. of sternum (c. del esternón). [*corpus sterni*, NA]. Mesoesternón.
b. of stomach (c. gástrico). [*corpus ventriculi*, NA]. C. del estómago.
striate b. (c. estriado). [*corpus striatum*, NA].
suprarenal b. (c. suprarrenal). [*glandula suprarenalis*, NA]. Glándula suprarrenal.
b. of sweat gland (c. de las glándulas sudoríparas). [*corpus glandulae sudoriferae*, NA].
Symington's anococcygeal b. (c. anococcígeo de Symington). [*ligamentum anococcygeum*, NA]. Ligamento anococcígeo.

b. of talus (c. del astrágalo). [*corpus tali*, NA].
b. of thigh bone (c. del hueso del muslo). [*corpus ossis femoris*, NA].
threshold b. (c. de umbral). Sustancia de umbral.
thyroid b. (c. tiroideo). [*glandula thyroidea*, NA]. Glándula tiroides.
b. of tibia (c. de la tibia). [*corpus tibiae*, NA]. Diáfisis de la tibia.
tigroid b.'s (c. tigroides). Sustancia de Nissl.
b. of tongue (c. lingual). [*corpus linguae*, NA].
trachoma b.'s (c. del tracoma).
trapezoid b. (c. trapezoides). [*corpus trapezoideum*, NA].
Trousseau-Lallemand b.'s (c. de Trousseau-Lallemand).
tuffstone b. (c. tobáceo).
turbinated b. (c. turbinado). Turbinal.
tympanic b. (c. timpánico). Glándula timpánica.
b. of ulna (c. del cúbito). [*corpus ulnae*, NA].
ultimobranchial b. (c. ultimobranquial).
b. of urinary bladder (c. de la vejiga urinaria). [*corpus vesicae urinariae*, NA].
b. of uterus (c. uterino). [*corpus uteri*, NA].
vaccine b.'s (c. de vacuna).
Verocay b.'s (c. de Verocay).
b. of vertebra (c. vertebral). [*corpus vertebrae*, NA].
Virchow-Hassall b.'s (c. de Virchow-Hassall). Corpúsculos tímicos.
vitreous b. (c. vítreo). [*corpus vitreum*, NA]. Humor vítreo.
Weibel-Palade b.'s (c. de Weibel-Palade).
Wolf-Orton b.'s (c. de Wolf-Orton).
wolffian b. (c. de Wolff). Mesonefros.
X b. (c. X). Gránulo de Langerhans.
Y b. (c. Y).
yellow b. (c. amarillo). [*corpus luteum*, NA]. C. lúteo.
zebra b. (c. cebra). Gránulos rodeados de membrana que se tiñen metacromáticamente, tienen laminillas espaciadas.
Zuckerkandl's b.'s (c. de Zuckerkandl). [*corpora para-aortica*, NA]. Paraganglios abdominales.

body burden (carga corporal). Actividad de un radiofármaco retenido por el cuerpo en un momento especificado después de su administración.

boil (furúnculo). m. Forúnculo.
Aleppo b., Bagdad b. (botón de Aleppo, de Bagdad). Lesiones que se observan en la leishmaniasis cutánea.
blind b. (f. ciego). m. F. que no presenta punto central fluctuante; aparece como una pápula dolorosa de color rojo.
date b., Delhi b., Jericho b. (f. de Delhi, de Jericó). m. Lesión que se observa en la leishmaniasis cutánea; botón de Oriente.
Madura b. (f. de Madura). Micetoma.
Oriental b. (botón de Oriente).
salt water b.'s (f. de agua salada). m. Forúnculos en las manos y los antebrazos de los pescadores.
tropical b. (f. tropical). m. Lesión que se observa en la leishmaniasis cutánea.

boldenone (boldenona). f. Agente anabólico y androgénico, usado en medicina veterinaria.

boldin (boldina). f. Boldoglucina; glucósido del boldo.

boldine (boldina). Boldoglucina.

boldo (boldo). m. Boldus; las hojas de *Boldu boldus* o *Peumus boldus* (familia Monimiaceae).

boldoglucin (boldoglucina). f. Boldina.

boldus (boldus). Boldo.

boletic acid (ácido bolético). Á. fumárico.

bolometer (bolómetro). m. **1.** Instrumento anticuado para medir la fuerza de los latidos cardíacos, a diferencia de la presión arterial. **2.** Instrumento para determinar grados mínimos de calor radiante.

bolus (bolo). m. **1.** Cantidad relativamente grande de una sustancia, que se administra de una sola vez. **2.** Papilla masticada de comida lista para ser deglutida.
intravenous b. (b. endovenoso).

bombard (bombardear). Exponer una sustancia a radiaciones particuladas o electromagnéticas con el fin de volverla radiactiva.

bombesin (bombesina). f. Péptido que se encuentra en las terminaciones del nervio vago en la mucosa intestinal, considerado un neurotransmisor que estimula la secreción de gastrina.

bond m. **1.** (puente). En química, la fuerza que sostiene dos átomos vecinos en su lugar y resiste a su separación. **2.** (enlace). En química, la fuerza que sostiene dos átomos vecinos en su lugar y resiste a su separación.
acylmercaptan b. (enlace de acilmercaptano).
conjugated double b.'s (enlaces dobles conjugados).
coordinate b. (p. coordinado). F. semipolar.
disulfide b. (p. disulfuro).
double b. (enlace doble).
high energy phosphate b. (enlace fosfato de alta energía).
hydrogen b. (p. de hidrógeno).
peptide b. (enlace peptídico). m. La unión común (-CO-NH-) entre los aminoácidos de las proteínas.
semipolar b. (p. semipolar). P. coordinado.
single b. (enlace único).
triple b. (enlace triple).

bone (hueso). m. **1.** Tejido óseo; tejido conectivo duro compuesto por células incluidas en una matriz de sustancia fundamental mineralizada y fibras colagenosas. **2.** [*os*, gen. *ossis*, pl. *ossa*, NA]. Cualquiera de las estructuras de tejido óseo, de forma y tamaño definidos, que constituyen el esqueleto animal.
Albrecht's b. (h. de Albrecht).
alveolar b. (h. alveolar). **1.** Proceso alveolar. **2.** H. de sostén alveolar.
alveolar supporting b. (h. de sostén alveolar). H. alveolar .
ankle b. (h. del tobillo). Astrágalo.
basal b. (h. basal).
basilar b. (h. basilar). H. basioccipital.
basioccipital b. (h. basioccipital). H. basilar.
basisphenoid b. (h. basiesfenoide).
Bertin's b.'s (h. de Bertin). Cornetes esfenoidales.
blade b. (h. en hoja). Escápula.
breast b. (h. del pecho). Esternón.
Breschet's b.'s (h. de Breschet). H. suprasternal.
brittle b.'s (h. quebradizos). Osteogénesis imperfecta.
bundle b. (h. fasciculado).
calcaneal b. (h. calcáneo). Calcáneo.
calf b. (h. de la pantorrilla). Peroné.
cancellous b. (h. esponjoso). Sustancia esponjosa.
cannon b. (h. de la caña).
capitate b. (h. grande).
carpal b.'s (h. del carpo). [*ossa carpi*, NA].
cartilage b. (h. cartilaginoso). H. endocondral.
cavalry b. (h. de las caballerías). H. de los jinetes.
central b. (h. central). [*os centrale*, NA].].
central b. of ankle (h. central del tobillo). H. escafoides del tarso.
cheek b. (h. de la mejilla). H. cigomático.
coccygeal b. (h. cóccix). [*os coccygis*, NA]. Cóccix; h. de la cola.
collar b. (h. collar). Clavícula.
compact b. (h. compacto). Sustancia compacta.
convoluted b. (h. contorneado).
cortical b. (h. cortical). Sustancia cortical.
coxal b. (h. coxal). [*os coxae*, NA]. Cadera o h. innominado; coxa.
cranial b.'s (h. craneanos). [*ossa cranii*, NA].
cubital b. (h. cubital). H. piramidal.
cuboid b. (h. cuboides). [*os cuboideum*, NA]. H. cuboides.
cuneiform b. (h. cuneiforme)
dermal b. (h. dérmico). H. formado por osificación de la piel.
b.'s of digits (h. de los dedos). [*ossa digitorum*, NA].
dorsal talonavicular b. (h. astragaloescafoideo dorsal). H. de Pirie.
ear b.'s (h. del oído). Huesecillos del oído.
elbow b. (h. del codo). Cúbito.
endochondral b. (h. endocondral). H. cartilaginoso o de reemplazo.
epactal b.'s (h. epactales). H. suturales.
epihyal b. (h. epihial). Ligamento estilomastoideo osificado.
epipteric b. (h. epiptérico). H. de Flower.
episternal b. (h. episternal). H. suprasternal.
ethmoid b. (h. etmoides). [*os ethmoidale*, NA].
exercise b. (h. del ejercicio). H. de los jinetes.
exoccipital b. (h. exoccipital). Porción lateral del h. occipital.
facial b.'s (h. faciales). H. de la cara.
first cuneiform b. (h. primer cuneiforme). H. cuneiforme medial.
flank b. (h. del flanco). Ilion.
flat b. (h. plano). [*os planum*, NA].

Flower's b. (h. de Flower). H. epiptérico.
fourth turbinated b. (h. turbinado cuarto). Cornete nasal supremo.
frontal b. (h. frontal). [*os frontale,* NA].
Goethe's b. (h. de Goethe). H. preinterparietal.
greater multangular b. (h. multiangular mayor). H. trapecio.
hamate b. (h. ganchoso). [*os hamatum,* NA].
heel b. (h. del talón). Calcáneo.
heterotopic b.'s (h. heterotópicos).
highest turbinated b. (h. turbinado supremo).
hip b. (h. de la cadera). H. coxal.
hollow b. (h. hueco). H. neumático.
hooked b. (h. ganchudo). H. ganchoso.
hyoid b. (h. hioides). [*os hyoideum,* NA].
iliac b. (h. ilion). [*os ilium,* NA].
incarial b. (h. incarial). H. interparietal.
incisive b. (h. incisivo). [*os incisivum,* NA].
b.'s of inferior limb (h. del miembro inferior). [*ossa membri inferioris,* NA].
inferior turbinated b. 1. (h. turbinado inferior). [*concha nasalis inferior,* NA]. **2.** (cornete nasal inferior). [*concha nasalis inferior,* NA]. Hueso turbinado inferior.
innominate b. (h. innominado). H. coxal.
intermaxillary b. (h. intermaxilar). H. incisivo.
intermediate cuneiform b. (h. cuneiforme intermedio). [*os cuneiforme intermedium,* NA]. H. cuneiforme medio o segundo.
interparietal b. (h. interparietal). [*os interparietale,* NA].
irregular b. (h. irregular). [*os irregulare,* NA].
ischial b. (h. isquion). [*os ischii,* NA].
jaw b. (h. del maxilar inferior). Mandíbula.
jugal b. (h. yugal). H. cigomático.
Krause's b. (h. de Krause).
lacrimal b. (h. lagrimal). [*os lacrimale,* NA]. Unguis.
lamellar b. (h. laminillar).
lateral cuneiform b. (h. cuneiforme lateral). [*os cuneiforme laterale,* NA]. Tercer cuneiforme.
lenticular b. (h. lenticular). Apófisis lenticular.
lentiform b. (h. lentiforme). H. pisiforme.
lesser multangular b. (h. multiangular menor). H. trapezoide.
lingual b. (h. lingual). H. hioides.
long b. (h. largo). [*os longum,* NA]. H. en caño.
b.'s of lower limb (h. del miembro inferior). [*ossa membri inferioris,* NA].
lunate b. (h. lunar). H. semilunar.
malar b. (h. malar). H. cigomático.
marble b.'s (h. marmóreo). Osteopetrosis.
mastoid b. (h. bone's). Apófisis mastoides.
medial cuneiform b. (h. cuneiforme medial). [*os cuneiforme mediale,* NA]. Primer cuneiforme.
medullary b. (h. medular).
membrane b. (h. membranoso).
mesethmoid b. (h. mesetmoides).
metacarpal b. (h. metacarpiano). [*os metacarpale,* NA].
metatarsal b. (h. metatarsiano). [*os metatarsale,* NA].
middle cuneiform b. (h. cuneiforme medio). [*os cuneiforme intermedium,* NA].
middle turbinated b. 1. (h. turbinado medio). Cornete nasal medio. **2.** (cornete nasal medio). [*concha nasalis media,* NA]. Hueso turbinado medio.
multangular b. (h. multiangular). H. trapecio; h. trapezoide.
nasal b. (h. nasal). [*os nasale,* NA].
navicular b. (h. escafoides del tarso). [*os naviculare,* NA].
navicular b. of hand (h. navicular de la mano). [*os naviculare manus,* NA]. H. escafoides.
nonlamellar b. (h. no lamelar). H. entretejido.
occipital b. (h. occipital). [*os occipitale,* NA].
orbicular b. (h. orbicular). Apófisis lenticular.
palatine b. (h. palatino). [*os palatinum,* NA].
parietal b. (h. parietal). [*os parietale,* NA].
penis b. (h. del pene). [*os penis*]. Báculo.
perichondral b. (h. pericondral). H. perióstico.
periosteal b. (h. perióstico). H. pericondral.
periotic b. (h. periótico). Porción petrosa del h. temporal.
peroneal b. (h. peroneo). Peroné.
petrosal b. (h. petroso). Porción petrosa del h. temporal.
ping-pong b. (h. en ping pong).
pipe b. (h. en caño). H. largo.
Pirie's b. (h. de Pirie). H. astragaloescafoideo dorsal.
pisiform b. (h. pisiforme). [*os pisiforme,* NA]. H. lentiforme.
pneumatic b. (h. neumático). [*os pneumaticum,* NA]. H. hueco.
postsphenoid b. (h. posesfenoides).
preinterparietal b. (h. preinterparietal). H. de Goethe .
premaxillary b. (h. premaxilar). H. incisivo.
presphenoid b. (h. preesfenoide).
pubic b. (h. pubis). [*os pubis,* NA].
pyramidal b. (h. piramidal). [*os triquetrum,* NA].
replacement b. (h. de reemplazo). H. endocondral.
reticulated b. (h. reticulado). H. entretejido.
rider's b. (h. de los jinetes). H. de las caballerías o del ejercicio.
Riolan's b.'s (h. de Riolano).
sacred b. (h. sacro). [*os sacrum,* NA].
scaphoid b. (h. escafoides). [*os scaphoideum,* NA].
scroll b.'s (h. en espiral).
second cuneiform b. (h. cuneiforme segundo).
semilunar b. (h. semilunar). [*os lunatum,* NA].
septal b. (h. septal). Tabique interalveolar.
sesamoid b. (h. sesamoideo). [*os sesamoideum,* pl. *ossa sesamoidea,* NA].
shank b. (h. de la canilla). **1.** H. en caño. **2.** Tibia.
shin b. (h. de la canilla). Tibia.
short b. (h. corto). [*os breve,* NA].
sieve b. (h. en criba). Lámina cribosa del hueso etmoides.
b.'s of skull (h. del cráneo). [*ossa cranii,* NA].
sphenoid b. (h. esfenoides). [*os sphenoidale,* NA].
sphenoidal turbinated b.'s (h. turbinados esfenoidales).
splint b. (h. en férula).
b.'s of superior limb (h. del miembro superior). [*ossa membri superioris,* NA].
superior turbinated b. 1. (h. turbinado superior). [*concha nasalis superior,* NA]. Cornete nasal superior. **2.** (cornete nasal superior). [*concha nasalis superior,* NA]. Hueso turbinado superior.
suprainterparietal b. (h. suprainterparietal).
suprasternal b. (h. suprasternal). [*os suprasternale,* pl. *ossa suprasternalia,* NA]. H. episternal; h. de Breschet.
sutural b.'s (h. suturales). [*ossa suturarum,* NA].
tail b. (h. de la cola). H. cóccix.
tarsal b.'s (h. del tarso). [*ossa tarsi,* NA].
temporal b. (h. temporal). [*os temporale,* NA].
thigh b. (h. del muslo). H. fémur.
third cuneiform b. (h. cuneiforme tercero). H. cuneiforme lateral.
three-cornered b. (h. triangular). H. piramidal.
tongue b. (h. de la lengua). H. hioides.
trabecular b. (h. trabecular). Sustancia esponjosa.
trapezium b. (h. trapecio). [*os trapezium,* NA].
trapezoid b. (h. trapezoide). [*os trapezoideum,* NA].
triangular b. (h. trígono). [*os trigonum,* NA]. H. triangular.
triquetral b. (h. triquetro). [*os triquetrum,* NA]. H. piramidal.
turbinated b.'s (h. turbinados).
tympanic b. (h. timpánico). Anillo timpánico.
tympanohyal b. (h. timpanohial).
unciform b. (h. unciforme). H. ganchoso.
upper jaw b. (h. del maxilar superior). Maxilar.
b.'s of upper limb (h. del miembro superior). [*ossa membri superioris,* NA].
Vesalius' b. (h. de Vesalio). [*os vesalianum*].
b.'s of visceral cranium (h. del cráneo visceral). H. faciales.
wedge b. (h. en cuña). H. cuneiforme intermedio, lateral y medial.
wormian b.'s (h. wormianos). H. suturales.
woven b. (h. entretejido). H. no laminillar o reticulado.
yoke b. (h. del yugo). H. cigomático.
zygomatic b. (h. cigomático). [*os zygomaticum,* NA].

bone architecture (arquitectura ósea). El patrón trabecular y estructuras asociadas.
bone ash (ceniza ósea). Fosfato tribásico de calcio.
bone black (carbón de hueso). C. animal.
bone-salt (sal óseas). f. Principales componentes químicos del hueso, depositados como cristales diminutos.

bonelet (huesecillo).
boot (bota). f. Aparato en forma de b.
Junod's b. (b. de Junod). B. hermética en la que se introduce un brazo o una pierna y después se produce vacío parcial.
boracic acid (ácido borácico). Á. bórico.
borate (borato). m. Sal del ácido bórico.
borated (boratado). Mezclado o impregnado con bórax o ácido bórico.
borax (bórax). m. Borato de sodio.
borborygmus, pl. **borborygmi** (borborigmo). m. Ruido característico de gorgoteo producido por el movimiento del gas en el tracto digestivo.
border (borde). m. La parte de una superficie que forma su límite externo.
alveolar b. (b. alveolar).
brush b. (b. en cepillo). Limbo penicilado.
denture b. (b. dental).
b.'s of eyelids (b. palpebral). m. Limbos palpebrales.
occult b. of nail (b. oculto de la uña). [*margo occultus unguis*, NA].
posterior b. of petrous part of temporal bone (b. posterior de la porción petrosa del hueso temporal). [*margo posterior partis petrosae ossis temporalis*, NA].
radial b. (b. radial). [*margo lateralis antebrachii*, NA].
sagittal b. (b. sagital). [*margo sagittalis*, NA].
sphenoidal b. (b. esfenoidal). [*margo sphenoidalis*, NA].
striated b. **1.** (b. estriado). Limbo estriado. **2.** (limbo estriado). [*limbus striatus*, NA]. Borde estriado.
superior b. of petrous part of temporal bone (b. superior de la porción petrosa del hueso temporal). [*margo superior partis petrosae ossis temporalis*, NA].
tibial b. (b. tibial). [*margo medialis pedis*, NA].
b. of uterus (b. del útero). [*margo uteri*, NA].
vermilion b. (b. bermellón). Zona bermeja de transición; el borde rojo del labio superior e inferior.
boric acid (ácido bórico). Á. borácico.
borism (borismo). m. Síntomas causados por la ingestión de bórax o cualquier compuesto de boro.
bornane (bornano). m. Canfano; compuesto madre de borneoles, canfeno y aceites esenciales similares (terpenos).
boroglycerin (boroglicerina). f. Gliceril borato; boroglicerol; antiséptico; usualmente se usa mezclado con partes iguales de glicerina, constituyendo la glicerita.
boroglycerol (boroglicerol). m. Boroglicerina.
boron (boro). m. Elemento trivalente no metálico; símbolo B; P. at. 10,81; Nº at. 5.
borreliosis (borreliosis). f. Enfermedad causada por bacterias del género *Borrelia*.
bovine b. (b. bovina).
canine b. (b. canina).
bosselated (boselado). Caracterizado por la presencia de numerosos relieves o protuberancias redondeadas.
botfly (moscardón). m. Mosca robusta, peluda, del orden Diptera, con frecuencia llamativamente marcada en negro y amarillo o gris, cuyas larvas producen una variedad de miiasis en el hombre y en diversos animales domésticos.
head b.'s (m. de la cabeza).
human b. (m. humano). *Dermatobia hominis.*
skin b.'s (m. de la piel). *Dermatobia hominis.*
warble b. (m. cantarín). *Dermatobia hominis.*
bothriocephaliasis (botriocefaliasis). f. Difilobotriasis.
bothrium, pl. **bothria** (botrio). m. Uno de los surcos encontrados sobre los escólex de los gusanos seudofilídeos.
botryoid (botrioide). Que posee numerosas protuberancias redondeadas semejantes a un racimo de uvas.
botryomycosis (botriomicosis). f. Actinofitosis; condición granulomatosa crónica de caballos, vacas, cerdos y del hombre, causada por bacterias.
botryomycotic (botriomicótico). Relacionado con la botriomicosis o afectado por ésta.
bottle **1.** (botella). f. Frasco, garrafa, envase para líquidos. **2.** (frasco). m. Cualquier recipiente, generalmente de vidrio, que puede contener líquidos, polvos o gases.
Mariotte b. (frasco de Mariotte).
wash-b. (frasco lavador).
Woulfe's b. (b. de Woulfe).
botulin (botulina). f. Toxina botulínica.
botulinogenic (botulinogénico). Botulogénico.
botulism (botulismo). m. Cuello flexible; intoxicación debida a la ingestión de la toxina de *Clostridium botulinum* en alimentos inadecuadamente conservados.
wound b. (b. en heridas).
botulismotoxin (botulismotoxina). f. Toxina botulínica.
botulogenic (botulogénico). Que produce botulismo.
boubas (boubas). Frambesia.
bougie (bujía). f. Instrumento cilíndrico, usualmente algo flexible y dúctil que se utiliza para calibrar o dilatar áreas de constricción en órganos tubulares.
bulbous b. (b. bulbosa).
elastic b. (b. elástica).
elbowed b. (b. acodada).
filiform b. (b. filiforme).
following b. (b. agregada).
Hurst b.'s (b. de Hurst).
Maloney b.'s (b. de Maloney).
tapered b. (b. ahusada).
wax-tipped b. (b. con punta de cera).
whip b. (b. móvil).
bougienage (bougienage). Examen o tratamiento de cualquier canal mediante la introducción de una bujía o cánula.
boulimia (bulimia). Bulimia nerviosa.
bound **1.** (unido). Fijado a un receptor, como los existentes en las paredes celulares. **2.** (limitado). Circunscripto, incluido dentro de ciertos límites. **3.** (fijado). Denota una sustancia como el yodo, fósforo, calcio, morfina, que no se encuentra en forma soluble, sino que existe en combinación con un coloide, en especial una proteína.
bouquet (ramillete). m. Grupo o conjunto de estructuras, especialmente vasos sanguíneos, que sugieren un r.
Riolan's b. (r. de Riolano).
bouton (bouton). m. Botón, pústula o tumefacción con forma redondeada.
axonal terminal b.'s (botones terminales axónicos). Terminales axónicas.
b. de Bagdad, b. de Biskra, b. d'Orient (botón de Bagdad, de Biskra, de Oriente). m. Lesión que se observa en la leishmaniasis cutánea.
b. en chemise (botón de camisa). Pequeño absceso de la mucosa intestinal que aparece en la disentería amebiana.
b.'s en passage (b. en passage). m. Sinapsis consecutivas a lo largo de un axón.
synaptic b.'s (botón sináptico). Terminación de los axones.
terminal b.'s, b. terminaux (b. terminal, terminaux). m. Terminales axónicas.
boutonnière (boutonnière). m. Hendidura o abertura traumática con forma de ojal.
bovine (bovino). Relacionado con las vacas.
bow (arco). m. Cualquier elemento doblado formando una curva simple o un semicírculo y que muestre flexibilidad.
Logan's b. (a. de Logan).
bowel (intestino).
bowleg (pierna en arco). Genu varum.
box (caja). f. Envase, receptáculo.
fracture b. (c. de fractura).
Hogness b. (c. de Hogness).
Pribnow b. (c. de Pribnow).
Skinner b. (c. de Skinner).
TATA b. (c. TATA).
boxing (encajonamiento). m. En odontología, preparación de paredes verticales, por lo general de cera, alrededor de una impresión dentaria después del enfilado, para obtener el tamaño y la forma deseados del molde y mantener ciertos puntos de reparo de la impresión.
BP (BP). Abrev. de presión sanguínea (blood pressure) y de British Pharmacopoeia (Farmacopea Británica).
brace (braguero). m. Ortesis o aparato ortopédico que sostiene o mantiene en posición correcta cualquier parte móvil del cuerpo, permitiendo el movimiento de esta parte.
Taylor's back b. (b. dorsal de Taylor). Férula o aparato de Taylor; soporte de acero para la columna vertebral.
bracelet (brazalete). m. Aplicación para la muñeca.
Nussbaum's b. (b. de Nussbaum).

brachial (braquial). Relacionado con el brazo.
brachialgia (braquialgia). f. Dolor en el brazo.
b. statica paresthetica (b. estática parestésica). .
brachio- (braquio-). Prefijo que significa: 1) brazo; 2) radial.
brachiocephalic (braquiocefálico). Relacionado con el brazo y la cabeza.
brachiocrural (braquiocrural). Relacionado con el brazo y el muslo.
brachiocubital (braquiocubital). Relacionado con el brazo y el codo, o con el brazo y el antebrazo.
brachiogram (braquiograma). m. Trazado del pulso de la arteria braquial.
brachium, pl. **brachia** (brachium, pl. brachia). **1.** [*brachium*, NA]. Brazo, específicamente el segmento del miembro superior que se encuetnra entre el hombro y el codo. **2.** Cualquier estructura anatómica semejante a un brazo.
b. conjunctivum cerebelli (brazo conjuntival del cerebelo). [*pedunculus cerebellaris superior*, NA]. Pedúnculo cerebeloso superior.
b. of the inferior colliculus (brazo del colículo inferior). [*brachium colliculi inferioris*, NA]. B. conjuntival posterior.
inferior quadrigeminal b. (brazo conjuntival posterior). [*brachium colliculi inferioris*, NA].
b. pontis (brazo protuberancial). [*pedunculus cerebellaris medius*, NA]. Pedúnculo cerebeloso medio.
b. of superior colliculus (brazo del colículo superior). [*brachium colliculi superioris*, NA]. B. conjuntival anterior.
superior quadrigeminal b. (brazo conjuntival anterior). [*brachium colliculi superioris*, NA].
brachy- (braqui-). Prefijo que significa corto.
brachybasia (braquibasia). f. La marcha lenta característica de la paraplejía parcial.
brachybasocamptodactyly (braquibasocamptodactilia). f. Combinación de cortedad y curvatura desproporcionadas de los dedos.
brachybasophalangia (braquibasofalangia). f. Cortedad anormal de las falanges.
brachycardia (braquicardia). f. Bradicardia.
brachycephalia (braquicefalia).
brachycephalic (braquicefálico). Braquicéfalo; relacionado con la braquicefalia o caracterizado por ella.
brachycephalism (braquicefalismo). m. Braquicefalia.
brachycephalous (braquicéfalo). Braquicefálico.
brachycephaly (braquicefalia). f. Braquicefalismo.
brachycheilia, brachychilia (braquiqueilia, braquiquilia). f. Labios anormalmente cortos.
brachycnemic (braquicnémico). Que tiene piernas cortas.
brachycranic (braquicránico). Braquicefálico con un índice cefálico de 80 a 84,9.
brachydactylia (braquidactilia).
brachydactylic (braquidactílico). Que tiene dedos cortos; se relaciona con la braquidactilia.
brachydactyly (braquidactilia). f. Acortamiento de los dedos.
brachyesophagus (braquiesófago). m. Esófago anormalmente corto.
brachyfacial (braquifacial). Braquiprosópico.
brachyglossal (braquigloso). Designa una lengua anormalmente corta.
brachygnathia (braquignatia). f. Cara de pájaro; acortamiento o recesión anormal de la mandíbula.
brachygnathous (braquignato). Que tiene la mandíbula inferior desviada hacia atrás.
brachykerkic (braquiquérquico). Relacionado con un índice radiohumeral de menos de 75, con un antebrazo relativamente más corto que el brazo.
brachymelia (braquimelia). f. Cortedad desproporcionada de los miembros.
brachymesophalangia (braquimesofalangia). f. Cortedad anormal de las falanges medias.
brachymetacarpalia (braquimetacarpia). f. Acortamiento anormal de los metacarpianos, especialmente del cuarto y del quinto.
brachymetacarpia (braquimetacarpia).
brachymetapody (braquimetapodia). f. Acortamiento aparente de los dedos de los pies o de las manos debido a un acortamiento o hipoplasia de los metacarpales o metatarsales.
brachymetatarsia (braquimetatarsia). f. Acortamiento anormal de los metatarsianos.
brachymorphic (braquimórfico). Designa al que posee una forma más corta que la normal usualmente aceptada.
brachyodont (braquiodonte). Que tiene dientes anormalmente cortos.
brachypellic (braquipélvico). Designa una pelvis oval transversa.
brachypelvic (braquipélvico).
brachyphalangia (braquifalangia). f. Acortamiento excesivo de las falanges.
brachypodous (braquípodo). Que tiene pies cortos.
brachyprosopic (braquiprosópico). Braquifacial; que posee un rostro corto.
brachyrhinia (braquirrinia). f. Acortamiento anormal de la nariz.
brachyrhynchus (braquirrinco). Que muestra un acortamiento anormal de la nariz y el maxilar superior, a menudo asociado con ciclopía.
brachyskelic (braquisquélico). Relacionado con piernas anormalmente cortas.
brachystaphyline (braquistafilino). Que tiene un paladar corto; que tiene un índice palatomaxilar mayor de 85.
brachysyndactyly (braquisindactilia). f. Acortamiento anormal de los dedos de manos o pies combinado con una membrana entre los dedos adyacentes.
brachytelephalangia (braquitelefalangia). f. Cortedad anormal de las falanges distales.
brachytherapy (braquiterapia). f. Radioterapia en la cual se coloca la fuente de irradiación cerca de la superficie del cuerpo, o dentro de una cavidad corporal.
brachytype (braquitipo). m. Endomorfo.
brachyuranic (braquiuránico). Que tiene un índice palatomaxilar mayor de 115.
bracket (bracket). En odontología, pequeña fijación metálica soldada a una banda ortodóntica o unida directamente a los dientes, para fijar el arco de alambre a la banda o el diente.
brady- (bradi-). Forma combinada que significa lento.
bradyarrhythmia (bradiarritmia). f. Cualquier trastorno del ritmo cardíaco resultante en una frecuencia de menos de 60 latidos por minuto.
bradyarthria (bradiartria). f. Bradiglosia; bradilalia; bradilogía; forma de disartria caracterizada por una lentitud anormal de la dicción.
bradycardia (bradicardia). f. Braquicardia; bradirritmia; oligocardia; lentitud de los latidos cardíacos.
cardiomuscular b. (b. cardiomuscular).
central b. (b. central).
essential b. (b. esencial). B. idiopática.
fetal b. (b. fetal).
idiopathic b. (b. idiopática). B. esencial.
nodal b. (b. nodal). Ritmo nodal auriculoventricular.
postinfectious b. (b. posinfecciosa).
sinus b. (b. sinusal). B. originada en el marcapaso sinusal normal.
ventricular b. (b. ventricular).
bradycardiac (bradicárdico).
bradycardic (bradicárdico). Relacionado con bradicardia, o caracterizado por ésta.
bradycinesia (bradicinesia). f. Bradiquinesia; lentitud extremada de los movimientos.
bradycrotic (bradicrótico). Relacionado con un pulso lento, o caracterizado por éste.
bradydiastole (bradidiástole). f. Prolongación de la diástole cardíaca.
bradyesthesia (bradiestesia). f. Retardo en la tasa de transmisión de las impresiones sensoriales.
bradyglossia (bradiglosia). f. **1.** Lentitud o dificultad en el movimiento de la lengua. **2.** Bradiartria.
bradykinesia (bradiquinesia). f. Bradicinesia.
bradykinetic (bradicinético). Caracterizado por movimientos lentos.
bradykinin (bradicinina). f. Calidina I; calidina 9; es una de las cininas plasmáticas y un potente vasodilatador; es uno de los mediadores fisiológicos de la anafilaxia.
bradykinin potentiator B (bradicinina, potenciador B de). Precursor undecapéptido de la bradicinina y las angiotensinas.
bradykininogen (bradicininógeno). m. Calidina.

bradylalia (bradilalia). f. Bradiartria.
bradylexia (bradilexia). f. Lentitud anormal en la lectura.
bradylogia (bradilogía). f. Bradiartria.
bradymenorrhea (bradimenorrea). f. Flujo menstrual lento o sangrado menstrual prolongado.
bradypepsia (bradipepsia). f. Lentitud en la digestión.
bradyphagia (bradifagia). f. Extrema lentitud en el comer.
bradyphasia (bradifasia). f. Bradifemia; forma de afasia caracterizada por lentitud de la dicción.
bradyphemia (bradifemia). f. Bradifasia.
bradypnea (bradipnea). f. Lentitud anormal de la respiración, específicamente una frecuencia respiratoria baja.
bradypragia (bradipragia). f. Movimientos lentos.
bradypsychia (bradipsiquia). f. Lentitud en las reacciones mentales.
bradyrhythmia (bradirritmia). f. Bradicardia.
bradyspermatism (bradiespermatismo). m. Ausencia de fuerza eyaculatoria, de modo tal que el semen sale lentamente.
bradysphygmia (bradisfigmia). f. Lentitud del pulso.
bradystalsis (bradistalsis). f. Movimientos intestinales lentos.
bradyteleocinesia (braditeleocinesia). f. Braditeleoquinesia.
bradyteleokinesis (braditeleoquinesia). f. Braditeleocinesia.
bradytocia (braditocia). f. Parto lento.
bradyuria (bradiuria). f. Micción lenta.
bradyzoite (bradizoíto). m. Forma enquistada de multiplicación lenta de parásitos esporozoarios.
brain (cerebro). m. Nombre original de la parte más grande del encéfalo, derivada del telencéfalo.
abdominal b. (c. abdominal). Plexo celíaco.
respirator b. (c. del respirador).
split b. (c. fisionado).
visceral b. (c. visceral). Sistema límbico.
braincase (caja craneana). El cráneo en un sentido estricto.
brainstem, brain stem (tronco encefálico).
brainwashing (lavado de cerebro). m. Inducir a una persona a que modifique sus actitudes y comportamiento en determinadas direcciones, mediante distintas formas de presión o tortura psicológicas.
bran (salvado). m. Subproducto de la molienda del trigo, que contiene aproximadamente el 20% de celulosa no digestible; se usa como catártico de volumen.
branch **1.** (ramo). [*ramus*, NA]. m. Rama secundaria o que sale de otra principal. **2.** (rama). [*ramus*, NA]. En anatomía, una de las divisiones primarias de un nervio o vaso sanguíneo.
acetabular b. (rama acetabular). [*ramus acetabularis*, NA].
acromial b. of thoracoacromial artery (rama acromial de la arteria toracoacromial). [*ramus acromialis arteriae thoracoacromialis*, NA]. Arteria acromial.
b.'s to the amygdaloid body (ramas del cuerpo amigdalino). [*rami corporis amygdaloidei*, NA].
anastomotic b. (rama anastomótica). [*ramus anastomoticus*].
anastomotic b. of middle meningeal artery to lacrimal artery (rama anastomótica de la arteria meníngea media con el lagrimal). [*ramus anastomoticus arteriae meningeae mediae cum lacrimali*, NA]. R. orbitaria.
anterior b. (rama anterior). [*ramus anterior*, NA].
anterior auricular b.'s (ramas auriculares anteriores). [*rami auriculares anteriores*, NA]. R. anteriores de la arteria temporal superficial.
anterior basal b. (rama basal anterior). [*ramus basalis anterior*, NA].
anterior cutaneous b. (pectoral and abdominal) of thoracic nerves (rama cutánea anterior (pectoral y abdominal) de los nervios torácicos). [*ramus cutaneus anterior (pectoralis et abdominalis) nervorum thoracicorum*, NA].
anterior cutaneous b. of iliohypogastric nerve (rama cutánea anterior del nervio abdominogenital mayor). [*ramus cutaneus anterior nervi iliohypogastrica*, NA].
anterior cutaneous b.'s of femoral nerve (r. cutáneos anteriores del nervio femoral). [*rami cutanei anteriores nervi femoralis*, NA].
anterior intercostal b.'s (ramas intercostales anteriores). [*rami intercostales anteriores*, NA].
anterior interventricular b. (rama interventricular anterior). [*ramus interventricularis anterior*, NA].
anterior labial b.'s (ramas labiales anteriores). [*rami labiales anteriores*, NA]. Arterias labiales anteriores.
anterior scrotal b.'s of external pudendal arteries (ramas escrotales anteriores). [*rami scrotales anteriores*, NA]. R. de la arteria pudenda externa.
anterior superior alveolar b.'s (ramas alveolares superiores anteriores). [*rami alveolares superiores anteriores*, NA].
anterior temporal b.'s (r. temporales anteriores). [*rami temporales anteriores*, NA].
anteromedial central b.'s (ramas centrales anterointernas). [*rami centrales anteromediales*, NA].
anteromedial frontal b. of the callosomarginal artery (rama frontal anteromedial o anterointerna). [*ramus frontalis anteromedialis*, NA]. R. de la arteria callosomarginal.
apical b. (rama apical). [*ramus apicalis*, NA].
apicoposterior b. (rama apicoposterior). [*ramus apicoposterior*, NA].
articular b.'s. (ramas articulares). [*rami articulares*, NA].
ascendens b. (rama ascendente). [*ramus ascendens*, NA].
ascending anterior b. (rama anterior ascendente). [*ramus anterior ascendens*, NA].
ascending posterior b. (rama posterior ascendente). [*ramus posterior ascendens*, NA].
atrial b.'s (ramas atriales). [*rami atriales*, NA].
auricular b. of occipital artery (rama auricular de la arteria occipital). [*ramus auricularis arteriae occipitalis*, NA].
auricular b. of vagus nerve (rama auricular del vago). [*ramus auricularis vagi*, NA]. Nervio de Arnold.
b. of auriculotemporal nerve to tympanic membrane (rama del nervio auriculotemporal de la membrana del tímpano). [*ramus membranae tympani nervi auriculotemporalis*, NA]. Nervio de la membrana del tímpano.
basal tentorial b. (rama tentorial basal). [*ramus tentorii basalis*, NA].
bronchial b.'s (ramas bronquiales). [*rami bronchiales*, NA].
buccal b.'s of facial nerve (ramas bucales del nervio facial). [*rami buccales nervi facialis*, NA].
calcaneal b.'s (ramas calcáneas). [*rami calcanei*, NA]. Arterias calcáneas.
calcarine b. (rama calcarina). [*ramus calcarinus*, NA].
capsular b.'s (ramas capsulares). [*rami capsulares*, NA].
caroticotympanic b.'s (ramas caroticotimpánicas).
carotid sinus b. (rama del seno carotídeo del nervio glosofaríngeo). [*ramus sinus carotici*, NA]. Nervio del seno carotídeo.
caudate b.'s (ramas caudadas). [*rami caudati*, NA].
cavernous sinus b. (rama del seno cavernoso). [*ramus sinus cavernosi*, NA].
celiac b.'s of vagus nerve (ramas celíacas). [*rami celiaci*, NA]. R. del nervio vago.
b. to the cerebellar tonsil (rama de la amígdala cerebelosa). [*ramus tonsillae cerebellae*, NA].
cervical b. of facial nerve (rama cervical del nervio facial). [*ramus colli nervi facialis*, NA].
chiasmatic b. (rama quiasmática). [*ramus chiasmaticus*, NA].
cingular b. (rama cingular). [*ramus cingularis*, NA].
circumflex b. (rama circunfleja). [*ramus circumflexus*, NA].
circumflex fibular b. (rama circunfleja del peroné). [*ramus circumflexus fibulae*, NA]. Arteria peronea circunfleja.
clavicular b. (rama clavicular). [*ramus clavicularis*, NA].
b. to the clivus (rama del canal basilar). [*ramus clivi*, NA].
cochlear b. (rama coclear). [*ramus cochlearis*, NA].
collateral b. (rama colateral). [*ramus collateralis*, NA].
communicating b. (r. comunicante). [*ramus communicans*, pl. *rami communicantes*, NA].
communicating b. of chorda tympani (r. comunicante con el cuerda del tímpano). [*ramus communicans cum chorda tympani*, NA].
communicating b. of the peroneal (fibular) artery (r. comunicante de la arteria peronea). [*ramus communicans arteria peronea*, NA].
communicating b. with internal laryngeal b. (r. comunicante con la rama laríngea interna). [*ramus communicans cum ramo laryngeo interno*, NA].
communicating b. with meningeal b. (r. comunicante con la rama meníngea). [*ramus communicans cum ramo meningeo*, NA].

communicating b. with ulnar nerve (r. comunicante cubital). [*ramus communicans ulnaris,* NA].
communicating b.'s of auriculotemporal nerve (r. comunicantes del nervio auriculotemporal). [*ramus communicans nervi auriculotemporalis,* NA].
communicating b.'s of spinal nerves (r. comunicantes de los nervios espinales). [*rami communicantes nervorum spinalium,* NA].
communicating b.'s with facial nerve (r. comunicantes con el nervio facial). [*rami communicantes cum nervo faciali,* NA].
communicating b.'s with hypoglossal nerve (r. comunicantes con el nervio hipogloso mayor). [*rami communicantes cum nervo hypoglosso,* NA].
communicating b.'s with lingual nerve (r. comunicantes con el nervio lingual). [*rami communicantes cum nervo linguali,* NA].
cricothyroid b. (rama cricotiroidea). [*ramus cricothyroideus,* NA]. Arteria cricotiroidea.
cutaneous b. of anterior b. of obturator nerve (r. cutáneo de la rama anterior del nervio obturador). [*ramus cutaneus rami anterioris nervi obturatorii,* NA].
rdeep b. of the transverse cervical artery (rama profunda de la arteria transversa del cuello). [*ramus profundus arteriae transversae colli,* NA]. Arteria dorsal de la escápula
deep palmar b. of the ulnar artery (rama palmar profunda de la arteria cubital). [*ramus palmaris profundus arteriae ulnaris,* NA].
deep plantar b. of arcuate artery (rama plantar profunda). [*ramus plantaris profundus,* NA]. R. de la arteria arciforme.
deloid b. (rama deltoidea). [*ramus deltoideus,* NA]. R. de la arteria toracoacromial; r. de la arteria braquial profunda.
dental b.'s (ramas dentarias). [*rami dentales,* NA].
descending anterior b. (rama anterior descendente). [*ramus anterior descendens,* NA].
descending b. (rama descendente). [*ramus descendens,* NA].
descending posterior b. of right pulmonary artery (rama posterior descendente). [*ramus posterior descendens,* NA]. R. de la arteria pulmonar derecha.
digastric b. (rama digástrica). [*ramus digastricus,* NA].
dorsal b. of spinal nerves (rama dorsal de los nervios espinales). [*ramus dorsalis nervorum spinalium,* NA].
dorsal b.'s (ramas dorsales). [*rami dorsales,* NA].
dorsal carpal b. of radial artery (rama carpiana dorsal de la arteria radial). [*ramus carpalis dorsalis arteriae radialis,* NA].
dorsal carpal b. of ulnar artery (rama carpiana dorsal de la arteria cubital). [*ramus carpalis dorsalis arteriae ulnaris,* NA].
dorsal corpus callosal b.'s (ramas dorsales del cuerpo calloso). [*ramus corporis callosi dorsalis,* NA].
dorsal lingual b.'s of the lingual artery (ramas dorsales de la lengua). [*rami dorsales linguae,* NA]. R. linguales dorsales de la arteria lingual.
duodenal b.'s (ramas duodenales). [*rami duodenales,* NA].
epiploic b.'s (ramas epiploicas o del epiplón). [*rami omentales,* NA].v
esophageal b.'s (ramas esofágicas). [*rami esophageales,* NA].
external b. (rama externa). [*ramus externus,* NA].
external nasal b.'s (ramas nasales externas). [*rami nasales externi,* NA].
faucial b.'s of lingual nerve (ramas fauciales del nervio lingual). [*rami fauciales nervi lingualis,* NA].
femoral b. (rama femoral). [*ramus femoralis,* NA].
fourth ventricle choroid b. (ramas coroideas del cuarto ventrículo). [*rami choroidei ventriculi quarti,* NA].
frontal b. (rama frontal). [*ramus frontalis,* NA].
ganglionic b.'s **1.** (ramas ganglionares). [*rami ganglionares,* NA]. **2.** (ramas interganglionares). [*rami interganglionares,* NA].
gastric b.'s of the vagus (ramas gástricas del nervio vago). [*rami gastrici nervi vagi,* NA].
genital b. of genitofemoral nerve (rama genital). [*ramus genitalis,* NA].
glandular b.'s (ramas glandulares). [*rami glandulares,* NA].
b.'s to the globus pallidus (ramas del globo pálido). [*rami globi pallidi,* NA].
hepatic b.'s of vagus nerve (ramas hepáticas). [*rami hepatici,* NA]. R. del nervio vago.
hypothalamic b. (rama hipotalámica). [*ramus hypothalamicus,* NA].
b.'s to hypothalamic nuclei (ramas de los núcleos hipotalámicos). [*rami nucleorum hypothalamicorum,* NA].
iliac b. of iliolumbar artery (rama ilíaca). [*ramus iliacus,* NA]. R. de la arteria iliolumbar.
inferior b. (rama inferior). [*ramus inferior,* NA].
inferior b.'s of the transverse nerve of the neck (r. inferiores del nervio cervical transverso). [*rami inferiores nervi transversi colli,* NA].
inferior cervical cardiac b.'s of vagus nerve (ramas cardíacas cervicales inferiores). [*rami cardiaci cervicales inferiores,* NA]. R. del nervio vago.
inferior dental b.'s of inferior dental plexus (r. dentarios inferiores). [*rami dentales inferiores,* NA]. R. del plexo dentario inferior.
inferior gingival b.'s of inferior dental plexus (ramas gingivales inferiores). [*rami gingivales inferiores,* NA]. R. del plexo dentario inferior.
inferior labial b.'s of mental nerve to lower lip (ramas labiales inferiores). [*rami labiales inferiores,* NA]. R. del nervio mentoniano hacia el labio inferior.
inferior lingular b. of lingular b. of left pulmonary artery (r. lingular inferior). [*ramus lingularis inferior,* NA]. R. de la rama lingular de la arteria pulmonar izquierda.
inferior posterior nasal b.'s of greater palatine nerve (ramas nasales posteroinferiores). [*rami nasales posteriores inferiores,* NA]. R. del nervio palatino mayor.
infrahyoid b. (rama infrahioidea). [*ramus infrahyoideus,* NA].
infrapatellar b. (rama infrarrotuliana). [*ramus infrapatellaris,* NA].
inguinal b.'s (ramas inguinales). [*rami inguinales,* NA].
internal acoustic meatal b. (rama del meato auditivo interno). [*ramus meatus acustici interni,* NA].
internal b. (rama interna). [*ramus internus,* NA].
internal capsular b.'s (ramas capsulares internas). [*rami capsulae internae,* NA].
internal nasal b.'s (ramas nasales internas). [*rami nasales interni,* NA].
interomedial frontal b. of the callosomarginal artery (rama frontal interomedial). [*ramus frontalis interomedialis,* NA]. R. de la arteria callosomarginal.
b. of the ischial bone (rama del isquion). [*ramus ossis ischii,* NA].
b.'s to the isthmus of the fauces (ramas del istmo de las fauces). [*rami isthmi faucium,* NA]. R. fauciales.
laryngopharyngeal b.'s (ramas laringofaríngeas). [*rami laryngopharyngei,* NA].
lateral b.'s (ramas laterales). [*rami laterales,* NA].
lateral basal b. (rama basal lateral). [*ramus basalis lateralis,* NA].
lateral calcaneal b.'s of sural nerve (ramas calcáneas laterales). [*rami calcanei laterales,* NA]. R. del nervio sural.
lateral costal b. (rama costal lateral). [*ramus costalis lateralis,* NA].
lateral cutaneous b. (r. cutáneo externo). [*ramus cutaneus lateralis,* NA].
lateral geniculate body b.'s (ramas del cuerpo geniculado lateral). [*rami corporis geniculati lateralis,* NA].
lateral malleolar b.'s (ramas maleolares laterales). [*rami malleolares laterales,* NA]. Arterias maleolares posterolaterales.
lateral mammary b.'s (r. mamarios laterales). [*rami mammarii laterales,* NA].
lateral medullary b.'s (ramas bulbares laterales). [*rami medullares laterales,* NA].
lateral nasal b.'s (ramas nasales laterales). [*rami nasales laterales,* NA].
lateral orbitofrontal b. (rama orbitofrontal lateral). [*ramus orbitofrontalis lateralis,* NA]. Arteria frontobasal lateral.
lateral posterior choroid b.'s (ramas coroideas posteroexternas). [*rami choroidei posteriores laterales,* NA].
lateral superior posterior nasal b.'s (ramas nasales posterosuperiores laterales). [*rami nasales posteriores superiores laterales,* NA].
lateral ventricle choroid b. (ramas coroideas del ventrículo lateral). [*rami choroidei ventriculi lateralis,* NA].
left b. (rama izquierda). [*ramus sinister,* NA].

lingual b. (ramas linguales). [*rami linguales,* NA].
lingular b. (rama lingular). [*ramus lingularis,* NA].
lumbar b. (rama lumbar). [*ramus lumbalis,* NA].
mammary b.'s (ramas mamarias). [*rami mammarii,* NA].
mandibular marginal b. of facial nerve (rama marginal mandibular). [*ramus marginalis mandibulae,* NA]. R. del nervio facial.
marginal tentorial b. (rama tentorial marginal). [*ramus tentorii marginalis,* NA].
mastoid b. (rama mastoidea). [*ramus mastoideus,* NA]. Arteria mastoidea.
mastoid b.'s (r. mastoideos). [*rami mastoidei,* NA].
medial b. (rama medial). [*ramus medialis,* NA].
medial b.'s (r. mediales). [*rami mediales,* NA].
medial basal b. (rama basal medial). [*ramus basalis medialis,* NA].
medial calcaneal b.'s of tibial nerve (ramas calcáneas internas). [*rami calcanei mediales,* NA]. R. del nervio tibial.
medial crural cutaneous b.'s of saphenous nerve (r. cutáneos crurales internos del nervio safeno). [*rami cutanei cruris mediales nervi sapheni,* NA].
medial cutaneous b. (r. cutáneo interno). [*ramus cutaneus medialis,* NA].
medial intermediate temporal b.'s (r. temporales intermedios mediales). [*rami temporales intermedii mediales,* NA].
medial malleolar b.'s (ramas maleolares mediales). [*rami malleolares mediales,* NA]. Arterias maleolares posteromediales.
medial mammary b.'s of anterior cutaneous b.'s of intercostal nerve (r. mamarios mediales). [*rami mammarii mediales,* NA]. R. de las ramas cutáneas anteriores del nervio intercostal.
medial medullary b.'s (ramas bulbares mediales). [*rami medullares mediales,* NA].
medial nasal b.'s (ramas nasales mediales). [*rami nasales mediales,* NA].
medial orbitofrontal b. (rama orbitofrontal medial). [*ramus orbitofrontalis medialis,* NA]. Arteria frontobasal medial.
medial posterior choroid b.'s (ramas coroideas posterointernas). [*rami choroidei posteriores mediales,* NA].
medial superior posterior nasal b.'s (ramas nasales posterosuperiores mediales). [*rami nasales posteriores superiores mediales,* NA].
mediastinales b.'s (ramas mediastínicas). [*rami mediastinales,* NA].
meningeal b.'s (ramas meníngeas). [*rami meningei,* NA].
mental b.'s (ramas mentonianas). [*rami mentales,* NA].
middle lobe b. (rama del lóbulo medio). [*ramus lobi medii,* NA].
middle superior alveolar b. (rama alveolar superior media). [*ramus alveolaris superior medius,* NA].
muscular b.'s (ramas musculares). [*rami musculares,* NA].
b. to the mylohyoid muscle (rama milohioidea). [*ramus mylohyoideus,* NA].
nasal b.'s (ramas nasales). [*rami nasales,* NA].
obturator b. (r. obturador). [*ramus obturatorius,* NA]. Arteria obturatriz accesoria.
occipitali b. (rama occipital). [*ramus occipitalis,* NA].
occipital b.'s (r. occipitales). [*rami occipitales,* NA].
occipitotemporal b. (rama occipitotemporal). [*ramus occipitotemporalis,* NA].
b. to the oculomotor nerve (rama del nervio motor ocular común). [*ramus nervi oculomotorii,* NA].
omental b.'s or epiploic b.'s (ramas omentales). [*rami omentali,* NA]. R. epiploicas.
optic tract b.'s (ramas de la bandeleta óptica). [*rami tractus optici,* NA].
orbital b. of middle meningeal artery (rama orbitaria). [*ramus orbitalis,* NA].
orbital b.'s (r. orbitarios). [*rami orbitales,* NA].
ovarian b. of uterine artery (rama ovárica). [*ramus ovaricus,* NA]. R. de la arteria uterina.
palmar b. of median nerve (rama palmar del nervio mediano). [*ramus palmaris nervi mediani,* NA].
palmar b. of ulnar nerve (rama palmar del nervio cubital). [*ramus palmaris nervi ulnaris,* NA].
palmar carpal b. of radial artery (rama carpiana palmar de la arteria radial). [*ramus carpalis palmaris arteriae radialis,* NA].
palmar carpal b. of ulnar artery (rama carpiana palmar de la arteria cubital). [*ramus carpalis palmaris arteriae ulnaris,* NA].
palpebral b.'s (ramas palpebrales). [*rami palpebrales,* NA].
pancreatic b.'s (ramas pancreáticas). [*rami pancreatici,* NA].
parietal b. (rama parietal). [*ramus parietalis,* NA].
parietal b.'s (r. parietales). [*rami parietales,* NA].
parieto-occipital b. of medial occipital artery (rama parietooccipital). [*ramus parietooccipitalis,* NA]. R. de la arteria occipital medial.
parotid b.'s (ramas parotídeas). [*rami parotidei,* NA].
pectoral b.'s (ramas pectorales). [*rami pectorales,* NA].
peduncular b.'s (ramas pedunculares). [*rami pedunculares,* NA].
perforating b.'s (r. perforantes). [*rami perforantes,* NA].
pericardiac b. of phrenic nerve (r. pericárdico del nervio frénico). [*ramus pericardiacus nervi phrenici,* NA]. R. del nervio frénico.
pericardiac b.'s of thoracic aorta (ramas pericárdicas de la aorta torácica). [*rami pericardiaci aortae thoracicae,* NA].
perineal b.'s (ramas perineales). [*rami perineales,* NA].
peroneal (fibular) communicating b. (r. comunicante peroneo). [*ramus communicans peroneus,* NA]. R. anastomótico peroneo.
petrous b. (rama petrosa). [*ramus petrosus,* NA].
pharyngeal b. (rama faríngea). [*ramus pharyngeus,* NA].
pharyngeal b.'s (r. faríngeos). [*rami pharyngeales,* NA].
phrenicoabdominal b.'s of phrenic nerve (r. frenicoabdominales). [*rami phrenicoabdominales,* NA]. R. frenicoabdominales del nervio frénico.
posterior b. (rama posterior). [*ramus posterior,* NA].
posterior basal b. (rama basal posterior). [*ramus basalis posterior,* NA].
posterior interventricular b. (rama interventricular posterior). [*ramus interventricularis posterior,* NA].
posterior labial b. (ramas labiales posteriores). [*rami labiales posteriores,* NA]. Arterias labiales posteriores.
posterior scrotal b.'s of perineal artery (ramas escrotales posteriores). [*rami scrotales posteriores,* NA]. R. de la arteria perineal.
posterior superior alveolar b.'s (ramas alveolares superiores posteriores). [*rami alveolares superiores posteriores,* NA].
posterior temporal b.'s (r. temporales posteriores). [*rami temporales posteriores,* NA].
posteromedial frontal b. (rama frontal posteromedial o posterointerna). [*ramus frontalis posteromedialis,* NA].
pterygoid b.'s (ramas pterigoideas). [*rami pterygoidei,* NA].
pubic b. of obturator artery (rama pubiana de la arteria obturatriz). [*ramus pubicus arteriae obturatoriae,* NA].
pulmonary b.'s (ramas pulmonares). [*rami pulmonales,* NA].
renal b. (rama renal). [*ramus renalis,* NA].
renal b.'s of vagus nerve (r. renales del nervio vago). [*rami renales nervi vagi,* NA].
right b. (rama derecha). [*ramus dexter,* NA].
saphenous b. (rama safena). [*ramus saphenus,* NA].
b.'s of segmental bronchi (ramas de los bronquios segmentarios). [*rami bronchiales segmentorum,* NA].
septal b.'s (ramas septales). *rami interventriculares septales.*
b. to the sinuatrial node (rama del nódulo sinoauricular). [*ramus nodi sinuatrialis,* NA].
spinal b.'s (ramas espinales). [*rami spinales,* NA].
splenic b.'s (ramas lienales). [*rami lienales,* NA].
stapedial b. (rama del estribo). [*ramus stapedius,* NA].
sternocleidomastoid b. (r. esternocleidomastoideos). [*rami sternocleidomastoidei,* NA]. R. de la arteria occipital.
sternocleidomastoid b. of superior thyroid artery (rama esternocleidomastoidea). [*ramus sternocleidomastoideus,* NA]. R. de la arteria tiroidea superior.
stylohyoid b. (rama estilohioidea). [*ramus stylohyoideus,* NA].
b. to the stylopharyngeal muscle (rama del músculo estilofaríngeo). [*ramus musculi stylopharyngei,* NA].
subapical b. (rama subapical). [*ramus subapicalis,* NA]. R. subsuperior.
subscapular b.'s (ramas subescapulares). [*rami subscapulares,* NA].
b.'s to the substantia nigra (ramas de la sustancia negra). [*rami substantiae nigrae,* NA]. R. de la arteria coroidea anterior a la sustancia negra.
subsuperior b. (rama subsuperior). [*ramus subsuperior,* NA].

superficial b. (rama superficial). [*ramus superficialis,* NA].
superficial b. of transverse artery of the neck (rama superficial de la arteria transversa del cuello). [*ramus superficialis arteriae transversae colli,* NA]. Arteria cervical superficial.
superficial palmar b. of the radial artery (rama palmar superficial de la arteria radial). [*ramus palmaris superficialis arteriae radialis,* NA].
superficial temporal b.'s of auriculotemporal nerve (r. temporales superficiales del nervio auriculotemporal). [*rami temporales superficiales nervi auriculotemporalis,* NA].
superior b. (rama superior). [*ramus superior,* NA].
superior b. of the inferior lobe (rama superior del lóbulo inferior). [*ramus superior lobi inferioris,* NA].
superior b.'s of transverse nerve of neck (r. superiores del nervio cervical transverso). [*rami superiores nervi transversi colli,* NA].
superior cervical cardiac b.'s of vagus nerve (ramas cardíacas cervicales superiores). [*rami cardiaci cervicales superiores,* NA]. R. del nervio vago.
superior dental b.'s of superior dental plexus (r. dentarios superiores). [*rami dentales superiores,* NA]. R. del plexo dentario superior.
superior gingival b.'s of superior dental plexus (ramas gingivales superiores). [*rami gingivales superiores,* NA]. R. del plexo dentario superior.
superior labial b.'s (ramas labiales superiores). [*rami labiales superiores,* NA]. R. del nervio infraorbitario al labio superior.
superior lingular b. of lingular b. of left pulmonary artery (r. lingular superior). [*ramus lingularis superior,* NA]. R. de la rama lingular de la arteria pulmonar izquierda.
suprahyoid b. (rama suprahioidea). [*ramus suprahyoideus,* NA].
sympathetic b. to the submandibular ganglion (rama simpática al ganglio submaxilar). [*ramus sympathicus ad ganglion submandibulare,* NA].
b.'s to the tail of the caudate nucleus (ramas de la cola del núcleo caudado). [*rami caudae nuclei caudati,* NA].
temporal b.'s (r. temporales). [*rami temporales,* NA].
tentorial b. (rama tentorial). [*ramus tentorii,* NA]. Nervio tentorial.
r. thalamicus (rama talámica). [*ramus thalamicus,* NA].
b.'s to the thalamus (r. talámicos). [*rami thalamici,* NA].
third ventricle choroid b. (ramas coroideas del tercer ventrículo). [*rami choroidei ventriculi tertii,* NA].
thoracic cardiac b.'s of vagus nerve (ramas cardíacas torácicas). [*rami cardiaci thoracici,* NA]. R. del nervio vago.
thymic b.'s (ramas tímicas). [*rami thymici,* NA]. Arterias tímicas.
thyrohyoid b. (rama tirohioidea). [*ramus thyrohyoideus,* NA].
tonsillar b. (rama tonsilar). [*ramus tonsillaris,* NA].
tonsillar b.'s **1.** (r. tonsilares). [*rami tonsillares,* NA]. **2.** (ramas amigdalinas). [*rami tonsillares,* NA].
tracheal b.'s (ramas traqueales). [*rami tracheales,* NA].
transverse b. (rama transversa). [*ramus transversus,* NA].
b. to the trigeminal ganglion (rama del ganglio trigémino). [*ramus ganglionis trigemini,* NA].
tubal b. (rama tubaria). [*ramus tubarius,* NA].
b.'s to the tuber cinereum (ramas del tuber cinereum). [*rami tuberis cinerei,* NA]. R. de la arteria coroidea anterior al tuber cinereum.
ulnar b. (rama cubital). [*ramus ulnaris,* NA].
ureteral or ureteric b.'s (ramas ureterales). [*rami ureterici,* NA].
ventral b.'s of cervical nerves (ramas ventrales de los nervios cervicales). [*rami ventrales nervorum cervicalium,* NA].
ventral b.'s of lumbar nerves (ramas ventrales de los nervios lumbares). [*rami ventrales nervorum lumbalium,* NA].
ventral b.'s of sacral nerves (ramas ventrales de los nervios sacros). [*rami ventrales nervorum sacralium,* NA].
vestibular b.'s (ramas vestibulares). [*rami vestibulares,* NA].
zygomatic b.'s (ramas cigomáticas). [*rami zygomatici,* NA].
zygomaticofacial b. of zygomatic nerve (rama cigomaticofacial). [*ramus zygomaticofacialis,* NA]. R. del nervio cigomático.
zygomaticotemporal b. (rama cigomaticotemporal). [*ramus zygomaticotemporalis,* NA].

branchia, pl. **branchiae** (branquia). f. [*branchia,* NA]. Los órganos de la respiración de los animales que viven en el agua.

branchial (branquial). **1.** Relacionado con las branquias. **2.** En embriología, designa las diversas estructuras que constituyen el aparato branquial.

branching (ramificación). f. División en partes; envío de ramas; bifurcación.
false b. (r. falsa).

branchiogenic, branchiogenous (branquiogénico). Que se origina desde los arcos branquiales.

branchioma (branquioma). m. Forma rara de carcinoma, que se origina en restos del epitelio de las estructuras branquiales.

branchiomere (branquiómero). m. Segmento embrionario correspondiente a uno de los arcos branquiales.

branchiomerism (branquiomerismo). m. Disposición en branquiómeros.

branchiomotor (branquiomotor). Relacionado con los músculos derivados de los arcos branquiales o que controla el movimiento de éstos.

brazilein (brasileína). f. Producto de oxidación de la brasilina.

brazilin (brasilina). f. Colorante natural rojo.

BrDu (BrDU). Abrev. de bromodesoxiuridina.

breast **1.** (pecho). m. Tórax, especialmente la parte anterior. **2.** (mama). f. [*mamma,* NA]. Seno; órgano de la secreción de leche.
accessory b. (mama accesoria). [*mamma accessoria,* NA].
chicken b. (p. de paloma). m. Pectus carinatum.
funnel b. (p. hueco o excavado). m. Pectus excavatum.
male b. (mama masculina). [*mamma masculina,* NA].
pigeon b. (p. de paloma).

breath (aliento). m. Aire espirado durante la respiración.
uremic b. (a. urémico).

breath-holding (retención de la respiración). Cese voluntario o involuntario de la respiración, por lo general en la posición de inspiración y en los niños pequeños como un efecto psicogénico.

breathing (respiración). f. Pneusis; inhalación y exhalación de aire o de mezclas gaseosas.
apneustic b. (r. apnéustica).
Biot's b. (r. de Biot).
bronchial b. (r. bronquial).
continuous positive pressure b. (CPPB) (r. con presión positiva continua). Ventilación mecánica controlada.
glossopharyngeal b. (r. glosofaríngea).
intermittent positive pressure b. (IPPB) (r. con presión positiva intermitente). Ventilación mecánica controlada.
mouth b. (r. oral).
positive-negative pressure b. (PNPB) (r. con presión positiva-negativa).
pursed lips b. (r. con labios fruncidos).
shallow b. (r. superficial).

breech (nalga).

breeding (cruzamiento). m. Apareamiento selectivo de individuos para obtener una cepa determinada.

bregma (bregma). m. [*bregma,* NA]. El punto de la calota correspondiente a la unión de las suturas coronal y sagital.

bregmatic (bregmático). Relacionado con el bregma.

brepho- (brefo-). Prefijo que raras veces se usa para designar un estadio primitivo del desarrollo.

bretylium tosylate (bretilio, tosilato de). Agente simpaticolítico que impide la liberación de noradrenalina de las terminaciones nerviosas.

brevicollis (brevicollis). Cuello corto.

bridge (puente). **1.** m. Parte superior de la cresta de la nariz, formada por los huesos nasales. **2.** Una de las prolongaciones protoplasmáticas que parece pasar de una célula a la otra. **3.** Dentadura parcial fija.
arteriolovenular b. (p. arteriolovenular).
cell b.'s (p. celulares). P. intercelulares.
cytoplasmic b.'s (p. citoplasmáticos). P. intercelulares.
Gaskell's b. (p. de Gaskell). Fascículo auriculoventricular.
intercellular b.'s (enlaces intercelulares). P. celulares o citoplasmáticos.
myocardial b. (p. del miocardio).
peptide b. (enlace peptídico).
removable b. (p. removible). Dentadura parcial removible.
Wheatstone's b. (p. de Wheatstone).

bridle (brida). f. **1.** Freno. **2.** Banda de material fibroso extendida a través de la superficie de una úlcera u otra lesión o formando adherencias entre superficies mucosas o serosas opuestas.

b. of clitoris (b. del clítoris). Frenillo del clítoris.
brilliant cresyl blue (azul brillante de cresilo).
brilliant green (verde brillante).
brilliant vital red (rojo vital brillante). R. vital.
brilliant yellow (amarillo brillante). Colorante indicador que varía del amarillo al naranja o rojo a pH 6,4-8,0.
brim (borde). m. Margen superior de una estructura hueca.
pelvic b. (b. pelviano). Apertura pelvis superior.
British anti-Lewisite, BAL (BAL). Abrev. de British anti-Lewisite.
British Pharmacopoeia (BP) (British Pharmacopoeia (BP)).
broach **1.** (escariador). m. Broca. **2.** (broca). f. Escariador. Instrumento dental para remover la pulpa de un diente o explorar el conducto.
barbed b. (broca barbada).
smooth b. (broca lisa).
broad-spectrum (espectro amplio).
brocresine (brocresina). f. Inhibidor de la histidina descarboxilasa.
brom-, bromo- (brom-, bromo-). Prefijo que comúnmente indica la presencia de bromo en un compuesto.
bromate (bromato). m. Sal o anión del ácido brómico.
bromated (bromado). Combinado o saturado con bromo o cualquiera de sus compuestos.
bromazepam (bromazepam). m. Agente ansiolítico.
bromazine hydrochloride (bromazina, clorhidrato de). Clorhidrato de bromodifenhidramina.
bromcresol green (verde de bromocresol).
bromcresol purple (púrpura bromocresol).
bromelain, bromelin (bromelaína, bromelina). f. Péptido perteneciente a un grupo de hidrolasas (una cisteína proteinasa) obtenidas del ananá.
bromhexine hydrochloride (bromhexina, clorhidrato de). Expectorante con propiedades mucolíticas, antitusivas y broncodilatadoras.
bromhidrosis (bromhidrosis). f. Osmidrosis; ozocrotia; respiración fétida o de mal olor.
bromic (brómico). Relacionado con el bromo; designa especialmente al ácido brómico.
bromide (bromuro). Anión Br^-.
bromidrosiphobia (bromhidrosifobia, bromidrosifobia). f. Miedo mórbido de exhalar mal olor del cuerpo, a veces con la creencia imaginaria de despedir olor desagradable.
bromidrosis (bromidrosis). Bromhidrosis.
bromindione (bromindiona). f. Anticoagulante oral.
bromine (Br) (bromo). m. Elemento no metálico, líquido, volátil, de color rojizo; símbolo Br, Nº at. 35, P. at. 79,9.
bromism, brominism (bromismo, brominismo). m. Intoxicación crónica con bromo.
bromisovalum (bromisovalum). m. Bromvaletona; sedante e hipnótico no barbitúrico.
bromocresol green (verde de bromocresol).
bromocriptine (bromocriptina). f. Derivado del cornezuelo del centeno.
bromodeoxyuridine (BrDu) (bromodesoxiuridina). f. Compuesto que compite con la uridina en la incorporación RNA y fluoresce bajo la luz ultravioleta; usada en el bandeo BrDu.
bromoderma (bromodermia). f. Erupción acneiforme o granulomatosa debida a la hipersensibilidad al bromo.
bromodiphenhydramine hydrochloride (bromodifenhidramina, clorhidrato de). Clorhidrato de bromazina.
bromohyperhidrosis, bromohyperidrosis (bromohiperhidrosis, bromohiperidrosis). f. Secreción excesiva de sudor con olor fétido.
bromophenol blue (azul de bromofenol).
bromopnea (bromopnea). f. Término anticuado de halitosis.
bromosulfophthalein (bromosulfoftaleína (BSP)). f. Sulfobromoftaleína sódica.
5-bromouracil (5-bromuracilo). m. Análogo sintético (antimetabolito) de la timina.
brompheniramine maleate (bromfeniramina, maleato de). Potente agente antihistamínico.
bromphenol blue (azul de bromofenol).
bromthymol blue (azul de bromotimol).
broncatar (broncatar). m. Compuesto estimulante respiratorio y antitusivo.
bronchial (bronquial). Relacionado con los bronquios y tubos bronquiales.
bronchiectasia (bronquiectasia). Bronquiectasis.
b. sicca (bronquiectasis sicca). B seca.
bronchiectasic (bronquiectásico). Bronquiectático.
bronchiectasis (bronquiectasis). f. Dilatación crónica de bronquios y bronquiolos como secuela de enfermedad inflamatoria u obstrucción.
cylindrical b. (b. cilíndrica).
dry b. (b. seca).
saccular b. (b. sacular).
bronchiectatic (bronquiectático). Bronquiectásico; relacionado con bronquiectasia.
bronchiloquy (bronquiloquia). f. Broncofonía.
bronchiocele (bronquiocele). m. Broncocele.
bronchiogenic (bronquiogénico). Broncogénico; de origen bronquial; emanado de los bronquios.
bronchiole (bronquiolo). m. Una de las subdivisiones más finas de los tubos bronquiales.
respiratory b.'s (b. respiratorios) [*bronchiolus respiratorii*, NA].
terminal b. (b. terminal). [*bronchiolus terminalis*, NA].
bronchiolectasia (bronquiolectasia). f. Bronquiectasia que afecta a los bronquiolos.
bronchiolectasis (bronquiolectasis). Bronquiolectasia; bronquiectasia que afecta a los bronquiolos.
bronchiolitis (bronquiolitis). f. Bronquitis capilar; inflamación de los bronquiolos, con frecuencia asociada con bronconeumonía.
exudative b. (b. exudativa).
b. fibrosa obliterans (b. fibrosa obliterante).
proliferative b. (b. proliferativa).
bronchiolo- (bronquiolo-). Forma combinada relacionada con el bronquiolo.
bronchiolopulmonary (bronquiolopulmonar). Relacionado con los bronquiolos y los pulmones.
bronchiolus, pl. **bronchioli** (bronchiolus, pl. bronchioli). Bronquiolo.
bronchiostenosis (bronquioestenosis). f. Estrechamiento de la luz de un tubo bronquial.
bronchitic (bronquítico). Relacionado con la bronquitis.
bronchitis (bronquitis). f. Inflamación de la mucosa del árbol bronquial.
asthmatic b. (b. asmática).
Castellani's b. (b. de Castellani). B. hemorrágica.
chronic b. (b. crónica).
croupous b. (b. crupal). B. fibrinosa.
fibrinous b. (b. fibrinosa). B. seudomembranosa, crupal o plástica.
hemorrhagic b. (b. hemorrágica). B. de Castellani.
infectious avian b. (b. aviaria infecciosa).
obliterative b., b. obliterans (b. obliterante).
plastic b. (b. plástica). B. fibrinosa.
pseudomembranous b. (b. seudomembranosa). B. fibrinosa.
putrid b. (b. pútrida).
verminous b. (b. verminosa).
bronchium, pl. **bronchia** (bronchium, pl. bronchia). Bronquio.
broncho-, bronch-, bronchi- (bronco-). Prefijo que indica bronquio y, antiguamente, la tráquea.
bronchoalveolar (broncoalveolar). Broncovesicular.
bronchocavernous (broncocavernoso). Relacionado con un bronquio o tubo bronquial y una cavidad pulmonar patológica.
bronchocele (broncocele). m. Bronquiocele; dilatación circunscripta de un bronquio.
bronchoconstriction (broncoconstricción). f. Reducción del calibre de un bronquio.
bronchoconstrictor (broncoconstrictor). **1.** Que causa una reducción del calibre de un bronquio o tubo bronquial. **2.** m. Agente que posee esta acción.
bronchodilatation (broncodilatación). f. Incremento del calibre de bronquios y bronquiolos en respuesta a sustancias farmacológicamente activas o a actividad nerviosa autonómica.
bronchodilation (broncodilación). f. **1.** Se usa como término alternativo de broncodilatación. **2.** Sinónimo de bronquiectasia raras veces usado.
bronchodilator (broncodilatador). **1.** Que causa un incremento en el calibre de un bronquio o tubo bronquial. **2.** m. Agente que posee este poder.

bronchoedema (broncoedema). m. Edema de la mucosa bronquial.
bronchoesophagology (broncoesofagología). f. Especialidad relacionada con el examen endoscópico peroral del esófago y del árbol bronquial.
bronchoesophagoscopy (broncoesofagoscopia). f. Examen del árbol traqueobronquial o del esófago mediante endoscopios apropiados.
bronchofiberscope (broncofibroscopio). m. Fibrobroncoscopio.
bronchogenic (broncogénico). Bronquiogénico.
bronchogram (broncograma). m. Radiograma obtenido en la broncografía.
bronchography (broncografía). f. Examen radiográfico del árbol traqueobronquial mediante la inyección de uno o varios materiales radiopacos.
broncholith (broncolito). m. Cálculo bronquial.
broncholithiasis (broncolitiasis). f. Inflamación u obstrucción de un bronquio causada por broncolitos.
bronchomalacia (broncomalacia). f. Degeneración del tejido elástico y conectivo de tráquea y bronquios.
bronchomotor (broncomotor). **1.** Que causa un cambio en el calibre, dilatación o contracción de un bronquio o bronquiolo. **2.** m. Agente que posee esta acción.
bronchomycosis (broncomicosis). f. Toda enfermedad micótica del árbol bronquial.
bronchophony (broncofonía). f. Bronquiloquia; voz bronquial.
whispered b. (b. en susurro). Pectoriloquia en susurro.
bronchoplasty (broncoplastia). f. Alteración quirúrgica de la configuración de un bronquio.
bronchopneumonia (bronconeumonía). f. Neumonía bronquial.
tuberculous b. (b. tuberculosa).
bronchopulmonary (broncopulmonar). Relacionado con los tubos bronquiales y los pulmones.
bronchorrhaphy (broncorrafia). f. Sutura de una herida en un bronquio.
bronchorrhea (broncorrea). f. Excesiva secreción de moco de la mucosa bronquial.
bronchoscope (broncoscopio). m. Endoscopio para examinar el interior del árbol traqueobronquial.
bronchoscopy (broncoscopia). f. Inspección del interior del árbol traqueobronquial a través de un broncoscopio.
bronchospasm (broncoespasmo). m. Contracción del músculo liso de las paredes de bronquios y bronquiolos, que causa estenosis de su luz.
bronchospirochetosis (broncoespiroquetosis). f. Bronquitis hemorrágica.
bronchospirography (broncoespirografía). f. Método para estudiar el funcionamiento de un pulmón o de una porción del pulmón.
bronchospirometer (broncoespirómetro). m. Instrumento para medir la capacidad aérea de cada pulmón individual por separado, con un broncoscopio doble.
bronchospirometry (broncoespirometría). f. Uso de un catéter de luz doble para determinar la función respiratoria de los dos pulmones separados.
bronchostaxis (broncostaxis). f. Hemorragia a partir de un bronquio.
bronchostenosis (broncoestenosis). f. Estenosis crónica o estrechamiento de un bronquio.
bronchostomy (broncostomía). f. Formación quirúrgica de una nueva abertura en un bronquio.
bronchotome (broncótomo). m. Instrumento para escindir o realizar una incisión en un bronquio.
bronchotomy (broncotomía). f. Incisión de un bronquio.
bronchotracheal (broncotraqueal). Relacionado con la tráquea y los bronquios.
bronchovesicular (broncovesicular). Broncoalveolar; relacionado con los tubos bronquiales y los alvéolos pulmonares.
bronchus, pl. **bronchi** (bronquio). m. [*bronchus*, NA]. Cada una de las subdivisiones de la tráquea que sirve para transportar el aire hacia los pulmones y desde éstos.
eparterial b. (b. eparterial).
hyparterial bronchi (b. hiparteriales).
intermediate b., b. intermedius (b. intermedio).
left main b. (b. principal izquierdo). [*bronchus principalis sinister*, NA].
lobar bronchi (b. lobulares). [*bronchi lobares*, NA].
primary b. (b. primario).
right main b. (b. principal derecho). [*bronchus principalis dexter*, NA].
segmental b. (b. segmentario). [*bronchus segmentalis*, NA].
stem b. (b. fuente).
brontophobia (brontofobia). f. Miedo morboso a los truenos.
broom (retama). f. Scoparius.
brow f. **1.** (ceja). Ceja. **2.** (frente). Frons, frontis.
browlift (lifting de las cejas). Operación para elevar las cejas y así eliminar pliegues cutáneos excesivos en los párpados superiores.
brownian (browniano). Relacionado con Robert Brown o descrito por éste.
brucellergin (brucelergina). f. Antígeno nucleoproteico libre de grasas, derivado de brucelas.
brucellin (brucelina). f. Vacuna preparada a partir de diversas especies de *Brucella*.
brucellosis (brucelosis). f. Fiebre de Malta u ondulante; fiebre del Mediterráneo; enfermedad infecciosa causada por *Brucella*.
bovine b. (b. bovina).
brucine (brucina). f. Dimetoxiestricnina.
bruise (contusión). f. Magulladura.
bruit (ruido). m. Sonido o murmullo auscultatorio, especialmente cuando es anormal.
aneurysmal b. (r. aneurismático).
b. de canon (r. de cañón).
carotid b. (r. carotídeo).
b. de diable (r. del diablo). Murmullo venoso.
b. de galop (r. de galope).
b. de lime (r. de lima).
b. de moulin (r. de molino).
b. de rappel (r. de redoble).
b. de Roger (r. de Roger). Soplo de Roger.
b. de scie ou de rape (r. de sierra).
b. de soufflet (r. de fuelle).
thyroid b. (r. tiroideo).
Traube's b. (r.). Galope.
b. de triolet (r. de trío).
brunneroma (brunneroma). m. Adenoma de las glándulas de Brunner; tumor solitario raro.
brunnerosis (brunnerosis). f. Hiperplasia nodular benigna de las glándulas de Brunner.
brush (cepillo). m. Instrumento realizado en algún material flexible, como las cerdas, adheridas a un mango o a la punta de un catéter.
Ayre b. (c. de Ayre).
bronchoscopic b. (c. broncoscópico).
denture b. (c. dental). C. usado para limpiar dentaduras removibles.
Haidinger's b.'s (c. de Haidinger).
Kruse's b. (c. de Kruse).
polishing b. (c. de pulimento).
brushite (brushita). f. Fosfato ácido de calcio natural, que se encuentra ocasionalmente en los cálculos dentales.
bruxism (bruxismo). m. Acto de apretar los dientes, asociado con movimientos forzados mandibulares, que provocan roce y rechinamiento de los dientes.
BSER (BSER). Abrev. de respuesta evocada del tronco del encéfalo (brainstem evoked response).
Bt_2cAMP (Bt_2cAMP). N^6, $O^{2'}$-dibutiriladenosina 3':5'-fosfato cíclico, derivado dibutirilo del AMP cíclico.
BTPS (BTPS). Símbolo que indica que un volumen de gas ha sido expresado como si hubiese sido saturado con vapor de agua a la temperatura del cuerpo (37°C) y a la presión barométrica ambiente.
buaki (buaki). m. Enfermedad nutricional, por deficiencia de proteínas, observada en los nativos del Congo.
buba madre (buba madre). Frambesia madre.
bubas (buba, bubas). Frambesia.
b. braziliana (b. brasileña). Espundia.
bubo (bubón). m. Tumefacción inflamatoria de uno o varios ganglios linfáticos de la ingle; la masa confluente de los ganglios supurados.
bullet b. (b. en bala).
chancroidal b. (b. chancroide). B. virulento.
climatic b. (b. climático). Linfogranuloma venéreo.

indolent b. (b. indolente).
malignant b. (b. maligno). B. asociado con la peste bubónica.
parotid b. (b. parotídeo).
primary b. (b. primario).
tropical b. (b. tropical). Linfogranuloma venéreo.
venereal b. (b. venéreo).
virulent b. (b. virulento). B. chancroide.
bubonalgia (bubonalgia). f. Dolor en la ingle.
bubonic (bubónico). Perteneciente o relativo a los bubones.
bubonulus (bubónulo). m. **1.** Absceso que ocurre a lo largo del trayecto de un vaso linfático. **2.** Nódulo de consistencia dura que con frecuencia se rompe para formar una úlcera y que se forma a lo largo de los vasos linfáticos inflamados del dorso del pene.
bucardia (bucardia). f. Cor bovinum; hipertrofia extraordinaria del corazón.
bucca, gen. and pl. **buccae** (bucca). [*bucca*, NA]. Mejilla.
buccinator (buccinador).
bucco- (buco-). Prefijo relacionado con la cavidad bucal.
buccoaxial (bucoaxial). Se refiere al ángulo lineal formado por las paredes bucal y axial de una cavidad.
buccoaxiocervical (bucoaxiocervical). Se refiere al ángulo agudo formado por la unión de las paredes bucal, axial y gingival (cervical) de una cavidad.
buccoaxiogingival (bucoaxiogingival). Relativo al ángulo agudo formado por la unión de una pared bucal, axial y gingival.
buccocervical (bucocervical). Relacionado con la boca y el cuello.
buccoclusal (bucooclusal). Término incorrecto referente al ángulo lineal formado por la unión de una pared bucal y pulpar.
buccodistal (bucodistal). Se refiere al ángulo formado por la unión de una pared bucal y una distal de una cavidad.
buccogingival (bucogingival). Relacionado con la mejilla y la encía.
buccolabial (bucolabial). Relacionado con la mucosa yugal y el labio.
buccolingual (bucolingual). Relativo a la región yugal y a la lengua.
buccomesial (bucomesial). Se refiere al ángulo lineal formado por la unión de una pared bucal y de una mesial de una cavidad.
buccopharyngeal (bucofaríngeo). Relacionado con la boca y la faringe.
buccopulpal (bucopulpar). Se refiere al ángulo formado por la unión de una pared bucal y de una pulpar de una cavidad.
buccoversion (bucoversión). f. Posición defectuosa de un diente posterior, desde la línea normal de oclusión hacia la región yugal.
buccula (buccula). Doble mentón; almohadilla adiposa por debajo del mentón, vulgarmente conocida como papada.
buchu (buchú). m. Las hojas desecadas de *Barosma betulina, B. crenulata* o *B. serratifolia* (familia Rutaceae); diurético y antiséptico urinario.
buckbean (trébol). m. Las hojas de *Menyanthes trifoliata* (familia Gentianaceae); se le atribuyen propiedades emenagogas, antiescorbúticas y de los amargos simples.
buclizine hydrochloride (buclicina, clorhidrato de). Sedante suave usado para los vértigos y la ansiedad que acompañan a los trastornos psicosomáticos.
buclosamide (buclosamida). f. Agente antimicótico tópico.
bucrylate (bucrilato). m. Adhesivo hístico usado en cirugía.
bud **1.** (brote). m. Botón, gema. Estructura que se asemeja al b. de una planta, usualmente pluripotencial y capaz de diferenciarse y crecer dando una estructura definitiva. **2.** (brotar). Dar origen a un brote.
bronchial b. (b. bronquial).
end b. (b. terminal). B. caudal.
gustatory b. (b. gustativo). [*caliculus gustatorius*, NA]. Calículo gustativo.
limb b. (b. de los miembros).
liver b. (b. hepático).
lung b. (b. pulmonar).
median tongue b. (b. lingual medial). Tubérculo impar.
metanephric b. (b. metanéfrico). B. ureteral.
periosteal b. (b. perióstico).
syncytial b. (b. sincitial). Nudo sincitial.
tail b. (b. caudal).
taste b. (corpúsculo del gusto). m. [*caliculus gustatorius*, NA]. Calículo gustatorio.
tooth b. (b. dental).
ureteric b. (b. ureteral). B. metanéfrico.
vascular b. (b. vascular).
budding (brotación). f. Gemación.
bufa-, bufo- (bufa-, bufo-). Prefijos que designan un origen a partir de los sapos.
bufadienolide (bufadienolida). f.
bufagenins (bufageninas). f. Bufaginas.
bufagins (bufaginas). f. Bufageninas; grupo de esteroides (bufanolidas) presentes en el veneno de una familia de sapos (Bufonidae).
bufanolide (bufanolida). f. Esteroide lactona fundamental de varios venenos o toxinas de varios sapos (familia Bufonidae).
bufatrienolide (bufatrienolida).
bufenolide (bufenolida).
buffer **1.** (regular). Agregar buffer a una solución para conferirle de este modo la propiedad de resistir a un cambio del pH cuando recibe una cantidad limitada de ácido o álcali. **2.** (buffer). m. Mezcla de un ácido y su base conjugada (sal) que, cuando está presente en una solución, reduce cualquier cambio del pH.
secondary b. (buffer secundario).
buformin (buformina). f. Agente hipoglucemiante oral.
bufotenine (bufotenina). f. Mapina; agente psicotomimético aislado del veneno de ciertos sapos (familia Bufonidae).
bufotoxins (bufotoxinas). f. pl. Grupo de lactonas esteroides de digital, presente en los venenos de los sapos (familia Bufonidae).
bulb (bulbo). m. **1.** Cualquier estructura globular o fusiforme. **2.** Tallo subterráneo corto y vertical.
aortic b. (b. aórtico). [*bulbus aortae*, NA]. B. arterial.
arterial b. (b. arterial). [*bulbus aortae*, NA]. B. aórtico.
carotid b. (b. carotídeo). [*sinus caroticus*, NA]. Seno carotídeo.
b. of corpus spongiosum (b. del cuerpo esponjoso). [*bulbus penis*, NA]. Bulbo del pene.
dental b. (b. dentario).
duodenal b. (b. duodenal). Casquete duodenal.
end b. (b. terminal).
b. of eye (b. del ojo). [*bulbus oculi*, NA]. B. ocular; globo ocular.
hair b. (b. piloso). [*bulbus pili*, NA].
b. of jugular vein (b. de la vena yugular). [*bulbus venae jugularis*, NA].
Krause's end b.'s (b. terminales de Krause). [*corpuscula bulboidea*, NA]. Corpúsculos bulboideos.
b. of lateral ventricle (b. del ventrículo lateral).
olfactory b. (b. olfatorio). [*bulbus olfactorius*, NA].
b. of penis (b. del pene). [*bulbus penis*, NA].
b. of posterior horn of lateral ventricle of brain (b. del asta posterior del ventrículo lateral). [*bulbus cornus posterioris*, NA].
Rouget's b. (b. de Rouget). Plexo venoso en la superficie del ovario.
speech b. (b. para el habla). Auxiliar protésico para el habla.
taste b. (b. gustativo). [*caliculus gustatorius*, NA]. Calículo gustativo
b. of urethra (b. de la uretra). [*bulbus penis*, NA]. B. del pene.
b. of vestibule (b. del vestíbulo vaginal). [*bulbus vestibuli*, NA].
bulbar (bulbar). **1.** Relacionado con un bulbo. **2.** Relacionado con el rombencéfalo. **3.** En forma de bulbo; semejante a un bulbo.
bulbitis (bulbitis). f. Inflamación de la porción bulbosa de la uretra.
bulbo- (bulbo-). Prefijo relacionado con un bulbo.
bulbocavernosus (bulbocavernoso).
bulboid (bulboide). En forma de bulbo.
bulbonuclear (bulbonuclear). Relacionado con los núcleos del bulbo raquídeo.
bulbopontine (bulbopontino). Relacionado con la parte anterior del rombencéfalo, compuesta por la protuberancia y las túnicas suprayacentes.
bulbosacral (bulbosacro).
bulbospinal (bulboespinal). Relacionado con el bulbo raquídeo y la médula espinal.
bulbourethral (bulbouretral). Uretrobulbar; relacionado con el bulbo del pene y la uretra.
bulbus, gen. and pl. **bulbi** (bulbus, gen. y pl. bulbi). [*bulbus*, NA]. Bulbo.
b. cordis (bulbo cardíaco).
b. urethrae (bulbo de la uretra). [*bulbus penis*, NA].

bulesis (bulesis). f. Volición o acto de la voluntad.
bulimia (bulimia). f. B. nerviosa.
b. nervosa (b. nerviosa). Hiperorexia.
bulimic (bulímico). Relacionado con la bulimia.
bulkage (formador de masa). Cualquier producto, por ejemplo agar, que aumenta la masa dentro del intestino y así estimula el peristaltismo.
bulla, gen. and pl. **bullae** (bulla, pl. bullae). **1.** Vesícula grande que aparece como un área circunscripta de separación de la epidermis de las estructuras subepidérmicas, o como un área circunscripta de separación de las células epidérmicas. **2.** [*bulla*, NA]. Estructura de tipo ampollar.
ethmoidal b. (b. etmoidal). [*bulla ethmoidalis*, NA].
pulmonary b. (b. pulmonar).
b. tympanica (b. timpánica).
bullous (bulloso). Ampolloso. Relacionado con las bullas o caracterizado por éstas.
bumetanide (bumetanida). f. Diurético.
BUN (BUN). Abrev. de nitrógeno de urea en sangre (blood urea nitrogen).
bunamidine hydrochloride (bunamidina, clorhidrato de). Antihelmíntico.
bundle (fascículo). [*fasciculus*, NA]. m. Banda o haz de fibras, por lo general de fibras musculares o nerviosas.
aberrant b.'s (f. aberrantes).
anterior ground b. (f. anterior propio). [*fasciculus anterior proprius*].
Arnold's b. (f. de Arnold). Tracto frontoprotuberancial.
atrioventricular b. (f. auriculoventricular). [*fasciculus atrioventricularis*, NA].v
Bachmann's b. (f. de Bachmann).
comma b. of Schultze (f. en coma de Schultze). F. semilunar.
Flechsig's ground b.'s (f. propios de Flechsig). F. propio anterior y f. propio lateral.
Gantzer's accessory b. (f. accesorio de Gantzer).
Gierke's respiratory b. (f. respiratorio de Gierke). Tracto solitario.
ground b.'s (f. propios).
Held's b. (f. de Held). Tracto tectoespinal.
Helie's b. (f. de Helie).
Helweg's b. (f. de Helweg). Tracto olivoespinal.
His' b., b. of His (f. de His). Tronco auriculoventricular.
Hoche's b. (banda de Hoche). Fascículo semilunar.
hooked b. of Russell (f. en anzuelo de Russell). F. unciforme de Russell.
Keith's b. (f. de Keith). Tronco auriculoventricular.
Kent's b. (f. de Kent). Tronco auriculoventricular.
Kent-His b. (f. de Kent-His). Tronco auriculoventricular.
Killian's b. (banda de Killian). Fascículo cricoideo del músculo constrictor inferior de la faringe.
Krause's respiratory b. (f. respiratorio de Krause). Tracto solitario.
lateral ground b. (f. propio lateral).
Lissauer's b. (f. de Lissauer). F. dorsolateral.
Loewenthal's b. (f. de Loewenthal). Tracto tectoespinal.
longitudinal pontine b.'s (f. protuberanciales longitudinales).
medial forebrain b. (f. prosencefálico medial).
medial longitudinal b. (f. longitudinal medial). [*fasciculus longitudinalis medialis*, NA]. Banda longitudinal posterior; tracto de Collier.
Meynert's retroflex b. (f. retroflejo de Meynert). F. retroflejo.
Monakow's b. (f. de Monakow). Tracto rubroespinal.
oblique b. of pons (f. oblicuo de la protuberancia). [*fasciculus obliquus pontis*].
olfactory b. (f. olfatorio). Sistema de fibras descrito por Zuckerkandl, que desciende del tabique transparente, por delante de la comisura anterior hacia la base de prosencéfalo; no guarda relación especial con el sentido del olfato.
olivocochlear b. (f. olivococlear).
Pick's b. (f. de Pick).
posterior longitudinal b. (f. longitudinal posterior). F. longitudinal medial.
precommissural b. (f. precomisural). F. olfatorio.
predorsal b. (f. predorsal). Tracto tectoespinal.
Rathke's b.'s (banda de Rathke). Trabéculas carnosas del corazón.
Schütz' b. (f. de Schütz). F. longitudinal dorsal.
solitary b. (f. solitario). Tracto solitario.
tendon b. (f. tendinoso).
Türck's b. (f. de Türck). Tracto frontoprotuberancial.
uncinate b. of Russell (f. unciforme de Russell).
Vicq d'Azyr's b. (f. de Vicq d'Azyr). F. mamilotalámico.
bungpagga (bungpagga). Miositis purulenta del trópico.
bunion (bunio). m. Tumefacción localizada ya sea sobre la cara dorsal o medial de la primera articulación metatarsofalángica, causada por inflamación de la bolsa serosa.
bunionectomy (bunionectomía). f. Escisión de un bunio.
Keller b. (b. de Keller).
Mayo b. (b. de Mayo).
bunodont (bunodonte). Que tiene dientes molares con cúspides redondeadas o cónicas.
bunolol hydrochloride (bunolol, clorhidrato de). Agente bloqueante β-adrenérgico para el tratamiento de las arritmias cardíacas.
bunolophodont (bunolofodonte). Que posee molares con crestas transversales y cúspides redondeadas en la superficie de oclusión.
bunoselenodont (bunoselenodonte). Que tiene molares con crestas crecientes y cúspides redondeadas en la superficie de oclusión
Bunsen burner (mechero de Bunsen). Mechero de gas que posee aberturas laterales que admiten aire suficiente como para quemar completamente el carbón, dando así una llama muy caliente pero poco luminosa.
buphthalmia, buphthalmus, buphthalmos (buftalmía o buftalmos). f. y m. Glaucoma congénito; hidroftalmía; hidroftalmos.
bupivacaine (bupivacaína). f. Potente agente anestésico local de acción prolongada.
buprenorphine hydrochloride (buprenorfina, clorhidrato de). Analgésico opioide semisintético.
bupropion hydrochloride (bupropión, clorhidrato de). Un antidepresivo.
bur (fresa). f. Instrumento cortante rotatorio usado en odontología, compuesto por un pequeño mango de metal y un cabezal con distintas formas.
cross-cut b. (f. de corte transversal). F. con filos ubicados en ángulo recto con el eje longitudinal.
end-cutting b. (f. con borde cortante). F. con filos en su extremo.
finishing b. (f. de terminación). F. con numerosos filos cortantes cercanos entre sí; se usa para lijar los contornos de restauraciones metálicas.
fissure b. (f. para fisuras). Instrumento cortante rotatorio cilíndrico o ahusado utilizado para extender o ampliar fisuras dentales.
inverted cone b. (f. en cono invertido). Instrumento cortante rotatorio con forma de cono truncado, cuyo extremo más pequeño se fija al mango.
round b. (f. redonda). F. dentaria con filos dispuestos en forma de esfera.
burden (carga). f. Cosa que hace peso sobre otra.
buret, burette (buret, burette). m. Tubo de vidrio graduado con una espita en su extremo inferior, usado en análisis químicos volumétricos para medir líquidos.
burn **1.** (quemar). Causar una lesión por el calor, un ácido o algún otro agente, similar a la causada por el calor. **2.** (quemar). Sufrir dolor causado por un calor excesivo, o un dolor similar por otra causa. **3.** (quemadura). f. Lesión causada por el calor, o por algún agente cauterizante, inclusive fricción, electricidad y energía electromagnética
brush b., matt b. (quemadura por fricción). Q. por cuerda o soga.
chemical b. (quemadura por sustancias químicas).
first degree b. (quemadura de primer grado).
flash b. (quemadura por fulguración).
full-thickness b. (quemadura de espesor total). Q. de tercer grado.
partial-thickness b. (quemadura de espesor parcial). Q. de segundo grado.
radiation b. (quemadura por radiación).
rope b. (quemadura por cuerda o soga). Q. por fricción.
second degree b. (quemadura de segundo grado).
superficial b. (quemadura superficial). Q. de primer grado.
thermal b. (quemadura por agentes térmicos).
third degree b. (quemadura de tercer grado).
burnisher (bruñidor). m. Instrumento para pulir y alisar la superficie o el borde de una restauración dental.

burnout (agotamiento). m. Término coloquial para una condición caracterizada por a. físico y emocional debido al estrés crónico relacionado con el trabajo.
burr (buril). m. Herramienta que se usa para ensanchar un orificio trepanado en el cráneo.
burrow (túnel). m. Tracto subcutáneo creado por un parásito, p.ej., un ácaro.
bursa (bolsa). f. [*bursa*, NA]. Saco cerrado revestido por sinovia y que contiene líquido.
bursa, pl. **bursae** (bursa, pl. bursae). [*bursa*, NA]. Bolsa.
Achilles b. (bolsa del tendón de Aquiles). [*bursa achillis*, NA].
b. of acromion (bolsa acromial). [*bursa subcutanea acromialis*, NA].
adventitious b. (bolsa adventicia).
anserine b. (bolsa anserina). [*bursa anserina*, NA].
anterior tibial b. (bolsa tibial anterior). [*bursa subtendinea musculi tibialis anterioris*, NA].
bicipitoradial b. (bolsa bicipitorradial). [*bursa bicipitoradialis*, NA].
Boyer's b. (bolsa de Boyer). [*bursa retrohyoidea*, NA].
Brodie's b. (bolsa de Brodie).
Calori's b. (bolsa de Calori). B. entre el cayado aórtico y la tráquea.
coracobrachial b. (bolsa coracobraquial). [*bursa musculi coracobrachialis*, NA].
deep infrapatellar b. (bolsa infrarrotuliana profunda). [*bursa infrapatellaris profunda*, NA].
b. of extensor carpi radialis brevis (bolsa del segundo radial externo). [*bursa musculi extensoris carpi radialis brevis*, NA].
b. fabricii, b. of Fabricius (bolsa de Fabricio).
Fleischmann's b. (bolsa de Fleischmann). Bursa sublingualis.
b. of gastrocnemius (bolsa del músculo gemelo). [*bursa subtendinea musculi gastrocnemii*, NA].
gluteofemoral b. (bolsas gluteofemorales). [*bursa intermusculares musculorum gluteorum*, NA].
gluteus medius bursae (bolsa del glúteo mediano). [*bursae trochantericae musculi glutei medii*, NA].
gluteus minimus b. (bolsa del glúteo menor). [*bursa trochanterica musculi glutei minimi*, NA].
b. of great toe (bolsa del dedo gordo del pie).
b. of hyoid (bolsa del hioides). [*bursa retrohyoidea*, NA].
iliac b. (bolsa ilíaca). [*bursa subtendinea iliaca*, NA].
iliopectineal b. (bolsa iliopectínea). [*bursa iliopectinea*, NA].
inferior b. of biceps femoris (bolsa inferior del bíceps crural). [*bursa subtendinea musculi bicipitis femoris inferior*, NA].
infracardiac b. (bolsa infracardíaca).
infrahyoid b. (bolsa infrahioidea). [*bursa infrahyoidea*, NA].
infraspinatus b. (bolsa del infraespinoso). [*bursa subtendinea musculi infraspinati*, NA].
intermuscular gluteal b. (bolsas intermusculares de los glúteos). [*bursa intermusculares musculorum gluteorum*, NA].
interosseous b. of elbow (bolsa interósea del codo). [*bursa cubitalis interossea*, NA].
intratendinous b. of elbow (bolsa intratendinosa del codo). [*bursa intratendinea olecrani*, NA]. B. de Monro.
ischial b. (bolsa isquiática). [*bursa ischiadica musculi glutei maximi*, NA].
laryngeal b. **1.** (bolsa subcutánea de la laringe). [*bursa subcutanea prominentiae laryngeae*, NA]. B. laríngea. **2.** (bolsa laríngea). B. subcutánea de la prominencia laríngea.
lateral malleolus b. (bolsa del maléolo lateral). [*bursa subcutanea malleoli lateralis*, NA].
b. of latissimus dorsi (bolsa del músculo dorsal ancho). [*bursa subtendinea musculi latissimus dorsi*, NA].
Luschka's b. (bolsa de Luschka). [*bursa pharyngea*, NA].
medial malleolar subcutaneous b. (bolsa subcutánea maleolar mediana). [*bursa subcutanea malleoli medialis*, NA].
b. of Monro (bolsa de Monro). B. intratendinosa del codo.
b. mucosa (bolsa mucosa). B. sinovial.
b. of obturator internus (bolsa del obturador interno). [*bursa ischiadica musculi obturatoris interni*, NA].
b. of olecranon (bolsa del olécranon). B. subcutánea del olécranon.
omental b. (bolsa omental). [*bursa omentalis*, NA]. Saco omental.
ovarian b. (bolsa ovárica). Bursa ovarica.
pharyngeal b. (bolsa faríngea). [*bursa pharyngea*, NA].
b. of popliteus (bolsa del poplíteo). Receso subpoplíteo.
prepatellar b. (bolsa prerrotuliana). [*bursa subcutanea prepatellaris*, NA].
b. quadratus femoris (bolsa del músculo bíceps cuadrado crural).
radial b. (bolsa radial). Vaina del tendón del flexor largo del pulgar.
retrohyoid b. (bolsa retrohioidea). [*bursa retrohyoidea*, NA].
rider's b. (bolsa del jinete).
sartorius bursae (bolsa del sartorio). [*bursae subtendineae musculi sartorii*, NA].
b. of semimembranosus (bolsa del semimembranoso). [*bursa musculi semimembranosi*, NA].
subacromial b. (bolsa subacromial). [*bursa subacromialis*, NA].
subcutaneous b of tibial tuberosity (bolsa subcutánea de la tuberosidad de la tibia). [*bursa subcutanea tuberositas tibiae*, NA].
subcutaneous calcaneal b. (bolsa subcutánea calcaneana). [*bursa subcutanea calcanea*, NA].
subcutaneous infrapatellar b. (bolsa infrarrotuliana subcutánea). [*bursa subcutanea infrapatellaris*, NA].
subdeltoid b. (bolsa subdeltoidea). [*bursa subdeltoidea*, NA].
subfascial prepatellar b. (bolsa prerrotuliana media). [*bursa subfascialis prepatellaris*, NA].
subhyoid b. (bolsa subhioidea). [*bursa retrohyoidea*, NA].
sublingual b. (bolsa sublingual). [*bursa sublingualis*, NA]. B. de Fleischmann.
subscapular b. (bolsa subescapular). [*bursa subtendinea musculi subscapularis*, NA].
subtendinous iliac b. (bolsa subtendinosa ilíaca). [*bursa subtendinea iliaca*, NA]
subtendinous prepatellar b. (bolsa subtendinosa prepatelar). [*bursa subtendinea prepatellaris*, NA].
superior b. of biceps femoris (bolsa superior del bíceps crural). [*bursa musculi bicipitis femoris superior*, NA]
suprapatellar b. (bolsa suprarrotuliana). [*bursa suprapatellaris*, NA].
synovial b. (bolsa sinovial). [*bursa synovialis*, NA]. B. mucosa.
synovial trochlear b. (bolsa sinovial troclear). Vaina del tendón del músculo oblicuo mayor del ojo.
b. of tendo calcaneus (bolsa del tendón del calcáneo). [*bursa tendinis calcanei*, NA].
b. of tensor veli palatini muscle (bolsa del músculo periestafilino externo). [*bursa musculi tensoris veli palatini*, NA].
b. of teres major (bolsa del redondo mayor). [*bursa subtendinea musculi teretis majoris*, NA].
b. of the piriformis muscle (bolsa del músculo piramidal). [*bursa musculi piriformis*, NA].
tibial intertendinous b. (bolsa tibial intertendinosa). [*bursa anserina*, NA].
b. of trapezius (bolsa del trapecio). [*bursa subtendinea musculi trapezii*, NA].
triceps b. (bolsa del tríceps braquial). [*bursa subtendinea musculi tricipitus brachii*, NA].
trochanteric b. **1.** (bolsa trocantérica subcutánea). [*bursa subcutanea trochanterica*, NA]. B. trocantérica. **2.** (bolsa trocantérica). [*bursa trochanterica musculi glutei maximi*, NA].
ulnar b. (bolsa ulnar). Vaina sinovial común de los músculos flexores.
bursal (bursal). Relacionado con una bolsa.
bursectomy (bursectomía). f. Extirpación quirúrgica de una bolsa.
bursitis (bursitis). f. Sinovitis bursal; inflamación de una bolsa.
anserine b. (b. anserina).
bicipital b. (b. bicipital). B. intertubercular.
calcaneal b. (b. calcaneana).
intertubercular b. (b. intertubercular). B. bicipital o del hombro.
olecranon b. (b. del olécranon).
prepatellar b. (b. prerrotuliana). Rodilla del ama de casa.
shoulder b. (b. del hombro). B. intertubercular.
subacromial b. (b. subacromial). B. subdeltoidea.
subdeltoid b. (b. subdeltoidea). B. subacromial.
trochanteric b. (b. trocantérica).
bursolith (bursolito). m. Cálculo formado en una bolsa.
bursopathy (bursopatía). f. Cualquier enfermedad en una bolsa.
bursotomy (bursotomía). f. Incisión a través de la pared de una bolsa.

burst (explosión, estallido). Aumento repentino de actividad.
respiratory b. (explosión respiratoria). Notable aumento metabólico que se produce en un fagocito después de la ingestión de partículas.
bursula (bursula). Pequeño divertículo o saco.
b. testium (b. testium). Escroto.
buspirone hydrochloride (buspirona, clorhidrato de). Agente ansiolítico.
busulfan, busulphan (busulfán). m. Agente alquilante antineoplásico.
butabarbital (butabarbital). m. Sedante e hipnótico con una acción de duración intermedia.
butacaine sulfate (butacaína, sulfato de). Anestésico local.
butalbital (butalbital). m. Alilbarbital; agente sedante e hipnótico.
butamben (butamben). m. Aminobenzoato de butilo.
butane (butano). m. Hidrocarburo gaseoso presente en el gas natural.
butanilicaine (butanilicaína). f. Aminoacil anilida usada como anestésico local.
butanoic acid (ácido butanoico).
butanol (butanol). m. Nombre químico preferido para el alcohol butílico.
butanoyl (butanoílo). m. Butirilo; el radical del ácido butanoico.
butaperazine (butaperazina). f. Antipsicótico.
butaverine (butaverina). f. Antiespasmódico (como clorhidrato).
butethal (butetal). m. Sedante e hipnótico.
butethamate (butetamato). m. Agente antiespasmódico intestinal.
butethamine hydrochloride (butetamina, clorhidrato de). Anestésico local.
buthalital (butalital). m. Anestésico.
buthiazide (butiazida). f. Tiabutazida; tiene acciones diuréticas y antihipertensivas.
butoconazole nitrate (butoconazol, nitrato de). Agente antifúngico.
butopyronoxyl (butopironoxilo). m. Óxido de mesitilo y oxalato; repelente para insectos.
butorphanol tartrate (butorfanol, tartrato de). Potente agente analgésico no narcótico.
butoxamine hydrochloride (butoxamina, clorhidrato de). Agente antilipémico.
***t*-butoxycarbonyl (BOC)** (*t*-butoxicarbonilo (BOC)). m. Grupo amino protector utilizado en la síntesis de péptidos.
butriptyline hydrochloride (butriptilina, clorhidrato de). Antidepresivo.
butt (asentar). **1.** Poner en contacto dos superficies cuadrangulares de manera que formen una articulación. **2.** En odontología, colocar la superficie de asiento de una restauración directamente contra los tejidos que cubren el reborde alveolar.
butter (manteca). f. **1.** Masa coherente de grasa de la leche, obtenida mediante la agitación o el batido de la crema hasta que se separan los glóbulos de grasa, dejando un residuo líquido, el suero. **2.** Cualquier sólido de consistencia blanda, semejante a la de la m.
b. of antimony (m. de antimonio). Tricloruro de antimonio.
b. of bismuth (m. de bismuto). Tricloruro de bismuto.
cacao b., cocoa b. (m. de cacao). Aceite de teobroma.
b. of tin (m. de estaño). Pentahidrato cloruro estánico.
b. of zinc (m. de cinc). Cloruro de cinc.
butter yellow (amarillo manteca). Dimetilaminoazobenceno; a. metilo; colorante a. soluble en grasas; se usa como indicador del pH (rojo a pH 2,9, amarillo a pH 4,0).
butterfly (mariposa). **1.** m. Estructura o aparato cuya forma se asemeja a una mariposa con las alas extendidas. **2.** f. Erupción en m.; lesión escamosa en cada mejilla, unidas por una banda estrecha a través de la nariz.
buttocks (nalgas).
button (botón). m. Estructura, lesión o instrumento con la forma de un botón.
Amboyna b. (b. Amboyna). Frambesia.
Biskra b. (b. de Biskra).
Murphy's b. (b. de Murphy).
Oriental b. (b. de Oriente).
peritoneal b. (b. peritoneal).
buttonhole (ojal). m. **1.** Corte recto realizado a través de la pared de una cavidad o canal. **2.** La contracción de un orificio hasta convertirse en una abertura estrecha.
butyl (butilo). m. Un radical del butano.
b. alcohol (alcohol butílico).
b. aminobenzoate (aminobenzoato de b.). Butamben.
butylparaben (butilparaben). m. Preservativo antifúngico.
butyraceous (butiráceo). De consistencia mantecosa.
butyrate (butirato). m. Sal o éster del ácido butírico.
butyrate-CoA ligase (butirato-CoA ligasa). f. Butiril-CoA sintetasa; tiocinasa de ácidos grasos (cadena mediana).
butyric (butírico). Relacionado con la manteca.
butyric acid (ácido butírico).
γ-butyrobetaine (γ-butirobetaína). f. Precursor de la carnitina mediante la hidroxilación del carbono γ.
butyrocholinesterase (butirocolinesterasa). f. Colinesterasa.
butyroid (butiroide). **1.** Mantecoso. **2.** Semejante a la manteca.
butyrometer (butirómetro). m. Instrumento para determinar la cantidad de grasa de mantequilla en la leche.
butyrophenone (butirofenona). f. Perteneciente a un grupo de derivados de la 4-fenilbutilamina que tiene actividad neuroléptica.
butyrous (butiroso). Designa un tejido o crecimiento bacteriano de consistencia mantecosa.
butyryl (butirilo). m. Butanoílo.
butyryl-CoA synthetase (butiril-CoA sintetasa). f. Butirato-CoA ligasa.
butyrylcholine esterase (butiril colina esterasa). f. Colinesterasa.
bypass (bypass). m. **1.** Derivación del flujo. **2.** Creación de un nuevo flujo de una estructura a otra a través de un canal de derivación.
aortocoronary b. (b. aortocoronario). B. coronario.
aortoiliac b. (b. aortoilíaco).
aortorenal b. (b. aortorrenal).
bowel b. (b. intestinal). B. yeyunoileal.
cardiopulmonary b. (b. cardiopulmonar).
coronary b. (b. coronario). B. aortocoronario.
extraintracranial b. (b. extra-intracraneal).
femoropopliteal b. (b. femoropoplíteo).
gastric b. (b. gástrico). Operación de Masson.
jejunoileal b. (b. yeyunoileal). Derivación yeyunoileal.
partial ileal b. (b. ileal parcial).
byssinosis (bisinosis). f. Fiebre de los hilanderos; enfermedad respiratoria ocupacional de los trabajadores del algodón, lino y cáñamo (usualmente alérgica).

C

C (C). **1.** Abrev. o símbolo de gran caloría; catódico; cátodo Celsius; centígrado vértebra cervical (C1 a C7); cierre (de un circuito eléctrico), congius (galón); contracción; cilindro; lente cilíndrica; citidina. **2.** Seguida por un suscripto, indica depuración (clearance) renal de una sustancia (p.ej., C_{In}, depuración de inulina).
c (c). **1.** Símbolo de centi-; pequeña caloría. **2.** Como suscripto se refiere a capilar sanguíneo.
ca. (ca.). Abrev. del lat. *circa*.
Ca (Ca). **1.** Abrev. de cátodo, catódico. **2.** Símbolo de calcio.
caapi (caapi). m. Aya huasca; ruda silvestre.
cabbage tree (col, árbol de). m. Andira.
cabinet (gabinete). m. Cajita o cámara pequeña.
pneumatic c. (g. neumático).
Sauerbruch's c. (g. de Sauerbruch).
cacao (cacao). m. Teobroma; c. preparado en polvo de los granos tostados de *Theobroma cacao Linné* (familia Sterculiaceae).
c. oil (aceite de c.). Aceite de teobroma.
caché (caché). Cono de plata cubierto de varias capas de papel provisto de una ventana de mica en el fondo, que se utiliza como aplicador en radioterapia.
cachectic (caquéctico). **1.** Relativo a la caquexia. **2.** m. Persona que padece de caquexia.
cachectin (caquectina). f. Factor de necrosis tumoral; hormona polipeptídica producida por macrófagos activados por endotoxinas.
cachet (cachet). Cápsula u oblea en forma de sello que encierra polvos de sabor desagradable.
cachexia (caquexia). f. Pérdida de peso y emaciación frecuentes durante el curso de una enfermedad o un trastorno emocional crónicos.
c. aphthosa (c. aftosa). Esprue.
c. aquosa (c. acuosa). Forma edematosa de anquilostomiasis.
c. hypophyseopriva (c. hipofisopriva).
hypophysial c. (c. hipofisaria). Enfermedad de Simmonds.
malarial c. (c. palúdica). Paludismo crónico.
pituitary c. (c. hipofisaria). Enfermedad de Simmonds. C. pituitaria.
c. strumipriva (c. estrumipriva). C. tiropriva.
c. thyroidea (c. tiroidea). C. tiropriva.
c. thyropriva (c. tiropriva). C. tiroidea.
cachinnation (caquinación). f. Risa sin causa aparente que se observa a menudo en la esquizofrenia.
caco-, caci-, cac- (caco-, caci-, cac-). Prefijos que significan malo o enfermo.
cacodemonomania (cacodemonomanía). f. Estado mental en el que el paciente cree estar habitado o poseído por un espíritu maligno.
cacodyl (cacodilo). m. Tetrametildiarsina; dicacodilo; aceite que resulta de la destilación conjunta de ácido arsenioso y acetato de potasio.
cacodylate (cacodilato). m. Sal o éster de ácido cacodílico.
cacodylic (cacodílico). Relativo al cacodilo.
cacodylic acid (ácido cacodílico). Á. dimetilarsínico.
cacogenesis (cacogénesis). f. Crecimiento o desarrollo anormales.
cacogenic (cacogénico). Relativo a la cacogénesis.
cacogenics (cacogenia). f. Nombre obsoleto dado a las prácticas y las políticas que deterioran una estirpe por mala selección sexual.
cacogeusia (cacogeusia). f. Mal sabor.
cacomelia (cacomelia). f. Deformidad congénita de una o más extremidades.
cacoplastic (cacoplástico). **1.** Relativo a un crecimiento morboso o causante de éste. **2.** Incapaz de una formación normal o perfecta.
cacosmia (cacosmia). f. Percepción subjetiva de olores desagradables que no existen en realidad; una variedad de parosmia.
cactinomycin (cactinomicina). f. Actinomicina C, producida por *Streptomyces chrysomallus*.
cacumen, pl. **cacumina** (cacumen, pl. cacumina). m. Tope o ápice de cualquier cosa, en particular de una planta o de una estructura anatómica.
cacuminal (cacuminal). Relativo al tope o ápice, particularmente de una planta o estructura anatómica.
cadaver (cadáver). m. Cuerpo muerto.
cadaveric (cadavérico). Relativo a un cadáver o a un cuerpo muerto.
cadaverine (cadaverina). f. Diamina de olor fétido formada por la descarboxilación bacteriana de la lisina.
cadaverous (cadavérico). Que tiene la palidez y el aspecto característico de un cadáver.
cade oil (cada, aceite de). Alquitrán de enebro.
cadherins (cadherinas). f. pl. Familia de glicoproteínas integrales de membrana que desempeñan cierto papel en la adherencia de célula a célula y son importantes en la morfogénesis y diferenciación.
cadmium (cadmio). m. Elemento metálico, símbolo Cd, Nº at. 48, P. at. 112,40.
caduca (caduca). f. Membrana decidua.
caduceus (caduceo). m. Báculo o cayado con dos serpientes entrelazadas en sentido opuesto y coronado por dos alas.
caffearine (cafearina). f. Trigonelina.
caffeine (cafeína). f. Guaranina; teína; alcaloide obtenido de las hojas secas de *Thea sinensis*, té, o las semillas desecadas de *Coffea arabica*, café.
c. and sodium benzoate (c. y benzoato de sodio).
c. and sodium salicylate (c. y salicilato de sodio).
c. citrate (citrato de c.). C. citratada.
c. hydrate (hidrato de c.). Monohidrato de c.
caffeinism (cafeinismo). m. Intoxicación por cafeína.
cage (jaula). f. **1.** Recinto formado parcial o totalmente por un enrejado abierto y usado por lo común para alojar animales. **2.** Estructura parecida a este recinto.
thoracic c. (caja torácica). [*compages thoracis*, NA].
cajeput oil, cajuput oil (cajeput, aceite de). Aceite de cajuput; aceite volátil destilado de las hojas frescas de *Cajuputi viridiflora*; estimulante y expectorante.
cajeputol, cajuputol (cajeputol cajuputol). m. Cineol.
cal (cal). Abrev. de pequeña caloría.
Cal (Cal). Abrev. de gran caloría.
Calabar bean (Calabar, poroto o fríjol de). m. Fisostigma.
calamine (calamina). f. Óxido de cinc con una pequeña cantidad de óxido férrico o carbonato básico de cinc coloreado con óxido férrico.
calamus (cálamo). m. **1.** El rizoma desecado, sin descascarar, de *Acorus calamus* (familia Araceae). **2.** Estructura en forma de caña o junco.
c. scriptorius (c. scriptorius). Ventrículo de Arantius.
calcaneal, calcanean (calcáneo). Relativo al calcáneo o hueso del talón.
calcaneo- (calcaneo-). Prefijo relativo al calcáneo.
calcaneoapophysitis (calcaneoapofisitis). f. Inflamación de la parte posterior del calcáneo, en el punto de inserción del tendón de Aquiles.
calcaneoastragaloid (calcaneoastragaloide). Relativo al calcáneo o hueso del talón, y al astrágalo o talus.
calcaneocuboid (calcaneocuboide). Relativo al calcáneo y al hueso cuboides.
calcaneodynia (calcaneodinia). f. Talón doloroso.
calcaneonavicular (calcaneonavicular). Calcaneoescafoideo; relativo al calcáneo y al hueso escafoides.
calcaneoscaphoid (calcaneoscafoideo). Calcaneonavicular.
calcaneotibial (calcaneotibial). Relativo al calcáneo y a la tibia.
calcaneovalgus (calcaneovalgo).
calcaneovarus (calcaneovaro).
calcaneus, gen. and pl. **calcanei** (calcáneo). m. [*calcaneus*, NA]. Hueso del talón.
calcar (calcar). **1.** Espolón. **2.** Espina o proyección chata o roma de un hueso. **3.** Bulto córneo en la piel.

c. avis (c. avis). [*calcar avis*, NA]. Hipocampo menor; espolón de Morand.
c. femorale (c. femoral). Septum de Bigelow.
c. pedis (c. del pie). Calx.
calcareous (calcáreo). Cretoso; que contiene cal, calcio o materiales de éste, o referente a ellos.
calcarine (calcarino). **1.** Relativo a un calcar. **2.** En forma de espolón.
calcariuria (calcariuria). f. Excreción de sales de calcio (cal) en la orina.
calcergy (calcergia). f. Calcificación local de tejido blando en el sitio de inyección de ciertos compuestos químicos.
calcic (cálcico). Relativo a la cal.
calcicosis (calcicosis). f. Neumoconiosis por inhalación de polvo de cal; a veces se llama "tisis del marmolero".
calcidiol (calcidiol). m. Calcifediol.
calcifediol (calcifediol). m. Calcidiol.
calciferol (calciferol). m. Ergocalciferol.
calciferous (calcífero). **1.** Calcóforo; que contiene cal. **2.** Que produce cualquiera de las sales de calcio.
calcification (calcificación). f. **1.** Infiltración calcárea; Depósito de cal u otras sales insolubles de calcio. **2.** Proceso en el que tejidos o materiales no celulares del organismo se endurecen por la formación de precipitados o depósitos mayores de sales insolubles de calcio y de magnesio.
dystrophic c. (c. distrófica).
metastatic c. (c. metastásica).
Mönckeberg's c. (c. de Mönckeberg). Arteriosclerosis de Mönckeberg.
Mönckeberg's medial c. (c. medial de Mönckeberg). Arteriosclerosis de Mönckeberg.
pathologic c. (c. patológica).
pulp c. (c. de la pulpa). Endolito.
calcify (calcificar). Depositar sales de calcio.
calcination (calcinación). f. Proceso de calcinar.
calcine (calcinar). Expulsar agua y materia volátil por calor.
calcinosis (calcinosis). f. Estado caracterizado por el depósito de sales de calcio en focos nodulares en tejidos no pertenecientes a vísceras parenquimatosas.
c. circumscripta (c. circunscripta).
c. cutis (c. cutánea). C. distrófica.
dystrophic c. (c. distrófica). C. cutánea
c. intervertebralis (c. intervertebral).
reversible c. (c. reversible).
tumoral c. (c. tumoral).
c. universalis (c. universal).
calciol (calciol). m. Colecalciferol.
calciostat (calcióstato). m. Término poco usado que designa un mecanismo postulado por el cual la producción de hormona paratiroidea aumenta cuando el calcio sérico es bajo y disminuye cuando es alto.
calciotraumatic (calciotraumático). Referente a la línea de calcificación alterada que aparece en la dentina de los incisivos de ratas jóvenes sometidas a una dieta raquitógena rica en calcio y pobre en fósforo, sin vitamina D.
calcipenia (calcipenia). f. Estado en el que es insuficiente la cantidad de calcio en los tejidos y líquidos del organismo.
calcipenic (calcipénico). Referente a la calcipenia.
calcipexic (calcipéxico). Relativo a la calcipexia o calcipexis, o característico de ella.
calcipexis, calcipexy (calcipexia, calcipexis). f. Fijación de calcio en los tejidos, causa ocasional de tetania en lactantes.
calciphilia (calcifilia). f. Estado en el que los tejidos manifiestan una afinidad excepcional por las sales de calcio.
calciphylaxis (calcifilaxia). f. Estado de hipersensibilidad sistémica inducida en el que los tejidos responden al desafío de agentes apropiados con una calificación local repentina pero a veces evanescente.
calciprivia (calciprivia). f. Ausencia o deprivación de calcio en la dieta.
calciprivic (calciprivo). Privado de calcio.
calcite (calcita). f. Espato calizo.
calcitetrol (calcitetrol). m.
calcitonin (calcitonina). f. Tirocalcitonina.
calcitriol (calcitriol). m.
calcitroic acid (ácido calcitroico).
calcium (calcio). m. Elemento metálico; símbolo Ca, Nº at. 20, P. at. 40,09.
c. alginate (alginato de c.). Hemostático tópico.
c. aminosalicylate (aminosalicilato de c.).
c. benzoylpas (benzoilpas de c.).
c. bromide (bromuro de c.).
c. disodium edetate (edetato disódico de c.).
c. disodium ethylenediaminetetraacetate (etilenodiaminotetraacetato disódico de c.).
c. carbaspirin (carbaspirina de c.).
c. carbide (carburo de c.).
c. carbimide (carbimida de c.). Cianamida de c.
c. carbonate (carbonato de c.). Tiza; creta.
c. caseinate (caseinato de c.).
c. chloride (cloruro de c.).
citrated c. carbimide (carbimida citratada de c.).
crude c. sulfide (sulfuro crudo de c.). Cal sulfurada (azufrada).
c. cyanamide (cianamida de c.). Carbimida de c.
dibasic c. phosphate (fosfato dibásico de c.). Fosfato de c. monohidrogenado.
c. folinate (folinato de c.). Leucovorina c.
c. glubionate (glubionato de c.).
c. gluceptate (gluceptato de c.). Glucoheptonato de c.
c. glucoheptonate (glucoheptonato de c.). Gluceptato de c.
c. gluconate (gluconato de c.).
c. glycerophosphate (glicerofosfato de c.).
c. hippurate (hipurato de c.).
c. hydroxide (hidróxido de c.).
c. hypophosphite (hipofosfito de c.).
c. iodate (yodato de c.).
c. iodobehenate (yodobehenato de c.).
c. ipodate (ipodato de c.). Medio radiopaco utilizado en colangiografía y colecistografía.
c. lactate (lactato de c.).
c. lactophosphate (lactofosfato de c.).
c. leucovorin (c. leucovorina).
c. levulinate (levulinato de c.). Sal cálcica hidratada del ácido levulínico.
c. mandelate (mandelato de c.). Sal cálcica del ácido mandélico.
c. monohydrogen phosphate (fosfato monohidrogenado de c.). Fosfato de c. dibásico.
c. oxalate (oxalato de c.).
c. oxide (óxido de c.). Cal.
c. pantothenate (pantotenato de c.). Sal cálcica del ácido pantoténico.
precipitated c. carbonate (carbonato de c. precipitado).
c. propionate (propionato de c.). Sal cálcica del ácido propiónico.
racemic c. pantothenate (pantotenato racémico de c.).
c. saccharate (sacarato de c.).
secondary c. phosphate (fosfato secundario de c.). Fosfato de c. dibásico.
c. stearate (estearato de c.). Usado en la preparación de tabletas.
c. sulfate (sulfato de c.).
c. sulfite (sulfito de c.).
tertiary c. phosphate (fosfato terciario de c.). Fosfato de c. tribásico.
tribasic c. phosphate (fosfato tribásico de c.). Fosfato de c. tricálcico.
c. trisodium pentetate (pentetato trisódico de c.).
calcium group (grupo del calcio). Metales alcalinotérreos.
calciuria (calciuria). f. Excreción urinaria de calcio.
calcodynia (calcodinia). f. Talón doloroso.
calcophorous (calcóforo). Calcífero.
calcospherite (calcosferita). f. Cuerpos de psamoma; cuerpo concéntricamente laminado esferoidal muy pequeño que contiene depósitos acretivos de sales de calcio.
calcspar (espato calizo). m. Calcita.
calculosis (calculosis). f. Tendencia o disposición a la formación de cálculos o piedras.
Calculus Surface Index (CSI) (índice de superficie de cálculos). Í. que mide únicamente los cálculos dentarios.

calculus, gen. and pl. **calculi** (cálculo). m. Piedra; concreción formada en cualquier parte del cuerpo, más comúnmente en los pasajes de los tractos biliar y urinario.
apatite c. (c. de apatita).
arthritic c. (c. artrítico). Tofo gotoso.
biliary c. (c. biliar). Colelito; cololito.
blood c. (c. sanguíneo). C. hémico; angiolito.
branched c. (c. ramificado). C. en forma de asta de ciervo o coralino.
bronchial c. (c. bronquial). Broncolito.
cardiac c. (c. cardíaco). Cardiolito.
cerebral c. (c. cerebral). Encefalolito.
combination c. (c. combinado). C. alternante.
coral c. (c. coralino). C. en asta de ciervo.
cystine c. (c. de cistina).
decubitus c. (c. por decúbito).
dendritic c. (c. dendrítico). C. en asta de ciervo o coralino.
dental c. (c. dentario).
encysted c. (c. enquistado). C. embolsado.
fibrin c. (c. de fibrina).
fusible c. (c. fusible).
gastric c. (c. gástrico). Gastrolito.
hematogenetic c. (c. hematogenético). C. serumal.
hemic c. (c. hémico). C. sanguíneo.
indigo c. (c. de índigo).
intestinal c. (c. intestinal).
lacrimal c. (c. lagrimal). Dacriolito.
mammary c. (c. mamario).
matrix c. (c. de matriz).
mulberry c. (c. en mora).
nasal c. (c. nasal). Rinolito.
nephritic c. (c. nefrítico). Término obsoleto para c. renal.
oxalate c. (c. de oxalato).
pancreatic c. (c. pancreático). Pancreatolito; pancreolito.
pharyngeal c. (c. faríngeo). Faringolito.
pleural c. (c. pleural). Pleurolito.
pocketed c. (c. embolsado). C. enquistado.
preputial c. (c. prepucial). Postolito.
primary renal c. (c. renal primario).
prostatic c. (c. prostático). Prostatolito.
pulp c. (c. de la pulpa). Endolito.
renal c. (c. renal). Nefrolito.
salivary c. (c. salival).
secondary renal c. (c. renal secundario).
serumal c. (c. serumal).
staghorn c. (c. en asta de ciervo). C. coralino, dendrítico o ramificado.
struvite c. (c. de estruvita).
subgingival c. (c. subgingival). C. serumal.
supragingival c. (c. supragingival). C. salival.
tonsillar c. (c. amigdalino). Amigdalolito.
urinary c. (c. urinario). Urolito.
uterine c. (c. uterino). Uterolito; histerolito.
vesical c. (c. vesical). Cistolito.
weddellite c. (c. de wedelita).
whewellite c. (c. de whewelita).
calefacient (calefaciente). **1.** Que da o hace sentir calor. **2.** m. Agente que tiene la propiedad de provocar una sensación de calor en la parte donde se lo aplica.
calf (ternero). m. Animal bovino joven, macho o hembra.
bulldog c. (t. bulldog). Acondroplasia bovina.
calf, pl. **calves** (pantorrilla). f. Sura.
calf-bone (peroné).
caliber (calibre). m. Diámetro de un tubo, canal o conducto.
calibrate (calibrar). **1.** Graduar o estandarizar cualquier instrumento de medición. **2.** Medir el diámetro de un tubo.
calibration (calibración). f. Acción de estandarizar o calibrar un instrumento o un procedimiento de laboratorio.
calibrator (calibrador). m. Material o sustancia estándar o de referencia usados para estandarizar o calibrar un instrumento o un procedimiento de laboratorio.
caliceal (calicinal). Relativo a un cáliz.
calicectasis (calicectasia). f. Caliectasia.
calicectomy (calicectomía). f. Caliectomía; escisión de un cáliz.
caliciform (caliciforme). En forma de copa o cáliz.
calicine (calicino). De la índole de un cáliz o parecido a éste.
calicoplasty (calicoplastia). f. Calioplastia; revisión de un cáliz mediante un procedimiento plástico destinado generalmente a aumentar su luz en el infundíbulo.
calicotomy (calicotomía). f. Caliotomía; incisión en un cáliz, generalmente para la remoción de un cálculo.
caliculus, pl. **caliculi** (calículo). m. Estructura en forma de cáliz o brote parecida al cáliz cerrado de una flor.
c. gustatorius (c. gustativo). [*caliculus gustatorius*, NA]. Yema, bulbo o corpúsculo gustativo o del gusto; corpúsculo de Schwalbe.
c. ophthalmicus (c. oftálmico). Copa óptica.
caliectasis (caliectasia). f. Calicectasia; pielocaliectasia; dilatación de los cálices, usualmente debida a obstrucción o infección.
caliectomy (caliectomía). f. Calicectomía.
californium (californio). m. Elemento transuránico artificial, symbol Cf, Nº. at. 98; la vida media del ^{251}Cf (el isótopo conocido más estable) es de 900 años.
caligation (caligación). f. Caligo.
caligo (caligo). m. Caligación; visión escasa u oscurecida.
calioplasty (calioplastia). f. Calicoplastia.
caliorrhaphy (caliorrafia). f. **1.** Sutura de un cáliz. **2.** Cirugía reconstructiva de un cáliz dilatado u obstruido.
caliotomy (caliotomía). f. Calicotomía.
calipers (compás). m. Instrumento usado para medir diámetros, como los de la pelvis en obstetricia.
calisthenics (calistenia). f. La práctica sistemática de diversos ejercicios con el objeto de conservar la salud y aumentar la fuerza física.
calix, pl. **calices** (cáliz). [*calix* pl. *calices*, NA]. m. Estructura en forma de copa, de flor o de embudo; específicamente una de las ramas o recesos de la pelvis del riñón.
major calices (c. mayores). [*calices renales majores*, NA]. C. renales mayores. Las subdivisiones primarias de la pelvis renal, generalmente dos o tres.
minor calices (c. menores). [*calices renales minores*, NA]. C. renales menores. Las subdivisiones de los cálices mayores, de 7 a 13, que reciben las papilas renales.
callosal (calloso). Relativo al cuerpo c.
callose (callosa). f. Un 1,3-β-D-glucano formado por ciertas enzimas de UDP-glucosa.
callositas (callositas). Callosidad.
callosity (callosidad). f. Callo; queratoma; poroma; tilo; tiloma.
callosomarginal (callosomarginal). Relativo al cuerpo calloso y la circunvolución callosa; denota el surco entre ambos.
callous (calloso). Relativo a un callo o una callosidad.
callus (callo). **1.** Masa compuesta de tejido que se forma alrededor de una fractura para establecer la continuidad entre ambos extremos del hueso. **2.** m. Callosidad.
central c. (c. central). C. medular.
definitive c. (c. definitivo). C. permanente.
ensheathing c. (c. envainante).
medullary c. (c. medular). C. central.
permanent c. (c. permanente). C. definitivo.
provisional c. (c. provisional). C. temporario.
temporary c. (c. temporario). C. provisional.
calmative (calmante). Tranquilizante, sedante.
calmodulin (calmodulina). f. Proteína eucariótica ubicua que fija iones de calcio.
calomel (calomel). m. Cloruro mercuroso.
vegetable c. (c. vegetal). Podófilo.
calor (calor). Uno de los cuatro signos de inflamación (los otros son rubor, tumor y dolor), enunciados por Celsus.
caloric (calórico). **1.** Relativo a una caloría. **2.** Relativo al calor.
calorie, calory (caloría) f. Unidad de contenido o energía calóricos; esta unidad está siendo reemplazada por joule, unidad del SI igual a 0,24 c.
gram c. (c. gramo). Pequeña c.
kilogram c. (kcal) (c. kilogramo (kcal)). Gran c.
large c. (Cal, C) (gran c. (C, Cal)). Kilogramo-c., kilocaloría.
mean c. (c. media).
small c. (cal, c) (pequeña c. (c, cal)). Gramo-c.
calorific (calorífico). Que produce calor.

calorigenic (calorigénico). **1.** Capaz de generar calor. **2.** Termogenético; termogénico; que estimula la producción metabólica de calor.
calorimeter (calorímetro). m. Aparato destinado a medir la cantidad de calor liberada en una reacción química.
Benedict-Roth c. (c. de Benedict-Roth).
bomb c. (c. a bomba).
calorimetric (calorimétrico). Relativo a la calorimetría.
calorimetry (calorimetría). f. Medición de la cantidad de calor emitida por una reacción o un grupo de reacciones.
direct c. (c. directa).
indirect c. (c. indirecta).
caloritropic (caloritrópico). Relativo al termotropismo.
calory (caloría).
calumba (calumba). f. Columbo; colomba; la raíz seca de *Jateorrhiza palmata* (familia Menispermaceae); usado como tónico amargo.
calumbin (calumbina). f. Columbina; amaroide de calumba que da a la droga cruda su sabor amargo.
calusterone (calusterona). Agente antineoplásico.
calvaria, pl. **calvariae** (calvaria o calvario). [*calvaria*, pl. *calvariae*, NA]. Tapa o calota del cráneo; cráneo cerebral; techo del cráneo; parte superior abovedada del cráneo.
calvarium (calvarium). Nombre incorrecto usado en lugar de calvaria.
calvities (calvicie). f. Alopecia.
calx, gen. **calcis**, pl. **calces** (calx, gen. calcis, pl. calces). **1.** Cal. **2.** Talón; calcar pedis; extremo posterior redondeado del pie.
calyceal (calicinal). Relativo a un cáliz.
calycectasis (calicectasia, calicectasis). f. Caliectasia.
calycectomy (calicectomía).
calyciform (caliciforme).
calycine (calicino).
calycle (calículo). m.
calycoplasty (calicoplastia).
calycotomy (calicotomía).
calyectasis (caliectasia).
calyoplasty (calioplastia).
calyx, pl. **calyces** (calyx, pl. calyces). Cáliz.
cambendazole (cambendazol). m. Antihelmíntico.
cambium (cambium). **1.** La capa interna del periostio. **2.** Capa situada entre la madera y la corteza en las plantas.
camelpox (viruela del camello). Enfermedad del camello que puede producir en el hombre lesiones locales por contacto.
camera, pl. **camerae, cameras** (cámara). f. **1.** Caja cerrada, especialmente si contiene una lente, un obturador y películas o placas fotosensibles para fotografía. **2.** [*camera*, NA]. En anatomía, cualquier c. o cavidad.
Anger c. (c. de Anger).
gamma c. (c. gamma).
c. oculi anterior (c. anterior del ojo). [*camera anterior bulbi*, NA].
c. oculi major (c. mayor del ojo). [*camera anterior bulbi*, NA]. C. anterior del ojo.
c. oculi minor (c. menor del ojo). [*camera posterior bulbi*, NA]. C. posterior del ojo.
c. oculi posterior (c. posterior del ojo). [*camera posterior bulbi*, NA].
retinal c. (c. retiniana). Instrumento para fotografiar el fondo del ojo.
vitreous c. (c. vítrea del ojo). [*camera vitrea bulbi*, NA].
camerostome (camerostoma). m. Depresión ventral del cefalotórax anterior de las garrapatas blandas (familia Argasidae), donde están las partes bucales (capitulum).
camisole (camisola). f. Camisa o chaleco de fuerza.
camomile (manzanilla).
cAMP (AMPc). Abrev. de 3',5'-fosfato cíclico de adenosina (AMP cíclico).
camphane (canfano). m. Bornano.
camphene (canfeno). m. Terpenoide de muchos aceites esenciales: trementina, alcanfor, citronela.
camphetamide (canfetamida). f. Canfotamida.
camphor (alcanfor). m. Cetona destilada de la corteza y madera de *Cinnamonum camphora*.
c. liniment (linimento de a.). Aceite alcanforado.
cantharis c. (a. de cantáridas). Cantaridina.
monobromated c. (a. monobromado). Antiespasmódico, soporífero y sedante.
peppermint c. (a. de menta). Mentol.
tar c. (a. de alquitrán). Naftaleno.
thyme c. (a. de tomillo). Timol.
camphoraceous (alcanforáceo). Parecido al alcanfor por su aspecto u olor.
camphorated (alcanforado). Que contiene alcanfor.
camphorated oil (aceite alcanforado). Linimento de alcanfor.
camphotamide (canfotamida). f. Canfetamida; canframiona; agente analéptico y antianginoso.
camphramine (canframina). f. Canfotamida.
campi foreli (campi foreli). Campos de Forel.
campimeter (campímetro). m. Tipo manual portátil de pantalla tangente usada para medir el campo visual central.
camptocormia (camptocormia). f. Prosternación; reacción de conversión o estado histérico con el paciente inclinado completamente hacia adelante, incapaz de enderezarse.
camptodactyly, camptodactylia (camptodactilia). f. Campilodactilia.
camptomelia (camptomelia). f. Displasia esquelética caracterizada por la flexión de los huesos largos de las extremidades, que produce como consecuencia un arqueo o una curvatura permanente de la parte afectada.
camptomelic (camptomélico). Relativo a la camptomelia o característico de ella.
camptospasm (camptoespasmo). m. Inclinación nerviosa o histérica del tronco hacia adelante.
campylobacteriosis (campilobacteriosis). f. Infección causada por bacterias microaerófilas del género *Campylobacter*.
campylodactyly (campilodactilia). f. Camptodactilia; estreblodactilia.
camylofine (camilofina). f. Acamilofenina; agente anticolinérgico.
canadine (canadina). f. Tetrahidroberberina; xantopuccina; alcaloide.
canal (canal). [*canalis*, NA]. Conducto.
abdominal c. (conducto abdominal). C. inguinal.
accessory c. (conducto accesorio). C. lateral.
adductor c. (conducto de los aductores). [*canalis adductorius*, NA]. C. de Hunter; c. subsartorial.
Alcock's c. (conducto de Alcock). C. pudendo.
alimentary c. (c. alimentario). Tracto digestivo.
alveolar c.'s (conductos dentarios posteriores). [*canales alveolares*, NA].
alveolodental c.'s (conductos alveolares, alveolodentarios). [*canales alveolares*, NA].
anal c. (conducto anal). [*canalis analis*, NA].
anterior condyloid c. of occipital bone (conducto condíleo anterior del hueso occipital). C. hipogloso.
anterior semicircular c.'s (conductos semicirculares anteriores). C. semicirculares óseos.
archenteric c. (c. arquentérico). C. notocordal.
Arnold's c. (c. de Arnold). Hiato del conducto del nervio petroso menor.
arterial c. (conducto arterial). C. arterioso.
atrioventricular c. (c. auriculoventricular).
auditory c. (c. auditivo). Meato auditivo externo.
basipharyngeal c. (conducto basifaríngeo). C. esfenovomeriano lateral.
Bernard's c. (conducto de Bernard). C. pancreático accesorio.
Bichat's c. (c. de Bichat). Cisterna de la vena cerebral magna.
birth c. (c. del parto).
blastoporic c. (c. blastopórico).
bony semicircular c.'s (conductos semicirculares óseos). [*canales semicirculares ossei*, NA].
Böttcher's c. (conducto de Bottcher). C. utriculosacular.
Braune's c. (c. de Braune).
Breschet's c.'s (conductos de Breschet). C. diploicos.
c.'s for lesser palatine nerves (conductos para los nervios palatinos menores). [*canales palatini minores*, NA].
carotid c. (conducto carotídeo). [*canalis caroticus*, NA].
carpal c. (conducto carpiano). **1.** Túnel carpiano. **2.** Surco carpiano.
caudal c. (c. caudal).

central c. (conducto del epéndimo). [*canalis centralis*, NA]. Siringocele.
central c.'s of cochlea (conductos centrales del caracol). C. longitudinales de la columela.
cervical c. (conducto del cuello del útero). [*canalis cervicis uteri*, NA].
ciliary c.'s (c. ciliares). Espacios del ángulo iridocorneal.
Civinini's c. (c. de Civinini). Iter cordal anterior.
Cloquet's c. (conducto de Cloquet). C. hialoideo.
cochlear c. (conducto coclear). [*canalis spiralis cochleae*, NA].
condylar c., condyloid c. (conducto condíleo). [*canalis condylaris*, NA].
Corti's c. (c. de Corti). Túnel de Corti.
Cotunnius' c. (c. de Cotugno o Cotunnius). Acueducto vestibular.
craniopharyngeal c. (c. craneofaríngeo). Divertículo pituitario; conducto craneofaríngeo.
crural c. (conducto crural). C. femoral.
deferent c. (conducto deferente).
dental c.'s (conductos dentarios). C. alveolares.
dentinal c.'s (c. dentinarios). Canalículos dentarios.
diploic c.'s (conductos diploicos). [*canales diploici*, NA]. C. de Breschet.
Dorello's c. (c. de Dorello).
Dupuytren's c. (c. de Dupuytren). Vena diploica.
endodermal c. (c. endodérmico). Intestino primitivo,
facial c. (conducto facial). [*canalis facialis*, NA].
fallopian c. (conducto de Falopio). C. facial.
femoral c. (conducto femoral). [*canalis femoralis*, NA].
Ferrein's c. (c. de Ferrein). Lago lagrimal (rivus lacrimalis).
Fontana's c. (c. de Fontana). Seno venoso escleral.
galactophorous c.'s (conductos galactóforos). [*ductus lactiferi*, NA].
Gartner's c. (conducto de Gartner). C. longitudinal del epoóforo.
gastric c. (conducto gástrico). [*canalis gastricus*, NA].
greater palatine c. (conducto palatino posterior). [*canalis palatinus major*, NA].
gubernacular c. (c. gubernacular).
gynecophoric c. (c. ginecofórico).
Hannover's c. (c. de Hannover).
haversian c.'s (conducto de Havers). C. de Leeuwenhoeck.
Hensen's c. (conducto de Hensen). [*ductus reuniens*, NA]. Conducto reuniens.
c. of Hering (c. de Hering). Colangiolo.
Hirschfeld's c.'s (c. de Hirschfeld). C. interdentarios.
Holmgrén-Golgi c.'s (c. de Holmgrén-Golgi). Aparato de Golgi.
c. of Hovius (c. de Hovius).
Hoyer's c.'s (c. de Hoyer). C. de Sucquet-Hoyer.
Huguier's c. (c. de Huguier). Iter cordal anterior.
Hunter's c. (conducto de Hunter). C. aductor.
hyaloid c. (conducto hialoideo). [*canalis hyaloideus*, NA].
hypoglossal c. (conducto hipogloso). [*canalis hypoglossalis*, NA].
incisive c., incisor c. (conducto palatino anterior). [*canalis incisivus*, NA].
inferior dental c. (conducto dental inferior). [*canalis mandibulae*, NA].
infraorbital c. (conducto infraorbitario). [*canalis infraorbitalis*, NA].
inguinal c. (conducto inguinal). [*canalis inguinalis*, NA]. C. abdominal.
interdental c.'s (c. interdentarios). C. de Hirschfeld.
interfacial c.'s (c. interfaciales).
irruption c. (c. de irrupción).
Jacobson's c. (c. de Jacobson). Canalículo timpánico.
Kürsteiner's c.'s (c. de Kürsteiner).
lateral c. (c. lateral). C. accesorio.
lateral semicircular c.'s (conductos semicirculares laterales).
Laurer's c. (c. de Laurer).
Lauth's c. (c. de Lauth). Seno venoso escleral.
Leeuwenhoek's c.'s (c. de Leeuwenhoek). C. de Havers.
longitudinal c.'s of modiolus (conductos longitudinales de la columela). [*canales longitudinales modioli*, NA]. Conductos centrales del caracol.
Löwenberg's c. (conducto de Lowenberg). C. coclear.
mandibular c. (conducto mandibular). [*canalis mandibulae*, NA]. C. dental inferior.
marrow c. (conducto medular). C pulpar.
mental c. (c. mentoniano). Agujero mentoniano.
musculotubal c. (conducto musculotubario). [*canalis musculotubarius*, NA].
nasolacrimal c. **1.** (c. nasolagrimal). [*canalis nasolacrimalis*, NA]. **2.** (conducto nasolagrimal). [*canalis nasolacrimalis*, NA].
neural c. (c. neural). C. dentro del tubo neural embrionario.
neurenteric c. (c. neuroentérico).
notochordal c. (c. notocordal). C. arquentérico.
c. of Nuck (c. de Nuck).
nutrient c. (conducto nutricio). [*canalis nutricius*, NA].
obturator c. (conducto obturador). [*canalis obturatorius*, NA].
optic c. (conducto óptico). [*canalis opticus*, NA].
palatovaginal c. (conducto palatovaginal). [*canalis palatovaginalis*, NA]. C. faríngeo.
pelvic c. (c. pelviano).
pericardioperitoneal c. (c. pericardioperitoneal).
persistent atrioventricular c. (c. auriculoventricular persistente). Defecto de la almohadilla endocárdica.
Petit's c.'s (c. de Petit). Espacios zonulares.
pharyngeal c. (conducto faríngeo). [*canalis palatovaginalis*, NA].
pleuropericardial c.'s (c. pleuropericárdicos).
pleuroperitoneal c. (c. pleuroperitoneal).
portal c.'s (c. portales).
posterior semicircular c.'s (conductos semicirculares posteriores).
pterygoid c. (conducto pterigoideo). [*canalis pterygoideus*, NA]. C. vidiano.
pterygopalatine c. (conducto pterigopalatino). C. palatino posterior.
pudendal c. (conducto pudendo). [*canalis pudendalis*, NA]. C. de Alcock.
pulp c. (conducto pulpar). C. radicular.
pyloric c. (conducto pilórico). [*canalis pyloricus*, NA].
Rivinus' c.'s (conducto de Rivinus). C. sublinguales accesorios.
root c. of tooth (conducto radicular del diente). [*canalis radicis dentis*, NA].
Rosenthal's c. (conducto de Rosenthal). C. espiral del caracol.
sacral c. (conducto sacro). [*canalis sacralis*, NA].
Santorini's c. (conducto de Santorini). C. pancreático accesorio.
Schlemm's c. (c. de Schlemm). Seno venoso escleral.
semicircular c.'s (conductos semicirculares).
small c. of chorda tympani (c. pequeño del cuerda del tímpano). Canalículo del cuerda del tímpano.
Sondermann's c. (c. de Sondermann).
spinal c. (conducto espinal). C. raquídeo.
spiral c. of cochlea (conducto espiral del caracol). [*canalis spiralis cochleae*, NA].
spiral c. of modiolus (conducto espiral de la columela). [*canalis spiralis modioli*, NA].
Stilling's c. (conducto de Stilling). C. hialoideo.
subsartorial c. (conducto subsartorial). C. de Hunter.
Sucquet's c.'s (c. Sucquet). C. de Sucquet-Hoyer.
Sucquet-Hoyer c.'s (c. de Sucquet-Hoyer).
tarsal c. (c. tarsiano). Seno tarsiano.
temporal c. (c. temporal).
Theile's c. (c. de Theile). Seno transverso del pericardio.
tubotympanic c. (c. tubotimpánico). Receso tubotimpánico.
tympanic c. (c. timpánico). Canalículo timpánico.
uniting c. (conducto de unión). Conducto reuniens.
urogenital c. (c. urogenital). Uretra.
uterovaginal c. (c. uterovaginal).
van Horne's c. (conducto de van Horne). C. torácico.
Velpeau's c. (conducto de Velpeau). C. inguinal.
vertebral c. (conducto raquídeo). [*canalis vertebralis*, NA].
vesicourethral c. (c. vesicouretral).
vestibular c. **1.** (c. vestibular). Rampa vestibular. **2.** (rampa vestibular). [*scala vestibuli*, NA].
vidian c. (conducto vidiano). C pterigoideo.
Volkmann's c.'s (c. de Volkmann).
vomerine c. (conducto vomeriano). C. esfenovomeriano lateral.

C D

vomerobasilar c. (conducto vomerobasilar). C. vomerorrostral.
vomerorostral c. (conducto vomerorrostral). [*canalis vomerorostralis*, NA].
vomerovaginal c. (conducto vomerovaginal). [*canalis vomerovaginalis*, NA].
Walther's c. (conducto de Walther). C. sublinguales accesorios.
Wirsung's c. (conducto de Wirsung). C. pancreático.

canalicular (canalicular). Relativo a un canalículo.
canaliculitis (canaliculitis). f. Inflamación del canalículo lagrimal.
canaliculization (canaliculización). f. Formación de canalículos o pequeños canales en cualquier tejido.
canaliculus, pl. **canaliculi** (canalículo). m. [*canaliculus*, NA]. Pequeño canal.
auricular c. (c. auricular). C. mastoideo.
biliary c. (c. biliar). Capilar biliar.
bone c. (c. óseo).
canaliculi dentales (c. dentarios). [*canaliculi dentales*, NA]. Túbulos dentarios o dentinarios; conductos dentinarios.
caroticotympanic canaliculi (c. caroticotimpánicos). [*canaliculi caroticotympanici*, NA].
c. chordae tympani (c. del cuerda del tímpano). [*canaliculus chordae tympani*, NA]. C. posterior del cuerda del tímpano.
cochlear c. (c. coclear). [*canaliculus cochleae*, NA].
c. innominatus (c. innominado). Agujero petroso.
intercellular c. (c. intercelular).
intracellular c. (c. intracelular).
lacrimal c. (c. lagrimal). [*canaliculus lacrimalis*, NA].
mastoid c. (c. mastoideo). [*canaliculus mastoideus*, NA]. C. auricular.
c. reuniens (c. reuniens). Conducto reuniens; conducto de unión.
secretory c. (c. secretorio). C. intercelular o intracelular.
Thiersch's canaliculi (c. de Thiersch).
tympanic c. (c. timpánico). [*canaliculus tympanicus*, NA]. Conducto timpánico.

canalis, pl. **canales** (canalis, pl. canales). [*canalis*, pl. *canales*, NA]. Canal o conducto.
c. carpi (canal del carpo). [*canalis carpi*, NA]. Canal carpiano; túnel carpiano.
c. reuniens (canal reuniens). [*ductus reuniens*, NA] Conducto reuniens.
c. umbilicalis (canal umbilical). Anillo umbilical.

canalization (canalización). f. Formación de conductos o canales en cualquier tejido.
canavanase (canavanasa). f. Arginasa.
cancellated (canceloso). Esponjoso; indica hueso de estructura reticular o en enrejado.
cancellous (canceloso).
cancellus, pl. **cancelli** (retículo). m. Estructura reticular o enrejada como el hueso esponjoso.
cancer (cáncer). m. Término general usado frecuentemente para indicar cualquiera de varios tipos de neoplasias malignas, que pueden dar metástasis en diversos lugares.
c. à deux (c. de a dos).
betel c. (c. de betel).
buyo cheek c. (c. de buyo del carrillo).
chimney sweep's c. (c. de deshollinador).
colloid c. (c. coloidal). Carcinoma mucinoso.
conjugal c. (c. conyugal). C. de a dos en una pareja.
c. en cuirasse (c. en coraza o escudo).
encephaloid c. (c. encefaloide). Carcinoma medular.
epidermoid c. (c. epidermoide). Carcinoma epidermoide.
epithelial c. (c. epitelial).
familial c. (c. familiar). C. en consanguíneos.
glandular c. (c. glandular). Adenocarcinoma.
green c. (c. verde). Cloroma.
kang c., kangri c. (c. kang, kangri). Carcinoma de quemadura kangri.
mouse c. (c. del ratón).
mule-spinner's c. (c. de los tejedores).
paraffin c. (c. de parafina).
pipe-smoker's c. (c. de los fumadores de pipa).
pitch-worker's c. (c. por alquitrán o brea).
scar c. (c. cicatrizal). Carcinoma cicatrizal.
spider c. (c. araña).
stump c. (c. del muñón).
telangiectatic c. (c. telangiectásico).
water c. (c. de agua). Término obsoleto para un noma.

canceration (cancerización). f. Cambio que produce propiedades y rasgos generalmente asociados con neoplasias malignas.
cancericidal (cancericida). Carcinolítico.
cancerigenic (cancerígeno). Carcinogénico.
cancerocidal (cancerocida). Carcinolítico.
cancerophobia (cancerofobia). f. Carcinofobia; temor morboso de padecer algún tumor maligno.
cancerous (canceroso). Relativo o perteneciente a una neoplasia maligna, o afectado por este proceso.
cancriform (cancriforme). Cancroide; parecido al cáncer.
cancroid (cancroide). **1.** Cancriforme. **2.** m. Término obsoleto para una neoplasia maligna que manifiesta menor grado de malignidad que el observado frecuentemente en otros tipos de carcinoma o sarcoma.
cancrum, pl. **cancra** (cancrum, pl. cancra). Lesión inflamatoria ulcerosa gangrenosa.
c. nasi (c. nasi). Rinitis gangrenosa necrosante ulcerosa.
c. oris (c. oris). Noma.

candela (cd) (candela (cd)). f. Vela; unidad SI de intensidad luminosa, 1 lumen por metro cuadrado.
candicans (candicans). Corpus albicans.
candicidin (candicidina). f. Antibiótico de polieno fungistático y fungicida derivado de un actinomiceto del suelo similar a *Streptomyces griseus*.
candidemia (candidemia). f. Presencia de células de especies de *Candida* en la sangre periférica.
candidiasis (candidiasis). f. Candidosis; moniliasis; infección o enfermedad causada por *Candida*, especialmente *C. albicans*.
candidosis (candidosis). f. Candidiasis.
candle (candela).
candle-meter (candela-metro). f. Lux.
candle-power (potencia lumínica en candela). Intensidad luminosa.
canine (canino). **1.** Referente a un perro. **2.** Referente a los dientes c. **3.** m. Diente c. o cúspide.
caniniform (caniniforme). Parecido a un diente canino.
canities (canicie). f. Dilución gradual de pigmento en el pelo que produce una gama de colores del normal al blanco, que se perciben como grises.
c. circumscripta (c. circunscripta). Pestaña multicolor.
rapid c. (c. rápida).
c. unguium (c. ungular). Leuconiquia.

canker (cancro). m. **1.** En gatos y perros, inflamación aguda del oído externo y el conducto auditivo. **2.** En el caballo, un proceso similar al muguet pero más avanzado.
water c. **1.** (c. de agua). Noma. **2.** (estomatitis de agua). Noma.

cannabidiol (cannabidiol). m. Un componente de *Cannabis*, afín al cannabinol.
cannabinoids (cannabinoides). m. Sustancias orgánicas presentes en *Cannabis sativa*, con diversas propiedades farmacológicas.
cannabinol (cannabinol). m. Componente del exudado resinoso de las flores pistiladas de *Cannabis sativa*.
cannabism (cannabismo). m. Envenenamiento con preparaciones de *Cannabis*.
cannula (cánula). f. Tubo que puede insertarse en una cavidad por medio de un trócar que se adapta a su luz y que luego se retira.
Karmen c. (c. de Karmen).
Lindemann's c. (c. de Lindemann).
perfusion c. (c. de perfusión).
washout c. (c. para lavado de arrastre).

cannulation, cannulization (canulación, canulización). f. Inserción de una cánula.
canrenone (canrenona). f. Antagonista de la aldosterona y diurético.
canthal (cantal). Relativo a un canto.
cantharidal (cantarídeo). Relativo a las cantáridas o que las contiene.
cantharidate (cantaridato). m. Sal del ácido cantarídico.
cantharidic acid (ácido cantarídico).
cantharidin (cantaridina). f. Alcanfor de cantárida; principio activo de la cantárida; anhídrido del ácido cantarídico.
cantharis, gen. **cantharidis**, pl. **cantharides** (cantárida). f. Mosca española; mosca rusa; cucaracha seca *Lytta (Cantharis) vesicatoria*. Antiirritante y vesicante.

canthectomy (cantectomía). f. Escisión de un canto palpebral.
canthitis (cantitis). f. Inflamación de un canto.
cantholysis (cantólisis). f. Cantoplastia.
canthoplasty (cantoplastia). f. **1.** Cantólisis; operación para alargar la fisura palpebral cortando a través del canto externo. **2.** Operación para restaurar el canto en caso de defecto patológico o traumático.
canthorrhaphy (cantorrafia). f. Sutura de los párpados en uno de los cantos del ojo.
canthotomy (cantotomía). f. Corte en un canto del ojo.
canthus, pl. **canthi** (canto). m. Ángulo del ojo.
external c. (c. externo). [*angulus oculi lateralis*, NA]. Ángulo lateral del ojo.
internal c. (c. interno). [*angulus oculi medialis*, NA]. Ángulo medial del ojo.
lateral c. (c. lateral). [*angulus oculi lateralis*, NA]. Ángulo lateral del ojo.
medial c. (c. medial). [*angulus oculi medialis*, NA]. Ángulo medial del ojo.
caoutchouc (caucho). m. Goma elástica.
CAP (CAP). Abrev. de proteína activadora de genes catabólicos (catabolite [gene] activator protein).
cap m. **1.** (capuchón). Cualquier estructura anatómica semejante a un c. o una cubierta. **2.** (capuchón). Cubierta protectora de un diente incompleto. **3.** (capuchón). Estructura de nucleótidos que se encuentra en el terminal 5' de muchos RNA mensajeros eucarióticos.
acrosomal c. (c. acrosómico). C. cefálico; acrosoma.
cervical c. (c. cervical). Diafragma anticonceptivo que se adapta sobre el cuello del útero.
chin c. **1.** (c. mentoniano). Dispositivo extraoral ideado para ejercer una fuerza hacia arriba y atrás sobre la mandíbula, aplicando presión sobre el mentón, para evitar de este modo su crecimiento hacia delante. **2.** (mentonera). f. Capuchón mentoniano.
cradle c. (c. natal). Costra láctea.
dental c.'s (c. dental).
duodenal c. (c. duodenal). Bulbo duodenal; c. pilórico.
enamel c. (c. del esmalte). Esmalte que cubre la corona de un diente.
head c. (c. cefálico). C. acrosómico.
metanephric c. (c. metanéfrico).
phrygian c. (gorro frigio).
pyloric c. (c. pilórico). C. duodenal.
c. of the ampullary crest (cúpula de la cresta ampollar).
x-ray c. of Zinn (c. de rayos X de Zinn).
capacitance (capacitancia). f. Cantidad de carga eléctrica que puede almacenarse en un cuerpo por unidad de potencial eléctrico.
capacitation (capacitación). f. Proceso fisiológico por el cual los espermatozoides eyaculados en el tracto genital femenino adquieren la capacidad de fecundar óvulos.
capacitor (capacitor). m. Condensador; aparato portador de una carga de electricidad.
capacity (capacidad). f. **1.** Contenido cúbico potencial de una cavidad o un receptáculo. **2.** Habilidad: facultad o poder de hacer algo.
buffer c. (c. buffer).
cranial c. (c. craneal).
diffusing c. (c. de difusión).
forced vital c. (FVC) (c. vital forzada (CVF)).
functional residual c. (FRC) (c. residual funcional (CRF)).
heat c., thermal c. (c. de calor, térmica).
inspiratory c. (c. aspiratoria). Aire complementario.
iron-binding c. (IBC) (c. de fijación de hierro (CFH)).
maximum breathing c. (MBC) (c. respiratoria máxima (CRM)).
oxygen c. (c. de oxígeno).
residual c. (c. residual). Volumen residual.
respiratory c. (c. respiratoria). C. vital.
thermal c. (c. térmica). C. de calor.
total lung c. (c. pulmonar total (CPT)).
vital c. (VC). (c. vital (CV)). C. respiratoria.
capactins (capactinas). f. pl. Clase de proteínas que recubre los extremos de los filamentos de actina.
capillarectasia (capilarectasia). f. Dilatación de los vasos sanguíneos capilares.
capillariasis (capilariasis). f. Enfermedad parasitaria causada por infección de especies de *Capillaria*.
intestinal c. (c. intestinal).
capillariomotor (capilariomotor). Vasomotor, con especial referencia a los capilares.
capillarioscopy (capilarioscopia). f. Microangioscopia; capilaroscopia.
capillaritis (capilaritis). f. Inflamación de uno o más capilares.
capillarity (capilaridad). f. Ascenso de líquidos en tubos angostos o a través de los poros de un material, como resultado de la acción capilar.
capillaron (capilarón). m. Módulo anatómico compuesto de células parenquimáticas junto con sus capilares sanguíneos y líquido extracapilar en una cápsula adaptable.
capillaropathy (capilaropatía). f. Microangiopatía; cualquier trastorno de los capilares.
capillaroscopy (capilaroscopia). f. Capilarioscopia.
capillary (capilar). **1.** Parecido a un pelo; fino; diminuto. **2.** Relativo a un vaso, c. sanguíneo o linfático. **3.** m. Vaso capilar, sanguíneo o linfático.
arterial c. (c. arterial).
bile c. (c. biliar). Canalículo biliar.
blood c. (c. sanguíneo).
continuous c. (c. continuo).
fenestrated c. (c. fenestrado).
lymph c. (c. linfático).
sinusoidal c. (c. sinusoidal). Sinusoide.
venous c. (c. venoso). C. que abre en una vénula.
capillus, gen. and pl. **capilli** (capillus). [*capillus*, NA]. Cabello.
capistration (capistración). f. Término obsoleto para la parafimosis.
capitate (capitado). **1.** En forma de cabeza; de extremo redondeado. **2.** Hueso grande del carpo.
capitellum (capitellum). Cabeza del húmero.
capitium (capitium). Vendaje para la cabeza.
capitonnage (capitonaje). m. Cierre quirúrgico de una cavidad quística con suturas.
capitopedal (capitopedal). Relativo a la cabeza y los pies.
capitular (capitular). Relativo a un capítulo.
capitulum, pl. **capitula** (capitulum, pl. capitula). m. [*capitulum*, NA]. Capitellum; pequeña cabeza o extremo articular redondeado de un hueso.
capitulum. pl. capitula (capitulum, pl. capitula). m. Partes bucales de una garrapata que succionan sangre.
c. humeri (c. humeri). [*capitulum humeri*, NA]. Cóndilo humeral.
capnogram (capnograma). m. Registro continuo del contenido de anhídrido carbónico del aire espirado.
capnograph (capnógrafo). m. Instrumento que da un gráfico continuo del contenido de anhídrido carbónico del aire espirado.
capping (recubrimiento). m. Capa que se aplica a las paredes pulpares de un preparado dental restaurador para proteger la pulpa de la acción irritativa de agentes térmicos o químicos.
direct pulp c. (r. pulpar directo). Procedimiento para cubrir y proteger la pulpa vital expuesta.
indirect pulp c. (r. pulpar indirecto). Aplicación de una suspensión de hidróxido de calcio a una capa delgada de dentina que se encuentra por encima de la pulpa (casi expuesta) para estimular la formación de dentina secundaria y proteger la pulpa.
caprate (caprato). m. Sal o éster de ácido cáprico.
capreomycin sulfate (capreomicina, sulfato de). Sal de sulfato del antibiótico peptídico cíclico obtenido de *Streptomyces capreolus*. que se usa para el tratamiento de la tuberculosis.
***n*-capric acid** (ácido n-cáprico). Á. decanoico.
capriloquism (capriloquismo). m. Egofonía.
caprin (caprina). f. Tridecanoilglicerol; una de las sustancias de la manteca, de la que depende su sabor y aroma.
caprine (caprino). Relativo o semejante a las cabras.
caprizant (caprizante). Que rebota y salta; una forma de pulso.
caproate (caproato). m. **1.** Sal o éster del ácido *n*-caproico. **2.** Contracción aprobada por USAN para el hexanoato.
***n*-caproic acid** (ácido *n*-caproico). Á. hexanoico.
caproyl (caproílo). m. Hexanoílo, el radical del ácido caproico.
caproylate (caproilato). m. Hexanoato; sal o éster de ácido caproico.

C D

caprylate (caprilato). m. Octanoato; sal o éster de ácido caprílico.
caprylic acid (ácido caprílico). Á. octanoico.
capsaicin (capsaicina). f. Principio alcaloide de los frutos de varias especies de *Capsicum*, con los mismos usos que éste.
capsicin (capsicina). f. Oleorresina rojo amarillenta que contiene el principio activo del cápsico.
capsicum (cápsico). m. Pimienta roja, de Cayena o africana, fruto maduro seco de *Capsicum frutescens* (familia Solanaceae); carminativo, estimulante gastrointestinal y rubefaciente de uso externo.
capsid (cápside). f.
capsomer, capsomere (capsómera). f. Subunidad de la capa proteica o cápside de una partícula de virus.
capsula, gen. and pl. **capsulae** (capsula, gen. y pl. capsulae). [*capsula*, NA]. Cápsula.
c. bulbi (cápsula bulbar). [*vagina bulbi*, NA].
c. cordis (cápsula cardíaca). [*pericardium*, NA]. Pericardio.
c. vasculosa lentis (cápsula lenticular vascular).
capsular (capsular). Relativo a una cápsula.
capsulation (capsulación). Inclusión en una cápsula.
capsule (cápsula). f. **1.** [*capsula*, NA]. Estructura membranosa, generalmente de tejido conjuntivo colágeno denso, que rodea un órgano, una articulación o cualquier otra parte o tejido. **2.** Forma sólida de dosificación en la que la droga está encerrada en un recipiente soluble duro o blando. **3.** Vaina de glucosaminoglucanos hialinos en la pared de una célula fúngica, blastoconidio o espora.
adipose c. (c. adiposa del riñón). [*capsula adiposa renis*, NA].
adrenal c. (c. adrenal). Glándula suprarrenal.
articular c. (c. articular). [*capsula articularis*, NA].
atrabiliary c. (c. atrabiliaria). Glándula suprarrenal.
auditory c. (c. auditiva). Cartílago auditivo.
bacterial c. (c. bacteriana).
Bonnet's c. (c. de Bonnet).
Bowman's c. (c. de Bowman). C. glomerular.
brood c.'s (c. prolígeras). Vesículas prolígeras.
cartilage c. (c. cartilaginosa). Matriz territorial.
cricoarytenoid articular c. (c. articular cricoaritenoidea). [*capsula articularis cricoarytenoidea*, NA].
cricothyroid articular c., c. articularis cricothyroidea (c. articular cricotiroidea). [*capsula articularis cricothyroidea*, NA].
Crosby c. (c. de Crosby).
crystalline c. (c. del cristalino). C. lenticular.
external c. (c. externa). [*capsula externa*, NA]. Lámina periclaustral.
extreme c. (c. extrema). [*capsula extrema*, NA].
eye c. (c. del globo ocular). Vaina del globo ocular.
fatty renal c. (c. adiposa del riñón). [*capsula adiposa renis*, NA].
fibrous articular c. (c. articular fibrosa). [*membrana fibrosa*, NA].
fibrous c. (c. fibrosa). [*capsula fibrosa*]. Envoltura fibrosa de un órgano.
fibrous c. of kidney (c. fibrosa renal). [*capsula fibrosa renis*, NA].
fibrous c. of thyroid gland (c. fibrosa del tiroides). [*capsula fibrosa glandulae thyroideae*, NA].
Gerota's c. (c. de Gerota). Aponeurosis renal.
Glisson's c. (c. de Glisson). C. fibrosa perivascular.
glomerular c. (c. glomerular). [*capsula glomeruli*, NA]. C. de Bowman o de Müller; c. de Malpighi.
internal c. (c. interna). [*capsula interna*, NA].
joint c. (c. articular). [*capsula articularis*, NA]
lenticular c. (c. lenticular). [*capsula lentis*, NA].
malpighian c. (c. de Malpighi). C. glomerular.
Müller's c. (c. de Müller). C. glomerular.
nasal c. (c. nasal).
optic c. (c. óptica).
otic c. (c. ótica).
perivascular fibrous c. (c. fibrosa perivascular). [*capsula fibrosa perivascularis*, NA].
radiotelemetering c. (c. radiotelemétrica). Radiopíldora.
seminal c. (c. seminal). Vesícula seminal.
suprarenal c. (c. suprarrenal). Glándula suprarrenal.
Tenon's c. (c. de Tenon). Vaina del globo ocular.
capsulitis (capsulitis). f. Inflamación de la cápsula de un órgano o una parte, como el hígado o el cristalino.
adhesive c. (c. adhesiva). Hombro congelado.
hepatic c. (c. hepática). Perihepatitis.
capsulolenticular (capsulolenticular). Referente al cristalino del ojo y a su cápsula.
capsuloplasty (capsuloplastia). f. Cirugía plástica de una cápsula, más específicamente de una articulación.
capsulorrhaphy (capsulorrafia). f. Sutura de un desgarramiento en cualquier cápsula, especialmente articular.
capsulotome (capsulótomo). m. Cistótomo.
capsulotomy (capsulotomía). f. **1.** Creación de una abertura a través de una cápsula. **2.** Específicamente, incisión de la cápsula del cristalino en la operación de catarata extracapsular.
renal c. (c. renal). Incisión de la cápsula del riñón.
captodiamine (captodiamina). f. Captodiam; captodramina;sedante y ansiolítico.
captodramin (captodramina). f. Captodiamina.
captopril (captopril). m. Inhibidor de la enzima convertidora de angiotensina usado en el tratamiento de la hipertensión.
capture (captura). f. Acción de atrapar y retener una partícula o un impulso que se originan en otra parte.
atrial c. (c. auricular).
electron c. (c. de electrones).
ventricular c. (c. ventricular). Latido de c.
capuride (capurida). f. (2-Etil-3-metilvaleril)urea; antiguamente usada como hipnótico.
caput, gen. **capitis**, pl. **capita** (caput, gen. capitis, pl. capita). [*caput*, NA]. Cabeza.
c. angulare quadrati labii superioris (cabeza angular del cuadrado del labio superior). Músculo elevador del labio superior y las alas de la nariz.
c. cornus (cabeza cornual). Ápice del cuerno posterior.
c. femoris (cabeza femoral). C. del fémur.
c. gallinaginis (cabeza gallinaginis). Colículo seminal.
c. infraorbitale quadrati labii superioris (cabeza infraorbitaria del cuadrado del labio superior). Músculo elevador del labio superior.
c. nuclei caudati, (cabeza del núcleo caudado). [*caput nuclei caudati*, NA].
c. ossis metatarsalis (cabeza del metatarso). [*caput ossis metatarsalis*, NA].
c. quadratum (cabeza cuadrada).
c. succedaneum (c. succedaneum).
c. zygomaticum quadrati labii superioris (cabeza cigomática del cuadrado del labio superior). Músculo cigomático menor.
caramel (caramelo). m. Azúcar quemada; líquido denso de color castaño oscuro que se obtiene por calentamiento del azúcar con un álcali.
caramiphen ethanedisulfonate (caramifeno, etanodisulfonato de). Antitusivo.
caramiphen hydrochloride (caramifeno, clorhidrato de). Droga espasmolítica sintética usada en el tratamiento de enfermedades de los ganglios basales.
carate (carateas). f. pl. Pinta.
carb-, carbo- (carb-, carba-, carbo-). Prefijos que indican la inserción de un grupo que contiene un átomo de carbono.
carbachol (carbacol). m. Estimulante parasimpático; de uso local para el tratamiento del glaucoma.
carbadox (carbadox). m. Agente antibacteriano.
carbamate (carbamato). m. Carbamoato; sal o éster del ácido carbámico.
c. kinase (c. cinasa).
carbamazepine (carbamazepina). f. Anticonvulsivo y analgésico especialmente útil en neuralgia del trigémino.
carbamic acid (ácido carbámico).
carbamide (carbamida). f. Urea.
carbaminohemoglobin (carbaminohemoglobina). f. Carbohemoglobina.
carbamoate (carbamoato). m. Carbamato.
carbamoyl (carbamoílo). m. El radical acílico cuya transferencia desempeña un papel importante en ciertas reacciones bioquímicas.
carbamoyl phosphate (carbamoilfosfato). m. Intermediario reactivo capaz de transferir su grupo carbamoílo a una molécula aceptora.
carbamoyl-phosphate synthase (carbamoilfosfato sintasa). Fosfotransferasa que cataliza la condensación de 2 ATP, NH_3, CO_2 y H_2O para dar 2 ADP + P_i + carbamoilfosfato.
carbamoylaspartate dehydrase (carbamoilaspartato deshidrasa). Dihidro-orotasa.

***N*-carbamoylaspartic acid** (ácido *N*-carbamoilaspártico). Á. ureidosuccínico.
carbamoylation (carbamoilación). f. Transferencia del carbamoílo del fosfato de éste a un grupo amino con eliminación de fosfato inorgánico.
carbamoylcarbamic acid (ácido carbamoilcarbámico). Á. alofánico.
carbamoylglutamic acid (ácido carbamoilglutámico).
carbamoyltransferases (carbamoiltransferasas). f. pl. Transcarbamoilasas.
carbamoylurea (carbamoilurea). f. Biuret.
carbamyl (carbamilo). Antigua denominación del carbamoílo.
carbamylation (carbamilación). f. Grafía obsoleta de carbamoilación.
carbanion (carbanión). m. Anión orgánico cuya carga negativa está en un átomo de carbono.
carbarsone (carbarsona). f. Amebicida.
carbazides (carbazidas). f. Carbohidrazidas.
carbazochrome salicylate (carbazocromo, salicilato de). Adrenocromo; complejo monosemicarbazona-salicilato de sodio.
carbazole (carbazol). m. Difenilenimina; 9-azafluoreno.
carbazotic acid (ácido carbazótico). Ácido pícrico.
carbenicillin disodium (carbenicilina disódica). Forma semisintética de penicilina activa contra una amplia variedad de bacterias grampositivas y gramnegativas.
carbenium (carbenio).
carbenoxolone disodium (carbenoxolona disódica). Glucocorticoide usado como antiinflamatorio para el tratamiento de úlcera péptica.
carbetapentane citrate (carbetapentano, citrato de). Tiene acciones similares a las de la atropina y de anestésico local.
carbhemoglobin (carbohemoglobina). f. Carbaminohemoglobina; carbhemoglobina.
carbide (carburo). m. Compuesto de carbono con un elemento más electropositivo que él.
carbidopa (carbidopa). f. α-Metildopahidrazina.
carbimazole (carbimazol). m. Carbonato de etilo 1-metil-2-imidazoletiol; usado en el tratamiento de hipertiroidismo.
carbinol (carbinol). m. Alcohol metílico.
carbinoxamine maleate (carbinoxamina, maleato de). Maleato de paracarbinoxamina; agente antihistamínico.
carbo (carbo). Carbón.
carbobenzoxy (Z, Cbz) (carbobenzoxi (Cbz, Z)). m. Benciloxicarbonilo.
carbocation (carbocación). f.
carbochromene hydrochloride (carbocromeno, clorhidrato de). Clorhidrato de cromonar.
carbohemoglobin (carbohemoglobina).
carbohydrases (carbohidrasas). f. pl. Término genérico para designar las enzimas que hidrolizan hidratos de carbono.
carbohydrates (carbohidratos). m. Hidratos de carbono.
carbohydraturia (carbohidraturia). f. Término general que denota la excreción de uno o más hidratos de carbono en la orina.
carbohydrazides (carbohidrazidas). f. pl. Carbazidas.
carbol-fuchsin (carbolfucsina).
carbolate 1. (carbolatar). Carbolizar. 2. (carbolato). m. Fenato.
carbolated (carbolatado). Fenolado.
carbolic acid (ácido carbólico). Fenol.
carbolize (carbolizar). Mezclar con ácido carbólico (fenol), o añadirlo.
carboluria (carboluria). f. Presencia de fenol (ácido carbólico) en la orina.
carbomer (carbómero). m. Polímero del ácido acrílico en ligadura cruzada con un compuesto polifuncional, o sea un poli (ácido acrílico) o poliacrilato.
carbometry (carbometría). f. Carbonometría.
carbon (carbono). m. Elemento no metálico tetravalente, símbolo C, Nº at. 6, P. at. 12,01.
active c. dioxide (dióxido de c. activo).
anomeric c. (c. anomérico).
c. bisulfide (bisulfuro de c.). Disulfuro de c.
c. dichloride (bicloruro de c.). Tetracloretileno.
c. dioxide (dióxido de c.). Anhídrido carbónico.
c. dioxide snow (nieve de dióxido de c.). Hielo seco.
c. disulfide (disulfuro de c.). Bisulfuro de c.
c. monoxide (monóxido de c.).
c. tetrachloride (tetracloruro de c.). Tetraclorometano.
carbonate (carbonato). m. 1. Sal de ácido carbónico. 2. El ion $CO_3^{=}$.
c. dehydratase (c. deshidratasa). Hidroliasa; anhidrasa carbónica.
c. hydro-lyase (c. hidroliasa). C. deshidratasa.
carbonic (carbónico). Relativo al carbono.
carbonic acid (ácido carbónico). H_2CO_3, formado a partir de H_2O y CO_2.
carbonic anhydride (anhídrido carbónico). Dióxido de carbono.
carbonium (carbonio). m. Catión orgánico cuya carga positiva está en un átomo de carbono.
carbonometer (carbonómetro). m. Dispositivo obsoleto usado en carbonometría.
carbonometry (carbonometría). f. Carbometría; método en desuso para determinar la presencia y proporción de anhídrido carbónico en el aire o aliento espirado.
carbonuria (carbonuria). f. Término poco usado que denota la excreción de anhídrido carbónico u otros compuestos de carbono en la orina.
carbonyl (carbonilo). m. El grupo característico de cetonas, aldehídos y ácidos orgánicos.
carboprost tromethamine (carboprost trometamina). Prostaglandina empleada como abortivo y en el tratamiento de la hemorragia posparto refractaria.
carboxamide (carboxamida). f. Aminocarbonilo.
carboximide (carboximida).
carboxy- (carboxi). Prefijo que indica la adición de CO o CO_2.
***N*-carboxyanhydrides** (*N*-carboxianhídridos). m. pl. Derivados heterocíclicos de aminoácidos de los que pueden sintetizarse polipéptidos.
carboxycathepsin (carboxicatepsina). f. Peptidil dipeptidasa A.
carboxydismutase (carboxidismutasa). f. Ribulosabifosfato carboxilasa.
carboxyhemoglobin (HbCO) (carboxihemoglobina (HbCO)). f. Monóxido de carbono hemoglobina; unión relativamente estable de monóxido de carbono con hemoglobina.
carboxyhemoglobinemia (carboxihemoglobinemia). f. Presencia de carboxihemoglobina en la sangre.
carboxyl (carboxilo). m. Grupo que caracteriza ciertos ácidos orgánicos, p.ej., ácido fórmico, acético, etc.
carboxylase (carboxilasa). f. Una de varias carboxiliasas, cuyo nombre trivial es c. o descarboxilasas.
carboxylation (carboxilación). f. Adición de CO_2 a un aceptor orgánico, como en la fotosíntesis.
carboxyltransferases (carboxiltransferasas). f. pl. Transcarboxilasas; enzimas que transfieren grupos carboxilo de un compuesto a otro.
carboxypeptidase (carboxipeptidasa). f. Hidrolasa que remueve el aminoácido del carboxilo terminal libre de una cadena de polipéptidos.
acid c. (c. ácida). Serina c.
serine c. (serina c.).
carboxypeptidase A (carboxipeptidasa A). f. Carboxipolipeptidasa.
carboxypeptidase B (carboxipeptidasa B). f. Protaminasa.
carboxypeptidase C (carboxipeptidasa C). Serina c. C.
carboxypeptidase G (carboxipeptidasa G). Gammaglutamil hidrolasa.
carboxypolypeptidase (carboxipolipeptidasa). f. Carboxipeptidasa A.
***N*-carboxyurea** (*N*-carboxiurea). f. Ácido alofánico.
carbuncle (carbunco). m. 1. Infección piogénica profunda de la piel y tejidos subcutáneos. 2. Carbunclo.
kidney c., renal c. (c. renal).
carbuncular (carbuncular). Relativo a un carbunco.
carbunculosis (carbunculosis). f. Estado con varios carbuncos simultáneos o que aparecen en poco tiempo.
carburet 1. (carburar). Enriquecer un gas con hidrocarburos volátiles. 2. (carburar). Combinar con carbono. 3. (carburo). En inglés, término arcaico del c.
carbutamide (carbutamida). f. Aminofenurobutano; agente hipoglucemiante oral.
carbuterol hydrochloride (carbuterol, clorhidrato de). Droga simpaticomimética de actividad broncodilatadora.

carcass (carcasa, carcaza). f. El cadáver de un animal.
carcino-, carcin- (carcino-, carcin-). Prefijos que indican relación con el cáncer.
carcinoembryonic (carcinoembrionario). Relativo a una sustancia asociada con el carcinoma, presente en el tejido embrionario.
carcinogen (carcinógeno). Cualquier sustancia que produce cáncer.
 complete c. (c. completo).
carcinogenesis (carcinogénesis). f. Origen o producción de cáncer, incluso carcinomas y otras neoplasias malignas.
carcinogenic (carcinogénico). Cancerígeno; que causa cáncer.
carcinoid (carcinoide). Síndrome c.
carcinolytic (carcinolítico). Cancericida; cancerocida; que destruye las células de un carcinoma.
carcinoma, pl. **carcinomas, carcinomata** (carcinoma). m. Cualquiera de los diferentes tipos de neoplasia maligna derivada de tejido epitelial.
 acinar c. (c. acinar). Adenocarcinoma acinocelular.
 acinic cell c. (c. acinocelular). Adenocarcinoma acinocelular.
 acinose c., acinous c. (c. acinoso). Adenocarcinoma acinocelular.
 adenoid cystic c. (c. adenoide quístico). C. cilindromatoso.
 adenoid squamous cell c. (c. adenoide escamocelular). Adenoacantoma.
 adnexal c. (c. anexal).
 adrenal cortical carcinomas (c. corticosuprarrenales).
 alveolar cell c. (c. alveolocelular). C. bronquiolar.
 anaplastic c. (c. anaplásico).
 apocrine c. (c. apocrino).
 basal cell c. (c. basocelular). Epitelioma basocelular.
 basal squamous cell c. (c. basoescamocelular). C. basoescamoso.
 basaloid c. (c. basaloide).
 basosquamous c. (c. basiescamoso). C. basoescamoso.
 bronchiolar c. (c. bronquiolar). C. de células alveolares.
 bronchiolo-alveolar c. (c. bronquioloalveolar). C. bronquiolar.
 bronchogenic c. (c. broncogénico).
 clear cell c. of kidney (c. de células claras del riñón). Adenocarcinoma renal.
 colloid c. (c. coloidal). C. mucinoso.
 c. cutaneum (c. cutáneo).
 cylindromatous c. (c. cilindromatoso). C. adenoide quístico.
 cystic c. (c. quístico).
 duct c., ductal c. (c. ductal, de conductos).
 embryonal c. (c. embrionario).
 endometrioid c. (c. endometrioide).
 epidermoid c. (c. epidermoide).
 fibrolamellar liver cell c. (c. de células hepáticas fibrolaminillares). Tumor hepatocelular oncocítico.
 follicular carcinomas (c. foliculares).
 giant cell c. (c. gigantocelular).
 giant cell c. of thyroid gland (c. gigantocelular del tiroides).
 glandular c. (c. glandular). Adenocarcinoma.
 hepatocellular c. (c. epatocelular). Hepatoma maligno.
 Hürthle cell c. (c. de células de Hürthle).
 c. in situ (c. in situ). C. intraepitelial.
 inflammatory c. (c. inflamatorio).
 intermediate c. (c. intermedio). C. basoescamoso.
 intraductal c. (c. intraductal).
 intraepidermal c. (c. intraepidérmico).
 intraepithelial c. (c. intraepitelital). C. in situ.
 invasive c. (c. invasor).
 juvenile c. (c. juvenil). C. secretor.
 kangri burn c. (c. de quemadura kangri). Cáncer kangri.
 large cell c. (c. de células grandes).
 latent c. (c. latente).
 lateral aberrant thyroid c. (c. tiroideo aberrante lateral).
 leptomeningeal c. (c. leptomeníngeo). C. meníngeo.
 liver cell c. (c. de células hepáticas). Hepatoma maligno.
 lobular c. (c. lobular).
 lobular c. in situ (c. lobular in situ). C. lobular no infiltrativo.
 Lucké c. (c. de Lucké). Adenocarcinoma de Lucké.
 medullary c. (c. medular). Cáncer encefaloide.
 melanotic c. (c. melanótico). Melanoma.
 meningeal c. (c. meníngeo).
 mesometanephric c. (c. mesometanéfrico). Mesonefroma.
 metaplastic c. (c. metaplásico).
 metastatic c. (c. metastásico). C. secundario.
 metatypical c. (c. metatípico). C. basoescamoso.
 microinvasive c. (c. microinvasor).
 mucinous c. (c. mucinoso). C. o cáncer coloidal.
 mucoepidermoid c. (c. mucoepidermoide). Tumor mucoepidermoide.
 c. myxomatodes (c. mixomatodes).
 noninfiltrating lobular c. (c. lobular no infiltrativo). C. lobular in situ.
 oat cell c. (c. avenocelular). C. de células pequeñas.
 occult c. (c. oculto).
 oncoplastic c. (c. oncoplásico).
 papillary c. (c. papilar).
 primary c. (c. primario).
 renal cell c. (c. de células renales). Adenocarcinoma renal.
 sarcomatoid c. (c. sarcomatoide). C. fusocelular.
 scar c. (c. cicatrizal). Cáncer de una cicatriz.
 scirrhous c. (c. escirro). Fibrocarcinoma.
 secondary c. (c. secundario). C. metastásico.
 secretory c. (c. secretor). C. juvenil.
 signet-ring cell c. (c. en anillo de sello).
 c. simplex (c. simple).
 small cell c. (c. de células pequeñas).
 spindle cell c. (c. fusocelular). C. sarcomatoide.
 squamous cell c. (c. escamocelular).
 sweat gland c. (c. de glándulas sudoríparas).
 trabecular c. (c. trabecular). Tumor de células de Meckel.
 transitional cell c. (c. de células de transición).
 tubular c. (c. tubular).
 V-2 c. (c. V-2).
 verrucous c. (c. verrugoso).
 villous c. (c. velloso).
 Walker c. (c. de Walker). Carcinosarcoma de Walker.
 wolffian duct c. (c. del conducto de Wolff). Mesonefroma.
carcinoma ex pleomorphic adenoma (carcinoma ex adenoma pleomórfico). Carcinoma que se origina en un tumor benigno de una glándula salival, que se caracteriza por un rápido aumento de tamaño y dolor.
carcinomatosis (carcinomatosis). f. Carcinosis; estado debido a la diseminación generalizada de carcinomas en múltiples sitios de diversos órganos o tejidos del organismo.
 leptomeningeal c. (c. leptomeníngea). Carcinoma meníngeo.
 meningeal c. (c. meníngea). Carcinoma meníngeo.
carcinomatous (carcinomatoso). Que manifiesta las propiedades características del carcinoma o pertenece a ellas.
carcinophobia (carcinofobia). f. Cancerofobia.
carcinosarcoma (carcinosarcoma). f. Neoplasia maligna que contiene elementos de carcinoma y sarcoma.
 embryonal c. (c. embrionario). Blastoma.
 renal c. (c. renal). Tumor de Wilms.
 Walker c. (c. de Walker). Carcinoma de Walker.
carcinosis (carcinosis). f. Carcinomatosis.
carcinostatic (carcinostático). **1.** Relativo a un efecto que detiene o inhibe el desarrollo o la progresión de un carcinoma. **2.** m. Agente que ejerce tal efecto.
carcoma (carcoma). f. Material granular de color pardo rojizo oscuro o caoba de las heces humanas en las regiones tropicales.
cardia (cardias). m. Orificio cardíaco.
cardiac (cardíaco). **1.** Perteneciente al corazón. **2.** Perteneciente a la abertura esofágica del estómago.
cardiac ballet (ballet cardíaco). Períodos cortos de disritmia cardíaca; consiste en secuencias uniformes de extrasístoles multiformes repetitivas.
cardialgia (cardialgia). f. **1.** Término obsoleto para pirosis; peratodinia; incómoda sensación de ardor en el estómago. **2.** Cardiodinia.
cardiataxia (cardiataxia). f. Gran irregularidad en la acción del corazón.
cardiatelia (cardiatelia). f. Desarrollo incompleto del corazón.
cardiectasia (cardiectasia). f. Dilatación del corazón.
cardiectomy (cardiectomía). f. Escisión del extremo cardíaco del estómago.
cardiectopia (cardiectopia). f. Posición anormal del corazón.
cardinal (cardinal). Principal; en embriología se relaciona con el drenaje venoso principal.

carding (cardadura). f. Procedimiento de colocar juegos individuales de dientes anteriores o posteriores en cubetas ribeteadas con una tira de cera.
cardio-, cardi- (cardio-, cardi-). Prefijos que se relacionan con: 1) el corazón; 2) el cardias.
cardio-omentopexy (cardioomentopexia). f. Operación para fijar el epiplón al corazón con el objeto de mejorar su irrigación sanguínea.
cardioaccelerator (cardioacelerador). Acelerador del latido cardíaco.
cardioactive (cardioactivo). Que influye sobre el corazón.
cardioangiography (cardioangiografía). f. Angiocardiografía.
cardioaortic (cardioaórtico). Relativo al corazón y a la aorta.
cardioarterial (cardioarterial). Relativo al corazón y a las arterias.
cardiocairograph (cardiocairógrafo). m. Instrumento que sincroniza las exposiciones radiográficas del tórax con fases seleccionadas del ciclo cardíaco.
cardiocele (cardiocele). m. Herniación o protrusión del corazón a través de una abertura del diafragma o de una herida.
cardiocentesis (cardiocentesis). f. Cardicentesis; paracentesis del corazón.
cardiochalasia (cardiocalasia). f. Acalasia cardíaca.
cardioclasia (cardioclasia). f. Cardiorrexis.
cardiodiosis (cardiodiosis). f. Maniobra de dilatación del cardias gástrico.
cardiodynamics (cardiodinamia). f. Mecánica de la acción del corazón, incluso de su movimiento y de las fuerzas que éste genera.
cardiodynia (cardiodinia). f. Cardialgia; dolor en el corazón.
cardioesophageal (cardioesofágico). Se refiere al área de la unión entre el esófago y la parte cercana al cardias del estómago.
cardiogenesis (cardiogénesis). f. Formación del corazón en el embrión.
cardiogenic (cardiogénico). De origen cardíaco.
cardiogram (cardiograma). m. **1.** Trazado gráfico hecho por la punta de un cardiógrafo. **2.** Se usa generalmente para cualquier registro derivado del corazón, con ciertos prefijos, como apex-, eco-, electro-, fono- o vector-.
  esophageal c. (c. esofágico).
cardiograph (cardiógrafo). m. Instrumento para registrar gráficamente el movimiento del corazón.
cardiography (cardiografía). f. Uso del cardiógrafo.
  ultrasound c. (c. ultrasónica). Ecocardiografía.
cardiohemothrombus (cardiohemotrombo). m. Cardiotrombo.
cardiohepatic (cardiohepático). Relativo al corazón y al hígado.
cardiohepatomegaly (cardiohepatomegalia). f. Agrandamiento del corazón y el hígado.
cardioid (cardioide). Parecido a un corazón.
cardioinhibitory (cardioinhibidor). Que detiene o aminora la acción del corazón.
cardiokinetic (cardiocinético). Que influye sobre la acción del corazón.
cardiokymogram (cardioquimograma). m. Registro realizado con un cardioquimógrafo.
cardiokymograph (cardioquimógrafo). m. Dispositivo no invasor que se coloca en el pecho, capaz de registrar el movimiento segmentario de la pared anterior del ventrículo izquierdo.
cardiokymography (cardioquimografía). f. Uso de un cardioquimógrafo.
cardiolipin (cardiolipina). f. Antígeno insoluble cardíaco.
cardiolith (cardiolito). m. Cálculo cardíaco.
cardiologist (cardiólogo). m. Médico especializado en el diagnóstico y tratamiento de las enfermedades del corazón.
cardiology (cardiología). f. Ciencia que estudia el corazón y sus enfermedades.
cardiolysis (cardiólisis). f. Operación para separar las adherencias de mediastinopericarditis crónica.
cardiomalacia (cardiomalacia). f. Ablandamiento de las paredes del corazón.
cardiomegaly (cardiomegalia). f. Macrocardia; megacardia; megalocardia; agrandamiento del corazón.
  glycogen c. (c. glucogénica).
cardiometry (cardiometría). f. Medición de las dimensiones del corazón o de la fuerza de su acción.
cardiomotility (cardiomotilidad). f. Movimientos del corazón.
cardiomuscular (cardiomuscular). Perteneciente a la musculatura cardíaca.
cardiomyoliposis (cardiomioliposis). f. Degeneración grasa del miocardio.
cardiomyopathy f. **1.** (miocardiopatía). Enfermedad del miocardio. **2.** (cardiomiopatía). Miocardiopatía.
  alcoholic c. (m. alcohólica).
  beer-drinker's c. (m. del bebedor de cerveza).
  dilated c. (m. dilatada).
  hypertrophic c. (m. hipertrófica).
  idiopathic c. (m. idiopática). M. primaria.
  postpartum c. (m. posparto).
  primary c. (m. primaria).
  restrictive c. (m. restrictiva).
  secondary c. (m. secundaria).
cardiomyotomy (cardiomiotomía). f. Esofagomiotomía.
cardionecrosis (cardionecrosis). f. Necrosis del miocardio.
cardionector (cardionector). m. Sinónimo, usado a veces, de sistema conductor del corazón.
cardionephric (cardionéfrico). Cardiorrenal.
cardioneural (cardioneural). Relativo al control nervioso del corazón.
cardioneurosis (cardioneurosis). f. Neurosis cardíaca.
cardiopaludism (cardiopaludismo). m. Irregularidad en la acción del corazón debida al paludismo.
cardiopath (cardiópata). m. y f. Persona afectada por una enfermedad del corazón.
cardiopathia nigra (cardiopatía negra). Síndrome de Ayerza.
cardiopathy (cardiopatía). f. Término general para cualquier enfermedad del corazón.
cardiopericardiopexy (cardiopericardiopexia). f. Operación para aumentar la irrigación sanguínea del miocardio.
cardiophobia (cardiofobia). f. Miedo a las enfermedades del corazón.
cardiophone (cardiófono). m. Estetoscopio especialmente diseñado para poder escuchar los sonidos cardíacos.
cardiophony (cardiofonía). f. Sinónimo poco usado de fonocardiografía.
cardiophrenia (cardiofrenia). f. Frenocardia.
cardioplasty (cardioplastia). f. Esofagogastroplastia; operación del cardias del estómago.
cardioplegia (cardioplejía). f. **1.** Parálisis del corazón. **2.** Detención temporaria electiva de la actividad cardíaca por inyección de sustancias químicas, hipotermia selectiva o estímulos eléctricos.
cardioplegic (cardiopléjico). Relativo a la cardioplejía.
cardioptosia (cardioptosis). f. Corazón caído; estado en que el corazón se mueve y se desplaza anormalmente hacia abajo, a diferencia de la baticardia.
cardiopulmonary (cardiopulmonar). Neumocárdico; relativo al corazón y los pulmones.
cardiopyloric (cardiopilórico). Relativo a los extremos cardíaco y pilórico del estómago.
cardiorenal (cardiorrenal). Cardionéfrico; nefrocardíaco; renicardíaco; relativo al corazón y el riñón.
cardiorrhaphy (cardiorrafia). f. Sutura de la pared cardíaca.
cardiorrhexis (cardiorrexis). f. Cardioclasia; ruptura de la pared cardíaca.
cardioschisis (cardiosquisis). f. División de las adherencias entre el corazón y el pericardio o la pared torácica.
cardioscope (cardioscopio). m. Instrumento para examinar el interior del corazón in vivo.
cardioselective (cardioselectivo). Denota o posee la propiedad de cardioselectividad.
cardioselectivity (cardioselectividad). f. Efecto farmacológico predominantemente cardiovascular de un fármaco que posee múltiples efectos.
cardiospasm (cardiospasmo). m. Acalasia esofágica.
cardiosphygmograph (cardiosfigmógrafo). m. Instrumento para registrar gráficamente los movimientos del corazón y el pulso radial.
cardiotachometer (cardiotacómetro). m. Instrumento para medir la rapidez del latido cardíaco.
cardiothrombus (cardiotrombo). m. Cardiohemotrombo; coágulo sanguíneo dentro de una de las cámaras del corazón.
cardiothyrotoxicosis (cardiotirotoxicosis). f. Hipertiroidismo con complicaciones cardíacas.

cardiotomy (cardiotomía). f. **1.** Incisión de la pared cardíaca. **2.** Incisión del extremo cardíaco del estómago.
cardiotonic (cardiotónico). Que ejerce un efecto favorable, así llamado tónico, sobre la acción del corazón.
cardiotoxic (cardiotóxico). Que tiene efecto deletéreo sobre la acción del corazón.
cardiovalvotomy (cardiovalvotomía). f. Cardiovalvulotomía.
cardiovalvulitis (cardiovalvulitis). f. Inflamación de las válvulas cardíacas.
cardiovalvulotomy (cardiovalvulotomía). f. Cardiovalvotomía; operación para corregir estenosis valvular cortando o extirpando una parte de una válvula cardíaca.
cardiovascular (cardiovascular). Relativo al corazón y los vasos sanguíneos o la circulación.
cardiovasculorenal (cardiovasculorrenal). Relativo al corazón, las arterias y los riñones, especialmente en cuanto a función o enfermedad.
cardioversion (cardioversión). f. Restauración del ritmo cardíaco a la normalidad por contrachoque eléctrico.
cardioverter (cardioversor). m. Aparato usado para hacer cardioversión.
carditis (carditis). m. Inflamación del corazón.
rheumatic c. (c. reumática).
care (cuidado). m. En medicina y salud pública, término general para la aplicación del conocimiento en beneficio de una comunidad o de un individuo.
comprehensive medical c. (c. médico total).
health c. (c. sanitario).
intensive c. (c. intensivo). Tratamiento y c. de enfermos graves.
medical c. (c. médico).
primary medical c. (c. médico primario).
secondary medical c. (c. médico secundario).
tertiary medical c. (c. médico terciario).
carebaria (carebaria). f. Presión o pesadez en la cabeza.
caribi (caribi). f. Proctitis gangrenosa epidémica.
carica (carica). f. Papaya.
caries (caries). f. **1.** Destrucción o necrosis de los dientes. **2.** Término obsoleto para la tuberculosis de huesos o articulaciones.
active c. (c. activa).
arrested dental c. (c. dental detenida).
buccal c. (c. bucal).
cemental c. (c. cementaria). C. del cemento de un diente.
compound c. (c. compuesta).
dental c. (c. dental). Saprodoncia.
distal c. (c. distal).
fissure c. (c. de fisura).
incipient c. (c. incipiente). C. o deterioro inicial.
interdental c. (c. interdentaria). C. entre los dientes.
mesial c. (c. mesial).
occlusal c. (c. oclusal). C. que se inicia en la cara oclusal de un diente.
pit and fissure c. (c. de fosa y fisura).
pit c. (c. de fosa).
primary c. (c. primaria).
proximal c. (c. proximal).
radiation c. (c. por radiación).
recurrent c. (c. recurrente).
root c. (c. radicular).
secondary c. (c. secundaria).
senile dental c. (c. senil).
smooth surface c. (c. lisa). C. iniciada en una cara lisa de un diente.
carina, pl. **carinae** (carina). f. En el hombre, término aplicado o aplicable a varias estructuras anatómicas que forman un reborde central que se proyecta.
c. fornicis (c. del fórnix).
c. tracheae (c. de la tráquea). [*carina tracheae*, NA].
c. vaginae (c. vaginal). [*carina urethralis vaginae*, NA]. C. uretral de la vagina.
carinate (carinado). En forma de quilla; perteneciente o parecido a una carina.
cario- (cario-). Prefijo que indica relación con la caries o con un núcleo.
cariogenesis (cariogénesis). f. Producción de caries; el mecanismo de la producción de caries.
cariogenic (cariogénico). Que produce caries.
cariogenicity (cariogenicidad). f. Potencial de producción de caries.
cariology (cariología). f. Estudio de la caries dental y la cariogénesis.
cariostatic (cariostático). Que ejerce acción inhibitoria sobre el progreso de la caries dental.
carious (carioso). Relativo a las caries o afectado por ellas.
carisoprodate (carisoprodato). m. Carisoprodol.
carisoprodol (carisoprodol). m. Carisoprodato; isobamato; meprobamato de isopropilo; relajante del músculo esquelético, químicamente relacionado con el meprobamato.
carissin (carisina). f. Glucósido obtenido de *Carissa ovata stolonifera* de Australia; potente veneno cardíaco.
carmalum (carmalum). m. Solución al 1% de carmín en 10% de agua de alumbre, usada como colorante en histología.
carminate (carminato). m. Sal roja de ácido carmínico.
carminative (carminativo). **1.** Que impide la formación o causa la expulsión de flato. **2.** m. Agente que alivia la flatulencia.
carmine (carmín). m. Materia colorante roja producida por cochinelina, derivada del insecto cochinilla.
Schneider's c. (c. de Schneider).
carminic acid (ácido carmínico).
carminophil, carminophile, carminophilous (carminófilo). Que se tiñe fácilmente con colorantes de carmín.
carmustine (carmustina). f. Agente antineoplásico.
carnassial (carnicero). Adaptado para desgarrar carne; se refiere a los dientes destinados a triturar la carne.
carneous (cárneo). Carnoso.
carnification (carnificación). f. Cambio en los tejidos que los hace carnosos, parecidos al tejido muscular.
carnitine (carnitina). f. Vitamina B_T; factor B_T; inhibidor tiroideo que se encuentra en el músculo, el hígado y los extractos de carne.
carnivore (carnívoro). m. Integrante del orden *Carnivora*.
carnivorous (carnívoro). Zoófago; que come carne.
carnosine (carnosina). f. Inhibitina; ignotina.
carnosity (carnosidad). f. **1.** Abundancia de carne. **2.** Protuberancia carnosa.
caro, gen. **carnis**, pl. **carnes** (carne). Las partes carnosas del cuerpo; tejidos musculares y adiposos.
c. quadrata sylvii (caro quadrata sylvii). [*musculus quadratus plantae*, NA].
carotenase (carotenasa). f. β-Caroteno 15,15'-dioxigenasa.
carotene (caroteno). m. Carotina; clase de carotenoides, pigmentos (lipocromos) rojo amarillentos de amplia distribución en vegetales y animales, especialmente zanahorias.
c. oxidase (c. oxidasa). Lipoxigenasa.
β-carotene 15,15'-dioxygenase (β-caroteno 15,15'-dioxigenasa). f. Enzima desdoblante del β-caroteno; carotinasa; enzima que convierte el β-caroteno a retinaldehído, con el agregado de O_2.
carotenemia (carotenemia). f. Carotinemia; xantemia; presencia de caroteno en la sangre, especialmente en grandes cantidades, lo que ocasiona a veces una pigmentación amarillo rojiza de la piel semejante a la ictericia.
carotenoid (carotenoide). **1.** Carotinoide; parecido al caroteno; de color amarillo. **2.** Uno de los carotenoides.
carotenoids (carotenoides). m. Término genérico; nombre de una clase de carotenos y sus derivados oxigenados (xantófilas) formados por 8 unidades isoprenoides.
carotenosis cutis (carotenosis cutánea). Aurantiasis o carotinosis cutánea; coloración amarilla de la piel causada por aumento del contenido de caroteno.
carotic (carótico). **1.** Carotídeo. **2.** Estuporoso.
caroticotympanic (caroticotimpánico). Relativo al conducto carotídeo y al tímpano.
carotid (carotídeo). Carótico; perteneciente a cualquier estructura carotídea.
carotidynia (carotidinia). f. Carotodinia; dolor causado por presión sobre la arteria carótida.
carotin (carotina). f. Caroteno.
carotinase (carotinasa). f. β-Caroteno 15,15'-dioxigenasa.
carotinemia (carotinemia). f. Carotenemia.
carotinoid (carotinoide). Carotenoide.
carotinosis cutis (carotinosis cutánea). f. Carotenosis cutánea.
carotodynia (carotodinia). Carotidinia.

carpal (carpiano). Relativo al carpo.
carpectomy (carpectomía). f. Escisión de una parte del carpo, o de su totalidad.
carphenazine maleate (carfenazina, maleato de). Tranquilizante del grupo de la piperazina funcionalmente clasificado como agente antipsicótico.
carphologia, carphology (carfología). f. Flocilación.
carpitis (carpitis). f. Artritis carpiana del caballo y otros animales.
carpocarpal (carpocarpiano). Mediocarpiano.
carpometacarpal (carpometacarpiano). Relativo al carpo y al metacarpo.
carpopedal (carpopedal). Relativo a la muñeca y el pie, o a las manos y los pies; se refiere especialmente al espasmo c.
carpoptosis, carpoptosia (carpoptosis, carpoptosia). f. Muñeca caída.
carpus, gen. and pl. **carpi** (carpo). **1.** [*carpus*, NA]. La muñeca propiamente dicha. **2.** Los huesos del c. (ossa carpi).
c. curvus (c. curvo). Deformidad de Madelung.
carrageen, carragheen (carrageen, carragheen). **1.** Chondrus. **2.** Carragaen.
carrageenan, carrageenin (carragaenina). f. Polisacárido obtenido del carragaen o musgo de Irlanda.
carrier (portador). m. **1.** Individuo con una infección asintomática capaz de transmitirla a otros individuos susceptibles. **2.** Cualquier sustancia química capaz de aceptar un átomo, un radical o una partícula subatómica de un compuesto y pasarlo a otro. **3.** Sustancia de propiedades químicas muy semejantes o idénticas a las de un trazador radiactivo y que es capaz de llevar el trazador a una precipitación o un proceso químico semejante. **4.** Un inmunógeno grande que, al acoplarse con un hapteno, facilita la respuesta inmune a éste.
amalgam c. (p. de amalgama).
convalescent c. (p. convaleciente).
genetic c. (p. genético).
hydrogen c. (p. de hidrógeno). Aceptor de hidrógeno.
incubatory c. (p. incubatorio).
manifesting c. (p. manifiesto). Heterocigoto manifiesto.
translocation c. (p. de traslocación).
cartesian (cartesiano). Relativo a Cartesius, forma latinizada de Descartes.
carthamus (cártamo). m. Alazor; semilla de loro; azafrán falso o bastardo.
cartilage (cartílago). m. [*cartilago*, NA]. Chondrus; tejido conectivo de consistencia firme, no vascular, elástico, que se encuentra principalmente en las articulaciones, las paredes del tórax y estructuras tubulares.
accessory c. (c. accesorio). C. sesamoide.
accessory nasal c.'s (c. nasales accesorios). [*cartilagines nasales accessoriae*, NA].
accessory quadrate c. (c. cuadrado accesorio). [*cartilagines alares minores*, NA]. C. alares menores.
c. of acoustic meatus (c. del meato acústico o auditivo). [*cartilago meatus acustici*, NA].
alisphenoid c. (c. alisfenoides).
annular c. (c. anular). C. cricoides.
arthrodial c. (c. artrodial). C. articular.
articular c. (c. articular). [*cartilago articularis*, NA].
arytenoid c. (c. aritenoides). [*cartilago arytenoidea*, NA].
auditory c. (c. auditivo). Cápsula auditiva.
c. of auditory tube (c. de la trompa auditiva). [*cartilago tubae auditivae*, NA].
auricular c. (c. auricular). [*cartilago auriculae*, NA].
basilar c. (c. basilar). Basilar fibrocartilage.
branchial c.'s (c. branquiales).
c.'s of larynx (c. laríngeos, de la laringe). [*cartilagines laryngis*, NA].
calcified c. (c. calcificado).
cellular c. (c. celular).
ciliary c. (c. ciliar).
circumferential c. (c. circunferencial). **1.** Rodete acetabular. **2.** Rodete glenoideo.
connecting c. (c. conector). C. interóseo o de unión.
corniculate c. (c. corniculado). [*cartilago corniculata*, NA].
costal c. (c. costal). [*cartilago costalis*, NA].
cricoid c. (c. cricoides). [*cartilago cricoidea*, NA].
cuneiform c. (c. cuneiforme). [*cartilago cuneiformis*, NA].
diarthrodial c. (c. diartrodial). C. articular.
c. of ear (c. de la oreja). C. auricular.
elastic c. (c. elástico). C. amarillo.
ensiform c., ensisternum c. (c. ensiforme). Apófisis xifoides.
epiglottic c. (c. epiglótico). [*cartilago epiglottica*, NA].
epiphysial c. (c. epifisario). [*cartilago epiphysialis*, NA].
falciform c. (c. falciforme). Menisco medial o externo.
floating c. (c. flotante). C. flojo.
greater alar c. (c. alar mayor). [*cartilago alaris major*, NA].
Huschke's c.'s (c. de Huschke).
hyaline c. (c. hialino).
hypsiloid c. (c. hipsiloide). C. Y.
innominate c. (c. innominado). C. cricoides.
interosseous c. (c. interóseo). C. conector.
intervertebral c. (c. intervertebral). Disco intervertebral.
intra-articular c. (c. intraarticular). Disco articular.
intrathyroid c. (c. intratiroideo).
investing c. (c. de revestimiento). C. articular.
Jacobson's c. (c. de Jacobson). C. vomeronasal.
lateral c. (c. laterales).
lateral c. of nose (c. lateral de la nariz). [*cartilago nasi lateralis*, NA].
lesser alar c.'s (c. alares menores). [*cartilagines alares minores*, NA].
loose c. (c. flojo). C. flotante.
Luschka's c. (c. de Luschka).
mandibular c. (c. mandibular). C. de Meckel.
meatal c. (c. meatal). C. del meato auditivo.
Meckel's c. (c. de Meckel). C. mandibular.
Meyer's c.'s (c. de Meyer).
Morgagni's c. (c. de Morgagni). C. cuneiforme.
c. of nasal septum (c. de tabique nasal). [*cartilago septi nasi*, NA].
orbitosphenoid c. (c. orbitoesfenoidal).
parachordal c. (c. paracordal).
paraseptal c. (c. paraseptal). C. vomeronasal.
periotic c. (c. periótico).
permanent c. (c. permanente).
c. of pharyngotympanic tube (c. del tubo faringotimpánico). [*cartilago tubae auditivae*, NA].
precursory c. (c. precursor). C. temporario.
primordial c. (c. primordial). C. en una fase inicial de su desarrollo.
quadrangular c. (c. cuadrangular). C. del tabique nasal.
Reichert's c. (c. de Reichert).
reticular c., retiform c. (c. reticular, retiforme).
Santorini's c. (c. de Santorini). C. corniculado.
secondary c. (c. secundario).
Seiler's c. (c. de Seiler).
semilunar c. (c. semilunar).
septal c. (c. septal). C. del tabique nasal.
sesamoid c. of larynx (c. sesamoide de la laringe). [*cartilago sesamoidea laryngis*, NA].
sesamoid c's of nose (c. sesamoides de la nariz). [*cartilagines nasales accessoriae*, NA].
slipping rib c. (c. costal deslizante).
sternal c. (c. esternal). C. costal de una de las costillas verdaderas.
supra-arytenoid c. (c. supraaritenoides). C. corniculado.
tarsal c. (c. tarsiano).
temporary c. (c. temporario). C. precursor.
thyroid c. (c. tiroides). [*cartilago thyroidea*, NA].
tracheal c.'s (c. traqueales). [*cartilagines tracheales*, NA].
triangular c. (c. triangular). Disco articular radiocubital.
triquetrous c. (c. triquetro). **1.** Disco articular radiocubital. **2.** C. aritenoides.
triticeal c. (c. tritíceo). [*cartilago triticea*, NA].
tubal c. (c. tubario). [*cartilago tubae auditivae*, NA]. C. de la trompa auditiva.
uniting c. (c. de unión). C. conector.
vomerine c., vomeronasal c. (c. vomerino o vomeronasal). [*cartilago vomeronasalis*, NA].
Weitbrecht's c. (c. de Weitbrecht). Disco articular acromioclavicular.
Wrisberg's c. (c. de Wrisberg). C. cuneiforme.

xiphoid c. (c. xifoides). Apófisis xifoides.
Y c., Y-shaped c. (c. Y, en forma de Y). C. hipsiloide; el c. conector del ilion, el isquion y el pubis; se extiende a través del acetábulo.
yellow c. (c. amarillo). C. elástico.
cartilaginoid (cartilaginoide). Condroide.
cartilaginous (cartilaginoso). Condral; relativo a cartílago o que consta de él.
cartilago, pl. **cartilagines** (cartilago, pl. cartilagines). [*cartilago*, NA]. Cartílago.
carubinose (carubinosa). f. Manosa.
caruncle (carúncula). f. **1.** [*caruncula*, NA]. Pequeña protuberancia carnosa, o cualquier estructura que sugiere esta forma. **2.** En los ungulados, una de aproximadamente 200 áreas específicas en forma de disco del endometrio uterino que junto con el cotiledón fetal forman un placentoma de la placenta.
Morgagni's c. (c. de Morgagni). Lóbulo medio de la próstata.
Santorini's major c. (c. mayor de Santorini). Papila duodenal mayor.
Santorini's minor c. (c. menor de Santorini). Papila duodenal menor.
urethral c. (c. uretral).
caruncula, pl. **carunculae** (carúncula). f. [*caruncula*, NA]. Pequeña protuberancia carnosa, o cualquier estructura que sugiere esta forma.
c. myrtiformis (c. mirtiforme). [*caruncula hymenalis*, NA]. C. himenal.
c. lacrimalis (c. lagrimal). [*caruncula lacrimalis*, NA].
c. salivaris (c. salival). [*caruncula sublingualis*, NA]. C. sublingual.
c. sublingualis (c. sublingual). [*caruncula sublingualis*, NA]. C. salival.
carvacrol (carvacrol). m. Isómero del timol que se encuentra en varios aceites volátiles.
carver (tallador). m. Instrumento dental de mano disponible con una amplia variedad de formas y que se usa para dar forma y contornear cera, materiales de obturación, etc.
caryo- (cario-).
caryophyllus, caryophyllum (cariofilo, cariofilum). m. Clavo de especia o de olor.
caryotheca (carioteca). f. Envoltura nuclear.
casamino acids (casaminoácidos). m. pl. Nombre trivial de la mezcla de aminoácidos obtenida por hidrólisis de caseína.
cascade (cascada). f. **1.** Una serie de interacciones secuenciales, que una vez iniciada continúa hasta el final. **2.** Derrame precipitado y rápido de un líquido.
cascara (cáscara). f. C. sagrada.
c. amara (c. amarga). Corteza de Honduras; la corteza seca de una especie de *Picramnia* (familia Simarubaceeae).
c. sagrada (c. sagrada). Corteza seca de *Rhamnus purshiana* (familia Rhamnaceae); usada como laxante.
case m. **1.** (caso). Ejemplo de enfermedad con sus circunstancias acompañantes. **2.** (estuche). Caja, funda, recipiente, p. ej., e. para anteojos.
index c. (c. índice). Probando.
trial c. (estuche de prueba). E. que contiene lentes para prueba de refracción.
caseation (caseificación). f. Tirosis; forma de necrosis por coagulación en la que el tejido necrótico se parece al queso.
casein (caseína). f. La principal proteína de la leche de vaca y el principal componente del queso.
c. iodine, iodinated c. (c. yodo, yodada). Caseoyodo.
plant c. (c. vegetal). Avenina.
caseinate (caseinato). m. Una sal de caseína.
caseinogen (caseinógeno). m. Caseína κ o "soluble" que por acción de la renina se convierte en paracaseína.
caseo-iodine (caseoyodo). m. Caseína yodo.
caseose (caseosa). f. Nombre indefinido del producto resultante de la hidrólisis o digestión de caseína.
caseous (caseoso). Perteneciente a los rasgos macroscópicos y microscópicos de un tejido afectado por la caseificación o que manifiesta estos rasgos.
cassava starch (almidón de mandioca). Tapioca.
casserian (casseriano). Relativo a Casser o descrito por él.
cassette (casete). m. y f. **1.** Recipiente para contener placas o películas que se usa en fotografía y radiografía. **2.** Soporte perforado en el cual se colocan los tacos de tejido para ser incluidos en parafina.
cassia (casia). f. Hierba, arbusto o árbol del género *Cassia*.
cassia bark (corteza de casia). Canela.
cassia fistula (casia fístula). C. purgante; cápsulas de c.
cassia oil (aceite de casia). Aceite de canela.
cast **1.** (cilindro). m. Molde elongado o cilindroide formado en una estructura tubular (túbulo renal, bronquiolo). **2.** (enyesado). m. Revestimiento protector rígido de una parte, con yeso o material plástico, para lograr su estabilización e inmovilización. **3.** (modelo). En odontología, reproducción en positivo de las formas de los tejidos del maxilar superior o inferior, obtenida por solidificación de yeso, metal, etc., vertido en una impresión, y que sirve para fabricar prótesis y otras restauraciones dentales. **4.** (inmovilizar). Acción de restringir, reducir, dominar a un animal grande, generalmente un caballo, con sogas y arneses, en posición recumbente.
blood c. (c. hemático).
coma c. (c. del coma). C. de Külz.
decidual c. (c. decidual).
dental c. (modelo dental).
diagnostic c. (modelo diagnóstico).
epithelial c. (c. epitelial).
false c. (c. falso). C. mucoso o espurio.
fatty c. (c. graso).
fibrinous c. (c. fibrinoso).
granular c. (c. granular).
hair c. (c. capilar). Seudoliendre.
halo c. (enyesado en halo). E. que se aplica sobre los hombros, con barras metálicas que se extienden por encima de la cabeza a la manera de un halo.
hyaline c. (c. hialino).
investment c. (modelo de revestimiento). M. refractario.
master c. (modelo patrón).
mucous c. (c. mucoso). C. falso.
refractory c. (modelo refractario). M. de revestimiento.
renal c. (c. renal).
spurious c. (c. espurio). Seudocilindro.
tube c. (c. en tubo). C. renal.
urinary c.'s (c. urinarios). C. que aparecen en la orina.
waxy c. (c. céreo).
cast brace (ortesis moldeada). Yeso especialmente preparado incorporándole bisagras y otros componentes ortésicos.
casting (colado). m. **1.** Objeto metálico formado en un molde. **2.** Acción de formar un c. en un molde.
centrifugal c. (c. centrífugo).
ceramo-metal c. (c. ceramometálico).
gold c. (funda de oro). F. realizada en oro, por lo general formada para representar y reemplazar la estructura dentaria perdida.
vacuum c. (c. al vacío). C. de un metal en presencia de un vacío.
castor bean (ricino). Ricinus.
castor oil (aceite de ricino). A. fijo obtenido de las semillas de *Ricinus communis* (familia Euphorbiaceae); purgante.
aromatic c. o. (a. de ricino aromático). Catártico.
castrate (castrar). Extirpar los testículos o los ovarios.
castration (castración). f. Esterilización; remoción de los testículos u ovarios.
functional c. (c. funcional).
CAT (TAC). Abrev. de tomografía axial computarizada.
cata- (cata-). Prefijo que significa abajo, debajo, inferior.
catabasial (catabasial). Cráneo donde el basión está por debajo del opistión.
catabiotic (catabiótico). Consumido en los procesos vitales, menos el crecimiento, o en el desempeño de funciones, con referencia a la energía derivada del alimento.
catabolic (catabólico). Relativo al catabolismo.
catabolism (catabolismo). m. Descomposición en el organismo de compuestos químicos complejos en otros más simples.
catabolite (catabolito). m. Cualquier producto del catabolismo.
catachronobiology (catacronobiología). f. Estudio del efecto deletéreo del tiempo sobre un sistema vivo.
catacrotic (catacrótico). Denota el pulso en cuyo trazado el latido hacia abajo está interrumpido por una o más ondas hacia arriba.

catacrotism (catacrotismo). m. Afección del pulso en la que hay una o más expansiones secundarias de la arteria después del latido principal, que produce ondas secundarias hacia arriba en el latido hacia abajo del trazado del pulso.
catadicrotic (catadicrótico). Trazado del pulso donde hay dos elevaciones menores que interrumpen la rama descendente.
catadicrotism (catadicrotismo). m. Estado del pulso caracterizado por dos expansiones menores de la arteria después del latido principal.
catadidymus (catadídimo). m. Duplicidad posterior.
catadioptric (catadióptrico). Que emplea sistemas ópticos de reflexión y refracción.
catagen (catágeno). m. Fase intermedia del ciclo piloso durante la cual cesa la proliferación y hay regresión del folículo piloso.
catagenesis (catagénesis). f. Involución.
catalase (catalasa). f. Hemoproteína que cataliza la descomposición de peróxido de hidrógeno a agua y oxígeno.
catalepsy (catalepsia). f. Anoclesia; estado morboso caracterizado por la rigidez cérea de las extremidades, falta de respuesta a los estímulos, pulso y respiración lentos y piel pálida (un estado semejante al de trance).
cataleptic (cataléptico). Relativo a la catalepsia o que la padece.
cataleptoid (cataleptoide). Que simula catalepsia o se asemeja a ella.
catalogia (catalogía). f. Verbigeración.
catalysis (catálisis). f. Efecto que ejerce un catalizador sobre una reacción química.
  contact c. (c. por contacto).
  surface c. (c. superficial o de superficie).
catalyst (catalizador). m. Sustancia que acelera una reacción química pero no se consume ni sufre cambios permanentes en ella.
  inorganic c. (c. inorgánico).
  negative c. (c. negativo). C. que retarda una reacción.
  organic c. (c. orgánico). Enzima.
  positive c. (c. positivo).
  Raney c. (c. de Raney). Níquel de R.
catalytic (catalítico). Relativo a la catálisis o que la efectúa.
catalyze (catalizar). Actuar como catalizador.
catalyzer (catalizador).
catamenia (catamenia). f. Menstruación.
catamenial (catamenial). Menstrual.
catamenogenic (catamenógeno). Que causa menstruación.
catamnesis (catamnesis). f. Historia médica de un paciente después de una enfermedad.
catamnestic (catamnésico). Relativo a la catamnesis.
catapasm (catapasma). f. Polvo aplicado a superficies denudadas o úlceras.
cataphasia (catafasia). f. Trastorno del habla con repetición involuntaria varias veces de la misma palabra.
cataphora (catáfora). f. Semicoma o somnolencia interrumpida por intervalos de conciencia parcial.
cataphoresis (cataforesis). f. Movimiento de partículas cargadas positivamente (cationes) en una solución o suspensión hacia el cátodo en la electroforesis.
cataphoretic (cataforético). Relativo a la cataforesis.
cataphylaxis (catafilaxia, catafilaxis). f. Términos poco usados que designan un deterioro de los mecanismos naturales de defensa con los que el organismo resiste las enfermedades infecciosas.
cataplasia, cataplasis (cataplasia, cataplasis). f. Metamorfosis retrógrada; retrogresión.
cataplasm (cataplasma). f. Papilla o magma blando preparado por humedecer varios polvos u otras sustancias absorbentes con líquidos aceitosos o acuosos.
cataplectic (catapléctico). **1.** Que se desarrolla súbitamente. **2.** Perteneciente a la cataplexia.
cataplexy (cataplexia). f. Ataque transitorio de gran debilidad muscular generalizada, precipitado a menudo por un estado emocional como la risa exagerada.
cataract (catarata). Pérdida de transparencia del cristalino del ojo o de su cápsula.
  annular c. (c. anular). C. en forma disco, en salvavidas o umbilicada.
  arborescent c. (c. arborescente). C. dendrítica.
  atopic c. (c. atópica). C. asociada con dermatitis atópica.
  axial c. (c. axial). Opacidad lenticular en el eje sagital del cristalino.
  axillary c. (c. axilar).
  black c. (c. negra).
  blue c. (c. azul). C. cerúlea; c. coronaria de color azulado.
  capsular c. (c. capsular).
  capsulolenticular c. (c. capsulolenticular).
  central c. (c. central). C. congénita limitada al núcleo embrionario.
  complete c. (c. completa). C. madura.
  complicated c. (c. complicada). C. secundaria.
  concussion c. (c. por concusión).
  congenital c. (c. congénita). C. presente al nacer.
  copper c. (c. por cobre). Calcosis del cristalino.
  coralliform c. (c. coraliforme).
  coronary c. (c. coronaria).
  cortical c. (c. cortical). C. periférica.
  crystalline c. (c. cristalina).
  cuneiform c. (c. cuneiforme).
  cupuliform c. (c. cupuliforme).
  dendritic c. (c. dendrítica). C. arborescente.
  diabetic c. (c. diabética).
  disk-shaped c. (c. en forma de disco). C. anular.
  electric c. (c. eléctrica).
  embryonic c. (c. embrionaria).
  fibroid c., fibrinous c. (c. fibroide).
  floriform c. (c. floriforme).
  furnacemen's c. (c. de los fogoneros). C. infrarroja.
  fusiform c. (c. fusiforme). C. en huso.
  galactose c. (c. por galactosa).
  glassworker's c. (c. del vidriero). C. infrarroja.
  glaucomatous c. (c. glaucomatosa).
  gray c. (c. gris).
  hard c. (c. dura). C. nuclear.
  hook-shaped c. (c. en forma de gancho).
  hypermature c. (c. hipermadura). C. más que madura.
  hypocalcemic c. (c. hipocalcémica).
  immature c. (c. inmadura).
  infantile c. (c. infantil). C. que afecta a niños muy pequeños.
  infrared c. (c. infrarroja). C. de los fogoneros o del vidriero.
  intumescent c. (c. intumescente). C. hinchada por absorción de agua.
  juvenile c. (c. juvenil). C. blanda de niños o adultos jóvenes.
  lamellar c. (c. laminillar). C. zonular.
  life-belt c. (c. en salvavidas). C. anular.
  mature c. (c. madura). C. completa.
  membranous c. (c. membranosa).
  Morgagni's c. (c. de Morgagni). C. sedimentaria.
  myotonic c. (c. miotónica). C. propia de la distrofia miotónica.
  nuclear c. (c. nuclear). C. dura; c. que afecta únicamente al núcleo.
  overripe c. (c. supermadura). C. hipermadura.
  perinuclear c. (c. perinuclear).
  peripheral c. (c. periférica). C. cortical.
  pisciform c. (c. pisciforme).
  polar c. (c. polar).
  posterior subcapsular c. (c. subcapsular posterior). C. que afecta la corteza en el polo posterior del cristalino.
  progressive c. (c. progresiva).
  punctate c. (c. punteada).
  pyramidal c. (c. piramidal). C. polar anterior cónica.
  radiation c. (c. por radiación).
  reduplicated c. (c. reduplicada).
  ripe c. (c. madura).
  rubella c. (c. por rubéola).
  saucer-shaped c. (c. en forma de platillo). C. cupuliforme.
  secondary c. (c. secundaria).
  sedimentary c. (c. sedimentaria). C. de Morgagni.
  senile c. (c. senil). C. espontánea de la vejez.
  siderotic c. (c. siderótica).
  siliculose c., siliquose c. (c. siliculosa, silicuosa).
  soft c. (c. blanda).
  spindle c. (c. en huso). C. fusiforme.
  stationary c. (c. estacionaria). C. que no progresa.
  stellate c. (c. estrellada).
  subcapsular c. (c. subcapsular).
  sugar c. (c. por azúcar).

sutural c. (c. sutural).
syndermatotic c. (c. sindermatótica).
tetany c. (c. tetánica).
total c. (c. total). C. que afecta a todo el cristalino.
toxic c. (c. tóxica). C. debida a drogas o sustancias químicas.
traumatic c. (c. traumática).
umbilicated c. (c. umbilicada). C. anular.
vascular c. (c. vascular). C. adiposa, fibrosa u ósea.
zonular c. (c. zonular). C. laminillar.
cataracta (cataracta). Catarata.
c. adiposa (catarata adiposa). C. vascular.
c. brunescens (catarata negra).
c. cerulea (catarata cerúlea). C. azul.
c. dermatogenes (catarata dermatógena).
c. fibrosa (catarata fibrosa). C vascular.
c. membranacea accreta (catarata membranacea accreta).
c. neurodermatica (catarata neurodérmica).
c. nigra (catarata negra).
c. nodiformis (catarata nodular). C. por concusión anterior densa redonda.
c. ossea (catarata ósea). C. vascular.
cataractogenesis (cataratogénesis). f. Formación de cataratas.
cataractogenic (cataratogénico). Que produce cataratas.
cataractous (cataráctico). Relativo a una catarata.
cataria (cataria). f. Calamento, nébeda (hierba gatera); flores secas de *Nepeta cataria* (familia Labiateae); emenagogo y antiespasmódico.
catarrh (catarro). m. Inflamación simple de una mucosa.
autumnal c. (c. otoñal). Fiebre del heno.
malignant c. of cattle (c. maligno bovino). Fiebre catarral maligna.
nasal c. (c. nasal). Rinitis.
vernal c. (c. primaveral). Conjuntivitis primaveral.
catarrhal (catarral). Relativo a un catarro o afectado por él.
catarrhine (catarrino). Relacionado con el género Catarrhina.
catastalsis (catastalsis). f. Onda de contracción semejante al peristaltismo común pero no precedida por una zona de inhibición.
catastaltic (catastáltico). **1.** Inhibitorio; restrictor. **2.** m. Agente inhibidor, como un astringente o antiespasmódico.
catastasis (catastasis). f. **1.** Estado o afección. **2.** Restauración a un estado o lugar normal.
catatonia (catatonía). f. Síndrome caracterizado por períodos de rigidez física, negativismo, excitación y estupor.
excited c. (c. excitada).
periodic c. (c. periódica).
stuporous c. (c. estuporosa).
catatonic, catatoniac (catatónico). Relativo a catatonía o caracterizado por ella.
catatrichy (catatriquia). f. Presencia de una mecha de pelo separada o de aspecto diferente; puede ser hereditaria.
catatricrotic (catatricrótico). Relativo al pulso cuyo trazado muestra tres elevaciones menores que interrumpen el latido hacia abajo.
catatricrotism (catatricrotismo). m. Estado del pulso caracterizado por tres expansiones menores de la arteria después del latido principal.
catechase (catecasa). f. Catecol 1,2-dioxigenasa.
catechin (catequina). f. Ácido catecoico; ácido catéquico; ciani-dol; derivado del catecú y usado como astringente en la diarrea y como colorante.
catechinic acid (ácido catéquico). Catequina.
catechol (catecol). m. **1.** Pirocatecol. **2.** Término impreciso sinónimo de catequina, que contiene una parte de pirocatecol, y como raíz de las catecolaminas, que son derivados de pirocatecol.
c. methyltransferase (c. metiltransferasa).
c. oxidase (c. oxidasa). Difenol oxidasa; *o*-difenolasa.
c. oxidase (dimerizing) (c. oxidasa (dimerizante)).
catechol 1,2-dioxygenase (catecol 1,2-dioxigenasa). Catecasa; pirocatecasa.
catechol 2,3-dioxygenase (catecol 2,3-dioxigenasa). Metapirocatecasa.
catecholamines (catecolaminas) f. pl. Pirocatecoles con una cadena lateral de alquilamina; son ejemplos de interés en bioquímica adrenalina, noradrenalina y dopa.
catechu (catecú). m. Gambir.
c. nigrum (c. negro). Extracto de madera del corazón de *Acacia catechu* (familia Leguminosae).
catechuic acid (ácido catéquico). Catequina.
catelectrotonus (catelectrotono). m. Cambios de excitabilidad y conductividad en un nervio o músculo en la vecindad del cátodo durante el paso de una corriente eléctrica constante.
catenating (encadenante). Que forma cadena o serie.
catenoid (catenoide). **1.** Catenulado; como una cadena. **2.** Superficie de curvatura neta cero generada por la rotación de una catenaria (curva de reposo de una cadena suspendida).
catenulate (catenulado). Catenoide.
catgut (catgut). m. Material absorbible para suturas quirúrgicas hecho con fibras colágenas de la submucosa de ciertos animales.
chromic c. (c. crómico).
IKI c. (c. IKI).
silverized c. (c. plateado).
catharsis (catarsis). f. **1.** Purgación. **2.** Psicocatarsis; liberación o descarga de tensión emotiva o ansiedad volviendo a vivir emocionalmente el pasado bajo guía psicoanalítica, especialmente los hechos reprimidos.
cathartic (catártico). **1.** Relativo a la catarsis. **2.** m. Agente que causa movimiento activo de los intestinos.
cathectic (catéctico). Perteneciente a la catexis.
cathemoglobin (cathemoglobina). f. Derivado artificial de hemoglobina con la globina desnaturalizada y el hierro oxidado.
cathepsin (catepsina). f. Una de las proteinasas y peptidasas (péptido-hidrolasas) de los tejidos animales, de especificidad variable.
catheter (catéter). m. **1.** Instrumento tubular para hacer entrar o salir líquido de una cavidad corporal. **2.** Especialmente, el c. diseñado para atravesar la uretra hasta la vejiga para drenarla de orina retenida.
acorn-tipped c. (c. de punta en bellota).
balloon-tip c. (c. de punta en balón).
bicoudate c., c. bicoudé (c. biacodado).
Bozeman-Fritsch c. (c. de Bozeman-Fritsch).
Braasch c. (c. de Braasch).
brush c. (c. en cepillo).
cardiac c. (c. cardíaco). C. intracardíaco.
central venous c. (c. venoso central).
conical c. (c. cónico). C. de punta cónica para dilatar el uréter.
c. coudé (c. coudé).
de Pezzer c. (c. de Pezzer).
double-channel c. (c. de doble canal). C. de dos vías.
Drew-Smythe c. (c. de Drew-Smythe).
elbowed c. (c. acodado). C. "coudé"; c. prostático.
eustachian c. (c. de Eustaquio).
female c. (c. hembra).
Fogarty c. (c. de Fogarty).
Foley c. (c. de Foley). C. con un balón de retención.
Gouley's c. (c. de Gouley).
indwelling c. (c. permanente). C. interno.
intracardiac c. (c. intracardíaco). C. cardíaco.
Malecot c. (c. de Malecot).
Nélaton's c. (c. de Nélaton). C. flexible de caucho rojo.
olive-tipped c. (c. de punta en oliva).
pacing c. (c. marcapaso).
Pezzer c. (c. de Pezzer). C. autorretentivo de extremo bulboso.
Phillips' c. (c. de Phillips). C. con una guía filiforme para la uretra.
prostatic c. (c. prostático). C. acodado.
Robinson c. (c. de Robinson).
self-retaining c. (c. autorretentivo).
spiral tip c. (c. de punta en espiral). C. de punta filiforme excéntrica.
Swan-Ganz c. (c. de Swan-Ganz).
two-way c. (c. de dos vías). C. de doble canal.
vertebrated c. (c. vertebrado).
whistle-tip c. (c. de punta en silbato).
winged c. (c. alado).
catheterization (cateterismo). m. Pasaje de un catéter.
catheterize (cateterizar). Pasar un catéter.
catheterostat (cateteróstato). m. Aparato para guardar catéteres.
cathexis (catexis). f. Fijación de la libido a una idea u objeto específicos.
cathodal (catódico). Relativo al cátodo.

cathode (cátodo (C, Ca)). m. Electrodo negativo.
cathodic (catódico).
catholysis (católisis). f. Electrólisis con una aguja catódica.
cation (catión). m. Ion portador de una carga de electricidad positiva y que por lo tanto va al cátodo cargado negativamente.
cation exchange (cationes, intercambio de). Proceso por el cual un catión en una fase líquida se intercambia con otro catión presente.
cation exchanger (cationes, recambiador de). m. Un sólido insoluble, con radicales de carga negativa unidos a él, que pueden atraer y retener cationes a su paso en una solución en movimiento, si los mismos son más atraídos a los grupos ácidos que el contraión presente.
cationic (catiónico). Referente a los iones cargados positivamente y sus propiedades.
cationogen (cationógeno). m. Sustancia que da lugar a iones con carga positiva.
catlin, catling (cuchillo de amputación).
catmint (calamento o nébeda). m. Cataria.
catnep, catnip (cataria).
catochus (catochus). m. Fase de "trance" de la catalepsia, en la que el paciente está consciente pero no puede moverse ni hablar.
catoptric (catóptrico). Relativo a la luz reflejada.
cauda, pl. **caudae** (cola). f. [*cauda*, NA]. Cualquier estructura similar a una c.; extremo elongado en punta de un órgano u otra parte.
c. equina (c. equina). f. [*cauda equina*, NA]. Cola de caballo.
c. fasciae dentatae (c. fasciae dentatae). Banda del uncus de Giacomini.
c. striati (c. estriada). C. del núcleo caudado.
caudad (caudal). **1.** En dirección de la cola. **2.** Situado más cerca de la cola en relación con un punto de referencia específico.
caudal (caudal). [*caudalis*, NA]. Perteneciente a la cola.
caudate (caudado). **1.** Que posee una cola. **2.** Núcleo caudado.
caudatolenticular (caudadolenticular). Caudolenticular; relativo al núcleo caudado y lenticular.
caudocephalad (caudocefálico). En dirección de la cola a la cabeza.
caudolenticular (caudolenticular). Caudadolenticular.
caul (cofia). f. **1.** Galea; velo; el amnios, ya sea como parte de la membrana que cubre la cabeza del bebé al nacer o de la membrana completa, cuando aparece sin romperse con el bebé. **2.** Omento (epiplón) mayor.
caumesthesia (caumestesia). f. Sensación de calor no relacionada con la temperatura del aire.
causalgia (causalgia). f. Sensación de quemadura intensa y persistente en la piel, que sigue generalmente a lesión directa o indirecta (vascular) de las fibras sensitivas de un nervio periférico.
cause (causa). f. Aquello que produce un efecto o estado; lo que motiva un cambio morboso o una enfermedad.
constitutional c. (c. constitucional).
exciting c. (c. excitante). Procatarxis.
predisposing c. (c. predisponente).
proximate c. (c. próxima). C. inmediata que precipita un trastorno.
specific c. (c. específica).
caustic (cáustico). **1.** Pirótico. Que ejerce un efecto semejante a una quemadura. **2.** m. Agente que produce este efecto. **3.** Se refiere a una solución de un álcali fuerte; p.ej., soda cáustica, NaOH.
cauterant (cauterizante). **1.** Que cauteriza. **2.** m. Agente c.
cauterization (cauterización). f. Acción de cauterizar.
cauterize (cauterizar). Aplicar un cauterio; quemar con un cauterio real o potencial.
cautery (cauterio). m. Agente o aparato usado para escarificar, quemar o cortar la piel o los tejidos por medio de calor, corriente eléctrica o sustancias cáusticas.
actual c. (c. real). Tecnocausis.
bipolar c. (c. bipolar).
chemical c. (c. químico). Quimiocauterio.
cold c. (c. frío). Criocauterio.
electric c. (c. eléctrico). Electrocauterio.
galvanic c. (c. galvánico). Término obsoleto para electrocauterio.
gas c. (c. a gas). C. que obra por medio de una llama de gas.
monopolar c. (c. monopolar).
cava (cava). Vena cava.
cavagram (cavagrama). m. Cavograma.
caval (caval). Relativo a una vena cava.
cavascope (cavascopio). m. Celoscopio.
cave (cueva). f. Espacio o cavidad hueca o cerrada.
caveola, pl. **caveolae** (cavéola). f. Pequeña bolsa, vesícula, cueva o receso.
cavern (caverna). f. [*caverna*, NA]. Cavidad anatómica con muchas cámaras interconectadas.
c. of the corpora cavernosa (c. de los cuerpos cavernosos). [*cavernae corporum cavernosorum*, NA].
c. of the corpus spongiosum (c. del cuerpo esponjoso). [*cavernae corporis spongiosi*, NA].
caverna, pl. **cavernae** (caverna, pl. cavernae). [*caverna*, NA]. Caverna.
caverniloquy (caverniloquia). f. Pectoriloquia de tono bajo o grave oída sobre una cavidad pulmonar.
cavernitis (cavernitis). f. Cavernositis; inflamación del cuerpo cavernoso del pene.
fibrous c. (c. fibrosa).
cavernoscope (cavernoscopio). m. Celoscopio.
cavernoscopy (cavernoscopia). f. Celoscopia.
cavernositis (cavernositis). f. Cavernitis.
cavernostomy (cavernostomía). f. Espeleostomía; abertura de cualquier cavidad para establecer el drenaje.
cavernous (cavernoso). Relativo a una caverna o cavidad; que contiene muchas cavidades.
cavitary (cavitario). **1.** Relativo a una cavidad o que tiene una o más cavidades. **2.** Denota cualquier parásito de un animal que tiene un conducto entérico o cavidad corporal y vive dentro del cuerpo de su huésped.
cavitas, pl. **cavitates** (cavitas, pl. cavitates). Cavidad.
cavitation (cavitación). f. Formación de una cavidad, como en el pulmón de un tuberculoso.
cavitis (cavitis). f. Celoflebitis.
cavity (cavidad). f. **1.** [*cavitas*, NA]. Espacio hueco. **2.** Término común que designa la pérdida de estructura dentaria debido a una caries.
abdominal c. (c. abdominal). [*cavitas abdominalis*, NA].
allantoic c. (c. alantoica). La luz de la alantoides.
amniotic c. (c. amniótica).
articular c. (c. articular). [*cavitas articulare*, NA].
axillary c. (c. axilar). Fosa axilar.
body c. (c. corporal).
buccal c. (c. bucal). Vestíbulo oral.
c.'s of corpora cavernosa (c. de los cuerpos cavernosos). Cavernas de los cuerpos cavernosos.
c.'s of corpus spongiosum (c. del cuerpo esponjoso). Cavernas del cuerpo esponjoso.
cleavage c. (c. de clivaje). Blastocele.
c. of concha (c. del pabellón). [*cavum conchae*, NA].
cotyloid c. (c. cotiloidea). Acetábulo.
cranial c. (c. craneal). C. intracraneal.
crown c. (c. coronal). [*cavitas coronalis*, NA].
ectoplacental c. (c. ectoplacentaria). C. epamniótica.
ectotrophoblastic c. (c. ectotrofoblástica).
epamniotic c. (c. epamniótica). C. ectoplacentaria.
epidural c. (c. epidural). [*cavum epidurale*, NA]. Espacio epidural.
glenoid c. (c. glenoidea). [*cavitas glenoidalis*, NA]. Fosa mandibular.
greater peritoneal c. (c. peritoneal mayor). C. peritoneal.
head c. (c. cefálica).
infraglottic c. (c. infraglótica). [*cavitas infraglotticum*, NA]. Espacio infraglótico.
intermediate laryngeal c. (c. laríngea intermedia). Aditus glottidis superior.
intracranial c. (c. intracraneal). C. craneal.
c. of larynx (c. laríngea). [*cavitas laryngis*, NA].
lesser peritoneal c. (c. peritoneal menor). Bolsa de los epiplones.
Meckel's c. (c. de Meckel). C. del trigémino.
medullary c. (c. medular). [*cavitas medullaris*, NA].
c. of middle ear (c. del oído medio). C. timpánica.
nasal c. (c. nasal). [*cavitas nasi*, NA].
nephrotomic c. (c. nefrotómica). Nefrocele.
oral c. (c. oral). [*cavitas oris*, NA]. Boca.

oral c. proper (c. oral propia). [*cavitas oris propria*, NA].
orbital c. (c. orbitaria). Órbita.
pelvic c. (c. pélvica). [*cavitas pelvis*, NA].
pericardial c. (c. pericárdica).
peritoneal c. (c. peritoneal). [*cavitas peritonealis*, NA].
perivisceral c. (c. perivisceral). C. primitiva.
pharyngonasal c. (c. faringonasal). Parte nasal de la faringe.
c. of pharynx (c. faríngea). [*cavitas pharyngis*, NA].
pleural c. (c. pleural). [*cavitas pleuralis*, NA]. Espacio pleural.
pleuroperitoneal c. (c. pleuroperitoneal).
primitive perivisceral c. (c. perivisceral primitiva). C. perivisceral.
pulp c. (c. pulpar). [*cavitas dentis*, NA].
Retzius' c. (c. de Retzius). Espacio retropúbico.
segmentation c. (c. de segmentación). Blastocele.
c. of septum pellucidum (c. del septum pellucidum). [*cavum septi pellucidi*, NA].
somite c. (c. del somita). Miocele.
splanchnic c. (c. esplácnica). C. visceral.
subarachnoid c. (c. subaracnoidea). Espacio subaracnoideo.
subdural c. (c. subdural). Espacio subdural.
subgerminal c. (c. subgerminal). Gastrocele.
tension c. (c. de tensión). Absceso pulmonar en expansión.
thoracic c. (c. torácica). [*cavitas thoracis*, NA].
c. of tooth (c. dentaria, del diente). [*cavitas dentis*, NA]. C. pulpar.
trigeminal c. (c. del trigémino).
tympanic c. (c. timpánica). [*cavitas tympanica*, NA].
uterine c., c. of uterus (c. uterina). [*cavitas uteri*, NA]. C. del útero: espacio dentro del útero que se extiende desde el conducto cervical hasta las aberturas de las trompas de Falopio.
visceral c. (c. visceral). C. esplácnica.

cavogram (cavograma). m. Cavagrama; angiograma de una vena cava.
cavography (cavografía). f. Venacavografía.
cavosurface (cavosuperficial). Relativo a una cavidad y a la superficie de un diente.
cavum, pl. **cava** (cavum, pl. cava). [*cavum*, NA]. Hueco, agujero, cavidad.
c. psalterii (c. psalterii). Ventrículo de Verga.
cavy (cavia). m. Nombre común de *Cavia porcellus*.
Cb (Cb). Símbolo de columbio.
CBC (RSC). Abrev. de recuento sanguíneo completo.
Cbz (Cbz.). Abrev. de carbobenzoxi.
cc, c.c. (cc). Abrev. de centímetro cúbico.
CCNU (CCNU). Lomustina.
CCU (UC). Abrev. de Unidad Coronaria.
cd (cd). Símbolo de candela.
Cd (Cd). Símbolo del cadmio.
CDC (CDC). Abrev. de Centers for Disease Control (Centros de Control de las Enfermedades), de los Estados Unidos.
cDNA (DNAc). Abrev. de DNA complementario.
CDP (CDP). Abrev. de 5'-difosfato de citidina.
Ce (Ce). Símbolo de cerio.
CEA (CEA). Abrev. de antígeno carcinoembrionario (carcinoembryonic antigen).
cebocephaly (cebocefalia). f. Malformación en la cual los rasgos sugieren los de un mono.
cecal (cecal). **1.** Relativo al ciego. **2.** Que termina en fondo de saco.
cecectomy (cecectomía). f. Tiflectomía; escisión del ciego.
cecitis (cecitis). f. Tiflenteritis; tiflitis; tifloenteritis; inflamación del ciego.
ceco-, cec- (ceco-, cec-). Prefijos que indican el ciego (intestinal).
cecocolostomy (cecocolostomía). f. Formación de una anastomosis entre el ciego y el colon.
cecofixation (cecofijación). f. Cecopexia.
cecoileostomy (cecoileostomía). f. Ileocecostomía.
cecopexy (cecopexia). f. Tiflopexia; cecofijación; operación de anclaje de un ciego movible.
cecoplication (cecoplicación). f. Reducción operatoria del tamaño de un ciego dilatado mediante formación de pliegues en su pared.
cecorrhaphy (cecorrafia). f. Tiflorrafia; sutura del ciego.
cecosigmoidostomy (cecosigmoidostomía). f. Formación de una comunicación entre el ciego y el colon sigmoideo.
cecostomy (cecostomía). f. Tiflostomía; formación operatoria de una fístula cecal.
cecotomy (cecotomía). f. Tiflotomía; incisión en el ciego.
cecum, pl. **ceca** (ciego). m. [*cecum*, NA]. Tiflón; intestino ciego; fondo de saco de unos 6 cm de profundidad situado debajo del íleon terminal, que forma la primera parte del intestino grueso.
c. cupulare (c. cupular). [*cecum cupulare*, NA].
c. vestibulare (c. vestibular). [*cecum vestibulare*, NA].
cedar leaf oil **1.** (aceite de hoja de cedro). A. de tuya; a. obtenido por destilación al vapor de las hojas frescas de *Thuja occidentalis*; se usa como repelente de insectos, como revulsivo y en perfumería. **2.** (esencia de hoja de cedro). E. de tuya.
cedar wood oil (aceite de madera de pino). A. volátil obtenido de la madera de *Juniperus virginiana* (familia Pinaceae); se usa como repelente de insectos, en perfumería y como agente aclarador en microscopia.
cefaclor (cefaclor). m. Sustancia antibiótica semisintética de amplio espectro derivada de cefalosporina C.
cefadroxil (cefadroxilo). m. Sustancia antibiótica semisintética de amplio espectro derivada de cefalosporina C.
cefamandole (cefamandol). m. Sustancia antibiótica semisintética de amplio espectro derivada de la cefalosporina C.
cefazolin (cefazolina). f. Antibiótico de cefalosporina de amplio espectro usado para tratar una gran variedad de infecciones graves.
cefonicid disodium (cefonicida disódica). Cefalosporina de acción lenta y amplio espectro, relacionada estructuralmente con el cefamandol.
cefoperazone sodium (cefoperazona sódica). Piperazina-cefalosporina semisintética.
ceforanide (ceforanida). f. Cefalosporina de amplio espectro y acción prolongada.
cefotaxime sodium (cefotaxima sódica). Cefalosporina de amplio espectro.
cefotetan disodium (cefotetán disódico). Cefalosporina de amplio espectro.
cefoxitin sodium (cefoxitina sódica). Sustancia antibiótica semisintética derivada de la cefamicina C, pero estructuralmente y farmacológicamente similar a las cefalosporinas.
ceftazidime sodium (ceftazidima sódica). f. Cefalosporina especialmente efectiva contra las enterobacterias y especies de *Pseudomonas*.
ceftizoxime sodium (ceftizoxima sódica). Cefalosporina de amplio espectro similar a la cefotaxima sódica.
ceftriaxone disodium (ceftriaxona disódica). Cefalosporina semisintética que se administra por vía parenteral.
cel (cel). m. Unidad de velocidad; 1 cm por segundo.
-cele (-cele). Sufijo que indica hinchazón o hernia.
celectome (celéctomo). m. Término obsoleto para un instrumento, como el arpón, usado para extraer una muestra de sustancia tumoral con el fin de examinarla.
celenteron (celenterón). m. Gastrocele.
celery seed (apio, semilla de). Fruto maduro seco de *Apium graveolens* (familia Umbelliferae).
celestine blue B (azul B celestino).
celiac (celíaco). Relativo a la cavidad abdominal.
celiagra (celiagra). f. Afección dolorosa y repentina del estómago o de otros órganos abdominales.
celiectomy (celiectomía). f. Escisión de cualquier órgano abdominal o parte de él.
celio- (celio-). Prefijo que indica relación con el abdomen.
celiocentesis (celiocentesis). Término raramente usado para paracentesis del abdomen.
celioenterotomy (celioenterotomía). f. Abertura en el intestino a través de una incisión en la pared abdominal.
celiogastrostomy (celiogastrostomía). f. Establecimiento de una fístula gástrica por una incisión en la pared abdominal.
celiogastrotomy (celiogastrotomía). f. Sección abdominal con incisión del estómago.
celiohysterectomy (celiohisterectomía). f. Histerectomía abdominal.
celiohysterotomy (celiohisterectomía). f. Histerotomía abdominal.
celiomyalgia (celiomialgia). Término raramente usado para dolor en los músculos de la pared abdominal.
celiomyomectomy (celiomiomectomía). f. Miomectomía abdominal.

celiomyomotomy (celiomiomotomía). f. Incisión en un mioma tras una incisión abdominal.
celiomyositis (celiomiositis). f. Inflamación de los músculos abdominales.
celioparacentesis (celioparacentesis). f. Término raramente usado para paracentesis del abdomen.
celiopathy (celiopatía). f. Término raramente usado para cualquier enfermedad abdominal.
celiorrhaphy (celiorrafia). f. Laparorrafia; sutura de una herida en la pared abdominal.
celiosalpingectomy (celiosalpingectomía). f. Salpingectomía abdominal.
celiosalpingotomy (celiosalpingotomía). f. Salpingotomía abdominal.
celioscopy (celioscopia). f. Peritoneoscopia.
celiotomy (celiotomía). f. Laparotomía; sección abdominal; ventrotomía.
vaginal c. (c. vaginal).
celitis (celitis). f. Cualquier inflamación del abdomen.
cell f. **1.** (célula). La unidad más pequeña de la estructura viviente, capaz de una existencia independiente. **2.** (celda). Pequeña cavidad cerrada en su totalidad o parte de un compartimiento o receptáculo vacío. **3.** (célula). Un recipiente de vidrio, cerámica u otro material sólido dentro del cual se llevan a cabo reacciones químicas que generan electricidad.
A c.'s (c. A). C. alfa del páncreas o del lóbulo anterior de la hipófisis.
absorption c. (c. de absorción).
absorptive c.'s of intestine (c. absorbentes del intestino).
acid c. (c. ácida). C. parietal.
acidophil c. (c. acidófila).
acinar c. (c. acinar). C. acinosa.
acinous c. (c. acinosa). C. acinar.
acoustic c. (c. acústica). C. pilosa del órgano de Corti.
adipose c. (c. adiposa). C. grasa.
adventitial c. (c. adventicia). Pericito.
air c.'s (c. aéreas). **1.** Alvéolos pulmonares. **2.** Espacios del cráneo que contienen aire (celdas o celdillas).
albuminous c. (c. albuminosa). **1.** C. serosa. **2.** C. cimógena.
algoid c. (c. algoide).
alpha c.'s of anterior lobe of hypophysis (c. alfa del lóbulo anterior de la hipófisis). C. A; c. acidófilas.
alpha c.'s of pancreas (c. alfa del páncreas).
alveolar c. (c. alveolar). Neumonocito.
amacrine c. (c. amacrina).
ameboid c. (c. ameboide).
amniogenic c.'s (c. amniógenas). C. que dan origen al amnios.
anabiotic c.'s (c. anabióticas).
anaplastic c. (c. anaplásica).
angioblastic c.'s (c. angioblásticas).
Anitschkow c. (c. de Anitschkow). Histiocito cardíaco.
anterior c.'s (c. anteriores). Senos anteriores.
antigen-presenting c.'s (APC) (c. presentadoras del antígeno).
antigen-responsive c. (c. sensible a antígenos).
antigen-sensitive c. (c. antigenosensible).
apolar c. (c. apolar). Neurona sin prolongaciones.
APUD c.'s (c. APUD).
argentaffin c.'s (c. argentafines).
argyrophilic c.'s (c. argirófilas).
Askanazy c. (c. de Askanazy). C. de Hürthle.
astroglia c. (c. de astroglia). Astrocito.
auditory receptor c.'s (c. receptoras auditivas).
B c. (c. B). C. beta del páncreas o del lóbulo anterior de la hipófisis.
balloon c. (c. en balón).
band c. (c. en banda). Neutrófilo en banda.
basal c. (c. basal). C. de la capa más profunda del epitelio estratificado.
basaloid c. (c. basaloide).
basilar c. (c. basilar). C. basal.
basket c. (c. en cesta).
basophil c. of anterior lobe of hypophysis (c. basófilas de la anterohipófisis). C. beta del lóbulo anterior de la hipófisis.
Beale's c. (c. de Beale).
Berger c.'s (c. de Berger). C. hiliar.
berry c. (c. en mora).
beta c. of anterior lobe of hypophysis (c. beta, del lóbulo anterior de la hipófisis). C. basófila del lóbulo anterior de la hipófisis.
beta c. of pancreas (c. beta del páncreas).
Betz c.'s (c. de Betz). C. de Bevan-Lewis.
Bevan-Lewis c.'s (c. de Bevan-Lewis). C. de Betz.
bipolar c. (c. bipolar).
blast c. (c. blástica). C. precursora inmadura.
blood c. (c. sanguínea). Glóbulo o corpúsculo sanguíneo.
Boll's c.'s (c. de Boll). C. basales de la glándula lagrimal.
bone c. (c. ósea). Osteocito.
border c.'s (c. delomorfas).
Böttcher's c.'s (c. de Böttcher).
branchial c.'s (c. branquiales).
bristle c. (c. cerdosa). C. pilosa del oído interno.
bronchic c.'s (c. bronquiales). Alvéolos pulmonares.
brood c. (c. madre).
burr c. (c. burilada). Glóbulo rojo crenado.
Cajal's c. (c. de Cajal). **1.** C. horizontal de Cajal. **2.** Astrocito.
caliciform c. (c. caliciforme).
cameloid c. (c. cameloide). Eliptocito.
capsule c. (c. en cápsula). Anficito.
carrier c. (c. transportadora). Fagocito.
cartilage c. (c. cartilaginosa). Condrocito.
castration c.'s, castrate c.'s (c. de castración). C. en anillo de sello.
caterpillar c. (c. en oruga). Histiocito cardíaco.
centroacinar c. (c. centroacinar).
chalice c. (c. en cáliz). C. caliciforme.
chief c. (c. principal). Tipo celular predominante en una glándula.
chief c. of corpus pineale (c. principal del cuerpo pineal). Pinealocito.
chief c. of parathyroid gland (c. principal de la paratiroides).
chief c. of stomach (c. principal del estómago). C. cimógena.
chromaffin c. (c. cromafín).
chromophobe c.'s of anterior lobe of hypophysis (c. cromófobas del lóbulo anterior de la hipófisis).
Clara c. (c. de Clara).
Claudius' c.'s (c. de Claudius).
clear c. (c. clara).
cleavage c. (c. de segmentación). Blastómero.
cleaved c. (c. hendida).
clonogenic c. (c. clonógena).
cochlear hair c.'s (c. pilosas cocleares). C. de Corti.
column c.'s (c. fasciculares).
commissural c. (c. comisural). C. heteromérica.
compound granule c. (c. granulosa compuesta). C. gitter; Gitterzelle.
cone c. of retina (c. cónica de la retina). Cono.
connective tissue c. (c. de tejido conjuntivo o conectivo).
Corti's c.'s (c. de Corti). C. pilosas cocleares.
crescent c. (c. en media luna o semilunar). Drepanocito.
cytomegalic c.'s (c. citomegálicas).
cytotoxic c. (c. citotóxica) C. supresora.
cytotrophoblastic c.'s (c. citotrofoblástica). C. de Langerhans.
D c. (c. D). C. delta del páncreas.
dark c.'s (c. oscuras).
daughter c. (c. hija).
Davidoff's c.'s (c. de Davidoff). C. granulosas de Paneth.
decidual c. (c. decidual).
decoy c.'s (c. señuelo).
deep c. (c. profunda). C. mesangial.
Deiters' c.'s (c. de Deiters). **1.** C. falángicas. **2.** Astrocito.
delta c. of anterior lobe of hypophysis (c. delta del lóbulo anterior de la hipófisis). Variedad de c. que posee gránulos basófilos.
delta c. of pancreas (c. delta del páncreas). C. D.
dendritic c.'s (c. dendríticas).
Dogiel's c.'s (c. de Dogiel).
dome c. (c. abovedada).
Downey c. (c. de Downey).
dust c. (c. de polvo). Macrófago alveolar.
effector c. (c. efectora).
egg c. (c. huevo). El óvulo no fecundado.
enamel c. (c. del esmalte) Ameloblasto.

endodermal c.'s (c. endodérmicas). C. entodérmicas.
endothelial c. (c. endotelial).
enterochromaffin c.'s (c. enterocromafines). C. enteroendocrinas.
enteroendocrine c.'s (c. enteroendocrinas). C. enterocromafines; c. de Kulchitsky.
entodermal c.'s (c. entodérmicas). C. endodérmicas.
ependymal c. (c. ependimaria).
epidermic c. (c. epidérmica).
epithelial c. (c. epitelial).
epithelial reticular c. (c. epiteliorreticular).
epithelioid c. (c. epitelioide).
erythroid c. (c. eritroide). C. de la serie eritrocítica.
ethmoidal c.'s (c. etmoidales). [*cellullae ethmoidales*, NA].
external pillar c.'s (c. pilares externas).
exudation c. (c. de exudación). Corpúsculo de exudación.
Fañanás c. (c. de Fañanás).
fasciculata c. (c. fasciculada).
fat c. (c. grasa). C. adiposa; adipocito.
fat-storing c. (c. que almacena grasa). Lipocito.
floor c. (c. del piso).
foam c.'s (c. espumosas).
follicular epithelial c. (c. epitelial folicular).
follicular ovarian c.'s (c. ováricas foliculares).
foreign body giant c. (c. gigante de cuerpo extraño).
formative c.'s (c. formativas).
foveolar c.'s of stomach (c. foveolares del estómago).
fuchsinophil c. (c. fucsinófila). C. con afinidad especial por la fucsina.
fusiform c.'s of cerebral cortex (c. fusiformes de la corteza cerebral).
G c.'s (c. G).
gamma c. of pancreas (c. gamma del páncreas). C. C.
ganglion c. (c. ganglionar). Gangliocito.
ganglion c.'s of dorsal spinal root (c. ganglionares de las raíces espinales dorsales).
ganglion c.'s of retina (c. ganglionares de la retina).
Gaucher c.'s (c. de Gaucher).
gemästete c. (c. gemästete). Astrocito protoplasmático.
gemistocytic c. (c. gemistocítica). Astrocito protoplasmático.
germ c. (c. germinativa). C. sexual.
germinal c. (c. germinal). C. a partir de la cual proliferan otras c.
ghost c. (c. fantasma).
Giannuzzi's c.'s (c. de Giannuzzi). Semilunas serosas.
giant c. (c. gigante).
gitter c. (c. gitter). C. granular compuesta.
glia c.'s (c. de glía).
glitter c.'s (c. brillantes).
globoid c. (c. globoide).
glomerulosa c. (c. glomerular).
goblet c. (c. caliciforme).
Golgi epithelial c. (c. epitelial de Golgi).
Golgi's c.'s (c. de Golgi).
Goormaghtigh's c.'s (c. de Goormaghtigh). C. yuxtaglomerulares.
granule c. of connective tissue (c. granular de tejido conjuntivo).
granule c.'s (c. granulares).
granulosa c. (c. granulosa).
granulosa lutein c.'s (c. luteínicas granulosas).
great alveolar c.'s (c. alveolares grandes). Neumonocitos granulares; c. de tipo II.
guanine c. (c. de guanina).
gustatory c.'s (c. gustatorias). C. gustativas.
gyrochrome c. (c. girocroma).
hair c.'s (c. pilosas).
hairy c.'s (c. "vellosas").
heart failure c. (c. de insuficiencia cardíaca). Sideróforo.
HeLa c.'s (c. HeLa).
helmet c. (c. en yelmo). Esquistocito en forma de casco militar.
helper c. (c. colaboradoras). C. helper.
Hensen's c. (c. de Hensen).
heteromeric c. (c. heteromérica). C. comisural.
hilus c.'s (c. hiliares). C. de Berger.
hobnail c.'s (c. claveteadas).
Hofbauer c. (c. de Hofbauer).
horizontal c. of Cajal (c. horizontal de Cajal). C. de Cajal.
horizontal c.'s of retina (c. horizontales de la retina).
Hortega c.'s (c. de Hortega). Microglia. C. de Río Hortega.
Hürthle c. (c. de Hürthle). C. de Askanazy.
immunologically activated c. (c. inmunológicamente activada).
immunologically competent c. (c. inmunológicamente competente).
inclusion c. (c. de inclusión). C. I.
indifferent c. (c. indiferente). C. no diferenciada o no especializada.
inducer c. (c. inductoras). C. helper.
intercapillary c. (c. intercapilar). C. mesangial.
internal pillar c.'s (c. pilares internas).
interstitial c.'s (c. intersticiales).
irritation c. (c. de irritación). C. de Türk.
islet c. (c. de los islotes).
Ito c.'s (c. de Ito).
juvenile c. (c. juvenil). Metamielocito.
juxtaglomerular c.'s (c. yuxtaglomerulares). C. de Goormaghtigh.
K c.'s (c. K). C. "killer".
karyochrome c. (c. cariocrómica).
killer c.'s **1.** (c. asesinas). C. killer; c. K; c. nulas; c. T citotóxicas. **2.** (c. killer). C. K; c. nulas; c. citotóxicas.
Kulchitsky c.'s (c. de Kulchitsky). C. enteroendocrinas.
Kupffer c.'s (c. de Kupffer).
lacis c. (c. en malla o red).
Langerhans' c.'s (c. de Langerhans).
Langhans' c.'s (c. de Langhans).
Langhans'-type giant c.'s (c. gigantes tipo Langhans). C. de Langhans.
LE c. (c. LE). C. de lupus eritematoso.
Leishman's chrome c.'s (cromocélulas de Leishman).
lepra c.'s (c. de la lepra).
Leydig's c.'s (c. de Leydig). C. intersticiales.
light c.'s of thyroid (c. claras del tiroides). C. parafoliculares.
lining c. (c. de revestimiento). C. litoral.
Lipschütz c. (c. de Lipschütz). Centrocito.
littoral c. (c. litoral).
Loevit's c. (c. de Loevit). Eritroblasto.
lupus erythematosus c. (c. de lupus eritematoso). C. LE.
luteal c., lutein c. (c. luteínica).
lymph c. (c. linfática). Linfocito.
lymphoid c. (c. linfoide). C. parenquimatosa del tejido linfático.
macroglia c. (c. de macroglia). Astrocito.
malpighian c. (c. de Malpighi).
Marchand's wandering c. (c. errante de Marchand).
marrow c. (c. medular).
Martinotti's c. (c. de Martinotti).
mast c. (mastocito). m. Labrocito; granulocito de tejido conjuntivo; basófilo tisular.
mastoid c.'s (celdas mastoideas). [*cellulae mastoideae*, NA].
Mauthner's c. (c. de Mauthner).
Merkel's tactile c. (c. táctil de Merkel). Menisco táctil.
mesangial c. (c. mesangial). C. profunda; c. intercapilar.
mesenchymal c.'s (c. mesenquimáticas).
mesoglial c.'s (c. de mesoglia). Mesoglia.
mesothelial c. (c. mesotelial).
Mexican hat c. (c. en sombrero mexicano). C. en blanco de tiro.
Meynert's c.'s (c. de Meynert).
microglia c.'s, microglial c.'s (c. de microglia). Microglia.
middle c.'s (celdas medias). [*cellulae mediae*]. Senos etmoidales medios.
midget bipolar c.'s (c. bipolares enanas).
Mikulicz' c.'s (c. de Mikulicz).
mirror-image c. (c. en imagen de espejo).
mitral c.'s (c. mitrales).
monocytoid c. (c. monocitoide).
mossy c. (c. musgosa).
mother c. (c. madre).
motor c. (c. motora).
mucoalbuminous c.'s (c. mucoalbuminosas). C. mucoserosas.
mucoserous c.'s (c. mucoserosas). C. mucoalbuminosas.
mucous c. (c. mucosa). C. que secreta moco.
mucous neck c. (c. mucosa cervical).

Müller's radial c.'s (c. radiales de Müller). Fibras de Müller.
multipolar c. (c. multipolar).
mural c. (c. mural).
myeloid c. (c. mieloide).
myoepithelial c. (c. mioepitelial).
myoid c.'s (c. mioides). C. contráctiles peritubulares.
Nageotte c.'s (c. de Nageotte).
natural killer c.'s (c. killer naturales). C. NK.
nerve c. (c. nerviosa). Neurona.
Neumann's c.'s (c. de Neumann).
neurilemma c.'s (c. de neurilema). C. de Schwann.
neuroendocrine c. (c. neuroendocrinas).
neuroendocrine transducer c. (c. transductora neuroendocrina).
neuroepithelial c.'s (c. neuroepiteliales). Neuroepitelio.
neuroglia c.'s (c. de neuroglia).
neurolemma c.'s (c. de neurilema). C. de Schwann.
neuromuscular c. (c. neuromuscular).
neurosecretory c.'s (c. neurosecretoras).
nevus c. (c. de nevo). Nevocito.
Niemann-Pick c. (c. de Niemann-Pick). C. de Pick.
NK c.'s (c. NK). C. killer naturales.
noble c.'s (c. nobles).
nonclonogenic c. (c. no clonógena).
null c.'s (c. nulas). C. killer.
nurse c.'s (c. nodriza). C. de Sertoli.
oat c. (c. en avena).
OKT c.'s (c. OKT). Célula T de Ortho-Kung.
olfactory receptor c.'s (c. receptoras olfatorias). C. de Schultze.
oligodendroglia c.'s (c. de oligodendroglia).
Opalski c. (c. de Opalski).
osseous c. (c. ósea). Osteocito.
osteochondrogenic c. (c. osteocondrógena).
osteogenic c. (c. osteógena).
osteoprogenitor c. (c. osteoprogenitora). Preosteoblasto.
oxyntic c. (c. oxíntica). C. parietal.
oxyphil c.'s (c. oxífilas).
P c. (c. P).
packed human blood c.'s (c. sanguíneas humanas centrifugadas).
Paget's c.'s, pagetoid c.'s (c. de Paget, pagetoides).
Paneth's granular c.'s (c. granulosas de Paneth). C. de Davidoff.
parafollicular c.'s (c. parafoliculares). C. C; c. claras del tiroides.
paraganglionic c.'s (c. paraganglionares).
paraluteal c. (c. paraluteínica). C. luteínica de la teca.
parenchymal c. (c. parenquimatosa).
parenchymatous c. of corpus pineale (c. parenquimatosa del cuerpo pineal). Pinealocito.
parietal c. (c. parietal). C. ácida u oxíntica.
peptic c. (c. péptica). C. cimógena.
pericapillary c. (c. pericapilar). Pericito.
peripolar c. (c. peripolar).
perithelial c. (c. peritelial). Pericito.
peritubular contractile c.'s (c. contráctiles peritubulares). C. mioides.
pessary c. (c. en pesario).
phalangeal c. (c. falángicas). C. de Deiters.
pheochrome c. (c. feocroma). Feocromocito.
photoreceptor c.'s (c. fotorreceptoras). Bastoncitos y conos de la retina.
physaliphorous c. (c. fisalífera o fisalífora).
Pick c. (c. de Pick). C. de Niemann-Pick.
pigment c. (c. pigmentaria). C. que contiene gránulos de pigmento.
pigment c. of skin (c. pigmentarias de la piel). Melanocito.
pigment c.'s of iris (c. pigmentarias del iris).
pigment c.'s of retina (c. pigmentarias de la retina).
pillar c.'s (c. pilares). C. pilares de Corti.
pillar c.'s of Corti (c. pilares de Corti). C. pilares.
pineal c.'s (c. pineales). C. del cuerpo pineal o pinealocito.
plasma c. (c. plasmática). Plasmocito; plasmacito.
pluripotent c.'s (c. pluripotenciales).
polar c. (c. polar). Cuerpo polar.
polychromatic c. (c. policromática). C. policromatófila.
polychromatophil c. (c. policromatófila). C. policromática.
posterior c.'s (celdas posteriores). [*cellulae posteriores*]. Senos etmoidales posteriores.
pregnancy c.'s (c. del embarazo).
pregranulosa c.'s (c. pregranulosas).
prickle c. (c. espinosa).
primary embryonic c. (c. embrionaria primaria).
primitive reticular c. (c. reticular primitiva).
primordial c. (c. primordial).
primordial germ c. (c. germinativa primordial). Gonocito.
prolactin c. (c. prolactínica). C mamotrofa.
pseudo-Gaucher c. (c. seudo-Gaucher).
pseudounipolar c. (c. seudounipolar). Neurona unipolar.
pseudoxanthoma c. (c. de seudoxantoma).
pulpar c. (c. pulpar).
Purkinje's c.'s (c. de Purkinje). Corpúsculos de Purkinje.
pus c. (c. de pus). Corpúsculo de pus.
pyramidal c.'s (c. piramidales).
pyrrol c., pyrrhol c. (c. de pirrol).
Raji c. (c. de Raji).
reactive c. (c. reactiva). Astrocito protoplasmático.
red blood c. (rbc, RBC) (c. sanguínea roja). Glóbulo rojo, eritrocito o hematíe.
Reed c.'s (c. de Reed). C. de Reed-Sternberg.
Reed-Sternberg c.'s (c. de Reed-Sternberg). C. de Reed o de Sternberg.
Renshaw c.'s (c. de Renshaw).
resting c. (c. en reposo). C. inactiva, sin mitosis.
resting wandering c. (c. errante en reposo). Macrófago fijo.
restructured c. (c. reestructurada).
reticular c. (c. reticular).
reticuloendothelial c. (c. reticuloendotelial).
rhagiocrine c. (c. ragiocrina). C. reticuloendotelial.
Rieder c.'s (c. de Rieder).
Rindfleisch's c.'s (c. de Rindfleisch).
rod c. of retina (c. en bastoncito de la retina). Bastoncito.
rod nuclear c. (c. nuclear en bastoncito). C. en banda.
Rolando's c.'s (c. de Rolando).
rosette-forming c.'s (c. formadoras de rosetas).
Rouget c. (c. de Rouget). Pericito capilar.
sarcogenic c. (c. sarcogénica). Mioblasto.
satellite c. of skeletal muscle (c. satélite del músculo esquelético). Sarcoplasto.
satellite c.'s (c. satélite).
scavenger c. (c. recolectora). Fagocito.
Schilling's band c. (c. en banda de Schilling). C. en banda.
Schultze's c.'s (c. de Schultze). C. receptoras olfatorias.
Schwann c.'s (c. de Schwann). C. de neurilema.
segmented c. (c. segmentada).
sensitized c. (c. sensibilizada).
septal c. (c. septal).
seromucous c.'s (c. seromucosas). C. mucoserosas.
serous c. (c. serosa). C. albuminosa.
Sertoli's c.'s (c. de Sertoli). C. nodriza.
sex c. (c. sexual). C. germinativa, espermatozoide u óvulo.
Sézary c. (c. de Sézary).
shadow c.'s (c. sombra). C. tiznadas.
sickle c. (c. en hoz). C. en medialuna; drepanocito; meniscocito.
signet-ring c.'s (c. en anillo de sello).
skein c. (c. en madeja). Reticulocito.
small cleaved c. (c. hendida pequeña).
smudge c.'s (c. tiznadas). C. en cesta; c. sombra.
somatic c.'s (c. somáticas).
sperm c. (c. espermática). Espermatozoide.
spider c. (c. aracniforme, aracneiforme).
spindle c. (c. fusiforme).
spine c. (c. espinosa).
splenic c.'s (c. esplénicas).
squamous alveolar c.'s (c. escamosa alveolar). C. tipo I.
squamous c. (c. escamosa).
stab c., staff c. (c. en cayado). C. en banda.
standard c. (c. estándar).
stellate c.'s of cerebral cortex (c. estrelladas de la corteza cerebral).
stellate c.'s of liver (c. estrelladas del hígado). C. de Kupffer.
stem c. (c. troncal).

Sternberg c.'s (c. Sternberg). C. de Reed-Sternberg.
Sternberg-Reed c.'s (c. de Sternberg-Reed). C. de Reed-Sternberg.
stichochrome c. (c. esticocroma).
strap c. (c. en correa o faja).
supporting c. (c. de sostén). C. sustentacular.
suppressor c. (c. supresora). C. citotóxica.
surface mucous c.'s of stomach (c. de la superficie mucosa del estómago). C. tecales del estómago.
sustentacular c. (c. sustentacular). C. de sostén.
sympathetic formative c. (c. formativa simpática).
sympathicotropic c.'s (c. simpaticotróficas).
sympathochromaffin c. (c. simpaticocromafín).
synovial c. (c. sinovial).
T c. (c. T). Linfocito T.
T cytotoxic c. (Tc) (c. T citotóxica (Tc)).
T helper c.'s (Th) (c. T helper (Th)).
tactile c. (c. táctil). C. del tacto.
tanned red c.'s (c. curtidas, tanadas). Eritrocitos sometidos a un tratamiento suave con sustancias químicas, como el ácido tánico.
target c. (c. en blanco de tiro).
tart c. (c. en tarta).
taste c.'s (c. gustativas). C. gustatorias.
tendon c.'s (c. tendinosas).
theca c.'s of stomach (c. tecales del estómago).
theca lutein c. (c. luteínica de la teca). C. paraluteínica.
Tiselius electrophoresis c. (c. electroforética de Tiselius).
totipotent c. (c. totipotencial).
touch c. (c. del tacto). C. táctil.
Touton giant c. (c. gigante de Touton).
transducer c. (c. transductora).
transitional c. (c. de transición).
tubal air c.'s (celdas neumáticas de la trompa auditiva). [*cellulae pneumaticae tubae auditivae*, NA].
tufted c. (c. en penacho).
tunnel c.'s (c. del túnel de Corti). C. pilares.
Türk c. (c. de Türk). C. de irritación; leucocito de Türk.
tympanic c.'s (celdas timpánicas). [*cellulae tympanicae*, NA].
type I c.'s (c. tipo I). C. alveolares escamosas.
type II c.'s (c. tipo II). C. alveolar grande.
Tzanck c.'s (c. de Tzanck).
undifferentiated c. (c. indiferenciada).
unipolar c. (c. unipolar). Neurona unipolar.
vasoformative c. (c. vasoformativa). Angioblasto.
veil c. (c. velada).
vestibular hair c.'s (c. pilosas vestibulares).
Virchow's c.'s (c. de Virchow).
virus-transformed c. (c. transformada por virus).
visual receptor c.'s (c. receptoras visuales).
vitreous c. (c. vítrea). Hialocito.
wandering c. (c. errante). C. ameboide.
Warthin-Finkeldey c.'s (c. de Warthin-Finkeldey).
wasserhelle c. (c. wasserhelle). C. claras principales de las glándulas paratiroides.
water-clear c. of parathyroid (c. principal clara del paratiroides).
white blood c. (WBC) (c. sanguínea blanca). Glóbulo blanco, leucocito.
WI-38 c.'s (c. WI-38).
wing c. (c. alada).
yolk c.'s (c. vitelinas).
zymogenic c. (c. cimógena). C. albuminosa; c. principal del estómago.

cella, gen. and pl. **cellae** (cella, gen. and pl. cellae). Cámara, celda.
c. media (c. media). Parte central del ventrículo lateral.

cellicolous (celícola). Que vive dentro de células.
cellobiase (celobiasa). f. β-D-Glucosidasa.
cellobiose (celobiosa). f. Celosa; disacárido obtenido de la celulosa.
cellohexose (celohexosa). f. Glucosa.
celloidin (celoidina). f. Solución de piroxilina en éter y alcohol, usada para fijar muestras histológicas.
cellona (celona). f. Vendaje de celulosa impregnado con yeso de París.
cellose (celosa). f. Celobiosa.
cellula, gen. and pl. **cellulae** (celdilla). f. **1.** En anatomía macroscópica, una celda o cavidad; un compartimiento pequeño pero macroscópico. **2.** En histología, una célula.
cellulae coli (c. del colon). Haustra coli.

cellular (celular). **1.** Relativo a las células, derivado de ellas o compuesto por éstas. **2.** Que tiene numerosos compartimientos o intersticios.
cellularity (celularidad). f. Grado, calidad o condición de las células presentes.
cellulase (celulasa). f. Enzima que cataliza la hidrólisis de las uniones 1,4-β-glucósido en la celulosa y otros β-D-glucanos.
cellule (celulilla). f. Célula diminuta.
cellulicidal (celulicida). Que destruye células.
cellulifugal (celulífugo). Que se aleja de una célula o un cuerpo celular.
cellulin (celulina). f. Celulosa.
cellulipetal (celulípeto). Que se mueve o extiende hacia una célula o un cuerpo celular.
cellulite (celulito). m. **1.** Nombre común de los depósitos de grasa y otros materiales que quedan atrapados en bolsas debajo de la piel. **2.** Lipoedema.
cellulitis (celulitis). f. Inflamación de tejido celular o conjuntivo.
acute scalp c. (c. aguda del cuero cabelludo).
dissecting c. (c. disecante).
eosinophilic c. (c. eosinófila). Síndrome de Wells.
epizootic c. (c. epizoótica). Arteritis equina virósica.
pelvic c. (c. pelviana). Parametritis.
phlegmonous c. (c. flemonosa).

cellulosan (celulosán). m. Hemicelulosa.
cellulose (celulosa). f. Celulina; polisacárido formado por residuos de celobiosa.
c. acetate (acetato de c.).
c. acetate phthalate (acetato ftalato de c.).
carboxymethyl c. (carboximetil c.).
diethylaminoethyl c. (dietilaminoetil c.).
microcrystalline c. (c. microcristalina).
oxidized c. (c. oxidada).

cellulosic acid (ácido celulósico). .
celo- (celo-). **1.** Prefijo relativo al celoma. **2.** Prefijo que significa hernia. **3.** Prefijo relativo al abdomen.
celom, celoma (celoma). m. **1.** La cavidad entre el mesodermo esplácnico y el somático en el embrión. **2.** Cavidad general del cuerpo en el adulto.
extraembryonic c. (c. extraembrionario).

celomic (celómico). Relativo al celoma, o cavidad corporal.
celonychia (celoniquia). f. Coiloniquia.
celophlebitis (celoflebitis). f. Cavitis; inflamación de una vena cava.
celoschisis (celosquisis). f. Término obsoleto para gastrosquisis.
celoscope (celoscopio). m. Cavernoscopio; aparato óptico para examinar el interior de una cavidad corporal.
celoscopy (celoscopia). f. Cavernoscopia; examen de cualquier cavidad corporal con un instrumento óptico.
celosomia (celosomía). f. Protrusión congénita de las vísceras abdominales o torácicas, generalmente con defectos del esternón y las costillas, así como de las paredes abdominales.
celothelium (celotelio). m. Nombre obsoleto de mesotelio.
celotomy (celotomía). f. Herniotomía.
celozoic (celozoico). Que habita en cualquier cavidad del cuerpo, o sea extracelular.
cement (cemento). m. En odontología, material no metálico usado para obturar o restaurar en forma permanente o temporaria, formado por mezcla de sus componentes en una masa plástica que fragua, o como sellador adhesivo para fijar o anclar diversas restauraciones dentales en un diente o sobre él.
composite dental c. (c. dental compuesto). Resina compuesta.
copper phosphate c. (c. de fosfato de cobre).
dental c. (c. dental).
inorganic dental c. (c. dental inorgánico).
intercellular c. (c. intercelular).
modified zinc oxide-eugenol c. (c. de óxido de cinc-eugenol modificado).
organic dental c. (c. dental orgánico).
polycarboxylate c. (c. de policarboxilato).
silicate c. (c. de silicato).

tooth c. (c. dental).
unmodified zinc oxide-eugenol c. (c. de óxido de cinc-eugenol no modificado).
zinc phosphate c. (c. de fosfato de cinc).

cementation (cementación). f. **1.** Proceso de unir partes entre sí por medio de un cemento. **2.** En odontología, fijación de una restauración a dientes naturales por medio de un cemento.

cementicle (cementículo). m. Cuerpo esférico calcificado formado por el cemento de un diente libre dentro de la membrana periodontal, fijado al cemento o enclavado dentro de él.

cementification (cementificación). f. Producción metaplásica de cemento dentario o cementoide dentro de un tejido conjuntivo menos diferenciado, como el de un fibroma.

cementoblast (cementoblasto). m. Una de las células que interviene en la formación de la capa de cemento sobre las raíces de los dientes.

cementoblastoma (cementoblastoma). m. Tumor odontogénico benigno.

cementoclasia (cementoclasia). f. Destrucción del cemento por cementoblastos.

cementoclast (cementoclasto). m. Una de las células gigantes multinucleadas idénticas a los osteoclastos y dedicadas a la destrucción del cemento dentario.

cementocyte (cementocito). m. Célula con numerosas prolongaciones, presente en el cemento secundario del diente.

cementodentinal (cementodentinario). Dentinocementario.

cementoma (cementoma). m. Término no específico referido a cualquier tumor benigno productor de cemento.
gigantiform c. (c. gigantiforme). Masa cemental esclerótica.
true c. (c. verdadero). Cementoblastoma.

cementum (cemento). m. [*cementum*, NA]. C. dentario; sustancia ósea del diente.
afibrillar c. (c. afibrilar).
primary c. (c. primario). C. que no tiene cementocitos; puede cubrir totalmente la raíz de los dientes, pero a menudo falta en el tercio apical de ésta.
secondary c. (c. secundario).

cenesthesia (cenestesia). f. Coenestesia; sexto sentido.

cenesthesic, cenesthetic (cenestésico). Relativo a la cenestesia.

cenesthopathy (cenestopatía). f. Sensación de malestar general no relacionada en particular con ningún órgano ni parte del cuerpo.

ceno- (ceno-). **1.** Prefijo que significa compartido en común. **2.** Prefijo que significa nuevo o fresco. **3.** Prefijo poco usado que significa vacío.

cenocyte (cenocito). m. Coenocito; célula o hifa multinucleada sin paredes cruzadas, característica de las hifas de los Zygomycetes (Phycomycetes).

cenocytic (cenocítico). Coenocítico; perteneciente a un cenocito o que tiene sus características.

cenogenesis (cenogénesis). f. Producción de caracteres diferentes de los antepasados.

cenosite (cenosito). m. Coinosito; organismo comensal facultativo que puede vivir separado de su huésped habitual.

cenotrope (cenotropo). Comportamiento de todos los miembros de un grupo numeroso con el mismo equipo biológico y la misma experiencia.

censor (censor). m. Barrera psíquica que impide que ciertos pensamientos y deseos inconscientes lleguen a la conciencia, excepto disfrazados o encubiertos.

center (centro). m. **1.** Punto medio de un cuerpo; en general, el interior de un cuerpo. Un c. de cualquier tipo, especialmente anatómico. **2.** Grupo de células nerviosas que rigen una función específica.
anospinal c. (c. anospinal).
Broca's c. (c. de Broca). Campo o área de Broca.
Budge's c. (c. de Budge). C. ciliospinal.
cell c. (c. celular). Citocentro.
chondrification c. (c. de condrificación).
ciliospinal c. (c. ciliospinal). C. de Budge.
dentary c. (c. dentario).
diaphysial c. (c. diafisario).
epiotic c. (c. epiótico).
expiratory c. (c. espiratorio).
feeding c. (c. de la alimentación).
germinal c. of Flemming (c. germinal de Flemming).
inspiratory c. (c. inspiratorio).
Kerckring's c. (c. de Kerckring). Huesecillo de Kerckring.
medullary c. (c. medular). C. semioval.
motor speech c. (c. motor del habla). C. de Broca.
ossific c. (c. osífico).
c. of ossification (c. de osificación). Punto de osificación.
primary c. of ossification (c. primario de osificación).
reaction c. (c. de reacción). C. germinal de Flemming.
respiratory c. (c. respiratorio).
c. of ridge (c. del reborde).
rotation c. (c. de rotación).
satiety c. (c. de la saciedad).
secondary c. of ossification (c. secundario de osificación).
semioval c. (c. semioval). C. medular; c. ovalado.
sensory speech c. (c. sensitivo del habla). C. de Wernicke.
speech c.'s (c. del habla).
sphenotic c. (c. esfenótico).
vital c. (c. vital).
Wernicke's c. (c. de Wernicke). Área de Wernicke.

Centers for Disease Control (CDC) (Centros para el Control de las Enfermedades). Organismo nacional de los Estados Unidos para estudiar la eliminación de las enfermedades y su epidemiología, situado en Atlanta, Georgia.

centesis (centesis). f. Punción; como sufijo indica generalmente paracentesis.

centi-, c. (centi-, c). Prefijo usado en los sistemas SI y métrico para indicar una centésima parte (10^{-2}).

centibar (centibar). m. Unidad de presión atmosférica igual a la centésima parte de un bar.

centigrade (C) (centígrado (C)). **1.** Que consta de 100 grados. **2.** m. La centésima parte de un círculo, igual a 3,6° del círculo astronómico.

centigram (centigramo). m. La centésima parte de un gramo.

centiliter (centilitro). m. La centésima parte de un litro.

centimeter (cm) (centímetro (cm)). m. La centésima parte de un metro.
cubic c. (cc, c.c.) (centímetro cúbico (cm^3)). m. La milésima parte de un litro; un mililitro.

centimorgan (cM) (centimorgan (cM)). m.

centinormal (centinormal). m. Un centésimo de normal (0,01 N); denota la concentración de una solución.

centipede (centípedo, ciempiés). m. Artrópodo predáceo venenoso del orden Chilopoda, caracterizado por presentar un par de patas por cada segmento.

centipoise (centipoise). m. La centésima parte de un poise.

centrage (centraje). m. Estado en el que los centros de curvatura de todas las superficies de reflexión y refracción de un sistema óptico están sobre una misma línea recta.

centralis (centralis). [*centralis*, NA]. Central; en el centro.

centrencephalic (centrencefálico). m. Relativo al centro del encéfalo.

centric (céntrico). m. Perteneciente a un centro.

-centric (-céntrico). Sufijo que denota la posesión de un centro (de un tipo o número específico) o la existencia de un elemento específico como centro (de interés, foco, etc.).

centriciput (centricipucio). m. Parte central de la superficie superior del cráneo, entre el occipucio y el sincipucio.

centrifugal (centrífugo). **1.** Dirección de la fuerza que aleja a un objeto del eje de rotación. **2.** A veces, por analogía, describe cualquier movimiento que se aleja de un centro.

centrifugalization (centrifugalización). f. Centrifugación.

centrifugalize (centrifugar). Centrifugalizar. Someter a una acción rotatoria rápida, como en una centrífuga.

centrifugation (centrifugación). f. Sujeción a sedimentación por medio de la centrífuga de sólidos suspendidos en un líquido.
density gradient c. (c. por gradiente de densidad).

centrifuge 1. (centrífuga). f. Aparato para separar partículas en suspensión en un líquido haciendo girar a gran velocidad en círculos el recipiente que contiene el líquido. **2.** (centrifugar). Centrifugalizar; someter a una acción rotatoria rápida, como en una centrífuga.

centrilobular (centrilobular). En el centro de un lóbulo (como en el hígado), o cerca de éste.

centriole (centriolo). m. Estructuras tubulares de 150 nm por 300 a 500 nm, con una pared que posee 9 microtúbulos triples que se aprecian como organelas apareadas del citocentro.

distal c. (c. distal).
proximal c. (c. proximal).
centripetal (centrípeto). **1.** Aferente. **2.** Axípeto; indica la dirección de la fuerza que atrae a un objeto hacia un eje de rotación.
centro- (centro-). Prefijo relacionado con un centro.
centroblast (centroblasto). m. Linfocito con un núcleo grande no clivado.
centrocyte (centrocito). m. **1.** Célula de Lipschütz observada en lesiones de liquen plano. **2.** Linfocito con un núcleo pequeño hendido.
centrokinesia (centrocinesia). f. Movimiento excitado por un estímulo de origen central.
centrokinetic (centrocinético). **1.** Relativo a la centrocinesis. **2.** Excitomotor.
centrolecithal (centrolecítico). Aplícase a un óvulo cuyo deutoplasma se acumula centralmente.
centromere (centrómero). m. **1.** Cinetocoro. **2.** Término obsoleto para denominar el cuello del espermatozoide.
centroplasm (centroplasma). m. La sustancia del citocentro.
centrosome (centrosoma). m. Citocentro.
centrosphere (centrosfera). f. Astrocele; estatosfera.
centrostaltic (centrostáltico). Relativo al centro del movimiento.
centrum, pl. **centra** (centrum, pl. centra). [*centrum*, NA]. Centro de cualquier tipo, en especial un centro anatómico.
c. of a vertebra (centro de una vértebra).
c. medianum (centro mediano). [*nucleus centromedianus*, NA]. Núcleo centromediano.
c. medullare (centro medular). C. semioval.
c. ovale (centro oval). C. semioval.
c. semiovale (centro semioval). C. medular; c. oval.
c. tendineum diaphragmae (centro tendinoso del diafragma). [*centrum tendineum diaphragmae*, NA]. Tendón central del diafragma.
c. tendineum perinei (centro tendinoso del perineo). [*centrum tendineum perinei*, NA]. Tendón central del perineo; cuerpo perineal.
Vicq d'Azyr's c. semiovale (centro semioval de Vicq d'Azyr).
Vieussens' c. (centro de Vieussens). C. semioval.
Willis' c. nervosum (centro nervioso de Willis). [*ganglia celiaca*, NA]. Ganglios celíacos.
cenuris (cenuro). m. Tenia en forma de vejiga con múltiples cabezas invertidas unidas a la capa germinativa interna.
cenurosis, cenuriasis (cenurosis, cenuriasis). f. Coenurosis; enfermedad producida por la presencia de un quiste de cenuros que en los ovinos causa una infección cerebral.
CEP (CEP). Abrev. de porfiria eritropoyética congénita (congenital erythropoietic porphyria).
cephaeline (cefaelina). f. Desmetilemetina; dihidropsicotrina; alcaloide de la ipecacuana, emético y amebicida.
cephal-, cephalo- (cefal-, cefalo-). Prefijos que indican relación con la cabeza.
cephalad (cefálico). Craneal; en dirección a la cabeza.
cephalalgia (cefalalgia). f. Dolor de cabeza.
histaminic c. (c. histamínica). Cefalea en grupo.
Horton's c. (c. de Horton). Cefalea en grupo.
cephalea (cephalea). Cefalea.
c. agitata, c. attonita (c. agitata, c. attonita). Violenta cefalea que a veces se presenta en la gripe y en los estadios iniciales de otras enfermedades infecciosas.
cephaledema (cefaledema). m. Edema de la cabeza.
cephalemia (cefalemia). f. Congestión activa o pasiva del cerebro.
cephalexin (cefalexina). f. Antibiótico de amplio espectro derivado de la cefalosporina C.
cephalhematocele (cefalhematocele). m. Cefalohematocele.
cephalhematoma (cefalhematoma). m. Cefalohematoma.
cephalhydrocele (cefalohidrocele). m. Quiste seroso extracraneal.
cephalic (cefálico). Craneal.
cephalin (cefalina). f. Término aplicado anteriormente a un grupo de ésteres fosfatídicos parecidos a la lecitina pero que contienen etanolamina o serina en lugar de colina; hoy se llaman fosfatidiletanolamina y fosfatidilserina, respectivamente.
cephaline (cefalinos). Miembros del suborden de protozoarios Cephalina que son parásitos de los invertebrados.
cephalitis (cefalitis). f. Encefalitis.
cephalization (cefalización). f. **1.** Tendencia evolutiva de las funciones importantes del sistema nervioso a localizarse cada vez en una parte más anterior del cerebro. **2.** Iniciación y concentración de la tendencia al crecimiento en el extremo anterior del embrión.
cephalo-, cephal- (cefalo-, cefal-). Prefijos que indican relación con la cabeza.
cephalocaudal (cefalocaudal). Cefalocercal; relativo a la cabeza y la cola, o sea al eje mayor del cuerpo.
cephalocele (cefalocele). m. Encefalocele.
cephalocentesis (cefalocentesis). f. Pasaje de una aguja hueca o trócar y cánula al cerebro para drenar un absceso o el líquido de una hidrocefalia.
cephalocercal (cefalocercal). Cefalocaudal.
cephalochord (cefalocordia). m. Porción intracraneal de la notocorda en el embrión.
cephalodidymus (cefalodídimo). m. Mellizos unidos excepto en la región cefálica, que es doble.
cephalodiprosopus (cefalodiprosopo). m. Mellizos unidos asimétricos con la cabeza del autósito portadora de otra cabeza parásita más o menos reducida.
cephalodynia (cefalodinia). f. Jaqueca debida específicamente a reumatismo de la estructura fibrosa del músculo del cuero cabelludo.
cephalogenesis (cefalogénesis). f. Formación de la cabeza en el período embrionario.
cephaloglycin (cefaloglicina). f. Antibiótico semisintético de amplio espectro producido con cefalosporina C.
cephalogram (cefalograma). m. Radiografía cefalométrica.
cephalogyric (cefalógiro). Relativo a los movimientos circulares de la cabeza.
cephalohematocele (cefalohematocele). m. Cefalhematocele; cefalohematoma que comunica con los senos cerebrales.
cephalohematoma (cefalohematoma). m. Cefalhematoma.
cephalohemometer (cefalohemómetro). m. Instrumento que muestra el grado de presión arterial intracraneal.
cephalomegaly (cefalomegalia). f. Agrandamiento de la cabeza.
cephalomelus (cefalomelo). m. Individuo malformado con una excrecencia que sale de la cabeza, parecida a un brazo o una pierna.
cephalomeningitis (cefalomeningitis). f. Inflamación de las membranas del cerebro.
cephalometer (cefalómetro). m. Cefalóstato; instrumento usado para poner la cabeza en posición tal que permita producir películas cefálicas laterales y posteroanteriores orientadas reproducibles.
cephalometrics (cefalometría). f. **1.** Medición científica de los huesos del cráneo y la cara por medio de una posición fija reproducible para la exposición radiográfica lateral del cráneo y los huesos faciales. **2.** Estudio científico de las mediciones de la cabeza en relación con puntos de referencia específicos.
cephalometry (cefalometría).
ultrasonic c. (c. ultrasónica).
cephalomotor (cefalomotor). Relativo a los movimientos de la cabeza.
cephalont (cefalonte). m. Fase adulta de una gregarina cefalina, un esporozoo parásito que se encuentra generalmente en artrópodos y otros huéspedes invertebrados.
cephalopagus (cefalópago). m. Mellizos unidos por la cabeza pero con el resto del cuerpo separado.
cephalopathy (cefalopatía). f. Encefalopatía.
cephalopelvic (cefalopelviano). Relativo al tamaño de la cabeza fetal en relación con la pelvis materna.
cephalopelvimetry (cefalopelvimetría). f. Pelvicefalografía.
cephalopharyngeus (cefalofaríngeo).
cephaloridine (cefaloridina). f. Antimicrobiano de amplio espectro, derivado de la cefalosporina C.
cephalorrhachidian (cefalorraquídeo). Relativo a la cabeza y a la espina dorsal.
cephalosporanic acid (ácido cefalosporánico).
cephalosporin (cefalosporina). f. Una de las varias sustancias antibióticas obtenidas de *Cephalosporium acremonium, C. salmosynnematum* y otros hongos.
c. C (c. C).
c. N (c. N). Sinematina B; penicilina N.
c. P (c. P).
cephalosporinase (cefalosporinasa). f. β-Lactamasa.
cephalostat (cefalóstato). f. Cefalómetro.

cephalothin (cefalotina). f. Cefalosporina C químicamente modificada; sustancia antibiótica de amplio espectro.
cephalothoracic (cefalotorácico). Relativo a la cabeza y el tórax.
cephalothoracoiliopagus (cefalotoracoiliópago). Sinadelfos.
cephalothoracopagus (cefalotoracópagos). m. pl. Mellizos unidos por las regiones cefálica y torácica.
c. asymmetros (c. asimétricos). C. monosimétricos.
c. disymmetros (c. disimétricos).
c. monosymmetros (c. monosimétricos). C. asimétricos.
cephalotome (cefalótomo). m. Instrumento para cortar la cabeza fetal, que permite su compresión en casos de distocia.
cephalotomy (cefalotomía). f. Operación usada anteriormente de cortar la cabeza del feto.
cephalotoxin (cefalotoxina). f. Veneno que se encuentra en las glándulas salivales de los cefalópodos (pulpo).
cephalotribe (cefalotribo). m. Pinza tipo fórceps de hojas fuertes y mango atornillable, antes usado para aplastar la cabeza fetal en casos de distocia.
cephapirin sodium (cefapirina sódica). Sustancia antibiótica semisintética de amplio espectro derivada de la cefalosporina C.
cephradine (cefradina). f. Sustancia antibiótica semisintética de amplio espectro derivada de la cefalosporina C.
ceptor (ceptor). m. Receptor.
chemical c. (c. químico).
contact c. (c. de contacto).
distance c. (c. a distancia).
-ceptor (-ceptor). Sufijo que significa el que toma o recibe.
ceraceous (céreo).
ceramidase (ceramidasa). f. Enzima que divide las ceramidas en esfingosina y ácidos grasos.
ceramide (ceramida). f. Término genérico para una clase de esfingolípidos, derivados de una base de cadena larga o esfingoide (esfinganina o esfingosina).
c. dihexoside (dihexósido de c.).
c. saccharide (sacárido de c.). Glucoesfingolípido.
cerasin (cerasina). f. Querasina.
cerate (cerato). m. Término pocas veces usado para designar una preparación sólida untuosa más dura que un ungüento y que contiene suficiente cera como para no derretirse cuando se aplica a la piel.
ceratin (ceratina). f. Queratina.
cerato- (cerato-).
ceratocricoid (ceratocricoides). Queratocricroides; relativo a los cuernos inferiores del cartílago tiroides y al cartílago cricoides, o a la articulación cricotiroidea.
ceratoglossus (ceratogloso). Músculo condrogloso.
ceratohyal (ceratohial). Queratohial; relativo a uno de los cuernos del hueso hioides.
cercaria, pl. **cercariae** (cercaria). f. Larvas de trematodos que nadan libremente y emergen de su huésped, un caracol.
cerclage (cerclaje). m. **1.** Acción de llevar en estrecha aposición y unión de los extremos de un hueso fracturado oblicuamente mediante un asa de alambre tenso o un anillo que los sujete. **2.** Operación para desprendimiento de la retina. **3.** Colocación de una sutura no absorbible alrededor de un orificio cervical incompetente.
cercocystis (cisticerco).
cercomer (cercómero). m. Apéndice caudal de un cestodo larval, la fase procercoide de los cestodos seudofílidos.
cercomonad (cercomónada). f. Nombre general de los miembros del género *Cercomonas*.
cercus, gen. and pl. **cerci** (cercus). **1.** Estructura rígida semejante a un pelo. **2.** Par de apéndices sensitivos especializados en el 11° segmento abdominal de casi todos los insectos.
cerebellar (cerebeloso). Relativo al cerebelo.
cerebellin (cerebelina). f. Hexadecapéptido específico del cerebelo localizado en las células de Purkinje.
cerebellitis (cerebelitis). f. Inflamación del cerebelo.
cerebello- (cerebelo-). Prefijo relativo al cerebelo.
cerebello-olivary (cerebeloolivar). Relativo a la unión del cerebelo con la oliva inferior.
cerebellolental (cerebelolenticular). Relativo al cerebelo y al cristalino del ojo.
cerebellomedullary (cerebelobulbar). Relativo al cerebelo y al bulbo raquídeo.
cerebellopontine (cerebelopontino). Relativo al cerebelo y el puente de Varolio o protuberancia.
cerebellorubral (cerebelorrúbrico). Relativo a la unión del cerebelo con el núcleo rojo.
cerebellum, pl. **cerebella** (cerebelo). m. [*cerebellum*, NA]. Gran masa encefálica posterior situada sobre la protuberancia y el bulbo raquídeo y debajo de la parte posterior del cerebro.
cerebral (cerebral). Relativo al cerebro.
cerebralgia (cerebralgia). f. Jaqueca.
cerebration (cerebración). f. Actividad de los procesos cerebrales conscientes o inconscientes.
cerebriform (cerebriforme). Parecido a las cisuras y circunvoluciones del cerebro.
cerebritis (cerebritis). f. Inflamación no localizada del cerebro sin supuración.
suppurative c. (c. supurativa).
cerebro-, cerebr-, cerebri- (cerebro-, cerebr-, cerebri-). Prefijos relativos al cerebro.
cerebrocuprein (cerebrocupreína). f. Citocupreína.
cerebrogalactose (cerebrogalactosa). f. D-Galactosa.
cerebrogalactoside (cerebrogalactósido). m. Cerebrósido.
cerebroma (cerebroma). m. Encefaloma.
cerebromalacia (cerebromalacia). f. Encefalomalacia.
cerebromeningitis (cerebromeningitis). f. Meningoencefalitis.
cerebron (cerebrón). m. Frenosina.
cerebronic acid (ácido cerebrónico). Á. frenosínico.
cerebropathia (cerebropatía). f. Encefalopatía.
cerebropathy (cerebropatía). f. Encefalopatía.
cerebrophysiology (cerebrofisiología). f. Fisiología del cerebro.
cerebrosclerosis (cerebrosclerosis). f. Encefalosclerosis, específicamente de los hemisferios cerebrales.
cerebrose (cerebrosa). f. D-Galactosa.
cerebroside (cerebrósido). m. Cerebrogalactósido; galactolípido; galactolipina; clase de glucoesfingolípidos.
c.-sulfatase, c. sulfatidase (c. -sulfatasa).
cerebrosidosis (cerebrosidosis). f. Enfermedad de Gaucher.
cerebrosis (cerebrosis). f. Encefalosis.
cerebrospinal (cerebroespinal). Encefalorraquídeo; cefalorraquídeo; encefalospinal; relativo al cerebro (encéfalo) y la médula espinal (raquis).
cerebrospinant (cerebrospinante). **1.** Que obra sobre el sistema nervioso cerebral, el cerebro y la médula espinal. **2.** m. Agente que afecta al sistema cerebroespinal.
cerebrosterol (cerebrosterol). m. Colesterol hidroxilado que se encuentra en el cerebro y la médula espinal.
cerebrotomy (cerebrotomía). f. Incisión de la sustancia cerebral.
cerebrotonia (cerebrotonía). f. Tipo de personalidad asociada con un hábito corporal ectomorfo, con predominio de los procesos intelectivos.
cerebrovascular (cerebrovascular). Relativo a la irrigación sanguínea del cerebro, con especial referencia a los cambios patológicos.
cerebrum, pl. **cerebra**, **cerebrums** (cerebrum, pl. cerebra, cerebrums). [*cerebrum*, NA]. Cerebro; nombre original de la parte más grande del encéfalo, incluyendo todo lo que queda dentro del cráneo menos el bulbo raquídeo, la protuberancia y el cerebelo; en la actualidad se refiere por lo general sólo a las partes derivadas del telencéfalo e incluye principalmente los hemisferios cerebrales (corteza cerebral y ganglios basales).
cerecloth (encerado). m. Gasa o tul, muselina, etc., impregnado de cera, que contiene un antiséptico y se usa en apósitos quirúrgicos.
ceresin (ceresina). f. Ozoquerita purificada; cerina; cerosina.
cerin (cerina). f. Ceresina.
cerium (cerio). m. Elemento metálico, símbolo Ce, N° at. 58, P. at. 140,12.
c. oxalate (oxalato de c.).
cero- (cero-). Prefijo relativo a la cera.
ceroid (ceroide). m. Pigmento dorado o pardo amarillento parecido a la cera que se descubrió en hígados fibróticos de ratas colino-deficientes, y que también existe en algunos hígados cirrósicos (y otros tejidos) humanos.
ceroplasty (ceroplastia). f. Fabricación de modelos de cera de muestras anatómicas y patológicas o de lesiones cutáneas.
cerosin (cerosina). f. Ceresina.
certifiable (certificable). **1.** Aquello que puede y/o debe ser comunicado o denunciado; se dice de las enfermedades infecciosas, industriales y de otro tipo que deben ser notificadas, por ley, a las autori-

dades sanitarias. **2.** Se refiere a una persona cuya conducta anormal muestra la gravedad suficiente como para justificar su internación en un establecimiento para enfermos mentales, aun en contra de su voluntad.
certification (certificación). f. **1.** Denuncia a las autoridades sanitarias de una enfermedad notificable. **2.** Certificado de especialización otorgado por un comité ad hoc. **3.** Procedimiento judicial por el cual un paciente es internado en una institución mental.
certify (certificar). **1.** Notificar a las autoridades sanitarias la aparición de una enfermedad contagiosa o de comunicación obligatoria. **2.** Internar a un paciente en un hospital para enfermos mentales de acuerdo con las leyes vigentes en su lugar de residencia.
cerulean (cerúleo). Azul.
cerulein (ceruleína). f. Decapéptido con actividad hipotensora, estimula el músculo liso y aumenta las secreciones digestivas.
ceruloplasmin (ceruloplasmina). f. α-Globulina azul que contiene cobre del plasma sanguíneo, PM 150.000, con 8 átomos de cobre por molécula.
cerumen (cerumen). m. Cera de los oídos.
  c. inspissatum, inspissated c. (c. espesado).
ceruminal (ceruminal). Relativo al cerumen.
ceruminolytic (ceruminolítico). m. Una de las varias sustancias instiladas en el conducto auditivo externo para ablandar la cera.
ceruminoma (ceruminoma). m. Tumor generalmente benigno de las glándulas ceruminosas del conducto auditivo externo.
ceruminosis (ceruminosis). f. Formación excesiva de cerumen.
ceruminous (ceruminoso). Relativo al cerumen.
ceruse (cerusa). f. Carbonato de plomo.
cerveau isolé (cerebro aislado).
cervical (cervical). Traqueliano; relativo a un cuello o cérvix, en cualquier sentido.
cervicalis (cervicalis). Cervical.
  c. ascendens (cervical ascendente).
cervicectomy (cervicectomía). f. Traqueleotomía; escisión del cuello uterino.
cervicitis (cervicitis). f. Traquelitis; inflamación de la mucosa del cuello uterino que a menudo afecta también las estructuras más profundas.
cervico- (cervico-). Prefijo que se refiere a un cérvix o cuello, en cualquier sentido.
cervico-occipital (cervicooccipital). Relativo al cuello y el occipucio.
cervicobrachial (cervicobraquial). Relativo al cuello y el brazo.
cervicobuccal (cervicobucal). Relativo a la región bucal del cuello de un premolar o molar.
cervicodynia (cervicodinia). f. Traquelodinia; dolor en el cuello.
cervicofacial (cervicofacial). Relativo al cuello y la cara.
cervicography (cervicografía). f. Técnica, equivalente a la colposcopia, para fotografiar parte o todo el cuello uterino.
cervicolabial (cervicolabial). Relativo a la región labial del cuello de un incisivo o canino.
cervicolingual (cervicolingual). Relativo a la región lingual del cuello de un diente.
cervicolinguoaxial (cervicolinguoaxial). Relativo al ángulo formado por las paredes cervical (gingival), lingual y axial de una cavidad.
cervicoplasty (cervicoplastia). f. Cirugía plástica del cuello o del cuello uterino.
cervicothoracic (cervicotorácico). Relativo al cuello y el tórax.
cervicotomy (cervicotomía). f. Traquelotomía; incisión del cuello uterino.
cervicovesical (cervicovesical). Relativo al cuello del útero y la vejiga urinaria.
cervix, gen. **cervicis**, pl. **cervices** (cervix, gen. cervicis, pl. cervices). **1.** [*cervix*, NA]. Cuello. **2.** Cualquier estructura en forma de cuello. **3.** [*cervix uteri*, NA]. Cuello del útero.
  c. columnae posterioris (cuello del fascículo posterior).
  c. of the axon (cuello del axón).
ceryl (cerilo). m. Hexacosilo; radical hidrocarburo del alcohol cerílico (hexacosanol).
cesarean (cesárea). Se refiere a una sección que fue incluida en la *lex cesarea*, ley romana (715 A.C.); no porque se haya realizado en el nacimiento de Julio César (100 A.C.).
cesium (cesio). m. Elemento metálico, símbolo Cs, Nº at. 55, P. at. 132,91.
cestode, cestoid (cestodo, cestoide). m. Nombre común de las tenias de la clase Cestoidea o sus subclases Cestoda y Eucestoda.
cestodiasis (cestodiasis). f. Enfermedad causada por infección por cestodos.
cetaceum (cetaceum). Esperma de ballena; espermaceti.
cetalkonium chloride (cetalconio, cloruro de). Agente antibacteriano.
cethexonium bromide (cetexonio, bromuro de). Antiséptico.
cetostearyl alcohol (alcohol cetoestearílico).
cetraria (cetraria). f. Musgo de Islandia; planta seca *Cetraria islandica* (familia Parmeliaceae), un liquen y no un musgo.
cetrimonium bromide (cetrimonio, bromuro de). Antiséptico.
cetyl (cetilo). m. Radical univalente del alcohol cetílico.
  c. alcohol (alcohol cetílico). 1-Hexadecanol; a. palmitílico.
  c. palmitate (palmitato de c.).
cetylpyridinium chloride (cetilpiridinio, cloruro de). Monohidrato de la sal cuaternaria de piridina y cloruro de cetilo.
cetyltrimethylammonium bromide (cetiltrimetilamonio, bromuro de). Cetrimida.
cevadilla (cebadilla). f. Sabadilla.
cevadine (cebadina). f. Alcaloide de las semillas de *Schoenocaulon officinale* (Sabadilla officinarum), familia Liliaceae. Cevadina.
cevitamic acid (ácido cevitámico). Á. ascórbico.
Cf (Cf). Símbolo de californio.
CG (CG). Abrev. de gonadotropina coriónica (chorionic gonadotropin).
CGS, cgs (CGS, cgs). Abrev. de centímetro-gramo-segundo.
chafe (excoriar). Causar irritación de la piel por fricción.
chagoma (chagoma). m. La lesión cutánea en la enfermedad de Chagas aguda.
chain (cadena). f. **1.** En química, una serie de átomos mantenidos en posición por una o más uniones covalentes. **2.** En bacteriología, disposición lineal de células vivas que se han dividido en un plano y permanecen unidas entre sí.
  A c. (c. A). C. de glicilo.
  B c. (c. B). C. de fenilalanilo.
  behavior c. (c. de comportamiento).
  C c. (c. C). Péptido C.
  glycyl c. (c. de glicilo). C. A.
  H c. (c. H). C. pesada.
  heavy c. (c. pesada). C. H.
  hemolytic c. (c. hemolítica).
  J c. (c. J).
  L c. (c. L). C. liviana.
  light c. (c. liviana o ligera). C. L.
  long c. (c. larga).
  ossicular c. (c. osicular). Huesecillos del oído.
  phenylalanyl c. (c. de fenilalanilo).
  respiratory c. (c. respiratoria). Sistema del citocromo; sistema de transporte de electrones.
  short c. (c. corta). En bacteriología, una hilera de 2 a 8 células.
  side c. (c. lateral).
chaining (encadenamiento). m. Comportamientos relacionados o afines de aprendizaje en una serie donde cada respuesta estimula a la siguiente.
chalasia, chalasis (calasia, calasis). f. Inhibición y relajación de cualquier contracción muscular previa sostenida, generalmente de un grupo sinérgico de músculos.
chalaza (chalaza). f. **1.** Chalazión. **2.** Ligamento suspensorio de la yema del huevo de las aves.
chalazion, pl. **chalazia** (chalazión). m. Chalaza; quiste de Meibomio o tarsiano; granuloma inflamatorio crónico de una glándula de Meibomio.
  acute c. (c. agudo). Orzuelo interno.
  collar-stud c. (c. en botón de camisa).
chalcone (chalcona). f. Benzalacetofenona; el compuesto madre de una serie de pigmentos vegetales.
chalcosis (calcosis). f. Calquitis. Envenenamiento crónico con cobre.
  c. lentis (c. del cristalino). Catarata del cobre.
chalicosis (calicosis). f. Enfermedad del pedernal; neumoconiosis causada por inhalación de polvo inherente a la ocupación de picapedrero.
chalinoplasty (calinoplastia). f. Corrección de defectos de la boca y los labios, especialmente de las comisuras bucales.

chalk (creta). f. Carbonato de calcio.
  French c. (c. francesa). Talco.
  prepared c. (c. preparada). Carbonato de calcio nativo purificado.
chalkitis (calquitis). f. Calcosis.
chalone (chalona). f. Cualquiera de los inhibidores de la mitosis elaborados por un tejido y que sólo son activos en este tipo hístico, independientemente de la especie.
chalybeate (calibeato). **1.** Impregnado de sales de hierro o que las contiene. **2.** m. Agente terapéutico que contiene hierro.
chamazulene (camazuleno). m. Agente antiinflamatorio.
chamber (cámara). f. Compartimiento o espacio cerrado.
  Abbé-Zeiss counting c. (c. contadora de Abbé-Zeiss).
  altitude c. (c. de altitud). C. de gran altitud.
  anechoic c. (c. anecoica).
  anterior c. of eye (c. anterior del ojo). C. mayor del ojo.
  aqueous c.'s (c. acuosas).
  decompression c. (c. de descompresión).
  Haldane c. (c. de Haldane).
  high altitude c. (c. de gran altitud). C. de altitud.
  hyperbaric c. (c. hiperbárica).
  ionization c. (c. de ionización).
  posterior c. of eye (c. posterior del ojo). C. menor del ojo.
  pulp c. (c. pulpar).
  relief c. (c. de alivio).
  Sandison-Clark c. (c. de Sandison-Clark).
  sinuatrial c. (c. sinoauricular).
  Thoma's counting c. (c. contadora de Thoma).
  vitreous c. of eye (c. vítrea del ojo).
  Zappert counting c. (c. contadora de Zappert).
chamecephalic (camecefálico, camecéfalo). De cabeza plana; se refiere a un cráneo con un índice vertical de 70 o menos; similar a tapinocéfalo.
chamecephalous (camecéfalo). Camecefálico.
chameprosopic (cameprosópico, cameprosopo). Que tiene una cara ancha y chata.
chamfer (chanfle). m. Terminación marginal de la preparación de una cavidad extracoronaria de un diente que describe una curva desde la pared axial hasta la superficie de la cavidad.
chamomile (manzanilla). f. Camomila; m. romana o inglesa; flores de *Anthemis nobilis* (familia Compositae); estomáquico.
chancre (chancro). m. Ch. duro, ulceración o úlcera; úlcera sifilítica; úlcera venérea.
  hard c. (c. duro).
  mixed c. (c. mixto).
  monorecidive c. (c. monorrecidivante).
  c. redux (c. redux).
  soft c. (c. blando). Chancroide.
  sporotrichositic c. (c. esporotricótico).
  tularemic c. (c. tularémico).
chancriform (chancriforme). Que tiene aspecto de chancro.
chancroid (chancroide). m. Chancro, ulceración o úlcera blanda; ulceración o úlcera venérea; úlcera venérea infecciosa en el sitio de infección por *Haemophilus ducreyi*.
chancroidal (chancroideo). Relacionado con el chancroide o de la naturaleza de éste.
chancrous (chancroso). Caracterizado por presentar un chancro, o de la naturaleza de éste.
change (cambio). m. Alteración; en patología, alteración estructural de causa y significación inciertas.
  Armanni-Ebstein c. (c. de Armanni-Ebstein). Riñón de Armanni-Ebstein.
  Baggenstoss c. (c. de Baggenstoss).
  Crooke's hyaline c. (c. hialino de Crooke). Degeneración hialina de Crooke.
  fatty c. (c. graso). Metamorfosis grasa.
  c. of life (c. de vida). Coloquialismo por: 1) menopausia; 2) climaterio.
  trophic c. (c. trófico). Atrofia neurotrófica.
channel (canal). m. Conducto; estructura tubular.
  ion c. (c. iónico).
  ligand-gated c. (c. regulado por ligandos).
  transnexus c. (c. transnexo).
  voltage-gated c. (c. regulado por voltaje).
chaotropic (caotrópico). Perteneciente al caotropismo.
chaotropism (caotropismo). m. Propiedad de ciertas sustancias, generalmente iones, de dividir la estructura del agua promoviendo así la solubilidad de sustancias no polares en solventes polares como el agua.
CHAP (CHAP). Ciclofosfamida, hexametilmelamina, doxorrubicina y cisplatino, un régimen quimioterapéutico para el tratamiento del cáncer de ovario.
chappa (chapa). f. Una enfermedad caracterizada por nódulos subcutáneos, que se rompen, dejan salir un material de aspecto grasoso y forman úlceras.
chapped (agrietado). Se dice de la piel seca, escamosa y fisurada por la acción del frío o por evaporación rápida de humedad.
character (carácter). m. Característica; atributo, rasgo o cualidad estructural definida de un animal o vegetal.
  acquired c. (c. adquirido).
  compound c. (c. compuesto).
  dominant c. (c. dominante).
  inherited c. (c. hereditario). C. mendeliano o unitario.
  mendelian c. (c. mendeliano). C. hereditario.
  primary sex c.'s (c. sexuales primarios).
  recessive c. (c. recesivo).
  secondary sex c.'s (c. sexuales secundarios).
  sex-linked c. (c. ligado al sexo).
  unit c. (c. unitario). C. hereditario.
character armor (carácter, armadura de). Cuadro habitual de defensas organizadas contra la ansiedad.
characteristic **1.** (característica). f. Carácter. **2.** (característico). Perteneciente al carácter.
characterization (caracterización). f. Descripción o atribución de rasgos distintivos.
  denture c. (c. protésica).
charcoal (carbón). m. Carbono obtenido calentando o quemando madera con poco acceso de aire.
  activated c. (c. activado). C. medicinal.
  animal c. (c. animal). Negro animal; negro óseo.
  bone c. (c. de hueso). C. animal.
  medicinal c. (c. medicinal). C. activado.
  vegetable c. (c. vegetal). C. de madera.
  wood c. (c. de madera). C. vegetal.
charge transfer (transferencia de carga).
charlatan (charlatán). m. Curandero; un falso médico que declara curar la enfermedad por procedimientos inútiles, etc.
charlatanism (charlatanismo). m. Actividad practicada por un charlatán; se refiere al tratamiento de pacientes sin tener conocimientos de medicina ni certificación para hacerlo.
chart (gráfico). **1.** Registro en forma tabulada de datos clínicos referentes a un caso. **2.** Curva. **3.** En óptica, signos de tamaño graduado para medir la cuidad visual, o tipos de prueba para examinar la visión lejaba o cercana.
  Amsler's c. (g. de Amsler).
  color c. (carta de color). Conjunto de muestras cromáticas usadas para controlar la visión del color.
  quality control c. (g. de control de calidad).
  Tanner growth c. (tabla de crecimiento de Tanner). Tablas que muestran la distribución de parámetros de desarrollo físico tales como estatura, curvas de crecimiento y espesor del pliegue cutáneo en niños, de acuerdo a sexo, edad y estadios de pubertad.
  Walker's c. (g. de Walker).
charting (graficación). f. Registro clínico; confección de un registro en forma de tablas o gráficos del curso de una enfermedad.
Ch.B. (Ch.B.). Abrev. de Chirurgiae Baccalaureus, Bachiller en Cirugía.
Ch.D. (Ch.D.). Abrev. de Chirurgiae Doctor, Doctor en Cirugía.
checkbite (mordida de control). Registro interoclusal.
checkerberry oil (aceite de gaulteria).
cheek (carrillo). m. Mejilla; bucca; mala; gena.
cheilalgia, chilalgia (queilalgia, quilalgia). f. Dolor en el labio.
cheilectomy, chilectomy (queilectomía, quilectomía). f. **1.** Escisión de parte de un labio. **2.** Eliminación de irregularidades óseas en los labios de una cavidad articular, que interfieren en los movimientos de la articulación.
cheilectropion, chilectropion (queilectropión, quilectropión). m. Eversión de los labios o de un labio.
cheilion (queilión). m. Punto cefalométrico situado en el ángulo (comisura) de la boca.

C D

cheilitis, chilitis (queilitis, quilitis). f. Inflamación de los labios o de un labio.
actinic c. (q. actínica). Q. solar.
angular c. (q. angular). Q. comisural; perlèche.
commissural c. (q. comisural). Q. angular.
contact c. (q. de contacto).
c. exfoliativa (q. exfoliativa).
c. glandularis (q. glandular). Mixadenitis labial; q. de Volkmann.
c. granulomatosa (q. granulomatosa).
impetiginous c. (q. impetiginosa). Piodermia de los labios.
solar c. (q. solar). Q. actínica.
c. venenata (q. venenosa o venenata).
Volkmann's c. (q. de Volkmann). Q. glandular.
cheilo-, cheil- (queilo-, queil-). Prefijos que indican relación con los labios. V.t. quilo- y quil-.
cheiloalveoloschisis, chiloalveoloschisis (queiloalveolosquisis, quiloalveolosquisis). f. Hendidura del prepaladar.
cheilognathoglossoschisis, chilognathoglossoschisis (queilognatoglososquisis, quilognatoglososquisis). f. Conjunto de mandíbula y labio inferior, fisurados o hendidos, y lengua bífida.
cheilognathopalatoschisis, chilognathopalatoschisis (queilognatopalotosquisis, quilognatopalotosquisis). f. Queilognatouranosquisis.
cheilognathoprosoposchisis, chilognathoprosoposchisis (queilognatoprosoposquisis, quilognatoprosoposquisis). f. Fisura facial oblicua, con hendidura de labio y mandíbula.
cheilognathoschisis, chilognathoschisis (queilognatosquisis, quilognatosquisis). f. Labio hendido con maxilar fisurado.
cheilognathouranoschisis, chilognathouranoschisis (queilognatouranosquisis, quilognatouranosquisis). f. Queilognatopalatosquisis; labio, maxilar y paladar fisurados.
cheilophagia, chilophagia (queilofagia, quilofagia). f. Hábito de morderse los labios.
cheiloplasty, chiloplasty (queiloplastia, quiloplastia). f. Cirugía plástica de los labios.
cheilorrhaphy, chilorrhaphy (queilorrafia, quilorrafia). f. Sutura de los labios.
cheiloschisis, chiloschisis (queilosquisis, quilosquisis). f. Labio fisurado.
cheilosis, chilosis (queilosis, quilosis). f. Estado caracterizado por descamación seca y fisura de los labios.
cheilostomatoplasty, chilostomatoplasty (queilostomatoplastia, quilostomatoplastia). f. Cirugía plástica de labios y boca.
cheilotomy, chilotomy (queilotomía, quilotomía). f. Incisión en el labio.
cheirarthritis, chirarthritis (quirartritis). f. Término obsoleto para inflamación de las articulaciones de la mano.
cheiro-, cheir- (queir-). V. quiro-.
cheirobrachialgia, chirobrachialgia (quirobraquialgia). f. Término obsoleto por dolor y parestesia de la mano y el brazo.
cheirocinesthesia (quirocinestesia).
cheirognostic, chirognostic (quirognóstico). Capaz de distinguir entre derecha e izquierda, como las manos, o el lado del cuerpo que es tocado.
cheirokinesthesia, chirokinesthesia (quirocinestesia). f. Sensación subjetiva de movimiento de las manos.
cheirokinesthetic (quirocinestésico). Relativo a la queirocinestesia.
cheirology, chirology (quirología). f. Dactilología.
cheiromegaly, chiromegaly (quiromegalia). f. Macroqueiria.
cheiroplasty, chiroplasty (quiroplastia). f. Término raramente usado para una operación plástica de la mano.
cheiropodalgia, chiropodalgia (quiropodalgia). f. Dolor en las manos y los pies.
cheiropompholyx, chiropompholyx (quiroponfólix). f. Dishidrosis.
cheirospasm, chirospasm (quiroespasmo). m. Espasmo de los músculos de la mano, como en el calambre del escritor.
chelate 1. (quelato). m. Complejo formado por quelación. **2.** (quelado). Perteneciente a la quelación. **3.** (quelar). Someter a quelación.
chelation (quelación). f. Formación de complejos constituidos por un ion metálico y dos o más grupos polares de una sola molécula
chelicera, pl. **chelicerae** (quelícero). m. Uno de los dos apéndices anteriores de los arácnidos.
chelidon (celidón). m. Fosa cubital.
cheloid (queloide).
chelonian (quelonio). Parecido o relativo a una tortuga, galápago o terrapene.
chem- (quimio-, quim-).
chemexfoliation (quimioexfoliación). f. Técnica quimioquirúrgica destinada a eliminar cicatrices de acné o a tratar defectos crónicos de la piel causados por exposición a la luz solar.
chemiatry (quimiatría). f. Iatroquímica.
chemical (químico). Relativo a la química.
chemicocautery (quimicocauterio). m. Quimiocauterio.
chemiotaxis (quimiotaxis).
chemise (camisa). f. Cuadrado de gasa adherido a un catéter que atraviesa su centro.
chemist (químico). m. Especialista o experto en química.
chemistry (química). f. Ciencia que se ocupa de la composición atómica de las sustancias, de los elementos y sus reacciones, y de la formación, descomposición y propiedades de las moléculas.
analytic c. (q. analítica).
applied c. (q. aplicada).
biological c. (q. biológica). Bioquímica.
clinical c. (q. clínica).
epithermal c. (q. epitérmica). Q. de átomos calientes.
inorganic c. (q. inorgánica).
macromolecular c. (q. macromolecular).
medical c. (q. médica).
medicinal c. (q. medicinal). Q. farmacéutica.
nuclear c. (q. nuclear).
organic c. (q. orgánica).
pharmaceutical c. (q. farmacéutica). Farmacoquímica.
physiological c. (q. fisiológica). Bioquímica.
radiation c. (q. de las radiaciones).
synthetic c. (q. sintética).
chemo-, chem- (quimio-, quim-). Prefijos relativos a la química.
chemoautotroph (quimioautótrofo). Quimiolitotrófico; organismo que extrae su energía de sustancias químicas, y su carbono del dióxido de carbono en especial.
chemoautotrophic (quimioautotrófico). Quimiolitotrófico; perteneciente a un quimioautótrofo.
chemobiodynamics (quimiobiodinamia). f. Estudio de las correlaciones entre la constitución química de diversos materiales y su capacidad de modificar la función y morfología de sistemas biológicos.
chemobiotic (quimiobiótico). Combinación de un antibiótico y un agente quimioterapéutico, como penicilina más sulfanilamida.
chemocautery (quimiocauterio). m. Cauterio químico; quimicocauterio; cualquier sustancia que al aplicarla destruye tejidos.
chemoceptor (quimioceptor). m. Quimiorreceptor.
chemodectoma (quimiodectoma). m. Tumor del cuerpo aórtico, del cuerpo carotídeo, de un quimiorreceptor o del glomo yugular; paraganglioma no cromafín; receptoma; neoplasia relativamente rara y generalmente benigna que se origina en el tejido quimiorreceptor del cuerpo carotídeo, glomo yugular y cuerpos aórticos.
chemodectomatosis (quimiodectomatosis). f. Múltiples tumores del tejido perivascular del cuerpo carotídeo o presunto tipo quimiorreceptor, observado en los pulmones como neoplasias diminutas.
chemodifferentiation (quimiodiferenciación). f. Diferenciación invisible; diferenciación de los componentes químicos celulares en el embrión antes de la citodiferenciación.
chemoheterotroph (quimioheterotrófico). Quimioorganotrófico.
chemoheterotrophic (quimioheterotrófico).
chemoimmunology (quimioinmunología). f. Inmunoquímica.
chemokinesis (quimiocinesis). f. Estimulación de un organismo por una sustancia química.
chemokinetic (quimiocinético). Referente a la quimiocinesis.
chemolithotroph (quimiolitótrofo). Quimioautótrofo.
chemolithotrophic (quimiolitotrófico). Quimioautotrófico.
chemoluminescence (quimioluminiscencia). f. Luz producida por acción química.
chemolysis (quimiólisis). f. Descomposición química.
chemonucleolysis (quimionucleólisis). f. Cambio en la estructura química del núcleo pulposo del disco vertebral causado por inyección de una enzima.
chemoorganotroph (quimioorganótrofo). Quimioheterótrofo; organismo que depende de sustancias químicas orgánicas para su energía y carbono.

chemoorganotrophic (quimioorganotrófico). Quimioheterotrófico; perteneciente a un quimioorganótrofo.
chemopallidectomy (quimiopalidectomía). f. Destrucción del globo pálido por inyección de un agente químico.
chemopallidothalamectomy (quimiopalidotalamectomía). f. Destrucción de partes del globo pálido y tálamo por inyección de una sustancia química.
chemopallidotomy (quimiopalidotomía). f. Inyección de una sustancia química, generalmente necrosante, en el globo pálido.
chemoprophylaxis (quimioprofilaxis). f. Prevención de la enfermedad por el uso de sustancias químicas o drogas.
chemoreceptor (quimiorreceptor). m. Quimioceptor; cualquier célula activada por un cambio en su medio químico, que así origina un flujo de impulsos nerviosos.
medullary c. (q. bulbar).
peripheral c. (q. periféricos).
chemoreflex (quimiorreflejo). m. Reflejo iniciado por la estimulación de quimiorreceptores, como un cuerpo carotídeo.
chemoresistance (quimiorresistencia). f. Resistencia de bacterias o células malignas a la acción inhibidora de ciertas sustancias químicas usadas en el tratamiento.
chemosensitive (quimiosensible). Capaz de percibir cambios en la composición química del medio, como los cambios en el contenido de oxígeno y dióxido de carbono de la sangre.
chemoserotherapy (quimioseroterapia). f. Combinación obsoleta de tratamiento con suero y drogas.
chemosis (quemosis). f. Edema de la conjuntiva bulbar, que forma una hinchazón alrededor de la córnea.
chemosmosis (quimioósmosis). f. Reacción química entre sustancias separadas en un comienzo por una membrana.
chemosurgery (quimiocirugía). f. Escisión de tejido enfermo una vez fijado in situ por medios químicos.
chemotactic (quimiotáctico). Relativo a la quimiotaxis.
chemotaxis (quimiotaxis). f. Quimiotropismo; movimiento de las células o los organismos en respuesta a productos químicos, por la cual las células son atraídas (q. positiva) o repelidas (q. negativa) por sustancias que demuestran propiedades químicas.
chemothalamectomy (quimiotalamectomía). f. Quimiotalamotomía; destrucción química de una parte del tálamo, generalmente para aliviar el dolor o la discinesia.
chemothalamotomy (quimiotalamotomía). f. Quimiotalamectomía.
chemotherapeutic (quimioterapéutico). Relativo a la quimioterapia.
chemotherapeutics (quimioterapéutica). f. Rama de la terapéutica que comprende la quimioterapia.
chemotherapy (quimioterapia). f. Tratamiento de la enfermedad por medio de sustancias químicas o drogas.
consolidation c. (q. de consolidación). Q. de intensificación.
induction c. (q. de inducción).
intensification c. (q. de intensificación). Q. de consolidación.
salvage c. (q. de salvataje).
chemotic (quemótico). Relativo a la quemosis.
chemotransmitter (quimiotransmisor). m. Sustancia química producida para difundirse y provocar respuestas de las neuronas o células efectoras.
chemotropism (quimiotropismo). m. Quimiotaxis.
chenodeoxycholic acid (ácido quenodesoxicólico). Quenodiol.
chenodiol (quenodiol). m. Ácido quenodesoxicólico.
chenopodium (quenopodio). m. Santónico; té mexicano; té de los jesuitas; fruto maduro seco de *Chenopodium ambrosoides* (familia Chenopodiaceae).
cherry juice (cereza, jugo de). Jugo exprimido del fruto fresco de *Prunus cerasus*.
cherubism (querubismo). m. Displasia fibrosa familiar de los maxilares; enfermedad familiar fibroósea multilocular.
chest (tórax). m. Tórax.
alar c. **1.** (pecho alar). P. fímico. **2.** (t. alar). T. ftinoide.
barrel c. **1.** (pecho en tonel). **2.** (t. en tonel).
blast c. **1.** (pecho de estallido). **2.** (t. de explosión).
flail c. **1.** (t. pulsátil). Pared torácica oscilante. **2.** (pecho batiente). Pared torácica aleteante.
flat c. **1.** (pecho plano). **2.** (t. plano).
foveated c., funnel c. **1.** (t. en embudo). T. excavado. **2.** (pecho foveado o en embudo). P. excavado.
keeled c. **1.** (pecho en quilla). P. de paloma o de pollo. **2.** (t. en quilla). T. en carina.
phthinoid c. **1.** (pecho fímico). P. alar o pterigoideo. **2.** (t. ftinoide). T. alar o pterigoide.
pterygoid c. **1.** (pecho pterigoideo). P. fímico. **2.** (t. pterigoide). T. ftinoide.
chi-square (chi-cuadrado). m. Técnica estadística por la cual se clasifican las variables para determinar si una distribución de puntajes se debe a la casualidad o a factores experimentales.
chiasm (quiasma). m. **1.** [*chiasma*, NA]. Decusación o cruce de dos tractos, haces o fascículos, como tendones o nervios. **2.** Cruce de cromosomas entremezclados durante la profase.
Camper's c. (q. de Camper). Q. tendinoso.
optic c. (q. óptico). [*chiasma opticum*, NA]. Decusación óptica.
chiasma, pl. **chiasmata** **1.** (chiasma, pl. chiasmata). [*chiasma*, NA]. Quiasma; decusación o cruce de dos tractos, haces o fascículos, como tendones o nervios. **2.** (quiasma). m. Sitio en el cual dos cromosomas homólogos parecen haber intercambiado material durante la meiosis.
c. tendinum (quiasma tendinoso). [*chiasma tendinum*, NA].
chiasmapexy (quiasmapexia). f. Fijación quirúrgica del quiasma óptico.
chiasmatic (quiasmático). Relativo a un quiasma.
chiasmometer (quiasmómetro). m. Instrumento obsoleto usado para medir la distancia entre los centros de rotación de los ojos.
chickenpox (viruela de las aves). En veterinaria, varicela.
chigger (nigua). f. Pique; larva de 6 patas de especies de *Trombicula* y otros miembros de la familia Trombiculidae.
chigoe (nigua). f. Nombre común de *Tunga penetrans*.
chilalgia (quilalgia). f. Queilalgia.
chilblain (sabañón). m. Eritema pernio; perniosis; eritema, prurito y ardor, especialmente del dorso de los dedos de manos y pies, y de los talones, la nariz y las orejas por exposición a un frío intenso.
childbirth (parto). Proceso que conduce al nacimiento de un niño.
childhood (niñez). f. Infancia; período de la vida entre la primera infancia o lactancia y la pubertad.
chilectomy (quilectomía). f. Queilectomía.
chilectropion (quilectropión). m. Queilectropión.
chilitis (quilitis). f. Queilitis.
chill (escalofrío). m. **1.** Sensación de frío. **2.** Rigor; sensación de frío con estremecimientos y palidez, acompañados de elevación de la temperatura en el interior del cuerpo.
chilo-, chil- (quilo-, quil-). Prefijos que indican relación con los labios. V.t. queilo- y queil-.
chiloalveoloschisis (quiloalveolosquisis). f. Queiloalveolosquisis.
chilognathoglossoschisis (quilognatoglososquisis). f. Queilognatoglososquisis.
chilognathopalatoschisis (quilognatopalatosquisis). f. Queilognatopalatosquisis.
chilognathoprosoposchisis (quilognatoprosoposquisis). f. Queilognatoprosoposquisis.
chilognathoschisis (quilognatosquisis). f. Queilognatosquisis.
chilognathouranoschisis (quilognatouranosquisis). f. Queilognatouranosquisis.
chilomastigiasis (quilomastigiasis). f. Quilomastosis; infección por *Chilomastix*, flagelados como *C. mesnili* del ciego humano.
chilomastosis (quilomastosis). f. Quilomastigiasis.
chilophagia (queilofagia).
chiloplasty (quiloplastia). f. Queiloplastia.
chilopodiasis (quilopodiasis). f. Invasión de una de las cavidades, especialmente la nasal, por una especie de Chilopoda.
chilorrhaphy (quilorrafia). f. Queilorrafia.
chiloschisis (quilosquisis). f. Labio fisurado.
chilosis (quilosis). f. Queilosis.
chilostomatoplasty (quilostomatoplastia). f. Queilostomatoplastia.
chilotomy (quilotomía). f. Queilotomía.
chimera (quimera). f. **1.** En embriología experimental, individuo producido por injerto de una parte embrionaria de un animal en el embrión de otro, de la misma especie o de otra. **2.** Individuo que ha recibido un trasplante de tejido genética e inmunológicamente diferente, como la médula ósea. **3.** Mellizos con dos tipos de eritrocitos inmunológicamente diferentes. **4.** A veces se usa como sinónimo de mosaico.

radiation c. (q. por radiación).
chimeric (quimérico). **1.** Relativo a una quimera. **2.** Compuesto por partes de origen diferente, o aparentemente incompatibles.
chimerism (quimerismo). m. Estado y condición propios de una quimera.
chimpanzee (chimpancé). m. Nombre genérico de *Pan panisus* y *P. troglodytes*.
chin (mentón). m. Barbilla; la prominencia formada por la proyección anterior de la mandíbula o maxilar inferior.
double c. (m. doble). Papada, búcula.
galoche c. (m. "en galoche"). M. saliente anormalmente angosto.
chinic acid (ácido quínico).
chiniofon (quiniofón). m. Mezcla de ácido 7-yodo-8-hidroxiquinolina-5-sulfónico y bicarbonato de sodio, usada en el tratamiento de disentería amebiana.
chinoleine (quinoleína). f. Quinolina.
chip (astilla). m. Pequeño fragmento resultante de rotura, corte o avulsión.
bone c.'s (a. óseas).
chip-blower (soplador de astilla).
chiral (quiral). Denota un objeto, como una molécula de una configuración o conformación dada, que posee quiralidad.
chirality (quiralidad). f. Propiedad de no identidad de un objeto con su imagen en un espejo; se utiliza en química con respecto a los isómeros estereoquímicos.
chiro-, chir- (quiro-, quir-). Prefijos que denotan relación con la mano.
chirobrachialgia (quirobraquialgia). f. Queirobraquialgia.
chirocinesthesia (quirocinestesia). f. Queirocinestesia.
chirognostic (quirognóstico). f. Queirognóstico.
chirokinesthesia (quirocinestesia). f. Queirocinestesia.
chirology (quirología). f. Dactilología.
chiromegaly (quiromegalia). f. Macroquieira.
chiroplasty (quiroplastia). f. Queiroplastia.
chiropodalgia (quiropodalgia). f. Queiropodalgia.
chiropodist (quiropodista). Podiatra.
chiropody (quiropodia). f. Podiatría.
chiropompholyx (quiroponfólix). f. Dishidrosis.
chiropractic (quiropráctica). f. Ciencia que utiliza los poderes de recuperación del organismo y la relación entre las estructuras musculoesqueléticas y las funciones corporales, particularmente de la médula espinal y el sistema nervioso, para restablecer y mantener la salud.
chiropractor (quiropráctico). m. Persona experta en la quiropráctica y autorizada legalmente para practicarla.
chiroscope (quiroscopio). m. Instrumento haploscópico usado para coordinar la mano y el ojo cuando el paciente dibuja mientras mira a través de él.
chirospasm (quiroespasmo). m. Queirospasmo.
chirurgeon (quirurgo). m. Término obsoleto, sinónimo de cirujano.
chirurgery (quirurgia). f. Término obsoleto, sinónimo de cirugía.
chisel (escoplo). m. Hoja de extremo cortante con un solo bisel de caña, mango recto o angulado, usado con impulso a lo largo del eje del mango para cortar o dividir dentina y esmalte como un cincel.
binangle c. (e. biangulado).
chitin (quitina). f. Polímero de *N*-acetil-D-glucosamina, de estructura similar a la celulosa.
chitinase (quitinasa). f. Quitodextrinasa; poli-β-glucosaminidasa; enzima que cataliza la hidrólisis de quitina a *N*-acetilglucosamina.
chitinous (quitinoso). Relativo a la quitina, o propio de ella.
chitobiose (quitobiosa). f. El disacárido de unidades repetidas en la quitina.
chitodextrinase (quitodextrinasa). f. Quitinasa.
chitoneure (quitoneuro). m. Nombre colectivo, poco usado, para las vainas de nervios, haces de éstos y fibrillas nerviosas en conjunto.
chitosamine (quitosamina). f. Glucosamina.
chiufa (chiufa). Kanyemba; proctitis y colitis gangrenosa aguda con fiebre elevada, observada en áfrica del Sur y Sudamérica.
chlamydia (clamidia). f. Nombre común de cualquier miembro del género *Chlamydia*.
chlamydial (clamidial). Relativo a cualquier bacteria del género *Chlamydia*, o causado por ella.
chlamydiosis (clamidiasis). f. Término general para referirse a enfermedades causadas por *Chlamydia psittaci* y *C. trachomatis*.
chloasma (cloasma). m. Melanoderma o melasma caracterizado por la aparición de grandes placas parduscas de forma y tamaño irregulares en la piel de la cara y otros sitios.
c. bronzinum (c. broncíneo). Máscara tropical.
chlophedianol hydrochloride (clofedianol, clorhidrato de). Agente antitusivo químicamente afín a los antihistamínicos.
chlor-, chloro- (clor-). Prefijo que indica: 1) verde; 2) asociación con el cloro.
chloracetic acid (ácido cloracético). Á. cloroacético.
chloracne (cloracné). f. Acné del cloro o alquitrán.
chloral (cloral). m. C. anhidro; aldehído tricloroacético.
anhydrous c. (c. anhidro).
c. betaine (c. betaína).
c. hydrate (hidrato de c.). Hipnótico, sedante y anticonvulsivo.
***m*-chloral** (m-cloral). m. Metacloral; *p*-cloral; tricloral; polímero de cloral obtenido por contacto prolongado con ácido sulfúrico.
***p*-chloral** (p-cloral). m. *m*-Cloral.
chloralism (cloralismo). m. Uso habitual de cloral como intoxicante, o los síntomas que causa.
chlorambucil (clorambucilo). m. Cloraminofeno; cloroambucilo.
chloramine B (cloramina B). f. Sustancia antiséptica no tóxica usada en irrigación de heridas como sustituto de c. T.
chloramine T (cloramina T). f. Clorazeno; antiséptico no tóxico pero fuerte usado en la irrigación de heridas y cavidades infectadas.
chloraminophene (cloraminofeno). m. Clorambucilo.
chloramiphene (cloramifeno). m. Citrato de clomifeno.
chloramphenicol (cloranfenicol). m. Antibiótico obtenido de *Streptomyces venezuelae*.
c. palmitate (palmitato de c.). ,
c. sodium succinate (succinato sódico de c.).
chlorate (clorato). m. Sal de ácido clórico.
chlorazanil (clorazanilo). m. Diurético.
chlorazene (clorazeno). m. Cloramina T.
chlorazol black E (negro E clorazol). Colorante ácido usado para grasas y tejidos en general, y para protozoos en extendidos fecales o en tejidos.
chlorbenzoxamine (clorbenzoxamina). f. Clorbenzoxietamina; anticolinérgico.
chlorbenzoxyethamine (clorbenzoxietamina). f. Clorbenzoxamina.
chlorbetamide (clorbetamida). f. Amebicida.
chlorbutol (clorbutol). m. Clorobutanol.
chlorcyclizine hydrochloride (clorciclizina, clorhidrato de). Agente antihistamínico.
chlordane (clordano). m. Hidrocarburo clorado usado como insecticida.
chlordantoin (clordantoína). f. Agente antifúngico tópico.
chlordiazepoxide hydrochloride (clordiazepóxido, clorhidrato de). Agente ansiolítico.
chloremia (cloremia). f. **1.** Clorosis. **2.** Cantidades anormalmente grandes de cloruros en la sangre.
chlorethene homopolymer (cloreteno, homopolímero de). Cloruro de polivinilo.
chlorethyl (cloretilo). m. Cloruro de etilo.
chlorguanide hydrochloride (clorguanida, clorhidrato de). Clorhidrato de cloroguanida.
chlorhexadol (clorhexadol). m. Hipnótico.
chlorhexidine hydrochloride (clorhexidina, clorhidrato de). Antiséptico tópico.
chlorhydria (clorhidria). f. Hiperclorhidria.
chloric acid (ácido clórico).
chloride (cloruro). m. Compuesto que contiene cloro, con una valencia de -1, como en las sales de ácido clorhídrico.
chloridimetry (cloridimetría). f. Proceso de determinación de la cantidad de cloruros en la sangre, la orina y otros líquidos.
chloridometer (cloridómetro). m. Aparato para determinar la cantidad de cloruros en la sangre, la orina y otros líquidos.
chloriduria (cloriduria). f. Cloruresis.
chlorin (clorina). f. 2,3-Dihidroporfina; 2,3,-dihidroporfirina; estructura básica de las clorofilas.
chlorinated (clorado, clorinado). Que ha sido tratado con cloro.
chlorindanol (clorindanol). m. Espermicida.
chlorine (cloro). m. Elemento gaseoso verdoso tóxico; símbolo Cl, Nº at. 17, P. at. 35,46.
chlorine group (grupo del cloro). Los halógenos.

chloriodized (cloroyodado). Que contiene cloro y yodo.
chloriodized oil (aceite cloroyodado). Yodoclorol.
chloriodoquin (cloryodoquina). f. Yodoclorhidroxiquina.
chlorisondamine chloride (clorisondamina, cloruro de). Compuesto de amonio cuaternario de acción bloqueadora ganglionar similar al hexametonio y pentolinio, pero más potente.
chlorite (clorito). m. Sal de ácido cloroso.
chlormadinone acetate (clormadinona, acetato de). Derivado de progesterona usado junto con estrógeno como anticonceptivo oral.
chlormerodrin (cloromerodrina). f. Diurético mercurial químicamente relacionado con la meralurida.
chlormezanone (clormezanona). f. Relajante muscular y tranquilizante de acciones farmacológicas y usos similares a los del meprobamato.
chloroacetic acid (ácido cloroacético).
chloroacetophenone (cloroacetofenona). f. Gas lacrimógeno.
chloroambucil (cloroambucilo). m. Clorambucilo.
chloroanemia (cloroanemia). f. Clorosis.
chloroazodin (cloroazodina). f. Agente bactericida usado como antiséptico quirúrgico.
chlorobutanol (clorobutanol). m. Acetona cloroformo; clorbutol.
chlorocresol (clorocresol). m. Usado como antiséptico y desinfectante.
chlorocruorin (clorocruorina). f. Pigmento del tipo de la hemoglobina de color verdoso que se encuentra en ciertos gusanos.
chloroethane (cloroetano). m. Cloruro de etilo.
chloroethylene (cloroetileno). m. Cloruro de vinilo.
chloroform (cloroformo). m. Triclorometano; tricloruro de metileno.
acetone c. (c. acetona). Clorobutanol.
chloroformism (cloroformismo). m. Hábito de inhalar cloroformo, o los síntomas que produce.
chloroguanide hydrochloride (cloroguanida, clorhidrato de). Clorhidrato de proguanilo.
chlorohemin (clorohemina). f. Hemina.
chloroleukemia (cloroleucemia). f. Cloroma.
chloroma (cloroma). m. Cloroleucemia; cloromieloma; cáncer verde.
***p*-chloromercuribenzoate (PCMB, *pCMB*, p-CMB)** (*p*-cloromercuribenzoato). m. Compuesto orgánico de mercurio que reacciona con grupos —SH de proteínas.
chloromethane (clorometano). m. Cloruro de metilo.
chlorometry (clorometría). f. Medición del contenido de cloro o uso de técnicas analíticas que incluyen la liberación o la titulación de cloro.
chloromyeloma (cloromieloma). m. Cloroma.
chloropenia (cloropenia). f. Deficiencia de cloruros.
chloropercha (cloropercha). f. Solución de gutapercha en cloroformo usada en odontología como agente para adherir las obturaciones de gutapercha a las paredes de un conducto radicular preparado.
chlorophenol (clorofenol). m. Uno de varios productos de sustitución obtenidos por acción del cloro sobre el fenol; usado como antisépticos.
***p*-chlorophenol** (*p*-clorofenol). m. Paraclorofenol.
***o*-chlorophenol** (*o*-clorofenol). m. Líquido antiséptico usado en el tratamiento del lupus.
chlorophenothane (clorofenotano). m. Diclorodifeniltricloroetano.
chlorophyll (clorofila). f. Derivado de porfirina que se encuentra en los organismos fotosintéticos; pigmentos de las plantas verdes que absorben luz.
c. esterase (c. esterasa). Clorofilasa.
water-soluble c. derivatives (derivados hidrosolubles de c.).
chlorophyllase (clorofilasa). f. Clorofila esterasa.
chlorophyllide, chlorophyllid (clorofilida). f. Lo que queda de la molécula de clorofila cuando se extrae el grupo fitilo.
chloropicrin (cloropicrina). f. Nitrocloroformo.
chloroplast (cloroplasto). m. Cuerpo de inclusión de las células vegetales que contiene clorofila.
chloroprednisone (cloroprednisona). f. Agente tópico antiinflamatorio.
chloroprocaine hydrochloride (cloroprocaína, clorhidrato de). Anestésico local de acción y usos similares al clorhidrato de procaína.
chloropsia (cloropsia). f. Visión verde.
chloropyramine (cloropiramina). f. Agente antihistamínico.
chloroquine (cloroquina). f. Agente antipalúdico; también se usa para la amebiasis hepática y algunas enfermedades de la piel.
chlorosis (clorosis). f. Término raramente usado para una forma de anemia microcítica hipocrómica crónica por deficiencia de hierro.
chlorothen citrate (cloroteno, citrato de). Citrato de clorometapirileno; agente antihistamínico.
chlorothiazide (clorotiazida). f. Diurético de uso oral que inhibe la reabsorción tubulorrenal de sodio.
c. sodium (c. sódica).
chlorothymol (clorotimol) m. Monoclorotimol; clortimol.
chlorotic (clorótico). Perteneciente a la clorosis o que tiene las características de ella.
chlorotrianisene (clorotrianiseno). m. Estrógeno sintético derivado del estilbeno, activo por vía bucal.
chlorous (cloroso). **1.** Relativo al cloro. **2.** Denota compuestos de cloro en los cuales su valencia es +3.
chlorous acid (ácido cloroso).
β-chlorovinyldichloroarsine (β-clorovinildicloroarsina). f. Lewisita.
chlorphenesin (clorfenesina). f. Agente antimicótico tópico.
c. carbamate (carbamato de c.).
chlorphenindione (clorfenindiona). f. Anticoagulante químicamente relacionado con la fenindiona.
chlorpheniramine maleate (clorfeniramina, maleato de). Antihistamínico.
chlorphenol red (rojo clorofenol).
chlorphenoxamine (clorfenoxamida). Usado en el tratamiento de parkinsonismo idiopático arteriosclerótico y posencefalítico.
chlorphentermine hydrochloride (clorfentermina, clorhidrato de). Amina simpaticomimética usada como anorexígeno.
chlorproethazine hydrochloride (clorproetazina, clorhidrato de). m. Fenotiazina relajante del músculo esquelético.
chlorproguanil hydrochloride (clorproguanilo, clorhidrato de). 3,4-Dicloro homólogo de cloroguanida, usado para profilaxis causal y supresión de paludismo falciparum.
chlorpromazine (clorpromazina). f. Fenotiazina con propiedades antieméticas, antiadrenérgicas y anticolinérgicas.
c. hydrochloride (c. clorhidrato).
chlorpropamide (clorpropamida). f. Agente hipoglucemiante oralmente efectivo, relacionado química y farmacológicamente con la tolbutamida.
chlorprothixene (clorprotixeno). m. Antipsicótico del grupo del tioxanteno.
chlorquinaldol (clorquinaldol). m. Agente queratoplástico, antibacteriano y antifúngico usado en el tratamiento de infecciones cutáneas bacterianas y micóticas.
chlortetracycline (clortetraciclina). f. Agente antibiótico; derivado de naftaceno obtenido de *Streptomyces aureofaciens*.
chlorthalidone (clortalidona). f. Diurético y antihipertensivo usado en tratamientos con esteroides y en el edema asociado con insuficiencia cardíaca congestiva y otras enfermedades.
chlorthenoxazin (clortenoxazina). f. Antipirético y analgésico.
chlorthymol (clortimol). m. Clorotimol.
chloruresis (cloruresis). f. Cloruria; cloriduria; excreción de cloruro en la orina.
chloruretic (clorurético). Relativo a un agente que aumenta la excreción de cloruro en la orina y también designa dicho efecto.
chloruria (cloruria). f. Cloruresis.
chlorzoxazone (clorzoxazona). f. Relajante del músculo esquelético usado en el tratamiento de espasmos musculares dolorosos debidos a afecciones musculoesqueléticas de origen no neurológico.
choana, pl. **choanae** (coana). f. [*choana*, NA]. Nariz posterior; posnariz.
primary c., primitive c. (c. primaria, primitiva).
secondary c. (c. secundaria).
choanal (coanal). Perteneciente a una coana.
choanate (coanado). Que tiene un embudo, o sea, un anillo o collar.
choanoflagellate (coanoflagelado). Coanomastigoto.
choanoid (coanoide). Infundibuliforme; en forma de embudo.
choanomastigote (coanomastigoto). m. Coanoflagelado; flagelado en collar.
choke (ahogo). m. Sofocación. Cualquier obstrucción del esófago en animales herbívoros debida a un cuerpo extraño parcialmente deglutido.
thoracic c. (a. torácico).

C D

chokes (ahogo). m. Manifestación de enfermedad por descompresión o mal de altura que se caracteriza por disnea, tos y sofocación.
cholagogic (colagógico). Colagogo.
cholagogue (colagogo). **1.** m. Agente que promueve el flujo de bilis al intestino, especialmente por contracción de la vesícula biliar. **2.** Colagógico; relativo a estos agentes o efectos.
cholaic acid (ácido colaico). Á. taurocólico.
cholalic acid (ácido colálico). Á. cólico.
cholane, 5β-cholane (colano, 5β-colano). m. Hidrocarburo madre de los ácidos colánicos (ácidos cólicos).
cholaneresis (colaneresis). f. Aumento de producción de ácido cólico o sus conjugados.
cholangeitis (colangeítis). f. Colangitis.
cholangiectasis (colangiectasia). f. Dilatación de los conductos biliares, generalmente secuela de obstrucción.
cholangiocarcinoma (colangiocarcinoma). m. Adenocarcinoma, principalmente de los conductos biliares intrahepáticos.
cholangioenterostomy (colangioenterostomía). f. Anastomosis quirúrgica de un conducto biliar al intestino.
cholangiofibrosis (colangiofibrosis). f. Fibrosis de los conductos biliares.
cholangiogastrostomy (colangiogastrostomía). f. Formación de una comunicación entre un conducto biliar y el estómago.
cholangiogram (colangiograma). m. Registro radiográfico de los conductos biliares obtenido por colangiografía.
cholangiography (colangiografía). f. Examen radiográfico de los conductos biliares.
  cystic duct c. (c. del conducto cístico).
  percutaneous c. (c. percutánea).
cholangiole (colangiolo). m. Capilar biliar; conducto de Hering; conductillo entre un canalículo biliar y un conducto biliar interlobulillar.
cholangiolitis (colangiolitis). f. Inflamación de las pequeñas radículas o colangiolos biliares.
cholangioma (colangioma). m. Neoplasia originada en un conducto biliar.
cholangiopancreatography (colangiopancreatografía). f. Examen radiográfico de los conductos biliares y el páncreas.
  endoscopic retrograde c. (ERCP) (c. retrógrada endoscópica (CPRE)).
cholangioscopy (colangioscopia). f. Examen visual de conductos biliares por medio de un cistoscopio o un endoscopio de fibra óptica.
cholangiostomy (colangiostomía). f. Formación de una fístula que lleva a un conducto biliar.
cholangiotomy (colangiotomía). f. Incisión en un conducto biliar.
cholangitis (colangitis). f. Colangeítis; angiocolitis; inflamación de un conducto biliar o de todo el árbol biliar.
  primary sclerosing c. (c. esclerosante primaria).
cholanic acid (ácido colánico). Á. cólico.
cholanopoiesis (colanopoyesis). f. Síntesis por el hígado de ácido cólico o sus conjugados, o de sales biliares naturales.
cholanopoietic (colanopoyético). Perteneciente a la colanopoyesis o que la promueve.
cholanthrene (colantreno). m. Hidrocarburo policíclico más o menos carcinogénico, madre estructural del 3 (o 20-) metilcolantreno, sumamente carcinógeno.
cholascos (colascos). m. Escape de bilis en la cavidad peritoneal libre.
cholate (colato). m. Sal o éster de un ácido cólico.
  c. ligase (c. ligasa).
  c. synthetase, c. thiokinase (c. sintetasa, tioquinasa).
chole-, chol-, cholo- (cole-). Prefijo que indica relación con la bilis.
cholecalciferol (colecalciferol). m. Calciol; vitamina D_3.
cholechromopoiesis (colecromopoyesis). f. Síntesis de pigmentos biliares por el hígado.
cholecyst (vesícula biliar).
cholecystagogic (colecistagógico). Que estimula la actividad de la vesícula biliar.
cholecystagogue (colecistagogo). m. Sustancia que estimula la actividad de la vesícula biliar.
cholecystatony (colecistatonía). f. Atonía, debilidad o insuficiencia funcional de la vesícula biliar.
cholecystectasia (colecistectasia). f. Dilatación de la vesícula biliar.
cholecystectomy (colecistectomía). f. Extirpación quirúrgica de la vesícula biliar.
cholecystendysis (colecistendisis). f. Colecistotomía.
cholecystenterostomy (colecistenterostomía). f. Enterocolecistostomía; formación de una comunicación directa entre la vesícula biliar y el intestino.
cholecystenterotomy (colecistenterotomía). f. Enterocolecistotomía; incisión del intestino y la vesícula biliar.
cholecystic (colecístico). Relativo al colecisto o vesícula biliar.
cholecystis (colecisto). m. Vesícula biliar.
cholecystitis (colecistitis). f. Inflamación de la vesícula biliar.
  acute c. (c. aguda).
  chronic c. (c. crónica).
  emphysematous c. (c. enfisematosa).
  xanthogranulomatous c. (c. xantogranulomatosa).
cholecystocolostomy (colecistocolostomía). f. Colocolecistostomía; cistocolostomía; establecimiento de una comunicación entre la vesícula biliar y el colon.
cholecystoduodenostomy (colecistoduodenostomía). f. Duodenocolecistostomía; establecimiento de una comunicación directa entre la vesícula biliar y el duodeno.
cholecystogastrostomy (colecistogastrostomía). f. Establecimiento de una comunicación entre la vesícula biliar y el estómago.
cholecystogram (colecistograma). m. Registro radiográfico de la vesícula biliar obtenido por colecistografía.
cholecystography (colecistografía). f. Visualización de la vesícula biliar por rayos X después de administrar una sustancia radioopaca o un radiofármaco.
cholecystoileostomy (colecistoileostomía). f. Establecimiento de una comunicación entre la vesícula biliar y el íleon.
cholecystojejunostomy (colecistoyeyunostomía). f. Establecimiento de una comunicación entre la vesícula biliar y el yeyuno.
cholecystokinase (colecistocinasa). f. Enzima que cataliza la hidrólisis de la colecistocinina.
cholecystokinetic (colecistocinético). Que promueve el vaciamiento de la vesícula biliar.
cholecystokinin (colecistocinina). f. Pancreocimina.
cholecystolithiasis (colecistolitiasis). f. Presencia de uno o más cálculos en la vesícula biliar.
cholecystolithotripsy (colecistolitotricia). f. Trituración de un cálculo biliar por manipulación de la vesícula biliar no abierta.
cholecystomy (colecistomía). f. Colecistotomía.
cholecystopathy (colecistopatía). f. Enfermedad de la vesícula biliar.
cholecystopexy (colecistopexia). f. Sutura de la vesícula biliar a la pared abdominal.
cholecystorrhaphy (colecistorrafia). f. Sutura de la vesícula biliar incidida o herniada.
cholecystosonography (colecistosonografía). f. Examen ultrasónico de la vesícula biliar.
cholecystostomy (colecistostomía). f. Establecimiento de una fístula hasta la vesícula biliar.
cholecystotomy (colecistotomía). f. Colecistomía; cistifeleotomía; colecistendisis.
choledoch (colédoco). m. Conducto c.
choledochal (coledociano). Relativo al conducto biliar común o colédoco.
choledochectomy (coledocectomía). f. Extirpación quirúrgica de una parte del conducto biliar común.
choledochendysis (coledocendisis). f. Coledocotomía.
choledochiarctia (coledociartia). f. Estenosis de la vesícula biliar.
choledochitis (coledocitis). f. Inflamación del conducto biliar común.
choledocho-, choledoch- (coledoco-, coledoc-). Prefijos relativos al conducto colédoco, colédoco o conducto biliar común.
choledochocholedochostomy (coledococoledocostomía). f. Unión quirúrgica de partes divididas del colédoco.
choledochoduodenostomy (coledocoduodenostomía). f. Formación de una comunicación, aparte de la natural, entre el colédoco y el duodeno.
choledochoenterostomy (coledocoenterostomía). f. Establecimiento de una comunicación aparte de la natural, entre el colédoco y cualquier parte del intestino.

choledochography (coledocografía). f. Examen radiográfico del colédoco después de la administración de una sustancia radioopaca.
choledochojejunostomy (coledocoyeyunostomía). f. Anastomosis entre el colédoco y el yeyuno.
choledocholith (coledocolito). m. Cálculo del colédoco.
choledocholithiasis (coledocolitiasis). f. Presencia de uno o más cálculos en el colédoco.
choledocholithotomy (coledocolitotomía). f. Incisión del colédoco para la extracción de un cálculo impactado.
choledocholithotripsy (coledocolitotricia). f. Trituración de un cálculo biliar del colédoco por manipulación, sin abrir este último.
choledocholithotrity (coledocolitotricia).
choledochoplasty (coledocoplastia). f. Cirugía plástica del colédoco.
choledochorrhaphy (coledocorrafia). f. Sutura de los extremos divididos del colédoco.
choledochostomy (coledocostomía). f. Establecimiento de una fístula que va al colédoco.
choledochotomy (coledocotomía). f. Coledocendisis; incisión en el colédoco.
choledochous (coledocoso). Que contiene o transporta bilis.
choleglobin (coleglobina). f. Hemoglobina de los pigmentos biliares; biliverdinglobina; hemoglobina verde; verdoglobina.
cholehematin (colehematina). f. Pigmento rojo de la bilis de los animales herbívoros; producto de oxidación de la hematina.
cholehemia (colehemia). f. Colemia.
choleic (coleico). Cólico.
choleic acids (ácido coleicos). Compuestos de á. biliares y esteroles.
cholelith (colelito). m. Cálculo biliar.
cholelithiasis (colelitiasis). f. Cololitiasis; presencia de concreciones en la vesícula biliar o los conductos biliares.
cholelithotomy (colelitotomía). f. Extirpación quirúrgica de un cálculo biliar.
cholelithotripsy (colelitotricia). f. Trituración de un cálculo biliar.
cholemesis (colemesis). f. Vómito de bilis.
cholemia (colemia). f. Colehemia; presencia de sales biliares en la sangre circulante.
cholemic (colémico). Relativo a la colemia.
cholepathia (colepatía). f. **1.** Enfermedad de los conductos biliares. **2.** Contracciones irregulares de los conductos biliares.
  c. spastica (c. espástica).
choleperitoneum (coleperitoneo). m. Bilis en el peritoneo, que puede provocar peritonitis biliar.
choleperitonitis (coleperitonitis). f. Peritonitis biliar.
cholepoiesis (colepoyesis). f. Colopoyesis; formación de bilis.
cholepoietic (colepoyético). Relativo a la formación de bilis.
cholera (cólera). m. **1.** Antiguamente era el nombre inespecífico de variados trastornos gastrointestinales. **2.** C. asiático; enfermedad infecciosa epidémica aguda humana causada por *Vibrio cholerae*.
  Asiatic c. (c. asiático).
  fowl c. (c. de las aves de corral).
  hog c. (c. porcino). Peste porcina.
  c. infantum (c. infantil).
  c. morbus (c. morbo).
  pancreatic c. (c. pancreático). Síndrome de Verner-Morrison.
  c. sicca (c. seco).
  typhoid c. (c. tifoideo).
choleragen (colerágeno). Término sugerido para uno o más factores producidos durante el crecimiento in vitro del vibrión del cólera y que causan diarrea.
choleraic (coleraico). Relativo al cólera.
choleraphage (colerófago). Bacteriófago de *Vibrio cholerae*.
choleresis (coleresis). f. Secreción de bilis, distinta de la expulsión de bilis por la vesícula biliar.
choleretic (colerético). **1.** Relativo a la coleresis. **2.** m. Agente, generalmente una droga, que estimula al hígado para que aumente la producción de bilis.
cholerheic (colereico). Denota diarrea producida secundariamente a sales biliares no absorbidas.
choleric (colérico). Bilioso.
choleriform (coleriforme). Coleroide; parecido al cólera.
cholerigenic, cholerigenous (colerigénico, colerígeno). Que causa o engendra cólera.
cholerine (colerina). f. Forma leve de diarrea que se ve durante epidemias de cólera asiático.
choleroid (coleroide). Coleriforme.
cholerrhagia (colerragia). f. Gran flujo de bilis.
cholerrhagic (colerrágico). Referente al flujo de la bilis.
cholestane (colestano). m. Hidrocarburo "madre" del colesterol.
cholestanol (colestanol). m. Dihidrocolesterol.
cholestanone (colestanona). f. Isómero de coprostanona.
cholestasia, cholestasis (colestasia, colestasis). f. Detención del flujo de bilis.
cholestatic (colestático). Que tiende a disminuir o detener el flujo de bilis.
cholesteatoma (colesteatoma). m. **1.** Tumor perlado. **2.** Quiste epidermoideo que se origina en el sistema nervioso central del hombre y los animales.
cholestenone (colestenona). f. Dehidrocolestanona que difiere de la colestanona por la presencia de un doble enlace entre los carbonos 4 y 5.
cholesteremia (colesteremia). f. Colesterinemia; colesterolemia; presencia de mayor cantidad de colesterol en la sangre.
cholesteride (colestérido). m. Nombre obsoleto de un éster colesterílico de un ácido graso.
cholesterin (colesterina). f. Colesterol.
cholesterinemia (colesterinemia). f. Colesteremia.
cholesterinosis (colesterinosis). f. Colesterolosis.
  cerebrotendinous c. (c. cerebrotendinosa).
cholesterinuria (colesterinuria). f. Colesteroluria.
cholesteroderma (colesterodermia). f. Xantocromía.
cholesterol (colesterol). m. Colesterina; el esteroide más abundante en los tejidos animales.
cholesterolemia (colesterolemia). f. Colesteremia.
cholesterologenesis (colesterologénesis). f. Biosíntesis de colesterol.
cholesterolosis (colesterolosis). f. **1.** Colesterinosis; colesterosis. Estado debido a una alteración del metabolismo de los lípidos, caracterizado por depósitos de colesterol en los tejidos, como en la enfermedad de Tánger. **2.** Cristales de colesterol en la cámara anterior del ojo; se observa en la afaquia asociada con separación retiniana.
  extracellular c. (c. extracelular).
cholesteroluria (colesteroluria). f. Colesterinuria; excreción de colesterol en la orina.
cholesterosis (colesterosis). f. Colesterolosis.
  c. cutis (c. cutánea). Xantomatosis.
choleuria (coleuria). f. Biliuria.
choleverdin (coleverdina). f. Biliverdina.
cholic (cólico). Coleico; relacionado con la bilis.
cholic acid (ácido cólico). Á. colálico; á. colánico.
cholicele (colicele). m. Agrandamiento de la vesícula biliar debido a líquidos retenidos.
choline (colina). f. Ion (2-hidroxietil) trimetilamonio.
  c. acetylase (c. acetilasa). C. acetiltransferasa.
  c. acetyltransferase (c. acetiltransferasa). C. acetilasa.
  c. chloride (cloruro de c.). Agente lipotrópico.
  c. dihydrogen citrate (citrato dihidrogenado de c.). Agente lipotrópico.
  c. esterase I (c. esterasa I). Acetilcolinesterasa.
  c. esterase II (c. esterasa II). Colinesterasa.
  c. kinase (c. cinasa). C. fosfocinasa.
  c. phosphatase (c. fosfatasa). Fosfolipasa D.
  c. phosphokinase (c. fosfocinasa). C. cinasa.
  c. salicylate (salicilato de c.) Sal de c. del ácido salicílico.
  c. theophyllinate (teofilinato de c.). Oxtrifilina.
cholinephosphotransferase (colinafosfotransferasa). f. Enzima que cataliza la reacción entre CDP-colina y 1,2-diacilglicerol que forma fosfatidilcolina.
cholinergic (colinérgico). Relativo a células o fibras nerviosas que emplean acetilcolina como neurotransmisor.
cholinester (colinéster). m. Éster de colina, como la acetilcolina.
cholinesterase (colinesterasa). f. Seudocolinesterasa; benzoilcolinesterasa; butirilcolina esterasa; butirocolinesterasa.
  "e"-type c. (c. tipo "e"). (Por eritrocito.) Acetilcolinesterasa.
  nonspecific c. (c. no específica). Colinesterasa.
  "s"-type c. (c. tipo "s"). (Por suero.) Colinesterasa.
  specific c. (c. específica). Acetilcolinesterasa.
  true c. (c. verdadera). Acetilcolinesterasa.

cholinesterase reactivator (reactivador de colinesterasa).
cholinoceptive (colinoceptivo). Referente a sitios químicos de células efectoras a los que se une la acetilcolina para ejercer su acción.
cholinolytic (colinolítico). Que impide la acción de la acetilcolina.
cholinomimetic (colinomimético). De acción similar a la acetilcolina, la sustancia liberada por los nervios colinérgicos.
cholinoreactive (colinorreactivo). Que responde a la acetilcolina y compuestos afines.
cholinoreceptors (colinorreceptores). m. Receptores colinérgicos.
cholistine sulphomethate sodium (sulfometato sódico de colistina). Colistimetato sódico.
chololith (cololito). m. Cálculo biliar.
chololithiasis (cololitiasis). f. Colelitiasis.
chololithic (cololítico). Que tiene relación con los cálculos biliares.
choloplania (coloplania). f. Presencia de sales biliares en la sangre o los tejidos.
cholopoiesis (colopoyesis). f. Colepoyesis.
cholorrhea (colorrea). f. **1.** Término obsoleto para la secreción excesiva de bilis. **2.** Colonorrea; diarrea supuestamente originada en un proceso que afecta solamente o de modo especial al colon.
choloscopy (coloscopia). f. Término raramente usado en lugar de colangioscopia.
cholothorax (colotórax). m. Bilis en la cavidad pleural.
choloyl (coloílo). m. El radical de ácido cólico o colato.
choluria (coluria). f. Biliuria.
cholylcoenzyme A (colilcoenzima A). f. Producto de condensación de ácido cólico y coenzima A, intermediario en la formación de sales biliares a partir de ácidos biliares.
chondral (condral). Cartilaginoso.
chondralgia (condralgia). f. Condrodinia.
chondralloplasia (condraloplasia). f. Existencia de cartílago en situaciones anormales en el esqueleto óseo.
chondrectomy (condrectomía). f. Escisión de cartílago.
chondrification (condrificación). f. Conversión a cartílago.
chondrify (condrificar). Convertir en cartilaginoso.
chondrin (condrina). f. Término obsoleto para una sustancia gelatinosa obtenida de cartílago por ebullición.
chondriosome (condriosoma). m. Término obsoleto de mitocondria.
chondritis (condritis). f. Inflamación de un cartílago.
costal c. (c. costal). Costocondritis.
chondro-, chondrio- (condro-, condrio-). Prefijos que significan o se relacionan con: 1) cartílago o cartilaginoso, y 2) sustancia granular o arenosa.
chondro-osseous (condroóseo). Relativo a cartílago y hueso como mezcla de ambos tejidos o como unión entre ellos, como en una costilla y su cartílago costal.
chondro-osteodystrophy (condroosteodistrofia). f. Osteocondrodistrofia; osteocondrodistrofia deformante.
chondroblast (condroblasto). m. Condroplasto; célula de tejido cartilaginoso en crecimiento.
chondroblastoma (condroblastoma). m. Tumor que nace en la epífisis de un hueso largo.
chondrocalcinosis (condrocalcinosis). f. Calcificación de cartílago.
articular c. (c. articular). Seudogota; gota cálcica.
chondroclast (condroclasto). m. Célula multinucleada que interviene en la reabsorción de cartílago.
chondrocostal (condrocostal). Relativo a los cartílagos costales.
chondrocranium (condrocráneo). m. Cráneo cartilaginoso.
chondrocyte (condrocito). m. Célula o corpúsculo cartilaginoso; célula de tejido conjuntivo que ocupa una laguna dentro de la matriz cartilaginosa.
isogenous c.'s (c. isógenos).
chondrodermatitis nodularis chronica helicis (condrodermatitis nodular crónica helical). Enfermedad de Winkler.
chondrodynia (condrodinia). f. Condralgia; dolor en un cartílago.
chondrodysplasia (condrodisplasia). f. Condrodistrofia.
hereditary deforming c. (c. deformante hereditaria).
c. punctata (c. punteada). Displasia epifisaria punteada.
chondrodystrophia (condrodistrofia).
c. calcificans congenita (c. calcificante congénita).
c. congenita punctata (c. punteada congénita).
chondrodystrophy (condrodistrofia). f. Condrodisplasia.
asphyxiating thoracic c. (c. torácica asfixiante).
asymmetrical c. (c. asimétrica). Encondromatosis.
hereditary deforming c. (c. deformante hereditaria).
chondroectodermal (condroectodérmico). Relativo a cartílago derivado del ectodermo, como los cartílagos branquiales que pueden tener origen en la cresta neural.
chondrofibroma (condrofibroma). m. Fibroma condromixoide.
chondrogenesis (condrogénesis). f. Condrosis; formación de cartílago.
chondroglossus (condrogloso).
chondrohypoplasia (condrohipoplasia). f. Forma leve de acondroplasia; los individuos afectados sobreviven y llegan a adultos.
chondroid (condroide). **1.** Cartilaginoide; parecido al cartílago. **2.** Cartílago de desarrollo no característico, principalmente celular con una matriz basófila y cápsulas delgadas o ausentes.
chondroitin (condroitina). f. (Muco)polisacárido (proteoglucano) que se encuentra en la matriz extracelular del tejido conectivo.
c. sulfate A (condroitinsulfato A). m. Condroitina con residuos sulfúricos que esterifican los grupos 4-hidroxilo de los residuos de galactosamina; se encuentra en el tejido conjuntivo.
c. sulfate B (condroitinsulfato B). m. Dermatansulfato.
c. sulfate C (condroitinsulfato C). m. Condroitina con residuos sulfúricos que esterifican los grupos 6-hidroxilo de los residuos de galactosamina.
chondrology (condrología). f. Estudio del cartílago.
chondrolysis (condrólisis). f. La desaparición de cartílago articular debida a lisis o disolución de cartílago por lisis o disolución de la matriz y las células cartilaginosas.
chondroma (condroma). m. Neoplasia benigna derivada de células mesodérmicas que forman cartílago.
extraskeletal c. (c. extraesquelético).
juxtacortical c. (c. yuxtacortical). C. perióstico.
periosteal c. (c. perióstico). C. yuxtacortical.
chondromalacia (condromalacia). f. Ablandamiento de cualquier cartílago.
c. fetalis (c. fetal).
generalized c. (c. generalizada). Policondritis recurrente.
c. of larynx (c. de la laringe). Laringomalacia.
systemic c. (c. sistémica). Policondritis recurrente.
chondromatosis (condromatosis). f. Presencia de múltiples focos cartilaginosos de tipo tumoral.
synovial c. (c. sinovial). Osteocondromatosis sinovial.
chondromatous (condromatoso). Perteneciente a un condroma o que manifiesta los rasgos de éste.
chondromere (condrómero). m. Unidad cartilaginosa del esqueleto axial que se desarrolla dentro de un solo metámero del cuerpo.
chondromucin (condromucina). f. Condromucoide.
chondromucoid (condromucoide). m. Condromucina.
chondromyxoma (condromixoma). m. Fibroma condromixoide.
chondropathy (condropatía). f. Cualquier enfermedad del cartílago.
chondropharyngeus (condrofaríngeo).
chondrophyte (condrofito). m. Masa cartilaginosa anormal que se desarrolla en la superficie articular de un hueso.
chondroplast (condroplasto). m. Condroblasto.
chondroplasty (condroplastia). f. Cirugía reparadora o plástica de cartílago.
chondroporosis (condroporosis). f. Afección del cartílago en la que aparecen espacios normales (en el proceso de osificación) o patológicos.
chondroprotein (condroproteína). f. Condromucoide.
chondrosamine (condrosamina). f. Galactosamina.
chondrosarcoma (condrosarcoma). m. Neoplasia maligna derivada de células cartilaginosas, más frecuente en los huesos de la pelvis o cerca de los extremos de los huesos largos, en personas maduras y ancianas.
chondrosin, chondrosine (condrosina). Disacárido compuesto por una molécula de ácido D-glucurónico y una de galactosamina (condrosamina); es un componente de los condroitinsulfatos.
chondrosis (condrosis). f. **1.** Condrogénesis. **2.** Nombre obsoleto de un tumor cartilaginoso.
chondroskeleton (condroesqueleto). m. Esqueleto formado por cartílago hialino, como el del embrión humano o el de ciertos peces adultos, como el tiburón o la raya.

chondrosome (condrosoma). m. Nombre obsoleto de la mitocondria.
chondrosternal (condroesternal). **1.** Relativo a un cartílago esternal. **2.** Relativo a los cartílagos costales y el esternón.
chondrosternoplasty (condroesternoplastia). f. Corrección de malformaciones del esternón.
chondrotome (condrótomo). m. Cuchillo para cartílago; econdrótomo.
chondrotomy (condrotomía). f. División de cartílago.
chondrotrophic (condrotrófico). Que influye en la nutrición y por ende en el desarrollo y crecimiento del cartílago.
chondroxiphoid (condroxifoide). Relativo al cartílago xifoides o ensiforme.
chondrus (chondrus). m. **1.** Cartílago. **2.** Musgo irlandés o perlado; musgo de Irlanda; la planta *Chondrus crispus, Fucus crispus* o *Gigartina mamillosa*, de la familia Gigartinaceae.
chonechondrosternon (conecondroesternón). m. Pectus excavatum.
CHOP (CHOP). Ciclofosfamida, doxorrubicina, vincristina y prednisona, un régimen quimioterapéutico para el tratamiento de los linfomas.
chord- (cord-). Prefijo que significa cuerda o cordón.
chorda, pl. **chordae** (cuerda). [*chorda*, NA]. Estructura tendinosa o en forma de c. o cordón.
  chordae willisii (c. de Willis). Cordones de Willis.
  c. dorsalis (c. dorsal). Notocorda.
  c. magna (c. magna). Tendón del calcáneo.
  c. spermatica (c. espermática). Cordón espermático.
  c. tympani (c. del tímpano). [*chorda tympani*, NA].
  c. vertebralis (c. vertebral). Notocorda.
chorda-mesoderm (cordamesodermo). m. Parte del protodermo de un embrión joven con potencial para formar notocorda y mesodermo.
chordal (cordal). Relativo a cualquier cuerda o cordón, especialmente la notocorda.
chordate (cordado). Un animal del filo *Chordata*.
chordee (encordamiento). m. Pene lunado (penis lunatus); erección dolorosa del pene en gonorrea o enfermedad de Peyronie.
chorditis (corditis). f. Inflamación de una cuerda, generalmente vocal.
  c. fibrinosa (c. fibrinosa).
  c. nodosa, c. tuberosa (c. nudosa, tuberosa). Nódulos de los cantantes.
  c. vocalis (c. vocal). Inflamación de las cuerdas vocales.
  c. vocalis inferior (c. vocal inferior). Laringitis subglótica crónica.
chordoma (cordoma). m. Neoplasia solitaria rara derivada de partes persistentes de la notocorda.
chordoskeleton (cordoesqueleto). m. Parte del esqueleto del embrión que se desarrolla en relación con la notocorda.
chordotomy (cordotomía). f.
chorea (corea). f. **1.** Movimientos involuntarios, espasmódicos e irregulares de las extremidades o los músculos faciales. **2.** C. de Sydenham.
  automatic c. (c. automática). Movimientos anormales incontrolables.
  chronic progressive c. (c. crónica progresiva). C. hereditaria.
  c. cordis (c. cardíaca). Irregularidad cardíaca relacionada con la c.
  dancing c. (c. danzante). C. procursiva.
  degenerative c. (c. degenerativa). C. hereditaria.
  c. dimidiata (c. dimidiata). Hemicorea.
  electric c. (c. eléctrica).
  c. festinans (c. festinante). C. procursiva.
  fibrillary c. (c. fibrilar). C. de Morvan.
  c. gravidarum (c. gravídica). C. del embarazo.
  habit c. (c. habitual). Tic.
  hemilateral c. (c. hemilateral). Hemicorea.
  Henoch's c. (c. de Henoch). Tic espasmódico.
  hereditary c. (c. hereditaria).
  Huntington's c. (c. de Huntington). C. hereditaria.
  hysterical c. (c. histérica).
  juvenile c. (c. juvenil). C. de Sydenham.
  laryngeal c. (c. laríngea).
  c. major (c. mayor).
  methodical c. (c. metódica).
  mimetic c. (c. mimética).
  c. minor (c. menor). C. de Sydenham.
  Morvan's c. (c. de Morvan). C. fibrilar.
  c. nutans (c. nutans).
  paralytic c. (c. paralítica).
  posthemiplegic c. (c. poshemipléjica). Atetosis poshemipléjica.
  procursive c. (c. procursiva). C. festinante.
  rheumatic c. (c. reumática). C. de Sydenham.
  rhythmic c. (c. rítmica).
  c. rotatoria (c. rotatoria).
  saltatory c. (c. saltatoria). Movimientos rítmicos de danza.
  senile c. (c. senil).
  Sydenham's c. (c. de Sydenham).
  tetanoid c. (c. tetanoide). C. debida a degeneración lenticular.
chorea-acanthocytosis (corea-acantocitosis). f. Degeneración familiar de los ganglios basales con acantocitosis caracterizada por movimientos involuntarios, acantocitosis y disminución o ausencia de los reflejos tendinosos profundos.
choreal (coreal). Relativo a la corea.
choreic (coreico). Relativo a la corea o de la naturaleza de ésta.
choreiform (coreiforme). Coreoide.
choreo- (coreo-). Prefijo relacionado con la corea.
choreoathetoid (coreoatetoide). Perteneciente a la coreoatetosis o caracterizado por ella.
choreoathetosis (coreoatetosis). f. Movimientos anormales del cuerpo de tipo coreico y atetoide combinados.
choreoid (coreoide). Coreiforme; parecido a la corea.
choreophrasia (coreofrasia). f. Repetición continua de frases sin sentido.
chorio- (corio-). Prefijo relativo a cualquier membrana, pero especialmente a la que encierra el feto.
chorioadenoma (corioadenoma). m. Neoplasia benigna del corion, especialmente con formación de una mola hidatiforme.
  c. destruens (c. destructivo). Mola invasiva.
chorioallantoic (corioalantoico). Relativo a la corioalantoides.
chorioallantois (corioalantoides). f. Membrana extraembrionaria formada por la fusión de la alantoides con la serosa o falso corion, especialmente en embriones de aves.
chorioamnionitis (corioamnionitis). f. Infección que afecta el corion, amnios y líquido amniótico.
chorioangioma (corioangioma). m. Tumor benigno de los vasos sanguíneos placentarios (hemangioma), generalmente sin importancia clínica.
chorioangiomatosis (corioangiomatosis). f. Corioangiosis.
chorioangiosis (corioangiosis). f. Corioangiomatosis; aumento anormal del número de canales vasculares en las vellosidades placentarias.
choriocapillaris (coriocapilar). f. Lámina coroidocapilar.
choriocarcinoma (coriocarcinoma). m. Epitelioma coriónico; corioepitelioma; trofoblastoma; neoplasia muy maligna derivada de trofoblastos y citotrofoblastos sincitiales placentarios.
choriocele (coriocele). m. Hernia de la capa coroidea del ojo que se ve por un defecto de la esclerótica.
chorioepithelioma (corioepitelioma). m. Coriocarcinoma.
choriogonadotropin (coriogonadotrofina). f. Gonadotrofina coriónica.
chorioma (corioma). m. Término poco usado que designa un tumor benigno o maligno del tejido coriónico.
choriomammotropin (coriomamotropina). f. Lactógeno placentario humano.
choriomeningitis (coriomeningitis). f. Meningitis cerebral con infiltración celular más o menos pronunciada de las meninges.
  lymphocytic c. (c. linfocítica).
chorion (corion). m. Saco coriónico.
  c. frondosum (c. frondoso). C. hirsuto.
  c. laeve (c. leve). C. liso.
  previllous c. (c. prevelloso). C. primitivo.
  primitive c. (c. primitivo). C. prevelloso.
  shaggy c. (c. hirsuto). C. frondoso.
  smooth c. (c. liso). C. leve.
chorionic (coriónico). Relativo al corion.
chorioretinal (coriorretiniano). Retinocoroideo; relativo a la capa coroides del ojo y a la retina.
chorioretinitis (coriorretinitis). f. Retinocoroiditis.
  c. sclopetaria (c. esclopetaria).

chorioretinopathy (coriorretinopatía). f. Anormalidad primaria de la coroides con extensión a la retina.
chorista (coristo). m. Foco de tejido histológicamente normal por sí mismo pero no en el órgano o la estructura donde está situado.
choristoblastoma (coristoblastoma). m. Neoplasia autónoma formada por células relativamente indiferenciadas de un coristoma.
choristoma (coristoma). m. Masa formada por el mal desarrollo de un tipo de tejido que no se encuentra normalmente en ese sitio.
choroid (coroides). f. [*choroidea.*, NA]. Túnica vascular media del ojo que se encuentra entre la retina y la esclerótica.
choroidal (coroidal, coroideo). Relativo a la coroides.
choroideremia (coroideremia). f. Distrofia tapetocoroidal progresiva; atrofia coroidea progresiva.
choroiditis (coroiditis). f. Uveítis posterior; inflamación de la coroides.
anterior c. (c. anterior).
areolar c. (c. areolar).
diffuse c. (c. difusa).
disseminated c. (c. diseminada).
exudative c. (c. exudativa).
juxtapupillary c. (c. yuxtapupilar).
metastatic c. (c. metastásica).
multifocal c. (c. multifocal).
posterior c. (c. posterior).
proliferative c. (c. proliferante).
suppurative c. (c. supurativa).
choroido- (coroido-). Prefijo relativo a la coroides.
choroidocyclitis (coroidociclitis). f. Inflamación de la coroides y del cuerpo ciliar.
choroidopathy (coroidopatía). f. Coroidosis; degeneración no inflamatoria de la coroides.
areolar c. (c. areolar). Esclerosis coroidal areolar central.
central serous c. (c. serosa central).
Doyne's honeycomb c. (c. de Doyne en panal). Drusas.
geographic c. (c. geográfica). C. helicoidal o serpiginosa.
guttate c. (c. guttata). Drusas.
helicoid c. (c. helicoidal). C. geográfica.
myopic c. (c. miópica).
senile guttate c. (c. guttata senil). Drusas.
serpiginous c. (c. serpiginosa). C. geográfica.
choroidoretinitis (coroidorretinitis). f. Coriorretinitis.
choroidosis (coroidosis). f. Coroidopatía.
chrom-, chromat-, chromato-, chromo- (crom-, cromat-, cromato-, cromo-). Prefijos que significan color.
chromaffin (cromafín). Cromófilo; cromáfilo; feocromo; que da una reacción de color amarillo pardusco con sales crómicas.
chromaffinoma (cromafinoma). m. Tumor cromafín.
chromaffinopathy (cromafinopatía). f. Cualquier estado patológico del tejido cromafín.
chroman, chromane (cromano). m. Unidad fundamental de los tocoferoles (vitamina E).
chromanol (cromanol). m. Hidroxicromano; es la unidad fundamental de los tocoferoles (vitamina E), tocoles y tocotrienoles, y de ubicromanol, tococromanol y filocromanol.
chromaphil (cromáfilo). Cromafín.
chromate (cromato). m. Sal de ácido crómico.
chromatic (cromático). Perteneciente a uno o más colores; producido por uno o más colores, o formado en ellos.
chromatid (cromátida). f. Cada uno de los dos filamentos formados por duplicación longitudinal de un cromosoma, que se hace visible durante la profase de mitosis o meiosis.
chromatin (cromatina). f. Material genético del núcleo consistente en desoxirribonucleoproteína.
heteropyknotic c. (c. heteropicnótica). Heterocromatina.
oxyphil c. (c. oxífila). Oxicromatina.
sex c. (c. sexual). Cuerpo de c. de Barr.
chromatinolysis (cromatinólisis). f. Cromatólisis.
chromatinorrhexis (cromatinorrexis). f. Fragmentación de la cromatina.
chromatism (cromatismo). m. **1.** Pigmentación anormal. **2.** Aberración cromática.
chromatogenous (cromatógeno). Que produce color; que causa pigmentación.
chromatogram (cromatograma). m. Registro producido por cromatografía.
chromatograph (cromatografiar). Hacer cromatografía.
chromatographic (cromatográfico). Perteneciente a la cromatografía.
chromatography (cromatografía). f. Absorción, análisis cromatográfico o estratográfico; separación de sustancias y partículas químicas por movimiento diferencial a través de un sistema de dos fases.
absorption c. (c. de absorción). Cromatografía.
affinity c. (c. de afinidad). Columna de afinidad.
column c. (c. en columna).
gas c. (c. gaseosa).
gas-liquid c. (GLC) (c. líquido-gaseosa).
liquid-liquid c. (c. líquido-líquida).
paper c. (c. sobre papel).
partition c. (c. de partición).
thin-layer c. (TLC) (c. de capa delgada).
two-dimensional c. (c. bidimensional).
chromatoid (cromatoide). m. Sustancia refráctil compuesta por cromatina y considerada como una reserva alimenticia sin glucógeno contenida dentro del citoplasma de ciertos protozoarios.
chromatokinesis (cromatocinesis). f. Nueva disposición de la cromatina, que adopta diferentes formas.
chromatolysis (cromatólisis). f. Cromatinólisis; cromólisis; hipocromatosis; tigrólisis.
central c. (c. central). C. retrógrada.
retrograde c. (c. retrógrada). C. central.
transsynaptic c. (c. transináptica). Degeneración transináptica.
chromatolytic (cromatolítico). Relativo a cromatólisis.
chromatometer (cromatómetro). m. Colorímetro.
chromatopectic (cromatopéctico). Cromopéctico; relativo a cromatopexis o que la causa.
chromatopexis (cromatopexia). f. Cromopexia; fijación de color o líquido colorante.
chromatophil, chromatophile (cromatofílico, cromatófilo). Cromófilo.
chromatophilia (cromatofilia). f. Cromofilia.
chromatophilic (cromatófilo). Cromófilo.
chromatophobia (cromatofobia). f. Cromofobia.
chromatophore (cromatóforo). **1.** Plástido coloreado debido a la presencia de clorofila u otros pigmentos, que se encuentra en ciertas formas de protozoarios. **2.** Fagocito portador de pigmento que se encuentra principalmente en la piel, la mucosa y la coroides del ojo, y también en melanomas. **3.** Cromóforo.
chromatophorotropic (cromatoforotrópico). Denota la atracción de los cromatóforos por la piel u otros órganos.
chromatoplasm (cromatoplasma). m. Parte del citoplasma que contiene pigmento.
chromatopsia (cromatopsia). f. Visión cromática o coloreada.
chromatotropism (cromatotropismo). m. **1.** Cambio de color. **2.** Fenómeno de orientación en respuesta al color.
chromaturia (cromaturia). f. Coloración anormal de la orina.
chrome red (rojo cromo). Cromato básico de plomo.
chrome yellow (cromo amarillo).
chromene (cromeno). m. Unidad fundamental de las tocoferolquinonas.
chromenol (cromenol). m. Hidroxicromeno; es la unidad fundamental de las tocoferolquinonas (tocoferol oxidada) y plastocromenol-8.
chromesthesia (cromestesia). f. **1.** Sentido del color. **2.** Estado en el cual otra sensación, como el gusto u el olfato, es excitada por la percepción del color.
chromhidrosis (cromhidrosis). f. Cromidrosis; raro trastorno caracterizado por la excreción de sudor que contiene pigmento.
apocrine c. (c. apocrina).
chromic acid (ácido crómico).
chromidiation (cromidiación). f. Cromidiosis.
chromidiosis (cromidiosis). f. Cromidiación; derrame de sustancia nuclear y cromatina en el protoplasma de una célula.
chromidium, pl. **chromidia** (cromidio). m. Partícula o estructura basófilas del citoplasma celular, ricas en ácido ribonucleico, que se encuentran a menudo en células especializadas.
chromidrosis (cromhidrosis). f. Cromhidrosis.
chromium (cromo). m. Elemento metálico, símbolo Cr; Nº at. 24, P. at. 52,01.
c. trioxide (trióxido de c.). Ácido crómico.

chromoblast (cromoblasto). m. Célula embrionaria con suficiente potencial como para formar una célula pigmentaria.
chromoblastomycosis (cromoblastomicosis). f. Cromomicosis.
chromocenter (cromocentro). m. Cariosoma.
chromocystoscopy (cromocistoscopia). f. Cistocromoscopia.
chromocyte (cromocito). m. Cualquier célula pigmentada, como un glóbulo rojo.
chromogen (cromógeno). m. **1.** Sustancia, sin color definido propio, que puede transformarse en un pigmento. **2.** Microorganismo que produce pigmento.
Porter-Silber c.'s (c. de Porter-Silber).
chromogenesis (cromogénesis). f. Producción de materia o pigmento colorantes.
chromogenic (cromogénico). **1.** Relativo a un cromógeno. **2.** Relativo a la cromogénesis.
chromogranins (cromograninas). f. Proteínas solubles de los gránulos cromafínicos.
chromoisomerism (cromoisomería). f. Isomería en la que los isómeros muestran diferentes colores.
chromolipid (cromolipoide). m. Lipocromo.
chromolysis (cromólisis). f. Cromatólisis.
chromomere (cromómero). m. **1.** Segmento condensado de un cromonema. **2.** Granulómero.
chromometer (cromómetro). m. Colorímetro.
chromomycosis (cromomicocis). f. Cromoblastomicosis.
chromonar hydrochloride (cromonar, clorhidrato de). Clorhidrato de carbocromeno; usado como vasodilatador coronario en el tratamiento de la angina de pecho.
chromone (cromona). f. Unidad fundamental de varios pigmentos vegetales y otras sustancias.
chromonema, pl. **chromonemata** (cromonema). m. Fibra cromática.
chromonychia (cromoniquia). f. Anormalidad en el color de las uñas.
chromopectic (cromopéctico). Cromatopéctico.
chromopexis (cromopexia). f. Cromatopexia.
chromophage (cromófago). Fagocito que destruye pigmento.
chromophanes (cromófanos). m. Glóbulos oleosos coloreados en los conos retinianos de algunas especies.
chromophil, chromophile (cromófilo). **1.** Cromatófilo. Cromofílico. **2.** m. Célula o cualquier elemento histológico que se tiñe fácilmente. **3.** Cromafín.
chromophilia (cromofilia). f. Cromatofilia; propiedad de la mayoría de las células de teñirse fácilmente con colorantes apropiados.
chromophilic, chromophilous (cromófilo). Cromatófilo; cromofílico; célula o cualquier elemento histológico que se tiñe fácilmente; cromafín.
chromophobe (cromófobo). Cromofóbico; resistente a los colorantes.
chromophobia (cromofobia). f. **1.** Cromatofobia. Resistencia a los colorantes de células y tejidos. **2.** Aversión morbosa por los colores.
chromophobic (cromofóbico). Cromófobo.
chromophore (cromóforo). Cromatóforo; radical de color; grupo atómico del que depende el color de una sustancia.
chromophoric, chromophorous (cromofórico). **1.** Relativo a un cromóforo. **2.** Que produce o transporta color; denota ciertos microorganismos.
chromophototherapy (cromofototerapia). f. Cromoterapia.
chromoplastid (cromoplástido). m. Plástido pigmentado que contiene clorofila, formado en ciertos protozoarios.
chromoprotein (cromoproteína). f. En el grupo de proteínas conjugadas, aquella que consiste en una combinación de pigmento con una proteína: p. ej., la hemoglobina.
chromosomal (cromosómico). Perteneciente a los cromosomas.
chromosomal map (mapa cromosómico). Representación del cariotipo y de la posición y ordenamiento de todos los loci que han sido localizados por cualquiera de los métodos de mapeo.
chromosome (cromosoma). m. Uno de los cuerpos (normalmente 46 en el hombre) del núcleo celular, portador de genes.
accessory c. (c. accesorio).
acentric c. (c. acéntrico).
acrocentric c. (c. acrocéntrico).
bivalent c. (c. bivalente). Par de c. unidos temporariamente.
Christchurch c. (Ch1) (c. de Christchurch (Ch^1)).
derivative c. (c. derivado). C. de translocación.
dicentric c. (c. dicéntrico).
fragile X c. (c. X frágil).
giant c. (c. gigante). C. politénico; c. plumulado.
heterotropic c. (c. heterotrópico). C. accesorio.
heterotypical c. (c. heterotípico). Alosoma.
homologous c.'s (c. homólogos). Miembros de un solo par de c.
lampbrush c. (c. plumulados). C. gigante.
late replicating c. (c. replicativo tardío).
marker X c. (c. marcador X).
metacentric c. (c. metacéntrico).
nonhomologous c.'s (c. no homólogos).
nucleolar c. (c. nucleolar)
odd c. (c. impar o suelto). C. accesorio.
Philadelphia c. (Ph1) (c. Filadelfia (Ph^1)).
polytene c. (c. politénico). C. gigante.
ring c. (c. anular).
sex c.'s (c. sexuales). Idiocromosoma; gonosoma.
submetacentric c. (c. submetacéntrico).
telocentric c. (c. telocéntrico). C. de centrómero terminal.
translocation c. (c. de translocación). C. derivado.
unpaired c. (c. no apareado). C. accesorio.
W c., X c., Y c., Z c. (c. W, X, Y y Z).
chromosome map (mapa cromosómico). Representación sistemática semiabstracta de la localización física de los loci en un cariotipo.
chromosome mapping (mapeo de cromosoma).
chromosome pairing (apareamiento de los cromosomas). El proceso en la sinapsis por el cual los miembros de los pares cromosómicos están alineados en forma opuesta antes de separarse en la formación de la células hijas.
chromotherapy (cromoterapia). f. Cromofototerapia; tratamiento de enfermedades con luces coloreadas.
chromotoxic (cromotóxico). Causado por una acción tóxica sobre la hemoglobina, como en la hipercromemia cromotóxica, o debido a la destrucción de hemoglobina.
chromotrichia (cromotriquia). f. Pelo coloreado o pigmentado.
chromotrichial (cromotriquial). Relativo al pelo coloreado.
chromotrope (cromótropo). m. Cualquiera de varios colorantes que contienen ácido cromotrópico y que tienen la propiedad de cambiar de rojo a azul por poscromado
chromotrope 2R (cromótropo 2R). Colorante ácido rojo.
chromotropic acid (ácido cromotrópico).
chronaxia (cronaxia). f.
chronaxie (cronaxia). f. Medición de excitabilidad del tejido nervioso o muscular.
chronaximeter (cronaxímetro). m. Instrumento para medir la cronaxia.
chronaximetry (cronaximetría). f. Medición de la cronaxia.
chronaxis (cronaxia). f.
chronaxy (cronaxia). f.
chronic (crónico). De larga duración; denota una enfermedad que progresa lentamente y se prolonga mucho tiempo.
chronicity (cronicidad). f. Condición de crónico.
chrono- (crono-). Prefijo relativo al tiempo
chrono-oncology (cronooncología). f. Estudio de la influencia de ritmos biológicos sobre el crecimiento neoplásico.
chronobiology (cronobiología). f. Aspecto de la biología que estudia la cronología de los fenómenos biológicos, especialmente los repetitivos o cíclicos en organismos individuales.
chronognosis (cronognosis). f. Percepción del paso del tiempo.
chronograph (cronógrafo). m. Instrumento para medir y registrar períodos breves de tiempo.
chronometry (cronometría). f. Medición de intervalos de tiempo.
mental c. (c. mental).
chronopharmacology (cronofarmacología). f. Rama de la cronobiología que estudia los efectos de las drogas sobre la cronología de los fenómenos y ritmos biológicos, y la relación de la cronología biológica con los efectos de las drogas.
chronophobia (cronofobia). f. Temor morboso a la duración o inmensidad del tiempo.
chronophotograph (cronofotografía). f. Fotografía tomada como una de una serie con el propósito de mostrar fases sucesivas de un movimiento.

chronotaraxis (cronotaraxia). f. Distorsión o confusión del sentido del tiempo.
chronotropic (cronotrópico). Que afecta la velocidad de movimientos rítmicos como el latido cardíaco.
chronotropism (cronotropismo). m. Modificación de la velocidad de un movimiento periódico, como el latido cardíaco, por alguna influencia externa.
negative c. (c. negativo).
positive c. (c. positivo).
chrys-, chryso- (cris-, criso-). Prefijos que significan oro.
chrysanthemum-carboxylic acids (ácidos crisantemo-carboxílicos).
chrysarobin (crisarrobina). f. Extracto de polvo de Goa.
chrysazine (crisazina). f. Dantrona.
chrysiasis (crisiasis). f. Crisoderma; auriasis; aurocromodermia.
chrysocyanosis (crisocianosis). f. Pigmentación de la piel debida a reacción al uso terapéutico de sales de oro.
chrysoderma (crisoderma). m. Crisiasis.
chrysoidin (crisoidina). f. Clorhidrato de diaminoazobenceno; colorante hecho con anilina.
chrysotherapy (crisoterapia). f. Auroterapia.
chthonophagia, chthonophagy (ctonofagia). f. Término raramente usado para geofagia.
chutta (chuta). m. Cáncer del techo de la boca que se desarrolla en asiáticos que fuman cigarros colocando el extremo encendido dentro de la boca.
chylangioma (quilangioma). m. Masa de vasos quilíferos prominentes y dilatados y vasos linfáticos intestinales grandes.
chylaqueous (quiloacuoso). Referente al quilo acuoso.
chyle (quilo). m. Líquido turbio, blanco o amarillo claro, tomado por los vasos quilíferos del intestino durante la digestión y transportado por el sistema linfático mediante el conducto torácico hasta la circulación.
chylemia (quilemia). f. Presencia de quilo en la sangre circulante.
chylidrosis (quilhidrosis). f. Sudación de un líquido lechoso, como el quilo.
chylifaction (quilefacción). f. Quilopoyesis.
chylifactive (quilefactivo). Quilopoyético.
chyliferous (quilífero). Quilofórico; que transporta quilo.
chylification (quilifacción). f. Quilopoyesis.
chyliform (quiliforme). Parecido al quilo.
chylo-, chyl- (quilo-, quil-). **1.** Prefijos relativos al quilo. **2.** Prefijos que indican relación con los labios.
chylocele (quilocele). m. Lesión de tipo quístico debida al derrame de quilo en la túnica vaginal propia y la cavidad de la túnica vaginal del testículo.
parasitic c. (q. parasítico). Elefantiasis escrotal.
chylocyst (quilocisto). m. Cisterna del quilo.
chyloderma (quilodermia). Elefantiasis escrotal.
chylomediastinum (quilomediastino). m. Presencia anormal de quilo en el mediastino.
chylomicron, pl. **chylomicra, chylomicrons** (quilomicrón). m. Gotita (aproximadamente 1 nm de diámetro) de lípido reprocesado sintetizado en las células epiteliales del intestino delgado, parcialmente cubierta por β-lipoproteína y que contiene triglicéridos y éster de colesterol.
chylomicronemia (quilomicronemia). f. Presencia de quilomicrones, especialmente en la sangre circulante, como en la hiperlipoproteinemia familiar tipo I.
chylopericarditis (quilopericarditis). f. Quilopericardio.
chylopericardium (quilopericardio). m. Derrame pericárdico lechoso por obstrucción del conducto torácico o por traumatismo.
chyloperitoneum (quiloperitoneo). m. Ascitis quilosa.
chylophoric (quilofórico). Quilífero.
chylopleura (quilopleura). f. Quilotórax.
chylopneumothorax (quiloneumotórax). m. Quilo y aire libres en el espacio pleural.
chylopoiesis (quilopoyesis). f. Quilefacción; quilifacción; asimilación primaria; formación de quilo en el intestino y su absorción por los vasos quilíferos.
chylopoietic (quilopoyético). Quilefactivo; relativo a la quilopoyesis.
chylorrhea (quilorrea). f. Flujo o descarga de quilo.
chylosis (quilosis). f. Formación de quilo a partir de los alimentos en el intestino, su absorción por los vasos quilíferos y su mezcla con la sangre y el transporte a los tejidos.
chylothorax (quilotórax). m. Quilopleura; hidrotórax quiloso; acumulación de líquido quiloso lechoso en el espacio pleural, generalmente a la izquierda.
chylous (quiloso). Relativo al quilo.
chyluria (quiluria). f. Excreción de quilo en la orina; una forma de albiduria.
chymase (quimasa). f. Quimosina .
chyme (quimo). m. Pulpa; masa semilíquida de alimento parcialmente digerido que pasa del estómago al duodeno.
chymification (quimificación). f. Quimopoyesis.
chymopapain (quimopapaína). f. Cisteína proteinasa similar a la papaína; utilizada para contraer los discos invertebrales luxados, como una alternativa de la cirugía, y para tiernizar los alimentos.
chymopoiesis (quimopoyesis). f. Quimificación; producción de quimo; estado físico del alimento (semilíquido) producido por la digestión en el estómago.
chymorrhea (quimorrea). f. Flujo de quimo.
chymosin (quimosina). f. Quimasa; pexina; renasa; renina; proteinasa estructuralmente homóloga a la pepsina, formada por proquimosina; enzima que cuaja o coagula la leche.
chymosinogen (quimosinógeno). m. Proquimosina.
chymotrypsin (quimotripsina). f. Q. A o B; serina proteinasa del tracto gastrointestinal, que segmenta de preferencia las uniones carboxílicas de aminoácidos hidrófobos.
chymotrypsinogen (quimotripsinógeno). m. Precursor de la quimotripsina.
chymous (quimoso). Relativo al quimo.
CI (CI). Abrev. de cociente de inteligencia; color index (Estados Unidos) y Colour Index (Gran Bretaña).
Ci (Ci). Abrev. de curie.
cib. (cib). Abrev. de lat. *cibus*, alimento.
cibophobia (cibofobia). f. Miedo de comer o aversión a la comida.
cicatrectomy (cicatrectomía). f. Escisión de una cicatriz.
cicatricial (cicatrizal). Relativo a una cicatriz.
cicatricotomy, cicatrisotomy (cicatricotomía, cicatrisotomía). f. Corte de una cicatriz.
cicatrix, pl. **cicatrices** (cicatrix, pl. cicatrices). Cicatriz.
brain c. (cicatriz cerebral).
filtering c. (cicatriz filtrante).
meningocerebral c. (cicatriz meningocerebral).
vicious c. (cicatriz viciosa).
cicatrizant (cicatrizante). **1.** Que causa o favorece la cicatrización. **2.** m. Agente que ejerce dicha acción.
cicatrization (cicatrización). f. **1.** Proceso de formación de cicatrices. **2.** Curación de una herida, no por primera intención.
ciclopirox olamine (ciclopirox olamina). Agente antifúngico de amplio espectro.
cicutoxin (cicutoxina). f. Principio tóxico presente en cáñamo acuático, *Cicuta virosa* (familia Umbelliferae); de acción farmacológica similar a la de la picrotoxina.
ciguatera (ciguatera). f. Envenenamiento debido a la ingestión de la carne o las vísceras de varios peces marinos del trópico (Caribe y Pacífico), que contienen ciguatoxina adquirida en su cadena alimenticia.
ciguatoxin (ciguatoxina). f. Saponina marítima de estructura desconocida.
cilastatin sodium (cilastatin sódico). Inhibidor de la dipeptidasa renal, dehidropeptidasa 1.
ciliarotomy (ciliarotomía). f. División quirúrgica de la zona ciliar.
ciliary (ciliar). **1.** Relativo a cualquier cilio o prolongación de tipo piloso, específicamente, las pestañas. **2.** Relativo a algunas estructuras del globo ocular.
ciliastatic (ciliastático). Denota una droga o un estado que aminora o detiene el movimiento de cilios.
ciliated (ciliado). Que tiene cilios.
ciliates (ciliados). m. pl. Nombre común para los miembros de la clase *Ciliata*.
ciliectomy (ciliectomía). f. Ciclectomía.
cilio-, cili- (cilio-, cili-). Prefijos relativos a cilios o que significan ciliar, en cualquier sentido.
ciliogenesis (ciliogénesis). f. Formación de cilios.

cilioretinal (ciliorretiniano). Perteneciente al cuerpo ciliar y la retina.
cilioscleral (cilioescleral). Relativo al cuerpo ciliar y la esclerótica.
ciliospinal (cilioespinal). Relativo al cuerpo ciliar y la médula espinal; denota en particular el centro c.
ciliotomy (ciliotomía). f. Sección quirúrgica de los nervios ciliares.
ciliotoxicity (ciliotoxicidad). f. Característica de una droga o estado que deteriora la actividad ciliar.
cilium, pl. **cilia** (cilio). m. **1.** [*cilium*, NA]. Pestaña; cada uno de los pelos rígidos que se proyectan desde el borde del párpado. **2.** Extensión móvil de la superficie de una célula, como algunas epiteliales, que posee nueve microtúbulos dobles longitudinales dispuestos en un anillo periférico, junto con un par central.
cillosis (cilosis). f. Contracción espasmódica de un párpado.
cimetidine (cimetidina). f. Análogo y antagonista de la histamina usado para tratar úlcera péptica y estados hipersecretorios gástricos.
cimicosis (cimicosis). f. Lesiones producidas por picaduras de chinches *Cimex lectularius*.
cinanesthesia (cinanestesia). f.
cinanserin hydrochloride (cinanserina, clorhidrato de). Inhibidor de la serotonina.
cinchol (cincol). m. β-Sitosterol.
cinchona 1. (quina). f. Corteza; corteza de cincona; corteza del Perú; quinaquina; quinquina; corteza de los jesuitas; corteza seca de la raíz y el tallo de varias especies de *Cinchona*, género de árboles perennes (familia Rubiaceae), naturales de Sudamérica pero cultivados en diversas regiones tropicales. **2.** (cincona). Corteza de cincona; corteza peruana; corteza de los jesuitas; quina, quinaquina.
cinchonic (cincónico). Relacionado con la cincona.
cinchonine (cinconina). f. Alcaloide de quinolina preparado con la corteza de varias especies de *Cinchona;* tónico y antipalúdico.
cinchonism (cinconismo). m. Quininismo.
cinchophen (cincofeno). m. Analgésico, antipirético y uricosúrico que puede causar daños hepáticos y lesiones gástricas.
cinclisis (cinclisis). f. Repetición rápida de un movimiento, como la acción de guiñar el ojo.
cine-, cin- (cine-). Prefijo que denota movimiento, que se refiere generalmente a las películas cinematográficas.
cineangiocardiography (cineangiocardiografía). f. Películas cinematográficas del paso de un medio de contraste a través de las cámaras del corazón y los grandes vasos.
cineangiography (cineangiografía). f. Películas cinematográficas del paso de un medio de contraste a través de vasos sanguíneos.
cinefluorography (cinefluorografía). f. Cinerradiografía.
cinefluoroscopy (cinefluoroscopia). f. Cinerradiografía.
cinegastroscopy (cinegastroscopia). f. Películas cinematográficas de observaciones gastroscópicas.
cinematics (cinemática). f.
cinematization (cinematización). f. Amputación cineplástica.
cineole, cineol (cineol). m. Eucaliptol; cajeputol; cajuputol.
cinephotomicrography (cinemicrofotografía). f. Toma de una película cinematográfica de objetos microscópicos.
cineplastics (cineplastia). f. Amputación cineplástica.
cineradiography (cinerradiografía). f. Cinefluorografía; cinefluoroscopia; radiografía de un órgano en movimiento.
cinerea (cinérea). f. **1.** Sustancia gris del cerebro y otras partes del sistema nervioso. **2.** Nombre antiguo de la capa del manto.
cinereal (cinéreo). Relativo a la sustancia gris del sistema nervioso.
cineritious (cinéreo).
cineroentgenography (cinerroentenografía). f. Cinerradiografía.
cineseismography (cinesismografía). f. Técnica para medir los movimientos del cuerpo mediante el registro fotográfico continuo de sacudidas o vibraciones.
cinetoplasm (cinetoplasma). m.
cineurography (cineurografía). f. Urografía con películas cinematográficas.
cingulate (cingulado, cingular). Relativo a un cíngulo.
cingulectomy (cingulectomía). f. Cingulotomía.
cingulotomy (cingulotomía). f. Cingulectomía.
cingulum, gen. **cinguli**, pl. **cingula** (cíngulo). m. **1.** [*cingulum*, NA]. Estructura en forma de cinturón o faja. **2.** Haz de fibras bien marcado que corre longitudinalmente en la sustancia blanca de la circunvolución colateral.
c. of tooth (c. dentario). [*cingulum dentis*, NA].
cinnamaldehyde (cinamaldehído). m. Aldehído cinámico; principal componente del aceite de canela.
cinnamate (cinamato). m. Sal o éster de ácido cinámico.
cinnamedrine (cinamedrina). f. Relajante del músculo liso usado en el tratamiento de los calambres menstruales.
cinnamein (cinameína). f. Cinamato de bencilo.
cinnamene (cinameno). m. Estireno.
cinnamic (cinámico). Relativo a la canela.
cinnamic acid (ácido cinámico). Á. fenilacrílico.
cinnamic alcohol (alcohol cinámico). Estirona.
cinnamic aldehyde (aldehído cinámico). Cinamaldehído.
cinnamon (canela). f. **1.** Corteza de casia. **2.** C. de Saigón; casia de Saigón; corteza seca de *Cinnamomum loureirii* Nees (familia Lauraceae). **3.** La corteza interna seca de los vástagos o retoños de árboles *Cinnamomum zeylanicum* (c. de Ceilán).
cassia c. (c. de casia). C. china; *Cinnamomum cassia* Nees (familia Lauraceae).
Ceylon c. (c. de Ceilán).
Chinese c. (c. china).
Saigon c. (c. de Saigón).
cinnamon oil (aceite de canela). Aceite de casia.
cinnamylic acid (ácido cinamílico). Á. cinámico.
cinnarizine (cinarizina). f. Agente antihistamínico.
cinnipirine (cinipirina). f. Cinarizina.
cinocentrum (cinocentro). m. Citocentro.
cinoxacin (cinoxacina). f. Ácido orgánico sintético químicamente relacionado con el ácido nalidíxico.
cinoxate (cinoxato). m. Filtro ultravioleta de aplicación tópica sobre la piel.
cion (ción). m. Nombre arcaico de la úvula.
ciprofloxacin hydrochloride (ciprofloxacina, clorhidrato). Fluoroquinolona sintética de amplio espectro antibacteriano.
cirantin (cirantina). f. Hesperidina.
circadian (circadiano). Relativo a las variaciones o los ritmos biológicos en un ciclo de alrededor de 24 horas.
circellus (circellus). Círculo.
c. venosus hypoglossi (círculo venoso hipogloso). [*plexus venosus canalis hypoglossi*, NA]. Plexo venoso del conducto hipogloso.
circhoral (circhoral). Que ocurre cíclicamente cada hora.
circinate (circinado). Circular; en forma de anillo.
circle (círculo). m. **1.** Estructura o grupo de estructuras en forma de anillo. **2.** Línea o prolongación con cada uno de sus puntos equidistantes del centro.
arterial c. of cerebrum (c. arterial del cerebro). [*circulus arteriosus cerebri*, NA]. C. de Willis; polígono de Willis.
articular vascular c. (c. articular vascular). [*circulus articularis vasculosus*, NA]. Anastomosis de vasos que rodean a una articulación.
Baudelocque's uterine c. (c. uterino de Baudelocque).
Carus' c. (c. de Carus). Curva de Carus.
closed c. (c. cerrado).
defensive c. (c. defensivo).
greater arterial c. of iris (c. arterial mayor del iris). [*circulus arteriosus iridis major*, NA]. C. arterial en el borde ciliar del iris.
Haller's c. (c. de Haller). **1.** [*plexus venosus areolaris*, NA]. **2.** [*circulus vasculosus nervi optici*, NA]. C. vascular del nervio óptico.
Huguier's c. (c. de Huguier).
least diffusion c. (c. de menor difusión).
lesser arterial c. of iris (c. arterial menor del iris). [*circulus arteriosus iridis minor*, NA]. C. arterial cerca del margen pupilar del iris.
Pagenstecher's c. (c. de Pagenstecher).
Ridley's c. (c. de Ridley). [*sinus intercavernosi*, NA]. Seno intercavernoso.
semi-closed c. (c. semicerrado).
vascular c. (c. vascular). **1.** [*plexus venosus areolaris*, NA]. **2.** C. que rodea la boca.
vascular c. of optic nerve (c. vascular del nervio óptico). [*circulus vasculosus nervi optici*, NA]. C. vascular de Zinn.
venous c. of mammary gland (c. venoso de la glándula mamaria). [*plexus venosus areolaris*, NA].
vicious c. (c. vicioso).

c. of Willis (c. de Willis). [*circulus arteriosus cerebri*, NA]. C. arterial del cerebro; polígono de Willis.
Zinn's vascular c. (c. vascular del nervio óptico). [*circulus vasculosus nervi optici*, NA].
circuit (circuito). m. Trayectoria o curso del flujo de corriente eléctrica o de otra clase.
anesthetic c. (c. anestésico).
Papez c. (c. de Papez).
reverberating c. (c. reverberante).
circulation (circulación). f. Movimientos en círculo o de curso circular, o que llevan de nuevo al punto de partida.
blood c. (c. sanguínea).
capillary c. (c. capilar).
collateral c. (c. colateral).
compensatory c. (c. compensatoria).
cross c. (c. cruzada).
embryonic c. (c. embrionaria).
enterohepatic c. (c. enterohepática).
extracorporeal c. (c. extracorpórea).
fetal c. (c. fetal).
greater c. (c. mayor). C. sistémica o general.
lesser c. (c. menor). C. pulmonar.
lymph c. (c. linfática).
placental c. (c. placentaria).
portal c. (c. portal).
pulmonary c. (c. pulmonar). C. menor.
Servetus' c. (c. de Servet).
systemic c. (c. sistémica). C. mayor o general.
circulatory (circulatorio). **1.** Relativo a la circulación. **2.** Sanguífero.
circulus, gen. and pl. **circuli** (circulus, gen. y pl. circuli). **1.** Círculo; cualquier estructura de forma circular o anular. **2.** [*circulus*, NA]. Círculo formado por la conexión de arterias, venas o nervios.
c. arteriosus halleri (círculo arterial de Haller). [*circulus vasculosus nervi optici*, NA]. C. vascular del nervio óptico.
c. venosus halleri (círculo venoso de Haller). [*plexus venosus areolaris*, NA]. Plexo venoso areolar.
c. venosus ridleyi (círculo venoso de Ridley). [*sinus intercavernosi*, NA]. Seno intercavernoso.
c. zinnii (círculo de Zinn). [*circulus vasculosus nervi optici*, NA]. C. vascular del nervio óptico.
circum- (circun-, circum-). Prefijos que denotan un movimiento circular o una posición que rodea la parte indicada por la palabra a la que va unido.
circumanal (circunanal). Perianal; que rodea el ano.
circumarticular (circunarticular). Periártrico; periarticular; que rodea una articulación.
circumaxillary (circumaxilar). Periaxilar; alrededor de la axila.
circumbulbar (circumbulbar). Peribulbar.
circumcise (circuncidar). Practicar una circuncisión, especialmente del prepucio.
circumcision (circuncisión). f. **1.** Peritomía; postetomía; la operación de remover el prepucio o parte de él. **2.** Corte alrededor de una parte anatómica, p. ej., la aréola de la mama.
circumcorneal (circuncorneal). Pericorneal.
circumduction (circunducción). f. **1.** Movimiento de una parte, p. ej., una extremidad, en forma circular. **2.** Cicloducción.
circumference (circunferencia). f. Límite externo, especialmente de un área circular.
articular c. of radius (c. articular del radio). [*circumferentia articularis radii*, NA].
articular c. of ulna (c. articular del cúbito). [*circumferentia articularis ulnae*, NA].
circumferentia (circumferentia). [*circumferentia*, NA]. Circunferencia.
circumflex (circunflejo). Que describe un arco de círculo; denota varias estructuras anatómicas.
circumgemmal (circungemal). Perigemal; que rodea a un cuerpo en forma de yema o bulbo.
circumintestinal (circunintestinal). Perientérico.
circumlental (circunlental). Perilenticular.
circummandibular (circunmandibular). Alrededor o cerca de la mandíbula.
circumnuclear (circunnuclear). Que rodea a cualquier núcleo.
circumocular (circunocular). Periocular; perioftálmico; alrededor del ojo.
circumoral (circunoral). Perioral.
circumorbital (circunorbitario). Periorbitario; alrededor de la órbita.
circumrenal (circunrenal). Perinéfrico.
circumscribed (circunscripto). Limitado por una línea; confinado o restringido.
circumstantiality (circunstancialidad). f. Trastorno de los procesos mentales, voluntarios o involuntarios, con el enfermo que da exceso de detalles (circunstancias) a menudo tangenciales, e irrelevantes, y no habla con claridad o contesta directamente una pregunta.
circumvallate (circunvalado). Denota una estructura rodeada por una pared, como las papilas c. de la lengua.
circumvascular (circunvascular). Perivascular.
circumventricular (circunventricular). Alrededor o en el área de un ventrículo, como están los órganos c.
circumvolute (circunvolutivo). Enrollado, enroscado, ensortijado.
cirrhogenous, cirrhogenic (cirrógeno). Cirrogénico; que tiende al desarrollo de cirrosis.
cirrhonosus (cirronosis). f. Enfermedad del feto caracterizada anatómicamente por el color amarillo del peritoneo y la pleura.
cirrhosis (cirrosis). f. Enfermedad progresiva del hígado caracterizada por daños difusos de las células del parénquima hepático.
alcoholic c. (c. alcohólica).
biliary c. (c. biliar).
Budd's c. (c. de Budd).
capsular c. of liver (c. capsular del hígado). C. de Glisson.
cardiac c. (c. cardíaca). Hígado cardíaco.
cholangiolitic c. (c. colangiolítica).
congestive c. (c. congestiva). C. cardíaca.
cryptogenic c. (c. criptogénica).
fatty c. (c. grasa).
Glisson's c. (c. de Glisson). C. capsular del hígado.
Hanot's c. (c. de Hanot). C. biliar primaria.
juvenile c. (c. juvenil). Hepatitis crónica activa.
Laënnec's c. (c. de Laënnec). C. portal.
necrotic c. (c. necrótica). C. posnecrótica.
nutritional c. (c. nutricional).
pigmentary c. (c. pigmentaria).
portal c. (c. portal). C. de Laënnec.
posthepatitic c. (c. poshepatítica). Hepatitis crónica activa.
postnecrotic c. (c. posnecrótica). C. necrótica.
primary biliary c. (c. biliar primaria). C. de Hanot.
stasis c. (c. por estasis). C. cardíaca.
toxic c. (c. tóxica).
cirrhotic (cirrótico). Relativo a la cirrosis o afectado por ella.
cirrose, cirrous (cirroso). Relativo a los cirros o que los presenta.
cirrus, pl. **cirri** (cirro). m. Estructura formada por un racimo o penacho de cilios fusionados, que constituye uno de los órganos sensoriales o locomotores de ciertos protozoarios ciliados.
cirsectomy (cirsectomía). f. Escisión de una sección de vena varicosa.
cirsocele (cirsocele). m. Varicocele.
cirsodesis (cirsodesia, cirsodesis). f. Ligadura de venas varicosas.
cirsoid (cirsoide). Varicoide.
cirsomphalos (cirsónfalo). Cabeza de medusa.
cirsophthalmia (cirsoftalmía). f. Dilatación varicosa de los vasos sanguíneos conjuntivales.
cirsotome (cirsótomo). m. Instrumento cortante usado para operar venas varicosas.
cirsotomy (cirsotomía). f. Tratamiento de venas varicosas por incisiones múltiples.
cis- (*cis-*). **1.** Prefijo que significa de este lado, más cerca, del lado de aquí, al contrario de trans-. **2.** En genética, prefijo que denota la ubicación de dos o más genes en el mismo cromosoma de un par homólogo. **3.** En química orgánica, forma de isomerismo en la que grupos funcionales similares están unidos al mismo lado del plano que incluye dos átomos de carbono fijos adyacentes.
cisplatin (cisplatino). m. Agente quimioterapéutico con actividad antitumoral.
cissa (cisa). f. Citosis; deseo de alimentos insólitos o malsanos durante el embarazo.
cisterna, gen. and pl. **cisternae** f. **1.** (cisterna). [*cisterna*, NA]. Cualquier cavidad o espacio cerrado que sirve de reservorio. **2.** (cis-

terna, gen. y pl. cisternae). Espacio ultramicroscópico localizado entre dos membranas celulares.

c. ambiens, ambient c. (cisterna ambiens). [*cisterna venae magnae cerebri*, NA]. C. de la vena cerebral magna.

c. basalis (c. basal). [*cisterna interpeduncularis*, NA]. C. interpeduncular.

cerebellomedullary c. (c. cerebelobulbar). [*cisterna cerebellomedullaris*, NA]. C. magna.

c. of chiasm (c. quiasmática). [*cisterna chiasmatis*, NA].

chyle c. (c. del quilo). [*cisterna chyli*, NA]. C. de Pecquet.

c. cruralis (c. crural). [*cisterna interpeduncularis*, NA]. C. interpeduncular.

c. of cytoplasmic reticulum (c. del retículo citoplasmático).

c. of great vein of cerebrum (c. de la vena cerebral magna). C. ambiens; c. superior.

interpeduncular c. (c. interpeduncular). [*cisterna interpeduncularis*, NA]. C. basal; c. crural; espacio de Tarin.

c. of lateral fossa of cerebrum (c. de la fosa lateral del cerebro). [*cisterna fossae lateralis cerebri*, NA]. C. de Silvio.

c. magna (cisterna magna). [*cisterna cerebromedularis*, NA].

c. of nuclear envelope (c. de la envoltura nuclear).

Pecquet's c. (c. de Pecquet). [*cisterna chyli*, NA]. C. del quilo.

c. perilymphatica (c. perilinfática). [*spatium perilymphaticum*, NA]. Espacio perilinfático.

pontine c. (c. del puente). C. pontina.

subarachnoidal c.'s (c. subaracnoideas). [*cisternae subarachnoideales*, NA].

subsurface c. (c. subsuperficial).

c. superioris (c. superior). [*cisterna venae magnae cerebri*, NA]. C. venae magnae cerebri.

terminal cisternae (c. terminales).

cisternal (cisternal). Relativo a una cisterna.

cisternography (cisternografía). f. Estudio radiográfico de las cisternas basales del cerebro después de la introducción subaracnoidea de un medio de contraste opaco o de otra clase, o de una sustancia radiofarmacéutica.

cerebellopontine c. (c. cerebelopontina).

radionuclide c. (c. con radionúclidos).

cistron (cistrón). m. La unidad funcional más pequeña de la herencia.

cisvestism, cisvestitism (cisvestismo). m. Costumbre de usar ropas no apropiadas para la posición o categoría de la persona.

citral (citral). m. Aldehído de aceites de limón, naranja, verbena e hierba limón.

citrase, citratase (citrasa). f. Citrato liasa.

citrate (citrato). m. Sal o éster de ácido cítrico usado como anticoagulante.

c. aldolase (c. aldolasa). C. liasa.

c. lyase (c. liasa). Citratasa; citrasa; citridesmolasa; c. aldolasa.

c. synthase (c. sintasa).

citrated (citratado). Que contiene un citrato.

citric acid (ácido cítrico).

citridesmolase (citridesmolasa). f. Citrato liasa.

citrin (citrina). f. Vitamina P.

citrogenase (citrogenasa). f. Citrato sintasa.

citronella (citronela). *Cymbopogon (Andropogon) nardis* (familia Gramineae).

citrulline (citrulina). f. Aminoácido formado con ornitina durante el ciclo de la urea.

citrullinemia (citrulinemia). f. Enfermedad del metabolismo de los aminoácidos, en la que se elevan las concentraciones de citrulina en sangre, orina y líquido cefalorraquídeo.

citrullinuria (citrulinuria). f. Aumento de excreción urinaria de citrulina; manifestación de citrulinemia.

citta (cissa). f. Citosis.

CK (CK). Abrev. de creatinacinasa (creatine kinase).

Cl (Cl). Símbolo de cloro.

cladiosis (cladiosis). f. Dermatomicosis semejante a la esporotricosis causada por *Scopulariopsis blochii*.

cladosporiosis (cladosporiosis). f. Infección por un hongo perteneciente al género *Cladosporium*.

cerebral c. (c. cerebral). Cromomicosis cerebral.

clairvoyance (clarividencia). f. Percepción de hechos objetivos pasados, presentes o futuros que no son normalmente discernibles excepto por los sentidos.

clamoxyquin hydrochloride (clamoxiquina, clorhidrato de). Amebicida.

clamp (clamp). m. Instrumento para comprimir una estructura.

Cope's c. (c. de Cope). C. usado para la escisión de colon y recto.

Crafoord c. (c. de Crafoord).

Crile's c. (c. de Crile).

Fogarty c. (c. de Fogarty).

Gant's c. (c. de Gant).

Gaskell's c. (c. de Gaskell).

gingival c. (c. gingival).

Goldblatt's c. (c. de Goldblatt).

Kelly c. (c. de Kelly).

Kocher c. (c. de Kocher).

Mikulicz c. (c. de Mikulicz).

Mogen c. (c. Mogen).

mosquito c. (c. mosquito). Pinza mosquito.

Ochsner c. (c. de Ochsner). Hemóstato recto con dientes.

Payr's c. (c. de Payr). C. usado en gastrectomía o enterectomía.

Potts' c. (c. de Potts).

Rankin's c. (c. de Rankin).

rubber dam c. (c. para dique de goma).

Willett's c. (c. de Willett). Fórceps de Willett.

clapotage, clapotement (clapoteo o chapoteo). m. Sonido provocado por la sucusión de un estómago dilatado.

clarificant (clarificador). m. Agente que sirve para aclarar un líquido turbio.

clarification (clarificación). f. Proceso de aclarar un líquido turbio.

clasmatocyte (clasmatocito). m. Macrófago.

clasmatosis (clasmatosis) f. La extensión de prolongaciones como seudópodos en organismos unicelulares y glóbulos sanguíneos por plasmólisis y no por verdadera formación de seudopodios.

clasp (retenedor). **1.** Parte de una prótesis parcial removible que actúa como elemento de retención y/o de estabilización de la dentadura, rodeando parcialmente o contactando con un diente pilar. **2.** Elemento directo de una prótesis parcial removible que consiste, por lo general, en dos brazos unidos por un cuerpo que conecta con un apoyo oclusal.

bar c. (gancho en barra).

circumferential c. (gancho circunferencial).

continuous c. (gancho continuo). Retenedor en barra continuo.

extended c. (gancho extendido).

Roach c. (gancho de Roach). G en barra.

class (clase). m. En clasificación biológica, la división por debajo del filo o subfilo y por encima del orden.

classification (clasificación). f. Disposición y ordenamiento sistemático en clases o grupos.

adansonian c. (c. de Adanson).

Angle's c. of malocclusion (c. de Angle de las maloclusiones).

Arneth c. (c. de Arneth).

Black's c. (c. de Black).

Caldwell-Moloy c. (c. de Caldwell-Moloy).

Cummer's c. (c. de Cummer).

Denver c. (c. de Denver).

Dukes c. (c. de Dukes).

Jansky's c. (c. de Jansky).

Kennedy c. (c. de Kennedy).

Kiel c. (c. de Kiel). C. de Lennert.

Lancefield c. (c. de Lancefield)

Lennert c. (c. de Lennert). C. de Kiel.

Lukes-Collins c. (c. de Lukes-Collins).

multiaxial c. (c. multiaxial).

Rappaport c. (c. de Rappaport).

Rye c. (c. de Rye).

Salter-Harris c. of epiphysial fractures (c. de fracturas epifisarias de Salter-Harris).

clastic (clástico). Roto en pedazos o con tendencia a romperse o dividirse en trozos.

clastogen (clastógeno). m. Agente capaz de causar rotura de cromosomas.

clastogenic (clastogénico). Relativo a la acción de un clastógeno.

clastothrix (clastotrix). f. Tricorrexis nudosa.

clathrate (clatratos). m. pl. Tipo de compuesto de inclusión en el que moléculas pequeñas quedan atrapadas en la "jaula" del enrejado o grilla de macromoléculas.

C D

clathrin (clatrina). f. Constituyente principal del enrejado de una proteína poliédrica que recubre las membranas de las células eucariotas (vesículas) e interviene en la secreción de proteínas.
claudication (claudicación). f. Cojera (renquera), referida generalmente a c. intermitente.
cerebral c. (c. cerebral).
intermittent c. (c. intermitente).
claudicatory (claudicante, claudicatorio). Relativo a la claudicación, especialmente intermitente.
claustral (claustral). Relativo al claustro.
claustrophobia (claustrofobia). f. Temor morboso de permanecer en un espacio cerrado.
claustrophobic (claustrofóbico). Relacionado con claustrofobia o que sufre de ella.
claustrum, pl. **claustra** **1.** (antemuro). Una de varias estructuras anatómicas más o menos semejante a una barrera. **2.** (claustrum). [*claustrum*, NA]. Antemuro. Fina lámina vertical de sustancia gris ubicada cerca de la porción externa del núcleo lenticular.
c. gutturis, c. oris (a. gutural, oral). Paladar blando.
c. virginale (a. virginal). Término poco usado por himen.
clausura (clausura). f. Atresia.
clava (clava). Tubérculo del núcleo delgado.
claval (claval). Relativo a la clava.
clavate (claviforme). En forma de palo.
clavicle (clavícula). [*clavicula*, NA]. Hueso largo de doble curva que forma parte de la cintura escapular.
clavicotomy (clavicotomía). f. División quirúrgica de la clavícula.
clavicular (clavicular). Relativo a la clavícula.
claviculus, pl. **claviculi** (clavículo). m. Una de las fibras perforantes.
clavulanic acid (ácido clavulánico).
clavus, pl. **clavi** (clavo). **1.** m. Callo; heloma; pequeña callosidad cónica causada por presión sobre una prominencia ósea, por lo general en un dedo del pie. **2.** Resultado de la curación de un granuloma del pie en la frambesia.
claw (garra). f. Uña afilada y fina, generalmente curva, en la pata de un animal.
dew c. (espolón). m. Dígito rudimentario, que no llega a tierra, en las patas de muchos cuadrúpedos.
griffin c. (gafedad). f. Mano en garra.
clawfoot (pie cavo).
cleaning (limpieza). f. En odontología, procedimiento por el cual se remueven las acreciones de los dientes o aparatos protésicos.
ultrasonic c. (l. ultrasónica).
clearance (depuración). f. **1.** Purificación; remoción de una sustancia de la sangre, p.ej., por excreción renal, expresada en flujo de volumen de sangre arterial o plasma que contendría la cantidad de sustancia eliminada por unidad de tiempo; se mide en mL/min. **2.** Remoción de algo de un sitio determinado; p.ej., d. de ácido esofágico.
***p*-aminohippurate c.** (d. de *p*-aminohipurato).
creatinine c. (d. de creatinina).
endogenous creatinine c. (d. de creatinina endógena).
exogenous creatinine c. (d. de creatinina exógena).
free water c. (d. de agua libre).
interocclusal c. (distancia interoclusal). Espacio libre.
inulin c. (d. de inulina).
isotope c. (d. de isótopos).
maximum urea c. (d. máxima de urea).
occlusal c. (distancia oclusal). Condición en la cual los superficies oclusales opuestas pueden deslizarse una sobre otra sin que interfieran proyecciones.
osmolal c. (d. osmolal).
standard urea c. (d. de urea estándar). Fórmula de Van Slyke.
urea c. (d. de urea).
clearer (aclarador). m. Agente usado en preparaciones histológicas, miscible en el líquido deshidratante o fijador y en la sustancia que sirve de lecho o sustrato.
cleavage (segmentación). f. **1.** Escisión; división o desdoblamiento de una molécula compleja en dos o más moléculas más simples. **2.** Serie de divisiones celulares producidas en el óvulo inmediatamente después de su fecundación. **3.** Hendiduras lineales de la piel que indican la dirección de las fibras de la dermis.
abnormal c. of cardiac valve (s. anormal de válvulas cardíacas).
adequal c. (s. casi igual).
complete c. (s. completa). S. holoblástica.
determinate c. (s. determinada).
discoidal c. (s. discoidal).
enamel c. (s. del esmalte).
equal c. (s. igual). S. que produce blastómeras de tamaño semejante.
equatorial c. (s. ecuatorial).
holoblastic c. (s. holoblástica). S. completa.
hydrolytic c. (s. hidrolítica). Hidrólisis.
incomplete c. (s. incompleta). S. meroblástica.
indeterminate c. (s. indeterminada).
meridional c. (s. meridional).
meroblastic c. (s. meroblástica). S. incompleta.
phosphoroclastic c. (s. fosforoclástica). Fosforólisis.
progressive c. (s. progresiva).
pudendal c. (s. pudenda). Hendidura vulvar.
superficial c. (s. superficial).
thioclastic c. (s. tioclástica).
unequal c. (s. desigual).
yolk c. (s. de la yema). S. del vitelo.
cleaver (hendedor). Cuchillo pesado para cortar o picar. D.t. partidor, hacha.
enamel c. (h. de esmalte).
cleft (hendidura). f. Fisura.
anal c. (h. anal). Crena ani.
branchial c.'s (h. branquiales). H. de las branquias.
cholesterol c. (h. de colesterol). Espacio producido al disolverse los cristales de colesterol en cortes de tejido incluidos en parafina.
facial c. (fisura facial). Prosopoanosquisis.
first visceral c. (primera h. visceral). H. hiomandibular.
gill c.'s (h. de las branquias). H. branquiales.
gingival c. (fisura gingival).
gluteal c. **1.** (surco interglúteo). [*crena ani*, NA]. Hendidura anal o glútea. **2.** (h. glútea). Crena ani.
hyobranchial c. (h. hiobranquial).
hyomandibular c. (h. hiomandibular). Primera h. visceral.
interneuromeric c.'s (h. interneuroméricas).
Larrey's c. (h. de Larrey). Trígono esternocostal.
Maurer's c.'s (h. de Maurer). Puntos de Maurer.
natal c. (h. natal). Crena ani.
oblique facial c. (fisura facial oblicua). Prosoposquisis.
residual c. (h. residual). Luz residual.
Schmidt-Lanterman's c.'s (h. de Schmidt-Lanterman). Incisuras de Schmidt-Lanterman.
synaptic c. (h. sináptica).
urogenital c. (h. urogenital). Rima pudendi.
visceral c. (h. visceral). Cualquier h. entre dos arcos branquiales (viscerales) en el embrión.
cleidagra, clidagra (cleidagra, clidagra). f. Término poco usado que significa dolor gotoso en la clavícula.
cleidal, clidal (cleidal, clidal). Relativo a la clavícula.
cleido-, cleid- (cleido-, cleid-). Prefijos relacionados con la clavícula.
cleidocostal (cleidocostal, clidocostal). Relativo a la clavícula y a una costilla.
cleidocranial (cleidocraneal, clidocraneal). Relativo a la clavícula y el cráneo.
-cleisis (-cleisis). Sufijo que significa cierre.
cleistothecium (cleistotecio). m. En los hongos, un ascocarpo que está cerrado.
clemastine (clemastina). f. Meclastina; antihistamínico.
clemizole (clemizol). m. Agente antihistamínico.
cleoid (cleoide). m. Instrumento dental de extremo cortante elíptico en punta usado para excavar cavidades o tallar obturaciones y ceras.
cleptoparasite (cleptoparásito). m. Parásito que vive de la presa de su huésped.
click (clic). m. Sonido agudo y breve.
ejection c. (c. de eyección).
mitral c. (c. mitral). Sonido de abertura de la válvula mitral.
systolic c. (c. sistólico).
clicking (clic). m. Chasquido crepitante que se observa en excursiones de la articulación temporomandibular, debido a un movimiento asincrónico del disco y el cóndilo.
clidagra (clidagra). f. Cleidagra.

clidal (clidal). Cleidal.
clidinium bromide (clidinio, bromuro de). Agente anticolinérgico.
clido-, clid- (clido-, clid-). Prefijos relacionados con la clavícula.
clidocostal (clidocostal). Cleidocostal.
clidocranial (clidocraneal). Cleidocraneal.
clidoic (clidoico). Cleidoico.
climacophobia (climacofobia). f. Miedo a las escaleras, a subir o a trepar.
climacteric (climaterio). m. Período de la vida de la mujer que coincide con la terminación de la época de fecundidad.
grand c. (gran c.).
climacterium (climaterio). Climaterio.
climatology (climatología). f. Rama de la meteorología que estudia el clima y su relación con la enfermedad.
climatotherapy (climatoterapia). f. Tratamiento de la enfermedad por traslado del paciente a una región de clima diferente del de su suelo natal.
climax (clímax). m. **1.** Apogeo; el punto más alto de una enfermedad; la fase de mayor gravedad. **2.** Orgasmo.
climograph (climógrafo). m. Diagrama que muestra el efecto del clima sobre la salud.
clindamycin (clindamicina). f. Agente antibacteriano y antibiótico.
cline (clino). Relación sistemática entre las distancias espaciales y las frecuencias de los alelos.
clinic (clínica). f. **1.** Institución, edificio o parte de éste donde se atiende a pacientes ambulatorios. **2.** Institución, edificio o parte de éste donde se imparte instrucción médica a estudiantes por medio de demostraciones en presencia de enfermos.
clinical (clínico). **1.** Relativo a la cabecera de un paciente o al curso de una enfermedad. **2.** Denota los síntomas y el curso de una enfermedad por oposición a los hallazgos de laboratorio de cambios anatómicos. **3.** Relativo a una clínica.
clinician (clínico). m. Profesional en medicina dedicado a la práctica clínica, a diferencia del que trabaja en campos no clínicos.
clinicopathologic (clinicopatológico). Perteneciente a los signos y síntomas manifestados por un paciente, y a los resultados de estudios de laboratorio en su relación con los hallazgos del examen macroscópico e histológico de tejidos por medio de biopsia o autopsia, o ambas.
clino- (clino-). Prefijo que denota una pendiente (inclinación o declinación) o un recodo.
clinocephalic, clinocephalous (clinocéfalo). Relativo a la clinocefalia.
clinocephaly (clinocefalia). f. Cabeza en silla de montar.
clinodactyly (clinodactilia). f. Deflexión permanente de uno o más dedos.
clinography (clinografía). f. Representación gráfica de los signos y síntomas de un paciente.
clinoid (clinoide). **1.** Parecido a una cama. **2.** Apófisis clinoides.
clinoscope (clinoscopio). m. Clinómetro; instrumento para medir la cicloforia.
clioquinol (clioquinol). m. Yodoclorohidroxiquina.
clioxanide (clioxanida). f. Antihelmíntico.
clip (clip). m. Broche para sostener una parte o cosa junto con otra.
wound c. (c. para heridas).
clithrophobia (clitrofobia). f. Terror morboso de quedar encerrado.
clition (clitión). m. Punto craniométrico en la mitad de la parte más alta del clivus del esfenoides.
clitoridean (clitorídeo). Relativo al clítoris.
clitoridectomy (clitoridectomía). f. Extirpación del clítoris.
clitoriditis (clitoriditis). f. Clitoritis; inflamación del clítoris.
clitoris, pl. **clitorides** (clítoris). m. [*clitoris*, NA]. Miembro femenino; pene femenino.
clitorism (clitorismo). m. Erección prolongada y generalmente dolorosa del clítoris; análogo al priapismo.
clitoritis (clitoritis). f. Clitoriditis.
clitoromegaly (clitoromegalia). f. Clítoris agrandado.
clivus, pl. **clivi** 1. (canal basilar). [*clivus*, NA]. Clivus de Blumenbach; superficie que va cuesta abajo desde el dorso de la silla turca hasta el agujero occipital, formada en parte por el cuerpo del esfenoides y en parte por la porción basilar del occipital. **2.** (clivus). m. [*clivus*, NA]. Superficie que va cuesta abajo.
Blumenbach's c. (clivus de Blumenbach).
c. ocularis (clivus ocular).
cloaca (cloaca). f. **1.** En los embriones jóvenes, la cámara tapizada por endodermo en la que se vacían el intestino posterior y la alantoides. **2.** En aves y monotremos, la cámara común en la que se abren el intestino posterior, la vejiga y los conductos genitales.
ectodermal c. (c. ectodérmica). El proctodeo del embrión.
endodermal c. (c. endodérmica).
persistent c. (c. persistente). Seno urogenital.
cloacal (cloacal). Perteneciente a la cloaca.
cloacitis (cloaquitis). f. Inflamación de la mucosa cloacal de las aves, con ulceración y descarga crónica.
clobetasol propionate (clobetasol propionato). Corticosteroide antiinflamatorio usado usualmente en preparaciones tópicas.
clocortolone (clocortolona). f. Corticosteroide antiinflamatorio usado generalmente en preparaciones tópicas.
clofazimine (clofazimina). f. Agente tuberculostático y leprostático.
clofenamide (clofenamida). f. Monoclorfenamida; diurético.
clofibrate (clofibrato). m. Clorofenoxiisobutirato de etilo.
clogestone acetate (clogestona, acetato de). Agente progestágeno.
clomacran phosphate (clomacran fosfato). Tranquilizante.
clomegestone acetate (clomegestona, acetato de). m. Droga progestágena.
clomiphene citrate (clomifeno, citrato de). Cloramifeno; análogo del estrógeno no esteroide clorotrianiseno.
clomipramine hydrochloride (clomipramina, clorhidrato de). Antidepresivo.
clonal (clonal). Perteneciente a un clon.
clonazepam (clonazepam). m. Droga anticonvulsiva.
clone 1. (clonar). Producir una colonia o individuo con las características de un clon. **2.** (clon). m. Colonia o grupo de microorganismos (o microorganismo individual) o colonia de células derivadas de un solo organismo o célula por reproducción asexual, todos con características idénticas.
clonic (clónico). De la índole de un clonus, caracterizado por contracción y relajación alternada del músculo.
clonicity (clonicidad). f. Condición de clónico.
clonicotonic (clonicotónico). Clónico y tónico al mismo tiempo.
clonidine hydrochloride (clonidina, clorhidrato de). Agente hipertensivo de acción central y periférica.
cloning (clonación). f. Trasplante de un núcleo desde una célula somática a un óvulo, donde forma un embrión.
clonism (clonismo). m. Estado continuo y prolongado de espasmos clónicos.
clonixin (clonixina). f. Analgésico.
clonogenic (clonogénico, clonógeno). Que surge de un clonus, o que se compone de él.
clonograph (clonógrafo). m. Instrumento para registrar los movimientos del espasmo clónico.
clonorchiasis (clonorquiasis). f. Clonorquiosis; enfermedad causada por *Clonorchis sinensis*, que afecta a los conductos biliares distales del hombre y otros animales que comen peces.
clonorchiosis (clonorquiosis). f. Clonorquiasis.
clonospasm (clonospasmo). m. Clonus.
clonus (clonus). m. Clonospasmo; forma de movimientos marcada por contracciones y relajaciones de un músculo en rápida sucesión.
ankle c. (c. del tobillo).
cathodal opening c. (CaOCl, COCl) (c. de apertura catódica).
toe c. (c. de los dedos del pie).
wrist c. (c. de la muñeca).
clopamide (clopamida). f. Diurético y antihipertensivo.
clorazepate (clorazepato). m. La sal sódica o potásica que se usa como ansiolítico.
clorprenaline hydrochloride (clorprenalina, clorhidrato de). m. Clorhidrato de isoprofenamina; broncodilatador.
closiramine aceturate (closiramina, aceturato de). Compuesto antihistamínico.
clostridial (clostridial). Relativo a cualquier bacteria del género *Clostridium*.
clostridiopeptidase A (clostridiopeptidasa A). f. Colagenasa del *Clostridium histolyticum*.
clostridiopeptidase B (clostridiopeptidasa B). f. Clostripaína.
Clostridium histolyticum collagenase (colagenasa del Clostridium histolyticum). f. Clostridiopeptidasa A.

C D

Clostridium histolyticum proteinase B (proteinasa B del Clostridium histolyticumproteinasa B del Clostridium histolyticum). Clostripaína.
clostridium, pl. **clostridia** (clostridio). m. Nombre común de cualquier miembro del género *Clostridium*.
clostripain (clostripaína). f. Proteinasa B del *Clostridium histolyticum*; clostridiopeptidasa B.
closure (cierre). m. **1.** Terminación o culminación de una vía refleja. **2.** Punto de acople entre estímulos donde se establece el aprendizaje condicionado.
 flask c. (c. de la mufla).
 velopharyngeal c. (c. velofaríngeo).
closylate (closilato). m. Contracción aprobada por USAN de *p*-clorobencenosulfonato.
clot **1.** (coágulo). m. Masa insoluble blanda, no rígida, formada cuando un sol se coagula. **2.** (coagular). Convertir un líquido o una sustancia en solución en un sólido o gel; dícese especialmente de la sangre.
 agony c. (c. de la agonía).
 antemortem c. (c. ante mortem).
 blood c. (c. sanguíneo). Fase coagulada de la sangre.
 chicken fat c. (c. "de grasa de pollo").
 currant jelly c. (c. "de jalea de grosellas").
 laminated c. (c. laminado).
 passive c. (c. pasivo).
 postmortem c. (c. post mortem).
 Schede's c. (c. de Schede).
clotrimazole (clotrimazol). m. Agente antimicótico usado tópicamente para tratar diferentes infecciones causadas por hongos y levaduras.
clove oil (aceite de clavo). Aceite volátil destilado por vapor de *Eugenia caryophyllata* (familia Myrtaceae).
cloxacillin sodium (cloxacilina sódica). Penicilina penicilinasa-rresistente.
clozapine (clozapina). f. Sedante.
clubbing (dedo hipocrático). Mal que afecta a los d. de manos y pies, en el cual la proliferación de los tejidos distales, especialmente los lechos ungulares, produce su ensanchamiento.
clubfoot (pie zambo). Talipes equinovarus.
clubhand (talipomano).
clump (agrumar). Formar racimos, pequeños agregados o grupos.
clumping (agregación). Conjunto de bacterias u otras células suspendidas en un líquido.
clunes (nalgas). [*clunis*, pl. *clunes*, NA].
cluttering (confusión). f. Trastorno de la comunicación con alteración de la fluidez del lenguaje en la cual el que habla omite letras o sílabas.
clysis (clisis). f. **1.** Infusión de líquido con fines terapéuticos. **2.** Antiguamente, un enema líquido.
-clysis (-clisis). Sufijo que se utiliza con el significado de inyección.
clyster (clister). m. Nombre antiguo de enema.
cM (cM). Abrev. de centimorgan.
Cm (Cm). Símbolo de curio.
cm (cm). Abrev. de centímetro.
C.M. (C.M.). Abrev. de Chirurgiae Magister, Master en Cirugía.
CM- (CM-). Símbolo del radical carboximetilo.
CM-cellulose (CM-celulosa). f. Carboximetil celulosa.
cm³ (cm³.). Abrev. de centímetro cúbico.
C.M.A. (C.M.A.). Abrev. del inglés, Auxiliar Médico Certificado (Certified Medical Assistant).
***p*-CMB** (*p*-CMB). Abrev. de *p*-cloro mercuribenzoato.
CMI (IMC). Abrev. de inmunidad mediada por células.
CMP (CMP). Símbolo de 5'-fosfato de citidina o de cualquier monofosfato de citidina
CMV (CMV). Abrev. de citomegalovirus.
cnemial (cnemial). Relativo a la pierna, especialmente a la espinilla.
cnemis (cnemis). La espinilla.
cnida, pl. **cnidae** (cnida, pl. cnidae). m. Nematocisto.
cnidocyst (cnidocisto). m. Nematocisto.
cnidosis (cnidosis). f. Urticaria.
C.N.M. (C.N.M.). Abrev. del inglés, Enfermera Partera Certificada (Certified Nurse Midwife).
CNS **1.** (CNS). Símbolo del radical tiocianato CNS–. **2.** (SNC). Abrev. de sistema nervioso central.
Co (Co). Símbolo de cobalto.
CoA (CoA). Abrev. de coenzima A.
CoA transferases (coenzima A transferasas). Tiaforasas; CoA transferasas.
coacervate (coacervato). m. Agregado de partículas coloidales separadas de una emulsión (coacervación) mediante la adición de un tercer componente (agente coacervante).
coacervation (coacervación). f. Formación de un coacervato.
coadaptation (coadaptación). f. Operación de selección conjunta en dos o más loci (usualmente ligados).
coagglutinin (coaglutinina). f. Sustancia que por sí sola no aglutina un antígeno pero contribuye a su aglutinación cuando está recubierto por un anticuerpo univalente.
coagulable (coagulable). Capaz de coagularse o ser coagulado.
coagulant (coagulante). **1.** m. Agente que causa, estimula o acelera la coagulación, especialmente con referencia a la sangre. **2.** Coagulativo.
coagulate (coagular). **1.** Convertir un líquido o una sustancia en solución en un sólido o gel. **2.** Cuajar; pasar del estado líquido al de sólido o gel.
coagulation (coagulación). f. **1.** Cambio de líquido a sólido, especialmente de la sangre. **2.** Transformación de un sol en un gel o una masa semisólida.
 disseminated intravascular c. (c. intravascular diseminada (CID)). Síndrome hemorrágico.
coagulative (coagulativo). Coagulante; que causa coagulación.
coagulopathy (coagulopatía). f. Enfermedad que afecta la coagulabilidad de la sangre.
 consumption c. (c. de consumo).
coagulum, pl. **coagula** (coágulo). m. Masa insoluble blanda no rígida formada cuando un sol se coagula.
coal tar (alquitrán de hulla). Producto obtenido durante la destilación destructiva del carbón bituminoso, sustancia semisólida muy oscura de olor semejante al naftaleno muy característico y sabor agudo y urente; se usa para el trartamiento de enfermedades de la piel.
coalescence (coalescencia). f. Concrecencia; fusión de partes originalmente separadas.
coapt (coaptar). Unir o adaptar entre sí.
coaptation (coaptación). f. Unión o adaptación de dos superficies.
coarct (coartar). Restringir, oprimir.
coarctate **1.** (coartado). Apretado; presionado. **2.** (coartar).
coarctation (coartación). f. Constricción, estrechamiento o estenosis.
 reversed c. (c. invertida).
coarctotomy (coartotomía). f. División de una estrechez.
CoAS-, CoASH (CoAS-, CoASH). Símbolos de coenzima A radical o coenzima A reducida.
coat (capa). **1.** f. Cobertura o envoltura externa de un órgano o una parte. **2.** Una de las láminas de tejido membranoso o de otro tipo, que forman la pared de un conducto o de un órgano hueco.
 buffy c. (c. leucocítica). Costra inflamatoria o flogística.
 sclerotic c. (c. esclerótica). Esclerótica.
 serous c. (c. serosa). Túnica serosa.
coating **1.** (revestimiento). m. Cobertura; capa de alguna sustancia extendida sobre una superficie. **2.** (cobertura). f. Recubrimiento; capa de sustancia distribuida sobre una superficie.
 antireflection c. (r. antirreflejo).
cobalamin (cobalamina). f. Término general para los compuestos que contienen el núcleo de dimetilbencimidazolilcobamida de la vitamina B_{12}.
 c. concentrate (concentrado de c.).
cobalt (cobalto). m. Elemento metálico gris acero, símbolo, Co; Nº at., 27; P. at., 58,93.
cobaltous chloride (cobaltoso, cloruro). Usado en el tratamiento de varios tipos de anemia refractaria para mejorar el hematócrito y el recuento de hemoglobina y hematíes.
cobamic acid (ácido cobámico). Ácido cobínico con ribofuranosa fosfato adosado a la unidad aminopropanol.
cobamide (cobamida). f. La hexamida del ácido cobámico.
cobinamide (cobinamida). f. La hexamida del ácido cobínico.
cobinic acid (ácido cobínico).
cobra (cobra). f. Miembro del género de serpientes muy venenosas *Naja* (familia Elapidae).
cobrotoxin (cobrotoxina). f. Factor lítico directo del veneno de cobra; polipéptido de 62 residuos.

cobyric acid (ácido cobírico). Cobirinamida.
cobyrinamide (cobirinamida). f. Ácido cobírico.
cobyrinic acid (ácido cobirínico).
cobyrinic hexa-amide (hexamida cobirínica). Ácido cobírico.
coca (coca). f. Hojas secas de *Erythroxylon coca*; es la fuente de la cocaína y otros alcaloides.
cocaine (cocaína). f. Benzoilmetilecgonina; alcaloide obtenido de las hojas de *Erythroxylon coca* (familia Eritroxilaceae) y otras especies de *Erythroxylon*, o por síntesis de ecgonina o sus derivados.
cocainization (cocainización). f. Producción de anestesia local por aplicación tópica de cocaína.
cocarboxylase (cocarboxilasa). f. Pirofosfato de tiamina.
cocarcinogen (cocarcinógeno). m. Material que actúa simbióticamente con un carcinógeno en la producción de cáncer.
coccal (cócico). Relativo a los cocos.
coccidial (coccidial). Relativo a los coccidios.
coccidioidal (coccidioideo). Referente a la enfermedad o al microorganismo infectante de coccidioidomicosis.
coccidioidin (coccidioidina). f. Solución estéril que contiene los subproductos del crecimiento de *Coccidioides immitis*.
coccidioidoma (coccidioidoma). m. Lesión o cicatriz granulomatosa residual localizada benigna, en un pulmón, después de coccidioidomicosis.
coccidioidomycosis (coccidioidomicosis). f. Enfermedad de Posadas; micosis sistémica benigna, grave o mortal, debida a *Coccidioides immitis*.
asymptomatic c. (c. asintomática). C. latente.
disseminate c. (c. diseminada).
latent c. (c. latente). C. asintomática.
primary c. (c. primaria). Fiebre del valle de San Joaquín.
primary extrapulmonary c. (c. extrapulmonar primaria).
secondary c. (c. secundaria). Granuloma coccidioideo.
coccidiosis (coccidiosis). f. Nombre de un grupo de enfermedades debidas a cualquier especie de coccidios.
coccidiostat (coccidióstato). m. Agente químico que se añade generalmente al alimento de animales para inhibir parcialmente o demorar el desarrollo de coccidiosis.
coccidium, pl. **coccidia** (coccidio). m. Nombre común de los protozoarios parásitos (orden Eucoccida), en los que hay esquizogonia dentro de células epiteliales, generalmente en el intestino, pero en algunas especies en los conductos biliares y en los riñones.
coccinella (coccinela). f. Cochinilla.
coccinellin (coccinelina). f. Principio colorante derivado de la cochinilla.
coccobacillary (cocobacilar). Relativo a un cocobacilo.
coccobacillus (cocobacilo). m. Bacilo bacteriano corto y grueso en forma de coco ovalado o ligeramente alargado.
coccoid (cocoide). Similar a cocos.
cocculin (coculina). f. Picrotoxina.
coccus, pl. **cocci** (coco). m. **1.** Bacteria de forma redonda, esferoidal u ovoide. **2.** Cochinilla.
Neisser's c. (c. de Neisser). *Neisseria gonorrhoeae*.
Weichselbaum's c. (c. de Weichselbaum). *Neisseria meningitidis*.
coccyalgia (coccialgia). f. Coccigodinia.
coccycephaly (coccicefalia). f. Malformación en la que el perfil cefálico sugiere el pico de un ave.
coccydynia (coccidinia). f. Coccigodinia.
coccygalgia (coccigalgia). f. Coccigodinia.
coccygeal (coccígeo). Relativo al cóccix.
coccygectomy (coccigectomía). f. Extirpación del cóccix.
coccygeus (coccígeo).
coccygodynia (coccigodinia). f. Coccialgia; coccidinia; coxalgia; cocciodinia; dolor en la región coccígea.
coccygotomy (coccigotomía). f. Operación para liberar al cóccix de sus adherencias.
coccyodynia (cocciodinia). f. Coccigodinia.
coccyx, gen. **coccygis**, pl. **coccyges** (cóccix). m. [*os coccygis*, NA]. Hueso coxal.
cochineal (cochinilla). f. Coccinela; coco; insectos hembras desecados, *Coccus cacti*, que encierran las larvas jóvenes, o el insecto hembra desecado *Dactylopius coccus*, que contiene huevos y larvas, de los que se obtiene coccinelina; se usa como agente colorante y tintura.
cochlea (caracol). m. Cóclea.
cochlea, pl. **cochleae** (cóclea). f. [*cochlea*, NA]. Cavidad cónica del peñasco del temporal que forma una de las divisiones de laberinto u oído interno.
membranous c. (c. membranosa) [*ductus cochlearis*, NA]. Conducto coclear.
cochlear 1. (coclear). Relativo a la cóclea. **2.** (cocleado).
cochleare (cochleare). Cuchara.
cochleariform (cocleariforme). En forma de cuchara.
cochleate (acaracolado). **1.** Parecido a un caracol. **2.** Denota el aspecto de una forma de cultivo en placa.
cochleitis (cocleítis). f. Coclitis.
cochleosacculotomy (cocleosacculotomía). f. Operación para la enfermedad de Ménière que se realiza a través de la ventana redonda para crear un shunt entre el conducto coclear y el sáculo.
cochleovestibular (cocleovestibular). Relativo a la cóclea y el vestíbulo del oído.
cochlitis (coclitis). f. Cocleítis; inflamación de la cóclea.
cocillana (cocillana). f. Corteza seca de *Guarea rusbyi*, un árbol de Bolivia, usado como expectorante en la bronquitis.
cocktail (cóctel). m. Bebida preparada con varios ingredientes o drogas.
Brompton c. (c. de Brompton).
lytic c. (c. lítico).
Philadelphia c. (c. de Filadelfia) C. de Rivers.
Rivers' c. (c. de Rivers). C. de Filadelfia.
cocoa (cocoa). f. Polvo preparado con semillas maduras tostadas de *Theobroma cacao* (familia Sterculiaceae).
coconsciousness (co-conciencia). f. División de la conciencia en dos corrientes o vertientes.
cocto- (cocto-). Prefijo que indica hervido o modificado por el calor.
coctolabile (coctolábil). Sujeto a alteración o destrucción cuando se expone a la temperatura del agua hirviente.
coctostabile, coctostable (coctoestable). Que resiste la temperatura del agua hirviente sin alterarse ni destruirse.
cod (bacalao). m. Pez marino común (familia Gadidae) relacionado con el abadejo y curadillo.
cod liver oil (aceite de hígado de bacalao). A. fijo parcialmente desesterificado extraído del hígado fresco de *Gadus morrhuae* y otras especies de la familia Gadidae.
code (código). m. **1.** Juego o conjunto de reglas, principios o normas éticas. **2.** Cualquier sistema creado para transmitir información o facilitar la comunicación. **3.** Término que se usa en hospitales para describir una situación de emergencia que requiere la presencia de personal especializado, como el equipo de reanimación cardiopulmonar; también, la señal que se da para convocar a ese equipo.
genetic c. (c. genético). .
codecarboxylase (codescarboxilasa). f. Piridoxal 5'-fosfato.
codehydrogenase I, codehydrogenase II (codeshidrogenasa I y II). Nombres anteriores de nicotinamida adenina dinucleótido y nicotinamida adenina dinucleótido fosfato, respectivamente.
codeine (codeína). f. Metilmorfina.
Codex medicamentarius (Codex medicamentarius). Título oficial de la Farmacopea Francesa.
codominant (codominante). En genética denota el mismo grado de dominancia de dos genes, ambos expresados en el fenotipo del individuo.
codon (codón). m. Triplete; secuencia de tres nucleótidos en una cadena de DNA o RNA que suministra información genética codificada para un aminoácido específico.
initiating c. (c. de iniciación).
termination c. (c. de terminación).
coefficient (coeficiente). m. **1.** Expresión de la cantidad o grado de cualquier cualidad poseída por una sustancia, o del grado de cambio físico o químico producido normalmente en esa sustancia en condiciones dadas. **2.** El cociente o factor que relaciona una cantidad observada en unas ciertas condiciones con la observada en condiciones estándar.
absorption c. (c. de absorción).
activity c. (c. de actividad).
biological c. (c. biológico).
Bunsen's solubility c. (α) (c. de solubilidad de Bunsen (α)).
c. of consanguinity (c. de consanguinidad). C. de endogamia.
correlation c.'s (c. de correlación).
creatinine c. (c. de creatinina).

diffusion c. (c. de difusión). Constante de difusión.
distribution c. (c. de distribución). C. de partición.
extinction c. (c. de extinción). C. de absorción específica.
extraction c. (c. de extracción).
filtration c. (c. de filtración).
hygienic laboratory c. (c. higiénico de laboratorio).
c. of inbreeding (c. de endogamia). C. de consanguinidad.
isotonic c. (c. isotónico).
c. of kinship (c. de parentesco).
lethal c. (c. letal).
linear absorption c. (c. de absorción lineal).
Long's c. (c. de Long). Fórmula de Long.
molar absorption c. (ε) (c. de absorción molar (ε)).
molar extinction c. (c. de extinción molar). C. de absorción molar.
Ostwald's solubility c.(λ) (c. de solubilidad de Ostwald (λ)).
oxygen utilization c. (c. de utilización de oxígeno).
partition c. (c. de partición). C. de distribución.
phenol c. (c. de fenol). C. de Rideal-Walker.
Poiseuille's viscosity c. (c. de viscosidad de Poiseuille).
reflection c. (σ) (c. de reflexión (σ)).
c. of relationship (c. de relación).
reliability c. (c. de confiabilidad).
respiratory c. (c. respiratorio). Cociente respiratorio.
Rideal-Walker c. (c. de Rideal-Walker). C. de fenol.
selection c. (s) (c. de selección (s)).
specific absorption c. (*a*) (c. de absorción específica (*a*)). Absortividad; índice de absorbancia; extinción específica; c. de extinción.
temperature c. (c. de temperatura).
ultrafiltration c. (c. de ultrafiltración).
c. of variation (CV) (c. de variación (CV)).
velocity c. (c. de velocidad).
c. of viscosity (c. de viscosidad).

coelenterate (celenterado). Nombre común dado a los miembros del filo Coelenterata.
coelom (celoma).
coenesthesia (coenestesia). f. Cenestesia.
coeno- (ceno-). Prefijo que significa compartido en común.
coenocyte (cenocito). m.
coenocytic (cenocítico).
coenurosis (cenurosis). m.
coenzyme (coenzima). f. Cofactor; sustancia que mejora la acción de las enzimas o es necesaria para que la ejerzan.
coenzyme A (CoA) (coenzima A (CoA)). C. que contiene ácido pantoténico, adenosina 3'-fosfato 5'-pirofosfato y cisteamina.
coenzyme Q (CoQ) (coenzima Q (CoQ)). Quinonas con cadenas laterales isoprenoides que median en la transferencia de electrones entre citocromo *b* y citocromo *c*.
coenzyme R (coenzima R). Biotina.
cofactor (cofactor). m. **1.** Coenzima. **2.** Un átomo o molécula esencial para la acción de una molécula grande.
cobra venom c. (c. del veneno de cobra). Factor B de properdina.
platelet c. (c. de las plaquetas). Factor VIII.
platelet c. II (c. II de las plaquetas). Factor IX.
c. of thromboplastin (c. de tromboplastina). Factor V.

coferment (cofermento). m. Término obsoleto para designar la coenzima.
cognition (cognición). f. **1.** Término genérico que designa la calidad de saber e incluye percibir, reconocer, concebir, juzgar, sentir, razonar e imaginar. **2.** Todo proceso mediante el cual se adquieren conocimientos.
cognitive (cognitivo, cognoscitivo). Perteneciente a la cognición.
cohesion (cohesión). f. Atracción entre moléculas o masas que las mantiene unidas.
cohoba (cohoba). f. Sustancia alucinógena psicomimética obtenida de *Acacia niopo* (familia Leguminosae) y otras plantas.
cohort (cohorte). f. Grupo definido de población seguido prospectivamente en un estudio epidemiológico.
coin-counting (cuentamonedas). Movimiento deslizante de las yemas del pulgar y el índice propio de la parálisis agitante.
coinosite (coinosita). f. Cenosita.
coital (coital). Perteneciente al coito.
coition (coito).
coitophobia (coitofobia). f. Temor morboso del acto sexual.
coitus (coito). m. Copulación; cópula; acto sexual; unión sexual entre dos individuos, hombre y mujer.
c. interruptus (c. interrumpido). Onanismo.
c. reservatus (c. reservado).

colchicine (colchicina). Alcaloide obtenido de *Colchicum autumnale* (familia Liliaceae); usado para la gota.
cold **1.** (frío). Temperatura baja; sensación producida por una temperatura notablemente inferior a la normal acostumbrada o a un nivel confortable. **2.** (resfrío). m. Infección virósica que afecta al tracto respiratorio superior; se caracteriza por falta de fiebre, descarga nasal acuosa y estornudos, con una duración de 3 a 5 días.
c. in the head (resfrío de cabeza). Rinitis aguda.
rose c. (resfrío de las rosas).

cold-blooded (fría, de sangre). Poiquilotérmico.
colectasia (colectasia). f. Ectacolia; distensión del colon.
colectomy (colectomía). f. Escisión de un segmento del colon, o de éste en su integridad.
coleitis (coleítis). f. Vaginitis.
coleo- (coleo-). Prefijo que significa vaina y, específicamente, la vagina.
coleocele (coleocele). m. Colpocele.
coleoptosis (coleoptosis). f. Coloptosis.
coleotomy (coleotomía). f. **1.** Pericardiotomía. **2.** Vaginotomía.
coles (coles). m. Pene.
colestipol (colestipol). m. Polímero de tetraetilenopentamina con 1-cloro-2,3-epoxipropano; droga antilipidémica.
colibacillosis (colibacilosis). f. Enfermedad diarreica causada por *Escherichia coli*. A menudo se la denomina c. entérica.
colibacillus, pl. **colibacilli** (colibacilo). m. *Escherichia coli*. Bacilo del colon.
colic (cólico). **1.** m. Dolor espasmódico en el abdomen. **2.** Relativo al colon. **3.** Paroxismo doloroso con llanto e irritabilidad en niños pequeños.
appendicular c. (c. apendicular). C. vermicular.
biliary c. (c. biliar). C. de cálculo biliar o c. hepático.
copper c. (c. cúprico).
Devonshire c. (c. de Devonshire). C. plúmbico.
gallstone c. (c. por cálculo biliar). C. biliar.
gastric c. (c. gástrico). Dolor asociado con gastritis o úlcera péptica.
hepatic c. (c. hepático). C. biliar.
lead c. (c. plúmbico). C. de Devonshire, de pintor o saturnino.
meconial c. (c. meconial). Dolor abdominal del recién nacido.
menstrual c. (c. menstrual).
milk c. (c. lácteo). Enterotoxemia.
ovarian c. (c. ovárico).
painter's c. (c. de pintor). C. plúmbico.
pancreatic c. (c. pancreático).
renal c. (c. renal).
salivary c. (c. salival).
saturnine c. (c. saturnino). C. plúmbico.
tubal c. (c. tubárico).
uterine c. (c. uterino).
vermicular c. (c. vermicular). C. apendicular.
zinc c. (c. por cinc). C. debido a envenenamiento crónico por cinc.

colica (cólica). Arteria cólica.
colicin (colicina). f. Bacteriocina producida por cepas de *Escherichia coli* y otras enterobacterias (*Shigella* y *Salmonella*) que son portadoras de los plásmidos necesarios.
colicinogeny (colicinogenia). f. Propiedad bacteriana de producir una colicina.
colicky (colicoide). Referido al dolor cólico o que se le parece.
colicoplegia (colicoplejía). f. Envenenamiento con plomo, caracterizado por cólico y parálisis.
coliform (coliforme). Término general mal definido usado para denotar bacilos gramnegativos fermentativos que habitan el tracto intestinal del hombre y otros animales.
colimycin (colimicina). f. Colistina.
colipase (colipasa). f. Pequeña proteína del jugo pancreático esencial para la acción eficiente de la lipasa pancreática.
coliphage (colifago). Bacteriófago con afinidad por alguna cepa de *Escherichia coli*.
coliplication (coliplicación). f. Coloplicación.

colipuncture (colipuntura). f. Colocentesis.
colistimethate sodium (colistimetato sódico). Sulfometato de colistina sódico; colistinmetanosulfonato pentasódico.
colistin (colistina). f. Colimicina; mezcla de antibióticos polipeptídicos cíclicos de una cepa de *Bacillus polymyxa*.
c. sulfate (sulfato de c.).
c. sulfomethate sodium (sulfometato sódico de c.).
colitis (colitis). f. Inflamación del colon.
amebic c. (c. amebiana). Inflamación del colon en la amebiasis.
collagenous c. (c. colagenosa).
c. cystica profunda (c. quística profunda).
c. cystica superficialis (c. quística superficial).
granulomatous c. (c. granulomatosa).
c. gravis (c. grave). Nombre obsoleto de la c. ulcerosa.
hemorrhagic c. (c. hemorrágica).
mucous c. (c. mucosa). C. mixomembranosa; mucocolitis.
myxomembranous c. (c. mixomembranosa). C. mucosa.
pseudomembranous c. (c. seudomembranosa).
ulcerative c. (c. ulcerosa).
uremic c. (c. urémica).
colitose (colitosa). f. Polisacárido, antígeno somático de especies de *Salmonella*.
collacin (colacina). f. Colastina; colágeno degenerado.
collagen (colágeno). m. Oseína; osteína; la principal proteína (que forma más de la mitad de la proteína de los mamíferos) de las fibras blancas del tejido conjuntivo, cartílago y hueso.
type I c. (c. tipo I).
type II c. (c. tipo II).
type III c. (c. tipo III).
type IV c. (c. tipo IV). Forma fibrilar menos distintiva del c., característica de las membranas basales.
collagenase A, collagenase I (colagenasa A o I). f. Colagenasa del *Clostridium histolyticum*.
collagenation (colagenación). f. Colagenización.
collagenic (colagénico). Colágeno.
collagenization (colagenización). f. **1.** Colagenación. Reemplazo de tejidos o fibrina por colágeno. **2.** Síntesis de colágeno por fibroblastos.
collagenolytic (colagenolítico). Que causa lisis de colágeno, gelatina y otras proteínas que contienen prolina.
collagenosis (colagenosis). f. Enfermedad del colágeno.
reactive perforating c. (c. perforante reactiva).
collapse (colapso). m. **1.** Estado de gran postración similar al shock hipovolémico y debido a las mismas causas. **2.** Estado de profunda depresión física. **3.** Caída al mismo tiempo de las paredes de una estructura o falla de un sistema fisiológico.
absorption c. (c. por absorción).
circulatory c. (c. circulatorio).
c. of dental arch (c. del arco dentario).
massive c. (c. masivo).
pressure c. (c. por presión).
pulmonary c. (c. pulmonar).
collar (collar). m. Banda que rodea generalmente el cuello.
renal c. (c. renal). En el embrión, anillo de venas que rodea la aorta por debajo del nacimiento de la arteria mesentérica superior.
c. of Venus (c. de Venus).
collarette (collarete). m. Chorrera del iris; línea de unión entre las zonas ciliar y pupilar del iris, visible como una línea circular festoneada y sinuosa en este último.
collastin (colastina). f. Colacina.
collateral (colateral). **1.** Indirecto, subsidiario o accesorio a lo principal; situado lado a lado. **2.** Rama lateral de un axón nervioso o vaso sanguíneo.
colliculectomy (coliculectomía). f. Escisión del colículo seminal.
colliculitis (coliculitis). f. Verumontanitis; inflamación de la uretra en la región del colículo seminal.
colliculus, pl. **colliculi** (colículo). m. [*colliculus*, NA]. Pequeña elevación sobre las partes que la rodean.
facial c. (c. facial). [*colliculus facialis*, NA]. Eminencia facial.
inferior c. **1.** (c. inferior). [*colliculus inferior,* NA]. **2.** (tubérculo cuadrigémino inferior). [*colliculus inferior,* NA].
c. of arytenoid cartilage (c. del cartílago aritenoides). [*colliculus cartilaginis arytenoideae*, NA].
seminal c. (c. seminal). [*colliculus seminalis*, NA]. C. uretral.
superior c. **1.** (c. superior). [*colliculus superior,* NA]. **2.** (tubérculo cuadrigémino). [*colliculus superior,* NA].
c. urethralis (c. uretral). C. seminal.
colligation (coligación). f. **1.** Combinación cuyas unidades se distinguen entre sí. **2.** Unión de hechos aislados que forman una experiencia unificada.
colligative (coligativo). Referente a la propiedad de soluciones que dependen únicamente de la concentración de sustancias disueltas y no de su naturaleza.
collimation (colimación) f. El proceso radiográfico de restringir y limitar el haz de rayos X a un área dada y, en medicina nuclear, de restringir la detección de radiaciones emitidas por un área de interés determinada.
collimator (colimador). m. Aparato de un material de coeficiente de absorción elevado, usado en colimación.
collinearity (colinealidad). f. Identidad en el ordenamiento de los elementos correspondientes del DNA, del RNA transcripto a partir de él y de los aminoácidos traducidos a partir del RNA.
colliotomy (coliotomía). f. Corte de adherencias.
colliquation (colicuación). f. **1.** Descarga excesiva de líquido. **2.** Licuefacción por el proceso de necrosis.
ballooning c. (c. en globo o balón).
reticulating c. (c. reticular).
colliquative (colicuativo). Denota una descarga líquida excesiva.
collodion, collodium (colodión). m. Líquido preparado disolviendo piroxilina en éter y alcohol.
blistering c. (c. ampollante). C. cantarídeo.
cantharidal c. (c. cantarídeo). C. vesicante o ampollante.
flexible c. (c. flexible).
hemostatic c. (c. hemostático). C. estíptico.
iodized c. (c. yodado). Solución al 5% de yodo en c. flexible.
salicylic acid c. (c. con ácido salicílico). Ácido salicílico y c. flexible; agente queratolítico usado en el tratamiento de los callos y las verrugas.
styptic c. (c. estíptico). Colodión estíptico; c. hemostático.
c. vesicans (c. vesicante). C. cantarídeo.
colloid (coloide). m. **1.** Agregados de átomos o moléculas finamente divididos (submicroscópicos) dispersados en un medio gaseoso, líquido o sólido y resistentes a la sedimentación, difusión y filtración. **2.** Parecido a la cola o goma de pegar. **3.** Coloidina. **4.** La secreción almacenada dentro de los folículos de la glándula tiroides.
bovine c. (c. bovino). Conglutinina.
dispersion c. (c. en dispersión). Dispersoide.
emulsion c. (c. en emulsión). Emulsoide.
hydrophil c., hydrophilic c. (c. hidrófilo). Emulsoide.
hydrophobic c. (c. hidrófobo). Suspensoide.
irreversible c. (c. irreversible) C. inestable.
lyophilic c. (c. liófilo). Emulsoide.
lyophobic c. (c. liófobo). Suspensoide.
protective c. (c. protector).
reversible c. (c. reversible). C. estable.
stable c. (c. estable). C reversible.
styptic c. (c. estíptico). Colodión estíptico.
suspension c. (c. en suspensión). Suspensoide.
thyroid c. (c. tiroideo).
unstable c. (c. inestable). C. irreversible.
colloidal (coloidal). Relativo a un coloide.
colloidin (coloidina). f. Coloide.
colloidoclasia, colloidoclasis (coloidoclasia, coloidoclasis). f. Término obsoleto para la ruptura del equilibrio coloidal del organismo.
colloidoclastic (coloidoclástico). Término obsoleto para indicar algo relativo a la coloidoclasia.
colloidogen (coloidógeno). Sustancia capaz de dar origen a una solución o suspensión coloidal.
colloxylin (coloxilina). f. Piroxilina.
collum, pl. **colla** (collum, pl. colla). **1.** [*collum*, pl. *colla*, NA]. Cuello. **2.** La parte que se encuentra entre los hombros o el tórax y la cabeza. **3.** Porción comprimida o estrecha de cualquier órgano o estructura anatómica.
c. distortum (cuello torcido). Tortícolis.
collunarium (colunario). m. Ducha nasal.
collutorium (colutorio). m. Líquido para lavarse o enjuagarse la boca y para tratar enfermedades de sus mucosas.
collutory (colutorio). m. Enjuague bucal.

collyrium (colirio). m. Originariamente, cualquier preparación para los ojos.
colo- (colo-). Prefijo referente al colon.
coloboma (coloboma). m. Cualquier defecto congénito, patológico o artificial, especialmente del ojo.
c. of choroid (c. de la coroides).
Fuchs' c. (c. de Fuchs). Conus o estafiloma congénito.
c. iridis (c. del iris).
c. lentis (c. del cristalino).
c. lobuli (c. lobular). Fisura congénita del lóbulo de la oreja.
macular c. (c. macular).
c. of optic nerve (c. del nervio óptico).
c. palpebrale (c. palpebral).
c. of vitreous (c. del humor vítreo).
colocentesis (colocentesis). f. Colipuntura; colopuntura; punción del colon con un trócar o escalpelo para aliviar la distensión.
colocholecystostomy (colocolecistostomía). f. Colecistocolostomía.
colocolic (colocólico). Del colon al colon; se dice de una anastomosis espontánea o inducida entre dos partes del colon.
colocolostomy (colocolostomía). f. Establecimiento de una comunicación entre dos segmentos no continuos del colon.
colocynth (coloquíntida). f. Pulpa de coloquíntida; manzana amarga; fruto seco pelado de *Citrullus colcynthis* (familia Cucurbitaceae).
colocystoplasty (colocistoplastia). f. Aumento de tamaño de la vejiga por agregado de un segmento del colon.
coloenteritis (coloenteritis). f. Enterocolitis.
colohepatopexy (colohepatopexia). f. Unión del colon al hígado por adherencias.
cololysis (colólisis). f. Liberación de las adherencias del colon.
colomba (colomba). f. Calumba.
colominic acid (ácido colomínico).
colon (colon). m. [*colon*, NA]. División del intestino grueso que se extiende desde el ciego hasta el recto.
ascending c. (c. ascendente). [*colon ascendens*, NA].
descending c. (c. descendente). [*colon descendens*, NA].
giant c. (c. gigante). Megacolon.
iliac c. (c. ilíaco).
irritable c. (c. irritable).
lead-pipe c. (c. en caño de plomo).
c. pelvinum (c. pelviano). C. sigmoideo.
sigmoid c. (c. sigmoideo). [*colon sigmoideum*, NA].
transverse c. (c. transverso). [*colon transversum* NA].
colonalgia (colonalgia). f. Dolor en el colon.
colonic (colónico). Relativo al colon.
colonization (colonización). f. **1.** Innidiación. **2.** Formación de grupos compactos de población del mismo tipo de microorganismo. **3.** Internación de ciertas personas, p.ej., leprosos, enfermos mentales, en grupos comunitarios para su atención.
genetic c. (c. genética).
colonogram (colonograma). m. Registro gráfico de los movimientos del colon.
colonometer (colonómetro). m. Aparato para contar colonias bacterianas.
colonopathy (colonopatía). f. Colopatía; cualquier enfermedad del colon.
colonorrhagia (colonorragia). f. Colorragia.
colonorrhea (colonorrea). f. Colorrea.
colonoscope (colonoscopio). m. Endoscopio alargado, generalmente de fibra óptica.
colonoscopy (colonoscopia). f. Coloscopia; examen visual de la cara interna del colon por medio de un colonoscopio.
colony (colonia). f. **1.** Grupo de células que crecen sobre una superficie nutriente sólida, surgiendo cada una de la multiplicación de una célula individual; clon. **2.** Grupo de personas de intereses similares que viven en un lugar o una zona determinados.
daughter c. (c. hija).
filamentous c. (c. filamentosa).
Gheel c. (c. de Gheel).
H c. (c. H).
lenticular c. (c. lenticular).
mother c. (c. madre).
mucoid c. (c. mucoide).
O c. (c. O).
rough c. (c. rugosa).
smooth c. (c. lisa).
spheroid c. (c. esferoidal).
colopathy (colopatía). f. Colonopatía.
colopexostomy (colopexostomía). f. Establecimiento de un ano artificial practicando una abertura en el colon después de fijarlo a la pared abdominal.
colopexotomy (colopexotomía). f. Incisión en el colon después de su fijación a la pared abdominal.
colopexy (colopexia). f. Término obsoleto para designar la unión de una parte del colon a la pared abdominal.
colophony (colofonia). f. Rosina.
coloplication (coloplicación). f. Reducción de la luz de un colon dilatado por medio de pliegues o dobleces en sus paredes.
coloproctia (coloproccia). f. Colostomía.
coloproctitis (coloproctitis). f. Colorrectitis; protocolitis; rectocolitis; inflamación del colon y recto.
coloproctostomy (coloproctostomía). f. Colorrectostomía; establecimiento de una comunicación entre el recto y un segmento discontinuo del colon.
coloptosis, coloptosia (coloptosis, coloptosia). f. Coleoptosis; desplazamiento inferior o prolapso del colon, especialmente de su porción transversa.
colopuncture (colopuntura). f. Colocentesis.
color (color). m. **1.** Percepción de la apariencia de objetos y fuentes luminosas que puede especificarse en cuanto a tono, luminosidad (brillo) y saturación. **2.** Parte del espectro electromagnético visible (370-760 nm) especificada en cuanto a longitud de onda, luminosidad y pureza.
complementary c.'s (c. complementarios).
confusion c.'s (c. de confusión).
extrinsic c. (c. extrínseco).
incidental c. (c. incidental).
intrinsic c. (c. intrínseco).
opponent c. (c. oponente).
primary c. (c. primario). C. simple.
pure c. (c. puro).
reflected c.'s (c. reflejado).
saturated c. (c. saturado).
simple c. (c. simple). C. primario.
tone c. (c. del tono). Timbre.
colorectal (colorrectal). Relativo al colon y al recto, o a todo el intestino grueso.
colorectitis (colorrectitis). f. Coloproctitis.
colorectostomy (colorrectostomía). f. Coloproctostomía.
colorimeter (colorímetro). m. Cromatómetro; cromómetro; escala de varios tonos de color usada para determinar el color o la intensidad de color de un líquido.
Duboscq's c. (c. de Duboscq).
colorimetric (colorimétrico). Relativo a la colorimetría.
colorimetry (colorimetría). f. Procedimiento de análisis químico cuantitativo basado en la comparación del color formado en una solución del material de prueba con el de una solución estándar.
colorrhagia (colorragia). f. Colonorragia; descarga anormal del colon.
colorrhaphy (colorrafia). f. Sutura del colon.
colorrhea (colorrea). f.
coloscopy (coloscopia). Colonoscopia.
colosigmoidostomy (colosigmoidostomía). f. Establecimiento de una anastomosis entre el colon sigmoideo y cualquier otra parte del colon.
colostomy (colostomía). f. Coloproccia; establecimiento de una abertura cutánea artificial que lleva al colon.
colostration (calostración). f. Diarrea infantil atribuida a la acción del calostro.
colostric (calóstrico). Relativo al calostro.
colostrorrhea (calostrorrea). f. Secreción anormalmente abundante de calostro.
colostrous (calostroso). Que contiene calostro.
colostrum (calostro). m. Protoleche; protogala.
colotomy (colotomía). f. Laparocolotomía; incisión en el colon.
Colour Index (C.I.) (Colour Index (C.I.)). Publicación dedicada a la química de los colorantes, a los que enumera e identifica por un número C.I. de cinco dígitos.
colpatresia (colpatresia). f. Atresia vaginal.
colpectasis, colpectasia (colpectasia). f. Distensión de la vagina.

colpectomy (colpectomía). f. Vaginectomía.
colpitis (colpitis). f. Término obsoleto para vaginitis.
c. mycotica (c. micótica). Vaginomicosis.
colpo-, colp- (colp-, colpo-). Prefijos que denotan relación con la vagina.
colpocele (colpocele). m. **1.** Vaginocele; coleocele; hernia que se proyecta a la vagina. **2.** Colpoptosis.
colpocleisis (colpocleisis). f. Operación para obliterar la luz de la vagina.
colpocystitis (colpocistitis). f. Término obsoleto para inflamación de vagina y vejiga.
colpocystocele (colpocistocele). m. Cistocele.
colpocystoplasty (colpocistoplastia). f. Cirugía plástica para reparar la pared vesicovaginal.
colpocystotomy (colpocistotomía). f. Incisión en la vejiga a través de la vagina.
colpocystoureterotomy (colpocistoureterotomía). f. Incisión en el uréter por vía de la vagina y la vejiga.
colpodynia (colpodinia). f. Vaginodinia.
colpohyperplasia (colpohiperplasia). f. Término obsoleto para un estado caracterizado por engrosamiento de la mucosa vaginal.
c. cystica, c. emphysematosa (c. quística, enfisematosa).
colpohysterectomy (colpohisterectomía). f. Histerectomía vaginal.
colpohysteropexy (colpohisteropexia). f. Fijación quirúrgica del útero realizada a través de la vagina.
colpohysterotomy (colpohisterotomía). f. Histerotomía vaginal.
colpomicroscope (colpomicroscopio). m. Microscopio especial para el examen visual directo del cuello uterino.
colpomicroscopy (colpomicroscopia). f. Observación directa y estudio de células de la vagina y el cuello uterino aumentadas in vivo, en el tejido inalterado, por medio de un colpomicroscopio.
colpomycosis (colpomicosis). f. Vaginomicosis.
colpomyomectomy (colpomiomectomía). f. Miomectomía vaginal.
colpopathy (colpopatía). f. Vaginopatía.
colpoperineoplasty (colpoperineoplastia). f. Vaginoperineoplastia.
colpoperineorrhaphy (colpoperineorrafia). f. Vaginoperineorrafia.
colpopexy (colpopexia). f. Vaginofijación.
colpoplasty (colpoplastia). f. Vaginoplastia.
colpopoiesis (colpopoyesis). f. Creación quirúrgica de una vagina.
colpoptosis, colpoptosia (colpoptosis). f. Colpocele; prolapso de las paredes vaginales.
colporectopexy (colporrectopexia). f. Reparación de un recto prolapsado mediante sutura a la pared de la vagina.
colporrhagia (colporragia). f. Hemorragia vaginal.
colporrhaphy (colporrafia). f. Reparación de una ruptura de la vagina limpiando los bordes del desgarramiento y uniéndolos por medio de una sutura.
colporrhexis (colporrexis). f. Laceración vaginal; desgarro de la pared vaginal.
colposcope (colposcopio). m. Instrumento endoscópico que permite ver con aumento las células de la vagina y el cuello uterino in vivo para su observación y el estudio directo de estos tejidos.
colposcopy (colposcopia). f. Examen de vagina y cuello uterino por medio de un endoscopio.
colpospasm (colpospasmo). m. Contracción espasmódica de la vagina.
colpostat (colpóstato). m. Aparato usado en la vagina, como un aplicador de radium para tratamiento de cáncer cervical.
colpostenosis (colpostenosis). f. Estrechez o contracción de la vagina.
colpostenotomy (colpostenotomía). f. Diéresis de una colpostenosis.
colpotomy (colpotomía). f. Vaginotomía.
colpoureterotomy (colpoureterotomía). f. Incisión en un uréter a través de la vagina.
colpoxerosis (colpoxerosis). f. Sequedad anormal de la mucosa vaginal.
columbin (columbina). f. Calumbina.
columbium (columbio (Cb)). m. Nombre anterior del niobio.
columbo (columbo). m. Calumba.
columella, pl. **columellae** (columela). f. **1.** Pequeña columna. **2.** En los hongos, una invaginación estéril de un esporangio.
c. auris (c. auditiva).
c. cochleae (c. coclear). Columela.
c. nasi (c. nasal). Margen inferior carnoso del tabique nasal.
column (columna). f. **1.** Parte o estructura anatómica en forma de un pilar o funículo (embudo) cilíndrico. **2.** Objeto, generalmente cilíndrico, masa o formación vertical.
affinity c. (c. de afinidad). Cromatografía de afinidad.
anal c.'s (c. anales). [*columnae anales*, NA]. C. rectales de Morgagni.
anterior c. of medulla oblongata (c. anterior del bulbo raquídeo). Pirámide del bulbo raquídeo.
anterior c. of spinal cord (c. anterior de la médula espinal). [*columna anterior*, NA].
anterolateral c. of spinal cord (c. anterolateral de la médula espinal). Funículo lateral.
Bertin's c.'s (c. de Bertin). C. renales.
branchial efferent c. (c. branquial eferente).
Burdach's c. (c. de Burdach). Fascículo cuneiforme.
Clarke's c. (c. de Clarke). Núcleo dorsal.
dorsal c. of spinal cord (c. dorsal de la médula espinal). C. posterior.
c. of fornix (c. del trígono). [*columna fornicis*, NA].
general somatic afferent c. (c. aferente somática general).
general somatic efferent c. (c. eferente somática general).
general visceral c., splanchnic afferent c. (c. aferente visceral o esplácnica general).
general visceral c., splanchnic efferent c. (c. eferente visceral o esplácnica general).
Goll's c. (c. de Goll). Fascículo delgado.
Gowers' c. (c. de Gowers). Haz espinocerebeloso anterior.
gray c.'s (c. grises). [*columnae griseae*, NA].
intermediolateral cell c. of spinal cord (c. celular intermediolateral de la médula espinal). Núcleo intermediolateral.
lateral c. of spinal cord (c. lateral). [*columna lateralis*, NA].
Morgagni's c.'s (c. de Morgagni). C. anales.
posterior c. of spinal cord (c. posterior).
rectal c.'s (c. rectales). C. anales.
renal c.'s (c. renales). [*columnae renales*, NA]. C. de Bertin.
Rolando's c. (c. de Rolando).
rugal c.'s of vagina (c. de la vagina). [*columnae rugarum*, NA].
Sertoli's c.'s (c. de Sertoli).
special somatic afferent c. (c. aferente somática especial).
special visceral c., splanchnic efferent c. (c. eferente visceral o esplácnica especial). C. eferente branquial.
spinal c. (c. espinal). C. vertebral.
Stilling's c. (c. de Stilling). Núcleo dorsal.
Türck's c. (c. de Türck). Haz piramidal anterior.
vaginal c.'s (c. de la vagina).
ventral c. of spinal cord (c. ventral de la médula espinal). [*columna anterior*, NA].
vertebral c. (c. vertebral). [*columna vertebralis*, NA]. Espina dorsal.
columna, gen. and pl. **columnae** (columna, gen. y pl. columnae). [*columna*, NA]. Columna.
columnae carneae (columna carnosas). Trabéculas carnosas.
c. nasi (columna nasal). Extremo carnoso del tabique nasal.
columnella, pl. **columnellae** (columnella, pl. columnellae). f. Columela.
colypeptic (colipéptico). Término poco usado para indicar algo que retarda la digestión.
coma (coma). m. Estado de inconsciencia profunda del cual no es posible sacar al paciente.
c. carcinomatosum (c. carcinomatoso).
diabetic c. (c. diabético). C. de Kussmaul.
hepatic c. (c. hepático).
hyperosmolar hyperglycemic nonketonic c. (c. hiperosmolar hiperglucémico no cetónico).
Kussmaul's c. (c. de Kussmaul). C. diabético.
metabolic c. (c. metabólico).
thyrotoxic c. (c. tirotóxico).
trance c. (c. de trance). Hipnosis letárgica.
comatose (comatoso). En estado de coma.

combination (combinación). f. **1.** Acción de combinar entidades separadas por unión, aposición, continuidad, mezcla o asociación íntima. **2.** Estado de encontrarse combinado.
binary c. (c. binaria).
new c. (c. nueva).
combustible (combustible). Capaz de combinarse rápidamente con oxígeno, o de arder o quemarse.
combustion (combustión). f. Oxidación rápida de cualquier sustancia acompañada de la producción de calor y luz.
slow c. (c. lenta).
spontaneous c. (c. espontánea).
comedo, pl. **comedos, comedones** (comedón). m. Infundíbulo dilatado del folículo piloso lleno de queratina, escamas y sebo; lesión primaria de la acné vulgar.
closed c. (c. cerrado). Punto blanco, milium.
open c. (c. abierto). Barrito.
comedocarcinoma (comedocarcinoma). m. Forma de carcinoma de mama en la que pueden exprimirse de los conductos tapones de células malignas necróticas.
comedogenic (comedogénico). Que promueve la formación de comedones.
comes, pl. **comites** (comes, pl. comites). Vaso sanguíneo que acompaña a otro o a un nervio; las venas que acompañan a una arteria, a menudo dos, se llaman venas comitantes o acompañantes.
comitance (comitancia). f. Concomitancia.
commensal (comensal). **1.** Perteneciente al comensalismo o caracterizado por éste. **2.** m. Organismo que participa del comensalismo.
commensalism (comensalismo). m. Relación simbiótica en la que una especie se beneficia y la otra no se perjudica.
epizoic c. (c. epizoico). Foresis.
comminuted (conminuto). Roto en fragmentos; denota especialmente un hueso fracturado.
comminution (conminución). f. Ruptura en fragmentos.
commissura, gen. and pl. **commissurae** (commissura, gen. y pl. commissurae). [*commissura*, NA]. Comisura.
c. anterior grisea (comisura gris anterior). [*substantia intermedia centralis et lateralis*, NA].
c. grisea (comisura gris). [*substantia intermedia centralis et lateralis*, NA].
c. cinerea (comisura cinérea). [*adhesio interthalamica*, NA].
c. grisea (comisura gris). [*adhesio interthalamica*, NA]. C. gris intertalámica.
c. posterior grisea (comisura gris posterior).
c. ventralis alba (comisura blanca anterior). [*commissura alba*, NA]. C. blanca.
commissural (comisural). Relativo a una comisura.
commissure (comisura). f. **1.** Ángulo o rincón del ojo, el labio bucal o genital. **2.** Haz de fibras nerviosas que pasa de un lado al otro en el encéfalo o el raquis.
anterior c. (c. anterior). [*commissura anterior*, NA].
anterior labial c. (c. labial anterior). [*commissura labiorum anterior*, NA].
anterior white c. (c. blanca anterior). [*commissura alba*, NA].
c. of bulb (c. bulbar). [*commissura bulborum*, NA].
c. of cerebral hemispheres (c. de los hemisferios cerebrales). [*corpus callosum*, NA].
c. of fornix (c. del trígono). [*commissura fornicis*, NA].
Ganser's c.'s (c. de Ganser). C. supraópticas.
Gudden's c.'s (c. de Gudden). C. supraóptica.
c. of habenulae (c. habenular). [*commissura habenularum*, NA].
habenular c. (c. habenular). [*commissura habenularum*, NA].
hippocampal c. (c. del hipocampo). C. del trígono.
lateral palpebral c. (c. palpebral externa). [*commissura palpebrarum lateralis*, NA].
c. of lips (c. labial). [*commissura labiorum*, NA].
medial palpebral c. (c. palpebral interna). [*commissura palpebrarum medialis*, NA].
Meynert's c.'s (c. de Meynert). C. supraópticas.
posterior cerebral c. (c. cerebral posterior). [*commissura posterior cerebri*, NA].
posterior labial c. (c. labial posterior). [*commissura labiorum posterior*, NA].
supraoptic c.'s (c. supraópticas). [*commissurae supraopticae*, NA].
Wernekinck's c. (c. de Wernekinck).
white c. (c. blanca). [*commissura alba*, NA]. C. blanca anterior.
commissurotomy (comisurotomía). f. **1.** División quirúrgica de cualquier comisura, banda fibrosa o anillo. **2.** Mielotomía de la línea media.
mitral c. (c. mitral).
commotio (conmoción). f. Concusión.
c. cerebri (c. cerebral). Concusión cerebral.
c. spinalis (c. espinal). Concusión espinal.
communicable (comunicable). Capaz de ser comunicado o transmitido; se dice especialmente de una enfermedad.
communicans, pl. **communicantes** (comunicante). Que conecta o une.
communication (comunicación). f. **1.** Abertura o pasaje que conecta dos estructuras. **2.** En anatomía, unión o conexión de estructuras sólidas fibrosas, como tendones y nervios.
community (comunidad). f. Segmento determinado de una sociedad o población.
biotic c. (c. biótica). Biocenosis.
therapeutic c. (c. terapéutica).
comorbidity (comorbilidad). f. Proceso patológico o enfermedad concomitante pero no relacionada.
compacta (compacta). Estrato compacto.
compages thoracis (compages thoracis). [*compages thoracis*, NA]. Caja torácica; esqueleto del tórax, formado por las vértebras dorsales (torácicas), costillas, cartílagos costales y esternón.
comparascope (comparascopio). m. Accesorio del microscopio con el cual el observador puede comparar en forma directa y simultánea los hallazgos de dos preparados microscópicos.
compatibility (compatibilidad). f. Condición de compatible.
compatible (compatible). **1.** Capaz de mezclarse sin sufrir cambios químicos destructivos ni mostrar antagonismo mutuo. **2.** Denota la capacidad de dos entidades biológicas para existir juntas sin anulación ni efectos deletéreos en su función.
compensation (compensación). f. **1.** Término usado para describir un proceso en el que una tendencia al cambio en una dirección dada es contrarrestada por otro cambio, no siendo visible la modificación original. **2.** Mecanismo inconsciente con el cual el individuo trata de suplir deficiencias reales o imaginarias.
depth c. (c. en profundidad).
gene dosage c. (c. por dosificación de genes).
compensatory (compensatorio). Que asegura una compensación; que corrige una pérdida.
competence (competencia). f. **1.** La cualidad de ser competente o capaz de realizar una función asignada. **2.** Integridad, especialmente el cierre hermético normal de una válvula cardíaca. **3.** Capacidad de un grupo de células embrionarias de responder a un organizador. **4.** Propiedad de una célula (bacteriana) de captar el DNA libre, lo que puede llevar a su transformación. **5.** En psiquiatría, capacidad mental parar distinguir el bien del mal y manejar los propios asuntos.
cardiac c. (c. cardíaca).
immunological c. (c. inmunológica). Inmunocompetencia.
competition (competición). f. Proceso por el cual la actividad o presencia de una sustancia interfiere o suprime la actividad de otra de afinidad similar.
antigenic c. (c. antigénica).
complement (complemento). m. Nombre dado por Ehrlich a la sustancia termolábil, normalmente presente en el suero, que destruye ciertas bacterias y otras células sensibilizadas por un anticuerpo específico fijador del c..
complementarity (complementariedad). f. **1.** Grado de apareamiento de bases entre dos secuencias de moléculas de DNA y RNA. **2.** Grado de afinidad o adaptación de sitios de combinación de antígenos y anticuerpos.
complementation (complementación). f. **1.** Interacción funcional entre dos virus deficientes que permite la replicación en condiciones que inhiben a uno solo de los virus. **2.** Interacción entre dos unidades genéticas, una o ambas defectuosas, que permite al organismo que contiene dichas unidades funcionar normalmente, lo que no podría hacer si faltase una unidad.
intergenic c. (c. intergénica).
intragenic c. (c. intragénica).
complex (complejo). m. **1.** Constelación organizada de sentimientos, pensamientos, percepciones y recuerdos que pueden ser en parte inconscientes e influir en asociaciones y actitudes. **2.** En química,

combinación relativamente estable de dos o más compuestos en una molécula más grande sin unión covalente. **3.** Entidad anatómica estructural embriológica o funcional formada por tres o más partes interrelacionadas.

aberrant c. (c. aberrante). C. anómalo.
AIDS-related c. (ARC) (c. relacionado con el SIDA (CRS)).
amygdaloid c. (c. amigdaloide). Cuerpo amigdalino.
anomalous c. (c. anómalo).
antigen-antibody c. (c. antígeno-anticuerpo).
antigenic c. (c. antigénico).
apical c. (c. apical).
atrial c. (c. auricular). Onda P del electrocardiograma.
auricular c. (c. auricular). Onda P del electrocardiograma.
avian leukosis-sarcoma c., avian leukemia-sarcoma c. (c. leucosis aviaria-sarcoma (leucemia-sarcoma)).
brain wave c. (c. de ondas cerebrales).
brother c. (c. fraternal). C. de Caín.
Cain c. (c. de Caín). C. fraternal.
castration c. (c. de castración). Ansiedad de castración.
caudal pharyngeal c. (c. faríngeo caudal).
charge transfer c. (c. de transferencia de carga).
Diana c. (c. de Diana).
diphasic c. (c. bifásico).
Eisenmenger's c. (c. de Eisenmenger).
Electra c. (c. de Electra).
electrocardiographic c. (c. electrocardiográfico).
equiphasic c. (c. equifásico). C. isobifásico.
father c. (c. paternal). C. de Electra.
feline leukemia-sarcoma virus c. (c. de virus de leucemia felina-sarcoma).
femininity c. (c. de femineidad).
Golgi c. (c. de Golgi). Aparato de Golgi.
HLA c. (c. HLA). C. mayor de histocompatibilidad en el ser humano.
immune c. (c. inmunológico).
inferiority c. (c. de inferioridad).
iron-dextran c. (c. hierro-dextrán).
isodiphasic c. (c. isobifásico). C. equifásico.
j-g c. (c. y-g). C. yuxtaglomerular.
Jocasta c. (c. de Yocasta).
junctional c. (c. de unión funcional).
juxtaglomerular c. (c. yuxtaglomerular).
K c. (c. K).
Lear c. (c. del Rey Lear o de Lear).
major histocompatibility c. (c. mayor de histocompatibilidad (CMH)).
membrane attack c. (c. de ataque de membrana).
Meyenburg's c. (c. de Meyenburg).
monophasic c. (c. monofásico).
mother superior c. (c. de "madre superiora").
Oedipus c. (c. de Edipo).
persecution c. (c. de persecución).
primary c. (c. primario).
QRS c. (c. QRS).
ribosome-lamella c. (c. ribosoma-laminilla).
sicca c. (c. sicca).
spike and wave c. (c. de espiga y onda).
Steidele's c. (c. de Steidele).
superiority c. (c. de superioridad).
symptom c. (c. de síntomas).
synaptinemal c. (c. sinaptinémico).
Tacaribe c. of viruses (c. Tacaribe de virus).
ternary c. (c. ternario).
triple symptom c. (c. triple de síntomas). Síndrome de Behçet.
VATER c. (c. VATER).
ventricular c. (c. ventricular). Onda QRST del electrocardiograma.

complexion (complexión). f. Color, textura y aspecto general de la piel de la cara.

compliance **1.** (cumplimiento). m. Regularidad y exactitud con que un paciente sigue el régimen prescripto por el médico u otro profesional del equipo de salud. **2.** (compliance). f. Distensibilidad; medida de la facilidad con que una estructura o sustancia puede deformarse. En medicina y fisiología mide generalmente la facilidad con que una víscera hueca (pulmón, vejiga) puede distenderse.

dynamic c. of lung (compliance dinámica del pulmún).
c. of heart (compliance del corazón).
specific c. (compliance específica).
static c. (compliance estática).
thoracic c. (compliance torácica).
ventilatory c. (compliance ventilatoria).

complicated (complicado). Complejo; denota una enfermedad a la que se superpone otra, o un episodio, alterando los síntomas y modificando su curso para empeorarlo.

complication (complicación). f. Proceso o fenómeno morboso producido durante una enfermedad y que no es parte esencial de ella, aunque puede tenerla como causa o bien obedecer a causas independientes.

component (componente). m. Un elemento que forma parte de un conjunto o total.

anterior c. of force (c. anterior de fuerza).
c. A of prothrombin (c. A de protrombina). Factor V.
c.'s of mastication (c. de la masticación).
c.'s of occlusion (c. de la oclusión).
c. of complement (c. del complemento).
c. of force (c. de fuerza).
plasma thromboplastin c. (PTC) (c. de tromboplastina del plasma (CTP)). Factor IX.
thromboplastic plasma c. (TPC) (c. tromboplástico del plasma (CTP)). Factor VIII.

compos mentis (compos mentis). En su sano juicio; cuerdo.

composition (composición). f. En química, los tipos y números de átomos que constituyen una molécula.

base c. (c. de bases).
modeling c. (c. para modelar). Plástico para modelar.

compound (compuesto). m. **1.** En química, sustancia formada por la unión covalente o electrostática de dos o más elementos. **2.** En farmacia, preparación que contiene varios ingredientes.

acetone c. (c. de acetona). Cuerpo cetónico.
acyclic c. (c. acíclico). C. alifático.
addition c. (c. por adición).
alicyclic c.'s (c. alicíclico).
aliphatic c. (c. alifático). C. acíclico.
aromatic c. (c. aromático).
carbamino c. (c. carbamino).
carbocyclic c. (c. carbocíclico).
closed chain c. (c. de cadena cerrada). C. cíclico.
condensation c. (c. por condensación).
conjugated c. (c. conjugado).
cyclic c. (c. cíclico). C. de cadena cerrada o de anillo.
genetic c. (c. genético). C. heterocigótico.
glycosyl c. (c. glucosílico).
heterocyclic c. (c. heterocíclico).
high energy c.'s (c. de alta energía).
homocyclic c. (c. homocíclico).
impression c. (c. de impresión). Plástico de modelar.
inclusion c. (c. de inclusión).
inorganic c. (c. inorgánico).
isocyclic c. (c. isocíclico).
meso c.'s (c. meso-).
methonium c.'s (c. de metonio).
modeling c. (c. de modelar). Plástico de modelar.
nonpolar c. (c. no polar).
open chain c. (c. de cadena abierta). C. acíclico.
organic c. (c. orgánico).
polar c. (c. polar).
ring c. (c. de anillo). C. cíclico.

comprehension (comprensión). f. Apercepción.

compress (compresa). f. Almohadilla de gasa u otro material aplicado parar ejercer presión local.

graduated c. (c. graduada).
wet c. (c. húmeda).

compression (compresión). f. Unión firme; presión aplicada sobre un cuerpo de manera tal que tiende a aumentar su densidad.

c. of brain (c. del cerebro). C. cerebral.
cerebral c. (c. cerebral).
c. of tissue (c. de tejidos). Desplazabilidad de tejidos.

compressor (compresor). **1.** m. Músculo cuya contracción causa compresión de cualquier estructura. **2.** Instrumento para ejercer presión sobre una parte, especialmente una arteria, para evitar la pérdida de sangre.

c. venae dorsalis penis (c. de la vena dorsal del pene).
compulsion (compulsión). f. Pensamientos o impulsos incontrolables de llevar a cabo una acción, a menudo repetida, como mecanismo inconsciente de rechazo de ideas y deseos inaceptables que por sí solos provocan ansiedad.
compulsive (compulsivo). Influido por la compulsión.
con- (con-). Prefijo de palabras derivadas del latín que significa con, junto, unido; se escribe "com-" delante de p y b, y "co-" delante de vocal.
conA, con A (ConA, con A). Abrev. de concanavalina A.
conalbumin (conalbúmina). f. Glucoproteína que contiene manosa y galactosa y forma alrededor del 14% de la clara de huevo.
conanine (conanina). f. Alcaloide esteroide.
conarium (conario). m. Cuerpo pineal.
conation (conación). f. Tendencia consciente a obrar; esfuerzo activo voluntario.
conative (conativo). Perteneciente a la conación o caracterizado por ella.
conatus (conato). m. Tentativa de autopreservación y autoafirmación.
concameration (concameración). f. Sistema de cavidades unidas entre sí.
concanavalin A (concanavalina A (conA, con A)). f. Fitomitógeno extraído del fríjol que aglutina la sangre de los mamíferos y reacciona con poliglucosanos.
concatenate (concatenado). Denota la disposición de estructuras, como los ganglios linfáticos agrandados para formar fila o hilera como los eslabones de una cadena.
concave (cóncavo). De superficie deprimida o ahuecada.
concavity (concavidad). f. Hueco o depresión de lados curvados más o menos uniformemente, sobre cualquier superficie.
concavoconcave (concavocóncavo). Bicóncavo.
concavoconvex (concavoconvexo). Cóncavo en una superficie y convexo en la opuesta.
concentration (concentración). f. **1.** Preparación hecha extrayendo una droga cruda, precipitando de la solución y secando. **2.** Aumento de la fuerza de un líquido por evaporación. **3.** Cantidad de una sustancia por unidad de volumen o peso.
M c. (c. M).
mean cell hemoglobin c. (c. de hemoglobina celular media).
minimal alveolar c. (c. alveolar mínima (anestésica)).
minimal anesthetic c. (c. anestésica mínima). C. alveolar (anestésica) mínima.
minimal inhibitory c. (c. inhibitoria mínima).
molar c. (c. molar).
normal c. (c. normal).
concentric (concéntrico). Que tiene un centro común, como dos o más esferas, círculos o segmentos de círculos situados unos dentro de otros.
concept (concepto). m. **1.** Concepción. Idea o noción abstracta. **2.** Variable o principio explicativo en un sistema científico.
no-threshold c. (c. de no umbral).
self c. (c. del yo). C. propio de un individuo, que incluye la autodefinición en los distintos roles sociales que desempeña.
conception (concepción). f. **1.** Concepto. **2.** Acción de formar una idea o noción general. **3.** Acción de concebir; fecundación del ovocito (óvulo) por un espermatozoide.
imperative c. (c. imperativa).
conceptual (conceptual). Relativo a la formación de ideas y a las concepciones mentales.
conceptus, pl. **concepti** (conceptus). Los productos de la concepción: el embrión y las membranas.
concha, pl. **conchae** **1.** (cornete). m. [*concha*, pl. *conchae*, NA]. En anatomía, una estructura comparable por su forma a una conchilla o valva. **2.** (concha). f. [*concha*, pl. *conchae*, NA].
c. auriculae (concha de la oreja). [*concha auriculae*, NA].
highest c. (c. más alto). [*concha nasalis suprema*, NA].
inferior c. (c. inferior). [*concha nasalis inferior*, NA].
middle c. (c. medio). [*concha nasalis media*, NA].
Morgagni's c. (c. de Morgagni). C. nasal superior.
nasal c. (c. nasal). Cresta etmoidal.
Santorini's c., c. santorini (c. de Santorini). C. nasal supremo.
sphenoidal conchae (c. esfenoidales). [*conchae sphenoidales*, NA].
superior c. (c. superior). [*concha nasalis superio*, NA].
supreme c. (c. nasal supremo). [*concha nasalis suprema*, NA]. Hueso turbinado supremo, más alto o cuarto; c. de Santorini; supraturbinal.
conchitis (conquitis). f. Inflamación de cualquier cornete.
conchoidal (concoideo). En forma de concha; con convexidades alternadas en la superficie.
conchoscope (concoscopio). m. Tipo de espéculo nasal.
concomitance (concomitancia). f. Comitancia; en esotropía, un ojo que acompaña al otro en todos sus movimientos, tal como sucede en el estrabismo concomitante.
concordance (concordancia). f. Coincidencia en el tipo de dos características.
concordant (concordante). Que denota o exhibe concordancia.
concrement (concremento). m. Concreción; depósito de material calcáreo en una parte.
concrescence (concrescencia). f. **1.** Coalescencia; crecimiento conjunto de partes originalmente separadas. **2.** En odontología, unión de las raíces de un diente o de dos dientes adyacentes por medio de un exceso de cemento.
concretio cordis (concreción cardíaca). Sínfisis del pericardio.
concretion (concreción). f. Agregación o formación de material sólido.
concretization (concretización). f. Incapacidad para abstraer, con un énfasis exagerado con respecto a detalles específicos.
concussion (concusión). f. **1.** Sacudida o agitación violenta. **2.** Conmoción; lesión de alguna estructura blanda, como el cerebro, provocada por un golpe o por una sacudida violenta.
brain c. (c. cerebral). Conmoción cerebral.
spinal c. (c. espinal). Conmoción espinal.
concussor (concusor). m. Instrumento en forma de martillo para dar golpecitos en forma de masajes.
condensation (condensación). f. **1.** Compresión; aumento de solidez o densidad. **2.** Paso de gas a líquido o de líquido a sólido. **3.** En psicoanálisis, un proceso mental inconsciente en el que un símbolo representa muchos otros. **4.** En odontología, empacado de un material obturador, especialmente amalgama, en una cavidad, con fuerza y dirección tales que no se producen vacíos.
condense (condensar). Empacar; aumentar la densidad.
condenser (condensador). m. **1.** Aparato para enfriar un gas a líquido o éste a sólido. **2.** En odontología, instrumento manual o eléctrico usado para empacar un material plástico o no fraguado en la cavidad de un diente. **3.** Lente simple o compuesta de un microscopio usada para la iluminación necesaria para visualizar la muestra en observación. **4.** Capacitor.
Abbé's c. (c. de Abbé).
automatic c. (c. automático). Atacador automático.
cardioid c. (c. cardioide). Tipo de c. de campo oscuro.
dark-field c. (c. de campo oscuro).
paraboloid c. (c. parabólico). Un tipo de c. de campo oscuro.
condition **1.** (condicionar). Entrenar. **2.** (condición). Se refiere a varias clases de aprendizaje en la rama conductística de la psicología. **3.** (condición). f. Cierta respuesta provocada por un estímulo especificable o emitida en presencia de ciertos estímulos con respecto a la respuesta durante su existencia previa.
conditioning (condicionamiento). m. Proceso de adquirir, desarrollar, educar, establecer, aprender o entrenar nuevas respuestas animales y humanas.
assertive c. (c. asertivo). Entrenamiento asertivo.
aversive c. (c. aversivo). Entrenamiento aversivo.
avoidance c. (c. de evitación).
classical c. (c. clásico). Sustitución de estímulos.
escape c. (c. de escape).
higher order c. (c. de orden superior).
instrumental c. (c. instrumental).
operant c. (c. operante). C. de Skinner.
pavlovian c. (c. de Pavlov). C. respondiente.
respondent c. (c. respondiente). C. de Pavlov.
second-order c. (c. de segundo orden).
skinnerian c. (c. de Skinner). C. operante.
trace c. (c. de traza).
condom (condón). m. Preservativo; vaina o cobertura para el pene usado como prevención de la concepción o la infección durante el coito.
conductance (conductancia). **1.** Medio de la conductividad; relación entre la corriente que fluye a través de un conductor y la dife-

rencia de potencial entre los extremos de éste. **2.** Facilidad con la que un líquido o gas entra en un conducto y lo atraviesa.
conduction (conducción). f. **1.** Acción de transmitir o transportar ciertas formas de energía, como calor, sonido o electricidad, de un punto a otro sin movimiento evidente en el cuerpo conductor. **2.** Transmisión de estímulos de diferentes tipos por protoplasma vivo.
aberrant ventricular c. (c. ventricular aberrante).
accelerated c. (c. acelerada).
air c. (c. aérea).
anterograde c. (c. anterógrada).
atrioventricular c., A-V c. (c. auriculoventricular (A-V)).
avalanche c. (c. en avalancha).
bone c. (c. ósea). Osteofonía.
concealed c. (c. oculta).
decremental c. (c. decremental).
delayed c. (c. demorada).
forward c. (c. anterior). C. anterógrada.
intra-atrial c. (c. intraauricular). C. auricular.
intraventricular c. (c. intraventricular). C. ventricular.
nerve c. (c. nerviosa).
Purkinje c. (c. de Purkinje).
retrograde c. (c. retrógrada). Retroconducción.
saltatory c. (c. saltatoria).
supranormal c. (c. supranormal).
synaptic c. (c. sináptica).
ventricular c. (c. ventricular). C. intraventricular.
ventriculoatrial c., V-A c. (c. ventriculoauricular (V-A)). C. retrógrada.
conductivity (conductividad). f. **1.** Poder de transmisión o transporte de ciertas formas de energía, como calor, sonido y electricidad sin movimiento perceptible en el cuerpo conductor. **2.** La propiedad, inherente al protoplasma vivo, de transmitir un estado de excitación, como en un músculo o un nervio.
hydraulic c. (c. hidráulica).
conductor (conductor). m. **1.** Sonda con un surco por el que se desliza un cuchillo para abrir un seno o una fístula; director acanalado. **2.** Cualquier sustancia que posee conductividad.
conduit (conducto). m. Canal creado quirúrgicamente.
ileal c. (c. ileal). Vejiga ileal; un segmento aislado del íleon que sirve de reemplazo de otro órgano tubular.
conduplicate (conduplicado). Doblado sobre sí mismo a lo largo.
conduplicato corpore (conduplicato corpore). Condición en la cual el feto está doblado sobre sí mismo en presentación de hombros.
condurango (condurango). m. Corteza de *Gonolobus condurango, Marsdenia condurango* (familia Asclepiadaceae); amargo aromático y astringente.
condylar (condilar). Condíleo. Relativo a un cóndilo.
condylarthrosis (condilartrosis). f. Articulación, como la de la rodilla, formada por superficies condilares.
condyle (cóndilo). m. Superficie articular redondeada en el extremo de un hueso.
c. of humerus (c. del húmero). [*condylus humeri*, NA].
lateral c. (c. externo). [*condylus lateralis*, NA].
lateral c. of femur (c. lateral del fémur). [*condylus lateralis femoris*, NA].
lateral c. of tibia (c. lateral de la tibia). [*condylus lateralis tibiae*, NA].
mandibular c. (c. mandibular). [*processus condylaris*, NA]. Apófisis condílea.
medial c. (c. interno). [*condylus medialis*, NA].
medial c. of femur (c. medial del fémur). [*condylus medialis femoris*, NA].
medial c. of tibia (c. medial de la tibia). [*condylus medialis tibiae*, NA].
occipital c. (c. occipital). [*condylus occipitalis*, NA].
working side c. (c. del lado funcional).
condylectomy (condilectomía). f. Escisión de un cóndilo.
condylion (condilion). m. Punto de la superficie externa (lateral) o interna (medial) del cóndilo de la mandíbula.
condyloid (condiloide). Relativo o parecido a un cóndilo.
condyloma, pl. **condylomata** (condiloma). m. Verruga molusciforme; excrecencia verrugosa en el ano, la vulva o el glande.
c. acuminatum (c. acuminado). Verruga genital; papiloma venéreo.
flat c. (c. plano).
giant c. (c. gigante). Tumor de Buschke-Löwenstein.
c. latum (c. lato). C. plano; pápula húmeda o mucosa.
pointed c. (c. puntiagudo). C. acuminado.
condylomatous (condilomatoso). Relativo a un condiloma.
condylotomy (condilotomía). f. División, sin remoción, de un cóndilo.
condylus (condylus). [*condylus*, NA]. Cóndilo.
cone (cono). m. **1.** Figura de base circular y lados inclinados hasta encontrarse en un punto superior. **2.** Célula de la retina.
antipodal c. (c. antipódico).
arterial c. (c. arterial). [*conus arteriosus*, NA]. Infundíbulo.
elastic c. (c. elástico). [*conus elasticus*, NA]. Membrana cricotiroidea.
ether c. (c. para éter). .
fertilization c. (c. de fertilización).
gutta-percha c. (c. de gutapercha).
Haller's c.'s (c. de Haller). [*lobuli epididymidis*, NA]; [*coni epididymidis*, NA]. Lobulillos del epidídimo.
implantation c. (c. de implantación). Promontorio del axón.
keratosic c.'s (c. queratósicos).
c. of light (c. de luz). Pirámide de luz.
medullary c. (c. medular). [*conus medullaris*, NA].
ocular c. (c. ocular).
Politzer's luminous c. (c. luminoso de Politzer). C. de luz.
pulmonary c. (c. pulmonar). C. arterial.
retinal c.'s (c. de la retina).
silver c. (c. de plata).
theca interna c. (c. de la teca interna).
twin c. (c. gemelo).
vascular c.'s (c. vasculares). [*lobuli epididymidis*, NA]. Lobulillos del epidídimo.
-cone (-cono). Sufijo que denota la cúspide de un diente del maxilar superior.
l-cone (cono-l). m. Cono sensible a la longitud de onda larga (c. rojo).
m-cone (cono-m). m. Cono sensible a la longitud de onda media (c. verde).
conenine (conenina). f. Con-5-enina; conanina con una doble unión 5-6; precursor de la conesina.
conessi (conessi). m. Corteza de kurchi.
conessine (conesina). f. Wrightina; neriína; roquesina.
confabulation (confabulación). f. Invención de cuentos e historias y facilidad para responder rápidamente, sin tener en cuenta los hechos, a cualquier pregunta.
confectio, gen. **confectionis**, pl. **confectiones** (confectio, gen. confectionis, pl. confectiones). Confección.
confection (confección). f. Conserva; electuario; preparación farmacéutica consistente en una droga mezclada con miel o jarabe; sólido blando usado a veces como excipiente para píldoras.
confertus (conferto). Muy próximos entre sí; confluyentes; coalescentes.
confidentiality (confidencialidad). f. El derecho protegido por la ley que obliga específicamente a los profesionales de la salud a no revelar la información obtenida durante la consulta de un paciente.
configuration (configuración). f. **1.** Forma general del cuerpo y sus partes. **2.** En química, disposición espacial de los átomos en una molécula.
conflict (conflicto). m. Tensión o estrés experimentado por un organismo cuando se le impide satisfacer una necesidad, un impulso o una motivación por la presencia de otros que se interponen, atrayentes o desagradables.
approach-approach c. (c. de acercamiento-acercamiento).
approach-avoidance c. (c. de acercamiento-evitación).
avoidance-avoidance c. (c. de evitación-evitación).
role c. (c. de roles).
confluence (confluencia). f. Acción de fluir juntos; unión de dos o más corrientes de agua.
c. of sinuses (c. sinusal). [*confluens sinuum*, NA]. Prensa de Herófilo.
confluens (confluens). [*confluens*, NA]. Confluencia.
confluent (confluente). **1.** Que une; que corre junto; referente a ciertas lesiones de la piel que se unen formando una placa. **2.** Denota un hueso formado por la unión de dos huesos originalmente distintos.

conformation (conformación). f. Disposición de una molécula en el espacio lograda por rotación de grupos alrededor de uniones simples covalentes, sin romper ninguna de ellas.
boat c. (c. en bote).
envelope c. (c. de envoltura).
conformer (conformador). m. Molde, generalmente de material plástico, usado en reparaciones de cirugía plástica para mantener espacio en una cavidad o evitar el cierre por cicatrización de una abertura artificial o natural afectada por una reparación quirúrgica vecina.
confrontation (confrontación). f. Acto por el cual el terapeuta, o un paciente en un grupo de terapia, interpreta abiertamente las resistencias, actitudes, sentimientos o efectos de un paciente sobre el terapeuta, el grupo o los miembros del grupo.
confusion (confusión). f. Estado mental en el que las reacciones a los estímulos ambientales son inapropiadas; estado en el cual la persona es incapaz de orientarse y se siente perpleja.
confusional (confusional). Caracterizado por confusión o perteneciente a ella.
congelation (congelación). f. **1.** Helamiento. **2.** Congelamiento por exposición al frío.
congener (congénere). **1.** Una de dos o más cosas de la misma clase, como animales o vegetales con respecto a su clasificación. **2.** Uno de dos o más músculos con la misma función.
congenerous (congénere). **1.** Que tiene el mismo origen o es de naturaleza similar. **2.** Que tiene la misma función; se dice de ciertos músculos que son sinergistas.
congenic (congénico). Relativo a una cepa endogámica de animales producida por cruzas repetidas de una línea o linaje de genes con otra línea endogámica (isogénica).
congenital (congénito). Que existe al nacer.
congenitus (congenitus). Congénito.
congested (congestionado). Que contiene una cantidad anormal de sangre; que se encuentra en estado de congestión.
congestion (congestión). f. Presencia de una cantidad anormal de líquidos en los vasos o pasajes de una parte u órgano, especialmente de sangre debida a mayor aflujo o a obstrucción del flujo de retorno.
active c. (c. activa).
brain c. (c. cerebral). Encefalemia.
functional c. (c. funcional). C. fisiológica.
hypostatic c. (c. hipostática). Hipostasia.
passive c. (c. pasiva).
physiologic c. (c. fisiológica). C. funcional.
venous c. (c. venosa).
congestive (congestivo). Relativo a la congestión.
conglobate (conglobado). Que forma una sola masa redondeada.
conglobation (conglobación). f. Agregación de numerosas partículas en una sola masa redondeada.
conglomerate (conglomerado). Compuesto por varias partes agregadas en una sola masa.
conglutinant (conglutinante). Adhesivo; que promueve la unión de una herida.
conglutination (conglutinación). f. **1.** Adhesión. **2.** Aglutinación de antígeno (eritrocito)-anticuerpo-complemento (complejo) por suero bovino normal y otros materiales coloidales.
conglutinin (conglutinina). f. Coloide bovino; proteína del suero bovino que absorbida por complejos eritrocito-anticuerpo-complemento los aglutina.
Congo red (rojo Congo).
congophilic (congófilo). Se refiere a todo material que se tiñe con el colorante rojo Congo.
conic, conical (cónico). Parecido a un cono.
-conid (-cónido). Sufijo que denota la cúspide de un diente maxilar inferior.
conidia (conidio). m. Espora asexual de un hongo en posición externa con variantes.
conidial (conidial). Relativo a un conidio.
conidiogenous (conidiógeno). Se refiere a una célula que da origen a un conidio, p. ej., un fiálide.
conidiophore (conidióforo). m. Hifa especializada que lleva conidios.
Phialophore-type c. (c. tipo Phialophora).
conidium, pl. **conidia** (conidium, pl. conidia). Espora asexual de un hongo en posición externa con variantes.
coniine (coniína). f. Cicutina; conicina; alcaloide activo tóxico del conio.
coniofibrosis (coniofibrosis). f. Fibrosis producida por el polvo, especialmente en los pulmones por causa de polvo inhalado.
coniolymphstasis (coniolinfestasia). f. Estasia de linfa causada por polvo, presumiblemente por intervención de fibrosis.
coniometer (coniómetro). m. Aparato parra calcular la cantidad de polvo en el aire.
coniophage (coniófago). m. Macrófago alveolar.
coniosis (coniosis). f. Cualquier enfermedad o estado morboso causado por el polvo.
coniotomy (coniotomía). f. Cricotirotomía.
conium (conio). m. Cicuta venenosa.
conization (conización). f. Escisión de un cono de tejido, como la mucosa del cuello uterino.
cautery c. (c. por cauterio).
cold c. (c. en frío).
conjugant (conjugante). m. Miembro de un par de organismos o gametos sometidos a conjugación.
conjugase (conjugasa). f. γ-Glutamil hidrolasa.
conjugata (conjugata). Distancia entre el promontorio del sacro y el borde superior de la sínfisis del pubis.
c. diagonalis (c. diagonal). Conjugado diagonal.
conjugate (conjugado). **1.** Unido o apareado. **2.** Conjugata.
diagonal c. (c. diagonal).
effective c. (c. efectivo).
external c. (c. externo). Diámetro de Baudelocque.
false c. (c. falso). **1.** C. diagonal. **2.** C. efectivo.
folic acid c. (c. con ácido fólico).
c. of inlet (c. de la entrada). Conjugata.
internal c. (c. interno). Conjugata.
obstetric c. (c. obstétrico).
obstetric c. of outlet (c. obstétrico de la salida).
c. of outlet (c. de la salida).
true c. (c. verdadero). Conjugata.
conjugated (conjugado).
conjugation (conjugación). f. **1.** Unión de dos organismos unicelulares o de los gametos masculino y femenino de formas multicelulares, seguida de partición de la cromatina y producción de dos nuevas células. **2.** C. bacteriana por simple contacto, generalmente por medio de pelos especializados a través de los cuales los genes de transferencia y otros genes del plásmido se transfieren a las bacterias receptoras. **3.** Reproducción sexual entre protozoarios ciliados. **4.** Combinación, especialmente en el hígado, de ciertas sustancias tóxicas formadas en el intestino, drogas u hormonas esteroideas con ácido glucurónico o sulfúrico.
conjunctiva, pl. **conjunctivae** (conjuntiva). f. Mucosa que cubre la superficie anterior del globo ocular y tapiza los párpados.
bulbar c. (c. bulbar). [*tunica conjunctiva bulbi*, NA].
palpebral c. (c. palpebral). [*tunica conjunctiva palpebrarum*, NA].
conjunctival (conjuntival). Relativo a la conjuntiva.
conjunctive (conjuntivo). Que une; que conecta; conectivo.
conjunctiviplasty (conjuntiviplastia). f. Conjuntivoplastia.
conjunctivitis (conjuntivitis). f. Blenoftalmía; inflamación de la conjuntiva.
actinic c. (c. actínica). Queratoconjuntivitis ultravioleta.
acute catarrhal c. (c. catarral aguda). C. simple; c. mucopurulenta.
acute contagious c. (c. contagiosa aguda, epidémica aguda). C. purulenta contagiosa.
acute epidemic c. (c. epidémica aguda). C. contagiosa aguda.
acute follicular c. (c. folicular aguda).
acute hemorrhagic c. (c. hemorrágica aguda).
allergic c. (c. alérgica). C. atópica.
angular c. (c. angular). C. de Morax-Axenfeld; c. diplobacilar.
arc-flash c. (c. por destello de arco). Queratoconjuntivitis ultravioleta.
c. arida (c. árida). Xeroftalmía.
atopic c. (c. atópica). C. alérgica.
Béal's c. (c. de Béal).
blennorrheal c. (c. blenorrágica). C. gonocócica.
calcareous c. (c. calcárea). C. petrificante; c. litiásica.
chemical c. (c. química).
chronic c. (c. crónica).
chronic follicular c. (c. folicular crónica).
cicatricial c. (c. cicatrizal).

contagious granular c. (c. granular contagiosa). Tracoma.
croupous c. (c. crupal).
diphtheritic c. (c. diftérica). C. membranosa.
diplobacillary c. (c. diplobacilar). C. angular.
follicular c. (c. folicular).
gonococcal c. (c. gonocócica). C. blenorrágica.
granular c. (c. granular o granulosa). C. tracomatosa.
inclusion c. (c. de inclusión). Blenorrea de inclusión.
infantile purulent c. (c. purulenta infantil).
Koch-Weeks c. (c. de Koch-Weeks). C. contagiosa aguda.
lacrimal c. (c. lagrimal).
larval c. (c. larval). C. debida a enclavamiento de larvas en el ojo.
ligneous c. (c. leñosa).
lithiasis c. (c. litiásica).
c. medicamentosa (c. medicamentosa).
meibomian c. (c. de Meibomio).
membranous c. (c. membranosa). C. diftérica.
molluscum c. (c. del molusco).
Morax-Axenfeld c. (c. de Morax-Axenfeld). C. angular.
mucopurulent c. (c. mucopurulenta). C. catarral aguda.
necrotic infectious c. (c. infecciosa necrótica). C. de Pascheff.
Parinaud's c. (c. de Parinaud).
Pascheff's c. (c. de Pascheff). C. infecciosa necrótica.
c. petrificans (c. petrificante). C. calcárea.
phlyctenular c. (c. flictenular). Oftalmía flictenular o escrofulosa.
prairie c. (c. de las praderas).
pseudomembranous c. (c. seudomembranosa).
purulent c. (c. purulenta).
simple c. (c. simple). C. catarral aguda.
snow c. (c. de la nieve). Queratoconjuntivitis ultravioleta.
spring c. (c. primaveral). C. vernal.
squirrel plague c. (c. de la peste de las ardillas). C. tularémica.
swimming pool c. (c. de las piscinas). C. de inclusión.
toxicogenic c. (c. toxicogénica).
trachomatous c. (c. tracomatosa). C. granular.
tularemic c., c. tularensis (c. tularémica, tularensis).
vernal c. (c. vernal). C. primaveral; oftalmía primaveral.
welder's c. (c. del soldador). Queratoconjuntivitis ultravioleta.

conjunctivodacryocystorhinostomy (conjuntivodacriocistorrinostomía). f. Procedimiento para asegurar el drenaje lagrimal cuando los canalículos están cerrados.

conjunctivodacryocystostomy (conjuntivodacriocistostomía). f. **1.** Procedimiento quirúrgico a través de la conjuntiva que crea una abertura en el saco lagrimal. **2.** La abertura así creada.

conjunctivoma (conjuntivoma). m. Tumor homeoplásico de la conjuntiva.

conjunctivoplasty (conjuntivoplastia). f. Conjuntiviplastia; operación plástica de la conjuntiva.

conjunctivorhinostomy (conjuntivorrinostomía). f. **1.** Procedimiento quirúrgico que forma un pasaje a través de la conjuntiva a la cavidad nasal. **2.** La abertura así producida.

connectins (conectinas). f. pl. Término colectivo para los componentes proteicos del citoesqueleto (tejido conectivo).

connection (conexión). f. Unión de elementos u otros materiales.
intertendineus c.'s **1.** (lengüeta fibrosas intertendinosas). [*connexus intertendineus*, NA]. **2.** (c. intertendinosa). [*connexus intertendineus*, NA].

connector (conector). m. En odontología, parte de una prótesis parcial que une a sus componentes.
major c. (c. mayor).
minor c. (c. menor).

connexon (conexón). m. Un complejo proteico que atraviesa la bicapa lipídica de la membrana plasmática y forma un canal continuo cuyo diámetro de poro es de aproximadamente 1,5 nm.

connexus **1.** (conexo). [*connexus*, NA]. Estructura de unión. **2.** (connexus). [*conexus*, NA]. Estructura que conecta.
c. intertendineus (connexus intertendineus). [*connexus intertendineus*, NA]. Lengüetas fibrosas intertendinosas.

conoid (conoide). **1.** Estructura en forma de cono. **2.** m. Parte del complejo apical característico del subfilo de los protozoarios, Apicomplexa.
Sturm's c. (c. de Sturm).

conomyoidin (conomioidina). f. Protoplasma contráctil en el extremo interno del segmento interno de los conos retinianos.

conquinine (conquinina). f. Quinidina.

consanguineous (consanguíneo). Que tiene consanguinidad.

consanguinity (consanguinidad). f. Parentesco de sangre dado por antepasados comunes.

conscious (consciente). **1.** Enterado, sabedor; que posee conocimiento o percepción de su propio ser, sus acciones y su medio. **2.** Denota algo que ocurre con la atención perceptiva del individuo.

consciousness (conciencia). f. Conocimiento o percepción de hechos físicos o conceptos mentales.
clouding of c. (c. nublada).
double c. (c. doble).
field of c. (campo de la c.).

consensual (consensual). Reflejo; denota lo que se hace en respuesta a un estímulo sin la cooperación de la voluntad.

conservation (conservación). f. **1.** Preservación de pérdida, daño o deterioro. **2.** En teoría sensitivomotora, la operación mental por la cual un individuo retiene la idea de un objeto después de su eliminación en el tiempo o el espacio.
c. of energy (c. de energía).

conservative (conservador). Denota tratamiento con procedimientos graduales, limitados o bien establecidos, a diferencia de radical.

conserve (conserva). f. Confección.

consolidant (consolidante). Sustancia que favorece la cicatrización o unión.

consolidation (consolidación). f. Solidificación en una masa densa y firme.

conspecific (conespecífico). De la misma especie.

constancy (constancia). f. Calidad de constante.
color c. (c. de color). Percepción invariable del color de un objeto a pesar de los cambios de iluminación o de las condiciones.
object c. (c. de los objetos). Tendencia de los objetos a ser percibidos sin alteraciones, pese a las variaciones de posición y de condiciones en que se observan.

constant (constante). f. Cantidad que en condiciones dadas no varía con los cambios del medio.
Ambard's c. (c. de Ambard).
association c. (c. de asociación).
Avogadro's c. (c. de Avogadro). Número de Avogadro.
binding c. (constancia de fijación). C. de asociación.
decay c. (c. de desintegración).
diffusion c. (c. de difusión). Coeficiente de difusión.
disintegration c. (c. de desintegración). C. de desintegración radiactiva.
dissociation c. (K_d, K) (c. de disociación (K)).
dissociation c. of a base (K_b) (c. de disociación de una base (K_b)).
dissociation c. of an acid (K_a) (c. de disociación de un ácido (K_a)).
dissociation c. of water (K_w) (c. de disociación del agua (K_w)).
equilibrium c. (c. de equilibrio).
Faraday's c. (c. de Faraday).
flotation c. (S_f) (c. de flotación (S_f)).
gas c. (c. de los gases).
Michaelis c., Michaelis-Menten c. (K_m) (c. de Michaelis, de Michaelis-Menten (K_m)).
newtonian c. of gravitation (G) (c. newtoniana de gravitación (G)).
Planck's c. (h) (c. de Planck (*h*)).
radioactive c. (λ) (c. de radiactividad (λ)). C. de desintegración.
rate c.'s (k) (c. de velocidad (k)). En reacciones enzimáticas k_1, k_2, y k_3 en la c. de Michaelis-Menten.
sedimentation c. (c. de sedimentación).
time c. (c. de tiempo).
velocity c.'s (k) (c. de velocidad).

constellation (constelación). f. En psiquiatría, todos los factores que determinan una acción en particular.

constipate (constipar). Causar constipación.

constipated (constipado). Que sufre de constipación.

constipation (constipación). f. Estreñimiento.

constitution (constitución). f. **1.** Tipo físico del organismo. **2.** En química, número y tipo de átomos de una molécula y su relación entre sí.

constitutional (constitucional). **1.** Relativo a la constitución. **2.** General; relativo a todo el organismo; no local.

constriction (constricción). **1.** f. Contracción o encogimiento de una parte. **2.** Sensación subjetiva de que el cuerpo, o una parte de éste, se encuentra comprimido o firmemente apretado.
primary c. (c. primaria).
secondary c. (c. secundaria).

constrictor (constrictor). **1.** Todo lo que liga o aprieta una parte. **2.** m. Músculo cuya acción consiste en angostar un conducto; esfínter.
consultand (consultando). m. En genética, una persona acerca de cuya futura descendencia el asesor genético realiza una predicción.
dummy c. (c. falso).
consultant (consultor). m. **1.** Consejero. Médico o cirujano que no está directamente a cargo de un paciente pero actúa como asesor. **2.** Miembro del plantel profesional de un hospital que no presta servicios activos pero aconseja sobre cualquier caso a pedido del médico o cirujano a su cargo.
consultation (consulta). f. Reunión de dos o más médicos para evaluar la naturaleza y la evolución de la enfermedad de un paciente determinado y para establecer el diagnóstico, pronóstico y tratamiento.
consumption **1.** (consumo). m. Uso de algo, especialmente la velocidad con la que se usa. **2.** (consunción). f. Nombre obsoleto dado a la emaciación y el desgaste de los tejidos del organismo, en general por tuberculosis.
oxygen c. (c. de oxígeno).
consumptive (consuntivo). Tísico; relativo a la consunción o tisis, o que la padece.
cont. rem. (cont. rem.). Abrev. de lat. *continuenter remedia*, continuar con los medicamentos.
contact (contacto). m. **1.** Aposición de dos cuerpos. **2.** Persona que ha estado expuesta a una enfermedad contagiosa.
balancing c. (c. de balance). Superficie oclusal de balance.
centric c. (c. céntrico). Oclusión céntrica.
deflective occlusal c. (c. oclusal deflectivo).
initial c. (c. inicial).
interceptive occlusal c. (c. oclusal interceptivo).
premature c. (c. prematuro).
proximal c., proximate c. (c. proximal).
c. with reality (c. con la realidad).
working c.'s (c. de trabajo).
contactant (contactante). m. Cualquiera de un grupo heterogéneo de alergenos que provocan manifestaciones de sensibilidad inducida (hipersensibilidad) por contacto directo con la piel o mucosas.
contagion (contagio). m. **1.** Transmisión de una enfermedad por contacto con uno o más enfermos. **2.** Producción de una neurosis o psicosis por imitación o autosugestión.
immediate c. (c. inmediato).
mediate c. (c. mediato).
psychic c. (c. psíquico).
contagious (contagioso). Comunicable, transmisible.
contagiousness (contagiosidad). f. Calidad de contagioso.
contagium (contagio).
contaminant (contaminante). m. Impureza.
contaminate (contaminar). Producir contaminación.
contamination (contaminación). f. **1.** Acción de volver algo dañino o inapropiado, como por la presencia de sustancia radiactiva. **2.** En química o farmacia, presencia de cualquier material extraño que hace impura a una sustancia o preparación. **3.** Término freudiano para una fusión y condensación de palabras.
content (contenido). m. **1.** Lo que está incluido dentro de otra cosa. **2.** En psicología, la forma de un sueño tal como se presenta a la conciencia. **3.** A veces se usa como sinónimo de concentración, pero esto es ambiguo.
carbon dioxide c. (c. de anhídrido carbónico).
latent c. (c. latente).
manifest c. (c. manifiesto).
contiguity (contigüidad). f. **1.** Contacto sin verdadera continuidad. **2.** Presencia de dos o más objetos, hechos o impresiones mentales juntos en el espacio o en el tiempo.
contiguous (contiguo). Adyacente o en contacto real.
continence (continencia). f. **1.** Moderación, temperancia o autocontrol con respecto a los apetitos, especialmente el acto sexual. **2.** Capacidad para retener la orina y/o heces hasta el momento oportuno para su eliminación.
continent (continente). Denota continencia.
continued (continuado). Continuo; sin intervalos.
continuity (continuidad). f. Ausencia de interrupción; sucesión de partes unidas íntimamente.
contour **1.** (contorno). m. Silueta de una parte; configuración superficial. **2.** (contornear). En odontología, restaurar la silueta normal de dientes rotos o mal formados, o crear la forma externa de una prótesis.
flange c. (c. de la aleta). Diseño de la aleta de una prótesis.
gingival c. (c. gingival).
gum c. (c. de las encías). C. gingival.
height of c. (altura del c.). V. altura.
contra- (contra-). Prefijo que indica opuesto, contrario.
contra-angle (contraángulo). m. **1.** Uno de los dobles o triples ángulos del cuello de un instrumento que sirven para llevar el borde o la punta cortante al mismo eje del mango. **2.** Pieza de extensión añadida al extremo de una pieza de mano dental que mediante un juego de biseles cambia el ángulo de rotación del torno dental en relación con el eje de rotación de la pieza de mano.
contra-aperture (contraapertura). f. Contraabertura.
contrabevel (contrabisel). m. Bisel situado del lado contrario al habitual.
contraception (anticoncepción). f. Prevención de la concepción o fecundación.
contraceptive (anticonceptivo). **1.** m. Anticoncepcional. **2.** Relativo a cualquier medida o agente destinados a evitar la concepción.
"combination" oral c. (a. oral "combinado").
intrauterine c. device (aparato a. intrauterino).
oral c. (a. oral).
"sequential" oral c. (a. oral "secuencial").
contract **1.** (contraerse). Acortarse; reducirse de tamaño; en el caso de un músculo, acortarse o experimentar un aumento de tensión. **2.** (contraer). Adquirir por contagio o infección. **3.** (contrato). m. Obligación bilateral explícita aceptada por el psicoterapeuta y su paciente de ceñirse a un curso definido de acción para cumplir el objetivo de la psicoterapia.
contractile (contráctil). Que tiene la propiedad de contraerse.
contractility (contractilidad). f. Capacidad o propiedad de una sustancia, especialmente el músculo, de acortarse o disminuir de tamaño, o de desarrollar mayor tensión.
contraction (C) (contracción). f. **1.** Acortamiento o aumento de la tensión. **2.** Encogimiento o reducción de tamaño. **3.** Latido cardíaco.
after-c. (c. posterior).
anodal closure c. (c. de cierre anódico).
anodal opening c. (c. de abertura anódica).
automatic c. (c. automática). Latido automático.
Braxton Hicks c. (c. de Braxton-Hicks).
carpopedal c. (c. carpopedal). Espasmo carpopedal.
cathodal closure c. (c. de cierre catódico).
cathodal opening c. (c. de abertura catódica).
closing c. (c. de cierre).
escaped c. (c. de escape). Latido de escape.
escaped ventricular c. (c. ventricular de escape).
fibrillary c.'s (c. fibrilares).
front-tap c. (c. de golpe delantero).
Gowers' c. (c. de Gowers). C. de golpe delantero.
hourglass c. (c. en reloj de arena).
hunger c.'s (c. de hambre).
idiomuscular c. (c. idiomuscular). Mioedema.
myotatic c. (c. miotática).
opening c. (c. de abertura).
paradoxical c. (c. paradójica).
postural c. (c. postural).
premature c. (c. prematura).
tetanic c. (c. tetánica).
tonic c. (c. tónica).
uterine c. (c. uterina).
contracture (contractura). f. Contracción muscular permanente debida a espasmo tónico o fibrosis, o a pérdida de equilibrio muscular; los antagonistas están paralizados.
Dupuytren's c. (c. de Dupuytren).
functional c. (c. funcional).
ischemic c. of the left ventricle (c. isquémica del ventrículo izquierdo). Corazón de piedra; rigor mortis del miocardio.
organic c. (c. orgánica).
Volkmann's c. (c. de Volkmann).
contrafissura (contrafisura). f. Fractura por contragolpe.
contraindicant (contraindicante). m. Que indica lo contrario.
contraindication (contraindicación). f. Cualquier síntoma o circunstancia especial que hace imposible aconsejar el uso de un remedio o procedimiento.

contralateral (contralateral). Heterolateral; relativo al lado opuesto.
contrast (contraste). m. Comparación en la cual las diferencias se demuestran o se ponen de relieve.
simultaneous c. (c. simultáneo).
successive c. (c. sucesivo).
contrastimulant (contraestimulante). Que anula el efecto de un estimulante.
contrecoup (contragolpe). m. Denota cómo se formó una contrafisura, como en el cráneo, en un punto opuesto a aquél donde se recibió el golpe.
contrectation (contrectación). f. **1.** Juego sexual. **2.** Impulso de abrazar a una persona del sexo opuesto.
control **1.** (control). m. Animal o experimento de c. **2.** (controlar). Verificar un experimento por medio de otro con la variable esencial omitida. **3.** (control). Regulación del mantenimiento de una función, acción, reflejo, etcétera.
biological c. (c. biológico).
birth c. (c. de la natalidad).
idiodynamic c. (c. idiodinámico).
own c.'s (c. propios).
quality c. (c. de calidad).
reflex c. (c. reflejo).
social c. (c. social).
stimulus c. (c. de estímulos).
synergic c. (c. sinérgico).
time-varied gain c. (c. de ganancia tiempo-variada).
tonic c. (c. tónico).
vestibulo-equilibratory c. (c. vestibulo-equilibratorio).
contusion (contusión). f. Cualquier lesión, generalmente causada por un golpe, sin ruptura de la piel.
brain c. (c. cerebral).
scalp c. (c. del cuero cabelludo).
wind c. (c. aérea). Lesión por explosión.
conular (conular). En forma de cono.
conus, pl. **coni** (conus, pl. coni). **1.** [*conus*, NA]. Cono **2.** m. Estafiloma posterior en coroidopatía miópica.
congenital c. (cono congénito). Coloboma de Fuchs.
coni vasculosi (cono vasculares). [*lobuli epididymidis*, NA].
distraction c. (cono de distracción).
myopic c. (cono miópico). Medialuna miópica.
supertraction c. (cono de supertracción).
convalescence (convalecencia). f. Período entre el final de una enfermedad y el restablecimiento total de la salud del paciente.
convalescent (convaleciente). **1.** Que mejora o ha mejorado de su enfermedad. **2.** Denota el período de convalecencia.
convallaria (convalaria). f. Flor, rizoma y raíces de *Convallaria majalis* (familia Liliaceae).
convection (convección). f. Transporte de calor en líquidos o gases por el movimiento de las partículas calentadas.
convergence (convergencia). f. **1.** Tendencia de dos o más objetos a encontrarse en un punto común. **2.** Dirección de las líneas visuales a un punto cercano.
accommodative c. (c. acomodativa).
amplitude of c. (amplitud de la c.).
angle of c. (ángulo de convergencia).
far point of c. (punto remoto de c.).
near point of c. (punto cercano de c.).
negative c. (c. negativa).
positive c. (c. positiva).
range of c. (alcance de la c.). Amplitud de la c.
unit of c. (unidad de c.).
convergent (convergente). Que tiende hacia un punto común.
conversion (conversión). f. **1.** Cambio; transmutación. **2.** Transformación de una emoción en una manifestación física. **3.** En virología, la adquisición en las bacterias de una nueva propiedad relacionada con la presencia de un profago.
convertase (convertasa). f. Proteasas del complemento que convierten un complemento en otro.
convertin (convertina). f. Factor VII.
convex (convexo). Se aplica a una superficie uniformemente curvada o proyectada hacia afuera, el segmento de una esfera.
high c. (c. alto). El segmento de una esfera de radio corto.
low c. (c. bajo). El segmento de una esfera de radio largo.
convexity (convexidad). f. **1.** Cualidad de convexo. **2.** Estructura convexa.
cortical c. (c. cortical). Superficie superolateral del cerebro.
convexobasia (convexobasia). f. Inclinación hacia adelante del hueso occipital.
convexoconcave (convexocóncavo). Convexo en una cara o superficie y cóncavo en la opuesta
convexoconvex (convexoconvexo). Biconvexo.
convolute (convoluto). Arrollado sobre sí mismo o alrededor de otro cuerpo en forma cilíndrica o de espiral.
convoluted (convoluto).
convolution f. **1.** (circunvolución). Una de las elevaciones redondeadas prominentes que forman los hemisferios cerebrales, cada una de las cuales consiste en una parte superficial expuesta y otra no visible en la pared y el piso del surco **2.** (convolución). Parte enroscada o arrollada de un órgano **3.** (convolución). Específicamente, una circunvolución de la corteza cerebral o cerebelosa.
convulsant (convulsivante). Que causa convulsiones.
convulsion (convulsión). f. **1.** Violento espasmo o serie de sacudidas de la cara, el tronco o las extremidades. **2.** Crisis convulsiva.
clonic c. (c. clónica).
coordinate c. (c. coordinada).
ether c. (c. por éter).
febrile c. (c. febril).
hysterical c., hysteroid c. (c. histérica).
immediate posttraumatic c. (c. postraumática inmediata).
infantile c. (c. infantil).
mimic c. (c. mímica). Tic facial.
puerperal c.'s (c. puerperal). Eclampsia puerperal.
salaam c.'s (c. en "salaam"). Espasmo salutatorio.
static c. (c. estática). Espasmo saltatorio.
tetanic c. (c. tetánica). C. tónica.
tonic c. (c. tónica). C. tetánica.
convulsive (convulsivo). Relativo a las convulsiones; caracterizado por convulsiones o que las produce.
Coomassie brilliant blue R-250 (Coomassie azul brillante R-250). Colorante general proteico usado en electroforesis por su excepcional sensibilidad.
coordinate **1.** (coordenada). f. Cualquiera de las escalas o magnitudes que sirven para definir la posición de un punto. **2.** (coordinar). Llevar a cabo el acto de la coordinación.
coordination (coordinación). f. Funcionamiento armonioso en conjunto, especialmente de varios músculos o grupos musculares en la ejecución de movimientos complicados.
co-ossification (coosificación). f. Unión por formación de hueso.
co-ossify (coosificar). Unir en un solo hueso.
copaiba (copaiba). f. Bálsamo de c.; oleorresina de *Copaifera officinalis* y otras especies de *Copaifera* (familia Leguminosae).
coparaffinate (coparafinato). m. Mezcla de ácidos isoparafínicos insolubles en agua y parcialmente neutralizados con isooctil hidroxibencildialquilaminas.
COPD (EPOC). Abrev. de enfermedad pulmonar obstructiva crónica.
cope (arco). Mitad superior de una mufla utilizada en el arte del colado; por extensión, el lado superior o cavitario de una mufla protésica.
copepod (copépodo). m. Cualquier miembro del orden Copepoda.
coping (afrontamiento). m. Método adaptativo para hacer frente a situaciones individuales o ambientales que suponen estrés o amenaza psicológica.
transfer c. (arco de transferencia).
copolymer (copolímero). m. Polímero en el que se combinan dos o más monómeros o unidades básicas.
copper (cobre). m. Elemento metálico, símbolo Cu, Nº at., 29; P. at., 63,55.
c. arsenite (arsenito de c.). Verde de Scheele.
c. bichloride, c. chloride (bicloruro de c.). Cloruro cúprico. Bicloruro de c.
c. citrate (citrato de c.). Sal de c. usada como astringente y antiséptico.
c. sulfate, c. sulphate (sulfato de c.).
copper pennies (peniques de cobre). Cuerpos escleróticos.
copperas (caparrosa). f. Variedad comercial impura de sulfato ferroso.
copperhead (cabeza de cobre). m. Culebra venenosa.
coprecipitation (coprecipitación). f. Precipitación de antígeno no ligado junto con un complejo antígeno-anticuerpo.

copremesis (copremesis). f. Vómito fecal.
copro- (copro-). Prefijo que denota relación con la suciedad o el estiércol, usado generalmente con referencia a las heces.
coproantibodies (coproanticuerpos). m. pl. Anticuerpos del contenido intestinal.
coprolagnia (coprolagnia). f. Forma de perversión sexual en la que la idea o la vista del excremento causa placer.
coprolalia (coprolalia). f. Coprofrasia; uso involuntario de palabras vulgares u obscenas.
coprolith (coprolito). m. Fecalito; estercolito; masa dura formada por heces espesadas.
coprology (coprología). f. Escatología.
coproma (coproma). m. Escatoma; fecaloma; estercoroma; tumor fecal.
coprophagous (coprófago). Que se alimenta de excremento.
coprophagy (coprofagia). f. Escatofagia.
coprophil, coprophilic (coprofílico, coprófilo). **1.** Denota bacterias, protozoarios, etc., que existen en la materia fecal. **2.** Relativo a la coprofilia.
coprophilia (coprofilia). f. **1.** Atracción de los microorganismos por la materia fecal. **2.** En psiquiatría, atracción morbosa por la materia fecal, con un elemento sexual.
coprophobia (coprofobia). f. Temor morboso a la defecación y a las heces.
coprophrasia (coprofrasia). f. Coprolalia.
coproplanesia (coproplanesia). f. Evacuación de heces por una fístula o un ano artificial.
coproporphyria (coproporfiria). f. Presencia de coproporfirinas en la orina, como en la porfiria variegata.
coproporphyrin (coproporfirina). f. Uno de dos compuestos de porfirina que se encuentran normalmente en las heces como producto de la descomposición de la bilirrubina.
coproporphyrinogen (coproporfirinógeno).
coprostane (coprostano). m. Hidrocarburo original o "madre" del coprosterol.
3β-coprostanol (3β-coprostanol). Coprosterol.
***epi*-coprostanol** (*epi*-coprostanol). m. *epi*-Coprosterol.
coprostanone (coprostanona). f. Producto de oxidación del coprosterol.
coprostasis (coprostasis). f. Impactación fecal.
coprostenol (coprostenol). m. Alocolesterol.
coprosterin (coprosterina). f. Coprosterol.
coprosterol (coprosterol). m. 3 β-Coprostanol; coprosterina; estercorina.
***epi*-coprosterol** (*epi*-coprosterol). m. *epi*-Coprostanol.
coprostigmastane (coprostigmastano). m. Isómero 5β del estigmastano.
coprozoa (coprozoarios). m. pl. Coprozoos. Protozoarios que pueden cultivarse en la materia fecal, aunque no viven necesariamente en las heces dentro del intestino.
coprozoic (coprozoico). Relativo a los coprozoarios.
coptosis (coptosis). f. Estado de fatiga perpetua.
copula (cópula). f. **1.** En anatomía, una parte estrecha que une dos estructuras, como el cuerpo del hueso hioides y la eminencia hipobranquial. **2.** Coito.
His' c. (c. de His). Eminencia hipobranquial.
c. linguae (c. lingual). Eminencia hipobranquial.
copulation (copulación). f. **1.** Coito. **2.** En protozoología, conjugación entre dos células que no se fusionan y se separan después de su mutua fertilización.
CoQ (CoQ). Abrev. de coenzima Q.
coquille (coquille). Lente curva esférica de espesor uniforme.
cor, gen. **cordis** (cor, gen. cordis). [*cor*, NA]. Corazón.
c. adiposum (c. adiposum). Corazón graso.
c. biloculare (c. biloculare).
c. bovinum (c. bovinum). Bucardia.
c. mobile (c. mobile). Corazón móvil.
c. pendulum (c. pendulum). Corazón péndulo o colgante.
c. pulmonale (c. pulmonale).
c. triatriatum (c. cor triatriatum). Aurícula accesoria.
c. triloculare (c. triloculare). Corazón de tres cámaras.
coracidium (coracidio). m. El embrión acuático ciliado que es la primera fase de los seudofílidos y otros cestodos de ciclos acuáticos.
coracoacromial (coracoacromial). Acromiocoracoide; relativo a las apófisis coracoides y al acromion.
coracobrachialis (coracobraquial). Relativo a la apófisis coracoides del omóplato y al brazo.
coracoclavicular (coracoclavicular). Escapuloclavicular; relativo a la apófisis coracoides y la clavícula.
coracohumeral (coracohumeral). Relativo a la apófisis coracoides y al húmero.
coracoid (coracoideo, coracoides). En forma de pico de cuervo; denota la apófisis c. del omóplato.
corallin (coralina). f. Aurina.
yellow c. (c. amarilla). Sal sódica de aurina.
cord (cordón). m. **1.** En anatomía, cualquier estructura larga parecida a una cuerda o soga. **2.** En histopatología, una línea de células tumorales con el ancho de una sola célula.
Bergmann's c.'s (c. de Bergmann). [*striae medullares ventriculi quarti*, NA].
Billroth's c.'s (c. de Billroth). C. esplénicos.
condyle c. (c. condíleo). Eje condíleo.
dental c. (c. dental).
false vocal c. **1.** (cuerda vocal superior o falsa). [*plica vestibularis*, NA]. **2.** (c. vocal falso). [*plica vestibularis*, NA]. Cuerda vocal falsa.
Ferrein's c.'s (cuerda de Ferrein). [*plica vocalis*, NA]. C. vocal inferior o verdadera. Cordón de Ferrein.
gangliated c. (c. ganglionar). [*truncus sympathicus*, NA]. Tronco simpático.
genital c. (c. genital).
germinal c.'s (c. germinales). C. sexuales.
gonadal c.'s (c. gonadales).
gubernacular c. (c. gubernacular).
hepatic c.'s (c. hepáticos). Láminas hepáticas vistas en cortes.
lateral c. of brachial plexus **1.** (fascículo externo del plexo braquial). [*fasciculus lateralis plexus brachialis*, NA]. **2.** (c. lateral del plexo braquial). [*fasciculus lateralis plexus brachialis*, NA].
medial c. of brachial plexus **1.** (fascículo interno del plexo braquial). [*fasciculus medialis plexus brachialis*, NA]. **2.** (c. medial del plexo braquial). [*fasciculus medialis plexus brachialis*, NA].
medullary c.'s (c. medulares).
nephrogenic c. (c. nefrogénico).
oblique c. **1.** (c. oblicuo). [*chorda obliqua*, NA]. Cuerda oblicua. **2.** (cuerda oblicua). [*chorda obliqua*, NA]. C. ligamento de Weitbrecht; ligamento de Cooper.
posterior c. of brachial plexus (c. posterior del plexo braquial). [*fasciculus posterior plexus brachialis*, NA].
psalterial c. (c. salterial). [*stria vascularis ductus cochlearis*, NA]. Estría vascular del conducto coclear.
red pulp c.'s (c. de la pulpa roja). C. esplénicos.
rete c.'s (c. de la red).
sex c.'s (c. sexuales). C. germinales.
spermatic c. (c. espermático). [*funiculus spermaticus*, NA].
spinal c. **1.** (médula espinal). [*medulla spinalis*, NA]. Raquis. **2.** (c. espinal). [*medulla spinalis*, NA].
splenic c.'s (c. esplénicos). C. de la pulpa roja; c. de Billroth.
tendinous c.'s (c. tendinosos). [*chordae tendineae*, NA]. Cuerdas tendinosas.
testicular c. (c. testicular). [*funiculus spermaticus*, NA]. C. espermático.
testis c.'s (c. testiculares). C. germinales del testículo embrionario.
true vocal c. (cuerda vocal inferior o verdadera). [*plica vocalis*, NA]. Cordón vocal verdadero.
umbilical c. (c. umbilical). [*funiculus umbilicalis*, NA]. Cuerda umbilical.
vitelline c. (c. vitelino).
vocal c. (c. vocal). [*plica vocalis*, NA]. Cuerda vocal.
Weitbrecht's c. (cuerda de Weitbrecht). [*chorda obliqua*, NA]. C. oblicua.
Wilde's c.'s (c. de Wilde). Marcas transversales del cuerpo calloso.
Willis' c.'s (c. de Willis). Cuerdas de Willis.
cord- (cord-). Prefijo que significa cuerda o cordón.
cordabrasion (cordabrasión). f. Abrasión de las cuerdas vocales para remover lesiones.
cordate (cordado). Con forma de corazón.
cordectomy (cordectomía). f. Escisión de una parte de una cuerda, o de la totalidad de ésta.

cordial (cordial). m. Licor aromático dulce.
cordianine (cordianina). f. Alantoína.
cordiform (cordiforme). En forma de corazón.
cordis (cordis). Relativo al corazón.
cordopexy (cordopexia). f. **1.** Fijación operatoria de cualquier cuerda anatómica desplazada. **2.** Fijación lateral de una o dos cuerdas vocales para aliviar la estenosis laríngea.
cordotomy (cordotomía). f. **1.** Cualquier operación de la médula espinal. **2.** División de haces de la médula espinal que puede hacerse percutáneamente (c. estereotáctica) o después de laminectomía (c. abierta).
anterolateral c. (c. anterolateral). C. espinotalámica.
open c. (c. abierta).
posterior column c. (c. del haz posterior).
spinothalamic c. (c. espinotalámica). C. anterolateral.
stereotactic c. (c. estereotáctica).
cordylobiasis (cordilobiasis). f. Miasis furunculosa africana.
core (centro). **1.** m. La masa central de tejido necrótico de un furúnculo o divieso. **2.** Vaciado de metal, generalmente con un perno en el conducto radicular de un diente, destinado a dar retención a una corona artificial.
atomic c. (c. atómico). El núcleo más los electrones no valentes.
central transactional c. (c. transaccional). Sistema activador reticular.
core-, coreo-, coro- (core-, coreo-, coro-). Prefijos relativos a la pupila.
corecleisis, coreclisis (coreclisis). f. Oclusión de la pupila.
corectasia, corectasis (corectasia). f. Dilatación patológica de la pupila.
corectomedialysis (corectomediálisis). f. Iridectomía periférica para formar una pupila artificial.
corectopia (corectopia). f. Ubicación excéntrica de la pupila, que no está en el centro del iris.
corediastasis (corediastasis). f. Dilatación de la pupila.
corelysis (corélisis). f. Aflojamiento de adherencias entre la cápsula del cristalino y el iris.
coremium (coremio). m. Penacho de conidióforos, como una gavilla.
coreoplasty (coreoplastia). f. Coroplastia; corrección de una pupila deformada u ocluida.
corepexy (corepexia). f. Corepraxia.
corepraxy (corepraxia). f. Corepexia; operación para centralizar una pupila excéntrica.
corepressor (correpresor). m. Molécula, generalmente producto de una vía enzimática específica, que se combina con un represor inactivo (producido por un gen regulador) para formar un represor activo, que se une a un sitio del gen operador e inhibe la actividad de los genes de estructura controlados por el operador.
corestenoma (corestenoma). m. Constricción de la pupila.
c. congenitum (c. congénito).
coriander (coriandro). m. Fruto maduro seco de *Coriandrum sativum* (familia Umbelliferae).
corium, pl. **coria** (corium). m. [*corium*, NA]. Dermis; cutis verdadero; piel o cuero.
c. coronae (c. coronario). Banda coronaria.
c. limbi (c. límbico). Perioplo.
c. parietis (c. parietal). La pared del pododermo.
c. soleae (c. plantar). Planta del pododermo.
c. ungulae (c. ungular). Pododermo.
corn (callo). **1.** Clavo. **2.** Pequeño foco inflamatorio debajo de la planta de la pezuña del caballo.
asbestos c. (c. de amianto). Verruga de amianto.
hard c. (c. duro). Heloma duro.
seed c. (c. de semilla). Papiloma o verruga en la planta del pie.
soft c. (c. blando). Heloma blando.
corn oil (aceite de maíz). A. fijo refinado obtenido de la expresión de embriones de *Zea mays* (familia Gramineae); solvente.
corn-smut (cornezuelo del maíz). Ustilago maydis.
cornea (córnea). f. [*cornea*, NA]. Tejido transparente que constituye la sexta parte anterior de la pared externa del ojo.
conical c. (c. cónica). Queratocono.
c. farinata (c. farinácea).
floury c. (c. farinácea).
c. plana congenita familiares (c. plana congénita familiar).
c. urica (c. úrica).
c. verticillata (c. verticilada).
corneal (corneal). Relativo a la córnea.
corneoblepharon (corneobléfaron). m. Adherencia del margen del párpado a la córnea.
corneocyte (corneocito). m. Célula escamosa muerta del estrato córneo, llena de queratina.
corneosclera (corneoesclerótica). f. Combinación de córnea y esclerótica que se considera que forma la túnica externa del globo ocular.
corneoscleral (corneoescleral). Relativo a la córnea y esclerótica.
corneous (córneo). Querático; queratinoso; queratoide; queroide; de la naturaleza o estructura del cuerno o asta.
corniculate (corniculado). **1.** Parecido a un cuerno. **2.** Que tiene cuernos o apéndices equivalentes.
corniculum (cornículo). m. Cuerno pequeño.
c. laryngis (c. laríngeo). Cartílago corniculado.
cornification (cornificación). f. Queratinización.
cornified (cornificado). Queratinizado.
cornsilk (estigma de maíz). Zea.
cornu, gen. **cornus**, pl. **cornua** **1.** (cuerno). m. [*cornu* NA]. Cualquier estructura de forma parecida a un asta. **2.** (cuerno). m. Cualquier estructura formada por sustancia córnea. **3.** (cuerno). m. Una de las extensiones coronales de la pulpa dentaria subyacentes a una cúspide o lóbulo. **4.** (cuerno). m. Asta; las principales subdivisiones del ventrículo lateral en el hemisferio cerebral (asta frontal, occipital y temporal). **5.** (cornu, gen. cornus, pl. cornua). [*cornu*, NA]. Cuerno, asta.
styloid c. (asta estilohioidea). A. menor del hueso hioides.
cornual (cornual). Relativo a un cornu.
corona, pl. **coronae** (corona). f. [*corona*, NA]. Cualquier estructura normal o patológica parecida o que sugiere una c. o festón.
c. glandis (c. del glande). [*corona glandis*, NA].
c. seborrheica (c. seborreica). [*corona seborrheica*, NA].
c. veneris (c. venérea). [*corona veneris*, NA]. C. de Venus.
Zinn's c. (c. de Zinn). Círculo vascular del nervio óptico.
coronad (coronad). En dirección de cualquier corona.
coronal (coronal). Relativo a una corona.
coronale (coronale). **1.** Os frontale. **2.** Uno de los dos puntos más separados de la sutura coronal en los polos del mayor diámetro frontal.
coronalis (coronalis). Coronal; referente al plano coronal.
coronaria (coronaria). Arteria c. del corazón.
coronarism (coronarismo). m. **1.** Insuficiencia coronaria. **2.** Angina de pecho.
coronaritis (coronaritis). f. Inflamación de una o más arterias coronarias.
coronary (coronario). **1.** Relativo o parecido a una corona. **2.** Que rodea; denota varias estructuras anatómicas, p. ej., nervios, vasos sanguíneos, ligamentos. **3.** Específicamente, denota los vasos c. del corazón.
cafe c. (coronaria café).
coronavirus (coronavirus). m. Cualquier virus de la familia Coronaviridae.
coroner (médico forense).
coronet (corona del casco).
coronion (coronión). m. Punta de la apófisis coronoides de la mandíbula; punto craniométrico.
coronitis (coronitis). f. Inflamación de la banda coronaria de la pezuña del caballo, con la consiguiente formación imperfecta de cuerno.
coronoid (coronoide). En forma de pico de cuervo; denota ciertas apófisis y otras partes de huesos.
coronoidectomy (coronoidectomía). f. Extirpación quirúrgica de la apófisis coronoides de la mandíbula.
coroparelcysis (coroparelcisis). f. Operación para desplazar la pupila hacia un lado en casos de opacidad central de la córnea.
coroplasty (coroplastia). f. Coreoplastia.
corotomy (corotomía). f. Iridectomía.
corporeal (corporal, corpóreo). Perteneciente al cuerpo humano o a un cuerpo cualquiera.
corporin (corporina). f. Sinónimo obsoleto de la hormona del cuerpo amarillo.
corps ronds (cuerpo redondos). Células redondas disqueratóticas de la epidermis en la queratosis folicular.
corpse (difunto). m. Cuerpo muerto, cadáver.

corpulence, corpulency (corpulencia). f. Obesidad.
corpulent (corpulento). Obeso.
corpus, gen. **corporis**, pl. **corpora** **1.** (cuerpo). m. [*corpus*, NA]. Cuerpo humano, compuesto por la cabeza, el cuello, el tronco y las extremidades. **2.** (cuerpo). m. Cualquier c. o masa. **3.** (cuerpo). La parte principal de un órgano u otra estructura anatómica, ditinta de la cabeza o la cola. **4.** (corpus, gen. corporis, pl. corpora). Cuerpo.
c. albicans (corpus albicans). [*corpus albicans*, NA]. Cuerpo amarillo atrésico.
c. amygdaloideum (c. amigdalino). [*corpus amygdaloideum*, NA].
c. amylaceum, pl. **corpora amylacea** (c. amiláceo).
c. arantii (c. de Arantio). [*nodulus valvulae semilunaris*, NA]. Nódulo de la válvula semilunar.
atretic c. luteum (c. amarillo atrésico). [*corpus albicans*, NA].
c. atreticum (c. atrésico). Folículo ovárico atrésico.
c. callosum (c. calloso). [*corpus callosum*, NA].
c. candicans (corpus candicans). [*corpus albicans*, NA].
corpora allata (c. allata).
corpora arenacea (corpora arenacea). Arena cerebral.
c. fibrosum (c. fibroso).
c. fimbriatum (c. franjeado). [*fimbria hippocampi*, NA].
c. geniculatum externum (c. geniculado externo). [*corpus geniculatum laterale*, NA]. C. geniculado lateral.
c. geniculatum internum (c. geniculado interno). [*corpus geniculatum mediale*, NA]. C. geniculado medial.
c. medullare cerebelli (c. medular del cerebelo). [*corpus medullare cerebelli*, NA].
c. nuclei caudati (c. del núcleo caudado). [*corpus nuclei caudati*, NA].
c. papillare (c. papilar). Estrato papilar del corion.
c. pontobulbare (c. pontobulbar).
c. quadrigeminum anterius (c. cuadrigémino anterior).
c. quadrigeminum posterius (c. cuadrigémino posterior).
c. restiforme (c. restiforme). [*pedunculus cerebellaris inferior*, NA]. Pedúnculo cerebeloso inferior.
c. spongiosum urethrae muliebris (c. esponjoso de la uretra femenina).
c. triticeum (c. tritíceo). [*cartilago triticea*, NA]. Cartílago tritíceo.
corpuscle (corpúsculo). m. **1.** Pequeña masa o cuerpo. **2.** Célula sanguínea.
amniotic c. (c. amniótico). Cuerpo amiláceo.
amylaceous c., amyloid c. (c. amiláceo, amiloide). Cuerpo amiláceo.
articular c.'s (c. articulares). [*corpuscula articularia*, NA].
axis c., axile c. (c. axil). Parte central de un c. táctil.
basal c. (c. basal). Cuerpo basal.
Bizzozero's c. (c. de Bizzozero). Plaqueta.
blood c. (c. sanguíneo). Célula sanguínea.
bone c. (c. óseo). Osteocito.
bridge c. (c. puente). Desmosoma.
bulboid c.'s (c. bulboides). [*corpuscula bulboidea*, NA]. Bulbos terminales de Krause.
cement c. (c. de cemento).
chyle c. (c. de quilo).
colloid c. (c. coloide). Cuerpo amiláceo.
colostrum c. (c. de calostro). C. de Donné; galactoblasto.
concentrated human red blood c. (c. sanguíneo rojo humano concentrado).
corneal c.'s (c. corneales). C. de Toynbee o Virchow.
Dogiel's c. (c. de Dogiel). Terminación nerviosa sensitiva encapsulada.
Donné's c. (c. de Donné). C. de calostro.
dust c.'s (c. de polvo). Hemoconia.
Eichhorst's c.'s (c. de Eichhorst).
exudation c. (c. de exudación). C. inflamatorio o plástico.
genital c.'s (c. genitales). [*corpuscula genitalia*, NA].
ghost c. (c. fantasma). Acromocito.
Gluge's c.'s (c. de Gluge).
Golgi-Mazzoni c. (c. de Golgi-Mazzoni).
Grandry's c.'s (c. de Grandry).
Hassall's concentric c.'s (c. concéntricos de Hassall). C. tímicos.
Herbst's c.'s (c. de Herbst).
inflammatory c. (c. inflamatorio). C. de exudación.
Key-Retzius c.'s (c. de Key-Retzius).
lamellated c.'s (c. laminillares). [*corpuscula lamellosa*, NA]. C. de Pacini, de Vater o de Vater-Pacini.
lymph c., lymphatic c., lymphoid c. (c. linfático, linfoide).
malpighian c. (c. de Malpighi). Folículo linfático lienal.
malpighian c.'s (c. de Malpighi). [*corpusculum renis*, NA].
Mazzoni's c. (c. de Mazzoni).
Meissner's c. (c. de Meissner). C. del tacto.
Merkel's c. (c. de Merkel). Menisco del tacto.
Mexican hat c. (c. en sombrero mexicano).
milk c. (c. de la leche). Una de las gotitas de grasa de la leche.
molluscum c. (c. de molusco). Cuerpo de molusco.
Negri c.'s (c. de Negri). Cuerpos de Negri.
Norris' c.'s (c. de Norris).
oval c. (c. oval). C. del tacto.
pacchionian c.'s (c. de Pacchioni). Granulaciones aracnoideas.
pacinian c.'s (c. de Pacini). C. laminillares.
pessary c. (c. en pesario).
phantom c. (c. fantasma). Acromocito.
plastic c. (c. plástico). C. de exudación.
Purkinje's c.'s (c. de Purkinje). Células de Purkinje.
pus c. (c. de pus). Célula de pus; piocito.
Rainey's c.'s (c. de Rainey).
red c. (c. rojo). Eritrocito.
renal c. (c. renal). [*corpusculum renis*, NA]. C. de Malpighi.
reticulated c. (c. reticulado). Reticulocito.
Ruffini's c.'s (c. de Ruffini).
salivary c. (c. salival). Uno de los leucocitos presentes en la saliva.
Schwalbe's c. (c. de Schwalbe). Calículo gustatorio.
shadow c. (c. sombra). Acromocito.
splenic c.'s (c. esplénicos). Folículos linfáticos lienales.
tactile c. (c. táctil). [*corpusculum tactus*, NA]. C. del tacto.
taste c. (c. del gusto). [*caliculus gustatorius*, NA]. Calículo gustatorio.
terminal nerve c.'s (c. nerviosos terminales). [*corpuscula nervosa terminalia*, NA].
third c. (c. tercero). Plaqueta.
thymic c. (c. tímico). C. concéntricos de Hassall; cuerpos de Hassall.
touch c. (c. del tacto). [*corpusculum tactus*, NA]. C. de Meissner.
Toynbee's c.'s (c. de Toynbee). C. corneales.
Traube's c. (c. de Traube). Acromocito.
Tröltsch's c.'s (c. de Tröltsch).
Valentin's c.'s (c. de Valentin).
Vater's c.'s (c. de Vater). [*corpuscula lamellosa*, NA]. C. laminillares.
Vater-Pacini c.'s (c. de Vater-Pacini). [*corpuscula lamellosa*, NA]. C. laminillares
Virchow's c.'s (c. de Virchow). C. corneales.
white c. (c. blanco). Cualquier tipo de leucocito.
Zimmermann's c. (c. de Zimmermann). Plaqueta.
corpuscular (corpuscular). Relativo a un corpúsculo.
corpusculum, pl. **corpuscula** (corpusculum, pl. corpuscula). [*corpusculum*, NA]. Corpúsculo.
correction (corrección). f. Acción de reducir una falta; eliminación de una cualidad desfavorable.
occlusal c. (c. oclusal).
spontaneous c. of placenta previa (c. espontánea de la placenta previa).
corrective (correctivo). **1.** Que contrarresta, modifica o cambia lo que es nocivo. **2.** m. Droga que modifica o corrige el efecto indeseable o nocivo de otra.
correlation (correlación). f. **1.** Relación mutua o recíproca de dos o más asuntos o partes. **2.** Acción de establecer una relación mutua o recíproca.
product-moment c. (c. producto-momento).
rank-difference c. (c. rango-diferencia).
correspondence (correspondencia). f. En óptica, el punto de cada retina que tiene la misma dirección visual.
abnormal c. (c. anómala).
anomalous c. (c. anómala).
dysharmonious c. (c. inarmónica).
harmonious c. (c. armoniosa).

corrigent (correctivo).
corrin (corrina). f. Sistema cíclico de cuatro anillos de pirrol que forman corrinoides, que son la estructura central de las vitaminas B_{12} y compuestos afines.
corrode (corroer). Causar corrosión o ser afectado por ella.
corrosion (corrosión). f. **1.** Deterioro o agotamiento graduales de una sustancia por otra, especialmente por reacción bioquímica o química. **2.** Producto de la acción de corroer, como la herrumbre.
corrosive (corrosivo). **1.** Que causa corrosión. **2.** m. Agente que produce corrosión, p.ej., un ácido o un álcali fuerte.
corrugator (corrugador). m. Músculo que produce arrugas en la piel.
cortex, gen. **corticis**, pl. **cortices** (corteza). f. [*cortex*, NA]. La parte exterior de un órgano, como el riñón, diferente de su parte interna o medular.
adrenal c. (c. de las glándulas suprarrenales). [*cortex glandulae suprarenalis*, NA].
agranular c. (c. agranular).
association c. (c. de asociación). Áreas de asociación.
auditory c. (c. auditiva). Área auditiva.
cerebellar c. (c. cerebelosa). [*cortex cerebelli*, NA].
cerebral c. (c. cerebral). [*cortex cerebri*, NA].
deep c. (c. profunda). Paracorteza.
dysgranular c. (c. disgranular).
fetal adrenal c. (c. fetal (adrenal)). C. provisional; zona fetal.
frontal c. (c. frontal). Área frontal.
granular c. (c. granular).
c. of hair shaft (c. del tallo del pelo).
heterotypic c. (c. heterotípica). Alocorteza.
homotypic c. (c. homotípica). Isocorteza.
insular c. (c. insular). Ínsula.
laminated c. (c. laminada). Neocorteza y alocorteza.
c. of lens (c. del cristalino). [*cortex lentis*, NA].
c. of lymph node (c. de los ganglios linfáticos). [*cortex nodi lymphatici*, NA].
motor c. (c. motora). Área motora, excitable o de Rolando.
olfactory c. (c. olfatoria). C. piriforme.
orbitofrontal c. (c. orbitofrontal). Área frontoorbitaria.
c. of ovary (c. del ovario). [*cortex ovarii*, NA].
parastriate c. (c. paraestriada).
peristriate c. (c. periestriada).
piriform c. (c. piriforme). Área piriforme.
prefrontal c. (c. prefrontal).
premotor c. (c. premotora). Área premotora.
primary visual c. (c. visual primaria).
provisional c. (c. provisional). C. fetal (adrenal).
renal c. (c. renal). [*cortex renis*, NA].
secondary sensory c. (c. sensitiva secundaria).
secondary visual c. (c. visual secundaria).
sensory c. (c. sensitiva).
somatic sensory c., somatosensory c. (c. somaticosensitiva, somatosensitiva). Área somestésica.
striate c. (c. estriada).
supplementary motor c. (c. motora suplementaria).
suprarenal c. (c. suprarrenal). [*cortex glandulae suprarenalis*, NA]. C. de las glándulas suprarrenales.
temporal c. (c. temporal). [*lobus temporalis*, NA]. Lóbulo temporal.
tertiary c. (c. terciaria). Paracorteza.
c. of thymus (c. del timo).
visual c. (c. visual). Área visual.
cortical (cortical). Relativo a alguna corteza.
corticalization (corticalización). f. Encefalización; telencefalización; en filogenia, migración de función de los centros subcorticales a la corteza.
corticalosteotomy (corticalosteotomía). f. Osteotomía a través de la corteza en la base del segmento dentoalveolar, que sirve para debilitar la resistencia del hueso a la aplicación de fuerzas ortodónticas.
corticectomy (corticectomía). f. Topectomía.
corticifugal (corticófugo). Corticoeferente.
corticipetal (corticópeto). Corticoaferente.
corticoafferent (corticoaferente). Corticópeto.
corticobulbar (corticobulbar). Fibras corticófugas que se proyectan hacia el rombencéfalo.
corticocerebellum (corticocerebelo). m. Neocerebelo.
corticoefferent (corticoeferente). Corticófugo.
corticofugal (corticófugo)
corticoid (corticoide). **1.** De acción similar a la de una hormona esteroide de la corteza adrenal. **2.** m. Cualquier sustancia que ejerce esta acción.
corticoliberin (corticoliberina). f. Factor u hormona liberadora de corticotrofina.
corticomedial (corticomedial). Cortical y mediano.
corticosteroid (corticosteroide). m. Esteroide producido por la corteza suprarrenal; corticoide que contiene un esteroide.
corticosterone (corticosterona). f. Corticosteroide que induce depósito de glucógeno en el hígado, conservación de sodio y excreción de potasio.
corticothalamic (corticotalámico). Perteneciente a la corteza y al tálamo.
corticotroph (corticótrofo). m. Célula de la adenohipófisis que produce la hormona adrenocorticotrófica (ACTH).
corticotropin (corticotropina). f. Hormona adrenocorticotrófica.
c.-zinc hydroxide (c. -hidróxido de cinc).
cortisol (cortisol). m. Hidrocortisona.
c. acetate (acetato de c.). Acetato de hidrocortisona.
cortisone (cortisona). f. Glucocorticoide no secretado normalmente en cantidades significativas por la corteza adrenal humana.
α-cortol (α-cortol). m. Producto de reducción de la cortisona presente en la orina.
β-cortol (β-cortol). m. α-Cortol, con un grupo 20β-OH, hallado en la orina.
α-cortolone (α-cortolona). f. Producto de reducción de la cortisona presente en la orina.
β-cortolone (βcortolona). f. α-Cortolona, con un grupo 20β-OH; hallada en la orina.
corundum (corundum). m. Óxido de aluminio cristalino nativo.
coruscation (coruscación). f. Término psiquiátrico para la sensación subjetiva de un relámpago de luz delante de los ojos.
corylophyline (corilofilina). f. Glucosa oxidasa.
corymbiform (corimbiforme). Denota la configuración semejante a un ramo de flores de lesiones cutáneas en enfermedades granulomatosas, como la sífilis y la tuberculosis.
corynebacteriophage (corinebacteriófago). m. Cualquiera de los bacteriófagos específicos para corinebacterias.
β c. (c. β). β-Fago.
corynebacterium, pl. **corynebacteria** (corinebacteria). f. Nombre común de cualquier miembro del género *Corynebacterium*.
coryza (coriza). f. Rinitis aguda
allergic c. (c. alérgica).
coryzavirus (corizavirus). m. Sinónimo antiguo de *Rhinovirus*.
cosmesis (cosmesis o cosmética). f. Preocupación terapéutica, especialmente quirúrgica, por el aspecto del paciente.
cosmetic (cosmético). **1.** Relativo a la cosmesis o cosmética. **2.** Relativo al uso de cosméticos.
cosmetics (cosmético). m. Término que designa una variedad de auxiliares aplicados a la piel, el pelo y las uñas con el fin de hacerlos más bellos siguiendo los dictados de la moda y la cultura.
cosmid (cósmido). m. Plásmido sintético, constituido por DNA circular.
cosmopolitan (cosmopolita). En ciencias biológicas, término que denota distribución mundial.
costa, gen. and pl. **costae** (costa, gen. y pl. costae). [*costa*, NA]. Costilla.
costal (costal). Relativo a una costilla.
costalgia (costalgia). f. Pleurodinia.
costectomy (costectomía). f. Escisión de una costilla.
costicartilage (costicartílago). m. Cartílago costal.
costiform (costiforme). En forma de costilla.
costive (estreñido). Constipado. Relativo a la constipación, o que la causa.
costiveness (estreñimiento). m. Constipación.
costo- (costo-). Prefijo que indica relación con las costillas.
costocentral (costocentral). Costovertebral.
costochondral (costocondral). Relativo a los cartílagos costales.
costochondritis (costocondritis). f. Condritis costal.
costoclavicular (costoclavicular). Relativo a las costillas y la clavícula.
costocoracoid (costocoracoideo). Relativo a las costillas y la apófisis coracoides del omóplato.

costogenic (costogénico). Surgido o nacido de una costilla.
costoinferior (costoinferior). Relativo a las costillas inferiores.
costoscapular (costoescapular). Relativo a las costillas y la escápula u omóplato.
costoscapularis (costoescapular). M. serrato mayor.
costosternal (costoesternal). Relativo a las costillas y el esternón.
costosternoplasty (costoesternoplastia). f. Operación para corregir una malformación de la pared torácica anterior.
costosuperior (costosuperior). Relativo a las costillas superiores.
costotome (costótomo). m. Instrumento (cuchillo o tijeras) destinado a cortar a través de una costilla.
costotomy (costotomía). f. División de una costilla.
costotransverse (costotransverso). Relativo a las costillas y las apófisis transversas de las vértebras que se articulan con ellas.
costotransversectomy (costotransversectomía). f. Escisión de una porción proximal de una costilla y de la apófisis transversa de una vértebra.
costovertebral (costovertebral). Costocentral; vertebrocostal.
costoxiphoid (costoxifoideo). Relativo a las costillas y al cartílago xifoides del esternón.
cosyntropin (cosintrofina). f. Tetracosáctido; tetracosactina; agente corticotrófico sintético.
cotarnine (cotarnina). f. Principio alcaloide derivado de narcotina por oxidación. Astringente.
cothromboplastin (cotromboplastina). f. Factor VII.
cotinine (cotinina). f. Uno de los principales productos de destoxificación de la nicotina.
cotransport (cotransporte). m. Transporte de una sustancia a través de una membrana, acoplado al transporte simultáneo de otra sustancia a través de la misma membrana y en la misma dirección.
cotton (algodón). m. Cubierta fibrosa blanca y esponjosa de las semillas de una planta del género *Gossypium*.
absorbent c. (a. absorbente).
purified c. (a. purificado).
soluble gun c. (a. pólvora soluble). Piroxilina.
styptic c. (a. estíptico).
cottonseed oil (aceite de algodón). A. fijo refinado que se obtiene de la semilla de *Gossypium hirsutum* o de otras especies de *Gossypium*.
cotyle (cótilo). m. **1.** Cualquier estructura en forma de copa o taza. **2.** Acetábulo.
cotyledon (cotiledón). m. **1.** Cualquier estructura cupuliforme hueca. **2.** En las plantas, una hoja de semilla, la primera hoja que crece de una semilla. **3.** Una unidad placentaria.
fetal c. (c. fetal).
maternal c. (c. materno).
cotyloid (cotiloide). **1.** En forma de copa o taza. **2.** Relativo a la cavidad cotiloidea o acetábulo.
cough (tos). f. Paso forzado, súbito y explosivo del aire a través de la glotis, que se produce inmediatamente después de la abertura de ésta y provocado por irritación mecánica o química de la tráquea o los bronquios o por compresión de las estructuras adyacentes.
brassy c. (t. metálica).
ear c. (t. auditiva).
hebetic c. (t. hebética).
kennel c. (t. canina).
privet c. (t. de aligustre).
reflex c. (t. refleja).
stomach c. (t. gástrica).
tooth c. (t. dentaria).
trigeminal c. (t. trigeminal).
weaver's c. (t. del tejedor).
whooping c. (t. convulsa). Coqueluche.
coulomb (Q) (culombio (Q)). m. Cantidad de electricidad descargada por una corriente de un amperio en un segundo; es igual a 1/96.500 faraday.
coumaranone (cumaranona). f. Base de muchos productos vegetales.
coumaric anhydride (anhídrido cumárico). Cumarina.
coumarin (cumarina). f. Anhídrido cumárico; principio neutro fragante obtenido del haba de Tonka, *Dypterix odorata*.
coumetarol (cumetarol).
counseling (asesoramiento). m. Prestación de consejos, opiniones e instrucción para dirigir el juicio o la conducta de otro.
genetic c. (a. genético).
marital c. (a. marital).
pastoral c. (a. pastoral, eclesiástico).
count (recuento). m. Enumeración o suma de elementos.
Addis c. (r. de Addis).
Arneth c. (r. de Arneth).
epidermal ridge c. (r. de la cresta epidérmica).
filament-nonfilament c. (r. de filamentos-no filamentos).
counter (contador). m. Aparato o dispositivo que sirve para contar.
automated differential leukocyte c. (c. automático diferencial de leucocitos).
electronic cell c. (c. electrónico celular).
Geiger-Müller c. (c. de Geiger-Müller).
proportional c. (c. proporcional).
scintillation c. (c. de centelleo). Centelloscopio; centellador.
whole-body c. (c. para todo el cuerpo).
counter- (contra-). Prefijo que significa opuesto, contrario.
counterbalancing (contrabalanceo). m. Procedimiento de investigación de la conducta para distribuir influencias indeseables pero inevitables por igual entre las diferentes condiciones o sujetos experimentales.
counterconditioning (contracondicionamiento). m. Cualquiera de un grupo de técnicas terapéuticas específicas de la conducta en las que se instituye una segunda respuesta condicionada con el fin definido de contrarrestar o anular una respuesta previa condicionada o aprendida.
countercurrent (contracorriente). f. **1.** Flujo en dirección opuesta. **2.** Corriente que fluye en dirección opuesta a otra corriente.
countercurrent exchanger (contracorriente, intercambiador de). Sistema en el que calor o sustancias químicas se difunden pasivamente a través de una membrana que separa el flujo de dos c.
countercurrent multiplier (contracorriente, multiplicador de). Sistema en el que la energía se usa para transportar material a través de una membrana que separa dos tubos de c. unidos en un extremo y que forman una horquilla.
counterdepressant (contradepresor). **1.** Que tiene un efecto antidepresor. **2.** m. Droga o agente que impide o antagoniza la acción depresora de otra droga o agente.
counterdie (contramatriz). f. La imagen invertida de una matriz hecha generalmente con un metal más blando y de menor punto de fusión que el troquel.
counterextension (contraextensión). m. Contratracción.
counterimmunoelectrophoresis (contrainmunoelectroforesis). f. Modificación de la inmunoelectroforesis por la cual se coloca antígeno en cubetas cortadas en la lámina de gel de agar, hacia el cátodo, y antisuero en cubetas hacia el ánodo; el antígeno y el anticuerpo se mueven en direcciones opuestas y precipitan en la zona ubicada entre las cubetas, en los sitios donde se encuentran en concentraciones de proporciones óptimas.
counterincision (contraincisión). f. Segunda incisión adyacente a una incisión primaria.
counterinvestment (contrainversión). f. Anticatexis.
counterirritant (contrairritante). **1.** m. Agente que causa irritación o inflamación leve de la piel con el objeto de aliviar un proceso inflamatorio profundo. **2.** Relativo a la contrairritación o que la produce.
counterirritation (contrairritación). f. Revulsión; irritación o inflamación leve de la piel excitada con el fin de aliviar una inflamación de las estructuras más profundas.
counteropening (contraabertura). f. Contraapertura; contrapunción.
counterphobic (contrafóbico). **1.** Denota un estado de preferencia real, por parte de una persona fóbica, por la misma situación que teme. **2.** Opuesto al impulso fóbico.
counterpulsation (contrapulsación). f. Medio para ayudar al corazón insuficiente, por medio de la extracción automática de sangre arterial, inmediatamente antes de la expulsión ventricular y durante ella, devolviéndola a la circulación durante la diástole.
counterpuncture (contrapunción). f. Contraabertura.
countershock (contrashock). m. Shock eléctrico aplicado al corazón para corregir una alteración de su ritmo.
counterstain (contracolorante). m. Segundo colorante de color diferente, con afinidad por tejidos, células o partes de células distintos de los que se tiñen con el colorante primario.
countertraction (contratracción). f. Contraextensión.

countertransference (contratransferencia). f. En psicoanálisis, la transferencia a menudo inconsciente del psicoanalista, de sus necesidades emocionales y sentimentales hacia el paciente.
countertransport (contratransporte). m. Transporte de una sustancia a través de una membrana unido al transporte simultáneo de otra sustancia a través de la misma membrana, pero en dirección opuesta.
couple (acoplarse). Copular; denota especialmente la realización del acto en los animales inferiores.
coupling (acoplamiento). m. Ritmo bigémino; generalmente es resultado de la unión repetida de un latido sinusal normal con una extrasístole ventricular.
constant c. (a. constante). A. fijo.
fixed c. (a. fijo). A. constante.
variable c. (a. variable).
couvade (couvade). Costumbre primitiva de ciertas culturas en la cual el hombre desarrolla dolores de parto mientras su mujer se encuentra dando a luz y luego se somete a los mismos ritos de purificación y tabúes posteriores.
couvercle (couvercle). f. Coágulo externo, especialmente un coágulo sanguíneo formado extravascularmente.
covalent (covalente). Denota la unión interatómica caracterizada por compartir 2, 4 o 6 electrones.
coverslip (cubreobjeto). m. Vidrio de tapa o cubierta.
cow (vaca). f. Generador de isótopos de vida breve basado en la elución sucesiva o separación por otros medios de un "hijo" radiactivo de vida breve de su "padre" de vida más larga.
cowdriosis (cowdriosis). f. Hidropericardio.
cowperian (cowperiano). Relativo a William Cowper o descrito por dicho autor.
cowperitis (cowperitis). f. Inflamación de la glándula de Cowper.
cowpox (viruela vacuna). Enfermedad de las vacas lecheras causada por el virus vacuna, miembro de los *Poxviridae*.
coxa, gen. and pl. **coxae** (coxa, gen. y pl. coxae). **1.** [*os coxae*, NA]. Cóccix. **2.** Articulación de la cadera (coxofemoral).
c. adducta (c. adducta). C. vara.
false c. vara (c. vara falsa).
c. flexa (c. flexa). C. vara.
c. magna (c. magna). Agrandamiento y deformación de la cabeza del fémur.
c. plana (c. plana). Enfermedad de Legg-Calvé-Perthes.
c. valga (c. valga). Alteración del ángulo formado por el eje del cuello del fémur con el eje de su diáfisis.
c. vara (c. vara.). C. adducta; c. flexa.
c. vara luxans (c. vara luxans). C. vara con dislocación de la cabeza del fémur.
coxalgia (coxalgia). f. Coxodinia.
c. fugax (c. fugaz). Dolor transitorio en la cadera.
coxodynia (coxodinia). f. Coxalgia; dolor en la articulación de la cadera.
coxofemoral (coxofemoral). Relativo al hueso de la cadera (coxal) y al fémur.
coxotomy (coxotomía). f. Término obsoleto para la incisión en la articulación de la cadera.
coxotuberculosis (coxotuberculosis). f. Tuberculosis en la articulación de la cadera.
cozymase (cozimasa). f. Nombre antiguo del dinucleótido de nicotinamida adenina.
CPK (CPK). Abrev. de creatina fosfocinasa.
cps (cps). Abrev. de ciclos por segundo.
CR (RC). Abrev. de reflejo condicionado.
Cr (Cr). **1.** Símbolo de cromo. **2.** Abrev. de creatinina.
crab **1.** (cangrejo). m. Crustáceo del cual existen muchas variedades comestibles. **2.** (ladilla). f. Insecto, *Phthirus pubis*, piojo del pubis.
cradle (cuna). f. Armazón usado para impedir que la ropa de cama presione una parte fracturada o herida.
cramp (calambre). m. **1.** Espasmo doloroso. **2.** Neurosis profesional clasificada según la ocupación del enfermo.
accessory c. (c. accesorio). Tortícolis.
heat c.'s (c. por calor). Mialgia térmica.
intermittent c. (c. intermitente). Tetania.
miner's c.'s (c. de minero). C. de fogonero.
musician's c. (c. de músico).
pianist's c. (c. de pianista).
seamstress's c. (c. de costurera). Espasmo de costurera.
shaving c. (c. de la afeitada). Queirospasmo; xirospasmo.
stoker's c.'s (c. de fogonero). C. de minero.
tailor's c. (c. de sastre). Espasmo de sastre.
typist's c. (c. del dactilógrafo).
violinist's c. (c. de violinista).
waiter's c. (c. de camarero).
watchmaker's c. (c. de relojero).
writer's c. (c. de escritor). Disgrafía; mogigrafía; grafospasmo.
craniad (craniad). Cefálico; situado más cerca de la cabeza en relación con un punto de referencia específico; lo contrario de caudal.
cranial (craneal, craneano). **1.** Cefálico; relativo al cráneo o cabeza. **2.** Superior.
cranialis (cranialis). Craneal.
craniamphitomy (cranianfitomía). f. Operación por descompresión de amplio alcance, que divide toda la circunferencia de la calota.
craniectomy (craniectomía). f. Escisión de una parte del cráneo.
linear c. (c. lineal). Producción de una sutura craneal artificial.
cranio-, crani- (craneo-, crani-). Prefijos que indican relación con el cráneo.
cranio-aural (craneoaural). Relativo al cráneo y al oído.
craniocele (craneocele). m. Encefalocele.
craniocerebral (craneocerebral) Relativo al cráneo y al cerebro.
cranioclasia, cranioclasis (craneoclasis, craneoclastia). f. Operación que se realizaba antes para el aplastamiento del cráneo fetal en casos de distocia.
cranioclast (craneoclasto). m. Instrumento parecido a un fórceps fuerte, utilizado para aplastar y extraer la cabeza fetal después de la perforación.
craniocleidodysostosis (craneocleidodisostosis). f. Disostosis cleidocraneal.
craniodidymus (craneodídimo). Dícese de los mellizos unidos por el cuerpo pero con dos cabezas.
craniofacial (craneofacial). Relativo a la cara y al cráneo.
craniofenestria (craneofenestria). f. Craneolacunia.
craniognomy (craneognomia). f. Frenología.
craniograph (craneógrafo). m. Instrumento para hacer dibujos en escala de los diámetros y la configuración general del cráneo.
craniography (craneografía). f. El arte de representar, con dibujos basados en mediciones, la configuración del cráneo y las relaciones de sus ángulos y puntos craneométricos.
craniolacunia (craneolacunia). f. Craneofenestria; formación incompleta de los huesos de la bóveda craneal del feto con áreas no osificadas en el calvario.
craniology (craneología). f. Ciencia que estudia las variaciones de tamaño, forma y proporción del cráneo, especialmente las variaciones que caracterizan a las diferentes razas humanas.
Gall's c. (c. de Gall). Frenología.
craniomalacia (craneomalacia). f. Ablandamiento de los huesos del cráneo.
circumscribed c. (c. circunscripta). Craneotabes.
craniomeningocele (craneomeningocele). m. Protrusión de las meninges a través de un defecto del cráneo.
craniometer (craneómetro). m Instrumento para medir los diámetros del cráneo.
craniometric (craneométrico). Relativo a la craneometría.
craniometry (craneometría). f. Medición del cráneo seco después de quitarle las partes blandas, y estudio de su topografía.
craniopagus (craneópago). m. Mellizos unidos con los cráneos fusionados.
c. occipitalis (c. occipital). Iniópago.
c. parasiticus (c. parasítico).
craniopathy (craneopatía). f. Cualquier estado patológico de los huesos craneales.
metabolic c. (c. metabólica). Síndrome de Morgagni.
craniopharyngeal (craneofaríngeo). Relativo a la cavidad del cráneo y a la faringe.
craniopharyngioma (craneofaringioma). m. Adamantinoma hipofisario; tumor de Erdheim; tumor de la bolsa de Rathke.
cystic papillomatous c. (c. papilomatoso quístico).
craniophore (craneóforo). m. Aparato que sostiene el cráneo mientras se miden sus ángulos y diámetros.
cranioplasty (craneoplastia). f. Reparación quirúrgica de un defecto o deformidad del cráneo.

craniopuncture (craneopuntura). f. Punción del cráneo.
craniorrhachidian (craneorraquídeo). Craneoespinal.
craniorrhachischisis (craneorraquisquisis). f. Defecto congénito del cierre del cráneo y la columna vertebral.
craniosacral (craneosacro). Denota el origen craneal y sacro de la división parasimpática del sistema nervioso autónomo.
cranioschisis (craneosquisis). f. Defecto congénito del cierre mesodorsal del cráneo, acompañado generalmente de un desarrollo muy defectuoso del cerebro.
craniosclerosis (craneosclerosis). f. Engrosamiento del cráneo.
cranioscopy (craneoscopia). f. Examen del cráneo en el sujeto vivo, con fines craneométricos o diagnósticos.
craniospinal (craneoespinal). Craneorraquídeo; relativo al cráneo y la columna vertebral.
craniostenosis (craneoestenosis). f. Cierre prematuro de las suturas craneales con la consiguiente malformación del cráneo.
craniostosis (craneostosis). f. Craneosinostosis.
craniosynostosis (craneosinostosis). f. Craneostosis; osificación prematura del cráneo y obliteración de las suturas.
craniotabes (craneotabes). f. Craneomalacia circunscripta; enfermedad caracterizada por la presencia de áreas de adelgazamiento y ablandamiento en los huesos del cráneo, por lo general de origen sifilítico o raquítico.
craniotome (craneótomo). m. Instrumento usado antes para perforar y aplastar o triturar el cráneo fetal.
craniotomy (craneotomía). f. **1.** Abertura producida en el cráneo. **2.** Operación anteriormente usada para la perforación de la cabeza del feto, extracción de su contenido y compresión del cráneo vacío, cuando es imposible el parto por medios naturales.
attached c. (c. unida). Sección craneal unida; c. osteoplástica.
detached c. (c. separada). Sección craneal separada.
osteoplastic c. (c. osteoplástica). C. unida.
craniotonoscopy (craneotonoscopia). f. Percusión auscultatoria del cráneo.
craniotrypesis (craneotripesis). f. Trepanación del cráneo.
craniotympanic (craneotimpánico). Relativo al cráneo y el oído medio.
cranium, pl. **crania** (cranium). [*cranium*, NA]. Cráneo.
c. bifidum, bifid c. (cráneo bífido). Encefalocele.
c. cerebrale, cerebral c. (cráneo cerebral). Calvaria.
c. viscerale, visceral c. (cráneo visceral). Las partes del c. que se originan en el arco branquial.
crapulent, crapulous (crapuloso). Borracho, ebrio; que sufre de intoxicación alcohólica.
crassamentum (crassamentum). Término obsoleto para coágulo sanguíneo
crater (cráter). m. Parte más deprimida de una úlcera, generalmente su porción central.
crateriform (crateriforme). Ahuecado como un cuenco o plato hondo.
craterization (craterización). f. Excavación de tejido para formar una depresión poco profunda, que se realiza en el tratamiento de las heridas para facilitar el drenaje de partes infectadas.
craw-craw (craw-craw). m. Kra-kra; término aplicado en África Occidental a una erupción cutánea vesicopustulosa con prurito, que puede ulcerarse. Algunos casos se deben a *Onchocerca*.
CRD (ERC). Abtev. de enfermedad respiratoria crónica.
cream (crema). f. **1.** Capa grasa superior que se forma en la leche en reposo o que se separa de ella por centrifugación. **2.** Cualquier líquido viscoso blanquecino parecido a la c. **3.** Emulsión semisólida de tipo aceite-en-agua o agua-en-aceite, de uso tópico.
cleansing c. (c. limpiadora).
greaseless c. (c. sin grasa). C. evanescente.
leukocyte c. (c. leucocítica). Capa leucocítica.
lubricating c. (c. lubricante).
vanishing c. (c. evanescente).
crease (pliegue). Línea o depresión lineal, como la producida por un doblez.
flexion c. (p. de flexión).
palmar c. (p. palmar).
simian c. (p. simiano).
Sydney c. (p. de Sydney). Línea de Sydney.
creatinase (creatinasa). f. Enzima que cataliza la hidrólisis de creatina a sarcosina y urea.
creatine (creatina). f. *N*-(Aminoiminometil)-*N*-metilglicina; existe en la orina a veces como c. pero generalmente como creatinina, y en el músculo generalmente en forma de fosfocreatina.
c. kinase (CK) (c. cinasa).
c. phosphate (c. fosfato). Fosfocreatina.
c. phosphokinase (CPK) (c. fosfocinasa (CPK)).
creatinemia (creatinemia). f. Presencia de concentraciones anormales de creatina en la sangre periférica.
creatininase (creatininasa). f. Amidohidrolasa que cataliza la conversión de creatina a creatinina con la participación de ATP.
creatinine (Cr) (creatinina (Cr)). f. Componente de la orina y producto final del catabolismo de la creatina.
creatinuria (creatinuria). f. Excreción urinaria de cantidades elevadas de creatina.
creep (resbalamiento). m. Cualquier tensión dependiente del tiempo que se desarrolla en un material u objeto en respuesta a la aplicación de una fuerza o estrés.
cremaster (cremáster). m.
cremasteric (cremastérico). Relativo al cremáster.
cremnocele (cremnocele). m. Hernia labial; protrusión de intestino en un labio mayor.
cremnophobia (cremnofobia). f. Temor morboso a los precipicios o lugares abruptos.
crena, pl. **crenae** (crena). Corte en forma de V o el espacio creado por ese corte.
c. ani (c. ani). [*crena ani*, NA]. Hendidura anal; c. clinum; surco interglúteo.
c. clunium (c. clunium). C. ani.
c. cordis (surco cardíaco). [*crena cordis*]. S. interventricular anterior; s. interventricular posterior.
crenate, crenated (crenado). Indentado.
crenocyte (crenocito). m. Glóbulo rojo de bordes dentados y escotados.
crenocytosis (crenocitosis). f. Presencia de crenocitos en la sangre.
creophagy, creophagism (creofagia). f. Hábito de comer carne; condición de carnívoro.
creosol (creosol). m. Líquido aromático ligeramente amarillento, destilado de guayacol o de brea de abedul.
creosote (creosota). f. Mezcla de fenoles obtenida durante la destilación de brea de madera, preferiblemente de abedul.
crepitant (crepitante). **1.** Relativo a la crepitación o caracterizado por ella. **2.** Denota un estertor fino que se percibe en la neumonía y otros estados. **3.** Dícese de la sensación impartida al dedo palpador por el gas o el aire en los tejidos subcutáneos.
crepitation (crepitación). f. **1.** Crépito. **2.** Crujido; cualidad o sonido de un estertor parecido al ruido que se oye al frotar aire entre los dedos. **3.** Crépito óseo; sensación que se aprecia al poner la mano sobre el sitio de una fractura cuando los extremos rotos del hueso se mueven, o sobre un tejido donde hay gangrena gaseosa. **4.** Ruido o vibración producidos al frotar entre sí superficies óseas o cartilaginosas irregulares.
crepitus (crépito). **1.** Crepitación. **2.** Descarga ruidosa de gas del intestino.
articular c. (c. articular). Chirrido de una articulación.
bony c. (c. óseo). Crepitación.
crepuscular (crepuscular). Perteneciente a un estado de semiinconsciencia.
crescent 1. (medialuna). f. Cualquier figura que se asemeje a la luna cuando empieza a crecer y al fin del cuarto menguante; semiluna. **2.** (semiluna). La figura formada por las columnas grises o astas en un corte transversal de la médula espinal. **3.** (semiluna). S. palúdica.
articular c. (semiluna articular). Menisco articular.
Giannuzzi's c.'s (semiluna de Giannuzzi). S. serosas.
glomerular c. (semiluna glomerular).
Heidenhain's c.'s (semiluna de Heidenhain). S. serosas.
malarial c. (semiluna palúdica). S. falciforme.
myopic c. 1. (m. miópica). Cono miópico. **2.** (semiluna miópica). Cono miópico.
sublingual c. (semiluna sublingual).
crescentic (semilunar). En forma de media luna.
crescograph (crescógrafo). m. Aparato para registrar el grado y la velocidad del crecimiento.
***m*-cresol** (*m*-cresol). m. Metacresol; antiséptico local con mayor poder germicida y menor toxicidad para los tejidos que el fenol.

cresol (cresol). m. Tricresol; hidroxitolueno; metilfenol.
cresol red (rojo cresol). Indicador ácido-base con valor de pK = 8,3.
cresolase (cresolasa). f. Monofenol monooxigenasa.
CREST (CREST). Acrónimo de "calcinosis, Reynaud's phenomenon, esophageal motility disorders, sclerodactyly and telangiectasia" (calcinosis, fenómeno de Reynaud, trastornos de la motilidad esofágica, esclerodactilia y telangiectasia).
crest (cresta). f. **1.** Reborde o línea elevada que se proyecta desde una superficie plana o uniformemente redondeada. **2.** Pequeña organela membranosa característica de ciertos protozoarios flagelados. **3.** Plumas del tope de la cabeza de un ave, o aletas irradiadas del tope de la cabeza de un pez.
acoustic c. (c. acústica). [*crista ampullaris*, NA]. C. ampollar.
acousticofacial c. (c. acusticofacial).
alveolar c. (c. alveolar).
ampullary c. (c. ampollar). [*crista ampullaris*, NA].
anterior lacrimal c. (c. lagrimal anterior). [*crista lacrimalis anterior*, NA].
arched c. (c. arqueada). [*crista arcuata*, NA].
arcuate c. (c. arqueada). [*crista arcuata*, NA]. Reborde en la cara anterior del cartílago aritenoides que separa la fosita triangular de la oblonga.
articular c.'s (c. articulares). C. sacras intermedias.
basilar c. of cochlear duct (c. basilar del conducto coclear). [*crista basilaris ductus cochlearis*, NA].
buccinator c. (c. del buccinador).
c.'s of nail bed (c. del lecho ungular). [*cristae matricis unguis*, NA]. C. de la matriz de la uña.
c. of cochlear opening (c. de la ventana redonda). [*crista fenestrae cochleae*, NA].
conchal c. (c. del cornete). [*crista conchalis*, NA].
deltoid c. (c. deltoidea). Tuberosidad deltoidea del húmero.
dental c. (c. dentaria).
ethmoidal c. (c. etmoidal). [*crista ethmoidalis*, NA].
external occipital c. (c. occipital externa). [*crista occipitalis externa*, NA].
falciform c. (c. falciforme). C. transversal.
frontal c. (c. frontal). [*crista frontalis*, NA].
ganglionic c. (c. ganglionar). C. neural.
gingival c. (c. gingival). Borde gingival.
gluteal c. (c. del glúteo). [*tuberositas glutea*, NA].
c. of greater tubercle (c. subtroquiteriana). [*crista tuberculi majoris*, NA]. Reborde pectoral.
c. of head of rib (c. de la cabeza costal). [*crista capitis costae*, NA].
iliac c. (c. ilíaca). [*crista iliaca*, NA].
incisor c. (c. incisiva).
infratemporal c. (c. esfenotemporal). [*crista infratemporalis*, NA].
inguinal c. (c. inguinal).
intermediate sacral c.'s (c. sacra intermedia). [*cristae sacrales intermediae* NA].
internal occipital c. (c. occipital interna). [*crista occipitalis interna*, NA].
interosseous c. (c. interósea). Borde interóseo.
intertrochanteric c. (c. intertrocantérea). [*crista intertrochanterica*, NA]. C. trocantérea.
lateral epicondylar c. (c. epicondílea lateral o externa). [*crista supracondylaris lateralis*, NA].
lateral sacral c.'s (c. sacra lateral). [*cristae sacrales laterales* NA].
lateral supracondylar c. (c. supracondílea lateral). [*crista supracondylaris lateralis*, NA]. Reborde supracondíleo lateral o externo.
c. of lesser tubercle (c. subtroquiniana). [*crista tuberculi minoris*, NA].
marginal c. (c. marginal). [*crista marginalis*, NA]. Reborde marginal.
medial c. (c. medial). [*crista medialis*, NA].
medial epicondylar c. (c. epicondílea medial o interna). [*crista supracondylaris medialis*, NA].
medial supracondylar c. (c. supracondílea medial). [*crista supracondylaris medialis*, NA]. C. o reborde supracondíleo medial.
median sacral c. (c. sacra mediana). [*crista sacralis mediana*, NA].
of nail bed (c. de la matriz de la uña). [*crista matricis unguis*, NA].
nasal c. (c. nasal). [*crista nasalis*, NA]. Semicresta incisiva.
c. of neck of rib (c. cervical de la costilla). [*crista colli costae*, NA].
neural c. (c. neural). C. ganglionar; reborde ganglionar.
obturator c. (c. obturatriz). [*crista obturatoria*, NA].
c. of palatine bone, palatine c. (c. del hueso palatino). [*crista palatina*, NA]. C. palatina.
posterior lacrimal c. (c. lagrimal posterior). [*crista lacrimalis posterior*, NA].
pubic c. (c. del pubis). [*crista pubica*, NA].
c. of ridge (c. del reborde). Tope del reborde alveolar o residual.
sacral c. (c. sacra). [*crista sacralis*, NA].
sagittal c. (c. sagital).
c. of scapular spine (c. de la espina escapular).
sphenoid c. (c. esfenoidal). [*crista sphenoidalis*, NA].
spiral c. (c. espiral). [*crista spiralis*, NA]. Ligamento espiral.
supinator c., c. of supinator muscle (c. del supinador). [*crista musculi supinatorius*, NA].
supramastoid c. (c. supramastoidea). [*crista supramastoidea*, NA].
supraventricular c. (c. supraventricular). [*crista supraventricularis*, NA].
terminal c. (c. terminal). [*crista terminalis*, NA]. Tenia terminal.
tibial c. (c. tibial). Borde anterior de la tibia.
transverse c. (c. transversa). [*crista transversa*, NA]. C. falciforme.
triangular c. (c. triangular). [*crista triangularis*, NA].
trigeminal c. (c. trigeminal).
trochanteric c. (c. trocantérea). [*crista intertrochanterica*, NA]. C. intertrocantérea.
turbinated c. (c. turbinal). [*crista conchalis*, NA]. C. del cornete.
tympanic c. (c. timpánica). Reborde sobre el anillo timpánico.
vestibular c., c. of vestibule (c. vestibular). [*crista vestibuli*, NA].
cresyl echt, cresyl fast violet (violeta de cresilo echt o rápido).
cresyl violet acetate (de cresilo, acetato de violeta).
cresylate (cresilato). m. Sal de ácido cresílico o cresol.
creta (creta). f. Carbonato de calcio.
cretin (cretino). m. Individuo que muestra cretinismo.
cretinism (cretinismo). m. Enanismo hipotiroideo; hipotiroidismo infantil; mixedema congénito.
cretinistic (cretínico). Cretinoso.
cretinoid (cretinoide). Parecido a un cretino; que presenta síntomas similares a los del cretinismo.
cretinous (cretinoso). Cretinístico; relativo al cretinismo o a un cretino.
crevice (surco). m. Grieta o fisura, especialmente en una sustancia sólida.
gingival c. (s. gingival). [*sulcus gingivalis*, NA].
crevicular (sulcular). **1.** Relativo a un surco. **2.** En odontología, referido especialmente al surco gingival.
CRF (LCR). Abrev. de líquido cefalorraquídeo.
CRH (CRH). Abrev. de hormona liberadora de corticotrofina (corticotropin-releasing hormone).
cribrate (cribado). **1.** Cribiforme. **2.** Cribriforme.
cribration (cribado). **1.** m. Tamizado; acción de pasar a través de una criba, tamiz o cedazo. **2.** Condición de c., con muchas fosas o punturas.
cribriform (cribiforme). Cribado; polípora; que contiene muchas perforaciones.
cribrum, pl. **cribra** (criba). f. [*lamina cribrosa ossis ethmoidalis*, NA]. Lámina cribosa del etmoides.
cricoarytenoid (cricoaritenoideo). Relativo a los cartílagos cricoides y aritenoides.
cricoarytenoideus (cricoaritenoideo).
cricoid (cricoideo). En forma de anillo; denota el cartílago cricoides.
cricoidectomy (cricoidectomía). f. Escisión del cartílago cricoides.
cricoidynia (cricoidinia). f. Dolor en el cartílago cricoides.

cricopharyngeal (cricofaríngeo). Relativo al cartílago cricoides y a la faringe; parte del músculo constrictor inferior de la faringe.
cricothyroid (cricotiroideo). Relativo a los cartílagos cricoides y tiroides.
cricothyroideus (cricotiroideo).
cricothyroidotomy (cricotiroidotomía). f. Cricotirotomía.
cricothyrotomy (cricotirotomía). f. Coniotomía; intercricotirotomía; laringotomía inferior.
cricotomy (cricotomía). f. División del cartílago cricoides.
criminology (criminología). f. Rama de la ciencia que estudia las características físicas y mentales y el comportamiento de los criminales.
crinin (crinina). f. Término obsoleto para una sustancia que estimula la producción de secreciones de glándulas específicas.
crinis, pl. **crines** (crinis, pl. crines). Pilus.
crinogenic (crinogénico, crinógeno). Que causa secreción; que estimula una glándula aumentando su función.
crinophagy (crinofagia). f. Eliminación del exceso de gránulos secretorios por lisosomas.
crippled (lisiado). m. Persona coja o que, debido a un defecto o una lesión físicos, está parcial o totalmente discapacitada.
crisis, pl. **crises** (crisis). **1.** f. Cambio repentino, generalmente favorable, en la evolución de una enfermedad aguda. **2.** Ataque convulsivo. **3.** C. tabética; dolor paroxístico en un órgano o región circunscripta del cuerpo en el curso de la tabes dorsal.
addisonian c. (c. de Addison). Insuficiencia adrenocortical aguda.
adolescent c. (c. de adolescencia).
adrenal c. (c. adrenal o suprarrenal).
anaphylactoid c. (c. anafilactoidea). **1.** Shock anafilactoideo. **2.** Seudoanafilaxia.
blast c. (c. blástica).
blood c. (c. sanguínea).
Dietl's c. (c. de Dietl).
febrile c. (c. febril).
gastric c. (c. gástrica).
glaucomatocyclitic c. (c. glaucomatociclítica).
identity c. (c. de identidad).
laryngeal c. (c. laríngea).
midlife c. (c. de la edad mediana).
myelocytic c. (c. mielocítica).
ocular c. (c. ocular). Dolor repentino e intenso en los ojos.
oculogyric crises (c. oculógiras).
sickle cell c. (c. drepanocítica).
tabetic c. (c. tabética).
therapeutic c. (c. terapéutica).
thyrotoxic c. **1.** (c. tiroidea). C. tirotóxica. **2.** (c. tirotóxica). C. tiroidea; tormenta tiroidea.
crispation (crispación). f. **1.** Sensación de "hormigueo" debida a leves contracciones musculares fibrilares. **2.** Retracción de una arteria dividida o de fibras u otros tejidos cortados transversalmente.
crista, pl. **cristae** (crista, pl. cristae). [crista, NA]. Cresta
cristae cutis (cresta papilares). [*cristae cutis*, NA].
c. dividens (cresta divisoria).
c. galli (c. galli). [*crista galli*, NA].
c. helicis (cresta del hélix). [*crus helicis*, NA]. Raíz del hélix.
cristae of mitochondria, cristae mitochondriales (crestas mitocondriales).
c. phallica (cresta fálica). [*crista urethralis masculinae*, NA].
c. quarta (cresta cuarta).
c. urethralis femininae (cresta uretral).
c. transversalis (cresta transversa). [*crista transversalis*, NA].
criterion, pl. **criteria** (criterio). m. **1.** Norma o regla para juzgar; se usa generalmente en plural, e indica un conjunto de normas o reglas. **2.** En psicología, una norma que sirve para clasificar y estimar los resultados de pruebas de inteligencia u otras medidas de conducta. **3.** Nómina de las manifestaciones de una enfermedad o trastorno, algunas de las cuales deben estar presentes para establecer un diagnóstico en determinado paciente.
Spiegelberg's criteria (c. de Spiegelberg). Para diagnóstico de ovariociesis.
crithidia (critidia). f. Término anterior para epimastigoto.
critical (crítico). **1.** Referente a una crisis. **2.** Denota una condición mórbida en la cual es posible la muerte. **3.** En cantidad suficiente como para constituir un punto de cambio.

CRL (CRL). Abrev. en inglés de longitud vértice-nalga (crown-rump length).
CRM (CRM). Abrev. en inglés de material con reactividad cruzada (cross-reacting material).
C.R.N.A. (C.R.N.A.). Abrev. de "Certified Registered Nurse Anesthetist".
CRO (CRO). Abrev. en inglés de osciloscopio de rayos catódicos (cathode ray oscilloscope).
crocidismus (crocidismo). m. Flocilación.
crocus (crocus). m. Azafrán; estigmas secos de *Crocus sativus (C. officinalis)* (familia Iridaceae).
cromolyn sodium (cromolín sódico). Cromoglicato de sodio.
cross **1.** (cruz). f. Cualquier figura en forma de c. con dos líneas que constituyen intersección. **2.** (cruzamiento). Método de hibridación o el híbrido así obtenido. **3.** (cruz). C. del corazón.
back c. (cruzamiento retrógrado).
double back c. (cruzamiento retrógrado doble).
hair c.'s (c. del pelo). [*cruces pilorum*, NA].
Ranvier's c.'s (c. de Ranvier).
test c. (cruzamiento prueba por).
cross-eye (estrabismo).
cross-matching, crossmatching (pruebas sanguíneas cruzadas). **1.** P. de incompatibilidad entre la sangre del dador y del receptor, que se efectúa antes de la transfusión para evitar posibles reacciones hemolíticas potenciales fatales entre los eritrocitos del dador y anticuerpos que se encuentran en el plasma del receptor, o a la inversa. **2.** En el alotrasplante de órganos sólidos (p.ej., rinón), p. para detectar anticuerpos en el suero del receptor potencial que reaccionen directamente con los linfocitos u otras células del donante potencial.
crossbite (mordida cruzada). Relación anormal de uno o más dientes de un arco respecto a dientes del otro arco, debido a desviación labial, oral o lingual de la posición dentaria, o de la posición del maxilar.
crossbreed **1.** (cruzado). Híbrido. **2.** (cruzar). Criar un híbrido.
crossbreeding (cruza). f. Hibridación.
crossing-over, crossover (entrecruzamiento de genes). Intercambio recíproco de material entre dos cromosomas apareados durante la meiosis.
somatic c.-o. (e. somático).
uneven c.-o., unequal c.-o. (e. desigual).
crossway (encrucijada). f. Cruce de dos vías nerviosas.
sensory c. (e. sensitiva).
crotalid (crotálido). m. Cualquier miembro de la familia de serpientes Crotalidae.
crotalin (crotalina). f. Proteína de veneno de la serpiente de cascabel.
crotaline (crotalina). f. Monocrotalina.
crotalism (crotalismo). m. Envenenamiento por Crotalaria.
crotamiton (crotamitón). Sarcopticida de uso tópico en sarna.
crotaphion (crotafión). m. La punta del ala mayor del esfenoides; punto craneométrico.
croton oil (aceite de crotón). A. fijo obtenido por expresión de las semillas de *Croton tiglium* (familia Euphorbiaceae).
crotonase (crotonasa). f. Enoil-CoA hidratasa.
crotonyl-ACP reductase (crotonil-ACP reductasa). f. Enoil-ACP reductasa.
croup (crup). m. **1.** Laringotraqueobronquitis causada por los tipos 1 y 2 del virus parainfluenza. **2.** Cualquier afectación de la laringe en los niños caracterizada por respiración difícil y ruidosa y tos ronca.
croupous (cruposo). Relativo al crup; caracterizado por un exudado fibrinoso.
croupy (crupal). Que tiene las características del crup.
crowding (apiñamiento). m. Amontonamiento de los dientes.
crown (corona). **1.** [*corona*, NA]. **2.** En odontología, parte del diente cubierta de esmalte o un sustituto artificial de esa parte.
anatomical c. (c. anatómica). C. del diente.
artificial c. (c. artificial).
bell-shaped c. (c. acampanada).
ciliary c. (c. ciliar). [*corona ciliaris*, NA].
clinical c. (c. clínica). [*corona clinica*, NA].
c. of head (c. de la cabeza). [*corona capitis*, NA].
jacket c. (c. funda).
radiate c. (c. radiada). [*corona radiata*, NA].
c. of tooth (c. del diente). [*corona dentis*, NA]. C. anatómica.

crowning (coronamiento). m. **1.** Preparación de la corona natural de un diente y su recubrimiento con una capa de material dental apropiado. **2.** Etapa del parto en que la cabeza del feto ya ha pasado por la salida pelviana y el diámetro mayor de la cabeza está rodeado por el anillo vulvar.
CRP (CRP). Abrev. en inglés de proteína receptora de AMPc (cAMP receptor protein).
CRT (CRT). Abrev. en inglés de tubo de rayos catódicos (cathode ray tube).
cruciate (cruciforme). En forma de cruz o parecido a ésta.
crucible (crisol). m. Olla usada como recipiente para reacciones o fusiones a temperatura elevada.
crufomate (crufomato). m. Antihelmíntico de uso veterinario.
cruor (crúor). m. Sangre coagulada.
crural (crural). Relativo a la pierna o el muslo.
crureus (crural). Músculo vasto intermedio.
crus, gen. **cruris**, pl. **crura** **1.** (crus, gen. cruris, pl. crura). [*crus* gen. *cruris*, pl. *crura*, NA]. La pierna, el segmento de la extremidad inferior entre la rodilla y el tobillo. **2.** (crus). Cualquier estructura anatómica parecida a una pierna.
c. anthelicis (raíz del antehélix). [*crus anthelicis*, NA].
c. cerebri (pie de los pedúnculos cerebrales). [*crus cerebri*, NA].
c. of clitoris (raíz del clítoris). [*crus clitoridis*, NA].
c. corporis cavernosi penis (raíz del pene). [*crus penis*, NA].
c. of fornix (pilar del trígono cerebral). [*crus fornicis*, NA].
c. laterale (rama lateral). [*crus laterale*, NA].
left c. of atrioventricular trunk (crus izquierda del tronco auriculoventricular). [*crus sinistrum truncus atrioventricularis*, NA].
left c. of diaphragm (pilar izquierdo del diafragma). [*crus sinistrum diaphragmatis*, NA].
long c. of incus (crus larga del yunque). [*crus longum incudis*, NA].
c. mediale (pilar interno). P. del anillo inguinal.
c. of clitoris (raíz del clítoris). [*crus clitoridis*, NA].
right c. of atrioventricular trunk (rama derecha del tronco auriculoventricular). [*crus dextrum truncus atrioventricularis*, NA].
right c. of diaphragm (pilar derecho del diafragma). [*crus dextrum diaphragmatis*, NA].
short c. of incus (rama corta del yunque). [*crus breve incudis*, NA].
crush **1.** (aplastamiento). m. Contusión o golpe por presión entre dos cuerpos sólidos. **2.** (aplastar). Apretar causando daños entre dos cuerpos duros.
crusotomy (crusotomía). f. Tractotomía piramidal (mesencefálica).
crust (costra). f. Capa o cobertura exterior.
milk c. (c. de leche). Costra de leche.
crusta, pl. **crustae** (crusta, pl. crustae). Costra.
c. inflammatoria (costra inflamatoria). Capa leucocítica.
c. lactea (costra de leche).
c. phlogistica (costra flogística). Capa leucocítica.
crutch (muleta). f. Aparato usado solo o en pares para ayudar a caminar cuando ello se hace difícil por discapacidad de una extremidad inferior o del tronco.
crux, pl. **cruces** (crux, pl. cruces). Unión o cruce; cruz.
c. of heart (cruz del corazón).
cry for help (grito de socorro). Llamados telefónicos, notas que se dejan en lugares bien visibles y otras formas de conducta que comunican gran sufrimiento moral y posibilidades de suicidio inminente.
cryalgesia (crialgesia). f. Crimodinia; dolor causado por el frío.
cryanesthesia (crianestesia). f. Pérdida de la sensación o percepción del frío.
cryesthesia (criestesia). f. **1.** Sensación subjetiva de frío. **2.** Sensibilidad al frío.
crymo- (crimo-). Prefijo que indica relación con el frío.
crymodynia (crimodinia). f. Crialgesia.
crymophilic (crimófilo). Criófilo; que prefiere el frío.
crymophylactic (crimofiláctico). Criofiláctico; resistente al frío.
crymotherapy (crimoterapia). f. Crioterapia.
cryo-, cry- (crio-, cri-). Prefijos que indican relación con el frío.
cryoanesthesia (crioanestesia). f. Anestesia por refrigeración.
cryobiology (criobiología). f. Estudio de los efectos de bajas temperaturas sobre los organismos vivos.
cryocautery (criocauterio). m. Cauterio frío; cualquier sustancia, como aire líquido, nieve de anhídrido carbónico o un instrumento de baja temperatura, cuya aplicación destruye tejido por congelación.
cryoconization (crioconización). f. Congelación de un cono de tejido endocervical con una criosonda.
cryoextraction (crioextracción). f. Extracción de cataratas con una sonda de congelación en el cristalino.
cryoextractor (crioextractor). m. Crioestilete; instrumento artificialmente enfriado para la extracción del cristalino por congelación de contacto.
cryofibrinogen (criofibrinógeno). m. Tipo anormal de fibrinógeno que se encuentra muy rara vez en el plasma humano.
cryofibrinogenemia (criofibrinogenemia). f. Presencia de criofibrinógeno en la sangre.
cryofluorane (criofluorano). m. Se emplea como refrigerante y propulsante en aerosoles.
cryogen (criógeno). m. Sustancia usada para producir temperaturas muy bajas.
cryogenic (criogénico). **1.** Que produce bajas temperaturas. **2.** Relativo a la producción de éstas.
cryogenics (criogenia). f. Ciencia dedicada a producir y mantener temperaturas muy bajas, especialmente dentro de los límites del helio líquido (< 4,2 K).
cryoglobulin (crioglobulina). f. Proteína anormal del plasma (paraproteína), caracterizada por precipitar, gelificar o cristalizar, cuando se enfría suero o soluciones de ella.
cryoglobulinemia (crioglobulinemia). f. Presencia de cantidades anormales de crioglobulina en el plasma sanguíneo.
cryohydrate (criohidrato). m. Sistema eutéctico de una sal y agua.
cryohypophysectomy (criohipofisectomía). f. Destrucción de la hipófisis por el frío.
cryolysis (criólisis). f. Destrucción por el frío.
cryometer (criómetro). m. Aparato para medir temperaturas muy bajas.
cryopallidectomy (criopalidectomía). f. Destrucción del globo pálido por el frío.
cryopathy (criopatía). f. Enfermedad en la que la exposición al frío constituye un factor importante.
cryopexy (criopexia). f. En cirugía de separación retiniana, sellado de la retina sensitiva al epitelio pigmentario y la coroides con una sonda enfriada aplicada a la esclerótica.
cryophilic (criófilo). Crimófilo.
cryophylactic (criofiláctico). Crimofiláctico.
cryoprecipitate (crioprecipitado). m. Precipitado que se forma enfriando un material soluble, especialmente en el plasma sanguíneo normal sometido a precipitación en frío y rico en globulina antihemofílica (factor VIII).
cryoprecipitation (crioprecipitación). f. Proceso de formación de un crioprecipitado en una solución
cryopreservation (crioconservación). f. Mantenimiento de la viabilidad de tejidos u órganos extirpados a temperatura extremadamente baja.
cryoprobe (criosonda). m. Instrumento usado en criocirugía.
cryoprostatectomy (crioprostatectomía). f. Destrucción de la próstata por congelación mediante la utilización de una criosonda de diseño especial.
cryoprotein (crioproteína). f. Proteína que precipita de una solución al enfriarla y vuelve a disolverse al calentar la solución.
cryopulvinectomy (criopulvinectomía). f. Destrucción del pulvinar por el frío.
cryoscope (crioscopio). m. Instrumento para medir el punto de congelación.
cryoscopy (crioscopia). f. Algoscopia; determinación del punto de congelación de un líquido, generalmente sangre u orina, comparado con el del agua destilada.
cryospasm (crioespasmo). m. Espasmo producido por el frío.
cryostat (crióstato). m. Cámara de congelación.
cryostylet, cryostylette (crioestilete). m. Crioextractor.
cryosurgery (criocirugía). f. Operación en la que se emplea en forma local o general una temperatura disminuida por acción de nitrógeno líquido o anhídrido carbónico.
cryothalamectomy (criotalamectomía). f. Destrucción del tálamo por el frío.
cryotherapy (crioterapia). f. Crimoterapia; uso del frío en el tratamiento de las enfermedades.
cryotolerant (criotolerante). Que soporta temperaturas muy bajas.
cryounit (criounidad). m. Uno de varios instrumentos de diversa forma y tamaño destinados a asir o destruir tejido por congelación.

crypt (cripta). f. Depresión o receso tubular en forma de pozo o fosa.
c.'s of iris (c. del iris).
dental c. (c. dentaria). Espacio ocupado por el folículo dental.
enamel c. (c. del esmalte). Nicho de esmalte.
Lieberkühn's c.'s (c. de Lieberkühn). Glándulas intestinales.
lingual c. (c. lingual).
Morgagni's c.'s (c. de Morgagni). Senos anales.
synovial c. (c. sinovial).
tonsillar c. (c. amigdalina). [*crypta tonsillaris*, NA]. Uno de los recesos, en número variable, que se extienden hasta las amígdalas palatinas y faríngeas.
crypta, pl. **cryptae** (cripta). [*crypta*, NA]. Depresión o receso tubular en forma de pozo o fosa.
cryptectomy (criptectomía). f. Escisión de una cripta amigdalina o de otra clase.
cryptenamine acetates, cryptenamine tannates (criptenamina, acetatos o tanatos de). Sales de acetato o tanato de alcaloides de un extracto no acuoso de *Veratrum viride*, que contiene varios alcaloides hipotensivos.
cryptic (críptico). Escondido; oculto; larvado.
cryptitis (criptitis). f. Inflamación de un folículo o túbulo glandular, especialmente en el recto.
crypto-, crypt- (cripto-, cript-). Prefijos relativos a una cripta o que significan oculto, escondido, oscuro, sin causa aparente.
cryptococcoma (criptococoma). m. Toruloma; granuloma infeccioso causado por *Cryptococcus neoformans*.
cryptococcosis (criptococosis). f. Enfermedad de Busse-Buschke; infección aguda, subaguda o crónica causada por *Cryptococcus neoformans*, que provoca micosis pulmonar, sistémica o meníngea.
cryptocrystalline (criptocristalino). Que tiene cristales muy pequeños.
cryptodidymus (criptodídimos). m. pl. Mellizos unidos, uno de los cuales, el "parásito", es pequeño, poco desarrollado y está más o menos oculto dentro del mellizo más grande, el "huésped".
cryptogenic (criptogénico). De etiología u origen desconocido o indeterminado, en oposición a fanerogénico.
cryptolith (criptolito). m. Concreción en un folículo glandular.
cryptomenorrhea (criptomenorrea). f. Aparición mensual de los síntomas generales de menstruación sin flujo de sangre, como en casos de himen imperforado.
cryptophthalmus, cryptophthalmia (criptoftalmía). f. Ausencia congénita de párpados con la piel que pasa desde la frente a la mejilla sobre un ojo rudimentario.
cryptopodia (criptopodia). f. Hinchazón de la parte inferior de la pierna y del pie de tal forma que hay gran distorsión y la planta parece una almohadilla aplanada.
cryptopyrrole (criptopirrol). m. Uno de los derivados de pirrol obtenidos por reducción drástica de hem.
cryptorchid (criptorquídico). m. Individuo cuyos testículos no han descendido al escroto.
cryptorchidectomy (criptorquidectomía). f. Extirpación quirúrgica de un testículo no descendido.
cryptorchidism (criptorquidismo). m. Criptorquidia.
cryptorchidopexy (criptorquidopexia). f. Orquiopexia.
cryptorchism (criptorquidia). f. Defecto del desarrollo caracterizado por la falta de descenso de uno o de ambos testículos.
cryptosporidiosis (criptosporidiosis). f. Enfermedad entérica causada por protozoarios parásitos del género *Cryptosporidium*.
cryptotia (criptotia). f. Deformidad, generalmente congénita, en la cual la parte superior del pabellón de la oreja está oculta bajo el cuero cabelludo.
cryptoxanthin (criptoxantina). f. Carotenoide que da un mol de vitamina A por mol.
cryptozoite (criptozoíto). m. Fase exoeritrocítica del organismo del paludismo que se desarrolla directamente del esporozoíto inoculado por el mosquito infectado.
cryptozygous (criptocigo). De cara angosta en comparación con el ancho del cráneo, de manera que, cuando éste se mira desde arriba, los arcos cigomáticos no son visibles.
crystal (cristal). m. Sólido de forma regular y ángulos característicos de cada compuesto, que se origina cuando un elemento o compuesto solidifica con suficiente lentitud.
asthma c.'s (c. del asma). C. de Charcot-Leyden.
blood c.'s (c. hemático). Hematoidina.
Böttcher's c.'s (c. de Böttcher).
Charcot-Leyden c.'s (c. de Charcot-Leyden). C. del asma.
Charcot-Neumann c.'s (c. de Charcot-Neumann, Charcot-Robin). C. de Charcot-Leyden.
Charcot-Robin c.'s (c. de Charcot-Robin). C. de Charcot-Leyden.
chiral c. (c. quiral). C. enantiomorfo disimétrico ópticamente activo.
clathrate c. (c. de clatrato).
ear c.'s (c. del oído). Estatoconia.
Florence's c.'s (c. de Florence).
hematoidin c.'s (c. de hematoidina). Hematoidina.
hydrate c. (c. de hidrato).
knife-rest c. (c. en mango de cuchillo).
Leyden's c.'s (c. de Leyden). C. de Charcot-Leyden.
Lubarsch's c.'s (c. de Lubarsch).
sperm c., spermin c. (c. de esperma, de espermina).
Teichmann's c.'s (c. de Teichmann). Hemina.
thorn apple c.'s (c. de estramonio).
twin c. (c. gemelos).
Virchow's c.'s (c. de Virchow).
whetstone c.'s (c. en piedra de afilar).
crystal violet (violeta cristal). Cloruro de metilrrosanilina.
crystallin (cristalina). f. Tipo de globulina que se encuentra en el cristalino del ojo.
gamma c. (c. gamma).
crystalline (cristalino). **1.** Claro, transparente. **2.** Relativo a uno o más cristales.
crystallization (cristalización). f. Asunción de una forma cristalina cuando un vapor o líquido solidifican o un soluto precipita de una solución.
crystallogram (cristalograma). m. Fotografía obtenida cuando los rayos X son difractados por un cristal.
crystallography (cristalografía). f. Estudio de la forma y estructura atómica de los cristales.
crystalloid (cristaloide). **1.** Que se parece a un cristal o lo es. **2.** m. Cuerpo que en solución puede pasar a través de una membrana semipermeable, a diferencia de un coloide, que no puede hacerlo.
Charcot-Böttcher c.'s (c. de Charcot-Böttcher).
Reinke c.'s (c. de Reinke).
crystallophobia (cristalofobia). f. Temor morboso a los objetos de vidrio.
crystalluria (cristaluria). f. Excreción de materiales cristalinos en la orina.
Cs (Cs). Símbolo de cesio.
C-section (sección C). S. cesárea.
CSF (LCR). Abrev. de líquido cefalorraquídeo (cerebrospinal fluid).
CSI (CSI). Abrev. en inglés de índice de superficie de cálculos (Calculus Surface Index).
CT (TC). Abrev. de tomografía computarizada.
CTP (CTP). Abrev. de 5'-trifosfato de citidina.
Cu (Cu). Símbolo de cobre.
cubeb (cubeba). f. Fruto casi maduro seco de *Piper cubeba* (familia Piperaceae).
cubital (cubital). Relativo al codo o al cúbito.
cubitus, gen. and pl. **cubiti** **1.** (cúbito). m. [*cubitus*, NA]. Cúbito; el más interno (medial) y más grande de los dos huesos del antebrazo. **2.** (cubitus, gen. y pl. cubiti). Codo.
c. valgus (c. valgo).
c. varus (c. varo).
cuboid, cuboidal (cuboide). **1.** Parecido a un cubo por su forma. **2.** Relativo al hueso cuboides.
cuff (manguito). m. Cualquier estructura con forma de brazalete.
musculotendinous c. (m. musculotendinoso).
rotator c. of shoulder (m. rotatorio del hombro).
cuffing (manguito). m. Acumulación perivascular de leucocitos observada en enfermedades infecciosas, inflamatorias o autoinmunes.
cuirass (coraza). f. Término aplicado a la cara anterior del tórax en relación con síntomas o cambios patológicos.
analgesic c. (c. analgésica). C. tabética.
tabetic c. (c. tabética). C. analgésica; cintura de Hitzig.
cul-de-sac (fondo de saco). Conducto ciego o cavidad tubular cerrada en un extremo.

conjunctival cul-de-sac 1. (fórnix conjuntival). [*fornix conjunctivae*, NA]. 2. (f. de saco conjuntival). Fórnix conjuntival.
Douglas' cul-de-sac (f. de saco de Douglas). Excavación rectouterina.
greater cul-de-sac (f. de saco mayor). F. del estómago.
Gruber's cul-de-sac (f. de saco de Gruber).
lesser cul-de-sac (f. de saco menor). Antro pilórico.
culdocentesis (culdocentesis). f. Aspiración de líquido del fondo de saco (excavación rectouterina) por punción de la cúpula vaginal cerca de la línea media entre los ligamentos uterosacros.
culdoplasty (culdoplastia). f. Procedimiento plástico para corregir la relajación del trígono posterior de la vagina.
culdoscope (culdoscopio). m. Instrumento endoscópico usado en culdoscopia.
culdoscopy (culdoscopia). f. Introducción de un endoscopio a través de la pared vaginal posterior para examinar la bolsa rectovaginal y las vísceras pélvicas.
culdotomy (culdotomía). f. Corte en el fondo de saco de Douglas.
culicidal (culicida). f. Que destruye mosquitos.
culicide (culicida). Que destruye mosquitos.
culicifuge (culicífugo). 1. Que ahuyenta mosquitos y jejenes. 2. m. Agente que impide las picaduras de mosquitos.
culicosis (culicosis). f. Dermatitis causada por mosquitos (*Culex*).
culmen, pl. **culmina** (culmen). m. [*culmen*, NA]. Lóbulo del cerebelo.
cult (culto). m. Sistema de creencias y rituales sobre la base de un dogma o enseñanzas religiosas.
cultivation (cultivación). f. Cultivo.
culture (cultivo). m. 1. Propagación de microorganismos sobre medios de varias clases, o dentro de éstos. 2. Masa de microorganismos sobre un medio, o dentro de éste.
cell c. (c. celular).
elective c. (c. electivo).
enrichment c. (c. de enriquecimiento).
hanging-block c. (c. en bloque colgante).
mixed lymphocyte c. (c. de linfocitos mixtos).
needle c. (c. con aguja). C. por picadura.
neotype c. (c. neotipo). Cepa neotipo.
organ c. (c. de órganos).
pure c. (c. puro).
roll-tube c. (c. en tubo recubierto).
sensitized c. (c. sensibilizado).
shake c. (c. por agitación).
slant c. (c. inclinado). C. en pendiente o vertiente.
slope c. (c. en pendiente o vertiente). C. inclinado.
smear c. (c. por frotis o extendido).
stab c. (c. por picadura). C. con aguja.
stock c. (c. madre).
streak c. (c. en estría).
tissue c. (c. de tejidos).
type c. (c. tipo).
cumarin (cumarina). f. Anhídrido cumárico.
cumetharol (cumetarol). m. Anticoagulante oral.
cumethoxaethane (cumetoxaetano). m. Cumetarol.
cumulative (cumulativo). Que tiende a acumularse o apilarse, como ciertas drogas que pueden tener un efecto c.
cumulus, pl. **cumuli** (cúmulo). m. Colección o conjunto de células.
c. oophorus (c. prolígero). Disco prolígero.
c. ovaricus (c. ovárico). Término raramente usado para el c. prolígero.
cuneate (cuneiforme). En forma de cuña.
cuneiform (cuneiforme). En forma de cuña.
cuneocuboid (cuneocuboides). Relativo a los huesos cuneiforme lateral y cuboides.
cuneonavicular (cuneonavicular). Cuneoescafoides.
cuneoscaphoid (cuneoescafoides). Cuneonavicular; relativo a los huesos cuneiforme y escafoides.
cuneus, pl. **cunei** (cuneus, pl. cunei). [*cuneus*, NA]. Región de la cara interna del lóbulo occipital de cada hemisferio cerebral limitado por la cisura parietooccipital y la cisura calcarina.
cuniculus, pl. **cuniculi** (cunículo). m. Surco excavado por el ácaro de la sarna en la epidermis.
cunnilinction, cunnilinctus (cunilinción). Cunilingus.
cunnilingus (cunilingus). m. Cunilinción; estimulación sexual lograda lamiendo o besando la vulva o el clítoris; un tipo de actividad sexual genital oral.
cunnus (cunnus). Vulva.
cup (copa). f. 1. Poculum; estructura excavada o en forma de taza o c., anatómica o patológica. 2. Ventosa.
Diogenes c. (c. de Diógenes). Poculum diogenis.
dry c. (ventosa seca). V. aplicada antiguamente sobre la piel intacta para llevar la sangre a ese sitio sin extraerla.
eye c. (c. ocular).
glaucomatous c. (c. glaucomatosa). Excavación glaucomatosa.
ocular c. (cúpula ocular). C. óptica.
optic c. (cúpula óptica). C. ocular; calículo oftálmico.
perilimbal suction c. (c. de succión perilímbica). Dispositivo para aumentar la presión intraocular impidiendo la circulación y el flujo del humor acuoso del ojo.
physiologic c. (c. fisiológica).
suction c. (ventosa de succión). Una de las copas o v. de diferentes formas, utilizadas para producir hiperemia local de acuerdo con el método de Bier.
wet c. (ventosa húmeda). V. aplicada antiguamente a una parte previamente escarificada o incidida para extraer sangre.
cupola (cúpula). Estructura en forma de copa o bóveda.
cupped (acopado). Ahuecado; en forma de copa.
cupping (acopamiento). 1. Formación de una excavación hueca o como una copa. 2. Aplicación de una ventosa de vidrio.
cupric (cúprico). Perteneciente al cobre, en particular al cobre en forma de un ion de doble carga positiva.
cupric acetate (acetato de cobre). Verdegris.
cupric arsenite (arsenito de cobre). Verde de Scheele.
cupric chloride (bicloruro de cobre). Cloruro de cobre.
cupric citrate (citrato de cobre). Sal de c. usada como astringente y antiséptico.
cupric sulfate (sulfato de cobre). Emético activo de acción rápida, que se usa como irritante, astringente y fungicida.
cupriuresis (cupriuresis). f. Excreción urinaria de cobre.
cupula, pl. **cupulae** (cúpula). f. [cupula, pl. cupulae, NA]. Estructura en forma de copa o bóveda.
c. cochleae (c. del caracol). [*cupula cochleae*, NA].
c. cristae ampullaris (c. de la cresta ampollar). [*cupula crista ampullaris*, NA]. Capuchón de la cresta ampollar.
c. pleurae (c. pleural). [*cupula pleurae*, NA]. Pleura cervical.
cupular (cupular). 1. Relativo a una cúpula. 2. Cupulado; cupuliforme; abovedado; en forma de bóveda.
cupulate (cupulado). Cupular
cupuliform (cupuliforme). Cupular.
cupulogram (cupulograma). m. Representación gráfica de la función vestibular con respecto al desempeño normal.
curage (curaje). m. Curetaje (raspado) con el dedo y no con una cureta.
curare (curare). m. Urari; extracto de varias plantas, especialmente *Strychnos toxifera, S. castelnaei, S. crevauxii* y *Chondodendron tomentosum.*
curariform (curariforme). Denota una droga cuya acción es similar a la del curare.
curarimimetic (curarimimético). De acción semejante a la del curare.
curarine (curarina). f. C-Curarina I; principio alcaloide del curare calabaza.
curarization (curarización). f. Inducción de un estado de relajación o parálisis muscular por la administración de curare o compuestos afines capaces de bloquear la transmisión del impulso nervioso en la unión neuromuscular.
curative (curativo). 1. Que cura o sana. 2. Que tiende a curar o sanar.
curd (cuajo). m. El coágulo de la leche
cure (cura). f. 1. Restauración de la salud. 2. Método o curso especial de tratamiento.
curetment (curetaje). m. Raspado, generalmente del interior de una cavidad o un tracto, para la extirpación de nuevos crecimientos u otros tejidos anormales, o para obtener material para diagnóstico histológico.
curettage (curetaje). m. Raspado, generalmente del interior de una cavidad o un tracto, para la extirpación de nuevos crecimientos u

C D

otros tejidos anormales, o para obtener material para diagnóstico histológico.
periapical c. (c. periapical).
subgingival c. (c. subgingival). Apoxesis.
curette (cureta). f. Instrumento en forma de asa, anillo o cucharilla, de bordes afilados, unido a un mango en forma de varilla y usado para curetajes o raspados.
Hartmann's c. (c. de Hartmann).
curie (curie (Ci)). m. Unidad de medición de radiactividad, 3,70 × 10^{10} desintegraciones por segundo (1 becquerel); 1 g de ^{226}Ra emite 1 Ci de radiactividad.
curing (curado). m. Endurecimiento o curtido de ciertos materiales, para diferentes usos.
dental c. (c. dental).
curium (curio). m. Elemento artificial de Nº at. 96 y símbolo Cm.
current (corriente). f. Flujo o circulación de líquido, aire o electricidad.
action c. (c. de acción).
alternating c. (AC) (c. alterna). C. que fluye primero en una dirección y después en otra.
anodal c. (c. anódica).
ascending c. (c. ascendente). C. centrípeta.
axial c. (c. axial).
centrifugal c. (c. centrífuga). C. descendente.
centripetal c. (c. centrípeta). C. ascendente.
d'Arsonval c. (c. de d'Arsonval). C. de alta frecuencia.
demarcation c. (c. de demarcación). C. de lesión.
descending c. (c. descendent). C. centrífuga.
direct c. (c. continua). C. que fluye en una sola dirección.
electrotonic c. (c. electrotónica).
galvanic c. (c. galvánica).
high frequency c. (c. de alta frecuencia). C. de d'Arsonval o Tesla.
c. of injury (c. de lesión). C. de demarcación.
labile c. (c. lábil).
Tesla c. (c. de Tesla). C. de alta frecuencia.
curse (maldición). f. Aflicción supuestamente invocada por un espíritu malévolo.
Ondine's c. (m. de Ondina). Apnea inducida por el sueño.
curvatura, pl. **curvaturae** (curvatura, pl. curvaturae). [*curvatura*, NA]. Curvatura.
curvature (curvatura). Doblez, inclinación o ángulo.
angular c. (c. angular). C. de Pott.
anterior c. of spine (c. anterior). Cifosis.
backward c. of spine (c. posterior). Lordosis.
gingival c. (c. gingival).
greater c. of stomach (c. mayor del estómago). [*curvatura ventriculi major*, NA].
lateral c. of spine (c. lateral). Escoliosis.
lesser c. of stomach (c. menor del estómago). [*curvatura ventriculi minor*, NA].
occlusal c. (c. oclusal). Curva de oclusión.
Pott's c. (c. de Pott). C. angular.
spinal c. (c. espinal).
curve (curva). f. **1.** Curvatura; inclinación continua no angular. **2.** Gráfico.
alignment c. (c. de alineación).
anti-Monson c. (c. anti-Monson). C. inversa.
Barnes' c. (c. de Barnes).
buccal c. (c. bucal).
Carus' c. (c. de Carus). Círculo de Carus.
compensating c. (c. de compensación).
distribution c. (c. de distribución). C. de frecuencia.
dose-response c. (c. dosis-respuesta).
dye-dilution c. (c. de dilución de colorante).
epidemic c. (c. epidémica).
flow-volume c. (c. de flujo-volumen).
Frank-Starling c. (c. de Frank-Starling). C. de Starling.
frequency c. (c. de frecuencia).
Friedman c. (c. de Friedman).
gaussian c. (c. de Gauss). Distribución normal.
growth c. (c. de crecimiento).
indicator-dilution c. (c. de dilución del indicador).
intracardiac pressure c. (c. de presión intracardíaca).
isovolume pressure-flow c. (c. isovolumétrica de presión-flujo).
logistic c. (c. logística).
milled-in c.'s (c. contorneadas). Trayectorias contorneadas.
Monson c. (c. de Monson).
muscle c. (c. muscular). Miograma.
c. of occlusion (c. de oclusión). Curvatura oclusal.
Pleasure c. (c. de Pleasure).
Price-Jones c. (c. de Price-Jones).
probability c. (c. de probabilidad).
pulse c. (c. del pulso). Esfigmograma.
reverse c. (c. inversa). C. anti-Monson.
c. of Spee (c. de Spee). C. de von Spee.
Starling's c. (c. de Starling). C. de Frank-Starling.
strength-duration c. (c. fuerza-duración).
stress-strain c. (c. de tensión-esfuerzo).
tension c. (c. de tensión).
Traube-Hering c.'s (c. de Traube-Hering). Ondas de Traube-Hering.
von Spee's c. (c. de von Spee). C. de Spee.
whole-body titration c. (c. de titulación de todo el cuerpo).
cushingoid (cushingoide). Parecido a los signos y síntomas de la enfermedad o el síndrome de Cushing.
cushion (almohadón). m. En anatomía, cualquier estructura semejante a una almohadilla o un a.
atrioventricular canal c.'s (a. del conducto auriculoventricular). A. endocárdicos; almohadillas endocárdicas.
endocardial c.'s (a. endocárdicos).
c. of epiglottis (a. de la epiglotis). Tubérculo epiglótico.
eustachian c. (a. de Eustaquio). Torus tubarius.
levator c. (a. elevador). Torus levatorius.
Passavant's c. (a. de Passavant).
pharyngoesophageal c.'s (a. faringoesofágicos). Almohadillas faringoesofágicas.
plantar c. (a. plantar).
sucking c. (almohadilla de succión). Cuerpo adiposo bucal.
cusp f. **1.** (valva). Hojuela de una de las válvulas cardíacas. **2.** (cúspide). En odontología, elevación cónica de la superficie de un diente surgida de un centro de calcificación independiente.
anterior c. **1.** (cúspide anterior). [*cuspis anterior*, NA]. **2.** (v. anterior). [*cuspis anterior*, NA].
c. of Carabelli (cúspide de Carabelli). Tubérculo de Carabelli.
posterior c. **1.** (v. posterior). [*cuspis posterior*, NA]. **2.** (cúspide posterior). [*cuspis posterior*, NA].
septal c. **1.** (v. septal). [*cuspis septalis*, NA]. Cúspide septal. **2.** (cúspide septal). [*cuspis septalis*, NA].
c. of tooth (cúspide dentaria). [*cuspis dentis*, NA].
cuspad (cuspad). En dirección hacia la cúspide de un diente.
cuspal (cuspídeo). Perteneciente a una cúspide. Que tiene una sola cúspide.
cusparia bark (cusparia, corteza de). Corteza de angostura.
cuspid (cuspídeo). **1.** Que tiene una sola cúspide. **2.** Diente canino.
cuspidate (cuspidado). Cuspídeo.
cuspis, pl. **cuspides** (cuspis, pl. cuspides). [*cuspis*, NA]. Cúspide, valva.
c. coronae (cúspide coronal). [*cuspis coronae*, NA].
cut (corte). m. En biología molecular, segmentación hidrolítica de dos uniones opuestas de fosfodiéster en un ácido nucleico de doble cadena.
cutaneomucosal (cutaneomucoso). Mucocutáneo.
cutaneous (cutáneo). Relativo a la piel.
cutch (cachú). m. Catecú negra.
cutdown (venostomía). f. Disección de una vena para la inserción de una cánula o aguja con el fin de administrar líquidos o medicamentos por vía intravenosa.
cuticle (cutícula). f. **1.** Capa delgada exterior, generalmente córnea. **2.** Capa, a veces quitinosa en los invertebrados, de la superficie de las células epiteliales. **3.** Epidermis.
acquired c., acquired enamel c. (c. adquirida, adquirida del esmalte).
dental c. (c. dental). C. del diente o del esmalte; c. o membrana de Nasmyth.
enamel c. (c. del esmalte). C. dental.
c. of hair (c. del pelo). C. pilosa.
Nasmyth's c. (c. de Nasmyth). C. dental.
posteruption c. (c. poserupción). Película adquirida.

c. of root sheath (c. de la vaina del folículo piloso).
cuticula, pl. **cuticulae** (cutícula). **1.** [*cuticula*, NA]. Capa delgada exterior, generalmente córnea. **2.** Epidermis.
c. dentis, (c. dental). [*cuticula dentis*, NA]. Membrana adamantina; c. del diente o del esmalte.
c. pili (c. pilosa). C. del pelo.
c. vaginae folliculi pili (c. de la vaina del folículo piloso). Capa delgada de células que tapiza el folículo piloso.
cuticularization (cuticularización). f. Acción de cubrir un área abrasionada con epidermis.
cutin (cutina). f. Membrana animal delgada preparada especialmente y usada como cubierta protectora de la superficie de heridas.
cutireaction (cutirreacción). f. Reacción cutánea; reacción inflamatoria en caso de prueba cutánea en sujeto sensible (alérgico).
cutis (cutis). m. [*cutis*, NA]. Piel; cubierta membranosa protectora del cuerpo, formada por la epidermis y el corion o dermis.
c. anserina (c. anserina). "Piel de gallina".
c. hyperelastica (c. hiperelástico). Síndrome de Ehlers-Danlos.
c. laxa (c. laxo). Piel floja; dermatocalasia; paquidermatocele.
c. marmorata (c. marmóreo).
c. rhomboidalis nuchae (c. romboidal de la nuca).
c. unctuosa (c. untuoso). Seborrea oleosa.
c. vera (c. verdadero). Corion.
c. verticis gyrata (c. verticis gyrata).
cutisector (cutisector). m. **1.** Instrumento para cortar trocitos de piel para injertos. **2.** Instrumento para extraer un corte de piel para su examen microscópico.
cutization (cutización). f. Transición de la mucosa a la piel en los márgenes mucocutáneos.
cuvet, cuvette (cubeta). f. Pequeño recipiente o copa donde se colocan soluciones para su análisis fotométrico.
CV (CV). Abrev. de capacidad vital; coeficiente de variación.
CVA (CVA). Abrev. en inglés de accidente cerebrovascular (cerebrovascular accident).
CVP (CVP). Abrev. en inglés de presión venosa central (central venous pressure).
cyamemazine (ciamemazina). f. Sedante con propiedades antihistamínicas y antiespasmódicas.
cyanalcohols (cianalcohol). m. Cianohidrina.
cyanamide (cianamida). f. Sustancia irritante, cáustica e hidrosoluble.
cyanate (cianato).
cyanemia (cianemia). f. Sinónimo obsoleto de la cianosis.
cyanide (cianuro). m. El radical —CN o el ion $(CN)^-$. El ion es sumamente venenoso, y forma ácido cianhídrico en el agua.
c. methemoglobin (c. methemoglobina). Cianmethemoglobina.
cyanidenon (cianidenona). f. Luteolina.
cyanidol (cianidol). m. Catequina.
cyanmethemoglobin (cianmethemoglobina). f. Cianuro methemoglobina.
cyano-, cyan- (ciano-, cian-). **1.** Prefijos que significan azul. **2.** Prefijos químicos usados frecuentemente para nombrar compuestos que contienen el grupo cianuro, CN.
cyanochroic, cyanochrous (cianocroico). Cianótico.
cyanocobalamin (cianocobalamina). f. Complejo de cianuro y cobalamina en la vitamina B_{12}.
radioactive c. (c. radiactiva).
cyanogen (cianógeno). Etandinitrilo.
c. chloride (cloruro de c.).
cyanogenic (cianogénico). Capaz de producir ácido cianhídrico.
cyanohydrins (cianohidrina). f. Cianalcohol; compuesto por adición de HCN y un aldehído.
cyanophil, cyanophile (cianófilo). m. Célula o elemento que se tiñen de azul en forma diferencial con un procedimiento de coloración.
cyanophilous (cianófilo). Célula o elemento que se tiñe de azul en forma diferencial con un procedimiento de coloración.
cyanopia (cianopía). f. Cianopsia.
cyanopsia (cianopsia). f. Cianopía; visión azul; estado en el que todos los objetos se ven de color azul.
c. retinae (c. de la retina).
cyanosed (cianosado). Cianótico.
cyanosis (cianosis). f. Coloración azulada oscura o morada de la piel y las mucosas debida a deficiente oxigenación de la sangre.
compression c. (c. por compresión).
enterogenous c. (c. enterógena).
false c. (c. falsa).
hereditary methemoglobinemic c. (c. methemoglobinémica hereditaria). Methemoglobinemia congénita.
c. retinae (c. de la retina). Congestión venosa de la retina.
tardive c. (c. tardía). C. de aparición lenta.
toxic c. (c. tóxica).
cyanotic (cianótico). Cianocroico; cianosado.
cyanuria (cianuria). f. Presencia de orina azul.
cyanuric acid (ácido cianúrico).
cybernetics (cibernética). f. **1.** Estudio comparativo de calculadoras electrónicas y del sistema nervioso humano que intenta explicar el funcionamiento del cerebro. **2.** Ciencia del control y la comunicación en sistemas vivientes y no vivientes.
cybrid (cíbrido). m. Una célula con citoplasma de dos células diferentes como resultado de una hibridación celular.
cyclamate (ciclamato). m. Sal o éster del ácido ciclámico.
cyclamic acid (ácido ciclámico). .
cyclamide (ciclamida). f. Gliciclamida.
cyclandelate (ciclandelato). m. Antiespasmódico.
cyclarbamate (ciclarbamato). m Ciclopentafeno.
cyclarthrodial (ciclartrodial). Relativo a una ciclartrosis.
cyclarthrosis (ciclartrosis). f. Articulación capaz de rotación.
cyclase (ciclasa). f. Nombre descriptivo aplicado a una enzima que forma un compuesto cíclico, como la adenilciclasa.
cyclazocine (ciclazocina). f. Derivado de benzomorfano de potente acción antagonista de los narcóticos.
cycle (ciclo). **1.** m. Serie recurrente de fenómenos. **2.** Período recurrente de tiempo. **3.** Una compresión y rarefacción sucesivas de una onda, como una onda sonora.
anovulatory c. (c. anovulatorio).
brain wave c. (c. de las ondas cerebrales).
carbon dioxide c., carbon c. (c. del anhídrido carbónico, del carbono).
cardiac c. (c. cardíaco).
cell c. (c. celular).
chewing c. (c. masticatorio).
citric acid c. (c. del ácido cítrico). C. del ácido tricarboxílico.
Cori c. (c. de Cori).
dicarboxylic acid c. (c. del ácido dicarboxílico).
endogenous c. (c. endógeno).
estrous c. (c. estrual).
exoerythrocytic c. (c. exoeritrocítico).
exogenous c. (c. exógeno).
fatty acid oxidation c. (c. de oxidación de ácidos grasos).
forced c. (c. forzado).
genesial c. (c. genésico). .
glycine succinate c. (c. del succinato de glicina).
glyoxylic acid c. (c. del ácido glioxílico).
hair c. (c. del pelo).
Krebs c. (c. de Krebs). C. del ácido tricarboxílico.
Krebs-Henseleit c., Krebs ornithine c., Krebs urea c. (c. de Krebs-Henseleit). C. de la urea.
life c. (c. vital).
masticating c.'s (c. masticatorio). Curso completo de movimiento de la mandíbula durante un solo golpe masticatorio.
menstrual c. (c. menstrual).
nitrogen c. (c. del nitrógeno).
ornithine c. (c. de la ornitina). C. de la urea.
ovarian c. (c. ovárico).
reproductive c. (c. reproductivo).
restored c. (c. restaurado).
returning c. (c. de retorno).
succinic acid c. (c. del ácido succínico).
tricarboxylic acid c. (c. del ácido tricarboxílico).
urea c. (c. de la urea). C. de Krebs de la ornitina o de la urea.
visual c. (c. visual).
cyclectomy (ciclectomía). f. Ciliectomía; escisión de una porción del cuerpo ciliar.
cyclencephaly, cyclencephalia (ciclencefalia). f. Ciclocefalia; estado del feto mal formado caracterizado por escaso desarrollo y un grado variable de fusión de los dos hemisferios cerebrales.
cycles per second (cps) (ciclo por segundo (cps)).
cyclic (cíclico). **1.** Relativo a un ciclo, o característico de él. **2.** En química, continuo, sin fin, como en un anillo.

cyclic AMP (AMP cíclico (AMPc)). 3',5'-Fosfato cíclico de adenosina.
3',5'-cyclic AMP synthetase (3,'5'-AMP cíclico sintetasa). Adenil ciclasa.
cyclicotomy (ciclicotomía). f. Ciclotomía.
cyclitis (ciclitis). f. Inflamación del cuerpo ciliar.
heterochromic c. (c. heterocrómica).
plastic c. (c. plástica).
purulent c. (c. purulenta).
cyclizine hydrochloride (ciclizina, clorhidrato de). Agente antihistamínico usado en la cinetosis.
cyclizine lactate (ciclizina, lactato de). Agente con los mismos usos y acciones que el clorhidrato de c.
cyclo-, cycl- (ciclo-, cicl-). **1.** Prefijos relativos a un círculo o ciclo, o que denotan asociación con el cuerpo ciliar. **2.** Prefijos químicos que indican una molécula continua, sin fin.
cyclobarbital (ciclobarbital). m. Usado antes como hipnótico suave y para sedación preoperatoria y posoperatoria.
cyclobenzaprine hydrochloride (ciclobenzaprina, clorhidrato de). Relajante del músculo esquelético que se emplea para aliviar los espasmos musculares.
cyclocephaly, cyclocephalia (ciclocefalia). f. Ciclencefalia.
cyclochoroiditis (ciclocoroiditis). f. Inflamación del cuerpo ciliar y de la coroides.
cyclocryotherapy (ciclocrioterapia). f. Congelación transesclerótica del cuerpo ciliar en el tratamiento del glaucoma.
cyclocumarol (ciclocumarol). m. Compuesto anticoagulante sintético relacionado con la bishidroxicumarina.
cyclodialysis (ciclodiálisis). f. Operación de Heine; establecimiento de una comunicación entre la cámara anterior y el espacio supracoroideo a fin de reducir la presión intraocular en el glaucoma.
cyclodiathermy (ciclodiatermia). f. Diatermia aplicada a la región ciliar en el tratamiento del glaucoma.
cycloduction (cicloducción). f. Circunducción; rotación del polo superior de una de las córneas.
cycloelectrolysis (cicloelectrólisis). f. Electrólisis aplicada al cuerpo ciliar para disminuir la tensión ocular en el glaucoma.
cycloguanil pamoate (cicloguanilo, pamoato de). Agente antipalúdico de acción prolongada.
cyclohexanesulfamic acid (ácido ciclohexanosulfámico). Á. ciclámico.
cyclohexatriene (ciclohexatrieno). m. Benceno.
cycloheximide (cicloheximida). f. Antibiótico obtenido de ciertas cepas de *Streptomyces griseus*.
cyclohexitol (ciclohexitol). m. Inositol.
cyclohexylsulfamic acid (ácido ciclohexilsulfámico). Á. ciclámico.
cycloid (cicloide). Que sugiere ciclotimia; nombre dado a una persona que tiende a tener períodos de grandes variaciones anímicas, pero dentro de límites normales.
cyclol (ciclol). m. Dipéptido cíclico supuestamente presente en las proteínas; existe en algunos alcaloides del cornezuelo de centeno.
cyclomethycaine sulfate (ciclometicaína, sulfato de). Anestésico tópico.
cyclonamine (ciclonamina). f. Etamsilato.
cyclopea (ciclopea). f. Ciclopía.
cyclopean (ciclópeo). Que denota o está relacionado con la ciclopía.
cyclopenta[*a*]phenanthrene (ciclopenta[*a*]fenantreno). m. Fenantreno a cuyo lado *a* se fusiona un fragmento de tres carbonos.
cyclopentamine hydrochloride (ciclopentamina, clorhidrato de). Amina simpaticomimética de acción similar a la de la efedrina.
cyclopentane (ciclopentano). m. Hidrocarburo de anillo cerrado que contiene 5 átomos de carbono, isomérico del penteno.
cyclopentaphene (ciclopentafeno). m. Ciclarbamato.
cyclopenthiazide (ciclopentiazida). f. Diurético de benzotiadiazida.
cyclopentolate hydrochloride (ciclopentolato, clorhidrato de). Anticolinérgico espasmolítico usado para determinaciones de refracción; causa ciclopejía y midriasis.
cyclopeptide (ciclopéptido). Polipéptido sin grupos terminales —NH2 y —COOH en virtud de su combinación para formar otro enlace peptídico, formando un ciclo.
cyclophenazine hydrochloride (ciclofenazina, clorhidrato de). Tranquilizante fenotiacínico.
cyclophorases (cicloforasas). f. Grupo de enzimas de las mitocondrias que catalizan la oxidación total de ácido pirúvico a anhídrido carbónico y agua.
cyclophoria (cicloforia). f. Tendencia anormal de los polos superiores de cada córnea a rotar hacia fuera o adentro.
cyclophosphamide (ciclofosfamida). f. Agente alquilante de actividad antitumoral y usos semejantes a los del compuesto original, la mostaza nitrogenada.
cyclophotocoagulation (ciclofotocoagulación). f. Fotocoagulación de los procesos ciliares a fin de reducir la secreción de humor acuoso en el glaucoma.
cyclophrenia (ciclofrenia). f. Psicosis maniacodepresiva.
cyclopia (ciclopía). f. Sinoftalmía; defecto congénito en el que las dos órbitas se unen formando una sola cavidad que contiene un solo ojo.
cyclopian (ciclopiano). Que denota o está relacionado con la ciclopía.
cycloplegia (cicloplejía). f. Parálisis de la acomodación; pérdida de fuerza del músculo ciliar del ojo, patológica o provocada.
cycloplegic (ciclopléjico). **1.** Relativo a la ciclopejía. **2.** m. Droga que paraliza el músculo ciliar y por ende la facultad de acomodación.
cyclopropane (ciclopropano). m. Trimetileno; gas explosivo de olor característico usado para producir anestesia general.
cyclops (cíclope). Monóculo; monoftalmo; individuo con ciclopía.
cycloserine (cicloserina). f. Anhídrido cíclico de serinoamida; antibiótico producido por cepas de *Streptomyces orchidaceus* o *S. garyphalus* con amplio espectro de actividad antibacteriana.
cyclosis (ciclosis). f. Movimiento del protoplasma y los plástidos contenidos dentro de la célula protozoaria.
cyclosporin A (ciclosporina A). f. Ciclosporina.
cyclosporine (ciclosporina). f. Oligopéptido cíclico inmunosupresor producido por el hongo *Tolypocladium inflatum*.
cyclothiazide (ciclotiazida). f. Diurético y antihipertensivo.
cyclothymia (ciclotimia). f. Estado caracterizado por profundos cambios del estado de ánimo, pero dentro de límites normales.
cyclothymiac, cyclothymic (ciclotímico). Relativo a la ciclotimia.
cyclotome (ciclótomo). m. Cuchillo delicado para usar en ciclotomía.
cyclotomy (ciclotomía). f. Ciclicotomía; operación que corta el músculo ciliar.
cyclotron (ciclotrón). m. Acelerador que produce iones de alta velocidad (protones y deuterones) por la influencia de un campo magnético alternado para el bombardeo de núcleos atómicos.
cyclotropia (ciclotropía). f. Desviación meridional alrededor del eje anteroposterior de un ojo con respecto al otro.
cyclozoonosis (ciclozoonosis). f. Zoonosis que requiere más de un huésped vertebrado, pero ningún invertebrado, para completar su ciclo vital.
cycrimine hydrochloride (cicrimina, clorhidrato de). Droga anticolinérgica usada en el tratamiento del mal de Parkinson.
Cyd (Cyd). Símbolo de citidina.
cyesis (ciesis). f. Término obsoleto con que se designaba el embarazo.
cyheptamide (ciheptamida). f. Anticonvulsivo.
cyl (cyl). Abrev. en inglés de cilindro o lente cilíndrica (cylinder, or cylindrical lens).
cylinder (cilindro). **1.** Recipiente cilíndrico de metal para gases almacenados a gran presión. **2.** Lente cilíndrica.
axis c. (cilindroeje). Término obsoleto para axón.
Bence Jones c.'s (c. de Bence Jones).
crossed c.'s (c. cruzados).
Külz's c. (c. de Külz). C. comatoso.
cylindraxis (cilindroeje). m. Axón.
cylindrical (cilíndrico). En forma de cilindro; referente a un cilindro.
cylindroadenoma (cilindroadenoma). m. Cilindroma.
cylindroma (cilindroma). m. Cilindroadenoma; tipo histológico de neoplasia epitelial, frecuentemente maligna.
cylindrosarcoma (cilindrosarcoma). m. Nombre obsoleto dado a un sarcoma que presenta varios focos de cambios degenerativos hialinos, como los que se observan en los cilindromas.
cylindruria (cilindruria). f. Presencia de cilindros renales en la orina.

cyllosoma (cilosoma). m. Defecto congénito unilateral de la pared abdominal inferior, con desarrollo defectuoso de la pierna de ese lado.
cymarin (cimarina). f. Cardiotónico.
cymba conchae (cimba). f. [*cymba conchae*, NA]. Parte superior más pequeña del oído externo, situada por encima de la raíz del hélix.
cymbocephalic, cymbocephalous (cimbocefálico, cimbocéfalo). Relativo a la cimbocefalia.
cymbocephaly (cimbocefalia). f. Escafocefalia.
cynanche (cinanquia). f. Mal de garganta.
cynanthropy (cinantropía). f. Delirio en el que el paciente ladra y gruñe porque se imagina que es un perro.
cynic (cínico). Semejante a un perro; denota un espasmo de los músculos de la cara.
cynocephaly (cinocefalia). f. Craneoestenosis en la que el cráneo se inclina hacia atrás de las órbitas y toma la apariencia de la cabeza de un perro.
cynodont (cinodonto). Diente que tiene una sola cúspide o punta.
cynophobia (cinofobia). f. Temor morboso a los perros.
cypridophobia (cipridofobia). f. Temor morboso a la enfermedad venérea o al contacto sexual.
cyproheptadine hydrochloride (ciproheptadina, clorhidrato de). Potente antagonista de la histamina y la serotonina.
cyproterone acetate (ciproterona, acetato de). Esteroide sintético capaz de inhibir los efectos biológicos ejercidos por hormonas andrógenas endógenas o exógenas; antiandrógeno.
cyrtometer (cirtómetro). m. Instrumento para determinar el tamaño y la forma del tórax.
Cys (Cys). Símbolo de cisteína (semicistina) o su radical monovalente o bivalente.
cyst (quiste). m. **1.** Vejiga. **2.** Bolsa o saco anormal que contiene material gaseoso, líquido o semisólido, con un tapizado membranoso.
adventitious c. (q. adventicio). Seudoquiste.
allantoic c. (q. alantoico). Q. del uraco.
alveolar hydatid c. (q. hidatídico alveolar). Q. hidatídico multilocular.
aneurysmal bone c. (q. óseo aneurismático). Aneurisma óseo benigno.
apical periodontal c. (q. periodontal apical). Q. periapical; q. radicular.
apoplectic c. (q. apoplético).
arachnoid c. (q. aracnoideo).
Baker's c. (q. de Baker).
Bartholin's c. (q. de Bartholin).
bile c. (q. biliar). Vesícula biliar.
Blessig's c.'s (q. de Blessig). Q. de Iwanoff.
blood c. (q. sanguíneo). Q. hemorrágico.
blue dome c. (q. abovedado azul).
bone c. (q. óseo).
Boyer's c. (q. de Boyer). Q. subhioideo.
branchial c., branchial cleft c. (q. branquial o de la hendidura branquial).
bronchogenic c. (q. broncogénico).
bursal c. (q. bursal). Q. de retención en una bolsa.
calcifying and keratinizing odontogenic c. (q. odontogénico calcificante y queratinizante). Q. odontogénico calcificante.
calcifying odontogenic c. (q. odontogénico calcificante).
cerebellar c. (q. cerebeloso).
chocolate c. (q. achocolatado).
choledochal c. (q. del colédoco).
chyle c. (q. quílico).
colloid c. (q. coloidal). Q. de contenido gelatinoso.
compound c. (q. compuesto). C. multilocular.
corpora lutea c.'s (q. del cuerpo amarillo).
Cowper's c. (q. de Cowper). Q. de retención de una glándula bulbouretral.
daughter c. (q. hijo). Q. secundario.
dentigerous c. (q. dentígero). Q. folicular.
dentinal lamina c. (q. de la lámina dental).
dermoid c. (q. dermoideo). C. de secuestración; dermoide.
dermoid c. of ovary (q. dermoideo, del ovario).
distention c. (q. por distensión). Q. por retención.
duplication c. (q. por duplicación).
echinococcus c. (q. equinocócico). Q. hidatídico.
endometrial c. (q. endometrial).
endothelial c. (q. endotelial).
enterogenous c.'s (q. enterógenos).
ependymal c. (q. ependimario). Q. neural.
epidermal c. (q. epidérmico). Q. de implantación o inclusión.
epidermoid c. (q. epidermoideo).
epithelial c. (q. epitelial). Q. tapizado por epitelio.
extravasation c. (q. por extravasación).
exudation c. (q. de exudación).
false c. (q. falso). Seudoquiste.
fissural c. (q. fisural). Q. de inclusión.
follicular c. (q. folicular).
Gartner's c. (q. de Gartner).
gas c. (q. gaseoso).
gingival c. (q. gingival).
glomerular c.'s (q. glomerulares).
Gorlin c. (q. de Gorlin). Q. odontogénico calcificante.
granddaughter c. (q. nieto).
hemorrhagic c. (q. hemorrágico). Q. sanguíneo; hematocele.
hepatic c.'s (q. hepáticos).
hydatid c. (q. hidatídico). Q. equinocócico; hidátide.
implantation c. (q. de implantación). Q. epidérmico.
inclusion c. (q. de inclusión). **1.** Q. epidérmico. **2.** Q. fisural.
involution c. (q. por involución).
iodine c.'s (q. por yodo).
Iwanoff's c.'s (q. de Iwanoff). Q. de Blessig.
junctional c. (q. de unión).
keratinous c. (q. queratinoso). Q. epitelial que contiene queratina.
lacteal c. (q. lácteo). Q. de leche.
lateral periodontal c. (q. periodontal lateral).
meibomian c. (q. de Meibomio). Chalazión.
milk c. (q. de leche). Q. lácteo.
morgagnian c. (q. de Morgagni). Apéndice vesicular.
mother c. (q. madre).
mucous c. (q. mucoso). Mucocele.
multilocular c. (q. multilocular). Q. compuesto.
multilocular hydatid c., multiloculate hydatid c. (q. hidatídico multilocular o multiloculado). Q. hidatídico alveolar.
myxoid c. (q. mixoide). Ganglión.
nabothian c. (q. de Naboth). Folículo de Naboth.
necrotic c. (q. necrótico).
neural c. (q. neural). Q. ependimario.
odontogenic c. (q. odontogénico).
oil c. (q. oleoso).
oophoritic c. (q. ooforítico). Q. ovárico.
osseous hydatid c. (q. hidatídico óseo).
ovarian c. (q. ovárico). Q. ooforítico.
paraphysial c.'s (q. parafisarios).
parasitic c. (q. parásitos).
paroophoritic c. (q. paraooforítico). Q. originado del paroóforon.
parvilocular c. (q. parvilocular)
pearl c. (q. perlado).
periapical c. (q. periapical). Q. apical periodontal.
phaeomycotic c. (q. feomicótico).
pilar c. (q. pilar). Q. sebáceo o tricolemal.
piliferous c. (q. pilífero). Q. dermoideo que contiene pelo.
pilonidal c. (q. pilonidal)
pineal c. (q. pineal). Q. de la glándula pineal.
posttraumatic leptomeningeal c. (q. leptomeníngeo postraumático).
primordial c. (q. primordial).
proliferating tricholemmal c. (q. proliferante del tricolema). Tumor piloso del cuero cabelludo.
proliferation c., proliferative c., proliferous c. (q. prolífero o proliferante). Q. madre que contiene q. hijos.
protozoan c. (q. de protozoarios).
pseudomucinous c. (q. seudomucinoso).
radicular c. (q. radicular). Q. periodontal apical.
Rathke's cleft c. (q. de Rathke fisurado).
rete c. of ovary (q. de la red ovárica).
retention c. (q. por retención). Q. por distensión o secretorio.
root end c. (q. del extremo de la raíz). Q. periodontal apical.
sanguineous c. (q. sanguíneo). Q. hemorrágico.

sebaceous c. (q. sebáceo). Q. piloso o triquilémico.
secretory c. (q. secretorio). Q. por retención.
sequestration c. (q. de secuestración). Q. dermoideo.
serous c. (q. seroso).
solitary bone c. (q. óseo solitario). Q. óseo unicameral; osteocistoma.
Stafne bone c. (q. óseo de Stafne).
static bone c. (q. de hueso estático). Depresión de una glándula salival sublingual.
sterile c. (q. estéril).
sublingual c. (q. sublingual). Ránula.
suprasellar c. (q. supraselar). Craneofaringioma.
synovial c. (q. sinovial). Ganglión.
Tarlov's c. (q. de Tarlov).
tarry c. (q. alquitranado).
tarsal c. (q. tarsiano). Chalazión.
teratomatous c. (q. teratomatoso).
thyroglossal duct c., thyrolingual c. (q. del conducto tirogloso, tirolingual).
Tornwaldt's c. (q. de Tornwaldt). Bolsa faríngea.
trichilemmal c. (q. triquilemal). Q. pilar.
tubular c. (q. tubular). Tubulocisto.
umbilical c. (q. umbilical). Q. vitelointestinal.
unicameral bone c. (q. óseo unicameral). Q. óseo solitario.
unicameral c. (q. unicameral). Q. unilocular.
unilocular c. (q. unilocular). Q. unicameral; q. de una sola bolsa.
unilocular hydatid c. (q. hidatídico unilocular).
urachal c. (q. del uraco). Q. alantoico.
urinary c. (q. urinario). Q. que contiene orina extravasada.
vitellointestinal c. (q. vitelointestinal). Q. umbilical.
wolffian c. (q. de Wolff).

cystacanth (cistacanto). m. Larva completamente desarrollada de Acantocephala.
cystadenocarcinoma (cistadenocarcinoma). m. Neoplasia maligna derivada de epitelio glandular con formación de acumulaciones quísticas de secreciones retenidas.
cystadenoma (cistadenoma). m. Cistoadenoma.
papillary c. lymphomatosum (c. papilar linfomatoso).
cystalgia (cistalgia). f. Dolor en una vejiga, especialmente la urinaria.
cystamine (cistamina). f. Descarboxicistina.
cystathionase (cistationasa). f. Cistationina γ-liasa.
cystathionine (cistationina). f. Intermediario en la conversión de metionina a cisteína.
cystathionine β-lyase (cistationina β-liasa). β-Cistationasa; cistina liasa.
cystathionine β-synthase (cistationina β-sintasa). f. Serina sulfhidrasa; cisteína sintasa; metilcisteína sintasa.
cystathionine γ-lyase (cistationina γ-liasa). f. γ-Cistationasa; cistationasa; cisteína desulfhidrasa; cistina desulfhidrasa; homoserina desaminasa; homoserina deshidratasa.
cystathionine γ-synthase (cistationina γ-sintasa). f. *O*-Succinilhomoserina (tiol) liasa.
cystathioninuria (cistationinuria). f. Trastorno hereditario caracterizado por la incapacidad de metabolizar normalmente cistationina, que alcanza concentraciones elevadas en la sangre, los tejidos y la orina; se asocia con retardo mental.
cystauchenitis (cistauquenitis). f. Sinónimo obsoleto de cistitis cervical.
cystauchenotomy (cistauquenotomía). f. Cistidotraquelotomía; cistotraquelotomía.
cystectasia, cystectasy (cistectasia). f. Dilatación de la vejiga.
cystectomy (cistectomía). f. **1.** Escisión de la vejiga urinaria. **2.** Escisión de la vesícula biliar (colecistectomía). **3.** Extirpación de un quiste.
Bartholin's c. (c. de Bartholin). C. vulvovaginal.
partial c. (c. parcial).
radical c. (c. radical).
total c. (c. total). Extirpación de toda la vejiga.
vulvovaginal c. (c. vulvovaginal). C. de Bartholin.
cysteic acid (ácido cisteico). 3-Sulfoalanina.
cysteine (Cys) (cisteína (Cys)). f. α-Aminoácido que se encuentra en casi todas las proteínas y es muy abundante en la queratina.
c. desulfhydrase (c. desulfhidrasa). Cistationina γ-liasa.
c. synthase (c. sintasa). Cistationina β-sintasa.
cysteinesulfinic acid (ácido cisteinsulfínico).
cysteinyl (cisteinilo). m. Radical aminoácido de cisteína.
cystendesis (cistendesis). f. Término obsoleto aplicado a la sutura de una herida en una vejiga.
cystic, cistous (quístico). Que contiene quistes.
cystic, cystous **1.** (cístico). Relativo a la vejiga urinaria o la vesícula biliar. **2.** (quístico). Relativo a un quiste.
cysticercoid (cisticercoide). m. Tenia larval parecida a un cisticerco pero con una vejiga más pequeña que contiene poco o ningún líquido, en la que se encuentra la cabeza de la futura tenia adulta.
cysticercosis (cisticercosis). f. Enfermedad causada por enquistamiento de larvas cisticercas (*Taenia sollium* o *T. saginata*) en tejidos subcutáneos, musculares o del sistema nervioso central.
cysticercus, pl. **cysticerci** (cisticerco). m. Gusano vesicular; la forma larval de ciertas especies de *Taenia*, que se encuentra típicamente en los músculos de los huéspedes intermedios mamíferos.
cystidoceliotomy (cistidoceliotomía). f. Término obsoleto aplicado a la incisión de la vejiga a través de un corte en la pared abdominal.
cystidolaparotomy (cistidolaparotomía). f. Término obsoleto aplicado a la incisión de la vejiga después de un corte abdominal preliminar.
cystidotrachelotomy (cistidotraquelotomía). f. Cistauquenotomía.
cystifelleotomy (cistifeleotomía). f. Colecistotomía.
cystiform (cistiforme). Cistoide.
cystigerous (cistígero). Cistófero.
cystine (cistina). f. Dicisteína; producto de oxidación de cisteína.
c. desulfhydrase (c. desulfhidrasa). Cistationina γ-liasa.
c. lyase (c. liasa). Cistationina β-liasa.
cystinemia (cistinemia). f. Presencia de cistina en la sangre.
cystinosis (cistinosis). f. Enfermedad de almacenamiento de cistina; síndrome de De Toni-Fanconi o de Lignac-Fanconi.
cystinuria (cistinuria). f. Excesiva excreción urinaria de cistina, junto con lisina, arginina y ornitina.
familial c. (c. familiar).
cystinyl (cistinilo). m. El radical aminoacilo de la cistina.
cystiphorous (cistíforo). Cistófero.
cystis fellea (vesícula biliar). Vesica biliaris.
cystis urinaria (vejiga urinaria). Vesica urinaria.
cystistaxis (cististaxis). f. Cistostaxis.
cystitis (cistitis). f. Inflamación de una vejiga, especialmente la urinaria.
c. colli (c. cervical). Inflamación del cuello de la vejiga.
c. cystica (c. quística). C. glandular con formación de quistes.
follicular c. (c. folicular).
c. glandularis (c. glandular).
interstitial c. (c. intersticial).
cysto-, cysti-, cyst- (cisto-, cisti-, cist-). Prefijos relativos a: 1) la vejiga; 2) el conducto cístico; 3) un quiste.
cystoadenoma (cistoadenoma). m. Cistadenoma.
cystocarcinoma (cistocarcinoma). m. Cistoepitelioma; carcinoma que sufre degeneración quística.
cystocele (cistocele). m. Colpocistocele; vesicocele; hernia de la vejiga.
cystochromoscopy (cistocromoscopia). f. Cromocistoscopia.
cystocolostomy (cistocolostomía). f. Colecistocolostomía.
cystodiaphanoscopy (cistodiafanoscopia). f. Término obsoleto aplicado a la transiluminación del abdomen por medio de luz en la vejiga.
cystodiverticulum (cistodivertículo). m. Divertículo vesical.
cystoduodenostomy (cistoduodenostomía). f. Duodenocistostomía; drenaje de un quiste en el duodeno.
cystoenterocele (cistoenterocele). m. Protrusión herniaria de partes de la vejiga y el intestino.
cystoenterostomy (cistoenterostomía). f. Drenaje interno de seudoquistes pancreáticos en alguna parte del tracto intestinal.
cystoepiplocele (cistoepiplocele). m. Protrusión herniaria de partes de la vejiga y el epiplón.
cystoepithelioma (cistoepitelioma). m. Cistocarcinoma.
cystofibroma (cistofibroma). m. Fibroma en el que se han formado quistes o focos de tipo quístico.
cystogastrostomy (cistogastrostomía). f. Drenaje de un quiste en el estómago.
cystogram (cistograma). m. Demostración mediante radiografía de la vejiga llena con un medio de contraste.

voiding c. (c. de evacuación). Cistoureterograma.
cystography (cistografía). f. Radiografía de la vejiga, tras la inyección de una sustancia radioopaca.
antegrade c. (c. anterógrada).
cystoid (cistoide). **1.** Cistiforme; cistomorfo; parecido a la vejiga, con la apariencia de una vejiga. **2.** Tumor que se parece a un quiste, con contenido pulposo, granuloso o líquido, pero sin cápsula.
cystojejunostomy (cistoyeyunostomía). f. Drenaje de un quiste en el yeyuno.
cystolith (cistolito). m. Cálculo vesical.
cystolithectomy (cistolitectomía). f. Cistolitotomía.
cystolithiasis (cistolitiasis). f. Vesicolitiasis; presencia de cálculos en la vejiga.
cystolithic (cistolítico). Relativo a un cálculo vesical.
cystolithotomy (cistolitotomía). f. Cistolitectomía; extirpación de un cálculo de la vejiga por medio de una incisión en su pared.
cystoma (cistoma). m. Tumor quístico; crecimiento nuevo que contiene quistes.
cystometer (cistómetro). f. Aparato para estudiar la función de la vejiga midiendo la capacidad, sensación, presión intravesical y orina residual.
cystometrogram (cistometrograma). m. Gráfico que registra la presión de la vejiga urinaria en diferentes volúmenes.
cystometrography (cistometrografía). f. Cistometría.
cystometry (cistometría). f. Cistometrografía; método para medir la relación presión/volumen de la vejiga.
cystomorphous (cistomorfo). Cistoide.
cystomyoma (cistomioma). m. Mioma en el que se han formado quistes o focos de tipo quístico.
cystomyxoadenoma (cistomixoadenoma). m. Adenoma con quistes o focos de tipo quístico asociados con cambios mixomatosos en la estroma.
cystomyxoma (cistomixoma). m. Mixoma en el que se han formado quistes o focos de tipo quístico.
cystopanendoscopy (cistopanendoscopia). f. Examen del interior de la vejiga y de la uretra por medio de endoscopios especialmente diseñados que se introducen en forma retrógrada a través de la uretra hasta la vejiga.
cystoparalysis (cistoparálisis). f. Cistoplejía.
cystopexy (cistopexia). f. Ventrocistorrafia; vesicofijación; unión quirúrgica de la vesícula biliar o de la vejiga urinaria a la pared abdominal o a otras estructuras de soporte.
cystopherous (cistófero). Cistígero; cistíforo; que contiene quistes.
cystophotography (cistofotografía). f. Fotografía del interior de la vejiga.
cystoplasty (cistoplastia). f. Reparación quirúrgica de un defecto de la vejiga urinaria.
cystoplegia (cistoplejía). f. Cistoparálisis; parálisis de la vejiga.
cystoproctostomy (cistoproctostomía). f. Vesicorrectostomía.
cystoptosis, cystoptosia (cistoptosis). f. Prolapso de la mucosa de la vejiga en la uretra.
cystopyelitis (cistopielitis). f. Inflamación de la vejiga y de la pelvis renal.
cystopyelonephritis (cistopielonefritis). f. Inflamación de la vejiga, la pelvis renal y la sustancia del riñón.
cystoradiography (cistorradiografía). f. Radiografía de la vejiga urinaria.
cystorectostomy (cistorrectostomía). f. Vesicorrectostomía.
cystorrhagia (cistorragia). f. Hemorragia de la vejiga.
cystorrhaphy (cistorrafia). f. Sutura de una herida o un defecto de la vejiga urinaria.
cystorrhea (cistorrea). f. Descarga mucosa de la vejiga.
cystosarcoma (cistosarcoma). m. Sarcoma donde se han formado quistes o focos de tipo quístico.
c. phyllodes (c. filoide). Tumor filoides.
cystoscope (cistoscopio). m. Litoscopio; endoscopio tubular luminoso para examinar el interior de la vejiga.
cystoscopy (cistoscopia). f. Examen del interior de la vejiga con un cistoscopio.
cystospasm (cistospasmo). m. Contracción espasmódica anormal de la vejiga urinaria.
cystostaxis (cistostaxis). f. Cististaxis.
cystostomy (cistostomía). f. Vesicostomía; creación de una abertura en la vejiga urinaria.
cystotome (cistótomo). m. **1.** Instrumento para cortar la vejiga urinaria o vesícula biliar. **2.** Capsulótomo; instrumento quirúrgico usado para cortar la cápsula de un cristalino.
cystotomy (cistotomía). f. Vesicotomía; incisión en la vejiga urinaria o vesícula biliar.
suprapubic c. (c. suprapúbica). Epicistotomía.
cystotrachelotomy (cistotraquelotomía). f. Cistauquenotomía.
cystoureteritis (cistoureteritis). f. Inflamación de la vejiga y uno o ambos uréteres.
cystoureterography **1.** (cistoureterografía). f. Radiografía de la vejiga y de uno o ambos uréteres. **2.** (cistoureterograma). m. Demostración mediante radiografía de la vejiga y de uno o ambos uréteres.
cystourethritis (cistouretritis). f. Inflamación de la vejiga y la uretra.
cystourethrocele (cistouretrocele). m. Hernia de la vejiga urinaria y la uretra.
cystourethrogram (cistouretrograma). m. Cistograma de la evacuación de orina, una imagen con rayos X tomada durante la evacuación de la orina y con la vejiga y uretra llenas con medio de contraste para visualizar la uretra.
cystourethrography (cistouretrografía). f. Radiografía de la vejiga y uretra después de su visualización por medio de una sustancia radioopaca.
cystourethroscope (cistouretroscopio). m. Instrumento que combina los usos de un cistoscopio y un uretroscopio.
cystous (quistoso). Quístico.
cystyl-aminopeptidase (cistil-aminopeptidasa). Oxitoxinasa.
Cyt (Cyt). f. Símbolo de citosina.
cytapheresis (citaféresis). f. Procedimiento en el cual diversas células pueden ser separadas de la sangre extraída y retenidas, mientras el plasma y otros elementos figurados de la sangre son retransfundidos al dador.
cytarabine (citarabina). f. Arabinosilcitosina.
cytase (citasa). f. Nombre dado por Metchnikoff a la alexina o el complemento que, según él, era una secreción digestiva del leucocito.
cytauxzoonosis (citauxzoonosis). f. Nombre anterior de la theileriosis.
cytidine (C, Cyd) (citidina (C, Cyd)). f. Ribonucleósido de citosina.
c. diphosphate choline (c. difosfato colina). Citidina difosfocolina.
c. phosphate (c. fosfato).
cytidine 5'-diphosphate (CDP) (citidina 5'-difosfato (CPD)). m. Éster en la posición 5' entre citidina y ácido difosfórico.
cytidine 5'-triphosphate (CTP) (citidina 5'-trifosfato (CTP)). m. Éster en la posición 5' entre citidina y ácido trifosfórico.
cytidinediphosphocholine (citidinadifosfocolina). f. Citidina difosfato colina; intermediario en la formación de fosfatidilcolina.
cytidylic acid (ácido citidílico).
cyto-, cyt- (cito-, cit-). Prefijos que significan célula; también se usan como sufijo: -cito.
cytoanalyzer (citoanalizador). m. Máquina óptica electrónica que selecciona frotis que contienen células sospechosas de malignidad.
cytoarchitectonics (citoarquitectura). f. Disposición de células en un tejido.
cytoarchitectural (citoarquitectónico). Perteneciente a la citoarquitectura.
cytoarchitecture (citoarquitectura). f. Disposición de las células en un tejido.
cytobiology (citobiología). f. Citología.
cytobiotaxis (citobiotaxis). f. Citoclesis.
cytocentrum (citocentro). m. Centro de la célula; centrosoma; cuerpo central; cinocentro; microcentro.
cytochalasins (citocalasinas). f. pl. Grupo de sustancias derivadas de mohos que desagregan los microfilamentos de la célula e interfieren en la división del citoplasma, inhiben el movimiento celular y causan extrusión del núcleo.
cytochemistry (citoquímica). f. Histoquímica: estudio de la distribución intracelular de sustancias químicas, sitios de reacción, enzimas, etc.
cytochrome (citocromo). m. Clase de hemoproteína cuya principal función biológica es el transporte de electrones o hidrógeno, o ambos, en virtud de un cambio reversible de valencia del hierro del hemo.

cytochrome a_3 (citocromo a_3). m. Citocromo *c* oxidasa.
cytochrome b_5 reductase (citocromo b_5 reductasa). f. Enzima que cataliza la reducción de ferricitocromo b_5 a ferrocitocromo b_5 a expensas de NADH.
cytochrome c_3 hydrogenase (citocromo c_3 hidrogenasa). f. Hidrogenasa; enzima que cataliza la reducción de ferricitocromo c_3 por H_2 a ferrocitocromo c_3.
cytochrome *c* oxidase (citocromo *c* oxidasa). Citocromo a_3; indofenolasa; indofenol oxidasa.
cytochrome *c* reductase (citocromo *c* reductasa). f. NADH deshidrogenasa.
cytochrome c_2 reductase (citocromo c_2 reductasa). NADPH citocromo c_2 reductasa.
cytochrome *cd* (citocromo *cd*). m. Citocromo oxidasa (*Pseudomonas*).
cytochrome oxidase (Pseudomonas) (citocromo oxidasa (Pseudomonas)). Citocromo *cd*; enzima de acción idéntica a la de c. *c* oxidasa pero que actúa sobre ferrocitocromo c_2.
cytochrome P-450$_{SCC}$ (citocromo P-450$_{scc}$). Colesterol monooxigenasa (que corta la cadena lateral, del inglés side chain cleaving).
cytochrome peroxidase (citocromo peroxidasa). Hemoproteína; enzima que cataliza la reacción entre H_2O_2 y ferrocitocromo *c* y que da ferricitocromo *c*.
cytochrome reductase (citocromo reductasa). NADPH ferrihemoproteína reductasa.
cytochylema (citoquilema). m. La parte más líquida del citoplasma.
cytocidal (citocida). Que causa la muerte de células.
cytocide (citocida). m. Agente que causa la muerte de las células.
cytocinesis (citocinesis). Citodiéresis.
cytoclasis (citoclasia, citoclasis). f. Fragmentación de células.
cytoclastic (citoclástico). Relativo a la citoclasia.
cytoclesis (citoclesis). f. Biotaxis; citobiotaxis; influencia de una célula sobre otra.
cytocuprein (citocupreína). f. Eritrocupreína; cerebrocupreína; heptatocupreína; hemocupreína.
cytocyst (citocisto). m. Término poco usado para designar los restos de tipo vesicular de glóbulos rojos o células hísticas que rodean a un esquizonte maduro.
cytodiagnosis (citodiagnóstico). m. Diagnóstico del tipo y, en lo posible, de la causa de un proceso patológico por medio del estudio microscópico de células de un exudado o de otro tipo de líquido corporal.
cytodieresis (citodiéresis). f. Citocinesis.
cytogene (citogén). m. Plasmagén.
cytogenesis (citogénesis). f. Origen y desarrollo de las células.
cytogeneticist (citogenetista). Especialista en citogenética.
cytogenetics (citogenética). f. Rama de la genética que trata de la estructura y función de la célula, especialmente de los cromosomas.
cytogenic (citogénico). Relativo a la citogénesis.
cytogenous (citógeno). Que forma células.
cytoglucopenia (citoglucopenia). f. Deficiencia intracelular de glucosa.
cytohyaloplasm (citohialoplasma). m. Sinónimo obsoleto de hialoplasma.
cytoid (citoide). Parecido a una célula.
cytokine (citocina). f. Término genérico para proteínas que no son anticuerpos y son liberadas por una cierta población celular al ponerse en contacto con un antígeno específico.
cytokinesis (citocinesis). f. Citodiéresis.
cytolemma (citolema). m. Membrana celular.
cytolipin (citolipina). f. Glucoesfingolípido, específicamente un oligosacárido de ceramida.
cytologic (citológico). Relativo a la citología.
cytologist (citólogo). Especialista en citología.
cytology (citología). f. Biología celular; citobiología.
  exfoliative c. (c. exfoliativa).
cytolymph (citolinfa). f. Sinónimo obsoleto de hialoplasma.
cytolysin (citolisina). f. Anticuerpo que asociado al complemento destruye en parte o totalmente una célula animal.
cytolysis (citólisis). f. Disolución de una célula.
cytolysosome (citolisosoma). m. Vacuola autofágica; variedad de lisosoma secundario que contiene mitocondrias, ribosomas u otras organelas.
cytolytic (citolítico). Perteneciente a la citólisis; que tiene acción solvente o destructiva sobre las células.
cytoma (citoma). m. Término general no aconsejable que indica cualquier neoplasia formada casi por completo de células neoplásicas, prácticamente sin estroma ni formación de estructuras histológicas.
cytomatrix (citomatriz). f. Matriz citoplasmática.
cytomegalic (citomegálico). Que denota o se caracteriza por células muy agrandadas.
cytomegalovirus (CMV) (citomegalovirus (CMV)). m. Virus de enfermedades viscerales; un grupo de herpetovirus que infectan al hombre y otros animales.
cytomembrane (citomembrana). f. Membrana plasmática.
cytomere (citómero). m. Estructura que separa las partes del contenido de un gran esquizonte durante la esquizogonia, como en algunos esporozoos de división asexual exoeritrocítica.
cytometaplasia (citometaplasia). f. Cambio de forma o función de una célula sin relación con una neoplasia.
cytometer (citómetro). m. Lámina portaobjeto de vidrio estandarizada y generalmente milimetrada, o pequeña cámara de vidrio de volumen conocido, usada para contar y medir células, especialmente sanguíneas.
cytometry (citometría). f. Recuento de células, especialmente sanguíneas, con un citómetro o hemocitómetro.
cytomicrosome (citomicrosoma).
cytomitome (citomitoma). m. Término obsoleto usado antes por los citólogos para designar lo que parecía ser una red fibrilar en el citoplasma de células fijadas.
cytomorphology (citomorfología). f. Estudio de la estructura celular.
cytomorphosis (citomorfosis). f. Cambios en la célula durante las diversas fases de su existencia.
cyton (citón). f. Sinónimo obsoleto de pericarion.
cytopathic (citopático). Relativo a la citopatía, o que la presenta.
cytopathogenic (citopatógeno). Perteneciente a un agente o sustancia que causa enfermedad de las células, en contraste con los cambios histológicos.
cytopathologic, cytopathological (citopatológico). **1.** Denota cambios celulares en una enfermedad. **2.** Relacionado con la citopatología.
cytopathologist (citopatólogo). Médico, generalmente hábil en patología anatómica, con experiencia especial y capacitación en citopatología.
cytopathology (citopatología). f. **1.** Estudio de las alteraciones que se producen en una enfermedad dentro de células individuales o de tipos celulares. **2.** Citología exfoliativa.
cytopathy (citopatía). f. Cualquier trastorno de una célula o anomalía de alguno de sus constituyentes.
cytopempsis (citopempsis). f. Transcitosis.
cytopenia (citopenia). f. Reducción, hipocitosis o falta de elementos celulares en la sangre circulante.
cytophagous (citófago). Que devora o destruye células.
cytophagy (citofagia). f. Ingestión de otras células por los fagocitos.
cytophanere (citofanera). f. Espina radial de ciertos quistes de *Sarcocystis*, como en quistes de tejidos de conejos y ovejas.
cytopharynx (citofaringe). m. Organela de ciertos flagelados y ciliados que sirve de buche a través del cual el material nutritivo pasa del citostoma al interior de la célula.
cytophilic (citofílico, citófilo). Citotrópico, citotrófico.
cytophotometry (citofotometría). f. Método para medir la absorción de luz monocromática por estructuras microscópicas teñidas (cromosomas, núcleos, células enteras) con ayuda de una célula fotoeléctrica.
  flow c. (c. de flujo).
cytophylactic (citofiláctico). Relativo a la citofilaxis.
cytophylaxis (citofilaxis). f. Protección de las células contra agentes líticos.
cytophyletic (citofilético). Relativo a la genealogía de una célula.
cytopipette (citopipeta). f. Pipeta ligeramente curvada de extremo romo, generalmente de vidrio y provista de un bulbo de goma para suministrar presión negativa suave en la recolección de secreciones vaginales para su examen citológico.
cytoplasm (citoplasma). m. La sustancia de una célula con exclusión del núcleo.
  ground-glass c. (c. en vidrio esmerilado).
cytoplasmic (citoplasmático). Relativo al citoplasma.
cytoplast (citoplasto). m. El citoplasma vivo intacto que resta luego de la enucleación celular.
cytopoiesis (citopoyesis). f. Formación de células.

cytopreparation (citopreparación). f. Preparación en el laboratorio de una muestra celular para su examen citológico.
cytopyge (citopigo). m. Orificio anal ("ano" celular) de algunos protozoarios de estructura compleja.
cytoryctes, cytorrhyctes (citorrictes). m. Nombre antiguo de los cuerpos de inclusión.
cytosides (citósidos). m. pl. Disacáridos de ceramida.
cytosine (Cyt) (citosina (Cyt)). f. Una pirimidina de los ácidos nucleicos.
c. arabinoside (CA) (arabinósido de c. (CA)).
c. ribonucleoside (c. ribonucleósido). Citidina.
cytosis (citosis). f. **1.** Cisa. Estado en el que aumenta el número de células, como la c. del líquido raquídeo en la leptomeningitis aguda. **2.** Se usa frecuentemente junto con un prefijo para describir ciertos rasgos pertenecientes a las células.
cytoskeleton (citoesqueleto). m. Los tonofilamentos, neurofilamentos de queratina, desmina y otros filamentos intermedios que actúan como elementos de sostén citoplasmático.
cytosmear (citofrotis). m. Frotis citológico.
cytosol (citosol). m. El citoplasma menos las mitocondrias y los componentes del retículo endoplasmático.
cytosolic (citosólico). Relativo a o contenido en el citosol.
cytosome (citosoma). m. **1.** El cuerpo celular menos el núcleo. **2.** Cuerpo multilaminillar.
cytostasis (citostasis). f. Aminoración del movimiento y acumulación de células sanguíneas, especialmente leucocitos polimorfonucleares, en los capilares.
cytostatic (citostático). Caracterizado por citostasis.
cytostome (citostoma). m. "Boca" celular de ciertos protozoarios complejos, generalmente como un buche o citofaringe corta que lleva alimento al organismo.
cytotactic (citotáctico). Relativo a la citotaxis.
cytotaxis, cytotaxia (citotaxia, citotaxis). f. Atracción (c. positiva) o repulsión (c. negativa) de las células entre sí.
cytothesis (citotesis). f. Reparación de lesiones celulares; restauración de células.
cytotoxic (citotóxico). Nocivo o destructivo para las células.
cytotoxicity (citotoxicidad). f. Cualidad o estado de citotóxico.
antibody dependent cell-mediated c. (c. celular dependiente de anticuerpo).
lymphocyte-mediated c. (c. mediada por linfocitos).
cytotoxin (citotoxina). f. Sustancia específica, generalmente con referencia al anticuerpo, que inhibe o impide las funciones de las células, causa su destrucción, o ambas.
cytotrophoblast (citotrofoblasto). m. Capa de Langhans.
cytotropic (citotrófico, citotrópico). Citófilo, citofílico; que tiene afinidad por las células.
cytotropism (citotropismo). m. **1.** Afinidad por las células. **2.** Afinidad por células específicas, especialmente la propiedad de los virus de localizarse en células específicas y dañarlas.
cytozoic (citozoico). Que vive en una célula; denota ciertos protozoarios parásitos.
cytozoon (citozoo). m. Célula u organismo protozoario.
cytozyme (citocima). f. Nombre obsoleto de la tromboplastina.
cyturia (cituria). f. Evacuación de un número excesivo de células en la orina.

D

D (D). **1.** Símbolo de la potencia en vitamina D del aceite de hígado de bacalao; de deuterio; de dihidrouridina en ácidos nucleicos y de capacidad de difusión. **2.** En óptica, abrev. de dioptría y dexter (derecho). **3.** En electrodiagnóstico, abrev. de duración, el flujo de corriente y el cierre del circuito. **4.** Abrev. de deciduo en fórmulas dentales. **5.** Como suscripto se refiere al espacio muerto (dead space).
D & C (D & C). Abrev. de dilatación y curetaje.
D & E (D & E). Abrev. de dilatación y evacuación.
da (da). Símbolo de deca-.
DA (DA). Abrev. en inglés de edad evolutiva (developmental age).
dA, dAdo (dA, dAdo). Abrev. de desoxiadenosina.
DAB (DAB). Abrev. de clorhidrato de 3'3-diaminobenzidina; carcinógeno.
daboia, daboya (daboia, daboya). Víbora de Russell.
dacarbazine (DTIC) (dacarbazina (DTIC)). f. Agente antineoplásico usado en el tratamiento del melanoma maligno y la enfermedad de Hodgkin.
dacryadenitis (dacriadenitis). f. Dacrioadenitis.
dacryagogue (dacriagogo). m. **1.** Agente que estimula a la glándula lagrimal para su secreción. **2.** Que promueve el flujo de lágrimas.
dacryo-, dacry- (dacrio-, dacri-). Prefijos relativos a las lágrimas o al saco o conducto lagrimal.
dacryoadenalgia (dacrioadenalgia). f. Dolor en una de las glándulas lagrimales.
dacryoadenitis (dacrioadenitis). f. Dacriadenitis; inflamación de la glándula lagrimal.
dacryoblennorrhea (dacrioblenorrea). f. Dacriocistoblenorrea; secreción crónica de moco de un saco lagrimal.
dacryocele (dacriocele). m. Dacriocistocele.
dacryocyst (dacriocisto). m. Saco lagrimal.
dacryocystalgia (dacriocistalgia). f. Dolor en el saco lagrimal.
dacryocystectomy (dacriocistectomía). f. Extirpación quirúrgica del saco lagrimal.
dacryocystitis (dacriocistitis). f. Inflamación del saco lagrimal.
dacryocystoblennorrhea (dacriocistoblenorrea). f. Dacrioblenorrea.
dacryocystocele (dacriocistocele). m. Dacriocistocele; protrusión del saco lagrimal.
dacryocystoethmoidostomy (dacriocistoetmoidostomía). f. Anastomosis del sacro lagrimal con la mucosa del seno etmoides.
dacryocystogram (dacriocistograma). m. Radiografía del aparato lagrimal obtenida tras la inyección de sustancias radioopacas para localizar el sitio de obstrucción.
dacryocystoptosis, dacryocystoptosia (dacriocistoptosis, dacriocistoptosia). f. Desplazamiento hacia abajo del saco lagrimal.
dacryocystorhinostenosis (dacriocistorrinoestenosis). f. Obstrucción del conducto nasolagrimal.
dacryocystorhinostomy (dacriocistorrinostomía). f. Dacriorrinocistotomía; operación que crea una anastomosis entre el sacro lagrimal y la mucosa nasal mediante una abertura en el hueso lagrimal.
dacryocystotome (dacriocistótomo). m. Pequeño cuchillo para cortar el saco lagrimal.
dacryocystotomy (dacriocistotomía). f. Incisión del saco lagrimal.
dacryohemorrhea (dacriohemorrea). f. Derramamiento de lágrimas sanguinolentas.
dacryolith (dacriolito). m. Cálculo lagrimal; oftalmolito; concreción en el aparato lagrimal.
Desmarres' d.'s (d. de Desmarres).
dacryolithiasis (dacriolitiasis). f. Formación y presencia de dacriolitos.
dacryoma (dacrioma). m. **1.** Hidropesía en el conducto lagrimal. **2.** Tumor del aparato lagrimal.
dacryon (dacrión). m. Punto de unión de las suturas frontomaxilar y lacrimomaxilar en la pared medial o interna de la órbita.
dacryops (dacriops). m. **1.** Exceso de lágrimas en el ojo. **2.** Quiste de un conducto de la glándula lagrimal.
dacryopyorrhea (dacriopiorrea). f. Secreción de lágrimas que contienen leucocitos.
dacryopyosis (dacriopiosis). f. Supuración en el saco o conducto lagrimal.
dacryorhinocystotomy (dacriorrinocistotomía). f. Dacriocistorrinostomía.
dacryorrhea (dacriorrea). f. Flujo excesivo de lágrimas.
dacryoscintigraphy (dacriocentellografía). f. Prueba para determinar si están abiertas las vías lagrimales por instilación de un isótopo radiactivo.
dacryosolenitis (dacriosolenitis). f. Inflamación del conducto lagrimal o nasal.
dacryostenosis (dacrioestenosis). f. Estrechamiento de un conducto lagrimal o nasal.
dacryosyrinx (dacriosirinx). m. Fístula lagrimal.
dactinomycin (dactinomicina). f. Actinomicina D producida por varias especies de *Streptomyces*; antibiótico antineoplásico.
dactyl (dáctilo). m. Dígito.
dactylagra (dactilagra). f. Palabra obsoleta que significa gota en los dedos de la mano.
dactylalgia (dactilalgia). f. Dactilodinia; dolor en los dedos.
dactyledema (dactiledema). m. Edema de uno o más dedos.
dactylia (dactilia). f. Sindactilia.
dactylitis (dactilitis). f. Inflamación de uno o más dedos.
sickle cell d. (d. drepanocítica). Síndrome de manos y pies.
dactylium (dactilio). m. Sindactilia.
dactylo-, dactyl- (dactilo-, dactil-). Prefijos que indican relación con los dedos de las manos y a veces de los pies.
dactylocampsis (dactilocampsis, dactilocampsia). f. Flexión permanente de los dedos.
dactylocampsodynia (dactilocampsodinia). f. Contracción dolorosa de uno o más dedos.
dactylodynia (dactilodinia). f. Dactilalgia.
dactylogryposis (dactilogriposis). f. Contracción de los dedos.
dactylology (dactilología). f. Queirología; quirología; uso del alfabeto de los dedos para hablar.
dactylolysis spontanea (dactilólisis espontánea).
dactylomegaly (dactilomegalia). f. Megadactilia.
dactyloscopy (dactiloscopia). Examen de las impresiones digitales, empleado como método de identificación personal.
dactylospasm (dactiloespasmo). m. Contracción espasmódica de los dedos.
dactylus, pl. **dactyli** (dactylus, pl. dactyli). Dígito.
dacuronium (dacuronio). m. Agente bloqueador neuromuscular de acción más rápida pero menos duradera que el pancuronio.
dagga (dagga). Hojas de *Leonotis leonurus*, planta de Sudáfrica, donde se fuma como tabaco con leves efectos sedantes.
dahlin (dalina). f. Inulina.
dahllite (dalita). f. Podolita.
daisy (margarita). f. Nombre común de las formas segmentadas (merozoítos) de esquizonte maduro de *Plasmodium malariae*.
dalton (dalton). m. Nombre no oficial de una unidad de masa igual a 1/12 de la masa de un átomo de carbono 12; 1,0000 en la escala de masa atómica.
daltonian (daltoniano, daltónico). **1.** Atribuido a John Dalton o escrito por él. **2.** Perteneciente al daltonismo.
daltonism (daltonismo). m. Ceguera de los colores, especialmente deuteranomalía o deuteranopía.
dam (dique). **1.** m. Cualquier barrera al flujo de líquido. **2.** En cirugía y odontología, capa delgada de goma colocada para impedir el acceso de líquido a la parte operada.
post d. (d. posterior). Sello palatino posterior.
rubber d. (d. de goma).
DAM (DAM). Abrev. de diacetilmonoxima.

dammar (damara). m. Resina parecida al copal, obtenida de varias especies de *Shorea* (familia Dipterocarpaceae); disuelto en cloroformo se utiliza para el montaje de preparados microscópicos.
damp 1. (mofeta). Aire fétido en una mina; aire cargado de óxido de carbono o de vapores de diversos hidrocarburos explosivos (emanaciones deletéreas). **2.** (humedad). f. H. atmosférica.
dAMP (dAMP). Abrev. de ácido desoxiadenílico.
damping (amortiguación). f. Acción de llevar al reposo a un mecanismo con oscilación mínima, p. ej., en ecocardiografía, carga eléctrica o mecánica para reducir la duración del eco, pulso transmisor y complejo transmisor.
danazol (danazol). m. Supresor de la hipófisis anterior.
dance (danza). f. Movimientos histriónicos anormales relacionados con daños cerebrales.
  hilar d. (d. hiliar).
  Saint Anthony's d., Saint John's d., Saint Vitus d. (d. de San Antonio, San Juan, San Vito). Denominaciones obsoletas de la corea de Sydenham.
dander (caspa). f. Desprendimiento normal de pelos de animales, capaz de causar respuestas alérgicas en personas atópicas.
dandruff (caspa). f. La presencia, en cantidades variables, de escamas blancas o grisáceas en el pelo de la cabeza, debida a la exfoliación normal de la epidermis; pitiriasis de la cabeza, pititiasis seca, seborrea seca.
DANS (DANS). Abrev. de ácido 1-dimetiaminonaftalen-5 sulfónico; un compuesto verde fluorescente utilizado en inmunohistoquímica para detectar antígenos.
dansyl (Dns, DNS) (dansilo (Dns, DNS)). m. Agente bloqueador de grupos NH_2 usado en la síntesis de péptidos.
danthron (dantrón). m. Laxante de antraquinona.
dantrolene sodium (dantrolene sódico). Relajador sintético del músculo esquelético de acción directa.
DAPI (DAPI). Abrev. de 4'6-diamidino-2-fenilindol · 2HCl, sonda fluorescente para DNA.
dapsone (dapsona). f. 4,4'Sulfonilbisbencenoamina; se usa en el tratamiento de la lepra y otras enfermedades cutáneas.
Darrow red (rojo Darrow). Colorante básico de oxazina.
dartoic, dartoid (dartoico, dartoideo). Parecido a la túnica dartos, por sus contracciones involuntarias lentas.
dartos (dartos). Túnica dartos.
  d. muliebris (d. femenino).
darwinian (darwiniano). Relativo a Darwin o descrito por él.
daturine (daturina). f. Hiosciamina.
daunomycin (daunomicina). f. Daunorrubicina.
daunorubicin (daunorrubicina). f. Daunomicina; antibiótico del grupo de la rodomicina, obtenido de *Streptomyces peucetius*; se usa en el tratamiento de la leucemia aguda y también en citogenética para producir bandas cromosómicas de tipo Q.
dazzling (encandilamiento). m. Consecuencia de la iluminación demasiado intensa para la adaptación ocular.
dB, db (dB, db). Abrev. de decibel.
D.C. (D.C.). Abrev. en inglés de Doctor en Quiropraxia (Doctor of Chiropractic).
DCI (DCI). Símbolo del dicloroisoproterenol.
dCMP (dCMP). Abrev. de ácido desoxicitidílico.
D.D.S. (D.D.S.). Abrev. en inglés de Doctor en Cirugía Dental (Doctor of Dental Surgery).
DDT (DDT). Abrev. de diclorodifeniltricloroetano.
de- (de-). Prefijo con un sentido a menudo privativo o negativo; denota lejos de, cese; a veces tiene fuerza intensiva.
de-efferentation (deseferentación). f. Pérdida de las fibras nerviosas motoras que inervan un área del cuerpo.
de-epicardialization (desepicardialización). f. Destrucción quirúrgica del epicardio, destinada a promover la circulación colateral hacia el miocardio.
de-lead (desplomar). Causar la movilización y excreción de plomo depositado en los huesos y otros tejidos.
deacidification (desacidificación). f. Remoción o neutralización de ácido.
deactivation (desactivación). f. Proceso de inactivar o de volverse inactivo.
deacylase (desacilasa). f. **1.** Un miembro de la subclase de hidrolasas. **2.** Cualquier enzima que catalice la división hidrolítica de un grupo acilo en una unión de éster.
dead (muerto). **1.** Sin vida. **2.** Entumecido.
DEAE-cellulose (DEAE-celulosa). f. Dietilaminoetil celulosa.
deaf (sordo). m. Incapaz de oír; que oye en forma indistinta; duro de oído.
deaf-mute (sordomudo). m. Individuo con sordomudez.
deafferentation (desaferentación). f. Pérdida de las fibras nerviosas sensitivas de una parte del cuerpo.
deafmutism (sordomudez). f. Incapacidad de hablar debida a sordera profunda congénita o adquirida tempranamente.
  endemic d. (s. endémica).
deafness (sordera). f. Término general para la pérdida de la capacidad de oír sin designar el grado de la pérdida ni su causa.
  acoustic trauma d. (s. por traumatismo acústico). S. del calderero.
  Alexander's d. (s. de Alexander).
  boilermaker's d. (s. del calderero). S. por traumatismo acústico.
  central d. (s. central).
  conductive d. (s. de conducción).
  cortical d. (s. cortical).
  functional d. (s. funcional). S. psicogénica.
  high frequency d. (s. de alta frecuencia).
  hysterical d. (s. histérica). S. psicogénica.
  industrial d. (s. industrial). S. por traumatismo acústico.
  labyrinthine d. (s. laberíntica).
  low tone d. (s. de tonos bajos).
  midbrain d. (s. mesencefálica).
  Mondini d. (s. de Mondini).
  nerve d., neural d. (s. nerviosa, neural). S. retrococlear.
  occupational d. (s. ocupacional). S. por traumatismo acústico.
  organic d. (s. orgánica).
  perceptive d. (s. perceptiva).
  postlingual d. (s. poslingual).
  prelingual d. (s. prelingual).
  psychogenic d. (s. psicogénica). S. funcional, histérica o psíquica.
  retrocochlear d. (s. retrococlear). Término anterior para s. nerviosa.
  Scheibe's d. (s. de Scheibe).
  sensorineural d. (s. sensitivonerviosa).
  word d. (s. a las palabras). Afasia auditiva.
dealbation (dealbación). f. Acción de blanquear o emblanquecer.
dealcoholization (desalcoholización). f. Remoción de alcohol de un líquido.
deallergize (desalergizar). Reducir o eliminar la sensibilidad alérgica.
deamidases (desamidasas). f. pl. Amidohidrolasas.
deamidation, deamidization (desamidación, desamidización). f. Remoción hidrolítica de un grupo amida.
deamidize (desamidizar). Deamidizar; remover el grupo amida de un compuesto, generalmente por hidrólisis.
deaminases (desaminasas). f. pl. Enzimas que catalizan la hidrólisis simple de uniones C–NH_2 de purinas, pirimidinas y pterinas.
deamination, deaminization (desaminación, desaminización). f. Remoción, generalmente por hidrólisis, del grupo NH_2 de un compuesto amino.
deaminize (desaminizar). Remover, generalmente por hidrólisis, el grupo amino de un compuesto amino.
deanol acetamidobenzoate (deanol, acetamidobenzoato de). Estimulante del sistema nervioso central.
dearterialization (desarterialización). f. Modificación de la sangre arterial a sangre venosa, es decir, desoxigenación de la sangre.
death (muerte). f. Cesación de la vida.
  black d. (m. negra).
  brain d. (m. encefálica). M. cerebral.
  cerebral d. (m. cerebral). M. encefálica.
  crib d. (m. en la cuna). Síndrome de m. súbita infantil.
  fetal d. (m. fetal).
  genetic d. (m. genética).
  infant d. (m. infantil).
  local d. (m. local).
  maternal d. (m. materna).
  neonatal d. (m. neonatal). M. de un niño nacido vivo.
  perinatal d. (m. perinatal).
  somatic d., systemic d. (m. somática, sistémica).
death-rattle (estertor mortal o de agonía).
debanding (desbandamiento). f. Remoción de aparatos ortodónticos fijos.

debilitant (debilitante). **1.** Que debilita o causa debilidad. **2.** Nombre obsoleto de un agente tranquilizante o que calma la excitación.
debility (debilidad).
debouch (desembocar). Abrir o vaciarse en otra parte.
débouchement (desembocadura). f. Abertura o vaciamiento en otra parte.
débridement (desbridamiento). m. Escisión de tejido desvitalizado y materia extraña de una herida.
debrisoquine sulfate (debrisoquina, sulfato de). Agente antihipertensivo.
debt (deuda). f. Lo que se debe o es debido; obligación a cumplir o pagar.
alactic oxygen d. (d. de oxígeno aláctico).
lactacid oxygen d. (d. de oxígeno lactácido).
oxygen d. (d. de oxígeno).
deca- (da) (deca-). Prefijo usado en el sistema métrico que significa diez.
decagram (decagramo). m. Diez gramos.
decalcification (descalcificación). f. **1.** Remoción de sales de cal, principalmente fosfato tricálcico, de huesos y dientes. **2.** Precipitación de calcio de la sangre con oxalato o fluoruro.
decalcify (descalcificar). Remover cal o sales de calcio, especialmente de huesos o dientes.
decalcifying (descalcificante). Relativo a un agente, medida o proceso que causan descalcificación.
decaliter (decalitro). m. Diez litros.
decalvant (decalvante). Que elimina el pelo; que vuelve calvo.
decameter (decámetro). m. Diez metros.
decamethonium bromide (decametonio, bromuro de). Agente bloqueador neuromuscular no despolarizante sintético que se utiliza durante la anestesia general para producir relajación muscular.
decamine (decamina). f. Acetato de decualinio.
decane (decano). m. Hidrocarburo parafínico.
decanoic acid (ácido decanoico). Á. *n*-cáprico.
decanoin (decanoína). f. Caprina.
decanormal (decanormal). Término poco usado que denota una solución de fuerza 10 veces mayor que una normal.
decant (decantar). Echar suavemente la parte superior clara de un líquido, dejando el sedimento en el vaso.
decantation (decantación). f. Acción de volcar la parte superior clara de un líquido.
decapacitation (descapacitación). f. Prevención de la capacitación por espermatozoides, y por ende de su capacidad para fecundar óvulos.
decapitate **1.** (decapitar). Quitar la cabeza; específicamente, cortar la cabeza de un feto para facilitar el parto en casos de distocia irremediable. **2.** (decapitado). Animal experimental o de laboratorio con la cabeza cortada.
decapitation (decapitación). f. Escisión de la cabeza.
decapsulation (descapsulación). f. Incisión y remoción de una cápsula o membrana envolvente.
d. of kidney (d. del riñón).
decarbonization (descarbonización). f. Término poco usado que denota el proceso de arterialización de la sangre por la oxigenación y la extracción de anhídrido carbónico en los pulmones.
decarboxylase (descarboxilasa). f. Cualquier enzima que elimina una molécula de dióxido de carbono de un grupo carboxílico.
decarboxylation (descarboxilación). f. Reacción que incluye la extracción de una molécula de anhídrido carbónico de un compuesto orgánico, generalmente un ácido carboxílico.
decay **1.** (deterioración). En odontología, caries. **2.** (deterioración). f. Destrucción de una sustancia orgánica por combustión lenta u oxidación gradual. **3.** (deteriorarse). Experimentar combustión lenta o putrefacción. **4.** (deterioración). En psicología, pérdida de información registrada por los sentidos y procesada en elsistema de memoria a corto plazo. **5.** (desintegración). Pérdida de radiactividad con el paso del tiempo; emisión espontánea de partículas cargadas de un núcleo inestable **6.** (deterioración). Putrefacción.
deceleration (desaceleración). f. **1.** Acción de desacelerar. **2.** Índice de disminución de la velocidad por unidad de tiempo.
early d. (d. inicial).
late d. (d. tardía).
variable d. (d. variable).
decentration (descentración). f. Remoción del centro.
decerebrate **1.** (descerebrado). Denota un animal así preparado, o un paciente cuyo cerebro ha sufrido una lesión que lo hace comparable a un animal d. por su comportamiento neurológico. **2.** (descerebrar). Causar descerebración.
decerebration (descerebración). f. Remoción del cerebro por encima del borde inferior de los cuerpos o tubérculos cuadrigéminos, o sección completa del cerebro en el mismo nivel o un poco por debajo.
bloodless d. (d. incruenta o exangüe).
decerebrize (descerebrizar). Remover el cerebro.
dechloridation (descloruración). f. Reducción de cloruro de sodio en los tejidos y líquidos del cuerpo por la disminución de su ingesta o el aumento de su excreción.
dechloruration (descloruración).
decholesterolization (descolesterolización). f. Reducción terapéutica de la concentración de colesterol en la sangre.
deci- (d) (deci-). Prefijo usado en el sistema métrico para significar la décima parte (10^{-1}).
decibel (dB, db) (decibel (db, dB)). m. La décima parte de un bel; unidad que expresa el volumen relativo del sonido en escala logarítmica.
decidua (decidua). f. Membrana d.
d. basalis (d. basal). [*decidua basalis*, NA]. D. serotina.
d. capsularis (d. capsular). [*decidua capsularis*, NA]. D. refleja-da.
ectopic d. (d. ectópica).
d. menstrualis (d. menstrual).
d. parietalis (d. parietal). [*decidua parietalis*, NA]. D. verdadera.
d. polyposa (d. poliposa).
d. reflexa (d. reflejada). D. capsular.
d. serotina (d. serotina). D. basal.
d. spongiosa (d. esponjosa). Parte de la d. basal unida al miometrio.
d. vera (d. verdadera). D. parietal.
decidual (decidual). Relativo a la decidua.
deciduate (deciduado). Relativo a aquellos mamíferos que expulsan tejido uterino materno cuando eliminan la placenta durante el nacimiento.
deciduation (deciduación). f. Desprendimiento de tejido endometrial durante la menstruación.
deciduitis (deciduitis). f. Inflamación de la decidua.
deciduoma (deciduoma). m. Placentoma.
Loeb's d. (d. de Loeb).
deciduous (deciduo). **1.** No permanente; que termina por caer o desprenderse. **2.** En odontología se usa a menudo para designar la primera dentición, primaria o temporaria.
decigram (decigramo). m. Un décimo de un gramo.
deciliter (decilitro). m. Un décimo de un litro.
decimeter (decímetro). m. Un décimo de un metro.
decimorgan (dM) (decimorgan).
decinormal (decinormal). Un décimo de normal; se refiere a la concentración de una solución.
declination (declinación). f. Separación o desviación de la posición vertical normal.
declinator (declinador). m. Retractor que mantiene ciertas partes apartadas durante una operación.
declive (declive). Parte posterior en pendiente del montículo del vermis del cerebelo.
declivis (declivis). Declive.
decoction (decocción). f. **1.** Proceso de ebullición. **2.** Pócima. Nombre farmacéutico para preparaciones hechas hirviendo drogas vegetales crudas y luego colándolas en proporción de 50 g de droga por 1.000 ml de agua.
décollement (despegamiento). m. Operación de separar tejidos u órganos adheridos en forma normal o patológica.
decompensation (descompensación). f. **1.** Falta de compensación en una enfermedad cardíaca. **2.** Aparición o exacerbación de un trastorno mental, debidas a fallas de los mecanismos de defensa.
corneal d. (d. corneal).
decompose **1.** (descomponer). Resolver un compuesto en sus partes integrantes; desintegrar; pudrir **2.** (descomponerse). Degradarse, deteriorarse.
decomposition (descomposición). f. Degradación; desintegración; putrefacción.

C D

decompression (descompresión). f. Remoción de presión.
cardiac d. (d. cardíaca). D. pericárdica.
cerebral d. (d. cerebral).
explosive d. (d. explosiva). D. rápida.
internal d. (d. interna).
nerve d. (d. nerviosa).
orbital d. (d. orbitaria).
pericardial d. (d. pericárdica). D. cardíaca.
rapid d. (d. rápida). D. explosiva.
spinal d. (d. espinal).
suboccipital d. (d. suboccipital).
subtemporal d. (d. subtemporal).
trigeminal d. (d. trigeminal). D. de la raíz del nervio trigémino.
decongestant (descongestionante). **1.** Descongestivo. **2.** m. Agente que posee esta acción.
decongestive (descongestivo). Que tiene la propiedad de reducir la congestión.
decontamination (descontaminación). f. Eliminación o neutralización de gas venenoso u otro agente nocivo del suelo, los edificios, las ropas, etc.
decortication (decorticación). f. **1.** Decortización. Extirpación de la corteza o capa externa situada debajo de la cápsula de cualquier órgano o estructura. **2.** Operación para la eliminación del coágulo residual y/o tejido cicatricial recién organizado que se forman después de un hemotórax o empiema no tratado.
cerebral d. (d. cerebral).
reversible d. (d. reversible).
decortization (decortización). f. Decorticación.
decrement (decremento). m. **1.** Disminución. **2.** Disminución de la velocidad de conducción en un punto determinado de una fibra.
decrepitation (decrepitación). f. Chasquido; crujido de ciertas sales al calentarlas.
decrudescence (decrudescencia). f. Disminución o cese de los síntomas de una enfermedad.
decubation (decubación). f. Último período de una enfermedad infecciosa, desde la desaparición de los síntomas específicos hasta el restablecimiento total de la salud.
decubital (decubital). Relativo a una úlcera por d.
decubitus (decúbito). m. Posición horizontal del cuerpo: d. dorsal o lateral.
Andral's d. (d. de Andral).
decurrent (decurrente). Que se extiende hacia abajo.
decussate **1.** (decusar). Cruzar. **2.** (decusado). Cruzado como las ramas de una X.
decussatio, pl. **decussationes** (decussatio, pl. decussationes). [*decussatio*, NA]. Decusación.
d. brachii conjunctivi (decusación de los brazos conjuntivales). [*decussatio pedunculorum cerebellarium superiorum*, NA].
decussationes tegmenti (decusación tegmentaria). [*decussationes tegmenti*, NA]. Término colectivo que abarca la d. tegmentaria dorsal y la d. tegmentaria ventral.
d. lemniscorum (decusación del lemnisco medial). [*decussatio lemniscorum*, NA]. D. sensitiva.
d. motoria (decusación motora). [*decussatio motoria*, NA]. Nombre oficial alternativo de la d. piramidal.
d. nervorum trochlearium (decusación de los nervios patéticos). [*decussatio nervorum trochlearium*, NA]. Entrecruzamiento de los dos nervios patéticos a su salida por el velo medular anterior.
d. pedunculorum cerebellarium superiorum (decusación de los pedúnculos cerebelosos superiores). [*decussatio pedunculorum cerebellarium superiorum*, NA]. D. de los brazos conjuntivales; d. de Wernekinck.
d. sensoria (decusación sensitiva). [*decussatio sensoria*, NA]. D. del filete; d. del lemnisco medial; d. sensitiva del bulbo raquídeo.
decussation (decusación). **1.** f. En general, cualquier cruzamiento o intersección de partes. **2.** [*decussatio*, NA]. Entrecruzamiento de dos haces de fibras homónimos que cruzan cada uno al lado opuesto del cerebro en su curso ascendente o descendente a través del tallo encefálico o de la médula espinal
d. of brachia conjunctiva (d. de los brazos conjuntivales). [*decussatio pedunculorum cerebellarium superiorum*, NA].
dorsal tegmental d. (d. tegmentaria dorsal).
Forel's d. (d. de Forel).
fountain d. (d. en fuente). D. tegmentarias.
Held's d. (d. de Held).
d. of medial lemniscus (d. del lemnisco medial). [*decussatio lemniscorum*, NA]. D. sensitiva.
Meynert's d. (d. de Meynert).
motor d. (d. motora). [*decussatio pyramidum*, NA].
optic d. (d. óptica). Quiasma óptico.
pyramidal d. (d. piramidal, de las pirámides). [*decussatio pyramidum*, NA]. D. motora.[*decussatio pyramidum*, NA]. D. motora; entrecruzamiento de los fascículos de los haces piramidales en la región del borde inferior del bulbo raquídeo.
rubrospinal d. (d. rubroespinal).
sensory d. of medulla oblongata (d. sensitiva del bulbo raquídeo). [*decussatio lemniscorum*, NA].
tectospinal d. (d. tectoespinal). D. tegmentaria dorsal.
tegmental d.'s (d. tegmentarias). [*decussationes tegmenti*, NA].
d. of the fillet (d. del filete). [*decussatio lemniscorum*, NA].
ventral tegmental d. (d. tegmentaria ventral).
Wernekinck's d. (d. de Wernekinck). [*decussatio pedunculorum cerebellarium superiorum*, NA].
dedentition (desdentición). f. Nombre obsoleto para la pérdida de dientes.
dedifferentiation (desdiferenciación). f. **1.** Retorno de partes a un estado más homogéneo. **2.** Anaplasia.
dedolation (dedolación). f. Herida cortante hecha por un instrumento afilado que roza la superficie.
deep (profundo). [*profundus*, NA]. Situado por debajo de un punto o nivel específico de referencia.
defatigation (desfatigación). f. Agotamiento; cansancio; gran fatiga.
defecation (defecación). f. Movimiento; evacuación de las heces del recto.
defect (defecto). m. Imperfección, malformación, disfunción o ausencia.
aortic septal d., aorticopulmonary septal d. (d. septal aórtico o aorticopulmonar).
atrial septal d. (d. septal auricular). Comunicación interauricular.
congenital ectodermal d. (d. ectodérmico congénito). Displasia ectodérmica congénita.
coupling d. (d. de acople).
endocardial cushion d. (d. de la almohadilla endocárdica). Conducto auriculoventricular persistente.
fibrous cortical d. (d. cortical fibroso). Fibroma no osteogénico.
filling d. (d. de relleno).
iodide transport d. (d. del transporte de yoduro).
iodotyrosine deiodinase d. (deficiencia de yodotirosina deyodinasa).
luteal phase d. (d. de la fase luteínica). Deficiencia de la fase leuteínica.
metaphysial fibrous cortical d. (d. cortical fibroso metafisario).
organification d. (d. de organificación).
ventricular septal d. (d. septal ventricular). Comunicación interventricular.
defective (defectivo). Que denota o muestra un defecto.
defemination (desfeminación). f. Debilitamiento o pérdida de características femeninas.
defense (defensa). f. Mecanismo psicológico usado para controlar la ansiedad, p.ej., racionalizción, proyección.
screen d. (d. selectiva).
deferent (deferente). Que aleja o separa.
deferentectomy (deferentectomía). f. Vasectomía.
deferential (deferencial). Relativo al conducto deferente.
deferentitis (deferentitis). f. Vasitis; inflamación del conducto deferente.
deferoxamine mesylate (deferoxamina, mesilato de). Mesilato de desferrioxamina; quelato de hierro.
defervescence (defervescencia). f. Caída de una temperatura elevada; disminución de la fiebre.
defibrillation (desfibrilación). f. Cese de la fibrilación del músculo cardíaco auricular o ventricular, con restauración del ritmo normal.
defibrillator (desfibrilador). m. **1.** Cualquier agente o medida, como un shock eléctrico, que detiene la fibrilación del músculo ventricular y restaura el latido normal. **2.** La máquina que administra un shock eléctrico desfibrilante.
external d. (d. externo).

defibrination (desfibrinación). f. Remoción de fibrina de la sangre.
deficiency (deficiencia). f. Falla o carencia; algo que falta.
antitrypsin d. (d. de antitripsina).
arch length d. (d. de longitud de arco).
familial high density lipoprotein d. (d. familiar de lipoproteína de alta densidad). Enfermedad de Tánger.
galactokinase d. (d. de galactocinasa).
glucosephosphate isomerase d. (d. de glucosafosfato isomerasa).
immune d. (d. inmune). Inmunodeficiencia.
immunological d. (d. inmunológica, inmune, de inmunidad). Inmunodeficiencia.
LCAT d. (d. de LCAT).
luteal phase d. (d. de la fase luteínica). Defecto de la fase luteínica.
mental d. (d. mental). Retardo mental.
phosphohexose isomerase d. (d. de fosfohexosa isomerasa).
placental sulfatase d. (d. de sulfatasa placentaria).
proximal femoral focal d. (PFFD) (d. focal femoral proximal).
pseudocholinesterase d. (d. de seudocolinesterasa).
pyruvate kinase d. (d. de piruvato cinasa).
riboflavin d. (d. de riboflavina).
secondary antibody d. (d. de anticuerpo secundario). Inmunodeficiencia secundaria.
taste d. (d. gustativa).
deficit (déficit). m. Consecuencia de agotar temporariamente algo con mayor rapidez de la que se repone o produce.
base d. (d. de base).
oxygen d. (d. de oxígeno).
pulse d. (d. del pulso).
definition (definición). f. En óptica, la capacidad de una lente de dar una imagen clara.
deflection (deflexión). f. **1.** Movimiento hacia un costado. **2.** En el electrocardiograma, una desviación de la curva desde la línea basal isoeléctrica.
intrinsic d. (d. intrínseca).
intrinsicoid d. (d. intrinsicoide).
defloration (desfloración). f. Acción de desflorar; despojo de la virginidad.
deflorescence (deflorescencia). f. Desaparición de la erupción en escarlatina y otros exantemas.
defluoridation (desfluoridación). f. Remoción del exceso de fluoruros de la provisión de agua de una comunidad.
defluvium (defluvium). Deflujo.
d. capillorum (d. capillorum). Deflujo capilar; caída o pérdida de pelo.
d. unguium (d. unguium). Caída o pérdida de las uñas.
defluxion (deflujo). m. **1.** Caída o pérdida, p. ej., del pelo. **2.** Flujo hacia abajo o descarga de líquido.
deformation (deformación). f. **1.** Cambio de forma que se aparta de lo normal. **2.** Deformidad. **3.** En reología, cambio de la forma física de una masa por aplicación de tensión.
deforming (deformante). Que causa una desviación de la forma normal.
deformity (deformidad). f. Deformación; desviación de la forma o el tamaño normales, que produce desfiguración.
Arnold-Chiari d. (d. de Arnold-Chiari).
boutonnière d. (d. en ojal).
contracture d. (d. por contractura).
Erlenmeyer flask d. (d. en frasco de Erlenmeyer).
gunstock d. (d. en caja de fusil o de escopeta).
Haglund's d. (d. de Haglund). Enfermedad de Haglund.
J-sella d. (d. selar en J).
Åkerlund d. (d. de Åkerlund).
keyhole d. (d. en ojo de cerradura).
lobster-claw d. (d. en pinza de langosta).
Madelung's d. (d. de Madelung). Carpo curvo.
mermaid d. (d. de sirena). Sirenomelia.
parachute d. (d. en paracaídas). Válvula mitral en paracaídas.
pseudolobster-claw d. (d. en seudopinza de langosta).
reduction d. (d. por reducción).
seal-fin d. (d. en aleta de foca).
silver-fork d. (d. en dorso de tenedor).
Sprengel's d. (d. de Sprengel). Omóplato elevado.
swan-neck d. (d. en cuello de cisne).
whistling d. (d. en silbato).
Whitehead d. (d. de Whitehead).
defurfuration (defurfuración). f. Descamación en salvado; desprendimiento de la epidermis en forma de escamas finas.
deganglionate (desganglionar). Privar de ganglios.
degeneracy (degeneración). f. Estado caracterizado por el deterioro de los procesos mentales, físicos o morales.
degenerate 1. (degenerado). Por debajo de lo normal o aceptable; que ha caído a un nivel inferior. **2.** (degenerado). Persona cuyas características morales están por debajo de las de la sociedad a la que pertenece. **3.** (degenerar). Pasar a un nivel más bajo de cualidades físicas o mentales; caer por debajo del tipo o estado normal.
degeneratio (degeneratio). Degeneración.
d. hyaloidea granuliformis (degeneración hialoidea granuliforme).
d. spherularis elaioides (degeneración esferular elaioide).
degeneration (degeneración). f **1.** Decadencia, declinación. **2.** Deterioro de los procesos mentales, físicos o morales. **3.** Cambio patológico retrogresivo en células o tejido.
adipose d. (d. adiposa). D. grasa.
adiposogenital d. (d. adiposogenital). Distrofia adiposogenital.
albuminoid d., albuminous d. (d. albuminoidea, albuminosa).
amyloid d. (d. amiloidea). D. cérea.
angiolithic d. (d. angiolítica).
ascending d. (d. ascendente).
atheromatous d. (d. ateromatosa).
ballooning d. (d. en balón).
basophilic d. (d. basófila).
calcareous d. (d. calcárea).
carneous d. (d. cárnea). D. roja.
caseous d. (d. caseosa). Necrosis caseosa.
colliquative d. (d. colicuativa).
colloid d. (d. coloidea).
cone d. (d. de conos).
Crooke's hyaline d. (d. hialina de Crooke).
cystoid macular d. (d. macular cistoidea). Mácula en panal de miel.
descending d. (d. descendente).
disciform d. (d. disciforme).
ectatic marginal d. of cornea (d. ectásica marginal de la córnea).
elastoid d. (d. elastoide). Elastosis.
elastotic d. (d. elastósica). Elastosis.
familial pseudoinflammatory macular d. (d. macular seudoinflamatoria familiar). D. macular de Sorsby.
fascicular d. (d. fascicular). Atrofia neurogénica.
fatty d. (d. grasa). D. adiposa; esteatosis.
fibrinoid d., fibrinous d. (d. fibrinoide).
fibrous d. (d. fibroide o fibrosa).
granular d. (d. granular o granulosa). Tumefacción turbia.
granulovacuolar d. (d. granulovacuolar).
gray d. (d. gris).
hepatolenticular d. (d. hepatolenticular). D. lenticular progresiva.
heredomacular d. (d. heredomacular).
hyaline d. (d. hialina).
hyaloideoretinal d. (d. hialoideorretiniana). Enfermedad de Wagner.
hydropic d. (d. hidrópica). Tumefacción turbia.
infantile neuronal d. (d. neuronal infantil).
Kuhnt-Junius d. (d. de Kuhnt-Junius). Enfermedad de Kuhnt-Junius.
lenticular progressive d. (d. lenticular progresiva). D. hepatolenticular.
liquefaction d. (d. por licuefacción).
macular d. (d. macular).
marginal corneal d. (d. corneal marginal).
Mönckeberg's d. (d. de Mönckeberg). Arteriosclerosis de Mönckeberg.
mucinoid d. (d. mucinoidea).
mucoid d. (d. mucoide). D. mixoide o mixomatosa; mixomatosis.
mucoid medial d. (d. mucoide medial). Necrosis quística medial.
myelinic d. (d. mielínica).
myopic d. (d. miópica).
myxoid d., myxomatous d. (d. mixoide, mixomatosa). D. mucoide.

neurofibrillary d. (d. neurofibrilar).
Nissl d. (d. de Nissl).
olivopontocerebellar d. (d. olivopontocerebelosa). Atrofia olivopontocerebelosa.
orthograde d. (d. ortógrada). D. walleriana.
parenchymatous d. (d. parenquimatosa). Tumefacción turbia.
primary neuronal d. (d. neuronal primaria). Enfermedad de Alzheimer.
primary pigmentary d. of retina (d. pigmentaria primaria de la retina). D. tapetorretiniana.
primary progressive cerebellar d. (d. cerebelosa primaria progresiva).
pseudotubular d. (d. seudotubular).
red d. (d. roja). D. cárnea.
reticular d. (d. reticular).
retrograde d. (d. retrógrada).
Salzmann's nodular corneal d. (d. corneal nodular de Salzmann).
secondary *d.* (d. secundaria). D. walleriana.
senile d. (d. senil). Proceso de involución de la vejez.
Sorsby's macular d. (d. macular de Sorsby).
spongy d. (d. esponjosa). Enfermedad o esclerosis de Canavan.
subacute combined d. of the spinal cord (d. combinada subaguda de la médula espinal).
tapetoretinal d. (d. tapetorretiniana).
Terrien's marginal d. (d. marginal de Terrien). D. corneal marginal.
transsynaptic d. (d. transináptica). Atrofia transneuronal.
Türck's d. (d. de Türk).
vacuolar d. (d. vacuolar).
vitelliform d., vitelliruptive d. (d. viteliforme, vitelirruptiva).
vitelliruptive d. (d. viteliforme, vitelirruptiva). D. en la enfermedad de Best, con la región macular de cada ojo ocupada por un depósito amarillo-anaranjado brillante seguido de cicatrización.
wallerian d. (d. walleriana). D. secundaria; d. ortógrada.
waxy d. (d. cérea). D. amiloidea; d. de Zenker.
xerotic d. (d. xerótica).
Zenker's d. (d. de Zenker). D. cérea; necrosis de Zenker.

degenerative (degenerativo). Relativo a la degeneración.
degloving (desenguantamiento). m. **1.** Exposición quirúrgica intraoral de la mandíbula anterior usada en diversas operaciones ortognáticas, como genioplastia o cirugía alveolar mandibular. **2.** Lesión por d.
deglutition (deglución). f. Acción de tragar o deglutir.
deglutitive (deglutitivo). Relativo a la deglución.
degradation (degradación). f. Transformación de un compuesto químico en otro más simple.
degranulation (desgranulación). f. Desaparición de gránulos citoplasmáticos (lisosomas) de una célula fagocítica cuando ellos se fusionan con un fagosoma en el que vacían su contenido.
degree (grado). **1.** m. Una de las divisiones de la escala de un termómetro, barómetro. **2.** La 1/360 parte de la circunferencia de un círculo. **3.** Una posición o rango dentro de una escala graduada. **4.** Posición o rango dentro de una escala graduada. **5.** Una de las divisiones de la escala de un termómetro, barómetro, etc.
d.'s of freedom (g. de libertad).
degustation f. **1.** (degustación). Acción de saborear. **2.** Sentido del gusto.
dehalogenase (deshalogenasa). f. Cualquier enzima que elimina átomos de halógenos de haluros orgánicos.
dehiscence (dehiscencia). f. Estallido, división o abertura a lo largo de líneas naturales o suturadas.
iris d. (d. del iris).
root d. (d. radicular).
wound d. (d. de una herida).
dehumanization (deshumanización). f. Pérdida de características humanas.
dehydrase (deshidrasa). f. Nombre anterior de deshidratasa.
dehydratase (deshidratasa). f. Subclase de liasas que extraen H y OH en forma de H_2O de un sustrato dejando una doble unión, o que agregan un grupo a un doble enlace eliminando agua de dos sustancias para formar una tercera.
dehydrate 1. (deshidratar). Extraer agua. **2.** (deshidratarse). Perder agua.
dehydration (deshidratación). f. **1.** Anhidratación; privación de agua. **2.** Reducción del contenido de agua. **3.** Desecación.
absolute d. (d. absoluta).
relative d. (d. relativa).
voluntary d. (d. voluntaria).
dehydro- (dehidro-). Prefijo usado en los nombres de compuestos químicos que difieren de otros más conocidos por la ausencia de dos átomos de hidrógeno.
dehydro-3-epiandrosterone (dehidro-3-epiandrosterona). f. Androstenolona; esteroide débilmente androgénico.
dehydroacetic acid (ácido dehidroacético).
dehydroascorbic acid (ácido dehidroascórbico).
dehydrobilirubin (dehidrobilirrubina). f. Biliverdina.
dehydrocholate (dehidrocolato). m. Sal o éster de ácido dehidrocólico.
7-dehydrocholesterol (7-dehidrocolesterol). m. Provitamina D_3.
24-dehydrocholesterol (24-dehidrocolesterol). m. Desmosterol.
dehydrocholic acid (ácido dehidrocólico).
11-dehydrocorticosterone (11-dehidrocorticosterona). f. Un metabolito de la corticosterona que se encuentra en la corteza suprarrenal.
dehydroemetine (dehidroemetina). f. Derivado sintético de la emetina usado en el tratamiento de la amebiasis intestinal.
d. resinate (resinato de d.).
dehydrogenase (deshidrogenasa). f. Nombre común de las enzimas que catalizan la extracción de hidrógeno de ciertos metabolitos y lo transfieren a otras sustancias.
aerobic d. (d. aerobia).
anaerobic d. (d. anaerobia).
Robison ester d. (d. éster de Robison).
dehydrogenate (deshidrogenar). Someter a deshidrogenación.
dehydrogenation (deshidrogenación). f. Remoción de un par de átomos de oxígeno de un compuesto por acción de enzimas (deshidrogenasas) u otros catalizadores.
dehydroisoandrosterone (dehidroisoandrosterona). f. Dehidro-3-epiandrosterona.
dehydropeptidase II (dehidropeptidasa II). f. Aminoacilasa.
dehydroretinaldehyde (dehidrorretinaldehído). m. 3-Dehidrorretinaldehído; retineno-2; vitamina A_2 aldehído.
dehydroretinoic acid (ácido dehidrorretinoico).
dehydroretinol (dehidrorretinol). m. 3-Dehidrorretinol; vitamina A_2.
dehydrosugars (dehidroazúcares). m. Anhidroazúcares.
dehydrotestosterone (dehidrotestosterona). f. Boldenona.
dehypnotize (deshipnotizar). Sacar del estado o trance hipnótico.
deiminases (deiminasas). f. Iminohidrolasas.
deinstitutionalization (desinstitucionalización). f. Sacar de una internación; proporcionar un ambiente menos restrictivo para individuos discapacitados crónicos, al introducirlos en el ambiente natural.
dejecta (deyecta). f. Deyección.
dejection (deyección). f. **1.** Depresión. **2.** Descarga de excrementos. **3.** Deyecta; materia así descargada.
delacrimation (deslagrimación). f. Excesiva secreción de lágrimas.
delamination (deslaminación). f. División en capas separadas.
deleterious (deletéreo). Dañino; nocivo; perjudicial.
deletion (deleción). f. En genética, toda eliminación espontánea de parte del complemento genético normal.
chromosomal d. (d. cromosómica).
gene d. (d. genética).
interstitial d. (d. intersticial).
nucleotide d. (d. de nucleótidos). D. puntiforme.
point d. (d. puntiforme).
terminal d. (d. terminal).
delicate (delicado). Capaz de poca resistencia.
delimitation (delimitación). f. Acción de poner límites o fronteras, de evitar la extensión de un proceso morboso.
deliquesce (delicuescer). Producir o experimentar delicuescencia.
deliquescence (delicuescencia). f. Propiedad de volverse húmedo o líquido por absorción de agua a partir de la atmósfera.
deliquescent (delicuescente). Denota un sólido que delicuesce.
deliriant (delirante). Que causa delirio.
delirium 1. (delirio). m. Estado de obnubilación y confusión, marcado por la dificultad para mantener la atención frente a los estímulos, por el desorden del pensamiento, por percepciones defectuosas. **2.** (delirium). Delirio.
acute d. (d. agudo).

anxious d. (d. ansioso).
collapse d. (d. por colapso).
d. cordis (delirium cordis). Fibrilación auricular.
low d. (d. bajo).
d. mussitans, muttering d. (d. musitativo, murmurante).
posttraumatic d. (d. postraumático).
senile d. (d. senil). D. asociado con demencia senil.
toxic d. (d. tóxico). D. causado por la acción de un veneno.
d. tremens (DT) (delirium tremens (DT)). Delirio alcohólico.
delitescence (delitescencia). f. **1.** Disminución o cese repentino de los síntomas; desaparición de un tumor o de una lesión cutánea. **2.** Período de incubación de una enfermedad infecciosa.
deliver (liberar, libertar). **1.** Ayudar a una mujer en el parto. **2.** Extraer de un lugar cerrado, como el niño del útero, un objeto o cuerpo extraño, p.ej., un tumor de su cápsula o del medio que lo rodea, o el cristalino del ojo en casos de catarata.
delivery (parto). m. Paso del feto y la placenta del conducto genital al mundo exterior.
assisted cephalic d. (p. cefálico asistido).
breech d. (p. de nalgas). P. agripino.
forceps d. (p. con fórceps).
high forceps d. (p. con fórceps alto).
low forceps d. (p. con fórceps bajo).
midforceps d. (p. con fórceps medio).
postmortem d. (p. post mortem).
premature d. (p. prematuro). Parto de un niño luego del período de viabilidad pero antes de la fecha de término.
spontaneous cephalic d. (p. cefálico espontáneo).
delomorphous (delomorfo). De forma definida; término aplicado anteriormente a las células parietales de las glándulas gástricas.
delouse (despiojar). Sacar los piojos o liberar de ellos.
delphinine (delfinina). f. Alcaloide tóxico derivado de la aconina.
delta (delta). **1.** Cuarta letra del alfabeto griego: Δ (mayúscula) y δ (minúscula). **2.** En anatomía, una superficie triangular.
d. fornicis (d. del trígono). Comisura del trígono.
Galton's d. (d. de Galton).
d. mesoscapulae (d. mesoescapular).
deltoid (deltoide). f. **1.** Parecido a la letra griega delta (δ); triangular. **2.** Músculo d.
delusion (delusión). f. Creencia falsa o juicio erróneo mantenido con convicción, pese a evidencia innegable de lo contrario.
d. of control, d. of being controlled (d. de control, de estar controlado).
expansive d. (d. expansiva). D. de grandeza.
d. of grandeur (d. de grandeza). D. expansiva.
d. of negation (d. de negación). D. nihilista.
nihilistic d. (d. nihilista). D. de negación.
d. of passivity (d. de pasividad). D. de control.
d. of persecution, persecutory d. (d. de persecución, persecutoria).
d. of reference (d. de referencia). Idea delirante referida al propio ser.
somatic d. (d. somática).
systematized d. (d. sistematizada).
unsystematized d. (d. no sistematizada).
delusional (delusorio). Relativo a la delusión o a ideas delirantes.
demarcation (demarcación). f. Fijación de límites; determinación de una frontera.
demasculinizing (desmasculinización). f. Privación de las características masculinas o inhibición del desarrollo de éstas.
dematiaceous (dematiáceo). De color oscuro; generalmente referido a los hongos.
deme (demo). m. Un pequeño grupo local con alta endogamia o parentesco.
demecarium bromide (demecario, bromuro de). Potente inhibidor de la colinesterasa, usado en el tratamiento del glaucoma.
demeclocycline (demeclociclina). f. Antibiótico de amplio espectro.
demecolcine (demecolcina). f. Alcaloide de *Colchicum autumnale* (familia Liliaceae), químicamente similar a la colchicina.
demented (demente). Que sufre de demencia o pérdida de la razón.
dementia (demencia). f. Amencia; deterioro mental general debido a factores orgánicos o psicológicos.
Alzheimer's d. (d. de Alzheimer). Enfermedad de Alzheimer.
catatonic d. (d. catatónica). D. con síntomas catatónicos.
dialysis d. (d. por diálisis). Síndrome de encefalopatía por diálisis.
epileptic d. (d. epiléptica).
hebephrenic d. (d. hebefrénica). D. con síntomas hebefrénicos.
multi-infarct d. (d. con infarto múltiple). D. vascular.
paralytic d., d. paralytica (d. paralítica). Paresia.
d. paranoides (d. paranoidea). D. de rasgos paranoideos.
posttraumatic d. (d. postraumática).
d. praecox (d. precoz).
presenile d., d. presenilis (d. presenil).
primary d. (d. primaria).
primary senile d. (d. senil primaria). Enfermedad de Alzheimer.
secondary d. (d. secundaria).
senile d. (d. senil).
toxic d. (d. tóxica).
vascular d. (d. vascular). D. con infartos múltiples.
demethylase (demetilasa). f. Metiltransferasa.
demi- (demi-). Prefijo que indica medio, menor.
demigauntlet (semiguantelete). m. Vendaje en forma de guante para los dedos y la mano.
demilune (semiluna). **1.** f. Cuerpo pequeño en forma de media luna o similar. **2.** Término usado con frecuencia para el gametocito del *Plasmodium falciparum*.
serous d.'s (s. serosas). Células o s. de Giannuzzi; s. de Heidenhain.
demineralization (desmineralización). f. Pérdida o disminución de los componentes minerales del organismo o de los tejidos individuales, especialmente los huesos.
demography (demografía). f. Estudio de grupos de personas, su ambiente, su distribución geográfica y otras características.
dynamic d. (d. dinámica).
demoniac (demoníaco). Frenético; poseído por malos espíritus; lunático.
demonstrator (demostrador). m. Asistente de un profesor de anatomía, cirugía, etc. que prepara la clase de éste realizando disecciones, recolección de pacientes, etc.
demorphinization (desmorfinización). f. **1.** Remoción de morfina de un opiáceo. **2.** Privación o retiro gradual de morfina para vencer la dependencia.
demucosation (desmucosación). f. Escisión o denudación de la mucosa de cualquier parte.
demulcent (demulcente). **1.** Que suaviza; que alivia la irritación. **2.** m. Agente, como el mucílago o el aceite, que suaviza y alivia la inflamación, especialmente de las mucosas.
demyelination, demyelinization (desmielinación, desmielinización). f. Destrucción o pérdida de mielina.
denarcotize (desnarcotizar). Remover las propiedades narcóticas de un opiáceo; privar de propiedades narcóticas.
denatonium benzoate (denatonio, benzoato de). Desnaturalizante de alcoholes.
denaturation (desnaturalización). f. Proceso por el cual se desnaturaliza.
denatured (desnaturalizado). **1.** Antinatural o diferente de lo normal por cualquiera de sus características. **2.** Adulterado, p.ej., por el agregado de alcohol metílico al alcohol etílico.
dendraxon (dendraxón). m. Nombre obsoleto del telodendrón.
dendriform (dendriforme). Dendrítico; dendroide; arborescente.
dendrite (dendrita). f. **1.** Dendrón; prolongación dendrítica; neurodendrita; neurodendrón; uno de los dos tipos de prolongaciones protoplasmáticas de la célula nerviosa (el otro es el axón). **2.** Estructura cristalina en forma de árbol formada durante la congelación de una aleación.
apical d. (d. apical). Prolongación apical.
dendritic (dendrítico). **1.** Dendriforme. **2.** Relativo a las dendritas de las células nerviosas.
dendrogram (dendrograma). m. Figura en forma de árbol usada para representar gráficamente una jerarquía.
dendroid (dendroide). Dendriforme.
dendron (dendrón). m. Dendrita.
denervation (desnervación). Acción de cortar o interrumpir la inervación de una parte por incisión, escisión o anestesia local.
dengue (dengue). m. Enfermedad endémica tropical y subtropical causada por un virus.
hemorrhagic d. (d. hemorrágico).

denial (negación). f. Mecanismo inconsciente de defensa usado para aliviar la ansiedad negando la existencia de conflictos importantes o impulsos molestos.
denidation (desnidación). f. Exfoliación de la porción superficial de la mucosa del útero.
denitration (desnitratación). f. Desnitrificación.
denitrification (desnitrificación). f. Desnitratación. Extracción de nitrógeno de un material o compuesto químico; especialmente del suelo, como en el caso de algunas bacterias (desnitrificantes) que lo privan del nitrógeno necesario para el crecimiento de las plantas.
denitrify (desnitrificar). Remover nitrógeno de cualquier material o compuesto químico.
denitrogenation (desnitrogenación). f. Eliminación de nitrógeno de los pulmones y tejidos del cuerpo respirando gases desprovistos de nitrógeno.
dens, pl. **dentes** (dens, pl. dentes). **1.** [*dens*, pl. *dentes*, NA]. Diente. **2.** Apófisis odontoides; apófisis odontoides del epístrofe; fuerte proceso en forma de diente que se proyecta hacia arriba a partir del cuerpo del axis o epístrofe, alrededor del cual rota el atlas.
d. angularis (diente angular). D. canino.
d. in dente (d. in dente).
d. lacteus (diente de leche). D. deciduo.
d. serotinus (diente serotino). [*dens serotinus*, NA]. D. tardío o del juicio.
densimeter (densímetro). m. Instrumento para medir la densidad de un líquido.
densitometer (densitómetro). m. **1.** Densímetro; un instrumento para medir la densidad de un líquido. **2.** Forma especial de densímetro para medir, según su relativa turbidez, el crecimiento de bacterias en un caldo. **3.** Instrumento para medir la densidad de componentes (p.ej., fracciones proteicas) separados por electroforesis o cromatografía.
densitometry (densitometría). f. Procedimiento que utiliza un densitómetro.
density (densidad). f. **1.** Firmeza de una sustancia; relación entre masa (peso) y volumen expresada generalmente en g/ml (kg/m^3 en SI). **2.** Cantidad de electricidad sobre una superficie dada o en un tiempo dado por unidad de volumen. **3.** En radiología, una región de menor transmisión o reflectancia de la luz.
count d. (d. de recuento). D. de fotones.
flux d. (d. de flujo). Flujo.
optical d. (OD) (d. óptica). Absorbancia.
photon d. (d. de fotones). D. de recuento.
vapor d. (d. de vapor).
dent-, denti-, dento- (dent-, denti-, dento-). Prefijos relativos a los dientes.
dental (dental, dentario). Relativo a los dientes.
dentalgia (dentalgia). f. Dolor en los dientes; odontalgia; odontodinia.
dentate (dentado). Con escotaduras, muescas, dientes, piñones, etc.
dentatectomy (dentatectomía). f. Destrucción quirúrgica por escisión del núcleo dentado del cerebelo.
dentatum (dentado). Núcleo dentado del cerebelo.
denticle (dentículo). m. **1.** Endolito. **2.** Ligera proyección de una superficie dura con forma de diente.
denticulate, denticulated (denticulado). **1.** Finamente dentado. **2.** Que tiene dientes pequeños.
dentiform (dentiforme). En forma de diente.
dentifrice (dentífrico). m. Cualquier preparación usada para limpiar dientes: polvo, pasta o líquido.
dentigerous (dentígero). Que nace de dientes o se asocia con ellos, como un quiste d.
dentilabial (dentilabial). Relativo a los dientes y los labios.
dentilingual (dentilingual). Relativo a los dientes y la lengua.
dentin (dentina). f. Sustancia ebúrnea; el marfil que forma la masa del diente.
hereditary opalescent d. (d. opalescente hereditaria).
hypersensitive d. (d. hipersensible).
irregular d., irritation d. (d. irregular, de la irritación). D. terciaria.
peritubular d. (d. peritubular).
primary d. (d. primaria). D. que se forma hasta completar la raíz.
reparative d. (d. de reparación). D. terciaria.
sclerotic d. (d. esclerótica). D. transparente.
secondary d. (d. secundaria).
tertiary d. (d. terciaria). D. irregular, de la irritación o de reparación.
transparent d. (d. transparente). D. esclerótica.
vascular d. (d. vascular). Vasodentina.
dentinal (dentinario). Relativo a la dentina.
dentinalgia (dentinalgia). f. Dolor o hipersensibilidad en la dentina.
dentine (dentina). Sustancia ebúrnea; el marfil que forma la masa del diente.
dentinocemental (dentinocementario). Cementodentinario; relativo a la dentina y el cemento de los dientes.
dentinoenamel (dentinoadamantino). Amelodentinario; relativo a la dentina y el esmalte de los dientes.
dentinogenesis (dentinogénesis). f. Proceso de formación de dentina en el desarrollo de los dientes.
d. imperfecta (d. imperfecta). Dentina opalescente hereditaria.
dentinoid (dentinoide). **1.** Semejante a la dentina **2.** m. Dentinoma.
dentinoma (dentinoma). m. Dentinoide; raro tumor odontogénico benigno en el cual la formación de dentina ha sido inducida por el epitelio invasivo.
dentinum (dentinum). [*dentinum*, NA]. Dentina.
dentiparous (dentíparo). Que es portador de dientes.
dentist (odontólogo). m. Dentista; profesional legalmente calificado para ejercer la odontología.
dentistry (odontología). f. Odontonosología; ciencia y arte que se ocupan de la embriología, anatomía, fisiología y patología del complejo orofacial y de la prevención, el diagnóstico y el tratamiento de enfermedades, deformidades y lesiones traumáticas de ese complejo.
community d. (o. comunitaria).
forensic d. (o. forense). Relación y aplicación de los hechos dentales a los problemas legales.
legal d. (o. legal). O. forense.
operative d. (o. operatoria). O. restauradora.
pediatric d. (o. pediátrica). Paidodoncia.
preventive d. (o. preventiva).
prosthetic d. (o. protésica). Prostodoncia.
public health d. (o. de salud pública).
restorative d. (o. restauradora). O. operatoria.
dentition (dentadura). f. Dentición; los dientes naturales en conjunto en el arco dentario.
artificial d. (d. artificial). Prótesis.
deciduous d. (dentición decidua). Dientes deciduos.
delayed d. (dentición demorada). Erupción demorada de los dientes.
first d. (dentición primera). Dientes deciduos.
mandibular d. (dentición mandibular). Arco dentario inferior.
maxillary d. (dentición maxilar). Arco dentario superior.
natural d. (d. natural).
primary d. (dentición primaria). Dientes deciduos.
retarded d. (dentición retardada).
secondary d. (dentición secundaria). Dientes permanentes.
succedaneous d. (dentición sucedánea). Dientes permanentes.
dentoalveolar (dentoalveolar). Por lo general, denota la parte del hueso alveolar situada inmediatamente alrededor de los dientes.
dentode (dentodo). m. Reproducción exacta de un diente en un molde montado gnatográficamente.
dentoid (dentoide). Odontoide.
dentolegal (dentolegal). Relativo a la odontología y la ley.
dentoliva (dentoliva). f. Nombre poco usado de la oliva inferior.
dentulous (déntulo). Que tiene dientes naturales en la boca.
denture (prótesis). Dentadura artificial; sustituto artificial de dientes naturales y tejidos adyacentes.
bar joint d. (p. articulada a barras). P. superpuesta.
complete d. (p. completa). P. total.
design d. (diseño de p.).
fixed partial d. (p. parcial fija).
full d. (p. total). P. completa.
immediate d. (p. inmediata). P. de inserción inmediata.
immediate insertion d. (p. de inserción inmediata). P. inmediata.
implant d. (p. de implante).
interim d. (p. interina). P. provisional o temporaria.
overlay d. (p. superpuesta). P. telescópica o articulada a barras.
partial d. (p. parcial).

partial d. distal extension (p. parcial de extensión distal).
provisional d. (p. provisional). P. interina.
removable partial d. (p. parcial removible). Puente removible.
telescopic d. (p. telescópica). P. superpuesta.
temporary d. (p. temporaria). P. interina.
transitional d. (p. de transición).
treatment d. (p. de tratamiento).
trial d. (p. de prueba). P. en modelo de cera.
wax model d. (p. en modelo de cera). P. de prueba o de ensayo.

denucleated (desnucleado). Privado de núcleo.

denudation (denudación). f. Privación de una cobertura o capa protectora.

denude (denudar). Realizar una denudación.

deobstruent (desobstruyente). Desopilativo; que alivia o elimina una obstrucción.

deodorant (desodorante). **1.** Que elimina un olor, especialmente si es desagradable. **2.** m. Desodorizante.

deodorize (desodorizar). Usar un desodorante.

deodorizer (desodorizante). m. Desodorante.

deontology (deontología). f. Estudio del campo de la etiqueta y los deberes profesionales.

deoppilative (desopilativo). Desobstruyente.

deorsumduction (deorsumducción). f. Infraducción; rotación de un ojo hacia abajo.

deossification (desosificación). f. Remoción de los componentes minerales del hueso.

deoxidation (desoxidación). f. Privación a un compuesto químico de su oxígeno.

deoxidize (desoxidar). Remover oxígeno de su combinación química.

deoxy- (desoxi-). Prefijo de los nombres químicos de sustancias que contienen residuos de hidratos de carbono, para indicar el reemplazo de un –OH por un H.

deoxyadenosine (dA, dAdo) (desoxiadenosina (dA, dAdo)). f. 2-'Desoxirribosiladenina, uno de los cuatro nucleósidos principales del DNA.

deoxyadenylic acid (dAMP) (ácido deoxiadenílico (dAMP)).

deoxycholate (desoxicolato). m. Sal o éster de ácido desoxicólico.

deoxycholic acid (ácido desoxicólico).

deoxycorticosterone (desoxicorticosterona). f. Desoxicortona; sustancia Q de Reichstein.
d. acetate (acetato de d.). Acetato de desoxicortona.
d. pivalate (pivalato de d.). Sal del esteroide.

deoxycortone (desoxicortona). f. Desoxicorticosterona.

deoxycytidine (desoxicitidina). f. 2'-Desoxirribosilcitosina, uno de los cuatro nucleósidos más importantes del DNA.

deoxycytidylic acid (dCMP) (ácido desoxicitidílico (dCMP)).

deoxyepinephrine (desoxiadrenalina). f. Amina simpaticomimética usada como vasoconstrictor.

deoxyguanosine (desoxiguanosina). 2'-Desoxirribosilguanina, uno de los cuatro nucleósidos más importantes del DNA.

deoxyguanylic acid (dGMP) (ácido desoxiguanílico (dGMP)).

deoxyhexose (desoxihexosa). f. Hexosa (azúcar de 6 carbonos) con un OH reemplazado por H.

deoxypentose (desoxipentosa). f. Pentosa (azúcar de 5 carbonos) con un OH reemplazado por H.

deoxyriboaldolase (desoxirriboaldolasa). f. Desoxirribosafosfato aldolasa.

deoxyribodipyrimidine photolyase (desoxirribodipirimidina fotoliasa). Dipirimidina fotoliasa.

deoxyribonuclease (DNAse, DNAase, DNase) (desoxirribonucleasa (DNasa, DNAsa, DNAasa)). f. Enzima (fosfodiesterasa) que hidroliza uniones fosfodiéster en el DNA.
acid d. (d. ácida). D. II.
d. I, DNase I (d. I, DNasa I). D. pancreática.
d. II, DNase II (d. II, DNasa II). D. ácida.
pancreatic d. (d. pancreática). D. I.
d. S_1 (d. S_1). Endonucleasa S_1 (*Aspergillus*).
spleen d. (d. del bazo). Nombre anterior de endonucleasa del bazo.

deoxyribonucleic acid (DNA) (ácido desoxirribonucleico (DNA)). Tipo de á. nucleico que contiene desoxirribosa como azúcar.
antisense DNA (DNA sin sentido).
competitor DNA (DNA competitivo).
complementary DNA (cDNA) (DNA complementario (cDNA)).
DNA ligase (DNA ligasa).
DNA nucleotidylexotransferase (DNA nucleotidilexotransferasa).
DNA polymerase (DNA polimerasa).
palindromic DNA (DNA palindrómico). Segmento del DNA en el que la secuencia es simétrica en su punto medio.
recombinant DNA (DNA recombinante). DNA que se obtiene al insertar en la cadena una secuencia no original.
repetitive DNA (DNA repetitivo).
satellite DNA (DNA satélite).

deoxyribonucleoprotein (DNP) (desoxirribonucleoproteína). f. Complejo de DNA y proteína en el que el primero se encuentra generalmente por ruptura y aislamiento de células.

deoxyribonucleoside (desoxirribonucleósido). m. Nucleósido que contiene 2-desoxirribosa, producto de condensación de desoxirribosa con purinas o pirimidinas; componente del DNA.

deoxyribonucleotide (desoxirribonucleótido). m. Nucleótido componente del DNA que contiene 2-desoxirribosa.

deoxyribose (desoxirribosa). f. Desoxipentosa que existe en el DNA.

deoxyribosephosphate aldolase (desoxirribosafosfato aldolasa). f. Desoxirriboaldolasa.

deoxyriboside (desoxirribósido). m. Desoxirribosa combinada mediante su átomo 1-O con un radical derivado de un alcohol.

deoxyribosyl (desoxirribosilo).

deoxyribotide (desoxirribótido). m. Nombre incorrecto de un desoxirribonucleótido o derivado de éste.

deoxythymidylic acid (dTMP) (ácido desoxitimidílico (dTMP)).

deoxyvirus (desoxivirus). m. Virus DNA.

deozonize (desozonizar). Privar de ozono.

dependence (dependencia). f. Falta de independencia por confianza excesiva en otros, influencia excesiva de éstos o subordinación de una persona u objeto que refleja una necesidad en particular.

depersonalization f. **1.** (dispersonalización). Despersonalización. **2.** (despersonalización). Estado en el que la persona pierde el sentido de su identidad en relación con su familia o sus pares, o pierde el sentido de su propia realidad.

dephosphorylation (desfosforilación). f. Eliminación del grupo fosfórico de un compuesto.

depigmentation (despigmentación). f. Pérdida de pigmento.

depilate (depilar). Eliminar el pelo por cualquier medio.

depilation (depilación). f. Epilación.

depilatory (depilatorio). **1.** Epilatorio. **2.** m. Agente que causa la caída del pelo.

depletion (depleción). f. **1.** Remoción de líquidos o sólidos acumulados. **2.** Reducción de fuerzas por descargas excesivas. **3.** Pérdida excesiva de un componente del organismo, generalmente esencial, como sal, agua, etcétera.
chloride d. (d. de cloruro). D. de sal.
salt d. (d. de sal). D. de cloruro.
water d. (d. de agua). Deshidratación.

depolarization (despolarización). f. Destrucción, neutralización o cambio de dirección de la polaridad.
dendritic d. (d. dendrítica).

depolarize (despolarizar). Privar de polaridad.

depolymerase (despolimerasa). f. Nombre usado originalmente, antes de conocerse la acción hidrolítica, para enzimas catalizadoras de la hidrólisis de una macromolécula en componentes más simples.

depopulation (despoblación). f. Destrucción por el ser humano de todos los animales presentes durante un programa de erradicación de una enfermedad.

deposit (depósito). m. Sedimento o precipitado.
brickdust d. (d. de polvo de ladrillo).

depravation (depravación). f. Acto depravado o condición de depravado.

depraved (depravado). Deteriorado o degenerado; pervertido.

depravity (depravación). f. Acto depravado o condición de depravado.

depressant (depresor). **1.** m. Agente que disminuye la actividad nerviosa o funcional; sedante; hipotensor. **2.** Que rebaja el tono vital.

depressed (deprimido). **1.** Aplanado de arriba abajo. **2.** Por debajo del nivel normal o del nivel de las partes circundantes. **3.** Por debajo del nivel funcional normal. **4.** Desanimado.

depression (depresión). **1.** Área hueca o hundida. **2.** Caída del ánimo que constituye un estado clínicamente discernible. **3.** f. Reducción del nivel de funcionamiento.
agitated d. (d. agitada). Melancolía agitada.
anaclitic d. (d. anaclítica).
endogenous d., endogenomorphic d. (d. endógena, endogenomorfa).
lingual salivary gland d. (d. de glándulas salivales linguales).
pacchionian d.'s (d. de Pacchioni). Fositas granulosas.
postdrive d. (d. posimpulso).
pterygoid d. (d. pterigoidea). Fosita pterigoidea.
reactive d. (d. reactiva).
spreading d. (d. extendida).
depressive (depresivo). **1.** Que empuja hacia abajo. **2.** Que causa depresión.
depressomotor (depresomotor). **1.** Que retarda la actividad motora. **2.** m. Agente que aminora o retarda el movimiento.
depressor (depresor). **1.** m. Instrumento o aparato usado para apartar ciertas estructuras durante una operación o un examen. **2.** Músculo que aplana o baja una parte.
tongue d. (d. de la lengua). D.t. bajalengua.
deprivation (privación). f. Ausencia, pérdida o retiro de algo necesario.
emotional d. (p. emocional).
sensory d. (p. sensitiva).
depth (profundidad). f. Distancia desde la superficie hacia abajo.
anesthetic d. (p. anestésica).
focal d., d. of focus (p. focal o de foco).
deptropine citrate (deptropina, citrato de). Citrato de dibenzoheptropina; agente antihistamínico.
depulization (despulización). f. Destrucción de pulgas portadoras de bacilo de la peste.
depurant (depurador). m. **1.** Agente o medio usados para purificar. **2.** Agente que favorece la excreción y remoción de material de desecho.
depuration (depuración). f. Purificación; remoción de productos de desecho o excreciones fétidas.
depurative (depurativo). Que tiende a depurar; depurador.
dequalinium acetate (decualinio, acetato de). Decamina; agente antimicrobiano.
dequalinium chloride (decualinio, cloruro de). Agente antimicrobiano.
deradelphus (deradelfo). Mellizos unidos con una sola cabeza y cuello y cuerpos separados por debajo del nivel torácico.
derailment (descarrilamiento). m. Síntoma de un trastorno del pensamiento en el cual la persona se encuentra constantemente "fuera del carril" de sus pensamientos y del habla.
deranencephaly, deranencephalia (deranencefalia). f. Malformación congénita con cabeza ausente y cuello rudimentario.
derangement (discordancia). f. Alteración del orden u organización normales.
Hey's internal derangement (d. interna de Hey). Luxación de los cartílagos semilunares de la articulación de la rodilla.
derealization (desrealización). f. Alteración de la percepción del ambiente tal que lo que normalmente es familiar y conocido parece extraño, irreal o bidimensional.
dereism (dereísmo). m. Actividad mental de fantasía en contraste con la realidad.
dereistic (dereístico). Que vive en la imaginación o fantasía.
derencephalia (derencefalia). f. Raquisquisis cervical y anencefalia.
derencephalocele (derencefalocele). m. En la derencefalia, protrusión del cerebro rudimentario a través de un defecto en el conducto raquídeo cervical superior.
derencephaly (derencefalia). f. Raquisquisis cervical y anencefalia; malformación con una bóveda craneal abierta y un cerebro notablemente defectuoso, por lo general desplazado hacia atrás hasta las vértebras cervicales bífidas.
derepression (desrepresión). f. Proceso en el cual un inductor se combina con un represor activo para desactivar al represor, con la consiguiente activación de un gen operador previamente reprimido.
deric (dérico). Ectodérmico.
derivation (derivación). f. **1.** Fuente o proceso de una evolución. **2.** Revulsión; colección de sangre o líquidos corporales en un lugar para aliviar la congestión en otro.
derivative **1.** (derivado). m. Algo producido por modificación de algo preexistente. **2.** (derivativo). Que se relaciona con una derivación, o que la produce. **3.** (derivado). Específicamente, un compuesto químico que puede provenir de otro de estructura similar.
derm-, derma- (derm-, derma-, dermat-, dermato-, dermo-). Prefijos que indican relación con la piel.
dermabrader (dermoabrador). m. Dispositivo con motor usado en la dermoabrasión.
dermabrasion (dermabrasión). f. Procedimiento operatorio usado para extirpar cicatrices de acné, piel de agricultor-marinero y nevos dérmicos.
dermagraphy (dermagrafía). f. Dermatografismo.
dermahemia (dermahemia). f. Hiperemia de la piel.
dermal (dermático). Dérmico.
dermalaxia (dermalaxia). f. Ablandamiento o relajación de la piel.
dermametropathism (dermametropatismo). m. Sistema de medición de la intensidad y naturaleza de ciertos trastornos cutáneos mediante la observación de las marcas que traza un instrumento romo a través de la piel.
dermamyiasis (dermamiiasis). f. Miiasis de la piel.
dermatalgia (dermatalgia). f. Dermatodinia; dolor localizado, generalmente limitado a la piel.
dermatan sulfate (dermatán sulfato). Condroitín sulfato B.
dermatic (dermático). Dérmico.
dermatitis, pl. **dermatitides** (dermatitis). f. Inflamación de la piel.
actinic d. (d. actínica).
d. aestivalis (d. estival). Eccema que recurre durante el verano.
d. ambustionis (d. por ambustión). D. calórica; uritis.
ancylostomiasis d. (d. por anquilostomiasis). Anquilostomiasis cutánea.
d. artefacta (d. artificial). Erupción fingida; d. autofítica o ficticia.
atopic d. (d. atópica). Eccema atópico.
d. atrophicans (d. atrófica).
d. autophytica (d. autofítica). D. artificial.
berloque d., berlock d. (d. por perfumes).
blastomycetic d., d. blastomycotica (d. blastomicética, blastomicótica). Forma cutánea de blastomicosis.
bubble gum d. (d. por goma de mascar).
d. calorica (d. calórica). D. por ambustión.
caterpillar d. (d. por orugas). Erupción por orugas.
chemical d. (d. química).
d. combustionis (d. por combustión).
d. congelationis (d. por congelación). Congelación cutánea.
contact d. (d. por contacto). Hipersensibilidad por contacto.
contact-type d. (d. tipo por contacto).
contagious pustular d. (d. pustulosa contagiosa). Ectima contagioso.
cosmetic d. (d. cosmética).
dhobie mark d. (d. del tintorero o lavandero).
diaper d. (d. por pañales). Eritema de Jacquet.
d. exfoliativa (d. exfoliativa). Exfoliación generalizada con descamación de la piel.
d. exfoliativa infantum, d. exfoliativa neonatorum (d. exfoliativa infantil o neonatal). Impétigo neonatal.
exfoliative d. (d. exfoliativa). Pitiriasis roja.
exudative discoid and lichenoid d. (d. exudativa discoide y liquenoide). Enfermedad de Sulzberger-Garbe.
d. factitia (d. ficticia). D. artificial.
d. gangrenosa infantum (d. gangrenosa infantil). Rupia escarótica.
d. herpetiformis (d. herpetiforme). D. multiforme.
d. hiemalis (d. hiemal).
infectious eczematoid d. (d. eccematoide infecciosa).
d. linearis migrans (d. lineal migrante). Larva migrans cutánea.
livedoid d. (d. livedoide).
mango d. (d. del mango).
meadow d., meadow grass d. (d. de las praderas, de la hierba de las praderas). Fitoflictodermatitis.
d. medicamentosa (d. medicamentosa). Erupción por drogas.
d. multiformis (d. multiforme). D. herpetiforme.
nickel d. (d. por níquel).
d. nodosa (d. nudosa).

d. nodularis necrotica (d. nodular necrótica). Enfermedad de Werther.
d. papillaris capillitii (d. papillaris capillitii). Acné queloide.
papular d. of pregnancy (d. papulosa del embarazo).
d. pediculoides ventricosus (d. pediculoides ventricosus).
plant d. (d. vegetal).
primary irritant d. (d. primaria irritante).
proliferative d. (d. proliferante).
rat mite d. (d. del ácaro de la rata).
d. repens (d. repens). Pustulosis palmoplantar.
rhus d. (d. por rhus).
sandal strap d. (d. por correas de sandalias).
Schamberg's d. (d. de Schamberg). Dermatosis pigmentaria progresiva.
schistosome d. (d. esquistosómica). Prurito del nadador.
seborrheic d., d. seborrheica (d. seborreica). Disebacia, eccema seborreico, enfermedad de Unna.
shoe dye d. (d. por pomada para zapatos).
d. simplex (d. simple). Eritema simple.
solar d. (d. solar).
stasis d. (d. por estasis).
subcorneal pustular d. (d. pustulosa subcorneal).
traumatic d. (d. traumática).
trefoil d. (d. del trébol o trifolio). Trifoliosis.
d. vegetans (d. vegetante). Pioderma vegetante.
d. venenata (d. venenosa).
d. verrucosa (d. verrugosa). Cromoblastomicosis.

dermatoalloplasty (dermatoaloplastia). f. Dermatohomoplastia; aloinjerto de piel.

dermatoarthritis (dermatoartritis). f. Asociación de enfermedad cutánea y artritis.
lipoid d. (d. lipoide). Reticulohistiocitosis multicéntrica.

dermatoautoplasty (dermatoautoplastia). f. Autoinjerto de piel tomada de otra parte del cuerpo del mismo paciente.

dermatobiasis (dermatobiasis). f. Miiasis humana causada por un moscardón (*Dermatobia hominis*).

dermatocele (dermatocele). m. Atrofia o herniación localizada de la piel que puede deberse a un neurofibroma o defecto congénito.

dermatocellulitis (dermatocelulitis). f. Inflamación de la piel y el tejido conjuntivo subcutáneo.

dermatochalasis (dermatocalasia). f. Cutis laxo.

dermatoconiosis (dermatoconiosis). f. Dermatitis ocupacional causada por irritación local debida al polvo.

dermatocyst (dermatocisto). m. Quiste de la piel.

dermatodynia (dermatodinia). f. Dermatalgia.

dermatofibroma (dermatofibroma). m. Nódulo cutáneo de crecimiento lento formado por tejido fibroso celular mal delimitado.

dermatofibrosarcoma protuberans (dermatofibrosarcoma protuberante). Neoplasia dérmica de crecimiento relativamente lento.
pigmented d. p. (d. pigmentado). Tumor de Bednar; neurofibroma estoriforme.

dermatofibrosis lenticularis disseminata (dermatofibrosis lenticular diseminada). f. Pápulas asimétricas de tejido dérmico elástico en exceso que aparecen en los primeros tiempos de la vida.

dermatoglyphics **1.** (dermatoglifia). f. Ciencia que estudia los surcos y líneas de las superficies palmares de la piel. **2.** (dermatoglifo). m. Configuración de los surcos y líneas característicos de las superficies palmares de la piel.

dermatograph (dermatógrafo). m. Roncha lineal trazada en la piel propia del dermatografismo.

dermatographism (dermatografismo). m. Tipo de urticaria en la que las ronchas se forman en el sitio de la aplicación de presión o fricción a la piel.

dermatography (dermatografía). f. Dermatografismo.

dermatoheteroplasty (dermatoheteroplastia). f. Dermatoxenoplastia.

dermatohomoplasty (dermatohomoplastia). f. Dermatoaloplastia.

dermatoid (dermatoide). **1.** Dermoide; parecido a la piel. **2.** Dérmico.

dermatologist (dermatólogo). m. Médico especializado en el diagnóstico y tratamiento de lesiones cutáneas.

dermatology (dermatología). f. Rama de la medicina que se ocupa del estudio de la piel.

dermatolysis (dermatólisis). f. Dermólisis; aflojamiento o atrofia de la piel por enfermedad.
d. palpebrarum (d. palpebral). Blefarocalasia.

dermatoma (dermatoma). m. Engrosamiento o hipertrofia circunscripta de la piel.

dermatome **1.** (dermatoma). Área dermatómica; zona de la piel inervada por ramas cutáneas de un solo nervio espinal. **2.** (dermatoma). m. Lámina del cutis; porción dorsolateral de un somita embrionario. **3.** (dermátomo). m. Instrumento para cortar láminas delgadas de piel para injertos, o para extirpar pequeñas lesiones.
electric d. (dermátomo eléctrico).

dermatomegaly (dermatomegalia). f. Defecto congénito en el que la piel cuelga en pliegues.

dermatomere (dermatómero). m. Área metamérica del tegumento embrionario.

dermatomycosis (dermatomicosis). f. Dermatofitosis.
d. pedis (d. de los pies). Tiña de los pies.

dermatomyoma (dermatomioma). m. Leiomioma cutáneo.

dermatomyositis (dermatomiositis). f. Estado progresivo caracterizado por debilidad muscular y erupción cutánea.

dermatoneurosis (dermatoneurosis). f. Dermoneurosis; cualquier erupción cutánea debida a estímulos emocionales.

dermatonosology (dermatonosología). f. Dermonosología; la ciencia de la nomenclatura y clasificación de enfermedades de la piel.

dermatopathia (dermatopatía). f. Dermopatía; cualquier enfermedad de la piel.
d. pigmentosa reticularis (d. pigmentaria reticular). Livedo reticular.

dermatopathology (dermatopatología). f. Histopatología de las lesiones cutáneas.

dermatopathy (dermatopatía). Dermopatía; cualquier enfermedad de la piel.

dermatophilosis (dermatofilosis). f. Dermatitis exudativa infecciosa de animales causada por *Dermatophilus congolensis*.

dermatophobia (dermatofobia). f. Temor morboso de adquirir una enfermedad de la piel.

dermatophone (dermatófono). m. Instrumento usado para auscultar el flujo sanguíneo en la piel.

dermatophylaxis (dermatofilaxis). f. Protección de la piel contra agentes potencialmente nocivos: infección, exceso de luz solar, agentes dañinos.

dermatophyte (dermatófito). m. Hongo que causa infecciones de la piel, el pelo y/o las uñas.

dermatophytid (dermatofítide). f. Manifestación alérgica de dermatofitosis en un sitio distante del de la infección fúngica primaria.

dermatophytosis (dermatofitosis). f. Dermatomicosis; infección de piel, pelo o uñas causada por algún dermatófito.

dermatoplastic (dermatoplástico). Relativo a la dermatoplastia.

dermatoplasty (dermatoplastia). f. Dermoplastia; reparación de los defectos de la piel.

dermatopolyneuritis (dermatopolineuritis). f. Acrodinia.

dermatorrhagia (dermatorragia). f. Hemorragia de la piel, o en ella.
d. parasitica (d. parasitaria).

dermatorrhea (dermatorrea). f. Secreción excesiva de las glándulas sebáceas o sudoríparas de la piel.

dermatorrhexis (dermatorrexis). f. Ruptura de la piel.

dermatosclerosis (dermatoesclerosis). f. Esclerodermia.

dermatoscopy (dermatoscopia). f. Examen de la piel, generalmente con ayuda de una lente.

dermatosis, pl. **dermatoses** (dermatosis). f. Término inespecífico usado para denotar cualquier lesión o grupo de lesiones o erupciones de cualquier tipo.
acarine d. (d. acarina).
acute neutrophilic d. (d. neutrófila aguda). Enfermedad de Sweet.
benign chronic bullous d. of childhood (d. ampollar crónica benigna de la niñez).
Bowen's precancerous d. (d. precancerosa de Bowen). Enfermedad de Bowen.
chick nutritional d. (d. nutricional de los pollos).
dermolytic bullous d. (d. dermolítica ampollar). Epidermólisis ampollar distrófica.
filarial d. (d. filarial). Mal de cabeza.

lichenoid d. (d. liquenoide).
d. medicamentosa (d. medicamentosa). Erupción por drogas.
d. papulosa nigra (d. papulosa negra).
pigmented purpuric lichenoid d. (d. liquenoide purpúrica pigmentada). Enfermedad de Gougerot y Blum.
progressive pigmentary d. (d. pigmentaria progresiva).
radiation d. (d. por radiación).
seborrheic d. (d. seborreica). Dermatitis seborreica.
subcorneal pustular d. (d. pustulosa subcorneal).
transient acantholytic d. (d. acantolítica transitoria). Enfermedad de Grover.
ulcerative d. (d. ulcerosa).
dermatoskeleton (dermatoesqueleto). m. Exoesqueleto.
dermatotherapy (dermatoterapia). f. Tratamiento de las enfermedades de la piel.
dermatothlasia (dermatotlasia). f. Impulso incontrolable de pellizcar y golpear la piel.
dermatotropic (dermatotrópico). Dermotrópico; que tiene afinidad por la piel.
dermatoxenoplasty (dermatoxenoplastia). f. Xenoinjerto de piel.
dermatozoiasis (dermatozoiasis). f. Dermatozoonosis.
dermatozoon (dermatozoario o dermatozoo). m. Animal parásito de la piel.
dermatozoonosis (dermatozoonosis). f. Dermatozoiasis; términos poco usados para nombrar una erupción causada por un parásito animal.
dermatrophia, dermatrophy (dermatrofia). f. Atrofia o adelgazamiento de la piel.
dermenchysis (dermenquisis). f. Administración subcutánea de remedios.
dermic (dérmico). Dermático, dermatoide; relativo a la piel.
dermis (dermis). m. [*dermis*, NA]. Corion.
dermoblast (dermoblasto). m. Una de las células mesodérmicas que forman el corion.
dermocyma (dermócimo). Mellizos unidos desiguales de los que el más pequeño (parásito) está enterrado en el tegumento del más grande (huésped).
dermographia, dermographism, dermography (dermografía, dermografismo). m. Dermatografismo.
dermoid (dermoide). **1.** Dermatoide. **2.** Quiste dermoideo.
implantation d. (d. de implantación). Quiste epidérmico.
inclusion d. (d. de inclusión).
sequestration d. (d. de secuestro). Quiste epidérmico.
dermoidectomy (dermoidectomía). f. Extracción quirúrgica de un quiste dermoideo.
dermolysis (dermólisis). f. Dermatólisis.
dermonecrotic (dermonecrótico). Perteneciente a cualquier aplicación o enfermedad que puede causar necrosis de la piel.
dermoneurosis (dermoneurosis). f. Dermatoneurosis.
dermonosology (dermonosología). f. Dermatonosología.
dermopathy (dermopatía). f. Dermatopatía.
diabetic d. (d. diabética).
dermophlebitis (dermoflebitis). f. Inflamación de las venas superficiales y la piel circundante.
dermoplasty (dermoplastia). f. Dermatoplastia.
dermoskeleton (dermoesqueleto). m. Exoesqueleto.
dermostenosis (dermoestenosis). f. Contracción patológica de la piel.
dermostosis (dermostosis). f. Osteosis cutánea.
dermosyphilopathy (dermosifilopatía). f. Lesiones cutáneas de la sífilis; cualquier sifílide.
dermotoxin (dermotoxina). f. Sustancia elaborada por un agente vivo que es capaz de causar cambios patológicos de la piel.
dermotropic (dermotrópico). Dermatotrópico.
dermovascular (dermovascular). Perteneciente a los vasos sanguíneos de la piel.
derodidymus (derodídimo). m. Dicéfalo diauchenos.
derotation (desrotación). f. **1.** Vuelta al origen. **2.** En ortopedia, corrección de una deformidad torsional.
DES (DES). Abrev. de dietilestilbestrol.
des- (des-). En química, prefijo que indica ausencia de algún componente de la parte principal del término.
desamidize (desamidizar).
desaturate (desaturar). Producir desaturación.
desaturation (desaturación). f. Acción, o resultado de la acción, de hacer que algo esté saturado en forma menos completa.
descemetitis (descemetitis). f. Inflamación de la membrana de Descemet en la cara posterior de la córnea.
descemetocele (descemetocele). m. Hernia de la membrana de Descemet, a través de la estroma corneal.
descendens (descendens). Descendente.
d. cervicalis (d. cervicalis). Raíz inferior del ansa cervical.
d. hypoglossi (d. hypoglossi). Raíz superior del ansa cervical.
descending (descendente). Que corre hacia abajo o hacia la periferia.
descensus (descenso). Movimiento hacia abajo.
d. aberrans testis (d. aberrante del testículo).
d. paradoxus testis (d. paradójico del testículo).
d. testis (d. testicular).
d. uteri (d. uterino). Prolapso del útero.
d. ventriculi (d. del vientre). Gastroptosis.
descent (descenso). m. **1.** Movimiento hacia abajo. **2.** En obstetricia, paso de la parte de presentación del feto por el canal del parto.
desensitization (desensibilización). f. **1.** Antianafilaxia. **2.** Acción de eliminar un complejo emocional.
heterologous d. (d. heteróloga).
homologous d. (d. homóloga).
systematic d. (d. sistemática). Inhibición recíproca.
desensitize (desensibilizar). **1.** Reducir o eliminar cualquier forma de sensibilidad. **2.** Efectuar desensibilización. **3.** En odontología, eliminar o atenuar la respuesta dolorosa de la dentina vital expuesta a agentes irritantes o cambios térmicos.
deserpidine (deserpidina). Éster alcaloide aislado de *Rauwolfia canescens* (familia Apocynaceae).
desferrioxamine mesylate (desferrioxamina, mesilato de). Mesilato de deferoxamina.
desiccant (desecante). **1.** Desecativo; que seca o reseca; que causa o promueve sequedad. **2.** m. Desecador; agente que absorbe humedad; agente secante o secador.
desiccate (desecar). Secar por completo; dejar libre de humedad.
desiccation (desecación). f. Deshidratación; proceso de secarse o desecarse.
desiccative (desecativo). Desecante.
desiccator (desecador). m. **1.** Desecante. **2.** Aparato, como una cámara de vidrio que contiene cloruro de calcio, ácido sulfúrico u otro desecante, donde se coloca un material para secarlo.
vacuum d. (d. al vacío). D. que puede evacuarse.
desipramine hydrochloride (desipramina, clorhidrato de). Clorhidrato de desmetilimipramina; clorhidrato de norimipramina; antidepresivo.
deslanoside (deslanósido). m. Desacetil-lanatósido C; cardiotónico.
desmectasis, desmectasia (desmectasia, desmectasis). f. Ectasia de un ligamento.
desmins (desminas). f. pl. Alfa-aminoácidos, usualmente lisina y norleucina, condensados a través de sus cadenas laterales en lugar de sus grupos α-amino y carboxílico.
desmitis (desmitis). f. Inflamación de un ligamento.
desmo-, desm- (desmo-, desm-). Prefijos que significan conexión fibrosa o ligamento.
desmocranium (desmocráneo). m. Primordio mesenquimático del cráneo.
desmodynia (desmodinia). f. Dolor en un ligamento.
desmogenous (desmógeno). De origen conjuntivo o ligamentoso.
desmography (desmografía). f. Descripción o tratado de los ligamentos.
desmoid (desmoide). **1.** Fibroso o ligamentoso. **2.** Tumor d.
extra-abdominal d. (d. extraabdominal).
desmolases (desmolasas). f. pl. Nombre inespecífico y antiguo de enzimas que catalizan reacciones que no son de hidrólisis.
desmology (desmología). f. Rama de la anatomía que estudia los ligamentos.
desmon (desmón). m. Nombre antiguo del anticuerpo fijador del complemento.
desmopathy (desmopatía). f. Enfermedad de los ligamentos.
desmoplasia (desmoplasia). f. Hiperplasia de fibroblastos y formación desproporcionada de tejido conjuntivo fibroso, especialmente en la estroma de un carcinoma.
desmoplastic (desmoplásico). **1.** Que causa o forma adherencias. **2.** Que produce fibrosis en la estroma vascular de una neoplasia.

desmopressin acetate (DDAVP) (desmopresina, acetato de (DDAVP)). Análogo sintético de vasopresina y hormona antidiurética.
desmosome (desmosoma). m. Mácula adherente.
desmosterol (desmosterol). m. Intermediario postulado en la biosíntesis de colesterol.
desomorphine (desomorfina). f. Dihidrodeoximorfina-D.
desonide (desonida). f. Corticosteroide antiinflamatorio usado en preparados tópicos.
desose (desosa). f. Término obsoleto para desoxi-azúcar.
desoximetasone (desoximetasona). f. Corticosteroide usado en preparados tópicos.
desoxy- (desoxi-). Prefijo de los nombres químicos de sustancias que contienen residuos de hidratos de carbono, para indicar el reemplazo de un —OH por un H.
desoxycortone (desoxicortona). f. Desoxicorticosterona.
despeciation (despeciación). f. **1.** Alteración o pérdida de características de una especie. **2.** Remoción de propiedades antigénicas específicas para la especie de una proteína extraña.
despumation (despumación). f. **1.** Ascenso de impurezas a la superficie de un líquido. **2.** Acción de quitar impurezas de la superficie de un líquido.
desquamate (descamar). Perder o desprender escamas.
desquamation (descamación). f. Desprendimiento de escamas de la cutícula o de la capa externa de cualquier superficie.
  branny d. (d. en salvado). Defurfuración.
desquamative (descamativo). Relativo a la descamación, o caracterizado por ella.
desternalization (desternalización). f. Separación del esternón de los cartílagos costales.
desthiobiotin (destiobiotina). f. Compuesto derivado de biotina por extracción del átomo de azufre.
destrudo (destrudo). m. Energía asociada a la muerte o al instinto destructivo; lo contrario de libido.
desulfhydrases (desulfhidrasas). f. pl. Desulfurasas; enzimas o grupos de enzimas que catalizan la remoción de una molécula de H_2S o del H_2S sustituido de un compuesto.
desulfinase (desulfinasa). f. Nombre dado a veces a la enzima que extrae el sulfito de cisteinasulfinato y de sulfinilpiruvato.
desulfurases (desulfurasas). f. pl. Desulfhidrasas.
desynchronous (asincrónico). Falto de sincronía, como en las ondas cerebrales.
DET (DET). Abrev. de dietiltriptamina.
detachment (desprendimiento). m. **1.** Sentimiento voluntario o involuntario de separación de asociaciones o un ambiente normales. **2.** Separación de una estructura de su apoyo o sostén.
  disciform d. of retina (d. disciforme de la retina).
  exudative retinal d. (d. exudativo de la retina).
  retinal d., d. of retina (d. de la retina). Separación de la retina.
  rhegmatogenous retinal d. (d. regmatógeno de la retina).
  vitreous d. (d. vítreo).
detector (detector). m. Componente de un instrumento de laboratorio que percibe la señal química o física que indica la presencia de analito.
detergent (detergente). **1.** Detersivo; limpiador. **2.** m. Agente que limpia o purga, generalmente sales de bases o ácidos alifáticos de cadena larga.
  anionic d.'s (d. aniónicos).
  cationic d.'s (d. catiónicos).
deterioration (deterioro). m. Debilitamiento, daño o perjuicio causado por lesión o enfermedad.
  alcoholic d. (d. alcohólico).
  senile d. (d. senil).
determinant (determinante). m. El factor que determina cualquier cualidad.
  allotypic d.'s (d. alotípicos). D. antigénicos de alotipos.
  antigenic d. (d. antigénico).
  disease d.'s (d. de enfermedad).
  genetic d. (d. genético). Marcador genético.
  idiotypic antigenic d. (d. antigénico idiotípico). Idiotipo.
  isoallotypic d.'s (d. isoalotípicos).
determination (determinación). **1.** Medición o estimación de cualquier cantidad o calidad en la investigación científica. **2.** Movimiento general hacia un punto dado. **3.** f. Cambio para mejor o peor en el curso de una enfermedad.
  sex d. (d. del sexo).
determinism (determinismo). m. Proposición de que todo comportamiento depende de influencias genéticas y ambientales, y es independiente del libre albedrío o de la voluntad.
  psychic d. (d. psíquico).
detersive (detersivo). Detergente.
detoxicate (destoxicar). Detoxificar; disminuir o eliminar la cualidad de venenosa de cualquier sustancia.
detoxication (destoxicación). f. **1.** Destoxificación; recuperación de los efectos tóxicos de una droga. **2.** Eliminación de las propiedades tóxicas de un veneno. **3.** Conversión metabólica de principios farmacológicamente activos en principios farmacológicamente menos activos.
detoxification (destoxificación). f. Detoxicación.
detoxify (destoxificar). Destoxicar.
detrition (detrición). f. Desgaste por uso o fricción.
detritus (detrito). m. Cualquier material de desecho: carioso, gangrenoso, arenilla, etcétera.
detrusor (detrusor). m. Músculo que expulsa o arroja una sustancia.
  d. urinae (d. urinario). Músculo d. urinario.
detumescence (detumescencia). f. Disminución de una hinchazón.
deturgescence (deturgescencia). f. Mecanismo por el cual la estroma de la córnea permanece relativamente deshidratada.
deutencephalon (deutencéfalo). Sinónimo poco usado de diencéfalo.
deuteranomaly (deuteranomalía). f. Forma de tricromatismo anómalo que aparece por deficiencia de conos retinianos sensibles al verde.
deuteranope (deuteranope). m. Persona afectada de deuteranopía.
deuteranopia (deuteranopía). f. Forma de dicromatismo con dos pigmentos en lugar de tres en los conos retinianos e insensibilidad total al verde.
deuteranopic (deuteranópico). Foteritroso; perteneciente a deuteranopía o caracterizado por ella.
deuterio- (deuterio-). Prefijo que indica "que contiene deuterio".
deuterium (deuterio (D)). m. Hidrógeno-2.
  d. oxide (óxido de d.). Agua pesada.
deutero-, deut-, deuto- (deutero-, deuto-, deut-). Prefijos que significan segundo (de una serie) o dos.
deuteron (deuterón). m. Deutón; diplón; el núcleo de hidrógeno-2 formado por un neutrón y un protón, por lo que tiene carga positiva.
deuteropathic (deuteropático). Relativo a una afección secundaria o deuteropatía.
deuteropathy (deuteropatía). f Enfermedad o síntoma secundarios.
deuteroplasm (deuteroplasma) m. Deutoplasma.
deuteroporphyrin (deuteroporfirina). f. Derivado de porfirina semejante a las protoporfirinas, excepto que las dos cadenas laterales vinílicas están reemplazadas por hidrógeno.
deuterosome (deuterosoma). m. Organizador del procentríolo.
deuterotocia (deuterotocia). f. Deuterotoquia; forma de partenogénesis en la que la hembra tiene hijos de ambos sexos.
deuterotoky (deuterotoquia). f. Deuterotocia.
deutogenic (deutogénico). De origen secundario por acción de una influencia inductiva.
deutomerite (deutomerito). m. Porción posterior nucleada de un cefalonte adherido en un protozoario de gregarina, separada por un tabique ectoplasmático de la porción anterior o protomerito.
deuton (deutón). m. Deuterón.
deutoplasm (deutoplasma). m. Deuteroplasma; la yema de un huevo meroblástico.
deutoplasmic (deutoplasmático). Relativo al deutoplasma.
deutoplasmigenon (deutoplasmígeno). Lo que produce o da lugar a deutoplasma.
deutoplasmolysis (deutoplasmólisis). f. Desintegración de deutoplasma.
DEV (DEV). Abrev. en inglés de vacuna de embrión de pato (duck embryo origin vaccine).
devascularization (desvascularización). f. Oclusión de todos (o casi todos) los vasos sanguíneos que irrigan cualquier parte u órgano.
development (desarrollo). m. Acción y efecto de la progresión natural desde una fase anterior, inferior o embrionaria a una fase posterior, más compleja o adulta.
  life-span d. (d. de por vida).
  psychosexual d. (d. psicosexual).

deviance (desviación).
deviation (desviación). f. **1.** Medida estadística que representa la diferencia entre un valor individual en un conjunto de valores y el valor medio de éste. **2.** En psiquiatría, d. de una norma, regla o rol aceptados. **3.** Anomalía, anormalidad. **4.** Deflexión; alejamiento del punto o curso normal.
axis d. (d. del eje). Desplazamiento axial.
conjugate d. of the eyes (d. conjugada de los ojos).
immune d. (d. inmunológica). Tolerancia dividida.
left axis d. (d. izquierda del eje).
primary d. (d. primaria).
right axis d. (d. derecha del eje).
secondary d. (d. secundaria).
sexual d. (d. sexual). Parafilia; perversión sexual.
skew d. (d. oblicua o sesgada).
standard d. (SD, σ) (d. estándar (D.E., σ)).
d. to the left (d. hacia la izquierda).
d. to the right (d. hacia la derecha).
device (dispositivo). m. Aparato generalmente mecánico, que desempeña una función específica.
central-bearing d. (d. de apoyo central).
central-bearing tracing d. (d. trazador de apoyo central).
contraceptive d. (d. anticonceptivo).
intra-aortic balloon d. (d. intraaórtico en balón).
intrauterine d.'s (IUD) (d. intrauterino (DIU), intrauterino anticonceptivo (DIUA)).
deviometer (desviómetro). m. Una forma de estrabismómetro.
devitalization (desvitalización). f. **1.** Privación de vitalidad o de propiedades vitales. **2.** En odontología, proceso de destrucción de la pulpa.
devitalize (desvitalizar). Privar de vitalidad o de propiedades vitales.
devitalized (desvitalizado). Desprovisto de vida; muerto.
devolution (devolución). f. Proceso continuo de degeneración o ruptura, en contraste con la evolución.
dexamethasone (dexametasona). f. Análogo sintético de cortisol usado como agente antiinflamatorio.
dexamphetamine (dexanfetamina). f. Sulfato de dextroanfetamina.
d. sodium phosphate (d. fosfato de sodio y).
dexbrompheniramine maleate (dexbromfeniramina, maleato de). Isómero dextrorrotatorio de bromfeniramina; antihistamínico.
dexchlorpheniramine maleate (dexclorfeniramina, maleato de). Isómero dextrorrotatorio de clorfeniramina; antihistamínico.
dexiocardia (dexiocardia). f. Dextrocardia.
dexpanthenol (dexpantenol). m. Agente colinérgico y fuente dietética de ácido pantoténico.
dexter (D) (dexter (D)). [*dexter*, NA]. Derecho; localizado en el lado derecho, o relacionado con él.
dextrad (dextrad). Hacia el lado derecho.
dextral (diestro). Que usa con preferencia la mano derecha.
dextrality (dextralidad). f. Preferencia por la mano derecha para realizar tareas manuales.
dextran (dextrán). m. Cualquiera de varios polímeros de glucosa hidrosolubles de PM medio 75.000, producidos por acción de *Leuconostoc mesenteroides* sobre la sacarosa; se usa en solución isotónica de cloruro de sodio para el tratamiento del shock, y en agua destilada para aliviar el edema de la nefrosis.
animal d. (d. animal). Glucógeno.
d. sulfate (d. sulfato).
dextranase (dextranasa). f. Enzima que hidroliza uniones 1,6-α-D-glucosídicas del dextrán.
dextransucrase (dextransacarasa). f. Glucosiltransferasa que construye poliglucosas o dextranes o α-glucanos, de sacarosa, liberando residuos de D-fructosa.
dextrase (dextrasa). f. Nombre inespecífico del complejo de enzimas que convierten dextrosa (glucosa) en ácido láctico.
dextriferron (dextriferrón). m. Solución coloidal de hidróxido férrico en complejo con dextrina parcialmente hidrolizada.
dextrin (dextrina). f. Goma británica o de almidón.
dextrin → dextran transglucosidase (dextrina → dextrán transglucosidasa). Dextrina dextranasa.
dextrin 6-α-D-glucosidase (dextrina 6-α-D-glucosidasa). Amilo-1,6-glucosidasa.
dextrin 6-glucosyltransferase 1. (dextrina glucosiltransferasa). 4-α-D-glucanotransferasa. **2.** (dextrina 6-glucosiltransferasa). Dextrina dextranasa.
dextrin dextranase (dextrina dextranasa). Dextrina 6-glucosiltransferasa; dextrina → dextrán transglucosidasa.
α-dextrin endo-1,6-α-glucosidase (α-dextrina endo-1,6-α-glucosidasa). Pululanasa; dextrinasa límite.
dextrin glycosyltransferase (dextrina glucosiltransferasa). 4-α-D-glucanotransferasa.
dextrin transglycosylase (dextrina transglucosilasa). 4-α-D-Glucanotransferasa.
dextrinase (dextrinasa). f. Cualquiera de las enzimas que catalizan la hidrólisis de dextrinas.
limit d. (d. límite). α-Dextrina endo-1,6-α-glucosidasa.
dextrinogenic (dextrinogénico). Capaz de producir dextrina.
dextrinosis (dextrinosis). f. Glucogenosis.
debranching deficiency limit d. (d. límite por deficiencia de desramificación). Glucogenosis tipo 3.
dextrinuria (dextrinuria). f. Presencia de dextrina en la orina.
dextro-, dextr- (dextro-, dextr-). **1.** Prefijos que significan derecho, hacia el lado derecho o en el lado derecho. **2.** Prefijos químicos que significan dextrorrotatorio.
dextroamphetamine phosphate (dextroanfetamina, fosfato de). Fosfato de *d*-anfetamina; fosfato monobásico de d.
dextroamphetamine sulfate (dextroanfetamina, sulfato de). Sulfato de *d*-anfetamina; dexanfetamina; depresor simpaticomimético y del apetito.
dextrocardia (dextrocardia). f. Dexiocardia; desplazamiento del corazón hacia la derecha.
corrected d. (d. corregida).
false d. (d. falsa). D. corregida.
isolated d. (d. aislada).
secondary d. (d. secundaria).
type 1 d. (d. tipo 1). D. con situs inversus.
type 2 d. (d. tipo 2). D. aislada.
type 3 d. (d. tipo 3). D. corregida.
type 4 d. (d. tipo 4). D. secundaria.
d. with situs inversus (d. con situs inversus).
dextrocardiogram (dextrocardiograma). m. La parte del electrocardiograma que deriva del ventrículo derecho.
dextrocerebral (dextrocerebral). Que presenta un hemisferio cerebral derecho dominante.
dextroclination (dextroclinación). f. Dextrotorsión.
dextrocular (dextrocular). Persona que prefiere usar el ojo derecho en trabajos monoculares, como el uso del microscopio.
dextrocycloduction (dextrocicloducción). f. Rotación del polo superior de la córnea a la derecha.
dextroduction (dextroducción). f. Rotación de un ojo hacia la derecha.
dextrogastria (dextrogastria). f. Estado en el que el estómago se desplaza hacia la derecha.
dextroglucose (dextroglucosa). f. Glucosa.
dextrogram (dextrograma). m. Registro electrocardiográfico de un animal de laboratorio, que representa la difusión de impulsos a través del ventrículo derecho solamente.
dextrogyration (dextrogiración). f. Vuelta a la derecha.
dextromanual (dextromanual). Que prefiere la mano derecha.
dextromethorphan hydrobromide (dextrometorfano, bromhidrato de). Derivado sintético de la morfina; usado como antitusivo.
dextromoramide tartrate (dextromoramida, tartrato de). Analgésico narcótico relacionado química y farmacológicamente con la metadona.
dextropedal (dextropedal). Que prefiere el pie derecho, p. ej., para dar saltos o andar en un solo pie.
dextroposition (dextroposición). f. Ubicación u origen anormal del lado derecho de una estructura que corresponde normalmente al lado izquierdo, como el origen de la aorta en el ventrículo derecho.
d. of the heart (d. del corazón).
dextropropoxyphene hydrochloride (dextropropoxifeno, clorhidrato de). Clorhidrato de propoxifeno.
dextropropoxyphene napsylate (dextropropoxifeno, napsilato de). Napsilato de propoxifeno.
dextrorotation (dextrorrotación). f. Vuelta o rotación a la derecha.
dextrorotatory (dextrorrotatorio). Cristales o soluciones capaces de dextrorrotación.

dextrose (dextrosa). f. Glucosa.
dextrosinistral (dextrosinistro). En dirección de derecha a izquierda.
dextrosuria (dextrosuria). f. Término obsoleto por glucosuria.
dextrothyroxine sodium (dextrotiroxina sódica). f. Sal de sodio de D-tiroxina; agente antihipercolesterolémico.
dextrotorsion (dextrotorsión). f. **1.** Torsión hacia la derecha. **2.** En oftalmología, dextroclinación.
dextrotropic (dextrotrópico). Que da vuelta hacia la derecha.
dextroversion (dextroversión). f. **1.** Versión (vuelta) hacia la derecha. **2.** En oftalmología, rotación de ambos ojos hacia la derecha.
  d. of the heart (d. del corazón). Dextrocardia corregida.
dGMP (dGMP). Abrev. de ácido desoxiguanílico.
di(2-chloroethyl)sulfide (di(2-cloroetil)sulfuro). m. Gas de mostaza.
di- (di-). Prefijo que indica dos, dos veces.
di-amelia (diamelia). f. Ausencia de dos miembros.
dia- (dia-). Prefijo que significa a través, por completo.
diabetes (diabetes). f. D. insípida y d. mellitus o sacarina, enfermedades que tienen en común el síntoma de la poliuria. Solamente "diabetes" significa d. mellitus.
  adult-onset d. (d. de comienzo en la adultez).
  alimentary d. (d. alimentaria). Glucosuria alimentaria.
  alloxan d. (d. por aloxano).
  brittle d. (d. frágil).
  bronze d. (d. bronceada).
  calcinuric d. (d. calcinúrica). Hipercalciuria.
  chemical d. (d. química). D. latente.
  galactose d. (d. galactósica). Galactosemia.
  growth-onset d. (d. de comienzo por crecimiento).
  d. innocens (d. inocente). Glucosuria renal.
  d. insipidus (d. insípida).
  insulin-dependent d. mellitus (IDDM) (d. mellitus dependiente de la insulina (DMDI)). D. de tipo I; d. juvenil.
  insulinopenic d. (d. insulinopénica).
  d. intermittens (d. intermitente).
  juvenile-onset d. (d. de comienzo en la juventud).
  latent d. (d. latente). D. química.
  lipoatrophic d. (d. lipoatrófica). Lipoatrofia.
  lipogenous d. (d. lipógena). Combinación de d. y obesidad.
  maturity-onset d. (d. de comienzo en la madurez).
  d. mellitus (d. mellitus).
  metahypophysial d. (d. metahipofisaria).
  Mosler's d. (d. de Mosler).
  nephrogenic d. insipidus (d. insípida nefrógena).
  non-insulin-dependent d. mellitus (NIDDM) (d. mellitus no dependiente de la insulina (DMNDI)). D. mellitus de tipo II; d. de comienzo en la adultez o en la madurez.
  pancreatic d. (d. pancreática).
  phloridzin d. (d. floricínica).
  phosphate d. (d. de fosfato).
  pregnancy d. (d. del embarazo).
  puncture d. (d. por punción).
  renal d. (d. renal). Glucosuria renal.
  starvation d. (d. por inanición).
  steroid d. (d. esteroide).
  subclinical d. (d. subclínica). Seudodiabetes.
  thiazide d. (d. por tiazida).
  type I d. (d. tipo I). D. dependiente de la insulina.
  type II d. (d. tipo II). D. no dependiente de la insulina.
  vasopressin-resistant d. (d. vasopresinarresistente).
diabetic (diabético). **1.** Relativo a la diabetes o que sufre de ella. **2.** m. Persona que sufre de diabetes.
diabetogenic (diabetogénico). Que causa diabetes.
diabetogenous (diabetógeno). Causado por diabetes.
diabetology (diabetología). f. Campo de la medicina que se ocupa de la diabetes.
diacele (diacele). m. Tercer ventrículo.
diacetate (diacetato). m. **1.** Acetoacetato. **2.** Compuesto que contiene dos residuos de acetato.
diacetemia (diacetemia). f. Forma de acidosis debida a la presencia de ácido acetoacético (diacético) en la sangre.
diacetic acid (ácido diacético).
diacetonuria (diacetonuria). f. Diaceturia.
diaceturia (diaceturia). f. Diacetonuria; excreción urinaria de ácido acetoacético (diacético).
diacetyl (diacetilo). m. Líquido amarillo, con el olor fuerte de la quinona y los aromas de café, vinagre y otros alimentos.
diacetylcholine (diacetilcolina). f. Succinilcolina.
diacetylmonoxime (DAM) (diacetilmonoxima). f. Una 2-oxo-oxima que puede reactivar acetilcolinesterasa fosforilada in vitro e in vivo; penetra la barrera hematoencefálica.
diacetylmorphine (diacetilmorfina). f. Heroína.
diacetyltannic acid (ácido diacetiltánico). Á. acetiltánico.
diachronic (diacrónico). Observado sistemáticamente a lo largo del tiempo.
diacid (diácido). m. Sustancia que contiene dos átomos ionizables de hidrógeno por molécula, o en términos más generales una base capaz de combinarse con dos iones de hidrógeno por molécula.
diaclasis, diaclasia (diaclasia). f. Osteoclasia.
diacrinous (diacrino). Que excreta por simple paso por una célula glandular.
diacrisis (diacrisis). f. Diagnóstico.
diacritic, diacritical (diacrítico). Que distingue o identifica; diagnóstico.
diactinic (diactínico). Que tiene la propiedad de transmitir luz capaz de provocar reacciones químicas.
diacylglycerol lipase (diacilglicerol-lipasa). f. Lipoproteinlipasa.
diad (díada). f. El túbulo transverso y una cisterna en fibras musculares cardíacas.
diadermic (diadérmico). Percutáneo.
diadochocinesia (diadococinesia). f. Facultad normal de llevar alternadamente una extremidad a posiciones contrarias, de flexión y extensión o de pronación y supinación.
diadochokinesia, diadochokinesis (diadococinesia). f. Facultad normal de llevar alternadamente una extremidad a posiciones contrarias, de flexión y extensión o de pronación y supinación.
diadochokinetic (diadococinético). Relativo a la diadococinesia.
diagnose (diagnosticar). Determinar la índole de una enfermedad; formular un diagnóstico.
diagnosis (diagnóstico). m. Determinación de la índole o naturaleza de una enfermedad. D.t. diagnosis.
  antenatal d. (d. antenatal). D. prenatal.
  d. by exclusion (d. por exclusión).
  clinical d. (d. clínico).
  differential d. (d. diferencial). Diferenciación.
  laboratory d. (d. de laboratorio).
  neonatal d. (d. neonatal).
  pathologic d. (d. patológico).
  physical d. (d. físico).
  prenatal d. (d. prenatal).
diagnosis-related group (DRG) (Grupo de diagnósticos relacionados (GDR)). Una clasificación de pacientes por el diagnóstico o procedimiento quirúrgico en categorías diagnósticas mayores (cada una contiene enfermedades específicas o procedimientos) con el propósito de determinar el reembolso de los costos de hospitalización, sobre la base de la premisa de que el tratamiento de diagnósticos médicos similares genera costos similares.
diagnostic (diagnóstico). Relativo al d. o que ayuda a él.
diagnostician (diagnosticador). m. Persona experta en hacer diagnósticos.
diakinesis (diacinesis). f. Etapa final de la profase de meiosis, en la que desaparecen los quiasmas presentes durante la fase diploténica y los cromosomas siguen acortándose.
dial (dial). m. Cara de un reloj o instrumento que se le parece.
  astigmatic d. (d. astigmático).
diallyl (dialilo). m. Compuesto que contiene dos grupos alílicos.
dialysance (dialización). f. Número de mililitros de sangre completamente depurados de cualquier sustancia por un riñón artificial o por diálisis peritoneal en una unidad de tiempo.
dialysate (dializado). Difusado; parte de la mezcla que pasa a través de la membrana dializante.
dialysis (diálisis). f. Difusión; separación de sustancias cristaloides y coloides en una solución interponiendo una membrana semipermeable entre la solución y el agua.
  equilibrium d. (d. por equilibrio).
  extracorporeal d. (d extracorpórea). Hemodiálisis fuera del cuerpo.

peritoneal d. (d. peritoneal).
d. retinae (d. retiniana). Retinodiálisis.
dialyze (dializar). Hacer diálisis; separar una sustancia de una solución por diálisis.
dialyzer (dializador). m. Aparato para diálisis; membrana usada en diálisis.
diamagnetic (diamagnético). Que tiene la propiedad de diamagnetismo.
diamagnetism (diamagnetismo). m. Propiedad de momento magnético cero que poseen las moléculas de electrones apareados.
diameter (diámetro). m. **1.** Línea recta que une dos puntos opuestos de la superficie de un cuerpo más o menos esférico o cilíndrico. **2.** Distancia medida a lo largo de esta línea.
anteroposterior d. of the pelvic inlet (d. anteroposterior del estrecho inferior de la pelvis). Conjugata.
Baudelocque's d. (d. de Baudelocque). Conjugado externo.
biparietal d. (d. biparietal).
buccolingual d. (d. bucolingual).
conjugate d. of the pelvic inlet (d. conjugado del estrecho inferior de la pelvis). Conjugata.
d. medianus (d. mediano). Conjugata.
d. obliqua (d. oblicuo del estrecho superior de la pelvis). [*diameter obliqua*, NA]. Medición a través del estrecho superior de la pelvis desde la articulación sacroilíaca de un lado hasta la eminencia iliopectínea del lado opuesto.
oblique d. (d. oblicuo del estrecho superior de la pelvis).
occipitofrontal d. (d. occipitofrontal).
occipitomental d. (d. occipitomentoniano).
posterior sagittal d. (d. sagital posterior).
suboccipitobregmatic d. (d. suboccipitobregmático).
total end-diastolic d. (TEDD) (d. total de fin de diástole).
total end-systolic d. (TESD) (d. total de fin de sístole).
trachelobregmatic d. (d. traquelobregmático).
d. transversa (d. transverso del estrecho inferior de la pelvis). [*diameter transversa*, NA]. D. transversal del estrecho inferior de la pelvis medido entre las líneas terminales.
transverse d. (d. transverso del estrecho inferior de la pelvis).
zygomatic d. (d. cigomático).
diamide (diamida). f. Compuesto que contiene dos grupos amida.
diamidines (diamidinas). f. pl. Compuestos que contienen dos grupos amidina; p. ej., estilbamidina y propamidine.
diamine (diamina). f. Compuesto orgánico que contiene dos grupos amina por molécula.
d. oxidase (d. oxidasa).
diamino oxyhydrase (diamino oxihidrasa). Amina oxidasa (con cobre).
diamniotic (diamniótico). Que presenta dos sacos amnióticos.
diamthazole dihydrochloride (diamtazol, biclorhidrato de). Biclorhidrato de dimazol; agente antifúngico de uso tópico.
diandry, diandria (diandria). f. Fenómeno en el cual un solo óvulo es fertilizado por un espermatozoide diploide y en consecuencia produce un feto triploide.
dianoetic (dianoético). Perteneciente o relativo a la razón y otras funciones intelectuales.
diapause (diapausa). f. Período de quietud o latencia biológica.
embryonic d. (d. embrionaria).
diapedesis (diapédesis). f. Migración; paso de sangre o sus elementos figurados a través de las paredes intactas de los vasos sanguíneos.
diaphanoscope (diafanoscopio). m. Instrumento para iluminar el interior de una cavidad a fin de determinar la translucidez de sus paredes.
diaphanoscopy (diafanoscopia). f. Examen de una cavidad por medio de un diafanoscopio.
diaphemetric (diafemétrico). Relativo a la determinación del grado de sensibilidad táctil.
diaphen hydrochloride (diafeno, clorhidrato de). Agente antihistamínico de propiedades anticolinérgicas.
diaphorase (diaforasa). f. Originalmente, una serie de flavoproteínas con actividad de reductasa en las mitocondrias.
diaphoresis (diaforesis). f. Transpiración.
diaphoretic (diaforético). **1.** Relativo a la transpiración o que la causa. **2.** m. Agente que aumenta la transpiración.
diaphragm (diafragma). m. **1.** Anillo flexible de metal cubierto por una lámina abovedada de material elástico, usado en la vagina para impedir el embarazo. **2.** Disco delgado con un agujero de tamaño definido, usado en microscopios, etc., para impedir el paso de los rayos marginales de luz. **3.** En rayos X, grilla. **4.** Tabique musculomembranoso que separa las cavidades abdominal y torácica.
Bucky d. (d. de Bucky).
pelvic d., d. of pelvis (d. de la pelvis). [*diaphragma pelvis*, NA].
d. of sella (d. de la silla turca). [*diaphragma sellae*, NA]. Tienda de la hipófisis.
urogenital d. (d. urogenital). [*diaphragma urogenitale*, NA].
diaphragma, pl. **diaphragmata** (diaphragma, pl. diaphragmata). [*diaphragma*, NA]. Diafragma.
diaphragmalgia (diafragmalgia). f. Diafragmodinia; dolor en el diafragma.
diaphragmatic (diafragmático). Relativo al diafragma.
diaphragmatocele (diafragmatocele). m. Hernia diafragmática.
diaphragmodynia (diafragmodinia). f. Diafragmalgia.
diaphyseal (diafisario). Relativo a la diáfisis.
diaphysectomy (diafisectomía). f. Remoción de la diáfisis de un hueso largo, parcial o total.
diaphysial (diafisario). Relativo a la diáfisis.
diaphysis, pl. **diaphyses** (diáfisis). [*diaphysis*, NA]. Estructura alargada cilíndrica, como la parte de un hueso largo situada entre sus extremidades, las epífisis.
diaphysitis (diafisitis). f. Inflamación de la diáfisis de un hueso largo.
diapiresis (diapiresis). f. Paso de pequeñas partículas de materia suspendida, coloidales o no, a través de las paredes intactas de los vasos sanguíneos.
diaplacental (diaplacentario). Que pasa a través de la placenta.
diaplasis (diaplasis). f. Diortosis; nombre obsoleto de la reducción de una fractura o de una luxación.
diaplastic (diaplástico). Perteneciente a la diaplasis.
diaplexus (diaplexo). m. Nombre poco usado del plexo coroideo del tercer ventrículo.
diapnoic, diapnotic (diapnoico, diapnótico). **1.** Relativo a la transpiración o que la provoca, especialmente insensible. **2.** Sudorífico suave.
diapophysis (diapófisis). f. Apófisis transversa de una vértebra torácica o de la porción homóloga de una vértebra lumbar o cervical.
diarrhea (diarrea). f. Descarga anormalmente frecuente de materia fecal más o menos líquida del intestino.
d. alba (d. alba). Enfermedad de los pollos.
bovine virus d. (d. bovina virósica). Enfermedad mucosa.
choleraic d. (d. coleraica). D. estival.
Cochin China d. (d. de Cochinchina). Esprue tropical.
colliquative d. (d. colicuativa).
dysenteric d. (d. disentérica). D. de la disentería bacilar o amebiana.
fatty d. (d. grasa). Pimelorrea.
gastrogenous d. (d. gastrógena).
lienteric d. (d. lientérica).
morning d. (d. matinal).
mucous d. (d. mucosa). D. con presencia de mucho moco en las heces.
nocturnal d. (d. nocturna).
pancreatogenous d. (d. pancreatógena).
serous d. (d. serosa). D. caracterizada por heces acuosas.
summer d. (d. estival). D. coleraica; mal de verano.
traveler's d. (d. del viajero).
tropical d. (d. tropical). Esprue tropical.
white d. (d. blanca). Enfermedad de los pollos.
diarrheal, diarrheic (diarreico). Relativo a la diarrea.
diarthric (diártrico). Biarticular; diarticular; relativo a dos articulaciones.
diarthrosis, pl. **diarthroses** (diartrosis). f. [*articulatio synovialis*, NA]. Articulación sinovial.
diarticular (diarticular). Diártrico.
diaschisis (diasquisis). f. Inhibición repentina de una función producida por un trastorno focal agudo en una parte del cerebro distante del sitio original de la lesión pero relacionada anatómicamente con él mediante haces de fibras.
diascope (diascopio). m. Placa plana de vidrio a través de la cual pueden examinarse lesiones cutáneas superficiales por medio de presión.

diascopy (diascopia). f. Examen de lesiones cutáneas superficiales por medio del diascopio.
diastalsis (diastalsis). f. Tipo de peristaltismo en el cual una región de inhibición precede a la onda de contracción, como se ve en el tracto intestinal.
diastaltic (diastáltico). Perteneciente a la diastalsis.
diastase (diastasa). f. Mezcla obtenida de malta y que contiene enzimas amilolíticas, principalmente α-amilasa y β-amilasa.
diastasis (diastasis). f. **1.** Divaricación; cualquier separación simple de partes normalmente unidas. **2.** La última parte de la diástole.
  d. recti (d. de los rectos).
diastasuria (diastasuria). f. Amilasuria.
diastatic (diastático). Relativo a una diastasis.
diastema, pl. **diastemata** (diastema). m. **1.** Fisura o abertura anormal en cualquier parte, especialmente si es congénita. **2.** [*diastema*, NA]. Espacio entre los dientes adyacentes del mismo arco dentario. **3.** Hendidura o espacio entre un incisivo lateral superior y el canino adyacente, ocupado por el canino inferior con los maxilares cerrados.
diastematocrania (diastematocrania). f. Fisura sagital congénita del cráneo.
diastematomyelia (diastematomielia). f. División sagital de la médula espinal (diplomielia) por un tabique óseo o fibrocartilaginoso.
diaster (diáster). m. Anfiáster.
diastereoisomers (diastereoisómeros). m. pl. Isómeros ópticamente activos que no son imágenes en espejo.
diastole (diástole). f. Dilatación de las cavidades cardíacas durante la cual se llenan de sangre.
  cardiac d. (d. cardíaca). Auxocardia.
  gastric d. (d. gástrica).
  late d. (d. tardía). Presístole.
diastolic (diastólico). Relativo a la diástole.
diastrophism (diastrofismo). m. Distorsión de los objetos cuando se inclinan o doblan.
diataxia (diataxia). f. Ataxia que afecta ambos lados del cuerpo.
  cerebral d. (d. cerebral). Tipo atáxico de parálisis cerebral natal.
diatela (diatela). f. Nombre poco usado de la tela coroidea del tercer ventrículo.
diathermal (diatérmico). Relativo a la diatermia.
diathermancy (diatermancia). f. Calidad de diatérmico.
diathermanous (diatérmano). Transcaliente; permeable a los rayos térmicos.
diathermic (diatérmico). Relativo a diatermia, caracterizado o afectado por ésta.
diathermocoagulation (diatermocoagulación). f. Diatermia quirúrgica.
diathermy (diatermia). f. Transtermia; elevación local de temperatura dentro de los tejidos producida por corriente de alta frecuencia, ondas ultrasónicas o radiación de microondas.
  medical d. (d. médica). Termopenetración.
  short wave d. (d. de onda corta).
  surgical d. (d. quirúrgica).
diathesis (diátesis). f. Estado constitucional o congénito que predispone a una enfermedad, un grupo de enfermedades o una o más anomalías metabólicas o estructurales.
  contractural d. (d. contractural).
  cystic d. (d. quística).
  gouty d. (d. gotosa).
  hemorrhagic d. (d. hemorrágica).
  spasmodic d. (d. espasmódica).
  spasmophilic d. (d. espasmofílica). Espasmofilia.
diathetic (diastésico). Relativo a una diátesis.
diatom (diatomea). f. Individuo de algas unicelulares microscópicas cuyas valvas componen una tierra infusorial sedimentaria.
diatomaceous (diatomáceo). Perteneciente a las diatomeas o sus restos fósiles.
diatomic (diatómico). **1.** Compuesto con una molécula formada por dos átomos. **2.** Cualquier ion o grupo atómico formado sólo por dos átomos.
diatoric (diatórico). m. **1.** Apertura cilíndrica vertical formada en la base de dientes artificiales de porcelana, que se extiende hasta el cuerpo del diente. **2.** Diente que contiene un d.
diatrizoate sodium (diatrizoato sódico).
diazepam m. **1.** (diazepam). Relajador del músculo estriado o esquelético, sedante y ansiolítico usado también como anticonvulsivo. **2.** (diacepán). Diazepam.
diazines (diazinas). f. pl. Grupo de drogas tuberculostáticas sintéticas, como pirazina carboxamida y piridazina-3-carboxamida.
diazo- (diazo-). Prefijo que indica un compuesto que contiene un grupo ≡C—N=N—X, donde X no es carbono (excepto para CN), o el grupo N_2 unido por un átomo de carbono.
diazotize (diazotizar). Introducir el grupo diazo en un compuesto químico, generalmente tratando una amina con ácido nitroso.
diazoxide (diazóxido). m. Agente antihipertensivo.
dibasic (dibásico). Bibásico; que tiene dos átomos de hidrógeno reemplazables; un ácido con dos átomos ionizables de hidrógeno.
dibenzepin hydrochloride (dibenzepina, clorhidrato de). Antidepresor.
dibenzheptropine citrate (dibenzoheptropina, citrato de). Citrato de deptropina.
dibenzopyridine (dibenzopiridina). f. Acridina.
dibenzothiazine (dibenzotiazina). f. Fenotiazina.
dibenzthione (dibenzotiona). f. Antiséptico antifúngico.
dibromopropamidine isethionate (dibromopropamidina, isetionato de). Ácido 2-hidroxietanosulfónico; antiséptico.
dibromsalan (dibromsalan). m. Desinfectante.
dibucaine hydrochloride (dibucaína, clorhidrato de). Potente anestésico local (anestesia superficial y espinal).
dibucaine number (DN) (número de dibucaína (ND)). Prueba para diferenciar alguna de las diversas formas de seudocolinesterasas atípicas.
dibutoline sulfate (dibutolina, sulfato de). Agente anticolinérgico usado como antiespasmódico gastrointestinal, midriático y ciclopléjico.
dibutyl phthalate (dibutil ftalato). Repelente contra insectos.
DIC (CID). Abrev. de coagulación intravascular diseminada.
dicacodyl (dicacodilo). m. Cacodilo.
dicelous (dicelo). Que tiene dos cavidades o excavaciones en superficies opuestas.
dicentric (dicéntrico). Que tiene dos centrómeros.
dicephalous (dicéfalo). Bicéfalo.
dicephalus (dicéfalo). m. Bicéfalo; diplocéfalo.
  d. diauchenos (d. diauchenos). Derodídimo; d. con cuellos separados.
  d. dipus dibrachius (d. dipus dibrachius).
  d. dipus tetrabrachius (d. dipus tetrabrachius).
  d. dipus tribrachius (d. dipus tribrachius).
  d. dipygus (d. dipygus). D. con cuerpo doble por debajo del ombligo.
  d. monauchenos (d. monauchenos).
dicheilia, dichilia (diqueilia). f. Labio que parece doble por la presencia de un pliegue anormal.
dicheiria, dichiria (diqueiria). f. Duplicación completa o incompleta de los dígitos de la mano.
dichloralphenazone (dicloralfenazona). f. Dicloralantipirina; complejo de hidrato de cloral y fenazona; sedante e hipnótico.
dichloramine-T (dicloramina-T). f. Usado como antiséptico en apósitos quirúrgicos.
dichloride (dicloruro). Bicloruro.
dichlorisone (diclorisona). f. Agente antipruriginoso tópico.
dichlorisoproterenol (diclorisoproterenol). m. Dicloroisoproterenol.
dichlorobenzene (diclorobenceno). m. Insecticida usado principalmente como repelente contra polillas.
dichlorodifluoromethane (diclorodifluorometano). m. Gas fácilmente licuable usado como refrigerante y propulsor de aerosoles.
***p,p'*-dichlorodiphenyl methyl carbinol** (*p,p'*-diclorodifenil metilcarbinol (DMC)). Compuesto sintético efectivo como acaricida.
dichlorodiphenyltrichloroethane (DDT) (diclorodifeniltricloroetano (DDT)). m. Insecticida que alcanzó gran importancia durante la segunda guerra mundial y después de ella.
dichlorohydrin (diclorohidrina). f. Alcohol dicloroisopropílico.
2,6-dichloroindophenol (2,6-dicloroindofenol). m. Reactivo para análisis químico de ácido ascórbico que depende de las propiedades reductoras de este último.

dichloroisopropyl alcohol (alcohol dicloroisopropílico). Diclorohidrina.
dichloroisoproterenol (DCI) (dicloroisoproterenol). m. Congénere del estimulante de receptores β-adrenérgicos, isoproterenol.
dichlorophen (diclorofeno). m. Usado tópicamente como fungicida y bactericida, y de uso interno en el tratamiento de infecciones por tenias en el hombre y animales domésticos.
dichlorophenarsine hydrochloride (diclorofenarsina, clorhidrato de). Agente arsenical antisifilítico.
2,6-dichlorophenol-indophenol (2,6-diclorofenol-indofenol). m. Nombre erróneo del 2,6-dicloroindofenol.
(2,4-dichlorophenoxy) acetic acid (ácido (2,4-diclorofenoxi) acético (2,4-D)). Herbicida.
dichlorovos (diclorovos). m. Diclorvos.
dichlorphenamide (diclorfenamida). f. Inhibidor de la anhidrasa carbónica de acción semejante a la de la acetazolamida.
dichlorvos (diclorvos). m. Usado como antihelmíntico en medicina veterinaria y humana.
dichorial, dichorionic (dicoriónico). Que muestra evidencia de dos coriones.
dichotic (dicótico). Dicótomo.
dichotomous (dicótomo). Dicótico; que denota dicotomía o se caracteriza por ella.
dichotomy (dicotomía). f. División en dos partes.
dichroic (dicroico). Relativo al dicroísmo.
dichroism (dicroísmo). m. Propiedad de aparecer de diferente color cuando se mira con luz emitida y con luz transmitida.
  circular d. (d. circular).
dichromat (dicrómata). Individuo con dicromatismo.
dichromate (dicromato). m. Bicromato.
dichromatic (dicromático). **1.** Que tiene o exhibe dos colores. **2.** Relativo al dicromatismo.
dichromatism (dicromatismo). m. **1.** Cualidad de dicromático. **2.** Anomalía de la visión del color en la que sólo existen dos de los tres pigmentos de los conos de la retina, como en la protanopía, deuteranopía y tritanopía.
dichromatopsia (dicromatopsia). f. Dicromatismo.
dichromic (dicrómico). Que tiene o se refiere a dos colores.
dichromophil, dichromophile (dicromófilo). Que se tiñe doblemente.
dicloxacillin sodium (dicloxacilina sódica). Penicilina semisintética resistente a la penicilinasa.
dicophane (dicofano). m. Diclorodifeniltricloroetano.
dicoria (dicoria). f. Diplocoria.
dicrocoeliosis (dicrocoeliosis). f. Infección de animales y raramente del hombre con trematodos del género *Dicrocoelium*.
dicrotic (dicrótico). Relativo al dicrotismo.
dicrotism (dicrotismo). m. Forma de pulso en la que se percibe un doble latido en la muñeca por cada latido del corazón; debido a acentuación de la onda dicrótica.
dictyoma (dictioma). m. Meduloepitelioma embrionario.
dictyotene (dictioteno). m. Estado de la meiosis en el cual el ovocito es detenido durante el período desde fines de la vida fetal hasta la ovulación.
dicumarol (dicumarol). m. Bishidroxicumarina; anticoauglante que inhibe la formaciónn de protrombina en el hígado.
dicyclomine hydrochloride (diciclomina, clorhidrato de). Anticolinérgico.
dicysteine (dicisteína). f. Cistina.
didactic (didáctico). Instructivo; denota la enseñanza médica por clases o textos, diferente de la demostración clínica con pacientes o ejercicios de laboratorio.
didactylism (didactilismo). m. Estado congénito en el cual sólo se tienen dos dedos en una mano o un pie.
didelphic (didélfico, didelfo). Que tiene o se refiere a un doble útero.
didym-, didymo- (didim-, didimo-). Prefijos que indican relación con el dídimo o testículo.
didymus (dídimo). m. El testículo.
-didymus (-dídimo). Sufijo que indica mellizos unidos; el primer elemento de la palabra designa la o las partes no fusionadas.
diecious (diecio). Se dice de animales o vegetales que son sexualmente distintos, los individuos son de uno u otro sexo.
diel (diel). m. Término usado con frecuencia como sinónimo de diurno o circadiano.
dieldrin (dieldrín). m. Hidrocarburo clorado usado como insecticida.
dielectrography (dielectrografía). f. Pletismografía de impedancia.
dielectrolysis (dielectrólisis). f. Electroforesis.
diencephalohypophysial (diencefalohipofisario). Relativo al diencéfalo y la hipófisis.
diencephalon, pl. **diencephala** (diencéfalo). m. [*diencephalon*, NA]. Parte del prosencéfalo formada por el epitálamo, el tálamo, el subtálamo y el hipotálamo.
dienestrol (dienesterol). m. Dienoestrol; agente estrogénico.
dieresis (diéresis). f. Solución de continuidad.
dieretic (dierético). **1.** Relativo a la diéresis. **2.** Que divide, ulcera o corroe.
diesterase (diesterasa).
diestrous (diestrual). Perteneciente al diestro.
diestrus (diestro). m. Período de inactividad sexual entre dos períodos de estro.
diet (dieta). f. **1.** Comida y bebida en general. **2.** Comida y bebida según prescripción médica. **3.** Reducción de la ingesta calórica para rebajar de peso.
  acid-ash d. (d. de cenizas ácidas).
  alkaline-ash d. (d. de cenizas alcalinas). D. básica.
  basal d. (d. basal).
  basic d. (d. básica). D. de cenizas alcalinas.
  bland d. (d. blanda).
  challenge d. (d. de provocación).
  clear liquid d. (d. líquida clara).
  diabetic d. (d. diabética).
  elimination d. (d. por eliminación).
  full liquid d. (d. líquida completa).
  Giordano-Giovannetti d. (d. de Giordano-Giovannetti).
  gout d. (d. para gotosos).
  high calorie d. (d. rica en calorías).
  high fat d. (d. rica en grasas).
  ketogenic d. (d. cetogénica).
  low calorie d. (d. de bajas calorías).
  low fat d. (d. pobre en grasas).
  macrobiotic d. (d. macrobiótica).
  purine-restricted d. (d. con restricción de purina).
  reducing d. (d. reductora).
  Sippy d. (d. de Sippy). D. usada en el tratamiento de úlcera gástrica.
  smooth d. (d. suave).
  soft d. (d. blanda). Dieta normal limitada a alimentos blandos para los que tienen dificultad en masticar.
dietary (dietario). Relativo a la dieta.
dietetic (dietético). **1.** Relativo a la dieta. **2.** Se dice de alimentos que en forma natural o por su procesamiento tienen bajo contenido calórico.
dietetics (dietética). f. Aplicación práctica de una dieta en la profilaxis y el tratamiento de una enfermedad.
diethadione (dietadiona). f. Analéptico.
diethanolamine (dietanolamina). f. Usada como emulsionante y dispersante en cosméticos y productos farmacéuticos.
  d. acetate (acetato de d.). Yodopiracet.
diethazine (dietazina). f. Agente anticolinérgico.
diethyl (dietilo). m. Compuesto que contiene dos radicales etilo.
diethyl ether (éter dietílico). É. anestésico, etílico o sulfúrico.
5,5-diethylbarbituric acid (ácido 5,5-dietilbarbitúrico). Barbital.
diethylcarbamazine citrate (dietilcarbamazina, citrato de). Microfilaricida efectivo, aunque relativamente ineficaz contra las filarias adultas.
1,4-diethylene dioxide (1,4-dietileno, dióxido de). Dioxano.
diethylenediamine (dietilenodiamina). f. Piperazina.
diethylenetriamine pentaacetic acid (DTPA) (ácido dietilentriamina pentaacético (DTPA)). Á. pentético.
diethylmalonylurea (dietilmalonilurea). f. Barbital.
diethylolamine (dietilolamina). f. Dietanolamina.
diethylpropion hydrochloride (dietilpropión, clorhidrato de). Amina simpaticomimética químicamente afín a la anfetamina, usada como agente anoréxico.
diethylstilbestrol (DES) (dietilestilbestrol). m. Compuesto cristalino sintético no esteroide que posee actividad estrogénica.

diethyltoluamide (dietiltoluamida). f. Repelente de insectos.
diethyltryptamine (DET) (dietiltriptamina (DET)). f. *N,N*-Dietiltriptamina; agente alucinógeno semejante a la dimetiltriptamina.
dietitian (dietista). m. y f. Experto en dietética.
dietogenetics (dietogenética). f. Campo biológico que estudia las interrelaciones entre genotipo, dieta y diversas necesidades o requerimientos alimentarios.
difarnesyl group (difarnesilo, grupo). Radical hidrocarburo hexaisoprenoide de cadena abierta de 30 carbonos que es una cadena lateral de la vitamina K_2.
difenoxin (difenoxina). f. Agente antidiarreico de acción similar a la del difenoxilato.
difenoxylic acid (ácido difenoxílico). Difenoxina.
difference (diferencia). f. Magnitud o grado en el que una cantidad difiere de otra de la misma clase.
alveolar-arterial oxygen d. (d. de oxígeno alveolar-arterial).
arteriovenous carbon dioxide d. (d. arteriovenosa de dióxido de carbono).
arteriovenous oxygen d. (d. arteriovenosa de oxígeno).
cation-anion d. (d. cationes-aniones). Brecha aniónico (anion gap).
individual d.'s (d. individuales).
light d. (d. luminosa).
standard error of d. (d. error estándar de).
differential (diferencial). Relativo a una diferencia o caracterizado por ella; distintivo.
threshold d. (d. de umbral). Umbral d.
differentiated (diferenciado). De carácter o función diferente de las estructuras circundantes o del tipo original.
differentiation (diferenciación). f. **1.** Especialización; adquisición o posesión de carácter o función diferente de los del tipo original. **2.** Diagnóstico diferencial. **3.** Remoción parcial de un colorante de un corte histológico para acentuar las diferencias de coloración de los componentes de un tejido.
correlative d. (d. correlativa).
echocardiographic d. (d. ecocardiográfica).
invisible d. (d. invisible). Quimiodiferenciación.
diffluence (difluencia). f. Proceso de hacerse líquido.
diffraction (difracción). f. Deflexión de los rayos de luz desde una línea recta al pasar por el borde de un cuerpo opaco.
diffraction grating (rejilla de difracción).
diffusate (difusado). Dializado
diffuse (difuso). Extendido, no circunscripto ni limitado.
diffusible (difusible). Capaz de difundirse; no ligado.
diffusion (difusión). f. **1.** Movimiento al azar de moléculas, iones o partículas pequeñas en solución o suspensión bajo la influencia del movimiento browniano (térmico) hacia una distribución uniforme en todo el volumen disponible. **2.** Diálisis.
gel d. (d. de geles).
diflorasone diacetate (diflorasona, diacetato). Corticosteroide antiinflamatorio usado en preparados tópicos.
diflucortolone (diflucortolona). f. Esteroide glucocorticoide sintético.
diflunisal (diflunisal). m. Un derivado del ácido salicílico con acciones antiinflamatoria, analgésica y antipirética.
digametic (digamético). Heterogamético.
digastric (digástrico). **1.** Biventral; que tiene dos vientres. **2.** Relativo al músculo d.
digenesis (digenesia). f. Reproducción en formas definidas en generaciones alternadas, como se ve en los ciclos no sexual (vertebrado) y sexual (invertebrado) de los parásitos palúdicos.
digenetic (digenético). 1. Heteroxeno; perteneciente a digenesia o caracterizado por ella. **2.** Perteneciente al gusano d.
digest 1. (digerir). Ablandar por humedad y calor. **2.** (digerir). Hidrolizar o dividir en compuestos químicos más simples por medio de enzimas hidrolizantes o acción química. **3.** (digesta). f. Los materiales resultantes de digestión o hidrólisis.
digestant (digestivo). **1.** Que ayuda a la digestión. **2.** m. Agente que favorece o ayuda al proceso de la digestión.
digestion (digestión). f. **1.** Proceso de formar una digesta. **2.** Proceso por el cual el alimento ingerido se convierte en material apropiado para su asimilación.
gastric d. (d. gástrica). D. péptica.
intercellular d. (d. intercelular).
intestinal d. (d. intestinal).
intracellular d. (d. intracelular).
pancreatic d. (d. pancreática).
peptic d. (d. péptica). D. gástrica.
primary d. (d. primaria). D. en el tracto alimentario.
salivary d. (d. salival).
secondary d. (d. secundaria).
digestive (digestivo). **1.** Relativo a la digestión. **2.** m. Agente que favorece o ayuda al proceso de la digestión.
digin (digina). f. Gitogenina.
digit (dígito). m. Dedo.
clubbed d.'s (d. claviformes). Dedos hipocráticos.
digital (digital). Relativo o semejante a uno o más dígitos o a la impresión dejada por ellos.
digitalgia paresthetica (digitalgia parestésica). Neuropatía sensitiva de uno o más dedos de las manos o de los pies, de causa desconocida, que cede espontáneamente en pocos meses.
digitalin (digitalina). f. Mezcla estandarizada de glucósidos obtenida de digital y usada como cardiotónico.
crystalline d. (d. cristalina). Digitoxina.
digitalis (digital). f. Dedalera; hojas secas de *Digitalis purpurea* que se presenta como d. en polvo (d. preparada), cuando se prescribe como cardiotónico en la insuficiencia cardíaca y otros trastornos cardíacos.
digitalism (digitalismo). m. Síntomas causados por envenenamiento con digital o sobredosis de ésta.
digitalization (digitalización). f. Administración de digital en cualquiera de varias formas hasta que existan en el organismo cantidades suficientes como para producir los efectos terapéuticos deseados.
digitate (digitado). Caracterizado por prolongaciones o impresiones en forma de dedos.
digitation (digitación). f. Prolongación parecida a un dedo.
digitationes hippocampi (digitación del hipocampo). Cuerno de Ammón (pes hippocampi).
digitigrade (digitígrado). Animales cuyo peso carga sobre los dedos únicamente.
digitin (digitina). f. Digitonina.
digitonin (digitonina). f. **1.** Glucósido esteroide obtenido de *Digitalis purpurea* que no tiene acción cardíaca; usado como reactivo en la determinación de colesterol y esteroides con un grupo 3-hidroxilo en la configuración beta. **2.** Mezcla de cuatro esteroides diferentes que se encuentran en las semillas de *Digitalis purpurea*; potente veneno hemolítico.
digitoxicity (digitoxicidad). f. Nombre común de la toxicidad de la digital.
digitoxin (digitoxina). f. Digitalina cristalina; glucósido cardioactivo secundario que se obtiene de las hojas de *Digitalis purpurea*.
digitus, pl. **digiti** (digitus, pl. digiti). [*digitus*, NA]. Dáctilo; dedo, de la mano o del pie.
d. auricularis (dedo auricular). D. meñique.
digiti manus (dedo de la mano). [*digiti manus*, NA].
d. primus (d. primus). [*digitus primus*, NA]. Pulgar.
d. quintus (d. quintus). [*digitus quintus*, NA]. Meñique.
d. secundus (d. secundus). [*digitus secundus*, NA]. Índice.
d. tertius (d. tertius). [*digitus tertius*, NA]. Dedo medio o mayor.
d. valgus (dedo valgus). Desviación permanente de un dedo o más de uno, hacia el lado radial.
d. varus (dedo varus). Desviación permanente de un dedo o más de uno, hacia el lado cubital.
diglossia (diglosia). f. Trastorno del desarrollo cuyo resultado es una división longitudinal de la lengua.
diglyceride lipase (diglicérido-lipasa). f. Lipoproteinlipasa.
diglycocoll hydroiodide-iodine (diglucocol, yodhidrato de yodo). Dos moles de yodhidrato de diglucocol combinados con dos pesos atómicos de yodo.
dignathus (dignato). Feto malformado con un maxilar inferior doble.
digoxin (digoxina). f. Glucósido esteroide cardioactivo obtenido de *Digitalis lanata*.
digyny, digynia (diginia). f. Fertilización de un óvulo diploide por un espermatozoide, lo cual produce un cigoto triploide.
diheterozygote (diheterocigoto). m. Heterocigoto individual para dos pares de genes diferentes en dos loci diferentes.
dihybrid (dihíbrido). Hijos de padres que difieren en dos caracteres.

dihydralazine (dihidralazina). f. 1,4-Dihidrazinoftalazina; agente antihipertensivo.
dihydrate (dihidrato). m. Compuesto con dos moléculas de agua de cristalización.
dihydrazone (dihidrazona). f. Osazona.
dihydro- (dihidro-). Prefijo químico que indica la adición de dos átomos de hidrógeno.
dihydro-orotase (dihidroorotasa). f. Carbamoilaspartato deshidrasa.
dihydro-orotate (dihidroorotato). m. Intermediario en la biosíntesis de las pirimidinas.
dihydroascorbic acid (ácido dihidroascórbico). L-Gulonolactona.
dihydrocholesterol (dihidrocolesterol). m. Colesterol.
dihydrocodeine tartrate (dihidrocodeína, tartrato de). Analgésico derivado de codeína; antitusivo narcótico.
dihydrocodeinone (dihidrocodeinona). f. Hidrocodona.
4,5α-dihydrocortisol (4,5 α-dihidrocortisol). m. Hidralostano.
dihydrocortisone (dihidrocortisona). f. Metabolito de cortisona reducido en la doble unión 4,5.
dihydroergocornine (dihidroergocornina). f. Alcaloide preparado por hidrogenación de ergocornina y menos tóxico que esta última.
dihydroergocristine (dihidroergocristina). f. Alcaloide derivado del ergot.
dihydroergocryptine (dihidroergocriptina). f. Alcaloide derivado del ergot, preparado por hidrogenación de ergocriptina y menos tóxico que ésta.
dihydroergotamine (dihidroergotamina). f. Alcaloide derivado del ergot.
dihydroergotoxine mesylate (dihidroergotoxina, mesilato de). Mezcla de metanosulfato de dihidroergocornina, metanosulfato de dihidroergocristina y metanosulfato de dihidroergocriptina.
dihydrofolate reductase (dihidrofolato reductasa). f. Enzima que oxida el tetrahidrofolato a dihidrofolato con $NADP^+$.
7,8-dihydrofolic acid (ácido 7,8-dihidrofólico).
dihydrolipoamide acetyltransferase (dihidrolipoamida acetiltransferasa). f. Lipoato acetiltransferasa; tioltransacetilasa A.
dihydrolipoamide dehydrogenase (dihidrolipoamida deshidrogenasa). f. Factor coenzimático; diaforasa; lipoamida deshidrogenasa; lipoamida reductasa (NADH).
dihydrolipoic acid (ácido dihidrolipoico).
dihydromorphinone hydrochloride (dihidromorfinona, clorhidrato de). Clorhidrato de hidromorfona.
dihydropteroic acid (ácido dihidropteroico).
dihydrostreptomycin (dihidroestreptomicina). f. Antibiótico similar a la estreptomicina por su acción, pero con mayor riesgo de ototoxicidad.
dihydrotachysterol (dihidrotaquisterol).
dihydrotestosterone (dihidrotestosterona). f. Estanolona.
dihydrouracil (dihidrouracilo). m. Producto de reducción de uracilo y uno de los intermediarios del catabolismo de éste.
dihydrouridine (dihidrouridina (D)). f. Uridina en la cual los enlaces dobles 5,6- han sido saturados por el agregado de dos átomos de hidrógeno.
dihydroxy- (dihidroxi-). Prefijo químico que indica la adición de dos grupos hidroxilos. Como sufijo, se convierte en -diol.
dihydroxyacetone (dihidroxiacetona). f. Glicerocetona; glicerona; glicerulosa.
dihydroxyaluminum aminoacetate (dihidroxialuminio, aminoacetato de). Glicinato básico de aluminio, sal básica de ácido aminoacético que contiene pequeñas cantidades de hidróxido de aluminio y ácido aminoacético.
dihydroxyaluminum sodium carbonate (dihidroxialuminio, carbonato sódico de). Hidróxido de carbonato sódico de aluminio; antiácido gástrico.
3,4-dihydroxyphenylalanine (3,4-dihidroxifenilalanina). f. Dopa.
diiodide (diyoduro). m. Compuesto que contiene dos átomos de yodo por molécula.
diiodo- (diyodo-). Prefijo químico que indica dos átomos de yodo.
diiodohydroxyquin (diyodohidroxiquina). f. Agente antiprotozoario usado en el tratamiento de la amebiasis intestinal.
diiodopyramine (diyodopiramina). f. Compuesto radiopaco usado en salpingografía.
diisopromine (diisopromina). f. Disopromina; colagogo.
diisopropyl fluorophosphate (diisopropilo, fluorofosfato de). Isoflurofato.
diketohydrindylidene-diketohydrindamine (dicetohidrindilideno-dicetohidrindamina). f. Producto coloreado formado en la reacción de un α-aminoácido y nihidrina.
diketone (dicetona). f. Molécula que contiene dos grupos carbonilo.
diketopiperazines (dicetopiperazinas). f. pl. Clase de compuestos orgánicos con una estructura en anillo cerrado, formados con dos α-aminoácidos por unión del grupo α-amino de cada uno al grupo carboxilo del otro, con pérdida de 2 moléculas de agua.
dil. (dil.). Abrev. del lat. *dilue*, diluido o del lat., *dilutus*, diluido.
dilaceration (dilaceración). f. **1.** Discisión de un cristalino catarático. **2.** Desplazamiento de alguna porción de un diente en desarrollo, que sigue creciendo en su nueva relación.
dilatancy (dilatancia). f. Aumento de viscosidad y de fuerza de corte acompañado de expansión volumétrica.
dilatation (dilatación). f. Agrandamiento fisiológico, patológico o artificial de cavidades, canales o conductos, vasos sanguíneos u orificios.
dilatator (dilatador). m. Instrumento que sirve para agrandar cavidades, canales y aberturas.
dilation (dilatación). f. **1.** Agrandamiento fisiológico, patológico o artificial de cavidades, canales o conductos, vasos sanguíneos u orificios. **2.** Acción de dilatar o agrandar la luz de una estructura hueca.
  urethral d. (d. uretral).
dilation and curettage (D & C) (dilatación y curetaje (D & C)). Dilatación del cuello uterino y curetaje o raspado del endometrio.
dilation and evacuation (D & E) (dilatación y evacuación (D & E)). Dilatación del cuello uterino y extracción de los productos iniciales de la concepción.
dilator (dilatador). m. **1.** Instrumento que sirve para agrandar cavidades, canales o conductos, y aberturas. **2.** Músculo cuya función es abrir cualquier orificio. **3.** Sustancia que dilata una estructura, como un vaso sanguíneo o la pupila.
  Goodell's d. (d. de Goodell). D. usado para dilatar el cuello del útero.
  Hanks d.'s (d. de Hanks). D. uterinos metálicos de construcción sólida.
  Hegar's d.'s (d. de Hegar).
  hydrostatic d. (d. hidrostático).
  d. iridis (d. del iris). Músculo d. de la pupila.
  Kollmann's d. (d. de Kollmann).
  Plummer's d. (d. de Plummer). Bolsa de Plummer.
  d. of pupil (d. de la pupila). Músculo d. de la pupila.
  d. tubae (d. de la trompa). Músculo tensor del velo del paladar.
  Tubbs' d. (d. de Tubbs).
  Walther's d. (d. de Walther).
dildo (dildo). m. Pene artificial.
dill oil (aceite de eneldo). A. volátil destilado del fruto de *Anethum graveolens* (familia Umbelliferae); carminativo.
diloxanide furoate (diloxanida, furoato de). Amebicida para tratar la disentería.
diltiazem hydrochloride (diltiazem, clorhidrato de). Agente bloqueador de canales del calcio usado como vasodilatador coronario.
diluent (diluyente). **1.** Que diluye; que hace más débil o acuoso. **2.** m. Agente que sirve para diluir una solución o mezcla.
dilute **1.** (diluido). Solución o mezcla en la que se ha reducido la concentración, fuerza, calidad o pureza. **2.** (diluir). Reducir la concentración, fuerza, calidad o pureza de una solución o mezcla.
dilution (dilución). f. **1.** Acción de reducir la concentración de una mezcla o solución. **2.** Solución debilitada (diluida). **3.** En técnicas microbiológicas, método para contar el número de células viables en una suspensión.
dimazole dihydrochloride (dimazol, diclorhidrato de). Diclorhidrato de diamtazol.
dimazon (dimazon). m. Compuesto azo que forma cristales rojos.
dimelia (dimelia). f. Duplicación congénita de toda una extremidad, o de una parte de ella.
dimenhydrinate (dimenhidrinato). m. Sal amínica de un ácido teofilínico; es antihistamínico, antinauseoso y antiemético.
dimension (dimensión). f. Tamaño, magnitud, alcance; en plural denota mediciones lineales de largo, ancho y alto.
  buccolingual d. (d. bucolingual).

occlusal vertical d. (d. vertical oclusal).
rest vertical d. (d. vertical en reposo).
vertical d. (d. vertical). Apertura vertical.
dimer (dímero). m. Compuesto o unidad producido por la combinación de dos moléculas semejantes.
thymine d. (d. de timina).
dimercaprol (dimercaprol). m. Antilewisita.
dimercurion (dimercurión). m. Ion mercúrico, Hg^{2+}.
dimeric (dimérico). Que tiene las características de un dímero.
dimerous (dimérico). Que consta de dos partes.
dimetacrine tartrate (dimetacrina, tartrato de). Antidepresor.
dimethicone (dimeticona). f. Aceite de silicona usado para la protección de la piel normal contra varios irritantes, principalmente industriales.
dimethindene maleate (dimetindeno, maleato de). Antihistamínico usado también como antipruritico.
dimethisoquin hydrochloride (dimetisoquina, clorhidrato de). Anestésico superficial activo usado para aliviar el prurito y el dolor.
dimethisterone (dimetisterona). f. Testosterona o etisterona modificada.
dimethothiazine mesylate (dimetotiazina, mesilato de). Mesilato de fonazina.
dimethoxanate hydrochloride (dimetoxanato, clorhidrato de). Agente antitusivo no narcótico, menos efectivo que la codeína.
2,5-dimethoxy-4-methylamphetamine (DOM) (2,5-dimetoxi-4-metilanfetamina (DOM)). f. Alucinógeno químicamente relacionado con anfetamina y mescalina; provoca frecuente drogadicción.
dimethylaminoazobenzene (dimetilaminoazobenceno). m. Amarillo manteca.
dimethylarsinic acid (ácido dimetilarsínico). Á. cacodílico.
dimethylbenzene (dimetilbenceno). m. Xilol.
dimethylcarbinol (dimetilcarbinol). m. Alcohol isopropílico.
dimethyl-1-carbomethoxy-1-propen-2-yl phosphate (dimetil-1-carbometoxi-1-propen-2-il fosfato). m. Compuesto orgánico de fósforo usado como veneno sistémico para el exterminio de ácaros, áfidos y moscas domésticas.
β,β-dimethylcysteine (β,β-dimetilcisteína). f. Penicilamina.
dimethylethylcarbinol (dimetiletilcarbinol). m. Hidrato de amileno.
dimethylethylcarbinolchloral (dimetiletilcarbinolcloral). m. Amileno cloral.
dimethyl ketone (dimetilcetona). f. Acetona.
dimethylphenol (dimetilfenol). m. Xilenol.
dimethylphenylpiperazinium (DMPP) (dimetilfenilpiperazinio (DMPP)). m. Estimulante muy selectivo de las células ganglionares autónomas; usado experimentalmente.
dimethyl phthalate (dimetil ftalato). Éster dimetílico de ácido ftálico; repelente de insectos.
dimethylpiperazine tartrate (dimetilpiperazina, tartrato de). Diurético usado también como solvente de ácido úrico.
dimethyl sulfoxide (DMSO) (dimetil sulfóxido). m. Sulfóxido de metilo, solvente penetrante que aumenta la absorción de agentes terapéuticos por la piel.
***N,N*-dimethyltryptamine (DMT)** (*N,N*-dimetiltriptamina (DMT)). f. Agente psicotomimético presente en varios rapés sudamericanos.
dimethyl *d*-tubocurarine (dimetil *d*-tubocurarina). Yoduro de metocurina.
dimethyl tubocurarine chloride (dimetil tubocurarina, cloruro de). Éter dimetílico de cloruro de *d*-tubocurarina; relajador del músculo estriado.
dimethyl tubocurarine iodide (dimetil tubocurarina, yoduro de). Yoduro de metocurina.
dimetria (dimetría). f. Nombre obsoleto con que se designaba el útero didelfo.
dimidiate (dimidiar). Dividir o ser dividido en mitades.
dimorphic (dimórfico). Dimorfo; en hongos, término que designa el crecimiento y la reproducción en mohos y levaduras.
dimorphism (dimorfismo). m. Existencia en dos formas.
sexual d. (d. sexual).
dimorpholamine (dimorfolamina). f. Analéptico.
dimorphous (dimorfo). Dimórfico; que tiene la propiedad de dimorfismo.
dimple (hoyuelo). m. **1.** Una indentación, por lo general circular y de superficie pequeña, en el mentón, la mejilla o la región sacra. **2.** Depresión de aspecto similar a un h., como consecuencia de un traumatismo o de la retracción de tejido cicatrizal.
coccygeal d. (h. coccígeo). Fosita coccígea.
dineric (dinérico). Se refiere a la interfase entre dos líquidos no miscibles entre sí (p. ej., aceite y agua) colocados en un mismo recipiente.
dinitrocellulose (dinitrocelulosa). f. Piroxilina.
4,6-dinitro-*o*-cresol (4,6-dinitro-*o*-cresol). m. Insecticida usado contra ácaros en forma de rocío o polvo; también se usa como matamalezas.
dinitrogen monoxide (dinitrógeno, monóxido de). Óxido nitroso.
2,4-dinitrophenol (DNP, Dnp) (2,4-dinitrofenol (DNP, Dnp)). m. Colorante peligrosamente tóxico, químicamente relacionado con trinitrofenol.
dinoflagellate (dinoflagelado). Protistas flagelados, algunas de cuyas especies producen una potente neurotoxina que puede causar intoxicación alimentaria grave después de la ingestión de crustáceos parasitados.
dinoprost (dinoprost). m. Prostaglandina $F_{2\alpha}$.
d. tromethamine (d. trometamina).
dinoprostone (dinoprostona). f. Prostaglandina E_2.
dinormocytosis (dinormocitosis). f. Término obsoleto para isonormocitosis.
dioctophymiasis (dioctofimiasis). f. Infección de animales y raramente del hombre con un verme renal gigante, *Dioctophyma renale*.
dioctyl calcium sulfosuccinate (dioctil sulfosuccinato de calcio). Docusato de calcio.
dioctyl sodium sulfosuccinate (dioctil sulfosuccinato de sodio). Docusato de sodio.
diodone (diodona). f. Yodopiracet.
diodoquin (diodoquina). f. Diyodohidroxiquina.
-diol (-diol). Sufijo que corresponde al prefijo dihidroxi-.
diolamine (diolamina). f. Contracción aprobada por USAN de dietanolamina.
diopter (dioptría (D)). f. Unidad de poder de refracción de las lentes, que denota la recíproca de la longitud focal expresada en metros.
prism d. (d. prismática (d.p.)).
dioptric (dióptrico). **1.** Relativo a la dióptrica. **2.** Refractivo. **3.** Dioptría.
dioptrics (dióptrica). f. Rama de la óptica que trata de la refracción de la luz.
diorthosis (diortosis). f. Diaplasis.
diose (diosa). f. Glicolaldehído.
diosgenin (diosgenina). f. Sapogenina derivada de las saponinas dioscina y trillina, que se encuentran en las raíces de plantas como el ñame o batata.
diovular (diovular). Relativo a dos óvulos.
diovulatory (diovulatorio). Que libera dos óvulos en un solo ciclo ovárico.
dioxane (dioxano). m. Líquido incoloro usado como solvente para ésteres de celulosa, y en histología como agente secante.
dioxide (dióxido). m. Molécula que contiene dos átomos de oxígeno.
dioxin (dioxina). f. **1.** Anillo formado por dos átomos de oxígeno, cuatro grupos CH y dos uniones dobles. **2.** Abrev. popular de dibenzo[*b,e*][1,4]dioxina. **3.** Contaminante del herbicida, 2,4,5-T; es potencialmente tóxico, teratogénico y carcinógeno.
dioxybenzone (dioxibenzona). f. Pantalla ultravioleta para aplicación tópica a la piel.
dioxygenase (dioxigenasa). f. Oxidorreductasa que incorpora dos átomos de oxígeno de una molécula de O_2 al sustrato (reducido).
D.I.P. (DIP). Abrev. en inglés de neumonía inersticial descamativa (desquamative interstitial pneumonia).
dip (depresión). Inclinación o pendiente hacia abajo.
Couranand's d. (d. de Couranand).
type I d. (desaceleración tipo I).
type II d. (desaceleración tipo II).
dipeptidase (dipeptidasa). f. Enzima que cataliza la hidrólisis de un dipéptido a sus aminoácidos componentes.
methionyl d. (d. metionil).
dipeptide (dipéptido). Combinación de dos aminoácidos por medio de una unión peptídica (–CO–NH–).
dipeptidyl carboxypeptidase (dipeptidil carboxipeptidasa). f. Peptidil dipeptidasa A.

dipeptidyl peptidase (dipeptidil peptidasa). f. Hidrolasa que se presenta en dos formas (I y II).
dipeptidyl transferase (dipeptidiltransferasa). f. Dipeptidil peptidasa-I.
diperodon hydrochloride (diperodón, clorhidrato de). Anestésico local usado tópicamente en varias membranas mucosas y para operaciones oculares.
diphallus (difalia). f. Duplicación del pene.
diphasic (difásico). Dividido en dos fases o etapas, o referente a ellas.
diphemanil methylsulfate (difemanil metilsulfato). Agente anticolinérgico.
diphemethoxidine (difemetoxidina). f. Droga anorexígena.
diphenadione (difenadiona). f. Anticoagulante oralmente efectivo de acciones y usos similares a los de la bishidroxicumarina.
diphenan (difenano). m. *p*-Bencilfenilcarbamato; usado como vermicida en la oxiuriasis.
diphenhydramine hydrochloride (difenhidramina, clorhidrato de). Agente antihistamínico.
diphenidol (difenidol). m. Agente antiemético.
***p*-diphenol oxidase** (*p*-difenol oxidasa). Catecol oxidasa.
***o*-diphenolase** (*o*-difenolasa). f. Catecol oxidasa.
diphenoxylate hydrochloride (difenoxilato, clorhidrato de). Agente antidiarreico.
diphenyl- (difenil-). Prefijo que indica la presencia de dos grupos fenilos independientes unidos a un tercer átomo o radical.
diphenylchlorarsine (difenilclorarsina). f. Estornutatorio cuya inhalación causa estornudos violentos, tos, salivación, cefalalgia y dolor retrosternal.
diphenylenimine (difenilenoimina). f. Carbazol.
5,5-diphenylhydantoin (5,5-difenilhidantoína). f. Fenitoína.
2,5-diphenyloxazole (PPO) (2,5-difeniloxazol (PPO)). m. Centelleador usado en mediciones de radiactividad por recuento de centelleo.
diphenylpyraline hydrochloride (difenilpiralina, clorhidrato de). Agente antihistamínico de acción y uso similares a los de la difenhidramina.
diphosgene (difosgeno). m. Cloroformato de triclorometilo.
1,3-diphosphoglycerate (1,3-difosfoglicerato). m. Intermediario de la glucólisis que reacciona con ADP generando ATP y 3-fosfoglicerato.
2,3-diphosphoglycerate (2,3-difosfoglicerato). Intermediario del shunt de Rapoport-Luebering.
diphosphopyridine nucleotide (DPN) (difosfopiridina, nucleótido de (DPN)). Nombre anterior del dinucleótido de nicotinamida adenina.
diphosphothiamin (difosfotiamina). f. Pirofosfato de tiamina.
diphtheria (difteria). f. Enfermedad infecciosa específica debida a *Corynebacterium diphtheriae* y su toxina muy potente.
avian d. (d. aviaria). D. de las aves.
calf d. (d. de los terneros).
cutaneous d. (d. cutánea).
false d. (d. falsa). Difteroide.
fowl d. (d. aviaria (de las aves)). Infección por el virus de la viruela aviaria.
diphtherial, diphtheritic (diftérico). Relativo a la difteria, o el exudado membranoso característico de esta enfermedad.
diphtheritis (difteritis). f. Difteria.
diphtheroid (difteroide). m. **1.** Seudodifteria; falsa difteria; enfermedad de Epstein; una de un grupo de infecciones locales que sugieren difteria, causadas por diversos microorganismos que no son *Corynebacterium diphtheriae*. **2.** Cualquiera de las especies parecidas a *Corynebacterium diphtheriae*.
diphtherotoxin (difterotoxina). f. La toxina de la difteria.
diphyllobothriasis (difilobotriasis). f. Infección por el cestodo *Diphyllobothrium latum*.
diphyodont (difiodonte). Con dos denticiones diferentes, como el hombre y la mayoría de los mamíferos.
dipipanone (dipipanona). f. Fenilpiperona; narcótico congénere de la metadona pero menos potente.
dipiproverine (dipiproverina). f. Antiespasmódico intestinal.
dipivefrin hydrochloride (dipvefrina, clorhidrato de). Un profármaco de la epinefrina, adrenérgico, usado en el glaucoma de ángulo abierto crónico.
diplacusis (diploacusia). f. Diferencia de percepción del sonido por los dos oídos, en tiempo o en timbre, de modo que un sonido se oye como si fueran dos.
d. binauralis (d. biaural).
d. dysharmonica (d. disarmónica).
d. echoica (d. ecoica).
d. monauralis (d. monoaural).
diplegia (diplejía). f. Doble hemiplejía; parálisis de partes correspondientes a ambos lados del cuerpo.
congenital facial d. (d. facial congénita). Síndrome de Möbius.
facial d. (d. facial). Parálisis de ambos lados de la cara.
infantile d. (d. infantil). Parálisis de nacimiento.
masticatory d. (d. masticatoria).
spastic d. (d. espástica).
diplo- (diplo-). Prefijo que significa doble o duplicado.
diploalbuminuria (diploalbuminuria). f. Coexistencia de albuminuria nefrítica o patológica y no nefrítica o fisiológica.
diplobacillus (diplobacilo). m. Dos células bacterianas bacilares unidas extremo con extremo.
Morax-Axenfeld d. (d. de Morax-Axenfeld). *Moraxella lacunata*.
diplobacteria (diplobacterias). f. pl. Células bacterianas unidas que forman pares.
diploblastic (diploblástico). Formado por dos capas germinales.
diplocardia (diplocardia). f. Estado en el cual las dos mitades laterales del corazón están más o menos separadas por una fisura central.
diplocephalus (diplocéfalo). Dicéfalo.
diplocheiria, diplochiria (diploqueiria, diploquiria). f. Diqueiria.
diplococcemia (diplococemia). f. Presencia de diplococos en la sangre; se refiere especialmente a *Neisseria meningitidis* (meningococos) en la sangre circulante.
diplococcin (diplococina). f. Sustancia cristalina antibiótica aislada de cultivos de cocos presentes en la leche que producen ácido láctico.
diplococcoid (diplococoide). Parecido a un diplococo.
diplococcus, pl. **diplococci** (diplococo). m. **1.** Células bacterianas esféricas unidas que forman pares. **2.** Nombre común de cualquier organismo perteneciente al género bacteriano *Diplococcus*.
diplocoria (diplocoria). f. Dicoria; discoria; presencia de una doble pupila en el ojo.
diploë (diploe). m. [*diploë*, NA]. Capa central de hueso esponjoso entre las dos capas de hueso compacto, placas o tablas, externa e interna, de los huesos planos del cráneo.
diplogenesis (diplogénesis). f. Producción de un feto doble o con algunas partes duplicadas.
diploic (diploico). Relativo al diploe.
diploid (diploide). Se dice de una célula que contiene el doble del número gamético normal de cromosomas, un miembro de cada par de cromosomas derivado del padre y el otro de la madre.
diplokaryon (diplocarion). m. Núcleo celular que contiene el doble del número diploide normal de cromosomas, o sea un núcleo tetraploide.
diplomelituria (diplomelituria). f. Presencia de glucosuria diabética y no diabética en el mismo individuo.
diplomyelia (diplomielia). f. Duplicación completa o incompleta de la médula espinal.
diplon (diplón). m. Deuterón.
diplonema (diplonema). m. Forma duplicada del cordón cromosómico visible en la fase diploténica de la meiosis.
diploneural (diploneural). Inervado por dos nervios de origen diferente, como algunos músculos.
diplopagus (diplópago). Término general para los mellizos unidos, cada uno con un cuerpo bastante completo, aunque pueden tener en común uno o más órganos internos.
diplopia (diplopía). f. Doble visión; percepción de un solo objeto como si fuesen dos.
crossed d. (d. cruzada). D. heterónima.
direct d. (d. directa). D. homónima.
heteronymous d. (d. heterónima). D. cruzada.
homonymous d. (d. homónima). D. simple; d. directa.
monocular d. (d. monocular). Monodiplopía.
simple d. (d. simple). D. homónima.
diplopodia (diplopodia). f. Duplicación de los dígitos del pie.

diplosome (diplosoma). m. Alosoma apareado; el par de centríolos de las células de los mamíferos.
diplosomia (diplosomía). f. Condición de mellizos, al parecer funcionalmente independientes pero unidos en uno o más puntos.
diplotene (diploteno). m. Última fase de profase en la meiosis, cuando los cromosomas homólogos pares empiezan a repelerse mutuamente y a separarse, pero generalmente se mantienen juntos por medio de regiones de entrecruzamiento llamadas quiasmas.
diploteratology (diploteratología). f. División de la teratología que trata de los mellizos unidos.
dipodia (dipodia). f. **1.** Anomalía del desarrollo con duplicación completa o incompleta en un pie. **2.** En mellizos unidos, el grado de fusión que deja dos pies visibles.
dipole (dipolo). m. Doblete; un par de cargas eléctricas separadas, una positiva y una negativa.
dipropyltryptamine (DPT) (dipropiltriptamina (DPT)). f. Agente alucinógeno similar a la dimetiltriptamina.
diprosopus (diprosopo). Mellizos unidos con fusión casi total de sus cuerpos, pero con duplicación de la cara o cualquier parte de ella.
dipsesis (dipsesis). f. Dipsosis; sed anormal o excesiva, o anhelo de ciertas formas no comunes de bebida.
dipsogen (dipsógeno). m. Agente que provoca la sed.
dipsomania (dipsomanía). f. Compulsión recurrente de beber excesivamente bebidas alcohólicas.
dipsosis (dipsosis). f. Dipsesis.
dipsotherapy (dipsoterapia). f. Tratamiento de ciertas enfermedades por abstención de líquidos dentro de lo posible.
dipteran (díptero). Denota relación con los insectos del orden Diptera.
dipterous (diptérico). Relacionado con el orden Diptera, o característico de él.
dipygus (dipigo). m. Mellizos unidos con la cabeza y el tórax completamente fusionados, y la pelvis y las extremidades inferiores duplicadas.
dipylidiasis (dipilidiasis). f. Infección de animales carnívoros y del ser humano por el cestodo *Dipylidium caninum.*
dipyridamole (dipiridamol). m. Vasodilatador coronario que también reduce la agregación de plaquetas.
dipyrimidine photolyase (dipirimidina fotoliasa). f. Desoxirribodipirimidina fotoliasa.
dipyrine (dipirina). f. Aminopirina.
dipyrone (dipirona). f. Metampirona.
director (director). m. **1.** Báculo, cayado, bastón; instrumento de surcos poco profundos usado con un cuchillo para limitar la incisión de los tejidos. **2.** Jefe de un servicio o división especializada.
dirigation (dirigación). f. Desarrollo de control voluntario sobre funciones que son normalmente involuntarias.
dirigomotor (dirigomotor). Que dirige el movimiento muscular.
dirofilariasis (dirofilariasis). f. Infección de animales y raramente el hombre por nematodos del género *Dirofilaria.*
dis- (dis-). Prefijo que tiene la misma connotación de la preposición latina original.
disability (discapacitación). f. **1.** Alteración o defecto de uno o más órganos o miembros. **2.** Alteración o pérdida de una o más funciones, suficientemente severa para causar una disminución.
  developmental d. (d. por desarrollo).
  learning d. (d. para el aprendizaje).
disaccharide (disacárido). m. Producto de condensación de dos monosacáridos por eliminación de agua.
disaggregation (desagregación). f. **1.** División en las partes componentes. **2.** Incapacidad de coordinar las diferentes sensaciones y de observar sus relaciones mutuas.
disarticulation (desarticulación). f. Exarticulación; amputación de una extremidad a través de una articulación, sin cortar hueso.
disassimilation (desasimilación). f. Metabolismo destructivo o retrógrado.
disassociation (disasociación). f. Disociación.
discectomy (discectomía). f. Discotomía; escisión parcial o total de un disco intervertebral.
discharge (descarga). f. **1.** Lo que se emite o evacua: excreción o secreción. **2.** Activación o descarga de una neurona.
dischronation (discronación). f. Alteración de la conciencia del tiempo.
disciform (disciforme). En forma de disco.
discission (discisión). f. **1.** Incisión o corte a través de una parte. **2.** En oftalmología, acción de pinchar con una aguja, abrir la cápsula y romper la sustancia del cristalino del ojo con una aguja-cuchillo, en casos de catarata blanda.
discitis (discitis). f. Disquitis; inflamación no bacteriana de un disco o espacio intervertebral.
disclination (disclinación). f. Término obsoleto, sinónimo de extorsión.
disco-, disc- (disco-, disc-). Prefijos que indican relación o semejanza con un disco.
discoblastic (discoblástico). Relativo a una discoblástula.
discoblastula (discoblástula). f. Blástula del tipo producido por la segmentación discoidal meroblástica de un huevo de vitelo grande.
discogastrula (discogástrula). f. Gástrula del tipo formado después de la segmentación discoidal de un huevo de vitelo grande.
discogenic (discogénico). Denota un trastorno originado en el disco intervertebral o desde él.
discogram (discograma). m. Registro gráfico, usualmente radiográfico, de una discografía.
discography (discografía). f. Visualización radiográfica del espacio del disco intervertebral por inyección de medios de contraste.
discoid (discoide). **1.** Parecido a un disco. **2.** m. En odontología, un excavador o modelador en forma de disco.
discopathy (discopatía). f. Enfermedad de un disco, especialmente intervertebral.
  traumatic cervical d. (d. cervical traumática).
discoplacenta (discoplacenta). f. Placenta de forma discoide o discoidal.
discordance (discordancia). f. Disociación de dos características en los miembros de una muestra tomada de una población.
discoria (discoria). f. Diplocoria.
discotomy (discotomía). f. Discectomía.
discrete (discreto). Separado; distinto; no unido ni incorporado a otro.
discrimination (discriminación). f. En el condicionamiento, respuestas diferenciales, como cuando un organismo da una respuesta a un estímulo reforzada y otra diferente a un estímulo no reforzado.
discus, pl. **disci** (discus, pl. disci). [*discus*, NA]. Disco; cualquier superficie circular relativamente plana.
  d. lentiformis (disco lentiforme).
  d. proligerus (disco prolígero). Cúmulo prolígero.
discussive (discusivo). Disolvente.
discutient (disolvente). **1.** Discusivo. Que esparce o dispersa una acumulación patológica. **2.** m. Agente que causa la dispersión de un tumor o colección patológica de cualquier tipo.
disdiaclast (disdiaclasto). m. Elemento doblemente refráctil del tejido muscular estriado.
disease (enfermedad). f. **1.** Entidad nosológica caracterizada generalmente por dos (cuando menos) de estos criterios: uno o más agentes etiológicos reconocidos, un grupo identificable de signos y síntomas, y/o alteraciones anatómicas constantes. **2.** Morbo; afección, mal; interrupción, cese o trastorno de las funciones, sistemas u órganos del cuerpo.
  aaa d. (e. aaa). Anemia endémica del antiguo Egipto, atribuida en los papiros de Ebers a infestación intestinal por anquilostoma; hoy se llama anquilostomiasis.
  ABO hemolytic d. of the newborn (e. hemolítica ABO del recién nacido).
  Acosta's d. (e. de Acosta). E. de las alturas.
  Adams-Stokes d. (e. de Adams-Stokes). Síndrome de Adams-Stokes.
  adaptation d.'s (e. de adaptación).
  Addison's d. (e. de Addison). Insuficiencia corticosuprarrenal crónica.
  Addison-Biermer d. (e. de Addison-Biermer). Anemia perniciosa.
  adenoid d. (e. adenoidea).
  akamushi d. (e. akamushi). E. tsutsugamushi.
  Akureyri d. (e. de Akureyri). Neuromiastenia epidémica.
  Albers-Schönberg d. (e. de Albers-Schönberg). Osteopetrosis.
  Albert's d. (e. de Albert). E. de Swediauer.
  Albright's d. (e. de Albright). Síndrome de McCune-Albright.
  Aleutian d. of mink (e. aleutiana del visón).
  Alexander's d. (e. de Alexander).
  alkali d. (e. alcalina).

C D

Almeida's d. (e. de Almeida). Paracoccidioidomicosis.
Alpers d. (e. de Alpers). Poliodistrofia cerebral progresiva infantil.
Alzheimer's d. (e. de Alzheimer). Demencia de Alzheimer.
anarthritic rheumatoid d. (e. anartrítica reumatoidea).
Anders' d. (e. de Anders). Adiposis dolorosa.
Andersen's d. (e. de Andersen). Glucogenosis tipo 4.
antibody deficiency d. (e. por deficiencia de anticuerpos).
aortoiliac occlusive d. (e. aortoilíaca oclusiva).
Aran-Duchenne d. (e. de Aran-Duchenne). Atrofia muscular progresiva.
Aujeszky's d. (e. de Aujeszky). Seudorrabia.
Australian X d. (e. X australiana). Encefalitis del valle de Murray.
autoimmune d. (e. autoinmune).
aviator's d. (e. de los aviadores).
Ayerza's d. (e. de Ayerza). Síndrome de Ayerza.
Azorean d. (e. de las Azores). E. de Machado-Joseph.
Baelz' d. (e. de Baelz). Queilitis glandular.
Ballet's d. (e. de Ballet). Oftalmoplejía externa.
Baló's d. (e. de Baló). Encefalitis periaxial concéntrica.
Bamberger's d. (e. de Bamberger).
Bamberger-Marie d. (e. de Bamberger-Marie).
Bang's d. (e. de Bang). Brucelosis bovina.
Bannister's d. (e. de Bannister). Edema angioneurótico.
Banti's d. (e. de Banti). Síndrome de Banti.
Barclay-Baron d. (e. de Barclay-Baron). Disfagia valecular.
Barlow's d. (e. de Barlow). Escorbuto infantil.
Barraquer's d. (e. de Barraquer). Lipodistrofia progresiva.
Basedow's d. (e. de Basedow). E. de Graves.
Batten-Mayou d. (e. de Batten-Mayou).
Bayle's d. (e. de Bayle). Paresia.
Bazin's d. (e. de Bazin). Eritema indurado.
Bechterew's d. (e. de Bechterew). Espondilitis deformante.
Becker's d. (e. de Becker).
Begbie's d. (e. de Begbie). Corea localizada.
Béguez César d. (e. de Béguez César).
Behçet's d. (e. de Behçet). Síndrome de Behçet.
Behr's d. (e. de Behr). Síndrome de Behr.
Benson's d. (e. de Benson). Hialosis asteroide.
Bernhardt's d. (e. de Bernhardt). Meralgia parestésica.
Besnier-Boeck-Schaumann d. (e. de Besnier-Boeck-Schaumann). Sarcoidosis.
Best's d. (e. de Best).
Bielschowsky's d. (e. de Bielschowsky).
Biermer's d. (e. de Biermer). Anemia perniciosa.
big liver d. (e. de hígado grande).
Binswanger's d. (e. de Binswanger). Encefalopatía de Binswanger.
bird-breeder's d. (e. de los criadores de pájaros).
black d. (e. negra).
black-tongue d. (e. de lengua negra).
blinding d. (e. cegadora). Oncocerciasis.
Bloch-Sulzberger d. (e. de Bloch-Sulzberger).
Blocq's d. (e. de Blocq). Astasia-abasia.
Blount's d. (e. de Blount). E. de Blount-Barber.
Blount-Barber d. (e. de Blount-Barber). E. de Blount.
blue d. (e. azul). Fiebre manchada de las Montañas Rocosas.
bluecomb d. of chickens (e. de cresta azul de las gallinas).
bluecomb d. of turkeys (e. de cresta azul de los pavos).
Boeck's d. (e. de Boeck). Sarcoidosis.
Borna d. (e. de Borna).
Bornholm d. (e. de Bornholm). Pleurodinia epidémica.
Bouchard's d. (e. de Bouchard). Dilatación miopática del estómago.
Bouillaud's d. (e. de Bouillaud). Fiebre reumática aguda con carditis.
Bourneville's d. (e. de Bourneville). Esclerosis tuberosa.
Bourneville-Pringle d. (e. de Bourneville- Pringle).
Bowen's d. (e. de Bowen). Dermatosis precancerosa.
Brailsford-Morquio d. (e. de Brailsford-Morquio).
Breda's d. (e. de Breda). Espundia.
Bright's d. (e. de Bright).
Brill's d. (e. de Brill). E. de Brill-Zinsser.
Brill-Symmers d. (e. de Brill-Symmers). Linfoma nodular.
Brill-Zinsser d. (e. de Brill-Zinsser).
brisket d. (e. del pecho).
Brissaud's d. (e. de Brissaud). Tic (nervioso).
Brocq's d. (e. de Brocq). Variedad de parapsoriasis.
Brodie's d. (e. de Brodie).
bronzed d. (e. bronceada).
Brooke's d. (e. de Brooke).
Bruck's d. (e. de Bruck).
Brushfield-Wyatt d. (e. de Brushfield-Wyatt). Amencia nevoide.
Bruton's d. (e. de Bruton).
Buerger's d. (e. de Buerger). Tromboangitis obliterante.
bulging eye d. (e. de los ojos saltones). **1.** Gedoelstiosis. **2.** Gedoelstiosis.
Bury's d. (e. de Bury). Eritema elevado diutinum.
Buschke's d. (e. de Buschke).
Busquet's d. (e. de Busquet).
Buss d. (e. de Buss). Encefalomielitis esporádica bovina.
Busse-Buschke d. (e. de Busse-Buschke). Criptococosis.
Byler d. (e. de Byler).
Caffey's d. (e. de Caffey). Hiperostosis cortical infantil.
caisson d. (e. de los cajones).
Calvé-Perthes d. (e. de Calvé-Perthes). E. de Legg-Calvé-Perthes.
Canavan's d. (e. de Canavan). Degeneración esponjosa.
canine parvovirus d. (e. por parvovirus canino).
Caroli's d. (e. de Caroli).
Carrión's d. (e. de Carrión). Fiebre de Oroya.
Castleman's d. (e. de Castleman).
cat-bite d. (e. por mordedura de gato).
cat-scratch d. (e. por arañazo de gato).
celiac d. (e. celíaca). Enteropatía por gluten.
central core d. (e. del núcleo central).
cerebrovascular d. (e. cerebrovascular).
Chagas' d. (e. de Chagas).
Chagas-Cruz d. (e. de Chagas-Cruz). Tripanosomiasis sudamericana.
Charcot's d. (e. de Charcot). Esclerosis lateral amiotrófica.
Charcot-Marie-Tooth d. (e. de Charcot-Marie-Tooth).
Charlouis' d. (e. de Charlouis). Frambesia.
Cheadle's d. (e. de Cheadle). Escorbuto infantil.
Chédiak-Higashi d. (e. de Chédiak-Higashi).
Chiari's d. (e. de Chiari). Síndrome de Chiari.
cholesterol ester storage d. (e. por almacenamiento de ésteres de colesterol).
Christensen-Krabbe d. (e. de Christensen-Krabbe).
Christian's d. (e. de Christian).
Christmas d. (e. Christmas). Hemofilia B.
chronic active liver d. (e. hepática crónica activa). Hepatitis crónica.
chronic granulomatous d. (e. granulomatosa crónica).
chronic hypertensive d. (e. hipertensiva crónica).
chronic obstructive pulmonary d. (COPD) (e. pulmonar obstructiva crónica (EPOC)).
chronic respiratory d., (CRD) (e. respiratoria crónica).
circling d. (e. de los círculos). Listeriosis.
Civatte's d. (e. de Civatte). Poiquiloderma de Civatte.
clover d. (e. del trébol). Trifoliosis.
Coats' d. (e. de Coats). Retinitis exudativa.
Cockayne's d. (e. de Cockayne). Síndrome de Cockayne.
cold hemagglutinin d. (e. de hemoaglutininas frías).
collagen d.'s, collagen-vascular d.'s (e. colágenas o colageno-vasculares).
combined system d. (e. de sistemas combinados).
communicable d. (e. comunicable).
Concato's d. (e. de Concato). Poliserositis.
connective-tissue d.'s (e. del tejido conjuntivo).
Conradi's d. (e. de Conradi). Condrodistrofia congénita punteada.
constitutional d. (e. constitucional).
contagious d. (e. contagiosa).
Cori's d. (e. de Cori). Glucogenosis tipo 3.
cornmeal d. (e. de la harina de maíz).
corridor d. (e. de corredor de ganado).
Corrigan's d. (e. de Corrigan). Regurgitación aórtica.
Cotunnius d. (e. de Cotunnius). Ciática.

Cowden's d. (e. de Cowden). Síndrome de hamartomas múltiples.
crazy chick d. (e. "del pollo loco").
Creutzfeldt-Jakob d. (e. de Creutzfeldt-Jakob).
Crigler-Najjar d. (e. de Crigler-Najjar). Síndrome de Crigler-Najjar.
Crocq's d. (e. de Crocq). Acrocianosis.
Crohn's d. (e. de Crohn). Enteritis regional.
Crouzon's d. (e. de Crouzon). Disostosis craneofacial.
Cruveilhier's d. (e. de Cruveilhier). Atrofia muscular progresiva.
Cruveilhier-Baumgarten d. (e. de Cruveilhier-Baumgarten).
Csillag's d. (e. de Csillag). Dermatitis atrófica y liquenoide crónica.
Curschmann's d. (e. de Curschmann). Hígado azucarado.
Cushing's d. (e. de Cushing).
cystic d. of renal medulla (e. quística de la médula renal).
cystic d. of the breast (e. quística de la mama).
cystine storage d. (e. por almacenamiento de cistina). Cistinosis.
cytomegalic inclusion d. (e. de inclusión citomegálica).
cytomegalovirus d. (e. por citomegalovirus).
Daae's d. (e. de Daae). Pleurodinia epidémica.
dancing d. (e. danzante). Corea procursiva.
Danielssen's d. (e. de Danielssen). Lepra anestésica.
Danielssen-Boeck d. (e. de Danielssen-Boeck). Lepra anestésica.
Darier's d. (e. de Darier). Queratosis folicular.
Darling's d. (e. de Darling). Histoplasmosis.
Davies' d. (e. de Davies). Fibrosis del endomiocardio.
de Quervain's d. (e. de de Quervain).
decompression d. (e. por descompresión). Aeroenfisema.
deer-fly d. (e. de la mosca (tábano) del ciervo). Tularemia.
deficiency d. (e. por deficiencia).
degenerative joint d. (e. articular degenerativa). Osteoartritis.
Degos' d. (e. de Degos). Papulosis atrófica maligna.
Dejerine's d. (e. de Dejerine).
Dejerine-Sottas d. (e. de Dejerine-Sottas). Neuropatía hipertrófica hereditaria.
demyelinating d. (e. desmielinizante).
dense-deposit d. (e. con depósitos densos).
Dercum's d. (e. de Dercum). Adiposis dolorosa.
Deutschländer's d. (e. de Deutschländer).
Devic's d. (e. de Devic). Neuromielitis óptica.
Di Guglielmo's d. (e. de Di Guglielmo).
diamond skin d. (e. de piel en rombos).
disappearing bone d. (e. de hueso desaparecido). E. de Gorham.
dog d. (e. del perro). Fiebre por flebótomos.
dominantly inherited Lévi's d. (e. hereditaria dominante de Lévi).
Donohue's d. (e. de Donohue). Leprechaunismo.
drug-induced d. (e. inducida por fármacos).
Dubini's d. (e. de Dubini). Corea eléctrica.
Dubois' d. (e. de Dubois). Absceso de Dubois.
Duchenne's d. (e. de Duchenne).
Duchenne-Aran d. (e. de Duchenne-Aran).
Duhring's d. (e. de Duhring). Dermatitis herpetiforme.
Dukes' d. (e. de Dukes). Cuarta e.
Duncan's d. (e. de Duncan).
Duplay's d. (e. de Duplay). Bursitis subacromial.
Dupuytren's d. of the foot (e. del pie de Dupuytren).
Duroziez' d. (e. de Duroziez).
Dutton's d. (e. de Dutton). Fiebre recurrente de Dutton.
dynamic d. (e. dinámica). Trastorno funcional.
Eales' d. (e. de Eales).
Ebstein's d. (e. de Ebstein). Anomalía de Ebstein.
Eisenmenger's d. (e. de Eisenmenger). Complejo de Eisenmenger.
emotional d. (e. emocional). E. Mental.
Engelmann's d. (e. de Engelmann). Displasia diafisaria
English d. (e. inglesa). Nombre obsoleto del raquitismo.
Epstein's d. (e. de Epstein). Difteroide.
Erb's d. (e. de Erb). Parálisis bulbar progresiva.
Erb-Charcot d. (e. de Erb-Charcot). Diplejía espástica.
Erdheim d. (e. de Erdheim). Necrosis medial quística.
Eulenburg's d. (e. de Eulenburg). Paramiotomía congénita.
exanthematous d. (e. exantemática).
extramammary Paget d. (e. extramamaria de Paget).
extrapyramidal d. (e. extrapiramidal).
Fabry's d. (e. de Fabry). Angioqueratoma corporal difuso.
Fahr's d. (e. de Fahr).
Farber's d. (e. de Farber). Linfogranulomatosis diseminada.
Feer's d. (e. de Feer). E. de Selter.
femoropopliteal occlusive d. (e. femoropoplítea oclusiva).
Fenwick's d. (e. de Fenwick). Atrofia gástrica idiopática.
fibrocystic d. of the breast (e. fibroquística de la mama).
fibrocystic d. of the pancreas (e. fibroquística del páncreas).
fifth d. (quinta e.). Eritema infeccioso.
Filatov's d. (e. de Filatov). Cuarta e.
Flatau-Schilder d. (e. de Flatau-Schilder). Adrenoleucodistrofia.
Flegel's d. (e. de Flegel). Hiperqueratosis lenticularis perstans.
flint d. (e. de pedernal). Calicosis.
Folling's d. (e. de Folling). Fenilcetonuria.
foot-and-mouth d. (FMD) (e. de pie y boca).
Forbes' d. (e. de Forbes). Glucogenosis tipo 3.
Fordyce's d. (e. de Fordyce). Manchas de Fordyce.
Forestier's d. (e. de Forrestier).
Fothergill's d. (e. de Fothergill).
Fournier's d. (e. de Fournier). Gangrena de Fournier.
fourth d. (cuarta e.). E. de Dukes, e. de Filatov; escarlatinoide.
Fox-Fordyce d. (e. de Fox-Fordyce). Miliaria apocrina.
Franklin's d. (e. de Franklin). E. de cadenas pesadas γ.
Freiberg's d. (e. de Freiberg).
Friedmann's d. (e. de Friedmann). Narcolepsia.
Friedreich's d. (e. de Friedreich) Mioclono múltiple.
Friend d. (e. de Friend).
Fuerstner's d. (e. de Fuerstner).
functional d. (e. funcional). Trastorno funcional.
fusospirochetal d. (e. fusoespiroquetal).
Gairdner's d. (e. de Gairdner).
Gamna's d. (e. de Gamna).
Gandy-Nanta d. (e. de Gandy-Nanta).
garapata d. (e. de las garrapatas).
Garré's d. (e. de Garré). Osteítis esclerosante.
gasping d. (e. boqueante o jadeante). Bronquitis aviaria infecciosa.
Gaucher's d. (e. de Gaucher). Anemia esplénica familiar.
Gerhardt's d. (e. de Gerhardt). Eritromelalgia.
Gerlier's d. (e. de Gerlier). Vértigo epidémico.
Gierke's d. (e. de Gierke). Glucogenosis tipo 1.
Gilbert's d. (e. de Gilbert). Ictericia no hemolítica familiar.
Gilchrist's d. (e. de Gilchrist). Blastomicosis.
Gilles de la Tourette's d. (e. de Gilles de la Tourette).
Glanzmann's d. (e. de Glanzmann). Trombastenia de Glanzmann.
glycogen-storage d. (e. por almacenamiento de glucógeno).
Goldflam d. (e. de Goldflam). Miastenia grave.
Gorham's d. (e. de Gorham). E. de hueso desaparecido.
Gougerot and Blum d. (e. de Gougerot y Blum).
Gougerot-Ruiter d. (e. de Gougerot-Ruiter). Vasculitis cutánea.
Gougerot-Sjögren d. (e. de Gougerot-Sjögren).
Gowers d. (e. de Gowers)
Graefe's d. (e. de Graefe) Oftalmoplejía progresiva.
graft versus host d. (e. de injerto versus huésped).
granulomatous d. (e. granulomatosa). E. granulomatosa crónica.
Graves' d. (e. de Graves). E. de Basedow.
greasy pig d. (e. del cerdo grasiento).
Greenfield's d. (e. de Greenfield).
Greenhow's d. (e. de Greenhow). Melanoderma parasitario.
Griesinger's d. (e. de Griesinger). Tifoidea biliosa de Griesinger.
Grover's d. (e. de Grover). Dermatosis acantolítica transitoria.
Guinon's d. (e. de Guinon). Síndrome de Gilles de la Tourette.
Gumboro d. (e. de Gumboro). E. infecciosa de la bursa.
Günther's d. (e. de Günther).
GVH d. (e. IVH). E. de injerto versus huésped.
H d. (e. H). E. de Hartnup.
Haff d. (e. de Haff).
Haglund's d. (e. de Haglund). Deformidad de Haglund.
Hailey and Hailey d. (e. de Hailey y Hailey).
Hallervorden-Spatz d. (e. de Hallervorden-Spatz).
Hallopeau's d. (e. de Hallopeau).
Hamman's d. (e. de Hamman). Síndrome de Hamman.
Hammond's d. (e. de Hammond). Atetosis.

hand-foot-and-mouth d. (e. de manos, pies y boca).
Hand-Schüller-Christian d. (e. de Hand-Schüller-Christian).
Hansen's d. (e. de Hansen). Lepra.
Harada's d. (e. de Harada). Síndrome de Harada.
hard pad d. (e. de almohadilla dura).
Hartnup d. (e. de Hartnup).
Hashimoto's d. (e. de Hashimoto). Tiroiditis de Hashimoto.
heavy chain d. (e. de cadena pesada). E. de Franklin.
α-heavy-chain d. (e. de cadenas pesadas α).
γ-heavy-chain d. (e. de cadenas pesadas γ). E. de Franklin.
μ-heavy-chain d. (e. de cadenas pesadas μ).
Hebra's d. (e. de Hebra).
Heck's d. (e. de Heck). Hiperplasia epitelial focal.
Heerfordt's d. (e. Heerfordt). Fiebre uveoparotídea.
hemoglobin C d. (e. de hemoglobina C).
hemoglobin H d. (e. de hemoglobina H).
hemolytic d. of newborn (e. hemolítica del recién nacido).
hemorrhagic d. of deer (e. hemorrágica del ciervo).
hemorrhagic d. of the newborn (e. hemorrágica del recién nacido).
hepatolenticular d. (e. hepatolenticular).
herring-worm d. (e. del gusano del arenque). Anisaquiasis.
Hers' d. (e. de Hers). Glucogenosis tipo 6.
hidebound d. (e. de la piel endurecida).
Hippel's d. (e. de Hippel).
Hippel-Lindau disease (e. de Hippel-Lindau). E. de Lindau.
Hirschsprung's d. (e. de Hirschsprung). Megacolon congénito.
Hjärre's d. (e. de Hjärre). Coligranuloma.
Hodgkin's d. (e. de Hodgkin).
Hodgson's d. (e. de Hodgson).
hoof-and-mouth d. (e. de pezuñas y boca).
hookworm d. (e. de uncinarias).
Hoppe-Goldflam d. (e. de Hoppe-Goldflam). Miastenia grave.
Huntington's d. (e. de Huntington). Corea hereditaria.
Hurler's d. (e. de Hurler). Síndrome de Hurler.
Hutchinson-Gilford d. (e. de Hutchinson-Gilford). Progeria.
hyaline membrane d. of the newborn (e. de membrana hialina del recién nacido). Síndrome de dificultad respiratoria del recién nacido.
hydatid d. (e. hidatídica).
Hyde's d. (e. de Hyde). Prurigo nodular.
I-cell d. (e. de células I). Mucolipidosis II.
Iceland d. (e. de Islandia). Neuromiastenia epidémica.
idiopathic Bamberger-Marie d. (e. idiopática de Bamberger-Marie).
immune complex d. (e. de inmunocomplejos).
immunoproliferative small intestinal d. (e. inmunoproliferativa del intestino delgado). Linfoma del Mediterráneo.
inclusion body d. (e. de cuerpos de inclusión).
inclusion cell d. (e. de células de inclusión). Mucolipidosis II.
industrial d. (e. industrial).
infectious bursal d. (e. infecciosa de la bursa). E. de Gumboro.
infectious d., infective d. (e. infecciosa).
interstitial d. (e. intersticial).
iron-storage d. (e. por almacenamiento de hierro).
island d. (e. de las islas). E. tsutsugamushi.
Itai-Itai d. (e. Itai-Itai).
Jaffe-Lichtenstein d. (e. de Jaffe-Lichtenstein). Displasia ósea fibrosa.
Jakob-Creutzfeldt d. (e. de Jakob-Creutzfeldt).
Jansky-Bielschowsky d. (e. de Jansky-Bielschowsky).
Jembrana d. (e. de Jembrana).
Jensen's d. (e. de Jensen). Retinocoroiditis yuxtapapilar.
Johne's d. (e. de Johne).
jumper d., jumper d. of Maine (e. saltarina de Maine).
Jüngling's d. (e. de Jüngling). Osteítis tuberculosa múltiple quística.
Kashin-Bek d. (e. de Kashin-Bek).
Katayama d. (e. de Katayama). Esquistosomiasis japonesa.
Kawasaki d. (e. de Kawasaki).
Kienböck's d. (e. de Kienböck). Lunatomalacia.
Kimmelstiel-Wilson d. (e. de Kimmelstiel-Wilson).
Kimura's d. (e. de Kimura).
kinky-hair d. (e. de cabello ensortijado). Síndrome de Menkes.
Klippel's d. (e. de Klippel). Seudoparálisis general artrítica.
Köhler's d. (e. de Köhler).
Köhlmeier-Degos d. (e. de Köhlmeier-Degos).
Krabbe's d. (e. de Krabbe). Leucodistrofia de células globoides.
Kufs d. (e. de Kufs). Tipo adulto de esfingolipidosis cerebral.
Kugelberg-Welander d. (e. de Kugelberg-Welander).
Kuhnt-Junius d. (e. de Kuhnt-Junius).
Kussmaul's d. (e. de Kussmaul). Poliarteritis nudosa.
Kyasanur Forest d. (e. de Kyasanur).
Kyrle's d. (e. de Kyrle). Hiperqueratosis folicular y parafolicular.
L-chain d. (e. de cadena L). Mieloma de Bence Jones.
Lafora body d., Lafora's d. (e. de cuerpos de Lafora).
Lane's d. (e. de Lane). Eritema palmar hereditario.
Larrey-Weil d. (e. de Larrey-Weil). E. de Weil.
Lasègue's d. (e. de Lasègue). Manía de persecución.
laughing d. (e. de la risa). **1.** Estado invalidante de hipnosis o narcosis inducido por brujos y hechiceros y caracterizado por una risa involuntaria. **2.** Risa compulsiva sin alegría de los esquizofrénicos.
Legg-Calvé-Perthes d., Legg's d., Legg-Perthes d. (e. de Legg-Calvé-Perthes, de Legg-Perthes o de Legg).
Legionnaires' d. (e. de los legionarios).
Leigh's d. (e. de Leigh). Encefalomielopatía necrosante.
Leiner's d. (e. de Leiner). Eritroderma descamativo.
Lenègre's d. (e. de Lenègre). Síndrome de Lenègre.
Leri-Weill d. (e. de Leri-Weill). Discondrosteosis.
Letterer-Siwe d. (e. de Letterer-Siwe). Histiocitosis no lipídica.
Lev's d. (e. de Lev). Síndrome de Lev.
Lewandowski-Lutz d. (e. de Lewandowski-Lutz).
Lhermitte-Duclos d. (e. de Lhermitte-Duclos).
Lindau's d. (e. de Lindau). E. de (von) Hippel-Lindau o de Hippel.
linear IgA bullous d. in children (e. ampollar de IgA lineal en niños). Dermatosis ampollar crónica benigna de la niñez.
Little's d. (e. de Little). Diplejía espástica.
Lobo's d. (e. de Lobo). Lobomicosis.
locoweed d. (e. de hierba loca). Loco.
Löffler's d. (e. de Löffler). Endocarditis de Löffler.
Lorain's d. (e. de Lorain). Infantilismo idiopático.
Luft's d. (e. de Luft).
lumpy skin d. (e. de piel aterronada).
Lutz-Splendore-Almeida d. (e. de Lutz-Splendore-Almeida).
Lyell's d. (e. de Lyell). Síndrome estafilocócico de la piel escaldada.
Lyme d. (e. de Lyme).
lysosomal d. (e. lisosomal).
Machado-Joseph d. (e. de Machado-Joseph).
Madelung's d. (e. de Madelung). Lipomatosis simétrica difusa.
Majocchi's d. (e. de Majocchi). Púrpura anular telangiectoide.
Malherbe's d. (e. de Malherbe). Pilomatrixoma.
Manson's d. (e. de Manson). Esquistosomiasis de Manson.
maple bark d. (e. de corteza de alerce).
maple syrup urine d. (e. de la orina en jarabe de arce).
marble bone d. (e. de hueso de mármol). Osteopetrosis.
Marburg virus d. (e. por virus de Marburg).
Marchiafava-Bignami d. (e. de Marchiafava-Bignami).
Marek's d. (e. de Marek). Linfomatosis aviaria.
Marfan's d. (e. de Marfan). Síndrome de Marfan.
margarine d. (e. de margarina).
Marie-Strümpell d. (e. de Marie-Strümpell).
Marion's d. (e. de Marion).
Martin's d. (e. de Martin).
McArdle's d. (e. de McArdle). Glucogenosis tipo 5.
McArdle-Schmid-Pearson d. (e. de McArdle-Schmid-Pearson). Glucogenosis tipo 5.
Mediterranean-hemoglobin E d. (e. mediterránea-hemoglobina E).
Meige's d. (e. de Meige).
Ménétrier's d. (e. de Ménétrièr). Síndrome de Ménétrièr.
Ménière's d. (e. de Ménière). Síndrome de Ménière.
mental d. (e. mental). También llamada e. emocional, disturbio o trastorno emocional, de conducta o de comportamiento; término general que denota uno o todos los puntos siguientes: a) e. del cerebro con predominio de síntomas de conducta, como paresia o alcoholismo agudo; b) e. de la "mente" o personalidad , evidenciada por un comportamiento anormal, como histeria o esquizo-

frenia; c) trastorno de conducta evidenciado por un comportamiento socialmente inaceptable, como promiscuidad o hábito de molestar a los niños.
Merzbacher-Pelizaeus d. (e. de Merzbacher-Pelizaeus).
Meyenburg's d. (e. de Meyenburg). Policondritis recurrente.
Meyer's d. (e. de Meyer). Adenoides.
mianeh d. (e. mianeh). Fiebre recurrente persa.
Mibelli's d. (e. de Mibelli). Poroqueratosis.
microcystic d. of renal medulla (e. microquística de la médula renal).
micrometastatic d. (e. micrometastásica).
Mikulicz' d. (e. de Mikulicz).
Milian's d. (e. de Milian). Eritema del noveno día.
Milroy's d. (e. de Milroy).
Milton's d. (e. de Milton). Edema angioneurótico.
Minamata d. (e. de Minamata).
miner's d. (e. de los mineros).
minimal-change d. (e. con cambios mínimos). Nefrosis lipoide.
Mitchell's d. (e. de Mitchell). Eritromelalgia.
mixed connective-tissue d. (e. mixta del tejido conjuntivo).
Möbius d. (e. de Möbius).
molecular d. (e. molecular).
Mondor's d. (e. de Mondor).
Monge's d. (e. de Monge). E. crónica de montaña.
Morgagni's d. (e. de Morgagni). Síndrome de Adams-Stokes.
Morquio's d. (e. de Morquio).
Morquio-Ullrich d. (e. de Morquio-Ullrich). Síndrome de Morquio.
Morvan's d. (e. de Morvan). Siringomielia.
Moschcowitz' d. (e. de Moschcowitz).
motor neuron d. (e. de las neuronas motoras).
moyamoya d. (e. moyamoya).
Mucha-Habermann d. (e. de Mucha-Habermann).
mucosal d. (e. de las mucosas). Diarrea viral bovina.
multicore d. (e. multifocal).
Nairobi sheep d. (e. de las ovejas de Nairobi).
navicular d. (e. navicular). Naviculartritis.
Neftel's d. (e. de Neftel).
Neumann's d. (e. de Neumann). Pénfigo vegetante.
neutral lipid storage *d.* (e. por depósito de lípidos neutros).
Newcastle d. (e. de Newcastle). E. de Ranikhet.
Nicolas-Favre d. (e. de Nicolas-Favre). Linfogranuloma venéreo.
Niemann-Pick d. (e. de Niemann-Pick). Lipidosis esfingomielínica.
nil d. (e. nula). Nefrosis lipoide.
nodular d. (e. nodular). Esofagostomiasis.
Nonne-Milroy d. (e. de Nonne-Milroy). E. de Milroy.
Norrie's d. (e. de Norrie). Atrofia bulbar hereditaria.
notifiable d. (e. notificable). E. de denuncia obligatoria.
oasthouse urine d. (e. de la orina con olor a maltería).
occupational d. (e. ocupacional).
Oguchi's d. (e. de Oguchi).
Ollier's d. (e. de Ollier). Encondromatosis.
Oppenheim's d. (e. de Oppenheim). Amiotonía congénita.
organic d. (e. orgánica).
Ormond's d. (e. de Ormond). Fibrosis retroperitoneal idiopática.
Osgood-Schlatter d. (e. de Osgood-Schlatter).
Osler's d. (e. de Osler).
Osler-Vaquez d. (e. de Osler-Vaquez). Eritremia.
Otto's d. (e. de Otto). Pelvis de Otto; artrocatádisis.
Owren's d. (e. de Owren). Parahemofilia.
Paas' d. (e. de Paas).
Paget's d. (e. de Paget).
Panner's d. (e. de Panner).
paper mill worker's d. (e. de los trabajadores de fábricas de papel).
parasitic d. (e. parasitaria).
Parkinson's d. (e. de Parkinson). Parkinsonismo.
parrot d. (e. del loro). Psitacosis.
Parrot's d. (e. de Parrot).
Parry's d. (e. de Parry). E. de Graves.
Pauzat's d. (e. de Pauzat).
Pavy's d. (e. de Pavy). Albuminuria fisiológica cíclica o recurrente.
Paxton's d. (e. de Paxton). Tricomicosis axilar.
pearl-worker's d. (e. de los que trabajan con perlas).
Pel-Ebstein d. (e. de Pel-Ebstein). Fiebre de Pel-Ebstein.
Pelizaeus-Merzbacher d. (e. de Pelizaeus-Merzbacher).
Pellegrini's d., Pellegrini-Stieda d. (e. de Pellegrini, de Pellegrini-Stieda).
pelvic inflammatory d. (PID) (e. inflamatoria de la pelvis).
periodic d. (e. periódica).
perna d. (e. perna).
Perthes d. (e. de Perthes). E. de Legg-Calvé-Perthes.
Pette-Döring d. (e. de Pette-Döring). Panencefalitis nodular.
Peyronie's d. (e. de Peyronie). E. de van Buren.
Pick's d. (e. de Pick).
pink d. (e. rosada). Acrodinia.
plaster of Paris d. (e. de yeso de París).
Plummer's d. (e. de Plummer).
polycystic d. of kidneys (e. poliquística de los riñones).
polycystic liver d. (e. poliquística del hígado). Hígado poliquístico.
Pompe's d. (e. de Pompe). Glucogenosis tipo 2.
Portuguese-Azorean d. (e. de las Azores-portuguesa).
Posadas d. (e. de Posadas). Coccidioidomicosis.
Pott's d. (e. de Pott). Espondilitis tuberculosa.
Potter's d. (e. de Potter). Facies de Potter.
poultry handler's d. (e. de los manipuladores de aves de corral).
pregnancy d. of sheep (e. ovina de la preñez). Parálisis del parto.
primary d. (e. primaria).
Pringle's d. (e. de Pringle). Adenoma sebáceo.
Profichet's d. (e. de Proficheṭ).
pullorum d. (e. de los pollos). Diarrea alba o blanca.
pulpy kidney d. (e. del riñón pulposo). Enterotoxemia.
pulseless d. (e. sin pulso). Síndrome o e. de Takayasu.
Purtscher's d. (e. de Purtscher).
quiet hip d. (e. de cadera quieta) E. de Legg-Calvé-Perthes.
Quincke's d. (e. de Quincke). Edema angioneurótico.
Quinquaud's d. (e. de Quinquaud). Foliculitis decalvans.
rag-sorter's d. (e. del trapero). Antrax pulmonar.
Ranikhet d. (e. de Ranikhet). E. de Newcastle.
Rayer's d. (e. de Rayer). Xantomatosis biliar.
Raynaud's d. (e. de Raynaud). Síndrome de Raynaud.
Recklinghausen's d. (e. de Recklinghausen). Neurofibromatosis.
Recklinghausen's d. of bone (e. ósea de Recklinghausen).
Refsum's d. (e. de Refsum). Síndrome de Refsum.
Reiter's d. (e. de Reiter). Síndrome de Reiter.
Rendu-Osler-Weber d. (e. de Rendu-Osler-Weber).
reportable d. (e. de comunicación obligatoria). E. notificable.
rhesus d. (e. rhesus).
rheumatic d. (e. reumática).
rheumatic heart d. (e. cardíaca reumática).
rheumatoid d. (e. reumatoidea). Artritis reumatoidea.
Riedel's d. (e. de Riedel). Tiroiditis de Riedel.
Riga-Fede d. (e. de Riga-Fede).
Ritter's d. (e. de Ritter).
Robinson's d. (e. de Robinson).
Robles' d. (e. de Robles). Oncocerciasis ocular.
Roger's d. (e. de Roger).
Rokitansky's d. (e. de Rokitansky).
Romberg's d. (e. de Romberg). Hemiatrofia facial.
Rosenbach's d. (e. de Rosenbach).
Roth's d. (e. de Roth). Meralgia parestésica.
Roth-Bernhardt d. (e. de Roth-Bernhardt). Meralgia parestésica.
Rougnon-Heberden d. (e. de Rougnon-Heberden). Angina de pecho.
Roussy-Lévy d. (e. de Roussy-Lévy). Síndrome de Roussy-Lévy.
Rubarth's d. (e. de Rubarth). Hepatitis canina infecciosa.
Rust's d. (e. de Rust).
salivary gland virus d. (e. virósica de las glándulas salivales).
salmon d. (e. del salmón). Envenenamiento con salmón.
Sandhoff's d. (e. de Sandhoff).
sandworm d. (e. del gusano de arena).
Schamberg's d. (e. de Schamberg).
Schaumberg's d. (e. de Schaumberg). Adrenoleucodistrofia.
Schenck's d. (e. de Schenck). Esporotricosis.
Scheuermann's d. (e. de Scheuermann).
Schilder's d. (e. de Schilder). Adrenoleucodistrofia.

Schlatter's d., Schlatter-Osgood d. (e. de Schlatter, de Schlatter-Osgood). E. de Osgood-Schlatter.
Schönlein's d. (e. de Schönlein). Púrpura de Henoch-Schönlein.
Scholz' d. (e. de Scholz).
Schottmüller's d. (e. de Schottmüller). Fiebre paratifoidea.
Schüller's d. (e. de Schüller). E. de Hand-Schüller-Christian.
sclerocystic d. of the ovary (e. escleroquística del ovario).
sea-blue histiocyte d. (e. de histiocitos azul marino).
secondary d. (e. secundaria).
Seitelberger's d. (e. de Seitelberger). Distrofia neuroaxonal infantil.
Selter's d. (e. de Selter). E. de Feer.
Senear-Usher d. (e. de Senear-Usher). Pénfigo eritematoso.
senile hip d. (e. de cadera senil). Mal de cadera senil.
serum d. (e. del suero).
sexually transmitted d. (STD) (e. de transmisión sexual (ETS)).
Shaver's d. (e. de Shaver). Neumoconiosis por bauxita.
shimamushi d. (e. shimamushi). E. tsutsugamushi.
sickle cell d. (e. drepanocítica). Anemia drepanocítica.
sickle cell-thalassemia d. (e. de talasemia drepanocítica).
Siemerling-Creutzfeldt d. (e. de Siemerling-Creutzfeldt). Adrenoleucodistrofia.
silo-filler's d. (e. de los silos).
Simmonds' d. (e. de Simmonds).
Simons' *d.* (e. de Simon). Lipodistrofia progresiva.
sixth d. (sexta e.). Exantema súbito.
sixth venereal d. (sexta e. venérea). Linfogranuloma venéreo.
Sjögren's d. (e. de Sjögren). Síndrome de Sjögren.
skinbound d. (e. de la piel endurecida).
slipped tendon d. (e. del tendón desprendido).
slow virus d. (e. por virus lentos).
Sneddon-Wilkinson d. (e. de Sneddon-Wilkinson).
social d.'s (e. sociales).
specific d. (e. específica).
Spielmeyer-Sjögren d. (e. de Spielmeyer-Sjögren).
Spielmeyer-Stock d. (e. de Spielmeyer-Stock).
Spielmeyer-Vogt d. (e. de Spielmeyer-Vogt).
Stargardt's d. (e. de Stargardt).
Steele-Richardson-Olszewski d. (e. de Steele-Richardson-Olszewski). Síndrome de Steele-Richardson-Olszewski.
Steinert's d. (e. de Steinert). Distrofia miotónica.
Sticker's d. (e. de Sticker). Eritema infeccioso.
stiff lamb d. (e. del cordero rígido).
Still's d. (e. de Still).
Stokes-Adams d. (e. de Stokes-Adams). Síndrome de Adams-Stokes.
stone-mason's d. (e. de los albañiles). Silicosis.
storage d. (e. por almacenamiento).
Strümpell's d. (e. de Strümpell).
Strümpell-Marie d. (e. de Strümpell-Marie).
Strümpell-Westphal d. (e. de Strümpell-Westphal).
Sturge's d. (e. de Sturge). Síndrome de Sturge-Weber.
Sturge-Weber d. (e. de Sturge-Weber). Síndrome de Sturge-Weber
Stuttgart d. (e. de Stuttgart).
Sulzberger-Garbe d. (e. de Sulzberger-Garbe).
Sutton's d. (e. de Sutton).
Swediauer's d. (e. de Swediauer). E. de Albert.
sweet clover d. (e. del trébol dulce).
Sweet's d. (e. de Sweet). Dermatosis neutrófila aguda.
Swift's d. (e. de Swift). Acrodinia.
swine edema d. (e. de edema porcino).
swine vesicular d. (e. vesiculosa de los cerdos).
swineherd's d. (e. de los porquerizos).
Sydenham's d. (e. de Sydenham). Corea de Sydenham.
Sylvest's d. (e. de Sylvest). Pleurodinia epidémica.
systemic autoimmune d.'s (e. autoinmunes sistémicas).
systemic febrile d.'s (e. febril sistémica).
Takahara's d. (e. de Takahara). Acatalasemia.
Takayasu's d. (e. de Takayasu). E. sin pulso.
Talma's d. (e. de Talma). Miotonía adquirida.
Tangier d. (e. de Tánger). Analfalipoproteinemia.
Taussig-Bing d. (e. de Taussig-Bing). Síndrome de Taussig-Bing.
Tay's d. (e. de Tay). Drusas.
Tay-Sachs d. (e. de Tay-Sachs).
Taylor's d. (e. de Taylor). Atrofia cutánea idiopática difusa.
Teschen d. (e. de Teschen).
Theiler's d. (e. de Theiler).
third d. (tercera e.). Rubéola.
Thomsen's d. (e. de Thomsen). Miotonía congénita.
Thornwaldt's d. (e. de Thornwaldt).
Thygeson's d. (e. de Thygeson). Queratitis punteada superficial.
thyrocardiac d. (e. tirocardíaca).
Tommaselli's d. (e. de Tommaselli).
Tornwaldt's d. (e. de Tornwaldt). E. de Thornwaldt.
Tourette's d. (e. de Tourette). Síndrome de Gilles de la Tourette.
tsutsugamushi d. (e. tsutsugamushi).
tunnel d. (e. en túnel). Anquilostomiasis.
Underwood's d. (e. de Underwood). Esclerema neonatal.
Unna's d. (e. de Unna). Dermatitis seborreica.
Unverricht's d. (e. de Unverricht).
Urbach-Wiethe d. (e. de Urbach-Wiethe). Proteinosis lipídica.
vagabond's d. (e. del vagabundo). Melanoderma parasitario.
vagrant's d. (e. del vago). Melanoderma parasitario.
van Bogaert's d. (e. de van Bogaert).
van Buren's d. (e. de van Buren). E. de Peyronie.
Vaquez' d. (e. de Vaquez). Eritremia.
venereal d. (e. venérea).
veno-occlusive d. of the liver (e. venooclusiva del hígado).
Vidal's d. (e. de Vidal). Liquen simple.
Vincent's d. (e. de Vincent). Gingivitis ulcerosa necrosante.
Virchow's d. (e. de Virchow).
virus X d. (e. por virus X).
Vogt-Spielmeyer d. (e. de Vogt-Spielmeyer).
Voltolini's d. (e. de Voltolini).
von Economo's d. (e. de von Economo). Encefalitis letárgica.
von Gierke's d. (e. de von Gierke). Glucogenosis tipo 1.
von Hippel-Lindau d. (e. de von Hippel-Lindau). E. de Lindau.
von Meyenburg's d. (e. de von Meyenburg). Policondritis recurrente.
von Recklinghausen's d. (e. de von Recklinghausen).
von Willebrand's d. (e. de von Willebrand).
Voorhoeve's d. (e. de Voorhoeve). Osteopatía estriada.
Wagner's d. (e. de Wagner). Degeneración hialoideorretiniana.
Wardrop's d. (e. de Wardrop). Oniquia maligna.
Weber-Christian d. (e. de Weber-Christian).
Wegner's d. (e. de Wegner). Osteocondritis sifilítica.
Weil's d. (e. de Weil). E. de Larrey-Weil; ícterus infeccioso.
Werdnig-Hoffmann d. (e. de Werdnig-Hoffmann).
Werlhof's d. (e. de Werlhof). Púrpura trombocitopénica idiopática.
Wernicke's d. (e. de Wernicke). Síndrome de Wernicke.
Werther's d. (e. de Werther). Dermatitis nodular necrótica.
Wesselsbron d. (e. de Wesselsbron). Fiebre de Wesselsbron.
Westphal's d. (e. de Westphal). Seudoesclerosis.
Whipple's d. (e. de Whipple). Lipodistrofia intestinal.
white muscle d. (e. del músculo blanco).
white spot d. (e. de manchas blancas). Morfea guttata.
Whitmore's d. (e. de Whitmore). Melioidosis.
Wilkie's d. (e. de Wilkie). Síndrome de la arteria mesentérica superior.
Wilson's d. (e. de Wilson).
Winiwarter-Buerger d. (e. de Winiwarter-Buerger).
Winkelman's d. (e. de Winkelman).
Winkler's d. (e. de Winkler).
Wohlfart-Kugelberg-Welander d. (e. de Wohlfart-Kugelberg-Welander). Atrofia muscular juvenil.
Wolman's d. (e. de Wolman).
wool-sorters' d. (e. de los cardadores de lana). Ántrax pulmonar.
Woringer-Kolopp d. (e. de Woringer-Kolopp).
X d. of cattle (e. bovina X). Hiperqueratosis bovina.
yellow d. (e. amarilla). Xantocromía.
Ziehen-Oppenheim d. (e. de Ziehen-Oppenheim).

disengagement (desembarazo). m. **1.** Acción de liberar o sacar; específicamente, la emergencia de la vulva de la cabeza del feto durante el parto. **2.** Ascenso de la parte de presentación desde la pelvis después de atravesar el orificio de entrada de aquélla.

disequilibrium (desequilibrio). m. Alteración o ausencia de equilibrio.
genetic d. (d. genético).
linkage d. (d. por ligadura).

dish (plato). m. Recipiente poco profundo, generalmente cóncavo.
Petri d. (p. de Petri). Caja o cápsula de Petri.
Stender d. (p. de Stender).
disharmony (desarmonía). f. Estado de trastorno, desigualdad o falta de orden.
occlusal d. (d. oclusal).
disimpaction (desimpactación). f. **1.** Eliminación de la impactación en un hueso fracturado. **2.** En la impactación fecal, extracción de las heces, generalmente por medios manuales.
disinfect (desinfectar). Destruir microorganismos patógenos en cualquier sustancia o sobre ella o inhibir su crecimiento y actividad vital.
disinfectant (desinfectante). **1.** Que destruye los gérmenes de putrefacción o enfermedad o inhibe su actividad. **2.** m. Agente que posee esta propiedad.
complete d. (d. completo).
incomplete d. (d. incompleto).
disinfection (desinfección). f. Destrucción de microorganismos patógenos o de sus toxinas o vectores.
disinhibition (desinhibición). f. Inhibición de una inhibición; remoción de un efecto inhibitorio por un estímulo.
disinsection, disinsectization (desinsectación, desinsectización). f. Eliminación de los insectos de un área.
disintegration (desintegración). **1.** f. Pérdida o separación de las partes componentes de una sustancia. **2.** Desorganización de procesos psíquicos.
disinvagination (desinvaginación). f. Alivio de una invaginación.
disjugate (disyugados). No apareados en acción ni unidos de hecho.
disjunction (disyunción). f. Separación de pares de cromosomas en la anafase de la división celular.
disk (disco). m. **1.** Cualquier superficie plana más o menos circular. **2.** En odontología, trozo con forma redonda, de papel delgado u otro material, recubierto de esmeril u otra sustancia abrasiva. **3.** Laminilla (lamella).
A d.'s (d. A). Bandas A.
acromioclavicular d. (d. articular acromioclavicular). D. articular de la articulación acromioclavicular; cartílago de Weitbrecht.
anisotropic d.'s (d. anisotrópicos). Bandas A.
articular d. (d. articular). [*discus articularis*, NA].
blastodermic d. (d. blastodérmico).
blood d. (d. sanguíneo). Plaqueta.
Bowman's d.'s (d. de Bowman).
Burlew d. (d. de Burlew). Rueda de Burlew.
choked d. (d. obstruido). Edema de la papila.
ciliary d. (d. ciliar). Anillo ciliar.
cone d.'s (d. cónicos).
cuttlefish d. (d. de sepia).
diamond d. (d. de diamante).
embryonic d. (d. embrionario). D. germinativo.
emery d.'s (d. de esmeril).
germinal d., germ d. (d. germinativo). D. embrionario.
H d. (d. H). Banda H.
hair d. (d. del pelo).
Hensen's d. (d. de Hensen). Banda H.
herniated d. (d. herniado). D. protruido o roto.
I d. (d. I). Banda I.
intercalated d. (d. intercalado).
intermediate d. (d. intermedio). Línea Z.
interpubic d. (d. interpúbico). [*discus interpubicus*, NA].
intervertebral d. (d. intervertebral). [*discus intervertebralis*, NA].
isotropic d. (d. isotrópico). Banda I.
mandibular d. (d. mandibular). D. articular temporomandibular.
Merkel's tactile d. (d. táctil de Merkel). Menisco táctil.
Newton's d. (d. de Newton).
optic d. (d. óptico). [*discus nervi optici*, NA]. D. del nervio óptico.
Placido da Costa's d. (d. de Plácido da Costa). Queratoscopio.
proligerous d. (d. prolígero). Cumulus oóforo.
protruded d. (d. protruido). D. herniado.
Q d.'s (d. Q). Bandas A.
radioulnar d., radioulnar articular d. (d. articular radiocubital). [*discus articularis radioulnaris*, NA]. Cartílago triquetro; d. triangular de la muñeca.
Ranvier's d.'s (d. de Ranvier).
rod d.'s (d. de los bastoncitos).
ruptured d. (d. roto). D. herniado.
sacrococcygeal d. (d. sacrococcígeo).
sandpaper d.'s (d. de papel de lija).
stenopeic d., stenopaic d. (d. estenopeico, estenopaico).
sternoclavicular d., sternoclavicular articular d. (d. articular esternoclavicular). [*discus articularis sternoclavicularis*, NA].
stroboscopic d. (d. estroboscópico).
tactile d. (d. táctil). Menisco táctil.
temporomandibular articular d. (d. articular temporomandibular). [*discus articularis temporomandibularis*, NA].
transverse d. (d. transversal).
triangular d. of wrist (d. triangular de la muñeca). [*discus articularis radioulnaris*, NA].
Z d. (d. Z). Línea Z.
diskitis (disquitis). f. Discitis.
dislocate (dislocar). Luxar; sacar de su encaje o articulación.
dislocatio (dislocación). Luxación; desplazamiento de un órgano o parte; específicamente, trastorno o desarreglo de la relación normal de los huesos que entran en la formación de una articulación.
dislocation (dislocación). f. Luxación; desplazamiento de un órgano o parte.
d. of articular processes (luxación de apófisis articulares).
closed d. (luxación cerrada). L. simple.
compound d. (luxación compuesta). L. expuesta.
fracture d. (luxación por fractura). Fractura-luxación.
Kienböck's d. (luxación de Kienbock). L. del hueso semilunar.
Nélaton's d. (luxación de Nélaton).
open d. (luxación expuesta). L. compuesta.
simple d. (luxación simple). L. cerrada.
dismember (desmembrar). Amputar un brazo o una pierna.
dismutase (dismutasa). f. Nombre genérico de las enzimas que catalizan la reacción de dos moléculas idénticas para producir dos moléculas en estados diferentes de oxidación.
dismutation (dismutación). f. Reacción que incluye una sola sustancia; p. ej., dos moléculas de acetaldehído pueden reaccionar dando un producto de oxidación (ácido acético) y un producto de reducción (alcohol etílico).
disomic (disómico). Relativo a la disomía.
disomy (disomía). f. Estado de individuos o células que tienen dos miembros de un par de cromosomas homólogos.
disopromine (disopromina). f. Diisopromina.
disopyramide (disopiramida). f. Droga antiarrítmica.
disorder (trastorno). m. Alteración de la función y/o la estructura de un órgano o sistema, como consecuencia de defectos genéticos o falta de desarrollo embrionario o por causa de factores exógenos como toxinas, traumatismos o enfermedades.
adjustment d.'s (t. de adaptación).
affective d.'s (t. afectivos).
antisocial personality d. (t. de personalidad antisocial).
attention deficit d. (t. de falta de atención).
autonomic d. (t. autónomo).
behavior d. (t. de la conducta). Término general que se usa para las e. mentales o disfunción psicológica, de modo específico los subtipos mental, emocional o conductual para los cuales no existen correlatos orgánicos.
bipolar d. (t. bipolar). Psicosis maniacodepresiva.
borderline personality d. (t. de personalidad fronteriza).
character d. (t. del carácter).
conduct d. (t. de conducta).
conversion d. (t. de conversión).
cyclothymic d. (t. ciclotímico).
dysthymic d. (t. distímico).
emotional d. (t. emocional).
functional d. (t. funcional). Enfermedad funcional.
generalized anxiety d. (t. de ansiedad generalizada).
Hartnup d. (t. de Hartnup). Enfermedad de Hartnup.
identity d. (t. de identidad).
immune complex d. (t. por complejo inmune).
immunoproliferative d.'s (t. inmunoproliferativos).
impulse control d. (t. del control de impulsos).
intermittent explosive d. (t. explosivo intermitente).
isolated explosive d. (t. explosivo aislado).
mental d. (t. mental).

C D

neuropsychologic d. (t. neuropsicológico).
oppositional d. (t. oposicional).
organic mental d. (t. mental orgánico).
overanxious d. (t. por superansiedad).
panic d. (t. de pánico).
personality d. (t. de la personalidad).
pervasive developmental d. (t. generalizado del desarrollo).
plasma iodoprotein d. (t. de la yodoproteína plasmática).
posttraumatic stress d. (t. de estrés postraumático).
psychogenic pain d. (t. de dolor psicogénico).
psychosomatic d., psychophysiologic d. (t. psicosomático, psicofisiológico).
schizophreniform d. (t. esquizofreniforme).
somatization d. (t. de somatización).
somatoform d.'s (t. somatoforme).
substance abuse d.'s (t. por abuso de sustancias).
thought process d. (t. del proceso del pensamiento).
visceral d. (t. visceral).
disorganization (desorganización). f. Destrucción de un órgano o tejido con la consiguiente pérdida de función.
disorientation (desorientación). f. Pérdida del sentido de familiaridad con lo que nos rodea.
disparate (dispar). Desigual; disímil; desemejante.
disparity (disparidad). f. Cualidad de dispar.
conjugate d. (d. conjugada).
fixation d. (d. de fijación).
retinal d. (d. retinal).
dispensary (dispensario). m. **1.** Consultorio de un médico que dispensa, despacha o entrega sus propias medicinas. **2.** Despacho del farmacéutico de un hospital, donde se entregan medicinas por orden de los médicos. **3.** Departamento de pacientes externos de un hospital.
dispensatory (dispensatorio). m. Originalmente, un comentario de la Farmacopea; hoy es más bien un suplemento de ésta.
dispense (dispensar). Entregar medicinas y otros elementos necesarios para los enfermos; preparar una prescripción médica.
dispermy, dispermia (dispermia). f. Entrada de dos espermatozoides en un óvulo.
dispersal (dispersión).
disperse (dispersar). Disipar, causar desaparición, esparcir, diluir.
dispersion (dispersión). f. **1.** La incorporación más o menos íntima de las partículas de una sustancia a la masa de otra. **2.** Acción de dispersar o de ser dispersado. **3.** Específicamente, lo que se llama comúnmente solución coloidal.
coarse d. (d. grosera). Suspensión.
colloidal d. (d. coloidal). Solución coloidal.
molecular d. (d. molecular).
optical rotatory d. (ORD) (d. óptica rotatoria (DOR)).
temporal d. (d. temporal).
dispersity (dispersidad). f. Grado en que las dimensiones de las partículas se han reducido en la formación de coloides.
dispersoid (dispersoide). m. Coloide de dispersión; solución coloidal en la que la fase dispersa puede concentrarse por centrifugación.
dispireme (dispirema). m. Doble huso de cromatina en la telofase de la mitosis.
displaceability (desplazabilidad). f. Capacidad de desplazamiento o susceptibilidad a éste.
tissue d. (d. de tejidos). Compresión de tejidos.
displacement (desplazamiento). m. **1.** Adición a un líquido o gas en un recipiente abierto de otro de mayor densidad que expulsa al primero. **2.** En química, cambio en el que un elemento, radical o molécula es reemplazado por otro. **3.** En psiquiatría, d. de impulsos de una expresión a otra. **4.** Cambio de la ubicación o posición normal.
affect d. (d. del afecto).
mesial d. (d. mesial). Mesiodesplazamiento.
tissue d. (d. hístico).
dissect (disecar). **1.** Cortar o separar los tejidos del cuerpo para su estudio. **2.** En una operación, separar las diferentes estructuras siguiendo sus líneas naturales por división del armazón del tejido conjuntivo.
dissection (disección). f. Anatomía; necrotomía; acción de disecar.
disseminated (diseminado). Ampliamente esparcido a través de un órgano o tejido, o de todo el organismo.
dissepiment (disepimiento). m. Tejido separador, partición, tabique o septum.
dissimilation (disimilación). f. Desasimilación.
dissimulation (disimulo). m. Ocultamiento de la verdad acerca de una situación, especialmente el estado de la salud, como hacen los simuladores en medicina.
dissociation (disociación). f. **1.** Disasociación, separación o disolución de relaciones. **2.** Cambio de un complejo a un compuesto químico más simple. **3.** Proceso inconsciente por el cual un grupo de procesos mentales se separa del resto de los procesos del pensamiento, dando lugar a su funcionamiento independiente y a una pérdida de las relaciones habituales.
albuminocytologic d. (d. albuminocitológica).
atrial d. (d. auricular).
atrioventricular d., A-V d. (d. auriculoventricular (A-V)).
complete atrioventricular d., complete A-V d. (d. auriculoventricular (A-V) completa).
electromechanical d. (d. electromecánica).
incomplete atrioventricular d., incomplete A-V *d.* (d. auriculoventricular (A-V) incompleta). D. A-V interrumpida por capturas ventriculares.
interference d. (d. de interferencia).
isorhythmic d. (d. isorrítmica).
longitudinal d. (d. longitudinal).
sleep d. (d. del sueño). Parálisis del sueño.
syringomyelic d. (d. siringomiélica).
tabetic d. (d. tabética).
dissolve (disolver). Pasar o causar el paso del estado sólido a una dispersión por inmersión en un líquido apropiado.
dissonance (disonancia). f. En psicología social y teoría de las actitudes, un estado aversivo que surge cuando un individuo percibe una inconsistencia o un conflicto dentro de sí mismo.
dissymmetry (disimetría). f. Ausencia de simetría.
distal (distal). **1.** Situado fuera del centro del cuerpo o del punto de origen. **2.** En odontología, alejado del plano sagital medio de la cara, siguiendo la curvatura del arco dentario.
distalis (distalis). [*distalis*, NA]. Distal.
distance (distancia). f. Medida del espacio entre dos objetos.
focal d. (d. focal). D. desde el centro de una lente hasta su foco.
infinite d. (d. infinita). Infinito; el límite de visión distante.
interarch d. (d. interarcos).
interocclusal d. (d. interoclusal).
interridge d. (d. interrebordes). D. interarcos.
large interarch d. (d. grande interarcos).
pupillary d. (d. pupilar).
reduced interarch d. (d. interarcos reducida). Mordida cerrada; dimensión vertical ocluyente que produce una d. interoclusal excesiva cuando la mandíbula está en posición de reposo, y una de interrebordes reducida cuando los dientes están en contacto.
small interarch d. (d. pequeña interarcos).
sociometric d. (d. sociométrica).
distemper (moquillo). m. **1.** M. canino, enfermedad específica de perros jóvenes, muy contagiosa y de gran mortalidad, causada por un virus. **2.** M. felino, panleucopenia.
distensibility (distensibilidad). f. Capacidad de distenderse o estirarse.
distention, distension (distensión). f. Acción y efecto de distenderse o estirarse.
distichia, distichiasis (distiquia, distiquiasis). f. Hilera accesoria anormal congénita de pestañas.
acquired d. (d. adquirida).
distill (destilar). Extraer una sustancia por destilación.
distillate (destilado). m. El producto de la destilación.
distillation (destilación). f. Volatilización de un líquido por calor y la consiguiente condensación del vapor.
destructive d. (d. destructiva). D. seca.
dry d. (d. seca). D. destructiva.
fractional d. (d. fraccionada).
molecular d. (d. molecular).
disto-occlusion (distooclusión). f. Oclusión distal.
distobuccal (distobucal). Relativo a las caras distal y bucal (o vestibular) de un diente; denota el ángulo formado por su unión.
distobucco-occlusal (distobucooclusal). Relativo a las caras distal, bucal y oclusal de un diente premolar o molar.
distobuccopulpal (distobucopulpar). Relativo al ángulo en punta (triedro) formado por la unión de las paredes distal, bucal y pulpar de una cavidad.

distocervical (distocervical). Relativo al ángulo lineal formado por la unión de las paredes distal y cervical (gingival) de una cavidad de clase V.
distoclusal (distooclusal). **1.** Relativo a la distooclusión o caracterizado por ella. **2.** Denota una cavidad o restauración compuesta que abarca las caras distal y oclusal de un diente. **3.** Denota el ángulo lineal formado por las paredes distal y oclusal de una cavidad (de clase V).
distoclusion (distooclusión). f. Oclusión distal; mala oclusión en la que el arco mandibular se articula con el arco maxilar en una posición distal de la normal.
distogingival (distogingival). Relativo a la unión de la cara distal con la línea gingival de un diente.
distoincisal (distoincisal). Relativo al ángulo lineal (diedro) formado por la unión de las paredes distal e incisal de una cavidad de clase V en un diente anterior.
distolabial (distolabial). Relativo a las caras distal y labial de un diente; denota el ángulo formado por su unión.
distolabiopulpal (distolabiopulpar). Relativo al ángulo de punta (triedro) formado por la unión de las paredes distal, labial y pulpar de la parte incisal de una cavidad de clase IV (mesioincisal).
distolingual (distolingual). Relativo a las caras distal y lingual de un diente; denota el ángulo formado por su unión.
distolinguo-occlusal (distolinguooclusal). Relativo a las caras distal, lingual y oclusal de un diente premolar o molar.
distomiasis, distomatosis (distomiasis, distomatosis). f. La presencia en cualquier órgano o tejido de un gusano antes llamado *Distoma* o *Distomum*.
hemic d. (d. hémica). Esquistosomiasis.
pulmonary d. (d. pulmonar). Paragonimiasis.
distomolar (distomolar). m. Diente supernumerario situado en la región del tercer molar.
distoplacement (distocolocación). f. Distoversión.
distopulpal (distopulpar). Relativo al ángulo lineal (diedro) formado por la unión de las paredes distal y pulpar de una cavidad.
distortion (distorsión). f. **1.** En psiquiatría, mecanismo de defensa que ayuda a reprimir o disfrazar pensamientos inaceptables. **2.** En impresiones dentales, deformación permanente del material después de registrar una impresión. **3.** Torsión o retorcimiento que hacen perder la forma normal.
parataxic d. (d. paratáxica).
distoversion (distoversión). f. Distocolocación; malposición de un diente, distal a la normal, en dirección posterior siguiendo la curvatura del arco dentario.
distractibility (distractibilidad). f. Trastorno de la atención en el cual la mente se distrae fácilmente con sucesos sin importancia.
distraction (distracción). f. **1.** Dificultad o imposibilidad de concentrarse o fijar la mente. **2.** Extensión de una extremidad para separar fragmentos óseos o superficies articulares.
distress (distrés). Sufrimiento físico o mental.
fetal d. (sufrimiento fetal). Condición adversa o que representa una amenaza para el feto, causada por el estrés.
distribution (distribución). f. **1.** Paso de las ramas de arterias o nervios a los tejidos y órganos. **2.** Área (territorio) donde terminan las ramas de una arteria o un nervio, o área irrigada o inervada por ellos. **3.** Número relativo de individuos en diferentes categorías o poblaciones.
binomial d. (d. binomial).
countercurrent d. (d. por contracorriente).
epidemiological d. (d. epidemiológica).
exponential d. (d. exponencial).
frequency d. (d. de frecuencia).
gaussian d. (d. de Gauss).
normal d. (d. normal). D. o curva de Gauss.
Poisson d. (d. de Poisson).
districhiasis (distriquiasis). f. Crecimiento de dos pelos en un solo folículo.
distrix (distriquia). f. División de un pelo en su extremo.
disturbance (alteración). f. Desviación de un estado normal, o interferencia en éste.
emotional d., mental d. (a. emocional, mental).
disulfamide (disulfamida). f. Diurético.
disulfate (disulfato). m. Molécula que contiene dos sulfatos.
disulfide (disulfuro). m. **1.** Molécula que contiene dos átomos de azufre por cada uno del elemento de referencia. **2.** Compuesto que contiene el grupo –S–S–, como la cistina.
disulfiram (disulfiram). m. Antioxidante que interfiere en la degradación metabólica normal de alcohol en el organismo.
diterpenes (diterpenos). m. Hidrocarburos o sus derivados que contienen 4 unidades de isopreno y 4 grupos metílicos ramificados.
dithiazanine iodide (ditiazanina, yoduro de). Antihelmíntico de amplio espectro eficaz contra *Strongyloides*.
dithranol (ditranol). m. Antralina.
diuresis (diuresis). f. Excreción de orina.
alcohol d. (d. alcohólica).
osmotic d. (d. osmótica).
water d. (d. acuosa).
diuretic (diurético). **1.** Que promueve la excreción de orina. **2.** m. Agente que aumenta el volumen de orina excretada.
cardiac d. (d. cardíaco).
direct d. (d. directo).
indirect d. (d. indirecto).
loop d. (d. del asa).
diurnal (diurno). **1.** Perteneciente a las horas de luz natural. **2.** Que se repite una vez cada 24 horas
diurnule (diúrnula). f. Píldora, tableta o cápsula que contienen la dosis diaria máxima de una droga.
divagation (divagación). f. Discurso o pensamiento erráticos.
divalence, divalency (divalencia). f. Bivalencia.
divalent (divalente). Bivalente.
divalproex sodium (divalproex sódico). Anticonvulsivante usado en el petit mal y los trastornos convulsivos relacionados.
divarication (divaricación) f. Diastasis.
divergence (divergencia). f. **1.** Separación o movimiento en direcciones diferentes. **2.** Extensión de ramas de una neurona de modo de formar sinapsis con otras neuronas.
divergent (divergente). Que se mueve en direcciones diferentes; irradiante.
diverticular (diverticular). Relativo a un divertículo.
diverticulectomy (diverticulectomía). f. Escisión de un divertículo.
diverticulitis (diverticulitis). f. Inflamación de un divertículo.
diverticuloma (diverticuloma). m. Desarrollo de una masa granulomatosa en la pared del colon.
diverticulopexy (diverticulopexia). f. Operación plástica para obliterar un divertículo.
diverticulosis (diverticulosis). f. Presencia de divertículos en el intestino, común en la edad madura.
diverticulum, pl. **diverticula** (divertículo). m. [*diverticulum*, NA]. Bolsa o saco que se abre en un órgano tubular o sacular.
allantoenteric d. (d. alantoentérico). D. alantoico.
allantoic d. (d. alantoico). D. alantoentérico.
cervical d. (d. cervical).
diverticula of ampulla of ductus deferens (d. de la ampolla del conducto deferente). [*diverticula ampullae ductus deferentis*, NA].
duodenal d. (d. duodenal).
epiphrenic d. (d. epifrénico).
false d. (d. falso).
Heister's d. (d. de Heister).
hypopharyngeal d. (d. hipofaríngeo). D. faringoesofágico.
Meckel's d. (d. de Meckel).
metanephric d. (d. metanéfrico).
Nuck's d. (d. de Nuck). Prolongación vaginal del peritoneo.
pancreatic diverticula (d. pancreáticos).
Pertik's d. (d. de Pertik). Receso faríngeo anormalmente profundo.
pharyngoesophageal d. (d. faringoesofágico).
pituitary d. (d. hipofisario). D. o bolsa de Rathke.
pulsion d. (d. de pulsión).
Rathke's d. (d. de Rathke). D. hipofisario.
thyroid d., thyroglossal d. (d. tiroideo, tirogloso).
traction d. (d. por tracción).
true d. (d. verdadero).
urethral d. (d. uretral).
ventricular d. (d. ventricular).
vesical d. (d. vesical). Cistodivertículo.
Zenker's d. (d. de Zenker). D. faringoesofágico.
divicine (divicina). f. Base de propiedades alcaloides presente en *Lathyrus sativus*.

divinyl ether (éter diviniílico). Éter vinílico; anestésico por inhalación de acción rápida.
division (división). f. Separación en dos o más partes.
anterior primary d. (d. primaria anterior).
cleavage d. (d. por segmentación).
conjugate d. (d. conjugada).
direct nuclear d. (d. nuclear directa). Amitosis.
equation d. (d. por ecuación).
indirect nuclear d. (d. nuclear indirecta). Mitosis.
meiotic d. (d. meiótica). Meiosis.
mitotic d. (d. mitótica). Mitosis.
multiplicative d. (d. multiplicativa).
posterior primary d. (d. primaria posterior).
reduction d. (d. por reducción).
Remak's nuclear d. (d. nuclear de Remak). Amitosis.
divulsion (divulsión). f. **1.** Remoción de una parte arrancándola o desgarrándola. **2.** Dilatación por la fuerza de las paredes de una cavidad, un canal o un conducto.
divulsor (divulsor). m. Instrumento para dilatar por la fuerza la uretra o algún otro canal, cavidad o conducto.
dixyrazine (dixiracina). f. Compuesto de fenotiazina usado como agente antipsicótico.
dizygotic, dizygous (dicigótico). Relativo a mellizos provenientes de dos cigotos separados.
dizziness (mareo). m. Término impreciso usado comúnmente por el paciente para tratar de describir síntomas subjetivos peculiares como la sensación de desmayo, vacío o falta de estabilidad.
djenkolic acid (ácido djencólico). *S,S'*-Metilenobiscisteína.
DL- (DL-). Prefijo químico que denota una sustancia consistente en cantidades iguales de los dos enantiomorfos D y L.
dM (dM). Símbolo de decimorgan.
DMC (DMC). Abrev. de *p,p'*-di-clorodifenil metilcarbinol.
D.M.D. (D.M.D.). Abrev. en inglés de Doctor en Medicina Dental (Doctor of Dental Medicine).
DMPP (DMPP). Abrev. de dimetil fenilpiperazinio.
DMSO (DMSO). Abrev. de dimetil-sulfóxido.
DMT (DMT). Abrev. de dimetil-triptamina.
DNA (DNA). Abrev. de ácido desoxirribonucleico.
DNAse, DNAase, DNase (DNAsa, DNAasa DNasa). Abrev. de desoxirribonucleasa.
Dnp (Dnp). Abrev. de 2,4-dinitrofenol.
DNP (DNP). **1.** Abrev. de 2,4-dinitrofenol. **2.** Abrev. de desoxirribonucleoproteína.
Dns, DNS (Dns, DNS). Abrev. de dansil.
D.O. (D.O.). Abrev. en inglés de Doctor en Osteopatía (Doctor of Osteopathy).
dobutamine (dobutamina). f. Agente cardiotónico.
DOC (DOC). Abrev. de desoxicorticosterona o desoxicolato.
dock **1.** (descolar). Acción de amputar una parte de la cola de caballos, ovejas o perros. **2.** (muñón). m. La base de la cola después de haber sido amputada.
docosanoic acid (ácido docosanoico). Á. behénico.
doctor (doctor). **1.** Título conferido por una universidad a una persona que ha cursado los estudios necesarios para ello. **2.** Médico, especialmente si posee el título de d. en medicina otorgado por una universidad u otra institución autorizada.
doctrine (doctrina). f. Conjunto de principios e ideas que se enseña o se preconiza.
Arrhenius d. (d. de Arrhenius). Ley de A.
humoral d. (d. humoral). Fluidismo; humoralismo, humorismo.
Monro's d. (d. de Monro).
Monro-Kellie d. (d. de Monro-Kellie). D. de Monro.
docusate calcium (docusato cálcico). Dioctilsulfosuccinato de calcio; agente tensioactivo.
docusate sodium (docusato sódico). m. Dioctilsulfosuccinato de sodio; agente tensioactivo.
dodecane (dodecano). m. Hidrocarburo saturado recto no ramificado que contiene 12 átomos de carbono.
dodecanoic acid (ácido dodecanoico). Á. láurico.
dodecarbonium chloride (dodecarbonio, cloruro de). Antiséptico.
dodecyl (dodecilo). m. El radical de dodecano.
d. gallate (d. galato). Antioxidante.
d. sulfate (d. sulfato).
dogmatic (dogmático).
dogmatist (dogmatista). m. y f. Partidario de la escuela dogmática.
dol (dol). m. Unidad para medir el dolor.
dolicho- (dolico-). Prefijo que significa largo.
dolichocephalic, dolichocephalous (dolicocéfalo, dolicocéfálico). Dolicocraneal; de cabeza demasiado larga.
dolichocephaly, dolichocephalism (dolicocefalia, dolicocefalismo). f. Cualidad de dolicocéfalo.
dolichocolon (dolicocolon). m. Colon anormalmente largo.
dolichocranial (dolicocraneal). Dolicocéfalo.
dolichofacial (dolicofacial). Dolicoprosópico, dolicoprosopo.
dolichol (dolicol). m. Poliisoprenos en los cuales el miembro terminal es saturado y oxidado a un alcohol, usualmente fosforilado y a menudo glucosilado.
dolichopellic, dolichopelvic (dolicopélico, dolicopélvico). Que tiene una pelvis demasiado larga.
dolichoprosopic, dolichoprosopous (dolicoprosópico, dolicoprosopo). Dolicofacial; de cara demasiado larga.
dolichostenomelia (dolicostenomelia). f. Aracnodactilia.
dolichouranic, dolichuranic (dolicouránico, dolicuránico). De índice palatino menor de 110.
dolor (dolor). Uno de los cuatro signos de inflamación enunciados por Celsio.
d. capitis (d. capitis).
dolorific (dolorífico). Que produce dolor.
dolorimetry (dolorimetría). f. Medición del dolor.
dolorology (dolorología). f. Estudio y tratamiento del dolor.
DOM (DOM). Abrev. de 2,5-dimetoxi-4-metilanfetamina.
domains (dominios). m. pl. Unidades homólogas de aproximadamente 110-120 aminoácidos cada una que comprenden las cadenas livianas y pesadas de las moléculas de inmunoglobulinas y que cumplen distintas funciones.
domiciliated (domiciliados). Estado de estrecha asociación de un organismo dentro de la morada o actividades humanas, de modo que se produce su domesticación parcial, lo cual lleva a la dependencia del organismo de la continua asociación con el medio humano.
dominance (dominancia). f. Cualidad o condición de dominante.
false d. (d. falsa). Cuasidominancia.
d. of genes (d. de genes).
genetic d. (d. genética).
dominant (dominante). **1.** Que rige o controla. **2.** En genética, denota un alelomorfo poseído por uno de los padres de un híbrido que se expresa en este último con exclusión de un alelomorfo contrastante (recesivo) del otro progenitor.
domiphen bromide (domifeno, bromuro de). Antiséptico.
Don Juan (Don Juan). En psiquiatría, término usado para indicar un hombre de hiperactividad sexual compulsiva, generalmente con una sucesión de mujeres.
donor **1.** (dador). Individuo de quien se toma sangre para transfusiones, o un órgano o tejidos para trasplante. **2.** (dador). Compuesto que transfiere un átomo o radical a un aceptor. **3.** (donante). Individuo que dona o cede sus tejidos u órganos para trasplantes.
hydrogen d. (d. de hidrógeno).
universal d. (d. universal).
donovanosis (donovanosis). f. Granuloma inguinal causado por *Calymmatobacterium granulomatis*.
L-dopa (L-dopa). f. Levodopa.
dopa, DOPA, Dopa (dopa, Dopa, DOPA). f. Intermediario en el metabolismo de la fenilalanina y la tirosina, y precursor de la noradrenalina, la adrenalina y la melanina.
d. decarboxylase (d. descarboxilasa).
decarboxylated d. (d. descarboxilada). Dopamina.
d. oxidase (d. oxidasa).
d. quinone (d. quinona).
dopamine (dopamina). f. 3-Hidroxitiramina; dopa descarboxilada; intermediario del metabolismo de la tirosina y precursor de noradrenalina y adrenalina.
d. hydrochloride (clorhidrato de d.).
dopamine β-hydroxylase (dopamina β-hidroxilasa).
dopamine β-monooxygenase (dopamina β-monooxigenasa).
dopaminergic (dopaminérgico). Relativo a las células o fibras nerviosas que emplean dopamina como neurotransmisor.
dope (dopar). Administrar un narcótico, estimulante o depresor.
doraphobia (dorafobia). f. Temor morboso de tocar el cuero, la piel o el pelo de los animales.

dornase (dornasa). f. Nombre obsoleto de la desoxirribonucleasa.
pancreatic d. (d. pancreática).
doromania (doromanía). f. Deseo anormal de hacer regalos.
dorsabdominal (dorsoabdominal). Relativo a la espalda y el abdomen.
dorsal (dorsal). **1.** Tergal; perteneciente a cualquier espalda, dorso o parte posterior. **2.** En anatomía humana es sinónimo de posterior. **3.** En castellano puede ser sinónimo de torácico, como las vértebras d.
dorsalgia (dorsalgia). f. Dorsodinia; dolor en la parte superior de la espalda.
dorsalis (dorsalis). [*dorsalis*, NA]. Posterior.
dorsiflexion (dorsiflexión). f. Vuelta del pie o de sus dedos hacia arriba.
dorsiscapular (dorsiescapular). Relativo a la cara dorsal del omóplato.
dorsispinal (dorsiespinal). Relativo a la médula espinal, especialmente su cara dorsal.
dorsocephalad (dorsocefálico). Hacia el occipucio o parte posterior de la cabeza.
dorsodynia (dorsodinia). f. Dorsalgia.
dorsolateral (dorsolateral). Relativo a la espalda y a un costado o flanco.
dorsolumbar (dorsolumbar). Referente a la espalda en la región de las vértebras dorsales inferiores y lumbares superiores.
dorsum, gen. **dorsi**, pl. **dorsa** (dorso). m. [*dorsum*, NA]. La superficie superior o posterior de cualquier parte del cuerpo.
d. ephipii (d. del efipión). Lámina cuadrilátera del esfenoides.
d. linguae (d. de la lengua). [*dorsum linguae*, NA].
d. manus (d. de la mano). [*dorsum manus*, NA].
d. nasi (d. de la nariz). [*dorsum nasi*, NA].
d. pedis (d. del pie). [*dorsum pedis*, NA].
d. penis (d. del pene). [*dorsum penis*, NA].
d. scapulae (d. escapular). Cara posterior del omóplato.
d. sellae (d. de la silla turca). [*dorsum sellae*, NA]. Lámina cuadrilátera del esfenoides.
dosage (dosificación). f. **1.** Administración de medicinas u otros agentes terapéuticos en cantidades prescritas. **2.** Determinación de la dosis apropiada de un remedio.
dose (dosis). f. Cantidad de una droga o fármaco que debe tomarse o aplicarse en una sola vez o en cantidades fraccionadas durante un tiempo dado.
absorbed d. (d. absorbida).
air d. (d. aérea).
booster d. (d. de refuerzo).
cumulative d. (d. acumulativa).
curative d. (CD, CD^{50}) (d. curativa).
daily d. (d. diaria).
depth d. (d. profunda).
divided d. (d. dividida). D. fraccionada.
effective d. (ED) (d. efectiva (DE)).
epilation d. (d. de depilación).
equianalgesic d. (d. equianalgésica).
erythema d. (d. eritema).
exit d. (d. de salida).
fractional d. (d. fraccionada). D. dividida.
initial d. (d. inicial).
L d.'s (d. L). Grupo de términos que indican la actividad o potencia relativa de la toxina diftérica.
lethal d. (LD) (d. letal (DL)).
Lf d., L_f, d. (d. Lf). D. de la floculación de toxina diftérica.
Lo d., L_0 d. (d. Lo). D. nula de toxina diftérica.
loading d. (d. de ataque). D. inicial.
Lr d., L_r d. (d. Lr). D. reactiva de toxina diftérica.
maintenance d. (d. de mantenimiento).
maximal d. (d. máxima).
maximal permissible d. (MPD) (d. máxima permisible (DMP)).
minimal d. (d. mínima).
minimal infecting d. (MID) (d. mínima infecciosa (DMI)).
minimal lethal d. (MLD, mld) (d. letal mínima (DLM)).
minimal reacting d. (MRD, mrd) (d. mínima reactiva (DMR)).
optimum d. (d. óptima).
preventive d. (d. preventiva).
sensitizing d. (d. sensibilizante).
shocking d. (d. de shock).
skin d. (d. cutánea).
therapeutic d. (d. terapéutica). D. curativa.
tolerance d. (d. de tolerancia).
dosimetry (dosimetría). f. Determinación exacta de la dosificación.
thermoluminescence d. (d. por termoluminiscencia).
x-ray d. (d. de rayos X). Roentgenometría.
dot (puntito). m. Mancha pequeña.
Gunn's d.'s (p. de Gunn).
Horner-Trantas d.'s (punto de Horner-Trantas).
Maurer's d.'s (p. de Maurer). Hendiduras de Maurer.
Schüffner's d.'s (p. de Schüffner). Gránulos de Schüffner.
Trantas' d.'s (p. de Trantas).
Ziemann's d.'s (punto de Ziemann). Punteado de Ziemann.
dotage (chochera). f. Anilidad; deterioro de las capacidades mentales anteriormente intactas, que se produce en la vejez.
doublet (doblete). m. **1.** Combinación de dos lentes destinada a corregir la aberración cromática y esférica. **2.** Dipolo.
Wollaston's d. (d. de Wollaston).
douche (ducha). f. **1.** Corriente de agua, gas o vapor dirigida contra una superficie o proyectada en una cavidad. **2.** Instrumento para dar(se) una d.
dourine (durina). f. Sífilis equina.
dovetail (cola de milano).
dowel (perno). m. **1.** Clavija de oro colado o metal preformado que se coloca en un conducto radicular para que sirva de retención para una corona. **2.** Clavija de metal preformado que se coloca en un troquel cobreado para que sirva de sostén.
down (plumón). m. Pelo fino y suave.
malignant d. (p. maligno). Hipertricosis lanuginosa.
down-regulation (regulación hacia abajo).
doxapram hydrochloride (doxapram, clorhidrato de). Estimulante del sistema nervioso central usado como estimulante respiratorio en la anestesia.
doxepin hydrochloride (doxepina, clorhidrato de). Antidepresivo y ansiolítico.
doxorubicin (doxorrubicina). f. Adriamicina: antibiótico antineoplásico aislado de *Streptomyces peucetius*.
doxycycline (doxiciclina). f. Antibiótico.
doxylamine succinate (doxilamina, succinato de). Mereprina; agente antihistamínico.
D.P. (D.P.). Abrev. en inglés de Doctor en Podiatría (Doctor of Podiatry).
D.P.H. (D.P.H.). Abrev. en inglés de Departamento de Salud Pública; Doctor en Salud Pública (Department of Public Health; Doctor of Public Health).
DPN (DPN). Abrev. de nucleótido de difosfopiridina (diphosphopyridine nucleotide).
DPN$^+$ (DPN$^+$). Abrev. de nucleótido de difosfopiridina oxidada.
DPNase (DPNasa). NAD$^+$ nucleosidasa.
DPNH (DPNH). Abrev. de nucleótido de difosfopiridina reducida.
DPT (DPT). Abrev. de dipropiltriptamina.
dr (dr). Abrev. de dracma.
drachm (dracma). m. f. Unidad de peso (dr); 1/8 de onza; 60 g, sistema farmacéutico; 1/16 de onza, sistema avoirdupois.
dracontiasis (dracontiasis). f. Dracunculiasis; dracunculosis; infección con *Dracunculus medinensis*.
dracunculiasis, dracunculosis (dracunculiasis, dracunculosis). f. y m. Dracontiasis.
draft, draught f. **1.** (corriente de aire). Aire que circula en un ambiente confinado creando una c. **2.** (poción). Cantidad de medicina líquida que se ordena en una sola dosis.
drag (arrastre). m. Tendencia de algo que se mueve para atraer otra cosa que se suma a ese movimiento.
solvent d. (a. de un solvente).
drain **1.** (dren). m. Aparato o dispositivo, en forma de tubo o mecha, para extraer el líquido aucmulado en una cavidad, especialmente de una herida. **2.** (drenar). Extraer líquido de una cavidad a medida que se forma.
cigarette d. (drenaje en cigarrillo).
Mikulicz' d. (d. de Mikulicz).
Penrose d. (d. de Penrose).
stab d. (drenaje por contraabertura o transfixión).
sump d. (drenaje por succión).

drainage (drenaje). m. Extracción continua de líquidos de una herida u otra cavidad.
capillary d. (d. capilar).
closed d. (d. cerrado).
dependent d. (d. dependiente). D. hacia abajo.
downward d. (d. hacia abajo). D. dependiente.
infusion-aspiration d. (d. por infusión-aspiración).
open d. (d. abierto). D. que permite la entrada de aire.
postural d. (d. postural).
suction d. (d. por succión). D. practicado por medio de un tubo externo con otro interno más pequeño unido a una bomba de succión.
through d. (d. total).
tidal d. (d. periódico).
Wangensteen d. (dren de Wangensteen).
dram (dr) (dracma). Unidad de peso; 1/8 de onza, 60 g, sistema farmacéutico; 1/16 de onza, sistema avoirdupois.
drape (campo). m. Tela o materiales usados para cubrir un c. quirúrgico.
drapetomania (drapetomanía). f. Deseo insano de huir del hogar.
draw-sheet f. **1.** (zalea). Sábana angosta que se coloca en la cama al través debajo del paciente, con otra impermeable del mismo ancho por debajo; permite movilizar al paciente o cambiar la ropa de cama sucia. **2.** (sábana de tracción). Sábana angosta colocada al través sobre la cama debajo del paciente, con una sábana de goma del mismo ancho por debajo.
dream (sueño). m. Ideas o imágenes formadas en el cerebro mientras se duerme.
anxiety d. (s. de ansiedad). S. (o pesadilla) en el cual forma parte importante la ansiedad.
dream-work (trabajo de sueño).
drepanidium (drepanidio). m. Forma joven falciforme o semilunar de una gregarina.
drepanocyte (drepanocito). m. Célula falciforme.
drepanocythemia (drepanocitemia). f. Sinónimo obsoleto de anemia drepanocítica.
drepanocytic (drepanocítico). Relativo a un drepanocito o parecido a él.
drepanocytosis (drepanocitosis). f. Término obsoleto para anemia drepanocítica.
dressing (apósito). m. Material aplicado a una herida con fines de protección, absorbancia, drenaje, etcétera.
adhesive absorbent d. (a. adhesivo absorbente).
antiseptic d. (a. antiséptico).
bolus d. (a. en bolo).
dry d. (a. seco). Gasa u otro material seco aplicado a una herida.
fixed d. (a. fijo).
Lister's d. (a. de Lister).
occlusive d. (a. oclusivo).
pressure d. (a. a presión).
tie-over d. (a. suturado). A. en bolo.
water d. (a. de agua).
dribble (gotear). Babear; caer en gotas, como la orina de una vejiga distendida.
drift (desviación). f. Movimiento gradual, a partir de una situación original.
antigenic d. **1.** (desplazamiento antigénico). **2.** (d. antigénica). Cambio continuo con el tiempo, de la naturaleza antigénica de un virus, como en la recurrencia de epidemias de influenza A con intervalos de dos o tres años.
genetic d. **1.** (desplazamiento genético). **2.** (d. genética). Cambio en la frecuencia de rasgos genéticos a través de generaciones.
drifting (desviación). f. Movimiento fortuito de un diente hacia una posición de mayor estabilidad.
drip **1.** (goteo). m. Flujo en gotas. **2.** (gotear). Fluir a razón de una gota por vez.
alkaline milk d. (g. de leche alcalina).
intravenous d. (g. intravenoso).
Murphy d. (g. de Murphy). Proctoclisis.
postnasal d. (g. posnasal).
drive (impulso). m. **1.** Urgencia básica compulsiva. **2.** En psicología, los i. se clasifican en innatos, como el hambre, o aprendidos, como la acumulación de bienes, y en apetitivos, como el hambre, la sed o el i. sexual, o aversivos, como el miedo, el dolor y la pena.
acquired d.'s (i. adquiridos). I. secundarios.
exploratory d. (i. exploratorio). I. de investigar lo desconocido.
kinetic d. (i. cinético). Excitación excesiva del sistema cinético.
learned d. (i. aprendido). Motivo.
meiotic d. (i. meiótico).
physiological d.'s (i. fisiológicos). I. primarios.
primary d.'s (i. primarios). I. fisiológicos.
secondary d.'s (i. secundarios). I. adquiridos.
driving (impulsión). f. Inducción de una frecuencia en el electroencefalograma por estimulación sensitiva a dicha frecuencia.
photic d. (i. fótica). Cambio en la frecuencia alfa correspondiente a un destello.
dromic (drómico). Ortodrómico.
dromograph (dromógrafo). m. Instrumento para registrar la rapidez de la circulación de la sangre.
dromomania (dromomanía). f. Impulso incontrolable de vagar o viajar.
dromostanolone propionate (dromostalona, propionato de). Agente antineoplásico.
dromotropic (dromotrópico). Que influye en la velocidad de conducción de la excitación, como en las fibras nerviosas o musculares cardíacas.
negatively d. (d. negativo).
positively d. (d. positivo).
dronabinol (dronabinol). m. Principal sustancia psicoactiva presente en *Cannabis sativa*.
drop (gota). f. **1.** Glóbulo líquido. **2.** Volumen de líquido considerado como unidad de dosificación, equivalente en el caso del agua a 1 mínimo.
eye d. (g. para los ojos). Solución oftálmica.
hanging d. (g. colgante).
knock-out d. (g. "knock-out").
stomach d. (g. estomacales).
dropacism (dropacismo). m. Depilación con cera o yeso.
droperidol (droperidol). m. Droga de butirofenona usada en neuroleptanalgesia y medicación preanestésica.
dropper (gotero). m. Instilador.
dropsical (hidrópico).
dropsy (hidropesía). f. Término antiguo para edema.
abdominal d. (h. abdominal). Ascitis.
epidemic d. (h. epidémica). Enfermedad que ocasiona a veces epidemias en la India y la isla Mauricio, caracterizada por edema, anemia. angiomatosis eruptiva y fiebre moderada; puede estar relacionada con deficiencia nutricional.
drowsiness (somnolencia). f. Hipnestesia; estado de deterioro de la conciencia asociado con el deseo o la inclinación a dormir.
Dr.P.H. (Dr.P.H.). Abrev. de Doctor en Salud Pública (Doctor of Public Health).
drug **1.** (droga). f. Término general para cualquier sustancia, estimulante o depresora, que puede crear hábito o adicción, en especial los narcóticos. **2.** (drogar). Dar o tomar una droga, generalmente en cantidades excesivas; narcotizar. **3.** (fármaco). m. Agente terapéutico; droga; sustancia medicamentosa utilizada para la curación, mitigación o prevención de enfermedades en el hombre y los animales. **4.** (droga). f. Agente terapéutico; cualquier sustancia no alimenticia usada para prevención, diagnóstico, alivio, tratamiento o curación de enfermedades en el hombre y los animales.
crude d. (d. cruda).
orphan d.'s (fármacos huérfanos). Productos huérfanos.
recreational d. (fármaco recreativo).
scheduled d. (fármaco catalogado).
drug interactions (drogas, interacciones entre).
drug-fast (drogarresistente). Se dice de los microorganismos que resisten o se hacen tolerantes a un agente antibacteriano.
druggist (boticario). Término antiguo común para farmacéutico.
drunkenness (alcoholismo agudo).
sleep d. (ebriedad de sueño).
drusen (drusa). f. Coroidopatía guttata, guttata senil o de Doyne en panal de miel; enfermedad de Tay; cuerpos hialinos o coloidales que contienen sialomucina y se encuentran en células pigmentarias de la retina degenradas.
giant d. (d. gigantes).
d. of optic disk (d. de la papila óptica).
optic nerve d. (d. del nervio óptico).
dry ice (hielo seco). Nieve de dióxido de carbono.
dT (dT). Abrev. de timidina.

DT (DT). Abrev. de delirium tremens.
DT-diaphorase (DT-diaforasa). f. NAD(P)H deshidrogenasa (quinona).
dTDP (dTDP). Abrev. de 5'-difosfato de timidina.
dThd (dThd). Abrev. de desoxitimidina.
DTIC (DTIC). Abrev. de dacarbazina.
dTMP (dTMP). Abrev. de ácido desoxitimidílico.
DTP (DTP). Abrev. de vacuna contra la difteria, tétanos y pertussis.
DTPA (DTPA). Abrev. de ácido pentacético dietilenetriamina.
dTTP (dTTP). Abrev. de 5'-trifosfato de timidina.
dualism (dualismo). m. **1.** En química, teoría de Berzelius según la cual todo compuesto consta de dos partes, una eléctricamente negativa y otra positiva. **2.** En hematología, concepto de que las células sanguíneas tienen dos orígenes: linfógeno o mielógeno. **3.** Teoría de que la mente y el cuerpo son dos sistemas diferentes por su naturaleza e independientes entre sí.
duboisine (duboisina). f. Alcaloide obtenido de las hojas de *Duboisia myoporoides* (familia Solanaceae).
duct (conducto). m. [*ductus*, NA]. Estructura tubular que da salida a la secreción de una glándula o conduce cualquier líquido.
aberrant bile d.'s (c. biliares aberrantes).
aberrant d. (c. aberrante). Conductillo aberrante.
accessory pancreatic d. (c. pancreático accesorio). [*ductus pancreaticus accessorius*, NA]. C. dorsopancreático.
alveolar d. (c. alveolar). [*ductulus alveolaris*, NA].
amniotic d. (c. amniótico).
anal d.'s (c. anales).
arterial d. (c. arterioso). [*ductus arteriosus*, NA]. C. de Botal.
Bartholin's d. (c. de Bartholin). [*ductus sublingualis major*, NA]. C. sublingual principal.
Bellini's d.'s (c. de Bellini). C. papilares.
Bernard's d. (c. de Bernard). C. pancreático accesorio.
bile d., biliary d. (c. biliar).
Blasius' d. (c. de Blasius). C. parotídeo.
Botallo's d. (c. de Botallo). C. arterioso.
bucconeural d. (c. buconeural). C. craneofaríngeo.
d. of bulbourethral gland (c. de la glándula bulbouretral). [*ductus glandulae bulbourethralis*, NA].
canalicular d.'s (c. canaliculares).
carotid d. (c. carotídeo). [*ductus caroticus*].
cervical d. (c. cervical). Divertículo cervical.
choledoch d. (c. colédoco). C. biliar común; colédoco.
cochlear d. (c. coclear). [*ductus cochlearis*, NA].
common bile d., gall d. (c. biliar común). [*ductus choledochus*, NA]. C. colédoco.
common hepatic d. (c. hepático común). [*ductus hepaticus communis*, NA]. C. hepatocístico.
craniopharyngeal d. (c. craneofaríngeo). C. buconeural o hipofisario.
Cuvier's d.'s (c. de Cuvier).
cystic d., cystic gall d. (c. biliar cístico). [*ductus cysticus*, NA]. C. cístico.
d.'s of Skene's glands (c. de las glándulas de Skene). C. parauretrales.
deferent d. (c. deferente). [*ductus deferens*, NA].
efferent d. (c. eferente). Conductillo eferente testicular.
ejaculatory d. (c. eyaculador). [*ductus ejaculatorius*, NA].
endolymphatic d. (c. endolinfático). [*ductus endolymphaticus*, NA].
d. of epididymis (c. del epidídimo). [*ductus epididymidis*, NA].
excretory d. (c. excretor). [*ductus excretorius*].
excretory d. of seminal vesicle (c. excretor de la vesícula seminal). [*ductus excretorius vesiculae seminalis*, NA].
frontonasal d. (c. frontonasal).
galactophorous d.'s (c. galactóforos). [*ductus lactiferi*, NA]. C. lácteos.
Gartner's d. (c. de Gartner). C. longitudinal del epoóforo.
genital d. (c. genital). Tracto genital.
guttural d. (c. gutural). Trompa auditiva.
hemithoracic d. (c. hemitorácico). [*ductus hemithoracicus*].
Hensen's d. (c. de Hensen). [*ductus reuniens*, NA]. C. de unión.
hepatic d. (c. hepático).
hepatocystic d. (c. hepatocístico). C. hepático común.
Hoffmann's d. (c. de Hoffmann). C. pancreático.
hypophysial d. (c. hipofisario). C. craneofaríngeo.
incisive d. (c. incisivo). [*ductus incisivus*, NA].
intercalated d.'s (c. intercalados)
interlobar d. (c. interlobular).
interlobular d. (c. interlobulillar).
intralobular d. (c. intralobulillar).
jugular d. (c. yugular). Tronco yugular.
lacrimal d. (c. lagrimal). Canalículo lagrimal.
lactiferous d.'s (c. lactíferos). [*ductus lactiferi*, NA]. C. lácteos; c. galactóforos.
left d. of caudate lobe (c. izquierdo del lóbulo caudado). [*ductus lobi caudati sinister*, NA].
left hepatic d. (c. hepático izquierdo). [*ductus hepaticus sinister*, NA].
longitudinal d. of epoophoron (c. longitudinal del epoóforo). [*ductus epoophori longitudinalis*, NA]. C. o canal de Gartner.
Luschka's d.'s (c. de Luschka).
lymphatic d. (c. linfático).
major sublingual d. (c. sublingual principal). [*ductus sublingualis major*, NA]. C. de Bartholin.
mamillary d.'s (c. mamilares). C. galactóforos.
mammary d.'s (c. mamarios). C. galactóforos.
mesonephric d. (c. mesonéfrico). [*ductus mesonephricus*, NA]. C. de Wolff.
metanephric d. (c. metanéfrico).
milk d.'s (c. lácteos). C. galactóforos.
minor sublingual d.'s (c. sublinguales accesorios). [*ductus sublinguales minores*, NA]. C. de Walther o Rivinus.
Müller's d., müllerian d. (c. de Müller). C. paramesonéfrico.
nasal d. (c. nasal). C. nasolagrimal.
nasolacrimal d. (c. nasolagrimal). [*ductus nasolacrimalis*, NA].
nephric d. (c. néfrico). C. pronéfrico.
omphalomesenteric d. (c. onfalomesentérico).
pancreatic *d.* (c. pancreático). [*ductus pancreaticus*, NA].
papillary d.'s (c. papilares). C. de Bellini.
paramesonephric d. (c. paramesonéfrico). [*ductus paramesonephricus*, NA]. C. de Müller.
paraurethral d.'s (c. parauretrales). [*ductus paraurethrales*, NA].
parotid d. (c. parotídeo). [*ductus parotideus*, NA].
Pecquet's d. (c. de Pecquet). C. torácico.
perilymphatic d. (c. perilinfático). [*ductus perilymphaticus*, NA].
pharyngobranchial d.'s (c. faringobranquiales).
pronephric d. (c. pronéfrico). C. néfrico; el c. del pronefros.
prostatic d.'s (c. prostáticos). Conductillos prostáticos.
right d. of caudate lobe (c. derecho del lóbulo caudado). [*ductus lobi caudati dexter*, NA].
right hepatic d. (c. hepático derecho). [*ductus hepaticus dexter*, NA].
right lymphatic d. (c. linfático derecho). [*ductus lymphaticus dexter*, NA]. C. torácico derecho.
Rivinus' d.'s (c. de Rivinus). C. sublinguales menores.
salivary d. (c. salival). C. secretorio o estriado.
Santorini's d. (c. de Santorini). C. pancreático accesorio.
Schüller's d.'s (c. de Schüller). C. parauretrales.
secretory d. (c. secretor). C. salival.
semicircular d.'s (c. semicirculares). [*ductus semicirculares*, NA].
seminal d. (c. seminal). Gonaducto.
spermatic d. (c. espermático). C. deferente.
Stensen's d., Steno's d. (c. de Stensen, de Steno). C. parotídeo.
striated d. (c. estriado). C. salival.
subclavian d. (c. subclavio). Tronco subclavio.
submandibular d. (c. submaxilar). [*ductus submandibularis*, NA].
submaxillary d. (c. submaxilar). C. submandibular.
sudoriferous d. (c. sudoríparo). [*ductus sudoriferus*, NA].
sweat d. (c. sudoríparo).
testicular d. (c. testicular). C. deferente.
thoracic d. (c. torácico). [*ductus thoracicus*, NA].
thyroglossal d. (c. tirogloso). [*ductus thyroglossus*].
thyrolingual d. (c. tirolingual). C. tirogloso.
uniting d. (c. de unión). [*ductus reuniens*, NA].
utriculosaccular d. (c. utriculosacular). [*ductus utriculosaccularis*, NA].

vitelline d., vitellointestinal d. (c. vitelino, vitelinointestinal).
Walther's d.'s (c. de Walther). C. sublinguales menores.
Wharton's d. (c. de Wharton). C. submandibular
Wirsung's d. (c. de Wirsung). C. pancreático.
wolffian d. (c. de Wolff). C. mesonéfrico.

ductal (ductal). Relativo a un conducto.

ductile (dúctil). Se dice de un material que permite doblarlo, estirarlo como un alambre o deformarlo de otro modo, pero sin romperlo.

duction (ducción). f. **1.** Acción de llevar, traer, conducir, guiar, etc. **2.** En oftalmología, acción monocular de los músculos oculorrotatorios, que en general designa además la dirección del movimiento del ojo.
F d. (d. F). Sexducción.
forced d. (d. forzada). D. pasiva.
passive d. (d. pasiva). D. forzada.

ductule (conductillo). m. [*ductulus*, NA]. Pequeño conducto.
aberrant d. (c. aberrante). [*ductulus aberrans*, NA].
biliary d.'s (c. biliares). [*ductuli biliferi*, NA].
excretory d.'s of lacrimal gland (c. excretores de la glándula lagrimal). [*ductuli excretorii glandulae lacrimalis*, NA].
inferior aberrant d. (c. aberrante inferior). [*ductulus aberrans inferior*]. Vas aberrans de Haller.
interlobular d.'s (c. interlobulillares). [*ductuli interlobulares*, NA].
prostatic d.'s (c. prostáticos). [*ductuli prostatici*, NA].
superior aberrant d. (c. aberrante superior). [*ductulus aberrans superior*]. Divertículo de la cabeza del epidídimo.

ductulus, pl. **ductuli** (ductulus, pl. ductuli). [*ductulus*, NA]. Conductillo; conducto muy pequeño.
d. alveolaris, pl. **ductuli alveolaris** (conductillo alveolar). [*ductulus alveolaris*, NA]. Conducto alveolar.
ductuli transversi epoophori (conductillos transversales epoóforos). [*ductuli transversi epoophoron*, NA]. C. transversos del epooforon.
d. efferens testis (conductillo eferente del testículo). [*ductulus efferens testis*, NA].

ductus, gen. and pl. **ductus** (ductus, gen. y pl. ductus). [*ductus*, NA]. Conducto.
d. deferens vestigialis (conducto deferente vestigial). C. longitudinal del epoóforo.
d. dorsopancreaticus (conducto dorsopancreático). C. pancreático accesorio.
d. lingualis (conducto lingual).
patent d. arteriosus (conducto arterioso permeable). C. arterial o arterioso.
d. pharyngobranchialis (conducto faringobranquial).
d. reuniens (conducto reuniens). [*ductus reuniens*, NA]. Canalículo reuniens; canal o c. de Hensen; c. de unión.
d. thoracicus dexter (conducto torácico derecho). [*ductus thoracicus dexter*, NA]. C. linfático derecho.
d. venosus (conducto venoso). [*ductus venosus*, NA]. C. venoso de Arantius.
d. venosus arantii (conducto venoso de Arantius). C. venoso.

dulcin (dulcina). f. Sustituto del azúcar, por ser 200 veces más dulce que el azúcar de caña.

dulcite, dulcitol, dulcose (dulcita, dulcitol, dulcosa). f. Galactitol.

dullness (matidez). f. El carácter del sonido obtenido percutiendo sobre una parte sólida incapaz de vibrar.
shifting d. (m. móvil).

dumas (dumas). m. Frambesia del pie.

dummy (fantoche). m. En odontología, póntico.

duocrinin (duocrinina). f. Hormona gastrointestinal supuestamente liberada por el contacto del contenido gástrico con el intestino, que estimula la actividad secretoria de las glándulas duodenales de Brunner.

duodenal (duodenal). Relativo al duodeno.

duodenectomy (duodenoctomía). f. Escisión del duodeno.

duodenitis (duodenitis). f. Inflamación del duodeno.

duodeno- (duodeno-). Prefijo relativo al duodeno.

duodenocholangitis (duodenocolangitis). f. Inflamación del duodeno y conducto biliar común.

duodenocholecystostomy (duodenocolecistostomía). f. Duodenocistostomía; formación de una fístula entre el duodeno y la vesícula biliar.

duodenocholedochotomy (duodenocoledocotomía). f. Incisión en el conducto biliar común y la parte adyacente del duodeno.

duodenocystostomy (duodenocistostomía). f. **1.** Duodenocolecistostomía. **2.** Cistoduodenostomía.

duodenoenterostomy (duodenoenterostomía). f. Establecimiento de una comunicación entre el duodeno y otra parte del tracto intestinal.

duodenojejunostomy (duodenoyeyunostomía). f. Formación operatoria de una comunicación artificial entre el duodeno y el yeyuno.

duodenolysis (duodenólisis). f. Incisión de adherencias del duodeno.

duodenorrhaphy (duodenorrafia). f. Sutura de un desgarramiento o una incisión en el duodeno.

duodenoscopy (duodenoscopia). f. Inspección del interior del duodeno por medio de un endoscopio.

duodenostomy (duodenostomía). f. Establecimiento de una fístula al duodeno.

duodenotomy (duodenotomía). f. Incisión del duodeno.

duodenum, gen. **duodeni**, pl. **duodena** (duodeno). m. [*duodenum*, NA]. La primera división del intestino delgado, que mide unos 25 cm o 12 traveses de dedo (de ahí su nombre) de longitud.

duovirus (duovirus). m. Rotavirus.

duplication (duplicación). f. **1.** Acción de doblar o duplicar. **2.** Inclusión de dos copias del mismo material genético en un genoma.
d. of chromosomes (d. de cromosomas).

duplicitas (duplicidad). f. Duplicación de una parte.
d. anterior (d. anterior). Anadídimo.
d. posterior (d. posterior). Catadídimo; ileadelfos; iliadelfos.

dura (dura). f. Duramadre.

dura mater (duramadre). f. Dura; paquimeninge.
d. m. encephali (d. encefálica). [*dura mater encephali*, NA].
d. m. of spinal cord (d. de la médula espinal). D. espinal.
d. m. of the brain (d. del cerebro). [*dura mater encephali*, NA].
d. m. spinalis (d. espinal). [*dura mater spinalis*, NA].

dural (dural). Relativo a la duramadre.

duralumin (duraluminio). m. Aleación de aluminio un poco más pesada que éste pero casi tan fuerte como el acero y resistente a la corrosión.

duramatral (dural). Relativo a la duramadre.

duraplasty (duraplastia). f. Operación plástica o reconstructiva de la duramadre.

duration (duración). f. Período continuo de tiempo.
half amplitude pulse d. (d. de semiamplitud del pulso).
pulse d. (d. del pulso).

D.V.M. (D.V.M.). Abrev. en inglés de Doctor en Medicina Veterinaria (Doctor of Veterinary Medicine).

dwarf (enano). m. Persona de tamaño mucho menor que el normal.

dwarfishness (enanismo). m. Cualidad de una persona de tamaño marcadamente pequeño.

dwarfism (enanismo). m. Cualidad de una persona de tamaño marcadamente pequeño.
achondroplastic d. (e. acondroplásico).
acromelic d. (e. acromélico). Acromelia.
aortic d. (e. aórtico).
asexual d. (e. asexual).
ateliotic d. (e. ateliótico). E. idiopático.
camptomelic d. (e. camptomélico).
chondrodystrophic d. (e. condrodistrófico).
diastrophic d. (e. diastrófico).
Fröhlich's d. (e. de Fröhlich).
hypothyroid d. (e. hipotiroideo). Cretinismo.
idiopathic d. (e. idiopático). E. ateliótico.
infantile d. (e. infantil). Infantilismo.
Laron type d. (e. tipo Laron).
lethal d. (e. mortal).
Lorain-Lévi d. (e. de Lorain-Lévi). E. hipofisario.
mesomelic d. (e. mesomélico).
metatropic d. (e. metatrófico).
micromelic d. (e. micromélico).
phocomelic d. (e. focomélico).
physiologic d. (e. fisiológico). E. primordial o verdadero.
pituitary d. (e. hipofisario). Síndrome de Lorain-Lévi.
polydystrophic d. (e. polidistrófico). Síndrome de Maroteaux-Lamy.

primordial d. (e. primordial). E. fisiológico.
Seckel d. (e. de Seckel). Síndrome de Seckel.
senile d. (e. senil).
sexual d. (e. sexual). E. de desarrollo sexual normal.
Silver-Russell d. (e. de Silver-Russell). Síndrome de Silver-Russell.
snub-nose d. (e. de nariz respingada).
thanatophoric d. (e. tanatofórico).
true d. (e. verdadero). E. fisiológico.

Dy (Dy). Símbolo de disprosio.

dyad (díada). f. **1.** El doble cromosoma que resulta de la división de una tétrada durante la meiosis. **2.** Un par. **3.** En química, un elemento bivalente. **4.** Un par de personas en una situación de interacción.

dyclonine hydrochloride (diclonina, clorhidrato de). Anestésico local tópico.

dydrogesterone (didrogesterona). f. Esteroide sintético derivado de retroprogesterona, de efectos progestacionales.

dye (colorante). m. Materia capaz de dar color; compuesto formado por grupos cromóforos y auxócromos unidos a uno o más anillos de benceno.
acidic d.'s (c. acídico).
acridine d.'s (c. de acridina).
azin d.'s (c. azin).
azo d.'s (c. azoico).
azocarmine d.'s (c. de azocarmín).
basic d.'s (c. básico).
diphenylmethane d.'s (c. de difenilmetano).
ketonimine d.'s (c. de cetonimina).
natural d.'s (c. natural).
nitro d.'s (c. nitro).
oxazin d.'s (c. de oxazina).
rosanilin d.'s (c. de rosanilina).
salt d. (c. sal). C. neutro.
synthetic d.'s (c. sintético).
thiazin d.'s (c. de tiazina).
triphenylmethane d.'s (c. de trifenilmetano).
xanthene d.'s (c. del xanteno).

-dymus (-dimo). **1.** Sufijo combinado con números como raíces: dídimo, trídimo, tetrádimo. **2.** Forma abreviada de -dídimo que se usa ocasionalmente.

dynamics (dinámica). f. **1.** Ciencia del movimiento en respuesta a fuerzas. **2.** En psiquiatría, determinación de cómo se desarrollan las formas de comportamiento y las reacciones emocionales. **3.** En las ciencias de la conducta, cualquiera de las numerosas influencias o fenómenos intrapersonales e interpersonales asociados con el desarrollo de la personalidad y los procesos interpersonales.
group d. (d. de grupo).

dynamo- (dinamo-). Prefijo relacionado con fuerza o energía.

dynamogenesis (dinamogénesis). f. Dinamogenia; producción de fuerza, especialmente de energía muscular o nerviosa.

dynamogenic (dinamogénico). Que produce poder o fuerza, especialmente potencia o actividad nerviosa o muscular.

dynamogeny (dinamogenia). f. Dinamogénesis.

dynamograph (dinamógrafo). m. Instrumento para registrar el grado de fuerza muscular.

dynamometer (dinamómetro). m. Ergómetro; instrumento para medir el grado de fuerza muscular.

dynamoscope (dinamoscopio). m. Estetoscopio modificado para auscultar los músculos.

dynamoscopy (dinamoscopia). f. Auscultación de un músculo contraído.

dynatherm (dinatermo). m. Aparato para inducir diatermia.

dyne (dina). f. Unidad de fuerza del sistema CGS, reemplazada en el sistema SI por el newton (1 newton = 10^5 d.), que imprime a un cuerpo de 1 g de masa (peso) una aceleración de 1 cm/seg^2; se expresa así: F (dinas) = m (gramos) × a (cm/seg^2).

dynein (dineína). f. Proteína asociada con estructuras con motilidad, que tiene actividad de adenosina trifosfatasa.

dyphylline (difilina). f. 7-(2,3-Dihidroxipropil) teofilina; tiene efectos broncodilatadores y vasodilatadores periféricos característicos de otros compuestos de teofilina.

dysacousia, dysacusia (disacusis). f. Disacusia.

dysacusis (disacusia). f. **1.** Disacusis; cualquier deterioro de la audición que no es primordialmente una pérdida de capacidad de percepción del sonido. **2.** Dolor o molestias en el oído por exposición al sonido.

dysadaptation (desadaptación). f. Incapacidad de acomodación de la retina y del iris ante diferentes intensidades de la luz.

dysantigraphia (disantigrafia). f. Forma de agrafia en la cual el sujeto no puede copiar palabras manuscritas ni impresas.

dysaphia (disafia). f. Deterioro del sentido del tacto.

dysaphic (disáfico). Relativo al deterioro de la sensibilidad táctil.

dysaptation (desadaptación). f. Incapacidad de acomodación de la retina y del iris ante diferentes intensidades de la luz.

dysarteriotony (disarteriotonía) f. Presión arterial anormal, demasiado alta o demasiado baja.

dysarthria (disartria). f. Disartrosis; trastorno de la articulación debido a estrés emocional o parálisis, incoordinación o espasticidad de los músculos usados para hablar.
d. literalis (d. literal). Término raramente usado para tartamudez.
d. syllabaris spasmodica (d. silábica espasmódica).

dysarthric (disártrico). Relativo a la dificultad de articular.

dysarthrosis (disartrosis). f. **1.** Disartria. **2.** Malformación de una articulación. **3.** Falsa articulación.

dysautonomia (disautonomía). f Funcionamiento anormal del sistema nervioso autónomo.
familial d. (d. familiar). Síndrome de Riley-Day.

dysbarism (disbarismo). m. Término general que designa el complejo de síntomas resultante de la exposición a la disminución o al cambio de la presión barométrica.

dysbasia (disbasia). f. **1.** Dificultad para caminar. **2.** Marcha difícil o distorsionada en personas con trastornos mentales.
d. angiosclerotica, d. angiospastica (d. angioesclerótica, angioespástica).
d. lordotica progressiva (d. lordótica progresiva).

dysbolism (disbolismo). m. Metabolismo anormal, pero no necesariamente morboso, como en la alcaptonuria.

dysbulia (disbulia). f. Debilidad e inseguridad de la fuerza de voluntad.

dysbulic (disbúlico). Relativo a la disbulia o caracterizado por ella.

dyscalculia (discalculia). f. Dificultad para resolver problemas matemáticos simples.

dyscephalia (discefalia). f. Malformación de la cabeza y cara.
d. mandibulo-oculofacialis (d. mandibulo-oculofacial).

dyscephaly (discefalia). f. Malformación de la cabeza y cara.

dyscheiral, dyschiral (disquirial). Relativo a la disqueiria.

dyscheiria, dyschiria (disquiria). f. Trastorno de la sensibilidad en el cual, aunque no hay pérdida aparente de sensación, el paciente no sabe qué lado del cuerpo le han tocado (aquiria) o indica el lado no tocado (aloquiria) o ambos lados (sinquiria).

dyschezia (disquecia). f. Dificultad en la defecación.

dyschondrogenesis (discondrogénesis). f. Desarrollo anormal de cartílago.

dyschondroplasia (discondroplasia). f. Encondromatosis.
d. with hemangiomas (d. con hemangiomas). Síndrome de Maffuci.

dyschondrosteosis (discondrosteosis). f. Enfermedad o síndrome de Leri-Weill; pleonosteosis de Leri.

dyschroia, dyschroa (discroia, discroa). f. Mal cutis; coloración anormal de la piel.

dyschromatopsia (discromatopsia). f. Dicromatismo.

dyschromatosis (discromatosis). f. Anomalía asintomática de pigmentación en los japoneses; puede ser localizada o difusa.

dyschromia (discromía). f. Cualquier anormalidad en el color de la piel.

dyscinesia (discinesia). f. Dificultad para llevar a cabo movimientos voluntarios.

dyscoimesis (discoimesis). f. Forma de insomnio caracterizada por dificultad o demora para dormirse.

dyscontrol (descontrol). m. Episodios de violencia sin causa adecuada pero supuestamente relacionados con una descarga epiléptica en la amígdala.

dyscoria (discoria). f. Anormalidad en la forma de la pupila.

dyscrasia (discrasia). f. **1.** Estado general morboso resultante de la presencia de material anormal en la sangre. **2.** Nombre antiguo para designar enfermedad.
blood d. (d. sanguínea). Enfermedad de la sangre.

dyscrasic, dyscratic (discrásico). Perteneciente a discrasia o afectado por ella.

dysdiadochokinesia, dysdiadochocinesia (disdiadococinesia). f. Deterioro de la facultad de realizar movimientos de alternación rápida.
dysembryoma (disembrioma). m. Tumor teratoide con tejidos de disposición más irregular que los embriomas típicos.
dysembryoplasia (disembrioplasia). f. Malformación prenatal.
dysemia (disemia). f. Cualquier estado anormal o enfermedad de la sangre.
dysencephalia splanchnocystica (disencefalia esplacnoquística). f. Síndrome de Gruber o Meckel.
dyseneia (diseneia). f. Articulación defectuosa secundaria a sordera.
dysenteric (disentérico). Relativo a la disentería o que la padece.
dysentery (disentería). f. Enfermedad caracterizada por deposiciones acuosas frecuentes, a menudo con sangre y moco y clínicamente por dolor, tenesmo, fiebre y deshidratación.
amebic d. (d. amebiana).
bacillary d. (d. bacilar). D. japonesa.
balantidial d. (d. balantidiana).
bilharzial d. (d. bilharziana).
chronic d. of cattle (d. bovina crónica). Enfermedad de Johne.
fulminating d. (d. fulminante). D. maligna.
helminthic d. (d. helmíntica).
Japanese d. (d. japonesa). D. bacilar.
lamb d. (d. de los corderos).
malignant d. (d. maligna). D. fulminante.
Sonne d. (d. de Sonne).
spirillar d. (d. espirilar).
swine d. (d. porcina).
viral d. (d. viral).
winter d. of cattle (d. invernal del ganado). Enfermedad específica, muy contagiosa y grave, de origen desconocido.
dyserethism (diseretismo). m. Respuesta lenta a los estímulos.
dysergia (disergia). f. Falta de armonía en la acción de los músculos que ejecutan cualquier movimiento voluntario definido.
dysesthesia (disestesia). f. **1.** Deterioro de la sensación sin llegar a la anestesia. **2.** Producción de sensaciones desagradables por estímulos comunes o habituales.
dysfibrinogenemia (disfibrinogenemia). f. Trastorno familiar de fibrinógenos cualitativamente anormales.
dysfunction (disfunción). f. Función difícil o anormal.
constitutional hepatic d. (d. hepática constitucional).
dental d. (d. dentaria).
minimal brain d. (d. cerebral mínima).
papillary muscle d. (d. muscular papilar).
psychosexual d., sexual d. (d. psicosexual, sexual).
temporomandibular joint d. (d. de la articulación temporomandibular).
dysgammaglobulinemia (disgammaglobulinemia). f. Anomalía de las inmunoglobulinas, especialmente una alteración de porcentaje de distribución de gammaglobulinas.
dysgenesis (disgenesia). f. Desarrollo embrionario defectuoso.
gonadal d. (d. gonadal).
iridocorneal mesodermal d. (d. mesodérmica iridocorneal).
seminiferous tubule d. (d. de los túbulos seminíferos).
testicular d. (d. testicular).
dysgenic (disgénico). Se aplica a los factores de efecto adverso sobre las cualidades hereditarias físicas o mentales.
dysgerminoma (disgerminoma). m. Neoplasia maligna rara del ovario, equivalente al seminoma del testículo.
dysgeusia (disgeusia). f. Deterioro o perversión del sentido del gusto.
dysgnathia (disgnatia). f. Cualquier anomalía que se extiende más allá de los dientes e incluye el maxilar superior y/o inferior.
dysgnathic (disgnático). Perteneciente a anomalías de los maxilares o caracterizado por éstas.
dysgnosia (disgnosia). f. Cualquier trastorno cognoscitivo, como los trastornos y enfermedades mentales.
dysgonic (disgónico). Término usado para indicar que el crecimiento de un cultivo bacteriano es lento y relativamente pobre.
dysgraphia (disgrafia). f. **1.** Dificultad para escribir. **2.** Calambre del escritor.
dyshematopoiesis (dishematopoyesis). f. Formación imperfecta de sangre.
dyshematopoietic (dishematopoyético). Dishemopoyético; que pertenece a la dishematopoyesis o que está caracterizado por ella.
dyshemopoiesis (dishemopoyesis). f. Dishematopoyesis.
dyshemopoietic (dishemopoyético). Dishematopoyético.
dyshidria (dishidria). f. Dishidrosis.
dyshidrosis (dishidrosis). f. Pónfolix; queiropónfolix; quiropónfolix; dishidria; disidria; disidrosis.
dysidria (disidria). f. Dishidrosis.
dysidrosis (disidrosis). f. Dishidrosis.
dyskaryosis (discariosis). f. Maduración anormal de células exfoliadas de citoplasma normal y núcleo hipertrofiado o una distribución irregular de cromatina.
dyskaryotic (discariótico). Perteneciente a la discariosis o caracterizado por ella.
dyskeratoma (disqueratoma). m. Tumor cutáneo con disqueratosis.
warty d. (d. verrugoso). Disqueratosis folicular aislada.
dyskeratosis (disqueratosis). f. **1.** Aparición de queratinización prematura en células individuales que no han llegado a la capa superficial de queratinización. **2.** Epidermidalización del epitelio conjuntival y corneal. **3.** Un trastorno de la queratinización.
benign d. (d. benigna).
d. congenita (d. congénita).
intraepithelial d. (d. intraepitelial).
isolated d. follicularis (d. folicular aislada).
malignant d. (d. maligna).
dyskeratotic (disqueratósico). Relacionado con la disqueratosis, o caracterizado por ella.
dyskinesia (discinesia). f. Dificultad para llevar a cabo movimientos voluntarios. D.t. disquinesia.
d. algera (d. algera).
biliary d. (d. biliar).
extrapyramidal d.'s (d. extrapiramidales).
d. intermittens (d. intermitente).
tardive d. (d. oral tardía).
tracheobronchial d. (d. traqueobronquial).
dyskinetic (discinético). Que denota o es característico de la discinesia.
dyslalia (dislalia). f. Trastorno de la articulación debido a anomalías estructurales de los órganos articulatorios, o a deterioro de la audición.
dyslexia (dislexia). f. Alexia incompleta.
dyslexic (disléxico). Relacionado con la dislexia, o caracterizado por ella.
dyslipidosis (dislipidosis). f. Término raramente usado para trastorno o defecto congénito del metabolismo de los lípidos.
dyslogia (dislogia). f. **1.** Deterioro de la facultad del habla como consecuencia de una lesión central. **2.** Deterioro de la facultad de razonar.
dysmasesis (dismasesis). f. Dificultad para masticar.
dysmature (dismaduro). **1.** Denota desarrollo o maduración defectuosa. **2.** En obstetricia denota un recién nacido cuyo peso natal es demasiado bajo para su edad gestacional.
dysmaturity (dismadurez). f. Síndrome de un recién nacido que se presenta con ausencia relativa de grasa subcutánea, piel arrugada, uñas de manos y pies prominentes y manchas de meconio en la piel y en las membranas placentarias; se asocia a menudo con posmadurez o insuficiencia placentaria.
dysmegalopsia (dismegalopsia). f. Dificultad de apreciación del tamaño de los objetos.
dysmelia (dismelia). f. Anomalía congénita caracterizada por extremidades ausentes o demasiado cortas, a veces con anomalías espinales.
dysmenorrhea (dismenorrea). f. Menorragia; menstruación difícil y dolorosa.
essential d. (d. esencial). D. primaria.
functional d. (d. funcional). D. primaria.
intrinsic d. (d. intrínseca). D. primaria.
mechanical d. (d. mecánica). D. obstructiva.
membranous d. (d. membranosa).
obstructive d. (d. obstructiva). D. mecánica.
ovarian d. (d. ovárica).
primary d. (d. primaria). D. esencial, funcional o intrínseca.
secondary d. (d. secundaria).
spasmodic d. (d. espasmódica).
tubal d. (d. tubaria).
ureteric d. (d. uretérica).

uterine d. (d. uterina).
vaginal d. (d. vaginal).
dysmetria (dismetría). f. Forma de disergia en la que el sujeto no puede detener un movimiento muscular en el punto deseado.
ocular d. (d. ocular).
dysmimia (dismimia). f. Término obsoleto para el deterioro de la facultad de expresarse por gestos y ademanes.
dysmnesia (dismnesia). f. Memoria mala de por sí o deteriorada.
dysmorphia (dismorfia). f. Dismorfismo.
mandibulo-oculofacial d. (d. mandibulo-oculofacial).
dysmorphism (dismorfismo). m. Anormalidad de forma.
dysmorphogenesis (dismorfogénesis). f. Proceso de formación anormal de tejido.
dysmorphology (dismorfología). f. Término general para el estudio (o el tema general) del desarrollo anormal de tejidos.
dysmorphophobia (dismorfofobia). f. Preocupación por algún defecto imaginario en la apariencia física que está fuera de relación con cualquier deformidad real que pueda existir.
dysmyelination (dismielinación). f. Ruptura de la vaina de mielina de una fibra nerviosa, causada por metabolismo anormal de mielina.
dysmyotonia (dismiotonía). f. Tonicidad muscular anormal.
dysnystaxis (disnistaxis). f. Sueño liviano; estado de semivigilia.
dysodontiasis (disodontiasis). f. Dificultad o irregularidad en la erupción de los dientes.
dysontogenesis (disontogénesis, disontogenia). f. Desarrollo defectuoso del individuo.
dysontogenetic (disontogenético, disontogénico). Caracterizado por disontogénesis o disontogenia.
dysorexia (disorexia). f. Disminución o perversión del apetito.
dysosmia (disosmia). f. Olfato comprometido.
dysosteogenesis (disosteogénesis). f. Disostosis; formación defectuosa de hueso.
dysostosis (disostosis). f. Disosteogénesis.
acrofacial d. (d. acrofacial). Síndrome acrofacial.
cleidocranial d., clidocranial d. (d. cleidocraneal).
craniofacial d. (d. craneofacial).
mandibuloacral d. (d. mandibuloacral).
mandibulofacial d. (d. maxilofacial). Displasia maxilofacial.
metaphysial d. (d. metafisaria).
d. multiplex (d. múltiple). Síndrome de Hurler.
orodigitofacial d. (d. orodigitofacial).
otomandibular d. (d. otomandibular).
peripheral d. (d. periférica).
dyspallia (dispalia). f. Distorsión del manto cerebral producida durante el desarrollo.
dyspareunia (dispareunia). f. Dolor durante el acto sexual.
dyspepsia (dispepsia). f. Indigestión gástrica.
acid d. (d. ácida). D. asociada con acidez gástrica indebida.
adhesion d. (d. por adherencia).
atonic d. (d. atónica).
fermentative d. (d. fermentativa).
flatulent d. (d. flatulenta).
functional d. (d. funcional). **1.** D. atónica. **2.** D. nerviosa.
nervous d. (d. nerviosa).
reflex d. (d. refleja). D. nerviosa excitada por irritación refleja debida a enfermedad en alguna otra parte.
dyspeptic (dispéptico). Relativo a la dispepsia o que la padece.
dysphagia, dysphagy (disfagia). f. Aglutición; afagia; odinofagia; dificultad para tragar.
d. lusoria (d. lusoria).
d. nervosa, nervous d. (d. nerviosa). Esofagismo.
sideropenic d. (d. sideropénica). Síndrome de Plummer-Vinson.
vallecular d. (d. valecular). Enfermedad de Barclay-Baron.
dysphagocytosis (disfagocitosis). f. Trastorno de la fagocitosis, especialmente la incapacidad de las células para ingerir y digerir bacterias.
congenital d. (d. congénita). Enfermedad granulomatosa crónica.
dysphasia (disfasia). f. Disfrasia; falta de coordinación del habla e incapacidad de disponer las palabras en forma comprensible.
dysphemia (disfemia). f. Trastorno de la fonación, articulación o audición debido a déficit emocional o intelectual.
dysphonia (disfonía). f. Dificultad o dolor al hablar.
d. plicae ventricularis (d. de las cuerdas vocales falsas).
d. puberum (d. de la pubertad). Cambio de voz en los muchachos al llegar a la pubertad.
d. spastica (d. espástica). Espasmo fónico.
dysphoria (disforia). f. Sensación desagradable o molesta.
dysphrasia (disfrasia). f. Disfasia.
dysphylaxia (disfilaxia). f. Forma de insomnio caracterizada por el despertar demasiado temprano.
dyspigmentation (dispigmentación). f. Cualquier anomalía en la formación o distribución de pigmento, especialmente en la piel.
dyspinealism (dispinealismo). m. Término obsoleto para designar un síndrome debido supuestamente a deficiencia de secreción de la glándula pineal.
dyspituitarism (dispituitarismo). m. Complejo de fenómenos debidos a secreción anormal, excesiva o deficiente, de la glándula pituitaria.
dysplasia (displasia). f. Desarrollo anormal de los tejidos.
anhidrotic ectodermal d. (d. ectodérmica anhidrótica).
anterofacial d., anteroposterior facial d., anteroposterior d. (d. anterofacial, anteroposterior, anteroposterior facial).
asphyxiating thoracic d. (d. torácica asfixiante).
atriodigital d. (d. auriculodigital). Síndrome de Holt-Oram.
bronchopulmonary d. (d. broncopulmonar).
cerebral d. (d. cerebral). Desarrollo anormal del telencéfalo
cervical d. (d. cervical).
chondroectodermal d. (d. condroectodérmica).
cleidocranial d., clidocranial d. (d. cleidocraneal, clidocraneal).
congenital ectodermal d. (d. ectodérmica congénita).
craniocarpotarsal d. (d. craneocarpotarsiana).
craniodiaphysial d. (d. craneodiafisaria).
craniometaphysial d. (d. craneometafisaria).
dentin d. (d. de la dentina).
diaphysial d. (d. diafisaria).
ectodermal d. (d. ectodérmica).
enamel d. (d. del esmalte). Amelogénesis imperfecta.
encephalo-ophthalmic d. (d. encefalooftálmica).
d. epiphysialis hemimelia (d. epifisaria hemimelia). Tarsomegalia.
multiple epiphysial d., d. epiphysialis multiplex (d. epifisaria múltiple).
d. epiphysialis punctata (d. epifisaria punteada).
epithelial d. (d. epitelial).
faciodigitogenital d. (d. faciodigitogenital).
familial fibrous d. of jaws (d. fibrosa familiar de los maxilares).
familial white folded d. (d. familiar de pliegues blancos).
fibromuscular d. (d. fibromuscular).
fibrous d. of bone (d. fibrosa ósea).
florid osseous d., cemental d. (d. ósea florida o cemental).
hereditary renal-retinal d. (d. renal-retiniana hereditaria).
hidrotic ectodermal d. (d. ectodérmica hidrótica).
hypohidrotic ectodermal d. (d. ectodérmica hipohidrótica).
lymphopenic thymic d. (d. tímica linfopénica). Alinfoplasia tímica.
mammary d. (d. mamaria). Enfermedad fibroquística de la mama.
mandibulofacial d. (d. maxilofacial). Disostosis maxilofacial.
metaphysial d. (d. metafisaria).
Mondini d. (d. de Mondini).
monostotic fibrous d. (d. fibrosa monostótica).
mucoepithelial d. (d. mucoepitelial).
oculoauriculovertebral d., OAV d. (d. oculoauriculovertebral).
oculodentodigital d., ODD d. (d. oculodentodigital).
oculovertebral d. (d. oculovertebral).
odontogenic d. (d. odontogénica). Odontodisplasia.
ophthalmomandibulomelic d., OMM d. (d. oftalmomandibulomélica (OMM)).
periapical cemental d. (d. cemental periapical o fibrosa). Cementoma.
polyostotic fibrous d. (d. fibrosa poliostótica).
pseudoachondroplastic spondyloepiphysial d. (d. espondiloepifisaria seudoacondroplásica).
retinal d. (d. retiniana).
septo-optic d. (d. septoóptica). Síndrome de Morsier.
spondyloepiphysial d. (d. espondiloepifisaria).
ventriculoradial d. (d. ventriculorradial).
dysplastic (displásico). Perteneciente a la displasia o caracterizado por ella.

dyspnea (disnea). f. Falta de aliento; dificultad subjetiva o sufrimiento respiratorio, asociado generalmente con enfermedad cardíaca o pulmonar graves.
paroxysmal nocturnal d. (d. nocturna paroxística).
Traube's d. (d. de Traube).
dyspneic (disneico). Relativo a la disnea o que la padece.
dyspraxia (dispraxia). f. Funcionamiento alterado o doloroso de cualquier órgano.
dysprosium (disprosio). m. Elemento metálico de la serie de los lantánidos o tierras raras, símbolo Dy, Nº at. 66, P. at. 162,50.
dysproteinemia (disproteinemia). f. Anomalía de las proteínas plasmáticas, generalmente de inmunoglobulinas.
dysproteinemic (disproteinémico). Relativo a disproteinemia.
dysraphism, dysraphia (disrafismo). m. Disrafia, fusión defectuosa, especialmente de los pliegues neurales, que provoca estado disráfico.
dysrhythmia (disritmia). f. Ritmo defectuoso.
cardiac d. (d. cardíaca).
electroencephalographic d. (d. electroencefalográfica).
paroxysmal cerebral d. (d. cerebral paroxística).
dyssebacia (disebacia). f. Dermatitis seborreica.
dyssomnia (disomnia). f. Alteración del sueño o patrón de ritmo normal.
dysspondylism (disespondilismo). m. Anomalía de desarrollo de la espina dorsal o columna vertebral.
dysstasia (disestasia). f. Dificultad para mantenerse de pie.
dysstatic (disestático). Que tiene dificultad para estar de pie.
dyssyllabia (disilabia). f. Dificultad para pronunciar sílabas.
dyssynergia (disinergia). f. Ataxia.
d. cerebellaris myoclonica (d. mioclónica cerebelosa).
d. cerebellaris progressiva (d. cerebelosa progresiva).
detrusor sphincter d. (d. detrusor-esfínter).
dystaxia (distaxia). f. Grado leve de ataxia.
dystelephalangy (distelefalangia). f. Arqueo de la falange distal del dedo meñique.
dysthymia (distimia). f. Cualquier trastorno del ánimo.
dysthymic (distímico). Relacionado con la distimia.
dystocia (distocia). f. Parto difícil.
fetal d. (d. fetal). D. debida a una anormalidad del feto.
maternal d. (d. materna).
placental d. (d. placentaria).
dystonia (distonía). f. Estado de tonicidad anormal (hipotonía o hipertonía) en cualquier tejido.
d. lenticularis (d. lenticular).
d. musculorum deformans (d. muscular deformante). D. por torsión.
torsion d. (d. por torsión). D. deformante de los músculos.
dystonic (distónico). Perteneciente a la distonía.
dystopia (distopia). f. Alotopia; posición defectuosa o anormal de una parte o de todo el cuerpo.
d. canthorum (d. de los cantos). Síndrome de Waardenburg.
dystopic (distópico). Perteneciente a distopia o caracterizado por ésta.
dystrophia (distrofia). f. Nutrición defectuosa.
d. adiposogenitalis (d. adiposogenital).
d. brevicollis (d. brevicollis).
d. unguium (d. ungular). D. de las uñas.
dystrophic (distrófico). Relativo a la distrofia.
dystrophoneurosis (distrofoneurosis). f. Cualquier enfermedad nerviosa asociada con nutrición defectuosa.
dystrophy (distrofia). f. Nutrición defectuosa.
adult pseudohypertrophic muscular d. (d. muscular seudohipertrófica adulta). D. muscular tardía tipo Becker.
Barnes' d. (d. de Barnes).
Becker type tardive muscular d. (d. muscular tardía tipo Becker).
childhood muscular d. (d. muscular infantil).
corneal d. (d. corneal).
craniocarpotarsal d. (d. craneocarpotarsiana).
Duchenne's d. (d. de Duchenne). D. muscular seudohipertrófica.
endothelial d. of cornea (d. endotelial de la córnea).
epithelial d. (d. epitelial).
facioscapulohumeral muscular d. (d. muscular facioescapulohumeral). Atrofia facioescapulohumeral; d. de Landouzy-Dejerine.
Favre's d. (d. de Favre). D. vítreo-tapeto-retiniana.
fingerprint d. (d. como impresiones digitales).
fleck d. of cornea (d. manchada de la córnea).
Fuchs' epithelial d. (d. epitelial de Fuchs).
Groenouw's corneal d. (d. corneal de Groenouw).
gutter d. of cornea (d. en gotera de la córnea). Queratoleptinsis.
infantile neuroaxonal d. (d. neuroaxonal juvenil).
juvenile epithelial d. (d. epitelial juvenil). D. de Meesman.
Landouzy-Dejerine d. (d. de Landouzy-Dejerine).
lattice corneal d. (d. en enrejado de la córnea).
Leyden-Möbius muscular d. (d. muscular de Leyden-Möbius).
limb-girdle muscular d. (d. muscular de las cinturas de las extremidades). D. muscular de Leyden-Möbius o pelvifemoral.
map-dot-fingerprint d. (d. mapa-puntos-impresiones digitales).
Meesman d. (d. de Meesman). D. epitelial juvenil.
microcystic epithelial d. (d. epitelial microquística).
muscular d. (d. muscular). Miodistrofia.
myotonic d., (d. miotónica). Miotonía atrófica o distrófica.
pelvofemoral muscular d. (d. muscular pelvifemoral).
progressive muscular d. (d. muscular progresiva).
progressive tapetochoroidal d. (d. tapetocoroidea progresiva).
pseudohypertrophic muscular d. (d. muscular seudohipertrófica).
reticular d. of cornea (d. reticular de la córnea).
ring-like corneal d. (d. anular de la córnea).
sympathetic reflex d. (d. refleja simpática).
thoracic-pelvic-phalangeal d. (d. torácico-pélvico-falángica).
twenty-nail d. (d. de las veinte uñas).
vitreo-tapetoretinal d. (d. vítreo-tapeto-retiniana). D. de Favre.
dystropy (distropia). f. Conducta anormal o excéntrica.
dysuria (disuria). f. Dificultad o dolor en la micción.
dysuric (disúrico). Relativo a la disuria o que la padece.
dysury (disuria). f. Dificultad o dolor en la micción.
dysversion (disversión). f. Vuelta dada en cualquier dirección y menor que una inversión.

E

E (E). **1.** Símbolo de exa-; abrev. de proporción de extracción. **2.** Como suscripto se refiere a gas espirado.
EAE (EAE). Abrev. de encefalitis alérgica experimental.
ear **1.** (oreja). f. Parte del órgano de la audición constituida por el pabellón de la o. **2.** (oído). [*auris*, NA]. m. Órgano de la audición, formado por el o. externo [*auris externa*, NA] (oreja); el o. medio [*auris media*, NA] y el o. interno [*auris interna*, NA] o laberinto.
aviator's e. (oído de aviador). Aerotitis media.
Aztec e. (o. azteca). Pabellón de la o. que carece del lóbulo.
Blainville e.'s (o. de Blainville).
boxer's e. (o. de boxeador). O. en coliflor.
Cagot e. (o. de Cagot).
cauliflower e. (o. en coliflor). O. de boxeador.
darwinian e. (o. de Darwin).
lop e. (o. caída).
Morel's e. (o. de Morel).
Mozart e. (o. de Mozart).
scroll e. (o. en rollo de papel o pergamino).
Stahl's e. (o. de Stahl).
Wildermuth's e. (o. de Wildermuth).
earache (dolor de oídos). Otalgia, otodinia.
eardrum (tambor del oído). Membrana timpánica; tímpano.
earth (tierra). f. **1.** Suelo; suciedad; el material blando de la t., en oposición a la roca y la arena. **2.** Mineral que se pulveriza fácilmente. **3.** Óxido insoluble de aluminio o de algunos otros elementos, caracterizado por su alto punto de fusión.
alkaline e.'s (t. alcalinas).
diatomaceous e. (t. diatomácea).
fuller's e. (t. de batán).
rare e.'s (t. raras).
earth-eating (cometierra). Geófago; el hábito se denomina geofagia.
earwax (cera de los oídos). Cerumen.
eat (comer). **1.** Ingerir alimento sólido. **2.** Masticar y tragar cualquier sustancia como si fuera alimento. **3.** Corroer.
ebonation (ebonación). f. Remoción de fragmentos sueltos de hueso de una herida.
ebullism (ebullismo). m. Formación de burbujas de vapor de agua en los tejidos por gran reducción de la presión barométrica.
ebur (ebur). m. Tejido parecido al marfil por su aspecto exterior o estructura.
e. dentis (e. dentis). Dentina.
eburnation (eburnación). f. Esclerosis ósea.
e. of dentin (e. de la dentina).
eburneous (ebúrneo). Parecido al marfil, especialmente por su color.
eburnitis (eburnitis). f. Aumento de la densidad y dureza de la dentina, que puede ocurrir después de quedar expuesta.
EBV (EBV). Abrev. de virus de Epstein-Barr.
EC (EC). Abrev. de Enzyme Commission (Comisión de Enzimas) de la International Union of Biochemistry (Unión Internacional de Bioquímica).
ec- (ec-). Prefijo de la preposición gr. que significa fuera, lejos.
ecaudate (ecaudado). Sin cola.
ecboline (ecbolina). f. Ergotoxina.
eccentrochondroplasia (excentrocondroplasia). f. Desarrollo anormal de las epífisis desde centros de osificación excéntricos.
eccentropiesis (excentropiesis). f. Presión ejercida de adentro hacia afuera.
ecchondroma (excondroma). m. **1.** Neoplasia cartilaginosa que surge como una neoformación de cartílago normalmente situado. **2.** Encondroma surgido de la diáfisis de un hueso, que se ha hecho pedunculado.
ecchondrosis (excondrosis). Excondroma.
e. physaliformis, e. physaliphora (e. fisaliforme, fisalifora).
ecchondrotome (excondrótomo). m. Condrótomo.
ecchymoma (equimoma). m. Hematoma leve que sigue a una contusión.
ecchymosed (equimosado). Caracterizado o afectado por una equimosis.
ecchymosis, pl. **ecchymoses** (equimosis). f. Mancha violácea causada por extravasación de sangre a la piel; las e. difieren de las petequias sólo por su tamaño.
Tardieu's ecchymoses (e. de Tardieu). Petequias o manchas de Tardieu.
ecchymotic (equimótico). Relativo a una o más equimosis.
eccrine (ecrino). **1.** Exocrino. **2.** Denota el flujo de sudor.
eccrinology (ecrinología). f. Rama de la fisiología y anatomía que se ocupa de las secreciones y glándulas secretoras (exocrinas).
eccrisis (ecrisis). f. **1.** Remoción de productos de desecho. **2.** Cualquier producto de desecho; excremento.
eccritic (ecrítico). **1.** Que promueve la expulsión de materiales de desecho. **2.** m. Agente que promueve la excreción.
eccyesis f. **1.** (exciesis). Embarazo ectópico. **2.** (ecciesis).
ecdemic (ecdémico). Denota una enfermedad traída a una región desde afuera.
ecdysiasm (ecdisiasmo). m. Tendencia morbosa a desvestirse para provocar deseo sexual en los demás.
ecdysis (ecdisis). f. Descamación, esfacelo o muda como fenómeno necesario para permitir el crecimiento de artrópodos y la renovación de la piel en anfibios y reptiles.
ECF (LEC). Abrev. de líquido extracelular.
ECF-A (ECF-A). Abrev. de factor quimiotáctico eosinófilo de la anafilaxia (eosinophil chemotactic factor of anaphylaxis).
ECG (ECG). Abrev. de electrocardiograma.
ecgonine (ecgonina). f. Parte importante de la molécula de cocaína.
echeosis (equeosis). f. Trastorno mental causado por ruidos prolongados que perturban.
echinate (equinado). Equinulado.
echino-, echin- (equino-, equin-). Prefijos que significan áspero o espinoso.
echinococcosis (equinococosis). f. Infección por *Echinococcus*: la infección larval se llama enfermedad hidatídica.
echinocyte (equinocito). m. Glóbulo rojo festoneado o dentado.
echinoderm (equinodermo). m. Miembro del filo Echinodermata.
echinosis (equinosis). f. Afección en la que los glóbulos rojos han perdido su contorno liso y se parecen a un erizo de mar.
echinostomiasis (equinostomiasis). f. Infección de aves y mamíferos, incluido el hombre, por trematodos del género *Echinostoma*.
echinulate (equinulado). Equinado; áspero o espinoso.
echo (eco). m. Sonido reverberante que a veces se oye al auscultar el tórax.
atrial e. (e. auricular).
nodus sinuatrialis e. (e. del nodo sinoauricular).
echo-free (libre de eco). Sonolúcido.
echoacousia (ecoacusia). f. Perturbación subjetiva de la audición en la cual un sonido ya oído parece repetirse.
echoaortography (ecoaortografía). f. Aplicación de técnicas ultrasónicas al diagnóstico y estudio de la aorta, especialmente la abdominal.
echocardiogram (ecocardiograma). m. Registro por ultrasonido obtenido en la ecocardiografía.
echocardiography (ecocardiografía). f. Cardiografía ultrasónica. Uso de ultrasonido en el diagnóstico de lesiones cardiovasculares.
cross-sectional e. (e. de sección transversal). E. bidimensional.
Doppler e. (e. Doppler).
two-dimensional e. (e. bidimensional). E. de sección transversal.
echoencephalography (ecoencefalografía). f. Uso del ultrasonido reflejo en el diagnóstico de procesos intracraneales.
echogenic (ecogénico). Que contiene interfases internas que reflejan ondas sonoras de alta frecuencia.

echogram (ecograma). m. Mostración ultrasónica de técnicas de reflexión apropiadas para cualquier campo de aplicación, pero aplicadas especialmente al corazón.
echograph (ecografiar). Ultrasonografiar.
echographer (ecógrafo). m. Ultrasonógrafo.
echographia (ecografía). f. Una forma de agrafia en la que es posible escribir al dictado o por copia, pero no por propia iniciativa original.
echography (ecografía). f. Ultrasonografía.
echokinesis, echokinesia (ecocinesis, ecocinesia). f. Ecopraxia.
echolalia (ecolalia). f. Repetición involuntaria de una palabra o frase que acaba de decir otra persona.
echolocation (ecolocación). f. Término aplicado al método por el cual los murciélagos orientan su vuelo evitando los objetos sólidos.
echomatism (ecomatismo). m. Ecopraxia.
echomimia (ecomimia). f. Ecopatía.
echomotism (ecomotismo). m. Ecopraxia.
echopathy (ecopatía). f. Ecomimia; trastorno mental, usualmente asociado con esquizofrenia, en el que las palabras (ecolalia) o los actos (ecopraxia) son imitados y repetidos por el enfermo.
echophony, echophonia (ecofonía). f. Duplicación del sonido de la voz oída ocasionalmente en la auscultación del tórax.
echophotony (ecofotonía). f. Asociación mental del tono de un sonido con un color.
echophrasia (ecofrasia). f. Ecolalia.
echopraxia (ecopraxia). f. Ecocinesia; imitación involuntaria de movimientos hechos por otro.
echoscope (ecoscopio). m. Instrumento para la mostración de ecos en un osciloscopio a fin de visualizar estructuras profundas del organismo por medio de pulsos ultrasónicos.
echothiophate iodide (ecotiofato, yoduro de). Inhibidor de colinesterasa, usado en el tratamiento del glaucoma.
echovirus (ecovirus). m. Virus ECHO.
eclabium (eclabio). m. Eversión de un labio.
eclampsia (eclampsia). f. Presencia de una o más convulsiones no atribuibles a estados cerebrales, como epilepsia o hemorragia, en una paciente con preeclampsia.
puerperal e. (e. puerperal). Convulsiones puerperales.
superimposed e. (e. superpuesta). Preeclampsia superpuesta.
eclamptic (eclámpsico, eclámptico). Relativo a la eclampsia.
eclamptogenic, eclamptogenous (eclamptogénico, eclamptógeno). Eclamptógeno; que causa eclampsia.
eclectic (ecléctico). Que toma de cada cosa lo que le parece mejor.
eclecticism (eclecticismo). m. **1.** Sistema de medicina hoy en desuso que aconsejaba el uso de plantas indígenas para curar específicamente ciertos signos y síntomas. **2.** Sistema de medicina practicado por médicos griegos y romanos no afiliados a ninguna escuela.
ecmnesia (ecmnesia). f. Término obsoleto para pérdida de la memoria de los hechos recientes.
eco- (eco-). Prefijo que indica relación con el medio.
ecoid (ecoide). m. El armazón de un glóbulo rojo.
ecology (ecología). f. Bioecología; bionomía; rama de la biología que estudia el complejo total de interrelaciones entre organismos vivos.
human e. (e. humana).
ecomania (ecomanía). f. Término obsoleto para el síndrome de conducta dominante en el hogar y de humildad ante los superiores y las autoridades.
econazole (econazol). m. Agente antimicótico de amplio espectro que se usa en el tratamiento de la tiña de los pies y micosis relacionadas.
economy (economía). f. Conjunto del organismo; el cuerpo considerado como un conjunto de órganos en funcionamiento.
ecophobia (ecofobia). f. Término obsoleto para el temor morboso al propio hogar.
ecospecies (ecoespecies). f. pl. Dos o más poblaciones de una especie, aisladas por barreras ecológicas, teóricamente capaces de intercambiar genes y aparearse, pero parcialmente separadas entre sí por diferencias de hábitat o comportamiento.
ecosystem (ecosistema). f. Sistema ecológico; biocenosis (comunidad biótica) y su biótopo.
parasite-host e. (e. parásito-huésped). Parasitocenosis.
ecotaxis (ecotaxis). f. Migración de linfocitos desde el timo y la médula ósea a tejidos que poseen un microambiente apropiado.
ecphoria (ecforia). f. Retorno de la memoria.
ecphorize (ecforizar). Revivir un recuerdo.
ecphyma (ecfima). m. Bulto o protuberancia verrugosa.
ecstasy (éxtasis). m. Estado de rapto o trance.
ecstatic (extático). Relativo al éxtasis, o característico de él.
ecstrophe (extrofia).
ectacolia (ectacolia). f. Colectasia.
ectal (ectal). Externo; de afuera.
-ectasia, -ectasis (-ectasia, -ectasis). Sufijos que significan dilatación o expansión.
ectasia, ectasis (ectasia, ectasis). f. Dilatación de una estructura tubular.
e. cordis (e. cardíaca). Dilatación del corazón.
corneal e. (e. corneal). Herniación anterior de la córnea.
diffuse arterial e. (e. arterial difusa).
hypostatic e. (e. hipostásica).
mammary duct e. (e. de conductos mamarios).
papillary e. (e. papilar). Hemangioma senil.
scleral e. (e. escleral). Esclerectasia.
senile e. (e. senil). Hemangioma senil.
e. ventriculi paradoxa (e. paradójica del vientre).
ectatic (ectático). Relativo a la ectasia o caracterizado por ella.
ectental (ectental). Ectoental; relativo al ectodermo y al endodermo a la vez; denota la línea donde se unen estas dos capas.
ECTEOLA-cellulose (ECTEOLA-celulosa). f. Celulosa tratada con epiclorhidrina y trietanolamina para agregar grupos amino terciarios a la celulosa y convertirla en un material de intercambio aniónico.
ectethmoid (ectetmoides). m. Laberinto etmoidal.
ecthyma (ectima). m. Infección piógena de la piel debida a estafilococos o estreptococos y caracterizada por costras adherentes con ulceración por debajo.
contagious e. (e. contagioso). Orf; mal de boca.
e. gangrenosum (e. gangrenoso). Dermatitis gangrenosa infantil.
ecthymatiform, ecthymiform (ectimatiforme, ectimiforme). Parecido al ectima.
ectiris (ectiris). f. La capa externa del iris.
ecto-, ect- (ecto-, ect-). Prefijos que indican externo, de fuera.
ectoantigen (ectoantígeno). m. Exoantígeno.
ectoblast (ectoblasto). m. **1.** Ectodermo. **2.** Término usado por algunos embriólogos experimentales para nombrar la capa celular externa original que forma las capas germinales primarias.
ectocardia (ectocardia). f. Exocardia; desplazamiento congénito del corazón.
ectocardiac, ectocardial (ectocardíaco). Relativo a la ectocardia.
ectocervical (ectocervical). Perteneciente a la parte vaginal del cuello uterino tapizada por epitelio escamoso estratificado.
ectochoroidea (ectocoroides). f. Lámina supracoroidea.
ectocornea (ectocórnea). f. Capa externa de la córnea.
ectocrine (ectocrino). **1.** Relativo a sustancias sintéticas o de descomposición de organismos, que afectan a la vida vegetal. **2.** Compuesto de propiedades ectocrinas. **3.** Una ectohormona.
ecological e. (e. ecológico).
ectocyst (ectoquiste). m. Capa externa de un quiste hidatídico.
ectoderm (ectodermo). m. Ectoblasto; la capa externa de células del embrión, después del establecimiento de las capas germinales primarias.
epithelial e. (e. epitelial). E. superficial.
superficial e. (e. superficial). E. epitelial.
ectodermal (ectodermal). Ectodérmico; dérico; relativo al ectodermo.
ectodermatosis (ectodermatosis). f. Ectodermosis.
ectodermic (ectodérmico). Ectodermal.
ectodermosis (ectodermosis). f. Ectodermatosis; trastorno de cualquier órgano o tejido formado por el ectodermo.
e. erosiva pluriorificialis (e. erosiva pluriorificial).
ectoental (ectoental). Ectental.
ectoenzyme (ectoenzima). f. Enzima que se excreta al exterior y que actúa fuera del organismo.
ectoethmoid (ectoetmoides). m. Laberinto etmoidal.
ectogenous (ectógeno). Exógeno.
ectoglobular (ectoglobular). Que no está dentro de un cuerpo globular; específicamente, que no está dentro de un glóbulo rojo.
ectohormone (ectohormona). f. Mediador químico parahormonal de importancia ecológica.

ectomeninx (ectomeninge). f. Condensación primitiva de mesénquima que rodea al cerebro embrionario.
ectomere (ectómera). f. Una de las blastómeras destinadas a tomar parte en la formación del ectodermo.
ectomerogony (ectomerogonia). f. Producción de merozoítos en la reproducción asexual de esporozoarios parásitos en la superficie de esquizontes y blastóforos, o por involución en el esquizonte.
ectomesenchyme (ectomesénquima). m. Mesoectodermo.
ectomorph (ectomorfo). Longitipo.
ectomorphic (ectomórfico). Relativo al ectomorfo.
-ectomy (-ectomía). Sufijo que indica la remoción de cualquier estructura anatómica.
ectopagus (ectópago). m. Mellizos unidos cuyos cuerpos se fusionan lateralmente.
ectoparasite (ectoparásito). m. Parásito que vive sobre la superficie del cuerpo de su huésped.
ectoparasiticide (ectoparasiticida). m. Agente que se aplica directamente al huésped para matar ectoparásitos.
ectoparasitism (ectoparasitismo). m. Infestación.
ectoperitonitis (ectoperitonitis). f. Inflamación que se inicia en la capa profunda del peritoneo, inmediata a las vísceras o a la pared abdominal.
ectophyte (ectófito). m. Planta parásita de la piel.
ectopia (ectopia). f. Heterotopia; desplazamiento congénito de cualquier órgano o parte del cuerpo.
e. cloacae (e. de la cloaca). Extrofia de la cloaca.
e. cordis (e. cardíaca).
e. lentis (e. del cristalino). Desplazamiento del cristalino del ojo.
e. maculae (e. macular). Heterotropia macular; estado en el que la mácula no está en una posición ópticamente correcta.
e. pupillae congenita (e. congénita de la pupila).
e. renis (e. renal). Desplazamiento del riñón.
e. testis (e. testicular). Aberratio testis; testículo ectópico.
e. vesicae (e. vesical). Extrofia de la vejiga.
ectopic (ectópico). Aberrante; heterotópico; fuera de lugar.
ectoplacental (ectoplacentario). **1.** Que está fuera, más allá o alrededor de la placenta. **2.** Relativo a la parte del trofoblasto que crece activamente y que interviene en la formación de la placenta de los roedores.
ectoplasm (ectoplasma). m. Exoplasma; el área periférica más viscosa de una célula móvil.
ectoplasmatic, ektoplasmic, ektoplastic (ectoplásmico, ectoplasmático). Relativo al ectoplasma.
ectopy (ectopia).
ectoretina (ectorretina). f. Estrato pigmentario de la retina.
ectosarc (ectosarco). m. Membrana externa o ectoplasma de un protozoo.
ectoscopy (ectoscopia). f. Método de diagnóstico de enfermedad de cualquier órgano interno por un estudio de los movimientos de la pared abdominal o del tórax causados por la fonación.
ectosteal (ectóstico). Relativo a la superficie externa de un hueso.
ectostosis (ectostosis). f. Osificación de cartílago debajo del pericondrio, o formación de hueso bajo el periostio.
ectothrix (ectotrix). m. Término aplicado a las esporas de hongos que forman una vaina por fuera de un pelo y crecen dentro del tallo piloso.
ectotoxin (ectotoxina). f. Toxina extracelular.
ectozoon (ectozoario). m. Parásito animal que vive sobre la superficie del cuerpo.
ectro- (ectro-). Prefijo que indica ausencia congénita de una parte.
ectrocheiry, ectrochiry (ectroqueiria, ectroquiria). f. Ausencia total o parcial de una mano.
ectrodactyly, ectrodactylia, ectrodactylism (ectrodactilia, ectrodactilismo). f. y m. Ausencia congénita de uno o más dedos de las manos o los pies.
ectrogenic (ectrogénico). Relativo a la ectrogenia.
ectrogeny (ectrogenia). f. Ausencia congénita de cualquier parte.
ectromelia (ectromelia). f. **1.** Falta congénita de una o más extremidades. **2.** Viruela del ratón; e. infecciosa.
ectromelic (ectromélico). Perteneciente a la ectromelia, o caracterizado por ella.
ectropion, ectropium (ectropión). m. Eversión del margen de una parte, p. ej., un párpado.
atonic e. (e. atónico). E. fláccido; e. paralítico.
cicatricial e. (e. cicatrizal).
flaccid e. (e. fláccido). E. atónico.
paralytic e. (e. paralítico). E. atónico.
spastic e. (e. espástico).
e. uveae (e. uveal). Iridectropión.
ectropody (ectropodia). f. Ausencia total o parcial de un pie.
ectrosyndactyly (ectrosindactilia). f. Deformidad congénita caracterizada por ausencia de uno o más dígitos y fusión de otros.
ectrotic (ectrótico). Término obsoleto para abortivo.
ectylurea (ectilurea). f. Sedante suave usado en el tratamiento de la tensión nerviosa y la ansiedad.
ectype (ectipo). m. Somatotipo extremo, como el ectomorfo (longitipo) o endomorfo (braquitipo).
ecuresis (ecuresis). f. Estado en el que la excreción urinaria y la ingestión de agua producen deshidratación absoluta del cuerpo.
eczema (eccema). f. Eczema; término genérico para estados inflamatorios agudos o crónicos de la piel.
allergic e. (e. alérgico).
atopic e. (e. atópico). Dermatitis atópica.
baker's e. (e. de los panaderos).
chronic e. (e. crónico). E. liquenoide.
e. craquelé (e. agrietado). E. invernal.
e. diabetico'rum (e. diabético). E. que existe en la diabetes.
e. epilans (e. depilatorio). E. con pérdida de pelo.
e. erythematosum (e. eritematosa).
facial e. (e. facial).
flexural e. (e. flexural).
hand e. (e. de las manos).
e. herpeticum (e. herpético). Erupción variceliforme de Kaposi.
e. hypertrophicum (e. hipertrófico).
infantile e. (e. infantil). E. de niños pequeños.
e. intertrigo (e. intertriginoso).
lichenoid e. (e. liquenoide). E. crónico.
e. madidans (e. madidans). E. rezumante; sarpullido húmedo.
e. marginatum (e. marginado). Tiña crural.
e. nummulare (e. numular).
e. papulosum (e. papuloso).
e. parasiticum (e. parasitario).
e. pustulosum (e. pustuloso). Impétigo eccematoide.
e. rubrum (e. rojo).
seborrheic e. (e. seborreico). Dermatitis seborreica.
e. squamosum (e. escamoso). Forma de e. seca con escamas.
stasis e. (e. por estasis).
tropical e. (e. tropical).
e. tyloticum (e. tilótico).
e. vaccinatum (e. vacunal).
varicose e. (e. varicoso).
e. verrucosum (e. verrugoso).
e. vesiculosum (e. vesiculoso).
weeping e. (e. rezumante). E. madidans.
winter e. (e. invernal). E. agrietado.
eczematization (eccematización). f. **1.** Formación de una erupción parecida al eccema. **2.** Eccema secundario a una dermatosis preexistente.
eczematoid (eccematoide). De aspecto parecido al eccema.
eczematous (eccematoso). Parecido al eccema o caracterizado por él.
ED (DE). Abrev. de dosis efectiva.
edathamil (edatamilo). m. Ácido etilenodiaminotetraacético.
EDB (EDB). Abrev. de dibromuro de etileno (ethylene dibromide).
edea (edea). Los genitales externos.
edema (edema). m. Acumulación de cantidades excesivas de líquido acuoso en células, tejidos o cavidades serosas.
angioneurotic e. (e. angioneurótico). Angioedema.
Berlin's e. (e. de Berlin).
blue e. (e. azul).
brain e. (e. del cerebro). E. cerebral.
brown e. (e. pardo).
bullous e. (e. ampollar).
bullous e. vesicae (e. ampollar de la vejiga).
cachectic e. (e. caquéctico). E. marántico.
cardiac e. (e. cardíaco).
cerebral e. (e. cerebral).
circumscribed e. (e. circunscripto). E. angioneurótico.
cystoid macular e. (e. macular cistoide).
dependent e. (e. por declive).

E F G

gestational e. (e. gestacional).
e. glottidis (e. de glotis). E. de laringe.
heat e. (e. por calor).
hereditary angioneurotic e. (e. angioneurótico hereditario).
hydremic e. (e. hidrémico).
inflammatory e. (e. inflamatorio).
lymphatic e. (e. linfático). Leucoflegmasia.
malignant e. (e. maligno).
marantic e. (e. marántico). E. caquéctico.
menstrual e. (e. menstrual).
e. neonatorum (e. neonatal).
noninflammatory e. (e. no inflamatorio).
nutritional e. (e. nutricional).
periodic e. (e. periódico). E. angioneurótico.
pitting e. (e. depresible).
premenstrual e. (e. premenstrual).
pulmonary e. (e. pulmonar).
Quincke's e. (e. de Quincke). E. angioneurótico.
salt e. (e. salino). E. por retención de cloruro de sodio.
solid e. (e. sólido).
e. of the optic disk (e. del disco óptico). Papiledema.
Yangtze e. (e. Yangtze). Gnatostomiasis.

edematization (edematización). f. Conversión al estado edematoso.
edematous (edematoso). Caracterizado por edema.
edentate (edentado). Desdentado; sin dientes.
edentulous (edentado). Sin dientes; que ha perdido sus dientes naturales.
edestin (edestina). f. Globulina derivada del grano de ricino, la semilla de cáñamo y otras semillas.
edetate (edetato). m. Contracción, aprobada por USAN, de etilenodiaminotetraacetato, sal del ácido etilenodiaminotetraacético.
edetic acid (ácido edético). Á. etilendiaminotetraacético.
edge (borde). m. Línea en la cual termina una superficie.
cutting e. (b. cortante).
denture e. (b. dental).
incisal e. (b. incisal).
leading e. (b. conductor).
shearing e. (b. de corte). Margen incisal.

edisylate (edisilato). m. Contracción, aprobada por USAN, de 1,2-etanodisulfonato.
edrophonium chloride (edrofonio, cloruro de). Antagonista competitivo de los relajadores del músculo estriado.
EDTA (EDTA). Abrev. de ácido etilenodiaminotetraacético.
educt (educto). m. Extracto.
edulcorant (edulcorante). Endulzante.
edulcorate (edulcorar). Endulzar o hacer menos agrio.
EEG (EEG). Abrev. de electroencefalograma.
effect (efecto). m. Resultado o consecuencia de una acción.
abscopal e. (e. abscopal).
additive e. (e. aditivo).
Arias-Stella e. (e. de Arias-Stella). Fenómeno de Arias-Stella.
autokinetic e. (e. autocinético).
Bernoulli e. (e. de Bernoulli).
Bohr e. (e. Bohr).
clasp-knife e. (e. de navaja).
Compton e. (e. de Compton).
Cotton e. (e. de Cotton).
Crabtree e. (e. de Crabtree).
cumulative e. (e. acumulativo). Acción acumulativa.
Cushing e. (e. de Cushing). Fenómeno de Cushing.
cytopathic e. (e. citopático).
Doppler e. (e. Doppler). Fenómeno Doppler.
electrophonic e. (e. electrofónico).
experimenter e.'s (e. del experimentador).
Fahraeus-Lindqvist e. (e. de Fahraeus-Lindqvist). E. sigma.
Fenn e. (e. de Fenn).
founder e. (e. fundador).
gene dosage e. (e. de dosificación genética).
Haldane e. (e. Haldane).
Orbeli e. (e. de Orbeli).
oxygen e. (e. oxígeno).
Pasteur's e. (e. de Pasteur).
photechic e. (e. fotéxico). E. de Russell.
photoelectric e. (e. fotoeléctrico).
position e. (e. de posición).
Raman e. (e. de Raman).
Rivero-Carvallo e. (e. Rivero-Carvallo).
Russell e. (e. de Russell). E. fotéxico.
second gas e. (e. del segundo gas).
sigma e. (e. sigma). E. de Fahraeus-Lindqvist.
Somogyi e. (e. de Somogyi).
Staub-Traugott e. (e. de Staub-Traugott).
Stiles-Crawford e. (e. de Stiles-Crawford).
Venturi e. (e. Venturi).
Vulpian's e. (e. de Vulpian).
Wedensky e. (e. de Wedensky).
Wolff-Chaikoff e. (e. de Wolff-Chaikoff).
Zeeman e. (e. de Zeeman).

effector (efector). **1.** Nombre dado a un tejido periférico que recibe impulsos nerviosos y reacciona por contracción, secreción o descarga de electricidad. **2.** Una pequeña molécula metabólica que se combina con un gen represor que reduce la actividad de un operón. **3.** Pequeña molécula que se une a una proteína y, al hacerlo, altera la actividad de ésta. **4.** Sustancia, técnica, procedimiento o individuo que causa un efecto.
effemination (efeminación). f. Adquisición de características femeninas, ya sea fisiológicamente, como parte de la maduración en la mujer, o patológicamente en personas de ambos sexos.
efferent **1.** (eferente). Que conduce un líquido o impulso nervioso hacia afuera desde un órgano o parte de él. **2.** (linfático eferente). Vas efferens.
gamma e. (e. gamma).

effervesce (efervescer). Hervir o formar burbujas que suben a la superficie de un líquido en gran número.
effervescent (efervescente). **1.** Hirviente; burbujeante. **2.** Que hace efervescer. **3.** Que tiende a efervescer cuando se lo libra de presiones.
efficiency (eficiencia). f. **1.** Producción de los efectos o resultados deseados con una pérdida mínima de tiempo, esfuerzo o habilidad. **2.** Medida de la efectividad.
visual e. (e. visual).

effloresce (eflorecer). Reducirse a polvo por haber perdido el agua de cristalización al exponerse a una atmósfera seca.
efflorescent (eflorescente). Se dice de un cuerpo cristalino que gradualmente se convierte en polvo perdiendo su agua de cristalización cuando se expone al aire.
effluvium, pl. **effluvia** (efluvio). m. **1.** Desprendimiento, especialmente de pelo. **2.** Nombre obsoleto para una exhalación, especialmente de mal olor o mala influencia.
telogen e. (e. telógeno).

effort (esfuerzo). m. Uso deliberado de facultades físicas o mentales.
distributed e. (e. distribuido).

effuse (esparcido). Delgado y muy extendido; denota el carácter superficial de un cultivo bacteriano.
effusion (derrame). m. **1.** Escape de líquido desde los vasos sanguíneos o linfáticos a tejidos o cavidades. **2.** El líquido así escapado.
eflornithine hydrochloride (eflornitina, clorhidrato de). Un compuesto huérfano antineoplásico y antiprotozoarios usado en el tratamiento de la neumonía causada por *Pneumocystis carinii* en pacientes con SIDA y con la enfermedad del sueño causada por *Trypanosoma brucei gambiense*.
egersis (egersis). f. Estado de vigilia muy alerta.
egesta (excremento). m. Residuos alimenticios no absorbidos que se expulsan por el tubo digestivo.
egg (huevo). m. Célula sexual o gameto femenino; en reptiles y aves, el h. está provisto de una caparazón protectora, membranas, albúmina y yema para la nutrición del embrión.
alecithal e., alecithal ovum (h. alecítico).
centrolecithal e., centrolecithal ovum (h. centrolecítico).
homolecithal e., homolecithal ovum (h. homolecítico).
isolecithal e., isolecithal ovum (h. isolecítico).
microlecithal e., microlecithal ovum (h. microlecítico).
telolecithal e., telolecithal ovum (h. telolecítico).

eggshell (cáscara de huevo). Testa; envoltura calcárea de un huevo de ave.
egilops (egílope o egilops). m. Término obsoleto para hinchazón, absceso o fístula en el canto interno del ojo.
eglandulous (eglándulo). Sin glándulas.

ego (ego). m. En psicoanálisis, uno de los tres componentes del aparato psíquico en el armazón estructural de Freud, siendo los otros dos el id (ello) y el superego (superyo).
ego-alien (ego-alienado). Egodistónico.
ego-dystonic (egodistónico). Que repugna o se aparta de los objetivos del ego.
ego-syntonic (egosintónico). Aceptable para los objetivos del ego.
egobronchophony (egobroncofonía). f. Egofonía con broncofonía.
egocentric (egocéntrico). Caracterizado por concentración extrema de la atención en el propio ser; ególatra.
egocentricity (egocentrismo). m. Cualidad de egocéntrico.
egomania (egomanía). f. Extrema autoapreciación o autosatisfacción.
egophonic (egofónico). Relativo a la egofonía.
egophony (egofonía). f. Cualidad peculiar de la voz como el balar de una cabra, que se oye en el nivel superior del líquido en casos de pleuresía con derrame.
egotropic (egotrópico). Egocéntrico.
ehrlichiosis (ehrliquiosis). f. Infección con rickettsias leucocíticas parásitas del género *Ehrlichia*.
canine e. (e. canina).
equine monocytic e. (e. monocítica equina).
***n*-eicosanoic acid** (ácido n-eicosanoico). Á. araquídico.
eicosanoids (eicosanoides). m. pl. Sustancias fisiológicamente activas derivadas del ácido araquidónico.
9-eicosenoic acid (ácido 9-eicosenoico). Á. gadoleico.
eidetic (eidético). **1.** Relativo al poder de visualización de objetos previamente vistos o imaginados. **2.** Persona que posee en alto grado esta facultad.
eidoptometry (eidoptometría). f. Término obsoleto para la medición de la agudeza de visión de las formas.
eikonometer, eiconometer (eiconómetro). m. **1.** Instrumento para determinar el aumento de un microscopio o el tamaño de un objeto microscópico. **2.** Instrumento para determinar el grado de aniseiconia.
eiloid (eiloide). Parecido a una espiral o un rollo.
einstein (einstein). m. Unidad de energía igual a 1 mol quantum, o sea $6,02 \times 10^{23}$ cuantos.
einsteinium (Es) (einstenio). m. Elemento radiactivo preparado artificialmente en 1955; Nº at. 99, símbolo atómico Es (antes E).
eisodic (eisódico). Término raramente usado para aferente.
ejaculate **1.** (eyacular). Expulsar bruscamente, como el semen. **2.** (eyaculado). Semen expulsado en la eyaculación.
ejaculatio (eyaculación). f. Emisión de líquido seminal.
e. deficiens (e. deficiente). Ausencia de eyaculación.
e. praecox (e. precoz). E. prematura.
e. retardata (e. retardada). E. excesivamente demorada.
ejaculation (eyaculación). f. Emisión de líquido seminal.
premature e. (e. prematura). E. precoz; prospermia.
ejaculatory (eyaculatorio). Relativo a la eyaculación.
ejecta (eyecta). f. Eyección.
ejection (eyección). f. **1.** Acción de arrojar o expulsar desde adentro mediante la fuerza física. **2.** Eyecta; lo que se arroja o expulsa.
ejector (eyector). m. Aparato usado para expulsar con fuerza (eyectar) una sustancia.
saliva e. (e. de saliva). Bomba dental o de saliva.
eka- (eca-). Prefijo usado para designar un elemento aún no descubierto o recién descubierto del sistema periódico antes de que las autoridades le asignen un nombre oficial apropiado.
EKG (EKG). Abrev. de electrocardiograma.
ekiri (ekiri). Forma tóxica aguda de disentería de niños pequeños debida a *Shigella sonnei*, que existe en Japón.
K-el (K-el). Abrev. de filocromenol.
elaboration (elaboración). f. Proceso de resolver o comprender algo en detalle por medio del trabajo y el estudio.
secondary e. (e. secundaria).
elaidic acid (ácido elaídico). Á. *trans*-9-octadecenoico.
elaiopathia (elaiopatía). f. Eleopatía.
elapid (elápido). m. Cualquier miembro de la familia de serpientes Elapidae.
elasmobranch (elasmobranquio). m. Pez cartilaginoso de la clase Chondrichthyes, con aletas en forma de placas que se abren independientemente en la superficie del cuerpo.
elastance (elastancia). f. Medida de la tendencia de una estructura a volver a su forma original después de eliminar una fuerza deformante.
elastase (elastasa). f. Nombre anterior de una serina proteinasa que hidroliza elastina.
elastic (elástico). **1.** Que tiene la propiedad de volver a su forma original después de ser comprimido, doblado o distorsionado en alguna forma. **2.** m. Banda de goma o plástico usada en ortodoncia como fuerza primaria o auxiliar para mover dientes.
intermaxillary e. (e. (goma) intermaxilar).
vertical e. (e. (goma) vertical).
elastica (elástica). **1.** Túnica o capa elástica de la pared de una arteria. **2.** Cualquier tejido elástico.
elasticin (elasticina). f. Elastina.
elasticity (elasticidad). f. Cualidad o condición de elástico.
physical e. of muscle (e. física del músculo).
physiologic e. of muscle (e. fisiológica del músculo).
total e. of muscle (e. total del músculo).
elastin (elastina). f. Mucoproteína fibrosa elástica amarilla que es la principal proteína del tejido conjuntivo de estructuras elásticas.
elastofibroma (elastofibroma). m. Tumor no encapsulado de crecimiento lento formado por tejido fibroso colágeno con pocas células, y por tejido elástico.
elastoidin (elastoidina). f. Un colágeno complejo.
elastoma (elastoma). m. Seudoxantoma elástico.
juvenile e. (e. juvenil).
Miescher's e. (e. de Miescher).
elastometer (elastómetro). m. Aparato para medir la elasticidad de cualquier cuerpo o de los tejidos animales.
elastomucin (elastomucina). f. La mucoproteína del tejido conjuntivo: elastina.
elastorrhexis (elastorrexis). f. Fragmentación de tejido elástico adoptando una coloración basófila.
elastosis (elastosis). f. **1.** Cambio degenerativo del tejido elástico. **2.** Degeneración de fibras colágenas con alteración de sus propiedades colorantes que las asemeja al tejido elástico.
e. colloidalis conglomerata (e. conglomerada coloidal). E. actínica.
e. dystrophica (e. distrófica).
e. perforans serpiginosa (e. serpiginosa perforante).
solar e. (e. solar).
elation (elación). f. Júbilo. Sentimiento o expresión de excitación o alegría; si es prolongada o inapropiada, es una característica de manía.
elbow (codo). **1.** Articulación entre el brazo y el antebrazo. **2.** Cuerpo angular parecido a un c. flexionado.
capped e. (c. con bursitis). Forúnculo de herradura.
Little Leaguer's e. (c. del Little Leaguer).
miner's e. (c. de minero).
nursemaid's e. (c. de las niñeras).
tennis e. (c. de tenista). Epicondilalgia externa.
elbowed (acodado). Angular; articulado.
elder, elder flowers (saúco, flores de). Sambuco.
electro- (electro-). Prefijo que significa eléctrico o electricidad.
electro-oculogram (electrooculograma). m. Registro sobre papel o película de corrientes eléctricas en electrooculografía.
electro-oculography (electrooculografía). f. Oculografía que utiliza electrodos colocados sobre la piel, adyacentes a los cantos laterales para medir una diferencia de potencial constante entre el frente y el fondo del globo ocular.
electro-olfactogram (electroolfatograma (EOG)). m. Osmograma; onda electronegativa de potencial producida sobre la superficie del epitelio olfatorio en respuesta a su estimulación por un olor.
electro-osmosis (electroósmosis). f. Difusión de una sustancia a través de una membrana en un campo eléctrico.
electroanalgesia (electroanalgesia). f. Analgesia inducida por el paso de una corriente eléctrica.
electroanalysis (electroanálisis). m. Análisis cuantitativo de metales por electrólisis.
electroanesthesia (electroanestesia). f. Anestesia producida por una corriente eléctrica.
electroaxonography (electroaxonografía). f. Axonografía.
electrobasograph (electrobasógrafo). m. Aparato para registrar la marcha.
electrobasography (electrobasografía). f. Proceso gráfico mediante el cual se realiza una electrobasograma.

electrobioscopy (electrobioscopia). f. Uso de electricidad como medio para determinar si la vida se ha extinguido o no.
electrocardiogram (ECG, EKG) (electrocardiograma (ECG)). m. Registro gráfico de las corrientes de acción cardíaca obtenido con el electrocardiógrafo.
unipolar e. (e. unipolar).
electrocardiograph (electrocardiógrafo). m. Instrumento para registrar el potencial de las corrientes eléctricas que atraviesan el corazón e inician su contracción.
electrocardiography (electrocardiografía). f. **1.** Método para registrar las corrientes eléctricas que atraviesan el músculo cardíaco inmediatamente antes de cada latido cardíaco. **2.** Estudio e interpretación de electrocardiogramas.
fetal e. (e. fetal).
electrocardiophonogram (electrocardiofonograma). m. Registro obtenido por electrocardiofonografía.
electrocardiophonography (electrocardiofonografía). f. Método para registrar eléctricamente los ruidos cardíacos.
electrocauterization (electrocauterización). f. Cauterización por el paso de una corriente de alta frecuencia a través de un tejido.
electrocautery (electrocauterio). m. **1.** Cauterio eléctrico. **2.** Instrumento cauterizador de metal calentado por una corriente eléctrica.
electrocerebral silence (ECS) (silencio electrocerebral). Electroencefalograma con ausencia de potenciales de origen cerebral mayores de 2 μv con pares de electrodos colocados simétricamente a una distancia de 10 cm o más y resistencia interelectrodos de 100 a 10.000 ohmios.
electrochemical (electroquímico). Denota las reacciones químicas producidas por la electricidad y los mecanismos involucrados.
electrocholecystectomy (electrocolecistectomía). f. Extirpación de la vesícula biliar por electrocirugía.
electrocholecystocausis (electrocolecistocausis). f. Cauterización de la mucosa de la vesícula biliar por electrocirugía.
electrocoagulation (electrocoagulación). f. Coagulación producida por un electrocauterio.
electrocochleogram (electrococleograma). m. Registro obtenido por electrococleografía.
electrocochleography (electrococleografía). f. Medición de los potenciales eléctricos generados en el oído interno por la estimulación sonora.
electrocontractility (electrocontractilidad). f. Poder de contracción del tejido muscular en respuesta a un estímulo eléctrico.
electroconvulsive (electroconvulsivo). Denota una respuesta convulsiva a un estímulo eléctrico.
electrocorticogram (electrocorticograma). m. Registro de la actividad eléctrica derivada de la corteza cerebral.
electrocorticography (electrocorticografía). f. Técnica para vigilar la actividad eléctrica de la corteza cerebral.
electrocute (electrocutar). Causar la muerte por el paso de una corriente eléctrica a través del cuerpo.
electrocution (electrocución). f. Electrotanasia; muerte causada por electricidad.
electrocystography (electrocistografía). f. Registro de corrientes eléctricas o cambios de potencial eléctrico en la vejiga urinaria.
electrode (electrodo). m. **1.** Uno de los dos extremos de un circuito eléctrico. **2.** Terminal eléctrica especializada para una reacción electroquímica determinada.
active e. (e. activo). E. excitador, localizador o terapéutico.
calomel e. (e. de calomel).
carbon dioxide e. (e. de dióxido de carbono). E. de Severinghaus.
central terminal e. (e. terminal central).
Clark e. (e. de Clark).
dispersing e. (e. dispersante). E. indiferente.
exciting e. (e. excitador). E. activo.
exploring e. (e. explorador).
glass e. (e. de vidrio).
hydrogen e. (e. de hidrógeno).
indifferent e. (e. indiferente). E. dispersante o silencioso.
ion-selective e.'s (e. ion-selectivo).
localizing e. (e. localizador). E. activo.
negative e. (e. negativo). Cátodo.
oxidation-reduction e. (e. de oxidación-reducción). E. redox.
oxygen e. (e. de oxígeno). E. redox.
positive e. (e. positivo). Ánodo.
quinhydrone e. (e. de quinhidrona).
redox e. (e. redox). E. de oxidación-reducción.
reference e. (e. de referencia).
Severinghaus e. (e. de Severinghaus). E. de dióxido de carbono.
silent e. (e. silencioso). E. indiferente.
therapeutic e. (e. terapéutico). E. activo.
electrodermal (electrodérmico). Perteneciente a las propiedades eléctricas de la piel.
electrodermatome (electrodermátomo). m. Dermátomo accionado por electricidad.
electrodesiccation (electrodesecación). f. Destrucción de lesiones o sellado de vasos sanguíneos por una corriente eléctrica monopolar de alta frecuencia.
electrodiagnosis (electrodiagnóstico). m. Determinación de la naturaleza de una enfermedad por la observación de cambios de actividad eléctrica.
electrodialysis (electrodiálisis). f. Remoción en un campo eléctrico de iones de moléculas y partículas más grandes.
electroencephalogram (EEG) (electroencefalograma (EEG)). m. Registro obtenido por medio del electroencefalógrafo.
flat e., isoelectric e. (e. isoeléctrico, plano). Silencio electrocerebral.
electroencephalograph (electroencefalógrafo). m. Aparato formado por amplificadores y un sistema de escritura, que registra los potenciales eléctricos del cerebro derivados de electrodos unidos al cuero cabelludo.
electroencephalography (electroencefalografía). f. Registro de potenciales eléctricos obtenidos con un electroencefalógrafo.
electroendosmosis (electroendósmosis). f. Endósmosis producida por medio de un campo eléctrico.
electrogastrogram (electrogastrograma). m. Registro obtenido con el electrogastrógrafo.
electrogastrograph (electrogastrógrafo). m. Instrumento que registra los fenómenos eléctricos de secreción y motilidad gástricas.
electrogastrography (electrogastrografía). f. Registro de los fenómenos eléctricos de secreción y motilidad gástricas.
electrogram (electrograma). m. **1.** Cualquier registro sobre papel o película obtenido por un proceso eléctrico. **2.** En electrofisiología, registro tomado directamente de la superficie por derivaciones unipolares o bipolares.
His bundle e. (e. del haz de His).
electrohemostasis (electrohemostasia). f. Detención de una hemorragia por medio del electrocauterio.
electrohysterograph (electrohisterógrafo). m. Instrumento que registra la actividad eléctrica uterina.
electroimmunodiffusion (electroinmunodifusión). f. Método inmunológico que combina separación electroforética con inmunodifusión incorporando anticuerpo al medio de soporte.
electrokymogram (EKY) (electroquimograma). m. Registro gráfico de los movimientos del corazón producido por el electroquimógrafo.
electrokymograph (electroquimógrafo). m. Aparato para registrar, por los cambios de la silueta radiográfica, los movimientos del corazón y los grandes vasos.
electrokymography (electroquimografía). f. **1.** Registro de los movimientos del corazón y los grandes vasos por medio del electroquimógrafo. **2.** Ciencia y técnica de interpretación de electroquimogramas.
electrolysis (electrólisis). f. **1.** Descomposición de una sal u otro compuesto químico por medio de una corriente eléctrica. **2.** Destrucción de algunos tejidos corporales, como el pelo, por medio de electricidad galvánica.
electrolyte (electrólito). m. Cualquier compuesto que en solución conduce una corriente eléctrica y es descompuesto por ella.
amphoteric e. (e. anfótero). Anfolito.
electrolytic (electrolítico). Referente a electrólisis o causado por éstos.
electrolyze (electrolizar). Descomponer químicamente por medio de una corriente eléctrica.
electrolyzer (electrolizador). m. Aparato para el tratamiento de estrecheces, fibromas, etc., por electrólisis.
electromagnet (electroimán). m. Barra de hierro blando magnetizada o imantada por una corriente eléctrica que la rodea.
electromassage (electromasaje). m. Masaje combinado con la aplicación de electricidad.

electromicturation (electromicción). f. Estimulación eléctrica del cono medular de los parapléjicos, para vaciar la vejiga urinaria.
electromorph (electromorfo). m. Forma mutante de una proteína que se distingue fenotípicamente por su movilidad electroforética.
electromyogram (EMG) (electromiograma). f. Representación gráfica de las corrientes eléctricas asociadas con la acción muscular.
electromyograph (electromiógrafo). m. Instrumento que registra corrientes eléctricas generadas en un músculo activo.
electromyography (electromiografía). f. Método para registrar las corrientes eléctricas generadas en un músculo activo.
electron (electrón). m. Una de las partículas subatómicas cargadas negativamente que están distribuidas alrededor del núcleo positivo y constituyen el átomo.
Auger e. (e. de Auger).
conversion e. (e. de conversión). Un e. de conversión interna.
emission e. (e. de emisión).
internal conversion e. (e. de conversión interna). E. de conversión.
positive e. (e. positivo). Positrón.
valence e. (e. de valencia).
electron-volt (eV, ev) (electrón-voltio (eV, ev)). La energía impartida a un electrón por un potencial de 1 voltio.
electronarcosis (electronarcosis). f. Producción de insensibilidad al dolor mediante una corriente eléctrica.
electronegative (electronegativo). Relativo a la electricidad negativa o cargado de ésta.
electroneurography (electroneurografía). f. Método para registrar los cambios eléctricos y las velocidades de conducción nerviosa asociados al paso de impulsos a lo largo de los nervios periféricos.
electroneurolysis (electroneurólisis). f. Destrucción de tejido nervioso por electricidad.
electroneuromyography (electroneuromiografía). f. Método para medir los cambios en un nervio periférico combinando la electromiografía de un músculo con la estimulación eléctrica del tronco nervioso que lleva fibras al músculo y desde éste.
electronic (electrónico). **1.** Perteneciente a los electrones. **2.** Denota dispositivos o sistemas de flujo de electrones en el vacío, un gas o un semiconductor.
electronystagmography (ENG) (electronistagmografía). f. Método de nistagmografía basado en la electrooculografía.
electropathology (electropatología). f. Estudio de estados patológicos en su relación con reacciones eléctricas.
electropherogram (electroferograma). m. Electroforetograma; ionograma; cuadro densitométrico o colorimétrico obtenido con tiras de papel de filtro sobre las cuales sustancias se han separado por electroforesis.
electrophil, electrophile (electrófilo). **1.** Átomo o agente que atrae electrones en una reacción orgánica. **2.** Electrofílico; relativo a un e.
electrophilic (electrofílico). Electrófilo.
electrophobia (electrofobia). f. Temor morboso a la electricidad.
electrophoresis (electroforesis). f. Ionoforesis; movimiento de partículas en un campo eléctrico hacia uno u otro polo eléctrico, ánodo o cátodo.
disc e. (e. de disco).
gel e. (e. en gel).
isoenzyme e. (e. de isoenzimas).
lipoprotein e. (e. de lipoproteínas).
thin-layer e. (TLE) (e. en capas delgadas).
electrophoretic (electroforético). Ionoforético; relativo a la electroforesis.
electrophoretogram (electroforetograma). m. Electroferograma.
electrophototherapy (electrofototerapia). f. Fototerapia cuya fuente de rayos es la luz eléctrica.
electrophrenic (electrofrénico). Denota la estimulación eléctrica del nervio frénico.
electrophysiology (electrofisiología). f. Rama de la ciencia que estudia los fenómenos eléctricos asociados a procesos fisiológicos.
electropneumograph (electroneumógrafo). m. Aparato eléctrico para registrar la respiración.
electropositive (electropositivo). Relativo a electricidad positiva o cargado de ésta.
electropuncture (electropuntura). f. Pasaje de una corriente eléctrica a través de electrodos de aguja que perforan los tejidos.
electroradiology (electrorradiología). f. Uso de electricidad y rayos X en un tratamiento terapéutico.
electroradiometer (electrorradiómetro). m. Electroscopio modificado para diferenciar la energía radiante.
electroretinogram (ERG) (electrorretinograma (ERG)). m. Registro de las corrientes de acción de la retina producidas en esta última por un estímulo luminoso apropiado.
electroretinography (electrorretinografía). f. Registro y estudio de las corrientes de acción de la retina.
electroscission (electroescisión) f. División de los tejidos por un electrocauterio (bisturí o cuchillo).
electroscope (electroscopio). m. Instrumento para detectar cargas eléctricas o los iones gaseosos.
electroshock (electroshock).
electrosol (electrosol). m. Metal coloidal.
electrospectrography (electroespectrografía). f. Registro de ondas electroencefalográficas, su estudio e interpretación.
electrospinogram (electroespinograma). m. Registro obtenido por electroespinografía.
electrospinography (electroespinografía). f. Registro de la actividad eléctrica espontánea de la médula espinal.
electrostenolysis (electroestenólisis). f. Precipitación de metales en los poros de una membrana durante la electrólisis.
electrostethograph (electroestetógrafo). m. Instrumento eléctrico que amplifica o registra los ruidos respiratorios y cardíacos del tórax.
electrostriction (electrostricción). f. Contracción de volumen de una solución de proteínas durante la proteólisis, debida a la formación de nuevos grupos cargados.
electrosurgery (electrocirugía). f. Electrotomía; división de tejidos mediante una corriente de alta frecuencia aplicada localmente con un instrumento o una aguja de metal.
electrotaxis (electrotaxis). f. Electrotropismo; galvanotaxis; galvanotropismo; reacción del protoplasma animal o vegetal a un ánodo o a un cátodo.
negative e. (e. negativa).
positive e. (e. positiva).
electrothanasia (electrotanasia). f. Electrocución.
electrotherapeutics, electrotherapy (electroterapéutica, electroterapia). f. Uso de electricidad en el tratamiento de enfermedades.
electrotherm (electrotermo). m. Lámina flexible de espirales de resistencia cubierta de fieltro y usada para aplicar calor a la superficie del cuerpo.
electrotome (electrótomo). m. Escalpelo eléctrico.
electrotomy (electrotomía). f. Electrocirugía.
electrotonic (electrotónico). Relativo al electrotono.
electrotonus (electrotono). m. Cambios de excitabilidad y conductividad de una célula nerviosa o muscular, causados por el pasaje de una corriente eléctrica constante.
electrotropism (electrotropismo). m. Electrotaxis.
electuary (electuario). m. Confección; medicamento de consistencia melosa.
eledoisin (eledoisina). f. Decapéptido formado en la glándula venenosa de cefalópodos del género *Eledone*.
eleidin (eleidina). f. Queratina refráctil y que se tiñe débilmente.
element (elemento). m. **1.** Sustancia formada por átomos de una sola clase que sólo puede perder sus propiedades químicas por unión con otro e. **2.** Estructura o entidad indivisible. **3.** Entidad funcional, frecuentemente exógena, dentro de una bacteria, como un e. extracromosómico.
actinide e.'s (e. actínido). Actínidos.
alkaline earth e.'s (e. tierras alcalinas).
amphoteric e. (e. anfótero).
anatomical e. (e. anatómico). E. morfológico.
electronegative e. (e. electronegativo).
electropositive e. (e. electropositivo).
extrachromosomal e., extrachromosomal genetic e. (e. extracromosómico, genético extracromosómico). Plásmido.
labile e.'s (e. lábiles).
morphologic e. (e. morfológico). E. anatómico.
neutral e. (e. neutro).
noble e. (e. noble). Metal noble.
picture e. (e. pictórico).
rare earth e.'s (e. tierras raras). Lantánidos.
trace e.'s (e. vestigiales). Oligoelementos.

transposable e. (e. transposable). Transposón.
volume e. (e. de volumen).
eleo- (eleo-). Prefijo relativo al aceite.
eleoma (eleoma). m. Lipogranuloma.
eleometer (eleómetro). m. Oleómetro.
eleopathy (eleopatía). f. Elaiopatía; afección rara con hinchazón pastosa de las articulaciones.
eleostearic acid (ácido eleosteárico).
eleotherapy (eleoterapia). f. Oleoterapia.
eleothorax (eleotórax). m. Oleotórax.
elephantiac, elephantiasic (elefantiásico). Relativo a la elefantiasis.
elephantiasis (elefantiasis). f. Pierna de Barbados; lepra de Malabar; mal de Cayenne o de San Lázaro.
e. congenita angiomatosa (e. angiomatosa congénita).
congenital e. (e. congénita).
gingival e. (e. gingival). Hiperplasia fibrosa de las encías.
e. neuromatosa (e. neuromatosa).
nevoid e. (e. nevoide).
e. nostras (e. nostras).
e. scroti (e. escrotal). Quilocele parasitario; quiloderma.
e. telangiectodes (e. telangiectoide).
e. vulvae (e. vulvar). Vulvitis hipertrófica crónica.
eleutheromania (eleuteromanía). f. Término raramente usado para la pasión excesiva por la libertad.
elevation (elevación). f. Lugar levantado.
frontonasal e. (eminencia frontonasal). Apófisis frontonasal.
lateral nasal e. (eminencia nasal lateral). Pliegue o apófisis nasal lateral.
medial nasal e. (eminencia nasal medial). Pliegue o apófisis nasal medial.
tactile e.'s (eminencia táctiles).
elevator (elevador). m. **1.** Instrumento quirúrgico para levantar la parte deprimida en una fractura de cráneo. **2.** Palanca dental o botador.
periosteal e. (e. perióstico).
screw e. (e. a tornillo).
eliminant (eliminante, eliminador). m. **1.** Evacuante que promueve la excreción o remoción de desechos. **2.** Agente que aumenta la excreción.
elimination (eliminación). f. Expulsión; excreción de material de desecho del organismo; acción de librarse de algo o de alguien.
carbon dioxide e. (e. de dióxido de carbono).
elinguation (elinguación). f. Glosectomía.
elinin (elinina). f. Fracción lipoproteica de los glóbulos rojos que contiene los factores Rh, A y B.
ELISA (ELISA). Abrev. de inmunoanálisis ligado a enzimas (enzyme-linked immunosorbent assay).
elixir (elixir). m. Líquido hidroalcohólico claro endulzado de uso oral.
ellipsis (elipse). f. Omisión de palabras o ideas, dejando que el lector o el oyente complete el conjunto.
ellipsoid (elipsoide). m. **1.** Vaina de Schweigger-Seidel. **2.** El extremo externo del segmento interno de los conos y bastoncitos de la retina. **3.** Que tiene forma ovalada o de elipse.
elliptocyte (eliptocito). m. Célula cameloide; ovalocito; glóbulo rojo elíptico.
elliptocytosis (eliptocitosis). f. Ovalocitosis; anomalía hereditaria relativamente rara de la hemopoyesis.
elongation (elongación). f. **1.** Aumento de longitud de calibre medido después de fractura en tensión dentro de dicho largo, expresado en porcentaje de la longitud original. **2.** Alargamiento de una macromolécula.
eluant (eluente). Líquido usado en el proceso de elución.
eluate (eluido). m. Sustancia separada por lavado del papel o de una columna de absorbente en cromatografía.
eluent (eluente). Líquido usado en el proceso de elución.
elute (eluir). Realizar o efectuar una elución.
elution (elución). f. **1.** Elutriación. **2.** Separación por lavado de dos sólidos. **3.** Extracción con un solvente apropiado de un material con respecto a otro insoluble en ese solvente. **4.** La extracción de anticuerpos absorbidos en la superficie del eritrocito.
elutriate (elutriar). Eluir; efectuar o realizar elutriación.
elutriation (elutriación). f. Elución.
elytro- (elitro-). Prefijo obsoleto que indica la vagina.
emaciation (emaciación). f. Estado de delgadez o flacura anormal por gran pérdida de carne.
emaculation (emaculación). f. Remoción de manchas u otras impurezas de la piel.
emanation (emanación). f. **1.** Cualquier sustancia que fluye hacia afuera o se emite desde su fuente u origen. **2.** La radiación de un elemento radiactivo.
actinium e. (e. de actinio). Radón-219.
radium e. (e. de radio). Radón-222.
thorium e. (e. de torio). Radón-220.
emanatorium (emanatorio). Institución donde se aplica tratamiento con aguas radiactivas e inhalación de emanaciones de radium.
emancipation (emancipación). f. En embriología, la delimitación de un área específica en un campo formado de órganos, dando forma y límites definidos al primordio del órgano.
emanon (emanón). m. Radón; término arcaico usado para denotar colectivamente todos los isótopos de radón.
emanotherapy (emanoterapia). f. Tratamiento de diversas enfermedades por medio de emanaciones de radio (radón) y otras.
emarginate (emarginado). Caracterizado por muescas o escotaduras.
emargination (emarginación). f. Incisura.
emasculation (emasculación). f. Eviración; castración masculina por extirpación de los testículos y/o el pene.
embalm (embalsamar). Tratar un cadáver con bálsamos o antisépticos para impedir su descomposición.
embed (incluir). Rodear una muestra patológica o histológica de un medio firme (parafina, celoidina, etc.), para poder hacer cortes finos y examinarlos con el microscopio.
embelin (embelia). f. El fruto seco de *Embelia ribes* y *E. robusta* (familia Myrsinaceae), arbustos de la India.
embolalia (embolalia). f. Embolalia.
embole (embolia). f. Formación de la gástrula por invaginación.
embolectomy (embolectomía). f. Remoción de un émbolo.
embolemia (embolemia). f. Presencia de émbolos sépticos en la sangre circulante, con formación de abscesos y piemia.
embolia (embolia). f. Obstrucción u oclusión de un vaso por un émbolo.
embolic (embólico). Relativo a un émbolo o a la embolia.
emboliform (emboliforme). En forma de émbolo.
embolism (embolia). f. Obstrucción u oclusión de un vaso por un émbolo.
air e. (e. aérea). Aeremia; e. gaseosa.
amniotic fluid e. (e. del líquido amniótico).
atheroma e. (e. por ateroma). E. por colesterol.
bland e. (e. blanda). E. por materia simple no séptico.
cellular e. (e. celular).
cholesterol e. (e. por colesterol). Ateroembolia; e. por ateroma.
cotton-fiber e. (e. por fibras de algodón).
crossed e. (e. cruzada). E. paradójica.
direct e. (e. directa).
fat e. (e. grasa). E. oleosa.
gas e. (e. gaseosa). E. aérea.
hematogenous e. (e. hematógena). E. en un vaso sanguíneo.
infective e. (e. infecciosa). E. piémica.
lymph e., lymphogenous e. (e. linfática, linfógena).
miliary e. (e. miliar). E. múltiple.
multiple e. (e. múltiple). E. miliar.
obturating e. (e. obturante).
oil e. (e. oleosa). E. grasa.
pantaloon e. (e. en pantalón). E. en silla de montar.
paradoxical e. (e. paradójica). E. cruzada.
pulmonary e. (e. pulmonar).
pyemic e. (e. piémica). E. infecciosa.
retinal e. (e. retiniana). E. de la arteria central de la retina.
retrograde e. (e. retrógrada). E. venosa.
riding e. (e. cabalgante). E. a horcajadas.
saddle e. (e. en silla de montar). E. en pantalón.
straddling e. (e. a horcajadas). E. cabalgante.
tumor e. (e. tumoral).
venous e. (e. venosa). E. retrógrada.
embolization (embolización). f. Introducción terapéutica de diversas sustancias en la circulación para ocluir vasos con el objeto de detener o prevenir hemorragias, o de desfuncionalizar una estructura o un órgano.

embololalia (embololalia). f. Embololalia; embolofasia; embolofrasia; interjección de palabras sin sentido en una frase al hablar.
embolomycotic (embolomicótico). Relativo a un émbolo infeccioso fúngico o causado por éste.
embolophasia (embolofasia). f. Embololalia.
embolophrasia (embolofrasia). f. Embololalia.
embolus, pl. **emboli** (émbolo). m. Tapón formado por un coágulo desprendido, una masa bacteriana u otro cuerpo extraño, que ocluye un vaso sanguíneo.
catheter e. (é. de catéter).
emboly (embolia). f. Obstrucción u oclusión de un vaso por un émbolo.
embouchement (desembocadura). f. Abertura de un vaso sanguíneo en otro.
embrasure (tronera). f. En odontología, abertura que se ensancha hacia afuera o adentro; específicamente, el espacio adyacente al área de contacto interproximal que se extiende hacia la cara facial, gingival, lingual, oclusal o incisal.
buccal e. (t. bucal).
gingival e. (t. gingival).
incisal e. (t. incisal).
labial e. (t. labial).
lingual e. (t. lingual).
occlusal e. (t. oclusal).
embrocation (embrocación). f. Término poco usado que significa: 1) linimento, o 2) la aplicación de un linimento.
embryatrics (embriatría, embriátrica). f. Términos raramente usados para fetología.
embryo (embrión). m. **1.** Organismo en las primeras fases de desarrollo. **2.** En el hombre, el organismo en desarrollo desde la concepción hasta fines del segundo mes. **3.** Planta primordial dentro de una semilla.
heterogametic e. (e. heterogamético).
hexacanth e. (e. hexacanto). E. oncosférico.
homogametic e. (e. homogamético).
oncosphere e. (e. oncosférico). E. hexacanto.
presomite e. (e. presomita).
previllous e. (e. prevelloso).
embryo-, embry- (embrio-, embri-). Prefijos relativos al embrión.
embryoblast (embrioblasto). m. Masa celular interior; las células del polo embriónico del blastocisto relacionadas con la formación del cuerpo del embrión per se.
embryocardia (embriocardia). f. Ritmo o ruido de tic-tac; ritmo de péndulo; estado en el cual la cadencia de los ruidos del corazón se parece a la del feto.
jugular e. (e. yugular). Aleteo auricular.
embryogenesis (embriogénesis). f. Fase del desarrollo prenatal que establece la configuración característica del cuerpo embrionario.
embryogenic, embryogenetic (embriogénico, embriogenético). Que produce un embrión; relativo a la formación de un embrión.
embryogeny (embriogenia). f. Origen y crecimiento del embrión.
embryoid (embrioide). Embrionoide.
embryologist (embriólogo). m. Persona especializada en embriología.
embryology (embriología). f. Ciencia que estudia el origen y desarrollo del organismo, desde la fecundación del óvulo hasta el período de la vida extrauterina o extraovular.
embryoma (embrioma). m. Tumor embrionario.
e. of the kidney (e. del riñón). Tumor de Wilms.
embryomorphous (embriomorfo). **1.** Relativo a la formación y estructura del embrión. **2.** Se aplica a estructuras o tejidos del organismo similares a los del embrión o que son restos embrionarios.
embryonal (embrionario). Embrionado; relativo a un embrión.
embryonate (embrionado). **1.** Embrionario. **2.** Que contiene un embrión.
embryonic (embriónico). Embrionario; relativo a un embrión.
embryoniform (embrioniforme). Embrionoide.
embryonization (embrionización). f. Reversión de una célula o un tejido a una forma embrionaria.
embryonoid (embrionoide). Embrioide; embrioniforme; parecido a un embrión o feto.
embryony (embrionia). f. Cualidad, estado o condición de embrión.
embryopathy (embriopatía). f. Fetopatía; estado morboso del embrión o feto.
embryophore (embrióforo). m. Membrana o pared alrededor del embrión hexacanto de las tenias.
embryoplastic (embrioplástico). **1.** Que produce un embrión. **2.** Relativo a la formación de un embrión.
embryoscope (embrioscopio). m. Instrumento para examinar los embriones de los huevos de gallina en diferentes fases de desarrollo.
embryotomy (embriotomía). f. Cualquier operación mutilante del feto para hacer posible su remoción cuando el parto es imposible por medios naturales.
embryotoxicity (embriotoxicidad). f. Lesión del embrión que puede causar la muerte o un desarrollo anormal de una parte, debido a las sustancias que penetran a través de la circulación materna y placentaria.
embryotoxon (embriotoxon). m. Opacidad congénita de la periferia de la córnea.
anterior e. (e. anterior). Arco corneal.
posterior e. (e. posterior).
embryotroph (embriotrofo). **1.** Histotrofo; material nutritivo suministrado al embrión durante su desarrollo. **2.** En las fases de implantación de los mamíferos placentarios deciduos, el líquido adyacente a la vesícula blastodérmica.
embryotrophic (embriotrófico) Relativo a cualquier proceso o agente de nutrición del embrión.
embryotrophy (embriotrofia). f. Nutrición del embrión.
emedullate (emedular). Extraer cualquier médula o meollo.
emeiocytosis (emeiocitosis). f. Exocitosis.
emergency (emergencia). f. Contingencia o suceso inesperado.
emergent (emergente). **1.** Que surge en forma repentina e inesperada y exige buen juicio y acción rápida. **2.** Que sale; que deja una cavidad u otra parte.
emery (esmeril). m. Abrasivo que contiene óxido de aluminio y hierro.
emesis (emesis). f. Vómito. También se usa como sufijo.
emetic (emético). **1.** Vomitivo; vomitorio. **2.** Relativo al vómito o que lo causa. **3.** m. Agente que produce el vómito.
emetine (emetina). f. Éter metílico de cefaelina; el principal alcaloide de ipecacuana.
emetocathartic (emetocatártico). Emético y catártico a la vez.
EMG (EMG). Abrev. de electromiograma.
-emia (-emia). Sufijo que significa sangre.
emiction (emicción). f. Término raramente usado como micción.
emigration (emigración). f. Pasaje de glóbulos blancos a través del endotelio y la pared de pequeños vasos sanguíneos.
eminence (eminencia). f. [*eminentia*, NA]. Área circunscripta que se eleva sobre el nivel general de la superficie que la rodea, en particular en una superficie ósea.
arcuate e. (e. arqueada). [*eminentia arcuata*, NA].
articular e. (e. articular). [*eminentia articularis*, NA]. Tubérculo articular.
canine e. (e. canina). Prominencia canina.
collateral e. (e. colateral). [*eminentia collateralis*, NA].
e. of concha (e. de la concha). [*eminentia conchae*, NA].
cruciate e., cruciform e. **1.** (e. cruciforme). [*eminentia cruciformis*, NA]. **2.** (cresta cruciforme).
deltoid e. (e. deltoidea). Tuberosidad deltoidea.
Doyère's e. (e. de Doyère).
facial e. (e. facial). Colículo facial.
forebrain e. (e. del prosencéfalo). E. frontonasal.
frontal e. **1.** (cuerno frontal). Asta inferior del ventrículo lateral. **2.** (e. frontal). Tuber frontal.
genital e. (e. genital).
hypobranchial e. (e. hipobranquial). Cúpula lingual; cúpula de His.
hypoglossal e. (e. hipoglosa). Trígono del nervio hipogloso mayor.
hypothenar e. (e. hipotenar). Antitenar.
ileocecal e. (e. ileocecal). Válvula ileocecal.
iliopectineal e. (e. iliopectínea). E. iliopúbica.
iliopubic e. (e. iliopúbica). [*eminentia iliopubica*, NA].
intercondylar e., intercondyloid e. (e. intercondilar, intercondílea).
maxillary e. (e. maxilar).
medial e. (e. medial). [*eminentia medialis*, NA]. E. redonda.

E F G

median e. (e. mediana).
olivary e. (e. olivar). Oliva.
orbital e. (e. orbitaria). Tubérculo orbitario.
parietal e. (e. parietal). Tubérculo parietal.
pyramidal e. (e. piramidal). [*eminentia pyramidalis*, NA].
radial e. of wrist (e. radial de la muñeca). [*eminentia carpi radialis*, NA].
restiform e. (e. restiforme).
round e. (e. redonda). [*eminentia medialis*, NA]. E. medial.
e. of scapha (e. del canal del hélix). [*eminentia scaphae*, NA].
thenar e. (e. tenar). Prominencia tenar.
thyroid e. (e. tiroidea). Prominencia laríngea.
e. of triangular fossa (e. de la fosa triangular). [*eminentia fossae triangularis*, NA]. E. triangular; agger perpendicularis.
ulnar e. of wrist (e. cubital de la muñeca). [*eminentia carpi ulnaris*, NA].

eminentia, pl. **eminentiae** (eminentia, pl. eminentiae). [*eminentia*, NA]. Eminencia.
e. abducentis (eminencia abducente). Colículo facial.
e. symphysis (eminencia de la sínfisis mentoniana). Tubérculo del mentón.

emiocytosis (emiocitosis). f. Exocitosis.

emissarium (emisaria). Vena e.
e. condyloideum (e. condiloidea). Vena e. condilar.
e. mastoideum (e. mastoidea). Vena e. mastoidea.
e. occipitale (e. occipital). Vena e. occipital.
e. parietale (e. parietal). Vena e. parietal.

emissary (emisario). **1.** Relativo a una salida o dren o que los provee. **2.** Vena emisaria.

emission (emisión). f. Descarga; se refiere generalmente a una descarga seminal producida durante el sueño.

emissivity (emisividad). f. Emanación de rayos térmicos.

EMIT (EMIT). Abrev. de técnica de inmunoensayo multiplicado por enzimas (enzyme-multiplied immunoassay technique).

emmenagogic (emenagógico). Relativo a un emenagogo, o que obra como tal.

emmenagogue (emenagogo). Hemagogo; agente que induce o aumenta el flujo menstrual.

emmenia (emenia). f. Menstruación.

emmenic (eménico). Menstrual.

emmeniopathy (emeniopatía). f. Cualquier trastorno de la menstruación.

emmenology (emenología). f. Rama de la medicina que se ocupa especialmente de la fisiología y patología de la menstruación.

emmetropia (emetropía). f. Estado de refracción del ojo en el cual los rayos paralelos, cuando el ojo está en reposo, están enfocados exactamente sobre la retina.

emmetropic (emetrópico). Perteneciente a emetropía o caracterizado por ésta.

emmetropization (emetropización). f. Proceso de regulación por el cual la refracción del segmento ocular anterior y la longitud axial del ojo tienden a equilibrarse mutuamente para producir emetropía.

emodin (emodina). f. Arquina; ácido frangúlico.

emollient (emoliente). Maláctico. Que suaviza la piel o las mucosas.

emotion (emoción). f. Sentimiento fuerte, estado mental, impulso o inquietud intensos dirigidos a un objeto definido y evidenciados en la conducta y en cambios psicológicos, acompañados por manifestaciones del sistema nervioso autónomo.

emotional (emocional). Relativo a cualquiera de las emociones.

emotiovascular (emotiovascular). Relativo a los cambios vasculares, como palidez y rubor, causados por emociones de varias clases.

empasm, empasma (empasmo). m. Polvo de talco.

empathic (empático). Relativo a la empatía o caracterizado por ella.

empathize (empatizar). Sentir empatía con respecto a otra persona; comprender sentimientos ajenos.

empathy (empatía). f. **1.** Identificación intelectual y ocasionalmente emocional con los estados mentales y emocionales de otra persona, a diferencia de la simpatía. **2.** Antropomorfización o humanización de objetos, sintiéndose uno de ellos.
generative e. (e. generativa).

emperipolesis (emperipolesis). f. Penetración activa de una célula por otra que permanece intacta.

emphlysis (enflisis). f. Erupción vesiculosa, como el pénfigo.

emphractic (enfráctico). Relativo a la enfraxis.

emphraxis (enfraxis). f. **1.** Obstrucción de las bocas de las glándulas sudoríparas. **2.** Impacción.

emphysema (enfisema). m. **1.** Presencia de aire en los intersticios del tejido conjuntivo de una parte. **2.** E. pulmonar; aumento anormal del tamaño de los espacios aéreos distal al bronquiolo terminal, con cambios destructivos en sus paredes y reducción de su número.
centri-acinar e. (e. centroacinar). E. centrilobulillar.
centrilobular e. (e. centrilobulillar). E. centroacinar.
compensating e., compensatory e. (e. compensador).
cutaneous e. (e. cutáneo). E. subcutáneo.
diffuse e. (e. difuso). E. panlobulillar.
familial e. (e. familiar).
gangrenous e. (e. gangrenoso). Gangrena gaseosa.
generalized e. (e. generalizado). E. panlobulillar.
interlobular e. (e. interlobulillar).
interstitial e. (e. intersticial).
intestinal e. (e. intestinal). Neumatosis cistoide intestinal.
mediastinal e. (e. mediastínico).
panacinar e. (e. panacinar). E. panlobulillar.
panlobular e. (e. panlobulillar). E. difuso, generalizado o panacinar.
paraseptal e. (e. paraseptal).
pulmonary e. (e. pulmonar).
senile e. (e. senil).
subcutaneous e. (e. subcutáneo). Aerodermectasia.
subgaleal e. (e. subgaleal). Neumatocele extracraneal.
surgical e. (e. quirúrgico).

emphysematous (enfisematoso). Relativo al enfisema o afectado por éste.

empiric (empírico). **1.** Basado en la experiencia práctica pero no demostrado científicamente. **2.** m. Miembro de una escuela de medicina grecorromana que confiaba y basaba su práctica profesional puramente en la experiencia.

empirical (empírico). Basado en la experiencia práctica pero no demostrado científicamente, al contrario de lo que es racional.

empiricism (empirismo). m. Uso de la experiencia como guía para la práctica médica o para el uso terapéutico de cualquier remedio.

emprosthotonos (emprostótonos). m. Tetanus anticus; contracción tetánica de los músculos flexores que curva la espalda con la concavidad hacia adelante.

empyema (empiema). m. Pus en una cavidad corporal.
e. articuli (e. articular). Término obsoleto para artritis supurativa.
e. benignum (e. benigno). E. latente.
latent e. (e. latente). E. benigno.
loculated e. (e. loculado).
mastoid e. (e. mastoideo). Mastoiditis.
e. necessitatis (e. de necesidad).
pulsating e. (e. pulsátil).
e. of the pericardium (e. del pericardio). Piopericardio.

empyemic (empiémico). Relativo al empiema.

empyesis (empiesis). f. Erupción pustulosa.

empyocele (empiocele). m. Hidrocele supurante; colección de pus en el escroto.

empyreuma (empireuma). m. Olor característico de las sustancias orgánicas carbonizadas o sometidas a destilación destructiva en recipientes cerrados.

emu (emu). Abrev. de unidad electromagnética.

emulgent (emulgente). Que cuela, extrae o purifica.

emulsifier (emulsionante). m. Agente, como goma arábiga o yema de huevo, usado para hacer una emulsión de un aceite fijo.

emulsify (emulsionar). Hacer una emulsión.

emulsin (emulsina). f. Preparación derivada de almendras que contiene β-glucosidasa.

emulsion (emulsión). f. Sistema que contiene dos líquidos no miscibles, uno dispersado en forma de glóbulos muy pequeños en el otro.

emulsive (emulsivo). **1.** Denota una sustancia de la que puede hacerse una emulsión. **2.** Denota una sustancia, como un mucílago, que puede emulsionar una grasa o resina. **3.** Que da suavidad o flexibilidad. **4.** Que por presión da un aceite fijo.

emulsoid (emulsoide). m. Coloide de emulsión, hidrófilo o liófilo.

emuresis (emuresis). f. Estado en el que la excreción urinaria y la ingestión de agua producen una hidratación absoluta del organismo.

emylcamate (emilcamato). m. Sedante suave usado para controlar tensión y ansiedad y para aliviar el dolor y el espasmo muscular.
enalapril maleate (enalaprilo, maleato de). Inhibidor de la enzima convertidora de angiotensina usado como agente antihipertensivo.
enamel (esmalte). m. Sustancia adamantina; la sustancia dura y reluciente que cubre la parte expuesta del diente.
dwarfed e. (e. enano). E. enanoide.
mottled e. (e. moteado).
nanoid e. (e. enanoide). E. enano; e. de delgadez anormal.
whorled e. (e. con remolinos).
enamelogenesis (enamelogénesis). f. Amelogénesis.
e. imperfecta (e. imperfecta). Amelogénesis imperfecta.
enameloma (enameloma). m. Perla de esmalte.
enamelum (enamelum). [*enamelum*, NA]. Esmalte; sustancia adamantina; sustancia dura y reluciente que cubre la porción expuesta del diente.
enanthal (enantal). m. Heptanal.
enanthate (enantato). m. Contracción de heptanoato, aprobada por USAN.
enanthem, enanthema (enantema). m. Erupción de las mucosas, especialmente la que se presenta junto con un exantema.
enanthematous (enantematoso). Relativo a un enantema.
enanthesis (enantesis). f. Erupción cutánea de una enfermedad general, como escarlatina o fiebre tifoidea.
enantio- (enantio-). Prefijo que significa opuesto, contrario, oponente, etcétera.
enantiomer (enantiómero). m. Antímero; antípoda óptico; una de un par de moléculas que son imágenes de espejo una de la otra.
enantiomeric (enantiomérico). Perteneciente al enantiomerismo.
enantiomerism (enantiomerismo). m. En química, isomerismo en el cual las moléculas en su configuración se relacionan entre sí como un objeto y su imagen en un espejo.
enantiomorph (enantiomorfo). Enantiómero en forma de cristal.
enantiomorphic (enantiomórfico). Enantiomorfo; relativo a dos objetos, p. ej., cristales o un par de guantes, que son uno la imagen de espejo del otro.
enantiomorphism (enantiomorfismo). m. Relación de dos objetos de forma similar pero que no se superponen, como un objeto y su imagen en un espejo.
enantiomorphous (enantiomorfo). Enantiómero en forma de cristal.
enarthrodial (enartrodial). Relativo a una enartrosis.
enarthrosis (enartrosis). f. Articulación esferoidal.
encainide hydrochloride (encainida, clorhidrato de). Un antiarrítmico.
encanthis (encantis, encantoma). m. Términos obsoletos para un tumor o excrecencia muy pequeña en el ángulo interno del ojo.
encapsulated (encapsulado). Encerrado en una vaina o cápsula.
encapsulation (encapsulación). f. Inclusión en una cápsula o vaina.
encapsuled (encapsulado). Encerrado en una vaina o cápsula.
encarditis (encarditis). f. Endocarditis.
encatarrafia (encatarrafia). f. Término obsoleto de la implantación artificial de un órgano o tejido en una parte donde no existe naturalmente.
encatarrhaphy (encatarrafia). f. Término rara vez usado para una implantación artificial de un órgano o tejido en una parte donde no existe naturalmente.
encelitis, enceliitis (encelitis). f. Inflamación de cualquier víscera abdominal.
encephalalgia (encefalalgia). f. Cefalalgia; dolor de cabeza.
encephalatrophic (encefalatrófico). Relativo a la encefalatrofia.
encephalatrophy (encefalatrofia). f. Atrofia del cerebro.
encephalauxe (encefalauxia). f. Hipertrofia del cerebro.
encéphale isolé (encéfalo aislado).
encephalemia (encefalemia). f. Congestión cerebral.
encephalic (encefálico). Relativo al cerebro o a las estructuras del interior del cráneo.
encephalitic (encefalítico). Relativo a encefalitis.
encephalitis, pl. **encephalitides** (encefalitis). f. Cefalitis; inflamación del cerebro.
acute hemorrhagic e. (e. hemorrágica aguda). E. hemorrágica.
acute necrotizing e. (e. necrosante aguda).
Australian X e. (e. australiana X). E. de Murray Valley.
bunyavirus e. (e. por bunyavirus). E. de California.
California e. (e. de California). E. por bunyavirus.
Coxsackie e. (e. por Coxsackie).
Dawson's e. (e. de Dawson). E. por cuerpos de inclusión.
epidemic e. (e. epidémica). **1.** Enfermedad de von Economo. **2.** E. japonesa B.
equine e. (e. equina). Encefalomielitis equina.
experimental allergic e. (EAE). (e. alérgica experimental).
Far East Russian e. (e. rusa del lejano oriente).
fox e. (e. del zorro).
e. hemorrhagica (e. hemorrágica). E. hemorrágica aguda.
herpes e. (e. herpética). E. causada por el virus del herpes simple.
hyperergic e. (e. hiperérgica).
Ilhéus e. (e. Ilhéus). E. causada por el virus Ilhéus, un *Flavivirus*.
inclusion body e. (e. por cuerpos de inclusión).
Japanese B e. (e. japonesa B). E. japónica; e. rusa otoñal.
e. japonica (e. japónica). E. japonesa B.
lead e. (e. por plomo). Encefalopatía por plomo.
e. lethargica (e. letárgica). Enfermedad de von Economo.
Mengo e. (e. Mengo).
Murray Valley e. (e. de Murray Valley).
necrotizing e. (e. necrosante).
e. neonatorum (e. neonatal).
opossum e. (e. de la zarigüeya).
e. periaxialis concentrica (e. periaxial concéntrica).
e. periaxialis diffusa (e. periaxial difusa). Adrenoleucodistrofia.
postvaccinal e. (e. posvacunal).
Powassan e. (e. de Powassan).
purulent e. (e. purulenta). E. piogénica.
e. pyogenica (e. piogénica). E. supurativa o purulenta.
Russian autumn e. (e. rusa otoñal). E. japonesa B.
Russian spring-summer e. (Eastern subtype). (e. rusa vernoestival (subtipo oriental)).
Russian spring-summer e. (Western subtype). (e. rusa vernoestival (subtipo occidental)).
Russian tick-borne e. (e. rusa transmitida por garrapatas).
secondary e. (e. secundaria).
subacute inclusion body e. (e. subaguda por cuerpos de inclusión).
e. subcorticalis chronica (e. subcortical crónica).
suppurative e. (e. supurativa). E. piogénica.
tick-borne e. (Central European subtype) (e. transmitida por garrapatas (subtipo centroeuropeo)). Meningoencefalitis biondulante.
tick-borne e. (Eastern subtype) (e. transmitida por garrapatas (subtipo oriental)).
varicella e. (e. de la varicela).
vernal e. (e. vernal). E. transmitida por garrapatas (subtipo oriental e.).
woodcutter's e. (e. del leñador).
encephalitogen (encefalitógeno). m. Agente que provoca encefalitis, particularmente con referencia al antígeno que produce encefalomielitis alérgica experimental.
encephalitogenic (encefalitogénico). Que produce encefalitis, típicamente por mecanismos de hipersensibilidad.
encephalization (encefalización). f. Corticalización.
encephalo-, encephal- (encefalo-, encefal-). Prefijos que indican el cerebro o alguna relación con él.
encephalocele (encefalocele). m. Cefalocele; craneocele; cráneo bífido; fisura congénita del cráneo, generalmente con herniación de sustancia cerebral.
encephalodynia (encefalodinia). f. Cefalalgia.
encephalodysplasia (encefalodisplasia). f. Anormalidad congénita del cerebro.
encephalogram (encefalograma). m. Registro obtenido por encefalografía.
encephalography (encefalografía). f. Representación gráfica del cerebro, usualmente mediante toma de radiografías.
gamma e. (e. gamma).
encephaloid (encefaloide). Parecido a la sustancia cerebral.
encephalolith (encefalolito). m. Cálculo cerebral; concreción en el cerebro o uno de sus ventrículos.
encephalology (encefalología). f. Rama de la medicina que estudia el cerebro y todas sus relaciones.

encephaloma (encefaloma). m. Cerebroma; herniación de la sustancia cerebral.
encephalomalacia (encefalomalacia). f. Cerebromalacia; infarto del tejido cerebral causado en general por insuficiencia vascular.
nutritional e. of chicks (e. nutricional del pollo).
encephalomeningitis (encefalomeningitis). f. Meningoencefalitis.
encephalomeningocele (encefalomeningocele). m. Meningoencefalocele.
encephalomeningopathy (encefalomeningopatía). f. Meningoencefalopatía.
encephalomere (encefalómero). m. Neurómero.
encephalometer (encefalómetro). m. Aparato para indicar sobre el cráneo la ubicación de los centros corticales.
encephalomyelitis (encefalomielitis). f. Inflamación aguda del cerebro y la médula espinal.
acute disseminated e. (e. diseminada aguda).
avian infectious e. (e. infecciosa de las aves).
benign myalgic e. (e. miálgica benigna). Neuromiastenia epidémica.
bovine sporadic e. (e. bovina esporádica). Enfermedad de Buss.
eastern equine e. (EEE) (e. equina del este).
enzootic e. (e. enzoótica). Enfermedad de Borna.
epidemic myalgic e. (e. miálgica epidémica).
equine e. (e. equina).
experimental allergic e. (e. alérgica experimental).
granulomatous e. (e. granulomatosa).
infectious porcine e. (e. porcina infecciosa).
mouse e. (poliomielitis del ratón). Encefalomielitis del ratón.
mouse e. (e. del ratón). Enfermedad de Theiler.
Venezuelan equine e. (VEE). (e. equina venezolana).
virus e. (e. virósica). E. aguda debida a un virus neurotrópico.
western equine e. (WEE) (e. equina del oeste).
zoster e. (e. zoster).
encephalomyelocele (encefalomielocele). m. Defecto congénito en la región occipital con herniación de las meninges, el bulbo raquídeo y la médula espinal o raquis.
encephalomyeloneuropathy (encefalomieloneuropatía). f. Enfermedad que afecta al cerebro, la médula espinal y los nervios periféricos.
nonspecific e. (e. inespecífica).
encephalomyelopathy (encefalomielopatía). f. Cualquier enfermedad del cerebro y la médula espinal.
carcinomatous e. (e. carcinomatosa). E. paracarcinomatosa.
epidemic myalgic e. (e. miálgica epidémica).
necrotizing e. (e. necrosante). Enfermedad de Leigh.
paracarcinomatous e. (e. paracarcinomatosa). E. carcinomatosa.
encephalomyeloradiculitis (encefalomielorradiculitis). f. Inflamación que afecta al cerebro, la médula espinal y los nervios periféricos.
encephalomyeloradiculopathy (encefalomielorradiculopatía). f. Proceso patológico que afecta el cerebro, la médula espinal y las raíces espinales.
encephalomyocarditis (encefalomiocarditis). f. Combinación de encefalitis y miocarditis.
encephalon, pl. **encephala** (encéfalo). m. [*encephalon*, NA]. La parte del sistema nervioso central contenida en el cráneo.
encephalonarcosis (encefalonarcosis). f. Estupor o coma por enfermedad cerebral.
encephalopathia (encefalopatía). f. Cefalopatía; cerebropatía; cualquier enfermedad del cerebro.
e. addisonia (e. de Addison).
encephalopathy (encefalopatía). f. Cerebropatía; cualquier enfermedad del cerebro.
bilirubin e. (e. por bilirrubina).
Binswanger's e. (e. de Binswanger). Enfermedad de Binswanger.
demyelinating e. (e. desmielinizante). E. subcortical progresiva.
familial e. (e. familiar).
hepatic e. (e. hepática). E. portal sistémica.
hypernatremic e. (e. hipernatrémica).
hypertensive e. (e. hipertensiva).
lead e. (e. por plomo). Encefalitis por plomo; e. saturnina.
metabolic e. (e. metabólica).
palindromic e. (e. palindrómica). E. recurrente.
pancreatic e. (e. pancreática).
portal-systemic e. (e. portal sistémica). E. hepática.
progressive subcortical e. (e. subcortical progresiva). E. desmielinizante.
recurrent e. (e. recurrente). E. palindrómica.
saturnine e. (e. saturnina). E. por plomo.
spongiform e. (e. espongiforme). E. caracterizada por vacuolización difusa progresiva.
subacute spongiform e. (e. espongiforme subaguda).
subcortical arteriosclerotic e. (e. arteriosclerótica subcortical).
thyrotoxic e. (e. tirotóxica).
transmissible e. of mink (e. transmisible del visón).
traumatic e. (e. traumática).
traumatic progressive e. (e. traumática progresiva).
Wernicke's e. (e. de Wernicke). Síndrome de Wernicke.
Wernicke-Korsakoff e. (e. de Wernicke-Korsakoff).
encephalopsy (encefalopsia). f. Asociación de colores especiales con palabras u otra información sensitiva.
encephalopyosis (encefalopiosis). f. Inflamación purulenta del cerebro.
encephalorrhachidian (encefalorraquídeo). Cerebroespinal.
encephalorrhagia (encefalorragia). f. Hemorragia cerebral.
encephaloschisis (encefalosquisis). f. Defecto del desarrollo consistente en la falta de cierre de la parte rostral del tubo neural.
encephalosclerosis (encefalosclerosis). f. Esclerosis o endurecimiento del cerebro.
encephaloscope (encefaloscopio). m. Cualquier instrumento usado para ver el interior de un absceso u otra cavidad del cerebro mediante una abertura en el cráneo.
encephaloscopy (encefaloscopia). f. Examen del cerebro o de la cavidad de un absceso cerebral por inspección directa.
encephalosis (encefalosis). f. Cerebrosis; cualquier enfermedad orgánica del cerebro.
encephalospinal (encefalospinal). Cerebroespinal.
encephalothlipsis (encefalotlipsis). f. Compresión del cerebro.
encephalotome (encefalótomo). m. Instrumento usado para practicar encefalotomía.
encephalotomy (encefalotomía). f. Disección o incisión del cerebro.
enchondral (encondral). Intracartilaginoso.
enchondroma (encondroma). m. Neoformación cartilaginosa benigna que nace dentro de la cavidad medular de un hueso formado originalmente por cartílago.
enchondromatosis (encondromatosis). f. Condrodistrofia asimétrica; discondroplasia; enfermedad de Ollier.
enchondromatous (encondromatoso). Relativo a encondroma o con elementos de éste.
enchondrosarcoma (encondrosarcoma). m. Neoplasia maligna de células cartilaginosas derivada de un encondroma o con la misma ubicación.
enclave (enclave). m. Masa separada de tejido encerrada en un tejido de otra clase.
encoding (codificación). f. El primero de los tres pasos de la memoria.
encopresis (encopresis). f. Defecación involuntaria.
encranial (encraneal). Endocraneal.
encranius (encráneo). m. Forma de inclusión fetal en la que el más pequeño de dos mellizos unidos (parásito) está parcial o totalmente dentro de la cavidad craneana del más grande (autósito).
encu (encu). Acrónimo de unidad equivalente de niño normal (equivalent normal child unit).
encysted (enquistado). Encapsulado por una bolsa membranosa.
encystment (enquistamiento). m. Cualidad de estar enquistado o enquistarse.
end (extremo). m. Extremidad, final, punto más lejano o remoto de algo.
distal e. (e. distal). E. posterior de un aparato dental.
end-brush (cepillo terminal). Telodendrón.
end-bulb (bulbo terminal). Uno de los corpúsculos ovalados o redondos en los cuales terminan las fibras nerviosas sensitivas en las mucosas.
end-diastolic (diastólico final). **1.** Que ocurre al final de la diástole. **2.** Que interrumpe los momentos finales de la diástole.
end-feet (pie terminales). Terminales axónicas.
end-piece (cola). f. Parte terminal de un espermatozoide que consta del axonema y la membrana flagelar.

end-tidal (volumen corriente final). V. al término de una espiración normal.
endangiitis, endangeitis (endangitis). f. Endoangitis; endangiítis; endovasculitis; inflamación de la túnica íntima de un vaso sanguíneo.
e. obliterans (e. obliterante).
endaortitis (endaortitis). f. Endoaortitis; inflamación de la túnica íntima de la aorta.
endarterectomy (endarterectomía). f. Escisión del endotelio enfermo de una arteria y de los depósitos ateromatosos oclusivos, que deja un tapizado liso.
carotid e. (e. carotídea).
coronary e. (e. coronaria).
endarteritis (endarteritis). f. Endoarteritis; inflamación de la túnica íntima de una arteria.
bacterial e. (e. bacteriana).
e. deformans (e. deformante).
e. obliterans (e. obliterante). Arteritis obliterante.
e. proliferans, proliferating e. (endarterectomía proliferante).
endaural (endaural). Dentro de la oreja.
endbrain **1.** (telencéfalo). **2.** (posencéfalo). m. Telencéfalo.
endemia (endemia). f. Término raramente usado para enfermedad endémica.
endemic (endémico). **1.** Presente en una comunidad o en un grupo de personas. **2.** Enzoótico.
endemoepidemic (endemoepidémico). Denota un gran aumento temporario del número de casos de una enfermedad endémica.
endergonic (endergónico). Se refiere a una reacción química producida con absorción de energía de su medio (enfriamiento).
endermic, endermatic (endermático, endérmico). En la piel o a través de ella.
endermism (endermismo). m. Tratamiento con medicación endérmica.
endermosis (endermosis). f. Cualquier enfermedad eruptiva de las mucosas.
endgut (intestino terminal). Parte caudal del i. embrionario.
ending (terminación). **1.** T. o terminal nerviosa. **2.** Extremo o conclusión.
annulospiral e. (t. anuloespiral). Órgano anuloespiral.
calyciform e., caliciform e. (t. caliciforme).
epilemmal e. (t. epilemal).
flower-spray e. (t. en ramillete). Órgano en ramillete de Ruffini.
free nerve e.'s (t. nerviosas libres). [*terminationes nervorum liberae*, NA].
grape e.'s (t. en uva).
hederiform e. (t. hederiforme). Tipo de t. sensitiva libre en la piel.
nerve e. (t. nerviosa).
sole-plate e. (t. en placa aislada). Placa terminal motora.
synaptic e.'s (t. sinápticas). Terminales axónicas.
endo-, end- (endo-, end-). Prefijos que indican dentro, interno, absorbente, que contiene.
endo-aortitis (endoaortitis). f. Endaortitis.
endoabdominal (endoabdominal). Dentro del abdomen.
endoaneurysmoplasty (endoaneurismoplastia). f. Aneurismoplastia.
endoaneurysmorrhaphy (endoaneurismorrafia). f. Aneurismoplastia.
endoangiitis (endoangitis). f. Endangitis.
endoappendicitis (endoapendicitis). f. Inflamación catarral simple limitada más o menos estrictamente a la superficie mucosa del apéndice vermiforme.
endoarteritis (endoarteritis). f. Endarteritis.
endoauscultation (endoauscultación). f. Auscultación de los órganos torácicos, especialmente el corazón, por medio de un tubo estetoscópico llevado al esófago o al corazón.
endobasion (endobasión). m. Punto cefalométrico y craneométrico situado en la línea media, en el punto más posterior del borde anterior del agujero occipital, sobre el contorno de éste.
endobiotic (endobiótico). Que vive como parásito dentro del huésped.
endoblast (endoblasto). m. Entoblasto; un endodermo potencial.
endobronchial (endobronquial). Intrabronquial.
endocardiac (endocardíaco). Intracardíaco.
endocardial (endocárdico). Relativo al endocardio.
endocardiography (endocardiografía). f. Electrocardiografía con el electrodo explorador dentro de las cámaras del corazón.
endocarditic (endocardítico). Relativo a endocarditis.
endocarditis (endocarditis). f. Inflamación del endocardio.
abacterial thrombotic e. (e. abacteriana trombótica).
acute bacterial e. (e. bacteriana aguda).
atypical verrucous e. (e. verrugosa atípica). E. de Libman-Sacks.
bacteria-free stage of bacterial e. (e. bacteriana, fase libre de bacterias de la).
bacterial e. (e. bacteriana).
cachectic e. (e. caquéctica). E. trombótica no bacteriana.
e. chordalis (e. cordal).
constrictive e. (e. constrictiva).
infectious e., infective e. (e. infecciosa).
isolated parietal e. (e. parietal aislada).
Libman-Sacks e. (e. de Libman-Sacks).
Löffler's e., Löffler's fibroplastic e. (e. de Löffler, fibroplástica de Löffler). Síndrome de Löffler o enfermedad de Löffler.
malignant e. (e. maligna). E. séptica.
marantic e. (e. marántica).
mural e. (e. mural).
nonbacterial thrombotic e. (e. trombótica no bacteriana).
nonbacterial verrucous e. (e. verrugosa no bacteriana).
polypous e. (e. poliposa)
rheumatic e. (e. reumática).
septic e. (e. séptica). E. maligna.
subacute bacterial e. (SBE) (e. bacteriana subaguda).
terminal e. (e. terminal). E. trombótica no bacteriana.
valvular e. (e. valvular).
vegetative e., verrucous e. (e. vegetativa, verrugosa).
endocardium, pl. **endocardia** (endocardio). m. [*endocardium*, NA]. La túnica más interna del corazón, que incluye endotelio y tejido conjuntivo subendotelial.
endoceliac (endocelíaco). Intracelíaco; situado dentro de una de las cavidades corporales.
endocervical (endocervical). **1.** Intracervical; dentro de un cuello, en especial el cuello uterino. **2.** Relativo al endocérvix.
endocervicitis (endocervicitis). f. Endotraquelitis; inflamación de la mucosa del cuello uterino.
endocervix (endocérvix). m. Mucosa del conducto cervical.
endochondral (endocondral). Intracartilaginoso.
endocolitis (endocolitis). f. Inflamación catarral simple del colon.
endocolpitis (endocolpitis). f. Inflamación de la mucosa vaginal.
endocranial (endocraneal). **1.** Encranial; entocraneal. Dentro del cráneo. **2.** Relativo al endocráneo.
endocranium (endocráneo). m. Entocráneo; membrana que tapiza el cráneo o duramadre del cerebro.
endocrine (endocrino). **1.** De secreción interna, generalmente en la circulación sistémica; perteneciente a dicha secreción. **2.** Secreción interna u hormonal de una glándula sin conducto. **3.** Glándula de secreción interna.
endocrinologist (endocrinólogo). m. Especialista en endocrinología.
endocrinology (endocrinología). f. Ciencia que estudia las secreciones internas y sus relaciones fisiológicas y patológicas.
endocrinoma (endocrinoma). m. Tumor de tejido endocrino que conserva la función del órgano original, generalmente en grado excesivo.
multiple e. (e. múltiple). Adenomatosis endocrina familial, tipo I.
endocrinopathic (endocrinopático). Relativo a la endocrinopatía, o que la padece.
endocrinopathy (endocrinopatía). f. Trastorno de la función de una glándula endocrina y sus consecuencias.
multiple e. (e. múltiple). Adenomatosis endocrina familiar, tipo 1.
endocrinotherapy (endocrinoterapia). f. Tratamiento de enfermedades por la administración de extractos de glándulas endocrinas.
endocyclic (endocíclico). Situado dentro de un ciclo o anillo.
endocyma (endócimo). m. Teratoma o posiblemente mellizo parásito incluido en una ubicación visceral.
endocyst (endoquiste). m. Capa interna de un quiste hidatídico.
endocystitis (endocistitis). f. Inflamación de la mucosa de la vejiga.

endocytosis (endocitosis). f. Proceso que incluye pinocitosis y fagocitosis, por el cual una célula incorpora materiales por invaginación de la membrana plasmática, que pasa a limitar la parte encerrada.
endoderm (endodermo). m. Entodermo; hipoblasto.
endodiascope (endodiascopio). m. Tubo de rayos X que puede colocarse dentro de una cavidad corporal.
endodiascopy (endodiascopia). f. Radiografía tomada con un endodiascopio.
endodontia (endodoncia). f. En odontología; campo de la odontología que se ocupa de la biología y patología de la pulpa dental y los tejidos periapicales.
endodontics (endodoncia). f. Endodontología; campo de la odontología que se ocupa de la biología y patología de la pulpa dental y los tejidos periapicales.
endodontist (endodoncista). Endodontólogo; odontólogo especializado en la práctica de la endodoncia.
endodontologist (endodontólogo). m. Endodoncista.
endodontology (endodontología). f. Endodoncia.
endodyocyte (endodiocito). m. **1.** Trofozoíto formado por endodiogenia. **2.** Merozoíto.
endodyogeny (endodiogenia). f. Proceso de desarrollo asexual de ciertos coccidios, en el que no hay división nuclear separada, y las dos células hijas se desarrollan dentro de la célula madre, sin conjugación nuclear.
endoenteritis (endoenteritis). f. Inflamación de la mucosa intestinal.
endoenzyme (endoenzima). f. Enzima intracelular.
endoesophagitis (endoesofagitis). f. Inflamación del tapizado interno del esófago.
endofaradism (endofaradismo). m. Aplicación de electricidad farádica al interior de cualquier cavidad del organismo.
endogalvanism (endogalvanismo). m. Aplicación de una corriente galvánica al interior de cualquier cavidad del cuerpo.
endogamy (endogamia). f. Reproducción por conjugación entre células hermanas descendientes de una misma célula original.
endogastric (endogástrico). Dentro del estómago.
endogastritis (endogastritis). f. Inflamación de la mucosa del estómago.
endogenic (endogénico). Endógeno.
endogenote (endogenota). m. En genética microbiana, el genoma original de un merocigota.
endogenous (endógeno). Originado o producido dentro del organismo o una de sus partes.
endoglobular, endoglobar (endoglobular). Dentro de un cuerpo globular; específicamente, dentro de un glóbulo rojo.
endognathion (endognatión). m. El más interno o medial de los dos segmentos que constituyen el hueso incisivo.
endoherniotomy (endoherniotomía). f. Cierre por suturas del tapizado interno de un saco hernial.
endointoxication (endointoxicación). f. Envenenamiento por una toxina endógena.
endolaryngeal (endolaríngeo). Dentro de la laringe.
endolith (endolito). m. Dientecillo; cuerpo calcificado que se encuentra en la cavidad pulposa de un diente.
endolymph (endolinfa). f. Licor de Scarpa; líquido contenido en el laberinto membranoso del oído interno.
endolympha (endolinfa). f. [*endolympha*, NA]. Licor de Scarpa; líquido contenido en el laberinto membranoso del oído interno.
endolymphic (endolinfático, endolínfico). Relativo a la endolinfa.
endomeninx (endomeninge). f. Membrana interna que rodea al tubo neural embrionario; interviene en la formación de las leptomeninges.
endomerogony (endomerogonia). f. Producción de merozoítos en la reproducción asexual de protozoarios esporozoos.
endometrial (endometrial). Relativo al endometrio o formado por éste.
endometrioid (endometrioide). Que por su aspecto microscópico semeja tejido endometrial.
endometrioma (endometrioma). m. Masa circunscripta de tejido endometrial ectópico en endometriosis.
endometriosis (endometriosis). f. Presencia ectópica de tejido endometrial que forma con frecuencia quistes que contienen sangre alterada.
endometritis (endometritis). f. Inflamación del endometrio.
  decidual e. (e. decidual).
  e. dissecans (e. disecante).
endometrium, pl. **endometria** (endometrio). m. [*endometrium*, NA]. Túnica mucosa del útero.
  Swiss cheese e. (e. en queso suizo).
endometropic (endometrópico). Denota un estímulo externo capaz de producir una respuesta del útero, específicamente del endometrio.
endomitosis (endomitosis). f. Endopoliploidia.
endomorph (endomorfo). Braquitipo; tipo corporal constitucional con predominio de los tejidos originados en el endodermo.
endomorphic (endomórfico). Relativo a un endomorfo, o con las características de éste.
endomotorsonde (endomotorsonda). f. Cápsula radiotelemétrica para estudiar el interior del tracto gastrointestinal.
endomyocardial (endomiocárdico). Relativo al endocardio y miocardio.
endomyocarditis (endomiocarditis). f. Inflamación de endocardio y miocardio.
endomyometritis (endomiometritis). f. Infección posterior a una cesárea, que afecta los tejidos del útero.
endomysium (endomisio). m. Vaina fina de tejido conjuntivo que rodea a una fibra muscular.
endoneuritis (endoneuritis). f. Inflamación del endoneuro o endoneurio.
endoneurium (endoneurio). m. Tejido conjuntivo delicado que envuelve las fibras nerviosas individuales dentro de un nervio periférico.
endonuclease (endonucleasa). f. Nucleasa (fosfodiesterasa) que divide polinucleótidos en ligaduras interiores.
  micrococcal e. (e. microcócica).
  nucleate e. (e. nuclear). Endonucleasa (*Serratia marcescens*).
  restriction e. (e. de restricción). Enzima de restricción.
  single-stranded nucleate e. (e. nuclear monocatenaria).
  spleen e. (e. esplénica). E. microcócica.
endonucleolus (endonucléolo). m. Pequeña mancha no coloreable cerca del centro de un nucléolo.
endoparasite (endoparásito). m. Parásito que vive dentro del cuerpo de su huésped.
endoparasitism (endoparasitismo). f. Infección.
endopeptidase (endopeptidasa). f. Enzima que cataliza la hidrólisis de una cadena de péptidos en puntos internos de ésta y no cerca de terminales (pepsina, tripsina).
endoperiarteritis (endoperiarteritis). f. Inflamación de todas las capas o túnicas de una arteria.
endopericardiac (endopericardíaco). Intrapericardíaco.
endopericarditis (endopericarditis). f. Inflamación simultánea del endocardio y pericardio.
endoperimyocarditis (endoperimiocarditis). f. Perimioendocarditis; inflamación simultánea del músculo cardíaco y del endocardio y pericardio.
endoperineuritis (endoperineuritis). f. Inflamación de endoneurio y perineurio.
endoperitonitis (endoperitonitis). f. Inflamación superficial del peritoneo.
endoperoxide (endoperóxido). m. Grupo peróxido que forma un puente entre dos átomos dentro de una molécula más grande.
endophlebitis (endoflebitis). f. Inflamación de la túnica íntima de una vena.
endophthalmitis (endoftalmitis). f. Endoftalmia. Inflamación de las estructuras internas de los tejidos del globo ocular.
  granulomatous e. (e. granulomatosa).
  e. ophthalmia nodosa (e. oftalmía nudosa).
  e. phacoanaphylactica (e. facoanafiláctica).
endophyte (endófito). m. Parásito vegetal que vive dentro de otro organismo.
endophytic (endofítico). **1.** Perteneciente a un endófito. **2.** Relativo a un tumor infiltrante invasor.
endoplasm (endoplasma). m. La parte interna o medular del citoplasma que contiene las organelas celulares.
endoplast (endoplasto). m. Nombre anterior del endosoma.
endoplastic (endoplasmático). Relativo al endoplasma.
endopolygeny (endopoligenia). f. Reproducción asexual en la cual se forman más de dos descendientes dentro del organismo original, con dos o quizá más divisiones nucleares antes de empezar la formación de merozoítos.

endopolyploid (endopoliploide). Relativo a endopoliploidia.
endopolyploidy (endopoliploidia). f. Endomitosis; proceso o estado de duplicación de cromosomas sin formación de husos ni citocinesis, con el resultado de un núcleo poliploide.
endoradiography (endorradiografía). f. Estudio de órganos o cavidades mediante el uso de rayos X y una sustancia radioopaca.
endoreduplication (endorreduplicación). f. Forma de poliploidía o polisomía caracterizada por duplicación de cromosomas que da lugar a cromosomas de cuatro cadenas en profase y metafase.
endorphinergic (endorfinérgico). Relativo a las células o fibras nerviosas que emplean una endorfina como neurotransmisor.
endorphins (endorfinas). f. pl. Una de una familia de polipéptidos de tipo opioide originalmente aislados del cerebro y luego encontrados en muchas partes del cuerpo.
endorrhachis (endorraquis). m. Duramadre espinal.
endosalpingiosis (endosalpingiosis). f. Mucosa aberrante de tipo tubárico en el ovario y otros lugares.
endosalpingitis (endosalpingitis). f. Inflamación de la membrana que tapiza una trompa de Falopio o de Eustaquio.
endosarc (endosarco). m. Entosarco; el endoplasma de un protozoario.
endoscope (endoscopio). m. Instrumento para examinar el interior de un canal, un conducto o una víscera hueca.
endoscopist (endoscopista). m. y f. Especialista entrenado en el uso de un endoscopio.
endoscopy (endoscopia). f. Examen del interior de un canal, un conducto o una víscera hueca por medio de un instrumento especial, como el endoscopio.
endoskeleton (endoesqueleto). m. Armazón óseo interno del cuerpo.
endosmosis (endósmosis). f. Término obsoleto para la osmosis en dirección hacia el interior de una célula o cavidad.
endosome (endosoma). m. Cuerpo más o menos central en el núcleo vesicular de ciertos protozoarios Feulgen-negativos (DNA-), con la cromatina (DNA+) entre la membrana nuclear y el e.
endosonoscopy (endosonoscopia). f. Estudio sonográfico realizado mediante transductores insertados en el cuerpo, como sondas en miniatura en la uretra, la vejiga o el recto.
endospore (endospora). **1.** m. Cuerpo resistente formado dentro de las células vegetativas de algunas bacterias, en particular de los géneros *Bacillus* y *Clostridium*. **2.** f. Espora fúngica nacida dentro de una célula o del extremo tubular de un esporóforo.
endosteal (endóstico). Relativo al endostio.
endosteitis, endostitis (endosteítis, endostitis). f. Perimielitis; osteítis central; inflamación del endostio o de la cavidad medular de un hueso.
endosteoma (endosteoma). m. Endostoma; neoplasia benigna de tejido óseo en la cavidad medular de un hueso.
endostethoscope (endostetoscopio). m. Tubo que llega al esófago, usado en endoauscultación.
endosteum (endostio). m. [*endosteum*, NA]. Membrana medular; perimielo; membrana delgada que tapiza la superficie interna del hueso en la cavidad medular central.
endostoma (endostoma). m. Endosteoma.
endotendineum (endotendón). m. Tejido conjuntivo fino que rodea a los fascículos secundarios de un tendón.
endothelial (endotelial). Relativo al endotelio.
endotheliocyte (endoteliocito). m. Leucocito endotelial.
endothelioid (endotelioide). Parecido al endotelio.
endothelioma (endotelioma). m. Término genérico para un grupo de neoplasias derivadas del tejido endotelial de vasos sanguíneos o linfáticos.
endotheliosis (endoteliosis). f. Proliferación de endotelio.
endothelium, pl. **endothelia** (endotelio). m. Capa de células planas que tapiza especialmente los vasos sanguíneos y linfáticos y el corazón.
  e. of anterior chamber (e. de la cámara anterior). [*endothelium camerae anterioris*, NA].
endothermic (endotérmico). Denota una reacción química durante la cual se absorbe calor.
endothrix (endotrix). m. Un hongo, especialmente *Trichophyton violaceum* y *T. tonsurans*, cuyas esporas y, a veces, micelios invaden característicamente el interior del tallo piloso.
endotoxemia (endotoxemia). f. Presencia en la sangre de endotoxinas.
endotoxic (endotóxico). Que denota una endotoxina.
endotoxicosis (endotoxicosis). f. Envenenamiento con una endotoxina.
endotoxin (endotoxina). f. **1.** Toxina intracelular. **2.** Toxina bacteriana que no pasa libremente al medio, al contrario de una exotoxina. **3.** Macromoléculas complejas de fosfolípidos-polisacáridos que forman parte de la pared celular de muchas cepas de bacterias gramnegativas.
endotracheal (endotraqueal). Dentro de la tráquea.
endotrachelitis (endotraquelitis). f. Endocervicitis.
endovaccination (endovacunación). f. Administración oral de vacunas.
endovasculitis (endovasculitis). f. Endangitis.
  hemorrhagic e. (e. hemorrágica).
endovenous (endovenoso). Intravenoso.
endplate, end-plate (placa terminal). Terminación de una fibra nerviosa motora en relación con una fibra de músculo esquelético.
  motor e. (p. terminal motora).
endyma (endima). m. Epéndimo.
-ene (-eno). Sufijo aplicado a un nombre químico que indica la presencia de una doble ligadura carbono-carbono.
E.N.E. (E.N.E.). Abrev. de etilnorepinefrina (etilnoradrenalina).
enediol (enediol). m. Caso especial de enolización.
enema (enema). m. Inyección rectal con el objeto de limpiar el intestino o de administrar drogas o alimentos.
  analeptic e. (e. analéptico).
  barium e. (e. de bario). E. de contraste.
  blind e. (e. ciego).
  contrast e. (e. de contraste). E. de bario u otro medio de contraste.
  double contrast e. (e. de doble contraste).
  flatus e. (e. para flato).
  high e. (e. alto). Enteroclisis.
  nutrient e. (e. nutriente). Inyección rectal de alimento predigerido.
  oil retention e. (e. de retención de aceite).
  soapsuds e. (e. jabonoso).
  turpentine e. (e. de trementina).
enemator (enemador). m. Aparato para hacer un enema.
enemiasis (enemiasis). f. Uso de enemas.
energetics (energética). f. Estudio de los cambios de energía que intervienen en las modificaciones físicas y químicas.
energometer (energómetro). m. Aparato para medir la presión arterial.
energy (energía). f. Fuerza dinámica; capacidad de trabajo que toma las formas de e. cinética, potencial, química, eléctrica, superficial, etcétera.
  e. of activation (e. de activación).
  binding e. (e. de fijación). E. de fusión.
  chemical e. (e. química).
  free e. (e. libre).
  fusion e. (e. de fusión). E. de fijación.
  Gibbs free e. (G) (e. libre de Gibbs).
  kinetic e. (e. cinética). E. del movimiento.
  latent e. (e. latente). E. potencial.
  nuclear e. (e. nuclear)
  nutritional e. (e. nutricional). Trofodinamia.
  e. of position (e. de posición). E. potencial.
  potential e. (e. potencial). E. latente; e. de posición.
  psychic e. (e. psíquica). Fuerza psíquica.
  radiant e. (e. radiante).
  solar e. (e. solar). E. proveniente de la luz solar.
  total e. (e. total). Suma de la e. cinética y potencial.
enervation (enervación). f. Falta de fuerza nerviosa; debilitamiento.
enflurane (enflurano). m. Potente anestésico volátil por inhalación no inflamable ni explosivo.
ENG (ENG). Abrev. de electronistagmografía.
engagement (encajamiento). m. En obstetricia, el mecanismo por el cual el diámetro biparietal de la cabeza fetal entra en el plano del estrecho superior de la pelvis.
engastrius (engastrio). m. Mellizos unidos desiguales de los cuales el más pequeño (parásito) está en parte o del todo dentro del abdomen del más grande (huésped o autósito).

engineering (ingeniería). f. Aplicación práctica de principios físicos, mecánicos y matemáticos.
biomedical e. (i. biomédica).
dental e. (i. dental).
genetic e. (i. genética).
englobe (englobar). Captar, incorporar o incluir por un cuerpo esferoidal o dentro de éste.
englobement (englobamiento). m. Proceso de inclusión por un cuerpo esferoidal, como un fagocito.
engorged (ingurgitado). Absolutamente lleno; distendido por líquido.
engorgement (inigurgitación). f. Distensión por líquido u otro material.
engram (engrama). m. En la hipótesis mnémica, hábito físico o traza que la memoria deja en el protoplasma de un organismo por repetición de estímulos.
engraphia (engrafia). f. Formación de engramas.
enhancement (acrecentamiento). m. **1.** Realce. Acción de aumentar. **2.** En inmunología, prolongación de un proceso o fenómeno por supresión de un proceso o fenómeno contrario.
contrast e. (a. por contraste).
immunological e. (a. inmunológico).
enhematospore, enhemospore (enhematospora, enhemospora). f. Nombres obsoletos del merozoíto.
enkephalinergic (encefalinérgico). Relativo a las células o fibras nerviosas que emplean una encefalina como neurotransmisor.
enkephalins (encefalinas). f. pl. Pentapéptidos que se encuentran en muchas partes del cerebro y se fijan a receptores específicos.
enlargement (agrandamiento). m. **1.** Aumento de tamaño. **2.** Intumescencia o hinchazón.
cervical e. of spinal cord (a. cervical de la médula espinal). Intumescencia cervical.
gingival e. (a. gingival).
lumbar e. of spinal cord (a. lumbar de la médula espinal). Intumescencia lumbar.
-enoic (-enoico). Sufijo que indica un ácido no saturado.
enol (enol). m. Compuesto que posee un grupo hidroxilo (alcohol) unido a un átomo de carbono (etilénico) de doble ligadura CH=CH(OH)–).
enol pyruvate (enolpiruvato). m. La forma de piruvato que se encuentra en el fosfoenolpiruvato o enolpiruvato fosfato, biológicamente importante, y no en la forma libre.
enolase (enolasa). f. Fosfopiruvato hidratasa.
enolization (enolización). f. Conversión de una forma ceto a una forma enol.
enophthalmia (enoftalmía). f. Enoftalmos.
enophthalmos (enoftalmía). f. Recesión del globo ocular dentro de la órbita.
enorganic (enorgánico). Término raramente usado para denotar algo que es una característica innata del organismo.
enosimania (enosimanía). f. Término raramente usado para la creencia obsesiva de haber cometido una ofensa imperdonable.
enostosis (enostosis). f. Masa de tejido óseo que prolifera dentro de un hueso.
enoyl (enoílo). m. Radical acilo de un ácido alifático no saturado.
enoyl hydrase (enoíl hidrasa). f. Enoíl-CoA hidratasa.
enoyl-ACP reductase (enoíl-ACP reductasa). f. Crotonil-ACP reductasa.
enoyl-CoA hydratase (enoíl-CoA hidratasa). f. Enoíl hidrasa; crotonasa.
2-enoyl-CoA reductase (2-enoíl-CoA reductasa). f. Acil-CoA deshidrogenasa ($NADP^+$).
ensiform (ensiforme). Xifoides.
ensisternum (ensisternum). Apófisis xifoides.
enstrophe (enstrofia). f. Entropión.
ensu (ensu). Acrónimo de equivalent normal son unit (unidad equivalente de hijo normal).
ental (ental). Relativo al interior; adentro.
entamebiasis (entamebiasis). f. Infección por *Entamoeba histolytica*.
entasia, entasis (entasia, entasis). f. Espasmo tónico.
entatic (entático). **1.** Perteneciente a la entasia. **2.** Sinónimo poco usado de afrodisíaco.
enteral (enteral). Dentro del intestino o del tracto gastrointestinal.
enteralgia (enteralgia). f. Enterodinia; intenso dolor abdominal que acompaña al espasmo del intestino.
enteramine (enteramina). f. Serotonina.
enterdynia (enterdinia). f. Enteralgia.
enterectasis (enterectasis). f. Dilatación del intestino.
enterectomy (enterectomía). f. Resección de un segmento del intestino.
enterelcosis (enterelcosis). f. Ulceración del intestino.
enteric (entérico). Relativo al intestino.
enteritis (enteritis). f. Inflamación del intestino, especialmente el delgado.
e. anaphylactica (e. anafiláctica).
chronic cicatrizing e. (e. cicatrizante crónica). E. regional.
diphtheritic e. (e. diftérica).
feline infectious e. (e. felina infecciosa). Panleucopenia.
granulomatous e. (e. granulomatosa). E. regional.
e. of mink (e. del visón).
mucomembranous e. (e. mucomembranosa).
e. necroticans (e. necrosante).
phlegmonous e. (e. flemonosa).
e. polyposa (e. poliposa). E. asociada con formación de pólipos.
pseudomembranous e. (e. seudomembranosa).
regional e. (e. regional). Enfermedad de Crohn.
transmissible e. (e. transmisible).
tuberculous e. (e. tuberculosa).
entero-, enter- (entero-, enter-). Prefijos relativos a los intestinos.
enteroanastomosis (enteroanastomosis). f. Enteroenterostomía.
enteroanthelone (enteroantelona). f. Enterogastrona.
enteroapocleisis (enteroapocleisis). f. Cierre de un segmento del intestino formando una anastomosis entre las partes situadas por encima y por debajo de dicho segmento.
enterobacterium, pl. **enterobacteria** (enterobacteria). m. Miembro de la familia Enterobacteriaceae.
enterobiasis (enterobiasis). f. Infección por *Enterobius vermicularis*, oxiuro humano o lombriz intestinal.
enterobrosis, enterobrosia (enterobrosis, enterobrosia). f. Perforación del intestino.
enterocele (enterocele). m. **1.** Protrusión herniaria a través de un defecto de la bolsa rectovaginal o vesicovaginal. **2.** Cavidad abdominal. **3.** Hernia intestinal.
partial e. (e. parcial). Hernia parietal.
enterocentesis (enterocentesis). f. Punción del intestino con una aguja hueca (cánula o trócar) para extraer sustancias.
enterocholecystostomy (enterocolecistostomía). f. Colecistenterostomía.
enterocholecystotomy (enterocolecistotomía). f. Colecistenterotomía.
enterocleisis (enterocleisis). f. Oclusión de la luz del conducto alimentario.
omental e. (e. del epiplón).
enteroclysis (enteroclisis). f. Enema alto.
enterococcus, pl. **enterococci** (enterococo). m. Estreptococo que habita en el tracto intestinal.
enterocolitis (enterocolitis). f. Coloenteritis; inflamación de la mucosa de una parte más o menos grande del intestino delgado y grueso.
antibiotic e. (e. antibiótica).
necrotizing e. (e. necrosante).
pseudomembranous e. (e. seudomembranosa).
regional e. (e. regional).
enterocolostomy (enterocolostomía). f. Establecimiento de una abertura artificial entre el intestino delgado y el colon.
enterocyst (enteroquiste). m. Enterocistoma; quiste de la pared del intestino.
enterocystocele (enterocistocele). m. Hernia del intestino y la pared de la vejiga urinaria.
enterocystoma (enterocistoma). m. Enteroquiste.
enterodynia (enterodinia). f. Enteralgia.
enteroenterostomy (enteroenterostomía). f. Establecimiento de una nueva comunicación entre dos segmentos de intestino.
enterogastritis (enterogastritis). f. Gastroenteritis.
enterogastrone (enterogastrona). f. Antelona E; enteroantelona; hormona obtenida de la mucosa intestinal que inhibe la secreción y motilidad gástricas.
enterogenous (enterógeno). De origen intestinal.

enterograph (enterógrafo). m. Instrumento para tomar un registro gráfico de los movimientos intestinales.
enterography (enterografía). f. Trazado de una curva gráfica que representa los movimientos intestinales.
enterohepatitis (enterohepatitis). f. Inflamación del intestino y el hígado.
infectious e. (e. infecciosa). Histomoniasis.
enterohepatocele (enterohepatocele). m. Hernia umbilical congénita que contiene intestino e hígado.
enteroidea (enteroides). f. pl. Fiebres intestinales; dícese del grupo de fiebres infecciosas causadas por cualquier bacteria intestinal.
enterokinase (enterocinasa). f. Enteropeptidasa.
enterokinesis (enterocinesis). f. Contracción muscular del conducto alimentario.
enterokinetic (enterocinético). Relativo a enterocinesis, o que la produce.
enterolith (enterolito). m. Cálculo intestinal formado por capas de jabones y fosfatos térreos que rodean a un núcleo de algún cuerpo duro.
enterolithiasis (enterolitiasis). f. Presencia de cálculos en el intestino.
enterology (enterología). f. Rama de la ciencia médica que estudia especialmente el tracto intestinal.
enterolysis (enterólisis). f. División de adherencias intestinales.
enteromegaly, enteromegalia (enteromegalia). f. Megaloenterón.
enteromenia (enteromenia). f. Menstruación vicaria en el intestino.
enteromerocele (enteromerocele). m. Hernia femoral.
enterometer (enterómetro). m. Instrumento usado para medir el diámetro del intestino.
enteromycosis (enteromicosis). f. Enfermedad intestinal de origen fúngico.
enteronitis (enteronitis). f. Término obsoleto para enteritis.
enteroparesis (enteroparesia). f. Disminución o cese del peristaltismo con flaccidez de las paredes intestinales.
enteropathogen (enteropatógeno). Microorganismo capaz de provocar enfermedad en el tracto intestinal.
enteropathogenic (enteropatógeno). Patógeno para el conducto alimentario.
enteropathy (enteropatía). f. Enfermedad intestinal.
gluten e. (e. por gluten). Enfermedad celíaca.
protein-losing e. (e. con pérdida de proteínas).
enteropeptidase (enteropeptidasa). f. Enterocinasa; enzima proteolítica intestinal que convierte tripsinógeno en tripsina.
enteropexy (enteropexia). f. Fijación de un segmento del intestino a la pared abdominal.
enteroplasty (enteroplastia). f. Operación reconstructiva del intestino con cierre de perforaciones y alivio de constricciones.
enteroplegia (enteroplejía). f. Término raramente usado para íleo adinámico.
enteroplex (enteroplex). m. Instrumento para unir los extremos divididos del intestino.
enteroplexy (enteroplexia). f. Unión de los extremos divididos del intestino.
enteroproctia (enteroproctia). f. Presencia de un ano artificial, como por una colostomía.
enteroptosis, enteroptosia (enteroptosis, enteroptosia). f. Descenso anormal de los intestinos en la cavidad abdominal, generalmente asociado con caída de las otras vísceras.
enteroptotic (enteroptósico). Relativo a enteroptosis, o que sufre de ésta.
enterorenal (enterorrenal). Relativo a los intestinos y los riñones.
enterorrhagia (enterorragia). f. Hemorragia intestinal; pérdida de sangre en el tracto intestinal.
enterorrhaphy (enterorrafia). f. Sutura del intestino.
enterorrhexis (enterorrexia). f. Ruptura del intestino.
enteroscope (enteroscopio). m. Espéculo para examinar el interior del intestino en casos en que se practica cirugía.
enterosepsis (enterosepsis). f. Sepsis derivada del canal alimentario o en éste.
enterospasm (enteroespasmo). m. Peristaltismo aumentado, irregular y doloroso.
enterostasis (enterostasis). f. Estasis intestinal; retardo o cese de la evacuación del contenido intestinal.
enterostaxis (enterostaxis). f. Sangre que rezuma de la mucosa del intestino.
enterostenosis (enteroestenosis). f. Estrechamiento de la luz del intestino.
enterostomy (enterostomía). f. Ano o fístula artificial en el intestino a través de la pared abdominal.
double e. (e. doble).
enterotome (enterótomo). m. Instrumento para incidir el intestino, especialmente en la operación para ano artificial.
enterotomy (enterotomía). f. Incisión en el intestino.
enterotoxemia (enterotoxemia). f. Disentería del cordero; cólico lácteo; enterotoxemia hemorrágica.
enterotoxication (enterotoxicación). f. Autointoxicación.
enterotoxigenic (enterotoxigénico). Relativo a un microorganismo que contiene o produce una toxina específica para las células de la mucosa intestinal.
enterotoxin (enterotoxina). f. Intestinotoxina; citotoxina específica para las células de la mucosa del intestino.
cytotonic e. (e. citotónica).
Escherichia coli e. (e. de Escherichia coli).
staphylococcal e. (e. estafilocócica).
enterotoxism (enterotoxismo). m. Autointoxicación.
enterotropic (enterotrópico). Atraído por el intestino, o que le afecta.
enterozoic (enterozoico). Relativo a un enterozoo.
enterozoon (enterozoo). m. Parásito animal del intestino.
enthalpy (entalpía). f. Contenido térmico simbolizado por H.
enthesis (entesis). f. Término raramente usado para la inserción de material sintético o no vital de otro tipo para reemplazar tejido perdido.
enthesitis (entesitis). f. Enfermedad traumática producida en la inserción de músculos.
enthesopathic (entesopático). Se refiere a las características de la entesopatía.
enthesopathy (entesopatía). f. Proceso patológico que se produce en el sitio de inserción de los tendones y ligamentos de los músculos con los huesos o cápsulas articulares.
enthetic (entésico). **1.** Relativo a entesis. **2.** Exógeno.
enthlasis (entlasis). f. Fractura deprimida del cráneo.
entire (entero). Denota el margen, como el de una colonia bacteriana, liso y continuo, sin indentaciones ni proyecciones.
entity (entidad). f. Algo independiente; lo que reúne todas las condiciones esenciales para la individualidad; lo que forma por sí solo un todo completo.
ento-, ent- (ento-, ent-). Prefijos que significan interior, interno, dentro de.
entoblast (entoblasto). m. Endoblasto.
entocele (entocele). m. Hernia interna.
entochoroidea (entocoroides). f. Lámina coroidocapilar.
entocone (entocono). m. Cúspide mesiolingual de un molar superior.
entoconid (entoconidio). m. Cúspide posterior interna de un molar inferior.
entocornea (entocórnea). f. Lámina limitante posterior de la córnea.
entocranial (entocraneal). Endocraneal.
entocranium (entocráneo). m. Endocráneo.
entoderm (entodermo). m. Endodermo.
entomion (entomión). m. La punta del ángulo mastoideo del hueso parietal.
entomology (entomología). f. Ciencia que estudia los insectos.
entomophobia (entomofobia). f. Temor morboso a los insectos.
entomophthoramycosis (entomoftoramicosis). f. Rinomucormicosis; rinoficomicosis.
e. basidiobolae (e. basidiobolae). Ficomicosis subcutánea debida al hongo *Basidiobolus haptosporus*.
e. conidiobolae (e. conidiobolae). Cigomicosis causada por *Conidiobolus coronatus* en el caballo, transmisible al hombre, o por *Entomophthora coronata* en este último.
entopic (entópico). Colocado en el interior; producido o situado en su lugar normal.
entoplasm (entoplasma). f. Endoplasma.
entoptic (entóptico). Dentro del globo ocular.
entoretina (entorretina). f. Capa nerviosa de Henle.
entosarc (entosarca). f. Endosarca.

E F G

entozoal (entozoario). Relativo a los entozoos.
entozoon, pl. **entozoa** (entozoo, entozoario). m. Parásito animal cuyo hábitat es cualquier órgano o tejido interno.
entrails (entrañas). f. Las vísceras de un animal.
entropion, entropium (entropión). m. **1.** Inversión o vuelta hacia adentro de una parte. **2.** Enstrofia; invaginación del margen de un párpado.
atonic e. (e. atónico).
cicatricial e. (e. cicatrizal).
spastic e. (e. espástico).
entropionize (entropionizar). Invertir una parte.
entropy (entropía). f. Fracción del contenido de calor (energía) no disponible para efectuar trabajo.
entypy (entipia). f. Estado de un embrión incipiente de mamífero donde el entodermo cubre el ectodermo embrionario y amniótico.
enucleate (enuclear). Extirpar totalmente; pelar como una nuez.
enucleation (enucleación). f. **1.** Extirpación total de un tumor u otra estructura (como el globo del ojo), sin ruptura. **2.** Remoción o destrucción del núcleo de una célula.
enuresis (enuresis). f. Evacuación involuntaria de orina.
nocturnal e. (e. nocturna). Incontinencia durante el sueño.
envelope (envoltura). f. En anatomía, estructura que envuelve o cubre alguna parte.
corneocyte e. (e. del corneocito). Zona densa subplasmalémica.
nuclear e. (e. nuclear). Membrana nuclear; carioteca.
viral e. (e. virósica).
envenomation (envenenación). f. Acción de inyectar un material venenoso por picaduras, espinas, mordeduras u otros aparatos venenosos.
environment (ambiente). m. Medio; el conjunto de condiciones e influencias externas que afectan a la vida y el desarrollo de un organismo.
envy (envidia). f. Sentimiento de descontento o celos que resulta de la comparación entre uno mismo y otra persona.
penis e. (e. del pene).
enzootic (enzoótico). Endémico; denota una enfermedad de animales, indígena de una localidad.
enzygotic (encigótico). Derivado de un solo óvulo fecundado; denota mellizos de este origen.
enzymatic (enzimático). Relativo a una enzima o fermento.
enzyme (enzima). f. Biocatalizador; catalizador orgánico.
acetyl-activating e. (e. activadora de acetilo). Acetil-CoA sintetasa.
acyl-activating e. (e. activadora de acilo).
adaptive e. (e. adaptativa).
angiotensin-converting e. (e. convertidora de angiotensina).
autolytic e. (e. autolítica).
β-carotene cleavage e. (e. divisora de β-caroteno).
branching e. (e. ramificadora). E. ramificadora 1,4-α-glucano.
condensing e. (e. condensante). Citrato sintasa.
D e. (e. D). 4-α-D-glucanotransferasa.
deamidizing e.'s (e. desamidizantes). Amidohidrolasas.
deaminating e.'s (e. desaminantes). Desaminasas.
debranching e.'s (e. desramificadoras).
disproportionating e. (e. desproporcionante).
extracellular e. (e. extracelular). Exoenzima; lioenzima.
hydrolyzing e.'s (e. hidrolizantes). Hidrolasas.
induced e., inducible e. (e. inducida, inducible). E. adaptativa.
intracellular e. (e. intracelular). Endoenzima.
malate-condensing e. (e. condensadora de malato). Malato sintasa.
malic e. (e. málica). Malato deshidrogenasa.
methionine-activating e. (e. activadora de metionina).
new yellow e. (e. nueva amarilla). D-Aminoácido oxidasa.
old yellow e. (e. antigua amarilla). NADPH deshidrogenasa.
P e. (e. P). Fosforilasa.
pantoate-activating e. (e. activadora de pantoato).
phosphorylase-rupturing e. (e. divisora de la fosforilasa).
photoreactivating e. (PR e.) (e. fotorreactivante).
PR e. (e. PR). Abrev. de e. divisora de la fosforilasa; e. fotorreactivante.
Q e. (e. Q). E. ramificante 1,4-α-glucano en vegetales.
R e. (e. R). α-Dextrina endo-1,6-α-glucosidasa.
reducing e. (e. reductora). Reductasa.
repressible e. (e. reprimible).
respiratory e. (e. respiratoria).
restriction e. (e. de restricción). Endonucleasa de restricción.
Schardinger e. (e. de Schardinger). Xantina oxidasa.
splitting e.'s (e. divisoras).
T e. (e. T). 1,4,-α-D-Glucano 6-α-D-glucosiltransferasa.
terminal addition e. (e. de adición terminal).
transferring e.'s (e. de transferencia). Transferasas.
Warburg's old yellow e. (e. antigua amarilla de Warburg).
Warburg's respiratory e. (e. respiratoria de Warburg).
Enzyme Commission (Enzimas, Comisión de).
enzymic (enzímico). Enzimático.
enzymologist (enzimólogo). m. Cimólogo; especialista en enzimología.
enzymology (enzimología). f. Cimología; rama de la química que estudia las propiedades y acciones de las enzimas.
enzymolysis (enzimólisis). f. **1.** División o segmentación de una sustancia en partes más pequeñas por medio de la acción enzimática. **2.** Lisis por acción de una enzima.
enzymopathy (enzimopatía). f. Alteración de la función enzimática, incluso la deficiencia genética de enzimas específicas.
enzymosis (enzimosis). f. Nombre obsoleto de la fermentación (digestión enzímica).
EOG (EOG). Abrev. de electrooculografía; electrooftalmograma.
eosin (eosina). f. Derivado de la fluoresceína usado como colorante ácido fluorescente para tinciones citoplasmáticas.
alcohol-soluble e. (e. soluble en alcohol). Etil e.
e. B (e. B).
ethyl e. (etilo eosina).
e. I bluish (e. I azulada). E. B.
e. y, e. Y (e. y, Y). E. amarillenta.
e. yellowish (e. amarillenta). E. Y.
eosinocyte (eosinocito). m. Leucocito eosinófilo.
eosinopenia (eosinopenia). f. Hipoeosinofilia; presencia de eosinófilos en número anormalmente pequeño en el torrente sanguíneo periférico.
eosinophil, eosinophile (eosinófilo). Leucocito eosinófilo.
eosinophilia (eosinofilia). f. Leucocitosis eosinofílica.
simple pulmonary e. (e. pulmonar simple). Síndrome de Löffler.
tropical e. (e. tropical).
eosinophilic (eosinofílico). Que se tiñe fácilmente con colorantes de eosina.
eosinophiluria (eosinofiluria). f. Presencia de eosinófilos en la orina.
eosinotactic (eosinotáctico). Que ejerce una fuerza de atracción o repulsión sobre las células eosinófilas.
eosinotaxis (eosinotaxis). f. Movimiento de eosinófilos por referencia a una sustancia química que los atrae o repele.
eosophobia (eosofobia). f. Temor morboso al amanecer.
epactal (epactal). Supernumerario.
epamniotic (epamniótico). Encima o sobre el amnios.
eparsalgia (eparsalgia). f. Epersalgia; dolor y malestar por uso excesivo o desacostumbrado de una parte, p.ej., una articulación o un músculo.
eparterial (eparterial). Encima o sobre una arteria.
epaxial (epaxial). Encima o sobre cualquier eje, como el espinal o el de una extremidad.
ependyma (epéndimo). m. Endima; membrana celular que tapiza el conducto central de la médula espinal y los ventrículos cerebrales.
ependymal (ependimal). Relativo al epéndimo.
ependymitis (ependimitis). f. Inflamación del epéndimo.
ependymoblast (ependimoblasto). m. Célula ependimal embionaria.
ependymoblastoma (ependimoblastoma). m. Neoplasia gliógena del sistema nervioso central, típicamente infantil.
ependymocyte (ependimocito). m. Célula ependimal.
ependymoma (ependimoma). m. Glioma derivado de células ependimales relativamente indiferenciadas, que representa de uno a 3% de todas las neoplasias intracraneanas.
myxopapillary e. (e. mixopapilar).
epersalgia (epersalgia). f. Eparsalgia.
eperythrozoonosis (eperitrozoonosis). f. Infección por cualquier especie de *Eperythrozoon*.
ephapse (efapsis). f. Lugar donde dos o más prolongaciones de células nerviosas (axones, dendritas) se tocan sin contacto sináptico típico.

ephaptic (efáptico). Relativo a una efapsis.
ephebiatrics (efebiatría). f. Medicina de la adolescencia.
ephebic (efébico). Término raramente usado referente al período de la pubertad o a un joven.
ephebology (efebología). f. Término raramente usado para el estudio de los cambios morfológicos y otros propios de la pubertad.
ephedrine (efedrina). f. Agente adrenérgico (simpaticomimético) de acciones similares a las de la adrenalina.
ephelis, pl. **ephelides** (efelis, pl. efélides). Peca.
epiandrosterone (epiandrosterona). f. Isoandrosterona.
epiblast (epiblasto). m. Ectodermo potencial.
epiblastic (epiblástico). Relativo al epiblasto.
epiblepharon (epibléfaron). m. Piel horizontal congénita cerca del margen del párpado.
epiboly, epibole (epibolia). f. **1.** Proceso que interviene en la gastrulación de huevos telolecíticos y en el cual algunas células del protodermo se mueven sobre la superficie hacia los labios del blastoporo. **2.** Extensión de un epitelio en un cultivo de órganos hasta rodear el tejido mesenquimático subyacente.
epibulbar (epibulbar). Situado sobre un bulbo de cualquier clase; específicamente, sobre el globo del ojo.
epicanthus (epicanto). m. Pliegue palpebronasal.
e. inversus (e. invertido).
e. palpebralis (e. palpebral).
e. supraciliaris (e. supraciliar).
e. tarsalis (e. tarsal).
epicardia (epicardias). m. Porción del esófago que va desde donde éste pasa a través del diafragma, hasta el estómago.
epicardial **1.** (epicardial). Relativo al epicardias. **2.** (epicárdico). Relativo al epicardio.
epicardium (epicardio). [*epicardium*, NA].
epichordal (epicordal). Del lado dorsal de la notocorda.
epicomus (epicomo). m. Mellizos unidos desiguales, de los que el más pequeño (parásito) está unido al más grande (autósito) por el occipucio.
epicondylalgia (epicondilalgia). f. Dolor en un epicóndilo del húmero o en los tendones de músculos allí originados.
e. externa (e. externa). Codo de tenista.
epicondyle (epicóndilo). m. Proyección de un hueso largo próxima a su extremo articular, por arriba o por encima del cóndilo.
lateral e. (e. lateral). [*epicondylus lateralis*, NA].
lateral e. of femur (e. externo del fémur). [*epicondylus lateralis ossis femoris*, NA]. Tuberosidad externa del fémur.
lateral e. of humerus (e. externo del húmero). [*epicondylus lateralis humeri*, NA]. E. situado al costado del extremo distal del hueso.
medial e. (e. medial). [*epicondylus mediale*, NA].
medial e. of femur (e. interno del fémur). [*epicondylus medialis ossis femoris*, NA]. Tuberosidad interna del fémur.
medial e. of humerus (e. interno del húmero). [*epicondylus medialis humeri*, NA]. Epitróclea humeral.
epicondylian (epicondíleo). Epicondilar.
epicondylic (epicondilar). Epicondíleo; relativo a un epicóndilo o a la parte por encima de un cóndilo.
epicondylitis (epicondilitis). f. Infección o inflamación de un epicóndilo.
lateral humeral e. (e. humeral lateral). Codo de tenista.
epicondylus, pl. **epicondyli** (epicondylus, pl. epicondyli). [*epicondylus*, NA]. Epicóndilo.
epicoracoid (epicoracoideo). Situado encima de la apófisis coracoides, o sobre ésta.
epicorneascleritis (epicorneoescleritis). f. Infección inflamatoria transitoria superficial de la córnea y esclerótica.
epicranium (epicráneo). m. Músculo, aponeurosis y piel que cubren el cráneo.
epicrisis (epicrisis). f. Crisis secundaria que pone fin a una recrudescencia de síntomas morbosos que sigue a una crisis primaria.
epicritic (epicrítico). Componente de la modalidad sensitiva somática que permite discriminar grados finos de estímulos táctiles y térmicos y localizar dichos estímulos en la superficie del cuerpo.
epicystitis (epicistitis). f. Inflamación del tejido celular alrededor de la vejiga.
epicystotomy (epicistotomía). f. Cistotomía suprapúbica.
epicyte (epicito). m. Membrana celular, especialmente de los protozoarios; la capa externa de citoplasma de las gregarinas.
epidemic (epidemia). **1.** Enfermedad que ataca simultáneamente a muchos miembros de una comunidad. **2.** Aumento temporario del número de casos de una enfermedad endémica.
point e. (e. puntual).
epidemicity (epidemicidad). f. Estado de prevalecimiento de una enfermedad en forma epidémica.
epidemiography (epidemiografía). f. Tratado descriptivo de enfermedades epidémicas o de cualquier epidemia en particular.
epidemiologist (epidemiólogo). m Persona que se especializa en epidemiología.
epidemiology (epidemiología). f. Estudio de las relaciones entre los diversos factores que determinan la frecuencia y distribución de las enfermedades en la población humana y en los animales.
epiderm, epiderma (epidermo, epiderma). Epidermis.
epidermal, epidermatic (epidermal, epidermático). Epidérmico; relativo a la epidermis.
epidermalization (epidermalización). f. Metaplasia escamosa.
epidermatoplasty (epidermatoplastia). f. Término rara vez usado para el injerto de piel por medio de tiras o pequeñas placas de epidermis con la capa externa subyacente del corion.
epidermic (epidérmico). Epidermal.
epidermidosis (epidermidosis). f. Epidermosis.
epidermis, pl. **epidermides** (epidermis). f. [*epidermis*, NA]. Cutícula; epidermo; epiderma; porción epitelial externa de la piel.
epidermitis (epidermitis). f. Inflamación de la epidermis o capas superficiales de la piel.
epidermization (epidermización). f. **1.** Injerto de piel. **2.** Revestimiento de un área con epidermis.
epidermodysplasia (epidermodisplasia). f. Crecimiento o desarrollo defectuoso de la epidermis.
e. verruciformis (e. verruciforme).
epidermoid (epidermoide). **1.** Parecido a la epidermis. **2.** Un colesteatoma u otro tumor quístico originado en células epidérmicas aberrantes.
epidermolysis (epidermólisis). f. Estado en el que la epidermis se une sueltamente al corion, exfoliándose fácilmente o formando ampollas.
e. bullosa (e. ampollar).
e. bullosa dystrophica (e. ampollar distrófica). Dermatosis ampollar dermolítica.
e. bullosa lethalis (e. ampollar mortal). Síndrome de Herlitz.
e. bullosa simplex (e. ampollar simple).
epidermosis (epidermosis). f. Epidermidosis; enfermedad de la piel que sólo afecta a la epidermis.
epidermotropism (epidermotropismo). m. Movimiento hacia la epidermis, como en la migración de los linfocitos T en la epidermis en la micosis fungoides.
epidialysis (epidiálisis). f. Dehiscencia de la capa pigmentaria del iris.
epidiascope (epidiascopio). m. Proyector en el que las imágenes son reflejadas por un espejo mediante una o más lentes sobre una pantalla, usando luz reflejada para objetos opacos y luz transmitida para objetos traslúcidos o transparentes.
epididymal (epididimal). Relativo al epidídimo.
epididymectomy (epididimectomía). f. Remoción quirúrgica del epidídimo.
epididymis, gen. **epididymidis**, pl. **epididymides** (epidídimo). m. [*epididymis*, NA] Parorquis; estructura alargada unida a la cara posterior del testículo.
epididymitis (epididimitis). f. Inflamación del epidídimo.
epididymo-orchitis (epididimoorquitis). f. Inflamación simultánea del epidídimo y testículo.
epididymoplasty f. **1.** (epididimisoplastia). **2.** (epididimoplastia). Reparación quirúrgica del epidídimo.
epididymotomy (epididimotomía). f. Incisión en el epidídimo.
epididymovasectomy (epididimovasectomía). f. Remoción quirúrgica del epidídimo y conducto deferente (vas deferens).
epididymovasostomy (epididimovasostomía). f. Anastomosis quirúrgica del conducto deferente (vas deferens) con el epidídimo.
epidural (epidural). Peridural; sobre la duramadre o fuera de ella.
epidurography (epidurografía). f. Visualización radiográfica del espacio epidural después de la instilación regional de un medio de contraste radiopaco.
epiestriol (epiestriol).

epifascial (epifascial). Epiaponeurótico; sobre la superficie de una fascia o aponeurosis.
epigastralgia (epigastralgia). f. Dolor en la región epigástrica.
epigastric (epigástrico). Relativo al epigastrio.
epigastrium (epigastrio). m. [*epigastrium*, NA]. Región epigástrica.
epigastrius (epigastrio). Mellizos unidos desiguales, el más pequeño (parásito) unido al más grande (huésped) por la región epigástrica.
epigastrocele (epigastrocele). m. Hernia en la región epigástrica.
epigenesis (epigénesis). f. **1.** Teoría según la cual los descendientes se desarrollan como resultado de la unión del óvulo con el espermatozoide. **2.** Regulación de la expresión de la actividad de los genes sin alteración de la estructura genética.
epigenetic (epigenético). Relativo a la epigénesis.
epiglottic, epiglottidean (epiglótico, epiglotídeo). Relativo a la epiglotis.
epiglottidectomy (epiglotidectomía). f. Escisión de la epiglotis.
epiglottiditis (epiglotiditis). f. Epiglotitis.
epiglottis (epiglotis). f. [*epiglottis*, NA]. Placa en forma de hoja de cartílago elástico cubierta de mucosa, situada en la raíz de la lengua, que sirve como válvula diversora sobre la abertura superior de la laringe durante la deglución.
epiglottitis (epiglotitis). f. Inflamación de la epiglotis que puede causar obstrucción respiratoria, especialmente en niños.
epignathus (epignato). m. Mellizos unidos desiguales, el menor incompleto parásito) unido al mayor (autósito) por el maxilar inferior.
epihyal (epihial). Encima del arco hioideo.
epihyoid (epihioideo). Encima del hueso hioides.
epikeratophakia (epiqueratofaquia). f. Querastoplastia epiqueratofáquica.
epikeratoprosthesis (epiqueratoprótesis). f. Lente de contacto pegada a la estroma corneal para reemplazar al epitelio.
epilamellar (epilaminillar). Encima de una membrana basal o sobre ella.
epilate (epilar). Extraer un pelo; quitar el pelo de una parte por extracción forzada, electrólisis o aflojamiento de las raíces por medios químicos.
epilation (epilación). f. Depilación; epilaje; acción o efecto de remover el pelo.
epilatory (epilatorio). Depilatorio; psilótico; que tiene la propiedad de remover pelo; relativo a la epilación.
epilemma (epilema). m. Vaina de tejido conjuntivo que envuelve a las fibras nerviosas cerca de su terminación.
epilepidoma (epilepidoma). f. Tumor debido a hiperplasia de tejido derivado del verdadero epiblasto.
epilepsia (epilepsia).
e. nutans (e. nutatoria).
e. partialis continua (e. parcial continua). E. de Kojewnikoff.
epilepsy (epilepsia). f. Enfermedad de la caída; estado convulsivo; mal caduco.
activated e. (e. activada).
akinetic e. (e. acinética).
anosognosic e. (e. anosognósica).
atonic e. (e. atónica). E. caracterizada por pérdida de tono muscular.
audiogenic e. (e. audiogénica).
automatic e. (e. automática). E. psicomotora.
autonomic e. (e. autónoma). E. diencefálica, vasomotora o vasovagal.
centrencephalic e. (e. centroencefálica).
complex precipitated e. (e. precipitada compleja).
cortical e. (e. cortical). E. focal.
diencephalic e. (e. diencefálica). E. autónoma.
early posttraumatic e. (e. postraumática precoz).
eating e. (e. por comida).
focal e. (e. focal). E. cortical, local o parcial.
generalized tonic-clonic e. (e. tónico-clónica generalizada).
grand mal e. (e. de grand mal). E. tónico-clónica generalizada.
idiopathic e. (e. idiopática).
jacksonian e. (e. jacksoniana).
juvenile myoclonic e. (e. mioclónica juvenil).
Kojewnikoff's e. (e. de Kojewnikoff). E. parcial continua.
laryngeal e. (e. laríngea). Forma de e. refleja precipitada por la tos.
late e. (e. demorada). E. tardía.
local e. (e. local). E. focal
major e. (e. mayor). E. tónico-clónica generalizada.
masked e. (e. enmascarada).
matutinal e. (e. matutina). Forma que se produce al despertarse.
myoclonic astatic e. (e. astática mioclónica).
myoclonus e. (e. mioclónica).
nocturnal e. (e. nocturna).
partial e. **1.** (e. parcial). E. focal. **2.** (convulsión parcial). Epilepsia focal.
pattern sensitive e. (e. sensible a un patrón).
petit mal e. (e. de petit mal). Ausencia.
photogenic e. (e. fotogénica). E. refleja precipitada por la luz.
posttraumatic e. (e. postraumática).
primary generalized e. (e. primaria generalizada).
procursive e. (e. procursiva).
psychomotor e. **1.** (e. psicomotora). E. automática. **2.** (convulsión psicomotora).
reflex e. (e. refleja). E. precipitada sensorial.
rolandic e. (e. rolándica).
secondary generalized e. (e. secundaria generalizada).
sensory e. (e. sensitiva).
sensory precipitated e. (e. precipitada sensorial). E. refleja.
sleep e. (e. del sueño). Nombre incorrecto de la narcolepsia.
somnambulic e. (e. del sonámbulo).
startle e. (e. por sobresalto).
symptomatic e. (e. sintomática).
tardy e. (e. tardía). E. demorada.
temporal lobe e. (e. del lóbulo temporal). E. psicomotora.
tonic e. (e. tónica). Ataque convulsivo con el cuerpo rígido.
tornado e. (e. en tornado). E. focal con un aura de intenso vértigo y la sensación de ser arrojado al espacio.
uncinate e. (e. uncinada). Ataque uncinado; acceso uncinado.
vasomotor e. (e. vasomotora). E. autónoma.
vasovagal e. (e. vasovagal). E. autónoma.
visceral e. (e. visceral).
epileptic (epiléptico). Relativo a la epilepsia o que sufre de ella.
epileptiform (epileptiforme). Epileptoide.
epileptogenic, epileptogenous (epileptogénico, epileptógeno). Que causa epilepsia.
epileptoid (epileptoide). Epileptiforme; parecido a la epilepsia.
epiloia (epiloia). f. Esclerosis tuberosa.
epimandibular (epimandibular). Encima del maxilar inferior.
epimastical (epimastical). Creciente en forma continua hasta llegar a un acmé, declinando luego; se dice de una fiebre.
epimastigote (epimastigoto). Término que reemplaza la expresión "fase critidial" para evitar confusiones con los flagelados parásitos de insectos del género *Crithidia*.
epimenorrhagia (epimenorragia). f. Menstruación demasiado prolongada y abundante en cualquier momento de la vida menstrual, pero más frecuente al principio y al final de este período.
epimenorrhea (epimenorrea). f. Menstruación demasiado frecuente en cualquier momento de la vida menstrual, especialmente en la menarca o el preclimaterio.
epimer **1.** (epímera). f. Una de dos moléculas que solamente difieren en la disposición espacial alrededor de un único átomo de carbono. **2.** (epímero). m.
epimerase (epimerasa). f. Clase de enzimas que catalizan cambios epiméricos.
epimere (epímero). m. Parte dorsal del miotoma.
epimerite (epimerito). m. Estructura de anclaje en forma de gancho en el extremo anterior de un esporozoario gregarínido de cefalina.
epimicroscope (epimicroscopio). m. Microscopio opaco; microscopio con un condensador construido alrededor del objetivo, usado para investigar pequeñas muestras opacas o ligeramente translúcidas.
epimorphosis (epimorfosis). f. Regeneración de una parte de un organismo por crecimiento en la superficie cortada.
epimysiotomy (epimisiotomía). f. Incisión o sección de un músculo dentro de su vaina.
epimysium (epimisio). m. Perimisio externo; envoltura fibrosa que rodea a un músculo esqueletal o esquelético.
epinephrine (epinefrina). f. Adrenalina; una catecolamina, la principal neurohormona de la médula suprarrenal en casi todas las especies animales.

epinephros (epinefros). m. Glándula suprarrenal.
epineural (epineural). Sobre un arco neural de una vértebra.
epineurial (epineural). Relativo al epineurio.
epineurium (epineurio). m. Tejido conjuntivo que encapsula un tronco nervioso y une sus fascículos.
epinosic (epinósico). Relativo a la epinosis.
epinosis (epinosis). f. Sensación imaginaria de enfermedad después de haber estado realmente enfermo.
epionychium (epioniquio). m. Eponiquio.
epiotic (epiótico). Uno de los componentes de la cápsula óptica de algunos vertebrados.
epipastic (epipástico). **1.** Utilizable como polvo de talco. **2.** m. Polvo de talco.
epipericardial (epipericárdico). Situado sobre el pericardio o alrededor de éste.
epipharynx (epifaringe). f. Parte nasal de la faringe.
epiphenomenon (epifenómeno). m. Síntoma que aparece durante el curso de una enfermedad, que no es habitual y no se asocia necesariamente con la enfermedad.
epiphora (epífora). f. Lagrimeo; ojo acuoso; flujo de lágrimas sobre la mejilla debido a drenaje imperfecto por los conductos lagrimales.
  atonic e. (e. atónica).
epiphrenic, epiphrenal (epifrénico). Sobre el diafragma o encima de él.
epiphysial, epiphyseal (epifisario). Relativo a una epífisis.
epiphysiodesis (epifisiodesia). f. **1.** Unión prematura de la epífisis a la diáfisis, con el consiguiente cese del crecimiento. **2.** Método quirúrgico que destruye parcial o totalmente una epífisis y puede incorporar un injerto de hueso al procedimiento de fusión de la epífisis o la cesación prematura de su crecimiento.
epiphysiolysis (epifisiólisis). f. Aflojamiento o separación parcial o total de una epífisis del tallo (diáfisis) de un hueso.
epiphysiopathy (epifisiopatía). f. Cualquier trastorno de una epífisis de un hueso largo.
epiphysis, pl. **epiphyses** (epífisis). f. **1.** [*epiphysis*, pl. *epiphyses*, NA]. Parte de un hueso largo formada por un centro de osificación distinto del que forma la diáfisis, y separada al principio de ésta por una capa de cartílago. **2.** E. cerebral.
  atavistic e. (e. atavística).
  e. cerebri (e. cerebral). Cuerpo pineal.
  pressure e. (e. por presión).
  stippled e. (e. punteada). Displasia epifisaria punteada.
  traction e. (e. por tracción).
epiphysitis (epifisitis). f. Inflamación de una epífisis.
epipial (epipial). Localizado sobre la piamadre.
epiplo- (epiplo-). Prefijo relativo al epiplón.
epiplocele (epiplocele). m. Término poco usado que significa hernia del epiplón.
epiploic (epiploico). Omental; relativo al epiplón.
epiploon (epiplón). Omento mayor.
epiplopexy (epiplopexia). f. Sinónimo obsoleto de omentopexia.
epipteric (epiptérico). Cerca del pterión.
epipygus (epípigo). m. Mellizos unidos desiguales, el más pequeño incompleto (parásito) unido por las nalgas al más grande (huésped o autósito).
D-epirhamnose (D-epiramnosa). f. Quinovosa.
episclera (epiesclerótica). f. Tejido conjuntivo entre la esclerótica y la conjuntiva del ojo.
episcleral (epiescleral, epiesclerótico). **1.** Sobre la esclerótica. **2.** Relativo a la epiesclerótica.
episcleritis (epiescleritis). f. Inflamación del tejido conjuntivo epiescleral o subconjuntival.
  e. multinodularis (e. multinodular).
  nodular e. (e. nodular).
  e. periodica fugax (e. periódica fugaz). Subconjuntivitis.
episio- (episio-). Prefijo relativo a la vulva.
episioperineorrhaphy (episioperineorrafia). f. Reparación de una ruptura del perineo y una laceración de la vulva, o de una incisión quirúrgica de vulva y perineo, con fines obstétricos.
episioplasty (episioplastia). f. Cirugía plástica de la vulva.
episiorrhaphy (episiorrafia). f. Reparación de una vulva lacerada o de una episiotomía.
episiostenosis (episiostenosis). f. Estrechez del orificio vulvar.
episiotomy (episiotomía). f. Incisión quirúrgica de la vulva para evitar su laceración durante el parto o para facilitar la cirugía vaginal.
episome (episoma). m. Elemento extracromosómico (plásmido) que puede integrarse al cromosoma bacteriano del huésped o replicar y funcionar en forma estable cuando se lo separa físicamente del cromosoma.
  resistance-transferring e. (e. que transfiere resistencia).
epispadias (epispadia, epispadias). m. Malformación por la cual la uretra se abre en el dorso del pene.
epispastic (epispástico). Vejigatorio, vesicante.
epispinal (epiespinal). Sobre la columna vertebral o médula espinal, o sobre cualquier estructura semejante a una espina.
episplenitis (epiesplenitis). f. Inflamación de la cápsula del bazo.
epistasis (epistasis o epistasia). f. **1.** Formación de una película o lodo sobre la superficie de un líquido, especialmente orina en reposo. **2.** Forma de la interacción de genes por la cual un gen enmascara o interfiere en la expresión fenotípica de uno o de más genes en otros sitios.
epistasy (epistasia). f. Epistasis.
epistatic (epistático). Relativo a la epistasis.
epistaxis (epistaxis). f. Hemorragia nasal; sangrado abundante de la nariz.
  renal e. (e. renal). Hematuria sin evidencia de ninguna lesión.
epistemophilia (epistemofilia). f. Amor (excesivo) del conocimiento.
episternal (epiesternal). **1.** Sobre el esternón o encima de él. **2.** Relativo al epiesternón.
episternum (epiesternón). m. Manubrio del esternón.
epistropheus (epístrofe). m. Axis, segunda vértebra cervical.
epitarsus (epitarso). m. Pliegue de conjuntiva que sale de la cara tarsal del párpado y se pierde en la piel cerca del ángulo interno del ojo.
epitaxy (epitaxia). f. Crecimiento de un cristal en una o más orientaciones específicas sobre el sustrato de otra clase de cristal.
epitendineum (epitendineum). Epitendón; vaina fibrosa blanca que rodea a un tendón.
epitenon (epitenón). m. Vaina fibrosa blanca que rodea a un tendón.
17-epitestosterone (17-epitestosterona). f. Esteroide biológicamente inactivo de los testículos y ovarios.
epithalamus (epitálamo). m. [*epithalamus*, NA]. Pequeña área dorsal interna del tálamo que corresponde a la habénula y sus estructuras asociadas.
epithalaxia (epitalaxia). f. Desprendimiento de cualquier epitelio superficial, especialmente el que tapiza el intestino.
epithelial (epitelial). Relativo al epitelio o consistente en éste.
epithelialization (epitelización). Formación de epitelio sobre una superficie denudada.
epitheliocyte (epiteliocito). m. Uno de los tres tipos celulares de cultivos de tejidos.
epitheliofibril (epiteliofibrilla). f. Tonofibrilla.
epithelioglandular (epitelioglandular). Relativo al epitelio de una glándula.
epithelioid (epitelioide). Semejante al epitelio o con algunas de las características de éste.
epitheliolytic (epiteliolítico). Que destruye el epitelio.
epithelioma (epitelioma). m. **1.** Neoplasia epitelial o hamartoma de la piel. **2.** Carcinoma de la piel derivado de células escamosas, basales o anexales.
  e. adenoides cysticum (e. adenoide quístico).
  basal cell e. (e. de células basales o basocelular).
  Borst-Jadassohn type intraepidermal e. (e. intraepidérmico tipo Borst-Jadassohn).
  chorionic e. (e. coriónico). Coriocarcinoma.
  e. contagiosum (e. contagioso). Viruela de las aves de corral.
  e. cuniculatum (e. cuniculado).
  Malherbe's calcifying e. (e. calcificante de Malherbe). Pilomatrixoma.
  malignant ciliary e. (e. ciliar maligno). Meduloepitelioma adulto.
  multiple self-healing squamous e. (e. escamoso múltiple autocurable).
  sebaceous e. (e. sebáceo).
epitheliomatous (epiteliomatoso). Perteneciente a un epitelioma.

epitheliopathy (epiteliopatía). f. Enfermedad que afecta al epitelio.
pigment e. (e. pigmentaria).
epitheliosis (epiteliosis). f. Proliferación de células epiteliales, como se observa en los conductos de la mama en enfermedad fibroquística.
epithelite (epitelito). m. Lesión cutánea resultante de la irradiación excesiva.
epithelium (epitelio). m. Capa avascular puramente celular que cubre todas las superficies libres, cutáneas, mucosas y serosas, incluso las glándulas y otras estructuras derivadas de ellas.
anterior e. of cornea (e. anterior de la córnea). [*epithelium anterius corneae*, NA].
Barrett's e. (e. de Barrett).
ciliated e. (e. ciliado).
columnar e. (e. columnar). E. cilíndrico.
crevicular e. (e. crevicular). E. sulcular.
cuboidal e. (e. cúbico).
cylindrical e. (e. cilíndrico). E. columnar.
enamel e. (e. del esmalte). E. reducido del esmalte.
external dental e., external enamel e. (e. externo dental o del esmalte).
germinal e. (e. germinativo).
gingival e. (e. gingival).
glandular e. (e. glandular).
inner dental e., inner enamel e. (e. interno dental o del esmalte).
junctional e. (e. de unión).
laminated e. (e. laminado). E. estratificado.
e. of lens (e. del cristalino). [*epithelium lentis*, NA].
mesenchymal e. (e. mesenquimático).
muscle e. (e. muscular). Mioepitelio.
olfactory e. (e. olfatorio).
pavement e. (e. pavimentoso). E. escamoso simple.
pigment e. (e. pigmentario).
pseudostratified e. (e. seudoestratificado).
reduced enamel e. (e. reducido del esmalte). E. del esmalte.
respiratory e. (e. respiratorio).
seminiferous e. (e. seminífero).
simple e. (e. simple). E. compuesto por una sola capa de células.
simple squamous e. (e. escamoso simple). E. pavimentoso simple.
stratified ciliated columnar e. (e. columnar ciliado estratificado).
stratified e. (e. estratificado). E. laminado.
stratified squamous e. (e. escamoso estratificado).
sulcular e. (e. sulcular). E. crevicular.
surface e. (e. superficial).
transitional e. (e. de transición).
epithelium, pl. **epithelia** (epithelium, pl. epithelia). [*epithelium*, NA]. Epitelio.
e. ductus semicircularis (epitelio de los conductos semicirculares).
epithelization (epitelización). f. Formación de epitelio sobre una superficie denudada.
epithem (epitema). f. Aplicación externa, como una cataplasma, pero que no es ni emplasto ni un ungüento.
epithesis (epitesis). f. **1.** Corrección ortopédica de una extremidad deformada. **2.** Férula u otro aparato aplicado a una extremidad.
epithet (epíteto). m. Término o nombre que sirve para caracterizar.
specific e. (e. específico).
epithiazide (epitiazida). f. Diurético.
epitope (epítope). m. Determinante antigénico en su forma más simple de una molécula antigénica compleja.
epitoxoid (epitoxoide). m. Toxoide cuya afinidad por una antitoxina es menor que la manifestada por la toxina.
epitrichial (epitriquial). Relativo al epitriquio.
epitrichium (epitriquio). m. Peridermo.
epitrochlea (epitróclea). f. Epicóndilo interno del húmero.
epitrochlear (epitroclear). Relativo a la epitróclea.
epituberculosis (epituberculosis). f. Hinchazón glandular e infiltración pulmonar en la vecindad de un foco de tuberculosis pulmonar o de glándulas bronquiales agrandadas.
epitympanic (epitimpánico). Encima, o en la parte superior de la cavidad o membrana timpánica.
epitympanum (epitímpano). m. Receso epitimpánico.
epizoic (epizoico). Que vive como parásito sobre la superficie de la piel.
epizoology (epizoología). f. Epizootiología.
epizoon, pl. **epizoa** (epizoario). m. Parásito animal que vive sobre la superficie del cuerpo.
epizootic (epizoótico). **1.** Denota una enfermedad que ataca a gran número de animales simultáneamente. **2.** Denota la prevalencia de una enfermedad en animales, similar a una epidemia humana.
epizootiology (epizootiología). f. Epizoología; epidemiología de las enfermedades en poblaciones animales.
eponychia (eponiquia). f. Infección que afecta al pliegue ungueal proximal.
eponychium (eponiquio). m. **1.** Áreas de la epidermis condensadas ricas en eleidina que preceden a la formación de las uñas en el embrión. **2.** [*eponychium*, NA]. Perioniquio. **3.** Piel delgada adherente a la uña en su parte proximal.
eponym (epónimo). m. Nombre de enfermedades, estructuras, operaciones o procedimientos que supuestamente derivan del nombre de la persona que los descubrió o describió por primera vez.
eponymic (eponímico). **1.** Relativo a un epónimo. **2.** Epónimo.
epoophorectomy (epooforectomía). f. Remoción del epoóforo.
epoöphoron (epoóforo). m. [*epoöphoron*NA]. Órgano de Rosenmüller; cuerpo pampiniforme; colección de túbulos rudimentarios en el mesosalpinx entre el ovario y el tubo uterino.
epoprostenol, epoprostenol sodium (epoprostenol, epoprostenol sódico). Prostaciclina.
epoxy (epoxi). m. Término químico que describe un átomo de oxígeno unido a dos átomos de carbono unidos entre sí.
epsilon (épsilon). Quinta letra del alfabeto griego, ε.
epulis (épulis). m. Masa gingival exofítica inespecífica.
congenital e. of newborn (é. congénito del recién nacido).
e. fissuratum (é. fisurado). Hiperplasia fibrosa inflamatoria.
giant cell e. (é. gigantocelular). Granuloma gigantocelular.
e. gravidarum (é. del embarazo).
pigmented e. (é. pigmentado). Tumor neuroectodérmico melanótico.
epuloid (epuloide). Nódulo o masa en el tejido gingival que se parece a un épulis.
equation (ecuación). f. Expresión de la igualdad entre dos cosas, generalmente mediante el uso de símbolos matemáticos o químicos.
alveolar gas e. (e. gaseosa alveolar).
Arrhenius e. (e. de Arrhenius).
Bohr's e. (e. de Bohr).
chemical e. (e. química).
constant field e. (e. de campo constante). E. de Goldman.
Einthoven's e. (e. de Einthoven). Ley de Einthoven.
Gibbs-Helmholtz e. (e. de Gibbs-Helmholtz).
Goldman e. (e. de Goldman). E. de campo constante.
Goldman-Hodgkin-Katz e., GHK e. (e. de Goldman-Hodgkin-Katz (GHK)). E. de Goldman.
Hasselbalch's e. (e. de Hasselbalch). E. de Henderson-Hasselbalch.
Henderson-Hasselbalch e. (e. de Henderson-Hasselbalch). E. de Hasselbalch.
Hill's e. (e. de Hill).
Hüfner's e. (e. de Hüfner).
Lineweaver-Burk e. (e. de Lineweaver-Burk).
Michaelis-Menten e. (e. de Michaelis-Menten).
Nernst's e. (e. de Nernst).
personal e. (e. personal).
Rayleigh e. (e. de Rayleigh). Prueba de Rayleigh.
equator (ecuador). m. Línea que rodea a un cuerpo globular, equidistante en todos sus puntos de los dos polos.
e. of eyeball (e. del globo del ojo). [*equator bulbi oculi*, NA].
e. of lens (e. del cristalino). [*equator lentis*, NA].
equatorial (ecuatorial). Situado, como el ecuador terrestre, a igual distancia de ambos extremos.
equiaxial (equiaxial). Que tiene ejes de igual longitud.
equicaloric (equicalórico). Igual en valor térmico.
equilenin (equilenina). f. Esteroide estrogénico aislado de orina de yegua preñada.
equilibration (equilibración). f. **1.** Acción de mantener un equilibrio. **2.** Acción de exponer un líquido, como sangre o plasma, a un gas a determinada presión parcial hasta que las presiones parciales del gas sean iguales dentro y fuera del líquido. **3.** En odontología,

modificación de las formas oclusales de los dientes por pulido, con la intención de igualar la fuerza oclusal.
equilibrium (equilibrio). **1.** m. Estado de balance uniforme; estado de reposo entre dos o más fuerzas antagonistas que se contrarrestan exactamente entre sí. **2.** E. dinámico; en química, estado de aparente reposo creado por dos reacciones que se desarrollan en dirección contraria a igual velocidad.
acid-base e. (e. ácido-base).
Donnan e. (e. de Donnan). E. de Gibbs-Donnan.
dynamic e. (e. dinámico).
genetic e. (e. genético).
Gibbs-Donnan e. (e. de Gibbs-Donnan). E. de Donnan.
Hardy-Weinberg e. (e. de Hardy-Weinberg). E. de acople arbitrario.
homeostatic e. (e. homeostático).
nitrogenous e. (e. de nitrógeno).
nutritive e. (e. nutritivo). E. fisiológico.
physiologic e. (e. fisiológico). E. nutritivo.
radioactive e. (e. radiactivo).
random mating e. (e. de acople arbitrario). E. de Hardy-Weinberg.
stable e. (e. estable).
unstable e. (e. inestable).
equilin (equilina). f. Esteroide estrogénico de la orina de yeguas preñadas.
equimolar (equimolar). Que contiene un número igual de moles o que tiene igual molaridad, como en dos o más sustancias.
equimolecular (equimolecular). Que contiene un número igual de moléculas; se refiere por ejemplo a dos o más soluciones.
equine (equino). Relativo a caballos, mulas, asnos, etc., derivado de éstos o parecido a ellos.
equinovalgus (equinovalgo). Pie e.
equinovarus (equinovaro). Pie e.
equisetosis (equisetosis). f. Toxicosis equina causada por comer la planta "cola de caballo" (*Equisetum arvense*).
equitoxic (equitóxico). De toxicidad equivalente.
equivalence, equivalency (equivalencia). f. Propiedad de un elemento o radical de combinarse con otro elemento o radical en un compuesto o desplazar en proporciones definidas y fijas a éste.
equivalent (equivalente). **1.** Igual en todo sentido. **2.** Algo igual a otra cosa en tamaño, peso, fuerza o cualquier otra cualidad.
combustion e. (e. de combustión).
gold e. (e. de oro). Número de oro.
gram e. (e. gramo).
Joule's e. (e. Joule (J)). E. dinámico de calor.
lethal e. (e. letal).
metabolic e. (e. metabólico).
nitrogen e. (e. de nitrógeno).
starch e. (e. de almidón).
toxic e. (e. tóxico).
ER (RE). Abrev. de retículo endoplasmático.
Er (Er). Símbolo de erbio.
ERA (ARE). Abrev. de audiometría de respuesta evocada.
erasion (erasión). f. Término obsoleto que significa raspado de tejido, especialmente óseo.
erbium (erbio). m. Tierra rara (lantánido). Elemento de símbolo Er, N° at. 68 y P. at. 167,26.
ercalcidiol (ercalcidiol). m. 25-Hidroxiergocalciferol.
ercalciol (ercalciol). m. Ergocalciferol.
ercalcitriol (ercalcitriol). m. 1,25-Dihidroxiergocalciferol.
erectile (eréctil). Capaz de erección.
erection (erección). f. Estado de un tejido eréctil lleno de sangre, que se hace duro y firme.
erector (erector). **1.** Lo que eleva, erige o pone erecto. **2.** Denota especialmente ciertos músculos que tienen esta acción.
eremophilia (eremofilia). f. Deseo morboso de estar solo.
eremophobia (eremofobia). f. Temor morboso de la soledad y/o de los lugares desiertos.
erethism (eretismo). m. Estado anormal de excitación o irritación general o local.
erethismic, erethistic, erethitic (eretísmico, erestístico, eretítico). Caracterizado por eretismo o que lo causa; excitable; irritable.
ereuthophobia (ereutofobia). f. Temor morboso a ruborizarse.
erg (ergio). m. Unidad de trabajo del sistema CGS.
ERG (ERG). Abrev. de electrorretinograma.
ergasia (ergasia). f. **1.** Cualquier forma de actividad, especialmente mental. **2.** Total de funciones y reacciones de un individuo.
ergasiomania (ergasiomanía). f. Necesidad morbosa u obsesiva de trabajar.
ergasiophobia (ergasiofobia). f. Aversión por el trabajo de cualquier clase.
ergasthenia (ergastenia). f. Término raramente usado para la debilidad o cualquier síntoma morboso debido a exceso de trabajo.
ergastoplasm (ergastoplasma). m. Retículo endoplasmático granular.
ergin (ergina). f. Sustancia hipotética de la sangre o los líquidos tisulares, que supuestamente produce fenómenos alérgicos por unión con alergenos.
ergine (ergina). f. Amida de ácido lisérgico.
ergo- (ergo-). Prefijo relativo al trabajo.
ergobasine (ergobasina). f. Ergonovina.
ergocalciferol (ergocalciferol). m. Vitamina D_2; ercalciol; calciferol; ergosterol activado, vitamina D de origen vegetal.
ergocornine (ergocornina). f. Alcaloide aislado del cornezuelo de centeno; isómero de ergocorninina.
ergocristine (ergocristina). f. Alcaloide aislado de cornezuelo de centeno.
ergocryptine (ergocriptina). f. Alcaloide aislado de cornezuelo de centeno.
ergodynamograph (ergodinamógrafo). m. Instrumento para registrar el grado de fuerza muscular y la cantidad de trabajo efectuada por contracción muscular.
ergoesthesiograph (ergoestesiógrafo). m. Aparato para registrar gráficamente el estado muscular, demostrado por la capacidad para contrarrestar resistencias variables.
ergogenic (ergogénico). Que tiende a aumentar el trabajo.
ergograph (ergógrafo). m. Instrumento para registrar la cantidad de trabajo realizado por contracciones musculares, o la amplitud de la contracción.
Mosso's e. (e. de Mosso).
ergographic (ergográfico). Relativo al ergógrafo y al registro tomado por éste.
ergometer (ergómetro). m. Dinamómetro.
ergometrine (ergometrina). f. Ergonovina.
e. maleate (maleato de e.). Maleato de ergonovina.
ergonomics (ergonomía). f. Rama de la ecología que trata de los factores humanos en el diseño y la operación de máquinas y en el medio físico.
ergonovine (ergonovina). f. Ergometrina, ergobasina, ergosterina.
e. maleate (maleato de e.). Maleato de ergometrina.
ergosine (ergosina). f. Alcaloide de cornezuelo de centeno de acciones similares a las de la ergotamina.
ergostat (ergóstato). m. Máquina para ejercitar los músculos.
ergosterin (ergosterina). f. Ergosterol.
ergosterol (ergosterol). m. Ergosterina.
ergostetrine (ergostetrina). f. Ergonovina.
ergot (cornezuelo del centeno). Tizón del centeno.
ergotamine (ergotamina). f. Alcaloide de cornezuelo de centeno usado para aliviar jaquecas.
ergotaminine (ergotaminina). f. Isómero de la ergotamina prácticamente inerte.
ergotherapy (ergoterapia). f. Tratamiento de la enfermedad por medio del ejercicio muscular.
ergothioneine (ergotioneína). f. Tioneína; tiohistidilbetaína.
ergotism (ergotismo). m. Envenenamiento por una sustancia tóxica contenida en la esclerotia del hongo *Claviceps purpura*.
ergotoxine (ergotoxina). f. Ecbolina; mezcla de alcaloides obtenidos del cornezuelo de centeno, que consiste en 1:1:1 de ergocristina, ergocornina y ergocriptina.
ergotropic (ergotrópico). Término que designa los mecanismos y el estado funcional del sistema nervioso que favorecen la capacidad del organismo para utilizar energía.
eriodictyon (eriodiction). m. Bálsamo montañés; yerba santa; hojas secas de *Eriodictyon californicum* (familia Hydrophylaceae).
erisophake m. **1.** (erisífaco). Erisófaco. **2.** (erisófaco). Erisífaco; instrumento quirúrgico que sostiene el cristalino por succión en una extracción de catarata.
erode (erosionar). **1.** Causar erosión o ser afectado por ella. **2.** Remover por ulceración.

erogenous (erógeno). Capaz de producir excitación sexual cuando se lo estimula.
eros (eros). m. En psicoanálisis, principio vital que representa todas las tendencias instintuales hacia la procreación y la vida.
erosion (erosión). f. **1.** Acción y efecto de desgastar, por fricción o presión. **2.** Úlcera superficial. **3.** Odontólisis; desgaste de un diente por acción química o abrasiva.
Dieulafoy's e. (e. de Dieulafoy).
recurrent corneal e. (e. corneal recurrente).
erosive (erosivo). **1.** Que tiene la propiedad de erosionar o desgastar. **2.** m. Agente erosionante.
erotic (erótico). Relativo a la pasión sexual; lujurioso; que despierta impulsos sexuales.
erotism (erotismo). m. Estado de excitación sexual.
anal e. (e. anal).
erotization (erotización). f. Libidinización; acción de erotizar o estado de hallarse erotizado.
erotogenesis (erotogénesis). f. Origen o génesis de los impulsos sexuales.
erotogenic (erotógeno, erotogénico). Que causa excitación sexual.
erotomania (erotomanía). f. Inclinación morbosa o excesiva a los pensamientos y conductas eróticos.
erotopathic (erotopático). Relativo a la erotopatía.
erotopathy (erotopatía). f. Cualquier anormalidad del impulso sexual.
erotophobia (erotofobia). f. Aversión morbosa por la idea del amor sexual y su expresión física.
erratic (errático). **1.** Excéntrico. **2.** Denota dolores u otros síntomas que cambian de ubicación, pasando de una parte del cuerpo a otra.
error (error). **1.** Defecto en la estructura o función. **2.** En bioestadística: 1) una decisión equivocada; 2) la diferencia entre el valor real y el valor observado de una variable.
inborn e.'s of metabolism (e. congénitos del metabolismo).
ertacalciol (ertacalciol).
erubescence (erubescencia). f. Enrojecimiento de la piel.
erubescent (erubescente). Que provoca enrojecimiento de la piel.
erucic acid (ácido erúcico). Á. 13-docosenoico.
eructation (eructo, eructación). m. y f. Regüeldo; ascenso de gas o de una pequeña cantidad de líquido ácido desde el estómago.
eruption (erupción). f. **1.** Brote, especialmente aparición de lesiones en la piel. **2.** Dermatosis de piel o mucosas de desarrollo rápido. **3.** Paso de un diente a través del proceso alveolar y perforación de las encías.
accelerated e. (e. acelerada).
butterfly e. (e. en mariposa). Mariposa.
clinical e. (e. clínica).
continuous e. (e. continua).
creeping e. (e. reptante). Larva migrans cutánea.
delayed e. (e. demorada).
drug e. (e. por drogas). Dermatitis o dermatosis medicamentosa.
feigned e. (e. fingida). Dermatitis artificial.
fixed drug e. (e. fija por drogas).
iodine e. (e. por yodo).
Kaposi's varicelliform e. (e. variceliforme de Kaposi).
medicinal e. (e. medicinal). E. por drogas.
passive e. (e. pasiva).
polymorphic light e. (e. luminosa polimorfa).
serum e. (e. sérica).
surgical e. (e. quirúrgica).
eruptive (eruptivo). Caracterizado por erupción.
ERV (VRE). Abrev. de volumen de reserva espiratoria.
erysipelas (erisipela). f. Rosa; fuego de San Antonio o de San Francisco; enfermedad inflamatoria aguda específica causada por un estreptococo hemolítico.
ambulant e. (e. ambulante). E. migrans o migratoria.
coastal e. (e. de la costa). Oncocerciasis.
e. internum (e. interna).
e. migrans (e. migratoria). E. ambulante, migrans.
e. perstans faciei (e. perstans facial).
phlegmonous e. (e. flemonosa).
e. pustulosum (e. pustulosa).
surgical e. (e. quirúrgica).
swine e. (e. del cerdo).
e. verrucosum (e. verrugosa).
wandering e. (e. errante). E. migratoria.
erysipelatous (erisipelatoso). Relativo a la erisipela.
erysipeloid (erisipeloide). f. Enfermedad de Rosenbach; mano de cangrejo; seudoerisipela.
erysipelotoxin (erisipelotoxina). f. Toxina producida por tipos de *Streptococcus pyogenes* (estreptococos hemolíticos grupo A).
erythema (eritema). m. Enrojecimiento inflamatorio de la piel.
e. ab igne (e. ab igne). E. calórico.
acrodynic e. (e. acrodínico). Acrodinia.
e. annulare (e. anular). Lesiones redondeadas o en anillo.
e. annulare centrifugum (e. anular centrífugo). E. figurado perstans.
e. annulare rheumaticum (e. anular reumático).
e. arthriticum epidemicum (e. artrítico epidémico).
e. bullosum (e. ampollar).
e. caloricum (e. calórico). E. ab igne; espinillas tostadas.
e. chronicum migrans (e. migratorio crónico).
e. circinatum (e. circinado).
e. dyschromicum perstans (e. discrómico perstans).
e. elevatum diutinum (e. elevatum diutinum). Enfermedad de Bury.
e. exfoliativa (e. exfoliativo). Queratólisis exfoliativa.
e. figuratum perstans (e. figurado perstans). E. anular centrífugo.
e. fugax (e. fugaz).
e. gyratum (e. gyratum).
hemorrhagic exudative e. (e. exudativo hemorrágico).
e. induratum (e. indurado). Enfermedad de Bazin.
e. infectiosum (e. infeccioso). Enfermedad quinta o de Sticker.
e. intertrigo (e. intertrigo).
e. iris (e. iris).
Jacquet's e. (e. de Jacquet). Dermatitis por pañales.
e. keratodes (e. queratoide).
macular e. (e. macular). Roséola.
e. marginatum (e. marginado).
e. migrans, e. migrans linguae **1.** (e. migratorio). Lengua geográfica. **2.** (e. migratorio de la lengua).
Milian's e. (e. de Milian). E. del noveno día.
e. multiforme (e. multiforme). Enfermedad de Hebra.
e. multiforme bullosum (e. multiforme ampollar o exudativo). Síndrome de Stevens-Johnson.
e. multiforme exudativum (e. multiforme exudativo). Síndrome de Stevens-Johnson.
necrolytic migratory e. (e. migratorio necrolítico).
e. neonatorum (e. neonatal). E. tóxico neonatal
ninth-day e. (e. del noveno día). E. o enfermedad de Milian.
e. nodosum (e. nudoso). Fiebre nodal.
e. nodosum leprosum (e. leproso nudoso).
e. nodosum migrans (e. nudoso migratorio).
e. palmare hereditarium (e. palmar hereditario).
e. papulatum (e. papuloso). Forma papulosa de e. multiforme.
e. paratrimma (e. paratrimma).
e. pernio (e. pernio). Sabañón.
e. perstans (e. persistente).
e. polymorphe (e. polimorfo). E. multiforme.
scarlatiniform e., e. scarlatinoides (e. escarlatiniforme, escarlatinoide).
e. simplex (e. simple o simplex). Dermatitis simple.
e. solare (e. solar). Quemadura por rayos solares.
symptomatic e. (e. sintomático).
e. toxicum (e. tóxico).
e. toxicum neonatorum (e. tóxico neonatal).
e. tuberculatum (e. tuberculatum).
erythematous (eritematoso). Relativo a eritema o marcado por éste.
erythematovesicular (eritematovesicular). Denota un estado caracterizado por edema, eritema y vesiculación, como la dermatitis alérgica por contacto.
erythermalgia (eritermalgia). f. Eritromelalgia.
erythralgia (eritralgia). f. Enrojecimiento doloroso de la piel.
erythrasma (eritrasma). m. Erupción de placas marrón rojizo en las axilas e ingles en especial, debida a la presencia de *Corynebacterium minutissimum*.
erythredema (eritredema). m. Acrodinia.
erythremia (eritremia). f. Forma crónica de policitemia de causa desconocida.
altitude e. (e. de altura). Enfermedad crónica de las montañas.

erythrism (eritrismo). m. Pelo rojo y cutis rojizo y pecoso.
erythristic (eritrístico). Rufo, bermejo; relativo al eritrismo o marcado por él; de cutis y pelo rojizos.
erythrite (eritrita). f. Eritritol.
erythritol (eritritol). m. Eritrita; eritrol; es un vasodilatador coronario.
erythrityl tetranitrate (eritritilo, tetranitrato de). Tetranitrato de eritrol; vasodilatador usado en angina pectoris e hipertensión.
erythro-, erythr- (eritro-, eritr-). **1.** Prefijos que significan rojo. **2.** Prefijos que indican la estructura de eritrosa en un azúcar más grande.
erythroblast (eritroblasto). m. Término que denota todas las formas de glóbulos rojos humanos que contienen un núcleo, tanto patológicas (megaloblásticas) como normales (normoblásticas).
erythroblastemia (eritroblastemia). f. Presencia de glóbulos rojos nucleados en la sangre periférica.
erythroblastopenia (eritroblastopenia). f. Deficiencia primaria de eritroblastos en la médula ósea, en anemia aplásica.
erythroblastosis (eritroblastosis). f. Presencia en considerable cantidad de eritroblastos en la sangre.
  avian e. (e. aviaria). E. de las aves de corral.
  e. fetal, e. fetalis (e. fetal). Anemia hemolítica del recién nacido.
  fowl e. (e. de las aves de corral). E. aviaria.
erythroblastotic (eritroblastósico). Perteneciente a eritroblastosis, especialmente fetal.
erythrocatalysis (eritrocatálisis). f. Fagocitosis de glóbulos rojos.
erythrochromia (eritrocromía). f. Color natural o artificial rojo.
erythroclasis (eritroclasia). f. Fragmentación de glóbulos rojos.
erythroclastic (eritroclástico). Relativo a la eritroclasia; que destruye glóbulos rojos.
erythrocuprein (eritrocupreína). f. Citocupreína.
erythrocyanosis (eritrocianosis). f. Afección de niñas y mujeres en particular, en la cual la exposición de las extremidades al frío hace que se hinchen y tomen un color rojo opaco.
erythrocyte (eritrocito). m. Glóbulo o corpúsculo rojo; glóbulo rojo maduro.
erythrocythemia (eritrocitemia). f. Policitemia.
erythrocytic (eritrocítico). Relativo a un eritrocito.
erythrocytoblast (eritrocitoblasto). m. Eritroblasto.
erythrocytolysin (eritrocitolisina). f. Hemolisina.
erythrocytolysis (eritrocitólisis). f. Hemólisis.
erythrocytometer (eritrocitómetro). m. Instrumento para contar los glóbulos rojos.
erythrocytopenia (eritrocitopenia). f. Eritropenia.
erythrocytopoiesis (eritrocitopoyesis). f. Eritropoyesis.
erythrocytorrhexis (eritrocitorrexia). f. Eritrorrexia.
erythrocytoschisis (eritrocitosquisis). f. Ruptura de los glóbulos rojos en pequeñas partículas parecidas a plaquetas por su forma.
erythrocytosis (eritrocitosis). f. Policitemia, especialmente en respuesta a un estímulo conocido.
erythrocyturia (eritrocituria). f. Glóbulos rojos en la orina.
erythrodegenerative (eritrodegenerativo). Perteneciente a degeneración de los glóbulos rojos o caracterizado por ella.
erythroderma (eritrodermia). f. Eritrodermatitis; designación inespecífica del enrojecimiento intenso y generalmente extendido de la piel.
  congenital ichthyosiform e. (e. ictiosiforme congénita).
  e. desquamativum (e. descamativa). Enfermedad de Leiner.
  e. exfoliativa (e. exfoliativa). Queratólisis exfoliativa.
  ichthyosiform e. (e. ictiosiforme). E. ictiosiforme congénita.
  maculopapular e. (e. maculopapulosa). Pitiriasis liquenoides.
  e. psoriaticum (e. psoriática).
  Sézary e. (e. de Sézary). Síndrome de Sézary.
erythrodermatitis (eritrodermatitis). f. Eritrodermia.
erythrodontia (eritrodoncia). f. Coloración rojiza de los dientes, tal como puede haber en la porfiria.
erythrogenesis imperfecta (eritrogénesis imperfecta). Anemia hipoplásica congénita.
erythrogenic (eritrogénico). **1.** Que produce algo rojo, como una erupción o una sensación de color rojo. **2.** Perteneciente a la formación de glóbulos rojos.
erythrogonium, pl. **erythrogonia** (eritrogonio). m. Precursor de un eritrocito; ocasionalmente se refiere al tejido eritropoyético en conjunto.
erythroid (eritroide). De color rojizo.
erythrokeratoderma (eritroqueratodermia). f. Asociación de eritrodermia e hiperqueratosis, que puede ser sintomática, en sitios de lesión crónica.
  e. variabilis (e. variable). Queratosis rubra figurata.
erythrokinetics (eritrocinética). f. Cinética de los eritrocitos desde su generación hasta su destrucción.
erythrol (eritrol). m. Eritritol.
  e. tetranitrate (tetranitrato de e.). Tetranitrato de eritritilo.
erythroleukemia (eritroleucemia). f. Proliferación neoplásica simultánea de tejidos eritroblásticos y leucoblásticos.
erythroleukosis (eritroleucosis). f. Estado parecido a la leucemia en el que el tejido eritropoyético, además del leucopoyético, también está afectado.
erythrolysin (eritrolisina). f. Hemolisina.
erythrolysis (eritrólisis). f. Hemólisis.
erythromelalgia (eritromelalgia). f. Enfermedad de Gerhardt o de Mitchell; neuralgia roja; rodonalgia; dolor paroxístico pulsátil y quemante en la piel, que afecta a una o ambas piernas y pies, los que adquieren un color rojizo.
erythromelia (eritromelia). f. Eritema idiopático difuso y atrofia de la piel de las extremidades inferiores.
erythromycin (eritromicina). f. Agente antibiótico obtenido de cultivos de una cepa de *Streptomyces erythraeus*.
erythron (eritrón). m. Masa total de glóbulos rojos circulantes y parte del tejido hematopoyético del que derivan.
erythroneocytosis (eritroneocitosis). f. Presencia en la circulación periférica de formas regenerativas de glóbulos rojos.
erythropenia (eritropenia). f. Eritrocitopenia; deficiencia del número de glóbulos rojos.
erythrophagia (eritrofagia). f. Destrucción fagocítica de glóbulos rojos.
erythrophagocytosis (eritrofagocitosis). f. Fagocitosis de eritrocitos.
erythrophil (eritrófilo). Eritrofílico; que se tiñe fácilmente con colorantes rojos.
erythrophilic (eritrofílico). Eritrófilo.
erythrophore (eritróforo). Alóforo; cromatóforo que contiene gránulos de un pigmento rojo o marrón.
erythroplakia (eritroplaquia). Lesión mucosa roja aterciopelada en forma de placa que a menudo representa un cambio maligno.
erythroplasia (eritroplasia). f. Eritema y displasia del epitelio.
  e. of Queyrat (e. de Queyrat). Carcinoma in situ del glande del pene.
  Zoon's e. (e. de Zoon). Balanitis de Zoon.
erythropoiesis (eritropoyesis). f. Eritrocitopoyesis; formación de glóbulos rojos.
erythropoietic (eritropoyético). Relativo a la eritropoyesis, o caracterizado por ella.
erythropoietin (eritropoyetina). f. Hormona eritropoyética; hematopoyetina; hemopoyetina.
erythroprosopalgia (eritroprosopalgia). f. Trastorno similar a la eritromelalgia pero con el dolor y rubor en la cara.
erythropsia (eritropsia). f. Visión roja; estado en el que todos los objetos se ven teñidos de rojo.
erythropyknosis (eritropicnosis). f. Alteración de los glóbulos rojos con formación de los llamados "cuerpos de bronce" bajo la influencia de parásitos palúdicos.
erythrorrhexis (eritrorrexia). f. Eritrocitorrexia.
erythrose (eritrosa). f. Una tetrosa; isómero de treosa.
erythrosin B (eritrosina B). f. Tetrayodofluoresceína; colorante ácido rojo fluorescente.
erythroxyline (eritroxilina). f. Nombre dado a la cocaína por su descubridor, Gaedeke, en 1855.
erythrulose (eritrulosa). f. 2-Ceto análogo de eritrosa.
erythruria (eritruria). f. Evacuación de orina roja.
Es (Es). Símbolo de einsteinio.
escape (escape). m. Término usado para describir la situación en que falla un marcapaso superior o la conducción A-V, y un marcapaso inferior asume su función durante uno o más latidos.
  nodal e. (e. nodal). E. con el nodo A-V como marcapaso.
  ventricular e. (e. ventricular).
eschar (escara). f. Costra o esfacelo grueso coagulado que se forma después de una quemadura térmica o de cauterización química o física de la piel.
escharotic (escarótico). Cáustico o corrosivo.

escharotomy (escarotomía). f. Incisión quirúrgica en una escara de quemadura para evitar la constricción.
escorcin, escorcinol (escorcina, escorcinol). f. y m. Polvo marrón derivado de la esculetina y usado para detectar defectos en la córnea y conjuntiva, que marca con una coloración roja.
esculent (esculente). Comestible; adecuado para ser comido.
esculin (esculina). f. Bicolorina; enalacromo; esculósido; policromo.
escutcheon (escudo). m. Región de la piel de los cuadrúpedos, generalmente bovinos, entre las patas traseras encima de las ubres y debajo del ano.
eseridine (eseridina). f. Aminóxido de eserina; óxido de eserina.
eserine (eserina). f. Fisostigmina.
e. aminoxide (aminóxido de e.). Eseridina.
e. oxide (óxido de e.). Eseridina.
e. salicylate (salicilato de e.). Salicilato de fisostigmina.
-esis (-esis). Sufijo gr. que significa condición, acción o proceso.
esmolol hydrochloride (esmolol, clorhidrato). Agente bloqueante β-adrenérgico usado para el tratamiento de la taquicardia supraventricular y de la taquicardia no compensadora.
esodeviation (esodesviación). f. Esoforia o esotropía.
esodic (esódico). Aferente.
esoethmoiditis (esoetmoiditis). f. Inflamación de la membrana que tapiza las celdillas etmoidales.
esogastritis (esogastritis). f. Término obsoleto para la inflamación catarral de la mucosa del estómago.
esophagalgia (esofagalgia). f. Esofagodinia; dolor en el esófago.
esophageal (esofágico). Relativo al esófago.
esophagectasis, esophagectasia (esofagectasis, esofagectasia). f. Dilatación del esófago.
esophagectomy (esofagectomía). f. Escisión de cualquier parte del esófago.
transhiatal e. (e. transhiatal).
transthoracic e. (e. transtorácica).
esophagism (esofagismo). m. Disfagia nerviosa; espasmo esofágico que causa disfagia.
esophagitis (esofagitis). f. Inflamación del esófago.
reflux e., peptic e. (e. de reflujo, péptica).
esophagocardioplasty (esofagocardioplastia). f. Operación reconstructiva del esófago y extremo cardíaco del estómago.
esophagocele (esofagocele). m. Protrusión de la mucosa del esófago a través de un desgarramiento de la túnica muscular.
esophagodynia (esofagodinia). f. Esofalalgia.
esophagoenterostomy (esofagoenterostomía). f. Formación quirúrgica de una comunicación directa entre el esófago y el intestino.
esophagofiberscope (esofagofibroscopio). m. Instrumento flexible para examinar el esófago.
esophagogastrectomy (esofagogastrectomía). f. Remoción de una parte del esófago inferior y estómago proximal como tratamiento de neoplasias o estrechamientos de esos órganos.
esophagogastroanastomosis (esofagogastroanastomosis). f. Esofagogastrostomía.
esophagogastromyotomy (esofagogastromiotomía). f. Esofagomiotomía.
esophagogastroplasty (esofagogastroplastia). f. Cardioplastia.
esophagogastrostomy (esofagogastrostomía). f. Esofagogastroanastomosis; anastomosis del esófago al estómago, generalmente después de esofagogastrectomía.
esophagogram (esofagograma). m. Radiografía del esófago.
esophagography (esofagografía). f. Radiografía del esófago con deglución de medio de contraste radiopaco; la técnica para obtener un esofagograma.
esophagomalacia (esofagomalacia). f. Ablandamiento de las paredes del esófago.
esophagomycosis (esofagomicosis). f. Cualquier enfermedad fúngica del esófago.
esophagomyotomy (esofagomiotomía). f. Cardiomiotomía; esofagogastromiotomía.
esophagoplasty (esofagoplastia). f. Reparación de un defecto en la pared del esófago por una operación plástica.
esophagoplication (esofagoplicación). f. Reducción de tamaño de un esófago dilatado o de una bolsa esofágica mediante pliegues o "alforzas" longitudinales en su pared.
esophagoptosis, esophagoptosia (esofagoptosis). f. Relajación y desplazamiento hacia abajo de las paredes del esófago.
esophagoscope (esofagoscopio). m. Endoscopio para examinar el interior del esófago.
esophagoscopy (esofagoscopia). f. Inspección del interior del esófago por medio de un endoscopio.
esophagospasm (esofagoespasmo). m. Espasmo de las paredes del esófago.
esophagostenosis (esofagoestenosis). f. Estrechez o angostamiento general del esófago.
esophagostomiasis (esofagostomiasis). f. Enfermedad nodular.
esophagostomy (esofagostomía). f. Formación quirúrgica de una abertura directamente en el esófago desde el exterior.
esophagotomy (esofagotomía). f. Incisión a través de la pared del esófago.
esophagus, pl. **esophagi** (esófago). m. [*esophagus*, NA]. Parte del aparato digestivo entre la faringe y el estómago.
Barrett e. (e. de Barrett). Síndrome de Barrett.
esophoria (esoforia). f. Esodesviación; tendencia de los ojos a desviarse hacia adentro, prevenida por la visión binocular.
esophoric (esofórico). Relativo a la esoforia, o caracterizado por ella.
esosphenoiditis (esosfenoiditis). f. Término obsoleto para osteomielitis del esfenoides.
esotropia (esotropía). f. Estrabismo cruzado; esodesviación.
basic e. (e. básica). E. no acomodativa.
consecutive e. (e. consecutiva).
cyclic e. (e. cíclica). Estrabismo en días alternados.
mixed e. (e. mixta).
nonaccommodative e. (e. no acomodativa). E. básica.
nonrefractive accommodative e. (e. acomodativa no refractiva).
refractive accommodative e. (e. acomodativa refractiva).
esotropic (esotrópico). Relativo a la esotropía o caracterizado por ella.
espundia (espundia). f. Buba brasileña; enfermedad de Breda; tipo de leishmaniasis sudamericana causada por *Leishmania braziliensis*.
esquinancea (esquinancia). f. Sensación de ahogo causada por una hinchazón inflamatoria en la garganta, como la amigdalitis supurativa.
ESR (ES). Abrev. de eritrosedimentación.
essence (esencia). f. **1.** Verdadera sustancia o característica de un cuerpo. **2.** Elemento. **3.** Extracto líquido. **4.** Solución alcohólica o espíritu del aceite volátil de una planta. **5.** Cualquier sustancia volátil responsable del olor o sabor del organismo, generalmente una planta, que la produce.
essential (esencial). **1.** Necesario, indispensable. **2.** Característico. **3.** Determinante. **4.** Idiopático, inherente. **5.** Relativo a una esencia.
ester (éster). m. Compuesto orgánico que contiene el grupo $-X(O)_n-O-R$ (X = carbono, azufre, fósforo, etc.) R = radical de un alcohol formado por eliminación de agua entre el –OH de un grupo ácido y el –OH de un grupo alcohólico.
Cori e. (é. de Cori). Glucosa 1-fosfato.
Embden e. (é. de Embden). Hexosa fosfato.
Harden-Young e. (é. de Harden-Young). Fructosa 1,6-bifosfato.
Robison e., Robison-Embden e. (é. de Robison, de Robison-Embden). D-Glucosa 6-fosfato.
esterase (esterasa). f. Término genérico para enzimas que catalizan la hidrólisis de ésteres.
C1 e. (e. C1). Primer componente activado del complemento (C1).
esterification (esterificación). f. Proceso de formación de un éster.
esthematology (estematología). f. Ciencia que estudia los sentidos y los órganos de los sentidos.
esthesia (estesia). f. **1.** Percepción. **2.** Sensibilidad.
esthesic (estésico). Relativo a la percepción mental de la existencia de cualquier parte del cuerpo.
esthesio- (estesio-). Prefijo relativo a la sensación o percepción.
esthesiodic (estesiódico). Estesódico; que conduce impresiones sensitivas.
esthesiogenesis (estesiogénesis). f. Producción de sensaciones, especialmente de eretismo nervioso.
esthesiogenic (estesiogénico). Que produce una sensación.
esthesiography (estesiografía). f. **1.** Descripción de los órganos de los sentidos y del mecanismo de la sensación. **2.** Trazado sobre la piel de un mapa de las áreas de sensibilidad táctil y de otras formas.
esthesiology (estesiología). f. Ciencia que estudia los fenómenos sensitivos.

esthesiometer (estesiómetro). m. Tactómetro; instrumento para determinar el estado de la sensibilidad táctil y de otras formas.
esthesiometry (estesiometría). f. Medición del grado de sensibilidad táctil o de otra clase.
esthesioneuroblastoma (estesioneuroblastoma). m. Neoplasia de células neuronales inmaduras, poco diferenciadas, supuestamente originads en los ganglios espinales o raquídeos.
olfactory e. (e. olfatorio). Neuroblastoma olfatorio.
esthesioneurocytoma (estesioneurocitoma). m. Neoplasia formada por células casi maduras de tipo neuronal, supuestamente originadas en un ganglio espinal.
esthesioneurosis (estesioneurosis). f. Estesionosis; cualquier neurosis sensitiva: anestesia, hiperestesia, parestesia.
esthesionosus (estesionosis). m. Estesioneurosis.
esthesiophysiology (estesiofisiología). f. Fisiología de la sensación y los órganos de los sentidos.
esthesioscopy (estesioscopia). f. Examen del grado y alcance de sensibilidad táctil y de otros tipos.
esthesodic (estesódico). Estesiódico.
esthetic (estético). **1.** Perteneciente a las sensaciones. **2.** Perteneciente a la estética, p. ej., belleza.
esthetics (estética). f. Rama de la filosofía que trata de la belleza, especialmente sus componentes de color y forma.
denture e. (e. dental).
esthiomene (estiómeno). m. Término obsoleto para una lesión ulcerosa de la vulva rodeada de induración fibrosa y edema y asociada con linfogranuloma inguinal.
esthiomenous (estiomenoso). Término obsoleto para corrosivo, ulcerante o fagedénico.
estival (estival). Relativo al estío o verano, o que ocurre en él.
estivation (estivación). f. Acción de pasar el verano en estado de vida inactiva o latente.
estivoautumnal (estivootoñal). Relativo al verano y otoño, o que ocurre durante su transcurso.
estradiol (estradiol). m. El estrógeno natural más potente de los mamíferos.
e. benzoate (benzoato de estradiol).
e. cypionate (cipionato de e.).
e. dipropionate (dipropionato de e.).
ethinyl e. **1.** (etinil e.). **2.** (etinilestradiol).
e. undecylate (undecilato de e.).
e. valerate (e. valerato de).
estragon oil (aceite de estragón). A. volátil destilado de las hojas de *Artemisia dranculus*; aromatizante.
estramustine phosphate sodium (estramustina, fosfato sódico). Agente antineoplásico que combina las acciones de los estrógenos y la mostaza nitrogenada en el tratamiento del carcinoma de próstata.
estrane (estrano). m. Hidrocarburo hipotético "madre" de los compuestos estrogénicos esteroides (estradiol, estrona, estriol).
estratriene (estratrieno). m. Estrano hipotético triple no saturado, que es el núcleo de casi todos los esteroides estrogénicos naturales de los animales.
estrin (estrina). f. Estrógeno.
estriol (estriol). m. Hidrato de foliculina; trihidroxiestrina; metabolito de estradiol.
estrodienol (estrodienol). m. Dienestrol.
estrogen (estrógeno). m. Estrina; término genérico para cualquier sustancia natural o sintética que ejerce efectos biológicos característicos de hormonas estrogénicas, como el estradiol.
conjugated e. (e. conjugado).
esterified e.'s (e. esterificados).
estrogenic (estrogénico). **1.** Que causa estro en animales. **2.** De acción similar a la de un estrógeno.
estrone (estrona). f. Foliculina; hormona folicular; cetohidroxidestrina.
estrous (estrual). Perteneciente al estro.
estrual (estrual). Perteneciente al estro.
estrus (estro). m. Calor; fase del ciclo sexual de los animales hembras caracterizado por la disposición al coito.
postpartum e. (e. posparto).
esylate (esilato). m. Contracción, aprobada por USAN, de etanosulfonato.
etafedrine hydrochloride (etafedrina, clorhidrato de). Droga simpaticomimética para tratar el asma bronquial.
etafenone (etafenona). f. Vasodilatador coronario.
etamsylate (etamsilato). Ciclonamina.
ethacridine lactate (etacridina, lactato de). Lactato de acrinol; antiséptico para tratamiento de heridas.
ethacrynate sodium (etacrinato sódico). Sal de sodio de ácido etacrínico, de uso parenteral.
ethacrynic acid (ácido etacrínico).
ethadione (etadiona). f. Anticonvulsivo.
ethaldehyde (etaldehído). m. Acetaldehído.
ethambutol hydrochloride (etambutol, clorhidrato de). Tuberculostático efectivo contra organismos resistentes a otras drogas tuberculostáticas.
ethamivan (etamivan). m. Estimulante y analéptico del sistema nervioso.
ethamoxytriphetol (etamoxitrifetol). m. El antiestrógeno prototipo que inhibe los efectos de los estrógenos en sus receptores celulares específicos.
ethamsylate (etamsilato). Ciclonamina; agente hemostático.
ethanal (etanal). m. Acetaldehído.
ethane (etano). m. Componente de gases naturales y "embotellados".
ethanedial (etanodial). m. Glioxal.
ethanediamine (etanodiamina). f. Etilenodiamina.
ethanedinitrile (etanodinitrilo). m. Cianógeno.
ethanoic acid (ácido etanoico). Á. acético.
ethanol (etanol).
ethanolamine (etanolamina). f. β-Hidroxietilamina; colamina.
ethanolaminephosphotransferase (etanolaminofosfotransferasa). f. Fosforiletanolamina gliceridotransferasa.
ethaverine hydrochloride (etaverina, clorhidrato de). Clorhidrato de etilpapaverina; relajador del músculo liso.
ethchlorvynol (etclorvinol). m. Hipnótico y anticonvulsivo.
ethene (eteno). m. Etileno.
ethenyl (etenilo). m. Vinilo.
ethenylbenzene (etenilbenceno). m. Estireno.
ethenylene (etenileno). m. Vinileno.
ether (éter). m. Cualquier compuesto orgánico en el cual dos átomos de carbono se unen independientemente al mismo átomo de oxígeno.
anesthetic e. (é. anestésico). É. dietílico.
solvent e. (é. solvente).
xylostyptic e. (é. xilostíptico). Colodión estíptico.
ethereal (etéreo). Relativo a éter o que lo contiene.
etherification (eterificación). f. Conversión de un alcohol en un éter.
etherization (eterización). f. Administración de éter dietílico para producir anestesia.
ethiazide (etiazida). f. Diurético.
ethical (ético). Relativo a la ética; conforme a las reglas que rigen la conducta personal y profesional.
ethics (ética). f. Disciplina que trata de la moralidad y las obligaciones morales.
medical e. (é. médica).
ethidene (etideno). m. Etilideno.
ethidium bromide (etidio, bromuro de). Fluorocromo sensible que se une al DNA; usado en citoquímica y electroforesis.
ethinamate (etinamato). m. Depresor liviano del sistema nervioso central usado para provocar el sueño en insomnio simple y como sedante diurno.
ethindrone (etindrona). f. Etisterona.
ethinyl (etinilo). Acetenilo.
e. trichloride (tricloruro de e.). Tricloroetileno.
ethinylestrenol (etinilestrenol). m. Linestrenol.
ethiodized oil (aceite etiodizado). Medio radiopaco estéril.
ethionamide (etionamida). f. Droga usada en el tratamiento de la tuberculosis pulmonar.
ethionine (etionina). f. Antagonista de la metionina.
ethisterone (etisterona). f. Etindrona; pregneninolona.
ethmo- (etmo-). Prefijo que significa etmoideo o relacionado con el hueso etmoides.
ethmocranial (etmocraneal). Relativo al hueso etmoides y al cráneo en conjunto.
ethmofrontal (etmofrontal). Relativo a los huesos etmoides y frontal.
ethmoid **1.** (etmoideo). Parecido a un tamiz. **2.** (etmoide). Relativo al hueso etmoides.

ethmoidal (etmoidal). Etmoide.
ethmoidale (etmoidal). Punto cefalométrico en la fosa craneal anterior, situado en el punto sagital más bajo de la placa cribiforme del hueso etmoides.
ethmoidectomy (etmoidectomía). f. Remoción de todo o parte del tapizado mucoso y los tabiques óseos que separan a los senos etmoidales.
ethmoiditis (etmoiditis). f. Inflamación de los senos etmoidales.
ethmolacrimal (etmolagrimal). Relativo a los huesos etmoides y lagrimal.
ethmomaxillary (etmomaxilar). Relativo a los huesos etmoides y maxilar superior.
ethmonasal (etmonasal). Relativo a los huesos etmoides y nasal.
ethmopalatal (etmopalatino). Relativo a los huesos etmoides y palatino.
ethmosphenoid (etmoesfenoidal). Relativo a los huesos etmoides y esfenoides.
ethmoturbinals (cornete del etmoides). C. superior y medio.
ethmovomerine (etmovomerino). Relativo al etmoides y al vómer.
ethnocentrism (etnocentrismo). f. Tendencia a evaluar otros grupos de acuerdo con los valores y normas del propio grupo étnico, especialmente con la convicción de que este último es superior a los otros grupos.
ethoheptazine citrate (etoheptazina, citrato de). Agente analgésico.
ethohexadiol (etohexadiol). m. Octilenglicol; usado como repelente de insectos en solución con un compuesto de dimetil ftalato.
ethologist (etólogo). m. Especialista en etología.
ethology (etología). f. Estudio del comportamiento animal.
ethomoxane (etomoxano). m. Agente ansiolítico.
ethopharmacology (etofarmacología). f. Estudio de los efectos de los fármacos sobre el comportamiento, de acuerdo con observaciones y descripciones de elementos específicos de la especie.
ethopropazine hydrochloride (etopropazina, clorhidrato de). Clorhidrato de profenamina; anticolinérgico de actividad antihistamínica y bloqueadora glanglionar leve.
ethosuximide (etosuximida). f. Anticonvulsivo usado en el control de epilepsia petit mal.
ethotoin (etotoína). f. Anticonvulsivo usado en el tratamiento de epilepsia grand mal.
ethotrimeprazine (etotrimeprazina). f. Etimemazina.
ethoxazene hydrochloride (etoxazeno, clorhidrato de). Un azo compuesto usado como antiséptico urinario.
ethoxy (etoxi). m. El radical monovalente $CH_3CH_2O–$.
ethoxybutamoxane (etoxibutamoxano). m. Etomoxano.
ethoxyzolamide (etoxizolamida). f. Diurético química y farmacológicamente afín a la acetazolamida.
ethyl (etilo). m. Radical hidrocarburo $CH_3CH_2–$.
e. alcohol (alcohol etílico). Alcohol.
e. aminobenzoate (aminobenzoato de e.). Benzocaína.
e. biscoumacetate (biscumacetato de e.).
e. butyrate (butirato de e.).
e. carbamate (carbamato de e.). Uretano.
e. chloride (cloruro de e.). Cloroetano; cloroetil.
e. formate (formato de e.).
e. oleate (oleato de e.).
e. oxide (óxido de e.). Éter dietílico.
e. salicylate (salicilato de e.).
ethyl ether (éter etílico). É. dietílico.
ethyl green (verde de etilo). V. brillante.
ethylate (etilato). m. Compuesto en el que el hidrógeno del grupo hidroxilo de un alcohol es reemplazado por un átomo metálico.
ethylbenztropine (etilbenztropina). f. Agente anticolinérgico.
ethylcellulose (etilcelulosa). f. Éter etílico de celulosa usado como fijador de tabletas.
ethylene (etileno). m. Eteno; gas olefiante; anestésico por inhalación poco usado hoy.
e. dibromide (EDB) (dibromuro de e.).
e. oxide (óxido de e.).
e. tetrachloride (tetracloruro de e.). Tetracloroetileno.
ethylene glycol (etilenglicol).
ethylenediamine (etilenodiamina). f. Etanodiamina; líquido incoloro volátil de olor amoniacal y sabor cáustico.
ethylenediaminetetraacetic acid (EDTA) (ácido etilendiaminotetracético (EDTA)). Á. edético; edatamil.
ethylestrenol (etilestrenol). m. Esteroide anabólico semisintético o efectivo por vía oral.
ethylidene (etilideno). m. Etideno.
ethylidyne (etilidina). El radical $CH_3C\equiv$.
ethylisobutrazine (etilisobutrazina). f. Etimemazina.
ethylmorphine hydrochloride (etilmorfina, clorhidrato de). Éter etílico de morfina; antiespasmódico, antitusivo y analgésico.
ethylnorepinephrine (E.N.E., E.N.S.) (etilnoradrenalina). f. Simpaticomimético usado en el asma; no eleva la presión arterial.
ethylpapaverine hydrochloride (etilpapaverina, clorhidrato). Clorhidrato de etaverina.
ethylparaben (etilparabeno). m. Preservativo antifúngico.
ethylphenacemide (etilfenacemida). f. Anticonvulsivo.
ethylphenylephrine hydrochloride (etilfenilefrina, clorhidrato de). Clorhidrato de etilefrina.
ethylstibamine (etilestibamina). f. Compuesto orgánico sintético de antinomio usado en el tratamiento de varias enfermedades causadas por protozoarios, y para aliviar el dolor en mieloma múltiple.
ethylvinyl ether (éter etilvinílico). É. viniletílico.
ethynodiol (etinodiol). m. Esteroide semisintético efectivo por vía oral, de efectos biológicos muy semejantes a los de la progesterona.
e. diacetate (diacetato de e.).
ethynyl (etinilo). m. Acetenilo; el radical monovalente $HC{=}C\equiv$.
etiane (etiano). m. Etiocolano; el isómero 5β de androstano.
etianic acids (ácidos etiánicos).
etidocaine (etidocaína). f. Anestésico local.
etidronate disodium (etidronato disódico). Agente que afecta la reabsorción ósea.
etidronic acid (ácido etidrónico).
etilefrine hydrochloride (etilefrina, clorhidrato de). Cloridrato de etilfenilefrina; agente vasopresor, amina simpaticomimética.
etio- (etio-). **1.** Prefijo usado, p. ej., con colano, para indicar el reemplazo de la cadena lateral C-17 por H. **2.** Prefijo que significa causa.
etioallocholane (etioalocolano). m. Isómero 5α de androstano.
etiocholane (etiocolano). m. Isómero 5β de androstano.
etiocholanolone (etiocolanolona). f. Metabolito de hormonas adrenocorticales y testiculares.
etiogenic (etiogénico). De causa natural.
etiolated (etiolado). Sujeto a etiolación o caracterizado por ésta.
etiolation (etiolación). f. **1.** Palidez debida a la ausencia de luz en personas confinadas por enfermedad o prisión, o en plantas blanqueadas por estar privadas de luz. **2.** Proceso de blanqueamiento, o decoloración por falta de luz.
etiologic (etiológico). Relativo a la etiología.
etiology (etiología). f. Ciencia que estudia las causas de la enfermedad y su forma de operar.
etiopathic (etiopático). Relativo a lesiones específicas que son causa de una enfermedad.
etioporphyrin (etioporfirina). f. Derivado de porfirina caracterizado por la presencia en cada uno de los cuatro anillos de pirrol de un grupo metilo y otro etilo, con lo que son posibles cuatro formas isoméricas.
etiotropic (etiotrópico). Dirigido contra la causa.
etomidate (etomidato). m. Potente depresor endovenoso usado para inducir anestesia general.
etoposide (etopósido). m. Derivado semisintético de podofilotoxina.
etorphine (etorfina). f. Analgésico narcótico.
etozolin (etozolina). f. Diurético.
etretinate (etretinato). m. Retinoide usado en el tratamiento de la psoriasis recalcitrante severa.
etymemazine (etimemazina). f. Etotrimeprazina; etilisobutrazina; agente antihistamínico.
Eu (Eu). Símbolo de europio.
eu- (eu-). Partícula griega usada como prefijo, que significa bien, bueno, a menudo con el sentido de normal.
eualleles (eualelos). m. Genes que han sufrido diferentes sustituciones de nucleótidos en la misma posición.
eubiotics (eubiótica). f. La ciencia de la vida higiénica.
eubolism (eubolismo). m. Palabra obsoleta que significa metabolismo corporal normal.
eucaine (eucaína). f. Anestésico local para anestesia superficial.

eucalyptol (eucaliptol). m. Cineol.
eucalyptus (eucalipto). m. Hojas secas de *Eucalyptus globulus* (familia Myrtaceae), árbol de origen australiano.
e. oil (aceite de e.).
eucapnia (eucapnia). f. Estado en el cual la presión de dióxido de carbono arterial es óptima.
eucaryote (eucariota).
eucaryotic (eucariótico).
eucasin (eucasina). f. Caseinato de amonio preparado pasando amoníaco gaseoso sobre caseína seca en polvo.
eucatropine hydrochloride (eucatropina, clorhidrato de). Midriático.
euchlorhydria (euclorhidria). f. Estado en el que existe ácido clorhídrico libre en cantidades normales en el jugo gástrico.
eucholia (eucolia). f. Estado normal de la bilis en cuanto a cantidad y calidad.
euchromatic (eucromático). **1.** Ortocromático. **2.** Característico de la eucromatina.
euchromatin (eucromatina). f. Partes de los cromosomas que durante la interfase son cordones desenrollados y dispersos que no se tiñen con los colorantes comunes.
euchromosome (eucromosoma). m. Autosoma.
eucorticalism (eucorticalismo). m. Funcionamiento normal de la corteza suprarrenal.
eucrasia (eucrasia). f. **1.** Término obsoleto para homeostasis. **2.** Estado de menor susceptibilidad a ciertas drogas, componentes de la dieta, etc.
eucupine (eucupina). f. Clorhidrato de euprocina.
eudemonia (eudemonia). f. Sensación de bienestar o felicidad.
eudiaphoresis (eudiaforesis). f. Sudación normal sin trabas.
eudipsia (eudipsia). f. Sed leve normal.
eugenic (eugénico). Relativo a la eugenesia. Eugenésico.
eugenic acid (ácido eugénico). Eugenol.
eugenics (eugenesia). f. Aristogenesia.
eugenism (eugenismo). m. "El conjunto de las condiciones más favorables para una existencia saludable y feliz" (Galton).
eugenol (eugenol). m. Ácido eugénico; obtenido de aceite de clavos.
euglobulin (euglobulina). f. Fracción de la globulina del suero menos soluble en solución de $(NH_4)_2SO_4$ que la fracción de seudoglobulina.
euglycemia (euglucemia). f. Normoglucemia; concentración normal de glucosa en sangre.
euglycemic (euglucémico). Denota un agente que produce una concentración normal de glucosa en la sangre.
eugnathia (eugnatia). f. Anomalía eugnática; anormalidad limitada a los dientes y sus soportes alveolares inmediatos.
eugnosia (eugnosia). f. Percepción normal relacionada con la capacidad de sintetizar estímulos sensitivos.
eugonic (eugónico). Término usado para indicar que el crecimiento de un cultivo bacteriano es rápido y bastante abundante.
euhydration (euhidratación). f. Estado normal de contenido de agua en el organismo.
eukaryote (eucariota). m. **1.** Célula que posee un núcleo rodeado por una membrana, que contiene cromosomas formados por DNA, RNA y proteínas. **2.** Nombre común para los miembros del reino Eukariotae.
eukaryotic (eucariótico). Perteneciente a un eucariota, o característico de él.
eukeratin (euqueratina). f. Queratina dura del pelo, la lana, el asta, las uñas, etcétera.
eukinesia (eucinesia). f. Movimiento normal.
eumelanin (eumelanina). f. El tipo de melanina humana más abundante que se encuentra en el pelo negro o castaño.
eumelanosome (eumelanosoma). m. Melanosoma.
eumetria (eumetría). f. Graduación de la fuerza de los impulsos nerviosos de acuerdo con las necesidades.
eumorphism (eumorfismo). m. Preservación de la forma natural de una célula.
eumycetes (eumicetos). Hongos verdaderos.
eunoia (eunoia). f. Término poco usado que denota un estado mental normal.
eunuch (eunuco). m. Persona cuyos testículos han sido extirpados o nunca se han desarrollado.
eunuchism (eunuquismo). m. **1.** Ausencia de testículos y sus consecuencias; condición de eunuco. **2.** Eunucoidismo.
eunuchoid (eunucoide). Parcialmente semejante a un eunuco o con las características generales de éste.
eunuchoidism (eunucoidismo). m. Eunuquismo; hipogonadismo masculino; presencia de testículos que no funcionan.
hypergonadotropic e. (e. hipergonadotrópico).
hypogonadotropic e. (e. hipogonadotrópico).
euosmia (euosmia). f. **1.** Olor agradable. **2.** Olfato normal.
eupancreatism (eupancreatismo). m. Función digestiva pancreática normal.
euparal (euparal). m. Medio para montar muestras histológicas, compuesto por sandarac, eucaliptol, paraldehído, alcanfor y fenilsalicilato.
eupaverin (eupaverina). f. Relajador del músculo liso.
eupepsia (eupepsia). f. Buena digestión.
eupeptic (eupéptico). Que digiere bien; que tiene una buena digestión.
euphenics (eufenia). f. Modificación del ambiente interno o externo de un individuo a fin de impedir o modificar la expresión fenotípica de un defecto genético sin modificar el genotipo.
euphoretic (euforético). Euforígeno.
euphoria (euforia). f. Sensación de bienestar, generalmente exagerada y sin mayor fundamento.
euphoriant (euforígeno). **1.** Euforético. Capaz de producir una sensación de bienestar. **2.** m. Agente con esta capacidad.
euplasia (euplasia). f. Estado normal o típico de células o tejidos.
euplastic (euplásico). **1.** Relativo a la euplasia. **2.** Que cura fácilmente y bien.
euploid (euploide). Relativo a la euploidia.
euploidy (euploidia). f. Estado de una célula cuyo número de cromosomas es un múltiplo exacto del número haploide normal para la especie.
eupnea (eupnea). f. Respiración libre y fácil, del tipo observado en sujetos normales en reposo.
eupraxia (eupraxia). f. Capacidad normal para realizar movimientos coordinados.
euprocin hydrochloride (euprocina, clorhidrato de). Derivado de quinina usado como antiséptico y anestésico local.
eurhythmia (euritmia). f. Relaciones armoniosas entre los órganos del cuerpo.
europium (europio). m. Elemento del grupo de tierras raras (lantánidos), símbolo Eu, Nº at. 63, P. at. 151,96.
eury- (euri-). Prefijo que significa ancho o amplio.
eurycephalic, eurycephalous (euricefálico, euricéfalo). De cabeza excepcionalmente ancha.
eurygnathic (eurignático). Eurignato; de maxilar ancho.
eurygnathism (eurignatismo). m. Presencia de un maxilar ancho.
eurygnathous (eurignato). Eurignático.
euryon (eurión). m. El extremo a cada lado del diámetro transversal mayor de la cabeza.
euryopia (euriopía). f. Distancia intraocular amplia.
eurysomatic (eurisomático). De cuerpo ancho y robusto.
euscope (euscopio). m. Instrumento para mostrar en una pantalla una imagen aumentada de un microscopio.
eustachitis (eustaquitis). f. Inflamación de la mucosa de la trompa de Eustaquio.
eusthenia (eustenia). f. Fuerza normal.
eusystole (eusístole). f. Estado en el que la sístole cardíaca tiene fuerza y duración normales.
eusystolic (eusistólico). Relativo a la eusístole.
eutectic (eutéctico). **1.** Que funde fácilmente. **2.** Aleación que se congela a temperatura constante; la más baja de la serie.
eutelegenesis (eutelegenesia). f. Inseminación artificial con semen de un dador elegido por ciertas características deseables para el desarrollo de una descendencia superior.
euthanasia (eutanasia). f. **1.** Muerte tranquila e indolora. **2.** Muerte intencional por medios artificiales de personas con enfermedades incurables y dolorosas.
euthenics (eutenia). f. Ciencia que trata de establecer condiciones óptimas de vida para animales, vegetales y el hombre, especialmente mediante ambiente y provisiones apropiados.
eutherapeutic (euterapéutico). De propiedades curativas excelentes.
euthermic (eutérmico). De temperatura óptima.
euthymia (eutimia). f. Alegría; paz y tranquilidad mentales.
euthymic (eutímico). Relativo a o caracterizado por eutimia.

euthyroidism (eutiroidismo). m. Estado en que el tiroides funciona normalmente, con secreción de cantidad y composición apropiadas.
euthyscope (eutiscopio). m. Oftalmoscopio modificado con el cual el sitio de fijación excéntrica puede inundarse de luz, al mismo tiempo que la fóvea verdadera se protege con un disco opaco en el centro de este haz luminoso.
euthyscopy (eutiscopia). f. Examen con el eutiscopio.
eutonic (eutónico). Normotónico.
eutrichosis (eutricosis). f. Crecimiento normal de pelo sano.
eutrophia (eutrofia). f. Estado de nutrición y crecimiento normales.
eutrophic (eutrófico). Relativo a eutrofia, caracterizado por ella o que la promueve.
eutrophy (eutrofia).
euvolia (euvolia). f. Contenido o volumen normal de agua de un compartimiento dado, p. ej., e. extracelular.
eV, ev (eV, ev). Abrev. de electrón-voltio.
evacuant (evacuante). **1.** Que promueve una excreción, especialmente intestinal. **2.** m. Agente que aumenta la excreción, especialmente un catártico.
evacuate (evacuar). **1.** Efectuar una evacuación. **2.** Expulsar excrementos.
evacuation (evacuación). f. **1.** Eliminación de material de desecho, especialmente del intestino. **2.** Heces. **3.** Remoción de aire de un recipiente cerrado; producción de un vacío.
evacuator (evacuador). m. Evacuante mecánico; instrumento para la remoción de líquido o pequeñas partículas de una cavidad corporal, o de heces impactadas del recto.
  Ellik e. (e. de Ellik).
evagination (evaginación). f. Protrusión de alguna parte u órgano de su posición normal.
evanescent (evanescente). Que dura poco.
Evans blue (azul de Evans).
evaporate (evaporar). Volatilizar; causar la evaporación.
evaporation (evaporación). f. **1.** Volatilización. **2.** Cambio de líquido a vapor. **3.** Pérdida de volumen de un líquido por conversión en vapor.
evasion (evasión). f. Acción de escapar o evitar.
  macular e. (e. macular). Horror fusionis.
eventration (eventración). f. Evisceración; protrusión del epiplón y/o intestino a través de una abertura en la pared abdominal.
  e. of the diaphragm (e. del diafragma).
eversion (eversión). f. Vuelta hacia afuera, p. ej., en un párpado.
evert (evertir). Dar vuelta hacia afuera.
evil (mal). m. Padecimiento, enfermedad, especialmente en animales.
  joint e. (m. articular). Enfermedad articular.
  king's e. (m. real o de los reyes).
  poll e. (m. de nuca o cotillo).
  quarter e. (m. de cuartos). Morriña negra (blackleg).
eviration (eviración). f. **1.** Emasculación. **2.** Pérdida o ausencia del elemento masculino. **3.** Ilusión (delirio) de un hombre que cree haberse convertido en una mujer.
evisceration (evisceración). f. **1.** Exenteración. **2.** Remoción del contenido del globo ocular, con conservación de la esclerótica y a veces la córnea. **3.** Eventración.
evisceroneurotomy (evisceroneurotomía). f. Evisceración del ojo con división del nervio óptico.
evocation (evocación). f. Inducción de un tejido determinado producida por la acción de un evocador durante la embriogénesis.
evocator (evocador). m. Sustancia descargada por un organizador; factor que interviene en el control de la morfogénesis en el embrión joven.
evolution (evolución). f. Proceso continuo de cambio de un estado, condición o forma a otro.
  bathmic e. (e. bátmica). E. ortogénica.
  biologic e. (e. biológica). E. orgánica.
  convergent e. (e. convergente).
  Denman's spontaneous e. (e. espontánea de Denman).
  Douglas' spontaneous e. (e. espontánea de Douglas).
  emergent e. (e. emergente).
  organic e. (e. orgánica). E. biológica.
  orthogenic e. (e. ortogénica). E. bátmica.
  saltatory e. (e. saltatoria).
  spontaneous e. (e. espontánea).
evulsion (evulsión). f. Extracción forzada.
ewe (oveja). f. Ovino hembra en edad de tener cría.
ex- (ex-). Prefijo que indica fuera, lejos, separado.
exa- (E) (exa- (E)). Prefijo usado en el SI y sistema métrico para indicar 10^{18}.
exacerbation (exacerbación). f. Aumento de gravedad de una enfermedad o cualquiera de sus signos o síntomas.
examination (examen). m. Cualquier investigación o inspección realizada con fines de diagnóstico.
  cytologic e. (e. citológico).
  Papanicolaou e. (e. de Papanicolaou).
  physical e. (e. físico).
  postmortem e. (e. post mortem). Autopsia.
examiner (examinador). m. Persona que realiza un examen.
  medical e. (e. médico).
exanthem (exantema).
exanthema (exantema). m. Erupción cutánea que es un síntoma de enfermedad aguda virósica o cóccica, como escarlatina o sarampión.
  Boston e. (e. de Boston).
  epidemic e. (e. epidémico). Poliartritis epidémica.
  keratoid e. (e. queratoide).
  e. subitum (e. súbito). Seudorrubéola; roséola infantil.
  vesicular e. (e. vesiculoso o vesicular).
exanthematous (exantematoso). Relativo a un exantema.
exanthesis (exantesis). f. **1.** Erupción o exantema. **2.** Aparición de un exantema o erupción.
  e. arthrosia (exantema arthrosia). Dengue.
exanthrope (exantropo). Causa externa de enfermedad, que no se origina en el organismo.
exanthropic (exantrópico). Que se origina fuera del cuerpo humano.
exarteritis (exarteritis). f. Periarteritis.
exarticulation (exarticulación). f. Desarticulación.
excalation (excalación). f. Ausencia, supresión o falta de desarrollo de una parte de una serie de cosas, p. ej., la e. (ausencia) de un dígito.
excavatio (excavatio). [*excavatio*, NA]. Excavación.
  e. papillae (excavación papilar). E. del disco óptico.
  e. rectouterina, (excavación rectouterina). [*excavatio rectouterina*, NA]. Bolsa o fondo de saco de Douglas.
  e. rectovesicalis (excavación rectovesical). [*excavatio rectovesicalis*, NA]. Espacio de Proust.
  e. vesicouterina, (excavación vesicouterina). [*excavatio vesicouterina*, NA].
excavation (excavación). f. **1.** [*excavatio*, NA]. Cavidad, bolsa o receso natural. **2.** Cavidad formada artificialmente o como consecuencia de un proceso patológico.
  atrophic e. (e. atrófica).
  glaucomatous e. (e. glaucomatosa). Copa glaucomatosa.
  e. of optic disk (e. del disco óptico). [*excavatio disci*, NA].
  physiologic e. (e. fisiológica). E. del disco óptico.
excavator (excavador). m. **1.** Instrumento, como una gran cuchara o cucharón cortante, usado para raspar tejido patológico. **2.** En odontología, instrumento, cucharita o cureta, para limpiar y dar forma a una cavidad de caries antes de obturarla.
  hatchet e. (e. en hachita).
  hoe e. (e. en azada).
excementosis (excementosis). f. Crecimiento de cemento dentario sobre la superficie de la raíz.
excentric (excéntrico, eccentric). **1.** Errático; anormal o peculiar por sus ideas, actos o palabras. **2.** Que viene de un centro.**3.** Periférico.
excess (exceso). m. Lo que es más que la cantidad habitual o especificada.
  antibody e. (e. de anticuerpos).
  antigen e. (e. de antígeno).
  base e. (e. de base).
  convergence e. (e. de convergencia).
  negative base e. (e. de base negativo).
exchange **1.** (intercambio). Acción y efecto de intercambiar, sustituir. **2.** (intercambiar). Sustituir una cosa por otra.
  sister chromatid e. (i. de cromátides hermanas).
excipient (excipiente). m. Sustancia más o menos inerte agregada a una receta como diluyente o vehículo, o para dar forma o consistencia cuando el remedio es una píldora.

excise (extirpar). Cortar, extraer, remover.
excision (excisión). **1.** Exéresis; acción de cortar; extirpación quirúrgica de una parte de una estructura o un órgano. **2.** En biología molecular, fenómeno de recombinación en el que se remueve un elemento genético.
excitability (excitabilidad). f. Capacidad de ser excitable.
supranormal e. (e. supranormal).
excitable (excitable). **1.** Capaz de una respuesta rápida a un estímulo. **2.** En neurofisiología se refiere a tejidos, células o membranas capaces de excitarse en respuesta a un estímulo adecuado.
excitant (excitante). Estimulante.
excitation (excitación). **1.** En neurofisiología, respuesta completa "todo o nada" de un nervio o músculo a un estímulo adecuado. **2.** f. Acción de aumentar la rapidez o intensidad de los procesos físicos o mentales.
excitatory (excitatorio). Tendiente a producir excitación.
excitement (excitación). f. Estado emocional caracterizado por su potencial de actividad impulsiva o mal controlada.
catatonic e. (e. catatónica).
manic e. (e. maníaca).
excitoglandular (excitoglandular). Que aumenta la actividad secretoria de una glándula.
excitometabolic (excitometabólico). Que aumenta la actividad de los procesos metabólicos.
excitomotor (excitomotor). Centrocinético; que causa o aumenta la rapidez del movimiento.
excitomuscular (excitomuscular). Que causa actividad muscular.
excitor (excitador). Estimulante.
excitosecretory (excitosecretor). Que estimula la secreción.
excitovascular (excitovascular). Que aumenta la actividad de la circulación.
exclave (exclave). f. Parte exterior separada de otra estructura; glándula accesoria.
exclusion (exclusión). f. Acción de separar o alejar; desconexión de la parte principal.
allelic e. (e. alélica).
Devine e. (e. de Devine).
e. of pupil (e. de la pupila). Seclusión de la pupila.
exconjugant (exconjugante). Miembro de un par conjugante de protozoarios ciliados después de la separación y antes de la consiguiente división mitótica de cada uno de los e.
excoriate (excoriar). Raspar o denudar en otra forma la piel por medios físicos.
excoriation (excoriación). f. Marca de raspado o arañazo; ruptura lineal de la superficie de la piel, cubierta generalmente de sangre o costras serosas.
neurotic e. (e. neurótica).
excrement (excremento). m. Material de desecho o excreción expulsado del organismo, como las heces.
excrementitious (excrementicio). Relativo a cualquier material de desecho expulsado o descartado.
excrescence (excrecencia). f. Todo lo que crece desde una superficie.
excreta (excreta). f. Excreción.
excrete (excretar). Separar de la sangre y expulsar; denota la función de estructuras cuya actividad produce material de desecho no utilizado por el organismo.
excretion (excreción). f. **1.** Proceso por el cual se elimina el residuo no digerido de alimentos y los productos de desecho del metabolismo. **2.** Excreta; producto de un tejido u órgano que es un material de desecho que debe eliminarse del organismo.
excretory (excretor). Relativo a la excreción.
excursion (excursión). f. Cualquier movimiento de un punto a otro, generalmente con la idea implicada de volver a la posición original.
lateral e. (e. lateral).
protrusive e. (e. protrusiva).
excycloduction (excicloducción). f. Rotación del polo superior de una de las córneas hacia afuera.
excyclophoria (excicloforia). f. Cicloforia "plus"; tendencia a la rotación hacia afuera del polo superior de la córnea, impedida por impulsos fusionales visuales.
excyclovergence (exciclovergencia). f. Rotación del polo superior de cada córnea hacia afuera.
excystation (exquistación). f. Salida de un quiste.
exemia (exemia). f. Estado en el que una parte considerable de la sangre sale temporariamente de la masa circulante general, como en el shock, con gran acumulación dentro del abdomen.
exencephalia (exencefalia).
exencephalic (exencefálico). Exencéfalo; relativo a exencefalia.
exencephalocele (exencefalocele). m. Herniación del cerebro.
exencephalous (exencéfalo). Exencefálico.
exencephaly (exencefalia). f. Estado en el que el cráneo es defectuoso y el cerebro está expuesto o extruido.
exenteration (exenteración). f. Evisceración; remoción de órganos y tejidos internos, generalmente extirpación radical del contenido de una cavidad corporal
anterior pelvic e. (e. pélvica anterior).
orbital e. (e. orbitaria).
pelvic e. (e. pélvica).
posterior pelvic e. (e. pélvica posterior).
total pelvic e. (e. pélvica total) Operación de Brunschwig.
exenteritis (exenteritis). f. Inflamación de la cubierta peritoneal del intestino.
exercise (ejercicio). m. **1.** Activo: esfuerzo corporal para devolver los órganos y funciones a la salud o conservarlos sanos. **2.** Pasivo: movimiento de extremidades sin esfuerzo del paciente.
isometric e. (e. isométrico).
Kegel's e.'s (e. de Kegel).
exeresis (exéresis). f. Escisión o remoción quirúrgica de cualquier parte u órgano.
exergonic (exergónico). Se refiere a una reacción que libera energía al medio ambiente.
exflagellation (exflagelación). f. Polimito; extrusión desde microgametocitos de microgametos como flagelos que ondulan rápidamente.
exfoliation (exfoliación). f. **1.** Separación y desprendimiento de células superficiales de un epitelio o de la superficie de cualquier tejido. **2.** Descamación de la capa córnea de la epidermis. **3.** Pérdida de dientes temporarios después de pérdida fisiológica de la estructura de la raíz. **4.** Extrusión de dientes permanentes como resultado de enfermedad o pérdida de sus antagonistas.
e. of lens (e. del cristalino).
exfoliative (exfoliativo). Caracterizado por exfoliación, descamación o escamadura profusa.
exhalation (exhalación). f. **1.** Espiración. **2.** Emisión de gas o vapor. **3.** Cualquier gas o vapor exhalado o emitido.
exhale (exhalar). **1.** Espirar. **2.** Emitir un gas, vapor u olor.
exhaustion (agotamiento). m. **1.** Extracción de los componentes activos de una droga por tratamiento con agua, alcohol u otro solvente. **2.** Extrema fatiga; incapacidad de responder a estímulos. **3.** Término de la provisión de alguna cosa.
heat e. (a. por calor).
exhibitionism (exhibicionismo). m. Compulsión mórbida a exponer una parte del cuerpo, especialmente los genitales.
exhibitionist (exhibicionista). m. y f. Persona que sufre una compulsión morbosa de exponer sus genitales.
exhilarant (exhilarante). Mentalmente estimulante.
existential (existencial). Perteneciente a una rama de la filosofía que busca el significado de la propia existencia.
exitus (exitus). Salida; muerte.
exo- (exo-). Prefijo que significa exterior, externo o afuera.
exo-1,4-α-D-glucosidase (exo-1,4-α-D-glucosidasa). f. Glucoamilasa; amiloglucosidasa; γ-amilasa; maltasa ácida.
exoantigen (exoantígeno). m. Ectoantígeno.
exocardia (exocardia). f. Ectocardia.
exocrine (exocrino). **1.** Ecrino; denota secreción glandular descargada sobre una superficie. **2.** Perteneciente a una glándula que secreta hacia afuera por conductos excretorios.
exocyclic (exocíclico). Relativo a átomos o grupos unidos a una estructura cíclica, pero que no son cíclicos.
exocytosis (exocitosis). f. **1.** Aparición de células inflamatorias migratorias en la epidermis. **2.** Emiocitosis; proceso por el cual gránulos o gotitas secretorias se liberan de una célula.
exodeviation (exodesviación). f. **1.** Exoforia. **2.** Exotropía.
exodontia (exodoncia). f. Rama de la práctica dental que se ocupa de la extracción de dientes.
exodontist (exodontista). Persona especializada en la extracción de dientes.
exoenzyme (exoenzima). f. Enzima extracelular.

exogamy (exogamia). f. Reproducción sexual mediante conjugación de dos gametos de diferente ascendencia, como en ciertas especies de protozoarios.
exogastrula (exogástrula). f. Embrión anormal con eversión del intestino primitivo.
exogenetic (exogenético). Exógeno.
exogenote (exogenoto). m. En genética microbiana, fragmento de material genético transferido de un dador a un receptor, y homólogo para una región del genoma original del receptor (endogenoto), produciendo en la región homóloga un estado análogo a diploidía.
exogenous (exógeno). Exogenético; ectógeno; entético; originado o producido fuera del organismo.
exolever (exopalanca). f. Elevador modificado para la extracción de raíces dentarias.
exometer (exómetro). m. Aparato que registra la fluorescencia de rayos X comparada con la potencia de candela.
exomphalos (exónfalo). m. **1.** Exumbilicación. Protrusión del ombligo. **2.** Hernia umbilical. **3.** Onfalocele.
exon (exón). m. Parte de un DNA que codifica una sección del RNA mensajero maduro de ese DNA y por lo tanto se expresa (se "traduce" a proteína) en el ribosoma.
exon shuffle (exón, mezcla). Variación de los patrones por los cuales el RNA puede producir diversas series de exones a partir de un solo gen.
exonuclease (exonucleasa). f. Nucleasa que libera un nucleótido a la vez, serialmente, a partir de un extremo de un polinucleótido (ácido nucleico).
exopeptidase (exopeptidasa). f. Enzima que cataliza la hidrólisis del aminoácido terminal de una cadena peptídica.
exophoria (exoforia). f. Exodesviación; tendencia de los ojos a desviarse hacia afuera cuando la fusión se suspende.
exophoric (exofórico). Relativo a exoforia.
exophthalmic (exoftálmico). Relativo a exoftalmía; caracterizado por prominencia del globo ocular.
exophthalmometer (exoftalmómetro). m. Instrumento que mide la distancia entre la córnea anterior y un punto de referencia, a menudo el cigoma.
exophthalmos, exophthalmus (exoftalmía). f. Protrusión de los globos oculares.
  endocrine e. (e. endocrina). E. asociada con trastornos del tiroides.
  malignant e. (e. maligna).
exophyte (exófito). Parásito vegetal exterior o externo.
exophytic (exofítico). **1.** Perteneciente a un exófito. **2.** Denota un neoplasma o lesión que crece hacia afuera de una superficie epitelial.
exoplasm (exoplasma). m. Ectoplasma.
exoserosis (exoserosis). f. Exudación serosa de la superficie de la piel, como en eccema o abrasiones.
exoskeleton (exoesqueleto). m. **1.** Dermoesqueleto; dermatoesqueleto. **2.** Envoltura quitinosa externa de un insecto, o cubierta quitinosa o calcárea de ciertos crustáceos y otros invertebrados.
exosmosis (exósmosis). f. Término obsoleto para ósmosis de adentro afuera, como desde el interior de un vaso sanguíneo.
exospore (exospora). f. Espora exógena no encerrada en un esporangio.
exosporium (exosporio). m. La envoltura externa de una espora.
exostectomy (exostectomía). f. Exostosectomía; remoción de una exostosis.
exostosectomy (exostosectomía). f. Exostectomía.
exostosis, pl. **exostoses** (exostosis). f. Hiperostosis; proyección ósea recubierta de cartílago que sale de cualquier hueso formador de cartílago.
  e. bursata (e. bursata).
  e. cartilaginea (e. cartilaginosa).
  diaphysial juxtaepiphysial e. (e. diafisaria yuxtaepifisaria).
  hereditary multiple exostoses (e. múltiple hereditaria). Aclasia diafisaria.
  ivory e. (e. ebúrnea).
  multiple e. (e. múltiple). E. múltiple hereditaria.
  solitary osteocartilaginous e. (e. osteocartilaginosa solitaria).
exoteric (exotérico). De origen externo; surgido fuera del organismo.
exothermic (exotérmico). **1.** Denota una reacción química con desarrollo de calor. **2.** Relativo al calor externo del cuerpo.
exotoxic (exotóxico). **1.** Relativo a una exotoxina. **2.** Relativo a la introducción de un veneno o una toxina exógenos.
exotoxin (exotoxina). f. Toxina extracelular; ectotoxina; sustancia específica, soluble, antigénica, usualmente termolábil, nociva, elaborada por ciertas bacterias grampositivas.
exotropia (exotropía). f. Exodesviación; estrabismo divergente o externo; leucoma.
  basic e. (e. básica).
  divergence excess e. (e. por exceso de divergencia).
  divergence insufficiency e. (e. por insuficiencia de divergencia).
expansion (expansión). f. **1.** Aumento de tamaño. **2.** Extensión de cualquier estructura, como un tendón. **3.** Extensión; área amplia.
  hygroscopic e. (e. higroscópica).
  perceptual e. (e. perceptual).
  setting e. (e. de fraguado).
  wax e. (e. de cera).
expansiveness (expansividad). f. Estado de optimismo, locuacidad y reactividad.
expectorant (expectorante). **1.** Que promueve secreción de la mucosa de las vías aéreas o facilita su expulsión. **2.** m. Agente que aumenta la secreción bronquial y facilita su expulsión.
expectorate (expectorar). Escupir; expulsar saliva, moco u otro líquido de la boca.
expectoration (expectoración). f. **1.** Moco y otros líquidos formados en las vías aéreas y digestivas superiores que se expulsan tosiendo. **2.** Acción de escupir.
  prune-juice e. (e. en jugo de ciruela). Esputo en jugo de ciruela.
experience (experiencia). f. Conjunto de emociones y sensaciones distintas del pensamiento.
  corrective emotional e. (e. emocional correctiva).
experiment (experimento). m. Prueba o ensayo.
  control e. (e. de control).
  delayed reaction e. (e. de reacción retardada).
  double blind e. (e. doble ciego).
  double-masked e. (e. doble enmascarado).
  factorial e.'s (e. factoriales).
  hertzian e.'s (e. hertzianos).
  Mariotte's e. (e. de Mariotte).
  Nussbaum's e. (e. de Nussbaum).
  Scheiner's e. (e. de Scheiner).
  Stensen's e. (e. de Stensen).
  Toynbee's e. (e. de Toynbee).
  Weber's e. (e. de Weber).
expiration (espiración). f. Exhalación.
expiratory (espiratorio). Relativo a la espiración.
expire **1.** (expirar). Morir. **2.** (espirar). Exhalar.
explant (explante). m. Tejido vivo transferido de un organismo a un medio artificial para su cultivo.
explantation (explantación). f. Acción de transferir un explante.
exploration (exploración). f. Examen activo que generalmente incluye endoscopia o un procedimiento quirúrgico, para verificar las condiciones actuales como auxiliar diagnóstico.
exploratory (exploratorio). Relativo a exploración o con fines de ésta.
explorer (explorador). m. Sonda puntiaguda usada para investigar superficies dentarias naturales o restauradas.
explosion (explosión). f. Aumento brusco y violento del volumen acompañado por ruido y liberación de energía.
expose (exponer). Descubrir o poner a la vista.
exposure (exposición). f. Exhibición, revelación, manifestación o hacer accesible.
express (exprimir). Presionar u oprimir.
expression (expresión). f. **1.** Acción y efecto de exprimir o expulsar por presión. **2.** Facies; movilidad de las facciones que da un significado emocional determinado a la cara. **3.** Cualquier acto regido por la índole o naturaleza de un individuo.
expressivity (expresividad). f. En genética clínica, la forma en la cual se manifiesta un gen penetrante.
expulsive (expulsivo). Que tiende a expulsar o expeler.

exquisite (exquisito). Extremadamente intenso, agudo.
exsanguinate **1.** (exanguinar). Privar de sangre; dejar sin sangre. **2.** (exanguinado). Exangüe.
exsanguination (exanguinación). f. Acción y efecto de privar de sangre o dejar exangüe.
exsanguine (exangüe). Exanguinado; privado de sangre.
exsect (disecar). Término raramente usado para escindir, extirpar.
exsiccant (desecante).
exsiccate (desecar).
exsiccation (desecación). Remoción de agua de cristalización.
exsomatize (exsomatizar). Remover del cuerpo.
exsorption (exsorción). f. Movimiento de sustancias de la sangre a la luz del intestino.
exstrophy (extrofia). f. Eversión congénita de un órgano hueco.
e. of the bladder (e. de la vejiga). Ectopia vesical.
e. of the cloaca (e. de la cloaca). Ectopia de la cloaca.
extend (extender). Enderezar una extremidad, disminuir o suprimir el ángulo formado por flexión.
extension (extensión). f. **1.** Acción de poner la porción distal de una articulación en continuidad. **2.** Fuerza de tracción o arrastre ejercida sobre una articulación en dirección distal. **3.** Forma obsoleta para designar tracción.
Buck's e. (e. de Buck). Tracción de Buck.
nail e. (e. del clavo).
ridge e. (e. de rebordes).
skeletal e. (e. esquelética). Tracción esquelética.
extensor (extensor). m. [*extensor*, NA]. Músculo cuya contracción tiende a enderezar una extremidad.
exterior (exterior). Externo; de fuera o afuera.
exteriorize (exteriorizar). **1.** Dirigir el interés, el pensamiento y/o los sentimientos de un paciente hacia afuera de sí mismo, sobre un objeto definido. **2.** Exponer un órgano para su observación, o con fines de experimentación fisiológica.
extern (externo). m. Estudiante avanzado o recién graduado que asiste en el cuidado médico o quirúrgico de pacientes en un hospital, pero vive fuera de la institución.
external (externo). Exterior; por fuera o más lejos del centro.
externus (externus). Externo.
exteroceptive (exteroceptivo). Relativo a los exteroceptores.
exteroceptor (exteroceptor). m. Uno de los órganos terminales periféricos de los nervios aferentes de la piel o las mucosas, que responde a la estimulación con agentes externos.
exterofective (exterofectivo). Perteneciente a la respuesta del sistema nervioso a los estímulos externos.
extima (extima). m. Término poco usado que designa la túnica adventicia (externa) de un vaso sanguíneo.
extinction (extinción). **1.** Absorbancia. **2.** f. Reducción progresiva de la fuerza de la respuesta condicionada en los ensayos sucesivos durante los cuales sólo se presenta el estímulo condicionado, omitiendo deliberadamente el no condicionado.
specific e. (e. específica). Coeficiente de absorción específica.
visual e. (e. visual). Seudohemianopsia.
extinguish (extinguir). **1.** Apagar una llama; abolir; causar pérdida de identidad. **2.** En psicología, abolir progresivamente una respuesta previamente condicionada.
extirpation (extirpación). f. Remoción de un órgano, parcial o total, o de un tejido enfermo.
extorsion (extorsión). f. **1.** Rotación externa de una extremidad o un órgano. **2.** Disclinación; declinación positiva.
extortor (extorsor). m. Rotador hacia afuera.
extra- (extra-). Prefijo de la preposición latina que significa fuera, afuera.
extra-articular (extraarticular). Fuera de una articulación.
extrabuccal (extrabucal). Fuera del carrillo.
extrabulbar (extrabulbar). Fuera de cualquier bulbo o sin relación con él, p.ej., el bulbo de la uretra o el bulbo raquídeo.
extracaliceal (extracalicinal). Fuera de un cáliz.
extracapsular (extracapsular). Fuera de la cápsula de una articulación.
extracarpal (extracarpiano). **1.** Fuera del carpo o sin relación con él. **2.** Del lado externo del carpo.
extracellular (extracelular). Fuera de las células.
extrachromosomal (extracromosómico). Fuera o separado de un cromosoma (generalmente bacteriano).
extracorporeal (extracorpóreo). Fuera del cuerpo o cualquier "cuerpo" anatómico, o sin relación con él.
extracorpuscular (extracorpuscular). Fuera de los corpúsculos, especialmente los de la sangre.
extracranial (extracraneal). Fuera de la cavidad craneal.
extract **1.** (extraer). Realizar una extracción. **2.** (extraer). Eliminar parte de una mezcla con un solvente. **3.** (extracto). m. Preparación concentrada de una droga vegetal o animal.
alcoholic e. (extracto alcohólico).
allergenic e. (extracto alergénico, alérgico).
allergic e. (extracto alérgico). E. alergénico.
Buchner e. (extracto de Buchner).
equivalent e. (extracto equivalente). Valoide.
fluid e. (extracto líquido).
hydroalcoholic e. (extracto hidroalcohólico).
liquid e. (extracto líquido).
pollen e. (extracto de polen).
extractant (extractante). m. Agente usado para aislar o extraer una sustancia de una mezcla o combinación de sustancias, de los tejidos, o de una droga cruda.
extraction (extracción). f. **1.** Acción de luxar y remover un diente de su alvéolo. **2.** Partición de un material (soluto) en un solvente. **3.** Porción activa de una droga; preparación de un extracto. **4.** Remoción quirúrgica por tracción. **5.** En obstetricia, acción de sacar al feto del canal genital al término del embarazo o cerca de él. **6.** Eliminación por succión del producto de la concepción antes que se haya producido la falta de un período menstrual.
Baker's pyridine e. (e. con piridina de Baker).
breech e. (e. de nalgas). E. obstétrica del niño por las nalgas.
podalic e. (e. podálica). E. obstétrica del niño por los pies.
serial e. (e. seriada).
extractives (extractivos). Sustancias presentes en tejidos animales o vegetales que pueden separarse por tratamiento sucesivo con solventes y recuperarse por evaporación de la solución.
extractor (extractor). m. Instrumento para extraer o arrancar cualquier parte natural, como un diente, o un cuerpo extraño.
vacuum e. (e. al vacío).
extracystic (extracístico). Fuera de la vesícula biliar, la vejiga urinaria o cualquier tumor cístico o quístico, o sin relación con ellos.
extradural (extradural). **1.** Del lado externo de la duramadre. **2.** No relacionado con la duramadre.
extraembryonic (extraembrionario). Fuera del cuerpo embrionario.
extraepiphysial (extraepifisario). Sin relación ni conexión con una epífisis.
extragenital (extragenital). Fuera, lejos o sin relación con los órganos genitales.
extrahepatic (extrahepático). Fuera del hígado o que no tiene relación con él.
extrajection (extrayección). f. Acción de atribuir o proyectar los procesos psíquicos propios a otra persona.
extraligamentous (extraligamentoso). Fuera de un ligamento o sin relación con él.
extramalleolus (extramaléolo). m. Maléolo lateral o externo.
extramedullary (extramedular). Fuera de cualquier médula o sin relación con ella.
extramural (extramural). Fuera de la sustancia o la pared de una parte; que no forma parte de ella.
extraneous (extraño). Fuera del organismo y no perteneciente a él.
extranuclear (extranuclear). Fuera del núcleo de una célula o que no lo incluye.
extraocular (extraocular). Adyacente al globo del ojo, pero fuera de él.
extraoral (extraoral). Fuera de la cavidad oral; exterior a ésta.
extraovular (extraovular). Fuera del huevo.
extrapapillary (extrapapilar). No relacionado con ninguna estructura papilar.
extraparenchymal (extraparenquimático). No relacionado con el parénquima de un órgano.
extraperineal (extraperineal). No relacionado con el perineo.
extraperiosteal (extraperióstico). No relacionado con el periostio.

extraperitoneal (extraperitoneal). Fuera de la cavidad peritoneal.
extraphysiologic (extrafisiológico). Fuera del dominio de la fisiología; más que fisiológico y por lo tanto patológico.
extraplacental (extraplacentario). Sin relación con la placenta.
extraprostatic (extraprostático). Fuera o independiente de la próstata.
extraprostatitis (extraprostatitis). f. Paraprostatitis.
extrapulmonary (extrapulmonar). Fuera de los pulmones, o sin relación con ellos.
extrapyramidal (extrapiramidal). Fuera del haz piramidal.
extrasensory (extrasensorial). Fuera o más allá de los sentidos comunes; no limitado a los sentidos, como la clarividencia o transferencia de pensamiento.
extraserous (extraseroso). Fuera de una cavidad serosa.
extrasomatic (extrasomático). Fuera del cuerpo o sin relación con él.
extrasystole (extrasístole). f. Latido prematuro; sístole prematura; contracción ectópica, generalmente prematura, del corazón.
atrial e. (e. auricular). E. infranodal; contracción prematura del ventrículo.
atrioventricular e., A-V e. (e. auriculoventricular (A-V)).
atrioventricular nodal e. (e. nodal auriculoventricular (A-V)).
auricular e. (e. auricular).
infranodal e. (e. infranodal). E. ventricular.
interpolated e. (e. interpolada).
junctional e. (e. de la unión). E. auriculoventricular.
lower nodal e. (e. nodal inferior).
midnodal e. (e. mesonodal).
nodal e. (e. nodal). E. nodal auriculoventricular.
return e. (e. de retorno).
supraventricular e. (e. supraventricular).
upper nodal e. (e. nodal superior).
ventricular e. (e. ventricular). E. infranodal.
extratarsal (extratarsal). **1.** Fuera del tarso del párpado o del pie, o sin relación con ellos. **2.** Del lado externo del tarso del párpado o del pie.
extratracheal (extratraqueal). Fuera de la tráquea.
extratubal (extratubario). Fuera de cualquier tubo; especialmente, que no está en los tubos auditivo (trompa de Eustaquio) ni uterino (trompa de Falopio).
extrauterine (extrauterino). Fuera del útero.
extravaginal (extravaginal). Fuera de la vagina.
extravasate **1.** (extravasar). Exudar o pasar fuera de un vaso a los tejidos. **2.** (extravasado). m. Extravasación; sufusión; la sustancia así exudada.
extravasation (extravasación). f. **1.** Acción y efecto de extravasar. **2.** Extravasado.
extravascular (extravascular). Fuera de los vasos sanguíneos o linfáticos, en general, o de alguno de ellos, en particular.
extraventricular (extraventricular). Fuera de cualquier ventrículo, especialmente de uno de los ventrículos cardíacos.
extraversion (extraversión). f. Extroversión.
extravisual (extravisual). Fuera del campo visual o más allá del espectro visible.
extremitas (extremitas). [*extremitas*, NA]. Extremidad; uno de los extremos de una estructura alargada o puntiaguda.
extremity (extremidad). f. [*extremitas*, NA]. Una de las partes terminales de una estructura alargada o puntiaguda.
acromial e. of clavicle (e. externa de la clavícula). [*extremitas acromialis claviculae*, NA].
anterior e. (extremo anterior). [*extremitas anterior*, NA].
anterior e. of caudate nucleus (extremo anterior del núcleo caudado). Cabeza del núcleo caudado.
inferior e. (extremo inferior). [*extremitas inferior*, NA].
lower e. (e. inferior). [*membrum inferius*, NA]. Miembro inferior.
posterior e. (extremo posterior). [*extremitas posterior*, NA].
sternal e. of clavicle (e. interna de la clavícula). [*extremitas sternalis claviculae*, NA].
superior e. (extremo superior). [*extremitas superior*, NA].
tubal e. (e. tubárica). [*extremitas tubaria*, NA].
upper e. (e. superior). [*membrum superius*, NA]. Miembro superior.
upper e. of fibula (extremo superior del peroné). Cabeza del peroné.
uterine e. (e. uterina). [*extremitas uterina*, NA].
extrinsic (extrínseco). Que se origina fuera de la parte donde se encuentra o sobre la que actúa.
extrogastrulation (extrogastrulación). f. Evaginación de material del intestino primitivo, que normalmente se invagina durante la gastrulación, debida a alguna manipulación ambiental o experimental del embrión en desarrollo o su medio ambiente.
extrospection (extrospección). f. Examen constante de la piel por temor a los parásitos o la suciedad.
extroversion (extroversión). f. **1.** Extraversión, exstrophy. **2.** Vuelta hacia afuera. **3.** Rasgo de carácter que lleva a las relaciones sociales.
extrovert (extrovertido). Persona gregaria cuyos principales intereses están fuera de sí mismo y que interviene en los asuntos de los demás.
extrude (extruir). Llevar fuera por impulso, fuerza o presión.
extrusion (extrusión). f. **1.** Acción de sacar de la posición normal por impulso o fuerza. **2.** Sobreerupción o migración de un diente más allá de su posición oclusal normal.
e. of a tooth (e. de un diente).
extubate (extubar). Efectuar una extubación.
extubation (extubación). f. Remoción de un tubo de un órgano, estructura u orificio.
exuberant (exuberante). De excesiva proliferación o crecimiento, como un tejido o una granulación.
exudate (exudado). m. Exudación; cualquier líquido salido por exudación de un tejido o sus capilares, más específicamente por lesión o inflamación.
exudation (exudación). f. **1.** Acción y efecto de exudar. **2.** Exudado.
exudative (exudativo). Relativo al proceso de exudación o a un exudado.
exude (exudar). En general, rezumar o salir gradualmente de una estructura o tejido del organismo.
exulcerans (exulcerante). Ulcerante.
exumbilication (exumbilicación). f. **1.** Exónfalo. **2.** Hernia umbilical. **3.** Onfalocele.
exuviae (exuvios). m. pl. Término obsoleto para cualquier parte desprendida o descartada, como la epidermis descamada.
eye (ojo). [*oculus*, NA]. m. Órgano de la visión.
amaurotic cat's e. (o. de gato amaurótico).
aphakic e. (o. afáquico). O. en el cual no existe el cristalino.
artificial e. (o. artificial).
black e. (o. negro). Equimosis de los párpados y sus alrededores.
blear e. (o. legañoso). Lipitud.
bovine cancer e. (o. canceroso bovino).
compound e. (o. compuesto).
crossed e.'s (o. cruzados). Estrabismo.
cyclopian e., cyclopean e. (o. de cíclope).
dark-adapted e. (o. adaptado a la oscuridad). O. escotópico.
dominant e. (o. dominante). O. maestro; o. maestro-dominante.
epiphysial e. (o. epifisario). O. pineal.
exciting e. (o. excitante). El o. lesionado en oftalmía simpática.
fixing e. (o. fijación).
hare's e. (o. de liebre). Lagoftalmía.
heavy e. (o. pesado).
hot e. (o. caliente). Epiescleritis periódica fugaz.
light-adapted e. (o. adaptado a la luz). O. fotópico.
Listing's reduced e. (o. reducido de Listing).
master e., master-dominant e. (o. maestro, maestro-dominante). O. dominante.
parietal e. (o. parietal). O. pineal.
phakic e. (o. fáquico). O. que contiene el cristalino natural.
photopic e. (o. fotópico). O. adaptado a la luz.
pineal e. (o. pineal). O. epifisario o parietal.
raccoon e.'s (o. de mapache).
reduced e. (o. reducido).
schematic e. (o. esquemático).
scotopic e. (o. escotópico). O. adaptado a la oscuridad.
spectacle e.'s (o. en anteojos).
squinting e. (o. bizco).
sympathizing e. (o. simpatizante).
watery e. (o. acuoso o lloroso). **1.** Epífora. **2.** Lagrimación excesiva.
web e. (o. membranoso). Pterigión.

eye bank (banco de ojo).
eyeball (globo del ojo). Globo ocular; bulbo del ojo.
eyebrow (ceja). f. **1.** f. Línea semilunar de pelos en el borde superior de la órbita. **2.** Pelo individual de la ceja.
eyeglasses (anteojos).
eyegrounds (fondo de ojo). La parte interior del ojo que rodea al polo posterior, vista con el oftalmoscopio.
eyelash (pestaña). f. Cilio.
ectopic e. (p. ectópica).
piebald e. (p. partialbina). Canicie circunscripta.
eyelid (párpado). [lat. *palpebra,* NA]. m. Blefaron; uno de los dos pliegues movibles de piel (párpado superior e inferior) tapizados de conjuntiva frente al globo ocular.
lower e. (p. inferior). [*palpebra inferior*, NA].
third e. **1.** (p. III, tercio o tercero). Pliegue semilunar de la conjuntiva. **2.** (tercer p.). Membrana nictitante.
upper e. (p. superior). [*palpebra superior*, NA].
eyepiece (ocular). m. Parte de un microscopio formado por una o más lentes en el extremo superior del aparato, por medio de las cuales se puede observar la imagen enfocada por el objetivo.
eyespot (mancha ocular). **1.** M. o plástido coloreado (cromatóforo) en un organismo unicelular. **2.** Ocellus.
eyestrain **1.** (vista fatigada). Astenopía. **2.** (distensión ocular). Astenopía.
eyewash (colirio). m. Originariamente, cualquier preparación para los ojos.

F

f (f). Símbolo de femto-; símbolo de frecuencia respiratoria.
F (F). Símbolo de concentración fraccional, seguido por suscriptos que indican localización y especies químicas; Fahrenheit; faraday; flúor; fuerza.
F.A.A.N. (F.A.A.N.). Abrev. de Fellow of the American Academy of Nursing (Miembro de la Academia Norteamericana de Enfermería).
fabella (fabela). f. Pequeño hueso sesamoideo en el tendón de la cabeza lateral del músculo gastrocnemio.
fabism (fabismo). m. Favismo.
fabrication (fabricación). f. Fabulación.
fabulation (fabulación). f. Fabricación; relato de frases fabuladas como si fuesen verdaderas.
F.A.C.C.P. (F.A.C.C.P.). Abrev. de Fellow of the American College of Chest Physicians.
F.A.C.D. (F.A.C.D.). Abrev. de Fellow of the American College of Dentists.
face (cara). f. Cada una de las superficies que limitan una parte u órgano.
 bird f. (c.. de pájaro). Braquignatia.
 cow f. (c. de vaca). C. bovina.
 dish f. (c. de plato). Facies escafoidea.
 frog f. (c. de sapo).
 hippocratic f., f. hippocratica (c. Hipocrática).
 masklike f. (c. de máscara). Facies de Parkinson.
 moon f. (c. de luna).
face-lift (lifting facial).
facet, facette (faceta). f. **1.** Pequeña superficie lisa sobre un hueso u otra estructura firme. **2.** Mancha sobre un diente, producida por la masticación o el bruñido.
 clavicular f. (f. clavicular). Incisura clavicular.
 corneal f. (f. corneal).
 Lenoir's f. (f. de Lenoir). La superficie articular medial de la rótula.
 locked f.'s (f. trabadas). Dislocación de las apófisis articulares.
facetectomy (facetectomía). f. Escisión de una faceta.
facial (facial). Relacionado con la faz o el rostro.
facialis (facialis). [*facialis*, NA]. Facial.
-facient (-faciente). Sufijo que significa algo o alguien que produce.
facies, pl. **facies** (facies). f. **1.** [*facies*, NA]. Cara. **2.** [*facies*, NA]. Superficie. **3.** Expresión.
 adenoid f. (f. adenoide).
 f. antebrachialis anterior (superficie antebraquial anterior). [*facies antebrachialis anterior,* NA]; [*regio antebrachialis anterior*, NA].
 f. antebrachialis posterior (superficie antebraquial posterior). [*facies antebrachialis posterior,* NA]; [*regio antebrachialis posterior*, NA].
 f. antonina (f. antonina).
 aortic f. (f. aórtica).
 f. articularis (cara articular).
 f. bovina (f. bovina). F. de vaca.
 f. brachialis anterior (superficie braquial anterior). [*facies brachialis anterior*, NA]; [*regio brachialis anterior*, NA].
 f. brachialis posterior (superficie braquial posterior). [*facies brachialis posterior*, NA]. Nombre oficial alternativo para la región braquial posterior.
 cherubic f. (f. querúbica).
 Corvisart's f. (f. de Corvisart).
 f. cruralis anterior (superficie crural anterior). [*facies cruralis anterior*, NA]; [*regio cruralis anterior*, NA].
 f. cruralis posterior (superficie crural posterior). [*facies cruralis posterior*, NA]; [*regio cruralis posterior*, NA].
 f. cubitalis anterior (superficie cubital anterior). [*facies cubitalis anterior*, NA]; [*regio cubitalis anterior*, NA].
 f. cubitalis posterior (superficie cubital posterior). [*facies cubitalis posterior*, NA]; [*regio cubitalis posterior*, NA].
 f. dolorosa (f. dolorosa).
 elfin f. (f. de duende).
 f. femoralis anterior (superficie femoral anterior). [*facies femoralis anterior*, NA]; [*regio femoralis anterior*, NA].
 f. femoralis posterior (superficie femoral posterior). [*facies femoralis posterior*, NA]; [*regio femoralis posterior*, NA].
 hound-dog f. (f. de sabueso).
 hurloid f. (f. hurloide).
 Hutchinson's f. (f. de Hutchinson).
 f. inferior cerebri (superficie inferior del cerebro). [*facies inferior cerebri*, NA]. Base del cerebro.
 leonine f. (f. leonina). Leontiasis.
 mitral f. (f. mitral).
 myasthenic f. (f. miasténica).
 myopathic f. (f. miopática).
 Parkinson's f. (f. de Parkinson). Cara de máscara.
 Potter's f. (f. de Potter).
 f. scaphoidea (f. escafoidea). Cara de plato.
facilitation (facilitación). f. El refuerzo de un reflejo u otra actividad nerviosa mediante el arribo al centro del reflejo de otros impulsos excitatorios.
 Wedensky f. (f. de Wedensky).
facing (carilla). f. Material del color de un diente (por lo general de porcelana o material plástico) que se usa para ocultar la superficie labial o bucal de una corona de metal y darle la apariencia externa de un diente natural.
facio- (facio-). Prefijo que indica relación con la cara.
faciocephalalgia (faciocefalalgia). f. Dolor neurálgico en la cara.
faciolingual (faciolingual). Relacionado con la cara y la lengua.
facioplasty (facioplastia). f. Cirugía reparativa o reconstructiva que involucra la cara.
facioplegia (facioplejía). f. Parálisis facial.
F.A.C.O.G. (F.A.C.O.G.). Abrev. de Miembro del Colegio Norteamericano de Obstetras y Ginecólogos (Fellow of the American College of Obstetricians and Gynecologists).
F.A.C.P. (F.C.A.P.). Abrev. de Fellow of the College of American Pathologists.
F.A.C.R. (FACR). Abrev. de Miembro del Colegio Norteamericano de Radiólogos; Miembro del Colegio Norteamericano de Radiología (Fellow of the American College of Radiologists; Fellow of the American College of Radiology).
F.A.C.S. (F.A.C.S.). Abrev. de Miembro del Colegio Norteamericano de Cirujanos (Fellow of the American College of Surgeons).
F.A.C.S.M. (F.A.C.S.M.). Abrev de Miembro del Colegio Norteamericano de Medicina del Deporte (Fellow of the American College of Sports Medicine).
factitious (facticio). Artificial; autoinducido; no natural.
factor (factor). m. **1.** Una de las causas contribuyentes en cualquier acción. **2.** Uno de los componentes que, mediante la multiplicación, constituyen un número o expresión. **3.** Gen. **4.** Vitamina u otro elemento esencial.
 accelerator f. (f. acelerador).
 acetate replacement f. (f. de reemplazo del acetato). Ácido lipoico.
 adrenal weight f. (f. de peso suprarrenal).
 angiogenesis f. (f. de angiogénesis).
 animal protein f. (APF) (f. de proteína animal). Vitamina B_{12}.
 anti-black-tongue f. (f. anti-lengua negra). Ácido nicotínico.
 antialopecia f. (f. antialopecia). Inositol.
 antiberiberi f. (f. antiberiberi). Tiamina.
 anticomplementary f. (f. anticomplementario). Cimosán.
 antihemophilic f. A (AHF) (f. A antihemofílico).
 antihemophilic f. B (f. B antihemofílico).
 antihemorrhagic f. (f. antihemorrágico). Vitamina K.

antineuritic f. (f. antineurítico). Tiamina.
antinuclear f. (ANF) (f. antinuclear).
antipellagra f. (f. antipelagra). Ácido nicotínico.
antipernicious anemia f. (APA) (f. antianemia perniciosa). Vitamina B_{12}.
antisterility f. (f. antiesterilidad). Vitamina E.
atrial natriuretic f. (f. natriurético auricular). Atriopeptina.
bacteriocin f.'s (f. bacteriocina). Plásmidos bacteriocinogénicos.
bifidus f. (f. bifidus).
biotic f.'s (f. bióticos).
Bittner's milk f. (f. de la leche de Bittner).
blood f. (f. sanguíneo).
branching f. (f. de ramificación).
CAMP f. (f. CAMP).
capillary permeability f. (f. de permeabilidad capilar). Vitamina P.
Castle's intrinsic f. (f. intrínseco de Castle). F. intrínseco.
Christmas f. (f. Christmas).
citrovorum f. (CF) (f. citrovorum). Ácido folínico.
clearing f.'s (f. de aclaramiento).
clotting f. (f. de coagulación).
coagulation f. (f. de la coagulación). Diversos componentes plasmáticos involucrados en la coagulación.
cobra venom f. (f. del veneno de cobra).
coenzyme f. (f. coenzima). Dihidrolipoamida deshidrogenasa.
complement chemotactic f. (f. quimiotáctico del complemento).
corticotropin-releasing f. (CRF) (f. de liberación de la corticotropina). Corticoliberina.
coupling f.'s (f. de acoplamiento).
debranching f.'s (f. de desramificación). Enzima de desramificación.
decapacitation f. (f. de descapacitación).
diabetogenic f. (f. diabetogénico).
diffusing f. (f. de difusión). Hialuronidasa.
direct lytic f. of cobra venom (f. lítico directo del veneno de cobra). Cobrotoxina.
Duran-Reynals permeability f., Duran-Reynals spreading f. (f. de permeabilidad de Duran-Reynals, de diseminación de Duran-Reynals). Hialuronidasa.
eosinophil chemotactic f. of anaphylaxis (f. eosinofílico quimiotáctico de la anafilaxis).
epidermal growth f. (f. de crecimiento epidérmico).
erythrocyte maturation f. (f. de maduración eritrocítica). Vitamina B_{12}.
essential food f.'s (f. alimentarios esenciales).
extrinsic f. (f. extrínseco). Vitamina B_{12} de la dieta.
fermentation Lactobacillus casei f. (f. de fermentación Lactobacillus casei). Pteropterina.
fertility f. (f. de fertilidad). Plásmido F.
fibrin-stabilizing f. (f. estabilizador de la fibrina).
filtrate f. (f. de filtración).
follicle-stimulating hormone-releasing f. (FRF, FSH-RF) (f. de liberación de la hormona estimulante de los folículos). Foliberina.
galactagogue f. (f. galactagogo).
galactopoietic f. (f. galactopoyético). Prolactina.
glass f. (f. de vidrio). F. XII.
glycotropic f. (f. glucotrópico). F. antagonizante de la insulina.
gonadotropin-releasing f. (f. de liberación de gonadotropina). Gonadoliberina.
growth hormone-releasing f. (GHRF, GH-RF) (f. de liberación de la hormona de crecimiento). Somatoliberina.
Hageman f. (f. Hageman). F. XII.
human antihemophilic f. (f. antihemofílico humano). Globulina antihemofílica; fracción antihemofílica humana.
hyperglycemic-glycogenolytic f. (HGF) (f. glucogenolítico hiperglucémico). Glucagón.
inhibition f. (f. de inhibición). F. inhibitorio de migración.
initiation f. (IF) (f. de iniciación).
insulin-antagonizing f. (f. antagonizante de la insulina). F. glucotrópico.
insulin-like growth f. (IGF) (f. de crecimiento de tipo insulina). Somatomedina.
intrinsic f. (IF) (f. intrínseco). F. intrínseco de Castle.
labile f. (f. lábil). F. V.
lactogenic f. (f. lactogénico). Prolactina.
lethal f. (f. letal).
leukocytosis-promoting f. (f. de promoción de la leucocitosis).
leukopenic f. (f. leucopénico).
lipotropic f. (f. lipotrópico). Colina.
liver filtrate f. (f. de filtrado hepático).
luteinizing hormone-releasing f. (LH-RF, LRF) (f. de liberación de la hormona luteinizante).
luteinizing hormone/follicle-stimulating hormone-releasing f. (LH/FSH-RF) (f. de liberación de la hormona luteinizante/hormona estimulante de los folículos). Gonadoliberina.
lymph node permeability f. (LNPF) (f. de permeabilidad ganglionar).
mammotropic f. (f. mamotrófico). Prolactina.
maturation f. (f. de maduración). Vitamina B_{12}.
migration-inhibitory f. (MIF) (f. inhibitorio de la migración). F. de inhibición.
milk f. (f. de la leche). Virus del tumor mamario del ratón.
mouse antialopecia f. (f. antialopecia del ratón). Inositol.
müllerian regression f., müllerian duct inhibitory f. (f. de regresión mülleriana, de inhibición de los conductos de Müller).
myocardial depressant f. (MDF) (f. depresor del miocardio).
nephritic f. (f. nefrítico).
nerve growth f. (NGF). (f. de crecimiento nervioso).
osteoclast activating f. (f. activador del osteoclasto).
pellagra-preventing (P-P) f. (f. de prevención de la pelagra). Ácido nicotínico.
plasma labile f. (f. lábil plasma). F. V.
plasma thromboplastin f. (PTF) (f. de la tromboplastina plasmática).
plasma thromboplastin f. B (f. B de la tromboplastina plasmática).
plasmin prothrombins conversion f. (PPCF) (f. de conversión de las protrombinas plasmáticas).
platelet f. 3 (f. plaquetario 3).
platelet tissue f. (f. hístico plaquetario). Tromboplastina.
platelet-activating f. (PAF) (f. de actividad plaquetaria). F. de agregación plaquetaria.
platelet-aggregating f. (PAF) (f. de agregación plaquetaria, de actividad plaquetaria). F. activador de las plaquetas.
platelet-derived growth f. (f. de crecimiento derivado de plaquetas).
prolactin inhibiting f. (PIF) (f. de inhibición de la prolactina).
prolactin releasing f. (PRF) (f. de liberación de prolactina). Prolactoliberina.
properdin f. A (f. A de la properdina).
properdin f. B (f. B de la properdina). Proactivador de C3; cofactor del veneno de cobra.
properdin f. D (f. D de la properdina). Proactivador de C3 convertasa.
properdin f. E (f. E de la properdina).
protein f. (f. proteína).
pyruvate oxidation f. (f. de oxidación del piruvato). Ácido lipoico.
recognition f.'s (f. de reconocimiento).
relaxation f. (f. de relajación).
releasing f. (RF) (f. de liberación). Hormona de liberación.
resistance f.'s (f. de resistencia). Plásmidos de resistencia.
resistance-inducing f. (RIF) (f. de inducción de la resistencia).
resistance-transfer f. (f. de transferencia de la resistencia).
rheumatoid f.'s (RF) (f. reumatoideo).
risk f. (f. de riesgo).
secretor f. (f. secretor).
sex f. (f. sexual). Plásmido F.
slow-reacting f. of anaphylaxis (SRF-A) (f. de reacción lenta de la anafilaxia). Sustancia de reacción lenta (de la anafilaxia).
SLR f., Streptococcus lactis R f. (f. SLR). Rizopterina.
somatotropin release-inhibiting f. (SRIF) (f. de inhibición de la liberación de somatotrofina). Somatostatina.
somatotropin-releasing f. (SRF) (f. de liberación de la somatotropina). Somatoliberina.
spreading f. (f. de diseminación).
stable f. (f. estable).
Stuart f., Stuart-Prower f. (f. Stuart, Stuart-Prower).
sulfation f. (f. de sulfatación). Somatomedina.

sun protection f. (SPF) (f. de protección solar).
thymic lymphopoietic f. (f. linfopoyético tímico). Timina; timopoyetina.
thyroid-stimulating hormone-releasing f. (TSH-RF) (f. de liberación de la hormona estimulante del tiroides). Tiroliberina.
thyrotoxic complement-fixation f. (f. de fijación de complemento tirotóxico). Forma de tirotoxina.
thyrotropin-releasing f. (TRF) (f. de liberación de la tirotropina).
transfer f. (f. de transferencia).
transforming f. (f. de transformación).
transmethylation f. (f. de transmetilación). Colina.
tumor angiogenic f. (TAF) (f. angiogénico tumoral).
tumor necrosis f. (f. de necrosis tumoral). Caquectina.
uncoupling f.'s (f. de desacoplamiento). Un desacoplador.
von Willebrand f. (f. von Willebrand). F. VIIIR.
Y f., yeast eluate f. (f. eluido de la levadura). Denominación obsoleta de la piridoxina.

factorial (factorial). **1.** Perteneciente a un factor o factores estadísticos. **2.** f. De un íntegro, aquel íntegro multiplicado por cada uno de los íntegros más pequeños en sucesión descendente hasta uno.
facultative (facultativo). Capaz de vivir bajo más de un conjunto específico de condiciones ambientales; con una vía alternativa.
faculty (facultad). f. Poder natural o especializado de un organismo vivo.
FAD (FAD). Abrev. de flavina adenina dinucleótido.
fagopyrism (fagopirismo). m. Fotosensibilización, principalmente del ganado bovino y ovino, causada por la ingestión de trigo sarraceno (*Fagopyrum esculentum*).
failure (falla). f. Estado de insuficiencia.
backward heart f. (insuficiencia cardíaca retrógrada).
cardiac f. (f. cardíaca). Insuficiencia cardíaca.
congestive f. (f. congestiva). Insuficiencia cardíaca.
congestive heart f. (f. cardíaca congestiva). Insuficiencia cardíaca.
coronary f. (f. coronaria). Insuficiencia coronaria aguda.
electrical f. (f. Eléctrica).
forward heart f. (insuficiencia cardíaca anterógrada).
heart f. (insuficiencia cardíaca).
high output f. (f. de gasto alto).
left ventricular f. (f. ventricular izquierda).
low output f. (f. de gasto bajo).
pacemaker f. (f. del marcapaso).
power f. (f. de potencia). F. de bombeo.
pump f. (f. de bombeo). F. de potencia.
right ventricular f. (f. ventricular derecha).
secondary f. (f. secundaria).
falcate (falcado). Falciforme.
falcial (falcial). Falcino; relacionado con la hoz del cerebro o del cerebelo.
falciform (falciforme). Falcado; en forma de semiluna.
falcine (falcino). Falcial.
falcula (falcula). Falx cerebelli.
falcular (falcular). **1.** Falciforme; semejante a una hoz. **2.** Relativo a la hoz del cerebelo o del cerebro (falx cerebelli, falx cerebri).
false negative (falsonegativo). m. El resultado de una prueba que erróneamente excluye a una persona de un grupo diagnóstico o de referencia específico, debido sobre todo a que los métodos de ensayo utilizados no son suficientemente exactos.
false positive (falsopositivo). m. El resultado de una prueba que erróneamente incluye una persona en un grupo diagnóstico o de referencia específico, debido sobre todo a que los métodos de ensayo utilizados no son suficientemente exactos.
falsification (falsificación). f. El acto deliberado de interpretar erróneamente para engañar.
retrospective f. (f. retrospectiva).
falx, pl. **falces 1.** (hoz). [*falx*, pl. *falces*, NA]. f. Cualquier estructura que tiene esa forma. **2.** (falx, pl. falces). [*falx*, pl. *falces*, NA]. Hoz; estructura semilunar.
f. aponeurotica 1. (falx aponeurotica). Tendón conjunto. **2.** (h. aponeurótica). Tendón conjunto.
f. cerebelli (falx cerebelli). [*falx cerebelli*, NA]. Hoz del cerebelo.
f. cerebri (falx cerebri). [*falx cerebri*, NA]. Hoz del cerebro.
f. inguinalis (h. inguinal). [*falx inguinalis*, NA]. Tendón conjunto.
f. septi 1. (falx septi). Término alternativo oficial para válvula del agujero oral. **2.** (h. del tabique). [*falx septi*, NA].
familial (familiar). Que afecta a varios miembros de una misma familia, usualmente dentro de una sola generación.
family (familia). f. **1.** Grupo de parientes de sangre o, más estrictamente, los padres y sus hijos. **2.** En la clasificación biológica, división entre el orden y la tribu o género.
cancer f. (f. de cáncer).
nuclear f. (f. nuclear).
famotidine (famotidina). f. Antagonista de los receptores histamínicos H_2 que se usa en el tratamiento de las úlceras duodenales.
famotine hydrochloride (famotina, clorhidrato de). Agente antiviral.
fang (colmillo). m. **1.** Diente de perro u otro animal cánido. **2.** Diente hueco de una serpiente a través del cual expulsa el veneno.
fango (fango). m. Lodo de las termas de Battaglio en Italia; aplicado externamente en el tratamiento del reumatismo y otras enfermedades de músculos y articulaciones.
fantasy (fantasía). f. Imaginería más o menos coherente, como en los sueños y ensueños, no restringida por la realidad.
farad (faradio). m. Unidad práctica de capacidad eléctrica; la capacidad de un condensador que tiene una carga de 1 coulombio bajo una fuerza electromotriz de 1 voltio.
faradaic (farádico).
faraday (F) (faraday (F)). m. 96.500 coulombios, la cantidad de electricidad requerida para reducir un equivalente de un ion de plata.
faradic (farádico). Relacionado con la electricidad inducida.
faradism (faradismo). m. Electricidad farádica (de inducción).
surging f. (f. surgente).
faradization (faradización). f. Aplicación terapéutica de la corriente eléctrica farádica o inducida.
faradocontractility (faradocontractilidad). f. Contractilidad de los músculos bajo el estímulo de una corriente farádica.
faradomuscular (faradomuscular). Designa el efecto de aplicar una corriente farádica (inducida) directamente a un músculo.
faradopalpation (faradopalpación). f. Estesiometría por medio de un electrodo puntiforme a través del cual pasa una corriente alterna débil hacia un electrodo indiferente.
faradotherapy (faradoterapia). f. Tratamiento de una enfermedad o parálisis por medio de una corriente eléctrica farádica o inducida.
farcy (muermo, forma cutánea). Enfermedad linfática del ganado causado por *Nocardia farcinica*.
fardel (fardel, fardo). m. El total de la carga ponderable que se produce como consecuencia de una enfermedad genética en un individuo.
farfara (farfara). f. Hojas del tusilago; las hojas desecadas de *Tussilago farfara* (familia Compositae).
farina (farina). f. Harina; preparado obtenido de granos de cereales, como *Avena sativa* o *Triticum sativum*.
farinaceous (farináceo). **1.** Relacionado con la harina. **2.** Amiláceo.
α-farnesene (α-farneseno). m. Hidrocarburo de cadena recta abierta, compuesto de tres unidades isopreno.
β-farnesene (β-farneseno). m. Uno de los dos isómeros (*trans*) que se encuentra en la feromona de la reacción de alarma de algunos áfidos y también en varios aceites esenciales.
farnesene alcohol (alcohol de farneseno). Farnesol.
farnesol (farnesol). m. Alcohol de farneseno.
farsightedness (hiperopía).
fascia, pl. **fasciae** (fascia). f. [*fascia*, NA]. Vaina de tejido fibroso que envuelve al cuerpo por debajo de la piel; también encierra músculos y grupos musculares, y separa sus diversas capas o grupos.
Abernethy's f. (f. de Abernethy).
f. adherens (f. adherens).
anal f. (f. anal). F. diafragmática inferior de la pelvis.
antebrachial f. (f. antebraquial). [*fascia antebrachii*, NA].
axillary f. (f. axilar). [*fascia axillaris*, NA].
bicipital f. (f. bicipital). Aponeurosis del músculo bicipital braquial.
brachial f. (f. braquial). [*fascia brachii*, NA].
broad f. (f. ancha). F. lata.
buccopharyngeal f. (f. bucofaríngea). [*fascia buccopharyngea*, NA].
Buck's f. (f. de Buck). F. profunda del pene.
f. bulbi (f. bulbi). Vagina bulbi.

Camper's f. (f. de Camper).
cervical f. (f. cervical). F. del cuello.
f. cinerea (f. cinérea). Circunvolución fasciolada.
clavipectoral f. (f. clavipectoral). [*fascia clavipectoralis*, NA].
f. of clitoris (f. del clítoris). [*fascia clitoridis*, NA].
Colles' f. (f. de Colles). F. superficial del perineo.
Cooper's f. (f. de Cooper). F. cremastérica.
f. cremasterica (f. cremastérica). [*fascia cremasterica*, NA].
cribriform f. (f. cribiforme). [*fascia cribrosa*, NA]. F. de Hesselbach.
f. cruris (f. crural). [*fascia cruris*, NA]. F. profunda de la pierna; f. de la pierna.
Cruveilhier's f. (f. de Cruveilhier). F. superficial del perineo.
deep f. (f. profunda). [*fascia profunda*, NA].
deep f. of arm (f. profunda del brazo). F. braquial.
deep f. of forearm (f. profunda del antebrazo). F. antebraquial.
deep f. of leg (f. profunda de la pierna). F. de la pierna.
deep f. of penis (f. profunda del pene). F. de Buck.
f. dentata hippocampi (f. dentada del hipocampo). Circunvolución dentada.
dentate f. (f. dentada). Circunvolución dentada.
dorsal f. of foot (f. dorsal superficial del pie). [*fascia dorsalis pedis*, NA].
dorsal f. of hand (f. dorsal superficial de la mano). [*fascia dorsalis manus*, NA].
Dupuytren's f. (f. de Dupuytren). Aponeurosis palmar.
endopelvic f. (f. endopélvica). F. pelviana visceral.
endothoracic f. (f. endotorácica). [*fascia endothoracica*, NA].
external spermatic f. (f. espermática externa). [*fascia spermatica externa*, NA].
f. of extraocular muscles (f. de los músculos extraoculares). [*fascia muscularis musculorum bulbi*, NA].
extraperitoneal f. (f. extraperitoneal). F. subperitoneal.
f. of forearm (f. del antebrazo). F. antebraquial.
Gerota's f. (f. de Gerota). F. renal.
Godman's f. (f. de Godman).
Hesselbach's f. (f. de Hesselbach). F. cribiforme.
iliac f. (f. ilíaca). [*fascia iliaca*, NA].
iliopectineal f. (f. iliopectínea).
inferior f. of pelvic diaphragm (f. inferior del diafragma pélvico). [*fascia diaphragmatis pelvis inferior*, NA]. F. anal.
inferior f. of urogenital diaphragm (f. inferior del diafragma urogenital). [*fascia diaphragmatis urogenitalis inferior*, NA].
infraspinatus f., f. infraspinata (f. infraespinosa).
infundibuliform f. (f. infundibuliforme). F. espermática interna.
intercolumnar fasciae (f. intercolumnares). Fibras intercrurales.
internal spermatic f. (f. espermática interna). [*fascia spermatica interna*, NA]. F. infundibuliforme.
interosseous f. (f. interósea).
lacrimal f. (f. lagrimal).
f. lata (f. lata). [*fascia lata*, NA].
f. of leg (f. de la pierna). [*fascia cruris*, NA].
lumbodorsal f. (f. lumbodorsal). F. lumbar.
masseteric f. (f. masetérica). [*fascia masseterica*, NA].
middle cervical f. (f. cervical media). Lámina pretraqueal.
muscular f. of extraocular muscle (f. muscular del músculo extraocular). Vainas fasciales de los músculos extraoculares.
f. of neck (f. del cuello). [*fascia cervicalis*, NA].
nuchal f. (f. de la nuca). [*fascia nuchae*, NA].
obturator f. (f. del obturador). [*fascia obturatoria*, NA].
f. obturatoria (f. obturatriz). [*fascia obturatoria*, NA]. F. del obturador.
orbital fasciae (f. orbitarias). [*fasciae orbitales*, NA].
palmar f. (f. palmar). Aponeurosis palmar.
parotid f. (f. parotídea). [*fascia parotidea*, NA].
f. parotideomasseterica (f. parotideomasetérica).
pectoral f. (f. pectoral). [*fascia pectoralis*, NA].
f. pelvis (f. de la pelvis). [*fascia pelvis*, NA].
f. of penis (f. del pene). [*fascia penis*, NA].
perirenal f. (f. perirrenal). F. renal.
pharyngobasilar f. (f. faríngea). [*fascia pharyngobasilaris*, NA].
phrenicopleural f. (f. frenicopleural). [*fascia phrenicopleuralis*, NA].
plantar f. (f. plantar). Aponeurosis plantar.
popliteal f. (f. poplítea). F. que recubre la fosa poplítea.
Porter's f. (f. de Porter). Lámina pretraqueal.
pretracheal f. (f. pretraqueal). [*lamina pretrachealis*, NA]. Lámina pretraqueal.
prevertebral f. (f. prevertebral). [*lamina prevertebralis*, NA]. Lámina prevertebral.
f. of prostate (f. de la próstata). [*fascia prostatae*, NA].
rectovesical f. (f. rectovesical). Tabique rectovesical.
renal f. (f. renal). [*fascia renalis*, NA]. F. perirrenal; f. de Gerota.
Scarpa's f. (f. de Scarpa).
semilunar f. (f. semilunar). Aponeurosis bicipital.
Sibson's f. (f. de Sibson). Membrana suprapleural.
subperitoneal f. (f. subperitoneal). [*fascia subperitonealis*, NA].
superficial f. (f. superficial). [*fascia superficiales*, NA]. Tela subcutánea.
superficial f. of perineum (f. superficial del perineo). [*fascia perinei superficialis*, NA]. F. de Colles o de Cruveilhier.
superior f. of pelvic diaphragm (f. superior del diafragma pélvico). [*fascia diaphragmatis pelvis superior*, NA].
superior f. of urogenital diaphragm (f. superior del diafragma urogenital). [*fascia diaphragmatis urogenitalis superior*].
temporal f. (f. temporal). [*fascia temporalis*, NA].
thoracolumbar f. (f. lumbar). [*fascia thoracolumbalis*, NA].
Toldt's f. (f. de Toldt).
f. transversalis (f. transversal). [*fascia transversalis*, NA].
Treitz's f. (f. de Treitz). F. por detrás de la cabeza del páncreas.
triangular f. (f. triangular). Ligamento reflejo.
f. triangularis abdominis (f. triangular del abdomen). Ligamento reflejo.
Tyrrell's f. (f. de Tyrrell). Tabique rectovesical.
umbilical prevesical f. (f. prevesical umbilical).
umbilicovesical f. (f. umbilicovesical).
Zuckerkandl's f. (f. de Zuckerkandl).

fascial (fascial). Relacionado con cualquier fascia.

fascicle (fascículo). m. [*fasciculus*, NA]. Haz o banda de fibras, por lo general de fibras musculares o nerviosas.
muscle f. (f. muscular).
nerve f. (f. nervioso).

fascicular (fascicular). Fasciculado; relacionado con un fascículo; dispuesto en la forma de una banda o colección de bastones.

fasciculate, fasciculated (fasciculado). Fascicular.

fasciculation (fasciculación). f. **1.** Disposición en forma de fascículos. **2.** Contracciones o torsiones involuntarias de grupos (fascículos) de fibras musculares.

fasciculus, gen. and pl. **fasciculi** (fascículo). [*fasciculus*, NA]. Fascículo; banda o haz de fibras, por lo general musculares o nerviosas; tracto de fibras nerviosas.
f. anterior proprius (f. anterior propio).
arcuate f. (f. arqueado). **1.** F. longitudinal superior. **2.** F. unciforme.
f. atrioventricularis (f. auriculoventricular).
Burdach's f. (f. de Burdach). F. cuneiforme.
calcarine f. (f. calcarino).
central tegmental f. (f. tegmentario central). Tracto segmentario central.
f. circumolivaris pyramidis (f. circumolivar de las pirámides).
f. corticospinalis anterior (f. corticoespinal anterior). Tracto piramidal anterior.
f. corticospinalis lateralis (f. corticoespinal lateral). Tracto piramidal lateral.
cuneate f. (f. cuneiforme). [*fasciculus cuneatus*, NA].
dorsal longitudinal f. (f. longitudinal dorsal). [*fasciculus longitudinalis dorsalis*, NA]. Banda o tracto de Schütz.
dorsolateral f. (f. dorsolateral). [*fasciculus dorsolateralis*, NA].
Flechsig's fasciculi (f. de Flechsig).
Foville's f. (f. de Foville). Estría terminal.
fronto-occipital f. (f. frontooccipital). F. occipitofrontal.
gracile f. (f. grácil). [*fasciculus gracilis*, NA]. Columna de Goll; f. delgado.
inferior longitudinal f. (f. longitudinal inferior). [*fasciculus longitudinalis inferior*, NA].
interfascicular f. (f. interfascicular). [*fasciculus interfascicularis*, NA]. Término alternativo oficial para f. semilunar.
intersegmental fasciculi (f. intersegmentarios). F. propios.
f. lateralis plexus brachialis (f. lateral del plexo braquial). [*fasciculus lateralis plexus brachialis*, NA]. Cordón lateral del plexo braquial

f. lateralis proprius (f. lateral propio).
f. lenticularis (f. lenticular). Ansa lenticular.
Lissauer's f. (f. Lissauer). F. dorsolateral.
fasciculi longitudinales pontis (f. longitudinales de la protuberancia).
f. macularis (f. macular).
mamillotegmental f. (f. mamilotegmentario). [*fasciculus mamillotegmentalis*, NA].
mamillothalamic f. (f. mamilotalámico). [*fasciculus mamillothalamicus*, NA]. Tracto mamilotalámico; banda de Vicq d'Azyr.
f. marginalis (f. marginal). F. dorsolateral.
medial longitudinal f. (f. longitudinal medial). [*medial longitudinal fasciculus*, NA]. Tracto de Collier.
f. medialis plexus brachialis (f. medial del plexo braquial). [*fasciculus medialis plexus brachialis*, NA]. Cordón medial del plexo braquial.
Meynert's f. (f. de Meynert). F. retroflejo.
f. obliquus pontis (f. oblicuo de la protuberancia).
occipitofrontal f. (f. occipitofrontal). [*fasciculus occipitofrontalis*, NA]. F. frontooccipital.
oval f. (f. oval).
f. pedunculomamillaris (f. pedunculomamilar). Pedúnculo de los tubérculos mamilares.
perpendicular f. (f. perpendicular).
f. posterior plexus brachialis (f. posterior del plexo braquial). [*fasciculus posterior plexus brachialis*, NA]. Cordón posterior del plexo braquial.
proper fasciculi (f. propios). [*fasciculi proprii*, NA].
f. pyramidalis anterior (f. piramidal anterior). Tracto piramidal anterior.
f. pyramidalis lateralis (f. piramidal lateral). Tracto piramidal lateral.
retroflex f. (f. retroflejo). [*fasciculus retroflexus*, NA].
f. rotundus (f. redondo). Tracto solitario.
fasciculi rubroreticulares (f. rubrorreticulares). [*fasciculi rubroreticulares*, NA].
semilunar f. (f. semilunar). [*fasciculus semilunaris*, NA].
septomarginal f. (f. septomarginal). [*fasciculus septomarginalis*, NA].
slender f. (f. delgado). [*fasciculus gracilis*, NA].
f. solitarius (f. solitario). Tracto solitario.
subcallosal f. (f. subcalloso). [*fasciculus subcallosus*, NA].
superior longitudinal f. (f. longitudinal superior). [*fasciculus longitudinalis superior*, NA]. F. arqueado.
f. thalamicus (f. talámico).
f. thalamomamillaris (f. talamomamilar). F. mamilotalámico.
transverse fasciculi (f. transversos). [*fasciculi transversi*, NA].
unciform f., uncinate f. (f. unciforme, f. uncinado). [*fasciculus uncinatus*, NA].
uncinate f. of Russell (f. unciforme de Russell).
f. uncinatus (f. unciforme). [*fasciculus uncinatus*, NA]. F. uncinado.
wedge-shaped f. (f. cuneiforme).

fasciectomy (fasciectomía). f. Escisión de bandas fasciales.
fasciitis (fascitis). f. **1.** Inflamación en una fascia. **2.** Proliferación reactiva de fibroblastos en una fascia.
eosinophilic f. (f. eosinofílica). Síndrome de Shulman.
necrotizing f. (f. necrosante). .
nodular f. (f. nodular). F. seudosarcomatosa.
parosteal f. (f. paróstica).
proliferative f. (f. proliferativa).
pseudosarcomatous f. (f. seudosarcomatosa). F. nodular.

fascio- (fascio-). Prefijo que designa una fascia.
fasciodesis (fasciodesis). f. La adherencia quirúrgica de una fascia a otra o a un tendón.
fasciola, pl. **fasciolae** (fasciola, pl. fasciolae). Pequeña banda o grupos de fibras.
f. cinerea (f. Cinérea). Circunvolución fasciolada.
fasciolar (fasciolar). Relativo a la circunvolución fasciolada.
fascioliasis (fascioliasis). f. Infección por una especie del género *Fasciola*.
fasciolid (fasciólido). m. Miembro de la familia Fasciolidae.
fasciolopsiasis (fasciolopsiasis). f. Parasitación por cualquiera de los gusanos del género *Fasciolopsis*.
fascioplasty (fascioplastia). f. Operación plástica en una fascia.
fasciorrhaphy (fasciorrafia). f. Aponeurorrafia; sutura de una fascia o de una aponeurosis.
fasciotomy (fasciotomía). f. Incisión a través de una fascia.
fascitis (fascitis).
fast (firme). Durable; resistente al cambio; se aplica a los microorganismos coloreados, los cuales no pueden decolorarse.
fast green FCF (verde rápido FCF).
fastidious (exigente). En bacteriología, que tiene requerimientos nutricionales complejos.
fastidium cibi (fastidium cibi). Término raramente usado para el apetito inconstante, debido a un disgusto por la comida.
fastigium (fastigium). **1.** Cúspide del techo del cuarto ventrículo del encéfalo, ángulo formado por la unión de los velos medulares anterior y posterior. **2.** Acmé o período del desarrollo completo de una enfermedad.
fastness (resistencia). f. Estado de tolerancia que muestran las bacterias frente a una droga o cualquier otro agente.
fat (grasa). **1.** f. Tejido adiposo. **2.** Material sólido, blando, grasoso, encontrado en los tejidos animales y en muchas plantas, compuesto de una mezcla de ésteres de glicerol.
brown f. (g. parda). Glándula interescapular o hibernante; hibernoma interescapular.
caul f. (g. omental). G. contenida en el epiplón mayor.
multilocular f. (g. multilocular). G. parda.
neutral f. (g. neutra). Triéster de ácidos grasos y glicerol.
saturated f. (g. saturada).
split f. (g. desdoblada).
unilocular f. (g. unilocular). G. blanca .
unsaturated f. (g. insaturada).
white f. (g. blanca). **1.** Tejido adiposo. **2.** G. unilocular.

fat-pad (almohadilla adiposa). f. Una acumulación de algún tipo de tejido adiposo.
Bichat's f.-p. (almohadilla adiposa de Bichat). Cuerpo adiposo del carrillo.
Imlach's f.-p. (almohadilla adiposa de Imlach). Grasa que rodea el ligamento redondo del útero en el canal inguinal.

fatal (fatal). Relativo a la muerte, o que la causa.
fatality (fatalidad). f. Condición, enfermedad o desastre que termina en la muerte.
fatigable (fatigable). Que se cansa con el más leve esfuerzo.
fatigue (fatiga). f. **1.** Estado que sigue a un período de actividad mental o corporal caracterizado por una disminución de la capacidad para el trabajo y reducción de la eficiencia, acompañados usualmente por sensación de cansancio, somnolencia o irritabilidad. **2.** Sensación de hastío y lasitud.
auditory f. (f. auditiva).
battle f. (f. de las batallas). Shock por explosión.
functional vocal f. (f. funcional vocal). Fonastenia.

fatty (graso). Oleoso o grasoso; relacionado en cualquier sentido con la grasa.
fatty acid (ácido graso). Cualquier á. derivado de las grasas por hidrólisis.
f. a. thiokinase (á. graso tiocinasa).
diethenoid f. a. (á. graso dietencide).
saturated f. a. (á. graso saturado).
unsaturated f. a. (á. graso insaturado).

fauces, gen. **faucium** (fauces, gen. faucium). [*fauces*, NA]. El espacio entre la cavidad oral y la faringe.
faucial (faucial). Relacionado con las fauces.
faucitis (faucitis). f. Inflamación de las fauces.
fauna (fauna). f. Las formas animales de un continente, distrito, localidad o hábitat.
faveolate (faveolado). Picado. Con hoyuelos.
favic chandeliers (candelabros fávicos). Hifas especializadas de los hongos que tienen forma curva, ramificada y aspecto semejantes a anteras, formadas por las especies patógenas *Trichophyton schoenleinii* y *T. concentricum*.
favid (fávide). f. Reacción alérgica en la piel que se observa en pacientes que tienen favo.
favism (favismo). m. Fabismo; condición aguda, que se observa principalmente en Italia, luego de la ingestión de ciertas especies de habas o de la inhalación del polen de sus flores.
favus (favo). m. Tiña favosa o vera; porrigo scutulata, favosa o lupinosa; tiña encostrada o en panal; sarpullido en panal.

F.C.A.P. (F.C.A.P.). Abrev. de Miembro del Colegio de Patólogos Norteamericanos (Fellow of the College of American Pathologists).
FDA (FDA). Abrev. de Food and Drug Administration del Departamento de Salud y Servicios Humanos de los EE.UU.
FDNB (FDNB). Abrev. de fluoro-2,4-dinitrobenceno.
fear (miedo). m. Aprensión; alarma.
features (rasgo). m. Las diversas partes de la cara, la frente, los ojos, la nariz, la boca, el mentón, las mejillas y las orejas, que le confieren individualida y carácter.
febricant (febrifaciente).
febricula (febrícula). f. Fiebre continua; fiebre leve de duración corta, de origen indefinido, y sin ninguna patología distintiva.
febrifacient (febrifaciente). **1.** Febrífico; febrífero; que causa fiebre. **2.** Cualquier elemento que produzca fiebre. V.t. pirogénico.
febriferous (febrífero). Febrifaciente.
febrific (febrífico). Febrifaciente.
febrifugal (febrífugo).
febrifuge (febrífugo). Antipirético.
febrile (febril). Pirético; relacionado con la fiebre.
fecal (fecal). Relacionado con las heces.
fecalith (fecalito). m. Coprolito.
fecaloid (fecaloide). Semejante a las heces.
fecaloma (fecaloma). m. Coproma.
fecaluria (fecaluria). f. Mezcla de heces y orina que pasan por la uretra en personas con una fístula que conecte el intestino con la vejiga.
feces (heces). m. Excremento; la materia evacuada del intestino durante la defecación.
feculent (feculento). Excrementicio; fecal; fétido.
fecund (fecundo). Fértil.
fecundate (fecundar). Impregnar; hacer fértil.
fecundation (fecundación). f. El acto de hacer fértil.
fecundity (fecundidad). f. Fertilidad pronunciada; capacidad de una fertilización repetida.
feedback (retroalimentación). f. **1.** En un sistema dado, el retorno, como ingreso, de parte del egreso, como un mecanismo regulatorio. **2.** Una explicación para el aprendizaje de las capacidades motoras: los estímulos sensoriales establecidos por las contracciones musculares modulan la actividad del sistema motor. **3.** El sentimiento evocado por la reacción de otra persona hacia uno mismo.
negative f. (r. negativa).
positive f. (r. positiva).
feeding (alimentación). f. Acción de proporcionar alimento o nutrición.
fictitious f. (a. ficticia). A. simulada.
forced f., forcible f. (a. forzada).
gastric f. (a. gástrica).
nasal f. (a. nasal).
sham f. (a. simulada). A. ficticia.
feeling **1.** (sensación). f. Cualquier tipo de experiencia sensitiva consciente. **2.** (sensación). f. Percepción mental de un estímulo sensorial. **3.** (sentimiento). m. Condición de un estado mental o del ánimo en la cual se lo reconoce como placentero o lo contrario.
FEF (FEF). Abrev. de flujo espiratorio forzado.
feline (felino). Perteneciente o relativo a los gatos.
fellatio (fellatio). Felación; irrumación; cópula orogenital; estimulación oral del pene.
fellation (felación). f. Fellatio.
fellatrix (fellatrix). Mujer que toma la parte oral en la fellatio.
felon (panadizo). m. Infección purulenta o absceso que compromete el extremo bulbar distal de los dedos.
FeLV (FeLV). Abrev. de virus de la leucemia felina.
felypressin (felipresina). f. Octapresina; lisina vasopresina con fenilalanina en la posición 2.
female (hembra). f. En zoología, denota el sexo que pare la prole o la célula sexual que se desarrolla en un nuevo organismo.
genetic f. (h. genética). Individuo con un cariotipo femenino normal.
XO f. (h. XO). La h. genética en el síndrome de Turner.
XXX f. (h. XXX). Síndrome triple X.
feminization (feminización). f. La adquisición de características femeninas por parte del hombre.
testicular f. (f. testicular).
femoral (femoral). Relacionado con el fémur o el muslo.
femorocele (femorocele). m. Hernia femoral.
femorotibial (femorotibial). Relacionado con el fémur y la tibia.
femto- (f) (femto-(f)). Prefijo usado en el SI y el sistema métrico para significar un cuadrillón (10^{-15}).
femur, gen. **femoris**, pl. **femora** (fémur). m. **1.** [*femur,* NA]. El muslo. **2.** [*os femoris,* NA]. El hueso del muslo.
fencamine (fencamina). f. Estimulante del sistema nervioso central.
fenclonine (fenclonina). f. Inhibidor de la serotonina.
fenestra, pl. **fenestrae** (fenestra, pl. fenestrae). [*fenestra,* NA]. Ventana.
f. nov-ovalis (ventana nov-ovalis).
fenestrated (fenestrado). Que tiene fenestras o aberturas de tipo ventanas.
fenestration (fenestración). f. **1.** Presencia de aberturas o fenestras en alguna parte. **2.** En odontología, perforación quirúrgica del mucoperiostio y proceso alveolar para exponer la punta de la raíz de un diente, de modo de permitir el drenaje de exudado hístico.
tracheal f. (f. traqueal).
fenethylline hydrochloride (fenetilina, clorhidrato de). Agente analéptico.
fenfluramine hydrochloride (fenfluramina, clorhidrato de). Agente anorexígeno.
fennel (hinojo). m. Fruto maduro y seco de variedades cultivadas de *Foeniculum vulgare* (familia Umbelliferae).
fenoprofen calcium (fenoprofeno cálcico). Agente analgésico, antiinflamatorio, utilizado en el tratamiento de la artritis reumatoidea.
fenpipramide (fenpipramida). f. Antiespasmódico.
fentanyl citrate (fentanilo, citrato de). Analgésico narcótico utilizado como agente analgésico suplementario en la anestesia general.
fenticlor (fenticlor). m. Agente antiinfeccioso tópico.
fenugreek (fenogreco). m. *Trigonella faenumgraecum* (familia Leguminosae); planta anual originaria del oeste asiático y cultivada en África y parte de Europa.
ferment **1.** (fermento). m. Sinónimo anticuado de enzima. **2.** (fermentar). Que causa o va a la fermentación.
fermentable (fermentable). Capaz de soportar la fermentación.
fermentation (fermentación). f. **1.** Cambio químico inducido en un compuesto orgánico complejo por la acción de una enzima, donde la sustancia es desdoblada en componentes más simples. **2.** En bacteriología, la desasimilación anaeróbica de sustratos con la producción de energía y compuestos reducidos.
acetic f., acetous f. (f. acética, acetosa).
amylic f. (f. amílica).
lactic acid f. (f. del ácido láctico).
fermentative (fermentativo). Que causa la fermentación, o que posee la capacidad de causarla.
fermium (fermio). m. Elemento radiactivo, preparado artificialmente en 1955, símbolo atómico Fm, Nº at. 100.
ferning (helecho, cristalización en). Término utilizado para describir la forma de arborización producida por el moco cervical, secretado en la mitad del ciclo, con cristalización, que se parece a una hoja de helecho.
ferratin (ferratina). f. Albuminato de hierro y sodio; hematínico.
ferredoxins (ferredoxinas). f. pl. Proteínas que contienen hierro y azufre (lábil) en cantidades iguales, y presentan actividad transportadora de electrones pero no la función clásica de las enzimas.
ferri- (ferri-). Prefijo que designa la presencia de un compuesto de ion férrico.
ferric (férrico). Relacionado con el hierro; designa especialmente una sal que contiene hierro en su valencia más alta (tríada), Fe^{3+}.
ferric ammonium citrate (citrato de amonio férrico). C. férrico soluble.
ferric ammonium citrate, green (citrato de amonio férrico verde).
ferric ammonium sulfate (sulfato de amonio férrico). Alumbre de hierro.
ferric chloride (cloruro férrico).
ferric citrate (citrato férrico). Compuesto usado en la anemia.
ferric fructose (fructosa férrica). F. de hierro y potasio; droga hematínica.
ferric glycerophosphate (glicerofosfato férrico). Tónico y una fuente de hierro.

ferric hydroxide (hidróxido férrico). Óxido de hierro hidratado; compuesto que se usa, recién preparado, como antídoto en el envenenamiento con arsénico.
ferric oxide (óxido férrico). Compuesto usado como material colorante.
ferric phosphate (fosfato férrico).
soluble f. p. (f. férrico soluble).
ferric sulfate (sulfato férrico). Persulfato de hierro; tersulfato de hierro.
ferricyanide (ferricianuro). m. El anión $Fe(CN)_6^{3-}$.
ferricytochrome (ferricitocromo). m. Citocromo que contiene hierro oxidado.
ferriheme (ferrihem). m. Hematina.
f. chloride (cloruro ferrihem). Hemina.
ferrihemoglobin (ferrihemoglobina). f. Metahemoglobina.
ferriporphyrin (ferriporfirina). f. El compuesto formado entre el ion férrico y la porfirina; p. ej., ferriprotoporfirina (hemina).
f. chloride (cloruro de f.). Hemina.
ferriprotoporphyrin (ferriprotoporfirina). f. Hemina.
ferritin (ferritina). f. Complejo de hierro-proteína, que contiene hasta un 23% de hierro, formado por la unión de hierro férrico con apoferritina.
ferro- (ferro-). Prefijo que designa la presencia de hierro metálico, o del ion divalente Fe^{2+}.
ferrochelatase (ferroquelatasa). f. Liasa que cataliza la hidrólisis ácida del hem, formando protoporfirina y hierro ferroso libre.
ferrocholinate (ferrocolinato). m. Quelato citrato de hierro colina, usado para la administración oral en el tratamiento y prevención de las anemias ferropénicas.
ferrocyanide (ferrocianuro). m. Ferrocianógeno; compuesto que contiene el anión $Fe(CN)_6^{4-}$.
ferrocyanogen (ferrocianógeno). m. Ferrocianuro.
ferrocytochrome (ferrocitocromo). m. Un citocromo que contiene hierro reducido (ferroso).
ferroheme (ferrohem). m. Hem.
ferrokinetics (ferrocinética). f. Estudio del metabolismo del hierro usando hierro radiactivo.
ferroporphyrin (ferroporfirina). f. Compuesto formado entre el ion ferroso y una porfirina; p. ej., ferroprotoporfirina (hem).
ferroproteins (ferroproteínas). f. pl. Proteínas que contienen hierro en un grupo prostético, p. ej., hem, citocromo.
ferroprotoporphyrin (ferroprotoporfirina). m. Hem.
ferrosoferric (ferrosoférrico). Relacionado con la combinación de un compuesto ferroso con uno férrico, como en Fe_3O_4.
ferrotherapy (ferroterapia). f. El uso del hierro en un tratamiento.
ferrous (ferroso). Relacionado con el hierro; designa especialmente una sal que contiene hierro en su valencia más baja (Fe^{2+}).
ferrous bromide (bromuro ferroso). B. de hierro.
ferrous citrate (citrato ferroso).
ferrous fumarate (fumarato ferroso). Fumarato de hierro; hematínico.
ferrous gluconate (gluconato ferroso). Compuesto utilizado en el tratamiento de la anemia.
ferrous lactate (lactato ferroso).
ferrous succinate (succinato ferroso).
ferrous sulfate (sulfato ferroso). S. de hierro; vitriol verde o de hierro.
dried f. s. (s. ferroso desecado). S. de hierro desecado.
ferrugination (ferruginación). f. El depósito de sales férricas en las paredes de los vasos sanguíneos pequeños, típicamente dentro de los ganglios basales y el cerebelo.
ferruginous (ferruginoso). **1.** Que posee hierro; asociado con el hierro, o que lo contiene. **2.** Del color de la herrumbre.
ferrule (casquillo). m. Banda o anillo de metal que se coloca alrededor de la corona o la raíz de un diente.
fertile (fértil). **1.** Fecundo; capaz de concebir y dar hijos. **2.** Impregnado; fertilizado.
fertility (fertilidad). f. El estado de ser fértil.
fertilization (fertilización). f. Proceso que comienza con la penetración del ovocito secundario por el espermatozoide, y se completa con la fusión de los pronúcleos masculino y femenino. D.t. fecundación.
in vitro f. (f. in vitro).
in vivo f. (f. in vivo).
fertilizin (fertilicina). f. Complejo de aminoácido-polisacárido ácido asociado con la membrana del gameto femenino de varios organismos.
fester **1.** (úlcera). **2.** (ulcerar). Formar úlceras. **3.** (ulcerarse). Formar pus o sufrir ulceración.
festinant (festinante). Rápido; acelerado. Caracterizado por presentar festinación.
festination (festinación). f. La peculiar aceleración de la marcha notada en el parkinsonismo y en algunas otras afecciones nerviosas.
festoon (festón). m. **1.** Tallado en el material de una dentadura, el cual simula los contornos del tejido natural que está siendo reemplazado por la dentadura. **2.** Característica distintiva de ciertas especies de ácaros, que consiste en pequeñas áreas rectangulares separadas por surcos a lo largo del borde posterior del dorso, de machos y hembras.
gingival f. (f. gingival).
festooning (festoneado). Ondulado, semejante al dibujo de las papilas dérmicas que se encuentran por debajo de una ampolla subepidérmica.
FET (FET). Abrev. en inglés de tiempo de espiración forzada (forced expiratory time).
fetal (fetal). Relacionado con un feto.
fetal reticularis (fetal reticularis). Término utilizado a veces como sinónimo de: corteza fetal (suprarrenal); zona androgénica; zona X.
fetalism (fetalismo). m. Presencia de ciertas estructuras fetales, o de sus características, en el cuerpo luego del nacimiento.
fetation (fetación). f. Embarazo.
feticide (feticida). La destrucción del embrión o del feto en el útero.
fetid (fétido). Que huele mal.
fetish (fetiche). m. Objeto inanimado, o parte no sexual del cuerpo, los cuales son considerados como poseedores de cualidades eróticas o mágicas.
fetishism (fetichismo). m. El acto de reverenciar o usar para el deseo y la gratificación sexual aquello que es considerado como un fetiche.
fetoglobulins (fetoglobulinas). f. pl. Globulinas plasmáticas cuya función es desconocida.
fetography (fetografía). f. Radiografía del feto in utero, que utiliza un medio oleosoluble.
fetology (fetología). f. Medicina fetal.
fetometry (fetometría). f. Estimación del tamaño del feto, especialmente de su cabeza, antes del parto.
fetopathy (fetopatía). f. Embriopatía.
diabetic f. (f. diabética).
fetoplacental (fetoplacentario). Relacionado con el feto y su placenta.
fetoproteins (fetoproteínas). f. pl. Proteína fetal encontrada en pequeñas cantidades en los adultos.
fetoscope (fetoscopio). m. Endoscopio de fibra óptica que se utiliza en fetología.
fetoscopy (fetoscopia). f. Empleo del fetoscopio de fibra óptica para visualizar el feto y la superficie fetal de la placenta por vía transabdominal.
fetotoxicity (fetotoxicidad). f. Lesión del feto, que puede terminar con la muerte o el retardo del crecimiento o del desarrollo, ocasionada por una sustancia que ingresa en la circulación materna o placentaria.
fetus, pl. **fetuses** (feto). m. **1.** La descendencia aún sin nacer de un animal vivíparo, luego de que éste ha tomado forma en el útero. **2.** [*fetus*, NA]. En el hombre, representa el producto de la concepción desde el final de la octava semana hasta el momento del parto.
harlequin f. (f. arlequín). Ictiosis fetal.
impacted f. (f. retenido).
f. in fetu (f. en feto).
f. papyraceus (f. papiráceo).
FEV (FEV). Abrev. en inglés de volumen de espiración forzada (forced expiratory volume).
fever (fiebre). f. **1.** Pirexia; temperatura corporal por arriba de lo normal (37°C). **2.** Enfermedad en la cual hay una elevación de la temperatura corporal por arriba de lo normal.
absorption f. (f. por absorción).
acclimating f. (f. de aclimatación).
Aden f. (f. de Aden). Dengue.

aestivoautumnal f. (f. estivootoñal). Paludismo falciparum.
African hemorrhagic f. (f. hemorrágica africana).
African swine f. (f. porcina africana).
algid pernicious f. (f. álgida perniciosa).
aphthous f. (f. aftosa). Enfermedad de pies y boca.
ardent f. (f. ardiente). Apoplejía por calor.
Argentinian hemorrhagic f. (f. hemorrágica argentina).
aseptic f. (f. aséptica).
Assam f. (f. Assam). Leishmaniasis visceral.
autumn f. (f. otoñal).
biliary f. of dogs (f. biliosa de los perros).
biliary f. of horses (f. biliosa de los caballos). Babesiosis equina.
bilious remittent f. (f. biliosa remitente).
black f. (f. negra). F. manchada de las Montañas Rocosas.
blackwater f. (f. del agua negra).
blue f. (f. azul). F. manchada de las Montañas Rocosas.
Bolivian hemorrhagic f. (f. hemorrágica boliviana).
bouquet f. (f. bouquet). Dengue.
boutonneuse f. (f. botonosa).
bovine ephemeral f. (f. efímera bovina). F. efímera del ganado.
breakbone f. (f. quebrantahuesos). Dengue.
bullous f. (f. ampollosa). Pénfigo agudo.
Bunyamwera f. (f. Bunyamwera).
Burdwan f. (f. Burdwan). Leishmaniasis visceral.
Bwamba f. (f. Bwamba).
cachectic f. (f. caquéctica). Leishmaniasis visceral.
camp f. (f. del campo).
canicola f. (f. canícola).
Carter's f. (f. de Carter).
cat-bite f. (f. por mordedura de gato).
cat-scratch f. (f. por arañazo de gato).
catarrhal f. (f. catarral).
catheter f. (f. por catéter). F. urinaria.
Central European tick-borne f. (f. por garrapatas de Europa Central). Encefalitis por garrapatas (subtipo Europa Central).
cerebrospinal f. (f. cerebroespinal). Meningitis meningocócica.
Charcot's intermittent f. (f. intermitente de Charcot).
childbed f. (f. puerperal).
Colorado tick f. (f. por garrapatas de Colorado).
Congolian red f. (f. roja del Congo). Tifus murino.
continued f. (f. continua).
cotton-mill f. (f. de las algodonerías). Bisinosis.
Crimean-Congo hemorrhagic f. (f. hemorrágica del Congo y Crimea).
dandy f. (f. dandy). Dengue.
date f. (f. dengue).
deer hemorrhagic f. (f. hemorrágica del ciervo).
deer-fly f. (f. de las moscas de los ciervos). Tularemia.
dehydration f. (f. por deshidratación). F. sedienta.
dengue f., dengue hemorrhagic f. (f. dengue, hemorrágica dengue). Dengue.
desert f. (f. del desierto). Coccidioidomicosis primaria.
digestive f. (f. digestiva).
diphasic milk f. (f. láctea difásica).
double quotidian f. (f. cotidiana doble).
Dumdum f. (f. dum-dum). Leishmaniasis visceral.
Dutton's relapsing f. (f. recurrente de Dutton).
East Coast f. (f. de la Costa Este).
Ebola hemorrhagic f. (f. hemorrágica Ebola).
elephantoid f. (f. elefantoide).
enteric f. (f. entérica). F. tifoidea..
entericoid f. (f. entericoide).
ephemeral f. (f. efímera). Febrícula que no dura más de un día o dos.
ephemeral f. of cattle (f. efímera del ganado). F. efímera bovina.
epidemic hemorrhagic f. (f. hemorrágica epidémica).
epimastical f. (f. epimástica).
equine biliary f. (f. biliosa equina). Babesiosis equina.
eruptive f. (f. eruptiva). Tifus por garrapatas.
essential f. (f. esencial). F. sin enfermedad infecciosa conocida.
exanthematous f. (f. exantemática). F. asociada con un exantema.
exsiccation f. (f. por desecación). F. sedienta.
falciparum f. (f. falciparum). Paludismo falciparum.
familial Mediterranean f. (f. mediterránea familiar).
famine f. (f. del hambre). F. recurrente.
fatigue f. (f. por fatiga).
field f. (f. del campo). F. del cañaveral.
five-day f. (f. de los cinco días). F. de las trincheras.
flood f. (f. de las inundaciones). Enfermedad tsutsugamushi.
food f. (f. alimentaria).
Fort Bragg f. (f. de Fort Bragg). F. pretibial.
Gambian f. (f. de Gambia).
glandular f. (f. ganglionar). Mononucleosis infecciosa.
Haverhill f. (f. de Haverhill). Eritema artrítico epidémico.
hay f. (f. del heno). Catarro otoñal; rinitis nerviosa.
hematuric bilious f. (f. biliosa hematúrica).
hemoglobinuric f. (f. hemoglobinúrica). Hemoglobinuria palúdica.
hemorrhagic f. (f. hemorrágica).
hemorrhagic f. with renal syndrome (f. hemorrágica con síndrome renal). F. hemorrágica epidémica.
hepatic intermittent f. (f. hepática intermitente).
herpetic f. (f. herpética).
hospital f. (f. hospitalaria). Tifus endémico clásico.
Ilhéus f. (f. Ilheus).
inanition f. (f. por inanición). F. sedienta.
intermittent malarial f. (f. palúdica intermitente).
inundation f. (f. de las inundaciones). Enfermedad tsutsugamushi.
island f. (f. de las islas). Enfermedad tsutsugamushi.
jail f. (f. de la cárcel). Tifus.
Japanese river f. (f. fluvial japonesa). Enfermedad tsutsugamushi.
jungle f. (f. de la jungla). Paludismo.
jungle yellow f. (f. amarilla de la jungla).
kedani f. (f. kedani). Enfermedad tsutsugamushi.
Kinkiang f. (f. Kinkiang). Esquistosomiasis japonesa.
Korean hemorrhagic f. (f. hemorrágica coreana).
Lassa f. (f. de Lassa). F. hemorrágica de Lassa.
Lassa hemorrhagic f. (f. de hemorrágica Lassa).
laurel f. (f. del laurel).
low f. (f. baja).
malarial f. (f. palúdica).
malignant catarrhal f. (f. catarral maligna).
malignant tertian f. (f. maligna terciana). Paludismo falciparum.
Malta f. (f. de Malta). Brucelosis.
Manchurian f. (f. de Manchuria).
Manchurian hemorrhagic f. (f. hemorrágica manchuriana). F. hemorrágica coreana.
Marseilles f. (f. de Marsella). Tifus por garrapatas.
marsh f., swamp f. (f. de los pantanos). Paludismo.
Mediterranean exanthematous f. (f. exantemática del Mediterráneo).
Mediterranean f. (f. del Mediterráneo).
meningotyphoid f. (f. meningotifoidea).
metal fume f. (f. por vapores de metal).
Mexican spotted f. (f. manchada mexicana).
mianeh f. (f. mianeh). F. persa recurrente.
miliary f. (f. miliar).
milk f. (f. de la leche).
mill f. (f. de los hilanderos). Bisinosis.
miniature scarlet f. (f. escarlata en miniatura).
monoleptic f. (f. monoléptica).
Mossman f. (f. Mossman).
mud f. (f. del cieno).
mumu f. (f. mumu). Término de Samoa para la f. elefantoide.
nanukayami f. (f. nanukayami).
nodal f. (f. nodal). Eritema nudoso.
North Queensland tick f. (f. por garrapatas de North Queensland).
O'nyong-nyong f. (f. de O'nyong-nyong).
Omsk hemorrhagic f. (f. hemorrágica de Omsk).
Oroya f. (f. de Oroya). Enfermedad de Carrion.
Pahvant Valley f. (f. del valle de Pahvant). Tularemia.
paludal f. (f. palúdica). Paludismo.
pappataci f. (f. papataci). F. por flebótomos.
papular f. (f. papulosa).
paratyphoid f. (f. paratifoidea). Enfermedad de Schottmüller.
parenteric f. (f. parentérica).

parrot f. (f. de los loros). Psitacosis.
Pel-Ebstein f. (f. de Pel-Ebstein). Enfermedad de Pel-Ebstein.
Persian relapsing f. (f. persa recurrente). F. o enfermedad mianeh.
petechial f. (f. petequial). Púrpura hemorrágica.
pharyngoconjunctival f. (f. faringoconjuntival).
phlebotomus f. (f. por flebótomos). F. papataci.
polka f. (f. polca). Dengue.
polyleptic f. (f. poliléptica).
polymer fume f. (f. por vapores de polímeros).
Potomac horse f. (f. equina del Potomac).
pretibial f. (f. pretibial). F. de Fort Bragg.
protein f. (f. por proteínas).
puerperal f. (f. puerperal). Sepsis puerperal.
Pym's f. (f. de Pym). F. por flebótomos.
pyogenic f. (f. piógena). Piemia.
Q f. (f. Q). Enfermedad causada por *Coxiella burnetti*.
quartan f. (f. cuartana). Paludismo malariae.
quintan f. (f. quintana). F. de las trincheras.
quotidian f. (f. cotidiana). Paludismo cotidiano.
rabbit f. (f. de los conejos). Tularemia.
rat-bite f. (f. por mordedura de rata). Sodoku; sokosho.
recrudescent typhus f. (f. tifus recrudescente).
recurrent f. (f. recurrente). F. recidivante.
red f., red f. of the Congo (f. roja, roja del Congo). Tifus murino.
redwater f. (f. de las aguas rojas). Babesiosis bovina.
relapsing f. (f. recurrente). F. espirilada o recidivante.
remittent malarial f. (f. palúdica remitente).
rheumatic f. (f. reumática).
ricefield f. (f. de los arrozales).
Rift Valley f. (f. del valle del Rift).
Rocky Mountain spotted f. (f. manchada de las Montañas Rocosas). F. negra, azul o por garrapatas.
Roman f. (f. romana). F. terciana maligna.
Ross River f. (f. del río Ross). Poliartritis epidémica.
sakushu f. (f. sakushu). Hasamiyami.
salt f. (f. por sal).
San Joaquin f. (f. de San Joaquín). Coccidioidomicosis primaria.
sandfly f. (f. por flebótomos).
São Paulo f. (f. de San Pablo).
scarlet f. (f. escarlata). Escarlatina.
Sennetsu f. (f. Sennetsu).
septic f. (f. séptica). Septicemia.
seven-day f. (f. de los siete días). F. otoñal.
ship f. (f. de los barcos). Tifus.
shipping f. (f. de la navegación).
Sindbis f. (f. Sindbis).
slow f. (f. lenta). F. continuada de duración prolongada.
snail f. (f. de los caracoles). Esquistosomiasis.
solar f. (f. solar). **1.** Dengue. **2.** Insolación.
South African tick-bite f. (f. sudafricana por garrapatas).
spirillum f. (f. espirilada). F. recurrente.
spotted f. (f. manchada).
steroid f. (f. esteroide).
swamp f. (f. de los pantanos). **1.** Anemia infecciosa equina. **2.** Paludismo.
swine f. (f. porcina). Cólera porcino.
symptomatic f. (f. sintomática). F. traumática.
syphilitic f. (f. sifilítica).
tertian f. (f. terciana). Paludismo vivax.
Texas f. (f. de Texas). Babesiosis bovina.
therapeutic f. (f. terapéutica).
thermic f. (f. térmica). Golpe de calor.
thirst f. (f. sedienta). F. por deshidratación, f. por desecación.
three-day f. (f. de los tres días). F. por flebótomos.
tick f. (f. por garrapatas).
Tobia f. (f. Tobia). F. manchada de las Montañas Rocosas.
traumatic f. (f. traumática). F. sintomática; f. de las heridas.
trench f. (f. de las trincheras). F. de los cinco días; f. quintana.
trypanosome f. (f. tripanosómica).
tsutsugamushi f. (f. tsutsugamushi). Enfermedad tsutsugamushi.
typhoid f. (f. tifoidea). F. entérica; tifoide; tifoidea abdominal.
undifferentiated type f. (f. de tipo indiferenciado).
undulant f. (f. ondulante). Brucelosis.
urethral f. (f. uretral). F. urinaria.
urinary f. (f. urinaria). F. uretral o por catéter.
urticarial f. (f. urticada). Esquistosomiasis japonesa.
uveoparotid f. (f. uveoparotídea). Enfermedad de Heerfordt.
Uzbekistan hemorrhagic f. (f. hemorrágica de Uzbekistán).
valley f. (f. del valle). Coccidioidomicosis primaria.
viral hemorrhagic f. (f. hemorrágica viral). F. hemorrágica Ebola.
vivax f. (f. vivax). Paludismo vivax.
Wesselsbron f. (f. de Wesselsbron).
West African f. (f. del oeste de áfrica). Hemoglobinuria palúdica.
West Nile f. (f. del oeste del Nilo).
wound f. (f. de las heridas). F. traumática.
Yangtze Valley f. (f. del valle de Yangtze). Esquistosomiasis japonesa.
yellow f. (f. amarilla).
Zika f. (f. Zika).

feverish (afiebrado). **1.** Febril. **2.** Que tiene fiebre.

FF (FF). Abrev. de fracción de filtración.

FFP (PCF). Abrev. de plasma congelado fresco.

fiber (fibra). f. **1.** Filamento o hebra delgada. **2.** Estructuras filamentosas extracelulares. **3.** El axón neuronal con su cobertura glial. **4.** Ciertas células elongadas, como las células musculares.
accelerator f.'s (f. aceleradoras). F. aumentadoras.
adrenergic f.'s (f. adrenérgicas).
afferent f.'s (f. aferentes).
alpha f.'s (f. alfa).
anastomosing f.'s, anastomotic f.'s (f. anastomosantes, anastomóticas).
arcuate f.'s (f. arciformes). [*fibrae arquatae cerebri*, NA].
argyrophilic f.'s (f. argirófilas).
association f.'s (f. de asociación). F. intrínsecas o endógenas.
astral f.'s (f. astrales).
augmentor f.'s (f. aumentadoras). F. aceleradoras.
B f.'s (f. B). Fibras nerviosas mielinizadas de los nervios autónomos.
Bergmann's f.'s (f. de Bergmann).
beta f.'s (f. beta).
cholinergic f.'s (f. colinérgicas).
chromatic f. (f. cromática). Cromonema.
circular f.'s (f. circulares). [*fibrae circulares*, NA]. F. de Müller.
climbing f.'s (f. trepadoras).
collagen f., collagenous f. (f. colágenas, colagenosas).
commissural f.'s (f. comisurales).
cone f. (f. de conos). Parte de los conos de la retina.
corticobulbar f.'s (f. corticobulbares).
corticonuclear f.'s (f. corticonucleares). [*fibrae corticonucleares*, NA].
corticopontine f.'s (f. corticoprotuberanciales). [*fibrae corticopontinae*, NA].
corticoreticular f.'s (f. corticorreticulares). [*fibrae corticoreticulares*, NA].
corticospinal f.'s (f. corticoespinales). [*fibrae corticospinales*, NA].
dentinal f.'s, dental f.'s (f. dentinales). F. de Tomes.
depressor f.'s (f. depresoras).
dietary f. (f. dietaria).
elastic f.'s (f. elásticas). F. amarillas.
enamel f.'s (f. del esmalte). [*prismata adamantina*, NA]. Prismas del esmalte.
endogenous f.'s (f. endógenas). F. de asociación.
exogenous f.'s (f. exógenas).
external arcuate f.'s (f. arciformes externas). [*fibrae arcuatae externae*, NA].
f.'s of lens (f. del cristalino). [*fibrae lentis*, NA].
gamma f.'s (f. gamma).
Gerdy's f.'s (f. de Gerdy). [*ligamentum metacarpeum transversum superficiale*, NA].
Gratiolet's f.'s (f. de Gratiolet). [*radiatio optica*, NA]. Radiación óptica.
gray f.'s (f. grises). F. amielínicas.
inhibitory f.'s (f. inhibitorias).
intercolumnar f.'s (f. intercolumnares). [*fibrae intercrurales*, NA]. F. intercrurales.

E F G

intercrural f.'s (f. intercrurales). [*fibrae intercrurales,* NA].
internal arcuate f.'s (f. arciformes internas). [*fibrae arcuatae internae,* NA].
intrafusal f.'s (f. intrafusales).
intrinsic f.'s (f. intrínsecas). F. de asociación.
James f.'s (f. de James).
Korff's f.'s (f. de Korff).
Kühne's f. (f. de Kühne).
Mahaim f.'s (f. de Mahaim).
medullated nerve f. (f. nerviosas meduladas). F. nerviosa mielínica.
meridional f.'s (f. meridionales). [*fibrae meridionales,* NA].
mossy f.'s (f. musgosas).
motor f.'s (f. motoras).
Müller's f.'s (f. de Müller). [*fibrae circulares,* NA]. F. circulares.
myelinated nerve f. (f. nerviosa mielínica). F. nerviosa medulada.
Nélaton's f.'s (f. de Nélaton). Esfínter de Nélaton.
nerve f. (f. nerviosa).
nonmedullated f.'s (f. no meduladas). F. amielínicas.
nuclear bag f. (f. de la bolsa nuclear).
nuclear chain f. (f. de la cadena nuclear).
oblique f.'s of stomach (f. oblicuas del estómago). [*fibrae obliquae ventriculi,* NA].
osteocollagenous f.'s (f. osteocolagenosas).
osteogenetic f.'s (f. osteogénicas).
pectinate f.'s (f. pectinadas). Músculos pectíneos.
perforating f.'s (f. perforantes). F. de Sharpey.
periventricular f.'s (f. periventriculares). [*fibrae periventriculares,* NA].
pilomotor f.'s (f. pilomotoras).
precollagenous f.'s (f. precolágenas). F. argirófilas, inmaduras.
pressor f.'s (f. presoras).
projection f.'s (f. de proyección).
Prussak's f.'s (f. de Prussak).
Purkinje's f.'s (f. de Purkinje).
pyramidal f.'s (f. piramidales). [*fibrae pyramidales,* NA].
red f.'s (f. roja).
Reissner's f. (f. de Reissner).
Remak's f.'s (f. de Remak). F. amielínicas.
reticular f.'s (f. reticulares).
Retzius' f.'s (f. de Retzius). F. estiradas en las células de Deiters.
rod f. (f. de bastones).
Rosenthal f. (f. de Rosenthal).
Sappey's f.'s (f. de Sappey).
Sharpey's f.'s (f. de Sharpey). F. perforantes.
skeletal muscle f.'s (f. musculares estriadas).
spindle f. (f. fusiforme).
sudomotor f.'s (f. sudomotoras).
sustentacular f.'s of retina (f. sustentaculares de la retina).
tautomeric f.'s (f. tautoméricas).
Tomes' f.'s (f. de Tomes). F. dentinales.
transseptal f.'s (f. transeptales).
transverse f.'s of pons (f. transversas de la protuberancia). [*fibrae pontis transversae,* NA].
unmyelinated f.'s (f. amielínicas). F. de Remak.
Weitbrecht's f.'s (f. de Weitbrecht). [*retinaculum capsulae articularis coxae,* NA].
white f. (f. blanca).
yellow f.'s (f. amarillas). F. elásticas.
zonular f.'s (f. zonulares). [*fibrae zonulares,* NA].

fiberoptic (fibroóptico). Perteneciente a la fibroóptica.

fiberoptics (fibroóptica). f. Sistema óptico en el cual la imagen es transportada por medio de una banda compacta de fibras de vidrio o de plástico, de pequeño diámetro y flexibles.

fiberscope (fibroscopio). m. Instrumento óptico que transmite imágenes a través de una banda flexible de fibras de vidrio o plástico.

fibra, pl. **fibrae** (fibra, pl. fibrae). [*fibra,* NA].

fibremia (fibremia). f. Inosemia; fibrinemia; presencia en la sangre de fibrina formada, que causa trombosis o embolismo.

fibril (fibrilla). f. Fibra diminuta o componente de una fibra.
collagen f.'s (f. de colágeno). Unidad de f.
muscular f. (f. muscular). Miofibrilla.
subpellicular f. (f. subpelicular). Microtúbulo subpelicular.
unit f.'s (f. unidad de). F. de colágeno.

fibrilla, pl. **fibrillae** (fibrilla, pl. fibrillae). Fibrilla.

fibrillar, fibrillary (fibrilar). **1.** Relacionado con una fibrilla. **2.** Designa las contracciones o torsiones rápidas de fibras, o de pequeños grupos de fibras en el músculo cardíaco o estriado.

fibrillate (fibrilar). **1.** Ponerse en estado de fibrilación. **2.** Fibrilado.

fibrillation (fibrilación). f. **1.** La formación de fibrillas. **2.** Contracciones o torsiones excesivamente rápidas de las fibrillas musculares, pero no de todo el músculo. **3.** Torsión vermicular, usualmente lenta, de fibras musculares individuales.
atrial f., auricular f. (f. auricular). Ataxia cordis; delirium cordis.
ventricular f. (f. ventricular).

fibrillogenesis (fibrilogénesis). f. Desarrollo de fibrillas finas (tal como se observa con el microscopio electrónico) normalmente presentes en las fibras colágenas del tejido conectivo.

fibrin (fibrina). f. Proteína filamentosa elástica derivada del fibrinógeno por acción de la trombina, que libera fibrinopéptidos A y B del fibrinógeno, en la coagulación de la sangre.

fibrinase (fibrinasa). f. **1.** Término anterior para factor XIII. **2.** Plasmina.

fibrino- (fibrino-). Prefijo que indica relación con la fibrina.

fibrinocellular (fibrinocelular). Compuesto de fibras y células, como en ciertos tipos de exudados resultantes de una inflamación aguda.

fibrinogen (fibrinógeno). m. Factor I (de la coagulación sanguínea); globulina del plasma, la cual es convertida en fibrina, por acción de la trombina en presencia de calcio ionizado para producir la coagulación de la sangre.
human f. (f. humano).

fibrinogenase (fibrinogenasa). f. Trombina.

fibrinogenemia (fibrinogenemia). f. Hiperfibrinogenemia.

fibrinogenesis (fibrinogénesis). f. Formación o producción de fibrina.

fibrinogenic, fibrinogenous (fibrinogénico, fibrinogenoso). **1.** Relativo al fibrinógeno. **2.** Que produce fibrina.

fibrinogenolysis (fibrinogenólisis). f. La inactivación o disolución del fibrinógeno de la sangre.

fibrinogenopenia (fibrinogenopenia). f. Concentración del fibrinógeno en la sangre menor que lo normal.

fibrinoid (fibrinoide). **1.** Semejante a la fibrina. **2.** Material brillantemente acidófilo, homogéneo, refráctil, proteináceo, que se forma frecuentemente en las paredes de los vasos sanguíneos y en el tejido conectivo de pacientes con enfermedades como el lupus eritematoso sistémico pero también en otros cuadros.

fibrinokinase (fibrinocinasa). f. Fibrinolisocinasa; llamada en la actualidad activador de plasminógeno.

fibrinolysin (fibrinolisina). f. Plasmina.
streptococcal f. (f. estreptocócica). Estreptocinasa.

fibrinolysis (fibrinólisis). f. Hidrólisis de fibrina.

fibrinolysokinase (fibrinolisocinasa). f. Fibrinocinasa.

fibrinolytic (fibrinolítico). Denota fibrinólisis, o está caracterizado o causado por ella.

fibrinopeptide (fibrinopéptido). m. Uno de los dos péptidos (denominados A y B) liberados del fibrinógeno por acción de la trombina para formar fibrina.

fibrinopurulent (fibrinopurulento). Relativo al pus o a un exudado supurativo que contenga una cantidad relativamente grande de fibrina.

fibrinoscopy (fibrinoscopia). f. El examen fisicoquímico de la fibrina de los exudados, coágulos sanguíneos, etc.

fibrinous (fibrinoso). Relativo a la fibrina, o compuesto por ésta.

fibrinuria (fibrinuria). f. Pasaje de orina que contiene fibrina.

fibro-, fibr- (fibro-, fibr-). Prefijos que indican fibra.

fibro-osteoma (fibroosteoma). m. Osteoma en el cual los osteoblastos neoplásicos están situados dentro de una estroma relativamente abundante de tejido fibroso.

fibroadenoma (fibroadenoma). m. Adenoma fibroso; neoplasia mamaria benigna.
giant f. (f. gigante).
intracanalicular f. (f. intracanalicular).
pericanalicular f. (f. pericanalicular).

fibroadipose (fibroadiposo). Fibrograso; relacionado con estructuras fibrosas y grasas, o que las contiene.

fibroareolar (fibroareolar). Designa al tejido conectivo que es de carácter tanto fibroso como areolar.
fibroblast (fibroblasto). m. Célula estrellada o fusiforme con procesos citoplasmáticos presentes en el tejido conectivo, capaz de formar fibras colágenas. Un f. inactivo se denomina a veces fibrocito.
fibroblastic (fibroblástico). Relacionado con los fibroblastos.
fibrocarcinoma (fibrocarcinoma). f. Carcinoma escirro.
fibrocartilage (fibrocartílago). m. Variedad de cartílago que contiene fibras colágenas visibles.
  circumferential f. (f. circunferencial).
  external semilunar f. (f. semilunar externo). Menisco lateral.
  interarticular f. (f. interarticular). Disco articular.
  internal semilunar f. of knee joint (f. semilunar interno de la articulación de la rodilla). Menisco medial.
  semilunar f. (f. semilunar).
  stratiform f. (f. estratiforme).
fibrocartilaginous (fibrocartilaginoso). Relacionado con fibrocartílago, o compuesto por éste.
fibrocartilago (fibrocartílago). Fibrocartílago.
  f. basalis (f. basalis). Cartílago basilar.
  f. interarticularis (f. interarticularis). Disco articular.
  f. intervertebralis (f. intervertebralis). Disco intervertebral.
fibrocellular (fibrocelular). Fibroso y celular.
fibrochondritis (fibrocondritis). f. Inflamación de un fibrocartílago.
fibrochondroma (fibrocondroma). m. Neoplasia benigna de tejido cartilaginoso, en la cual hay una cantidad poco común de estroma fibrosa..
fibrocongestive (fibrocongestivo). Término utilizado a veces para indicar la condición general de un órgano o tejido en el cual una congestión persistente da por resultado la necrosis de las células, con reemplazo por tejido conectivo.
fibrocyst (fibroquiste). m. Cualquier lesión quística que esté limitada por tejido conectivo fibroso, o que esté situada dentro de una cantidad conspicua de éste.
fibrocystic (fibroquístico). Relativo a la presencia de fibroquistes, o caracterizado por éstos.
fibrocystoma (fibrocistoma). m. Neoplasia benigna, usualmente derivada del epitelio glandular, caracterizada por la presencia de quistes dentro de una estroma fibrosa conspicua.
fibrocyte (fibrocito). m. Designación que se aplica a veces a un fibroblasto que es inactivo.
fibrodysplasia (fibrodisplasia). f. Desarrollo anormal del tejido conectivo fibroso.
  f. ossificans progressiva (f. osificante progresiva).
fibroelastic (fibroelástico). Compuesto de fibras colágenas y elásticas.
fibroelastosis (fibroelastosis). f. Proliferación excesiva de tejido fibroso colágeno y elástico.
  endocardial f., endomyocardial f. (f. endocárdica, endomiocárdica).
fibroenchondroma (fibroencondroma). m. Encondroma en el cual las células cartilaginosas neoplásicas están situadas dentro de abundante estroma fibrosa.
fibroepithelioma (fibroepitelioma). m. Tumor cutáneo compuesto de tejido fibroso mezclado con finas bandas anastomosadas de células de la capa basal de la epidermis.
fibrofatty (fibrograso). Fibroadiposo.
fibrofolliculoma (fibrofoliculoma). m. Proliferación neoplásica de la vaina fibrosa del folículo piloso, con prolongaciones sólidas del epitelio del infundíbulo folicular.
fibrogenesis (fibrogénesis). f. La producción o el desarrollo de fibras.
fibrogliosis (fibrogliosis). f. Reacción celular dentro del cerebro, en general como respuesta a un traumatismo penetrante, en la cual participan astrocitos y fibroblastos, y que culmina en una cicatriz fibrosa y glial.
fibroid (fibroide). **1.** Semejante a fibras o tejido fibroso, o compuesto de estos elementos. **2.** m. Término anticuado para ciertos tipos de leiomiomas. **3.** Fibroleiomioma.
fibroidectomy (fibroidectomía). f. Fibromectomía; extirpación de un tumor fibroide.
fibroin (fibroína). f. Proteína insoluble, blanquecina, que constituye la porción principal (70%) de la telaraña y de la seda.
fibrokeratoma (fibroqueratoma). m. Pólipo cutáneo queratótico que contiene abundante tejido conectivo.
fibroleiomyoma (fibroleiomioma). m. Leiomiofibroma.
fibrolipoma (fibrolipoma). m. Lipoma fibroso; lipoma con abundante estroma de tejido fibroso.
fibroma (fibroma). m. Neoplasia benigna derivada del tejido conectivo fibroso.
  ameloblastic f. (f. ameloblástico)
  aponeurotic f. (f. aponeurótico).
  central cementifying f. (f. cementante central).
  central ossifying f. (f. osificante central).
  chondromyxoid f. (f. condromixoide). Condrofibroma.
  concentric f. (f. concéntrico).
  desmoplastic f. (f. desmoplásico).
  giant cell f. (f. gigantocelular).
  irritation f. (f. por irritación).
  f. molle (f. blando). Acrocordón.
  f. molle gravidarum (f. blando del embarazo).
  f. myxomatodes (f. mixomatodes). Mixofibroma.
  nonossifying f. (f. no osificante).
  nonosteogenic f. (f. no osteogénico). Defecto fibroso cortical.
  peripheral ossifying f. (f. periférico osificante, odontogénico, cementante).
  periungual f. (f. Periungular). Tumor de Koenen.
  rabbit f. (f. del conejo). F. de Shope.
  recurring digital f.'s of childhood (f. digital recurrente de la infancia). Fibromatosis digital infantil.
  senile f. (f. senil). Apéndice cutáneo.
  Shope f. (f. de Shope). F. del conejo.
  telangiectatic f. (f. telangiectásico). Angiofibroma.
fibromatoid (fibromatoide). m. Foco, nódulo o masa (de fibroblastos proliferantes) semejante a un fibroma, pero no considerada neoplásica.
fibromatosis (fibromatosis). f. **1.** Condición caracterizada por la aparición de fibromas múltiples, con una distribución relativamente grande. **2.** Hiperplasia anormal del tejido fibroso.
  abdominal f. (f. abdominal). Desmoide.
  aggressive infantile f. (f. infantil agresiva).
  f. colli (f. cervical). Tortícolis congénita.
  congenital generalized f. (f. generalizada congénita).
  infantile digital f. (f. digital infantil).
  juvenile hyalin f. (f. hialina juvenil). Hialinosis sistémica.
  juvenile palmo-plantar f. (f. palmoplantar juvenil).
  palmar f. (f. palmar).
  penile f. (f. peniana). Enfermedad de Peyronie.
  plantar f. (f. plantar).
fibromatous (fibromatoso). Perteneciente a un fibroma, o de su naturaleza.
fibromectomy (fibromectomía). f. Fibroidectomía.
fibromuscular (fibromuscular). Tanto fibroso como muscular; relacionado con los tejidos fibroso y muscular.
fibromyectomy (fibromiectomía). f. Escisión de un fibromioma.
fibromyoma (fibromioma). m. Leiomioma que contiene una cantidad relativamente abundante de tejido fibroso.
fibromyositis (fibromiositis). f. Inflamación crónica de un músculo con un sobrecrecimiento o hiperplasia del tejido conectivo.
fibromyxoma (fibromixoma). m. Mixoma que contiene una cantidad relativamente abundante de fibroblastos maduros y tejido conectivo.
fibronectin (fibronectina) f. Glucoproteína fibrosa de unión de amplia distribución en el tejido conectivo y membranas basales.
  plasma f. (f. plasmática).
fibroneuroma (fibroneuroma). m. Neurofibroma.
fibropapilloma (fibropapiloma). m. Papiloma caracterizado por una cantidad conspicua de tejido conectivo fibroso en la base y que forma los ejes sobre los cuales se constituyen las masas epiteliales neoplásicas.
fibroplasia (fibroplasia). f. Producción de tejido fibroso.
  retrolental f. (f. retrolenticular). Retinopatía de la prematurez.
fibroplastic (fibroplástico). Que produce tejido fibroso.
fibroplate (fibroplaca). m. Disco articular.
fibropolypus (fibropólipo). m. Pólipo compuesto principalmente por tejido fibroso.
fibropsammoma (fibropsamoma). m. Psamoma que tiene una estroma densa, usualmente abundante, de tejido fibroso.

E F G

fibroreticulate (fibrorreticulado). Relacionado con una trama de tejido fibroso, o consistente en ésta.
fibrosarcoma (fibrosarcoma). m. Neoplasia maligna derivada del tejido conectivo fibroso, y caracterizada por la proliferación de fibroblastos inmaduros o de células fusiformes anaplásticas indiferenciadas.
ameloblastic f. (f. ameloblástico). Sarcoma ameloblástico.
Earle L f. (f. L Earle).
infantile f. (f. infantil).
fibroserous (fibroseroso). Compuesto de tejido fibroso con una superficie serosa; designa cualquier membrana serosa.
fibrosis (fibrosis). f. Formación de tejido fibroso como un proceso reparativo o reactivo.
cystic f., cystic f. of the pancreas (f. quística del páncreas).
endomyocardial f. (f. endomiocárdica). Fibroelastosis endocárdica.
idiopathic retroperitoneal f. (f. retroperitoneal idiopática).
leptomeningeal f. (f. leptomeníngea).
mediastinal f. (f. mediastinal). Mediastinitis fibrosa idiopática.
nodular subepidermal f. (f. subepidérmica nodular).
pericentral f. (f. pericentral).
perimuscular f. (f. perimuscular). F. subadventicia.
pipestem f. (f. en boquilla). F. de Symmers.
replacement f. (f. de sustitución).
subadventitial f. (f. subadventicia). F. perimuscular.
Symmers' clay pipestem f., Symmers' f. (f. de Symmers). F. en boquilla.
fibrositis (fibrositis). f. **1.** Inflamación del tejido fibroso. **2.** Reumatismo muscular.
cervical f. (f. cervical). Síndrome cervical postraumático.
fibrothorax (fibrotórax). m. Fibrosis del espacio pleural.
fibrotic (fibrótico). Perteneciente a la fibrosis, o caracterizado por ésta.
fibrous (fibroso). Compuesto de fibroblastos, o que los contiene, y también de las fibras y fibrillas del tejido conectivo formadas por estas células.
fibroxanthoma (fibroxantoma).
atypical f. (f. atípico).
fibula (peroné). [*fibula*, NA]. m. Hueso de la pantorrilla; hueso peroneo; el más pequeño y lateral de los dos huesos de la pierna.
fibular (fibular). Peroneo; relacionado con el peroné.
fibularis (fibularis). [*fibularis*, NA]. Fibular.
fibulocalcaneal (fibulocalcáneo). Relacionado con el peroné y el calcáneo.
ficin (ficina). f. Enzima proteolítica aislada de los higos (*Ficus carica, globata* y *doliaria*).
ficosis (ficosis). f. Sicosis.
field (campo). f. Área definida de superficie plana, considerada en relación con algún objeto específico.
auditory f. (c. auditivo).
Broca's f. (c. de Broca). Centro de Broca.
Cohnheim's f. (c. de Cohnheim). Área de Cohnheim.
f.'s of Forel (c. de Forel). C. tegmentario de Forel; campi foreli.
f. of fixation (c. de fijación).
free f. (c. libre).
H f.'s (c. H).
individuation f. (c. de individualización).
magnetic f. (c. magnético).
microscopic f. (c. microscópico).
nerve f. (c. nervioso).
prerubral f. (c. prerrúbrico).
tegmental f.'s of Forel (c. tegmentario de Forel). C. de Forel.
visual f. (F) (c. visual).
Wernicke's f. (c. de Wernicke). Centro de Wernicke.
fig (higo). m. Ficus, el fruto fresco o parcialmente desecado de *Ficus carica* (familia Moraceae).
FIGLU (FIGLU). Abrev. de ácido formiminoglutámico.
figuratus (figuratus). Figurado; término descriptivo de ciertas lesiones cutáneas.
figure (figura). f. **1.** Forma. **2.** Persona que representa los aspectos esenciales de un rol particular.
authority f. (f. autoritaria).
flame f. (f. en llama).
fortification f.'s (f. de fortificación). Espectro de fortificación.
mitotic f. (f. mitótica).
myelin f. (f. de mielina). Cuerpo de mielina.
Purkinje's f.'s (f. de Purkinje).
figure and ground (figura y fondo).
filaggrin (filagrina). f. Una proteína principal del gránulo queratohialino, compuesto por histidina, lisina y arginina (proteínas básicas del estrato córneo).
filamen (filamen). f. Proteína de alto peso molecular aislada del músculo liso, que forma parte de la estructura filamentosa intracelular de las células fibroblásticas.
filament (filamento). m. En bacteriología, figura en forma de hebra, no segmentada, o segmentada sin constricciones.
actin f. (f. de actina).
axial f. (f. axial). Axonema; el f. central de un flagelo o cilio.
cytokeratin f.'s (f. de citoqueratina). F. de queratina.
intermediate f.'s (f. intermedios).
keratin f.'s (f. de queratina). F. de citoqueratina.
myosin f. (f. de miosina).
parabasal f. (f. parabasal).
root f.'s (f. radicular). [*fila radicularia*, NA].
spermatic f. (f. espermático). Espermatozoide.
filamentous (filamentoso). **1.** Filáceo; filar. Filiforme; estructura en forma de hebra. **2.** Compuesto de filamentos o de estructuras en forma de hebra.
filamentum, pl. **filamenta** (filamentum, pl. filamenta). Filamento; fibrilla, fibra fina o estructura en hebra.
filar (filar). **1.** Fibrilar. **2.** Filamentoso.
filaria, pl. **filariae** (filaria). f. Nombre común para los nematodos de la familia Onchocercidae, que viven como adultos en la sangre, tejidos o cavidades corporales de muchos vertebrados.
filarial (filarial). Relativo a la filaria (o filarias), incluido el estadio microfilarial.
filariasis (filariasis). f. Presencia de filarias en los tejidos del cuerpo o en la sangre o líquidos hísticos (microfilaremia o microfilariasis).
bancroftian f. (f. de Brancroft).
periodic f. (f. periódica).
filaricidal (filaricida). Letal para las filarias.
filaricide (filaricida). m. Agente que mata a las filarias.
filariform (filariforme). **1.** Semejante a las filarias o a otros tipos de pequeños gusanos nematodos. **2.** Delgado, semejante a un pelo.
file (lima). f. Instrumento para alisar o pulir.
Hedström f. (l. de Hedström).
periodontal f. (l. periodontal).
root canal f. (l. para conducto radicular).
filial (filial). Designa la relación de los hijos con los padres.
filiform (filiforme). **1.** Filamentoso. **2.** En bacteriología, designa un crecimiento uniforme a lo largo de la línea de inoculación, por toque o picadura.
filioparental (filioparental). Perteneciente a la relación de padres e hijos.
filipuncture (filipunción). f. Tratamiento de un aneurisma por medio de la inserción de un alambre enrollado o delgado, para inducir la coagulación.
fillet (filete). Lemnisco.
lateral f. (f. lateral). [*lemniscus lateralis*, NA]. Lemnisco lateral.
medial f. (f. medial). [*lemniscus medialis*, NA]. Lemnisco medial.
film (película). **1.** Sustancia sensible a la luz o a los rayos X, utilizada para tomar fotografías o radiografías. **2.** Capa delgada o cobertura.
absorbable gelatin f. (p. de gelatina absorbible).
bitewing f. (p. de aleta mordible).
panoramic x-ray f. (p. radiográfica panorámica).
plain f. (p. simple).
precorneal f. (p. precorneana).
tear f. (p. lagrimal).
filopodium, pl. **filopodia** (filopodium). m. Seudopodio delgado, filamentoso, de ciertas amebas de vida libre.
filopressure (filopresión). f. Compresión temporaria sobre un vaso sanguíneo por medio de una ligadura, la que es removida cuando ha cesado el aflujo de sangre.
filovaricosis (filovaricosis). f. Serie de tumefacciones a lo largo del trayecto del axón de una fibra nerviosa.
filter 1. (filtro). m. Sustancia porosa a través de la cual pasa un líquido o un gas, para separar así las partículas o impurezas que con-

tiene. **2.** (filtro). Película traslúcida, usada en radiología diagnóstica y terapéutica, que permite el pasaje de ciertos rayos e inhibe el de otros. **3.** (filtro). Instrumento utilizado en el análisis espectrofotométrico para aislar un segmento del espectro. **4.** (filtrar). Pasar un líquido a través de una sustancia porosa, que detiene las partículas sólidas suspendidas.

filtrable (filtrable). Capaz de pasar un filtro.

filtrate (filtrado). Líquido que ha pasado a través de un filtro.

filtration (filtración). f. **1.** Percolación; el proceso de pasar un líquido a través de un filtro. **2.** En radiología, proceso de atenuar un haz radiactivo o electromagnético mediante la interposición de un material absorbente entre la fuente y el blanco.

gel f. (f. por gel).

filtrum (filtrum). Filtro.

Merkel's f. ventriculi (f. ventriculi de Merkel). F. ventriculi.

f. ventriculi (f. ventriculi). F. ventriculi de Merkel.

filum, pl. **fila** (filum, pl. fila). [*filum*, NA]. Estructura de aspecto filamentoso o en hebras.

f. durae matris spinalis (ligamento coccígeo de la duramadre espinal). [*filum durae matris spinalis*, NA].

fila olfactoria (fila olfactoria). Nervios olfatorios.

fila radicularia (fila radicularia). [*fila radicularia*, NA]. Filamentos radiculares.

f. terminale (f. terminale). [*filum terminale*, NA]. Nervio impar; filo terminal.

fimbria , pl. **fimbriae** (fimbria). f. **1.** [*fimbria*, NA]. Franja; cualquier estructura en forma de franja. **2.** Pilus.

fimbriae of uterine tube (franja de la trompa uterina). [*fimbriae tubae uterinae* NA]

f. hippocampi (cuerpo franjeado). [*fimbria hippocampi*, NA].

f. ovarica (franja ovárica). [*fimbria ovarica*, NA].

fimbriate (fimbriado). Que posee fimbrias o franjas.

fimbriectomy (fimbriectomía). f. Escisión de fimbrias o franjas.

fimbriocele (fimbriocele). m. Hernia del cuerpo franjeado del oviducto.

fimbrioplasty (fimbrioplastia). f. Operación correctiva sobre las fimbrias tubarias.

finger (dedo). m. [*digitus*, NA]. Dígito; cualquiera de los cinco d. de la mano.

baseball f. (d. de beisbolista). D. caído o en martillo.

bolster f. (d. acolchado). Infección por monilias del pliegue ungular.

clubbed f.'s (d. Hipocráticos).

dead f.'s (d. muerto). Acroasfixia.

drop f. (d. caído). D. de beisbolista.

drumstick f.'s (d. en palillo de tambor). D. hipocráticos.

fifth f. (d. meñique).

first f. (primer d.). D. pulgar.

fourth f. (cuarto d.). D. anular.

hammer f. (d. en martillo). D. de beisbolista.

hippocratic f.'s (d. hipocrático).

index f. (d. índice). [*digitus secundus*, NA]. Índice.

little f. (d. pequeño). [*digitus quintus*, NA]. D. meñique.

lock f. (d. trabado). D. en gatillo.

mallet f. (d. en maza). D. de beisbolista.

middle f. (d. medio). [*digitus medius*, NA].

ring f. (d. anular). [*digitus annularis*, NA]. Cuarto d. de la mano.

sausage f.'s (d. en salchicha).

second f. (segundo d. de la mano). Índice.

spade f.'s (d. en pala). El d. grueso de la acromegalia o mixedema.

spider f. (d. arácnido). Aracnodactilia.

spring f. (d. en resorte). D. en gatillo.

third f. (tercer d. de la mano). D. medio.

trigger f. (d. en gatillo). D. en resalto, en resorte, en salto, trabado.

waxy f.'s (d. de cera). Acroasfixia.

webbed f.'s (d. membranosos).

white f.'s (d. blancos).

fingerprint (impresión digital).

Galton's system of classification of f.'s (sistema de Galton de clasificación de impresiones digitales).

firedamp (grisú). m. Metano u otros hidrocarburos livianos que forman una mezcla explosiva al mezclarse con 7 u 8 volúmenes de aire.

first aid (primeros auxilios). Auxilios inmediatos que se administran en el caso de lesiones o enfermedad repentina por cualquier persona antes del arribo de personal médico.

fission (fisión). f. **1.** El acto de desdoblamiento. **2.** Desdoblamiento del núcleo de un átomo.

binary f. (f. binaria).

bud f. (f. por yemas). Gemación.

multiple f. (f. múltiple). Esporulación.

simple f. (f. simple).

fissiparity (fisiparidad). f. Esquizogénesis.

fissiparous (fisíparo). Que se reproduce o propaga por fisión.

fissura, pl. **fissurae** (cisura). **1.** f. [*fissura*, NA]. Hendidura profunda. **2.** [*fissura*, NA]. En neuroanatomía, surco particularmente profundo de la superficie del cerebro o de la médula espinal.

f. choroidea (fisura coroidea). **1.** [*fissura choroidea*, NA]. **2.** F. óptica.

f. dentata (surco dentado). S. del hipocampo.

f. pudendi (fisura pudendi). Hendidura vulvar.

fissural (fisural). Relacionado con una fisura.

fissuration (fisuración). f. Condición de estar fisurado.

fissure (fisura). f. **1.** [*fissura*, NA]. Hendidura profunda. **2.** En odontología, ruptura o defecto del desarrollo en el esmalte de un diente.

abdominal f. (f. abdominal).

Ammon's f. (f. de Ammon). .

anal f. (f. anal).

anterior median f. of medulla oblongata (surco medio anterior del bulbo). [*fissura mediana anterior medullae oblongatae*, NA].

anterior median f. of spinal cord (surco medio anterior de la médula espinal). [*fissura mediana anterior medullae spinalis*, NA].

antitragohelicine f. (f. antitragohelicina). [*fissura antitragohelicina*, NA].

ape f. (cisura simiesca). [*sulcus lunatus cerebri*, NA].

auricular f. (f. auricular). [*fissura tympanomastoidea*, NA].

Bichat's f. (cisura de Bichat).

branchial f. (f. branquial). Hendidura branquial persistente.

Broca's f. (cisura de Broca). La c. que rodea a la circunvolución de Broca.

calcarine f. (cisura calcarina).

callosomarginal f. (cisura callosomarginal).

caudal transverse f. (surco transverso caudal). Hilio del hígado.

cerebellar f.'s (surcos cerebelosos). [*fissurae cerebelli*, NA].

cerebral f.'s (cisuras cerebrales).

choroid f. (f. coroidea). [*fissura choroidea*, NA].

Clevenger's f. (surco de Clevenger). S. temporal inferior.

collateral f. (cisura colateral). Surco colateral.

decidual f. (f. decidual). Hendidura en la decidua basal o placenta.

dentate f. (surco dentado).

Duverney's f.'s (f. de Duverney).

Ecker's f. (f. Ecker). F. petrooccipital.

enamel f. (f. del esmalte).

glaserian f. (cisura de Glaser). C. petrotimpánica.

great horizontal f. (surco circunferencial del cerebelo). [*fissura horizontalis cerebelli*, NA].

great longitudinal f. (cisura interhemisférica). [*fissura longitudinalis cerebri*, NA].

Henle's f.'s (cisura de Henle).

hippocampal f. (surco del hipocampo). [*sulcus hippocampi*, NA].

horizontal f. of cerebellum **1.** (surco circunferencial del cerebelo). [*fissura horizontalis cerebelli*, NA]. S. horizontal del cerebelo. **2.** (surco horizontal del cerebelo). [*fissura horizontalis cerebelli*, NA].

horizontal f. of right lung (cisura horizontal del pulmón derecho). [*fissura horizontalis pulmonis dextri*, NA]. C. transversa del pulmón.

inferior orbital f. (f. orbitaria inferior). [*fissura orbitalis inferior*, NA]. F. esfenomaxilar.

lateral cerebral f. (cisura cerebral lateral).

left sagittal f. (f. sagital izquierda).

f. for ligamentum teres (f. del ligamento redondo). [*fissura ligamenti teretis*, NA].

linguogingival f. (f. linguogingival).

f.'s of liver (f. hepáticas).

E F G

longitudinal f. of cerebrum (cisura longitudinal del cerebro). [*fissura longitudinalis cerebri*, NA]. C. interhemisférica.
lunate f. (surco semilunar). [*sulcus lunatus cerebri*, NA].
f.'s of lung (cisuras pulmonares).
oblique f. (cisura oblicua). [*fissura obliqua*, NA].
optic f. (f. óptica). F. coroidea.
oral f. (f. oral). Hendidura bucal.
palpebral f. (f. palpebral). Hendidura palpebral.
Pansch's f. (cisura de Pansch).
paracentral f. (cisura paracentral).
parieto-occipital f. (cisura parietooccipital). C. perpendicular interna.
petro-occipital f. (f. petrooccipitalis). [*fissura petro-occipitalis*, NA].
petrosquamous f. (cisura petrosquamosa). [*fissura petrosquamosa*, NA].
petrotympanic f. (cisura petrotimpánica). [*fissura petrotympanica*, NA].
portal f. (f. portal). Hilio del hígado.
postcentral f. (cisura poscentral).
posterior median f. of spinal cord (surco medio posterior de la médula espinal). [*sulcus medianus posterior medullae spinalis*, NA].
posterior median f. of the medulla oblongata (surco medio posterior del bulbo). [*sulcus medianus posterior medullae oblongatae*, NA].
posterolateral f. (surco posterolateral del cerebelo). [*fissura posterolateralis*, NA]. Cisura posterolateral.
posthippocampal f. (cisura poshipocámpica). C. calcarina.
postlingual f. (cisura poslingual).
postlunate f. (cisura postsemilunar).
postpyramidal f. (cisura pospiramidal).
postrhinal f. (cisura posrinal).
prenodular f. (surco prenodular). [*fissura posterolateralis*, NA].
primary f. of the cerebellum (surco primario del cerebelo). [*fissura prima cerebelli*, NA]. Cisura primaria del cerebelo.
pterygoid f. (f. pterigoidea). Incisura pterigoidea.
pterygomaxillary f. (f. pterigomaxilar). [*fissura pterygomaxillaris*, NA]. F. pterigopalatina.
right sagittal f. (f. sagital derecha).
f. of Rolando (cisura de Rolando).
f. of round ligament (f. del ligamento redondo). [*fissura ligamenti teretis*, NA]. F. umbilical; fosa umbilical.
Santorini's f.'s (f. de Santorini).
secondary f. of the cerebellum (surco secundario del cerebelo). [*fissura secunda cerebelli*, NA].
simian f. (cisura simiesca). Surco semilunar.
sphenoidal f. (f. esfenoidal). F. orbital superior.
sphenomaxillary f. (f. esfenomaxilar). F. orbital inferior.
sphenopetrosal f. (f. esfenopetrosa). [*fissura sphenopetrosa*, NA].
squamotympanic f. (cisura escamotimpánica). [*fissura tympanosquamosa*, NA]. C. timpanoescamosa.
superior orbital f. (f. orbitaria superior). [*fissura orbitalis superior*, NA]. F. o hendidura esfenoidal.
superior temporal f. (surco temporal superior). [*sulcus temporalis superior*, NA].
sylvian f., f. of Sylvius (cisura de Silvio).
transverse f. of cerebellum (surco transverso del cerebelo). [*fissura transversa cerebelli*]. Cisura transversa del cerebelo.
transverse f. of cerebrum (surco transverso del cerebro). [*fissura transversa cerebri*, NA]. Cisura transversa del cerebro.
transverse f. of the lung (surco transverso del pulmón). [*fissura horizontalis pulmonis dextri*, NA].
tympanomastoid f. (cisura timpanomastoidea). [*fissura tympanomastoidea*, NA]. C. auricular.
tympanosquamous f. (cisura timpanoescamosa). [*fissura tympanosquamosa*, NA]. C. escamotimpánica.
umbilical f. (f. umbilical). F. del ligamento redondo.
f. of venous ligament (f. del ligamento venoso). [*fissura ligamenti venosi*, NA].
vestibular f. of cochlea (f. vestibular de la cóclea).
zygal f. (cisura cigal).

fistula, pl. **fistulae, fistulas** (fístula). f. Vía o pasaje anormal desde un órgano hueco a la superficie, o desde un órgano a otro.
abdominal f. (f. abdominal).
amphibolic f., amphibolous f. (f. anfibólica).
anal f. (f. anal).
arteriovenous f. (f. arteriovenosa).
f. auris congenita (f. auris congenita).
biliary f. (f. biliar).
f. bimucosa (f. bimucosa).
blind f. (f. ciega). F. incompleta.
branchial f. (f. branquial).
Brescia-Cimino f. (f. de Brescia-Cimino).
bronchoesophageal f. (f. broncoesofágica).
bronchopleural f. (f. broncopleural).
carotid-cavernous f. (f. carotídeo-cavernosa).
cervical f. (f. cervical).
cholecystoduodenal f. (f. colecistoduodenal).
coccygeal f. (f. coccígea).
f. colli congenita (f. congénita del cuello).
colocutaneous f. (f. colocutánea). F. entre el colon y la piel.
coloileal f. (f. coloileal). F. entre el colon y el íleon.
colonic f. (f. colónica).
colovaginal f. (f. colovaginal). F. entre el colon y la vagina.
colovesical f. (f. colovesical). F. vesicocólica; f. entre colon y vejiga.
complete f. (f. completa). F. que se abre en ambos extremos.
craniosinus f. (f. craneosinusal).
dental f. (f. dental). F. gingival.
duodenal f. (f. duodenal).
Eck f. (f. de Eck).
enterocutaneous f. (f. enterocutánea).
enterovaginal f. (f. enterovaginal).
enterovesical f. (f. enterovesical).
ethmoidal-lacrimal f. (f. etmoidolagrimal). F. lagrimal interna.
external f. (f. externa). F. entre una víscera hueca y la piel.
fecal f. (f. fecal). F. intestinal.
gastric f. (f. gástrica).
gastrocolic f. (f. gastrocólica).
gastrocutaneous f. (f. gastrocutánea). F. entre el estómago y la piel.
gastroduodenal f. (f. gastroduodenal).
gastrointestinal f. (f. gastrointestinal).
genitourinary f. (f. genitourinaria). F. urogenital.
gingival f. (f. gingival). F. dental.
hepatic f. (f. hepática). F. que lleva al hígado.
hepatopleural f. (f. hepatopleural).
horseshoe f. (f. en herradura).
incomplete f. (f. incompleta). F. ciega.
internal f. (f. interna). F. entre vísceras huecas.
internal lacrimal f. (f. lagrimal interna). F. etmoidolagrimal.
intestinal f. (f. intestinal). F. fecal o estercorácea.
lacrimal f., f. lacrimalis (f. lagrimal). Dacriosirinx.
lacteal f. (f. láctea). F. mamaria.
lymphatic f. (f. linfática).
mammary f. (f. mamaria). F. láctea.
Mann-Bollman f. (f. de Mann-Bollman).
metroperitoneal f. (f. histeroperitoneal). F. uteroperitoneal.
oroantral f. (f. oroantral).
orofacial f. (f. orofacial).
oronasal f. (f. oronasal).
parietal f. (f. parietal). F. torácica.
perineovaginal f. (f. perineovaginal).
pharyngeal f. (f. faríngea). Forma de f. colli congenita.
pilonidal f. (f. pilonidal). Seno pilonidal.
pulmonary f. (f. pulmonar). F. parietal que comunica con el pulmón.
rectolabial f. (f. rectolabial). F. rectovulvar.
rectourethral f. (f. rectouretral). F. que conecta el recto y la uretra.
rectovaginal f. (f. rectovaginal).
rectovesical f. (f. rectovesical).
rectovestibular f. (f. rectovestibular).
rectovulvar f. (f. rectovulvar). F. rectolabial.
reverse Eck f. (f. de Eck invertida).
salivary f. (f. salival).
sigmoidovesical f. (f. sigmoidovesical).
spermatic f. (f. espermática).

stercoral f. (f. estercorácea). F. intestinal.
Thiry's f. (f. de Thiry).
Thiry-Vella f. (f. de Thiry-Vella). F. de Vella.
thoracic f. (f. torácica). F. parietal.
tracheal f. (f. traqueal). Forma de f. colli congénita.
tracheobiliary f. (f. traqueobiliar).
tracheoesophageal f. (f. traqueoesofágica).
umbilical f. (f. umbilical). F. del intestino o del uraco al ombligo.
urachal f. (f. uracal). F. que conecta el uraco con una víscera hueca.
ureterocutaneous f. (f. ureterocutánea). F. entre el uréter y la piel.
urethrovaginal f. (f. uretrovaginal). F. entre la uretra y la vagina.
urinary f. (f. urinaria).
urogenital f. (f. urogenital). F. genitourinaria.
uteroperitoneal f. (f. uteroperitoneal). F. histeroperitoneal.
Vella's f. (f. de Vella). F. de Thiry-Vella.
vesical f. (f. vesical). F. de la vejiga urinaria.
vesicocolic f. (f. vesicocólica). F. colovesical.
vesicocutaneous f. (f. vesicocutánea). F. entre la vejiga y la piel.
vesicointestinal f. (f. vesicointestinal).
vesicouterine f. (f. vesicouterina). F. entre la vejiga y el útero.
vesicovaginal f. (f. vesicovaginal). F. entre la vejiga y la vagina.
vesicovaginorectal f. (f. vesicovaginorrectal).
vitelline f. (f. vitelina).

fistulation, fistulization (fistulización). f. Formación de una fístula; hacerse fistuloso.
fistulatome (fistulótomo). m. Siringótomo; cuchillo para fístulas.
fistulectomy (fistulectomía). f. Siringuectomía; escisión de una fístula.
fistuloenterostomy (fistuloenterostomía). f. Operación para conectar una fístula con el intestino.
fistulotomy (fistulotomía). f. Siringotomía; incisión o agrandamiento quirúrgico de una fístula.
fistulous (fistuloso). Relativo a una fístula, o que la contiene.
fit (acceso). m. El ataque de una enfermedad aguda o la aparición repentina de algún síntoma, como la tos.
uncinate f. (convulsión uncinada). Epilepsia uncinada.
fitness (aptitud). f. **1.** Bienestar. **2.** Adecuación, adaptabilidad.
clinical f. (a. clínica).
evolutionary f. (a. evolutiva).
genetic f. (a. genética).
physical f. (a. física).
fixation (fijación). f. **1.** La condición de estar fijado, o firmemente adherido o colocado. **2.** En histología, la muerte rápida de los elementos hísticos y su preservación y endurecimiento, con el fin de conservar las mismas relaciones que tenían en el organismo vivo. **3.** En química, la conversión de un gas en sólido o líquido por reacciones químicas. **4.** En psicoanálisis, la cualidad de estar firmemente adherido o fijado a una persona, objeto o período en particular durante el desarrollo. **5.** En fisiología óptica, la posición y acomodación coordinadas de ambos ojos.
bifoveal f. (f. bifoveal). F. binocular.
binocular f. (f. binocular). F. bifoveal.
circumalveolar f. (f. circunalveolar).
circummandibular f. (f. circunmandibular).
circumzygomatic f. (f. circuncigomática).
complement f. (f. del complemento).
craniofacial f. (f. craneofacial).
crossed f. (f. cruzada).
eccentric f. (f. excéntrica).
elastic band f. (f. con bandas elásticas).
external f. (f. externa).
external pin f. (f. externa con pernos).
external pin f., biphase (f. externa con pernos bifásica).
freudian f. (f. freudiana).
genetic f. (f. genética).
intermaxillary f. (f. intermaxilar). F. mandibulomaxilar.
internal f. (f. interna). F. intraósea.
intraosseous f. (f. intraósea). F. interna.
mandibulomaxillary f. (f. mandibulomaxilar). F. intermaxilar.
maxillomandibular f. (f. maxilomandibular). F. intermaxilar.
nasomandibular f. (f. nasomandibular).
fixative (fijador). **1.** Que sirve para fijar, unir, o dar firmeza o estabilidad. **2.** m. Sustancia que se utiliza para la preservación de las piezas macroscópicas y microscópicas de tejidos, o de células individuales.
acetone f. (f. de acetona).
Altmann's f. (f. de Altmann).
Bouin's f. (f. de Bouin).
Carnoy's f. (f. de Carnoy).
Champy's f. (f. de Champy).
Flemming's f. (f. de Flemming).
formaldehyde f. (f. de formaldehído).
formol-calcium f. (f. de formol-calcio).
formol-Müller f. (f. de formol-Müller).
formol-saline f. (f. de formol-salina).
formol-Zenker f. (f. de formol-Zenker).
glutaraldehyde f. (f. glutaraldehído).
Golgi's osmiobichromate f. (f. osmiobicromato de Golgi).
Helly's f. (f. de Helly).
Hermann's f. (f. de Hermann).
Kaiserling's f. (f. de Kaiserling).
Luft's potassium permanganate f. (f. de Luft de permanganato de potasio).
Marchi's f. (f. de Marchi).
methanol f. (f. metanol).
Müller's f. (f. de Müller).
neutral buffered formalin f. (f. de formol neutro buffer).
Newcomer's f. (f. de Newcomer).
Orth's f. (f. de Orth).
osmic acid f. (f. de ácido ósmico).
Park-Williams f. (f. de Park-Williams).
picroformol f. (f. de picroformol).
Regaud's f. (f. de Regaud).
Schaudinn's f. (f. de Schaudinn).
Thoma's f. (f. de Thoma).
Zenker's f. (f. de Zenker).
fixator (fijador). m. Dispositivo que permite la inmovilización rígida de un hueso mediante la fijación esquelética.
flaccid (fláccido). Relajado; sin tono.
flaccidity (flaccidez). f. Condición o estado de fláccido.
flagellar (flagelar). Relacionado con un flagelo, o con la extremidad de un protozoario.
flagellate (flagelado). **1.** Que posee uno o más flagelos. **2.** Nombre común para un miembro de la clase Mastigophora.
collared f. (f. en virola). Uno de los coanomastigotos.
flagellated (flagelado). Que posee uno o más flagelos.
flagellation (flagelación). f. Azotarse a uno mismo, o a otra persona, como un medio de provocar o aumentar un deseo sexual.
flagellin (flagelina). f. Proteína que contiene el aminoácido ε-*N*-metilisina; se encuentra en los flagelos de las bacterias.
flagellosis (flagelosis). f. Infección debida a protozoarios flagelados en el tracto intestinal o genital, p. ej., tricomoniasis.
flagellum, pl. **flagella** (flagelo). m. Organela locomotora en forma de látigo, de disposición estructural constante, consistente en nueve microtúbulos periféricos dobles y dos microtúbulos centrales simples (tal como se observa con microscopia electrónica).
flank (flanco). m. Lado.
flap 1. (colgajo). m. Masa o lengüeta de tejido para ser trasplantado, vascularizado por un pedículo; específicamente un c. pediculado. **2.** (temblor de aleteo). Movimiento incontrolado, p.ej., de las manos.
Abbe f. (c. de Abbe).
advancement f. (c. de avance) C. por deslizamiento.
arterial f. (c. arterial). C. de configuración axial.
axial pattern f. (c. de configuración axial). C. arterial.
bilobed f. (c. bilobulado).
bipedicle f. (c. bipediculado). C. de pedículo doble.
bone f. (c. óseo). Craneotomía fija.
buried f. (c. sepultado).
caterpillar f. (c. en oruga). C. "valseado".
cellulocutaneous f. (c. celulocutáneo).
composite f., compound f. (c. compuesto).
cross f. (c. cruzado).
delayed f. (c. diferido).
deltopectoral f. (c. deltopectoral).
direct f. (c. directo). C. inmediato.
distant f. (c. distante).
double pedicle f. (c. de pedículo doble). C. bipediculado.

envelope f. (c. de cobertura).
Estlander f. (c. de Estlander).
Filatov f. (c. de Filatov). C. tubular.
Filatov-Gillies f. (c. de Filatov-Gillies). C. tubular.
flag f. (c. en bandera).
flat f. (c. plano). C. abierto.
free bone f. (c. óseo libre). Craneotomía desprendida.
free f. (c. libre).
French f. (c. de French). C. por deslizamiento.
full-thickness f. (c. de espesor completo).
gingival f. (c. gingival).
hinged f. (c. en bisagra).
immediate f. (c. inmediato). C. directo.
island f. (c. insular).
jump f. (c. en salto).
lined f. (c. tapizado). C. cubierto con epitelio a ambos lados; p. ej., un c. cutáneo plegado.
lingual f. (c. lingual).
liver f. (temblor hepático). Asterixis.
local f. (c. local). C. transferido a un área adyacente.
mucoperichondrial f. (c. mucopericondral).
mucoperiosteal f. (c. mucoperióstico).
musculocutaneous f. (c. musculocutáneo). C. miocutáneo.
myocutaneous f., myodermal f. (c. miocutáneo). C. musculocutáneo.
neurovascular f. (c. neurovascular).
open f. (c. abierto). C. plano.
parabiotic f. (c. parabiótico).
partial-thickness f. (c. de espesor parcial).
pedicle f. (c. pediculado).
pericoronal f. (c. pericoronal).
permanent pedicle f. (c. pediculado permanente).
pharyngeal f. (c. faríngeo).
random pattern f. (c. de distribución al azar).
rope f. (c. en cordel). C. tubular.
rotation f. (c. de rotación).
sickle f. (c. falciforme).
skin f. (c. cutáneo).
sliding f. (c. por deslizamiento). C. French o de avance.
split-thickness f. (c. de espesor parcial).
subcutaneous f. (c. subcutáneo).
tongue f. (c. lingual). C. derivado de la lengua.
tubed f. (c. tubular).
tubed pedicle f. (c. pediculado tubular).
turnover f. (c. doblado).
waltzed f. (c. valseado). C. en oruga.

flarimeter (flarímetro). m. Aparato obsoleto utilizado para evaluar la aptitud cardiopulmonar.

flashback (escena retrospectiva). Reaparición involuntaria de algún aspecto de una experiencia alucinatoria o distorsión perceptual que se produce un tiempo después de haber tomado el alucinógeno que produjo el efecto original y sin haber repetido la ingestión de la sustancia.

flask (balón). m. Receptáculo pequeño, por lo general de vidrio, que se usa para guardar líquidos, polvos o gases.
casting f. (b. de moldeo). B. refractario.
crown f. (b. coronal). B. dental.
denture f. (b. dental). B. coronal.
Dewar f. (b. de Dewar). B. de vacío.
Erlenmeyer f. (b. de Erlenmeyer). Frasco de Erlenmeyer.
Fernbach f. (b. de Fernbach).
Florence f. (b. de Florence). B. globular de cuello largo, de vidrio delgado, que se usa para guardar agua u otros líquidos en el laboratorio.
injection f. (b. de inyección).
refractory f. (b. refractario). B. de moldeo o anular.
vacuum f. (b. de vacío). B. de Dewar.
volumetric f. (b. volumétrico).

flatfoot (pie plano). Talipes planus.

flatulence (flatulencia). f. Presencia de una cantidad excesiva de gas en el estómago e intestinos.

flatulent (flatulento). Relativo a flatulencia, o que la padece.

flatus (flato). m. Gas o aire en el tubo gastrointestinal, que puede ser expelido a través del ano.
f. vaginalis (f. vaginal). Expulsión de gas por la vagina.

flatworm (gusano plano). m. Miembro del filo Platyhelminthes, que incluye cestodos y trematodos.

flavedo (flavedo). m. Palidez o color amarillento de la piel.

flavianic acid (ácido flaviánico).

flavin, flavine (flavina). f. **1.** Riboflavina. **2.** Colorante amarillo de acridina, cuyos preparados se usan como antisépticos.
f. adenine dinucleotide (FAD) (f. adenina dinucleótido (FAD)).
f. mononucleotide (FMN) (f. mononucleótido (FMN)). 5'-Fosfato de riboflavina.

flavoenzyme (flavoenzima). f. Cualquier enzima que posea un nucleótido flavina como coenzima.

flavokinase (flavocinasa). f. Riboflavina cinasa.

flavone (flavona). f. Pigmento vegetal, base de los flavonoides.

flavonoids (flavonoides). m. pl. Sustancias de origen vegetal, que contienen flavonas en diversas combinaciones con variada actividad biológica.

flavonol (flavonol). m. Flavona reducida.

flavoprotein (flavoproteína). f. Compuesto proteico (enzima), que posee una flavina como grupo prostético.

flavoxate hydrochloride (flavoxato, clorhidrato de). Relajante del músculo liso para las vías urinarias.

flavus (flavus). Amarillo.

flaxseed (semilla de lino).
f. oil (aceite de lino).

flea (pulga). f. Insecto del orden Siphonaptera, caracterizado por compresión lateral, cavidad oral succionadora, extraordinaria capacidad de salto y vida adulta ectoparasitaria en el pelo y la barba de animales de sangre caliente.

flecainide acetate (flecainida, acetato de). Integrante del grupo de antiarrítmicos estabilizadores de la membrana, con actividad anestésica local, que se usa en el tratamiento de las arritmias ventriculares.

flection (flexión).

flesh (carne). f. **1.** La c. de los animales, usada como alimento. **2.** Dícese del tejido muscular.

flex (flexionar). Curvar; mover una articulación en una dirección tal que se aproximen las dos partes que ésta conecta.

flexibilitas cerea (flexibilitas cerea). La rigidez peculiar de la catalepsia, que puede superarse con una fuerza externa leve, pero que retorna a la posición inicial.

fleximeter (flexímetro). m. Goniómetro.

flexion (flexión). f. **1.** El acto de flexionar o doblar; curvatura de la columna vertebral de modo que la concavidad de la curva mire hacia adelante. **2.** La condición de estar flexionado o curvado.
palmar f. (f. palmar).
plantar f. (f. plantar).

flexor (flexor). Músculo cuya acción es flexionar una articulación.

flexura, pl. flexurae **1.** (flexura, pl. flexurae). [*flexura*, NA]. Flexión, ángulo o curvatura, como en un órgano o estructura. **2.** (ángulo). [*flexura*, NA]. Flexión; curvatura, como en un órgano o estructura.

flexural (flexural). Relacionado con una flexión.

flexure f. **1.** (flexura). [*flexure*, NA]. Curva, pliegue. **2.** (curvatura). Doblez, inclinación o ángulo.
basicranial f. (f. basicraneal). F. protuberancial.
caudal f. (flexión caudal). F. sacra.
cephalic f. (flexión cefálica). F. craneal, cerebral o mesencefálica.
cerebral f. (flexión cerebral). F. cefálica.
cervical f. (flexión cervical).
cranial f. (flexión craneal). F. cefálica.
dorsal f. (flexión dorsal). F. de la región dorsal media del embrión.
duodenojejunal f. (ángulo duodenoyeyunal). [*flexura duodenojejunalis*, NA].
hepatic f. (ángulo hepático). [*flexura coli dextra*, NA]. Ángulo cólico derecho.
inferior f. of duodenum (ángulo inferior del duodeno). [*flexura duodeni inferior*, NA].
left colic f. (ángulo cólico izquierdo). [*flexura coli sinistra*, NA].
lumbar f. (curvatura lumbar).
mesencephalic f. (curvatura mesencefálica). C. cefálica.
perineal f. of rectum (curvatura perineal del recto). [*flexura perinealis recti*, NA].
pontine f. **1.** (f. protuberancial). F. basicraneal. **2.** (curvatura protuberancial).

right colic f. (ángulo cólico derecho). [*flexura coli dextra*, NA].
sacral f. (flexión sacra). F. caudal.
sacral f. of rectum (curvatura sacra del recto). [*flexura sacralis recti*, NA].
sigmoid f. (ángulo sigmoideo). Colon sigmoideo.
splenic f. (ángulo esplénico). [*flexura coli sinistra*, NA]. Ángulo cólico izquierdo.
superior f. of duodenum (ángulo superior del duodeno). [*flexura duodeni superior*, NA].
telencephalic f. (curvatura telencefálica).
transverse rhombencephalic f. (f. rombencefálica transversa).

flicker (destello). m. Sensación visual causada por el estímulo de la retina por una serie de rayos de luz intermitente emitidos con cierta regularidad.

flicks (flicks). Movimientos de fijación del ojo rápidos e involuntarios, de 5-10 minutos de arco.

floater (flotador). Objeto que aparece en el campo visual, originado en el cuerpo vítreo.

floating (flotante). **1.** Libre, sin fijación o inserciones. **2.** Que tiene un grado de movilidad indebido o está fuera de su situación normal; indica una posición anormal de algunos órganos como el riñón, el hígado, el bazo, etc.

floc (floc). m. Término vulgar para el producto de una floculación.

floccillation (flocilación). f. Carfología; movimiento involuntario de las manos. como si se recogieran pequeños objetos en el aire o en las ropas de la cama.

floccose (flocoso). En bacteriología se aplica al crecimiento de cortos filamentos o cadenas curvos, dispuestos en forma irregular.

flocculable (floculable). Capaz de soportar la floculación.

floccular (flocular). Relacionado con un flóculo de cualquier naturaleza.

flocculate (flocular). Hacerse floculento.

flocculation (floculación). f. Floculencia; precipitación de una solución en la forma de masas vellosas; el proceso de hacerse floculento.

floccule (flóculo). m. **1.** Una borla o pedazo de algodón o de lana, o cualquier elemento que se parezca. **2.** [*flocculus*, NA]. Lóbulo pequeño del cerebelo en el límite posterior del pedúnculo cerebeloso medio y anterior al lóbulo biventral.
accessory f. (f. accesorio).

flocculence (floculencia). f. Floculación.

flocculent (floculento). **1.** Semejante a ovillos de algodón o lana; designa un líquido, como la orina, que contiene numerosas partículas vellosas de mucus blanco o blanco grisáceo, o de otro material. **2.** En bacteriología, designa un cultivo líquido en el cual hay numerosas colonias, ya sea flotando en el medio líquido o depositadas sueltas en el fondo.

flocculonodular (floculonodular). Lóbulo f.

flocculus, pl. **flocculi** (flocculus, pl. flocculi). Flóculo.

floor (piso). m. Superficie inferior interna de un espacio abierta o un órgano hueco.

flora (flora). f. **1.** Vida vegetal, usualmente de una cierta localidad o distrito. **2.** Población microbiana.

florantyrone (florantirona). f. Compuesto que aumenta el volumen de bilis sin incrementar la cantidad de sólidos biliares ni estimular la evacuación de la vesícula biliar.

florid (florido). De color rojo vivo; designa ciertas lesiones cutáneas.

floss (hilo dental).

flotation (flotación). f. Proceso de separación de sólidos mediante la tendencia a flotar cuando son sumergidos en un líquido.

flow (flujo). m. **1.** Sangrado del útero, menos profuso que una metrorragia. **2.** La descarga menstrual. **3.** El movimiento de un líquido o gas; específicamente, el volumen de líquido o gas que pasa por un punto dado en una unidad de tiempo. **4.** En reología, deformación permanente de un cuerpo, que aumenta con el tiempo.
Bingham f. (f. Bingham).
effective renal blood f. (ERBF) (f. sanguíneo renal efectivo).
effective renal plasma f. (ERPF) (f. plasmático renal efectivo).
forced expiratory f. (FEF) (f. espiratorio forzado).
gene f. (f. genético).
laminar f. (f. laminar).
newtonian f. (f. newtoniano).
peak expiratory f. (f. espiratorio máximo).
shear f. (f. por deslizamiento).

flower basket of Bochdalek (cesta de flores de Bochdalek).

flowers (flores). Sustancia mineral pulverulenta después de la sublimación.
f. of antimony (f. de antimonio). Trióxido de antimonio.
f. of benzoin (f. de benzoína). Ácido benzoico.
f. of sulfur (f. de azufre). Azufre sublimado.
f. of zinc (f. de cinc). Óxido de cinc.

flowmeter (flujómetro). m. Instrumento para medir la velocidad o el volumen del flujo de líquidos o gases.
electromagnetic f. (f. electromagnético).

floxuridine (floxuridina). f. Desoxinucleósido del fluorouracilo; agente antineoplásico.

flu (gripe).

fluanisone (fluanisona). f. Haloanisona; agente ansiolítico.

flucrylate (flucrilato). m. Adhesivo hístico usado en cirugía.

fluctuate (fluctuar). **1.** Moverse en ondas. **2.** Variar, cambiar de tiempo en tiempo, por referencia a cualquier cantidad o cualidad.

fluctuation (fluctuación). f. **1.** Acción de fluctuar. **2.** Movimiento ondulante percibido al palpar una cavidad con paredes no rígidas, especialmente cuando contiene líquido.

flucytosine (flucitosina). f. 5-Fluorocitosina; droga antimicótica para el tratamiento de la criptococosis.

fludrocortisone acetate (fludrocortisona, acetato de). Mineralocorticoide demasiado potente para uso sistémico, salvo en casos de insuficiencia corticosuprarrenal; de otro modo sólo se utiliza en tópicos.

flufenamic acid (ácido flufenámico).

fluid (líquido). **1.** Que fluye. **2.** m. Fluido inelástico, como el agua, que no es ni sólido ni gaseoso.
allantoic f. (l. alantoico).
amniotic f. (l. amniótico). Liquor amnii.
Brodie f. (l. de Brodie).
Callison's f. (l. de Callison).
cerebrospinal f. (CSF) (l. cefalorraquídeo). [*liquor cerebrospinalis*, NA].
crevicular f. (l. crevicular). L. gingival.
Dakin's f. (l. de Dakin). Solución de Dakin.
dentinal f. (l. dentinal). Linfa dental.
extracellular f. (l. extracelular).
extracellular f. (ECF) (l. Extracelular (LEC)).
extravascular f. (l. extravascular).
Farrant's mounting f. (l. de montaje de Farrant).
gingival f. (l. gingival). L. crevicular o sulcular.
infranatant f. (l. infranadante).
interstitial f. (l. intersticial). L. hístico.
intracellular f. (l. intracelular).
intracellular f. (ICF) (l. Intracelular (LIC)).
intraocular f. (l. intraocular). Humor acuoso.
newtonian f. (l. newtoniano).
non-newtonian f. (l. no newtoniano).
pleural f. (l. pleural).
prostatic f. (l. prostático). Succus prostaticus.
pseudoplastic f. (l. seudoplástico). L. que exhibe una capa delgada.
Rees-Ecker f. (l. de Rees-Ecker).
Scarpa's f. (l. de Scarpa). Endolinfa.
seminal f. (l. seminal). Semen.
sulcular f. (l. sulcular). L. gingival.
supernatant f. (l. sobrenadante).
synovial f. (l. sinovial). Sinovia.
thixotropic f. (l. tixotrópico).
tissue f. (l. hístico). L. intersticial.
transcellular f.'s (l. transcelulares).
uterine f. (l. uterino).
ventricular f. (l. ventricular).

fluidextract (fluidextracto). m. Extracto líquido.

fluidglycerates (fluidogliceratos). m. pl. Preparaciones farmacéuticas (antes oficiales en la NF) que contienen aproximadamente 50% por volumen de glicerina pero no alcohol, y la misma concentración de la droga que en los fluidextractos.

fluidism (fluidismo). m. Doctrina humoral.

fluidity (fluidez). f. Recíproca de la viscosidad; unidad: rhe = poise^{-1}.

fluke (trematodo). m. Nombre común para los miembros de la clase Trematoda (filo Platihelmintos).

E F G

flumen, pl. **flumina** (flumen, pl. flumina). m. Flujo o corriente.
flumina pilorum (f. flumina pilorum). [*flumina pilorum*, NA]. Corriente del pelo.
flumethasone (flumetasona). f. Corticosteroide sintético; también se encuentra como acetato y sal 21-pivalato.
flumethiazide (flumetiazida). f. Agente diurético, efectivo por vía oral, relacionado químicamente con la clorotiazida y con acciones farmacológicas y usos similares.
flunisolide (flunisolida). f. Corticosteroide antiinflamatorio que se usa por vía intranasal o por inhalación en el tratamiento de alergias y asma.
fluo- (fluo-). **1.** Prefijo que indica flujo. **2.** Prefijo usado con frecuencia para designar fluoruro en los nombres genéricos de las drogas. V.t. fluor-, fluoro-.
fluocinolone acetonide (fluocinolona, acetonida de). Corticosteroide fluorado para uso tópico en el tratamiento de algunas dermatosis.
fluocinonide (fluocinonida). f. Corticosteroide antiinflamatorio que se usa en preparados tópicos.
fluocortolone (fluocortolona). f. Glucocorticoide usado como agente antiinflamatorio.
f. caproate (caproato de f.). Hexanoato de f.
f. hexanoate (hexanoato de f.). Caproato de f.
f. pivalate (pivalato de f.). Éster de f., usado por vía tópica.
fluor-, fluoro- (fluor-, fluoro-). Prefijos que designan fluoruros.
fluorapatite (fluoroapatita). f. Fluorofosfato de calcio de presentación natural.
9*H*-fluorene (9*H*-fluoreno). m. Difenilenometano.
fluorescein (fluoresceína). f. Resorcinolftaleína.
f. isothiocyanate (isotiocianato de f.).
f. sodium (f. sódica). Resorcinolftaleína sódica.
fluorescence (fluorescencia). f. La emisión de una radiación de longitud de onda más larga por una sustancia, como consecuencia de la absorción de energía a partir de una radiación de longitud de onda más corta, la que continúa sólo mientras el estímulo está presente.
fluorescent (fluorescente). Que posee la cualidad de fluorescencia.
fluorescin (fluorescina). f. Fluoresceína reducida, con usos similares a los de la fluoresceína.
fluoridation (fluoración). f. La adición de fluoruros al agua, usualmente 1 ppm, para reducir la incidencia de caries dental.
fluoride (fluoruro). m. Compuesto de flúor con un metal, un no metal, o un radical orgánico; el anión del flúor.
fluoride number (número de fluoruro).
fluoridization (fluoridización). f. Uso terapéutico de los fluoruros para reducir la incidencia de caries dental.
fluorine (flúor). m. Elemento químico gaseoso, símbolo F, Nº at. 9, P. at. 19.
fluorochrome (fluorocromo). m. Cualquier colorante fluorescente usado para colorear tejidos y células para el examen con microscopia de fluorescencia.
fluorochroming (fluorocromación). f. **1.** "Marcación" de un anticuerpo con un colorante fluorescente para que éste pueda ser observado a través de un microscopio (usando luz ultravioleta). **2.** Detección microscópica de componentes químicos celulares e hísticos con la ayuda de fluorocromos unidos a estos elementos.
9α-fluorocortisol (9α-fluorocortisol). m. Acetato de fludrocortisona.
fluorocyte (fluorocito). m. Término usado algunas veces para denominar un reticulocito que presenta fluorescencia.
fluoro-2,4-dinitrobenzene (FDNB) (fluoro-2,4-dinitrobenceno (FDNB)). m. Reactivo de Sanger; se usa para combinar con el grupo libre NH_2 del residuo aminoácido terminal NH_2 de un péptido, marcando así este residuo.
fluorography (fluorografía). f. Fotofluorografía.
9α-fluorohydrocortisone acetate (9α-fluorohidrocortisona, acetato de). m. Acetato de fludrocortisona.
fluorometer (fluorómetro). m. Aparato en el cual se emplea una fuente de luz ultravioleta, monocromadores para la selección de la longitud de onda y un detector de luz visible.
fluorometholone (fluorometolona). f. Glucocorticoide para usos tópicos.
fluorometry (fluorometría). f. Método analítico para estudiar compuestos fluorescentes, utilizando un haz de rayos ulravioleta que excita las sustancias y las hace emitir luz visible.
fluorophotometry (fluorofotometría). f. Medición de la fluorescencia emitida desde el interior del ojo después de la administración intravenosa de fluoresceína.
fluororoentgenography (fluororradiografía). f. Fotofluorografía.
fluoroscope (fluoroscopio). m. Radioscopio; aparato para visualizar las sombras de los rayos X, los que, luego de pasar a través del cuerpo examinado, son proyectados sobre una pantalla fluorescente de tungstato de calcio.
fluoroscopic (fluoroscópico). Relacionado con la fluoroscopia, o efectuado por medio de ésta.
fluoroscopy (fluoroscopia). f. Radioscopia; examen de los tejidos y estructuras profundas del cuerpo por medio de los rayos X, usando el fluoroscopio.
fluorosis (fluorosis). f. **1.** Enfermedad causada por una captación excesiva de fluoruros. **2.** Intoxicación crónica del ganado con fluoruros.
chronic endemic f. (f. endémica crónica).
fluorouracil (fluorouracilo). m. Antineoplásico efectivo en el tratamiento de algunos carcinomas.
fluoxetine hydrochloride (fluoxetina, clorhidrato de). Bencenopropanamina; antidepresivo que se usa por vía bucal.
fluoxymesterone (fluoximesterona). f. Esteroide halogenado sintético efectivo por vía oral.
flupentixol (flupentixol). m. Agente neuroléptico.
fluperolone acetate (fluperolona, acetato de). Corticosteroide sintético usado como antiinflamatorio.
fluphenazine (flufenazina). f. Compuesto de fenotiazina-piperazina; tranquilizante.
f. enanthate (enantato de f.).
f. hydrochloride (clorhidrato de f.).
fluprednisolone (fluprednisolona). f. Glucocorticoide con actividad antiinflamatoria y toxicidad similares a las del cortisol.
flurandrenolide (flurandrenolida). f. Glucocorticoide antiinflamatorio que se emplea en preparados de uso tópico.
flurazepam hydrochloride (flurazepam, cloridrato de). Hipnótico y sedante oral.
flurbiprofen (flurbiprofeno). m. Agente antiinflamatorio no esteroide que tiene acciones analgésica, antiinflamatoria y antipirética.
flurogestone acetate (flurogestona, acetato de). Agente progestacional.
flurothyl (flurotilo). m. Convulsivante, administrado por inhalación con las mismas indicaciones que el tratamiento electroconvulsivante.
fluroxene (fluroxeno). m. Anestésico volátil, halogenado, usado por inhalación.
flush m. **1.** (lavado). Acción de lavar mediante el empleo de un chorro abundante de líquido. **2.** (rubor). Eritema temporario debido al calor, el esfuerzo, las tensiones o a enfermedad.
hectic f. (rubor hético). Enrojecimiento del rostro asociado con un aumento de temperatura en la fiebre.
hot flush (soflama). Ardor que puede sentirse en el cuello y rostro por vasodilatación cutánea; llamaradas.
malar flush (rubor malar). R. hético localizado en las eminencias malares; se observa frecuentemente en la tuberculosis y algunas veces en la fiebre reumática.
flutter (aleteo). m. Agitación; temblor.
atrial f., auricular f. (a. atrial, auricular). Embriocardia yugular.
diaphragmatic f. (a. diafragmático).
impure f. (a. impuro).
ocular f. (a. ocular).
ventricular f. (a. ventricular).
flutter-fibrillation (aleteo-fibrilación). Cuadro electrocardiográfico de actividad auricular con características tanto de fibrilación como de aleteo.
flux (flux). Flujo; salida de material líquido en grandes cantidades de una cavidad o superficie del cuerpo.
unidirectional f. (flujo unidireccional).
fly (mosca). f. Insecto con dos alas del orden Diptera.
heel f. (m. del talón).
louse f.'s (m. piojo).
mangrove f. (m. del mangle).
Russian f., Spanish f. (m. rusa, española). Cantárida.
warble f. (m. cantora).
Fm (Fm). Símbolo de fermio.

FMN (FMN). Abrev. de mononucleótido de flavina (flavin mononucleotide).
foam (espuma). **1.** f. Masas de pequeñas burbujas sobre la superficie de un líquido. **2.** Masas de células aéreas en un sólido o semisólido, como en la goma espumosa.
human fibrin f. (e. de fibrina humana).
focal (focal). **1.** Relacionado con un foco. **2.** Relativo a un área localizada.
focimeter (focímetro). m. Lensómetro.
focus (foco). m. **1.** Punto en el cual se encuentran los rayos de luz luego de pasar a través de una lente convexa. **2.** Punto de partida o centro de un proceso patológico.
focus, pl. **foci** (focus, pl. foci). [*focus*, NA]. Foco.
conjugate foci (focos conjugados).
Ghon's f. (foco de Ghon). Tubérculo de Ghon.
natural f. of infection (foco natural de infección).
principal f. (foco principal).
real f. (foco real). Punto de encuentro de los rayos convergentes.
virtual f. (foco virtual).
fogo selvagem (fogo selvagem). Pénfigo brasileño.
folacin (folacina). f. Ácido fólico o cualquier derivado que posea la actividad biológica (vitamina) del ácido fólico.
folate (folato). m. Sal o éster del ácido fólico.
fold (pliegue). **1.** m. Reborde o margen formado aparentemente por el doblez de una lámina. **2.** En el embrión, elevación transitoria o reduplicación del tejido en la forma de una lámina. **3.** [*plica*, NA]. Una de varias estructuras anatómicas en la que se observa el plegamiento de alguna de sus partes.
adipose f.'s of the pleura (p. adiposos de la pleura). P. adiposos.
alar f.'s (p. alares). [*plicae alares*, NA]. Ligamentos alares.
amniotic f. (p. amniótico). P. de Schultze.
aryepiglottic f., arytenoepiglottidean f. (p. aritenoepiglótico). [*plica aryepiglottica*, NA].
axillary f. (p. axilar). [*plica axillaris*, NA].
caval f. (p. caval).
cecal f.'s **1.** (p. cecales). [*plicae cecale*, NA]. P. parietocecales. **2.** (p. parietocecales). [*plicae cecale*, NA]. P. del ciego.
f. of chorda tympani (p. del cuerda del tímpano). [*plica chordae tympani*, NA].
ciliary f.'s (p. ciliares). [*plicae ciliares*, NA].
circular f.'s (p. circulares). [*plicae circulares*, NA].
Dennie's infraorbital f. **1.** (p. infraorbitario de Dennie). **2.** (p. de Dennie). Línea de Dennie.
Douglas' f. (p. de Douglas). [*plica rectouterina*, NA]. P. rectouterino.
Duncan's f.'s (p. de Duncan).
duodenojejunal f. (p. duodenoyeyunal). [*plica duodenalis superior*, NA]. P. duodenal superior.
duodenomesocolic f. (p. duodenomesocólico). [*plica duodenomesocolica*, NA]. P. duodenal inferior.
epigastric f. (p. epigástrico). [*plica umbilicalis lateralis*, NA]. P. umbilical lateral.
falciform retinal f. (p. retiniano falciforme).
fimbriated f. (p. fimbriado). [*plica fimbriata*, NA]. P. sublingual.
gastric f.'s (p. gástricos). [*plicae gastricae*, NA].
gastropancreatic f.'s (p. gastropancreáticos). [*plicae gastropancreaticae*, NA].
genital f. (p. genital). Cresta urogenital.
giant gastric f.'s (p. gástrico gigante).
glossopalatine f. (p. glosopalatino). [*arcus palatoglossus*, NA]. Arco palatogloso.
gluteal f. (p. glúteo).
Guérin's f. (p. de Guérin). [*valvula fossae navicularis*, NA]. Válvula de la fosa navicular.
Hasner's f. (p. de Hasner). [*plica lacrimalis*, NA]. P. lagrimal.
head f. (p. cefálico).
Houston's f.'s (p. de Houston). [*plicae transversales recti*, NA]. P. transversales del recto.
ileocecal f. (p. ileocecal). [*plica ileocecalis*, NA]. P. de Treves.
incudal f. **1.** (p. incúdeo). [*plica incudis*, NA]. P. del yunque. **2.** (p. del yunque). [*plica incudis*, NA]. P. incúdeo.
inferior duodenal f. (p. duodenal inferior). [*plica duodenalis inferior*, NA]. P. duodenomesocólico.
infrapatellar synovial f. (p. sinovial infrarrotuliano). [*plica synovialis infrapatellaris*, NA]. P. sinovial rotuliano.
inguinal aponeurotic f. (p. aponeurótico inguinal). [*falx inguinalis*, NA]. Tendón conjunto.
inguinal f. (p. inguinal). [*plica inguinalis*, NA].
interureteric f. (p. interuretérico). [*plica interureterica*, NA].
f.'s of iris (p. del iris). [*plicae iridis*, NA].
Kerckring's f.'s (p. de Kerckring). [*plicae circulares*, NA]. P. circulares.
labioscrotal f.'s (p. labioescrotales).
lacrimal f. (p. lagrimal). [*plica lacrimalis*, NA].
f. of laryngeal nerve (p. del nervio laríngeo superior). [*plica nervi laryngei*, NA].
lateral f.'s (p. laterales).
lateral glossoepiglottic f. (p. glosoepiglótico lateral). [*plica glossoepiglottica lateralis*, NA]. P. faringoepiglótico.
lateral nasal f. (p. nasal lateral). Elevación nasal lateral.
lateral umbilical f. (p. umbilical externo). [*plica umbilicalis lateralis*, NA]. P. epigástrico.
f. of left vena cava **1.** (p. de la vena cava izquierda). [*plica venae cavae sinistrae*, NA]. **2.** (p vestigial del pericardio). [*plica venae cavae sinistrae*, NA]. P. vestigial de Marshall.
longitudinal f. of duodenum (p. longitudinal del duodeno). [*plica longitudinalis duodeni*, NA].
malar f. (p. malar).
mallear f. **1.** (p. maleolar). [*plica mallearis*, NA]. P. timpanomaleolar. **2.** (p. timpanomaleolar). [*plica mallearis*, NA].
mammary f. (p. mamario). Surco mamario.
Marshall's vestigial f. (p. vestigial de Marshall). [*plica venae cavae sinistrae*, NA].
medial nasal f. (p. nasal medial). Elevación nasal medial.
medial umbilical f. (p. umbilical intermedio). [*plica umbilicalis medialis*, NA]. P. hipogástrico.
mesonephric f. (p. mesonéfrico). Cresta urogenital.
middle glossoepiglottic f. (p. glosoepiglótico medio). [*plica glossoepiglottica mediana*, NA]. Frenillo epiglótico.
middle umbilical f. (p. umbilical medio). [*plica umbilicalis mediana*, NA]. P. del uraco.
mongolian f. (p. mogólico). [*plica palpebronasalis*, NA]. Epicanto.
Morgan's f. (p. de Morgan).
mucobuccal f. (p. mucobucal).
mucosal f.'s of gallbladder (p. mucosos de la vesícula biliar). [*plicae tunicae mucosae vesicae felleae*, NA].
nail f. (p. ungular). [*vallum unguis*, NA].
nasojugal f. (p. nasoyugal).
neural f.'s (p. neurales). Los bordes elevados del surco neural.
opercular f. (p. opercular).
palmate f.'s (p. en palma). [*plicae palmatae*, NA].
palpebronasal f. (p. palpebronasal). [*plica palpebronasalis*, NA].
paraduodenal f. (p. paraduodenal). [*plica paraduodenalis*, NA].
pericardiopleural f. (p. pericardiopleural).
pharyngoepiglottic f. (p. faringoepiglótico). [*plica glossoepiglottica lateralis*, NA].
pleuroperitoneal f. (p. pleuroperitoneal).
presplenic f. (p. preesplénico).
rectal f.'s (p. rectales). [*plicae transversales recti*, NA]. P. transversales del recto.
rectouterine f. (p. rectouterino). [*plica rectouterina*, NA].
rectovaginal f. (p. rectovaginal).
rectovesical f. (p. rectovesical).
retinal f. (p. retiniano).
retrotarsal f. (p. retrotarsal). [*fornix conjunctivae*, NA]. Fondo de saco conjuntival.
Rindfleisch's f.'s (p. de Rindfleisch).
sacrogenital f.'s (p. sacrogenitales).
salpingopalatine f. (p. salpingopalatino). [*plica salpingopalatina*, NA]. P. tubopalatino.
salpingopharyngeal f. (p. salpingofaríngeo). [*plica salpingopharyngea*, NA].
Schultze's f. (p. de Schultze). P. amniótico.
semilunar conjunctival f. (p. semilunar de la conjuntiva). [*plica semilunaris conjunctivae*, NA].
semilunar f. (p. semilunar). [*plica semilunaris*, NA].
semilunar f. of colon (p. semilunar del colon). [*plica semilunaris coli*, NA]. P. sigmoideo.

spiral f. of cystic duct (p. espiral del conducto cístico). [*plica spiralis ductus cystici*, NA]. Válvula espiral; válvula de Heister.
stapedial f. (p. del estribo). [*plica stapedis*, NA].
sublingual f. (p. sublingual). [*plica sublingualis.*, NA].
superior duodenal f. (p. duodenal superior). [*plica duodenalis superior*, NA]. P. duodenoyeyunal.
synovial f. (p. sinovial). [*plica synovialis*, NA].
tail f. (p. caudal).
tarsal f. (p. tarsal).
transverse f.'s of rectum (p. transversales del recto). [*plicae transversales recti*, NA]. P. del recto; válvulas rectales; p. de Houston.
transverse vesical f. (p. vesical transverso). [*plica vesicalis transversa*, NA].
Treves' f. (p. de Treves). [*plica ileocecalis*, NA]. P. ileocecal.
triangular f. (p. triangular). [*plica triangularis*, NA].
Tröltsch's f. (p. de Tröltsch). [*plica mallearis*, NA] . P. timpanomaleolar.
urachal f. (p. del uraco). [*plica umbilicalis mediana*, NA]. P. umbilical medio.
ureteric f. (p. uretérico). [*plica interureterica*, NA]. P. interuretérico.
urorectal f. (p. urorrectal). Tabique urorrectal.
uterovesical f. (p. uterovesical).
vascular f. of the cecum **1.** (p. vascular del ciego). [*plica cecalis vascularis*, NA]. P. cecovascular. **2.** (p. cecovascular). [*plica cecalis vascularis*, NA]. P. vascular del ciego.
Vater's f. (p. de Vater).
ventricular f. (p. ventricular). [*plica vestibularis*, NA]. P. vestibular.
vestibular f. (p. vestibular). [*plica vestibularis*, NA]. P. ventricular.
vestibular f. of larynx (p. vestibular de la laringe). [*plica vestibularis*, NA]. P. vestibular.
vestigial f. (p. vestigial). [*plica venae cavae sinistrae*, NA]. P. vestigial del pericardio.
vocal f. (p. vocal). [*plica vocalis*, NA]. Cuerda vocal verdadera.

foliaceous (foliáceo). Foliado.
foliar (foliar). Foliado.
foliate (foliado). Foliáceo; foliar; folioso; perteneciente a una hoja o aquello que se le parece.
folic acid (ácido fólico). Término colectivo para los á. pteroilglutámicos y sus conjugados á. oligoglutámicos.
folinate (folinato). m. Sal o éster del ácido folínico.
folinic acid (ácido folínico). Factor citrovorum; leucovorina.
foliose (folioso). Foliado.
folium, pl. **folia** (folium, pl. folia). [*folium*, NA]. m. Estructura ancha, delgada, semejante a una hoja.
folia cerebelli (folia cerebelli). [*folia cerebelli*, NA]. Folia cerebelosa.
folia linguae (f. linguae). Papilas foliadas.
f. vermis (f. vermis). [*folium vermis*, NA].

folliberin (foliberina). f. Factor u hormona de liberación de la hormona estimulante de los folículos.
follicle (folículo). m. **1.** [*folliculus*, NA]. Masa más o menos esférica de células, que usualmente contiene una cavidad. **2.** Cripta o diminuto fondo de saco o laguna, como la depresión en la piel, de la cual emerge el pelo.
aggregated lymphatic f.'s (f. linfáticos agregados). [*folliculi lymphatici aggregati*, NA]. Nódulos linfáticos agregados.
anovular ovarian f. (f. ovárico anovulado).
atretic ovarian f. (f. ovárico atrésico). Cuerpo atrésico.
dental f. (f. dental).
gastric f.'s (f. gástricos). [*glandulae gastricae*, NA]. Glándulas del estómago.
gastric lymphatic f. (f. linfáticos gástricos).
graafian f. (f. de de Graaf). F. ovárico vesicular.
growing ovarian f. (f. ovárico en crecimiento).
hair f. (f. piloso). [*folliculus pili*, NA].
intestinal f.'s (f. intestinales). [*glandulae intestinales*, NA]. Glándulas intestinales.
Lieberkühn's f.'s (f. de Lieberkühn). [*glandulae intestinales*, NA]. Glándulas intestinales.
lingual f.'s (f. linguales). Papilas lenticulares.
lymph f., lymphatic f. (f. linfático).
lymphatic f.'s of larynx (f. linfáticos de la laringe). Amígdalas laríngeas.
lymphatic f.'s of rectum (f. linfáticos del recto).
mature ovarian f. (f. ovárico maduro).
Montgomery's f.'s (f. de Montgomery). [*glandulae areolares*, NA]. Glándulas areolares.
nabothian f. (f. de Naboth). Quiste de Naboth.
ovarian f. (f. ovárico).
polyovular ovarian f. (f. ovárico poliovular).
primary ovarian f. (f. ovárico primario). [*folliculus ovaricus primarius*, NA].
primordial ovarian f. (f. ovárico primordial).
sebaceous f.'s (f. sebáceos). [*glandulae sebaceae*, NA]. Glándulas sebáceas.
secondary f. (f. secundario). F. ovárico vesicular.
solitary f.'s (f. solitarios). [*folliculli lymphatici solitarii*, NA].
splenic lymph f.'s (f. linfáticos esplénicos). [*folliculi lymphatici lienales*, NA]. Nódulos linfáticos esplénicos; corpúsculos esplénicos.
f.'s of thyroid gland (f. de la glándula tiroides). [*folliculi glandulae thyroideae*, NA].
vesicular ovarian f. (f. ovárico vesicular). [*folliculus ovaricus vesiculosus*, NA]. F. secundario o de de Graaf.

folliclis (folliclis). f. Término anticuado de lupus miliar diseminado de la cara.
follicular (folicular). Relacionado con uno o varios folículos.
folliculin (foliculina). f. Estrona.
f. hydrate (f. hidrato de). Estriol.
folliculitis (foliculitis). f. Reacción inflamatoria de los folículos pilosos; las lesiones pueden ser pápulas o pústulas.
f. abscedens et suffodiens (f. abscedens et suffodiens).
f. barbae (f. de la barba). Tiña de la barba.
f. decalvans (f. decalvante). Alopecia folicular.
eosinophilic pustular f. (f. pustulosa eosinofílica).
f. externa (f. externa). Blefaritis folicular.
f. interna (f. interna). Blefaritis folicular.
f. keloidalis (f. queloidea). Acné queloide.
f. nares perforans (f. perforante de la nariz).
perforating f. (f. perforante).
f. ulerythematosa reticulata (f. uleritematosa reticulada).

folliculoma (foliculoma). m. **1.** Tumor de células de la granulosa. **2.** Agrandamiento quístico de un folículo de deGraaf.
folliculosis (foliculosis). f. Presencia de folículos linfáticos en un número anormalmente grande.
folliculus, pl. **folliculi** (folliculus, pl. folliculi). [*folliculus*, NA]. Folículo.
folliculi lymphatici aggregati appendicis vermiformis (folículo linfáticos agregados del apéndice vermiforme). [*folliculi lymphatici aggregati appendicis vermiformis*, NA].

follitropin (folitropina). f. Hormona o principio foliculoestimulante; hormona gametocinética.
fomentation (fomentación). f. **1.** Aplicación caliente. **2.** Aplicación de calor y humedad en el tratamiento de las enfermedades.
fomes, pl. **fomites** (fomes, pl. fomites). Sustancia u objeto cualquiera, no alimenticio, que conserva y transmite el contagio.
fomite (fómite). Fomes.
fonazine mesylate (fonazina, mesilato de). Mesilato de dimetotiazina; inhibidor de la serotonina..
fontanel, fontanelle (fontanela). [*fonticulus*, NA]. f. Fontículo; uno de los espacios membranosos que se encuentran en los ángulos de los huesos del cráneo en el recién nacido.
anterior f. (f. anterior). [*fonticulus anterior*, NA]. F. frontal.
anterolateral f. **1.** (f. lateral anterior). [*fonticulus sphenoidalis*, NA]; [*fonticulus anterolateralis*, NA]. **2.** (f. anterolateral). [*fonticulus sphenoidalis*, NA]; [*fonticulus anterolateralis*, NA]. F esfenoidal.
bregmatic f. (f. bregmática). F. anterior.
Casser's f. (f. de Casser). F. mastoidea.
cranial f.'s (f. craneales). [*fonticuli cranii*, NA].
frontal f. (f. frontal). F. anterior.
Gerdy's f. (f. de Gerdy). F. sagital.
mastoid f. (f. mastoidea). [*fonticulus mastoideus*, NA].
occipital f. (f. occipital). F. posterior.
posterior f. (f. posterior). [*fonticulus posterior*, NA]. F. occipital.
posterolateral f. (f. lateral posterior). [*fonticulus posterolateralis*, NA]; término oficial alternativo de la f. mastoidea.

sagittal f. (f. sagital). F. de Gerdy.
sphenoidal f. (f. esfenoidal). [*fonticulus sphenoidalis*, NA].
fonticulus, pl. **fonticuli** (fonticulus, pl. fonticuli). m. [*fonticulus*, NA]. Fontanela.
food (comida). f. Alimento consumido a intervalos regulares o con horarios específicos.
foot (pie). **1.** Pes. Parte terminal de la extremidad inferior, que sirve para sostener el cuerpo. **2.** Medida de longitud, que se divide en 12 pulgadas y equivale a 30,48 cm.
athlete's f. (p. de atleta). Tiña del p.
buttress f. (p. de estribo).
claw f. (p. en garra).
club f. (p. zambo). Talipes equinovaro.
contracted f. (p. contraído).
drop f. (p. caído).
fescue f. (p. de cañuela). Intoxicación con cañuela.
flat f. (p. plano). Talipes plano.
fungous f. (p. micótico). Micetoma.
f. of hippocampus (p. del hipocampo). [*pes hippocampi*, NA].
Hong Kong f. (p. de Hong-Kong). Tiña del pie.
immersion f. (p. de inmersión). P. de trinchera.
Madura f. (p. de Madura). Micetoma.
Morand's f. (p. de Morand). P. con ocho dedos.
mossy f. (p. musgoso). Queratodermia linfedematosa.
pumiced f. (p. apomazado).
sandal f. (p. en sandalia).
spastic flat f. (p. plano espástico).
trench f. (p. de trinchera). P. de inmersión.
footplate, foot-plate **1.** Base del estribo. **2.** Pedicelo.
foramen, pl. **foramina** m. **1.** (agujero). [*foramen*, pl. *foramina*, NA]. Abertura o perforación a través de un hueso o de una estructura membranosa. **2.** (foramen, pl. foramina). [*foramen*, pl. *foramina*, NA]. Agujero; abertura o perforación a través de un hueso o de una estructura membranosa.
alveolar foramina (a. dentarios posteriores). [*foramina alveolaria*, NA].
anterior condyloid f. (a. condíleo anterior). [*canalis hypoglossalis*, NA].
anterior palatine foramina (a. palatinos anteriores). [*foramina palatina minora*, NA]. A. palatinos menores.
aortic f. (a. aórtico). [*hiatus aorticus*, NA]. Hiato aórtico.
apical dental f. (a. dentario apical). [*foramen apicis dentis*, NA].
arachnoid f. (a. aracnoideo). [*apertura mediana ventriculi quarti*, NA].
f. of Arnold (a. de Arnold). [*foramen petrosum*, NA]. A. petroso.
Bichat's f. (a. de Bichat). Cisterna de la vena magna cerebral.
blind f. of frontal bone (a. ciego del hueso frontal). [*foramen cecum ossis frontalis*, NA].
blind f. of the tongue (a. ciego de la lengua). [*foramen cecum linguae*, NA]. A. de Morgagni.
Bochdalek's f. (a. de Bochdalek). Hiato pleuroperitoneal.
Botallo's f. (a. de Botallo).
f. bursae omentalis majoris (a. de la bolsa epiploica mayor).
carotid f. (a. carotídeo).
f. cecum medullae oblongatae (a. ciego de la médula oblonga).
conjugate f. (a. conjugado).
costotransverse f. (a. costotransverso). [*foramen costotransversarium*, NA].
f. diaphragmatis sellae (a. del diafragma de la silla turca).
Duverney's f. (a. de Duverney). [*foramen epiploicum*, NA]. A. epiploico.
emissary sphenoidal f. (a. esfenoidal emisario). A. venoso.
epiploic f. (a. epiploico). [*foramen epiploicum*, NA].
ethmoidal f. (a. etmoidal). [*foramen ethmoidale*, NA].
external acoustic f. (a. acústico externo). [*porus acusticus externus*, NA].
external auditory f. (a. auditivo externo). [*porus acusticus externus*, NA]. A. acústico externo.
Ferrein's f. (a. de Ferrein). [*hiatus canalis nervi petrosi majoris*, NA].
frontal f. (a. frontal). [*foramen frontale*, NA].
great f. (a. grande). [*foramen magnum*, NA]. A. magno; a. occipital.
greater palatine f. (a. palatino mayor). [*foramen palatinum majus*, NA]. A. palatino posterior.
Huschke's f. (a. de Huschke).
Hyrtl's f. (a. de Hyrtl). Poro crotafítico-buccinatorio.
incisive f. (a. incisivo). [*foramen incisivum*, NA]. A. incisor.
incisor f. (a. incisor). [*foramen incisivum*, NA]. A. incisivo.
inferior dental f. (a. dentario inferior). A. mandibular.
infraorbital f. (a. infraorbitario). [*foramen infraorbitale*, NA].
internal acoustic f. (a. acústico interno). [*porus acusticus internus*, NA].
internal auditory f. (a. auditivo interno). [*porus acusticus internus*, NA]. A. acústico interno.
interventricular f. (a. interventricular). [*foramen interventriculare*, NA]. A. de Monro.
intervertebral f. (a. intervertebral). [*foramen intervertebrale*, NA].
jugular f. (a. yugular). [*foramen jugulare*, NA]. A. rasgado posterior.
f. of Key-Retzius (a. de Key-Retzius). [*apertura lateralis ventriculi quarti*, NA].
lacerated f. (a. rasgado anterior). [*foramen lacerum*, NA]. A. esfenótico.
f. lacerum posterius (a. rasgado posterior). [*foramen jugulare*, NA].
Lannelongue's foramina (a. de Lannelongue). [*foramina venarum minimarum*, NA].
f. lateralis ventriculi quarti (a. lateral del ventrículo cuarto). [*apertura lateralis ventriculi quarti*, NA].
f. of Luschka (a. de Luschka) [*apertura lateralis ventriculi quarti*, NA].
Magendie's f. (a. de Magendie). [*apertura mediana ventriculi quarti*, NA].
malar f. (a. malar). A. cigomaticofacial.
mandibular f. (a. mandibular). [*foramen mandibulae*, NA].
mastoid f. (a. mastoideo). [*foramen mastoideum*, NA].
mental f. (a. mentoniano). [*foramen mentale*, NA].
Monro's f. (a. de Monro). A. interventricular.
Morgagni's f. (a. de Morgagni). [*foramen cecum linguae*, NA].
nasal f. (a. nasal).
foramina nervosa (a. nerviosos). [*foramina nervosa*, NA].
nutrient f. (a. nutricio). [*foramen nutricium*, NA].
obturator f. (a. obturador). [*foramen obturatum*, NA].
olfactory f. (a. olfatorio).
optic f. (a. óptico). Canal óptico.
f. ovale, oval f. (a. oval). [*foramen ovale*, NA].
foramina palatina minora (a. palatinos menores). [*foramina palatina minora*, NA].
papillary foramina of kidney (a. papilares del riñón). [*foramina papillaria renis*, NA].
parietal f. (a. parietal). [*foramen parietale*, NA].
petrosal f. (a. petroso). [*foramen petrosum*, NA].
posterior condyloid f. (a. condíleo posterior). [*canalis condylaris*, NA].
posterior palatine f. (a. palatino posterior). [*foramen palatinum majus*, NA]. A. palatino mayor o grande.
postglenoid f. (a. posglenoideo).
primary interatrial f. (a. interauricular primario). Ostium primum.
Retzius' f. (a. de Retzius). [*apertura lateralis ventriculi quarti*, NA]. Abertura lateral del ventrículo cuarto.
root f. (a. radicular). [*foramen apicis dentis*, NA]. A. dentario apical.
round f. (a. redondo). [*foramen rotundum*, NA].
sacral f. (a. sacro). [*foramen sacrale*, NA].
Scarpa's foramina (a. de Scarpa).
sciatic f. (a. ciático). [*foramen ischiadicum*, NA].
secondary interatrial f. (a. interauricular secundario). Ostium secundum.
foramina of the smallest veins (a. de las pequeñas venas del corazón). [*foramina venarum minimarum*, NA].
solitary f. (a. solitario). A singular.
sphenopalatine f. (a. esfenopalatino). [*foramen sphenopalatinum*, NA].
sphenotic f. (a. esfenótico). [*foramen lacerum*, NA]. A. rasgado anterior.
f. spinosum (a. espinoso). [*foramen spinosum*, NA].
Stensen's f. (a. de Stensen). A. incisivo.

stylomastoid f. (a. estilomastoideo). [*foramen stylomastoideum,* NA].
f. subseptale (a. subseptal). A. interauricular primario.
supraorbital f. (a. supraorbitario). [*foramen supraorbitale,* NA].
thebesian foramina (a. de Thebesio). [*foramina venarum minimarum,* NA]. A. de las pequeñas venas del corazón.
thyroid f. (a. tiroideo). [*foramen thyroideum,* NA].
transverse f. (a. transverso). [*foramen processus transversi,* NA].
f. of transverse process (a. de las apófisis transversas). [*foramen processus transversi,* NA]. A. transverso o vertebroarterial.
f. of vena cava (a. de la vena cava). [*foramen venae cavae,* NA].
venous f. (a. venoso). [*foramen venosum,* NA]. A. de Vesalio.
vertebral f. (a. vertebral). [*foramen vertebrale,* NA].
vertebroarterial f. (a. vertebroarterial). [*foramen vertebrarterialis,* NA]; [*foramen processus transversi,* NA].
Vesalius' f. (a. de Vesalio). [*foramen venosum,* NA]. A. venoso.
Vicq d'Azyr's f. (a. de Vicq d'Azyr).
Vieussens' foramina (a. de Vieussens). [*foramina venarum minimarum,* NA].
Weitbrecht's f. (a. de Weitbrecht).
Winslow's f. (a. de Winslow). A. epiploico.
zygomatico-orbital f. (a. cigomaticoorbitario). [*foramen zygomatico-orbitale,* NA].
zygomaticofacial f. (a. cigomaticofacial). [*foramen zygomaticofaciale,* NA]. A. malar.
zygomaticotemporal f. (a. cigomaticotemporal). [*foramen zygomaticotemporale,* NA].

foraminiferous (foraminífero). **1.** Que tiene aberturas. **2.** Relacionado con las Foraminifera.

foraminotomy (foraminotomía). f. Operación que se realiza a través de una abertura, por lo general para abrirla.

foraminulum, pl. **foraminula** (foraminulum, pl. foraminula). Agujero (foramen) muy diminuto.

force (F) (fuerza). f. Aquello que tiende a producir movimiento en un cuerpo.
animal f. (f. animal). Capacidad muscular.
chewing f. (f. masticatoria).
dynamic f. (f. dinámica). Energía.
electromotive f. (EMF) (f. electromotriz).
G f. (f. G). F. de inercia producida por la aceleración o la gravedad.
London f.'s (f. de Londres).
f. of mastication (f. de masticación). F. de mordida.
masticatory f. (f. masticatoria). F. de mordida.
nerve f., nervous f. (f. nerviosa).
occlusal f. (f. oclusal).
psychic f. (f. psíquica). Energía psíquica.
reciprocal f.'s (f. recíprocas).
reserve f. (f. de reserva).
van der Waals' f.'s (f. de van der Waals).
vital f. (f. vital).

forceps 1. (pinza). f. Instrumento metálico, en forma de tenacillas, que se utiliza para sujetar, tomar, atraer o comprimir. **2.** (fórceps). Banda de fibras blancas en el cerebro.
Adson f. (p. de Adson).
alligator f. (p. alligator).
Allis f. (fórceps de Allis).
f. anterior (fórceps anterior). F. menor.
Arruga's f. (p. de Arruga).
arterial f. (p. arterial).
axis-traction f. (fórceps de tracción axial).
Barton's f. (fórceps de Barton).
bone f. (p. para huesos).
Brown-Adson f. (p. de Brown-Adson).
bulldog f. (p. bulldog). P. para ocluir un vaso sanguíneo.
bullet f. (p. para proyectiles).
capsule f. (p. para cápsula).
Chamberlen f. (fórceps Chamberlen).
cup biopsy f. (p. para biopsias).
cutting f. (p. para cortar). Labítomo.
dental f. (p. dental). P. de extracción.
dressing f. (p. para vendajes).
Evans f. (p. de Evans).
extracting f. (p. de extracción). P. dental.
Graefe f. (p. Graefe).
hemostatic f. (p. hemostática).
jeweller's f. (p. de joyero).
Kjelland's f. (fórceps de Kjelland).
Lahey f. (p. Lahey).
Laplace's f. (p. de Laplace).
Levret's f. (fórceps de Levret).
Löwenberg's f. (p. de Löwenberg).
f. major (fórceps mayor). [*forceps major,* NA]. F. posterior.
f. minor (fórceps menor). [*forceps minor,* NA]. F. anterior.
mouse-tooth f. (p. diente de ratón).
needle f. (p. para agujas). Portaagujas.
nonfenestrated f. (fórceps no fenestrado).
O'Hara f. (p. O'Hara).
obstetrical f. (fórceps obstétrico).
Piper's f. (fórceps de Piper).
f. posterior (fórceps posterior). F. mayor.
Randall stone f. (p. para cálculos, de Randall).
Simpson's f. (fórceps de Simpson). F. obstétrico.
speculum f. (p. especular).
Tarnier's f. (fórceps de Tarnier). Tipo de f. de tracción axial.
tubular f. (p. tubular).
Tucker-McLean f. (fórceps de Tucker-McLean).
vulsella f., vulsellum f. (p. vulsellum).
Willett's f. (p. de Willett). Fórceps de Willett.

forcipressure (forcipresión). f. Método de detención de una hemorragia mediante la compresión de un vaso sanguíneo con fórceps o pinzas.

forearm (antebrazo). [*antebrachium,* NA]. m. Segmento del miembro superior entre el codo y la muñeca.

forebrain (cerebro anterior). Prosencéfalo.

foreconscious (preconsciente). m. El p. incluye todas las ideas, los pensamientos las experiencias pasadas y otras impresiones de la memoria que pueden recordarse conscientemente con un esfuerzo.

forefinger (dedo índice).

foregut (intestino anterior). Porción cefálica del tubo digestivo primitivo en el embrión.

forehead (frente). [*frons,* NA]. f. La parte de la cara entre las cejas y el cuero cabelludo.
olympian f. (f. olímpica).

forekidney (pronefros).

foremilk (calostro).

forensic (forense). Relacionado con los procedimientos legales, o utilizado en éstos.

foreskin (prepucio).

fork (horquilla). f. **1.** Instrumento con ganchos que se usa para sujetar o levantar un elemento. **2.** Instumento semejante a una h., provisto de ganchos o púas.

form (forma). f. Estructura; molde. Fórmula.
accolé f.'s (f. accolé). F. appliqué.
appliqué f.'s (f. appliqué). F. accolé.
arch f. (f. arqueada).
boat f. (f. de bote).
cavity preparation f. (f. de preparación cavitaria).
chair f. (f. de silla).
convenience f. (f. de conveniencia).
extension f. (f. de extensión).
face f. (f. facial).
half-chair f. (f. en media silla).
involution f. (f. de involución).
L f. (f. L).
occlusal f. (f. oclusal). Modelo oclusal.
outline f. (f. de contorno).
posterior tooth f. (f. de diente posterior).
replicative f. (RF) (f. replicativa).
resistance f. (f. de resistencia).
retention f. (f. de retención).
sickle f. (f. de hoz). Semiluna palúdica.
skew f. (f. sesgada).
tooth f. (f. dental).
twist f. (f. retorcida).
wave f. (f. de onda). Ondulado.
wax f. (f. cérea). Modelo de cera.

-form (-forme). Sufijo que designa en la forma de.

formaldehyde (formaldehído). m. Aldehído fórmico; metil aldehído.

formalin (formalina). Formaldehído.
formalinize (formalinizar). Añadir solución de formalina a vacunas inactivadas sin destruir su capacidad de inmunización.
formamidase (formamidasa). f. Formilasa; quinurenina f.
formate (formato). m. Sal o éster del ácido fórmico.
formatio, pl. **formationes** (formatio, pl. formationes). [*formatio*, pl. *formationes*, NA]. Formación; estructura de forma o disposición celular definidas.
f. hippocampalis (f. hippocampalis). [*formatio hippocampalis*, NA]. Formación del hipocampo.
formation (formación). f. **1.** [*formatio*, pl. *formationes*, NA]. **2.** Aquello que es formado. **3.** El acto de dar forma.
concept f. (f. del concepto).
personality f. (f. de la personalidad).
reaction f. (f. de reacción).
reticular f. (f. reticular). [*formatio reticularis*, NA].
rouleaux f. (f. de rouleaux). Seudoaglutinación.
symptom f. (f. de síntomas). Sustitución de síntomas.
formazan (formazán). m. Compuesto coloreado insoluble en agua formado por la reducción de una sal de tetrazolio en la demostración histoquímica de enzimas oxidativas.
forme frustre, pl. **formes frustres** (forma frustra).
formic (fórmico). Relativo al ácido f.
formic acid (ácido fórmico).
formic aldehyde (aldehído fórmico). Formaldehído.
formication (formicación). f. Forma de parestesia o alucinación táctil en la cual hay una sensación de hormigueo, como si pequeños insectos caminaran debajo de la piel.
formiminoglutamic acid (FIGLU) (ácido formiminoglutámico (FIGLU)).
formocresol (formocresol). m. Solución acuosa que contiene cresol, formaldehído y glicerina, la que se usa en los dientes primarios vitales que necesitan una pulpotomía coronal.
formol (formol). m. Formalina.
formosulfathiazole (formosulfatiazol). m. Producto de condensación de la N^1-(2-tiazolil)sulfanilamida con el formaldehído.
formula, pl. **formulas, formulae** (fórmula). **1.** Receta o prescripción que contiene directivas para la preparación de compuestos medicinales. **2.** En química, símbolo o colección de símbolos que expresan el número y la calidad de los átomos de los elementos que forman una molécula de una sustancia. **3.** Expresión, mediante símbolos y números, del orden o disposición normal de partes o estructuras.
Arneth f. (f. de Arneth).
Bazett's f. (f. de Bazett).
Bernhardt's f. (f. de Bernhardt).
Black's f. (f. de Black).
Broca's f. (f. de Broca).
chemical f. (f. química). Estructura de una molécula expresada en símbolos químicos.
Christison's f. (f. de Christison). F. de Häser.
constitutional f. (f. constitucional). F. estructural.
Demoivre's f. (f. de Demoivre). F. obsoleta para calcular la expectativa de vida.
dental f. (f. dental).
Dreyer's f. (f. de Dreyer).
DuBois' f. (f. de DuBois).
electrical f. (f. eléctrica).
empirical f. (f. empírica). F. molecular.
Fischer's projection f.'s` (f. de proyección de Fischer).
Flesch f. (f. de Flesch).
Florschütz' f. (f. de Florschütz).
Gorlin f. (f. Gorlin).
graphic f. (f. gráfica). F. estructural.
Häser's f. (f. de Häser). F. de Christison; f. de Trapp.
Haworth perspective and conformational f.'s (f. conformacional y perspectiva de Haworth).
Long's f. (f. de Long). Coeficiente de Long.
Mall's f. (f. de Mall).
Meeh f. (f. de Meeh). F. de Meeh-DuBois.
Meeh-Dubois f. (f. de Meeh-DuBois). F. de Meeh.
molecular f. (f. molecular). F. empírica.
official f. (f. oficial).
Pignet's f. (f. de Pignet).
Poisson-Pearson f. (f. de Poisson-Pearson).
Ranke's f. (f. de Ranke).
rational f. (f. racional).
Reuss' f. (f. de Reuss).
Runeberg's f. (f. de Runeberg).
spatial f. (f. espacial). F. estereoquímica.
stereochemical f. (f. estereoquímica). F. espacial.
structural f. (f. estructural). F. constitucional; f. gráfica.
Trapp's f., Trapp-Haser f. (f. de Trapp, de Trapp-Häser).
Van Slyke's f. (f. de Van Slyke). Depuración de urea estándar.
vertebral f. (f. vertebral).
formulary (formulario). m. Colección de fórmulas para la composición de preparaciones medicinales.
hospital f. (f. hospitalario). .
formyl (formilo). m. Radical H–CO–.
active f. (f. activo).
formylase (formilasa). f. Formamidasa.
formylkynurenine (formilquinurenina). f. El producto del desdoblamiento oxidativo del anillo indol del triptófano, el primer intermediario formado en el catabolismo del triptófano.
formylmethionine (formilmetionina). f. Metionina acilada sobre el grupo NH_2 con un grupo formilo.
fornicate 1. (arqueado). Abovedado; semejante a un arco. **2.** (fornicar). Cometer fornicación.
fornication (fornicación). f. Relación sexual, especialmente entre personas no casadas.
fornix, gen. **fornicis**, pl. **fornices** (fórnix). **1.** [*fornix*, NA]. En general, estructura arqueada. **2.** [*fornix*, NA]. Trígono cerebral.
f. conjunctivae (f. conjuntival). [*fornix conjunctivae*, NA].
f. lacrimal sac (f. del saco lagrimal). [*fornix sacci lacrimalis*, NA].
f. pharyngis (f. de la faringe). [*fornix pharyngis*, NA].
transverse f. (f. transverso). Comisura del fórnix.
f. uteri (f. del útero). [*fornix vaginae*, NA]. Cúpula vaginal.
f. vaginae (cúpula vaginal). [*fornix vaginae*, NA].
foscarnet (foscarnet). m. Fosfonoformiato trisódico.
fossa, gen. and pl. **fossae** (fosa). [*fossa*, NA]. Depresión, generalmente de forma más o menos longitudinal, por debajo del nivel de la superficie de una parte o estructura.
acetabular f. (f. acetabular). [*fossa acetabuli*, NA].
adipose fossae (f. adiposa).
amygdaloid f. (f. amigdalina). [*fossa tonsillaris*, NA].
anconal f. (f. ancónea). F. olecraneana.
anterior cranial f. (f. craneal anterior). [*fossa cranii anterior*, NA].
f. of anthelix (f. del antehélix). [*fossa anthelicis*, NA].
articular f. of head of radius (f. articular de la cabeza del radio).
articular f. of temporal bone (f. articular del hueso temporal). [*fossa mandibularis*, NA].
axillary f. (f. axilar). [*fossa axillaris*, NA]. Espacio axilar; axila.
Bichat's f. (f. de Bichat). F. pterigopalatina.
Biesiadecki's f. (f. de Biesiadecki). F. iliacosubfascial.
Broesike's f. (f. de Broesike). F. parayeyunal.
canine f. (f. canina). [*fossa canina*, NA].
f. carotica (f. carotídea). Triángulo carotídeo.
Claudius' f. (f. de Claudius). [*fossa ovarica*, NA]. F. ovárica.
condylar f. (f. condiloidea). [*fossa condylaris*, NA].
coronoid f. (f. coronoidea). [*fossa coronoidea*, NA].
crural f. (f. crural). Fosita femoral.
Cruveilhier's f. (f. de Cruveilhier). F. escafoidea.
cubital f. (f. cubital). [*fossa cubitalis*, NA].
digastric f. (f. digástrica). [*fossa digastrica*, NA].
digital f. (f. digital). **1.** [*fossa trochanterica*, NA]. F. trocantérea. **2.** [*fossa malleoli lateralis*, NA]. F. del maléolo externo.
f. ductus venosi (f. del conducto venoso). [*fossa ductus venosi*, NA].
duodenal fossae (f. duodenales). [*recessus duodenalis*, NA].
duodenojejunal f. (f. duodenoyeyunal). [*recessus duodenalis superior*, NA]. Fosita duodenal superior.
epigastric f. (f. epigástrica). Scrobiculus cordis.
femoral f. 1. (fosita femoral). Fosa femoral o crural. **2.** (f. femoral). Fosita femoral.
floccular f. (f. flocular). F. subarcuata.
gallbladder f. (f. de la vesícula biliar). [*fossae vesicae felleae*, NA].
Gerdy's hyoid f. (f. hioidea de Gerdy). Triángulo carotídeo.

E
F
G

glenoid f. (f. glenoidea). **1.** [*cavitas glenoidalis*, NA]. Cavidad glenoidea. **2.** [*fossa mandibularis*, NA]. F. mandibular.
greater supraclavicular f. (f. supraclavicular mayor). [*fossa supraclavicularis major*, NA]; [*trigonum omoclaviculare*, NA]. Trígono omoclavicular.
Gruber-Landzert f. (f. de Gruber-Landzert). [*recessus duodenalis inferior*, NA].
hyaloid f. (f. hialoidea). [*fossa hyaloidea*, NA]. F. lenticular.
hypophysial f. (f. hipofisaria). [*fossa hypophysialis*, NA].
iliac f. (f. ilíaca). [*fossa iliaca*, NA].
iliacosubfascial f. (f. iliacosubfascial). F. de Biesiadecki.
iliopectineal f. (f. iliopectínea).
incisive f. (f. incisiva). [*foramen incisiva*, NA].
incudal f. (f. del yunque). [*fossa incudis*, NA].
inferior duodenal f. (f. duodenal inferior). [*r ecessus duodenalis inferior*, NA]. Receso duodenal inferior.
infraclavicular f. (f. infraclavicular). [*fossa infraclavicularis*, NA].
infraduodenal f. (f. infraduodenal). Fosita retroduodenal.
infraspinous f. (f. infraespinosa). [*fossa infraspinata*, NA].
infratemporal f. (f. infratemporal). [*fossa infratemporalis*, NA].
inguinal f. (f. inguinal). F. inguinal externa y f. inguinal interna.
innominate f. (f. innominada).
intercondylar f. (f. intercondílea). [*fossa intercondylaris*, NA].
intercondyloid f., intercondylic f. (f. intercondiloidea). [*fossa infratemporalis*, NA].
f. intermesocolica transversa (f. intermesocólica transversa).
interpeduncular f. (f. interpeduncular). [*fossa interpeduncularis*, NA].
intrabulbar f. (f. intrabulbar).
ischiorectal f. (f. isquiorrectal). [*fossa ischiorectalis*, NA].
Jobert de Lamballe's f. (f. de Jobert de Lamballe).
Jonnesco's f. (f. de Jonnesco). [*recessus duodenalis superior*, NA]. Fosita duodenal superior.
jugular f. (f. yugular). [*fossa jugularis*, NA].
lacrimal f. (f. lagrimal). [*fossa glandulae lacrimalis*, NA]. F. de la glándula lagrimal.
f. of lacrimal gland (f. de la glándula lagrimal). [*fossa glandulae lacrimalis*, NA]. F. lagrimal.
f. of lacrimal sac (f. del saco lagrimal). [*fossa sacci lacrimalis*, NA].
Landzert's f. (f. de Landzert).
lateral cerebral f. (f. cerebral lateral). [*fossa lateralis cerebri*, NA]. F. lateral del cerebro.
lateral f. of brain (f. lateral del cerebro). [*fossa lateralis cerebri*, NA].
lateral inguinal f. (f. inguinal externa). [*fossa lateralis inguinalis*, NA].
f. of lateral malleolus (f. del maléolo externo). [*fossa malleoli lateralis*, NA].
lenticular f. (f. lenticular). [*fossa hyaloidea*, NA]. F. hialoidea.
lesser supraclavicular f. (f. supraclavicular menor). [*fossa supraclavicularis minor*, NA].
little f. of the cochlear window **1.** (fosita de la ventana redonda). [*fossula fenestrae cochleae*, NA]. **2.** (f. pequeña de la ventana redonda). [*fossula fenestrae cochleae*, NA].
little f. of the vestibular (round) window (f. pequeña de la ventana oval). [*fossula fenestrae vestibuli*, NA]. Fosita de la ventana oval.
Malgaigne's f. (f. de Malgaigne). Triángulo carotídeo.
f. malleoli fibulae (f. malleoli fibulae). [*fossa malleoli lateralis*, NA]. F. del maléolo externo.
mandibular f. (f. mandibular). [*fossa mandibularis*, NA].
mastoid f., f. mastoidea (f. mastoidea). [*foveola suprameatica*, NA]. Fosita suprameática.
medial inguinal f. (f. inguinal interna). [*fossa inguinalis medialis*, NA].
Merkel's f. (f. de Merkel).
mesentericoparietal f. (f. mesentericoparietal). F. parayeyunal.
middle cranial f. (f. craneal media). [*fossa cranii media*, NA].
Mohrenheim's f. (f. de Mohrenheim). F. infraclavicular.
Morgagni's f. (f. de Morgagni). F. navicular de la uretra.
mylohyoid f. (f. milohioidea). [*sulcus mylohyoideus*, NA]. Surco milohioideo.
navicular f. of urethra (f. navicular de la uretra). [*fossa navicularis urethrae*, NA]. F. o fosita de Morgagni.
f. navicularis auriculae (f. navicular de la oreja). F. triangular.
f. navicularis auris (f. navicular del oído). Canal del hélix.
f. navicularis cruveilhier (f. navicular de Cruveilhier). [*fossa scaphoidea*, NA].
f. navicularis vestibulae vaginae (f. navicular de la vagina). [*fossa vestibuli vaginae*, NA]. F. del vestíbulo vaginal.
olecranon f. (f. olecraneana). [*fossa olecrani*, NA]. F. ancónea.
oval f. (f. oval). [*fossa ovalis*, NA].
ovarian f. (f. ovárica). [*fossa ovarica*, NA]. F. de Claudio.
paraduodenal f. **1.** (fosita paraduodenal). [*recessus paraduodenalis*, NA]. **2.** (f. paraduodenal). [*recessus paraduodenalis*, NA]. Fosita paraduodenal.
parajejunal f. (f. parayeyunal). F. parajejunalis.
pararectal f. (f. pararrectal).
paravesical f. (f. paravesical). [*fossa paravesicalis*, NA].
patellar f. of vitreous (f. patelar del vítreo). [*fossa hyaloidea*, NA]. F. hialoidea.
peritoneal fossas (f. peritoneales).
petrosal f. **1.** (f. petrosa). [*fossula petrosa*, NA]. Fosita petrosa. **2.** (fosita petrosa). [*fossula petrosa*, NA].
piriform f. (f. piriforme). [*recessus piriformis*, NA]. Fosita piriforme.
pituitary f. (f. pituitaria). [*fossa hypophysialis*, NA]. F. hipofisaria.
popliteal f. (f. poplítea). [*fossa poplitea*, NA]. Hueco poplíteo.
posterior cranial f. (f. craneal posterior). [*fossa cranii posterior*, NA].
f. provesicalis (f. provesical). Receso de Hartmann.
pterygoid f. (f. pterigoidea). [*fossa pterygoidea*, NA].
pterygomaxillary f. (f. pterigomaxilar). [*fossa pterygopalatina*, NA]. F. pterigopalatina.
pterygopalatine f. (f. pterigopalatina). [*fossa pterigopalatina*, NA].
radial f. (f. radial). [*fossa radialis*, NA].
retroduodenal f. (f. retroduodenal). [*recessus retroduodenalis*, NA]. Fosita retroduodenal.
retromandibular f. (f. retromandibular).
retromolar f. (f. retromolar).
rhomboid f. (f. romboidea). [*fossa rhomboidea*, NA].
Rosenmüller's f. (f. de Rosenmüller). [*recessus pharyngeus*, NA]. Fosita faríngea.
scaphoid f. (f. escafoidea). [*fossa scaphoidea*, NA].
f. scarpae major (f. scarpiana mayor). Triángulo femoral.
sigmoid f. (f. sigmoidea). Surco del seno sigmoideo.
sphenomaxillary f. (f. esfenomaxilar). [*fossa pterygopalatina*, NA]. F. pterigopalatina.
subarcuate f. (f. subarcuata). [*fossa subarcuata*, NA]. F. flocular.
subcecal f. (f. subcecal). F. de Treitz.
subinguinal f. (f. subinguinal).
sublingual f. (f. sublingual). [*fovea sublingualis*, NA]. Fosita sublingual.
submandibular f. (f. submandibular). [*fovea submandibularis*, NA]. Fosita submandibular.
submaxillary f. (f. submaxilar). [*fovea submandibularis*, NA]. Fosita submandibular.
subscapular f. (f. subescapular). [*fossa subscapularis*, NA].
superior duodenal f. (f. duodenal superior). [*recessus duodenalis superior*, NA].
supramastoid f. (f. supramastoidea). [*foveola suprameatica*, NA]. Fosita suprameática.
supraspinous f. (f. supraespinosa). [*fossa supraspinata*, NA].
supratonsillar f. (f. supratonsilar). [*fossa supratonsillaris*, NA].
supravesical f. (f. supravesical). [*fossa supravesicalis*, NA].
f. of Sylvius (f. de Silvio). [*fossa lateralis cerebri*, NA]. F. lateral del cerebro.
temporal f. (f. temporal). [*fossa temporalis*, NA].
f. terminalis urethrae (f. terminal de la uretra). [*fossa navicularis urethrae*, NA].
tonsillar f. (f. tonsilar). [*fossa tonsillaris*, NA]. F. amigdalina.
Treitz's f. (f. de Treitz). F. subcecal.
triangular f. (f. triangular). [*fossa triangularis*, NA].
trochanteric f. (f. trocantérea). [*fossa trochanterica*, NA]. F. digital.
trochlear f. (f. troclear). [*fovea trochlearis*, NA].

umbilical f. (f. umbilical). [*fissura ligamenti teretis*, NA]. Fisura del ligamento redondo.
Velpeau's f. (f. de Velpeau). [*fossa ischiorectalis*, NA]. F. isquiorrectal.
f. venae umbilicalis (f. de la vena umbilical). [*fissura ligamenti teretis*, NA].
f. venosa (f. venosa). [*recessus paraduodenalis*, NA]. Fosita paraduodenal.
vermian f. (f. vermiana).
vestibular f. (f. vestibular). [*fossa vestibuli vaginae*, NA]. F. navicular de la vagina.
f. of vestibule of vagina (f. del vestíbulo vaginal). [*fossa vestibuli vaginae*, NA].
Waldeyer's fossae (f. de Waldeyer).
fossette (fosita). **1.** Úlcera corneana profunda de diámetro pequeño. **2.** [*fossula*, NA]. Fosa pequeña.
fossula, pl. **fossulae** **1.** (foseta). [*fossula*,NA]. Pequeña fosa. **2.** (fossula, pl. fossulae). Pequeña fisura o ligera depresión en el superficie del cerebro.
f. fenestrae cochleae (fosita de la ventana coclear). [*fossula fenestrae cochleae*, NA]. F. rotunda; f. de la ventana redonda.
f. fenestrae vestibuli (fosita de la ventana oval). [*fossula fenestrae vestibuli*, NA]. Seno de Huguier.
f. rotunda (fosita rotunda). [*fossula fenestrae cochleae*, NA]. F. de la ventana redonda.
tonsillar fossulae (fosita amigdalinas). [*fossulae tonsillaris*, NA].
fossulate (fosulado). Que contiene una fosita; surcado; excavado.
foundation (fundación). f. Base; estructura de sostén.
denture f. (f. dental). Área de sostén hístico, o apoyo dental.
founder (fundador). Persona que contribuye a la estructura genética inicial de una población.
fovea, pl. **foveae** (fovea, pl. foveae). [*fovea*, NA]. Fosita; depresión en forma de copa.
f. cardiaca (fosita cardial).
f. ethmoidalis (fosita etmoidal).
f. anterior (fosita anterior). [*fovea superior*, NA]. F. superior.
f. inferior (fosita inferior). [*fovea inferior*, NA].
f. hemielliptica (fosita hemielíptica). [*recessus ellipticus*, NA]. F. elíptica.
f. hemispherica (fosita hemisférica). [*recessus sphericus*, NA]. F. esférica.
f. inguinalis interna (fosita inguinal interna). Fosa inguinal interna.
Morgagni's f. (fosita de Morgagni). [*fossa inguinalis medialis*, NA]. Fosa navicular de la uretra.
f. submaxillaris (fosita submaxilar). [*fovea submandibularis*, NA]. F. submandibular.
f. superior (fosita superior). [*fovea superior*, NA].
f. supravesicalis (fosita supravesicular). Fosa supravesical.
foveate, foveated (foveado). Excavado; que posee fositas o depresiones sobre su superficie.
foveation (foveación). f. Formación de cicatrices excavadas, como en la viruela, varicela o vaccinia.
foveola, pl. **foveolae** (fovéola). f. [*foveola*, NA]. Fovea o excavación diminuta; fosita.
coccygeal f. (fosita coccígea). [*foveola coccygea*, NA].
f. ocularis (fosita ocular).
f. papillaris (fosita papilar).
foveolar (foveolar). Relativo a una fovéola.
foveolate (foveolado). Con excavaciones diminutas, o pequeñas depresiones sobre la superficie.
fowlpox (viruela de las aves del corral). Epitelioma contagioso.
Fr (Fr). **1.** Símbolo de francio. **2.** Abrev. de escala francesa.
fraction (fracción). f. **1.** Cociente de dos cantidades. **2.** Porción de alícuota.
amorphous f. of adrenal cortex (f. amorfa de la corteza suprarrenal).
blood plasma f.'s (f. del plasma).
dried human plasma protein f. (f. proteica del plasma humano desecado).
ejection f., ejection f. systolic (f. de eyección (sistólica)).
filtration f. (FF) (f. de filtración (FF)).
human antihemophilic f. (f. antihemofílica humana). Factor antihemofílico humano.
human plasma protein f. (f. de proteínas plasmáticas humanas).
mole f. (f. molar).
recombination f. (f. de recombinación).
regurgitant f. (f. de regurgitación).
fractionation (fraccionamiento). m. La administración de una dosis de radiaciones terapéuticas total durante un período, en general días o meses, para minimizar los efectos nocivos de las radiaciones sobre los tejidos normales contiguos.
fracture (fractura). f. Rotura, especialmente de un hueso o cartílago.
apophysial f. (f. apofisaria). Separación de la apófisis de un hueso.
articular f. (f. articular).
avulsion f. (f. por avulsión).
Barton's f. (f. de Barton).
basal skull f. (f. de la base del cráneo).
bending f. (f. curva).
Bennett's f. (f. de Bennett).
birth f. (f. del parto).
blow-out f. (f. por estallido).
boxer's f. (f. del boxeador). F. del primer hueso metacarpiano.
f. by contrecoup (f. por contragolpe). Contrafisura.
capillary f. (f. capilar). F. sin separación de los fragmentos.
Chance f. (f. de Chance).
closed f. (f. cerrada). F. simple.
closed skull f. (f. de cráneo cerrada). F. de cráneo simple.
Colles' f. (f. de Colles).
comminuted f. (f. conminuta).
comminuted skull f. (f. de cráneo conminuta).
complicated f. (f. complicada).
compound f. (f. compuesta). F. abierta.
compound skull f. (f. de cráneo compuesta). F. de cráneo abierta.
cough f. (f. por tos).
craniofacial dysjunction f. (f. con disyunción craneofacial). F. de Le Fort III.
de Quervain's f. (f. de de Quervain).
dentate f. (f. dentada).
depressed f. (f. deprimida). F. de cráneo deprimida.
depressed skull f. (f. de cráneo deprimida). F. deprimida.
derby hat f. (f. en sombrero hongo).
diastatic skull f. (f. de cráneo diastásica).
direct f. (f. directa).
dishpan f. (f. en paila).
dislocation f. (f. por luxación).
double f. (f. doble). F. segmentaria.
Dupuytren's f. (f. de Dupuytren).
dyscrasic f. (f. discrásica).
epiphysial f. (f. epifisaria).
expressed skull f. (f. desplazada de cráneo).
extracapsular f. (f. extracapsular).
fatigue f. (f. por fatiga).
fetal f. (f. fetal). F. intrauterina.
fissured f. (f. fisurada). F. lineal.
folding f. (f. por plegamiento). F. torus.
Galeazzi's f. (f. de Galeazzi).
Gosselin's f. (f. de Gosselin).
greenstick f. (f. en tallo verde).
growing f. (f. en crecimiento)
Guérin's f. (f. de Guérin). F. de Le Fort I.
gutter f. (f. en canaleta).
hairline f. (f. capilar).
hangman's f. (f. del verdugo).
horizontal f. (f. horizontal). F. de Guérin.
impacted f. (f. impactada).
incomplete f. (f. incompleta).
indirect f. (f. indirecta).
intra-articular f. (f. intraarticular).
intracapsular f. (f. intracapsular).
intraperiosteal f. (f. intraperióstica).
intrauterine f. (f. intrauterina). F. fetal.
Le Fort I f. (f. de Le Fort I). F. de Guérin.
Le Fort II f. (f. de Le Fort II). F. piramidal.
Le Fort III f. (f. de Le Fort III). F. por disyunción craneofacial.

E F G

linear f. (f. lineal). F. fisurada.
linear skull f. (f. de cráneo lineal).
longitudinal f. (f. longitudinal).
march f. (f. de la marcha).
Monteggia's f. (f. de Monteggia).
multiple f. (f. múltiple).
neurogenic f. (f. neurogénica).
oblique f. (f. oblicua).
occult f. (f. oculta).
open f. (f. abierta). F. compuesta.
open skull f. (f. abierta de cráneo). F. compuesta de cráneo.
pathologic f. (f. patológica).
pertrochanteric f. (f. pertrocantérea).
ping-pong f. (f. en ping-pong).
pond f. (f. en laguna). F. de cráneo deprimida y circular.
Pott's f. (f. de Pott).
pyramidal f. (f. piramidal). F. de Le Fort II.
segmental f. (f. segmentaria). F. doble.
sentinel spinous process f. (f. centinela de la apófisis espinosa).
Shepherd's f. (f. de Shepherd).
silver-fork f. (f. en tenedor).
simple f. (f. simple). F. cerrada.
simple skull f. (f. de cráneo simple). F. de cráneo cerrada.
Skillern's f. (f. de Skillern).
skull f. (f. de cráneo).
Smith's f. (f. de Smith). F. de Colles invertida.
spiral f. (f. en espiral).
splintered f. (f. astillada).
spontaneous f. (f. espontánea).
sprain f. (f. por esguince).
stable f. (f. estable).
stellate f. (f. estrellada).
stellate skull f. (f. estrellada de cráneo). F. lineal radiada múltiple.
strain f. (f. por arrancamiento).
stress f. (f. por tensión).
subcapital f. (f. subcapital).
subperiosteal f. (f. subperióstica).
supracondylar f. (f. supracondílea).
torsion f. (f. por torsión). F. resultante de torsión de un miembro.
torus f. (f. torus). F. por plegamiento.
transcervical f. (f. transcervical). F. a través del cuello del fémur.
transcondylar f. (f. transcondílea).
transverse f. (f. transversa).
transverse facial f. (f. transversa facial).
trimalleolar f. (f. trimaleolar).
unstable f. (f. inestable).
ununited f. (f. no unida).
Wagstaffe's f. (f. de Wagstaffe).

fragilitas (fragilitas). Fragilidad.
f. crinium (f. crinium). Fragilidad del cabello.
f. ossium (f. ossium). Término obsoleto para osteogénesis imperfecta.
f. sanguinis (f. sanguinis). Fragilidad de la sangre.

fragility (fragilidad). f. Propensión a romperse, quemarse o desintegrarse.
f. of the blood (f. de la sangre). Fragilitas sanguinis.

fragilocyte (fragilocito). m. Glóbulo rojo inusualmente frágil cuando es colocado en una solución salina hipotónica.

fragilocytosis (fragilocitosis). f. Condición de la sangre en la cual los glóbulos rojos son anormalmente frágiles.

fragment (fragmento). m. Pequeña parte separada de una entidad mayor.
acentric f. (f. acéntrico). Cromosoma acéntrico.
butterfly f. (f. en mariposa).
Fab f. (f. Fab).
Fc f. (f. Fc).
one-carbon f. (f. de un carbono).
two-carbon f. (f. de dos carbonos).

fragmentation (fragmentación). f. Ruptura o separación de una entidad en partes más pequeñas.
f. of the myocardium (f. del miocardio).

fraise (fresa). f. Buril con la forma de un botón semiesférico con bordes cortantes, usado para agrandar una trepanación abierta en el cráneo o para cortar colgajos osteoplásticos.

frambesia (frambesia). Pián.

frambesiform (frambesiforme). Semejante a las lesiones de la frambesia.

frambesioma (frambesioma). m. Lesión primaria de la frambesia.

frame (marco). m. Estructura compuesta por partes adaptadas entre sí.
Balkan f. (m. balcánico). Férula balcánica.
Bradford f. (m. de Bradford).
Deiters' terminal f.'s (m. terminales de Deiters).
Foster f. (m. de Foster).
occluding f. (m. oclusor). Articulador.
reading f. (cuadro de lectura). Agrupamiento de tres nucleótidos en codones.
Stryker f. (m. de Stryker).
Whitman's f. (m. de Whitman).

francium (francio). m. Elemento radiactivo de la serie de metales alcalinos; símbolo Fr, Nº at. 87.

frangula (frángula). f. Raíz de *Rhamnus frangula* (familia Rhamnaceae); laxante o catártico.

frangulic acid (ácido frangúlico). Emodina.

frangulin (frangulina). f. Ramnoxantina; glucósido de la frángula; ha sido usado como purgante.

frank (franco). Inequívoco; manifiesto; clínicamente evidente.

franklinic (franklínico). Relativo a la electricidad estática o friccional.

FRC (CRF). Abrev. de capacidad residual funcional.

F.R.C.P. (F.R.C.P.). Abrev. en inglés de Miembro del Colegio Real de Médicos (de Inglaterra) (Fellow of the Royal College of Physicians of England).

F.R.C.P.(C) (F.R.C.P.(C)). Abrev. en inglés de Miembro del Colegio Real de Médicos (Canadá) (Fellow of the Royal College of Physicians of Canada).

F.R.C.P.(E), F.R.C.P. (Edin) (F.R.C.P.(E),). Abrev. en inglés de Miembro del Colegio Real de Médicos (Edinburgo) (Fellow of the Royal College of Physicians of Edinburgh).

F.R.C.P.(I) (F.R.C.P.(I)). Abrev. en inglés de Miembro del Colegio Real de Médicos (Irlanda) (Fellow of the Royal College of Physicians of Ireland).

F.R.C.S. (F.R.C.S.). Abrev. en inglés de Miembro del Colegio Real de Cirujanos (Inglaterra) (Fellow of the Royal College of Surgeons of England).

F.R.C.S.(C) (F.R.C.S.(C)). Abrev. en inglés de Miembro del Colegio Real de Cirujanos (Canadá) (Fellow of the Royal College of Surgeons of Canada).

F.R.C.S.(E), F.R.C.S. (Edin) (F.R.C.S.(E)). Abrev. en inglés de Miembro del Colegio Real de Cirujanos (Edinburgo) (Fellow of the Royal College of Surgeons of Edinburg).

F.R.C.S.(I) (F.R.C.S.(I)). Abrev. en inglés de Miembro del Colegio Real de Cirujanos (Irlanda) (Fellow of the Royal College of Surgeons of Ireland).

freckle (peca). f. Efélide; manchas amarillas o marrones que se desarrollan sobre las partes expuestas de la piel, especialmente en personas de tez clara.
Hutchinson's f. (p. de Hutchinson). Léntigo maligno.
iris f.'s (p. del iris).
melanotic f. (p. melanótica). Léntigo maligno.

freemartin (machorra). f. Ternera hembra estéril, nacida a partir de fetos gemelos de distinto sexo en los cuales se han fusionado los vasos sanguíneos coriónicos en un período temprano del desarrollo embrionario.

freeze-drying (congelación-desecación). f. Liofilización.

freezing (congelación). f. **1.** Rigidez o entumecimiento por exposición al frío. **2.** Helamiento.
gastric f. (c. gástrica).

fremitus (frémito). m. Vibración impartida a la mano que asienta sobre el tórax u otra parte del cuerpo.
bronchial f. (f. bronquial).
hydatid f. (f. hidatídico).
pericardial f. (f. pericárdico).
pleural f. (f. pleural).
rhonchal f. (f. rónquico).
subjective f. (f. subjetivo).
tactile f. (f. táctil).
tussive f. (f. tusígeno).
vocal f. (f. vocal).

frenectomy (frenectomía). f. Frenicectomía; remoción de cualquier frenillo.
frenoplasty (frenoplastia). f. La corrección de un frenillo anormalmente inserto mediante su reposición quirúrgica.
frenotomy (frenotomía). f. División de cualquier freno, especialmente del frenillo de la lengua.
frenulum (frenillo). [*frenulum,* NA]. m. Pequeño freno o brida.
f. cerebelli (f. del cerebelo). [*frenulum veli medullaris superius,* NA]. F. del velo medular superior.
f. of clitoris (f. del clítoris). [*frenulum clitoridis,* NA].
f. epiglottidis (f. de la epiglotis). [*plica glossoepiglottica mediana,* NA]. Pliegue glosoepiglótico mediano.
f. of Giacomini (f. de Giacomini). Banda de Giacomini.
f. of ileocecal valve (f. de la válvula ileocecal). [*frenulum valvae ileocecalis,* NA]. F. de Morgagni.
f. labiorum minorum (f. de los labios menores). [*frenulum labiorum pudendi,* NA].
f. of lower lip, f. of upper lip (f. del labio inferior, del labio superior). [*frenulum labii inferioris, frenulum labii superioris,* NA].
f. of M'Dowel (f. de M'Dowel).
f. of Morgagni (f. de Morgagni). [*frenulum valvae ileocecalis,* NA].
f. of prepuce (f. del prepucio). [*frenulum preputii,* NA].
f. preputii clitoridis (f. del prepucio del clítoris). [*frenulum clitoridis,* NA]. F. del clítoris.
f. of pudendal lips (f. de los labios pudendos). [*frenulum labiorum pudendi,* NA]. F. pudendos.
f. pudendi (f. pudendos). [*frenulum labiorum pudendi,* NA]. F. de los labios pudendos.
f. of superior medullary velum (f. del velo medular superior). [*frenulum veli medullaris superius,* NA]. F. del cerebelo.
synovial frenula (f. sinovial). [*vincula tendinum,* NA].
f. of tongue (f. de la lengua). [*frenulum linguae,* NA].
frenum, pl. **frena, frenums** (freno). m. **1.** Brida; pliegue angosto de membrana mucosa que va desde una parte fija a otra relativamente móvil, y que sirve para controlar su movimiento. **2.** Cualquier estructura anatómica parecida a un f.
Richard's f.'s (f. de Richard). F. tubáricas.
synovial f. (f. sinovial). [*plica synovialis,* NA]. Pliegue sinovial.
frenzy (frenesí). m. Excitación mental o emocional extrema.
frequency (frecuencia). f. Número de recurrencias regulares en el tiempo dado, p. ej., de ruidos cardíacos, de vibraciones vocales.
critical flicker fusion f. (f. de fusión crítica de destellos).
dominant f. (f. dominante).
fundamental f. (f. fundamental).
gene f. (f. genética).
f. of micturition (f. de micción).
respiratory f. (f. respiratoria). Número de respiraciones por minuto.
fretting (desgaste). m. Pulido por abrasión y d. de dos superficies metálicas en su interfaz, debido a movimientos repetitivos.
freudian (freudiano). Relacionado con Freud, o descrito por él.
freudian slip (acto fallido). Error del lenguaje o la acción, que supuestamente sugiere un motivo subyacente, a menudo de naturaleza sexual o agresiva.
FRF (FRF). Abrev. de factor liberador de la hormona foliculoestimulante. (Follicle - stimulating hormone - releasing factor).
friable (friable). **1.** Que es fácilmente reducido a polvo. **2.** En bacteriología, designa un cultivo seco y frágil que se pulveriza cuando es tocado o sacudido.
fricative (fricativo). Sonido vocal producido por la introducción forzada de una corriente de aire a través de un orificio estrecho.
friction (fricción). f. **1.** El acto de deslizamiento de la superficie de un objeto contra la de otro. **2.** La fuerza requerida para el movimiento relativo de dos cuerpos que están en contacto.
dynamic f. (f. dinámica).
starting f. (f. de iniciación). F. estática.
static f. (f. estática). F. de iniciación.
frigid (frígido). **1.** Frío. **2.** En especial con referencia al sexo, temperamentalmente frío o carente de respuesta.
frigidity (frigidez). f. **1.** Impotencia femenina. **2.** Estado de frígido; incapacidad sexual femenina.
frigorific (frigorífico). Que produce frío.
frigorism (frigorismo). m. Criopatía.
fringe (franja). f. Fimbria.
cervical f. (f. cervical).
costal f. (f. costal).
frit (frito). m. **1.** Material con el que se fabrica la porcelana para los dientes postizos. **2.** Material pigmentado pulverizado usado para colorear la porcelana de los dientes artificiales.
frog (rana). f. Anfibio del orden Anura, que incluye los sapos; el género más común es *Rana* (r. verde) e *Hyla* (r. arbórea).
frons, gen. **frontis** (frons, frontis). f. Frente.
frontal (frontal). **1.** En el frente; relacionado con la parte anterior de un cuerpo. **2.** Frontalis.
frontalis (frontalis). [*frontalis,* NA]. Frontal; referido al plano frontal (coronal) o al hueso frontal o a la frente.
fronto-occipital (frontooccipital). Relacionado con los huesos occipital y frontal, o con la frente y el occipucio.
frontomalar (frontomalar). Frontocigomático.
frontomaxillary (frontomaxilar). Relacionado con los huesos maxilar y frontal.
frontonasal (frontonasal). Relacionado con los huesos nasales y el frontal.
frontoparietal (frontoparietal). Relacionado con los huesos frontal y parietales.
frontotemporal (frontotemporal). Relacionado con los huesos frontal y temporales.
frontotemporale (frontotemporal). m. Punto craneométrico localizado en el punto más anterior de la línea temporal sobre el hueso frontal.
frontozygomatic (frontocigomático). Frontomalar; relacionado con el frontal y los huesos malares.
frost (escarcha). f. Depósito semejante al rocío o vapor congelado.
urea f., uremic f. (e. de urea, urémica). Uridrosis cristalina.
frostbite (congelación superficial). f. Congelamiento por exposición al frío; dermatitis por c.; destrucción local de tejidos como consecuencia de la exposición al frío o el contacto con objetos muy fríos.
Fru (Fru). Abrev. de fructosa.
fructo- (fructo-). Prefijo que indica la configuración de la fructosa.
fructofuranose (fructofuranosa). f. D-Fructosa en forma de furanosa.
β-fructofuranosidase (β-fructofuranosidasa). f. Invertasa; invertina; sacarasa; sucrasa; β*h*-fructosidasa.
fructokinase (fructocinasa). f. Enzima hepática que cataliza la reacción de ATP y D-fructosa para formar fructosa 6-fosfato.
fructosan (fructosano). m. Polisacárido de la fructosa (p. ej., inulina) que contiene pequeñas cantidades de otros azúcares.
fructose (Fru) (fructosa (Fru)). f. Azúcar de fruta; levulosa, levoglucosa; D-arabino-2-hexulosa; 2-cetohexosa.
fructose-bisphosphatase (fructosabifosfatasa). f. Hexosabifosfatasa; hidrolasa que cataliza la conversión de fructora 1,6-bifosfato a fructosa 6-fosfato en la gluconeogénesis.
fructose-bisphosphate aldolase (fructosa bifosfato aldolasa). Fructosa difosfato aldolasa; 1-fosfofructoaldolasa; cetosa-1-fosfato aldolasa; cimohexasa.
fructose-diphosphate aldolase (fructosa difosfato aldosasa). Fructosa bifosfato aldolasa.
fructosemia (fructosemia). f. Levulosemia; presencia de fructosa en la circulación.
fructoside (fructósido). m. Fructosa en unión –C–O– donde el grupo –C–O– es el grupo 2 original de la fructosa.
fructosuria (fructosuria). f. Levulosuria; excreción de fructosa en la orina.
essential f. (f. esencial).
fructosyl- (fructosil-). Prefijo que indica fructosa en –C–R– (no –C–O–R–) mediante su carbono -2 (R usualmente C).
frusemide (frusemida). f. Furosemida.
frustration (frustración). Se usa como término psicológico o psiquiátrico para indicar el impecimento o la incapacidad para satisfacer un deseo o para satisfacer una urgencia o necesidad.
FSH (FSH). Abrev. de hormona foliculoestimulante (follicle-stimulating hormone).
FSH-RF (FSH-RF). Abrev. de factor de liberación de hormona foliculoestimulante (follicle-stimulating hormone-releasing factor).
FSH-RH (FSH-RH). Abrev. de hormona liberadora de hormona foliculoestimulante (follicle-stimulating hormone-releasing hormone).
ft. (ft). Abrev. del lat. *fiat,* hágase.

FTI (FTI). Abrev. en inglés de índice de tiroxina libre (free thyroxine index).
fuchsin (fucsina). f. Término inespecífico relacionado con cualquiera de diversos colorantes rojos de rosanilina utilizados como colorantes en histología y bacteriología.
acid f. (f. ácida). Rubina S.
aldehyde f. (f. aldehído).
aniline f. (f. anilina).
basic f. (f. básica). F. diamante.
carbol f. (f. fenolada).
diamond f. (f. diamante). F. básica.
fuchsinophil (fucsinófilo). **1.** Fucsinofílico; que se tiñe rápidamente con los colorantes de fucsina. **2.** Célula o elemento histológico que se colorea rápidamente con la fucsina.
fuchsinophilia (fucsinofilia). f. Propiedad de colorearse rápidamente con la fucsina.
fuchsinophilic (fucsinofílico). Fucsinófilo.
fucose (fucosa). f. Rodeosa; 6-desoxigalactosa; metilpentosa.
fucosidosis (fucosidosis). f. Enfermedad por almacenamiento metabólico caracterizada por la acumulación de glucolípidos que contienen fucosa y por deficiencia de la enzima α-fucosidasa.
FUDR (FUDR). Abrev. de fluorodesoxiuridina.
fugacity (fugacidad). f. Tendencia de un líquido, como resultado de todas las fuerzas que actúan sobre éste, a dejar un sitio dado en el cuerpo; tendencia de un líquido a escapar.
-fugal (-fugo). Sufijo que denota movimiento alejado de la parte indicada en la parte principal de la palabra.
-fuge (-fugo). Sufijo que indica huida y que interviene en la formación de palabras con el significado de alejado o fuera de.
fugitive (fugitivo). **1.** Temporario; transitorio. **2.** Errante; designa ciertos síntomas inconstantes.
fugue (fuga). f. Estado durante el cual una persona, que ha abandonado repentinamente sus actividades actuales o su modo de vida, comienza una nueva vida con una conducta diferente.
fugutoxin (fugutoxina). f. Toxina potente derivada de los ovarios y la piel del pez chupador del Pacífico.
fulcrum, pl. **fulcra, fulcrums** (fulcro). m. Punto de apoyo en una palanca.
fulgurant (fulgurante). Marcado y penetrante.
fulgurating (fulgurante). Relativo a la fulguración.
fulguration (fulguración). f. Destrucción de tejidos por medio de una corriente eléctrica de alta frecuencia.
fulminant (fulminante). Que ocurre súbitamente, con la rapidez de un rayo, y con gran intensidad o gravedad.
fulminating (fulminante). Que sigue un curso acelerado, con agravamiento rápido.
fumarase (fumarasa). f. Fumarato hidratasa.
fumarate hydratase (fumarato hidratasa). f. Enzima que cataliza la interconversión de ácido fumárico y ácido málico.
fumarate reductase (fumarato reductasa). f. Succinato deshidrogenasa.
fumarate reductase (NADH) (fumarato reductasa (NADH)). Oxidorreductasa que cataliza la reducción de fumarato a succinato.
fumaric acid (ácido fumárico).
fumaric aminase (fumaricoaminasa). f. Aspartato amonioliasa.
fumaric hydrogenase (fumárico hidrogenasa). f. Succinato deshidrogenasa.
fumigant (fumigante). Cualquier sustancia vaporosa usada como desinfectante o pesticida.
fumigate (fumigar). Exponer a la acción de los vapores de cualquier tipo, como los del azufre, como medio de desinfección.
fumigation (fumigación). f. Acto de fumigar; el uso de un fumigante.
fuming (fumante). Que despide un vapor visible; propiedad de los ácidos nítrico, sulfúrico y clorhídrico y de algunas otras sustancias.
functio laesa (functio laesa). Pérdida de la función.
function (función). f. **1.** Las propiedades generales de cualquier sustancia, de acuerdo con las cuales pueden agruparse entre ácidos, bases, alcoholes, ésteres, etc. **2.** La acción especial o propiedad fisiológica de un órgano u otra parte del cuerpo. **3.** Agrupamiento reactivo particular en una molécula.
allomeric f. (f. alomérica).
arousal f. (f. de despertar).
atrial transport f. (f. de transporte auricular).
discriminant f. (f. discriminante).
isomeric f. (f. isomérica).
modulation transfer f. (MTF) (f. de transferencia de modulación).
function corrector (corrector de la función).
functional (funcional). **1.** Relacionado con una función. **2.** Se usa en el sentido de no-orgánico; es decir, un padecimiento f. es aquel que no es causado por un defecto estructural conocido o detectable.
functionalism (funcionalismo). m. Rama de la psicología interesada principalmente en la función de los procesos mentales del hombre y animales, en especial el rol de la mente, el intelecto, las emociones y el comportamiento en la adaptación de un individuo a su ambiente.
fundament (fundamento). m. Base, fundación.
fundectomy (fundectomía). f. Fundusectomía.
fundic (fúndico). Relacionado con un fondo.
fundiform (fundiforme). En forma de honda o asa.
fundoplication (fundoplicación). f. Operación de Nissen; sutura del fondo del estómago alrededor del esófago, a fin de impedir el reflujo en la reparación de una hernia hiatal.
fundus (fondo). [*fundus*, NA]. m. La parte más inferior de un saco o víscera hueca; aquella parte más alejada a la abertura.
f. albipunctatus (f. albipunctatus).
f. diabeticus (f. diabético).
f. of internal acoustic (auditory) meatus **1.** (f. del conducto auditivo interno). [*fundus meatus acustici interni*, NA]. **2.** (f. del meato acústico (auditivo) interno). [*fundus meatus acustici interni*, NA]. F. del conducto auditivo interno.
f. flavimaculatus (f. flavimaculatus).
f. of gallbladder (f. de la vesícula biliar). [*fundus vesicae felleae*, NA].
leopard f. (f. en leopardo). F. en mosaico.
f. oculi (f. de ojo).
pepper and salt f. (f. en sal y pimienta).
f. polycythemicus (f. policitémico).
f. of stomach (f. del estómago). [*fundus ventriculi*, NA].
tessellated f. (f. en mosaico). F. en leopardo o tigroide.
tigroid f. (f. tigroide). F. en mosaico.
f. tympani (f. timpánico). [*paries jugularis cavi tympani*, NA]. Piso de la cavidad timpánica.
f. of urinary bladder **1.** (f. vesical). [*fundus vesicae urinariae*, NA]. F. de la vejiga. **2.** (f. de la vejiga). [*fundus vesicae urinariae*, NA].
f. of uterus **1.** (f. del útero). [*fundus uteri*, NA]. **2.** (cúpula del útero).
funduscope (fundoscopio). m. Oftalmoscopio.
fundusectomy (fundusectomía). f. Fundectomía; escisión del fondo de un órgano.
fungal (fungal). Fungoso.
fungemia (fungemia). f. Infección micótica diseminada por vía sanguínea.
fungicidal (fungicida). Cualquier sustancia que tiene una acción letal sobre los hongos.
fungicide (fungicida). Micocida; cualquier sustancia que tiene una acción letal sobre los hongos.
fungicidin (fungicidina). f. Nistatina.
fungiform (fungiforme). Fungiliforme; de forma parecida a un hongo.
fungilliform (fungiliforme). Fungiforme.
fungistatic (fungistático). Micostático; que tiene una acción inhibidora sobre el crecimiento de los hongos.
fungitoxic (fungitóxico). Tóxico o, de alguna manera, deletéreo para el crecimiento de los hongos.
fungitoxicity (fungitoxicidad). f. La propiedad de ser fungitóxico.
fungoid (fungoide). Semejante a un hongo; designa un crecimiento mórbido exuberante sobre la superficie del cuerpo.
fungosity (fungosidad). f. Crecimiento fungoide.
fungous (fungoso). Fúngico; relacionado con un hongo.
fungus, pl. **fungi** (hongo). m. Término general que se usa para denominar las diferentes formas morfológicas de los mohos y levaduras.
f. cerebri (h. cerebral). Hernia cerebral ulcerada.
fission f. (h. de fisión). Esquizomicetos.
imperfect f. (h. imperfecto).
mosaic f. (h. mosaico).
perfect f. (h. perfecto).

ray f. (h. radiado). Bacteria miembro del orden Actinomycetales.
slime f. (h. del cieno).
thrush f. (h. del muguet). *Candida albicans*.
umbilical f. (h. umbilical).
yeast f. (h. levadura).
funic (fúnico). Funicular; relacionado con el cordón umbilical.
funicle (funículo). m. [*funiculus*, NA]. Pequeña estructura acordonada compuesta de varias a numerosas fibras orientadas longitudinalmente, vasos, conductos, o sus combinaciones.
funicular (funicular). **1.** Relacionado con un funiculus. **2.** Relacionado con el cordón umbilical.
funiculitis (funiculitis). f. **1.** Inflamación de un funículo, especialmente del cordón espermático. **2.** Inflamación de aquella porción de un nervio periférico que asienta dentro del canal intervertebral.
endemic f. (f. endémica). F. filariásica.
filarial f. (f. filariásica). F. endémica.
funiculopexy (funiculopexia). f. Sutura del cordón espermático al tejido vecino en la corrección de un testículo no descendido.
funiculus, pl. **funiculi** (funículo). [*funiculus*, pl. *funiculi* , NA]. Cordón.
f. amnii (f. amnii). Cordón amniótico de varios animales domésticos.
anterior f. (cordón anterior). [*funiculus anterior*, NA].
cuneate f. (f. cuneiforme). [*fasciculus cuneatus*, NA]. Fascículo cuneiforme.
dorsal f. (cordón dorsal). [*funiculus posterior*, NA]. C. posterior.
funiculi medullae spinalis (cordón de la médula espinal). [*funiculi medullae spinalis*, NA].
f. gracilis (f. gracilis). [*fasciculus gracilis*, NA]. Fascículo delgado.
lateral f. of spinal cord (cordón lateral de la médula espinal). [*funiculus lateralis*, NA]. C. lateral.
posterior f. (cordón posterior). [*funiculus posterior*, NA].
f. separans (f. separans). Cresta oblicua en el piso del cuarto ventrículo.
f. solitarius (f. solitarius). [*tractus solitarius*, NA]. Tracto solitario.
f. spermaticus (cordón espermático). [*funiculus spermaticus*, NA].
f. teres (f. teres). [*eminentia medialis*, NA]. Eminencia medial.
f. umbilicalis (cordón umbilical). [*funiculus umbilicalis*, NA].
funiform (funiforme). Acordonado.
funis (funis). **1.** Cordón umbilical. **2.** Estructura acordonada.
funnel (embudo). m. **1.** Vaso cónico con un tubo de longitud variable procedente desde su ápice, utilizado para trasvasar líquidos de un recipiente a otro, etc. **2.** En anatomía, infundíbulo.
Buchner f. (e. de Buchner).
Martegiani's f. (e. de Martegiani). Área de Martegiani.
pial f. (e. pial).
FUO (FUO). Abrev. en inglés de fiebre de origen desconocido (fever of unknown origin).
fur f. **1.** (saburra). Capa de epitelio, moco y residuos que se acumulan en el dorso de la lengua. **2.** (piel). La cobertura de pelo fino y blando de algunos mamíferos.
furaltadone (furaltadona). f. Furmetonol; nitrofurmetona; complejo morfolino-furfuril-oxazolidona; antibacteriano.
furan (furano). m. Compuesto cíclico que usualmente se encuentra en forma saturada, en aquellos azúcares con un puente de oxígeno entre los átomos de carbono 1 y 4, 2 y 5, o 3 y 7, por cuya razón se conocen como furanosas.
furanose (furanosa). f. Unidad o molécula de sacárido que contiene el grupo furano.
furazolidone (furazolidona). f. Compuesto con actividad antibacteriana y antiprotozoarios contra organismos entéricos.
furcation (furcación). f. **1.** La parte en forma de horquilla de una rama. **2.** En histología dental, la región de un diente multirradicular en donde se divide la raíz.
furcula (fúrcula). f. **1.** Las clavículas fusionadas, las que forman un hueso en forma de V en el esqueleto de las aves. **2.** En el embrión, sobreelevación en forma de U invertida que aparece sobre la pared ventral de la faringe, formada por las dos crestas lineales y la parte caudal de la eminencia hipobranquial.
furfur, pl. **furfures** (fúrfura). f. Caspa; escama epidérmica.
furfuraceous (furfuráceo). Pitiroide; compuesto de escamas pequeñas; designa una forma de descamación.
furfural (furfural). m. Líquido aromático incoloro obtenido de la destilación del salvado con ácido sulfúrico diluido.
furfurol (furfurol). m. Nombre inadecuado para furfural y alcohol furfurílico.
furfuryl (furfurilo). m. Radical monovalente derivado del alcohol f. por la pérdida del grupo OH.
f. alcohol (alcohol furfurílico). 2-Furanmetanol; 2-hidroximetilfurano.
furor epilepticus (furor epilepticus). Accesos de ira a los que se hallan sujetas en ocasiones las personas epilépticas, y que se producen sin provocación evidente y sin que ocurran alteraciones de la conciencia.
furosemide (furosemida). f. Fursemida; agente diurético.
furrow (surco). m. Hendidura o canal en forma de s.
digital f. (s. digital).
genital f. (s. genital).
gluteal f. (s. interglúteo).
mentolabial f. (s. labiomentoniano). [*sulcus mentolabialis*, NA].
primitive f. (s. primitivo).
furuncle (furúnculo). m. Infección piógena localizada originada en un folículo piloso.
furuncular (furuncular). Furunculoso; relacionado con un furúnculo.
furunculoid (furunculoide). Semejante a un furúnculo.
furunculosis (furunculosis). f. Trastorno caracterizado por la presencia de furúnculos.
f. orientalis (f. oriental). Lesión de la leishmaniasis cutánea.
furunculous (furunculoso). Furuncular.
furunculus, pl. **furunculi** (furunculus, pl. furunculi). Furúnculo.
fusidate sodium (fusidato sódico). Fusidato de sodio; sal de sodio del ácido fusídico; posee propiedades antimicrobianas.
fusidic acid (ácido fusídico). Ramicina.
fusiform (fusiforme). En forma de huso.
fusimotor (fusimotor). Perteneciente a la inervación eferente de las fibras musculares intrafusales por las neuronas motoras gamma.
fusion (fusión). f. **1.** Licuefacción, por medio del calor. **2.** Unión. **3.** Mezcla de imágenes ligeramente diferentes de cada ojo en una sola percepción. **4.** Unión de dos o más dientes adyacentes durante su desarrollo, por elementos de la dentina.
cell f. (f. celular).
centric f. (f. céntrica). Traslocación robertsoniana.
flicker f. (f. de destello).
nuclear f. (f. nuclear).
spinal f., spine f. (f. espinal). F. vertebral; espondilosindesis.
vertebral f. (f. vertebral). F. espinal.
fusocellular (fusocelular). Constituido por células en forma de huso.
fusospirochetal (fusoespiroquetósico). Referido a la asociación de organismos fusiformes y espiroquetados, como la que se encuentra en la angina de Vincent.
fustic (fustete). m. Complejo de colorantes naturales derivados de ciertos árboles de la India Oriental, América Central y del Sur, *Rhus cotinus* y *Chlorophora tinctoria*.
fustigation (fustigación). f. Forma de masaje consistente en golpear la superficie de la piel con varillas livianas.
FVC (CVF). Abrev. de capacidad vital forzada.

G

G 1. (G). Abrev. o símbolo de: constante de gravitación o unidad gravitacional de Newton; brecha (gap) (G); gauss; giga-; glucosa, como en UDPG; guanosina; como en GDP.
(G). Símbolo de energía libre de Gibbs.
g (g). Símbolo de gramo.
GABA (GABA). Abrev. de ácido γ-aminobutírico.
G acid (ácido G). Á. 2-naftol-6,8-disulfónico.
gadfly (tábano).
gadoleic acid (ácido gadoleico). Á. 9-eicosenoico.
gadolinium (Gd) (gadolinio). m. Elemento del grupo de los lantánidos; símbolo Gd, Nº at. 64, P. at. 157,25.
gag 1. (mordaza). f. Instrumento ajustado entre los dientes para evitar que la boca se cierre durante operaciones en la boca o garganta. **2.** (amordazar). Tapar la boca con algo que impide hablar y gritar.
Davis-Crowe mouth g. (m. bucal de Davis-Crowe).
gain (ganancia). f. Incremento; beneficio.
primary g. (g. primaria).
secondary g. (g. secundaria).
time compensation g. (TCG) (g. de compensación de tiempo).
time-varied g. (TVG) (g. tiempo-variada).
gait (marcha). f. La forma característica de moverse a pie o de caminar.
antalgic g. (m. antálgica).
ataxic g. (m. atáxica). M. insegura, desigual o irregular.
calcaneal g. (m. calcánea).
cerebellar g. (m. cerebelosa).
Charcot's g. (m. de Charcot). M. de la ataxia hereditaria.
equine g. (m. equina). M. en estepage alto.
festinating g. (m. festinante).
gluteus maximus g. (m. del glúteo mayor).
gluteus medius g. (m. del glúteo mediano).
helicopod g. (m. helicópoda). Helicopodia.
hemiplegic g. (m. hemipléjica).
high steppage g. (m. en estepage alto). M. equina.
scissor g. (m. en tijeras).
spastic g. (m. espástica).
steppage g. (m. en estepage).
Gal (Gal). Símbolo de galactosa.
galactacrasia (galactacrasia). f. Composición anormal de la leche materna.
galactagogue (galactagogo). m. Agente que promueve la secreción y el flujo de leche.
galactans (galactanos). m. pl. Galactosanos; polímeros de la galactosa que se encuentran naturalmente, junto con galacturonanos y arabanos, en las pectinas.
galactic (galáctico). Perteneciente a la leche; que promueve el flujo de leche.
galactidrosis (galactohidrosis). f. Sudación de un líquido lechoso.
galacto-, galact- (galacto-, galact-). Prefijos que indican relación con la leche.
galactoblast (galactoblasto). m. Corpúsculo de calostro.
galactobolic (galactobólico). Que causa la liberación o expulsión de leche de la mama.
galactocele (galactocele). m. Lactocele; quiste por retención causado por la oclusión de un conducto lactífero.
galactogen (galactógeno). m. Polisacárido que contiene galactosa en varias formas.
galactokinase (galactocinasa). f. Enzima (fosfotransferasa) que, en presencia de ATP, cataliza la fosforilación de galactosa a galactosa 1-fosfato.
galactolipid 1. (galactolipina). f. Cerebrósido. **2.** (galactolípido). m. Cerebrósido.
galactometer (galactómetro). m. Lactómetro; forma de hidrómetro para determinar el peso específico de la leche como indicación de su contenido de grasa.
galactophagous (galactófago). Que subsiste a base de leche.
galactophore (galactóforo). Conducto lactífero.
galactophoritis (galactoforitis). f. Inflamación de los conductos lácteos.
galactophorous (galactóforo). Que lleva o conduce leche.
galactopoiesis (galactopoyesis). f. Producción de leche.
galactopoietic (galactopoyético). Perteneciente a la galactopoyesis.
galactopyranose (galactopiranosa). f. D-Galactosa en forma de piranosa.
galactorrhea (galactorrea). f. Incontinencia de leche; lactorrea.
galactosamine (galactosamina). f. Condrosamina.
galactosaminoglycan (galactosaminoglucano). m.
galactosans (galactosano). m. pl. Galactanos.
galactoscope (galactoscopio). m. Lactoscopio; instrumento para juzgar la riqueza y pureza de la leche por la traslucidez de una capa delgada.
galactose (Gal) (galactosa (Gal)). f. Hexosa encontrada como componente de lactosa, cerebrósidos, mucoproteínas, etc., en combinación galactósido o galactosil.
galactose-1-phosphate uridylyltransferase (galactosa-1-fosfato uridililtransferasa). Enzima que cataliza la reacción de UTP y α-D-galactosa 1-fosfato para formar UDPgalactosa.
galactosemia (galactosemia). f. Defecto congénito del metabolismo de la galactosa debido a deficiencia congénita de la enzima galactosil-1-fosfato uridiltransferasa.
α-D-galactosidase (α-D-galactosidasa). f. Melibiasa; enzima que cataliza la hidrólisis de α-D-galactósidos a D-galactosa.
β-D-galactosidase (β-D-galactosidasa). f. Lactasa; enzima que divide azúcares y cataliza la hidrólisis de lactosa en glucosa y galactosa, y la de otros β-D-galactósidos.
galactoside (galactósido). m. Compuesto en el cual el H del grupo OH del carbono 1 de la galactosa ha sido reemplazado por un radical orgánico.
galactosis (galactosis). f. Formación de leche por las glándulas lácteas.
galactosuria (galactosuria). f. Excreción de galactosa en la orina.
galactosyl (galactosilo). m. Compuesto en el que el –OH ligado a carbón 1 de galactosa se reemplaza por un radical orgánico.
galactotherapy (galactoterapia). f. Lactoterapia; tratamiento de la enfermedad por medio de una dieta exclusivamente o casi exclusivamente sobre la base de leche.
galactowaldenase (galactowaldenasa). f. UDPglucosa 4-epimerasa.
galactozymase (galactocimasa). f. Término obsoleto para una enzima (amilasa) de la leche que hidroliza almidón.
galacturonan (galacturonano). m. Polisacárido que da galacturonosa (ácido galacturónico) por hidrólisis.
galacturonic acid (ácido galacturónico). Galacturonosa; á. péctico.
galacturonose (galacturonosa). f. Ácido galacturónico.
galangal, galanga (galanga). Galinga; galingal; jengibre chino; el rizoma de *Alpinia officinarum* (familia Zingiberaceae); aromático, estimulante y carminativo.
galea (galea). f. **1.** [*galea*, NA]. Estructura en forma de casco. **2.** G. aponeurótica. **3.** Vendaje que cubre la cabeza. **4.** Cofia.
g. aponeurotica (g. aponeurótica). [*galea aponeurotica*, NA].
galeatomy (galeatomía). f. Corte en la galea aponeurótica.
galena (galena). f. Sulfuro de plomo.
galenic (galénico). Relativo a Galeno o a sus teorías.
galenicals (galenicales). m. **1.** Hierbas y otras drogas vegetales distintas de los remedios minerales o químicos **2.** Drogas crudas y tinturas, decocciones y otras preparaciones derivadas de ellas, distintas de los alcaloides y otros principios activos. **3.** Fármacos preparados según una fórmula oficial.
gall f. **1.** (rozadura). Excoriación o erosión. **2.** (hiel). Bilis.

galla (galla). Agalla, una planta.
gallamine triethiodide (galamina, trietiyoduro de). Compuesto de amonio cuaternario triple que actúa en forma comparable a la tubocurarina produciendo relajación durante operaciones quirúrgicas.
gallbladder (vesícula biliar). [*vesica biliaris,* NA]. Colecisto.
  sandpaper g. (v. biliar en papel de lija).
  strawberry g. (v. biliar en fresa).
gallein (galeína). f. Pirogalolftaleína; estructuralmente relacionada con la fluoresceína.
gallic acid (ácido gálico).
gallinaceous (gallináceo). Perteneciente al orden Galliformes.
gallium (Ga) (galio). m. Metal raro, símbolo Ga, Nº at. 31, P. at. 69,7.
gallocyanin (galocianina). f. Colorante azul de fenoxazina.
gallon (galón). m. Medida de capacidad líquida que contiene 4 cuartos, 231 pulgadas cúbicas u 8,3389 libras de agua destilada.
gallop (galope). m. Triple cadencia de los ruidos cardíacos a frecuencia de 100 latidos por minuto o más, debida a un tercero o cuarto ruido cardíaco adicional al primero y segundo.
  atrial g. (g. auricular). G. presistólico.
  presystolic g. (g. presistólico). G. auricular.
  protodiastolic g. (g. protodiastólico).
  summation g. (g. de sumación).
  systolic g. (g. sistólico).
gallstone (cálculo biliar). Colelito; cololito; concreción en la vesícula biliar o en un conducto biliar.
  opacifying g.'s (c. biliares opacificadores).
  silent g.'s (c. biliares silenciosos).
galtonian (galtoniano). Atribuido o descrito por sir Francis Galton.
galvanic (galvánico). Perteneciente al galvanismo.
galvanism (galvanismo). m. **1.** Voltaísmo. Electricidad de corriente continua producida por acción química. **2.** Manifestaciones orales de esa electricidad, caracterizadas por dolor o desarrollo de áreas pequeñas de leucoplasia.
galvanization (galvanización). f. Aplicación de electricidad galvánica o de corriente continua, como en la galvanoplastia.
galvano- (galvano-). Prefijo que significa eléctrico y denota principalmente corriente continua.
galvanocautery (galvanocauterio). m. Cauterio eléctrico que utiliza un alambre calentado por una corriente galvánica.
galvanocontractility (galvanocontractilidad). f. Capacidad de un músculo de contraerse con el estímulo de una corriente galvánica (continua).
galvanofaradization (galvanofaradización). f. Aplicación simultánea de una corriente galvánica y otra farádica.
galvanometer (galvanómetro). m. Instrumento para medir la fuerza de una corriente eléctrica.
  d'Arsonval g. (g. de d'Arsonval).
galvanomuscular (galvanomuscular). Denota el efecto de la aplicación de una corriente galvánica (continua) a un músculo.
galvanopalpation (galvanopalpación). f. Estesiometría por medio de un electrodo puntiagudo por el que pasa una corriente continua débil al cátodo aplicado a una parte indiferente.
galvanoscope (galvanoscopio). m. Instrumento para detectar la presencia de una corriente galvánica.
galvanosurgery (galvanocirugía). f. Operación en la que se utiliza una corriente eléctrica continua.
galvanotaxis (galvanotaxis). f. Electrotaxis.
galvanotherapy (galvanoterapia). f. Tratamiento de la enfermedad por aplicación de una corriente galvánica.
galvanotonus (galvanotono). m. **1.** Electrotono. **2.** Contracción muscular tónica en respuesta a un estímulo galvánico.
galvanotropism (galvanotropismo). m. Electrotaxis.
gamabufagin (gamabufagina). f. Gamabufotalina.
gamabufogenin (gamabufogenina). f. Gamabufotalina.
gamabufotalin (gamabufotalina). f. Trihidroxibufadienolida, presente en el veneno de sapos (familia Bufonidae); químicamente, y por su acción farmacológica, se parece a la digital.
gambir (gambir). m. Catecú; extracto de las hojas de *Uncaria (Ourouparia) gambir* (familia Rubiaceae), usado como astringente.
game (juego). m. Competición física o mental regida por reglas fijas y realizada por diversión o por dinero, etc.
  language g. (j. lingüístico).
  model g. (j. modelo).
gametangium (gametangio). m. Estructura donde se producen gametos.
gamete (gameto). m. **1.** Una de dos células que experimentan cariogamia. **2.** En herencia, cualquier célula germinal: óvulo, espermatozoide o célula de polen.
  joint g. (g. unido).
gameto- (gameto-). Prefijo relativo a un gameto.
gametocide (gametocida). m. Agente que destruye gametos, específicamente gametocitos palúdicos.
gametocyst (gametoquiste). m. Quiste formado alrededor de un par de gamontes gregarinos unidos, en el que se producen gametos que se aparean y fusionan formando ovocitos, dentro de los cuales se desarrollan esporozoítos.
gametocyte (gametocito). m. Gamonte; célula capaz de dividirse para producir gametos, p. ej., un espermatocito u ovocito.
gametogenesis (gametogénesis). f. Proceso de formación y desarrollo de gametos.
gametogonia (gametogonia). f.
gametogony (gametogonia). f. Gamogonia; fase del ciclo sexual de esporozoos en que se forman gametos, a menudo por esquizogonia.
gametoid (gametoide). Perteneciente a ciertos rasgos biológicos parecidos a los que son característicos de los gametos o células reproductoras.
gametokinetic (gametocinético). Que se mueve hacia la cariogamia o conjugación verdadera, o que la causa.
gametophagia (gametofagia). f. Gamofagia; desaparición del elemento masculino o femenino en cigosis.
gamic (gámico). Relativo a la unión sexual o derivado de ésta; se usa generalmente como sufijo.
gamma (gamma). Tercera letra del alfabeto griego: γ.
gamma-benzene hexachloride (gamma-benceno, hexacloruro de). Lindano.
gammacism (gammacismo). m. Mala pronunciación del sonido "g", o dificultad para articularlo.
gammagram (gammagrama). m. Centellograma.
gammopathy (gammapatía). f. Trastorno primario de la síntesis de inmunoglobulina (γ-globulina).
  biclonal g. (g. biclonal).
  monoclonal g. (g. monoclonal).
gamogenesis (gamogénesis). f. Reproducción sexual.
gamogony (gamogonia). f. Gametogonia.
gamont (gamonte). m. Gametocito.
gamophagia (gamofagia). f. Gametofagia.
gamophobia (gamofobia). f. Temor al matrimonio.
ganciclovir (ganciclovir). m. Agente antiviral usado en el tratamiento de infecciones oportunistas por el citomegalovirus.
ganga (ganga). f. Extracto de las flores de *Cannabis sativa* (cáñamo hindú o hashish) que crece en la India, Persia y Arabia.
ganglial (ganglial). Gangliónico, ganglionar.
gangliate (gangliado). Ganglionado; que tiene ganglios.
gangliectomy (gangliectomía). f. Ganglionectomía.
gangliform (gangliforme). Ganglioforme; que tiene forma o aspecto de ganglio.
gangliitis (ganglitis). f. Ganglionitis.
ganglioblast (ganglioblasto). m. Célula embrionaria que da origen a las células ganglionares.
gangliocyte (gangliocito). m. Célula ganglionar.
gangliocytoma (gangliocitoma). m. Ganglioneuroma.
ganglioform (ganglioforme). Gangliforme.
ganglioglioma (ganglioglioma). m. Ganglioneuroma central.
gangliolysis (gangliólisis). f. Disolución o ruptura de un ganglio.
  percutaneous radiofrequency g. (g. percutánea por radiofrecuencia).
ganglioma (ganglioma). m. Ganglioneuroma.
ganglion, pl. **ganglia, ganglions** m. **1.** (ganglio). [*ganglion,* NA]. G. neural o nervioso; un agregado de cuerpos de células nerviosas situado en el sistema nervioso periférico. **2.** (ganglión). Quiste que contiene líquido rico en mucopolisacáridos dentro de tejido fibroso y, a veces, músculo o un cartílago semilunar.
  aberrant g. (g. aberrante).
  acousticofacial g. (g. acusticofacial).
  Acrel's g. (g. de Acrel).
  Andersch's g. (g. de Andersch). [*ganglion inferius nervi glossopharyngei,* NA]. G. inferior del nervio glosofaríngeo.

aorticorenal ganglia (g. aorticorrenales). [*ganglia aorticorenalia*, NA].
Arnold's g. (g. de Arnold). [*ganglion oticum*, NA]. G. ótico.
auditory g. (g. auditivo). [*ganglion spirale cochleae*, NA]. G. espiral del caracol.
Auerbach's ganglia (g. de Auerbach). [*plexus myentericus*, NA]. Plexo de Auerbach.
auricular g. (g. auricular). [*ganglion oticum*, NA]. G. ótico.
autonomic ganglia (g. autónomos). G. viscerales.
ganglia of autonomic plexuses (g. de los plexos autónomos). [*ganglia plexuum autonomicorum*, NA].
basal ganglia (g. basales).
Bezold's g. (g. de Bezold).
Bochdalek's g. (g. de Bochdalek).
Bock's g. (g. de Bock). G. carotídeo.
Böttcher's g. (g. de Böttcher).
cardiac ganglia (g. cardíacos). [*ganglia cardiaca*, NA]. G. de Wrisberg.
carotid g. (g. carotídeo). G. de Bock o Laumonier.
celiac ganglia (g. celíacos). [*ganglia celiaca*, NA]. G. solares.
cervicothoracic g. (g. cervicotorácico). [*ganglion cervicothoracicum*, NA]. G. estrellado; g. cervical inferior.
ciliary g. (g. ciliar). [*ganglion ciliare*, NA].
coccygeal g. (g. coccígeo). [*ganglion impar*, NA]. G. impar.
Corti's g. (g. de Corti). [*ganglion spirale cochleae*, NA]. G. espiral del caracol.
diffuse g. (g. difuso).
dorsal root g. (g. de la raíz dorsal). [*ganglion spinale*, NA]. G. espinal.
Ehrenritter's g. (g. de Ehrenritter).
g. extracraniale (g. extracraneal).
g. of facial nerve (g. del nervio facial). [*ganglion geniculi*, NA]. G. geniculado.
Frankenhäuser's g. (g. de Frankenhäuser). [*plexus uterovaginalis*, NA]. Plexo uterovaginal.
Froriep's g. (g. de Froriep).
gasserian g. (g. de Gasser). [*ganglion trigeminale*, NA]. G. del trigémino.
geniculate g. (g. geniculado). [*ganglion geniculi*, NA].
Gudden's g. (g. de Gudden). [*nucleus interpeduncularis*, NA].
g. habenulae (g. habenular). [*nucleus habenulae*, NA]. Núcleo habenular.
hypogastric ganglia (g. hipogástricos). [*ganglia pelvina*, NA]. G. pelvianos.
g. impar (g. impar). [*ganglion impar*, NA]. G. coccígeo.
inferior cervical g. (g. cervical inferior). [*ganglion cervicothoracicum*, NA]. G. cervicotorácico.
inferior g. of glossopharyngeal nerve (g. inferior del nervio glosofaríngeo). [*ganglion inferius nervi glossopharyngei*, NA]. G. petroso.
inferior g. of vagus (g. inferior del nervio vago). [*ganglion inferius nervi vagi*, NA]. G. inferior del nervio neumogástrico; g. nudoso.
inferior mesenteric g. (g. mesentérico inferior). [*ganglion mesentericum inferius*, NA].
intercrural g. (g. intercrural). [*nucleus interpeduncularis*, NA]. Núcleo interpeduncular.
intermediate ganglia (g. intermedios). [*ganglia intermedia*, NA].
g. of intermediate nerve (g. del nervio intermedio). [*ganglion geniculi*, NA]. G. geniculado.
interpeduncular g. (g. interpeduncular). [*nucleus interpeduncularis*, NA]. Núcleo interpeduncular.
intervertebral g. (g. intervertebral). [*ganglion spinale*, NA]. G. espinal.
intracranial g. (g. intracraneal). [*ganglion superius nervi glossopharyngei*, NA]. G. superior del nervio glosofaríngeo.
g. isthmi (g. del istmo). [*nucleus interpeduncularis*, NA]. Núcleo interpeduncular.
jugular g. (g. yugular). **1.** [*ganglion superius nervi glossopharyngei*, NA]. G. superior del nervio glosofaríngeo. **2.** [*ganglion superius nervi vagi*, NA]. G. superior del nervio vago.
Laumonier's g. (g. de Laumonier). G. carotídeo.
Lee's g. (g. de Lee). [*plexus uterovaginalis*, NA]. Plexo uterovaginal.
lenticular g. (g. lenticular). [*ganglion ciliare*, NA]. G. ciliar.
Lobstein's g. (g. de Lobstein). [*ganglion splanchnicum*, NA]. G. esplácnico.
Ludwig's g. (g. de Ludwig).
lumbar ganglia (g. lumbares). [*ganglia lumbalia*, NA].
Meckel's g. (g. de Meckel). [*ganglion pterygopalatinum*, NA]. G. pterigopalatino.
middle cervical g. (g. cervical medio). [*ganglion cervicale medium*, NA].
nasal g. (g. nasal). [*ganglion pterygopalatinum*, NA]. G. pterigopalatino.
nerve g., neural g. (g. nervioso, neural). [*ganglion*, NA].
nodose g. (g. nudoso). [*ganglion inferius nervi vagi*, NA]. G. inferior del nervio vago.
otic g. (g. ótico). [*ganglion oticum*, NA]. G. auricular, g. de Arnold, otoganglio.
parasympathetic ganglia (g. parasimpáticos).
paravertebral ganglia (g. paravertebrales). [*ganglia trunci sympathetici*, NA]. G. del tronco simpático.
pelvic ganglia (g. pelvianos). [*ganglia pelvina*, NA].
periosteal g. (g. perióstico).
petrosal g., petrous g. (g. petroso). [*ganglion inferius nervi glossopharyngei*, NA]. G. inferior del nervio glosofaríngeo.
phrenic ganglia (g. frénicos). [*ganglia phrenica*, NA].
prevertebral ganglia (g. prevertebrales).
pterygopalatine g. (g. pterigopalatino). [*ganglion pterygopalatinum*, NA]. G. esfenopalatino o nasal; g. de Meckel.
Remak's ganglia (g. de Remak).
renal ganglia (g. renales). [*ganglia renalia*, NA].
Ribes' g. (g. de Ribes).
sacral ganglia (g. sacros). [*ganglia sacralia*, NA].
Scarpa's g. (g. de Scarpa). [*ganglion vestibulare*]. G. vestibular.
Schacher's g. (g. de Schacher). [*ganglion ciliare*, NA]. G. ciliar.
semilunar g. (g. semilunar). **1.** [*ganglion trigeminale*, NA]. G. del trigémino. **2.** [*ganglia celiaca*, NA]. G. celíacos.
sensory g. (g. sensitivo). Racimos de neuronas sensitivas primarias que forman una prominencia generalmente visible en el curso de un nervio periférico o su raíz dorsal.
Soemmering's g. (g. de Soemmering). [*substantia nigra*, NA]. Sustancia negra.
solar ganglia (g. solares). [*ganglia celiaca*, NA]. G. celíacos.
sphenopalatine g. (g. esfenopalatino). [*ganglion pterygopalatinum*, NA]. G. pterigopalatino.
spinal g. (g. espinal). [*ganglion spinale*, NA]. G. de la raíz dorsal.
spiral g. of cochlea (g. espiral del caracol). [*ganglion spirale cochleae*, NA]. G. de Corti; g. auditivo.
splanchnic g. (g. esplácnico). [*ganglion splanchnicum*, NA].
stellate g. (g. estrellado). [*ganglion stellatum*, NA]; [*ganglion cervicothoracicum*, NA].
sublingual g. (g. sublingual).
submandibular g. (g. submandibular). [*ganglion submandibulare*, NA]. G. submaxilar.
submaxillary g. (g. submaxilar). [*ganglion submandibulare*, NA]. G. submandibular.
superior cervical g. (g. cervical superior). [*ganglion cervicale superius*, NA].
superior g. of glossopharyngeal nerve (g. superior del nervio glosofaríngeo). [*ganglion superius nervi glossopharyngei*, NA].
superior g. of the vagus nerve (g. superior del nervio vago). [*ganglion superius nervi vagi*, NA]. G. yugular.
superior mesenteric g. (g. mesentérico superior). [*ganglion mesentericum superius*, NA].
sympathetic ganglia (g. simpáticos).
ganglia of sympathetic trunk (g. del tronco simpático). [*ganglia trunci sympathici*, NA]. G. paravertebrales.
terminal g. (g. terminal). [*ganglion terminale*, NA].
thoracic ganglia (g. torácicos). [*ganglia thoracica*, NA].
trigeminal g. (g. del trigémino). [*ganglion trigeminale*, NA].
Troisier's g. (g. de Troisier).
g. of trunk of vagus (g. del tronco del vago). [*ganglion inferius nervi vagi*, NA].
tympanic g. (g. timpático). [*ganglion tympanicum*, NA].
Valentin's g. (g. de Valentin). G. del nervio alveolar superior.
vertebral g. (g. vertebral). [*ganglion vertebrale*, NA].

vestibular g. (g. vestibular). [*ganglion vestibulare,* NA].
Vieussens' g. (g. de Vieussens). [*plexus celiacus*, NA]. Plexo celíaco.
Walther's g. (g. de Walther). [*ganglion impar*, NA]. G. impar.
Wrisberg's ganglia (g. de Wrisberg). [*ganglia cardiaca*, NA]. G. cardíacos.
ganglionated (ganglionado). Gangliado.
ganglionectomy (ganglionectomía). f. Gangliectomía; escisión de un ganglio.
ganglioneuroma (ganglioneuroma). m. Gangliocitoma; ganglioma; neurocitoma; neoplasia benigna formada por neuronas ganglionares maduras dentro de una estroma de neurofibrillas y fibras colágenas.
central g. (g. central). Ganglioglioma.
dumbbell g. (g. en pesa de gimnasia).
ganglioneuromatosis (ganglioneuromatosis). f. Presencia de muchos ganglioneuromas diseminados.
ganglionic (ganglionar). Gangliónico; ganglial; relativo a un ganglio.
ganglionitis (ganglionitis). f. **1.** Ganglitis. Inflamación de un ganglio linfático. **2.** Inflamación de un ganglio nervioso.
ganglionostomy (ganglionostomía). f. Operación que forma una abertura en un ganglio.
ganglioplegic (gangliopléjico). m. Compuesto farmacológico que paraliza un ganglio autónomo, generalmente por poco tiempo.
ganglioside (gangliósido). m. Glucoesfingolípido químicamente similar a los cerebrósidos, pero que contiene uno o más residuos de ácido siálico.
gangliosidosis (gangliosidosis). f. Lipidosis de gangliósidos.
G_{M2} g. (g. G_{M2}). Tipo infantil de esfingolipidosis cerebral.
G_{M1} g. (g. G_{M1}). G. generalizada.
generalized g. (g. generalizada). G. G_{M1}.
gangosa (gangosa). f. Rinofaringitis mutilante; ulceración destructiva que se inicia en el paladar blando y se extiende al paladar duro, la nasofaringe y la nariz, dejando cicatrices mutilantes.
gangrene (gangrena). f. Mortificación; necrosis debida a obstrucción, pérdida o disminución de la irrigación sanguínea.
arteriosclerotic g. (g. arteriosclerótica).
cold g. (g. fría). G. seca.
cutaneous g. (g. cutánea).
decubital g. (g. por decúbito). Úlcera por decúbito.
diabetic g. (g. diabética).
disseminated cutaneous g. (g. cutánea diseminada). Dermatitis gangrenosa infantil.
dry g. (g. seca). G. fría.
embolic g. (g. embólica).
emphysematous g. (g. enfisematosa). G. gaseosa.
Fournier's g. (g. de Fournier). Enfermedad de Fournier.
gas g. (g. gaseosa). G. enfisematosa; g. por clostridios.
hemorrhagic g. (g. hemorrágica).
hospital g. (g. de hospital). Úlcera por decúbito.
hot g. (g. caliente). G. que sigue a la inflamación de una parte.
Meleney's g. (g. sinérgica de Meleney). Úlcera de Meleney.
nosocomial g. (g. nosocomial). Úlcera por decúbito.
Pott's g. (g. de Pott). G. senil.
presenile spontaneous g. (g. presenil espontánea).
pressure g. (g. por presión). Úlcera por decúbito.
progressive bacterial synergistic g. (g. sinérgica bacteriana progresiva).
senile g. (g. senil). G. de Pott.
spontaneous g. of newborn (g. espontánea del recién nacido).
static g. (g. por estasis). G. venosa.
symmetrical g. (g. simétrica).
thrombotic g. (g. trombótica).
trophic g. (g. trófica).
venous g. (g. venosa). G. por estasis.
wet g. (g. húmeda).
white g. (g. blanca). Leuconecrosis.
gangrenous (gangrenoso). Mortificado; relativo a la gangrena o afectado por ésta.
gantry (caballete). m. Armazón movible que guarda el tubo de rayos X, los colimadores y los detectores de una máquina de tomografía computadorizada.
gap f. **1.** (brecha). Hiato o abertura en una estructura. **2.** (brecha). Intervalo o discontinuidad en una serie o secuencia. **3.** (gap). Período del ciclo celular.
g. 1 (G1) (gap 1 (G1)).
g. 2 (G2) (gap 2 (G2)).
air-bone g. (b. aire-hueso).
anion g. (anión restante).
auscultatory g. (b. auscultatoria). B. silenciosa.
Bochdalek's g. (b. de Bochdalek). Trígono vertebrocostal.
chromosomal g. (b. cromosómica).
DNA g. (b. de DNA).
interocclusal g. (b. interoclusal). Espacio libre.
silent g. (b. silenciosa). B. auscultatoria.
gargle 1. (gargarismo). m. Líquido medicado usado para hacer gárgaras; colutorio para la garganta. **2.** (gargarizar). Enjuagarse las fauces con líquido en la boca, a través del cual el aire espirado produce burbujeo manteniendo la cabeza en posición lo más atrás posible.
gargoylism (gargolismo, gargoilismo). m. Facies de gárgola y demás características del síndrome de Hurler y síndrome de Hunter.
garlic (ajo). m. Allium.
g. oil (aceite de ajo).
gas (gas). m. **1.** Líquido claro como el aire, capaz de expansión indefinida pero convertible por compresión y frío en un líquido y finalmente en un sólido. **2.** En la práctica clínica, un líquido que se encuentra totalmente en su fase de vapor a una atmósfera de presión debido a que la temperatura ambiente es superior a su punto de ebullición.
alveolar g. (g. alveolar). Aire alveolar.
anesthetic g. (g. anestésico).
blood g.'s (g. sanguíneos).
carbonic acid g. (g. de ácido carbónico). Dióxido de carbono.
expired g. (g. espirado).
hemolytic g. (g. hemolítico).
ideal alveolar g. (g. alveolar ideal).
inert g.'s (g. inertes). G. nobles.
inspired g. (I) (g. aspirado).
laughing g. (g. hilarante). Óxido nitroso.
marsh g. (g. de los pantanos). Metano.
mixed expired g. (g. espirado mixto).
mustard g. (g. de mostaza). Mostaza sulfúrica o de azufre.
noble g.'s (g. nobles). G. inertes o raros.
olefiant g. (g. olefiante). Etileno.
sewer g. (g. de las alcantarillas).
sneezing g. (g. estornutatorio). Estornutatorio.
suffocating g. (g. sofocante).
tear g. (g. lacrimógeno).
vesicating g. (g. vesicante).
vomiting g. (g. vomitivo).
water g. (g. de agua).
gaseous (gaseoso). De la naturaleza del gas.
gasometer (gasómetro). m. Instrumento o recipiente calibrado para medir el volumen de los gases.
gasometric (gasométrico). Relativo a la gasometría.
gasometry (gasometría). f. Medición de gases; determinación de la proporción relativa de gases en una mezcla.
gasserian (gasseriano). Relativo a Johann L. Gasser o descrito por él.
gassing (intoxicación por gas).
gaster (gaster). [*gaster*, NA].Estómago.
gastradenitis (gastradenitis). f. Gastroadenitis; inflamación de las glándulas del estómago.
gastralgia (gastralgia). f. Dolor de estómago.
gastrectasis, gastrectasia (gastrectasis, gastrectasia). f. Dilatación del estómago.
gastrectomy (gastrectomía). f. Escisión de todo el estómago o de una parte.
Pólya g. (g. de Pólya). Operación de Pólya.
gastric (gástrico). Relativo al estómago.
gastric cardia (cardias gástrico).
gastricsin (gastricsina). f. Término anterior para la peptidasa humana, denominada actualmente pepsina C.
gastricus (gastricus). Gástrico.
gastrinoma (gastrinoma). m. Tumor que secreta gastrina, asociado con el síndrome de Zollinger-Ellison.
gastrins (gastrinas). f. pl. Hormonas secretadas en la mucosa piloricoantral del estómago de los mamíferos, que estimulan la secreción de HCl por las células parietales de las glándulas gástricas.

gastritis (gastritis). f. Inflamación del estómago, especialmente de su mucosa.
atrophic g. (g. atrófica).
catarrhal g. (g. catarral).
g. cystica polyposa (g. poliposa quística).
exfoliative g. (g. exfoliativa).
g. fibroplastica (g. fibroplástica).
hypertrophic g. (g. hipertrófica). Enfermedad de Ménétrièr.
interstitial g. (g. intersticial).
phlegmonous g. (g. flemonosa).
polypous g. (g. poliposa).
pseudomembranous g. (g. seudomembranosa).
sclerotic g. (g. esclerótica).
traumatic g. (g. traumática).
gastro-, gastr- (gastro-, gastr-). Prefijos que indican relación con el estómago.
gastroacephalus (gastroacéfalo). Mellizos unidos desiguales con un parásito acéfalo unido al abdomen del autósito.
gastroadenitis (gastroadenitis). f. Gastradenitis.
gastroalbumorrhea (gastroalbumorrea). f. Pérdida de albúmina que va al estómago.
gastroamorphus (gastroamorfo). m. Mellizo parásito amorfo incluido dentro del abdomen del autósito.
gastroanastomosis (gastroanastomosis). f. Gastrogastrostomía; anastomosis de los segmentos cardial y antral del estómago para aliviar una contracción marcada de este último en forma de reloj de arena.
gastroatonia (gastroatonía). f. Término obsoleto para indicar la pérdida de tono en el estómago.
gastroblennorrhea (gastroblenorrea). f. Excesiva proliferación de moco en el estómago.
gastrocardiac (gastrocardíaco). Relativo al estómago y al corazón.
gastrocele (gastrocele). m. **1.** Arquenterón; celenterón; cavidad subgerminal; la cavidad primitiva formada por la invaginación de la blástula. **2.** Hernia de una parte del estómago.
gastrochronorrhea (gastrocronorrea). f. Secreción gástrica continua y excesiva.
gastrocnemius (gastrocnemio). m. Músculo g.
gastrocolic (gastrocólico). Relativo al estómago y al colon.
gastrocolitis (gastrocolitis). f. Inflamación del estómago y el colon.
gastrocoloptosis (gastrocoloptosis). f. Desplazamiento hacia abajo del estómago y el colon.
gastrocolostomy (gastrocolostomía). f. Establecimiento de una comunicación entre el estómago y el colon.
gastrodialysis (gastrodiálisis). f. Diálisis a través de la mucosa del estómago.
gastroduodenal (gastroduodenal). Relativo al estómago y el duodeno.
gastroduodenitis (gastroduodenitis). f. Inflamación del estómago y el duodeno.
gastroduodenoscopy (gastroduodenoscopia). f. Visualización del interior del estómago y duodeno con un gastroscopio.
gastroduodenostomy (gastroduodenostomía). f. Establecimiento de una comunicación entre el estómago y el duodeno.
gastrodynia (gastrodinia). f. Dolor de estómago.
gastroenteric (gastroentérico). Gastrointestinal.
gastroenteritis (gastroenteritis). f. Enterogastritis; inflamación de la mucosa del estómago y el intestino.
acute infectious nonbacterial g. (g. infecciosa no bacteriana aguda).
endemic nonbacterial infantile g. (g. infantil no bacteriana endémica).
epidemic nonbacterial g. (g. no bacteriana epidémica).
infantile g. (g. infantil). G. no bacteriana endémica.
porcine transmissible g. (g. porcina contagiosa).
transmissible g. of swine (g. contagiosa del cerdo).
viral g. (g. viral).
gastroenteroanastomosis (gastroenteroanastomosis). f. Gastroenterostomía.
gastroenterocolitis (gastroenterocolitis). f. Enfermedad inflamatoria que afecta al estómago y los intestinos.
gastroenterocolostomy (gastroenterocolostomía). f. Formación de una comunicación directa entre el estómago y los intestinos delgado y grueso.
gastroenterologist (gastroenterólogo). m. Especialista en enfermedades del estómago e intestino.
gastroenterology (gastroenterología). f. Rama de la ciencia médica que estudia las funciones y las afecciones del estómago y los intestinos.
gastroenteropathy (gastroenteropatía). f. Cualquier trastorno del aparato digestivo.
gastroenteroplasty (gastroenteroplastia). f. Reparación operatoria de defectos del estómago e intestino.
gastroenteroptosis (gastroenteroptosis). f. Desplazamiento hacia abajo del estómago y una parte del intestino.
gastroenterostomy (gastroenterostomía). f. Establecimiento de una nueva abertura entre el estómago y el intestino, anterior o posterior al mesocolon.
gastroenterotomy (gastroenterotomía). f. Sección del estómago e intestino.
gastroepiploic (gastroepiploico). Relativo al estómago y al epiplón mayor.
gastroesophageal (gastroesofágico). Relativo al estómago y el esófago.
gastroesophagitis (gastroesofagitis). f. Inflamación del estómago y el esófago.
gastroesophagostomy (gastroesofagostomía). f. Establecimiento de una nueva abertura entre el esófago y el estómago.
gastrogastrostomy (gastrogastrostomía). f. Gastroanastomosis.
gastrogavage (gastrogavaje). m. Gavaje.
gastrogenic (gastrogénico). Que deriva del estómago o es causado por él.
gastrograph (gastrógrafo). m. Gastrocinesógrafo; instrumento para registrar gráficamente los movimientos del estómago.
gastrohepatic (gastrohepático). Relativo al estómago y al hígado.
gastrohydrorrhea (gastrohidrorrea). f. Excreción al estómago de gran cantidad de líquido acuoso que no contiene ácido clorhídrico, quimosina ni fermentos de pepsina.
gastroileitis (gastroileítis). f. Inflamación del aparato digestivo, especialmente del estómago e íleon.
gastroileostomy (gastroileostomía). f. Unión quirúrgica del estómago al íleon; error técnico que utiliza el íleon en lugar del yeyuno como sitio de una gastroyeyunostomía.
gastrointestinal (GI) (gastrointestinal (GI)). Gastroentérico; relativo al estómago y los intestinos.
gastrojejunocolic (gastroyeyunocólico). Referente al estómago, el yeyuno y el colon.
gastrojejunostomy (gastroyeyunostomía). f. Gastronesteostomía; establecimiento de una comunicación directa entre el estómago y el yeyuno.
gastrokinesograph (gastrocinesiógrafo). m. Gastrógrafo.
gastrolavage (gastrolavado). m. Lavado del estómago.
gastrolienal (gastrolienal). Gastroesplénico.
gastrolith (gastrolito). m. Cálculo gástrico; concreción en el estómago.
gastrolithiasis (gastrolitiasis). f. Presencia de uno o más cálculos en el estómago.
gastrologist (gastrólogo). m. Especialista en enfermedades del estómago.
gastrology (gastrología). f. Rama de la ciencia médica que estudia el estómago y sus enfermedades.
gastrolysis (gastrólisis). f. División de adherencias perigástricas.
gastromalacia (gastromalacia). f. Ablandamiento de las paredes del estómago.
gastromegaly (gastromegalia). f. **1.** Agrandamiento del abdomen. **2.** Agrandamiento del estómago.
gastromelus (gastromelo). m. Estado en el cual un individuo presenta una extremidad supernumeraria unida al abdomen.
gastromyxorrhea (gastromixorrea). f. Mixorrea gástrica; secreción excesiva de moco en el estómago.
gastronesteostomy (gastronesteostomía). f. Gastroyeyunostomía.
gastropagus (gastrópago). m. Mellizos unidos por el abdomen.
gastroparalysis (gastroparálisis). f. Parálisis de la capa o túnica muscular del estómago.
gastroparasitus (gastroparásito). m. Mellizos unidos desiguales con el parásito incompleto unido al abdomen del autósito o dentro de éste.
gastroparesis (gastroparesis). f. Grado leve de gastroparálisis.

g. diabeticorum (g. diabética).
gastropathic (gastropático). Relativo a la gastropatía.
gastropathy (gastropatía). f. Cualquier enfermedad del estómago.
hypertrophic hypersecretory g. (g. hipertrófica hipersecretoria).
gastropexy (gastropexia). f. Unión del estómago a la pared abdominal o al diafragma.
gastrophrenic (gastrofrénico). Relativo al estómago y el diafragma.
gastroplasty (gastroplastia). f. Tratamiento operatorio de un defecto del estómago o del esófago inferior, que utiliza la pared estomacal para la reconstrucción.
Collis g. (g. de Collis).
vertical banded g. (g. en banda vertical).
gastroplication (gastroplicación). f. Gastroptixis; gastrorrafia; operación para reducir el tamaño del estómago suturando un pliegue longitudinal con las superficies peritoneales en aposición.
gastropneumonic (gastroneumónico). Neumogástrico.
gastropod (gastrópodo). m. Nombre común de los miembros de la clase Gastropoda.
gastroptosis, gastroptosia (gastroptosis, gastroptosia). f. Batigastria; descenso del vientre; ventroptosis; desplazamiento hacia abajo del estómago.
gastroptyxis (gastroptixis). f. Gastroplicación.
gastropulmonary (gastropulmonar). Neumogástrico.
gastropylorectomy (gastropilorectomía). f. Pilorectomía.
gastropyloric (gastropilórico). Relativo al estómago en su totalidad y al píloro.
gastrorrhagia (gastrorragia). f. Hemorragia del estómago.
gastrorrhaphy (gastrorrafia). f. **1.** Sutura de una perforación del estómago. **2.** Gastroplicación.
gastrorrhea (gastrorrea). f. Secreción excesiva de jugo gástrico o de moco (gastromixorrea) por parte del estómago.
gastrorrhexis (gastrorrexis). f. Desgarramiento o estallido del estómago.
gastroschisis (gastrosquisis). f. Defecto de la pared abdominal, que se debe a la ruptura de la membrana amniótica durante la herniación del asa intestinal, o después, debido al cierre demorado del anillo umbilical.
gastroscope (gastroscopio). m. Endoscopio para inspeccionar la superficie interna del estómago.
gastroscopic (gastroscópico). Relativo a la gastroscopia.
gastroscopy (gastroscopia). f. Inspección de la superficie interna del estómago con un endoscopio.
gastrospasm (gastroespasmo). m. Contracción espasmódica de las paredes del estómago.
gastrosplenic (gastroesplénico). Gastrolienal; relativo al estómago y el bazo.
gastrostaxis (gastrostaxis). f. Goteo de sangre que rezuma de la mucosa del estómago.
gastrostenosis (gastroestenosis). f. Disminución de tamaño de la cavidad del estómago.
gastrogavage (gastrogavaje). m. Gavaje.
gastrolavage (gastrolavado). m. Lavado del estómago.
gastrostomy (gastrostomía). f. Establecimiento de una nueva abertura en el estómago.
gastrothoracopagus (gastrotoracópago). m. Mellizos unidos por el tórax y abdomen.
gastrotome (gastrótomo). m. Cuchillo para incidir el estómago.
gastrotomy (gastrotomía). f. Incisión en el estómago.
gastrotonometer (gastrotonómetro). m. Aparato usado en gastrotonometría.
gastrotonometry (gastrotonometría). f. Medición de la presión intragástrica.
gastrotoxic (gastrotóxico). Venenoso para el estómago.
gastrotoxin (gastrotoxina). f. Citotoxina específica para las células de la mucosa del estómago.
gastrotropic (gastrotrópico). Que afecta al estómago.
gastroxia (gastroxia). f. Gastroxinsis.
gastroxynsis (gastroxinsis). f. Gastroxia; secreción excesiva intermitente del jugo gástrico.
gastrula (gástrula). f. El embrión en la fase del desarrollo que sigue a la blástula.
gastrulation (gastrulación). f. Transformación de la blástula en la gástrula; desarrollo e invaginación de las capas germinales embrionarias.
gauge (calibrador). m. Aparato de medición.
bite g. (c. de mordida). Gnatodinamómetro.
Boley g. (c. de Boley).
catheter g. (c. de catéteres).
strain g. (c. de tensiones).
undercut g. (c. de zonas retentivas).
gaultheria oil (aceite de gaulteria). A. de pirola.
gaultherin (gaulterina). f. Glucósido de la corteza de varias especies de *Betula* (abedul).
gauntlet (guantelete). m. Guante; manopla.
gauss (G) (gauss). m. Unidad de intensidad de campo magnético igual a $^{-4}$T.
gaussian (gaussiano). Relativo a Johann K. F. Gauss o descrito por él.
gauze (gasa). f. Tela de algodón blanqueada de tejido simple, usada para apósitos, vendajes y esponjas absorbentes.
gavage (gavaje). m. **1.** Gastrogavaje; gastrostogavaje; alimentación forzada con un tubo estomacal. **2.** Uso terapéutico de una dieta de gran potencia.
gay (gay). **1.** Homosexual, especialmente masculino. **2.** Denota un homosexual o su estilo de vida.
gaze (mirada). (stare). f. Acción de fijar los ojos en una dirección durante un tiempo más o menos largo.
conjugate g. (m. conjugada).
dysconjugate g. (m. no conjugada).
ping-pong g. (m. de ping-pong).
GDP (GDP). Abrev. de 5'-difosfato de guanosina.
GDPmannose phosphorylase (GDPmanosa fosforilasa). f. Manosa-1-fosfato guaniltransferasa.
gedoelstiosis (gedoelstiosis). f. Enfermedad de ojos saltones; infección de herbívoros y raramente del hombre con larvas de moscas del género *Gedoelstia*, que causan oftalmomiasis en el hombre.
gel **1.** (gelificar). Formar un gel o una jalea; convertir un sol en un gel. **2.** (gel). m. Jalea o fase sólida o semisólida de una solución coloidal.
colloidal g. (gel coloidal).
pharmacopeial g. (gel farmacopeico).
gelasmus (gelasmo, gelasma). m. Risa histérica espasmódica.
gelate (gelar). Gelatinizar.
gelatin (gelatina). f. Proteína derivada formada por el colágeno de los tejidos por ebullición en agua.
glycerinated g. (g. glicerinada). Glicerogelatina; glicogelatina.
Irish moss g. (g. de musgo de Irlanda).
vegetable g. (g. vegetal).
gelatiniferous (gelatinífero). Que produce o contiene gelatina.
gelatinization (gelatinización). f. Conversión en gelatina o una sustancia que se le parezca.
gelatinize (gelatinizar). **1.** Gelar; convertir en gelatina. **2.** Volverse gelatinoso.
gelatinoid (gelatinoide). Parecido a la gelatina.
gelatinous (gelatinoso). **1.** Relativo a la gelatina. **2.** Como una jalea; parecido a la gelatina.
gelation (gelación). f. En química coloidal, transformación de un sol en un gel.
gelatum (gelatum). Gel.
gelosis (gelosis). f. Masa muy firme en un tejido, especialmente un músculo, de consistencia parecida a un tejido congelado.
gelotripsy (gelotripsia). f. Masaje de las terminaciones nerviosas; acción de reducir o eliminar por frotación una hinchazón indurada o un punto hipersensible en la neuralgia y mialgia.
gelsemine (gelsemina). f. Alcaloide cristalizado derivado de gelsemio; midriático y estimulante del sistema nervioso central.
gem- (gem-). Prefijo químico que denota sustituciones gemelas en un solo átomo.
gemellipara (gemelípara). f. Mujer que ha dado a luz mellizos.
gemellology (gemelología). f. Estudio de los mellizos y su fenomenología.
gemellus (gemelo). Músculo g.
gemfibrozil (gemfibrozil). m. Agente antihiperlipidémico usado en el tratamiento de la hipertrigliceridemia.
geminate (geminado). Que existe en pares.
gemination (geminación). f. División parcial embriológica de un primordio.
geminous (geminoso). Relativo a la geminación.
gemistocyte (gemistocito). m. Astrocito protoplasmático.

gemistocytoma (gemistocitoma). m. Astrocitoma protoplasmático.
gemma (gema). f. Cualquier cuerpo, como una yema o un bulbo, especialmente una yema gustativa o un bulbo terminal.
gemmation (gemación). f. Fisión geminal en la que la célula madre no se divide sino que emite una pequeña prolongación, la célula hija, que contiene su proporción de cromatina y luego se separa y empieza su existencia independiente.
gemmule (gémula). f. **1.** Pequeña yema que se proyecta desde la célula madre y se separa formando una célula de una nueva generación. **2.** Espina dendrítica. **3.** Partículas hipotéticas que, según la teoría de la herencia de Darwin, se transferían de las células del organismo a las células germinales del organismo padre original.
Hoboken's g.'s (g. de Hoboken). Nódulos de Hoboken.
-gen (-geno). En química, usado como sufijo que indica "precursor de".
gen- (gen-, -gen(o)). **1.** Prefijo o sufijo que significan "que produce" o "que se transforma en...". **2.** Sufijo que indica "precursor de".
gena (gena). Mejilla.
genal (genal). Relativo a la mejilla.
gender (género). m. El sexo anatómico de un individuo.
gene (gen). m. Factor; unidad funcional de la herencia.
allelic g. (g. alélico).
autosomal g. (g. autosómico).
condominant g. (g. codominante).
control g. (g. de control).
dominant g. (g. dominante).
H g. (g. H). G. de histocompatibilidad.
histocompatibility g. (g. de histocompatibilidad). G. H.
holandric g. (g. holándrico). G. ligado a Y.
immune response g.'s (g. de inmunorrespuesta).
Ir g.'s (g. Ir). G. de inmunorrespuesta.
jumping g. (g. saltarín). G. asociado con elementos transposables.
lethal g. (g. letal).
mimic g.'s (g. mímicos).
mitochondrial g. (g. mitocondrial).
modifier g. (g. modificador).
mutant g. (g. mutante).
operator g. (g. operador).
penetrant g. (g. penetrante).
pleiotropic g. (g. pleiotrópico). G. polifénico.
polyphenic g. (g. polifénico). G. pleiotrópico.
recessive g. (g. recesivo).
regulator g. (g. regulador).
repressor g. (g. represor).
sex-linked g. (g. ligado al sexo).
split g. (g. dividido).
structural g. (g. estructural).
suppressor g. (g. supresor).
transfer g.'s (g. de transferencia).
transforming g. (g. transformador). Oncógeno.
X-linked g. (g. ligado a X). G. situado en un cromosoma X.
Y-linked g. (g. ligado a Y). G. holándrico.
gene library (biblioteca de gen). Conjunto reunido alazar de fragmentos de DNA clonados en un vector que puede contener o no toda la información genética de una especie.
gene mapping (mapeo genético).
gene splicing (empalme de gen). Empalme.
genealogy (genealogía). f. Historia de los ascendientes o los antepasados de una persona o familia.
generalization (generalización). f. **1.** Acción y efecto de hacerse o volverse general, difuso o extendido. **2.** Razonamiento por el que se llega a una conclusión básica que se aplica a diferentes ítem, todos ellos ligados por algún factor común.
stimulus g. (g. de estímulos).
generalized (generalizado). Que afecta a todo un órgano, como cuando una crisis epiléptica afecta a todo el cerebro.
generate (generar). **1.** Producir. **2.** Procrear.
generation (generación). f. **1.** Reproducción. **2.** Etapa de la sucesión de descendientes: padre, hijo y nieto son tres g.
asexual g., nonsexual g. (g. asexual, no sexual). Reproducción por fisión, gemación o cualquier otra forma, sin unión de células femeninas y masculinas, ni conjugación.
filial g. (F) (g. filial).
parental g. (P_1) (g. parental (P_1)).
sexual g. (g. sexual).
skipped g. (g. saltada).
spontaneous g. (g. espontánea). Heterogénesis.
virgin g. (g. virgen). Partenogénesis.
generative (generativo). Relativo a la generación.
generator (generador). m. Aparato para la conversión de energía química, mecánica, atómica o de otras formas en electricidad.
aerosol g. (g. de aerosoles).
asynchronous pulse g. (g. de pulsos asincrónicos).
atrial synchronous pulse g. (g. de pulsos sincrónicos auriculares).
atrial triggered pulse g. (g. de pulso desencadenado auricular).
demand pulse g. (g. de pulso de demanda).
fixed rate pulse g. (g. de pulso de frecuencia fija).
pulse g. (g. de pulso).
radionuclide g. (g. de radionúclidos).
standby pulse g. (g. de pulso standby).
ventricular inhibited pulse g. (g. de pulso inhibido ventricular).
ventricular synchronous pulse g. (g. de pulso sincrónico ventricular).
ventricular triggered pulse g. (g. de pulso desencadenado ventricular).
generic (genérico). **1.** Relativo a un género o que denota éste. **2.** General. **3.** Característico o distintivo.
generic name (nombre genérico).
genesial (genesíaco). Relativo a la generación.
genesiology (genesiología) f. Rama de la ciencia que estudia la generación o reproducción.
genesis (génesis). f. Proceso de origen o iniciación. También se usa como sufijo.
genetic (genético). Relativo a: 1) la genética, y 2) la ontogenia.
genetic burden (carga genética). Medida del costo (principalmente en muertes genéticas) que se observa al descargar un peso genético.
genetic map (mapa genético). Representación abstracta del ordenamiento de los loci genéticos de modo que la escala de distancias es proporcional al número esperado de entrecruzamientos entre ellos.
geneticist (genetista). m. y f. Especialista en genética.
genetics (genética). f. Rama de la ciencia que estudia la herencia.
behavior g. (g. de la conducta).
biochemical g. (g. bioquímica).
clinical g. (g. clínica).
galtonian g. (g. galtoniana).
human g. (g. humana).
mathematical g. (g. matemática).
medical g. (g. médica).
mendelian g. (g. mendeliana).
microbial g. (g. microbiana).
molecular g. (g. molecular).
population g. (g. poblacional).
quantitative g. (g. cuantitativa).
somatic cell g. (g. de células somáticas).
statistical g. (g. estadística).
transplantation g. (g. de trasplantes).
genetotrophic (genetotrófico). Relativo a distinciones individuales hereditarias en los requerimientos nutricionales.
Geneva Convention (Ginebra, Convención de). Acuerdo internacional suscripto en reuniones celebradas en Ginebra, Suiza, en 1864 y 1906, relativo (en el terreno médico) a la protección de heridos en batallas, a quienes deben cuidarlos y a los edificios en que deben alojarse.
genial, genian (geniano). Mentoniano.
-genic (-génico). Sufijo que significa "que produce o forma" y "producido o formado por".
genicular (genicular). Comúnmente usado con el significado de genual.
geniculate (geniculado). **1.** Doblado como una rodilla. **2.** Se refiere al genículo del nervio facial y denota el ganglio allí presente. **3.** Denota el cuerpo geniculado lateral (externo) o medial (interno).
geniculated (geniculado).
geniculum, pl. **genicula** m. **1.** (genículo). [*geniculum*, NA]. Rodilla. Estructura pequeña en forma de rodilla. **2.** (genículo). Estructura nudosa. **3.** (geniculum, pl. genicula).

g. of facial canal (g. del conducto facial). [*geniculum canalis facialis,* NA].
g. of facial nerve (g. del nervio facial). [*geniculum nervi facialis,* NA].
-genin (-genina). Sufijo usado para indicar la unidad esteroidea básica de una sustancia tóxica, generalmente un glucósido esteroideo.
genioglossus (geniogloso). Músculo g.
geniohyoid (geniohioideo). Músculo g.
geniohyoideus (geniohioideo). Músculo g.
genion (genión). m. La punta de la espina mentoniana, un punto craneométrico o cefalométrico.
genioplasty (genioplastia). f. Mentoplastia.
genital (genital). **1.** Relativo a la reproducción o la generación. **2.** Relativo a los genitales. **3.** Relativo a genitalidad o caracterizado por ella.
genitalia (genitales). m. Órganos g.
ambiguous external g. (genitales externos ambiguos).
external g. (genitales externos).
genitality (genitalidad). f. En psicoanálisis, término que se refiere a los componentes genitales de la sexualidad (pene y vagina), a diferencia, p. ej., de la oralidad y analidad.
genitals (genitales). Órganos genitales.
genitocrural (genitocrural). Genitofemoral.
genitofemoral (genitofemoral). Genitocrural; relativo a los genitales y el muslo; denota el nervio g.
genitourinary (GU) (genitourinario (GU)). Urogenital; urinogenital; urinosexual; relativo a los órganos de la reproducción y la micción.
genius (genio). m. **1.** Capacidad intelectual y artística marcadamente superior, o poder creador excepcional. **2.** Persona con estas cualidades.
genius epidemicus (genio epidémico).
genocopy (genocopia). f. Genotipo en un locus que produce un fenotipo que estimula el producido por otro genotipo.
genodermatology (genodermatología). f. Estudio de los aspectos hereditarios de las afecciones cutáneas.
genodermatosis (genodermatosis). f. Afección cutánea de origen genético.
genome (genoma). m. **1.** Conjunto completo de cromosomas derivados de uno solo, el número haploide de un gameto. **2.** Total de genes de un conjunto de cromosomas.
genomic (genómico). Relativo a un genoma.
genospecies (genoespecie). m. Grupo de organismos en el que es posible la intergamia o hibridación.
genote (genoto). m. En genética microbiana, elemento de recombinación cuando uno de los cromosomas de un par no está completo.
F g., F-genote. (g. F (F-genoto)). Plásmido F'.
genotoxic (genotóxico). Denota una sustancia que daña al DNA y en consecuencia puede causar mutaciones o cáncer.
genotype (genotipo). m. La constitución genética de un individuo.
genotypical (genotípico). Relativo al genotipo.
gentamicin, gentamycin (gentamicina). f. Complejo antibiótico de amplio espectro obtenido de *Micromonospora purpurea* y *M. echinospora,* que inhibe el crecimiento de bacterias grampositivas y gramnegativas. El sulfato se usa en medicina.
gentian (genciana). f. Raíz de genciana; rizoma y raíces secas de *Gentiana lutea* (familia Gentianaceae).
gentian root (raíz de genciana).
gentian violet (violeta de genciana).
gentianophil, gentianophile (gencianófilo). Que se tiñe fácilmente con violeta de genciana.
gentianophobic (gencianófobo). Que se tiñe poco o nada con violeta de genciana.
gentiobiase (gentiobiasa). f. β-D-Glucosidasa.
genu, gen. **genus**, pl. **genua** **1.** (rodilla). f. [*genu* NA]. Cualquier estructura de forma angular parecida a una r. flexionada. **2.** (genu, gen. genus, pl. genua). [*genu,* NA]. Rodilla.
g. of corpus callosum (r. del cuerpo calloso). [*genu corporis callosi,* NA].
g. of facial nerve (r. del nervio facial). [*genu nervi facialis,* NA].
g. of internal capsule (r. de la cápsula interna). [*genu capsulae internae,* NA].
g. recurvatum (genu recurvatum). Hiperextensión de la rodilla.
g. valgum (genu valgum). Tibia valga.
g. varum (genu varum). Piernas zambas, arqueadas o torcidas.
genual (genual). Genicular; relativo a la rodilla.
genus, pl. **genera** (género). m. En la clasificación de historia natural, la división entre la familia o tribu y la especie.
genyantrum (geniantro). m. Seno maxilar.
geo- (geo-). Prefijo relativo a la tierra o al suelo.
geode (geoda). f. Uno o más espacios de tipo quístico, con revestimiento epitelial o sin éste, que se observan radiológicamente en el hueso subarticular, por lo común en trastornos artríticos.
geomedicine (geomedicina). f. Nosoctonografía; nosogeografía; ciencia que estudia la influencia de las condiciones climáticas y ambientales en la salud y en la enfermedad.
geopathology (geopatología). f. Estudio de la enfermedad en relación con regiones, climas y otras influencias del ambiente.
geophagia, geophagism, geophagy (geofagia, geofagismo). f. y m. Práctica o hábito de comer tierra, polvo, barro, arcilla, etc.
geophilic (geófilo). m. Organismo con afinidad o preferencia por el suelo, como un parásito que no busca huéspedes humanos o animales.
geotaxis (geotaxis). f. Geotropismo; forma de barotaxia positiva con tendencia a crecer o moverse hacia la tierra, o dentro de ésta.
geotrichosis (geotricosis). f. Micosis sistémica causada por *Geotrichum candidum.*
geotropism (geotropismo). m. Geotaxis.
gephyrophobia (gefirofobia). f. Temor a cruzar un puente.
geratology (geratología). f. Gerontología.
gerbil (jerbo). m. Término aplicado a cualquiera de los 13 géneros de pequeños roedores (subfamilia Gerbillinae) de Asia y África; se asemejan a las ratas canguros y pueden sobrevivir sin beber agua.
geriatric (geriátrico). Relativo a la vejez o a la geriatría.
geriatrics (geriatría). f. Rama de la medicina que se ocupa de los problemas médicos y el cuidado de los ancianos.
dental g. (g. dental). Gerodoncia; gerodontología.
germ (germen). m. **1.** Microbio; microorganismo. **2.** Primordio; el primer signo de una estructura dentro de un embrión.
dental g. (g. dental). G. de un diente.
enamel g. (g. del esmalte). Órgano del esmalte de un diente en desarrollo.
reserve tooth g. (g. dental de reserva).
tooth g. (g. dentario).
germanium (Ge) (germanio). m. Elemento metálico, símbolo Ge, Nº at. 32, P. at. 72,59.
germicidal (germicida).
germicide (germicida). **1.** Que destruye gérmenes o microbios. **2.** m. Agente con esta acción.
germinal (germinal). Relativo a un germen o, en botánica, a la germinación.
germinoma (germinoma). m. Neoplasia de tejido germinal de las gónadas, el mediastino o la región pineal.
gero-, geront-, geronto- (gero-, geront-, geronto-). Prefijos que indican vejez.
geroderma (gerodermia). f. **1.** Piel atrófica de los ancianos. **2.** Cualquier estado en el que la piel se adelgaza y arruga, y se parece al tegumento de la vejez.
gerodontics, gerodontology (gerodoncia, gerodontología). f. Geriatría dental.
geromarasmus (geromarasmo). m. Atrofia senil.
geromorphism (geromorfismo). m. Estado de senilidad prematura.
gerontal (geróntico). Relativo a la vejez.
gerontine (gerontina). f. Espermina.
gerontologist (gerontólogo). Especialista en gerontología.
gerontology (gerontología). f. Geratología; estudio científico del proceso y los problemas del envejecimiento.
gerontophilia (gerontofilia). f. Amor morboso por los ancianos.
gerontophobia (gerontofobia). f. Temor morboso a los ancianos.
gerontotherapeutics (gerontoterapéutica). f. Ciencia del tratamiento de los ancianos.
gerontotherapy (gerontoterapia). f. Terapia geriátrica; tratamiento de la enfermedad en los ancianos.
gerontoxon (gerontoxon). m. Arco senil.
gestagen (gestágeno). m. Término general usado para designar cualquiera de varias sustancias gestágenas, que son generalmente hormonas esteroides.
gestagenic (gestágeno). Que induce efectos progestacionales en el útero.

gestalt (Gestalt). Sistema de fenómenos integrados de manera tal que constituyen una unidad funcional de propiedades que no derivan de ninguna de sus partes.
gestaltism (gestaltismo). m. Teoría psicológica según la cual los objetos mentales son formas o configuraciones completas que no pueden dividirse en partes.
gestation (gestación). f. Embarazo.
gestosis, pl. **gestoses** (gestosis). f. Cualquier trastorno del embarazo.
gesture (gesto). m. **1.** Cualquier movimiento que expresa una idea, opinión o emoción. **2.** Acto o hecho.
suicide g. (g. suicida).
GFR (IFG). Abrev. de índice de filtración glomerular.
GH (GH). Abrev. de hormona del crecimiento.
ghee (ghee). m. Manteca clara de la India hecha con leche de vaca o búfalo, coagulada antes de batirla. Emoliente, apósito para heridas y alimento.
GHRF, GH-RF (GHRF, GH-RF). Abrev. de factor liberador de hormona del crecimiento (growth hormone-releasing factor).
GHRH, GH-RH (GHRH, GH-RH). Abrev. de hormona liberadora de hormona del crecimiento (growth hormone-releasing hormone).
giantism (gigantismo).
giardiasis (giardiasis). f. Lambliasis; infección por *Giardia lamblia* que provoca síntomas de diarrea o disentería en el hombre.
chinchilla g. (g. de la chinchilla).
gibbon (gibón). m. Género de monos antropoides, *Hylobates*, de la superfamilia Hominoidea.
gibbous (giboso). Jorobado; corcovado; indica un ángulo marcado en la flexión de la columna vertebral.
gibbus (giba). f. Gran cifosis, joroba o corcova.
giga- (G) (giga- (G)). Prefijo usado en el sistema métrico y el SI, que significa mil millones (10^9).
gigantism (gigantismo). m. Gigantosoma; hipersomia; somatomegalia; estado de tamaño anormal o crecimiento excesivo de todo el cuerpo o alguna de sus partes.
acromegalic g. (g. acromegálico).
cerebral g. (g. cerebral).
eunuchoid g. (g. eunucoide).
pituitary g. (g. hipofisario).
primordial g. (g. primordial).
giganto- (giganto-). Prefijo que significa enorme o gigantesco.
gigantomastia (gigantomastia). f. Hipertrofia masiva de las mamas.
gigantosoma (gigantosoma). m. Gigantismo.
gilbert (gilbert o gilbertio). m. Unidad de fuerza o potencial magnético.
ginger (jengibre). m. Rizoma seco de *Zingiber officinale* (familia Zingiberaceae), llamado en el comercio j. de Jamaica, africano y de Cochin.
Chinese g. (j. chino). Galanga.
Indian g. (j. indio). *Asarum canadense*.
g. oleoresin (oleorresina de j.).
wild g. (j. silvestre). *Asarum canadense*.
gingili oil (aceite de ajonjolí). A. de sésamo.
gingiva, gen. and pl. **gingivae** (encía). [*gingiva*, NA]. Tejido fibroso denso cubierto por mucosa que envuelve los procesos alveolares de ambos maxilares y los cuellos de los dientes.
alveolar g. (e. alveolar). Tejido gingival del hueso alveolar.
attached g. (e. adherida).
buccal g. (e. bucal).
free g. (e. libre).
labial g. (e. labial).
lingual g. (e. lingual).
septal g. (e. septal).
gingival (gingival). Relativo a la encía.
Gingival Index (GI) (índice gingival).
Gingival-Periodontal Index (GPI) (índice gingivo-periodontal).
gingivectomy (gingivectomía). f. Resección de la encía; resección quirúrgica de tejido gingival no soportado.
gingivitis (gingivitis). f. Inflamación del tejido gingival como respuesta inflamatoria a una placa bacteriana en un diente adyacente.
acute necrotizing g. (ANUG) (g. necrosante aguda).
chronic desquamative g. (g. descamativa crónica). Gingivosis.
diabetic g. (g. diabética).
diphenylhydantoin g. (g. por difenilhidantoína).
fusospirochetal g. (g. fusoespirilar). G. ulcerosa necrosante.
hormonal g. (g. hormonal).
hyperplastic g. (g. hiperplásica).
leukemic hyperplastic g. (g. leucémica hiperplásica).
marginal g. (g. marginal).
necrotizing ulcerative g. (NUG) (g. ulcerosa necrosante). Enfermedad de Vincent.
proliferative g. (g. proliferativa).
suppurative g. (g. supurante).
ulceromembranous g. (g. ulceromembranosa). G. ulcerosa necrosante.
gingivo- (gingivo-). Prefijo relativo a la encía.
gingivo-osseous (gingivoóseo). Se refiere a la encía y su hueso subyacente.
gingivoaxial (gingivoaxial). Perteneciente al ángulo lineal formado por las paredes gingival y axial de una cavidad.
gingivoglossitis (gingivoglositis). f. Inflamación de la lengua y los tejidos gingivales.
gingivolabial (gingivolabial). Se refiere al ángulo lineal formado por la unión de las paredes gingival y labial de una cavidad de clase III o IV.
gingivolinguoaxial (gingivolinguoaxial). Se refiere al ángulo de punta formado por las paredes gingival, lingual y axial de una cavidad.
gingivoplasty (gingivoplastia). f. Procedimiento quirúrgico que da nueva forma y contornos al tejido gingival para otorgarle formas estéticas, fisiológicas y funcionales.
gingivosis (gingivosis). f. Gingivitis descamativa crónica.
gingivostomatitis (gingivoestomatitis). f. Inflamación de los tejidos gingivales de la cavidad oral.
ginglyform (gingliforme). Ginglimoide.
ginglymoarthrodial (ginglimoartrodial). Denota una articulación en forma de gínglimo y artrodia a la vez.
ginglymoid (ginglimoide). Gingliforme; relativo o parecido a una articulación en bisagra.
ginglymus (gínglimo). m. [*ginglymus*, NA]. Articulación en bisagra o ginglimoide.
helicoid g. (g. helicoidal). Articulación trocoidea.
lateral g. (g. lateral). Articulación trocoidea.
ginseng (ginseng). m. Raíces de varias especies de *Panax* (familia Araliaceae), consideradas de grandes virtudes medicinales por los chinos, pero poco usadas en medicina occidental.
GIP (GIP). Abrev. en inglés de polipéptido inhibidor gástrico (gastric inhibitory polypeptide).
girdle (cintura). f. Cinturón; zona.
Hitzig's g. (c. de Hitzig). Coraza tabética.
Neptune's g. (c. de Neptuno).
pelvic g. 1. (cíngulo de las extremidades inferiores). [*cingulum membri inferioris*, NA]. Cintura pelviana. **2.** (c. pelviana).
shoulder g. (c. escapular). [*cingulum membri superioris*, NA].Cíngulo de las extremidades superiores.
thoracic g. (c. torácica). Cíngulo de las extremidades superiores.
gitalin (gitalina). f. Extracto de *Digitalis purpurea* que contiene una mezcla de glucósidos y agliconas, con acción y uso similares a los de la digital.
githagism (gitagismo). m. Enfermedad similar al latirismo, supuestamente debida a envenenamiento con semillas de neguilla, *Lychnis githago*.
gitogenin (gitogenina). f. Digina; genina de la gitonina; agente cardiotónico.
gitonin (gitonina). f. Tetraglucósido derivado de la gitogenina compuesto por dos galactosas, una glucosa y una xilosa.
gitoxin (gitoxina). f. Anhidrogitalina; bigitalina; seudodigitoxina.
gitterzelle (gitterzelle). Célula granulosa compuesta.
glabella (glabela). f. **1.** Espacio interciliar. Prominencia lisa del hueso frontal sobre la raíz de la nariz, más marcada en el hombre. **2.** Mesofrión; el punto de proyección más anterior de la frente en la línea media, a la altura de los rebordes supraorbitarios.
glabrous, glabrate (glabro). Liso o sin pelo.
gladiate (gladiado). Xifoides.
gladiolus (gladiolo). m. Cuerpo del esternón.
gland (glándula). [*glandula*, NA]. f. Agregación organizada de células que funcionan como un órgano secretorio o excretorio.

accessory g. (g. accesoria).
accessory lacrimal g.'s (g. lagrimales accesorias). [*glandulae lacrimales accessoriae*, NA].
accessory parotid g. (g. parótida accesoria). [*glandula parotidea accessoria*, NA]. G. admaxilar; socia parotídea.
accessory suprarenal g.'s (g. suprarrenales accesorias). [*glandulae suprarenales accessoriae*, NA].
accessory thyroid g. (g. tiroides accesoria). [*glandula thyroidea accessoria*, NA]. G. prehioidea, suprahioidea o de Wölfler.
acid g. (g. ácida). G. oxíntica.
acinotubular g. (g. acinotubular). G. tubuloacinosa.
acinous g. (g. acinosa).
admaxillary g. (g. admaxilar). [*glandula parotidea accessoria*, NA]. G. parótida accesoria.
adrenal g. (g. adrenal). [*glandula suprarenalis*, NA]. G. suprarrenal.
aggregate g.'s (g. agregadas). [*folliculi lymphatici aggregati*, NA]. Folículos linfáticos agregados.
agminate g.'s, agminated g.'s (g. agminadas). [*folliculi lymphatici aggregati*, NA].
Albarran's g.'s (g. de Albarrán). Túbulos de Albarrán y Domínguez.
albuminous g. (g. albuminosa).
alveolar g. (g. alveolar).
anal g. (g. anal).
anterior lingual g. (g. lingual anterior). [*glandula lingualis anterior*, NA]. G. apical; g. de Bauhin, Blandin o Nuhn.
apical g. (g. apical). [*glandula lingualis anterior*, NA]. G. lingual anterior.
apocrine g. (g. apocrina).
areolar g.'s (g. areolares). [*glandulae areolares*, NA].
arteriococcygeal g. (g. arteriococcígea). [*corpus coccygeum*, NA]. Cuerpo coccígeo.
arytenoid g.'s (g. aritenoideas). [*glandulae laryngeae*, NA]. G. laríngeas.
Aselli's g. (g. de Aselli).
g.'s of auditory tube (g. de la trompa auditiva). [*glandulae tubariae*, NA]. G. de la trompa de Eustaquio.
axillary sweat g.'s (g. sudorípara axilar). [*glandula sudoriferae*, NA].
Bartholin's g. (g. de Bartholin). [*glandula vestibularis major*, NA]. G. vestibular mayor.
Bauhin's g. (g. de Bauhin). [*glandula lingualis anterior*, NA]. G. lingual anterior.
Baumgarten's g.'s (g. de Baumgarten). G. de Henle.
g.'s of biliary mucosa (g. de la mucosa biliar). [*glandulae mucosae biliosae*, NA]. G. císticas de Luschka; g. de Theile.
Blandin's g. (g. de Blandin). [*glandula lingualis anterior*, NA]. G. lingual anterior.
Boerhaave's g.'s (g. de Boerhaave). [*glandulae sudoriferae*, NA]. G. sudoríparas.
Bowman's g. (g. de Bowman).
bronchial g.'s 1. (g. bronchiales). Ganglios linfáticos broncopulmonares. 2. (g. bronquiales). [*glandulae bronchiales*, NA].
Bruch's g.'s (g. de Bruch). G. de tracoma.
Brunner's g.'s (g. de Brunner). [*glandulae duodenales*, NA]. G. duodenales.
buccal g.'s (g. bucales). [*glandulae buccales*, NA]. G. genianas.
bulbourethral g. (g. bulbouretral). [*glandula bulbourethralis*, NA].
cardiac g. (g. cardial).
cardiac g.'s of esophagus (g. cardiales del esófago).
celiac g.'s (g. celíacas). [*lymphonodi coeliaci*, NA].
ceruminous g.'s (g. ceruminosas). [*glandulae ceruminosae*, NA].
cervical g.'s (g. cervicales). **1.** [*glandulae cervicale uteri*, NA]. G. cervicales del útero. **2.** Nódulos linfáticos cervicales anteriores y superficiales.
cervical g.'s of uterus (g. cervicales del útero). [*glandulae cervicales uteri*, NA].
Ciaccio's g.'s (g. de Ciaccio). [*glandulae lacrimales accessoriae*, NA].
ciliary g.'s (g. ciliares). [*glandulae ciliares*, NA]. G. de Moll.
circumanal g.'s (g. circumanales). [*glandulae circumanales*, NA].
coccygeal g. (g. coccígea). [*corpus coccygeum*, NA]. Cuerpo coccígeo.
coil g. **1.** (g. enroscada). **2.** (g. glomerulares).
compound g. (g. compuesta).
conjunctival g.'s (g. conjuntivales). [*glandulae conjuctivales*, NA].
convoluted g. (g. contorneada). G. enroscada.
Cowper's g. (g. de Cowper). [*glandula bulbourethralis*, NA]. G. bulbouretral.
crop g. (g. del buche).
ductless g.'s (g. sin conducto). [*glandula sine ductibus*, NA].
duodenal g.'s (g. duodenales). [*glandulae duodenales*, NA].
Duverney's g. (g. de Duverney). [*glandula vestibularis major*, NA]. G. vestibular mayor.
Ebner's g.'s (g. de Ebner).
eccrine g. (g. ecrina).
ecdysial g.'s (g. ecdisiales).
Eglis' g.'s (g. de Eglis).
endocrine g.'s (g. endocrina). [*glandulae endocrinae*, NA].
esophageal g.'s (g. esofágicas). [*glandulae esophageae*, NA].
g.'s of eustachian tube **1.** (g. de la trompa de Eustaquio). [*glandulae tubariae*, NA]. G. tubáricas. **2.** (g. tubáricas). [*glandulae tubariae*, NA].
excretory g. (g. excretoria).
exocrine g. (g. exocrina).
external salivary g. (g. salival externa). [*glandula parotidea*, NA].
follicular g. (g. folicular). G. formada por folículos.
fundus g.'s (g. fúndicas). [*glandulae gastricae*, NA]. G. gástricas.
Galeati's g.'s (g. de Galeati). [*glandulae intestinales*, NA]. G. intestinales.
gastric g.'s (g. gástricas). [*glandulae gastricae*, NA].
Gay's g.'s (g. de Gay). [*glandulae circumanales*, NA]. G. circumanales.
genal g.'s (g. genianas). [*glandulae buccales*, NA]. G. bucales.
genital g. (g. genitales). **1.** Testículo. **2.** Ovario.
Gley's g.'s (g. de Gley).
greater vestibular g. (g. vestibular mayor). [*glandula vestibularis major*, NA]. G. de Bartholin, Tiedemann o Duverney; g. vulvovaginal.
Guérin's g.'s (g. de Guérin). [*glandulae urethrales femininae*, NA]. G. uretrales femeninas.
Harder's g., harderian g. (g. de Harder).
Havers' g.'s (g. de Havers). G. sinoviales.
hemal g. (g. hemal). Nódulo hemal.
hematopoietic g. (g. hematopoyética).
hemolymph g. (g. hemolinfática). Nódulo hemal.
Henle's g.'s (g. de Henle). G. de Baumgartner.
hibernating g. (g. hibernante). Grasa parda.
holocrine g. (g. holocrina).
inguinal g.'s (g. inguinales).
internal salivary g. (g. salival interna).
g.'s of internal secretion (g. de secreción interna). [*glandulae endocrinae*, NA]. G. endocrinas.
interrenal g.'s (g. interrenal). Cuerpo interrenal.
interscapular g. (g. interescapular). Grasa parda.
interstitial g. (g. intersticial).
intestinal g.'s (g. intestinales). [*glandulae intestinalis*, NA].
intraepithelial g.'s (g. intraepiteliales).
jugular g. (g. yugular). Nódulo centinela.
Knoll's g.'s (g. de Knoll).
Krause's g.'s (g. de Krause). [*glandula lacrimales accessoriae*, NA].
Krause's g.'s (g. de Krause). G. de la mucosa de la cavidad timpánica.
labial g.'s (g. labiales). [*glandulae labiales*, NA].
lacrimal g. (g. lagrimal). [*glandula lacrimalis*, NA].
lactiferous g. (g. lactífera). [*glandula mammaria*, NA]. G. mamaria.
laryngeal g.'s (g. laríngeas). [*glandulae laryngeae*, NA]. G. aritenoides.
lesser vestibular g.'s (g. vestibulares menores). [*glandulae vestibulares minores*, NA].
Lieberkühn's g.'s (g. de Lieberkühn). [*glandulae intestinales*, NA]. G. intestinales.
Littré's g.'s (g. de Littré). [*glandulae urethrales masculinae*, NA]. G. uretrales masculinas.

Luschka's cystic g.'s (g. císticas de Luschka). [*glandulae mucosae biliosae*, NA].
Luschka's g. (g. de Luschka).
lymph g. (g. linfática). [*lymphonodus*, NA]. Ganglio linfático.
major salivary g.'s (g. salivales mayores).
malpighian g.'s (g. de Malpighi). [*folliculi lymphatici lienales*, NA]. Folículos linfáticos esplénicos.
mammary g. (g. mamaria). [*glandula mammaria*, NA].
marrow-lymph g. (g. medulolinfática).
master g. (g. maestra). Hipófisis.
maxillary g. (g. maxilar). [*glandula submandibularis*, NA]. G. submandibular.
meibomian g.'s (g. de Meibomio). [*glandulae tarsales*, NA]. G. tarsales.
merocrine g. (g. merocrina).
Méry's g. (g. de Méry). [*glandula bulbourethralis*, NA]. G. bulbouretral.
metrial g. (g. metrial).
milk g. (g. láctea). [*glandula mammaria*, NA]. G. mamaria.
minor salivary g.'s (g. salivales menores).
mixed g. (g. mixta).
molar g.'s (g. molares). [*glandulae molares*, NA].
Moll's g.'s (g. de Moll). [*glandulae ciliares*, NA]. G. ciliares.
Montgomery's g.'s (g. de Montgomery). [*glandulae areolares*, NA]. G. areolares.
g.'s of mouth **1.** (g. orales). [*glandulae oris*, NA]. G. de la boca. **2.** (g. de la boca). [*glandulae oris*, NA]. G. orales.
mucilaginous g. (g. mucilaginosa).
muciparous g. (g. mucípara). [*glandula mucosa*, NA]. G. mucosa.
mucous g. (g. mucosa). [*glandula mucosa*, NA]. G. mucípara.
mucous g.'s of auditory tube (g. mucosas de la trompa auditiva). [*glandulae tubariae*, NA].
nasal g.'s (g. nasales). [*glandulae nasales*, NA].
Nuhn's g. (g. de Nuhn). [*glandula lingualis anterior*, NA]. G. lingual anterior.
odoriferous g. (g. odoríficas).
oil g.'s (g. oleosa). **1.** [*glandula sebaceae*, NA]. G. sebácea. **2.** G. uropigia.
olfactory g.'s (g. olfatorias). [*glandulae olfactoriae*, NA].
oxyntic g. (g. oxíntica). G. ácida.
pacchionian g.'s (g. de Pacchioni). Granulaciones aracnoideas.
palatine g.'s (g. palatinas). [*glandulae palatinae*, NA].
palpebral g.'s (g. palpebrales). [*glandulae tarsales*, NA]. G. tarsales.
parathyroid g. (g. paratiroides). [*glandulae parathyroidea*, NA].
paraurethral g.'s (g. parauretrales). [*glandulae urethrales femininae*, NA]. G. uretrales femeninas.
parotid g. (g. parótida). [*glandula parotidea*, NA].
peptic g. (g. péptica). G. secretora de pepsina.
peritracheal g.'s (g. peritraqueales). G. ecdisiales.
perspiratory g.'s (g. de la transpiración). [*glandulae sudoriferae*, NA]. G. sudoríparas.
Peyer's g.'s (g. de Peyer). [*folliculi lymphatici aggregati*, NA].
pharyngeal g.'s (g. faríngeas). [*glandulae pharyngeae*, NA].
Philip's g.'s (g. de Philip).
pileous g. (g. pilosa). G. sebácea que se vacía en el folículo piloso.
pineal g. (g. pineal). [*corpus pineale*, NA]. Cuerpo pineal.
pituitary g. (g. pituitaria). Hipófisis.
Poirier's g. (ganglio de Poirier).
preen g. (g. limpiadora). G. uropigia.
prehyoid g. (g. prehioidea). [*glandula thyroidea accessoria*, NA]. G. tiroides accesoria.
preputial g.'s (g. prepuciales). [*glandulae preputiales*, NA].
prostate g. (g. prostática). Próstata.
prothoracic g.'s (g. protorácicas). G. ecdisiales.
pyloric g.'s (g. pilóricas). [*glandulae pyloricae*, NA].
racemose g. (g. racemosa).
Rivinus' g. (g. de Rivinus). [*glandula sublingualis*, NA]. G. sublingual.
Rosenmüller's g. (g. de Rosenmüller). Nódulo de Cloquet.
saccular g. (g. sacular). G. alveolar simple.
salivary g. (g. salivales). [*glandula salivaria*, NA].
salivary g. of abdomen (g. salival del abdomen). Páncreas.
scent g.'s (g. de olor).
sebaceous g.'s (g. sebáceas). [*glandulae sebaceae*, NA].
seminal g. (g. seminal). [*vesicula seminalis*, NA]; [*glandula seminalis*, NA]. Vesícula seminal.
sentinel g. (ganglio linfático centinela).
seromucous g. (g. seromucosa). [*glandula seromucosa*, NA].
serous g. (g. serosa). [*glandula serosa*, NA].
Serres' g.'s (g. de Serres).
sexual g. (g. sexuales).
Skene's g.'s (g. de Skene). [*glandulae urethrales femininae*, NA]. G. uretrales femeninas.
g. of skin (g. cutáneas). [*glandulae cutis*, NA].
solitary g.'s (g. solitarias). [*folliculi lymphatici solitarii*, NA]. Folículos linfáticos solitarios.
sublingual g. (g. sublingual). [*glandula sublingualis*, NA].
submandibular g. (g. submandibular). [*glandula submandibularis*, NA]. G. submaxilar o maxilar.
submaxillary g. (g. submaxilar). [*glandula submandibularis*, NA]. G. submandibular.
sudoriferous g.'s (g. sudoríparas). [*glandulae sudoriferae*, NA].
suprahyoid g. (g. suprahioidea). [*glandula thyroidea accessoria*, NA]. G. tiroides accesoria.
suprarenal g. (g. suprarrenal). [*glandula suprarenalis*, NA].
Suzanne's g. (g. de Suzanne).
sweat g.'s (g. de la sudación). [*glandulae sudoriferae*, NA]. G. sudoríparas.
synovial g.'s (g. sinoviales). G. de Havers.
target g. (g. efectora).
tarsal g.'s (g. tarsales). [*glandulae tarsales*, NA]. G. palpebrales.
Terson's g.'s (g. de Terson). [*glandulae conjunctivales*, NA]. G. conjuntivales.
Theile's g.'s (g. de Theile). [*glandulae mucosae biliosae*, NA]. G. de la mucosa biliar.
thoracic g.'s (g. torácicas). G. ecdisiales.
thymus g. (g. tímica). [*thymus*, NA].
thyroid g. (g. tiroides). [*glandula thyroidea*, NA]. Cuerpo tiroides.
Tiedemann's g. (g. de Tiedemann). [*glandula vestibularis major*, NA]. G. vestibular mayor.
tracheal g.'s (g. traqueales). [*glandulae tracheales*, NA].
trachoma g.'s (g. de tracoma). G. de Bruch.
tubular g. (g. tubular).
tubuloacinar g. (g. tubuloacinosa). G. acinotubular.
tubuloalveolar g. (g. tubuloalveolar).
tympanic g. (g. timpánica). Cuerpo timpánico.
Tyson's g.'s (g. de Tyson). [*glandulae preputiales*, NA]. G. prepuciales.
unicellular g. (g. unicelular).
urethral g.'s (g. uretrales). [*glandulae urethrales*, NA].
uropygial g. (g. uropigia). G. oleosa; g. limpiadora.
uterine g.'s (g. uterinas). [*glandulae uterinae*, NA].
vaginal g. (g. vaginal).
vascular g. (g. vascular). Nódulo hemal.
ventral g.'s (g. ventrales). G. ecdisiales.
vesical g. (g. vesical).
vestibular g.'s (g. vestibulares).
vulvovaginal g. (g. vulvovaginal). [*glandula vestibular major*, NA]. G. vestibular mayor.
Waldeyer's g.'s (g. de Waldeyer).
Wasmann's g.'s (g. de Wasmann). [*glandulae gastricae*, NA]. G. gástricas.
Weber's g.'s (g. de Weber).
Wepfer's g.'s (g. de Wepfer). [*glandulae duodenales*, NA]. G. duodenales.
Wölfler's g. (g. de Wölfler). [*glandula thyroidea accessoria*, NA]. G. tiroides accesoria.
Wolfring's g.'s (g. de Wolfring).
Zeis' g.'s (g. de Zeis).

glanders (muermo). m. Enfermedad debilitante del caballo y de algunos miembros de la familia gatuna, causada por *Pseudomonas mallei* y transmisible al hombre.
glandilemma (glandilema). m. Cápsula de una glándula.
glandula, pl. **glandulae** (glandula, pl. glandulae). [*glandula*, NA]. Glándula.
g. atrabiliaris (glándula atrabiliaria). G. suprarrenal.

E F G

g. basilaris (glándula basilar). Hipófisis.
glandulae cutis (glándulas cutáneas). [*glandulae cutis*, NA].
glandulae glomiformes (glándulas glomiformes). [*glandulae glomiformes*, NA]. Glomo; g. tubulares de la piel.
glandulae propriae (glándulas propias).
glandular (glandular). Relativo a una glándula.
glandule (glandulita, glandulilla). f. Pequeña glándula.
glandulous (glandular).
glans, pl. **glandes** (glande). [*glans*, NA]. m. Estructura cónica en forma de bellota.
g. clitoridis (g. del clítoris). [*glans clitoridis*, NA].
g. penis (g. del pene). [*glans penis*, NA]. Balano.
glaphenine (glafenina). f. Agente antiinflamatorio con propiedades analgésicas.
glare (deslumbramiento). m. Sensación causada por una brillantez dentro del campo visual suficientemente mayor que la luminancia a la que los ojos están adaptados.
blinding g. (d. cegador). D. velador.
dazzling g. (d. ofuscador).
peripheral g. (d. periférico).
specular g. (d. especular). D. debido a luz reflejada especularmente.
veiling g. (d. velador). D. cegador.
glarometer (glarómetro). m. Instrumento que mide la sensibilidad al deslumbramiento central por las luces de un vehículo que se aproxima.
glaserian (glaseriano). Relativo a Johann H. Glaser o descrito por él.
glass (vidrio). m. Una substancia transparente compuesta de silicio y óxidos de distintas bases.
Crookes' g. (lente de Crookes).
cupping g. (ventosa). f. Copa o vaso de vidrio, del cual se extrae el aire por medio del calor o de un aparato de succión especial, que antiguamente se aplicaba sobre la piel para llevar la sange hacia la superficie.
object g. (lente objetivo).
glaucoma (glaucoma). m. Enfermedad del ojo caracterizada por aumento de presión intraocular, excavación y atrofia del disco óptico; produce defectos en el campo de la visión.
absolute g. (g. absoluto). Fase final de la ceguera en el g.
acute g. (g. agudo). G. de cierre de ángulo.
angle-closure g. (g. de cierre de ángulo). G. de cierre de ángulo.
aphakic g. (g. afáquico). G. que sigue a la extracción de una catarata.
capsular g. (g. capsular).
chronic g. (g. crónico). G. de ángulo abierto.
α-chymotrypsin-induced g. (g. inducido por α-quimotripsina).
closed-angle g. (g. de ángulo cerrado). G. de cierre de ángulo.
combined g. (g. combinado).
compensated g. (g. compensado). G. de ángulo abierto.
congenital g. (g. congénito). Buftalmía.
corticosteroid-induced g. (g. inducido por corticosteroides).
Donders' g. (g. de Donders).
g. fulminans (g. fulminante).
ghost cell g. (g. de células fantasmas).
hemorrhagic g. (g. hemorrágico).
hypersecretion g. (g. por hipersecreción).
low tension g. (g. de baja tensión).
malignant g. (g. maligno).
narrow-angle g. (g. de ángulo estrecho). G. de cierre de ángulo.
neovascular g. (g. neovascular). G. propio de la rubeosis del iris.
open-angle g. (g. de ángulo abierto). G. crónico, compensado o simple.
phacogenic g. (g. facógeno). G. facomórfico.
phacolytic g. (g. facolítico).
phacomorphic g. (g. facomórfico). G. facógeno.
pigmentary g. (g. pigmentario).
pseudoexfoliative capsular g. (g. capsular seudoexfoliativo).
pupillary block g. (g. con bloqueo pupilar).
secondary g. (g. secundario).
simple g., g. simplex (g. simple, simplex). G. de ángulo abierto.
glaucomatocyclitic (glaucomatociclítico). Denota aumento de tensión intraocular asociado con evidencias de ciclitis.
glaucomatous (glaucomatoso). Relativo al glaucoma.
glaucosuria (glaucosuria). f. Nombre obsoleto de la indicanuria.
GLC (GLC). Abrev. en inglés de cromatografía líquido-gaseosa (gas-liquid chromatography).
Glc, GlcA, GlcN, GlcNAc, GlcUA. (Glc, GlcA, GlcN, GlcNAc, GlcUA). Símbolos de los radicales de glucosa, ácido glucónico, glucosamina, *N*-acetilglucosamina y ácido glucurónico.
gleet (gota militar). Medorrea.
glenohumeral (glenohumeral). Relativo a la cavidad glenoidea y el húmero.
glenoid (glenoideo). Parecido a un alvéolo o hueco; denota la depresión articular del omóplato que entra en la formación de la articulación del hombro.
glia (glia). f. Neuroglia.
gliacyte (gliocito). m. Célula de neuroglia.
gliadin (gliadina). f. Clase de proteínas separables del gluten de trigo y centeno.
glial (glial). Perteneciente a la glia o neuroglia.
glide (deslizamiento). m. Movimiento continuo suave que se realiza sin esfuerzos.
mandibular g. (d. mandibular).
glio- (glio-). Prefijo que significa cola, sustancia viscosa o semejante a la cola y se relaciona específicamente con la neuroglia.
glioblast (glioblasto). m. Célula neural temprana que se desarrolla, como el neuroblasto, a partir de las células tempranas ependimales del tubo neural.
glioblastoma (glioblastoma). m. Astrocitoma de grado IV; glioma formado principalmente por células anaplásicas indiferenciadas precursoras de los astrocitos y que varían mucho de tamaño, forma y reacciones colorantes.
glioblastosis cerebri (glioblastosis cerebral). Astrocitosis cerebral; neoplasia intracraneal difusa de origen astrocítico.
glioma (glioma). m. Cualquier neoplasia derivada de uno de los diferentes tipos de células que forman el tejido intersticial del cerebro, la médula espinal, la glándula pineal, la posterohipófisis y la retina.
gigantocellular g. (g. gigantocelular).
mixed g. (g. mixto). Astroependimoma.
nasal g. (g. nasal).
g. of optic chiasm (g. del quiasma óptico).
g. of the spinal cord (g. de la médula espinal).
telangiectatic g., g. telangiectodes (g. telangiectásico, telangiectodes).
gliomatosis (gliomatosis). f. Neurogliomatosis; neoformación de células neurogliales en el cerebro o la médula espinal.
gliomatous (gliomatoso). Perteneciente a un glioma o caracterizado por él.
gliomyxoma (gliomixoma). m. Mixoma que contiene una cantidad considerable de células y fibras gliales proliferantes.
glioneuroma (glioneuroma). m. Ganglioneuroma derivado de neuronas, con numerosas células y fibras gliales en la matriz.
gliosarcoma (gliosarcoma). m. Glioma formado por células fusiformes pleomorfas indiferenciadas inmaduras, de núcleos relativamente grandes e hipercromáticos, con frecuencia bizarros, y prolongaciones fibrilares poco formadas.
gliosis (gliosis). f. Estado caracterizado por neoformaciones o tumores de la neuroglia.
isomorphous g. (g. isomorfa).
piloid g. (g. piloide).
g. uteri (g. uterina).
glipizide (glipizida). f. Una sulfonilurea oral.
glissonitis (glisonitis). f. Inflamación de la cápsula de Glisson o del tejido conjuntivo que rodea a la vena porta, la arteria hepática y los conductos biliares.
Gln (Gln). Símbolo de glutamina o su radical acilo glutaminilo.
global (global). Aspecto completo, generalizado o total.
globe (globo). m. Cuerpo redondo; esfera; bola.
g. of eye (g. del ojo). Bulbo ocular.
pale g. (g. pálido). [*globus pallidus*, NA].
globin (globina). f. Hematohistona; proteína de la hemoglobina.
globoside (globósido). m. Glucoesfingolípido, específicamente un tetrasacárido de ceramida (tetraglucosilceramida), aislado del riñón y los glóbulos rojos.
globule (glóbulo). m. **1.** Pequeño cuerpo esférico de cualquier tipo. **2.** Gotita de grasa en la leche.
dentin g. (g. de dentina).
Morgagni's g.'s (g. de Morgagni). Esferas de Morgagni.
polar g. (g. polar). Cuerpo polar.

globuliferous (globulífero). Que contiene glóbulos o corpúsculos, especialmente glóbulos rojos.
globulin (globulina). f. Nombre de una familia de proteínas que precipitan del plasma o suero por semisaturación con sulfato de amonio.
accelerator g. (AcG, ac-g) (g. aceleradora (GAc, g-ac)). Acelerina.
antihemophilic g. (AHG) (g. antihemofílica).
antihemophilic g. A (g. antihemofílica A). Factor VIII.
antihemophilic g. B (g. antihemofílica B). Factor IX.
antihuman g. (g. antihumana). Suero de Coombs.
chickenpox immune g. (human) (g. inmune de la varicela (humana)). Inmunoglobulina de la varicela.
corticosteroid-binding g. (CBG) (g. fijadora de corticosteroides). Transcortina.
human gamma g. (g. gamma humana). Inmunoglobulina humana normal.
immune serum g. (human) (g. inmune sérica (humana)).
measles immune g. (human) (g. inmune del sarampión (humana)). Inmunoglobulina del sarampión.
pertussis immune g. (g. inmune de la tos ferina (pertussis)). Inmunoglobulina de la tos ferina.
plasma accelerator g. (g. aceleradora del plasma). Factor V.
poliomyelitis immune g. (human) (g. inmune de poliomielitis (humana)). Inmunoglobulina de la poliomielitis.
rabies immune g. (human) (g. inmune de la rabia (humana)). Inmunoglobulina de la rabia.
RH_0(D) immune g. (g. inmune Rh_0(D)). Inmunoglobulina anti-D o Rh_0(D).
serum accelerator g. (g. aceleradora del suero).
specific immune g. (human) (g. inmune específica (humana)).
tetanus immune g. (g. inmune del tétanos). Inmunoglobulina del tétanos.
thyroxine-binding g. (TBG) (g. fijadora de tiroxina). Poteína fijadora de tiroxina.
zoster immune g. (g. antizoster).
globulinuria (globulinuria). f. Excreción de globulina en la orina, generalmente, aunque no siempre, junto con seroalbúmina.
globulus (globulus). Glóbulo.
globus, pl. **globi** (globus, pl. globi). [*globus*, NA]. Globo. Cuerpo redondo; esfera, bola.
g. hystericus (globo histérico). Esferestesia.
g. major (globo mayor). Cabeza del epidídimo.
g. minor (globo menor). Cola del epidídimo.
g. pallidus (globo pálido). [*globus pallidus*, NA].
glomal (glómico). Relativo a un glomo o que incluye a éste.
glomangioma (glomangioma). m. Glomotumor.
glomangiosis (glomangiosis). f. Presencia de múltiples complejos de pequeños canales vasculares.
pulmonary g. (g. pulmonar).
glome (glomo). **1.** Pequeño cuerpo globular. **2.** Cuerpo glómico; anastomosis arteriolovenular altamente organizada que forma un diminuto foco nodular.
glomectomy (glomectomía). f. Escisión de un glomo tumoral o glomotumor.
glomerular (glomerular). Glomeruloso; relativo a uno o más glomérulos, o que les afecta.
glomerule (glomérulo).
glomerulitis (glomerulitis). f. Inflamación de un glomérulo, específicamente renal, como en la glomerulonefritis.
glomerulonephritis (glomerulonefritis). f. Nefritis glomerular; enfermedad renal caracterizada por cambios inflamatorios bilaterales en los glomérulos, que no se deben a infección de los riñones.
acute g. (g. aguda). G. hemorrágica aguda o posestreptocócica.
acute crescentic g. (g. semilunar aguda). G. rápidamente progresiva.
acute hemorrhagic g. (g. hemorrágica aguda). G. aguda.
acute post-streptococcal g. (g. posestreptocócica aguda). G. aguda.
anti-basement membrane g. (g. antimembrana basal).
Berger's focal g. (g. focal de Berger). G. focal.
chronic g. (g. crónica). Nefritis crónica.
diffuse g. (g. difusa).
Ellis type 1 g. (g. de Ellis tipo 1).
Ellis type 2 g. (g. de Ellis tipo 2).
exudative g. (g. exudativa).
focal embolic g. (g. embólica focal).
focal g. (g. focal). Nefritis focal; nefropatía por IgA.
hypocomplementemic g. (g. hipocomplementémica). G. membranoproliferativa.
lobular g. (g. lobular). G. membranoproliferativa.
local g. (g. local). G. segmentaria.
membranoproliferative g. (g. membranoproliferativa).
membranous g. (g. membranosa).
mesangial proliferative g. (g. proliferativa mesangial).
mesangiocapillary g. (g. mesangiocapilar). G. membranoproliferativa.
proliferative g. (g. proliferativa).
rapidly progressive g. (g. de progresión rápida).
segmental g. (g. segmentaria). G. local.
subacute g. (g. subaguda). Nefritis subaguda.
glomerulopathy (glomerulopatía). f. Enfermedad glomerular de cualquier tipo.
focal sclerosing g. (g. esclerosante focal).
glomerulosclerosis (glomerulosclerosis). f. Esclerosis glomerular; depósitos hialinos o cicatrización dentro de los glomérulos renales.
diabetic g. (g. diabética). G. intercapilar.
focal segmental g. (g. segmentada focal).
intercapillary g. (g. intercapilar). G. diabética.
glomerulose (glomeruloso). Glomerular.
glomerulus, pl. **glomeruli** (glomérulo). **1.** [*glomerulus*, NA]. Plexo de capilares. **2.** [*glomerulus*, NA]. G. o penacho de Malpighi. **3.** Porción secretoria retorcida de una glándula sudorípara. **4.** Racimo de ramificaciones dendríticas y terminales axónicas en relación sináptica mutua compleja.
malpighian g. (g. de Malpighi). G.
g. of mesonephros (g. del mesonefros).
olfactory g. (g. olfatorio).
g. of pronephros (g. del pronefros).
glomus, pl. **glomera** (glomus, pl. glomera). **1.** [*glomus*,, NA]. Glomo. **2.** [*glomus*, NA]. Pequeño cuerpo globular.
g. aorticum (glomo aórtico). Cuerpo aórtico.
g. caroticum (glomo carotídeo). [*glomus choroideum*, NA]. Cuerpo carotídeo.
choroid g. (glomo coroideo). [*glomus choroideum*, NA].
g. coccygeum (glomo coccígeo). Cuerpo coccígeo.
g. intravagale (glomo intravagal).
g. jugulare (glomo yugular).
g. pulmonale (glomo pulmonar).
glonoin (glonoína). f. Nitroglicerina.
glossa (glossa). Lengua (lingua).
glossagra (glosagra). f. Glosalgia de origen gotoso.
glossal (glosal). Lingual.
glossalgia (glosalgia). f. Glosodinia.
glossectomy (glosectomía). f. Elinguación; glosoestéresis; lingulectomía; escisión o amputación de la lengua.
glossitis (glositis). f. Inflamación de la lengua.
g. areata exfoliativa (g. areata exfoliativa). Lengua geográfica.
atrophic g. (g. atrófica). Lengua calva.
benign migratory g. (g. migratoria benigna). Lengua geográfica.
g. desiccans (g. desecante).
Hunter's g. (g. de Hunter).
median rhomboid g. (g. romboidal mediana).
Moeller's g. (g. de Moeller).
glosso-, gloss- (gloso-, glos-). Prefijos relativos a la lengua.
glossocele (glosocele). m. Protrusión de la lengua fuera de la boca debido a su tamaño excesivo.
glossocinesthetic (glosocinestésico). Denota la sensación subjetiva de los movimientos de la lengua.
glossodontotropism (glosodontotropismo). m. Manifestación de tensión o ansiedad en la que la lengua es atraída hacia los dientes o las fallas dentarias.
glossodynamometer (glosodinamómetro). m. Aparato para estimar la fuerza contráctil de los músculos de la lengua.
glossodynia (glosodinia). f. Glosalgia; glosopirosis; estado caracterizado por una lengua dolorosa.
glossodyniotropism (glosodiniotropismo). m. Aparente satisfacción debida a fijar la lengua en un defecto dentario que provoca dolor.

glossoepiglottic, glossoepiglottidean (glosoepiglótico). Relativo a la lengua y la epiglotis.
glossograph (glosógrafo). m. Instrumento para registrar los movimientos de la lengua al hablar.
glossohyal (glosohial). Hiogloso.
glossokinesthetic (glosocinestésico). Denota la sensación subjetiva de los movimientos de la lengua.
glossolalia (glosolalia). f. Jerga ininteligible.
glossology (glosología). f. Glotología; rama de la ciencia médica que estudia la lengua y sus enfermedades.
glossolysis (glosolisis). f. Glosoplejía; parálisis de la lengua.
glossoncus (glosonco). m. Cualquier hinchazón que afecta a la lengua, incluso las neoplasias.
glossopalatinus (glosopalatino). Músculo palatogloso.
glossopathy (glosopatía). f. Enfermedad de la lengua.
glossopharyngeal (glosofaríngeo). Relativo a la lengua y la faringe.
glossopharyngeus (glosofaríngeo). Músculo g.
glossoplasty (glosoplastia). f. Cirugía reparativa o plástica de la lengua.
glossoplegia (glosoplejía). f. Glosólisis.
glossoptosis, glossoptosia (glosoptosis, glosoptosia). f. Desplazamiento hacia abajo de la lengua.
glossopyrosis (glosopirosis). f. Glosodinia.
glossorrhaphy (glosorrafia). f. Sutura de la lengua.
glossoscopy (glososcopia). f. Examen de la lengua.
glossospasm (glosoespasmo). m. Contracción espasmódica de la lengua.
glossosteresis (glosoestéresis). f. Glosectomía.
glossotomy (glosotomía). f. Operación cortante en la lengua.
glossotrichia (glosotriquia). f. Lengua vellosa o pilosa.
glottal (glótico). Relativo a la glotis.
glottic (glótico). Relativo a: 1) la lengua o 2) la glotis.
glottidospasm (glotidoespasmo). m. Laringoespasmo.
glottis, pl. **glottides** (glotis). [*glottis*, NA]. f. Aparato vocal de la laringe.
  false g. (g. falsa). Hendidura vestibular.
  g. respiratoria (g. respiratoria).
  g. spuria (g. espuria). Hendidura vestibular.
  true g. (g. verdadera o vera). Hendidura glótica.
  g. vera (g. vera). Hendidura glótica.
  g. vocalis (g. vocal). Parte intermembranosa de la hendidura glótica.
glottitis (glotitis). f. Inflamación de la parte glótica de la laringe.
glottology (glotología). f. Glosología.
Glu (Glu). Símbolo de ácido glutámico o su radical aciloglutamilo.
glucagon (glucagón). m. Factor hiperglucémico-glucogenolítico; factor HG; hormona hiperglucémica pancreática.
  gut g. (g. intestinal).
glucagonoma (glucagonoma). m. Tumor que secreta glucagón, generalmente derivado de células de los islotes pancreáticos.
glucal (glucal).
glucan (glucano). m. Poliglucosa.
1,4-αD-glucan 6-α-D-glucosyltransferase (1,4-α-D-glucano 6-α-D-glucosiltransferasa). Amilo-1-4-1,6-transglucosidasa.
1,4-α-glucan branching enzyme (1,4-α-glucano, enzima ramificante de). α-Glucano glucosiltransferasa ramificante; enzima ramificante; factor ramificante.
α-glucan branching glycosyltransferase (α-glucano glucosiltransferasa ramificante). f. 1,4-α-Glucano enzima ramificante.
α-glucan phosphorylase (α-glucano fosforilasa). Fosforilasa .
4-α-D-glucanotransferase (4-α-D-glucanotransferasa). f. Dextrina transglucosilasa; dextrina glucosiltransferasa; enzima D; enzima desproporcionante; amilomaltasa.
glucases (glucasas). f. Nombre obsoleto de las enzimas que dividen el almidón dando glucosa.
glucemia (glucemia). f. Presencia de glucosa en la sangre.
gluceptate (gluceptato). m. Contracción de glucoheptonato, aprobada por USAN.
glucide (glúcido). m. Nombre obsoleto sugerido para abarcar los hidratos de carbono y los glucósidos; su equivalente moderno es sacárido.
glucinium (glucinio). m. Nombre anterior del berilio.
gluciphore (glucíforo). Nombre creado para designar los grupos químicos considerados responsables del sabor dulce.
gluco- (gluco-). Prefijo que indica relación con la glucosa.
glucoamylase (glucoamilasa). f. Exo-1,4-α-D-glucosidasa.
glucoascorbic acid (ácido glucoascórbico).
glucocerebroside (glucocerebrósido). m. Glucosilceramida.
glucocoid (glucocoide). Término obsoleto para designar glucocorticoide.
glucocorticoid (glucocorticoide). **1.** m. Cualquier compuesto de tipo esteroidal capaz de influir significativamente en el metabolismo intermedio y de ejercer un efecto antiinflamatorio útil desde el punto de vista clínico. **2.** Designa este tipo de actividad biológica.
glucocorticotrophic (glucocorticotrófico). Indica un principio de la anterohipófisis que estimula la producción de hormonas glucocorticoides de la corteza suprarrenal.
glucocyamine (glucociamina). f. Glicociamiana.
glucofuranose (glucofuranosa). f. D-Glucosa en forma de furanosa.
glucogenesis **1.** (glucogénesis). f. Formación de glucosa. **2.** (glucogenia). Glucogénesis.
glucogenic (glucogénico). Que da lugar a glucosa, o que la produce.
glucohemia (glucohemia). f. Nombre anterior dado a la glucemia.
glucoinvertase (glucoinvertasa). f. α-D-Glucosidasa.
glucokinase (glucocinasa). f. Hexocinasa o fosfotransferasa que cataliza la conversión de glucosa a glucosa 6-fosfato por ATP.
glucokinetic (glucocinético). Que tiende a movilizar glucosa.
glucolipids (glucolípidos). Glucoesfingolípidos que contienen glucosa como parte de la molécula.
glucolysis (glucólisis). f. Glicólisis; conversión de glucosa a ácido láctico (en vez de los productos de la oxidación del piruvato).
gluconeogenesis (gluconeogénesis). Formación de glucógeno a partir de proteínas o grasas, por su conversión a glucosa.
gluconic acid (ácido glucónico).
gluconolactonase (gluconolactonasa). f. Enzima que cataliza la hidrólisis de gluconolactona a ácido glucónico.
glucopenia (glucopenia). Hipoglucemia.
glucoprotein (glucoproteína).
glucopyranose (glucopiranosa). f. D-Glucosa en forma de piranosa.
glucosamine (glucosamina). f. Quitosamina; aminoazúcar de la quitina, las membranas celulares y los mucopolisacáridos en general, usado como auxiliar farmacéutico.
glucosans (glucosanos). m. pl. Anhídridos de glucosa; polisacáridos: celulosa, glucógeno, almidón, dextrinas, que dan glucosa por hidrólisis.
glucose (G) (glucosa). f. D-Glucosa; celohexosa; dextrosa; dextroglucosa; azúcar de la sangre, del maíz, de la uva o del almidón.
  g. dehydrogenase (g. deshidrogenasa).
  liquid g. (g. líquida).
  g. oxidase (g. oxidasa). Corilofilina; g. oxihidrasa.
  g. oxyhydrase (g. oxihidrasa). Glucosa oxidasa.
  g. phosphomutase (g. fosfomutasa). Fosfoglucomutasa.
glucose 1-phosphate kinase (glucosa 1-fosfato cinasa). Fosfoglucocinasa.
glucose 1-phosphate phosphodismutase (glucosa 1-fosfato fosfodismutasa). Fosfotransferasa que cataliza la transferencia de un residuo de fosfato de una glucosa 1-fosfato a otra, dando glucosa 1,6-bifosfato.
glucose 6-phosphatase (glucosa 6-fosfatasa). Enzima hepática que cataliza la hidrólisis de glucosa 6-fosfato a glucosa y fosfato inorgánico.
glucose 6-phosphate dehydrogenase (glucosa 6-fosfato deshidrogenasa). Éster deshidrogenasa de Robison.
glucosephosphate isomerase (glucosafosfato isomerasa). Fosfohexosa isomerasa; fosfohexomutasa; hexosafosfato isomerasa; enzima isomerizante que cataliza la interconversión de fructosa 6-fosfato y glucosa 6-fosfato.
glucosidases (glucosidasas). f. pl. Enzimas que hidrolizan glucósidos a glucosa.
glucoside (glucósido). m. Un g. de la glucosa.
glucosone (glucosona). f. Producto de 2-deshidrogenación (2-ceto) de glucosa.
glucosulfone sodium (glucosulfona sódica). Agente quimioterapéutico usado en el tratamiento de la lepra.
glucosuria (glucosuria). Excreción urinaria de glucosa, generalmente en cantidades aumentadas.

glucosyl (glucosilo). m. El radical derivado de la glucosa que ha perdido su hemiacetal (C-1) OH.
glucosylceramide (glucosilceramida). f. Glucocerebrósido.
glucosyltransferase (glucosiltransferasa). f. Transglucosilasa; cualquier enzima que transfiere grupos glucosil de un compuesto a otro.
glucuronate (glucuronato). m. Sal o éster de ácido glucurónico.
glucurone (glucurona). f. D-Glucuronolactona.
glucuronic acid (ácido glucurónico).
β-D-glucuronidase (β-D-glucuronidasa). f. Glusulasa; glicuronidasa.
glucuronide (glucurónido). m. Glucósido de ácido glucurónico.
D-glucuronolactone (D-glucuronolactona). Glucurona.
glucuronose (glucuronosa). f. Ácido glucurónico.
glucuronosyltransferase (glucuronosiltransferasa). f. Un miembro de una familia de enzimas que transfiere glucuronato al aceptor, formando glucuronósidos.
glue-sniffing (inhalación de cemento).
glusulase (glusulasa). f. β-D-Glucuronidasa.
glutamate (glutamato). m. Sal o éster de ácido glutámico.
g. acetyltransferase (g. acetiltransferasa). Ornitina acetiltransferasa.
g. decarboxylase (g. descarboxilasa). Aspartato 1-descarboxilasa.
g. dehydrogenases (g. deshidrogenasas). Deshidrogenasas del ácido glutámico.
γ-glutamate (glutamate γ-) carboxypeptidase (γ-glutamato (glutamato γ-) carboxipeptidasa). f. γ-Glutamil hidrolasa.
glutamic acid (Glu) (ácido glutámico (Glu)).
g. a. dehydrogenases (á. glutámico deshidrogenasas). Glutamato deshidrogenasas.
g. a. hydrochloride (á. glutámico, clorhidrato de).
glutamic-aspartic transaminase (transaminasa glutamicoaspártica). Aspartato aminotransferasa.
glutamic-oxaloacetic transaminase (GOT) (transaminasa glutamicooxalacética). Aspartato aminotransferasa.
glutamic-pyruvic transaminase (GPT) (transaminasa glutamicopirúvica). Alanina aminotransferasa.
glutaminase (glutaminasa). f. Enzima del riñón y otros tejidos que cataliza la división de glutamina en amoníaco y ácido glutámico.
glutamine (Gln) (glutamina (Gln)). f. Ácido glutamínico.
g. synthetase (g. sintetasa).
glutaminic acid (ácido glutamínico). Glutamina.
glutaminyl (Gln) (glutaminilo (Gln)). m. Radical acilo de glutamina.
glutamoyl (glutamoílo). m. Radical de ácido glutámico al que se han quitado los grupos α-hidroxilo y δ-hidroxilo.
glutamyl (Glu) (glutamilo (Glu)). m. Radical de ácido glutámico con el grupo α-hidroxilo o δ-hidroxilo removido.
g. transpeptidase (g. transpeptidasa). γ-Glutamiltransferasa.
γ-glutamyl hydrolase (γ-glutamil hidrolasa). Carboxipeptidasa G; conjugasa; γ-glutamato-carboxipeptidasa.
γ-glutamyltransferase (γ-glutamiltransferasa). f. Glutamil transpeptidasa.
glutaral (glutaral). m. Glutaraldehído.
glutaraldehyde (glutaraldehído). m. Glutaral; pentanodial; usado como fijador en microscopia electrónica.
glutaric acid (ácido glutárico). Á. pentanodioico.
glutaryl-CoA synthetase (glutaril-CoA sintetasa). Enzima similar a acil-CoA sintetasa, pero divide ATP, GTP o ITP al difosfato al actuar sobre el glutarato.
glutathione (glutatión). m. Tripéptido de glicina, cistina y ácido glutámico.
oxidized g. (GSSG) (g. oxidado (GSSG)).
reduced g. (GSH) (g. reducido (GSH)).
g. reductase (g. reductasa).
gluteal (glúteo). Relativo a las nalgas.
glutelins (glutelinas). f. pl. Clase de proteínas simples de las semillas de granos, solubles en ácidos y álcalis diluidos pero no en soluciones neutras.
gluten (gluten). m. Goma del trigo; proteína mezcla de gliadina, glutenina y otras proteínas.
glutenin (glutenina). f. Glutelina del trigo.
gluteofemoral (gluteofemoral). Relativo a las nalgas y el muslo.
gluteoinguinal (gluteoinguinal). Relativo a las nalgas y la ingle.
glutethimide (glutetimida). f. 2-Etil-2-fenilglutarimida; depresor del sistema nervioso central.
gluteus (glúteo). Músculo g.
glutinoid (glutinoide). Albuminoide.
glutinous (glutinoso). Adhesivo; pegajoso.
glutitis (glutitis). f. Inflamación de los músculos de la nalga.
Glx (Glx). Símbolo de glutamilo (Glu) y/o glutaminilo (Gln); denota incertidumbre entre Glu y Gln.
Gly (Gly). Símbolo de glicina y de su radical acilo, glicilo.
glyburide (gliburida). f. Glibenciclamida; droga hipoglucemiante oral.
glycal 1. (glucal). Glucal; derivado no saturado de un azúcar en el cual se han eliminado los grupos hidroxilo adyacentes. **2.** (glical). m. Derivado azucarado no saturado con los grupos hidroxilo adyacentes retirados.
glycan (glicano). m. Polisacárido.
glycanohydrolases (glucanohidrolasas). f. pl. Hidrolasas que actúan sobre los glicanos: quitinasa, hialuronoglucosidasa.
glycate (glucato). Producto de una reacción no enzimática entre un azúcar y el o los grupos amino libres de las proteínas.
glycation (glucación). f. Reacción no enzimática que forma un glucato.
glycemia (glucemia). Presencia de glucosa en la sangre.
glyceraldehyde (gliceraldehído). m. Aldehído glicérico; glicerosa.
glyceraldehyde 3-phosphate (gliceraldehído 3-fosfato). Un intermediario en la división glucolítica de la glucosa.
glyceric acid (ácido glicérico).
L-glyceric aciduria (aciduria L-glicérica).
glyceric aldehyde (aldehído glicérico). Gliceraldehído.
glyceridases (gliceridasas). f. pl. Término general para las enzimas que catalizan la hidrólisis de ésteres de glicerol (glicéridos).
glyceride (glicérido). m. Éster de glicerol.
mixed g.'s (g. mixtos).
glycerin (glicerina). f. Glicerol.
g. jelly (jalea de glicerina). Gelatina glicerinada.
glycerite (glicerito). m. **1.** Glicerol. **2.** Preparación farmacéutica que se hace triturando la sustancia medicinal activa con glicerol.
starch g. (g. de almidón).
tannic acid g. (g. de ácido tánico).
glycerogelatin (glicerogelatina). f. Gelatina glicerinada.
glyceroketone (glicerocetona). f. Dihidroxiacetona.
glycerokinase (glicerocinasa). Glicerol cinasa.
glycerol (glicerol). m. 1,2,3-Propanotriol; glicerina; glicerito; alcohol glicérico; líquido oleoso dulce obtenido por saponificación de grasas y aceites fijos.
iodinated g. (g. yodado).
g. kinase (g. cinasa). Glicerocinasa.
g. phosphate (g. fosfato de). Glicerofosfato.
glycerol-3-phosphate dehydrogenase (NAD⁺) (glicerol-3-fosfato deshidrogenasa (NAD⁺)). α-Glicerol fosfato deshidrogenasa; 3-fosfoglicerol deshidrogenasa.
glycerone (Grn) (glicerona (Grn)). f. Dihidroxiacetona.
glycerophosphate (glicerofosfato). m. Fosfato de glicerol.
glycerophosphocholine (glicerofosfocolina). f. Glicerofosforilcolina.
glycerophosphoric acid (ácido glicerofosfórico).
glycerophosphorylcholine (glicerofosforilcolina). f. Glicerofosfocolina.
glycerose (glicerosa). f. Gliceraldehído.
glycerulose (glicerulosa). f. Dihidroxiacetona.
glyceryl (glicerilo). Radical trivalente de glicerol.
g. alcohol (g. alcohol) Glicerol.
g. borate (g. borato). Boroglicerina.
g. ether (g. éter). Glicerol éter.
g. guaiacolate (guayacolato de g.). Guayafenesina.
g. monostearate (monoestearato de g.).
g. triacetate (triacetato de g.). Triacetina.
g. tributyrate (tributirato de g.). Tributirina.
g. tricaprate (tricaprato de g.). Caprina.
g. trinitrate (trinitrato de g.). Nitroglicerina.
glycinate (glicinato). Una sal de la glicina.
glycine (Gly) (glicina (Gly)). f. Glicocina; glicocola; el aminoácido más simple presente en las proteínas.

E
F
G

g. amidinotransferase (g. amidinotransferasa).
g. betaine (g. betaína). Betaína.
g. dehydrogenases (g. deshidrogenasa).
g. transamidinase (g. transamidinasa). G. amidinotransferasa.
glycine-rich β-glycoprotein (β-glicoproteína rica en glicina). Factor B de properdina.
glycineamide ribonucleotide (glicinoamida, ribonucleótido de). Intermediario de la biosíntesis de purina con la amida N de glicinoamida unida al C-1 de un residuo de ribosil.
glycinemia (glicinemia). f. Hiperglicinuria con hiperglicinemia.
glycinuria (glicinuria). f. Excreción de glicina en la orina.
familial g. (g. familiar).
glyco- (glico-). Prefijo que indica relación con los azúcares en general (p. ej., glucógeno) o la glicina (glicolato).
glycobiarsol (glicobiarsol). m. Arsenical pentavalente que contiene bismuto, usado en el tratamiento de formas benignas de amebiasis intestinal.
glycocalyx (glucocáliz). m. Cubierta filamentosa PAS positiva que se encuentra en la superficie apical de ciertas células epiteliales.
glycocholate (glicocolato). m. Sal o éster del ácido glicocólico.
g. sodium (g. de sodio).
glycocholic acid (ácido glicocólico).
glycocin (glicocina). f. Glicina.
glycocoll (glicocola). f. Glicina.
glycocorticoid (glicocorticoide). m. Glucocorticoide.
glycocyamine (glicociamina). f. Ácido 2-guanidinoacético; glucociamina.
glycogelatin (glicogelatina). f. Gelatina glicerinada.
glycogen (glucógeno). m. Dextrano animal; almidón animal o hepático; hepatina; zoamilina.
g. phosphorylase (g. fosforilasa). Fosforilasa.
g. synthase, g. starch synthase (g. sintasa (almidón)).
glycogenase (glucogenasa). f. α-Amilasa y β-amilasa.
glycogenesis (glicogénesis). f. Formación de glucógeno con glucosa por medio de glucógeno sintasa y dextrina dextranasa.
glycogenetic (glicogenético, glicogénico). Relativo a la glicogénesis.
glycogenolysis (glucogenólisis). f. Hidrólisis de glucógeno a glucosa.
glycogenosis (glucogenosis). f. Enfermedad de almacenamiento de glucógeno; dextrinosis.
generalized g. (g. generalizada). G. tipo 2.
glucose 6-phosphatase hepatorenal g. (g. hepatorrenal de glucosa 6-fosfatasa). G. tipo 1.
hepatophosphorylase deficiency g. (g. por deficiencia de hepatofosforilasa). G. tipo 6.
myophosphorylase deficiency g. (g. por deficiencia de miofosforilasa). G. tipo 5.
type 1 g. (g. tipo 1). Enfermedad de Gierke o von Gierke.
type 2 g. (g. tipo 2). G. generalizada; enfermedad de Pompe.
type 3 g. (g. tipo 3). Enfermedad de Cori o Forbes; dextrinosis límite.
type 4 g. (g. tipo 4). Enfermedad de Andersen.
type 5 g. (g. tipo 5). Enfermedad de McArdle.
type 6 g. (g. tipo 6). G. por deficiencia de hepatofosforilasa.
glycogenous (glucogénico).
glycogeusia (glucogeusia). f. Sabor dulce subjetivo.
glycoglycinuria (glucoglicinuria). f. Trastorno metabólico caracterizado por glucosuria e hiperglicinuria.
glycol (glicol). m. **1.** Compuesto que contiene grupos alcohólicos adyacentes. **2.** Etilenglicol; el glicol más simple.
glycolaldehyde (glicolaldehído). m. Biosa; diosa.
glycolaldehydetransferase (glicolaldehidotransferasa). f. Transcetolasa.
glycoleucine (glicoleucina). f. Norleucina.
glycolic acid (ácido glicólico).
glycolic aciduria (aciduria glicólica).
glycolipid (glucolípido). m. Glucoesfingolípido.
glycolyl (glucolilo). m. Radical acilo de ácido glicólico, que reemplaza al acetilo en algunos ácidos siálicos.
glycolylurea (glicolilurea). f. Hidantoína.
glycolysis (glicólisis). f. Glucólisis.
glycolytic (glucolítico). Relativo a la glucólisis.
glyconeogenesis (gluconeogénesis). f. Formación de glucógeno a partir de proteínas o grasas (no hidratos de carbono), por su conversión a glucosa.
glyconic acids (ácido glicónicos). Á. aldónicos.
glycopenia (glucopenia). f. Deficiencia de cualquiera o todos los azúcares en un órgano o tejido. Hipoglucemia.
glycopeptide (glicopéptido). m. Compuesto que contiene uno o más azúcares unidos a aminoácidos o péptidos.
glycophilia (glucofilia). f. Tendencia definida a la hiperglucemia, incluso después de ingerir cantidades relativamente pequeñas de glucosa.
glycoprotein (glicoproteína). f. **1.** Una de un grupo de compuestos de proteínas-hidratos de carbono (proteínas conjugadas). **2.** A veces este nombre se limita a las proteínas que contienen pequeñas cantidades de hidratos de carbono.
α_1-acid g. (glucoproteína α_1 ácida). Orosomucoide.
glycoptyalism (glucoptialismo). m. Glucosialia.
glycopyrrolate (glucopirrolato). m. Compuesto parasimpaticolítico usado como medicación previa a la anestesia general, como antagonista de los efectos bradicárdicos de la neostigmina.
glycorrhachia (glucorraquia). f. Presencia de azúcar en el líquido cefalorraquídeo.
glycorrhea (glucorrea). f. Descarga de azúcar del organismo, como en la glucosuria, especialmente en cantidades excepcionalmente grandes.
glycosaminoglycan (glucosaminoglucano). m.
glycosecretory (glucosecretorio). Que causa secreción de glucógeno o interviene en ella.
glycosialia (glucosialia). f. Glucoptialismo; presencia de azúcar en la saliva.
glycosialorrhea (glucosialorrea). f. Secreción excesiva de saliva que contiene azúcar.
glycoside (glicósido). m. Producto de condensación de un azúcar con cualquier otro radical.
***N*-glycoside** (*N*-glucósido). m. Nombre incorrecto de glicosilo.
glycosphingolipid (glucoesfingolípido). m. Ceramida sacárido; glucolípido.
glycostatic (glucostático). Indica la propiedad de ciertos extractos de anterohipófisis que permiten al organismo mantener sus reservas de glucógeno en músculo, hígado y otros tejidos.
glycosuria (glucosuria). f. Excreción urinaria de glucosa, generalmente en cantidades aumentadas.
alimentary g. (g. alimentaria). Diabetes alimentaria; g. digestiva.
benign g. (g. benigna).
digestive g. (g. digestiva). G. alimentaria.
normoglycemic g. (g. normoglucémica). G. renal.
pathologic g. (g. patológica).
phloridzin g., phlorizin g. (g. por floridzina, por florizina).
renal g. (g. renal). Diabetes innocens; diabetes renal.
glycosyl (glucosilo). El radical derivado de la glucosa que ha perdido su hemiacetal (C-1) OH.
glycosylation (glucosilación). f. Formación de enlaces con grupos glucosilo.
glycosyltransferase (glicosiltransferasa). f. Transglicosilasa; cualquier enzima que transfiere grupos glucosilo de un compuesto a otro.
glycotropic, glycotrophic (glucotrópico, glucotrófico). Perteneciente a un principio de extractos del lóbulo anterior de la hipófisis, antagonista de la acción de la insulina, que causa hiperglucemia.
glycuresis (glucuresis). f. Glucosuria.
glycuronate (glicuronato). m. Glucuronato.
glycuronic acid (ácido glucurónico). Glucuronasa.
glycuronidase (glicuronidasa). f. β-D-Glucuronidasa.
glycuronide (glicurónido). m. Glucurónido.
glycuronose (glucuronasa). Ácido glucurónico.
glycuronuria (glucuronuria). f. Presencia de ácido glucurónico en la orina.
glycyclamide (glicilamida). f. Ciclamida; tolciclamida; tolhexamida; agente hipoglucemiante oral.
glycyl (Gly) (glicilo (Gly)). m. Radical acilo de la glicina.
g. betaine (g. betaína). Betaína.
glycyrrhiza (glicirriza). f. Regalíz (raíz); rizoma y raíz secos de *Glycyrrhiza glabra* (familia Leguminoseae) y especies afines.
glyoxal (glioxal). m. Etanodial; oxalaldehído.
glyoxalase (glioxalasa). f. Enzimas, lactoíl-glutationa liasa (g. I) o hidroxiacilglutationa hidrolasa (g. II), de los glóbulos rojos y otros tejidos.
glyoxaline (glioxalina). f. Imidazol.

glyoxylate transacetylase (glioxalato transacetilasa). **1.** Malato sintasa. **2.** Malato sintasa.
glyoxyldiureide (glioxildiureida). f. Alantoína.
glyoxylic acid (ácido glioxílico).
glysobuzole (glisobuzol). m. Isobuzol.
gm (gm). Antigua abrev. de gramo.
GMP (GMP). Abrev. de ácido guanílico.
GMS (GMS). Abrev. de colorante de metenamina-plata de Gomori.
gnashing (rechinamiento). m. Contacto fuerte intermitente de los dientes superiores e inferiores.
gnat (jején). m. Cínife; término general aplicado a varias especies de insectos pequeños, incluso especies de Simulium (j. del búfalo) e *Hippelates* (j. del ojo).
gnathic (gnático). Relativo a la mandíbula o al proceso alveolar.
gnathion (gnatión). [*gnathion,* NA]. m. El punto más inferior de la mandíbula en la línea media.
gnatho-, gnath- (gnato-, gnat-). Prefijos relativos al maxilar inferior.
gnathocephalus (gnatocéfalo). m. Feto mal formado cuya cabeza consiste exclusivamente en los maxilares.
gnathodynamics (gnatodinámica). f. Estudio de la relación entre la magnitud y dirección de las fuerzas desarrolladas por el sistema masticatorio y los componentes de éste durante la función.
gnathodynamometer (gnatodinamómetro). m. Calibrador de mordida; oclusómetro; aparato para medir la presión de mordida.
gnathography (gnatografía). f. Registro de la acción del aparato masticatorio durante su función.
gnathological (gnatológico). Perteneciente a la gnatodinámica.
gnathology (gnatología). f. Ciencia que estudia el sistema masticatorio, incluso su fisiología, trastornos funcionales y tratamiento.
gnathopalatoschisis (gnatopalatosquisis). f. Fisuras del prepaladar y paladar.
gnathoplasty (gnatoplastia). f. Cirugía reparativa de la mandíbula.
gnathoschisis (gnatosquisis). f. Alveolosquisis.
gnathostatics (gnatostática). f. En diagnóstico ortodóntico, un procedimiento técnico para orientar la dentición hacia ciertas guías craneales.
gnathostomiasis (gnatostomiasis). f. Edema de Yangtze; edema migratorio o erupción rastrera o reptante causada por infección cutánea con larvas de *Gnathostoma spinigerum.*
gnoscopine (gnoscopina). f. α-Gnoscopina; *dl*-narcotina; alcaloide de opio, obtenido por racemización de noscapina; antitusivo.
gnosia (gnosia). f. Facultad perceptiva que permite reconocer la forma y naturaleza de personas y cosas.
gnotobiology (gnotobiología). f. Estudio de los animales en ausencia de contaminación por microorganismos, es decir, de animales "libres de gérmenes".
gnotobiota (gnotobiota). f. Colonias o especies vivas formadas por aislamientos puros.
gnotobiote (gnotobioto). m. Organismo individual de un grupo formado por aislamientos puros (gnotobista).
gnotobiotic (gnotobiótico). Se refiere a organismos libres de gérmenes o que estuvieron libres de gérmenes, en los cuales la composición de toda miniflora, si existe, está totalmente definida.
GnRH (GnRH). Abrev. de hormona liberadora de gonadotropina (gonadotropin-releasing hormone).
goal (meta). f. En psicología, cualquier objeto u objetivo que un organismo trata de alcanzar o lograr.
goatpox (viruela caprina). Variola caprina.
goggle (anteojeras). f. **1.** Pantallas que protegen los ojos. **2.** Especie de anteojos con escudos auxiliares para proteger los ojos.
plethysmographic g. (a. pletismográficas).
goiter (bocio). m. Estruma; agrandamiento crónico del tiroides no debido a neoplasia, endémico en ciertos lugares.
aberrant g. (b. aberrante). Estruma aberrante.
acute g. (b. agudo). B. que se desarrolla con gran rapidez.
adenomatous g. (b. adenomatoso).
cabbage g. (b. por repollo o col).
colloid g. (b. coloidal).
cystic g. (b. quístico).
diffuse g. (b. difuso).
diving g. (b. buceador). B. errante.
endemic g. (b. endémico).
exophthalmic g. (b. exoftálmico).
familial g. (b. familiar).
fibrous g. (b. fibroso). Hiperplasia firme del tiroides y su cápsula.
follicular g. (b. folicular). B. parenquimatoso.
lingual g. (b. lingual).
lymphadenoid g. (b. linfadenoide). Enfermedad de Hashimoto.
microfollicular g. (b. microfolicular).
multinodular g. (b. multinodular).
nontoxic g. (b. no tóxico). B. no acompañado de hipertiroidismo.
parenchymatous g. (b. parenquimatoso). B. folicular.
simple g. (b. simple).
substernal g. (b. retrosternal).
suffocative g. (b. sofocante).
thoracic g. (b. torácico).
toxic g. (b. tóxico).
wandering g. (b. errante). B. buceador.
goitrogen (bociógeno). Cualquier sustancia que produce bocio.
goitrogenic (bociogénico). Que causa bocio.
goitrous (bocioso). Que tiene bocio o es característico de éste.
gold (Au) (oro). m. Elemento metálico amarillo, símbolo Au, Nº at. 79, P. at. 196,97.
cohesive g. (o. cohesivo).
colloidal radioactive g. (o. coloidal radiactivo). Coloide radio-o.
mat g. (o. mate).
noncohesive g. (o. no cohesivo).
powdered g. (o. en polvo).
g. sodium thiomalate (tiomalato sódico de o.). Aurotiomalato de sodio.
g. sodium thiosulfate (tiosulfato sódico de o.). Aurotiosulfato sódico.
g. thioglucose (o. tioglucosa). Aurotioglucosa.
gold foil (hojas de oro). O. enrollado en láminas extraordinariamente delgadas.
golden seal (sello de oro). Hicrastis.
golgiokinesis (golgiocinesis). f. En la mitosis, el proceso de división del aparato de Golgi y su distribución en las dos células hijas.
gomenol (gomenol). m. Oleogomenol; aceite etéreo obtenido de una planta, *Melaleuca viridiflora.*
gomitoli (gomitoli). m. Vasos capilares intrincadamente enroscados y retorcidos presentes en su mayoría en el tallo infundibular superior del pedúnculo de la hipófisis.
gomphosis (gonfosis). f. [*gomphosis,* NA]. Articulación dentoalveolar o gonfósica.
gonad (gónada). f. Órgano que produce células sexuales: el testículo o el ovario.
female g. (g. femenina). Ovario.
indifferent g. (g. indiferente).
male g. (g. masculina). Testículo.
streak g. (g. estriadas). Estría gonadal.
gonadal (gonadal). Relativo a una gónada.
gonadectomy (gonadectomía). f. Escisión del ovario o el testículo.
gonado-, gonad- (gonado-, gonad-). Prefijos relativos a las gónadas.
gonadocrins (gonadocrinas). f. pl. Péptidos que estimulan la liberación de la hormona foliculoestimulante y la hormona luteinizante por la glándula hipófisis.
gonadoliberin (gonadoliberina). f. **1.** Factor liberador de gonadotropina u hormona. **2.** Factor liberador de hormona luteinizante y hormona foliculoestimulante.
gonadopathy (gonadopatía). f. Enfermedad que afecta a las gónadas.
gonadorelin hydrochloride (gonadorrelina, clorhidrato de). Hormona liberadora de gonadotropina.
gonadotroph (gonadotrofo). m. Célula de la adenohipófisis que afecta a ciertas células del ovario o testículo.
gonadotrophic (gonadotrófico). Gonadotrópico.
gonadotrophin (gonadotrofina). Gonadotropina.
gonadotropic (gonadotrópico). **1.** Gonadotrófico. Que describe o se relaciona con las acciones de una gonadotropina. **2.** Que promueve el crecimiento y/o la función de las gónadas.
gonadotropin (gonadotropina). f. Gonadotrofina; hormona gonadotrópica; hormona capaz de promover el crecimiento y la función gonadales.

anterior pituitary g. (g. anterohipofisaria). Hormona gonadotrópica hipofisaria.
chorionic g. (CG) (g. coriónica (CG)). Coriogonadotropina; hormona gonadotrópica coriónica.
equine g. (g. equina).
human chorionic g. (HCG, hCG) (g. coriónica humana (HCG)).
human menopausal g. (HMG, hMG) (g. menopáusica humana (HMG)).
pregnant mare's serum g. (PMSG) (g. del suero de yeguas preñadas (PMSG)). G. equina.

gonaduct (gonaducto). m. **1.** Conducto seminal. **2.** Trompa uterina.
gonalgia (gonalgia). f. Dolor en la rodilla.
gonane (gonano). m. Molécula madre hipotética de hidrocarburos de las hormonas esteroides gonadales.
gonangiectomy (gonangiectomía). f. Término obsoleto para designar vasectomía.
gonarthritis (gonartritis). f. Inflamación de la articulación de la rodilla.
gonarthrotomy (gonartrotomía). f. Incisión en la articulación de la rodilla.
gonatagra (gonatagra). f. Término obsoleto para designar la gota en la rodilla.
gonatocele (gonatocele). m. Tumor de la rodilla.
gonecyst, gonecystis (gonecisto). m. Vesícula seminal.
gonecystolith (gonecistolito). f. Término obsoleto para la concreción o cálculo en una vesícula seminal.
gongylonemiasis (gongilonemiasis). f. Infección de animales y raramente del hombre con nematodos del género *Gongylonema*.
gonio- (gonio-). Prefijo que significa ángulo.
goniocraniometry (goniocraniometría). f. Medición de los ángulos del cráneo.
goniodysgenesis (goniodisgenesia). f. Aberración del desarrollo del segmento ocular anterior.
gonioma (gonioma). m. Nombre anterior de una neoplasia maligna del testículo supuestamente derivada de las primeras fases de células espermatogénicas.
goniometer (goniómetro). m. **1.** Instrumento para medir ángulos, p. ej., de cristales. **2.** Aparato para la prueba estática de enfermedad laberíntica, que consta de una plancha, uno de cuyos extremos puede levantarse a cualquier altura deseada. **3.** Artrómetro; flexímetro; pronómetro; aparato calibrado que mide el arco o límite de movimiento de una articulación.
gonion, pl. **gonia** (gonión). [*gonion*, NA]. m. El punto posterior más bajo y externo del ángulo de la mandíbula.
goniopuncture (goniopunción). f. Operación para glaucoma congénito en la que se hace una punción en el ángulo de filtración de la cámara anterior.
gonioscope (gonioscopio). m. Lente para estudiar el ángulo de la cámara anterior del ojo.
gonioscopy f. **1.** (gonioscopia). Examen del ángulo de la cámara anterior del ojo con un gonioscopio o con una lente prismática de contacto y con iluminación de un haz de la lámpara de hendidura. **2.** (goniscopia).
goniospasis (goniospasis). f. Procedimiento para aliviar el glaucoma, en el cual se ejerce tracción sobre el ángulo de la cámara anterior del ojo por medio de un alambre de acero pasado a través del iris.
goniosynechia (goniosinequia). f. Sinequia anterior periférica.
goniotomy (goniotomía). f. Abertura quirúrgica de la red trabecular en el glaucoma congénito.
gonitis (gonitis). f. Inflamación de la rodilla.
gono-opsonin (gonoopsonina). f. Opsonina gonocócica específica.
gonoblennorrhea (gonoblenorrea). f. Término obsoleto para designar gonorrea.
gonocele (gonocele). m. Lesión quística del epidídimo o de la red testicular debida a obstrucción y que contiene secreciones del testículo.
gonochorism, gonochorismus (gonocorismo). m. Diferenciación normal de las gónadas apropiada al sexo respectivo.
gonocide (gonocida). Gonococicida; que destruye gonococos.
gonococcal (gonocócico). Relativo a los gonococos.
gonococcemia (gonococemia). f. Gonohemia; presencia de gonococos en la sangre circulante.
gonococcic (gonocócico). Relativo a los gonococos.
gonococcicide (gonococicida). Gonocida.
gonococcus, pl. **gonococci** (gonococo). m. *Neisseria gonorrhoeae*.
gonocyte (gonocito). m. Célula germinal primordial.
gonohemia (gonohemia). f. Gonococemia.
gonomery (gonomeria). f. Estado en el que los cromosomas paternos y maternos forman dos grupos definidos en el cigoto.
gonophage (gonófago). m. Bacteriófago gonocida.
gonophore, gonophorus (gonóforo). m. Cualquier estructura que sirve para almacenar o conducir las células sexuales.
gonorrhea (gonorrea). f. Uretritis específica; uretritis venérea; inflamación catarral contagiosa de la mucosa genital, transmitida principalmente por el coito y debida a *Neisseria gonorrhoeae*.
gonorrheal (gonorreico). Relativo a la gonorrea.
gonosome (gonosoma). m. Cromosoma sexual.
gonotoxemia (gonotoxemia). f. Estado tóxico debido a la diseminación hematógena de gonococos y a los efectos de la endotoxina absorbida.
gonotoxin (gonotoxina). f. Endotoxina elaborada por el gonococo *Neisseria gonorrhoeae*.
gonotyl (gonotilo). m. Estructura en forma de ventosa que envuelve al poro genital de gusanos de la familia Heterophyidae.
gonycampsis (goniacampsia). f. Anquilosis o cualquier curvatura anormal de la rodilla.
gooseflesh (piel de gallina). Cutis anserina.
gorget (gorjerete). m. Especie de sonda acanalada gruesa, usada sobre todo para litotomía.
probe g. (g. sonda). G. con un extremo en forma de sonda.

gorondou (gorondú). f. Gundú.
gossypine (gosipina). f. Nombre obsoleto de a colina.
gossypol (gosipol). m. Principio tóxico aislado de la semilla de la planta de algodón (*Glossypium*), que reduce el recuento de espermatozoides.
gossypose (gosiposa). f. Rafinosa.
GOT (GOT). Abrev. de transaminasa glutamicooxalacética (glutamic-oxaloacetic transaminase).
gouge (gubia). f. Cincel o escoplo fuerte y curvo usado en operaciones de huesos.
goundou (gundú). m. Henpuye; gorondú; nariz de perro; anacré; enfermedad endémica en África occidental caracterizada por exostosis de las apófisis nasales de los huesos maxilares.
gout (gota). Artritis nudosa o urática.
abarticular g. (g. abarticular). G. que afecta a otra estructuras aparte de las articulaciones.
articular g. (g. articular).
calcium g. (g. cálcica). Seudogota.
interval g. (intervalo de g.).
latent g. (g. latente). G. enmascarada.
lead g. (g. por plomo). G. saturnina.
masked g. (g. enmascarada). G. latente.
retrocedent g. (g. retrocedente).
saturnine g. (g. saturnina). G. por plomo.
secondary g. (g. secundaria).
tophaceous g. (g. tofácea).

gouty (gotero gotoso). Relativo a la gota, o característico de ella.
GPI (GPI). Abrev. en inglés de índice gingivo-periodontal (Gingival-Periodontal Index).
GPT (GPT). Abrev. en inglés de transaminasa glutamicopirúvica (glutamic-pyruvic transaminase).
gr (gr). Abrev. de grano.
gracilis (gracilis). Grácil, fino, esbelto; se dice de una estructura.
grad. (grad.). Abrev. de lat. *gradatim*, por grados, gradualmente.
grade (grado). m. **1.** En las pruebas de ejercicio, la medida de una elevación o caída vertical como porcentaje de la distancia horizontal recorrida. **2.** Rango, división o nivel en la escala de un sistema de valores. **3.** En patología cancerosa, clasificación del g. de malignidad o diferenciación del tejido tumoral.
Gleason's tumor g. (g. tumoral de Gleason).

gradient (gradiente). m. Velocidad o índice de cambio de temperatura, presión u otra variable en función de la distancia.
atrioventricular g. (g. auriculoventricular).
concentration g. (g. de concentración). G. de densidad.
density g. (g. de densidad). G. de concentración.
electrochemical g. (g. electroquímico).
mitral g. (g. mitral).

systolic g. (g. sistólico).
ventricular g. (g. ventricular).
graduated (graduado). **1.** Marcado con líneas o en otra forma para indicar capacidad, grados, porcentajes, etc. **2.** Dividido u ordenado en niveles, grados o etapas sucesivas.
graft **1.** (injerto). m. Cualquier tejido u órgano libre (no unido o adherido) apto para trasplantar; trasplante libre de estas estructuras. **2.** (injertar). Acción de trasplantar un injerto.
accordion g. (i. en acordeón). I. en malla.
adipodermal g. (i. adipodérmico). I. dermoadiposo o dermograso.
allogeneic g. (i. alogénico). Aloinjerto.
anastomosed g. (i. anastomosado).
animal g. (i. animal). Zooinjerto.
augmentation g. (i. de aumento).
autodermic g. (i. autodérmico). Autoinjerto cutáneo.
autogeneic g. (i. autógeno). Autoinjerto.
autologous g. (i. autólogo). Autoinjerto.
autoplastic g. (i. autoplástico). Autoinjerto.
Blair-Brown g. (i. de Blair-Brown).
bone g. (i. óseo).
brephoplastic g. (i. brefoplástico).
cable g. (i. en cable).
chessboard g.'s (i. en tablero de ajedrez).
chip g. (i. en trocitos).
chorioallantoic g. (i. corioalantoico).
composite g. (i. compuesto).
corneal g. (i. corneal). Queratoplastia.
cutis g. (i. de cutis).
Davis g.'s (i. de Davis).
delayed g. (i. diferido).
dermal g. (i. dérmico).
dermal-fat g. (i. dermoadiposo). I. adipodérmico.
Douglas g. (i. de Douglas). Epónimo obsoleto de i. en criba.
epidermic g. (i. epidérmico).
Esser g. (i. de Esser). I. de incrustación.
fascia g. (i. aponeurótico).
fascicular g. (i. fascicular).
fat g. (i. de grasa). I. libre de grasa.
filler g. (i. de relleno).
free g. (i. libre).
full-thickness g. (i. de espesor completo).
funicular g. (i. funicular).
H g. (i. H). Shunt H.
heterologous g. (i. heterólogo). Heteroinjerto.
heteroplastic g. (i. heteroplástico). Heteroinjerto.
heterospecific g. (i. heteroespecífico). Heteroinjerto.
heterotopic g. (i. heterotópico).
homologous g. (i. homólogo).
hyperplastic g. (i. hiperplásico). I. en proliferación activa.
implantation g. (i. de implantación).
infusion g. (i. de infusión).
inlay g. (i. de incrustación). Incrustación epitelial.
interspecific g. (i. interespecífico). Heteroinjerto.
isogeneic g. (i. isogénico).
isologous g. (i. isólogo). Isoinjerto.
isoplastic g. (i. isoplástico). Isoinjerto.
Krause g. (i. de Krause). I. cutáneo de espesor completo.
mesh g. (i. en malla). I. en acordeón.
mucosal g. (i. mucoso).
nerve g. (i. nervioso). Nervio, o parte de él, usado como i.
Ollier g. (i. de Ollier). I. de Ollier-Thiersch o de Thiersch.
Ollier-Thiersch g. (i. de Ollier-Thiersch). I. delgado de piel dividida, generalmente en trocitos.
omental g. (i. epiplónico).
onlay g. (i. de revestimiento).
orthotopic g. (i. ortotópico).
osteoperiosteal g. (i. osteoperióstico).
partial-thickness g. (i. de espesor parcial). I. de espesor dividido.
pedicle g. (i. pediculado). Colgajo pediculado.
periosteal g. (i. perióstico).
Phemister g. (i. Phemister).
pinch g. (i. "en pellizco"). I. de Reverdin.
porcine g. (i. porcino).
postage stamp g.'s (i. en sello de correos).
primary skin g. (i. cutáneo primario).
punch g.'s (i. en sacabocados).
Reverdin g. (i. de Reverdin). I. en pellizco.
sieve g. (i. en criba).
skin g. (i. cutáneo).
sleeve g. (i. en manga).
split-skin g. (i. de piel dividida). I. de espesor dividido.
split-thickness g. (i. de espesor dividido). I. de espesor parcial.
Stent g. (i. de Stent).
syngeneic g. (i. singénico). Isoinjerto.
tendon g. (i. tendinoso). I. de tendón como en el trasplante de éste.
Thiersch g. (i. de Thiersch). I. de Ollier.
vascularized g. (i. vascularizado)
white g. (i. blanco).
Wolfe g. (i. de Wolfe). I. de Wolfe-Krause.
Wolfe-Krause g. (i. de Wolfe-Krause). I. cutáneo de espesor completo pero sin grasa subcutánea.
xenogeneic g. (i. xenogénico). Xenoinjerto.
zooplastic g. (i. zooplástico). Zooinjerto.
grain (gr) (grano (gr)). m. Unidad de peso: 1/60 dram, 1/437,5 onza avoirdupois, 1/480 onza Troy, 1/5760 libra Troy, 1/7000 libra avoirdupois; equivale a 0,0648 g.
grain (grano). m. **1.** Cereal, como trigo, maíz o centeno. **2.** La semilla de uno de estos cereales. **3.** Una pequeña partícula dura de cualquier sustancia, como la arena.
grains (granos). m. Cuerpos hialinos dentro de la capa córnea de la epidermis, que se encuentran en queratosis folicular.
-gram (-grama). Sufijo que indica un registro, generalmente tomado con un instrumento.
gram (g, gm) (gramo (g)). m. Unidad de peso del sistema métrico o centesimal, que equivale a 15,432 granos.
gram-centimeter (gramo-centímetro). Energía empleada o trabajo realizado cuando una masa de 1 g se eleva 1 cm.
gram-ion (gramo-ion). Peso en gramos de un ion, igual a la suma de los pesos atómicos de los átomos que lo forman.
gram-meter (gramo-metro). Unidad de energía igual a 100 gramo-centímetros.
gram-molecule (gramo-molécula). Cantidad de una sustancia con una masa del número de gramos de su peso molecular.
Gram-negative (gramnegativo).
Gram-positive (grampositivo).
gramicidin (gramicidina). f. Uno de un grupo de polipéptidos producidos por *Bacillus brevis* de acción principalmente bacteriostática contra cocos y bacilos grampositivos.
grana (grana). f. Cuerpos dentro de los cloroplastos de células vegetales que contienen capas compuestas por clorofila y fosfolípidos.
granatum (granada). f. Fruto del granado, *Punica granatum* (familia Punicéceae).
grand mal (gran mal). m. Epilepsia generalizada tónico-clónica.
grandiose (grandioso). Término referente a ideas de gran importancia personal, expansividad o delirios de grandeza.
granular (granular) **1.** Formado por gránulos o granulaciones o parecido a ellos. **2.** Denota partículas de gran afinidad por los colorantes nucleares, que se ven en muchas especies bacterianas.
granulatio, pl. **granulationes** (granulatio, pl. granulationes). Granulación.
granulation (granulación). f. **1.** Formación de granos o gránulos; condición de granular o granuloso. **2.** Masa granular sobre cualquier órgano o membrana o dentro de ellos, o uno de los gránulos individuales que forman la masa. **3.** Formación de pequeñas proyecciones redondeadas y carnosas de tejido conjuntivo sobre la superficie de una herida, úlcera o tejido inflamado durante su curación. **4.** En farmacia, formación de cristales por agitación constante de una solución sobresaturada de una sal.
arachnoidal g.'s (g. aracnoideas). [*granulationes arachnoideales*, NA].
pacchionian g.'s (g. de Pacchioni). G. aracnoideas.
granule (gránulo). m. **1.** Grano; granulación; pequeña masa discreta. **2.** Píldora muy pequeña que contiene una pequeña cantidad de droga. **3.** Colonia de la bacteria o el hongo que causa una enfermedad o simplemente coloniza los tejidos del paciente.
acidophil g. (g. acidófilo). G. oxífilo.

acrosomal g. (g. acrosómico).
alpha g. (g. alfa).
Altmann's g. (g. de Altmann). **1.** G. fucsinófilo. **2.** Mitocondria.
amphophil g. (g. anfófilo).
argentaffin g.'s (g. argentafín).
azurophil g. (g. azurófilo). G. kappa.
basal g. (g. basal). Cuerpo basal.
basophil g. (g. basófilo).
Bensley's specific g.'s (g. específicos de Bensley).
beta g. (g. beta). G. de una célula beta.
Birbeck's g. (g. de Birbeck). G. de Langerhans.
Bollinger g.'s (g. de Bollinger).
chromatic g. (g. cromático). G. cromófilo.
chromophil g. (g. cromófilo).
chromophobe g.'s (g. cromófobos).
cone g. (g. de un cono).
Crooke's g.'s (g. de Crooke).
delta g. (g. delta). G. de una célula delta.
elementary g. (g. elemental). Partícula de polvo sanguíneo o hemoconia.
eosinophil g. (g. eosinófilo). G. que se tiñe con eosina.
Fordyce's g.'s (g. de Fordyce). Manchas de Fordyce.
fuchsinophil g. (g. fucsinófilo). G. de Altmann.
glycogen g. (g. de glucógeno).
iodophil g. (g. yodófilo).
juxtaglomerular g.'s (g. yuxtaglomerulares).
kappa g. (g. kappa). G. azurófilo.
keratohyalin g.'s (g. queratohialinos).
lamellar g. (g. lamelar). Queratinosoma.
Langerhans' g. (g. de Langerhans). G. de Birbeck.
Langley's g.'s (g. de Langley). G. de las células secretoras serosas.
membrane-coating g. (g. de revestimiento de membrana). Queratinosoma.
metachromatic g.'s (g. metacromáticos).
mucinogen g.'s (g. de mucinógeno).
Neusser's g.'s (g. de Neusser).
neutrophil g. (g. neutrófilo).
Nissl g.'s (g. de Nissl). Sustancia de Nissl.
oxyphil g. (g. oxífilo). G. acidófilo.
Palade g. (g. de Palade). Ribosoma.
proacrosomal g.'s (g. proacrosómicos).
prosecretion g.'s (g. de prosecreción).
rod g. (g. de un bastoncito).
Schüffner's g.'s (g. de Schüffner). Puntos de Schüffner.
secretory g. (g. secretorio).
seminal g. (g. seminal).
volutin g.'s (g. de volutina). Volutina.
Zimmermann's g. (g. de Zimmermann). Plaqueta.

granulo- (granulo-). Prefijo que significa granular o indica relación con gránulos.

granuloblast (granuloblasto). m. Término poco usado que designa una célula hematopoyética inmadura capaz de dar origen a granulocitos.

granuloblastosis (granuloblastosis). f. Forma leucémica de leucosis del pollo caracterizada por aumento de células sanguíneas granulares inmaduras en la sangre circulante.

granulocyte (granulocito). m. Leucocito granular maduro.
immature g. (g. inmaduro).

granulocytopenia (granulocitopenia). f. Granulopenia; hipogranulocitosis; número menor que el normal de leucocitos granulares en la sangre.

granulocytopoiesis (granulocitopoyesis). f. Granulopoyesis.

granulocytopoietic (granulocitopoyético). Granulopoyético.

granulocytosis (granulocitosis). f. Estado caracterizado por un número mayor que el normal de granulocitos en la sangre circulante o en los tejidos.

granuloma (granuloma). m. Término indefinido aplicado a lesiones inflamatorias nodulares, generalmente pequeñas o granulares, firmes, persistentes y que contienen fagocitos menonucleares agrupados en forma compacta.
actinic g. (g. actínico).
amebic g. (g. amebiano). Ameboma.
apical g. (g. apical). G. periapical.
beryllium g. (g. por berilio).
bilharzial g. (g. bilharzial). G. esquistosómico.
canine venereal g. (g. venéreo canino). Tumor venéreo transmisible.
coccidioidal g. (g. coccidioideo). Coccidioidomicosis secundaria.
coli g. (g. coli). Enfermedad de Hjärre.
dental g. (g. dentario). G. periapical.
g. endemicum (g. endémico).
eosinophilic g. (g. eosinófilo).
g. faciale (g. facial).
foreign body g. (g. por cuerpo extraño).
g. annulare (g. anular). Liquen anular.
g. gangrenescens (g. gangrenoso). G. mortal de la línea media.
giant cell g. (g. de células gigantes). Épulis de células gigantes.
g. gravidarum (g. del embarazo). Tumor del embarazo.
infectious g. (g. infeccioso).
g. inguinale (g. inguinal). G. pudendo o venéreo; úlcera pudenda.
g. inguinale tropicum (g. inguinal tropical). Úlcera inguinal.
laryngeal g. (g. laríngeo).
lethal midline g. (g. mortal de la línea media). G. gangrenoso; g. maligno.
lipoid g. (g. lipoide).
lipophagic g. (g. lipofágico).
Majocchi g.'s (g. de Majocchi).
malignant g. (g. maligno). G. mortal de la línea media.
g. multiforme (g. multiforme).
oily g. (g. oleoso).
paracoccidioidal g. (g. paracoccidioideo). Paracoccidioidomicosis.
parasitic g. (g. parasitario).
periapical g. (g. periapical). G. apical, dentario o radicular.
g. pudendi (g. pudendo). G. inguinal.
pyogenic g., g. pyogenicum (g. piógeno, piogénico). G. telangiectásico.
reparative giant cell g. (g. de células gigantes reparador).
reticulohistiocytic g. (g. reticulohistiocítico). Reticulohistiocitoma.
root end g. (g. radicular). G. periapical.
sarcoidal g. (g. sarcoide).
schistosome g. (g. esquistosómico). G. bilharzial.
sea urchin g. (g. de erizo de mar).
silicon g. (g. de silicio).
swimming pool g. (g. de piscina).
g. telangiectaticum (g. telangiectásico). G. piogénico.
g. tropicum (g. tropical). Frambesia.
ulcerating g. of pudenda (g. pudendo ulceroso). G. inguinal.
g. venereum (g. venéreo). G. inguinal.
zirconium g. (g. de circonio).

granulomatosis (granulomatosis). f. Cualquier estado caracterizado por múltiples granulomas.
allergic g. (g. alérgica). Síndrome de Churg-Strauss.
bronchocentric g. (g. broncocéntrica).
g. disciformis chronica et progressiva (g. disciforme crónica y progresiva). G. de Miescher.
lipid g., lipoid g. (g. lipoide, lipídica). Xantomatosis.
lipophagic intestinal g. (g. intestinal lipofágica). Denominación obsoleta de la enfermedad de Whipple.
lymphomatoid g. (g. linfomatoidea). Reticulosis polimorfa.
Miescher's g. (g. de Miescher). G. disciforme crónica y progresiva.
g. siderotica (g. siderótica).
Wegener's g. (g. de Wegener).

granulomatous (granulomatoso). Que presenta las características de un granuloma.

granulomere (granulómero). m. Cromómero; parte central de una plaqueta.

granulopenia (granulopenia). f. Granulocitopenia.

granuloplasm (granuloplasma). m. Sustancia interna de una ameba u otro organismo unicelular, dentro del ectoplasma y que rodea al núcleo.

granuloplastic (granuloplástico). Que forma gránulos.

granulopoiesis (granulopoyesis). f. Granulocitopoyesis; producción de granulocitos.

granulopoietic (granulopoyético). Perteneciente a la granulopoyesis.

granulosa (granulosa). Estrato granuloso de los folículos ováricos vesiculosos.
granulosis (granulosis). f. Granulosidad; masa de pequeños gránulos de cualquier tipo.
g. rubra nasi (g. nasal roja).
granulosity (granulosidad). f. Granulosis.
-graph (-grafo). Algo escrito, registrado, como en monógrafo, radiógrafo.
graph 1. (gráfico). m. Trazado que denota valores de temperaturas, producción urinaria, etc.; en sentido más amplio, cualquier representación geométrica o pictórica de mediciones. **2.** (-grafo). Sufijo que designa un instrumento que toma un registro.
graphanesthesia (grafanestesia). f. Incapacidad de reconocer números o letras escritos sobre la piel, que se observa en la enfermedad cerebral o de la médula espinal.
graphesthesia (grafestesia). f. Capacidad de reconocer escritura sobre la piel.
graphite (grafito). m. Plombagina; plomo negro; forma negra blanda cristalizable de carbono.
grapho- (grafo-). Prefijo que denota relación con un escrito o una descripción.
graphology (grafología). f. Estudio de la escritura como indicación del temperamento o el carácter.
graphomania (grafomanía). f. Impulso morboso y excesivo de escribir.
graphomotor (grafomotor). Relativo a los movimientos de la escritura.
graphopathology (grafopatología). f. Interpretación de los trastornos de la personalidad mediante el estudio de la escritura.
graphophobia (grafofobia). f. Temor morboso a escribir.
graphorrhea (graforrea). f. Redacción de largas listas de palabras sin sentido.
graphospasm (grafoespasmo). m. Calambre del escritor.
-graphy (-grafía). Sufijo que indica relación con un escrito o una descripción.
grave (grave). Que muestra síntomas de carácter serio o peligroso.
gravel (gravela). f. Uroquera; uropsamo; pequeñas concreciones, generalmente de ácido úrico, oxalato de calcio o fosfatos, formadas en el riñón y evacuadas por el uréter, la vejiga y la uretra.
gravid (grávida). Mujer embarazada.
gravida (grávida). f. Mujer embarazada.
gravidic (gravídico). Relativo al embarazo o a una mujer embarazada.
gravidism (gravidismo). m. Embarazo.
graviditas (graviditas). Embarazo.
g. examnialis (g. examnialis). Embarazo extraamniótico.
g. exochorialis (g. exochorialis). Embarazo extracorial.
gravidity (gravidez). f. Número de embarazos.
gravimeter (gravímetro). m. Hidrómetro.
gravimetric (gravimétrico). Relativo al peso o determinado por él.
gravireceptors (gravirreceptores). m. Órganos y terminaciones nerviosas receptoras altamente especializadas del oído interno, las articulaciones, los tendones y los músculos, que dan al cerebro información sobre la posición del cuerpo, el equilibrio, la dirección de las fuerzas gravitacionales y la sensación de "abajo" o "arriba".
gravitation (gravitación). f. Fuerza de atracción entre dos cuerpos cualesquiera del universo, que varía en proporción directa al producto de su masa e inversa al cuadrado de la distancia entre sus centros.
gravity (gravedad). f. La atracción hacia la tierra que hace que toda masa ejerza una fuerza hacia abajo o que tenga peso.
specific g. (peso específico).
zero-g. (g. cero).
gray (Gy) (gray (Gy)). La unidad SI de dosis absorbida de radiación ionizante, equivalente a un joule por kilogramo de tejido; 1 Gy = 100 rad.
green (verde). m. Del color del pasto y las hojas, entre azul y amarillo en el espectro.
Scheele's g. (v. de Scheele). Arsenito cúprico.
greffotome (grefótomo). m. Instrumento para cortar trocitos de epidermis usados para hacer injertos.
gregaloid (gregaloide). m. Colonia no compacta de protozoarios formada por la unión casual de células independientes, especialmente en sarcodinas con seudopodios adherentes.
gregarine (gregarina). f. Miembro del orden Gregarinia.
gregarinosis (gregarinosis). f. Enfermedad debida a la presencia de gregarinas.
gression (gresión). f. Desplazamiento hacia atrás de un diente.
grid (grilla). f. **1.** Gráfico con líneas horizontales y perpendiculares para representar curvas. **2.** Diafragma; en obtención de imágenes por rayos X, un dispositivo formado por tiras de plomo para prevenir que la radiación dispersada alcance la película para rayos x.
Wetzel g. (g. de Wetzel).
grief (pena). f. Respuesta emocional normal a una pérdida externa. Se diferencia de la depresión porque cede después de un tiempo razonable.
grindelia (grindelia). f. Hojas y flores secas de *Grindelia camporum, G. humilius* y *G. squarrosa* (familia Compositae); usada como expectorante.
grinding (desgaste). m. Abrasión.
selective g. (d. selectivo). Modificación de las formas oclusales del diente por d., de acuerdo con un plan.
grip 1. (empuñamiento). m. Asimiento, agarre. **2.** (gripe). Gripe.
devil's g. (gripe del diablo). Pleurodinia epidémica.
griseofulvin (griseofulvina). f. Antibiótico fungistático producido por *Penicillium griseofulvin* y *P. patulum.*
griseus (giseus). Gris.
gristle (cartílago).
groin (ingle). **1.** f. Región inguinal. **2.** Se usa a veces para indicar únicamente el pliegue de la unión del muslo con el tronco.
groove (surco). Depresión estrecha y alargada que se observa en cualquier superficie.
alveolobuccal g. (s. alveolobucal). S. gingivobucal.
alveololabial g. (s. alveololabial). S. gingivolabial.
alveololingual g. (s. alveololingual). S. gingivolingual.
anterior auricular g. (s. auricular anterior). Incisura auricular anterior.
anterior intermediate g. (s. intermedio anterior). [*sulcus intermedius anterior*, NA].
anterior interventricular g. (s. longitudinal anterior del corazón). [*sulcus interventricularis anterior,* NA].
anterolateral g. (s. anterolateral).
anteromedian g. (s. anteromediano).
arterial g.'s (s. arteriales). [*sulci arteriosi,* NA].
atrioventricular g. (s. atrioventricular). [*sulcus coronarius*, NA].
g. for auditory tube (s. de la trompa de Eustaquio). [*sulcus tubae auditivae,* NA]. S. de la trompa auditiva; s. faringotimpánico.
auriculoventricular g. (s. auriculoventricular). [*sulcus coronarius*, NA].
bicipital g. (corredera bicipital). Surco intertubercular.
branchial g. (s. branquial).
carotid g. (s. carotídeo). [*sulcus caroticus*, NA].
carpal g. (s. carpiano). [*sulcus carpi,* NA].
cavernous g. (s. cavernoso). S. carotídeo.
costal g. (s. costal o subcostal). [*sulcus costae,* NA].
g. of crus of the helix (s. de la raíz del hélix). [*sulcus cruris helicis,* NA].
dental g. (s. dental).
developmental g.'s (s. de desarrollo). Líneas de desarrollo.
digastric g. (s. digástrico). Incisura mastoidea.
ethmoidal g. (s. etmoidal). [*sulcus ethmoidalis,* NA].
frontal g.'s (s. frontales).
gingivobuccal g. (s. gingivobucal). S. alveolobuccal.
gingivolabial g. (s. gingivolabial). S. alveololabial.
gingivolingual g. (s. gingivolingual). S. alveololingual.
greater palatine g. (s. palatino mayor). [*sulcus palatinus major,* NA].
g. of greater petrosal nerve (s. del nervio petroso superficial mayor). [*sulcus nervi petrosi majoris,* NA].
Harrison's g. (s. de Harrison).
inferior petrosal g. (s. petroso inferior). [*sulcus sinus petrosi inferioris,* NA].
infraorbital g. (s. infraorbitario). [*sulcus infraorbitalis,* NA].
interosseous g. (s. interóseo). **1.** S. calcáneo. **2.** S. del astrágalo.
intertubercular g. (s. intertubercular). [*sulcus intertubercularis,* NA].
interventricular g.'s (s. interventriculares).
lacrimal g. (s. lagrimal). [*sulcus lacrimalis,* NA].
laryngotracheal g. (s. laringotraqueal).
lateral bicipital g. (s. bicipital lateral). [*sulcus bicipitalis lateralis,* NA].

g. of lesser petrosal nerve (s. del nervio petroso superficial menor). [*sulcus nervi petrosi minoris,* NA].
linguogingival g. (s. linguogingival).
Lucas' g. (s. de Lucas). Estría espinosa.
mastoid g. (s. mastoideo). Incisura mastoidea.
medial bicipital g. (s. bicipital medial). [*sulcus bicipitalis medialis,* NA].
median g. of tongue (s. medio de la lengua). [*sulcus medianus linguae,* NA].
medullary g. (s. medular). S. neural.
musculospiral g. (s. musculoespiral). S. del nervio radial.
mylohyoid g. (s. milohioideo). [*sulcus mylohyoideus,* NA].
g. of nail matrix (s. de la matriz de la uña). [*sulcus matricis unguis,* NA]. Canal ungular.
nasolabial g. (s. nasolabial). [*sulcus nasolabialis,* NA].
nasopalatine g. (s. nasopalatino).
nasopharyngeal g. (s. nasofaríngeo).
neural g. (s. neural). S. medular.
obturator g. (s. obturador). [*sulcus obturatorius,* NA].
occipital g. **1.** (s. occipital). **2.** (s. de la arteria occipital). [*sulcus arteriae occipitalis,* NA].
olfactory g. (s. olfatorio). [*sulcus olfactorius,* NA].
optic g. (s. óptico). S. prequiasmático.
palatine g. (s. palatinos). [*sulci palatini,* NA].
palatovaginal g. (s. palatinovaginal). [*sulcus palatovaginalis,* NA].
paraglenoid g. (s. paraglenoideo). Preauricular g.
pharyngeal g.'s (s. faríngeos).
pharyngotympanic g. (s. faringotimpánico). S. de la trompa auditiva.
pontomedullary g. (s. pontobulbar).
popliteal g. (s. poplíteo). [*sulcus popliteus,* NA].
posterior auricular g. (s. auricular posterior). [*sulcus auriculae posterior,* NA].
posterior intermediate g. (s. paramediano posterior). [*sulcus intermedius posterior,* NA].
posterior interventricular g. (s. longitudinal posterior del corazón). [*sulcus interventricularis posterior,* NA].
posterolateral g. (s. posterolateral). [*sulcus lateralis posterior,* NA].
preauricular g. (s. preauricular). Paraglenoid g.
primary labial g. (s. labial primario). S. labial.
primitive g. (s. primitivo).
pterygopalatine g. (s. pterigopalatino). S. palatino mayor.
g. for radial nerve (s. del nervio radial). [*sulcus nervi radialis,* NA].
retention g. (s. de retención).
rhombic g.'s (s. rómbicos).
sagittal g. (s. sagital). [*sulcus sinus sagittalis superioris,* NA].
Sibson's g. (s. de Sibson).
sigmoid g. (s. sigmoideo). [*sulcus sinus sigmoidei,* NA].
skin g.'s (s. cutáneos). [*sulci cutis,* NA]. S. de la piel.
g. for spinal nerve (s. del nervio espinal). [*sulcus nervi spinalis,* NA].
spiral g. (s. espiral). S. del nervio radial.
g. for subclavian artery (s. de la arteria subclavia). [*sulcus arteriae subclaviae,* NA].
subclavian g. (s. del músculo subclavio). [*sulcus musculi subclavii,* NA]. S. subclavio.
g. for subclavian vein (s. de la vena subclavia). [*sulcus venae subclaviae,* NA].
subcostal g. (s. subcostal). S. costal.
g. for superior sagittal sinus (s. del seno sagital superior). [*sulcus sinus sagittalis superioris,* NA]. S. sagital; s. longitudinal superior.
supplemental g. (s. suplementario).
supra-acetabular g. (s. supraacetabular). [*sulcus supra-acetabularis,* NA].
g. for tendon of flexor hallucis longus (s. del tendón del músculo flexor largo del dedo gordo). [*sulcus tendinis musculi flexoris hallucis longi,* NA].
g. for tendon of long peroneal muscle (s. del cuboides). [*sulcus tendinis musculi peronei longi,* NA].
tracheobronchial g. (s. traqueobronquial).
transverse nasal g. (s. nasal transverso). Estría nasal transversa.
tympanic g. (s. timpánico). [*sulcus tympanicus,* NA].
g. for ulnar nerve (s. del nervio cubital). [*sulcus nervi ulnaris,* NA].
urethral g. (s. uretral).
venous g.'s (s. venosos). [*sulci venosi,* NA].
vertebral g. (s. vertebral).
vomeral g. (s. vomeral). [*sulcus vomeris,* NA].
vomerovaginal g. (s. vomerovaginal). [*sulcus vomerovaginalis,* NA].

group (grupo). m. **1.** Conjunto de objetos similares o relacionados entre sí. **2.** En química, un radical.
characterizing g. (g. caracterizador).
connective tissue g. (g. de tejido conjuntivo).
control g. (g. de control).
cytophil g. (g. citófilo).
determinant g. (g. determinante). Determinante antigénico.
encounter g. (g. de encuentro).
experimental g. (g. experimental). G. de tareas.
functional g. (g. funcional).
linkage g. (g. de ligamiento).
matched g.'s (g. emparejados).
partial g.'s (g. parciales).
prosthetic g. (g. prostético).
sensitivity training g. (g. de entrenamiento de la sensibilidad).
symptom g. (g. de síntomas). **1.** Síndrome. **2.** Complejo.
task-oriented g. (g. de tareas). G. experimental.
therapeutic g. (g. terapéutico).
training g. (T g.) (g. de entrenamiento).

growth (crecimiento). m. Aumento de tamaño de un ser vivo o cualquiera de sus partes durante el proceso de desarrollo.
accretionary g. (c. por acreción).
appositional g. (c. por aposición).
auxetic g. (c. auxético). C. intususceptivo.
differential g. (c. diferencial).
interstitial g. (c. intersticial).
intussusceptive g. (c. intususceptivo). C. auxético.
multiplicative g. (c. por multiplicación).
new g. (c. nuevo). Neoformación; neoplasia.

grub (gorgojo). m. Larva o cresa en forma de gusano de algunos insectos, especialmente de los órdenes Coleoptera, Diptera e Himenoptera, y del género *Hypoderma.*

gruel (avenate). m. Alimento semilíquido de harina de avena u otro cereal hervido en agua; potaje líquido.

grumous (grumoso). Espeso y terronoso, como la sangre coagulada.

gryochrome (griocromo). Término aplicado por Nissl a células nerviosas cuya parte coloreable está formada por pequeños gránulos sin una disposición definida.

gryposis (griposis). f. Curvatura anormal.
g. unguium (g. ungueal). Onicogriposis.

GSH (GSH). Abrev. de glutatión reducido.

GSR (GSR). Abrev. en inglés de respuesta cutánea galvánica (galvanic skin response).

GSSG (GSSG). Abrev. de glutatión oxidado.

gt. (gt). Abrev. de gutta.

GTP (GTP). Abrev. de 5'-trifosfato de guanosina.

GU (GU). Abrev. de genitourinario.

guaiac (guayaco, guayacán). m. Goma de guayaco; la resina del *Guaiacum officinale* o *G. sanctum* (familia Zygophyllaceae); un nauseante, diaforético, estimulante y reactivo para determinar sangre oculta.

guaiacin (guayacina). f. Saponina de guayaco, componente del guayaco usado como reactivo para oxidasas, con las que toma color azul.

guaiacol (guayacol). m. *o*-Metoxifenol; metilcatecol; éter de catecol-monometil; expectorante y desinfectante intestinal.
g. glyceryl ether (éter glicerilo de g.). Guaifenesina.
g. phosphate (fosfato de g.). Éter guayacil fosfórico.

guaifenesin (guaifenesina). f. Gliceril guayacolato; expectorante que reduce la viscosidad del esputo.

guanabenz acetate (guanabenz, acetato de). Un antihipertensivo antiadrenérgico de acción central.

guanacline sulfate (guanaclina, sulfato de). Sulfato de ciclacenina; droga antihipertensiva.

guanadrel sulfate (guanadrel, sulfato de). Droga antihipertensiva.

guanase (guanasa). f. Guanina desaminasa.

guanazole (guanazol). m. 8-Azaguanina.
guanethidine sulfate (guanetidina, sulfato de). Agente antihipertensivo potente.
guanidine (guanidina). f. Compuesto fuertemente básico que se encuentra por lo general como clorhidrato en algunos vegetales y animales inferiores.
guanidinoacetate methyltransferase (guanidinoacetato metiltransferasa). Enzima que cataliza la transferencia de un grupo metilo de *S*-adenosilmetionina ("metionina activa") a guanidinoacetato (glicociamina), y forma creatina.
guanine (guanina). f. 2-Amino-6-oxipurina; una de las dos purinas principales de los ácidos nucleicos.
g. aminase (g. aminasa). G. desaminasa.
g. deaminase (g. desaminasa). Guanasa.
g. deoxyribonucleotide (desoxirribonucleótido de g.). Ácido desoxiguanílico.
g. ribonucleotide (ribonucleótido de g.). Ácido guanílico.
guanochlor sulfate (guanoclor, sulfato de). Usado como agente bloqueador α-adrenérgico para el tratamiento de la hipertensión esencial.
guanophores (guanóforos). m. pl. Células de la piel de algunos vertebrados de sangre fría, especialmente peces, que contienen gránulos formados por guanina y dan a estos animales un lustre metálico, dorado o plateado.
guanosine (G, Guo) (guanosina (Guo)). f. Uno de los principales componentes del RNA y de los nucleótidos de guanina.
guanosine 5'-diphosphate (GDP) (guanosina 5'-difosfato de (GDP)). m. Guanosina esterificada en su posición 5' con ácido difosfórico.
guanosine 5'-phosphate (guanosina 5'-fosfato de). m. Ácido guanílico.
guanosine 5'-triphosphate (GTP) (guanosina, 5'-trifosfato de (GTP)). m. Precursor inmediato de los nucleótidos de guanina en RNA; similar al ATP.
guanoxan sulfate (guanoxano, sulfato de). m. Agente antihipertensivo.
guanyl (guanilo). m. Radical de guanina.
g. cyclase (g. ciclasa). Guanilato ciclasa.
guanylate cyclase (guanilato ciclasa). Guanilil ciclasa; guanilciclasa; análoga a adenilato (adenilil) ciclasa.
guanylic acid (GMP) (ácido guanílico (GMP)).
guanyloribonuclease (guanilorribonucleasa). f. Ribonucleasa T_1.
guanylyl (guanililo). m. Radical del ácido guanílico.
g. cyclase (g. ciclasa). Guanilato ciclasa.
guarana (guaraná). m. Pasta seca de semillas trituradas de *Paullinia cupana* (amilia Sapindaceae), enredadera muy cultivada en Brasil.
guaranine (guaranina). f. Cafeína.
guarding (defensa). Espasmo de músculos para reducir el movimiento o agitación de sitios afectados por una lesión o enfermedad.
abdominal g. (d. abdominal).
gubernaculum (gubernáculo). m. Cordón fibroso que une dos estructuras.
g. dentis (g. dental).
Hunter's g. (g. de Hunter).
g. testis (g. testicular). [*gubernaculum testis*, NA].
guidance (guía). Acción de guiar.
condylar g. (g. condílea).
incisal g. (g. incisal).
guide 1. (guiar). Conducir por un curso fijado previamente. 2. (guía). f. Cualquier aparato o instrumento que hace seguir a otro su curso apropiado. Marca en forma de línea que sirve como g. o referencia.
anterior g. (guía anterior). G. incisal.
catheter g. (guía de catéter).
condylar g. (guía condílea). Aparato mecánico de un articulador que guía sus movimientos en forma similar a las trayectorias de los cóndilos en las articulaciones temporomandibulares.
incisal g. (guía incisal). Trayectoria incisal.
mold g. (guía de molde).
guideline (guía). Marca en forma de línea que sirve como referencia.
clasp g. (g. de ganchos). Línea de supervisión.
Cummer's g. (g. de Cummer). Línea de supervisión.
guillotine (guillotina). f. Instrumento en forma de anillo metálico a través del cual corre una hoja de cuchillo deslizable, usado para cortar amígdalas agrandadas.
guinea green B (verde B de Guinea).
guinea pig (cobayo). m. Cavia porcellus.
gullet (gaznate). m. Garganta.
L-gulonic acid (ácido L-gulónico).
L-gulonolactone (L-gulonolactona). f. Ácido dihidroascórbico; precursor inmediato de ácido ascórbico en los animales capaces de biosintetizarlo.
gulose (gulosa). f. Uno de los ocho pares (D y L) de aldosas.
gum 1. (goma). Jugo exudado por muchos árboles y arbustos, una vez seco, cuando forma una masa frágil amorfa. 2. (encía). Encía; tejido fibroso denso cubierto por mucosa que envuelve los procesos alveolares de ambos maxilares y los cuellos de los dientes, a los que rodea.
g. arabic (g. arábiga). Acacia.
Bassora g. (g. de Bassora).
g. benjamin, g. benzoin (g. benjamina, benzoína). Benzoína.
British g. (g. británica). Dextrina.
eucalyptus g. (g. de eucalipto). G. roja.
ghatti g. (g. ghatti). G. india.
guaiac g. (g. de guayaco). Guayaco o guayacán.
guar g. (g. guar).
Indian g. (g. india). G. ghatti.
karaya g. (g. karaya). G. esterculia.
locust g. (g. de algarrobo). Algarroba.
g. opium (g. de opio). Opio.
red g. (g. roja). G. de eucalipto.
senegal g. (g. de Senegal). G. de *Acacia senegal*.
starch g. (g. de almidón). Dextrina.
sterculia g. (g. esterculia). G. karaya.
wheat g. (g. de trigo). Gluten.
gumboil (postemilla). f. Absceso gingival.
gumma, pl. **gummata, gummas** (goma). Sifílide gomatosa nodular; sifiloma.
gummatous (gomatoso). Perteneciente a los rasgos de un goma o caracterizado por ellos.
gummy (gomoso). 1. Parecido a la goma o de la consistencia de ésta. 2. Perteneciente a la consistencia visible de un goma, o parecido a él.
Guo (Guo). Símbolo de guanosina.
gurney (gurney). Una camilla o catre con ruedas usada para transportar pacientes en los hospitales.
gustation (gustación). f. 1. Acción de saborear o degustar. 2. El sentido del gusto.
gustatory (gustativo). Relativo a la gustación o gusto.
gut 1. (intestino). m. El tubo digestivo del estómago al ano. 2. (gut). Nombre abrev. del catgut.
blind g. (i. ciego). Ciego.
gutta (gt.), pl. **guttae (gtt.)** 1. (gutta). Gota. 2. (gota). Glóbulo líquido. Volumen de líquido considerado como unidad de dosificación, equivalente en el caso del agua a un mínimo.
g. serena (g. serena). Amaurosis.
gutta-percha (gutapercha). f. Jugo lechoso seco purificado coagulado de árboles de los géneros *Palagium* y *Payena* (familia Sapotaceae); se usa en odontología.
guttat. (guttat.). Abrev. del lat. *guttatim*, gota a gota.
guttate (guttata). En forma de gota o parecido a ella, característica de ciertas lesiones cutáneas.
guttural (gutural). Relativo a la garganta o propio de ella.
gutturotetany (guturotetania). f. Espasmo laríngeo que causa un tartamudeo temporario.
Gy (Gy). Abrev. de gray.
gymnastics (gimnasia). f. Ejercicio muscular no realizado al aire libre, como el atletismo, y generalmente por medio de aparatos especiales.
Swedish g. (g. sueca). Movimientos suecos.
gymnocyte (gimnocito). m. Nombre obsoleto de la célula sin membrana limitante.
gymnophobia (gimnofobia). f. Temor morboso a ver una persona desnuda o cualquier parte del cuerpo no cubierta.
GYN (GYN). Abrev. en inglés de ginecología.
gyn-, gyne-, gyneco-, gyno- (gin-, gine-, gineco-, gino-). Prefijos que denotan relación con la mujer.

gynandrism (ginandrismo). m. Anormalidad del desarrollo caracterizada por hipertrofia del clítoris y unión de los labios mayores, que simulan el aspecto de un pene y su escroto.
gynandroblastoma (ginandroblastoma). m. **1.** Arrenoblastoma. **2.** Variedad rara de arrenoblastoma del ovario que contiene elementos tecogranulomatosos y produce al mismo tiempo efectos androgénicos y estrogénicos.
gynandroid (ginandroide). m. Individuo que muestra ginandrismo.
gynandromorphism (ginandromorfismo). m. Combinación de características masculinas y femeninas.
gynandromorphous (ginandromorfo). m. Individuo anormal con características masculinas y femeninas en distintas partes del cuerpo.
gynatresia (ginatresia). f. Oclusión de alguna parte del tracto genital femenino, especialmente de la vagina, por una membrana más o menos gruesa.
gynecic (ginécico). Perteneciente a mujeres o asociado con ellas.
gynecogenic (ginecogénico). **1.** Que da a luz principalmente hijas. **2.** Término obsoleto que significa aquello que produce características femeninas.
gynecography (ginecografía). f. Histerosalpingografía.
gynecoid (ginecoide). Parecido a una mujer en forma y estructura.
gynecologic, gynecological (ginecológico). Relativo a la ginecología.
gynecologist (ginecólogo). Médico especializado en ginecología.
gynecology (GYN) (ginecología). f. Rama de la medicina que se ocupa de las enfermedades propias de las mujeres, principalmente las del tracto genital, y de la endocrinología y fisiología reproductiva femeninas.
gynecomania (ginecomanía). f. Deseo morboso o excesivo de mujeres.
gynecomastia, gynecomasty (ginecomastia). f. Desarrollo excesivo de las glándulas mamarias masculinas, a veces con secreción láctea, debida sobre todo a la proliferación con edema periductal.
gynephobia (ginefobia). f. Temor morboso de las mujeres.
gyniatrics (giniatría). f. Tratamiento de las enfermedades de las mujeres.
gyniatry (giniatría).
gynogenesis (ginogénesis). f. Desarrollo del huevo activado por un espermatozoide, pero al que el gameto masculino no aporta material genético.
gynopathy (ginopatía). f. Cualquier enfermedad propia de las mujeres.
gynoplasty, gynoplastics (ginoplastia). f. Cirugía reparativa o plástica de los órganos genitales femeninos.
gypsum (yeso). m. La forma hidratada natural del sulfato de calcio; un componente de las piedras, y de fractura y moldes usados en odontología.
gyrate (girado). Contorneado o en forma de anillo.
gyration (giro). m. **1.** Movimiento circular o revolución. **2.** Disposición de las circunvoluciones en el cerebro.
gyrectomy (girectomía). f. Escisión de una circunvolución cerebral.
 frontal g. (g. frontal). Topectomía.
gyrencephalic (girencéfalo). m. Denota un cerebro como el del hombre, cuya corteza tiene circunvoluciones.
gyrochrome (girocroma). Denota una célula nerviosa en la cual la sustancia cromófila adopta una disposición más o menos anular.
gyrosa (girosis). f. Vértigo con falsa impresión de movimiento.
gyrose (giroso). Marcado por líneas curvas irregulares, como la superficie de un hemisferio cerebral.
gyrospasm (giroespasmo). m. Movimientos rotativos realizados en forma espasmódica de la cabeza.
gyrus, gen. and pl. **gyri** **1.** (circunvolución). [*gyrus*, NA]. **2.** (gyrus, gen. y pl. gyri). Circunvolución.
 angular g. (c. angular). [*gyrus angularis*, NA].
 annectent g. (c. anectante). C. transitiva.
 anterior central g. (c. central anterior). [*gyrus precentralis*, NA].
 anterior piriform g. (c. piriforme anterior). C. prepiriforme.
 ascending frontal g. (c. frontal ascendente o cuarta frontal). [*gyrus precentralis*, NA]. C. precentral o prerrolándica.
 ascending parietal g. (c. parietal ascendente). [*gyrus postcentralis*, NA].
 callosal g. (c. del cuerpo calloso). [*gyrus cinguli*, NA]. C. cingulada.
 central gyri (c. centrales).
 cingulate g. (c. cingulada). [*gyrus cinguli*, NA]. C. del cuerpo calloso.
 deep transitional g. (c. transitiva profunda).
 dentate g. (c. dentada). [*gyrus dentatus*, NA].
 fasciolar g. (c. fasciolada). [*gyrus fasciolaris*, NA]. Fascia cinérea.
 g. fornicatus (c. del fórnix).
 fusiform g. (c. fusiforme). [*gyrus occipitotemporalis lateralis*, NA].
 gyri insulae (c. de la ínsula). [*gyri insulae*, NA].
 gyri of cerebrum (c. cerebrales). [*gyri cerebri*, NA]. C. de la corteza cerebral.
 Heschl's gyri (c. de Heschl). [*gyri temporales transversi*, NA]. C. temporales transversas.
 hippocampal g. (c. del hipocampo). [*gyrus parahippocampalis*, NA].
 inferior frontal g. (c. frontal inferior o tercera frontal). [*gyrus frontalis inferior*, NA].
 inferior occipital g. (c. occipital inferior).
 inferior parietal g. (c. parietal inferior o segunda parietal). [*lobulus parietalis inferior*, NA].
 inferior temporal g. (c. temporal inferior). [*gyrus temporalis inferior*, NA].
 interlocking gyri (c. entrelazadas).
 lateral occipitotemporal g. (c. temporooccipital externa). C. fusiforme.
 lingual g. (c. lingual). [*gyrus lingualis*, NA]; [*gyrus occipitotemporalis medialis*, NA].
 long g. of insula (c. larga de la ínsula). [*gyrus longus insulae*, NA].
 marginal g. (c. marginal). [*gyrus frontalis superior*, NA]. C. frontal superior.
 medial occipitotemporal g. (c. temporooccipital interna). [*gyrus lingualis*, NA]. C. lingual.
 middle frontal g. (c. frontal media o segunda frontal). [*gyrus frontalis medius*, NA].
 middle temporal g. (c. temporal media). [*gyrus temporalis medius*, NA].
 occipital gyri (c. occipitales).
 orbital gyri (c. orbitarias). [*gyri orbitales*, NA].
 parahippocampal g. (c. parahipocámpica). [*gyrus parahippocampalis*, NA]. C. del hipocampo.
 paraterminal g. (c. paraterminal). [*gyrus subcallosus*, NA].
 postcentral g. (c. poscentral). [*gyrus postcentralis*, NA].
 posterior central g. **1.** (c. central posterior). [*gyrus postcentralis*, NA]. C. parietal ascendente o poscentral. **2.** (c. posrolándica). [*gyrus postcentralis*, NA].
 precentral g. (c. prerrolándica). [*gyrus precentralis*, NA]. C. precentral.
 prepiriform g. (c. prepiriforme). C. piriforme anterior.
 Retzius' g. (c. de Retzius).
 short gyri of the insula (c. cortas de la ínsula). [*gyri breves insulae*, NA].
 splenial g. (c. esplénica).
 straight g. (c. orbitaria interna). [*gyrus rectus*, NA]. C. recta.
 subcallosal g. (c. subcallosa). [*gyrus subcallosus*, NA].
 superior frontal g. (c. frontal superior o primera frontal). [*gyrus frontalis superior*, NA]. C. marginal.
 superior occipital g. (c. occipital superior).
 superior parietal g. (c. parietal superior o primera parietal). [*lobulus parietalis superior*, NA].
 superior temporal g. (c. temporal superior). [*gyrus temporalis superior*, NA].
 supracallosal g. (c. supracallosa). [*indusium griseum*, NA].
 supramarginal g. (c. supramarginal). [*gyrus supramarginalis*, NA].
 transitional g. (c. transitiva). C. anectante.
 transverse temporal gyri (c. temporales transversas). [*gyri temporales transversi*, NA]. C. de Heschl.
 uncinate g. (c. uncinada). [*uncus*, NA].

H

H (*H*). Símbolo de entalpía.
h (h). Símbolo de hecto-.
h (*h*). Símbolo para la constante de Planck.
H-tetanase (H-tetanasa). m. Término de Behring para el constituyente hemolítico de la toxina tetánica.
h. s. (h. s.). Abrev. del lat. *hora somni,* antes de dormirse, al acostarse.
H_2Q (H_2Q). Símbolo de ubiquinol.
Ha (Ha). Símbolo propuesto para el hahnium.
HAA (HAA). Abrev. de antígeno asociado a la hepatitis (hepatitis associated antigen).
habena, pl. **habenae** (habena). f. **1.** Un freno o banda fibrosa que restringe. **2.** Un vendaje que sujeta. **3.** Habénula.
habenal, habenar (habenal, habenar). Relacionado con una habena.
habenula, pl. **habenulae** (habénula). f. **1.** [*habenula,* NA]. Freno. **2.** [*habenula,* NA]. Habena; en neuroanatomía, el término de la NA se refiere exclusivamente a una masa celular circunscripta en el tálamo dorsomedial.
h. of cecum (h. del ciego).
habenulae perforata (h. perforada). Orificios nerviosos.
Haller's h. (h. de Haller). H. de Scarpa.
pineal h. (h. pineal). El pedúnculo o el tallo de la glándula pineal.
Scarpa's h. (h. de Scarpa). H. de Haller.
h. urethralis (h. uretral).
habenular (habenular). Relacionado con una habénula, especialmente el pedúnculo del cuerpo pineal.
habit (hábito). m. **1.** Un acto, respuesta conductual o costumbre establecidos en el comportamiento de una persona por la repetición frecuente del mismo acto. **2.** Una variable básica en el estudio del condicionamiento y aprendizaje utilizada para designar una nueva respuesta aprendida.
habituation (habituación). f. **1.** Proceso de formar un hábito. **2.** Método por el cual el sistema nervioso reduce o inhibe la capacidad de respuesta durante la estimulación repetida.
habitus (hábito). Las características físicas de una persona.
fetal h. (h. fetal). Actitud fetal.
gracile h. (h. grácil).
habromania (habromanía). f. Impulso mórbido a la alegría.
habronemiasis (habronemiasis). f. Infección de los caballos por cualquier especie de *Habronema.*
cutaneous h. (h. cutánea). Úlceras estivales.
hafnium (Hf) (hafnio). m. Elemento químico raro, símbolo Hf, Nº at. 72, P. at. 178,50.
hagiotherapy (hagioterapia). f. Tratamiento de los enfermos por contacto con reliquias de santos, visitas a santuarios y otras prácticas religiosas.
hahnemannian (hahnemaniano). Relacionado con la homeopatía según la enseña Hahnemann.
hahnium (hahnio (Ha)). Nombre propuesto para el elemento 105 obtenido artificialmente.
hair (pelo). m. **1.** Cabello; una de las excrecencias filamentosas y finas que se desarrollan en la superficie de la piel. **2.** Una de las prolongaciones finas, como los p. de las células auditivas del laberinto y de otras células sensoriales, llamados p. auditivos, p. sensoriales, etc.
auditory h.'s (p. auditivos).
bamboo h. (p. de bambú). Tricorrexis invaginada.
beaded h. (p. moniliforme). Monilethrix.
burrowing h.'s (p. horadantes). P. encarnados.
club h. (p. claviforme).
exclamation point h. (p. en signo de admiración).
Frey's irritation h.'s (p. irritantes de Frey).
ingrown h.'s (p. encarnados). P. horadantes.
kinky h. (p. ensortijado). P. muy rizado o torcido.
lanugo h. (p. lanugo). Lanugo.
moniliform h. (p. moniliforme). Monilethrix.
nettling h.'s (p. urticantes).
ringed h. (p. anular). Leucotriquia anular; triconosis versicolor.
Schridde's cancer h.'s (p. cancerosos de Schridde).
stellate h. (p. estrellado). P. dividido en varias partes en su extremo libre.
tactile h. (p. táctil).
taste h.'s (p. gustativos).
terminal h. (p. terminal). P. maduro.
twisted h.'s (p. retorcidos). Pilus torti.
vellus h. (p. velloso). P. suave, pelusa.
woolly h. (p. lanudo).
hairy (peludo). **1.** Piloso; velludo Semejante a un pelo. **2.** Cubierto de pelo.
halation (halo). m. Borrosidad de la imagen visual causada por el brillo.
halazepam (halazepam). m. Benzodiazepina usada en el manejo de trastornos de ansiedad y para el alivio a corto plazo de los síntomas de ansiedad.
halazone (halazona). f. Cloramina utilizada para la esterilización del agua para beber.
halcinonide (halcinonida). f. Corticosteroide antiinflamatorio usado en preparados tópicos.
halethazole (haletazol). m. Antiséptico con propiedades antimicóticas.
half-life (vida media). Período durante el cual la radiactividad de una sustancia radiactiva, debido a su desintegración, se reduce a la mitad de su valor original.
biological h.-l. (v. biológica).
effective h.-l. (v. efectiva).
physical h.-l. (v. física).
half-moon (semiluna). Lúnula.
red h.-m. (s. roja).
half-time (tiempo medio).
halfway house (clínica intermedia).
halibut liver oil (aceite de hígado de hipogloso). A. fijo obteindo del hígado de una especie de hipogloso del género *Hippoglossus.*
halide (haluro). Sal de un halógeno.
haliphagia (halifagia). f. Ingestión de una cantidad excesiva de una sal o varias de ellas, especialmente de cloruro de sodio, sales de calcio, magnesio o potasio, o de bicarbonato de sodio.
halisteresis (halistéresis). f. Halostéresis; deficiencia de sales de calcio en los huesos.
halisteretic (halisterético). Relacionado con la halistéresis o caracterizado por ella.
halitosis (halitosis). f. Fetidez oral; ozostomía; estomatodisodia; olor fétido de la boca.
halitus (hálito). m. Cualquier exhalación, como de un aliento o vapor.
hallachrome (halacromo). m. Una quinona intermediaria, derivada de la dopa.
hallucination (alucinación). f. Percepción subjetiva aparente y a menudo muy firme de un objeto o hecho sin existencia real.
formed visual h. (a. visual formada).
hypnagogic h. (a. hipnagógica).
lilliputian h. (a. liliputiense).
stump h. (a. del muñón). Extremidad fantasma.
unformed visual h. (a. visual no formada).
hallucinogen (alucinógeno). m. Sustancia química, droga o agente que alteran la mente.
hallucinogenic (alucinogénico). Relativo a un alucinógeno.
hallucinosis (alucinosis). f. Síndrome de origen orgánico caracterizado por alucinaciones más o menos persistentes.
hallus (dedo gordo). Primer d. del pie.
hallux, pl. **halluces** (hallux). [*hallux,* NA]. Dedo gordo; el primer dedo del pie.

h. dolorosus (h. dolorosus). Dedo doloroso.
h. extensus (h. extensus). Una extensión rígida del primer dedo del pie.
h. flexus (h. flexus). Dedo en martillo que afecta el primer dedo del pie.
h. malleus (h. malleus). Dedo en martillo que afecta el primer dedo del pie.
h. rigidus (h. rigidus). Primer dedo rígido.
h. valgus (h. valgus). Desviación del eje principal del primer dedo, hacia el lado externo del pie.
h. varus (h. varus). Desviación del eje principal del dedo gordo hacia el lado interno del pie alejándose de su vecino.

halo (halo). m. **1.** Anillo amarillo rojizo que rodea el disco óptico. **2.** Destello anular de luz que rodea un cuerpo luminoso. **3.** Aréola. **4.** Banda metálica circular utilizada en un yeso en h.
anemic h. (h. anémico).
glaucomatous h. (h. glaucomatoso).
senile h. (h. senil).

haloanisone (haloanisona). f. Fluanisona.

halodermia (halodermia). f. Dermatosis producida por la ingestión o inyección de halógenos, principalmente bromuros y yoduros.

halogen (halógeno). m. Uno de los elementos del grupo del cloro (flúor, cloro, bromo, yodo, astato).

halogenation (halogenación). f. Incorporación de uno o más átomos de halógeno en una molécula.

halometer (halómetro). m. Instrumento utilizado para medir el halo de difracción de un glóbulo rojo.

haloperidol (haloperidol). m. Una butirofenona utilizada como antipsicótico; también se emplea en la corea de Huntington y en la enfermedad de Gilles de la Tourette.

halophil, halophile (halófilo). Microorganismo cuyo crecimiento se ve favorecido o depende de una elevada concentración de sales.

halophilic (halofílico). Que requiere una alta concentración de sales para su crecimiento.

haloprogin (haloprogina). f. Agente antimicótico.

halosteresis (halostéresis). f. Halistéresis.

halothane (halotano). m. Anestésico por inhalación no inflamable ni explosivo, potente, ampliamente utilizado, con inicio de acción y reversión rápidos.

halzoun (halzoun). m. Nombre local de una infección bucofaríngea que se produce en Líbano, causada probablemente por la larva pentastomida del verme *Linguatula serrata.*

ham (corvas). f. **1.** Nalgas. **2.** Parte posterior de los muslos.

hamamelis (hamamélis). m. Avellano de bruja; un arbusto o árbol pequeño, *Hamamelis virginiana* (familia Harmarmelidaceae).

hamartia (hamartia). f. Trastorno del desarrollo caracterizado por la disposición y/o combinaciones anormales de los tejidos presentes normalmente en la zona.

hamartoblastoma (hamartoblastoma). m. Neoplasia maligna de células anaplásicas indiferenciadas que se cree derivada de un hamartoma.

hamartochondromatosis (hamartocondromatosis). f. Focos de tejido cartilaginoso que semejan una neoplasia en sitios donde el cartílago es un constituyente normal, pero en los cuales el crecimiento de las células cartilaginosas es desproporcionado con respecto a los otros elementos del órgano.

hamartoma (hamartoma). m. Malformación focal que se asemeja a una neoplasia, pero que es el resultado del desarrollo defectuoso de un órgano.
fibrous h. of infancy (h. fibroso del lactante).
pulmonary h. (h. pulmonar). Adenocondroma.

hamartomatous (hamartomatoso). Relativo al hamartoma.

hamartophobia (hamartofobia). f. Temor mórbido de cometer error o pecado.

hamatum (hamatum). Hueso ganchoso.

hamaxophobia (hamaxofobia). f. Amaxofobia.

hammer (martillo). m. [*malleus,* NA]. El más grande de los tres huesecillos del oído.

hamster (hámster). m. Cualquiera de los cuatro géneros (subfamilia Cricetinae, familia Muridae) de pequeños roedores ampliamente utilizados en investigación y como mascotas.

hamstring (tendones isquiotibiales). T. que rodean el espacio poplíteo de ambos lados; el medial comprende los t. de los músculos semimembranoso, semitendinoso, grácil y sartorio; el lateral, es el del músculo bíceps crural.

hamular (hamular). Con forma de gancho; unciforme.

hamulus, gen. and pl. **hamuli** (hamulus, gen. y pl. hamuli). [*hamulus*, gen. y pl. *hamuli*, NA]. Cualquier estructura en forma de gancho.
h. cochleae (gancho coclear). [*hamulus laminae spiralis*, NA]. Pico de la lámina espiral.
lacrimal h. (gancho del unguis). [*hamulus lacrimalis,* NA].
pterygoid h. (gancho de la apófisis pterigoides). [*hamulus pterygoideus,* NA]. Apófisis hamular del esfenoides.

hand (mano). [*manus,* NA]. f. Porción distal de la extremidad superior, formada por el carpo, el metacarpo y los dígitos o dedos de la m.
accoucheur's h. (m. de partero).
ape h. (m. de mono o de simio).
claw h. (m. en garra). Gafedad; "main en griffe".
cleft h. (m. fisurada). M. dividida; "main fourchée".
club h. (m. zamba). Talipomanus.
crab h. (m. de cangrejo). Erisipeloide.
drop h. (m. péndula). Carpoptosia.
flat h. (m. plana).
ghoul h. (m. de vampiro).
Marinesco's succulent h. (m. suculenta de Marinesco).
obstetrical h. (m. obstétrica). M. de partero.
opera-glass h. (m. en gemelos de teatro). "Main en lorgnette".
skeleton h. (m. de esqueleto).
spade h. (m. en pala o azada).
split h. (m. dividida). M. fisurada.
trench h. (m. de trinchera). M. congelada.
trident h. (m. en tridente).
writing h. (m. de escritor).

handedness (manualidad). f. Preferencia por el uso de una mano, más comúnmente la derecha, asociada con dominancia del hemisferio cerebral contrario.

handicap (handicap). Condición física, mental o emocional que interfiere con el funcionamiento normal de un individuo.

handpiece (pieza de mano). Instrumento odontológico a motor que se sostiene con la mano, al que se adaptan implementos cortantes o de pulido rotatorios.

HANE (HANE). Acrónimo en inglés de edema angioneurótico hereditario (hereditary angioneurotic edema).

hangnail (padrastro).

hapalonychia (hapaloniquia). f. Debilitamiento de las uñas que causa la flexión y rotura del borde libre, con fisuras longitudinales.

haphalgesia (hafalgesia). f. Signo de Pitres; dolor o sensación sumamente desagradables provocados por el tacto más leve.

haphephobia (hafefobia). f. Afefobia; disgusto o temor mórbido a ser tocado.

haplo- (haplo-). Prefijo que significa simple o único.

haplodont (haplodonte). Que tiene dientes molares con coronas simples, es decir, dientes cónicos simples sin crestas ni tubérculos.

haploid (haploide). Monoploide; indica el número de cromosomas en el espermatozoide o el óvulo, que es la mitad del número en las células somáticas (diploides).

haplology (haplología). f. Omisión de sílabas debido a una velocidad excesiva de pronunciación.

haploprotein (haploproteína). f. Complejo funcional entre una apoproteína y el grupo prostético que en conjunto son responsables de la actividad biológica.

haploscope (haploscopio). m. Instrumento para presentar imágenes separadas en cada ojo de modo que puedan observarse como una sola.
mirror h. (h. en espejo).

haploscopic (haploscópico). Relacionado con un haploscopio.

haplotype (haplotipo). m. **1.** La constitución genética de un individuo con respecto a un miembro de un par de genes alélicos. **2.** En inmunogenética, la porción del fenotipo determinada por genes íntimamente relacionados, heredados como unidad a partir de uno de los padres.

hapten (hapteno). m. Antígeno incompleto o parcial; antígeno que es incapaz, por sí solo, de causar la producción de anticuerpos.
conjugated h. (h. conjugado).

haptics (háptica). f. La ciencia relacionada con la sensación táctil.

haptodysphoria (haptodisforia). f. Sensación desagradable que se produce al tocar ciertos objetos.

haptoglobin (haptoglobina). f. Un grupo de α_2-globulinas en el suero humano, denominadas de este modo por su capacidad para combinarse con la hemoglobina.

haptometer (haptómetro). m. Instrumento para medir la sensibilidad al tacto.
hardness (dureza). f. Grado de firmeza de un sólido.
indentation h. (d. de indentación).
harelip (labio leporino). L. fisurado.
harmaline (harmalina). f. Harmidina; un inhibidor de la aminooxidasa y un estimulante del sistema nervioso central.
harmidine (harmidina). f. Harmalina.
harmine (harmina). f. Banisterina; telepatina; leucoharmina; un estimulante del sistema nervioso central y un potente inhibidor de la monoaminooxidasa.
harmonia (harmonia). Sutura plana.
harmony (armonía). f. Acuerdo; entendimiento; en odontología, denota la a. oclusal.
functional occlusal h. (a. oclusal funcional).
occlusal h. (a. oclusal).
harpaxophobia (harpaxofobia). f. Temor mórbido a los ladrones.
harpoon (arpón). m. Pequeño instrumento puntiagudo de cabeza con púas, usado para extraer trocitos de tejido con el fin de examinarlos al microscopio.
hartshorn (amoníaco crudo).
harvest bug (arador). m. Larva de especies de *Trombicula.*
hasamiyami (hasamiyami). m. Fiebre otoñal; akiyami; fiebre sakushu; una fiebre que aparece en Japón en el otoño.
hashish (hachís). m. Una forma de cannabis que consiste principalmente en resina de las inflorescencias y brotes de las plantas femeninas cultivadas.
hatchet (hachita). f. Instrumento odontológuico con una hoja cortante en un extremo, colocada en ángulo con respecto del eje del mango.
haustorium, pl. **haustoria** (haustorio). m. Un órgano para la absorción de nutrientes.
haustral (haustral). Relacionado con un haustro.
haustration (haustración). f. **1.** El proceso de la formación de un haustro. **2.** Un aumento en la prominencia del haustro.
haustrum, pl. **haustra** (haustro). m. Una de una serie de saculaciones o bolsas, denominadas de este modo debido a una semejanza imaginaria con los cubos de una noria.
haustra coli (h. del colon). [*haustra coli*, NA].
HAV (HAV). Abrev. de virus de la hepatitis A (hepatitis A virus).
haversian (haversiano). Relacionado con Clopton Havers y las distintas estructuras óseas descritas por él.
hawkinsin (hawkinsina). f. Aminoácido que contiene azufre presente en la orina de pacientes con hawkinsinuria.
hawkinsinuria (hawkinsinuria). f. Rara enfermedad metabólica que se manifiesta en la infancia por falta de progreso, acidosis y presencia de hawkinsina en la orina.
hazelwort (serpentaria europea). *Asarum europaeum.*
Hb (Hb). Abrev. de hemoglobina.
Hb AS (Hb AS). Abrev. que indica heterocigosidad para hemoglobina A y hemoglobina S, el rasgo de las células falciformes.
Hb S (Hb S). Abrev. de hemoglobina de células falciformes (sickle cell hemoglobin).
HB_cAb (HB_cAb). Abrev. de anticuerpo contra el antígeno del core del virus de la hepatitis B.
HB_eAb (HB_eAb). Abrev. de anticuerpo contra el antígeno e del virus de la hepatitis B.
HB_sAb (HB_sAb). Abrev. de anticuerpo contra el antígeno de superficie del virus de la hepatitis B.
HB_cAg (HB_cAg). Abrev. de antígeno del core del virus de la hepatitis B.
HB_sAg (HB_sAg). Abrev. de antígeno de superficie de la hepatitis B.
HbCO (HbCO). Abrev. de carboxihemoglobina.
HBe, HB_eAg (H. HBe, HB_eAg). Abrev. de antígeno e de la hepatitis B.
HbO_2 (HbO_2). Abrev. de oxihemoglobina.
HBV (HBV). Abrev. de virus de la hepatitis B (hepatitis B virus).
HCG, hCG (HCG, hCG). Abrev. en inglés de gonadotropina coriónica humana (human chorionic gonadotropin).
HCS (HCS). Abrev. de hormona somatomamotrópica coriónica humana; somatomamotropina coriónica humana (human chorionic somatomammotropin).
Hct (Hto). Abrev. de hematócrito.
h.d. (h.d.). Abrev. de *hora decubitus*, hora de acostarse.
HDL (HDL). Abrev. de lipoproteína de alta densidad (high density lipoprotein).
HDV (HDV). Abrev. de virus de la hepatitis delta (hepatitis delta virus).
He (He). Símbolo de helio.
head (cabeza). f. **1.** Extremo superior o anterior del cuerpo animal. **2.** Extremo superior, anterior o mayor, expandido o redondeado, de cualquier cuerpo, órgano u otra estructura anatómica.
bulldog h. (c. de bulldog).
deep h. (c. profunda). [*caput profundum*, NA].
h. of epididymis (c. del epidídimo). [*caput epididymis*, NA].
h. of femur (c. del fémur). [*caput ossis femoris*, NA].
h. of fibula (c. del peroné). [*caput fibulae*, NA].
hourglass h. (c. en reloj de arena).
humeral h. (c. humeral). [*caput humerale*, NA].
humeroulnar h. (c. humerocubital). [*caput humeroulnare*, NA].
h. of humerus (c. del húmero). [*caput humeri*, NA].
lateral h. (c. lateral). [*caput laterale*, NA].
little h. of humerus (c. pequeña del húmero). Capitulum del húmero.
long h. (c. larga). [*caput longum*, NA].
h. of malleus (c. del martillo). [*caput mallei*, NA].
h. of mandible (c. mandibular). [*caput mandibulae*, NA]
medial h. (c. medial o interna). [*caput mediale*, NA].
Medusa h. (c. de Medusa). [*caput medusae*].
h. of metacarpal bone (c. del metacarpiano). [*caput ossis metacarpalis*, NA].
h. of metatarsal bone (c. del hueso metatarsiano). [*caput ossis metatarsalis*, NA].
oblique h. (c. oblicua). [*caput obliquum*, NA].
h. of pancreas (c. del páncreas). [*caput pancreatis*, NA].
h. of phalanx (c. falángica). [*caput phalangis*, NA].
radial h. (c. radial). [*caput radiale*, NA].
h. of radius (c. del radio). [*caput radii*, NA].
h. of rib (c. costal). [*caput costae*, NA].
saddle h. (c. en silla de montar). Clinocefalia.
short h. (c. corta). [*caput breve*, NA].
h. of stapes (c. del estribo). [*caput stapedis*, NA].
superficial h. (c. superficial). [*caput superficiale*, NA].
swelled h. (c. hinchada). Enfermedad craneal de Paget.
h. of talus (c. del astrágalo). [*caput tali*, NA].
h. of thigh bone (c. del hueso del muslo). [*caput ossis femoris*, NA].
transverse h. (c. transversal). [*caput transversum*, NA]
h. of ulna (c. del cúbito). [*caput ulnae*, NA].
ulnar h. (c. cubital). [*caput ulnare*, NA].
head-nodding (cabeceo). m. Temblores cefálicos o de cabeza.
head-tilt (inclinación de cabeza).
headache 1. (cefalea). f. Dolor de cabeza; cefalalgia; cerebralgia. **2.** (dolor de cabeza).
bilious h. (c. biliosa). Migraña.
blind h. (c. ciega). Migraña.
cluster h. (c. acuminada).
fibrositic h. (c. fibrosítica).
histaminic h. (c. histamínica) C. en grupo.
Horton's h. (c. de Horton). C. en grupo.
migraine h. (c. migrañosa).
nodular h. (c. nodular).
organic h. (c. orgánica).
reflex h. (c. refleja). C. sintomática.
sick h. (c. del enfermo). Migraña.
spinal h. (c. espinal).
symptomatic h. (c. sintomática). C. refleja.
tension h. (c. por tensión).
vacuum h. (c. por vacío). C debida al cierre del seno frontal.
vascular h. (c. vascular). Migraña.
headgear (casco cefálico). m Aparato extraoral removible usado como fuente de tracción para aplicar fuerza a los dientes y los maxilares.
heal (curar). Devolver la salud, especialmente haciendo que una úlcera o herida se cicatrice o se una.
healer (curador). **1.** Médico; persona que cura o sana. **2.** Persona que afirma curar por medio de ciencia cristiana, telepatía mental, nuevo pensamiento o cualquier forma de sugestión (curandero).

healing (curación). f. **1.** Recuperación de la salud; cierre o cicatrización de heridas y úlceras. **2.** Proceso por el que se vuelve a la salud.
h. by first intention (c. por primera intención).
h. by second intention (c. por segunda intención).
h. by third intention (c. por tercera intención).
faith h. (c. por la fe).
health (salud). f. Estado del organismo en el que se cumplen todas sus funciones de manera óptima y sin muestras de anomalía o enfermedad.
mental h. (s. mental). Ausencia de trastornos mentales o de la conducta.
public h. (s. pública).
Health Maintenance Organization (HMO) (Organización para el Mantenimiento de la Salud). Sistema prepago de atención de la salud que pone énfasis en la prevención y la detección temprana de las enfermedades y en la continuidad de los cuidados.
healthy (sano). Que se encuentra bien; en estado de funcionamiento normal; libre de enfermedad.
hear (oír). Percibir sonidos; denota la función del oído.
hearing (audición). f. Capacidad de percibir sonidos; sensación de sonido, en contraste con vibración.
color h. (a. coloreada). Seudocromestesia; audición cromática.
normal h. (a. normal). Acusia.
hearing aid (audífono). m. Amplificador electrónico destinado a hacer llegar mejor el sonido al oído.
hearing impairment, hearing loss (deterioro auditivo).
heart (corazón). m. Cor; órgano muscular hueco que recibe sangre de las venas y la envía a las arterias.
armored h. (c. blindado).
artificial h. (c. artificial).
athletic h. (c. atlético).
beer h. (c. de cerveza). Miocardiopatía de los bebedores de cerveza.
bony h. (c. óseo).
drop h. (c. caído). Cardioptosia.
fatty h. (c. graso). Adiposis cardíaca; cor adiposum.
frosted h. (c. escarchado). C. alcorzado.
hairy h. (c. piloso). Pericarditis fibrinosa.
hanging h. (c. colgante). C. suspendido.
horizontal h. (c. horizontal).
hypoplastic h. (c. hipoplásico).
icing h. (c. alcorzado). C. escarchado.
intermediate h. (c. intermedio).
irritable h. (c. irritable). Astenia neurocirculatoria.
left h. (c. izquierdo).
luxus h. (c. luxus). Término que designa una combinación de dilatación e hipertrofia del c., especialmente en el ventrículo izquierdo.
movable h. (c. móvil). Cor mobile.
myxedema h. (c. mixedematoso).
parchment h. (c. de pergamino). Hipoplasia ventricular derecha.
pendulous h. (c. péndulo).
pulmonary h. (c. pulmonar).
right h. (c. derecho).
semihorizontal h. (c. semihorizontal).
semivertical h. (c. semivertical).
skin h. (c. cutáneo). Los vasos sanguíneos periféricos.
soldier's h. (c. de soldado). Astenia neurocirculatoria.
stone h. (c. de piedra).
suspended h. (c. suspendido). C. colgante.
systemic h. (c. sistémico).
teardrop h. (c. en forma de lágrima).
tiger h. (c. atigrado).
tobacco h. (c. tabáquico).
venous h. (c. venoso).
vertical h. (c. vertical).
heartbeat (latido cardíaco). Un ciclo completo de contracción y dilatación del músculo cardíaco.
heartburn (acedía). Pirosis.
heartwater (hidropericardio). Enfermedad de vacas, ovejas, cabras y posiblemente camellos en el sur y centro de África y algunas islas del Caribe, causada por la rickettsia *Cowdria ruminantium*.
heartworm (gusano cardíaco). *Dirofilaria immitis*.
heat (calor). m. **1.** Temperatura elevada; la sensación producida por la cercanía del fuego o de un objeto incandescente. **2.** Estros. **3.** Uno de los cuatro signos de inflamación (los otros son rubor, tumor y dolor), enunciados por Celsius.
atomic h. (c. atómico).
h. of combustion (c. de combustión).
h. of compression (c. de compresión).
conductive h. (c. de conducción).
convective h. (c. de convección).
conversive h. (c. de conversión).
h. of crystallization (c. de cristalización).
h. of dissociation (c. de disociación).
h. of evaporation (c. de evaporación). C. de vaporización.
h. of formation (c. de formación).
initial h. (c. inicial).
innate h. (c. innato).
latent h. (c. latente).
molecular h. (c. molecular).
prickly h. (c. erupción por). Miliaria rubra.
radiant h. (c. radiante).
sensible h. (c. sensible).
h. of solution (c. de solución).
specific h. (c. específico).
h. of vaporization (c. de vaporización). C. de evaporación.
heatstroke (golpe de calor). Apoplejía térmica; hiperpirexia térmica; fiebre térmica.
heaves (huélfago). m. Enfisema pulmonar crónico del caballo, con síntomas que comprenden tos sibilante y disnea, especialmente cuando el animal ha sido sometido a algún ejercicio.
hebephrenia (hebefrenia). f. Síndrome caracterizado por afectos superficiales e inapropiados, risas sin sentido y una conducta de actitudes y modales tontos y regresivos.
hebephrenic (hebefrénico). Relacionado con la hebefrenia, o caracterizado por ella.
hebetic (hebético). Perteneciente a la juventud.
hebetude (hebetud). f. Moria.
hebiatrics (hebiatría). f. Medicina del adolescente.
hecateromeric (hecateromérico). Hecatomérico; hecatomeral; denota una neurona espinal cuyo cilindroeje se divide y da prolongaciones a ambos lados de la médula.
hecatomeral, hecatomeric (hecatomeral, hecatomérico). Hecateromérico.
hectic (héctico). Indica la elevación diaria por la tarde de la temperatura, acompañada por rubor en las mejillas, que se observa en la tuberculosis activa y en otras infecciones.
hecto- (hecto- (h)). Prefijo usado en el sistema métrico y en el SI, que significa un centenar (10^2).
hectogram (hectogramo). m. Cien gramos, que equivalen a 1.543,7 granos.
hectoliter (hectolitro). m. Cien litros, que equivalen a 105,7 cuartos y a 26,4 galones estadounidenses y 22 imperiales o ingleses.
hedeoma (hedeoma).
hederiform (hederiforme). En forma de hiedra; término usado para ciertas terminaciones sensitivas de la piel.
hedonophobia (hedonofobia). f. Temor morboso al placer.
hedrocele (hedrocele). m. Prolapso del intestino a través del ano.
heel (talón). m. **1.** Calx. **2.** Extremo distal.
contracted h. (t. contraído). Pie contraído.
cracked h. (t. agrietado). Queratodermia plantar fisurada.
grease h. (t. de grasa).
painful h. (t. doloroso). Calcaneodinia; calcodinia.
prominent h. (t. prominente).
height (altura). f. Medición vertical.
anterior facial h. (AFH) (a. facial anterior).
cusp h. (a. cuspídea).
facial h. (a. facial).
nasal h. (a. nasal).
orbital h. (a. orbitaria).
helcomenia (helcomenia). f. Aparición de úlceras durante la menstruación.
helcoplasty (helcoplastia). f. Término obsoleto para cirugía reparativa o plástica de úlceras.
helianthine (heliantina). f. Naranja de metilo.
helical (helical). **1.** Helicino; relativo a una hélice. **2.** Helicoide. Helicoidal.

helicine (helicino). **1.** Enroscado. **2.** Helical.
helicoid (helicoide, helicoidal). Helical; parecido a una hélix.
helicopodia (helicopodia). f. Marcha helicópoda.
helicotrema (helicotrema). [*helicotrema*, NA]. m. Hiato de Breschet o Scarpa; abertura semilunar en el ápice de la cóclea a través de la cual la rampa vestibular y la timpánica se comunican entre sí.
heliencephalitis (heliencefalitis). f. Inflamación del cerebro después de una insolación.
helio- (helio-). Prefijo relativo al sol.
helioaerotherapy (helioaeroterapia). f. Tratamiento de una enfermedad por exposición al sol y al aire fresco.
heliopathy (heliopatía). f. Lesión por exposición a la luz solar.
heliophobia (heliofobia). f. Temor morboso a la exposición a los rayos del sol.
heliosis (heliosis). f. Insolación.
heliotaxis (heliotaxis). f. Heliotropismo; forma de fototaxis y quizá de termotaxis, con tendencia a crecer o moverse hacia el sol o la luz solar (h. positiva) o alejándose de ellos (h. negativa).
heliotropism (heliotropismo). m. Heliotaxis.
helium (helio). m. Elemento gaseoso de símbolo He, N° at. 2, P. at. 4,0026. Se usa como diluyente de gases medicinales.
helix m. **1.** (hélices). [*helix*, NA]. Borde del pabellón de la oreja; repliegue cartilaginoso que forma la parte superior del borde anterior, todo el borde superior y la mayor parte del borde posterior de dicho pabellón. **2.** (hélice). Línea en forma de rosca, rollo, resorte o perno, con cada punto equidistante de una línea recta que es el eje del cilindro donde está cada punto de la h.
 α h. (hélice alfa). H. de Pauling-Corey.
 DNA h. (hélice de DNA). H. de Watson-Crick.
 double h. (hélice doble). H. de Watson-Crick.
 Pauling-Corey h. (hélice de Pauling-Corey). H. α.
 twin h. (hélice gemela). H. de Watson-Crick.
 Watson-Crick h. (hélice de Watson-Crick). H. de DNA, doble o gemela.
hellebore (eléboro). m. Rizoma y raíces secas de *Helleborus niger* (familia Ranunculaceae).
helleborin (eleborina). f. Glucósido tóxico de *Veratrum viride* (eléboro verde); narcótico.
helleborism (eleborismo). m. Estado que resulta del envenenamiento con *Veratrum* (eléboro).
helminth (helminto). m. Parásito vermiforme intestinal, principalmente nematodos, cestodos, trematodos y acantocéfalos.
helminthagogue (helmintagogo). Antihelmíntico.
helminthemesis (helmintemesis). f. Vómito o expulsión por la boca de gusanos intestinales.
helminthiasis (helmintiasis). f. Helmintismo; inverminación; presencia de parásitos vermiformes intestinales.
helminthic (helmínticos). Antihelmíntico.
helminthism (helmintismo). m. Helmintiasis.
helminthoid (helmintoide). Parecido a un gusano.
helminthology (helmintología). f. Escolecología; rama de la ciencia que estudia los gusanos.
helminthoma (helmintoma). m. Nódulo discreto de inflamación granulomatosa causado por un helminto o sus productos, llamado así por su semejanza macroscópica con una neoplasia.
helminthophobia (helmintofobia). f. Temor mórbido a los gusanos.
helmintic (helmíntico). Antihelmíntico.
heloma (heloma). m. Callo.
 h. durum (h. duro). Callo duro.
 h. molle (h. blando). Callo blando.
helosis (helosis). f. Término raramente usado para indicar la presencia de callos.
helotomy (helotomía). f. Tratamiento quirúrgico de los callos.
hem-, hema- (hem-, hema-). Prefijos que significan sangre.
hemachromatosis (hemacromatosis). f. Hemocromatosis.
hemachrome (hemacromo). m. Materia colorante de la sangre, hemoglobina o hematina.
hemachrosis (hemacrosis). f. Intensificación del color rojo de la sangre.
hemacytometer (hemacitómetro). m. Hemocitómetro.
hemacytozoon (hemacitozoo). m. Hemocitozoo.
hemadostenosis (hemadoestenodis). f. Contracción de las arterias.
hemadrometer (hemadrómetro). m. Hemodromómetro.
hemadromograph (hemadromógrafo). m. Hemodromógrafo.
hemadromometer (hemadromómetro). m. Hemodromómetro.
hemadsorption (hemadsorción). f. Fenómeno manifestado por una sustancia o un agente que se adhiere o adsorbe a la superficie de un glóbulo rojo.
hemadynamometer (hemadinamómetro). m. Hemodinamómetro.
hemafacient (hemafaciente). Hemopoyético.
hemagglutination (hemaglutinación). f. Hemoaglutinación; aglutinación de glóbulos rojos.
 passive h. (h. pasiva). Prueba de h. indirecta.
 reverse passive h. (h. pasiva inversa).
 viral h. (h. virósica).
hemagglutinin (hemaglutinina). f. Hemoaglutinina; sustancia, anticuerpo o no, que causa hemaglutinación.
hemagogic (hemagógico). Que promueve un aflujo de sangre.
hemagogue (hemagogo). m. **1.** Agente que promueve el aflujo de sangre. **2.** Emenagogo.
hemal (hemal). **1.** Relativo a la sangre o los vasos sanguíneos. **2.** Referente al lado ventral de los cuerpos vertebrales o sus precursores, donde están situados el corazón y los grandes vasos; lo contrario de neural.
hemalum (hemalumbre). m. Solución de hematoxilina y alumbre usada como colorante nuclear en histología.
hemamebiasis (hemamebiasis). f. Cualquier infección por formas ameboides de parásitos en los glóbulos rojos.
hemanalysis (hemanálisis). f. Análisis de la sangre; examen de la sangre, especialmente con referencia a métodos químicos.
hemangiectasis, hemangiectasia (hemangiectasis, hemangiectasia). f. Dilatación de vasos sanguíneos.
hemangio- (hemangio-). Prefijo relativo a los vasos sanguíneos.
hemangioblast (hemangioblasto). m. Célula embrionaria primitiva de origen mesodérmico que produce células, que a su vez dan origen a endotelio vascular, elementos reticuloendoteliales y células formadoras de sangre de todos los tipos.
hemangioblastoma (hemangioblastoma). m. Angioblastoma; tumor de Lindau; neoplasia cerebelosa benigna compuesta por células endoteliales formadoras de vasos capilares.
hemangioendothelioblastoma (hemangioendotelioblastoma). m. Hemangioendotelioma con células endoteliales especialmente inmaduras.
hemangioendothelioma (hemangioendotelioma). m. Hemendotelioma; neoplasia derivada de vasos sanguíneos.
 h. tuberosum multiplex (h. tuberoso múltiple).
hemangiofibroma (hemangiofibroma). m. Hemangioma con un armazón de abundante tejido fibroso.
 juvenile h. (h. juvenil). Angiofibroma juvenil.
hemangioma (hemangioma). m. Anomalía congénita, no una neoplasia verdadera, con proliferación de endotelio vascular que forma una masa parecida al tejido neoplásico.
 arterial h. (h. arterial). H. capilar.
 capillary h. (h. capilar). H. arterial; h. congénito o simple.
 cavernous h. (h. cavernoso). Angioma cavernoso; nevo cavernoso.
 h. congenitalle (h. congénito). H. capilar.
 h. planum extensum (h. plano extenso).
 racemose h. (h. racemoso). Aneurisma cirsoide.
 sclerosing h. (h. esclerosante).
 senile h. (h. senil).
 h. simplex (h. simple). H. capilar.
 verrucous h. (h. verrugoso).
hemangiomatosis (hemangiomatosis). f. Presencia de numerosos hemangiomas.
hemangiopericytoma (hemangiopericitoma). m. Neoplasia vascular poco frecuente, por lo general benigna.
hemangiosarcoma (hemangiosarcoma). m. Neoplasia maligna rara.
hemapheic (hemafeico). Perteneciente a la hemafeína o que la contiene.
hemaphein (hemafeína). f. Pigmento patológico marrón derivado de la hemoglobina.
hemapheism (hemafeísmo). m. Presencia de hemafeína en el plasma y la orina.
hemarthron, hemarthros (hemartron, hemartros). m. Hemartrosis.

H I J

hemarthrosis (hemartrosis). f. Hemartron; hemartros; sangre en una articulación.
hemastrontium (hemastroncio). m. Colorante preparado añadiendo cloruro de estroncio a una solución de hemateína y cloruro de aluminio en ácido cítrico y alcohol; usado en histología.
hemat- (hemat-). Prefijo que significa sangre.
hematachometer (hematacómetro). m. Hemotacómetro.
hematapostema (hematapostema). f. Absceso en el cual se ha derramado sangre.
hematein (hemateína). f. Producto de oxidación de hematoxilina.
Bakers acid h. (h. ácida de Baker).
hematemesis (hematemesis). f. Vómito cruento; vómito de sangre.
hematencephalon (hematencéfalo). m. Hemorragia cerebral.
hematherapy (hematerapia). f. Hemoterapia.
hematherm (hematermo). Homeotermo.
hemathermal (hematérmico). Homeotérmico.
hemathermous (hematermo). Homeotermo.
hemathidrosis (hemathidrosis). f. Hematidrosis.
hemathorax (hematórax). m. Hemotórax.
hematic (hemático). **1.** Hémico; relativo a la sangre. **2.** Hematínico.
hematid (hemátide). f. **1.** Glóbulo rojo. **2.** Término poco usado para una erupción cutánea presuntamente causada por una sustancia de la sangre circulante.
hematidrosis (hematidrosis). f. Hemathidrosis; hemidrosis; sudor sanguíneo; excreción de sangre o pigmentos sanguíneos en el sudor; es un trastorno extremadamente raro.
hematimeter (hematímetro). m. Hemocitómetro.
hematin (hematina). f. Ferrihem; hematosina; hidroxihemina; oxiheme; oxihemocromógeno; fenodina.
h. chloride (cloruro de h.). Hemina.
reduced h. (h. reducida). m.
hematinemia (hematinemia). f. Presencia de hem en la sangre circulante.
hematinic (hematínico). **1.** Hematónico. Que mejora el estado de la sangre. **2.** m. Hemático; agente que mejora la calidad de la sangre aumentando el número de eritrocitos y/o la concentración de hemoglobina.
hemato- (hemato-). Prefijo que significa sangre.
hematobilia (hematobilia). f. Hemobilia.
hematobium (hematobio). m. Cualquier microorganismo parásito de la sangre, especialmente una forma animal o hematozoo.
hematoblast (hematoblasto). m. Forma indiferenciada primitiva de célula sanguínea de la que derivan eritroblastos, linfoblastos, mieloblastos y otras células sanguíneas inmaduras.
Hayem's h. (h. de Hayem). Plaqueta.
hematocele (hematocele). m. **1.** Quiste hemorrágico. **2.** Hematocelia; derrame de sangre en un conducto o una cavidad del cuerpo. **3.** Hinchazón debida a derrame de sangre en la túnica vaginal del testículo.
pelvic h. (h. pélvico).
pudendal h. (h. pudendo). Derrame de sangre en el labio mayor.
hematocelia (hematocelia). f. Término obsoleto para hematocele.
hematocephaly (hematocefalia). f. Derrame intracraneal de sangre, comúnmente en un feto.
hematochezia (hematoquecia, hematoquezia). f. Evacuación de heces sanguinolentas, a diferencia de melena o heces alquitranadas.
hematochlorin (hematoclorina). f. Materia colorante verde derivada de hemoglobina y obtenida de la placenta.
hematochyluria (hematoquiluria). f. Presencia de sangre y quilo en la orina.
hematocolpometra (hematocolpómetra). f. Acumulación de sangre en el útero y la vagina debida a un himen imperforado u otra obstrucción vaginal inferior.
hematocolpos (hematocolpos). m. Menstruación retenida.
hematocrit (hematócrito). m. **1.** Porcentaje del volumen de una muestra de sangre ocupado por células, determinado por un h. **2.** Centrífuga u otro aparato para separar las células y otros elementos particulados o figurados de la sangre del plasma.
hematocryal (hematocrial). Poiquilotérmico.
hematocyst (hematocisto, hematoquiste). m. Quiste hemorrágico.
hematocystis (hematocistis). f. Derrame de sangre en la vejiga.
hematocyte (hematocito). m. Hemocito.
hematocytoblast (hematocitoblasto). f. Hemocitoblasto.
hematocytolysis (hematocitólisis). f. Hemocitólisis.
hematocytometer (hematocitómetro). m. Hemocitómetro.
hematocytozoon (hematocitozoo). m. Hemocitozoo.
hematocyturia (hematocituria). f. Presencia de glóbulos rojos en la orina; hematuria verdadera, diferente de la hemoglobinuria.
hematodyscrasia (hematodiscrasia). f. Hemodiscrasia.
hematodystrophy (hematodistrofia). f. Hemodistrofia.
hematogenesis (hematogénesis). f. Hemopoyesis.
hematogenic, hematogenous (hematogénico, hematógeno). **1.** Hemopoyético. **2.** Perteneciente a algo producido, derivado o transportado por la sangre.
hematohistioblast (hematohistioblasto). m. Hemohistioblasto.
hematohiston (hematohistona). f. Globina.
hematoid (hematoide). Parecido a la sangre.
hematoidin (hematoidina). f. Pigmento derivado de hemoglobina que no contiene hierro pero tiene estrecha relación con la bilirrubina o es semejante a ella.
hematologist (hematólogo). m. Médico experto en hematología.
hematology (hematología). f. Hemología; especialidad médica que estudia la anatomía, fisiología, patología, sintomatología y terapéutica de la sangre y los tejidos que la forman.
hematolymphangioma (hematolinfangioma). m. Anomalía congénita que consiste en numerosos vasos y conductos linfáticos de diversos tamaños, de disposición compacta, junto con un número moderado de vasos sanguíneos de tipo similar.
hematolysis (hematólisis). f. Hemólisis.
hematolytic (hematolítico). Hemolítico.
hematoma (hematoma). m. Masa localizada de sangre extravasada parcial o totalmente confinada dentro de un órgano o tejido, o de un espacio real o potencial.
h. auris (h. auricular). Otohematoma.
corpus luteum h. (h. del cuerpo amarillo). Cuerpo hemorrágico.
epidural h. (h. epidural). Hemorragia extradural.
intracranial h. (h. intracraneal).
intramural h. (h. intramural).
subdural h. (h. subdural). Hemorragia subdural.
hematomanometer (hematomanómetro). m. Hemomanómetro.
hematometra (hematómetra). m. Hemometra; colección o retención de sangre en la cavidad uterina.
hematometry (hematometría). f. Hemometría; examen de la sangre para determinar algo o todo lo siguiente: 1) número total, tipos y proporciones relativas de las células sanguíneas; 2) número o proporción de otros elementos figurados; 3) porcentaje de hemoglobina.
hematomphalocele (hematonfalocele). m. Hernia umbilical donde se ha producido un derrame de sangre.
hematomyelia (hematomielia). f. Hematorraquia interna; mielapoplejía; mielorragia; hemorragia en la sustancia de la médula espinal.
hematomyelopore (hematomieloporo). m. Formación de porosidades en la médula espinal como resultado de hemorragias.
hematonic (hematónico). Hematínico.
hematopathology (hematopatología). f. Hemopatología; división o rama de la patología que estudia las enfermedades de la sangre y de los tejidos hemopoyéticos y linfoides.
hematopathy (hematopatía). f. Hemopatía.
hematopenia (hematopenia). f. Deficiencia de sangre, incluso hipocitosis o citopenia.
hematophagia (hematofagia). f. Hemofagia; acción de alimentarse con la sangre de otro animal, como los vampiros y las sanguijuelas.
hematophagous, hematophagus (hematófago). Que vive de sangre. Que come sangre; se refiere especialmente a insectos chupadores de sangre.
hematophilia (hematofilia). f. Término obsoleto para hemofilia.
hematoplastic (hematoplásico). Hemopoyético.
hematopoiesis (hematopoyesis). f. Hemopoyesis.
hematopoietic (hematopoyético). Hemopoyético.
hematopoietin (hematopoyetina). f. Eritropoyetina.
hematoporphyria (hematoporfiria). f. Nombre anterior de cualquier trastorno del metabolismo de la porfirina, cualquiera sea su causa.
hematoporphyrin (hematoporfirina). f. Hemoporfirina; porfirina rojo oscuro casi púrpura que resulta de la descomposición de hemoglobina.
hematoporphyrinemia (hematoporfirinemia). f. Nombre anterior de la presencia de hematoporfirina en la sangre circulante.

hematoporphyrinuria (hematoporfirinuria). f. Nombre anterior del aumento de excreción urinaria de porfirinas.
hematopsia (hematopsia). f. Hemorragia en el ojo.
hematorrhachis (hematorraquia). f. Hemorraquia; apoplejía espinal; hemorragia espinal.
h. externa (h. externa). H. extradural o subdural.
extradural h. (h. extradural). H. externa.
h. interna (h. interna). Hematomielia.
subdural h. (h. subdural). H. externa.
hematosalpinx (hematosálpinx). m. Hemosálpinx; colección de sangre en una trompa de Falopio, asociada a menudo con un embarazo tubárico.
hematosepsis (hematosepsis). f. Septicemia.
hematosin (hematosina). f. Hematina.
hematosis (hematosis). f. **1.** Hemopoyesis. **2.** Oxigenación de la sangre venosa en los pulmones.
hematospectroscope (hematoespectroscopio). m. Espectroscopio especialmente adaptado al examen de la sangre.
hematospectroscopy (hematoespectroscopia). f. Examen de sangre por medio de un espectroscopio.
hematospermatocele (hematoespermatocele). m. Espermatocele que contiene sangre.
hematospermia (hematoespermia). f. Hemospermia.
hematostatic (hematostático). **1.** Hemostático. **2.** Debido a estancamiento o detención de sangre en los vasos de una parte.
hematostaxis (hematostaxis). f. Hemorragia espontánea debida a una enfermedad de la sangre.
hematosteon (hematosteón). m. Hemorragia en la cavidad medular de un hueso.
hematothermal (hematotérmico). Homeotérmico.
hematotoxic (hematotóxico). Hemotóxico.
hematotoxin (hematotoxina). f. Hemotoxina.
hematotrachelos (hematotraquelo). m. Distensión del cuello uterino con sangre acumulada.
hematotropic (hematotrópico). Hemotrópico.
hematotympanum (hematotímpano). m. Hemotímpano.
hematoxic (hematóxico). Hemotóxico.
hematoxin (hematoxina). f. Hemotoxina.
hematoxylin (hematoxilina). f. Compuesto cristalino amarillo oscuro o anaranjado, que contiene la materia colorante de *Haematoxylon campechianum* (palo de Campeche).
Boehmer's h. (h. de Boehmer).
Delafield's h. (h. de Delafield).
Harris' h. (h. de Harris).
iron h. (h. férrica).
phosphotungstic acid h. (PTAH) (h. ácida fosfotúngstica).
hematozoic (hematozoico). Hemozoico.
hematozoon (hematozoo). Hemozoo.
hematuresis (hematuresis). f. Hematuria, especialmente con referencia a cantidades excepcionalmente grandes de sangre en orina.
hematuria (hematuria). f. Presencia de sangre o glóbulos rojos en la orina.
angioneurotic h. (h. angioneurótica).
Egyptian h. (h. egipcia). Esquistosomiasis hematobia.
endemic h. (h. endémica). Esquistosomiasis hematobia.
false h. (h. falsa). Seudohematuria.
gross h. (h. macroscópica).
initial h. (h. inicial).
microscopic h. (h. microscópica).
painful h. (h. dolorosa).
painless h. (h. indolora).
renal h. (h. renal).
terminal h. (h. terminal).
total h. (h. total).
urethral h. (h. uretral).
vesical h. (h. vesical).
heme (hem). m. Ferrohem; hematina reducida; ferroprotoporfirina; protohem.
hemelytrometra (hemelitrómetra). m. Término obsoleto para hematocolpómetro.
hemendothelioma (hemendotelioma). m. Hemangioendotelioma.
hemeralopia (hemeralopía). f. Ceguera diurna; hemeranopía; visión nocturna; incapacidad de ver con luz brillante tan bien como con luz escasa.
hemeranopia (hemeranopía) f. Hemeralopía.
hemerythrins (hemeritrinas). f. pl Proteínas de algunos gusanos que contienen hierro y fijan oxígeno, de peso molecular semejante al de la hemoglobina.
hemi- (hemi-). Prefijo que significa la mitad, usado con palabras derivadas de raíces griegas; el prefijo latino correspondiente es *semi-*.
hemi-arthroplasty (hemiartroplastia). f. Artroplastia en la cual una superficie de una articulación es reemplazada por material artificial, usualmente metal.
hemiacardius (hemiacardio). m. Uno de dos fetos gemelos cuyo corazón rige sólo una parte de su circulación, mientras el resto permanece a cargo del corazón del otro mellizo.
hemiacetal (hemiacetal). m. Aldehído hidratado, $RCH(OH)_2$, con uno de sus grupos hidroxilo esterificado con un alcohol RCH-(OH)OR.
hemiacrosomia (hemiacrosomía). f. Forma congénita de hemihipertrofia de una extremidad.
hemiageusia (hemiageusia). f. Hemigeusia; pérdida del gusto en un lado de la lengua.
hemiageustia (hemiageustia). f. Hemiageusia.
hemialgia (hemialgia). f. Dolor que afecta a toda una mitad del cuerpo.
hemiamyosthenia (hemiamiostenia). f. Hemiparesia.
hemianalgesia (hemianalgesia). f. Analgesia que afecta a un lado del cuerpo.
hemianencephaly (hemianencefalia). f. Anencefalia de un solo lado o que afecta a un lado mucho más que el otro.
hemianesthesia (hemianestesia). f. Anestesia unilateral; anestesia o pérdida de sensibilidad táctil en un lado del cuerpo.
alternate h. (h. alternada). H. cruzada.
crossed h. (h. cruzada). H. alternada.
hemianopia (hemianopía). f. Hemianopsia.
hemianopsia (hemianopsia). f. Hemianopía; pérdida de visión en la mitad del campo visual de uno o ambos ojos.
absolute h. (h. absoluta).
altitudinal h. (h. de altura).
bilateral h. (h. bilateral). H. binocular.
binasal h. (h. binasal).
binocular h. (h. binocular). H. bilateral.
bitemporal h. (h. bitemporal).
complete h. (h. total).
congruous h. (h. congruente).
crossed h. (h. cruzada). H. heterónima.
heteronymous h. (h. heterónima). H. cruzada.
homonymous h. (h. homónima). H. lateral.
incomplete h. (h. parcial o incompleta).
incongruous h. (h. incongruente). H. homónima incompleta o asimétrica.
pseudo-h. (h. seudo). Extinción visual.
quadrantic h. (h. cuadrántica). Cuadrantanopsia.
relative h. (h. relativa).
unilateral h., uniocular h. (h. unilateral, uniocular).
hemianoptic (hemianóptico). Perteneciente a la hemianopsia.
hemianosmia (hemianosmia). f. Pérdida del sentido del olfato en un lado.
hemiaplasia (hemiaplasia). f. Ausencia de un lóbulo de un órgano bilobular.
hemiapraxia (hemiapraxia). f. Apraxia que afecta a un lado del cuerpo.
hemiasynergia (hemiasinergia). f. Asinergia que afecta a un lado del cuerpo.
hemiataxia (hemiataxia). f. Ataxia que afecta a un solo lado del cuerpo.
hemiathetosis (hemiatetosis). f. Atetosis que afecta a una mano o a una mano y un pie, solamente.
hemiatrophy (hemiatrofia). f. Atrofia de una mitad lateral de una parte o un órgano, como la cara o la lengua.
facial h. (h. facial). Enfermedad o síndrome de Romberg.
progressive lingual h. (h. lingual progresiva). Trofoneurosis lingual.
hemiballism, hemiballismus (hemibalismo). m. Violentos movimientos convulsivos y coreicos de un lado del cuerpo, generalmente relacionados con daños sufridos por el núcleo subtalámico del lado contrario del cerebro.

hemiblock (hemibloqueo). m. Detención del impulso en una de las dos divisiones principales de la rama izquierda del haz de His.
hemic (hémico). Hemático.
hemicardia (hemicardia). f. **1.** Una mitad lateral (aurícula y ventrículo) del corazón. **2.** Malformación congénita del corazón en la cual sólo se forman dos de las cuatro cámaras habituales.
h. dextra (h. derecha). Corazón derecho.
h. sinistra (h. izquierda). Corazón izquierdo.
hemicellulose (hemicelulosa). f. Celulosano; polisacáridos de la pared celular vegetal estrechamente relacionados con la celulosa.
hemicentrum (hemicentro). m. Una de las dos mitades laterales del cuerpo de una vértebra.
hemicephalalgia (hemicefalalgia). f. Hemicrania; cefalalgia unilateral característica de la jaqueca típica.
hemicephalia (hemicefalia). f. Anencefalia parcial; falta congénita del desarrollo normal del cerebro.
hemicerebrum (hemicerebro). m. Hemisferio cerebral.
hemichorea (hemicorea). f. Corea dimidiata; corea hemilateral; corea que afecta a los músculos de un solo lado.
hemichromosome (hemicromosoma). m. La mitad lateral de un cromosoma.
hemicolectomy (hemicolectomía). f. Remoción del lado derecho o izquierdo del colon.
hemicorporectomy (hemicorporectomía). f. Extirpación quirúrgica de la mitad inferior del cuerpo.
hemicrania (hemicrania). f. **1.** Jaqueca. **2.** Hemicefalalgia.
hemicraniectomy (hemicraniectomía). f. Hemicraniotomía.
hemicraniosis (hemicraniosis). f. Agrandamiento de un lado del cráneo.
hemicraniotomy (hemicraniotomía). f. Hemicraniectomía; separación y reflexión de la mayor parte del cráneo, o de toda la mitad, como paso preliminar de una operación del cerebro.
hemidesmosomes (hemidesmosomas). m. pl. Mitades de desmosomas en la superficie basal del estrato basal del epitelio escamoso estratificado.
hemidiaphoresis (hemidiaforesis). f. Hemihidrosis; hemidrosis; diaforesis o sudoración en un lado del cuerpo.
hemidrosis (hemidrosis). f. **1.** Hematidrosis. **2.** Hemidiaforesis.
hemidysesthesia (hemidisestesia). f. Disestesia que afecta a una mitad lateral del cuerpo.
hemidystrophy (hemidistrofia). f. Subdesarrollo de una mitad lateral del cuerpo.
hemiectromelia (hemiectromelia). f. Desarrollo defectuoso de las extremidades en un lado del cuerpo.
hemiepilepsy (hemiepilepsia). f. Movimientos convulsivos unilaterales.
hemifacial (hemifacial). Perteneciente a un lado de la cara.
hemigastrectomy (hemigastrectomía). f. Escisión de la mitad distal del estómago.
hemigeusia (hemigeusia). f. Hemiageusia.
hemiglobin (hemiglobina). f. Sinónimo obsoleto de methemoglobina.
hemiglossal (hemiglosa). Hemilingual.
hemiglossectomy (hemiglosectomía). f. Remoción quirúrgica de la mitad de la lengua.
hemiglossitis (hemiglositis). f. Erupción vesiculosa en un lado de la lengua y la superficie o cara interna correspondiente del carrillo, probablemente herpética.
hemignathia (hemignatia). f. Desarrollo defectuoso de un lado de la mandíbula.
hemihepatectomy (hemihepatectomía). f. Remoción quirúrgica de la mitad o un lóbulo del hígado.
hemihidrosis (hemihidrosis). f. Hemidiaforesis.
hemihydranencephaly (hemihidranencefalia). f. Forma unilateral de hidranencefalia.
hemihypalgesia (hemihipalgesia). f. Hipalgesia, que afecta sólo a una mitad del cuerpo.
hemihyperesthesia (hemihiperestesia). f. Hiperestesia, o aumento de sensibilidad táctil y dolorosa, que afecta a un solo lado del cuerpo.
hemihyperhidrosis, hemihyperidrosis (hemihiperidrosis). f. Sudoración excesiva confinada a un lado del cuerpo.
hemihypertonia (hemihipertonía). f. Hemitonía; tonicidad muscular exagerada en un lado del cuerpo.
hemihypertrophy (hemihipertrofia). f. Hipertrofia muscular u ósea de un lado de la cara o del cuerpo.
hemihypesthesia (hemihipestesia). f. Hemihipoestesia; disminución de la sensibilidad en una mitad lateral del cuerpo.
hemihypoesthesia (hemihipoestesia). f. Hemihipestesia.
hemihypotonia (hemihipotonía). f. Pérdida parcial de tonicidad muscular en un lado del cuerpo.
hemikaryon (hemicarion). m. Núcleo celular que contiene el número haploide de cromosomas.
hemiketal (hemicetal). m. Cetona hidratada en la que uno de los grupos hidroxilo está esterificado con un alcohol (en un cetal lo están ambos grupos hidroxilo).
hemilaminectomy (hemilaminectomía). f. Remoción de una parte de una lámina vertebral, generalmente para explorar o tener acceso al contenido intraespinal o efectuar su descompresión.
hemilaryngectomy (hemilaringectomía). f. Escisión de una mitad lateral de la laringe.
hemilateral (hemilateral). Relativo a una mitad lateral.
hemilesion (hemilesión). f. Lesión unilateral.
hemilingual (hemilingual). Hemigloso; relativo a una mitad lateral de la lengua.
hemimacroglossia (hemimacroglosia). f. Agrandamiento de la mitad de la lengua.
hemimandibulectomy (hemimandibulectomía). f. Resección de la mitad de la mandíbula.
hemimetabolous (hemimetábolo). Perteneciente a un miembro de la serie de órdenes de insectos llamados Hemimetabola, que presentan metamorfosis incompleta.
hemin (hemina). f. Cloruro de hem con Fe^{2+} convertido en Fe^{3+}.
hemiopalgia (hemiopalgia). f. Dolor en un ojo, generalmente acompañado de hemicrania.
hemipagus (hemípago). m. Mellizos unidos lateralmente por el tórax o por éste y el cuello, a veces también por los maxilares.
hemiparanesthesia (hemiparanestesia). f. Anestesia de una extremidad inferior o de la parte inferior de un lado del cuerpo.
hemiparaplegia (hemiparaplejía). f. Parálisis de una pierna.
hemiparesis (hemiparesia). f. Hemiamiostenia; ligera parálisis que afecta a un solo lado.
hemipelvectomy (hemipelvectomía). f. Amputación de cuartos traseros, interilioabdominal, interpelviabdominal o de Jaboulay; amputación de toda una pierna junto con el hueso de la cadera.
hemiplegia (hemiplejía). f. Parálisis de un lado del cuerpo.
alternating h. (h. alternada). H. o parálisis cruzada; estauroplejía.
contralateral h. (h. contralateral).
crossed h. (h. cruzada). H. alternada.
double h. (h. doble). Diplejía.
facial h. (h. facial).
Gubler's h. (h. de Gubler). Síndrome de Gubler.
infantile h. (h. infantil). Parálisis natal.
spastic h. (h. espástica).
hemiplegic (hemipléjico). Relativo a la hemiplejía.
hemisection (hemisección). f. Remoción quirúrgica de una raíz de un diente multirradicular y su porción coronal correspondiente.
hemisensory (hemisensorial). Pérdida de la sensación en un lado del cuerpo.
hemiseptum (hemiseptum). m. La mitad lateral de cualquier septum.
hemispasm (hemiespasmo). m. Espasmo que afecta a uno o más músculos de un solo lado de la cara o del cuerpo.
hemisphere (hemisferio). m. [*hemispherium,* NA]. La mitad de una estructura esférica.
cerebellar h. (h. cerebeloso). [*hemispherium cerebelli,* NA].
cerebral h. (h. cerebral). [*hemispherium cerebri,* NA].
dominant h. (h. dominante).
hemispherectomy (hemisferectomía). f. Escisión de un hemisferio cerebral en casos de tumores malignos, epilepsia intratable debida generalmente a hemiplejía infantil por lesión natal, y otras afecciones cerebrales.
hemispherium (hemisferio). **1.** Hemisferio cerebral. **2.** Hemisferio cerebeloso.
h. bulbi urethrae (h. del bulbo de la uretra).
hemistrumectomy (hemistrumectomía). f. Escisión de la mitad de un bocio, aproximadamente.
hemisyndrome (hemisíndrome). m. Atrofia o hipertrofia de una mitad del cuerpo.
hemisystole (hemisístole). f. Sístole alternada; contracción del ventrículo izquierdo solamente después de cada segunda contracción

auricular, de modo tal que hay un solo latido (pulsación) por cada dos latidos cardíacos.
hemiterpene (hemiterpeno). m. Isopreno.
hemithermoanesthesia (hemitermoanestesia). f. Pérdida de sensibilidad al calor y al frío que afecta a un lado del cuerpo.
hemithorax (hemitórax). m. Un lado del tórax.
hemitonia (hemitonía). m. Hemihipertonía.
hemitremor (hemitemblor). m. Temblor que afecta a los músculos de un lado del cuerpo.
hemivertebra (hemivértebra). f. Defecto congénito de la espina dorsal en el que un lado de una vértebra no se desarrolla completamente.
hemizygosity (hemicigosidad). f. Estado de hemicigótico.
hemizygote (hemicigoto). m. Individuo hemicigótico con respecto a uno o más genes específicos.
hemizygotic (hemicigótico). Relativo a la hemicigosidad; que presenta genes no pareados en una célula diploidea.
hemizygous (hemicigótico). Relativo a hemicigosidad; que presenta genes no apareados en una célula diploide.
hemlock (cicuta). f. Conio.
hemo- (hemo-). Prefijo que significa sangre.
hemoagglutination (hemoaglutinación). f. Hemaglutinación.
hemoagglutinin (hemoaglutinina). f. Hemaglutinina.
hemoantitoxin (hemoantitoxina). f. Anticuerpo que neutraliza los efectos de una hemotoxina, como el material hemolítico del veneno de cobra.
hemobilia (hemobilia). f. Hematobilia; hemorragia en las vías biliares, generalmente como resultado de traumatismo hepático o una neoplasia en el hígado o el árbol biliar.
hemoblast (hemoblasto). m. Hemocitoblasto.
lymphoid h. of Pappenheim (h. linfoide de Pappenheim).
hemoblastosis (hemoblastosis). f. Estado proliferativo de los tejidos hematopoyéticos en general.
hemocatharsis (hemocatarsis). f. Limpieza de la sangre.
hemocatheresis (hemocatéresis). f. Destrucción de las células sanguíneas, especialmente eritrocitos (hemocitocatéresis).
hemocatheretic (hemocaterético). Perteneciente a hemocatéresis o caracterizado por ella.
hemocele (hemocele). m. Sistema de espacios que contienen sangre a lo largo de todo el cuerpo de los artrópodos.
hemocholecyst (hemocolecisto). m. **1.** Quiste que contiene sangre y bilis. **2.** Hemorragia no traumática o sangre vieja acumulada en la vesícula biliar.
hemocholecystitis (hemocolecistitis). f. Colecistitis hemorrágica.
hemochromatosis (hemocromatosis). f. Hemacromatosis; trastorno del metabolismo del hierro.
exogenous h. (h. exógena).
hereditary h., idiopathic h. (h. hereditaria, idiopática). H. primaria.
primary h. (h. primaria). H. hereditaria o idiopática.
secondary h. (h. secundaria).
hemochrome (hemocromo). m. Hemocromógeno.
hemochromogen (hemocromógeno). m. Hemocromo.
hemoclasis, hemoclasia (hemoclasis, hemoclasia). f. Ruptura, disolución (hemólisis) u otro tipo de destrucción de glóbulos rojos.
hemoclastic (hemoclástico). Perteneciente a la hemoclasia.
hemoconcentration (hemoconcentración). f. Disminución del volumen de plasma en relación con el número de glóbulos rojos.
hemoconia (hemoconia). f. Polvo o motas de sangre; corpúsculos de polvo; pequeñas partículas refractivas de la sangre circulante.
hemoconiosis (hemoconiosis). f. Estado en el que hay una cantidad anormal de polvo sanguíneo o hemoconia en la sangre.
hemocryoscopy (hemocrioscopia). f. Determinación del punto de congelación de la sangre.
hemocuprein (hemocupreína). f. Citocupreína.
hemocyanin (hemocianina). f. Sustancia portadora de oxígeno (PM aproximado entre 0,5 y 10 × 10^6) de animales marinos inferiores, con el cobre como componente esencial pero no contiene hem.
hemocyte (hemocito). m. Hematocito; cualquier célula o elemento figurado de la sangre.
hemocytoblast (hemocitoblasto). m. Hematocitoblasto; hemoblasto.
hemocytocatheresis (hemocitocatéresis). f. Hemólisis u otro tipo de destrucción de glóbulos rojos.
hemocytolysis (hemocitólisis). f. Hematocitólisis; disolución de células sanguíneas, incluyendo hemólisis.
hemocytometer (hemocitómetro). m. Hemacitómetro; hematímetro; hematocitómetro; aparato para estimar el número de células sanguíneas en un volumen de sangre medido cuantitativamente.
hemocytometry (hemocitometría). f. Recuento de glóbulos rojos.
hemocytotripsis (hemocitotripsia). f. Fragmentación o desintegración de glóbulos rojos por medio de un traumatismo mecánico, como la compresión entre superficies duras.
hemocytozoon (hemocitozoo). m. Hemacitozoo; hematocitozoo; un protozoario parásito de los glóbulos sanguíneos.
hemodiagnosis (hemodiagnóstico). m. Diagnóstico por examen de la sangre.
hemodialysis (hemodiálisis). f. Diálisis de sustancias solubles y agua de la sangre por difusión a través de una membrana semipermeable.
hemodialyzer (hemodializador). m. Riñón artificial; máquina para hemodiálisis en la insuficiencia renal aguda o crónica.
ultrafiltration h. (h. de ultrafiltración).
hemodiastase (hemodiastasa). f. Amilasa sanguínea.
hemodilution (hemodilución). f. Aumento del volumen de plasma en relación con los glóbulos rojos.
hemodromograph (hemodromógrafo). m. Hemadromógrafo.
hemodromometer (hemodromómetro). m. Hemadrómetro; hemadromómetro.
hemodynamic (hemodinámico). Relativo a los aspectos físicos de la circulación de la sangre.
hemodynamics (hemodinámica). f. Estudio de la dinámica de la circulación de la sangre.
hemodynamometer (hemodinamómetro). m. Hemadinamómetro; instrumento para determinar la presión arterial.
hemodyscrasia (hemodiscrasia). f. Hematodiscrasia; cualquier trastorno anormal o trastorno de la sangre y los tejidos hematopoyéticos.
hemodystrophy (hemodistrofia). f. Hematodistrofia; cualquier enfermedad o estado anormal de la sangre y los tejidos hematopoyéticos, excepto los cambios simples transitorios.
hemofiltration (hemofiltración). f. Proceso similar a la hemodiálisis, por el cual la sangre es dializada mediante ultrafiltración y reinfusión simultánea de solución salina fisiológica.
hemoflagellates (hemoflagelados). m. pl. Protozoarios flagelados de la familia Trypanosomatidae, parásitos de la sangre de muchas especies de mamíferos y aves domésticos y salvajes, y del hombre.
hemofuscin (hemofuscina). f. Pigmento marrón derivado de la hemoglobina que se encuentra en ocasiones en la orina junto con la hemosiderina.
hemogenesis (hemogénesis). f. Hemopoyesis.
hemogenic (hemógeno, hemogénico). Hemopoyético.
hemoglobin (Hb) (hemoglobina (Hb)). f. La proteína respiratoria roja de los eritrocitos, formada aproximadamente por 6% de hem y 94% de globina, con un PM de 68.000.
aberrant h. (h. aberrante).
h. Bart's (h. de Bart).
bile pigment h. (h. de pigmentos biliares). Coleglobina.
carbon monoxide h. (h. de monóxido de carbono).
h. Chesapeake (h. Chesapeake).
h. F (hereditary persistence of) (persistencia hereditaria de h. F).
fetal h. (h. fetal). H. F.
glycosylated h. (h. glucosilada).
h. Gower-1 (h. Gower-1).
h. Gower-2 (h. Gower-2).
green h. (h. verde). Coleglobina.
h. $J_{Capetown}$ (h. $J_{Capetown}$) Hb anormal con una sola sustitución en cadena α.
h. Kansas (h. Kansas).
h. Lepore (h. Lepore).
mean cell h. (MCH) (h. celular media).
mean cell h. (MCH) (h. celular media). Contenido promedio de h. de los glóbulos rojos.
muscle h. (h. muscular). Mioglobina.
oxygenated h. (h. oxigenada). Oxihemoglobina.
h. Rainier (h. Rainier).
reduced h. (h. reducida).
sickle cell h. (Hb S) (h. drepanocítica (Hb S)). H. s.
unstable h.'s (h. inestables).

H I J

variant h. (h. variante). Forma mutante de h. inocua.
h. Yakima (h. Yakima).
hemoglobinemia (hemoglobinemia). f. Presencia de hemoglobina libre en el plasma, como en la hemólisis intravascular.
h. paralytica (h. paralítica). Azouria del caballo.
puerperal h. (h. puerperal). Hemoglobinuria posparto.
hemoglobinocholia (hemoglobinocolia). f. Presencia de hemoglobina en la bilis.
hemoglobinolysis (hemoglobinólisis). f. Hemoglobinopepsia; destrucción o división química de hemoglobina.
hemoglobinopathy (hemoglobinopatía). f. Trastorno o enfermedad causados por la presencia de hemoglobina en la sangre o asociados con ésta.
hemoglobinopepsia (hemoglobinopepsia). f. Hemoglobinólisis.
hemoglobinophilic (hemoglobinófilo). Relativo a ciertos microorganismos que no pueden cultivarse excepto en presencia de hemoglobina.
hemoglobinuria (hemoglobinuria). f. Presencia de hemoglobina en la orina.
bovine h. (h. bovina). Babesiosis bovina.
epidemic h. (h. epidémica).
malarial h. (h. palúdica).
march h. (h. de la marcha).
paroxysmal nocturnal h. (h. nocturna paroxística).
postparturient h. (h. posparto). H. o hemoglobinemia puerperal.
puerperal h. (h. puerperal). H. posparto.
toxic h. (h. tóxica).
hemoglobinuric (hemoglobinúrico). Relativo a hemoglobinuria o caracterizado por ésta.
hemogram (hemograma). m. Registro completo y detallado de los hallazgos de un examen a fondo de la sangre.
hemohistioblast (hemohistioblasto). m. Hematohistioblasto; célula mesenquimática primitiva considerada capaz de formar toda clase de células sanguíneas, incluso monocitos, y además histiocitos.
hemolamella (hemolaminilla). f. Plaqueta.
hemoleukocyte (hemoleucocito). m. Nombre obsoleto de un leucocito.
hemolipase (hemolipasa). f. Lipasa sanguínea.
hemolith (hemolito). m. Concreción en la pared de un vaso sanguíneo.
hemology (hemología). f. Hematología.
hemolymph (hemolinfa). f. **1.** La sangre y la linfa juntas en el sentido de un "tejido circulante". **2.** Líquido nutriente de ciertos invertebrados.
hemolysate (hemolisado). m. Preparación que resulta de la lisis de eritrocitos.
hemolysin (hemolisina). f. Eritrocitolisina; eritrolisina; cualquier sustancia elaborada por un agente vivo (incluso un anticuerpo) capaz de causar destrucción de glóbulos rojos y liberación de su hemoglobina.
bacterial h. (h. bacteriana).
cold h. (h. fría). Autoanticuerpo frío de Donath-Landsteiner.
heterophil h. (h. heterófila).
immune h. **1.** (inmunohemolisina). **2.** (h. inmune).
natural h. (h. natural).
specific h. (h. específica).
warm-cold h. (h. caliente-fría).
hemolysinogen (hemolisinógeno). m. Material antigénico de glóbulos rojos que estimula la formación de hemolisina.
hemolysis (hemólisis). f. Eritrólisis; eritrocitólisis; hematólisis; alteración, disolución o destrucción de glóbulos rojos.
biologic h. (h. biológica).
conditioned h. (h. condicionada). H. inmune.
immune h. **1.** (inmunohemólisis). Hemólisis condicionada; hemólisis causada por el complemento cuando se han sensibilizado eritrocitos con anticuerpo específico fijador de complemento. **2.** (h. inmune).
venom h. (h. venenosa).
viridans h. (h. viridans).
hemolytic (hemolítico). Hematolítico; hemotóxico; que destruye células sanguíneas liberando hemoglobina.
hemolyzation (hemolización). f. Producción o existencia de hemólisis.
hemolyze (hemolizar). Producir hemólisis o liberación de hemoglobina de glóbulos rojos.
hemomanometer (hemomanómetro). m. Hematomanómetro; manómetro construido y calibrado en forma tal que sirve para determinar la presión arterial.
hemomediastinum (hemomediastino). m. Efusión de sangre en el mediastino.
hemometra (hemómetra). m. Hematómetra.
hemometry (hemometría). f. Hematometría.
hemonchosis (hemoncosis). f. Infección de ovejas y otros rumiantes con *Haemonchus contortus*.
hemonephrosis (hemonefrosis). f. Término obsoleto para la sangre en la pelvis del riñón.
hemopathology (hemopatología). f. Hematopatología.
hemopathy (hemopatía). f. Hematopatía; cualquier estado anormal o enfermedad de la sangre o de los tejidos hemopoyéticos.
hemoperfusion (hemoperfusión). f. Pasaje de la sangre a través de columnas de un material absorbente, como el carbón activado, para eliminar las sustancias tóxicas de la sangre.
hemopericardium (hemopericardio). m. Sangre en el saco pericárdico.
hemoperitoneum (hemoperitoneo). m. Sangre en la cavidad peritoneal.
hemopexin (hemopexina). f. Proteína sérica relacionada con las β -globulinas, PM aproximado 57.000, que contiene 22% de hidratos de carbono.
hemophagia (hemofagia). f. Hematofagia.
hemophagocytosis (hemofagocitosis). f. Proceso de engullido y generalmente destrucción de células sanguíneas por los diversos tipos de células fagocíticas.
hemophil, hemophile (hemófilo). Se aplica a microorganismos que crecen preferiblemente en medios que contienen sangre.
hemophilia (hemofilia). f. Trastorno hereditario de la sangre caracterizado por tendencia permanente a hemorragias espontáneas o traumáticas y debido a un defecto de la facultad de coagulación de la sangre.
renal h. (h. renal). Término obsoleto para epistaxis renal.
vascular h. (h. vascular). Enfermedad de von Willebrand.
hemophiliac (hemofílico). **1.** Persona que sufre de hemofilia. **2.** m.
hemophilic (hemofílico). Relativo a la hemofilia.
hemophobia (hemofobia). f. Temor morboso a la sangre o hemorragia.
hemophoresis (hemoforesis). f. Conducción de sangre o irrigación de tejidos.
hemophthalmia, hemophthalmus (hemoftalmía). f. Derrame de sangre en el globo del ojo.
hemophthisis (hemotisis). f. Anemia debida a degeneración o destrucción anormal, o a deficiencia de formación de glóbulos rojos.
hemoplastic (hemoplásico). Hemopoyético.
hemoplasty (hemoplasia). f. Formación o elaboración de sangre por los tejidos hemopoyéticos.
hemopneumopericardium (hemoneumopericardio). m. Neumohemopericardio; presencia de sangre y aire en el pericardio.
hemopneumothorax (hemoneumotórax). m. Neumohemotórax; acumulación de aire y sangre en la cavidad pleural.
hemopoiesis (hemopoyesis). f. Hematogénesis; hematopoyesis; hematosis; hemogénesis; proceso de formación y desarrollo de los diversos tipos de células sanguíneas y otros elementos figurados de la sangre.
hemopoietic (hemopoyético). Hemafaciente; hematogénico; hematógeno; hematopoyético; hematoplásico; hemogénico; hemoplásico; perteneciente a la formación de células sanguíneas o relacionado con ella.
hemopoietin (hemopoyetina). f. Eritropoyetina.
hemoporphyrin (hemoporfirina). f. Hematoporfirina.
hemoprecipitin (hemoprecipitina). f. Anticuerpo que se combina con material antigénico soluble de eritrocitos y determina su precipitación.
hemoprotein (hemoproteína). f. Proteína unida a un compuesto de metal-porfirina.
hemoptysis (hemoptisis). f. Hemorragia bronquial o pulmonar; expectoración de sangre derivada de los pulmones o los tubos bronquiales.
cardiac h. (h. cardíaca).
endemic h. (h. endémica). H. parasitaria.
parasitic h. (h. parasitaria). H. endémica.

hemopyelectasis, hemopyelectasia (hemopielectasis, hemopielectasia). f. Dilatación de la pelvis del riñón con sangre y orina.
hemorepellant (hemorrepelente). **1.** m. Una sustancia o superficie que rechaza la adherencia de sangre. **2.** Que tiene esta acción.
hemorheology (hemorreología). f. La ciencia que estudia el flujo de la sangre, especialmente en términos de viscosidad sanguínea y formación de eritrocitos en la microcirculación.
hemorrhachis (hemorraquis). m. Hematorraquis.
hemorrhage (hemorragia). f. Hemorrea; sangrado; escape de sangre a través de la pared de vasos rotos o no rotos.
brainstem h. (h. del tronco encefálico).
cerebral h. (h. cerebral). Encefalorragia; hematencéfalo.
concealed h. (h. oculta). H. interna.
extradural h. (h. extradural). Hematoma epidural.
gastric h. (h. gástrica). Gastrorragia.
intermediate h. (h. intermedia). H. recurrente.
internal h. (h. interna). H. oculta.
intestinal h. (h. intestinal). Enterorragia.
intracerebral h. (h. intracerebral). H. cerebral.
intracranial h. (h. intracraneal).
intrapartum h. (h. intraparto).
intraventricular h. (h. intraventricular).
nasal h. (h. nasal). Epistaxis.
parenchymatous h. (h. parenquimatosa).
h. per rhexis (h. por rhexis).
petechial h. (h. petequial). H. puntiforme.
pontine h. (h. pontina).
postpartum h. (h. posparto).
primary h. (h. primaria).
punctate h. (h. puntiforme). H. petequial.
renal h. (h. renal).
secondary h. (h. secundaria).
serous h. (h. serosa).
splinter h. (h. en astilla).
subarachnoid h. (h. subaracnoidea).
subdural h. (h. subdural). Hematoma subdural.
subgaleal h. (h. subgaleal).
syringomyelic h. (h. siringomiélica).
unavoidable h. (h. inevitable).
hemorrhagenic (hemorrágeno, hemorragénico). Hemorragíparo; que causa hemorragia.
hemorrhagic (hemorrágico). Relativo a la hemorragia o caracterizado por ella.
hemorrhagins (hemorraginas). f. pl. Un grupo de toxinas halladas en ciertos venenos y material venenoso proveniente de algunas plantas, p. ej., veneno de crótalo y ricina.
hemorrhagiparous (hemorragíparo). Hemorragémico.
hemorrhea (hemorrea). f. Hemorragia.
hemorrhoid (hemorroide). m. Indica uno de los tumores o várices que constituyen las hemorroides.
hemorrhoidal (hemorroidal). **1.** Relacionado con las hemorroides. **2.** Se aplica a ciertas arterias y venas que irrigan la región del recto y ano.
hemorrhoidectomy (hemorroidectomía). f. Exéresis quirúrgica de hemorroides.
hemorrhoids (hemorroide). f. Almorrana; un estado varicoso de las venas hemorroidales externas que produce tumefacciones dolorosas en el ano.
cutaneous h. (h. cutánea).
external h. (h. externas).
internal h. (h. interna).
hemosalpinx (hemosálpinx). m. Hematosálpinx.
hemosialemesis (hemosialemesis). f. Vómitos de sangre y saliva.
hemosiderin (hemosiderina). f. Una proteína insoluble amarillo oro o pardo amarillenta producida por digestión fagocítica de hematina.
hemosiderosis (hemosiderosis). f. Acumulación de hemosiderina en tejidos.
idiopathic pulmonary h. (h. pulmonar idiopática).
nutritional h. (h. nutricional).
pulmonary h. (h. pulmonar).
hemospermia (hemospermia). f. Hematospermia; la presencia de sangre en el líquido seminal.
h. spuria (h. espuria). H. que ocurre en la uretra prostática.
h. vera (h. verdadera).
hemosporidium (hemosporidio). m. Parásito sanguíneo del orden Haemosporidia.
hemosporines (hemosporinas). f. pl. Término común para los miembros del orden Haemosporidia.
hemostasia, hemostasis (hemostasia). f. **1.** La detención del sangrado. **2.** La detención de la circulación en una parte. **3.** Estancamiento de sangre.
hemostat (hemóstato). m. **1.** Cualquier agente que detiene, química o mecánicamente, el flujo de sangre de un vaso abierto. **2.** Instrumento utilizado para detener la hemorragia por compresión del vaso sangrante.
hemostatic (hemostático). **1.** Que detiene el flujo de sangre dentro de los vasos. **2.** Antihemorrágico.
hemostyptic (hemostíptico). Estíptico.
hemotachometer (hemotacómetro). m. Instrumento para medir la rapidez del flujo de sangre en las arterias.
hemotherapy (hemoterapia). f. Tratamiento de la enfermedad por medio del uso de sangre o derivados sanguíneos.
hemotherapy, hemotherapeutics (hemoterapia). f. Tratamiento de la enfermedad por medio del uso de sangre o derivados sanguíneos, como en la transfusión.
hemothorax (hemotórax). m. Sangre en la cavidad pleural.
hemothymia (hemotimia). f. Pasión por la sangre; impulso mórbido de cometer un asesinato.
hemotoxic (hemotóxico). **1.** Hematotóxico; hematóxico. Que causa intoxicación sanguínea. **2.** Hemolítico.
hemotoxin (hemotoxina). f. Hematotoxina; hematoxina; cualquier sustancia que produce la destrucción de los eritrocitos, incluso distintas hemolisinas.
cobra h. (h. de cobra).
hemotroph, hemotrophe (hemotrofo). m. Los materiales aportados a los embriones de los mamíferos placentarios a través del torrente sanguíneo materno.
hemotropic (hemotrópico). Hematotrópico; relacionado con el mecanismo por el cual una sustancia en las células sanguíneas o sobre ellas, especialmente en los eritrocitos, atrae a células fagocíticas.
hemotympanum (hemotímpano). m. Hematotímpano; presencia de sangre en el oído medio.
hemozoic (hemozoico). Hematozoico; parasitario en la sangre de vertebrados; indica ciertos protozoarios.
hemozoon (hemozoo). m. Hematozoo; animal parásito que se aloja en la sangre.
HEMPAS (HEMPAS). Sigla de multinuclearidad eritroblástica hereditaria asociada con suero acidificado positivo (del inglés hereditary erythroblastic multinuclearity associated with positive acidified serum).
hemuresis (hemuresis). f. Término obsoleto para hematuria.
henbane (beleño). m. Belladona fétida; hojas y flores de *Hyoscyamus niger* (familia Solanaceae).
henna **1.** (alheña, alcana). Hojas del ligustro (privet) egipcio, *Lawsonia inermis*; usado como cosmético y tintura capilar. **2.** (henna). m.
henpuye (henpuye). m. Gundu.
henry (H) (henrio (H)). m. Unidad de inductancia eléctrica, cuando 1 voltio es inducido por un cambio en la corriente de 1 amperio/s.
hepar, gen. **hepatis** (hepar, gen. hepatis). [*hepar*, NA]. Hígado.
h. lobatum (h. lobatum). Un hígado fisurado, por las cicatrices de gomas sifilíticos cicatrizados.
heparan sulfate (heparansulfato). m. Sulfato de heparitina.
heparin (heparina). f. Ácido heparínico; un principio anticoagulante que es un componente de varios tejidos (especialmente hígado y pulmón) y mastocitos en el hombre y varias especies de mamíferos.
h. eliminase (h. eliminasa). H. liasa.
h. lyase (h. liasa). H. eliminasa; heparinasa.
h. sodium (h. sódica).
heparinase (heparinasa). f. Heparina liasa.
heparinemia (heparinemia). f. Presencia de niveles demostrables de heparina en la sangre circulante.
heparinic acid (ácido heparínico). Heparina.
heparinize (heparinizar). Realizar la administración terapéutica de heparina.
heparitin sulfate (heparitinsulfato). m. Heparansulfato.

H I J

hepat-, hepatico-, hepato- (hepat-, hepatico-, hepato-). Prefijos que indican el hígado.
hepatalgia (hepatalgia). f. Hepatodinia; dolor en el hígado.
hepatatrophia, hepatatrophy (hepatotrofia). f. Atrofia del hígado.
hepatectomy (hepatectomía). f. Exéresis del hígado, todo o en parte.
hepatic (hepático). Relacionado con el hígado.
hepaticodochotomy (hepaticodocotomía). f. Hepaticotomía y coledocotomía combinadas.
hepaticoduodenostomy (hepaticoduodenostomía). f. Hepatoduodenostomía; establecimiento de una comunicación entre los conductos hepáticos y el duodeno.
hepaticoenterostomy (hepaticoenterostomía). f. Hepatocolangioenterostomía; establecimiento de una comunicación entre los conductos hepático y el intestino.
hepaticogastrostomy (hepaticogastrostomía). f. Establecimiento de una comunicación entre el conducto hepático y el estómago.
hepaticolithotomy (hepaticolitotomía). f. Eliminación de un cálculo de un conducto hepático.
hepaticolithotripsy (hepaticolitotricia). f. Aplastamiento de un cálculo biliar en el conducto hepático.
hepaticopulmonary (hepaticopulmonar). Hepatoneumónico.
hepaticostomy (hepaticostomía). f. Establecimiento de una abertura en el conducto hepático.
hepaticotomy (hepaticotomía). f. Incisión en el conducto hepático.
hepatin (hepatina). f. Glucógeno.
hepatitic (hepatítico). Relacionado con la hepatitis.
hepatitis (hepatitis). f. Inflamación del hígado; habitualmente por una infección viral, pero a veces por agentes tóxicos.
h. A (h. A). H. viral de tipo A.
active chronic h. (h. crónica activa). Cirrosis juvenil o poshepática; h. subaguda.
acute parenchymatous h. (h. parenquimatosa aguda).
anicteric virus h. (h. viral anictérica).
h. B (h. B). H. viral de tipo B.
h. C (h. C). H. viral de tipo C.
cholangiolitic h. (h. colangiolítica).
cholestatic h. (h. colestásica).
chronic h. (h. crónica). Enfermedad hepática crónica activa.
chronic interstitial h. (h. intersticial crónica).
h. contagiosa canis (h. contagiosa canina). H. canina infecciosa.
h. D (h. D). H. viral de tipo D.
delta h. (h. delta). H. viral de tipo D.
drug-induced h. (h. inducida por fármacos).
h. E (h. E). H. viral de tipo E.
epidemic h. (h. epidémica). H. viral de tipo A.
equine serum h. (h. sérica equina). Enfermedad de Theiler.
h. externa (h. externa). Perihepatitis.
giant cell h. (h. de células gigantes). H. neonatal.
halothane h. (h. por halotano).
infectious canine h. (h. canina infecciosa). H. contagiosa canina.
infectious h. (IH) (h. infecciosa). H. viral de tipo A.
infectious necrotic h. of sheep (h. infecciosa necrótica de las ovejas).
long incubation h. (h. de larga incubación). H. viral de tipo B.
lupoid h. (h. lupoide). H. de células plasmáticas.
mouse h., murine h. (h. del ratón, murina).
murine h. (h. murina). H. del ratón.
NANB h. (h. NANB). H. no A no B.
neonatal h. (h. neonatal). H. de células gigantes.
non-A, non-B h. (h. no A, no B). H. NANB.
peliosis h. (h. con peliosis).
persistent chronic h. (h. crónica persistente).
plasma cell h. (h. de células plasmáticas). H. lupoide.
serum h. (SH) (h. sérica). H. viral de tipo B.
short incubation h. (h. de corta incubación). H. viral de tipo A.
subacute h. (h. subaguda). H. crónica activa.
suppurative h. (h. supurada). H. con formación de abscesos.
transfusion h. (h. por transfusión). H. viral tipo B.
viral h. (h. viral). H. por virus.
viral h. type A (h. viral de tipo A). H. epidémica o infecciosa.
viral h. type B (h. viral de tipo B). H. sérica o por transfusión.
viral h. type C (h. viral de tipo C). H. C.
viral h. type D (h. viral de tipo D). H. delta.
viral h. type E (h. viral de tipo E). H. E.
virus A h. (h. por virus A). H. viral de tipo A.
virus B h. (h. por virus B). H. viral de tipo B.
virus h. (h. por virus). H. viral.
virus h. of ducks (h. viral de los patos).
hepatization (hepatización). f. Conversión de un tejido laxo en una masa firme similar, desde el punto de vista macroscópico, a la sustancia hepática.
gray h. (h. gris).
red h. (h. roja).
yellow h. (h. amarilla).
hepatoblastoma (hepatoblastoma). m. Una neoplasia maligna que aparece en niños pequeños, principalmente en el hígado.
hepatocarcinoma (hepatocarcinoma). m. Hepatoma maligno.
hepatocele (hepatocele). m. Hernia del hígado; protrusión de parte del hígado a través de la pared abdominal o del diafragma.
hepatocholangioenterostomy (hepatocolangioenterostomía). f. Hepaticoenterostomía.
hepatocholangiojejunostomy (hepatocolangioyeyunostomía). f. Unión del conducto hepático con el yeyuno.
hepatocholangiostomy (hepatocolangiostomía). f. Creación de una abertura en el colédoco para establecer un drenaje.
hepatocholangitis (hepatocolangitis). f. Inflamación del hígado y del árbol biliar.
hepatocuprein (hepatocupreína). f. Citocupreína.
hepatocystic (hepatocístico). Relacionado con la vesícula, o con hígado y vesícula.
hepatocyte (hepatocito). m. Célula hepática parenquimatosa.
hepatoduodenostomy (hepatoduodenostomía). f. Hepaticoduodenostomía.
hepatodynia (hepatodinia). f. Hepatalgia.
hepatodysentery (hepatodisentería). f. Disentería asociada con enfermedad hepática.
hepatoenteric (hepatoentérico). Relacionado con el hígado y el intestino.
hepatofugal (hepatófugo). Fuera del hígado, usualmente se refiere al flujo de sangre portal.
hepatogastric (hepatogástrico). Relacionado con el hígado y el estómago.
hepatogenic, hepatogenous (hepatogénico, hepatógeno). De origen hepático; formado en el hígado.
hepatography (hepatografía). f. Radiografía del hígado.
hepatohemia (hepatohemia). f. Término utilizado pocas veces para la congestión hepática.
hepatoid (hepatoide). Que se asemeja o se parece al hígado.
hepatojugularometer (hepatoyugularómetro). m. Aparato para el control cuantitativo y la medición de la presión y la fuerza aplicadas sobre el hígado para examinar el reflujo hepatoyugular.
hepatolienography (hepatolienografía). f. Hepatoesplenografía.
hepatolienomegaly (hepatolienomegalia). f. Hepatoesplenomegalia.
hepatolith (hepatolito). m. Concreción en el hígado.
hepatolithectomy (hepatolitectomía). f. Exéresis de un cálculo hepático.
hepatolithiasis (hepatolitiasis). f. Presencia de cálculos en el hígado.
hepatologist (hepatólogo). m. Especialista en hepatología.
hepatology (hepatología). f. Rama de la medicina referente a las enfermedades del hígado.
hepatolysin (hepatolisina). f. Una citolisina que destruye las células parenquimatosas del hígado.
hepatoma (hepatoma). m.
malignant h. (h. maligno). Hepatocarcinoma; carcinoma hepatocelular.
hepatomalacia (hepatomalacia). f. Reblandecimiento del hígado.
hepatomegaly, hepatomegalia (hepatomegalia). f. Megalohepatia; agrandamiento del hígado.
hepatomelanosis (hepatomelanosis). f. Pigmentación intensa del hígado.
hepatomphalocele (hepatonfalocele). m. Hepatónfalo; hernia umbilical con afectación del hígado.
hepatomphalos (hepatónfalo). m. Hepatonfalocele.
hepatonecrosis (hepatonecrosis). f. Muerte de células hepáticas.
hepatonephric (hepatonéfrico). Hepatorrenal.

hepatonephromegaly (hepatonefromegalia). f. Agrandamiento del hígado y el riñón o del hígado y los riñones.
hepatopathic (hepatopático). Que daña el hígado.
hepatopathy (hepatopatía). f. Enfermedad del hígado.
hepatoperitonitis (hepatoperitonitis). f. Perihepatitis.
hepatopetal (hepatópeto). Hacia el hígado; usualmente se refiere a la dirección normal del flujo de sangre portal.
hepatopexy (hepatopexia). f. Fijación del hígado a la pared abdominal.
hepatophyma (hepatofima). m. Tumor redondeado o nodular del hígado.
hepatopneumonic (hepatoneumónico). Hepaticopulmonar; hepatopulmonar; relacionado con el hígado y los pulmones.
hepatoportal (hepatoportal). Relacionado con el sistema portal del hígado.
hepatoptosis (hepatoptosis). f. Hígado errante; desplazamiento hacia abajo del hígado.
hepatopulmonary (hepatopulmonar). Hepatoneumónico.
hepatorenal (hepatorrenal). Hepatonéfrico; relacionado con el hígado y el riñón.
hepatorrhagia (hepatorragia). f. Hemorragia en el hígado o proveniente de él.
hepatorrhaphy (hepatorrafia). f. Sutura de una herida en el hígado.
hepatorrhea (hepatorrea). f. Término obsoleto para colororrea.
hepatorrhexis (hepatorrexis). f. Ruptura del hígado.
hepatoscopy (hepatoscopia). f. Examen del hígado.
hepatosplenitis (hepatoesplenitis). f. Inflamación del hígado y el bazo.
hepatosplenography (hepatoesplenografía). f. Hepatolienografía; el uso de un medio de contraste para destacar o mostrar el hígado y el bazo radiológicamente.
hepatosplenomegaly (hepatoesplenomegalia). f. Hepatolienomegalia; agrandamiento del hígado y el bazo.
hepatosplenopathy (hepatoesplenopatía). f. Enfermedad del hígado y bazo.
hepatostomy (hepatostomía). f. Establecimiento de una hendidura en el hígado.
hepatotherapy (hepatoterapia). f. **1.** Tratamiento de la enfermedad del hígado. **2.** Uso terapéutico de extracto hepático o de la sustancia cruda del hígado.
hepatotomy (hepatotomía). f. Incisión en el hígado.
hepatotoxemia (hepatotoxemia). f. Autointoxicación que se presume debida a funcionamiento inadecuado del hígado.
hepatotoxic (hepatotóxico). Relacionado con un agente que daña el hígado o que pertenece a este tipo de acción.
hepatotoxin (hepatotoxina). f. Toxina que destruye las células parenquimatosas hepáticas.
hepta- (hepta-). Prefijo que indica siete.
heptabarbital (heptabarbital). m. Barbitúrico de acción corta que produce sedación, hipnosis o anestesia, según la dosis administrada.
heptad (heptada). f. Un elemento o radical químico septivalente.
heptaminol (heptaminol). m. 6-Amino-2-metil-2-heptanol; simpaticomimético, vasoconstrictor y cardiotónico.
heptanal (heptanal). m. Enantal; heptaldehído.
heptazone hydrochloride (heptazona, clorhidrato de). Clorhidrato de fenadoxona.
heptose (heptosa). f. Un monosacárido con 7 átomos de carbono en su molécula.
heptulose (heptulosa). f. Cetoheptosa.
herbivorous (herbívoro). Que se alimenta de plantas.
herd (rebaño). m. **1.** Grupo de personas o animales en un área determinada. **2.** Concepto inmunológico de un compuesto ecológico que comprende especies animales susceptibles (incluido el hombre), vectores y factores ambientales.
hereditary (hereditario). Transmitido de uno de los padres a la descendencia; derivado de los ancestros; obtenido por herencia.
heredity (herencia). f. Transmisión de los caracteres del padre a la descendencia.
heredo- (heredo-). Prefijo que indica relación con la herencia.
heredoataxia (heredoataxia). f. Ataxia espinal hereditaria.
heredofamilial (heredofamiliar). Término obsoleto que indica un trastorno hereditario presente en más de un miembro de una familia.
heredopathia atactica polyneuritiformis (heredopatía atáxica polineuritiforme). Enfermedad de Refsum.
heritability (herencia). **1.** En genética término estadístico utilizado para indicar la proporción de la variación del fenotipo debida a variación en los genotipos. **2.** En las pruebas de inteligencia o personalidad, término estadístico utilizado para indicar el grado de variabilidad del puntaje total o respuesta de un individuo atribuible a un presunto componente genético.
heritage (herencia). f. El conjunto de los caracteres heredados.
hermaphrodism (hermafroditismo).
hermaphrodite (hermafrodita). m. Un individuo con hermafroditismo.
hermaphroditism (hermafroditismo). m. La presencia en un individuo de tejido ovárico y testicular; es decir, h. verdadero.
adrenal h. (h. suprarrenal).
bilateral h. (h. bilateral). H. verdadero con ovotestis de ambos lados.
dimidiate h. (h. partido). H. externo.
false h. (h. falso). Seudohermafroditismo.
female h. (h. femenino).
lateral h. (h. externo). H. partido.
male h. (h. masculino).
transverse h. (h. transverso).
true h. (h. verdadero).
unilateral h. (h. unilateral).
hermetic (hermético). A prueba de aire; indica un vaso cerrado o sellado de tal forma que el aire no puede entrar ni salir de él.
hernia (hernia). f. Ruptura; protrusión de una parte o estructura a través de los tejidos que normalmente la contienen.
abdominal h. (h. abdominal). Laparocele.
antevesical h. (h. prevesical).
Barth's h. (h. de Barth).
Béclard's h. (h. de Béclard).
bilocular femoral h. (h. femoral bilocular). H. de Cooper.
Bochdalek's h. (h. de Bochdalek). H. diafragmática congénita.
cecal h. (h. cecal). Una h. que contiene el ciego.
cerebral h. (h. cerebral).
Cloquet's h. (h. de Cloquet).
complete h. (h. completa).
concealed h. (h. oculta).
congenital diaphragmatic h. (h. diafragmática congénita).
Cooper's h. (h. de Cooper). H. de Hey; h. femoral bilocular.
crural h. (h. crural). H. femoral.
diaphragmatic h. (h. diafragmática). Diafragmatocele.
direct inguinal h. (h. inguinal directa).
double loop h. (h. de asa doble). H. en "w".
dry h. (h. seca). Una h. con saco y contenido adherentes.
duodenojejunal h. (h. duodenoyeyunal). H. de Treitz.
h. en bissac (h. en doble saco). H. inguinal properitoneal.
epigastric h. (h. epigástrica).
extrasaccular h. (h. extrasacular). H. deslizante.
fascial h. (h. fascial).
fatty h. (h. grasa). H. paricular.
femoral h. (h. femoral). Enteromerocele; femorocele; merocele.
gastroesophageal h. (h. gastroesofágica). Una h. hiatal en el tórax.
gluteal h. (h. glútea). H. ciática.
Hesselbach's h. (h. de Hesselbach).
Hey's h. (h. de Hey). H. de Cooper.
hiatal h., hiatus h. (h. hiatal, del hiato).
Holthouse's h. (h. de Holthouse).
iliacosubfascial h. (h. iliacosubfascial).
incarcerated h. (h. incarcerada). H. irreductible.
incisional h. (h. incisional).
indirect inguinal h. (h. inguinal indirecta).
infantile h. (h. infantil).
inguinal h. (h. inguinal).
inguinocrural h., inguinofemoral h. (h. inguinocrural, inguinofemoral).
inguinolabial h. (h. inguinolabial).
inguinoscrotal h. (h. inguinoescrotal).
inguinosuperficial h. (h. inguinosuperficial).
intersigmoid h. (h. intersigmoidea).
interstitial h. (h. intersticial).
intraepiploic h. (h. intraepiploica).
intrailiac h. (h. intrailíaca).
intrapelvic h. (h. intrapelviana).

irreducible h. (h. irreductible). H. incarcerada.
ischiatic h. (h. isquiática). Una h. a través del agujero sacrociático.
Krönlein's h. (h. deKrönlein). H. inguinal properitoneal.
labial h. (h. labial). H. a través del canal de Nuck.
lateral ventral h. (h. anteroexterna). H. de Spigel.
Laugier's h. (h. de Laugier).
levator h. (h. del elevador). H. pudenda.
Littré's h. (h. de Littré).
lumbar h. (h. lumbar).
Malgaigne's h. (h. de Malgaigne).
meningeal h. (h. meníngea).
mesenteric h. (h. mesentérica).
obturator h. (h. del obturador).
orbital h. (h. orbitaria).
pannicular h. (h. panicular). H. grasa.
paraesophageal h. (h. paraesofágica).
paraperitoneal h. (h. paraperitoneal).
parasaccular h. (h. parasacular). H. deslizante.
parasternal h. (h. parasternal). Agujero de Morgagni.
parietal h. (h. parietal). H. de Littré; enterocele parcial; h. de Richter.
perineal h. (h. perineal). Perineocele; h. del elevador o pudenda.
Petit's h. (h. de Petit). H. lumbar que comprende el trángulo de Petit.
posterior vaginal h. (h. vaginal posterior).
properitoneal inguinal h. (h. inguinal properitoneal).
pudendal h. (h. pudenda). H. perineal.
reducible h. (h. reductible).
retrograde h. (h. retrógrada).
retroperitoneal h. (h. retroperitoneal). H. duodenoyeyunal.
retropubic h. (h. retropubiana).
retrosternal h. (h. retrosternal).
Richter's h. (h. de Richter). H. parietal.
Rokitansky's h. (h. de Rokitansky).
sciatic h. (h. ciática). H. glútea; isquiocele.
scrotal h. (h. escrotal). Osqueocele; escrotocele.
sliding esophageal hiatal h. (h. hiatal esofágica deslizante).
sliding h. (h. deslizante). H. extrasacular, parasacular o deslizada.
sliding hiatal h. (h. hiatal deslizante).
slipped h. (h. deslizada). H. deslizante.
spigelian h. (h. de Spigel). H. anteroexterna.
strangulated h. (h. estrangulada).
synovial h. (h. sinovial).
h. of the broad ligament of the uterus (h. del ligamento ancho uterino).
Treitz' h. (h. de Treitz). H. duodenoyeyunal.
umbilical h. (h. umbilical). Exónfalo.
Velpeau's h. (h. de Velpeau).
ventral h. (h. ventral). Una h. incisional abdominal.
vesicle h. (h. vesiculosa).
vitreous h. (h. del vítreo).
"w" h. (h. en "w"). H. de doble asa.

hernial (herniario). Relacionado con la hernia.
herniated (herniado). Indica cualquier estructura protruida a través de una abertura herniaria.
herniation (herniación). f. Formación de una protrusión.
caudal transtentorial h. (h. transtentorial caudal). H. uncal.
cingulate h. (h. del cíngulo).
foraminal h. (h. foraminal). H. tonsilar.
rostral transtentorial h. (h. transtentorial rostral).
sphenoidal h. (h. esfenoidal).
subfalcial h. (h. subfalcial). H. por debajo de la hoz del cerebro.
tonsillar h. (h. tonsilar). H. foraminal.
transtentorial h. (h. transtentorial).
uncal h. (h. uncal). H. transtentorial caudal.

hernio- (hernio-). Prefijo que interviene en la formación de palabras relacionadas con hernia.
hernioenterotomy (hernioenterotomía). f. Incisión del intestino luego de la reducción de una hernia.
herniography (herniografía). f. Examen radiográfico de una hernia luego de la inyección de un medio de contraste en el saco herniario.
hernioid (hernioide). Que se asemeja a la hernia.
herniolaparotomy (herniolaparotomía). f. Laparotomía para corrección de la hernia.
hernioplasty (hernioplastia). f. Herniorrafia.
herniopuncture (herniopunción). f. Inserción de una aguja hueca en una hernia para reducir el tamaño del tumor extrayendo gas o líquido.
herniorrhaphy (herniorrafia). f. Hernioplastia; reparación quirúrgica de una hernia.
herniotome (herniótomo). m. Bisturí para hernia.
Cooper's h. (h. de Cooper).
herniotomy (herniotomía). f. Celotomía; división quirúrgica de la constricción o estrangulación de una hernia, a menudo luego de herniorrafia.
Petit's h. (h. de Petit). H. sin incisión del saco.
heroic (heroico). Indica un procedimiento agresivo y temerario que por sí mismo puede poner en peligro al paciente pero que también tiene posibilidad de éxito, mientras que una acción menor conduciría al fracaso.
heroin (heroína). f. Diacetilmorfina; un alcaloide preparado a partir de la morfina por acetilación.
herpangina (herpangina). f. Una enfermedad causada por tipos de virus Coxsackie.
herpes (herpes). m. Erupción de grupos de vesículas profundas sobre bases eritematosas.
h. catarrhalis (h. catarral). H. simple.
h. circinatus bullosus (h. circinado ampolloso). Dermatitis herpetiforme.
h. corneae (h. corneal). Queratitis herpética.
h. desquamans (h. descamativo). Tiña imbricada.
h. digitalis (h. digital). H. simple.
h. facialis (h. facial). H. simple.
h. febrilis (h. febril). H. simple.
h. generalisatus (h. generalizado).
h. genitalis, genital h. (h. genital). H. simple.
h. gestationis (h. gestacional). Hidroa gestacional.
h. iris (h. del iris). **1.** Eritema del iris. **2.** Eritema multiforme.
h. labialis (h. labial). H. simple.
neonatal h. (h. neonatal).
h. simplex (h. simple). H. catarral, facial o febril.
traumatic h. (h. traumático).
h. zoster (h. zoster). Zona; zona ígneo; zona serpiginoso; zoster.
h. zoster ophthalmicus (h. zoster oftálmico).
h. zoster varicellosus (h. zoster variceloso).
herpesvirus (herpesvirus). m. Virus del herpes simple; un virus del género *Herpesvirus* (familia Herpetoviridae), dividido en dos tipos (1 y 2).
herpetic (herpético). **1.** Relacionado con el herpes o característico de él. **2.** Relacionado o causado por un herpetovirus o herpesvirus.
herpetiform (herpetiforme). Que se asemeja al herpes.
herpetovirus (herpetovirus). m. Cualquier virus perteneciente a la familia Herpetoviridae.
canine h. (h. canino).
caprine h. (h. caprino).
hersage (hersaje). m. Separación de las fibras individuales de un tronco nervioso.
hertz (Hz) (hertz (Hz)). m. Una unidad de frecuencia equivalente a 1 ciclo por segundo.
hertzian (hertziano). Atribuido a Heinrich R. Hertz o descrito por él.
herzstoss (herzstoss). Sístole cardíaca caracterizada por una elevación precordial difusa masiva sin ningún punto definido de impulso máximo.
hesitancy (hesitación). f. Retardo involuntario o imposibilidad para iniciar la evacuación del chorro de orina.
hesperetin (hesperetina). f. Una aglucona flavona de hesperidina.
hesperidin (hesperidina). f. Cirantina; hesperetina 7-rutinósido.
hetacillin (hetacilina). f. Fenazacilina; compuesto penicilínico semisintético con propiedades antimicrobianas.
heteradelphus (heteradelfo). m. Gemelos siameses desiguales en los cuales el parásito incompleto más pequeño está fijado al autósito más grande, casi más normal.
heterakid (heteráquido). m. Nombre común para los miembros de la familia Heterakidae.
heteralius (heteralo). m. Gemelos siameses desiguales en los cuales el parásito aparece como poco más que una excrecencia sobre el autósito.

heteraxial (heteraxial). Que tiene ejes mutuamente perpendiculares, de longitud desigual.
heterecious (heterecio). Metoxeno; que tiene más de un huésped.
heterecism (heterecismo). m. Metoxenia; presencia, en un parásito, de dos ciclos de desarrollo en dos huéspedes diferentes.
heteresthesia (heterestesia). f. Un cambio que ocurre en el grado más o menos) de la respuesta sensorial a un estímulo cutáneo cuando el último atraviesa cierta línea sobre la superficie.
hetero-, heter- (hetero-, heter-). Prefijos que significan otro o diferente.
hetero-osteoplasty (heteroosteoplastia). f. Trasplante óseo de una especie a otra.
heteroagglutinin (heteroaglutinina). f. Una forma de hemaglutinina que aglutina los eritrocitos de especies distintas de aquella en la que se encuentra la h.
heteroalleles (heteroalelos). m. Genes que han sufrido una mutación en diferentes posiciones de sus nucleótidos.
heteroantibody (heteroanticuerpo). m. Anticuerpo que es heterólogo con respecto al antígeno, en contraposición con el isoanticuerpo.
heteroantiserum (heteroantisuero). m. Antisuero desarrollado en una especie animal contra antígenos o células de otra especie.
heteroatom (heteroátomo). m. Un átomo, distinto del carbono, localizado en la estructura en anillo de un compuesto orgánico, como el N en piridinas o pirimidinas (compuestos heterocíclicos).
heteroblastic (heteroblástico). Que se desarrolla a partir de más de un solo tipo de tejido.
heterocellular (heterocelular). Formado por células de diferentes tipos.
heterocentric (heterocéntrico). **1.** Que tiene diferentes centros; se dice de los rayos que no se juntan en un foco común. **2.** Alocéntrico.
heterocephalus (heterocéfalo). m. Gemelos siameses con cabezas de tamaño desigual.
heterocheiral, heterochiral (heteróquiro). Relacionado o referido a la otra mano.
heterochromatic (heterocromático). Característico de la heterocromatina.
heterochromatin (heterocromatina). f. Cromatina heteropicnótica; la parte del cromonema que se mantiene bien espiralada y condensada durante la interfase, y por lo tanto se tiñe fácilmente.
  constitutive h. (h. constitutiva).
  facultative h. (h. facultativa).
  satellite-rich h. (h. rica en satélite).
heterochromia (heterocromía). f. Una diferencia en coloración en dos estructuras o dos partes de la misma estructura que son normalmente similares en color.
  atrophic h. (h. atrófica).
  binocular h. (h. binocular).
  h. iridis, h. of iris (h. del iris).
  monocular h. (h. monocular). Nevos del iris; un iris variegado.
  simple h. (h. simple).
  sympathetic h. (h. simpática).
heterochromosome (heterocromosoma). m. Alosoma.
heterochromous (heterocromo). Que tiene una diferencia anormal en la coloración.
heterochron (heterócrono). Que tiene variadas cronaxias.
heterochronia (heterocronía). f. Origen o desarrollo de tejidos u órganos en un momento inusual o fuera de la secuencia regular.
heterochronic, heterochronous (heterocrónico). Relacionado con la heterocronía.
heterocladic (heterocládico). Indica una anastomosis entre las ramas de diferentes troncos arteriales, para distinguirlo del homocládico.
heterocrine (heterocrino). Indica la secreción de dos o más tipos de material.
heterocrisis (heterocrisis). f. Término utilizado rara vez para una crisis irregular, que ocurre en un momento anormal o con síntomas inusuales.
heterocytotropic (heterocitotrópico). Que tiene afinidad por células de diferentes especies.
heterodermic (heterodérmico). Indica un injerto cutáneo en el cual los injertos se toman de la piel de un animal de otra especie (dermatoheteroplastia).
heterodisperse (heterodisperso). De tamaño variado; describe los aerosoles cuyas partículas no son de tamaño uniforme.
heterodont (heterodonto). Que tiene dientes de formas variadas, como las de los seres humanos y la mayoría de los mamíferos, en contraste con homodonte.
heterodromous (heteródromo). Que se mueve o actúa en la dirección opuesta.
heteroduplex (heteroduplex). Molécula de DNA, cuyas dos cadenas derivan de distintas fuentes y en consecuencia es probable que exista cierta incompatibilidad.
heterodymus (heterodídimo). m. Gemelos siameses desiguales en los cuales el parásito incompleto, consistente en cabeza y cuello y, en cierto grado, tórax, está fijado a la superficie anterior del autósito.
heteroerotic (heteroerótico). Aloerótico.
heteroerotism (heteroerotismo). m Aloerotismo.
heterogametic (heterogamético). Digamético; relacionado con la producción de gametos de tipos contrastantes con respecto a los cromosomas sexuales.
heterogamous (heterógamo). m. Relacionado con la heterogamia.
heterogamy (heterogamia). f. **1.** Conjugación de gametos distintos. **2.** Que presenta diferentes tipos de flores. **3.** Reproducción por métodos indirectos de polinización.
heterogeneity (heterogeneidad). f. Estado o calidad de heterogéneo.
  genetic h. (h. genética).
heterogeneous (heterogéneo). Compuesto por partes que tienen características o propiedades variadas y distintas.
heterogenesis (heterogénesis). f. Generación espontánea.
heterogenetic (heterogenético). Relativo a la heterogénesis.
heterogenic, heterogeneic (heterogénico). Perteneciente a diferentes constituciones genéticas, especialmente con respecto a diferentes especies.
heterogenote (heterogenoto). m. En genética microbiana, un microorganismo que contiene una pieza exógena de material genético que difiere un poco de la región correspondiente de su propio genoma original.
heterogenous (heterogéneo). De origen extraño.
heterograft (heteroinjerto). m. Xenoinjerto.
heterohypnosis (heterohipnosis). f. Hipnosis inducida por otro o en otro, contrariamente a la autohipnosis.
heterokaryon (heterocarion). m. Núcleos genéticamente diferentes en un citoplasma común.
heterokaryotic (heterocariótico). Que posee propiedades de un heterocarion.
heterokeratoplasty (heteroqueratoplastia). f. Queratoplastia en la cual la córnea de una especie de animal es injertada en el ojo de otra especie.
heterokinesia (heterocinesia). f. Heterocinesis; ejecución de movimientos inversos a los que se piden.
heterokinesis (heterocinesis). f. **1.** Distribución diferencial de cromosomas X e Y durante la división celular meiótica. **2.** Heterocinesia.
heterolalia (heterolalia). f. Heterofasia; heterofemia; la sustitución habitual de palabras que se intenta pronunciar por otras sin sentido o inapropiadas; forma de afasia.
heterolateral (heterolateral). Contralateral.
heterolipids (heterolípidos). m. pl. Lípidos compuestos; lípidos que contienen átomos de N y P.
heteroliteral (heteroliteral). Relacionado con el tartamudeo o la sustitución de una letra por otra en la pronunciación de ciertas palabras.
heterologous (heterólogo). **1.** Relativo a los elementos citológicos o histológicos que aparecen donde normalmente no se encuentran. **2.** Derivado de un animal de una especie diferente.
heterology (heterología). f. Apartamiento de la normalidad en estructura, disposición, modo o tiempo de desarrollo.
heterolysin (heterolisina). f. Lisina que se forma en una especie de animal y manifiesta actividad lítica en las células de una especie diferente.
heterolysis (heterólisis). f. Disolución o digestión de células o componentes proteicos de una especie por un agente lítico de una especie diferente.
heterolytic (heterolítico). Relacionado con la heterólisis o con el efecto de una heterolisina.
heteromastigote (heteromastigoto). m. Flagelado que tiene dos flagelos, uno anterior y otro posterior.
heteromeral (heteromeral). Heteromérico.

heteromeric (heteromérico). **1.** Heterómero. Que tiene una composición química diferente. **2.** Se usa para indicar las neuronas espinales que presentan prolongaciones que pasan al lado opuesto de la médula.
heteromerous (heterómero). Heteromérico.
heterometabolous (heterometábolo). Perteneciente a un miembro de Heterometabola, un superorden que a veces se usa para una serie de órdenes de insectos en los cuales se encuentra una metamorfosis incompleta.
heterometaplasia (heterometaplasia). f. Transformación hística que conduce a la producción de un tejido extraño a la parte donde se produjo.
heterometric (heterométrico). Que afecta o depende de un cambio en el tamaño.
heterometropia (heterometropía). f. Estado en el cual la refracción es diferente en cada ojo.
heteromorphism (heteromorfismo). m. En citogenética, una diferencia en forma o tamaño entre los dos miembros de un par de cromosomas en metafase.
heteromorphosis (heteromorfosis). f. **1.** Desarrollo de un tejido a partir de un tejido de otra clase o tipo. **2.** Desarrollo embrionario de tejido o de un órgano inapropiado para su sitio.
heteromorphous (heteromorfo). Que difiere del tipo normal.
heteronomous (heterónomo). **1.** Diferente del tipo; anormal. **2.** Sujeto a la dirección o control de otro; no autogobernante.
heteronomy (heteronomía). f. La condición o el estado de heterónomo.
heteronuclear (heteronuclear). Se refiere a un heterocarion que ha perdido parte del material nuclear a partir del cual se originó inicialmente la línea celular.
heteronymous (heterónimo). Que tiene nombres diferentes o se expresa en términos diferentes.
heteropagus (heterópago). m. Gemelos siameses desiguales en los cuales el parásito desarrollado imperfectamente está fijado a la porción ventral del autósito.
heteropathy (heteropatía). f. **1.** Sensibilidad anormal a los estímulos. **2.** Alopatía.
heterophagy (heterofagia). f. Digestión dentro de una célula de una sustancia exógena fagocitada del medio ambiente celular.
heterophasia (heterofasia). f. Heterolalia.
heterophemia, heterophemy (heterofemia). f. Heterolalia.
heterophil, heterophile (heterófilo). **1.** m. Leucocito neutrófilo en el hombre. **2.** Relativo a los antígenos heterogenéticos y anticuerpos relacionados.
heterophonia (heterofonía). f. **1.** El cambio de voz en la pubertad. **2.** Cualquier anomalía en los sonidos vocales.
heterophoria (heteroforia). f. Una tendencia a la desviación de los ojos del paralelismo, que es prevenida por la visión binocular.
heterophthalmus (heteroftalmía). f. Aloftalmía; una diferencia en el aspecto de los dos ojos, habitualmente debida a heterocromía del iris.
heterophthongia (heteroftongia). f. Heterofonía.
heterophyiasis (heterofiasis). f. Heterofidiasis; infección con un trematodo heterófido, particularmente *Heterophyes heterophyes*.
heterophyid (heterófido). m. Nombre común para un miembro de la familia Heterophyidae.
heterophyidiasis (heterofidiasis). f. Heterofiasis.
heteroplasia (heteroplasia). f. **1.** Aloplasia. Desarrollo de elementos citológicos e histológicos que no son normales para el órgano o la parte en cuestión. **2.** Mala posición de tejido o de una parte que de otro modo es normal.
heteroplastic (heteroplástico). **1.** Relativo a la heteroplasia o que la manifiesta. **2.** Relativo a la heteroplastia.
heteroplastid (heteroplástido). m. El injerto en la heteroplastia.
heteroplasty (heteroplastia). f. **1.** Heterotrasplante. **2.** Anteriormente, trasplante de cualquier injerto distinto del autoinjerto.
heteroploid (heteroploide). Relacionado con la heteroploidia.
heteroploidy (heteroploidia). f. Estado de una célula que posee cierto número de grupos haploides distintos del número diploide normal (en el hombre, 46).
heteropolysaccharide (heteropolisacárido). m. Un polisacárido compuesto por dos o más tipos diferentes de monosacáridos.
heteroproteose (heteroproteosa). f. Proteosa primaria.
heteropsychologic (heteropsicológico). Relacionado con ideas desarrolladas desde el medio exterior u originadas en la conciencia de otro.
heteropyknosis (heteropicnosis). f. Cualquier estado de densidad o condensación variable; se refiere habitualmente a las diferencias en grado de densidad entre los cromosomas o entre diferentes regiones del mismo cromosoma.
heteropyknotic (heteropicnótico). Relacionado con la heteropicnosis, o caracterizado por ella.
heterosaccharide (heterosacárido). f. Glucósido en el cual un grupo glucídico se fija a un grupo no glucídico; p. ej., amigdalina.
heterosexual (heterosexual). **1.** Relacionado con la heterosexualidad o característico de ella. **2.** m. y f. Persona cuyos intereses y conducta son característicos de la heterosexualidad.
heterosexuality (heterosexualidad). f. Atracción, predisposición o actividad eróticas, incluyendo el concilio sexual, entre personas del sexo opuesto.
heterosis (heterosis). f. El efecto beneficioso del cruce (hibridación) sobre el crecimiento, energía y cualidades físicas o mentales en una cepa de plantas o en una raza animal, medida por la media de los padres y F_1.
heterosome (heterosoma). m. En genética, el par de cromosomas que es diferente en los dos sexos.
heterospecific (heteroespecífico). Heterólogo, con respecto a los injertos.
heterosuggestion (heterosugestión). f. Sugestión recibida de otra persona; lo contrario de autosugestión.
heterotaxia (heterotaxia). f. Disposición anormal de órganos o partes del cuerpo en relación una con la otra.
  cardiac h. (h. cardíaca).
heterotaxic (heterotáxico). Ubicado o dispuesto anormalmente.
heterotaxis, heterotaxy (heterotaxia). f. Disposición anormal de órganos o partes del cuerpo en relación una con la otra.
heterothallic (heterotálico). En los hongos, indica un tipo de reproducción sexual en la cual se produce una espora sexual solamente por fusión con un núcleo de otro tipo de apareamiento.
heterotherm (heterotermo). m. Un animal heterotérmico.
heterothermic (heterotérmico). Que tiene regulación parcial de la temperatura corporal; entre la poiquilotermia y la homeotermia.
heterotic (heterótico). Relacionado con heterosis.
heterotonia (heterotonía). f. Anomalía o variación de la tensión o el tono.
heterotopia (heterotopia). f. **1.** Ectopia. **2.** En neuropatología, desplazamiento de la sustancia gris, típicamente en la sustancia blanca cerebral profunda.
heterotopic (heterotópico). **1.** Ectópico. **2.** Relacionado con heterotopia.
heterotopous (heterótopo). Heterotópico, especialmente con referencia a teratomas compuestos por tejidos que están fuera de lugar en la región donde se encuentran.
heterotransplantation (heterotrasplante). f. Heteroplastia; transferencia de un heteroinjerto (xenoinjerto).
heterotrichosis (heterotricosis). f. Trastorno caracterizado por el crecimiento de pelo de color variado.
heterotroph (heterótrofo). m. Microorganismo que obtiene su carbono, así como su energía, de compuestos orgánicos.
heterotrophic (heterotrófico). Relacionado con un heterótrofo.
heterotropia, heterotropy (heterotropía). f. Estrabismo.
  h. maculae (h. macular). Ectopia macular.
heterotypic (heterotípico). De un tipo o forma diferente o inusual.
heteroxanthine (heteroxantina). f. 7-Metilxantina.
heteroxenous (heteroxeno). Digenético.
heterozoic (heterozoico). Relacionado con otro animal u otra especie de animal.
heterozygosity, heterozygosis (heterocigosidad, heterocigosis). f. El estado de heterocigoto.
heterozygote (heterocigoto). m. Un individuo que tiene diferentes genes alélicos en uno o más pares de loci en cromosomas homólogos.
  compound h. (h. compuesto). Compuesto genético.
  manifesting h. (h. manifiesto). Portador que se manifiesta.
heterozygous (heterocigótico). Que tiene alelos diferentes en uno o más loci.
  doubly h. (h. doble).
hexa-, hex- (hexa-, hex-). Prefijos que significan seis.
hexabione (hexabiona). f. Término obsoleto para piridoxina.
hexacanth (hexacanto). m. Oncosfera; la larva móvil de primer estadio con seis ganchos de los cestodos ciclofilídeos.

hexacarbacholine bromide (hexacarbacolina, bromuro de). Agente bloqueante neuromuscular con acciones despolarizantes y no despolarizantes.
hexachlorocyclohexane (hexaclorociclohexano). m. Lindano.
hexachlorophane (hexaclorofano). m. Hexaclorofeno.
hexachlorophene (hexaclorofeno). m. Hexaclorofano; un antibacteriano; utilizado en jabones y detergentes para inhibir el crecimiento bacteriano.
hexacosanol (hexacosanol). m. Cerilo.
hexacosyl (hexacosilo). m. Cerilo.
hexadactyly, hexadactylism (hexadactilia, hexadactilismo). f. y m. Presencia de seis dedos de la mano o del pie en uno o ambos manos o pies.
hexadecanoic acid (ácido hexadecanoico). Á. palmítico.
1-hexadecanol (l-hexadecanol). m. Alcohol cetílico.
hexadiphane (hexadifano). m. Prozapine.
hexafluorenium bromide (hexafluorenio, bromuro de). Potenciador de la succinilcolina en anestesiología por producción de un leve bloqueo no despolarizante.
hexamer (hexámero).
hexamethone bromide (hexametona, bromuro de). Cloruro de hexametonio.
hexamethonium chloride (hexametonio, cloruro de). Bromuro de hexametona; agente bloqueante ganglionar usado en el tratamiento de la hipertensión.
hexamidine isethionate (hexamidina, isotionato de). Antiséptico tópico.
hexamine (hexamina). f. Metenamina.
hexamitiasis (hexamitiasis). f. Enteritis catarral infecciosa de los pavos, codornices, perdices Chukkar y otras aves gallináceas, producida por *Hexamita meleagridis* y manifestada por diarrea.
hexane (hexano). m. Un hidrocarburo saturado, de la serie de la parafina.
hexanoate (hexanoato). m. Caproilato.
hexanoic acid (ácido hexanoico). Á. *n*-caproico.
hexanoyl (hexanoílo). m. Caproílo.
hexaploidy (hexaploidia). f.
hexestrol (hexestrol). m. Dihidrodietilestilbestrol; un compuesto sintético con actividad estrogénica.
hexetidine (hexetidina). f. Agente antiinfeccioso local que se utiliza en el tratamiento de vaginitis y cervicitis debidas a microorganismos micóticos y protozoarios.
hexitol (hexitol). m. Poliol (alcohol glucídico) obtenido con la reducción de una hexosa.
hexobarbital sodium (hexobarbital sódico). Un sedante barbitúrico e hipnótico de corta duración.
hexobendine (hexobendina). f. Vasodilatador coronario y cerebral.
hexocyclium methylsulfate (hexociclio, metilsulfato de). Agente colinérgico.
hexokinase (hexocinasa). f. Una fosfotransferasa que cataliza la fosforilación de glucosa y otras hexosas para formar hexosa 6-fosfato.
hexon (hexona). m. Un capsómero hexagonal (unidad hexamérica) de las cápsides de adenovirus.
hexonic acid (ácido hexónico).
hexosamine (hexosamina). m. El derivado amínico de una hexosa; p. ej., glucosamina.
hexosaminidase (hexosaminidasa). f. Término general para las enzimas que segmentan los residuos *N*-acetilhexosa (glucosa o galactosa) de oligosacáridos similares a los gangliósidos.
hexosans (hexosanos). m. pl. Polihexosas; polisacáridos que por hidrólisis dan hexosas.
hexose (hexosa). f. Monosacárido que contiene seis átomos de carbono en la molécula.
hexose phosphatase (hexosa fosfatasa). Una enzima que cataliza la hidrólisis de un fosfato de hexosa a una hexosa.
hexose-1-phosphate uridylyltransferase (hexosa-1-fosfato uridililtransferasa). UDP-glucosa-hexosa-1-fosfato uridililtransferasa.
hexosebisphosphatase, hexosediphosphatase (hexosabifosfatasa, hexosadifosfatasa). f. Fructosa-bisfosfatasa.
hexosephosphate isomerase (hexosafosfato isomerasa). Glucosafosfato isomerasa.
hexulose (hexulosa). f. Cetohexosa.
hexuronic acid (ácido hexurónico). El á. urónico de una hexosa.
hexyl (hexilo). El radical del hexano.
hexylcaine hydrochloride (hexilcaína, clorhidrato de). Agente anestésico local adecuado para la aplicación superficial, la infiltración o el bloqueo nervioso.
hexylresorcinol (hexilresorcinol). m Antihelmíntico de amplio espectro.
Hf (Hf). Símbolo del hafnio.
Hg (Hg). Símbolo del mercurio (hidrargirio).
HGF (HGF). Abrev. de factor hiperglucémico-glucogenolítico (hyperglycemic-glycogenolytic factor).
HGH (HGH). Abrev. de hormona del crecimiento humana (human growth hormone).
hiatal (hiatal). Relacionado con un hiato.
hiatus, pl. **hiatus** (hiato). [*hiatus*, NA]. m. Una apertura, abertura, orificio o agujero.
  h. adductorius (h. adductorius). [*hiatus adductorius*, NA]. Nombre alternativo del h. tendinoso.
  h. aorticus (h. aórtico). [*hiatus aorticus*, NA].
  Breschet's h. (h. de Breschet). Helicotrema.
  h. of canal for greater petrosal nerve (h. del canal del nervio petroso mayor). [*hiatus canalis nervi petrosi majoris*, NA].
  h. of canal of lesser petrosal nerve (h. del canal del nervio petroso menor). [*hiatus canalis nervi petrosi minoris*, NA].
  h. canalis facialis (h. del canal del facial). [*hiatus canalis nervi petrosi majoris*, NA].
  h. esophageus (h. esofágico). [*hiatus esophageus*, NA].
  h. ethmoidalis (h. etmoidal). H. semilunar.
  fallopian h. (h. de Falopio). [*hiatus canalis nervi petrosi majoris*, NA].
  maxillary h. (h. maxilar). [*hiatus maxillaris*, NA].
  pleuropericardial h. (h. pleuropericárdico).
  pleuroperitoneal h. (h. pleuroperitoneal). Agujero de Bochdalek.
  sacral h. (h. del sacro). [*hiatus sacralis*, NA].
  h. saphenus (h. safeno). [*hiatus saphenus*, NA]. Fosa oval; orificio safeno.
  Scarpa's h. (h. de Scarpa). Helicotrema.
  semilunar h. (h. semilunar). [*hiatus semilunaris*, NA]. H. etmoidal.
  h. subarcuatus (h. subarcuato). Fosa subarcuata.
  h. tendineus (h. tendinoso). [*hiatus tendineus*, NA].
  h. totalis sacralis (h. sacro total).
hibernation (hibernación). f. Sueño de invierno; una condición tórpida en la cual ciertos animales pasan los meses fríos.
  artificial h. (h. artificial).
hibernoma (hibernoma). m. Un raro tipo de neoplasia benigna en los seres humanos, consistente en grasa parda que se asemeja a la grasa de ciertos animales que hibernan.
  interscapular h. (h. interescapular). Grasa parda.
hiccup, hiccough (hipo). m. Un espasmo diafragmático que produce una inhalación súbita que se interrumpe por el cierre espasmódico de la glotis, produciendo un ruido.
  epidemic h. (h. epidémico).
hidradenitis (hidradenitis). f. Hidrosadenitis; inflamación de las glándulas sudoríparas; más específicamente, de las glándulas apocrinas.
  h. axillaris of Verneuil (h. axilar de Verneuil). Un absceso axilar.
  h. suppurativa (h. supurada). Espiradenitis.
hidradenoma (hidradenoma). m. Neoplasia beniga derivada de las células epiteliales de las glándulas sudoríparas.
  clear cell h. (h. de células claras). Acrospiroma ecrino.
  nodular h. (h. nodular). Acrospiroma ecrino.
  papillary h. (h. papilar). Adenoma apocrino.
hidro-, hidr- (hidro-, hidr-). Prefijos que forman parte de palabras relacionadas con el sudor o las glándulas sudoríparas.
hidroa (hidroa). f. Cualquier erupción ampollosa.
hidrocystoma (hidrocistoma). m. Siringocistoma; una forma quística de hidradeoma, habitualmente apocrina.
hidromeiosis (hidromeiosis). f. Declinación en la transpiración durante la exposición al calor, especialmente en los baños calientes.
hidropoiesis (hidropoyesis). f. Formación del sudor.
hidropoietic (hidropoyético). Relacionado con la hidropoyesis.
hidrosadenitis (hidrosadenitis). f. Hidradenitis.
hidroschesis (hidrosquesis). f. Supresión de la sudoración.

hidrosis (hidrosis). f. La producción y excreción de sudor.
hidrotic (hidrótico). Relativo a la hidrosis, o que la produce.
hierarchy (jerarquía). f. **1.** Cualquier sistema de personas o cosas de rango o categoría creciente. **2.** En psicología y psiquiatría, organización de hábitos o conceptos en la que los componentes más simples se combinan para formar integraciones cada vez más complejas.
 dominance h. (j. de dominancia).
 Maslow's h. (j. de Maslow).
 response h. (j. de respuestas).
hieromania (hieromanía). f. Término obsoleto para el fervor religioso patológico caracterizado por delirios con un contenido religioso.
hierophobia (hierofobia). f. Temor mórbido de los objetos religiosos o sagrados.
hierotherapy (hieroterapia). f. Curación por la fe; tratamiento de la enfermedad por la plegaria y las prácticas religiosas.
hilar (hiliar). Relativo al hilio.
hilitis (hilitis). f. Inflamación de la membrana de revestimiento de cualquier hilio.
hillock (promontorio). m. En anatomía, cualquier pequeña prominencia, lomita o montículo.
 axon h. (p. axónico). Cono de implantación.
 facial h. (p. facial). Colículo facial.
 seminal h. (eminencia seminal). Colículo seminal.
hilum, pl. **hila** (hilio). m. **1.** [*hilum*, pl. *hila*, NA]. Puerta; parte de un órgano donde entran y salen los nervios y vasos. **2.** Depresión o hendidura que se asemeja al h. del núcleo olivar del encéfalo.
 h. of dentate nucleus (h. del núcleo dentado). [*hilum nuclei dentati,* NA].
 h. of kidney (h. renal). [*hilum renalis,* NA]. Porta renis.
 h. of lung (h. pulmonar). [*hilum pulmonis,* NA]. Porta pulmonis.
 h. of lymph node (h. del ganglio linfático).
 h. of olivary nucleus (h. del núcleo olivar). [*hilum nuclei olivaris,* NA].
 h. of ovary (h. del ovario). [*hilum ovarii,* NA].
 h. of spleen **1.** (h. del bazo). [*hilum lienis,* NA]. **2.** (h. esplénico). [*hilum splenicum,* NA].
himantosis (himantosis). f. Estado caracterizado por presentar una úvula extraordinariamente larga.
hindbrain (cerebro posterior). Rombencéfalo.
hindgut (intestino posterior). **1.** Intestino terminal. Intestino grueso, recto y canal anal. **2.** Parte caudal o terminal del intestino embrionario.
hinge-bow (arco en bisagra). A. facial.
hip (cadera). f. Coxa; prominencia lateral de la pelvis desde la cintura hasta el muslo.
 snapping h. (c. de resorte).
hippocampal (hipocámpico). Relacionado con el hipocampo.
hippocampus (hipocampo). m. [*hippocampus,* NA]. La estructura arrollada internamente y compleja que forma el margen interno ("hem") del manto cortical del hemisferio cerebral.
 h. major (h. mayor). H.
 h. minor (h. menor). Calcar avis.
hippocratic (hipocrático). Relacionado, descrito o atribuido a Hipócrates.
Hippocratic Oath (juramento hipocrático).
hippocratism (hipocratismo). m. Sistema de medicina, atribuido a Hipócrates y sus discípulos, basado en la imitación de los procesos de la naturaleza en el manejo terapéutico de la enfermedad.
hippurate (hipurato). m. Una sal o éster del ácido hipúrico.
hippuria (hipuria). f. Excreción de una cantidad anormalmente grande de ácido hipúrico en la orina.
hippuric acid (ácido hipúrico). *N*-Benzoilglicina.
hippuricase (hipuricasa). f. Aminoacilasa.
hippus (hippus). m. Dilatación y constricción pupilares rítmicas y espasmódicas, independientes de la iluminación, convergencia o estímulos psíquicos.
 respiratory h. (h. respiratorio).
hircismus (hircismo). m. Olor desagradable de la axila.
hircus, gen. and pl. **hirci** (hircus). m. **1.** El olor de la axila. **2.** [*hircus,* NA]. Uno de los pelos que crecen en la axila. **3.** Trago.
hirsute (hirsuto). Relacionado con el hirsutismo o caracterizado por éste.
hirsuties (hirsutismo).
hirsutism (hirsutismo). m. Pilosis; presencia de vello corporal y facial excesivos, en un patrón masculino, especialmente en las mujeres.
 Apert's h. (h. de Apert).
 constitutional h. (h. constitucional).
 idiopathic h. (h. idiopático).
hirtellous (hirteloso). Que tiene pelo fino o que lo parece; término que describe la capa de polisacáridos filamentosos que recubren a las microvellosidades.
hirudicide (hirudicida). m. Agente que mata las sanguijuelas.
hirudin (hirudina). f. Sustancia antitrombina extraída de las glándulas salivales de la sanguijuela que tiene la propiedad de prevenir la coagulación sanguínea.
hirudiniasis (hirudiniasis). f. Trastorno provocado por las sanguijuelas que se fijan a la piel y se llevan a la boca o la nariz al beber.
His, His-, -His (His, His-, -His). Símbolos de histidina, histidilo e histidino, respectivamente.
histaminase (histaminasa). f. Amino oxidasa (que contiene cobre).
histamine (histamina). f. Una amina depresora derivada de la histidina por histidina descarboxilasa.
 h. phosphate (h. fosfato).
histamine-fast (histaminorresistente). Indica la ausencia de respuesta normal a la histamina.
histaminemia (histaminemia). f. Presencia de histamina en la sangre circulante.
histaminuria (histaminuria). m. Excreción de histamina en la orina.
histangic (histoángico).
histidase (histidasa). f. Histidina amoníaco-liasa.
histidinal (histidinal). m. Análogo aldehídico de la histidina.
histidinase (histidinasa). f. Histidina amoníaco-liasa.
histidine (histidina (His)). f. Un aminoácido básico en proteínas.
 h. ammonia-lyase (h. amoníaco-liasa). Histidasa.
 h. deaminase (h. desaminasa). H. amoníaco-liasa.
 h. decarboxylase (h. descarboxilasa).
histidinemia (histidinemia). f. Elevación del nivel sanguíneo de histidina y de la excreción de histidina y metabolitos relacionados del imidazol en la orina debido a deficiencia de la proteína de transporte de histidina.
histidino (histidino (-His)). El radical de la histidina obtenido por eliminación de un hidrógeno unido a un átomo de nitrógeno.
histidinol (histidinol). m. Alcohol análogo de histidina.
histidinuria (histidinuria). f. Excreción de cantidades considerables de histidina en la orina.
histidyl (histidilo (His-)). m. El radical acilo de la histidina.
histio- (histio-). Prefijo que indica relación con los tejidos.
histioblast (histioblasto). m. Histoblasto; célula formadora de tejidos.
histiocyte (histiocito). m. Histocito; un macrófago presente en el tejido conectivo.
 cardiac h. (h. cardíaco). Miocito de Anitschkow.
 sea-blue h. (h. azul marino).
histiocytoma (histiocitoma). m. Tumor compuesto por histiocitos.
 fibrous h. (h. fibroso).
 generalized eruptive h. (h. eruptivo generalizado). Histiocitosis no X nodular.
 malignant fibrous h. (h. fibroso maligno).
histiocytosis (histiocitosis). f. Histocitosis; una multiplicación generalizada de histiocitos.
 kerasin h. (h. de querasina).
 lipid h. (h. lipídica).
 malignant h. (h. maligna). Reticulosis medular histiocítica.
 nodular non-X h. (h. nodular no X).
 nonlipid h. (h. no lipídica). Enfermedad de Letterer-Siwe.
 regressing atypical h. (h. atípica con regresión).
 sinus h. with massive lymphadenopathy (h. sinusal con linfadenopatía masiva).
 h. X (h. X).
 h. Y (h. Y). Xantoma verrugoso.
histiogenic (histiogénico). Histógeno.
histioid (histoide).
histioma (histioma). m. Histoma.
histionic (hístico). Relacionado con cualquier tejido.
histo- (histo-). Prefijo que indica relación con tejido.
histoangic (histoángico). Histángico; relacionado con la estructura de los vasos sanguíneos, especialmente en términos de su función.
histoblast (histoblasto). m. Histioblasto.
histochemistry (histoquímica). f. Citoquímica.

histocompatibility (histocompatibilidad). f. Estado de similitud o identidad inmunológica de los tejidos suficiente como para permitir un trasplante de homoinjerto satisfactorio.
histocompatibility testing (prueba de histocompatibilidad). Sistema de p. de los antígenos HLA, de importancia primordial en los trasplantes.
histocyte (histocito). f. Histiocito.
histocytosis (histocitosis). f. Histiocitosis.
histodifferentiation (histodiferenciación). f. El aspecto morfológico de las características hísticas durante el desarrollo.
histofluorescence (histofluorescencia). f. Fluorescencia de los tejidos bajo exposición a los rayos ultravioletas después de la inyección de una sustancia fluorescente o como resultado de una sustancia fluorescente natural.
histogenesis (histogénesis). f. Histogenia; el origen de un tejido; la formación y el desarrollo de los tejidos del cuerpo.
histogenetic (histogenético). Relacionado con la histogénesis.
histogenous (histógeno). Histiogénico; formado por los tejidos.
histogeny (histogenia). f. Histogénesis.
histogram (histograma). m. Representación gráfica en columnas o barras para comparar las magnitudes de frecuencias o números de ítems.
histoid (histoide). Que se asemeja en estructura a uno de los tejidos del cuerpo.
histoincompatibility (histoincompatibilidad). f. Estado de falta de similitud inmunológica de los tejidos suficiente como para producir el rechazo de un homoinjerto cuando el tejido es trasplantado de un individuo a otro.
histologic, histological (histológico). Relativo a la histología.
histologist (histólogo). m. Microanatomista; persona que se especializa en la ciencia de la histología.
histology (histología). f. Microanatomía; la ciencia que estudia la ultraestructura de las células, los tejidos y los órganos en relación con su función.
pathologic h. (h. patológica). Histopatología.
histolysis (histólisis). f. Desintegración del tejido.
histoma (histoma). m. Histioma; neoplasia benigna en la cual los elementos citológicos e histológicos son muy similares a los del tejido normal del que derivan las células neoplásicas.
histometaplastic (histometaplásico). Que promueve la metaplasia hística.
histomoniasis (histomoniasis). f. Comedón; enterohepatitis infecciosa; enfermedad que afecta principalmente a los pavos, producida por *Histomonas meleagridis*.
histomorphometry (histomorfometría). f. La medición cuantitativa y caracterización de las imágenes microscópicas mediante una computadora.
histone (histona). f. Una de las proteínas simples que contienen una elevada proporción de aminoácidos básicos.
histonectomy (histonectomía). f. Simpatectomía periarterial.
histoneurology (histoneurología). f. Neurohistología.
histonomy (histonomía). f. Una ley del desarrollo y la estructura de los tejidos del organismo.
histonuria (histonuria). f. Excreción de histona en la orina, como se observa en ciertos casos de leucemia, enfermedades febriles y enfermedades consuntivas.
histopathogenesis (histopatogenia). f. Desarrollo o crecimiento embrionario anormal del tejido.
histopathology (histopatología). f. Histología patológica; la ciencia o el estudio que trata la estructura citológica e histológica del tejido anormal o enfermo.
histophysiology (histofisiología). f. El estudio microscópico de los tejidos en relación con sus funciones.
histoplasmin (histoplasmina). f. Extracto antigénico de *Histoplasma capsulatum*, utilizado en las pruebas inmunológicas para el diagnóstico de histoplasmosis.
histoplasmoma (histoplasmoma). f. Granuloma infeccioso producido por *Histoplasma capsulatum*.
histoplasmosis (histoplasmosis). f. Enfermedad de Darling; enfermedad infecciosa ampliamente distribuida causada por *Histoplasma capsulatum* y que con frecuencia produce epidemias.
African h. (h. africana).
presumed ocular h. (h. ocular presunta).
historadiography (historradiografía). f. Radiografía de tejido; se refiere específicamente a los cortes microscópicos de tejidos.
historrhexis (historrexis). f. Ruptura hística causada por algún agente distinto de la infección.
histotome (histótomo). m. Micrótomo.
histotomy (histotomía). f. Microtomía.
histotoxic (histotóxico). Relacionado con el envenenamiento del sistema enzimático respiratorio de los tejidos.
histotroph (histotrofo). Embriotrofo.
histotrophic (histotrófico). Que proporciona nutrición o favorece la formación de tejido.
histotropic (histotrópico). Atraído hacia los tejidos; indica ciertos parásitos, tinciones y compuestos químicos.
histozoic (histozoico). Que vive en los tejidos fuera de un cuerpo celular; indica ciertos protozoarios parásitos.
histozyme (histozima). f. Aminoacilasa.
hitchhiker (hitchhiker). Un gen que no tiene ventajas selectivas o que incluso puede ser nocivo, pero que de todos modos se difunde en forma temporaria ya que está estrechamente ligado y acoplado con un gen muy ventajoso que es fuertemente seleccionado.
HIV (HIV). Abrev. del virus de la inmunodeficiencia humana (human immunodeficiency virus).
hives (urticaria).
giant h. (u. gigante). Edema angioneurótico.
Hl (Hl). Abrev. de hiperopía latente.
HLA (HLA). Abrev. de antígenos linfocíticos humanos (human lymphocyte antigens).
Hm (Hm). Abrev. de hiperopía manifiesta.
HMG, hMG (HMG). Abrev. de gonadotropina menopáusica humana (human menopausal gonadotropin).
HMO (HMO). Abrev. de organismo medio hipotético (hypothetical mean organism); Organización de Mantenimiento de la Salud (Health Maintenance Organization).
HMS (HMS). Abrev. de cepa media hipotética (hypothetical mean strain).
HN2 (HN2). Símbolo de mostaza nitrogenada.
Ho (Ho). Símbolo de holmio.
hoarse (ronco). De voz ruda y áspera.
hoarseness (ronquera). f. Cualidad antinatural profunda y áspera de la voz.
hock (jarrete). m. El tarso del caballo y otros cuadrúpedos; la articulación de la extremidad posterior entre la rodilla y el espolón.
capped h. (j. recubierto). Bursitis calcánea.
curby h. (j. corváceo). Corvaza.
hodoneuromere (hodoneurómero). m. En embriología, término obsoleto para un segmento metamérico del tubo neural con su par de nervios y sus ramas.
hodophobia (hodofobia). f. Temor mórbido a viajar.
holandric (holándrico). Relacionado con los genes localizados en el cromosoma Y.
holarthritic (holartrítico). Relacionado con la holartritis.
holarthritis (holartritis). f. Inflamación de todas las articulaciones o de gran número de ellas.
holism (holismo). m. Enfoque del estudio de un fenómeno psicológico a través del análisis de un fenómeno como una entidad completa en sí misma.
holistic (holístico). Relativo a las características del holismo o de las psicologías holísticas.
hollow (hueco). m. Una concavidad o depresión.
Sebileau's h. (h. de Sebileau).
holmium (holmio). m. Elemento del grupo de los lantánidos, símbolo Ho, Nº at. 67, P. at. 164,94.
holo- (holo-). Prefijo que indica totalidad o relación con un todo.
holo-ACP synthase (holo-ACP sintasa). Enzima que cataliza la transferencia del residuo 4'-fosfopanteteinil de CoA a una serina de apo-ACP para formar holo-ACP, liberando adenosina 3'-5'-bifosfato.
holoacardius (holoacardio). m. Un gemelo separado, muy defectuoso que carece de corazón propio, y cuyo aporte sanguíneo depende de un cortocircuito proveniente de la circulación placentaria de un gemelo casi normal.
h. acephalus (h. acéfalo).
h. amorphus (h. amorfo).
holoacrania (holoacrania). f. Defecto congénito del cráneo en el cual están ausentes los huesos de la bóveda.
holoanencephaly (holoanencefalia). m. Ausencia completa de cráneo y encéfalo.

holoblastic (holoblástico). Indica la afectación de todo el ovocito (isolecítico o moderadamente telolecítico) en la segmentación.
holocephalic (holocefálico). Indica un feto con una cabeza completa pero que presenta deficiencias en otras partes del cuerpo.
holocord (holocordón). Relacionado con toda la columna vertebral, extendiéndose desde la unión cervicomedular hasta el cono medular.
holocrine (holocrino).
holodiastolic (holodiastólico). Relacionado con la diástole o que ocupa toda ella.
holoendemic (holoendémico). Endémico en toda la población.
holoenzyme (holoenzima). f. Enzima completa, es decir, apoenzima más coenzima.
hologastroschisis (hologastrosquisis). f. Malformación congénita en la cual una hendidura se extiende en toda la longitud del abdomen.
hologram (holograma). m. Imagen tridimensional.
hologynic (hologínico). Relacionado con caracteres limitados por sexo que se manfiestan solamente en las mujeres.
holomastigote (holomastigoto). Que posee flagelos sobre toda la superficie.
holometabolous (holometábolo). Relativo a un miembro de los Holometabola, una serie de órdenes de insectos en la cual se encuentra una metamorfosis compleja o completa.
holomorphosis (holomorfosis). f. Alcance o restablecimiento de la integridad física.
holophytic (holofítico). Que tiene un modo similar a una planta para obtener nutrición.
holoprosencephaly (holoprosencefalia). f. Falta de división del encéfalo anterior en hemisferios o lóbulos.
holorachischisis (holorraquisquisis). f. Arrafia; raquisquisis total; espina bífida de toda la columna vertebral.
holosystolic (holosistólico). Pansistólico.
holotelencephaly (holotelencefalia). f. Ausencia congénita de un ventrículo cerebral sin separación de los hemisferios cerebrales; asociada con arrinencefalia.
holotrichous (holotrico). Que posee cilios sobre toda la superficie.
holozoic (holozoico). Similar a un animal en el modo de obtener nutrición, que carece de capacidad de fotosíntesis.
homalocephalous (homalocéfalo). Que tiene una cabeza aplanada.
homaluria (homaluria). f. Término utilizado pocas veces para el flujo urinario normal.
homatropine (homatropina). f. Mandelato de tropina; mandelitropina; agente anticolinérgico, midriático y ciclopléjico.
homaxial (homaxil). Que tiene todos los ejes iguales, como una esfera.
homeo- (homeo-). Prefijo que significa el mismo, o parecido.
homeocyte (homeocito). m. Término obsoleto para linfocito.
homeometric (homeométrico). Sin cambio de tamaño.
homeomorphous (homeomorfo). De forma similar, pero no necesariamente de la misma composición.
homeopath, homeopathist (homeópata). Médico que practica la homeopatía.
homeopathic (homeopático). **1.** Homeoterapéutico; relacionado con la homeopatía. **2.** Indica una dosis extremadamente pequeña de un agente farmacológico.
homeopathy (homeopatía). f. Un sistema de tratamiento desarrollado por Samuel Hahnemann basado en la "ley de los semejantes", a partir del aforismo *simila similibus curantur* (lo similar se cura con lo similar).
homeoplasia (homeoplasia). f. Formación de tejido nuevo de la misma característica del ya existente en esa parte.
homeoplastic (homeoplástico). Relacionado con la homeoplasia o caracterizado por ella.
homeorrhesis (homeorresis). f. Homeostasia ontogénica o de Waddington; conjunto de procesos por los cuales se corrigen los desequilibrios y otros defectos de la ontogenia antes de que se haya completado el desarrollo.
homeosis (homeosis). f. Formación de una parte de un cuerpo que tiene características que se encuentran normalmente en una parte relacionada u homóloga en otro sitio del cuerpo.
homeostasis (homeostasis). f. **1.** Estado de equilibrio (balance entre presiones opuestas) en el cuerpo con respecto a distintas funciones y a las composiciones químicas de los líquidos y tejidos. **2.** Los procesos a través de los cuales se mantiene este equilibrio corporal.
Bernard-Cannon h. (h. de Bernard-Cannon). H. fisiológica.
genetic h. (h. genética). H. de Lerner.
Lerner h. (h. de Lerner). H. genética.
ontogenic h. (h. ontogénica). Homeorresis.
physiological h. (h. fisiológica). H. de Bernard-Cannon.
waddingtonian h. (h. waddingtoniana). Homeorresis.
homeostatic (homeostático). Relacionado con la homeostasis.
homeotherapeutic (homeoterapéutico). **1.** Homeopático. **2.** Relacionado con la homeoterapia.
homeotherapy, homeotherapeutics (homeoterapia). f. Tratamiento o prevención de una enfermedad utilizando los principios de la homeopatía.
homeotherm (homeotermo). m. Animal de sangre caliente; cualquiera de los animales, con inclusión de los mamíferos y las aves, que tienden a mantener una temperatura corporal constante.
homeothermal, homeothermic (homeotérmico). Homeotermo. Homotérmico; de sangre caliente
homeotic (homeótico). Perteneciente a la homeosis, o caracterizado por ella.
homeotypical (homeotípico). Del tipo habitual o que se asemeja a él.
homergy (homoergia). f. Término obsoleto para el metabolismo normal y sus resultados.
homicidal (homicida). Que tiene tendencia al homicidio.
homicide (homicidio). m. La muerte de un ser humano causada por otro.
homidium bromide (homidio, bromuro de). Etidio; tripanocida usado en medicina veterinaria.
homo- (homo-). **1.** Prefijo que significa el mismo o parecido. **2.** En química, prefijo utilizado para indicar la inserción de un carbono más en una cadena.
homobiotin (homobiotina). f. Compuesto que se asemeja a la biotina.
homoblastic (homoblástico). Que se desarrolla a partir de un solo tipo de tejido.
homocarnosine (homocarnosina). m. Constituyente del encéfalo formado a partir de la histidina y el ácido γ-aminobutírico.
homocentric (homocéntrico). Que tiene el mismo centro; indica los rayos que se reúnen en un foco común.
homochlorcyclizine (homoclorciclizina). f. Antihistamínico con propiedades antiserotoninérgicas.
homochronous (homócrono). **1.** Sincrónico. **2.** Que ocurre a la misma edad en cada generación.
homocladic (homocládico). Indica una anastomosis entre ramas de un mismo tronco arterial, para distinguirlo del heterocládico.
homocysteine (homocisteína). f. Homólogo de la cisteína.
homocystine (homocistina). f. El disulfuro que resulta de la oxidación leve de homocisteína; análogo de la cistina.
homocystinemia (homocistinemia). f. Presencia de un exceso de homocistina en el plasma, como en la homocistinuria.
homocystinuria (homocistinuria). f. Trastorno caracterizado por excreción de homocistina en la orina, retardo mental, etc.
homocytotropic (homocitotrópico). Que tiene afinidad por células de la misma especie o de una especie íntimamente relacionada.
homodont (homodonto). Que tiene todos los dientes de forma similar, como los de los vertebrados inferiores, en contraste con el heterodonto.
homodromous (homódromo). Que se mueve en la misma dirección.
homoerotism, homoeroticism (homoerotismo). m. Homosexualidad.
homogametic (homogamético). Monogamético; que produce solamente un tipo de gameto con respecto a los cromosomas sexuales.
homogamy (homogamia). f. Similitud del esposo y la esposa en un rasgo específico.
homogenate (homogenado). m. Base hística en una consistencia cremosa en la cual la estructura celular está desintegrada (denominado "libre de células").
homogeneous (homogéneo). Que tiene una estructura o composición igual o uniforme.

homogenesis (homogénesis). f. Homogenia; producción de descendencia similar a los padres, lo contrario de heterogénesis.
homogenization (homogeinización). f. Proceso por el cual un material se vuelve homogéneo.
homogenize (homogeneizar). Volver homogéneo.
homogenous (homogéneo). Que tiene una estructura o composición igual o uniforme.
homogentisate 1,2-dioxygenase (homogentisato 1,2-dioxigenasa). Homogentisicasa; ácido homogentísico oxidasa.
homogentisic acid (ácido homogentísico). Alcaptón; á. glucosúrico.
h. a. oxidase (á. homogentísico, oxidasa del).
homogentisicase (homogentisicasa). f. Homogentisato 1,2-dioxigenasa.
homogentisuria (homogentisuria). f. Homogénesis.
homogeny (homogenia). f. Homogénesis.
homograft (homoinjerto). m. Aloinjerto.
homoioplasia (homeoplasia).
homoiothermal (homeotermo). Homeotérmico.
homokaryon (homocarion). m. Núcleos genéticamente idénticos en un citoplasma común, usualmente el resultado de la fusión de dos células de la misma especie.
homokaryotic (homocariótico). Que exhibe las propiedades de un homocarion.
homokeratoplasty (homoqueratoplastia). f. Trasplante corneano entre miembros de la misma especie.
homolateral (homolateral). Ipsilateral.
homolipids (homolípidos). m. pl. Lípidos simples.
homologous (homólogo). Correspondiente o similar en ciertos atributos críticos.
homologue (homólogo). Un miembro de un par o una serie homóloga.
homology (homología). f. El estado de homólogo.
h. of chains (h. de cadenas). H. de bandas.
DNA h. (h. de DNA).
h. of strands (h. de bandas). H. de cadenas.
homolysin (homolisina). f. Anticuerpo hemolítico sensibilizante (hemolisina) formado como resultado de la estimulación por un antígeno derivado de un animal de la misma especie.
homolysis (homólisis). f. Lisis de eritrocitos por una homolisina y complemento.
homomorphic (homomórfico). Indica dos o más estructuras de tamaño y forma similares.
homonomous (homónomo). Indica las partes, que tienen similar forma y estructura, dispuestas en una serie, como los dedos de manos o pies.
homonomy (homonomía). f. La condición de homónomo.
homonuclear (homonuclear). Denota una línea celular que aún tiene el complemento cromosómico original.
homonymous (homónimo). Que tiene el mismo nombre o se expresa en los mismos términos.
homophenes (homófenos). m. pl. Palabras en las cuales los órganos visibles del habla se comportan de la misma manera, es decir, palabras que tienen diferente significado pero sonido semejante.
homophil (homófilo). Indica un anticuerpo que reacciona solamente con el antígeno específico que indujo su formación.
homoplastic (homoplástico). Similar en forma y estructura, pero no en origen.
homoplasty (homoplastia). f. Reparación de un defecto por un homoinjerto.
homopolymer (homopolímero). m. Un polímero compuesto por una serie de radicales idénticos.
homoproline (homoprolina). f. Ácido pipecólico.
homoprotocatechuic acid (ácido homoprotocatéquico).
homorganic (homorgánico). Producido por los mismos órganos, o por órganos homólogos.
homosalate (homosalato). m. Agente protector de los rayos ultravioletas para aplicación cutánea.
homoserine (homoserina). f. Ácido hidroxamino que difiere de la serina por la presencia de un grupo CH_2 adicional.
h. deaminase (h. desaminasa). Cistationina γ-liasa.
h. dehydratase (h. deshidratasa). Cistationina-γ-liasa.
homosexual (homosexual). **1.** Relacionado o característico de la homosexualidad. **2.** m. y f. Persona cuyos intereses y comportamiento son característicos de la homosexualidad.
homosexuality (homosexualidad). f. Homoerotismo; atracción, predisposición o actividad erótica, incluyendo concilio sexual, entre individuos del mismo sexo, especialmente luego de la pubertad.
ego-dystonic h. (h. ego-distónica).
latent h. (h. latente). H. inconsciente.
overt h. (h. manifiesta).
unconscious h. (h. inconsciente). H. latente.
D-homosteroid (D-homosteroide). m. Un esteroide en el cual el anillo D está formado por seis átomos de carbono en lugar de los cinco habituales.
4-homosulfanilamide hydrochloride (4-homosulfanilamida, clorhidrato de). Mafenida.
homothallic (homotálico). En los hongos, indica un tipo de reproducción sexual en la cual un núcleo del talo es capaz de fusionarse con otro núcleo del mismo talo o tipo de apareamiento.
homothermal (homotérmico). Homeotérmico.
homotonic (homotónico). De tensión o tono uniforme.
homotopic (homotópico). Que pertenece o que ocurre en el mismo lugar o parte del cuerpo.
homotransplantation (homotrasplante). m. Alotrasplante.
homotype (homotipo). m. Cualquier parte u órgano de la misma estructura o función que otro, especialmente como uno del lado opuesto del cuerpo.
homotypic, homotypical (homotípico). Del mismo tipo o forma; correspondiente al otro de dos órganos o partes pares.
homovanillic acid (ácido homovainíllico).
homozoic (homozoico). Relacionado con el mismo animal o con la misma especie de animal.
homozygosity, homozygosis (homocigosidad). m. El estado de homocigoto.
homozygote (homocigoto). m. Un individuo h.
homozygous (homocigótico). Que tiene genes idénticos en uno o más loci pares en cromosomas homólogos.
homozygous by descent (homocigota por descendencia). Que posee dos genes en un locus dado que descienden de una sola fuente, como suele suceder en el apareamiento consanguíneo.
homunculus (homúnculo). m. **1.** Un cuerpo muy pequeño que, de acuerdo con los puntos de vista del desarrollo sostenidos por científicos médicos de los siglos XVI y XVII, estaba contenido en una célula sexual. **2.** La figura de un ser humano a veces superpuesta en cuadros de la superficie del encéfalo para indicar las regiones motoras o sensitivas del cuerpo representadas allí.
Honduras bark (corteza de Honduras). Cáscara amarga.
honey (miel). M. clarificada; mel; sustancia sacarina depositada en el panal por la abeja *Apis mellifera*; se usa como excipiente, saborizante de algunos medicamentos y como alimento.
honk m. **1.** (estridor). Término usado específicamente algunas veces para denominar un ruido de origen laríngeo, debido a menudo a la vibración de las cuerdas vocales redundantes durante una espiración forzada. **2.** (graznido). En términos médicos, sonido semejante al grito del ganso.
systolic h. (graznido sistólico). Alarido o estertor sistólico.
hood (caperuza). f. Parte anterior del tegumento de las garrapatas blandas (familia Argasidae).
hoof (pezuña). f. Cubierta córnea de los extremos de los dígitos o pies de muchos animales.
hook (gancho). **1.** Estructura semejante a un g. **2.** m. Instrumento curvado o doblado cerca de la punta, usado para fijación o tracción de una parte.
calvarial h. (g. calvárico).
h. of hamate bone **1.** (apófisis unciforme del hueso ganchoso). [*hamulus ossis hamati*, NA]. **2.** (g. del hueso ganchoso). [*hamulus ossis hamati*, NA].
palate h. (g. palatino).
sliding h. (g. deslizable).
h. of spiral lamina **1.** (g. de la lámina espiral). [*hamulus laminae spiralis*, NA]. **2.** (pico de la lámina espiral). Gancho coclear o de la lámina espiral.
squint h. (g. para estrabismo).
tracheotomy h. (g. para traqueotomía).
hookworm (uncinaria). f. Nombre común de los nematodos hematófagos de la familia Ancylostomatidae, principalmente miembros de los géneros *Ancylostoma* (u. europea), *Necator* y *Uncinaria*, incluso la especie *A. caninum* (u. del perro) y *N. americanus* (u. americana).

H I J

hor. decub. (hor. decub.). Abrev. del lat. *hora decubitus*, hora de acostarse.
hor. som. (hor. som.). Abrev. del lat. *hora somni*, antes de dormirse, al acostarse.
hordeolum (orzuelo). m. Infección supurativa de una glándula marginal del párpado.
h. externum (o. externo).
h. internum (o. interno). Chalazión agudo; o. de Meibomio.
h. meibomianum (o. de Meibomio). O. interno.
horizontalis (horizontal). [*horizontalis*, NA]. Se refiere al plano del cuerpo, perpendicular al plano vertical, en ángulos rectos con los planos mediano y coronal, que separa el cuerpo en las porciones superior e inferior.
hormion (hormión). m. Punto craneométrico en la unión del borde posterior del vómer con el hueso esfenoides.
hormonal (hormonal). Relativo a las hormonas.
hormone (hormona). f. Sustancia química, formada en un órgano o parte del organismo y llevada en la sangre hasta otro órgano o parte.
adipokinetic h. (h. adipocinética). Adipocinina.
adrenocortical h.'s (h. corticosuprarrenales).
adrenocorticotropic h. (ACTH) (h. adrenocorticotropa (ACTH)). Adrenocorticotropina; h. adrenotrópica; adrenotropina; h. corticotrópica.
adrenotropic h. (h. adrenotrópica). H. adrenocorticotropa.
androgenic h. (h. androgénica).
anterior pituitary-like h. (h. similar a la hipófisis anterior). Gonadotropina coriónica.
antidiuretic h. (ADH) (h. antidiurética (ADH)). Vasopresina.
cardiac h. (h. cardíaca).
chorionic "growth h.-prolactin" (h. "de crecimiento-prolactina" coriónica). Lactógeno placentario humano.
chorionic gonadotropic h., chorionic gonadotrophic h. (h. gonadotrópica coriónica).
chromatophorotropic h. (h. cromatoforotrópica).
corpus luteum h. (h. del cuerpo amarillo). Progesterona.
cortical h.'s (h. corticales).
corticotropic h. (h. corticotrópica). H. adrenocorticotropa.
corticotropin-releasing h. (CRH) (h. liberadora de corticotropina (CRH)). Corticoliberina.
ectopic h. (h. ectópica). H. inapropiada.
erythropoietic h. (h. eritropoyética). **1.** En general, cualquier h. que promueve la formación de glóbulos rojos, p.ej., testosterona. **2.** Eritropoyetina.
estrogenic h. (h. estrogénica). Estradiol.
follicle-stimulating h. (FSH) (h. foliculoestimulante (FSH)). Folitropina.
follicle-stimulating h.-releasing h. (FSH-RH) (h. liberadora de hormona foliculoestimulante (FSH-RH)). Foliberina.
follicular h. (h. folicular). Estrona.
galactopoietic h. (h. galactopoyética). Prolactina.
gametokinetic h. (h. gametocinética). Folitropina.
gastrointestinal h. (h. gastrointestinal).
gonadotropic h. (h. gonadotrópica). Gonadotropina.
gonadotropin-releasing h. (GnRH) (h. liberadora de gonadotrofinas (GnRH)). Gonadoliberina.
growth h. (GH) (h. del crecimiento (GH)). Somatotropina.
growth h.-releasing h. (GHRH, GH-RH) (h. liberadora de hormona del crecimiento (GH-RH)). Somatoliberina.
heart h. (h. cardíaca). H. herz.
herz h. (h. herz). H. cardíaca.
human chorionic somatomammotropic h. (HCS) (h. somatomamotrópica coriónica humana (HCS)). Lactógeno placentario humano.
hypophysiotropic h. (h. hipofisiotrópica).
inappropriate h. (h. inapropiada). H. ectópica.
interstitial cell-stimulating h. (h. estimulante de células intersticiales (ICSH)). Lutropina.
lactogenic h. (h. lactogénica). Prolactina.
lipid-mobilizing h. (h. movilizadora de lípidos). Lipotropina.
lipotropic h. (LPH), lipotropic pituitary h. (h. lipotrópica, hipofisaria lipotrópica (LPH)). Lipotropina.
luteinizing h. (LH) (h. luteinizante (LH)). Lutropina.
luteinizing h.-releasing h. (h. liberadora de hormona luteinizante). Luliberina.
luteinizing h.-releasing h. (LH-RH, LRH) (h. liberadora de hormona luteinizante (LH-RH, LRH)). Luliberina.
luteotropic h. (LTH) (h. luteotrópica (LTH)). Luteotropina.
mammotropic h. (h. mamotrópica). Prolactina.
melanocyte-stimulating h. (MSH) (h. melanocitoestimulante (MSH)). Melanotropina.
pancreatic hyperglycemic h. (h. hiperglucémica pancreática). Glucagón.
parathyroid h. (PTH) (h. paratiroidea (PTH)). Parathormona.
pituitary gonadotropic h. (h. gonadotrópica hipofisaria).
pituitary growth h. (h. hipofisaria del crecimiento). Somatotropina.
placental growth h. (h. placentaria del crecimiento).
progestational h. (h. progestacional). Progesterona.
prolactin inhibiting h. (h. inhibidora de prolactina). Prolactostatina.
prolactin releasing h. (h. liberadora de prolactina). Prolactoliberina.
releasing h. (RH) (h. liberadora (RH)). Factor liberador.
salivary gland h. (h. de las glándulas salivales). Parotina.
sex h.'s (h. sexuales).
somatotropic h. (STH) (h. somatotrópica (STH)). Somatotrofina.
steroid h.'s (h. esteroideas).
sympathetic h. (h. simpática). Simpatina.
thyroid-stimulating h. (TSH) (h. tiroideoestimulante (TSH)). Tirotropina.
thyrotropic h. (h. hormone). Tirotropina.
thyrotropin-releasing h. (TRH) (h. liberadora de tirotropina (TRH)).
tropic h.'s, trophic h.'s (h. trópicas).
hormonogenesis (hormonogénesis). f. Hormonopoyesis; la formación de hormonas.
hormonogenic (hormonogénico). Hormonopoyético; relativo a la formación de hormonas.
hormonopoiesis (hormonopoyesis). f. Hormonogénesis.
hormonopoietic (hormonopoyético). Hormonogénico.
hormonotherapy (hormonoterapia). f. Tratamiento con hormonas.
horn m. **1.** (asta). Cuerno. **2.** (cuerno). [*cornu*, [NA]. Cualquier estructura de forma parecida a un asta. **3.** (cuerno). Cualquier estructura formada por sustancia córnea. **4.** (cuerno). Una de las extensiones coronales de la pulpa dental subyacentes a una cúspide o un lóbulo. **5.** (cuerno). Asta; las principales subdivisiones del ventrículo lateral en el hemisferio cerebral (asta frontal, occipital y temporal).
Ammon's h. (a. de Ammon).
anterior h. (cuerno anterior). [*cornu anterius*, NA]. Asta anterior.
cicatricial h. (cuerno cicatrizal).
coccygeal h. **1.** (cuerno coccígeo). [*cornu coccygeum*, NA]. Asta del cóccix. **2.** (a. del cóccix).
cutaneous h. (cuerno cutáneo). C. verrugoso.
dorsal h. (a. dorsal). A. posterior.
frontal h. (a. frontal). A. inferior del ventrículo lateral.
greater h. **1.** (cuerno mayor del hueso hioides). **2.** (a. mayor del hueso hioides). [*cornu majus*, NA].
h.'s of hyoid bone (cuerno del hueso hioides).
iliac h. (cuerno ilíaco).
inferior h. **1.** (cuerno inferior). [*cornu inferius*, NA]. Subcuerno. **2.** (cuerno inferior del ventrículo lateral).
inferior h. of lateral ventricle (a. inferior del ventrículo lateral). [*cornu inferius ventriculi lateralis*, NA].
inferior h. of saphenous opening **1.** (cuerno inferior de la abertura safena). [*cornu inferius hiatus saphenus*, NA]. **2.** (a. inferior de la abertura safena).
inferior h. of thyroid cartilage **1.** (cuerno inferior del cartílago tiroides). [*cornu inferius cartilaginis thyroideae*, NA]. **2.** (a. inferior del cartílago tiroides).
lateral h. **1.** (a. lateral). [*cornu laterale*, NA]. **2.** (cuerno lateral).
lesser h. **1.** (cuerno menor). **2.** (a. menor del hueso hioides).
nail h. (cuerno ungular). Uña hipertrofiada.
occipital h. (a. occipital). A. posterior.
posterior h. (a. posterior). [*cornu posterius*, NA].
pulp h. (cuerno pulpar).
sacral h. **1.** (a. del sacro). [*cornu sacrale*, NA]. **2.** (cuerno del sacro).

sebaceous h. (cuerno sebáceo). Bulto sólido que sale de un quiste sebáceo.

superior h. of saphenous opening **1.** (cuerno superior de la abertura safena). [*cornu superius hiatus saphenus,* NA]. **2.** (a. superior de la abertura safena). [*cornu superius hiatus saphenus,* NA].

superior h. of thyroid cartilage **1.** (cuerno superior del cartílago tiroides). **2.** (a. superior del cartílago tiroides).

temporal h. (a. temporal). A. inferior del ventrículo lateral.

uterine h., h. of uterus (cuerno uterino, c. del útero). [*cornu uteri,* NA].

ventral h. (a. ventral). A. anterior.

warty h. (cuerno verrugoso). C. cutáneo.

hornification (cornificación). f. Queratinización.

horny (córneo). Queratoso; queratinoso; queratoide; de la naturaleza o estructura del cuerno.

horopter (horóptero). m. La suma de puntos en el espacio, cuyas imágenes para un punto de fijación dado caen en los puntos retinianos correspondientes.

horripilation (horripilación). f. Erección de los pelos finos por la contracción de los músculos piloerectores.

horror (horror). m. Miedo, temor.

h. autotoxicus (h. de autointoxicación).

h. fusionis (h. fusionis). Evasión macular.

horsefly (mosca del caballo). Tábano.

horsepower (caballo de fuerza). Unidad de potencia, 550 pies-libras por segundo o 746 watios.

horsepox (viruela equina).

hospice (hospicio). m. Institución que proporciona un programa centralizado de servicios paliativos y de sostén para personas moribundas y sus familias, en forma de asistencia física, psicológica, social y espiritual.

hospital (hospital). m. Institución para el tratamiento, asistencia y curación del enfermo y el herido, para el estudio de la enfermedad y para el entrenamiento de médicos, enfermeras y personal relacionado con la salud.

closed h. (h. cerrado).

day h. (h. de día).

general h. (h. general).

government h. (h. gubernamental). H. público.

group h. (h. grupal).

maternity h. (h. de maternidad).

mental h. (h. mental).

municipal h. (h. municipal).

night h. (h. nocturno).

open h. (h. abierto).

philanthropic h. (h. filantrópico). H. voluntario.

private h. (h. privado).

proprietary h. (h. propietario). H. privado.

public h. (h. público). H. gubernamental.

special h. (h. especial).

state h. (h. estatal).

teaching h. (h. escuela).

Veterans Administration h. (h. de Administración de Veteranos).

voluntary h. (h. voluntario). H. filantrópico.

weekend h. (h. de fin de semana).

hospitalism (hospitalismo). m. La segunda etapa de una depresión observada en el primer año de la vida humana, luego de la depresión anaclítica, caracterizada por estupor y consunción.

hospitalization (hospitalización). f. Confinamiento en un hospital como paciente para un estudio diagnóstico y tratamiento.

host (huésped). m. El organismo en el que vive un parásito, obteniendo su sustancia corporal o la energía del h.

accidental h. (h. accidental). Aquél que alberga un organismo que por lo general no lo infecta.

amplifier h. (h. amplificador).

dead-end h. (h. terminal).

definitive h. (h. definitivo). H. final.

final h. (h. final). H. definitivo.

intermediate h., intermediary h. (h. intermediario). H. secundario.

paratenic h. (h. paraténico). H. de transporte.

reservoir h. (h. reservorio).

secondary h. (h. secundario). H. intermediario.

transport h. (h. de transporte). H. paraténico.

hotfoot (pies calientes). Ignipedites.

Hottentot apron (delantal de las hotentotes). Velamen de la vulva.

hottentotism (hotentotismo). m. Una forma de tartamudeo.

housefly (mosca doméstica o común).

HPL (HPL). Abrev. de lactógeno placentario humano (human placental lactogen).

HPV (HPV). Abrev. de virus del papiloma humano (human papilloma virus).

H_2Q (H_2Q). Símbolo de ubiquinol.

HSV (HSV). Abrev. de virus del herpes simple (herpes simplex virus).

Ht (Ht). Abrev. de hiperopía total.

5-HT (5-HT). Abrev. de 5-hidroxitriptamina.

HTLV (HTLV). Abrev. en inglés de virus del linfoma/leucemia de células T humano (human T-cell lymphoma/leukemia virus).

HTLV-III (HTLV-III). Abrev. de virus linfotrópico de células T humano, tipo III (human T-cell lymphotropic virus type III).

hue (matiz). m. Una de las tres cualidades del color; propiedad que distingue a los colores del espectro entre sí y de los grises de tono similar.

hum (zumbido). m. Murmullo continuo de tono bajo.

venous h. (murmullo venoso). Ruido breve que se origina en las venas del cuello y que puede ser confundido con los soplos cardíacos, en particular con el soplo continuo del conducto arterioso persistente.

humectant (humectante). m. **1.** Humidificante. **2.** Sustancia utilizada para obtener un efecto humidificante.

humectation (humectación). f. **1.** Aplicación terapéutica de humedad. **2.** Infiltración serosa de los tejidos. **3.** Embeber una droga bruta en un preparado acuoso para elaborar un extracto.

humeral (humeral). Relacionado con el húmero.

humeroradial (humerorradial). Relacionado con el húmero y el radio; indica especialmente la relación de longitud entre uno y otro.

humeroscapular (humeroescapular). Relacionado con el húmero y la escápula.

humeroulnar (humerocubital). Relacionado con el húmero y el cúbito; indica especialmente la relación de longitud entre uno y otro.

humerus, gen. and pl. **humeri** (húmero). m. [*humerus,* NA]. El hueso del brazo, que se articula con la escápula por encima, y con el radio y el cúbito por debajo.

humidity (humedad). f. Calidad de húmedo.

absolute h. (h. absoluta).

relative h. (h. relativa).

humin (humina). f. Residuo pardusco insoluble obtenido por hidrólisis ácida de las proteínas.

humor, gen. **humoris** (humor). m. **1.** [*humor,* NA]. Cualquier sustancia anatómica líquida o semilíquida clara. **2.** Uno de los líquidos corporales elementales que fueron la base de las enseñanzas fisiológicas y patológicas de la escuela hipocrática.

aqueous h. (h. acuoso). [*humor aquosus,* NA].

Morgagni's h. (h. de Morgagni). Licor de Morgagni.

ocular h. (h. ocular). Uno de los dos h. del ojo: acuoso y vítreo.

peccant humors (h. morbosos).

thunder h. (h. en trueno). Una erupción cutánea persistente.

vitreous h. (h. vítreo). [*humor vitreus,* NA].

humoral (humoral). Relacionado con un humor, en cualquier sentido.

humoralism, humorism (humoralismo). m. Doctrina humoral.

hump (giba). f. Gran cifosis, joroba o corcova.

Hampton h. (g. de Hampton).

humpback (joroba). f. Término no médico que indica cifosis.

humulin (humulina). f. Lupulina.

humulus **1.** (húmulo). m. Lúpulo; los frutos secos (estróbilos) de *Humulus lupulus* (familia Moraceae). **2.** (lúpulo).

hunchback (corcova). f. Término no médico que indica cifosis.

hunger (hambre). f. **1.** Deseo o necesidad de ingerir alimentos. **2.** Apetito o deseo ardiente de una cosa.

affect h. (h. de afecto).

narcotic h. (h. de narcóticos). Ansia fisiológica de narcóticos.

hunting (caza). f. Oscilación de una variable controlada, como la temperatura de un termóstato, alrededor de su punto fijo.

HVL (HVL). Abrev. de capa de vida media (half-value layer).

hyalin (hialina). f. Sustancia homogénea, eosinofílica y clara que aparece en degeneración.

alcoholic h. (h. alcohólica). Cuerpos de Mallory.

H I J

hyaline (hialino). Hialoide; de un aspecto vidrioso, homogéneo y transparente.
hyalinization (hialinización). f. La formación de hialina.
hyalinosis (hialinosis). m. Degeneración hialina, en especial la de grado relativamente extenso.
systemic h. (h. sistémica). Fibromatosis hialina juvenil.
hyalinuria (hialinuria). f. Excreción de hialina o cilindros de material hialino en la orina.
hyalitis (hialitis). f. Vitreítis.
suppurative h. (h. supurada).
hyalo-, hyal- (hialo-, hial-). Prefijos que significan cristalino o relacionado con hialina.
hyalobiuronic acid (ácido hialobiurónico).
hyalocyte (hialocito). m. Célula vítrea.
hyalogens (hialógenos). m. pl. Sustancias similares a los mucoides que se hallan en muchas estructuras animales (p. ej., cartílago, humor vítreo, quistes hidatídicos) y que dan azúcares en hidrólisis.
hyalohyphomycosis (hialohifomicosis). f. Infección causada por un hongo con micelio hialino (incoloro).
hyaloid (hialoide). Hialino.
hyalomere (hialómero). m. La periferia clara de una plaqueta sanguínea.
hyalophagia, hyalophagy (hialofagia). f. La ingestión o masticación de vidrio.
hyalophobia (hialofobia). f. Cristalofobia; temor mórbido a los objetos de vidrio.
hyaloplasm, hyaloplasma (hialoplasma). m. La sustancia líquida protoplasmática de una célula.
nuclear h. (h. nuclear). Cariolinfa.
hyaloserositis (hialoserositis). f. Inflamación de una membrana serosa con un exudado fibrinoso que finalmente se hialiniza, produciendo un revestimiento bastante grueso, denso, opaco, brilloso, blanco o blanco-grisáceo.
hyalosis (hialosis). f. Cambios degenerativos en el cuerpo vítreo.
asteroid h. (h. asteroide). Enfermedad de Benson.
punctate h. (h. punteada).
hyalosome (hialosoma). m. Estructura ovalada o redondeada dentro de un núcleo celular que se tiñe débilmente pero por otra parte se asemeja a un nucléolo.
hyalurate (hialurato). m. Hialuronato.
hyaluronate (hialuronato). m. Hialurato; una sal o éster del ácido hialurónico.
h. lyase (h. liasa). Hialurónico liasa.
hyaluronic acid (ácido hialurónico). Mucopolisacárido formado por residuos alternados en unión 1,4 del á. hialobiurónico.
hyaluronic lyase (hialurónico liasa). f. Hialuronato liasa.
hyaluronidase (hialuronidasa). f. **1.** Término utilizado vagamente para hialuronato liasa, hialuronoglucosaminidasa y hialuronoglucuronidasa. **2.** Un producto enzimático soluble preparado de testículos de mamíferos.
hyaluronoglucosaminidase (hialuronoglucosaminidasa). f. Enzima que hidroliza las uniones 1,4 en hialuronatos.
hyaluronoglucuronidase (hialuronoglucuronidasa). f. Enzima que hidroliza las uniones 1,3 en hialuronatos.
hybaroxia (hibaroxia). f. Oxigenoterapia con presiones mayores de 1 atmósfera o presión ambiente de oxígeno aplicada a todo el cuerpo en una cámara o habitación.
hybenzate (hibenzato). m. Contracción aprobada por la USAN para *o*-(4-hidroxigenzoíl)benzoato.
hybrid (híbrido). m. **1.** Animal cruzado; un individuo (planta o animal) cuyos padres son variedades diferentes de la misma especie o pertenecen a especies diferentes pero íntimamente relacionadas. **2.** Células fusionadas de cultivo de tejido, como en un hibridoma.
SV40-adenovirus h. (h. SV40-adenovirus).
hybridism (hibridismo). m. El estado de híbrido.
hybridization (hibridación). f. **1.** Cruza de animales; el proceso de criar un híbrido. **2.** Cruza entre genes relacionados pero no alélicos. **3.** Reasociación específica de cepas complementarias de ácidos polinucleicos.
cell h. (h. celular).
cross h. (h. cruzada).
DNA h. (h. de DNA).
somatic cell h. (h. de células somáticas). Producción de un heterocarion.
hybridoma (hibridoma). m. Tumor de células híbridas utilizado en la producción in vitro de anticuerpos monoclonales específicos.
hycanthone (hicantona). f. Droga antiesquistosómica.
hyclate (hiclato). m. Contracción aprobada por la USAN para hemietanolato monohidroclorídrico hemidratado.
hydantoin (hidantoína). f. Glicolilurea; derivado de la urea o de alantoína.
hydantoinate (hidantoinato). m. Una sal de la hidantoína.
hydatid (hidátide). f. **1.** Quiste hidatídico. **2.** Una estructura vesicular que se asemeja al quiste de *Echinococcus*.
Morgagni's h. (h. de Morgagni). Apéndice vesiculosa.
nonpedunculated h. (h. no pedunculada). Apéndice testicular.
pedunculated h. (h. pedunculada). Apéndice del epidídimo.
sessile h. (h. sésil). Apéndice testicular.
stalked h. (h. con tallo). Apéndice vesiculosa.
hydatidiform (hidatidiforme). Que tiene la forma o el aspecto de una hidátide.
hydatidocele (hidatidocele). m. Una masa quística compuesta por una o más hidátides formadas en el escroto.
hydatidoma (hidatidoma). m. Una neoplasia benigna en la cual existe una formación sobresaliente de hidátides.
hydatidosis (hidatidosis). f. El estado mórbido causado por la presencia de quistes hidatídicos.
hydatidostomy (hidatidostomía). f. Evacuación quirúrgica de un quiste hidatídico.
hydatoid (hidatoide). **1.** m. El humor acuoso. **2.** La membrana hialoidea. **3.** Relacionado con el humor acuoso. **4.** Acuoso o que se asemeja al agua.
hydnocarpus oil (aceite de hidnocarpo). A. de chalmogra.
hydracetin (hidracetina). f. Forma pura de acetilfenilhidrazina.
hydradenitis (hidradenitis).
hydradenoma (hidradenoma). m. Neoplasia benigna derivada de las células epiteliales de las glándulas sudoríparas.
hydragogue (hidragogo). Que produce una descarga de líquido acuoso.
hydralazine hydrochloride (hidralazina, clorhidrato). Agente antihipertensivo vasodilatador.
hydrallostane (hidralostano). m. Un metabolito del cortisol, reducido en la unión doble 4,5.
hydramine (hidramina). f. Contracción utilizada pocas veces por hidroxilamina.
hydramitrazine tartrate (hidramitrazina, tartrato de). Antiespasmódico intestinal.
hydramnion, hydramnios (hidramnios). m. Presencia de una cantidad excesiva de líquido amniótico.
hydranencephaly (hidranencefalia). f. Ausencia congénita de hemisferios cerebrales; una cavidad llena de líquido.
hydrargyria, hydrargyrism (hidrargiria). f. Intoxicación por mercurio.
hydrargyrum (hidrargirio). m. Mercurio.
hydrarthrodial (hidrartródico). Relativo a la hidrartrosis.
hydrarthron (hidrartrosis).
hydrarthrosis (hidrartrosis). f. Hidropesía articular; derrame de un líquido seroso en una cavidad articular.
intermittent h. (h. intermitente).
hydrarthrus (hidrartrosis).
hydrase (hidrasa). f. Nombre anterior para hidratasa.
hydrastine (hidrastina). f. Un alcaloide de Hydrastis; isoquinolina químicamente relacionada con la narcotina.
hydrastinine (hidrastinina). f. Alcaloide semisintético preparado a partir de la hidrastina.
hydrastis (hidrastis). m. Sello dorado; raíz ictérica o amarilla; cúrcuma hindú; el rizoma desecado de *Hydrastis canadensis* (familia Ranunculaceae), que abunda en el Este de los Estados Unidos.
hydratase (hidratasa). f. Nombre trivial aplicado, junto con deshidratasa, a ciertas hidroliasas que catalizan la hidratación-deshidratación.
hydrate (hidrato). m. Solvente acuoso (en la terminología antigua, un hidróxido); un compuesto que se cristaliza con una o más moléculas de agua.
hydrated (hidratado). Hídrico; combinado con agua, que forma un hidrato.
hydration (hidratación). f. **1.** Químicamente, el agregado de agua. **2.** Clínicamente, la ingesta de agua.
absolute h. (h. absoluta).

hydrazide (hidrazida). f. Un compuesto orgánico de la fórmula general RCO–NHNH$_2$; un derivado acílico de hidrazina.
hydrazine (hidrazina). f. $H_2N–NH_2$, a partir de la cual deriva la fenilhidrazina y productos similares.
hydrazine yellow (amarillo de hidrazina). Tartrazina.
hydrazinolysis (hidrazinólisis). f. Segmentación de uniones químicas por hidrazina.
hydrazone (hidrazona). f. Una sustancia derivada de los aldehídos y cetonas por reacción con hidrazina o un derivado hidrazínico.
hydremia (hidremia). f. Anemia por dilución; poliplasmia; un trastorno en el cual el volumen sanguíneo aumentea como resultado de una elevación del contenido acuoso del plasma.
hydrencephalocele (hidrencefalocele). m. Hidrocefalocele; hidroencefalocele; protrusión, a través de una hendidura en el cráneo, de la sustancia encefálica expandida en un saco que contiene líquido.
hydrencephalomeningocele (hidrencefalomeningocele). m. Protrusión, a través de un defecto del cráneo, de un saco que contiene meninges, sustancia encefálica y líquido cefalorraquídeo.
hydrencephalus (hidrencéfalo). m. Término utilizado rara vez para hidrocefalia interna.
hydriatric, hydriatic (hidriático). Relacionado con el uso obsoleto de agua para tratar o curar la enfermedad.
hydric (hídrico). Relacionado con el hidrógeno en combinación química.
hydride (hidruro). m. Un compuesto de hidrógeno en el cual se asume una carga negativa formal.
hydrindantin (hidrindantina). m. La forma reducida de ninhidrina.
hydro-, hydr- (hidro-, hidr-). Prefijos que indican agua o asociación con agua; hidrógeno.
hydro-lyases (hidroliasas). f. pl. Una clase de liasas que comprende enzimas que eliminan H y OH como agua, conduciendo a la formación de nuevos enlaces dobles dentro de la molécula afectada.
hydroa (hidroa). f. Cualquier erupción ampollosa.
- **h. aestivale** (h. estival). H. vacciniforme.
- **h. febrile** (h. febril). Herpes simple.
- **h. gestationis** (h. gestacional). Herpes gestacional.
- **h. herpetiforme** (h. herpetiforme). Dermatitis herpetiforme.
- **h. puerorum** (h. de los niños). H. vacciniforme.
- **h. vacciniforme** (h. vacciniforme). H. estival.
- **h. vesiculosum** (h. vesiculosa).

hydroadipsia (hidroadipsia). f. Ausencia de sed de agua.
hydroappendix (hidroapéndice). f. Distensión del apéndice vermiforme con un líquido seroso.
hydrobilirubin (hidrobilirrubina). f. Un pigmento rojo pardusco oscuro que puede formarse cuando se reduce la bilirrubina.
hydroblepharon (hidrobléfaron). m. Tumefacción edematosa del párpado.
hydrobromate m. **1.** (hidrobromato). **2.** (bromhidrato). Sal del ácido bromhídrico.
hydrobromic acid (ácido bromhídrico).
hydrocalycosis (hidrocalicosis). f. Una anomalía rara, habitualmente asintomática, del cáliz renal que está dilatado por obstrucción del infundíbulo.
hydrocarbon (hidrocarburo). m. Un compuesto que contiene solamente hidrógeno y carbono.
- **Diels h.** (h. de Diels).
- **saturated h.** (h. saturado).

hydrocele (hidrocele). m. Colección de líquido seroso en una cavidad saculada.
- **cervical h.** (h. cervical).
- **h. colli** (h. cervical).
- **congenital h.** (h. congénito).
- **Dupuytren's h.** (h. de Dupuytren).
- **h. feminae** (h. femenino). H. de Nuck.
- **filarial h.** (h. filariásico).
- **funicular h.** (h. funicular).
- **h. muliebris** (h. femenino).
- **Nuck's h.** (h. de Nuck). H. femenino.
- **h. spinalis** (h. espinal). Espina bífida.

hydrocelectomy (hidrocelectomía). f. Escisión de un hidrocele.
hydrocephalic (hidrocefálico). Relacionado con la hidrocefalia o que la padece.
hydrocephalocele (hidrocefalocele). m. Hidrencefalocele.
hydrocephaloid (hidrocefaloide). **1.** Que se asemeja a la hidrocefalia. **2.** Un trastorno en lactantes que sufren diarrea u otra enfermedad debilitante, en el cual existen síntomas generales que se parecen a los de la hidrocefalia pero sin ninguna acumulación anómala de líquido cefalorraquídeo.
hydrocephalus (hidrocefalia). m. **1.** Trastorno caracterizado por una acumulación excesiva de líquido que dilata los ventrículos cerebrales, adelgaza los tejidos encefálicos y produce separación de los huesos craneales. **2.** En los lactantes, una acumulación de líquido en el espacio subaracnoideo o subdural.
- **communicating h.** (h. comunicante).
- **congenital h.** (h. congénita). H. primaria.
- **double compartment h.** (h. de compartimiento doble).
- **h. ex vacuo** (h. ex vacuo). H. debida a atrofia del tejido encefálico.
- **external h.** (h. externa).
- **internal h.** (h. interna). Enfermedad de Whytt.
- **noncommunicating h.** (h. no comunicante). H. obstructiva.
- **normal pressure h.** (h. a presión normal). H. oculta.
- **obstructive h.** (h. obstructiva). H. no comunicante.
- **occult h.** (h. oculta). H. a presión normal.
- **otitic h.** (h. ótica).
- **postmeningitic h.** (h. posmeningítica).
- **posttraumatic h.** (h. postraumática).
- **primary h.** (h. primaria). H. congénita.
- **secondary h.** (h. secundaria).
- **thrombotic h.** (h. trombótica).
- **toxic h.** (h. tóxica).

hydrocephaly (hidrocefalia).
hydrochloric acid (ácido clorhídrico). Á. muriático.
hydrochloride (clorhidrato). m. Compuesto formado por adición de una molécula de ácido clorhídrico a una amina o sustancia afín.
hydrochlorothiazide (hidroclorotiazida). f. Agente diurético y antihipertensivo potente, efectivo por vía oral, relacionado con la clorotiazida.
hydrocholecystis (hidrocolecisto). m. Un derrame de líquido seroso en la vesícula.
hydrocholeresis (hidrocoleresis). f. Aumento de la excreción de una bilis acuosa de baja densidad, viscosidad y contenido sólido.
hydrocholeretic (hidrocolerético). Relativo a la hidrocoleresis.
hydrocirsocele (hidrocirsocele). m. Término obsoleto para el hidrocele complicado con varicocele.
hydrocodone (hidrocodona). f. Dihidrocodeinona; derivado analgésico débil de la codeína utilizado principalmente como antitusivo.
hydrocolloid (hidrocoloide). m. Coloide gelatinoso en equilibrio inestable con su agua contenida.
- **irreversible h.** (h. irreversible).
- **reversible h.** (h. reversible).

hydrocolpocele, hydrocolpos (hidrocolpocele, hidrocolpos). m. Acumulación de moco u otro líquido mucosanguinolento en la vagina.
hydrocortamate hydrochloride (hidrocortamato, clorhidrato de). Una sal-éster de hidrocortisona, que se usa tópicamente en el tratamiento de las dermatosis agudas y crónicas.
hydrocortisone (hidrocortisona). f. Cortisol; un producto de reducción (en C-11) de cortisona; una hormona esteroide secretada por la corteza suprarrenal.
- **h. acetate** (acetato de h.). Acetato de cortisol.
- **h. cyclopentylpropionate** (h. ciclopentilpropionato).
- **h. cypionate** (cipionato de h.).
- **h. hydrogen succinate** (h. hidrógeno succinato).
- **h. sodium phosphate** (fosfato sódico de h.).
- **h. sodium succinate** (succinato sódico de h.).

hydrocotarnine (hidrocotarnina). f. Principio alcaloide derivado de la cotarnina; es el producto básico de hidrólisis de narcotina.
hydrocupreine (hidrocupreína). f. 10,11-Dihidro-6'-hidroxicincona-9-ol; sus éteres en 6' se emplean como antisépticos.
hydrocyanic acid (ácido cianhídrico). Á. prúsico; cianuro de hidrógeno.
hydrocyanism (hidrocianismo). m. Intoxicación por el ácido cianhídrico.
hydrocyst (hidroquiste). m. Quiste con contenido claro, acuoso.
hydrocystoma (hidrocistoma). m. Una erupción de vesículas de asiento profundo, debida a la retención de líquido en los folículos sudoríparos.

H I J

hydrodipsia (hidrodipsia). f. Sed de agua, una característica de los animales que comúnmente beben agua.
hydrodipsomania (hidrodipsomanía). f. Episodios periódicos de sed incontrolable, hallados ocasionalmente en pacientes epilépticos.
hydrodiuresis (hidrodiuresis). f. Diuresis efectuada por agua.
hydrodynamics (hidrodinámica). f. Rama de la física referente al flujo de los líquidos.
hydroencephalocele (hidroencefalocele). m. Hidrencefalocele.
hydroflumethiazide (hidroflumetiazida). f. Agente diurético y antihipertensivo.
hydrofluoric acid (ácido fluorhídrico).
hydrogel (hidrogel). m. Coloide en el cual las partículas están en la fase externa o de dispersión y el agua en la fase interna o dispersa.
hydrogen (H) (hidrógeno). m. Un elemento gaseoso, símbolo H, Nº at. 1, P. at. 1,0079.
- **activated h.** (h. activado).
- **arseniureted h.** (h. arsenuriado). Arsina.
- **h. bromide** (bromuro de h.).
- **h. chloride** (cloruro de h.).
- **h. cyanide** (h. cianuro). Ácido cianhídrico.
- **h. dehydrogenase** (h. deshidrogenasa).
- **h. dioxide** (dióxido de h.). Peróxido de h.
- **heavy h.** (h. pesado). H.-2.
- **h. peroxide** (peróxido de h.). Dióxido de h.; hidroperóxido.
- **h. phosphide** (fosfuro de h.). Fosfina.
- **phosphureted h.** (h. fosforado). Fosfina.
- **h. sulfide** (sulfuro de h.). H. sulfurado.
- **sulfureted h.** (h. sulfurado). Sulfuro de h.

hydrogen exponent (exponente hidrógeno). El logaritmo de la concentración del ion hidrógeno en sangre u otro líquido.
hydrogenase (hidrogenasa). f. Hidrogenliasa; cualquier enzima que elimina hidrógeno molecular (H_2) de NADH o lo agrega al ferricitocromo o a ferredoxina.
hydrogenation (hidrogenación). f. Agregado de hidrógeno a un compuesto, especialmente a una grasa o ácido graso no saturado.
hydrogenlyase (hidrogenliasa). f. Hidrogenasa.
hydrokinetic (hidrocinético). Relativo al movimiento de líquidos y a las fuerzas que originan dicho movimiento.
hydrokinetics (hidrocinética). f. La rama de la cinética referente a los líquidos en movimiento.
hydrolabile (hidrolábil). Inestable en presencia de agua.
hydrolability (hidrolabilidad). f. Estado en el cual el líquido en los tejidos cambia fácilmente en cantidad.
hydrolabyrinth (hidrolaberinto). m. Hidropesía laberíntica; exceso de endolinfa en el oído interno.
hydrolases (hidrolasas). f. pl. Enzimas hidrolizantes.
hydrolymph (hidrolinfa). f. El líquido circulante en muchos de los invertebrados.
hydrolysate (hidrolisado). m. Solución que contiene los productos de la hidrólisis.
hydrolysis (hidrólisis). f. Segmentación hidrolítica; proceso químico en el que un compuesto es segmentado en dos o más compuestos más simples con la captación de partes de H y OH de una molécula de agua de cada lado de un enlace químico segmentado.
hydrolytic (hidrolítico). Referente a la hidrólisis o que la produce.
hydrolyze (hidrolizar). Someter a hidrólisis.
hydroma (hidroma). m. Higroma.
hydromassage (hidromasaje). m. Masaje producido por chorros de agua.
hydromeningocele (hidromeningocele). m. Protrusión de las meninges encefálicas o medulares a través de un defecto en la pared ósea.
hydrometer (hidrómetro). m. Areómetro; gravímetro; instrumento utilizado para determinar la densidad de un líquido.
hydrometra (hidrómetra). f. Acumulación de moco delgado u otro líquido acuoso en la cavidad del útero.
hydrometric (hidrométrico). Relacionado con la hidrometría o el hidrómetro.
hydrometrocolpos (hidrometrocolpos). m. Distensión del útero y la vagina por líquido distinto de sangre o pus.
hydrometry (hidrometría). f. Determinación de la densidad de un líquido por medio de un hidrómetro.
hydromicrocephaly (hidromicrocefalia). f. Microcefalia asociada con mayor cantidad de líquido cefalorraquídeo.
hydromorphone hydrochloride (hidromorfona, clorhidrato de). Clorhidrato de dihidromorfinona; derivado sintético de la morfina, con una potencia analgésica 10 veces mayor que la morfina.
hydromphalus (hidrónfalo). m. Un tumor quístico en el ombligo, principalmente un quiste vitelointestinal.
hydromyelia (hidromielia). f. Aumento del líquido en el conducto central dilatado de la médula espinal, o en las cavidades congénitas en alguna otra parte de la sustancia medular.
hydromyelocele (hidromielocele). m. Protrusión de una porción de la médula, esparcida en un saco distendido con líquido cefalorraquídeo, a través de una espina bífida.
hydromyoma (hidromioma). m. Leiomioma que contiene focos quísticos de líquido proteináceo.
hydronephrosis (hidronefrosis). f. Nefrohidrosis; uronefrosis; dilatación de la pelvis y los cálices de uno o ambos riñones como resultado de la obstrucción del flujo urinario.
hydronephrotic (hidronefrótico). Relativo a la hidronefrosis.
hydroparasalpinx (hidroparasálpinx). m. Acumulación de líquido seroso en las trompas accesorias del oviducto.
hydropathic (hidropático). Relacionado con hidropatía.
hydropathy (hidropatía). f. El uso obsoleto de agua para tratar y curar la enfermedad.
hydropenia (hidropenia). f. Reducción o privación de agua.
hydropenic (hidropénico). Relativo a la hidropenia o caracterizado por ella.
hydropericarditis (hidropericarditis). f. Pericarditis con un gran derrame seroso.
hydropericardium (hidropericardio). m. Hidropesía cardíaca; acumulación no inflamatoria de líquido en el saco pericárdico.
hydroperitoneum, hydroperitonia (hidroperitoneo). m. Ascitis.
hydroperoxidases (hidroperoxidasas). f. pl. Las oxidorreductasas que requieren H_2O_2 como aceptores de hidrógeno.
hydroperoxide (hidroperóxido). m. Peróxido de hidrógeno.
hydrophil, hydrophile (hidrófilo). Hidrofílico.
hydrophilia (hidrofilia). f. Tendencia de la sangre y los tejidos a absorber líquido.
hydrophilic (hidrofílico). Hidrófilo; indica la propiedad de atraer o asociarse con moléculas de agua.
hydrophilous (hidrófilo). Hidrofílico.
hydrophobia (hidrofobia). f. Rabia en los seres humanos (una invención basada en descripciones folclóricas exageradas).
hydrophobic (hidrofóbico). **1.** Apolar. **2.** Relacionado con hidrofobia o que la padece. **3.** Que carece de afinidad por las moléculas de agua.
hydrophorograph (hidroforógrafo). m. Instrumento para registrar el flujo o la presión de un líquido.
hydrophthalmia, hydrophthalmos, hydrophthalmus (hidroftalmía). f. Buftalmía.
hydropic (hidrópico). Que contiene un exceso de agua o de líquido acuoso.
hydropneumatosis (hidroneumatosis). m. Enfisema y edema combinados; presencia de líquido y gas en los tejidos.
hydropneumogony (hidroneumogonia). f. Inyección de aire en una articulación para determinar la cantidad de derrame.
hydropneumopericardium (hidroneumopericardio). m. Neumohidropericardio; presencia de un derrame seroso y de gas en el saco pericárdico.
hydropneumoperitoneum (hidroneumoperitoneo). m. Neumohidroperitoneo; presencia de gas y líquido seroso en la cavidad peritoneal.
hydropneumothorax (hidroneumotórax). m. Neumohidrotórax; neumoserotórax; presencia de líquidos y gases en la cavidad pleural.
hydroposia (hidroposia). f. Ingestión de agua, una característica de los animales que comúnmente beben agua.
hydrops (hidropesía). f. Acumulación excesiva de líquido claro y acuoso en cualquiera de los tejidos o cavidades del organismo.
- **h. articuli** (h. articular). Hidrartrosis.
- **endolymphatic h.** (h. endolinfática). Enfermedad de Ménière.
- **fetal h., h. fetalis** (h. fetal).
- **h. folliculi** (h. folicular).
- **immune fetal h.** (h. fetal inmune).
- **h. labyrinthi** (h. laberíntica). Hidrolaberinto.

nonimmune fetal h. (h. fetal no inmune).
h. ovarii (h. ovárica). Hidroovario.
h. tubae (h. tubaria). Hidrosálpinx.
h. tubae profluens (h. tubaria intermitente).
hydropyonephrosis (hidropionefrosis). f. Presencia de orina purulenta en la pelvis y los cálices del riñón luego de la obstrucción del uréter.
hydroquinol (hidroquinol). m. Hidroquinona.
hydroquinone (hidroquinona). f. Hidroquinol; quinol; antioxidante utilizado en ungüento.
hydrorchis (hidrorquia). f. Colección de agua (hidrocele) en los testículos, como en la túnica vaginal o a lo largo del cordón espermático.
hydrorheostat (hidrorreóstato). m. Reóstato en el cual la resistencia al flujo de corriente eléctrica proviene del agua.
hydrorrhea (hidrorrea). f. Secreción profusa de líquido acuoso de cualquier parte.
h. gravidae, h. gravidarum (h. gravídica).
nasal h. (h. nasal). Término rara vez utilizado para rinorrea.
hydrosalpinx (hidrosálpinx). m. Hidropesía tubaria; acumulación de líquido seroso en la trompa de Falopio, a menudo como resultado final de piosálpinx.
intermittent h. (h. intermitente).
hydrosarca (hidrosarca). f. Anasarca.
hydrosarcocele (hidrosarcocele). m. Tumefacción crónica de los testículos complicada por hidrocele.
hydrosol (hidrosol). m. Coloide en solución acuosa, cuyas partículas están en la fase dispersa o interna y el agua en la fase externa o de dispersión.
hydrosphygmograph (hidroesfigmógrafo). m. Esfigmógrafo en el cual el latido de pulso es transmitido al registrador a través de una columna de agua.
hydrostat (hidróstato). m. Aparato para regular el nivel de agua.
hydrostatic (hidrostático). Relacionado con la presión de los líquidos o con sus propiedades cuando están en equilibrio.
hydrosudopathy (hidrosudopatía). f. Hidrosudoterapia.
hydrosudotherapy (hidrosudoterapia). f. Hidrosudopatía; hidroterapia combinada con sudación inducida, como en el baño turco.
hydrosyringomyelia (hidrosiringomielia). f. Siringomielia.
hydrotaxis (hidrotaxia). f. Movimiento de las células o los microorganismos en relación con el agua.
hydrotherapeutic (hidroterapéutico). Hidriático.
hydrotherapeutics (hidroterapéutica). f. Hidroterapia.
hydrotherapy (hidroterapia). f. Hidroterapéutica; uso terapéutico de agua por aplicación externa, ya sea por su efecto de presión o como medio de aplicación de energía física a los tejidos.
hydrothermal (hidrotérmico). Relacionado con el agua caliente.
hydrothionemia (hidrotionemia). f. Presencia de sulfuro de hidrógeno en la sangre circulante.
hydrothionuria (hidrotionuria). f. Excreción de sulfuro de hidrógeno en la orina.
hydrothorax (hidrotórax). f. Pleurorrea; serotórax; presencia de líquido seroso en una o ambas cavidades pleurales.
chylous h. (h. quiloso). Quilotórax.
hydrotomy (hidrotomía). f. En histología, separación de los elementos hísticos por la inyección de agua.
hydrotropism (hidrotropismo). m. La propiedad de los microorganismos en crecimiento de girar hacia una superficie húmeda (h. positivo) o de alejarse de una superficie húmeda (h. negativo).
hydrotubation (hidrotubación). f. Inyección de un medicamento líquido o solución salina a través del cuello uterino hacia la cavidad uterina y las trompas de Falopio para la dilatación y el tratamiento de las trompas.
hydroureter (hidrouréter). m. Urouréter; distensión del uréter con orina, debido al bloqueo por cualquier causa.
hydrous (hidroso). Hidratado.
hydrovarium (hidroovario). m. Hidropesía ovárica; colección de líquido en el ovario.
hydroxamic acids (ácido hidroxámicos).
hydroxide (hidróxido). m. Compuesto que contiene un grupo hidroxilo potencialmente ionizable.
hydroxocobalamin (hidroxocobalamina). f. Hidroxocobemina; vitamina B_{12b}, que difiere de la cianocobalamina (vitamina B_{12}) en la presencia de un ion hidroxilo en lugar del ion cianuro.
hydroxocobemine (hidroxocobemina). f. Hidroxocobalamina.
hydroxy acid (hidroxiácido). m. Ácido orgánico que contiene tanto los grupos OH como COOH.
hydroxy- (hidroxi-). Prefijo que indica el agregado o sustitución del grupo –OH en el compuesto cuyo nombre sigue.
3-hydroxyacyl-CoA dehydrogenase (3-hidroxiacil-CoA deshidrogenasa). β-Cetohidrogenasa; β-hidroxiacildeshidrogenasa.
hydroxyacylglutathione hydrolase (hidroxiacilglutatión hidrolasa). Glioxalasa II; enzima con actividad catalítica similar a la del lactoilglutatión liasa, pero más general.
hydroxyamphetamine hydrobromide (hidroxianfetamina, bromhidrato de). Bromhidrato de α-metiltiramina; simpaticomimético, descongestivo y midriático.
hydroxyapatite (hidroxiapatita). f. Hidroxilapatita; estructura mineral natural a la que se asemeja íntimamente el enrejado cristalino de huesos y dientes.
γ-hydroxybutyric acid (ácido γ-hidroxibutírico). Á. 4-hidroxibutírico.
hydroxycarbamide (hidroxicarbamida). f. Hidroxiurea.
hydroxychloroquine sulfate (hidroxicloroquina, sulfato de). Derivado de la quinolina; agente antipalúdico cuya acción y usos se asemejan a los del fosfato de cloroquina.
25-hydroxycholecalciferol (25-hidroxicolecalciferol). m. Calcidiol.
hydroxychroman (hidroxicromano). m. Cromanol.
hydroxychromene (hidroxicromeno). m. Cromenol.
hydroxyephedrine (hidroxiefedrina). f. Agente simpaticomimético para el tratamiento del shock.
hydroxyhemin (hidroxihemina). f. Hematina.
hydroxykynureninuria (hidroxiquinurreninuria). f. Anormalidad del metabolismo del triptófano, debida probablemente a un defecto en la quinurreninasa.
hydroxyl (hidroxilo). m. El radical, –OH.
hydroxylamine (hidroxilamina). f. Oxamonio; un derivado parcialmente oxidado de amoníaco.
h. reductase (h. reductasa).
hydroxylamino (hidroxilamino). m. El grupo monovalente, –NH–OH.
hydroxylapatite (hidroxilapatita). f. Hidroxiapatita.
hydroxylases (hidroxilasas). f. pl. Enzimas que catalizan la formación de grupos hidroxilos por el agregado de un átomo de oxígeno, por lo tanto oxidando el sustrato.
hydroxylation (hidroxilación). f. Colocación de un grupo hidroxilo en un compuesto en una posición donde no existía antes.
***p*-hydroxymercuribenzoate** (*p*-hidroximercuribenzoato). m. Mercurial orgánico, formado espontáneamente por hidrólisis del compuesto *p*-cloro.
hydroxynervone (hidroxinervona). f. Oxinervona; cerebrósido que contiene ácido α-hidroxinervónico.
hydroxyphenamate (hidroxifenamato). m. Un tranquilizante.
hydroxyphenyluria (hidroxifeniluria). f. Excreción urinaria de tirosina y fenilalanina, como resultado de deficiencia de ácido ascórbico.
17α-hydroxyprogesterone (17α-hidroxiprogesterona). f. De uso médico similar al de la progesterona.
21-hydroxyprogesterone (21-hidroxiprogesterona). f. Desoxicorticosterona.
hydroxyprogesterone hexanoate (hidroxiprogesterona, hexanoato de). m. Caproato de 17α-hidroxiprogesterona.
hydroxyproline (hidroxiprolina). f. Un iminoácido hallado entre los productos de hidrólisis del colágeno.
hydroxyprolinemia (hidroxiprolinemia). f. Trastorno metabólico caracterizado por aumento de las concentraciones plasmáticas y de la excreción urinaria de hidroxiprolina libre, y asociado con retardo mental grave; herencia autosómica recesiva.
15-hydroxyprostaglandin dehydrogenase (15-hidroxiprostaglandina deshidrogenasa). Enzima que cataliza la oxidación de prostaglandinas, volviéndolas inactivas, por conversión del grupo 15-hidroxilo a un grupo ceto.
8-hydroxyquinoline sulfate (8-hidroxiquinolina, sulfato de). Antiséptico, antitranspirante, desodorante.
hydroxystilbamidine isethionate (hidroxiestilbamidina, isotionato de). Agente antifúngico y antiprotozoario usado en el tratamiento de las formas cutáneas no progresivas de blastomicosis.

hydroxytoluic acid (ácido hidroxitoluico). Á. mandélico.
5-hydroxytryptamine (5-HT) (5-hidroxitriptamina (5HT)). f. Serotonina.
hydroxytryptophan decarboxylase (hidroxitriptófano descarboxilasa). f. Descarboxilasa del L-aminoácido aromático.
3-hydroxytyramine (3-hidroxitiramina). f. Dopamina.
hydroxyurea (hidroxiurea). f. Hidroxicarbamida; agente antineoplásico.
hydroxyzine (hidroxicina). f. Un sedante leve y tranquilizante menor utilizado en neurosis.
hydruria (hidruria). f. Poliuria.
hydruric (hidrúrico). Relacionado con poliuria.
hygieiolatry (higiolatría). f. Término utilizado rara vez para una observancia extrema de los principios de higiene.
hygieiology (higielogía). f. La ciencia de la higiene y el saneamiento, y la práctica consiguiente.
hygieist (higienista).
hygiene (higiene). f. **1.** La ciencia de la salud y su mantenimiento. **2.** Limpieza que promueve la salud y el bienestar, especialmente de naturaleza personal.
  criminal h. (h. criminal).
  mental h. (h. mental).
  oral h. (h. oral).
hygienic (higiénico). Saludable; relacionado con la higiene; que tiende al mantenimiento de la salud.
hygienist (higienista). m. y f. Persona experimentada en la ciencia de la salud.
  dental h. (h. dental).
hygric (hígrico). Relativo a la humedad.
hygric acid (ácido hígrico). *N*-Metilprolina; la metilbetaína de ésta es la estaquidrina.
hygro-, hygr- (higro-, higr-). Prefijos que significan húmedo, relacionado con la humedad.
hygroma (higroma). m. Hidroma; tumefacción quística que contiene un líquido seroso.
  h. axillare (h. axilar). H. de la región axilar.
  cervical h. (h. cervical).
  h. colli cysticum (h. cervical).
  subdural h. (h. subdural).
hygrometer (higrómetro). m. Cualquier dispositivo para medir el agua de vapor en la atmósfera, que indica habitualmente en forma directa la humedad relativa.
hygrometry (higrometría). f. Psicrometría.
hygrophobia (higrofobia). f. Temor mórbido a la humedad.
hygroscopic (higroscópico). Indica una sustancia capaz de absorber y retener fácilmente la humedad.
hygrostomia (higrostomía). Sialismo.
Hyl (Hyl). Símbolo de hidroxilisina o hidroxilisil.
hyla (hila). f. Una extensión lateral del acueducto cerebral (o silviano).
hylephobia (hilefobia). f. Temor mórbido a los bosques.
hylic (hílico). De materia esencial o relativo a ella; término obsoleto para indicar el tejido pulpar del embrión.
hyloma (hiloma). m. Tumor hílico; una neoplasia de tejido pulpar, resultado de la proliferación de elementos derivados de la pulpa embrionaria de origen epiblástico.
  mesenchymal h. (h. mesenquimático).
  mesothelial h. (h. mesotelial).
hymen (himen). [*hymen,* NA]. m. Membrana virginal; un pliegue membranoso semilunar o anular delgado que ocluye parcialmente el orificio vaginal externo en la virgen.
  h. bifenestratus, h. biforis (h. bifenestrado).
  cribriform h. (h. cribiforme).
  denticulate h. (h. denticulado).
  imperforate h. (h. imperforado).
  infundibuliform h. (h. infundibuliforme).
  h. sculptatus (h. esculpido).
  septate h. (h. tabicado).
  h. subseptus (h. subtabicado).
  vertical h. (h. vertical).
hymenal (himenial). Relacionado con el himen.
hymenectomy (himenectomía). f. Escisión del himen.
hymenitis (himenitis). f. Inflamación del himen.
hymenoid (himenoide). **1.** Membranoso. **2.** Que se asemeja al himen.
hymenolepiasis (himenolepiasis). f. Enfermedad producida por la infección por *Hymenolepis*.
hymenolepidid (himenolépido). m. Nombre común para los gusanos acintados de la familia Hymenolepididae.
hymenology (himenología). m. La rama de la anatomía y fisiología referente a las membranas del organismo.
hymenorrhaphy (himenorrafia). f. Sutura del himen para cerrar la vagina.
hymenotomy (himenotomía). f. División quirúrgica de un himen.
hyo- (hio-). Prefijo que indica con forma de U, o hioide.
hyodeoxychol(an)ic acid (ácido hiodeoxicol(án)ico).
hyoepiglottic (hioepiglótico). Hioepiglotídeo; relacionado con el hueso hioides y la epiglotis.
hyoepiglottidean (hioepiglotídeo). Hioepiglótico.
hyoglossal (hiogloso). Glosohioideo; relacionado con el hueso hioides y la lengua.
hyoglossus (hiogloso). Músculo h.
hyoid (hioideo). Con forma de U o V; indica el hueso hioides y el aparato hioideo.
hyopharyngeus (hiofaríngeo). Músculo constrictor mediano de la faringe.
hyoscine (hioscina). f. Escopolamina.
  h. hydrobromide (bromhidrato de h.).
hyoscyamine (hiosciamina). f. Daturina; tropato de *l*-tropina; un alcaloide hallado en hiosciamo, belladona, duboisina y estramonio.
  h. sulfate (sulfato de h.).
hyoscyamus (hiosciamo). m. Beleño; las hojas y la corola de las flores de *Hyoscyamus niger* (familia Solanaceae).
hyothyroid (hiotiroideo).
hypacusia, hypacusis (hipoacusia). f. Afectación auditiva de naturaleza conductiva o neurosensorial.
hypalbuminemia (hipoalbuminemia).
hypalgesia (hipoalgesia). f. Hipalgia; disminución de la sensibilidad al dolor.
hypalgesic, hypalgetic (hipoalgésico). Relacionado con la hipoalgesia; que tiene menor sensibilidad al dolor.
hypalgia (hipalgia). f. Hipoalgesia.
hypamnion, hypamnios (hipoamnios). m. Presencia de una cantidad anormalmente pequeña de líquido amniótico.
hypanakinesia, hypanakinesis (hipoanacinesia). f. Disminución de los movimientos gástricos o intestinales normales.
hyparterial (hipoarterial). Por debajo de una arteria.
hypaxial (hipoaxial). Por debajo de cualquier eje, como el eje espinal o el eje de un miembro.
hypazoturia (hipoazouria).
hypencephalon (hipencéfalo). m. El mesencéfalo, la protuberancia y el bulbo.
hypengyophobia (hipengiofobia). f. Temor mórbido a la responsabilidad.
hyper- (hiper-). Prefijo que indica excesivo o por encima de lo normal; corresponde al lat. *super-*.
hyperacanthosis (hiperacantosis). f. Acantosis.
hyperacid (hiperácido). Superácido; que tiene una concentración excesiva de ácido.
hyperacidity (hiperacidez). f. Grado anormalmente elevado de acidez, como la del jugo gástrico.
hyperactivity (hiperactividad). f. **1.** Superactividad. **2.** Inquietud general o movimiento excesivo, como el que caracteriza a los niños con trastorno deficitario de la atención o hipercinesia.
hyperacusis, hyperacusia (hiperacusia). f. Hiperestesia auditiva; agudeza anormal de la audición debida a aumento de la irritabilidad del mecanismo nervioso sensorial.
hyperadenosis (hiperadenosis). f. Agrandamiento glandular, especialmente de los ganglios linfáticos.
hyperadiposis, hyperadiposity (hiperadiposis, hiperadiposidad). f. Un grado extremo de adiposis u obesidad.
hyperadrenalcorticalism (hiperadrenocorticalismo). m. Hipercorticoidismo.
hyperadrenocorticalism (hiperadrenocorticalismo).
hyperaldosteronism (hiperaldosteronismo). m. Aldosteronismo.
hyperalgesia (hiperalgesia). f. Hiperalgia; sensibilidad extrema a los estímulos dolorosos.
  auditory h. (h. auditiva).
hyperalgesic, hyperalgetic (hiperalgésico). Relacionado con la hiperalgesia.

hyperalgia (hiperalgia). f. Hiperalgesia.
hyperalimentation **1.** (sobrealimentación). Hiperalimentación. **2.** (hiperalimentación). f.
parenteral h. (hiperalimentación parenteral).
hyperallantoinuria (hiperalantoinuria). f. Aumento de la excreción de alantoína en orina.
hyperaminoaciduria (hiperaminoaciduria). f. Aminoaciduria.
hyperammonemia (hiperamoniemia).
cerebroatrophic h. (h. cerebroatrófica). Síndrome de Rett.
hyperamylasemia (hiperamilasemia). f. Amilasa sérica elevada.
hyperanacinesia, hyperanacinesis (hiperanacinesia). f. Movimiento excesivo de un lado a otro; p. ej., del estómago o intestino.
hyperanakinesia, hyperanakinesis (hiperanacinesia).
hyperaphia (hiperrafia). f. Hiperestesia táctil; oxiafia; sensibilidad extrema al tacto.
hyperaphic (hiperráfico). Caracterizado por hiperrafia.
hyperbaric (hiperbárico). **1.** Relativo a la presión de los gases ambientes mayor de 1 atmósfera. **2.** Referente a soluciones, más densas que el diluyente o el medio.
hyperbarism (hiperbarismo). m. Trastornos en el organismo como resultado de la presión de los gases ambientes mayores de 1 atmósfera.
hyperbetalipoproteinemia (hiperbetalipoproteinemia). f. Aumento de la concentración de β-lipoproteínas en la sangre.
familial h. (h. familiar). Hiperlipoproteinemia familiar tipo II.
familial h. and hyperprebetalipoproteinemia (h. familiar e hiperprebetalipoproteinemia). Hiperlipoproteinemia familiar tipo III.
hyperbilirubinemia (hiperbilirrubinemia). f. Cantidad anormalmente grande de bilirrubina en la sangre circulante.
hyperbrachycephaly (hiperbraquicefalia). f. Un grado extremo de braquicefalia, con un índice cefálico mayor que 85.
hypercalcemia (hipercalcemia). Concentración anormalmente elevada de compuestos cálcicos en la sangre circulante.
idiopathic h. of infants (h. idiopática del lactante).
hypercalcinuria (hipercalcinuria). f. Hipercalciuria.
hypercalciuria (hipercalciuria). f. Hipercalcinuria; hipercalcuria; diabetes calcinúrica.
hypercalcuria (hipercalcuria). f. Hipercalciuria.
hypercapnia (hipercapnia). f. Hipercarbia; tensión arterial anormalmente elevada de dióxido de carbono.
hypercarbia (hipercarbia). f. Hipercapnia.
hypercardia (hipercardia). f. Hipertrofia cardíaca.
hypercatharsis (hipercatarsis). f. Defecación excesiva y frecuente.
hypercathartic (hipercatártico). **1.** Que produce purgación excesiva. **2.** m. Agente que tiene una acción purgante excesiva.
hypercathexis (hipercatexis). f. En psicoanálisis, colocación excesiva de libido o interés en un objeto.
hypercementosis (hipercementosis). f. Hiperplasia del cemento; depósito excesivo de cemento secundario en la raíz de un diente.
hyperchloremia (hipercloremia). f. Cantidad anormalmente grande de iones de cloro en la sangre circulante.
hyperchlorhydria (hiperclorhidria). f. Clorhidria; hiperhidrocloria; presencia de una cantidad excesiva de ácido clorhídrico en el estómago.
hyperchloride (hipercloruro). m. Percloruro.
hyperchloruria (hipercloruria). f. Aumento de la excreción de iones de cloro en la orina.
hypercholesteremia (hipercolesteremia). f. Hipercolesterolemia.
hypercholesterinemia (hipercolesterinemia). f. Hipercolesterolemia.
hypercholesterolemia (hipercolesterolemia). f. Hipercolesteremia; hipercolesterinemia; presencia de una cantidad anormalmente grande de colesterol en las células y el plasma de la sangre circulante.
familial h. (h. familiar). Hiperlipoproteinemia familiar tipo II.
familial h. with hyperlipemia (h. familiar con hiperlipemia). Hiperlipoproteinemia familiar tipo III.
hypercholesterolia (hipercolesterolia). f. La presencia de una cantidad anormalmente grande de colesterol en bilis.
hypercholia (hipercolia). f. Trastorno en el cual se forma una cantidad anormalmente grande de bilis en el hígado.
hyperchromasia (hipercromasia). f. Hipercromatismo.
hyperchromatic (hipercromático). **1.** Hipercrómico; anormalmente muy coloreado, excesivamente teñido o hiperpigmentado. **2.** Que muestra aumento de cromatina.
hyperchromatism (hipercromatismo). m. **1.** Hipercromasia; hipercromía; pigmentación excesiva. **2.** Aumento de la capacidad de tinción, especialmente de los núcleos celulares para la hematoxilina. **3.** Aumento en la cromatina en los núcleos celulares.
hyperchromia (hipercromía). f. Hipercromatismo.
macrocytic h. (h. macrocítica).
hyperchromic (hipercrómico). **1.** Hipercromático. **2.** Indica aumento de absorción de la luz.
hyperchylia (hiperquilia). f. Secreción excesiva de jugo gástrico.
hyperchylomicronemia (hiperquilomicronemia). f. Aumento de las concentraciones plasmáticas de quilomicrones.
familial h. (h. familiar). Hiperlipoproteinemia familiar tipo I.
familial h. with hyperprebetalipoproteinemia (h. familiar con hiperprebetalipoproteinemia). Hiperlipoproteinemia familiar tipo V.
hypercinesis, hypercinesia (hipercinesia).
hypercorticoidism (hipercorticoidismo). m. Hiperadrenocorticalismo; hipercorticalismo; secreción excesiva de una o más hormonas esteroideas de la corteza suprarrenal.
hypercortisolism (hipercortisolismo).
hypercryalgesia (hipercrialgesia). f. Hipercriestesia.
hypercryesthesia (hipercriestesia). f. Hipercrialgesia; sensibilidad extrema al frío.
hypercupremia (hipercupremia). f. Un nivel anormalmente elevado de cobre plasmático.
hypercyanotic (hipercianótico). Caracterizado por cianosis extrema.
hypercyesis, hypercyesia (hiperciesis). f. Superfetación.
hypercythemia (hipercitemia). f. Hipereritrocitemia; presencia de un número anormalmente elevado de glóbulos rojos en la sangre circulante.
hypercytochromia (hipercitocromia). f. Aumento de la intensidad de tinción de una célula, especialmente las células sanguíneas.
hypercytosis (hipercitosis). f. Término antiguo para cualquier condición en la cual existe un aumento anormal en el número de células en la sangre circulante o en los tejidos.
hyperdactyly, hyperdactylia, hyperdactylism (hiperdactilia, hiperdactilismo). f. y m. Polidactilia.
hyperdiastole (hiperdiástole). f. Diástole cardíaca extrema.
hyperdicrotic (hiperdicrótico). Superdicrótico; pronunciadamente dicrótico.
hyperdicrotism (hiperdicrotismo). m. Dicrotismo extremo.
hyperdipsia (hiperdipsia). f. Sed intensa que es relativamente temporaria.
hyperdistention (hiperdistensión). f. Sobredistensión; distensión extrema.
hyperdynamia (hiperdinamia). f. Violencia o inquietud muscular extremas.
h. uteri (h. uterina). Contracciones uterinas excesivas durante el parto.
hyperdynamic (hiperdinámico). Caracterizado por hiperdinamia.
hyperechema (hiperequema). f. Magnificación o exageración auditiva.
hyperemesis (hiperemesis). f. Vómitos excesivos.
h. gravidarum (h. gravídica). Vómitos perniciosos en el embarazo.
h. lactentium (h. de la lactancia).
hyperemetic (hiperemético). Caracterizado por vómitos excesivos.
hyperemia (hiperemia). f. La presencia de una cantidad aumentada de sangre en una parte o un órgano.
active h. (h. activa). H. arterial o congestiva.
arterial h. (h. arterial) H. activa.
Bier's h. (h. de Bier).
collateral h. (h colateral).
constriction h. (h. por constricción).
fluxionary h. (h. congestiva). H. activa.
passive h. (h. pasiva). H. venosa.
peristatic h. (h. peristática). Peristatis.
reactive h. (h. reactiva).
venous h. (h. venosa). H. pasiva.
hyperemic (hiperémico). Indica hiperemia.
hyperencephaly (hiperencefalia). f. Deficiencia de desarrollo fetal de la bóveda craneana, que expone el encéfalo poco formado.
hypereosinophilia (hipereosinofilia). f. Un grado mayor de aumento anormal en el número de granulocitos eosinófilos en la sangre circulante o los tejidos.

H
I
J

hyperephidrosis (hiperefidrosis). f. Hiperhidrosis.
hyperepithymia (hiperepitemia). f. Deseo desordenado.
hyperergasia (hiperergasia). f. Actividad funcional aumentada o excesiva.
hyperergia (hiperergia). f. Hipersensibilidad alérgica.
hyperergic (hiperérgico). Relacionado con hiperergia.
hypererythrocythemia (hipereritrocitemia). f. Hipercitemia.
hyperesophoria (hiperesoforia). f. Tendencia de un ojo a desviarse hacia arriba y adentro, impedida por la visión binocular.
hyperesthesia (hiperestesia). f. Oxiestesia; agudeza anormal de la sensibilidad al tacto, dolor u otros estímulos sensitivos.
auditory h. (h. auditiva). Hiperacusia.
cerebral h. (h. cerebral).
cervical h. (h. cervical).
gustatory h. (h. gustatoria). Hipergeusia.
muscular h. (h. muscular). Hipermiestesia.
olfactory h., h. olfactoria (h. olfatoria). Hiperosmia.
h. optica (h. óptica). Sensibilidad extrema de los ojos a la luz.
tactile h. (h. táctil). Hiperrafia.
hyperesthetic (hiperestésico). Caracterizado por hiperestesia.
hypereuryprosopic (hipereuriprosópico). Relativo a una cara muy ancha y baja, o caracterizado por ella.
hyperexophoria (hiperexoforia). f. Tendencia de un ojo a desviarse hacia arriba y afuera, impedida por la visión binocular.
hyperextension (hiperextensión). f. Sobreextensión; extensión de un miembro, o parte de él, más allá del límite normal.
hyperferremia (hiperferremia). f. Nivel sérico elevado de hierro; hallado en la hemocromatosis.
hyperfibrinogenemia (hiperfibrinogenemia). f. Fibrinogenemia; nivel elevado de fibrinógeno en la sangre.
hyperfibrinolysis (hiperfibrinólisis). f. Fibrinólisis muy aumentada como en los hematomas subdurales.
hyperflexion (hiperflexión). f. Sobreflexión; flexión de un miembro, o de parte de él, más allá del límite normal.
hyperfolliculoidism (hiperfoliculoidismo). m. Producción excesiva de estradiol.
hypergalactosis (hipergalactosis). f. Secreción excesiva de leche.
hypergammaglobulinemia (hipergammaglobulinemia). f. Cantidad elevada de gammaglobulinas en el plasma.
hypergenesis (hipergénesis). f. Desarrollo excesivo o producción redundante de partes u órganos del cuerpo.
hypergenetic (hipergenético). Relacionado con la hipergénesis.
hypergenitalism (hipergenitalismo). m. Genitales anormalmente sobredesarrollados en los adultos o en relación con la edad del individuo.
hypergeusia (hipergeusia). f. Hiperestesia gustatoria; oxigeusia; agudeza anormal del sentido del gusto.
hypergia (hipergia). f. Hiperergia.
hypergic (hipérgico). Hiperérgico.
hyperglandular (hiperglandular). Caracterizado por hiperactividad o aumento del tamaño de una glándula.
hyperglobulia, hyperglobulism (hiperglobulia). f. Término antiguo para policitemia.
hyperglobulinemia (hiperglobulinemia). f. Una cantidad anormalmente grande de globulinas en el plasma sanguíneo circulante.
hyperglycemia (hiperglucemia). f. Hiperglucosemia; una concentración anormalmente alta de glucosa en la sangre circulante.
nonketotic h. (h. no cetótica).
posthypoglycemic h. (h. poshipoglucémica). Fenómeno de Somogyi.
hyperglyceridemia (hipergliceridemia). f. Concentración plasmática elevada de glicéridos, que habitualmente están presentes dentro de los quilomicrones.
endogenous h. (h. endógena).
exogenous h. (h. exógena).
hyperglycinemia (hiperglicinemia). f. Concentración elevada de glicina plasmática.
hyperglycinuria (hiperglicinuria). f. Aumento de la excreción urinaria de glicina.
h. with hyperglycinemia (h. con hiperglicinemia).
hyperglycogenolysis (hiperglucogenólisis). f. Glucogenólisis excesiva.
hyperglycorrhachia (hiperglucorraquia). f. Azúcar excesiva en el líquido cefalorraquídeo.
hyperglycosemia (hiperglucosemia). f. Hiperglucemia.
hyperglycosuria (hiperglucosuria). f. Excreción persistente de cantidades anormalmente grandes de glucosa en la orina.
hyperglyoxylemia (hiperglioxilemia). f. Concentraciones plasmáticas (y posiblemente hísticas) de glioxilato.
hypergnosis (hipergnosis). f. **1.** Proyección de los conflictos internos al medio ambiente. **2.** Percepción exagerada, como la expansión de un pensamiento aislado.
hypergonadism (hipergonadismo). m. Estado clínico que es el resultado del aumento de la secreción de hormonas gonadales.
hypergonadotropic (hipergonadotrópico). Indica una producción o excreción aumentada de hormonas gonadotrópicas.
hypergranulosis (hipergranulosis). f. Grosor aumentado de la capa granular de la epidermis, asociado con hiperqueratosis.
hyperguanidinemia (hiperguanidinemia). f. Un trastorno en el cual existe una cantidad anormalmente grande de guanidina en la sangre circulante.
hypergynecosmia (hiperginecosmia). f. Hiperdesarrollo de las características sexuales secundarias de la mujer madura o su desarrollo precoz en la niña pequeña.
hyperhedonia, hyperhedonism (hiperhedonia, hiperhedonismo). f. y m. **1.** El sentimiento de un placer anormalmente grande en cualquier acto o por cualquier suceso. **2.** Eretismo sexual.
hyperhemoglobinemia (hiperhemoglobinemia). f. Cantidad extraordinariamente grande de hemoglobina en el plasma sanguíneo circulante.
hyperheparinemia (hiperheparinemia). f. Concentraciones plasmáticas elevadas de heparina.
hyperhidrosis (hiperhidrosis). f. Hiperefidrosis; polihidrosis; sudorrea; sudoración excesiva o profusa.
gustatory h. (h. gustatoria).
h. oleosa (h. oleosa). Seborrea oleosa.
hyperhydration (hiperhidratación). f. Sobrehidratación; contenido excesivo de agua del organismo.
hyperhydrochloria (hiperhidrocloria). f. Hiperclorhidria.
hyperhydropexy, hyperhydropexis (hiperhidropexia). f. Fijación aumentada de agua en los tejidos.
hypericin (hipericina). f. Sustancia fotosensibilizante presente en *Hypericum perforatum*, verruga de St. John.
hyperidrosis (hiperhidrosis).
hyperindicanemia (hiperindicanemia). f. Cantidad extraordinariamente grande de indicán en la sangre circulante.
hyperinfection (hiperinfección). f. Infección por un número muy grande de microorganismos como consecuencia de deficiencia inmunológica.
hyperinosemia (hiperinosemia). f. Cantidad muy elevada de fibrinógeno en la sangre circulante.
hyperinosis (hiperinosis). f. Hiperinosemia.
hyperinsulinemia (hiperinsulinemia). f. Hiperinsulinismo.
hyperinsulinism (hiperinsulinismo). m. Hiperinsulinemia; niveles aumentados de insulina en el plasma.
alimentary h. (h. alimentario).
hyperinvolution (hiperinvolución). f. Superinvolución.
hyperisotonic (hiperisotónico). Hipertónico.
hyperkalemia (hipercaliemia). f. Hiperpotasemia.
hyperkaliemia (hiperpotasemia).
hyperkaluresis (hipercaliuresis). f. Excreción urinaria excesiva de potasio.
hyperkeratinization (hiperqueratinización). f. Hiperqueratosis.
hyperkeratomycosis (hiperqueratomicosis). f. Engrosamiento de la capa córnea de la piel debido a infección micótica.
hyperkeratosis (hiperqueratosis). f. Hiperqueratinización; hipertrofia de la capa córnea de la epidermis o mucosa.
bovine h. (h. bovina). Enfermedad X del ganado bovino.
h. congenita (h. congénita). Ictiosis vulgar.
h. eccentrica (h. excéntrica). Poroqueratosis.
epidermolytic h. (h. epidermolítica). Ictiosis histrix o espinosa.
h. figurata centrifuga atrophica (h. figurada centrífuga atrófica).
h. follicularis et parafollicularis (h. folicular y parafolicular).
h. lenticularis perstans (h. lenticularis perstans).
h. penetrans (h. penetrante). H. folicular y parafolicular.
h. subungualis (h. subungular).
hyperketonemia (hipercetonemia). f. Concentraciones elevadas de cuerpos cetónicos en la sangre.
hyperketonuria (hipercetonuria). f. Aumento de la excreción urinaria de compuestos cetónicos.

hyperkinemia (hipercinemia). f. Volumen aumentado que fluye a través de la circulación; aumento de la velocidad de circulación; volumen minuto supernormal.
hyperkinesis, hyperkinesia (hipercinesia). f. **1.** Hipermovilidad; movilidad excesiva. **2.** Actividad muscular excesiva.
hyperkinetic (hipercinético). Relativo o caracterizado por hipercinesia.
hyperlactation (hiperlactancia). f. Sobrelactancia.
hyperleukocytosis (hiperleucocitosis). f. Aumento extraordinariamente grande en el número y la proporción de leucocitos en la sangre circulante o los tejidos.
hyperlexia (hiperlexia). f. En los niños retardados, la presencia de capacidad avanzada para la lectura.
hyperlipemia (hiperlipemia). f. Lipemia.
carbohydrate-induced h. (h. inducida por hidratos de carbono).
combined fat- and carbohydrate-induced h. (h. inducida por grasas e hidratos de carbono combinados).
familial fat-induced h. (h. familiar inducida por grasas).
idiopathic h. (h. idiopática). Hiperlipoproteinemia familiar tipo I.
mixed h. (h. mixta). Hiperlipoproteinemia familiar tipo V.
hyperlipidemia (hiperlipidemia). f. Lipemia.
hyperlipoidemia (hiperlipoidemia). f. Lipemia.
hyperlipoproteinemia (hiperlipoproteinemia). f. Aumento en la concentración de lipoproteínas en la sangre.
acquired h. (h. adquirida).
familial h. (h. familiar).
type I familial h. (h. familiar tipo I). Síndrome de Bürger-Grütz.
type II familial h. (h. familiar tipo II).
type III familial h. (h. familiar tipo III).
type IV familial h. (h. familiar tipo IV).
type V familial h. (h. familiar tipo V).
hyperliposis (hiperliposis). f. **1.** Adiposidad excesiva. **2.** Grado extremo de degeneración adiposa.
hyperlithuria (hiperlituria). f. Excreción excesiva de ácido úrico (lítico) en la orina.
hyperlogia (hiperlogia). f. Verbosidad o locuacidad mórbida.
hyperlordosis (hiperlordosis). f. Lordosis extrema.
hyperlysinemia (hiperlisinemia). f. Aumento anómalo del aminoácido lisina en la sangre circulante.
hyperlysinuria (hiperlisinuria). f. Presencia de concentraciones anormalmente elevadas de lisina en la orina.
hypermagnesemia (hipermagnesemia). f. Concentración anormalmente elevada de magnesio en la sangre.
hypermastia (hipermastia). f. **1.** Polimastia. **2.** Glándulas mamarias excesivamente grandes.
hypermenorrhea (hipermenorrea). f. Menorragia; menostaxia; menstruaciones excesivamente prolongadas o profusas.
hypermetabolism (hipermetabolismo). m. Producción de calor por el organismo por encima del normal, como en tirotoxicosis.
hypermetamorphosis (hipermetamorfosis). f. Cambio excesivo y rápido de ideas que ocurre en un trastorno mental.
hypermetria (hipermetría). f. Ataxia caracterizada por excederse al alcanzar un objeto u objetivo deseado.
hypermetrope (hipermétrope). Hipérope.
hypermetropia (hipermetropía). f. Hiperopía.
index h. (h. índice).
hypermimia (hipermimia). f. Movimientos miméticos excesivos.
hypermnesia (hipermnesia). f. **1.** Poder extremo de memoria. **2.** Una capacidad bajo hipnosis de registro inmediato y recuerdo preciso de muchos más elementos individuales que lo que se cree posible en circunstancias ordinarias.
hypermobility (hipermovilidad). f. Aumento del alcance de los movimientos de las articulaciones, laxitud articular, que aparece normalmente en niños pequeños o como resultado de enfermedad.
hypermorph (hipermorfo). m. Persona cuya altura en posición de sentado es baja en proporción a la altura en posición de pie, debido a la longitud excesiva de los miembros.
hypermyesthesia (hipermiestesia). f. Hiperestesia muscular.
hypermyotonia (hipermiotonía). f. Tono muscular extremo.
hypermyotrophy (hipermiotrofia). f. Hipertrofia muscular.
hypernatremia (hipernatremia). f. Concentración plasmática anormalmente elevada de iones de sodio.
hyperneocytosis (hiperneocitosis). f. Hiperesqueocitosis; hiperleucocitosis en la cual existe un número considerable de células inmaduras y jóvenes (especialmente en la serie granulocítica).
hypernephroid (hipernefroide). Que se parece o es del tipo de la glándula suprarrenal.
hypernephroma (hipernefroma). Adenocarcinoma renal.
hypernoia (hipernoia). f. **1.** Gran rapidez de pensamiento. **2.** Actividad mental o imaginación excesivas.
hypernomic (hipernómico). Descontrolado hasta el exceso.
hypernutrition (hipernutrición). f. Sobrenutrición.
hyperoncotic (hiperoncótico). Indica una presión oncótica por encima de la normal, p. ej., del plasma sanguíneo.
hyperonychia (hiperoniquia). f. Hipertrofia de las uñas.
hyperope (hipérope). Hipermétrope; persona que padece hiperopía.
hyperopia (H) (hiperopía (H)). f. Hipermetropía; presbicia; vista larga o lejana.
absolute h. (h. absoluta).
axial h. (h. axial).
curvature h. (h. de curvatura).
facultative h. (h. facultativa). H. manifiesta.
latent h. (Hl) (h. latente (Hl)).
manifest h. (Hm) (h. manifiesta (Hm)). H. facultativa.
total h. (Ht) (h. total (Ht)).
hyperopic (H) (hiperópico). Relativo a la hiperopía.
hyperorality (hiperoralidad). f. Trastorno en el cual se colocan elementos inverosímiles en la boca.
hyperorchidism (hiperorquidia). f. Término obsoleto para el aumento de tamaño o función de los testículos.
hyperorexia (hiperorexia). Bulimia nerviosa.
hyperorthocytosis (hiperortocitosis). f. Hiperleucocitosis en la cual los porcentajes relativos de los distintos tipos de leucocitos se encuentran dentro de los límites normales y no se observan formas inmaduras.
hyperosmia (hiperosmia). f. Hiperestesia olfatoria; hiperosfresia; hiperosfresis; oxisosmia; oxiosfresia; un sentido del olfato exagerado o anormalmente agudo.
hyperosmolality (hiperosmolalidad). f. Concentración elevada de una solución expresada como osmoles de soluto por kilogramo de agua sérica.
hyperosmolarity (hiperosmolaridad). f. Aumento en la concentración osmótica de una solución expresada como osmoles de soluto por litro de solución.
hyperosmotic (hiperosmótico). **1.** Que tiene una osmolalidad mayor que otro líquido, habitualmente se supone que es la del plasma o el líquido extracelular. **2.** Relacionado con una ósmosis aumentada.
hyperosphresia, hyperosphresis (hiperosfresia). f. Hiperosmia.
hyperosteoidosis (hiperosteoidosis). f. Formación excesiva de osteoide, como se observa en el raquitismo y la osteomalacia.
hyperostosis (hiperostosis). f. **1.** Hipertrofia del hueso. **2.** Exostosis.
ankylosing h. (h. anquilosante). H. esquelética idiopática difusa.
h. corticalis deformans (h. cortical deformante).
diffuse idiopathic skeletal h. (h. esquelética idiopática difusa).
flowing h. (h. de flujo). Reostosis.
h. frontalis interna (h. frontal interna).
generalized cortical h. (h. cortical generalizada).
infantile cortical h. (h. cortical del lactante).
streak h. (h. veteada). Reostosis.
hyperovarianism (hiperovarismo). m. Precocidad sexual en niñas pequeñas debido a desarrollo prematuro de los ovarios acompañado por la secreción de hormonas ováricas.
hyperoxaluria (hiperoxaluria). f. Oxaluria; presencia de una cantidad extraordinariamente grande de ácido oxálico u oxalatos en la orina.
primary h. and oxalosis (h. primaria y oxalosis).
hyperoxia (hiperoxia). f. **1.** Cantidad aumentada de oxígeno en tejidos y órganos. **2.** Tensión de oxígeno mayor que lo normal, como la producida por la respiración de aire u oxígeno a presiones mayores de 1 atmósfera.
hyperoxidation (hiperoxidación). f. Oxidación excesiva.
hyperoxide (hiperóxido). m. Superóxido.
hyperpancreatism (hiperpancreatismo). f. Un trastorno de aumento de la actividad del páncreas, en el que existe un exceso de tripsina entre las enzimas.
hyperparasite (hiperparásito). m. Parásito secundario capaz de desarrollo en un parásito previamente existente.

hyperparasitism (hiperparasitismo). m. Biparasitismo; un trastorno en el cual se desarrolla un parásito secundario dentro de un parásito previamente existente.
hyperparathyroidism (hiperparatiroidismo). m. Un trastorno debido a un aumento en la secreción de las glándulas paratiroides.
primary h. (h. primario).
secondary h. (h. secundario).
hyperparotidism (hiperparotidismo). f. Aumento de la actividad de las glándulas parótidas.
hyperpathia (hiperpatía). f. Respuesta subjetiva exagerada a los estímulos dolorosos, con una sensación continua de dolor después de cesada la estimulación.
hyperpepsia (hiperpepsia). f. **1.** Digestión anormalmente rápida. **2.** Digestión alterada con hiperclorhidria.
hyperpepsinia (hiperpepsinia). f. Exceso de pepsina en el jugo gástrico.
hyperperistalsis (hiperperistaltismo). m. Rapidez excesiva del pasaje de los alimentos a través del estómago e intestino.
hyperphagia (hiperfagia). f. Glotonería; ingestión excesiva.
hyperphalangism (hiperfalangismo). m. Polifalangismo; presencia de una falange supernumeraria.
hyperphenylalaninemia (hiperfenilalaninemia). f. Presencia de una concentración sanguínea de fenilalanina anormalmente elevada.
hyperphonesis (hiperfonesis). f. Un aumento en el sonido de percusión o del sonido vocal en la ausultación.
hyperphonia (hiperfonía). f. Abuso de la voz, como intensidad excesiva o tensión de los músculos vocales.
hyperphoria (hiperforia). f. Tendencia del eje visual de un ojo a desviarse hacia arriba, impedida por la visión binocular.
hyperphosphatasemia (hiperfosfatasemia). f. Contenido anormalmente elevado de fosfatasa alcalina en la sangre circulante.
hyperphosphatasia (hiperfosfatasia). f. Fosfatasa alcalina elevada, con enanismo, macrocráneo, escleróticas azules y expansión de las diáfisis de los huesos tubulares con fracturas múltiples.
hyperphosphatemia (hiperfosfatemia). f. Concentración anormalmente elevada de fosfatos en la sangre circulante.
hyperphosphaturia (hiperfosfaturia). f. Aumento de la excreción de fosfatos en orina.
hyperphrenia (hiperfrenia). f. Grado excesivo de actividad intelectual; una forma de manía.
hyperpiesis, hyperpiesia (hiperpiesis, hiperpiesia). f. Hipertensión esencial.
hyperpietic (hiperpiético). Relativo a la presión arterial alta o caracterizado por ella.
hyperpigmentation (hiperpigmentación). f. Exceso de pigmentación de una parte o tejido.
hyperpipecolatemia (hiperpipecolatemia). f. Trastorno metabólico en el cual están muy elevadas las concentraciones séricas de ácido pipecólico.
hyperpituitarism (hiperpituitarismo). m. Producción excesiva de hormonas de la hipófisis anterior.
hyperplasia (hiperplasia). f. Hipertrofia numérica o cuantitativa; aumento del número de células en un tejido u órgano, con exclusión de la formación tumoral.
angiofollicular mediastinal lymph node h. (h. ganglionar mediastínica angiofolicular). H. ganglionar mediastínica benigna.
angiolymphoid h. with eosinophilia (h. angiolinfoide con eosinofilia).
atypical melanocytic h. (h. melanocítica atípica).
basal cell h. (h. basocelular).
benign mediastinal lymph node h. (h. ganglionar mediastínica benigna). Enfermedad de Castleman.
cementum h. (h. del cemento). Hipercementosis.
congenital adrenal h. (h. suprarrenal congénita).
congenital sebaceous h. (h. sebácea congénita).
cystic h. (h. quística).
cystic h. of the breast (h. quística de la mama).
denture h. (h. de la dentadura). H. fibrosa inflamatoria.
ductal h. (h. canalicular).
fibromuscular h. (h. fibromuscular).
focal epithelial h. (h. hyperplasia). Enfermedad de Heck.
gingival h. (h. gingival).
inflammatory fibrous h. (h. fibrosa inflamatoria).
inflammatory papillary h. (h. papilar inflamatoria).
intravascular papillary endothelial h. (h. endotelial papilar intravascular). Seudoangiosarcoma de Mason.
nodular h. of prostate (h. nodular de próstata).
nodular regenerative h. (h. regenerativa nodular).
pseudoepitheliomatous h., pseudocarcinomatous h. (h. seudoepiteliomatosa, seudocarcinomatosa).
senile sebaceous h. (h. sebácea senil).
verrucous h. (h. verrugosa).
hyperplastic (hiperplásico). Relacionado con hiperplasia.
hyperploid (hiperploide). Relacionado con hiperploidía.
hyperploidy (hiperploidía). f. Estado de una célula o individuo que posee uno o más cromosomas por encima del número normal.
hyperpnea (hiperpnea). f. Respiración que es más profunda y más rápida de lo normal en reposo.
hyperpolarization (hiperpolarización). f. Aumento en la polarización de las membranas o nervios o células musculares.
hyperponesis (hiperponesis). f. Actividad exagerada dentro de la porción motora del sistema nervioso.
hyperpotassemia (hiperpotasemia). f. Hipercaliemia; una concentración de iones de potasio mayor de lo normal en la sangre circulante.
hyperpragia (hiperpragia). f. Actividad mental excesiva, como en la fase maníaca del trastorno bipolar.
hyperpraxia (hiperpraxia). f. Actividad excesiva.
hyperprebetalipoproteinemia (hiperprebetalipoproteinemia). f. Concentraciones aumentadas de pre-β-lipoproteínas en la sangre.
familial h. (h. familiar). Hiperlipoproteinemia tipo IV.
hyperprochoresis (hiperprocoresis). f. Término utilizado rara vez por hiperperistaltismo.
hyperproinsulinemia (hiperproinsulinemia). f. Niveles plasmáticos elevados de proinsulina o sustancias similares a la proinsulina.
hyperprolactinemia (hiperprolactinemia). f. Niveles elevados de prolactina en la sangre.
hyperprolinemia (hiperprolinemia). f. Un trastorno metabólico caracterizado por concentraciones plasmáticas aumentadas de prolina y excreción urinaria elevada de prolina, hidroxiprolina y glicina.
hyperprosexia (hiperprosexia). f. Fijación de la mente en una idea.
hyperproteinemia (hiperproteinemia). f. Una concentración anormalmente grande de proteínas en el plasma.
hyperproteosis (hiperproteosis). f. Trastorno debido a una cantidad excesiva de proteínas en la dieta.
hyperpyretic (hiperpirético). Hiperpiréxico; relacionado con la hiperpirexia.
hyperpyrexia (hiperpirexia). f. Fiebre sumamente elevada.
fulminant h. (h. fulminante). Hipertermia maligna.
heat h. (h. por calor). Golpe de calor.
malignant h. (h. maligna). Insolación.
hyperpyrexial (hiperpiréxico). Hiperpirético.
hyperreflexia (hiperreflexia). f. Un trastorno en el cual los reflejos están exagerados.
hyperresonance (hiperresonancia). f. **1.** Un grado extremo de resonancia. **2.** Resonancia aumentada por encima de lo normal, y a menudo de tono bajo, en la percusión del área del cuerpo.
hypersalemia (hipersalemia). f. Aumento en el contenido de sales de la sangre circulante.
hypersaline (hipersalino). Caracterizado por sal aumentada en una solución salina.
hypersalivation (hipersalivación). f. Salivación aumentada.
hypersarcosinemia (hipersarcosinemia). f. Sarcosinemia.
hypersensitiveness (hipersensibilidad). f. Un término introducido en la terminología inmunológica debido al concepto erróneo original de que las inoculaciones repetidas de preparados que contienen toxina producían un aumento en la sensibilidad ya existente a la toxina per se.
hypersensitivity (hipersensibilidad). f. Sensibilidad anormal; un trastorno en el cual existe una respuesta exagerada del organismo al estímulo de un agente extraño.
contact h. (h. por contacto). Dermatitis por contacto.
delayed h. (h. retardada). Inmunidad celular.
hypersensitization (hipersensibilización). f. El proceso inmunológico por el cual se induce hipersensibilidad.
hyperserotonemia (hiperserotonemia). f. Cantidades extraordinariamente grandes de serotonina en sangre circulante.
hyperskeocytosis (hiperesqueocitosis). f. Hiperneocitosis.

hypersomatotropism (hipersomatotropismo). m. Estado caracterizado por secreción anormalmente aumentada de hormona del crecimiento hipofisaria (somatotropina).
hypersomia (hipersomía). f. Gigantismo.
hypersomnia (hipersomnia). f. Trastorno en el cual los períodos de sueño son excesivamente prolongados, pero la persona responde de manera normal en los intervalos; se distingue de la somnolencia.
hypersonic (hipersónico). Relativo o caracterizado por velocidades supersónicas de Mach 5 o mayor.
hypersphyxia (hiperesfixia). f. Trastorno consistente en presión sanguínea elevada y aumento de la actividad circulatoria.
hypersplenism (hiperesplenismo). m. Un trastorno, o grupo de trastornos, en el cual la acción hemolítica del bazo está muy aumentada.
hypersteatosis (hiperesteatosis). f. Secreción sebácea excesiva.
hyperstereoroentgenography (hiperestereorradiografía). f. Radiografía con dos posiciones desde las cuales los rayos X son proyectados separados algo ampliamente.
hypersthenia (hiperestenia). f. Tensión o fuerza excesivas.
hypersthenic (hiperesténico). Relativo a la hiperestenia o caracterizado por ella.
hypersthenuria (hiperestenuria). f. Excreción de orina de densidad y concentración de solutos extraordinariamente elevadas.
hypersusceptibility (hipersusceptibilidad). f. Respuesta desproporcionada a un agente infeccioso, químico o de otro tipo.
hypersystole (hipersístole). f. Fuerza o duración anormales de la sístole cardíaca.
hypersystolic (hipersistólico). Relacionado con la hipersístole o caracterizado por ella.
hypertarachia (hipertaraquia). f. Irritabilidad exagerada del sistema nervioso.
hypertelorism (hipertelorismo). m. Distancia anormal entre dos órganos pares.
  canthal h. (h. cántico). Telecanto.
  ocular h. (h. ocular). Síndrome de Greig.
hypertensin (hipertensina). f. Nombre antiguo para angiotensina.
hypertensinase (hipertensinasa). f. Nombre antiguo para la angiotensinasa.
hypertensinogen (hipertensinógeno). m. Nombre antiguo para angiotensinógeno.
hypertension (hipertensión). f. Presión sanguínea elevada.
  adrenal h. (h. suprarrenal). H. debida a un feocromocitoma.
  benign h. (h. benigna).
  essential h. (h. esencial). Hiperpiesis; h. primaria; h. idiopática.
  Goldblatt's h. (h. de Goldblatt). Fenónemo de Goldblatt.
  idiopathic h. (h. idiopática). H. esencial.
  malignant h. (h. maligna).
  pale h. (h. pálida).
  portal h. (h. portal).
  postpartum h. (h. posparto).
  primary h. (h. primaria). H. esencial.
  pulmonary h. (h. pulmonar).
  renal h. (h. renal). H. secundaria a nefropatía.
  renovascular h. (h. renovascular).
hypertensive (hipertensivo). **1.** Caracterizado por una presión sanguínea elevada. **2.** Indica una persona que padece presión sanguínea elevada.
hypertensor (hipertensor). m. Presor.
hypertestoidism (hipertestoidismo). m. Hipergonadismo en el hombre, caracterizado por proliferación de las células de Leydig con producción excesiva de testosterona.
hyperthecosis (hipertecosis). m. Hiperplasia difusa de las células de la teca de los folículos de de Graaf.
  stromal h. (h. estromal).
  testoid h. (h. testoide).
hyperthelia (hipertelia). f. Politelia.
hyperthermalgesia (hipertermalgesia). f. Sensibilidad extrema al calor.
hyperthermia (hipertermia). f. Hiperpirexia inducida terapéuticamente.
  malignant h. (h. maligna). Hiperpirexia fulminante.
hyperthermoesthesia (hipertermoestesia). f. Sensibilidad extrema al calor.
hyperthrombinemia (hipertrombinemia). f. Aumento anormal de la trombina en la sangre.
hyperthymia (hipertimia). f. Emotividad excesiva.
hyperthymic (hipertímico). **1.** Relativo a la hipertimia. **2.** Relativo al hipertimismo.
hyperthymism (hipertimismo). m. Hipertimización; actividad excesiva del timo.
hyperthymization (hipertimización). f. Hipertimismo.
hyperthyroidism (hipertiroidismo). m. Anomalía de la glándula tiroides en la cual la secreción de hormona tiroidea suele estar aumentada y ya no está bajo control regulador de los centros hipotalamohipofisarios.
  iodine-induced h. (h. inducido por yodo).
  ophthalmic h. (h. oftálmico). H. con exoftalmía.
  primary h. (h. primario).
  secondary h. (h. secundario).
hyperthyroxinemia (hipertiroxinemia). f. Concentración elevada de tiroxina en la sangre.
hypertonia (hipertonía). f. Hipertonicidad; tensión extrema de los músculos o arterias.
  h. polycythemica (h. policitémica).
  sympathetic h. (h. simpática).
hypertonic (hipertónico). **1.** Espástico; que tiene un grado mayor de tensión. **2.** Hiperisotónico; que tiene una presión osmótica mayor que una solución de referencia.
hypertonicity (hipertonicidad). f. **1.** Hipertonía. **2.** Presión osmótica efectiva aumentada de los líquidos corporales.
hypertrichiasis (hipertriquiasis). f. Hipertricosis.
hypertrichophrydia (hipertricofridia). f. Cejas excesivamente espesas.
hypertrichosis (hipertricosis). f. Hipertriquiasis; crecimiento de pelo en exceso de lo normal.
  h. lanuginosa (h. lanuginosa).
  h. lanuginosa acquisita (h. lanuginosa adquirida). Vello maligno.
  nevoid h. (h. nevoide).
  h. partialis (h. parcial).
  h. universalis (h. universal).
hypertriglyceridemia (hipertrigliceridemia). f. Concentración elevada de triglicéridos en la sangre.
  familial h. (h. familiar).
hypertroph (hipertrofo). m. Microorganismo que requiere células vivientes para cubrir los sistemas enzimáticos necesarios para el crecimiento y la reproducción.
hypertrophia (hipertrofia).
hypertrophic (hipertrófico). Relacionado con la hipertrofia, o caracterizado por ella.
hypertrophy (hipertrofia). f. Aumento general del volumen de una parte u órgano, no debido a formación tumoral.
  adaptive h. (h. adaptativa).
  benign prostatic h. (h. prostática benigna).
  compensatory h. (h. compensadora).
  compensatory h. of the heart (h. compensadora del corazón).
  complementary h. (h. complementaria).
  concentric h. (h. concéntrica).
  eccentric h. (h. excéntrica).
  endemic h. (h. endémica).
  false h. (h. falsa). Seudohipertrofia.
  functional h. (h. funcional). H. fisiológica.
  giant h. of gastric mucosa (h. gigante de la mucosa gástrica).
  hemangiectatic h. (h. hemangiectásica).
  lipomatous h. (h. lipomatosa). Infiltración lipomatosa.
  numerical h. (h. numérica). Hiperplasia.
  physiologic h. (h. fisiológica). H. funcional.
  pseudomuscular h. (h. seudomuscular).
  quantitative h. (h. cuantitativa). Hiperplasia.
  simple h. (h. simple). Aumento del tamaño de las células.
  simulated h. (h. simulada).
  true h. (h. verdadera).
  vicarious h. (h. vicariante).
hypertropia (hipertropía). f. Estrabismo sursum vergens.
hypertyrosinemia (hipertirosinemia). f. Tirosinemia.
hyperuresis (hiperuresis). f. Término obsoleto para poliuria.
hyperuricemia (hiperuricemia). f. Concentraciones sanguíneas elevadas de ácido úrico.
hyperuricemic (hiperuricémico). Relacionado con la hiperuricemia, o caracterizado por ella.

H I J

hyperuricuria (hiperuricosuria). f. Aumento de la excreción urinaria del ácido úrico.
hypervaccination (hipervacunación). f. Inoculación repetida de un individuo ya inmunizado.
hypervalinemia (hipervalinemia). f. Concentraciones plasmáticas anormalmente elevadas de valina.
hypervascular (hipervascular). Anormalmente vascular; que contiene un número excesivo de vasos sanguíneos.
hyperventilation (hiperventilación). f. Sobreventilación; aumento de la ventilación alveolar en relación con la producción metabólica de dióxido de carbono, de modo que la presión alveolar de dióxido de carbono disminuye por debajo de la normal.
hypervitaminosis (hipervitaminosis). f. Un trastorno que es el resultado de la ingestión de una cantidad excesiva de un preparado vitamínico.
hypervolemia (hipervolemia). f. Plétora; volumen sanguíneo anormalmente aumentado.
hypervolemic (hipervolémico). Relativo a hipervolemia o caracterizado por ella.
hypervolia (hipervolia). f. Contenido o volumen acuoso aumentado de un compartimiento dado.
hypesthesia (hipoestesia). f. Sensibilidad disminuida a la estimulación.
olfactory h. (h. olfatoria). Hiposmia.
hypha, pl. **hyphae** (hifa). f. Una célula tubular ramificada característica del crecimiento de los hongos filamentosos (moho).
racquet h. (h. en raqueta).
spiral hyphae (h. espiraladas).
hyphedonia (hifedonia). f. Un grado habitualmente disminuido o atenuado de placer de lo que debiera dar normalmente gran placer.
hyphema (hipema). f. Sangre en la cámara anterior del ojo.
hyphemia (hipohemia). f. Hipovolemia.
intertropical h., tropical h. (h. intertropical, tropical). Anquilostomiasis.
hyphidrosis (hifidrosis). f. Hipohidrosis.
hyphomycosis (hifomicosis). f. Pitiosis.
hypnagogic (hipnagógico). Indica un estado transicional, relacionado con el hipnótico, que precede a la llegada del sueño.
hypnagogue (hipnagogo). m. Un agente que induce sueño.
hypnalgia (hipnalgia). f. Dolor del sueño; dolor que aparece durante el sueño.
hypnapagogic (hipnapagógico). Indica un estado similar al hipnagógico, por el cual pasa la mente al entrar al sueño.
hypnesthesia (hipnestesia). f. Somnolencia.
hypnic (hípnico). Relacionado con el sueño o que lo produce.
hypno-, hypn- (hipno-, hipn-). Prefijos relacionados con el sueño o la hipnosis.
hypnoanalysis (hipnoanálisis). m. Psicoanálisis u otra psicoterapia que emplea hipnosis como técnica auxiliar.
hypnoanalytic (hipnoanalítico). Relativo al hipnoanálisis.
hypnocatharsis (hipnocatarsis). f. Ventilación de la tensión emocional y ansiedad bajo la hipnosis.
hypnocinematograph (hipnocinematógrafo). m. Somnocinematógrafo.
hypnocyst (hipnoquiste). m. Un quiste quiescente o "latente"; un protozoario enquistado, cuya actividad reproductiva es transitoria.
hypnodontics (hipnodóntica). f. Hipnosis aplicada a la práctica de la odontología.
hypnogenesis (hipnogénesis). f. Inducción de sueño o del estado hipnótico.
hypnogenic, hypnogenous (hipnogénico). Relacionado con la hipnogénesis.
hypnoidal (hipnoide). Que se parece a la hipnosis; indica el estado de subdespertar, una condición mental intermedia entre el sueño y la vigilia.
hypnolepsy (hipnolepsia). f. Narcolepsia.
hypnologist (hipnólogo). f. **1.** Un estudiante de hipnología. **2.** Hipnotista.
hypnology (hipnología). f. Rama de la indagación científica referida al sueño o a la hipnosis y sus fenómenos.
hypnophobia (hipnofobia). f. Temor mórbido a quedarse dormido.
hypnopompic (hipnopómpico). Indica la aparición de visiones o sueños durante el estado de somnolencia que sigue al sueño.
hypnosis (hipnosis). f. Estado de trance inducido artificialmente, en el cual el sujeto es muy susceptible a la sugestión, está abstraído para todo el resto y responde fácilmente a las órdenes del hipnotista.
lethargic h. (h. letárgica). Coma de trance.
major h. (h. mayor).
minor h. (h. menor).
hypnotherapy (hipnoterapia). f. **1.** Tratamiento psicoterápico por medio del hipnotismo. **2.** Tratamiento de la enfermedad por inducción de sueño prolongado.
hypnotic (hipnótico). **1.** Que produce sueño. **2.** m. Agente que promueve el sueño. **3.** Relacionado con el hipnotismo.
hypnotism (hipnotismo). m. **1.** Somnipatía; sonambulismo; el proceso o acto de inducir hipnosis. **2.** La práctica o el estudio de la hipnosis.
hypnotist (hipnotista). m. y f. Hipnólogo; la persona que practica el hipnotismo.
hypnotize (hipnotizar). Inducir a una persona a la hipnosis.
hypnotoid (hipnotoide). Semejante a la hipnosis.
hypnozoite (hipnozoíto). m. Esquizoíto exoeritrocítico de *Plasmodium vivax* o *P. ovale* que se encuentra en el hígado humano.
hypo- (hipo-). **1.** Prefijo que indica deficiente o por debajo de lo normal; corresponde al latín *sub-*. **2.** En química, indica el más bajo o menos rico en oxígeno de una serie de compuestos químicos.
hypoacidity (hipoacidez). f. Un grado inferior a lo normal de acidez, como la del jugo gástrico.
hypoacusis (hipoacusia).
hypoadenia (hipoadenia). Cualquier deficiencia en la función de un órgano o tejido glandular.
hypoadrenalism (hipoadrenalismo). m. Función adrenocortical reducida.
hypoalbuminemia (hipoalbuminemia). f. Concentración anormalmente baja de albúmina en la sangre.
hypoaldosteronism (hipoaldosteronismo). m. Condición debida a la deficiente secreción de aldosterona.
hyporeninemic h. (h. hiporreninémico).
selective h., isolated h. (h. selectivo, aislado).
hypoaldosteronuria (hipoaldosteronuria). f. Niveles anormalmente bajos de aldosterona en la orina.
hypoalgesia (hipoalgesia). Hipalgia; disminución de la sensibilidad al dolor.
hypoalimentation (hipoalimentación). f. Subalimentación.
hypoazoturia (hipoazoturia). f. Excreción de cantidades anormalmente pequeñas de material nitrogenado no proteico en la orina.
hypobaria (hipobaria). f. Hipobarismo.
hypobaric (hipobárico). **1.** Relativo a la presión de los gases ambientes por debajo de 1 atmósfera. **2.** Con respecto a las soluciones, menos densa que el diluyente o medio.
hypobarism (hipobarismo). m. Hipobaria; disbarismo como resultado de una disminución de la presión barométrica sobre el cuerpo sin hipoxia.
hypobaropathy (hipobaropatía). f. Enfermedad producida por una reducción de la presión barométrica.
hypobetalipoproteinemia (hipobetalipoproteinemia). f. Niveles plasmáticos anormalmente bajos de β-lipoproteínas.
hypoblast (hipoblasto). m. Endodermo.
hypoblastic (hipoblástico). Relacionado con el hipoblasto o derivado de él.
hypobranchial (hipobranquial). Localizado por debajo del aparato branquial.
hypobromite (hipobromito). m. Una sal del ácido hipobromoso.
hypobromous acid (ácido hipobromoso).
hypocalcemia (hipocalcemia). f. Niveles anormalmente bajos de calcio en la sangre circulante.
hypocalcification (hipocalcificación). f. Calcificación deficiente de hueso o dientes.
enamel h. (h. del esmalte).
hypocapnia (hipocapnia). f. Hipocarbia; tensión arterial anormalmente disminuida de dióxido de carbono.
hypocarbia (hipocarbia). f. Hipocapnia.
hypocelom (hipoceloma). m. Término utilizado pocas veces para la porción ventral del celoma o cavidad corporal del embrión.
hypochloremia (hipocloremia). f. Un nivel anormalmente bajo de iones de cloro en la sangre circulante.
hypochloremic (hipoclorémico). Relativo a la hipocloremia o caracterizado por ésta.

hypochlorhydria (hipoclorhidria). f. Hipohidroclorhidria; presencia de una cantidad anormalmente pequeña de ácido clorhídrico en el estómago.
hypochlorite (hipoclorito). m. Una sal del ácido hipocloroso.
hypochlorous acid (ácido hipocloroso).
hypochloruria (hipocloruria). f. Excreción de cantidades anormalmente pequeñas de iones de cloro en la orina.
hypocholesteremia (hipocolesteremia). f. Hipocolesterolemia.
hypocholesterinemia (hipocolesterinemia). f. Hipocolesterolemia.
hypocholesterolemia (hipocolesterolemia). f. Hipocolesteremia; hipocolesterinemia; presencia de cantidades anormalmente bajas de colesterol en la sangre circulante.
hypocholia (hipocolia). f. Oligocolia.
hypochondria (hipocondria). f. Hipocondriasis.
hypochondriac, hypochondriacal (hipocondríaco). **1.** Por debajo de las costillas; relacionado con el hipocondrio. **2.** m. Una persona que manifiesta hipocondriasis.
hypochondriasis (hipocondriasis). f. Hipocondria; una preocupación mórbida por la salud de una persona y una atención exagerada de cualquier sensación corporal o mental inusual; un delirio de estar padeciendo alguna enfermedad.
hypochondrium, pl. **hypochondria** (hipocondrio). Región del h.
hypochondroplasia (hipocondroplasia). f. Enanismo similar pero más leve que la acondroplasia.
hypochordal (hipocordal). Del lado ventral de la médula espinal.
hypochromasia (hipocromasia). f. Hipocromía.
hypochromatic (hipocromático). Hipocrómico; que contiene una cantidad pequeña de pigmento, o menos de la cantidad normal para el tejido individual.
hypochromatism (hipocromatismo). m. **1.** La condición de hipocromático. **2.** Hipocromía.
hypochromia (hipocromía). f. Hipocromasia; hipocromatismo; hipocrosis; estado anémico en el cual el porcentaje de hemoglobina en los glóbulos rojos está por debajo del límite normal.
hypochromic (hipocrómico). **1.** Hipocromático. **2.** Indica disminución de absorción de luz.
hypochrosis (hipocrosis). f. Hipocromía.
hypochylia (hipoquilia). f. Oligoquilia.
hypocinesis, hypocinesia (hipocinesia). f. Hipomotilidad; movimiento reducido o lento.
hypocitraturia (hipocitraturia). f. Concentración anormalmente baja de citrato en la orina.
hypocomplementemia (hipocomplementemia). f. Trastorno hereditario o adquirido de la sangre en el cual existe ausencia o reducción de uno u otro componente del complemento.
hypocone (hipocono). m. La cúspide distolingual de un diente molar superior.
hypoconid (hipocónido). m. La cúspide distobucal de un diente molar inferior.
hypoconule (hipocónulo). m. La cúspide distal o quinta cúspide de un diente molar superior.
hypoconulid (hipoconúlido). m. La cúspide distal o quinta cúspide de un diente molar inferior.
hypocorticoidism (hipocorticismo). m. Insuficiencia corticosuprarrenal.
hypocupremia (hipocupremia). m. Contenido reducido de cobre en la sangre.
hypocystotomy (hipocistotomía). f. Cistotomía perineal.
hypocythemia (hipocitemia). f. Hipocitosis de la sangre circulante, como la observada en la anemia aplásica.
  progressive h. (h. progresiva). Anemia refractaria.
hypocytosis (hipocitosis). f. Grados variados de números anormalmente bajos de glóbulos rojos y blancos, y de otros elementos formes de la sangre.
hypodactyly, hypodactylia, hypodactylism (hipodactilia, hipodactilismo). f. y m. Complemento de dedos inferior al normal.
hypoderm (hipodermis). Tela subcutánea.
hypodermatic (hipodermático). Subcutáneo.
hypodermatoclysis (hipodermatoclisis). f. Término rara vez utilizado por hipodermoclisis.
hypodermatomy (hipodermatomía). f. División subcutánea de una estructura.
hypodermatosis (hipodermatosis). f. Infección de herbívoros y del hombre con larvas de moscas del género *Hypoderma*.
hypodermic (hipodérmico). Subcutáneo.
hypodermis (hipodermis). f. Tela subcutánea.
hypodermoclysis (hipodermoclisis). f. Inyección subcutánea de una solución salina o de otro tipo.
hypodermolithiasis (hipodermolitiasis). f. Depósitos subcutáneos de calcio.
hypodipsia (hipodipsia). f. Sed insensible o subliminal; oligodipsia.
hypodontia (hipodontia). f. Anodontia parcial; oligodontia.
hypodynamia (hipodinamia). f. Fuerza disminuida.
  h. cordis (h. cordis). Fuerza disminuida de la contracción cardíaca.
hypodynamic (hipodinámico). Que posee o muestra poder o fuerza subnormal.
hypoeccrisis (hipoecrisis). f. Excreción reducida de materia desechada.
hypoeccritic (hipoecrítico). Caracterizado por hipoecrisis.
hypoeosinophilia (hipoeosinofilia). f. Eosinopenia.
hypoergia, hypoergy (hipoergia). f. Hiposensibilidad.
hypoesophoria (hipoesoforia). f. Tendencia del eje visual de un ojo a desviarse hacia abajo y adentro, impedida por la visión binocular.
hypoesthesia (hipoestesia). Sensibilidad disminuida a la estimulación.
hypoexophoria (hipoexoforia). f Tendencia del eje visual de un ojo a desviarse hacia abajo y afuera, impedida por la visión binocular.
hypoferremia (hipoferremia). f. Deficiencia de hierro en la sangre circulante.
hypofibrinogenemia (hipofibrinogenemia). f. Concentración anormalmente baja de fibrinógeno en el plasma sanguíneo circulante.
hypofunction (hipofunción). f. Función reducida, escasa o inadecuada.
hypogalactia (hipogalactia). f. Secreción láctea inferior a la normal.
hypogalactous (hipogalactoso). Que produce o secreta una cantidad de leche inferior a la normal.
hypogammaglobinemia (hipogammaglobinemia). f. Hipogammaglobulinemia.
hypogammaglobulinemia (hipogammaglobulinemia). f. Hipogammaglobinemia; cantidad disminuida de la fracción gamma de las globulinas séricas.
  acquired h. (h. adquirida). Inmunodeficiencia variable común.
  primary h. (h. primaria).
  secondary h. (h. secundaria). Inmunodeficiencia secundaria.
  transient h. of infancy (h. transitoria del lactante).
  X-linked h., X-linked infantile h. (h. ligada al cromosoma X, del lactante ligada al cromosoma X). Síndrome de Glanzmann-Riniker.
hypoganglionosis (hipoganglionosis). f. Una reducción en el número de células nerviosas ganglionares.
hypogastric (hipogástrico). Relacionado con el hipogastrio.
hypogastrium (hipogastrio). [*hypogastrium*, NA]. m. Región pubiana.
hypogastrocele (hipogastrocele). m. Hernia de la parte inferior del abdomen.
hypogastropagus (hipogastrópago). m. Gemelos unidos en el hipogastrio.
hypogastroschisis (hipogastrosquisis). f. Hendidura congénita en la región hipogástrica.
hypogenesis (hipogénesis). f. Subdesarrollo general de partes u órganos del organismo.
  polar h. (h. polar).
hypogenetic (hipogenético). Relacionado con la hipogénesis.
hypogenitalism (hipogenitalismo). m. Falta parcial o completa de maduración de los genitales.
hypogeusia (hipogeusia). f. Disminución del sentido del gusto.
hypoglobulia (hipoglobulia). f. Término antiguo para un número anormalmente bajo de glóbulos rojos en la sangre circulante.
hypoglossal (hipoglótico). **1.** Subglótico; por debajo de la lengua. **2.** Relacionado con el nervio craneal XII, nervio hipogloso.
hypoglossis (hipoglosis). Hipoglotis.
hypoglossus (hipogloso). m. [*hypoglossus*, NA]. Músculo h.
hypoglottis (hipoglotis). f. Ránula; la superficie inferior de la lengua.

hypoglycemia (hipoglucemia). f. Glucopenia; una concentración anormalmente baja de glucosa en la sangre circulante.
leucine h. (h. por leucina).
neonatal h. (h. neonatal).
hypoglycemic (hipoglucémico). Relativo a la hipoglucemia o caracterizado por ella.
hypoglycogenolysis (hipoglucogenólisis). f. Glucogenólisis deficiente.
hypoglycorrhachia (hipoglucorraquia). f. Concentración disminuida de glucosa en el líquido cefalorraquídeo.
hypognathous (hipognato). Que muestra deficiente desarrollo congénito de la mandíbula.
hypognathus (hipognato). m. Gemelos siameses desiguales en los cuales el parásito rudimentario está fijado a la mandíbula del autósito.
hypogonadism (hipogonadismo). m. Función gonadal inadecuada, como se manifiesta por las deficiencias en la gametogénesis y/o la secreción de hormonas gonadales.
familial hypogonadotropic h. (h. hipogonadotrópico familiar).
hypogonadotropic h. (h. hipogonadotrópico).
male h. (h. masculino). Eunucoidismo.
primary h. (h. primario).
secondary h. (h. secundario). H. hipogonadotrópico.
h. with anosmia (h. con anosmia). Síndrome de Kallmann.
hypogonadotropic (hipogonadotrópico). Indica una secreción inadecuada de gonadotropinas y sus consecuencias.
hypogranulocytosis (hipogranulocitosis). f. Granulocitopenia.
hypohepatia (hipohepatía). f. Término utilizado rara vez para la hipofunción del hígado.
hypohidrosis (hipohidrosis). f. Sudoración disminuida.
hypohidrotic (hipohidrótico). Caracterizado por sudoración disminuida.
hypohydremia (hipohidremia). f. Cualquier deficiencia en la cantidad de líquido de la sangre.
hypohydrochloria (hipohidrocloria). f. Hipoclorhidria.
hypohyloma (hipohiloma). m. Neoplasia que es el resultado de la proliferación anómala de tejido derivado de la pulpa embrionaria de origen hipoblástico.
hypohypnotic (hipohipnótico). Indica sueño incompleto o liviano.
hypoidrosis (hipoidrosis). Sudoración disminuida.
hypoisotonic (hipoisotónico). Hipotónico.
hypokalemia (hipocaliemia). f. Hipopotasemia.
hypokinemia (hipocinemia). f. Flujo de volumen reducido a través de la circulación; ritmo circulatorio reducido; volumen minuto subnormal.
hypokinesis, hypokinesia (hipocinesia). Hipomotilidad; movimiento reducido o lento.
hypokinetic (hipocinético). Relacionado con la hipocinesia o caracterizado por ella.
hypolepidoma (hipolepidoma). m. Una neoplasia que es el resultado de la proliferación anómala de uno de los tejidos derivados del hipoblasto.
hypoleukemia (hipoleucemia). f. Leucemia subleucémica.
hypoleydigism (hipoleidigismo). m. Secreción subnormal de andrógenos por las células intersticiales (de Leydig) de los testículos.
hypoliposis (hipoliposis). f. Presencia de una cantidad anormalmente pequeña de grasa en los tejidos.
hypologia (hipologia). f. Falta de capacidad para hablar.
hypolymphemia (hipolinfemia). f. Número anormalmente pequeño de linfocitos en la sangre circulante.
hypomagnesemia (hipomagnesemia). f. Concentración sérica subnormal de magnesio.
hypomania (hipomanía). f. Un grado leve de manía.
hypomastia (hipomastia). f. Atrofia o pequeñez congénita de las mamas.
hypomazia (hipomacia). f. Hipomastia.
hypomelancholia (hipomelancolía). f. Un grado leve de depresión mental.
hypomelanosis (hipomelanosis). f. Leucodermia.
h. of Ito (h. de Ito). Incontinentia pigmenti achromiens.
hypomelia (hipomelia). f. Término general para hipoplasia de alguna o de todas las partes de uno o más miembros.
hypomenorrhea (hipomenorrea). f. Disminución del flujo o un acortamiento de la duración de la menstruación.
hypomere (hipómera). f. **1.** La porción del miotoma que se extiende anteroexternamente para formar el músculo de las paredes del cuerpo. **2.** Con menor frecuencia, las capas somática y esplácnica del mesodermo externo que originan el revestimiento del celoma.
hypometabolism (hipometabolismo). m. Metabolismo reducido.
euthyroid h. (h. eutiroideo).
hypometria (hipometría). f. Ataxia caracterizada por no alcanzar un objeto u objetivo.
hypomnesia (hipomnesia). f. Memoria alterada.
hypomorph (hipomorfo). m. Persona cuya altura de pie es baja en proporción a la altura en posición de sentado, debido a que tiene miembros cortos.
hypomotility (hipomotilidad). f. Hipocinesia.
hypomyelination, hypomyelinogenesis (hipomielinización, hipomielinogénesis). f. Formación defectuosa de mielina en la médula espinal y el encéfalo.
hypomyotonia (hipomiotonía). f. Un trastorno con tono muscular disminuido.
hypomyxia (hipomixis). m. Trastorno en el cual está disminuida la secreción de moco.
hyponatremia (hiponatremia). f. Concentraciones anormalmente bajas de iones de sodio en la sangre circulante.
hyponeocytosis (hiponeocitosis). f. Hiposqueocitosis; leucopenia asociada con la presencia de leucocitos inmaduros y jóvenes (especialmente en la serie granulocítica).
hyponoia (hiponoia). f. Actividad mental o imaginación deficiente o lenta.
hyponychial (hiponiquial). **1.** Subungular. **2.** Relacionado con el hiponiquio.
hyponychium (hiponiquio). [*hyponychium,* NA]. m. El epitelio del lecho ungular, particularmente su parte posterior en la región de la lúnula.
hyponychon (hiponicón). m. Una equimosis por debajo de una uña de la mano o del pie.
hypooncotic (hipooncótico). Indica una presión oncótica inferior a la normal, p. ej., la del plasma sanguíneo.
hypoorthocytosis (hipoortocitosis). f. Leucopenia en la cual el número relativo de los distintos tipos de leucocitos se halla dentro de los límites normales, y no existen células inmaduras en sangre circulante.
hypoovarianism (hipoovarismo). m. Función ovárica inadecuada, que se refiere habitualmente a una secreción reducida de hormonas ováricas.
hypopancreatism (hipopancreatismo). m. Un trastorno de disminución de la actividad de secreción de enzimas digestivas por el páncreas.
hypopancreorrhea (hipopancreorrea). f. Entrega reducida de secreciones de enzimas digestivas pancreáticas.
hypoparathyroidism (hipoparatiroidismo). m. Insuficiencia paratiroidea; un trastorno debido a disminución o ausencia de la secreción de hormonas paratiroideas.
familial h. (h. familiar).
hypopepsia (hipopepsia). f. Oligopepsia; digestión alterada, especialmente la debida a deficiencia de pepsina.
hypoperistalsis (hipoperistaltismo). f. Peristaltismo reducido o inadecuado.
hypophalangism (hipofalangismo). m. Ausencia congénita de una o más falanges de un dedo de la mano o el pie.
β-hypophamine (β-hipofamina). f. Vasopresina.
α-hypophamine (α-hipofamina). f. Oxitocina.
hypopharyngoscope (hipofaringoscopio). m. Instrumento utilizado para el examen de la hipofaringe.
hypopharynx (hipofaringe). f. Porción laríngea de la faringe.
hypophonesis (hipofonesis). f. En percusión o auscultación, un sonido que está disminuido o es más débil que lo habitual.
hypophonia (hipofonía). f. Leptofonía; microfonía; una voz anormalmente débil debido a incoordinación de los músculos involucrados en la vocalización.
hypophoria (hipoforia). f. Tendencia del eje visual de un ojo a desviarse hacia abajo, impedida por la visión binocular.
hypophosphatasemia (hipofosfatasemia). f. Hipofosfatasia.
hypophosphatasia (hipofosfatasia). f. Hipofosfatasemia.
congenital h. (h. congénita).
hypophosphatemia (hipofosfatemia). f. Concentraciones anormalmente bajas de fosfatos en la sangre circulante.

hypophosphaturia (hipofosfaturia). f. Excreción urinaria reducida de fosfatos.
hypophosphorous acid (ácido hipofosforoso).
hypophrasia (hipofrasia). f. Lentitud o falta de habla asociadas con una psicosis.
hypophyseal (hipofíseo). Hipofisio.
hypophysectomize (hipofisectomizar). Extraer la hipófisis cerebral.
hypophysectomy (hipofisectomía). f. Escisión o destrucción de la glándula hipófisis por medio de craneotomía o estereotaxia.
hypophyseoprivic (hipofisoprivo). Hipofisioprivo.
hypophyseotropic (hipofiseotrópico). Hipofisiotrópico.
hypophysial (hipofisario). Relacionado con una hipófisis.
hypophysin (hipofisina). f. Un extracto acuoso del lóbulo posterior de la hipófisis fresca del ganado bovino.
hypophysioprivic (hipofisioprivo). Indica la condición en la cual la glándula hipófisis puede ser funcionalmente inactiva o puede estar ausente, como sucede después de hipofisectomía.
hypophysiotropic (hipofisiotrópico). Hipofiseotrópico; denota una hormona que actúa sobre la hipófisis.
hypophysis (hipófisis). f. [*hypophysis*, NA]. Glándula hipofisaria o basilar; h. cerebral; glándula dominante; una glándula compuesta única, suspendida de la base del hipotálamo por una extensión corta del infundíbulo, el tallo infundibular o hipofisario.
h. cerebri (h. cerebral).
pharyngeal h. (h. faríngea).
h. sicca (h. seca). H. posterior.
hypophysitis (hipofisitis). f. Inflamación de la hipófisis.
lymphoid h. (h. linfoide).
hypopiesis (hipopiesis). f. Hipotensión.
orthostatic h. (h. ortostática). Hipotensión ortostática.
hypopituitarism (hipopituitarismo). f. Un trastorno debido a la actividad disminuida del lóbulo anterior de la hipófisis.
hypoplasia (hipoplasia). f. **1.** Subdesarrollo de tejido o de un órgano, habitualmente debido a una disminución en el número de células. **2.** Atrofia debida a destrucción de algunos elementos y no simplemente a su reducción general en tamaño.
cartilage-hair h. (h. de cartílago y pelo).
enamel h. (h. del esmalte).
focal dermal h. (h. dérmica focal). Síndrome de Goltz.
optic nerve h. (h. del nervio óptico).
renal h. (h. renal).
right ventricular h. (h. ventricular derecha). Corazón en pergamino.
thymic h. (h. tímica). Inmunodeficiencia con hipoparatiroidismo.
hypoplastic (hipoplásico). Relativo a la hipoplasia o caracterizado por ella.
hypopnea (hipopnea). f. Oligopnea; respiración que es más superficial o más lenta de lo normal, o ambas a la vez.
hypoposia (hipoposia). f. Hipodipsia, con énfasis en la tendencia a beber más que en la sensación reducida de sed.
hypopotassemia (hipopotasemia). f. Hipocaliemia; la presencia de una concentración anormalmente baja de iones de potasio en la sangre circulante.
hypopraxia (hipopraxia). f. Actividad deficiente.
hypoproaccelerinemia (hipoproacelerinemia). f. Concentración anormalmente baja del factor de coagulación V, es decir, proacelerina, en sangre circulante.
hypoproconvertinemia (hipoproconvertinemia). f. Concentración anormalmente baja del factor de coagulación VII, es decir, proconvertina, en la sangre circulante.
hypoproteinemia (hipoproteinemia). f. Cantidades anormalmente pequeñas de proteínas totales en el plasma sanguíneo circulante.
hypoproteinosis (hipoproteinosis). f. Un trastorno, especialmente en niños, debido a una deficiencia de proteínas en la dieta.
hypoprothrombinemia (hipoprotrombinemia). f. Protrombinopenia; cantidades anormalmente pequeñas de protrombina en la sangre circulante.
hypoptyalism (hipoptialismo). m. Hiposalivación.
hypopyon (hipopión). m. Presencia de leucocitos en la cámara anterior del ojo.
recurrent h. (h. recurrente). Síndrome de Behçet.
hyporeflexia (hiporreflexia). f. Un trastorno en el cual los reflejos están debilitados.
hyporeninemia (hiporreninemia). f. Niveles bajos de renina en la sangre circulante.
hyporeninemic (hiporreninémico). Denota o está caracterizado por hiporreninemia.
hyporiboflavinosis (hiporriboflavinosis). f. Un término más correcto que arriboflavinosis, utilizada con mayor frecuencia.
hyposalemia (hiposalemia). f. Término obsoleto que significa cantidades anormalmente pequeñas de distintas sales en la sangre circulante.
hyposalivation (hiposalivación). f. Hipoptialismo; salivación reducida.
hyposarca (hiposarca). f. Anasarca extrema del tejido conectivo subcutáneo.
hyposcheotomy (hiposqueotomía). f. Incisión o punción en un hidrocele en su punto más declive.
hyposcleral (hipoescleral). Por debajo del revestimiento esclerótico del globo ocular.
hyposensitivity (hiposensibilidad). f. Hipoergia; un trastorno de sensibilidad subnormal, en el cual la respuesta a un estímulo está extraordinariamente retardada o disminuida en grado.
hyposialadenitis (hiposialadenitis). f. Inflamación de una glándula o de las glándulas salivales.
hyposkeocytosis (hiposqueocitosis). f. Hiponeocitosis.
hyposmia (hiposmia). f. Hiposfresia; hipoestesia olfatoria; sentido disminuido del olfato.
hyposmosis (hipósmosis). f. Una reducción en la rapidez de la ósmosis.
hyposmotic (hiposmótico). Que posee una osmolaridad menor que otro líquido.
hyposomatotropism (hiposomatotropismo). m. Estado caracterizado por secreción deficiente de hormona del crecimiento hipofisaria (somatotropina).
hyposomia (hiposomía). f. Desarrollo inadecuado del cuerpo.
hyposomniac (hiposomníaco). Relativo a la reducción en el tiempo de sueño.
hypospadiac (hipospádico). Relativo al hipospadias.
hypospadias (hipospadias). m. Anomalía del desarrollo caracterizada por un defecto sobre la cara ventral del pene.
balanic h. (h. balánico). H. masculino que afecta el glande del pene.
penoscrotal h. (h. peneoescrotal).
perineal h. (h. perineal).
hyposphresia (hiposfresia). f. Hiposmia.
hyposphyxia (hiposfixia). f. Presión sanguínea anormalmente baja con lentitud de la circulación.
hypostasis (hipostasis). f. **1.** Formación de un sedimento en la parte inferior de un líquido. **2.** Congestión hipostática. **3.** Fenómeno por el cual el fenotipo que comúnmente se manifestaría en un locus está oscurecido por el genotipo en otro locus (epistasis).
postmortem h. (h. postmortem). Livedo post mortem.
pulmonary h. (h. pulmonar). Congestión hidrostática del pulmón.
hypostatic (hipostático). **1.** Sedimentario; resultado de una posición declive. **2.** Relacionado con la hipostasis.
hyposthenia (hipostenia). f. Debilidad.
hypostheniant (hipostenizante). **1.** Debilitante. **2.** m. Agente que reduce la fuerza.
hyposthenic (hiposténico). Débil.
hyposthenuria (hipostenuria). f. Secreción de orina de baja densidad, debido a incapacidad de los túbulos renales para producir una orina concentrada o que aparece después de la ingestión excesiva de agua en la diabetes insípida.
hypostome (hipostoma). m. El órgano central de sostén de la cabeza de la garrapata.
hypostomia (hipostomía). f. Una forma de microstomía en la cual la abertura oral es una pequeña hendidura vertical.
hypostosis (hipostosis). f. Desarrollo deficiente del hueso.
hypostypsis (hipostipsis). f. Un estado de astringencia leve.
hypostyptic (hipostíptico). Ligeramente estíptico o astringente.
hyposystole (hiposístole). f. Una sístole cardíaca débil o incompleta.
hypotaxia (hipotaxia). f. Un estado de coordinación débil o imperfecta.
hypotension (hipotensión). f. **1.** Hipopiesis; presión sanguínea arterial subnormal. **2.** Presión o tensión reducida de cualquier tipo.

arterial h. (h. arterial).
induced h., controlled h. (h. inducida, controlada).
intracranial h. (h. intracraneal).
orthostatic h. (h. ortostática). Hipopiesis ortostática; h. postural.
postural h. (h. postural). H. ortostática.

hypotensive (hipotensivo). Caracterizado por hipotensión o que produce una reducción en la presión sanguínea.
hypotensor (hipotensor). m. Depresor.
hypothalamohypophysial (hipotalamohipofisario). Relacionado con el hipotálamo y la hipófisis.
hypothalamus (hipotálamo). [*hypothalamus*, NA]. m. La región ventrointerna del diencéfalo que forma las paredes de la mitad anterior del tercer ventrículo.
hypothenar (hipotenar). **1.** m. Antitenar; eminencia o prominencia h.; la masa carnosa en el lado interno de la palma. **2.** Indica cualquier estructura en relación con esta parte.
hypothermal (hipotérmico). Indica hipotermia.
hypothermia (hipotermia). m. Una temperatura corporal significativamente inferior a 37°C.
accidental h. (h. accidental).
moderate h. (h. moderada).
profound h. (h. profunda).
regional h. (h. regional).
total body h. (h. corporal total).

hypothesis (hipótesis). f. Una suposición o presunción adelantada como base de un razonamiento o argumento, o como guía de la investigación experimental.
autocrine h. (h. autocrina).
Avogadro's h. (h. de Avogadro). Ley de Avogadro.
frustration-aggression h. (h. de frustración-agresión).
gate-control h. (h. del control de compuerta).
Gompertz' h. (h. de Gompertz).
insular h. (h. insular).
Lyon h. (h. de Lyon).
Makeham's h. (h. de Makeham).
Michaelis-Menten h. (h. de Michaelis-Menten).
mnemic h. (h. mnémica). Mnemismo; teoría de Semon-Hering.
null h. (h. de nulidad).
sequence h. (h. de la secuencia). La que dice que la secuencia de aminoácidos de una proteína está determinada por una secuencia particular de nucleótidos (cistrón) en el DNA del microorganismo que produce la proteína.
sliding filament h. (h. del filamento deslizante).
Starling's h. (h. de Starling).
zwitter h. (h. zwitter).

hypothrombinemia (hipotrombinemia). f. Cantidades anormalmente bajas de trombina en la sangre circulante.
hypothromboplastinemia (hipotromboplastinemia). f. Cantidades anormalmente pequeñas del factor de la coagulación III, es decir, tromboplastina, en sangre.
hypothymia (hipotimia). f. Depresión del estado de ánimo.
hypothymic (hipotímico). **1.** Indicativo o característico de la hipotimia. **2.** Relativo al hipotimismo.
hypothymism (hipotimismo). m. Función inadecuada del timo.
hypothyroid (hipotiroideo). Caracterizado por una función tiroidea reducida.
hypothyroidism (hipotiroidismo). m. Producción disminuida de hormona tiroidea, que conduce a manifestaciones clínicas de insuficiencia tiroidea, incluyendo índice metabólico bajo, tendencia a la ganancia de peso y, a veces, mixedema.
infantile h. (h. del lactante). Cretinismo.
secondary h. (h. secundario).

hypothyroxinemia (hipotiroxinemia). f. Concentración subnormal de tiroxina en la sangre.
hypotonia (hipotonía). f. **1.** Hipotonicidad; hipotono; tensión reducida en cualquier parte, como en el globo ocular. **2.** Relajación de las arterias. **3.** Un trastorno en el cual existe disminución o pérdida del tono muscular.
hypotonic (hipotónico). **1.** Hipoisotónico; que tiene un grado menor de tensión. **2.** Que tiene una presión osmótica menor que una solución de referencia.
hypotonicity (hipotonicidad). f. **1.** Hipotonía. **2.** Una presión osmótica efectiva disminuida.
hypotonus, hypotony (hipotono). m. Hipotonía.
hypotoxicity (hipotoxicidad). f. Toxicidad reducida; la calidad de ser sólo ligeramente tóxico.
hypotrichiasis (hipotriquiasis). f. **1.** Hipotricosis. **2.** Alopecia congénita.
hypotrichosis (hipotricosis). f. Oligotricosis; oligotriquia; hipotriquiasis; una cantidad de pelo inferior a la normal sobre la cabeza y/o el cuerpo.
h. congenita (h. congénita).

hypotropia (hipotropía). Estrabismo deorsum vergens.
hypotympanotomy (hipotimpanotomía). f. Procedimiento quirúrgico para la extirpación completa, sin sacrificio de la audición, de pequeños tumores confinados a la cavidad timpánica inferior.
hypotympanum (hipotímpano). m. La parte inferior de la cavidad timpánica. Está separada por una pared ósea del bulbo yugular.
hypouresis (hipouresis). f. Flujo urinario reducido.
hypouricemia (hipouricemia). f. Concentración sanguínea reducida de ácido úrico.
hypouricuria (hipouricosuria). f. Excreción reducida de ácido úrico en la orina.
hypovarianism (hipovarismo). m. Hipoovarianismo.
hypoventilation (hipoventilación). f. Subventilación; ventilación alveolar reducida en relación con la producción metabólica de dióxido de carbono, de modo que la presión alveolar de dióxido de carbono aumenta por encima de lo normal.
hypovitaminosis (hipovitaminosis). f. Deficiencia nutricional caracterizada por insuficiencia de una o más vitaminas en la dieta.
hypovolemia (hipovolemia). f. Hifemia; una cantidad reducida de sangre en el organismo.
hypovolemic (hipovolémico). Perteneciente a la hipovolemia, o caracterizado por ella.
hypovolia (hipovolia). f. Contenido o volumen de agua disminuido de un compartimiento dado.
hypoxanthine (hipoxantina). f. Sarcina; 6-oxipurina; una purina presente en los músculos y otros tejidos.
h. guanine phosphoribosyltransferase (h. guanina fosforribosiltransferasa). H. fosforribosiltransferasa.
h. oxidase (h. oxidasa). Xantina oxidasa.
h. phosphoribosyltransferase (h. fosforribosiltransferasa).

hypoxemia (hipoxemia). f. Oxigenación subnormal de la sangre arterial, sin llegar a la anoxia.
hypoxia (hipoxia). f. Disminución de los niveles de oxígeno por debajo de lo normal en los gases inspirados, sangre arterial o tejido, sin llegar a la anoxia.
anemic h. (h. anémica).
diffusion h. (h. por difusión).
hypoxic h. (h. hipóxica).
ischemic h. (h. isquémica).
oxygen affinity h. (h. por afinidad con el oxígeno).
stagnant h. (h. estancada).

hypoxic (hipóxico). Denota o está caracterizado por hipoxia.
hypsarhythmia, hypsarrhythmia (hipsarritmia). f. El electroencefalograma anormal y característicamente caótico que se halla por lo común en pacientes con espasmos infantiles.
hypsi-, hypso- (hipsi-, hipso-). Prefijos que significan alto o que indican relación con la altura.
hypsibrachycephalic (hipsibraquicefálico). Que tiene una cabeza alta y ancha.
hypsicephalic (hipsicefálico). Oxicefálico.
hypsicephaly (hipsicefalia). f. Oxicefalia.
hypsiconchous (hipsiconchoso). Que tiene una órbita alta, con un índice orbitario por encima de 85.
hypsiloid (hipsiloide). Upsiloide; ipsiliforme; con forma de Y; con forma de U.
hypsistaphylia (hipsistafilia). f. Trastorno en el cual el paladar es alto y angosto.
hypsistenocephalic (hipsitenocefálico). Que tiene una cabeza alta y estrecha.
hypsocephaly (hipsocefalia). f. Oxicefalia.
hypsochromic (hipsocrómico). Indica el desplazamiento de un máximo espectro de absorción hasta una longitud de onda más corta (mayor energía).
hypsodont (hipsodonte). Que tiene dientes largos.
hypurgia (hipurgia). f. Cualquiera de los factores menores que modifican la evolución de una enfermedad.

hysteralgia (histeralgia). f. Dolor en el útero. D.t. histerodinia; metrodinia.
hysteratresia (histeratresia). f. Atresia de la cavidad uterina, habitualmente como resultado de adherencias endocavitarias inflamatorias.
hysterectomy (histerectomía). f. Uterectomía; extirpación del útero.
 abdominal h. (h. abdominal). Celiohisterectomía.
 abdominovaginal h. (h. abdominovaginal).
 cesarean h. (h. por cesárea). H. o intervención de Porro.
 modified radical h. (h. radical modificada).
 paravaginal h. (h. paravaginal).
 Porro h. (h. de Porro). H. por cesárea.
 radical h. (h. radical).
 subtotal h. (h. subtotal). H. supracervical.
 supracervical h. (h. supracervical). H. subtotal.
 vaginal h. (h. vaginal). Colpohisterectomía.
hysteresis (histéresis). f. **1.** Falla de uno de dos fenómenos relacionados en cuanto a su coordinación con el otro. **2.** Inercia magnética. **3.** Diferencial de temperatura que existe cuando una sustancia, como un hidrocoloide reversible, se funde a una temperatura y solidifica a otra.
 static h. (h. estática).
hystereurysis (histereurisis). f. Dilatación del segmento inferior y del canal cervical del útero.
hysteria (histeria). f. Un término diagnóstico, referido a una amplia variedad de síntomas psicógenos que comprenden el trastorno de función, que puede ser mental, sensorial, motor o visceral.
 anxiety h. (h. de ansiedad).
 canine h. (h. canina).
 conversion h. (h. de conversión). Neurosis histérica de conversión.
 epidemic h. (h. epidémica). H. de masas.
 major h. (h. mayor).
 mass h. (h. de masas). H. epidémica.
 minor h. (h. menor).
hysterical, hysteric (histérico). Relacionado con la histeria o caracterizado por ella.
hystericoneuralgic (histericoneurálgico). Relacionado con dolores neurálgicos de origen histérico.
hysterics (histeria). f. Expresión de emoción acompañada de llanto, risas y gritos.
hystero-, hyster- (histero-, hister-). **1.** Prefijos que indican: el útero. **2.** Prefijos que significan más tarde o después.
hystero-oophorectomy (histeroooforectomía). f. Extirpación quirúrgica del útero y los ovarios.
hysterocatalepsy (histerocatalepsia). f. Histeria con manifestaciones catalépticas.
hysterocele (histerocele). **1.** Hernia abdominal o perineal que contiene todo el útero, o parte de él. **2.** Protrusión del contenido uterino en una zona debilitada y abombada de la pared uterina.
hysterocleisis (histerocleisis). f. Oclusión quirúrgica del útero.
hysterocolposcope (histerocolposcopio). m. Instrumento para la inspección de la cavidad uterina y vagina.
hysterocystopexy (histerocistopexia). f. Fijación de útero y vejiga a la pared abdominal para corregir el prolapso.
hysterodynia (histerodinia). f. Histeralgia.
hysteroepilepsy (histeroepilepsia). f. Convulsiones histéricas.
hysterogenic, hysterogenous (histerógeno). Que produce síntomas o reacciones histéricas.
hysterogram (histerograma). m. **1.** Examen radiológico del útero, utilizando habitualmente un medio de contraste. **2.** Un registro de la fuerza de las contracciones uterinas.
hysterograph (histerógrafo). m. Aparato para registrar la fuerza de las contracciones uterinas.
hysterography (histerografía). f. **1.** Metrografía; examen radiográfico de la cavidad uterina llena con un medio de contraste. **2.** Procedimiento gráfico utilizado para registrar las contracciones uterinas.
hysteroid (histeroide). Que se asemeja a la histeria o que la simula.
hysterolith (histerolito). m. Cálculo uterino.
hysterolysis (histerólisis). f. Ruptura de adherencias entre el útero y las partes vecinas.
hysterometer (histerómetro). m. Uterómetro; una sonda graduada para medir la profundidad de la cavidad uterina.
hysteromyoma (histeromioma). m. Mioma del útero.
hysteromyomectomy (histeromiomectomía). f. Extirpación quirúrgica de un mioma uterino.
hysteromyotomy (histeromiotomía). f. Incisión en los músculos del útero.
hysteronarcolepsy (histeronarcolepsia). f. Narcolepsia de origen emocional.
hysteropathy (histeropatía). f. Cualquier enfermedad del útero.
hysteropexy (histeropexia). f. Uteropexia; uterofijación; fijación de un útero mal desplazado o anormalmente móvil.
 abdominal h. (h. abdominal). Laparohisteropexia.
hysterophore (histeróforo). m. Un pesario u otro soporte para un útero prolapsado o desplazado.
hysteropia (histeropía). f. Defecto visual de origen histérico.
hysteroplasty (histeroplastia). f. Uteroplastia.
hysterorrhaphy (histerorrafia). f. Reparación quirúrgica de un útero lacerado.
hysterorrhexis (histerorrexis). f. Metrorrexis; ruptura uterina.
hysterosalpingectomy (histerosalpinguectomía). f. Intervención para la exéresis del útero y de una o ambas trompas uterinas.
hysterosalpingo-oophorectomy (histerosalpingooforectomía). f. Escisión del útero, las trompas uterinas y los ovarios.
hysterosalpingography (histerosalpingografía). f. Ginecografía; histerotubografía; uterosalpingografía; uterotubografía; radiografía del útero y las trompas uterinas después de la inyección de material radiopaco.
hysterosalpingostomy (histerosalpingostomía). f. Metrosalpingografía; intervención para restablecer la permeabilidad de una trompa uterina.
hysteroscope (histeroscopio). m Uteroscopio; metroscopio; un endoscopio utilizado en el examen visual directo de la cavidad uterina.
hysteroscopy (histeroscopia). f. Uteroscopia; inspección instrumental visual de la cavidad uterina.
hysterospasm (histeroespasmo). m. Espasmo del útero.
hysterosystole (histerosístole). f. Contracción retardada del corazón, por oposición a contracción prematura o extrasístole.
hysterothermometry (histerotermometría). f. Medición de la temperatura uterina.
hysterotomy (histerotomía). f. Uterotomía; metrotomía; incisión del útero.
 abdominal h. (h. abdominal).
 vaginal h. (h. vaginal).
hysterotonin (histerotonina). f. Sustancia presora hallada en la decidua y en el líquido amniótico de pacientes con toxemia del embarazo.
hysterotrachelectomy (histerotraquelectomía). f. Extirpación del cuello uterino.
hysterotracheloplasty (histerotraqueloplastia). f. Cirugía plástica del cuello uterino.
hysterotrachelorrhaphy (histerotraquelorrafia). f. Reparación por medio de sutura de un cuello uterino lacerado.
hysterotrachelotomy (histerotraquelotomía). f. Incisión del cuello uterino.
hysterotrismus (histerotrismo). m. Síntomas de trismo con una base funcional.
hysterotubography (histerotubografía). f. Histerosalpingografía.
Hz (Hz). Abrev. de hertzio.

I

I (I). **1.** Símbolo de yodo. **2.** Símbolo de intensidad luminosa. **3.** Abrev. de intensidad de corriente eléctrica, expresada en amperios. **4.** Como suscripto, símbolo de gas aspirado.
-ia (-ía). Sufijo que denota estado, usado en la formación de los nombres de muchas enfermedades.
IANC (IANC). Abrev. de International Anatomical Nomenclature Committee (Comité Internacional de Nomenclatura Anatómica).
-iasis (-iasis). Sufijo que indica una afección o un estado morboso.
iatraliptic (iatralíptico). Denota un tratamiento por inunción.
iatraliptics (iatralíptica). f. Método de tratamiento por inunción.
iatric (iátrico). Perteneciente a la medicina o al médico.
iatro- (iatro-). Prefijo que denota relación con el médico, la medicina o el tratamiento.
iatrochemical (iatroquímico). Denota una escuela de medicina que practica la iatroquímica.
iatrochemist (iatroquímico). Miembro de la escuela iatroquímica.
iatrochemistry (iatroquímica). f. Quimiatría; estudio de la química en relación con los procesos fisiológicos y patológicos, y el tratamiento de las enfermedades con sustancias químicas, como hacía una escuela de medicina del siglo XVII.
iatrogenic (iatrogénico). Denota una respuesta desfavorable al tratamiento médico o quirúrgico, inducida por el propio tratamiento.
iatrology (iatrología). f. Término raramente usado para ciencia médica.
iatromathematical (iatromatemático). Iatrofísico.
iatromechanical (iatromecánico). Iatrofísico.
iatrophysical (iatrofísico). Iatromatemático; iatromecánico; denota una escuela de medicina del siglo XVII que explicaba todos los fenómenos fisiológicos y patológicos por las leyes de la física.
iatrophysicist (iatrofísico). Miembro de la escuela iatrofísica.
iatrophysics (iatrofísica). f. Física aplicada a la medicina.
iatrotechnique (iatrotécnica). f. Arte médico y quirúrgico; técnica o modo de aplicación de la ciencia médica.
IBC (IBC). Abrev. en inglés de capacidad de fijación de hierro (iron-binding capacity).
ibufenac (ibufenac). m. Analgésico de propiedades antiinflamatorias.
ibuprofen (ibuprofeno). m. Agente antiinflamatorio.
IBV (IBV). Abrev. de virus de la bronquitis infecciosa (infectious bronchitis virus).
-ic (-ico). **1.** Sufijo que indica pertenencia. **2.** Sufijo químico que denota que el elemento a cuyo nombre está unido se combina en una de sus valencias superiores. **3.** Sufijo que indica un ácido.
ICD (ICD). Abrev. de International Classification of Diseases (Clasificación Internacional de Enfermedades) de la Organización Mundial de la Salud.
ICDA (ICDA). Abrev. de Clasificación Internacional de Enfermedades adaptada para su uso en los Estados Unidos (International Classification of Diseases, Adapted for Use in the United States).
ICF (ICF). Abrev. en inglés de líquido intracelular (intracellular fluid).
ichnogram (icnograma). m. Huella de la planta del pie, tomada parado.
ichor (icor). m. Descarga acuosa clara de una úlcera o herida que está curando mal.
ichoremia (icoremia). f. Icorremia.
ichoroid (icoroide). Denota una descarga purulenta chirle.
ichorous (icoroso). Relativo al icor o semejante a él.
ichorrhea (icorrea). f. Descarga icorosa profusa.
ichorrhemia (icorremia). f. Icoremia; envenenamiento de la sangre por absorción de una descarga icorosa.
ichthammol (ictamol). m. Ictosulfonato de amonio; betún sulfonado; sulfoictiolato de amonio; líquido viscoso de color pardo rojizo a negro parduzco y olor fuerte, característico.
ichthyism (ictismo). m. Ictiosismo; envenenamiento por comer pescado en mal estado o no apto para el consumo por cualquier razón.
ichthyismus (ictiosismo). m. Ictismo.
i. exanthematicus (i. exantemático).
ichthyo- (ictio-). Prefijo relativo a los peces.
ichthyoacanthotoxism (ictioacantotoxismo). m. Envenenamiento con los aguijones o espinas de peces ponzoñosos.
ichthyocolla (ictiocola). f. Cola de pescado; gelatina de pescado obtenida de la vejiga natatoria de peces como la merluza, el bacalao y el esturión.
ichthyohemotoxin (ictiohemotoxina). f. Sustancia tóxica de la sangre de algunos peces.
ichthyohemotoxism (ictiohemotoxismo). m. Envenenamiento resultante de la ingestión de pescado que contiene la sustancia tóxica ictiohemotoxina.
ichthyoid (ictioide). En forma de pez.
ichthyootoxin (ictio-ootoxina). f. Sustancia tóxica restringida a las huevas de los peces.
ichthyophagous (ictiófago). Que come peces o pescado; que subsiste a base de ellos.
ichthyophobia (ictiofobia). f. Temor morboso a los peces o al pescado.
ichthyosarcotoxin (ictiosarcotoxina). f. Sustancia tóxica de la carne o los órganos de los peces.
ichthyosarcotoxism (ictiosarcotoxismo). m. Envenenamiento causado por la sustancia tóxica (ictiosarcotoxina) de la carne o los órganos de los peces.
ichthyosis (ictiosis). f. Trastorno congénito de queratinización caracterizado por sequedad y escamas como de pescado en la piel humana.
acquired i. (i. adquirida).
i. congenita neonatorum (i. congénita neonatal).
i. cornea (i. córnea).
i. fetalis (i. fetal).
i. follicularis (i. folicular).
i. hystrix (i. hystrix). Histricismo.
i. intrauterina (i. intrauterina). I. vulgar.
lamellar i. (i. lamelar o laminillar).
i. linearis circumscripta (i. lineal circunscripta).
nacreous i. (i. nacarada).
i. palmaris et plantaris (i. palmar y plantar).
i. sauroderma (i. sauroderma).
i. scutulata i. (i. escutiforme).
i. sebacea (i. sebácea).
i. sebacea cornea (i. sebácea córnea).
i. simplex (i. simple). I. vulgar.
i. spinosa (i. espinosa). Hiperqueratosis epidermolítica.
i. uteri (i. uterina).
i. vulgaris (i. vulgar). Hiperqueratosis congénita.
X-linked i. (i. ligada al cromosoma X).
ichthyotic (ictiósico, ictiótico). Relativo a la ictiosis.
ichthyotoxicology (ictiotoxicología). f. Estudio de los venenos producidos por peces, su reconocimiento, efectos y antídotos.
ichthyotoxicon (ictiotoxicón). m. Veneno de peces; principio tóxico de ciertos peces.
ichthyotoxin (ictiotoxina). f. Principio activo hemolítico del suero de anguila.
ichthyotoxism (ictiotoxismo). m. Envenenamiento con pescado.
iconomania (iconomanía). f. Impulso morboso de adorar imágenes.
icosahedral (icosaédrico). Que tiene 20 caras triangulares iguales, como la mayoría de los virus con simetría cúbica.
***n*-icosanoic acid** (ácido n-icosanoico). Á. araquídico.
ICP (ICP). Abrev. en inglés de presión intracraneana (intracranial pressure).
ICSH (ICSH). Abrev. en inglés de hormona estimulante de células intersticiales (interstitial cell-stimulating hormone).
ictal (ictal). Relativo a un ataque o una crisis, o causado por ellos; p. ej., epilepsia i.

icteric (ictérico). Relativo a ictericia o marcado por ésta.
ictero- (ictero-). Prefijo relativo al icterus.
icteroanemia (icteroanemia). Síndrome de Hayem-Widal.
swine i. (i. porcina).
icterogenic (icterogénico). Que causa ictericia.
icterohematuric (icterohematúrico). Relativo a la ictericia con aparición de sangre en la orina.
icterohemoglobinuria (icterohemoglobinuria). f. Ictericia con hemoglobina en la orina.
icterohepatitis (icterohepatitis). f. Inflamación del hígado con ictericia como síntoma prominente.
icteroid (icteroide). De color amarillo, o aparentemente ictérico.
icterus (icterus). Ictericia.
acquired hemolytic i. (i. hemolítico adquirido).
benign familial i. (i. familiar benigno).
chronic familial i. (i. familiar crónico). Esferocitosis hereditaria.
congenital hemolytic i. (i. hemolítico congénito).
cythemolytic i. (i. citohemolítico).
i. gravis (i. grave).
infectious i. (i. infeccioso). Enfermedad de Weil.
i. melas (i. melas).
i. neonatorum (i. neonatal). Enfermedad de Ritter.
physiologic i. (i. fisiológico). Ictericia fisiológica.
i. praecox (i. precoz).
ictometer (ictómetro). m. Aparato para determinar la fuerza del latido apical del corazón.
ictus (ictus). m. **1.** Ataque. **2.** Latido.
i. cordis (i. cordis). Latido cardíaco.
i. epilepticus (i. epilepticus). Convulsión epiléptica.
i. paralyticus (i. paralyticus). Ataque de parálisis.
i. solis (i. solis). Insolación.
ICU (UCI). Abrev. de unidad de cuidado (o de terapia) intensivo.
-id (-ide). **1.** Sufijo que indica un estado de sensibilidad de la piel en que una parte alejada de la lesión primaria reacciona ("reacción -ide") a sustancias del patógeno, dando lugar a una lesión inflamatoria secundaria. **2.** Sufijo que indica una muestra o ejemplar pequeño o joven.
id (id). m. **1.** En psicoanálisis, uno de los tres componentes del aparato psíquico en el marco estructural freudiano; los otros dos son ego (yo) y superego (super-yo). **2.** Total de energía psíquica de impulsos innatos del recién nacido.
IDDM (IDDM). Abrev. en inglés de diabetes mellitus insulinodependiente
(insulin-dependent diabetes mellitus).
-ide 1. (-ido). Sufijo del nombre de un azúcar, que indica la sustitución del H del OH hemiacetal; p. ej., glucósido. **2.** (-uro). Sufijo que denota un compuesto químico binario; antes denotado por la calificación -urado: p. ej., sulfuro de hidrógeno, hidrógeno sulfurado.
idea (idea). f. Cualquier imagen o concepto mental.
autochthonous i.'s (i. autóctonas).
compulsive i. (i. compulsiva). I. fija e inapropiada.
dominant i. (i. dominante).
fixed i. (i. fija). I. dominante permanente; obsesión.
hyperquantivalent i. (i. hipercuantivalente).
permanent dominant i. (i. dominante permanente). I. fija.
i. of reference (i. de referencia).
ideal (ideal). Estándar de perfección.
ego i. (i. del ego).
ideation (ideación). f. Formación de ideas.
ideational (ideacional). Relativo a la ideación.
identification (identificación). f. Incorporación; sentido de integridad o continuidad psíquica con otra persona o grupo.
identity (identidad). f. Rol social de la persona y su percepción de él.
ego i. (i. del ego). Sensación que tiene el ego o yo de su propia i.
gender i. (i. de género). I. anatomicosexual de la persona.
sense of i. (sentido de i.).
ideo- (ideo-). Prefijo que se refiere a ideas o ideación.
ideokinetic (ideocinético). Ideomotor.
ideology (ideología). f. Sistema complejo de ideas, creencias y actitudes que constituye la forma organizada en que un individuo o un grupo ve lo que lo rodea.
ideomotion (ideomoción). f. Movimiento muscular ejecutado bajo la influencia de una idea dominante, prácticamente automático y no volicional.
ideomotor (ideomotor). Ideocinético; relativo a la ideomoción.
ideophobia (ideofobia). f. Temor morboso a las ideas nuevas o diferentes.
ideoplastia (ideoplastia). f. Estado receptivo de una persona hipnotizada, supuestamente accesible a cualquier sugerencia.
idio- (idio-). Prefijo que significa privado, distintivo, propio de.
idioagglutinin (idioaglutinina). f. Aglutinina natural de la sangre de una persona o un animal, que existe sin inyección de antígeno estimulante ni transferencia pasiva de anticuerpo.
idiochromosome (idiocromosoma). m. Cromosoma sexual.
idiocy (idiocia). f. Término obsoleto para una subclase de retardo mental.
amaurotic familial i. (i. amaurótica familiar).
idiodynamic (idiodinámico). De actividad independiente.
idiogamist (idiógamo). Término raramente usado para el individuo capaz de unión sexual con uno solo o pocos individuos del sexo opuesto, e impotente en presencia de los demás.
idiogenesis (idiogénesis). f. Origen sin causa evidente.
idioglossia (idioglosia). f. Forma extremada de sustitución o confusión de consonantes o vocales que puede hacer ininteligible el habla de un niño, que para quien no tiene la clave de los cambios puede parecer un idioma extranjero.
idioglottic (idioglótico). Relativo a idioglosia.
idiogram (idiograma). m. **1.** Cariotipo. **2.** Representación diagramática de la morfología cromosómica característica de una especie o población.
idiographic (idiográfico). Perteneciente al comportamiento de un individuo como tal, en contraste con nomotético.
idioheteroagglutinin (idioheteroaglutinina). f. Idioaglutinina de la sangre de un animal, capaz de combinarse con material antigénico de otra especie.
idioheterolysin (idioheterolisina). f. Idiolisina de la sangre de un animal de una especie, capaz de combinarse con los glóbulos rojos de otra especie causando hemólisis si hay complemento presente.
idiohypnotism (idiohipnotismo). m. Autohipnosis.
idioisoagglutinin (idioisoaglutinina). f. Idioaglutinina de la sangre de un animal de una especie, capaz de aglutinar las células de animales de la misma especie.
idioisolysin (idioisolisina). f. Idiolisina de la sangre de un animal de una especie, capaz de combinarse con los glóbulos rojos de animales de la misma especie y causando hemólisis cuando hay complemento presente.
idiolalia (idiolalia). f. Uso de un lenguaje inventado por una persona.
idiolysin (idiolisina). f. Lisina natural de la sangre de una persona o un animal, sin inyección de antígeno estimulante ni transferencia pasiva de anticuerpo.
idiomuscular (idiomuscular). Relativo sólo a los músculos, con independencia del control nervioso.
idionodal (idionodal). Que surge del mismo nódulo A-V.
idiopathic (idiopático). **1.** Agnogénico; denota una enfermedad de causa desconocida. **2.** Denota una enfermedad primaria.
idiopathy (idiopatía). f. Enfermedad primaria sin causa extrínseca aparente.
idiophrenic (idiofrénico). Relativo a la mente o el cerebro, u originado sólo en ellos; no reflejo ni secundario.
idiopsychologic (idiopsicológico). Relativo a ideas desarrolladas dentro de la propia mente, con independencia de sugerencias ajenas.
idioreflex (idiorreflejo). m. Reflejo debido a un estímulo o una irritación que se originan en el órgano o la parte donde se produce el reflejo.
idiosome (idiosoma). m. **1.** Esfera de atracción de una espermátide o un oocito. **2.** El elemento indivisible de la materia viva.
idiospasm (idioespasmo). m. Espasmo localizado.
idiosyncrasy (idiosincrasia). f. Conjunto de características o peculiaridades mentales, físicas y de conducta de un individuo.
idiosyncratic (idiosincrático). Relativo a la idiosincrasia o caracterizado por ella.
idiot (idiota). Término obsoleto para una subclase de retardo mental o un individuo perteneciente a ella.
idiot-prodigy (idiota-prodigio). Idiota-sabio.
idiot-savant (idiota-sabio). Idiota-prodigio; persona de poca inteligencia general pero que posee una capacidad excepcional para la aritmética mental, para recordar fechas o números, o para realizar

otras tareas mentales para las que casi todas las personas normales son incapaces.
idiotrophic (idiotrófico). Capaz de elegir su propio alimento.
idiotropic (idiotrópico). Vuelto sobre sí mismo o hacia sí.
idiotype (idiotipo). m. Determinante antigénico idiotípico; determinante que confiere a una molécula de inmunoglobulina una "individualidad" antigénica análoga a la "individualidad" de la actividad de anticuerpo de esa molécula.
idiovariation (idiovariación). f. Proceso de cambio constante en las cualidades hereditarias de una cepa de organismos; mutación.
idioventricular (idioventricular). Perteneciente a los ventrículos cardíacos únicamente, o asociado con ellos, disociados de las aurículas.
iditol (iditol). m. Producto de reducción de la hexosa idosa.
idose (idosa). f. Una de las aldohexosas, isómero de glucosa y galactosa.
idoxuridine (IDU) (idoxuridina (IDU)). f. Análogo de pirimidina que produce efectos antivirósicos y anticancerosos por interferencia en la síntesis de DNA.
IDP (IDP). Abrev. de 5'-difosfato de inosina.
idrosis (hidrosis). f. La producción y excreción de sudor.
IDU (IDU). Abrev. de idoxuridina.
iduronic acid (ácido idurónico).
IF (IF). Abrev. en inglés de factor de iniciación; factor intrínseco (initiation factor; intrinsic factor).
IFN (IFN). Abrev. de interferón.
Ig (Ig). Abrev. de inmunoglobulina.
IGF (IGF). Abrev. en inglés de factor de crecimiento de tipo insulina (insulin-like growth factor).
ignatia (ignacia). f. Ignacia amarga; grano de San Ignacio; semilla madura seca de *Strychnos ignatii* (familia Loganiaceae).
ignipedites (ignipedites). f. Pies calientes; dolor quemante en las plantas de los pies, en las neuritis múltiples.
ignipuncture (ignipuntura). f. Procedimiento original para cerrar una brecha de la retina por medio de un cauterio.
ignotine (ignotina). f. Carnosina.
IH (IH). Abrev. en inglés de hepatitis infecciosa (infectious hepatitis).
ikota (ikota). f. Neurosis similar a latah que afecta a mujeres casadas entre los samoyedos de Siberia.
IL (IL). Abrev. de interleucina.
IL-1 (IL-1). Abrev. de interleucina 1.
IL-2 (IL-2). Abrev. de interleucina 2.
ILA (ILA). Abrev. en inglés de actividad seudoinsulínica (insulin-like activity).
Ile (Ile). Símbolo de isoleucina o su radical isoleucilo.
ileac (iléaco). **1.** Relativo al íleo. **2.** Relativo al íleon.
ileadelphus (ileadelfo). m. Duplicidad posterior.
ileal (ileal). Perteneciente al íleon.
ileectomy (ilectomía). f. Remoción del íleon.
ileitis (ileítis). f. Inflamación del íleon.
  backwash i. (i. retrógrada).
  distal i., regional i., terminal i. (i. distal, regional, terminal).
ileo- (ileo-). Prefijo que denota relación con el íleon.
ileocecal (ileocecal). Relativo al íleon y al ciego.
ileocecostomy (ileocecostomía). f. Cecoileostomía; anastomosis del íleon al ciego.
ileocecum (ileociego). m. Combinación de íleon y ciego.
ileocolic (ileocólico). Ileocolónico; relativo al íleon y el colon.
ileocolitis (ileocolitis). f. Inflamación de la mucosa de una parte más o menos grande del íleon y el colon.
ileocolonic (ileocolónico). Ileocólico.
ileocolostomy (ileocolostomía). f. Establecimiento de una nueva comunicación entre el íleon y el colon.
ileocystoplasty (ileocistoplastia). f. Reconstrucción quirúrgica de la vejiga utilizando un segmento intestinal aislado para aumentar la capacidad de aquella.
ileoentectropy (ileoentectropia). f. Eversión de un segmento del íleon.
ileoileostomy (ileoileostomía). f. **1.** Establecimiento de una comunicación entre dos segmentos del íleon. **2.** La abertura así establecida.
ileojejunitis (ileoyeyunitis). f. Estado inflamatorio crónico que afecta al yeyuno y partes del íleon o casi todo este último.
ileopexy (ileopexia). f. Fijación quirúrgica del íleon.
ileoproctostomy (ileoproctostomía). f. Ileorrectostomía; establecimiento de una comunicación entre el íleon y el recto.
ileorectostomy (ileorrectostomía). f. Ileoproctostomía.
ileorrhaphy (ileorrafia). f. Sutura del íleon.
ileosigmoidostomy (ileosigmoidostomía). f. Establecimiento de una comunicación entre el íleon y el colon sigmoideo.
ileostomy (ileostomía). f. Establecimiento de una fístula por la cual el íleon descarga directamente al exterior del cuerpo.
  Brooke i. (i. de Brooke).
  Kock i. (i. de Kock). Bolsa de Kock.
ileotomy (ileotomía). f. Incisión en el íleon.
ileotransversostomy (ileotransversostomía). f. Anastomosis del íleon al colon transverso.
ileum (íleon). [*ileum*, NA]. m. Tercera y última porción del intestino delgado, de unos tres metros y medio de largo, que se extiende desde la unión con el yeyuno hasta la abertura ileocecal.
  i. duplex (í. doble).
ileus (íleo). m. Obstrucción mecánica, dinámica o adinámica del intestino.
  adynamic i. (í. adinámico). I. paralítico.
  dynamic i. (í. dinámico). I. espástico.
  gallstone i. (í. por cálculos biliares).
  mechanical i. (í. mecánico).
  meconium i. (í. meconial).
  occlusive i. (í. oclusivo).
  paralytic i. (í. paralítico). I. adinámico.
  spastic i. (í. espástico). I. dinámico.
  i. subparta (í. subparto).
  terminal i. (í. terminal).
  verminous i. (í. verminoso).
iliac (ilíaco). Relativo al ilion.
iliacus (ilíaco). Músculo i.
iliadelphus (iliadelfo). Duplicidad posterior.
ilio- (ilio-). Prefijo que indica relación con el ilion.
iliococcygeal (iliococcígeo). Relativo al ilion y al cóccix.
iliocolotomy (iliocolotomía). f. Operación de abrir el colon en la región ilíaca o inguinal.
iliocostal (iliocostal). Relativo al ilion y las costillas.
iliocostalis (iliocostal). Músculo i.
iliofemoral (iliofemoral). Relativo al ilion y el fémur.
iliofemoroplasty (iliofemoroplastia). f. Método obsoleto de asegurar una fusión de cadera con técnica extraarticular (bypass o puente articular) en el que un colgajo óseo vuelto hacia abajo del ilion se coloca en una hendidura del trocánter mayor.
iliohypogastric (iliohipogástrico). Relativo a las regiones ilíaca e hipogástrica.
ilioinguinal (ilioinguinal). Relativo a la región ilíaca y la ingle.
iliolumbar (iliolumbar) Relativo a las regiones ilíaca y lumbar.
iliometer (iliómetro). m. Instrumento para medir la posición exacta de las espinas ilíacas y las vértebras inferiores.
iliopagus (iliópago). m. Mellizos unidos únicamente por la región ilíaca.
iliopectineal (iliopectíneo). Relativo al ilion y el pubis.
iliopelvic (iliopélvico). Relativo a la región ilíaca y la cavidad de la pelvis.
iliosacral (iliosacro). Relativo al ilion y el sacro.
iliosciatic (iliociático, ilioisquiático). Relativo al ilion y al isquion.
iliospinal (ilioespinal). Relativo al ilion y la columna vertebral.
iliothoracopagus (iliotoracópago). m. Isquiotoracópago; mellizos unidos por el ilion y el tórax.
iliotibial (iliotibial). Relativo al ilion y la tibia.
iliotrochanteric (iliotrocantéreo). Relativo al ilion y el trocánter mayor del fémur.
ilioxiphopagus (ilioxifópago). m. Mellizos unidos desde la apófisis xifoides hasta la región ilíaca.
ilium, pl. **ilia** (ilium, pl. ilia). Hueso ilíaco (os ilium).
ill (mal). m. En medicina veterinaria, término usado en los nombres comunes de varias enfermedades.
  joint i. **1.** (enfermedad articular). **2.** (m. articular). Enfermedad articular.
  louping i. (m. del brinco).
  navel i. (m. del ombligo)
illicium (ilicio). m. Anís chino o estrellado; el fruto seco de *Ilicium verum* (familia Magnoliaceae), arbusto o árbol pequeño perenne del sur de China.

H I J

illinition (ilinición). f. Fricción de la superficie después de aplicar un ungüento, para facilitar su absorción.
illness (enfermedad).
functional i. (e. funcional). Trastorno funcional.
mental i. (e. mental).
illumination (iluminación). f. **1.** Acción de llevar luz a partes o cavidades del cuerpo con fines diagnósticos. **2.** Acción de dar luz a un objeto bajo un microscopio.
axial i. (i. axial). I. central.
central i. (i. central). I. axial.
contact i. (i. por contacto).
critical i. (i. crítica).
dark-field i. (i. en campo oscuro). I. en fondo oscuro.
dark-ground i. (i. en fondo oscuro). I. en campo oscuro.
direct i. (i. directa). I. erecta o vertical.
erect i. (i. erecta). I. directa.
focal i. (i. focal). I. lateral u oblicua.
Köhler i. (i. de Köhler).
lateral i. (i. lateral). I. focal.
oblique i. (i. oblicua). I. focal.
vertical i. (i. vertical). I. directa.
illuminism (iluminismo). m. Estado de exaltación mostrado por un paciente psicótico, en el cual sufre delirios y alucinaciones de comunión con seres sobrenaturales o exaltados.
illusion (ilusión). f. Percepción falsa; confusión de una cosa con algo que no es.
i. of doubles (i. de dobles). Síndrome de Capgras.
i. of movement (i. de movimiento).
oculogravic i. (i. oculográvica).
oculogyral i. (i. oculógira).
optical i. (i. óptica).
illusional (ilusional). Relativo a una ilusión o de la índole de ésta.
IM (MI). Abrev. de medicina interna.
I.M., i.m. (I.M., i.m.). Abrev. de intramuscular o intramuscularmente.
ima (ima). Lo más bajo.
image (imagen). f. Representación de un objeto formado por los rayos de luz que de él emanan o se reflejan en su superficie.
accidental i. (i. accidental). Posimagen.
body i. (i. corporal). Esquema corporal.
catatropic i. (i. catatrópica). I. de Purkinje-Sanson.
direct i. (i. directa). I. virtual.
eidetic i. (i. eidética).
false i. (i. falsa). I. del ojo desviado en estrabismo.
heteronymous i. (i. heterónima).
homonymous i. (i. homónima).
hypnagogic i. (i. hipnagógica). I. vista entre la vigilia y el sueño.
hypnopompic i. (i. hipnopómpica).
incidental i. (i. incidental). I. posterior.
inverted i. (i. invertida). I. real.
mental i. (i. mental).
mirror i. (i. de espejo).
motor i. (i. motora). I. cerebral de posibles movimientos corporales.
optical i. (i. óptica). I. formada por refracción o reflexión de la luz.
Purkinje i.'s (i. de Purkinje). I. de Purkinje-Sanson.
Purkinje-Sanson i.'s (i. de Purkinje-Sanson).
real i. (i. real). I. invertida.
retinal i. (i. retiniana). I. real formada en la retina.
Sanson's i.'s (i. de Sanson). I. de Purkinje-Sanson.
sensory i. (i. sensitiva). I. basada en uno o más tipos de sensaciones.
specular i. (i. especular).
tactile i. (i. táctil). I. de un objeto percibida por el sentido del tacto.
unequal retinal i. (i. retiniana desigual). Aniseiconia.
virtual i. (i. virtual). I. directa.
visual i. (i. visual).
imagery (imaginería). f. Técnica de terapia de la conducta en la que se condiciona al paciente a usar fantasías agradables para contrarrestar las sensaciones desagradables asociadas con la ansiedad.
imaginal (imaginal). Relativo a una imagen o al proceso de formación de imágenes.
imaging (imagen). f. Representación producida por los rayos X, ultrasonido, tomografía, termografía, radioisótopos, etc.
magnetic resonance i. (MRI) (i. por resonancia magnética (IRM)).
nuclear magnetic resonance i. (i. por resonancia magnética nuclear). I. por resonancia magnética.
imago, pl. **imagines** (imago). m. **1.** La última fase de un insecto cuando ya completó todas sus metamorfosis de huevo, larva y pupa; forma adulta de un insecto. **2.** Arquetipo.
imbalance (desequilibrio). **1.** m. Falta de igualdad entre fuerzas opuestas. **2.** Falta de igualdad en algún aspecto de la visión binocular.
autonomic i. (d. autónomo). D. vasomotor.
occlusal i. (d. oclusivo).
sex chromosome i. (d. de cromosomas sexuales).
sympathetic i. (d. simpático). Vagotonía.
vasomotor i. (d. vasomotor). D. autónomo.
imbecile (imbécil). Término obsoleto para una subclase de retardo mental o el individuo así clasificado.
imbed (incluir).
imbibition (imbibición). f. **1.** Absorción de líquido por un cuerpo sólido sin cambios químicos resultantes en ninguno de ellos. **2.** Absorción o captación de agua por un gel, que aumenta el tamaño de éste.
imbricate, imbricated (imbricado). Que se superpone como tejas.
imbrication (imbricación). f. Superposición operatoria de capas de tejido en el cierre de heridas o la reparación de defectos.
imidazole (imidazol). m. Glioxalina; iminazol; 1,3-diazol.
imidazolyl (imidazolil). m. Iminazolil; el radical de imidazol.
imide (imida). f. Radical o grupo =NH que está unido a dos grupos –CO–, como en succinimida.
imido- (imido-). Prefijo que denota el radical de una imida, formado por la pérdida del H del grupo –NH.
imidodipeptidase (imidodipeptidasa). f. Prolina dipeptidasa.
imidole (imidol). m. Pirrol.
iminazole (iminazol). m. Imidazol.
iminazolyl (iminazolil). m. Imidazolil.
-imine (-imina). Sufijo que indica el grupo =NH.
imino acids (iminoácidos). m. Compuestos con moléculas que contienen un grupo ácido, generalmente carboxilo –COOH, y un grupo imino, =NH; p. ej. prolina e hidroxiprolina.
imino- (imino-). Prefijo que denota el grupo =NH.
iminocarbonyl (iminocarbonilo).
iminodipeptidase (iminodipeptidasa). f. Prolil dipeptidasa.
iminoglycinuria (iminoglicinuria). f. Defecto congénito benigno del transporte de aminoácidos; la glicina, prolina e hidroxiprolina se excretan en la orina.
iminohydrolases (iminohidrolasas). f. pl. Desiminasas; enzimas que hidrolizan los grupos imino, como arginina desiminasa.
imipenem (imipenem). m. Antibiótico del grupo de la tienamicina con amplio espectro, usado en combinación con cilastina para el tratamiento de diversas infecciones.
imipramine hydrochloride (imipramina, clorhidrato de). Antidepresor.
immedicable (inmedicable). Término obsoleto para denotar algo no curable por remedios medicinales.
immersion (inmersión). f. **1.** Colocación de un cuerpo bajo agua u otro líquido. **2.** En microscopia, llenado del espacio entre el objetivo y la parte superior del portaobjeto con un líquido, a los efectos de reducir la aberración esférica y aumentar la abertura numérica efectiva.
homogeneous i. (i. homogénea).
oil i., water i. (i. en aceite, en agua).
immiscible (inmiscible). Incapaz de solución mutua, como el agua y el aceite.
immittance (inmitancia). En audiología, término general que describe las medidas de la impedancia, compresibilidad o admitancia de la membrana timpánica.
immobilization (inmovilización). f. Acción de convertir algo en inmóvil.
immobilize (inmovilizar). Hacer que algo quede fijo o sea incapaz de moverse.
immortalization (inmortalización). f. Dícese de la acción de conferir a las células normales cultivadas in vitro la propiedad de una vida infinita.
immune (inmune). **1.** Resistente a una enfermedad infecciosa. **2.** Perteneciente al mecanismo de sensibilización en el que la reactivi-

dad se altera tanto por contacto previo con el antígeno, que los tejidos respondentes reaccionan rápidamente por contacto posterior.
immunifacient (inmunifaciente). Que confiere inmunidad.
immunity (inmunidad). f. Insusceptibilidad; estado o cualidad de inmune.
acquired i. (i. adquirida).
active i. (i. activa).
adoptive i. (i. adoptiva).
antiviral i. (i. antivirósica).
artificial active i. (i. activa artificial).
artificial passive i. (i. pasiva artificial).
bacteriophage i. (i. a bacteriófagos).
cell-mediated i. (CMI), cellular i. (i. mediada por células (IMC), celular). Hipersensibilidad demorada.
concomitant i. (i. concomitante). I. a la infección.
general i. (i. general).
genetic i. (i. genética). I. innata.
group i. (i. de grupo). I. de rebaño.
herd i. (i. de rebaño).
humoral i. (i. humoral).
infection i. (i. a la infección). I. concomitante; premunición.
inherent i. (i. inherente). I. innata.
innate i. (i. innata). I. genética, inherente, natural o inespecífica.
local i. (i. local).
natural i., nonspecific i. (i. natural, inespecífica). I. innata.
passive i. (i. pasiva).
relative i. (i. relativa).
specific active i. (i. activa específica).
specific i. (i. específica).
specific passive i. (i. pasiva específica).
stress i. (i. al estrés).
immunization (inmunización). f. Proceso o procedimiento por el cual un individuo se hace inmune.
active i. (i. activa). Producción de inmunidad activa.
passive i. (i. pasiva).
immunize (inmunizar). Hacer inmune.
immuno- (inmuno-). Prefijo que significa inmune o relativo a inmunidad.
immunoadjuvant (inmunoadyuvante).
immunoagglutination (inmunoaglutinación). f. Aglutinación específica efectuada por un anticuerpo.
immunoassay (inmunoensayo). m. Análisis inmunoquímico; detección y análisis de hormonas u otras sustancias por métodos serológicos (inmunológicos).
double antibody i. (i. de doble anticuerpo).
enzyme-multiplied i. (i. multiplicado por enzimas).
solid phase i. (i. en fase sólida).
thin-layer i. (i. en capa delgada).
immunoblast (inmunoblasto). m. Linfocito antigénicamente estimulado; célula grande de citoplasma basófilo bien definido, núcleo grande de membrana nuclear prominente, nucleolos visibles y cromatina apelmazada.
immunochemistry (inmunoquímica). f. Quimioinmunología; campo especial de la química que abarca los fenómenos inmunológicos.
immunocompetence (inmunocompetencia). f. Competencia inmunológica; la capacidad de producir una respuesta inmune normal.
immunocompetent (inmunocompetente). Que posee la capacidad de producir una respuesta inmune normal.
immunocompromised (inmunocomprometido). Denota un individuo cuyo mecanismo inmunológico es deficiente por un trastorno de inmunodeficiencia o por agentes inmunosupresivos.
immunoconglutinin (inmunoconglutinina). f. Inmunoglobulina (IgM) tipo autoanticuerpo formada en los animales o en el hombre contra su propio complemento después de la inyección de complejos que contienen complemento o bacterias sensibilizadas.
immunocyte (inmunocito). m. Leucocito capaz, activa o potencialmente, de producir anticuerpos.
immunocytochemistry (inmunocitoquímica). f. Estudio de los componentes celulares por métodos inmunológicos, como el empleo de anticuerpos fluorescentes.
immunodeficiency (inmunodeficiencia). f. Deficiencia inmunológica o de inmunidad; estado que resulta de un mecanismo inmunológico defectuoso.
cellular i. with abnormal immunoglobulin synthesis (i. celular con síntesis anormal de inmunoglobulinas).
combined i. (i. combinada). I. de linfocitos B y T.
common variable i. (i. común variable).
i. with hypoparathyroidism (i. con hipoparatiroidismo).
phagocytic dysfunction disorders i. (i. por trastornos de disfunción fagocítica).
secondary i. (i. secundaria).
severe combined i. (i. combinada grave).
immunodeficient (inmunodeficiente). Que carece de alguna función esencial del sistema inmune.
immunodepressant (immunodepresor). Immunosupresor.
immunodepressor (inmunodepresor). m. Agente inmunosupresivo.
immunodiagnosis (inmunodiagnóstico). m. Proceso de determinación de características inmunológicas especificadas de individuos o células, suero u otras muestras biológicas.
immunodiffusion (inmunodifusión). f. Técnica para estudiar las reacciones antígeno-anticuerpo observando los precipitados formados por combinación de antígenos y anticuerpos específicos que se han difundido en un gel donde habían sido colocados por separado.
double i. (i. doble).
radial i. (RID) (i. radial).
single i. (i. simple).
immunoelectrophoresis (inmunoelectroforesis). f. Prueba de precipitina en la que los componentes de un grupo de reactivos inmunológicos (generalmente una mezcla de antígenos) se separan primero por su movilidad electroforética en agar u otro medio.
crossed i. (i. cruzada). I. bimensional.
rocket i. (i. en cohete).
two-dimensional i. (i. bidimensional). I. cruzada.
immunoenhancement (inmunoestimulación). f. Estimulación inmunológica; en inmunología, el efecto potenciador de anticuerpos específicos en el establecimiento y el retardo del rechazo de un aloinjerto tumoral.
immunoenhancer (inmunoestimulador). m. Cualquier sustancia específica o inespecífica que incrementa el grado de la respuesta inmune.
immunoferritin (inmunoferritina). f. Conjugado anticuerpo-ferritina usado para identificar antígeno específico por microscopia electrónica.
immunofluorescence (inmunofluorescencia). f. Uso de anticuerpos marcados con fluoresceína para identificar material antigénico bacteriano, virósico, etc., específico para el anticuerpo marcado.
immunogen (inmunógeno). m. Antígeno.
behavioral i. (i. por conducta).
immunogenetics (inmunogenética). f. Rama de la genética que se ocupa de la herencia de las diferencias de antígenos o respuestas antigénicas.
immunogenic (inmunogénico). Antigénico.
immunogenicity (inmunogenicidad). f. Antigenicidad.
immunoglobulin (Ig) (inmunoglobulina (Ig)). f. Una de una clase de proteínas estructuralmente afines formada por dos pares de cadenas de polipéptidos: un par de cadenas livianas (L) y un par de cadenas pesadas (H), las cuatro unidas por puentes disulfuro.
anti-D i. (i. anti-D). I. Rh_0 (D).
chickenpox i. (i. de la varicela).
human normal i. (i. humana normal). Gammaglobulina humana.
measles i. (i. del sarampión). Globulina inmune del sarampión (humana).
monoclonal i. (i. monoclonal). Proteína monoclonal; proteína M..
pertussis i. (i. del pertussis). Globulina inmune del pertussis.
poliomyelitis i. (i. de la poliomielitis).
rabies i. (i. de la rabia). Globulina inmune de la rabia (humana).
Rh_0(D) i. (i. Rh_O (D)). Globulina inmune Rh_O (D).
tetanus i. (i. del tétanos). Globulina inmune del tétanos.
immunohematology (inmunohematología). f. División de la hematología que estudia las reacciones de inmunidad o antígeno-anticuerpo y los cambios que ellas provocan en la sangre.
immunohistochemistry (inmunohistoquímica). f. Demostración de la presencia de antígenos específicos en los tejidos mediante el uso de marcadores constituidos por colorantes fluorescentes o enzimas, en especial peroxidasa del rábano.

immunologist (inmunólogo). m. Persona que practica la ciencia de la inmunología.
immunology (inmunología). f. **1.** Ciencia que estudia los fenómenos de inmunidad, sensibilidad inducida y alergia. **2.** Estudio de la estructura y la función del sistema inmunológico.
immunopathology (inmunopatología). f. Estudio de enfermedades o estados resultantes de reacciones de inmunidad.
immunopotentiation (inmunopotenciación). f. Estimulación de la respuesta inmune incrementando la rapidez y el grado en que se desarrolla y prolongando su duración.
immunopotentiator (inmunopotenciador). m. Cualquiera de una amplia variedad de sustancias inespecíficas que, al ser inoculadas, estimulan una respuesta inmune generalizada.
immunoprecipitation (inmunoprecipitación). f. Precipitación inmune.
immunoreaction (inmunorreacción). f. Reacción inmunológica, especialmente in vitro, entre antígeno y anticuerpo.
immunoreactive (inmunorreactivo). Que denota o interviene en una inmunorreacción.
immunoselection (inmunoselección). f. **1.** Muerte o supervivencia selectiva de fetos de diferentes genotipos, que dependen de incompatibilidad inmunológica con la madre. **2.** Supervivencia de determinadas células, de acuerdo con la antigenicidad de la superficie.
immunosorbent (inmunosorbente). m. Anticuerpo o antígeno usado para remover antígeno o anticuerpo específico de solución o suspensión.
immunosuppressant (inmunosupresor). m. Inmunosupresivo; inmunodepresor; agente que induce inmunosupresión.
immunosuppression (inmunosupresión). f. Prevención o interferencia en el desarrollo de la respuesta inmunológica.
immunosuppressive (inmunosupresivo). **1.** Que denota o induce inmunosupresión. **2.** m. Inmunosupresor.
immunosympathectomy (inmunosimpatectomía). f. Inhibición del desarrollo de ganglios simpáticos inducida en animales recién nacidos por inyección de antisuero específico para la proteína, que aumenta selectivamente el crecimiento de las neuronas simpáticas.
immunotherapy (inmunoterapia). f. Originalmente, la administración terapéutica de suero o gammaglobulina que contenían anticuerpos preformados producidos por otro individuo; en la actualidad, la i. incluye la estimulación sistémica inespecífica, adyuvantes, i. activa específica y la i. adoptiva.
  adoptive i. (i. adoptiva).
immunotolerance (inmunotolerancia). f. Tolerancia inmunológica.
immunotransfusion (inmunotransfusión). f. Transfusión indirecta en la que el dador es previamente inmunizado con inyecciones de un antígeno preparado con microorganismos aislados del receptor.
imolamine (imolamina). f. 4-[2-(Dietilamino)etil]-5-imino-3-fenil-Δ^2-1,2,4-oxadiazolina; usada para aliviar angina pectoris.
IMP (IMP). Abrev. de inosina monofosfato.
IMP-aspartate ligase (IMP-aspartato ligasa). f. Adenilosuccinato sintetasa.
impact **1.** (impacto). m. Golpe fuerte de un cuerpo contra otro. **2.** (impactar). Unir estrechamente por presión hasta lograr la inmovilidad.
impacted (impactado). Que está unido por presión hasta quedar inmóvil.
impaction (impacción). f. Proceso o estado de quedar o hallarse impactado.
  dental i. (i. dental).
  fecal i. (i. fecal). Coprostasis.
  food i. (i. de alimento).
  mucus i. (i. mucosa).
impairment (deterioro). m. Debilitamiento, daño.
  mental i. (d. mental).
imparidigitate (imparidigitato). Perisodáctilo.
impedance (impedancia). f. **1.** Oposición total al flujo. **2.** Resistencia de un sistema acústico a ser puesto en movimiento.
imperception (impercepción). f. Incapacidad para formar un cuadro mental de un objeto combinando las sensaciones que surgen de él.
imperforate (imperforado). Atrésico.
imperforation (imperforación). f. Condición de atrésico, ocluido o cerrado; indicado en palabras compuestas por el prefijo *atreto-* o el sufijo *-atresia.*
impermeable (impermeable). Impenetrable; no permeable; que no permite el pasaje de sustancias (p. ej., líquidos, gases, calor) a través de una membrana u otra estructura.
impermeant (impermeante). Incapaz de atravesar una membrana semipermeable determinada.
impersistence (impersistencia). f. Existencia o aparición transitoria que dura poco tiempo.
  motor i. (i. motora). Incapacidad para mantener un movimiento.
impervious (impenetrable). Impermeable.
impetiginization (impetiginización). f. Presencia de impétigo en un área de dermatosis preexistente.
impetiginous (impetiginoso). Relativo a impétigo.
impetigo (impétigo). m. I. contagioso; i. vulgar; sarpullido costroso.
  Bockhart's i. (i. de Bockhart). I. folicular.
  i. bullosa (i. ampollar).
  bullous i. of newborn (i. ampollar del recién nacido).
  i. circinata (i. circinado).
  i. contagiosa (i. contagioso).
  i. eczematodes (i. eccematoide). Eccema pustuloso.
  follicular i. (i. folicular). I. de Bockhart.
  i. herpetiformis (i. herpetiforme).
  i. neonatorum (i. neonatal).
  i. vulgaris (i. vulgar).
impetus (ímpetu). m. Término psicoanalítico que denota el elemento motor de un instinto; cantidad de energía del individuo exigida por el impulso instintivo.
implant **1.** (implante). m. En ortopedia, aparato metálico o plástico para reconstruir articulaciones. **2.** (implante). m. En odontología, inserción colocada dentro o sobre el receso alveolar preparado para tal fin. **3.** (implante). En ortopedia, dispositivo metálico o plástico empleado en la reconstrucción articular. **4.** (implantar). Injertar o insertar.
  bag-gel i. (i. de bolsa-gel).
  carcinomatous i.'s (i. carcinomatosos).
  cochlear i. (i. coclear).
  endo-osseous i. (i. endoóseo).
  endometrial i.'s (i. endometriales).
  endosteal i. (i. endóstico).
  inflatable i. (i. inflable).
  intraocular i. (i. intraocular).
  magnetic i. (i. magnético).
  orbital i. (i. orbitario).
  penile i. (i. peniano).
  pin i. (i. a perno).
  post i. (i. en poste).
  submucosal i. (i. submucoso).
  subperiosteal i. (i. subperióstico).
  supraperiosteal i. (i. supraperióstico).
  triplant i. (i. triplante).
implantation (implantación). f. **1.** Fijación del óvulo fecundado (blastocisto) al endometrio y su inclusión o enclavamiento posterior en la capa compacta, producidos seis o siete días después de la fecundación del óvulo. **2.** Inserción de un diente natural en un alvéolo construido artificialmente. **3.** Injerto de tejido.
  central i. (i. central). I. circunferencial o superficial.
  circumferential i. (i. circunferencial). I. central.
  cortical i. (i. cortical).
  delayed i. (i. demorada).
  eccentric i. (i. excéntrica).
  interstitial i. (i. intersticial).
  nerve i. (i. nerviosa).
  pellet i. (i. de pellet).
  periosteal i. (i. perióstica).
  subcutaneous i. (i. subcutánea).
  superficial i. (i. superficial). I. central.
impletion (impleción). f. Término obsoleto que denota la falta normal de conciencia de la mancha ciega en el campo temporal de cada ojo, incluso con un ojo cerrado, debida a la mediación cortical.
implosion (implosión). f. **1.** Colapso repentino, como el de un vaso evacuado, con un estallido hacia adentro y no hacia afuera. **2.** Tipo de terapéutica de la conducta, similar a la inundación, durante la cual se expone masivamente al paciente a estímulos extremados que le despiertan ansiedad, pidiéndole que describa, y así vuelva a vivir en su imaginación, los hechos o situaciones que típicamente producen estas reacciones emocionales tan fuertes.

impotence, impotency (impotencia). f. **1.** Debilidad; falta de fuerzas. **2.** Específicamente, incapacidad del hombre para copular, o sea para lograr la erección del pene.
atonic i. (i. atónica). I. causada por parálisis de los nervios motores.
paretic i. (i. parética).
psychic i. (i. psíquica). I. causada por factores psicológicos.
symptomatic i. (i. sintomática).
impregnate (impregnar). **1.** Fecundar; hacer concebir. **2.** Difundir o permear con otra sustancia.
impregnation (impregnación). f. Proceso de difundir o permear con otra sustancia, como en la i. metálica de los componentes hísticos con nitrato de plata o plata amoniacal.
impressio, pl. **impressiones** (impressio, pl. impressiones). [[*impressio*, pl. *impressiones*, NA]. Impresión.
impression (impresión). f. **1.** [*impressio*, pl. *impressiones*, NA]. Marca debida al parecer a presión de una estructura o un órgano sobre otro. **2.** I. mental; efecto producido sobre la mente por algún objeto externo que actúa a través de los órganos de los sentidos. **3.** Semejanza en negativo, en especial la forma negativa de los dientes y/u otros tejidos de la cavidad oral, tomada con material plástico.
basilar i. (i. basilar).
cardiac i. of liver (i. cardíaca del hígado). [*impressio cardiaca hepatis*, NA].
cardiac i. of lung (i. cardíaca pulmonar). [*impressio cardiaca pulmonis*, NA].
colic i. (i. cólica). [*impressio colica*, NA].
complete denture i. (i. para prótesis total o completa).
i. for costoclavicular ligament (i. del ligamento costoclavicular). [*impressio ligamenti costoclavicularis*, NA]. I. romboidea.
deltoid i. (i. deltoidea). Tuberosidad deltoidea.
digitate i.'s (i. digitales). [*impressiones digitatae*, NA].
direct bone i. (i. ósea directa).
duodenal i. (i. duodenal). [*impressio duodenalis*, NA].
esophageal i. (i. esofágica). [*impressio esophagea*, NA].
final i. (i. final o definitiva).
gastric i. (i. gástrica). [*impressio gastrica*, NA].
mental i. (i. mental). .
partial denture i. (i. para prótesis parcial).
petrosal i. of the pallium (i. petrosa del palio). [*impressio petrosa pallii*].
preliminary i., primary i. (i. preliminar, primaria).
renal i. (i. renal). [*impressio renalis*, NA].
rhomboid i. (i. romboidea). I. del ligamento costoclavicular.
sectional i. (i. seccional). I. tomada por partes.
suprarenal i. (i. suprarrenal). [*impressio suprarenalis*, NA].
trigeminal i. (i. trigémina). [*impressio trigeminales*, NA].
imprint (impronta). f. En catarata congénita, una opacidad superficial separada de una opacidad profunda por un intervalo claro.
imprinting (imprimación). f. Tipo de aprendizaje caracterizado por existir en las primeras horas de vida, que determina el comportamiento de reconocimiento de la especie.
impulse (impulso). **1.** m. Fuerza repentina que empuja o impele. **2.** Determinación súbita, a menudo irracional, de hacer alguna cosa. **3.** Potencial de acción de una fibra nerviosa.
cardiac i. (i. cardíaco).
ectopic i. (i. ectópico).
escape i. (i. de escape).
irresistible i. (i. irresistible).
morbid i. (i. morboso).
impulsion (impulsión). f. Necesidad anormal de realizar una determinada actividad, a menudo desagradable.
impulsive (impulsivo). Relativo a un impulso o movido por éste, y no controlado por la razón.
imus (imus). El más bajo; la inferior o caudal de varias estructuras similares.
IMV (IMV). Abrev. en inglés de ventilación mandatoria intermitente (intermittent mandatory ventilation).
IMViC (IMViC). Acrónimo de *i*ndol production, *m*ethyl red, *V*oges-Proskauer reaction, and ability to use *c*itrate as a sole source of carbon, (producción de indol, rojo de metilo, reacción de Voges-Proskauer y capacidad para emplear citrato como única fuente de carbono) (la *i* se inserta por eufonía).
In (In). Símbolo de indio.
in d. (in d.). Abrev. del lat. *in dies*, diariamente.
in extremis (in extremis). Moribundo.
in situ (in situ). En posición, sin extenderse más allá del foco o nivel inicial.
in utero (in utero). Dentro del útero; nonato.
in vacuo (in vacuo). Al vacío, bajo presión reducida.
in vitro (in vitro). En un medio artificial, refiriéndose a un proceso o una reacción ocurridos en él.
in vivo (in vivo). En un cuerpo viviente, refiriéndose a un proceso o una reacción producidos en él.
in- (in-). **1.** Prefijo que significa no, inversión, remoción, liberación, privación, etc. **2.** Prefijo que significa dentro. **3.** Prefijo que denota una acción intensiva. Se escribe im- antes de b y p.
inaction (inacción). f. Inactividad; reposo; falta de respuesta a un estímulo.
inactivate (inactivar). Destruir la actividad o los efectos de un agente o una sustancia.
inactivation (inactivación). f. Proceso de destruir o remover la actividad o los efectos de un agente o una sustancia.
inanimate (inanimado). Sin vida.
inanition (inanición). f. Gran debilidad y agotamiento por falta de alimento, defecto de asimilación o enfermedad neoplásica.
inapparent (inaparente). No aparente; latente; por debajo del umbral de reconocimiento clínico.
inappetence (inapetencia). f. Falta de deseo, necesidad, anhelo, etc.
inarticulate (inarticulado). **1.** No articulado; de habla ininteligible. **2.** Incapaz de expresarse satisfactoriamente con palabras.
inassimilable (inasimilable). No asimilable; que no puede utilizarse para la nutrición del organismo.
inattention (inatención). f. Falta de atención; descuido, negligencia.
selective i. (i. selectiva).
sensory i. (i. sensitiva).
visual i. (i. visual).
inborn (ingénito). Innato; heredado; implantado durante el desarrollo in utero.
inbred (endocriado). Se aplica a las poblaciones (grupos, líneas genéticas, etc.) derivadas de un pequeño grupo de antecesores.
inbreeding (endocría). f. Apareamiento entre organismos con una relación genética más estrecha que los organismos seleccionados al azar dentro de la población.
incarcerated (encarcelado). Aprisionado; confinado; atrapado.
incarnant (encarnante). Que promueve o acelera la granulación de una herida.
incarnative (encarnativo). Encarnante.
incendiarism (incendiarismo) m. Piromanía.
incentive (incentivo). m. En psicología experimental, objetivo o meta de un comportamiento motivado.
incertae sedis (incertae sedis). De filiación incierta o dudosa o posición dudosa; se dice de los organismos en clasificaciones taxonómicas.
incest (incesto). m. **1.** Relación sexual entre personas de parentesco consanguíneo, padres e hijos o hermanos. **2.** Delito de mantener relaciones sexuales entre personas de la misma sangre, para las que esta cohabitación está prohibida por la ley.
incestuous (incestuoso). **1.** Perteneciente al incesto. **2.** Culpable de incesto.
incidence (incidencia). f. **1.** Número de nuevos casos de una enfermedad en una población durante un tiempo determinado. **2.** En óptica, la caída de un rayo de luz sobre una superficie.
incident (incidente). Que va hacia adelante; que toca o pega, como los rayos i.
incisal (incisal). Cortante; relativo a los bordes cortantes de los incisivos y caninos.
incise (incidir). Cortar con un cuchillo.
incision (incisión). f. Corte; herida quirúrgica; división con un cuchillo de las partes blandas.
Agnew-Verhoeff i. (i. de Agnew-Verhoeff).
bucket-handle i. (i. en asa de cubo). I. subcostal bilateral abdominal.
celiotomy i. (i. para celiotomía). I. a través de la pared abdominal.
chevron i. (i. en cabrio)
Deaver's i. (i. de Deaver).
Dührssen's i.'s (i. de Dührssen).

H I J

endaural i. (i. endaural).
Fergusson's i. (i. de Fergusson). I. usada en maxilectomía.
flank i. (i. del flanco).
Kocher's i. (i. de Kocher). I. paralela al margen costal derecho.
McBurney's i. (i. de McBurney).
paramedian i. (i. paramediana). I. lateral a la línea media.
Pfannenstiel's i. (i. de Pfannenstiel).

incisive (incisivo). **1.** Cortante; que tiene la facultad de cortar. **2.** Relativo a los dientes i.

incisor (incisivo). m. Uno de los dientes cortantes, cuatro en cada maxilar en el ápice del arco dentario.
central i. (i. central).
lateral i. (i. lateral). Segundo i.
scalpriform i.'s (i. escalpriformes). I. cortantes de un roedor.
second i. (i. segundo). I. lateral.

incisura, pl. **incisurae** (incisura, pl. incisurae). [*incisura*, pl. *incisurae*, NA]. Incisura; emarginación, escotadura, indentación en el borde de cualquier estructura.

incisure (incisura). f. [*incisura*, pl. *incisurae*, NA]. Escotadura, emarginación, indentación en el borde de cualquier estructura.
Lantermans i.'s (i. de Lanterman). I. de Schmidt-Lanterman.
Rivinus' i. (i. de Rivinus). I. timpánica.
Santorini's i.'s (i. de Santorini). I. del cartílago del conducto auditivo externo.
Schmidt-Lanterman i.'s (i. de Schmidt-Lanterman). I. de Lanterman; hendiduras de Schmidt-Lanterman.
tympanic i. (i. timpánica). [*incisura tympanica*, NA].

inclinatio, pl. **inclinationes** (inclinatio, pl. inclinationes). Inclinación.

inclination (inclinación). f. **1.** Pendiente, cuesta o vertiente. **2.** En odontología, desviación del eje mayor de un diente con respecto a la perpendicular.
condylar guidance i. (i. de guía condílea).
enamel rod i. (i. de los prismas del esmalte).
lateral condylar i. (i. condílea lateral).
i. of pelvis (i. de la pelvis). [*inclinatio pelvis*, NA].

inclinometer (inclinómetro). m. Instrumento obsoleto para determinar la dirección de los ejes oculares en astigmatismo.

inclusion (inclusión). f. **1.** Cualquier sustancia extraña o heterogénea contenida en una célula o en cualquier tejido u órgano, no introducida como resultado de un traumatismo. **2.** Proceso por el cual una estructura extraña o heterogénea se desplaza a otro tejido.
cell i.'s (i. celulares).
Döhle i.'s (i. de Döhle). Cuerpos de Döhle.
fetal i. (i. fetal).
leukocyte i.'s (i. leucocíticas). Cuerpos de Döhle.

incoercible (incoercible). Imposible de controlar, de retener o de detener.

incoherent (incoherente). No coherente; desunido, confuso.

incompatibility (incompatibilidad). f. Cualidad de incompatible.
physiologic i. (i. fisiológica).
therapeutic i. (i. terapéutica). I. fisiológica.

incompatible (incompatible). **1.** De composición inapropiada para combinarse o mezclarse con otro agente o sustancia sin provocar una reacción indeseable. **2.** Denota personas que no pueden tener contactos o relaciones sin dar lugar a ansiedades o conflictos.

incompetence, incompetency (incompetencia). f. Insuficiencia; cualidad de incompetente o incapaz de realizar su función específica, especialmente válvulas cardíacas o venosas incapaces de cerrarse por completo.

incompetence,incompetency (incompetencia). f. En psiquiatría, incapacidad mental de distinguir entre el bien y el mal o de ocuparse de sus propios asuntos.
aortic i. (i. aórtica).
cardiac i. (i. cardíaca).
mitral i. (i. mitral).
muscular i. (i. muscular).
pulmonary i., pulmonic i. (i. pulmonar).
pyloric i. (i. pilórica).
relative i. (i. relativa).
tricuspid i. (i. tricuspídea).
valvular i. (i. valvular).

inconstant (inconstante). **1.** Variable; irregular. **2.** En anatomía denota una estructura (arteria, nervio, etc.) que puede o no estar presente.

incontinence (incontinencia). f. **1.** Incapacidad de evitar la descarga de cualquier excreción, especialmente orina o heces. **2.** Falta de control de los apetitos, especialmente el sexual.
i. of milk (i. láctea). Galactorrea.
overflow i. (i. por rebosamiento). I. paradójica.
paradoxical i. (i. paradójica).
passive i. (i. pasiva).
i. of pigment (i. pigmentaria).
reflex i. (i. refleja).
urge i., urgency i. (i. de urgencia).
urinary exertional i. (i. urinaria por esfuerzo). I. urinaria por estrés.
urinary stress i. (i. urinaria por estrés). I. urinaria por esfuerzo.

incontinent (incontinente). Denota incontinencia.

incontinentia (incontinentia). f. Incontinencia.
i. pigmenti (i. pigmenti). Enfermedad o síndrome de Bloch-Sulzberger.
i. pigmenti achromiens (incontinencia pigmentaria acrómica).

incoordination (incoordinación). f. Ataxia.

incorporation (incorporación). f. Identificación.

increase (aumento). m. Cualquier incremento o crecimiento cuantitativo.
absolute cell i. (a. celular absoluto).

increment (incremento). m. Cambio del valor de una variable, generalmente un aumento.

incretion (increción). f. **1.** Actividad funcional de una glándula endocrina. **2.** Término poco usado para el producto de la actividad de una glándula endocrina.

incrustation (encostradura). f. **1.** Formación de una costra o escara. **2.** Cobertura de algún material adventicio o exudado; escara.

incubation (incubación). f. **1.** Acción de mantener condiciones ambientales controladas a fin de favorecer el crecimiento o desarrollo de cultivos microbianos o hísticos. **2.** Mantenimiento de un ambiente artificial para un recién nacido, por lo general prematuro o hipóxico, asegurándole temperatura y humedad apropiadas y generalmente el oxígeno necesario. **3.** Desarrollo sin signos ni síntomas de una infección, desde que penetra en el organismo hasta que aparecen sus primeros signos o síntomas.

incubator (incubadora). f. **1.** Recipiente en el que pueden mantenerse condiciones ambientales controladas, usado para cultivar microorganismos. **2.** Aparato para mantener a un recién nacido, generalmente prematuro, en un ambiente de oxigenación, humedad y temperatura apropiadas.

incubus (íncubo). m. **1.** Súcubo. **2.** Pesadilla.

incudal (incúdeo). Relativo al yunque.

incudectomy (incudectomía). f. Extirpación del yunque.

incudiform (incudiforme). En forma de yunque.

incudomalleal (incudomaleolar). Relativo al yunque y al martillo; denota la articulación entre estos dos huesecillos del oído medio.

incudostapedial (incudoestapedio). Relativo al yunque y al estribo; denota la articulación entre estos dos huesecillos del oído medio.

incurable (incurable). Relativo a una enfermedad o proceso mórbido que no responde a los tratamientos médicos o quirúrgicos.

incurvation (incurvación). f. Curvatura o doblez hacia adentro.

incus, gen. **incudis**, pl. **incudes** **1.** (incus, gen. incudis, pl. incudes). [*incus*, NA]. Yunque. **2.** (yunque). [*incus*, NA]. m. El intermedio de los tres huesecillos del oído medio.

incycloduction (incicloducción). f. Rotación del polo superior de la córnea hacia adentro.

incyclophoria (incicloforia). f. Tendencia a la rotación hacia adentro del polo superior de la córnea, que se evita por fusión.

indanediones (indanodionas). f. pl. Clase de anticoagulantes oralmente efectivos de acción indirecta, de los que es representativa la fenindiona.

indapamide (indapamida). f. Diurético del asa usado para el tratamiento del edema asociado con insuficiencia cardíaca congestiva, cirrosis hepática y enfermedad renal.

indeciduate (indeciduado). Relativo a los mamíferos (Indecidua) que no se desprenden de ningún tejido uterino materno cuando expulsan la placenta en el parto (caballo, cerdo).

indenization (indenización). f. Inidiación.

indentation (indentación). f. **1.** Acción de marcar con muescas o fosas. **2.** Escotadura o muesca. **3.** Presencia de escotaduras o muescas.

index (índice). m. **1.** Núcleo o molde usado para registrar o mantener la posición relativa de uno o más dientes entre sí y/o con respecto a un modelo. **2.** Guía usada para reposicionar dientes, modelos o partes.

index, gen. **indicis**, pl. **indices, indexes** (índice). **1.** Guía, estándar, símbolo, etc. que denotan la relación de tamaño, capacidad o función entre una parte o cosa y otra. **2.** m. [*index*, NA]. Segundo dedo contando al pulgar como primero.

absorbancy i. (í. de absorbancia). Coeficiente de absorción específica.
alveolar i. (í. alveolar). **1.** Í. gnático. **2.** Í. basilar.
anesthetic i. (í. anestésico).
antitryptic i. (í. antitríptico).
Arneth i. (í. de Arneth).
auricular i. (í. auricular).
Ayala's i. (í. de Ayala). Cociente de Ayala; cociente espinal.
basilar i. (í. basilar).
Bödecker i. (í. de Bödecker).
body mass i. (í. de masa corporal).
buffer i. (í. buffer). Valor buffer.
cardiac i. (í. cardíaco).
cardiothoracic i. (í. cardiotorácico).
centromeric i. (í. centromérico).
cephalic i. (í. cefálico).
cephalo-orbital i. (í. cefaloorbitario).
cephalorrhachidian i. (í. cefalorraquídeo). Í. cerebrospinal.
cerebral i. (í. cerebral).
cerebrospinal i. (í. cerebrospinal).
chemotherapeutic i. (í. quimioterapéutico).
chest i. (í. torácico).
color i. (í. de color). Cociente sanguíneo.
cranial i. (í. craneal).
Dean's fluorosis i. (í. de fluorosis de Dean).
def caries i., DEF caries i. (í. def o DEF de caries).
degenerative i. (í. degenerativo).
dental i. (í. dental). Í. dental de Flower.
df caries i., DF caries i. (í. df o DF de caries).
dmf caries i., DMF caries i. (í. dmf o DMF de caries).
dmfs caries i., DMFS caries i. (í. dmfs o DMFS de caries).
effective temperature i. (í. de temperatura efectiva).
empathic i. (í. empático).
endemic i. (í. endémico).
erythrocyte indices (í. eritrocíticos).
facial i. (í. facial).
Flower's dental i. (í. dental de Flower). Í. dental.
free thyroxine i. (FTI) (í. de tiroxina libre).
gnathic i. (í. gnático).
height-length i. (í. altura-largo). Í. vertical.
icteric i. (í. ictérico).
icterus i. (í. de icterus).
iron i. (í. de hierro).
karyopyknotic i. (í. cariopicnótico).
length-breadth i. (í. largo-ancho). Í. cefálico.
length-height i. (í. largo-altura). Í. vertical.
leukopenic i. (í. leucopénico).
maturation i. (í. de maduración).
metacarpal i. (í. metacarpiano).
mitotic i. (í. mitótico).
molar absorbancy i. (í. de absorbancia molar).
nasal i. (í. nasal).
nucleoplasmic i. (í. nucleoplasmático).
obesity i. (í. de obesidad).
opsonic i. (í. opsónico).
orbital i. (í. orbitario).
orbitonasal i. (í. orbitonasal).
palatal i., palatine i. (í. palatino). Í. palatomaxilar.
palatomaxillary i. (í. palatomaxilar). Í. palatino.
pelvic i. (í. pélvico).
phagocytic i. (í. fagocítico).
PMA i. (í. PMA).
ponderal i. (í. ponderal).
pressure-volume i. (í. de presión-volumen).
refractive i. (n) (í. de refracción).
Robinson i. (í. de Robinson).
Röhrer's i. (í. de Röhrer).
root caries i. (í. de caries en raíces).
sacral i. (í. sacro).
saturation i. (í. de saturación).
Schilling's i. (í. de Schilling). Recuento sanguíneo de Schilling.
shock i. (í. de shock).
small increment sensitivity i. (í. de pequeños incrementos de sensibilidad).
splenic i. (í. esplénico).
staphylo-opsonic i. (í. estafiloopsónico).
stroke work i. (í. de trabajo sistólico).
therapeutic i. (í. terapéutico).
thoracic i. (í. torácico).
tibiofemoral i. (í. tibiofemoral).
transversovertical i. (í. transversovertical). Í. vertical.
tuberculo-opsonic i. (í. tuberculoopsónico).
uricolytic i. (í. uricolítico).
vertical i. (í. vertical). Í. altura-largo o largo-altura.
vital i. (í. vital).
volume i. (í. de volumen).
zygomaticoauricular i. (í. cigomaticoauricular).

indican (indicano). m. **1.** I. vegetal; indoxil β-D-glucósido de especies de *Indigofera*, fuente de añil o índigo. **2.** I. metabólico; uroxantina; sustancia que se encuentra en forma de sales en el sudor, y en cantidad variable en la orina.
metabolic i. (i. metabólico).
plant i. (i. vegetal).

indicanidrosis (indicanidrosis). f. Excreción de indicano en el sudor.

indicant (indicante). **1.** Que señala o indica. **2.** Indicación, especialmente un síntoma que indica cuál es el tratamiento más apropiado.

indicanuria (indicanuria). f. Mayor excreción urinaria de indicano, derivado de indol formado principalmente en el intestino cuando hay putrefacción de proteínas.

indication (indicación). f. Sugerencia o insinuación acerca del tratamiento apropiado de una enfermedad.

indicator (indicador). m. En análisis químico, una sustancia que cambia de color dentro de límites definidos de pH o potencial de oxidación, o que hace visible de algún modo la finalización de una reacción química.
alizarin i. (i. de alizarina).
oxidation-reduction i. (i. de oxidación-reducción). I. redox.
redox i. (i. redox). I. de oxidación-reducción.

indigenous (indígena). m. y f. Nativo: natural del país donde se lo encuentra.

indigestion (indigestión). f. Falta de digestión apropiada y absorción normal de alimentos en el tracto alimentario, junto con sus consecuencias.
acid i. (i. ácida).
fat i. (i. grasa). Esteatorrea.
gastric i. (i. gástrica). Dispepsia.
nervous i. (i. nerviosa). I. causada por trastornos emocionales.

indigo (índigo). m. Azul í. o añil; colorante azul obtenido de *Indigofera tinctoria* y otras especies de *Indigofera* (familia Leguminosae).

indigo blue (índigo azul). Índigo.

indigo carmine (índigo carmín). Indigotinsulfonato de sodio.

indigotin (indigotina). f. Índigo.

indigouria, indiguria (indigouria, indiguria). f. Excreción de índigo en la orina.

indisposition (indisposición). f. Enfermedad leve; malestar.

indium (indio). m. Elemento metálico, símbolo In, Nº at. 49, P. at. 114,82.
i. chloride, i. trichloride (cloruro, tricloruro de i.).

individuation (individuación). f. **1.** Desarrollo de lo individual desde lo específico. **2.** En la psicología jungiana, el proceso por el cual la propia personalidad se diferencia, desarrolla y expresa.

indocyanine green (verde de indocianina).

indocybin (indocibina). f. Psilocibina.

indolaceturia (indolaceturia). f. Excreción de una cantidad apreciable de ácido indolacético en la orina.

indolamine (indolamina). f. Término general que indica un indol o derivado de éste que contiene un grupo amino primario, secundario o terciario (serotonina).

indole (indol). m. Cetol; 2,3-benzopirrol; es la base de muchas sustancias biológicamente activas (serotonina, triptófano).

indolent (indolente). Inactivo; lento, perezoso; indoloro o casi.

indolic acids (ácidos indólicos).
indologenous (indológeno). Que determina o causa la producción de indol.
indoluria (indoluria). f. Excreción de indol en la orina; en general se trata de ácidos indólicos e indoxil, pues el indol rara vez aparece en la orina.
indolyl (indolil). m. Radical de indol.
indomethacin (indometacina). f. Agente no esteroide analgésico, antipirético y antiinflamatorio usado en el tratamiento de artritis reumatoidea y de osteoartritis, espondilitis anquilosante y gota.
indophenol oxidase (indofenol oxidasa). Citocromo *c* oxidasa.
indophenolase (indofenolasa). f. Citocromo *c* oxidasa.
indoprofen (indoprofeno). m. Agente antiinflamatorio no esteroideo con propiedades analgésicas y antipiréticas.
indoxyl (indoxilo). m. Radical del 3-hidroxiindol; producto de degradación bacteriana intestinal de ácido indolacético.
indoxyluria (indoxiluria). f. Excreción de indoxilo, especialmente indoxil sulfato, en la orina.
induce (inducir). Causar o provocar.
inducer (inductora). f. Una molécula, generalmente un sustrato de la vía de una enzima específica, que se combina con un represor activo (producido por un gen regulador) para desactivar al represor.
inductance (inductancia). f. Coeficiente de inducción electromagnética. La unidad de inductancia es el henrio.
induction (inducción). f. **1.** Producción o causación. **2.** Producción de una corriente eléctrica o un imán en un cuerpo por electricidad, o de magnetismo en otro cuerpo próximo a él. **3.** Período que va desde el comienzo de la anestesia hasta el establecimiento de una profundidad de ésta suficiente para la operación. **4.** En embriología, influencia ejercida por un organizador o evocador sobre la diferenciación de células adyacentes. **5.** En microbiología, cambio de probacteriófago a bacteriófago vegetativo, que puede producirse espontáneamente o después de la estimulación por ciertos agentes físicos y químicos. **6.** En enzimología, el proceso de aumentar la cantidad o actividad de una enzima. **7.** Una de las fases del proceso de hipnosis.
electromagnetic i. (i. electromagnética).
lysogenic i. (i. lisogénica).
spinal i. (i. espinal).
inductor (inductor). m. **1.** Agente que produce inducción. **2.** Evocador; organizador.
inductorium (inductor). m. Instrumento usado antes, especialmente en experimentos fisiológicos, para generar corrientes de electricidad inducida como medio de estimular nervios o músculos.
inductotherm (inductotermo). m. Aparato para producir fiebre artificial por inducción eléctrica.
inductothermy (inductotermia). f. Producción de fiebre artificial por medio de inducción electromagnética.
indulin (indulina). f. Colorante azul de quinonaimina relacionado con la nigrosina.
indulinophil, indulinophile (indulinófilo). Que se tiñe fácilmente con colorantes de indulina.
indurated (indurado). Endurecido; se usa generalmente con referencia a tejidos blandos que se hacen muy firmes, pero no tan duros como el hueso.
induration (induración). f. **1.** Proceso de hacerse muy firme o duro, o existencia de estos rasgos físicos. **2.** Esclerosis; foco o región de tejido indurado.
brown i. of the lung (i. marrón del pulmón).
cyanotic i. (i. cianótica).
Froriep's i. (i. de Froriep). Miositis fibrosa.
gray i. (i. gris).
pigment i. of the lung (i. pigmentaria del pulmón).
plastic i. (i. plástica). Esclerosis del cuerpo cavernoso del pene.
red i. (i. roja).
indurative (indurativo). Perteneciente a induración, que es su causa o se caracteriza por ella.
indusium, pl. **indusia** (indusium, pl. indusia). **1.** Capa o cobertura membranosa. **2.** El amnios.
i. griseum (i. griseum). [*indusium griseum*, NA]. Circunvolución supracallosa.
inebriant (inebriativo). **1.** Que emborracha o intoxica. **2.** Intoxicante.
inebriation (inebriación). f. Intoxicación, especialmente por el alcohol.
inebriety (ebriedad). f. Intoxicación alcohólica.
inert (inerte). **1.** De acción lenta; perezoso; inactivo. **2.** Desprovisto de propiedades químicas activas, como los gases i. **3.** Denota una droga que no tiene acción farmacológica ni terapéutica.
inertia (inercia). f. **1.** Estado de un cuerpo físico en el que éste "se resiste" a cualquier fuerza que tienda a moverlo de una posición de reposo o a cambiar su movimiento uniforme. **2.** Denota inactividad o falta de fuerza; falta de vigor mental o físico; pereza de pensamiento o acción.
magnetic i. (i. magnética). Histéresis.
psychic i. (i. psíquica).
uterine i. (i. uterina).
infancy (infancia).
infant (lactante). Niño menor de un año; más específicamente, recién nacido.
i. Hercules (l. hercúleo o Hércules).
liveborn i. (l. nacido vivo).
post-term i. (l. postérmino).
preterm i. (l. pretérmino).
stillborn i. (l. nacido muerto). Mortinato.
term i. (l. de término).
infanticide **1.** (infanticidio). m. Acción de dar muerte a un niño. **2.** (infanticida). Persona que da muerte a un niño.
infantile (infantil). Relativo a lactantes o niños pequeños, o característico de ellos.
infantilism (infantilismo). m. **1.** Enanismo infantil; estado caracterizado por un desarrollo muy lento de la mente y el cuerpo. **2.** Puerilidad, niñería, como un ataque de mal genio en un adolescente o adulto.
Brissauds i. (i. de Brissaud). Cretinismo.
dysthyroidal i. (i. distiroideo). Cretinismo.
hepatic i. (i. hepático). Forma de i. asociada con cirrosis hepática.
hypothyroid i. (i. hipotiroideo). Cretinismo.
idiopathic i. (i. idiopático). Enfermedad de Lorain.
Lorain-Lévi i. (i. de Lorain-Lévi). Enanismo hipofisario.
myxedematous i. (i. mixedematoso). Cretinismo.
pancreatic i. (i. pancreático).
pituitary i. (i. hipofisario). Enanismo hipofisario.
proportionate i. (i. proporcionado). I. idiopático.
renal i. (i. renal). Raquitismo renal.
sexual i. (i. sexual).
static i. (i. estático).
tubal i. (i. tubario).
universal i. (i. universal). I. idiopático.
infarct (infarto). m. **1.** Área de necrosis
causada por insuficiencia repentina de irrigación sanguínea arterial o venosa. **2.** Área de necrosis causada por insuficiencia repentina de irrigación sanguínea arterial o venosa.
anemic i. (i. anémico). I. blanco; i. pálido.
bland i. (i. blando). I. no infectado.
bone i. (i. óseo).
Brewer's i.'s (i. de Brewer).
embolic i. (i. embólico). I. causado por un émbolo.
hemorrhagic i. (i. hemorrágico). I. rojo; gangrena hemorrágica.
pale i. (i. pálido). I. anémico.
red i. (i. rojo). I. hemorrágico.
septic i. (i. séptico).
thrombotic i. (i. trombótico). I. causado por un trombo.
uric acid i. (i. por ácido úrico).
white i. (i. blanco).
Zahn's i. (i. de Zahn).
infarction (infarto). m. Insuficiencia repentina de irrigación sanguínea arterial o venosa debida a émbolos, trombos, torsión vascular o presión, que produce un área macroscópica de necrosis.
anterior myocardial i. (i. anterior del miocardio).
anteroinferior myocardial i. (i. anteroinferior del miocardio).
anterolateral myocardial i. (i. anterolateral del miocardio).
anteroseptal myocardial i. (i. anteroseptal del miocardio).
cardiac i. (i. cardíaco). I. del miocardio.
diaphragmatic myocardial i. (i. diafragmático del miocardio).
inferior myocardial i. (i. inferior del miocardio).
inferolateral myocardial i. (i. inferolateral del miocardio).
lateral myocardial i. (i. lateral del miocardio).
myocardial i. (i. de miocardio).

myocardial i. in H-form (i. de miocardio en forma de H).
nontransmural myocardial i. (i. no transmural del miocardio).
posterior myocardial i. (i. posterior del miocardio).
silent myocardial i. (i. silencioso del miocardio).
subendocardial myocardial i. (i. subendocárdico del miocardio).
through-and-through myocardial i. (i. a través del miocardio).
transmural myocardial i. (i. transmural del miocardio).
watershed i. (i. en vertiente).

infect (infectar). **1.** Entrar, invadir o habitar otro organismo, causando infección o contaminación. **2.** Habitar internamente, endoparasíticamente.

infection (infección). f. Endoparasitismo; multiplicación de organismos parasíticos dentro del cuerpo.
agonal i. (i. agónica). I. terminal.
apical i. (i. apical).
cross i. (i. cruzada).
cryptogenic i. (i. criptogénica).
droplet i. (i. por gotitas).
endogenous i. (i. endógena).
focal i. (i. focal).
latent i. (i. latente).
mass i. (i. masiva).
mixed i. (i. mixta).
pyogenic i. (i. piógena).
scalp i. (i. del cuero cabelludo).
secondary i. (i. secundaria).
terminal i. (i. terminal). I. agónica.
Vincent's i. (i. de Vincent). Gingivitis ulcerosa necrosante.
zoonotic i. (i. zoonótica).

infection-immunity (infección- inmunidad). .

infectiosity (infecciosidad). Infectividad.

infectious (infeccioso). **1.** Capaz de ser transmitido por infección, con contacto real o sin éste. **2.** Que produce una infección o se relaciona con ella. **3.** Denota una enfermedad debida a la acción de un microorganismo.

infectiousness, infectiosity (infecciosidad). f. Infectividad; estado o propiedad de ser infeccioso.

infective (infectivo). Infeccioso; que produce infección o tiene relación con ella.

infectivity (infectividad). f. Infecciosidad.

infecundity (infecundidad). f. Esterilidad femenina.

inferior (inferior). **1.** Situado debajo o dirigido hacia abajo. **2.** [*inferior*, NA] En anatomía humana, situado más cerca de las plantas de los pies en relación con un punto específico de referencia. **3.** Menos útil o de menor calidad.

inferiority (inferioridad). f. Estado o condición de ser o sentirse inadecuado, insuficiente o inferior, especialmente con respecto a otros de situación similar o análoga.

infertility (infertilidad). f. Esterilidad relativa; fertilidad disminuida o ausente.

infest (infestar). Ocupar un sitio y alojarse ectoparasíticamente sobre la superficie externa, en lugar de vivir dentro de un huésped, como en la infección.

infestation (infestación). f. Ectoparasitismo; acción y efecto de infestar.

infiltrate **1.** (infiltrado). m. Infiltración. **2.** (infiltrar). Realizar una infiltración.
Assmann's tuberculous i. (i. tuberculoso de Assmann).
infraclavicular i. (i. infraclavicular). I. tuberculoso de Assmann.

infiltration (infiltración). f. **1.** Acción de pasar o penetrar a una sustancia, célula o tejido. **2.** El gas, líquido o materia disuelta que ha entrado en cualquier sustancia, célula o tejido. **3.** Inyección de una solución en los tejidos, como la anestesia por i. **4.** Extravasación de soluciones para inyección extravascular.
adipose i. (i. adiposa).
calcareous i. (i. calcárea). Calcificación.
cellular i. (i. celular).
epituberculous i. (i. epituberculosa).
fatty i. (i. grasa).
gelatinous i. (i. gelatinosa). I. gris.
gray i. (i. gris). I. gelatinosa.
lipomatous i. (i. lipomatosa). Hipertrofia lipomatosa.
paraneural i. (i. paraneural). I. alrededor de un nervio.
perineural i. (i. perineural). I. alrededor de un nervio.

infinity (infinito). m.

infirm (enfermizo). Débil o debilitado por la vejez o la enfermedad; achacoso.

infirmary (enfermería). f. Pequeño hospital, especialmente en una escuela o colegio.

infirmity (enfermedad). Estado anormal, más o menos discapacitante, de la mente o el cuerpo.

inflammable (inflamable).

inflammation (inflamación). f. Proceso patológico fundamental que consiste en un complejo dinámico de reacciones citológicas e histológicas que se producen en los vasos sanguíneos afectados y tejidos adyacentes a una estimulación anormal causada por agentes físicos, químicos o biológicos.
acute i. (i. aguda).
adhesive i. (i. adhesiva).
allergic i. (i. alérgica).
alterative i. (i. alterante). I. degenerativa.
atrophic i. (i. atrófica). I. fibroide.
catarrhal i. (i. catarral).
chronic i. (i. crónica).
croupous i. (i. cruposa).
degenerative i. (i. degenerativa). I. alterante.
exudative i. (i. exudativa).
fibrinopurulent i. (i. fibrinopurulenta).
fibrinous i. (i. fibrinosa).
fibroid i. (i. fibroide). I. atrófica.
granulomatous i. (i. granulomatosa).
hyperplastic i. (i. hiperplásica). I. proliferativa.
immune i. (i. inmune).
interstitial i. (i. intersticial).
necrotic i., necrotizing i. (i. necrótica, necrosante).
productive i. (i. productiva).
proliferative i. (i. proliferativa). I. hiperplásica.
pseudomembranous i. (i. seudomembranosa).
purulent i. (i. purulenta). I. supurativa.
sclerosing i. (i. esclerosante).
serofibrinous i. (i. serofibrinosa).
serous i. (i. serosa).
subacute i. (i. subaguda).
suppurative i. (i. supurativa). I. purulenta.

inflammatory (inflamatorio). Perteneciente a una inflamación, caracterizado por ella, resultante o afectado por ella.

inflation (inflación). f. Vesiculación; distensión por un líquido o gas.

inflator (inflador). m. Instrumento para inyectar aire.

inflection, inflexion (inflexión). f. **1.** Doblez hacia adentro. **2.** Término obsoleto que significa difracción.

influenza f. **1.** (gripe). Enfermedad respiratoria infecciosa aguda causada por ortomixovirus, que una vez inhalados atacan las células epiteliales respiratorias de personas susceptibles y producen inflamación catarral. **2.** (influenza). Gripe.
Asian i. (g. asiática).
avian i. (g. de las aves). Peste de las aves.
endemic i. (g. endémica). G. nostras.
equine i. (g. equina).
Hong Kong i. (g. de Hong Kong).
i. nostras (g. nostras). G. endémica.
Spanish i. (g. española).
swine i. (g. porcina).

influenzal (influenzal). Relativo a la influenza, caracterizado por ella o resultante de ésta.

infold (envolver). Encerrar dentro de un pliegue o repliegue, como al "envolver" una úlcera estomacal, con las paredes a ambos lados de la lesión juntadas y suturadas.

informed consent (consentimiento informado). Forma de consentimiento, usualmente escrito, por parte de un paciente o su representante legal para ser sometido a un manejo médico o quirúrgico sugerido por un médico o cirujano.

informosomes (informosomas). m. pl. Nombre sugerido para los cuerpos formados por RNA mensajero (informacional) y proteína, que se encuentran en el citoplasma de las células animales.

infra- (infra-). Prefijo que indica una posición por debajo de la parte indicada por la palabra al que está unido.

infra-axillary (infraaxilar). Subaxilar.

infrabulge (subecuador). m. **1.** Parte de la corona de un diente gingival a la altura del contorno. **2.** Área de un diente donde se coloca la porción retentiva de un gancho de una prótesis parcial removible.

infracardiac (infracardíaco). Debajo del corazón; debajo del nivel del corazón.
infracerebral (infracerebral). Perteneciente a la porción del sistema nervioso situada debajo del nivel del cerebro.
infraclavicular (infraclavicular). Subclavio.
infraclusion (infraclusión). f. Infraoclusión; infraversión; estado en el que un diente no ha erupcionado en el plano maxilomandibular de interdigitación.
infracortical (infracortical). Por debajo de la corteza de un órgano, especialmente cerebro o riñón.
infracostal (infracostal). Subcostal.
infracotyloid (infracotiloideo). Debajo del acetábulo o cavidad cotiloidea.
infracristal (infracrestal). Debajo de la cresta supraventricular.
infraction (infracción). f. Infractura; fractura, especialmente sin desplazamiento.
infracture (infractura). f. Infracción.
infradentale (infradental). Punto alveolar inferior; en craneometría, el ápice del septum entre los incisivos centrales inferiores.
infradian (infradiano). Se refiere a las variaciones biológicas o los ritmos que se producen en ciclos menores de 24 horas.
infradiaphragmatic (infradiafragmático). Subdiafragmático.
infraduction (infraducción). f. Deorsunducción.
infraglenoid (infraglenoideo). Inferior a la cavidad glenoidea del omóplato.
infraglottic (infraglótico). Subglótico; inferior a la glotis.
infrahepatic (infrahepático). Subhepático.
infrahyoid (infrahioideo). Subhioideo; debajo del hueso hioides.
inframamillary (inframamilar). Se refiere a lo que está situado debajo de un pezón.
inframammary (inframamario). Submamario; inferior a la glándula mamaria.
inframandibular (inframandibular). Submandibular.
inframarginal (inframarginal). Debajo de cualquier margen o borde.
inframaxillary (inframaxilar). Mandibular.
infranatant (infranatante).
infraocclusion (infraoclusión). Infraclusión.
infraorbital (infraorbitario). Suborbitario; debajo de la órbita.
infrapatellar (infrarrotuliano). Subrotuliano; inferior a la rótula.
infrapsychic (infrapsíquico). Denota ideas o acciones originadas por debajo del nivel de la conciencia.
infrared (infrarrojo). Más allá del extremo rojo del espectro; denota la sección del espectro electromagnético, invisible para el ojo humano, con ondas de 770 a unos 1.000 nm.
infrascapular (infraescapular). Subescapular; inferior al omóplato (escápula).
infrasonic (infrasónico). Se refiere a aquellas frecuencias inferiores al límite de la audición humana.
infraspinous (infraespinoso). Subespinoso; debajo de una espina o apófisis espinosa; especialmente, la fosa infraespinosa.
infrasplenic (infraesplénico). Debajo del bazo.
infrasternal (infraesternal). Subesternal; inferior al esternón.
infrasubspecific (infrasubespecífico). Denota una categoría de organismos de rango inferior a la subespecie.
infratemporal (infratemporal). Debajo de la fosa temporal.
infrathoracic (infratorácico). Debajo del tórax o en la parte inferior de éste.
infratonsillar (infraamigdalino). Debajo de la amígdala palatina.
infratrochlear (infratroclear). Inferior a la tróclea o polea del músculo oblicuo superior del ojo.
infraumbilical (infraumbilical). Subumbilical; inferior al ombligo.
infraversion (infraversión). f. **1.** Versión hacia abajo. **2.** En óptica fisiológica, rotación de ambos ojos hacia abajo. **3.** Infraclusión.
infriction (infricción). f. Aplicación de linimentos o ungüentos combinada con fricción.
infundibular (infundibular). Relativo a un infundíbulo.
infundibulectomy (infundibulectomía). f. Escisión del infundíbulo, especialmente del miocardio hipertrofiado que invade la vía de salida ventricular.
infundibuliform (infudibuliforme). Coanoide.
infundibulin (infundibulina). f. Solución al 20% de un extracto del lóbulo posterior de la hipófisis cerebral.
infundibulo-ovarian (infundibuloovárico). Relativo al extremo fimbriado de un tubo uterino, y al ovario.
infundibulofolliculitis (infundibulofoliculitis). f. Inflamación del infundíbulo folicular, la parte superficial del folículo piloso por encima de la abertura de la glándula sebácea.
  disseminated recurrent i. (i. diseminada recurrente).
infundibuloma (infundibuloma). m. Astrocitoma piloide nacido en tejidos adyacentes al tercer ventrículo del cerebro.
infundibulopelvic (infundibulopélvico). Relativo a dos estructuras cualesquiera llamadas infundíbulo y pelvis, como la parte expandida de un cáliz y la pelvis del riñón, o el extremo fimbriado del tubo uterino y la pelvis.
infundibulum, pl. **infundibula** (infundíbulo). **1.** [*infundibulum*, pl. *infundibula*, NA]. Embudo o estructura o pasaje con forma de embudo. **2.** Porción expandida de un cáliz renal cuando se abre en la pelvis del riñón. **3.** Nombre oficial alternativo del cono arterial (conus arteriosus). **4.** Terminación de un bronquiolo en el alvéolo. **5.** Terminación del conducto coclear debajo de la cúpula. **6.** Prominencia impar con forma de embudo en la base del hipotálamo que se continúa por debajo con el tallo de la hipófisis.
  ethmoid i. **1.** (i. del etmoides). [*infundibulum ethmoidale*, NA]. **2.** (i. etmoidal). [*infundibulum ethmoidale*, NA].
  hypothalamic i. **1.** (i. del hipotálamo). [*infundibulum hypothalami*, NA]. I. hipotalámico. **2.** (i. hipotalámico). I. del hipotalámo.
  i. of lungs (i. de los pulmones).
  i. of teeth (i. de los dientes).
  i. of uterine tube (i. de la trompa uterina). [*infundibulum tubae uterinae*, NA].
infusible (infusible). **1.** Incapaz de derretirse o fundirse. **2.** Que puede prepararse en infusión.
infusion (infusión). f. **1.** Proceso de sumergir una sustancia en agua fría o caliente pero no hirviendo, a fin de extraer sus principios solubles. **2.** Preparación medicinal obtenida sumergiendo una droga cruda en agua. **3.** Introducción de un líquido que no sea sangre en una vena.
infusodecoction (infusodecocción). f. **1.** Infusión seguida de decocción. **2.** Preparación medicinal efectuada sumergiendo una droga cruda primero en agua fría y después en agua hirviendo.
infusorian (infusorio). Término arcaico para un miembro de la clase Infusoria, hoy el filo Ciliophora.
ingesta (ingesta). f. Nutrientes sólidos o líquidos que ingresan al organismo.
ingestion (ingestión). f. **1.** Introducción de alimento y bebida en el estómago. **2.** Captación de partículas en el citoplasma por una célula fagocítica por invaginación de la membrana celular como una vacuola.
ingestive (ingestivo). Relativo a la ingestión.
ingravescent (ingravescente). De gravedad creciente.
inguen (inguen). Región inguinal.
inguinal (inguinal). Relativo a la ingle.
inguinocrural (inguinocrural). Relativo a la ingle y el muslo.
inguinodynia (inguinodinia). f. Dolor en la ingle.
inguinolabial (inguinolabial). Relativo a la ingle y el labio.
inguinoperitoneal (inguinoperitoneal). Relativo a la ingle y el peritoneo.
inguinoscrotal (inguinoescrotal). Relativo a la ingle y el escroto.
inhalant (inhalante). m. **1.** Lo que se inhala. **2.** Una droga o combinación de drogas de gran presión de vapor, llevada por una corriente de aire a los pasajes nasales, donde produce su efecto. **3.** Insuflación; grupo de productos consistente en drogas líquidas o polvos finos llevados a las vías respiratorias mediante aparatos especiales.
inhalation (inhalación). f. **1.** Aspiración; acción de aspirar el aliento. **2.** Acción de aspirar, junto con el aliento, un vapor medicado. **3.** Solución de una droga o combinación de drogas que se administra como una nebulización que debe llegar al árbol respiratorio.
  solvent i. (i. de solventes).
inhale (inhalar). Aspirar; llevar el aliento hacia adentro.
inhaler (inhalador). **1.** Respirador. **2.** m. Aparato para administrar por inhalación agentes farmacológicamente activos.
inherent (inherente). Que se produce como una parte o consecuencia natural.
inheritance (herencia). f. **1.** Caracteres o cualidades que se transmiten de los padres a sus descendientes. **2.** Lo que se hereda. **3.** Acción de heredar.
  alternative i. (h. alternativa).
  blending i. (h. mezclada).

codominant i. (h. codominante).
collateral i. (h. colateral).
cytoplasmic i. (h. citoplasmática). H. extranuclear.
dominant i. (h. dominante).
extrachromosomal i. (h. extracromosómica).
extranuclear i. (h. extranuclear). H. citoplasmática.
galtonian i. (h. galtoniana). H. poligénica.
holandric i. (h. holándrica). H. ligada al cromosoma Y.
hologynic i. (h. hologínica).
homochronous i. (h. homócrona).
maternal i. (h. materna).
mendelian i. (h. mendeliana). H. alternativa.
mosaic i. (h. en mosaico).
multifactorial i. (h. multifactorial).
polygenic i. (h. poligénica). H. galtoniana.
recessive i. (h. recesiva).
sex-influenced i. (h. influida por el sexo).
sex-limited i. (h. limitada por el sexo).
sex-linked i. (h. ligada al sexo).
X-linked i. (h. ligada al cromosoma X).
Y-linked i. (h. ligada al cromosoma Y). H. holándrica.

inherited (heredado). Congénito.

inhibin (inhibina). f. Nombre propuesto para una sustancia postulada, polar, no esteroide, de origen testicular, que deprime la actividad gonadotrópica de la hipófisis.

inhibit (inhibir). Restringir o refrenar.

inhibitine (inhibitina). f. Carnosina.

inhibition (inhibición). f. **1.** Depresión o cese de una función. **2.** En psicoanálisis, restricción de impulsos o tendencias instintivos o inconscientes. **3.** En psicología, término genérico para diversos procesos asociados con la atenuación, el enmascaramiento y la extinción graduales de una respuesta previamente condicionada.
allogeneic i. (i. alogénica).
central i. (i. central).
competitive i. (i. competitiva). I. selectiva.
contact i. (i. por contacto).
feedback i. (i. por retroalimentación).
hapten i. of precipitation (i. de precipitación por hapteno).
hemagglutination i. (i. de hemaglutinación).
noncompetitive i. (i. no competitiva).
potassium i. (i. por potasio).
proactive i. (i. proactiva).
reciprocal i. (i. recíproca).
reflex i. (i. refleja).
residual i. (i. residual).
retroactive i. (i. retroactiva).
selective i. (i. selectiva). I. competitiva.
Wedensky i. (i. de Wedensky).

inhibitor (inhibidor). m. **1.** Agente que detiene o retarda una acción fisiológica, química o enzimática. **2.** Nervio cuya estimulación reprime la actividad.
angiotensin converting enzyme i. (ACEI) (i. de la enzima convertidora de angiotensina).
C1 esterase i. (i. de C1 esterasa).
carbonate dehydratase i. (i. de carbonato deshidratasa).
carbonic anhydrase i. (i. de anhidrasa carbónica).
cholinesterase i. (i. de la colinesterasa).
human α_1 proteinase i. (α_1PI) (i. de α_1 proteinasa humana).
monoamine oxidase i. (MAOI) (i. de monoaminooxidasa).
residual i. (i. residual).
α_1-trypsin i. (i. de α_1-tripsina). α_1-Antitripsina.
trypsin i. (i. de tripsina).

inhibitory (inhibitorio). Que retiene o inhibe.

iniac (iníaco). Inial; relativo al inión.

inial (inial). Iníaco.

iniencephaly (iniencefalia). f. Malformación que consiste en un defecto craneal en el occipucio con el cerebro expuesto.

inion (inión). [*inion,* NA]. m. Punto situado en la protuberancia occipital externa, en la intersección de la línea media con una línea tangente a la convexidad superior de las líneas superiores derecha e izquierda de la nuca.

iniopagus (iniópago). Craneópago occipital.

iniops (iniope). Janicéfalo asimétrico.

initiation (iniciación). f. **1.** La primera etapa de la inducción de tumores por un carcinógeno. **2.** Punto de comienzo de la replicación o traducción en la biosíntesis macromolecular. **3.** Comienzo de una reacción química o enzimática.

initis (initis). f. **1.** Inflamación de tejido fibroso. **2.** Miositis.

inject (inyectar). Introducir en el cuerpo; denota un líquido metido por la fuerza en una cavidad corporal, por debajo de la piel o en un vaso sanguíneo.

injectable (inyectable). **1.** Capaz de ser inyectado en cualquier parte. **2.** Capaz de recibir una inyección.

injected (inyectado). **1.** Denota un líquido introducido en el cuerpo. **2.** Denota vasos sanguíneos visiblemente distendidos con sangre.

injection (inyección). f. **1.** Introducción de una sustancia medicinal o material nutriente en el tejido celular subcutáneo, el tejido muscular, una vena, una arteria, el recto, la vagina, la uretra y otros canales, conductos o cavidades del cuerpo. **2.** Preparación farmacéutica inyectable. **3.** Congestión o hiperemia.
depot i. (i. por depósito).
hypodermic i. (i. hipodérmica).
insulin i. (i. de insulina).
intrathecal i. (i. intratecal).
intraventricular i. (i. intraventricular).
jet i. (i. a chorro).
lactated Ringer's i. (i. de lactato de Ringer).
regular insulin i. (i. regular de insulina). I. de insulina.
Ringer's i. (i. de Ringer).
sensitizing i. (i. sensibilizadora).
Z-tract i. (i. en Z).

injector (inyector). m. Aparato para poner inyecciones.
jet i. (i. a chorro).

injure (lesionar). Herir, golpear, dañar, etcétera.

injury (lesión). f. Daño o herida causada por un traumatismo.
blast i. (l. por explosión).
closed head i. (l. cefálica cerrada).
contrecoup i. of brain (l. en contragolpe del cerebro).
coup i. of brain (l. en golpe del cerebro).
degloving i. (l. por desguantamiento o desguante).
egg-white i. (l. en clara de huevo).
hyperextension-hyperflexion i. (l. de hiperextensión-hiperflexión).
i. of intervertebral disk (l. del disco intervertebral).
open head i. (l. cefálica abierta).
pneumatic tire i. (l. por un neumático).
whiplash i. (l. en látigo).

inlay (incrustación). f. **1.** En odontología, restauración prefabricada que se fija en la cavidad con cemento. **2.** Injerto de hueso en una cavidad ósea. **3.** Injerto de piel en la cavidad de una herida para su epitelización. **4.** En ortopedia, un aparato ortomecánico insertado en un zapato; llamado comúnmente "soporte de arco".
epithelial i. (i. epitelial). Injerto en i.
gold i. (i. de oro).
porcelain i. (i. de porcelana).

inlet (entrada). f. Pasaje que lleva a una cavidad.
pelvic i. (e. pélvica). Estrecho superior de la pelvis.

innate (innato). Ingénito.

innervation (inervación). f. Conjunto de fibras nerviosas relacionadas funcionalmente con una parte.
reciprocal i. (i. recíproca).

innidiation (inidiación). f. Colonización; crecimiento y multiplicación de células anormales en otro sitio al que han sido transportadas por la linfa y/o sangre.

innocent (inocente). **1.** Aparentemente no dañino, inofensivo. **2.** Libre de culpa moral.

innocuous (inocuo). Inofensivo.

innominatal (innominático). Relativo al hueso innominado de la cadera.

innominate (innominado). Sin nombre; se emplea para describir estructuras anatómicas.

innoxious (inocuo).

Ino (Ino). Símbolo de inosina.

ino-, in- (ino-, in-). Prefijos obsoletos relativos a fibras o que significan fibroso; casi siempre reemplazados por fibro-.

inoculability (inoculabilidad) f. Cualidad de ser inoculable.

inoculable (inoculable). **1.** Transmisible por inoculación. **2.** Susceptible a una enfermedad transmisible por inoculación.

inoculate (inocular). **1.** Introducir el agente de una enfermedad u otro material antigénico en el tejido subcutáneo o un vaso sanguíneo,

o a través de una superficie abrasionada o absorbente, con fines preventivos, curativos o experimentales. **2.** Implantar microorganismos o material infeccioso en medios de cultivo o sobre ellos. **3.** Comunicar una enfermedad al transferir su virus.
inoculation (inoculación). f. Introducción en el organismo del agente causante de una enfermedad.
stress i. (i. para estrés).
inoculum (inóculo). m. El microorganismo u otro material introducido por inoculación.
inopectic (inopéctico). Relativo a la inopexia.
inoperable (inoperable). Que no puede operarse; imposible de corregir o extirpar con una operación.
inorganic (inorgánico). Originalmente, no orgánico; no formado por organismos vivos.
inosamine (inosamina). f. Un inositol en el que un grupo –OH está reemplazado por un grupo $-NH_2$.
inoscopy (inoscopia). f. Examen microscópico de materiales biológicos (tejidos, esputo, sangre coagulada, etc.) después de la disección o digestión química de los elementos fibrilares y cordones de fibrina.
inosculate (inoscular). Anastomosar.
inosculation (inosculación). f. Anastomosis.
inose (inosa). f. Inositol.
inosemia (inosemia). f. **1.** Presencia de inositol en la sangre circulante. **2.** Fibremia.
inosinate (inosinato). m. Sal o éster del ácido inosínico.
inosine (Ino) (inosina (Ino)). f. 9-β-D-Ribosilhipoxantina; nucleósido formado por desaminación de adenosina.
inosine pranobex (inosina pranobex).
inosinic acid (ácido inosínico). Fosfato de inosina.
inosinyl (inosinilo). m. Radical del ácido inosínico.
inosite (inosita). f. Inositol.
inositide (inositida). f. Sinónimo ocasional de fosfatidilinositol.
inositol (inositol). m. Ciclohexitol; inosita; lipositol; factor antialopecia del ratón; hexahidroxiciclohexano; miembro del complejo B necesario para el crecimiento de levaduras y de ratones.
i. niacinate (niacinato i.).
***myo*-inositol** (inositol). 1,2,3,5/4,6-Inositol; el *mio*-inositol más abundante en microorganismos, vegetales superiores y animales.
inosituria (inosituria). f. Inosuria. Excreción de inositol en la orina.
inosose (inososa). f. Inositol en el que el C-1 es una cetona y no un alcohol; una 2,3,4,5,6-pentahidroxiciclohexanona.
inosuria (inosuria). f. **1.** Inosituria. **2.** Presencia de fibrina en la orina.
inotropic (inotrópico). Que influye en la contractilidad del tejido muscular.
negatively i. (negativamente i.). Que debilita la acción muscular.
positively i. (positivamente i.). Que refuerza la acción muscular.
inquest (pesquisa judicial). Investigación legal de la causa de una muerte repentina, violenta o misteriosa.
inquiline (inquilino). Animal que vive habitualmente en el domicilio de otra especie (un cangrejo dentro de la valva de una ostra) a la que causa pocos inconvenientes, o ninguno.
insalivate (insalivar). Mezclar el alimento con saliva durante la masticación.
insalivation (insalivación). f. Mezcla del alimento con saliva.
insalubrious (insalubre). No saludable; no sano; generalmente se refiere al clima.
insane (insano). **1.** De mente enferma; trastornado; lunático. **2.** Relativo a la insania.
insanitary (antihigiénico). Malsano; lesivo para la salud; se refiere generalmente a un ambiente poco limpio.
insanity (insania). f. **1.** Término, hoy fuera de uso, sinónimo de enfermedad mental grave o psicosis. **2.** En abogacía se ha usado para significar el grado de enfermedad mental que exime o priva al individuo de responsabilidad o capacidad mental.
basedowian i. (i. de Basedow).
criminal i. (i. criminal).
inscriptio (inscriptio). Inscripción.
i. tendinea (i. tendinea). [*intersectio tendinea*, NA]. Intersección tendinosa.
inscription (inscripción). f. **1.** Parte principal de una prescripción o receta; lo que indica las drogas y las cantidades de cada una que deben usarse en la mezcla. **2.** Marca, banda, línea, etc.
tendinous i. (i. tendinosa). Intersección tendinosa.
insectarium (insectarium). m. Lugar donde se crían y conservan insectos con fines científicos.
insecticide (insecticida). m. Agente que mata insectos.
insectifuge (insectífugo). m. Material que aleja a los insectos.
insectivorous (insectívoro). Que come insectos.
insecurity (inseguridad). f. Sensación de falta de protección y apoyo.
insemination (inseminación). f. Seminación; depósito de líquido seminal dentro de la vagina; la introducción se hace normalmente durante el coito.
artificial i. (i. artificial).
donor i. (i. por dador). I. heteróloga.
heterologous i. (i. heteróloga).
homologous i. (i. homóloga).
insenescence (insenescencia). f. Proceso de hacerse senil.
insensible (insensible). **1.** Inconsciente. **2.** No apreciable por los sentidos.
insertion (inserción). f. **1.** Colocación, instalación. **2.** Unión de un músculo a la parte más movible del esqueleto, al contrario de su origen. **3.** En odontología, colocación intraoral de una prótesis dental. **4.** Introducción de fragmentos de cualquier tamaño, desde molecular hasta citogenético, en el genoma normal.
parasol i. (i. en parasol). I. velamentosa.
velamentous i. (i. velamentosa). I. en parasol.
insheathed (envainado). Encerrado en una vaina o cápsula.
insidious (insidioso). Traicionero; furtivo; denota una enfermedad que progresa con pocos síntomas o ningúno, que indiquen su gravedad.
insight (discernimiento). m. Autoconocimiento, autocomprensión.
insolation (insolación). f. **1.** Exposición a los rayos del sol. **2.** Golpe de sol; golpe de calor.
insoluble (insoluble). No soluble.
insomnia (insomnio). m. Incapacidad de dormir en ausencia de impedimentos externos como el ruido, una luz fuerte, etc., durante el período de sueño normal.
insomniac (insomne). **1.** Que sufre de insomnio. **2.** Que muestra insomnio, tiende a él o lo produce.
insorption (insorción). f. Movimiento de sustancias de la luz del intestino a la sangre.
inspectionism (inspeccionismo). m. Placer sexual que se obtiene mirando órganos genitales.
inspersion (inspersión). f. Acción de regar con un líquido o polvo.
inspiration (inspiración). f. Inhalación.
inspiratory (inspiratorio). Relativo a la inspiración o que ocurre durante ella.
inspire (inspirar). Inhalar.
inspirometer m. **1.** (inspirómetro). Instrumento para medir la fuerza, frecuencia o volumen de las inspiraciones. **2.** (aspirómetro). Instrumento para medir la fuerza, la frecuencia o el volumen de las aspiraciones.
inspissate (espesar). Realizar un espesamiento.
inspissation (espesamiento). m. **1.** Acción de engrosar por evaporación o absorción de líquido. **2.** Aumento de espesor o disminución de fluidez.
inspissator (espesador). m. Aparato para evaporar líquidos.
instability (inestabilidad). f. Condición de inestable, que carece de estabilidad.
vertebral cervical i. (i. vertebral cervical).
instar (instar). m. Cualquiera de las sucesivas fases ninfales de la metamorfosis de insectos heterometábolos (metamorfosis simple o incompleta), o de las fases de cambio larval por mudas sucesivas que caracterizan a los insectos holometábolos (metamorfosis compleja o completa).
instep (empeine). m. El arco o la parte más alta del dorso del pie.
instillation (instilación). f. Caída gota a gota de un líquido sobre una parte o dentro de ella.
instillator (instilador). m. Gotero; dispositivo para realizar una instilación.
instinct (instinto). m. **1.** Disposición o tendencia persistente de un organismo a obrar en forma organizada y biológicamente adaptativa característica de su especie. **2.** Impulso irrazonable de llevar a cabo algún acto significativo sin una conciencia inmediata del fin a que ese acto puede llevar. **3.** En teoría psicoanalítica, las fuerzas que existen presumiblemente por detrás de la tensión causada por las necesidades del id.

aggressive i. (i. agresivo). I. mortal.
death i. (i. mortal). I. agresivo.
ego i.'s (i. del ego o del yo).
herd i. (i. de rebaño). I. social.
life i. (i. vital). I. sexual.
sexual i. (i. sexual). I. vital.
social i. (i. social). I. de rebaño.
instinctive (instintivo). Relativo al instinto.
instrument (instrumento). m. Herramienta o implemento.
diamond cutting i.'s (i. cortantes de diamante).
Krueger i. stop (i. tope de Krueger).
plugging i. (i. para obturar). Obturador.
purse-string i. (i. para sutura en tabaquera).
Sabouraud-Noiré i. (i. de Sabouraud-Noiré).
stereotactic i., stereotaxic i. (i. estereotáxico).
test handle i. (i. de mango de prueba).
instrumentarium (instrumental). m. Colección de instrumentos y otros elementos para una operación o un procedimiento médico.
instrumentation (instrumentación). f. **1.** Uso de instrumentos. **2.** En odontología, aplicación del instrumental necesario en un procedimiento de restauración.
insuccation (insucación). f. Maceración o imbibición, especialmente de una droga cruda, para prepararla para operaciones farmacéuticas sucesivas.
insudate (insudado). m. Hinchazón líquida dentro de una pared arterial, comúnmente serosa, que difiere de un exudado en que no es extramural.
insufficiency (insuficiencia). f. **1.** Falta de función o fuerza completa. **2.** Incompetencia.
acute adrenocortical i. (i. corticosuprarrenal aguda).
adrenocortical i. (i. corticosuprarrenal). Hipocorticoidismo.
aortic i. (i. aórtica).
cardiac i. (i. cardíaca).
chronic adrenocortical i. (i. corticosuprarrenal crónica).
convergence i. (i. por convergencia).
coronary i. (i. coronaria).
divergence i. (i. por divergencia).
i. of eyelids (i. de los párpados).
hepatic i. (i. hepática).
latent adrenocortical i. (i. corticosuprarrenal latente).
mitral i. (i. mitral).
muscular i. (i. muscular).
myocardial i. (i. del miocardio). I. cardíaca.
parathyroid i. (i. paratiroidea). Hipoparatiroidismo.
partial adrenocortical i. (i. corticosuprarrenal parcial).
primary adrenocortical i. (i. corticosuprarrenal primaria).
pulmonary i. (i. pulmonar).
pyloric i. (i. pilórica).
renal i. (i. renal).
respiratory i. (i. respiratoria).
secondary adrenocortical i. (i. corticosuprarrenal secundaria).
tricuspid i. (i. tricuspídea).
uterine i. (i. uterina). Atonía de la musculatura uterina.
valvular i. (i. valvular).
velopharyngeal i. (i. velofaríngea).
venous i. (i. venosa).
insufflate (insuflar). Soplar un vapor, polvo o anestésico medicado en los pulmones o cualquier cavidad u orificio del cuerpo.
insufflation (insuflación). f. **1.** Acción y efecto de insuflar. **2.** Inhalante.
perirenal i. (i. perirrenal).
tubal i. (i. tubaria). Prueba de Rubin.
insufflator (insuflador). m. Instrumento usado en la insuflación.
insula, gen. and pl. **insulae** (ínsula). f. **1.** [*insula*, NA]. Corteza o área insular; isla de Reil. **2.** Isla. **3.** Cualquier cuerpo o placa circunscripta de la piel.
Haller's i. (í. de Haller). Anillo de Haller.
insular (insular). Relativo a cualquier ínsula, especialmente la isla de Reil.
insulate (aislar). Impedir el paso de electricidad por interposición de una sustancia no conductora.
insulation (aislación). f. **1.** Acción de aislar. **2.** Sustancia conductora que ofrece una barrera al paso del calor o la electricidad. **3.** Condición o estado de encontrarse aislado.
insulator (aislador). m. Material no conductor que sirve para la aislación.
insulin (insulina). f. Hormona peptídica secretada por los islotes de Langerhans del páncreas.
atypical i. (i. atípica).
biphasic i. (i. bifásica).
globin zinc i. (i. con cinc y globina).
human i. (i. humana).
immunoreactive i. (IRI) (i. inmunorreactiva).
isophane i. (i. isofánica).
lente i. (i. lenta). Suspensión de insulina cinc.
NPH i. (i. NPH). I. isofánica.
protamine zinc i. (i. protamina cinc).
semilente i. (i. semilenta). Suspensión rápida de insulina cinc.
ultralente i. (i. ultralenta). Suspensión extendida de insulina cinc.
insulinemia (insulinemia). f. Literalmente, i. en la sangre circulante, pero el término, por lo general connota concentraciones anormalmente grandes de insulina en la sangre circulante.
insulinogenesis (insulinogénesis). f. Producción de insulina.
insulinogenic, insulogenic (insulinogénico, insulogénico). Relativo a la insulinogénesis.
insulinoma (insulinoma). m. Insuloma; adenoma de células insulares que secreta insulina.
insulitis (insulitis). f. Inflamación de los islotes de Langerhans.
insuloma (insuloma). m. Insulinoma.
insult (insulto). m. Lesión, ataque o traumatismo.
insusceptibility (insusceptibilidad). f. Inmunidad.
int. cib. (int. cib.). Abrev. del lat., *inter cibos,* entre comidas.
integration (integración). f. **1.** Estado o proceso de combinar o combinarse para formar un todo completo y armonioso. **2.** En fisiología, construir por acreción, anabolismo, etc. **3.** En matemática, proceso de deducir una función de su diferencial. **4.** En biología molecular, recombinación en la que se inserta un elemento genético.
personality i. (i. de la personalidad).
integrity (integridad). f. Carácter firme y completo de una estructura; estado sin daños ni deterioros
marginal i. of amalgam (i. marginal de la amalgama).
integument (integumento). m. **1.** Integumentum commune. **2.** Cáscara, cápsula o cobertura de cualquier cuerpo o parte.
integumentary (integumentario). Relativo a un integumento.
integumentum commune (integumentum commune). [*integumentum commune,* NA]. Integumento.
intellectualization (intelectualización). f. Mecanismo de defensa inconsciente en el que el razonamiento, la lógica o la atención a las minucias intelectuales se usan tratando de evitar la confrontación con un impulso, un afecto o una situación interpersonal considerados indeseables.
intelligence (inteligencia). f. **1.** Capacidad total de un individuo para obrar acertadamente, pensar racionalmente y enfrentarse eficazmente con su ambiente. **2.** En psicología, la categoría relativa de un individuo en cuanto a dos índices cuantitativos: la i. medida y la efectividad del comportamiento adaptativo.
abstract i. (i. abstracta).
measured i. (i. medida).
mechanical i. (i. mecánica).
social i. (i. social).
intemperance (intemperancia). f. Falta de autocontrol apropiado, generalmente con referencia al consumo de bebidas alcohólicas.
intensimeter (intensímetro). m. Instrumento para medir la intensidad de las radiaciones.
intensity (intensidad). f. Marcada tensión, gran actividad, fuerza, p. ej., de la luz o el sonido.
luminous i. (i. luminosa). Potencia lumínica en bujías.
i. of sound (i. del sonido).
intensive (intensivo). Relativo a intensidad, o caracterizado por ella; denota una forma de tratamiento con dosis muy grandes o con sustancias que poseen gran fuerza o actividad.
intention (intención). f. **1.** Objetivo. **2.** En cirugía, proceso u operación.
inter- (inter-). Prefijo que significa entre.
interacinar (interacinar). Interacinoso.
interacinous (interacinoso). Interacinar; entre los ácinos de una glándula.

interalveolar (interalveolar). Entre alvéolos, especialmente los pulmonares.
interannular (interanular). Entre dos estructuras o constricciones en forma de anillo.
interarch (interarcos).
interarticular (interarticular). **1.** Entre dos articulaciones. **2.** Entre dos superficies articulares.
interarytenoid (interaritenoides). Situado entre los cartílagos aritenoides.
interasteric (interastérico). Entre los dos asteriones.
interatrial (interauricular). Entre las aurículas del corazón.
interauricular (interauricular). **1.** Interatrial. **2.** Entre dos aurículas.
interbody (intercuerpos). Localizado entre los cuerpos de dos vértebras adyacentes.
intercadence (intercadencia). f. Aparición de un latido adicional entre dos pulsaciones regulares.
intercadent (intercadente). De ritmo irregular; caracterizado por intercadencia.
intercalary (intercalar). Situado entre otros dos.
intercalated (intercalado). Interpuesto; insertado entre otros dos.
intercanalicular (intercanalicular). Situado entre canalículos.
intercapillary (intercapilar). Localizado entre vasos capilares.
intercarotic, intercarotid (intercarotídeo). Localizado entre las arterias carótida interna y externa.
intercarpal (intercarpiano). Situado entre los huesos del carpo.
intercartilaginous (intercartilaginoso). Intercondral; entre cartílagos o que los une entre sí.
intercavernous (intercavernoso). Localizado entre dos cavidades.
intercellular (intercelular). Entre células.
intercentral (intercentral). Que une dos o más centros o está situado entre ellos.
intercentrum, pl. **intercentra** (intercentro). m. En anatomía veterinaria, un disco intervertebral entre vértebras y el arco hemal debajo de las vértebras de algunos reptiles, aves y mamíferos.
intercerebral (intercerebral). Situado entre los hemisferios cerebrales.
interchondral (intercondral). Intercartilaginoso.
intercilium (intercilium). m. Glabela.
interclavicular (interclavicular). Entre las clavículas, o que las une.
intercoccygeal (intercoccígeo). Situado entre segmentos no fusionados del coxis.
intercolumnar (intercolumnar). Entre dos columnas, como las del anillo inguinal superficial.
intercondylar, intercondylic, intercondyloid (intercondilar, intercondíleo). Situado entre dos cóndilos.
intercostal (intercostal). Entre las costillas.
intercostohumeral (intercostohumeral). Relativo a un espacio intercostal y el brazo.
intercostohumeralis (intercostohumeral).
intercourse (intercambio). m. Comunicación o trato entre personas; intercambio de ideas u opiniones.
  sexual i. (i. sexual). Coito.
intercricothyrotomy (intercricotirotomía). f. Cricotirotomía.
intercristal (intercrestal). Entre dos crestas, p. ej., las de los iliones, aplicado a una de las medidas pélvicas.
intercross (intercruzamiento). m. Apareamiento entre dos individuos heterocigóticos en uno o varios loci específicos.
intercrural (intercrural). Entre dos crura, p. ej., los pedúnculos cerebrales, el anillo inguinal superficial, etc.
intercurrent (intercurrente). Interviniente; se dice de una enfermedad que ataca a una persona que ya padece otra dolencia.
intercuspation (intercuspación). f. **1.** Intercuspidación. Relación de cúspide a fosa entre los dientes posteriores de ambos maxilares. **2.** Interdigitación; contacto íntimo entre las cúspides de dientes antagonistas.
intercusping (intercuspidación). f. Intercuspación.
intercutaneomucous (intercutaneomucoso). Entre la piel y una mucosa, como en la mejilla o el labio, o en el borde mucocutáneo de los labios o el ano.
interdeferential (interdeferencial). Situado entre los conductos deferentes.
interdental (interdentario). **1.** Que está situado entre los dientes. **2.** Denota la relación entre las caras proximales de los dientes del mismo arco.
interdentium (interdentium). m. El intervalo entre dos dientes contiguos.
interdigit (interdígito). m. Parte del extremo inclinado de una mano o un pie, situada entre dos dedos adyacentes.
interdigital (interdigital). Entre los dedos de la mano o el pie.
interdigitation (interdigitación). f. **1.** Contacto mutuo entre prolongaciones dentadas o en forma de lengua. **2.** Las prolongaciones en cuestión. **3.** Dobleces o pliegues de las membranas celulares o plasmáticas adyacentes. **4.** Intercuspación.
interdisciplinary (interdisciplinario). Denota intereses superpuestos de diferentes campos de la medicina y la ciencia en general.
interface (interfase). f. Superficie que forma un límite común entre dos cuerpos.
  crystalline i. (i. cristalina).
  dermoepidermal i. (i. dermoepidérmica).
  metal i. (i. metálica).
  structural i. (i. estructural).
interfacial (interfacial). Relativo a una interfase.
interfascicular (interfascicular). Entre fascículos.
interfemoral (interfemoral). Entre los muslos.
interference (interferencia). f. **1.** Unión de ondas de varios medios de tal manera que las crestas de una serie corresponden a los huecos de la otra, con neutralización mutua; o de tal manera que las crestas de las dos series se corresponden, con lo cual aumenta la excursión de las ondas. **2.** Colisión dentro del miocardio de dos ondas de excitación, como se ve en los latidos de fusión. **3.** En una disociación A-V, alteración del ritmo regular de los ventrículos por un impulso conducido desde las aurículas, es decir por una captura ventricular. **4.** Estado en el que la infección de una célula por un virus impide la sobreinfección por otro virus, o en el cual la sobreinfección evita los efectos que resultarían de la infección por cualquiera de los virus por sí solo, aunque ambos virus persistan.
  bacterial i. (i. bacteriana).
  cuspal i. (i. cuspídea). Contacto oclusal defectuoso.
interferometer (interferómetro). m. Instrumento para medir pequeñas distancias o movimientos mediante la interferencia de ondas luminosas así producida.
  electron i. (i. electrónico).
interferometry (interferometría). f. Medición de pequeñas distancias o movimientos por la interacción de ondas de energía electromagnética.
  electron i. (i. electrónica).
interferon (INF) (interferón (INF)). m. Clase de glucoproteínas pequeñas (PM 26.000-38.000) que ejercen actividad antiviral por lo menos en células homólogas, a través de procesos metabólicos celulares que implican la síntesis de RNA bicatenario, que es un intermediario en la replicación de los virus RNA.
  i. alpha (i. alfa). I. de leucocitos.
  antigen i. (i. inducido por antígeno). I. gamma.
  i. beta (i. beta). I. de fibroblastos.
  fibroblast i. (i. de fibroblastos). I. beta.
  i. gamma (i. gamma). I. inmune o inducido por antígeno.
  immune i. (i. inmune). I. gamma.
  leukocyte i. (i. de leucocitos). I. alfa.
interfibrillar, interfibrillary (interfibrilar). Entre fibrillas.
interfibrous (interfibroso). Entre fibras.
interfilamentous (interfilamentoso). Entre filamentos.
interfrontal (interfrontal). Entre las mitades no unidas del hueso frontal; denota una sutura allí presente.
interganglionic (interganglionar). Entre ganglios, o que los une.
intergemmal (intergemal). Entre dos cuerpos tipo yema o bulbo, como las papilas gustativas.
interglobular (interglobular). Entre glóbulos.
intergluteal (interglúteo). Entre las nalgas.
intergonial (intergonial). Entre las dos puntas de los ángulos mandibulares.
intergyral (intergiral). Entre los giros o circunvoluciones del cerebro.
interhemicerebral (interhemicerebral). Intercerebral; entre los hemisferios cerebrales.
interictal (interictal). Denota el intervalo transcurrido entre convulsiones.
interior (interior). Relativo a la parte interna; situado por dentro.
interischiadic (interisquiático). Interciático; entre los dos isquiones; especialmente entre las dos tuberosidades de éstos.

interkinesis (intercinesis). f. Interfase.
interlamellar (interlamelar, interlaminillar). Entre laminillas.
interleukin-1 (IL-1) (interleucina-1 (IL-1)). f. Linfocina y hormona polipeptídica que es sintetizada por los monocitos.
interleukin-2 (IL-2) (interleucina-2 (IL-2)). f. Linfocina y hormona polipetídica producida por los linfocitos T.
interlobar (interlobar, interlobular). Entre los lóbulos de un órgano u otra estructura.
interlobitis (interlobulilitis). f. Inflamación de la pleura que separa dos lóbulos pulmonares.
interlobular (interlobulillar). Entre los lobulillos de un órgano.
intermalleolar (intermaleolar). Entre los maléolos.
intermammary (intermamario). Entre las mamas.
intermammillary (intermamilar). Entre las mamas o los pezones; denota una línea trazada entre los dos pezones.
intermaxilla (intermaxila). m. Hueso incisivo.
intermaxillary (intermaxilar). Entre las dos mitades del maxilar superior.
intermediary (intermedio). Que ocurre entre dos hechos o cosas.
intermediate 1. (intermedio). En odontología, una base de cemento. **2.** (intermedio). Entre dos extremos; interpuesto; interviniente. **3.** (intermediario). m. Sustancia formada durante una reacción química que luego participa rápidamente en nuevas reacciones, de modo que en cualquier momento dado está presente sólo en concentraciones muy pequeñas.
intermedin (intermedina). f. Melanotropina.
intermediolateral (intermediolateral). Intermedio y a un costado, no central.
intermedius (intermedius). [*intermedius*, [NA]. Intermedio; elemento u órgano que se encuentra entre una estructura derecha y otra izquierda (o lateral y medial).
intermembranous (intermembranoso). Entre membranas.
intermeningeal (intermeníngeo). Entre las meninges.
intermenstrual (intermenstrual). Entre dos períodos menstruales consecutivos.
intermetacarpal (intermetacarpiano). Entre los huesos del metacarpo.
intermetameric (intermetamérico). Entre dos metámeros; denota especialmente los discos intervertebrales.
intermetatarsal (intermetatarsiano). Entre los huesos del metatarso.
intermetatarseum (intermetatarseum). m. Hueso intermetatarsiano.
intermission (interludio). m. **1.** Cese temporario de síntomas o de cualquier acción. **2.** Intervalo entre dos paroxismos de una enfermedad como el paludismo.
intermit (intermitir). Interrumpir. Cesar durante algún tiempo alguna cosa.
intermittence, intermittency (intermitencia). f. **1.** Estado caracterizado por interludios o interrupciones en el curso de una enfermedad u otro proceso o condición, o en cualquier acción continua. **2.** Cese total de síntomas entre dos períodos de actividad de una enfermedad.
intermittent (intermitente). Caracterizado por intervalos de completa quietud entre dos períodos de actividad.
intermuscular (intermuscular). Entre los músculos.
intern (interno). Estudiante avanzado o graduado reciente que ayuda al cuidado médico o quirúrgico de los enfermos de un hospital y que vive en éste.
internal (interno). Interior; alejado de la superficie.
internalization (internalización). f. Adopción como propios de los valores y normas de otra persona o sociedad.
internarial (internarinal). Internasal; entre las narinas o fosas nasales.
internasal (internasal). Internarinal.
International Committee of the Red Cross (Comité Internacional de la Cruz Roja). Organización suiza neutral que sirve de intermediaria entre naciones en conflictos armados y en guerras civiles o luchas intestinas, ayudando a sus víctimas a recibir protección y asistencia humanitaria.
International System of Units (Sistema Internacional de Unidades (SI)). Sistema de medidas, basado en el sistema métrico, adoptado en la 11ª Conferencia General de Pesos y Medidas de la Organización Internacional de Estandarización (ISO), para abarcar tanto las unidades coherentes (unidades básicas, suplementarias y derivadas) como los múltiplos y submúltiplos decimales de tales unidades, formados con los prefijos propuestos para su uso científico y tecnológico internacional general.
interneuromeric (interneuromérico). Entre los neurómeros.
interneurons (interneuronas). f. Combinaciones o grupos de neuronas entre neuronas sensitivas y motoras que rigen la actividad coordinada.
internist (internista). m. y f. Médico especializado en medicina interna.
internodal (internodal). Entre dos nodos; relativo a un internodo.
internode (internodo). m. Segmento internodal.
internuclear (internuclear). Entre grupos de células nerviosas (núcleos) del cerebro o la retina.
internuncial (internuncial). **1.** Indica una neurona interpuesta funcionalmente entre otras dos o más neuronas. **2.** Que actúa como medio de comunicación entre dos órganos.
internus (internus). [*internus*, NA] Interno.
interocclusal (interoclusal). Entre las caras oclusales de dientes antagonistas.
interoceptive (interoceptivo). Relativo a las células nerviosas sensitivas que inervan las vísceras, sus órganos terminales sensitivos, o la información que transmiten a la médula espinal y el cerebro.
interoceptor (interoceptor). Una de las diversas formas de pequeños órganos terminales sensitivos (receptores) situados dentro de las paredes de las vísceras.
interolivary (interolivar). Entre las olivas inferiores izquierda y derecha del bulbo raquídeo.
interorbital (interorbitario). Entre las órbitas.
interosseal, interosseous (interóseo). Entre huesos o que los une; denota ciertos músculos y ligamentos.
interpalpebral (interpalpebral). Entre los párpados.
interparietal (interparietal). Entre las paredes de una parte o entre los huesos parietales.
interparoxysmal (interparoxístico). Entre paroxismos sucesivos de una enfermedad.
interpediculate (interpediculado). Entre los pedículos vertebrados.
interpeduncular (interpeduncular). Entre dos pedúnculos cualesquiera.
interpersonal (interpersonal). Perteneciente a relaciones e intercambios sociales entre personas.
interphalangeal (interfalángico). Entre dos falanges; denota las articulaciones de los dedos de manos y pies.
interphase (interfase). f. Intercinesis; cariostasis; etapa entre dos divisiones sucesivas del núcleo de una célula.
interphyletic (interfilético). Denota las formas de transición entre dos clases de células durante el curso de la metaplasia.
interplant (interplante). m. Material transferido del dador al huésped en la interplantación.
interplanting (interplantación). f. En embriología experimental, transferencia de una masa de células primordiales de un embrión a un ambiente indiferente en otro embrión.
interpretation (interpretación). f. **1.** En psicoanálisis, intervención terapéutica característica del analista. **2.** En psicología clínica, acción de extraer conclusiones y formular su significado en términos de la dinámica psicológica inherente a las respuestas de un individuo a pruebas psicológicas o durante la psicoterapia.
interproximal (interproximal). Entre superficies adyacentes.
interpubic (interpúbico). Entre los dos huesos púbicos.
interpupillary (interpupilar). Entre las pupilas.
interradial (interradial). Situado entre radios o rayos.
interrenal (interrenal). Entre los dos riñones.
interscapular (interescapular). Entre las escápulas (omóplatos).
interscapulum (interscapulum). Parte de la espalda entre los hombros, o entre los omóplatos.
intersciatic (interciático). Interisquiático.
intersectio, pl. **intersectiones** (intersectio, pl. intersectiones). [*intersectio*, NA]. Intersección; sitio donde se cruzan dos estructuras.
i. tendinea (intersección tendinosa). [*intersectio tendinea*, NA].
intersection (intersección). f. Sitio donde se cruzan dos estructuras.
tendinous i. (i. tendinosa). [*intersectio tendinea*, NA].
intersectiones (intersectiones). Plural de intersectio.
intersegmental (intersegmentario). Entre dos segmentos, como los metámeros y miótomos.

H I J

interseptal (interseptal). Situado entre dos tabiques.
interseptovalvular (interseptovalvular). Entre el tabique primario y el tabique espurio del embrión.
interseptum (interseptum). El diafragma.
intersexual (intersexual). Relativo a intersexualidad o caracterizado por ella.
intersexuality (intersexualidad). f. Posesión de características masculinas y femeninas; estado intermedio entre los sexos.
interspace (interespacio). m. Cualquier espacio entre dos objetos similares, como un i. costal o intervalo entre dos costillas.
interspinal (interespinal). Interespinoso; entre dos espinas, como las apófisis espinosas de las vértebras.
interspinous (interespinoso). Interespinal.
interstice, pl. **interstices** (intersticio). m. Pequeña área o espacio en la sustancia de un órgano o tejido.
interstitial (intersticial). **1.** Relativo a espacios o intersticios en cualquier estructura. **2.** Se refiere a espacios dentro de un tejido u órgano, con exclusión de aquellos que son cavidades del cuerpo o espacios potenciales.
interstitium (interstitium). Intersticio; pequeña área, espacio o agujero en la sustancia de un órgano o tejido.
intersystole (intersístole). f. Período intersistólico; intervalo auriculocarotídeo; período entre la sístole auricular y la ventricular.
intertarsal (intertarsiano). Entre los huesos del tarso.
interthalamic (intertalámico). Entre los tálamos.
intertransverse (intertransverso). Entre las apófisis transversas de las vértebras.
intertriginous (intertriginoso). Caracterizado por intertrigo o relativo a él.
intertrigo (intertrigo). m. Dermatitis entre pliegues o superficies yuxtapuestas de la piel, causada por retención de sudor, calor y exceso simultáneo de microorganismos residentes.
intertrochanteric (intertrocantéreo). Entre los dos trocánteres del fémur.
intertubular (intertubular). Entre túbulos.
interureteral (interureteral). Interuretérico; entre los dos uréteres.
interureteric (interuretérico). Interureteral.
interval (intervalo). m. Tiempo o espacio entre dos períodos u objetos.
atriocarotid i. (a-c i.) (i. auriculocarotídeo (a-c)).
cardioarterial i. (c-a i.) (i. cardioarterial (c-a)).
coupling i. (i. de acople).
escape i. (i. de escape).
focal i. (i. focal).
interectopic i. (i. ectópico).
isometric i. (i. isométrico). I. presfígmico.
lucid i. (i. lúcido).
passive i. (i. pasivo). Período de reposo del corazón.
postsphygmic i. (i. posesfígmico). Período posesfígmico.
presphygmic i. (i. presfígmico). Período presfígmico.
sphygmic i. (i. esfígmico). Eyección o período esfígmico.
Sturm's i. (i. de Sturm).
systolic time i.'s (i. de tiempo sistólico).
intervascular (intervascular). Entre vasos sanguíneos y linfáticos.
intervention (intervención). f. Acción que produce un efecto o que se intenta para alterar el curso de un proceso patológico.
crisis i. (i. de crisis).
interventricular (interventricular). Entre los ventrículos.
intervertebral (intervertebral). Entre dos vértebras.
intervillous (intervelloso). Entre vellosidades.
intestinal (intestinal). Relativo al intestino.
intestine (intestino). m. **1.** [*intestinum*, pl. *intestina*, NA]. El tubo digestivo del estómago al ano. **2.** El tubo digestivo del estómago al ano. **3.** Interno; interior.
large i. (i. grueso). [*intestinum crassum*, NA].
small i. (i. delgado). [*intestinum tenue*, NA].
intestinotoxin (intestinotoxina). f. Enterotoxina.
intestinum, pl. **intestina** (intestino). [*intestinum*, pl. *intestina*, NA]. Tubo digestivo desde el estómago hasta el ano.
i. cecum (i. ciego).
i. ileum (i. íleon). I. retorcido.
i. jejunum (i. yeyuno). I. vacío.
i. rectum (i. recto).
i. tenue mesenteriale (i. delgado mesentérico).
intima (íntima). La más interna.
intimal (intimal). Relativo a la túnica íntima o interna de un vaso.
intimitis (intimitis). f. Inflamación de una túnica íntima, como en la endangitis.
proliferative i. (i. proliferativa).
intolerance (intolerancia). f. Metabolismo, excreción u otra disposición anormales de una sustancia dada.
hereditary fructose i. (i. hereditaria a la fructosa).
lactose i. (i. a la lactosa).
intorsion (intorsión). f. Rotación conjugada de los polos superiores de cada córnea hacia adentro.
intortor (intorsor). Rotador medial; músculo que da vuelta una parte hacia medial.
intoxation (intoxación). f. Envenenamiento, especialmente con los productos tóxicos de bacterias o animales venenosos, pero no con alcohol.
intoxicant (intoxicante). **1.** Que puede intoxicar. **2.** m. Agente intoxicante, como el alcohol.
intoxication (intoxicación). **1.** Envenenamiento. **2.** Alcoholismo agudo.
acid i. (i. ácida).
anaphylactic i. (i. anafiláctica).
citrate i. (i. con citrato).
intestinal i. (i. intestinal). Autointoxicación.
septic i. (i. séptica). Septicemia.
water i. (i. hídrica).
intra vitam (intra vitam). Durante la vida.
intra- (intra-). Prefijo que significa dentro.
intra-abdominal (intraabdominal). Dentro del abdomen.
intra-acinous (intraacinoso). Dentro de un ácino.
intra-adenoidal (intraadenoideo). Dentro de las vegetaciones adenoides.
intra-arterial (intraarterial). Dentro de una o más arterias.
intra-articular (intraarticular). Dentro de la cavidad de una articulación.
intra-atrial (intraauricular). Dentro de una o ambas aurículas del corazón.
intra-aural (intraaural). Dentro de la oreja.
intra-auricular (intraauricular). Dentro de una aurícula (p. ej. el pabellón de la oreja).
intrabronchial (intrabronquial). Endobronquial; dentro de los bronquios o tubos bronquiales.
intrabuccal (intrabucal). **1.** Dentro de la boca. **2.** Dentro de la sustancia del carrillo.
intracanalicular (intracanalicular). Dentro de uno o más canalículos.
intracapsular (intracapsular). Dentro de una cápsula, especialmente la de una articulación.
intracardiac (intracardíaco). Endocardíaco; endocárdico; intracordal; dentro de una de las cámaras del corazón.
intracarpal (intracarpiano). Dentro del carpo; entre los huesos carpianos.
intracartilaginous (intracartilaginoso). Encondral; endocondral; dentro de un cartílago o tejido cartilaginoso.
intracatheter (intracatéter). Tubo de plástico, generalmente unido a la aguja de punción, insertado en un vaso sanguíneo para infusión, inyección o monitoreo de presión.
intracavitary (intracavitario). Dentro de la cavidad de un órgano o del cuerpo.
intracelial (intracelíaco). Endocelíaco; dentro de cualquier cavidad corporal, especialmente uno de los ventrículos del corazón.
intracellular (intracelular). Dentro de una o más células.
intracerebellar (intracerebeloso). Dentro del cerebelo.
intracerebral (intracerebral). Dentro del cerebro.
intracervical (intracervical). Endocervical.
intracisternal (intracisternal). Dentro de una de las cisternas subaracnoideas.
intracolic (intracólico). Dentro del colon.
intracordal (intracordal). Intracardíaco.
intracoronal (intracoronal). Dentro de la corona de un diente.
intracorporeal (intracorpóreo). **1.** Dentro de cuerpo. **2.** Dentro de cualquier estructura anatómicamente llamada cuerpo.
intracorpuscular (intracorpuscular). Dentro de un corpúsculo, especialmente de un glóbulo rojo.
intracostal (intracostal). En la cara interna de las costillas.
intracranial (intracraneal). Dentro del cráneo.

intractable (intratable). **1.** Refractario. **2.** Obstinado.
intracutaneous (intracutáneo). Intradérmico; dentro de la sustancia de la piel, particularmente la dermis.
intracystic **1.** (intraquístico). Dentro de un quiste. **2.** (intracístico). Dentro de la vejiga urinaria.
intradermal, intradermic (intradérmico). Intracutáneo.
intraduct (intraconducto). Dentro del conducto de una glándula o de varios de ellos.
intradural (intradural). Dentro de la duramadre o rodeado por ella.
intraembryonic (intraembrionario). Dentro del cuerpo embrionario.
intraepidermal (intraepidérmico). Dentro de la epidermis.
intraepiphysial (intraepifisario). Dentro de la epífisis de un hueso largo.
intraepithelial (intraepitelial). Dentro de las células epiteliales o entre ellas.
intrafaradization (intrafaradización). f. Aplicación de una corriente farádica cauterizante a la cara o superficie interna de una cavidad o un órgano hueco.
intrafascicular (intrafascicular). Dentro de los fascículos de un tejido o una estructura.
intrafebrile (intrafebril). Intrapirético; durante la fase febril de una enfermedad.
intrafilar (intrafilar). Dentro de las mallas de una red.
intrafusal (intrafusal). Aplicado a las estructuras dentro del huso muscular.
intragalvanization (intragalvanización). f. Aplicación de una corriente galvánica cauterizante al interior de una cavidad o un órgano hueco.
intragastric (intragástrico). Dentro del estómago.
intragemmal (intragemal). Dentro de cualquier cuerpo en forma de yema o bulbo.
intraglandular (intraglandular). Dentro de una glándula o de tejido glandular.
intraglobular (intraglobular). **1.** Dentro de un glóbulo, en cualquier sentido de esta palabra. **2.** Intracorpuscular.
intragyral (intragiral). Dentro de un giro o circunvolución cerebral.
intrahepatic (intrahepático). Dentro del hígado.
intrahyoid (intrahioideo). Dentro del hueso hioides.
intralaryngeal (intralaríngeo). Dentro de la laringe.
intraligamentous (intraligamentoso). Dentro de un ligamento, especialmente el ligamento ancho del útero.
intralobar (intralobular). Dentro de un lóbulo de cualquier órgano u otra estructura.
intralobular (intralobulillar). Dentro de un lobulillo.
intralocular (intralocular). Dentro de los lóculos de cualquier estructura o parte.
intraluminal (intraluminal). Intratubal.
intramedullary (intramedular). Dentro de: 1) la médula ósea, 2) la médula espinal, 3) el bulbo raquídeo.
intramembranous (intramembranoso). **1.** Dentro de las capas de una membrana o entre ellas. **2.** Denota un método de formación ósea directamente de las células mesenquimáticas, sin la intervención de un estadio cartilaginoso.
intrameningeal (intrameníngeo). Dentro de las meninges del cerebro o la médula espinal, o rodeado por ellas.
intramolecular (intramolecular). Referente a situaciones y sucesos producidos dentro de una molécula.
intramural (intramural). Intraparietal; dentro de la sustancia de la pared de cualquier cavidad u órgano hueco.
intramuscular (I.M., i.m.) (intramuscular (I.M., i.m.)). Dentro de la sustancia de un músculo.
intramyocardial (intramiocárdico). Dentro del miocardio.
intramyometrial (intramiometrial). Dentro de la capa muscular del útero.
intranasal (intranasal). Dentro de la cavidad nasal.
intranatal (intranatal). Durante el nacimiento o en el momento del nacimiento.
intraneural (intraneural). Dentro de un nervio.
intranuclear (intranuclear). Dentro del núcleo de una célula.
intraocular (intraocular). Dentro del globo del ojo.
intraoral (intraoral). Dentro de la boca.
intraorbital (intraorbitario). Dentro de la órbita.
intraosseous (intraóseo). Intraosteal; dentro del hueso.
intraosteal (intraosteal). Intraóseo.
intraovarian (intraovárico). Dentro del ovario.
intraovular (intraovular). Dentro del óvulo.
intraparietal (intraparietal). **1.** Intramural. **2.** Denota el surco il.
intrapartum (intraparto). Durante el parto.
intrapelvic (intrapélvico). Dentro de la pelvis.
intrapericardiac, intrapericardial (intrapericárdico). Endopericárdico; dentro de la cavidad pericárdica.
intraperitoneal (IP, ip) (intraperitoneal (IP, ip)). Dentro de la cavidad peritoneal.
intrapersonal (intrapersonal). Intrapsíquico.
intrapial (intrapial). Dentro de la piamadre.
intrapleural (intrapleural). Dentro de la pleura o cavidad pleural.
intrapontine (intrapontino). Dentro del puente (protuberancia) del tallo encefálico.
intraprostatic (intraprostático). Dentro de la próstata.
intraprotoplasmic (intraprotoplasmático). Dentro del protoplasma de una célula.
intrapsychic (intrapsíquico). Intrapersonal; denota la dinámica psicológica desarrollada dentro de la mente.
intrapulmonary (intrapulmonar). Dentro de los pulmones.
intrapyretic (intrapirético). Intrafebril.
intrarectal (intrarrectal). Dentro del recto.
intrarenal (intrarrenal). Dentro del riñón.
intraretinal (intrarretiniano). Dentro de la retina.
intrarrhachidian, intrarachidian (intrarraquídeo). Intraespinal.
intrascrotal (intraescrotal). Dentro del escroto.
intraspinal (intraespinal). Intrarraquídeo; dentro del conducto vertebral o médula espinal.
intrasplenic (intraesplénico). Dentro del bazo.
intrastromal (intraestrómico). Dentro de la estroma o la sustancia fundamental de cualquier órgano o parte.
intrasynovial (intrasinovial). Dentro del saco sinovial de una articulación o una vaina tendinosa sinovial.
intratarsal (intratarsiano). Dentro del tarso; entre los huesos tarsianos.
intrathecal (intratecal). **1.** Dentro de una vaina; envainado. **2.** Dentro del espacio subaracnoideo o subdural.
intrathoracic (intratorácico). Dentro de la cavidad torácica.
intratonsillar (intraamigdalino). Dentro de la sustancia de una amígdala.
intratubal (intratubario). Intraluminal; dentro de cualquier tubo.
intratubular (intratubular). Dentro de cualquier túbulo.
intratympanic (intratimpánico). Dentro del oído medio o cavidad timpánica.
intrauterine (intrauterino). Dentro del útero.
intravasation (intravasación). f. Entrada de materia extraña en un vaso sanguíneo.
intravascular (intravascular). Dentro de los vasos sanguíneos o linfáticos.
intravenation (intravenación). f. Entrada de materia extraña en una vena.
intravenous (IV, iv) (intravenoso (I.V., i.v.)). Endovenoso; dentro de una o más venas
intraventricular (I-V) (intraventricular (I-V)). Dentro de un ventrículo cardíaco o cerebral.
intravesical (intravesical). Dentro de una vejiga, especialmente la urinaria.
intravitelline (intravitelino). Dentro del vitelo o yema.
intravitreous (intravítreo). Dentro del humor vítreo.
intrinsic (intrínseco). **1.** Inherente; que pertenece por completo a una parte. **2.** En anatomía, denota los músculos de las extremidades cuyo origen e inserción están en la misma extremidad; se aplica también al músculo ciliar para distinguirlo de los músculos rectos y otros orbitarios que están por encima del globo del ojo.
intro- (intro-). Prefijo que significa en o dentro.
introducer (introductor). m. Intubador; instrumento o estilete para la introducción de un instrumento flexible, p. ej., un catéter o un tubo endotraqueal.
introflection, introflexion (introflexión). f. Doblez hacia adentro.
introgastric (introgástrico). Que lleva al estómago o pasa por él.
introitus (introito). m. Entrada a un conducto u órgano hueco, como la vagina.

H I J

introjection (introyección). f. Mecanismo psicológico de defensa que incluye la apropiación de un suceso externo y su asimilación por la personalidad, haciéndolo parte del propio ser.
intromission (intromisión). f. Inserción o introducción de una parte en otra.
intromittent (intromitente). Que lleva o transporta a un cuerpo o una cavidad.
intron (intrón). m. Parte de un DNA situada entre los exones.
introspection (introspección). f. Mirada hacia adentro; autoescrutinio; contemplación de los propios procesos mentales.
introspective (introspectivo). Relativo a la introspección.
introsusception (introsuscepción). f. Intususcepción.
introversion (introversión). f. **1.** Vuelta de una estructura sobre sí misma. **2.** Rasgo de preocupación por sí mismo, en contraste con extraversión.
introvert **1.** (introvertir). Dar vuelta una estructura sobre sí misma. **2.** (introvertido). Persona que tiende a ser introspectiva y autocentrada, y se interesa poco en los asuntos ajenos, al contrario de un extravertido.
intubate (intubar). Realizar una intubación.
intubation (intubación). f. Inserción de un tubo en cualquier conducto, canal o parte.
altercursive i. (i. altercursiva).
aqueductal i. (i. acueductal).
blind nasotracheal i. (i. nasotraqueal ciega).
endotracheal i. (i. endotraqueal). I. intratraqueal.
intratracheal i. (i. intratraqueal). I. endotraqueal.
nasotracheal i. (i. nasotraqueal). I. endotraqueal a través de la nariz.
orotracheal i. (i. orotraqueal). I. endotraqueal a través de la boca.
intubator (intubador). m. Introductor.
intumesce (intumescer). Hincharse; agrandarse.
intumescence (intumescencia). f. **1.** [*intumescentia*, NA]. Hinchazón, agrandamiento o prominencia anatómicos. **2.** Proceso de engrosamiento o hinchazón.
tympanic i. (i. timpánica). [*intumescentia tympanica*, NA].
intumescent (intumescent). Agrandado; hinchado; que se está agrandando o hinchando.
intumescentia (intumescencia). [*intumescentia*, NA]. Intumescencia; hinchazón. agrandamiento o prominencia anatómicos.
i. cervicalis (i. cervical). [*intumescentia cervicalis*, NA].
i. cervicalis (i. cervical). [*intumescentia cervicalis*, NA].
i. gangliformis (i. gangliforme). Ganglio geniculado.
i. lumbalis (i. lumbar). [*intumescentia lumbalis*, NA].
intussusception (intususcepción). f. Introsuscepción; toma o recepción de una parte dentro de otra, especialmente la invaginación de un segmento de intestino dentro de otro.
colic i. (i. cólica).
double i. (i. doble).
ileal i. (i. ileal).
ileocecal i. (i. ileocecal).
ileocolic i. (i. ileocólica).
jejunogastric i. (i. yeyunogástrica).
retrograde i. (i. retrógrada).
intussusceptive (intususceptivo). Relativo a intususcepción o caracterizado por ella.
intussusceptum (intussuceptum). m. Segmento interno de una intususcepción; parte del intestino recibida dentro de la otra parte.
intussuscipiens (intussuscipiens). m. En intususcepción, parte del intestino que recibe la otra parte.
inulase (inulasa). f. Inulinasa.
inulin (inulina). f. Dahlina; alantina; polisacárido de fructosa del rizoma de *Inula helenium* o *elecampane* (familia Compositae) y otras plantas.
inulinase (inulinasa). f. Inulasa; enzima que actúa sobre las uniones 2,1-β-D-fructósido de inulina liberando fructosa.
inulol (inulol). m. Alantol.
inunction (inunción). f. Acción de untar o ungir; administración de una droga en forma de ungüento aplicado por frotación para facilitar la absorción del ingrediente activo.
invaccination (invacunación). f. Inoculación accidental de alguna enfermedad, p. ej. sífilis, durante la vacunación.
invaginate (invaginar). Envainar, plegar o insertar una estructura dentro de sí misma o de otra.
invagination (invaginación). f. **1.** Introducción de una estructura dentro de sí misma o de otra. **2.** Condición de invaginado.
basilar i. (i. basilar). Platibasia.
invaginator (invaginador). m. Instrumento para empujar hacia adentro cualquier tejido.
invalid (inválido). **1.** Débil; enfermo. **2.** m. Persona enfermiza que padece una dolencia invalidante pero no necesariamente por completo discapacitante.
invalidism (invalidez). f. Condición de inválido.
invasin (invasina).
invasion (invasión). f. **1.** Principio o incursión de una enfermedad. **2.** Difusión local de una neoplasia maligna por infiltración o destrucción de tejido adyacente.
invasive (invasor). **1.** Denota una invasión o caracterizado por ella. **2.** Se refiere a un procedimiento que requiere la inserción de un instrumento o dispositivo dentro del cuerpo a través de la piel o de un orificio del cuerpo para realizar un diagnóstico o tratamiento.
inventory (inventario). m. Lista de ítem detallada, a menudo descriptiva.
personality i. (i. de personalidad).
invermination (inverminación). f. Helmintiasis.
inversion (inversión). f. **1.** Vuelta hacia adentro, cabeza abajo o en cualquier dirección contraria a la existente. **2.** Conversión de un disacárido o polisacárido por hidrólisis en un monosacárido. **3.** Alteración de una molécula de DNA, efectuada removiendo un fragmento, revirtiendo su orientación y volviéndolo a su lugar. **4.** Transición de sílice inducida por calor en la que el tridimito o cristobalito de cuarzo cambia sus propiedades físicas de expansión térmica.
i. of chromosomes (i. de cromosomas).
paracentric i. (i. paracéntrica).
pericentric i. (i. pericéntrica).
i. of the uterus (i. del útero).
visceral i. (i. visceral). Situs inversus.
invert (invertido). **1.** En química, sujeto a inversión, p. ej., azúcar invertido. **2.** Término raramente usado para homosexual masculino.
invertase (invertasa). f. β-Fructofuranosidasa.
invertebrate (invertebrado). **1.** Que no posee columna vertebral. **2.** Cualquier animal, excepto los miembros craneados del filo Chordata.
invertin (invertina). f. β-Fructofuranosidasa.
invertor (inversor). Músculo que invierte o causa inversión (versión hacia dentro) de una parte, como el pie.
investing (revestido). m. **1.** En odontología, acción de cubrir o envolver por completo o en parte un objeto, como una prótesis, un diente, una forma de cera, una corona, etc. con un material refractario de revestimiento antes de curar, soldar o colar. **2.** En psicoanálisis, carga de energía mental o afectiva aplicada a un objeto; catexis.
vacuum i. (r. al vacío).
investment (revestimiento). m. **1.** En odontología, cualquier material usado para revestir. **2.** En psicoanálisis, la carga psíquica o catexis de que se reviste un objeto.
refractory i. (r. refractario).
inveterate (inveterado). Crónico; de larga, vieja o antigua data; firmemente establecido; se dice de una enfermedad o de hábitos confirmados.
inviscation (inviscación). f. **1.** Acción de untar con materia mucilaginosa. **2.** Acción de mezclar el alimento con las secreciones bucales durante la masticación.
involucre (involucro). m. **1.** Membrana envolvente, como una vaina o un saco. **2.** La vaina de nuevo hueso formado alrededor de un secuestro.
involucrin (involucrina). f. Precursor soluble no queratínico de la proteína con gran número de puentes transversales, denominada envoltura del corneocito.
involucrum, pl. **involucra** (involucrum, pl. involucra). Involucro.
involuntary (involuntario). **1.** Independiente de la voluntad; no volicional o volitivo. **2.** Contrario a la voluntad.
involution (involución). f. **1.** Catagénesis. Retorno a su tamaño normal de un órgano agrandado, como el útero puerperal. **2.** Vuelta hacia adentro de los bordes de una parte. **3.** En psiquiatría, deterioro mental propio de la ancianidad.
senile i. (i. senil).
i. of the uterus (i. del útero).
involutional (involutivo). Relativo a la involución.

iobenzamic acid (ácido yodobenzámico). Medio de contraste radiográfico.
iocetamic acid (ácido yocetámico). Medio de contraste radiopaco.
iodamide (yodamida). f. Ácido ametriodínico; ácido α,5-diacetamida-2,4,6-triyodo-*m*-toluico; medio de contraste radiopaco.
iodate (yodato). Sal de ácido yódico.
iodic (yódico). **1.** Relativo al yodo o un yoduro o causado por él. **2.** Indica un compuesto de yodo en su estado pentavalente.
iodic acid (ácido yódico).
iodide (yoduro). Ion negativo de yodo, I^-.
i. peroxidase (y. peroxidasa). Yodotirosina desyodasa.
iodimetry (yodimetría). f. Yodometría.
iodinase (yodinasa). f. Yoduro peroxidasa.
iodinate (yodar). Tratar o combinar con yodo.
iodine (yodo). m. Elemento químico no metálico, símbolo I, Nº at. 53, P. at. 126,91.
butanol-extractable i. (BEI) (y. soluble en butanol).
Gram's i. (y. de Gram).
protein-bound i. (PBI) (y. ligado a proteína).
radioactive i. (y. radiactivo).
tamed i. (y. domado). Yodóforo.
iodine-fast (yodorresistente). Denota hipertiroidismo que no responde al tratamiento con yodo y se presenta finalmente en la mayoría de los casos así tratados.
iodinophil, iodinophile (yodófilo). **1.** Que se tiñe fácilmente con yodo. **2.** m. Cualquier elemento histológico que se tiñe fácilmente con yodo.
iodipamide (yodipamida). f. Adipiodona; medio radiográfico de contraste para el sistema biliar.
i. sodium (y. sódica). Sal sódica de y. para inyección.
iodism (yodismo). m. Envenenamiento por yodo; estado con coriza grave, erupción acneiforme, debilidad, salivación y aliento fétido, causado por la administración continua de yodo o de un yoduro.
iodize (yodizar). Tratar o impregnar con yodo.
iodized oil (aceite yodado). Medio radiopaco.
iodoacetamide (yodoacetamida). f. Sustancia química que reacciona fácilmente con grupos sulfhidrilo y es por lo tanto un fuerte inhibidor de muchas enzimas.
iodoalphionic acid (ácido yodoalfiónico). Medio de contraste de uso poco frecuente.
iodocasein (yodocaseína). f. Compuesto de yodo con caseína, en el que el yodo se une a moléculas de tirosina; posee actividad de tiroxina.
iodochlorhydroxyquin, iodochlorohydroxyquinoline (yodoclorhidroxiquina). f. Cloryodoquina; clioquinol; usada en tópicos como antiinfeccioso local y en una amplia variedad de dermatosis, intravaginalmente en vaginitis debida a *Trichomonas vaginalis,* e internamente para el tratamiento de amebiasis intestinal benigna o asintomática.
iodochlorol (yodoclorol). m. Aceite cloroyodado.
iododerma (yododermia). f. Erupción de pápulas y pústulas foliculares, o lesión granulomatosa, causadas por toxicidad de yodo o sensibilidad a éste.
iodoform (yodoformo). m. Triyodometano; antiséptico tópico.
iodoglobulin (yodoglobulina). f. Tiroglobulina.
iodogorgoic acid (ácido yodogorgoico). 3,5-Diyodotirosina.
iodohippurate sodium (yodohipurato sódico). *o*-Yodo hipurato de sodio; compuesto radiopaco usado por vía endovenosa, por boca o en urografía retrógrada.
iodomethamate sodium (yodometamato sódico). Compuesto radiopaco orgánico de yodo usado en urografía intravenosa o pielografía retrógrada.
iodometric (yodométrico). Que está relacionado con la yodometría.
iodometry (yodometría). f. Yodimetría; técnicas analíticas que incluyen titulaciones en las que se forma o consume yodo, cuya súbita aparición o desaparición marca el punto terminal.
iodopanoic acid (ácido yodopanoico). Á. yopanoico.
iodophendylate (yodofendilato). m. Yofendilato.
iodophilia (yodofilia). f. Afinidad por el yodo manifestada por algunos leucocitos en ciertas condiciones.
iodophor (yodóforo). Yodo domado; combinación de yodo con un portador tensioactivo, generalmente polivinilpirrolidona.
iodophthalein (yodoftaleína). f. Tetrayodofenolftaleína sodio; sal disódica que se ha usado como indicador en el examen radiográfico de la vesícula biliar.
iodoproteins (yodoproteínas). f. pl. Proteínas que contienen yodo ligado a grupos de tirosina.
iodopsin (yodopsina). f. Violeta visual; pigmento visual formado por 11-*cis*-retinal ligado a una opsina, que se encuentra en los conos de la retina.
iodopyracet (yodopiracet). m. Diodona; acetato de dietanolamina; medio radiopaco usado por vía endovenosa en urografía y también para determinar el flujo de plasma renal y la masa excretoria tubulorrenal.
iodotherapy (yodoterapia). f. Tratamiento con yodo.
iodothyronines (yodotironinas). f. pl. Derivados yodados de tironina.
iodotyrosine (yodotirosina). f. Una tirosina yodada.
i. deiodase (y. desyodasa). Yoduro peroxidasa.
iodoxamate meglumine (yodoxamato meglumina). f. Un medio radiopaco que se emplea principalmente para colecistografía.
iodum (iodum). Yodo.
ioduria (yoduria). f. Excreción urinaria de yodo.
ioglycamic acid (ácido yoglicámico). Medio de contraste radiográfico para el sistema biliar.
iohexol (iohexol). m. Medio radiopaco que se emplea por vía intratecal e intravascular.
iometer (ionómero). m. Cámara para medir el porcentaje de ionización.
ion (ion). m. Átomo o grupo de átomos cargados de electricidad por haber ganado o perdido uno o más electrones de valencia.
dipolar i.'s (i. bipolares). Zwitteriones.
hydride i. (i. hidruro).
hydrogen i. (H^+) (i. hidrógeno (H^+)).
hydronium i. (i. hidronio). I. oxonio.
oxonium i. (i. oxonio). I. hidronio.
sulfonium i. (i. sulfonio).
ion exchange (intercambio de iones). Intercambio de aniones; intercambio de cationes.
ion exchanger (intercambiador de iones). Intercambiador de aniones; intercambiador de cationes.
ionic (iónico). Relativo a uno o más iones.
ionium (ionio). m. Nombre anterior de torio-230.
ionization (ionización). f. **1.** Disociación en iones que se produce cuando un electrólito se disuelve en agua o ciertos líquidos o cuando las moléculas son sometidas a una descarga eléctrica o radiación ionizante. **2.** Producción de iones como resultado de la interacción de la radiación como materia. **3.** Iontoforesis.
ionize (ionizar). Separar en iones; disociar átomos o moléculas en átomos o radicales cargados eléctricamente.
ionogram (ionograma). m. Electroferograma.
ionone (ionona). f. Cetona aciclíca con olor a violetas, cuyas variedades α y β difieren en la posición de la doble ligadura.
ionopherogram (ionoferograma). m. Electroferograma.
ionophore (ionóforo). Compuesto o sustancia que forma un complejo con un ion, generalmente un catión pequeño, como Na^+ o Ca^{2+}, y lo transporta a través de una membrana.
ionophoresis (ionoforesis). f. Electroforesis.
ionophoretic (ionoforético). Electroforético.
iontophoresis (iontoforesis). f. Iontoterapia; ionización; medicación iónica; introducción en los tejidos, por medio de una corriente eléctrica, de los iones de un medicamento elegido.
iontophoretic (iontoforético). Relativo a iontoforesis.
iontoquantimeter (iontocuantímetro). m. Aparato obsoleto para determinar la cantidad de rayos X midiendo la ionización resultante.
iontotherapy (iontoterapia). f. Iontoforesis.
iopamidol (iopamidol). m. Medio radiopaco para diagnóstico que se emplea en mielografía, arteriografía, urografía y ventriculografía.
iopanoic acid (ácido yopanoico). Á. yodopanoico.
iophendylate (yofendilato). m. Iodofendilato; mezcla de isómeros de etil yodofenilundecilato, un ácido graso yodado absorbible de baja viscosidad; usado para radiografía de la médula espinal, árbol biliar, senos y cavidades corporales.
iophenoxic acid (ácido yofenóxico). Medio de contraste radiográfico.
iophobia (iofobia). f. Miedo a los venenos.

iotacism (iotacismo). m. Defecto del habla caracterizado por la frecuente sustitución del sonido de otras vocales por el de la letra griega iota (*i* castellana).
iothalamate sodium (yotalamato de sodio). Sal sódica del ácido yotalámico; usado como medio radiopaco.
iothalamic acid (ácido yotalámico). Medio de contraste radiográfico.
iothiouracil sodium (yotiouracilo sódico). Sal sódica de 5-yodo-2-tiouracilo; derivado yodado orgánico de tiouracilo con la acción tiroidea del yodo y capaz de inhibir la producción de tiroxina.
ioxaglate (ioxaglato). m. Medio radiopaco para diagnóstico, que usualmente se emplea en combinación con meglumina e i. sódico, que se emplea en angiografía, aortografía, arteriografía, venografía y urografía.
I.P., i.p. (I.P., i.p.). Abrev. de intraperitoneal, o intraperitonealmente.
ipecacuanha (ipecacuana). f. Raíz seca de *Uragoga (Cephaelis) ipecacuanha* (familia Rubiaceae), arbusto de Brasil y otras partes de Sudamérica.
  de-emetinized i. (i. desemetinizada).
  powdered i., powdered ipecac (i. en polvo).
  prepared i. (i. preparada).
ipodate sodium (ipodato sódico). m. Medio radiopaco.
ipomea (ipomea). f. Raíz de orizaba jalapa; raíz mexicana; raíz seca de *Ipomoea orizabensis* (familia Convolvulaceae).
IPPB (IPPB). Abrev. en inglés de respiración con presión positiva intermitente (intermittent positive pressure breathing).
IPPV (IPPV). Abrev. en inglés de ventilación con presión positiva intermitente (intermittent positive pressure ventilation).
ipratropium (ipratropio). m. Compuesto sintético de amonio cuaternario, químicamente relacionado con la atropina, que posee actividad anticolinérgica.
iproniazid (iproniazida). f. Antituberculoso y antidepresivo semejante a la isoniazida, pero más tóxico y poco usado.
ipronidazole (ipronidazol). m. 2-Isopropil-1-metil-5-nitroimidazol; agente antiprotozoario.
iproveratril (iproveratrilo). m. Verapamilo.
iPrSGal (iPrSGal). Abrev. de isopropiltiogalactósido.
Ips (Ips). Abrev. de pipsil.
ipsefact (ipsofacto). Todas las partes o los aspectos del medio que un individuo, una colonia, población o especie de animales ha modificado química o físicamente por su propio comportamiento.
ipsilateral (ipsilateral). Homolateral; con referencia a un punto dado, del mismo lado.
IPSP (IPSP). Abrev. en inglés de potencial postsináptico inhibitorio (inhibitory postsynaptic potential).
IPTG (IPTG). Abrev. de isopropiltiogalactósido.
IPV (IPV). Abrev. de vacuna con poliovirus inactivado.
IQ (IQ). Abrev. en inglés de cociente de inteligencia (intelligence quotient).
Ir (Ir). Símbolo de iridio.
IRI (IRI). Abrev. en inglés de insulina inmunorreactiva (immunoreactive insulin).
iridal (iridal). Iridial, iridiano, irídico; relativo al iris.
iridectomy (iridectomía). f. Escición de una parte del iris.
  buttonhole i. (i. en ojal). I. periférica.
  optical i. (i. óptica).
  peripheral i. (i. periférica). I. estenopeica; i. en ojal.
  sector i. (i. sectorial). I. en la cual se extrae una porción del borde pupilar.
  stenopeic i. (i. estenopeica). I. periférica.
  therapeutic i. (i. terapéutica).
iridectropium (iridectropión). m. Ectropión uvular.
iridencleisis (iridencleisis). f. Operación de Holth; encarcelación de una parte del iris en una herida de la córnea como medida operatoria en glaucoma, para hacer filtración entre la cámara anterior y el espacio subconjuntival.
iridentropium (iridentropión). m. Entropión uvular.
irideremia (irideremia). f. Estado en el cual el iris es tan rudimentario que parece faltar.
iridescent (iridescente). Que presenta múltiples colores refráctiles brillantes, como resultado de la interferencia óptica cuando la luz blanca incidente es separada en sus componentes espectrales al ser reflejada a través de varias películas delgadas.
iridesis (iridesis). f. Iridodesis; ligadura de una parte del iris que sobresale de una incisión en la córnea.
iridial, iridian, iridic (iridial, iridiano, irídico). Iridal.
iridin (iridina). f. **1.** 7-Glucósido de irigenina de raíz de lirio, *Iris florentina*. **2.** Irisina; resinoide de *Iris versicolor*; usada como colagogo y catártico.
iridium (iridio). m. Elemento metálico blanco plateado, símbolo Ir, Nº at. 77, P. at. 192,2.
irido-, irid- (irido-, irid-). Prefijos relativos al iris.
iridoavulsion (iridoavulsión). f. Avulsión o arrancamiento del iris.
iridocele (iridocele). m. Herniación de una parte del iris a través de un defecto corneal.
iridochoroiditis (iridocoroiditis). f. Inflamación del iris y la coroides.
iridocoloboma (iridocoloboma). m. Coloboma o defecto congénito del iris.
iridocorneal (iridocorneal). Relativo al iris y la córnea.
iridocyclectomy (iridociclectomía). f. Extirpación del iris y cuerpo ciliar para escisión de un tumor.
iridocyclitis (iridociclitis). f. Inflamación del iris y del cuerpo ciliar.
  hypertensive i. (i. hipertensiva).
  i. septica (i. séptica). Síndrome de Behçet.
iridocyclochoroiditis (iridociclocoroiditis). f. Inflamación del iris que afecta al cuerpo ciliar y la coroides.
iridocystectomy (iridocistectomía). f. Operación para crear una pupila artificial cuando sinequias posteriores siguen a la extracción extracapsular de una catarata.
iridodesis (iridodesis). f. Término obsoleto para iridesis.
iridodiagnosis (iridodiagnóstico). m. Diagnóstico de afecciones sistémicas por observación de cambios de forma y color del iris.
iridodialysis (iridodiálisis). f. Defecto colobomatoso del iris debido a su separación de su inserción ciliar.
iridodiastasis (iridodiastasis). f. Defecto colobomatoso que afecta al borde periférico del iris con una pupila intacta.
iridodilator (iridodilatador). Que causa la dilatación de la pupila; se aplica al músculo dilatador de la pupila.
iridodonesis (iridodonesis). f. Iris trémulo; movimiento agitado del iris.
iridokinesis, iridokinesia (iridocinesis, iridocinesia). f. Movimiento del iris al contraer y dilatar la pupila.
iridokinetic (iridocinético). Iridomotor; relativo a los movimientos del iris.
iridology (iridología). f. Análisis de la salud basado en un examen del iris que utiliza un gráfico en el que ciertas áreas del iris son diagnósticamente específicas para órganos, sistemas y estructuras determinados.
iridomalacia (iridomalacia). f. Ablandamiento degenerativo del iris.
iridomesodialysis (iridomesodiálisis). f. Separación de las adherencias alrededor del margen interno del iris.
iridomotor (iridomotor). Iridocinético.
iridoncosis (iridoncosis). f. Engrosamiento del iris.
iridoncus (iridonco). m. Tumefacción del iris.
iridoparalysis (iridoparálisis). f. Iridoplejía.
iridopathy (iridopatía). f. Lesiones patológicas en el iris.
iridoplegia (iridoplejía). f. Iridoparálisis; parálisis del músculo esfínter de la pupila.
  complete i. (i. completa).
  reflex i. (i. refleja).
  sympathetic i. (i. simpática).
iridoptosis (iridoptosis). f. Prolapso del iris.
iridorrhexis (iridorrexis). f. Acción de arrancar el iris de su inserción periférica para aumentar el ancho de un coloboma.
iridoschisis (iridosquisis). f. Separación de la capa anterior del iris de la capa posterior.
iridoschisma (iridosquisma). m. Coloboma simple del iris.
iridosclerotomy (iridosclerotomía). f. Incisión de la esclerótica y el iris.
iridosteresis (iridostéresis). f. Pérdida o ausencia de todo el iris, o parte de él.
iridotasis (iridotasis). f. Operación que consiste en estirar el iris y encarcelarlo en la incisión límbica; es un sustituto de la iridencleisis en glaucoma.

iridotomy (iridotomía). f. Corotomía; iritomía; división transversal de algunas fibras del iris, para formar una pupila artificial.
irigenin (irigenina). f. Trihidroxi, trimetoxi isoflavona del iris, componente de la iridina.
iris frill (collarete del iris).
iris, pl. **irides** (iris). [*iris*, NA]. m. División anterior de la túnica vascular del ojo, un diafragma en forma de disco perforado en el centro (la pupila), unido periféricamente al cuerpo ciliar.
i. bombé (i. bombé).
plateau i. (i. en meseta).
tremulous i. (i. trémulo). Iridodonesis.
irisin (irisina). f. Iridina.
irisopsia (irisopsia). f. Aparición de colores del arco iris alrededor de los objetos.
iritic (irítico). Relativo a iritis.
iritis (iritis). f. Inflamación del iris.
i. blenorrhagique à rechutes (i. blenorrágica con recaídas).
i. catamenialis (i. catamenial). I. recurrente en los períodos menstruales.
Doyne's guttate i. (i. guttata de Doyne).
fibrinous i. (i. fibrinosa).
follicular i. (i. folicular).
i. glaucomatosa (i. glaucomatosa).
hemorrhagic i. (i. hemorrágica).
nodular i. (i. nodular).
i. obturans (i. obturante).
plastic i. (i. plástica). I. con exudación fibrinosa.
quiet i. (i. tranquila o silenciosa).
i. recidivans staphylococco-allergica (i. estafilococoalérgica recidivante). I. blenorrágica con recaídas.
serous i. (i. serosa).
spongy i. (i. esponjosa).
sympathetic i. (i. simpática).
iritomy (iritomía). f. Iridotomía.
iron (hierro). m. Elemento metálico, símbolo Fe, N° at. 26, P. at. 55,85.
albuminized i., i. albuminate (albuminato de h., h. albuminizado).
i. alum (h. alumbre). Sulfato férrico de amonio.
i. dextrin (h. dextrina).
peptonized i. (h. peptonizado). Peptonato de h.
i. protoporphyrin (protoporfirina de h.).
i. pyrites (pirita de h.). Sulfuro de h. nativo.
i. sorbitex (h. sorbitex). H. sorbitol.
i. sorbitol (h. sorbitol). H. sorbitex.
irotomy (irotomía). f. Iridotomía.
irradiate (irradiar). Aplicar radiación de una fuente a una estructura o un organismo.
irradiation (irradiación). f. **1.** Aumento subjetivo de un objeto brillante visto contra un fondo oscuro. **2.** Exposición a la acción de radiación electromagnética. **3.** Conducción de efectos nerviosos (impulsos) de un área cerebral o raquídea o de un tracto a otro.
irrational (irracional). No racional; irrazonable (contrario a la razón) o que no razona (no ejercita la razón o el razonamiento).
irreducible (irreducible). **1.** No reducible; incapaz de hacerse más pequeño. **2.** En química, incapaz de hacerse más simple o de ser reemplazado, hidrogenado o reducido en carga positiva.
irrespirable (irrespirable). **1.** Incapaz de ser respirado; inapropiado para respirarlo. **2.** Denota un aerosol formado por partículas de tamaño aerodinámico mayor de 10 µ.
irresponsibility (irresponsabilidad). f. Condición de no responsable, por razones conscientes o inconscientes.
criminal i. (i. criminal).
irresuscitable (irresucitable). Incapaz de ser revivido o reanimado.
irreversible (irreversible). Que no se puede revertir; permanente.
irrigate (irrigar). Hacer una irrigación.
irrigation (irrigación). f. Lavado de una cavidad o herida con un líquido.
drip-suck i. (i. goteo-aspiración). Drenaje por infusión-aspiración.
irrigator (irrigador). m. Aparato usado en irrigación.
irritability (irritabilidad). f. Propiedad inherente al protoplasma de reaccionar a un estímulo.
electric i. (i. eléctrica).
myotatic i. (i. miotática).
irritable (irritable). **1.** Capaz de reaccionar a un estímulo. **2.** Que tiende a reaccionar exageradamente a un estímulo.
irritant (irritante). Que causa irritación.
primary i. (i. primario).
irritation (irritación). f. **1.** Reacción inflamatoria incipiente extremada de los tejidos ante una lesión. **2.** Respuesta normal de un nervio o músculo a un estímulo. **3.** Evocación de una reacción normal o exagerada en los tejidos por la aplicación de un estímulo.
irritative (irritativo). Que causa irritación.
irrumation (irrumación). f. Fellatio.
irruption (irrupción). f. Acción y efecto de llegar violentamente a una superficie.
irruptive (irruptivo). Relativo a irrupción o caracterizado por ella.
IRV (VRA). Abrev. de volumen de reserva aspiratoria.
Isamine blue (azul de isamina). A. pirrol.
isauxesis (isauxesis). f. Crecimiento de partes a la misma velocidad que el conjunto.
ischemia (isquemia). f. Hipoemia; anemia local debida a obstrucción mecánica (principalmente estrechamiento arterial) de la irrigación sanguínea.
myocardial i. (i. del miocardio).
postural i. (i. postural).
i. retinae (i. de la retina).
silent i. (i. silenciosa).
ischemic (isquémico). Relativo a isquemia o afectado por ésta.
ischesis (isquesis). f. Supresión de cualquier descarga, especialmente si es normal.
ischiadic (isquiático). Ciático.
ischiadicus (isquiático). Isquial o ciático.
ischial (isquial). Ciático.
ischialgia (isquialgia). f. **1.** Isquiodinia; isquioneuralgia; dolor en la cadera; específicamente en el isquión. **2.** Término raramente usado para ciática.
ischiatic (ciático).
ischidrosis (isquidrosis). f. Anhidrosis.
ischio- (isquio-). Prefijo relativo al isquión.
ischioanal (isquioanal). Relativo al isquión y el ano.
ischiobulbar (isquiobulbar). Relativo al isquión y el bulbo del pene.
ischiocapsular (isquiocapsular). Relativo al isquión y la cápsula de la articulación de la cadera; denota la parte de la cápsula unida al isquión.
ischiocavernosus (isquiocavernoso). Músculo i.
ischiocavernous (isquiocavernoso). Relativo al isquión y el cuerpo cavernoso.
ischiocele (isquiocele). m. Hernia ciática.
ischiococcygeal (isquiococcígeo). Relativo al isquión y el coxis.
ischiococcygeus (isquiococcígeo). Músculo i.
ischiodynia (isquiodinia). f. Isquialgia.
ischiofemoral (isquiofemoral). Relativo al isquión o hueso de la cadera, y el fémur o hueso del muslo.
ischiofibular (isquioperoneo). Relativo al isquión y el peroné, o que une a ambos.
ischiomelus (isquiómelo). m. Mellizos unidos desiguales con el parásito, que a menudo no es más que un brazo o una pierna, que surge de la región pélvica del autósito.
ischioneuralgia (isquioneuralgia). f. Isquialgia.
ischionitis (isquionitis). f. Inflamación del isquión.
ischiopagus (isquiópago). m. Mellizos unidos por la región isquial.
ischioperineal (isquioperineal). Relativo al isquión y el perineo.
ischiopubic (isquiopúbico). Relativo al isquión y el pubis.
ischiorectal (isquiorrectal). Relativo al isquión y el recto.
ischiosacral (isquiosacro). Relativo al isquión y el sacro.
ischiothoracopagus (isquiotoracópago). m. Iliotoracópago.
ischiotibial (isquiotibial). Relativo al isquión y la tibia, o que une a ambos.
ischiovaginal (isquiovaginal). Relativo al isquión y la vagina.
ischiovertebral (isquiovertebral). Relativo al isquión y la columna vertebral.
ischium, gen. **ischii**, pl. **ischia** (isquión). m. [*os ischii*, NA]. Hueso de la cadera.
ischochymia (isquioquimia). f. Retención de alimento en el estómago en casos de dilatación de dicho órgano.

ischuretic (isquiurético). **1.** Relativo a la isquiuria o que la alivia. **2.** m. Agente que alivia la retención o supresión de orina.
ischuria (isquiuria). f. Retención o supresión de orina.
isethionate (isetionato). m. Sal o éster del ácido isetiónico.
isethionic acid (ácido isetiónico). Á. 2-hidroxietanosulfónico.
isinglass (cola de pescado).
island (isla). f. Ínsula; en anatomía, cualquier parte aislada, separada de los tejidos que la rodean por un surco o caracterizada por diferencias de estructura.
blood i. (i. sanguínea). Islote sanguíneo.
bone i. (i. ósea).
i.'s of Calleja (i. de Calleja).
Langerhans' i.'s (i. de Langerhans). Islotes de Langerhans.
pancreatic i.'s (i. pancreáticas). I. de Langerhans.
i. of Reil (i. de Reil). Ínsula.
islet (islote). m. Pequeña isla.
blood i. (i. sanguíneo).
i.'s of Langerhans (i. de Langerhans).
pancreatic i.'s (i. pancreáticos).
principal i.'s (i. principales).
iso- (iso-). **1.** Prefijo que significa igual o semejante. **2.** En química, prefijo que indica "isómero de" (isomerismo). **3.** En inmunología, prefijo que designa la igualdad con respecto a la especie.
isoagglutination (isoaglutinación). f. Isohemaglutinación; aglutinación de glóbulos rojos como consecuencia de la reacción entre una isoaglutinina y un antígeno específico en las células o sobre ellas.
isoagglutinin (isoaglutinina). f. Isohemaglutinina; isoanticuerpo que causa aglutinación de células.
isoagglutinogen (isoaglutinógeno). m. Isoantígeno que induce aglutinación de células, a las que está unido por exposición a su isoanticuerpo específico.
isoallele (isoalelo). m. Uno de varios alelos que pueden ser distinguibles entre sí sólo por medio de análisis especiales.
isoalloxazine (isoaloxazina). f. Compuesto heterocíclico de las riboflavinas y otras flavinas.
isoamidone (isoamidona). f. Isometadona.
isoaminile (isoaminilo). m. Agente antitusivo.
isoamyl (isoamilo). V. amilo.
isoamylase (isoamilasa). f. Hidrolasa que segmenta uniones ramificadas α-glucosídicas de glucógeno, amilopectina y sus dextrinas β -límite.
isoamylhydrocupreine (isoamilhidrocupreína). f. Anestésico tópico y antiséptico dental.
isoandrosterone (isoandrosterona). f. Epiandrosterona.
isoantibody (isoanticuerpo). **1.** Anticuerpo que existe solamente en algunos individuos de una especie y reacciona específicamente con el isoantígeno correspondiente. **2.** A veces usado como sinónimo de aloanticuerpo.
isoantigen (isoantígeno). m. **1.** Sustancia antigénica que existe únicamente en algunos individuos de una especie, como los antígenos de los grupos sanguíneos humanos. **2.** Usado a veces como sinónimo de aloantígeno.
isobar 1. (isobara). f. Línea que une los puntos de igual presión barométrica. **2.** (isóbaro). Término aplicado a uno de dos o más núclidos con el mismo número total de protones más neutrones, pero de distribución diferente.
isobaric (isobárico). **1.** De igual peso o presión. **2.** En soluciones, las que tienen la misma densidad que el diluyente o medio.
isobornyl thiocyanoacetate (isobornil, tiocianoacetato). Pediculicida.
isobucaine hydrochloride (isobucaína, clorhidrato de). Anestésico local usado en odontología.
isobuteine (isobuteína). f. Compuesto de la orina que contiene azufre.
isobutyl alcohol (alcohol isobutílico).
isobutyl nitrite (isobutilo, nitrito de). Líquido presente en el nitrito de amilo comercial, de similares propiedades antiespasmódicas y vasodilatadoras.
isobutyric acid (ácido isobutírico).
isobuzole (isobuzol). m. Agente hipoglucemiante oral para tratar la diabetes mellitus.
isocapnia (isocapnia). f. Estado en el cual la presión de dióxido de carbono arterial permanece constante o invariable.
isocarboxazid (isocarboxazida). f. Inhibidor de monoaminooxidasa usado en el tratamiento de trastornos depresivos.
isocellular (isocelular). Formado por células de tamaño y carácter igual o parecido.
isochoric (isocórico). Isovolúmico.
isochromatic (isocromático). **1.** Isócroo; de color uniforme. **2.** Denota dos objetos del mismo color.
isochromatophil, isochromatophile (isocromatófilo). Que tiene igual afinidad por el mismo colorante; se dice de células o tejidos.
isochromosome (isocromosoma). f. Aberración cromosómica que resulta de una división transversal y no longitudinal del centrómero durante la meiosis.
isochronia (isocronía). f. **1.** Posesión de la misma cronaxia. **2.** Concordancia entre procesos con respecto al tiempo, velocidad o frecuencia.
isochronous (isócrono). Que ocurre durante el mismo tiempo.
isochroous (isócroo). Isocromático.
isocitrase, isocitratase (isocitrasa, isocitratasa). f. Isocitrato liasa.
isocitrate dehydrogenase (isocitrato deshidrogenasa). f. Deshidrogenasa de ácido isocítrico; carboxilasa oxalosuccínica; una de dos enzimas que catalizan la conversión de *treo*-D_S-isocitrato a α-cetoglutarato (2-oxoglutarato).
isocitrate lyase (isocitrato liasa). f. Isocitratasa; isocitritasa; isocitrasa; enzima que cataliza la condensación por aldol de glioxilato y succinato, formando *treo*-D_S-isocitrato.
isocitric acid (ácido isocítrico).
i. a. dehydrogenase (á. isocítrico deshidrogenasa). Isocitrato deshidrogenasa.
isocitritase (isocitritasa). f. Isocitrato liasa.
isocline (isoclina). f. Línea en una región geográfica que une los puntos cuya población presenta las frecuencias constantes esperadas para los diversos alelos de un locus genético.
isocoria (isocoria). f. Igualdad de tamaño de ambas pupilas.
isocortex (isocorteza). f. Corteza homotípica; neocorteza; neopalio; término de Vogt para la parte más grande de la corteza cerebral de los mamíferos.
isocyanate (isocianato). m. Radical –N=C=O del ácido isociánico.
isocyanic acid (ácido isociánico).
isocyanide (isocianida). f. Compuesto cuya molécula contiene el grupo –NC.
isocytolysin (isocitolisina). f. Citolisina que reacciona con las células de otros animales de la misma especie, pero no con las células del individuo que formó la i.
isodactylism (isodactilismo). m. Estado en el que todos los dedos de las manos y los pies tienen más o menos el mismo largo.
isodense (isodenso). Se refiere a un tejido que posee una radiopacidad (radiodensidad) similar a la de otro tejido que puede ser adyacente.
isodulcit (isodulcita). f. L-Ramnosa.
isodynamic (isodinámico). **1.** De igual fuerza o potencia. **2.** Se refiere a alimentos u otros materiales que liberan la misma cantidad de energía por combustión.
isodynamogenic (isodinamógeno). **1.** Isoenergético. **2.** Que produce igual fuerza nerviosa.
isoelectric (isoeléctrico). Isopotencial; de igual potencial eléctrico.
isoenergetic (isoenergético). Isodinamógeno; que ejerce igual fuerza; igualmente activo.
isoenzyme (isoenzima). f. Isozima; un miembro de un grupo de enzimas que son muy similares en sus propiedades catalíticas pero que pueden ser diferenciadas por variaciones en sus propiedades físicas.
isoerythrolysis (isoeritrólisis). f. Destrucción de eritrocitos por isoanticuerpos.
neonatal i. (i. neonatal).
isoetharine (isoetarina). f. Broncodilatador para el tratamiento del asma bronquial.
isofluorphate (isofluorfato). m. Diisopropil fluorofosfato; agente colinérgico tóxico que actúa por inhibición irreversible de colinesterasa.
isoflurane (isoflurano). m. Éter halogenado no inflamable ni explosivo de potente acción anestésica; isómero de enflurano.
isogamete (isogameto). m. **1.** Una de dos o más células similares por cuya conjugación o fusión y posterior división se produce la reproducción. **2.** Gameto del mismo tamaño que aquél con el que se une.

isogamy (isogamia). f. Conjugación entre dos gametos iguales o dos células individuales semejantes en todo sentido.
isogeneic, isogenic (isogénico). Singénico.
isogenesis (isogénesis). f. Identidad de desarrollo morfológico.
isogenous (isógeno). Del mismo origen, desarrollados a partir del mismo tejido o célula.
isogentiobiose (isogentiobiosa). f. Isomaltosa.
isoglutamine (isoglutamina). f. Amida del ácido glutámico.
isognathous (isognato). Con maxilares del mismo ancho, aproximadamente.
isograft (isoinjerto). m. Sinoinjerto.
isohemagglutination (isohemaglutinación). f. Isoaglutinación.
isohemagglutinin (isohemaglutinina). f. Isoaglutinina.
isohemolysin (isohemolisina). f. Isolisina que reacciona con glóbulos rojos.
isohemolysis (isohemólisis). f. Forma frecuente de isólisis en la que hay disolución de glóbulos rojos como consecuencia de la reacción entre una isolisina (isohemolisina) y un antígeno específico en las células o sobre ellas.
isohydric (isohídrico). Denota dos sustancias que poseen el mismo pH.
isohydruria (isohidruria). f. Fijación del pH de la orina sin la variación habitual.
isohypercytosis (isohipercitosis). f. Estado en el que el número de leucocitos en la sangre circulante aumenta, pero las proporciones relativas de los diversos tipos, especialmente los granulocitos, están dentro de los límites normales.
isohypocytosis (isohipocitosis). f. Estado en el que hay un número anormalmente pequeño de leucocitos en la sangre circulante, pero las proporciones relativas de los diversos tipos, especialmente los granulocitos, están dentro de los límites normales.
isoiconia (isoiconia). f. Igualdad de las dos imágenes retinianas.
isoiconic (isoicónico). Caracterizado por isoiconia o relativo a ésta.
isoimmunization (isoinmunización). f. Desarrollo de un título significativo de anticuerpo específico como consecuencia de estimulación antigénica con material contenido en los glóbulos rojos de otro individuo de la misma especie o sobre ellos.
isolate 1. (aislamiento). Microorganismos viables separados en ocasión de la toma de una muestra. **2.** (aislado). En psicoterapia de grupo, individuo al que no resonden los demás componentes de ese grupo. **3.** (aislar). En psicoanálisis, separar experiencias o recuerdos de los afectos pertenecientes a ellos. **4.** (aislar). Separar, apartar de los demás **5.** (aislar). Librar de contaminantes químicos.
genetic i. (a. genético).
mating i. (a. de acoplamiento).
isolation (aislamiento). m. Separación de otros, como en el caso de una persona afectada por una enfermedad transmisible.
isolecithal (isolecítico). Denota un óvulo con una cantidad moderada de yema distribuida uniformemente.
isoleucine (isoleucina (Ile)). f. Ácido 2-amino-3-metilvalérico; aminoácido que se encuentra en casi todas las proteínas.
isoleucyl (Ile) (isoleucil (Ile)). m. Radical acilo de la isoleucina.
isoleukoagglutinin (isoleucoaglutinina). f. Anticuerpo anormal natural de la sangre de algunas personas con ciertos estados, capaz de aglutinar leucocitos humanos.
isologous (isólogo). Singénico.
isolysin (isolisina). f. Anticuerpo que se combina con complemento, lo sensibiliza y produce fijación de éste y disolución de células que contienen el isoantígeno específico.
isolysis (isólisis). f. Lisis o disolución de células como consecuencia de la reacción entre una isolisina y el antígeno específico en las células o sobre ellas.
isolytic (isolítico). Perteneciente a la isólisis, caracterizado por ella, o que es su causa.
isomaltase (isomaltasa). f. Oligo-1,6-glucosidasa.
isomaltose (isomaltosa). f. Isogentiobiosa; disacárido en el que dos moléculas de glucosa están unidas por un enlace α-1,6 y no α-1,4, como en la maltosa.
isomastigote (isomastigoto). Denota un protozoario con dos o cuatro flagelos de igual tamaño en un extremo.
isomer (isómero). m. **1.** Una de dos o más sustancias que muestran isomerismo. **2.** Uno de dos o más núclidos que tienen el mismo número atómico y de masa pero difieren en sus estados de energía durante un período dado.
isomerase (isomerasa). f. Clase de enzimas que catalizan la conversión de una sustancia a una forma isomérica.
isomeric, isomerous (isomérico). Isómero; relativo a isomerismo o caracterizado por él.
isomerism (isomerismo). m. Existencia de un compuesto químico en dos o más formas idénticas en el porcentaje de su composición, pero diferentes por la posición de los átomos dentro de la molécula y por sus propiedades físicas y químicas.
geometric i. (i. geométrico).
optical i. (i. óptico).
stereochemical i. (i. estereoquímico). Estereoisomerismo.
structural i. (i. estructural).
isomerization (isomerización). f. Proceso en el que un isómero se forma de otro, como en la acción de las isomerasas.
isomethadone (isometadona). f. Isoamidona; analgésico narcótico.
isometheptene (isomethepteno). m. Amina simpaticomimética alifática no saturada de acción antiespasmódica y vasoconstrictora.
isometric (isométrico). **1.** De iguales dimensiones. **2.** En fisiología, denota el estado en que los extremos de un músculo contraído se mantienen fijos y la contracción produce mayor tensión a un largo total constante.
isometropia (isometropía). f. Igualdad de clase y grado de refracción en ambos ojos.
isomorphic (isomórfico). Isomorfo.
isomorphism (isomorfismo). m. Semejanza de forma entre dos o más organismos o entre las partes del cuerpo.
isomorphous (isomorfo). Isomórfico; que tiene la misma forma o que es morfológicamente igual.
isonaphthol (isonaftol). m. β-Naftol.
isoncotic (isoncótico). De igual presión oncótica.
isoniazid (isoniazida). f. Hidrazida de ácido isonicotínico; compuesto efectivo en el tratamiento de la tuberculosis.
isonicotinic acid (ácido isonicotínico).
isonitrile (isonitrilo). m. Isocianida orgánica.
isonitrosoacetone (isonitrosoacetona). f. Monoisonitrosoacetona; piruvaldoxina; reactivador de colinesterasa que puede penetrar fácilmente la barrera hematoencefálica, y causar significativa reactivación de acetilcolinesterasa fosforilada en el sistema nervioso central.
isonormocytosis (isonormocitosis). f. Dinormocitosis; término obsoleto para el estado en el que el número real y las proporciones relativas de los diversos tipos de leucocitos de la sangre circulante están dentro de los límites normales.
isopathy (isopatía). f. Tratamiento de la enfermedad por medio del agente causal o un producto de la misma enfermedad.
isopentyl (isopentilo).
isopentylhydrocupreine (isopentilhidrocupreína). f. Clorhidrato de euprocina.
isophagy (isofagia). f. Autólisis.
isophoria (isoforia). f. Estado en el que no hay cambios de desequilibrio muscular que acompañen a los cambios de dirección de la mirada.
isopia (isopía). f. Igualdad en todo sentido de ambos ojos y de la visión.
isoplassonts (isoplasontes). m. pl. Entidades de formación semejante con ciertos rasgos en común.
isoplastic (isoplástico) Singénico.
isopleth (isopleta). f. Línea de un nomograma cartesiano que consiste en todos los puntos que representan un valor determinado de una variable; p. ej., una isobara es una i. para una presión dada.
isopotential (isopotencial). m. Isoeléctrico.
isoprecipitin (isoprecipitina). f. Anticuerpo que se combina y precipita material antigénico soluble en el plasma o suero o en un extracto de células de otro miembro, pero no de todos los miembros, de la misma especie.
isoprenaline hydrochloride (isoprenalina, clorhidrato de). Clorhidrato de isoproterenol.
isoprenaline sulphate (isoprenalina, sulfato de). Sulfato de isoproterenol.
isoprene (isopreno). m. Hemiterpeno; hidrocarburo no saturado de cinco carbonos con una cadena ramificada, que en el reino vegetal se usa como base para la formación de isoprenoides, incluyendo terpenos, carotenoides y pigmentos afines, así como caucho.

H
I
J

isoprenoids (isoprenoides). m. pl. Polímeros cuyos esqueletos de carbono consisten totalmente o en gran parte en unidades de isopreno unidas extremo con extremo.
isopropamide iodide (isopropamida, yoduro de). Agente anticolinérgico.
isopropanol (isopropanol). m. Alcohol isopropílico.
isoprophenamine hydrochloride (isoprofenamina, clorhidrato de). Clorhidrato de clorprenalina.
isopropyl alcohol (alcohol isopropílico). Isopropanol; dimetilcarbinol.
isopropyl myristate (isopropilo, miristato de). Auxiliar farmacéutico usado en preparaciones medicinales tópicas para promover la absorción a través de la piel.
isopropylarterenol hydrochloride (isopropilarterenol, clorhidrato de). Clorhidrato de isoproterenol.
isopropylcarbinol (isopropilcarbinol). m. Alcohol butílico.
isopropylthiogalactoside (iPrSGal, IPTG) (isopropiltiogalactósido). m. Galactósido artificial capaz de inducir β-galactosidasa en *Escherichia coli* sin dividirse, como ocurre con los sustratos naturales como la lactosa.
isoproterenol hydrochloride (isoproterenol, clorhidrato de). Clorhidrato de isopropilarterenol; clorhidrato de isoprenalina; β-receptor simpaticomimético estimulante que posee las propiedades inhibitorias y excitatorias cardíacas, pero no vasoconstrictoras, de la adrenalina.
isoproterenol sulfate (isoproterenol, sulfato de). Sulfato de isoprenalina; usado para inhalación como un aerosol en el tratamiento de ataques asmáticos agudos y enfisema pulmonar crónico.
isopter (isóptera). f. Curva de igual sensibilidad retiniana en el campo visual, designada por una fracción cuyo numerador es el diámetro del objeto de prueba blanco, y el denominador la distancia de prueba.
isopyrocalciferol (isopirocalciferol). m. 9β-Ergosterol; producto de descomposición térmica de calciferol; estereoisómero de pirocalciferol y ergosterol.
isoquinoline (isoquinolina). f. Benzo[*c*]piridina; estructura en anillo característica del grupo de alcaloides del opio representados por la papaverina.
isoriboflavin (isorriboflavina). f. Antimetabolito de riboflavina que difiere de ésta en que los grupos metílicos del núcleo de isoaloxazina están en las posiciones 6,7 y no 7,8.
isorrhea (isorrea). f. Igualdad de entrada y salida de agua; equilibrio de agua.
isosbestic (isosbéstico). Denota la longitud de onda luminosa a la cual dos compuestos afines tienen coeficientes de extinción idénticos.
isosensitize (isosensibilizar). Autosensibilizar.
isosexual (isosexual). **1.** Relativo a la existencia de características o sentimientos de ambos sexos en la misma persona. **2.** Se dice de las características somáticas que posee un individuo o de los procesos que se desarrollan en su interior y corresponden a su sexo.
isosmotic (isosmótico). Que tiene la misma presión osmótica total u osmolalidad que otro líquido, generalmente el intracelular.
isosorbide dinitrate (isosorbide, dinitrato de). Vasodilatador coronario que en grandes dosis puede producir cefalea, rubor facial, palpitaciones, desmayos y metahemoglobinemia.
isospore (isospora).
isosporiasis (isosporiasis). f. Enfermedad causada por la infección por una especie de Isospora, como la *I. belli* en el ser humano.
isostere (isóstero). Uno de dos o varios átomos o moléculas con la misma disposición y por ende propiedades similares, como N_2 y CO.
isosthenuria (isostenuria). f. Estado propio de la enfermedad renal crónica en el que el riñón no puede formar orina de peso específico mayor ni menor que el del plasma libre de proteínas.
isosuccinic acid (ácido isosuccínico). Á. metilmalónico.
isosulfamerazine (isosulfamerazina). f. Sulfaperina.
isosulfan blue (azul de isosulfano).
isothermal (isotérmico). Que tiene la misma temperatura.
isothiocyanate (isotiocianato). m. Radical de ácido isotiociánico, –N=C=S.
isothipendyl (isotipendilo). m. Agente antihistamínico.
isotone (isotona). f. Uno de varios núclidos con el mismo número de neutrones en sus núcleos.
isotonia (isotonía). f. Estado de igualdad tónica con la misma tensión o presión osmótica en dos sustancias o soluciones.
isotonic (isotónico). **1.** Relativo a isotonicidad o isotonía. **2.** Que tiene igual tensión. **3.** En fisiología, denota el estado en que un músculo contraído se acorta contra una carga constante, como cuando se levanta un peso.
isotonicity (isotonicidad). f. **1.** Posesión y conservación de un tono o tensión uniforme. **2.** Propiedad de una solución de ser isotónica.
isotope (isótopo). m. Uno de dos o más núclidos químicamente idénticos, pero diferentes por su número de masa porque sus núcleos contienen números diferentes de neutrones.
  radioactive i. (i. radiactivo).
  stable i. (i. estable).
isotopic (isotópico). De composición química idéntica, pero diferente en alguna propiedad física, como el peso atómico.
isotransplantation (isotrasplante). m. Transferencia de un isoinjerto (sininjerto).
isotretinoin (isotretinoína). f. Ácido 13-*cis*retinoico; retinoide usado para el tratamiento de la acné quística recalcitrante.
isotropic, isotropous (isotrópico, isótropo). De propiedades iguales en todas las direcciones.
isotype (isotipo). m. Determinante (marcador) antigénico que existe en todos los miembros de una subclase de una clase de inmunoglobulinas.
isotypic (isotípico). Perteneciente a un isotipo.
isovaleric acid (ácido isovalérico). Á. metilbutírico.
isovaleric acidemia (isovalericocidemia). f. Trastorno del metabolismo de la leucina, caracterizado por la excesiva producción de ácido isovalérico por ingestión de proteínas o durante episodios infecciosos.
isovalthine (isovaltina). f. Compuesto que contiene azufre y se encuentra en la orina.
isovolume (isovolumen). m. Que presenta igual volumen.
isovolumetric (isovolumétrico). Isovolúmico.
isovolumic (isovolúmico). Isovolumétrico; isocórico; que ocurre sin alteración de volumen.
isoxsuprine hydrochloride (isoxsuprina, clorhidrato de). Amina simpaticomimética de potentes efectos inhibitorios sobre el músculo liso vascular, uterino, etc.; usada como vasodilatador en enfermedades vasculares, y como relajante uterino.
isozyme (isozima). f. Isoenzima.
issue **1.** (exutorio). m. Llaga que supura obrando como contrairritante, mantenida a veces por la presencia de un cuerpo extraño en los tejidos **2.** (exutorio). Descarga de pus, sangre u otra materia. **3.** (controversia). f. Punto en cuestión, discusión, debate, etcétera.
  nature-nurture i. (controversia naturaleza-crianza).
isthmectomy (istmectomía). f. Escisión de la parte media del tiroides (istmo).
isthmic, isthmian (ístmico). Relativo a un istmo anatómico.
isthmoparalysis (istmoparálisis). f. Istmoplejía; parálisis facial; parálisis del velo del paladar y los músculos que forman los pilares anteriores de las fauces.
isthmoplegia (istmoplejía). f. Istmoparálisis.
isthmus, pl. **isthmi, isthmuses** (istmo). m. **1.** Constricción que une dos partes más grandes de un órgano u otra estructura anatómica. **2.** Pasaje estrecho que une dos cavidades más grandes. **3.** La parte más angosta del tallo encefálico en la unión del mesencéfalo y el posencéfalo.
  i. of aorta (i. de la aorta). [*isthmus aortae,* NA]. I. aórtico.
  i. of auditory tube (i. de la trompa auditiva). [*istmus tubae auditivae,* NA]. I. de la trompa de Eustaquio.
  i. of cartilage of ear (i. del cartílago auricular). [*isthmus cartilaginis auris,* NA].
  i. of cingular gyrus (i. de la circunvolución del cuerpo calloso). [*isthmus gyri cinguli,* NA]. I. del lóbulo límbico.
  i. of eustachian tube (i. de la trompa de Eustaquio).
  i. of fauces (i. de las fauces). [*isthmus faucium,* NA].
  Guyon's i. (i. de Guyon). I. del útero.
  i. of His (i. de His). I. del rombencéfalo.
  i. of external acoustic meatus (i. del meato auditivo externo). [*isthmus meatus acustici externi,* NA].
  Krönig's i. (i. de Krönig).
  i. of limbic lobe (i. del lóbulo límbico). I. de la circunvolución del cuerpo calloso.
  pharyngeal i. (i. faríngeo). Coana.
  i. pharyngonasalis (i. faringonasal). Coana.
  i. of prostate (i. de la próstata). [*isthmus prostatae,* NA].

rhombencephalic i. 1. (i. del rombencéfalo). [*isthmus rhombencephali,* NA]. I. de His. **2.** (i. rombencefálico). I. del rombencéfalo.
i. of thyroid (i. del tiroides). [*isthmus glandulae thyroideae,* NA].
i. of uterine tube (i. de la trompa uterina). [*isthmus tubae uterinae,* NA]. I. de la trompa de Falopio.
i. of uterus (i. del útero). [*isthmus uteri,* NA]. I. uterino.
Vieussens' i. (i. de Vieussens). Limbo de la fosa oval.

itaconic acid (ácido itacónico). A. metilensuccínico.

itch 1. (prurito). m. Comezón, picazón, escozor. **2.** (comezón). f. Sensación irritante peculiar de la piel que provoca deseos de rascarse. **3.** (comezón). Prurito. **4.** (comezón). Nombre común de la sarna: picazón.
azo i. (p. azoico). P. en los que trabajan con azocolorantes.
baker's i. (p. del panadero).
barber's i. (p. de los barberos). Tiña de la barba.
bath i. (p. del baño).
coolie i. (p. del "coolie"). Anquilostomiasis cutánea.
copra i. (p. por copra).
Cuban i. (p. cubano). Alastrín.
dew i. (p. del rocío). Anquilostomiasis cutánea.
dhobie i. (p. dhobie). Tiña cruris.
frost i. (p. de escarcha). Dermatitis hiemalis.
grain i. (p. por cereales).
grocer's i. (p. del almacenero).
ground i. (p. del suelo). Anquilostomiasis cutánea.
jock i. (p. inguinal). Tiña cruris.
kabure i. (p. kabure). Esquistosomiasis japonesa.
lumberman's i. (p. del leñador). Dermatitis hiemalis.
mad i. (p. de la locura). Seudorrabia.
Malabar i. (p. de Malabar). Tiña imbricata.
Norway i. (p. de Noruega). Sarna de Noruega.
poultryman's i. (p. de avicultor).
prairie i. (p. de la pradera).
rice i. (p. del arroz). Esquistosomiasis cutánea japonesa.
Saint Ignatius' i. (p. de San Ignacio). Pelagra.
straw i., straw-bed i. (p. de paja, de lecho de paja).
summer i. (p. de verano). P. estival.
swamp i. (p. de los pantanos). Anquilostomiasis cutánea.
swimmer's i. (p. del nadador).
toe i. (p. de los dedos de los pies). Anquilostomiasis cutánea.
warehouseman's i. (p. de los encargados de depósitos).
washerwoman's i. (p. de la lavandera).
water i. (p. de agua).
winter i. (p. de invierno). Dermatitis hiemalis.

itching (picazón). f. Prurito. Sensación incómoda de irritación de la piel o las mucosas que lleva a rascarse o frotarse las partes afectadas.

-ite (-ito). **1.** Sufijo que significa: de la naturaleza de, que se parece a. **2.** En química, una sal de ácido terminado en -oso. **3.** En anatomía comparada, sufijo que indica una porción esencial de la parte a cuyo nombre se une.

iter (iter). Pasaje que lleva de una parte anatómica a otra.
i. a tertio ad quar tum ventriculum (i. a tertio ad quartum ventriculum). Acueducto cerebral.
i. chordae anterius (i. chordae anterius). Canal de Huguier o Civinini.
i. chordae posterius (i. chordae posterius). Canalículo de la cuerda del tímpano.
i. dentis, i. dentium (i. dentis, dentium.). Vía o vías de erupción de uno o más dientes.

iteral (iteral). Relativo a un iter.

-ites, -itis (-itis). Sufijo adjetivado de sustantivos que corresponde al lat. *-alis, -ale o -inum* o a sustantivos compuestos con guión; el adjetivo así formado se usa sin el sustantivo calificado. La forma femenina *-itis* (que corresponde a *nosos*, enfermedad) se asocia tan a menudo con enfermedad inflamatoria, que casi siempre significa inflamación.

ithykyphosis, ithycyphosis (iticifosis). f. Nombre obsoleto de la cifosis pura sin desplazamiento lateral de la espina dorsal.

ithylordosis (itilordosis). f. Nombre obsoleto de la lordosis pura sin curvatura lateral de la espina dorsal.

ITP 1. (ITP). Abrev. de 5'-trifosfato de inosina. **2.** (PTI). Abrev. de púrpura trombocitopénica idiopática.

itramin tosylate (itramina, tosilato de). Vasodilatador.

IU (UI). Abrev. de unidad internacional.

IUCD (DIUA). Abrev. de dispositivos intrauterinos anticonceptivos.

IUD (DIU). Abrev. de dispositivo intrauterino.

I-V (I-V). Abrev. de intraventricular.

IV, iv (IV, iv). Abrev. de intravenoso o intravenosamente.

ivermectin (ivermectina). f. Derivado 22-23-dihidro de la avermectina B_1, una lactona macrocíclica producida por el actinomiceto *Streptomyces avermitilis.*

ivory (marfil). m. Término aplicado a los colmillos del elefante, la morsa, el narwhal, el hipopótamo y el jabalí, y a todos los dientes de la ballena; el material es dentina, que forma la capa interna del diente derivada del mesodermo.

IVP (IVP). Abrev. en inglés de pielograma intravenoso (intravenous pyelogram).

ixodiasis (ixodiasis). f. **1.** Lesiones cutáneas causadas por las picaduras de ciertas garrapatas. **2.** Cualquier enfermedad transmitida por garrapatas.

ixodic (ixódico). Relativo a las garrapatas, o causado por ellas.

ixodid (ixódido). Nombre común de los miembros de la familia Ixodidade.

ixomyelitis (ixomielitis). f. Inflamación de la médula espinal lumbar.

H
I
J

J

J (J.). Símbolo de joule y equivalente de Joule.
J (*J.*). Símbolo de flujo.
jaagziekte (jaagziekte). Adenomatosis pulmonar ovina.
jacket **1.** (chaleco). m. Vendaje fijo aplicado alrededor del cuerpo a fin de inmovilizar la columna vertebral. **2.** (funda). f. En odontología, término comúnmente usado para referirse a una corona artificial compuesta de porcelana por cocción o resina acrílica.
Minerva j. (c. Minerva).
Sayre's j. (c. de Sayre).
straight j. (camisa de fuerza).
jacksonian (jacksoniano). Descrito por John Hughlings Jackson.
jactitation (jactitación, jactación). f. Gran inquietud con movimientos agitados de vaivén de un lado a otro.
jalap (jalapa). f. Raíz tuberosa de *Exogonium purga* o *Ipomoea purga* (familia Convolvulaceae); usada como catártico.
janiceps (janicéfalo). m. Mellizos unidos con las cabezas fusionadas y las caras que miran en direcciones contrarias.
j. asymmetrus (j. asimétrico). Iniops; sincéfalo asimétrico.
j. parasiticus (j. parásito).
Janus green B (verde Jano B).
jar (sacudir). Agitar, dar sacudidas.
jargon (jerga). f. **1.** Lenguaje o terminología peculiares de un campo, grupo o profesión específicos. **2.** Parafasia.
jaundice (ictericia). f. Icterus; coloración amarillenta del integumento, la esclerótica y los tejidos profundos y excreciones, debida a pigmentos biliares que aumentan en el suero.
acholuric j. (i. acolúrica).
black j. (i. negra).
catarrhal j. (i. catarral).
cholestatic j. (i. colestásica).
chronic acholuric j. (i. acolúrica crónica). Esferocitosis hereditaria.
chronic familial j. (i. familiar crónica). Esferocitosis hereditaria.
chronic idiopathic j. (i. idiopática crónica).
congenital hemolytic j. (i. hemolítica congénita).
familial nonhemolytic j. (i. no hemolítica familiar).
hematogenous j. (i. hematógena). I. hemolítica.
hemolytic j. (i. hemolítica). I. hematógena o toxémica.
hepatocellular j. (i. hepatocelular).
hepatogenous j. (i. hepatógena).
homologous serum j. (i. sérica homóloga).
infectious j. (i. infecciosa).
leptospiral j. (i. leptospirósica).
malignant j. (i. maligna). Icterus gravis.
mechanical j. (i. mecánica). I. obstructiva.
j. of the newborn (i. del recién nacido). Icterus neonatorum.
nonobstructive j. (i. no obstructiva).
nuclear j. (i. nuclear). Kernicterus.
obstructive j. (i. obstructiva). I. mecánica.
painless j. (i. indolora).
physiologic j. (i. fisiológica). Icterus fisiológico.
regurgitation j. (i. por regurgitación).
retention j. (i. por retención).
spherocytic j. (i. esferocítica).
toxemic j. (i. toxémica). I. hemolítica.
jaundice root (raíz ictérica o amarilla). Hidrastis.
jaw (mandíbula). f. [*mandibula*, NA]. Maxilar inferior; hueso de la quijada; submaxilar; hueso en forma de U que constituye el maxilar inferior y que se articula por sus extremos superiores con el hueso temporal a ambos lados.
crackling j. (m. crujiente).
Hapsburg j. and lip (m. y labio de los Habsburgo).
lock-j. (trismo).
lower j. (m. inferior). Mandíbula.
lumpy j. (m. abultada). Actinomicosis.
parrot j. (m. de loro).
upper j. (m. superior). Maxilar superior.
jecur, gen. **jecoris** (jecur, gen. jecoris). Nombre obsoleto del hígado.
jejunal (yeyunal). Relativo al yeyuno.
jejunectomy (yeyunectomía). f. Escisión de todo el yeyuno o parte de él.
jejunitis (yeyunitis). f. Inflamación del yeyuno.
jejuno-, jejun- (yeyuno-, yeyun-). Prefijos relativos al yeyuno.
jejunocolostomy (yeyunocolostomía). f. Establecimiento de una comunicación entre el yeyuno y el colon.
jejunoileal (yeyunoileal). Relativo al yeyuno y el íleon.
jejunoileitis (yeyunoileítis). f. Inflamación del yeyuno y el íleon.
jejunoileostomy (yeyunoileostomía). f. Establecimiento de una nueva comunicación entre el yeyuno y el íleon.
jejunojejunostomy (yeyunoyeyunostomía). f. Anastomosis entre dos porciones de yeyuno.
jejunoplasty (yeyunoplastia). f. Procedimiento quirúrgico correctivo en el yeyuno.
jejunostomy (yeyunostomía) f. Establecimiento operatorio de una abertura de la pared abdominal al yeyuno, generalmente con la creación de un estoma en la pared abdominal.
jejunotomy (yeyunotomía). f. Incisión en el yeyuno.
jejunum (yeyuno). [*jejunum*, NA]. m. Parte del intestino delgado de unos 2,70 m de largo, entre el duodeno y el íleon.
jelly (jalea). f. Compuesto trémulo semisólido que contiene generalmente alguna forma de gelatina en solución.
cardiac j. (j. cardíaca).
interlaminar j. (j. interlaminar).
Wharton's j. (j. de Wharton).
jellyfish (medusa). f. Celenterados marinos (clase Hydrozoa) que incluyen algunas especies venenosas, especialmente *Physalia*.
jerk (sacudida). f. **1.** Movimiento brusco y repentino. **2.** Reflejo profundo.
ankle j. (s. del tobillo). Reflejo de Aquiles.
chin j. (s. del mentón). Reflejo maxilar.
crossed adductor j. (s. aductora cruzada). Reflejo aductor cruzado.
crossed j. (s. cruzada). Reflejo cruzado.
crossed knee j. (s. cruzada de la rodilla). Reflejo rotuliano.
elbow j. (s. del codo). Reflejo del tríceps.
jaw j. (s. del maxilar). Reflejo del maxilar.
knee j. (s. de la rodilla). Reflejo rotuliano.
supinator j. (s. del supinador). Reflejo braquiorradial.
Jesuits' bark (corteza de los jesuitas). Cinchona.
jet lag (intervalo del jet). Desequilibrio del ritmo circadiano normal que se debe al viaje subsónico o ultrasónico a través de diversas zonas de tiempo que lleva a fatiga, irritabilidad y distintas perturbaciones constitucionales.
jigger (ninga). Nombre común de *Tunga penetrans*.
jimson weed (jimson, maleza de). f. Estramonio.
jird (jird). m. Roedor del género *Meriones*, distinto del jerbo, con el que se confunde a menudo.
JNA (JNA). Abrev. de *Jena Nomina Anatomica*, 1935.
johnin (johnina). f. Producto usado como agente diagnóstico, análogo a la tuberculina pero hecho con *Mycobacterium paratuberculosis*, agente que causa la enfermedad de Johne, cultivado en un medio de caldo que contiene *M. phlei*, el bacilo del heno.
joint (articulación). f. Juntura; unión entre dos huesos o varios.
acromioclavicular j. (a. acromioclavicular). [*articulatio acromioclavicularis*, NA].
ankle j. (a. del tobillo). [*articulatio talocruralis*, NA]. A. tibiotarsiana.
anterior intraoccipital j. (a. intraoccipital anterior). [*synchondrosis intraoccipitalis anterior*, NA].
arthrodial j. (a. artrodial). [*articulatio plana*, NA]. A. plana.
atlanto-occipital j. (a. atloidooccipital). [*articulatio atlantooccipitalis*, NA].

ball-and-socket j. (a. de alvéolo hueco). [*articulatio spheroidea*, NA]. A. esferoidea; enartrosis.
biaxial j. (a. biaxial).
bicondylar j. (a. bicondílea). [*articulatio bicondylaris*, NA].
bilocular j. (a. bilocular).
Budin's obstetrical j. (a. obstétrica de Budin). [*synchondrosis intraoccipitalis posterior*, NA].
calcaneocuboid j. (a. calcaneocuboidea). [*articulatio calcaneocuboidea*, NA].
capitular j. (a. capitular). [*articulatio capitis costae*, NA]. A. de la cabeza de la costilla.
carpal j.'s (a. carpianas). [*articulationes intercarpeae*, NA]. A. intercarpianas.
carpometacarpal j. of thumb (a. carpometacarpiana del pulgar). [*articulatio carpometacarpea pollicis*, NA].
carpometacarpal j.'s (a. carpometacarpianas). [*articulationes carpometacarpeae*, NA].
cartilaginous j. (a. cartilaginosa). [*articulatio cartilaginis*, NA].
Charcot's j. (a. de Charcot). A. neuropática.
Chopart's j. (a. de Chopart). [*articulatio tarsi transversa*, NA]. A. tarsiana transversa; a. mediotarsiana.
Clutton's j.'s (a. de Clutton).
coccygeal j. (a. coccígea). [*articulatio sacrococcygea*, NA]. A. sacrococcígea.
cochlear j. (a. coclear). A. en espiral o en tornillo.
coffin j. (a. en ataúd).
compound j. (a. compuesta). [*articulatio composita*, NA].
condylar j. (a. condílea). [*articulatio condylaris*, NA]. A. elipsoidea.
costochondral j. (a. costocondral). [*articulatio costochondralis*, NA].
costotransverse j. (a. costotransversa). [*articulatio costotransversaria*, NA].
costovertebral j.'s (a. costovertebrales). [*articulationes costovertebrales*, NA].
cotyloid j. (a. cotiloidea). [*articulatio cotylica*, NA]. A. esferoidea.
cricoarytenoid j. (a. cricoaritenoidea). [*articulatio cricoarytenoidea*, NA].
cricothyroid j. (a. cricotiroidea). [*articulatio cricothyroidea*, NA].
Cruveilhier's j. (a. de Cruveilhier). [*articulatio atlantoaxialis mediana*, NA]. A. atloideoaxoidea media.
cubital j. (a. cubital). [*articulatio cubiti*, NA]. A. del codo.
cuboideonavicular j. (a. cuboideoescafoidea).
cuneocuboid j. (a. cuneocuboidea).
cuneometatarsal j.'s (a. cuneometatarsianas). [*articulationes tarsometatarseae*, NA].
cuneonavicular j. (a. cuneoescafoidea). [*articulatio cuneonavicularis*, NA].
dentoalveolar j. (a. dentoalveolar). [*articulatio dentoalveolaris*, NA]. Gonfosis.
diarthrodial j. (a. biartrodial). [*articulatio synovialis*, NA]. A. sinovial.
digital j.'s (a. digitales). [*articulationes interphalangeae*, NA]. A. interfalángicas.
DIP j.'s (a. IFD). A. interfalángicas distales.
distal interphalangeal j.'s (a. interfalángicas distales).
j.'s of ear bones (a. de los huesos del oído). [*articulationes ossiculorum auditus*, NA].
elbow j. (a. del codo). [*articulatio cubiti*, NA].
ellipsoidal j. (a. elipsoidea). [*articulatio ellipsoidea*, NA]. A. condílea.
enarthrodial j. (a. enartrodial). [*articulatio spheroidea*, NA]. A. esferoidea.
false j. (a. falsa). Seudoartrosis.
femoropatellar j. (a. femororrotuliana).
fibrous j. (a. fibrosa). [*articulatio fibrosa*, NA]. Sinartrodia.
flail j. (a. fláccida).
j.'s of free inferior limb (a. del miembro inferior libre). [*articulationes membri inferioris liberi*, NA].
j.'s of free superior limb (a. del miembro superior libre). [*articulationes membri superioris liberi*, NA].
ginglymoid j. (a. ginglimoide). Gínglimo.
gliding j. (a. deslizante). [*articulatio plana*, NA]. A. plana.
gompholic j. (a. gonfósica). Gonfosis.
j. of head of rib (a. de la cabeza de la costilla). [*articulatio capitis costae*, NA].
hemophilic j. (a. hemofílica).
hinge j. (a. en bisagra). Gínglimo.
hip j. **1.** (a. de la cadera). [*articulatio coxae*, NA]. A. coxofemoral. **2.** (a. coxofemoral). [*articulatio coxae*, NA].
humeroradial j. (a. humerorradial). [*articulatio humeroradialis*, NA].
humeroulnar j. (a. humerocubital). [*articulatio humeroulnaris*, NA].
hysterical j. (a. histérica). Neuromimesis articular o artral.
immovable j. (a. inmóvil). [*articulatio fibrosa*, NA]. A. fibrosa.
incudomalleolar j. (a. incudomaleolar). [*articulatio incudomallearis*, NA].
incudostapedial j. (a. incudoestapedia). [*articulatio incudostapedia*, NA].
j.'s of inferior limb girdle (a. de la cintura pelviana). [*articulationes cinguli membri inferioris*, NA].
inferior radioulnar j. (a. radiocubital inferior). [*articulatio radioulnaris distalis*, NA].
inferior tibiofibular j. (a. tibioperonea inferior). [*syndesmosis tibiofibularis*, NA].
interarticular j.'s (a. interarticulares). [*articulationes zygapophyseales*, NA]. A. cigapofisarias.
intercarpal j.'s (a. intercarpianas). [*articulatio intercarpeae*, NA].
interchondral j.'s (a. intercondrales). [*articulationes interchondrales*, NA]. Ligamentos intercondrales.
intercuneiform j.'s (a. intercuneiformes).
intermetacarpal j.'s (a. intermetacarpianas). [*articulationes intermetacarpeae*, NA].
intermetatarsal j.'s (a. intermetatarsianas). [*articulationes intermetatarseae*, NA].
interphalangeal j.'s (a. interfalángicas). [*articulationes interphalangeae*, NA]. A. digitales; a. falángicas.
intersternebral j.'s (a. interesternebrales).
intertarsal j.'s (a. intertarsianas). [*articulationes intertarseae*, NA].
jaw j. (a. del maxilar inferior). [*articulatio temporomandibularis*, NA]. A. temporomandibular.
knee j. (a. de la rodilla). [*articulatio genus*, NA].
lateral atlantoaxial j. (a. atloidoaxoidea lateral). [*articulatio atlantoaxialis lateralis*, NA].
lateral atlantoepistrophic j. (a. atloidoepistrófica lateral). [*articulatio atlantoaxialis lateralis*, NA].
Lisfranc's j.'s (a. de Lisfranc). [*articulationes tarsometatarseae*, NA]. A. tarsometatarsianas.
lumbosacral j. (a. lumbosacra). [*articulatio lumbosacralis*, NA].
Luschka's j.'s (a. de Luschka). A. uncovertebrales.
mandibular j. (a. mandibular). [*articulatio mandibularis*, NA]. A. temporomandibular; a. temporomaxilar.
manubriosternal j. **1.** (sincondrosis manubriosternal). [*synchondrosis manubriosternalis*, NA]. Articulación manubriosternal. **2.** (a. manubriosternal).
median atlantoaxial j. (a. atloidoaxoidea media). [*articulatio atlantoaxialis mediana*, NA].
metacarpophalangeal j.'s (a. metacarpofalángicas). [*articulationes metacarpophalangeae*, NA].
metatarsophalangeal j.'s (a. metatarsofalángicas). [*articulationes metatarsophalangeae*, NA].
middle atlantoepistrophic j. (a. atloidoepistrófica media). **1.** [*articulacio atlantoaxialis mediana*, NA]. **2.** [*articulatio atlantoaxialis mediana*, NA]. A. atloidoaxoidea media.
middle carpal j. **1.** (a. carpiana media). [*articulatio mediocarpea*, NA]. A. mediocarpiana. **2.** (a. mediocarpiana). [*articulatio mediocarpea*, NA].
midtarsal j. (a. mediotarsiana). [*articulatio tarsi transversa*, NA].
mortise j. (a. en mortaja). [*articulatio talocruralis*, NA]. A. talocrural.
movable j. (a. móvil). [*articulatio synovialis*, NA]. A. sinovial.
MP j.'s (a. MF). **1.** [*articulationes metacarpophalangeae*, NA]. A. metacarpofalángicas. **2.** [*articulationes metatarsophalangeae*, NA]. A. metatarsofalángicas.

multiaxial j. (a. multiaxial). A. poliaxial
neurocentral j. (a. neurocentral). Sincondrosis neurocentral.
neuropathic j. (a. neuropática). Artritis o artropatía neuropática.
peg-and-socket j. (a. de espiga y hueco). Gonfosis.
petro-occipital j. (a. petrooccipital). [*synchondrosis petro-occipitalis*, NA]. Sincondrosis petrooccipital.
phalangeal j.'s (a. falángicas). [*articulationes interphalangeae*, NA]. A. interfalángicas.
PIP j.'s (a. IFP). A. interfalángicas proximales.
pisotriquetral j. (a. pisipiramidal). [*articulatio ossis pisiformis*, NA].
pivot j. (a. en pivote). [*articulatio trochoidea*, NA]. A. trocoidea.
plane j. (a. plana). [*articulatio plana*, NA]. Artrodia.
polyaxial j. (a. poliaxial). A. multiaxial.
posterior intraoccipital j. **1.** (a. intraoccipital posterior). [*synchondrosis intraoccipitalis posterior*, NA]. **2.** (sincondrosis intraoccipital posterior). [*synchondrosis intraoccipitalis posterior*, NA]. Articulación obstétrica de Budin.
proximal interphalangeal j.'s (a. interfalángicas proximales).
radiocarpal j. (a. radiocarpiana). [*articulatio radiocarpea*, NA].
rotary j., rotatory j. (a. rotativa). [*articulatio trochoidea*, NA]. A. trocoidea.
sacrococcygeal j. (a. sacrococcígea). [*articulatio sacrococcygea*, NA].
sacroiliac j. (a. sacroilíaca). [*articulatio sacroiliaca*, NA].
saddle j. (a. en silla de montar). [*articulatio sellaris*, NA]. A. ovoidea; a. de encaje recíproco.
schindyletic j. (a. esquindilética). Esquindilesis.
screw j. (a. a tornillo). A. coclear.
shoulder j. (a. del hombro). [*articulatio humeri*, NA]. A. humeral.
simple j. (a. simple). [*articulatio simplex*, NA].
socket j. (a. esferoidea). [*articulatio spheroidea*, NA]. A. esférica.
spheno-occipital j. (a. esfenooccipital). [*synchondrosis sphenooccipitalis*, NA].
spheroid j. (a. esférica, esferoidea). [*articulatio spheroidea*, NA].
spiral j. (a. en espiral). A. coclear.
sternal j.'s (a. esternales). [*synchondroses sternales*, NA]. Sincondrosis esternales.
sternoclavicular j. (a. esternoclavicular). [*articulatio sternoclavicularis*, NA].
sternocostal j.'s (a. esternocostales). [*articulationes sternocostales*, NA].
stifle j. (a. rotuliana equina). Rodilla del caballo.
subtalar j. (a. subastragalina). [*articulatio subtalaris*, NA].
j.'s of superior limb girdle (a. de la cintura escapular). [*articulationes cinguli membri superioris*, NA].
superior radioulnar j. (a. radiocubital superior). [*articulatio radioulnaris proximalis*, NA].
superior tibiofibular j. (a. tibioperonea superior). [*articulatio tibiofibularis*, NA]. A. tibioperonea.
suture j. (a. sutural). Sutura.
synarthrodial j. (a. sinartrodial). **1.** [*articulatio fibrosa*, NA]. A. fibrosa. **2.** [*articulatio cartilaginis*, NA]. A. cartilaginosa.
synchondrodial j. (a. sincondrodial). [*synchondrosis*, NA]. Sincondrosis.
syndesmodial j., syndesmotic j. (a. sindesmótica). [*syndesmosis*, NA]. Sindesmosis.
synovial j. (a. sinovial). [*articulatio synovialis*, NA]. A. diartrodial.
talocalcaneal j. (a. talocalcánea). [*articulatio subtalaris*, NA]. A. subastragalina.
talocalcaneonavicular j. (a. astragalocalcaneoescafoidea). [*articulatio talocalcaneonavicularis*, NA].
tarsal j.'s (a. tarsianas). [*articulationes intertarseae*, NA]. A. intertarsianas.
tarsometatarsal j.'s (a. tarsometatarsianas). [*articulationes tarsometatarseae*, NA]. A. cuneometatarsianas; a. de Lisfranc.
temporomandibular j. (a. temporomandibular). [*articulatio temporomandibularis*, NA].
thigh j. (a. del muslo). [*articulatio coxae*, [NA]. A. de la cadera o coxofemoral.
tibiofibular j., inferior (a. tibioperonea inferior). Sindesmosis tibioperonea.
tibiofibular j., superior (a. tibioperonea superior). [*articulatio tibiofibularis*, NA].
transverse tarsal j. (a. tarsiana transversa). [*articulatio tarsi transversa*, NA]. A. de Chopart.
trochoid j. (a. trocoide o trocoidea). [*articulatio trochoidea*, NA].
uncovertebral j.'s (a. uncovertebrales). A. de Luschka.
uniaxial j. (a. uniaxial).
unilocular j. (a. unilocular).
wedge-and-groove j. (a. de cuña y surco). [*schindylesis*, NA]. Esquindilesis.
wrist j. (a. de la muñeca). [*articulatio radiocarpea*, NA]. A. radiocarpiana.
xiphisternal j. **1.** (a. xifosternal). [*synchondrosis xiphosternalis*, NA]. Sincondrosis xifosternal. **2.** (sincondrosis xifosternal). [*synchondrosis xiphosternalis*, NA].
zygapophysial j.'s (a. cigapofisarias). [*articulationes zygapophyseales*, NA].

joint mice (ratas intraarticulares). f. Pequeños cuerpos móviles, fibrosos o cartilaginosos, en la cavidad sinovial de una articulación.
joule (J) (joule (J)). m. Unidad de energía; calor generado o energía gastada por un amperio que fluye contra un ohmio durante un segundo; igual a 10^7 ergios y a un newton-metro.
juccuya (jucuya). f. Leishmaniasis cutánea.
jugal (yugal). **1.** Que une; enlazado. **2.** Relativo al hueso cigomático.
jugale (yugal). Punto y.; punto craneométrico en la unión de las apófisis temporal y frontal del hueso cigomático.
jugomaxillary (yugomaxilar). Relativo al hueso cigomático y el maxilar superior.
jugular (yugular). **1.** Relativo a la garganta o al cuello. **2.** Relativo a las venas y. **3.** Una vena y.
jugulum (jugulum). Garganta.
jugum, pl. **juga** (yugo). Surco o eminencia que conecta dos puntos.
j. alveolare, pl. **juga alveolaria** (y. alveolar). [*jugum alveolare*, NA].
j. sphenoidale (y. esfenoidal). [*jugum sphenoidale*, NA].
juice (jugo). m. **1.** Líquido intersticial de vegetales o animales. **2.** Secreción líquida, especialmente de líquido digestivo.
appetite j. (j. del apetito).
cancer j. (j. de cáncer).
gastric j. (j. gástrico).
intestinal j. (j. intestinal).
pancreatic j. (j. pancreático).
junction (unión). f. **1.** Juntura, articulación. **2.** Articulación.
amelodental j., amelodentinal j. (u. amelodentinaria).
amnioembryonic j. (u. amnioembrionaria).
anorectal j. (u. anorrectal). Sitio de transición del recto al ano.
cementodentinal j. (u. cementodentinaria). U. dentinocementaria.
cementoenamel j. (u. cemento-esmalte).
choledochoduodenal j. (u. coledocoduodenal).
dentinocemental j. (u. dentinocementaria). U. cementodentinaria.
dentinoenamel j. (u. dentina-esmalte). U. amelodentinaria.
electrotonic j. (u. electrotónica). U. de brecha.
esophagogastric j. (u. esofagogástrica).
gap j. (u. de brecha o hendidura). Mácula comunicante; nexus.
intercellular j.'s (u. intercelulares).
intermediate j. (u. intermedia). Zonula adherens.
j. of lips (u. de los labios). Comisura labial.
mucocutaneous j. (u. mucocutánea).
myoneural j. (u. mioneural). U. neuromuscular.
neuroectodermal j. (u. neuroectodérmica). U. neurosomática.
neuromuscular j. (u. neuromuscular). U. mioneural.
neurosomatic j. (u. neurosomática). U. neuroectodérmica.
sacrococcygeal j. (u. sacrococcígea). Articulación sacrococcígea.
sclerocorneal j. (u. esclerocorneal). Limbo de la córnea.
squamocolumnar j. (u. escamocolumnar).
ST j. (u. S-T). Punto J.
tight j. (u. estrecha).
tympanostapedial j. **1.** (u. timpanoestapedia). **2.** (sindesmosis timpanoestapedia). [*syndesmosis tympanostapedia*, NA]. Unión timpanoestapedia.

H I J

junctura, pl. **juncturae** (juntura). f. **1.** Articulación. **2.** Punto, línea o superficie de unión de dos partes, principalmente huesos o cartílagos.

juncturae tendinum **1.** (unión tendinosa). Conexión intertendinosa. **2.** (j. tendinosas). [*conexus intertendineus,* NA].

juncturae ossium (unión óseas). *juncturae ossium.* Nombre alternativo de articulaciones.

juncture (articulación).

jungian (jungiano). Atribuido o descrito por Carl Gustav Jung. Sistema psicológico o forma de tratamiento psicoanalítico atribuido a Carl Gustav Jung.

juniper (junípero). m. Enebro. Fruto maduro seco de *Juniperus communis* (familia Pinaceae).

j. berry oil (aceite de baya de j.).

j. tar (alquitrán de j.). Aceite de enebro.

jurisprudence (jurisprudencia). f. La ciencia de las leyes, sus principios y conceptos.

dental j. (j. dental). Odontología forense.

medical j. (j. médica). Medicina forense.

justo major (justo major).

justo minor (justo minor).

juxtaepiphysial (yuxtaepifisario). Cerca de una epífisis o adyacente a ella.

juxtaglomerular (yuxtaglomerular). Cerca de un glomérulo renal o adyacente a él.

juxtallocortex (yuxtalocorteza). f. Término colectivo de Vogt para varias regiones de la corteza cerebral que ocupan una posición intermedia entre la isocorteza y la alocorteza.

juxtaposition (yuxtaposición). f. Posición lado a lado. V.t. aposición; contigüidad.

K

K (K). Símbolo de constante de disociación.
K (K). **1.** En colocación de lentes de contacto, el radio de curvatura del meridiano más plano de la córnea apical. **2.** Símbolo de potasio; filoquinona; Kelvin. **3.** En óptica,el coeficiente de rigidez escleral.
k (k). **1.** Símbolo de kilo-. **2.** Símbolo de constante de velocidad.
K_a (K_a). Símbolo de la constante de disociación de un ácido.
K_b (K_b). Símbolo de contante de disociación de una base.
K_m (K_m). Símbolo de la constante de Michaelis o de Michaelis-Menten.
K_w (K_w). Símbolo de constante de disociación del agua (dissociation constant of water).
Ka (Ka). Abrev. de cátodo o catódico.
kabure (kabure). m. Esquistosomiasis japonesa.
kafindo (kafindo). m. Onyalai.
kak-, kako- (kak-, kako-). V. caco-.
kakké (kakké). Beriberi.
kal-, kali- (cal-, cali-). Prefijos relativos al potasio; a veces se escribe incorrectamente kalio-.
kala azar (kala azar). m. Leishmaniasis visceral.
kalemia (caliemia). f. Potasemia; presencia de potasio en la sangre.
kaliopenia (caliopenia). f. Insuficiencia de potasio en el organismo.
kaliopenic (caliopénico). Relativo a la caliopenia.
kalium (kalium). Potasio.
kaliuresis (caliuresis). f. Caluresis.
kaliuretic (caliurético). Calurético.
kallak (kallak). Dermatitis pustulosa peculiar observada entre los esquimales.
kallidin (calidina). f. Bradicinógeno.
k. 10 (c. 10). Calidina.
k. 9 (c. 9). Bradicinina.
k. I (c. I). Bradicinina.
k. II (c. II). Calidina.
kallikrein (calicreína). f. Cininogenasa; cininogenina.
kaluresis (caluresis). f. Caliuresis; aumento de excreción urinaria de potasio.
kaluretic (calurético). Caliurético; relativo a la caluresis, que la causa o se caracteriza por ella.
kanamycin sulfate **1.** (kanamicina, sulfato de). V. canamicina. **2.** (canamicina, sulfato de). Sustancia antibiótica derivada de cepas de *Streptomyces kanamycetius*.
kanyemba (kanyemba). f. Chiufa.
kaolin (caolín). m. Silicato de aluminio en polvo, libre de impurezas por elutriación.
kaolinosis (caolinosis). f. Neumoconiosis causada por inhalación de polvo de arcilla.
kappacism (kappacismo). m. Mala pronunciación del sonido “k”.
karyo- (cario-). Prefijo que indica relación con la caries o con un núcleo.
karyochrome (cariocroma). m. Cuerpo celular nervioso con poca o ninguna sustancia de Nissl visible, pero con un núcleo que se colorea intensamente.
karyoclasis (carioclasis). f. Cariorrexis.
karyocyte (cariocito). m. Normoblasto joven inmaduro.
karyogamic (cariogámico). Relativo a cariogamia o caracterizado por ella.
karyogamy (cariogamia). f. Fusión de los núcleos de dos células, como en fertilización o conjugación verdadera.
karyogenesis (cariogénesis). f. Formación del núcleo de una célula.
karyogenic (cariogénico). Relativo a la cariogénesis; que forma el núcleo.
karyogonad (cariogónada). f. Micronúcleo.
karyogram (cariograma). m. Cariotipo.
karyokinesis (cariocinesis). f. Mitosis.
karyokinetic (cariocinético). Mitótico.
karyolymph (cariolinfa). f. Hialoplasma o savia nuclear; nucleoquilema; nucleoquimo.
karyolysis (cariólisis). f. Destrucción aparente del núcleo de una célula por hinchazón y pérdida de afinidad de su cromatina por los colorantes básicos.
karyolytic (cariolítico). Relativo a la cariólisis.
karyomicrosome (cariomicrosoma). m. Nucleomicrosoma; una de las pequeñas partículas o gránulos que forman la sustancia del núcleo celular.
karyomitosis (cariomitosis). f. Mitosis.
karyomitotic (cariomitótico). Mitótico.
karyomorphism (cariomorfismo). m. **1.** Desarrollo del núcleo de una célula. **2.** Denota las formas nucleares de las células, especialmente de los leucocitos.
karyon (carion). m. Núcleo.
karyophage (cariófago). m. Parásito intracelular que se alimenta del núcleo de la célula huésped.
karyoplasm (carioplasma). m. Sinónimo poco usado de nucleoplasma.
karyoplasmolysis (carioplasmólisis). f. Acromatólisis.
karyoplast (carioplasto). m. Núcleo celular rodeado por una banda estrecha de citoplasma y una membrana plasmática.
karyopyknosis (cariopicnosis). f. Características citológicas de las células superficiales o cornificadas del epitelio escamoso estratificado, en las que hay achicamiento de los núcleos y condensación de la cromatina en masas sin estructura.
karyorrhexis (cariorrexis). f. Carioclasis; fragmentación del núcleo por la cual su cromatina se distribuye irregularmente en todo el citoplasma.
karyosome (cariosoma). m. Cromocentro; cromatina o falso nucléolo.
karyostasis (cariostasis). f Interfase.
karyotheca (carioteca). f. Envoltura nuclear.
karyotype (cariotipo). m. Idiograma; cariograma.
karyozoic (cariozoico). Denota un parásito que habita en el núcleo celular de su huésped.
kasai (kasai). f. Anemia del Congo belga.
kat (kat). Abrev. de katal.
katal (kat) (katal). Unidad de actividad catalítica que es igual a un mol por segundo, como la cantidad de enzima que cataliza la transformación de un mol de sustrato por segundo.
katathermometer (catatermómetro). m. Termómetro lleno de alcohol de diseño especial que se calienta por encima de la temperatura ambiente y se deja enfriar.
kation (katión). m. Ortografía obsoleta de catión.
kava (kava). f. Yaqona.
kb (kb). Abrev. de kilobase.
kc (kc). Abrev. de kilociclo.
kcal (kcal). Abrev. de caloría kilogramo; kilocaloría.
keel (keel). f. Paratifoidea o salmonelosis de los patitos.
keirospasm (quiroespasmo). m. Espasmo de los músculos de la mano, como en el calambre del escritor.
kelis (celis). m. **1.** Término obsoleto para morfea. **2.** Término obsoleto para queloide.
keloid (queloide). m. Masa nodular, frecuentemente lobulada, firme, movible, no encapsulada, generalmente lineal, de tejido cicatrizal hiperplásico, formada por bandas paralelas relativamente anchas de tejido fibroso colágeno.
acne k. (q. de acné).
keloidosis (queloidosis). f. Queloides múltiples.
keloplasty (queloplastia). f. Remoción quirúrgica de una cicatriz o un queloide.
kelosomia (celosomía). f. Protrusión congénita de las vísceras abdominales o torácicas.
kelvin (K) (kelvin). Unidad de temperatura termodinámica.

keno- (keno-). V. ceno-.
kephalin (cefalina).
keraphyllocele (querafilocele). m. Tumor córneo en la cara interna de la pared del casco de un caballo.
kerasin f. **1.** (querasin). Término obsoleto para glucocerebrósido. **2.** (querasina). Cerasina; término obsoleto para glucocerebrósido.
keratan sulfate (queratán sulfato). Queratosulfato; tipo de mucopolisacárido sulfatado que contiene D-galactosa en lugar del ácido urónico.
keratectasia (queratectasia). f. Queratoectasia; herniación de la córnea.
keratectomy (queratectomía). f. Escisión de una porción de la córnea.
keratein (querateína). f. Producto de reducción de queratina con las uniones bisulfúricas reducidas a grupos SH y las cadenas individuales de péptidos separadas.
keratiasis (queratiasis). f. Queratosis.
keratic (querático). Córneo.
keratin (queratina). f. Ceratina; escleroproteína o albuminoide presente en gran parte en estructuras cuticulares: pelo, uñas, astas, que contiene una cantidad relativamente grande de azufre.
keratinases (queratinasas). f. pl. Hidrolasas que catalizan la hidrólisis de queratina.
keratinization (queratinización). f. Cornificación; formación de queratina o desarrollo de una capa córnea.
keratinized (queratinizado). Cornificado; que se ha vuelto córneo.
keratinocyte (queratinocito). m. Célula de la epidermis y partes de la boca que produce la queratina en el proceso de diferenciación en células muertas y totalmente queratinizadas del estrato córneo.
keratinosome (queratinosoma). m. Gránulo que recubre las membranas; gránulo laminillar; cuerpo de Odland; gránulo limitado por una membrana, de 100 a 500 nm de diámetro, situado en las capas superiores del estrato espinoso de ciertos epitelios escamosos estratificados.
keratinous (queratinoso). **1.** Relativo a la queratina. **2.** Córneo.
keratitis (queratitis). f. Inflamación de la córnea.
actinic k. (q. actínica). Reacción de la córnea a la luz ultravioleta.
alphabetical k. (q. alfabética). Q. en forma de letras.
deep punctate k. (q. punteada profunda).
dendriform k., dendritic k. (q. dendriforme, dendrítica).
diffuse deep k. (q. profunda difusa). Q. profunda.
Dimmer's k. (q. de Dimmer). Q. numular.
k. disciformis (q. disciforme).
exposure k. (q. por exposición). Q. lagoftálmica.
fascicular k. (q. fascicular).
k. filamentosa (q. filamentosa).
geographic k. (q. geográfica).
herpetic k. (q. herpética). Herpes de la córnea.
hypopyon k. (q. con hipopión).
infectious bovine k. (q. bovina infecciosa).
interstitial k. (q. intersticial). Q. parenquimatosa.
lagophthalmic k. (q. lagoftálmica). Q. por exposición.
letter-shaped k. (q. en forma de letras). Q. alfabética.
k. linearis migrans (q. lineal migratoria).
marginal k. (q. marginal).
metaherpetic k. (q. metaherpética).
mycotic k. (q. micótica).
necrogranulomatous k. (q. necrogranulomatosa).
neuroparalytic k. (q. neuroparalítica).
k. nummularis (q. numular). Q. de Dimmer.
parenchymatous k. (q. parenquimatosa). Q. intersticial.
k. periodica fugax (q. fugaz periódica).
phlyctenular k. (q. flictenular). Q. escrofulosa.
polymorphic superficial k. (q. superficial polimorfa).
k. profunda (q. profunda). Q. profunda difusa.
punctate k., k. punctata (q. punteada). Precipitados queráticos.
sclerosing k. (q. esclerosante).
scrofulous k. (q. escrofulosa). Q. flictenular.
serpiginous k. (q. serpiginosa). Úlcera de hipopión.
k. sicca (q. seca). Queratoconjuntivitis seca.
superficial linear k. (q. lineal superficial).
superficial punctate k. (q. punteada superficial). Enfermedad de Thygeson.
trachomatous k. (q. tracomatosa).
vascular k. (q. vascular).
vesicular k. (q. vesicular).
xerotic k. (q. xerótica). Queratomalacia.
kerato-, kerat- (querato-, querat-). Prefijos que indican la córnea o bien tejidos o células córneos. Ortografía alternativa: cerat- , cerato-.
keratoacanthoma (queratoacantoma). m. Tumor de crecimiento rápido que puede ser umbilicado, generalmente en zonas expuestas de la piel. Microscópicamente, el nódulo se compone de epitelio escamoso bien diferenciado con una masa central de queratina que se abre en la superficie de la piel.
keratoangioma (queratoangioma). m. Angioqueratoma.
keratoatrophoderma (queratoatrofodermia). f. Poroqueratosis.
keratocele (queratocele). m. Hernia de la membrana de Descemet a través de un defecto en la capa externa de la córnea.
keratoconjunctivitis (queratoconjuntivitis). f. Inflamación de la conjuntiva y la córnea; reacción de hipersensibilidad flictenular del epitelio corneal y conjuntival a una toxina endógena.
atopic k. (q. atópica).
epidemic k. (q. epidémica). Q. virósica.
flash k. (q. en flash). Q. ultravioleta.
herpetic k. (q. herpética). Queratitis herpética.
k. sicca (q. seca). Queratitis seca; síndrome del ojo seco.
superior limbic k. (q. límbica superior).
ultraviolet k. (q. ultravioleta). Conjuntivitis actínica.
vernal k. (q. primaveral). Conjuntivitis primaveral.
virus k. (q. virósica). Q. epidémica.
keratoconus (queratocono). m. Córnea cónica; protrusión cónica del centro de la córnea debida a adelgazamiento no inflamatorio de la estroma; generalmente bilateral.
keratocricoid (queratocricoides). Ceratocricoides.
keratocyst (queratoquiste). m. Quiste odontogénico derivado de restos de la lámina dental que aparece como una porción radiolúcida que puede provocar la expansión de las mandíbulas.
keratocyte (queratocito). m. Célula estrómica fibroblástica de la córnea.
keratoderma (queratodermia). f. **1.** Cualquier neoformación superficial córnea. **2.** Engrosamiento generalizado de la capa córnea de la epidermis.
k. blennorrhagica (q. blenorrágica). Queratosis blenorrágica.
k. eccentrica (q. excéntrica). Poroqueratosis.
lymphedematous k. (q. linfedematosa). Pie musgoso.
mutilating k. (q. mutilante). Queratoma hereditario mutilante.
k. palmaris et plantaris (q. palmar y plantar). Q. palmoplantar.
palmoplantar k. (q. palmoplantar).
k. plantare sulcatum (q. plantar fisurada). Talón agrietado.
punctate k. (q. punteada). Queratoma diseminado.
senile k. (q. senil). Queratosis solar.
k. symmetrica (q. simétrica). Q. palmoplantar.
keratodermatitis (queratodermatitis). f. Inflamación con proliferación de la capa córnea de la piel.
keratoectasia (queratoectasia). f. Queratectasia.
keratoepithelioplasty (queratoepitelioplastia). f. Queratoplastia con trasplante de epitelio corneal y mínimo soporte tisular.
keratogenesis (queratogénesis). f. Producción u origen de células o tejidos córneos.
keratogenetic (queratogenético). Relativo a la queratogénesis.
keratogenous (queratógeno). Que causa el crecimiento de células que producen queratina, y la formación de tejido córneo, como uñas, escamas, plumas, etc.
keratoglobus (queratoglobo). m. Megaloftalmía anterior.
keratoglossus (queratogloso). m. Músculo condrogloso.
keratohyal (queratohial). Ceratohial.
keratohyalin (queratohialina). f. Sustancia de los gránulos del estrato granuloso de la epidermis.
keratoid (queratoide). **1.** Córneo. **2.** Parecido al tejido córneo.
keratoleptynsis (queratoleptinsis). f. **1.** Distrofia en gotera de la córnea. **2.** Operación para escindir la superficie de la córnea y reemplazarla por conjuntiva bulbar por razones estéticas.
keratoleukoma (queratoleucoma). m. Opacidad corneal blanca.
keratolysis (queratólisis). f. **1.** Separación o aflojamiento de la capa córnea de la epidermis. **2.** Piel decidua; específicamente, una enfermedad caracterizada por el desprendimiento de la epidermis repetido a intervalos más o menos regulares.
k. exfoliativa (q. exfoliativa). Eritema o eritrodermia exfoliativa.
pitted k. (q. en hoyos).

keratolytic (queratolítico). Relativo a la queratólisis.
keratoma (queratoma). m. **1.** Callosidad. **2.** Tumor córneo.
k. disseminatum (q. diseminado). Queratodermia punteada.
k. hereditaria mutilans (q. hereditario mutilante). Queratodermia mutilante.
k. malignum (q. maligno). Eritrodermia ictiosiforme congénita.
k. plantare sulcatum (q. plantar fisurado). Queratodermia palmoplantar.
senile k. (q. senil). Queratosis solar.
keratomalacia (queratomalacia). f. Queratitis xerótica; oftalmía brasileña; sequedad con ulceración y perforación de la córnea, sin reacciones inflamatorias, en niños caquécticos.
keratome (querátomo). m. Queratótomo; bisturí usado para realizar incisiones en la córnea.
keratometer (queratómetro). m. Oftalmómetro; instrumento para medir la curvatura de la superficie corneal anterior.
keratometry (queratometría). f. Medición del grado de curvatura corneal en los meridianos principales.
keratomileusis (queratomileusis). f. Alteración de la refracción de la córnea por remoción de una laminilla corneal profunda, congelándola para trazar una nueva curvatura y reemplazándola en el lecho de donde se la sacó.
keratomycosis (queratomicosis). f. Infección fúngica de la córnea.
keratonosis (queratonosis). f. Cualquier estado anormal no inflamatorio, generalmente hipertrófico, de la capa córnea de la piel.
keratopachyderma (queratopaquidermia). f. Síndrome de sordera congénita con hiperqueratosis de la piel de palmas, plantas, codos y rodillas en la niñez, y con bandas constrictoras de los dedos.
keratopathy (queratopatía). f. Enfermedad no inflamatoria de la córnea.
band-shaped k. (q. en banda).
bullous k. (q. ampollar).
climatic k. (q. climática). Q. de Labrador.
filamentary k. (q. filamentosa).
Labrador k. (q. de Labrador). Q. climática.
lipid k. (q. lipídica).
striate k. (q. estriada).
vesicular k. (q. vesicular).
keratophakia (queratofaquia). f. Queratoplastia queratofáquica; implantación de la córnea de un dador o de un cristalino plástico dentro de la estroma corneal para modificar el error de refracción.
keratoplasty (queratoplastia). f. Trepanación de la córnea; injerto corneal; remoción de una porción de la córnea que contiene una opacidad, y la inserción en su lugar de un trozo de igual forma y tamaño tomado de otra parte.
allopathic k. (q. alopática).
autogenous k. (q. autógena).
epikeratophakic k. (q. epiqueratofáquica). Epiqueratofaquia.
heterogenous k. (q. heterógena).
homogenous k. (q. homogénea).
keratophakic k. (q. queratofáquica). Queratofaquia.
lamellar k., layered k. (q. laminar o en capas). Q. no penetrante.
nonpenetrating k. (q. no penetrante). Q. laminar o en capas.
optical k. (q. óptica).
penetrating k. (q. penetrante). Q. perforante.
perforating k. (q. perforante). Q. penetrante.
tectonic k. (q. tectónica).
total k. (q. total).
keratoprosthesis (queratoprótesis). f. Reemplazo del área central de una córnea opacificada por plástico.
keratorhexis, keratorrhexis (queratorrexis). f. Ruptura de la córnea debida a traumatismo o úlcera perforante.
keratorus (queratorus). m. Herniación corneal abovedada u ojival con astigmatismo miópico regular grave.
keratoscleritis (queratoescleritis). f. Inflamación de la córnea y esclerótica.
keratoscope (queratoscopio). m. Disco de Plácido; instrumento marcado con líneas o círculos para observar el reflejo corneal.
keratoscopy (queratoscopia). f. **1.** Examen de las reflexiones de la cara anterior de la córnea para determinar el carácter y grado del astigmatismo corneal. **2.** Término aplicado por primera vez por Cuignet a su método de retinoscopia.
keratose (queratósico). Relativo a la queratosis, o caracterizado por ella.
keratosis, pl. **keratoses** (queratosis). f. Queratiasis; cualquier lesión de la epidermis caracterizada por la presencia de neoformaciones circunscriptas de la capa córnea.
actinic k. (q. actínica). Q. solar.
arsenical k. (q. arsenical).
k. blennorrhagica (q. blenorrágica). Queratodermia blenorrágica.
k. diffusa fetalis (q. fetal difusa). Ictiosis vulgar.
k. follicularis (q. folicular). Enfermedad de Darier; q. vegetante.
k. follicularis contagiosa (q. folicular contagiosa). Enfermedad de Brooke.
inverted follicular k. (q. folicular invertida).
k. labialis (q. labial). Engrosamiento del estrato córneo de los labios.
lichenoid k. (q. liquenoide).
k. nigricans (q. nigricans). Acantosis nigricans.
k. obturans (q. obturadora). Tapón epitelial laminado.
k. palmaris et plantaris (q. palmar y plantar). Queratodermia palmoplantar.
k. piloris atrophicans faciei (q. pilosa atrofiante de la cara).
k. punctata (q. punteada). Queratodermia punteada.
k. rubra figurata (q. rubra figurata). Eritroqueratodermia variable.
seborrheic k., k. seborrheica (q. seborreica). Papiloma basocelular; verruga seborreica.
senile k., k. senilis (q. senil). Q. solar.
solar k. (q. solar). Q. actínica; q. senil.
tar k. (q. por alquitrán o brea).
k. vegetans (q. vegetante). Q. folicular.
keratosulfate (queratosulfato). m. Queratán sulfato.
keratotome (queratótomo). m. Querátomo.
keratotomy (queratotomía). f. Incisión a través de la córnea.
delimiting k. (q. delimitante). Operación de Gifford.
radial k. (q. radial).
refractive k. (q. refractiva).
keraunophobia (queraunofobia). f. Temor morboso al trueno y al relámpago.
kerion (kerión). m. Lesión granulomatosa infectada secundariamente que complica una infección fúngica del pelo.
Celsus k. (k. de Celsus). Tiña kerión.
kernicterus (kernicterus). m. Ictericia nuclear; forma grave de ictericia neonatal asociada con niveles elevados de bilirrubina no conjugada o en lactantes de muy bajo peso al nacer, con niveles moderados de bilirrubina en sangre.
keroid (queroide). Córneo.
kerosene (querosén, queroseno). m. Mezcla de hidrocarburos de petróleo, principalmente de la serie del metano; es la quinta fracción de la destilación de petróleo.
kerotherapy (queroterapia). f. Tratamiento de las quemaduras y las superficies denudadas con preparaciones de cera o parafina.
ketal (cetal). m. Cetona hidratada con los dos grupos hidroxilo esterificados con alcoholes.
ketamine (cetamina). m Anestésico parenteral que produce catatonia, analgesia profunda, aumento de actividad simpática y poca relajación del músculo esquelético.
ketene (ceteno). m. Agente acetilador muy reactivo usado en síntesis químicas.
keto acid (cetoácido). m. Oxoácido; á. que contiene el grupo cetónico además del grupo ácido.
keto- (ceto-). Prefijo que indica un compuesto que contiene un grupo cetónico; se reemplaza por oxo- en la nomenclatura sistemática.
3-ketoacid-CoA transferase (3-cetoácido-CoA transferasa). f. 3-Oxoácido-CoA transferasa.
ketoacidosis (cetoacidosis). f. Acidosis, como en la diabetes o la inanición, causada por la mayor producción de cuerpos cetónicos.
ketoaciduria (cetoaciduria). f. Excreción de orina con un contenido elevado de ácidos cetónicos.
branched chain k. (c. de cadena ramificada).
β-ketoacyl-ACP reductase (β-cetoacil-ACP reductasa). f. 3-Oxoacil-ACP reductasa.
β-ketoacyl-ACP synthase (β-cetoacil-ACP sintasa). f. 3-Oxoacil-ACP sintasa.
3-ketoacyl-CoA thiolase (β-cetoacil-CoA tiolasa). f. Acetil-CoA aciltransferasa.

ketobemidone (cetobemidona). f. Analgésico de propiedades narcóticas.
ketoconazole (ketoconazol). m. Agente antifúngico de amplio espectro usado para el tratamiento de micosis sistémicas y superficiales.
α-ketodecarboxylase (α-cetodescarboxilasa). f. Incluye por lo menos tres enzimas sucesivas: piruvato deshidrogenasa, lipoato acetiltransferasa y dihidrolipoamida deshidrogenasa.
ketogenesis (cetogénesis). f. Producción metabólica de acetona u otras cetonas.
ketogenic (cetogénico). Que produce cetonas en el metabolismo.
α-ketoglutaric dehydrogenase (α-cetoglutárico deshidrogenasa). 2-Oxoglutarato deshidrogenasa.
ketoheptose (cetoheptosa). f. Heptulosa.
ketohexose (cetohexosa). f. Hexulosa.
β-ketohydrogenase (β-cetohidrogenasa). f. 3-Hidroxiacil-CoA deshidrogenasa.
ketohydroxyestrin (cetohidroxiestrina). f. Estrona.
ketol (cetol). m. Cetona con un grupo OH cerca del grupo CO.
ketole (cetol). m. Indol.
ketole group (grupo cetol). Los carbonos 1 y 2 de una 2-cetosa.
ketolytic (cetolítico). Que causa la disolución de cetona o acetona.
ketone (cetona). f. Sustancia con el grupo carbonilo que une a dos átomos de carbono.
ketone alcohol (alcohol cetónico).
ketone-aldehyde mutase (cetona aldehído mutasa). f. Lactoílglutatión liasa.
ketonemia (cetonemia). f. Presencia de concentraciones reconocibles de cuerpos cetónicos en el plasma.
ketonic (cetónico). Relativo a la cetona o que posee sus características.
ketonization (cetonización). f. Conversión en una cetona.
ketonuria (cetonuria). f. Excreción urinaria incrementada de cuerpos cetónicos.
 branched chain k. (c. de cadena ramificada).
ketopantoic acid (ácido cetopantoico).
ketopentose (cetopentosa). f. Azúcar de cinco carbonos en el que los carbonos 2, 3 o 4 forman parte de un grupo carbonilo.
ketoprofen (ketoprofeno). m. Ácido *m*-benzoilhidratrópico; analgésico antiinflamatorio no esteroideo.
β-ketoreductase (β-cetorreductasa). f. 3-Hidroxiacil-CoA deshidrogenasa.
ketose (cetosa). f. Hidrato de carbono que contiene el grupo carbonilo, característico de las cetonas.
ketose reductase (cetosa reductasa). f. D-Sorbitol-6-fosfato deshidrogenasa.
ketose-1-phosphate aldolase (cetosa-1-fosfato aldolasa). f. Fructosa bifosfato aldolasa.
ketosis (cetosis). f. Estado caracterizado por una mayor producción de cuerpos cetónicos, como en la diabetes mellitus o la inanición.
 bovine k. (c. bovina).
17-ketosteroids (17-KS) (17-cetosteroides (17-KS)). m. 17-Oxosteroides; nominalmente, cualquier esteroide con un grupo cetónico en C-17.
α-ketosuccinamic acid (ácido α-cetosuccinámico).
ketosuccinic acid (ácido cetosuccínico). Á. oxalacético.
β-ketothiolase (β-cetotiolasa). f. Acetil-CoA aciltransferasa.
keyway (cajera de cuña). La parte hembra de un ataché de precisión.
kg (kg). Abrev. de kilogramo.
khat (khat). Las partes frescas y tiernas de *Catha edulis*.
khellin (khellina). f. Dimetoximetilfuranocromona; principio activo de extractos de *Ammi visnaga*, planta umbelífera del Cercano Oriente; usada en angina pectoris y asma.
KHN (KHN). Abrev. en inglés de número de dureza de Knoop (Knoop hardness number).
kick **1.** (patada). f. Estímulo mecánico rápido. **2.** (sacudida). Estímulo mecánico fuerte.
 atrial k. (p. auricular). Eficacia aumentada de la eyección ventricular resultante de la contribución de la contracción auricular, inmediatamente antes de la eyección del ventrículo, por lo que contribuye también una vez iniciada la eyección ventricular.
 idioventricular k. (p. idioventricular). El paciente puesto en puntas de pie siente dolor si apoya bruscamente los talones en el suelo: 1) en la espina dorsal, si sufre enfermedad de Potter o infección del espacio del disco, 2) en la región lumbar, en caso de cálculo renal.
kidney (riñón). [*ren*, NA]. m. Cada uno de los dos órganos que excretan la orina.
 amyloid k. (r. amiloide). R. céreo.
 Armanni-Ebstein k. (r. de Armanni-Ebstein).
 arteriolosclerotic k. (r. arteriolosclerótico).
 arteriosclerotic k. (r. arteriosclerótico).
 artificial k. (r. artificial). Hemodializador.
 Ask-Upmark k. (r. de Ask-Upmark).
 atrophic k. (r. atrófico).
 cake k. (r. en torta).
 contracted k. (r. contraído).
 cow k. (r. de vaca).
 crush k. (r. aplastado).
 cystic k. (r. quístico).
 disk k. (r. discoide). R. en panqueque.
 duplex k. (r. doble).
 fatty k. (r. graso).
 flea-bitten k. (r. "picado por pulgas").
 floating k. (r. flotante). R. movible o errante.
 Formad's k. (r. de Formad).
 fused k. (r. fusionado).
 Goldblatt k. (r. de Goldblatt).
 granular k. (r. granular).
 head k. (r. delantero). Pronefros .
 hind k. (r. trasero). Metanefros.
 horseshoe k. (r. en herradura).
 medullary sponge k. (r. meduloesponjoso).
 middle k. (r. medio). Mesonefros.
 mortar k. (r. de argamasa). R. de masilla.
 movable k. (r. movible). R. flotante.
 pancake k. (r. en panqueque). R. discoide.
 pelvic k. (r. pélvico). R. desplazado a la pelvis.
 polycystic k. (r. poliquístico). Enfermedad poliquística del r.
 primordial k. (r. primordial). Pronefros.
 putty k. (r. de masilla). R. de argamasa.
 pyelonephritic k. (r. pielonefrítico).
 Rose-Bradford k. (r. de Rose-Bradford).
 sclerotic k. (r. esclerótico). R. granular.
 supernumerary k. (r. supernumerario).
 wandering k. (r. errante). R. flotante.
 waxy k. (r. céreo). R. amiloide.
kilo- (k) (kilo-). Prefijo usado en los sistemas métricos y que significa mil (10^3).
kilobase (kb) (kilobase (kb)). f. Unidad usada para designar la longitud de una secuencia; 1 kb es igual a la secuencia de 1.000 bases purínicas o pirimidínicas.
kilocalorie (kcal) (kilocaloría (kcal)). f. Gran caloría.
kilocycle (kc) (kilociclo (kc)). m. Mil ciclos por segundo.
kilogram (kg) (kilogramo (kg)). m. Unidad SI de masa (peso); 1.000 g o 1 decímetro cúbico de agua; equivale a 15.432 g, 2.205 lb avoirdupois o 2,68 lb troy.
kilogram-meter (kilogramo-metro). m. Energía empleada o trabajo realizado cuando una masa de 1 kg se eleva a una altura de 1 m; igual a 9,806 joules en el sistema SI.
kiloroentgen (kilorroentgen). m. Término usado para denotar una exposición de 1.000 roentgens.
kilovolt (kv) (kilovoltio (kv)). m. Mil voltios.
kilovoltmeter (kilovoltímetro). m. Instrumento que mide la fuerza electromotriz en kilovoltios.
kinanesthesia (cinanestesia). f. Trastorno de la sensibilidad profunda en el que se produce una pérdida de la facultad de percibir la dirección o el alcance del movimiento, con la consiguiente ataxia.
kinase (cinasa). f. **1.** Enzima que cataliza la conversión de una proenzima a una enzima activa, p. ej. enteropeptidasa (enterocinasa). D.t. quinasa. **2.** Enzima que cataliza la transferencia de grupos fosfato para formar trifosfatos (ATP).
kinase II (cinasa II). f. Dipeptidil carboxipeptidasa.
kindling (encendido). m. Cambios epileptógenos de larga duración inducidas por estimulación eléctrica subliminal del cerebro sin daño neural aparente.
kindred **1.** (linaje). m. Conjunto de personas relacionadas genéticamente; se diferencia de genealogía, que es la representación gráfi-

ca de individuos consanguíneos. **2.** (estirpe). f. Agregado de personas genéticamente relacionadas.
kinematics (cinemática). f. En fisiología, la ciencia que estudia los movimientos de las partes del cuerpo.
kinemometer (cinemómetro). m. Aparato electromagnético de principio semejante al balistocardiógrafo de velocidad, usado para medir la contracción y relajación producida en un reflejo tendinoso.
kineplastics (cineplastia). f. Amputación cineplástica.
kinesalgia (cinesalgia). f. Dolor causado por movimiento muscular.
kinescope (cinescopio). m. Instrumento obsoleto para determinar la refracción de los ojos.
kinesi-, kinesio-, kineso- **1.** (kinesi-, kinesio-, kineso-). V. cinesi-, cinesio-, cineso-. **2.** (cinesi-, cinesio-, cineso-). Prefijos relativos al movimiento.
kinesia (cinesia). f. Enfermedad del movimiento; cinetosis.
kinesialgia (kinesialgia). f. Cinesalgia.
kinesiatrics (kinesiatría). f. Kinesioterapia.
kinesics (kinésica). f. Estudio del movimiento corporal no verbal en la comunicación.
kinesimeter m. **1.** (kinesímetro). Kinesiómetro; instrumento para medir el alcance de un movimiento. D.t. cinesímetro. **2.** (cinesímetro). Kinesímetro. **3.** (kinesiómetro). Kinesímetro.
kinesiology (kinesiología). f. Ciencia o estudio del movimiento y de las estructuras activas y pasivas que intervienen en él.
kinesiometer (cinesímetro).
kinesioneurosis (cinesioneurosis). f. Neurosis o enfermedad nerviosa funcional caracterizada por tics, espasmos u otros trastornos motores.
kinesipathist (kinesiópata). m. Experto sin título de médico que trata las enfermedades mediante movimientos de varias clases.
kinesipathy (kinesiopatía). f. **1.** Afección caracterizada por trastornos motores. **2.** Kinesioterapia.
kinesis f. **1.** (cinesis). Movimiento; como sufijo, usado para indicar movimiento o activación. **2.** (kinesis). Cinesis.
kinesitherapy (kinesioterapia). f. Kinesiopatía; kinesiatría; tratamiento por medio de un régimen de movimientos.
kinesophobia f. **1.** (cinesofobia). Temor morboso al movimiento. **2.** (kinesofobia). Cinesofobia.
kinesthesia f. **1.** (kinestesia). Cinestesia. Percepción sensorial del movimiento; sentido muscular. **2.** (cinestesia). Percepción sensorial del movimiento; sentido muscular. **3.** (kinestesia). Ilusión de moverse en el espacio. **4.** (cinestesia). Ilusión de moverse en el espacio.
kinesthesiometer m. **1.** (cinestesiómetro). Instrumento para determinar el grado de sensación muscular. **2.** (kinestesiómetro). Cinestesiómetro.
kinesthetic **1.** (cinestésico). Relativo a la cinestesia. **2.** (kinestésico). Cinestésico.
kinetic (cinético). Relativo al movimiento.
kinetics (cinética). f. Estudio del movimiento, la aceleración o la velocidad de cambio.
  chemical k. (c. química).
kineto- (cineto-). Prefijo relativo al movimiento.
kinetocardiogram (cinetocardiograma). m. Registro gráfico de las vibraciones de la pared torácica, producido por la actividad cardíaca.
kinetocardiograph (cinetocardiógrafo). m. Aparato para registrar los impulsos precordiales debidos al movimiento cardíaco.
kinetochore (cinetocoro). m. Centrómero.
kinetogenic (cinetogénico). Que causa o produce movimiento.
kinetoplasm (cinetoplasma). m. **1.** Cinoplasma. La parte más contráctil de una célula. **2.** El citoplasma de la gotita que cubre la cabeza del espermatozoide durante su maduración.
kinetoplast (cinetoplasto). m. Estructura desoxirribonucleica extranuclear hipercromática que se encuentra en parásitos flagelados (familia Trypanosomatidae) cerca de la base del flagelo.
kinetoscope (cinetoscopio). m. Aparato utilizado para tomar fotografías seriadas que registran el movimiento.
kinetosome (cinetosoma). m. Cuerpo basal.
kinic acid (ácido quínico).
kinin (cinina). f. Una de varias sustancias muy diferentes de efectos fisiológicos pronunciados y llamativos.
kininogen (cininógeno). m. Globulina precursora de una cinina plasmática. D.t. quininógeno.
kininogenase (cininogenasa). f. Calicreína.
kininogenin (cininogenina). f. Calicreína.
kink (acodadura). f. Angulación, doblez o retorcimiento.
  Lane's k. (a. de Lane). Banda de Lane.
kinocentrum (cinocentro). Citocentro; centro de la célula.
kinohapt (cinohapto). m. Estesiómetro para aplicar varios estímulos a la piel, con diferentes distancias y frecuencias.
kinomometer (cinomómetro). m. Instrumento para medir el grado de movimiento.
kinoplasm (cinoplasma). m. Cinetoplasma.
kinoplasmic (cinoplasmático). Relativo al cinetoplasma.
kinship (parentesco). m. Estado de relación genética.
kion (kión). m. Término obsoleto por úvula.
kion-, kiono- (kion-, kiono-). Prefijos obsoletos relativos a la úvula.
kleptolagnia (cleptolagnia). f. Sensaciones eróticas inducidas por la acción de robar.
kleptomania (cleptomanía). f. Tendencia morbosa a robar.
kleptomaniac (cleptómano, cleptomaníaco). m. Persona que muestra cleptomanía.
kleptophobia (cleptofobia). f. Temor morboso a robar o convertirse en ladrón.
knee (rodilla). f. **1.** V. articulación de la r. **2.** Cualquier estructura de forma angular parecida a una r. flexionada.
  Brodie's k. (r. de Brodie). Enfermedad de Brodie.
  capped k. (r. distendida).
  housemaid's k. (r. de mucama).
  locked k. (r. bloqueada).
kneecap (rótula).
knife, pl. **knives** (cuchillo). m. Instrumento cortante usado en cirugía y disección.
  Beer's k. (c. de Beer).
  cartilage k. (c. para cartílago). Condrótomo.
  cautery k. (c. cauterio).
  chemical k. (c. "químico").
  electrode k. (c. electrodo).
  fistula k. (c. para fístulas). Fistulótomo.
  free-hand k. (bisturí a pulso).
  Goldman-Fox knives (c. de Goldman-Fox).
  Graefe's k. (c. de Graefe).
  hernia k. (c. para hernia). Herniótomo.
  Kirkland k. (c. de Kirkland).
  lenticular k. (c. lenticular). Raspador parecido a una cuchara afilada.
  Liston's knives (c. de Liston).
  Merrifield k. (c. de Merrifield).
  valvotomy k. (c. para valvotomía). C. usado en valvotomía mitral.
knismogenic (cnismogénico). Que causa cosquilleo.
knismolagnia (cnismolagnia). f. Satisfacción sexual obtenida mediante cosquilleo.
knitting (entretejido). m. Término no médico que denota el proceso de unión de los fragmentos de un hueso roto o de los bordes de una herida.
knob (protuberancia). m. Masa o nódulo.
  Engelmann's basal k.'s (cuerpo basal de Engelmann). Blefaroplasto.
  malarial k.'s (prominencia palúdica). Protrusiones esféricas de los eritrocitos infectados por *Plasmodium falciparum*, responsable de la adherencia de eritrocitos infectados entre sí y al endotelio de los vasos sanguíneos que contienen estas células infectadas.
knock (golpe). m. **1.** Término vulgar para referirse a una contusión, especialmente en la cabeza. **2.** Ruido que simula un g. seco.
  pericardial k. (g. pericárdico). Ruido diastólico inicial análogo al tercer ruido cardíaco normal, pero que se oye un poco antes y se debe a un llenado ventricular rápido interrumpido abruptamente por el pericardio restrictor.
knock-kneed (patizambo). Genu valgum.
knot (nudo). m. **1.** Entrelazamiento de los extremos de dos cuerdas, cordones, cintas, suturas, etc., de tal modo que no puedan separarse espontáneamente, o interrupciones similares de uno de estos elementos en su continuidad. **2.** En anatomía o patología, nudosidad, hinchazón o tumefacción circunscripta que sugiere un n.
  false k.'s of umbilical cord (n. falsos (del cordón umbilical)).
  Hensen's k. (n. de Hensen). Nódulo primitivo.

K L M

Hubrecht's protochordal k. (n. protocordal de Hubrecht).
net k. (n. en red). Cariosoma.
protochordal k. (n. protocordal). Nódulo primitivo.
syncytial k. (n. sincitial). Yema o brote sincitial.
true k. of umbilical cord (n. verdadero (del cordón umbilical)).

knuckle (nudillo). m. **1.** Articulación de un dedo cuando el puño está cerrado, especialmente una articulación metacarpofalángica. **2.** Asa o pliegue de intestino, como en una hernia.
cervical aortic k. (n. cervical aórtico).

knuckling (nudillo equino).

koilocyte (coilocito). m. Célula escamosa, a menudo binucleada, que muestra un orificio perinuclear; es característica del condiloma acuminado.

koilocytosis (coilocitosis). f. Vacuolación perinuclear.

koilonychia (coiloniquia). f. Celoniquia; uñas en cuchara.

koilosternia (coilosternia). f. Pecho excavado.

kojic acid (ácido cójico). 5-Hidroxi-2-(hidroximetil)-4-piranona.

kola (cola). f. Cotiledones secos de *Cola nitida* u otras especies de *Cola* (familia Sterculiaceae) que contiene cafeína, teobromina y un principio soluble, la colatina.

kolytic (colítico). Denota una acción inhibitoria.

koniocortex (coniocorteza). f. Regiones de la corteza cerebral caracterizadas por una capa granulosa interna muy bien desarrollada (capa 4).

kopophobia (copofobia). f. Temor morboso a la fatiga.

koro (koro). m. Shook jong; estado mental de nativos de las islas Macasares, Célebes y otras partes de Oriente, en el que el sujeto tiene la sensación de que su pene se está secando o retrayéndose en el abdomen.

koronion (coronión). m. Punta de la apófisis coronoides de la mandíbula; punto craneométrico.

Kr (Kr). Símbolo de criptón.

kra-kra (kra-kra). m. Craw-craw.

krait (krait). f. Serpientes elápidas del género *Bungaris*, en el norte de la India. Su mordedura tiene efectos anestésicos y paralíticos generalizados contralaterales en lugar de dolor, manchas o edema locales.

kraurosis vulvae (craurosis vulvar). f. Leucocraurosis.

krypton (Kr) (criptón). m. Uno de los gases inertes presentes en pequeñas cantidades en la atmósfera.

17-KS (17-KS). Abrev. de 17-cetosteroides.

kubisagari, kubisagaru (kubisagari, kubisagaru). Vértigo epidémico.

kurchi bark (kurchi, corteza de). f. Conessi.

kuru (kuru). m. Forma progresiva mortal de la encefalopatía espongiforme endémica de ciertas tribus de Melanesia en las tierras altas de Nueva Guinea.

kv (kv). Abrev. de kilovoltio.

kwashiorkor (kwashiorkor). m. Pelagra infantil; desnutrición maligna; enfermedad que aparece en los nativos africanos, particularmente niños de 1 a 3 años, debida a deficiencias de la dieta, especialmente de proteínas.

kyllosis (quilosis). f. Antigua denominación del talipes.

kymatism (cimatismo). m. Miocimia.

kymogram m. **1.** (cimograma). Quimograma. **2.** (quimograma). Curva gráfica trazada por un quimógrafo.

kymograph m. **1.** (cimógrafo). Quimógrafo. **2.** (quimógrafo). Instrumento para registrar movimientos o modulaciones como ondas, especialmente para registrar las variaciones de la presión arterial.

kymography f. **1.** (quimografía). Uso del quimógrafo. **2.** (cimografía). Quimografía.

kymoscope m. **1.** (cimoscopio). Quimoscopio. **2.** (quimoscopio). Aparato para medir las ondas del pulso o las variaciones de presión arterial.

kynurenic acid (ácido cinurénico).

kynureninase (cinureninasa). f. Enzima hepática que cataliza la hidrólisis de la cadena lateral de cinurenina.

kynurenine (cinurenina). f. Producto del metabolismo del triptófano excretado en la orina en pequeñas cantidades.

kynurenine 3-hydroxylase (cinurenina 3-hidroxilasa). f. 3-Cinurenina monooxigenasa.

kynurenine 3-monooxygenase (cinurenina 3-monooxigenasa). f. Cinurenina 3-hidroxilasa; enzima que cataliza la adición de un 3-OH a L-cinurenina, con ayuda de NADPH y O_2.

kynurenine formamidase (cinurenina formamidasa). f. Formamidasa.

kyphos (kyphos). Giba, joroba.

kyphoscoliosis (cifoescoliosis). f. Cifosis combinada con escoliosis.

kyphosis (cifosis). f. Deformidad de la columna vertebral caracterizada por flexión extendida.
juvenile k. (osteocondritis deformante juvenil dorsal). Enfermedad de Scheuermann.

kyphotic (cifósico). Relativo a la cifosis o que la sufre.

kyphotone (cifótono). m. Ortesis para usar en tuberculosis vertebral.

L

λ (λ). **1.** Undécima letra del alfabeto griego. **2.** Símbolo de número de Avogadro; longitud de onda; constante radiactiva; coeficiente de solubilidad de Ostwald.
l (l). Símbolo de litro.
L (L). **1.** Abrev. de vértebra lumbar (L1 a L5). **2.** Símbolo de inductancia; alternativa de litro.
***l*-** (*l*-). Prefijo que indica que un compuesto químico es levorrotatorio.
label (marcar). Rotular; incorporar en un compuesto una sustancia que puede ser fácilmente detectada, tal como un isótopo radiactivo, para poder seguir su transformación metabólica o química.
labetalol hydrochloride (labetalol, clorhidrato de). Agente bloqueante α-adrenérgico y β-adrenérgico usado en el tratamiento de la hipertensión.
labia (labia). Plural de labium.
labial (labial). **1.** Que tiene relación con los labios o con un labio. **2.** Dirigido hacia un labio. **3.** Dícese de las letras cuya pronunciación depende principalmente de los labios.
labialism (labialismo). m. Forma de tartamudeo en la cual hay confusión en el uso de las consonantes labiales.
labially (labialmente). Dirigido hacia los labios.
labile (lábil). **1.** Inestable o inconstante; no fijo. **2.** Ciertos constituyentes del suero afectados por el incremento de calor. **3.** Electrodo mantenido en movimiento sobre la superficie durante el paso de una corriente eléctrica. **4.** En psiquiatría, denota la expresión libre, sin control, de las emociones.
lability (labilidad). f. Propiedad de ser lábil.
labio- (labio-). Prefijo que indica relación con los labios. V.t. queilo-.
labiocervical (labiocervical). Relativo a un labio y un cuello; específicamente, la superficie bucal o labial del cuello de un diente.
labiochorea (labiocorea). f. Espasmo crónico de los labios que ocasiona trastornos del lenguaje.
labioclination (labioclinación). f. Inclinación o posición en dirección hacia los labios, que se aparta de lo normal.
labiodental (labiodental). Relativo a los labios y los dientes.
labiogingival (labiogingival). Relativo al punto de unión del borde labial con la línea gingival sobre la cara distal o mesial de un diente incisivo.
labioglossolaryngeal (labioglosolaríngeo). Relativo a los labios, la lengua y la laringe.
labioglossopharyngeal (labioglosofaríngeo). Relativo a los labios, la lengua y la faringe.
labiograph (labiógrafo). m. Instrumento que se usa para registrar los movimientos de los labios al hablar.
labiomental (labiomentoniano). Relativo al labio inferior y al mentón.
labiomycosis (labiomicosis). f. Término poco usado para denominar cualquier enfermedad de los labios causada por hongos.
labionasal (labionasal). **1.** Relativo al labio superior y la nariz, o a ambos labios y la nariz. **2.** Dícese de las letras cuya formación depende de los labios y la nariz.
labiopalatine (labiopalatino). Relativo a los labios y al paladar.
labioplacement (labioposición). f. Posición (p. ej. de un diente) que está dirigida hacia los labios en forma anormal.
labioplasty (labioplastia). f. Operación plástica de un labio.
labioversion (labioversión). f. Posición anormal de un diente anterior, que se aparta de la línea de oclusión hacia los labios.
labitome (labítomo). m. Pinzas cortantes; pinzas provistas de hojas afiladas.
labium, gen. **labii**, pl. **labia** **1.** (labium, gen. labii, pl. labi). [*labium*, NA]. Labio. **2.** (labio). m. Cualquier estructura en forma de l.
  l. urethrae (labio uretral). Uno de los dos bordes laterales del orificio externo de la uretra.
  l. vocale, pl. **labia vocalia** (labio vocal). Pliegue vocal; cuerda vocal.
labor (trabajo de parto).
  dry l. (p. seco). Xerotocia.
  missed l. (trabajo de p. frustrado).
  precipitate l. (p. precipitado).
  premature l. (p. prematuro).
laboratorian (laboratorista). m. y f. Persona que trabaja en un laboratorio.
laboratory (laboratorio). m. Lugar equipado para la realización de pruebas, experimentos y métodos de investigación y para la preparación de reactivos o de materiales químicos farmacéuticos.
  personal growth l. (l. de crecimiento personal).
labra (labra). Plural de labrum.
labrocyte (labrocito). m. Célula cebada.
labrum, pl. **labra** (labrum). m. Labio.
labyrinth (laberinto). m. **1.** Término que se aplica a diversas estructuras anatómicas que presentan numerosas celdas o conductos intercomunicantes. **2.** [*labyrinthus*, NA]. Conjunto de estructuras que forman el oído interno. **3.** Cualquier grupo de cavidades comunicadas entre sí, tales como cada una de las masas laterales del hueso etmoides. **4.** Porción contorneada de los lobulillos corticales del riñón.
  bony l. (l. óseo). [*labyrinthus osseus*, NA].
  cochlear l. (l. coclear). [*labyrinthus cochlearis*, NA].
  ethmoidal l. (l. etmoidal). [*labyrinthus ethmoidalis*, NA].
  Ludwig's l. (l. de Ludwig).
  membranous l. (l. membranoso). [*labyrinthus membranaceus*, NA].
  osseous l. (l. óseo). [*labyrinthus osseus*, NA].
  renal l. (l. renal).
  Santorini's l. (l. de Santorini). Plexo venoso prostático.
  vestibular l. (l. vestibular). [*labyrinthus vestibularis*, NA].
labyrinthectomy (laberintectomía). f. Extirpación del laberinto del oído.
labyrinthine (laberíntico). Relativo a un laberinto.
labyrinthitis (laberintitis). f. Otitis interna, íntima o laberíntica; inflamación del laberinto (oído interno) que a veces está acompañada por vértigo.
labyrinthotomy (laberintotomía). f. Incisión en el laberinto.
labyrinthus (labyrinthus). [*labyrinthus*, NA]. Laberinto.
lac, gen. **lactis** (lac, lactis). **1.** Leche. **2.** Cualquier líquido lechoso o parecido a la leche.
  l. sulfuris (l. sulfuris). Azufre precipitado.
  l. vaccinum (l. vaccinum). Leche de vaca.
lacca (laca).
laccase (lacasa). f. Fenolasa, polifenol o urusiol oxidasa; enzima que oxida los bencenodioles a semiquinonas con O_2.
lacerable (lacerable). Que puede ser lacerado.
lacerated (lacerado). Desgarrado, magullado; que tiene bordes desgarrados.
laceration (laceración). f. **1.** Herida desgarrada. **2.** Acción o proceso de desgarramiento de los tejidos.
  brain l. (l. cerebral).
  scalp l. (l. del cuero cabelludo).
  vaginal l. (l. vaginal). Colporrexis.
lacertus (lacertus). **1.** Parte muscular del miembro superior, desde el hombro hasta el codo. **2.** [*lacertus*, NA] Banda fibrosa relacionada con un músculo.
  l. cordis (l. cordis). Cada una de las trabéculas carnosas del corazón.
  l. fibrosus (l. fibrosus). Aponeurosis del músculo bíceps braquial.
  l. of lateral rectus muscle (l. del músculo recto externo). [*lacertus musculi recti lateralis*, NA].
  l. medius (l. medius). Ligamento longitudinal anterior.
  l. musculi recti lateralis (l. del músculo recto externo). [*lacertus musculi recti lateralis*, NA].
lachrymal (lagrimal).

laciniae tubae (lacinia tubae). [*fimbriae tubae uterinae*, NA].
lacrimal (lagrimal). Relativo a las lágrimas y a los órganos que las secretan y excretan.
lacrimation (lagrimeo). m. Secreción de lágrimas, especialmente cuando es excesiva.
lacrimator (lacrimógeno). Dícese de cualquier agente que irrita los ojos y produce lagrimeo.
lacrimatory (lacrimógeno). Que produce lagrimeo.
lacrimotome (lacrimótomo). m. Bisturí de hoja fina que se utiliza para efectuar lacrimotomía.
lacrimotomy (lacrimotomía). f. Operación que consiste en incidir el saco o el conducto lagrimal.
lact-, lacti-, lacto- (lact-, lacti-, lacto-). Prefijos que indican relación con la leche.
lactacidemia (lactacidemia). f. Lacticacidemia; presencia de ácido láctico dextrorrotatorio en la sangre.
lactacidosis (lactacidosis). f. Acidosis debida a un aumento del ácido láctico.
lactalbumin (lactalbúmina). f. Fracción de albúmina de la leche.
β-lactam (β-lactama). f. Clase de antibióticos de amplio espectro que están estructural y farmacológicamente relacionados con las penicilinas y cefalosporinas.
lactam, lactim (lactama, lactima). f. Abrev. de "lactonamina" y "lactonimina", que se usan para denominar las formas tautoméricas de -NH-CO- y –N=C(OH)–, respectivamente, que se encuentran en muchas purinas, pirimidinas y otras sustancias.
β-lactamase (β-lactamasa). f. Penicilinasa; cefalosporinasa; enzima que lleva a cabo la hidrólisis de una β-lactama (como penicilina a ácido peniciloico).
lactase (lactasa). f. β-D-Galactosidasa.
lactate (lactato). m. Cualquier sal o éster del ácido láctico.
l. dehydrogenase (LDH) (l. deshidrogenasa).
excess l. (exceso de l.).
lactate 2-mono-oxygenase (lactato 2-monooxigenasa). Descarboxilasa oxidativa del ácido láctico; oxidorreductasa (flavoproteína) que cataliza la oxidación (con O_2) del L-lactato a acetato más CO_2.
lactation (lactación). f. **1.** Producción de leche por las glándulas mamarias. **2.** Período consecutivo al parto durante el cual se forma leche en las mamas.
lacteal (lácteo). **1.** Relativo a la leche o semejante a ella. **2.** Denominación de los vasos lactíferos o quilíferos, vasos linfáticos que transportan quilo desde el intestino.
lactenin (lactenina). f. Antibacteriano que tiene acción contra los estreptococos aislados de la leche de vaca.
lactescent (lactescente). Lechoso; semejante a la leche.
lactic (láctico). Relativo a la leche.
lactic acid (ácido láctico). Á. 2-hidroxipropiónico.
lactic acid dehydrogenase (deshidrogenasa del ácido láctico). Lactato deshidrogenasa.
lactic acid oxidative decarboxylase (descarboxilasa oxidativa del ácido láctico). Lactato 2-monooxigenasa.
lacticacidemia (lacticacidemia). f. Lactacidemia.
lactiferous (lactífero). Lactígeno, que produce leche, galactóforo.
lactifugal (lactífugo). Que detiene la secreción láctea.
lactifuge (lactífugo). **1.** Galactófugo; que detiene la secreción láctea. **2.** m. Cualquier agente que inhibe o detiene la secreción láctea.
lactigenous (lactígeno). Que produce leche.
lactigerous (lactígero). Lactífero.
lactim (lactima). f. V. lactama.
lactimorbus (lactimorbo). m. Enfermedad de la leche.
lactinated (lactinado). Preparado con azúcar de leche o que lo contiene.
lactobacillic acid (ácido lactobacílico).
lactobacillus (lactobacilo). m. Término usado para denominar a cualquiera de los miembros del género *Lactobacillus*.
lactobutyrometer (lactobutirómetro). m. Instrumento del tipo del lactócrito.
lactocele (lactocele). m. Galactocele.
lactochrome (lactocromo). m. Lactoflavina.
lactocrit (lactócrito). m. Instrumento empleado para determinar la cantidad de manteca que contiene la leche.
lactodensimeter (lactodensímetro). m. Especie de galactómetro.
lactoferrin (lactoferrina). f. Transferrina que se encuentra en la leche de diversas especies mamíferas.
lactoflavin (lactoflavina). f. **1.** . Lactocromo; flavina que se encuentra en la leche. **2.** . Riboflavina.
lactogen (lactógeno). m. Cualquier sustancia que estimula la producción o secreción láctea.
human placental l. (HPL) (l. placentario humano).
lactogenesis (lactogénesis). f. Producción de leche.
lactogenic (lactogénico). Relativo a la lactogénesis.
lactoglobulin (lactoglobulina). f. Globulina que se encuentra en la leche.
lactometer (lactómetro). m. Galactómetro.
lactonase (lactonasa). f. Gluconolactonasa.
lactone (lactona). f. Anhídrido orgánico que se forma a partir de un ácido hidroxicarboxílico, por pérdida de agua entre los grupos –OH y –COOH; es un éster intramolecular.
lactoperoxidase (lactoperoxidasa). f. Peroxidasa obtenida a partir de la leche.
lactoprotein (lactoproteína). f. Cualquiera de las proteínas que se encuentran normalmente en la leche.
lactorrhea (lactorrea). f. Galactorrea.
lactoscope (lactoscopio). m. Galactoscopio.
lactose (lactosa). f. Azúcar de leche, galactosilglucosa, lactina; 4-(β-D-galactósido)-D-glucosa. Disacárido que se encuentra en la leche de mamífero y se extrae de la leche de vaca.
lactosuria (lactosuria). f. Excreción de lactosa en la orina.
lactotherapy (lactoterapia). f. Galactoterapia.
lactotropin (lactotropina). f. Prolactina.
lactovegetarian (lactovegetariano). Persona que vive con una dieta constituida por leche, productos lácteos, huevos y vegetales, con exclusión de la carne.
lactoylglutathione lyase (lactoil-glutatión-liasa). Aldocetomutasa, cetona-aldehído mutasa, glioxilasa I, metilglioxalasa; liasa que desdobla el lactoil-glutatión a glutatión y metilglioxal.
lactulose (lactulosa). f. Disacárido sintético que se utiliza para el tratamiento de la encefalopatía hepática y el estreñimiento crónico.
lacuna, pl. **lacunae** (laguna). **1.** f. Espacio, cavidad o depresión pequeña. **2.** Espacio anormal entre los estratos o los elementos celulares de la epidermis. **3.** Espacio corneal. **4.** [*lacuna*, NA]. Defecto o solución de continuidad.
cartilage l. (l. cartilaginosa). Espacio cartilaginoso.
cerebral l. (l. cerebral). [*lacuna cerebri*, NA].
Howship's l. (l. de Howship). L. de resorción ósea.
intervillous l. (l. intervellosa).
lateral lacunae (l. laterales). [*lacunae laterales*, NA]. Senos parasinoidales.
l. magna (l. magna).
Morgagni's l. (l. de Morgagni). L. de la uretra.
muscular l. (l. muscular). [*lacuna musculorum*, NA].
osseous l. (l. ósea).
l. pharyngis (l. faríngea).
resorption l. (l. de resorción ósea). L. de Howship.
trophoblastic l. (l. trofoblástica).
urethral l. (l. de la uretra). [*lacuna urethralis*, NA].
vascular l. (l. vascular). [*lacuna vasorum*, NA].
lacunar **1.** (lagunar). Perteneciente o relativo a una laguna. **2.** (lacunar). Lagunar.
lacunule (lagúnula). f. Laguna muy pequeña.
lacus (lago). m. Pequeña acumulación de líquido.
laetrile (laetril). m. Droga supuestamente antineoplásica compuesta en buena medida por amigdalina derivada del carozo del albaricoque; no está demostrado su efecto antitumoral.
lag (retardo). m. Intervalo de tiempo que transcurre entre la modificación de una variable y la consecuente modificación en la otra variable.
anaphase l. (r. de anafase).
lagena, pl. **lagenae** (lagena). f. Una de las tres porciones del laberinto membranoso del oído interno de los vertebrados inferiores.
lagomorph (lagomorfo). m. Cualquier miembro del orden Lagomorpha.
lagophthalmia, lagophthalmos (lagoftalmía, lagoftalmos). f. y m. Estado en el cual es difícil o imposible el cierre completo de los párpados sobre el globo ocular.
lake **1.** (lago). m. Pequeña acumulación de líquido. **2.** (lacar). Liberar la hemoglobina de los eritrocitos (por ejemplo, por agregado de agua), lo cual confiere color rojo al plasma sanguíneo.
capillary l. (l. capilar).

lacrimal l. (l. lagrimal). [*lacus lacrimalis,* NA].
lateral l.'s (l. lateral). [*lacunae laterales*, NA]. Laguna lateral.
seminal l. (l. seminal). [*lacus seminalis,* NA].
subchorial l. (l. subcorial). Espacio subcorial.
venous l.'s (l. venoso).

laky (lacado). Dícese del aspecto transparente, rojo vivo, del suero o el plasma sanguíneo que se produce como consecuencia de la liberación de hemoglobina de los glóbulos rojos destruidos.

laliatry (laliatría). f. Estudio y tratamiento de los trastornos del habla.

laliophobia (lalofobia). f. Temor morboso de hablar o tartamudear.

lalling (lalación). f. Forma de tartamudez en que las palabras son casi ininteligibles.

lalochezia (laloquecia). f. Descarga emocional que se obtiene mediante la expresión de palabras obscenas.

lalognosis (lalognosis). f. Comprensión del lenguaje.

laloplegia (laloplejía). f. Parálisis de los músculos que intervienen en el mecanismo del habla.

LAMB (LAMB). Acrónimo de lentigines, atrial mixoma, mucocutaneous myxomas, blue nevi (léntigos, mixoma auricular, mixoma mucocutáneo y nevos azules).

lambda (lambda). **1.** Undécima letra del alfabeto griego (λ). **2.** Punto craneométrico situado en la unión de las suturas lambdoidea y sagital.

lambdacism (lambdacismo). m. **1.** Dificultad para pronunciar o articular la letra l. **2.** Sustitución de la letra r por l al hablar.

lambdoid (lambdoideo). Que tiene parecido con la letra griega lambda.

lambert (lambert). m. Unidad de brillo; es igual al brillo de una superficie perfectamente difusora que emite o refleja luz a razón de un lumen por centímetro cuadrado.

lambliasis (lambliasis). f. Giardiasis.

lambo lambo (lambo lambo). m. Miositis purulenta tropical.

lamella, pl. **lamellae** (laminilla). **1.** Disco medicamentoso preparado con gelatina que se usa para efectuar aplicaciones locales en la conjuntiva, en lugar de soluciones. **2.** f. Hoja o placa delgada, como las del hueso.
annulate lamellae (l. anulares).
articular l. (l. articular).
l. of bone (l. ósea).
circumferential l. (l. circunferencial).
concentric l. (l. concéntrica). L. haversiana.
cornoid l. (l. cornoide).
elastic l. (l. elástica).
enamel l. (l. del esmalte).
glandulopreputial l. (l. glandoprepucial).
ground l. (l. basal). L. intersticial.
haversian l. (l. haversiana). L. concéntrica.
intermediate l. (l. intermedia). L. intersticial.
interstitial l. (l. intersticial).
triangular l. (l. triangular). Tela coroidea del tercer ventrículo.
vitreous l. (l. vítrea). Lámina basal de la coroides.

lamellar (laminillar). **1.** Que tiene forma de lámina o laminilla. **2.** Perteneciente o relativo a las laminillas.

lamellate (lamelar).

lamellipodium, pl. **lamellipodia** (lamelipodio). m. Velo citoplasmático que se forma sobre los lados de los leucocitos polimorfonucleares durante su migración.

lamina, pl. **laminae** (lámina). f. Capa delgada.
l. affixa (l. córnea). [*lamina affixa,* NA].
alar l. of neural tube (l. alar del tubo neural). [*lamina alaris,* NA]. L. alar.
basal l. (l. basal). [*lamina basalis,* NA]. L. basal del tubo neural.
basal l. of neural tube (l. basal del tubo neural). [*lamina basalis,* NA]. L. basal.
basement l. (l. basal). Membrana basal.
basilar l. (l. basilar). [*lamina basilaris cochleae*, NA]. L. basilar de la cóclea.
l. basilaris cochleae (l. basilar de la cóclea). [*lamina basilaris cochleae*, NA]. L. basilar.
l. cartilaginis lateralis (L. cartilaginosa lateral). [*lamina cartilaginis lateralis*, NA]. Término oficial alternativo de l. lateral.
l. cartilaginis medialis (l. cartilaginosa medial). [*lamina cartilaginis medialis*, NA]. Término oficial alternativo de l. medial.
l. choroidea (l. coroidea). L. epitelial.
l. choroidea epithelialis (l. coroidea epitelial). L. epitelial.
l. cinerea (l. cinérea). [*lamina terminalis cerebri*, NA]. L. supraóptica.
l. cribrosa sclerae (l. cribosa de la esclerótica). [*lamina cribrosa sclerae*].
l. of cricoid cartilage (l. del cartílago cricoides). [*lamina cartilaginis cricoideae,* NA].
l. densa (l. densa). L. basal.
dental l. (l. dental). Escalón dental.
l. dentata (l. dentada). Labio del limbo vestibular.
dentogingival l. (l. dentogingival). Escalón dental.
l. dorsalis (l. dorsal). L. alar del tubo neural.
l. dura (l. dura). L. de hueso compacto que tapiza los alvéolos dentarios.
elastic laminae of arteries (l. elásticas de las arterias).
l. elastica anterior (l. elástica anterior).
l. elastica posterior (l. elástica posterior).
episcleral l. (l. epiescleral). [*lamina episcleralis,* NA].
epithelial l. (l. epitelial). [*lamina epithelialis,* NA].
l. fibrocartilaginea interpubica (l. fibrocartilaginosa interpubiana).
l. fibroreticularis (l. fibrorreticular).
hepatic laminae (l. hepáticas).
labiogingival l. (l. labiogingival).
laminae albae cerebelli (l. blancas del cerebelo). [*laminae albae cerebelli,* NA].
laminae medullares cerebelli (l. medulares del cerebelo).
lateral medullary l. of corpus striatum (l. medular externa del cuerpo estriado). [*lamina medullaris lateralis corporis striati,* NA].
l. of lens (l. del cristalino).
l. lucida (l. lúcida).
medial medullary l. of corpus striatum (l. medular interna del cuerpo estriado). [*lamina medullaris medialis corporis striati,* NA].
orbital l. of ethmoid bone (l. orbitaria del hueso etmoides). [*lamina orbitalis ossis ethmoidales,* NA].
osseous spiral l. (l. espiral ósea). [*lamina spiralis ossea,* NA].
l. papyracea (l. papirácea). [*lamina orbitalis ossis ethmoidalis,* NA]. L. orbitaria del hueso etmoides.
l. parietalis pericardii (l. parietal del pericardio). [*lamina parietalis pericardii,* NA].
l. parietalis tunicae vaginalis testis (l. parietal de la túnica vaginal del testículo). [*lamina parietalis tunicae vaginalis testis,* NA].
periclaustral l. (l. periclaustral). Cápsula externa.
primary dental l. (l. dental primaria). Escalón dental.
l. profunda fasciae temporalis (l. profunda de la fascia temporal). [*lamina profunda fasciae temporalis,* NA].
l. profunda musculi levatoris palpebrae superioris (l. profunda del músculo elevador del párpado superior). [*lamina profunda musculi levatoris palpebrae superioris,* NA].
l. propria mucosae (l. propia de la mucosa). [*lamina propria mucosae,* NA].
pterygoid laminae (l. pterigoidea).
l. quadrigemina (l. cuadrigémina). [*lamina tecti mesencephali,* NA].
l. rara (l. rara).
reticular l. (l. reticular).
l. of Rexed (l. Rexed).
rostral l. (l. rostral). [*lamina rostralis*].
l. of septum pellucidum (l. del septum pellucidum). [*lamina septi pellucidi,* NA].
l. superficialis fasciae cervicalis (l. superficial de la fascia cervical). [*lamina superficialis fasciae cervicalis,* NA].
l. superficialis fasciae temporalis (l. superficial de la fascia temporal). [*lamina superficialis fasciae temporalis,* NA].
l. superficialis musculi levatoris palpebrae superioris (l. superficial del músculo elevador del párpado superior). [*lamina superficialis musculi levatoris palpebrae superioris,* NA].
suprachoroid l. (l. supracoroidea). [*lamina suprachoroidea,* NA].
l. supraneuroporica (l. supraneuropórica).
l. tecti mesencephali (l. del techo del mesencéfalo). [*lamina tecti mesencephali,* NA]. Techo del mesencéfalo.

l. terminalis cerebri (l. terminal del cerebro). [*lamina terminalis cerebri*, NA]. L. cinérea.
l. of thyroid cartilage (l. del cartílago tiroideo). [*lamina cartilaginis thyroideae*, NA].
l. of tragus (l. del trago). [*lamina tragi*, NA].
l. ventralis (l. ventral). [*lamina basalis*, NA]. L. basal.
l. of vertebral arch (l. vertebral). [*lamina arcus vertebrae*, NA].
l. visceralis pericardii (l. visceral del pericardio). [*lamina visceralis pericardii*, NA]. Epicardio.
l. visceralis tunicae vaginalis testis (l. visceral de la túnica vaginal del testículo). [*lamina visceralis tunicae vaginalis testis*, NA].
l. vitrea (l. vítrea). [*lamina basalis choroideae*, NA]. L. basal de la coroides.
laminagram (laminograma). m. Placa obtenida mediante un laminógrafo.
laminagraph (laminografía). f. Técnica mediante la cual se diluye la imagen de los tejidos que se encuentran por arriba y por debajo de una lesión sospechosa, para destacar un área específica.
laminagraphy, laminography (laminografía). f. Tomografía; técnica mediante la cual se diluye la imagen de los tejidos que se encuentran por arriba y por debajo de una lesión sospechosa, para destacar un área específica.
laminar (laminar). **1.** Laminado; que está dispuesto en placas o láminas. **2.** Relativo a una lámina.
laminaria (laminaria). f. Aplicador estéril de tallo de algas que al ser colocado en el conducto vaginal absorbe la humedad, se hincha y permite la dilatación gradual del cuello uterino.
laminarin (laminarina). f. Polisacárido formado principalmente por residuos de β-D-glucosa, que se obtiene de las algas de la especie *Laminaria* (familia Laminariaceae).
l. sulfate (sulfato de l.).
laminated (laminado). Laminar.
lamination (laminación). f. **1.** Estructura o disposición en láminas o capas. **2.** Sección de la cabeza fetal en embriotomía.
laminectomy (laminectomía). f. Espondilotomía, raquiotomía, raquitomía; extirpación de una lámina vertebral, sobre todo del arco posterior.
laminin (laminina). f. Glucoproteína polipeptídica grande que es un componente de la membrana basal.
laminitis (laminitis). f. Inflamación de una lámina.
laminotomy (laminotomía). f. División quirúrgica de una o varias láminas vertebrales.
lamins (laminas). f. pl. Red fibrosa asociada con las membranas internas de los núcleos celulares, compuesta por polipéptidos de peso molecular variable (60.000-80.000).
lamp (lámpara). f. Aparato de iluminación o cualquier fuente luminosa.
annealing l. (l. de recocido).
Edridge-Green l. (l. de Edridge-Green).
heat l. (l. de calor). Termolámpara.
Kromayer's l. (l. de Kromayer).
mignon l. (l. mignon).
spirit l. (l. de alcohol).
ultraviolet l. (l. ultravioleta).
uviol l. (l. de uviol).
Wood's l. (l. de Wood).
lanatoside D (lanatósido D). m. Glucósido obtenido de las hojas de *Digitalis lanata*,.
lanatosides A, B, and C (lanatósidos A, B y C). Digilanidas A, B y C; precursores cardioactivos de los glucósidos obtenidos de las hojas de *Digitalis lanata*.
lancet (lanceta). f. Cuchillo quirúrgico corto, ancho, puntiagudo y de doble filo.
gum l. (l. gingival).
spring l. (l. a resorte).
thumb l. (l. en pulgar).
lancinating (lancinante). Dícese del dolor intenso, como el producido por una herida o desgarramiento.
language (lenguaje). m. Cualquier forma o medio, verbal o de otro tipo, que sirve de expresión o comunicación.
body l. (l. corporal).
laniary (laniario). Adaptado para desgarrar; en anatomía se utiliza, a veces, para denominar los dientes caninos.
lanolin (lanolina). f. Sustancia untuosa, purificada, que se obtiene de la lana de carnero.
anhydrous l. (l. anhidra). Grasa de lana.
lanthanic (lantánico). Término poco usado para referirse a un proceso que no produce síntomas ni evidencias clínicas de enfermedad.
lanthanides (lantánidos). m. pl. Elementos de las tierras raras.
lanthanum (La) (lantano). m. Elemento metálico, símbolo La, Nº at. 57 y P. at. 138,91.
l. nitrate (nitrato de l.). Usado en microscopia electrónica como colorante de mucopolisacáridos extracelulares.
lanthionine (lantionina). f. Aminoácido parecido a la cistina pero con un solo átomo de azufre en su molécula en lugar de dos; se obtiene de la lana.
lanuginous (lanuginoso). Que está cubierto con lanugo.
lanugo (lanugo). [*lanugo*, NA]. m. Pelo fino, suave y no medulado que recubre el cuerpo del feto o el embrión, de tallo pequeñísimo y grandes papilas; aparece hacia el final del tercer mes de la gestación.
laparectomy (laparectomía). f. Extirpación de una o de varias partes de la pared abdominal y sutura de sus bordes, que se efectúa para corregir la laxitud anormal de los músculos abdominales.
laparo- (laparo-). Prefijo que indica relación con el lomo, el flanco y, aunque es menos correcto, con el abdomen en general.
laparocele (laparocele). m. Hernia abdominal.
laparogastroscopy (laparogastroscopia). f. Inspección de la cavidad del estómago luego de una gastrotomía.
laparohysterectomy (laparohisterectomía). f. Histerectomía abdominal.
laparohystero-oophorectomy (laparohisterooforectomía). f. Extirpación del útero y anexos (trompas y ovarios), a través de una incisión abdominal.
laparohysteropexy (laparohisteropexia). f. Histeropexia abdominal.
laparohysterosalpingo-oophorectomy (laparohisterosalpingooforectomía). f. Extirpación del útero y de los anexos (ovarios y trompas uterinas) que se efectúa a través de una incisión de la pared abdominal.
laparohysterotomy (laparohisterotomía). f. Histerotomía abdominal.
laparomyomectomy (laparomiomiectomía). f. Miomectomía abdominal.
laparomyositis (laparomiositis). f. Inflamación de los músculos de la pared abdominal.
laparorrhaphy (laparorrafia). f. Celiorrafia.
laparosalpingectomy (laparosalpingectomía). f. Salpingectomía abdominal.
laparosalpingo-oophorectomy (laparosalpingooforectomía). f. Salpingooforectomía abdominal; extirpación de la trompa de Falopio y el ovario a través de una incisión abdominal.
laparosalpingotomy (laparosalpingotomía). f. Salpingotomía abdominal.
laparoscope (laparoscopio). m. Peritoneoscopio.
laparoscopy (laparoscopia). f. Peritoneoscopia.
laparotomy (laparotomía). f. **1.** Incisión en el flanco. **2.** Celiotomía.
laparotrachelotomy (laparotraquelotomía). f. Cesárea baja con sección cervical.
laparouterotomy (laparouterotomía). f. Histerotomía abdominal.
lapinization (lapinización). f. Pasaje seriado por conejos de una vacuna.
lapinized (lapinizado). Dícese de los virus adaptados a su desarrollo en conejos por medio del pasaje seriado en animales de esta especie.
larbish (larbish). m. Forma de erupción serpiginosa que se observa en Senegal.
lard (grasa). **1.** f. Adips. **2.** Adeps.
larkspur (espuela de caballero). *Delphinium ajacis*.
larva currens (larva currens). L. migrans cutánea causada por las l. rápidas. de *Strongyloides stercoralis*.
larva migrans (larva migrans). L., típicamente de nematodo, que se desplaza durante cierto tiempo en los tejidos del huésped pero sin llegar a la forma adulta.
cutaneous l. m. (l. migrans cutánea). Dermatitis lineal migrate.
ocular l. m. (l. migrans ocular). L. migrans visceral que afecta los ojos, principalmente de niños mayores.

spiruroid l. m. (l. migrans espiruroide). Migración extraintestinal de l. de nematodos del orden Spiruroidea.

visceral l. m. (l. migrans visceral). Enfermedad, principalmente de los niños, causada por ingestión de huevos infectados de *Toxocara canis* y, menos comúnmente, por otros nematodos ascaridinos que no se adaptan al hombre.

larva, pl. **larvae** (larva). f. **1.** Animal con forma distinta de la que adquiere cuando llega a adulto, durante el período de su vida comprendido entre su salida del huevo o del cuerpo de la madre y su transformación en ninfa o en animal perfecto. **2.** El segundo estadio en el ciclo evolutivo de una garrapata.

filariform l. (l. filariforme). L. del tercer período estrongiliforme infeccioso del *Ascaris* y otros nematodos con l. penetrantes.

larvaceous (larváceo). Larvado.

larval (larval). **1.** Que pertenece a la larva o se refiere a ella. **2.** Larvado.

larvate (larvado). Larváceo, larval; oculto o escondido.

larvicidal (larvicida). Que destruye las larvas, gusanos, orugas, etc.

larvicide (larvicida). m. Agente que posse la proiedad de destruir larvas.

larviparous (larvíparo). Que produce larvas.

larviphagic (larvífago). Que consume larvas.

laryngeal (laríngeo). Perteneciente a la laringe o relativo a ella.

laryngectomy (laringectomía). f. Extirpación de la laringe.

laryngemphraxis (laringenfraxis). f. Obstrucción de la laringe por cualquier causa.

laryngismus (laringismo). m. Estrechamiento o cierre espasmódico de la hendidura glótica.

l. stridulus (l. estriduloso). Espasmo glótico; seudocrup.

laryngitic (laringítico). Relativo a la laringitis, o causado por ella.

laryngitis (laringitis). f. Inflamación de la membrana mucosa de la laringe.

chronic subglottic l. (l. subglótica crónica). Corditis vocal inferior.

croupous l. (l. crupal o cruposa).

membranous l. (l. membranosa).

spasmodic l. (l. espasmódica). L. estridulosa.

l. stridulosa (l. estridulosa). L. espasmódica.

laryngo-, laryng- (laringo-, laring-). Prefijos que indican relación con la laringe.

laryngocele (laringocele). m. Saco aéreo que se comunica con la laringe a través del ventrículo, y que a menudo hace saliencia en los tejidos del cuello, sobre todo durante la tos.

laryngofissure (laringofisura). f. Tirofisura; tiroidotomía; tirotomía; tirocondrotomía; abertura quirúrgica de la laringe.

laryngograph (laringógrafo). m. Instrumento que se utiliza para el registro de los movimientos de la laringe.

laryngology (laringología). f. Rama de las ciencias médicas relacionada con la laringe.

laryngomalacia (laringomalacia). f. Condromalacia de la laringe.

laryngoparalysis (laringoparálisis). f. Laringoplejía; parálisis de los músculos laríngeos.

laryngopathy (laringopatía). f. Cualquiera de las enfermedades de la laringe.

laryngophantom (laringofantoma). m. Modelo de la laringe que se utiliza para el estudio de su anatomía o para la realización de laringoscopia.

laryngopharyngeal (laringofaríngeo). Relacionado con la laringe y la faringe o con la laringofaringe.

laryngopharyngectomy (laringofaringectomía). f. Extirpación o escisión de la laringe y la faringe.

laryngopharyngeus (laringofaríngeo). [*musculus constrictor pharyngis inferior*, NA]. Músculo constrictor inferior de la faringe.

laryngopharyngitis (laringofaringitis). f. Inflamación de la laringe y la faringe.

laryngopharynx (laringofaringe). f. [*pars laryngea pharyngis*, NA]. Porción laríngea de la faringe.

laryngophony (laringofonía). f. Sonido vocal auscultado en la laringe.

laryngophthisis (laringotisis). f. Tuberculosis de la laringe.

laryngoplasty (laringoplastia). f. Cirugía plástica o reparadora de la laringe.

laryngoplegia (laringoplejía). f. Laringoparálisis.

laryngoptosis (laringoptosis). f. Posición anormal baja de la laringe que no altera la salud general del individuo.

laryngorhinology (laringorrinología). f. Rama de la medicina que trata de las afecciones de la laringe y de la nariz.

laryngoscope (laringoscopio). m. Instrumento de diversos tipos, compuesto por un tubo hueco y equipado con un dispositivo de iluminación eléctrica, que se utiliza para el examen de la laringe o para intervenciones de ésta a través de la boca.

laryngoscopic (laringoscópico). Perteneciente a la laringoscopia o relativo a ella.

laryngoscopist (laringoscopista). m. y f. Persona experimentada en el uso del laringoscopio.

laryngoscopy (laringoscopia). f. Inspección de la laringe por medio de un laringoscopio.

suspension l. (l. en suspensión).

laryngospasm (laringoespasmo). m. Espasmo glótico.

laryngostenosis (laringoestenosis). f. Estrechamiento de la luz de la laringe.

laryngostomy (laringostomía). f. Establecimiento de una abertura permanente en la laringe, desde el cuello.

laryngostroboscope (laringoestroboscopio). m. Aparato estroboscópico para observar el movimiento de las cuerdas vocales durante la fonación.

laryngotome (laringótomo). m. Instrumento que se utiliza para efectuar la laringotomía.

dilating l. (l. de dilatación).

laryngotomy (laringotomía). f. Incisión quirúrgica de la laringe.

inferior l. (l. inferior). Cricotirotomía.

median l. (l. mediana). Laringofisura.

superior l. (l. superior).

laryngotracheal (laringotraqueal). Referente a la laringe y a la tráquea.

laryngotracheitis (laringotraqueítis). f. Inflamación de la laringe y de la tráquea.

avian infectious l. (l. infecciosa aviaria).

laryngotracheobronchitis (laringotraqueobronquitis). f. Infección respiratoria aguda que afecta a la laringe, la tráquea y los bronquios.

laryngotracheotomy (laringotraqueotomía). f. Incisión a través del cartílago cricoides y los anillos traqueales superiores.

laryngoxerosis (laringoxerosis). f. Sequedad anormal de la mucosa laríngea.

larynx, pl. **larynges** (laringe). [*larynx*, NA]. f. Órgano de producción de la voz; porción del tracto respiratorio que se encuentra entre la faringe y la tráquea.

laser (láser). m. Acrónimo formado con *light amplification by stimulated emission of radiation*. (Amplificación de luz por emisión estimulada de radiación). Dispositivo que concentra altas energías en un haz estrecho de radiación electromagnética monocromática no divergente y de gran intensidad.

lash (pestaña).

lassitude (lasitud). f. Sensación de desfallecimiento o cansancio.

latah (lata o latah). m. Afección nerviosa que se caracteriza por la respuesta física exagerada a los estímulos sorpresivos o inesperados, con emisión de gritos involuntarios.

latebra (latebra). Región en forma de frasco en los huevos que poseen una yema de gran tamaño, que se extiende desde el polo animal hasta una porción terminal dilatada próxima al centro de aquélla.

latency (latencia). f. **1.** Estado de lo que está latente. **2.** En condicionamiento, período de inactividad aparente entre el momento de aplicación del estímulo y el comienzo de la reacción. **3.** En psicoanálisis, el período entre los cinco años y la pubertad.

latent (latente). Que existe en potencia, pero no se manifiesta.

laterad (lateral). Hacia la parte lateral.

lateral (lateral). **1.** Perteneciente o relativo al costado. **2.** Apartado de la línea media o mesosagital. **3.** En odontología, posición hacia la derecha o hacia la izquierda del plano mesosagital.

lateralis (lateralis). [*lateralis*, NA]. Lateral.

laterality (lateralidad). f. Tendencia hacia uno u otro lado.

crossed l. (l. cruzada).

lateriflexion (lateroflexión). f. Inclinación o curvatura hacia un lado.

latero- (latero-). Prefijo que denota relación con el costado.

lateroabdominal (lateroabdominal). Relativo a los costados y el abdomen.

laterodeviation (laterodesviación). f. Inclinación o desplazamiento hacia un lado.
lateroduction (lateroducción). f. Movimiento hacia uno de los lados; se aplica al movimiento de un miembro o del globo ocular.
lateroflexion, lateroflection (lateroflexión). f. Inclinación o curvatura hacia un lado.
lateroposition (lateroposición). f. Desplazamiento hacia un costado.
lateropulsion (lateropulsión). f. Movimiento involuntario hacia un costado que se observa en algunas enfermedades nerviosas.
laterotorsion (laterotorsión). f. Torsión hacia un lado; se aplica especialmente al giro del ojo alrededor de su eje anteroposterior.
laterotrusion (laterotrusión). f. Empuje hacia afuera que ejercen los músculos masticatorios sobre el cóndilo mandibular que gira durante el movimiento del maxilar inferior.
lateroversion (lateroversión). f. Versión de un órgano hacia un lado; se refiere especialmente a la posición viciosa del útero.
lathe (torno). m. Aparato de impulsión electromecánica con una espiga rotatoria en la que pueden adaptarse diferentes tipos de instrumentos cortantes o para desgaste.
lathyrism (latirismo). m. Lupinosis.
lathyrogen (latirógeno). m. Cualquier agente o droga, natural o de uso experimental, que provoca latirismo.
LATS (LATS). Abrev. de estimulante del tiroides de acción prolongada (long-acting thyroid stimulator).
lattice (enrejado). m. Disposición regular de unidades tal que un plano que pase por dos unidades de un tipo determinado o en determinada relación entre ellas pasara por un número indefinido de dichas unidades; p.ej., la disposición de los átomos en un cristal.
latus (latus). Ancho.
latus, gen. **lateris**, pl. **latera** (latus, gen. lateris, pl. latera). Flanco; el costado del cuerpo.
laudable (laudable). Término usado antiguamente para describir al pus, por considerar que la supuración de una herida favorecía su cicatrización.
laudanine (laudanina). f. Alcaloide isoquinolínico derivado de la morfina.
laudanosine (laudanosina). f. Alcaloide isoquinolínico que se obtiene de la morfina; causa convulsiones tetánicas.
laudanum (láudano). m. Tintura que contiene opio.
lauric acid (ácido láurico). Á. dodecanoico.
LAV (LAV). Abrev. de virus asociado a linfadenopatía.
lavage (lavado). L. de una cavidad u órgano hueco mediante la irrigación abundante de líquido y su ulterior retiro.
law (ley). f. **1.** Regla o principio. **2.** Fórmula que expresa un hecho o un número de hechos comunes a un grupo de procesos o de acciones.
all or none l. (l. del "todo o nada"). L. de Bowditch.
Ambard's l.'s (l. de Ambard).
Angström's l. (l. de Angström).
Arndt's l. (l. de Arndt).
Arrhenius l. (l. de Arrhenius). Doctrina de A.
l. of average localization (l. de la localización término medio).
Avogadro's l. (l. de Avogadro).
Baer's l. (l. de Baer).
Baruch's l. (l. de Baruch).
Beer's l. (l. de Beer).
Behring's l. (l. de Behring).
Bell's l. (l. de Bell). L. de Bell-Magendie, l. de Magendie.
Bell-Magendie l. (l. de Bell-Magendie). L. de Bell.
Bernoulli's l. (l. de Bernoulli). Principio o teorema de Bernoulli.
Berthollet's l. (l. de Berthollet).
biogenetic l. (l. biogenética, de la biogénesis).
Blagden's l. (l. de Blagden).
Bowditch's l. (l. de Bowditch). L. del "todo o nada".
Boyle's l. (l. de Boyle). L. de Mariotte.
Broadbent's l. (l. de Broadbent).
Bunsen-Roscoe l. (l. de Bunsen-Roscoe). L. de reciprocidad.
Charles l. (l. de Charles). L. de Gay-Lussac.
l. of constant numbers in ovulation (l. del número constante de ovulación).
l. of contiguity (l. de contigüidad).
l. of contrary innervation (l. de la inervación contraria).
Coppet's l. (l. de Coppet).
Courvoisier's l. (l. de Courvoisier). Signo de Courvoisier.
Dale-Feldberg l. (l. de Dale-Feldberg).
Dalton's l. (l. de Dalton). L. de las presiones parciales.
Dalton-Henry l. (l. de Dalton-Henry).
l. of definite proportions (l. de las proporciones definidas).
l. of denervation (l. de la desnervación).
Descartes' l. (l. de Descartes). L de refracción.
Donders' l. (l. de Donders).
Draper's l. (l. de Draper).
Du Bois-Reymond's l. (l. de Du Bois-Reymond). L. de la excitación.
Dulong-Petit l. (l. de Dulong-Petit).
Einthoven's l. (l. de Einthoven). Ecuación de Einthoven.
Elliott's l. (l. de Elliott).
l. of excitation (l. de la excitación). L. Du Bois-Reymond.
Faraday's l.'s (l. de Faraday).
Farr's l. (l. de Farr).
Fechner-Weber l. (l. de Fechner-Weber). L. de Weber-Fechner.
Ferry-Porter l. (l. de Ferry-Porter).
Flatau's l. (l. de Flatau).
Galton's l. (l. de Galton). L. de la regresión.
Gay-Lussac's l. (l. de Gay-Lussac). L. de Charles.
Gerhardt-Semon l. (l. de Gerhardt-Semon).
Godélier's l. (l. de Godélier).
Graham's l. (l. de Graham).
Grasset's l. (l. de Grasset). L. de Landouzy-Grasset.
l. of gravitation (l. de la gravitación). L. de Newton.
Guldberg-Waage l. (l. de Guldberg-Waage). L. de acción de masas.
Haeckel's l. (l. de Haeckel). Teoría de recapitulación.
Halsted's l. (l. de Halsted).
Hamburger's l. (l. de Hamburger).
Hardy-Weinberg l. (l. de Hardy-Weinberg).
Heidenhain's l. (l. de Heidenhain).
Hellin's l. (l. de Hellin).
Henry's l. (l. de Henry).
Hilton's l. (l. de Hilton).
Hooke's l. (l. de Hooke).
l. of independent assortment (l. de la selección independiente).
l. of initial value (l. del valor inicial).
l. of intestine (l. del intestino). Reflejo mientérico.
l. of inverse square (l. del cuadrado inverso).
l. of isochronism (l. del isocronismo).
isodynamic l. (l. isodinámica).
Jackson's l. (l. de Jackson).
Koch's l. (l. de Koch). Postulados de Koch.
l.'s of association (l. de asociación).
Landouzy-Grasset l. (l. de Landouzy-Grasset). L. de Grasset.
Lapicque's l. (l. de Lapicque).
Laplace's l. (l. de Laplace).
Le Chatelier's l. (l. de Le Chatelier). Principio de Le Chatelier.
Listing's l. (l. de Listing).
Louis' l. (l. de Louis).
Magendie's l. (l. de Magendie). L. de Bell.
Marey's l. (l. de Marey).
Marfan's l. (l. de Marfan).
Mariotte's l. (l. de Mariotte). L. de Boyle.
l. of mass action, mass l. (l. de acción de las masas, de las masas).
Meltzer's l. (l. de Meltzer). L. de la inervación contraria.
Mendel's l. (l. de Mendel).
Mendeléeff's l. (l. de Mendeléieff).
Müller's l. (l. de Müller).
l. of multiple proportions (l. de las proporciones múltiples).
Nasse's l. (l. de Nasse).
Neumann's l. (l. de Neumann).
Newton's l. (l. de Newton). L. de la gravitación universal.
Nysten's l. (l. de Nysten).
Ochoa's l. (l. de Ochoa).
Ohm's l. (l. de Ohm).
l. of partial pressures (l. de las presiones parciales).
Pascal's l. (l. de Pascal).
periodic l. (l. de la clasificación periódica de los elementos).
Pflüger's l. (l. de Pflüger). L. de la excitación polar.
Plateau-Talbot l. (l. de Plateau-Talbot).
Poiseuille's l. (l. de Poiseuille).
l. of polar excitation (l. de la excitación polar). L. de Pflüger.

l. of priority (l. de prioridad).
Profeta's l. (l. de Profeta).
Proust's l. (l. de Proust). L. de las proporciones definidas.
Raoult's l. (l. de Raoult).
l. of recapitulation (l. de recapitulación). Teoría de recapitulación.
l. of reciprocal proportions (l. de las proporciones recíprocas).
reciprocity l. (l. de reciprocidad). L. de Bunsen-Roscoe.
l. of referred pain (l. del dolor referido).
l. of refraction (l. de la refracción). L. de Descartes o de Snell.
l. of regression to mean (l. de la regresión). L. de Galton.
Riccò's l. (l. de Riccò).
Ritter's l. (l. de Ritter).
Roscoe-Bunsen l. (l. de Roscoe-Bunsen). L. de Bunsen-Roscoe.
Rosenbach's l. (l. de Rosenbach).
Rubner's l.'s of growth (l. de Rubner del crecimiento).
Schütz' l. (l. de Schütz). Regla de Schütz.
second l. of thermodynamics (l. segunda de la termodinámica).
l. of segregation (l. de la segregación).
Semon's l. (l. de Semon).
Sherrington's l. (l. de Sherrington).
l. of similars (l. de los semejantes).
Snell's l. (l. de Snell). L. de la refracción.
Spallanzani's l. (l. de Spallanzani).
l. of specific nerve energies (l. de las energías nerviosas específicas). Ley de Müller.
Starling's l. (l. de Starling). L. del corazón.
Stokes' l. (l. de Stokes).
Tait's l. (l. de Tait).
l. of the heart (l. del corazón). L. de Starling.
l. of the minimum (l. del mínimo).
Thoma's l.'s (l. de Thoma).
van der Kolk's l. (l. de van der Kolk).
van't Hoff's l. (l. de van't Hoff).
Virchow's l. (l. de Virchow).
Vogel's l. (l. de Vogel).
wallerian l. (l. de Waller).
Weber's l. (l. de Weber). L. de Weber-Fechner.
Weber-Fechner l. (l. de Weber-Fechner).
Weigert's l. (l. de Weigert). Teoría de la superproducción.
Wilder's l. of initial value (l. de Wilder del valor inicial).
Williston's l. (l. de Williston).
Wolff's l. (l. de Wolff).

lawrencium (Lw) (laurencio). m. Elemento artificial transplutónico, símbolo Lr, Nº at. 103.

laxation (laxación). f. Deposición intestinal, con ayuda o no de laxantes.

laxative (laxante). m. **1.** Catártico suave que tiene la acción de aflojamiento de los intestinos. **2.** Purgante que ocasiona deposiciones suaves sin causar dolor o efectos violentos.

laxator tympani (laxator tympani). Uno de los supuestos músculos que, en número de dos, probablemente son ligamentos del martillo.

layer f. **1.** (capa). Lámina de una substancia que se encuentra sobre otra. **2.** (lámina). Capa de una sustancia que se encuentra por encima de otra.
ameloblastic l. (c. ameloblástica). C. del esmalte.
anterior elastic l. (c. elástica anterior).
anterior l. of rectus abdominis sheath **1.** (c. anterior de la vaina del recto mayor del abdomen). [*lamina anterior vaginae musculi recti abdominis*, NA]. **2.** (lámina anterior de la vaina del recto mayor del abdomen). [*lamina anterior vagina musculi recti abdominis*, NA].
anterior limiting l. of cornea **1.** (c. limitante anterior de la córnea). [*lamina limitans anterior corneae*, NA]. **2.** (lámina limitante anterior de la córnea). [*lamina limitans anterior corneae*, NA].
bacillary l. (c. bacilar). C. de conos y bastoncitos.
basal cell l. (c. de células basales). Estrato basal de la epidermis.
basal l. (c. basal). Estrato basal.
basal l. of choroid **1.** (c. basal de la coroides). **2.** (lámina basal de la coroides). [*lamina basalis choroideae*, NA]. Capa basal de la coroides; l. vítrea; membrana de Bruch.
basal l. of ciliary body **1.** (c. basal del cuerpo ciliar). **2.** (lámina basal del cuerpo ciliar). [*lamina basalis corporis ciliaris*, NA].
l. of Bechterew (c. de Bechterew). Banda de Kaes-Bechterew.
blastodermic l.'s (c. blastodérmicas).
brown l. **1.** (c. parda). Lámina fusca de la esclerótica. **2.** (lámina fusca de la esclerótica). [*lamina fusca sclerae*, NA].
cambium l. (c. de cambium).
cerebral l. of retina (c. cerebral de la retina). [*pars optica retinae*, NA].
Chievitz' l. (c. de Chievitz).
choriocapillary l. **1.** (lámina coriocapilar). [*lamina choroidocapillaris*, NA]. **2.** (c. coriocapilar). [*lamina choroidocapillaris*, NA]. Lámina coriocapilar.
circular l. of tympanic membrane **1.** (c. circular de la membrana timpánica). [*stratum circulare membranae tympani*, NA]. Estrato circular de la membrana timpánica. **2.** (estrato circular de la membrana timpánica). [*stratum circulare membranae tympani*].
circular l.'s of muscular tunics (c. circulares de las túnicas musculares).
claustral l. (c. claustral).
clear l. of epidermis (c. clara de la epidermis). Estrato lúcido.
columnar l. (c. columnar). Estrato basal de la epidermis.
conjunctival l. of bulb (c. conjuntiva bulbar). Conjuntiva bulbar.
conjunctival l. of eyelids (c. conjuntiva de los párpados).
corneal l. of epidermis (c. córnea de la epidermis).
cornified l. of nail (c. córnea de las uñas). [*stratum corneum unguis*, NA]. Estrato córneo de las uñas.
cutaneous l. of tympanic membrane **1.** (estrato cutáneo de la membrana timpánica). [*stratum cutaneum membranae tympani*, NA]. Capa cutánea de la membrana timpánica. **2.** (c. cutánea de la membrana timpánica). [*stratum cutaneum membranae tympani*, NA]. Estrato cutáneo de la membrana timpánica.
deep l. **1.** (c. profunda). [*lamina profunda*, NA]. **2.** (lámina profunda). [*lamina profunda*, NA]. Capa profunda.
elastic l.'s of arteries (c. elásticas de las arterias).
elastic l.'s of cornea (c. elásticas de la córnea).
enamel l. (c. del esmalte). C. ameloblástica.
ependymal l. (c. ependimaria). C. ventricular; zona ependimaria.
epithelial choroid l. (c. epitelial de la coroides). Lámina epitelial.
epithelial l.'s (c. epiteliales).
epitrichial l. (c. epitriquial).
fibrous l. (c. fibrosa).
fillet l. (c. en filete). Estrato del lemnisco.
fusiform l. (c. fusiforme).
ganglionic l. of cerebellar cortex (c. ganglionar de la corteza cerebelosa). Estrato ganglionar del cerebelo.
ganglionic l. of cerebral cortex (c. ganglionar de la corteza cerebral).
ganglionic l. of optic nerve (c. ganglionar del nervio óptico).
ganglionic l. of retina (c. ganglionar de la retina).
germ l. (c. germinal).
germinative l. (c. germinativa). Estrato basal epidérmico.
germinative l. of nail (c. germinativa de la uña).
glomerular l. of olfactory bulb (c. glomerular del bulbo olfatorio).
granular l. of a vesicular ovarian follicle (c. granular del folículo ovárico vesicular).
granular l. of cerebellar cortex **1.** (c. granular de la corteza cerebelosa). [*stratum granulosum cerebelli*, NA]. Estrato granuloso del cerebelo. **2.** (estrato granuloso del cerebelo). [*stratum granulosum cerebelli*, NA].
granular l. of epidermis **1.** (estrato granuloso de la epidermis). Capa granular de la epidermis. **2.** (c. granular de la epidermis).
granular l.'s of cerebral cortex (c. granulares de la corteza cerebral).
granular l.'s of retina (c. granulares de la retina).
gray l. of superior colliculus **1.** (c. gris del tubérculo cuadrigémino superior). [*stratum griseum colliculi superioris*, NA]. **2.** (estrato gris del colículo superior). [*stratum griseum colliculi superioris*, NA].
half-value l. (c. de valor medio).
Henle's fiber l. (c. fibrosa de Henle).
Henle's l. (c. de Henle).
Henle's nervous l. (c. nerviosa de Henle). Endorretina.
horny l. of epidermis (c. córnea de la epidermis).
horny l. of nail (c. córnea de las uñas). Estrato córneo de las uñas.

Huxley's l. (c. de Huxley). Membrana o vaina de Huxley.
infragranular l. (c. infragranular).
intermediate l. (c. intermedia). C. del manto.
Kölliker's l. (c. de Kölliker). C. de tejido conectivo del iris.
l.'s of cerebellar cortex (c. de la corteza cerebelosa).
l.'s of cerebral cortex (c. de la corteza cerebral).
l.'s of retina (c. de la retina).
l.'s of skin (c. de la piel).
Langhans' l. (c. de Langhans). Citotrofoblasto.
lateral cartilaginous l. (c. lateral cartilaginosa). Lámina lateral.
lateral l. **1.** (c. lateral). [*lamina lateralis*, NA]. Lámina lateral. **2.** (lámina externa del cartílago de la trompa auditiva). [*lamina lateralis*, NA].
latticed l. (c. en enrejado). C. de células corticales en el hipocampo.
limiting l.'s of cornea (c. limitantes de la córnea).
longitudinal l.'s of muscular tunics (c. longitudinales de las túnicas musculares).
malpighian l. (c. de Malpighi). Estrato de Malpighi.
mantle l. (c. del manto). C. intermedia; zona del manto.
marginal l. (c. marginal). Zona marginal.
medial cartilaginous l. **1.** (c. cartilaginosa interna). [*lamina medialis*, NA]. Lámina interna. **2.** (lámina interna del cartílago de la trompa auditiva). [*lamina medialis*, NA].
medial l. (c. medial). [*lamina medialis*, NA]. Lámina interna.
medullary l.'s of thalamus **1.** (lámina medulares del tálamo). [*laminae medullares thalami*, NA]. **2.** (c. medulares del tálamo). [*laminae medullares thalami*, NA].
membranous l. **1.** (c. membranosa). [*lamina membranacea*, NA]. Lámina membranácea. **2.** (lámina fibrosa del cartílago de la trompa auditiva). [*lamina membranacea*, NA].
Meynert's l. (c. de Meynert). C. de células piramidales.
molecular l. (c. molecular). [*stratum moleculare*, NA]. Estrato molecular.
molecular l. of cerebellar cortex **1.** (c. molecular de la corteza cerebelosa). **2.** (estrato molecular del cerebelo).
molecular l. of cerebral cortex (c. molecular de la corteza cerebral).
molecular l. of retina (c. molecular de la retina).
molecular l.'s of olfactory bulb (c. moleculares del bulbo olfatorio).
multiform l. (c. multiforme). C. fusiforme.
muscular l. of mucosa **1.** (c. muscular de la mucosa). [*lamina muscularis mucosae*, NA]. **2.** (lámina muscular de la mucosa). [*lamina muscularis mucosae*, NA].
neural l. of retina (c. neural de la retina).
neuroepithelial l. of retina (c. neuroepitelial de la retina).
Nitabuch's l. (c. de Nitabuch). Membrana de Nitabuch.
nuclear l.'s of retina (c. nucleares de la retina).
odontoblastic l. (c. odontoblástica).
optic l. (c. óptica). Estrato óptico.
orbital l. of ethmoid bone (c. orbitaria del hueso etmoides).
osteogenetic l. (c. osteogénica).
palisade l. (c. en empalizada). Estrato basal epidérmico.
papillary l. (c. papilar). Estrato papilar del corion.
parietal l. **1.** (lámina parietal). [*lamina parietalis*, NA]. Capa parietal. **2.** (c. parietal). [*lamina parietalis*, NA]. Lámina parietal.
perforated l. of sclera (c. perforada de la esclerótica).
pigmented l. of ciliary body (c. pigmentada del cuerpo ciliar).
pigmented l. of iris (c. pigmentaria del iris).
pigmented l. of retina (c. pigmentaria de la retina).
l. of piriform neurons (c. de neuronas piriformes). [*stratum neuronorum piriformium*, NA].
plasma l. (c. plasmática). C. lenta.
plexiform l. (c. plexiforme). [*stratum moleculare*, NA]. Estrato molecular.
plexiform l. of cerebral cortex (c. plexiforme de la corteza cerebral).
plexiform l.'s of retina (c. plexiformes de la retina).
polymorphous l. (c. polimorfa). C. fusiforme.
posterior elastic l. (c. elástica posterior).
posterior l. of rectus abdominis sheath **1.** (c. posterior de la vaina del recto mayor del abdomen). [*lamina posterior vaginae musculi recti abdominis*, NA]. **2.** (lámina posterior de la vaina del recto mayor del abdomen). [*lamina posterior vaginae musculi recti abdominis*, NA].
posterior limiting l. of cornea **1.** (c. limitante posterior de la córnea). [*lamina limitans posterior corneae*, NA]. **2.** (lámina limitante posterior de la córnea). [*lamina limitans posterior corneae*, NA].
pretracheal l. **1.** (c. pretraqueal). [*lamina pretrachealis*, NA]. Lámina pretraqueal. **2.** (lámina pretraqueal). [*lamina pretrachealis*, NA].
prevertebral l. **1.** (lámina prevertebral). [*lamina prevertebralis*, NA]. **2.** (c. prevertebral). [*lamina prevertebralis*, NA]. Lámina prevertebral.
prickle cell l. (c. de células espinosas). Estrato espinoso epidérmico.
Purkinje's l. (c. de Purkinje). Capa de neuronas piriformes.
pyramidal cell l. (c. de células piramidales).
radiate l. of tympanic membrane (c. radiada de la membrana timpánica).
Rauber's l. (c. de Rauber).
reticular l. of corium (c. reticular del corion).
l. of rods and cones (c. de conos y bastoncillos).
rostral l. (c. rostral). Lámina rostral.
Sattler's elastic l. (c. elástica de Sattler). C. media de la coroides.
sluggish l. (c. lenta). C. plasmática; espacio de Poiseuille.
somatic l. (c. somática).
spindle-celled l. (c. de células en huso). C. fusiforme.
spinous l. (c. de células espinosas). Estrato espinoso epidérmico.
splanchnic l. (c. esplácnica).
still l. (c. lenta). C. plasmática; espacio de Poiseuille.
subendocardial l. (c. subendocardíaca).
subendothelial l. (c. subendotelial).
subpapillary l. (c. subpapilar). C. vascular del corion.
superficial l. (c. superficial). [*lamina superficialis*, NA]. Lámina superficial.
suprachoroid l. (c. supracoroidea). [*lamina suprachoroidea*, NA]. Lámina supracoroidea.
Tomes' granular l. (c. granular de Tomes).
vascular l. **1.** (c. vascular). [*lamina vasculosa choroideae*, NA]. Lámina vascular de la coroides. **2.** (lámina vascular de la coroides). [*lamina vasculosa choroideae*, NA]. Capa vascular de la coroides.
ventricular l. (c. ventricular). C. ependimaria.
visceral l. **1.** (c. visceral). [*lamina visceralis*, NA]. Lámina visceral. **2.** (lámina visceral). [*lamina visceralis*, NA]. Capa visceral.
Waldeyer's zonal l. (c. zonal de Waldeyer). [*fasciculus dorsolateralis*, NA]. Fascículo dorsolateral.
Weil's basal l. (c. basal de Weil). Zona basal de Weil.
zonular l. **1.** (estrato zonal). [*stratum zonale*, NA]. **2.** (c. zonular). [*stratum zonale*, NA].

lazaret, lazaretto (lazareto). m. **1.** Leprosario. **2.** Hospital donde se tratan enfermedades infecciosas. **3.** Sitio donde se mantiene a las personas que se hallan en cuarentena.
LBF (LBF). Abrev. de factor del *Lactobacillus bulgaricus* .
LD (DL). Abrev. de dosis letal.
LDH (LDH). Abrev. de lactato deshidrogenasa.
LDL (LDL). Abrev. que se emplea para identificar a las lipoproteínas de baja densidad (low density lipoprotein).
LE, L.E. (LE, L.E.). **1.** En inglés, abrev. de ojo izquierdo (left eye). **2.** Abrev. de lupus eritematoso.
leaching (lixiviación). f. Eliminación de los constituyentes solubles de una sustancia haciendo correr agua a través de ella.
lead (plomo). m. Elemento metálico, símbolo Pb, Nº at. 82.
l. acetate (acetato de p.).
black l. (p. negro). Grafito.
l. carbonate (carbonato de p.). Cerusa; p. blanco.
l. chromate (cromato de p.). Amarillo cromo.
l. monoxide (monóxido de p.). Litargirio; masicote.
l. oxide (yellow) (óxido (amarillo) p.). Monóxido de p.
red l. (rojo p.). Tetróxido de p.
red oxide of l. (óxido rojo de p.). Tetróxido de p.
l. sulfide (sulfuro de p.). PbS; galena.
l. tetraethyl (tetraetilo p.). Tetraetilplomo.
l. tetroxide (tetróxido de p.). Óxido rojo de p., p. rojo.
white l. (blanco p.). Carbonato de plomo.
lead (derivación). Conexión eléctrica para obtener registros por medio del electrocardiógrafo.
bipolar l. (d. bipolar).

chest l.'s, precordial l.'s (d. precordiales). D. semidirectas o d. torácicas.
direct l. (d. directa).
esophageal l. (d. esofágica).
indirect l. (d. indirecta). D. estándar.
intracardiac l. (d. intracardíaca).
limb l. (d. del miembro).
precordial l.'s, chest l.'s (d. precordiales). D. semidirectas o d. torácicas.
semidirect l.'s (d. semidirectas). D. precordiales.
standard l. (d. estándar). D. indirecta.
unipolar l.'s (d. unipolares).

League of Red Cross Societies (Liga de Sociedades de la Cruz Roja). Federación internacional que reúne a la Cruz Roja y otras sociedades similares de distintos países.

learned helplessness (desamparo aprendido). Modelo de laboratorio de depresión que incluye las técnicas de condicionamiento clásica (respondedora) e instrumental (operante).

learning (aprendizaje). m. Término genérico que se aplica al cambio relativamente permanente de la conducta como consecuencia de la práctica.
incidental l. (a. incidental).
latent l. (a. latente).
passive l. (a. pasivo). A. incidental.
rote l. (a. de memoria).
state-dependent l. (a. dependiente del estado).

lecithal (lecital). Que posee yema o relativo a la yema del huevo; se usa especialmente como sufijo.

lecithin (lecitina). f.
l. acyltransferase (l. aciltransferasa).

lecithin-cholesterol acyltransferase (lecitina-colesterol aciltransferasa). Lecitina aciltransferasa.

lecithinase (lecitinasa). f. Fosfolipasa.

lecithoblast (lecitoblasto). m. Una de las células que por proliferación forman el endodermo del saco vitelino.

lecithoprotein (lecitoproteína). f. Proteína conjugada, que tiene lecitina como grupo prostético.

lectin (lectina). f. Proteína vegetal (generalmente de las semillas) o animal, que produce aglutinación, precipitación y otros fenómenos semejantes a la acción de un anticuerpo específico, pero que no lo es en el sentido estricto del término, ya que no fue producido por estímulo antigénico.

ledge (escalón). En anatomía, estructura semejante a una grada o escalón.
dental l. (e. dental).
enamel l. (e. del esmalte). E. dental.

leech f. **1.** (sanguijuela). Gusano anélido acuático hematófago (género *Hirudo*, clase Hirudinea), usado antiguamente en medicina para la extracción local de sangre. **2.** (sanguisucción). Tratamiento médico por medio de la aplicación de sanguijuelas.

left-eyed (sinistroocular). Denota la persona que usa de preferencia el ojo izquierdo en trabajos monoculares.

left-footed (sinistropedal). Denota la persona que usa de preferencia la pierna izquierda.

left-handed (sinistrómano). Zurdo.

left-sidedness (lateralidad hacia la izquierda).
bilateral l.-s. (Síndrome de poliesplenia). Presencia bilateral del bazo.

leg (pierna). f. Segmento del miembro inferior que se extiende desde la rodilla hasta el tobillo.
l. of antihelix (p. del antehélix). Raíz del antehélix.
Barbados l. (p. de Barbados). Elefantiasis.
bow-l., bowleg (p. en arco). Genu varum.
elephant l. (p. de elefante). Elefantiasis.
milk l. (p. de leche). Flegmasia alba dolens.
restless l.'s (p. inquietas). Síndrome de las p. inquietas.
rider's l. (p. del jinete).
scaly l. (p. escamosa).
tennis l. (p. de tenista).
white l. (p. blanca). Flegmasia alba dolens.

-legia (-legia). Sufijo que se refiere específicamente a la lectura.

legionellosis (legionelosis). f. Enfermedad de los legionarios.

legumin (legumina). f. Avenina.

leguminivorous (leguminívoro). Que se alimenta con guisantes y otras legumbres.

leio- (leio-). Prefijo que significa liso.

leiodermia (leiodermia). f. Piel lisa y brillante.

leiomyofibroma (leiomiofibroma). m. Fibroleiomioma.

leiomyoma (leiomioma). m. Neoplasia benigna que deriva de músculo liso (no estriado).
l. cutis (l. del cutis). Dermatomioma.
parasitic l. (l. parasitario).
vascular l. (l. vascular). Angioleiomioma, angiomiofibroma.

leiomyomatosis (leiomiomatosis). f. Estado en el que se encuentran numerosos leiomiomas en todo el cuerpo.

leiomyosarcoma (leiomiosarcoma). m. Neoplasia maligna que deriva de músculo liso (no estriado).

leiotrichous (leiótrico). Que tiene pelo lacio.

Leipzig yellow (amarillo de Leipzig). Amarillo cromo.

leishmaniasis, leishmaniosis (leishmaniasis). f. Infección por especies de *Leishmania* que ocasiona un grupo de enfermedades clínicamente poco definidas y que, por tradición, se dividen en cuatro tipos principales: 1) l. visceral (kala azar), 2) l. cutánea del Viejo Mundo, 3) l. cutánea del Nuevo Mundo y 4) l. cutáneomucosa.
acute cutaneous l. (l. cutánea aguda). L. cutánea zoonótica.
American l., l. americana (l. americana). L. cutaneomucosa.
anergic l. (l. anérgica). L. cutánea difusa.
anthroponotic cutaneous l. (l. cutánea antroponótica).
canine l. (l. canina).
chronic cutaneous l. (l. cutánea crónica). L. cutánea antroponótica.
cutaneous l. (l. cutánea).
diffuse cutaneous l. (l. cutánea difusa).
diffuse l. (l. difusa). L. cutánea difusa.
disseminated cutaneous l. (l. cutánea diseminada).
dry cutaneous l. (l. cutánea seca). L. cutánea antroponótica.
infantile l. (l. infantil).
lupoid l. (l. lupoide). L. recidivante.
mucocutaneous l. (l. cutaneomucosa). L. americana.
nasopharyngeal l. (l. nasofaríngea). L. cutaneomucosa.
New World l. (l. del Nuevo Mundo). L. cutaneomucosa.
Old World l. (l. del Viejo Mundo). L. cutánea.
pseudolepromatous l. (l. seudolepromatosa). L. cutánea difusa.
l. recidivans (l. recidivante). L. lupoide.
rural cutaneous l. (l. cutánea rural). L. cutánea zoonótica.
l. tegumentaria diffusa (l. tegumentaria difusa). L. cutánea difusa.
urban cutaneous l. (l. cutánea urbana). L. cutánea antroponótica.
visceral l. (l. visceral). Enfermedad negra; esplenomegalia tropical.
wet cutaneous l. (l. cutánea húmeda). L. cutánea zoonótica.
zoonotic cutaneous l. (l. cutánea zoonótica).

leishmaniosis (leishmaniosis). f. Leishmaniasis.

leishmanoid (leishmanoide). Estado parecido a la leishmaniasis.
dermal l. (l. dérmico). L. dérmico pos-kala azar.
post-kala azar dermal l. (l. dérmico pos-kala azar). L. dérmico.

lema (lema). f. Sebo palpebral; secreciones de una glándula de Meibomio que se juntan en el canto interno del ojo.

lemic (lémico). Relacionado con la peste o cualquier enfermedad epidémica.

lemmoblast (lemmoblasto). m. En el embrión, célula originada en la cresta neural que tiene la capacidad de formar una célula de la vaina del neurilema.

lemmocyte (lemmocito). m. Célula del neurilema.

lemniscus, pl. **lemnisci** (lemnisco). [*lemniscus*, NA]. m. Filete; haz de fibras nerviosas que asciende desde los núcleos sensitivos de la médula espinal y el rombencéfalo hasta el tálamo.
acoustic l. (l. acústico). L. lateral.
auditory l. (l. auditivo). [*lemniscus lateralis*, NA]. L. lateral.
gustatory l. (l. gustativo).
lateral l. (l. lateral). [*lemniscus lateralis*, NA].
medial l. (l. interno). [*lemniscus medialis*, NA]. L. medial.
l. spinalis (l. espinal). [*lemniscus spinalis*, NA]. Tracto espinotalámico.
trigeminal l. (l. trigeminal). [*lemniscus trigeminalis*, NA].

lemon (limón). m. Fruto del *Citrus limon* (familia Rutaceae).

lemon yellow (amarillo limón). A. cromo.

length (longitud). f. Distancia lineal entre dos puntos.
arch l. (l. de arco).
available arch l. (l. de arco disponible).
crown-heel l. (l. vértice-talón).
crown-rump l. (CR, CRL) (l. vértice-nalga).
required arch l. (l. de arco requerida).

lenitive (lenitivo). **1.** Suavizante; que alivia el malestar o el dolor. **2.** m. Término raramente usado para demulcente.
lens 1. (lens). [lens, NA]. Cristalino. Cuerpo celular biconvexo transparente que se encuentra entre el iris y el cuerpo vítreo y constituye uno de los medios de refracción del ojo. **2.** (lente). f. Material transparente, con una o ambas superficies curvas, que se utiliza de manera que actúe sobre los rayos de luz para producir convergencia o divergencia.
achromatic l. (lente acromática).
aplanatic l. (lente aplanática). L. en menisco periscópico.
apochromatic l. (lente apocromática).
aspheric l. (lente asférica).
astigmatic l. (lente para astigmatismo). L. cilíndrica.
biconcave l. (lente bicóncava). L. concavoconcava; l. doble cóncava.
biconvex l. (lente biconvexa). L. convexoconvexa; l. doble convexa.
bifocal l. (lente bifocal).
cataract l. (lente para catarata). L. que se prescribe para la afaquia.
compound l. (lente compuesta).
concave l. (lente cóncava). L. minus; l. con potencia minus divergente.
concavoconcave l. (lente concavocóncava). L. bicóncava.
concavoconvex l. (lente concavoconvexa).
contact l. (lente de contacto).
convex l. (lente convexa). L. plus; cualquier l. convergente.
convexoconcave l. (lente convexocóncava).
convexoconvex l. (lente convexoconvexa). L. biconvexa.
corneal l. (lente corneal).
crystalline l. (cristalino).
cylindrical l. (cyl., C) (lente cilíndrica). L. para astigmatismo.
decentered l. (lente descentrada).
double concave l. (lente doble cóncava). L. bicóncava.
double convex l. (lente doble convexa). L. biconvexa.
eye l. (lente ocular).
field l. (lente de campo).
Fresnel l. (lente de Fresnel).
immersion l. (lente de inmersión).
meniscus l. (lente en menisco).
minus l. (lente minus). L. cóncava.
multifocal l. (lente multifocal).
ocular l. (lente ocular).
omnifocal l. (lente omnifocal).
orthoscopic l. (lente ortoscópica).
periscopic l. (lente periscópica).
photochromic l. (lente fotocromática).
planoconcave l. (lente planocóncava).
plus l. (lente plus). L. convexa.
safety l. (lente de seguridad).
slab-off l. (lente dividida).
spherical l. (S, sph.) (lente esférica).
spherocylindrical l. (lente esferocilíndrica).
toric l. (lente tórica).
trial l.'s (lente de prueba).
trifocal l. (lente trifocal).
lensectomy (lentectomía). f. Extirpación del cristalino mediante un instrumento cortante por infusión-aspiración, que se realiza generalmente mediante punción a través de la porción plana del cristalino, durante una vitrectomía.
lensometer (lentómetro). m. Instrumento para efectuar la medida directa del poder de refracción de un anteojo.
lensopathy (lentopatía). f. Proceso por el cual las proteínas de las lágrimas se depositan sobre los lentes de contacto.
lenticonus (lenticono). m. Proyección cónica de la superficie anterior o posterior del cristalino del ojo, que constituye casi siempre una anomalía del desarrollo.
lenticula (lentícula). f. **1.** [*nucleus lentiformis*, NA]. Núcleo lenticular. **2.** Léntigo.
lenticular (lenticular). **1.** Perteneciente o relativo a una lente o al cristalino del ojo. **2.** Que tiene forma de lenteja.
lenticulo-optic (lenticuloóptico). Relativo al núcleo lenticular y la cintilla óptica.
lenticulopapular (lenticulopapular). Relativo a una erupción con pápulas en forma de cúpula o de lenteja.
lenticulostriate (lenticuloestriado). Relacionado con el núcleo lenticular y el núcleo caudado.
lenticulothalamic (lenticulotalámico). Relativo al núcleo lenticular y el tálamo.
lenticulus, pl. **lenticuli** (lentículo). m. Protetofaquia; cristalino intraocular de material plástico inerte colocado en la cámara anterior o detrás del cristalino, o fijado al iris luego de la extracción de una catarata.
lentiform (lentiforme). Que tiene forma de lente.
lentigines (lentigines). Plural de lentigo.
lentiginosis (lentiginosis). f. Presencia de léntigos múltiples o en una configuración diferenciada.
centrofacial l. (l. centrofacial).
generalized l. (l. generalizada).
periorificial l. (l. periorificial). Síndrome de Peutz-Jeghers.
lentiglobus (lentiglobo). m. Anomalía congénita poco frecuente que presenta una elevación esférica prominente sobre la superficie posterior del cristalino.
lentigo, pl. **lentigines** (léntigo). m. Lentícula; mancha de color castaño parecida a una peca, pero con bordes generalmente regulares y proliferación de rebordes reticulares que se observan con el microscopio.
malignant l. (l. maligno). Melanosis circunscripta precancerosa.
senile l. (l. senil). Mancha hepática.
lentigomelanosis (lentigomelanosis). f. Lesiones malignas que tienen por origen léntigos.
lentivirus (lentivirus). m. Cualquier virus de la subfamilia Lentivirinae.
lentogenic (lentogénico). Término que indica la virulencia de un virus capaz de producir infección letal en huéspedes embrionarios luego de un prolongado período de incubación, e infección inaparente en el huésped inmaduro y adulto.
lentula, lentulo (léntula, léntulo). f. y m. Instrumento de alambre en espiral, flexible, accionado por un motor, que se emplea en odontología para aplicar la pasta del material de relleno en el o los conductos de la raíz de un diente.
leontiasis (leontiasis). f. Facies leonina.
l. ossea (l. ósea). Enfermedad de Virchow.
LEOPARD (LEOPARD). Acrónimo de lentigines (multiple), electrocardiographic abnormalities, ocular hypertelorism, pulmonary estenosis, abnormalities of genitalia, retardation of growth and deafness (sensorineural), (léntigos [múltiples], anormalidades electrocardiográficas, hipertelorismo ocular, estenosis pulmonar, anormalidades de los genitales, retardo del crecimiento y sordera [sensorineural]).
leopard's bane (veneno del leopardo). Árnica.
leper (leproso). Persona que padece lepra.
lepidic (lepídico). Relativo a las escamas o a una capa escamosa de revestimiento.
lepidosis (lepidosis). f. Cualquier erupción escamosa o descamativa.
lepothrix (lepothrix). m. Tricomicosis axilar.
lepra (lepra).
leprechaunism (leprechaunismo). m. Enfermedad de Donohue; enfermedad congénita que se caracteriza por un gran retardo del crecimiento y emaciación, facies de duende grotesca y grandes orejas de implantación baja.
leprid (lépride). m. Lesión cutánea primaria de la lepra.
leprologist (leprólogo). m. Especialista en el estudio de la lepra.
leprology (leprología). f. Ciencia y estudio de la lepra.
leproma (leproma). m. Foco de inflamación granulomatosa discreto y bastante bien circunscripto causado por el *Mycobacterium leprae*.
lepromatous (lepromatoso). Perteneciente o relativo al leproma, o que tiene las características de éste.
lepromin (lepromina). f. Extracto de tejido infectado por el *Mycobacterium leprae* que se usa en reacciones cutáneas para clasificar el período de la lepra.
leprosarium (leprosario). m. Hospital destinado especialmente a la atención de enfermos de lepra, sobre todo de los que necesitan cuidados a cargo de personal experto.
leprose (leproso).
leprosery (leprosería). f. Hogar o colonia para leprosos.
leprostatic (leprostático). **1.** Que inhibe el crecimiento del *Mycobacterium leprae*. **2.** m. Agente que tiene tal acción.

leprosy (lepra). f. **1.** Nombre que se daba en tiempos bíblicos a diversas enfermedades cutáneas, especialmente aquellas de carácter crónico o contagioso. **2.** Infección granulomatosa crónica causada por el *Mycobacterium leprae* (bacilo de Hansen) que afecta las partes más frías del cuerpo, como la piel.
anesthetic l. (l. anestésica).
articular l. (l. articular). L. mutilante.
borderline l. (l. fronteriza). L. dimorfa.
cutaneous l. (l. cutánea). L. tuberculoide.
dimorphous l. (l. dimorfa). L. fronteriza.
dry l. (l. seca). L. anestésica.
histoid l. (l. histoide).
indeterminate l. (l. indeterminada).
lazarine l. (l. lazarina). L. de Lucio.
lepromatous l. (l. lepromatosa).
Lucio's l. (l. de Lucio).
macular l. (l. macular).
Malabar l. (l. de Malabar). Elefantiasis.
mouse l. (l. murina). L. de las ratas.
mutilating l. (l. mutilante). L. articular.
nodular l. (l. nodular). L. tuberculoide.
rat l. (l. de las ratas). L. murina.
smooth l. (l. lisa). L. tuberculoide.
trophoneurotic l. (l. trofoneurótica). L. anestésica.
tuberculoid l. (l. tuberculoide). L. cutánea, lisa o nodular.
leprotic (leprótico). Leproso.
leprous (leproso). Relativo a la lepra o que la padece.
-lepsis, -lepsy (-lepsia, -lepsis). Sufijos que significan convulsión o ataque.
lepto- (lepto-). Prefijo que significa fino, delgado, delicado o débil.
leptocephalous (leptocéfalo). Persona que tiene la cabeza anormalmente pequeña.
leptocephaly (leptocefalia). f. Malformación caracterizada por un cráneo anormalmente estrecho.
leptochroa (leptocroa). Que tiene la piel anormalmente delicada.
leptochromatic (leptocromático). Que tiene una red de cromatina muy fina.
leptocyte (leptocito). m. Eritrocito en forma de "blanco de tiro" o "sombrero mexicano".
leptocytosis (leptocitosis). f. Presencia de leptocitos en la circulación
leptodactylous (leptodáctilo). Que posee dedos finos.
leptodermic (leptodérmico). Que tiene la piel delgada.
leptomeningeal (leptomeníngeo). Relativo a la leptomeninge.
leptomeninges (leptomeninge). f. Piaracnoide; meninx tenus; término general que se aplica a las membranas blandas que recubren el encéfalo y la médula espinal.
leptomeningitis (leptomeningitis). f. Piaracnitis; inflamación de la leptomeninge.
basilar l. (l. basilar).
leptomeninx (leptomeninge).
leptomere (leptómera). f. Partícula diminuta de materia viviente.
leptomonad (leptomona). f. **1.** Nombre común de un parásito del género *Leptomonas*. **2.** Promastigota.
leptonema (leptonema). m. Leptoteno.
leptophonia (leptofonía). f. Hipofonía.
leptophonic (leptofónico). Que tiene la voz débil.
leptopodia (leptopodia). f. Condición de tener los pies delgados.
leptoprosopia (leptoprosopia). f. Estrechez de la cara.
leptoprosopic (leptoprosópico). Que tiene la cara fina y estrecha.
leptorrhine (leptorrino). Que tiene la nariz delgada.
leptoscope (leptoscopio). m. Aparato que se usa para medir las membranas celulares.
leptosomatic, leptosomic (leptosomático, leptosómico). Que tiene un cuerpo fino, delgado o delicado.
leptospire (leptospira). f. Nombre común de cualquier organismo perteneciente al género *Leptospira*.
leptospirosis (leptospirosis). f. Infección producida por algunas especies de *Leptospira*.
leptospiruria (leptospiruria). f. Presencia de organismos del género *Leptospira* en la orina, como consecuencia de la existencia de leptospiras en los túbulos renales.
leptotene (leptoteno). m. Leptonema; período inicial de la profase durante la meiosis, en la cual los cromosomas se contraen y se observan en la forma de largos filamentos, bien separados los unos de los otros.
leptothricosis (leptotricosis). f. Antiguo término usado para cualquier enfermedad causada por el género *Leptothrix*, actualmente en desuso.
lesbian **1.** (lesbiana). f. Mujer homosexual. **2.** (lesbiano). Relativo al lesbianismo o que lo practica.
lesbianism (lesbianismo). m. Safismo; tribadismo; práctica homosexual entre mujeres.
lesion (lesión). f. **1.** Cualquier herida o traumatismo. **2.** Cambio patológico en un tejido. **3.** Uno de los puntos individuales o placas de una enfermedad multifocal.
Baehr-Lohlein l. (l. de Baehr-Lohlein). L. de Lohlein-Baehr.
benign lymphoepithelial l. (l. linfoepitelial benigna).
Bracht-Wachter l. (l. de Bracht-Wachter).
caviar l. (l. en caviar).
coin l.'s of lungs (l. numular de los pulmones).
Councilman's l. (l. de Councilman). Cuerpo de Councilman.
Duret's l. (l. de Duret).
Ghon's primary l. (l. primaria de Ghon). Tubérculo de Ghon.
gross l. (l. macroscópica). L. que resulta visible a simple vista.
Hill-Sachs l. (l. de Hill-Sachs).
Janeway l. (l. de Janeway).
Lennert's l. (l. de Lennert). Linfoma de Lennert.
Lohlein-Baehr l. (l. de Lohlein-Baehr). L. de Baehr-Lohlein.
Mallory-Weiss l. (l. de Mallory-Weiss).
precancerous l. (l. precancerosa).
radial sclerosing l. (l. esclerosante radial). Cicatriz radial.
ring-wall l. (l. en anillo de la pared).
supranuclear l. (l. supranuclear).
upper motor neuron l. (l. de la neurona motora superior).
wire-loop l. (l. en asa).
lethal (letal). Relacionado con la muerte o que la provoca; se usa especialmente en relación con el agente causal.
clinical l. (l. clínico). Trastorno que culmina en muerte.
genetic l. (l. genético).
lethality (letalidad). f. Calidad o estado de letal.
lethargy **1.** (letargia). f. Estado de inconsciencia profunda y prolongada, de la cual es posible despertar a una persona, pero en la cual vuelve a caer inmediatamente. **2.** (letargo). m. Letargia.
LETS (LETS). Acrónimo de large, external transformation sensitive fibronectin (fibronectina grande, sensible a la transformación externa).
Leu (Leu). Símbolo del aminoácido leucina.
leuc-, leuco- (leuc-, leuco-). Prefijo que significa blanco.
leucin (leucina).
leucine (leucina). f. Aminoácido esencial.
leucine aminopeptidase (leucina aminopeptidasa). Aminopeptidasa (citosol).
leucinosis (leucinosis). f. Estado caracterizado por la presencia de leucina en proporciones extraordinariamente elevadas en los tejidos y líquidos orgánicos.
leucinuria (leucinuria). f. Excreción de leucina en la orina.
leucitis (leucitis). f. Escleritis
leuco patent blue (azul leucopatente). A. patente V.
leucocytozoonosis (leucocitozoonosis). f. Infección de patos, pavos, pollos y palomas por especies de *Leucocytozoon*.
leucoharmine (leucoharmina). f. Harmina.
leucoline (leucolina). f. Quinolina.
leucomethylene blue (azul de leucometileno). Blanco de metileno; la forma reducida e incolora del a. de metileno.
leucovorin (leucovorina). f. Ácido folínico.
l. calcium (l. cálcica). Folinato de calcio.
leukanemia (leucanemia). f. Término anterior para eritroleucemia.
leukapheresis (leucoféresis). f. Procedimiento, análogo a la plasmaféresis, en el cual se retiran los leucocitos de la sangre extraída y el material restante se vuelve a transfundir en el dador.
leukasmus (leucasmo). m. Vitiligo.
leukemia (leucemia). f. Sarcoma leucocítico; proliferación progresiva de leucocitos anormales que se encuentran en tejidos hematopoyéticos, otros órganos y generalmente en la sangre en cantidad aumentada.
acute lymphocytic leukemia (l. linfocítica aguda).
acute promyelocytic l. (l. promielocítica aguda).

adult T-cell l. (l. de células T del adulto).
aleukemic l. (l. aleucémica).
basophilic l., basophilocytic l. (l. basófila, basofilocítica).
l. cutis (l. cutánea).
embryonal l. (l. embrionaria). L. de células blásticas.
eosinophilic l., eosinophilocytic l. (l. eosinófila o eosinofilocítica).
feline l. (l. felina).
l. of fowls (l. de las aves). Leucosis aviaria.
granulocytic l. (l. granulocítica).
hairy cell l. (l. de células pilosas).
leukemic l. (l. leucémica).
leukopenic l. (l. leucopénica).
lymphatic l. (l. linfática). L. linfocítica.
lymphoblastic l. (l. linfoblástica).
lymphocytic l. (l. linfocítica). L. linfática o linfoide.
lymphoid l. (l. linfoide). L. linfocítica.
mast cell l. (l. de células cebadas). L. basófila.
mature cell l. (l. de células maduras). L. granulocítica crónica.
megakaryocytic l. (l. megacariocítica).
meningeal l. (l. meníngea).
micromyeloblastic l. (l. micromieloblástica).
mixed l., mixed cell l. (l. mixta, de células mixtas).
monocytic l. (l. monocítica).
myeloblastic l. (l. mieloblástica).
myelocytic l., myelogenic l., myelogenous l., myeloid l. (l. mielocítica, mielógena, mieloide). L. granulocítica.
myelomonocytic l. (l. mielomonocítica).
Naegeli type of monocytic l. (l. tipo Naegeli de la l. monocítica).
neutrophilic l. (l. neutrófila).
plasma cell l. (l. de células plasmáticas).
polymorphocytic l. (l. polimorfocítica).
Rieder cell l. (l. de células de Rieder).
Schilling type of monocytic l. (l. tipo Schilling de l. monocítica).
splenic l. (l. esplénica).
stem cell l. (l. de células blásticas). L. embrionaria.
subleukemic l. (l. subleucémica). Hipoleucemia; subleucemia.

leukemic (leucémico). Relativo a la leucemia o que tiene las características de ella.

leukemid (leucémide). f. Cualquier tipo no específico de lesión cutánea que frecuentemente se acompaña de leucemia (como característica del síndrome), pero no es una acumulación local de células leucémicas, si bien, en ocasiones, las lesiones no específicas muestran en el infiltrado células leucémicas específicas.

leukemogen (leucemógeno). Cualquier compuesto, sustancia o material (p. ej., benceno, radiaciones ionizantes) que se reconoce que es el factor causal de leucemia.

leukemogenesis (leucemogénesis). f. Inducción, desarrollo y progresión de una enfermedad leucémica.

leukemogenic (leucemogénico). Relativo a la inducción y el desarrollo de leucemia, o que tiene la capacidad de causarla.

leukemoid (leucemoide). Que se asemeja a la leucemia en diversos signos y síntomas, en especial con referencia a los cambios que se observan en la sangre.

leukemoid reaction (reacción leucemoide).
lymphocytic l. r. (r. l. linfocítica).
monocytic l. r. (r. l. monocítica).
myelocytic l. r. (r. l. mielocítica).
plasmocytic l. r. (r. l. plasmocítica).

leukin (leucina). f. Sustancia bacteriana termoestable extraída de los leucocitos.

leukoagglutinin (leucoaglutinina). f. Anticuerpo que aglutina los leucocitos.

leukobilin (leucobilina). f. Antiguo término con el cual se denominaba al líquido relativamente claro, casi incoloro y viscoso, que se produce en la vesícula biliar o los intestinos, o en ambos, como consecuencia de la obstrucción de los conductos biliares en diferentes sitios.

leukoblast (leucoblasto). m. Proleucocito; leucocito inmaduro que se encuentra en etapa de transición entre linfoidocito (o mieloblasto de Naegeli y Downey) y promielocito.
granular l. (l. granular). Término obsoleto para promielocito.

leukoblastosis (leucoblastosis). f. Término general para definir la proliferación anormal de leucocitos, especialmente la que se observa en las leucemias mielocítica y linfocítica.

leukochloroma (leucocloroma). m. Mielocitomatosis.

leukocidin (leucocidina). f. Sustancia termolábil elaborada por numerosas cepas de *Staphylococcus aureus, Streptococcus pyogenes* y neumococos, y que exhibe una acción destructora de los leucocitos, produzca o no la lisis de las células.

leukocoria (leucocoria). f. Reflejo pupilar blanco, reflejo a partir de una masa blanca dentro del ojo que otorga el aspecto de una pupila blanca.

leukocytactic (leucocitotáctico).

leukocytal (leucocítico).

leukocytaxia, leukocytaxis (leucocitaxia, leucocitaxis). f. Leucocitotaxia.

leukocyte (leucocito). m. Glóbulo blanco; tipo de célula que se forma en las porciones mielopoyética, linfoide y reticular del sistema reticuloendotelial de diversas partes del organismo, y que se encuentra normalmente en esos sitios y en la sangre circulante (rara vez en otros tejidos).
acidophilic l. (l. acidófilo). L. eosinófilo.
agranular l., nongranular l (l. agranular).
basophilic l. (l. basófilo). Basocito; basofilocito; l. cebado.
cystinotic l. (l. cistinótico).
endothelial l. (l. endotelial).
eosinophilic l. (l. eosinófilo). Acidocito; eosinocito.
filament polymorphonuclear l. (l. polimorfonuclear filamentoso).
globular l. (l. globular).
granular l. (l. granular).
hyaline l. (l. hialino).
mast l. (l. cebado). L. basófilo.
motile l. (l. móvil).
multinuclear l. (l. multinuclear). L. polimorfonuclear.
neutrophilic l. (l. neutrófilo). Granulocito neutrófilo.
nonfilament polymorphonuclear l. (l. polimorfonuclear no filamentoso).
nongranular l., agranular l. (l. agranular).
nonmotile l. (l. inmóvil).
oxyphilic l. (l. oxífilo). L. eosinófilo.
polymorphonuclear l., polynuclear l. (l. polimorfonuclear, polinuclear). L. multinuclear.
segmented l. (l. segmentado).
transitional l. (l. de transición).
Türk's l. (l. de Türk). Célula de Türk.

leukocythemia (leucocitemia). f. Término poco conveniente para denominar a la leucemia.

leukocytic (leucocítico). Perteneciente o relativo a los leucocitos.

leukocytoblast (leucocitoblasto). m. Término inespecífico para denominar una célula inmadura a partir de la cual se forma un leucocito, incluso linfoblasto, mieloblasto, etcétera.

leukocytoclasis (leucocitoclasia). f. Cariorrexis de leucocitos.

leukocytogenesis (leucocitogénesis). f. Formación y desarrollo de leucocitos.

leukocytoid (leucocitoide). Parecido a un leucocito.

leukocytolysin (leucocitolisina). f. Leucolisina; cualquier sustancia (incluso un anticuerpo lítico) que causa la disolución de leucocitos.

leukocytolysis (leucocitólisis). f. Leucólisis; disolución o lisis de leucocitos.

leukocytolytic (leucocitolítico). Relativo a la leucocitólisis, que la produce o la manifiesta.

leukocytoma (leucocitoma). m. Masa de leucocitos acumulada en forma relativamente circunscripta, nodular y compacta.

leukocytometer (leucocitómetro). m. Portaobjeto de vidrio estándar convenientemente graduado para contar los leucocitos en el volumen determinado de sangre (u otras muestras) en dilución exactamente prevista.

leukocytopenia (leucocitopenia). f. Leucopenia.

leukocytoplania (leucocitoplania). f. Movimiento de leucocitos de la luz de los vasos sanguíneos, a través de las membranas serosas, o en los tejidos.

leukocytopoiesis (leucocitopoyesis). f. Leucopoyesis.

leukocytosis (leucocitosis). f. Elevación anormal del número de leucocitos (>10.000 por mm^3), tal como se observa en infecciones agudas.
absolute l. (l. absoluta).
agonal l. (l. agónica). L. terminal.

basophilic l. (l. basófila). Basocitosis.
digestive l. (l. digestiva).
distribution l. (l. de distribución).
emotional l. (l. emocional).
eosinophilic l. (l. eosinófila). Eosinofilia.
lymphocytic l. (l. linfocítica). Linfocitosis.
monocytic l. (l. monocítica). Monocitosis.
neutrophilic l. (l. neutrófila). Neutrofilia.
physiologic l. (l. fisiológica).
relative l. (l. relativa).
terminal l. (l. terminal). L. agónica.
l. of the newborn (l. del neonato).

leukocytotactic (leucocitotáctico). Leucotáctico; perteneciente o relativo a la leucocitotaxis.

leukocytotaxia (leucocitotaxis). f. **1.** Leucocitaxis; leucotaxis; movimiento ameboide activo de los leucocitos, especialmente de los granulocitos neutrófilos, ya sea acercándose o alejándose de ciertos microorganismos, así como de varias sustancias que se forman con frecuencia en el tejido inflamado. **2.** Propiedad de atraer o rechazar leucocitos.

leukocytotoxin (leucocitotoxina). f. Leucotoxina; cualquier sustancia que causa degeneración y necrosis de los leucocitos, inclusive la leucolisina y la leucocidina.

leukocytozoonosis (leucocitozoonosis). f. Infección de patos, pavos, pollos y palomas por especies de *Leucocytozoon*.

leukocyturia (leucocituria). f. Presencia de leucocitos en la orina recién evacuada u obtenida por medio de un catéter.

leukoderma (leucodermia). f. Acromodermia, alfodermia, hipomelanosis, leucopatía; falta de pigmento, total o parcial, de la piel.
acquired l. (l. adquirida). Vitiligo.
l. acquisitum centrifugum (l. adquirida centrífuga). Nevo en halo.
l. colli (l. del cuello). L. sifilítica.
congenital l. (l. congénita). Albinismo.
syphilitic l. (l. sifilítica).

leukodermatous (leucodermatoso). Relacionado con la leucodermia o parecido a ella.

leukodontia (leucodontia). f. Estado que se caracteriza por la blancura de los dientes.

leukodystrophia (leucodistrofia).
l. cerebri progressiva (l. cerebral progresiva). Leucodistrofia.

leukodystrophy (leucodistrofia). f. Esclerosis de la sustancia blanca; leucoencefalopatía; l. cerebral progresiva
globoid cell l. (l. de células globosas). Enfermedad de Krabbe.
metachromatic l. (l. metacromática). Lipidosis sulfátida.

leukoedema (leucoedema). m. Opalescencia azul blancuzca de la mucosa oral que se convierte en el color normal de la mucosa al estirar el tejido.

leukoencephalitis (leucoencefalitis). f. Encefalitis que se halla circunscripta a la sustancia blanca.
acute epidemic l. (l. epidémica aguda). Enfermedad de Strumpell.
subacute sclerosing l. (l. esclerosante subaguda).

leukoencephalopathy (leucoencefalopatía). f. Leucodistrofia.
progressive multifocal l. (l. multifocal progresiva).

leukoerythroblastosis (leucoeritroblastosis). f. Anemia leucoeritroblástica, mielopática, mielotísica u osteoesclerótica; cualquier estado anémico que resulte de lesiones ocupantes de espacio en la médula ósea.

leukokeratosis (leucoqueratosis). f. Término poco frecuente que se emplea como sinónimo de leucoplasia.

leukokoria (leucocoria).

leukokraurosis (leucocraurosis). f. Craurosis vulvar.

leukolymphosarcoma (leucolinfosarcoma). m. Leucosarcoma.

leukolysin (leucolisina). f. Leucocitolisina.

leukolysis (leucólisis). f. Leucocitólisis.

leukolytic (leucolítico). Leucocitolítico.

leukoma (leucoma). m. Albugo; opacidad blanca y densa de la córnea.
adherent l. (l. adherente).

leukomatous (leucomatoso). Relativo al leucoma.

leukomyelopathy (leucomielopatía). f. Cualquier enfermedad sistémica que afecta a la sustancia blanca o a las vías de conducción de la médula espinal.

leukon (leucón). m. Masa total de leucocitos circulantes, así como las células leucopoyéticas y otras de las cuales derivan.

leukonecrosis (leuconecrosis). f. Gangrena blanca.

leukonychia (leuconiquia). f. Acromía ungular; canicie ungular; leucopatía de las uñas; aparición de manchas o puntos blancos debajo de las uñas.

leukopathia, leukopathy (leucopatía). f. Leucodermia.
acquired l. (l. adquirida). Vitiligo.
congenital l. (l. congénita). Albinismo.
l. unguis (l. de las uñas). Leuconiquia.

leukopedesis (leucopédesis). f. Salida de los leucocitos (especialmente polimorfonucleares) a través de las paredes de los capilares y desplazamiento hacia los tejidos.

leukopenia (leucopenia). f. Leucocitopenia; cualquier situación en la cual el número total de leucocitos que se encuentran en la circulación sea inferior a lo normal, cuyo límite inferior se considera generalmente 5.000/mm^3.
basophilic l. (l. basófila). Basocitopenia; basopenia.
eosinophilic l. (l. eosinófila).
lymphocytic l. (l. linfocítica). Linfopenia.
monocytic l. (l. monocítica). Monocitopenia.
neutrophilic l. (l. neutrófila). Neutropenia.

leukopenic (leucopénico). Perteneciente o relativo a la leucopenia.

leukophlegmasia (leucoflegmasia). f. Edema linfático.
l. dolens (l. dolens). Flegmasia alba dolens.

leukoplakia (leucoplaquia). f. Parche blanco en la mucosa oral que no puede ser eliminado y no se identifica clínicamente con ninguna entidad patológica específica.
hairy l. (l. pilosa).
l. vulvae (l. vulvar). Vulvitis leucoplásica.

leukopoiesis (leucopoyesis). f. Leucocitopoyesis; formación y desarrollo de los diversos tipos de leucocitos.

leukopoietic (leucopoyético). Relativo a la leucopoyesis o caracterizado por ella.

leukoprotease (leucoproteasa). f. Enzima o enzimas proteolíticas poco definidas que se forman en el sitio de la inflamación y que ocasionan la licuefacción de los tejidos muertos.

leukoriboflavin (leucorriboflavina). f. Compuesto dihidrogenado incoloro, no fluorescente, formado por la reducción de la riboflavina.

leukorrhagia (leucorragia). f. Leucorrea.

leukorrhea (leucorrea). f. Leucorragia; flujo de la vagina de un líquido blanco o amarillento, más o menos viscoso, que contiene moco y células de pus.
menstrual l. (l. menstrual).

leukorrheal (leucorreico). Perteneciente a la leucorrea o relativo a ella.

leukosarcoma (leucosarcoma). m. Leucolinfosarcoma; variedad de linfoma maligno en el cual se encuentra gran cantidad de formas anormalmente inmaduras de la serie linfocítica en la sangre circulante de personas con linfosarcoma, que afecta a los ganglios linfáticos y a otros tejidos y órganos.

leukosarcomatosis (leucosarcomatosis). f. Estado caracterizado por el desarrollo de numerosos nódulos de masas de linfosarcoma extensos, y la presencia de células similares en la sangre, como ocurre en casos de leucosarcoma.

leukosis (leucosis). f. Proliferación anormal de uno o varios tejidos leucopoyéticos.
avian l., fowl l. (l. aviaria). Leucemia de las aves.
enzootic bovine l. (l. bovina enzoótica).
sporadic bovine l. (l. bovina esporádica).

leukotactic (leucotáctico). Leucocitotáctico.

leukotaxia (leucotaxia). f. Leucocitotaxia.

leukotaxine (leucotaxina). f. Sustancia nitrogenada acelular que se prepara a partir de tejido lesionado, en proceso de degeneración aguda, y de exudados inflamatorios.

leukotaxis (leucotaxis). f. Leucocitotaxia.

leukotic (leucótico). Relativo a la leucosis, o caracterizado por ella.

leukotome (leucótomo). m. Instrumento que se utiliza para efectuar la leucotomía.

leukotomy (leucotomía). f. Operación que consiste en seccionar la sustancia blanca del lóbulo frontal del cerebro.
prefrontal l. (l. prefrontal). Lobotomía prefrontal.
transorbital l. (l. transorbitaria). Lobotomía transorbitaria.

leukotoxin (leucotoxina). f. Leucocitotoxina.

leukotrichia (leucotriquia). f. Blancura del cabello.
l. annularis (l. anular). Cabello anular.

leukotrichous (leucotrico). Que tiene el cabello blanco.
leukotrienes (leucotrienos). m. pl. Productos del metabolismo del ácido araquidónico a los que se les atribuye actividad fisiológica como mediadores de la inflamación y participación en las reacciones alérgicas.
leuprolide acetate (leuprolida, acetato de). Nonapéptido sintético análogo a la hormona liberadora de gonadotropina natural.
levallorphan tartrate (levarlofán, tartrato de). Análogo *N*-alil del levorfanol, antagonista de la acción de los narcoanalgésicos.
levan (levano). m. Fructosano.
levansucrase (levansacarasa, levanosacarasa). f. Enzima que cataliza la conversión de la sacarosa en polifructosa (un levano) y fructosa libre, convirtiendo de tal modo a la fracción glucosa de la sacarosa en fructosa.
levarterenol (levarterenol). m. Noradrenalina.
l. bitartrate (bitartrato de l.). Bitartrato de noradrenalina.
levator (levator). Músculo que eleva la parte en la cual está insertado.
level (nivel). f. Sitio, posición o estado dentro de una determinada escala de valores graduados.
acoustic reference l. (n. de referencia acústica).
l. of aspiration (n. de aspiración).
Clark's l. (n. de Clark).
hearing l. (n. auditivo).
sound pressure l. (SPL) (n. de presión del sonido).
window l. (n. de ventana).
lever (palanca). f. Instrumento que se usa para levantar o reducir fracturas.
dental l. (p. dental). Elevador.
levitation (levitación). f. Sostén del paciente sobre una almohada de aire.
levo- (levo-). Prefijo que indica izquierdo, del lado izquierdo o dirigido hacia éste.
levobunolol hydrochloride (levobunolol, clorhidrato de). Agente bloqueador β-adrenérgico usado principalmente como gotas oftálmicas en el tratamiento del glaucoma de ángulo abierto y la hipertensión ocular.
levocardia (levocardia). f. Situación inversa de las vísceras con excepción del corazón, que se encuentra normalmente a la izquierda.
levocardiogram (levocardiograma). m. Parte del bicardiograma o curva normal, que representa la actividad del ventrículo izquierdo.
levoclination (levoclinación). f. Levotorsión.
levocycloduction (levocicloducción). f. Rotación del polo superior de una córnea hacia la izquierda.
levodopa (levodopa). f. L-Dopa; forma biológicamente activa de dopa, agente antiparkinsoniano.
levoduction (levoducción). f. Rotación de uno o ambos ojos hacia la izquierda.
levoform (levoforma). Relativo a una sustancia que hace rotar hacia la izquierda el plano de luz polarizada.
levoglucose (levoglucosa). f. Fructosa.
levogram (levograma). m. Registro electrocardiográfico, en un animal de laboratorio, que representa la propagación de un impulso por el ventrículo izquierdo únicamente.
levogyrate, levogyrous (levógiro). Levorrotatorio.
levonordefrin (levonordefrina). f. Descongestionante nasal y como vasoconstrictor administrado con anestésicos por infiltración.
levophacetoperane (levofacetoperano). m. Antidepresivo con propiedades anorexígenas.
levophobia (levofobia). f. Temor a los objetos situados en el lado izquierdo del cuerpo.
levopropoxyphene napsylate (levopropoxifeno, napsilato de). Agente antitusígeno.
levorotation (levorrotación). f. **1.** . Giro o rotación hacia la izquierda; en especial, el movimiento antihorario impuesto al plano de la luz polarizada por soluciones de algunas sustancias ópticamente activas. **2.** Sinistrotorsión.
levorotatory (levorrotatorio). Levógiro; que muestra levorrotación o ciertos cristales o soluciones capaces de hacerlo.
levorphanol tartrate (levorfanol, tartrato de). Analgésico de acción parecida a la de la morfina.
levotorsion (levotorsión). f. **1.** Sinistrotorsión. **2.** Levoclinación; extorsión del ojo izquierdo o intorsión del ojo derecho.
levoversion (levoversión). f. **1.** Giro (versión) hacia la izquierda. **2.** En oftalmología, rotación de ambos ojos hacia la izquierda.
levulan (levulano). m. Fructosano.
levulic acid (ácido levúlico). Á. levulínico.
levulin (levulina). f. Fructosano.
levulinate (levulinato). m. Sal o éster del ácido levulínico.
levulinic acid (ácido levulínico). Á. levúlico; á. 4-oxopentanoico.
levulosan (levulosano). m. Fructosano.
levulose (levulosa). f. Fructosa.
levulosemia (levulosemia). f. Fructosemia.
levulosuria (levulosuria). f. Fructosuria.
lewisite (lewisita). f. Gas de guerra.
-lexis, -lexy (-lexia, -lexis). Sufijo que se relaciona correctamente con el habla.
leydigarche (leydigarquia). f. Antiguo término con que se designaba el comienzo de la función gonadal en el varón, o pubertad masculina.
LFA (LFA). Abrev. en inglés de posición frontoanterior izquierda (left frontoanterior position).
LFP (LFP). Abrev. en inglés de posición frontoposterior izquierda (left frontoposterior position).
LFT (LFT). Abrev. en inglés de posición frontotransversa izquierda (left frontotransverse position).
LH (LH). Abrev. de hormona luteinizante.
LH-RF (LH-RF). Abrev. de factor de liberación de la hormona luteinizante.
LH-RH (LH-RH). Abrev. de hormona de liberación de la hormona luteinizante.
LH/FSH-RF (LH/FSH-RF). Abrev. de factor de liberación de la hormona luteinizante/hormona foliculoestimulante.
Li (Li). Símbolo del litio.
liberator (liberador). m. Todo agente que estimule o active una sustancia química fisiológica o una acción enzimática.
histamine l.'s (l. de histamina).
liberomotor (liberomotor). Relacionado con los movimientos voluntarios.
libidinization (libidinización). f. Erotización.
libidinous (libidinoso). Lascivo, erótico. Que despierta o experimenta apetito o energía sexual.
libido (libido). f. **1.** Deseo o apetito sexual consciente o inconsciente. **2.** Todo interés apasionado o forma de fuerza vital. **3.** En psicología junguiana, sinónimo de energía psíquica.
lichen (liquen). m. Pápula aplanada independiente o grupo de pápulas que da una configuración semejante a los l. que crecen en las rocas.
l. acuminatus (l. acuminado). L. plano.
l. agrius (l. agrio). Pápulas de Celso.
l. albus (l. albo).
l. annularis (l. anular). Granuloma anular.
l. hemorrhagicus (l. hemorrágico).
l. infantum (l. infantil). Miliaria rubra.
l. iris (l. iris).
l. myxedematosus (l. mixedematoso). Mucinosis papular.
l. nitidus (l. nítido).
l. nuchae (l. de la nuca).
l. obtusus (l. obtuso).
oral (erosive) l. (l. plano bucal erosivo).
oral (nonerosive) l. (l. plano bucal no erosivo).
l. planopilaris (l. planopiloso). L. planus et acuminatus atrophicans.
l. planus (l. plano). L. acuminado; l. plano rojo.
l. planus annularis (l. plano anular).
l. planus et acuminatus atrophicans (l. planus et acuminatus atrophicans). L. planopiloso.
l. planus follicularis (l. plano folicular).
l. planus hypertrophicus (l. plano hipertrófico). L. plano verrugoso.
l. planus verrucosus (l. plano verrugoso). L. plano hipertrófico.
l. ruber (l. rojo). Antiguo término para denominar al l. plano.
l. ruber moniliformis (l. rojo moniliforme).
l. ruber planus (l. rojo plano). L. plano.
l. ruber verrucosus (l. rojo verrugoso). L. plano hipertrófico.
l. sclerosus et atrophicus (l. escleroso y atrófico).
l. scrofulosorum (l. escrofuloso). Tubercúlide papular.
l. simplex (l. simple). Enfermedad de Vidal.
l. spinulosus (l. espinuloso).
l. striatus (l. estriado).

l. strophulosus (l. estrofuloso). Miliaria rubra.
l. syphiliticus (l. sifilítico). Sifílide folicular.
tropical l., l. tropicus (l. tropical). Miliaria rubra.
l. urticatus (l. urticado).
l. variegatus (l. variegatus). Eritrodermia maculopapular.
Wilson's l. (l. de Wilson). L. plano.

lichenification (liquenificación). f. Liquenización; induración correosa y espesamiento de la piel con hiperqueratosis, debida a la inflamación crónica causada por el rascado o la irritación prolongada.
lichenin (liquenina). f. Almidón de musgo; variedad de almidón que se obtiene del musgo de Islandia y se usa como demulcente.
lichenization (liquenización). f. Liquenificación.
lichenoid (liquenoide). **1.** Que es parecido al liquen. **2.** Acentuación de las marcas normales de la piel, que se observa en casos de eccema crónico. **3.** Microscópicamente similar al liquen plano.
licorice (licoriza). f. Regaliz.
lid (párpado).
granular l.'s (p. granuloso). Tracoma.

lidocaine hydrochloride (lidocaína, clorhidrato de). Anestésico local que posee pronunciadas propiedades antiarrítmicas y anticonvulsivantes.
lidoflazine (lidoflazina). f. Vasodilatador coronario.
lie detector (detector de mentiras). Polígrafo.
lieberkühn (lieberkühn). m. Reflector cóncavo que rodea al objetivo de un microscopio con el propósito de dirigir un haz de luz concentrado sobre el material que se examina.
lien (lien). [*lien*, NA]. Bazo.
l. accessorius (l. accessorius). Bazo accesorio.
l. mobilis (l. mobilis). Bazo flotante.
l. succenturiatus (l. succenturiatus). Bazo accesorio.

lien-, lieno- (lien-, lieno-). Prefijos que indican relación con el bazo; la mayoría de los términos que comienzan de esta manera son antiguos. V. esplen-, espleno-.
lienal (lienal). Esplénico.
lienculus (liénculo). m. Bazo accesorio.
lienectomy (lienectomía). f. Sinónimo antiguo de esplenectomía.
lienomedullary (lienomedular). Esplenomielógeno.
lienomyelogenous (lienomielógeno). Esplenomielógeno.
lienopancreatic (lienopancreático). Esplenopancreático.
lienorenal (lienorrenal). Esplenonéfrico, esplenorrenal; relativo al bazo y el riñón.
lienteric (lientérico). Relativo a la lientería o caracterizado por ella.
lientery (lientería). f. Evacuación en las heces de alimentos sin digerir.
lienunculus (lienúnculo). m. Bazo accesorio.
life (vida). f. **1.** Vitalidad, estado esencial de estar vivo. Estado de existencia caracterizado por el metabolismo activo. **2.** Existencia de animales y vegetales.
half-l. (v. media).
postnatal l. (v. posnatal).
prenatal l. (v. prenatal).
sexual l. (v. sexual).
vegetative l. (v. vegetativa).

life-span **1.** (expectativa de vida). Prolongación normal o media de la existencia de una especie determinada. **2.** (duración de la vida). Tiempo que se prolonga la existencia de un individuo.
life-style (estilo de vida). Patrón general de conducta de un individuo expresado por sus actitudes, motivos, modos de enfrentar los problemas y otros factores.
lifting (lifting). Procedimiento quirúrgico que se realiza con fines estéticos.
ligament (ligamento). m. **1.** [*ligamentum*, NA]. Banda de tejido fibroso que conecta dos o más huesos, cartílagos u otras estructuras, o que sirve de sostén de las aponeurosis o músculos. **2.** Pliegue de peritoneo que sostiene cualquiera de las vísceras abdominales. **3.** Cualquier estructura semejante a un l., aunque no tenga la función de tal.
accessory l.'s (l. accesorio).
accessory plantar l.'s (l. accesorios plantares). L. plantares.
accessory volar l.'s (l. accesorios volares). L. palmares.
acromioclavicular l. (l. acromioclavicular). [*ligamentum acromioclaviculare*, NA].
alar l.'s **1.** (l. alares). [*ligamenta alaria*, NA] **2.** (l. occipitoodontoideo lateral). [*ligamenta alaria*, NA]. **3.** (l. alares). Plicae alares. **4.** (l. occipitoodontoideo lateral). Plicae alares.
alveolodental l. (l. alveolodental). L. periodontal.
annular l. (l. anular).
annular l. of the radius (l. anular del radio). [*ligamentum anulare radii*, NA]. L. orbicular del radio.
annular l. of the stapes (l. anular del estribo). [*ligamentum anulare stapedis*, NA].
annular l.'s of the trachea (l. anulares de la tráquea). [*ligamenta annularia trachealia*, NA].
anococcygeal l. (l. anococcígeo). [*ligamentum anococcygeum*, NA].
anterior costotransverse l. (l. costotransverso anterior). [*ligamentum costotransversarium superius*, NA].
anterior cruciate l. (l. cruzado anterior). [*ligamentum cruciatum anterius*, NA].
anterior l. of head of fibula (l. anterior de la cabeza del peroné). [*ligamentum capitis fibulae anterius*, NA].
anterior l. of malleus (l. anterior del martillo). [*ligamentum mallei anterius*, NA].
anterior longitudinal l. (l. longitudinal anterior). [*ligamentum longitudinale anterius*, NA]. Lacertus medius.
anterior meniscofemoral l. (l. meniscofemoral anterior). [*ligamentum meniscofemorale anterius*, NA].
anterior sacrococcygeal l. (l. sacrococcígeo anterior). [*ligamentum sacrococcygeum anterius*, NA]. L. sacrococcígeo ventral.
anterior sacroiliac l.'s (l. sacroilíacos anteriores). [*ligamenta sacroiliaca anteriora*, NA].
anterior sacrosciatic l. (l. sacrociático anterior). [*ligamentum sacrospinale*, NA]. L. sacroespinoso.
anterior sternoclavicular l. (l. esternoclavicular anterior). [*ligamentum sternoclaviculare*, NA].
anterior talofibular l. (l. peroneoastragalino anterior). [*ligamentum talofibulare anterius*, NA].
anterior tibiofibular l. (l. tibiofibular anterior). [*ligamentum tibiofibulare anterius*, NA].
apical l. of dens **1.** (l. occipitoodontoideo medio). [*ligamentum apicis dentis*, NA]. **2.** (l. odontoideo apical). [*ligamentum apicis dentis*, NA].
Arantius' l. (l. de Arantius). [*ligamentum venosum*, NA]. L. venoso.
arcuate popliteal l. (l. poplíteo arqueado). [*ligamentum popliteum arcuatum*, NA].
arcuate pubic l. (l. arqueado subpubiano). [*ligamentum arcuatum pubis*, NA]. L. pubiano inferior.
arterial l. (l. arterioso). [*ligamentum arteriosum*, NA]. L. de Botal.
l.'s of auditory ossicles (l. de los huesecillos del oído). [*ligamenta ossiculorum auditus*, NA].
auricular l.'s (l. auriculares). [*ligamenta auricularia*, NA].
axis l. of malleus (l. del eje del martillo). L. de Helmholtz.
Bardinet's l. (l. de Bardinet).
Barkow's l.'s (l. de Barkow).
Bellini's l. (l. de Bellini).
Berry's l.'s (l. de Berry). Los l. laterales de la glándula tiroides.
Bertin's l. (l. de Bertin). [*ligamentum iliofemorale*, NA]. L. iliofemoral.
Bichat's l. (l. de Bichat). Fascículo inferior del l. sacroilíaco posterior.
bifurcate l., bifurcated l. (l. bifurcado). [*ligamentum bifurcatum*, NA].
Bigelow's l. (l. de Bigelow). [*ligamentum iliofemorale*, NA]. L. iliofemoral.
Botallo's l. (l. de Botal). [*ligamentum arteriosum*, NA]. L. arterioso.
Bourgery's l. (l. de Bourgery). [*ligamentum popliteum obliquum*, NA]. L. poplíteo oblicuo.
broad l. of the uterus (l. ancho del útero). [*ligamentum latum uteri*, NA].
Brodie's l. (l. de Brodie). L. humeral transverso.
Burns' l. (l. de Burns). Cuerno superior del margen falciforme de la abertura safena.
calcaneocuboid l. (l. calcaneocuboideo). [*ligamentum calcaneocuboideum*, NA].
calcaneofibular l. (l. calcaneoperoneo). [*ligamentum calcaneofibulare*, NA].

calcaneonavicular l. (l. calcaneoescafoideo). [*ligamentum calcaneonaviculare*, NA].
calcaneotibial l. (l. calcaneotibial). Porción calcaneotibial.
Caldani's l. (l. de Caldani). [*ligamentum coracoclaviculare*, NA]. L. coracoclavicular.
Campbell's l. (l. de Campbell). L. suspensorio de la axila.
Camper's l. (l. de Camper). Fascia inferior del diafragma urogenital.
capsular l. (l. capsular). [*ligamentum capsulare*].
cardinal l. (l. cardinal). L. cervical del útero.
caroticoclinoid l. (l. caroticoclinoideo).
carpometacarpal l.'s (l. carpometacarpianos). [*ligamenta carpometacarpalia*, NA].
caudal l. (l. caudal). Retináculo caudal.
ceratocricoid l. (l. ceratocricoideo). [*ligamentum ceratocricoideum*].
cervical l. of uterus (l. cervical del útero).
check l.'s of eyeball, medial and lateral (l. controladores del globo ocular, medial y lateral). L. de Mauchart.
check l.'s of odontoid (l. controladores de la apófisis odontoides). [*ligamenta alaria*, NA].
chondroxiphoid l. (l. condroxifoideo). [*ligamentum costoxiphoideum*, NA]. L. costoxifoideo.
ciliary l. (l. ciliar). Músculo ciliar.
Civinini's l. (l. de Civinini). [*ligamentum pterygospinale*, NA]. L. pterigoespinoso.
Clado's l. (l. de Clado).
collateral l. (l. colateral). [*ligamentum collaterale*, NA].
Colles' l. (l. de Colles). L. reflejo.
conjugate l. (l. conjugado). [*ligamentum conjugale*].
conoid l. (l. conoideo). [*ligamentum conoideum*, NA].
Cooper's l.'s (l. de Cooper).
coracoacromial l. (l. acromiocoracoideo). [*ligamentum coracoacromiale*, NA].
coracoclavicular l. (l. coracoclavicular). [*ligamentum coracoclaviculare*, NA].
coracohumeral l. (l. coracohumeral). [*ligamentum coracohumerale*, NA].
corniculopharyngeal l. (l. corniculofaríngeo). [*ligamentum cricopharyngeum*, NA]. L. cricofaríngeo.
coronary l. of knee (l. coronario de la rodilla).
coronary l. of liver (l. coronario hepático). [*ligamentum coronarium hepatis*, NA].
costoclavicular l. (l. costoclavicular). [*ligamentum costoclaviculare*, NA].
costocolic l. (l. costocólico). [*ligamentum phrenicocolicum*, NA]. L. frenicocólico.
costotransverse l. (l. costotransverso). [*ligamentum costotransversarium*, NA].
costoxiphoid l. (l. costoxifoideo). [*ligamentum costoxiphoideum*, NA].
cotyloid l. (l. cotiloideo). [*ligamentum cotyloideum*]. Labrum acetabulare.
Cowper's l. (l. de Cowper).
cricopharyngeal l. (l. cricofaríngeo). [*ligamentum cricopharyngeum*, NA]. L. corniculofaríngeo.
cricosantorinian l. (l. cricosantoriniano). [*ligamentum cricopharyngeum*, NA]. L. cricofaríngeo.
cricothyroid l. (l. cricotiroideo). [*ligamentum cricothyroideum*, NA].
cricotracheal l. (l. cricotraqueal). [*ligamentum cricotracheale*, NA].
cruciate l. of atlas (l. cruciforme del atlas). [*ligamentum cruciforme atlantis*, NA].
cruciate l. of leg (l. cruciforme de la pierna). Retináculo de los extensores inferiores.
cruciate l.'s of knee (l. cruzados de la rodilla). [*ligamenta cruciata genus*, NA].
cruciform l. of atlas (l. cruciforme del atlas). [*ligamentum cruciforme atlantis*, NA].
Cruveilhier's l.'s (l. de Cruveilhier). L. plantares.
cuboideonavicular l. (l. cuboideoescafoideo). [*ligamentum cuboideonaviculare*, NA].
cuneocuboid l. (l. cuneocuboideo). [*ligamentum cuneocuboideum*, NA].
cuneonavicular l.'s **1.** (l. cuneonaviculares). [*ligamenta cuneonavicularia*]. L. cuneoescafoideos. **2.** (l. cuneoescafoideos). [*ligamenta cuneonavicularia*, NA].
cystoduodenal l. (l. cisticoduodenal).
deep dorsal sacrococcygeal l. (l. sacrococcígeo dorsal profundo). [*ligamentum sacrococcygeum posterius profundum*, NA].
deep posterior sacrococcygeal l. (l. sacrococcígeo posterior profundo). [*ligamentum sacrococcygeum posterius profundum*, NA].
deep transverse metacarpal l. (l. transverso profundo del metacarpo). [*ligamentum metacarpale transversum profundum*, NA].
deep transverse metatarsal l. (l. transverso profundo del metatarso). [*ligamentum metatarsale transversum profundum*, NA].
deltoid l. (l. deltoideo). [*ligamentum deltoideum*, NA].
Denonvilliers' l. (l. de Denonvilliers). L. pubioprostático.
denticulate l. (l. dentado). [*ligamentum denticulatum*, NA].
Denucé's l. (l. de Denucé). L. cuadrado.
diaphragmatic l. of the mesonephros (l. diafragmático del mesonefros). Mesenterio urogenital.
dorsal carpal l. (l. carpiano dorsal).
dorsal carpometacarpal l.'s (l. carpometacarpianos dorsales). [ligamenta carpometacarpalia dorsalia, NA].
dorsal cuboideonavicular l. (l. cuboideonavicular dorsal). [*ligamentum cuboideonaviculare dorsale*, NA].
dorsal cuneocuboid l. (l. cuneocuboideo dorsal). [*ligamentum cuneocuboideum dorsale*].
dorsal cuneonavicular l.'s (l. cuneonaviculares dorsales). [*ligamenta cuneonavicularia dorsalia*].
dorsal metacarpal l.'s (l. metacarpianos dorsales). [*ligamentum metacarpalia dorsalia*, NA].
dorsal metatarsal l.'s (l. metatarsianos dorsales). [*ligamentum metatarsalia dorsalia*, NA].
dorsal radiocarpal l. (l. radiocarpiano dorsal). [*ligamentum radiocarpale dorsale*, NA].
dorsal sacroiliac l.'s (l. sacroilíacos posteriores). [*ligamenta sacroiliaca posteriora*, NA].
duodenorenal l. (l. duodenorrenal). [*ligamentum duodenorenale*].
l. of epididymis (l. del epidídimo). [*ligamentum epididymidis*, NA].
epihyal l. (l. epihial). L. estilohiodeo.
external collateral l. of wrist (l. colateral externo de la muñeca). [*ligamentum collaterale carpi radiale*, NA].
extracapsular l.'s (l. extracapsulares). [*ligamenta extracapsularia*, NA].
falciform l. (l. falciforme). [*ligamentum falciforme*].
falciform l. of liver (l. falciforme hepático). [*ligamentum falciforme hepatis*, NA].
fallopian l. (l. de Falopio). L. inguinal.
Ferrein's l. (l. de Ferrein).
fibular collateral l. (l. peroneo colateral). [*ligamentum collaterale fibulare*, NA]. L. colateral peroneo.
Flood's l. (l. de Flood).
fundiform l. of foot (l. fundiforme del pie). L. de Retzius.
fundiform l. of penis (l. fundiforme del pene). [*ligamentum fundiforme penis*, NA].
gastrocolic l. (l. gastrocólico). [*ligamentum gastrocolicum*, NA].
gastrodiaphragmatic l. (l. gastrodiafragmático). L. gastrofrénico.
gastrolienal l. (l. gastrolienal). [*ligamentum gastrolienale*, NA].
gastrophrenic l. (l. gastrofrénico). [*ligamentum gastrophrenicum*, NA]. L. frenogástrico o gastrodiafragmático.
gastrosplenic l. (l. gastroesplénico). [*ligamentum gastrosplenicum*, NA].
genital l. (l. genital). L. suspensorio de la gónada.
genitoinguinal l. **1.** (l. escrotal del testículo). [*ligamentum genitoinguinale*, NA]. **2.** (l. genitoinguinal). [*ligamentum genitoinguinale*, NA]. Pliegues del gubernaculum.
Gerdy's l. (l. de Gerdy). L. suspensorio de la axila.
Gillette's suspensory l. (l. suspensorio de Gillette). .
Gimbernat's l. (l. de Gimbernat). L. lacunar.
gingivodental l. (l. gingivodental). L. periodontal.
glenohumeral l.'s (l. glenohumerales). [*ligamenta glenohumeralis*, NA].
glenoid l. (l. glenoideo). **1.** [*ligamentum glenoidale*]. Rodete glenoideo. **2.** L. plantar.

glossoepiglottic l. (l. glosoepiglótico).
Günz' l. (l. de Günz).
hammock l. (l. en hamaca).
l. of head of femur (l. de la cabeza del fémur). [*ligamentum capitis femoris*, NA].
l.'s of head of fibula (l. de la cabeza del peroné). [*ligamenta capitis fibulae*, NA].
Helmholtz' axis l. (l. de Helmholtz).
Hensing's l. (l. de Hensing). L. cólico superior izquierdo.
hepatocolic l. (l. hepatocólico). [*ligamentum hepatocolicum*, NA].
hepatoduodenal l. (l. hepatoduodenal). [*ligamentum hepatoduodenale*, NA].
hepatoesophageal l. (l. hepatoesofágico). [*ligamentum hepatoesophageum*].
hepatogastric l. (l. gastrohepático). [*ligamentum hepatogastric*, NA].
hepatorenal l. (l. hepatorrenal). [*ligamentum hepatorenale*, NA].
Hesselbach's l. (l. de Hesselbach). L. interfoveolar.
Hey's l. (l. de Hey). Cuerno superior del margen falciforme.
Holl's l. (l. de Holl).
Hueck's l. (l. de Hueck). Retículo trabecular.
Humphry's l. (l. de Humphry). L. meniscofemoral anterior.
Hunter's l. (l. de Hunter). [*ligamentum teres uteri*, NA]. L. redondo del hígado.
hyalocapsular l. (l. hialocapsular).
hyoepiglottic l. (l. hioepiglótico). [*ligamentum hyoepiglotticum*, NA].
hypsiloid l. (l. hipsiloide). L. iliofemoral.
iliofemoral l. (l. iliofemoral). [*ligamentum iliofemorale*, NA].
iliolumbar l. (l. iliolumbar). [*ligamentum iliolumbale*, NA].
iliopectineal l. (l. iliopectíneo). [*ligamentum iliopectineale*]. Bandeleta iliopectínea.
iliotrochanteric l. (l. iliotrocantéreo).
l of incus (l. del yunque).
inferior calcaneonavicular l. (l. calcaneonavicular inferior). [*ligamentum calcaneonaviculare plantare*, NA].
inferior l. of epididymis (l. inferior del epidídimo). [*ligamentum epididymidis inferius*, NA].
inferior pubic l. (l. pubiano inferior). [*ligamentum arcuatum pubis*, NA]. L. arqueado subpubiano.
inferior transverse scapular l. (l. transverso inferior de la escápula). [*ligamentum transversum scapulae inferius*, NA].
infundibulo-ovarian l. (l. infundibuloovárico). Franja ovárica.
infundibulopelvic l. (l. infundibulopélvico). [*ligamentum suspensorium ovarii*, NA].
inguinal l. (l. inguinal). [*ligamentum inguinale*, NA]. L. de Poupart.
inguinal l. of the kidney (l. inguinal del riñón).
intercapital l. (l. intercapital). [*ligamentum intercapitale*, NA].
intercarpal l.'s (l. intercarpianos). [*ligamenta intercarpalia*, NA].
interclavicular l. (l. interclavicular). [*ligamentum interclaviculare*, NA].
interclinoid l. (l. interclinoide).
intercornual l. (l. intercornual). [*ligamentum sacrococcygeum laterale*, NA]. L. sacrococcígeo lateral.
intercostal l.'s (l. intercostales). [*ligamenta intercostalia*]. Membranas intercostales.
intercuneiform l.'s (l. intercuneiformes). [*ligamenta intercuneiformia*, NA].
interfoveolar l. (l. interfoveolar). [*ligamentum interfoveolare*, NA].
internal collateral l. of the wrist (l. colateral interno de la muñeca). [*ligamentum collaterale carpi ulnare*, NA].
interosseous cuneocuboid l. (l. interóseo cuneocuboideo). [*ligamentum cuneocuboideum interosseum*, NA].
interosseous cuneometatarsal l.'s (l. cuneometatarsianos interóseos). [*ligamenta cuneometatarsalia interossea*, NA]. L. de Lisfranc.
interosseous metacarpal l.'s (l. interóseo metacarpiano). [*ligamentum metacarpalia interossea*, NA].
interosseous metatarsal l.'s (l. interóseo metatarsiano). [*ligamentum metatarsalia interossea*, NA].
interosseous sacroiliac l.'s (l. sacroilíacos interóseos). [*ligamenta sacroiliaca interossea*, NA].
interosseous talocalcaneal l. (l. interóseo calcaneoastragalino). [*ligamentum talocalcaneare interosseum*, NA].
interspinous l. (l. interespinoso). [*ligamentum interspinale*, NA].
intertransverse l. (l. intertransverso). [*ligamentum intertransversarium*, NA].
intra-articular l. of costal head (l. costal intraarticular). [*ligamentum capitis costae intra-articulare*, NA].
intra-articular sternocostal l. (l. esternocostal intraarticular). [*ligamentum capitis costae intra-articulare*, NA].
intracapsular l.'s (l. intracapsulares). [*ligamenta intracapsularia*, NA].
ischiocapsular l. (l. isquiocapsular). [*ligamentum ischiocapsulare*]. L. isquiofemoral.
ischiofemoral l. (l. isquiofemoral). [*ligamentum ischiofemorale*, NA].
Jarjavay's l. (l. de Jarjavay). Pliegue rectouterino.
jugal l. (l. yugal). [*ligamentum cricopharyngeum*, NA]. L. cricofaríngeo.
Krause's l. (l. de Krause). [*ligamentum transversum perinei*, NA]. L. transverso del periné.
laciniate l. (l. laciniado). [*ligamentum laciniatum*]. Retináculo flexor del miembro inferior.
lacunar l. (l. lacunar). [*ligamentum lacunare*, NA]. L. de Gimbernat.
Lannelongue's l.'s (l. de Lannelongue). L. esternopericardíacos.
lateral arcuate l. (l. arqueado externo del diafragma). [*ligamentum arcuatum laterale*, NA]. Arco lumbocostal medial.
lateral costotransverse l. (l. costotransverso lateral). [*ligamentum costotransversarium laterale*, NA].
lateral l. of ankle (l. lateral del tobillo).
lateral l. of elbow (l. lateral del codo). [*ligamentum collaterale radiale*, NA]. L. colateral radial del codo.
lateral l. of knee (l. externo de la rodilla). [*ligamentum collaterale fibulare*, NA].
lateral l. of malleus (l. externo del martillo). [*ligamentum mallei laterale*, NA].
lateral l. of temporomandibular joint (l. lateral de la articulación temporomandibular). [*ligamentum laterale articulationis temporomandibularis*, NA]. L. temporomandibular.
lateral l. of wrist (l. externo de la muñeca). [*ligamentum collaterale carpi radiale*, NA].
lateral l.'s of the bladder (l. laterales de la vejiga).
lateral malleolar l. (l. maleolar lateral).
lateral palpebral l. **1.** (l. palpebral externo). [*ligamentum palpebrale laterale*, NA]. **2.** (l. palpebral lateral). [*ligamentum palpebrale laterale*, NA]. L. palpebral externo.
lateral puboprostatic l. (l. pubioprostático lateral). [*ligamentum puboprostaticum laterale*].
lateral sacrococcygeal l. (l. sacrococcígeo lateral). [*ligamentum sacrococcygeum laterale*, NA]. L. intercornual.
lateral talocalcaneal l. (l. lateral calcaneoastragalino). [*ligamentum talocalcaneare laterale*, NA].
lateral thyrohyoid l. (l. tirohioideo lateral). [*ligamentum thyrohyoideum laterale*, NA].
lateral umbilical l. (l. umbilical lateral). [*ligamentum umbilicale laterale*].
Lauth's l. (l. de Lauth). [*ligamentum transversum atlantis*, NA]. L. cruciforme del atlas.
l. of left superior vena cava (l. de la vena cava izquierda).
left triangular l. (l. triangular izquierdo). [*ligamentum triangulare sinistrum*, NA].
lienophrenic l. (l. frenicolienal). [*ligamentum phrenicolienale*, NA].
Lisfranc's l.'s (l. de Lisfranc). L. cuneometatarsianos interóseos.
Lockwood's l. (l. de Lockwood). L. suspensorio del globo ocular.
long plantar l. (l. plantar largo). [*ligamentum plantare longum*, NA].
longitudinal l. (l. longitudinal). [*ligamentum longitudinale*, NA].
lumbocostal l. (l. lumbocostal). [*ligamentum lumbocostale*, NA].
Luschka's l.'s (l. de Luschka). L. esternopericardíaco.
Mackenrodt's l. (l. de Mackenrodt). L. cervical del útero.
l.'s of malleus (l. del martillo).
Mauchart's l.'s (l. de Mauchart).

K
L
M

Meckel's l. (l. de Meckel). Banda de Meckel.
medial arcuate l. (l. arqueado interno del diafragma). [*ligamentum arcuatum mediale*, NA]. Arco lumbocostal interno.
medial calcaneocuboid l. (l. calcaneocuboideo medial). [*ligamentum bifurcatum*, NA].
medial l. (l. medial). **1.** [*ligamentum deltoideum*, NA]. L. deltoideo. **2.** [*ligamentum medialis*, NA].
medial l. of elbow (l. medial del codo). [*ligamentum collaterale ulnare*, NA].
medial l. of knee (l. interno de la rodilla). [*ligamentum collaterale tibiale*, NA]. L. colateral tibial.
medial l. of wrist (l. interno de la muñeca). [*ligamentum collaterale carpi ulnare*, NA]. L. colateral cubital de la muñeca.
medial palpebral l. (l. palpebral interno). [*ligamentum palpebrale mediale*, NA].
medial puboprostatic l. (l. pubioprostático medial). [*ligamentum puboprostaticum mediale*].
medial talocalcaneal l. (l. medial calcaneoastragalino). [*ligamentum talocalcaneare mediale*].
medial umbilical l. (l. umbilical interno). [*ligamentum umbilicale mediale*, NA].
median arcuate l. (l. arqueado mediano). [*ligamentum arcuatum medianum*, NA].
median thyrohyoid l. (l. tiroihioideo medio). [*ligamentum thyrohyoideum medianum*, NA].
meniscofemoral l.'s (l. meniscofemoral). [*ligamentum meniscofemorale*, NA].
metacarpal l.'s (l. metacarpianos). [*ligamenta metacarpalia*, NA].
metatarsal l.'s (l. metatarsianos). [*ligamenta metatarsalia*, NA].
middle costotransverse l. (l. costotransverso medio). [*ligamentum costotransversarium*, NA].
middle umbilical l. (l. umbilical medio). [*ligamentum umbilicale medianum*, NA].
nuchal l. (l. nucal). [*ligamentum nuchae*, NA].
oblique l. of elbow joint (l. oblicuo). [*chorda obliqua*, NA].
oblique popliteal l. (l. poplíteo oblicuo). [*ligamentum popliteum obliquum*, NA]. L. de Bourgery.
occipitoaxial l.'s (l. occipitoaxiales).
odontoid l. (l. odontoideo). Pliegues alares.
orbicular l. (l. orbicular). L. anular.
orbicular l. of the radius (l. orbicular del radio). [*ligamentum annulare radii*, NA].
ovarian l. (l. ovárico). [*ligamentum ovarii proprium*, NA].
palmar carpometacarpal l.'s (l. carpometacarpianos palmares). [*ligamenta carpometacarpalia palmaria*, NA].
palmar l.'s (l. palmares). [*ligamenta palmaria*, NA].
palmar metacarpal l.'s (l. metacarpianos palmares). [*ligamentum metacarpalia palmaria*, NA].
palmar radiocarpal l. (l. radiocarpiano palmar). [*ligamentum radiocarpale palmare*, NA].
palmar ulnocarpal l. (l. cubitocarpiano palmar). [*ligamentum ulnocarpale palmare*, NA].
patellar l. (l. rotuliano). [*ligamentum patellae*, NA].
pectinate l. of iridocorneal angle (l. pectíneo del ángulo iridocorneal). [*ligamentum pectinatum anguli iridocornealis*]. Retículo trabecular.
pectinate l. of iris (l. pectíneo del iris). Retículo trabecular.
pectineal l. (l. pectíneo). [*ligamentum pectineale*, NA].
peridental l. (l. peridental). L. periodontal.
periodontal l. (l. periodontal).
Petit's l. (l. de Petit). Pliegue rectouterino.
phrenicocolic l. (l. frenicocólico). [*ligamentum phrenicocolicum*, NA]. L. costocólico.
phrenogastric l. (l. frenogástrico). [*ligamentum gastrophrenicum*, NA]. L. gastrofrénico.
phrenosplenic l. (l. frenoesplénico). [*ligamentum phrenosplenicum*, NA]. L. esplenolienal.
pisohamate l. (l. pisiunciforme). [*ligamentum pisohamatum*, NA].
pisometacarpal l. (l. pisimetacarpiano). [*ligamentum pisometacarpeum*, NA].
pisounciform l. (l. pisiunciforme). [*ligamentum pisohamatum*, NA].
plantar calcaneocuboid l. (l. calcaneocuboideo plantar). [*ligamentum calcaneocuboideum plantare*, NA].
plantar calcaneonavicular l. (l. calcaneoescafoideo plantar). [*ligamentum calcaneonaviculare plantare*, NA].
plantar cuboideonavicular l. (l. cuboideonavicular plantar). [*ligamentum cuboideonaviculare plantare*, NA].
plantar cuneocuboid l. (l. cuneocuboideo plantar). [*ligamentum cuneocuboideum plantare*, NA].
plantar cuneonavicular l.'s (l. cuneonaviculares plantares). [*ligamenta cuneonavicularia plantaria*, NA].
plantar l.'s (l. plantares). [*ligamenta plantaria*, NA].
plantar metatarsal l.'s (l. metatarsianos plantares). [*ligamentum metatarsalia plantaria*, NA].
posterior costotransverse l. (l. costotransverso posterior). [*ligamentum costotransversarium posterius*].
posterior cricoarytenoid l. (l. cricoaritenoideo posterior). [*ligamentum cricoarytenoideum posterius*, NA].
posterior cruciate l. (l. cruzado posterior). [*ligamentum cruciatum posterius*, NA].
posterior l. of head of fibula (l. posterior de la cabeza del peroné). [*ligamentum capitis fibulae posterius*].
posterior l. of incus (l. posterior del yunque). [*ligamentum incudis posterius*].
posterior l. of knee (l. posterior de la rodilla). [*ligamentum popliteum arcuatum*, NA].
posterior longitudinal l. (l. longitudinal posterior). [*ligamentum longitudinale posterius*].
posterior meniscofemoral l. (l. meniscofemoral posterior). [*ligamentum meniscofemorale posterius*, NA]. L. de Humphry.
posterior occipitoaxial l. (l. occipitoaxial posterior). Membrana tectoria.
posterior sacroiliac l.'s (l. sacroilíacos posteriores). [*ligamenta sacroiliaca posteriora*, NA].
posterior sacrosciatic l. (l. sacrociático posterior). [*ligamentum sacrotuberale*, NA]. L. sacrotuberoso.
posterior sternoclavicular l. (l. esternoclavicular posterior). [*ligamentum sternoclaviculare posterius*, NA].
posterior talofibular l. (l. peroneoastragalino posterior). [*ligamentum talofibulare posterius*, NA].
posterior tibiofibular l. (l. tibioperoneo posterior). [*ligamentum tibiofibulare posterius*, NA].
Poupart's l. (l. de Poupart). [*ligamentum inguinale*, NA]. L. inguinal.
pterygomandibular l. (l. pterigomandibular). Rafe pterigomandibular.
pterygospinous l. (l. pterigoespinoso). [*ligamentum pterygoespinale*, NA]. L. de Civinini.
pubocapsular l. (l. pubiocapsular). [*ligamentum pubofemorale*, NA]. L. pubiofemoral.
pubofemoral l. (l. pubiofemoral). [*ligamentum pubofemorale*, NA].
puboprostatic l. (l. pubioprostático). [*ligamentum puboprostaticum*, NA].
pubovesical l. (l. pubiovesical). [*ligamentum pubovesicale*, NA].
pulmonar l. (l. pulmonar). [*ligamentum pulmonale*, NA].
quadrate l. (l. cuadrado). [*ligamentum quadratum*, NA].
radial collateral l. (l. colateral radial del codo). [*ligamentum collaterale radiale*, NA].
radial collateral l. of wrist (l. colateral radial de la muñeca). [*ligamentum collaterale carpi radiale*, NA].
radiate l. of head of rib (l. radiado de la cabeza de la costilla). [*ligamentum capitis costae radiatum*, NA].
radiate l. of wrist (l. radiado del carpo). [*ligamentum carpi radiatum*, NA].
radiate sternocostal l.'s (l. esternocostal radial). [*ligamenta sternocostalia radiata*, NA].
reflex l. **1.** (l. reflejo). [*ligamentum reflexum*, NA]. L. inguinal reflejo. **2.** (l. inguinal reflejo). [*ligamentum reflexum*, NA].
Retzius' l (l. de Retzius). L. fundiforme del pie.
rhomboid l. (l. romboideo). L. costoclavicular.
right triangular l. (l. triangular derecho). [*ligamentum triangulare dextrum*, NA].
ring l. (l. anular). Zona orbicular.
round l. of elbow joint (l. redondo de la articulación del codo). [*chorda obliqua*, NA].
round l. of femur (l. redondo del fémur). [*ligamentum capitis femoris*, NA]. L. de la cabeza del fémur.

round l. of liver (l. redondo del hígado). [*ligamentum teres hepatis,* NA]. Vestigio de la vena umbilical.
round l. of uterus (l. redondo del útero). [*ligamentum teres uteri,* NA].
sacrodural l. (l. sacrodural). [*ligamentum sacrodurale*].
sacrospinous l. (l. sacroespinoso). [*ligamentum sacrospinosum*].
sacrotuberous l. (l. sacrotuberoso). [*ligamentum sacrotuberale,* NA].
serous l. (l. seroso). [*ligamentum serosum*].
Simonart's l.'s (l. de Simonart). Bandas amnióticas.
Soemmering's l. (l. de Soemmering).
sphenomandibular l. (l. esfenomaxilar). [*ligamentum sphenomandibulare,* NA].
spinoglenoid l. (l. espinoglenoideo). L. transverso inferior de la escápula.
spiral l. of cochlea (l. espiral de la cóclea). [*ligamentum spirale cochleae,* NA]. Cresta espiral.
splenorenal l. (l. esplenorrenal). [*ligamentum splenorenale,* NA].
spring l. (l. elástico). L. calcaneoescafoideo plantar.
Stanley's cervical l.'s (l. cervicales de Stanley).
stellate l. (l. estrellado). L. radiado de la cabeza de la costilla.
sternoclavicular l. (l. esternoclavicular). [*ligamentum sternoclaviculare,* NA].
sternopericardial l. (l. esternopericardíacos). [*ligamenta sternopericardiaca,* NA]. L. de Lannelongue o de Luschka.
stylohyoid l. (l. estilohioideo). [*ligamentum stylohyoideum,* NA].
stylomandibular l. (l. estilomandibular). [*ligamentum stylomandibulare,* NA].
stylomaxillary l. (l. estilomaxilar). [*ligamentum stylomandibulare,* NA].
superficial dorsal sacrococcygeal l. (l. sacrococcígeo dorsal superficial). [*ligamentum sacrococcygeum posterius superficiale,* NA].
superficial posterior sacrococcygeal l. (l. sacrococcígeo posterior superficial). [*ligamentum sacroccygeum posterius superficiale,* NA].
superficial transverse metacarpal l. (l. transverso superficial del metacarpo). [*ligamentum metacarpale transversum superficiale,* NA].
superficial transverse metatarsal l. (l. transverso superficial del metatarso). [*ligamentum metatarsale transversum superficiale,* NA].
superior costotransverse l. (l. costotransverso superior). [*ligamentum costotransversarium superius,* NA].
superior l. of epididymis (l. superior del epidídimo). [*ligamentum epididymidis superius,* NA].
superior l. of incus (l. superior del yunque). [*ligamentum incudis superius,* NA].
superior l. of malleus (l. superior del martillo). [*ligamentum mallei superius,* NA].
superior pubic l. (l. pubiano superior). [*ligamentum pubicum superius,* NA].
superior transverse scapular l. (l. transverso superior de la escápula). [*ligamentum transversum scapulae superius,* NA].
suprascapular l. (l. supraescapular). [*ligamentum transversum scapulae superius,* NA].
supraspinous l. (l. supraespinoso). [*ligamentum supraspinale,* NA].
suspensory l. of axilla (l. suspensorio de la axila). L. de Campbell; l. de Gerdy.
suspensory l. of clitoris (l. suspensorio del clítoris). [*ligamentum suspensorium clitoridis,* NA].
suspensory l. of esophagus (l. suspensorio del esófago). Tendón cricoesofágico.
suspensory l. of eyeball (l. suspensorio del globo ocular). L. de Lockwood
suspensory l. of gonad (l. suspensorio de la gónada). L. inguinal.
suspensory l. of lens (l. suspensorio del cristalino). Zónula ciliar.
suspensory l. of ovary (l. suspensorio del ovario). [*ligamentum suspensorium ovarii,* NA]. L. infundibulopélvico.
suspensory l. of penis (l. suspensorio del pene). [*ligamentum suspensorium penis,* NA].
suspensory l. of testis (l. suspensorio del testículo).
suspensory l. of thyroid gland (l. suspensorio de la glándula tiroides).
suspensory l.'s of breast (l. suspensorios de la mama). [*ligamenta suspensoria mammae,* NA]. L. suspensorios de Cooper.
suspensory l.'s of Cooper (l. suspensorios de Cooper). [*ligamenta suspensoria mammae,* NA].
sutural l. (l. sutural).
synovial l. (l. sinovial). Pliegue sinovial extenso en una articulación.
talocalcaneal l. (l. calcaneoastragalino). [*ligamentum talocalcaneare,* NA].
talonavicular l. (l. astragaloescafoideo). [*ligamentum talonaviculare,* NA].
tarsal l.'s (l. del tarso). [*ligamenta tarsi,* NA].
tarsometatarsal l.'s (l. tarsometatarsianos). [*ligamenta tarsometatarsalia,* NA].
temporomandibular l. (l. temporomandibular). [*ligamentum laterale articulationis temporomandibularis,* NA].
Teutleben's l. (l. de Teutleben). L. pulmonar.
thyroepiglottic l., thyroepiglottidean l. (l. tiroepiglótico). [*ligamentum thyroepiglotticum,* NA].
tibial collateral l. (l. colateral tibial). [*ligamentum collaterale tibiale,* NA].
tibiofibular l. (l. tibiofibular).
tibionavicular l. (l. tibionavicular). Porción tibionavicular.
transverse carpal l. (l. transversal del carpo). Retináculo flexor.
transverse crural l. (l. transverso crural). Retináculo extensor superior.
transverse humeral l. (l. humeral transverso). L. de Brodie.
transverse l. of acetabulum (l. transverso del acetábulo). [*ligamentum transversum acetabuli,* NA].
transverse l. of elbow (l. transverso del codo).
transverse l. of knee (l. transverso de la rodilla). [*ligamentum transversum genus,* NA].
transverse l. of leg (l. transverso de la pierna). Retináculo extensor superior.
transverse l. of pelvis (l. transverso de la pelvis). [*ligamentum transversum perinei,* NA].
transverse l. of perineum (l. transverso del perineo). [*ligamentum transversum perinei,* NA]. L. de Krause.
transverse l. of the atlas (l. transverso del atlas). [*ligamentum transversum atlantis,* NA].
transverse metacarpal l. (l. metacarpiano transverso). [*ligamentum metacarpale transversum profundum,* NA].
transverse metatarsal l. (l. metatarsiano transverso). [*ligamentum metatarsale transversum profundum,* NA].
transverse tibiofibular l. (l. tibioperoneo transverso).
trapezoid l. (l. trapezoideo). [*ligamentum trapezoideum,* NA].
Treitz' l. (l. de Treitz). Músculo suspensorio del duodeno.
triangular l. (l. triangular). Membrana del perineo.
triangular l.'s of liver (l. triangulares del hígado).
ulnar collateral l. (l. colateral cubital del codo). [*ligamentum collaterale ulnare,* NA].
ulnar collateral l. of wrist (l. colateral ulnar de la muñeca). [*ligamentum collaterale carpi ulnare,* NA].
urachal l. (l. uracal). [*ligamentum umbilicale medianum,* NA]. L. umbilical medio.
uterosacral l. (l. uterosacro). Pliegue rectouterino.
Valsalva's l.'s (l. de Valsalva). L. auriculares.
venous l. (l. venoso). [*ligamentum venosum,* NA]. L. de Arantius.
ventral sacrococcygeal l. (l. sacrococcígeo anterior). [*ligamentum sacrococcygeum ventrale,* NA].
ventral sacroiliac l.'s (l. sacroilíacos anteriores). [*ligamenta sacroiliaca anteriora,* NA].
ventricular l. (l. ventricular). [*ligamentum ventriculare*]. L. vestibular.
vesicoumbilical l. (l. vesicoumbilical).
vesicouterine l. (l. vesicouterino). Pliegue uterovesical.
vestibular l. (l. vestibular). [*ligamentum vestibulare,* NA]. L. ventricular.
vocal l. (l. vocal). [*ligamentum vocale,* NA].
volar carpal l. (l. carpiano palmar). L. transverso del carpo.
Weitbrecht's l. (l. de Weitbrecht). L. oblicuo del codo.
Winslow's l. (l. de Winslow). [*ligamentum collaterale fibulare,* NA]. L. peroneo colateral.
Wrisberg's l. (l. de Wrisberg). L. meniscofemoral posterior.
Y-shaped l. (l. en forma de Y). L. iliofemoral.

yellow l. (l. amarillo). [*ligamentum flavum*, NA].
Zaglas' l. (l. de Zaglas).
Zinn's l. (l. de Zinn). Anillo tendinoso común.
ligamenta (ligamenta). Plural de ligamentum.
ligamentopexis, ligamentopexy (ligamentopexia). f. Acortamiento de un ligamento del útero.
ligamentous (ligamentoso). Relativo a un ligamento, o que tiene su forma o estructura.
ligamentum, pl. **ligamenta** (ligamentum, pl. ligamenta). [*ligamentum*, NA]. Ligamento.
l. hyothyroideum medium (ligamento hiotiroideo medio). [*ligamentum thyrohyoideum medianum*, NA].
l. mediale (ligamento medial). **1.** [*ligamentum deltoideum*, NA]. L. deltoideo. **2.** [*ligamentum mediale*, NA].
l. natatorium (ligamento natatorio). L. transverso superficial del metacarpo.
l. talotibiale anterius (ligamento tibioastragalino anterior).
l. talotibiale posterius (ligamento tibioastragalino posterior).
l. tarsale externum (ligamento tarsal externo). L. palpebral externo.
l. tarsale internum (ligamento tarsal interno). L. palpebral interno.
l. testis (ligamento testicular). [*ligamentum testis*, NA].
ligand (ligando). m. **1.** . Molécula orgánica unida a un ion metálico central mediante múltiples uniones de coordinación. **2.** Molécula orgánica unida a un elemento marcador.
ligase (ligasa). f. Término genérico que se aplica a las enzimas que catalizan la unión de dos moléculas acopladas a la rotura de una unión pirofosfato en el ATP o en un compuesto similar.
ligate (ligar). Aplicar una ligadura.
ligation (ligadura). f. Aplicación de una l.
Larrey's l. (l. de Larrey).
pole l. (l. polar).
surgical l. (l. quirúrgica).
tooth l. (l. dentaria).
tubal l. (l. tubaria).
ligature (ligadura). **1.** f. En ortodoncia, alambre u otro material que se usa para asegurar un aparato ortodóntico o un diente a un arco de alambre. **2.** Hilo, alambre u otro material semejante que se ata firmemente alrededor de un vaso sanguíneo, el pedículo de un tumor u otra estructura, con el fin de comprimirla.
Desault's l. (l. de Desault).
elastic l. (l. elástica).
intravascular l. (l. intravascular).
nonabsorbable l. (l. no absorbible).
occluding l. (l. oclusiva).
provisional l. (l. provisional).
soluble l. (l. soluble).
Stannius l. (l. de Stannius).
suboccluding l. (l. subclusiva).
suture l. (l. de sutura).
light (luz). f. Parte de las radiaciones electromagnéticas a las cuales es sensible la retina.
cold l. (l. fría).
Finsen l. (l. de Finsen).
infrared l. (l. infrarroja).
minimum l. (l. mínima)
polarized l. (l. polarizada).
reflected l. (l. reflejada).
refracted l. (l. refractada).
Simpson l. (l. de Simpson).
transmitted l. (l. transmitida).
Wood's l. (l. de Wood).
light green SF yellowish (verde luz amarillento SF).
lightening (liviandad). f. Sensación de alivio de la distensión abdominal durante las últimas semanas del embarazo, consecutiva al descenso de la cabeza fetal hacia el estrecho superior de la pelvis.
lignin (lignina). f. Polímero del alcohol coniferílico que acompaña a la celulosa y se encuentra en las fibras vegetales y células de la madera.
lignoceric acid (ácido lignocérico).
limb **1.** (segmento). Sección de cualquier estructura articulada. **2.** (extremidad). f. Miembro; brazo o pierna.
ampullary l.'s of semicircular ducts (ramas ampollares de los conductos semicirculares). [*crura membranacea ampullaria*, NA].
anacrotic l. (s. anacrótico).
anterior l. of internal capsule (brazo anterior de la cápsula interna). [*crus anterius capsulae internae*, NA].
anterior l. of stapes (rama anterior del estribo). [*crus anterius stapedis*, [NA].
common l. of membranous semicircular ducts (rama ampollar de los conductos semicirculares). [*crus membranaceum commune ductus semicircularis*, [NA].
l. of helix (raíz del hélix). [*crus helicis*, NA].
inferior l. (miembro inferior). [*membrum inferius*, NA].
l.'s of bony semicircular canals (ramas de los conductos semicirculares óseos). [*crura ossea canales semicirculares*, NA].
lateral l. (crus laterale). [*crus laterale*, NA].
medial l. (crus mediale). [*crus mediale*, NA].
pelvic l. (miembro pelviano). [*membrum inferius*, NA]. M. inferior.
phantom l. (miembro fantasma). Seudoestesia.
posterior l. of internal capsule (brazo posterior de la cápsula interna). [*crus posterius capsulae internae*, NA].
posterior l. of stapes (rama posterior del estribo). [*crus posterius stapedis*, NA].
retrolenticular l. of internal capsule (porción retrolenticular de la cápsula interna). [*pars retrolentiformis capsulae internae*, NA].
simple membranous l. of semicircular duct. (rama membranosa simple del conducto semicircular). [*crus membranaceum simplex ductus semicircularis*, NA].
sublenticular l. of internal capsule (porción sublenticular de la cápsula interna). [*pars sublentiformis capsulae internae*, NA].
superior l. (miembro superior). [*membrum superius*, NA]. M. torácico.
thoracic l. (miembro torácico). [*membrum superius*, NA].
limbic (límbico). Relativo a un limbo o al sistema l.
limbus, pl. **limbi** (limbo). [*limbus*, NA]. Borde o margen de una parte.
l. acetabuli (l. del acetábulo). [*limbus acetabuli*, NA].
l. alveolaris (l. alveolar). Arco alveolar.
l. corneae (l. corneal). [*limbus corneae*, NA].
l. fossae ovalis (l. de la fosa oval). [*limbus fossae ovalis*, NA].
l. laminae spiralis osseae (l. de la lámina espiral ósea). [*limbus laminae spiralis osseae*, NA].
l. membranae tympani (l. de la membrana timpánica). [*limbus membranae tympani*, NA].
limbi palpebrales (l. palpebrales). [*limbi palpebrales*, NA].
limbi palpebrales anteriores (l. palpebrales anteriores). [*limbi palpebrales anteriores*, NA].
limbi palpebrales posteriores (l. palpebrales posteriores). [*limbi palpebrales posteriores*, NA].
l. penicillatus (l. penicilado). [*limbus penicillatus*, NA].
l. striatus (l. estriado). [*limbus striatus*, NA].
Vieussens' l. (l. de Vieussens). L. de la fosa oval.
lime f. **1.** (cal). Oxido de calcio; tierra alcalina que se encuentra en masas de color blanco grisáceo (c. viva). La exposición al aire atmosférico la convierte en hidrato de calcio y carbonato de calcio (c. anhidra). El agregado directo de agua al óxido de calcio produce hidrato de calcio (c. apagada). **2.** (lima). Fruto del árbol de la l., *Citrus medica* (familia Rutaceae), cuyo jugo se utiliza para preparar una bebida ácida.
air-slaked l. (c. apagada al aire).
chlorinated l. (c. clorada).
slaked l. (c. apagada).
sulfurated l. (c. sulfurada). Sulfuro de calcio.
limen, pl. **limina** (limen). [*limen*, NA]. Umbral.
l. insulae (l. insular). [*limen insulae*, NA]. Umbral de la isla de Reil.
l. nasi (l. nasal). [*limen nasi*, NA]. Límite de la nariz.
liminal (liminal). **1.** Perteneciente o relativo al limen o umbral. **2.** Referido a los estímulos de potencia apenas suficiente para producir la excitación de un tejido.
liminometer (liminómetro). m. Instrumento que se emplea para medir la intensidad de un estímulo, que es el mínimo necesario para producir una respuesta refleja.
limit (límite). m. Término, confín o lindero.
elastic l. (l. elástico).
Hayflick's l. (l. de Hayflick).
proportional l. (l. proporcional).
quantum l. (l. cuántico).
short-term exposure l. (STEL) (l. para exposición corta).

limnemia (limnemia). f. Paludismo crónico.
limnemic (limnémico). Que padece paludismo crónico.
limnology (limnología). f. Estudio de las condiciones físicas, químicas, meteorológicas y biológicas del agua, de gran importancia para la ecología.
limophoitas (limofoitas). f. Psicosis provocada por la inanición.
limophthisis (limoptisis). f. Término poco usado para designar la emaciación por carencia de nutrición suficiente.
limosis (limosis). f. Hambre, especialmente apetito anormal o desusado.
limp (cojera). f. Renquera al caminar, con claudicación de la marcha.
lincomycin (lincomicina). f. Sustancia antibacteriana compuesta por fracciones de pirrolidina y octapiranosa sustituidas.
lincture, linctus (linctura, linctus). f. y m. Confección o electuario; originariamente, un preparado farmacéutico para ser usado lamiéndolo.
lindane (lindano). m. Hexacloruro de γ-benceno; se usa como escabicida, pediculocida e insecticida.
line (línea). f. **1.** Estría, trazo, marca o cresta angosta y larga. **2.** Unidad de medida usada por los histólogos del siglo XIX, con valores variables en diferentes países de 1/10 a 1/12 de pulgada inglesa. **3.** Un derivado de laboratorio de una reserva de microorganismos mantenidos bajo condiciones físicas definidas. **4.** Sección de tubería que suministra un líquido o conduce impulsos a los equipos de vigilancia (monitores).
absorption l.'s (l. de absorción).
accretion l.'s (l. de acreción).
alveolonasal l. (l. alveolonasal).
Amberg's lateral sinus l. (l. del seno lateral de Amberg).
anocutaneous l. (l. anocutánea). [*linea anocutanea*, NA].
anterior axillary l. (l. axilar anterior). [*linea axillaris anterior*, NA].
anterior median l. (l. mediana anterior). [*linea mediana anterior*, NA].
arcuate l. (l. arqueada). [*linea arcuata*, NA].
arterial l. (vía arterial). Catéter intraarterial.
axillary l. (l. axilar). L. axilar anterior, media y posterior.
azygos venous l. (l. de la vena ácigos). L. simpática medial.
Baillarger's l.'s (l. de Baillarger). Bandas de Baillarger.
base l. (l. basal).
basinasal l. (l. basinasal). L. nasobasilar.
Beau's l.'s (l. de Beau).
l. of Bechterew (l. de Bechterew). Banda de Kaes-Bechterew.
bismuth l. (l. de bismuto).
black l. (l. negra). [*linea nigra*].
blue l. (l. azul).
Bolton-nasion l. (l. Bolton-nasión). Plano de Bolton.
Brödel's bloodless l. (l. blanca de Brödel).
Burton's l. (l. de Burton).
calcification l.'s of Retzius (l. de calcificación de Retzius).
Camper's l. (l. de Camper).
cell l. (l. celular).
cement l. (l. cementante).
cervical l. (l. cervical).
Chamberlain's l. (l. de Chamberlain).
Chaussier's l. (l. de Chaussier).
Clapton's l. (l. de Clapton).
cleavage l.'s (l. de clivaje).
Conradi's l. (l. de Conradi).
contour l.'s of Owen (l. de contorno de Owen). L. de Owen.
Correra's l. (l. de Correra).
costoclavicular l. (l. costoclavicular). [*linea parasternalis*, NA].
costophrenic septal l.'s (l. septales costofrénicas). L. de Kerley-B.
Crampton's l. (l. de Crampton).
Daubenton's l. (l. de Daubenton).
l. of demarcation (l. de demarcación).
demarcation l. of retina (l. de demarcación de la retina).
Dennie's l. (l. de Dennie). Pliegue de Dennie.
dentate l. (l. dentada). [*linea anocutanea*, NA]. L. anocutánea.
developmental l.'s (l. de desarrollo). Surcos de desarrollo.
Douglas' l. (l. de Douglas). L. semicircular.
Eberth's l.'s (l. de Eberth).
Egger's l. (l. de Egger).
Ehrlich-Türk l. (l. de Ehrlich-Türk).
epiphysial l. (l. epifisaria). [*linea epiphysialis*, NA].
established cell l. (l. celular establecida).
Farre's l. (l. de Farre).
Feiss l. (l. de Feiss).
l. of fixation (l. de fijación).
Fleischner l.'s (l. de Fleischner).
Fraunhofer's l.'s (l. de Fraunhofer).
fulcrum l. (l. del fulcro).
Futcher's l. (l. de Futcher).
l. of Gennari (l. de Gennari). Banda de Gennari.
germ l. (l. germinal).
gluteal l. (l. glútea). [*linea glutea*, NA].
Granger's l. (l. de Granger).
growth l.'s (l. de crecimiento). L. de Harris.
Gubler's l. (l. de Gubler).
gum l. (l. gingival).
Haller's l. (l. de Haller). L. esplendente.
Hampton l. (l. de Hampton).
Harris' l.'s (l. de Harris). L. de crecimiento.
Head's l.'s (l. de Head). Zonas de Head; l. o zonas dolorosas.
Hensen's l. (l. de Hensen). Banda H.
high lip l. (l. de altura labial). La mayor altura que puede alcanzar el labio durante su función normal o al producir una sonrisa amplia.
highest nuchal l. (l. nucal suprema). [*linea nuchae suprema*, NA].
Hilton's white l. (l. blanca de Hilton). L. blanca del conducto anal.
His' l. (l. de His).
Holden's l. (l. de Holden).
Hudson's l. (l. de Hudson). L. de Hudson-Stähli; l. de Stahl.
Hudson-Stähli l. (l. de Hudson-Stähli). L. de Hudson.
Hunter's l. (l. de Hunter). [*linea alba*, NA]. L. alba.
Hunter-Schreger l.'s (l. de Hunter-Schreger).
iliopectineal l. (l. iliopectínea). [*linea terminalis*, NA]. L. terminal.
imbrication l.'s of von Ebner (l. de imbricación de von Ebner).
incremental l.'s (l. incrementales).
incremental l.'s of von Ebner (l. incrementales de von Ebner). L. de imbricación de von Ebner.
inferior nuchal l. (l. nucal inferior). [*linea nuchae inferior*, NA].
inferior temporal l. (l. temporal inferior). [*linea temporalis inferior*, NA].
infracostal l. (l. infracostal). Plano subcostal.
intercondylar l. (l. intercondílea). [*linea intercondylaris*, NA].
intermediate l. of iliac crest (l. intermedia de la cresta ilíaca). [*linea intermedia cristae iliacae*, NA].
internal oblique l. (l. oblicua interna). L. milohioidea.
interspinal l. (l. interespinal). [*linea interspinalis*, NA]. Plano interespinal.
intertrochanteric l. (l. intertrocantérea). [*linea intertrochanterica*, NA]. L. espiral.
intertubercular l. (l. intertubercular). [*linea intertubercularis*, NA]. Plano intertubercular.
isoelectric l. (l. isoeléctrica). L. basal del electrocardiograma.
l. of Kaes (l. de Kaes). Banda de Kaes-Bechterew.
Kerley B l.'s (l. de Kerley-B). L. septales costofrénicas.
Kilian's l. (l. de Kilian).
l.'s of Retzius (l. de Retzius). L. de calcificación de Retzius.
l.'s of Zahn (l. de Zahn).
Langer's l.'s (l. de Langer). L. de clivaje.
Lanz's l. (l. de Lanz). Plano interespinal.
lateral l. (l. lateral).
lateral sympathetic l. (l. simpática lateral). L. venosa toracolumbar.
lead l. (l. de plomo).
low lip l. (l. baja del labio). **1.** Posición más baja a que llega el labio inferior al sonreír o durante la retracción voluntaria; posición más baja del labio superior en reposo. **2.** Posición más baja del labio superior en reposo.
M l. (l. M). Banda M.
mamillary l. (l. mamilar). [*linea mamillaris*, NA]. L. del pezón.
mammary l. (l. mamaria). L. transversal entre los dos pezones.
McKee's l. (l. de McKee).

K L M

medial sympathetic l. (l. simpática medial). L. de la vena ácigos.
median l. (l. mediana). L. mediana anterior, l. mediana posterior.
Mees' l.'s (l. de Mees). Bandas de Mees.
mercurial l. (l. mercurial).
Meyer's l. (l. de Meyer).
midaxillary l. (l. medioaxilar). [*linea medio-axillaris*, NA]. Nombre alternativo de la linea axilar media.
midclavicular l. (l. medioclavicular). [*linea medioclavicularis*, NA].
middle axillary l. (l. axilar media). [*linea axillaris media*, NA]. L. medioaxilar.
milk l. (l. láctea). Pliegue mamario.
Monro's l. (l. de Monro). L. de Monro-Richter.
Monro-Richter l. (l. de Monro-Richter).
Muehrcke's l.'s (l. de Muehrcke).
mylohyoid l. (l. milohioidea). [*linea mylohyoidea*, NA].
nasobasilar l. (l. nasobasilar). L. basinasal.
Nélaton's l. (l. de Nélaton). L. de Roser-Nélaton.
neonatal l. (l. neonatal).
nipple l. (l. del pezón). L. mamilar.
Obersteiner-Redlich l. (l. de Obersteiner-Redlich). Zona de Obersteiner-Redlich.
oblique l. (l. oblicua). [*linea obliqua*, NA].
l. of occlusion (l. de oclusión).
Ogston's l. (l. de Ogston).
Ohngren's l. (l. de Ohngren).
Owen's l.'s (l. de Owen).
parasternal l. (l. paraesternal). [*linea parasternalis*, NA]. L. costoclavicular.
paravertebral l. (l. paravertebral). [*linea paravertebralis*, NA].
Paris l. (l. de París).
pectinate l. (l. pectinada). [*linea anocutanea*, NA]. L. anocutánea.
pectineal l. (l. pectínea). [*linea pectinea*, NA].
pectineal l. of pubis (l. pectínea del pubis). Pecten ossis pubis.
pleuroesophageal l. (l. pleuroesofágica). L. que se observa normalmente en una radiografía del tórax.
Poirier's l. (l. de Poirier).
popliteal l. (l. poplítea). [*linea musculi solei*, NA]. L. del sóleo.
postaxillary l. (l. posaxilar). [*linea postaxillaris*, NA]. L. axilar posterior.
posterior axillary l. (l. axilar posterior). [*linea axillaris posterior*, NA].
posterior median l. (l. mediana posterior). [*linea mediana posterior*, NA].
Poupart's l. (l. de Poupart).
preaxillary l. (l. preaxilar). [*linea preaxillaris*, NA]. L. axilar anterior.
pure l. (l. pura). Cepa isogénica.
Reid's base l. (l. de base de Reid).
retentive fulcrum l. (l. de fulcro retentivo).
Richter-Monro l. (l. de Richter-Monro). L. de Monro-Richter.
Roser-Nélaton l. (l. de Roser-Nélaton). L. de Nélaton.
rough l. (l. áspera). [*linea aspera*, NA].
S-BP l. (l. S-BP).
S-N l. (l. S-N).
sagittal l. (l. sagital). Cualquier l. anteroposterior.
Salter's incremental l.'s (l. incrementales de Salter).
scapular l. (l. escapular). [*linea scapularis*, NA].
Schreger's l.'s (l. de Schreger). Bandas de Hunter-Schreger.
semicircular l. (l. semicircular). [*linea arcuata vaginae musculi recti abdominis*, NA]. L. de Douglas.
semilunar l. (l. semilunar). [*linea semilunaris*, NA]. L. de Spigelius.
Sergent's white l. (l. blanca de Sergent). L. blanca.
Shenton's l. (l. de Shenton).
soleal l. (l. del sóleo). [*linea musculi solei*, NA]. L. del músculo sóleo.
l. for soleus muscle (l. del músculo sóleo). [*linea musculi solei*, NA].
Spigelius' l. (l. de Spigelius). [*linea semilunaris*, NA]. L. semilunar.
spiral l. (l. espiral). [*linea intertrochanterica*, NA]. L. intertrocantérea.
stabilizing fulcrum l. (l. estabilizadora del fulcro).
Stahl's l. (l. de Stahl). L. de Hudson.
sternal l. (l. esternal). [*linea sternalis*, NA].
Stocker's l. (l. de Stocker).
subcostal l. (l. subcostal). [*linea subcostalis*, NA]. Plano subcostal.
superior nuchal l. (l. nucal superior). [*linea nuchae superior*, NA].
superior temporal l. (l. temporal superior). [*linea temporalis superior*, NA].
supracrestal l. (l. supracristal). [*linea supracristalis*, NA]. Plano supracristal.
survey l. (l. de guía). Guía de un gancho; guía de Cummer.
Sydney l. (l. de Sydney). Pliegue de Sydney.
sylvian l. (l. silviana).
temporal l. (l. temporal). L. temporal inferior y l. temporal superior.
tender l.'s (l. dolorosas). L. de Head.
terminal l. (l. terminal). [*linea terminalis*, NA]. L. iliopectínea.
thoracolumbar venous l. (l. venosa toracolumbar).
Topinard's l. (l. de Topinard).
transverse l. (l. transversa). [*linea transversa*, NA].
trapezoid l. (l. trapezoidea). [*linea trapezoidea*, NA].
Ullmann's l. (l. de Ullmann).
Vesling's l. (l. de Vesling). Rafe del escroto.
vibrating l. (l. vibratoria).
l. of vision (l. de visión). Eje visual.
Voigt's l.'s (l. de Voigt).
Wegner's l. (l. de Wegner).
white l. 1. (l. alba). [*linea alba*, NA]; l. blanca; l. de Sergent. **2.** (l. blanca). [*linea alba*, NA]; l. blanca de Sergent.
white l. of anal canal (l. blanca del conducto anal).
Z l. (l. Z). Banda Z.
Zöllner's l.'s (l. de Zöllner).

linea, gen. and pl. **lineae** (linea, gen. y pl. lineae). [*linea*, NA]. Línea; en anatomía, marca, estría o banda estrecha que se distingue de los tejidos adyacents por su color, textura o elevación.
l. adminiculum (línea del adminículo).
l. corneae senilis (línea corneal senil). Arco corneal o senil.
lineae albicantes (líneas albicantes). Estrías cutáneas distendidas.
lineae atrophicae (líneas atróficas). Estrías cutáneas distebndidas.
l. nuchae mediana (línea nucal mediana). [*crista occipitalis externa*, NA]. Cresta occipital externa.
l. obliqua cartilaginis thyroidea (línea oblicua del cartílago tiroides). [*linea obliqua cartilaginis thyroidea*, NA].
l. obliqua mandibulae (línea oblicua del maxilar inferior). [*linea obliqua mandibulae*, NA].
l. splendens (línea esplendente). [*linea splendens*, NA]. L. de Haller.

linear (lineal). Relativo a una línea o semejante a ella.

lingism (lingismo). m. Método de Ling.

lingua, gen. and pl. **linguae 1.** (lingua). [*lingua*, NA]. Lengua. **2.** (lengua). f. [*lingua*, NA]. Masa de tejido muscular cubierta por mucosa, que ocupa la cavidad bucal y forma parte del piso de la boca. **3.** (lengua). Estructura anatómica semejante a una lengua.
l. cerebelli (lengua del cerebelo). Língula del cerebelo.
l. dissecta (l. dissecta). Lengua geográfica.
l. fissurata (l. fissurata). Lengua fisurada.
l. frenata (l. frenata). Lengua con frenillo muy corto.
l. geographica (l. geographica). Lengua geográfica.
l. nigra (l. nigra). Lengua negra.
l. plicata (l. plicata). Lengua agrietada.

lingual (lingual). **1.** Relacionado con la lengua o con cualquier estructura en forma de lengua. **2.** Que está próximo a la lengua o dirigido hacia ella.

linguatuliasis (linguatuliasis). f. Infección causada por *Linguatula*.

linguiform (lingüiforme). Que tiene forma de lengua.

lingula, pl. **lingulae** (língula). f. **1.** [*lingula*, NA]. Término que se aplica a varias estructuras en forma de lengua. **2.** Cuando no está especificado, la l. del cerebelo.
l. cerebelli (l. del cerebelo). [*lingula cerebelli*, NA].
l. of left lung (l. del pulmón izquierdo). [*lingula pulmonis sinistri*, NA].

l. of mandible (l. del maxilar). [*lingula mandibulae*, NA].
l. sphenoidalis (l. del esfenoides). [*lingula sphenoidalis*, NA].
lingular (lingular). Relativo a una língula.
lingulectomy (lingulectomía). f. **1.** Glosectomía. **2.** Escisión de la porción de la língula del lóbulo superior izquierdo del pulmón.
linguo- (linguo-). Prefijo que indica relación con la lengua.
linguo-occlusal (linguooclusal). Relativo a la línea de unión de las superficies lingual y oclusal de un diente.
linguoclination (linguoclinación). f. Inclinación axial de un diente cuando la corona está inclinada hacia la lengua más de lo normal.
linguoclusion (linguoclusión). f. Oclusión lingual; desplazamiento de un diente hacia el interior del arco dentario o hacia la lengua.
linguodistal (linguodistal). Relativo a la parte lingual o distal del diente, por ejemplo, cúspide distal.
linguogingival (linguogingival). **1.** Relativo al tercio gingival de la superficie lingual de un diente. **2.** Relativo al ángulo o punto de unión del borde lingual y la línea gingival sobre la cara distal o mesial de un diente incisivo.
linguopapillitis (linguopapilitis). f. Presencia de pequeñas úlceras dolorosas que toman las papilas de los bordes de la lengua.
linguoplate (linguoplaca). f. Placa lingual.
linguoversion (linguoversión). f. Posición viciosa de un diente hacia lingual con respecto de la posición normal.
liniment (linimento). m. Preparado líquido para uso externo o para ser aplicado a las encías.
linin (linina). f. **1.** Glucósido amargo que se obtiene del *Linum catharticum* (familia Linaceae). **2.** Proteína de la semilla de lino.
lining (revestimiento). m. Capa de un preparado restaurador que se aplica a las paredes pulpares para proteger la pulpa de la irritación causada por agentes térmicos o químicos.
linitis (linitis). f. Inflamación de tejido celular, específicamente del tejido perivascular del estómago.
l. plastica (l. plástica).
linkage 1. (ligadura). Unión química covalente. **2.** (ligamiento). m. Relación entre loci sinténicos suficientemente próximos para que sus alelos respectivos no sean heredados en forma independiente por la descendencia; una característica de los loci, no de los genes.
genetic l. (ligamiento genético).
medical record l. (ligamiento de registros clínicos).
sex l. (ligamiento sexual).
linkage map (mapa de ligamientos). Representación matemática abstracta de los loci genéticos que conserva su orden.
linked (ligados). Se dice de dos loci que presentan ligamientos.
linker (ligador). m. Fragmento de DNA sintético que contiene un sitio de restricción que puede ser usado para el empalme de los genes.
linoleate (linoleato). m. Sal del ácido linoleico.
linoleic acid (ácido linoleico). Á. linólico.
linolenic acid (ácido linolénico).
linolic acid (ácido linólico). Á. linoleico.
linseed 1. (lino). m. Semilla de *Linum usitatissimum* (familia Linaceae), cuya fibra se emplea para fabricar tela; la infusión se usa como demulcente y las semillas molidas en cataplasmas. **2.** (linaza). f. Semilla de *Linun usitatissimum* (familia Linaceae), cuya fibra se emplea en la fabricación del lino.
l. oil (aceite de linaza).
lint (hilas). f. Material suave y absorbente que se usa como apósito quirúrgico, por lo general en la forma de un tejido abierto o en varias capas.
lio- (lio-). Prefijo que entra en la formación de palabras con el significado de disolución.
liothyronine (liotironina). f. 3,5,3'-Triyodo-tironina.
l. sodium (l. sódica).
liotrix (liotrix). m. Mezcla de liotironina sódica y levotiroxina sódica, que se usa como reemplazante de la hormona tiroidea.
lip (labio). m. **1.** [*labium*, NA]. Cada uno de los dos pliegues musculares revestidos por una mucosa externa que posee una capa superficial de epitelio escamoso estratificado y que limitan anteriormente la cavidad bucal. **2.** Cualquier estructura en forma de l. que limite una cavidad o surco.
acetabular l. (l. acetabular). Rodete acetabular.
anterior l. (l. anterior del orificio externo del útero). [*labium anterius*, NA].
articular l. (l. articular). [*labrum articulare*, NA].
cleft l. (l. fisurado). L. leporino; queilosquisis; quilosquisis.
external l. of iliac crest (l. externo de la cresta ilíaca). [*labium externum cristae iliacae*, NA].
glenoidal l. (l. glenoideo). [*labrum glenoidale*, NA]. Rodete glenoideo.
Hapsburg l. (l. de Habsburgo).
internal l. of iliac crest (l. interno de la cresta ilíaca). [*labium internum cristae iliaceae*, NA].
l.'s of mouth (l. de la boca). [*labia oris*, NA].
large pudendal l. (l. pudendo mayor). [*labium majus pudendi*, NA].
lower l. (l. inferior). [*labium inferius oris*, NA].
medial l. of linea aspera (l. medial de la línea áspera). [*labium mediale linea asperae*, NA].
posterior l. of uterine os (l. posterior del orificio externo del útero). [*labium posterius ostii uteri*, NA].
rhombic l. (l. rómbico).
small pudendal l. (l. pudendo menor). [*labium minus pudendi*, NA]. L. menor.
tympanic l. (l. timpánico del limbo). [*labium limbi tympanicum laminae spiralis*, NA].
upper l. (l. superior de la boca). [*labium superius oris*, NA].
vestibular l. (l. vestibular del limbo). [*labium limbi vestibulare laminae spiralis*, NA].
lip-, lipo- (lip-, lipo-). Prefijos que entran en la formación de palabras con el significado de grasa o lípido.
lipancreatin (lipancreatina). f. Pancreolipasa.
liparocele (liparocele). m. Hernia omental.
lipase (lipasa). f. En general, cualquier enzima lipolítica o que hidroliza las grasas.
lipectomy (lipectomía). f. Extirpación quirúrgica de tejido graso, como la que se realiza en casos de adiposidad.
lipedema (lipedema). m. Hinchazón crónica, generalmente de las extremidades inferiores, sobre todo en mujeres de edad madura, causada por la acumulación difusa y uniforme de grasa y líquidos en los tejidos subcutáneos.
lipemia (lipemia). f. Presencia de lípidos en cantidad anormal en la sangre circulante; también llamada hiperlipemia, hiperlipidemia, hiperlipoidemia, lipidemia, lipoidemia.
alimentary l. (l. alimentaria). L. posprandial.
diabetic l. (l. diabética).
postprandial l. (l. posprandial). L. alimentaria.
l. retinalis (l. retiniana).
lipemic (lipémico). Relativo a la lipemia.
lipid (lípido). "Liposoluble"; indica aquellas sustancias extraídas de células animales o vegetales por solventes no polares o "grasos".
anisotropic l. (l. anisotrópico).
brain l. (l. encefálico).
compound l.'s (compuestos l.). Heterolípidos.
isotropic l. (l. isotrópico).
simple l.'s (l. simples). Homolípidos.
lipidemia (lipidemia). f. Lipemia.
lipidosis, pl. **lipidoses** (lipidosis). f. Trastorno congénito o adquirido del metabolismo de los lípidos.
cerebral l. (l. cerebral). Esfingolipidosis cerebral.
cerebroside l. (l. por cerebrósidos). Enfermedad de Gaucher.
ganglioside l. (l. por gangliósidos). Gangliosidosis.
glycolipid l. (l. por glucolípidos). Enfermedad de Fabry.
sphingomyelin l. (l. por esfingomielina). Enfermedad de Niemann-Pick.
sulfatide l. (l. por sulfátidos). Leucodistrofia metacromática.
lipin (lipina). f. Antiguo término aplicado a los lípidos.
lipoamide (lipoamida). .
lipoamide dehydrogenase (lipoamida deshidrogenasa). Dihidrolipoamida deshidrogenasa.
lipoamide disulfide (disulfuro de lipoamida).
lipoamide reductase (NADH) (lipoamida reductasa (NADH)). Dihidrolipoamida deshidrogenasa.
lipoarthritis (lipoartritis). f. Inflamación de los tejidos adiposos periarticulares de la rodilla.
lipoate (lipoato). m. Sal o éster del ácido lipoico.
lipoate acetyltransferase (lipoato acetiltransferasa). Dihidrolipoamida acetiltransferasa.
lipoatrophia (lipoatrofia).
l. annularis (l. anular).
l. circumscripta (l. circunscripta). Atrofia grasa localizada.

lipoatrophy (lipoatrofia). f. Diabetes lipoatrófica, síndrome de Lawrence-Seip.
insulin l. (l. insulínica). Lipodistrofia insulínica.
partial l. (l. parcial). Lipodistrofia progresiva.
lipoblast (lipoblasto). m. Célula adiposa embrionaria.
lipoblastoma (lipoblastoma). m. **1.** Liposarcoma. **2.** Tumor formado por células adiposas embrionarias separado en lobulillos definidos.
lipoblastomatosis (lipoblastomatosis). f. Forma difusa de lipoblastoma que se infiltra localmente pero que no forma metástasis.
lipocardiac (lipocardíaco). **1.** Relativo al corazón graso. **2.** Relativo a una persona afectada por degeneración grasa del corazón.
lipocatabolic (lipocatabólico). Perteneciente o relativo al metabolismo destructivo (catabolismo) de las grasas.
lipocele (lipocele). m. Presencia de tejido adiposo, sin intestino, en un saco herniario; adipocele.
lipoceratous (lipoceratoso). Adipoceratoso.
lipocere (lipocera). f. Adipocera.
lipochondrodystrophy (lipocondrodistrofia). f. Síndrome de Hurler.
lipochrome (lipocromo). m. **1.** Cromolípido o lípido pigmentado. **2.** Término que a veces se emplea para denominar a los pigmentos residuales, p. ej., lipofuscina, hemofuscina, ceroide. Más precisamente, los l. son pigmentos amarillos que parecen idénticos al caroteno y la xantófila. **3.** Pigmento producido por algunas bacterias.
lipoclasis (lipoclasis). f. Lipólisis.
lipoclastic (lipoclástico). Lipolítico.
lipocrit (lipócrito). m. Aparato y procedimiento para separar y analizar volumétricamente el contenido de lípidos de la sangre y otros líquidos orgánicos.
lipocyte (lipocito). m. Célula que almacena grasa.
lipodermoid (lipodermoide). m. Tumor benigno congénito, graso, de color blanco amarillento, de localización subconjuntival.
lipodieresis (lipodiéresis). f. Lipólisis.
lipodystrophia (lipodistrofia).
l. intestinalis (l. intestinal). Enfermedad de Whipple.
l. progressiva superior (l. progresiva superior). L. progresiva.
lipodystrophy (lipodistrofia). f. Alteración del metabolismo de las grasas.
congenital total l. (l. total congénita).
insulin l. (l. insulínica). Lipoatrofia insulínica.
intestinal l. (l. intestinal). Enfermedad de Whipple.
membranous l. (l. membranosa).
progressive l. (l. progresiva). Enfermedad de Barraquer o Simon.
lipoedema (lipoedema). m. Celulitis; edema de la grasa subcutánea.
lipoferous (lipófero). Que transporta grasa.
lipofibroma (lipofibroma). m. Neoplasia benigna de tejido conectivo fibroso con la presencia de cantidad apreciable de células adiposas.
lipofuscin (lipofuscina). f. Gránulos de pigmento castaño que representan residuos de la digestión lisosómica que contienen lípidos.
lipofuscinosis (lipofuscinosis). f. Acumulación anormal de cualquiera de los pigmentos pertenecientes al grupo de los grasos.
ceroid l. (l. ceroide).
lipogenesis (lipogénesis). f. Adipogénesis; producción de grasa.
lipogenic (lipogénico). Adipogénico; adipógeno; lipógeno; relativo a la lipogénesis.
lipogenous (lipógeno). Lipogénico.
lipogranuloma (lipogranuloma). m. Oleoma, oleogranuloma, eleoma, tumor oleoso; nódulo o foco de inflamación granulomatosa.
lipogranulomatosis (lipogranulomatosis). f. **1.** Presencia de lipogranulomas. **2.** Reacción inflamatoria local a la necrosis del tejido adiposo.
disseminated l. (l. diseminada). Enfermedad o síndrome de Farber.
lipohemia (lipohemia). f. Antiguo sinónimo de lipemia.
lipoic acid (ácido lipoico). Á. tióctico.
lipoid (lipoide). **1.** Adipoide, parecido a la grasa. **2.** Término antiguo usado por lípido.
lipoidemia (lipoidemia). f. Lipemia.
lipoidosis (lipoidosis). f. Presencia de lipoides anisotrópicos en las células.
l. corneae (l. corneal). Arco corneal.
l. cutis et mucosae (l. cutis et mucosae). Proteinosis lipídica.
lipolipoidosis (lipolipoidosis). f. Infiltración grasa, en la cual se encuentran tanto grasas neutras como lipoides anisotrópicos en las células.
lipolysis (lipólisis). f. Lipoclasis, lipodiéresis; desdoblamiento (hidrólisis) o descomposición química de las grasas.
lipolytic (lipolítico). Relacionado con la lipólisis o que la provoca. Lipoclástico.
lipoma (lipoma). m. Pimeloma, tumor adiposo; neoplasia benigna de tejido adiposo.
l. annulare colli (l. anular del cuello).
l. arborescens (l. arborescente).
atypical l. (l. atípico). L. pleomórfico.
l. capsulare (l. capsular).
l. cavernosum (l. cavernoso). Angiolipoma.
l. fibrosum (l. fibroso). Fibrolipoma.
infiltrating l. (l. infiltrativo). Liposarcoma.
lipoblastic l. (l. lipoblástico). Liposarcoma.
l. myxomatodes (l. mixomatoso). Mixolipoma.
l. ossificans (l. osificante).
l. petrificans (l. petrificante).
pleomorphic l. (l. pleomórfico). L. atípico.
l. sarcomatodes, l. sarcomatosum (l. sarcomatoso). Liposarcoma.
spindle cell l. (l. de células fusiformes).
telangiectatic l. (l. telangiectásico). Angiolipoma.
lipomatoid (lipomatoide). Parecido a un lipoma. Se dice frecuentemente de la acumulación de tejido adiposo que no se considera neoplásico.
lipomatosis (lipomatosis). f. Adiposis.
encephalocraniocutaneous l. (l. encefalocraneocutánea).
multiple symmetric l. (l. simétrica múltiple).
l. neurotica (l. neurótica). Adiposis dolorosa.
lipomatous (lipomatoso). Relativo a un lipoma o que tiene las características de éste.
lipomeningocele (lipomeningocele). m. Lipoma intraespinal de la cola de caballo, acompañado por espina bífida.
lipomucopolysaccharidosis (lipomucopolisacaridosis). f. Mucolipidosis I.
liponucleoproteins (liponucleoproteínas). f. pl. Asociaciones o complejos que contienen lípidos, ácidos nucleicos y proteínas.
lipopenia (lipopenia). f. Cantidad anormalmente pequeña o deficiencia de lípidos en el organismo.
lipopenic (lipopénico). **1.** Relacionado con la lipopenia o caracterizado por ella. **2.** m. Agente o droga que produce reducción de la concentración de lípidos en la sangre.
lipopeptid (lipopéptido). m. Compuesto o complejo formado por lípidos y aminoácidos.
lipophage (lipófago). m. Célula que ingiere grasa.
lipophagia (lipofagia).
l. granulomatosis (l. granulomatosa). Enfermedad de Whipple.
lipophagic (lipofágico). Relativo a la lipofagia.
lipophagy (lipofagia). f. Ingestión de grasa por un lipófago.
lipophanerosis (lipofanerosis). f. Cambio en algunas células por el cual la grasa antes invisible puede ser demostrada en la forma de pequeñas gotas sudanófilas.
lipophil (lipófilo). Sustancia que posee propiedades lipofílicas (hidrofóbicas).
lipophilic (lipofílico). Que es capaz de disolver, ser disuelto o absorber lípidos.
lipophosphodiesterase I (lipofosfodiesterasa I). f. Fosfolipasa C.
lipophosphodiesterase II (lipofosfodiesterasa II). f. Fosfolipasa D.
lipopolysaccharide (lipopolisacárido). m. Compuesto o complejo de lípidos e hidratos de carbono.
lipoprotein (lipoproteína). f. Complejo o compuesto que contiene lípido y proteína.
lipoprotein lipase (lipoproteína lipasa). Diacilglicerol o diglicérido lipasa.
liposarcoma (liposarcoma). m. Neoplasia maligna de estirpe adiposa.
liposis (liposis). f. **1.** Adiposis. **2.** Infiltración grasa, en la cual se encuentran grasas neutras en las células.
lipositol (lipositol). m. Inositol.
liposoluble (liposoluble). Soluble en grasas.

liposome (liposoma). m. Partícula esférica de una sustancia lipídica en suspensión en un medio acuoso dentro de un tejido.
liposuctioning (lipoaspiración). f. Eliminación de grasa por aspiración con alto vacío; se emplea para modelar el cuerpo.
lipothiamide pyrophosphate (lipotiamida, pirofosfato de). Nombre que se dio en un tiempo a las coenzimas del complejo multienzimático que cataliza la formación de acetil-coenzima A a partir del piruvato.
lipotrophic (lipotrófico). Relativo a la lipotrofia.
lipotrophy (lipotrofia). f. Aumento de las grasas en el organismo.
lipotropic (lipotrópico). **1.** Relativo a sustancias que previenen o corrigen el hígado graso de la deficiencia de colina. **2.** Relativo a la lipotropía.
lipotropin (lipotropina). f. Hormona lipotrópica de la hipófisis; hormona movilizadora de lípidos de los tejidos adiposos.
lipotropy (lipotropía). f. **1.** Afinidad de los colorantes básicos por el tejido adiposo. **2.** Prevención de la acumulación de grasa en el hígado. **3.** Afinidad de las sustancias no polares entre sí.
lipovaccine (lipovacuna). f. Vacuna que tiene como vehículo un aceite vegetal.
lipovitellin (lipovitelina). f. Vitelina.
lipoxenous (lipóxeno). Relativo a la lipoxenia.
lipoxeny (lipoxenia). f. Abandono del huésped por un parásito cuando se ha completado su desarrollo.
lipoxidase (lipoxidasa). f. Lipoxigenasa.
lipoxygenase (lipoxigenasa). f. Caroteno oxidasa; lipoxidasa; enzima que cataliza la oxidación de ácidos grasos insaturados con O_2 para dar peróxidos de los ácidos grasos.
lipoyl (lipoílo). m. Radical acilo del ácido lipoico.
lipoyl dehydrogenase (lipoíl deshidrogenasa). Dihidrolipoamida deshidrogenasa.
lipping (labiación). f. Formación de una estructura en forma de labio, como ocurre en la osteoartritis, en el extremo articular de un hueso.
lippitude, lippitudo (lipitud). f. Blefaritis legañosa.
lipuria (lipuria). f. Adiposuria; excreción de lípidos en la orina.
lipuric (lipúrico). Relativo a la lipuria.
liquefacient (licuefaciente). **1.** Que tiene la cualidad de convertir un sólido en líquido. **2.** Denota una sustancia que supuestamente ocasiona la resolución de un tumor sólido por licuación de sus contenidos.
liquefaction (licuefacción). f. Acción de convertir en líquido un cuerpo sólido; cambio de la forma sólida a la líquida.
liquefactive (licuefactivo). Relacionado con la licuefacción.
liquescent (licuescente). Que se convierte en líquido o es susceptible de licuefacción.
liqueur (liqueur). Cordial; alcohol que contiene azúcar y sustancias aromáticas.
liquid (líquido). m. **1.** Fluido inelástico, como el agua, que no es sólido ni gaseoso. **2.** Que fluye como el agua.
Cotunnius' l. (l. de Cotunnius). Perilinfa.
liquor, gen. **liquoris**, pl. **liquores** **1.** (liquor). Cualquier líquido o fluido. **2.** (licor). Término farmacológico para cualquier solución acuosa (no decocción ni infusión) de una sustancia no volátil y de soluciones acuosas de gases. **3.** (liquor). Término que se emplea para algunos líquidos orgánicos.
l. amnii (l. amnii). L. amniótico.
l. cerebrospinalis (licor cefalorraquídeo). [*liquor cerebrospinalis*, NA]. Líquido cefalorraquídeo.
l. cotunnii (l. cotunnii). Perilinfa.
l. entericus (licor entérico). Secreciones intestinales.
l. folliculi (l. folliculi). Líquido que se encuentra en el antro del folículo ovárico.
malt l. (licor de malta).
Morgagni's l. (licor de Morgagni). Humor de Morgagni.
mother l. (licor madre).
Scarpa's l. (licor de Scarpa). Endolinfa.
spirituous l. (licor espirituoso).
vinous l. (licor vinoso). Vino.
liquorice (regalíz). m. Glicirriza.
liquorrhea (licuorrea). f. Flujo de líquido.
lisinopril (lisinopril). m. Inhibidor de la enzima convertidora de angiotensina usado en el tratamiento de la hipertensión.
lisping (ceceo). m. Parasigmatismo; sigmatismo; defecto de pronunciación de las letras s y z.
lissamine rhodamine B 200 (lisamina rodamina B 200). Sulforrodamina B.
lissencephalia (lisencefalia). f. Agiria.
lissencephalic (lisencefálico). Relativo a la lisencefalia o caracterizado por ella.
lissencephaly (lisencefalia). f. Agiria.
lissive **1.** (miorrelajante). Que tiene la propiedad de aliviar el espasmo muscular sin causar flaccidez. **2.** (lisivo).
lissosphincter (lisoesfínter). m. Esfínter formado por músculo liso.
lissotrichic, lissotrichous (lisotrico). Que tiene cabello liso.
listeriosis (listeriosis). f. Meningitis por *Listeria*; enfermedad esporádica de los animales y, a veces, del hombre, causada por la bacteria *Listeria monocytogenes*.
listerism (listerismo). m. Método de Lister.
lisuride (lisurida). f. Derivado soluble del cornezuelo del centeno con efectos endocrinos similares a los de la bromocriptina; un inhibidor de la serotonina.
liter (L, l) (litro). m. Unidad de capacidad en el sistema métrico decimal, equivalente a 1.000 centímetros cúbicos.
lith- (lit-, lito-). Prefijos que intervienen en la formación de palabras relacionadas con piedras o cálculos, o con calcificación.
lithagogue (litagogo). Que ocasiona el desplazamiento o la expulsión de cálculos, especialmente de cálculos urinarios.
litharge (litargirio). m. Monóxido de plomo.
lithectomy (litectomía). f. Litotomía.
lithiasis (litiasis). f. Formación de cálculos de cualquier tipo, especialmente biliares y urinarios.
l. conjunctivae (l. conjuntival).
pancreatic l. (l. pancreática).
lithic acid (ácido lítico). Á. úrico.
lithium (Li) (litio). m. Elemento del grupo metálico alcalino, Nº at. 3, P. at. 6,940, símbolo Li.
l. bromide (bromuro de l.).
l. carbonate (carbonato de l.).
l. citrate (citrato de l.).
effervescent l. citrate (citrato efervescente de l.).
l. tungstate (tungstato de l.).
lithocholic acid (ácido litocólico).
lithoclast (litoclasto). m. Litotrito.
lithocystotomy (litocistotomía). f. Litotomía vesical.
lithodialysis (litodiálisis). f. Fragmentación o disolución de un cálculo.
lithogenesis, lithogeny (litogénesis, litogenia). f. Formación de cálculos.
lithogenic (litogénico). Promotor de la formación de cálculos.
lithogenous (litógeno). Que forma cálculos.
lithoid (litoide). Semejante a un cálculo o piedra.
lithokelyphopedion, lithokelyphopediumdion (litocelifopedion). m. Litopedion en el cual están calcificadas las partes fetales en contacto con las membranas que las rodean, así como también éstas.
lithokelyphos (litocelifo). Tipo de litopedion en el cual han experimentado calcificación únicamente las membranas fetales.
litholabe (litolabo). m. Instrumento obsoleto empleado para sujetar un cálculo vesical durante su extracción.
litholapaxy (litolapaxia). f. Litotricia de un cálculo vesical seguida por extracción de los fragmentos mediante lavado a través de un catéter.
litholysis (litólisis). f. Disolución de los cálculos urinarios.
litholyte (litolito). m. Instrumento empleado para la inyección de líquidos disolventes de cálculos.
litholytic (litolítico). **1.** Que tiende a disolver los cálculos. **2.** m. Agente que posee dicha propiedad.
lithometer (litómetro). m. Instrumento para medir el tamaño de un cálculo vesical.
lithomyl (litómilo). m. Instrumento para pulverizar un cálculo de la vejiga.
lithonephritis (litonefritis). f. Nefritis intersticial asociada con la formación de cálculos.
lithopedion, lithopedium (litopedion). m. Feto retenido, generalmente extrauterino, que ha experimentado calcificación.
lithophone (litófono). m Instrumento que emite un sonido al ponerse en contacto con un cálculo de la vejiga.
lithoscope (litoscopio). m. Sinónimo obsoleto de cistoscopio.

lithotome (litótomo). m. Bisturí utilizado para practicar la litotomía.
lithotomist (litotomista). m. y f. Persona experta en practicar la litotomía.
lithotomy (litotomía). f. **1.** Extracción de un cálculo de la vejiga. **2.** Litectomía; operación quirúrgica para extirpar un cálculo, especialmente de la vejiga.
bilateral l. (l. bilateral).
high l. (l. alta). L. suprapúbica.
lateral l. (l. lateral).
marian l. (l. mariana). L. mediana.
median l. (l. mediana). L. mariana.
perineal l. (l. perineal).
prerectal l. (l. prerrectal).
suprapubic l. (l. suprapúbica). L. alta.
vaginal l. (l. vaginal).
vesical l. (l. vesical). Litocistotomía.
lithotresis (litotresis). f. Perforación de un cálculo para facilitar su desintegración.
ultrasonic l. (l. ultrasónica).
lithotripsy (litotripsia). f. Litotricia.
lithotriptic (litotríptico). **1.** Relativo a la litotricia. **2.** m. Agente que produce la disolución de un cálculo.
lithotriptor (litotriptor). m. Litotrito.
lithotriptoscope (litotriptoscopio). m. Endoscopio que se usa junto con un litotrito.
lithotriptoscopy (litotriptoscopia). f. Trituración de un cálculo vesical bajo control visual directo.
lithotrite (litotrito). m. Litoclasto, litotriptor; instrumento empleado para desmenuzar un cálculo en la vejiga o la uretra.
lithotrity (litotricia). f. Litotripsia; trituración de un cálculo en la vejiga o la uretra.
lithotroph (litótrofo). m. Organismo cuyas necesidades de carbono son satisfechas con dióxido de carbono.
lithuresis (lituresis). f. Expulsión de arenillas en la orina.
lithureteria (litureteria). f. Ureterolitiasis.
lithuria (lituria). f. Excreción de ácido úrico o de uratos en la orina, en cantidades considerables.
litmus (tornasol). m. Materia colorante azul que se obtiene de *Roccella tinctoria* y otras especies de líquenes; se usa como indicador (vira a rojo con los ácidos y vuelve a azul con los álcalis).
litter f. **1.** (camilla). Cama portátil que se utiliza para transportar personas enfermas o traumatizadas. **2.** (camada). Grupo de animales nacidos en cada parición.
littritis (litritis). f. Inflamación de las glándulas de Littré.
livebirth, live birth (nacido vivo). Nacimiento de un niño que tiene manifestaciones vitales.
livedo (livedo). f. Coloración azulada de la piel, en placas o generalizada.
postmortem l. (l. post mortem). Hipostasis, lividez o sugilación post mortem.
l. racemosa (l. racemosa). L. reticularis.
l. reticularis (l. reticularis).
l. reticularis idiopathica (l. reticularis idiopática).
l. reticularis symptomatica (l. reticularis sintomática).
l. telangiectatica (l. telangiectásica).
livedoid (livedoide). Relativo a la livedo, o semejante a ella.
liver (hígado). [*hepar,* NA]. m. Hepar; la mayor glándula del organismo, que se encuentra entre el diafragma en el hipocondrio derecho y la porción superior del epigastrio.
cardiac l. (h. cardíaco). Cirrosis cardíaca.
desiccated l. (h. desecado).
fatty l. (h. adiposo). Esteatosis hepática.
frosted l. (h. escarchado). Hialoserositis del h.
hobnail l. (h. claveteado).
icing l. (h. alcorzado).
lardaceous l. (h. lardáceo). H. céreo.
nutmeg l. (h. moscado).
polycystic l. (h. poliquístico). Enfermedad poliquística del hígado.
sugar-icing l. (h. azucarado). H. alcorzado.
wandering l. (h. errante). Hepatotopsis.
waxy l. (h. céreo). H. lardáceo; degeneración amiloidea del h.
livetin (livetina). f. Principal proteína hidrosoluble de la yema de huevo.
livid (lívido). Que tiene color negruzco y azulado o gris ceniciento, como el que sigue a una contusión, congestión o cianosis.
lividity (lividez). f. Calidad de lívido.
postmortem l. (l. post mortem). Livedo post mortem.
livor (livor). m. Coloración lívida de la piel en las partes declives de un cadáver.
lixiviation (lixiviación).
lixivium (lixivio). m. Lejía.
LNPF (LNPF). Abrev. en inglés de factor de permeabilidad ganglionar (lymph node permeability factor).
load (carga). f. Desviación del contenido normal del organismo de agua, sal o calor, etc.
electronic pacemaker l. (c. marcapaso electrónica).
genetic l. **1.** (c. genética). **2.** (peso genético).
loading (carga). f. Administración de una sustancia con la finalidad de comprobar su función metabólica.
salt l. (c. salina).
lobar (lobar). Lobular.
lobate (lobado). Lobulado.
lobe (lóbulo). **1.** [*lobus,* NA]. Una de las subdivisiones de un órgano o parte, delimitada por surcos, cisuras, tabiques, tejido conectivo, o alguna otra separación estructural. **2.** Cualquier parte redondeada, en forma de prolongación. **3.** Cada una de las principales divisiones de la corona de un diente, formada por un punto de calcificación diferente.
anterior l. of hypophysis (l. anterior de la hipófisis). [*lobus anterior hypophyseos,* NA]. Adenohipófisis.
caudate l. (l. caudado). [*lobus caudatus,* NA]. L. de Spigelius.
cuneiform l. (l. cuneiforme). L. digástrico.
ear l. (l. de la oreja). Lobulillo de la oreja.
falciform l. (l. falciforme). Circunvolución del cuerpo calloso.
flocculonodular l. (l. floculonodular).
frontal l. (l. frontal). [*lobus frontalis cerebri,* NA].
Home's l. (l. de Home). L. medio de la próstata hipertrofiado.
inferior l. of lung (l. pulmonar inferior). [*lobus inferior pulmonis,* NA].
l.'s of cerebrum (l. del cerebro). [*lobi cerebri,* NA].
l.'s of mammary gland (l. mamarios). [*lobi glandulae mammariae,* NA].
l.'s of thyroid gland (l. de la glándula tiroides). [*lobi glandulae thyroideae,* NA].
left l. (l. izquierdo). [*lobus sinister,* NA].
left l. of liver (l. hepático izquierdo). [*lobus hepatis sinister,* NA].
limbic l. (l. límbico).
lingual l. (l. lingual). Cíngulo del diente.
lower l. of lung (l. inferior del pulmón). [*lobus inferior pulmonis,* NA].
middle l. of prostate (l. medio de la próstata). [*lobus medius prostatae,* NA].
middle l. of right lung (l. pulmonar medio). [*lobus medius pulmonis dextri,* NA].
nervous l. (l. nervioso).
occipital l. (l. occipital). [*lobus occipitalis cerebri,* NA].
parietal l. (l. parietal). [*lobus parietalis cerebri,* NA].
placental l. (l. placentario).
posterior l. of hypophysis (l. posterior de la hipófisis). [*lobus posterior hypophyseos,* NA].
l. of prostate (l. de la próstata). [*lobus prostatae,* NA].
pyramidal l. of thyroid gland (l. piramidal de la glándula tiroides). [*lobus pyramidalis glandulae thyroideae,* NA].
quadrate l. **1.** (l. cuadrado del cerebro). [*precuneus,* NA]. **2.** (l. cuadrado). [*lobus quadratus,* NA].
renal l. (l. renal). [*lobus renalis,* NA].
Riedel's l. (l. de Riedel). L. apendicular; l. lingüiforme.
right l. (l. derecho). [*lobus dexter,* NA].
right l. of liver (l. hepático derecho). [*lobus hepatis dexter,* NA].
Spigelius' l. (l. de Spigelius). L. caudado.
superior l. of lung (l. pulmonar superior). [*lobus superior pulmonis,* NA].
supplemental l. (l. suplementario).
temporal l. (l. temporal). [*lobus temporalis,* NA].
upper l. of lung (l. superior del pulmón). [*lobus superior pulmonis,* NA].
lobectomy (lobectomía). f. Extirpación de un lóbulo de un órgano o glándula.

lobelia (lobelia). f. Hierba del asma, tabaco silvestre; hojas y tallos secos de *Lobelia inflata* (familia Lobeliaceae).
lobeline (lobelina). f. Piperidilacetofenona, alcaloide de la *Lobelia inflata*, que posee acciones iguales a la nicotina, pero de menor potencia.
  l. sulfate (sulfato de l.).
lobitis (lobitis). f. Inflamación de un lóbulo.
lobomycosis (lobomicosis). f. Enfermedad de Lobo; micosis crónica localizada de la piel por el hongo *Loboa loboi*.
lobopodium, pl. **lobopodia** (lobópodo). m. Seudópodo grueso y de forma lobular.
lobotomy (lobotomía). f. **1.** Incisión que se practica en un lóbulo. **2.** División de uno o más tractos nerviosos en un lóbulo del cerebro.
  prefrontal l. (l. prefrontal). Leucotomía prefrontal.
  transorbital l. (l. transorbitaria). Leucotomía transorbitaria.
lobular (lobular). Relativo a un lóbulo.
lobulate, lobulated (lobulado). Dividido en lóbulos.
lobule (lobulillo). [*lobulus*, NA]. m. Lóbulo pequeño.
  ansiform l. (l. ansiforme).
  anterior lunate l. (l. anterior del cerebelo). [*lobulus semilunaris superior*, NA].
  l. of auricle (l. de la oreja). [*lobulus auriculae*, NA].
  biventral l. (l. digástrico). [*lobuli biventer*, NA].
  central l. (l. central del cerebelo). [*lobulus centralis cerebelli*, NA].
  crescentic l.'s of the cerebellum (l. semilunares del cerebelo).
  hepatic l. (l. hepático). [*lobulus hepatis*, NA].
  inferior parietal l. (l. parietal inferior). [*lobulus parietalis inferior*, NA]. Circunvolución parietal inferior.
  inferior semilunar l. (l. semilunar inferior del cerebelo). [*lobulus semilunaris inferior*, NA]. L. semilunar posterior del cerebelo.
  l.'s of epididymis (l. epididimarios). [*lobuli epididymidis*, NA].
  l.'s of mammary gland (l. mamarios). [*lobuli glandulae mammariae*, NA].
  l.'s of testis (l. testiculares). [*lobuli testis*, NA].
  l.'s of thymus (l. tímicos). [*lobuli thymi*, NA].
  l.'s of thyroid gland (l. de la glándula tiroides). [*lobuli glandulae thyroideae*, NA].
  paracentral l. (l. paracentral del cerebelo). [*lobulus paracentralis*, NA].
  portal l. of liver (l. portal del hígado).
  posterior lunate l. (l. semilunar posterior). [*lobulus semilunaris inferior*, NA].
  primary pulmonary l. (l. pulmonar primario). Ácino pulmonar.
  quadrangular l. (l. cuadrilátero del cerebelo). [*lobulus quadrangularis*, NA]. L. cuadrado.
  quadrate l. (l. cuadrado).
  renal cortical l. (l. cortical renal). [*lobulus corticalis renalis*, NA].
  respiratory l. (l. respiratorio). Ácino pulmonar.
  secondary pulmonary l. (l. pulmonar secundario).
  simple l. 1. (l. simple del cerebelo). [*lobulus simplex*, NA]. **2.** (lóbulo simple). [*lobulus simplex*, NA].
  slender l. (l. delgado del cerebelo). [*lobulus gracilis*, NA].
  superior parietal l. (l. parietal superior). [*lobulus parietalis superior*, NA]. Circunvolución parietal superior.
  superior semilunar l. (l. semilunar superior del cerebelo). [*lobulus semilunaris superior*, NA]. L. semilunar anterior del cerebelo.
lobulet, lobulette (lobulillo). m. Lóbulo muy pequeño o una de las subdivisiones menores de un lóbulo.
lobulus, gen. and pl. **lobuli** (lobulus, gen. y pl. lobuli). [*lobulus*, NA]. Lobulillo; lóbulo pequeño.
  l. clivi (lobulillo declive). [*lobulus clivi*, NA]. Declive.
  l. culminis (lobulillo del culmen). [*lobulus culminis*, NA]. Culmen.
  l. fusiformis (lobulillo fusiforme). [*lobulus fusiformis*, NA].
  l. cuneiformis (lobulillo cuneiforme). L. digástrico.
lobus, gen. and pl. **lobi** (lobus, gen. y pl. lobi). [*lobus*, NA]. Lóbulo.
  l. appendicularis (lóbulo apendicular). L. de Riedel.
  l. azygos (lóbulo de la vena ázigos).
  l. clivi (lóbulo del canal basilar). [*lobus clivi*, NA].
  l. linguiformis (lóbulo linguiforme). L. de Riedel.
local (local). Perteneciente o relativo a una parte limitada, contrariamente a general o sistémico.
localization (localización). f. **1.** Limitación a un área definida. **2.** Referencia de una sensación a su punto de origen. **3.** Determinación del sitio o lugar de un proceso patológico.
  auditory l. (l. auditiva).
  cerebral l. (l. cerebral).
  germinal l. (l. germinal).
  pneumotaxic l. (l. neumotáxica).
  spatial l. (l. espacial).
  stereotaxic l. (l. estereotáxica).
localized (localizado). Restringido o limitado a un punto definido.
locator (localizador). m. Cualquier instrumento o aparato que tiene por finalidad determinar la situación de un cuerpo extraño en los tejidos.
lochia (loquios). m. pl. Flujo sanguinolento, mucoso y con restos de tejidos que se elimina por la vagina inmediatamente después del parto.
  l. alba (l. blancos). L. purulentos.
  l. cruenta (l. cruentos). L. rojos.
  l. purulenta (l. purulentos). L. blancos.
  l. rubra (l. rojos). L. cruentos.
  l. sanguinolenta (l. sanguinolentos).
  l. serosa (l. serosos). Líquidos de poca consistencia.
lochial (loquial). Perteneciente o relativo a los loquios.
lochiometra (loquiómetra). m. Distensión del útero por retención de loquios.
lochiometritis (loquiometritis). f. Metritis puerperal.
lochioperitonitis (loquioperitonitis). f. Peritonitis puerperal.
lochiorrhagia (loquiorragia). f. Loquiorrea.
lochiorrhea (loquiorrea). f. Loquiorragia, flujo abundante de loquios.
lockjaw (trismo).
loco (locoísmo). m. Enfermedad que afecta al ganado vacuno, causada por la ingestión de loco.
locomotive (locomotor). Relativo a la locomoción, o movimiento de un lugar a otro.
locomotor (locomotor). Relacionado con la locomoción o el movimiento de un sitio a otro.
locomotorium (locomotorium). El aparato locomotor del cuerpo.
locomotory (locomotor).
locular (locular). Perteneciente o relativo a un lóculo.
loculate (loculado). Que está dividido en numerosos lóculos.
loculation (loculación). f. **1.** Región loculada en un órgano o tejido, o estructura loculada que se forma entre las superficies de órganos, de membranas serosas o mucosas, etc. **2.** Proceso por el cual se forman uno o varios lóculos.
loculus, pl. **loculi** (lóculo). m. Cavidad o cámara pequeña.
locus, pl. **loci** (locus, pl. loci). Lugar, por lo general, referido a un sitio específico.
  l. ceruleus (l. ceruleus). [*locus ceruleus*, NA]. L. cinereus.
  l. cinereus (l. cinereus). [*locus ceruleus*, NA]. L. coeruleus.
  complex l. (l. complejo).
  l. of control (l. de control).
  l. ferrugineus (l. ferrugineus). [*locus ceruleus*, NA]. L. coeruleus.
  genetic l. (l. genético).
  l. niger (l. niger). Sustancia negra.
  l. perforatus anticus (l. perforatus anticus). Sustancia perforada anterior.
  l. perforatus posticus (l. perforatus posticus). Sustancia perforada posterior.
  sex-linked l. (l. ligado al sexo).
  X-linked l. (l. ligado al cromosoma X).
  Y-linked l. (l. ligado al cromosoma Y).
lofentanil (lofentanilo). m. Potente narcótico y analgésico de acción prolongada, químicamente relacionado con el fentanilo.
logagnosia (logoagnosia). f. Afasia.
logagraphia (logoagrafia). f. Agrafia.
logamnesia (logamnesia). f. Afasia.
logaphasia (logafasia). f. Afasia de la articulación.
logasthenia (logoastenia). f. Afasia.

logetronography (logoetronografía). f. Método de impresión en el cual se destacan detalles especiales con medios puramente electrónicos, en un área muy densa o con muy poco contraste, y que permite obtener la intensificación de los detalles que se desea observar.
-logia, -logy (-logía). **1.** Sufijo que indica, en sentido general, el estudio del tema indicado por la palabra. **2.** Sufijo que se emplea con el significado de recolectar o recoger.
logo-, log- (log-, logo-). Prefijos que indican relación con el lenguaje, el estudio o las palabras.
logopathy (logopatía). f. Cualquier trastorno del lenguaje.
logopedia (logopedia). f. Rama de la ciencia relacionada con el estudio de la fisiología y la patología de los órganos del lenguaje y con la corrección de los defectos del habla.
logopedics (logopedia). f. Rama de la ciencia relacionada con el estudio de la fisiología y la patología de los órganos del lenguaje y con la corrección de los defectos del habla.
logoplegia (logoplejía). f. Parálisis de los órganos del lenguaje.
logorrhea (logorrea). f. Término poco usado, sinónimo de verborrea anormal o patológica.
logospasm (logoespasmo). m. **1.** Tartamudez. **2.** Lenguaje explosivo.
logotherapy (logoterapia). f. Forma de psicoterapia que pone especial interés en la vida espiritual del paciente, y en la cual el médico actúa como un "sacerdote clínico".
loiasis (loasis). f. Enfermedad crónica ocasionada por *Loa loa*, con síntomas y signos que se presentan aproximadamente de 3 a 4 años después de la picadura de una mosca tabánida infectada.
loin (lomo). [*lumbus*, NA]. m. Parte de la espalda entre el tórax y la pelvis.
loliism (lolismo). m. Envenenamiento con semillas de una hierba, *Lolium temulentum* (en forma de harina usada en panificación), que provoca síntomas tales como mareo, temblores, cloropsia, dilatación de las pupilas, gran postración y, a veces, vómitos.
lomustine (lomustina). f. Agente antineoplásico.
long-chain fatty acid-CoA ligase (ligasa de ácidos grasos de cadena larga-CoA). Acil-CoA sintetasa.
longevity (longevidad). f. Macrobiosis; larga vida, con respecto a la duración normal de la existencia para una especie.
longitudinal (longitudinal). Que tiene el sentido de la longitud; paralelo al eje mayor del cuerpo o de cualquiera de sus partes.
longitudinalis (longitudinalis). [*longitudinalis*, NA]. Longitudinal.
longitype (longilíneo). Ectomorfo.
loop (asa). m. **1.** Giro o curva más o menos completa y aguda de un vaso, nervio u otro cuerpo cilíndrico, que forma un anillo ovalado o circular. **2.** Alambre, generalmente de platino o cromoníquel, unido a un mango por uno de sus extremos y doblado en forma de círculo.
Biebl l. (a. de Biebl).
bulboventricular l. (a. bulboventricular).
capillary l.'s (a. capilar).
cervical l. (a. cervical). [*ansa cervicalis*, NA].
gamma l. (circuito gamma). C. de Granit.
Gerdy's interatrial l. (a. interauricular de Gerdy).
Granit's l. (circuito de Granit). C. gamma.
Henle's l. (a. de Henle). A. nefrónica.
Hyrtl's l. (a. de Hyrtl).
l.'s of spinal nerves (a. de los nervios espinales). [*ansae nervorum spinalium*].
lenticular l. (a. lenticular). [*ansa lenticularis*, NA].
memory l. (circuito de memoria).
Meyer-Archambault l. (a. de Meyer-Archambault).
nephronic l. (a. nefrónica).
peduncular l. (a. peduncular). [*ansa peduncularis*, NA].
subclavian l. (a. subclavia). [*ansa subclavia*, NA]. A. de Vieussens.
vector l. (circuito vector).
ventricular l. (a. ventricular).
Vieussens' l. (a. de Vieussens).
loosening of association (laxitud de las asociaciones). Manifestación de un severo trastorno del pensamiento caracterizado por la falta evidente de conexión entre una frase determinada y la siguiente, o con la respuesta a una pregunta.
lop-ear (oreja caída). Deformación congénita de la oreja en la cual se observa falta de desarrollo del hélix y el antehélix.
loperamide hydrochloride (loperamida, clorhidrato de). Agente antiperistáltico que se utiliza en el tratamiento de la diarrea.
lophodont (lofodonte). Que tiene las coronas de los molares en forma de crestas o rebordes transversales o longitudinales, contrariamente al bunodonte.
lophotrichate (lofotrico). Dícese de la célula bacteriana que tiene dos o más flagelos en uno o ambos polos.
lophotrichous (lofotrico). Dícese de la célula bacteriana que tiene dos o más flagelos en uno o ambos polos.
lopremone (lopremona). f. Nombre antiguo de la protirelina.
lorazepam (lorazepam). m. Fármaco ansiolítico.
lordoscoliosis (lordoescoliosis). f. Curvatura hacia atrás y lateral combinada de la columna vertebral.
lordosis (lordosis). f. Curvatura anteroposterior de la columna vertebral, por lo general lumbar con convexidad hacia adelante.
lordotic (lordótico). Relativo a la lordosis, o afectado por ella.
lotion (loción). f. Tipo de preparados farmacéuticos que son suspensiones líquidas o dispersiones destinadas a aplicación externa.
loupe (lupa). f. Lente de aumento.
binocular l. (l. binocular).
louse, pl. **lice** (piojo). m. Nombre común de los insectos ectoparásitos de los órdenes Anoplura (p. chupador) y Mallophaga (p. picador).
biting l., chewing l., feather l. (p. picador, mordedor o de las plumas).
sucking l. (p. chupador).
lousiness (piojería). f. Pediculosis.
lovastatin (lovastatina). f. Mevinolina; agente que disminuye el colesterol, aislado de una cepa de *Aspergillus terreus*.
loxapine (loxapina). f. Agente ansiolítico que se usa en las formas de succinato y clorhidrato.
loxia (loxia). f. Tortícolis.
loxophthalmus (loxoftalmía). f. Denominación antigua del estrabismo.
loxoscelism (loxoscelismo). m. Enfermedad clínica producida por la araña reclusa parda o castaña, *Loxosceles reclusus*, de América del Norte.
LPH (LPH). Abrev. de hormona lipotrófica.
Lr (Lr). Símbolo de laurencio.
LRF (LRF). Abrev. de factor liberador de la hormona luteinizante (luteinizing hormone-releasing factor).
LRH (LRH). Abrev. de hormona liberadora de hormona luteinizante (luteinizing hormone-releasing hormone).
LSD (LSD). Abrev. de dietilamida del ácido lisérgico (lysergic acid diethylamide).
LTH (LTH). Abrev. de hormona luteotrófica (luteotropic hormone).
LTM (MLP). Abrev. de memoria a largo plazo.
Lu (Lu). Símbolo del lutecio.
lucanthone hydrochloride (lucantona, clorhidrato de). Clorhidrato de 1,2'-dietilaminoetilamino-4-metiltiaxantona; se usa para el tratamiento de la esquistosomiasis.
lucensomycin (lucensomicina). f. Lucimicina; antibiótico aislado de cultivos de *Streptomyces lucensis*; agente antimicótico.
lucent (lúcido). Brillante, límpido, translúcido.
lucid (lúcido). Claro, no oscuro o confuso, como en un momento o expresión oral l.
lucidification (lucidificación). f. Clarificación.
lucidity (lucidez). f. Claridad, especialmente referida al estado mental.
luciferases (luciferasas). f. pl. Enzimas que se encuentran en algunos organismos luminosos y actúan produciendo la oxidación de la luciferina.
luciferins (luciferinas). f. pl. Sustancias químicas que se encuentran en algunos organismos luminosos y que, por acción de las luciferasas, producen bioluminiscencia.
lucifugal (lucífugo). Que evita la luz.
lucimycin (lucimicina). f. Lucensomicina.
lucipetal (lucípeto). Que busca la luz.
lucotherapy (lucoterapia). f. Fototerapia.
ludic (lúdico). Relativo al juego, o que lo simula.
lues (lúes). f. Peste, especialmente sífilis.
l. venerea (l. venérea). Sífilis.
luetic (luético). Sifilítico.
luliberin (luliberina). f. Hormona liberadora de la hormona luteinizante.

lumbago (lumbago). m. Reumatismo lumbar; dolor en la parte media e inferior de la espalda.
ischemic l. (l. isquémico).
lumbar (lumbar). Relacionado con los lomos, o la región de la espalda y los flancos comprendida entre el tórax y la pelvis.
lumbarization (lumbarización). f. Anomalía congénita de la unión lumbosacra, en la cual la quinta vértebra lumbar está fusionada con la sacra; existen seis vértebras lumbares en lugar de cinco.
lumbo-ovarian (lumboovárico). Relacionado con el ovario y la región lumbar.
lumboabdominal (lumboabdominal). Relativo a la región lumbar y al abdomen.
lumbocolostomy (lumbocolostomía). f. Abocamiento del colon al exterior mediante una incisión en la región lumbar.
lumbocolotomy (lumbocolotomía). f. Incisión en el colon a través de la región lumbar.
lumbocostal (lumbocostal). **1.** Relativo a las regiones lumbar e hipocondríaca. **2.** Referente a las vértebras lumbares y las costillas.
lumboiliac (lumboilíaco). Lumboinguinal.
lumboinguinal (lumboinguinal). Lumboilíaco; relativo a las regiones lumbar e inguinal.
lumbosacral (lumbosacro). Sacrolumbar; relativo a las vértebras lumbares y al sacro.
lumbrical (lumbrical). Lumbricoide.
lumbricalis (lumbrical). Músculo l.
lumbricidal (lumbricida). m. Agente que destruye las lombrices (lumbricoides) intestinales.
lumbricide (lumbricida). m. Agente que destruye las lombrices intestinales.
lumbricoid (lumbricoide). **1.** Lumbricus; relativo o parecido a una lombriz, especialmente *Ascaris lumbricoides*. **2.** m. Nombre común obsoleto del *Ascaris lumbricoides*.
lumbricosis (lumbricosis). f. Infestación por lumbricoides o lombrices intestinales redondas.
lumbricus (lumbricus). **1.** Lumbricoide. **2.** Nombre obsoleto común del *Ascaris lumbricoides*.
lumbus, gen. and pl. **lumbi** (lumbus, gen. y pl. lumbi). [*lumbus*, NA]. Lomo; parte de la espalda entre el tórax y la pelvis.
lumen, pl. **lumina** (lumen). m. **1.** Cavidad dentro de una estructura tubular, tal como una arteria o el intestino. **2.** Unidad de flujo luminoso correspondiente al emitido por un ángulo sólido de una unidad de estereorradián, por una fuente puntiforme que tiene una intensidad luminosa de una candela.
residual l. (l. residual). Hendidura residual.
lumichrome (lumicromo). m. Riboflavina a la que se ha extraído su cadena lateral de ribitilo.
lumiflavin (lumiflavina). f. Fotoderivado amarillo de la riboflavina, que tiene un grupo metilo en lugar del ribitilo.
luminal (luminal). Relativo al lumen de un vaso sanguíneo o alguna otra estructura tubular.
luminescence (luminiscencia). f. Emisión de luz por un cuerpo como resultado de una reacción química.
luminiferous (luminífero). Que produce o transporta luz.
luminophore (luminóforo). Átomo o grupo atómico que, cuando se encuentra en un compuesto orgánico, aumenta su propiedad de luminiscencia.
luminous (luminoso). Que emite luz con producción de calor o sin ella.
lumirhodopsin (lumirrodopsina). f. Intermediario entre la rodopsina y el todo-*trans*-retinal más opsina durante el blanqueamiento de la rodopsina producido por la luz.
lumpectomy (nodulectomía). f. Tilectomía; especialmente de una lesión maligna de las mamas con conservación de la anatomía de estas últimas.
lunacy (lunatismo). m. **1.** Forma de locura caracterizada por períodos alternados de lucidez e insania, atribuida antiguamente a la influencia de las fases de la luna. **2.** Cualquier forma de insania. **3.** Insania, de acuerdo con diferentes definiciones legales.
lunar (lunar). **1.** Relativo a la luna o al mes lunar. **2.** Que tiene forma parecida a la luna, en especial a la media luna. **3.** Relativo a la plata (en alquimia, la luna era el símbolo de la plata).
lunate (semilunar). **1.** Lunar. **2.** Relativo al hueso [os lunatum].
lunatic (lunático). m. Nombre con el que se designaba antiguamente a los psicópatas.
lunatomalacia (lunatomalacia). f. Enfermedad de Kienböck.
lung (pulmón). [*pulmo*, NA]. m. Cada uno de los órganos de la respiración que ocupan la cavidad torácica, en los que se produce la oxigenación de la sangre.
air-conditioner l. (p. por acondicionador de aire).
bird-breeder's l., bird-fancier's l. (p. de los criadores de aves, de los pajareros). Enfermedad de los criadores de aves.
black l. (p. negro).
brown l. (p. pardo). Bisinosis.
butterfly l. (p. en mariposa).
cardiac l. (p. cardíaco).
cheese worker's l. (p. de los trabajadores del queso).
collier's l. (p. de los mineros del carbón). Antracosis.
farmer's l. (p. de los granjeros). P. de los trilladores.
fibroid l. (p. fibroide).
honeycomb l. (p. en panal de abeja).
hyperlucent l. (p. hiperlúcido).
iron l. (p. de acero). Respirador de Drinker.
malt-worker's l. (p. de los trabajadores en malterías).
mason's l. (p. de los albañiles). Silicosis que se observa en albañiles.
miner's l. (p. de los mineros). Antracosis.
mushroom-worker's l. (p. de los trabajadores con hongos).
postperfusion l. (p. posperfusión).
pump l. (p. bomba). P. del shock.
quiet l. (p. quieto).
shock l. (p. del shock). P. húmedo, blanco o bomba.
thresher's l. (p. de los trilladores). P. de los granjeros.
trench l. (p. de las trincheras).
uremic l. (p. urémico). Neumonía urémica; neumonitis urémica.
vanishing l. (p. evanescente).
welder's l. (p. de los soldadores).
wet l., white l. (p. húmedo, blanco). P. del shock.
lungworms (gusano de los pulmones).
lunula, pl. **lunulae** (lúnula). f. **1.** [*lunula*, NA]. Media luna o región blanca en la parte proximal de la lámina de la uña. **2.** Cualquier estructura pequeña en forma de media luna.
azure l. of nails (l. azur de las uñas).
l. of semilunar valve (l. de la válvula semilunar). [*lunula valvulae semilunaris*, NA]
lupiform (lupiforme). Lupoide.
lupinidine (lupinidina). f. Esparteína.
lupinosis (lupinosis). f. Latirismo.
lupoid (lupoide). Lupiforme; semejante al lupus.
lupous (luposo). Perteneciente al lupus.
lupulin (lupulina). f. Humulina; sustancia granular obtenida del lúpulo *Humulus lupulus*.
lupus (lupus). m. Término usado originariamente para denominar una erosión de la piel (a la manera de un mordisco del animal) y que actualmente se emplea con adjetivos modificativos con referencia a diversas enfermedades.
chronic discoid l. erythematosus (l. eritematoso discoide crónico).
discoid l. erythematosus (l. eritematoso discoide).
disseminated l. erythematosus (l. eritematoso diseminado).
l. erythematodes (l. erythematodes). L. eritematoso.
l. erythematosus (LE, L.E.) (l. eritematoso (LE)).
l. erythematosus profundus (l. eritematoso profundo).
l. hypertrophicus (l. hipertrófico). L. tumidus.
l. livido (l. lívido).
l. lymphaticus (l. linfático). Linfangioma circunscripto.
l. miliaris disseminatus faciei (l. miliar diseminado de la cara).
l. mutilans (l. mutilante).
l. papillomatosus (l. papilomatoso).
l. pernio (l. pernio).
l. psoriasis (l. psoriásico).
l. sclerosus (l. escleroso).
l. sebaceus (l. sebáceo).
l. serpiginosus (l. serpiginoso).
l. superficialis (l. superficial). L. eritematoso.
systemic l. erythematosus (SLE) (l. eritematoso sistémico (LES)).
l. tuberculosus (l. tuberculoso). L. vulgar.
l. tumidus (l. tumidus). L. hipertrófico.
l. verrucosus (l. verrugoso). Tuberculosis verrugosa de la piel.

l. vulgaris (l. vulgar). L. tuberculoso, tuberculosis luposa de la piel.
l. vulgaris erythematoides (l. eritematoso vulgar).
lura (lura). f. Terminación contraída del infundíbulo cerebral.
lural (lural). Relativo a la lura.
lusus naturae (lusus naturae). Anomalía congénita muy evidente.
lute (enlodar). Sellar o asegurar con cera o cemento.
luteal (lúteo). Relativo al cuerpo lúteo; p.ej., células lúteas, hormona lútea, etcétera.
lutecium (lutecio).
lutein (luteína). f. **1.** Pigmento amarillo del cuerpo lúteo, de la yema del huevo o cualquier lipocromo. **2.** Xantófila. **3.** Cuerpo amarillo desecado y pulverizado de marrana, que se usó antiguamente como fuente de progesterona.
luteinization (luteinización). f. Transformación del folículo ovárico maduro y su teca interna en un cuerpo amarillo después de la ovulación; formación de tejido lúteo.
luteinize (luteinizar). Formar tejido lúteo.
luteinoma (luteinoma). m. Luteoma.
luteogenic (luteogénico). L. luteinizante; que induce la producción o crecimiento de los cuerpos amarillos.
luteohormone (luteohormona). f. Progesterona.
luteol, luteole (luteol). m. Xantófila.
luteolin (luteolina). f. Tetrahidroxiflavona, aglicona de la galuteolina y el cinarósido.
luteolysin (luteolisina). f. Agente, natural o compuesto, que destruye la función del cuerpo amarillo.
luteolysis (luteólisis). f. Degeneración o destrucción de tejido ovárico luteinizado.
luteolytic (luteolítico). Que promueve la luteólisis, o es característico de ella.
luteoma (luteoma). m. Luteinoma; tumor de ovario que se origina en las células de la granulosa o de la teca, que tiene efecto de progesterona sobre la mucosa uterina.
pregnancy l. (l. del embarazo).
luteotropic, luteotrophic (luteotrófico). Que tiene acción estimulante sobre el desarrollo y la función del cuerpo amarillo.
luteotropin (luteotropina). f. Hormona luteotrófica; hormona de la hipófisis anterior cuya acción mantiene la función del cuerpo amarillo.
lutetium (Lu) (lutecio). m. Elemento químico del grupo de las tierras raras, símbolo Lu, Nº at. 71.
luteus (luteus). [*luteus*, NA]. Lúteo.
lutropin (lutropina). f. Hormona o principio luteinizante; h. estimulante de células intersticiales.
lututrin (lututrina). f. Fracción semejante a la proteína, hidrosoluble, extraída del cuerpo amarillo de ovarios de marranas, semejante a la relaxina.
lux (lux). m. Metro-bujía; unidad de luz o de iluminación. Es la recepción de un flujo luminoso de 1 lumen por metro cuadrado de superficie.
luxatio (luxatio). Luxación.
l. erecta (l. erecta). Luxación subglenoidea de la cabeza del húmero.
l. perinealis (l. perinealis). Dislocación hacia el perineo de la cabeza del fémur.
luxation (luxación). f. **1.** Dislocación. **2.** En odontología, dislocación o desplazamiento del cóndilo de la fosa temporomandibular, o de un diente de su alvéolo.
Malgaigne's l. (l. de Malgaigne). Codo de las niñeras.
Luxol fast blue (azul rápido Luxol).
luxus (luxus). Exceso de cualquier tipo.
LVET (LVET). Abrev. en inglés de tiempo de expulsión del ventrículo izquierdo (left ventricular ejection time).
Lw (Lw). Símbolo antiguo del laurencio.
lyase (liasa). f. Nombre de la clase de enzimas que extraen grupos no hidrolíticamente.
lycanthropy (licantropía). f. Ilusión maníaca en la que el paciente se cree lobo.
lycoctonine (licoctonina). f. Alcaloide obtenido del *Aconitum lycoctonum*, especie de acónito sumamente venenosa.
lycopene (licopeno). m. Ψ, Ψ-Caroteno.
lycopenemia (licopenemia). f. Estado en el cual existe una concentración sanguínea elevada de licopeno, lo cual produce una pigmentación amarillenta de la piel de tipo carotenoide.
lycoperdonosis (licoperdonosis). f. Neumonitis persistente consecutiva a la inhalación de esporas de los bejines del *Lycoperdon pyriforme* y *L. bovista*.
lycophora (licofora). f. La larva con 10 ganchos de las tenias primitivas de la subclase Cestodaria.
lycopodium (licopodio). m. Esporas de *Lycopodium clavatum* (familia Lycopodiaceae) y otras especies de *Lycopodium*.
lye (lejía). f. Lixivio. Líquido obtenido por blanqueamiento de las cenizas de la madera.
lygophilia (ligofilia). f. Preferencia anormal por los sitios oscuros.
lymecycline (limeciclina). f. Tetraciclina-metileno lisina. Agente antimicrobiano.
lymph (linfa). f. Líquido transparente, a veces ligeramente amarillento y opalescente, que se encuentra en los tejidos del cuerpo, pasa por los vasos linfáticos (a través de los ganglios linfáticos) y ocasionalmente se incorpora a la circulación sanguínea venosa.
aplastic l. (l. aplástica). L. corpuscular.
blood l. (l. sanguínea).
corpuscular l. (l. corpuscular). L. aplástica.
croupous l. (l. cruposa).
dental l. (l. dental). Líquido dentario.
euplastic l. (l. euplástica).
fibrinous l. (l. fibrinosa). L. cruposa o euplástica.
inflammatory l. (l. inflamatoria). L. plástica.
intercellular l. (l. intercelular).
intravascular l. (l. intravascular).
plastic l. (l. plástica). L. inflamatoria.
tissue l. (l. hística).
vaccine l., vaccinia l. (l. vacunal).
lymphaden (linfadeno). m. Linfonódulo.
lymphadenectomy (linfadenectomía). f. Extirpación quirúrgica de los nódulos linfáticos.
lymphadenitis (linfadenitis). f. Inflamación de uno o varios nódulos linfáticos.
caseous l. (l. caseosa).
dermatopathic l. (l. dermatopática). Linfadenopatía dermatopática.
paratuberculous l. (l. paratuberculosa).
regional granulomatous l. (l. granulomatosa regional).
tuberculous l. (l. tuberculosa).
lymphadeno-, lymphaden- (linfadeno-, linfaden-). Prefijos que indican relación con los nódulos linfáticos.
lymphadenography (linfadenografía). f. Radiografía que se efectúa después de haber inyectado un aceite opaco (yodado) en el centro de un nódulo linfático hipertrofiado.
lymphadenoid (linfadenoide). Semejante a un nódulo linfático, o que deriva de él.
lymphadenoma (linfadenoma). m. **1.** Nódulo linfático hipertrofiado. **2.** Enfermedad de Hodgkin.
lymphadenomatosis (linfadenomatosis). f. Término obsoleto para denominar a un estado caracterizado por la presencia de varios o numerosos nódulos linfáticos hipertrofiados.
lymphadenopathy (linfadenopatía). f. Cualquier proceso patológico que afecte a uno o a varios nódulos linfáticos.
angioimmunoblastic l. (l. angioinmunoblástica). L. inmunoblástica.
dermatopathic l. (l. dermatopática). Reticulosis lipomelánica.
immunoblastic l. (l. inmunoblástica). L. angioinmunoblástica.
lymphadenosis (linfadenosis). f. Proceso proliferativo básico que provoca la hipertrofia de los nódulos linfáticos.
benign l. (l. benigna). Mononucleosis nfecciosa.
malignant l. (l. maligna). Antigua denominación del linfoma maligno.
lymphadenovarix (linfadenovárice). f. Deformación varicosa de un nódulo linfático asociada con linfangiectasia.
lymphagogue (linfagogo). m. Agente que aumenta la formación y el flujo de linfa.
lymphangeitis (linfangeítis). f. Linfangitis.
lymphangial (linfangial). Relativo a un vaso linfático.
lymphangiectasis, lymphangiectasia (linfangiectasia). f. Linfectasia, telangiectasia simpática; dilatación de los vasos linfáticos, proceso básico que puede evolucionar hacia la formación de un linfangioma.
cavernous l. (l. cavernosa). Linfangioma cavernoso.
cystic l. (l. quística). Linfangioma quístico.
intestinal l. (l. intestinal).

simple l. (l. simple). Linfangioma simple.
lymphangiectatic (linfangiectásico). Relativo a la linfangiectasia, o caracterizado por ella.
lymphangiectodes (linfangiectodes). m. Linfangioma circunscripto.
lymphangiectomy (linfangiectomía). f. Resección quirúrgica de un conducto linfático.
lymphangiitis (linfangiítis). f. Linfangitis.
lymphangio-, lymphangi- (linfangio-). Prefijo que entra en la formación de palabras relativas a los vasos linfáticos.
lymphangioendothelioma (linfangioendotelioma). m. Neoplasia formada por grupos irregulares o pequeñas masas de células endoteliales, así como por un cúmulo de estructuras tubulares que se cree que derivan de los vasos linfáticos.
lymphangiography (linfangiografía). f. Visualización de los vasos linfáticos con rayos X, después de haber inyectado un medio de contraste.
lymphangiology (linfangiología). f. Rama de las ciencias médicas relativa al sistema linfático; d.t. linfología.
lymphangioma (linfangioma). m. Angiolinfoma, angioma linfático; nódulo o masa relativamente circunscripta de vasos o canales linfáticos, de tamaño variable, generalmente con gran dilatación y revestido por células endoteliales normales.
l. capillare varicosum l. (l. capilar varicoso). L. circunscripto.
l. cavernosum (l. cavernoso). Linfangiectasia cavernosa.
l. circumscriptum (l. circunscripto). Linfangiectodes.
l. cysticum (l. quístico). Linfangiectasia quística.
l. simplex (l. simple). Linfangiectasia simple.
l. superficium simplex (l. superficial simple). L. circunscripto.
l. tuberosum multiplex (l. tuberoso múltiple).
l. xanthelasmoideum (l. xantelasmoideo).
lymphangiomatous (linfangiomatoso). Relativo al linfangioma, o caracterizado por él, o que lo contiene.
lymphangion (linfangion). m. Vaso linfático.
lymphangiophlebitis (linfangioflebitis). f. Inflamación de los vasos linfáticos y las venas.
lymphangioplasty (linfangioplastia). f. Linfoplastia; restauración o modificación quirúrgica de los vasos linfáticos.
lymphangiosarcoma (linfangiosarcoma). m. Neoplasia maligna originada en tejido vascular, es decir, un angiosarcoma, en el cual las células neoplásicas provienen de las células endoteliales de los vasos linfáticos, y que por lo general aparece en el brazo varios años después de una mastectomía radical.
lymphangiotomy (linfangiotomía). f. Incisión de los vasos linfáticos.
lymphangitis (linfangitis). f. Linfangeítis; inflamación de los vasos linfáticos.
l. carcinomatosa (l. carcinomatosa).
epizootic l., l. epizootica (l. epizoótica).
lymphapheresis (linfaféresis). f. Linfocitoféresis.
lymphatic (linfático). **1.** Relativo a la linfa, a un canal vascular que conduce linfa o a un nódulo linfático. **2.** A veces, se usa con referencia al temperamento perezoso o flemático.
afferent l. (l. aferente). Vas afferens.
lymphaticostomy (linfaticostomía). f. Creación de una abertura en un conducto linfático.
lymphatitis (linfatitis). f. Inflamación de los vasos o nódulos linfáticos.
lymphatology (linfatología). f. Estudio del sistema linfático.
lymphatolysis (linfatólisis). f. Destrucción de los vasos y/o tejido linfático.
lymphatolytic (linfatolítico). Relativo a la linfatólisis, o caracterizado por ella.
lymphectasia (linfectasia). f. Linfangiectasia.
lymphedema (linfedema). m. Edema (especialmente de los tejidos subcutáneos) como consecuencia de la obstrucción de los vasos o nódulos linfáticos y la acumulación de gran cantidad de linfa en la región afectada.
congenital l. (l. congénito).
hereditary l. (l. hereditario). Trofoedema.
l. praecox (l. precoz). L. primario.
primary l. (l. primario). L. precoz.
lymphemia (linfemia). f. Presencia de cantidades anormalmente elevadas de linfocitos o sus precursores, o de ambos elementos, en la sangre circulante.
lymphization (linfización). f. Formación de linfa.
lympho-, lymph- (linfo-). Prefijo que interviene en la formación de palabras relacionadas con la linfa.
lymphoadenoma (linfoadenoma). m. Linfadenoma.
lymphoblast (linfoblasto). m. Linfocitoblasto; célula joven, inmadura, que se transformará en linfocito.
lymphoblastic (linfoblástico). Relativo a la producción de linfoblastos.
lymphoblastoma (linfoblastoma). m. Tipo de linfoma maligno formado principalmente por linfoblastos.
giant follicular l. (l. folicular gigante). Linfoma nodular.
lymphoblastosis (linfoblastosis). f. Presencia de linfoblastos en la sangre periférica.
lymphocele (linfocele). m. Linfocisto; tumor quístico que contiene linfa, por lo general de canales linfáticos enfermos o lesionados.
lymphocerastism (linfocerastismo). m. Proceso de formación de células de la serie linfocítica.
lymphocinesis (linfocinesis).
lymphocyst (linfocisto). m. Linfocele.
lymphocytapheresis (linfocitoféresis). f. Linfaféresis; separación y eliminación de los linfocitos de la sangre extraída; la sangre restante se transfunde nuevamente al dador.
lymphocyte (linfocito). m. Célula linfática; linfoleucocito.
B l. (l. B). Célula B.
Rieder's l. (l. de Rieder).
T l. (l. T). Célula T.
transformed l. (l. transformado).
lymphocythemia (linfocitemia). f. Linfocitosis.
lymphocytic (linfocítico). Relativo a los linfocitos o caracterizado por ellos.
lymphocytoblast (linfocitoblasto). m. Linfoblasto.
lymphocytoma (linfocitoma). m. Nódulo o masa circunscripta de linfocitos maduros, que semeja una neoplasia.
benign l. cutis (l. benigno de la piel).
lymphocytopenia (linfocitopenia). f. Linfopenia.
lymphocytopoiesis (linfocitopoyesis). f. Formación de linfocitos.
lymphocytosis (linfocitosis). f. Leucocitosis linfocítica, linfocitemia.
lymphoderma (linfodermia). f. Estado que se debe a cualquier enfermedad de los vasos linfáticos de la piel.
l. perniciosa (l. perniciosa).
lymphoduct (linfoducto). m. Cualquier vaso linfático.
lymphoepithelioma (linfoepitelioma). m. Carcinoma de células escamosas poco diferenciado y radiosensible, originado en tejido linfoide de la región de las amígdalas y la nasofaringe.
lymphogenesis (linfogénesis). f. Producción de linfa.
lymphogenic (linfogénico). Linfógeno.
lymphogenous (linfógeno). **1.** Linfogénico, que tiene origen en la linfa o en el sistema linfático. **2.** Que produce linfa.
lymphoglandula (linfoglándula). f. Nódulo linfático.
lymphogranuloma (linfogranuloma). m. **1.** Antiguo término, no específico, que se usó para referirse a algunas enfermedades básicamente diferentes, en las cuales los procesos patológicos producen granulomas, en particular en diversos grupos de nódulos linfáticos. **2.** Antigua denominación de la enfermedad de Hodgkin.
l. benignum (l. benigno). Antigua denominación de la sarcoidosis.
l. inguinale (l. inguinal). L. venéreo.
l. malignum (l. maligno).
Schaumann's l. (l. de Schaumann).
venereal l., l. venereum (l. venéreo).
lymphogranulomatosis (linfogranulomatosis). f. Cualquier estado caracterizado por la aparición de linfogranulomas múltiples y de distribución amplia.
lymphography (linfografía). f. Visualización de los vasos (linfangiografía) o los nódulos linfáticos (linfadenografía), o ambos, mediante radiografía, tras la inyección de un medio de contraste.
lymphohistiocytosis (linfohistiocitosis). f. Proliferación o infiltración de linfocitos e histiocitos.
lymphoid (linfoide). **1.** Semejante a la linfa o al tejido linfático, o relativo al sistema linfático. **2.** Adenoide.
lymphoidectomy (linfoidectomía). f. Extirpación de tejido linfoide.

lymphoidocyte (linfoidocito). m. Célula mesenquimática primitiva considerada capaz de experimentar diferenciación en todos los tipos de células linfoides, que incluye linfocitos, células litorales y células reticulares de los nódulos linfáticos.
lymphokines (linfocinas). f. pl. Sustancias solubles liberadas por linfocitos sensibilizados al tomar contacto con un antígeno específico, que contribuyen a la inmunidad celular por estímulo de la actividad de monocitos y macrófagos.
lymphokinesis 1. (linfocinesis). f. Linfocinesia, linfoquinesis; circulación de linfa en los vasos linfáticos y a través de los nódulos linfáticos. **2.** (linfocinesis). Movimiento de linfa en los conductos semicirculares del oído interno. **3.** (linfoquinesia). f. Linfocinesia.
lympholeukocyte (linfoleucocito). m. Linfocito.
lymphology (linfología). f. Linfangiología.
lymphoma (linfoma). m. L. maligno; término general para las neoplasias, generalmente malignas, de los tejidos linfáticos y reticuloendoteliales que se presentan en la forma de tumores sólidos aparentemente circunscriptos, compuestos por células que parecen primitivas o se asemejan a los linfocitos, células plasmáticas o histiocitos.
adult T cell l. (ATL) (l. de células T del adulto).
benign l. of the rectum (l. benigno del recto). Pólipo linfoide.
Burkitt's l. (l. de Burkitt).
diffuse small cleaved cell l. (l. difuso de células pequeñas segmentadas). L. linfocítico difuso, poco diferenciado.
follicular l. (l. folicular). L. nodular.
follicular predominantly large cell l. (l. folicular con predominio de células grandes).
follicular predominantly small cleaved cell l. (l. folicular con predominio de células pequeñas segmentadas).
histiocytic l. (l. histiocítico). Sarcoma de células reticulares.
immunoblastic l. (l. inmunoblástico). Sarcoma inmunoblástico.
large cell l. (l. de células grandes).
Lennert's l. (l. de Lennert). Lesión de Lennert.
lymphoblastic l. (l. linfoblástico).
malignant l. (l. maligno). L.
Mediterranean l. (l. del Mediterráneo).
nodular histiocytic l. (l. nodular histiocítico).
nodular l., follicular l. (l. nodular). Enfermedad de Brill-Symmers.
non-Hodgkin's l. (l. no Hodgkin).
poorly differentiated lymphocytic l. (PDLL) (l. linfocítico poco diferenciado).
small lymphocytic l. (l. linfocítico pequeño).
well-differentiated lymphocytic l. (WDLL) (l. linfocítico bien diferenciado).
lymphomatoid (linfomatoide). Que se asemeja al linfoma.
lymphomatosis (linfomatosis). f. Cualquier estado que se caracterice por la aparición de linfomas múltiples, de distribución amplia.
avian l. (l. aviaria).
fowl l. (l. de las aves). L. aviaria.
ocular l. (l. ocular).
visceral l. (l. visceral).
lymphomatous (linfomatoso). Relativo al linfoma, o de su naturaleza.
lymphomyeloma (linfomieloma). m. Neoplasia medular que consiste en células mononucleares, relativamente pequeñas, de características morfológicas semejantes a las de las formas linfocíticas.
lymphomyxoma (linfomixoma). m. Neoplasia blanda no maligna que contiene tejido linfoide dentro de una matriz de tejido conectivo laxo, areolar.
lymphonodus, pl. **lymphonodi** (lymphonodus, pl. lymphonodi). [*lymphonodus*, NA]. Nódulo o ganglio linfático.
lymphonodi abdominis viscerales (nódulos linfáticos viscerales abdominales). [*lymphonodi abdominis viscerales*, NA].
lymphonodi superiores centrales (nódulos linfáticos superiores centrales). [*lymphonodi superiores centrales*, NA].
lymphopathia (linfopatía). f. Cualquier enfermedad de los vasos o de los ganglios linfáticos.
l. venereum (l. venérea).
lymphopathy (linfopatía). f. Cualquier enfermedad de los vasos o de los ganglios linfáticos.
lymphopenia (linfopenia). f. Leucopenia linfocítica, linfocitopenia; reducción, relativa o absoluta, del número de linfocitos en la sangre circulante.
lymphoplasmapheresis (linfoplasmaféresis). f. Separación y eliminación de los linfocitos y plasma de la sangre extraída; la sangre restante se transfunde nuevamente al dador.
lymphoplasty (linfoplastia). f. Linfangioplastia.
lymphopoiesis (linfopoyesis). f. Formación de linfocitos.
lymphopoietic (linfopoyético). Relativo a la linfopoyesis, o que la produce.
lymphoreticulosis (linforreticulosis). f. Proliferación de células reticuloendoteliales en los ganglios linfáticos.
benign inoculation l. (l. benigna por inoculación).
lymphorrhagia (linforragia). f. Linforrea.
lymphorrhea (linforrea). f. Linforragia; salida de linfa de la superficie de los vasos linfáticos rotos o seccionados.
lymphorrhoid (linforroide). m. Dilatación de un conducto linfático, semejante a una hemorroide.
lymphosarcoma (linfosarcoma). m. Sarcoma linfático; linfoma linfocítico difuso.
bovine l. (l. bovino).
lymphosarcomatosis (linfosarcomatosis). f. Estado caracterizado por la aparición de múltiples masas de linfosarcoma, de distribución amplia.
lymphosis (linfosis). f. Término poco feliz para denominar a la leucemia linfocítica.
lymphostasis (linfostasis). f. Obstrucción del flujo normal de linfa.
lymphotaxis (linfotaxis). f. Propiedad de atraer o repeler linfocitos.
lymphotoxicity (linfotoxicidad). f. Potencial de un anticuerpo de un receptor de un aloinjerto de reaccionar directamente con los linfocitos u otras células de un dador de aloinjerto, para producir rechazo al injerto de tipo hiperagudo.
lymphotoxin (linfotoxina). f. Linfocina que lisa o destruye muchos tipos celulares.
lymphotrophy (linfotrofia). f. Nutrición de los tejidos por la linfa, en las partes que no tienen vasos sanguíneos.
lymphuria (linfuria). f. Excreción de linfa en la orina.
lynestrenol (linestrenol). m. Etinilestrenol; agente progestágeno que se usa junto con el mestranol como anticonceptivo oral.
lyoenzyme (lioenzima). f. Enzima extracelular.
lyolysis (liólisis). f. Sinónimo de solvólisis, de uso poco frecuente.
lyonization (lyonización). f. Inactivación del cromosoma X; fenómeno, común pero no universal, para los loci ligados al cromosoma X en el cual en cada célula uno u otro de los genes es inactivado aparentemente al azar y no tiene expresión fenotípica.
lyophil, lyophile (liófilo). Liofílico.
lyophilic (liofílico). Liófilo, liotrópico; en química coloidal indica la fase dispersa que tiene una pronunciada afinidad por el medio de dispersión.
lyophilization (liofilización). f. Congelación-desecación; proceso de aislamiento de una sustancia sólida de una solución por congelamiento de ésta y evaporación del hielo al vacío.
lyophobe (liófobo). Liofóbico.
lyophobic (liofóbico). Liófobo; indica la fase dispersa que sólo tiene escasa afinidad por el medio de dispersión.
lyosorption (lioadsorción). f. Adsorción de un líquido sobre una superficie sólida.
lyotropic (liotrópico). Liofílico.
lypressin (lipresina). f. Vasopresina que contiene lisina en la posición 8; es una hormona antidiurética y vasopresora.
lyra (lira). f. Estructura en forma de l.
l. davidis (l. de David). Antigua denominación de la comisura del trígono.
l. uterina (l. uterina). [*plicae palmatae*, NA].
Lys (Lys). Símbolo de la lisina o de sus radicales en péptidos.
lys- (lis-, liso-). Prefijos que indican relación con la lisis. V.t. lio-.
lysate (lisado). Material obtenido por el proceso destructivo de la lisis.
lyse (lisar). Romper, desintegrar, producir lisis.
lysemia (lisemia). f. Desintegración o disolución de los eritrocitos y aparición de hemoglobina en el plasma circulante y la orina.
lysergamide (lisergamida). f. Amida del ácido lisérgico.
lysergic acid (ácido lisérgico).
l. a. amide (á. lisérgico, amida del). Lisergamida; ergina.
l. a. monoethylamide (á. lisérgico, monoetilamida del).
l.a. diethylamide (LSD) (á. lisérgico, dietilamida del (LSD)). Lisergida.

lysergide (lisergida). f. Dietilamida del ácido lisérgico.
lysin (lisina). f. **1.** Anticuerpo fijador del complemento específico que actúa destruyendo las células y los tejidos. **2.** Cualquier sustancia que ocasiona lisis.
lysine (Lys) (lisina (Lys)). f. α-Aminoácido esencial que se encuentra en muchas proteínas.
l. decarboxylase (lisina descarboxilasa). Enzima que cataliza la descarboxilación de la lisina con producción de una diamina, la cadaverina.
8-lysine vasopressin (8-lisina vasopresina). Lipresina.
lysinemia (lisinemia). f. Aumento de la concentración de lisina en la sangre, acompañado con retardo físico y mental.
lysinogen (lisinógeno). m. Antígeno que estimula la formación de una lisina específica.
lysinogenic (lisinogénico). Que posee las propiedades de un lisinógeno.
lysinuria (lisinuria). f. Presencia de lisina en la orina.
lysis (lisis). f. **1.** Desaparición gradual de los síntomas de una enfermedad aguda, forma del proceso curativo que se diferencia de la crisis. **2.** Destrucción de eritrocitos, bacterias y otras estructuras provocada por una lisina específica.
lysocephalin (lisocefalina). f. Ácido lisofosfatídico esterificado con etanolamina o serina.
lysogen (lisógeno). **1.** Sustancia capaz de producir lisis. **2.** Bacteria en estado de lisogenia.
lysogenesis (lisogénesis). f. Producción de lisinas.
lysogenic (lisogénico). **1.** Que produce lisis o tiene la propiedad de hacerlo. **2.** Relativo a una bacteria en estado de lisogenia.
lysogenicity (lisogenicidad). f. Propiedad de ser lisogénico.
lysogenization (lisogenización). f. Proceso por el cual una bacteria se transforma en lisógena.
lysogeny (lisogenia). f. Fenómeno que se produce en el cultivo de una cepa bacteriana que tiene la capacidad de inducir, por medio del bacteriófago que contiene, la lisis general del cultivo de otra cepa bacteriana pero sin que ella experimente lisis.
lysokinase (lisocinasa). f. Término propuesto para identificar a agentes que producen plasmina por acción indirecta o en múltiples pasos sobre el plasminógeno.
lysolecithin (lisolecitina). f. Lisofosfatidilcolina; ácido lisofosfático que contiene colina; lisa los eritrocitos.
lysolecithinase (lisolecitinasa). f. Lisofosfolipasa.
lysophosphatidic acid (ácido lisofosfatídico).
lysophosphatidylcholine (lisofosfatidilcolina). f. Lisolecitina.
lysophosphatidylserine (lisofosfatidilserina). f. Fosfatidilserina de la cual se ha extraído un residuo de ácido graso del glicerol.
lysophospholipase (lisofosfolipasa). f. Fosfolipasa B, lecitinasa B, lisolecitinasa; hidrolasa que extrae de una lisolecitina el único grupo acilo, dejando glicerofosfocolina.
lysosome (lisosoma). m. Partícula citoplasmática rodeada de membrana, de 0,5 μm de diámetro o menos, y que contiene una amplia variedad de enzimas hidrolíticas glicoproteínicas activas a pH ácido.
definitive l.'s (l. definitivo). L. secundario.
primary l.'s (l. primario).
secondary l.'s (l. secundario). L. definitivo.
lysozyme (lisozima). f. Muramidasa; mucopéptido glucohidrolasa.
lyssa (lisa). f. **1.** Gusano. **2.** Antigua denominación de la rabia.
lysyl (lisilo). m. Radical monovalente de la lisina.
lysyl-bradykinin (lisil-bradicinina). Calidina.
lytic (lítico). Perteneciente o relativo a la lisis.
lytta (lita). Nombre antiguo de la rabia.
lyxitol (lixitol). m. Pentitol (lixosa reducida) que aparece en la lixoflavina.
lyxoflavin (lixoflavina). f. Compuesto semejante a la riboflavina, excepto que en lugar del grupo D-ribitol contiene D-lixitol.
lyxose (lixosa). f. Aldopentosa isómera de la ribosa.
lyxulose (lixulosa). f. Derivado 2-ceto de la lixosa.

M

μ (μ). Letra del alfabeto griego; símbolo de micro-, micrón; viscosidad dinámica.
M (M). **1.** Abrev. de miopía o miope. **2.** Símbolo de mega-, morgan. **3.** Símbolo de moles por litro (también se escribe m). **4.** Abrev. del lat. *misce*, mezclar.
m (m). **1.** m. mili-. **2.** Símbolo de moles por litro (también se escribe M o *M*).
MAA (MAA). Abrev. de albúmina macroagregada.
MAC (MAC). Abrev. de concentración alveolar (anestésica) mínima.
Mace, MACE (Mace, MACE). Acrónimo de metilcloroformo 2-cloracetofenona (el lacrimógeno clásico) en un dispersante liviano de petróleo y un propulsor semejante al freón.
macerate (macerar). Ablandar por imbibición o inmersión.
maceration (maceración). f. **1.** Ablandamiento por la acción de un líquido. **2.** Ablandamiento de tejidos después de la muerte por autólisis no putrefactiva (estéril).
machine (máquina). f. Cualquier aparato o dispositivo mecánico.
  anesthesia m. (m. de anestesia).
  heart-lung m. (m. corazón-pulmón).
  panoramic rotating m. (m. rotativa panorámica).
maclurin (maclurina). f. Colorante natural asociado con la morina y derivado del fustete.
macrencephaly, macrencephalia (macroencefalia). f. Hipertrofia del cerebro; posesión de un cerebro grande.
macro-, macr- (macro-, macr-). Prefijos que significan grande o largo.
macroadenoma (macroadenoma). m. Adenoma hipofisario mayor de 10 mm de diámetro.
macroamylase (macroamilasa). f. Término descriptivo aplicado a una forma de amilasa sérica con la enzima presente como un complejo unida a una globulina.
macroamylasemia (macroamilasemia). f. Forma de hiperamilasemia en la cual una porción de amilasa sérica existe como macroamilasa.
macrobacterium (macrobacteria). f. Megabacteria.
macrobiosis (macrobiosis). f. Longevidad.
macrobiote (macrobiota). m. y f. Organismo de larga vida.
macrobiotic (macrobiótico). **1.** De larga vida. **2.** Que tiende a prolongar la vida.
macrobiotics (macrobiótica). f. Estudio de la prolongación de la vida.
macroblast (macroblasto). m. Eritroblasto grande.
macroblepharia (macroblefaria). f. Posesión de párpados anormalmente grandes.
macrobrachia (macrobraquia). f. Posesión de brazos anormalmente grandes o largos.
macrocardia (macrocardia). f. Cardiomegalia.
macrocephalic, macrocephalous (macrocéfalo). m. Megacéfalo.
macrocephaly, macrocephalia (macrocefalia). f. Megacefalia.
macrocheilia, macrochilia (macroqueilia, macroquilia). f. **1.** Macrolabia; labios anormalmente agrandados. **2.** Linfangioma cavernoso del labio.
macrocheiria, macrochiria (macroqueiria, macroquiria). f. Queiromegalia o quiromegalia; megaloqueiria o megaloquiria; estado caracterizado por manos anormalmente grandes.
macrochemistry (macroquímica). f. Uso de pruebas químicas cuyas reacciones (cambios de color, efervescencia, etc.) son visibles a simple vista.
macrochilia (macroquilia). f. Macroqueilia.
macrochiria (macroquiria). f. Macroqueiria.
macrochylomicron (macroquilomicrón). m. Un quilomicrón excepcionalmente grande.
macrocnemia (macrocnemia). f. Estado en el que hay agrandamiento de los calcañares.
macrococcus (macrococo). m. Megacoco.
macrocolon (macrocolon). m. Colon sigmoide de longitud excepcional; una variedad de megacolon.
macroconidium, pl. **macroconidia** (macroconidio). m. **1.** Conidio o exosporo de gran tamaño. **2.** En los hongos, el más grande de dos tipos de conidios de tamaño diferente en una sola especie.
macrocornea (macrocórnea). f. Megalocórnea; córnea excepcionalmente grande.
macrocranium (macrocráneo). m. Cráneo agrandado, especialmente los huesos que contienen el cerebro, como se ve en la hidrocefalia; la cara aparece relativamente pequeña por comparación.
macrocryoglobulin (macrocrioglobulina). f. Una macroglobulina que tiene las propiedades de una crioglobulina.
macrocryoglobulinemia (macrocrioglobulinemia). f. Presencia de macroglobulinas que precipitan en frío en la sangre periférica.
macrocyst (macroquiste). m. Quiste de proporciones macroscópicas.
macrocytase (macrocitasa). f. Según Metchnikoff, una citasa o complemento formado por leucocitos mononucleares grandes y efectivo en la destrucción de células hísticas, sanguíneas, etcétera.
macrocyte (macrocito). m. Macroeritrocito; eritrocito grande como los que se observan en la anemia perniciosa.
macrocythemia (macrocitemia). f. Macrocitosis; megalocitemia; megalocitosis; presencia de gran número de macrocitos en la sangre circulante.
  hyperchromatic m. (m. hipercromática).
macrocytosis (macrocitosis). f. Macrocitemia.
macrodactylia, macrodactylism, macrodactyly (macrodactilia, macrodactilismo). f. y m. Megadactilia.
macrodont (macrodonte). m. **1.** Megadonte; megalodonte. **2.** Diente de proporciones anormalmente grandes y con frecuencia distorsionadas ya sean localizadas o generalizadas. **3.** Cráneo cuyo índice dentario es superior a 44.
macrodontia, macrodontism (macrodoncia, macrodontismo). f. y m. Megalodoncia; megadontismo; posesión de dientes anormalmente grandes.
macrodystrophia lipomatosa (macrodistrofia lipomatosa). Enfermedad rara no familiar caracterizada por agrandamiento de los dedos por lipomas con artropatía degenerativa dolorosa de las articulaciones metacarpofalángicas e interfalángicas.
macroencephalon (macroencéfalo). m. Megaloencéfalo.
macroerythroblast (macroeritroblasto). m. Macronormocromoblasto; eritroblasto grande.
macroerythrocyte (macroeritrocito). m. Macrocito.
macroesthesia (macroestesia). f. Sensación subjetiva de gran tamaño de todos los objetos tocados
macrogamete (macrogameto). m. Megagameto; elemento femenino de la anisogamia; es la más grande de las dos células sexuales, con más material de reserva, y generalmente no tiene motilidad.
macrogametocyte (macrogametocito). m. Macrogamonte; gametocito femenino o célula madre que produce el gameto femenino, o macrogameto, en los hongos o protozoarios que sufren anisogamia.
macrogamont (macrogamonte). m. Macrogametocito.
macrogamy (macrogamia). f. Conjugación de dos células o gametos adultos.
macrogastria (macrogastria). f. Megalogastria.
macrogenitosomia (macrogenitosomía). f. Excesivo desarrollo corporal y de los órganos genitales.
  m. praecox (m. precoz). Síndrome de Pellizzi.
  m. praecox suprarenalis (m. precoz suprarrenal).
macroglia (macroglia). f. Astrocito.
macroglobulin (macroglobulina). f. Globulina plasmática de peso molecular excepcionalmente grande, hasta 1.000.000.
macroglobulinemia (macroglobulinemia). f. Presencia de macroglobulinas en la sangre circulante, como en algunos pacientes con mieloma múltiple.
  Waldenström's m. (m. de Waldenström).

macroglossia (macroglosia). f. Megaloglosia; aumento de tamaño de la lengua, ya sea por desarrollo primario o secundario a una neoplasia o hamartoma vascular.
macrognathia (macrognatia). f. Megagnatia; agrandamiento o alargamiento del maxilar.
macrography (macrografía). f. Megalografía; escritura con letras muy grandes.
macrogyria (macrogiria). f. Circunvoluciones de la corteza cerebral congénitamente más grandes que las normales.
macrolabia (macrolabia). f. Macroqueilia.
macroleukoblast (macroleucoblasto). m. Leucoblasto excepcionalmente grande.
macrolides (macrólidos). m. pl. Clase de antibióticos descubiertos en los estreptomicetos y caracterizados por moléculas formadas por lactonas, como la eritromicina.
macromania (macromanía). f. **1.** Término poco usado para megalomanía. **2.** Ilusión de que todos los objetos que rodean al sujeto, o este último o sus extremidades, tienen un tamaño inmenso.
macromastia, macromazia (macromastia). f. Mamas anormalmente grandes.
macromelanosome (macromelanosoma). m. Melanosoma de células gigantes.
macromelia (macromelia). f. Megalomelia; tamaño anormal de una o más extremidades.
macromere (macrómero). m. Blastómero de gran tamaño, como en los anfibios.
macromerozoite (macromerozoíto). m. Megamerozoíto; merozoíto grande.
macromolecule (macromolécula). f. Molécula de tamaño coloidal, especialmente de proteínas, ácidos nucleicos y polisacáridos.
macromonocyte (macromonocito). m. Monocito excepcionalmente grande.
macromyeloblast (macromieloblasto). m. Mieloblasto anormalmente grande.
macronormoblast (macronormoblasto). m. **1.** Normoblasto grande. **2.** Glóbulo rojo nucleado grande incompletamente hemoglobinífero, de núcleo con forma de "rueda de carro".
macronormochromoblast (macronormocromoblasto). m. Macroeritroblasto.
macronucleus (macronúcleo). m. **1.** Meganúcleo; núcleo que ocupa una porción relativamente grande de la célula, o núcleo más grande cuando hay dos o más presentes en una célula. **2.** Trofonúcleo; núcleo somático o trófico; el más grande de los dos núcleos de los ciliados, que rige las funciones metabólicas vegetativas pero no la reproducción.
macronutrients (macronutrientes). m. pl. Nutrientes requeridos en mayor cantidad; p. ej., carbohidratos, proteínas y grasas.
macronychia (macroniquia). f. Megalonicosis; posesión de uñas de manos o pies anormalmente grandes.
macroparasite (macroparásito). m. Parásito visible a simple vista.
macropathology (macropatología). f. Fase de la patología que estudia los cambios anatómicos macroscópicos producidos por una enfermedad.
macropenis (macropene). m. Macrofalo; megalopene; megalofalo; pene anormalmente grande.
macrophage (macrófago). m. Clasmatocito; macrofagocito; célula ragiocrina; cualquier célula mononucleada con actividad fagocítica que deriva de células troncales monocíticas de la médula ósea.
alveolar m. (m. alveolar). Coniófago.
fixed m. (m. fijo).
free m. (m. libre).
Hansemann m. (m. de Hansemann).
macrophagocyte (macrofagocito). m. Macrófago.
macrophallus (macrofalo). m. Macropene.
macrophthalmia (macroftalmía). f. Megaloftalmía.
macropodia (macropodia). f. Megalopodia; pes gigas (pies gigantes); posesión de pies grandes.
macropolycyte (macropolicito). m. Leucocito neutrófilo polimorfonuclear excepcionalmente grande, que contiene un núcleo multisegmentado en 8, 10 o más lóbulos.
macropromyelocyte (macropromielocito). m. Promielocito excepcionalmente grande.
macroprosopia (macroprosopia). f. Megaprosopia; estado en el que la cara es grande y desproporcionada con respecto al tamaño de la bóveda craneal.
macroprosopous (macroprosópico). m. Megaprosópico; relativo a la macroprosopia o que exhibe ésta.
macropsia (macropsia). f. Megalopsia; megalopía; percepción subjetiva de los objetos como más grandes de lo que realmente son.
macrorhinia (macrorrinia). f. Tamaño excesivo de la nariz, congénito o patológico.
macroscelia (macroscelia). f. Aumento anormal de longitud o grosor de las piernas.
macroscopic (macroscópico). **1.** De tamaño visible a simple vista o sin necesidad de usar el microscopio. **2.** Relativo a la macroscopia.
macroscopy (macroscopia). f. Examen de los objetos a simple vista.
macrosigmoid (macrosigmoide). Megasigmoide; agrandamiento o dilatación del colon sigmoide.
macrosis (macrosis). f. Alargamiento o aumento general de volumen.
macrosmatic (macrosmático). Denota un sentido olfatorio excesivamente agudo.
macrosomia (macrosomía). f. Megasomía; tamaño anormalmente grande del cuerpo.
macrosplanchnic (macroesplácnico). Megaloesplácnico.
macrospore (macrospora). f. Megaspora; megalospora; el más grande de dos tipos de esporas de ciertos protozoarios u hongos.
macrostereognosis (macrostereognosis). f. Error de percepción en el que los objetos aparecen más grandes de lo que son.
macrostomia (macrostomía). f. Tamaño anormalmente grande de la boca.
macrotia (macrotia). f. Agrandamiento excesivo congénito de la oreja.
macrotome (macrótomo). m. Instrumento para cortar secciones anatómicas macroscópicas.
macula, pl. **maculae** (macula, pl. maculae). [*macula*, NA]. Mancha.
m. adherens (mácula adherens). Desmosoma.
m. albida, pl. **maculae albidae** (mácula álbida). M. láctea o tendínea; mancha tendinosa.
m. atrophica (mácula atrophica).
m. cerulea (mácula cerulea). Mancha azul.
m. communicans (mácula communicans). Unión en brecha o de hendidura.
m. communis (mácula communis).
m. corneae (mácula corneae). Mancha corneal.
m. cribrosa (mácula cribrosa). [*macula cribrosa,* NA].
m. densa (mácula densa).
false m. (mácula falsa). Punto de fijación extrafoveal.
m. flava (mácula flava).
m. germinativa (mácula germinativa). Denominación antigua del nucléolo del núcleo de un óvulo.
m. gonorrhoica (mácula gonorrhoica). M. de Saenger.
honeycomb m. (mácula en panal de abejas).
m. lactea (mácula láctea). M. albida.
m. lutea (mácula lútea). M. retinae.
maculae acusticae (mácula acústica).
mongolian m. (mácula mongólica). Mancha mongólica.
m. pellucida (mácula pellucida). Estigma folicular.
m. retinae (mácula retinae). [*macula retinae,* NA]. M. lútea; mancha amarilla; area centralis; punctum luteum.
m. sacculi (mácula sacculi). [*macula sacculi,* NA]. Mancha sacular.
Saenger's m. (mácula de Saenger). M. gonorrhoica.
m. tendinea (mácula tendinea). M. albida.
m. utriculi (mácula utriculi). [*macula utriculi,* NA]. Mancha utricular.
macular, maculate (macular, maculado). **1.** Relativo a las máculas o marcado por ellas. **2.** Denota la retina, especialmente las macula retinae.
maculation (maculación). f. Formación o presencia de máculas.
macule (mácula). **1.** f. Mácula. **2.** [*macula*, NA]. Pequeña mancha perceptiblemente diferente de color con respecto al tejido que rodea. **3.** Zona pequeña, de coloración diferente de la piel, que no se eleva ni se deprime con respecto de la superficie de esta última.
maculocerebral (maculocerebral). Relativo a la mácula lútea y el cerebro.
maculoerythematous (maculoeritematoso). Denota lesiones que son eritematosas y maculares y cubren áreas amplias.

maculopapule (maculopápula). f. Lesión de base sésil que baja desde una pápula en el centro.
maculopathy (maculopatía). f. Retinopatía macular; cualquier estado patológico de la mácula lútea.
bull's-eye m. (m. en "blanco de tiro").
cystoid m. (m. quística).
familial pseudoinflammatory m. (m. seudoinflamatoria familiar).
nicotinic acid m. (m. por ácido nicotínico).
mad (loco). m. Insano o enfermo mental.
madarosis (madarosis). f. Milfosis.
madder (rubia). f. Rojo de Turquía.
madescent (madescente). Que se humedece o está ligeramente húmedo.
madidans (madidans). Húmedo; denota ciertas lesiones de la piel.
madness (locura). f. Condición o estado de loco.
maduromycosis (maduromicosis). m. Micetoma.
maedi (maedi). Neumonía contagiosa progresiva crónica de las ovejas causada por un virus lento (subfamilia *Lentiviridae*).
mafenide (mafenide). f. Agente antibacteriano tópico activo contra patógenos anaerobios.
magaldrate (magaldrato). m. Combinación química de hidróxido de aluminio e hidróxido de magnesio, usado como antiácido.
maggot (cresa). f. Larva de mosca.
cheese m. (c. del queso). *Philopia casei*.
surgical m. (c. quirúrgica).
wool m. (c. de la lana). Gusano de los vellones.
magistral (magistral). Denota una preparación elaborada de acuerdo con la prescripción o receta de un médico, en contraste con una preparación oficial (derivada del stock de un farmacéutico).
magma (magma). m. **1.** Masa blanda que queda después de la extracción de los principios activos. **2.** Pasta espesa, emplasto o pomada.
m. reticulare (m. reticular).
magnesia (magnesia). f. Óxido de magnesio.
calcined m. (m. calcinada). Óxido de magnesio.
m. magma (magma de m.). Leche de magnesia.
magnesium (Mg) (magnesio). Elemento de las tierras alcalinas, símbolo Mg, Nº at. 12, P. at. 24,31, que se oxida a magnesia.
m. aluminum silicate (silicato de m. y aluminio).
m. bacteriopheophytinate (bacteriofeofitinato de m.).
m. benzoate (benzoato de m.).
m. carbonate (carbonato de m.).
m. chloride (cloruro de m.).
m. citrate (citrato de m.). Laxante.
dried m. sulfate (sulfato de m., seco). Sulfato de m. exsecado.
effervescent m. citrate (citrato de m., efervescente).
effervescent m. sulfate (sulfato de m., efervescente).
m. hydroxide (hidróxido de m.). Antiácido y laxante.
m. lactate (lactato de m.). Laxante.
m. oxide (óxido de m.). Magnesia; magnesia calcinada.
m. peroxide (peróxido de m.).
m. phytinates (fitinatos de m.). Clorofila α y β.
m. salicylate (salicilato de m.).
m. stearate (estearato de m.).
m. sulfate (sulfato de m.). Sales de Epsom.
tribasic m. phosphate (fosfato tribásico de m.).
m. trisilicate (trisilicato de m.).
magnet (imán). m. **1.** Cuerpo que tiene la propiedad de atraer partículas de hierro, cobalto, níquel o cualquiera de varias aleaciones metálicas y que posee polaridad magnética. **2.** Barra o trozo de hierro o acero en forma de herradura magnetizado (imantado) por contacto con otro i. o como el electroimán por el paso de corriente eléctrica alrededor de un centro o núcleo metálico de hierro.
Haab's m. (i. de Haab).
magnetic (magnético). **1.** Relativo a un imán. **2.** Que posee magnetismo.
magnetism (magnetismo). m. Propiedad de atracción o repulsión mutua que poseen los imanes.
magnetocardiography (magnetocardiografía). f. Medición del campo magnético del corazón producido por las mismas corrientes iónicas que generan el electrocardiograma y que muestra las ondas características P, QRS, T y U.
magnetoencephalogram (MEG) (magnetoencefalograma (MEG)). f. Registro gauss-tiempo del campo magnético del cerebro.
magnetoencephalography (magnetoencefalografía). f. Proceso de registrar el campo magnético del cerebro.
magnetometer (magnetómetro). m. Instrumento para detectar y medir el campo magnético.
magneton (magnetón). m. Unidad de medida del momento magnético de una partícula, p. ej., atómica o subatómica.
Bohr m. (m. de Bohr). M. electrónico.
electron m. (m. electrónico). M. de Bohr.
nuclear m. (m. nuclear).
magnetotherapy (magnetoterapia). f. Tratamiento de enfermedades por la aplicación de un imán.
magnification (magnificación). f. **1.** Aumento aparente de tamaño de un objeto visto al microscopio. **2.** Mayor amplitud de un trazado, como el de una contracción muscular, causada por el uso de una palanca con un brazo largo de escritura.
magnitude (magnitud). f. Tamaño o alcance.
average pulse m. (m. media del pulso).
peak m. (m. pico o máxima). La mayor amplitud del pulso.
magnocellular (magnocelular). Compuesto por células de gran tamaño.
magnum (magnum). Os capitatum.
magnus (magnus). Grande, amplio; denota una estructura de gran tamaño.
maidism (maidismo). m. Pelagra.
maim (mutilar). Discapacitar o lisiar por una lesión, herida, golpe, etcétera.
mainstreaming (desinstitucionalización). f. Sacar de una internación; proporcionar el ambiente menos restrictivo para individuos discapacitados crónicos.
maintainer (mantenedor). m. Aparato o dispositivo usado para sostener o conservar los dientes en una posición determinada.
space m. (m. de espacio).
maintenance (mantenimiento). m. El grado en que el paciente continúa en buena salud sin supervisión, incorporándolo al estilo de vida general.
maise oil (aceite de maíz).
major (mayor). La estructura de tamaño más grande de dos similares.
mal (mal). m. Enfermedad o trastorno.
m. de caderas (m. de caderas).
m. de Cayenne (m. de Cayenne). Elefantiasis.
m. de la rosa, m. rosso (m. de la rosa, m. rosso). Pelagra.
m. de los pintos (m. de los pintos). Pinta.
m. de Meleda (m. de Meleda).
m. de mer (m. de mar). Mareo (de mar).
m. de San Lazaro (m. de San Lázaro). Elefantiasis.
m. morado (m. morado). Oncocerciasis.
m. perforant (m. perforant). Úlcera perforante del pie.
mal- (mal-). Prefijo que significa malo o incorrecto.
mala (mala). **1.** Mejilla. **2.** Hueso cigomático o malar.
malabsorption (malabsorción). f. Absorción gastrointestinal imperfecta, inadecuada o perturbada en alguna forma.
malachite green (verde de malaquita).
malacia (malacia). f. Malacosis; mollities; ablandamiento o pérdida de consistencia y contigüidad en cualquier órgano o tejido.
malacic (malácico). Malacótico.
malaco- (malaco-). Prefijo que significa blando o que se está ablandando.
malacoplakia (malacoplaquia). f. Lesión rara en la mucosa de la vejiga urinaria, más frecuente en las mujeres, caracterizada por numerosos nódulos y placas blandos moteados amarillos y grises que consisten en numerosos macrófagos y calcosferitas (cuerpos de Michaelis-Guttmann).
malacosis (malacosis). f. Malacia.
malacotic (malacótico). Malácico; perteneciente a la malacia o caracterizado por ella.
malacotomy (malacotomía). f. Incisión de partes blandas, especialmente de la pared abdominal.
malactic (maláctico). Emoliente.
maladjustment (inadaptación). f. En las profesiones de salud mental, incapacidad para enfrentar y/o resolver los problemas y desafíos de la vida diaria.
social m. (i. social). I. sin trastorno psiquiátrico manifiesto, como la producida por incapacidad de enfrentar las situaciones sociales.
malagma (malagma). f. Cataplasma o emoliente.

malaise (malestar). m. Sensación de molestia o incomodidad general, de "no sentirse bien", que es a menudo la primera indicación de una infección u otra enfermedad.
malalignment (malalineación). f. Desplazamiento de uno o más dientes de su posición normal en el arco dentario.
malar (malar). Relacionado con la mala, la mejilla o sus huesos.
malaria (paludismo). m. Fiebre de los pantanos, palúdica o selvática; enfermedad causada por la presencia del esporozoo *Plasmodium* en los glóbulos rojos humanos o de otros vertebrados.
acute m. (p. agudo).
algid m. (p. álgido).
autochthonous m. (p. autóctono).
avian m. (p. avícola o de las aves).
benign tertian m. (p. terciano benigno). P. vivax.
bilious remittent m. (p. bilioso remitente).
cerebral m. (p. cerebral).
chronic m. (p. crónico). Caquexia palúdica; limnemia.
m. comatosa (p. comatoso). P. falciparum complicado por coma.
double tertian m. (p. terciano doble).
falciparum m. (p. falciparum). P. pernicioso.
induced m. (p. inducido).
intermittent m. (p. intermitente).
malariae m. (p. malariae). P. o fiebre cuartana.
malignant tertian m. (p. terciano maligno). P. falciparum.
monkey m. (p. de los monos). P. simiano o de los simios.
nonan m. (p. nono).
ovale m., ovale tertian (p. oval u oval terciano).
pernicious m. (p. pernicioso). P. falciparum.
quartan m. (p. cuarto o cuartano). P. malariae.
quotidian m. (p. cotidiano).
relapsing m. (p. recidivante).
remittent m. (p. remitente).
simian m. (p. simiano o de los simios). P. de los monos.
tertian m. (p. terciano). P. vivax.
therapeutic m. (p. terapéutico).
vivax m. (p. vivax). P. terciano o terciano benigno.
malarial (palúdico). Perteneciente al paludismo o afectado por él.
malariology (malariología). f. Estudio del paludismo en todos sus aspectos, especialmente su epidemiología y control.
malarious (palúdico). Relativo al paludismo o caracterizado por su prevalencia.
malassimilation (malasimilación). f. Asimilación incompleta o defectuosa.
malate (malato). m. Sal o éster del ácido málico.
malate dehydrogenase (malato deshidrogenasa). f. Enzima que cataliza, por medio de NAD o NADP, la deshidrogenación de malato a oxaloacetato o su descarboxilación a piruvato.
malate synthase (malato sintasa). f. Enzima condensadora de malato; glioxalato transacetilasa; enzima que cataliza la condensación de acetil-CoA con glioxalato para formar malato.
malathion (malatión). m. Compuesto organofosforado usado como insecticida y ectoparasiticida en veterinaria.
malaxation (malaxación). f. **1.** Amasamiento de ingredientes formando una masa para píldoras y yesos. **2.** Proceso empleado en el masaje que consiste en amasar, amasijar o sobar con las manos.
maldigestion (maladigestión). Digestión imperfecta.
male (macho). m. **1.** En zoología, indica el sexo al que pertenecen los individuos que producen espermatozoos; individuo de sexo masculino. **2.** Masculino.
genetic m. (m. genético).
maleic acid (ácido maleico). Á. toxílico.
malemission (malaemisión). f. Falta de eyección del semen fuera del pene en el coito.
maleruption (malaerupción). f. Erupción defectuosa de los dientes.
malformation (malformación). f. Falta de desarrollo apropiado, correcto o normal; más específicamente, defecto estructural primario que resulta de un error localizado de morfogénesis.
Arnold-Chiari m. (m. de Arnold-Chiari).
malfunction (malfunción). f. Función perturbada, inadecuada o anormal.
malic acid (ácido málico). Á. hidroxisuccínico.
malic acid dehydrogenase (deshidrogenasa del ácido málico). Malato deshidrogenasa.
malic dehydrogenase (deshidrogenasa málica). Malato deshidrogenasa.
malignancy (malignidad). Propiedad o condición de maligno.
malignant (maligno). **1.** Resistente al tratamiento; que existe en forma grave y frecuentemente fatal; que tiende a empeorar y llevar a un curso ingravescente. **2.** Con referencia a una neoplasia, que tiene la propiedad de un crecimiento localmente invasivo y destructivo y de dar metástasis.
malinger (simular). Fingir una enfermedad o cualquier estado patológico.
malingering (simulación). f. Acción de fingir una enfermedad o discapacidad para escapar al trabajo, despertar simpatía u obtener compensaciones o beneficios.
malinterdigitation (malainterdigitación). f. Intercuspidación defectuosa de los dientes.
malleable (maleable). Capaz de tomar nuevas formas por medio de golpes o presiones; propiedad de ciertos metales como el oro y la plata.
malleation (maleación). Especie de movimiento martilleante de las manos contra los muslos, una forma de tic.
mallebrin (mallebrina). f. Clorato nonahidrato de aluminio.
mallein (malleína). f. Alergina, análogo de la tuberculina, pero preparado con productos de crecimiento de *Pseudomonas mallei*, agente causante del muermo.
malleinization (malleinización). Inoculación con malleína.
malleoincudal (maleoincúdeo). Relativo a los huesecillos martillo y yunque del tímpano.
malleolar (maleolar). Relativo a uno o ambos maléolos.
medial m. (maléolo medial). [*malleolus medialis*, NA].
malleolus, pl. **malleoli** (maléolo). m. [*malleolus*, NA]. Prominencia ósea redondeada a ambos lados de la articulación del tobillo.
external m., m. lateralis (m. lateral). [*malleolus lateralis*, NA].
inner m., intern m. (m. interno). [*malleolus medialis*, NA].
outer m., (m. externo). M. lateral.
malleotomy (maleotomía). f. **1.** División del martillo. **2.** División de los ligamentos que mantienen a los maléolos en aposición a fin de permitir su separación en ciertos casos de pie zambo.
malleus, gen. and pl. **mallei** (malleus, gen. y pl. mallei). [*malleus* NA]. Martillo; el más grande de los tres huesecillos dle oído.
malnutrition (desnutrición). f. Nutrición defectuosa que resulta de mala asimilación, mala dieta o alimentación, o de una alimentación excesiva.
malignant m. (d. maligna). Kwashiorkor.
malocclusion (maloclusión). f. **1.** Cualquier desviación de un contacto fisiológicamente aceptable de denticiones opuestas. **2.** Cualquier desviación de una oclusión normal.
malonic acid (ácido malónico). Á. propanodioico.
malonyl (malonilo). m. Radical bivalente derivado del ácido malónico.
m. transacylase (m. transacilasa). ACP-malonil transferasa.
malonyl-CoA (malonil-CoA). Malonilcoenzima A; el producto de condensación de ácido malónico y coenzima A, intermediario en la síntesis de los ácidos grasos.
malonylcoenzyme A (malonil-coenzima A). Malonil-CoA.
malonylurea (malonilurea). Ácido barbitúrico.
malpighian (malpighiano). Descrito por Marcello Malpighi o atribuido a él.
malposition (malposición). f. Distopia.
malpractice (malpraxis). f. Mal tratamiento de una enfermedad o lesión por ignorancia, descuido o intención criminal.
malpresentation (malapresentación). f. Presentación defectuosa del feto; presentación de cualquier parte, excepto del occipucio.
malrotation (malarrotación). f. Durante el desarrollo embrionario, falta de rotación normal de una parte o de todo el tracto intestinal o parte de un órgano o sistema como el tubo intestinal, riñón o médula espinal.
malt (malta). f. Semilla de cebada u otro cereal germinada y secada artificialmente que contiene dextrina, maltosa, pequeñas cantidades de glucosa y enzimas amilolíticas.
maltase (maltasa). f. α-D-glucosidasa.
acid m. (m. ácida). Exo-1,4-α-D-glucosidasa.
maltobiose (maltobiosa). f. Maltosa.
maltose (maltosa). f. Maltobiosa; azúcar de malta.
maltotetrose (maltotetrosa). f. Sacárido formado por cuatro unidades de glucosa en la unión α-1,4.

malum (malum). Mal, enfermedad.
m. articulorum senilis (m. articulorum senilis). Artritis de los ancianos.
m. cordis (m. cordis). Enfermedad cardíaca.
m. coxae (m. coxae). Enfermedad de la cadera.
m. coxae senile (m. coxae senile). Enfermedad senil de la cadera.
m. perforans pedis (m. perforans pedis). Úlcera perforante del pie que aparece en ciertas neuropatías.
m. venereum (m. venereum). Sífilis.
m. vertebrale suboccipitale (m. vertebrale suboccipitale). Enfermedad de Rust.
malunion (malaunión). f. Unión incompleta o en posición defectuosa después de fractura o herida de las partes blandas.
mamanpian (mamanpián). Pian materno.
mamelon (mamelón). m. Una de las tres eminencias redondeadas del borde cortante de un incisivo cuando erupciona perforando por primera vez la encía.
mamelonated (mamelonado). Con elevaciones redondeadas en forma de mamas; nodulado.
mamelonation (mamelonación). f. Formación de proyecciones o nódulos redondeados en estructuras óseas y de otros tipos.
mamil-, mamilli- (mamil-, mamili-). Prefijos relativos a las mamilas o pezones.
mamilla, pl. **mamillae** (mamila). f. **1.** Pequeña elevación redondeada semejante a la mama femenina. **2.** Papila mamaria.
mamillary (mamilar). Relativo a un pezón o con forma de tal.
mamillate (mamilado). Tachonado de proyecciones en forma de pezón.
mamillation (mamilación). f. **1.** Proyección en forma de pezón. **2.** Condición de ser o estar mamilado.
mamilliform (mamiliforme). En forma de pezón.
mamma, gen. and pl. **mammae** (mamma, gen. y pl. mammae). [*mamma*, NA]. Mama.
m. erratica (mama errática).
supernumerary m. (mama supernumeraria). M. accesoria.
m. virilis (mama viril). M. masculina.
mammal (mamífero). m. Un animal de la clase Mammalia.
mammalgia (mamalgia). f. Mastodinia.
mammaplasty (mamoplastia). f. Cirugía plástica de las mamas para alterar su forma, tamaño o posición, o las tres cosas a la vez.
augmentation m. (m. de aumento).
reconstructive m. (m. reconstructiva).
reduction m. (m. de reducción).
mammary (mamario). Relativo a las mamas.
mammectomy (mamectomía). f. Mastectomía.
mammiform (mamiforme). Mamoso; semejante a una mama; en forma de mama.
mammil-, mammilli- (mamil-, mamili-). Prefijos relativos a las mamilas o pezones.
mammillaplasty (mamiloplastia). f. Teleplastia; cirugía plástica del pezón y la aréola.
mammillitis (mamilitis). f. Inflamación del pezón.
bovine herpes m. (m. herpética bovina). M. ulcerosa bovina.
bovine ulcerative m. (m. ulcerosa bovina). M. herpética bovina.
bovine vaccinia m. (m. bovina por el virus vaccinia).
mammitis (mamitis). f. Mastitis.
mammo- (mamo-). Prefijo relativo a las mamas.
mammogram (mamograma). m. Registro producido por la mamografía.
mammography (mamografía). m. Examen de las mamas por medio de rayos X, ultrasonido, resonancia magnética nuclear, etc.
mammoplasty (mamoplastia). f. Cirugía plástica de las mamas.
mammose (mamoso). **1.** Mamiforme. **2.** Que tiene mamas grandes.
mammosomatotroph (mamosomatotrofo). m. Célula de la adenohipófisis que produce prolactina y somatotropina.
mammotomy (mamotomía). f. Mastotomía.
mammotroph (mamotrofo). m. Célula de prolactina; célula acidófila de la adenohipófisis que produce prolactina.
mammotropic, mammotrophic (mamotrópico). Que tiene efecto estimulante en el desarrollo, el crecimiento o la función de las glándulas mamarias.
mammotropin, mammotrophin (mamotrofina). f. Término obsoleto por prolactina.
Man (Man). Símbolo de manosa o sus radicales en los polisacáridos.
man. pr. (man. pr.). Abrev. del lat. *mane primo*, temprano por la mañana.
mandelate (mandelato). m. Sal o éster del ácido mandélico.
mandelic acid (ácido mandélico). Á. fenilglucólico; á. hidroxitoluico.
mandelytropine (mandelitropina). f. Homatropina.
mandible (mandíbula).
mandibula, pl. **mandibulae** (mandibula, pl. mandibulae). [*mandibula*, NA]. Mandíbula; maxilar inferior.
mandibular (mandibular). Inframaxilar; submaxilar; relativo al maxilar inferior o a la mandíbula.
mandibulectomy (mandibulectomía). f. Escisión del maxilar inferior.
mandibulo-oculofacial (mandibulooculofacial). Relativo a la mandíbula y la parte orbitaria de la cara.
mandibulofacial (mandibulofacial). Relativo a la mandíbula y la cara.
mandibulopharyngeal (mandibulofaríngeo). Relativo a la mandíbula y la faringe.
mandibulum (mandibulum). Mandíbula.
mandragora (mandrágora). f. M. europea *Mandragora officinalis*, o *Atropa mandragora* (familia Solanaceae), es la m. mencionada en la Biblia.
mandrake (mandrágora). f. Mandrágora europea, *Mandragora officinales* o *Atropa mandragora*, (familia Solanaceae); es la m. mencionada en la Biblia.
mandrel, mandril (mandril). **1.** m. Mango al que se une una herramienta y por medio del cual se la hace rotar. **2.** En odontología, se denomina así un instrumento usado en una pieza de mano para sostener discos o piedras que se utilizan para desgastar o pulir.
mandrill (mandril). m. Nombre común de una especie de monos del género *Cynocephalus*.
mandrin (mandril). m. Alambre o estilete rígido insertado en la luz de un catéter blando para darle forma y firmeza mientras pasa por una estructura tubular hueca.
maneuver (maniobra). f. Movimiento o procedimiento planificado de antemano.
Adson m. (m. de Adson). Prueba de Adson.
Bill's m. (m. de Bill).
Bracht m. (m. de Bracht).
Brandt-Andrews m. (m. de Brandt-Andrews).
Buzzard's m. (m. de Buzzard).
Credé's m.'s (m. de Credé). Método de Credé.
DeLee's m. (m. de DeLee). M. "de la llave en el cerrojo".
Ejrup m. (m. de Ejrup).
Hampton m. (m. de Hampton).
Heimlich m. (m. de Heimlich).
Hillis-Müller m. (m. de Hillis-Müller).
Hueter's m. (m. de Hueter).
Jendrassik's m. (m. de Jendrassik).
key-in-lock m. (m. "de la llave en el cerrojo"). Operación de DeLee.
Leopold's m.'s (m. de Leopold).
Mauriceau's m. (m. de Mauriceau). M. de Mauriceau-Levret.
Mauriceau-Levret m. (m. de Mauriceau-Levret). M. de Mauriceau.
McDonald's m. (m. de McDonald).
Müller's m. (m. de Müller).
Pajot's m. (m. de Pajot).
Pinard's m. (m. de Pinard).
Prague m. (m. de Praga).
Ritgen's m. (m. de Ritgen).
Scanzoni's m. (m. de Scanzoni).
Sellick's m. (m. de Sellick)
Valsalva m. (m. de Valsalva).
Wigand m. (m. de Wigand).
manganese (Mn) (manganeso). m. Elemento metálico semejante al hierro; símbolo Mn, Nº at. 25, P. at. 54,94.
manganic (mangánico). Denota el catión trivalente de manganeso, Mn^{3+}.
manganous (manganoso). Denota el catión bivalente de manganeso, Mn^{2+}.
manganum (manganum). Manganeso.

mania (manía). f. Trastorno emocional caracterizado por gran actividad psicomotriz, excitación, rápido paso de una idea a otra, exaltación y atención inestable.
-mania (-manía). Sufijo usado generalmente para referirse a un amor anormal por algún objeto, lugar o acción específicos o un impulso morboso hacia éstos.
maniac (maníaco). **1.** Término obsoleto por persona mentalmente enferma o perturbada. **2.** Relativo a la manía, o caracterizado por ella.
maniacal (maníaco). Relativo a la manía o caracterizado por ella.
manic (maníaco).
manic-depressive (maniacodepresivo). **1.** Referido a psicosis maniacodepresiva (trastorno bipolar). **2.** m. Persona que sufre una enfermedad m.
manicy (manicia). f. Conducta característica de la fase maníaca de una psicosis maniacodepresiva.
manifestation (manifestación). f. En medicina, exhibición o revelación de signos o síntomas característicos de una enfermedad.
behavioral m. (m. conductística).
neurotic m. (m. neurótica).
psychophysiologic m. (m. psicofisiológica).
psychotic m. (m. psicótica).
manikin (maniquí). m. Modelo, especialmente con piezas removibles, del cuerpo humano o cualquiera de sus partes.
maniphalanx (manifalange). f. Una falange de la mano; segmento óseo de un dedo, se distingue de pedifalange.
manna (maná). m. Exudación sacarina de *Fraxinus ornus* o fresno florido, un árbol de las costas del Mediterráneo.
mannans (mananos). m. pl. Manosanos; polisacáridos de la manosa que se encuentran en diversas legumbres y en la nuez de marfil.
mannerism (manierismo). m. Forma de movimiento, acción o habla característica poco común o peculiar.
mannite (manita). f. Manitol.
mannitol (manitol). m. Manita; azúcar de maná; alcohol hexahídrico derivado por reducción de la fructosa; abundante en los vegetales.
m. hexanitrate (hexanitrato de m.). Nitromanitol.
mannoheptulose (manoheptulosa).
mannomustine (manomustina). f. Mostaza nitrogenada de manitol; agente antineoplásico.
mannosans (manosanos). m. Mananos.
mannose (Man) (manosa (Man)). f. Carubinosa; seminosa; aldohexosa obtenida de varias fuentes vegetales.
mannose-1-phosphate guanylyltransferase (GDP) (manosa-1-fosfato guanilil-transferasa (GDP)). GDP manosa fosforilasa.
mannoside (manósido). m. Glucósido de manosa.
mannosidosis (manosidosis). f. Deficiencia congénita de α-manosidasa.
mannuronic acid (ácido manurónico).
manometer (manómetro). m. Instrumento que indica la presión de gases o vapores o la tensión de la sangre.
aneroid m. (m. de aneroide). M. de dial.
dial m. (m. de dial). M. aneroide.
differential m. (m. diferencial).
mercurial m. (m. de mercurio o mercurial).
manometric (manométrico). Relativo a un manómetro.
manometry (manometría). f. Manoscopia; medición de la presión de los gases por medio de un manómetro.
esophageal m. (m. esofágica).
manoscopy (manoscopia). f. Manometría.
mansonelliasis (mansoneliasis). f. Infección por especies de *Mansonella*, transmitida al hombre por ácaros picadores del género *Culicoides*.
mantle (manto). m. **1.** Capa que recubre. **2.** Palio.
brain m. (m. cerebral). Palio.
myoepicardial m. (m. mioepicárdico).
manubrium, pl. **manubria** (manubrio). m. [*manubrium*, NA]. Porción del esternón o del martillo que representa el mango.
m. mallei (m. del martillo). [*manubrium mallei*, NA].
m. sterni (m. del esternón). [*manubrium sterni*, NA]. Epiesternón; preesternón.
manudynamometer (manodinamómetro). m. En odontología, aparato para medir la fuerza ejercida por el golpe o choque con un instrumento.
manus, gen. and pl. **manus** (manus). [*manus*, NA]. Mano.
m. cava (m. cava). Consiste en una gran concavidad de la palma de la mano.
m. extensa (m. extensa). M. superextensa.
m. flexa (m. flexa). Mano zamba con desviación hacia adelante.
m. plana (m. plana). Mano plana; pérdida de los arcos normales de la mano.
m. superextensa (m. superextensa). M. extensa.
m. valga (m. valga). Mano zamba con desviación hacia el lado cubital.
m. vara (m. vara). Mano zamba con desviación hacia el lado radial.
MAO (MAO). Abrev. de monoaminooxidasa.
MAOI (IMAO). Abrev. de inhibidor de monoaminooxidasa.
map distance (distancia del mapa). Grado de separación entre dos loci en un mapa de ligamientos.
mappine (mapina). f. Bufotenina.
mapping function (función de mapeo). En un análisis de ligamientos, fórmula que coinvierte la fracción recombinante en distancia del mapa.
maprotiline (maprotilina). f. Antidepresivo tricíclico usado en el tratamiento de varias enfermedades depresivas y para el alivio de la ansiedad asociada con la depresión.
marantic (marántico). Marásmico.
marasmic (marásmico). Marántico; relativo al marasmo, o que lo padece.
marasmoid (marasmoide). Semejante al marasmo.
marasmus (marasmo). m. Atrepsia; atrofia marántica; enfermedad de Parrot; pedatrofia; caquexia, especialmente en niños pequeños, debida casi siempre a prolongada deficiencia dietética de proteínas y calorías.
marc (marc). f. Residuo remanente después de colar una droga.
marcid (macilento). Demacrado, tábido, emaciado.
marcor (marcor). Término obsoleto por marasmo.
marfanoid (marfanoide). Que semeja el fenotipo del síndrome de Marfan.
margin (margen). m. [*margo*, NA]. Límite o borde de cualquier superficie o estructura.
m. of acetabulum (borde acetabular). [*margo acetabularis* NA]. Limbo del acetábulo.
articular m. (m. articular). Rodete glenoideo.
cavity m. (borde de una cavidad).
cervical m. (m. cervical). **1.** M. gingival. **2.** Terminación de una restauración en el área gingival.
ciliary m. of iris (borde ciliar del iris). [*margo ciliaris iridis*, NA].
corneal m. (limbo corneal). [*limbus corneae*, NA].
m. of eyelid (borde palpebral). [*margo palpebrae*]. Limbos palpebrales.
falciform m. (borde falciforme). [*margo falciformis*, NA]. Ligamento falciforme.
fibular m. of foot (borde peroneo del pie). [*margo lateralis pedis*, NA].
m. of fossa ovalis (borde de la fosa oval). Limbo de la fosa oval.
free m. (borde libre). [*margo liber*, NA].
frontal m. (borde frontal del hueso esfenoides).
gingival m. (borde gingival). B. cervical; cresta gingival.
incisal m. (borde incisal). [*margo incisalis*, NA].
inferolateral m. (borde inferolateral). [*margo inferolateralis*, NA]. Nombre alternativo del borde inferior del cerebro.
inferomedial m. (borde inferomedial). [*margo inferomedialis*, NA]. Nombre alternativo de borde medial del cerebro.
infraorbital m. **1.** (reborde infraorbitario). [*margo infraorbitalis*, NA]. Borde infraorbitario. **2.** (borde infraorbitario). [*margo infraorbitalis*, NA].
interosseous m. (borde interóseo). [*margo interosseus*, NA].
lacrimal m. (m. lagrimal). [*margo lacrimalis*, NA]. Borde lagrimal.
lambdoid m. **1.** (borde lambdoideo del hueso occipital). [*margo lambdoideus*, NA]. Margen lambdoideo. **2.** (m. lambdoideo). [*margo lambdoideus*, NA]. Borde lambdoideo del hueso occipital.
mastoid m. **1.** (borde mastoideo del hueso occipital). [*margo mastoideus*, NA]. Margen mastoideo. **2.** (m. mastoideo). [*margo mastoideus*, NA]. Borde mastoideo del hueso occipital.
medial m. (m. medial). [*margo medialis*, NA].
mesovarian m. (borde mesovárico). [*margo mesovaricus*, NA]

nasal m. **1.** (borde nasal del hueso frontal). [*margo nasalis*, NA]. **2.** (m. nasal). [*margo nasalis*, NA]. Borde nasal del hueso frontal.
occipital m. (borde occipital del hueso parietal). [*margo occipitalis*, NA].
parietal m. (borde parietal). [*margo parietalis*, NA]
pupillary m. (m. pupilar del iris). [*margo pupillaris iridis*, NA]. Borde pupilar del iris.
right m. of heart (borde derecho del corazón). [*margo dexter cordis*, NA].
m. of safety (m. de seguridad).
squamous m. (borde escamoso). [*margo squamosus*, NA].
superomedial m. (borde superomedial). [*margo superomedialisi*, NA]. B. superior del cerebro.
supraorbital m. **1.** (m. supraorbitario). [*margo supraorbitalis*, NA]. Borde supraorbitario. **2.** (borde supraorbitario). [*margo supraorbitalis*, NA].
m. of the tongue (borde de la lengua). [*margo linguae*, NA].
ulnar m. (borde cubital). [*margo medialis antebrachii*, NA].
zygomatic m. (borde cigomático del hueso esfenoides). [*margo zygomaticus*, NA]. M. cigomático.

marginal (marginal). Relativo a un margen.

Marginal Line Calculus Index (MLC) (Marginal Line Calculus Index (MLC)). Índice de cálculos de la línea marginal: índice que clasifica los cálculos supragingivales encontrados en las áreas cervicales paralelas a la encía marginal.

margination (marginación). f. Fenómeno que se produce durante las primeras fases de una inflamación; como resultado de la dilatación de los capilares y de la menor velocidad de la sangre circulante, los leucocitos tienden a ocupar la periferia de la luz del corte transversal y se adhieren a las células endoteliales que tapizan los vasos.
m. of placenta (m. de la placenta).

marginoplasty (marginoplastia). f. Cirugía plástica o reparadora del borde tarsal de un párpado.

margo, gen. **marginis**, pl. **margines** **1.** (borde). **2.** (margo, gen. marginis, pl. margines). [*margo*, NA]. Margen, borde.
m. anterior (margen anterior). [*margo anterior*, NA].
m. anterior fibulae (b. peroneo anterior). [*margo anterior fibulae*, NA].
m. anterior pancreatis (b. pancreático anterior). [*margo anterior pancreatis*, NA].
m. anterior pulmonis (b. anterior del pulmón). [*margo anterior pulmonis*, NA].
m. anterior radii (b. radial anterior). [*margo anterior radii* NA].
m. anterior testis (b. anterior del testículo). [*margo anterior testis*, NA].
m. anterior tibiae (b. tibial anterior). [*margo anterior tibiae* NA].
m. anterior ulnae (b. cubital anterior). [*margo anterior ulnae*, NA].
m. fibularis pedis (b. peroneo del pie). [*margo fibularis pedis*, NA]. B. lateral del pie.
m. frontalis (b. frontal del hueso parietal). [*margo frontalis*, NA].
margo inferior (margen inferior). [*margo inferior*, NA].
m. inferior cerebri (b. inferior del cerebro). B. inferolateral.
m. inferior hepatis (b. inferior del hígado). [*margo inferior hepatis*, NA].
m. inferior lienis (b. inferior del bazo). [*margo inferior lienis*, NA].
m. inferior pancreatis (b. inferior del páncreas). [*margo inferior pancreatis*, NA].
m. inferior pulmonis (b. inferior del pulmón). [*margo inferior pulmonis*, NA].
m. lacrimalis (b. lagrimal del maxilar superior). [*margo lacrimalis*, NA].
m. lateralis (margen lateral). [*margo lateralis*, NA]. M., borde o límite lateral de cualquier estructura.
m. lateralis antebrachii (b. lateral del antebrazo). [*margo lateralis antebrachii*, NA]. B. radial.
m. lateralis humerii (b. humeral externo). [*margo lateralis humerii*, NA].
m. lateralis renis (b. externo del riñón). [*margo lateralis renis*, NA].
m. lateralis scapulae (b. escapular externo). [*margo lateralis scapulae*, NA].
m. lateralis unguis (b. lateral de la uña). [*margo lateralis unguis*, NA].
m. liber unguis (b. libre de la uña). [*margo liber unguis*, NA].
m. medialis (b. escapular interno). [*margo medialis*, NA]. B. medial.
m. medialis humerii (b. humeral interno). [*margo medialis humerii*, NA].
m. medialis renis (b. interno del riñón). [*margo medialis renis*, NA].
m. medialis tibiae (b. tibial interno). [*margo medialis tibiae*, NA].
m. parietalis ossis frontalis (b. parietal del hueso frontal). [*margo parietalis ossis frontalis*, NA].
m. parietalis ossis sphenoidalis (b. parietal del hueso esfenoides). [*margo parietalis ossis sphenoidalis*, NA].
m. parietalis ossis temporalis (b. parietal del hueso temporal). [*margo parietalis ossis temporalis*, NA].
m. posterior (margen posterior). [*margo posterior*, NA].
m. posterior fibulae (b. peroneo posterior externo). [*margo posterior fibulae*, NA].
m. posterior radii (b. radial posterior). [*margo posterior radii*, NA].
m. posterior testis (b. posterior del testículo). [*margo posterior testis*, NA].
m. posterior ulnae (b. cubital posterior). [*margo posterior ulnae*, NA].
m. pupillaris iridis (b. pupilar del iris). [*margo pupillaris iridis*, NA].
m. squamosus (b. escamoso del hueso parietal). [*margo squamosus*, NA].
m. squamosus sphenoidalis (b. escamoso del hueso esfenoides). [*margo squamosus sphenoidalis*, NA].
m. superior (margen superior). [*margo superior*, NA].
m. superior glandulae suprarenalis (b. superior de la glándula suprarrenal). [*margo superior glandulae suprarenalis*, NA].
m. superior lienis (b. superior del bazo). [*margo superior lienis*, NA].
m. superior pancreatis (b. superior del páncreas). [*margo superior pancreatis*, NA].
m. superior scapulae (b. escapular superior). [*margo superior scapulae*, NA].
m. ulnaris (b. cubital). [*margo ulnaris*, NA]. B. medial del antebrazo.

marihuana (marihuana o marijuana). f. Nombre popular de las hojas secas florecidas de *Cannabis sativa*, fumadas en cigarrillos.

marinobufotoxin (marinobufotoxina). f. Veneno producido por la glándula parótida de *Bufo marinus* (familia Bufonidae).

mariposia (mariposia). f. Talasoposia; consumo anormal de agua salada debido a factores psicogénicos.

marjoram (mejorana o mayorana). f. Las ramas de esta planta, con una pequeña parte de las puntas florecidas de *Majorana hortensis (Origanum majorana)* (familia Labiatae), o sin ella, se usan en medicina, como estimulante, carminativo y emenagogo.

mark (marca). **1.** f. Cualquier punto, línea u otra figura de la superficie cutánea o mucocutánea visible por diferencias de color, elevación u otra peculiaridad. **2.** Infundíbulo.
alignment m. (m. de alineación).
dhobie m. (m. dhobie) Dermatitis marca dhobie.
port-wine m. (m. en vino de Oporto). Nevus flammeus.
strawberry m. (m. en fresa). Nevo en fresa.
Unna's m. (m. de Unna). Nevo de la nuca.
washerman's m. (m. de lavado). Dermatitis marca dhobie.

marker (marcador). **1.** m. Dispositivo usado para hacer una marca o para indicar una medición. **2.** Característica o factor mediante los cuales una célula o molécula puede reconocerse o identificarse.
allotypic m. (m. alotípico). Alotipo.
Amsler's m. (m. de Amsler).
cell m. (m. celular).
genetic m. (m. genético). Determinante genético.
linkage m. (m. de ligamiento).
oncofetal m. (m. oncofetal).
time m. (m. de tiempo).
tumor m. (m. tumoral).

marmorated (marmóreo). Denota una condición en la que la piel presenta franjas o vetas como las del mármol.
marmot (marmota). f. Roedor invernante que puede servir como huésped reservorio del bacilo de la peste.
marrow (médula). f. **1.** Tejido conectivo hematopoyético muy celular que llena las cavidades medulares y los extremos esponjosos de los huesos largos. **2.** Cualquier material blando, gelatinoso o graso, parecido a la m. de los huesos.
bone m. (m. ósea). [*medulla ossium*, NA]. M. de los huesos.
red bone m. (m. ósea roja). [*medulla ossium rubra*, NA].
spinal m. (m. espinal). [*medulla spinalis*, NA].
yellow bone m. (m. ósea amarilla). [*medulla ossium flava*, NA].
marshmallow root (malvavisco, raíz de). Althea.
marsupial (marsupial). **1.** m. Miembro del orden Marsupalia, que incluye mamíferos como el canguro, wombat, bandicoot y zarigüeya, cuya hembra tiene una bolsa abdominal para llevar sus crías. **2.** Relativo o que pertenece a los marsupiales.
marsupialization (marsupialización). f. Exteriorización de un quiste u otra cavidad cerrada por resección de la pared anterior y suturación de los bordes cortados de la pared restante a los bordes adyacentes de la piel, con lo que se crea así una bolsa.
marsupium (marsupium). **1.** Escroto. **2.** Bolsa o saco, p. ej., en los marsupiales.
martius yellow (amarillo de Martius). Colorante ácido utilizado como colorante del plasma en histología vegetal y animal, y como filtro de la luz en microfotografía.
mas (mas). Abrev. de miliampere-segundo.
maschaladenitis (mascaladenitis). f. Inflamación de las glándulas axilares.
maschale (maschale). Axila.
maschalephidrosis (mascalefidrosis). f. Sudor de las axilas.
maschaloncus (mascaloncus). m. Neoplasia de la axila.
maschalyperidrosis (mascalhiperhidrosis). f. Sudación excesiva de las axilas.
masculine (masculino). Relativo a las características del sexo masculino o determinado por éstas.
masculine protest (protesta masculina). Término de Adler para describir el cambio en individuos de un papel pasivo a activo en su deseo de escapar del papel femenino.
masculinity (masculinidad). f. Conjunto de características de un individuo del sexo masculino.
masculinization (masculinización). f. Estado determinado por la presencia de características masculinas.
masculinize (masculinizar). Conferir las cualidades o características propias del sexo masculino.
masculinovoblastoma (masculinovoblastoma). m. Neoplasia ovárica que causa grados variables de masculinización.
masculinus (masculinus). [*masculinus*, NA]. Masculino.
mask (máscara). f. **1.** Cualquiera de varios estados de enfermedad que producen alteración o coloración de la piel de la cara. **2.** Aspecto inexpresivo propio de ciertas enfermedades. **3.** Vendaje facial. **4.** Escudo protector de gasa destinado a cubrir la boca y la nariz para mantener condiciones asépticas. **5.** Dispositivo destinado a cubrir la boca y la nariz para la administración de anestésicos por inhalación u otros gases.
ecchymotic m. (m. equimótica).
Hutchinson's m. (m. de Hutchinson).
luetic m. (m. luética).
nonrebreathing m. (m. respiratoria única o de sentido único).
m. of pregnancy (m. del embarazo). Melasma.
tropical m. (m. tropical). Cloasma broncíneo.
masked (enmascarado). Oculto.
masking (enmascaramiento). m. **1.** Uso de ruido de cualquier clase para interferir en la audibilidad de otro sonido. **2.** Ocultamiento de ritmos más pequeños en el registro de ondas cerebrales por otros ritmos más grandes y más lentos cuya forma de onda distorsionan. **3.** En odontología, cobertura opaca usada para ocultar las partes metálicas de una prótesis.
masochism (masoquismo). m. **1.** Algolagnia pasiva; forma de perversión en la que el placer sexual se exacerba en una persona golpeada y maltratada. **2.** Orientación general en la vida en la que el sufrimiento personal alivia la culpa y otorga una recompensa.
masochist (masoquista). La parte pasiva en la práctica del masoquismo.
mass (masa). f. **1.** En farmacia, una preparación sólida blanda que contiene un agente medicinal activo, de consistencia tal que puede dividirse en pequeños trozos y amasarse formando píldoras. **2.** Una de las siete cantidades fundamentales del SI de unidades.
apperceptive m. (m. aperceptiva).
filar m. (m. filar). Sustancia reticular.
injection m. (m. de inyección).
inner cell m. (m. celular interna). Embrioblasto.
lateral m. of atlas (m. lateral del atlas). [*massa lateralis atlantis*, NA].
lateral m. of ethmoid bone (m. lateral del etmoides).
pilular m. (m. pilular).
sclerotic cemental m. (m. cementaria esclerótica).
tubular excretory m. (m. excretoria tubular).
massa, gen. and pl. **massae** (massa). [*massa*, NA]. Masa; grupo o agregación de material coherente.
m. intermedia (m. intermedia). [*adhesio interthalamica*, NA]. Adherencia intertalámica.
massage (masaje). m. Tripsis; método de manipulación del cuerpo que consiste en frotar, pellizcar, amasar, golpear, etcétera.
cardiac m. (m. cardíaco).
closed chest m. (m. a tórax cerrado). M. cardíaco externo.
external cardiac m. (m. cardíaco externo). M. a tórax cerrado.
gingival m. (m. gingival).
nerve-point m. (m. de las puntas de los nervios). Gelotripsia.
open chest m. (m. a tórax abierto).
prostatic m. (m. prostático).
vibratory m. (m. vibratorio). Sismoterapia.
masseter (masetero).
massicot (massicot). Monóxido de plomo.
massotherapy (masoterapia). f. Uso terapéutico del masaje.
mastadenitis (mastadenitis). f. Mastitis.
mastadenoma (mastadenoma). Adenoma de mama.
mastalgia (mastalgia). f. Mastodinia.
mastatrophy, mastatrophia (mastatrofia). f. Atrofia o emaciación de las mamas.
mastauxe (mastauxa). f. Hipertrofia de las mamas.
mastectomy (mastectomía). f. Mamectomía; escisión de una o ambas mamas.
extended radical m. (m. radical extendida).
modified radical m. (m. radical modificada).
radical m. (m. radical). Operación de Halsted.
simple m. (m. simple). M. total.
subcutaneous m. (m. subcutánea).
total m. (m. total). M. simple.
mastic **1.** (mástique). m. Exudado resinoso de *Pistacia lentiscus* (familia Anacardiaceae), árbol pequeño (arbusto) de las costas del Mediterráneo. **2.** (almáciga). f. Mástique.
masticate (masticar). Realizar el acto de la masticación; mascar.
mastication (masticación). f. Proceso de masticar el alimento como preparación para su deglución y digestión; acción de moler, triturar y desmenuzar con los dientes.
masticatory (masticatorio). Relativo a la masticación.
mastigote (mastigoto). m. Individuo flagelado.
mastitis (mastitis). f. Mamitis; mastadenitis; inflamación de las mamas.
bovine m. (m. bovina).
chronic cystic m. (m. quística crónica).
gargantuan m. (m. gigante).
glandular m. (m. glandular). M. parenquimatosa.
granulomatous m. (m. granulomatosa).
interstitial m. (m. intersticial).
lactational m. (m. lactacional). M. puerperal.
m. neonatorum (m. neonatal). M. del recién nacido.
ovine m. (m. ovina).
parenchymatous m. (m. parenquimatosa).
phlegmonous m. (m. flemonosa). Absceso o celulitis de la mama.
plasma cell m. (m. plasmocítica o plasmocitaria).
puerperal m. (m. puerperal).
retromammary m. (m. retromamaria). M. submamaria.
stagnation m. (m. estancada).
submammary m. (m. submamaria). M. retromamaria; paramastitis.
suppurative m. (m. supurativa).
masto-, mast- (masto-, mast-). Prefijos relacionados con las mamas.

masto-occipital 1. (mastoccipital). Mastooccipital. **2.** (masto-occipital). Mastoccipital.
mastocyte (mastocito). m.
mastocytogenesis (mastocitogénesis). f. Formación y desarrollo de los mastocitos.
mastocytoma (mastocitoma). m. Acumulación o foco nodular de mastocitos bastante bien circunscripto, que a simple vista se parece a una neoplasia.
mastocytosis (mastocitosis). f. Urticaria pigmentosa, particularmente con infiltración mastocítica de las vísceras además de la piel.
mastodynia (mastodinia). Mastalgia; mazodinia, mamalgia; dolor en la mama.
mastoid (mastoideo). **1.** Semejante a una mama; en forma de mama. **2.** Relacionado con la apófisis mastoides, el antro o cavidad mastoidea, las células o celdas mastoideas, etcétera.
mastoidal (mastoideo).
mastoidale (mastoidal). El punto más inferior del contorno de la apófisis mastoides.
mastoidectomy (mastoidectomía). f. Ahuecamiento de la apófisis mastoides por curetaje o raspado, trepanación o extirpación por otro medio de los tabiques óseos que forman las celdas mastoideas.
radical m. (m. radical). Timpanomeatomastoidectomía.
mastoideocentesis (mastoideocentesis). f. Operación en las celdas mastoideas y el antro mastoideo.
mastoiditis (mastoiditis). f. Empiema mastoideo; inflamación de cualquier parte de la apófisis mastoides.
Bezold's m. (m. de Bezold).
sclerosing m. (m. esclerosante).
mastoidotomy (mastoidotomía). f. Incisión en el subperiostio o la apófisis mastoides del hueso temporal.
mastoncus (mastoncus). Tumor o hinchazón de las mamas.
mastoparietal (mastoparietal). Relativo a la porción mastoidea del hueso temporal y al hueso parietal; denota la sutura que los une.
mastopathy (mastopatía). f. Mazopatía; cualquier enfermedad de las mamas.
mastopexy (mastopexia). f. Mazopexia; cirugía plástica que fija los pechos caídos en posición más elevada y normal, a menudo con alguna mejora de su forma.
mastoplasia (mastoplasia). f. Mazoplasia; agrandamiento de la mama.
mastoplasty (mastoplastia). f. Operación plástica de la mama.
mastoptosis (mastoptosis). f. Ptosis o caída de la mama.
mastorrhagia (mastorragia). f. Hemorragia de una mama.
mastoscirrhus (mastocirrus). m. Carcinoma cirrótico de mama.
mastosquamous (mastoescamoso). Relativo a las porciones mastoidea y escamosa del hueso temporal.
mastosyrinx (mastosyrinx). Fístula de la glándula mamaria.
mastotomy (mastotomía). f. Mamotomía; incisión de la mama.
masturbation (masturbación). f. Estimulación erótica de los órganos genitales que lleva generalmente al orgasmo, logrado por cualquier otro medio que no sea el coito.
false m. (m. falsa). Peotillomanía.
matching (compatibilización). f. Proceso de formar un grupo de estudio y un grupo comparativo para un estudio epidemiológico, comparables con respecto a factores extraños o que pueden causar confusiones, como edad, sexo y educación.
maté (mate). f. Té del Paraguay; hojas desecadas de *Ilex paraguayensis* y otras especies de *Ilex* (familia Aquifoliaceae).
materia (materia). f. Sustancia.
m. alba (m. alba).
m. medica (m. médica).
material (material). Aquello de lo que está hecha, formada o compuesta una cosa; el elemento constituyente de algo.
base m. (m. básico o de base).
cross-reacting m. (CRM) (m. con reactividad cruzada).
dental m. (m. dental). Cualquier m. usado en odontología.
impression m. (m. para impresiones).
plastic restoration m. (m. plástico para restauraciones).
restorative dental m.'s (m. dental restaurador o restaurativo).
materies morbi (materies morbi). Sustancia que actúa como causa inmediata de enfermedad.
maternal (materno, maternal). Relativo a la madre o derivado de ella.
maternity (maternidad). f.
mating (apareamiento). m. Acoplamiento o unión de individuos hembras y machos con fines de reproducción.
assortative m. (a. selectivo).
cross m. (a. cruzado).
random m. (a. al azar). Panmixia.
matrass (matraz). m. Recipiente de vidrio de cuello largo usado para calentar sustancias secas en manipulaciones químicas.
matrical (matrical). Matricial; relativo a cualquier matriz.
matricaria (matricaria). Camomila alemana; camomila silvestre; flores de la planta *Matricaria chamomilla* (familia Compositae).
matricial (matricial). Matrical.
matrilineal (matrilineal). Relativo a la descendencia por la línea femenina.
matrix, pl. **matrices** (matriz). **1.** f. Molde en el que algo se vierte, cuela, moldea; contratroquel instrumento plástico o metálico de forma especial, usado para dar forma al material usado para obturar una cavidad dentaria. **2.** [*matrix*, NA]. Porción formativa de un diente, una uña, etc. **3.** Sustancia intercelular de un tejido. **4.** f. [*matrix*, NA]. Matrix, útero.
amalgam m. (m. de amalgama).
bone m. (m. ósea).
cartilage m. (m. cartilaginosa).
cell m. (m. celular). M. citoplasmática.
cytoplasmic m. (m. citoplasmática). M. celular; citomatriz.
mitochondrial m., m. mitochondrialis (m. mitocondrial).
nail m. (m. ungular). [*matrix unguis*, NA]. Lecho ungular.
territorial m. (m. territorial). Cápsula cartilaginosa.
matter (materia). f. Sustancia.
gray m. (m. gris). Sustancia gris.
pontine gray m. (m. gris de la protuberancia). Núcleos protuberanciales.
white m. (m. blanca). Sustancia blanca.
maturate (madurar). **1.** Llegar a la madurez; alcanzar el pleno desarrollo. **2.** Supurar.
maturation (maduración). f. **1.** Desarrollo o crecimiento pleno de algo. **2.** Cambios del desarrollo que conducen a la madurez. **3.** Procesamiento de una macromolécula; p.ej., modificación del RNA después de la transcripción o modificación de las proteínas después de la traducción.
mature 1. (maduro). Que ha alcanzado su máximo desarrollo. **2.** (madurar). Llegar a la madurez; alcanzar el máximo desarrollo.
maturity (madurez). f. Estado de adultez con el crecimiento completo o terminado.
maxilla, gen. and pl. **maxillae** (maxilar). m. [*maxilla*, NA]. Hueso m. superior; hueso de forma irregular que sostiene los dientes superiores y participa en la formación de la órbita, el paladar duro y la cavidad nasal.
maxillary (maxilar). Relativo al m. superior.
maxillectomy (maxilectomía). f. Escisión del maxilar superior.
maxillitis (maxilitis). f. Inflamación del maxilar.
maxillodental (maxilodental). Referente al maxilar superior y los dientes que contiene.
maxillofacial (maxilofacial). Relativo a los maxilares y a la cara, con referencia especial a la cirugía especializada de esta región.
maxillojugal (maxiloyugal). Relativo al maxilar superior y el hueso cigomático.
maxillomandibular (maxilomandibular). Relativo a los maxilares superior e inferior.
maxillopalatine (maxilopalatino). Relativo al maxilar y el hueso palatino.
maxillotomy (maxilotomía). f. Corte quirúrgico del maxilar para permitir el movimiento de todo éste o una parte a la posición deseada.
maxilloturbinal (maxiloturbinal). Relativo al cornete nasal inferior.
maximum (máximo). Mayor cantidad, valor o grado alcanzados o alcanzables.
glucose transport m. (m. transporte de glucosa).
transport m. (Tm) (transporte m. (Tm)). M. tubular.
tubular m. (m. tubular). Transporte m. o m. transporte.
mayidism (mayidismo). Pelagra.
mazamorra (mazamorra). f. Nombre dado en Puerto Rico a una dermatitis causada por la penetración de larvas de anquilostomas en la piel.

maze (laberinto). m. Sistema de caminos que se intersectan, usado frecuentemente para estudiar las funciones superiores del sistema nervioso de la rata.
mazindol (mazindol). m. Isoindol anorexígeno que se distingue por no poseer la cadena de fenoetilamina común a las aminas simpaticomiméticas o adrenérgicas.
mazo- (mazo-). Prefijo relativo a la mama.
mazodynia (mazodinia). f. Mastodinia.
mazolysis (mazólisis). f. Desprendimiento de la placenta.
mazopathy, mazopathia (mazopatía). f. **1.** Cualquier enfermedad de la placenta. **2.** Mastopatía.
mazopexy (mazopexia). f. Término poco usado para mastopexia.
mazoplasia (mazoplasia). f. Mastoplasia.
Mb, MbCO, MbO$_2$ (Mb, MbCO, MbO$_2$). Abrev. de mioglobina y sus combinaciones con CO y O$_2$.
MBC (MBC). Abrev. de capacidad respiratoria máxima (maximum breathing capacity).
M.C. (M.C.). Abrev. del inglés Magister Chirurgiae, Maestro de Cirugía; abrev. de Medical Corps (Cuerpo Médico).
mc (mc). Abrev. anterior de milicurie.
M.Ch. (M.Ch.). Abrev. del inglés Magister Chirurgiae, Maestro de Cirugía.
MCH (HCM). Abrev. de hemoglobina corpuscular (o celular) media.
MCHC (MCHC). Abrev. de concentración celular media de hemoglobina (mean cell hemoglobin concentration).
mCi (mCi). Abrev. actual de milicurie.
MCR (MCR). Abrev. de índice de depuración metabólica de esteroides (metabolic clearance rate).
MCV (MCV). Abrev. de volumen celular medio (mean corpuscular volume).
Md (Md). Símbolo de mendelevio.
M.D. (M.D.). Abrev. de Medicinae Doctor, Doctor en Medicina.
MDF (MDF). Abrev. del inglés de factor depresor del miocardio (myocardial depressant factor).
M.D.S. (M.D.S.). Abrev. de Master of Dental Surgery.
Me (Me). Abrev. de radical metilo.
meal (comida). f. Alimento consumido a intervalos regulares o en un momento determinado.
Boyden m. (c. de Boyden).
test m. (c. de prueba).
mean (media). f. Medición estadística de una tendencia central o promedio de una serie de valores, asumiendo usualmente que es la m. aritmética a menos que se indique lo contrario.
arithmetic m. (m. aritmética).
geometric m. (m. geométrica).
harmonic m. (m. armónica).
standard error of the m. (error estándar de la m.).
measles (sarampión). f. **1.** Enfermedad exantemática aguda causada por el virus del sarampión. **2.** Enfermedad de los cerdos causada por la presencia de *Cysticercus cellulosae*, la larva de *Taenia solium*, la tenia porcina. **3.** Enfermedad bovina causada por la presencia de *Cysticercus bovis*, la larva de *Taenia saginata*, la tenia bovina del hombre.
atypical m. (s. atípico).
black m. (s. negro).
German m. (s. alemán). Rubéola.
hemorrhagic m. (s. hemorrágico). S. negro .
three-day m. (s. de los tres días). Rubéola.
tropical m. (s. tropical).
measurement (medición). f. Determinación de una dimensión o cantidad.
end-point m. (m. del punto final o terminal).
kinetic m. (m. cinética).
nasion-pogonion m. (m. de nasión-pogonión). Plano facial.
meatal (meatal). Relativo a un meato.
meato- (meato-). Prefijo relativo a un meato.
meatomastoidectomy (meatomastoidectomía). f. Mastoidectomía modificada para exteriorizar los senos mastoideos en el meato auditivo externo, con preservación de la cavidad timpánica y los huesecillos.
meatometer (meatómetro). m. Instrumento para medir el tamaño de un meato, especialmente el meato uretral o de la uretra.
meatoplasty (meatoplastia). f. Cirugía plástica de un meato o canal.
meatorrhaphy (meatorrafia). f. Cierre por suturación de la herida formada al efectuar una meatotomía.
meatoscope (meatoscopio). m. Forma de espéculo para examinar un meato o conducto, especialmente el de la uretra.
meatoscopy **1.** (meatoscopio). m. Forma de espéculo para examinar un meato, especialmente el meato de la uretra. **2.** (meatoscopia). f. Inspección, generalmente instrumental, de cualquier meato, especialmente el uretral.
meatotome (meatótomo). m. Bisturí de borde cortante usado en meatotomía.
meatotomy (meatotomía). f. Porotomía; incisión efectuada para agrandar un meato, p. ej., el de la uretra o el uréter.
meatus, pl. **meatus** (meato). [*meatus*, NA]. m. Pasaje o canal, especialmente la abertura externa de un conducto.
m. acusticus externus (m. acústico externo). [*meatus acusticus externus*, NA]. Conducto auditivo externo.
m. acusticus internus (m. acústico interno). [*meatus acusticus internus*, NA].
external auditory m. (m. auditivo externo). [*meatus acusticus externus*, NA]. M. acústico externo.
fish-mouth m. (m. "en boca de pez").
internal auditory m. (m. auditivo interno). [*meatus acusticus internus*, NA]. M. acústico interno.
m. nasi (m. nasal). [*meatus nasi*, NA].
m. nasopharyngeus (m. nasofaríngeo). [*meatus nasopharyngeus*, NA].
ureteral m. (m. ureteral). [*Ostium ureteris*, NA]. Orificio del uréter.
m. urinarius (m. urinario). [*Ostium urethrae externum*, NA]. Orificio externo de la uretra.
mebanazine (mebanazina). f. Antidepresor de efecto inhibitorio sobre la monoaminooxidasa.
mebendazole (mebendazol). m. Agente nematocida efectivo y de amplio espectro contra nematodos intestinales, como oxiuros, uncinarias y *Ascaris*.
mebeverine hydrochloride (mebeverina, clorhidrato de). f. Antiespasmódico intestinal.
mebhydroline (mebhidrolina). f. Agente antihistamínico.
mebrophenhydramine (mebrofenhidramina). f. Agente antihistamínico.
mebutamate (mebutamato). m. Depresor del SNC.
mecamylamine hydrochloride (mecamilamina, clorhidrato de). m. Amina secundaria que bloquea la transmisión de impulsos en los ganglios autónomos; usado en el tratamiento de la hipertensión severa.
mechanical (mecánico). **1.** Llevado a cabo por medio de algún aparato, no manualmente. **2.** Que explica los fenómenos en términos de la mecánica. **3.** Automático.
mechanicoreceptor (mecanicorreceptor). m. Mecanorreceptor.
mechanics (mecánica). f. Ciencia que estudia la acción de la fuerzas que promueven el movimiento o el equilibrio.
body m. (m. corporal).
mechanism (mecanismo). m. **1.** Disposición o agrupamiento de las partes de algo que tiene una acción definida. **2.** Medio por el cual se obtiene un efecto.
association m. (m. de asociación).
countercurrent m. (m. de contracorriente).
defense m. (m. de defensa).
Douglas m. (m. de Douglas).
Duncan's m. (m. de Duncan).
gating m. (m. de compuerta).
immunological m. (m. inmunológico).
ping-pong m. (m. de ping-pong).
pressoreceptive m. (m. presorreceptivo).
proprioceptive m. (m. propioceptivo).
Schultze's m. (m. de Schultze).
mechanocardiography (mecanocardiografía). f. Utilización de trazados gráficos que reflejan los efectos mecánicos del latido cardíaco, como el trazado del pulso carotídeo o apexcardiograma.
mechanocyte (mecanocito). m. Fibroblasto de un cultivo de tejido in vitro.
mechanophobia (mecanofobia). f. Temor morboso de las maquinarias.
mechanoreceptor (mecanorreceptor). m. Mecanicorreceptor; receptor cuya función es responder a las presiones mecánicas.

mechanoreflex (mecanorreflejo). m. Reflejo desencadenado por la estimulación de un mecanorreceptor.
mechanotherapy (mecanoterapia). f. Tratamiento de la enfermedad por medio de aparatos o dispositivos mecánicos de cualquier tipo.
mechlorethamine hydrochloride (mecloretamina, clorhidrato de). Clorhidrato de mustina; clorhidrato de mostaza nitrogenada.
mecillinam (mecilinam). m. Amdinocilina.
mecism (mecismo). m. Elongación anormal del cuerpo o de una o más de sus partes.
meclastine (meclastina). f. Clemastina.
meclizine hydrochloride (meclizina, clorhidrato de). Agente antihistamínico útil en la prevención y el alivio del mareo y los síntomas causados por trastornos vestibulares.
meclofenamate sodium (meclofenamato sódico). Agente antiinflamatorio no esteroideo con acciones analgésicas y antipiréticas.
meclofenoxate (meclofenoxato). m. Analéptico.
mecloqualone (meclocualona). f. Sedante e hipnótico.
meclozine hydrochloride (meclozina, clorhidrato de). Clorhidrato de meclizina.
mecometer (mecómetro). m. Instrumento semejante a un compás con una escala para medir fácilmente a los recién nacidos.
meconate (meconato). m. Sal o éster del ácido mecónico.
meconic acid (ácido mecónico).
meconin (meconina). f. Lactona del ácido mecónico que se encuentra también en *Hydrastis canadensis*; hipnótico.
meconiorrhea (meconiorrea). f. Descarga en el recién nacido de una cantidad anormalmente grande de meconio.
meconism (meconismo). m. Adicción al opio o envenenamiento por éste.
meconium (meconio). m. **1.** Primeras descargas intestinales del recién nacido, de color verdoso y consistentes en células epiteliales, moco y bilis. **2.** Opio.
medazepam hydrochloride (medazepam, clorhidrato de). Agente ansiolítico.
medfalan (medfalán).
media (media). Túnica media.
medial (medial). Relativo al medio o centro; más cerca del plano medio o mesosagital.
medialecithal (medialecital). Denota un huevo con una cantidad moderada de yema o vitelo, como en los anfibios.
medialis (medialis). [*medialis*, NA]. Medial.
median 1. (mediano). Central; medio; que está en la línea media. **2.** (mediana). f. El valor del medio en un juego de mediciones; como la media, una medida de la tendencia central.
medianus (medianus). [*medianus*, NA]. Mediano.
mediastinal (mediastínico). Relativo al mediastino.
mediastinitis (mediastinitis). f. Inflamación del tejido celular del mediastino.
  idiopathic fibrous m. (m. fibrosa idiopática). Fibrosis del mediastino.
mediastinography (mediastinografía). f. Radiografía del mediastino.
  gaseous m. (m. gaseosa).
mediastinopericarditis (mediastinopericarditis). f. Inflamación del pericardio y del tejido celular mediastínico que lo rodea.
mediastinoscope (mediastinoscopio). m. Endoscopio para la inspección del mediastino a través de una incisión supraesternal.
mediastinoscopy (mediastinoscopia). f. Exploración del mediastino mediante una incisión supraesternal para la biopsia de los ganglios linfáticos paratraqueales.
mediastinotomy (mediastinotomía). m. Incisión en el mediastino.
mediastinum (mediastino). m. **1.** [*mediastinum*, NA]. Tabique entre dos partes de un órgano o una cavidad. **2.** Tabique interpulmonar; tabique mediastínico; espacio interpleural o mediastínico; partición mediana de la cavidad torácica, cubierta por la pleura mediastínica y que contiene todas las vísceras y estructuras torácicas excepto los pulmones.
  m. anterius (m. anterior).
  m. inferius (m. inferior).
  m. medium (m. medio).
  m. posterius (m. posterior). Posmediastino.
  m. superius (m. superior).
  m. testis (m. testicular). [*mediastinum testis*, NA]. Tabique del testículo.
mediate 1. (mediato). Situado entre dos partes; intermedio. **2.** (mediar). Llevar a cabo alguna acción por medio de una sustancia intermediaria, p. ej., fagocitosis mediada por el complemento.
mediation (mediación). f. Acción de una sustancia intermediaria (mediador).
mediator (mediador). m. Sustancia o cosa intermediaria.
  pharmacologic m.'s of anaphylaxis (m. farmacológicos de la anafilaxia).
medicable (medicable). Que admite el tratamiento con esperanza de curación.
medical (médico). Medicinal; relativo a la medicina o a la práctica de la medicina.
medical transcriptionist (transcripcionista médico). Persona que realiza la transcripción mecánica de los informes dictados por el médico con respecto a la salud del paciente, y que pasan a integrar el registro permanente del paciente.
medicament (medicamento). m. Medicina, aplicación medicinal, remedio.
medicamentosus (medicamentoso). Relativo a una droga; término que caracteriza una erupción debida a drogas.
medicate (medicar). **1.** Tratar la enfermedad con la administración de drogas. **2.** Impregnar con una sustancia medicinal.
medicated (medicado). Impregnado con una sustancia medicinal.
medication (medicación). **1.** Acción de medicar. **2.** f. Sustancia medicinal o medicamento.
  arrhenic m. (m. arrénica).
  ionic m. (m. iónica). Iontoforesis.
  preanesthetic m. (m. preanestésica).
medicator (medicador). m. **1.** Instrumento que se usa para hacer aplicaciones terapéuticas en las partes más profundas. **2.** Persona que administra medicamentos para aliviar una enfermedad.
medicephalic (medicefálico). Cefálico mediano; denota el vaso comunicante entre las venas mediana y cefálica del antebrazo.
medicinal (medicinal). Médico; relativo a la medicina, que tiene propiedades curativas.
medicinal scarlet red (rojo escarlata medicinal). R. escarlata.
medicine (medicina). f. **1.** Una droga. **2.** El arte de prevenir o curar las enfermedades; ciencia que trata de la enfermedad en todas sus relaciones. **3.** Estudio y tratamiento de las enfermedades generales o de las que afectan las partes internas del cuerpo.
  adolescent m. (m. del adolescente). Efebiátrica; hebiatría.
  aerospace m. (m. aeroespacial).
  aviation m. (m. de la aviación). Aeromedicina.
  behavioral m. (m. conductística, de la conducta o del comportamiento).
  clinical m. (m. clínica).
  experimental m. (m. experimental).
  family m. (m. familiar).
  fetal m. (m. fetal). Fetología.
  folk m. (m. popular o casera).
  forensic m. (m. forense). M. legal; jurisprudencia médica.
  holistic m. (m. holística).
  internal m. (m. interna).
  legal m. (m. legal). M. forense.
  military m. (m. militar).
  neonatal m. (m. neonatal). Neonatología.
  nuclear m. (m. nuclear).
  osteopathic m. (m. osteopática). Osteopatía.
  patent m. (m. de venta comercial).
  perinatal m. (m. perinatal). Perinatología.
  physical m. (m. física). Fisiatría.
  podiatric m. (m. podiátrica). Podiatría.
  preventive m. (m. preventiva).
  proprietary m. (m. patentada).
  psychosomatic m. (m. psicosomática).
  quack m. (m. falsa o inútil).
  socialized m. (m. social o socializada).
  space m. (m. espacial).
  sports m. (m. del deporte).
  tropical m. (m. tropical).
  veterinary m. (m. veterinaria).
medico- (medico-). Prefijo que significa relativo a la medicina.

medicobiologic, medicobiological (medicobiológico). Perteneciente a los aspectos biológicos de la medicina.
medicochirurgical (medicoquirúrgico). Relativo a la vez a la medicina y a la cirugía, o a los médicos y los cirujanos.
medicolegal (medicolegal). Relativo a la medicina y la ley.
medicomechanical (medicomecánico). Relativo a las medidas terapéuticas medicinales y mecánicas.
medicophysical (medicofísico). Relativo a la enfermedad y al estado general del organismo.
medicopsychology (medicopsicología). f. Psicología en su relación con la medicina.
medio-, medi- (medio-, medi-). Prefijos que significan medio o mediano.
mediocarpal (mediocarpiano). **1.** Mesocarpiano. Relativo a la parte central del carpo. **2.** Carpocarpiano; denota la articulación entre las dos hileras de los huesos carpianos.
medioccipital (mediooccipital).
mediodens (mediodens). m. Diente supernumerario situado entre los dos incisivos centrales superiores.
mediodorsal (mediodorsal). Relativo al plano mediano y al plano dorsal.
mediolateral (mediolateral). Relativo al plano mediano y a un lado o costado.
medionecrosis (medionecrosis). f. Necrosis de una túnica media.
  m. aortae idiopathica cystica (m. de la aorta idiopática quística).
  m. of the aorta (m. de la aorta). Necrosis medial quística.
mediotarsal (mediotarsiano). Mesotarsiano; tarsotarsiano; relativo a la parte media del tarso; denota las articulaciones de los huesos tarsianos entre sí.
mediotrusion (mediotrusión). f. Movimiento fuerte de empuje del cóndilo mandibular hacia la línea media durante el movimiento de la mandíbula.
mediotype (mediotipo). Mesomorfo.
medisect (medisección). f. Mesosección; incisión en la línea media.
medium, pl. **media** (medio). m. **1.** Todo aquello por cuyo intermedio o con cuya ayuda se lleva a cabo una acción. **2.** Sustancia a través de la cual se transmiten impulsos o impresiones. **3.** M. de cultivo. **4.** Líquido que contiene una sustancia en solución o suspensión.
  clearing m. (m. aclarante).
  complete m. (m. completo).
  contrast m. (m. de contraste).
  culture m. (m. de cultivo).
  Czapek-Dox m. (m. de Czapek-Dox). Agar solución de Czapek.
  dispersion m. (m. de dispersión). Fase externa.
  Dorset's culture egg m. (m. de cultivo de huevo de Dorset).
  Eagle's basal m. (m. basal de Eagle).
  Eagle's minimum essential m. (MEM) (m. esencial mínimo de Eagle (MEM)).
  Endo's m. (m. de Endo). Agar de Endo.
  external m. (m. externo). Fase externa.
  Loeffler's blood culture m. (m. de cultivo de sangre de Loeffler).
  motility test m. (m. para prueba de motilidad).
  mounting m. (m. de montaje).
  passive m. (m. pasivo).
  selective m. (m. selectivo).
  separating m. (m. separador o de separación).
  Simmons' citrate m. (m. citratado de Simmons).
  support m. (m. de soporte).
  Thayer-Martin m. (m. de Thayer-Martin).
  transport m. (m. de transporte).
medius (medius). [*medius*, NA]. Denota una estructura anatómica situada entre otras dos estructuras similares o que ocupa una posición intermedia.
MEDLARS (MEDLARS). Abrev. de Medical Literature Analysis and Retrieval System (Sistema de Análisis y Localización de Bibliografía Médica), un sistema de indexación computarizada de la Biblioteca Nacional de Medicina de EE.UU. (U. S. National Library of Medicine).
MEDLINE (MEDLINE). MEDLARS-en línea; enlace telefónico entre muchas bibliotecas médicas de Estados Unidos y el sistema MEDLARS para suministrar rápidamente bibliografías médicas.
medorrhea (medorrea). f. Gota militar.
medphalan (medfalán). m. D-Sarcolisina; agente antineoplásico.
medrogestone (medrogestona). f. Progestina oral.
medroxyprogesterone acetate (medroxiprogesterona, acetato de). Agente progestágeno activo por vía oral y parenteral, más potente que la progesterona.
medrylamine (medrilamina). f. Antihistamínico.
medrysone (medrisona). f. Glucocorticoide usado tópicamente como agente antiinflamatorio, generalmente en los ojos.
medulla, pl. **medullae** (médula). f. [*medulla*, NA]. Sustancia medular; cualquier estructura medulosa blanda, especialmente en el centro de una parte.
  m. of adrenal gland (m. de la glándula suprarrenal). [*medulla glandulae suprarenalis*, NA].
  m. glandulae suprarenalis (m. de la glándula suprarrenal). [*medulla glandulae suprarenalis*, NA].
  m. of hair shaft (m. del tallo piloso).
  m. of lymph node (m. del ganglio linfático). [*medulla nodi lymphatici*].
  m. oblongata **1.** (bulbo raquídeo). [*medulla oblongata*, NA]. Mielencéfalo. **2.** (m. oblonga). [*medulla oblongata*, NA]. Bulbo raquídeo.
  m. ossium (m. ósea). [*medulla ossium*, NA].
  m. ossium flava (m. ósea amarilla).
  m. ossium rubra (m. ósea roja).
  m. renalis (m. renal, del riñón). [*medulla renalis*, NA]. M. del riñón.
medullar (medular).
medullary (medular). Relativo a la médula.
medullated (medulado). **1.** Que tiene médula o sustancia medular. **2.** Mielinado, mielínico.
medullation (medulación). f. **1.** Adquisición o formación de médula. **2.** Mielinización.
medullectomy (medulectomía). m. Escisión de cualquier sustancia medular.
medullization (medulización). f. Agrandamiento de los espacios medulares en la osteítis rarefaciente.
medullo- (medulo-). Prefijo que significa médula.
medulloarthritis (meduloartritis). f. Inflamación del extremo articular esponjoso de un hueso largo.
medulloblastoma (meduloblastoma). m. Glioma consistente en células neoplásicas que se parecen a las células indiferenciadas del tubo medular primitivo.
medullocell (medulocélula). f. Mielocito.
medulloepithelioma (meduloepitelioma). m. Glioma primitivo de crecimiento rápido que se considera originado en las células del conducto medular embrionario y por eso es incluido entre los ependimoblastomas por algunos neuropatólogos.
  adult m. (m. adulto). Epitelioma ciliar maligno.
  embryonal m. (m. embrionario). Dictioma.
medullomyoblastoma (medulomioblastoma). m. Variante histológica rara de meduloblastoma con células musculares lisas y estriadas dispersas incorporadas a la neoplasia.
mefenamic acid (ácido mefenámico).
mefenorex hydrochloride (mefenorex, clorhidrato de). Droga simpaticomimética de actividad anoréxica.
mefexamide (mefexamida). f. Antidepresor.
MEG (MEG). Abrev. de magnetoencefalograma.
mega- (mega-). **1.** Prefijo que significa grande, amplio. **2.** (M) Prefijo usado en el sistema métrico y el SI para indicar un millón (10^6).
megabacterium (megabacteria). m. Macrobacteria; bacteria de tamaño excepcionalmente grande.
megabladder (megavejiga). f. Megacistis.
megacardia (megacardia). f. Cardiomegalia.
megacaryoblast (megacarioblasto).
megacaryocyte (megacariocito). m. Megalocariocito.
megacephalia (megacefalia).
megacephalic (megacéfalo). Macrocéfalo; relativo a la megacefalia o caracterizado por ella.
megacephalous (megacéfalo).
megacephaly (megacefalia). f. Macrocefalia; megalocefalia; afección congénita o adquirida en la cual la cabeza es anormalmente grande.
megacins (megacinas). f. pl. Proteínas antibacterianas producidas por cepas de *Bacillus megaterium*.
megacoccus, pl. **megacocci** (megacoco). m. Macrococo; coco de tamaño insólitamente grande.

megacolon (megacolon). m. Colon gigante; estado de extrema dilatación e hipertrofia del colon.
congenital m., m. congenitum (m. congénito).
idiopathic m. (m. idiopático).
toxic m. (m. tóxico).
megacycle (megaciclo). m. Un millón de ciclos por segundo.
megacystis (megacistis). f. Megavejiga; megalocistis; gran vejiga patológica en los niños.
megadactyly, megadactylia, megadactylism (megadactilia). f. y m. Agrandamiento de uno o más dedos de las manos y/o los pies. D.t. megadactilismo, megalodactilia, megalodactilismo, macrodactilia, macrodactilismo y dactilomegalia.
megadolichocolon (megadolicocolon). f. Longitud excesiva y dilatación del colon.
megadont (megadonte). m. Macrodonte.
megadontism (megadontismo). m. Macrodoncia.
megadyne (megadina). f. Un millón de dinas.
megaesophagus (megaesófago). m. Gran agrandamiento de la porción inferior del esófago, como se observa en pacientes con acalasia y enfermedad de Chagas.
megagamete (megagameto). m. Macrogameto.
megagnathia (megagnatia). m. Macrognatia.
megahertz (MHz) (megahertz (MHz)). m. Un millón de hertz.
megakaryoblast (megacarioblasto). m. Precursor del megacariocito.
megakaryocyte (megacariocito). m. Megalocariocito, tromboblasto; célula grande de hasta 100 µm de diámetro con un núcleo casi siempre multilobulado, que produce las plaquetas.
megalecithal (megalecítico). m. Huevo rico en yema, como el de los peces, reptiles y aves.
megalgia (megalgia). f. Dolor muy intenso.
megalo-, megal- (megalo-, megal-). Prefijos que significan grande.
megaloblast (megaloblasto). m. Tipo embrionario de célula grande nucleada precursora de los eritrocitos en un proceso eritropoyético anormal, observado casi exclusivamente en la anemia perniciosa.
megalocardia (megalocardia). f. Cardiomegalia.
megalocephaly, megalocephalia (megalocefalia). f. Megacefalia.
megalocheiria, megalochiria (megaloqueiria, megaloquiria). f. Macroqueiria.
megalocornea (megalocórnea). f. Macrocórnea.
megalocystis (megalocistis). f. Megacistis.
megalocyte (megalocito). m. Glóbulo rojo grande (10 a 20 µm) no nucleado.
megalocythemia (megalocitemia). f. Macrocitemia.
megalocytosis (megalocitosis). f. Macrocitemia.
megalodactylia (megalodactilia, megalodactilismo). f. Megadactilia.
megalodont (megalodonte). m. Macrodonte.
megalodontia (megalodoncia). f. Macrodoncia.
megaloencephalic (megaloencefálico). Que tiene un cerebro anormalmente grande.
megaloencephalon (megaloencéfalo). m. Macroencéfalo; cerebro anormalmente grande.
megaloencephaly (megaloencefalia). f. Tamaño anormalmente grande del cerebro.
megaloenteron (megaloenterón). m. Enteromegalia; tamaño anormalmente grande del intestino.
megalogastria (megalogastria). f. Macrogastria; estómago anormalmente grande.
megaloglossia (megaloglosia). f. Macroglosia.
megalographia (megalografía). f. Macrografía.
megalohepatia (megalohepatia). f. Hepatomegalia.
megalokaryocyte (megalocariocito). m. Megacariocito.
megalomania (megalomanía). f. Sobreevaluación morbosa de sí mismo o de algún aspecto de sí mismo.
megalomaniac (megalomaníaco). m. Persona que exhibe megalomanía.
megalomelia (megalomelia). f. Macromelia.
megalonychosis (megalonicosis). f. Macroniquia.
megalopenis (megalopene). m. Macropene.
megalophallus (megalofalo). m. Macropene.
megalophthalmus (megaloftalmía). f. Macroftalmía; ojos anormalmente grandes por una anomalía del desarrollo.
anterior m. (m. anterior). Queratoglobo.
megalopia (megalopia). f. Macropsia.
megalopodia (megalopodia). f. Macropodia.
megalopsia (megalopsia). f. Macropsia.
megalosplanchnic (megaloesplácnico). m. Macroesplácnico; que tiene vísceras anormalmente grandes.
megalosplenia (megaloesplenia). f. Esplenomegalia.
megalospore (megalospora). f. Macrospora.
megalosyndactyly, megalosyndactilia (megalosindactilia). f. Dedos de manos o pies membranosos o fusionados y de gran tamaño.
megaloureter (megalouréter). m. Megauréter; uréter congénitamente agrandado sin evidencia de obstrucción o infección.
megalourethra (megalouretra). f. Megauretra; dilatación congénita de la uretra.
-megaly (-megalia). Sufijo que significa grande.
megamerozoite (megamerozoíto). m. Macromerozoíto.
meganucleus (meganúcleo). m. Macronúcleo.
megaprosopia (megaprosopia). f. Macroprosopia.
megaprosopous (megaprosópico). Macroprosópico.
megarectum (megarrecto). m. Dilatación extrema del recto.
megaseme (megasemo). Denota una apertura orbitaria con un índice mayor de 89.
megasigmoid (megasigmoide). Macrosigmoide.
megasomia (megasomía). f. Macrosomía.
megaspore (megaspora). f. Macrospora.
megathrombocyte (megatrombocito). m. Plaqueta sanguínea grande, en especial si es joven y se ha liberado recientemente de la médula ósea.
megaureter (megauréter). m. Megalouréter.
megaurethra (megauretra). f. Megalouretra.
megavolt (megavoltio). m. Un millón de voltios.
megavoltage (megavoltaje). m. En radioterapia, término poco preciso para referirse al voltaje superior a un millón de voltios.
megestrol acetate (megestrol, acetato de). Progestina sintética de efectos progestacionales similares a los de la progesterona.
meglumine (meglumina). Contracción de *N*-metilglucamina, aprobada por USAN.
m. acetrizoate (acetrizoato de m.).
m. diatrizoate (diatrizoato de m.). Diatrizoato de metilglucamina.
m. iothalamate (yotalamato m.).
megohm (megaohmio). m. Unidad de resistencia eléctrica igual a un millón de ohmios.
megophthalmus (megoftalmía). f. Megaloftalmía.
megoxycyte (megoxicito). m. Megoxifilo.
megoxyphil, megoxyphile (megoxifilo). m. Megoxicito; leucocito eosinófilo que contiene gránulos gruesos.
meibomitis, meibomianitis (meibomitis, meibomianitis). f. Inflamación de las glándulas de Meibomio.
meio- (meio-). Para las palabras que empiezan así y no se encuentran aquí, v. mio-.
meiosis (meiosis). f. División meiótica; proceso especial de división celular que tiene como resultado la formación de gametos y consiste en dos divisiones nucleares en rápida sucesión con la formación de cuatro gametocitos, cada uno de los cuales contiene la mitad del número de cromosomas que se encuentran en las células somáticas.
meiotic (meiótico). Perteneciente a la meiosis.
mel (mel). m. **1.** Miel. **2.** Unidad de tono musical o diapasón; un tono de 1.000 m. resulta de un tono simple de frecuencia 1.000 Hz, 40 db sobre el umbral normal de audibilidad.
mel-, melo- (mel-, melo-). **1.** Prefijo que indica un miembro o una extremidad. **2.** Prefijo que indica mejilla. **3.** Prefijo relativo a la miel o el azúcar. V.t. meli-. **4.** Prefijo relativo a las ovejas.
melagra (melagra). f. Dolores reumáticos o miálgicos en piernas o brazos.
melalgia (melalgia). f. Dolor en una extremidad; específicamente, dolor quemante en los pies que se extiende hacia arriba por la pierna y hasta el muslo, con engrosamiento de las paredes de los vasos sanguíneos y obliteración de los lúmenes vasculares.
melamine formaldehyde (melamina formaldehído). Melamina resina.
melan-, melano- (melan-, melano-). Prefijos que significan color negro o muy oscuro.
melancholia (melancolía). f. **1.** Forma de depresión grave, caracterizada por anhedonia, insomnio, cambios psicomotores y senti-

mientos de culpa. **2.** Síntoma de otros estados caracterizado por depresión del ánimo y procesos de pensamiento lentos y penosos.
hypochondriacal m. (m. hipocondríaca).
involutional m. (m. involutiva). M. climatérica.
melancholic (melancólico). **1.** Referente o característico de la melancolía. **2.** Anteriormente denotaba un temperamento caracterizado por irritabilidad y pesimismo.
melancholy (melancolía).
melanedema (melanoedema). f. Antracosis.
melanemia (melanemia). f. Presencia de gránulos color pardo oscuro, casi negro o negro, de pigmento insoluble (melanina) en la sangre circulante.
melanidrosis (melanidrosis). f.
melaniferous (melanífero). Que contiene melanina u otro pigmento negro.
melanin (melanina). f. Pigmento melanótico; cualquiera de los polímeros de color marrón oscuro a negro de indol 5,6-quinona y/o ácido 5,6-dihidroxiindol 2-carboxílico que existen normalmente en la piel, el pelo, la capa pigmentada de la retina, y en forma inconstante en la médula y zona reticular de la glándula suprarrenal.
artificial m., facticious m. (m. artificial, ficticia). Melanoide.
melanism (melanismo). m. Pigmentación con melanina difusa y muy marcada del pelo corporal y la piel (usualmente no afecta el iris); herencia autosómica dominante.
melanoameloblastoma (melanoameloblastoma). m. Tumor neuroectodérmico melanótico.
melanoblast (melanoblasto). m. Célula derivada de la cresta neural; migra a diversas partes del cuerpo durante las primeras fases de la vida embrionaria y se convierte en un melanocito maduro capaz de formar melanina.
melanoblastoma (melanoblastoma). m. Melanoma.
melanocarcinoma (melanocarcinoma). m. Melanoma.
melanocomous (melanocomo). m. Melanotrico.
melanocyte (melanocito). m. Célula pigmentaria de la piel; melanodendrocito.
melanocytoma (melanocitoma). m. **1.** Tumor pigmentado de la estroma uveal. **2.** Melanoma generalmente benigno del disco óptico, que aparece en individuos muy pigmentados como un pequeño tumor muy pigmentado en el borde del disco y a veces se extiende hasta la retina y la coroides.
melanodendrocyte (melanodendrocito). m. Melanocito.
melanoderma (melanodermia). f. Oscurecimiento anormal de la piel por depósito de exceso de melanina o de sustancias metálicas como plata y hierro.
m. cachecticorum (m. cachecticorum). M. de los caquéxicos.
m. chloasma (m. cloasma). Melasma.
parasitic m. (m. parasítico o parasitario).
racial m. (m. racial).
senile m. (m. senil). Melasma universal.
melanodermatitis (melanodermatitis). f. Depósito excesivo de melanina en un área de dermatitis.
melanodermic (melanodérmico). Relativo a la melanodermia, o caracterizado por ésta.
melanogen (melanógeno). m. Sustancia incolora que puede convertirse en melanina.
melanogenemia (melanogenemia). f. Presencia de precursores de melanina en la sangre.
melanogenesis (melanogénesis). f. Formación de melanina.
melanoglossia (melanoglosia). f. Lengua negra.
melanoid (melanoide). m. Melanina artificial o ficticia; pigmento oscuro parecido a la melanina formado por glucosaminas de la quitina.
melanokeratosis (melanoqueratosis). f. Migración de melanoblastos conjuntivales a la córnea.
melanoleukoderma (melanoleucodermia). m. Piel marmórea.
m. colli (m. colli). Leucodermia sifilítica.
melanoma (melanoma). m. Carcinoma melanótico; melanocarcinoma; melanoblastoma; m. maligno; neoplasia maligna derivada de células capaces de formar melanina, que puede aparecer en la piel de cualquier parte del cuerpo, en el ojo y rara vez en las mucosas de los genitales, el ano, la cavidad oral y otros sitios.
acral lentiginous m. (m. lentiginoso acral).
amelanotic m. (m. amelanótico).
benign juvenile m. (m. juvenil benigno).
Cloudman m. (m. de Cloudman).
halo m. (m. de halo o aureola).
Harding-Passey m. (m. de Harding-Passey).
malignant lentigo m. (m. léntigo maligno).
malignant m. (m. maligno). Melanoma.
malignant m. in situ (m. maligno in situ).
minimal deviation m. (m. con desviación mínima).
nodular m. (m. nodular).
subungual m. (m. subungular). Panadizo melanótico.
superficial spreading m. (m. extensivo superficial).
melanomatosis (melanomatosis). f. Estado caracterizado por numerosas lesiones extendidas de melanoma.
melanonychia (melanoniquia). f. Pigmentación negra de las uñas.
melanopathy (melanopatía). f. Cualquier enfermedad caracterizada por pigmentación anormal de la piel.
melanophage (melanófago). m. Histiocito que ha fagocitado melanina.
melanophore (melanóforo). m. Célula dérmica pigmentada que no secreta sus gránulos pigmentados.
melanoplakia (melanoplaquia). f. Existencia de placas pigmentadas en la lengua y mucosa bucal.
melanoprotein (melanoproteína). f. Complejo proteico con melanina.
melanorrhagia (melanorragia). f. Melena.
melanorrhea (melanorrea). f. Melena.
melanosis (melanosis). f. Pigmentación anormal de color marrón oscuro o negro pardusco de diversos tejidos u órganos, debida a melaninas y a veces otras sustancias que se parecen a ellas en grado variable.
m. circumscripta precancerosa (m. circunscripta precancerosa).
m. coli (m. coli). M. de la mucosa del intestino grueso.
m. corii degenerativa (m. corii degenerativa).
neurocutaneous m. (m. neurocutánea).
oculodermal m. (m. oculodérmica). Nevo de Ota.
precancerous m. of Dubreuilh (m. precancerosa de Dubreuilh).
Riehl's m. (m. de Riehl).
melanosity (melanosidad). f. Cutis oscuro.
melanosome (melanosoma). f. Gránulo de pigmento, generalmente ovalado, de 0,2 por 0,6 μm producido por los melanocitos.
giant m. (m. de células gigantes). Macroglóbulo de melanina.
melanotic (melanótico). **1.** Referente a la presencia normal o patológica de melanina. **2.** Relativo a melanosis, o caracterizado por ella.
melanotrichous (melanotrico). Melanocomo; de pelo negro.
melanotroph (melanotrofo). m. Célula de la hipófisis que produce hormona melanotropina.
melanotropin (melanotropina). f. Hormona estimulante de los melanocitos; intermedina; principio expansor de los melanóforos.
melanuria (melanuria). f. Excreción de orina de color oscuro debida a la presencia de melanina u otros pigmentos o a la acción de fenol, creosota, resorcina y otros derivados de alquitrán de carbón.
melanuric (melanúrico). Perteneciente a melanuria, o caracterizado por ella.
melarsoprol (melarsoprol). m. Compuesto usado en el tratamiento de las fases meningoencefalíticas de la tripanosomiasis.
melasma (melasma). m. Melanodermia cloasma; pigmentación aislada o generalizada de la piel.
m. gravidarum (m. gravidarum). Cloasma del embarazo.
m. universale (m. universal). Melanodermia senil.
melatonin (melatonina). f. Sustancia formada por la glándula pineal de los mamíferos.
melena (melena). f. Melanorrea; melanorragia; deposición de heces oscuras debido a la presencia de sangre alterada por los jugos intestinales.
m. neonatorum (m. neonatal).
m. spuria (m. espuria).
m. vera (m. vera). M. verdadera, por oposición a m. espuria.
melenemesis (melenemesis). f. Vómito de material oscuro o negruzco.
melengestrol acetate (melengestrol, acetato de). Agente progestacional.
meletin (meletina). f. Quercetina.
meli- (meli-). Prefijo relacionado con la miel o el azúcar.

melibiase (melibiasa). f. α-D-Galactosidasa; -D-galactosidasa.
melibiose (melibiosa). f. Disacárido formado por la hidrólisis de rafinosa por β-fructofuranosidasa.
melicera, meliceris (melicera, meliceris). f. Higroma u otro tipo de quiste que contiene un material semilíquido tenaz, relativamente espeso.
melioidosis (melioidosis). f. Seudomuermo; enfermedad infecciosa de roedores de la India y el sudeste de Asia comunicable al hombre.
melissa (melisa). f. Hojas de los topes de *Melissa officinalis* (familia Labiatae), planta del sur de Europa; diaforético.
melissophobia (melisofobia). f. Apifobia.
melitis (melitis). f. Inflamación de la mejilla.
melitose (melitosa). f. Rafinosa.
melitracen hydrochloride (melitracen, clorhidrato de). Antidepresor.
melitriose (melitriosa). f. Rafinosa.
melituria (melituria). f. Término obsoleto por glucosuria.
mellitum, gen. **melliti**, pl. **mellita** (mellitum). Preparación farmacéutica con miel como excipiente.
melocervicoplasty (melocervicoplastia). f. Cirugía plástica de la mejilla y el cuello.
melomania (melomanía). f. Fascinación anormal o devoción por la música.
melomelia (melomelia). f. Malformación en la cual el feto tiene miembros accesorios normales y rudimentarios.
melonoplasty (melonoplastia). f. Forma obsoleta de meloplastia.
meloplasty (meloplastia). f. Cirugía plástica de la mejilla.
melorheostosis (melorreostosis). f. Osteosis ebúrnea monomélica; reostosis limitada a los huesos largos.
melosalgia (melosalgia). f. Dolor en las extremidades inferiores.
meloschisis (melosquisis). f. Fisura o hendidura congénita en la mejilla.
melotia (melotia). f. Desplazamiento congénito del pabellón de la oreja.
melphalan (melfalán). m. Mostaza de L-fenilalanina; L-sarcolisina; agente alquilante antineoplásico.
member (miembro). m. **1.** Extremidad del cuerpo, el brazo o la pierna. **2.** Segmento de cualquier estructura articulada.
virile m. (m. viril). Pene.
membrana, gen. and pl. **membranae** (membrana, gen. y pl. membranae). [*membrana*, NA].
m. abdominis (membrana abdominal). Peritoneo.
m. adventitia (membrana adventicia).
m. basalis ductus semicircularis (membrana basal del conducto semicircular). [*membrana basalis ductus semicircularis*, NA].
m. capsularis (membrana capsular).
m. capsulopupillaris (membrana capsulopupilar).
m. carnosa (membrana carnosa). [*tunica dartos*, NA]. Túnica dartos.
m. cerebri (membrana cerebral). Cualquiera de las meninges cerebrales.
m. choriocapillaris (membrana coriocapilar). [*lamina choroidocapillaris*, NA]. Lámina coroidocapilar.
m. cordis (membrana cordis). [*pericardium*, NA]. Pericardio.
m. fibroelastica laryngis (membrana fibroelástica laríngea). [*membrana fibroelastica laryngis*, NA].
m. fusca (membrana fusca). [*lamina fusca sclerae*, NA]. Lámina fusca de la esclerótica.
m. granulosa (membrana granulosa).
m. limitans gliae (membrana limitante glial).
m. preformativa (membrana preformativa).
m. propria ductus semicircularis (membrana propia del conducto semicircular). [*membrana propria ductus semicircularis*, NA].
m. serosa (membrana serosa). **1.** [*tunica serosa*, NA]. Túnica serosa. **2.** Serosa.
m. serotina (membrana serotina). Sinónimo obsoleto de decidua basal.
m. succingens (membrana circundante). Pleura.
m. tensa (membrana tensa). Porción tensa de la membrana del tímpano.
m. versicolor (membrana versicolor). Tapetum.
m. vibrans (membrana vibrante).
membranaceous (membranáceo). Membranoso.
membranate (membranado). De la naturaleza o índole de una membrana.
membrane (membrana). [*membrana*, NA]. f. Hoja, lámina o capa delgada de tejido plegable que sirve para cubrir o envolver una parte, para tapizar una cavidad, como partición, tabique o septum, o para unir dos estructuras.
adamantine m. (m. adamantina). [*cuticula dentis*, NA].
allantoid m. (m. alantoidea). Alantoides.
alveolodental m. (m. alveolodentaria). Periodoncio.
anal m. (m. anal).
anterior atlanto-occipital m. (m. atloidooccipital anterior). [*membrana atlanto-occipitalis anterior*, NA].
arachnoid m. (m. aracnoidea). Aracnoides.
basement m. (m. basal). Lámina basal; basilema.
basilar m. **1.** (m. basilar). [*lamina basilaris cochleae*, NA]. Lámina basilar del caracol. **2.** (lámina basilar de la cóclea). [*lamina basilaris cochleae*, NA].
Bichat's m. (m. de Bichat). M. elástica interna de las arterias.
Bogros' serous m. (m. serosa de Bogros).
Bowman's m. (m. de Bowman). [*lamina limitans anterior corneae*, NA].
Bruch's m. (m. de Bruch). Lámina basal de la coroides.
Brunn's m. (m. de Brunn). Epitelio de la región olfatoria de la nariz.
bucconasal m. (m. buconasal). M. oronasal.
buccopharyngeal m. (m. bucofaríngea). M. oral u orofaríngea.
cell m. (m. celular). Citolema; plasmalema, plasmolema.
chorioallantoic m. (m. corioalantoidea).
cloacal m. (m. cloacal).
closing m.'s (m. de cierre). M. faríngeas.
Corti's m. (m. de Corti). M. tectoria del conducto coclear.
cricothyroid m. (m. cricotiroidea). Cono elástico.
cricotracheal m. (m. cricotraqueal). Ligamento cricotraqueal.
cricovocal m. (m. cricovocal).
croupous m. (m. cruposa). M. falsa.
deciduous m. (m. decidua). [*membrana decidua*, NA]. Decidua.
Descemet's m. (m. de Descement). [*lamina limitans posterior corneae*, NA].
diphtheritic m. (m. diftérica).
Duddell's m. (m. de Duddell). Lámina limitante posterior de la córnea.
dysmenorrheal m. (m. dismenorreica).
egg m. (m. ovular). Envoltura que rodea al óvulo.
elastic m. (m. elástica).
embryonic m. (m. embrionaria). M. fetal.
enamel m. (m. del esmalte).
epipapillary m. (m. epipapilar).
epiretinal m. (m. epirretinal).
exocelomic m. (m. exocelómica). M. de Heuser.
false m. (m. falsa). Seudomembrana; m. cruposa; neomembrana.
fenestrated m. (m. fenestrada).
fertilization m. (m. de fertilización).
fetal m. (m. fetal). M. embrionaria.
fibrous m. (m. fibrosa). [*membrana fibrosa*, NA].
Fielding's m. (m. de Fielding). Tapetum.
flaccid m. (m. fláccida).
germ m., germinal m. (m. germinativa). Blastodermo.
glassy m. (m. vítrea).
Henle's fenestrated elastic m. (m. elástica fenestrada de Henle).
Henle's m. (m. de Henle). Lámina basal de la coroides.
Heuser's m. (m. de Heuser). M. exocelómica.
Hunter's m. (m. de Hunter). M. decidua.
Huxley's m. (m. de Huxley). Capa de Huxley.
hyaline m. (m. hialina).
hyaloid m. (m. hialoidea). M. vítrea.
hyoglossal m. (m. hioglosa).
intercostal m.'s (m. intercostales). [*membrana intercostalia*, NA].
interosseous m. of forearm (m. interósea del antebrazo). [*membrana interossea antebrachii*, NA].
interosseous m. of leg (m. interósea de la pierna). [*membrana interosea cruris*, NA]. Ligamento tibioperoneo mediano.
ivory m. (m. de marfil).
Jackson's m. (m. de Jackson). Velo de Jackson.
keratogenous m. (m. queratógena). Matriz ungular.

limiting m. of neural tube (m. limitante del tubo neural).
limiting m. of retina (m. limitante de la retina). [*membrana limitans*, NA].
medullary m. (m. medular). Endostio.
mucous m. (m. mucosa). [*tunica mucosa*, NA].
Nasmyth's m. (m. de Nasmyth). Cutícula dental.
nictitating m. (m. nictitante).
Nitabuch's m. (m. de Nitabuch). Capa o estría de Nitabuch.
nuclear m. (m. nuclear). Envoltura nuclear.
obturator m. (m. obturatriz). [*membrana obturatoria*, NA].
olfactory m. (m. olfatoria).
oral m. (m. oral). M. bucofaríngea.
oronasal m. (m. oronasal). M. buconasal.
oropharyngeal m. (m. orofaríngea). M. bucofaríngea.
otolithic m. (m. otolítica). M. estatoconial.
ovular m. (m. vitelina). [*membrana vitellina*, NA].
Payr's m. (m. de Payr).
pericardiopleural m. (m. pericardiopleural). M. pleuropericárdica.
peridental m. (m. peridental). Periodoncio.
perineal m. (m. perineal). [*membrana perinei*, NA].
periodontal m. (m. periodóntica). Ligamento periodontal.
periorbital m. (m. periorbitaria). Periostio de la órbita.
pharyngeal m.'s (m. faríngeas). M. de cierre.
pial-glial m. (m. pioglial).
pituitary m. (m. pituitaria).
placental m. (m. placentaria). Barrera placentaria.
plasma m. (m. plasmática). M. celular.
pleuropericardial m. (m. pleuropericárdica). M. pericardiopleural.
pleuroperitoneal m. (m. pleuroperitoneal). Pliegue pleuroperitoneal.
posterior atlanto-occipital m. (m. atloidooccipital posterior). [*membrana atlanto-occipitalis posterior*, NA].
postsynaptic m. (m. postsináptica).
presynaptic m. (m. presináptica).
primary egg m. (m. ovular primaria).
proligerous m. (m. prolígera). Cúmulo prolígero.
prophylactic m. (m. profiláctica). M. piógena.
pupillary m. (m. pupilar). [*membrana pupillaris*, NA].
pyogenic m. (m. piógena).
quadrangular m. (m. cuadrangular). [*membrana quadrangularis*, NA].
Reissner's m. (m. de Reissner).
reticular m. (m. reticular). [*membrana reticularis*, NA].
Rivinus' m. (m. de Rivinus).
Ruysch's m. (m. de Ruysch). Lámina coriocapilar.
Scarpa's m. (m. de Scarpa). M. del tímpano secundaria.
schneiderian m. (m. de Schneider). Túnica mucosa nasal.
Schultze's m. (m. de Schultze).
secondary egg m. (m. ovular secundaria).
secondary tympanic m. (m. del tímpano secundaria). [*membrana tympani secundaria*, NA]. M. de Scarpa.
semipermeable m. (m. semipermeable).
Shrapnell's m. (m. de Shrapnell).
spiral m. (m. espiral). [*membrana spiralis*, NA].
stapedial m. (m. del estribo). [*membrana stapedis*, NA].
statoconial m. (m. estatoconial). [*membrana statoconiorum*, NA].
sternal m. (m. esternal). [*membrana sterni*, NA].
striated m. (m. estriada). Zona estriada.
suprapleural m. (m. suprapleural). [*membrana suprapleuralis*, NA].
synovial m. (m. sinovial). [*membrana synovialis*, NA]. Estrato sinovial.
tectorial m. (m. tectoria). [*membrana tectoria*, NA].
tectorial m. of cochlear duct (m. tectoria del conducto coclear). [*membrana tectoria ductus cochlearis*, NA]. M. de Corti.
tertiary egg m. (m. ovular terciaria).
thyrohyoid m. (m. tirohioidea). [*membrana thyrohyoidea*, NA].
Toldt's m. (m. de Toldt). Capa anterior de la aponeurosis renal.
Tourtual's m. (m. de Tourtual). M. cuadrangular.
tympanic m. (m. del tímpano). [*membrana tympani*, NA]. Miringa.
undulating m., undulatory m. (m. ondulante).
unit m. (m. unitaria).
urogenital m. (m. urogenital o genitourinaria).
urorectal m. (m. urorrectal).
uteroepichorial m. (m. uteroepicorial). Decidua parietal.
vaginal synovial m. (m. sinovial vaginal).
vestibular m. (m. vestibular). [*membrana vestibularis*, NA].
virginal m. (m. virginal). Himen.
vitelline m. (m. vitelina).
vitreous m. (m. vítrea). [*membrana vitrea*, NA].
Wachendorf's m. (m. de Wachendorf). M. pupilar.
Zinn's m. (m. de Zinn). Capa anterior del iris.

membranectomy (membranectomía). f. Remoción de las membranas de un hematoma subdural.
membranelle (membranela). f. Diminuta membrana formada por cilias fusionadas que se encuentra en algunos protozoarios ciliados.
membraniform (membraniforme). Membranoide; que tiene el aspecto o el carácter de una membrana.
membranocartilaginous (membranocartilaginoso). **1.** En parte membranoso y en parte cartilaginoso. **2.** Derivado de una membrana y un cartílago; se dice de ciertos huesos.
membranoid (membranoide). Membraniforme.
membranous (membranoso). Himenoide; membranáceo; relativo a una membrana o que tiene su forma.
membrum, pl. **membra** (membrum, pl. membra). [*membrum*, NA]. Miembro; extremidad.
m. inferius (m. inferius). [*membrum inferius*, NA]. Miembro inferior; miembro pelviano.
m. muliebre (m. muliebre). Clítoris.
m. superius (m. superius). [*membrum superius*, NA]. Miembro superior; miembro torácico.
m. virile (miembro viril). Pene.
memory (memoria). f. **1.** Término general que significa recuerdo de lo que alguna vez se experimentó o se aprendió. **2.** Sistema de procesamiento mental de información que recibe (registra), modifica, almacena y también identifica y diferencia estímulos informacionales.
affect m. (m. afectiva).
anterograde m. (m. anterógrada).
long-term m. (m. a largo plazo o de largo alcance).
remote m. (m. remota).
retrograde m. (m. retrógrada).
screen m. (m. protectora).
selective m. (m. selectiva).
senile m. (m. senil).
short-term m. (m. a corto plazo o de corto alcance).
subconscious m. (m. subconsciente).
memotine hydrochloride (memotina, clorhidrato de). Droga antivirósica.
menacme (menacma). m. Período de actividad menstrual en la vida de una mujer.
menadiol diacetate (menadiol, diacetato de). Vitamina K_4; acetomenaftona.
menadiol sodium diphosphate (menadiol, difosfato sódico de). Análogo de la vitamina K; dihidro-derivado de la menadiona con actividad similar a la de la vitamina K.
menadione (menadiona). f. Menaftona; menaquinona; raíz de los compuestos que son 3-multiprenil derivados de m. llamados menaquinonas o vitaminas K_2.
m. reductase (m. reductasa).
m. sodium bisulfite (bisulfito sódico de m.).
menaphthone (menaftona). f. Menadiona.
menaquinone (MK) (menaquinona (MK)). f. Menadiona.
menaquinone-6 (MK-6) (menaquinona-6 (MK-6)). f. Vitamina K_2 o $K_2(30)$; hexaprenilmenaquinona; prenilmenaquinona-6.
menaquinone-7 (MK-7) (menaquinona-7 (MK-7)). f. Vitamina $K_2(35)$; igual a la menaquinona-6 pero con una cadena lateral de 3-heptaprenil.
menarche (menarca). f. Establecimiento de la función menstrual; tiempo del primer período o flujo menstrual.
menarcheal, menarchial (menarcal). Perteneciente a la menarca o menarquia.
mendelevium (Md, Mv) (mendelevio). m. Elemento Nº at. 101, símbolo Md, preparado en 1955 por bombardeo de einstenio con partículas alfa.

mendelian (mendeliano). Atribuido a Gregor Mendel o descrito por él.
mendelism (mendelismo). m. Conjunto de principios hereditarios derivados de las leyes de Mendel.
mendelizing (mendelizante). Se refiere a un patrón de herencia de un rasgo que corresponde fenotípicamente a la segregación de genes conocidos o putativos situados en un locus genético predominante.
meningeal (meníngeo). Relativo a las meninges.
meningeocortical (meningeocortical). Meningocortical.
meningeorrhaphy (meningeorrafia). f. Sutura de las meninges craneales o espinales, o de cualquier membrana.
meningioma (meningioma). m. Neoplasia benigna encapsulada de origen aracnoideo en los adultos.
  cutaneous m. (m. cutáneo).
  psammomatous m. (m. psamomatoso). Psamoma.
meningiomatosis (meningiomatosis). f. Presencia de múltiples meningiomas que se ve a veces en la enfermedad de von Recklinghausen.
meningism (meningismo). m. Seudomeningitis; estado de irritación del encéfalo o del raquis en el que los síntomas simulan una meningitis pero sin verdadera inflamación de estas membranas.
meningitic (meningítico). Relativo a la meningitis o caracterizado por ella.
meningitis, pl. **meningitides** (meningitis). f. Inflamación de las membranas del encéfalo o del raquis.
  basilar m. (m. basilar).
  cerebrospinal m. (m. cerebroespinal o cefalorraquídea).
  eosinophilic m. (m. eosinófila). Angiostrongilosis.
  epidemic cerebrospinal m. (m. cerebroespinal epidémica o cefalorraquídea epidémica). M. meningocócica.
  epidural m. (m. epidural). Paquimeningitis externa.
  external m. (m. externa). Paquimeningitis externa.
  internal m. (m. interna). Paquimeningitis interna.
  listeria m. (m. listeria). Listeriosis.
  meningococcal m. (m. meningocócica).
  neoplastic m. (m. neoplásica). Aracnoiditis neoplásica.
  occlusive m. (m. oclusiva).
  otitic m. (m. otítica).
  serous m. (m. serosa). M. aguda con hidrocefalia externa secundaria.
  tuberculous m. (m. tuberculosa).
meningo-, mening- (meningo-, mening-). Prefijos que indican relación con las meninges.
meningo-osteophlebitis (meningoosteoflebitis). f. Inflamación de las venas del periostio.
meningocele (meningocele). m. Protrusión de las membranas del cerebro o del raquis a través de un defecto del cráneo o de la columna vertebral.
  spurious m. (m. espurio). M. traumático.
  traumatic m. (m. traumático). M. espurio.
meningococcemia (meningococemia). f. Presencia de meningococos (*Neisseria meningitidis*) en la sangre circulante.
meningococcus, pl. **meningococci** (meningococo). m. *Neisseria meningitidis*.
meningocortical (meningocortical). Meningeocortical; relativo a las meninges y a la corteza del cerebro.
meningocyte (meningocito). m. Célula epitelial mesenquimática del espacio subaracnoideo que puede convertirse en un macrófago.
meningoencephalitis (meningoencefalitis). f. Cerebromeningitis; encefalomeningitis; inflamación del cerebro y sus membranas.
  acute primary hemorrhagic m. (m. hemorrágica primaria aguda).
  biundulant m. (m. biondulante).
  eosinophilic m. (m. eosinófila).
  herpetic m. (m. herpética).
  mumps m. (m. de las paperas).
  primary amebic m. (m. amebiana primaria).
  syphilitic m. (m. sifilítica).
meningoencephalocele (meningoencefalocele). m. Encefalomeningocele: protrusión de las meninges y el cerebro a través de un defecto congénito del cráneo, generalmente en la región frontal u occipital.
meningoencephalomyelitis (meningoencefalomielitis). m. Inflamación del cerebro y el raquis junto con sus membranas.
meningoencephalopathy (meningoencefalopatía). f. Encefalomeningopatía; trastorno que afecta a las meninges y al cerebro.
meningomyelitis (meningomielitis). f. Inflamación de la médula espinal y sus envolturas aracnoides y piamadre, y menos comúnmente también de la duramadre.
meningomyelocele (meningomielocele). m. Mielomeningocele; mielocistomeningocele; protrusión de las membranas y la médula espinal a través de un defecto de la columna vertebral.
meningoradicular (meningorradicular). Relativo a las meninges y a las raíces nerviosas craneales o espinales.
meningoradiculitis (meningorradiculitis). f. Inflamación de las meninges y raíces de los nervios.
meningorrhachidian (meningorraquídeo). Relativo a la médula espinal y sus membranas.
meningorrhagia (meningorragia). f. Hemorragia en las meninges cerebrales o espinales, o debajo de ellas.
meningosis (meningosis). f. Unión membranosa de huesos, como en el cráneo del recién nacido.
meningovascular (meningovascular). Referente a los vasos sanguíneos de las meninges, o a estas últimas y a dichos vasos.
meninguria (meninguria). f. Aparición de vestigios membraniformes en la orina.
meninx, gen. **meningis**, pl. **meninges** (meninge). f. Cualquier membrana; específicamente una de las envolturas membranosas del encéfalo y raquis.
  m. fibrosa (m. fibrosa).
  m. primitiva (m. primitiva).
  m. serosa (m. serosa). Aracnoides.
  m. tenuis (m. tenue). Leptomeninge.
  m. vasculosa (m. vasculosa).
meniscectomy (meniscectomía). f. Escisión de un menisco, generalmente el de la articulación de la rodilla (rótula).
meniscitis (meniscitis). f Inflamación de un menisco fibrocartilaginoso.
meniscocyte (meniscocito). m. Célula falciforme (drepanocito).
meniscocytosis (meniscocitosis). f. Término obsoleto para anemia drepanocítica.
meniscopexy (meniscopexia). f. Meniscorrafia; procedimiento quirúrgico que fija el menisco interno a su unión anterior.
meniscorrhaphy (meniscorrafia). f. Meniscopexia.
meniscotome (meniscótomo). m. Instrumento usado en la escisión de un menisco.
meniscus (menisco). m. **1.** Meniscus lens. **2.** [*meniscus*, NA]. Estructura en forma de media luna. **3.** Estructura fibrocartilaginosa de la rodilla en forma de media luna, las articulaciones acromioclavicular y esternoclavicular y temporomandibular.
  articular m. (m. articular). [*meniscus articularis*, NA].
  converging m. (m. convergente).
  diverging m. (m. divergente). M. negativo.
  lateral m. (m. lateral). [*meniscus lateralis*, NA].
  medial m. (m. medial). [*meniscus medialis*, NA]. Cartílago falciforme.
  negative m. (m. negativo). M. divergente.
  periscopic m. (m. periscópico). Lente aplanática.
  positive m. (m. positivo). M convergente.
  tactile m. (m. táctil). [*meniscus tactus*, NA]. Disco táctil; corpúsculo de Merkel.
meniscus, pl. **menisci** (meniscus, pl. menisci). [*meniscus*, NA]. Menisco.
meno- (meno-). Prefijo que indica relación con la menstruación.
menocelis (menocelis). f. Erupción oscura macular o petequial que se produce algunas veces en casos de amenorrea.
menometrorrhagia (menometrorragia). f. Hemorragia irregular o excesiva durante la menstruación y entre los períodos menstruales.
menopausal (menopáusico). Asociado con la menopausia u ocasionado por ella.
menopause (menopausia). f. Cesación permanente de la menstruación; terminación de la vida menstrual.
menophania (menofanía). f. El primer signo de la menstruación en la pubertad.
menorrhagia (menorragia). f. Hipermenorrea.
menorrhalgia (menorralgia). f. Dismenorrea.
menoschesis (menosquesis, menosquesia). f. Supresión de la menstruación.

menostasis, menostasia (menostasis, menostasia). f. Término raramente usado para amenorrea.
menostaxis (menostaxis). f. Hipermenorrea.
menotropins (menotropinas). f. pl. Extracto de orina posmenopáusica que contiene primordialmente hormona foliculoestimulante.
menouria (menouria). f. Menstruación producida a través de la vejiga urinaria debido a una fístula vesicouterina.
menoxenia (menoxenia). f. Cualquier anormalidad de la menstruación.
menses (menstruo). m. Catamenia; emenia; hemorragia fisiológica periódica producida a intervalos de 4 semanas aproximadamente y originada en la membrana mucosa uterina.
menstrual (menstrual). Catamenial; eménico; relativo al menstruo o a la menstruación.
menstruant (menstruante). Que menstrúa.
menstruate (menstruar). Experimentar el fenómeno de la menstruación.
menstruation (menstruación). f. Descarga endométrica cíclica de un líquido sanguinolento por el útero durante el período catamenial.
anovular m. (m. anovular). M. sin ovulación.
anovulational m. (m. anovulatoria). M. anovular.
nonovulational m. (m. sin ovulación). M. anovular.
retained m. (m. retenida). Hematocolpos.
retrograde m. (m. retrógrada).
supplementary m. (m. suplementaria).
suppressed m. (m. suprimida).
vicarious m. (m. sustitutiva).
menstruum, pl. **menstrua** (menstruum, pl. menstrua). Menstruo; término antiguo para solvente.
mensual (mensual).
mensuration (mensuración). f. Acción y efecto de mensurar.
mentagra (mentagra). f. Sicosis.
mental 1. (mental). Relativo a la mente. **2.** (mentoniano). Geniano; relativo al mentón.
mentality (mentalidad). f. Estado funcional de la mente; actividad mental.
mentation (mentación). f. Proceso de razonamiento y pensamiento.
menthane (mentano). m. Terpeno cíclico que da origen al mentol, la terpina, etcétera.
menthol (mentol). m. Alcohol obtenido del aceite de menta o preparado sintéticamente.
camphorated m. (m. alcanforado).
mentolabialis (mentolabialis). Los músculos mentoniano (mentalis) y depresor del labio inferior, considerados como un solo músculo: el mentolabial o labiomentoniano.
menton (mentón). En cefalometría, el punto inferior de la sombra sinfisial visto en una proyección lateral de la mandíbula (inferior).
mentoplasty (mentoplastia). f. Genioplastia; cirugía plástica del mentón cuando su forma o tamaño están alterados.
mentum, gen. **menti** (mentum, gen. menti). [*mentum*, NA]. El mentón.
mepacrine hydrochloride (mepacrina, clorhidrato de). Clorhidrato de quinacrina.
meparfynol (meparfinol). m. Hipnótico y sedante.
mepazine acetate (mepazina, acetato de). Derivado de la fenotiazina de acciones y usos similares a los de la clorpromazina.
mepenzolate bromide (mepenzolato, bromuro de). Droga anticolinérgica.
meperidine hydrochloride (meperidina, clorhidrato de). Analgésico narcótico.
mephenesin (mefenesina). f. Relajante del músculo esquelético; también existe como carbamato de m.
mephenoxalone (mefenoxalona). f. Tranquilizante suave y relajador muscular.
mephentermine (mefentermina). f. Amina simpaticomimética.
m. sulfate (sulfato de m.).
mephenytoin (mefenitoína). f. Metoína; anticonvulsivo.
mephitic (mefítico). Maloliente; venenoso; nocivo.
mephobarbital (mefobarbital). m. Sedante e hipnótico de acción prolongada usado como anticonvulsivo en el tratamiento de la epilepsia.
mepivacaine hydrochloride (mepivacaína, clorhidrato de). Agente anestésico local.
meprednisone (meprednisona). f. Glucocorticoide de uso oral.
meprobamate (meprobamato). m. Relajador del músculo esquelético de acción similar a la mefenesina pero de mayor duración.
mepyramine maleate (mepiramina, maleato de). Maleato de pirilamina.
mepyrapone (mepirapona). f. Metirapona.
mEq, meq (mEq, meq). Abrev. de miliequivalente.
-mer (-mero). **1.** Sufijo unido a un prefijo, como mono-, di- o bi-, tri-, poli-, etc., para indicar la unidad más pequeña de una estructura repetida, p. ej., polímero. **2.** Sufijo que indica un miembro de un grupo determinado, como isómero, enantiómero.
meralgia (meralgia). f. Dolor en el muslo.
m. paraesthetica (m. parestésica).
meralluride (meralurida). f. Diurético mercurial.
merbromin (merbromina). f. Compuesto antiséptico mercurial orgánico que también tiene propiedades colorantes similares a las de la eosina y floxina, de gran afinidad por las estructuras citoplasmáticas.
mercaptal (mercaptal). m. Sustancia derivada de un aldehído por reemplazo del oxígeno bivalente por dos grupos tioalquil (–SR).
mercaptan (mercaptán). m. **1.** Tioalcohol; clase de sustancias en las que el oxígeno de un alcohol ha sido reemplazado por azufre. **2.** En odontología, una clase de compuestos de impresión elásticos llamados a veces materiales de base de goma o caucho.
methyl m. (metil m.). Metanetiol.
mercapto- (mercapto-). Prefijo que indica la presencia de un grupo tiol, –SH.
mercaptoacetic acid (ácido mercaptoacético). Á. tioglicólico.
mercaptol (mercaptol). m. Sustancia derivada de una cetona por reemplazo del oxígeno bivalente por dos grupos tioalquil (–SR).
mercaptomerin sodium (mercaptomerina sódica). Diurético mercurial.
mercaptopurine (mercaptopurina). f. 6-Purinetiol; análogo de hipoxantina y adenina; agente antineoplásico.
mercapturic acid (ácido mercaptúrico).
mercocresols (mercocresol). m. Mezcla que consiste en partes iguales por peso de *sec*-amiltricresol y cloruro *o*-hidroxifenilmercúrico. Tiene acción fungicida, germicida y bacteriostática.
mercumatilin (mercumatilina). f. Diurético mercurial.
mercuramide (mercuramida). f. Mersalil.
mercurial (mercurial). **1.** Relativo al mercurio. **2.** Cualquier sal de mercurio usada medicinalmente.
mercurialentis (mercurialentis). Decoloración marrón de la cápsula anterior del cristalino causada por el mercurio; signo precoz de envenenamiento mercurial.
mercurialism (mercurialismo). m. Envenenamiento por mercurio.
***p*-mercuribenzoate** (*p*-mercuribenzoato). m. Inhibidor de enzimas de uso común por su reacción con los grupos sulfhidrilo.
mercuric (mercúrico). Denota una sal de mercurio en la cual el ion del metal es bivalente, como en el sublimado corrosivo, cloruro mercúrico, $HgCl_2$; el cloruro mercurioso es el calomel, HgCl.
mercuric chloride (cloruro mercúrico). Bicloruro de mercurio.
ammoniated m. c. (c. mercúrico amoniatado).
mercuric iodide, red (yoduro mercúrico rojo). Biyoduro de mercurio; antiséptico y desinfectante.
mercuric oleate (oleato mercúrico).
mercuric oxide, red (óxido mercúrico rojo). Precipitado rojo.
mercuric oxide, yellow (óxido mercúrico amarillo). Precipitado amarillo.
mercuric salicylate (salicilato mercúrico). Subsalicilato de mercurio.
mercurophen (mercurofeno). m. Antiséptico local.
mercurophylline sodium (mercurofilina sódica). Diurético mercurial.
mercurous (mercuroso, mercurioso). Denota una sal de mercurio donde el ion del metal es monovalente, como en el calomel, cloruro mercurioso, HgCl; el cloruro mercúrico es el sublimado corrosivo, $HgCl_2$.
mercurous chloride (cloruro mercurioso). Calomel.
mercurous iodide (yoduro mercurioso). Yoduro de mercurio amarillo; protoyoduro de mercurio; HgI; usado externamente como ungüento en enfermedades de los ojos.
mercury (mercurio). m. Azogue; hidrargirio; elemento metálico líquido, símbolo Hg, Nº at. 80, P. at. 200,59.
ammoniated m. (m. amoniado). Cloruro mercúrico amoniado.
m. bichloride (bicloruro de m.). Percloruro de m.

m. biniodide (binyoduro de m.). Yoduro de mercurio, rojo
m. deutoiodide (deutoyoduro de m.). Yoduro de mercurio, rojo.
m. protoiodide (protoyoduro de m.). Yoduro mercurioso.
m. subsalicylate (subsalicilato de m.). Subsalicilato de mercurio
yellow m. iodide (yoduro amarillo de m.). Yoduro mercurioso.
mere-, mero- (mere-, mero-). Prefijos que significan una parte; indican también una de una serie de partes similares.
mereprine (mereprina). f. Succinato de doxilamina.
merethoxylline procaine (meretoxilina procaína). Mezcla de sal procaína de meretoxilina y teofilina anhidra; usada como diurético mercurial.
meridian (meridiano). m. **1.** [*meridianus,* NA]. Línea que rodea a un cuerpo globular en ángulo recto con su ecuador y tocando ambos polos, o la mitad de este círculo que se extiende de polo a polo. **2.** En acupuntura, líneas que unen diferentes sitios anatómicos.
m. of cornea (m. de la córnea).
m.'s of eye (m. del ojo). [*meridiani bulbi oculi,* NA].
meridianus, pl. **meridiani** (meridianus, pl. meridiani). [*meridianus,* NA]. Meridiano.
meridional (meridional). Relativo a un meridiano.
merispore (merispora). f. Espora secundaria que resulta de la segmentación de otra espora compuesta o septada.
meristematic (meristemático). En los hongos, perteneciente a un área (meristema) de las hifas o de otras estructuras especializadas de las cuales parte un nuevo crecimiento.
meristic (merístico). Simétrico; lo que puede dividirse parejamente; denota simetría bilateral o longitudinal en la disposición de las partes de un organismo.
meroacrania (meroacrania). f. Ausencia congénita de una parte del cráneo que no sea el hueso occipital.
meroanencephaly (meroanencefalia). f. Tipo de anencefalia en el que el cerebro y el cráneo existen en forma rudimentaria.
merocele (merocele). m. Hernia femoral.
merocrine (merocrino).
merodiastolic (merodiastólico). Parcialmente diastólico; relativo a una parte de la diástole del corazón.
merogenesis (merogénesis). f. Reproducción por segmentación.
merogenetic, merogenic (merogenético, merogénico). Relativo a la merogénesis.
merogony (merogonia). f. **1.** Desarrollo incompleto de un óvulo desorganizado. **2.** Forma de esquizogonia asexual, típica de los protozoarios esporozoados, en la que el núcleo se divide varias veces antes de la división del citoplasma.
meromelia (meromelia). f. Ausencia parcial de una extremidad libre (excluida la cintura).
meromicrosomia (meromicrosomía). f. Pequeñez anormal de alguna porción del cuerpo; enanismo local.
meromyosin (meromiosina). f. Subunidad de la digestión tríptica de miosina; se producen dos tipos, m. H. y m. L.
H-m. (m. H).
L-m. (m. L).
meront (meronte). m. Fase del ciclo vital de los esporozoados en la cual se produce la fisión asexual múltiple (esquizogonia) con producción de merozoítos.
merorachischisis, merorrhachischisis (merorraquiesquisis, merorraquisquisis). f. Mesorraquiesquisis; raquisquisis parcial; fisura de una porción de la médula espinal o raquis.
merosmia (merosmia). f. Estado análogo al daltonismo en el cual falta la percepción de ciertos olores.
merosystolic (merosistólico). Parcialmente sistólico; relativo a una porción de la sístole del corazón.
merotomy (merotomía). f. Procedimiento de cortar en partes, como el corte de una célula en partes separadas para estudiar su capacidad de supervivencia y desarrollo.
merozoite (merozoíto). m. Endodiocito; esquizozoíto; vermícula; fase infecciosa móvil de los protozoarios esporozoados que resulta de la esquizogonia o un tipo similar de reproducción asexual, p. ej., endodiogenia o endopoligenia.
merozygote (merocigoto). m. En genética microbiana, un organismo que además de su propio genoma original (endogenoto), contiene un fragmento (exogenoto) de un genoma de otro organismo.
merphalan (merfalán). m. Sarcolisina; mezcla racémica de melfalán y medfalán; agente antineoplásico.
mersalyl (mersalil). m. Mercuramida; diurético mercurial.
m. acid (m. ácido).
m. theophylline (m. teofilina).
mesal (mesal). Término poco usado que se refiere al plano mediano del cuerpo o parte de él.
mesalamine (mesalamina). f. Salicilato usado en el tratamiento de la colitis ulcerosa distal activa leve a moderada.
mesameboid (mesameboide). Término de Minot para una célula primitiva "vagabunda" derivada del mesodermo, probablemente un hemocitoblasto.
mesangial (mesangial). Referente al mesangio.
mesangium (mesangio). m. Parte central del glomérulo renal entre los capilares.
extraglomerular m. (m. extraglomerular). Polkissen de Zimmerman.
mesaortitis (mesaortitis). f. Inflamación de la capa (túnica) media o muscular de la aorta.
mesareic, mesaraic (mesareico, mesaraico). Mesentérico.
mesarteritis (mesarteritis). f. Inflamación de la capa o túnica media (muscular) de una arteria.
mesaticephalic (mesaticefálico) Mesocefálico.
mesatipellic, mesatipelvic (mesatipélvico). Denota un individuo de índice pelviano de 90 a 95.
mesaxon (mesaxón). m. Membrana plasmática del neurolema cuyos pliegues rodean el cilindroeje (axón) nervioso.
mescal buttons (mescal, botones de). Rodajas secas del cacto *Lophophora williamsii,* que contienen mescalina y alcaloides afines.
mescaline (mescalina). f. El alcaloide más activo presente en los botones de un cacto pequeño, *Lophophora williamsii.* La m. produce efectos psicomiméticos similares a los de LSD.
mesectic (meséctico). Término obsoleto que denota una muestra de sangre con porcentaje normal de saturación de oxígeno a cualquier presión dada.
mesectoderm (mesectodermo). m. **1.** Células del área que rodea al labio dorsal del blastoporo, donde tiene lugar la separación entre mesodermo y ectodermo. **2.** Ectomesénquima; parte del mesénquima derivada del ectodermo.
mesencephalic (mesencefálico). Relativo al mesencéfalo.
mesencephalitis (mesencefalitis). f. Inflamación del mesencéfalo.
mesencephalon (mesencéfalo). [*mesencephalon,* NA]. m.Vesícula mesencefálica; parte del tallo encefálico que se desarrolla a partir de la vesícula media de las tres vesículas cerebrales primarias del embrión y se compone de los tubérculos cuadrigéminos y los pedúnculos cerebrales.
mesencephalotomy (mesencefalotomía). f. **1.** Seccionamiento de cualquier estructura del mesencéfalo o cerebro medio. **2.** Tractotomía espinotalámica mesencefálica.
mesenchymal (mesenquimático, mesenquimatoso). Relativo al mesénquima.
mesenchyme (mesénquima). f. **1.** Agregación de células mesenquimáticas. **2.** Tejido embrionario primordial que consiste en células mesenquimáticas inmersas en una sustancia interlaminar gelatinosa.
interzonal m. (m. interzonal).
synovial m. (m. sinovial).
mesenchymoma (mesenquimoma). m. Neoplasia donde hay una mezcla de derivados mesenquimáticos, excepto tejido fibroso.
mesenteric (mesentérico). Mesareico; mesaraico; relativo al mesenterio.
mesenteriolum (mesenteriolo). m. Mesoenteriolo; mesenterio pequeño como el de un divertículo intestinal.
m. processus vermiformis (m. del apéndice vermiforme).
mesenteriopexy (mesenteriopexia). f. Mesopexia; fijación o unión de un mesenterio desgarrado o incidido.
mesenteriorrhaphy (mesenteriorrafia). f. Mesorrafia; sutura del mesenterio.
mesenteriplication (mesenterioplicación). f. Reducción de la redundancia de un mesenterio practicándole uno o varios recogidos o alforzas.
mesenteritis (mesenteritis). f. Inflamación del mesenterio.
mesenterium (mesenterium). [*mesenterium,* NA]. Mesenterio.
m. dorsale commune (mesenterio dorsal común). Mesenterio.
mesenteron (mesenterón). m. Parte media del conducto alimentario de los insectos y sitio de digestión.

K L M

mesentery (mesenterio). m. **1.** [*mesenterium*, NA]. Doble capa de peritoneo unida a la pared abdominal y que encierra en sus pliegues parte o toda una víscera abdominal, a la que lleva sus vasos y nervios. **2.** M. dorsal común; mesostenio; pliegue de peritoneo en forma de abanico que rodea a la mayor parte del intestino delgado (yeyuno o íleon) y lo une a la pared abdominal posterior.

m. of appendix (m. del apéndice). Mesoapéndice.

urogenital m. (m. urogenital).

meshwork (malla). f.

trabecular m. (m. trabecular). Retículo trabecular.

mesial (mesial). Proximal; hacia la línea media, siguiendo la curvatura del arco dentario, en contraste con distal..

mesio- (mesio-). Prefijo que significa mesial, especialmente en odontología.

mesio-occlusal (mesiooclusal). Denota el ángulo formado por la unión de las superficies mesial y oclusal de un diente premolar o molar.

mesio-occlusion (mesiooclusión). f. Oclusión mesial.

mesiobuccal (mesiobucal). Relativo a la superficie mesial y bucal de un diente; denota especialmente el ángulo formado por la unión de estas dos superficies.

mesiobucco-occlusal (mesiobucooclusal). Término que designa el ángulo formado por la unión de las superficies mesial, bucal y oclusal de un diente premolar o molar.

mesiobuccopulpal (mesiobucopulpar). Relativo al ángulo que denota la unión de las superficies mesial, bucal y pulpar en una preparación cavitaria de un diente.

mesiocervical (mesiocervical). **1.** Relativo al ángulo lineal de una preparación cavitaria en la unión de las paredes mesial y cervical. **2.** Perteneciente al área de un diente en la unión de la superficie mesial y la región cervical.

mesioclusion (mesiooclusión). f. Oclusión mesial; maloclusión en la que el arco mandibular se articula con el arco maxilar en una posición mesial con respecto a la normal.

mesiodens (mesiodens). m. Diente supernumerario situado en la línea media del maxilar anterior entre los incisivos centrales superiores.

mesiodistal (mesiodistal). Denota el plano o diámetro de un diente que corta sus superficies mesial y distal.

mesiodistocclusal (mesiodistooclusal (MOD)). Término usado en odontología para indicar una cavidad, preparación cavitaria o restauración de tres superficies (clase 2 de la clasificación de Black) en los premolares (bicúspides) y molares.

mesiogingival (mesiogingival). Relativo al ángulo formado por la unión de la superficie mesial con la línea gingival de un diente.

mesiognathic (mesiognático). Denota malposición de uno o ambos maxilares hacia adelante con respecto a su posición normal.

mesioincisal (mesioincisal). Relativo a las superficies mesial e incisal de un diente.

mesiolabial (mesiolabial). Relativo a las superficies mesial y labial de un diente.

mesiolingual (mesiolingual). Relativo a las superficies mesial y lingual de un diente; denota especialmente el ángulo formado por su unión.

mesiolinguo-occlusal (mesiolinguooclusal). Denota el ángulo formado por la unión de la superficies mesial, lingual y oclusal de un diente premolar o molar.

mesiolinguopulpal (mesiolinguopulpar). Relativo al ángulo que denota la unión de las superficies mesial, lingual y pulpar en una preparación cavitaria de un diente.

mesion (mesión). m. Mesón.

mesioplacement (mesiocolocación). f. Mesioversión.

mesiopulpal (mesiopulpar). Perteneciente a la pared interna o el piso de una preparación cavitaria del lado mesial de un diente.

mesioversion (mesioversión). f. Mesiocolocación; malposición de un diente distal de la posición normal en dirección posterior siguiendo la curvatura del arco dentario.

mesmerism (mesmerismo). m. Sistema terapéutico del que derivaron el hipnotismo y la sugestión terapéutica.

mesmerize (mesmerizar). Término obsoleto por hipnotizar.

meso-, mes- (meso-, mes-). **1.** Prefijo que significa medio o mediano o que se usa para dar una indicación de posición intermedia. **2.** Prefijo que designa un mesenterio o una estructura similar.

meso-ontomorph (mesontomorfo). Individuo ancho y robusto.

mesoappendix (mesoapéndice). [*mesoappendix*, NA]. m. Mesenterio del apéndice vermiforme.

mesoarium (mesoarium). Mesovario.

mesobilane (mesobilano). m. Mesobilirrubinógeno; urobilinógeno IX-α; mesobilirrubina reducida sin ligaduras dobles entre los anillos pirrólicos y por consiguiente incolora.

mesobilene, mesobilene-β (mesobileno, mesobileno-β). m. Urobilina IX-α; un bilirrubinoide.

mesobilirubin (mesobilirrubina). f. Compuesto que difiere de la bilirrubina sólo en que los grupos vinílicos de esta última están reducidos a grupos etilo.

mesobilirubinogen (mesobilirrubinógeno). Mesobilano.

mesobiliviolin (mesobiliviolina). f. Bilirrubinoide.

mesoblast (mesoblasto). m. Mesodermo.

mesoblastema (mesoblastema). m. Conjunto de células que constituyen el mesodermo inicial indiferenciado.

mesoblastemic (mesoblastémico). Relativo al mesoblastema o derivado de él.

mesoblastic (mesoblástico). Relativo al mesodermo o derivado de él.

mesocardia (mesocardia). f. Posición atípica del corazón en posición central en el tórax, como en el comienzo de la vida embrionaria.

mesocardium, pl. **mesocardia** (mesocardio). m. Doble capa de mesodermo esplácnico que sostiene el corazón embrionario en la cavidad pericardiana.

dorsal m. (m. dorsal). Parte del m. dorsal al corazón embrionario.

ventral m. (m. ventral). Parte del m. ventral al tubo cardíaco embrionario.

mesocarpal (mesocarpiano). Mediocarpiano.

mesocecal (mesocecal). Relativo al mesocecum.

mesocecum (mesociego). m. Parte del mesocolon que sostiene al ciego y ocasionalmente persiste cuando el colon ascendente se hace retroperitoneal durante la vida fetal.

mesocephalic (mesocefálico). Mesocéfalo; mesaticefálico; normocefálico; que tiene una cabeza de longitud mediana.

mesocephalous (mesocéfalo). Mesocefálico.

mesocolic (mesocólico). Relativo al mesocolon.

mesocolon (mesocolon). [*mesocolon*, NA]. m. Pliegue del peritoneo que une el colon a la pared abdominal posterior.

mesocolopexy (mesocolopexia). f. Mesocoloplicación; operación para acortar el mesocolon corrigiendo así la movilidad indebida y ptosis.

mesocoloplication (mesocoloplicación). f. Mesocolopexia.

mesocord (mesocordio). m. Pliegue del amnios que a veces une un segmento del cordón umbilical a la placenta.

mesocuneiform (mesocuneiforme). Hueso cuneiforme intermedio.

mesoderm (mesodermo). m. Mesoblasto; capa media de las tres capas germinales primarias del embrión.

branchial m. (m. branquial).

extraembryonic m. (m. extraembrionario). M. primario.

gastral m. (m. gastral).

intermediate m. (m. intermedio).

intraembryonic m. (m. intraembrionario). M. secundario.

lateral m. (m. lateral). M. de la placa lateral.

lateral plate m. (m. de la placa lateral). M. lateral.

paraxial m. (m. paraxial).

primary m. (m. primario). M. extraembrionario.

prostomial m. (m. prostomial).

secondary m. (m. secundario). M. intraembrionario.

somatic m. (m. somático).

somitic m. (m. somítico).

splanchnic m. (m. esplácnico).

visceral m. (m. visceral). M. esplácnico o m. branquial.

mesodermic (mesodérmico). Relativo al mesodermo.

mesodiastolic (mesodiastólico). Relativo a la parte media de la diástole.

mesodont (mesodonte). Que tiene dientes de tamaño mediano.

mesoduodenal (mesoduodenal). Relativo al mesoduodeno.

mesoduodenum (mesoduodeno). m. Mesenterio del duodeno.

mesoenteriolum (mesoenteriolo). m. Mesenteriolo.

mesoepididymis (mesoepidídimo). m. Pliegue ocasional de la túnica vaginal que une el epidídimo al testículo.

mesogastric (mesogástrico). Relativo al mesogastrio.
mesogastrium (mesogastrio). m. En el embrión, el mesenterio en relación con la porción dilatada del conducto entérico que es el futuro estómago.
mesogenic (mesogénico, mesógeno). Denota la virulencia de un virus capaz de inducir infección letal en huéspedes embrionarios después de un breve período de incubación, y una infección oculta en huéspedes inmaduros y adultos.
mesogenitale (mesogenital). Mesenterio embrionario por cuyo intermedio el reborde genital se une al mesonefros.
mesoglia (mesoglia). f. Células mesogliales; células neurogliales de origen mesodérmico.
mesogluteal (mesoglúteo). Relativo al músculo glúteo medio.
mesognathic (mesognático). **1.** Relativo al mesognatión. **2.** Mesognata.
mesognathion (mesognatión). m. Segmento lateral del hueso premaxilar o incisivo externo al endognatión.
mesognathous (mesognata). Mesognático; que tiene una cara con una mandíbula en ligera proyección, con un índice gnático de 98 a 103.
mesoileum (mesoíleon). m. El mesenterio del íleon.
mesojejunum (mesoyeyuno). m. El mesenterio del yeyuno.
mesolepidoma (mesolepidoma). m. Neoplasia derivada del mesotelio embrionario persistente.
mesolobus (mesolóbulo). m. Término obsoleto para cuerpo calloso.
mesolymphocyte (mesolinfocito). m. Leucocito mononuclear mediano, tal vez un linfocito, con núcleo grande que se tiñe profundamente pero es de tamaño bastante menor que en la mayoría de los linfocitos.
mesomelia (mesomelia). f. Posesión de antebrazos y piernas anormalmente cortos.
mesomelic (mesomélico). Perteneciente al segmento medio de un miembro.
mesomere (mesómero). m. Blastómero de tamaño intermedio entre un macrómero y un micrómero.
mesomeric (mesomérico). Perteneciente al mesomerismo.
mesomerism (mesomerismo). m. Desplazamiento de electrones dentro de una molécula que crea cargas fraccionales en diferentes partes de la molécula.
mesometritis (mesometritis). f. Miometritis.
mesometrium (mesometrio). [*mesometrium*, NA]. m. Ligamento ancho del útero por debajo del mesosálpinx.
mesomorph (mesomorfo). Mediotipo; tipo corporal constitucional (biotipo o somatotipo) en el que prevalecen los tejidos que se originan en el mesodermo.
mesomorphic (mesomórfico). Relativo al mesomorfo.
meson (mesón). m. Mesión; partícula elemental cuya masa en reposo tiene un valor intermedio entre la masa de un electrón y la de un protón.
mesonephric (mesonéfrico). Relativo al mesonefros.
mesonephroma (mesonefroma). m. Carcinoma mesometanéfrico o del conducto de Wolff; adenocarcinoma mesonéfrico; adenocarcinoma de células claras; tumor mesonefroide; neoplasia maligna relativamente rara del ovario y cuerpo uterino.
mesonephros, pl. **mesonephroi** (mesonefros). [*mesonephros*, NA]. m. Cuerpo de Wolff; riñón medio; uno de los tres órganos excretorios que aparecen en la evolución de los vertebrados.
mesoneuritis (mesoneuritis). f. Inflamación de un nervio o de su tejido conjuntivo sin afectar a su vaina.
  nodular m. (m. nodular).
mesopexy (mesopexia). f. Mesenteriopexia.
mesophil, mesophile (mesófilo). m. Microorganismo con una temperatura óptima de 25 a 40ºC pero que crece entre los límites de 10 y 45ºC.
mesophilic (mesofílico). Perteneciente a un mesófilo.
mesophlebitis (mesoflebitis). f. Inflamación de la túnica media de una vena.
mesophragma (mesofragma). m. Línea M.
mesophryon (mesofrión). m. Glabela.
mesopic (mesópico). Referente a una iluminación entre los límites fotópicos y escotópicos.
mesoporphyrins (mesoporfirinas). f. pl. Compuestos de porfirina semejantes a la protoporfirina, excepto que las cadenas laterales vinílicas de estas últimas están reducidas a cadenas laterales etílicas.
mesoprosopic (mesoprosópico). Que tiene una cara de ancho moderado, con un índice facial de 90 aproximadamente.
mesopulmonum (mesopulmón). m. Mesenterio del pulmón embrionario.
mesorchial (mesorquial). Relativo al mesorquio.
mesorchium (mesorquio). m. **1.** Fliegue de la túnica vaginal del testículo en el feto que soporta el mesonefros y el testículo en desarrollo. **2.** Pliegue de la túnica vaginal del testículo en el adulto entre el testículo y el epidídimo.
mesorectum (mesorrecto). m. Revestimiento peritoneal del recto que cubre únicamente su parte superior.
mesoridazine besylate (mesoridazina, besilato de). Producto de biotransformación de tioridazina; agente antipsicótico.
mesorrhachischisis (mesorraquisquisis). f. Merorraquisquisis.
mesorrhaphy (mesorrafia). f. Mesenteriorrafia.
mesorrhine (mesorrino). Que tiene una nariz de ancho moderado.
mesosalpinx (mesosálpinx). [*mesosalpinx*, NA]. m. Parte del ligamento ancho que reviste la trompa de Falopio.
mesoscope (mesoscopio). m. Instrumento para observar objetos de tamaño mayor que el microscópico pero que no pueden verse claramente a simple vista.
mesoseme (mesosemo). Denota una apertura orbitaria de índice entre 84 y 89; característico de la raza blanca.
mesosigmoid (mesosigmoide). m. Mesocolon del colon sigmoide.
mesosigmoiditis (mesosigmoiditis). f. Inflamación del mesosigmoide.
mesosigmoidopexy (mesosigmoidopexia). f. Fijación quirúrgica del mesosigmoide.
mesosomatous (mesosomatoso). Denota una persona de estatura mediana.
mesosomia (mesosomía). f. Estatura o cuerpo mediano.
mesostenium (mesostenio). m. Mesenterio.
mesosternum (mesoesternón). m. Cuerpo del esternón.
mesosyphilis (mesosífilis). f. Sífilis secundaria.
mesosystolic (mesosistólico). Mediosistólico.
mesotarsal (mesotarsiano). Mediotarsiano.
mesotendineum (mesotendineum). [*mesotendineum*, NA]. Mesotendón.
mesotendon (mesotendón). [*mesotendineum*, NA]. m. Capas sinoviales que pasan de un tendón a la pared de una vaina tendinosa en ciertos lugares donde los tendones están situados dentro de conductos osteofibrosos.
mesothelial (mesotelial). Relativo al mesotelio.
mesothelioma (mesotelioma). m. Neoplasia rara derivada de las células que tapizan la pleura y el peritoneo.
  benign m. of genital tract (m. benigno del tracto genital).
mesothelium, pl. **mesothelia** (mesotelio). m. Capa única de células aplanadas que forman un epitelio que tapiza cavidades serosas como el peritoneo, la pleura y el pericardio.
mesothorium (mesotorio). m. Los dos primeros productos de desintegración del torio.
mesotropic (mesotrópico). Vuelto hacia el plano medio.
mesouranic (mesouránico). Mesuránico; con un índice palatal entre 110 y 115.
mesovarium, pl. **mesovaria** (mesoovario). [*mesovarium*, NA]. m. Mesoario; mesovario; pliegue peritoneal corto que une el borde anterior del ovario a la capa posterior del ligamento ancho del útero.
messenger (mensajero). **1.** Persona o elemento que lleva o transporta un mensaje. **2.** Que tiene propiedades portadoras o transmisoras de mensajes.
  first m. (primer m.).
  second m. (segundo m.).
mestanolone (mestanolona). f. Esteroide androgénico de propiedades anabólicas.
mestenediol (mestenediol). m. Metandriol.
mestranol (mestranol). m. Estrógeno usado en muchas preparaciones anticonceptivas orales.
mesulphen (mesulfeno). m. Escabicida tópico de propiedades antipruríticas.
mesuranic (mesuránico). Mesouránico.
Met (Met). Símbolo de metionina o sus radicales en péptidos.
MET (MET). Abrev. de equivalente metabólico.
meta- (meta-). **1.** En medicina y biología, prefijo que indica el concepto de después, siguiente a, detrás o atrás, correspondiente al prefijo latino *post-*. **2.** Prefijo que indica acción conjunta o compartida.

K L M

3. (*m*-). En química, prefijo que indica que un compuesto se forma por dos sustituciones en el anillo de benceno separadas por un átomo de carbono, es decir unidas al primero y tercero, segundo y cuarto, etc. átomos de carbono del anillo.
metabasis (metábasis). f. Cambio de cualquier tipo en los síntomas o el curso de una enfermedad.
metabiosis (metabiosis). f. Dependencia de un organismo con respecto a otro para su existencia.
metabolic (metabólico). Relativo al metabolismo.
metabolimeter (metabolímetro). m. Aparato que mide el índice de metabolismo basal; calorímetro modificado.
metabolin (metabolina). f. Metabolito.
metabolism (metabolismo). m. Cambio en un tejido; suma de los cambios químicos producidos en los tejidos que consiste en el anabolismo.
basal m. (m. basal). Índice metabólico basal.
carbohydrate m. (m. de los hidratos de carbono).
electrolyte m. (m. de los electrólitos).
fat m. (m. de las grasas).
protein m. (m. de las proteínas). Proteometabolismo.
respiratory m. (m. respiratorio).
metabolite (metabolito). m. Metabolina; cualquier producto (alimento, productos intermedios y de desecho) del metabolismo, especialmente del catabolismo.
metabolize (metabolizar). Sufrir los cambios químicos del metabolismo.
metabutethamine hydrochloride (metabutetamina, clorhidrato de). Anestésico local.
metabutoxycaine hydrochloride (metabutoxicaína, clorhidrato de). Anestésico local.
metacarpal (metacarpiano). Relativo al metacarpo.
metacarpectomy (metacarpectomía). f. Escisión de un hueso metacarpiano, de varios o de la totalidad de ellos.
metacarpophalangeal (metacarpofalángico). Relativo al metacarpo y las falanges; denota las articulaciones entre ellos.
metacarpus, pl. **metacarpi** (metacarpo). [*metacarpus*, NA]. m. Los cinco huesos de la mano entre el carpo y las falanges.
metacentric (metacéntrico). Se dice de un cromosoma que tiene el centrómero equidistante de ambos extremos.
metacercaria, pl. **metacercariae** (metacercaria). f. Fase enquistada poscercarial en el ciclo vital de una duela (trematodo) antes de su paso al huésped definitivo.
metacestode (metacestodo). m. Estadios larvales de una tenia, incluyendo la metaformosis de la oncosfera a la primera evidencia de sexualidad en el gusano adulto, diferenciación del escólex y comienzo de la formación de proglótides.
metachloral (metacloral). m. *m*-Cloral.
metachromasia (metacromasia). f. **1.** Metacromatismo; estado en que una célula o un componente hístico toma un color diferente de la solución colorante con que se lo tiñe. **2.** Cambio del color característico de algunos colorantes tiazídicos básicos como el azul de toluidina.
metachromatic (metacromático). Metacromófilo; relativo a células o colorantes que exhiben metacromasia.
metachromatism (metacromatismo). m. **1.** Cualquier cambio de color, natural o producido por colorantes básicos de anilina. **2.** Metacromasia.
metachroming (metacromado). m. Proceso de mezclar un mordiente metálico con un colorante antes de aplicar este último a un tejido o una tela.
metachromophil, metachromophile (metacromófilo). Metacromático.
metachronous (metacrónico). No sincrónico, manifestaciones múltiples separadas, como los múltiples cánceres primarios que se desarrollan con intervalos.
metachrosis (metacrosis). f. Cambio de color, como el que se produce en ciertos animales como el camaleón, por expansión y contracción de cromatóforos.
metacone (metacono). m. Cúspide distobucal de un molar superior.
metaconid (metacónido). m. Cúspide mesolingual de un molar inferior.
metacontrast (metacontraste). m. Inhibición de la brillantez de una luz cuando una segunda luz se enciende en un campo visual adyacente.
metaconule (metacónulo). m. Cúspide intermedia distal de un molar superior.
metacresol (metacresol). m. *m*-Cresol.
metacryptozoite (metacriptozoíto). m. Fase exoeritrocítica que se desarrolla a partir de merozoítos formados por la primera generación de criptozoítos.
metacyesis (metaciesis). f. Embarazo ectópico.
metadysentery (metadisentería). f. Término antiguo por disentería bacilar.
metagenesis (metagénesis). f. Alternación de generaciones.
metaicteric (metaictérico). Que se produce como secuela de la ictericia.
metainfective (metainfeccioso). Que se produce después de una infección; denota específicamente un estado febril que se observa a veces durante la convalecencia de una enfermedad infecciosa.
metakinesis, metakinesia (metacinesis, metacinesia). f. Movimiento de apartamiento; la separación de los dos cromátides de cada cromosoma y su movimiento hacia polos opuestos en la anafase de la mitosis.
metal (metal). m. Uno de los elementos electropositivos, anfotérico o básico, generalmente caracterizado por propiedades como brillo (lustre), maleabilidad, ductilidad, capacidad de conducir electricidad y tendencia a perder electrones en las reacciones químicas, en vez de ganarlos.
alkali earth m. (m. alcalino-térreo).
alkali m. (m. alcalino).
Babbitt m. (m. de Babbitt).
base m., basic m. (m. de base, básico).
colloidal m. (m. coloidal). Electrosol.
d'Arcet's m. (m. de d'Arcet).
fusible m. (m. fusible). M. de bajo punto de fusión.
light m. (m. liviano). M. de peso específico menor de 4.
noble m. (m. noble). Elemento noble.
rare earth m. (m. de tierras raras).
respiratory m. (m. respiratorio).
metaldehyde (metaldehído). m. Polímero de acetaldehído.
metallic (metálico). Relativo a un metal, consistente en él o que se le parece.
metallo- (metalo-). Prefijo referente al metal, o que significa metálico.
metallocyanide (metalocianuro). m. Compuesto de cianógeno con un metal que forma un radical iónico que se combina con un elemento básico para formar una sal.
metalloenzyme (metaloenzima). f. Enzima que contiene un metal (ion) como parte integrante de su estructura activa.
metalloflavodehydrogenase (metaloflavo-deshidrogenasa). Enzima oxidante que contiene uno de los nucleótidos de flavina como coenzima más un ion metálico que es también necesario para su acción.
metalloid (metaloide). m. Que se parece a un metal por lo menos en una forma anfotérica.
metallophilia (metalofilia). f. Afinidad por sales metálicas.
metallophobia (metalofobia). f. Temor morboso a los objetos metálicos.
metalloporphyrin (metaloporfirina). f. Combinación de una porfirina con un metal, p. ej., Fe (hematina), Mg (clorofila), etc.
metalloprotein (metaloproteína). f. Proteína con uno o más iones metálicos firmemente ligados, como la hemoglobina.
metalloscopy (metaloscopia). f. Pruebas de la acción de diversos metales aplicados a la superficie del cuerpo.
metallothionein (metalotioneína). f. Nombre propuesto para una pequeña proteína rica en aminoácidos que contienen azufre.
metaluetic (metaluético). Metasifilítico.
metamer (metámero). m. Sustancia, cosa o color similar a otra sustancia, cosa o color pero en última instancia diferenciable de éstos.
metamere (metámera). m. Uno de una serie de segmentos homólogos del cuerpo. V.t. Somita.
metameric (metamérico). Relativo al metamerismo, o que lo muestra; que ocurre en un metámero.
metamerism (metamerismo). m. **1.** Tipo de estructura anatómica que exhibe metámeros serialmente homólogos. **2.** En química, sinónimo poco usado de isomerismo.
metamorphopsia (metamorfopsia). f. Distorsión de la imagen visual.

metamorphosis (metamorfosis). f. Allaxis; transformación; cambio de forma, estructura o función.
complete m. (m. completa o total). M. holometábola.
fatty m. (m. grasa). Cambio graso o adiposo.
heterometabolous m. (m. heterometábola). M. incompleta.
holometabolous m. (m. holometábola). M. completa.
incomplete m. (m. incompleta o parcial). M. heterometábola.
retrograde m. (m. retrógrada). Cataplasia.
metamorphotic (metamorfósico, metamorfótico). Relativo a una metamorfosis o caracterizado por ella.
metamyelocyte (metamielocito). m. Célula juvenil; forma de transición del mielocito con una construcción nuclear intermedia entre el mielocito maduro (mielocito C de Sabin) y el leucocito granular bilobulado.
metanephric (metanéfrico). Perteneciente a una metanefrona.
metanephrine (metanefrina). f. Catabolito de la epinefrina (adrenalina) que se encuentra junto con la normetanefrina en la orina y en algunos tejidos.
metanephrogenic, metanephrogenous (metanefrogénico, metanefrógeno). Se aplica a la parte más caudal del mesodermo intermedio que bajo la acción inductiva del divertículo metanéfrico tiene la potencia necesaria para formar túbulos metanéfricos.
metanephros, pl. **metanephroi** (metanefros). m. Parte posterior del riñón; el más caudalmente ubicado de los tres órganos excretorios que aparecen en la evolución de los vertebrados, convirtiéndose en el riñón permanente de los mamíferos.
metaneutrophil, metaneutrophile (metaneutrófilo). Que no se tiñe verdaderamente con colorantes neutros.
metanil yellow (amarillo de metanilo). Colorante ácido monoazo, usado como colorante citoplasmático y del tejido conjuntivo.
metaphase (metafase). f. Fase de la mitosis o meiosis en la cual los cromosomas se alinean sobre la placa ecuatorial de la célula y los centrómeros se repelen mutuamente.
metaphosphoric acid (ácido metafosfórico). Ácido fosfórico glacial.
metaphysial, metaphyseal (metafisario). Relativo a una metáfisis.
metaphysis, pl. **metaphyses** (metáfisis). [*metaphysis*, NA]. f. Zona de crecimiento entre la epífisis y la diáfisis durante el desarrollo de un hueso.
metaphysitis (metafisitis). f. Inflamación de una metáfisis.
metaplasia (metaplasia). f. Metaplasis; transformación anormal de un tejido adulto totalmente diferenciado de una clase en un tejido diferenciado de otro tipo.
agnogenic myeloid m. (m. mieloide agnogénica).
apocrine m. (m. apocrina).
autoparenchymatous m. (m. autoparenquimática).
intestinal m. (m. intestinal).
myeloid m. (m. mieloide).
primary myeloid m. (m. mieloide primaria). M. mieloide agnogénica.
secondary myeloid m. (m. mieloide secundaria).
squamous m. (m. escamosa). Epidermalización.
squamous m. of amnion (m. escamosa del amnios). Amnios nudoso.
symptomatic myeloid m. (m. mieloide sintomática).
metaplasis (metaplasis). f. **1.** Término de Haeckel para la fase de crecimiento o desarrollo terminado o completado del individuo. **2.** Metaplasia.
metaplasm (metaplasma). m. Inclusiones celulares.
metaplastic (metaplásico). Perteneciente a la metaplasia o metaplasis.
metaplexus (metaplexo). m. Plexo coroide del cuarto ventrículo del cerebro.
metapophysis (metapófisis). f. Apófisis mamilar.
metapore (metaporo). m. Apertura mediana del cuarto ventrículo.
metaprotein (metaproteína). f. Término indefinido para una proteína derivada obtenida por la acción de ácidos o álcalis, soluble en ácidos o álcalis débiles pero insoluble en soluciones neutras, p. ej., albuminato.
metaproterenol sulfate (metaproterenol, sulfato de). Sulfato de orciprenalina; broncodilatador simpaticomimético usado en el tratamiento del asma bronquial.
metapsychology (metapsicología). f. **1.** Intento sistemático de discernir y describir lo que está más allá de los hechos empíricos y las leyes de la psicología. **2.** En psicoanálisis, la psicología relativa a las asunciones fundamentales de la teoría freudiana de la mente.
metapyretic (metapirético). Posfebril.
metapyrocatechase (metapirocatecasa). f. Catecol 1,2-dioxigenasa.
metaraminol bitartrate (metaraminol, bitartrato de). Potente amina simpaticomimética usada para la elevación y el mantenimiento de la presión arterial en estados hipotensivos agudos y tópicamente como descongestionante nasal.
metarteriole (metarteriola). f. Uno de los pequeños vasos sanguíneos periféricos entre las arteriolas y los capilares verdaderos que contienen grupos aislados de fibras musculares lisas en sus paredes.
metarubricyte (metarrubricito). m. Normoblasto ortocromático.
pernicious anemia type m. (m. tipo anemia perniciosa).
metastable (metaestable). **1.** De estabilidad incierta; que pasa a otra fase cuando se lo perturba levemente. **2.** Denota el estado de excitación del núcleo de un isómero radionúclido que llega a un estado de menor energía por el proceso de deterioro de transición isomérica sin cambiar su número atómico ni su peso atómico.
metastasis, pl. **metastases** (metástasis). f. **1.** Desplazamiento de una enfermedad o sus manifestaciones locales de una parte del cuerpo a otra. **2.** En el cáncer, aparición de neoplasias en partes del cuerpo remotas del asiento del tumor primario. **3.** Transporte de bacterias de una parte del cuerpo a otra a través del torrente circulatorio (m. hematógena) o de vías linfáticas (m. linfógena).
biochemical m. (m. bioquímica).
calcareous m. (m. calcárea).
pulsating metastases (m. pulsátiles).
satellite m. (m. satélite).
metastatic (metastásico). Relativo a la metástasis.
metasternum (metaesternón). m. Apófisis xifoides.
metastrongyle (metastrongilio). m. Nombre común de los miembros del género *Metastrongylus* o de la familia Metastrongylidae.
metasyphilis (metasífilis). f. **1.** Estado constitucional debido a sífilis congénita sin lesiones locales. **2.** Parasífilis.
metatarsal (metatarsiano). Relativo al metatarso o a uno de los huesos metatarsianos.
metatarsalgia (metatarsalgia). f. Dolor en la parte anterior del pie, en la región de las cabezas de los metatarsianos.
metatarsectomy (metatarsectomía). f. Escisión del metatarso.
metatarsophalangeal (metatarsofalángico). Relativo a los huesos metatarsianos y las falanges; denota las articulaciones entre ellos.
metatarsus, pl. **metatarsi** (metatarso). [*metatarsus*, NA]. m. Porción distal del pie entre el empeine y los dedos, que tiene como esqueleto cinco huesos largos (huesos metatarsianos).
m. adductovarus (m. aductovaro).
m. adductus (m. aducto).
m. atavicus (m. atávico).
m. latus (m. plano). Talipes transversoplano.
m. varus (m. varo).
metathalamus (metatálamo). [*metathalamus*, NA]. m. La parte más caudal del tálamo, compuesta por los cuerpos geniculados medial y lateral.
metathesis (metátesis). f. **1.** Transferencia de un producto patológico, como un cálculo, de un lugar a otro donde causa menos inconvenientes o daños, cuando no es posible o práctico eliminarlo del organismo. **2.** Doble descomposición por la cual un compuesto A-B reacciona con otro compuesto C-D dando A-C + B-D o A-D + B-C.
metatroph (metatrofo). Organismo que necesita de fuentes orgánicas complejas de carbono y nitrógeno para poder crecer.
metatrophic (metatrófico). Denota la capacidad de experimentar anabolismo o de obtener alimento de fuentes variadas, es decir de materia orgánica nitrogenada y carbonácea.
metatropic (metatrópico). Denota un cambio hacia atrás o reversión a un estado previo.
metatypical (metatípico). Perteneciente al tejido formado por elementos idénticos a los que existen en ese sitio en condiciones normales, pero que no adoptan una disposición normal o habitual.
metaxalone (metaxalona). f. Relajador del músculo esquelético de acción central.
metazoonosis (metazoonosis). f. Zoonosis que requiere un huésped vertebrado y otro invertebrado para completar su ciclo vital, p. ej. las infecciones por arbovirus y helmintos del hombre y otros vertebrados.
metencephalic (metaencefálico). Relativo al metaencéfalo.

metencephalon (metaencéfalo). [*metencephalon,* NA]. m. La más anterior de las dos subdivisiones mayores del rombencéfalo compuesta por el puente de Varolio y el cerebelo.
metenkephalin (metencefalina). f.
meteorism (meteorismo). m. Timpanitis.
meteoropathy (meteoropatía). f. Término poco usado para mala salud debida a las condiciones climáticas.
meteorotropic (meteorotrópico). Denota las enfermedades afectadas en su incidencia por las condiciones climáticas.
meter (m) (metro (m)). m. **1.** Medida de longitud; unidad de longitud del SI y del sistema métrico, equivalente a 39,37 pulgadas. **2.** Dispositivo para medir la cantidad de lo que pasa a través de él.
atom m. (átomo m.). Unidad Ångstrom.
rate m. (m. (medidor) de velocidad).
ventilation m. (m. (medidor) de ventilación).
Venturi m. (m. (medidor) de Venturi).
meter-candle (metro-candela). Lux.
metergasia (metergasia). f. Cambio de función.
metestrus, metestrum (metaestro). m. Período que va del estro al diestro en el ciclo estrual.
metformin (metformina). f. Agente hipoglucemiante oral.
meth-, metho- (met-, meto-). Prefijos químicos que indican generalmente un grupo metilo o metoxi.
methacholine chloride (metacolina, cloruro de). Agente parasimpaticomimético usado como vasodilatador en la enfermedad vascular periférica y para inducir hiperemia en la artritis.
methacrylic acid (ácido metacrílico). Á. metilacrílico.
methacycline hydrochloride (metaciclina, clorhidrato de). Agente antimicrobiano.
methadone hydrochloride (metadona, clorhidrato de). Droga narcótica sintética; analgésico efectivo por vía oral, de acción similar a la morfina pero de potencia un poco mayor y duración más prolongada.
methallenestril (metalenestril). m. Compuesto estrogénico no esteroide oralmente efectivo.
methamphetamine hydrochloride (metanfetamina, clorhidrato de). Clorhidrato de metilanfetamina; agente simpaticomimético que ejerce sobre el sistema nervioso central efectos estimulantes mayores que la anfetamina.
methampyrone (metampirona). f. Dipirona.
methandienone (metandienona). f. Metandrostenolona.
methandriol (metandriol). m. Mestenediol; derivado metílico de androstenodiol, de acciones y usos semejantes a este último.
methandrostenolone (metandrostenolona). f. Metandienona; dehidrotestosterona metilada; esteroide anabólico oralmente efectivo que puede promover la retención de nitrógeno cuando se combina con una dieta adecuada.
methane (metano). m. Gas de los pantanos; gas inodoro producido por la descomposición de materia orgánica.
methanogen (metanógeno). Cualquier bacteria productora de metano de la familia Methanobacteriaceae.
methanol (metanol). m. Alcohol metílico.
methantheline bromide (metantelina, bromuro de). Droga anticolinérgica.
methapyrilene (metapirileno). m. Droga antihistamínica.
methaqualone (metacualona). f. Sedante e hipnótico; es también una droga de abuso.
metharbital (metarbital). m. Derivado *N*—metilado de barbital de propiedades anticonvulsivas semejantes a las del fenobarbital.
methargen (metargen). m. Agente antiséptico tópico.
methazolamide (metazolamida). f. Inhibidor de la anhidrasa carbónica de usos semejantes a los de la acetazolamida.
metHb (metHb). Abrev. de methemoglobina.
methdilazine hydrochloride (metdilazina, clorhidrato de). Compuesto de fenotiazina de actividad antihistamínica.
methemalbumin (metahemalbúmina). f. Compuesto anormal formado en la sangre como resultado de la combinación de hem con la albúmina del plasma.
methemalbuminemia (methemalbuminemia). f. Presencia de metalbúmina en la sangre circulante, lo cual indica degradación de la hemoglobina.
methemoglobin (metHb) (metahemoglobina (metHb)). f. Ferrihemoglobina; producto de transformación de la oxihemoglobina por oxidación normal de Fe^{2+} a Fe^{3+}, que convierte así ferroprotoporfirina en ferriprotoporfirina.
m. reductase (m. reductasa).
methemoglobinemia (metahemoglobinemia). f. Presencia de metahemoglobina en la sangre circulante.
acquired m. (m. adquirida).
congenital m. (m. congénita).
enterogenous m. (m. enterógena). M. adquirida.
hereditary m. (m. hereditaria). M. congénita.
primary m. (m. primaria). M. congénita.
secondary m. (m. secundaria). M. adquirida.
methemoglobinuria (metahemoglobinuria). f. Presencia de metahemoglobina en la orina.
methenamine (metenamina). f. Hexamina; hexametilenotetramina; amonioformaldehído; producto de condensación obtenido por la acción del amoníaco sobre el formaldehído; antiséptico urinario.
m. hippurate (hipurato de m.).
m. mandelate (mandelato de m.). Antiséptico urinario.
m. salicylate (salicilato de m.).
methenamine-silver (metenamina-plata). Complejo de hexametilenotetramina y plata preparado agregando nitrato de plata a la metenamina; usado en histología e histoquímica.
methene (meteno). m. Metileno.
methicillin sodium (meticilina sódica). f. Sal semisintética de penicilina de administración parenteral.
methimazole (metimazol). m. Droga antitiroidea de acción similar al propiltiouracilo.
methiodal sodium (metiodal sodio). Medio radiopaco que contiene yodo, usado para examinar el tracto urinario.
methionine (Met) (metionina (Met)). f. Aminoácido esencial en la dieta y la fuente natural más importante de grupos metil "-activos" del cuerpo, por lo que interviene generalmente en la metilación in vivo.
active m. (m. activa). *S*-Adenosilmetionina.
m. adenosyltransferase (m. adenosiltransferasa).
m. sulfoxime (m. sulfoxima).
methisazone (metisazona). f. Agente antivirósico.
methixene hydrochloride (metixeno, clorhidrato de). Agente anticolinérgico.
methocarbamol (metocarbamol). m. Relajador del músculo esquelético de acción central químicamente relacionado con el carbamato de mefenesina.
method (método). m. Modo, forma, manera o secuencia ordenada de sucesos o fenómenos de un proceso o procedimiento.
Abbott's m. (m. de Abbott).
Abell-Kendall m. (m. de Abell-Kendall).
activated sludge m. (m. de sedimento activado).
Altmann-Gersh m. (m. de Altmann-Gersh).
Anel's m. (m. de Anel).
Antyllus' m. (m. de Antyllus).
aristotelian m. (m. aristotélico).
Ashby m. (m. de Ashby).
auxanographic m. (m. auxanográfico).
Barraquer's m. (m. de Barraquer). Zonulólisis.
Beck's m. (m. de Beck).
Bier's m. (m. de Bier).
Born m. of wax plate reconstruction (m. de Born de reconstrucción con placas de cera).
Brasdor's m. (m. de Brasdor).
broad marginal confrontation m. (m. de confrontación marginal amplia). M. de Jaboulay.
Callahan's m. (m. de Callahan). M. de la cloropercha.
Carpue's m. (m. de Carpue). Rinoplastia india.
Charters' m. (m. de Charters).
Chayes' m. (m. de Chayes).
chloropercha m. (m. de la cloropercha).
closed circuit m. (m. de circuito cerrado).
confrontation m. (m. de confrontación). M. de perimetría.
cooled-knife m. (m. del cuchillo enfriado).
copper sulfate m. (m. del sulfato de cobre).
correlational m. (m. correlativo).
Credé's m.'s (m. de Credé).
cross-sectional m. (m. de cortes transversales).
definitive m. (m. definitivo).
Dick m. (m. de Dick). Prueba de Dick.
Dieffenbach's m. (m. de Dieffenbach).
diffusion m. (m. de difusión). M. auxanográfico.

direct m. for making inlays (m. directo para hacer incrustaciones).
disk sensitivity m. (m. de sensibilidad por discos).
double antibody m. (m. de doble anticuerpo).
Edman m. (m. de Edman).
Eggleston m. (m. de Eggleston).
Eicken's m. (m. de Eicken).
experimental m. (m. experimental).
flash m. (m. del flash).
flotation m. (m. de flotación).
Gärtner's m. (m. de Gärtner).
Gerota's m. (m. de Gerota).
glucose oxidase m. (m. de glucosa oxidasa).
Gräupner's m. (m. de Gräupner).
Gruber's m. (m. de Gruber).
Hammerschlag's m. (m. de Hammerschlag).
hexokinase m. (m. de hexocinasa).
Hilton's m. (m. de Hilton).
Hirschberg's m. (m. de Hirschberg).
Holmgren m. (m. de Holmgren). Prueba de Holmgren.
Hung's m. (m. de Hung). M. de Wilson.
immunofluorescence m. (m. de inmunofluorescencia).
impedance m. (m. de impedancia).
Indian m. (m. indio o de la India). Rinoplastia india.
indirect m. (m. indirecto).
indophenol m. (m. de indofenol).
introspective m. (m. introspectivo).
Italian m. (m. italiano). Rinoplastia italiana.
Jaboulay's m. (m. de Jaboulay).
Johnson's m. (m. de Johnson). M. de la cloropercha.
Keating-Hart's m. (m. de Keating-Hart).
Kjeldahl m. (m. de Kjeldahl).
Klapp's m. (m. de Klapp).
Krause's m. (m. de Krause).
Lamaze m. (m. de Lamaze).
Langendorff's m. (m. de Langendorff).
Lee-White m. (m. de Lee-White).
Liborius' m. (m. de Liborius).
Ling's m. (m. de Ling).
Lister's m. (m. de Lister).
lod m. (m. de lod). M. del logaritmo de la probabilidad.
longitudinal m. (m. longitudinal).
macro-Kjeldahl m. (m. macro-Kjeldahl).
Marshall's m. (m. de Marshall).
micro-Astrup m. (m. micro-Astrup).
micro-Kjeldahl m. (m. micro-Kjeldahl).
Moore's m. (m. de Moore).
Müller's m. (m. de Müller).
Needles' split cast m. (m. de Needles del modelo dividido).
Nikiforoff's m. (m. de Nikiforoff).
Ochsner's m. (m. de Ochsner).
Ollier's m. (m. de Ollier).
open circuit m. (m. de circuito abierto).
Orsi-Grocco m. (m. de Orsi-Grocco). Percusión palpatoria del corazón.
Pachon's m. (m. de Pachon).
paracelsian m. (m. de Paracelso).
parallax m. (m. del paralaje).
Pavlov m. (m. de Pavlov).
Politzer m. (m. de Politzer).
Porges m. (m. de Porges).
Purmann's m. (m. de Purmann).
Quick's m. (m. de Quick). Prueba de protrombina.
reference m. (m. de referencia).
Rehfuss m. (m. de Rehfuss).
Reverdin's m. (m. de Reverdin).
rhythm m. (m. del ritmo).
Rideal-Walker m. (m. de Rideal-Walker).
Roux's m. (m. de Roux).
Scarpa's m. (m. de Scarpa).
Schäfer's m. (m. de Schäfer).
Schede's m. (m. de Schede).
Schick m. (m. de Schick). Prueba de Schick.
Schmidt-Thannhauser m. (m. de Schmidt-Thannhauser).
Shaffer-Hartman m. (m. de Shaffer-Hartman).
Somogyi m. (m. de Somogyi).
split cast m. (m. del modelo dividido).
Stas-Otto m. (m. de Stas-Otto).
Stroganoff's m. (m. de Stroganoff).
Thane's m. (m. de Thane).
Theden's m. (m. de Theden).
Thiersch's m. (m. de Thiersch).
thiochrome m. (m. de tiocromo).
ultropaque m. (m. ultraopaco).
Wardrop's m. (m. de Wardrop).
Westergren m. (m. de Westergren).
Wheeler m. (m. de Wheeler).
Wilson's m. (m. de Wilson). M. de Hung.
Wolfe's m. (m. de Wolfe).
zinc sulfate flotation centrifugation m. (m. de centrifugación por flotación de sulfato de cinc).

methodism (metodismo). m. Solidismo.
methohexital sodium (metohexital sodio). Barbiturato de acción ultra rápida usado por vía intravenosa para inducción y anestesia general de corta duración.
methoin (metoína). f. Mefenitoína.
methonium, compounds (metonio, compuestos de).
methophenazine (metofenazina). f. Agente antipsicótico.
methopholine (metofolina). f. Analgésico.
methopterin (metopterina). f. Antagonista del ácido fólico.
methorphinan (metorfinán). m. 3-Hidroxi-*N*-metil-morfinon.
methoserpidine (metoserpidina). f. 10-Metoxideserpidina; agente antihipertensivo de acción similar a la reserpina.
methotrexate (metotrexato). m Antagonista del ácido fólico usado como agente antineoplásico.
methotrimeprazine (metotrimeprazina). f. Analgésico de fenotiazina.
methoxamine hydrochloride (metoxamina, clorhidrato de). Amina simpaticomimética.
methoxsalen (metoxsaleno). m. Derivado de metoxipsoraleno que aumenta la producción de melanina en la piel cuando se expone a la luz ultravioleta.
methoxy- (metoxi-). Prefijo químico que indica la adición de un grupo metoxilo.
4-methoxybenzoic acid (ácido 4-metoxibenzoico). Á. anísico.
methoxyflurane (metoxiflurano). m. Anestésico por inhalación potente no inflamable ni explosivo.
methoxyl (metoxilo). m. El grupo $-OCH_3$.
methoxyphenamine hydrochloride (metoxifenamina, clorhidrato de). Amina simpaticomimética.
methscopolamine bromide (metescopolamina, bromuro de). Droga parasimpaticolítica similar a la atropina; el metilnitrato tiene la misma acción y usos.
methsuximide (metsuximida). f. Antiepiléptico efectivo contra el "petit mal" y la epilepsia psicomotriz.
methyclothiazide (meticlotiazida). f. Diurético y agente antihipertensivo del grupo tiazida, oralmente efectivo.
methyl (Me) (metil, metilo (Me)). m. El radical $-CH_3$.
active m. (m. activo).
m. alcohol (m. alcohol (alcohol metílico)). Alcohol de madera.
m. aldehyde (m. aldehído (aldehído metílico)). m. Formaldehído.
angular m. (m. angular).
m. chloride (cloruro de m.). Clorometano.
m. cysteine hydrochloride (clorhidrato de m. cisteína).
m. hydroxybenzoate (hidroxibenzoato de m.). Metilparaben.
m. isobutyl ketone (m. isobutil cetona).
m. methacrylate (metacrilato de m.).
m. nicotinate (nicotinato de m.).
m. salicylate (salicilato de m.).

methyl blue (azul de metilo).
methyl green (verde de metilo).
methyl orange (naranja de metilo).
methyl red (rojo de metilo).
methyl violet (violeta de metilo).
methyl yellow (amarillo de metilo). Amarillo manteca o mantecoso.
methylacrylic acid (ácido metilacrílico). Á. metacrílico.
methylamphetamine hydrochloride (metilanfetamina, clorhidrato de). Clorhidrato de metanfetamina.

methylate **1.** (metilato). m. Compuesto en el cual un ion metálico metilo reemplaza al hidrógeno metálico del alcohol. **2.** (metilar). Introducir un grupo metilo.
methylation (metilación). f. Adición de grupos metilo.
methylatropine bromide (metilatropina, bromuro de). Metilbromuro de atropina; ciclopléjico.
methylbenzene (metilbenceno). m. Tolueno.
methylbenzethonium chloride (metilbencetonio, cloruro de). Compuesto de amonio cuaternario de acción superficial semejante a la de otros detergentes catiónicos.
methylcarnosine (metilcarnosina). f. Anserina.
methylcellulose (metilcelulosa). f. Éster metílico de celulosa que forma un líquido incoloro cuando se disuelve en agua, alcohol o éter.
methylchloroform (metilcloroformo). m. Tricloroetano.
3-methylcholanthrene, 20-methylcholanthrene (3 (o 20)-metilcolantreno). m. Hidrocarburo muy carcinogénico que puede formarse químicamente con ácido desoxicólico o cólico o con colesterol.
methylcysteine synthase (metilcisteína sintasa). f. Cistationina β-sintasa.
methyldihydromorphinone hydrochloride (metildihidromorfinona, clorhidrato de). Clorhidrato de metopón.
methyldopa (metildopa). f. Agente antihipertensivo.
methylene (metileno). m. Meteno; el radical $-CH-_2$.
methylene azure (azur de metileno). A. I.
methylene blue (azul de metileno).
Kühne's m. b. (a. de metileno de Kühne).
Loeffler's m. b. (a. de metileno de Loeffler).
new m. b. (a. de metileno nuevo).
polychrome m. b. (a. de metileno policromo).
methylene white (blanco de metileno). Azul de leucometileno.
methylenesuccinic acid (ácido metilensuccínico). Ácido itacónico.
methylenophil, methylenophile (metilenófilo). Metilenofílico; que se tiñe fácilmente con azul de metileno; denota ciertas células y estructuras histológicas.
methylenophilic, methylenophilous (metilenofílico). Metilenófilo.
methylergometrine maleate (metilergometrina, maleato de). Maleato de metilergonovina.
methylergonovine maleate (metilergonovina, maleato de). Maleato de metilergometrina; derivado parcialmente sintetizado del ácido lisérgico de acción ocitócica, usado para prevenir o tratar la atonía y hemorragia uterina posparto.
methylglucamine (metilglucamina). f. Meglumina.
m. diatrizoate (diatrizoato de m.). Diatrizoato de meglumina.
m. iodipamide (yodipamida de m.).
methylglyoxal (metilglioxal). m. Piruvaldehído; aldehído pirúvico.
m. bis(guanylhydrazone) (bis(guanilhidrazona) de m.).
methylglyoxalase (metilglioxalasa). f. Lactoíl-glutationa liasa.
methylhexaneamine (metilhexanoamina). f. Base aminada simpática volátil usada como descongestionante nasal por inhalación.
methylkinase (metilcinasa). f. Metiltransferasa.
methylmalonic acid (ácido metilmalónico). Á. 2-metilpropanodiol.
methylmalonic acidemia (acidemia metilmalónica).
methylmalonic aciduria (aciduria metilmalónica). Excreción de cantidades excesivas de ácido metilmalónico en la orina debida a deficiencia de actividad de metilmalonil-CoA mutasa.
methylmalonyl-CoA mutase (metilmalonil-CoA mutasa). Enzima que intercambia metilmalonil-CoA y succinil-CoA.
methylmorphine (metilmorfina). f. Codeína.
methylnortestosterone (metilnortestosterona). f. Normetandrona.
methylol (metilol). m. Hidroximetilo; el radical $-CH_2OH$.
methylose (metilosa). f. Azúcar en el que el átomo de carbono más alejado del grupo carbonilo es un metilo (CH_3).
methylparaben (metilparabeno). m. Hidroxibenzoato de metilo; metil *p*-hidroxibenzoato; preservativo antifúngico.
methylpentose (metilpentosa). f. Hexosa (6-desoxihexosa) en la que el carbono 6 es parte de un grupo metilo.
methylphenidate hydrochloride (metilfenidato, clorhidrato de). Estimulante del sistema nervioso central usado para producir ligera estimulación cortical en diversos tipos de depresiones.
methylprednisolone (metilprednisolona). f. 6-α-Metilprednisolona; glucocorticoide antiinflamatorio.
m. acetate (acetato de m.).
sodium m. succinate (succinato sódico de m.).
5-methylresorcinol (5-metilresorcinol). m. Orcinol.
methylrosaniline chloride (metilrosanilina, cloruro de). Violeta cristal.
methyltestosterone (metiltestosterona). f. Derivado metílico de la testosterona con sus mismas acciones y usos, excepto que es activo tomado por vía oral o sublingual.
methylthioadenosine (metiltioadenosina). f. Tiometiladenosina; adenosina con un grupo $-SCH_3$ en vez de OH en la posición 5'.
methylthiouracil (metiltiouracilo). m. Compuesto antitiroideo con la misma acción que el tiouracilo, pero en dosis menores.
methyltocol (metiltocol). m. Tocoles metilados; p. ej., tocotrienol, los tocoferoles.
methyltransferase (metiltransferasa). f. Transmetilasa; metilcinasa; desmetilasa; cualquier enzima que transfiere grupos metilo de un compuesto a otro.
methyprylon, methyprylone (metiprilona). f. Sedante e hipnótico.
methysergide maleate (metisergida, maleato de). Antagonista de la serotonina, débilmente adrenolítico, químicamente afín a la metilergonovina; usado en el tratamiento profiláctico de la cefalea vascular (jaqueca).
methysticum (metístico). m. Kava; raíz de *Piper methysticum* (familia Piperaceae), planta de las islas del Pacífico usada por los nativos como intoxicante.
metMb (metMb). Abrev. de metamioglobina.
metmyoglobin (metMb) (metamioglobina (metMb)). f. Mioglobina en la cual el ion ferroso del grupo prostético hem se oxida a ion férrico.
metoclopramide hydrochloride (metoclopramida, clorhidrato de). Agente antimético.
metocurine iodide (metocurina, yoduro de). Yoduro de dimetil tubocurarina; dimetil *d*-tubocurarina; agente bloqueador neuromuscular no despolarizante.
metolazone (metolazona). f. Diurético de actividad antihipertensiva.
metonymy (metonimia). f. Rotulación o designación imprecisa o circunscripta de objetos o sucesos, que se considera característica del trastorno del lenguaje propio de la esquizofrenia.
metopagus (metópago). m. Mellizos unidos por la frente.
metopic (metópico). Relativo a la frente o parte anterior del cráneo.
metopion (metopión). m. Punto metópico; punto craneométrico equidistante de las eminencias frontales.
metopism (metopismo). m. Persistencia de la sutura frontal en el adulto.
metopon hydrochloride (metopón, clorhidrato de). Clorhidrato de metildihidromorfinona; derivado de la morfina con acciones farmacológicas similares.
metopoplasty (metopoplastia). f. Cirugía reparadora de la piel o el hueso de la frente.
metoposcopy (metoposcopia). f. Estudio de la fisonomía.
metoprolol tartrate (metoprolol, tartrato de). Agente bloqueador β-adrenérgico usado en el tratamiento de la hipertensión.
metoxenous (metóxeno). Heterecio o heteroico.
metoxeny (metoxenia). f. **1.** Heterecismo. **2.** Cambio de huésped en un parásito.
metr-, metra-, metro- (metr-, metra-). Prefijos que designan el útero.
metra (metra). útero.
metratonia (metratonía). f. Atonía de las paredes uterinas después del parto.
metratrophy, metratrophia (metratrofia). f. Atrofia uterina.
metria (metria). f. Celulitis pelviana u otra afección inflamatoria en el período puerperal.
metric (métrico). Cuantitativo; relativo a la medición.
metrifonate (metrifonato). m. Triclorfón.
metriocephalic (metriocefálico). Que tiene una cabeza bien proporcionada en cuanto a su altura.
metritis (metritis). f. Uteritis; inflamación del útero.
contagious equine m. (m. equina contagiosa).
metrizamide (metrizamida). f. Metrizoato sódico.

metrizoate sodium (metrizoato sódico). Metrizamida; medio de contraste radiográfico.
metrocyte (metrocito). m. Célula madre.
metrodynamometer (metrodinamómetro). m. Instrumento para medir la fuerza de las contracciones uterinas.
metrodynia (metrodinia). f. Histeralgia.
metrofibroma (metrofibroma). m. Fibroma del útero.
metrography (metrografía). f. Histerografía.
metrolymphangitis (metrolinfangitis). f. Inflamación de los linfáticos uterinos.
metromalacia (metromalacia). f. Metromalacoma; metromalacosis; ablandamiento patológico de los tejidos uterinos.
metromalacoma, metromalacosis (metromalacoma, metromalacosis). m. y f. Metromalacia.
metromania (metromanía). f. Término raramente usado para la manía que consiste en escribir versos sin cesar.
metronidazole (metronidazol). m. Tricomonicida oralmente efectivo usado en el tratamiento de infecciones causadas por *Trichomonas vaginalis* y *Entamoeba histolytica*.
metronoscope (metronoscopio). m. Aparato taquistoscópico que expone durante intervalos medidos trozos cortos de material impreso para leer.
metroparalysis (metroparálisis). f. Flacidez o parálisis del músculo uterino durante el parto o inmediatamente después de él.
metropathia, metropathy (metropatía). f. Cualquier enfermedad del útero, en especial del miometrio.
m. hemorrhagica (m. hemorrágica).
metropathic (metropático). Relativo a enfermedad uterina o causado por ella.
metroperitonitis (metroperitonitis). f. Perimetritis; inflamación del útero que afecta a la cobertura peritoneal.
metrophlebitis (metroflebitis). f. Inflamación de las venas uterinas, generalmente después del parto.
metroplasty (metroplastia). f. Uteroplastia.
metrorrhagia (metrorragia). f. Cualquier sangrado acíclico irregular del útero entre períodos.
m. myopathica (m. miopática).
metrorrhea (metrorrea). f. Descarga de moco o pus del útero.
metrorrhexis (metrorrexia). f. Histerorrexia.
metrosalpingitis (metrosalpingitis). f. Inflamación del útero y de una o ambas trompas de Falopio.
metrosalpingography (metrosalpingografía). f. Histerosalpingografía.
metroscope (metroscopio). m. Histeroscopio.
metrostaxis (metrostaxis). f. Goteo de sangre desde la mucosa uterina; hemorragia uterina pequeña pero continua.
metrostenosis (metroestenosis). f. Estrechamiento de la cavidad uterina.
metrotomy (metrotomía). f. Histerotomía.
metyrapone (metirapona). f. Mepirapona; inhibidor de la hidroxilación del esteroide corticosuprarrenal C-11β.
metyrosine (metirosina). f. Inhibidor de la tirosina hidroxilasa y por ende poderoso inhibidor de la síntesis de catecolamina.
Mev (Mev). Símbolo de 1 millón de electrón-voltios.
mevalonic acid (ácido mevalónico). Á. hióquico.
mevinolin (mevinolina). f. Lovastatina.
mexenone (mexenona). Protector antisolar.
mexiletin hydrochloride (mexiletina, clorhidrato de). Agente antiarrítmico usado para suprimir las arritmias ventriculares sintomáticas.
mezlocillin sodium (mezlocilina sódica). Penicilina de amplio espectro usada por vía intravenosa e intramuscular.
mg (mg). Abrev. de miligramo.
Mg (Mg). Símbolo de magnesio.
MHC **1.** (MHC). Abrev. en inglés de complejo mayor de histocompatibilidad (major histocompatibility complex). **2.** (CMH). Abrev. de complejo mayor de histocompatibilidad.
mho (mho). Siemens.
MHz (MHz). Abrev. de megahertz.
mianserin hydrochloride (mianserina, clorhidrato de). Agente antihistamínico con actividad antiserotonínica.
MIC (MIC). Abrev. en inglés de concentración inhibitoria mínima (minimal inhibitory concentration).
micellar (micelar). Que tiene las propiedades de un conjunto de micelas, es decir de un gel.
micelle (micela). f. Término creado por Nägeli para designar las partículas alargadas, submicroscópicas (en el microscopio óptico) detectadas por hidrogeles de carácter supramolecular y estructura cristalina.
miconazole nitrate (miconazol, nitrato de). Agente antifúngico.
micracoustic (microacústico). **1.** Referente a sonidos débiles. **2.** Sonidos muy débiles aumentados para hacerlos audibles.
micrencephalia (microencefalia).
micrencephalous (microencéfalo). Que tiene un cerebro pequeño.
micrencephaly (microencefalia). f. Microcefalia; pequeñez anormal del cerebro.
micro-, micr- (micro-, micr-). m. **1.** Prefijos que indica pequeñez. **2.** Prefijos usados en el SI y el sistema métrico que significan un millonésimo (10^{-6}) de esa unidad. **3.** En química, prefijos que intervienen en la formación de palabras que denotan métodos, exámenes o químicos que utilizan cantidades mínimas de la sustancia a examinar. **4.** Prefijo que significa microscópico.
micro-ohm (microohm). m. Un millonésimo de un ohm.
microabscess (microabsceso). m. Acumulación circunscripta muy pequeña de leucocitos en tejidos sólidos.
Munro's m. (m. de Munro). Absceso de Munro.
Pautrier's m. (m. de Pautrier). Absceso de Pautrier.
microadenoma (microadenoma). m. Adenoma hipofisario menor de 10 mm de diámetro.
microaerobion (microaerobio). m. Microorganismo microaerófilo.
microaerophil, microaerophile (microaerófilo). **1.** m. Bacteria aerobia que necesita oxígeno, pero menos del que está presente en el aire, y crece mejor en condiciones atmosféricas modificadas. **2.** Referente a microorganismos de esas características.
microaerophilic (microaerofílico).
microaerophilous (microaerófilo).
microaerosol (microaerosol). m. Suspensión en el aire de partículas submicrónicas o más frecuentemente de 1 a 10 μ de diámetro.
microanalysis (microanálisis). m. Técnicas analíticas que utilizan muestras muy pequeñas.
microanastomosis (microanastomosis). f. Anastomosis de estructuras diminutas realizada con un microscopio quirúrgico.
microanatomist (microanatomista). Histólogo.
microanatomy (microanatomía). f. Histología.
microaneurysm (microaneurisma). m. Dilatación focal de capilares retinianos propia de la diabetes mellitus, obstrucción de venas retinianas y glaucoma absoluto, o dilatación focal de uniones arteriolocapilares en muchos órganos en la púrpura trombocitopénica trombótica.
microangiography (microangiografía). f. Microarteriografía; radiografía de los vasos más finos de un órgano después de inyectar un medio de contraste y ampliar el radiograma resultante.
microangiopathy (microangiopatía). f. Capilaropatía.
thrombotic m. (m. trombótica).
microangioscopy (microangioscopia). f. Capilarioscopia.
microarteriography (microarteriografía). f. Microangiografía.
microbalance (microbalanza). f. Balanza destinada a pesar muestras muy pequeñas de materiales.
microbe (microbio). m. Organismo muy pequeño.
microbial (microbiano). Microbiótico; relacionado con uno o más microbios.
microbic (microbiano).
microbicidal (microbicida). Que destruye microbios.
microbicide (microbicida). **1.** Que destruye microbios. **2.** m. Agente que destruye microbios; germicida; antiséptico.
microbid (micróbide). m. Respuesta alérgica cutánea a la infección bacteriana superficial.
microbiologic (microbiológico). Relativo a la microbiología.
microbiologist (microbiólogo). Protistólogo; persona especializada en la ciencia de la microbiología.
microbiology (microbiología). f. Protistología; ciencia que estudia los microbios (organismos microscópicos y ultramicroscópicos).
microbiotic (microbiótico). **1.** De corta vida. **2.** Microbiano.
microbism (microbismo). m. Infección causada por microbios.
latent m. (m. latente).
microblast (microblasto). m. Pequeño glóbulo rojo nucleado.
microblepharia, microblepharism, microblepharon (microblefaria, microblefarismo, microbléfaron). f. y m. Anomalía rara

del desarrollo caracterizada por párpados de dimensión vertical anormalmente corta.
microbody (microcuerpo). m. Peroxisoma.
microbrachia (microbraquia). f. Pequeñez anormal de los brazos.
microbrenner (microbrenner). m. Cauterio eléctrico con punta de aguja.
microcardia (microcardia). f. Pequeñez anormal del corazón.
microcentrum (microcentro). m. Citocentro.
microcephalia (microcefalia).
microcephalic (microcefálico). Microcéfalo; nanocefálico; nanocéfalo; de cabeza pequeña; individuo que tiene este tipo de cráneo.
microcephalism (microcefalismo). m. Microcefalia.
microcephalous (microcéfalo). m. **1.** Microcefálico. Nanocéfalo. Persona de cabeza anormalmente pequeña. **2.** Individuo de cabeza rudimentaria o imperfectamente desarrollada.
microcephaly (microcefalia). f. Microcefalismo; nanocefalia; pequeñez anormal de la cabeza.
encephaloclastic m. (m. encefaloclástica).
schizencephalic m. (m. esquizoencefálica).
microcheilia, microchilia (microqueilia, microquilia). f. Pequeñez de los labios.
microcheiria, microchiria (microqueiria, microquiria). f. Pequeñez de las manos.
microchemistry (microquímica). f. Uso de procedimientos químicos que incluyen pequeñas cantidades o reacciones no visibles a simple vista.
microchiria (microquiria). f. Microqueiria.
microcide (microcida). f. Glucosa oxidasa.
microcinematography (microcinematografía). f. Aplicación de películas en movimiento tomadas con lentes de aumento para el estudio de un órgano o sistema en movimiento.
microcirculation (microcirculación). f. Circulación en los vasos más pequeños: arteriolas, capilares y vénulas.
micrococcus, pl. **micrococci** (micrococo). m. Palabra usada familiarmente para referirse a cualquier miembro del género *Micrococcus*.
microcolitis (microcolitis). f. Colitis que no se observa por endoscopia, pero que con el examen microscópico de biopsias muestra inflamación inespecífica de la mucosa.
microcolon (microcolon). m. Colon pequeño debido a menudo a una disminución del estado funcional.
microconidium, pl. **microconidia** (microconidio). m. En los hongos, el más pequeño de dos tipos bien diferenciados de conidios de una misma especie.
microcoria (microcoria). f. Pequeñez congénita de la pupila, con incapacidad para dilatarse.
microcornea (microcórnea). f. Estado en el cual la córnea es más fina y plana que lo normal.
microcoulomb (microculombio). m. Un millonésimo de un culombio.
microcoustic (microacústico).
microcrystalline (microcristalino). m. Que se produce en cristales diminutos.
microcurie (μCi) (microcurie (μCi)). m. Medida de emanación de radio igual a la millonésima parte de un curie; $3,7 \times 10^4$ desintegraciones por segundo.
microcyst (microquiste). m. Quiste muy pequeño, frecuentemente de dimensiones tales que se requiere una lente de aumento o un microscopio para su observación.
microcyte (microcito). m. Microeritrocito; glóbulo rojo pequeño (5 μm o menos) no nucleado.
microcythemia (microcitemia). f. Microcitosis; presencia de muchos microcitos en la sangre circulante.
microcytosis (microcitosis). f. Microcitemia.
microdactylia (microdactilia).
microdactylous (microdáctilo). Relativo a microdactilia o caracterizado por ella.
microdactyly (microdactilia). f. Pequeñez o escasa longitud de los dedos de manos y/o pies.
microdissection (microdisección). f. Disección de tejidos bajo la observación de un microscopio o un vidrio de aumento (lupa), que se hace generalmente separando los tejidos por medio de agujas.
microdont (microdonte). Que tiene dientes pequeños.
microdontia, microdontism (microdoncia, microdontismo). f. Estado en el cual un solo diente, pares de dientes o toda la dentición pueden ser desproporcionadamente pequeños por referencia al tamaño del cuerpo.
microdose (microdosis). f. Dosis muy pequeña.
microdrepanocytosis (microdrepanocitosis). f. Anemia hemolítica crónica resultante de la interacción de los genes de anemia drepanocítica y talasemia.
microdysgenesia (microdisgenesia). f. Incremento de neuronas parcialmente distópicas en el estrato zonal, sustancia blanca, hipocampo y corteza cerebelosa, produciendo un borde indistinto entre la corteza y la sustancia blanca subcortical y un ordenamiento columnar de las neuronas corticales.
microelectrode (microelectrodo). m. Electrodo de calibre muy fino que consiste generalmente en un alambre fino o un tubo de vidrio de diámetro capilar (10 μm a 1 mm) de punta fina y lleno de solución salina o un metal como galio o indio en fusión.
microencephaly (microencefalia). f. Pequeñez anormal del cerebro.
microerythrocyte (microeritrocito). m. Microcito.
microevolution (microevolución). f. Evolución de bacterias y otros microorganismos a través de mutaciones.
microfibril (microfibrilla). f. Fibrilla muy pequeña, de diámetro promedio de 13 nm; puede ser un haz de elementos aun más pequeños, los microfilamentos.
microfilament (microfilamento). m. El elemento filamentoso más delgado del citoesqueleto, que posee un diámetro de alrededor de 5 nm y consiste principalmente en actina.
microfilaremia (microfilaremia). f. Infección de la sangre por microfilarias.
microfilaria, pl. **microfilariae** (microfilarias). f. pl. Nombre de los embriones de nematodos filáricos de la familia Onchocercidae.
microgamete (microgameto). m. Elemento masculino de la anisogamia o conjunción de células de tamaño desigual.
microgametocyte (microgametocito). m. Microgamonte; célula madre que produce los microgametos, o elementos masculinos de reproducción sexual en protozoos y hongos esporozoados.
microgamont (microgamonte). m. Microgametocito.
microgamy (microgamia). f. Conjugación entre dos células jóvenes, producto reciente de esporulación o alguna otra forma de reproducción.
microgastria (microgastria). f. Pequeñez del estómago.
microgenia (microgenia). f. Pequeñez anormal del mentón.
microgenitalism (microgenitalismo). m. Pequeñez anormal de los órganos genitales externos.
microglia (microglia). f. Células microgliales; células de del Río Hortega.
microgliacyte (microgliacito). m. Célula, especialmente embrionaria, de la microglia.
microglioma (microglioma). m. Neoplasia intracraneal de origen microglial-celular, estructuralmente similar al sarcoma reticulocelular.
microgliomatosis (microgliomatosis). f. Condición caracterizada por la presencia de múltiples microgliomas.
microgliosis (microgliosis). f. Presencia de microglia en el tejido nervioso secundariamente a una lesión.
microglossia (microglosia). f. Pequeñez de la lengua.
micrognathia (micrognatia). f. Pequeñez de los maxilares, especialmente el inferior.
m. with peromelia (m. con peromelia). Síndrome de Hanhart.
microgram (μg) (microgramo (μg)). m. Un millonésimo de un gramo.
micrograph (micrógrafo). m. **1.** Instrumento que magnifica los movimientos microscópicos de un diafragma por medio de interferencias luminosas y los registra en una película fotográfica movible. **2.** Fotomicrógrafo.
electron m. (m. electrónico).
micrography (micrografía). f. **1.** Escritura de letras muy pequeñas que se observa a veces en psicosis y parálisis agitante. **2.** Descripción de objetos vistos con un microscopio. **3.** Microfotografía.
microgyria (microgiria). f. Estrechez anormal de las circunvoluciones cerebrales.
microhepatia (microhepatía). f. Pequeñez anormal del hígado.
microhm (microohm). m. Un millonésimo de ohm.
microincineration (microincineración). f. Espodografía; combustión en un horno de los constituyentes orgánicos de un corte de

tejido para poder examinar microscópicamente la ceniza mineral restante.
microincision (microincisión). f. Incisión llevada a efecto por medio del microscopio.
microinvasion (microinvasión). f. Invasión de tejido inmediatamente adyacente a un carcinoma in situ, primer estadio de la invasión neoplásica maligna.
microkymatotherapy (microquimatoterapia). f. Terapéutica con microondas; tratamiento con radiaciones de alta frecuencia de 3.000.000.000 Hz (3.000 MHz), con una longitud de onda de 10 cm.
microleukoblast (microleucoblasto). m. Micromieloblasto.
microliter (µl) (microlitro (µl)). m. Un millonésimo de un litro.
microlith (microlito). m. Cálculo muy pequeño, generalmente múltiple, que constituye una arena gruesa y áspera, llamada litiasis o mal de piedra.
microlithiasis (microlitiasis). f. Formación, presencia o descarga de cálculos o concreciones muy pequeños.
pulmonary alveolar m. (m. alveolopulmonar).
micrology (micrología). f. Ciencia relativa a los objetos microscópicos, de la cual la histotología es una rama.
micromania (micromanía). f. Ilusión de autodenigración o idea de que el propio cuerpo es muy pequeño.
micromanipulation (micromanipulación). f. Disección, separación, estimulación, etc., con el microscopio de estructuras diminutas, como células de tejidos u organismos unicelulares.
micromanipulator (micromanipulador). m. Instrumento usado en micromanipulación para efectuar microdisección, microinyección y otras maniobras, generalmente con ayuda de un microscopio.
micromazia (micromastia, micromazia). f. Estado en el que las mamas son rudimentarias y no tienen ninguna función.
micromelia (micromelia). f. Nanomelia; posesión de extremidades demasiado cortas o pequeñas.
micromere (micrómero). m. Blastómero pequeño.
micromerozoite (micromerozoíto). m. Merozoíto pequeño.
micrometastasis (micrometástasis). f. Fase de la metástasis en la que los tumores secundarios son demasiado pequeños para detectarlos clínicamente, como ocurre en la enfermedad micrometastásica.
micrometastatic (micrometastásico). Denota o está caracterizado por micrometástasis.
micrometer (micrómetro). m. **1.** Aparato para medir diferentes tipos de objetos en forma exacta y precisa. **2.** (µm) Micrón; la millonésima parte de un metro.
caliper m. (m. a compás).
filar m. (m. filiar).
ocular m. (m. ocular).
slide m. (m. para portaobjeto).
micrometry (micrometría). f. Medición de objetos con algún tipo de micrómetro y un microscopio.
micromicro- (µµ) (micromicro- (µµ)). Prefijo usado anteriormente para significar la 10^{-12} parte de algo. Hoy se prefiere pico-.
micromicrogram (µµg) (micromicrogramo (µµg)). m. Término anterior por picogramo.
micromicron (µµ) (micromicrón (µµ)). m. Término anterior por picómetro.
micromolar (micromolar). Indica una concentración de 10^{-6} moles por litro (10^{-6} M o 1 µM).
micromole (µmol) (micromol (µmol)). m. Un millonésimo de un mol.
micromotoscope (micromotoscopio). m. Cinematoscopio para representar los movimientos microscópicos móviles.
micromyelia (micromielia). f. Pequeñez anormal o escasa longitud de la médula espinal.
micromyeloblast (micromieloblasto). m. Microleucoblasto; pequeño mieloblasto, a menudo la célula predominante en la leucemia mieloblástica.
micron (µ) (micrón (µ)). m. Término anterior para micrómetro.
microneedle (microaguja). f. Pequeña aguja de vidrio usada en las manipulaciones microquirúrgicas.
microneme (micronema). f. Sarconema; organela acordonada, retorcido, osmiófila, pequeña, que se encuentra en la región anterior de muchos esporozoos.
micronic (micrónico). Del tamaño de 1 micrón.
micronodular (micronodular). Caracterizado por la presencia de nódulos diminutos; indica un aspecto algo más grueso que el de un tejido o una sustancia granular.
micronucleus (micronúcleo). m. **1.** Núcleo pequeño de una célula grande o núcleos más pequeños de células que tienen dos o más de estas estructuras. **2.** Núcleo gamético, germinal, gonadal o reproductivo; cariogónada.
micronutrients (micronutrientes). m. pl. Factores alimentarios esenciales que el organismo necesita en pequeñas cantidades, como las vitaminas y los microminerales.
micronychia (microniquia). f. Pequeñez anormal de las uñas.
micronystagmus (micronistagmo). m. Nistagmo de amplitud mínima; nistagmo de amplitud tan pequeña que no se detecta con las pruebas clínicas habituales.
microorganism (microorganismo). m. Organismo microscópico animal o vegetal.
microparasite (microparásito). m. Microorganismo parasitario.
micropathology (micropatología). f. Estudio microscópico de los cambios provocados por la enfermedad.
micropenis (micropene). m. Microfalo; pene anormalmente pequeño.
microphage (micrófago). m. Microfagocito; leucocito polimorfonuclear fagocítico.
microphagocyte (microfagocito). m. Micrófago.
microphallus (microfalo). m. Micropene.
microphobia (microfobia). f. Miedo a los objetos pequeños, bacterias o parásitos.
microphone (micrófono). m. Instrumento que magnifica los sonidos o que convierte los sonidos en impulsos eléctricos.
microphonia, microphony (microfonía). f. Hipofonía.
microphonoscope (microfonoscopio). m. Estetoscopio con un diagrama acoplado para magnificar el sonido.
microphotograph (microfotografía). f. Fotografía muy pequeña de cualquier objeto; debe distinguirse de fotomicrógrafo, que es una fotografía de un objeto microscópico.
microphthalmia, microphthalmos **1.** (microftalmo). m. Nanoftalmo; individuo con microftalmía. **2.** (microftalmía). f. Nanoftalmía; pequeñez anormal de uno o ambos globos oculares.
micropipette, micropipet (micropipeta). f. Pipeta destinada a la medición de volúmenes muy pequeños.
microplania (microplania). f. Disminución del diámetro horizontal de los eritrocitos.
microplasia (microplasia). f. Crecimiento detenido, como en el enanismo.
microplethysmography (micropletismografía). f. Técnica de medición de los cambios muy pequeños del volumen de una parte del cuerpo como consecuencia de la entrada o salida de sangre en ella.
micropodia (micropodia). f. Pequeñez anormal de los pies.
micropore (microporo). m. Organela formada por la película de todas las fases de los protozoos esporozoadrios del subfilo Apicomplexa.
micropromyelocyte (micropromielocito). m. Célula derivada de un promielocito.
microprosopia (microprosopia). f. Condición caracterizada por un desarrollo anormalmente pequeño o imperfecto de la cara.
micropsia (micropsia). f. Percepción de los objetos mucho más pequeña de lo que realmente son.
micropuncture (micropunción). f. Microincisión.
micropyle (micropilo). m. **1.** Abertura diminuta que se cree que existe en la membrana que reviste a algunos óvulos como punto de entrada del espermatozoide. **2.** Nombre anterior del microporo.
microradiography (microrradiografía). f. Toma de radiogramas que pueden ser ampliados.
microrefractometer (microrrefractómetro). f. Refractómetro usado en el estudio de las células sanguíneas.
microrespirometer (microrrespirómetro). m. Aparato para medir la utilización de oxígeno por partículas pequeñas de tejidos aislados, células o partículas de células.
microsaccades (microsacudidas). f. Movimientos mínimos de los ojos hacia uno y otro lado.
microscintigraphy (microescintigrafía). f. Formación de imágenes de pequeñas estructuras anatómicas mediante el uso de un radionúclido junto con un colimador especial que "magnifica" la imagen.
microscope (microscopio). m. Instrumento que da una imagen agrandada de un objeto o una sustancia muy pequeña o no visible a simple vista.
binocular m. (m. binocular). M. con dos oculares.
color-contrast m. (m. de contraste de color).

comparator m. (m. comparativo).
compound m. (m. compuesto). M. que consiste en dos o más lentes.
dark-field m. (m. de campo oscuro).
electron m. (m. electrónico).
fluorescence m. (m. de fluorescencia).
flying spot m. (m. de luz volante).
Greenough m. (m. de Greenough). M. estereoscópico.
infrared m. (m. infrarrojo).
interference m. (m. de interferencia).
laser m. (m. láser).
opaque m. (m. opaco). Epimicroscopio.
operating m. (m. operatorio). M. quirúrgico.
phase m., phase-contrast m. (m. de fase, de contraste de fase).
polarizing m. (m. con luz polarizada).
Rheinberg m. (m. de Rheinberg).
scanning electron m. (m. electrónico de barrido).
simple m., single m. (m. simple).
stereoscopic m. (m. estereoscópico). M. de Greenough.
stroboscopic m. (m. estroboscópico).
surgical m. (m. quirúrgico). M. operatorio.
television m. (m. televisivo).
ultra-m. (ultra m.).
ultrasonic m. (m. ultrasónico).
ultraviolet m. (m. ultravioleta).
x-ray m. (m. de rayos X).

microscopic, microscopical (microscópico). **1.** De tamaño muy pequeño; visible únicamente con ayuda del microscopio. **2.** Relativo a un microscopio.

microscopy (microscopia). f. Investigación de objetos muy pequeños por medio de un microscopio.
electron m. (m. electrónica).
fluorescence m. (m. de fluorescencia).
immersion m. (m. de inmersión).
immune electron m. (m. inmunoelectrónica).
immunofluorescence m. (m. inmunofluorescente).

microseme (microsemo). m. Cráneo de índice orbitario menor de 84.

microsides (micrósidos). m. pl. Ésteres de ácidos grasos de trehalosa y manosa aislados de bacilos diftéricos.

microsmatic (microosmático). Que posee sentido del olfato débilmente desarrollado.

microsome (microsoma). f. Una de las pequeñas vesículas esféricas derivadas del retículo endoplasmático después de la ruptura de células por centrifugación.

microsomia (microsomía). f. Nanocormia; pequeñez anormal del cuerpo, como en el enanismo.

microspectrophotometry (microespectrofotometría). f. Técnica para caracterizar y cuantificar nucleoproteínas en células individuales u organelas celulares, por sus espectros naturales de absorción (ultravioleta) o después de su fijación estoiquiométrica en reacciones de coloración citoquímica selectiva.

microspectroscope (microespectroscopio). m. Instrumento para observar el espectro de objetos microscópicos.

microspherocytosis (microesferocitosis). f. Afección de la sangre propia de la ictericia hemolítica en la cual predominan pequeños esferocitos.

microsphygmy (microsfigmia). f. Microsfixia; pulso pequeño.

microsphyxia (microsfixia). f. Microsfigmia.

microsplanchnic (microesplácnico). Que tiene vísceras abdominales pequeñas.

microsplenia (microesplenia). f. Pequeñez anormal del bazo.

microstethophone (microestetófono). m. Microestetoscopio.

microstethoscope (microestetoscopio). m. Microestetófono; estetoscopio que amplifica los sonidos que se oyen.

microstomia (microstomía). f. Pequeñez de la abertura oral.

microsurgery (microcirugía). f. Procedimientos quirúrgicos realizados bajo el aumento de un microscopio quirúrgico.

microsuture (microsutura). f. Material de sutura de calibre muy pequeño, a menudo 9-0 o 10-0, con una aguja similar acoplada para usar en microcirugía.

microsyringe (microjeringa). f. Jeringa hipodérmica con un tornillo micrométrico unido al pistón, lo cual permite inyectar cantidades de líquido muy pequeñas medidas con exactitud.

microthelia (microtelia). f. Pequeñez de los pezones.

microtia (microtia). f. Pequeñez de la aurícula o pabellón de la oreja.

microtome (micrótomo). m. Histótomo; instrumento para preparar cortes que se examinan con el microscopio.

microtomy (microtomía). f. Histotomía; corte en secciones; preparación de cortes finos de tejidos para su examen con el microscopio.

microtonometer (microtonómetro). m. Pequeño tonómetro inventado por Krogh y destinado originalmente a los animales, pero luego adaptado al hombre para determinar las tensiones de oxígeno y anhídrido carbónico en la sangre arterial.

microtropia (microtropía). f. Estrabismo de menos de 4 grados asociado con ambliopía, fijación excéntrica o correspondencia retiniana anómala.

microtubule (microtúbulo). m. Elemento citoplasmático cilíndrico de 20 a 27 nm de diámetro y longitud variable.
subpellicular m. (m. subpelicular).

microvesicle (microvesícula). f. Espacio formado dentro de la epidermis que es demasiado pequeño como para ser reconocido como una ampolla.

microvillus, pl. **microvilli** (microvellosidad). f. Una de las diminutas proyecciones de las membranas celulares que aumentan notablemente el área superficial.

microvolt (μV) (microvoltio (μV)). m. Un millonésimo de voltio.

microwaves (microondas). f. pl. Ondas microeléctricas; parte del espectro de ondas radiales de menor longitud de onda, incluida la región de longitudes de onda de 1 mm a 30 cm (1.000 a 300.000 megaciclos por segundo).

microwelding (microsoldadura). f. Método para unir o coaptar suturas de acero inoxidable, o estas suturas a agujas.

microxyphil (microxífilo). m. Leucocito oxífilo multinuclear.

microzoon (microzoo, microzoario). m. Forma microscópica del reino animal; protozoario, protozoo.

micrurgical (micrúrgico). Relativo a procedimientos efectuados sobre estructuras muy pequeñas observadas bajo un microscopio.

miction (micción). f. Urinación.

micturition (micturición). f. **1.** Urinación. **2.** Deseo de orinar. **3.** Frecuencia de urinación.

M.I.D. (DIM). Abrev. de dosis infectante mínima.

mid- (mid-). Prefijo que se usa con el significado de medio.

midazolam (midazolam). m. Una benzodiazepina con propiedades sedantes y ansiolíticas; se emplea como anestésico intravenoso.

midazolam hydrochloride (midazolam, clorhidrato de). Benzodiazepina inyectable de acción corta con efecto depresor sobre el sistema nervioso central, usada para la sedación preoperatoria.

midbody (mesocuerpo). m. Cuerpo intermedio de Flemming.

midbrain (cerebro medio). Mesencéfalo.

midcarpal (mediocarpiano).

midgracile (mesográcil). Indica la fisura ocasional que divide el lóbulo grácil del cerebelo en dos partes.

midgut (intestino medio).

midmenstrual (mediomenstrual, mesomenstrual). Parte media del tiempo transcurrido entre dos períodos menstruales.

midoccipital **1.** (mesooccipital). Mediooccipital; relativo a la porción central del occipucio. **2.** (mediooccipital). Mesooccipital.

midpain (mesodolor). m. Dolor intermenstrual.

midplane (plano mesopélvico). P. pélvico de menores dimensiones.

midsternum (mesoesternón). m. Cuerpo del esternón.

midtarsal (mediotarsiano).

midwife (partera, comadrona). f. Persona autorizada para ejercer esa profesión, que ha realizado estudios especializados de ginecología y pediatría y está capacitada para practicar medidas de emergencia en ausencia de ayuda médica.

midwifery (partería). f. Atención que presta una partera a la mujer esencialmente normal y sana, antes, durante y después del parto y cumple la función de obstetra en un hospital, centro maternal o en su domicilio, con el asesoramiento médico y la derivación de la paciente en los casos en que se presentan complicaciones.

migraine (migraña). f. Cefalea biliosa, ciega o vascular; hemicrania; complejo de síntomas que aparecen periódicamente y se caracterizan por dolor de cabeza, en general unilateral, vértigo, náuseas y vómitos, fotofobia y visión de luces centelleantes.
abdominal m. (m. abdominal).
classic m. (m. clásica).

common m. (m. común).
fulgurating m. (m. fulgurante).
Harris' m. (m. de Harris).
hemiplegic m. (m. hemipléjica).
ophthalmic m. (m. oftálmica).
ophthalmoplegic m. (m. oftalmopléjica).
migration (migración). f. **1.** Pasaje de un lugar a otro; se aplica a ciertos procesos o síntomas morbosos. **2.** Diapédesis. **3.** Movimiento de uno o más dientes fuera de su posición normal. **4.** Movimiento de las moléculas durante la electroforesis.
epithelial m. (m. epitelial).
m. of ovum (m. del óvulo).
miliaria (miliaria). f. Fiebre miliar; erupción de vesículas y pápulas muy pequeñas debida a la retención de líquido en las bocas de los folículos sudoríparos.
m. alba (m. alba).
apocrine m. (m. apocrina). Enfermedad de Fox-Fordyce.
m. crystallina (m. cristalina). Erupción en cristales; sudamina.
m. profunda (m. profunda).
pustular m. (m. pustulosa).
m. rubra (m. rubra).
miliary (miliar). **1.** Parecido a una semilla de mijo por su tamaño (unos 2 mm). **2.** Caracterizado por la presencia de nódulos del tamaño de una semilla de mijo sobre cualquier superficie.
milium, pl. **milia** (milio). m. Tubérculo sebáceo; barrito; pequeño quiste queratínico subepidérmico, generalmente múltiple.
colloid m. (m. coloidal). Elastosis coloidal conglomerada.
milk (leche). m. **1.** Líquido blanco que contiene proteínas, azúcares y lípidos, secretado por las glándulas mamarias y destinado a la alimentación de los hijos. **2.** Cualquier líquido blanquecino lechoso. **3.** Preparación de la farmacopea que es una suspensión de drogas insolubles en medio acuoso.
acidophilus m. (l. acidófila).
m. of bismuth (l. de bismuto).
buddeized m. (l. buddeizada).
certified m. (l. certificada).
certified pasteurized m. (l. certificada pasteurizada).
condensed m. (l. condensada).
fortified vitamin D m. (l. fortificada con vitamina D).
irradiated vitamin D m. (l. irradiada con vitamina D).
lactobacillary m. (l. lactobacilar).
m. of magnesia (l. de magnesia). Magma de magnesia.
metabolized vitamin D m. (l. metabolizada con vitamina D).
modified m. (l. modificada).
perhydrase m. (l. perhidrasa).
pigeon's m. (l. de paloma).
skim m., skimmed m. (l. descremada, l. desnatada).
m. of sulfur (l. de azufre). Azufre precipitado.
uterine m. (l. uterina).
vitamin D m. (l. con vitamina D).
witch's m. (l. "de bruja").
milkpox (milkpox). Alastrim.
millet seed (mijo). m. Semilla de una hierba, *Panicum miliaceum*, usada como término de referencia aproximada del tamaño de lesiones cutáneas y otras.
milli- (m) (mili- (m)). Prefijo usado en el sistema métrico para significar la milésima parte de algo (10^{-3}).
milliampere (ma) (miliampere (ma)). m. Un milésimo de ampere o amperio.
millibar (milibar). m. Un milésimo de bar; 100 newtons/m^2.
millicurie (mCi) (milicurie (mCi)). m. Unidad de radiactividad equivalente a $3{,}7 \times 10^7$ desintegraciones por segundo.
milliequivalent (mEq, meq) (miliequivalente (mEq, meq)). m. Un milésimo de equivalente; 10^{-3} mol dividido por la valencia.
milligram (mg) (miligramo (mg)). m. Un milésimo de gramo.
milligram hour (miligramo-hora). m. Miligramaje; unidad de exposición en radioterapia, es decir la aplicación de 1 mg de radium durante una hora.
milligramage (miligramaje). m. Miligramo-hora.
millilambert (mililambert). m. Un milésimo de lambert; unidad de brillo o luminosidad igual a 0,929 lumen por pie cuadrado (aproximadamente equivalente a una bujía-pie).
milliliter (mL, ml) (mililitro (mL, ml)). m. Un milésimo de litro.
millimeter (mm) (milímetro (mm)). m. Un milésimo de metro.
millimicro- (milimicro-). Prefijo utilizado a veces que significa 10^{-9}; se prefiere usar nano-.
millimicron (mμ) (milimicrón (mμ)). Término anterior para nanómetro.
millimole (mmol) (milimol (mmol)). m. Un milésimo (10^{-3}) de molécula gramo.
milling-in (milling-in). Término empleado en odontología, que significa un procedimiento para perfeccionar la oclusión de los dientes mediante el uso de abrasivos colocados entre sus superficies oclusivas.
milliosmole (miliosmol). m. Un milésimo (10^{-3}) de osmol.
millipede (milípedo). m. Artrópodo venenoso no depredador del orden Diplopoda, caracterizado por dos pares de patas por cada segmento.
millisecond (ms, msec) (milisegundo (ms, mseg)). m. La milésima parte (10^{-3}) de un segundo.
millivolt (mV, mv) (milivoltio (mV, mv)). m. Un milésimo (10^{-3}) de voltio.
milphosis (milfosis). f. Madarosis; pérdida de las pestañas.
mimesis (mimesis). f. **1.** Simulación histérica de una enfermedad orgánica. **2.** Imitación sintomática de una enfermedad orgánica por otra.
mimetic (mimético). Relativo a la mimesis.
mimmation (mimación). f. Forma de tartamudeo en la cual el sonido m se da a varias letras.
mind (mente). f. **1.** La psiquis; el órgano o asiento de la conciencia y las funciones superiores del cerebro humano, la cognición, la memoria, el razonamiento, la voluntad y las emociones. **2.** El conjunto organizado de todos los procesos mentales y las actividades psíquicas, especialmente las relaciones entre los fenómenos.
prelogical m. (m. prelógica). Pensamiento prelógico.
subconscious m. (m. subconsciente). Personalidad o yo subliminal.
mind-reading (lectura de la mente). Telepatía.
mineral (mineral). m. Cualquier material inorgánico homogéneo que se encuentra en la corteza terrestre.
mineral oil (aceite mineral).
mineralocoid (mineralocoide). m. Mineralocorticoide.
mineralocorticoid (mineralocorticoide). m. Uno de los principios esteroides de la corteza suprarrenal que influyen en el metabolismo de la sal (sodio y potasio).
minilaparotomy (minilaparotomía). f. Técnica de esterilización por ligadura quirúrgica de las trompas de Falopio mediante una pequeña incisión suprapúbica.
minim (mínimo). m. **1.** (m) Medida líquida igual a 1/60 de un dracma líquido; en el caso del agua es más o menos una gota. **2.** La menor o más pequeña de varias estructuras similares.
minocycline (minociclina). f. Naftacenocarboxamida sustituida; droga antibacteriana relacionada con la tetraciclina.
minor (menor). El más pequeño de dos objetos o estructuras similares.
minoxidil (minoxidil). m. Agente antihipertensivo usado en el tratamiento de la caída prematura del cabello.
mint (menta). f. Género de plantas de la familia Labiatae.
mio- (mio-). Prefijo que se utiliza con el significado de menos.
miocardia (miocardia). f. Sístole.
miodidymus, miodymus (miodídimos). m. pl. Mellizos desiguales unidos, con la cabeza más pequeña fusionada a la más grande en la región occipital.
miolecithal (miolecital). Huevo con poca yema distribuida uniformemente.
mionectic (mionéctico). Término obsoleto que significa menos de lo normal; usado especialmente con referencia a la sangre con un porcentaje anormalmente bajo de saturación de oxígeno, a una presión determinada.
miopragia (miopragia). f. Disminución de la actividad funcional de una parte del cuerpo.
miopus (miopus). m. Mellizos desiguales unidos con sus cabezas fusionadas, de tal modo que una de las caras es rudimentaria.
miosis (miosis). f. **1.** Contracción de la pupila. **2.** Período de declinación de una enfermedad en el cual la intensidad de los síntomas empieza a disminuir. **3.** Usada a veces incorrectamente como forma alternativa de meiosis.
paralytic m. (m. paralítica).
spastic m. (m. espástica).

miosphygmia (miosfigmia). f. Microsfigmia; situación en que las pulsaciones son menos numerosas que los latidos cardíacos.
miotic (miótico). **1.** Relativo a la miosis o caracterizado por ella. **2.** m. Agente que hace contraer la pupila.
miracidium, pl. **miracidia** (miracidio). m. Larva ciliada, primera fase de un trematodo que emerge del huevo y debe penetrar en los tejidos de un caracol apropiado (huésped intermedio) para poder continuar su ciclo vital.
mire (mira). f. Uno de los objetos de prueba del oftalmómetro por medio de cuyas imágenes se calcula el grado de astigmatismo.
mirror (espejo). m. Superficie pulida que refleja los rayos de luz de los objetos que se colocan frente a él.
concave m. (e. cóncavo).
convex m. (e. convexo).
head m. (e. frontal).
mouth m. (e. bucal).
van Helmont's m. (e. de van Helmont).
mirror-writing (escritura "en espejo"). Retrografía; escritura hacia atrás, de derecha a izquierda.
miryachit (miriaquita). f. Afección nerviosa observada en Siberia.
misandry (misandria). f. Temor a los hombres.
misanthropy (misantropía). f. Aversión por la gente; odio a la humanidad.
miscarriage (aborto espontáneo). Expulsión espontánea de los productos de la gestación antes de la mitad del segundo trimestre.
miscegenation (miscegenación). f. Matrimonio o unión de individuos de distintas razas.
miscible (miscible). Capaz de ser mezclado y continuar mezclado después de cesar el proceso de mezcla.
misdiagnosis (diagnóstico equivocado). D. erróneo o confuso.
miserotia (miserotia). f. Disgusto del amor físico.
misogamy (misogamia). f. Aversión al matrimonio.
misogyny (misoginia). f. Aversión u odio por las mujeres.
misologia (misología). f. Aversión a hablar o a la actividad mental.
misoneism (misoneísmo). m. Disgusto por aceptar nuevas ideas; conservadorismo extremado.
misopedia, misopedy (misopedia). f. Aversión u odio a los niños.
mistletoe (muérdago). m. Viscum.
mite (ácaro). m. Pequeño artrópodo del orden Acarina.
mitella (mitela). f. Cabestrillo para el brazo.
mithramycin (mitramicina). f. Ácido aureólico; antibiótico producido por *Streptomyces argillaceus* y *S. tanashiensis*; posee actividad antineoplásica.
mithridatism (mitridatismo). m. Inmunidad contra la acción de un veneno producida por dosis pequeñas y gradualmente mayores de éste.
miticidal (acaricida). Que destruye ácaros.
miticide (acaricida). m. Agente que destruye ácaros.
mitigate (mitigar). Paliar.
mitis (mitis). Leve.
mitochondrial (mitocondrial). Relativo a las mitocondrias.
mitochondrion, pl. **mitochondria** (mitocondria). f. Gránulo de Altmann; organela del citoplasma celular consistente en dos juegos de membranas, una capa externa continua lisa y una membrana interna dispuesta en túbulos o, más a menudo, en pliegues que forman dobles membranas como placas llamadas crestas.
m. of hemoflagellates (m. de los hemoflagelados).
mitogen (mitógeno). m. Agente transformador; sustancia que estimula la mitosis y la transformación de linfocitos.
pokeweed m. (PWM) (m. de hierba carmín o fitolaca).
mitogenesis (mitogénesis). f. Proceso de inducción de mitosis en una célula.
mitogenetic (mitogenético, mitogénico). Perteneciente al o a los factores que causan mitosis celular.
mitogenic (mitogénico). Que causa mitosis o transformación.
mitomycin (mitomicina). f. Antibiótico producido por *Streptomyces caespitosus*, con variantes llamadas m. A, B, etc.; m. C es un agente antineoplásico.
mitosis, pl. **mitoses** (mitosis). f. Cariocinesis; cariomitosis; división nuclear mitótica o indirecta; proceso habitual de reproducción celular consistente en una secuencia de modificaciones del núcleo (profase, prometafase, metafase, anafase, telofase) que llevan a la formación de dos células hijas con exactamente el mismo contenido de cromosomas y DNA que la célula original.
heterotype m. (m. heterotípica).
multipolar m. (m. multipolar).
somatic m. (m. somática).
mitotane (mitotano). m. Agente antineoplásico.
mitotic (mitótico). Cariocinético; cariomitótico; relativo a la mitosis o caracterizado por ella.
mitoxantrone hydrochloride (mitoxantrona, clorhidrato de). Agente antineoplásico sintético usado por vía intravenosa en la terapia inicial de la leucemia no linfocítica aguda del adulto.
mitral (mitral). **1.** Relativo a la válvula mitral o bicúspide. **2.** En forma de mitra de obispo; indica una estructura semejante a la forma de un turbante o tocado similar.
mitralization (mitralización). f. Enderezamiento del borde cardíaco izquierdo en la radiografía torácica debido a mayor prominencia de la orejuela auricular izquierda y/o de la saliente pulmonar.
mitramycin (mitramicina).
mixing (mezclado). m. Unión de partículas o componentes, especialmente de distintas clases.
phenotypic m. (m. fenotípico).
mixture (mezcla). f. **1.** Incorporación mutua de dos o más sustancias sin unión química y conservando las características físicas de cada componente. **2.** En química, unión de dos o más sustancias sin una reacción por la cual perderían sus propiedades individuales, es decir, sin ganancia o pérdida permanente de electrones. **3.** En farmacia, preparación que consiste en un líquido que mantiene una sustancia medicinal insoluble en suspensión por medio de acacia, azúcar u otro material viscoso.
Bordeaux m. (m. de Burdeos).
extemporaneous m. (m. extemporánea).
MK, MK-6, MK-7 (MK, MK-6, MK-7). Abrev. de menaquinona; menaquinona-6 y menaquinona-7, respectivamente.
MKS, mks (MKS, mks). Abrev. de metro-kilogramo-segundo.
mL, ml (ml). Abrev. de mililitro.
MLC (MLC). Abrev. de Marginal Line Calculus Index (índice de cálculo lineal marginal).
MLD, mld (DLM, dlm). Abrev. de dosis letal mínima.
mm (mm). Abrev. de milímetro.
mmol (mmol). Abrev. de milimol.
MMPI (MMPI). Abrev. de prueba multifásica de Minnesota de inventario de la personalidad (Minnesota multiphasic personality inventory test).
MMR (MMR). Abrev. de vacuna contra sarampión, parotiditis urliana y rubéola (measles, mumps, and rubella vaccine).
Mn (Mn). Símbolo de manganeso.
mneme (mneme). **1.** Palabra usada por Richard Semon para indicar la capacidad de recordar que, según creía, poseen todas las células vivas. **2.** Cualidad persistente de la mente que explica los hechos de la memoria; engrama de una experiencia específica.
mnemenic, mnemic (mneménico, mnémico). Relativo a la memoria.
mnemism (mnemismo). m. Hipótesis mnémica.
mnemonic (mnemónico). Anamnéstico.
mnemonics (mnemónica). f. Mnemotecnia; arte de mejorar la memoria; sistema para ayuda de la memoria.
mobilization (movilización). f. **1.** Acción de volver o hacer móvil a algo; restauración del movimiento de una articulación. **2.** Acción de movilizar; excitación de un proceso antes latente o silencioso dotándolo de actividad fisiológica.
stapes m. (m. del estribo).
mobilize (movilizar). **1.** Liberar material almacenado en el organismo. **2.** Excitar material latente o silencioso dotándolo de actividad fisiológica.
modality (modalidad). f. **1.** Forma de aplicación o empleo de un agente terapéutico o de un régimen. **2.** Diversas formas de sensación: táctil, visual, etc.
mode (modo). m. En un conjunto de mediciones, el valor que aparece más frecuentemente.
A-mode (modo A). M. de presentación en ultrasonido diagnóstico.
B-mode (modo B). Presentación bidimensional de ultrasonido diagnóstico de las interfases productoras de eco en un solo plano.
model (modelo). **1.** Algo que va a ser imitado. **2.** m. Representación de algo, generalmente idealizado y modificado para hacerlo conceptualmente más fácil de entender.
animal m. (m. animal).
Bingham m. (m. de Bingham).
computer m. (m. de computación). Simulación de computación.
medical m. (m. médico).

modeling (modelado). m. **1.** En la teoría del aprendizaje, la adquisición y el aprendizaje de una nueva habilidad por observación e imitación de la conducta realizada por otro individuo. **2.** En la modificación de la conducta, un procedimiento de tratamiento en el cual el terapeuta u otra persona significativa presenta (modela) la conducta deseada que quien aprende debe imitar e incorporar a su repertorio. **3.** Proceso continuo por el cual un hueso es alterado en forma y tamaño durante su crecimiento por reabsorción y formación de hueso en distintos sitios y con diferentes velocidades.

modification (modificación). f. **1.** Cambio no hereditario en un organismo. **2.** Alteración química o estructural en una molécula.

behavior m. (m. de la conducta).

modiolus (columela). f. [*modiolus*, NA]. Eje o núcleo central de hueso esponjoso alrededor del cual gira el conducto espiral del caracol.

modiolus, pl. **modioli** (modiolo). m. [*modiolus*, NA]. Columella cochleae(columela coclear); parte central cónica de hueso esponjoso alrededor de la cual gira el conducto espiral de la cóclea.

m. labii (m. labial). [*modiolus labii*]. Punto cercano al ángulo de la boca donde convergen varios músculos de la expresión facial.

modulation (modulación). f. **1.** Fluctuación funcional y morfológica de las células en respuesta a cambios en las condiciones ambientales. **2.** Variación sistemática de una característica de una oscilación sostenida para codificar información adicional. **3.** Variación de la cinética de una enzima o una vía metabólica. **4.** Regulación de la velocidad de traducción del mRNA por un codón modulador.

modulus (módulo). m. Coeficiente que expresa la magnitud de una propiedad física por un valor numérico.

bulk m. (m. de volumen).

m. of elasticity (m. de elasticidad).

m. of volume elasticity (m. de volumen).

Young's m. (m. de Young).

mofebutazone (mofebutazona). f. Agente antiinflamatorio usado en el tratamiento de la artritis.

mogiarthria (mogiartria). f. Defecto del habla debido a incoordinación muscular.

mogigraphia (mogigrafía). f. Calambre del escritor.

mogilalia (mogilalia). f. Molilalia; tartamudeo o cualquier defecto del habla.

mogiphonia (mogifonía). f. Espasmo laríngeo producido en los oradores y las personas que hablan en público debido al uso excesivo de su voz.

moiety (mitad). f. Originalmente la mitad y, en la actualidad, una de dos o más partes en las que algo puede dividirse.

mol wt (PM). Abrev. de peso molecular.

molal (molal). Indica un mol de soluto disuelto en 1.000 gramos de solvente, para diferenciarse de molar.

molality (molalidad). f. Concentración de una solución expresada en moles por kilogramo de solvente puro.

molar (molar). **1.** Que muele o tritura. **2.** Diente m. **3.** Masivo; referente a una masa; no molecular. **4.** (M, *M*). Denota una concentración de 1 peso gramo-molecular (1 mol) de soluto por litro de solución; unidad común de concentración en química. **5.** Denota una cantidad específica, p. ej., volumen m.

first m. (primer m.).

Moon's m.'s (m. de Moon).

mulberry m. (m. en mora o moriforme).

second m. (segundo m.).

sixth-year m. (m. de los seis años). Primer m. permanente.

third m. (tercer m.).

twelfth-year m. (m. de los doce años). Segundo m. permanente.

molariform (molariforme). Que tiene forma de diente molar.

molarity (molaridad). f. Concentración de una solución expresada en moles por litro de solución (mol/L).

mold 1. (molde). m. Término usado para especificar la forma de uno o más dientes artificiales. **2.** (moldear). Cambiar de forma; denota especialmente la adaptación de la cabeza fetal al canal pelviano. **3.** (molde). m. Receptáculo de forma definida en el que se vierte cera o yeso líquido para hacer un colado. **4.** (moldear). Dar forma a una masa de material plástico de acuerdo con una forma definida.

mold, mould (moho). m. Hongo filamentoso, generalmente una colonia circular que puede ser algodonosa, lanosa, etc., o glabra, pero con filamentos no organizados en grandes cuerpos, como los hongos comestibles o venenosos.

molding (moldeado). m. Acción de dar forma por medio de un molde.

border m. (m. de bordes).

compression m. (m. por compresión).

injection m. (m. por inyección).

tissue m. (m. de tejidos). M. de bordes.

mole 1. (mol). m. Unidad de "cantidad" de sustancia, una de las siete unidades básicas del SI, definida como la cantidad de sustancia que contiene tantas "entidades elementales" como átomos existen en 0,0120 kg de carbono-12. **2.** (mola). f. Masa intrauterina formada por degeneración de productos de la concepción parcialmente desarrollados. **3.** (mola). f. Nevo pigmentoso.

blood m. (mola sanguínea). M. carnosa.

Breus m. (mola de Breus).

carneous m. (mola carnosa).

cystic m. (mola quística). M. hidatídica o hidatiforme.

false m. (mola falsa). Pólipo intrauterino.

fleshy m. (mola carnosa). M. sanguínea; m. verdadera.

grape m. (mola en forma de uva). M. hidatídica o hidatiforme.

hairy m. (mola pilosa o vellosa). Nevo piloso.

hydatidiform m., hydatid m. (mola hidatídica o hidatiforme).

invasive m. (mola invasiva). Corioadenoma destructivo.

spider m. (mola aracnoidea). Araña arterial.

vesicular m. (mola vesicular). M. hidatídica o hidatiforme.

molecular (molecular). Relativo a las moléculas.

molecule (molécula). f. La menor cantidad posible de una sustancia diatómica, triatómica o poliatómica que conserva las propiedades químicas de aquélla.

molilalia (molilalia). f. Mogilalia.

molimen, pl. **molimina** (molimen). m. Esfuerzo; desempeño laborioso de una función normal.

m. climactereium virile (m. del climaterio viril).

menstrual molimina (m. menstrual). Síndrome premenstrual.

molindone hydrochloride (molindona, clorhidrato de). m. Agente antipsicótico.

mollities (mollities). **1.** Caracterizado por una consistencia blanda. **2.** Malacia.

molluscous (moluscoso). Relativo a los moluscos o parecido a ellos.

molluscum (molusco). m. Enfermedad caracterizada por la aparición de tumores cutáneos blandos redondeados.

m. contagiosum (m. contagioso). M. verrugoso o verrucosum.

m. fibrosum (m. fibroso). Término antiguo para neurofibromatosis.

m. fibrosum gravidarum (m. fibroso del embarazo).

m. verrucosum (m. verrugoso). M. contagioso.

mollusk, mollusc (molusco). m. Nombre común de los miembros del filo Mollusca, aunque el término se limita generalmente a los gastrópodos y bivalvos.

molt (mudar). Perder las plumas, el pelo, la cutícula, las escamas, etc.; sufrir el fenómeno de ecdisis.

molybdate (molibdato). m. Sal del ácido molíbdico.

molybdenic, molybdenous (molibdénico, molibdenoso). Relativo al molibdeno.

molybdenum (Mo) (molibdeno). m. Elemento metálico blanco plateado, símbolo Mo, Nº at. 42, P. at. 95,94.

molybdic (molíbdico). Denota molibdeno en estado 6+, como en MoO_3.

molybdic acid (ácido molíbdico).

molybdous (molibdoso). Denota molibdeno en estado 4+, como en MoO_2.

molysmophobia (molismofobia). f. Temor morboso a la infección.

monad (mónada). f. **1.** Elemento o radical monovalente. **2.** Organismo unicelular. **3.** En la meiosis, el único cromosoma derivado de una tétrada, después de la primera y la segunda divisiones de maduración.

monamide (monamida). f. Monoamida.

monamine (monamina). f. Monoamina.

monaminuria (monaminuria). f. Monoaminuria.

monangle (monoangular). Que tiene un sólo ángulo, se refiere a un instrumento que posee un sólo ángulo entre el mango o eje y la porción de trabajo (cuchilla o punta).

monarda (monarda). f. Las hojas de *Monarda punctata* (familia Labiatae), mastranzo norteamericano.

monarthric (monártrico). Monoarticular.

monarthritis (monoartritis). f. Artritis de una sola articulación.

monarticular (monoarticular). Uniarticular, monártrico; relativo a una sola articulación.

K L M

monaster (monáster). f. Estrella madre; figura de una sola estrella al final de la profase, en la mitosis.
monathetosis (monoatetosis). f. Atetosis que afecta una mano o un pie.
monatomic (monoatómico). **1.** Relativo a un solo átomo, o que contiene un solo átomo. **2.** Monovalente.
monaural (monoaural). Perteneciente a un oído.
monaxonic (monoaxónico). **1.** Que tiene un solo eje y es por lo tanto alargado y fino. **2.** Que tiene un solo cilindroeje.
moner (mónera). f. Nombre obsoleto de una masa no nucleada de protoplasma.
moneran (monera). Miembro del reino procariota Monera.
monesthetic (monoestético). Relativo a un solo sentido o a una sola sensación.
monestrous (monoestrual). Que tiene un solo ciclo estrual en una temporada de celo o apareamiento.
mongol, mongolian (mongol, mongólico). m. Término obsoleto para un individuo afectado con mongolismo.
mongolism (mongolismo). m. Término obsoleto para el síndrome de Down.
translocation m. (m. por translocación).
mongoloid (mongoloide). **1.** Mongólico; relativo a mongolismo o caracterizado por él, con particularidades asociadas con el síndrome de Down. **2.** m. y f. Individuo con el síndrome de Down.
monilated (monilado). Moniliforme.
monilethrix (monilethrix). Aplasia pilorum propia; pelo en bolitas o moniliforme; afección en que los pelos son quebradizos y muestran una serie de constricciones que le dan el aspecto de un cordón o collar de cuentas.
monilial (monilial). Estrictamente, que pertenece a hongos del género *Monilia,* pero en medicina esta palabra se usa a menudo erróneamente con referencia al género *Candida.*
moniliasis (moniliasis). f. Candidiasis.
moniliform (moniliforme). Monilado, moniliado; en forma de cordón o collar de cuentas.
moniliid (monílide). f. Lesiones muy pequeñas maculosas o papulosas que se producen como reacción alérgica en las infecciones por monilias.
monism (monismo). m. Sistema metafísico en el que toda la realidad se concibe como un total unificado.
monistic (monístico). Perteneciente al monismo.
monitor (monitor). m. Aparato que registra datos específicos para una serie dada de fenómenos, operaciones o circunstancias.
cardiac m. (m. cardíaco).
electronic fetal m. (m. electrónico fetal).
Holter m. (m. de Holter).
monkey-paw (pata o garra de mono). Contractura de la mano que se debe a parálisis del nervio mediano.
monkeypox (viruela de los monos).
monkshood (acónito).
mono-, mon- (mono-, mon-). Prefijos que indican la participación o intervención de un solo elemento o parte; equivale al latín uni-.
mono-amelia (monoamelia). f. Ausencia de un miembro.
monoamide (monoamida). f. Monamida; molécula que contiene un grupo amida.
monoamine (monoamina). f. Monamina; molécula que contiene un grupo amina.
monoamine oxidase (MAO) (monoamina oxidasa (MAO)).
monoaminergic (monoaminérgico). Se refiere a células o fibras nerviosas que transmiten impulsos nerviosos por medio de una catecolamina o indolamina.
monoaminuria (monoaminuria). f. Monaminuria; excreción de cualquier monoamina en la orina.
monoamniotic (monoamniótico). Se refiere a dos o más descendientes de un embarazo múltiple que han compartido un único saco amniótico.
monoassociated (monoasociado). Se refiere a un organismo libre de gérmenes que es colonizado por una única especie bacteriana.
monobactam (monobactama). f. Clase de antibióticos que poseen un ciclo betalactámico y son estructuralmente diferentes de otras beta-lactamas; p. ej., aztreonam.
monobasic (monobásico). Denota un ácido con un solo átomo de hidrógeno reemplazable.
monobenzone (monobenzona). f. *p*-Benziloxifenol; agente inhibidor del pigmento melanina usado tópicamente para el tratamiento de hiperpigmentación causada por la formación de melanina.
monoblast (monoblasto). m. Célula inmadura que se desarrolla formando un monocito.
monobrachius (monobraquio). m. Individuo con un solo brazo.
monobromated, monobrominated (monobromado, monobrominado). Compuesto químico con un átomo de bromo por molécula.
monocardian (monocardio). Que tiene un corazón con una sola aurícula y un solo ventrículo.
monocephalus (monocéfalo). Sincéfalo.
monochlorphenamide (monoclorfenamida). f. Clofenamida.
monochord (monocordio). m. Instrumento usado en pruebas auditivas.
monochorea (monocorea). f. Corea que afecta únicamente a la cabeza o una sola extremidad.
monochorial (monocoriónico).
monochorionic (monocoriónico). Relativo a un solo corion o que tiene uno solo de éstos; denota mellizos monoovulares.
monochroic (monocroico). Monocromático.
monochromasia (monocromasia). f. Acromatopsia.
monochromasy (monocromasia). f. Acromatopsia.
blue cone m. (m. de conos azules).
pi cone m. (m. de conos pi).
rod m. (m. de bastones). Acromatopsia completa.
monochromatic (monocromático). **1.** Monocroico; monocrómico; que tiene un solo color. **2.** Indica un color espectral puro de una sola longitud de onda. **3.** Relativo a monocromatismo o caracterizado por éste.
monochromatism (monocromatismo). **1.** Condición de poseer o mostrar un solo color. **2.** Acromatopsia.
monochromatophil, monochromatophile (monocromatófilo). **1.** Monocromófilo. Que se tiñe con un solo colorante. **2.** m. Célula o cualquier elemento histológico que se tiñe con una sola clase de colorante.
monochromator (monocromador). m. Prisma o rejilla de difracción usado en espectrofotometría para aislar una gama espectral de límites estrechos.
monochromic (monocrómico). Monocromático.
monochromophil, monochromophile (monocromófilo). Monocromatófilo.
monocle (monóculo). m. Lente usada en un solo ojo, generalmente en la corrección de la presbicia.
monoclinic (monoclínico). Relativo a cristales con una sola inclinación oblicua.
monoclonal (monoclonal, monoclónico). En inmunoquímica, perteneciente a una proteína de un solo clon de células que tiene todas las moléculas iguales.
monoclonal peak (pico monoclonal).
monocranius (monocraneano). Sincéfalo.
monocrotaline (monocrotalina). f. Crotalina; alcaloide de las semillas, hojas y tallos de *Crotalaria spectabilis* (familia Leguminosae), planta venenosa para los mamíferos y aves domésticos en el sur de Estados Unidos.
monocrotic (monocrótico). Dícese del pulso cuya curva no presenta escotaduras en la línea hacia abajo.
monocrotism (monocrotismo). m. Condición en la cual el pulso es monocrótico.
monocular (monocular). Relativo a un solo ojo, que afecta a uno solo, o es visible sólo para él.
monocyte (monocito). m. Leucocito mononuclear relativamente grande, de 16 a 22 µm de diámetro, que normalmente constituye del 3 al 7% de los leucocitos de la sangre circulante y se encuentra en ganglios linfáticos, bazo, médula ósea y tejido conjuntivo no compacto.
monocytopenia (monocitopenia). f. Leucopenia monocítica; monopenia; disminución del número de monocitos en la sangre circulante.
monocytosis (monocitosis). f. Leucocitosis monocítica; aumento anormal del número de monocitos en la sangre circulante.
avian m. (m. aviaria). f. Enfermedad de cresta azul de los pollos.
monodactyly, monodactylism (monodactilia, monodactilismo). f. y m. Presencia de un solo dedo en una mano o en un pie.

monodermoma (monodermoma). m. Neoplasia compuesta por tejidos que provienen de una sola capa germinal.
monodiplopia (monodiplopía). f. Diplopía monocular.
monodisperse (monodisperso). De tamaño relativamente uniforme; se dice de suspensiones en aerosol con variaciones de tamaño menores de ± 20%.
monoethanolamine (monoetanolamina). f. 2-Aminoetanol; tensioactivo; su oleato se usa como agente esclerosante en el tratamiento de las várices.
monogametic (monogamético). Homogamético.
monogamy (monogamia). f. Sistema matrimonial humano o de acoplamiento animal en el que cada individuo tiene un solo compañero.
monogenesis (monogénesis). f. **1.** Producción de organismos similares en cada generación. **2.** Producción de crías por un solo progenitor, como en la generación no sexual y en la partenogénesis. **3.** El proceso de parasitar a un solo huésped, en el cual se desarrolla todo el ciclo vital del parásito.
monogenetic (monogenético). Monoxeno; relativo a la monogénesis.
monogenic (monogénico). Relativo a enfermedades o síndromes hereditarios o a características heredadas controladas por alelos en un solo locus genético.
monogenous (monógeno). m. Producido asexualmente por fisión, gemación o esporulación.
monogerminal (monogerminal). Unigerminal.
monograph (monografía). f. Tratado sobre un solo tema o un grupo de temas afines.
monohydrated (monohidratado). Que contiene o está unido a una sola molécula de agua por cada molécula de sustancia.
monohydric (monohídrico). Que contiene un solo átomo de hidrógeno en la molécula.
monoideism (monoideísmo). m. Obsesión por una idea única; grado leve de monomanía.
monoinfection (monoinfección). f. Infección simple causada por una sola variedad de microorganismo.
monoisonitrosoacetone (monoisonitrosoacetona). f. Isonitrosoacetona.
monolayers (monocapas). f. **1.** Películas de una molécula de espesor formadas sobre el agua por ciertas sustancias, como las proteínas y los ácidos grasos y caracterizadas por moléculas que contienen algunos grupos de átomos solubles en agua y otros insolubles. **2.** Capa confluyente de células de una célula de espesor que crece sobre la superficie de un cultivo celular.
monolocular (monolocular). Unicameral; unicamerado; que tiene una sola cavidad o cámara.
monomania (monomanía). f. Obsesión o entusiasmo extremado anormal por una sola idea o tema; psicosis caracterizada por la limitación más o menos estricta de los síntomas a un grupo determinado, como las ilusiones de la paranoia.
monomaniac (monomaníaco). **1.** m. Persona que muestra monomanía. **2.** Caracterizado por la monomanía o relativo a ésta.
monomastigote (monomastigoto). m. Mastigoto que tiene un solo flagelo.
monomelic (monomélico). Relativo a una extremidad.
monomer (monómero). m. Unidad molecular que por repetición constituye una estructura mayor, o polímero.
monomeric (monomérico). **1.** Consistente en una sola parte. **2.** En genética, relativo a una enfermedad o característica hereditaria controlada por genes en un solo locus. **3.** Consistente en monómeros.
monometallic (monometálico). Que contiene un solo átomo de un metal en su molécula.
monomicrobic (monomicrobiano). Denota una monoinfección.
monomolecular (monomolecular). Unimolecular; referente a una sola molécula.
monomorphic (monomorfo, monomórfico). De una sola forma que nunca cambia ni varía.
monomphalus (monónfalo). Onfalópago.
monomyoplegia (monomioplejía). f. Parálisis limitada a un solo músculo.
monomyositis (monomiositis). f. Inflamación de un solo músculo.
mononeme (mononema). f. Una hélice o ácido nucleico no pareados, como ocurre en una cromátide.
mononeural, mononeuric (mononeural, mononéurico). **1.** Que tiene una sola neurona. **2.** Inervado por un solo nervio.
mononeuralgia (mononeuralgia). f. Dolor a lo largo del recorrido de un nervio.
mononeuritis (mononeuritis). f. Inflamación de un solo nervio.
m. multiplex (m. múltiple)
mononeuropathy (mononeuropatía). f. Enfermedad que afecta a un solo nervio.
m. multiplex (m. múltiple).
mononoea (mononoea). f. Fijación de la mente en un solo tema.
mononuclear (mononuclear). Que tiene un solo núcleo; se refiere especialmente a las células de la sangre.
mononucleosis (mononucleosis). f. Presencia de un número anormalmente grande de leucocitos mononucleares en la sangre circulante, especialmente formas que no son normales.
infectious m. (m. infecciosa). Linfadenosis benigna; fiebre glandular.
mononucleotide (mononucleótido). m. Nucleótido.
monooctanoin (monooctanoína). f. Glicerol esterificado semisintético usado como agente solubilizante de cálculos radiolúcidos retenidos en el tracto biliar luego de una colecistectomía.
monooxygenases (monooxigenasas). f. pl. Oxidorreductasas que inducen la incorporación de un átomo de oxígeno del O_2 a la sustancia oxidada.
monoparesis (monoparesia). f. Paresia que afecta a una sola extremidad o parte de ella.
monoparesthesia (monoparestesia). f. Parestesia que afecta a una sola región.
monopathic (monopático). Relativo a la monopatía.
monopathy (monopatía). f. **1.** Enfermedad única sin complicaciones. **2.** Enfermedad local que afecta a un solo órgano o parte.
monopenia (monopenia). f. Monocitopenia.
monophagism (monofagia, monofagismo). f. Hábito de comer una sola clase de alimento o de hacer una sola comida por día.
monophasia (monofasia). f. Incapacidad de pronunciar más de una sola palabra o frase.
monophasic (monofásico). **1.** Caracterizado por monofasia. **2.** Caracterizado por una sola fase. **3.** Que fluctúa en la línea basal en una sola dirección.
monophenol monooxygenase (monofenol monooxigenasa). Monofenol oxidasa; tirosinasa; cresolasa; oxidorreductasa que contiene cobre y cataliza la oxidación de *o*-difenoles a *o*-quinonas por O_2 con la incorporación de uno de los dos átomos de oxígeno al producto.
monophenol oxidase (monofenol oxidasa). f. Monofenol monooxigenasa.
monophobia (monofobia). f. Miedo morboso a la soledad o a quedar solo.
monophthalmos (monoftalmía). f. Falta total de crecimiento de la vesícula óptica primaria con ausencia de los tejidos oculares; el ojo restante está a menudo mal desarrollado.
monophthalmus (monoftalmo). m. Cíclope.
monophyletic (monofilético). **1.** Que tiene un solo origen; que deriva de una línea de descendencia, al contrario de polifilético. **2.** En hematología, relativo al monofiletismo.
monophyletism (monofiletismo). m. Teoría monofilética; en hematología, teoría de que todas las células de la sangre derivan de una sola célula madre, el histioblasto.
monophyodont (monofiodonte). m. Que tiene un solo juego de dientes; sin dentición temporaria.
monoplasmatic (monoplasmático). Formado por un solo tejido.
monoplast (monoplasto). m. Organismo unicelular que conserva la misma estructura o forma durante toda su existencia.
monoplastic (monoplástico). Que no sufre cambios de estructura; relativo a un monoplasto.
monoplegia (monoplejía). f. Parálisis de una extremidad.
m. masticatoria (m. masticatoria).
monoploid (monoploide). Haploide.
monopodia (monopodia). f. Malformación que consiste en la existencia de un solo pie exteriormente reconocible como tal.
monops (mónope). Cíclope.
monoptychial (monoptiquial). Dispuesto en una capa única pero plegada, como las células del epitelio de la vesícula biliar o de ciertas glándulas.
monorchia (monorquia). f. Monorquismo.

monorchidic, monorchid (monórquide, monorquídico). **1.** Que tiene un solo testículo. **2.** Que tiene aparentemente un solo testículo porque el otro no ha descendido.
monorchidism (monorquidismo). m. Monorquismo.
monorchism (monorquismo, monorquidia). m. Monorquia; monorquidismo; afección en la que un solo testículo es visible y el otro falta o no ha descendido.
monorecidive (monorrecidiva). f. Manifestación tardía o terciaria de la sífilis, que toma la forma de una pápula ulcerada situada en el lugar del chancro original.
monorhinic (monorrino, monorrínico). De una sola nariz; se aplica a mellizos unidos cuya fusión cefálica ha dejado una sola nariz visible.
monosaccharide (monosacárido). m. Monosa; hidrato de carbono que no puede formar ningún azúcar más simple por hidrólisis.
monoscelous (monoscelo). Que tiene una sola pierna.
monoscenism (monoescenismo). m. Concentración morbosa en alguna experiencia pasada.
monose (monosa). f. Monosacárido.
monosodium glutamate (glutamato monosódico). Sal monosódica de la forma natural del ácido L-glutámico.
monosome (monosoma). m. **1.** Cromosoma accesorio. **2.** Nombre obsoleto de ribosoma.
monosomia (monosomía). f. Estado de los mellizos unidos cuyos troncos están completamente fusionados y cuyas cabezas están separadas.
monosomic (monosómico). Relativo a la monosomía.
monosomous (monosomo). Caracterizado por la monosomía o perteneciente a ella.
monosomy (monosomía). f. Ausencia de un cromosoma en un par de cromosomas homólogos.
monospasm (monoespasmo). m. Espasmo que afecta a un solo músculo o grupo de músculos, o a una sola extremidad.
monospermy (monospermia). f. Fertilización mediante la entrada de un solo espermatozoo en el huevo.
monostome (monostoma). m. Nombre común de los trematodos digenéticos que poseen una sola ventosa de succión, oral o ventral, en lugar de ambas.
monostotic (monostótico). Que afecta a un solo hueso.
monostratal (monoestratal). Compuesto por una sola capa.
monosubstituted (monosustituido). En química, elemento o radical del que un solo átomo o una sola unidad se encuentra en cada molécula de un compuesto de sustitución.
monosymptomatic (monosintomático). Denota una enfermedad o un estado morboso manifestado por un solo síntoma notable.
monosynaptic (monosináptico). Referente a conexiones neurales directas que no incluyen una neurona intermedia.
monosyphilide (monosifílide). Con una sola lesión sifilítica.
monoterpenes (monoterpenos). m. pl. Hidrocarburos o sus derivados formados por condensación de dos unidades de isopreno y que contienen por consiguiente 10 átomos de carbono.
monothermia (monotermia). f. Uniformidad de la temperatura corporal; ausencia de fiebre nocturna.
monothioglycerol (monotioglicerol). m. Tioglicerol; usado para promover la cicatrización de heridas.
monotocous (monotoco). Que produce un solo descendiente en el parto.
monotreme (monotremo). m. Miembro del orden Monotremata.
monotrichate (monotricado). Monotrico.
monotrichous (monotrico). Monotricado; uniflagelado; denota un microorganismo que posee un solo flagelo o cilia.
monovalence, monovalency (monovalencia). f. Univalencia; poder de combinación igual al del átomo de hidrógeno.
monovalent (monovalente). **1.** Monoatómico, univalente; que tiene el poder de combinación de un átomo de hidrógeno; denota una sola valencia. **2.** Perteneciente a un antisuero m. (específico).
monoxenous (monoxeno). Monogenético.
monoxide (monóxido). m. Cualquier óxido que tiene un solo átomo de oxígeno (p. ej., m. de carbono, CO).
monozoic (monozoico). Unisegmentado, como en las tenias celostodarias.
monozygotic, monozygous (monocigótico). Denota mellizos derivados de un solo óvulo fecundado.

mons, gen. **montis**, pl. **montes** (mons). [*mons*, NA]. Prominencia o ligera elevación anatómica por encima del nivel general de la superficie; monte.
m. pubis (m. pubis). [*mons pubis*, NA]. Eminencia del pubis; m. veneris.
m. ureteris (m. ureteris). Prominencia rosada sobre la pared de la vejiga urinaria que marca cada orificio ureteral.
m. veneris (m. veneris). M. pubis.
monster (monstruo). m. Término hoy fuera de uso que designa a embriones, fetos o individuos con malformaciones.
monticulus, pl. **monticuli** (montículo). m. **1.** Cualquier leve proyección redondeada sobre una superficie. **2.** La porción central del vermis superior que forma una proyección sobre la superficie del cerebelo.
mood (humor). m. Estado emocional de un individuo que, si se altera, puede influir notablemente en casi todos los aspectos de su conducta o su percepción de los acontecimientos exteriores.
mood swing (oscilaciones del humor). Ciclotimia.
MOPP (MOPP). Acrónimo de *m*ecloretamina, *O*ncovin, (vincristina), *p*rocarbazina y *p*rednisona, un régimen quimioterapéutico que se emplea en el tratamiento de la enfermedad de Hodgkin.
mor. dict. (mor. dict.). Abrev. del lat. *moro dicto*, como se ha indicado.
mor. sol. (mor. sol.). Abrev. del lat. *moro solito*, como es usual o acostumbrado.
morbid (mórbido). **1.** Enfermo o patológico. **2.** En psicología, anormal o desviante (morboso).
morbidity (morbosidad, morbididad). f. **1.** Estado de enfermedad. **2.** Morbilidad; proporción de enfermos y sanos en una comunidad. **3.** Frecuencia de la aparición de complicaciones luego de un procedimiento quirúrgico u otro tratamiento.
puerperal m. (m. puerperal).
morbific (morbífico). Patogénico.
morbigenous (morbígeno). Patogénico.
morbility (morbilidad). f. Morbosidad, morbididad.
morbilli (morbili). m. Sarampión.
morbilliform (morbiliforme). Parecido al sarampión.
morbilous (morbiloso). Relativo al sarampión.
morbus (morbo). m. Enfermedad.
morcel (morcelar). Remover por trozos.
morcellation (morcelación). f. Morcelamiento; división en pequeños trozos y remoción de éstos, como en un tumor.
mordant (mordente, mordiente). Sustancia capaz de combinarse con un colorante y con el material a colorear, aumentando así la afinidad o poder de fijación del colorante.
morgan (M) (morgan (M)). m. Unidad estándar de distancia de los mapas genéticos que representa un valor teórico de entrecruzamiento del 100% entre dos loci.
moria (moria). f. **1.** Hebetud, entorpecimiento o embotamiento mental; término poco usado que indica estupidez o lentitud en la comprensión. **2.** Término poco usado que indica un estado mental caracterizado por frivolidad, jovialidad, tendencia invencible a bromear e incapacidad para tomar nada en serio.
moribund (moribundo). Que está a punto de morir o al borde de la muerte.
morin (morina). f. Colorante natural amarillo obtenido de la fústica y asociado a menudo con el colorante maclurina.
moron (morón). m. Término obsoleto para una subclase de retardo mental.
moroxydine (moroxidina). f. Abitilguanida; 4-morfolinocarboximidoil-guanidina; agente antivirósico.
morphazinamide hydrochloride (morfazinamida, clorhidrato de). Clorhidrato de morinamida; agente antituberculoso.
morphea (morfea). f. Esclerodermia circunscripto o localizado; una o más lesiones cutáneas caracterizadas por placas induradas ligeramente deprimidas, de tejido fibroso dérmico engrosado de color blanquecino o blanco amarillento, rodeadas por una aureola rosada o violácea.
m. acroterica (m. acrotérica).
m. alba (m. alba). Forma de m. con escasa pigmentación.
m. guttata (m. guttata). Enfermedad de las manchas blancas.
m. herpetiformis (m. herpetiforme).
m. linearis (m. lineal). M. con lesiones dispuestas en bandas.
m. pigmentosa (m. pigmentosa o pigmentada).
morpheme (morfema). m. La unidad lingüística más pequeña con un significado.

morphine (morfina). f. El principal alcaloide de fenantreno del opio.
m. hydrochloride (clorhidrato de m.).
m. sulfate (sulfato de m.).
morpho-, morph- (morfo-, morf-). Prefijos referentes a la forma o estructura.
morphogenesis (morfogénesis). f. **1.** Diferenciación de células y tejidos en el embrión primitivo, que sirve para establecer la forma y estructura de los diferentes órganos y partes del cuerpo. **2.** Capacidad de una molécula o grupo de moléculas (en especial macromoléculas) de adoptar determinada forma.
morphogenetic (morfogenético). Relativo a la morfogénesis.
morphologic (morfológico). Relativo a la morfología.
morphology (morfología). f. Ciencia que trata de la configuración o estructura de animales y plantas.
morphometric (morfométrico). Perteneciente a la morfometría.
morphometry (morfometría). f. Medición de la forma de los organismos o sus partes.
morphon (morfón). m. Cualquiera de las estructuras individuales que intervienen en la formación de un organismo; elemento morfológico, como la célula.
morphosis (morfosis). f. Forma de desarrollo de una parte.
morphosynthesis (morfosíntesis). f. Conciencia del espacio y del esquema corporal representada en los lóbulos parietales de la corteza cerebral.
morphotype (morfotipo). m. Grupo infrasubespecífico de cepas bacterianas distinguible de otras cepas de la misma especie por medio de caracteres morfológicos que pueden asociarse o no con un cambio del estado serológico.
morrhuate sodium (morruato sódico). m. Sales de sodio de los ácidos grasos del aceite de hígado de bacalao; agente esclerosante usado en el tratamiento de las várices mezclado con un anestésico local.
mors, gen. **mortis** (mors). Muerte.
m. thymica (m. thymica).
morsulus (morsulus). Trocisco.
mortality (mortalidad). f. **1.** Condición de ser mortal. **2.** Índice de mortalidad. **3.** Un desenlace fatal.
mortar (mortero). m. Un recipiente redondeado en su parte interior en el que drogas crudas y otras sustancias se mezclan, aplastan o trituran por medio de una mano de m.
mortification (mortificación). f. Gangrena.
mortified (mortificado). Gangrenoso.
mortise (mortaja). f. Asiento del talón formado por la unión del peroné y la tibia en la articulación del tobillo.
morula (mórula). f. Masa de blastómeros resultante de las primeras segmentaciones del cigoto.
morulation (morulación). f. Formación de la mórula.
moruloid (moruloide). Parecido a una mórula.
mosaic (mosaico). **1.** m. Teselado, taraceado, trabajo de marquetería o similar. **2.** Yuxtaposición en un organismo de tejidos genéticamente diferentes resultante de mutación genética (mosaiquismo de genes), una anomalía de la división de los cromosomas que produce dos o más tipos de células que contienen diferentes números de cromosomas (mosaiquismo cromosómico) o quimerismo (mosaiquismo celular).
mosaicism (mosaiquismo). m. Condición de mosaico.
cellular m. (m. celular).
chromosome m. (m. cromosómico).
gene m. (m. de genes).
germinal m., gonadal m. (m. germinal, gonadal).
mosquito, pl. **mosquitoes** (mosquito). m. Insecto díptero hematófago de la familia Culicidae.
moss (musgo). m. **1.** Cualquier planta criptógama delicada de la clase Musci. **2.** En lenguaje popular, cualquiera de un numeroso conjunto de líquenes y algas marinas.
Ceylon m. (m. de Ceilán). Fuente de agar-agar.
club m. (m. claviforme). Licopodio.
Iceland m. (m. de Islandia). Cetraria.
Irish m. (m. irlandés). *Chondrus.*
muskeag m. (m. muskeag). M. sphagnum.
pearl m. (m. perlado). *Chondrus.*
peat m. (m. de los pantanos). M. sphagnum.
sphagnum m. (m. sphagnum).
mote (mota). f. Pequeña partícula.
blood m.'s (m. de sangre). Hemoconia.
mother (madre). f. **1.** Progenitora. **2.** Cualquier célula u otra estructura de la que se forman otros cuerpos semejantes.
surrogate m. (m. sustituta).
mother of vinegar (madre de vinagre). Sedimento correoso del vinagre, formado por hongos de fermentación acetosa.
motile (móvil). **1.** Que tiene la facultad del movimiento espontáneo. **2.** Denota el tipo de imaginería mental en que la persona aprende y recuerda más fácilmente aquello que ha sentido. **3.** Persona con este tipo de imaginería mental.
motilin (motilina). f. Polipéptido de 22 aminoácidos aislado de la mucosa duodenal del cerdo.
motility (motilidad). f. Facultad o poder de movimiento espontáneo.
motion (moción). f. **1.** Cambio de lugar o posición. **2.** Movimiento intestinal (defecación). **3.** Heces.
brownian m. (movimiento browniano).
continuous passive m. (movimiento pasivo continuo).
motivation (motivación). f. En psicología, el agregado de todos los motivos e impulsos que operan en un individuo en un momento dado, que influyen en su voluntad y determinan su conducta.
extrinsic m. (m. extrínseca).
intrinsic m. (m. intrínseca).
personal m. (m. personal).
motive (motivo). m. **1.** Impulso aprendido; predisposición, necesidad o estado específico de tensión dentro de un individuo, que despierta, mantiene y dirige su conducta hacia una meta u objetivo. **2.** Razón atribuida a un individuo para un acto conductístico o dada por éste para realizarlo.
achievement m. (m. de logro o éxito).
mastery m. (m. de dominio).
motofacient (motofaciente). Que causa movimiento; indica la segunda fase de la actividad muscular, en la cual se produce el verdadero movimiento.
motoneuron (motoneurona). f. Neurona motora.
motor (motor, motora, motriz). **1.** Estructuras neurales que, por los impulsos generados y transmitidos por ellas, hacen que las fibras musculares o las células pigmentarias se contraigan o que las glándulas secreten. **2.** En psicología, reacción franca del organismo a un estímulo (respuesta motora).
plastic m. (motor plástico). Punto de inserción o unión artificial en un muñón de amputación, que lleva unido el cordón o extensor que transmite el movimiento a una extremidad artificial, en la cinematización.
motorial (motor). Relativo al movimiento, a un nervio motor o al núcleo motor.
motormeter (motórmetro). m. Aparato para determinar la cantidad, fuerza y rapidez del movimiento.
mottling (moteado). Área de la piel que muestra lesiones maculares de diversos tonos o colores.
mount (montar). **1.** Preparar para el examen microscópico. **2.** En los animales, cubrir con fines de copulación.
mounting (montaje). m. En odontología, procedimiento de laboratorio para unir un modelo maxilar y/o mandibular a un articulador.
split cast m. (m. de modelo dividido).
mouse (ratón). m. Pequeño roedor que pertenece al género *Mus.*
multimammate m. (r. multimamado).
New Zealand m.'s (r. de Nueva Zelanda).
nude m. (r. desnudo).
mousepox (viruela del ratón). Ectromelia.
mouth (boca). f. **1.** Cavidad bucal. **2.** Abertura, generalmente externa, de una cavidad o conducto.
carp m. (b. de carpa).
denture sore m. (b. lastimada por prótesis).
parrot m. (b. de loro o papagayo).
tapir m. (b. de tapir).
m. of the womb (b. del útero). Orificio externo del útero.
trench m. (b. de trinchera). Gingivitis ulcerosa necrosante.
mouth guard (guardaboca). m. Aparato plegadizo de plástico que cubre los dientes superiores y se usa para reducir posibles lesiones de las estructuras orales durante la participación en deportes de contacto.
mouth stick (palito bucal). Prótesis sostenida por los dientes y utilizada por personas discapacitadas para realizar acciones tales como escribir a máquina, pintar y levantar pequeños objetos.

mouthwash (colutorio). m. Líquido medicado que se utiliza para lavarse o enjuagarse la boca y para tratar enfemedades de sus mucosas.
movement (movimiento). m. **1.** Acción de mover; se dice de todo el cuerpo o de uno o más de sus miembros o partes. **2.** M. intestinal (defecación, heces).
active m. (m. activo).
adversive m. (m. aversivo).
after-m. (pos- m.). Fenómeno de Kohnstamm.
ameboid m. (m. ameboide).
assistive m. (m. asistivo o auxiliar).
associated m. (m. asociado).
Bennett m. (m. de Bennett).
border m.'s (m. de borde o límites).
border tissue m.'s (m. hísticos límites o de borde).
brownian m. (m. browniano). M. de Brown-Zsigmondy.
brownian-Zsigmondy m. (m. de Brown-Zsigmondy). M. browniano.
cardinal ocular m.'s (m. oculares cardinales).
choreic m. (m. coreico).
ciliary m. (m. ciliar).
circus m. (m. de circo). Ritmo de circo.
cogwheel ocular m.'s (m. oculares de piñón).
conjugate m. of eyes (m. conjugado de los ojos).
decomposition of m. (descomposición del m.).
disjugate m. of eyes (m. no conjugado de los ojos).
drift m.'s (m. de desplazamiento). Desplazamientos.
fetal m. (m. fetal).
fixational ocular m. (m. ocular de fijación).
flick m.'s (m. de "flick"). "Flicks".
free mandibular m.'s (m. mandibulares libres).
functional mandibular m.'s (m. mandibular funcional).
fusional m. (m. fusional).
hinge m. (m. de bisagra).
intermediary m.'s (m. intermedios).
lateral m. (m. lateral).
lightning eye m.'s (m. oculares relámpago). Mioclono ocular.
Magnan's trombone m. (m. de trombón de Magnan).
mandibular m. (m. mandibular).
mass m. (m. de masa). Peristaltismo de masa.
molecular m. (m. molecular). M. browniano.
morphogenetic m. (m. morfogenético).
muscular m. (m. muscular).
neurobiotactic m. (m. neurobiotáctico).
non-rapid eye m. (NREM) (m. no rápidos de los ojos (NREM)).
opening m. (m. de apertura).
paradoxical m. of eyelids (m. paradójico de los párpados).
passive m. (m. pasivo).
pendular m. (m. pendular).
perverted ocular m. (m. ocular pervertido).
protoplasmic m. (m. protoplasmático).
rapid eye m.'s (REM) (m. rápidos de los ojos (REM)).
reflex m. (m. reflejo).
resistive m. (m. resistivo o de resistencia).
saccadic m. (m. sacádico o de sacudida).
streaming m. (m. de flujo o corriente).
Swedish m.'s (m. suecos). Gimnasia sueca.
translatory m. (m. traslatorio o de traslación).
vermicular m. (m. vermicular). Peristaltismo.
moxa (moxa). f. Cono o cilindro de algodón u otro material combustible, colocado sobre la piel y encendido para producir revulsión.
moxalactam disodium (moxalactama disódica). Antibiótico β-lactámico de amplio espectro relacionado con las penicilinas y cefalosporinas.
moxibustion (moxibustión). f. Incineración de agentes herbáceos, como moxa, sobre la piel como revulsivo para el tratamiento de algunas enfermedades.
moxisylyte (moxisilita). f. Timoxamina; usada como agente bloqueador α-adrenérgico para el tratamiento de enfermedades vasculares periféricas.
MPD (DMP). Abrev. de *d*osis *m*áxima *p*ermisible.
MQ (MQ). Anteriormente, abrev. de menaquinona; ahora MK.
M.R.C.P. (MRCP). Abrev. de Member of the Royal College of Physicians (of England) (Miembro del Colegio Real de Médicos de Inglaterra).
M.R.C.P.(E) (MRCP(E)). Abrev. de Member of the Royal College of Physicians (Edinburgh) (Miembro del Colegio Real de Médicos, Edimburgo, Escocia).
M.R.C.P.(I) (MRCP(I)). Abrev. de Member of the Royal College of Physicians (Ireland) (Miembro del Colegio Real de Médicos, Irlanda).
M.R.C.S. (MRCS). Abrev. de Member of the Royal College of Surgeons (England) (Miembro del Colegio Real de Cirujanos de Inglaterra).
M.R.C.S.(E) (MRCS(E)). Abrev. de Member of the Royal College of Surgeons (Edinburgh) (Miembro del Colegio Real de Cirujanos, Edimburgo, Escocia).
M.R.C.S.(I) (MRCS(I)). Abrev. de Member of the Royal College of Surgeons (Ireland) (Miembro del Colegio Real de Cirujanos, Irlanda).
M.R.C.V.S. (MRCVS). Abrev. de Member of the Royal College of Veterinary Surgeons (of England) (miembro del Colegio Real de Cirujanos Veterinarios de Inglaterra).
MRD, mrd (DRM, drm). Abrev. de dosis reactiva mínima.
MRI (IRM). Abrev. de imágenes de resonancia magnética.
ms (ms). Abrev. de milisegundo.
M.S.D. (MSD). Abrev. de Master of Science in Dentistry (equivalente aproximado argentino: Doctor en Odontología).
msec (mseg). Abrev. de milisegundo.
MSG (MSG). Abrev. de glutamato monosódico.
MSH (MSH). Abrev. de hormona melanocito-estimulante (*m*elanocyte-*s*timulating *h*ormone).
mu (mu). Duodécima letra del alfabeto griego, μ.
m.u. (m.u.). Abrev. en inglés de unidad ratón (mouse unit).
M.u. (M.u.). Abrev. en inglés de unidad Mache.
mucase (mucasa). f. Mucinasa.
muci- (muci-). Prefijo que significa mucus (moco), mucoso o mucina.
mucicarmine (mucicarmín). m. Colorante rojo de mucina que contiene cloruro de aluminio y carmín.
mucid (múcido). Mucíparo.
muciferous (mucífero). Mucíparo.
mucification (mucificación). f. Cambio producido en la mucosa vaginal de animales experimentales castrados después de la estimulación con estrógeno, caracterizado por la formación de células columnares altas que secretan moco.
muciform (muciforme). Blenoide; mucoide; parecido al moco.
mucigenous (mucígeno). Mucíparo.
mucihematein (mucihemateína). f. Líquido colorante azul violeta para mucinas que contiene cloruro de aluminio y hemateína.
mucilage (mucílago). m. Preparación farmacopeica que consiste en una solución en agua de los principios mucilaginosos de sustancias vegetales.
mucilaginous (mucilaginoso). **1.** Parecido al mucílago, es decir adhesivo, viscoso, pegajoso. **2.** Mucíparo.
mucin (mucina). f. Secreción que contiene mucopolisacáridos, como la de las células caliciformes del intestino, las glándulas submaxilares y otras células mucoglandulares.
gastric m. (m. gástrica).
mucinase (mucinasa). f. Mucasa; mucopolisacaridasa, término aplicado específicamente a las hialuronidasas.
mucinemia (mucinemia). f. Mixemia; presencia de mucina en la sangre circulante.
mucinogen (mucinógeno). m. Glucoproteína que forma mucina por imbibición de agua.
mucinoid (mucinoide). **1.** Mucoide. **2.** Parecido a la mucina.
mucinolytic (mucinolítico). Que posee la propiedad de hidrolizar mucina, p. ej. una mucinasa.
mucinosis (mucinosis). f. Estado en el que hay mucina en la piel en cantidades excesivas o en una distribución anormal.
follicular m. (m. folicular).
papular m. (m. papular). Liquen mixedematoso.
reticular erythematous m. (m. eritematosa reticular).
mucinous (mucinoso). Mucoide; relativo a la mucina o que contiene ésta.
mucinuria (mucinuria). f. Presencia de mucina en la orina.
muciparous (mucíparo). Mucífero; mucígeno; mucilaginoso; blenogénico; blenógeno; que produce moco.
mucitis (mucitis). f. Inflamación de una mucosa.
muco- (muco-). Prefijo que significa moco, mucoso o mucosa.

mucocele (mucocele). m. **1.** Quiste mucoso. **2.** Pólipo mucoso. **3.** Quiste de retención del saco lagrimal, los senos paranasales, el apéndice o la vesícula biliar.
mucoclasis (mucoclasia). f. Denudación de cualquier superficie mucosa.
mucocolitis (mucocolitis). f. Colitis mucosa.
mucocolpos (mucocolpos). m. Presencia de moco en la vagina.
mucocutaneous (mucocutáneo). Cutaneomucoso; relativo a las mucosas y la piel.
mucoenteritis (mucoenteritis). f. **1.** Inflamación de la mucosa intestinal. **2.** Enteritis mucomembranosa.
mucoepidermoid (mucoepidermoide). Denota una mezcla de células mucosecretoras y epiteliales, como en el carcinoma m.
mucoglobulin (mucoglobulina). f. Glucoproteína o mucoproteína cuyo componente proteico es una globulina.
mucoid (mucoide). **1.** Mucinoide; mucina, mucoproteína o mucopolisacárido. **2.** Muciforme. **3.** Mucinoso.
mucolipidosis, pl. **mucolipidoses** (mucolipidosis). f. Cualquiera de un grupo de enfermedades metabólicas por almacenamiento, semejantes al síndrome de Hurler pero con mucopolisacáridos urinarios normales.
mucolysis (mucólisis). f. Solución, digestión o licuefacción de moco.
mucolytic (mucolítico). Capaz de disolver, digerir o licuar mucus.
mucomembranous (mucomembranoso). Relativo a una membrana mucosa.
mucopeptide (mucopéptido). m. Péptido que se encuentra en combinación con polisacáridos que contienen ácido murámico o siálico.
  m. glycohydrolase (m. glucohidrolasa). Lisozima.
mucoperiosteal (mucoperióstico). Referente al mucoperiostio.
mucoperiosteum (mucoperiostio). m. Membrana mucosa y periostio tan íntimamente unidos que forman prácticamente una sola membrana, como la que cubre el paladar duro.
mucopolysaccharidase (mucopolisacaridasa). f. Mucinasa.
mucopolysaccharide (mucopolisacárido). m. Término general para un complejo de proteína y polisacárido obtenido de proteoglucanos y que contiene hasta 95% de polisacárido.
mucopolysaccharidosis, mucopolysaccharidoses (mucopolisacaridosis). f. Cualquiera de los miembros del grupo de enfermedades por depósito lisosómico que tienen en común un trastorno del metabolismo de los mucopolisacáridos.
  type I m. (m. tipo I). Síndrome de Hurler.
  type IS m. (m. tipo IS). Síndrome de Scheie.
  type II m. (m. tipo II). Síndrome de Hunter.
  type III m. (m. tipo III). Síndrome de Sanfilippo.
  type IV m. (m. tipo IV). Síndrome de Morquio.
  type V m. (m. tipo V). Designación anterior del síndrome de Scheie.
  type VI m. (m. tipo VI). Síndrome de Maroteaux-Lamy.
  type VII m. (m. tipo VII). M. debida a deficiencia de β-glucuronidasa.
mucopolysacchariduria (mucopolisacariduria). f. Excreción de mucopolisacáridos en la orina.
mucoprotein (mucoproteína). f. Complejo de proteína-polisacárido; término general que implica generalmente que el componente proteico es la parte principal del complejo, al contrario del mucopolisacárido.
  Tamm-Horsfall m. (m. de Tamm-Horsfall).
mucopurulent (mucopurulento). Puromucoso; perteneciente a un exudado con predominio purulento (pus), pero que contiene proporciones relativamente importantes de material mucoso.
mucopus (mucopús). m. Micopús; descarga mucopurulenta; mezcla de material mucoso y pus.
mucormycosis (mucormicosis). f. Cigomicosis.
mucosa (mucosa). f. Túnica m.
  alveolar m. (m. alveolar). Membrana m. apical a la encía adherida.
  gingival m. (m. gingival).
  olfactory m. (m. olfatoria). Región olfatoria de la túnica m. nasal.
  respiratory m. (m. respiratoria).
mucosal (mucoso). Relativo al moco o a una mucosa.
mucosanguineous, mucosanguinolent (mucosanguíneo, mucosanguinolento). Perteneciente a un exudado u otro material líquido con un contenido relativamente elevado de sangre y moco.
mucosectomy (mucosectomía). f. Escisión de la mucosa, usualmente del recto antes de la anastomosis ileoanal para el tratamiento de la colitis ulcerosa.
mucoserous (mucoseroso). Perteneciente a un exudado o una secreción que consiste en moco y suero o un componente acuoso.
mucostatic (mucostático). **1.** Denota el estado normal relajado de los tejidos mucosos que cubren los maxilares. **2.** Que detiene la secreción de moco.
mucosulfatidosis (mucosulfatidosis). f. Combinación de leucodistrofia metacromática y mucopolisacaridosis causada por deficiencia de sulfatasas, como las arilsulfatasas A, B y C y las esteroidosulfatasas.
mucous (mucoso). Relativo al moco o a una mucosa.
mucoviscidosis (mucoviscidosis). f. Fibrosis quística.
mucro, pl. **mucrones** (mucro, pl mucrones). Término aplicado a la extremidad puntiaguda de una estructura.
  m. cordis (m. cordis). Ápice del corazón.
  m. sterni (m. sterni). Apófisis xifoides.
mucron (mucrón). m. Organela de gregarinas aseptadas similar a una epimerita, excepto que esta última está separada del resto del cuerpo de gregarinas por un septum.
mucronate (mucronado). Xifoide.
mucus (moco). m. Secreción viscosa clara de las mucosas formada por mucina, células epiteliales, leucocitos y diversas sales inorgánicas suspendidas en agua.
  glairy m. (m. pegajoso). Pituita.
muffle (mufla). f. Porción central, centro o núcleo refractario bobinado con alambre resistente para calefacción eléctrica o núcleo similar para gas, etc., generalmente unido a un horno.
muliebria (muliebria). Órganos genitales femeninos.
müllerian (mülleriano). Atribuido a Johannes Müller o descrito por él.
mulling (mulling). En odontología, último paso del mezclado de amalgama dental, cuando la masa triturada se manipula para completar la amalgamación.
multangular (multiangular). Que tiene muchos ángulos.
multi- (multi-). Prefijo que indica mucho y que sólo debe ir unido a palabras de origen latino; su equivalente para palabras de origen griego es *poli-*.
multi-infection (multiinfección). f. Infección mixta causada por dos o más variedades de microorganismos que se desarrollan simultáneamente.
multiarticular (multiarticular). Poliartrítico; poliarticular; relativo a muchas articulaciones o que las afecta.
multibacillary (multibacilar). Constituido por o que se refiere a la presencia de muchos bacilos.
multicapsular (multicapsular). Que tiene numerosas cápsulas.
multicellular (multicelular). Compuesto por muchas células.
multicuspid (multicúspide).
multicuspidate (multicuspídeo). **1.** Que tiene más de dos cúspides. **2.** Diente con tres o más cúspides o proyecciones en la corona; multicúspide; diente molar.
multifetation (multifetación). f. Superfetación.
multifid (multífido). Dividido en muchas hendiduras o segmentos.
multifidus (multifidus). **1.** Multífido. **2.** Músculo m.
multifocal (multifocal). Relativo a muchos focos o que se origina en éstos.
multiform (multiforme). Polimorfo.
multiglandular (multiglandular). Pluriglandular.
multigravida (multigrávida). f. Mujer embarazada que ya ha tenido uno o más embarazos anteriores.
multilobar, multilobate, multilobed (multilobular, multilobulado). Que tiene varios lóbulos.
multilobular (multilobulillar). Que tiene muchos lobulillos.
multilocal (multilocal). Se refiere a rasgos cuya etiología comprende efectos de múltiples loci genéticos que operan juntos y simultáneamente.
multilocular (multilocular). Plurilocular; de muchas células; que tiene muchos compartimientos o lóculos.
multimammae (multimamia). f. Polimastia.
multinodal (multinodal). Que tiene muchos nodos.
multinodular, multinodulate (multinodular, multinodulado). Que tiene muchos nódulos.
multinuclear, multinucleate (multinuclear, multinucleado). Multinucleado; polinuclear; polinucleado; plurinuclear; que tiene dos o más núcleos.
multinucleosis (multinucleosis). f. Polinucleosis.
multipara (multípara). f. Mujer que ha dado a luz por lo menos dos veces a un niño vivo o muerto de 500 g o más de peso o con una gestación estimada de 20 semanas por lo menos.
  grand m. (gran m.). M. que ha dado a luz siete o más veces.

multiparity (multiparidad). f. Condición de multípara.
multiparous (multíparo). Relacionado con una multípara.
multipartial (multiparcial). Polivalente, con respecto a un antisuero.
multiple (múltiple). Que se repite varias veces; que ocurre en varias partes al mismo tiempo, como artritis m., neuritis m.
multipolar (multipolar). Que tiene más de dos polos; denota una célula nerviosa cuyas ramas se proyectan desde varios puntos.
multirooted (multirradicular). Que tiene más de dos raíces.
multirotation (multirrotación). f. Mutarrotación.
multisynaptic (multisináptico). Polisináptico.
multivalence, multivalency (multivalencia). f. Condición de multivalente.
multivalent (multivalente). **1.** Polivalente; en química, que tiene poder de combinación de más de un átomo de hidrógeno. **2.** Eficaz en más de una dirección. **3.** Antisuero específico contra más de un antígeno o microorganismo.
mummification (momificación). f. **1.** Gangrena seca. **2.** Encogimiento y desecación de un feto muerto y retenido. **3.** En odontología, tratamiento de la pulpa inflamada de un diente con drogas fijadoras a fin de conservar los dientes así tratados durante un tiempo relativamente breve.
mumps (paperas). f. Parotitis o parotiditis epidémica.
metastatic m. (p. metastásicas).
mural (mural). Referente a la pared de cualquier cavidad.
muramic acid (ácido murámico).
muramidase (muramidasa). f. Lisozima.
mureins (mureínas). f. pl. Peptidoglicanos que componen el sáculo o envoltura celular de las bacterias, consistentes en polisacáridos lineales de unidades alternadas de *N*-acetilglucosamina y ácido *N*-acetilmurámico, a cuyas cadenas laterales de lactato están unidos oligopéptidos.
murexide (murexida). f. Sal de amonio del ácido purpúrico, antes usada como colorante pero hoy reemplazada por los colores de anilina.
muriate (muriato). m. Término anterior de cloruro.
muriatic (muriático). Clorhídrico; relativo a la salmuera.
muriatic acid (ácido muriático). Á. clorhídrico.
muriform (muriforme). Se refiere a la agregación de células que se ajustan entre sí como las piedras de una pared.
murine (murino). Referente a los animales de la familia Muridae.
murmur (soplo). m. **1.** Susurro; sonido suave como el producido por una espiración más o menos forzada con la boca abierta, que se percibe por auscultación del corazón, los pulmones o los vasos sanguíneos. **2.** También se dice de otros varios sonidos no suaves que pueden ser fuertes, friccionales, ásperos, etc.
accidental m. (s. accidental).
anemic m. (s. anémico).
aortic m. (s. aórtico).
arterial m. (s. arterial). S. que se percibe al auscultar una arteria.
atriosystolic m. (s. auriculosistólico). S. presistólico.
Austin Flint m. (s. de Austin Flint). S. de Flint.
bellows m. (s. de fuelle).
brain m. (s. cerebral).
Cabot-Locke m. (s. de Cabot-Locke).
cardiac m. (s. cardíaco).
cardiopulmonary m. (s. cardiopulmonar). S. cardiorrespiratorio.
cardiorespiratory m. (s. cardiorrespiratorio). S. cardiopulmonar.
Carey Coombs m. (s. de Carey Coombs). S. de Coombs.
Cole-Cecil m. (s. de Cole-Cecil).
continuous m. (s. continuo).
Coombs m. (s. de Coombs). S. de Carey Coombs.
crescendo m. (s. in crescendo).
Cruveilhier-Baumgarten m. (s. de Cruveilhier-Baumgarten).
diamond-shaped m. (s. en forma de rombo).
diastolic m. (s. diastólico). S. que se oye durante la diástole.
Duroziez' m. (s. de Duroziez). Síntoma de Duroziez.
dynamic m. (s. dinámico).
early diastolic m. (s. diastólico inicial).
ejection m. (s. de expulsión).
endocardial m. (s. endocárdico).
exocardial m. (s. exocárdico). S. pericárdico de fricción.
extracardiac m. (s. extracardíaco).
Flint's m. (s. de Flint). S. de Austin Flint.
Fräntzel's m. (s. de Fräntzel).
functional m. (s. funcional). S. inocente o normal; s. inorgánico.
Gibson m. (s. de Gibson).
Graham Steell's m. (s. de Graham Steell). S. de Steell.
hemic m. (s. hemático).
Hodgkin-Key m. (s. de Hodgkin-Key).
holosystolic m. (s. holosistólico). S. pansistólico.
hourglass m. (s. en reloj de arena).
innocent m. (s. inocente). S. funcional.
inorganic m. (s. inorgánico). S. funcional.
late apical systolic m. (s. sistólico apical tardío).
late diastolic m. (s. diastólico tardío). S. presistólico.
machinery m. (s. de maquinaria).
middiastolic m. (s. mesodiastólico).
mill wheel m. (s. en rueda de molino). S. en rueda hidráulica.
mitral m. (s. mitral).
muscular m. (s. muscular).
musical m. (s. musical). S. cardíaco de características musicales.
nun's m. (s. de monja). Zumbido venoso.
obstructive m. (s. obstructivo).
organic m. (s. orgánico). S. causado por una lesión orgánica.
pansystolic m. (s. pansistólico).
pericardial m. (s. pericárdico).
pleuropericardial m. (s. pleuropericárdico).
presystolic m. (s. presistólico). S. auriculosistólico.
pulmonary m., pulmonic m. (s. pulmonar).
regurgitant m. (s. regurgitante).
respiratory m. (s. respiratorio). Respiración vesicular.
Roger's m. (s. de Roger). Ruido de Roger.
sea gull m. (s. de gaviota).
seesaw m. (s. en sube y baja). S. en vaivén.
Steell's m. (s. de Steell). S. de Graham Steell.
stenosal m. (s. estenótico).
Still's m. (s. de Still).
systolic m. (s. sistólico). S. que se percibe durante la sístole ventricular.
to-and-fro m. (s. en vaivén).
tricuspid m. (s. tricuspídeo).
vascular m. (s. vascular). S. originado en un vaso sanguíneo.
venous m. (s. venoso). S. percibido sobre una vena.
vesicular m. (s. vesicular). Respiración vesicular.
water wheel m. (s. en rueda hidráulica). S. en rueda de molino.
muromonab-CD3 (muromonab-CD3). m. Anticuerpo monoclonal murino contra el antígeno T3 (CD3) de los linfocitos humanos, usado como inmunosupresor en el tratamiento del rechazo de injerto agudo luego de un trasplante renal.
murrina (murrina). f. Enfermedad de los caballos, mulas y burros, en Panamá, causada por *Trypanosoma evansi*.
muscae volitantes (muscae volitantes). Opplotentes; aparición de manchas movibles delante de los ojos.
muscarine (muscarina). f. Toxina de efectos neurológicos aislada por primera vez de *Amanita muscaria* (hongo agárico de las moscas) y también presente en algunas especies de *Hebeloma* e *Inocybe*.
muscarinic (muscarínico). **1.** Que tiene una acción semejante a la muscarina. **2.** Agente que estimula los receptores parasimpáticos posganglionares.
muscarinism (muscarinismo). m. Micetismo.
muscicide (muscicida). m. Agente destructor de moscas.
muscle (músculo). m. [*musculus,* NA]. Uno de los órganos contráctiles del cuerpo por cuyo intermedio se efectúan los movimientos de los diversos órganos y partes. Tejido primario compuesto, sobre todo por células contráctiles muy especializadas.
m.'s of abdomen (m. del abdomen). [*musculi abdominis,* NA].
abdominal external oblique m. (m. oblicuo externo del abdomen). [*musculus obliquus externus abdominis,* NA].
abdominal internal oblique m. (m. oblicuo interno del abdomen). [*musculus obliquus internus abdominis,* NA].
abductor m. of great toe (m. abductor del dedo gordo del pie). [*musculus abductor hallucis,* NA].
abductor m. of little finger (m. abductor del meñique). [*musculus abductor digiti minimi manus,* NA].
abductor m. of little toe (m. abductor del dedo pequeño del pie). [*musculus abductor digiti minimi pedis,* NA].
adductor m. of great toe (m. aductor del dedo gordo del pie). [*musculus adductor hallucis,* NA].

adductor m. of thumb (m. aductor del pulgar). [*musculus adductor pollicis*, NA].
Aeby's m. (m. de Aeby). M. cutaneomucoso.
Albinus' m. (m. de Albinus). **1.** [*musculus scalenus minimus*, NA]. **2.** [*musculus risorius*, NA]. M. risorio de Santorini.
anconeus m. (m. ancóneo). [*musculus anconeus*, NA].
antagonistic m.'s (m. antagonistas).
anterior auricular m. (m. auricular anterior). [*musculus auricularis anterior*, NA].
anterior cervical intertransverse m.'s (m. intertransversos cervicales anteriores). [*musculi intertransversarii anteriores cervicis*, NA].
anterior scalene m. (m. escaleno anterior). [*musculus scalenus anterior*, NA].
anterior serratus m. (m. serrato anterior). [*musculus serratus anterior*, NA]. M. costoescapular.
anterior straight m. of head (m. recto anterior de la cabeza). [*musculus rectus capitis anterior*, NA].
anterior tibial m. (m. tibial anterior). [*musculus tibialis anterior*, NA].
antigravity m.'s (m. antigravitatorios).
m. of antitragus (m. del antitrago). [*musculus antitragicus*, NA].
appendicular m. (m. apendicular).
articular m. (m. articular). [*musculus articularis*, NA].
articular m. of elbow (m. articular cubital). [*musculus articularis cubiti*, NA].
articular m. of knee (m. articular de la rodilla). [*musculus articularis genus*, NA].
aryepiglottic m. (m. ariepiglótico). [*musculus aryepiglotticus*, NA].
m.'s of auditory ossicles (m. de los huesecillos del oído). [*musculi ossiculorum auditus*, NA].
axial m. (m. axial).
Bell's m. (m. de Bell).
biceps m. of arm (m. bíceps braquial). [*musculus biceps brachii*, NA].
biceps m. of thigh (m. bíceps femoral). [*musculus biceps femoris*, NA].
bipennate m. (m. peniforme). [*musculus bipennatus*, NA].
Bochdalek's m. (m. de Bochdalek). [*musculus cutaneomucosus*, NA]. M. triticeogloso.
Bovero's m. (m. de Bovero). M. cutaneomucoso.
Bowman's m. (m. de Bowman). M. ciliar.
brachial m. (m. braquial anterior). [*musculus brachialis*, NA].
brachiocephalic m. (m. braquiocefálico). [*musculus brachiocephalicus*, NA].
brachioradial m. 1. (m. supinador largo). [*musculus brachioradialis*, NA]. **2.** (m. braquiorradial). [*musculus brachioradialis*, NA].
branchiomeric m.'s (m. branquioméricos).
Braune's m. (m. de Braune). M. pubiorrectal.
broadest m. of back 1. (m. dorsal ancho). [*musculus latissimus dorsi*, NA]. M.latísimo del dorso. **2.** (m. latísimo del dorso). [*musculus latissimus dorsi*, NA].
bronchoesophageal m. (m. broncoesofágico). [*musculus bronchoesophageus*, NA].
Brücke's m. (m. de Brücke). M. de Grampton.
cardiac m. (m. cardíaco). [*myocardium*, NA]. M. del corazón; miocardio.
Casser's perforated m. (m. perforado de Casser). M. coracobraquial.
cervical iliocostal m. (m. iliocostal cervical). [*musculus iliocostalis cervicis*, NA]. M. cervical ascendente.
cervical interspinal m. (m. interespinal cervical). [*musculus interspinalis cervicis*, NA].
cervical longissimus m. 1. (m. longísimo cervical). [*musculus longissimus cervicis*, NA]. **2.** (m. dorsal largo del cuello). [*musculus longissimus cervicis*, NA].
cervical rotator m.'s (m. rotadores cervicales). [*musculi rotatores cervicis*, NA].
cheek m. (m. buccinador). [*musculus buccinator*, NA].
chin m. 1. (m. mentoniano). [*musculus mentalis*, NA]. **2.** (m. borla del mentón o de la barba). [*musculus mentalis*, NA]. M. elevador del labio inferior.
ciliary m. (m. ciliar). [*musculus ciliaris*, NA].
coccygeal m. (m. coccígeo). [*musculus coccygeus*, NA].
Coiter's m. (m. de Coiter). [*musculus corrugator supercilii*, NA]. M. superciliar.
compressor m. of lips (m compresor de los labios). [*musculus cutaneomucosus*, NA].
coracobrachial m. (m. coracobraquial). [*musculus coracobrachialis*, NA].
corrugator m. (m. superciliar). [*musculus corrugator supercilii*, NA]. M. corrugador de la ceja.
cowl m. (m. trapecio). [*musculus trapezius*, NA].
Crampton's m. (m. de Crampton). M. de Brücke.
cremaster m. (m. cremáster). [*musculus cremaster*, NA].
cricothyroid m. (m. cricotiroideo). [*musculus cricothyroideus*, NA].
cruciate m. (m. cruzado). [*musculus cruciatus*, NA].
cutaneomucous m. (m. cutaneomucoso). [*musculus cutaneomucosus*, NA].
cutaneous m. (m. cutáneo). [*musculus cutaneus*, NA].
dartos m. (m. dartos). [*tunica dartos*, NA]. Túnica dartos.
deep flexor m. of fingers (m. flexor profundo de los dedos). [*musculus flexor digitorum profundus*, NA].
deep transverse m. of perineum (m. transverso profundo del perineo). [*musculus transversus perinei profundus*, NA].
deltoid m. (m. deltoides). [*musculus deltoideus*, NA].
depressor m. of epiglottis (m. depresor de la epiglotis). [*musculus thyroepiglotticus*, NA]. M. tiroepiglótico.
depressor m. of eyebrow (m. depresor de la ceja). [*musculus depressor supercilli*, NA].
depressor m. of lower lip 1. (m. cuadrado del mentón o de la barba). [*musculus depressor labii inferioris*, NA]. M. depresor del labio inferior. **2.** (m. depresor del labio inferior). [*musculus depressor labii infe NA]*.
depressor m. of septum 1. (m. mirtiforme). [*musculus depressor septi*, NA]. M. depresor del tabique nasal. **2.** (m. depresor del tabique nasal). [*musculus depressor septi*, NA].
digastric m. (m. digástrico). [*musculus digastricus*, NA].
dilator m. (m. dilatador). [*musculus dilator*, NA].
dorsal interosseous m. of foot (m. interóseos dorsales del pie). [*musculi interosseus dorsales pedis*, NA].
dorsal interosseous m. of hand (m. interóseos dorsales de la mano). [*musculi interosseus dorsales manus*, NA].
dorsal m.'s (m. del dorso). [*musculi dorsi*, NA].
dorsal sacrococcygeal m. (m. sacrococcígeo dorsal). [*musculus sacrococcygeus dorsalis*, NA]. M. extensor del cóccix.
Dupré's m. (m. de Dupré). [*musculus articularis genus*, NA].
Duverney's m. (m. de Duverney). M. orbicular de los párpados.
elevator m. of anus (m. elevador del ano). [*musculus levator ani*, NA].
elevator m. of prostate (m. elevador de la próstata). [*musculus levator prostatae*, NA].
elevator m. of rib 1. (m. supracostales). [*musculus levator costae*, NA]. **2.** (m. elevador de la costilla). [*musculus levator costae*, NA].
elevator m. of scapula (m. elevador de la escápula). [*musculus levator scapulae*, NA].
elevator m. of soft palate (m. periestafilino interno). [*musculus levator veli palatini*, NA]. M. elevador del paladar o del velo palatino.
elevator m. of thyroid gland (m. elevador de la glándula tiroidea). [*musculus levator glandulae thyroideae*, NA]. M. de Soemmering.
elevator m. of upper eyelid (m. elevador del párpado superior). [*musculus levator palpebrae superioris*, NA]. M. orbitopalpebral.
elevator m. of upper lip (m. elevador del labio superior). [*musculus levator labii superioris* NA].
elevator m. of upper lip and wing of nose (m. elevador del labio superior y del ala de la nariz). [*musculus levator labii superioris alaeque nasi*, NA].
epicranial m. (m. epicráneo). [*musculus epicranius*, NA].
erector m. of spine (m. erectores de la columna vertebral). [*musculus erector spinae*, NA].
erector m.'s of the hairs (m. erectores del pelo). [*musculi arrectores pilorum*, NA].
extensor m. of fingers (m. extensor de los dedos). [*musculus extensor digitorum*, NA].

K L M

extensor m. of little finger (m. extensor del meñique). [*musculus extensor digiti minimi*, NA].
external intercostal m. (m. intercostal externo). [*musculi intercostalis externus*, NA].
external obturator m. (m. obturador externo). [*musculus obturator externus*, NA].
external pterygoid m. (m. pterigoideo externo). [*musculus pterygoideus lateralis*, NA].
external sphincter m. of anus (m. esfínter externo del ano). [*musculus sphincter ani externus*, NA].
m.'s of eyeball (m. del globo ocular). [*musculi bulbi*, NA].
m.'s of facial expression (m. de la expresión facial). [*musculi faciales*, NA]. M. faciales.
facial m.'s (m. faciales). [*musculi faciales*, NA].
femoral m. (m. femoral). [*musculus vastus intermedius*, NA].
fixator m. (m. fijador).
fusiform m. (m. fusiforme). [*musculus fusiformis*, NA].
Gantzer's m. (m. de Gantzer).
gastrocnemius m. (m. gastrocnemio). [*musculus gastrocnemius*, NA].
Gavard's m. (m. de Gavard).
genioglossal m. (m. geniogloso). [*musculus genioglossus*, NA].
geniohyoid m. (m. geniohioideo). [*musculus geniohyoideus*, NA].
gluteus maximus m. (m. glúteo máximo o mayor). [*musculus gluteus maximus*, NA].
gluteus medius m. (m. glúteo medio). [*musculus gluteus medius*, NA].
gluteus minimus m. (m. glúteo mínimo o menor). [*musculus gluteus minimus*, NA].
gracilis m. (m. recto interno del muslo). [*musculus gracilis*, NA].
great adductor m. (m. aductor magno). [*musculus adductor magnus*, NA].
greater pectoral m. (m. pectoral mayor). [*musculus pectoralis major*, NA].
greater posterior rectus m. of head (m. recto posterior mayor de la cabeza). [*musculus rectus capitis posterior major*, NA].
greater psoas m. (m. psoas mayor). [*musculus psoas major*, NA].
greater rhomboid m. (m. romboides mayor). [*musculus rhomboideus major*, NA].
greater zygomatic m. (m. cigomático mayor). [*musculus zygomaticus major*, NA].
Guthrie's m. (m. de Guthrie). [*musculus sphincter urethrae*, NA]. M. esfínter estriado de la uretra.
hamstring m.'s (m. posteriores del muslo).
m.'s of head (m. de la cabeza o cefálicos). [*musculi capitis*, NA].
m. of heart (m. del corazón). M. cardíaco.
Horner's m. (m. de Horner). [*musculus orbicularis oculi pars lacrimalis*, NA].
Houston's m. (m. de Houston). M. compresor de la vena dorsal del pene.
hyoglossal m. (m. hiogloso). [*musculus hyoglossus*, NA].
iliac m. (m. ilíaco). [*musculus iliacus*, NA].
iliococcygeal m. (m. iliococcígeo). [*musculus iliococcygeus*, NA].
iliocostal m. (m. iliocostal). [*musculus iliocostalis*, NA].
iliopsoas m. (m. psoasilíaco). [*musculus iliopsoas*, NA].
index extensor m. (m. extensor del dedo índice). [*musculus extensor indicis*, NA].
inferior constrictor m. of pharynx (m. constrictor inferior de la faringe). [*musculus constrictor pharyngis inferior*, NA].
inferior gemellus m. (m. gemelo inferior). [*musculus gemellus inferior*, NA].
inferior lingual m. (m. longitudinal inferior o lingual inferior). [*musculus longitudinalis inferior*, NA].
inferior oblique m. (m. oblicuo inferior del ojo). [*musculus obliquus inferior*, NA].
inferior oblique m. of head (m. oblicuo inferior de la cabeza). [*musculus obliquus capitis inferior*, NA].
inferior posterior serratus m. (m. serrato posteroinferior). [*musculus serratus posterior inferior*, NA].
inferior rectus m. (m. recto inferior). [*musculus rectus inferior*, NA].
inferior tarsal m. (m. tarsal o palpebral inferior). [*musculus tarsalis inferior*, NA].
infrahyoid m.'s (m. infrahioideos). [*musculi infrahyoidei*, NA].
infraspinatus m. (m. infraespinoso). [*musculus infraspinatus*, NA].
innermost intercostal m. (m. intercostal íntimo). [*musculus intercostalis intimus*, NA].
intermediate great m. **1.** (m. vasto intermedio). [*musculus vastus intermedius*, NA]. **2.** (m. crural). [*musculus vastus intermedius*, NA].
intermediate vastus m. (m. vasto intermedio). [*musculus vastus intermedius*, NA].
internal intercostal m. (m. intercostal interno). [*musculi intercostalis internus*, NA].
internal obturator m. (m. obturador interno). [*musculus obturator internus*, NA].
internal sphincter m. of anus (m. esfínter interno del ano). [*musculus sphincter ani internus*, NA].
interspinal m.'s (m. interespinales). [*musculi interspinales*, NA].
intertransverse m.'s (m. intertransversos). [*musculi intertransversarii*, NA].
involuntary m.'s (m. involuntarios).
ischiocavernous m. (m. isquiocavernoso). [*musculus ischiocavernosus*, NA]. M. erector del pene o del clítoris.
Jung's m. (m. de Jung). M. piramidal del pabellón de la oreja.
Klein's m. (m. de Klein). M. cutaneomucoso.
Kohlrausch's m. (m. de Kohlrausch).
Krause's m. (m. de Krause). M. cutaneomucoso.
Landström's m. (m. de Landström).
Langer's m. (m. de Langer). Arco axilar.
large m. of helix (m. mayor del hélix). [*musculus helicis major*, NA].
m.'s of larynx (m. laríngeos). [*musculi laryngis*, NA]. M. de la laringe.
lateral cricoarytenoid m. (m. cricoaritenoideo lateral). [*musculus cricoarytenoideus lateralis*, NA].
lateral great m. (m. vasto lateral). [*musculus vastus lateralis*, NA].
lateral lumbar intertransverse m.'s (m. intertransversos lumbares laterales). [*musculi intertransversarii laterales lumborum*, NA].
lateral pterygoid m. (m. pterigoideo lateral). [*musculus pterygoideus lateralis*, NA]. M. pterigoideo externo.
lateral rectus m. (m. recto lateral). [*musculus rectus lateralis*, NA].
lateral rectus m. of the head (m. recto lateral de la cabeza). [*musculus rectus capitis lateralis*, NA].
lateral vastus m. (m. vasto lateral). [*musculus vastus lateralis*, NA].
lesser rhomboid m. (m. romboides menor). [*musculus rhomboideus minor*, NA].
lesser zygomatic m. (m. cigomático menor). [*musculus zygomaticus minor*, NA].
levator m. of soft palatev (m. elevador del velo palatino). [*musculus levator veli palatini*, NA]. M. periestafilino interno.
long abductor m. of thumb (m. abductor largo del pulgar). [*musculus abductor pollicis longus*, NA].
long adductor m. (m. aductor largo). [*musculus adductor longus*, NA].
long extensor m. of great toe (m. extensor largo del dedo gordo). [*musculus extensor hallucis longus*, NA].
long extensor m. of thumb (m. extensor largo del pulgar). [*musculus extensor pollicis longus*, NA].
long extensor m. of toes (m. extensor de los dedos del pie). [*musculus extensor digitorum longus*, NA].
long fibular m. (m. peroneo largo). [*musculus peroneus longus*, NA].
long flexor m. of great toe (m. flexor largo del dedo gordo). [*musculus flexor hallucis longus*, NA].
long flexor m. of thumb (m. flexor largo del pulgar). [*musculus flexor pollicis longus*, NA].
long flexor m. of toes (m. flexor largo de los dedos del pie). [*musculus flexor digitorum longus*, NA].
long m. of head (m. recto largo de la cabeza). [*musculus longus capitis*, NA].
long m. of neck (m. largo del cuello). [*musculus longus colli*, NA].

long palmar m. (m. palmar largo). [*musculus palmaris longus*, NA].
long peroneal m. (m. peroneo largo). [*musculus peroneus longus*, NA; *musculus fibularis longus*, NA].
long radial extensor m. of wrist **1.** (m. primer radial externo). [*musculus extensor carpi radialis longus*, NA]. **2.** (m. extensor radial largo del carpo). [*musculus extensor carpi radialis longus*, NA].
longissimus capitis m. **1.** (m. longísimo de la cabeza). [*musculus longissimus capitis*, NA]. **2.** (m. dorsal largo de la cabeza). [*musculus longissimus capitis*, NA].
lumbar iliocostal m. (m. iliocostal lumbar). [*musculus iliocostalis lumborum*, NA]. M. sacrolumbar.
lumbar interspinal m. (m. interespinal lumbar). [*musculus interspinalis lumborum*, NA].
lumbar quadrate m. (m. cuadrado lumbar). [*musculus quadratus lumborum*, NA].
lumbar rotator m.'s (m. rotadores lumbares). [*musculi rotatores lumborum*, NA].
lumbrical m. of foot (m. lumbricales del pie). [*musculi lumbricales pedis*, NA].
lumbrical m. of hand (m. lumbricales de la mano). [*musculi lumbricales manus*, NA].
Marcacci's m. (m. de Marcacci).
m.'s of mastication (m. de la masticación o masticatorios).
medial lumbar intertransverse m.'s (m. intertransversos lumbares mediales). [*musculi intertransversarii mediales lumborum*, NA].
medial pterygoid m. (m. pterigoideo medial). [*musculus pterygoideus medialis*, NA]. M. pterigoideo interno.
medial rectus m. (m. recto medial). [*musculus rectus medialis*, NA].
medial vastus m. (m. vasto medial). [*musculus vastus medialis*, NA].
Merkel's m. (m. de Merkel). M. ceratocricoideo.
middle constrictor m. of pharynx (m. constrictor medio de la faringe). [*musculus constrictor pharyngis medius*, NA].
middle scalene m. (m. escaleno medio). [*musculus scalenus medius*, NA].
mimetic m.'s (m. miméticos). [*musculi faciales*, NA].
mucocutaneous m. (m. mucocutáneo). [*musculus cutaneomucosus*, NA].
Müller's m. (m. de Müller). **1.** [*fibrae circulares*, NA]. **2.** [*musculus tarsalis superior*, NA]. **3.** [*musculus orbitalis*, NA].
multipennate m. (m. multipeniforme). [*musculus multipennatus*, NA].
mylohyoid m. (m. milohioideo). [*musculus mylohyoideus*, NA].
nasal m. (m. nasal). [*musculus nasalis*, NA].
m.'s of neck (m. cervicales o del cuello). [*musculi colli*, NA].
m. of notch of helix (m. de la incisura del hélix). [*musculus incisurae helicis*, NA]. M. de la escotadura del hélix; m. de Santorini.
oblique arytenoid m. (m. aritenoideo oblicuo). [*musculus arytenoideus obliquus*, NA].
oblique m. of auricle (m. oblicuo del pabellón de la oreja). [*musculus obliquus auriculae*, NA]. M. de Tod.
occipitofrontal m. (m. occipitofrontal). [*musculus occipitofrontalis*, NA].
ocular m.'s (m. oculares).
Oehl's m.'s (m. de Oehl).
omohyoid m. (m. omohioideo). [*musculus omohyoideus*, NA].
opposer m. of little finger (m. oponente del meñique). [*musculus opponens digiti minimi*, NA].
opposer m. of thumb (m. oponente del pulgar). [*musculus opponens pollicis*, NA].
orbicular m. (m. orbicular). [*musculus orbicularis*, NA].
orbicular m. of eye (m. orbicular de los párpados). [*musculus orbicularis oculi*, NA]. Esfínter ocular.
orbicular m. of mouth (m. orbicular de los labios). [*musculus orbicularis oris*, NA].
orbital m. (m. orbital u orbitario). [*musculus orbitalis*, NA]. M. de Müller.
palatoglossus m. (m. palatogloso o glosoestafilino). [*musculus palatoglossus*, NA]. M. glosopalatino.
palatopharyngeal m. (m. palatofaríngeo o faringoestafilino). [*musculus palatopharyngeus*, NA]. M. faringopalatino.
palatouvularis m. (m. palatouvular). [*musculus uvulae*, NA].
palmar interosseous m. (m. interóseos palmares). [*musculi interossei palmares*, NA]. M. interóseos volares.
panniculus carnosus m. (m. del panículo carnoso).
papillary m. (m. papilar). [*musculus papillaris*, NA].
pectinate m.'s (m. pectinados). [*musculi pectinati*, NA].
pectineal m. (m. pectíneo). [*musculus pectineus*, NA].
perineal m.'s (m. perineales). [*musculi perinei*, NA].
piriform m. **1.** (m. piramidal de la pelvis). [*musculus piriformis*, NA]. M. piriforme. **2.** (m. piriforme). [*musculus piriformis*, NA].
plantar interosseous m. (m. interóseos plantares). [*musculi interossei plantares*, NA].
plantar m. (m. plantar). [*musculus plantaris*, NA].
plantar quadrate m. (m. accesorio del flexor largo o cuadrado carnoso de Silvio). [*musculus quadratus plantae*, NA]; [*flexor accesorius*, NA].
pleuroesophageal m. (m pleuroesofágico). [*musculus pleuroesophageus*, NA].
popliteal m. (m. poplítec). [*musculus popliteus*, NA].
posterior auricular m. (m. auricular posterior). [*muscle auricularis posterior*, NA].
posterior cervical intertransverse m.'s (m. intertransversos cervicales posteriores). [*musculi intertransversarii posteriores cervicis*, NA].
posterior cricoarytenoid m. (m. cricoaritenoideo posterior). [*musculus cricoarytenoideus posterior*, NA].
posterior scalene m. (m. escaleno posterior). [*musculus scalenus posterior*, NA].
posterior tibial m. (m. tibial posterior). [*musculus tibialis posterior*, NA].
Pozzi's m. (m. de Pozzi). [*musculus extensor digitorum brevis manus*, NA].
procerus m. **1.** (m. piramidal de la nariz). [*musculus procerus*, NA]. M. prócer. **2.** (m. prócer). [*musculus procerus*, NA].
pubococcygeal m. (m. pubiococcígeo). [*musculus pubococcygeus*, NA].
puboprostatic m. (m. pubioprostático). [*musculus prostaticus*, NA].
puborectal m. (m. pubiorrectal). [*musculus puborectalis*, NA].
pubovaginal m. (m. pubiovaginal). [*musculus pubovaginalis*, NA].
pubovesical m. (m. pubiovesical). [*musculus pubovesicalis*, NA].
pyramidal m. (m. piramidal). [*musculus pyramidalis*, NA].
pyramidal m. of auricle (m. piramidal del pabellón de la oreja). [*musculus pyramidalis auriculae*, NA]. M. de Jung.
quadrate m. (m. cuadrado). [*musculus quadratus*, NA].
quadrate m. of sole (m. cuadrado plantar). [*musculus quadratus plantae*, NA].
quadrate m. of thigh (m. cuadrado femoral). [*musculus quadratus femoris*, NA].
quadrate m. of upper lip (m. cuadrado del labio superior).
quadrate pronator m. (m. pronador cuadrado). [*musculus pronator quadratus*, NA].
quadriceps m. of thigh (m. cuádriceps femoral). [*musculus quadriceps femoris*, NA]. M. cuádriceps del muslo.
radial flexor m. of wrist **1.** (m. palmar mayor). [*musculus flexor carpi radialis*, NA]. M. flexor radial de la muñeca. **2.** (m. flexor radial del carpo). [*musculus flexor carpi radialis*, NA].
rectococcygeal m. (m. rectococcígeo). [*musculus rectococcygeus*, NA].
rectourethral m. (m. rectouretral). [*musculus rectourethralis*, NA].
rectovesical m. (m. rectovesical). [*musculus rectovesicalis*, NA].
rectus m. of abdomen (m. recto del abdomen). [*musculus rectus abdominis*, NA].
rectus m. of thigh (m. recto femoral). [*musculus rectus femoris*, NA].
red m. (m. rojo).
Reisseisen's m.'s (m. de Reisseisen).
rider's m.'s (m. de los jinetes).
Riolan's m. (m. de Riolano). [*musculus cremaster*, NA].
risorius m. (m. risorio). [*musculus risorius*, NA].

rotator m.'s (m. rotadores). [*musculi rotatores*, NA].
Rouget's m. (m. de Rouget). [*fibrae circulares*, NA].
round pronator m. (m. pronador redondo). [*musculus pronator teres*, NA].
Ruysch's m. (m. de Ruysch). Tejido muscular del fondo del útero.
salpingopharyngeal m. (m. salpingofaríngeo). [*musculus salpingopharyngeus*, NA].
Santorini's m. (m. risorio de Santorini). [*musculus risorius*, NA].
scalp m. (m. epicráneo). [*musculus epicranius*, NA].
Sebileau's m. (m. de Sébileau).
second tibial m. (m. segundo tibial). [*musculus tibialis secundus*, NA].
semimembranosus m. (m. semimembranoso). [*musculus semimembranosus*, NA].
semispinal m. (m. semiespinal). [*musculus semispinalis*, NA].
semispinal m. of head (m. semiespinal de la cabeza). [*musculus semispinalis capitis*, NA].
semispinal m. of neck (m. semiespinal cervical). [*musculus semispinalis cervicis*, NA].
semispinal m. of thorax (m. semiespinal del tórax). [*musculus semispinalis thoracis*, NA].
semitendinous m., semitendinosus m. (m. semitendinoso). [*musculus semitendinosus*, NA].
short abductor m. of thumb (m. abductor breve del pulgar). [*musculi abductor pollicis brevis*, NA].
short adductor m. (m. aductor breve). [*musculus adductor brevis*, NA].
short extensor m. of great toe (m. extensor breve del dedo gordo). [*masculus extensor hallucis brevis*, NA].
short extensor m. of thumb (m. extensor breve del pulgar). [*musculus extensor pollicis brevis*, NA].
short extensor m. of toes (m. extensor breve de los dedos del pie o pedio). [*musculus extensor digitorum brevis*, NA].
short fibular m. (m. peroneo breve). [*musculus peroneus brevis*, NA].
short flexor m. of great toe (m. flexor breve del dedo gordo). [*musculus flexor hallucis brevis*, NA].
short flexor m. of little finger (m. flexor breve del meñique). [*musculus flexor digiti minimi brevis manus*, NA].
short flexor m. of little toe (m. flexor breve del dedo pequeño). [*musculus flexor digiti minimi brevis pedis*, NA].
short flexor m. of thumb (m. flexor breve del pulgar). [*musculus flexor pollicis brevis*, NA].
short flexor m. of toes (m. flexor breve de los dedos del pie). [*musculus flexor digitorum brevis*, NA].
short palmar m. (m. palmar breve). [*musculus palmaris brevis*, NA].
short peroneal m. (m. peroneo breve). [*musculus peroneus brevis*, NA]; [*musculus fibularis brevis, NA]*.
short radial extensor m. of wrist 1. (m. segundo radial externo). [*musculus extensor carpi radialis brevis*, NA]. **2.** (m. extensor radial breve del carpo). [*musculus extensor carpi radialis brevis*, NA].
Sibson's m. (m. de Sibson). M. escaleno mínimo.
skeletal m. (m. esquelético).
smaller m. of helix (m. menor del hélix). [*musculus helicis minor*, NA].
smaller pectoral m. (m. pectoral menor). [*musculus pectoralis minor*, NA].
smaller posterior rectus m. of head (m. recto posterior menor de la cabeza). [*musculus rectus capitis posterior minor*, NA].
smaller psoas m. (m. psoas menor). [*musculus psoas minor*, NA].
smallest scalene m. (m. escaleno mínimo). [*musculus scalenus minimus*, NA].
smooth m. (m. liso).
Soemmering's m. (m. de Soemmering). [*musculus levator glandulae thyroideae*, NA].
soleus m. (m. sóleo). [*musculus soleus*, NA].
sphincter m. (m. esfínter). [*musculus sphincter*, NA].
sphincter m. of common bile duct (m. esfínter del conducto colédoco). [*musculus sphincter ductus choledochi*, NA].
sphincter m. of pancreatic duct (m. esfínter del conducto pancreático). [*musculus sphincter ductus pancreatici*, NA].
sphincter m. of pupil (m. esfínter de la pupila). [*musculus sphincter pupillae*, NA]. Esfínter pupilar.
sphincter m. of pylorus (m. esfínter pilórico). [*musculus sphincter pylori*, NA]. Esfínter del píloro.
sphincter m. of urethra (m. esfínter estriado de la uretra). [*musculus sphincter urethrae*, NA].
sphincter m. of urinary bladder (m. esfínter de la vejiga). [*musculus sphincter vesicae*, NA].
spinal m. (m. espinal). [*musculus spinalis*, NA].
spinal m. of head (m. espinal de la cabeza). [*musculus spinalis capitis*, NA].
spinal m. of neck (m. espinal del cuello). [*musculus spinalis cervicis*, NA].
spinal m. of thorax (m. espinal torácico). [*musculus spinalis thoracis*, NA].
spindle-shaped m. (m. fusiforme). [*musculus fusiformis*, NA].
splenius m. of head (m. esplenio de la cabeza). [*musculus splenius capitis*, NA].
splenius m. of neck (m. esplenio del cuello). [*musculus splenius cervicis*, NA].
stapedius m. (m. estapedio). [*musculus stapedius*, NA].
sternal m. (m. esternal). [*musculus sternalis*, NA].
sternochondroscapular m. (m. esternocondroescapular). [*musculus sternochondroscapularis*, NA].
sternoclavicular m. (m. esternoclavicular). [*musculus sternoclavicularis*, NA].
sternocleidomastoid m. (m. esternocleidomastoideo). [*musculus sternocleidomastoideus*, NA].
sternohyoid m. (m. esternohioideo). [*musculus sternohyoideus*, NA]. M. esternohioideo.
sternomastoid m. (m. esternocleidomastoideo). [*musculus sternocleidomastoideus*, NA].
sternothyroid m. (m. esternotiroideo). [*musculus sternothyroideus*, NA].
striated m. (m. estriado).
styloauricular m. (m. estiloauricular).
styloglossus m. (m. estilogloso). [*musculus styloglossus*, NA].
stylohyoid m. (m. estilohioideo). [*musculus stylohyoideus*, NA].
stylopharyngeal m. (m. estilofaríngeo). [*musculus stylopharyngeus*, NA].
subanconeus m. (m. subancóneo). [*musculus articularis cubiti*, NA].
subclavian m. (m. subclavio). [*musculus subclavius*, NA].
subcostal m. (m. subcostales). [*musculus subcostalis*, NA].
subcrural m. (m. subcrural). [*musculus articularis genus*, NA].
suboccipital m.'s (m. suboccipitales). [*musculi suboccipitales*, NA].
subscapular m. (m. subescapular). [*musculus subscapularis*, NA].
superficial flexor m. of fingers (m. flexor superficial de los dedos). [*musculus flexor digitorum superficialis*, NA].
superficial lingual m. (m. longitudinal superior o lingual superficial). [*musculus longitudinalis superior*, NA].
superficial transverse m. of perineum (m. transverso superficial del perineo). [*musculus transversus perinei superficialis*, NA].
superior auricular m. (m. auricular superior). [*musculus auricularis superior*, NA].
superior constrictor m. of pharynx (m. constrictor superior de la faringe). [*musculus constrictor pharyngis superior*, NA].
superior gemellus m. (m. gemelo superior). [*musculus gemellus superior*, NA].
superior oblique m. (m. oblicuo superior). [*musculus obliquus superior bulbi*, NA].
superior oblique m. of head (m. oblicuo superior de la cabeza). [*musculus obliquus capitis superior*, NA].
superior posterior serratus m. (m. serrato posterosuperior). [*musculus serratus posterior superior*, NA].
superior rectus m. (m. recto superior). [*musculus rectus superior*, NA].
superior tarsal m. (m. tarsal o palpebral superior). [*musculus tarsalis superior*, NA].
supinator m. (m. supinador). [*musculus supinator*, NA].
supraclavicular m. (m. supraclavicular). [*musculus supraclavicularis*, NA].

suprahyoid m.'s (m. suprahioideos). [*musculi suprahyoidei*, NA].
supraspinous m. (m. supraespinoso). [*musculus supraspinatus*, NA].
suspensory m. of duodenum (m. suspensorio del duodeno). [*musculus suspensorius duodeni*, NA].
synergistic m.'s (m. sinérgicos).
tailor's m. (m. sartorio). [*musculus sartorius*, NA].
temporal m. (m. temporal). [*musculus temporalis*, NA].
temporoparietal m. (m. temporoparietal). [*musculus temporoparietalis*, NA].
tensor m. of fascia lata (m. tensor de la fascia lata). [*musculus tensor fasciae latae*, NA].
tensor m. of soft palate 1. (m. periestafilino externo). [*musculus tensor veli palatini*, NA]. M. tensor del velo del paladar. **2.** (m. tensor del velo palatino). [*musculus tensor veli palatini*, NA]. M. periestafilino externo.
tensor m. of tympanic membrane (m. tensor de la membrana timpánica). [*musculus tensor tympani*, NA]. M. del martillo.
tensor tarsi m. (m. orbicular de los párpados, parte lagrimal). [*musculus orbicularis oculi pars lacrimalis*, NA].
teres major m. (m. redondo mayor). [*musculus teres major*, NA].
teres minor m. (m. redondo menor). [*musculus teres minor*, NA].
Theile's m. (m. de Theile). M. transverso superficial del perineo.
third peroneal m. (m. peroneo tercero). [*musculus peroneus tertius*, NA]; [*musculus fibularis tertius*, NA].
thoracic interspinal m. (m. interespinal torácico). [*musculus interspinalis thoracis*, NA].
thoracic intertransverse m.'s (m. intertransversos torácicos). [*musculi intertransversarii thoracis*, NA].
thoracic longissimus m. 1. (m. longísimo torácico). [*musculus longissimus thoracis*, NA]. **2.** (m. dorsal largo torácico). [*musculus longissimus thoracis*, NA].
thoracic rotator m.'s (m. rotadores torácicos). [*musculi rotatores thoracis*, NA].
m.'s of thorax (m. torácicos). [*musculi thoracis*, NA].
thyroarytenoid m. (m. tiroaritenoideo). [*musculus thyroarytenoideus*, NA]. M. tiroaritenoideo externo.
thyroepiglottic m., thyroepiglottidean m. (m. tiroepiglótico). [*musculus thyroepiglotticus*, NA]. M. depresor de la epiglotis.
thyrohyoid m. (m. tirohioideo). [*musculus thyrohyoideus*, NA].
Tod's m. (m. de Tod). M. oblicuo del pabellón de la oreja.
m.'s of tongue (m. linguales). [*musculi linguae*, NA]. M. de la lengua.
Toynbee's m. (m. de Toynbee). [*musculus tensor tympani*, NA]. M. del martillo.
tracheloclavicular m. (m. traqueloclavicular). [*musculus tracheloclavicularis*, NA].
m. of tragus (m. del trago). [*musculus tragicus*, NA].
transverse arytenoid m. (m. aritenoideo transverso). [*musculus arytenoideus transversus*, NA].
transverse m. of abdomen (m. transverso del abdomen). [*musculus transversus abdominis*, NA].
transverse m. of auricle (m. transverso del pabellón de la oreja). [*musculus transversus auriculae*, NA].
transverse m. of chin (m. transverso del mentón). [*musculus transversus menti*, NA].
transverse m. of nape (m. transverso de la nuca). [*musculus transversus nuchae*, NA].
transverse m. of thorax (m. transverso del tórax). [*musculus transversus thoracis*, NA].
transverse m. of tongue (m. transverso de la lengua). [*musculus transversus linguae*, NA].
transversospinal m. (m. transversoespinal). [*musculus transversospinalis*, NA].
trapezius m. (m. trapecio). [*musculus trapezius*, NA].
Treitz' m. (m. de Treitz). [*musculus suspensorius duodeni*, NA].
triceps m. of arm (m. tríceps braquial). [*musculus triceps brachii*, NA].
triceps m. of calf (m. tríceps sural). [*musculus triceps surae*, NA].
two-bellied m. (m. digástrico). [*musculus digastricus*, NA].
ulnar extensor m. of wrist 1. (m. extensor ulnar del carpo). [*musculus extensor carpi ulnaris*, NA]. **2.** (m. cubital posterior). [*musculus extensor carpi ulnaris*, NA].
ulnar flexor m. of wrist 1. (m. cubital anterior). [*musculus flexor carpi ulnaris*, NA]. M. flexor cubital de la muñeca. **2.** (m. flexor ulnar del carpo). [*musculus flexor carpi ulnaris*, NA].
unipennate m. (m. semipeniforme). [*musculus unipennatus*, NA].
m. of uvula (m. de la úvula). [*musculus uvulae*, NA].
Valsalva's m. (m. de Valsalva). M. del trago.
ventral sacrococcygeal m. (m. sacrococcígeo ventral). [*musculus sacrococcygeus ventralis*, NA].
vertical m. of tongue (m. vertical de la lengua). [*musculus verticalis linguae*, NA].
vestigial m. (m. vestigial).
vocal m. (m. vocal). [*musculus vocalis*, NA]. M. tiroaritenoideo interno.
voluntary m. (m. voluntario).
white m. (m. blanco).
Wilson's m. (m. de Wilson).
wrinkler m. of eyebrow (m. corrugador de la ceja). [*musculus corrugator supercilii*, NA]. M. de Coiter.

muscle-trimming (moldeado de bordes).
musculamine (musculamina). f. Espermina.
muscular (muscular). Relativo a uno o más músculos, o a la totalidad de ellos.
muscularis (muscularis). La capa muscular de un órgano hueco o estructura tubular.
m. mucosae (m. mucosae). [*lamina muscularis mucosae*, NA].
muscularity (muscularidad). f. Condición de poseer músculos bien desarrollados.
musculature (musculatura). f. Disposición de los músculos en una parte del cuerpo o en todo el organismo.
musculoaponeurotic (musculoaponeurótico). Relativo al tejido muscular y a la aponeurosis de origen o inserción.
musculocutaneous (musculocutáneo). Miocutáneo.
musculomembranous (musculomembranoso). Referente al tejido muscular y a las membranas.
musculophrenic (musculofrénico). Relativo a la porción muscular del diafragma; se dice de una arteria que inerva esta parte.
musculoskeletal (musculoesquelético). Relativo a los músculos y el esqueleto, p. ej., el sistema muscular.
musculotendinous (musculotendinoso). Relativo a tejidos musculares y tendinosos.
musculotropic (musculotrópico). Que afecta al tejido muscular, obra sobre él o es atraído por él.
musculus, gen. and pl. **musculi** (musculus, gen. y pl. musculi). [*musculus*, NA]. Músculo.
m. accessorius gluteus minimus (músculo accesorio del glúteo menor). M. escansorio.
m. adductor minimus (músculo fascículo superior del aductor mayor).
m. aryvocalis (músculo arivocal).
m. bulbospongiosus (músculo bulboesponjoso). [*musculus bulbospongiosus*, NA]. Esfínter de la vagina.
m. caninus (músculo canino). [*musculus levator anguli oris*, NA].
m. ceratocricoideus (músculo ceratocricoideo). [*musculus ceratocricoideus*, NA]. M. de Merkel.
m. chondroglossus (músculo condrogloso). [*musculus chondroglossus*, NA].
m. cleido-occipitalis (músculo cleidooccipital).
m. cleidoepitrochlearis (músculo cleidoepitroclear).
m. cleidomastoideus (músculo cleidomastoideo).
m. complexus (músculo complejo mayor). M. semiespinal de la cabeza.
m. complexus minor (músculo complejo menor). [*musculus longissimus capitis*, NA]. M. transverso de la cabeza.
m. detrusor urinae (músculo detrusor de la vejiga).
m. diaphragma (músculo diafragma). V. diafragma.
m. dilator pupillae (músculo dilatador del iris). [*musculus dilator pupillae*, NA].
m. dilator pylori gastroduodenalis (músculo dilatador del píloro gastroduodenal).
m. dilator pylori ilealis (músculo dilatador del píloro ileal).
m. dilator tubae (músculo dilatador de la trompa de Eustaquio).
m. epitrochleoanconeus (músculo epitrocleoancóneo).
m. gracilis (músculo grácil). [*musculus gracilis*, NA].

m. iliacus minor (músculo ilíaco menor).
m. iliocostalis thoracis (músculo iliocostal torácico). [*musculus iliocostalis thoracis,* NA]. M. iliocostal dorsal.
m. incisivus labii inferioris (músculo incisivo del labio inferior).
m. incisivus labii superioris (músculo incisivo del labio superior).
m. levator anguli oris (músculo elevador del ángulo de la boca). [*musculus levator anguli oris,* NA].
m. levator anguli scapulae (músculo angular del omóplato). [*musculus levator scapulae,* NA]. M. elevador del ángulo de la escápula.
m. longissimus (músculo longísimo). [*musculus longissimus,* NA].
m. masseter (músculo masetero). [*musculus masseter,* NA].
m. multifidus spinae (músculo multífido del raquis). [*musculus multifidus,* NA].
m. palatostaphylinus (músculo palatoestafilino).
m. peroneocalcaneus (músculo peroneocalcáneo).
m. petropharyngeus (músculo petrofaríngeo).
m. platysma (músculo platisma). [*musculus platysma,* NA]. M. cutáneo del cuello.
m. pterygospinosus (músculo pterigoespinoso).
m. rectouterinus (músculo rectouterino). [*musculus rectouterinus,* NA].
m. rhomboatloideus (músculo romboatloideo).
m. sartorius (músculo sartorio). [*musculus sartorius,* NA].
m. scansorius (músculo escansorio). M. accesorio del glúteo menor.
m. sphincter ampullae hepatopancreaticae (músculo esfínter de la ampolla hepatopancreática). [*musculus sphincter ampullae hepatopancreaticae,* NA]. Esfínter de Glisson o de Oddi.
m. sternofascialis (músculo esternoaponeurótico).
m. stylolaryngeus (músculo estilolaríngeo).
m. supraspinalis (músculo supraespinales).
m. tibiofascialis anterior (músculo tibioaponeurótico).
m. trachealis (músculo traqueal). [*musculus trachealis,* NA].

mushbite (mordida blanda).
musicotherapy (musicoterapia). f. Tratamiento de trastornos mentales por medio de la música.
mussitation (musitación). f. Movimientos de los labios como para hablar pero sin sonidos; se observa en delirio y semicoma.
must (mosto). m. Jugo no fermentado de uva y otras frutas.
mustard (mostaza). **1.** f. Semillas maduras y desecadas de *Brassica alba* (blanca) y *B. nigra* (m. negra) (familia Cruciferae). **2.** Gas mostaza.
black m. (m. negra). Semilla madura seca de *Brassica nigra* o *B. juncea*; es la fuente de alilisotiocianato.
m. chlorohydrin (hidroclorina de m.).
hemisulfur m., semisulfur m. (m. hemiazufrada o semiazufrada).
nitrogen m.'s (m. nitrogenadas o de nitrógeno).
semisulfur m. (m. semiazufrada). M. hemiazufrada.
sulfur m. (m. azufrada). M. gaseosa. *Gas* de m.
uracil m. (m. de uracilo). Uramustina.
white m. (m. blanca). Semillas maduras de *Brassica (Sinapsis) alba.*

mustard oil (aceite de mostaza).
expressed m. o. (a. de mostaza exprimido).
volatile m. o. (a. de mostaza volátil). Alilisotiocianato.

mustine hydrochloride (mustina, clorhidrato de). Clorhidrato de mecloretamina.
mutacism (mutacismo). m. Mitacismo.
mutagen (mutágeno). Cualquier agente que causa la producción de una mutación, p. ej., sustancias radiactivas, rayos X o ciertas sustancias químicas.
frame-shift m. (m. por cambio de encuadre).
mutagenesis (mutagénesis). f. Producción de una mutación.
insertional m. (m. insercional).
mutagenic (mutagénico). Capaz de causar mutaciones.
mutant (mutante). **1.** Fenotipo en el cual se manifiesta una mutación. **2.** Gen que es raro y usualmente nocivo, a diferencia de un tipo de gen salvaje.
active m. (m. activo).
conditionally lethal m., conditionally-lethal m. (m. condicionalmente letal).
inactive m. (m. inactivo). M. silencioso.
silent m. (m. silencioso). M. inactivo.
supressor-sensitive m. (m. sensible a la supresión).
temperature-sensitive m. (m. sensible a la temperatura).

mutarotase (mutarrotasa). f. Aldosa 1-epimerasa.
mutarotation (mutarrotación). f. Birrotación; multirrotación; proceso de cambio de una rotación específica.
mutase (mutasa). f. Cualquier enzima que cataliza la migración aparente de grupos dentro de una molécula.
mutation (mutación). f. **1.** Cambio del carácter de un gen que se perpetúa en las divisiones siguientes de la célula donde se produce. **2.** Término de De Vries para la producción súbita de una especie, diferente de la variación.
addition-deletion m. (m. por inserción-deleción).
amber m. (m. ambarina).
back m. (m. retrógrada). M. inversa.
frame-shift m. (m. por cambio de encuadre).
induced m. (m. inducida). M. causada por exposición a un mutágeno.
lethal m. (m. letal).
missense m. (m. de sentido).
natural m. (m. natural). M. espontánea.
neutral m. (m. neutra).
new m. (m. nueva).
nonsense m. (m. sin sentido). M. supresora.
ochre m. (m. ocre).
point m. (m. puntiforme). M. que afecta a un solo nucleótido.
reading-frame-shift m. (m. por cambio de encuadre).
reverse m. (m. inversa). M. retrógrada.
silent m. (m. silenciosa).
somatic m. (m. somática).
spontaneous m. (m. espontánea). M. natural.
suppressor m. (m. supresora).
transition m. (m. de transición).
transversion m. (m. de transversión).

mute (mudo). **1.** Que no puede o no quiere hablar. **2.** Persona privada de la facultad del habla.
mutein (muteína). f. Término general para una proteína que aparece como resultado de una mutación.
mutilation (mutilación). f. Desfiguración o injuria por remoción o destrucción de cualquier parte conspicua o esencial del cuerpo.
mutism (mutismo). m. **1.** Silencio. **2.** Ausencia orgánica o funcional de la facultad del habla.
akinetic m. (m. acinético).
elective m. (m. electivo). M. voluntario.
voluntary m. (m. voluntario). M. electivo.

muton (mutón). m. En genética, unidad más pequeña de un cromosoma en la cual una alteración puede causar una mutación.
mutualism (mutualismo). m. Relación simbiótica en la cual ambas especies obtienen beneficios.
mutualist (mutualista). Simbión, simbionte.
mV, mv (mV, mv). Abrev. de milivoltio.
MVV (VVM). Abrev. de ventilación voluntaria máxima.
MW (PM). Abrev. de peso molecular.
myalgia (mialgia). Miodinia; mioneuralgia; miosalgia; dolor muscular.
epidemic m. (m. epidémica). Pleurodinia epidémica.
m. thermica (m. térmica). Calambres por calor.

myasthenia (miastenia). Debilidad muscular.
m. angiosclerotica (m. angiosclerótica). Claudicación intermitente.
m. cordis (m. cordis). Amiocardia.
m. gravis (m. grave). Enfermedad de Goldflam o de Hoppe-Goldflam.

myasthenic (miasténico). Relativo a la miastenia.
myatonia, myatony (miatonía). Amiotonía; extensibilidad anormal de un músculo.
m. congenita (m. congénita). Amiotonía congénita.

myatrophy (miatrofia). f. Mioatrofia.
mycelian (miceliano). Relativo a un micelio.
mycelioid (micelioide). Parecido o semejante a un micelio.
mycelium, pl. **mycelia** (micelio). m. Masa de hifas que forman una colonia de hongos.
aerial m. (m. aéreo).
nonseptate m. (m. no septado).
septate m. (m. septado o tabicado).

mycet-, myceto- (micet-, miceto). Prefijos relativos a los hongos.
mycete (miceto). Hongo.
mycetism, mycetismus (micetismo). m. Muscarinismo; envenenamiento por hongos.
  m. cerebralis (m. cerebral).
  m. choliformis (m. coliforme).
  m. gastrointestinalis (m. gastrointestinal).
  m. nervosa (m. nervioso).
  m. sanguinareus (m. sanguíneo).
mycetogenetic, mycetogenic (micetogénico). Micetógeno; causado por hongos.
mycetogenous (micetógeno). Micetogénico.
mycetoma (micetoma). m. Infección crónica que afecta generalmente a los pies y caracterizada por la formación de lesiones localizadas con tumefacciones y múltiples fístulas drenantes.
  Bouffardi's black m. (m. negro de Bouffardi).
  Bouffardi's white m. (m. blanco de Bouffardi).
  Brumpt's white m. (m. blanco de Brumpt).
  Carter's black m. (m. negro de Carter).
  Nicolle's white m. (m. blanco de Nicolle).
  Vincent's white m. (m. blanco de Vincent).
mycid (micide). Reacción alérgica a un foco remoto de infección micótica.
myco- (mico-). Prefijo relativo a los hongos.
mycobacteria (micobacterias). f. pl. Organismos pertenecientes al género *Mycobacterium.*
mycobacteriosis (micobacteriosis). f. Infección por micobacterias.
mycobactin (micobactina). f. Factor lípido complejo supuestamente necesario para el crecimiento de *Mycobacterium tuberculosis* en el plasma humano.
mycocide (micocida). Fungicida.
mycodermatitis (micodermatitis). f. Término no específico usado para designar una erupción de origen micótico (hongo, levadura, moho).
mycogastritis (micogastritis). f. Inflamación del estómago debida a la presencia de un hongo, no de una bacteria.
mycolic acids (ácido micólicos). Micol.
mycologist (micólogo). m. Persona especializada en micología.
mycology (micología). f. Estudio de los hongos: su clasificación, comestibilidad, cultivo y biología.
  medical m. (m. médica).
mycomyringitis (micomiringitis). f. Miringomicosis; término obsoleto para una inflamación de la membrana timpánica causada por la presencia de *Aspergillus* u otros hongos.
mycophage (micófago). m. Virus cuyo huésped es un hongo, a diferencia de un bacteriófago cuyo huésped es una bacteria.
mycoplasma, pl. **mycoplasmata** (micoplasma). Nombre común de cualquier miembro del género *Mycoplasma.*
mycopus (micopús). Mucopús.
mycose (micosa). f. Trehalosa.
mycosis, pl. **mycoses** (micosis). f. Cualquier enfermedad causada por hongos o levaduras.
  m. cutis chronica (m. cutánea crónica).
  m. framboesioides (m. frambesioide). Frambesia.
  m. fungoides (m. fungoide).
  Gilchrist's m. (m. de Gilchrist). Término obsoleto por blastomicosis.
  m. intestinalis (m. intestinal).
mycostatic (micostático). Fungistático.
mycosterols (micoesteroles). m. pl. Esteroles obtenidos de hongos.
mycotic (micótico). Referente a una micosis o a un hongo.
mycotoxicosis (micotoxicosis). f. Intoxicación debida a la ingestión de sustancias preformadas producidas por la acción de ciertos mohos sobre algunos alimentos, o por la ingestión de los mismos hongos.
mycotoxins (micotoxinas). f. pl. Compuestos tóxicos producidos por ciertos hongos; algunas se usan con fines medicinales (muscarina, psilocibina).
mycovirus (micovirus). m. Virus que infecta a los hongos.
mydaleine (midaleína). f. Ptomaína venenosa formada en hígados y otras vísceras en putrefacción; actúa específicamente sobre el corazón causando el paro de su acción en la diástole.
mydatoxin (midatoxina). f. Ptomaína formada en vísceras y carne en putrefacción.
mydriasis (midriasis). f. Dilatación de la pupila.
  alternating m. (m. alternante).
  amaurotic m. (m. amaurótica).
  paralytic m. (m. paralítica).
  spasmodic m. (m. espasmódica). M. espástica.
  spastic m. (m. espástica). M. espasmódica.
mydriatic (midriático). **1.** Que causa midriasis o dilatación de la pupila. **2.** m. Agente que dilata la pupila.
myectomy (miectomía). f. Escisión de parte de un músculo.
myectopy, myectopia (miectopía). f. Dislocación de un músculo.
myel-, myelo- (miel-, mielo-). **1.** Relacionado con la médula ósea. **2.** Relacionado con el raquis y el bulbo raquídeo. **3.** Relacionado con la vaina mielínica de las fibras nerviosas.
myelapoplexy (mielapoplejía). f. Hematomielia.
myelatelia (mielatelia). f. Defecto de desarrollo del raquis.
myelauxe (mielauxia). f. Hipertrofia del raquis.
myelemia (mielemia). f. Mielocitosis.
myelencephalon (mielencéfalo). [*myelencephalon,* NA]. m. Bulbo raquídeo.
myelic (miélico). Relativo a: 1) la médula espinal o 2) la médula ósea.
myelin (mielina). f. **1.** Material lipoproteináceo compuesto por capas regularmente alternadas de lípidos y proteínas. **2.** Gotitas de lípido formadas durante la autólisis y descomposición post mortem.
myelinated (mielinizado). Medulado; que tiene una vaina de mielina.
myelination (mielinización). f. Mielogénesis; medulación; adquisición, desarrollo o formación de una vaina mielínica alrededor de una fibra nerviosa.
myelinic (mielínico). Relativo a la mielina.
myelinization (mielinización).
myelinoclasis (mielinoclasia). f. Destrucción de mielina.
myelinogenesis (mielinogénesis). f. Mielinación.
myelinolysis (mielinólisis). f. Disolución de las vainas mielínicas de las fibras nerviosas.
  central pontine m. (m. pontina central).
myelitic (mielítico). Relativo a la mielitis, o afectado por ella.
myelitis (mielitis). f. **1.** Inflamación del raquis. **2.** Inflamación de la médula ósea.
  acute transverse m. (m. transversal aguda).
  ascending m. (m. ascendente).
  bulbar m. (m. bulbar). Inflamación del bulbo raquídeo.
  concussion m. (m. por concusión (conmoción)).
  Foix-Alajouanine m. (m. de Foix-Alajouanine).
  funicular m. (m. funicular).
  subacute necrotizing m. (m. necrosante subaguda).
  systemic m. (m. sistémica).
  transverse m. (m. transversal).
myeloarchitectonics (mieloarquitectura). f. Disposición de las fibras nerviosas mielinizadas en el cerebro, diferente de la citoarquitectura.
myeloblast (mieloblasto). m. Premielocito; célula inmadura de 10 a 18 µm de diámetro, perteneciente a la serie granulocítica y que existe normalmente en la médula ósea pero no en la sangre circulante, excepto en ciertas enfermedades.
myeloblastemia (mieloblastemia). f. Presencia de mieloblastos en la sangre circulante.
myeloblastoma (mieloblastoma). m. Foco nodular o acumulación bastante bien circunscripta de mieloblastos, como se observa a veces en la leucemia mieloblástica aguda y la clorosis.
myeloblastosis (mieloblastosis). f. Presencia de gran número de mieloblastos en la sangre circulante y en los tejidos.
  avian m., fowl m. (m. aviaria o de las aves).
myelocele (mielocele). m. **1.** Protrusión de la médula espinal en la espina bífida. **2.** Conducto central de la médula espinal.
myelocyst (mieloquiste). m. Cualquier quiste, generalmente tapizado por células columnares o cuboides, que se desarrolla a partir de un conducto medular rudimentario en el sistema nervioso central.
myelocystic (mieloquístico). Perteneciente a un mieloquiste o caracterizado por su presencia.
myelocystocele (mielocistocele). m. Espina bífida que contiene sustancia raquídea.

K L M

myelocystomeningocele (mielocistomeningocele). m. Meningomielocele.
myelocyte (mielocito). m. **1.** Mielomonocito; célula joven de la serie granulocítica que existe normalmente en la médula ósea pero no en la sangre circulante, excepto en algunas enfermedades. **2.** Medulocélula; célula nerviosa de la sustancia gris del cerebro o el raquis.
myelocythemia (mielocitemia). f. Presencia de mielocitos en la sangre circulante, en especial en número persistentemente grande.
myelocytic (mielocítico). Perteneciente a mielocitos o caracterizado por ellos.
myelocytoma (mielocitoma). m. Foco nodular o acumulación relativamente densa bastante bien circunscripta de mielocitos, como en ciertos tejidos de personas con leucemia mielocítica.
myelocytomatosis (mielocitomatosis). f. **1.** Leucocloroma; forma de tumor que afecta principalmente a los mielocitos. **2.** Leucosis rara de las aves de corral caracterizada por tumores blancos (células mieloides) a lo largo del esternón y en el hígado.
myelodiastasis (mielodiastasia). f. Ablandamiento y destrucción de la médula espinal.
myelocytosis (mielocitosis). f. Mielemia; gran número anormal de mielocitos en la sangre circulante y/o en los tejidos.
myelodysplasia (mielodisplasia). f. **1.** Anormalidad del desarrollo de la médula espinal. **2.** Nombre incorrecto de la espina bífida oculta.
myelofibrosis (mielofibrosis). f. Mieloesclerosis; síndrome osteomielofibrótico; fibrosis de la médula ósea, asociada con metaplasia mieloide del bazo y otros órganos, anemia leucoeritroblástica y trombocitopenia.
myelogenesis (mielogénesis). f. Desarrollo de la médula ósea.
myelogenetic, myelogenic (mielogenético, mielogénico). **1.** Relativo a la mielogénesis. **2.** Mielógeno; producido por la médula ósea u originado en ella.
myelogenous (mielógeno). Mielogenético.
myelogone, myelogonium (mielogonio, mielogono). m. Glóbulo blanco inmaduro de la serie mielocítica caracterizado por un núcleo relativamente grande, bastante coloreado y finamente reticulado que contiene nucléolos poco teñidos y una pequeña cantidad de citoplasma moderadamente basófilo no granular, que forma un reborde.
myelogram (mielograma). m. Estudio radiográfico de la médula espinal.
myelography (mielografía). f. Visualización por rayos X de la médula espinal después de la inyección de una sustancia radioopaca en el espacio aracnoideo raquídeo.
myeloic (mieloico). Perteneciente al tejido y las células precursoras de donde derivan los neutrófilos, eosinófilos y basófilos.
myeloid 1. (mieloide). Perteneciente a ciertos rasgos de la médula ósea, derivado de éstos o que los manifiesta. **2.** (mieloideo). A veces se usa con referencia a la médula espinal. **3.** (mieloideo). Perteneciente a ciertas características de las formas mielocíticas, pero sin implicar necesariamente origen en la médula ósea.
myeloidosis (mieloidosis). f. Hiperplasia general del tejido mieloide.
myeloleukemia (mieloleucemia). f. Forma de leucemia en la que las células anormales derivan del tejido mielopoyético.
myelolipoma (mielolipoma). m. Nombre incorrecto de ciertos focos nodulares que no son neoplasias, y representan probablemente acumulaciones de células derivadas de la proliferación localizada de tejido reticuloendotelial en los senos sanguíneos de las glándulas suprarrenales.
myelolymphocyte (mielolinfocito). m. Forma anormal de la serie linfocítica en la médula ósea, presuntamente formada en dicho tejido.
myelolysis (mielólisis). f. Descomposición de la mielina.
myeloma (mieloma). m. **1.** Tumor formado por células derivadas de los tejidos hematopoyéticos de la médula ósea. **2.** Un tumor de plasmocitos.
Bence Jones m. (m. de Bence Jones). Enfermedad de cadenas L.
endothelial m. (m. endotelial). Tumor de Ewing.
giant cell m. (m. gigantocelular). Tumor óseo gigantocelular.
L-chain m. (m. de cadenas L). M. de Bence Jones.
multiple m., m. multiplex (m. múltiple). Mielomatosis múltiple.
nonsecretory m. (m. no secretorio).
plasma cell m. (m. plasmocítico).
myelomalacia (mielomalacia). f. Ablandamiento de la médula espinal.
angiodysgenetic m. (m. angiodisgenética). Mielitis necrosante subaguda.
myelomatosis (mielomatosis). f. Enfermedad caracterizada por la presencia de mielomas en diferentes sitios.
multiple m., m. multiplex (m. múltiple). Mieloma múltiple.
myelomeningocele (mielomeningocele). m. Meningomielocele.
myelomere (mielómero). m. Neurómero de la médula espinal.
myelomonocyte (mielomonocito). m. Mielocito.
myeloneuritis (mieloneuritis). f. Neuromielitis.
myelonic (mielónico). Relativo a la médula espinal.
myeloparalysis (mieloparálisis). f. Parálisis espinal.
myelopathic (mielopático). Relativo a una mielopatía.
myelopathy (mielopatía). f. **1.** Trastorno o enfermedad de la médula espinal. **2.** Enfermedad de los tejidos mielopoyéticos.
carcinomatous m. (m. carcinomatosa).
compressive m. (m. compresiva).
diabetic m. (m. diabética).
paracarcinomatous m. (m. paracarcinomatosa). M. carcinomatosa.
radiation m. (m. por radiaciones).
myeloperoxidase (mieloperoxidasa). f. Peroxidasa que se encuentra en las células fagocitarias, que es capaz de oxidar iones halógenos (p. ej., I^-) a halógeno libre.
myelopetal (mielópeto). Que sigue una dirección hacia la médula espinal.
myelophthisic (mielotísico). Relativo a mielotisis o que sufre de esta patología.
myelophthisis (mielotisis). f. **1.** Emaciación o atrofia del raquis, como en la tabes dorsal. **2.** Panmielotisis; reemplazo del tejido hemopoyético de la médula ósea por tejido anormal, generalmente tejido fibroso o tumores malignos.
myeloplast (mieloplasto). m. Cualquier integrante de la serie leucocítica de células de la médula ósea, especialmente las formas jóvenes.
myeloplegia (mieloplejía). f. Parálisis espinal o raquídea.
myelopoiesis (mielopoyesis). f. Formación de los elementos hísticos de la médula ósea o de cualquier tipo de célula sanguínea derivado de la médula ósea, o el conjunto de estos dos procesos.
myelopoietic (mielopoyético). Relativo a la mielopoyesis.
myeloproliferative (mieloproliferativo). Perteneciente a una proliferación no común de tejido mielopoyético, o caracterizado por ella.
myeloradiculitis (mielorradiculitis). f. Inflamación de la médula espinal y las raíces nerviosas.
myeloradiculodysplasia (mielorradiculodisplasia). f. Mal desarrollo congénito de la médula espinal y de las raíces de los nervios raquídeos.
myeloradiculopathy (mielorradiculopatía). f. Radiculomielopatía; enfermedad que afecta la médula espinal y las raíces nerviosas espinales.
myeloradiculopathy (mielorradiculopatía). f. Radiculomielopatía; enfermedad que afecta la médula espinal y las raíces nerviosas espinales.
myeloradiculopolyneuronitis (mielorradiculopolineuronitis). f. Polineuritis idiopática aguda.
myelorrhagia (mielorragia). f. Hematomielia.
myelorrhaphy (mielorrafia). f. Sutura de una herida de la médula espinal.
myelosarcoma (mielosarcoma). m. Neoplasia maligna derivada de la médula ósea o de uno de sus elementos celulares.
myelosarcomatosis (mielosarcomatosis). f. Mielosarcomas ampliamente extendidos.
myeloschisis (mielosquisis). f. Médula espinal hendida como resultado de la falta de cierre de los pliegues neurales, como ocurre normalmente en la formación del tubo neural; la secuela inevitable es la espina bífida.
myelosclerosis (mieloesclerosis). f. Mielofibrosis.
myelosis (mielosis). f. **1.** Estado caracterizado por la proliferación anormal de tejido o elementos celulares de la médula ósea. **2.** Estado en el que hay proliferación anormal de tejido medular en el raquis, como en el glioma.
aleukemic m. (m. aleucémica).
chronic nonleukemic m. (m. no leucémica crónica).

erythremic m. (m. eritrémica).
funicular m. (m. funicular).
leukemic m. (m. leucémica).
leukopenic m., subleukemic m. (m. leucopénica, subleucémica).
myelospongium (mielospongio). m. Red fibrocelular en la médula espinal del embrión de la cual se forma la neuroglia.
myelosyphilis (mielosífilis). f. Sífilis de la médula espinal.
myelosyringosis (mielosiringosis). f. Siringomielia.
myelotome (mielótomo). m. Instrumento usado para hacer cortes seriados de la médula espinal, o para incidir la médula espinal.
myelotomography (mielotomografía). f. Representación tomográfica del espacio subaracnoideo espinal lleno de un medio de contraste.
myelotomy (mielotomía). f. Incisión de la médula espinal.
Bischof's m. (m. de Bischof).
commissural m. (m. comisural). M. en la línea media.
midline m. (m. en la línea media). M. comisural.
T m. (m. en T).
myelotoxic (mielotóxico). **1.** Que inhibe, deprime o destruye uno o más componentes de la médula ósea. **2.** Perteneciente a los rasgos de la médula ósea enferma, derivado de ellos o que los manifiesta.
myenteric (mientérico). Relativo al mienterón.
myenteron (mienterón). m. Capa o túnica muscular del intestino.
myesthesia (miestesia). f. Sentido cinestésico o muscular; sensibilidad profunda o mesoblástica; mioestesia; mioestesis; sensación percibida en un músculo que se contrae.
myiasis (miiasis). f. Cualquier infección debida a la invasión de tejidos o cavidades corporales por larvas de insectos dípteros.
African furuncular m. (m. furuncular africana). Cordilobiasis.
aural m. (m. aural).
creeping m. (m. reptante).
human botfly m. (m. por moscardón, humana). Dermatobiasis.
intestinal m. (m. intestinal).
m. linearis (m. lineal). Larva migrans cutánea.
nasal m. (m. nasal).
ocular m. (m. ocular). Oftalmomiiasis.
m. oestruosa (m. oestruosa).
subcutaneous m. (m. subcutánea).
tumbu dermal m. (m. dérmica tumbu). Cordilobiasis.
wound m., traumatic m. (m. de heridas, traumática).
myitis (miitis). f. Miositis.
mykol (micol). m. Ácidos micólicos.
mylabris (mylabris). Cucaracha desecada *Mylabris phalerata*; vesicante como las cantáridas.
mylohyoid (milohioideo). Relativo a los dientes molares o a la parte posterior del maxilar inferior y al hueso hioides; indica diversas estructuras.
mylohyoideus (milohioideo). Relativo a los dientes molares o a la parte posterior del maxilar inferior y al hueso hioides; indica diversas estructuras.
myo- (mio-). Prefijo que significa: 1) menos, 2) relativo al músculo.
myoalbumin (mioalbúmina). f. Albúmina en el tejido muscular, posiblemente igual a la seroalbúmina.
myoarchitectonic (mioarquitectónico). Relacionado con la disposición estructural del músculo o de las fibras en general.
myoatrophy (mioatrofia). f. Miatrofia; atrofia muscular.
myoblast (mioblasto). m. Célula sarcogénica; sarcoblasto; célula muscular primitiva con el potencial de desarrollo a una fibra muscular.
myoblastic (mioblástico). Relativo a un mioblasto o al modo de formación de las células musculares.
myoblastoma (mioblastoma). m. Tumor de células musculares inmaduras.
granular cell m. (m. granulocelular o de células granulares).
myobradia (miobradia). f. Reacción lenta o perezosa del músculo después de su estimulación.
myocardial (miocárdico). Relativo al miocardio.
myocardiograph (miocardiógrafo). m. Instrumento formado por un tambor con una palanca registradora que realiza un trazado de los movimientos del músculo cardíaco.
myocardiopathy (miocardiopatía).
myocardiorraphy (miocardiorrafia). f. Sutura del miocardio.
myocarditis (miocarditis). f. Inflamación de las paredes musculares del corazón.
acute isolated m. (m. aislada aguda). M. de Fiedler.
Fiedler's m. (m. de Fiedler). M. aislada aguda.
fragmentation m. (m. de fragmentación).
giant cell m. (m. de células gigantes).
indurative m. (m. indurativa).
myocardium, pl. **myocardia** (miocardio). [*myocardium*, NA]. m. Capa intermedia del corazón, consistente en el músculo cardíaco.
myocardosis (miocardosis). f. **1.** Estado caracterizado por signos sintomáticos de trastornos cardíacos sin lesión patológica detectable. **2.** Cualquier estado degenerativo del músculo cardíaco, excepto miofibrosis.
myocele (miocele). m. **1.** Protrusión de sustancia muscular a través de un desgarramiento de su vaina. **2.** Cavidad somítica; la pequeña cavidad que aparece en los somitas.
myocelialgia (miocelialgia). f. Término obsoleto para celiomialgia.
myocelitis (miocelitis). f. Inflamación de los músculos abdominales.
myocellulitis (miocelulitis). f. Inflamación del tejido muscular y celular.
myocerosis (miocerosis). f. Degeneración cérea de los músculos.
myochrome (miocromo). m. Término raramente usado para un citocromo encontrado en el tejido muscular.
myochronoscope (miocronoscopio). m. Instrumento para cronometrar un impulso muscular, para determinar el intervalo entre la aplicación del estímulo y el movimiento muscular que se produce en respuesta a aquél.
myocinesimeter (mioquinesímetro). m. Miocinesímetro.
myoclonia (mioclonía). f. Cualquier trastorno caracterizado por mioclono.
fibrillary m. (m. fibrilar).
myoclonic (mioclónico). Que muestra mioclono.
myoclonus (mioclono). m. Espasmo o contracción clónica de un músculo o grupo de músculos.
m. multiplex (m. múltiple).
nocturnal m. (m. nocturno).
ocular m. (m. ocular).
palatal m. (m. palatino).
stimulus sensitive m. (m. sensible a los estímulos).
myocolpitis (miocolpitis). f. Inflamación del tejido muscular de la vagina.
myocomma, pl. **myocommata** (miocoma). m. Mioseptum; tabique de tejido conjuntivo que separa los miotomas adyacentes.
myocrismus (miocrismo). m. Sonido crujiente o chillante que se oye a veces al auscultar un músculo contraído.
myocutaneous (miocutáneo). Musculocutáneo.
myocyte (miocito). m. Célula muscular.
Anitschkow m. (m. de Anitschkow). Histiocito cardíaco.
myocytolysis (miocitólisis). f. Disolución de las fibras musculares.
m. of heart (m. del corazón).
myocytoma (miocitoma). m. Neoplasia benigna derivada del músculo.
myodegeneration (miodegeneración). f. Degeneración muscular.
myodemia (miodemia). f. Degeneración grasa de los músculos.
myodermal (miodérmico). Musculocutáneo.
myodiastasis (miodiastasis). f. Separación del músculo.
myodynamia (miodinamia). f. Fuerza muscular.
myodynamics (miodinámica). f. Dinámica de la acción muscular.
myodynamometer (miodinamómetro). m. Instrumento para determinar la fuerza muscular.
myodynia (miodinia). f. Mialgia.
myodystony (miodistonía). f. Estado de relajación lenta interrumpida por una sucesión de ligeras contracciones que sigue a la estimulación eléctrica de un músculo.
myodystrophy, myodystrophia (miodistrofia). f. Distrofia muscular.
myoedema (mioedema). m. Contracción idiomuscular; contracción localizada de un músculo en degeneración que se produce en la punta de un golpe agudo; la respuesta es independiente de la inervación.
myoelastic (mioelástico). Perteneciente a fibras musculares lisas y tejido conjuntivo elástico estrechamente asociados.
myoelectric (mioeléctrico). Relativo a las propiedades eléctricas del músculo.
myoendocarditis (mioendocarditis). f. Inflamación de la pared muscular y la membrana que tapiza el corazón.
myoepithelial (mioepitelial). Relativo al mioepitelio.

myoepithelioma (mioepitelioma). m. Tumor benigno de las células mioepiteliales.
myoepithelium (mioepitelio). m. Células fusiformes o estrelladas dispuestas alrededor de varias glándulas exocrinas y que presentan una función contráctil.
myoesthesis, myoesthesia (mioestesia, mioestesis). f. Miestesia.
myofascial (miofascial). Perteneciente o relativo a las fascias que rodean y separan el tejido muscular.
myofascitis (miofascitis). f. Miositis fibrosa.
myofibril (miofibrilla). f. Fibrilla muscular; una de las finas fibrillas longitudinales que se encuentran en las fibras de músculo esquelético o cardíaco.
myofibrilla, pl. **myofibrillae** (miofibrilla). f. Fibrilla muscular; una de las fibrillas longitudinales finas de la fibra muscular esquelética o cardíaca.
myofibroblast (miofibroblasto). m. Célula responsable de la contractura de las heridas. Estas células tienen algunas características del músculo liso, como las fibrillas, y también se cree que producen temporariamente colágeno tipo III.
myofibroma (miofibroma). m. Neoplasia benigna que consiste principalmente en tejido conjuntivo fibroso con un número variable de células musculares que forman porciones de la neoplasia.
myofibrosis (miofibrosis). f. Miositis crónica con hiperplasia difusa del tejido conjuntivo intersticial, que presiona el tejido muscular y causa su atrofia.
m. cordis (m. cardíaca). M. de las paredes del corazón.
myofibrositis (miofibrositis). f. Inflamación del perimisio.
myofilaments (miofilamentos). m. pl. Las hebras o cordones ultramicroscópicos que forman las miofibrillas del músculo estriado.
myofunctional (miofuncional). **1.** Relativo a la función de los músculos. **2.** En odontología, relativo al papel de la función muscular en la etiología o corrección de los problemas ortodónticos.
myogen (miógeno). m. Miosinógeno; las proteínas extraídas del músculo con agua fría, en gran parte las enzimas que promueven la glucólisis.
myogenesis (miogénesis). f. Formación de células o fibras musculares.
myogenetic, myogenic, myogenous (miogenético, miogénico). **1.** Relativo al origen de las células o fibras musculares. **2.** Miógeno. Que se origina o comienza en el músculo.
myoglobin (mioglobina (Mb)). f. Miohemoglobina; hemoglobina muscular; proteína transportadora de oxígeno del músculo.
myoglobinuria (mioglobinuria). f. Rabdomiólisis paroxística idiopática; síndrome de Meyer-Betz; excreción de mioglobina en la orina.
paralytic m. (m. paralítica). Azouria de los caballos.
myoglobulin (mioglobulina). f. Globulina presente en el tejido muscular.
myoglobulinuria (mioglobulinuria). f. Excreción de mioglobulina en la orina.
myognathus (miognato). m. Mellizo unido desigual en el que la cabeza rudimentaria del parásito está unida al maxilar inferior del autósito por músculo y piel solamente.
myogram (miograma). m. Curva muscular; trazado de un miógrafo.
myograph (miógrafo). m. Instrumento registrador que hace trazados de las contracciones musculares.
palate m. (m. palatino). Palatógrafo.
myographic (miográfico). Relativo a un miograma o al registro de un miógrafo.
myography (miografía). f. **1.** Registro de los movimientos musculares por el miógrafo. **2.** Miología descriptiva; descripción de los músculos o tratado acerca de éstos.
myohemoglobin (miohemoglobina). f. Mioglobina.
myoid (mioide). **1.** Parecido al músculo. **2.** m. Uno de los elementos protoplasmáticos finos, contráctiles, filiformes que se encuentran en ciertas células epiteliales de los animales inferiores. **3.** En los mamíferos, el m. es la parte interna del segmento interior de los bastoncitos y conos.
myoidema (mioidema). m. Mioedema.
myoischemia (mioisquemia). f. Estado de deficiencia localizada o ausencia de irrigación sanguínea en el tejido muscular.
myokerosis (miocerosis). f. Degeneración cérea de los músculos.
myokinase (miocinasa). f. Adenilato cinasa.
myokinesimeter (miocinesímetro). m. Mioquinesímetro; aparato para registrar con exactitud la duración y el grado de contracción de los grandes músculos de las extremidades inferiores en respuesta a la estimulación eléctrica.
myokymia (miocimia). f. Cimatismo; estado benigno, a menudo familiar, caracterizado por una contracción irregular de casi todos los músculos.
hereditary m. (m. hereditaria).
myolemma (miolema). f. Sarcolema.
myolipoma (miolipoma). m. Neoplasia benigna que consiste principalmente en células grasas (tejido adiposo) con un número variable de células musculares que forman porciones de la neoplasia.
myologia (miología). f. Rama de la ciencia que se ocupa de los músculos y sus partes accesorias.
myologist (miólogo). m. Persona especializada en el conocimiento de los músculos.
myology (miología). f. Sarcología; rama de la ciencia que se ocupa de los músculos y sus partes accesorias, tendones, aponeurosis, bolsas, etcétera.
descriptive m. (m. descriptiva). Miografía.
myolysis (miólisis). f. Disolución o licuefacción del tejido muscular, precedida con frecuencia por cambios degenerativos, como infiltración grasa, atrofia y degeneración grasa.
cardiotoxic m. (m. cardiotóxica). .
myoma (mioma). m. Neoplasia benigna del tejido muscular.
myomalacia (miomalacia). f. Ablandamiento patológico del tejido muscular.
myomatous (miomatoso). Perteneciente a los rasgos de un mioma o caracterizado por ellos.
myomectomy (miomectomía). f. Remoción operatoria de un mioma, específicamente de un mioma uterino.
abdominal m. (m. abdominal). Celiomiomectomía.
vaginal m. (m. vaginal). Colpomiomectomía.
myomelanosis (miomelanosis). f. Pigmentación oscura anormal del tejido muscular.
myomere (miómero). m. Segmento muscular dentro de un metámero.
myometer (miómetro). m. Instrumento para medir el grado de contracción muscular.
myometrial (miometrial). Relativo al miometrio.
myometritis (miometritis). f. Mesometritis; inflamación de la pared muscular del útero.
myometrium (miometrio). [*myometrium*, NA]. m. Parte muscular del útero.
myomitochondrion, pl. **myomitochondria** (miomitocondria). f. Sarcosoma; mitocondria de una fibra muscular.
myomotomy (miomotomía). f. Incisión de un mioma.
myon (mión). m. Unidad muscular individual.
myonecrosis (mionecrosis). f. Necrosis del músculo.
clostridial m. (m. clostridial). Gangrena gaseosa.
myoneme (mionema). f. **1.** Fibrilla muscular. **2.** Una de las fibrillas contráctiles de algunos protozoarios.
myoneural (mioneural). Relativo al músculo y el nervio.
myoneuralgia (mioneuralgia). f. Mialgia.
postural m. (m. postural).
myoneurasthenia (mioneurastenia). f. Estado de debilidad muscular asociada con neurastenia.
myoneuroma (mioneuroma). m. Tumefacción que consiste principalmente en proliferación anormal de células de Schwann, con un número variable de células musculares que forman porciones de la masa.
myonosus (mionosis). f. Miopatía.
myonymy (mionimia). f. Nomenclatura de los músculos.
myopachynsis (miopaquinsis). f. Hipertrofia muscular.
myopalmus (miopalmo). m. Pequeña contracción muscular.
myoparalysis (mioparálisis). f. Parálisis muscular.
myoparesis (mioparesia). f. Ligera parálisis muscular.
myopathic (miopático). Indica un trastorno que compromete el tejido muscular.
myopathy (miopatía). f. Cualquier estado anormal o enfermedad de los tejidos musculares.
carcinomatous m. (m. carcinomatosa). Síndrome de Lambert-Eaton.

centronuclear m. (m. centronuclear). M. miotubular.
distal m. (m. distal).
mitochondrial m. (m. mitocondrial).
myotubular m. (m. miotubular). M. centronuclear.
nemaline m. (m. nemalínica).
ocular m. (m. ocular).
rod m. (m. de bastoncitos). M. nemalínica.
thyrotoxic m. (m. tirotóxica).

myopericarditis (miopericarditis). f. Inflamación de la pared muscular del corazón y del pericardio que la envuelve.
myoperitonitis (mioperitonitis). f. Inflamación del peritoneo parietal con miositis de la pared abdominal.
myophone (miófono). m. Instrumento que permite escuchar los sonidos de las contracciones musculares.
myopia (miopía). f. Vista corta; estado en el que por un error de refracción o elongación del globo del ojo los rayos paralelos se concentran por delante de la retina.
axial m. (m. axial). M. debida a elongación del globo del ojo.
curvature m. (m. de curvatura).
degenerative m. (m. degenerativa).
index m. (m. de índice).
malignant m. (m. maligna). M. patológica.
night m. (m. nocturna).
pathologic m. (m. patológica). M. degenerativa o maligna.
prematurity m. (m. del prematuro).
senile lenticular m. (m. lenticular senil). Segunda vista.
simple m. (m. simple).
space m. (m. espacial).
transient m. (m. transitoria).

myopic (miópico). Relativo a miopía o que sufre de ésta.
myoplasm (mioplasma). m. Parte contráctil de la célula muscular, a diferencia del sarcoplasma.
myoplastic (mioplástico). Relativo a la cirugía plástica de los músculos o al uso de tejido muscular para la corrección de defectos.
myoplasty (mioplastia). f. Cirugía plástica del tejido muscular.
myopolar (miopolar). Relativo a la polaridad muscular o a la parte de músculo situada entre dos electrodos.
myoprotein (mioproteína). f. Proteína que se encuentra en el músculo.
myorhythmia (miorritmia). f. Forma de hipercinesia en la que el número de temblores (2 a 4 por segundo) es irregular y más lento que en los temblores alternados, con mayor frecuencia y mayor voltaje que los potenciales de espiga en el electromiograma.
myorrhaphy (miorrafia). f. Sutura de un músculo.
myorrhexis (miorrexis). f. Desgarramiento de un músculo.
myosalgia (miosalgia). f. Mialgia.
myosalpingitis (miosalpingitis). f. Inflamación del tejido muscular del tubo uterino.
myosalpinx (miosálpinx). m. Túnica muscular de la trompa de Falopio.
myosarcoma (miosarcoma). m. Término general para una neoplasia maligna derivada de tejido muscular.
myosclerosis (mioesclerosis). f. Miositis crónica con hiperplasia del tejido conjuntivo intersticial.
myoseism (mioseísmo, miosismia). m. y f. Contracciones musculares espasmódicas no rítmicas.
myoseptum (mioseptum). m. Miocoma; miotabique.
myosin (miosina). f. Globulina del músculo; en combinación con actina, forma actomiosina.
myosinogen (miosinógeno). m. Miógeno.
myosinose (miosinosa). f. Proteosa formada por la hidrólisis parcial de miosina.
myosis (miosis).
myositic (miosítico). Relativo a la miositis.
myositis (miositis). f. Miitis; initis; inflamación de un músculo.
acute disseminated m. (m. diseminada aguda). M. múltiple.
cervical m. (m. cervical).
epidemic m., m. epidemica acuta (m. epidémica, epidémica aguda).
m. fibrosa (m. fibrosa). Miofascitis; m. intersticial.
infectious m. (m. infecciosa).
interstitial m. (m. intersticial). M. fibrosa.
multiple m. (m. múltiple). M. diseminada aguda; seudotriquiniasis.
m. ossificans (m. osificante).
m. ossificans circumscripta (m. osificante circunscripta).
m. ossificans progressiva (m. osificante progresiva).
proliferative m. (m. proliferativa o proliferante).
m. purulenta tropica (m. tropical purulenta).
tropical m. (m. tropical). M. tropical purulenta.

myospasm, myospasmus (mioespasmo). m. Contracción muscular espasmódica.
cervical m. (m. cervical).

myospherulosis (mioesferulosis). f. Infección de tejidos humanos por microorganismos esféricos no identificados, contenidos frecuentemente dentro de un cuerpo de origen.
myosthenometer (mioestenómetro). m. Instrumento que mide la potencia de grupos musculares.
myostroma (mioestroma). f. Tejido conjuntivo de soporte o armazón del tejido muscular.
myostromin (miostromina). f. Proteína de la estroma muscular.
myotactic (miotáctico). Relativo al sentido muscular.
myotasis (miotasis). f. Estiramiento de un músculo.
myotatic (miotásico, miotático). Relativo a la miotasis.
myotenositis (miotenositis). f. Inflamación de un músculo y su tendón.
myotenotomy (miotenotomía). f. Tenontomiotomía; tenomiotomía; corte a través del tendón principal de un músculo con división del músculo, total o parcial.
myothermic (miotérmico). Relativo al aumento de temperatura en el tejido muscular resultante de su contracción.
myotome (miótomo). m. **1.** Cuchillo para dividir el músculo. **2.** Placa muscular; en el embrión, parte del somita que da lugar al músculo esquelético. **3.** Todos los músculos derivados de un somita e inervados por un nervio espinal segmentario. **4.** En los vertebrados primitivos, la parte muscular de un metámero.
myotomy (miotomía). f. **1.** Anatomía o disección de los músculos. **2.** División quirúrgica de un músculo.
myotone (miotono).
myotonia (miotonía). f. Relajación demorada de un músculo después de una contracción intensa o prolongada luego del estímulo mecánico (p. ej., por percusión) o un breve estímulo eléctrico.
m. acquisita (m. adquirida). Enfermedad de Talma.
m. atrophica (m. atrófica). Distrofia miotónica.
m. congenita (m. congénita). Enfermedad de Thomsen.
m. dystrophica (m. distrófica). Distrofia miotónica.
m. neonatorum (m. neonatal). Tetania neonatal.

myotonic (miotónico). Perteneciente a miotonía o que exhibe ésta.
myotonoid (miotonoide). Denota una reacción muscular por excitación natural o eléctrica caracterizada por una contracción lenta (perezosa) y especialmente por relajación.
myotonus (miotono). m. Espasmo tónico o rigidez temporaria de un músculo o grupo de músculos.
myotony (miotonía). f. Miotono; tono o tensión muscular.
myotrophy (miotrofia). f. Nutrición del tejido muscular.
myotube (miotubo). m. Fibra muscular esquelética, por la fusión de mioblastos durante una etapa o fase del desarrollo.
myotubule (miotúbulo). m. Nombre anterior del miotubo.
myriachit (miriaquita). f. Afección nerviosa observada en Siberia.
myrica (mírica). f. Corteza de *Myrica cerifera* (familia Myricaceae); usada en diarrea e ícterus y externamente en mal de garganta.
myricin (miricina). f. Palmitato de miricilo, principal constituyente de la cera de abejas; sólido blanco casi inodoro.
myringa (miringa). f. Membrana del tímpano.
myringectomy (miringectomía). f. Miringodectomía; escisión de la membrana timpánica.
myringitis (miringitis). f. Timpanitis; inflamación de la membrana timpánica.
m. bulbosa (m. bulbosa). Miringodermatitis.
bullous m. (m. ampollar).

myringo-, myring- (miringo-, miring-). Prefijos que indican el tímpano o membrana timpánica.
myringodectomy (miringodectomía). f. Miringectomía.
myringodermatitis (miringodermatitis). f. Miringitis bulbosa; inflamación de la superficie meatal o externa del tímpano y de la piel adyacente del conducto auditivo externo.
myringomycosis (miringomicosis). f. Micomiringitis.

K L M

myringoplasty (miringoplastia). f. Reparación operatoria de una membrana timpánica dañada.
myringostapediopexy (miringoestapediopexia). f. Técnica de timpanoplastia en la que la membrana timpánica o su injerto se pone en contacto funcional con el estribo.
myringotome (miringótomo). m. Cuchillo usado para la paracentesis del tímpano.
myringotomy (miringotomía). f. Timpanotomía; timpanostomía; paracentesis de la membrana timpánica.
myrinx (mirinx). f. Membrana del tímpano.
myristic acid (ácido mirístico). Á. tetradecanoico.
myristica (mirística). f. Nuez moscada.
m. oil (aceite de m.). Aceite de nuez moscada.
myristicin (miristicina). f. Constituyente de la nuez moscada que se considera responsable, al menos en parte, de los extraños síntomas del sistema nervioso central producidos por la ingestión de grandes cantidades de nuez moscada.
myristoleic acid (ácido miristoleico). Á. 9-tetradecenoico.
myrmecia (mirmecia). f. Forma de verruga simple cuya lesión tiene una superficie abovedada como un hormiguero y se asocia con cuerpos de inclusión intranucleares e intracitoplasmáticos eosinófilos en las células epidérmicas.
myrosinase (mirosinasa). f. Tioglucosidasa.
myrrh (mirra). f. Resina gomosa de *Commiphora molmol* y *C. abyssinica* (familia Burseraceae) y otras especies de *C.*, arbusto de Arabia y África oriental.
mysophilia (misofilia). f. Interés sexual en las excreciones.
mysophobia (misofobia). f. Temor morboso de ensuciarse o rebajarse tocando objetos familiares.
mytacism (metacismo). m. Mutacismo; forma de tartamudeo en la que la letra *m* sustituye frecuentemente a otras consonantes.
myurous (miuro). Que se reduce gradualmente, como la cola de un ratón; dícese del pulso, que en algunos casos, se vuelve cada vez más débil, para recobrar después su fuerza.
myxadenoma (mixadenoma). m. Neoplasia benigna derivada de tejido epitelial glandular, es decir un adenoma en el cual el tejido conjuntivo poco compacto de la estroma tiene cierto parecido con el tejido mesenquimático relativamente primitivo.
myxasthenia (mixastenia). f. Secreción defectuosa de moco.
myxedema (mixedema). m. Hipotiroidismo caracterizado por un edema relativamente duro del tejido subcutáneo, temperatura subnormal, etc.
circumscribed m. (m. circunscripto). M. pretibial.
congenital m. (m. congénito). Cretinismo.
infantile m. (m. infantil).
operative m. (m. operatorio).
pituitary m. (m. hipofisario).
pretibial m. (m. pretibial). M. circunscripto.
myxedematoid (mixedematoide). Parecido al mixedema.
myxedematous (mixedematoso). Relativo al mixedema.
myxemia (mixemia). f. Mucinemia.
myxo-, myx- (mixo-, mix-). Prefijos que se refieren al moco o a la mucosidad.
myxochondrofibrosarcoma (mixocondrofibrosarcoma). m. Neoplasia maligna derivada de tejido conjuntivo fibroso, es decir un fibrosarcoma con focos íntimamente asociados de tejido cartilaginoso y mixomatoso.
myxochondroma (mixocondroma). m. Mixoma encondromatoso; neoplasia benigna de tejido cartilaginoso, es decir un condroma, cuya estroma se parece a tejido mesenquimático relativamente primitivo.
myxocyte (mixocito). m. Una de las células estrelladas o poliédricas presentes en el tejido mucoso.
myxofibroma (mixofibroma). m. Fibroma myxomatodes; mixoma fibroso; neoplasia benigna de tejido conjuntivo fibroso en la que cambios degenerativos focales o difusos dan lugar a porciones semejantes a tejido mesenquimático primitivo.
myxofibrosarcoma (mixofibrosarcoma). m. Histiocitoma fibroso maligno con predominio de áreas mixoides que parecen tejido mesenquimático primitivo.
myxoid (mixoide). Mucoide; parecido al moco.
myxolipoma (mixolipoma). m. Lipoma myxomatodes; mixoma lipomatoso; neoplasia benigna de tejido adiposo, es decir un lipoma en el que cambios degenerativos focales o difusos dan lugar a porciones semejantes a tejido mesenquimático mucoide.
myxoma (mixoma). m. Neoplasia benigna derivada de tejido conjuntivo consistente principalmente en células poliédricas y estrelladas enclavadas en forma poco compacta en una matriz blanda mucoide, por lo que parecen tejido mesenquimático primitivo.
atrial m. (m. auricular).
m. enchondromatosum (m. encondromatoso). Mixocondroma.
m. fibrosum (m. fibroso). Mixofibroma.
m. lipomatosum (m. lipomatoso). Mixolipoma.
odontogenic m. (m. odontogénico).
m. sarcomatosum (m. sarcomatoso). Mixosarcoma.
myxomatosis (mixomatosis). f. **1.** Enfermedad virósica fatal de los conejos europeos *(Oryctolagus caniculus)* caracterizada por conjuntivitis purulenta y formación de excrecencias mixomatosas en la piel. **2.** Degeneración mucoide. **3.** Mixoma múltiple.
myxomatous (mixomatoso). **1.** Perteneciente a un mixoma o caracterizado por él. **2.** Se dice de un tejido que se parece al tejido mesenquimático primitivo.
myxomycete (mixomiceto). m. Miembro de una clase de Myxomycetes.
myxoneuroma (mixoneuroma). m. **1.** Tumefacción debida a la proliferación anormal de células de Schwann, en la que cambios degenerativos focales o difusos producen porciones semejantes a tejido mesenquimático primitivo. **2.** Término obsoleto por neurilemoma, meningioma o glioma con estroma de índole mixomatosa.
myxopapilloma (mixopapiloma). m. Neoplasia benigna de tejido epitelial, es decir un papiloma, cuya estroma se parece a tejido mesenquimático primitivo.
myxopoiesis (mixopoyesis). f. Producción de moco.
myxorrhea (mixorrea). f. Blenorrea.
m. gastrica (m. gástrica). Gastromixorrea.
myxosarcoma (mixosarcoma). m. Mixoma sarcomatoso; un sarcoma, por lo común un liposarcoma o un histiocitoma fibroso maligno, con abundante componente de tejido mixoide que se asemeja al mesénquima primitivo que contiene mucina de tejido conectivo.
myxospore (mixospora). f. Término obsoleto para las esporas de un mixomiceto.
myxovirus (mixovirus). m. Término usado anteriormente para designar los virus con afinidad por las mucinas, ahora incluidos en las familias Orthomyxoviridae y Paramyxoviridae.

N

ν (ν). **1.** Decimotercera letra del alfabeto griego, nu. **2.** Símbolo de viscosidad cinemática.
n (n.). Símbolo de nano-; índice de refracción.
Na (Na). Símbolo de sodio (natrium).
NA (NA). Abrev. de Nomina Anatomica.
nabilone (nabilona). f. Canabinoide sintético usado en el tratamiento de las náuseas y los vómitos asociados con la quimioterapia antineoplásica.
nacreous (nacarado). Lustroso, como la madreperla.
NAD (NAD). f. Abrev. de nicotinamida adenina dinucleótido.
NAD^+ (NAD^+). Abrev. de nicotinamida adenina dinucleótido (forma oxidada).
NAD^+ nucleosidase (NAD nucleosidasa). f.
$NAD(P)^+$ nucleosidase ($NAD(P)^+$ nucleosidasa). f. Enzima hidrolizante NAD(P) que da nicotinamida libre y adenosindifosforribosa (fosfato).
NAD(P)H dehydrogenase (quinone) (NAD(P)H deshidrogenasa (quinona)). f. Flavoproteína que oxida NADH o NADPH a NAD^+ o $NADP^+$ con quinonas (p. ej., menadiona) como aceptores de hidrógeno.
NADase (NADasa). NAD^+ nucleosidasa.
NADH (NADH). Abrev. de nicotinamida adenina dinucleótido (forma reducida).
NADH dehydrogenase (NADH deshidrogenasa). f. Citocromo *c* reductasa; flavoproteína que contiene hierro y oxida NADH a NAD^+.
NADH dehydrogenase (quinone) (NADH deshidrogenasa (quinona)). f. Enzima que oxida NADH con quinonas (p. ej., menaquinona) como aceptores.
NADH-hydroxylamine reductase (NADH-hidroxilamina reductasa). f. Enzima que reduce hidroxilamina a amoníaco con NADH como dador de hidrógeno.
nadide (nadida). f. Dinucleótido de nicotinamida adenina usado en el tratamiento de la drogadicción y el alcoholismo.
nadolol (nadolol). m. Agente bloqueador β-adrenérgico de acción similar a la del propranolol.
NADP (NADP). Abrev. de nicotinamida adenina dinucleótido fosfato.
$NADP^+$ ($NADP^+$). Abrev. de nicotinamida adenina dinucleótido fosfato (forma oxidada).
NADPH (NADPH). Abrev. de nicotinamida adenina dinucleótido fosfato (forma reducida).
NADPH dehydrogenase (NADPH deshidrogenasa). f. NADPH diaforasa. Enzima de amarillo viejo o de Warburg; flavoproteína que oxida NADPH a $NADP^+$.
NADPH dehydrogenase (quinone) (NADPH deshidrogenasa (quinona)). f. Flavoproteína semejante a NADH deshidrogenasa (quinona), pero que oxida NADPH.
NADPH diaphorase (NADPH diaforasa). f. NADPH deshidrogenasa.
NADPH-cytochrome c_2 reductase (NADPH-citocromo c_2 reductasa). f. Citocromo c_2 reductasa; enzima que cataliza la reducción del ferricitocromo c_2 a ferrocitocromo c_2 a expensas de NAPDH.
NADPH-ferrihemoprotein reductase (NADPH-ferrihemoproteína reductasa). f. Citocromo reductasa; enzima que cataliza la reducción de un ferricitocromo por NADPH a un ferrocitocromo.
nafcillin (nafcilina). f. Penicilina semisintética derivada del ácido 6-aminopenicilánico; resistente a la penicilinasa y efectiva contra *Staphylococcus aureus*.
  n. sodium (n. sódica). Penicilina resistente a la penicilinasa.
nafronyl oxalate (nafronil, oxalato de). Droga vasodilatadora.
naftifine hydrochloride (naftifina, clorhidrato de). Agente antimicótico de amplio espectro usado en el tratamiento tópico de las tiñas.
nagana (nagana). f. Enfermedad aguda o crónica de bovinos, perros, cerdos, caballos, ovejas, cabras y muchos animales salvajes en África tropical y meridional.
nail **1.** (uña). f. Cada una de las láminas córneas, delgadas y translúcidas que cubren la superficie dorsal del extremo distal de las falanges terminales de los dedos de la mano y de los pies. **2.** (clavo). Varilla fina de metal, hueso u otra sustancia sólida usada en operaciones para unir los extremos separados de un hueso fracturado.
  egg shell n. (u. en cáscara de huevo). Hapaloniquia
  half and half n. (u. mitad y mitad).
  hippocratic n.'s (u. hipocrática).
  ingrown n. (u. encarnada). Acrónix; onicocriptosis; onixis.
  Küntscher n. (clavo de Küntscher).
  parrot-beak n. (u. en pico de loro).
  pincer n. (u. en pinza).
  racket n. (u. en raqueta).
  reedy n. (u. acanalada).
  shell n. (u. en vaina).
  Smith-Petersen n. (clavo de Smith-Petersen).
  spoon n. (u. en cuchara). Coiloniquia.
  Terry's n.'s (u. de Terry).
  yellow n. (u. amarilla).
nailing (clavar). Acción de insertar o introducir un clavo o una clavija en los extremos de un hueso fracturado.
nalbuphine hydrochloride (nalbufina, clorhidrato de). Opioide sintético analgésico, químicamente relacionado con la oximorfona, un narcótico, y con naloxona, un antagonista narcótico.
nalidixic acid (ácido nalidíxico).
nalorphine (nalorfina). f. *N*-Alilnormorfina; antagonista de casi todos los efectos depresores y estimulantes de la morfina y analgésicos narcóticos afines.
naloxone hydrochloride (naloxona, clorhidrato de). Potente antagonista de las endorfinas y todos los narcóticos, incluso la pentazocina; es único por su ausencia de acción farmacológica cuando se administra sin narcóticos.
naltrexone (naltrexona). f. Endorfina y agonista narcótico; carece de acción farmacológica cuando se la administra en ausencia de narcóticos.
name (nombre). m. Palabra con que se distingue una persona o cosa.
NAME (NAME). Acrónimo de *n*evi, *a*trial mixoma, *m*yxoid neurofibromas and *e*phelides (nevos, mixoma auricular, neurofibromas mixoides y efélides).
nandrolone (nandrolona). f. Esteroide androgénico anabólico semisintético de administración parenteral.
  n. decanoate (decanoato de n.). Andrógeno anabólico.
  n. phenpropionate (fenpropionato de n.).
  n. phenylpropionate (fenilpropionato de n.). Fenpropionato.
nanism (enanismo). m.
nano- (nano-). **1.** Prefijo relacionado con el enanismo. **2.** Prefijo usado en el SI y en el sistema métrico para significar la mil-millonésima parte (10^{-9}).
nanocephalia (nanocefalia). f. Microcefalia.
nanocephalous, nanocephalic (nanocéfalo, nanocefálico). Microcéfalo, microcefálico.
nanocephaly (nanocefalia). f. Microcefalia.
nanocormia (nanocormia). f. Microsomía.
nanogram (ng) (nanogramo (ng)). m. La milmillonésima parte de un gramo.
nanoid (nanoideo).
nanomelia (nanomelia). f. Micromelia.
nanometer (nm) (nanómetro (nm)). m. La milmillonésima parte de un metro.
nanophthalmia, nanophthalmos **1.** (nanoftalmía). f. Microftalmía. **2.** (nanoftalmo). m. Microftalmos.
nanukayami (nanukayami). f. Fiebre n.

nanus (enano).
nape (nuca).
napex (nápex). m. Zona del cuero cabelludo situada inmediatamente por debajo de la protuberancia occipital.
naphazoline hydrochloride (nafazolina, clorhidrato de). Clorhidrato de naftazolina; amida simpaticomimética usada como vasoconstrictor tópico.
naphtha (nafta). f. Bencina de petróleo.
coal tar n. (n. de alquitrán de carbón). Benceno.
wood n. (n. de madera). Alcohol metílico.
naphthalene (naftaleno). m. Alcanfor de alquitrán; naftalina; hidrocarburo carcinogénico y tóxico obtenido de alquitrán de carbón y usado para muchas síntesis en la industria y en productos antipolilla.
naphthalenol (naftalenol). m. Naftol.
naphthalin (naftalina). f. Naftaleno.
naphthazoline hydrochloride (naftazolina, clorhidrato de). Clorhidrato de nafazolina.
naphthol (naftol). m. Naftalenol; fenol del naftaleno.
naphthol yellow S (amarillo naftol S).
naphtholate (naftolato). m. Compuesto de naftol con el hidrógeno del radical oxhidrilo sustituido por una base.
naphthoquinone (naftoquinona). f. Derivado de la quinona del naftaleno; puede ser 1,4-naftoquinona, cuyos derivados tienen actividad de vitamina K (menaquinona).
naphthyl (naftilo). m. Radical del naftaleno.
α-naphthylthiourea (ANTU) (α-naftiltiourea (ANTU)). f. 1-(1-Naftil)-2-tiourea; derivado de la tiourea; agente antitiroideo muy tóxico, usado como veneno para ratas.
napier (napier). m. Neper.
naprapathy (naprapatía). f. Sistema de manipulación terapéutica basado en la teoría de que los síntomas mórbidos dependen del estiramiento o la contracción de los ligamentos de la columna vertebral, el tórax o la pelvis.
naproxen (naproxeno). m. Agente analgésico antiinflamatorio usado en el tratamiento de estados reumatoideos.
napsylate (napsilato). m. Contracción, aprobada por USAN, de 2-naftalenosulfonato.
narceine (narceína). f. Alcaloide del opio. La etilnarceína es un narcótico, analgésico y antitusivo.
narcissism (narcisismo). m. **1.** Amor de sí mismo; autosexualidad; autofilia; atracción sexual hacia la propia persona. **2.** Estado en el que el individuo lo considera todo en relación consigo mismo y no con otras personas o cosas.
primary n. (n. primario).
secondary n. (n. secundario).
narco- (narco-). Prefijo relacionado con estupor o narcosis.
narcoanalysis (narcoanálisis). m. Narcosíntesis; tratamiento psicoterapéutico bajo anestesia leve, usado originalmente en casos agudos de combate durante la segunda guerra mundial.
narcohypnia (narcohipnia). f. Hipoestesia o semiinsensibilidad general que se experimenta a veces en el momento de despertar.
narcohypnosis (narcohipnosis). f. Estupor o sueño profundo inducido por hipnosis.
narcolepsy (narcolepsia). f. Sueño paroxístico; hipnolepsia; enfermedad de Friedmann; síndrome de Gélineau; disposición al sueño repentina e incontrolable a intervalos irregulares, con causa predisponente o excitante visible, o sin ésta, que incluye generalmente una anomalía en la secuencia de las fases del sueño.
narcosis (narcosis). f. Depresión general inespecífica reversible de la excitabilidad neuronal producida por varios agentes físicos y químicos y que en general produce estupor más que anestesia, de la que antes era sinónimo.
nitrogen n. (n. por nitrógeno).
narcosynthesis (narcosíntesis). f. Narcoanálisis.
narcotherapy (narcoterapia). f. Psicoterapia que se realiza con el paciente bajo la influencia de un sedante o narcótico.
narcotic (narcótico). m. **1.** Cualquier sustancia que produce estupor asociado con analgesia. **2.** Específicamente, droga derivada del opio o compuestos similares. **3.** Capaz de inducir un estado de analgesia estuporosa.
***dl*-narcotine** (*dl*-narcotina). f. Gnoscopina.
***l*-α-narcotine** (*l*-α-narcotina). f. Noscapina.
narcotism (narcotismo). m. **1.** Estupor inducido por una droga narcótica. **2.** Adicción a narcóticos.
naris, pl. **nares** (naris). [*naris*, NA]. Fosas nasales; prenaris; abertura anterior a cada lado de la cavidad nasal.
anterior n. (n. anterior). Narina.
posterior n. (n. posterior). Coana.
nasal (nasal). Rinal; relativo a la nariz.
nascent (naciente). **1.** Incipiente, que se inicia, nace o se produce. **2.** Indica el estado de un elemento químico en el momento en que se libera de uno de sus compuestos.
nasioiniac (nasioiníaco). Relativo al nasión y al inión.
nasion (nasión). [*nasion*, NA]. m. Punto nasal; punto del cráneo que corresponde a la mitad de la sutura nasofrontal.
naso- (naso-). Prefijo relacionado con la nariz.
naso-oral (nasooral). Relativo a la nariz y la boca.
nasoantral (nasoantral). Relativo a la nariz y el seno maxilar.
nasociliary (nasociliar). Nervio n.
nasofrontal (nasofrontal). Relativo a la nariz y la frente, o a la cavidad nasal y los senos frontales.
nasogastric (nasogástrico). Perteneciente o que afecta los pasajes nasales y el estómago, como en una intubación n.
nasolabial (nasolabial). Referente a la nariz y el labio superior.
nasolacrimal (nasolagrimal). Relativo a los huesos nasal y lagrimal, o a la cavidad nasal y los conductos lagrimales.
nasopalatine (nasopalatino). Relativo a la nariz y el paladar.
nasopharyngeal (nasofaríngeo). Rinofaríngeo; referente a la nariz o cavidad nasal y la faringe, rinofaringe o nasofaringe.
nasopharyngitis (nasofaringitis). f. Rinofaringitis.
nasopharyngolaryngoscope (nasofaringolaringoscopio). m. Instrumento, a menudo de fibra óptica, usado para visualizar las vías aéreas superiores y la faringe.
nasopharyngoscope (nasofaringoscopio). m. Instrumento telescópico iluminado eléctricamente para examinar los conductos nasales y la nasofaringe.
nasopharyngoscopy (nasofaringoscopia). f. Examen de la nasofaringe mediante instrumentos ópticos flexibles o rígidos, o con un espejo.
nasopharynx (nasofaringe). [*pars nasalis pharyngis*, NA]. f. Porción nasal de la faringe; cavidad faringonasal; epifaringe; rinofaringe; parte de la faringe que se encuentra por arriba del paladar blando; en su parte anterior se abre en la cavidad nasal.
nasorostral (nasorrostral). Relativo a la cavidad nasal y el rostro del hueso esfenoides.
nasoscope (nasoscopio). m. Rinoscopio.
nasosinusitis (nasosinusitis). f. Inflamación de las cavidades nasales y de los senos accesorios.
nasus (nasus). [*nasus*, NA]. Nariz.
n. externus (n. externus). [*nasus externus*, NA]. Nariz externa.
natal (natal). **1.** Relativo al nacimiento. **2.** Relativo a las nalgas.
natality (natalidad). f. Índice de nacimientos; número proporcional de nacimientos con respecto a la población general.
natamycin (natamicina). f. Pimaricina.
nates (nates). [*nates*, NA]. Nalgas, glúteos, clunes; prominencias formadas por los músculos glúteos a cada lado de la línea media.
natimortality (natimortalidad). f. Índice de mortalidad perinatal; proporción de muertes fetales y neonatales con respecto a la natalidad general.
National Formulary (NF) (National Formulary (NF)). Compendio oficial publicado originalmente por la Asociación Farmacéutica Norteamericana (American Pharmaceutical Association) y actualmente por la Convención de Farmacopea de los EE.UU. (United States Pharmacopeia Convention) con el fin de proporcionar normas y especificaciones que se puedan utilizar para evaluar la calidad de los productos farmacéuticos y agentes terapéuticos.
natremia, natriemia (natremia). f. Presencia de sodio en la sangre.
natrexone hydrochloride (natrexona, clorhidrato de). Antagonista narcótico usado en la terapia de mantenimiento de pacientes desintoxicados, que anteriormente eran dependientes de los opioides.
natriferic (natriférico). Que tiende a aumentar el transporte de sodio.
natrium (Na) (natrium (Na)). Sodio.
natriuresis (natriuresis). f. Excreción urinaria de sodio.
natriuretic (natriurético). **1.** Perteneciente a la natriuresis o caracterizado por ésta. **2.** m. Sustancia que aumenta la excreción de sodio en la orina, por lo general como resultado de una disminuida reabsorción tubular de iones de sodio por filtrado glomerular.

naturopath (naturópata). m. y f. Persona que practica exclusivamente la naturopatía.
naturopathic (naturopático). Relacionado con la naturopatía, o que se realiza por medio de ésta.
naturopathy (naturopatía). f. Sistema terapéutico en el que no se usan agentes quirúrgicos ni medicinales, sino sólo fuerzas naturales (no medicinales).
naupathia (naupatía). f. Mareo marítimo.
nausea (náusea). f. Síntoma que tiene su origen en una propensión a vomitar.
epidemic n. (n. epidémica). Vómitos epidémicos.
n. gravidarum (n. del embarazo). Enfermedad matinal.
nauseant (nauseante). **1.** Que causa náuseas. **2.** m. Agente que causa náuseas.
nauseated (nauseado). Afectado de náuseas.
nauseous (nauseoso). Que causa náuseas.
navel (ombligo). [*umbilicus*, NA]. m. Fosa, pozo o depresión en el centro de la pared abdominal, que marca el punto de inserción del cordón umbilical.
navicula (navícula). f. Pequeña estructura en forma de barco.
navicular (navicular). Escafoide.
navicularthritis (naviculartritis). f. Enfermedad navicular.
Nb (Nb). Símbolo de niobio.
NBT (NBT). Abrev. de nitro blue tetrazolium.
nealbarbital (nealbarbital). f. Sedante e hipnótico.
nearsightedness (miopía).
nearthrosis (neartrosis). f. Nueva articulación.
nebramycin (nebramicina). f. Complejo de sustancias producidas por *Streptomyces tenebrarius*; antibacteriano.
nebula, pl. **nebulae** (nébula). f. **1.** Opacidad leve y nebulosa de la córnea. **2.** Clase de preparaciones oleosas o aceitosas que se aplican por atomización.
nebularine (nebularina). f. Ribosilpurina; ribonucleósido de purina; nucleósido ligeramente tóxico aislado del hongo *Agaricus nebularis*.
nebulization (nebulización). f. Vaporización; aplicación en forma de rocío.
nebulize (nebulizar). Dividir un líquido en vapor o rocío fino; vaporizar.
nebulizer (nebulizador). m. Dispositivo usado para reducir la medicación líquida a partículas con aspecto de nube.
jet n. (n. a chorro).
spinning disk n. (n. de disco giratorio).
ultrasonic n. (n. ultrasónico).
necatoriasis (necatoriasis). f. Enfermedad causada por los gusanos *Necator*, con anemia generalmente menos grave que en la anquilostomiasis.
neck (cuello). **1.** Cualquier estructura estrechada. **2.** Parte del cuerpo entre la cabeza y el tórax. **3.** Parte germinativa de una tenia adulta, que desarrolla los segmentos o proglótidos.
anatomical n. of humerus (c. anatómico del húmero). [*collum anatomicum humeri*, NA].
buffalo n. (c. de búfalo).
bull n. (c. de toro).
dental n. (c. dental). C. del diente.
n. of femur (c. del fémur). [*collum ossis femoris*, NA].
n. of fibula (c. del peroné). [*collum fibulae*, NA].
n. of gallbladder (c. de la vesícula biliar). [*collum vesicae biliaris*, NA].
n. of glans penis (c. del glande del pene). [*collum glandis penis*, NA].
n. of hair follicle (c. del folículo piloso). [*collum folliculi pili*].
n. of humerus (c. del húmero).
Madelung's n. (c. de Madelung).
n. of malleus (c. del martillo). [*collum mallei*, NA].
n. of mandible (c. de la mandíbula). [*collum mandibulae*, NA]
n. of radius (c. del radio). [*collum radii*, NA].
n. of rib (c. costal). [*collum costae*, NA].
n. of scapula (c. del omóplato). [*collum scapulae*, NA].
stiff n. (c. rígido). Tortícolis.
surgical n. of humerus (c. quirúrgico del húmero). [*collum chirurgicum humeri*, NA].
n. of talus (c. del astrágalo). [*collum tali*, NA].
n. of thigh bone (c. del fémur). [*collum ossis femoris*, NA].
n. of tooth (c. del diente). C. dental; zona cervical del diente.
n. of urinary bladder (c. de la vejiga urinaria). [*cervix vesicae urinariae*, NA].
n. of uterus (c. uterino). [*cervix uteri*, NA]. C. de la matriz.
webbed n. (c. membranoso).
n. of womb (c. de la matríz). [*cervix uteri*, NA].
wry n. (c. rígido). Tortícolis.
necklace (collar). m. Término usado para describir una erupción cutánea que rodea el cuello.
Casal's n. (c. de Casal).
necrectomy (necrectomía). f. Remoción quirúrgica de cualquier tejido necrosado.
necro-, necr- (necro-, necr-). Prefijos relativos a la muerte o la necrosis.
necrobiosis (necrobiosis). **1.** f. Bionecrosis. Muerte fisiológica o normal de células o tejidos como resultado de cambios asociados con el desarrollo, el envejecimiento o el uso (degeneración por desgaste fisiológico). **2.** Necrosis de una zona pequeña de tejido.
n. lipoidica, n. lipoidica diabeticorum (n. lipídica, lipídica diabética).
necrobiotic (necrobiótico). Perteneciente a necrobiosis, o caracterizado por ella.
necrocytosis (necrocitosis). f. Proceso que determina o se caracteriza por la muerte anormal o patológica de las células.
necrogenic (necrógeno, necrogénico). Relativo a materia muerta, que vive o se origina en ella.
necrogenous (necrógeno). Relativo a la materia muerta; que vive o se origina en ella.
necrogranulomatous (necrogranulomatoso). Que tiene las características de un granuloma con necrosis central.
necrologist (necrólogo). m. Estudiante de necrología o especialista en ella.
necrology (necrología). f. Ciencia que estudia la recopilación, clasificación e interpretación de estadísticas de mortalidad.
necrolysis (necrólisis). f. Necrosis y aflojamiento de los tejidos.
toxic epidermal n. (n. epidérmica tóxica).
necromania (necromanía). f. **1.** Tendencia morbosa a ansiar la muerte y pensar en ella. **2.** Atracción morbosa por los cadáveres.
necrometer (necrómetro). m. Instrumento para medir un cadáver o cualquiera de sus partes u órganos.
necroparasite (necroparásito). m. Saprofito.
necropathy (necropatía). f. Tendencia a la muerte o gangrena de los tejidos.
necrophagous (necrófago). **1.** Que se alimenta de cadáveres. **2.** Necrófilo.
necrophilia, necrophilism **1.** (necrofilismo). m. Necrofilia. **2.** (necrofilia). f. Necrofilismo. Afición morbosa a estar en presencia de cadáveres. **3.** (necrofilia). f. Impulso hacia el contacto sexual con un cadáver, generalmente sentido por personas del sexo masculino hacia otras del sexo femenino.
necrophilous (necrófilo). Necrófago; que tiene preferencia por tejidos muertos.
necrophobia (necrofobia). f. Temor morboso de los cadáveres.
necropsy (necropsia). f. Autopsia.
necrosadism (necrosadismo). m. Satisfacción sexual obtenida por la mutilación de cadáveres.
necroscopy (necroscopia). f. Autopsia.
necrosis (necrosis). f. Muerte patológica de una o más células o de parte de un tejido u órgano, debida a daños irreversibles.
aseptic n. (n. aséptica). N. que se produce en ausencia de infección.
avascular n. (n. avascular).
bridging hepatic n. (n. hepática en puente).
caseous n., caseation n. (n. caseosa, de caseificación).
central n. (n. central).
coagulation n. (n. por coagulación).
colliquative n. (n. colicuativa). N. licuefactiva.
cystic medial n. (n. quística de la media). Medionecrosis de la aorta.
epiphysial aseptic n. (n. aséptica epifisaria).
fat n. (n. grasa o adiposa). Esteatonecrosis.
fibrinoid n. (n. fibrinoide).
focal n. (n. focal).
ischemic n. (n. isquémica)
laminar cortical n. (n. cortical laminar).
liquefactive n. (n. licuefactiva). N. colicuativa.

N O P

mummification n. (n. por momificación). Gangrena seca.
progressive emphysematous n. (n. progresiva enfisematosa). Gangrena seca.
renal papillary n. (n. papilar renal). Papilitis necrosante.
simple n. (n. simple). Fase de la n. por coagulación.
subcutaneous fat n. of newborn (n. adiposa subcutánea del recién nacido). Esclerema neonatal.
suppurative n. (n. supurativa). N. licuefactiva con formación de pus.
total n. (n. total).
Zenker's n. (n. de Zenker). Degeneración de Zenker.
zonal n. (n. zonal).

necrospermia (necrospermia). f. Estado en el que hay espermatozoides muertos o inmóviles en el semen.
necrosteon (necrosteón). m. Gangrena del hueso.
necrosteosis (necrosteosis). f. Necrosteón.
necrotic (necrótico). Perteneciente a la necrosis, o afectado por ésta.
necrotomy (necrotomía). f. **1.** Disección. **2.** Operación para la extirpación de un secuestro o porción necrosada de hueso.
osteoplastic n. (n. osteoplástica).

needle (aguja). **1.** f. Instrumento fino generalmente puntiagudo usado para punzar tejidos, suturar o pasar una ligadura alrededor de una arteria. **2.** A. hueca usada para inyección o aspiración.
aneurysm n., artery n. (a. para aneurismas, para arterias).
aspirating n. (a. aspirante).
atraumatic n. (a. atraumática).
biopsy n. (a. para biopsia).
cataract n. (a. para cataratas). A.-cuchillo o bisturí.
Deschamps n. (a. de Deschamps).
Emmet's n. (a. de Emmet's).
exploring n. (a. exploradora).
Francke's n. (a. de Francke).
Frazier's n. (a. de Frazier).
Gillmore n. (a. de Gillmore).
Hagedorn n. (a. de Hagedorn).
hypodermic n. (a. hipodérmica).
knife n. (a. -cuchillo o bisturí).
lumbar puncture n. (a. para punción lumbar).
Salah's sternal puncture n. (a. de Salah para punción esternal).
spatula n. (a. en espátula o espatulada).
stop-n. (a. -tope).
Tuohy n. (a. de Tuohy).
Vicat n. (a. de Vicat).

needle-holder, needle-carrier, needle-driver (portaagujas). m. Pinza para aguja; instrumento para sostener y conducir una aguja en las suturas.
neencephalon (neoencéfalo). m. Nombre dado por Edinger a los niveles superiores del sistema nervioso central, superpuestos al sistema metamérico o propiorraquídeo (paleoencéfalo).
NEEP (NEEP). Abrev. en inglés de presión espiratoria final negativa (negative end-expiratory pressure).
nefopam hydrochloride (nefopam, clorhidrato de). Agente analgésico.
negation (negación). f. Mecanismo incosciente de defensa usado para aliviar la ansiedad negando la existencia de conflictos importantes o impulsos molestos.
negative (negativo). **1.** Que no es afirmativo; que refuta; que no es positivo. **2.** Indica falta de respuesta, ausencia de reacción o ausencia de una entidad o condición que se busca, p. ej., una anomalía o enfermedad.
negativism (negativismo). m. Tendencia a hacer lo contrario de lo que se nos pide, o a resistirse tenazmente sin razón aparente.
negatron (negatrón). m. Término sinónimo de electrón, que destaca su carga negativa en contraste con la carga positiva del positrón, por lo demás semejante.
neisseria, pl. **neisseriae** (neisseria). f. Nombre común de cualquier miembro del género *Neisseria*.
nem (nem). m. Unidad de nutrición definida como 1 gramo de leche materna de componentes nutritivos específicos que tiene un valor calórico equivalente a 2/3 de caloría.
nema-, nemat-, nemato- (nema-, nemat-, nemato-). Prefijos que significan hilo, o algo semejante a él.
nemathelminth (nematelminto). m. Miembro del filo Nemathelminthes.
nematocidal (nematocida). Que destruye gusanos nematodos.
nematocide (nematocida). Agente que mata nematodos.
nematocyst (nematocisto). m. Cnida; cnicocisto; célula picadora de los celenterados que consta de una bolsa de veneno y de un aguijón dentado en espiral capaz de penetrar en la piel de un animal por contacto.
nematode (nematodo). m. Nombre común de cualquier gusano del filo Nematoda.
nematodiasis (nematodiasis). f. Infección producida por parásitos nematodos.
cerebrospinal n. (n. cefalorraquídea).

nematoid (nematoide). Relativo a los nematodos.
nematologist (nematólogo). m. Especialista en nematología.
nematology (nematología). f. Ciencia que estudia todos los aspectos de los nematodos, su biología y su importancia para el hombre.
nematospermia (nematospermia). f. Espermatozoide de cola alargada, como los del hombre, en contraste con los esferospermia.
neo- (neo-). Prefijo que entra en la formación de palabras con el significado de nuevo o reciente.
neoantigens (neoantígenos). m. pl. Antígenos tumorales.
neoarsphenamine (neoarsfenamina). f. Sodio arsfenamina metileno sulfoxilato; utilizada antes como agente antisifilítico.
neoarthrosis (neartrosis). f. Nueva articulación, p. ej., una seudoartrosis que aparece en una fractura no unida o una articulación artificial resultante de una operación de reemplazo total de una articulación.
neobiogenesis (neobiogénesis). f. Teoría según la cual la vida puede originarse en materia no viviente.
neoblastic (neoblástico). Que se desarrolla en nuevo tejido o es característico de él.
neocerebellum (neocerebelo). [*neocerebellum*, NA]. m. Corticocerebelo; término filogenético que se refiere a la porción lateral mayor del hemisferio cerebeloso que recibe su aferencia dominante de los núcleos pontinos, dominados a su vez por nervios aferentes, originados en todas las partes de la corteza cerebral.
neochymotrypsinogen (neoquimotripsinógeno). m. Intermediario en la conversión de quimotripsina a α-quimotripsina por segmentación de quimotripsina.
neocinchophen (neocincofeno). m. Éster etílico del ácido 6-metil-2-fenilquinolina-4-carboxílico; su acción y sus usos son similares a los del cincofeno.
neocortex (neocorteza). f. Neocórtex; isocorteza, isocórtex.
neocystostomy (neocistostomía). f. Operación en la cual el uréter o un segmento del íleon se implanta en la vejiga.
neodymium (Nd) (neodimio). m. Una de las tierras raras (elementos); símbolo Nd, Nº at. 60, P. at. 144,24.
neoencephalon (neoencéfalo). m. Nombre dado por Edinger a los niveles superiores del sistema nervioso central, superpuestos al sistema metamérico o propiorraquídeo.
neofetal (neofetal). Relativo al neofeto.
neofetus (neofeto). m. Organismo intrauterino en el período de transición entre embrión y feto.
neoformation (neoformación). f. **1.** Formación de una neoplasia. **2.** Se usa a veces para indicar el proceso de regeneración, o un tejido o parte regenerados.
neogala (neogala). f. La primera leche formada en las mamas después del parto.
neogenesis (neogénesis). f. Regeneración; nueva formación.
neogenetic (neogenético). Perteneciente a neogénesis, o característico de ella.
neokinetic (neocinética). f. Una de las divisiones del sistema motor, cuya función es la transmisión de movimientos sinérgicos aislados de origen voluntario.
neolallism (neolalia). f. Uso anormal de neologismos en el habla.
neologism (neologismo). m. Nueva palabra o frase, o vieja palabra usada con un nuevo sentido.
neomembrane (neomembrana). f. Falsa membrana.
neomorph, neomorphism (neomorfo, neomorfismo). m. Nueva formación; estructura que se encuentra en los organismos superiores y que no presenta trazas, o muy pocas, en los órdenes inferiores.
neomycin sulfate (neomicina, sulfato de). El sulfato de una sustancia antibacteriana producida por el crecimiento de *Streptomyces*

fradiae; activa contra diversas bacterias grampositivas y gramnegativas.
neon (Ne) (neón). m. Elemento gaseoso inerte de la atmósfera, separado del argón por Ramsay en 1898; símbolo Ne; Nº at. 10, P.at. 20,183.
neonatal (neonatal). Relativo al período inmediatamente posterior al parto, que abarca los primeros 28 días de vida.
neonate (neonato). Recién nacido; lactante neonatal.
neonatologist (neonatólogo). Persona que se especializa en neonatología.
neonatology (neonatología). f. Especialidad médica que se ocupa de los trastornos del neonato.
neopallium (neopalio). m. Isocorteza.
neopathy (neopatía). f. Nueva lesión o nuevo proceso patológico.
neophobia (neofobia). f. Aversión morbosa por lo nuevo o desconocido, o temor a ello.
neophrenia (neofrenia). f. Cualquier trastorno mental importante (psicosis) de la infancia.
neoplasia (neoplasia). f. Proceso patológico que tiene como consecuencia la formación y el crecimiento de un tumor o bulto similar.
  cervical intraepithelial n. (n. intraepitelial cervical).
  multiple endocrine n. type 1 (n. endocrina múltiple, tipo 1).
  multiple endocrine n. type 2 (n. endocrina múltiple, tipo 2).
neoplasm (neoplasma). f. Neoplasia; nuevo crecimiento; tumor; tejido anormal que crece por proliferación celular más rápidamente que el tejido normal, y sigue creciendo aunque desaparezcan los estímulos que iniciaron el nuevo crecimiento.
  histoid n. (neoplasia histoide).
neoplastic (neoplásico). Perteneciente a neoplasia o caracterizado por ella; que contiene una neoplasia.
neopterin (neopterina). f. Pteridina presente en los líquidos del organismo.
neopyrithiamin (neopiritiamina). f. Piritiamina.
neoretinene B (neorretineno B). m. 11-*cis*-Retinol.
neostigmine (neostigmina). f. Compuesto sintético de acción muy semejante a la de la fisostigmina (eserina), inhibidor reversible de la colinesterasa, usado en el tratamiento de miastenia grave, retención urinaria, etc.
neostomy (neostomía). f. Construcción quirúrgica de una abertura nueva o artificial.
neostriatum (neoestriado). m. Núcleo caudado y putamen considerados en conjunto y diferentes del globo pálido (paleoestriado).
neostrophingic (neostrófico). Una "nueva vuelta"; la movilización quirúrgica de la válvula mitral por la extensión de la línea arcuata en el cierre de la válvula un poco más allá de sus límites normales en ambos extremos, dando así una nueva bisagra a la hojuela septal y haciéndola más flexible.
neoteny (neotenia). f. Prolongación del estado larval, como en la salamandra-tigre mexicana o axolotol, o en ciertas castas de termitas mantenidas en estado larval como futuros reemplazos de la reina.
neothalamus (neotálamo). m. Parte del tálamo que se proyecta a la corteza.
neotyrosine (neotirosina). f. Dimetiltirosina; antimetabolito de la tirosina.
neovascularization (neovascularización). f. Proliferación de vasos sanguíneos en tejidos que normalmente no los contienen, o proliferación de vasos sanguíneos de tipo diferente al usual en el tejido.
neper (Np) (neper (Np)). m. Napier; unidad para comparar la magnitud de dos fuerzas o potencias, generalmente en electricidad o acústica.
nephelometer (nefelómetro). m. Instrumento usado en la nefelometría.
nephelometry (nefelometría). f. Técnica para estimar el número y tamaño de las partículas de una suspensión mediante la dispersión de la luz de un rayo de luz que pasa a través de una solución.
nephradenoma (nefroadenoma). m. Adenoma del riñón.
nephralgia (nefralgia). f. Dolor en el riñón.
nephralgic (nefrálgico). Relativo a la nefralgia.
nephrasthenia (nefrastenia). f. Sinónimo obsoleto de nefrosis benigna; funcionamiento imperfecto del riñón que da lugar a leves signos urinarios sin verdadera enfermedad de los túbulos renales.
nephratonia, nephratony (nefratonía). f. Término obsoleto para designar la disminución de la actividad funcional de los riñones.
nephrectasis, nephrectasia (nefrectasia). f. Término obsoleto para la dilatación o distensión de la pelvis renal.
nephrectomy (nefrectomía). f. Extirpación de un riñón.
  abdominal n. (n. abdominal o anterior).
  lumbar n. (n. lumbar).
  paraperitoneal n. (n. paraperitoneal).
  posterior n. (n. posterior).
nephredema (nefroedema). m. Edema causado por enfermedad renal; raramente, edema del riñón.
nephrelcosis (nefrelcosis). f. Ulceración de la mucosa de la pelvis o los cálices del riñón.
nephric (néfrico). Renal; referente al riñón.
nephridium, pl. **nephridia** (nefridio). m. Uno de los túbulos excretorios apareados y segmentados de los invertebrados, como los anélidos.
nephritic (nefrítico). Relativo a nefritis, o que la sufre.
nephritis, pl. **nephritides** (nefritis). f. Inflamación de los riñones.
  acute interstitial n. (n. intersticial aguda).
  acute n. (n. aguda). Glomerulonefritis aguda.
  analgesic n. (n. por analgésicos). Nefropatía analgésica.
  anti-basement membrane n. (n. antimembrana basal).
  anti-kidney serum n. (por antisuero).
  chronic n. (n. crónica). Glomerulonefritis crónica.
  Ellis type 1 n. (n. de Ellis, tipo 1).
  focal n. (n. focal). Glomerulonefritis focal.
  glomerular n. (n. glomerular). Glomerulonefritis.
  n. gravidarum (n. de la gravidez).
  hemorrhagic n. (n. hemorrágica).
  hereditary n. (n. hereditaria).
  immune complex n. (n. por inmunocomplejos).
  interstitial n. (n. intersticial).
  lupus n. (n. lúpica).
  Masugi's n. (n. de Masugi).
  mesangial n. (n. mesangial).
  salt-losing n. (n. perdedora de sal). Síndrome de Thorn.
  scarlatinal n. (n. escarlatínica).
  serum n. (n. sérica). Glomerulonefritis inducida.
  subacute n. (n. subaguda). Glomerulonefritis subaguda.
  suppurative n. (n. supurativa).
  syphilitic n. (n. sifilítica).
  transfusion n. (n. por transfusión).
  trench n. (n. de las trincheras).
  tuberculous n. (n. tuberculosa).
  tubulointerstitial n. (n. tubulointersticial).
  uranium n. (n. por uranio).
nephritogenic (nefritogénico). Que causa nefritis; se dice de las condiciones o los agentes que la producen.
nephro-, nephr- (nefro-, nefr-). Prefijos referentes al riñón.
nephroblastema (nefroblastema). m. Blastema néfrico.
nephroblastoma (nefroblastoma). m. Tumor de Wilms.
nephrocalcinosis (nefrocalcinosis). f. Forma de litiasis renal caracterizada por focos difusos de calcificación en el parénquima renal.
nephrocapsectomy (nefrocapsectomía). f. Término obsoleto para la decorticación o descapsulación del riñón.
nephrocardiac (nefrocardíaco). Cardiorrenal.
nephrocele (nefrocele). m **1.** Desplazamiento herniario de un riñón. **2.** Cavidad nefrotómica; nefroceloma; en los vertebrados inferiores, cavidad de desarrollo que une el miocele con el celoma.
nephrocelom (nefroceloma). m. Nefrocele.
nephrocystosis (nefrocistosis). f. Formación de quistes renales.
nephrogenetic, nephrogenic (nefrogenético, nefrogénico). Que da lugar a tejido renal.
nephrogenous (nefrógeno). Que surge del tejido renal.
nephrogram (nefrograma). m. Examen del parénquima renal con rayos X, tras la inyección intravenosa de una sustancia radioopaca.
nephrography (nefrografía). f. Radiografía del riñón.
nephrohydrosis (nefrohidrosis). f. Hidronefrosis.
nephroid (nefroide). Reniforme; en forma de riñón; parecido a un riñón.
nephrolith (nefrolito). m. Cálculo renal.
nephrolithiasis (nefrolitiasis). f. Presencia de cálculos renales.
nephrolithotomy (nefrolitotomía). f. Incisión en el riñón para la extracción de un cálculo renal.

nephrology (nefrología). f. Rama de la ciencia médica que estudia el riñón y sus enfermedades.
nephrolysin (nefrolisina). f. Anticuerpo que destruye las células de los riñones, formado en respuesta a la inyección de una emulsión de sustancia renal.
nephrolysis (nefrólisis). f. **1.** Liberación del riñón de adherencias inflamatorias con preservación de la cápsula. **2.** Destrucción de las células renales.
nephrolytic (nefrolítico). Nefrotóxico; perteneciente a la nefrólisis, caracterizado por ella, o que la causa.
nephroma (nefroma). m. Tumor que surge del tejido renal.
mesoblastic n. (n. mesoblástico). Tumor de Wilms.
nephromalacia (nefromalacia). f. Ablandamiento de los riñones.
nephromegaly (nefromegalia). f. Gran hipertrofia de uno o ambos riñones.
nephromere (nefrómera). f. Porción del mesodermo intermedio que da lugar a túbulos renales segmentados.
nephron (nefrona). f. Unidad funcional del riñón, que consiste en el corpúsculo renal, el túbulo contorneado proximal, el asa nefrónica y el tubo contorneado distal.
nephropathia epidemica (nefropatía epidémica). Forma generalmente benigna de fiebre hemorrágica epidémica registrada en Escandinavia.
nephropathy (nefropatía). f. Nefrosis; renopatía; cualquier enfermedad del riñón.
analgesic n. (n. por analgésicos). Nefritis analgésica.
Balkan n. (n. balcánica). N. familiar endémica del Danubio.
Danubian endemic familial n. (n. familiar endémica del Danubio).
hypokalemic n. (n. hipopotasémica). Nefrosis vacuolar.
IgA n. (n. por IgA). Glomerulonefritis focal.
IgM n. (n. por IgM). Glomerulonefritis proliferativa mesangial.
nephropexy (nefropexia). f. Fijación operatoria de un riñón flotante o móvil.
nephrophthisis (nefrotisis). f. **1.** Nefritis supurativa con emaciación de la sustancia del órgano. **2.** Tuberculosis del riñón.
familial juvenile n. (n. juvenil familiar).
nephroptosis, nephroptosia (nefroptosis, nefroptosia). f. Prolapso del riñón.
nephropyelitis (nefropielitis). f. Pielonefritis.
nephropyeloplasty (nefropieloplastia). f. Cirugía plástica reparadora del riñón y la pelvis renal.
nephropyosis (nefropiosis). f. Pionefrosis; supuración del riñón.
nephrorrhaphy (nefrorrafia). f. Nefropexia por suturación del riñón.
nephrosclerosis (nefrosclerosis). f. Induración del riñón por crecimiento excesivo y contracción del tejido conjuntivo intestinal.
arterial n. (n. arterial). Arterionefrosclerosis; n. senil.
arteriolar n. (n. arteriolar). Arteriolonefrosclerosis; n. benigna.
benign n. (n. benigna). N. arteriolar.
malignant n. (n. maligna).
senile n. (n. senil). N. arterial.
nephrosclerotic (nefrosclerótico). Relativo a la nefrosclerosis, o que la causa.
nephrosis (nefrosis). f. **1.** Nefropatía. **2.** Degeneración del epitelio tubulorrenal. **3.** Síndrome nefrótico.
acute n. (n. aguda). .
amyloid n. (n. amiloidea).
cholemic n. (n. colémica).
familial n. (n. familiar).
hemoglobinuric n. (n. hemoglobinúrica).
hypoxic n. (n. hipóxica).
lipoid n. (n. lipoide). Enfermedad con alteraciones mínimas.
lower nephron n. (n. de la nefrona inferior).
osmotic n. (n. osmótica).
toxic n. (n. tóxica).
vacuolar n. (n. vacuolar). Nefropatía hipopotasémica.
nephrospasia, nephrospasis (nefrospasia, nefrospasis). f. Término obsoleto para el riñón flotante en el que el órgano está unido solamente por los vasos sanguíneos que entran en el hilio.
nephrostogram (nefrostograma). m. Radiografía del riñón luego de la opacificación de la pelvis renal por un agente de contraste administrado mediante un tubo de nefrostomía.
nephrostoma, nephrostome (nefrostoma). m. Una de las aberturas ciliadas en forma de embudo por las cuales los túbulos pronéfricos y algunos túbulos mesonéfricos primitivos se comunican con el celoma.
nephrostomy (nefrostomía). f. Establecimiento de una abertura entre la pelvis renal, a través de su corteza, y el exterior del cuerpo.
nephrotic (nefrótico). Relativo a la nefrosis, causado por ella, o similar.
nephrotome (nefrotoma). m. Mesodermo intermedio, a veces llamado así porque da origen a los primordios néfricos.
nephrotomic (nefrotómico). Relativo al nefrótomo.
nephrotomogram (nefrotomograma). m. Radiografía seccional de los riñones después de la administración intravenosa de material de contraste yodado hidrosoluble, para mejorar la visualización de las anomalías del parénquima renal.
nephrotomography (nefrotomografía). f. Examen con rayos X del riñón por medio de la tomografía.
nephrotomy (nefrotomía). f. Incisión en el riñón.
anatrophic n. (n. anatrófica). Operación de Smith-Boyce.
nephrotoxic (nefrotóxico). **1.** Perteneciente a la nefrotoxina: tóxico para las células renales. **2.** Nefrolítico.
nephrotoxicity (nefrotoxicidad). f. Calidad o estado de toxicidad para las células renales.
nephrotoxin (nefrotoxina). f. Citotoxina específica para las células del riñón.
nephrotrophic, nephrotropic (nefrotrófico). Renotrófico.
nephrotuberculosis (nefrotuberculosis). f. Tuberculosis del riñón.
nephroureterectomy (nefroureterectomía). f. Extirpación quirúrgica de un riñón y su uréter.
nephroureterocystectomy (nefroureterocistectomía). f. Extirpación del riñón, el uréter y parte de la vejiga urinaria, o toda ella.
nepiology (nepiología). f. Término obsoleto para neonatología.
neptunium (neptunio). m. Elemento radiactivo; símbolo Np, Nº at. 93; primer elemento de la serie transuranio (no hallado en la naturaleza).
neriine (neriína). f. Conesina.
nerve (nervio). m. [*nervus*, NA]. Estructura similar a un cordón compuesta por uno o más fascículos de fibras nerviosas mielinizadas o no, o más frecuentemente una mezcla de ambas, junto con tejido conectivo que los rodea.
abducent n. **1.** (n. abducente o abducens). [*nervus abducens*, NA]. N. motor ocular externo. **2.** (n. motor ocular externo). [*nervus abducens*, NA].
accelerator n.'s (n. aceleradores).
accessory n. (n. accesorio). [*nervus accessorius*, NA]. N. espinal.
accessory phrenic n.'s (n. frénicos accesorios). [*nervi phrenici accessorii*, NA].
acoustic n. (n. acústico). [*nervus vestibulocochlearis*, NA]. N. auditivo.
afferent n. (n. aferente). N. centrípeto o esódico.
Andersch's n. (n. de Andersch). [*nervus tympanicus*, NA]. N. timpánico.
anococcygeal n.'s (n. anococcígeos). [*nervi anococcygei*, NA].
anterior ampullar n. (n. ampollar anterior). [*nervus ampullaris anterior*, NA].
anterior antebrachial n. (n. antebraquial anterior). [*nervus antebrachii anterior*, NA].
anterior auricular n.'s (n. auriculares anteriores). [*nervi auriculares anteriores*, NA].
anterior crural n. (n. femoral o crural anterior). [*nervus femoralis*, NA].
anterior ethmoidal n. **1.** (n. nasal interno). [*nervus ethmoidalis anterior*, NA]. N. etmoidal anterior. **2.** (n. etmoidal anterior). [*nervus ethmoidalis anterior*, NA]. N. nasal interno; rama del n. nasal.
anterior interosseous n. (n. interóseo antebraquial anterior). [*nervus interosseus anterior*, NA].
anterior labial n.'s (n. labiales anteriores). [*nervi labiales anteriores*, NA].
anterior scrotal n.'s (n. escrotales anteriores). [*nervi scrotales anteriores*, NA].
anterior supraclavicular n. (n. supraclavicular anterior). [*nervus supraclavicularis medialis*, NA].
anterior tibial n. (n. peroneo (fibular) profundo). [*nervus peroneus profundus*, NA].

aortic n. (n. aórtico). N. depresor de Ludwig; n. de Cyon; n. de Ludwig.
Arnold's n. 1. (n. suboccipital de Arnold). [*ramus auricularis vagi*, NA]. N. occipital mayor. **2.** (n. de Arnold). [*ramus auricularis vagi*, NA]. Ramo auricular del neumogástrico.
articular n. (n. articular). [*nervus articularis*, NA].
auditory n. (n. auditivo). [*radix cochlearis*, NA].
augmentor n.'s (n. aumentadores).
auriculotemporal n. (n. auriculotemporal). [*nervus auriculotemporalis*, NA].
autonomic n. (n. autonómico).
axillary n. (n. axilar). [*nervus axillaris*, NA]. N. circunflejo.
baroreceptor n. (n. barorreceptor). N. presorreceptor.
Bell's respiratory n. (n. respiratorio externo de Bell). [*nervus thoracicus longus*, NA].
Bock's n. (n. de Bock). [*ramus pharyngeus*, NA]. Ramo faríngeo.
buccal n. (n. bucal). [*nervus buccalis*, NA]. N. buccinatorio.
buccinator n. (n. buccinatorio). [*nervus buccalis*, NA]. N. bucal
caroticotympanic n. (n. caroticotimpánico). [*nervus caroticotympanicus*, NA]. N. petroso profundo pequeño.
cavernous n.'s of clitoris (n. cavernosos del clítoris). [*nervi cavernosi clitoridis*, NA]. Plexo del clítoris.
cavernous n.'s of penis (n. cavernosos del pene). [*nervi cavernosi penis*, NA]. Plexo del pene.
centrifugal n. (n. centrífugo). N. eferente.
centripetal n. (n. centrípeto). N. aferente.
cervical n.'s (n. cervicales). [*nervi cervicales*, NA].
circumflex n. (n. circunflejo). [*nervus axillaris*, NA]. N. axilar.
coccygeal n. (n. coccígeo). [*nervus coccygeus*, NA].
cochlear n. (n. coclear). [*radix cochlearis*, NA].
common fibular n. (n. peroneo común). [*nervus peroneus communis*, NA]. N. peroneo; n. poplíteo lateral o externo.
common palmar digital n.'s (n. digitales palmares comunes). [*nervi digitales palmares communes*, NA].
common peroneal n. (n. peroneo común). [*nervus peroneus (fibularis) communis*, NA].
common plantar digital n.'s (n. digitales plantares comunes). [*nervi digitales plantares comunes*, NA].
cranial n.'s (n. craneales o craneanos). [*nervi craniales*, NA].
cubital n. (n. cubital). [*nervus ulnaris*, NA].
cutaneous cervical n. (n. cervical cutáneo). [*nervus transversus colli*, NA]. N. cervical transverso.
cutaneous n. (n. cutáneo). [*nervus cutaneus*, NA].
Cyon's n. (n. de Cyon). N. aórtico.
dead n. (n. muerto). Nombre incorrecto de la pulpa dentaria no vital.
deep fibular n. (n. peroneo (fibular) profundo). [*nervus peroneus profundus*, NA]. N. tibial anterior.
deep peroneal n. (n. peroneo (fibular) profundo). [*nervus peroneus profundus*, NA].
deep petrosal n. (n. petroso profundo). [*nervus petrosus profundus*, NA]. Rama petrosa profunda mayor del plexo carotídeo.
deep temporal n.'s (n. temporales profundos). [*nervi temporales profundi*, NA].
dental n. (n. dentario).
depressor n. of Ludwig (n. depresor de Ludwig). N. aórtico.
dorsal digital n.'s 1. (n. colaterales dorsales de los dedos). [*nervi digitales dorsales*, NA]. **2.** (n. digitales dorsales). [*nervi digitales dorsales*, NA].
dorsal digital n.'s of foot (n. colaterales dorsales de los dedos del pie). [*nervi digitales dorsales pedis*, NA].
dorsal interosseous n. (n. interóseo posterior). [*nervus interosseus posterior*, NA].
dorsal lateral cutaneous n. (n. cutáneo dorsal lateral). [*nervus cutaneus dorsalis lateralis*, NA].
dorsal medial cutaneous n. (n. cutáneo dorsal medial). [*nervus cutaneus dorsalis medialis*, NA].
dorsal n. of clitoris (n. dorsal del clítoris). [*nervus dorsalis clitoridis*, NA].
dorsal n. of penis (n. dorsal del pene). [*nervus dorsalis penis*, NA].
dorsal n. of scapula (n. dorsoescapular). [*nervus dorsalis scapulae*, NA]. N. escapular posterior; n. del romboides.
dorsal n.'s of toes (n. digitales dorsales del pie). [*nervi digitales dorsales pedis*, NA].
efferent n. (n. eferente). N. centrífugo o exódico.
eighth cranial n. (n. craneal VIII). [*nervus vestibulocochlearis*, NA].
eleventh cranial n. (n. craneal XI). [*nervus accessorius*, NA].
nervi erigentes (n. erectores). N. esplácnicos pelvianos.
esodic n. (n. esódico). N. aferente.
excitor n. (n. excitador).
excitoreflex n. (n. excitorreflejo).
exodic n. (n. exódico). N. eferente.
n. of external acoustic meatus (n. del conducto auditivo externo). [*nervus meatus acustici externi*, NA].
external carotid n.'s (n. carotídeos externos). [*nervi carotici externi*, NA].
external respiratory n. of Bell (n. respiratorio externo de Bell). [*nervus thoracicus longus*, NA].
external saphenous n. (n. safeno externo). [*nervus suralis*, NA].
facial n. (n. facial). [*nervus facialis*, NA]. Séptimo par craneal.
femoral n. (n. femoral o crural). [*nervus femoralis*, NA].
fifth cranial n. (n. craneal V). [*nervus trigeminus*, NA].
first cranial n. (n. craneal I). [*nervi olfactorii*, NA].
fourth cranial n. (n. craneal IV). [*nervus trochlearis*, NA].N. patético.
fourth lumbar n. (n. cuarto lumbar). N. furcal.
frontal n. (n. frontal). [*nervus frontalis*, NA].
furcal n. (n. furcal).
Galen's n. (n. de Galeno). Anastomosis de Galeno.
gangliated n. (n. ganglionado). N. simpático.
Gaskell's n.'s (n. de Gaskell).
genitocrural n. (n. genitocrural). [*nervus genitofemoralis*, NA].
genitofemoral n. (n. genitofemoral). [*nervus genitofemoralis*, NA]. N. genitocrural.
glossopharyngeal n. (n. glosofaríngeo). [*nervus glossopharyngeus*, NA].
great auricular n. (n. auricular magno). [*nervus auricularis magnus*, NA]. Gran n. auricular.
great sciatic n. (n. ciático mayor). [*nervus ischiadicus*, NA].
greater occipital n. (n. occipital mayor). [*nervus occipitalis major*, NA]. N. suboccipital de Arnold.
greater palatine n. (n. palatino mayor). [*nervus palatinus major*, NA]. N. palatino anterior.
greater petrosal n. (n. petroso mayor). [*nervus petrosus major*, NA]. N. petroso superficial mayor.
greater splanchnic n. (n. esplácnico mayor). [*nervus splanchnicus major*, NA].
greater superficial petrosal n. (n. petroso superficial mayor). [*nervus petrosus major*, NA] N. petroso mayor.
Hering's sinus n. (n. del seno de Hering). [*ramus sinus carotici nervi glossopharyngei*, NA]. Ramo del seno carotídeo.
hypogastric n. (n. hipogástrico). [*nervus hypogastricus*, NA].
hypoglossal n. (n. hipogloso). [*nervus hypoglossus*, NA].
iliohypogastric n. (n. iliohipogástrico). [*nervus iliohypogastricus*, NA]. N. abdominogenital mayor.
ilioinguinal n. (n. ilioinguinal). [*nervus ilioinguinalis*, NA]. N. abdominogenital menor.
inferior alveolar n. (n. alveolar inferior). [*nervus alveolaris inferior*, [NA]. N. dentario inferior.
inferior cervical cardiac n. (n. cardíaco cervical inferior). [*nervus cardiacus cervicalis inferior*, NA].
inferior cluneal n.'s (n. inferiores de la nalga). [*nervi clunium inferiores*, NA].
inferior dental n. (n. dentario inferior). [*nervus alveolaris inferior*, NA]. N. alveolar inferior.
inferior gluteal n. (n. glúteo inferior). [*nervus gluteus inferior*, NA].
inferior hemorrhoidal n.'s (n. hemorroidales inferiores). [*nervi rectales inferiores*, NA].
inferior laryngeal n. (n. laríngeo inferior). [*nervus laryngeus inferior*, NA].
inferior maxillary n. (n. maxilar inferior). [*nervus mandibularis*, NA].
inferior rectal n.'s (n. rectales inferiores). [*nervi rectales inferiores*, NA]. N. hemorroidales inferiores.
inferior vesical n.'s (n. vesicales inferiores).
infraorbital n. (n. infraorbital o infraorbitario). [*nervus infraorbitalis*, NA].

N
O
P

infratrochlear n. (n. infratroclear). [*nervus infratrochlearis*, NA].
inhibitory n. (n. inhibidor).
intercostal n.'s (n. intercostales). [*nervi intercostales*, NA].
intercostobrachial n.'s (n. intercostobraquiales). [*nervi intercostobrachiales*, NA]. N. intercostohumerales.
intercostohumeral n.'s (n. intercostohumerales). [*nervi intercostobrachiales*, NA].
intermediary n. (n. intermediario de Wrisberg). [*nervus intermedius*, NA].
intermediate dorsal cutaneous n. (n. cutáneo dorsal intermedio). [*nervus cutaneus dorsalis intermedius*, NA].
intermediate n. (n. intermedio). [*nervus intermedius*, NA]. N. de Wrisberg.
intermediate supraclavicular n. (n. supraclavicular intermedio). [*nervus supraclavicularis intermedius*, NA].
internal carotid n. (n. carotídeo interno). [*nervus caroticus internus*, NA].
internal saphenous n. (n. safeno interno). [*nervus saphenus*, NA].
interosseous n. of leg (n. interóseo de la pierna). [*nervus interosseus cruris*, NA]. N. interóseo de la pierna.
Jacobson's n. (n. de Jacobson). [*nervus tympanicus*, NA]. N. timpánico.
jugular n. (n. yugular). [*nervus jugularis*, NA].
lacrimal n. (n. lagrimal). [*nervus lacrimalis*, NA].
Latarget's n. (n. Latarget). [*plexus hypogastricus superior*, NA].
lateral ampullar n. (n. ampollar lateral). [*nervus ampullaris lateralis*, NA].
lateral anterior thoracic n. (n. torácico anterior lateral). [*nervus pectoralis lateralis*, NA].
lateral cutaneous n. of calf (n. cutáneo sural lateral). [*nervus cutaneus surae lateralis*, NA].
lateral cutaneous n. of forearm (n. cutáneo antebraquial lateral). [*nervus cutaneus antebrachii lateralis*, NA].
lateral cutaneous n. of thigh 1. (n. femorocutáneo). [*nervus cutaneus femoris lateralis*, NA]. N. cutáneo lateral del fémur. **2.** (n. cutáneo femoral lateral). [*nervus cutaneus femoris lateralis*, NA].
lateral pectoral n. (n. pectoral lateral). [*nervus pectoralis lateralis*, NA].
lateral plantar n. (n. plantar lateral). [*nervus plantaris lateralis*, NA]. N. plantar externo.
lateral popliteal n. (n. poplíteo lateral o peroneo común). [*nervus peroneus communis*, NA].
lateral supraclavicular n. (n. supraclavicular lateral). [*nervus supraclavicularis, lateralis*, NA]. N. supraclavicular posterior.
lesser internal cutaneous n. (n. cutáneo interno menor). [*nervus cutaneus brachii medialis*, NA].
lesser occipital n. (n. occipital menor). [*nervus occipitalis minor*, NA].
lesser palatine n.'s (n. palatinos menores). [*nervi palatini minores*, NA].
lesser petrosal n. (n. petroso menor). [*nervus petrosus minor*, NA]. N. petroso superficial menor.
lesser splanchnic n. (n. esplácnico menor). [*nervus splanchnicus minor*, NA].
lesser superficial petrosal n. (n. petroso superficial menor). [*nervus petrosus minor*, NA]. N. petroso menor.
lingual n. (n. lingual). [*nervus lingualis*, NA].
long buccal n. (n. bucal largo). [*nervus buccalis*, NA]. N. bucal.
long ciliary n. (n. ciliar largo). [*nervus ciliaris longus*, NA].
long saphenous n. (n. safeno largo). [*nervus saphenus*, NA]. N. safeno interno.
long subscapular n. (n. subescapular largo). [*nervus thoracodorsalis*, NA].
long thoracic n. (n. torácico largo). [*nervus thoracicus longus*, NA].
lower lateral cutaneous n. of arm (n. cutáneo braquial lateral inferior). [*nervus cutaneus brachii lateralis inferior*, NA].
lowest splanchnic n. (n. esplácnico menor). [*nervus splanchnicus imus*, NA].
Ludwig's n. (n. de Ludwig). N. aórtico.
lumbar n.'s (n. lumbares). [*nervi lumbales*, NA].
lumbar splanchnic n.'s (n. esplácnicos lumbares). [*nervi splanchnici lumbales*, NA].
lumboinguinal n. (n. lumboinguinal).
mandibular n. (n. mandibular). [*nervus mandibularis*, NA]. N. maxilar inferior.
masseteric n. (n. masetérico o masetero). [*nervus massetericus*, NA].
masticator n. (n. masticador). [*radix motoria nervi trigemini*, NA].
maxillary n. (n. maxilar). [*nervus maxillaris*, NA].
medial anterior thoracic n. (n. torácico anterior medial). [*nervus pectoralis medialis*, NA].
medial cutaneous n. of arm (n. cutáneo braquial medio). [*nervus cutaneous brachii medialis*, NA].
medial cutaneous n. of forearm (n. cutáneo antebraquial medial). *nervus cutaneus antebrachii medialis*, NA].
medial cutaneous n. of leg (n. cutáneo sural medial). [*nervus cutaneus surae medialis*, NA].
medial pectoral n. (n. pectoral medial). [*nervus pectoralis medialis*, NA].
medial plantar n. (n. plantar medial). [*nervus plantaris medialis*, NA]. N. plantar interno.
medial popliteal n. (n. poplíteo medio). [*nervus tibialis*, NA]. N. tibial.
medial supraclavicular n. (n. supraclavicular medial). [*nervus supraclavicularis medialis*, NA]. N. supraclavicular anterior.
median n. (n. mediano). [*nervus medianus*, NA].
mental n. (n. mental o mentoniano). [*nervus mentalis*, NA].
middle cervical cardiac n. (n. cardíaco cervical medio). [*nervus cardiacus cervicalis medius*, NA].
middle cluneal n.'s (n. medios de la nalga). [*nervi clunium medii*, NA].
middle meningeal n. (n. meníngeo medio). [*ramus meningeus medius nervi maxillaris*, NA].
mixed n. (n. mixto). N. compuesto por fibras aferentes y eferentes.
motor n. (n. motor).
motor n. of face (n. motor de la cara). [*nervus facialis*, NA]. N. facial.
musculocutaneous n. (n. musculocutáneo). [*nervus musculocutaneus*, NA].
musculocutaneous n. of leg (n. musculocutáneo de la pierna). [*nervus peroneus superficialis*, NA].
musculospiral n. (n. musculoespiral). [*nervus radialis*, NA]. N. radial.
mylohyoid n. (n. milohioideo). [*nervus mylohyoideus*, NA].
nasal n. (n. nasal). [*nervus nasociliaris*, NA]. N. nasociliar.
nasociliary n. (n. nasociliar). [*nervus nasociliaris*, NA]. N. nasal.
nasopalatine n. (n. nasopalatino). [*nervus nasopalatinus*, NA].
ninth cranial n. (n. craneal IX). [*nervus glossopharyngeus*, NA].
obturator n. (n. obturador). [*nervus obturatorius*, NA].
oculomotor n. 1. (n. motor ocular común). [*nervus oculomotorius*, NA]. **2.** (n. oculomotor). [*nervus oculomotorius*, NA]. N. motor ocular común.
olfactory n. (n. olfatorios). [*nervi olfactorii*, NA]. Primer par craneal.
ophthalmic n. (n. oftálmico). [*nervus ophthalmicus*, NA].
optic n. (n. óptico). [*nervus opticus*, NA].
orbital n. (n. orbitario). [*nervus zygomaticus*, NA]. N. cigomático.
parasympathetic n. (n. parasimpático).
pathetic n. (n. patético). [*nervus trochlearis*, NA]. N. troclear.
pelvic splanchnic n.'s (n. esplácnicos pelvianos). [*nervi splanchnici pelvini*, NA].
perineal n.'s (n. perineales). [*nervi perineales*, NA].
peroneal communicating n. (n. peroneo comunicante). [*ramus communicans peroneus*, NA].
phrenic n. (n. frénico). [*nervus phrenicus*, NA].
pneumogastric n. (n. neumogástrico). [*nervus vagus*, NA].
popliteal communicating n. (n. poplíteo comunicante). [*nervus cutaneus surae medialis*, NA].
posterior ampullar n. (n. ampollar posterior). [*nervus ampullaris posterior*, NA].
posterior antebrachial n. (n. antebraquial posterior). [*nervus antebrachii posterior*, NA].

posterior auricular n. (n. auricular posterior). [*nervus auricularis posterior,* NA].
posterior cutaneous n. of arm (n. cutáneo braquial posterior). [*nervus cutaneus brachii posterior*, NA].
posterior cutaneous n. of forearm (n. cutáneo antebraquial posterior). [*nervus cutaneus antebrachii posterior*, NA].
posterior cutaneous n. of thigh (n. cutáneo femoral posterior). [*nervus cutaneus femoris posterior,* NA]. N. ciático menor.
posterior ethmoidal n. (n. etmoidal posterior). [*nervus ethmoidalis posterior,* NA]. Rama del n. nasal.
posterior interosseous n. (n. interóseo antebraquial posterior). [*nervus interosseus posterior,* NA].
posterior labial n.'s (n. labiales posteriores). [*nervi labiales posteriores,* NA].
posterior scapular n. (n. escapular posterior). [*nervus dorsalis scapulae,* NA].
posterior scrotal n.'s (n. escrotales posteriores). [*nervi scrotales posteriores,* NA].
posterior supraclavicular n. (n. supraclavicular posterior). [*nervus supraclavicularis lateralis,* NA].
posterior thoracic n. (n. torácico posterior). [*nervus thoracicus longus,* NA].
presacral n. (n. presacro). [*plexus hypogastricus superior*, NA]. Plexo hipogástrico superior.
pressor n. (n. presor).
pressoreceptor n. (n. presorreceptor). N. barorreceptor.
proper palmar digital n.'s **1.** (n. colaterales palmares de los dedos). [*nervi digitales palmares proprii,* NA]. N. digitales palmares propios. **2.** (n. digitales palmares propios). [*nervi digitales palmares proprii,* NA].
proper plantar digital n.'s **1.** (n. digitales plantares propios). [*nervi digitales plantares proprii*, NA]. **2.** (n. colaterales plantares de los dedos). [*nervi digitales plantares proprii,* NA]. N. digitales plantares propios.
n. of pterygoid canal (n. del canal pterigoideo o vidiano). [*nervus canalis pterygoidei*, NA].
pterygoid n. (n. pterigoideo). [*nervus pterygoideus,* NA].
pterygopalatine n.'s (n. pterigopalatinos). [*nervi pterygopalatini*, NA]. N. esfenopalatinos.
pudendal n., pudic n. (n. pudendo). [*nervus pudendus,* NA].
radial n. (n. radial). [*nervus radialis,* NA]. N. musculoespiral.
recurrent laryngeal n. (n. laríngeo recurrente). [*nervus laryngeus recurrens,* NA]. N. recurrente.
recurrent meningeal n. (n. meníngeo recurrente). [*ramus meningeus medius nervi maxillaris*, NA].
recurrent n. (n. recurrente). [*nervus laryngeus recurrens*, NA]. N. laríngeo recurrente.
saccular n. (n. sacular). [*nervus saccularis,* NA].
sacral n.'s (n. sacros). [*nervi sacrales,* NA].
sacral splanchnic n.'s (n. esplácnicos sacros). [*nervi splachnici sacrales,* NA].
saphenous n. (n. safeno). [*nervus saphenus*, NA].
sciatic n. **1.** (n. isquiático). [*nervus ischiadicus*, NA]. N. ciático. **2.** (n. ciático). [*nervus ischiadicus*, NA]. N. ciático mayor.
second cranial n. (n. craneal II). [*nervus opticus*, NA].
secretory n. (n. secretor).
sensory n. (n. sensitivo).
seventh cranial n. (n. craneal VII). [*nervus facialis*, NA].
short ciliary n. (n. ciliar breve o corto). [*nervus ciliaris brevis,* NA].
short saphenous n. (n. safeno breve). [*nervus suralis*, NA]. N. safeno externo.
sinus n. of Hering (n. del seno de Hering). [*ramus sinus carotici nervi glossopharymgei*, NA].
sinuvertebral n. (n. senovertebral). [*ramus meningeus nervorum spinalium*, NA].
sixth cranial n. (n. craneal VI). [*nervus abducens*, NA].
small deep petrosal n. (n. caroticotimpánico). [*nervus caroticotympanicus*, NA].
small sciatic n. (n. ciático menor). [*nervus cutaneus femoris posterior*, NA].
smallest splanchnic n. (n. esplácnico imo). [*nervus splanchnicus imus*, NA].
n. of smell (n. olfatorios). [*nervi olfactorii*, NA].
somatic n. (n. somático).
space n. (n. espacial).
spinal accessory n. (n. espinal). [*nervus accessorius*, NA].
spinal n.'s (n. espinales o raquídeos). [*nervi spinales*, NA].
splanchnic n.'s (n. esplácnicos).
subclavian n. (n. subclavio). [*nervus subclavius*, NA].
subcostal n. (n. subcostal). [*nervus subcostalis*, NA].
sublingual n. (n. sublingual). [*nervus sublingualis*, NA].
suboccipital n. (n. suboccipital). [*nervus suboccipitalis*, NA].
subscapular n. (n. subescapular). [*nervus subscapularis*, NA].
superficial cervical n. (n. cervical superficial). [*nervus transversus colli*, NA]. N. cervical transverso.
superficial fibular n. (n. peroneo superficial). [*nervus peroneus superficialis*, NA].
superior alveolar n.'s (n. alveolares superiores). [*nervi alveolares superiores*, NA]. N. dentarios superiores.
superior cervical cardiac n. (n. cardíaco cervical superior). [*nervus cardiacus cervicalis superior,* NA].
superior cluneal n.'s (n. superiores de la nalga). [*nervi clunium superiores*, NA].
superior dental n.'s (n. dentarios superiores). [*nervi alveolares superiores*, NA]. N. alveolares superiores.
superior gluteal n. (n. glúteo superior). [*nervus gluteus superior,* NA].
superior laryngeal n. (n. laríngeo superior). [*nervus laryngeus superior,* NA]. Rama del n. neumogástrico en el ganglio inferior.
superior maxillary n. (n. maxilar superior). [*nervus maxillaris*, NA].
supraorbital n. (n. supraorbitario). [*nervus supraorbitalis*, NA]. N. supraorbitario frontal externo.
suprascapular n. (n. supraescapular). [*nervus suprascapularis*, NA].
supratrochlear n. (n. supratroclear). [*nervus supratrochlearis*, NA]. N. frontal interno.
sural n. (n. sural). [*nervus suralis*, NA]. N. safeno externo.
sympathetic n. (n. simpático).
temporomandibular n. (n. temporomandibular). [*nervus zygomaticus*, NA]. N. orbitario.
n. of tensor tympani muscle **1.** (n. del músculo tensor del tímpano). [*nervus tensoris tympani*, NA]. **2.** (n. del músculo del martillo). [*nervus tensoris tympani*, NA]. N. del músculo tensor del tímpano.
n. of tensor veli palatini muscle **1.** (n. del músculo periestafilino externo). [*nervus tensoris veli palatini*, NA]. **2.** (n. del músculo tensor del velo del paladar). [*nervus tensoris veli palatini*, NA]. N. del músculo periestafilino externo.
tenth cranial n. (n. craneal X). [*nervus vagus*, NA].
tentorial n. (n. tentorial). [*ramus tentorii*, NA].
terminal n.'s (n. terminales). [*nervi terminales*, NA].
third cranial n. (n. craneal III). [*nervus oculomotorius*, NA]. N. motor ocular común.
third occipital n. (n. occipital tercero). [*nervus occipitalis tertius*, NA].
thoracic cardiac n.'s (n. cardíacos torácicos). [*nervi cardiaci thoracici*, NA].
thoracic n.'s (n. torácicos). [*nervi thoracici*, NA].
thoracodorsal n. (n. toracodorsal). [*nervus thoracodorsalis*, NA].
tibial communicating n. (n. cutáneo sural medial). [*nervus cutaneus surae medialis*, NA].
tibial n. (n. tibial). [*nervus tibialis*, NA]. N. poplíteo medio.
Tiedemann's n. (n. de Tiedemann).
n. to rhomboid (n. del romboides). [*nervus dorsalis scapulae*, NA].
n. to stapedius muscle (n. estapedio). [*nervus stapedius*, NA].
transverse n. of neck **1.** (n. cervical transverso). [*nervus transversus colli*, NA]. N. cervical superficial, n. cervical cutáneo. **2.** (n. transverso del cuello). [*nervus transversus colli*, NA].
trifacial n. (n. trifacial). [*nervus trigeminus*, NA]. N. trigémino.
trigeminal n. (n. trigémino). [*nervus trigeminus*, NA]. N. trifacial.
trochlear n. (n. troclear). [*nervus trochlearis*, NA]. N. patético.
twelfth cranial n. (n. craneal XII). [*nervus hypoglossus*, NA].
n. of tympanic membrane (n. de la membrana del tímpano). [*ramus membranae tympani*, NA].

tympanic n. (n. timpánico). [*nervus tympanicus*, NA]. N. de Jacobson.
ulnar n. (n. ulnar). [*nervus ulnaris*, NA]. N. cubital.
upper lateral cutaneous n. of arm (n. cutáneo braquial lateral superior). [*nervus cutaneus brachii lateralis superior*, NA].
utricular n. (n. utricular). [*nervus utricularis*, NA].
utriculoampullar n. (n. utriculoampular). [*nervus utriculoampullaris*, NA].
vaginal n.'s (n. vaginales). [*nervi vaginales*, NA].
vagus n. (n. vago). [*nervus vagus*, NA].
Valentin's n. (n. de Valentin).
vascular n. (n. vascular). [*nervus vascularis*, NA].
vasomotor n. (n. vasomotor).
vertebral n. (n. vertebral). [*nervus vertebralis*, NA].
vestibular n. (n. vestibular). [*nervus vestibularis*, NA].
vestibulocochlear n. (n. vestibulococlear). [*nervus vestibulocochlearis*, NA]. N. auditivo.
vidian n. (n. vidiano). [*nervus canalis pterygoidei*, NA].
volar interosseous n. (n. interóseo antebraquial anterior). [*nervus interosseus anterior*, NA].
Wrisberg's n. (n. de Wrisberg).
zygomatic n. (n. cigomático). [*nervus zygomaticus*, [NA]. N. orbitario.

nervimotility (nervimotilidad). f. Neurimotilidad; capacidad de movimiento en respuesta a un estímulo nervioso.
nervimotion (nervimoción). f. Movimiento en respuesta a un estímulo nervioso.
nervimotor (nervimotor). Neurimotor; relativo a un nervio motor.
nervine (nervina). f. Sustancia que actúa terapéuticamente, en especial como sedante, sobre el sistema nervioso.
nervone (nervona). f. Cerebrósido que contiene ácido nervónico.
nervonic acid (ácido nervónico). Á. *cis*-15-tetracosenoico.
nervosism (nerviosismo). m. **1.** Neurastenia. **2.** Dependencia hipotética de los estados psiquiátricos con respecto a las alteraciones de la fuerza nerviosa.
nervous (nervioso). **1.** Referente a uno o más nervios. **2.** Fácilmente excitado o agitado; que sufre de inestabilidad mental o emocional; tenso o ansioso. **3.** Anteriormente se refería a un temperamento caracterizado por un estado de alerta mental y físico excesivo, pulso rápido, excitabilidad, a menudo volubilidad pero no siempre propósitos fijos.
nervousness (nerviosidad). f. Condición caracterizada por presentar un estado nervioso.
nervus, gen. and pl. **nervi** (nervus, gen. y pl. nervi). [*nervus*, NA]. Nervio.
n. impar (nervio impar). [*filum terminale*, NA].
nervi nervorum (nervi nervorum). Nervios distribuidos por las vainas de los troncos nerviosos.
n. pharyngeus (nervio faríngeo). [*ramus pharyngeus*, NA].
n. spermaticus externus (nervio espermático externo). [*ramus genitalis*, NA].
nervi sphenopalatini (nervios esfenopalatinos). Ramos ganglionares.
n. statoacusticus (nervio vestibulococlear). [*nervus vestibulocochlearis*, NA].
nesidiectomy (nesidiectomía). f. Escisión de tejido de los islotes del páncreas.
nesidioblast (nesidioblasto). m. Célula que forma los islotes pancreáticos.
nesidioblastoma (nesidioblastoma). m. Adenoma de células de los islotes.
nesidioblastosis (nesidioblastosis). f. Hiperplasia de las células de los islotes de Langerhans.
nesslerize (nesslerizar). Tratar con reactivo de Nessler; el método se usa para determinar el nitrógeno de la urea en sangre y orina.
nest (nido). m. Grupo o colección de objetos similares.
Brunn's n.'s (n. de Brunn).
cell n.'s (n. celular).
epithelial n. (n. epitelial). Perla de queratina.
net (red).
Chiari's n. (r. de Chiari).
chromidial n. (r. cromidial).
netilmicin sulfate (netilmicina, sulfato de). Antibiótico aminoglucósido para uso parenteral empleado para el tratamiento a corto plazo de infecciones bacterianas graves o potencialmente fatales.
network (red). f. **1.** Estructura semejante a una tela tejida o hilada. **2.** [*rete*, pl. *retia*, NA] Conjunto de fibras nerviosas o vasos pequeños.
acromial n. (r. acromial). [*rete acromiale*, NA].
arterial n. (r. arterial). [*rete arteriosum*, NA].
articular n. of elbow (r. articular del codo). [*rete articulare cubiti*, NA].
articular n. of knee (r. articular de la rodilla). [*rete articulare genus*, NA].
articular vascular n. (r. vascular articular). [*rete vasculosum articulare*, NA].
chromatin n. (r. de cromatina).
dorsal carpal n. (r. carpiana dorsal). [*rete carpi dorsale*, NA].
dorsal venous n. of foot (r. venosa dorsal del pie). [*rete venosum dorsale pedis*, NA]. R. superficial de vénulas en el dorso del pie.
dorsal venous n. of hand (r. venosa dorsal de la mano). [*rete venosum dorsale manus*, NA].
n. of heel **1.** (r. del talón). [*rete carpi dorsale*, NA]. R. del calcáneo. **2.** (r. del calcáneo). [*rete carpi dorsale*, NA].
lateral malleolar n. (r. maleolar lateral). [*rete malleolare laterale*, NA].
linin n. (r. de linina).
medial malleolar n. (r. maleolar medial). [*rete malleolare mediale*, NA].
patellar n. (r. rotuliana). [*rete patellae*, NA].
peritarsal n. (r. peritarsiana).
plantar venous n. (r. venosa plantar). [*rete venosum plantare*, NA].
Purkinje's n. (r. de Purkinje).
subpapillary n. (r. subpapilar). [*rete subpapillare*].
trabecular n. (r. trabecular). Retículo trabecular.
neur-, neuri-, neuro- (neur-, neuri-, neuro-). Prefijos que denotan nervios o se refieren al sistema nervioso.
neuragmia (neuragmia). f. Ruptura o desgarramiento de un nervio.
neural (neural). **1.** Relativo a cualquier estructura compuesta por células nerviosas o sus prolongaciones, o que por desarrollo dará lugar a células nerviosas. **2.** Referente al lado dorsal de los cuerpos vertebrales o sus precursores, donde está situada la médula espinal; lo contrario de hemal.
neuralgia (neuralgia). f. Neurodinia; dolor nervioso; dolor intenso, pulsátil o punzante en el territorio de distribución de un nervio.
atypical facial n. (n. facial atípica). N. atípica del trigémino.
atypical trigeminal n. (n. atípica del trigémino). N. facial atípica.
epileptiform n. (n. epileptiforme). N. del trigémino.
facial n. (n. facial). N. del trigémino.
n. facialis vera (n. facial verdadera). N. geniculada.
Fothergill's n. (n. de Fothergill). N. del trigémino.
geniculate n. (n. geniculada). N. facial verdadera; n. de Hunt.
glossopharyngeal n. (n. glosofaríngea). Tic glosofaríngeo.
hallucinatory n. (n. alucinatoria). N. reminiscente.
Hunt's n. (n. de Hunt). N. geniculada.
idiopathic n. (n. idiopática).
intercostal n. (n. intercostal).
mammary n. (n. mamaria).
Morton's n. (n. de Morton).
occipital n. (n. occipital).
periodic migrainous n. (n. periódica con migraña).
red n. (n. roja). Eritromelalgia.
reminescent n. (n. reminiscente). N. alucinatoria.
sciatic n. (n. ciática). Ciática.
Sluder's n. (n. de Sluder). N. esfenopalatina.
sphenopalatine n. (n. esfenopalatina). N. de Sluder.
stump n. (n. del muñón).
suboccipital n. (n. suboccipital).
supraorbital n. (n. supraorbitaria). N. del nervio supraorbitario.
symptomatic n. (n. sintomática).
trifacial n. (n. trifacial). N. del trigémino.
trigeminal n. (n. del trigémino).
neuralgic (neurálgico). Referente a la neuralgia, semejante a ella o caracterizado por ella.
neuralgiform (neuralgiforme). Semejante a neuralgia o que tiene carácter de ésta.

neuramebimeter (neuramebímetro). m. Instrumento para medir la rapidez de la respuesta de un nervio a cualquier estímulo.
neuraminic acid (ácido neuramínico). Á. prehematomínico.
neuraminidase (neuraminidasa). f. Sialidasa.
α_2-neuraminoglycoprotein (α_2-neuraminoglucoproteína). f. Glucoproteína que contiene ácido neuramínico y que durante la electroforesis migra con la porción α_2 de las proteínas séricas.
neuranagenesis (neuranagénesis). f. Regeneración de un nervio.
neurapophysis (neurapófisis). f. Lámina del arco vertebral.
neurapraxia (neurapraxia). f. Falta de conducción de un nervio sin degeneración estructural, causada por lesión focal y en general seguida de recuperación de su función.
neurarchy (neurarquia). f. Acción dominante del sistema nervioso sobre los procesos físicos del organismo.
neurasthenia (neurastenia). f. Nerviosismo; estado mal definido que comúnmente acompaña o sigue a la depresión, caracterizado por fatiga funcional vaga.
angiopathic n., angioparalytic n. (n. angiopática, angioparalítica).
gastric n. (n. gástrica).
n. gravis (n. grave). N. extrema y persistente.
n. praecox (n. precoz). N. primaria.
primary n. (n. primaria). N. precoz.
pulsating n. (n. pulsátil). N. angiopática.
sexual n. (n. sexual).
traumatic n. (n. traumática). Síndrome postraumático.
neurasthenic (neurasténico). Relativo a neurastenia o que la sufre.
neurasthenic helmet (casco neurasténico). m. Sensación de presión sobre todo el cráneo en ciertos casos de neurastenia.
neuraxis (neuroeje). m. Neuraxis; parte axial no apareada del sistema nervioso central; médula espinal, rombencéfalo, mesencéfalo y diencéfalo, en contraste con los elementos apareados como el hemisferio cerebral o telencéfalo.
neuraxon, neuraxone (neuraxón). m. Término obsoleto por axón.
neurectasia, neurectasis, neurectasy (neurectasia, neurectasis). f. Neurotensión; neurotonía, operación de estirar un nervio o tronco nervioso.
neurectomy (neurectomía). f. Neuroectomía; escisión de un segmento de un nervio.
presacral n. (n. presacra). Simpatectomía presacra.
retrogasserian n. (n. retrogasseriana). Rizotomía trigeminal.
neurectopia, neurectopy (neurectopia). f. **1.** Dislocación de un tronco nervioso. **2.** Estado en el que un nervio sigue una trayectoria anómala.
neurepithelium (neurepitelio). m. Neuroepitelio.
neurergic (neurérgico). Relativo a la actividad de un nervio.
neurexeresis (neurexéresis). f. Extracción o evulsión de un nervio.
neuriatria, neuriatry (neuriatría). f. Tratamiento de las enfermedades nerviosas.
neuridine (neuridina). f. Espermina.
neurilemma (neurilema). m. Neurolema; vaina de Schwann; célula que envuelve a uno o más axones del sistema nervioso periférico.
neurilemoma (neurilemoma). m. Neurinoma; neuroschwannoma; schwannoma; neoplasia benigna encapsulada cuyo componente fundamental es estructuralmente idéntico al sincitio de Schwann; las células neoplásicas proliferan dentro del endoneurio, y el perineurio forma la cápsula..
acoustic n. (n. acústico). Neurinoma acústico.
Antoni type A n. (n. tipo A de Antoni).
Antoni type B n. (n. tipo B de Antoni).
neurility (neurilidad). f. Propiedad de conducir estímulos, inherente a los nervios.
neurimotility (neurimotilidad). f. Nervimotilidad.
neurimotor (neurimotor). Nervimotor.
neurine (neurina). f. Hidróxido de trimetilvinilamonio; amina tóxica; producto de descomposición de materias animales (deshidratación de colina) y componente venenoso de los hongos no comestibles.
neurinoma (neurinoma). m. Neurilemoma.
acoustic n. (n. acústico). Neurilemoma acústico.
neurit, neurite (neurita). f. Nombre obsoleto del axón o cilindroeje.
neuritic (neurítico). Relativo a la neuritis.
neuritis, pl. **neuritides** (neuritis). f. Inflamación de un nervio, asociada con neuralgia, hiperestesia, anestesia o parestesia, parálisis, atrofia muscular en la región inervada por el nervio afectado y por supresión de los reflejos.
adventitial n. (n. adventicia).
ascending n. (n. ascendente).
axial n. (n. axial). N. parenquimatosa.
brachial n. (n. braquial). Neuropatía del plexo braquial.
central n. (n. central). N. parenquimatosa.
descending n. (n. descendente).
Eichhorst's n. (n. de Eichhorst). N. intersticial.
endemic n. (n. endémica). Beriberi.
fallopian n. (n. de Falopio). Parálisis facial.
interstitial n. (n. intersticial). N. de Eichhorst.
intraocular n. (n. intraocular).
Leyden's n. (n. de Leyden).
multiple n. (n. múltiple). Polineuritis.
occipital n. (n. occipital).
optic n. (n. óptica). N. retrobulbar; neuropapilitis.
parenchymatous n. (n. parenquimatosa). N. axial o central.
retrobulbar n. (n. retrobulbar). N. óptica.
sciatic n. (n. ciática). Inflamación del nervio ciático que causa ciática.
segmental n. (n. segmentaria).
suboccipital n. (n. suboccipital).
toxic n. (n. tóxica).
traumatic n. (n. traumática).
neuro-oncology (neurooncología). f. Estudio de los tumores del sistema nervioso.
neuro-ophthalmology f. **1.** (neurooftalmología). Neuroftalmología; rama de la ciencia médica que estudia la relación de los ojos y sus partes asociadas con en el sistema nervioso central. **2.** (neuroftalmología). Neurooftalmología.
neuro-otology (neurootología). f. Ciencia que estudia las afecciones del laberinto y las lesiones cerebrales que se relacionan con las enfermedades del oído o son complicaciones de éstas.
neuroallergy (neuroalergia). f. Reacción alérgica en el tejido nervioso.
neuroanastomosis (neuroanastomosis). f. Formación quirúrgica de una unión entre los nervios.
neuroanatomy (neuroanatomía). f. Anatomía del sistema nervioso.
neuroarthropathy (neuroartropatía). f. Trofoneurosis que afecta una o más articulaciones.
neuroaugmentation (neuroamplificación). f. Uso de la estimulación eléctrica para complementar la actividad del sistema nervioso.
neuroaugmentive (neuroamplificador). Relacionado con la neuroamplificación.
neurobiotaxis (neurobiotaxis). f. Tendencia de las células nerviosas a dirigirse hacia la zona de la que reciben más estímulos.
neuroblast (neuroblasto). m. Célula nerviosa embrionaria.
neuroblastoma (neuroblastoma). m. Neoplasia maligna caracterizada por células nerviosas inmaduras poco diferenciadas de tipo embrionario (neuroblastos).
olfactory n. (n. olfatorio). Estesioneuroblastoma olfatorio.
neurocardiac (neurocardíaco). **1.** Relativo a la inervación del corazón. **2.** Relativo a una neurosis cardíaca.
neurocele (neurocele). m. Término colectivo poco empleado que indica la cavidad central del eje cerebroespinal.
neurochemistry (neuroquímica). f. Química de la materia, el metabolismo y la función de los nervios.
neurochitin (neuroquitina). f. Neuroqueratina.
neurochorioretinitis (neurocoriorretinitis). f. Inflamación de la túnica coroides del ojo, la retina y el nervio óptico.
neurochoroiditis (neurocoroiditis). f. Inflamación de la túnica coroides del ojo y el nervio óptico.
neurocladism (neurocladismo). m. Odogénesis; crecimiento de axones desde el muñón central para cubrir la brecha abierta en un nervio cortado.
neurocranium (neurocráneo). m. Parte del cráneo que rodea el cerebro, que se distingue de los huesos de la cara.
cartilaginous n. (n. cartilaginoso).
membranous n. (n. membranoso).

neurocristopathy (neurocristopatía). f. Anomalía del desarrollo de la cresta neural, manifestada por desarrollo anormal y tumores del eje neural.
neurocyte (neurocito). m. Neurona.
neurocytolysis (neurocitólisis). f. Destrucción de neuronas.
neurocytoma (neurocitoma). m. Ganglioneuroma.
neurodendrite (neurodendrita). f. Dendrita.
neurodendron (neurodendrón). m. Dendrita.
neurodermatitis (neurodermatitis). f. Neurodermatosis; lesión cutánea liquenificada crónica, localizada o diseminada.
neurodermatosis (neurodermatosis). f. Neurodermatitis.
neurodynamic (neurodinámico). Referente a la energía nerviosa.
neurodynia (neurodinia). f. Neuralgia.
neuroectoderm (neuroectodermo). m. Región central del ectodermo del embrión primitivo que por desarrollo posterior forma el cerebro y la médula espinal, dando asimismo origen a las células nerviosas y al neurilema o células de Schwann del sistema nervioso periférico.
neuroectodermal (neuroectodérmico). Relativo al neuroectodermo.
neuroectomy (neuroectomía). f. Neurectomía.
neuroencephalomyelopathy (neuroencefalomielopatía). f. Enfermedad del cerebro, la médula espinal y los nervios.
neuroendocrine (neuroendocrino). **1.** Perteneciente a las relaciones anatómicas y funcionales entre el sistema nervioso y el aparato endocrino. **2.** Se dice de las células que liberan una hormona a la sangre circulante en respuesta a un estímulo neural.
neuroendocrinology (neuroendocrinología). f. Conocimiento o estudio de las relaciones anatómicas y funcionales entre el sistema nervioso y el aparato endocrino.
neuroepithelial (neuroepitelial). Relativo al neuroepitelio.
neuroepithelium (neuroepitelio). [*neuroepithelium,* NA]. m. Células neuroepiteliales; células epiteliales especializadas para la recepción de estímulos externos.
  n. of ampullary crest (n. de la cresta ampollar). [*neuroepithelium cristae ampullaris,* NA].
  n. of macula (n. de la mácula). [*neuroepithelium maculae,* NA].
neurofibril (neurofibrilla). f. Estructura filamentosa que se ve con el microscopio óptico en el cuerpo de la célula nerviosa, las dendritas, el cilindroeje y a veces las terminaciones sinápticas.
neurofibrillar (neurofibrilar). Relativo a las neurofibrillas.
neurofibroma (neurofibroma). m. Schwannoma; fibroneuroma; tumor benigno no encapsulado moderadamente firme que resulta de la proliferación de células de Schwann en forma desordenada, en un cuadro que incluye porciones de fibras nerviosas.
  plexiform n. (n. plexiforme). Neuroma fibrilar o plexiforme.
  storiform n. (n. estoriforme). Dermatofibrosarcoma protuberans pigmentado.
neurofibromatosis (neurofibromatosis). f. **1.** Enfermedad de von Recklinghausen. **2.** N. acústica bilateral.
  abortive n. (n. abortiva). N. incompleta.
  incomplete n. (n. incompleta). N. abortiva.
neurofilament (neurofilamento). m. Clase de filamentos intermediarios que se encuentran en las neuronas.
neuroganglion (neuroganglio). m. Ganglio.
neurogastric (neurogástrico). Relativo a la inervación del estómago.
neurogenesis (neurogénesis). f. Formación del sistema nervioso.
neurogenic, neurogenetic (neurogenético, neurogénico). **1.** Neurógeno; que se origina, se inicia, o es causado por el sistema nervioso o por impulsos nerviosos. **2.** Relativo a la neurogénesis.
neurogenous (neurógeno). Neurogénico.
neuroglia (neuroglia). f. Glia; retículo de Kolliker; elementos celulares no neuronales del sistema nervioso central y periférico.
neurogliacyte (neurogliacito). m. Célula de neuroglia.
neuroglial, neurogliar (neuroglial, neurogliar). Relativo a la neuroglia.
neurogliomatosis (neurogliomatosis). f. Gliomatosis.
neurogram (neurograma). m. Huella o impresión que permanece en la sustancia cerebral después de cada experiencia mental, es decir el engrama o registro físico de la experiencia mental, cuya estimulación recupera y reproduce la experiencia original, produciendo así la memoria.
neurography (neurografía). f. Método para representar el estado de un nervio periférico, como el registro eléctrico o la visualización radiográfica por medios de contraste.
neurohemal (neurohemal). Se dice de las estructuras que contienen neuronas neurosecretoras cuyos axones no forman sinapsis con otras neuronas y cuyas terminaciones axonales se modifican para permitir el almacenamiento y la liberación en la circulación de material neurosecretorio.
neurohistology (neurohistología). f. Histoneurología; anatomía microscópica del sistema nervioso.
neurohormone (neurohormona). f. Hormona liberada por los impulsos nerviosos y formada por células neurosecretoras.
neurohumor (neurohumor). m. Sustancia química activa liberada en las terminaciones nerviosas con efectos excitantes sobre las estructuras adyacentes.
neurohypophysial (neurohipofisario). Relativo a la neurohipófisis.
neurohypophysis (neurohipófisis). [*neurohypophysis,* NA]. f. Lóbulo posterior de la hipófisis; porción nerviosa de la hipófisis; se compone del infundíbulo y del lóbulo nervioso.
neuroid (neuroide). Semejante a un nervio.
neurokeratin (neuroqueratina). f. Neuroquitina; red proteinácea que queda de la vaina mielínica de los cilindroejes después de la fijación y remoción del material graso.
neurolemma (neurolema). m. Neurilema.
neuroleptanalgesia (neuroleptoanalgesia). f. Estado analgésico y amnésico intenso producido por la administración de analgésicos narcóticos y drogas neurolépticas.
neuroleptanesthesia (neuroleptoanestesia). f. Técnica de anestesia general basada en la administración intravenosa de drogas neurolépticas junto a la inhalación de un anestésico débil, con relajantes neuromusculares o no.
neuroleptic (neuroléptico). **1.** m. Agente neuroléptico. **2.** Denota un estado similar al producido por estos agentes.
neurolinguistics (neurolingüística). f. Rama de la ciencia médica que estudia la base neuroanatómica del habla y sus trastornos.
neurologist (neurólogo). m. Especialista en el diagnóstico y tratamiento de las enfermedades del sistema nervioso.
neurology (neurología). f. Rama de la ciencia médica que estudia el sistema nervioso y sus trastornos.
neurolymph (neurolinfa). f. Licor cefalorraquídeo.
neurolymphomatosis (neurolinfomatosis). f. Invasión linfoblástica de un nervio.
  n. gallinarum (n. gallinácea).
neurolysin (neurolisina). f. Neurotoxina; anticuerpo que causa la destrucción de los ganglios y células corticales, obtenida por la inyección de sustancia cerebral.
neurolysis (neurólisis). f. **1.** Destrucción de tejido nervioso. **2.** Liberación de un nervio de sus adherencias inflamatorias.
neurolytic (neurolítico). Relativo a la neurólisis.
neuroma (neuroma). m. Antiguo nombre general de cualquier neoplasia derivada de las células del sistema nervioso.
  acoustic n. (n. acústico). Neurinoma acústico.
  amputation n. (n. por amputación). N. traumático.
  n. cutis (n. cutáneo). Neurofibroma de la piel.
  false n. (n. falso). N. traumático.
  fibrillary n. (n. fibrilar). Neurofibroma plexiforme.
  plexiform n. (n. plexiforme). Neurofibroma fibrilar.
  n. telangiectodes (n. telangiectásico).
  traumatic n. (n. traumático). N. por amputación o n. falso.
  Verneuil's n. (n. de Verneuil).
neuromalacia (neuromalacia). f. Ablandamiento patológico del tejido nervioso.
neuromatosis (neuromatosis). f. Neurofibromatosis.
neuromelanin (neuromelanina). f. Forma modificada de pigmento melánico que se encuentra normalmente en ciertas neuronas del sistema nervioso, especialmente en la sustancia negra y el locus coeruleus.
neuromere (neurómera). f. Rombómera; segmento neural; parte del tubo neural situada dentro de una metámera.
neuromimesis (neuromimesis). f. Término obsoleto para la simulación de enfermedad histérica o neurótica.
neuromimetic (neuromimético). Relativo a la acción de una droga que imita la respuesta de un órgano efector a los impulsos nerviosos.

neuromuscular (neuromuscular). Referente a la relación entre nervio y músculo, especialmente la inervación motora de los músculos esqueléticos y su patología.
neuromyasthenia (neuromiastenia). f. Debilidad muscular, generalmente de origen emocional.
epidemic n. (n. epidémica). Enfermedad de Akureyri o de Islandia.
neuromyelitis (neuromielitis). f. Mieloneuritis; neuritis combinada con inflamación de la médula espinal.
n. optica (n. óptica). Enfermedad de Devic.
neuromyopathy (neuromiopatía). f. Trastorno muscular anatómico o fisiológico que refleja directamente una enfermedad o un trastorno del nervio que inerva al músculo.
carcinomatous n. (n. carcinomatosa).
neuromyositis (neuromiositis). f. Neuritis con inflamación de los músculos con los que el nervio afectado (o varios de ellos) está en relación.
neuron (neurona). f. **1.** Célula nerviosa; neurocito; unidad morfológica y funcional del sistema nervioso, formada por el cuerpo de la célula nerviosa, las dendritas y el cilindroeje. **2.** Sinónimo obsoleto de axón.
autonomic motor n. (n. motora autonómica).
bipolar n. (n. bipolar).
gamma motor n.'s (n. motora gamma). Asa gamma.
ganglionic motor n. (n. motora ganglionar).
Golgi type I n. (n. de Golgi tipo I).
Golgi type II n. (n. de Golgi tipo II).
intercalary n. (n. intercalar). N. internuncial.
internuncial n. (n. internuncial). N. intercalar.
lower motor n. (n. motora inferior).
motor n. (n. motora). Motoneurona.
multipolar n. (n. multipolar).
postganglionic motor n. (n. motora posganglionar).
preganglionic motor n. (n. motora preganglionar).
pseudounipolar n. (n. seudounipolar). N. unipolar.
somatic motor n. (n. motora somática).
unipolar n. (n. unipolar). N. seudounipolar.
upper motor n. (n. motora superior).
visceral motor n. (n. motora visceral).
neuronal (neuronal). Perteneciente a una neurona.
neurone (neurona).
neuronephric (neuronéfrico). Relativo a la inervación del riñón.
neuronevus (neuronevo). m. Variedad de nevo intradérmico en la que los nidos de células névicas de la dermis inferior se hialinizan y se parecen a los haces nerviosos.
neuronitis (neuronitis). f. Inflamación degenerativa de las células nerviosas.
neuronopathy (neuronopatía). f. Trastorno, a menudo tóxico, de la neurona.
sensory n. (n. sensorial).
neuronophage (neuronófago). m. Fagocito que ingiere elementos neuronales.
neuronophagia, neuronophagy (neuronofagia). f. Fagocitosis de las células nerviosas.
neuronyxis (neuronixis). f. Acupuntura de un nervio.
neuropapillitis (neuropapilitis). f. Inflamación del nervio dentro del ojo.
neuroparalysis (neuroparálisis). f. Parálisis resultante de enfermedad del nervio que inerva la parte afectada.
neuroparalytic (neuroparalítico). Relativo a la neuroparálisis, o caracterizado por ella.
neuropath (neurópata). m. y f. Persona que sufre o está predispuesta a alguna enfermedad del sistema nervioso.
neuropathic (neuropático). Que se relaciona de algún modo con la neuropatía.
neuropathogenesis (neuropatogénesis). f. Origen o causa de una enfermedad del sistema nervioso.
neuropathology (neuropatología). f. **1.** Patología del sistema nervioso. **2.** Rama de la patología que se ocupa del sistema nervioso.
neuropathy (neuropatía). f. **1.** Término clásico para cualquier trastorno que afecta algún segmento del sistema nervioso. **2.** Según el uso actual, enfermedad que afecta los nervios craneanos o espinales.
asymmetric motor n. (n. motora asimétrica).
brachial plexus n. (n. del plexo braquial).
diabetic n. (n. diabética).
diphtheritic n. (n. diftérica).
entrapment n. (n. de atrapamiento).
familial amyloid n. (n. amiloidea familiar). Amiloidosis familiar.
giant axonal n. (n. axonal gigante).
hereditary hypertrophic n. (n. hipertrófica hereditaria).
hereditary sensory radicular n. (n. radicular sensitiva hereditaria).
hypertrophic interstitial n. (n. intersticial hipertrófica).
ischemic optic n. (n. óptica isquémica).
isoniazid n. (n. por isoniazida).
lead n. (n. por plomo).
leprous n. (n. leprosa).
motor dapsone n. (n. motora por dapsona).
onion bulb n. (n. en bulbo de cebolla). N. intersticial hipertrófica.
segmental n. (n. segmentaria).
symmetric distal n. (n. distal simétrica).
vitamin B_{12} n. (n. por vitamina B_{12}).
neuropeptide (neuropéptido). m. Cualquiera de los diversos péptidos que se encuentran en el tejido neural; p. ej., endorfinas, encefalinas.
neuropharmacology (neurofarmacología). f. Estudio de las drogas que ejercen efectos sobre el tejido neuronal.
neurophilic (neurofílico, neurófilo). Neurotrófico.
neurophonia (neurofonía). f. Espasmo o tic de los músculos de la fonación que causa ruidos, sonidos o gritos involuntarios.
neurophthalmology (neurooftalmología).
neurophysins (neurofisinas). f. pl. Familia de proteínas sintetizadas en el hipotálamo como parte de la amplia proteína precursora, que incluye la vasopresina y ocitocina en los gránulos neurosecretorios; funcionan como portadoras en el transporte y almacenamiento de hormonas neurohipofisarias.
neurophysiology (neurofisiología). f. Fisiología del sistema nervioso.
neuropil, neuropile (neurópilo). m. Red compleja, semejante al fieltro, de arborizaciones axonales, dendríticas y gliales que forman la mayor parte de la sustancia gris del sistema nervioso, y en la que están enclavados los cuerpos de las células nerviosas.
neuroplasm (neuroplasma). m. Protoplasma de una célula nerviosa.
neuroplasty (neuroplastia). f. Cirugía plástica de los nervios.
neuroplegic (neuropléjico). Perteneciente a una parálisis debida a enfermedad del sistema nervioso.
neuropodia (neuropodio, neurópodo). m. Terminal de un cilindroeje.
neuropore (neuroporo). m. Abertura del embrión que lleva desde el conducto central del tubo neural al exterior de éste.
caudal n. (n. caudal).
rostral n. (n. rostral).
neuropsychiatry (neuropsiquiatría). f. Especialidad médica que se ocupa de las enfermedades orgánicas y funcionales del sistema nervioso.
neuropsychologic, neuropsychological (neuropsicológico). Perteneciente a la neuropsicología.
neuropsychology (neuropsicología). f. Especialidad de la psicología que estudia las relaciones entre el cerebro y la conducta.
neuropsychopathic (neuropsicopático). Relativo a la neuropsicopatía.
neuropsychopathy (neuropsicopatía). f. Enfermedad emocional de origen neurológico y/o funcional.
neuropsychopharmacology (neuropsicofarmacología). f. Psicofarmacología.
neuroradiology (neurorradiología). f. Ciencia que estudia el sistema nervioso utilizando el examen con rayos X y otros métodos similares.
neurorecidive (neurorrecidiva). f. Neurorrecaída, neurorrecurrencia.
neurorecurrence (neurorrecurrencia). f. Neurorrecaída.
neurorelapse (neurorrecaída). f. Neurorrecurrencia; neurorrecidiva; recurrencia de síntomas al iniciarse un tratamiento, especialmente con drogas antisifilíticas.
neuroretinitis (neurorretinitis). f. Inflamación de la retina y del nervio óptico.
neurorrhaphy (neurorrafia). f. Neurosutura; sutura de nervios.

neurosarcocleisis (neurosarcocleisis). f. Operación para aliviar la neuralgia que consiste en la resección de una de las paredes del conducto óseo atravesado por el nervio y el transporte de éste al tejido blando.
neurosarcoidosis (neurosarcoidosis). f. Enfermedad granulomatosa de etiología desconocida que afecta el sistema nervioso central, usualmente con afección sistémica concomitante.
neuroschwannoma (neuroschwannoma). m. Neurilemoma.
neurosciences (neurociencias). f. pl. Disciplinas científicas que estudian el desarrollo, la estructura, la función, la química, la farmacología y la patología del sistema nervioso.
neurosecretion (neurosecreción). f. Liberación de una sustancia secretoria de las terminales axónicas de ciertas células nerviosas del cerebro en la sangre circulante.
neurosecretory (neurosecretorio). Relativo a la neurosecreción.
neurosis, pl. **neuroses** (neurosis). f. **1.** Trastorno psicológico o conductual cuya característica primaria es la ansiedad o angustia. **2.** Enfermedad nerviosa funcional o afección que no depende de ninguna lesión evidente. **3.** Estado peculiar de tensión o irritabilidad del sistema nervioso.
accident n. (n. por accidente). N. traumática.
anxiety n. (n. de ansiedad). Estado de ansiedad.
association n. (n. de asociación).
battle n. (n. de batalla o combate). N. de guerra.
cardiac n. (n. cardíaca). Cardioneurosis.
character n. (n. del carácter).
compensation n. (n. de compensación).
compulsive n. (n. compulsiva). N. obsesivo-compulsiva.
conversion hysteria n. (n. de histeria de conversión).
expectation n. (n. de expectativas).
experimental n. (n. experimental).
military n. (n. militar). N. de guerra.
noogenic n. (n. noogénica).
obsessive-compulsive n. (n. obsesivo-compulsiva). N. compulsiva.
occupational n., professional n. (n. ocupacional, profesional).
oedipal n. (n. edípica).
pension n. (n. de pensión).
postconcussion n. (n. posconmoción).
posttraumatic n. (n. postraumática). N. traumática.
n. tarda (n. tardía).
torsion n. (n. de torsión). Disbasia lordótica progresiva.
transference n. (n. de transferencia).
traumatic n. (n. traumática). N. por accidente o postraumática.
war n. (n. de guerra).
neurospasm (neuroespasmo). m. Espasmo o contracción muscular causados por un trastorno de la inervación.
neurosplanchnic (neuroesplácnico). Neurovisceral.
neurospongium (neurospongio). m. **1.** Término obsoleto para el plexo de neurofibrillas dentro de las células nerviosas. **2.** Designación obsoleta de la capa reticular de la retina.
neurosthenia (neurostenia). f. Estado en el cual los nervios responden con fuerza o rapidez anormales a estímulos leves.
neurostimulator (neuroestimulador). m. Aparato para la excitación eléctrica crónica del sistema nervioso central o periférico.
neurosurgeon (neurocirujano). m. Cirujano especializado en operaciones del sistema nervioso.
neurosurgery (neurocirugía). f. Cirugía del sistema nervioso.
functional n. (n. funcional).
neurosuture (neurosutura). f. Neurorrafia.
neurosyphilis (neurosífilis). f. Manfiestaciones del sistema nervioso de la sífilis, que incluyen tabes dorsal, paresia general y sífilis meningovascular.
neurotabes (neurotabes). f. N. periférica de Déjérine; polineuritis con síntomas atáxicos.
Déjérine's peripheral n. (n. periférica de Déjérine).
neurotendinous (neurotendinoso). Relativo a los nervios y tendones.
neurotensin (neurotensina). f. Neurotransmisor peptídico de 13 aminoácidos, que se encuentra en los sinaptosomas del hipotálamo, amígdala, ganglios basales y materia gris dorsal de la médula espinal.
neurotension (neurotensión). f. Neurectasia.
neurothekeoma (neurotequeoma). m. Mixoma benigno que se origina en la vaina de los nervios cutáneos.
neurothele (neurotele). m. Papila nerviosa.
neurotherapeutics, neurotherapy (neuroterapéutica, neuroterapia). f. Tratamiento de los trastornos nerviosos.
neurothlipsia, neurothlipsis (neurotlipsia, neurotlipsis). f. Presión sobre uno o más nervios.
neurotic (neurótico). Relativo a la neurosis o que la sufre.
neuroticism (neurotismo). m. Estado o condición psicológica de ser neurótico.
neurotization (neurotización). f. Adquisición de sustancia nerviosa; regeneración de un nervio.
neurotize (neurotizar). Proveer de sustancia nerviosa.
neurotmesis (neurotmesis). f. División completa de un nervio.
neurotology (neurootología). f. Ciencia que estudia las afecciones del laberinto y las lesiones cerebrales que se relacionan con las enfermedades del oído o son complicaciones de éstas.
neurotome (neurótomo). m. Bisturí o aguja muy finos usados para separar fibras nerviosas en microdisección.
neurotomy (neurotomía). f. División quirúrgica de un nervio.
retrogasserian n. (n. retrogasseriana). Rizotomía trigeminal.
neurotonic (neurotónico). **1.** Relativo a la neurotonía. **2.** Que refuerza o estimula la acción nerviosa deteriorada. **3.** m. Agente que mejora el tono o la fuerza del sistema nervioso.
neurotony (neurotonía). f. Neurectasia.
neurotoxic (neurotóxico). Venenoso para la sustancia nerviosa.
neurotoxin (neurotoxina). **1.** f. Neurolisina. **2.** Cualquier toxina que actúe específicamente sobre el tejido nervioso.
neurotransmission (neurotransmisión). f. Transmisión neurohumoral.
neurotransmitter (neurotransmisor). m. Cualquier agente químico específico liberado por una célula presináptica por excitación, que cruza la sinapsis para estimular o inhibir la célula postsináptica.
neurotrauma (neurotrauma). m. **1.** Traumatismo del sistema nervioso. **2.** Neurotrosis; traumatismo o herida de un nervio.
neurotripsy (neurotripsia). f. Aplastamiento operatorio de un nervio.
neurotrophic (neurotrófico). Relativo a la neurotrofia.
neurotrophy (neurotrofia). f. Nutrición y metabolismo de los tejidos bajo influencia nerviosa.
neurotropic (neurotrópico). Neurófilo; que tiene afinidad por el sistema nervioso.
neurotropy, neurotropism **1.** (neurotropía). f. Neurotropismo. **2.** (neurotropismo). m. Afinidad de los colorantes básicos por el tejido nervioso. **3.** (neurotropismo). m. Atracción de ciertos microorganismos patógenos, venenos y sustancias nutritivas hacia los centros nerviosos.
neurotrosis (neurotrosis). f. Neurotrauma.
neurotubule (neurotúbulo). m. Uno de los microtúbulos, de 100 a 200 Å de diámetro, que existen en el cuerpo de la célula nerviosa, las dendritas, el axón y en algunas terminaciones sinápticas de las neuronas.
neurovaccine (neurovacuna). f. Virus de vacuna fijo o estandarizado de fuerza definida, obtenido por pasajes continuos a través del cerebro de conejos.
neurovaricosis, neurovaricosity (neurovaricosis, neurovaricosidad). f. Estado caracterizado por hinchazones múltiples que siguen el trayecto de un nervio.
neurovascular (neurovascular). Relativo al sistema nervioso y el vascular; relativo a los nervios vasomotores, que inervan las paredes de los vasos sanguíneos.
neurovegetative (neurovegetativo). Neurovisceral.
neurovirus (neurovirus). m. Virus de vacuna modificado por su pasaje y crecimiento en el tejido nervioso.
neurovisceral (neurovisceral). Neurovegetativo; neuroesplácnico; se refiere a la inervación de los órganos internos por el sistema nervioso autónomo.
neurula, pl. **neurulae** (néurula). f. Fase del desarrollo embrionario en la que la formación de la placa neural y su cierre para formar el tubo neural son procesos prominentes.
neurulation (neurulación). f. Procesos que intervienen en la formación de la néurula.
neutral (neutro, neutral). **1.** Que no muestra propiedades positivas; indiferente. **2.** En química, que no es ácido ni alcalino.
neutral red (rojo neutro).
neutralization (neutralización). f. **1.** Cambio de la reacción de una solución de ácido o alcalina a neutra por la adición de la canti-

dad exactamente suficiente de una sustancia alcalina o ácida, respectivamente. **2.** Anulación de cualquier acción, proceso o potencial.

neutralize (neutralizar). Efectuar la neutralización.

neutrino (neutrino). m. Partícula subatómica de masa en reposo igual a cero y sin carga, que se desplaza siempre a la velocidad de la luz e interactúa con la materia sólo muy rara vez.

neutro-, neutr- (neutro-, neutr-). Prefijos que significan neutro, neutral.

neutroclusion (neutroclusión). f. Oclusión neutra; maloclusión con relación anteroposterior normal entre ambos maxilares; en la clasificación de Angle es una maloclusión de clase I.

neutron (neutrón). m. Partícula eléctricamente neutra del núcleo de todos los átomos, excepto hidrógeno-1, con una masa aproximadamente igual a la de un protón.

epithermal n. (n. epitérmico).

neutropenia (neutropenia). f. Leucopenia neutrófila; neutrofilopenia; presencia de cantidades anormalmente pequeñas de neutrófilos en la sangre circulante.

cyclic n. (n. cíclica). N. periódica.

periodic n. (n. periódica). N. cíclica.

neutrophil, neutrophile (neutrófilo). m. **1.** Glóbulo blanco maduro de la serie granulocítica, formado por tejido mielopoyético de la médula ósea, a veces también en sitios extramedulares, y liberado a la sangre circulante donde normalmente representa de 54 a 65% del total de leucocitos. **2.** Cualquier célula o tejido que no manifiesta afinidad especial por colorantes ácidos o básicos.

band n. (n. en banda). Célula en banda.

hypersegmented n. (n. hipersegmentado).

immature n. (n. inmaduro). N. joven.

juvenile n. (n. juvenil).

mature n. (n. maduro).

segmented n. (n. segmentado). N. maduro.

neutrophilia (neutrofilia). f. Leucocitosis neutrofílica; aumento de leucocitos neutrófilos en la sangre o los tejidos.

neutrophilic (neutrofílico). **1.** Relativo a los neutrófilos o caracterizado por ellos. **2.** Caracterizado por falta de afinidad por los colorantes ácidos o básicos, coloreándose más o menos en la misma forma con ambos tipos.

neutrophilopenia (neutrofilopenia). f. Neutropenia.

neutrophilous (neutrófilo). Neutrofílico.

neutrotaxis (neutrotaxis). f. Fenómeno en el cual los leucocitos neutrófilos son estimulados por una sustancia de tal manera que son atraídos o se mueven hacia ella (n. positiva) o son repelidos y se alejan de ella (n. negativa).

nevocyte (nevocito). m. Célula de nevo.

nevoid (nevoide). Nevoso; parecido a un nevo.

nevolipoma (nevolipoma). m. Nevo lipomatoide o lipomatosis; nombres poco apropiados para una lesión que es básicamente un nevo con una estroma de elementos fibrosos y adiposos.

nevose, nevous (nevoso). **1.** Marcado con nevos. **2.** Nevoide.

nevoxanthoendothelioma (nevoxantoendotelioma). m. Xantogranuloma juvenil.

nevus, pl. **nevi** (nevo). m. **1.** Espiloma; espilo. Marca de nacimiento; malformación circunscripta de la piel, especialmente si está coloreada por hiperpigmentación o aumento de vascularidad. **2.** Exceso benigno localizado de células formadoras de melanina que surge en la piel a edad temprana.

acquired n. (n. adquirido).

n. anemicus (n. anémico).

n. angiectodes (n. angiectodeo). N. vascular.

n. angiomatodes (n. angiomatodeo).

n. arachnoideus (n. aracnoideo). Araña arterial.

balloon cell n. (n. de células en globo o balón).

basal cell n. (n. de células basales).

bathing trunk n. (n. en "traje de baño"). N. pigmentado gigante.

Becker's n. (n. de Becker). N. epidémico piloso pigmentado.

blue n. (n. azul). N. de Jadassohn-Tièche.

blue rubber-bleb n. (n. azul con flictenas "de goma").

capillary n. (n. capilar). Hemangioma capilar de la piel.

n. cavernosus (n. cavernoso). Hemangioma cavernoso.

cellular blue n. (n. azul celular).

n. comedonicus, comedo n. (n. comedónico). N. folicular queratoso.

compound n. (n. compuesto).

congenital n. (n. congénito).

dysplastic n. (n. displásico).

n. elasticus of Lewandowsky (n. elástico de Lewandowsky).

epidermic-dermic n. (n. dermoepidérmico).

epithelioid cell n. (n. de células epitelioides).

faun tail n. (n. cola de fauno).

n. flammeus, flame n. (n. en llama). Marca o mancha de oporto.

n. follicularis keratosis (n. folicular queratoso). N. comedónico.

giant pigmented n. (n. pigmentado gigante). N. en "traje de baño".

halo n. (n. en halo). Vitíligo circunnévico; n. de Sutton.

intradermal n. (n. intradérmico).

Ito's n. (n. de Ito).

Jadassohn's n. (n. de Jadassohn). N. sebáceo.

Jadassohn-Tièche n. (n. de Jadassohn-Tièche). N. azul.

junction n. (n. intermedio o de transición). N. dermoepidérmico.

n. lipomatodes, n. lipomatosus (n. lipomatoso). Nevolipoma.

n. lupus (n. lupus). Término obsoleto por angioma serpiginoso.

n. lymphaticus (n. linfático). Linfangioma cutáneo.

nape n. (n. de la nuca). Marca de Unna.

oral epithelial n. (n. epitelial oral). N. esponjoso blanco.

organoid n. (n. organoide). N. sebáceo.

Ota's n. (n. de Ota). Melanosis oculodérmica.

n. papillomatosus (n. papilomatoso).

pigmented hair epidermal n. (n. epidérmico piloso pigmentado).

n. pigmentosus (n. pigmentario) Lunar.

n. pilosus (n. piloso). Lunar velloso; n. cubierto de abundante pelo.

n. sanguineus (n. sanguíneo). N. vascular.

n. sebaceus (n. sebáceo). N. de Jadassohn u organoide.

spider n. (n. araña). Araña arterial.

n. spilus (n. spilus). N. plano.

spindle cell n. (n. de células fusiformes). Melanoma juvenil benigno.

Spitz n. (n. de Spitz). Melanoma juvenil benigno.

strawberry n. (n. en fresa).

Sutton's n. (n. de Sutton). N. en halo.

n. syringocystadenomatosus papilliferus (n. siringoquístico adenomatoso papilífero).

systematized n. (n. sistematizado).

n. unius lateris (n. unilateral).

n. vascularis, n. vasculosus (n. vascular). Angioma capilar o superficial.

n. venosus (n. venoso).

verrucous n. (n. verrugoso).

white sponge n. (n. esponjoso blanco).

woolly-hair n. (n. piloso-lanoso). Alotriquia circunscripta.

newborn (recién nacido). m. Neonato.

newton (N) (newton (N)). m. Unidad derivada de fuerza del SI, expresada en metros-kilogramos por segundo cuadrado ($m/kg/seg^{-2}$); equivale a 10^5 dinas en el sistema CGS.

newton-meter (newton-metro). m. Unidad del sistema MKS; energía gastada o trabajo efectuado por una fuerza de 1 newton que actúa a una distancia de 1 metro.

nexus (nexus). Unión de hendidura.

NF (NF). Abrev. de National Formulary.

ng (ng). Abrev. de nanogramo.

NGF (NGF). Abrev. de factor de crecimiento nervioso (*n*erve *g*rowth *f*actor).

NH_2-terminal (NH_2-terminal). m. Aminoterminal.

N.H.S. (N.H.S.). Abrev. de National Health Service (Servicio Nacional de Salud), de Inglaterra.

niacin (niacina). f. Ácido nicotínico.

niacinamide (niacinamida). f. Nicotinamida.

nialamide (nialamida). f. *N*-Bencil-β-(isonicotinoilhidrazina) propionamida; inhibidor de monoaminooxidasa usado en el tratamiento de trastornos depresivos.

niche (nicho). m. **1.** Un espacio, sitio o hueco que puede ser llenado adecuadamente. **2.** Zona erosionada o ulcerada que se detecta por radiografía de contraste. **3.** Término ecológico para la posición ocupada por una especie en una comunidad biótica.

enamel n. (n. del esmalte). Cripta del esmalte.

Haudek's n. (n. de Haudek).

nickel (níquel). m. Elemento metálico, símbolo Ni, Nº at., 28, P. at. 58,70, muy parecido al cobalto y a menudo asociado con él.

nicking (constricción). f. C. localizadas en los vasos sanguíneos de la retina.
niclosamide (niclosamida). f. Teniacida efectivo contra los cestodos intestinales.
nicofuranose (nicofuranosa). f. Vasodilatador periférico.
nicotinamide (nicotinamida). f. Amida del ácido nicotínico; niacinamida; piridina-3-carboxamida; amida biológicamente activa del ácido nicotínico usada en la prevención y el tratamiento de la pelagra.
nicotinamide adenine dinucleotide (NAD) (nicotinamida adenina, dinucleótido de (NAD)). 5'-Fosfato de ribosilnicotinamida (NMN) y 5'-fosfato de adenosina (AMP) unidos por formación de pirofosfato entre los dos grupos fosfóricos.
nicotinamide adenine dinucleotide phosphate (NADP) (nicotinamida adenina dinucleótido fosfato (NADP)). Coenzima de muchas oxidasas (deshidrogenasas) en la que la reacción $NADP^+$ + 2H ↔ NADPH + H^+ es la que se produce.
nicotinamide mononucleotide (NMN) (nicotinamida mononucleótido (NMN)). m. Producto de condensación de nicotinamida y ribosa 5-fosfato que une el *N* de la nicotinamida al (β) C-1 de la ribosa; en NAD, el anillo está unido por 5'-P al 5'-P de AMP.
nicotinate (nicotinato). m. Éster del ácido nicotínico. Algunos n. se usan en ungüentos como rubefacientes.
nicotine (nicotina). f. 1-Metil-2-(3-piridil)pirrolidina; alcaloide volátil venenoso derivado del tabaco y responsable de muchos de sus efectos.
nicotinehydroxamic acid methiodide (metayoduro del ácido nicotinohidroxámico). m. Eficaz reactivador de colinesterasa, con acciones más marcadas en las uniones neuromusculares esqueléticas.
nicotinic (nicotínico). Relacionado con la acción estimulante de la acetilcolina y otros agentes nicotínicos sobre los ganglios autónomos, la médula suprarrenal y la placa terminal motora del músculo estriado.
nicotinic acid (ácido nicotínico). Niacina.
nicotinic acid amide (amida del ácido nicotínico). Nicotinamida.
nicotinic alcohol (alcohol nicotínico). A. nicotinílico.
nicotinomimetic (nicotinomimético). Que imita la acción de la nicotina.
nicotinyl alcohol (alcohol nicotinílico). A. nicotínico.
nicoumalone (nicumalona). f. Acenocumarol.
nictation (nictación). f. Nictitación.
nictitation (nictitación). f. Nictación; guiño, guiñada.
nidal (nidal). Relativo a un nido.
nidation (nidación). f. Inclusión del embrión primitivo en la mucosa uterina.
NIDDM (NIDDM). Abrev. de diabetes mellitus no dependiente de insulina (*n*on-*i*nsulin *d*ependent *d*iabetes *m*ellitus).
nidus, pl. **nidi** (nido). **1.** Foco o punto de alojamiento y desarrollo de un organismo patógeno. **2.** m. Núcleo o punto central de origen de un nervio. **3.** Núcleo de un cristal; coalescencia de moléculas o pequeñas partículas que es el comienzo de un cristal o depósito sólido similar.
  n. avis (n. de ave).
  n. hirundinis (n. de golondrina). N. de ave.
nifedipine (nifedipina). f. Agente bloquente de los canales de calcio y vasodilatador coronario.
nifenazone (nifenazona). f. *N*-Antipirinilnicotinamida; analgésico y antipirético.
nifuraldezone (nifuraldezona). f. 5-Nitro-2-furaldehído semioxamazona; agente antibacteriano.
nifuratel (nifuratel). m. Metilmercadona; tricomonadicida.
nifuroxime (nifuroxima). f. *Anti*-5-nitro-2-furaldoxima; derivado del furano, efectivo sobre todo contra *Candida albicans*.
nigerose (nigerosa). f. Disacárido obtenido por la hidrólisis de amilopectinas, consistente en dos residuos de glucosa unidos en una ligadura 1-3.
night-terrors (terrores nocturnos). Pavor nocturno.
nightguard (protector bucal nocturno). Aparato que se utiliza para estabilizar los dientes y reducir los efectos traumáticos del bruxismo.
nightmare (pesadilla). f. Oneirodinia grave; íncubo; sueño aterrador, como aquel en el que no se puede pedir auxilio ni escapar de algún daño inminente, generalmente vago o desconocido.
nightshade (solano). m. Cualquier planta del género *Solanum*, familia Solanaceae, y de algunos otros géneros de esa familia.
  deadly n. (s. mortal o venenoso). Belladona.
nigra (nigra). En neuroanatomía, la sustancia negra.
nigricans (nigricans). Negruzco.
nigrities (nigrities). Pigmentación negra.
  n. linguae (n. linguae). Lengua negra.
nigrosin, nigrosine (nigrosina). f. Mezcla variable de colorantes de anilina negro azulados.
nigrostriatal (nigroestriado). Que guarda relación entre la conexión eferente de la sustancia negra y el cuerpo estriado.
NIH (NIH). Abrev. de National Institutes of Health (U.S. Public Health Service): Institutos Nacionales de Salud (Servicio de Salud Pública de los EE.UU.)
nihilism (nihilismo). m. **1.** En psiquiatría, delirio de inexistencia de todo, especialmente del propio ser o parte de él. **2.** Participación en acciones totalmente destructivas de los fines propios y del grupo que nos rodea.
  therapeutic n. (n. terapéutico).
nikethamide (niketamida). f. *N,N*-Dietilnicotinamida; actúa principalmente sobre el sistema nervioso central como estimulante respiratorio y cardiovascular.
Nile blue A (azul Nilo A).
ninhydrin (ninhidrina). f. 2,2-Dihidroxi-1,3-indanediona; reacciona con aminoácidos libres dando CO_2, NH_3 y un aldehído, el NH_3 producido, da un producto coloreado.
niobium (niobio). m. Elemento metálico raro, símbolo Nb, Nº at. 41, P. at. 92,91, que se encuentra generalmente con el tántalo.
nipple (pezón). m. Papila mamaria.
niridazole (niridazol). m. 1-(5-Nitro-2-tiazolil)-2-imidazolidinona; usado para el tratamiento de esquistosomiasis, amebiasis y dracontiasis.
nit **1.** (nit). m. Unidad de luminancia; intensidad luminosa de una candela por metro cuadrado de superficie proyectada ortogonalmente. **2.** (liendre). f. Huevo de piojo del cuerpo, cabeza, etc., unido al pelo o la ropa por una capa de quitina.
niter (nitro). Nitrato de potasio.
  cubic n. (salitre cúbico). Nitrato de sodio.
niton (nitón). m. Término arcaico para el radón.
nitrate (nitrato). m. Sal del ácido nítrico.
nitrazepam (nitrazepam). m. Hipnótico y sedante.
nitric acid (ácido nítrico).
  fuming n. a. (á. nítrico, vapores).
nitric-oxide reductase (reductasa de óxido nítrico). f. Enzima que oxida N_2 a NO, primer paso de la fijación de nitrógeno atmosférico por las bacterias.
nitridation (nitridación). f. Formación de nitruros; formación de compuestos nitrogenados por la acción del amoníaco (análoga a la oxidación).
nitride (nitruro). m. Compuesto de nitrógeno y otro elemento, como el n. de magnesio, Mg_3N_2.
nitrification (nitrificación). f. **1.** Conversión bacteriana de materia nitrogenada a nitratos. **2.** Tratamiento de un material con ácido nítrico.
nitrile (nitrilo). m. Cianuro alquílico
nitrilo- (nitrilo-). Prefijo que indica un átomo de nitrógeno trivalente unido a tres grupos idénticos.
nitrimuriatic acid (ácido nitrimuriático). Á. nitroclorhídrico.
nitrite (nitrito). m. Sal del ácido nitroso.
nitrituria (nitrituria). f. Presencia de nitritos en la orina por la acción de *Escherichia coli, Proteus vulgaris* y otros microorganismos que pueden reducir nitratos.
nitro- (nitro-). Prefijo que denota el grupo $-NO_2$.
nitrocellulose (nitrocelulosa). f. Piroxilina.
nitrochloroform (nitrocloroformo). m. Cloropicrina.
nitrofurans (nitrofuranos). m. pl. Antimicrobianos (como la nitrofurazona) efectivos contra microorganismos grampositivos y gramnegativos.
nitrofurantoin (nitrofurantoína). f. Agente antibacteriano urinario de amplios límites de actividad contra organismos grampositivos y gramnegativos.
nitrofurazone (nitrofurazona). f. 5-Nitro-2-furaldehído semicarbazona, agente tópico bacteriostático y bactericida.
nitrogen (nitrógeno). m. Elemento gaseoso, símbolo N, Nº at. 7, P. at. 14,007; forma unas 77 partes del peso de la atmósfera.
  blood urea n. (BUN) (n. ureico en sangre).
  filtrate n. (n. filtrado).

heavy n. (n. pesado). N.-15.
n. monoxide (monóxido de n.). Óxido nitroso.
nonprotein n. (NPN) (n. no proteico (NPN)). N. en reposo.
n. pentoxide (pentóxido de n.). Anhídrido del ácido nítrico.
rest n. (n. en reposo). N. no proteico.
undetermined n. (n. indeterminado).
urea n. (n. ureico).
urinary n. (n. urinario).
nitrogen distribution (nitrógeno, distribución del). Partición del nitrógeno.
nitrogen group (nitrógeno, grupo del).
nitrogen lag (nitrógeno, brecha del).
nitrogen partition (partición de nitrógeno). Distribución de n.
nitrogenase (nitrogenasa). f. En la actualidad, se aplica específicamente a las enzimas que llevan a cabo esta reacción con ferredoxina y ATP.
nitrogenous (nitrogenado). Relativo al nitrógeno, o que lo contiene.
nitroglycerin (nitroglicerina). f. Glonoína; gliceril trinitrato; trinitroglicerina; líquido oleoso amarillento explosivo formado por la acción de los ácidos sulfúrico y nítrico sobre la glicerina.
nitrohydrochloric acid (ácido nitroclorhídrico). Agua regia; á. nitrimuriático.
nitromannitol (nitromanitol). m. Hexanitrato de manitol.
nitromersol (nitromersol). m. Compuesto mercurial orgánico sintético usado como antiséptico de la piel y las mucosas.
nitrometer (nitrómetro). m. Aparato para recoger y medir el nitrógeno liberado en una reacción química.
nitron (nitrón). m. Reactivo para la determinación de ácido nítrico, perclorato y renio, porque es una de las pocas sustancias que forman un nitrato insoluble.
nitrophenylsulfenyl (Nps) (nitrofenilsulfenilo (Nps)). m. Nitrofeniltio; radical que se une fácilmente a los grupos NH_2, usado en la síntesis de péptidos y la química de las proteínas.
nitroprusside (nitroprusiato). m. El anión $[Fe(CN)_5NO]^{=}$, como en el n. de sodio.
nitrosamines (nitrosaminas). f. pl. Aminas sustituidas por un grupo nitroso (NO), generalmente en un átomo de nitrógeno.
nitroso- (nitroso-). Prefijo que denota un compuesto que contiene nitrosilo.
nitrosyl (nitrosilo). m. El radical o grupo atómico monovalente, $-N = O$, que forma los nitroso-compuestos.
nitrous (nitroso). Se dice de un compuesto de nitrógeno que contiene un átomo menos que los compuestos nítricos, y donde el nitrógeno está presente en su estado trivalente.
nitrous acid (ácido nitroso).
nitrous oxide (óxido nitroso). Dinitrógeno o monóxido de nitrógeno.
nitroxanthic acid (ácido nitroxántico). Á. pícrico.
nitroxoline (nitroxolina). f. Agente antibacteriano.
nitroxy (nitroxi). El radical $-O-NO_2$.
nitroxyl (nitroxilo). m. Radical HNO.
nitryl (nitrilo). m. Radical $-NO_2$ de los nitrocompuestos.
nizatidine (nizatidina). f. Antagonista de la histamina H_2 usada para el tratamiento de las úlceras duodenales agudas.
njovera (njovera). Enfermedad infantil no venérea de Zimbabwe, que no se distingue de la sífilis y se debe a un organismo que por lo que se sabe es idéntico a *Treponema pallidum.*
nm (nm). Abrev. de nanometro.
NMN (NMN). Abrev. de mononucleótido de nicotinamida.
NMR (RMN). Abrev. de resonancia magnética nuclear.
nobelium (No) (nobelio). m. Elemento transuránico inestable de símbolo No y Nº at. 102, preparado por bombardeo de curio con núcleos de carbono y de iones pesados similares sobre otros elementos de la serie transuránica.
nocardia, pl. **nocardiae** (nocardia). f. Nombre común de los miembros del género *Nocardia.*
nocardiasis (nocardiasis). f. Nocardiosis.
nocardioform (nocardioforme). Denota un organismo que morfológica y culturalmente se parece a los miembros del género *Nocardia.*
nocardiosis (nocardiosis). f. Nocardiasis; enfermedad generalizada del hombre causada por *Nocardia asteroides*, y ocasionalmente por *N. farcinica.*
granulomatous n. (n. granulomatosa).
noci- (noci-). Prefijo relativo a dolor, lesión o injuria.
noci-influence (noci-influencia). Influencia nociva o dañina.
nociceptive (nociceptivo). Capaz de apreciar o transmitir el dolor.
nociceptor (nociceptor). m. Órgano o mecanismo nervioso periférico para la apreciación y transmisión de los estímulos dolorosos o nocivos.
nocifensor (nocifensor). Denota procesos o mecanismos que actúan para proteger el cuerpo de ataques o lesiones.
nociperception (nocipercepción). f. Apreciación de influencias nocivas, referente a los centros nerviosos.
noct. maneq. (noct. maneq.). Abrev. del lat. *nocte maneque*, por la noche y por la mañana.
noct- (noct-). Prefijo que significa noche, nocturno.
noctambulation (noctambulación). f. Sonambulismo.
noctambulism (noctambulismo). m. Sonambulismo.
nocturia (nocturia). f. Nicturia.
nocturnal (nocturno). Perteneciente a las horas de oscuridad; lo contrario de diurno.
nodal (nodal). Relativo a un nodo o nudo.
node **1.** (nudo). m. Protuberancia; nudosidad; hinchazón o tumefacción circunscripta. **2.** (nudo). m. Masa circunscripta de tejido diferenciado. **3.** (nudo). m. Entrelazamiento de los extremos de dos cuerdas, cordones, cintas, tiras, suturas, etc., de tal modo que no puedan separarse espontáneamente, o interrupciones similares de uno de estos elementos en su continuidad. **4.** (ganglio). **5.** (nódulo).
abdominal visceral lymph n.'s (nódulos linfáticos abdominales viscerales). [*lymphonodi abdominis viscerales*, NA].
accessory nerve lymph n.'s (ganglios linfáticos del nervio espinal accesorio).
anorectal lymph n.'s (nódulos linfáticos anorrectales). [*lymphonodi pararectales*, NA]. [*lymphonodi anorectales*, NA]. Nombre alternativo de los n. linfáticos pararrectales.
anterior cervical lymph n.'s (nódulos linfáticos cervicales anteriores). [*lymphonodi cervicales anteriores*, NA].
anterior jugular lymph n.'s (nódulos linfáticos yugulares anteriores). [*lymphonodi jugulares anteriores*, NA].
anterior mediastinal lymph n.'s (nódulos linfáticos mediastínicos anteriores). [*lymphonodi mediastinales anteriores*, NA].
anterior tibial n. (nódulo tibial anterior). [*nodus tibialis anterior*, NA].
apical lymph n.'s (nódulos linfáticos apicales).
appendicular lymph n.'s (nódulos linfáticos apendiculares). [*lymphonodi appendiculares*, NA].
n. of Aschoff and Tawara (nódulo de Aschoff y Tawara). [*nodus atrioventricularis*, NA].
atrioventricular n. (nódulo auriculoventricular). [*nodus atrioventricularis*, NA]. N. de Aschoff y Tawara; n. de Tawara.
axillary lymph n.'s **1.** (ganglios linfáticos axilares). [*lymphonodi axillares*, NA]. **2.** (nódulo linfáticos axilares). [*lymphonodi axillares*, NA].
Babes' n.'s (nódulos de Babes).
bifurcation lymph n.'s (nódulo linfáticos de la bifurcación). [*lymphonodi tracheobronchiales inferiores*, NA]. N. linfáticos traqueobronquiales inferiores.
brachial lymph n.'s **1.** (ganglio linfático braquial). [*lymphonodi brachiales*, NA]. **2.** (nódulo linfáticos braquiales). [*lymphonodi brachiales*, NA].
bronchopulmonary lymph n.'s **1.** (ganglio linfático broncopulmonar). [*lymphonodi bronchopulmonales*, NA]. **2.** (nódulo linfáticos broncopulmonares). [*lymphonodi bronchopulmonales*, NA].N. linfáticos hiliares.
buccinator n. (nódulo buccinatorio). [*nodus buccinatorius*, NA].
celiac lymph n.'s **1.** (ganglios linfáticos celíacos). [*lymphonodi coeliaci*, NA]. **2.** (nódulos linfáticos celíacos). [*lymphonodi coeliaci*, NA].
central lymph n.'s (nódulos linfáticos centrales).
n. of Cloquet (nódulo de Cloquet). N. o glándula de Rosenmüller.
common iliac lymph n.'s (nódulos linfáticos ilíacos comunes). [*lymphonodi iliaci communes*, NA].
companion lymph n.'s of accessory nerve (nódulos linfáticos acompañantes del nervio accesorio). [*lymphonodi comitantes nervi accessorii*, NA]. N. linfáticos del nervio accesorio.
coronary n. (nódulo coronario).

cubital lymph n.'s (nódulos linfáticos cubitales). [*lymphonodi cubitales*, NA].
cystic n. (nódulo cístico). [*nodus cysticus*, NA].
deep anterior cervical lymph n.'s (nódulos linfáticos cervicales anteriores profundos). [*lymphonodi cervicales anteriores profundi*, NA].
deep inguinal lymph n.'s (nódulos linfáticos inguinales profundos). [*lymphonodi inguinales profundi*, NA].
deep lateral cervical lymph n.'s (nódulos linfáticos cervicales laterales profundos). [*lymphonodi cervicales laterales profundi*, NA].
deep parotid lymph n.'s (nódulos linfáticos parotídeos profundos). [*lymphonodi parotidei profundi*, NA].
delphian n. (ganglio linfático delfiano).
diaphragmatic n.'s (nódulos diafragmáticos). [*lymphonodi phrenici superiores*, NA]. N. linfáticos frénicos superiores.
Dürck's n.'s (nódulo de Dürck).
epitrochlear n.'s (nódulos epitrocleares). [*lymphonodi cubitales*, NA]. N. linfáticos cubitales.
external iliac lymph n.'s (nódulos linfáticos ilíacos externos). [*lymphonodi iliaci externi*, NA].
facial lymph n.'s (nódulos linfáticos faciales). [*lymphonodi faciales*, NA].
fibular n. (nódulos fibulares). [*nodus fibularis*, NA]. N. peroneo.
Flack's n. (nódulo de Flack). [*nodus sinuatrialis*, NA]. N. sinusal.
foraminal n. 1. (ganglio linfático foraminal). [*nodus foraminis*, NA]. **2.** (nódulo del orificio epiploico). [*nodus foraminis*, NA].
gastroduodenal lymph n.'s (nódulos linfáticos gastroduodenales). [*lymphonodi pylorici*, NA]. N. linfáticos pilóricos.
gluteal lymph n.'s (nódulos linfáticos glúteos). [*lymphonodi gluteales*, NA].
Haygarth's n.'s (nódulo de Haygarth). Nudosidades de Haygarth.
Heberden's n.'s (nódulos de Heberden). Nudosidad de Heberden.
hemal n. (nódulo hemal). N. hemolinfático.
hemolymph n. (nódulo hemolinfático). N. hemal.
Hensen's n. 1. (n. de Hensen). Nódulo primitivo. **2.** (nódulo de Hensen). N. primitivo.
hepatic lymph n.'s (nódulos linfáticos hepáticos). [*lymphonodi hepatici*, NA].
ileocolic lymph n.'s (nódulos linfáticos ileocólicos). [*lymphonodi ileocolici*, NA].
inferior epigastric lymph n.'s (nódulos linfáticos epigástricos inferiores). [*lymphonodi epigastrici inferiores*, NA].
inferior mesenteric lymph n.'s (nódulos linfáticos mesentéricos inferiores). [*lymphonodi mesenterici inferiores*, NA].
inferior phrenic lymph n.'s (nódulos linfáticos frénicos inferiores). [*lymphonodi phrenici inferiores*, NA].
inferior tracheobronchial lymph n.'s (nódulos linfáticos traqueobronquiales inferiores). [*lymphonodi tracheobronchiales inferiores*, NA].
infra-auricular subfascial parotid lymph n.'s (nódulos linfáticos parotídeos subfasciales infraauriculares). [*lymphonodi parotidei subfasciales infra-auriculares*, NA].
intercostal lymph n.'s (nódulos linfáticos intercostales). [*lymphonodi intercostales*, NA].
interiliac lymph n.'s (nódulos linfáticos interilíacos). [*lymphonodi interiliaci*, NA].
intermediate lacunar n. (nódulo lacunar intermedio). [*nodus lacunaris intermedius*, NA].
intermediate lumbar lymph n.'s (nódulos linfáticos lumbares intermedios). *lymphonodi lumbales intermedii*, NA].
internal iliac lymph n.'s (nódulos linfáticos ilíacos internos). [*lymphonodi iliaci interni*, NA].
interpectoral lymph n.'s (nódulos linfáticos interpectorales). [*lymphonodi interpectorales*, NA]. N. linfáticos pectorales.
intraglandular parotid lymph n.'s (nódulos linfáticos parotídeos intraglandulares). [*lymphonodi parotidei intraglandulares*, NA].
jugulo-omohyoid n. (nódulo yuguloomohioideo). [*nodus jugulo-omohyoideus*, NA].
jugulodigastric n. (nódulo yugulodigástrico). [*nodus jugulodigastricus*, NA]. N. subdigástrico.
juxta-esophageal pulmonary lymph n.'s (nódulos linfáticos yuxtaesofágicos pulmonares). [*lymphonodi juxta-esophageales pulmonales*, NA].
juxta-intestinal lymph n.'s (nódulos linfáticos yuxtaintestinales). [*lymphonodi juxta-intestinales*, NA].
Keith and Flack n. (nódulo de Keith y Flack). [*nodus sinuatrialis*, NA]. N. sinusal.
Keith's n. (nódulo de Keith). [*nodus sinuatrialis*, NA]. N. sinusal.
Koch's n. (nódulo de Koch). [*nodus sinuatrialis*, NA]. N. sinusal.
lateral jugular lymph n.'s (nódulos linfáticos yugulares laterales). [*lymphonodi jugulares laterales*, NA].
lateral lacunar n. (nódulo lacunar lateral). [*nodus lacunaris lateralis*, NA].
lateral pericardiac lymph n.'s (nódulos linfáticos pericardíacos laterales). [*lymphonodi pericardiales laterales*, NA].
left colic lymph n.'s (nódulos linfáticos cólicos izquierdos). [*lymphonodi colici sinistri*, NA].
left gastric lymph n.'s (nódulos linfáticos gástricos izquierdos). [*lymphonodi gastrici sinistri*, NA]. N. linfáticos gástricos superiores.
left gastroepiploic lymph n.'s (nódulos linfáticos gastroepiploicos izquierdos). [*lymphonodi gastro-omentales sinistri*, NA].
left lumbar lymph n.'s (nódulos linfáticos lumbares izquierdos). [*lymphonodi lumbales sinistri*, NA].
n. of ligamentum arteriosum 1. (nódulo del ligamento arterioso). [*nodus ligamentis arteriosi*, NA]. **2.** (ganglio linfático del ligamento arterioso). [*nodus ligamentus arteriosi*, NA].
lymph n. 1. (ganglio linfático). [*lymphonodus*, NA]. **2.** (n. linfático). [*lymphonodus*, NA]. Nódulo linfático, ganglio linfático. **3.** (nódulo linfático). [*lymphonodus*, NA]. Ganglio linfático.
lymph n. of azygos arch 1. (ganglio linfático del arco de la ácigos). [*lymphonodus arcus vena azygos*, NA]. **2.** (nódulo linfático del arco de la vena ácigos). [*lymphonodus arcus vena azygos*, NA].
lymph n.'s of elbow (nódulos linfáticos cubitales). [*lymphonodi cubitales*, NA].
malar n. 1. (nódulo malar). [nodus malaris, NA]. **2.** (nódulo cigomático). [*nodus malaris*, NA].
mandibular n.'s (nódulo mandibular). [*nodus mandibularis*, NA].
mastoid lymph n.'s 1. (nódulos linfáticos mastoideos). [*lymphonodi mastoidei*, NA]. N. linfáticos retroauriculares. **2.** (ganglio linfático mastoideo). [*lymphonodi mastoidei*, NA].
medial lacunar n. (nódulo lacunar medial). [*nodus lacunaris medialis*, NA].
mesenteric lymph n.'s 1. (ganglios linfáticos mesentéricos). [*lymphonodi mesenterici*, NA]. **2.** (nódulos linfáticos mesentéricos). [*lymphonodi mesenterici*, NA].
mesocolic lymph n.'s (nódulos linfáticos mesocólicos). [*lymphonodi mesocolici*, NA].
middle colic lymph n.'s (nódulos linfáticos cólicos medios). [*lymphonodi colici medii*, NA].
middle rectal n. 1. (ganglio linfático rectal medio). [*nodus rectalis media*, NA]. **2.** (nódulo rectal medio). [*nodus rectalis media*, NA].
milkers' n.'s (nódulo de los ordeñadores). Paravaccinia.
nasolabial n. (nódulo nasolabial). [*nodus nasolabialis*, NA].
obturator lymph n.'s (nódulos linfáticos obturadores). [*lymphonodi obturatorii*, NA].
occipital lymph n.'s (nódulos linfáticos occipitales). [*lymphonodi occipitales*, NA].
Osler n. (nódulo de Osler).
pancreatic lymph n.'s (nódulos linfáticos pancreáticos). [*lymphonodi pancreatici*, NA].
pancreaticoduodenal lymph n.'s (nódulos linfáticos pancreaticoduodenales). [*lymphonodi pancreaticoduodenales*, NA].
pancreaticosplenic lymph n.'s (nódulos linfáticos pancreaticoesplénicos). [*lymphonodi pancreaticolienales*, NA].
paramammary lymph n.'s (nódulos linfáticos paramamarios). [*lymphonodi paramammarii*, NA].
pararectal lymph n.'s (nódulos linfáticos pararrectales). [*lymphonodi pararectales*, NA]. N. linfáticos anorrectales.

parasternal lymph n.'s (nódulos linfáticos paraesternales). [*lymphonodi parasternales*, NA].
paratracheal lymph n. (nódulos linfáticos paratraqueales). [*lymphonodi paratracheales*, NA]. N. linfáticos traqueales.
parauterine lymph n.'s (nódulos linfáticos parauterinos). [*lymphonodi parauterini*, NA].
paravaginal lymph n.'s (nódulos linfáticos paravaginales). [*lymphonodi paravaginales*, NA].
paravesical lymph n.'s (nódulos linfáticos paravesicales). [*lymphonodi paravesiculares*, NA].
parietal n.'s (nódulo parietal). [*nodi parietales*, NA]. Ganglios parietales.
pectoral lymph n.'s **1.** (ganglios linfáticos pectorales). [*lymphonodi interpectorales*, NA]. **2.** (nódulos linfáticos pectorales). [*lymphonodi interpectorales*, NA]. N. linfáticos interpectorales.
peroneal n. (nódulo peroneo). [*nodus fibularis*, NA].
popliteal lymph n.'s (nódulos linfáticos poplíteos). [*lymphonodi poplitei*, NA].
posterior mediastinal lymph n.'s (nódulos linfáticos mediastínicos posteriores). [*lymphonodi mediastinales posteriores*, NA].
posterior tibial n. (nódulo tibial posterior). [*nodus tibialis posterior*, NA].
preauricular subfascial parotid lymph n.'s (nódulos linfáticos parotídeos subfasciales preauriculares). [*lymphonodi parotidei subfasciales praeauriculares*, NA].
prececal lymph n.'s (nódulos linfáticos prececales). [*lymphonodi prececales*, NA].
prelaryngeal lymph n.'s (nódulos linfáticos prelaríngeos). [*lymphonodi preprelaryngeales*, NA].
prepericardiac lymph n.'s (nódulos linfáticos prepericardíacos). [*lymphonodi prepericardiales*, NA].
pretracheal lymph n.'s (nódulos linfáticos pretraqueales). [*lymphonodi pretracheales*, NA].
prevertebral lymph n.'s (nódulos linfáticos prevertebrales). [*lymphonodi prevertebrales*, NA]. N. linfáticos posteriores a la aorta torácica.
primitive n. **1.** (n. primitivo). Nódulo primitivo. **2.** (nódulo primitivo). Nudo protocordal; nudo de Hensen.
promontory lymph n.'s (nódulos linfáticos del promontorio). [*lymphonodi promontorii*, NA].
pulmonary lymph n.'s **1.** (ganglios linfáticos pulmonares). [*lymphonodi pulmonales*, NA]. **2.** (nódulos linfáticos pulmonares). [*lymphonodi pulmonales*, NA].
pyloric lymph n.'s (nódulos linfáticos pilóricos). [*lymphonodi pylorici*, NA].
Ranvier's n. (nódulo de Ranvier).
retroauricular lymph n.'s (nódulos linfáticos retroauriculares). [*lymphonodi mastoidei*, NA]. N. linfáticos mastoideos.
retrocecal lymph n.'s (nódulos linfáticos retrocecales). [*lymphonodi retrocecales*, NA].
retropharyngeal lymph n.'s (nódulos linfáticos retrofaríngeos). [*lymphonodi retropharyngeales*, NA].
retropyloric n.'s **1.** (ganglios linfáticos retropilóricos). [*nodi retropylorici*, NA]. **2.** (nódulos retropilóricos). [*nodi retropylorici*, NA].
right colic lymph n.'s (nódulos linfáticos cólicos derechos). [*lymphonodi colici dextri*, NA].
right gastric lymph n.'s (nódulos linfáticos gástricos derechos). [*lymphonodi gastrici dextri*, NA].
right gastroepiploic lymph n.'s (nódulos linfáticos gastroepiploicos derechos). [*lymphonodi gastro-omentales dextri*, NA].
right lumbar lymph n.'s (nódulos linfáticos lumbares derechos). [*lymphonodi lumbales dextri*, NA].
Rosenmüller's n. **1.** (nódulo de Rosenmüller). N. de Cloquet. **2.** (ganglio de Rosenmüller). G. de Cloquet.
n. of Rouviere (nódulo de Rouviere).
sacral lymph n.'s (nódulos linfáticos sacros). [*lymphonodi sacrales*, NA].
sigmoid lymph n.'s (nódulos linfáticos sigmoideos). [*lymphonodi sigmoidei*, NA].
signal n. (nódulo centinela). N. de Virchow.
singer's n.'s (n. de los cantantes). Nódulos de las cantantes.
sinoatrial n. (nódulo sinoatrial). N. sinusal
sinus n. (nódulo sinusal). [*nodus sinuatrialis*, NA].
splenic lymph n.'s (nódulos linfáticos esplénicos). [*lymphonodi splenici*, NA]. [*lymphonodi lienales*, NA].
subaortic lymph n.'s (nódulos linfáticos subaórticos). [*lymphonodi subaortici*, NA].
subdigastric n. (nódulo subdigástrico). [*nodus jugulodigastricus*, NA]. N. yugulodigástrico.
submandibular lymph n.'s (nódulos linfáticos submandibulares). [*lymphonodi submandibulares*, NA].
submental lymph n.'s (nódulos linfáticos submentonianos). [*lymphonodi submentales*, NA].
subpyloric n. **1.** (ganglios linfáticos subpilóricos). [*nodi subpylorici*, NA]. **2.** (nódulos subpilóricos). [*nodi subpylorici*, NA].
subscapular lymph n.'s (nódulos linfáticos subescapulares).
superficial anterior cervical lymph n.'s (nódulos linfáticos cervicales anteriores superficiales). [*lymphonodi cervicales anteriores superficiales*, NA].
superficial inguinal lymph n.'s (nódulos linfáticos inguinales superficiales). [*lymphonodi inguinales superficiales*, NA].
superficial lateral cervical lymph n.'s (nódulos linfáticos cervicales laterales superficiales). [*lymphonodi cervicales laterales superficiales*, NA].
superficial parotid lymph n.'s (nódulos linfáticos parotídeos superficiales). [*lymphonodi parotidei superficiales*, NA].
superior gastric lymph n.'s (nódulos linfáticos gástricos superiores). [*lymphonodi gastrici sinistri*, NA]. N. linfáticos gástricos izquierdos.
superior mesenteric lymph n.'s (nódulos linfáticos mesentéricos superiores). [*nodi lymphatici mesenterici superiores*, NA].
superior phrenic lymph n.'s (nódulos linfáticos frénicos superiores). [*lymphonodi phrenici superiores*, NA]. N. linfáticos diafragmáticos.
superior rectal lymph n.'s (nódulos linfáticos rectales superiores). [*lymphonodi rectales superiores*, NA].
superior tracheobronchial lymph n.'s (nódulos linfáticos traqueobronquiales superiores). [*lymphonodi tracheobronchiales superiores*, NA].
supraclavicular lymph n.'s (nódulos linfáticos supraclaviculares). [*lymphonodi supraclaviculares*, NA].
suprapyloric n. **1.** (ganglio linfático suprapilórico). [*nodi suprapyloricus*, NA]. **2.** (nódulo suprapilórico). [*nodus suprapyloricus*, NA].
Tawara's n. (nódulo de Tawara). [*nodus atrioventricularis*, NA]. N. auriculoventricular.
teachers' n.'s (nódulos de los maestros). N. de las cuerdas vocales.
thyroid lymph n.'s (nódulos linfáticos tiroideos). [*lymphonodi thyroidei*, NA].
tracheal lymph n.'s (nódulos linfáticos traqueales). [*lymphonodi paratracheales*, NA]. N. linfáticos paratraqueales.
Troisier's n. (nódulo de Troisier). Ganglio de Troisier.
Virchow's n. (nódulo de Virchow). N. centinela.
visceral n.'s (nódulos viscerales). [*nodi viscerales*, NA].
vital n. (n. vital).

nodose (nudoso). Nodular; noduloso; nodulado; que presenta nudos o hinchazones como nudos.
nodositas (nudosidad).
n. crinium (n. de los pelos). Nodositas crinium; tricorrexis nudosa.
nodosity (nudosidad). f. **1.** Nudo, nódulo, hinchazón. **2.** Condición de nudoso.
Haygarth's n.'s (n. de Haygarth). Nódulos de Haygarth.
Heberden's n.'s (n. de Heberden). Nódulos de Heberden.
nodous (nudoso).
nodulation (nodulación). f. Formación o presencia de nódulos.
nodule (nódulo). **1.** [*nodulus*, NA]. Pequeño nudo. **2.** Extremo posterior del vermis inferior del cerebelo, que forma, junto con el velo nodular posterior, la porción central del lóbulo floculonodular.
aggregated lymphatic n.'s (n. linfáticos agregados). [*folliculi lymphatici aggregati*, NA].
Albini's n.'s (n. de Albini).
apple jelly n.'s (n. en "jalea de manzana").
Arantius' n. (n. de Arancio). [*nodulus valvulae semilunaris*, NA]. N. de la válvula semilunar.
Aschoff n.'s (n. de Aschoff). Cuerpos de Aschoff.

NOP

Bianchi's n. (n. de Bianchi). [*nodulus valvulae semilunaris*, NA]. N. de la válvula semilunar.
Bohn's n.'s (n. de Bohn).
Caplan's n.'s (n. de Caplan). Síndrome de Caplan.
cold n. (n. frío).
Dalen-Fuchs n.'s (n. de Dalen-Fuchs).
enamel n. (nudo del esmalte). Enameloma.
Gamna-Gandy n.'s (n. de Gamna-Gandy). Cuerpos de Gamna-Gandy.
Hoboken's n.'s (n. de Hoboken). Gémulas de Hoboken.
hot n. (n. caliente).
Jeanselme's n.'s (n. de Jeanselme).
juxta-articular n.'s (n. yuxtaarticular). N. de Jeanselme.
Lisch n. (n. de Lisch). Hamartomas en neurofibromatosis segmentaria.
lymph n. (folículo linfático). [*folliculus lymphaticus*, NA].
malpighian n.'s (n. de Malpighi). Folículos linfáticos esplénicos.
Morgagni's n. (n. de Morgagni). [*nodulus valvulae semilunaris*, NA]. N. de la válvula semilunar.
primary n. (n. primario).
pulp n. (n. pulpar). Cálculo pulpar.
rheumatoid n.'s (n. reumatoideos).
Schmorl's n. (n. de Schmorl).
secondary n. (n. secundario). Centro germinativo de Flemming.
n. of semilunar valve (n. de la válvula semilunar). [*nodulus valvulae semilunaris*, NA]. Cuerpo o n. de Arancio, Morgagni o Bianchi.
siderotic n.'s (n. sideróticos). Cuerpos de Gamna-Gandy.
singer's n.'s (n. de los cantantes). N. de las cuerdas vocales.
Sister Joseph's n. (n. de la hermana Joseph).
solitary n.'s of intestine (n. solitarios del intestino).
splenic lymph n.'s (folículos linfáticos esplénicos). [*folliculi lymphatici lienales*, NA].
vocal cord n.'s (n. de las cuerdas vocales).

nodulous (noduloso). Nudoso.

nodulus, pl. **noduli** (nodulus, pl. noduli). Nódulo.
n. caroticus (glomo carotídeo). [*glomus caroticum*, NA]. Cuerpo carotídeo.

nodus, pl. **nodi** (nudo). En anatomía, masa circunscripta de tejido.

noematic (noemático). Noético; relativo a los procesos mentales.

noesis (noesis). f. Conocimiento, especialmente por la adquisición directa y axiomática, evidente.

noetic (noético). Noemático.

noeud vital (nudo vital).

noma (noma). m. Cáncer de agua; estomatonecrosis; estomatonoma; úlcera corrosiva; cáncer oral; estomatitis gangrenosa que se inicia generalmente en la mucosa de la comisura bucal o del carrillo y luego avanza con bastante rapidez afectando todo el espesor de los labios y/o carrillos con pronunciada necrosis y esfacelo total de tejido.

nomatophobia (nomatofobia). f. Onomatofobia.

nomenclature (nomenclatura). f. Sistema de nombres usado en cualquier ciencia, como los nombres de estructuras anatómicas, organismos, etcétera.
binary n., binomial n. (n. binaria, binomial). Sistema de n. de Linneo.

Nomenklatur Kommission (N.K.) (Nomenklatur Kommission (NK)). Comité de Nomenclatura de la Sociedad Anatómica Alemana, encargado de revisar o completar la BNA (1895).

nomifensine maleate (nomifensina, maleato de). Un antidepresivo.

Nomina Anatomica (NA) (Nomina Anatomica (NA)). Nomenclatura anatómica; la modificación de la Nomina Anatomica de Basilea o sistema BNA de terminología anatómica adoptado en 1955 por el Congreso Internacional de Anatomistas en París, Francia.

nomogenesis (nomogénesis). f. Teoría según la cual la evolución se produce de acuerdo con leyes predeterminadas y no puede ser modificada por el ambiente ni por sucesos arbitrarios o casuales.

nomogram (nomograma). m. Nomógrafo; serie de escalas dispuestas para poder realizar cálculos gráficamente.
blood volume n. (n. del volumen sanguíneo).
cartesian n. (n. cartesiano).
d'Ocagne n. (n. de d'Ocagne).
Radford n. (n. de Radford).
Siggaard-Andersen n. (n. de Siggaard-Andersen).

nomograph (nomografía). f. **1.** Gráfico que consiste en tres curvas coplanares, generalmente paralelas, cada una graduada para una variable diferente de modo que una línea recta que cruza las tres curvas une los valores relacionados de cada variable. **2.** Nomograma.

nomothetic (nomotético). Denota el descubrimiento de leyes generales referentes al comportamiento de grupos de individuos como tales.

nomotopic (nomotópico). Relativo al lugar habitual o normal, o que se produce en él.

non compos mentis (non compos mentis). De mente no sana; mentalmente incapaz de manejar o atender sus propios asuntos.

non-nucleated (no nucleado). Anucleado, que no tiene núcleo.

nonan (nonano). Que se produce al noveno día.

nonanedioic acid (ácido nonanedoico). Á. azelaico.

***n*-nonanoic acid** (ácido n-nonanoico). Á. pelargónico.

nonbursate (no bursal, no bursado). Denota una división no taxonómica de los Nematoda que incluye aquéllos cuya bolsa copuladora masculina es sólo un pliegue de piel que no contiene costillas carnosas.

noncariogenic (no cariogénico). Que no produce caries.

noncellular (no celular). **1.** Subcelular, que carece de la organización celular, p. ej., los virus que sólo pueden replicarse dentro de una célula, ya sea procariota o eucariota. **2.** Acelular.

nonchromogens (no cromógenos). Micobacterias del grupo III.

nondisease (no enfermedad). Ausencia de enfermedad cuando se sospecha, pero no se comprueba, una afección específica.

nondisjunction (no disyunción). Falta de separación de uno o más pares de cromosomas en la fase meiótica de la cariocinesis, con el resultado de que ambos cromosomas son llevados a una de las células hijas, quedando la otra sin ninguno.
primary n. (n. primaria).
secondary n. (n. secundaria).

nonelectrolyte (no electrólito). Sustancia cuyas moléculas en solución no se disocian en iones y por lo tanto no conducen corriente eléctrica.

nonimmune (no inmune). Perteneciente a un sujeto que no es inmune, o a un suero de dicho sujeto.

nonimmunity (no inmunidad). Afilaxia, afilaxis.

noninvasive (no invasivo). Término que se aplica a procedimientos con fines diagnósticos o terapéuticos, que no incluyen la inserción de aparatos o dispositivos que requieren la penetración de la piel o de algún orificio corporal.

nonmedullated **1.** (amedulado). Amielínico. **2.** (no medulado). Amielínico.

nonmyelinated (no mielínico). Amielínico.

nonneoplastic (no neoplásico). Que no tiene las características de una neoplasia.

nonocclusion (no oclusión). Falta de contacto entre uno o más dientes y su(s) antagonista(s).

nonose (nonosa). f. Azúcar con nueve átomos de carbono.

nonparous (nulípara).

nonpenetrance (no penetrancia). **1.** Estado en el cual un rasgo genético, si bien está presente en el genotipo apropiado no se manifiesta en el fenotipo. **2.** Enmascaramiento de los rasgos genéticos por mecanismos no genéticos.

nonproprietary name (nombre no registrado).

nonrotation (no rotación). Falta de rotación normal.
n. of intestine (n. del intestino).
n. of kidney (n. del riñón).

nonsecretor (no secretor). Individuo cuya saliva no contiene antígenos del grupo sanguíneo ABO.

nonunion (no unión). Falta de curación o cicatrización normal de un hueso fracturado.

nonvalent (no valente). Que no tiene valencia; que no es capaz de entrar en una composición química.

nonvascular (no vascular). Avascular.

nonverbal (no verbal). Se refiere a la comunicación sin sonidos o palabras, es decir por medio de signos, símbolos, expresiones faciales, gestos, postura.

nonviable (no viable, inviable). **1.** Incapaz de existencia independiente; denota a menudo un feto nacido prematuramente. **2.** Un microorganismo o parásito incapaz de actividad metabólica o reproductiva.

nor- (nor-). **1.** Prefijo químico que denota: a) eliminación de un grupo metileno de una cadena, usándose el locante más alto posible;

b) contracción de un anillo (esteroide) en una unidad CH_2, siendo el locante la letra mayúscula que identifica el anillo. **2.** Prefijo químico que denota "normal".
noradrenaline (noradrenalina).
n. acid tartrate (tartrato ácido de n.).
n. bitartrate (bitartrato de n.).
nordefrin hydrochloride (nordefrina, clorhidrato de). Compuesto simpaticomimético y vasoconstrictor.
norepinephrine (norepinefrina). f. N. arterenol; levarterenol; hormona catecolamina de forma natural D, si bien la forma L tiene cierta actividad. La base se considera como el mediador adrenérgico posganglionar.
n. bitartrate (bitartrato de noradrenalina).
norethandrolone (noretandrolona). f. Esteroide androgénico química y farmacológicamente similar a la testosterona.
norethindrone (noretindrona). f. Noretisterona; potente agente progestágeno efectivo oralmente, con cierta actividad estrogénica y androgénica.
n. acetate (acetato de n.).
norethisterone (noretisterona). f. Noretindrona.
norethynodrel (noretinodrel). m. Progestina oralmente activa con cierta actividad estrogénica.
norfloxacin (norfloxacina). f. Agente antibacteriano quinolínico de amplio espectro, que se emplea por vía oral para el tratamiento de las infecciones urinarias.
norgestrel (norgestrel). m. Progestina usada en productos anticonceptivos orales.
norleucine (norleucina). f. Caprina; glucoleucina; ácido α-amino-*n*-caproico; ácido 2-aminohexanoico.
norma, pl. **normae** (norma). [*norma,* NA]. f. Línea o forma que define el contorno de una parte; por extensión denota el contorno de una superficie, especialmente las diversas caras del cráneo.
n. anterior (n. anterior). [*norma facialis,* NA]. N. facial.
n. basilaris (n. basilar). [*norma basilaris,* NA]. N. ventral; n. inferior.
n. facialis (n. facial). [*norma facialis,* NA]. N. anterior; n. frontal.
n. frontalis (n. frontal). [*norma facialis,* NA].
n. inferior (n. inferior). [*norma basilaris,* NA]. N. basilar.
n. lateralis (n. lateral). [*norma facialis,* NA]. N. temporal.
n. occipitalis (n. occipital). [*norma occipitalis,* NA]. N. posterior.
n. posterior (n. posterior). [*norma occipitalis,* NA]. N. occipital.
n. sagittalis (n. sagital). Contorno de un corte sagital del cráneo.
n. superior (n. superior). [*norma verticalis,* NA]. N. vertical.
n. temporalis (n. temporal). [*norma lateralis,* NA]. N. lateral.
n. ventralis (n. ventral). [*norma basilaris,* NA]. N. basilar.
n. verticalis (n. vertical). [*norma verticalis,* NA]. N. superior.
normal (normal). **1.** Típico; habitual; sano; que se ajusta a reglas o normas. **2.** En bacteriología, no inmune; no tratado. **3.** (N) Indica una solución que contiene un equivalente de hidrógeno o hidroxilo (oxhidrilo) reemplazable por litro. **4.** En psiquiatría y psicología, indica un estado de función efectiva satisfactorio tanto para el individuo como para su medio social.
normalization (normalización). f. **1.** Acción de convertir a algo o alguien en normal. **2.** Reducción o concentración de una solución para hacerla normal. **3.** Adaptación de una curva a otra por multiplicación de los puntos de una de ellas por algún factor arbitrario.
normalize (normalizar). Efectuar una normalización.
normetanephrine (normetanefrina). f. 3-*O*-Metilarterenol; alfa-(aminometil)vanillil alcohol; catabolito de la noradrenalina que se encuentra junto con la metanefrina en la orina y algunos tejidos.
normethadone (normetadona). f. Desmetilmetadona; fenildimazona; antitusivo de propiedades narcóticas.
normo- (normo-). Prefijo que significa normal, habitual, acostumbrado.
normobaric (normobárico). Indica una presión barométrica equivalente a la presión a nivel del mar.
normoblast (normoblasto). m. Glóbulo rojo nucleado, precursor inmediato de un eritrocito normal en el hombre.
normocapnia (normocapnia). f. Estado en el que la presión de anhídrido carbónico arterial es normal, de unos 40 mm Hg.
normocephalic (normocefálico, normocéfalo). Mesocefálico, mesocéfalo.
normochromia (normocromía). f. Color normal; sangre cuya cantidad de hemoglobina en los glóbulos rojos es normal.
normochromic (normocrómico). De color normal; se refiere especialmente a los glóbulos rojos que poseen la cantidad normal de hemoglobina.
normocyte (normocito). m. Normoeritrocito; glóbulo rojo de tamaño normal: promedio 7,5 μm.
normocytosis (normocitosis). f. Estado normal de la sangre en cuanto a sus elementos figurados.
normoerythrocyte (normoeritrocito). m. Normocito.
normoglycemia (normoglucemia). Euglucemia.
normoglycemic (normoglucémico). Euglucémico.
normokalemia, normokaliemia (normopotasemia). f. Normocaliemia; nivel normal de potasio en la sangre.
normoplasia (normoplasia). f. Diferenciación específica característica de una célula dentro de límites normales.
normosthenuria (normostenuria). f. Excreción de orina normal en cantidad normal.
normotensive (normotenso). Normotónico; indica una presión arterial normal.
normothermia (normotermia). f. Temperatura ambiental que no causa aumento ni disminución de la actividad de las células corporales.
normotonic (normotónico). **1.** Eutónico; relativo a un tono muscular normal o caracterizado por éste. **2.** Normotenso.
normotopia (normotopia). f. Condición de estar en el lugar normal; usada con referencia a la ubicación normal de un órgano.
normotopic (normotópico). Referente a la normotopia; que está en el lugar apropiado.
normovolemia (normovolemia). f. Volumen normal de sangre.
normoxia (normoxia). f. Estado en el cual la presión parcial de oxígeno en el gas aspirado es igual a la del aire sobre el nivel del mar, unos 150 mm Hg.
norophthalmic acid (ácido noroftálmico). *N*-[*N*-(γ-Glutamil)alanil]glicina.
norpipanone (norpipanona). f. Agente analgésico.
norsteroids (noresteroides). m. pl. Esteroides en los que falta un grupo metilo angular, generalmente entre los anillos A y B (C-19).
norsympatol (norsimpatol). m. Octopamina
norsynephrine (norsinefrina). f. Octopamina.
nortriptyline hydrochloride (nortriptilina, clorhidrato de). Antidepresor.
norvaline (norvalina). f. Ácido α-aminovalérico; análogo de cadena recta de la valina; no se encuentra en las proteínas.
noscapine (noscapina). f. Opianina; *l*-α-narcotina; alcaloide de isoquinolina que existe en el opio y tiene una acción semejante a la papaverina sobre el músculo liso.
nose (nariz). [*nasus,* NA]. Parte del aparato respiratorio situada por encima del paladar duro.
brandy n. (n. de brandy o coñac). Rinofima.
cleft n. (n. hendida).
copper n. (n. de cobre). Rinofima.
dog n. (n. de perro). Gundú.
external n. (n. externa). [*nasus externus,* NA].
hammer n. (n. en martillo). Rinofima.
potato n. (n. de papa). Rinofima.
rum n. (n. de ron). Rinofima.
saddle n. (n. en silla de montar).
toper's n. (n. de bebedor). Rinofima.
nosebleed (epistaxis).
nosetiology (nosoetiología). f. Término raramente usado para el estudio de las causas de enfermedad.
noso- (noso-). Prefijo relativo a la enfermedad.
nosochthonography (nosoctonografía). f. Geomedicina.
nosocomial (nosocomial). **1.** Relativo a un hospital. **2.** Denota un nuevo trastorno no relacionado con el estado primario del paciente y asociado con su tratamiento en un hospital.
nosogenic (nosogénico). Patogénico.
nosogeny, nosogenesis (nosogenia, nosogénesis). f. Términos raramente usados para patogénesis, patogenia.
nosogeography (nosogeografía). f. Geomedicina.
nosographic (nosográfico). Relativo a la nosografía, o sea, la descripción de las enfermedades.
nosography (nosografía). f. Tratado sobre patología o la práctica de la medicina.
nosologic (nosológico). Relativo a la nosología.

nosology (nosología). f. Nosonomía; nosotaxia; ciencia que clasifica las enfermedades.
psychiatric n. (n. psiquiátrica). Psiconosología.
nosomania (nosomanía). f. Creencia morbosa e infundada de padecer alguna enfermedad en especial.
nosometry (nosometría). f. Medición de la morbilidad o del índice de enfermedad en ocupaciones y condiciones sociales.
nosomycosis (nosomicosis). f. Cualquier enfermedad causada por un hongo.
nosonomy (nosonomía). f. Nosología.
nosophilia (nosofilia). f. Deseo morboso de estar enfermo.
nosophobia (nosofobia). f. Patofobia; gran temor de la enfermedad.
nosophyte (nosófito). m. Microorganismo patógeno del reino vegetal.
nosopoietic (nosopoyético). Patógeno, patogénico.
nosotaxy (nosotaxia). f. Nosología.
nosotoxic (nosotóxico). Relativo a una nosotoxina o a la nosotoxicosis.
nosotoxicosis (nosotoxicosis). f. Estado morboso causado por una nosotoxina.
nosotoxin (nosotoxina). f. Término raramente usado para cualquier toxina asociada a una enfermedad.
nosotrophy (nosotrofia). f. Término raramente usado para el cuidado de los enfermos.
nosotropic (nosotrópico). Dirigido contra los cambios o síntomas patológicos de una enfermedad.
nostalgia (nostalgia). f. Gran deseo de volver al hogar; de regresar a ambientes anteriormente conocidos o a una época previa de la vida.
nostomania (nostomanía). f. Interés obsesivo o anormal en la nostalgia, especialmente como manifestación extrema de ansias de volver al hogar.
nostophobia (nostofobia). f. Miedo morboso de volver al hogar.
nostril (naris). Fosas nasales.
nostrum (nostrum). Término general para un agente terapéutico, a veces patentado y generalmente de composición secreta, ofrecido al público como remedio específico para una enfermedad o una clase de enfermedades.
notal (notal). Relativo a la espalda.
notalgia (notalgia). f. Término obsoleto por dorsalgia.
n. paresthetica (n. parestésica).
notancephalia (notancefalia). f. Malformación fetal caracterizada por una deficiencia en la región occipital del cráneo.
notanencephalia (notanencefalia). f. Malformación caracterizada por el desarrollo deficiente o la ausencia del cerebelo.
notatin (notatina). f. Glucosa oxidasa.
notch 1. (escotadura). f. Incisura. **2.** (incisura). [*incisura*, NA]. Escotadura, emarginación, indentación en el borde de cualquier estructura.
acetabular n. 1. (incisura del acetábulo). [*incisura acetabuli*, NA]. I. isquiopubiana. **2.** (incisura isquiopubiana). [*incisura acetabuli*, NA].
angular n. (incisura angular). [*incisura angularis*, NA]. Escotadura angular.
antegonial n. (e. antegoníaca).
anterior n. of cerebellum (incisura anterior del cerebelo). [*incisura cerebelli anterior*, NA].
anterior n. of ear (incisura anterior de la oreja). [*incisura anterior auris*, NA]. Escotadura anterior de la oreja; escotadura auricular.
aortic n. (e. aórtica).
n. of apex of heart (incisura del vértice del corazón). [*incisura apicis cordis*, NA].
auricular n. (e. auricular). [*incisura anterior auris*, NA]; [*incisura terminalis auris*, NA]. Escotadura terminal del pabellón de la oreja.
cardiac n. (incisura cardíaca). [*incisura cardiaca*, NA].
cardiac n. of left lung (incisura cardíaca del pulmón izquierdo). [*incisura cardiaca pulmonis sinistri*, NA].
n.'s in cartilage of external acoustic meatus (incisura del cartílago del meato auditivo externo). [*incisurae cartilaginis meatus acustici externi*, NA].
clavicular n. (incisura clavicular). [*incisura clavicularis*, NA].
costal n. (incisura costal). [*incisura costalis*, NA]. Escotadura costal.
cotyloid n. (incisura cotiloidea). [*incisura acetabuli*, NA].
craniofacial n. (e. craneofacial).
dicrotic n. (e. dicrótica).
digastric n. (incisura digástrica). [*incisura mastoidea*, NA].
ethmoidal n. (incisura etmoidal). [*incisura ethmoidalis*, NA].
fibular n. (incisura peronea). [*incisura fibularis*, NA]. Escotadura peronea.
frontal n. (incisura frontal). [*incisura frontalis*, NA]. Escotadura frontal.
greater sciatic n. (incisura isquiática mayor). [*incisura ischiadica major*, NA].
hamular n. (e. hamular). E. pterigomaxilar.
Hutchinson's crescentic n. (e. semilunar de Hutchinson).
iliosciatic n. (incisura iliociática). [*incisura ischiadica major*, NA].
inferior thyroid n. (incisura tiroidea inferior). [*incisura thyroidea inferior*, NA]. Escotadura tiroidea inferior.
interarytenoid n. (incisura interaritenoidea). [*incisura interarytenoidea*, NA]. Escotadura interaritenoidea.
interclavicular n. (incisura interclavicular). [*incisura jugularis sternalis*, NA].
intercondyloid n. (incisura intercondílea). Fosa intercondílea.
intertragic n. (incisura intertragiana). [*incisura intertragica*, NA].
intervertebral n. (incisura intervertebral). [*incisura vertebralis*, NA].
ischiatic n. (incisura isquiática).
jugular n. 1. (incisura supraesternal). [*incisura jugularis*, NA]. **2.** (incisura yugular). [*incisura jugularis*, NA]. I. supraesternal.
jugular n. of occipital bone (incisura yugular del occipital). [*incisura jugularis ossis occipitalis*, NA].
jugular n. of temporal bone (incisura yugular del temporal). [*incisura jugularis ossis temporalis*, NA].
Kernohan's n. (e. de Kernohan).
lacrimal n. (incisura lagrimal). [*incisura lacrimalis*, NA].
lesser sciatic n. (incisura isquiática menor). [*incisura ischiadica minor*, NA].
mandibular n. (incisura mandibular). [*incisura mandibulae*, NA].
marsupial n. (incisura marsupial). [*incisura cerebelli posterior*, NA].
mastoid n. (incisura mastoidea). [*incisura mastoidea*, NA].
nasal n. (incisura nasal). [*incisura nasalis*, NA]. Escotadura nasal.
pancreatic n. (incisura pancreática). [*incisura pancreatis*, NA].
parietal n. (incisura parietal). [*incisura parietalis*, NA]. Escotadura parietal.
parotid n. (e. parotídea).
popliteal n. (incisura poplítea). Fosa intercondílea.
posterior n. of cerebellum (incisura posterior del cerebelo). [*incisura cerebelli posterior*, NA].
preoccipital n. (incisura preoccipital). [*incisura preoccipitalis*, NA].
presternal n. (incisura preesternal). [*incisura jugularis sternalis*, NA].
pterygoid n. (incisura pterigoidea). [*incisura pterygoidea*, NA].
pterygomaxillary n. (e. pterigomaxilar). E. hamular.
radial n. (incisura radial). [*incisura radialis*, NA]. Escotadura radial.
Rivinus' n. (incisura de Rivinus). [*incisura tympanica*, NA].
n. for round ligament of liver (incisura del ligamento redondo del hígado). [*incisura ligamenti teretis hepatis*, NA].
sacrosciatic n. (incisura sacrociática). [*incisura ischiadica major*, NA].
scapular n. (incisura escapular). [*incisura scapulae*, NA].
semilunar n. (incisura semilunar). [*incisura cerebelli anterior; incisura trochlearis*, NA]. I. anterior del cerebelo; i. troclear.
sigmoid n. (incisura sigmoidea). [*incisura mandibulae*, NA].
sphenopalatine n. (incisura esfenopalatina). [*incisura sphenopalatina*, NA].
sternal n. (incisura yugular del esternón). [*incisura jugularis sternalis*, NA].
superior thyroid n. (incisura tiroidea superior). [*incisura thyroidea superior*, NA]. Escotadura tiroidea superior.

supraorbital n. (incisura supraorbitaria). [*incisura supraorbitalis*, NA].
suprascapular n. (incisura supraescapular). [*incisura scapulae*, NA].
suprasternal n. (incisura supraesternal). [*incisura jugularis sternalis*, NA].
n. of tentorium (incisura de la tienda del cerebelo). [*incisura tentorii*, NA]. Escotadura tentorial.
terminal n. of auricle (incisura terminal de la oreja). [*incisura terminalis auris*, NA].
trochlear n. (incisura troclear). [*incisura trochlearis*, NA].
tympanic n. (incisura timpánica). [*incisura tympanica*, NA].
ulnar n. (incisura cubital). [*incisura ulnaris*, NA]. Escotadura cubital.
umbilical n. (incisura umbilical). [*incisura ligamenti teretis hepatis*, NA].
vertebral n. (incisura vertebral). [*incisura vertebralis*, NA].
notched (escotado). Emarginado.
notencephalocele (notoencefalocele). m. Malformación en la porción occipital del cráneo, con protrusión de sustancia cerebral.
notochord **1.** (notocorda). f. Notocordio. **2.** (notocordio). m. En los vertebrados primitivos, estructura de soporte axial primaria del cuerpo, derivada de la prolongación notocordal o cefálica del embrión primitivo. **3.** (notocordio). m. En el embrión, el cordón fibrocelular axial alrededor del cual se desarrollan los primordios vertebrales.
notochordal (notocordal). Relativo al notocordio.
noumenal (numenal). Intelectualmente, no sensualmente, intuitivo; referente al objeto del pensamiento puro disociado de cualquier concepto de tiempo o espacio.
nourishment (nutrimento). m. Una sustancia usada para alimentar o sostener la vida y el crecimiento de un organismo.
nous (nous). Palabra originalmente usada por Anaxágoras para significar un espíritu o una fuerza que todo lo sabe y todo lo penetra; en la filosofía griega posterior, la palabra llegó a significar simplemente razón, mente o intelecto.
novobiocin (novobiocina). f. Estreptonivicina; sustancia antibacteriana producida por fermentación de cultivos de *Streptomyces niveus* o *S. spheroides*.
noxa (noxa). f. Todo lo que ejerce una influencia desfavorable: traumatismo, veneno, etc.
noxious (nocivo). Dañino.
noxythiolin (noxitiolina). f. Agente antibacteriano y antifúngico.
Np (Np). **1.** Símbolo de neptunio. **2.** Abrev. de neper.
NPN (NNP). Abrev. de nitrógeno no proteico.
Nps (Nps). Abrev. de nitrofenilsulfenilo.
NREM (NREM). Abrev. de movimiento no rápido de los ojos (non-rapid eye movement).
nRNA (nRNA, RNAn). Abrev. de RNA nuclear.
NSAID (NSAID). Abrev. de agentes antiinflamatorios no esteroideos (nonsteroidal anti-inflammatory drug); en español se usa la abrev. AINE.
nu (nu). Decimotercera letra del alfabeto griego, ν.
nubecula (nubécula). f. Nube u opacidad ligera.
nucha (nuca). [*nucha*, NA]. f. Dorso o parte posterior del cuello.
nuchal (nucal). Relativo a la nuca.
nuclear (nuclear). Relativo a un núcleo, ya sea celular o atómico.
nuclease (nucleasa). f. Término general para las enzimas que catalizan la hidrólisis del ácido nucleico a nucleótidos u oligonucleótidos segmentando las uniones fosfodiéster.
Azotobacter n. (n. de Azotobacter).
micrococcal n. (n. micrococócica). Endonucleasa micrococácea.
mung bean n. (n. de garbanzo). Endonucleasa S_1 (*Aspergillus*).
nucleate (nucleato). m. Sal de un ácido nucleico.
nucleated (nucleado). Provisto de un núcleo, lo cual es una característica de todas las células verdaderas.
nucleation (nucleación). f. Proceso de formación de un nido.
heterogeneous n. (n. heterogénea).
homogeneous n. (n. homogénea).
nucleic acid (ácido nucleico). Familia de sustancias de alto peso molecular que se encuentran en cromosomas, nucléolos, mitocondrias y el citoplasma de todas las células, y en los virus.
nucleiform (nucleiforme). Nucleoide; que tiene la forma o el aspecto de un núcleo.
nucleinase (nucleinasa). f. Término obsoleto por nucleasa.
nucleo-, nucl- (nucleo-, nucl-). Prefijos que significan núcleo o nuclear.
nucleocapsid (nucleocápside).
nucleochylema (nucleoquilema). m. Cariolinfa.
nucleochyme (nucleoquima). m. Cariolinfa.
nucleofugal (nucleófugo). **1.** Que se mueve dentro del cuerpo celular en dirección contraria al núcleo. **2.** Que se aleja de un núcleo nervioso; se dice de la transmisión nerviosa.
nucleohistone (nucleohistona). f Complejo de histona y ácido desoxirribonucleico; es la forma en que este último se encuentra generalmente en el núcleo de las células.
nucleoid (nucleoide). **1.** Nucleiforme. **2.** m. Cuerpo de inclusión nuclear. **3.** Núcleo.
Lavdovsky's n. (n. de Lavdovsky). Astrosfera.
nucleolar (nucleolar). Relativo a un nucléolo.
nucleoliform (nucleoliforme). Nucleoloide; parecido a un nucléolo.
nucleoloid (nucleoloide). Nucleoliforme.
nucleolonema (nucleolonema). m. Red irregular o hileras de finos gránulos o microfilamentos de ribonucleoproteína que forman la mayor parte del nucléolo.
nucleolus, pl. **nucleoli** (nucléolo). m. **1.** Pequeña masa redondeada dentro del núcleo celular, donde se produce la ribonucleoproteína. **2.** Cuerpo más o menos central del núcleo vesicular de ciertos protozoos en los que falta un endosoma pero hay uno o más n. Feulgen-positivos (DNA+).
chromatin n. (n. cromatínico). Cariosoma.
false n. (n. falso). Cariosoma.
nucleomicrosome (nucleomicrosoma). m. Cariomicrosoma.
nucleon (nucleón). m. Una de las partículas subatómicas del núcleo atómico; es un protón o un neutrón.
nucleopetal (nucleópeto). **1.** Que se mueve en el cuerpo celular hacia el núcleo. **2.** Que se mueve hacia un núcleo nervioso; se dice de un impulso nervioso.
nucleophil, nucleophile (nucleófilo). **1.** m. Dador de electrones en una reacción química en la que un par de electrones es recogido por un electrófilo. **2.** Nucleofílico; relativo a un nucleófilo.
nucleophilic (nucleofílico). Nucleófilo.
nucleophosphatases (nucleofosfatasas). f. pl. Nucleotidasas.
nucleoplasm (nucleoplasma). m. El protoplasma del núcleo de una célula.
nucleoprotein (nucleoproteína). f. Complejo de proteína y ácido nucleico, la forma en que esencialmente todos los ácidos nucleicos existen en la naturaleza.
nucleoreticulum (nucleorretículo). m. Red intranuclear de cromatina o linina.
nucleorrhexis (nucleorrexis). f. Fragmentación del núcleo de una célula.
nucleosidases (nucleosidasas). f. pl. Enzimas que catalizan la hidrólisis de nucleósidos liberando la base de purina o pirimidina.
nucleoside (nucleósido). m. Compuesto de un azúcar, generalmente ribosa o desoxirribosa, con una base de purina o pirimidina, mediante una unión de *N*-glucosilo.
n. bisphosphate (n. bisfosfato).
n. diphosphate (n. difosfato).
n. phosphate (n. fosfato).
n. triphosphate (n. trifosfato).
nucleosidediphosphate kinase (nucleósido difosfatocinasa). Fosfotransferasa que cataliza la transferencia de un grupo fosfato del ATP a un nucleósido difosfato dando nucleósido trifosfato y ADP.
nucleosidediphosphate sugars (nucleósido difosfato azúcares). Nucleósido difosfatos unidos por su grupo 5'-difosfórico con carbohidratos simples o complejos.
nucleosome (nucleosoma). m. Agregado localizado de histona y DNA que es evidente cuando la cromatina no está condensada.
nucleospindle (nucleohuso). m. El cuerpo fusiforme en la mitosis.
nucleotidases (nucleotidasas). f. pl. Nucleofosfatasas; enzimas que catalizan la hidrólisis de nucleótidos en ácido fosfórico y nucleósidos.
nucleotide (nucleótido). m. Mononucleótido; originalmente, una combinación de una purina o pirimidina (ácido nucleico), un azúcar (generalmente ribosa o desoxirribosa) y un grupo fosfato.
nucleotidyltransferases (nucleotidiltransferasas). f. pl. Enzimas (transferasas) que transfieren residuos de nucleótidos (nucleotidilos) de nucleósido difosfato o trifosfato a formas de dímeros o polímeros.

nucleotoxin (nucleotoxina). f. Toxina que actúa sobre el núcleo de una célula.

nucleus, pl. **nuclei** m. **1.** (núcleo). Nucleoide. **2.** (núcleo). [*nucleus*, NA]. En neuroanatomía, grupo de células nerviosas del SNC que pueden separarse de los grupos vecinos por diferencias del tipo celular, etc. **3.** (nucleus, pl. nuclei). Núcleo, carion; en citología, típicamente una masa redonda u ovalada de protoplasma dentro del citoplasma de una célula animal o vegetal, rodeada por una envoltura nuclear que encierra cromatina y uno o más nucléolos. **4.** (núcleo). Cualquier sustancia, p. ej., cuerpos extraños, etc., alrededor de la cual se forma un cálculo urinario o de otro tipo. **5.** (núcleo). Porción central de un átomo, compuesta por protones y neutrones.

abducens n. (n. abducens o abducente). [*nucleus nervi abducentis*, NA].

accessory cuneate n. (n. cuneiforme accesorio). [*nucleus cuneatus accessorius*, NA]. N. cuneiforme externo o lateral; n. de Monakow.

n. accumbens septi (n. accumbens septal).

n. acusticus (n. acústico). N. del nervio auditivo.

n. alae cinereae (n. del ala cinérea). [*nucleus dorsalis nervi vagi*, NA]. N. dorsal del nervio vago.

almond n. (n. en almendra). [*corpus amygdaloideum*, NA]. Cuerpo amigdalino.

ambiguous n. (n. ambiguo). [*nucleus ambiguus*, NA].

n. amygdalae (n. de la amígdala). [*corpus amygdaloideum*, NA].

amygdaloid n. (n. amigdalino). [*corpus amygdaloideum*, NA]. Cuerpo amigdalino.

anterior nuclei of thalamus (n. anteriores del tálamo). [*nuclei anteriores thalami*, NA].

arcuate nuclei (n. arqueados). [*nuclei arcuati*, NA].

n. arcuatus thalami (n. arqueado del tálamo).

auditory n. (n. auditivo).

n. basalis of Ganser (n. basal de Ganser).

Bechterew's n. (n. de Bechterew).

benzene n. (n. benceno).

Blumenau's n. (n. de Blumenau).

branchiomotor nuclei (n. branquiomotores).

Burdach's n. (n. de Burdach). [*nucleus cuneatus*, NA]. N. cuneiforme.

caudate n. (n. caudado). [*nucleus caudatus*, NA].

centromedian n. (n. centromediano). [*nucleus centromedianus*, NA].

Clarke's n. (n. de Clarke). [*nucleus thoracicus*, NA]. N. torácico.

cochlear nuclei] (n. cocleares). [*nuclei cochleares*, NA].

n. colliculi inferioris (n. del colículo inferior). [*nucleus colliculi inferioris*, NA].

convergence n. of Perlia (n. de convergencia de Perlia).

cuneate n. (n. cuneiforme). [*nucleus cuneatus*, NA].

n. of Darkschewitsch (n. de Darkschewitsch).

deep cerebellar nuclei (n. cerebelosos profundos).

Deiters' n. (n. de Deiters). N. vestibular lateral.

dentate n. of cerebellum (n. dentado del cerebelo). [*nucleus dentatus cerebelli*, NA]. Cuerpo dentado.

descending n. of the trigeminus (n. descendente del trigémino). [*nucleus tractus spinalis nervi trigemini*, NA].

diploid n. (n. diploide).

dorsal accessory olivary n. (n. olivar accesorio dorsal). [*nucleus olivaris accessorius dorsalis*, NA].

dorsal motor n. of vagus (n. motor dorsal del vago). [*nucleus dorsalis nervi vagi*, NA]. N. motor dorsal del vago; n. del ala cinérea.

dorsal n. (n. dorsal). [*nucleus thoracicus*, NA]. N. torácico.

dorsal n. of vagus (n. dorsal del nervio vago). [*nucleus dorsalis nervi vagi*, NA].

dorsomedial hypothalamic n. (n. dorsomedial del hipotálamo). [*nucleus dorsomedialis hypothalami*, NA].

dorsomedial n. (n. dorsomedial). [*nucleus medialis thalami*, NA]. N. talámico medial.

droplet nuclei (n. de gotitas).

Edinger-Westphal n. (n. de Edinger-Westphal).

emboliform n. (n. emboliforme). [*nucleus emboliformis*, NA].

external cuneate n. (n. cuneiforme externo). [*nucleus cuneatus accessorius*, NA]. N. cuneiforme accesorio.

facial motor n. (n. motor del facial). [*nucleus nervi facialis*, NA]. N. del nervio facial.

n. facialis (n. del nervio facial). [*nucleus nervi facialis*, NA]. N. del nervio facial.

n. fasciculi gracilis (n. del fascículo delgado). [*nucleus gracilis*, NA].

n. fibrosus linguae (n. fibroso de la lengua). [*septum linguae*, NA]. Tabique lingual.

n. filiformis (n. filiforme). [*nucleus paraventricularis*, NA]. N. paraventricular.

gametic n. (n. gamético). Micronúcleo.

n. gelatinosus (n. pulposo o gelatinoso). [*nucleus pulposus*, NA]. N. pulposo.

germ n. (n. germinal). Micronúcleo.

n. gigantocellularis medullae oblongatae (n. gigantocelular del bulbo raquídeo).

n. of Goll (n. de Goll). [*nucleus gracilis*, NA]. N. delgado.

gonad n. (n. de las gónadas). Micronúcleo.

n. gracilis (n. grácil). [*nucleus gracilis*, NA]. N. de Goll.

Gudden's tegmental nuclei (n. tegmentarios de Gudden). [*nuclei tegmenti*, NA].

gustatory n. (n. gustativo).

habenular n. (n. habenular). [*nucleus habenulae*, NA].

hypoglossal n. (n. hipogloso). [*nucleus nervi hypoglossi*, NA]. N. del nervio hipogloso mayor.

n. of hypoglossal nerve (n. del nervio hipogloso). [*nucleus nervi hypoglossi*, NA]. N. hipogloso.

inferior olivary n. **1.** (n. olivar inferior). [*nucleus olivaris*, NA]. **2.** (n. olivar). [*nucleus olivaris*, NA]. N. olivar inferior.

inferior salivary n. (n. salival inferior). [*nucleus salivatorius inferior*, NA].

intercalated n. (n. intercalado). [*nucleus intercalatus*, NA].

intermediolateral n. (n. intermediolateral). Fascículo celular intermediolateral.

intermediomedial n. (n. intermediomedial).

interpeduncular n. (n. interpeduncular). [*nucleus interpeduncularis*, NA]. Ganglio o cuerpo interpeduncular; ganglio de Gudden.

n. interpositus (n. interpósito).

interstitial n. of Cajal **1.** (n. intersticial de Cajal). [*nucleus interstitialis*, NA]. **2.** (n. intersticial). [*nucleus interstitialis*, NA].

intralaminar nuclei of thalamus (n. intralaminares del tálamo). [*nuclei intralaminares thalami*, NA].

Klein-Gumprecht shadow nuclei (n. sombras de Klein-Gumprecht).

lateral cuneate n. (n. cuneiforme lateral). [*nucleus cuneatus accessorius*, NA]. N. cuneiforme accesorio

n. of lateral lemniscus (n. del lemnisco lateral). [*nucleus lemnisci lateralis*, NA].

lateral n. of medulla oblongata (n. lateral del bulbo). [*nucleus lateralis medullae oblongatae*, NA]. N. reticular lateral.

lateral n. of thalamus (n. lateral del tálamo). [*nucleus lateralis thalami*, NA].

lateral preoptic n. (n. preóptico lateral). [*nucleus preopticus lateralis*, NA].

lateral reticular n. (n. reticular lateral). [*nucleus lateralis medullae oblongatae*, NA].

n. of lens (n. del cristalino). [*nucleus lentis*, NA].

lenticular n., lentiform n. (n. lenticular). [*nucleus lentiformis*, NA].

n. of Luys (n. de Luys). [*nucleus subthalamicus*, NA]. N. subtalámico.

main sensory n. of the trigeminus (n. sensitivo principal del trigémino). [*nucleus sensorius principalis nervi trigemini*, NA].

n. of the mamillary body (n. del cuerpo mamilar). [*nucleus corporis mamillaris*, NA].

masticatory n., n. masticatorius (n. masticatorio).

medial accessory olivary n. (n. olivar accesorio medial). [*nucleus olivaris accessorius medialis*, NA].

medial central n. of thalamus (n. talámico central medial). [*nucleus medialis centralis thalami*, NA].

n. of medial geniculate body (n. del cuerpo geniculado medial). [*nucleus corporis geniculati medialis*, NA].

medial n. of thalamus (n. talámico medial). [*nucleus medialis thalami*, NA]. N. mediodorsal o dorsomedial.

medial preoptic n. (n. preóptico medial). [*nucleus preopticus medialis*, NA].

mediodorsal n. (n. mediodorsal). [*nucleus medialis thalami*, NA]. N. talámico medial.
mesencephalic n. of the trigeminus (n. del tracto mesencefálico del trigémino). [*nervus tractus mesencephali nervi trigemini*, NA].
Monakow's n. (n. de Monakow). [*nucleus cuneatus accessorius*, NA]. N. cuneiforme accesorio.
motor n. of facial nerve (n. motor del nervio facial). [*nucleus nervi facialis*, NA].
motor n. of trigeminus (n. motor del nervio trigémino). [*nucleus motorius nervi trigemini*, NA]. N. masticatorio.
motor nuclei (n. motores). N. de origen.
n. niger (n. negro). Sustancia negra.
nuclei nervi vestibulocochlearis (n. del nervio vestibulococlear o auditivo). [*nucleus nervi vestibulocochlearis*, NA].
nuclei of cranial nerves (n. de los nervios craneales). [*nuclei nervorum cranialum*, NA].
nuclei of origin (n. de origen). [*nuclei originis*, NA]. N. motores.
n. of oculomotor nerve (n. del nervio oculomotor o motor ocular común). [*nucleus nervi oculomotorii*, NA].
Onuf's n. (n. de Onuf).
parabrachial nuclei (n. parabraquiales).
paracentral n. of thalamus (n. paracentral del tálamo).
paraventricular n. (n. paraventricular). [*nucleus paraventricularis*, NA]. N. filiforme.
Perlia's n. (n. de Perlia). N. de Spitzka.
phenanthrene n. (n. fenantreno).
pontine nuclei (n. pontinos o de la protuberancia). [*nuclei pontis*, NA].
posterior hypothalamic n. (n. hipotalámico posterior). [*nucleus posterior hypothalami*, NA].
posterior periventricular n. (n. periventricular posterior).
prerubral n. (n. prerrúbrico).
n. pyramidalis (n. piramidal).
pyrrole n. (n. pirrol). N. de las porfirinas, un tetrapirrol cíclico.
raphe nuclei (n. del rafe). [*nuclei raphes*, NA].
red n. (n. rojo). [*nucleus ruber*, NA].
reduction n. (n. de reducción).
reproductive n. (n. reproductor). Micronúcleo.
reticular n. of thalamus (n. reticular del tálamo). [*nucleus reticularis thalami*, NA].
reticular nuclei of the brainstem (n. reticulares del tronco encefálico).
rhombencephalic gustatory n. (n. gustativo rombencefálico).
Roller's n. (n. de Roller).
roof n. (n. del techo). [*nucleus fastigii*, NA].
Schwalbe's n. (n. de Schwalbe).
secondary sensory nuclei (n. sensitivos secundarios). [*nuclei terminationis*, NA]. N. terminales.
segmentation n. (n. de segmentación).
semilunar n. of Flechsig (n. semilunar de Flechsig). [*nucleus arcuatus thalami*, NA].
n. sensorius superior nervi trigemini (n. sensitivo superior del trigémino). [*nucleus sensorius principalis nervi trigemini*, NA]. N. sensitivo principal del trigémino.
shadow n. (n. sombra o fantasma).
sole nuclei (n. de la planta del pie).
n. of solitary tract **1.** (n. del fascículo solitario). [*nucleus tractus solitarii*, NA]. **2.** (n. del tracto solitario). [*nucleus tractus solitarii*, NA]. N. del fascículo solitario.
somatic motor nuclei (n. motores somáticos).
somatic n. (n. somático). Macronúcleo.
special visceral efferent nuclei (n. eferentes o motores viscerales especiales). N. branquiomotores.
sperm n. (n. espermático).
spherical n. (n. globoso o esférico). [*nucleus globosus*, NA]. N. globoso.
spinal n. of accessory nerve (n. raquídeo del nervio espinal). [*nucleus spinalis nervi accessorii*, NA].
spinal n. of the trigeminus (n. espinal del trigémino). [*nucleus tractus spinalis nervi trigemini*, NA].
Spitzka's n. (n. de Spitzka). N. de Perlia.
Staderini's n. (n. de Staderini). [*nucleus intercalatus*, NA]. N. intercalado.
steroid n. (n. esteroide). N. esteroide tetracíclico.
Stilling's n. (n. de Stilling). [*nucleus thoracicus*, NA]. N. torácico.
subthalamic n. (n. subtalámico). [*nucleus subthalamicus*, NA].
superior olivary n. **1.** (n. dorsal del cuerpo trapezoide). [*nucleus dorsalis corporis trapezoidei*, NA]. Oliva superior; n. olivar superior. **2.** (n. olivar superior).
superior salivary n. (n. salival superior). [*nucleus salivatorius superior*, NA].
supraoptic n. (n. supraóptico). [*nucleus supraopticus hypothalami*, NA]. N. supraóptico del hipotálamo.
terminal nuclei (n. terminales). [*nuclei terminationis*, NA].
tetracyclic steroid n. (n. esteroide tetracíclico). N. esteroide.
thalamic gustatory n. (n. gustativo talámico). [*nucleus arcuatus thalami*, NA].
thoracic n. (n. torácico). [*nucleus thoracicus*, NA].
trochlear n. (n. del nervio troclear o patético). [*nucleus nervi trochlearis*, NA]. N. troclear o patético.
trophic n. (n. trófico). Macronúcleo.
tuberal nuclei (n. tuberales). [*nuclei tuberales*, NA].
ventral anterior n. of thalamus (n. ventral anterior del tálamo).
ventral intermediate n. of thalamus (n. ventral intermedio del tálamo). [*nucleus ventralis intermedius thalami*, NA].
ventral n. of thalamus (n. ventral del tálamo). [*nucleus ventralis thalami*, NA].
ventral n. of trapezoid body (n. ventral del cuerpo trapezoide). [*nucleus ventralis corporis trapezoidei*, NA]. N. del cuerpo trapezoide.
ventral posterior intermediate n. of thalamus (n. ventral posterior intermedio del tálamo).
ventral posterior n. of thalamus (n. ventral posterior del tálamo). N. ventrobasal.
ventral posterolateral n. of thalamus (n. ventral posterolateral del tálamo). [*nucleus ventralis posterolateralis thalami*, NA].
ventral posteromedial n. of thalamus (n. ventral posteromedial del tálamo). [*nucleus ventralis posteromedialis thalami*, NA].
ventral tier thalamic nuclei (n. talámicos ventrales).
n. ventralis lateralis (n. ventral lateral).
ventrobasal n. (n. ventrobasal). N. ventral posterior del tálamo.
ventromedial n. of hypothalamus (n. ventromedial del hipotálamo). [*nucleus ventromedialis hypothalami*, NA].
vestibular n. (n. vestibulares). [*nuclei vestibulares*, NA].

nuclide (núclido). m. Especie nuclear (atómica) de características y propiedades definidas.
NUG (GUN). Abrev. en inglés de gingivitis ulcerosa necrosante.
nulligravida (nuligrávida). f. Mujer que nunca ha concebido un hijo.
nullipara, nulliparous (nulípara). f. Mujer que nunca ha dado a luz un hijo.
nulliparity (nuliparidad). f. Condición de no haber tenido hijos.
number (número). m. **1.** Símbolo que expresa un valor o una cantidad específica determinada por recuento. **2.** Lugar ocupado por cualquier unidad dentro de una serie.
atomic n. (Z) (n. atómico (Z)). N. de carga.
Avogadro's n. (n. de Avogadro). Constante de A.
Brinell hardness n. (BHN) (n. de dureza de Brinell).
charge n. (n. de carga). N. atómico.
CT n. (n. CT).
electronic n. (n. electrónico).
gold n. (n. de oro). Equivalente de oro.
Hehner n. (n. de Hehner).
hydrogen n. (n. de hidrógeno).
iodine n. (n. de yodo). Valor de yodo.
Knoop hardness n. (KHN) (n. de dureza de Knoop).
Koettstorfer n. (n. de Koettstorfer). N. de saponificación.
Loschmidt's n. (n. de Loschmidt).
Mach n. (n. de Mach).
mass n. (n. de masa).
Polenské n. (n. de Polenské).
Reichert-Meissl n. (n. de Reichert-Meissl).
saponification n. (n. de saponificación). N. de Koettstorfer.

thiocyanogen n. (n. de tiocianógeno). Valor de tiocianógeno.
transport n. (n. de transporte).
volatile fatty acid n. (n. de ácidos grasos volátiles).
wave n., wavenumber (σ) (n. de onda (σ)).
numbness (entumecimiento). m. Ausencia de percepción de estímulos táctiles, térmicos o nocivos.
waking n. (e. al despertar). Parálisis nocturna.
nummiform (numiforme). Numular.
nummular (numular). Numiforme; discoide, o en forma de moneda.
nummulation (numulación). f. Formación de masas numulares.
nunnation (nunación). f. Forma de tartamudeo en la que el sonido de la *n* se da a otras consonantes.
nurse 1. (enfermera). f. Persona entrenada en las bases científicas de la enfermería bajo estándares definidos de educación, a quien le incumbe el diagnóstico y tratamiento de las repuestas del ser humano a los problemas de salud reales o potenciales. **2.** (amamantar). Dar de mamar; alimentar con leche de mama.
charge n. (e. a cargo). E. jefe; e. a cargo de una sala de hospital.
clinical n. specialist (e. especializada en clínica).
community health n. (e. en salud de la comunidad).
head n. (e. jefe). E. supervisora.
private duty n. (e. privada).
public health n. (e. de salud pública).
registered n. (R.N.) (e. diplomada).
scrub n. (e. quirúrgica).
visiting n. (e. visitadora).
wet n. (nodriza).
nurse anesthetist (enfermera anestesista).
nursing 1. (amamantamiento). m. Acción de dar de mamar a un lactante; alimentación con leche de madre. **2.** (enfermería). f. Cuidado científico de los enfermos a cargo de una enfermera profesional.
nut (nuez). f. Fruto del nogal y, por extensión, otros frutos semejantes a él.
nutation (nutación). f. Acción de inclinar la cabeza, especialmente si es involuntaria.
nutgall (agalla). f. Manzana de roble; excrecencia del roble.
nutmeg (nuez moscada). Mirística.
nutmeg oil 1. (esencia de nuez moscada exprimida). **2.** (aceite de nuez moscada). A. de mirística.
nutrient (nutriente). Constituyente del alimento necesario para la función fisiológica normal.
nutrition (nutrición). f. **1.** Trofismo; función de los animales y vegetales vivos que consiste en la incorporación y asimilación, mediante cambios químicos (metabolismo), de material para construir tejidos y liberar energía. **2.** Estudio de las necesidades de alimento sólido y líquido de los seres humanos o animales para su mantenimiento, crecimiento, actividad, reproducción y lactación.
total parenteral n. (TPN) (n. parenteral total (NPT)).
nutritive (nutritivo). **1.** Alible. Perteneciente a la nutrición. **2.** Capaz de nutrir.
nux vomica (nuez vómica).
nyctalgia (nictalgia). f. Dolor nocturno, especialmente los dolores osteocópicos de la sífilis durante la noche.
nyctalopia (nictalopía). f. Ceguera nocturna; ambliopía nocturna; nictanopía; menor capacidad para ver con iluminación reducida.
n. with congenital myopia (n. con miopía congénita).
nyctanopia (nictanopía). f. Nictalopía.
nycterine (nicterino). **1.** De noche. **2.** Oscuro.
nycterohemeral (nicterohemeral). Nictohemeral.
nycto-, nyct- (nicto-, nict-). Prefijos que significan noche, nocturno.
nyctohemeral (nictohemeral). Nicterohemeral; de día y de noche.
nyctophilia (nictofilia). f. Escotofilia; preferencia por la noche o la oscuridad.
nyctophobia (nictofobia). f. Escotofobia; temor morboso de la noche o de la oscuridad.
nycturia (nicturia). f. Nocturia; micción por la noche, debida a menudo a mayor secreción nocturna de orina.
nylidrin hydrochloride (nilidrina, clorhidrato de). Agente simpaticomimético similar al isoproterenol que produce vasodilatación de las arteriolas de los músculos esqueléticos y aumenta la circulación de sangre en los músculos.
nympha, pl. **nymphae** (ninfa). f. Cada uno de los labios menores.
nymphal (ninfal). **1.** Perteneciente a una ninfa. **2.** Perteneciente a los labios menores o ninfas.
nymphectomy (ninfectomía). f. Escisión quirúrgica de los labios menores hipertrofiados.
nymphitis (ninfitis). f. Inflamación de los labios menores (ninfas).
nympho-, nymph- (ninfo-, ninf-). Prefijos que denotan las ninfas (labios menores).
nympholabial (ninfolabial). Relativo a los labios menores (ninfas) y a los labios mayores; denota un surco entre ambos a cada lado.
nympholepsy (ninfolepsia). f. Éxtasis; transporte espiritual, especialmente de naturaleza erótica.
nymphomania (ninfomanía). f. Erotismo o deseo sexual extremado en las mujeres; la contraparte de la satiriasis en el hombre.
nymphomaniac (ninfómana, ninfomaníaca). Mujer atacada de ninfomanía.
nymphomaniacal (ninfomaníaco). Perteneciente a la ninfomanía o que la muestra.
nymphoncus (ninfonco). m. Hinchazón o hipertrofia de uno o ambos labios menores.
nymphotomy (ninfotomía). f. Incisión en los labios menores o el clítoris.
nystagmic (nistágmico). Relativo al nistagmo o que lo sufre.
nystagmiform (nistagmiforme). Nistagmoide.
nystagmogram (nistagmograma). m. Trazado producido por un nistagmógrafo.
nystagmograph (nistagmógrafo). m. Aparato para medir la amplitud y velocidad de los movimientos oculares en el nistagmo, midiendo el cambio del potencial de reposo del ojo a medida que éste se mueve.
nystagmography (nistagmografía). f. Técnica para registrar el nistagmo.
nystagmoid (nistagmoide). Nistagmiforme; parecido al nistagmo.
nystagmus (nistagmo). m. Ataxia ocular; oscilación rítmica de los globos oculares, pendular o abrupta, sacudida.
after-n. (pos- n.).
amaurotic n. (n. amaurótico). N. ocular.
ataxic n. (n. atáxico).
caloric n. (n. calórico).
central n. (n. central).
cervical n. (n. cervical).
Cheyne's n. (n. de Cheyne).
compressive n. (n. compresivo).
congenital n. (n. congénito).
conjugate n. (n. conjugado).
deviational n. (n. desviacional). N. de posición terminal o final.
dissociated n. (n. disociado).
downbeat n. (n. hacia abajo).
dysjunctive n. (n. disyuntivo). N. disociado.
end-position n. (n. de posición terminal o final). N. desviacional.
fixation n. (n. de fijación).
galvanic n. (n. galvánico).
gaze n. (n. de la mirada).
hysterical n. (n. histérico).
incongruent n. (n. incongruente). N. disociado.
irregular n. (n. irregular). N. disociado.
jerky n. (n. rítmico o en sacudidas).
labyrinthine n. (n. laberíntico). N. vestibular.
latent n. (n. latente). N. rítmico que se produce al cubrir un ojo.
lateral n. (n. lateral).
miner's n. (n. del minero).
minimal amplitude n. (n. de amplitud mínima). Micronistagmo.
ocular n. (n. ocular). N. amaurótico.
opticokinetic n., optokinetic n. (n. opticocinético, optocinético).
palatal n. (n. palatino).
pendular n. (n. pendular).
perverted n. (n. pervertido).
positional n. (n. posicional).
railroad n. (n. del tren). N. opticocinético.
retraction n. (n. de retracción).
rotational n. (n. rotacional).
rotatory n. (n. rotatorio).
seesaw n. (n. en sube y baja).

strabismic n. (n. estrábico).
upbeat n. (n. hacia arriba).
vertical n. (n. vertical). Oscilación hacia arriba y abajo de los ojos.
vestibular n. (n. vestibular). N. laberíntico.
voluntary n. (n. voluntario).

nystatin (nistatina). f. Fungicidina; antibiótico aislado de cultivos de *Streptomyces noursei*, efectivo en el tratamiento de todas las formas de moniliasis.

nyxis (nixis). f. Punción, pinchazo; paracentesis.

O

o- (o-). En química, abrev. de *orto-*
O (O). Símbolo del oxígeno.
O.S. (O.S.). Abrev. del lat. *oculus sinister,* ojo izquierdo.
oak apple (nuez de agallas).
oari-, oario- (oari-, oario-). Prefijos obsoletos que indican el ovario. V. oo-, oofor-, ovario-.
oarium (oario). m. Término poco usado por ovario.
oath (juramento). m. Solemne afirmación o atestación.
OB (OB). Abrev. de obstetricia.
OB/GYN (OB/GYN). Abrev. del inglés obstetricia y ginecología (obstetrics and gynecology).
obdormition (obdormición). f. Entumecimiento de una extremidad, debido a presión sobre el nervio sensitivo.
obeliac (obelíaco). Relativo al obelión.
obeliad (obelial). Hacia el obelión.
obelion (obelión). m. Punto craneométrico sobre la sutura sagital entre los agujeros parietales, cerca de la sutura lambdoidea.
obese (obeso). Corpulento; excesivamente gordo.
obesity (obesidad). f. Corpulencia; adiposidad; aumento anormal de grasa en los tejidos conjuntivos subcutáneos.
  hypothalamic o. (o. hipotalámica).
  morbid o. (o. mórbida).
  simple o. (o. simple).
obex (óbex). [*obex,* NA]. m. Punto en la línea media de la cara dorsal del bulbo raquídeo que marca el ángulo caudal de la fosa romboidea o cuarto ventrículo.
obfuscation (ofuscación). f. **1.** Oscurecimiento. **2.** Intento deliberado de confundir o impedir la comprensión.
object (objeto). m. **1.** Aquello a lo cual se dirige cualquier pensamiento o acción. **2.** En psicoanálisis, aquello a través o por medio de lo cual un instinto puede lograr su propósito. **3.** En psicoanálisis, se usa a menudo como sinónimo de persona.
  good o. (buen o.).
  sex o. (o. sexual).
  test o. (o. de prueba).
object choice (objeto de elección).
objective (objetivo). m. **1.** La lente o las lentes del extremo inferior de un microscopio por cuyo intermedio los rayos que vienen del objeto examinado quedan enfocados. **2.** Actitud que consiste en observar los hechos y fenómenos tal como existen en el mundo exterior, en forma impersonal y sin prejuicios.
  achromatic o. (o. acromático).
  apochromatic o. (o. apocromático).
  immersion o. (o. de inmersión).
obligate (obligado). Que no tiene un sistema o camino alternativo.
oblique (oblicuo). En pendiente; inclinado; que se desvía de la perpendicular o la horizontal.
obliquity (oblicuidad). f. Asinclitismo.
  Litzmann o. (o. de Litzmann). Asinclitismo posterior.
  Nägele o. (o. de Nägele). Asinclitismo anterior.
obliquus (oblicuo). Estructura de curso o dirección o.; nombre dado, con otras calificaciones, a diversos músculos.
obliteration (obliteración). f. Eliminación, especialmente por relleno de un espacio natural o lumen por fibrosis o inflamación.
observer (observador). Persona que percibe, nota u observa.
  nonparticipant o. (o. no participante).
  participant o. (o. participante).
obsession (obsesión). f. Idea recurrente y persistente, pensamiento o impulso que es egodistónico, se experimenta como sin sentido o repugnante y no puede suprimirse voluntariamente.
  impulsive o. (o. impulsiva).
  inhibitory o. (o. inhibitoria).
obsessive-compulsive (obsesivo-compulsivo). Con tendencia a realizar actos repetitivos o a mostrar una conducta ritual para aliviar la ansiedad, como en la neurosis obsesivo-compulsiva.
obsolescence (obsolescencia). f. Condición de caer en desuso; denota la abolición de una función, palabra, etc.
obstetric, obstetrical (obstétrico). Relativo a la obstetricia.
obstetrician (obstetra). Partero; médico especializado en la atención médica de las mujeres durante el embarazo y el parto.
obstetrics (OB) (obstetricia (OB)). f. Tocología; especialidad de la medicina que se ocupa del cuidado de la mujer durante el embarazo, parto y puerperio.
obstinate (obstinado). Intratable; refractario; que se aferra firmemente a su propósito, opinión, etc., sin ceder a argumentos, persuasiones o súplicas.
obstipation (obstipación). f. Obstrucción intestinal; constipación grave.
obstruction (obstrucción). f. Bloqueo o cierre por oclusión, estenosis, etc.
  closed-loop o. (o. en asa cerrada).
  ureteropelvic o. (o. uteropelviana).
  ureterovesical o. (o. uterovesical).
obstruent (obstruyente). **1.** Que obstruye, bloquea o cierra. **2.** m. Agente que obstruye o impide una descarga normal, especialmente intestinal.
obtund (embotar). Opacar, atenuar, especialmente la sensación o el dolor.
obturation (obturación). f. Obstrucción u oclusión.
obturator (obturador). m. **1.** Cualquier estructura que ocluye una abertura. **2.** Denota una gran abertura en la parte inferior del hueso de la cadera (coxal), el agujero obturador, la membrana ocluyente de éste o cualquiera de varias partes en relación con este agujero. **3.** Prótesis usada para cerrar una abertura del paladar duro, generalmente fisurado o hendido. **4.** Tapón removible usado durante la inserción de muchos instrumentos tubulares.
obtuse (obtuso). **1.** De intelecto opaco; de comprensión lenta. **2.** Romo o chato; no agudo.
obtusion (obtusión). f. **1.** Sensibilidad poco desarrollada. **2.** Opacamiento o embotamiento de la sensibilidad.
occipital (occipital). Relativo al occipucio; hueso occipital o parte posterior de la cabeza.
occipitalis (occipitalis). [*occipitalis,* NA]. Occipital.
occipitalization (occipitalización). f. Anquilosis ósea entre el atlas y el occipital.
occipito- (occipito-). Prefijo que indica relación con el occipucio o con estructuras occipitales.
occipitoatloid (occipitoatloideo). Relativo al hueso occipital y al atlas; indica la articulación entre ambos huesos.
occipitoaxial, occipitoaxoid (occipitoaxial, occipitoaxoideo). Relativo al hueso occipital y al axis o epístrofe.
occipitobregmatic (occipitobregmático). Relativo al occipucio y al bregma; indica una medición en craneometría.
occipitofacial (occipitofacial). Relativo al occipucio y la cara.
occipitofrontal (occipitofrontal). **1.** Relativo al occipucio y la frente. **2.** Relativo a los lóbulos occipital y frontal de la corteza cerebral y las vías asociadas que interconectan estas regiones.
occipitomastoid (occipitomastoideo). Relativo al hueso occipital y la apófisis mastoides.
occipitomental (occipitomentoniano). Relativo al occipucio y el mentón.
occipitoparietal (occipitoparietal). Relativo a los huesos occipital y parietal.
occipitotemporal (occipitotemporal). Relativo al occipucio y la sien, o a los huesos occipital y temporal.
occipitothalamic (occipitotalámico). Relativo a las fibras nerviosas que van del lóbulo occipital de la corteza cerebral al tálamo.
occiput, gen. **occipitis** (occipucio). [*occiput,* NA]. m. Parte posterior de la cabeza.
occlude (ocluir). **1.** Cerrar o juntar. **2.** Dejar encerrado, como en un virus ocluido.

occluder (oclusor). m. En odontología, nombre que se da a algunos articuladores.
occlusal (oclusal). **1.** Perteneciente a la oclusión o el cierre. **2.** En odontología, perteneciente a las superficies contactantes de unidades oclusales opuestas (rebordes dentarios u oclusales) o a las caras masticatorias de los dientes posteriores.
occlusion (oclusión). f. **1.** Acción de cerrar o condición de estar cerrado. **2.** En química, absorción de un gas por un metal o inclusión de una sustancia dentro de otra, como en un precipitado gelatinoso. **3.** Cualquier contacto entre las caras incisales o masticatorias de los dientes superiores e inferiores. **4.** Relación entre las caras oclusales de los dientes superiores e inferiores cuando están en contacto.
abnormal o. (o. anormal).
afunctional o. (o. afuncional).
anterior o. (o. anterior).
balanced o. (o. balanceada). Mordida o articulación balanceada.
bimaxillary protrusive o. (o. protrusiva bimaxilar).
buccal o. (o. bucal).
centric o. (o. céntrica).
coronary o. (o. coronaria).
distal o. (o. distal).
eccentric o. (o. excéntrica). Cualquier o. que no es céntrica.
edge-to-edge o. (o. borde con borde).
end-to-end o. (o. extremo con extremo). O. borde con borde.
functional o. (o. funcional).
gliding o. (o. deslizante). Articulación dental.
hyperfunctional o. (o. hiperfuncional).
labial o. (o. labial).
lateral o. (o. lateral).
lingual o. (o. lingual).
mechanically balanced o. (o. mecánicamente balanceada).
mesenteric artery o. (o. de la arteria mesentérica).
mesial o. (o. mesial).
neutral o. (o. neutra).
normal o. (o. normal).
pathogenic o. (o. patogénica).
physiologic o. (o. fisiológica).
physiologically balanced o. (o. fisiológicamente balanceada).
posterior o. (o. posterior). Posteroclusión.
postnormal o. (o. posnormal). O. distal.
protrusive o. (o. protrusiva).
o. of pupil (o. de la pupila).
retrusive o. (o. retrusiva).
spherical form of o. (forma esférica de o.).
torsive o. (o. torsiva). Torsiversión.
traumatic o. (o. traumática). O. traumatogénica.
traumatogenic o. (o. traumatogénica). O. traumática.
working o. (o. de trabajo). Contactos de trabajo.
occlusive (oclusivo). Que sirve para cerrar; denota un vendaje o apósito que cierra una herida y la excluye del aire.
occlusometer (oclusómetro). m. Gnatodinamómetro.
occult (oculto). **1.** Escondido; guardado; no manifiesto. **2.** Denota una hemorragia no visible. **3.** En oncología, tumor primario clínicamente no identificado con metástasis reconocidas.
ocellus, pl. **ocelli** (ocelo). m. **1.** Ojo simple que se encuentra en muchos invertebrados. **2.** Faceta del ojo compuesto de un insecto.
ochlophobia (oclofobia). f. Temor morboso de las muchedumbres.
ochrodermia (ocrodermia). f. Coloración amarilla de la piel.
ochrometer (ocrómetro). m. Instrumento para determinar la presión de la sangre en los capilares.
ochronosis (ocronosis). f. Estado patológico observado en ciertos pacientes con alcaptonuria, caracterizado por pigmentación de los cartílagos y a veces de otros tejidos epiteliales y el tejido conjuntivo.
exogenous o. (o. exógena).
ochronotic (ocronótico). Relativo a ocronosis o caracterizado por ella.
ocrylate (ocrilato). m. Octil-2-cianoacrilato; adhesivo hístico para cirugía.
oct-, octa-, octi-, octo- (oct-, octa-, octi-, octo-). Prefijos que significan ocho.
octad 1. Octavalente. **2.** Elemento o radical octavalente.
octamethyl pyrophosphoramide (OMPA) (octametil pirofosforamida (OMPA)). Anticolinesterasa usada como insecticida vegetal.
octamylamine (octamilamina). f. Agente anticolinérgico.
octan (octana). Se aplica a la fiebre cuyos paroxismos vuelven cada ocho días.
octanoate (octanoato). m. Caprilato.
octanoic acid (ácido octanoico). Á. caprílico.
octapeptide (octapéptido). m. Péptido formado por ocho residuos aminoácidos.
octaploidy (octaploidia).
octapressin (octapresina). f. Felipresina.
octavalent (octavalente). Elemento o radical químico cuyo poder de combinación o valencia es de ocho.
octopamine (octopamina). f. Norsimpatol; norsinefrina; alcohol α-(aminometil)-*p*-hidroxibencílico; amina simpaticomimética.
octose (octosa). f. Azúcar que contiene ocho átomos de carbono, preparado sintéticamente pero que no se encuentra en la naturaleza.
octoxynol (octoxinol). m. Tensioactivo.
octulose (octulosa). f. Un azúcar de ocho átomos de carbono.
octulosonic acid (ácido octulosónico).
octyl gallate (octilgalato). m. Antioxidante.
octylphenoxy polyethoxyethanol (octilfenoxi polietoxietanol). Agente activo superficial (humectante).
ocular (ocular). **1.** Oftálmico. **2.** Parte de un microscopio formado por una o más lentes en el extremo superior del aparato, por medio de las cuales la imagen enfocada por el objetivo puede observarse.
compensating o. (o. compensatorio).
Huygens' o. (o. de Huygens).
Ramsden's o. (o. de Ramsden).
wide field o. (o. de campo amplio).
ocularist (ocularista). Persona hábil en el diseño, la fabricación y la colocación de ojos artificiales y en la confección de prótesis asociadas al aspecto o la función de los ojos.
oculentum, pl. **oculenta** (oculentum). Ungüento oftálmico.
oculist (oculista). m. y f. Oftalmólogo.
oculo- (oculo-). Prefijo que indica ojo, ocular. V.t. oftalmo-.
oculoauriculovertebral (oculoauriculovertebral). Relativo a los ojos, los oídos y las vértebras.
oculocardiac (oculocardíaco). Relativo a los ojos y el corazón.
oculocerebrorenal (oculocefalorrenal). Relativo a los ojos, el cerebro y los riñones.
oculocutaneous (oculocutáneo). Relativo a los ojos y la piel.
oculodentodigital (oculodentodigital). Relativo a los ojos, los dientes y los dedos.
oculodermal (oculodérmico). Relativo a los ojos y la piel.
oculofacial (oculofacial). Relativo a los ojos y la cara.
oculography (oculografía). f. Método para registrar la posición y los movimientos del ojo.
photosensor o. (o. fotosensora).
oculogyria (oculogiria). f. Límites de rotación de los globos oculares.
oculogyric (oculógiro). Referente a la rotación de los globos oculares; caracterizado por oculogiria.
oculomandibulodyscephaly (oculomandibulodiscefalia). f. Discefalia mandibulooculofacial.
oculomotor (oculomotor). **1.** Relativo al globo ocular o que causa movimientos de éste. **2.** Perteneciente al nervio oculomotor (motor ocular común).
oculonasal (oculonasal). Relativo a los ojos y la nariz.
oculopathy (oculopatía). f. Oftalmopatía.
oculoplethysmography (oculopletismografía). f. Medición indirecta de la importancia hemodinámica de la estenosis u oclusión de la carótida interna mediante la demostración de un retardo ipsilateral en la llegada de la presión ocular transmitida por las ramas de la arteria oftálmica.
oculopneumoplethysmography (oculoneumopletismografía). f. Método de medición bilateral de la presión de la arteria oftálmica que refleja la presión y el flujo de la arteria carótida interna.
oculopupillary (oculopupilar). Perteneciente a la pupila del ojo.
oculovertebral (oculovertebral). Relativo a los ojos y las vértebras.
oculozygomatic (oculocigomático). Relativo a la órbita o su margen y el hueso cigomático.
oculus, gen. and pl. **oculi** (oculus, gen. y pl. oculi). [*oculus*, NA]. El ojo; el órgano de la visión.
ocy- (oci-). V. oxi-.
ocytocin (ocitocina). f. Oxitocina.

OD (DO). Abrev. de densidad óptica.
od (od). Fuerza que se supone ejercen los imanes sobre el sistema nervioso.
O.D. (O.D.). **1.** Abrev. de *oculus dexter*, ojo derecho. **2.** En inglés, abrev. de Doctor en Optometría.
o.d. (o.d.). Abrev. del lat. *omni die*, todos los días.
odaxesmus (odaxesmo). m. Sensación de mordedura o picadura; una forma de parestesia.
odaxetic (odaxético). **1.** Que causa formicación o comezón. **2.** m. Sustancia o agente que causa formicación o comezón.
odditis (odditis). f. Inflamación de la unión del duodeno con el conducto colédoco, en el esfínter de Oddi.
-odes (-oide). Sufijo que denota que tiene la forma de algo, o que se le parece.
odogenesis (odogénesis). f. Neurocladismo.
odont-, odonto- (odont-, odonto-). Prefijos, usados correctamente al formar parte de palabras formadas con raíces griegas, que significan uno o más dientes.
odontagra (odontagra). f. Término obsoleto del dolor de dientes supuestamente causado por la gota.
odontalgia (odontalgia). f. Dolor de dientes.
  o. dentalis (o. dental).
odontalgic (odontálgico). Relativo a la odontalgia o caracterizado por ella.
odontectomy (odontectomía). f. Extirpación de dientes por reflexión de un colgajo mucoperióstico y escisión de hueso de alrededor de la raíz o de las raíces antes de la aplicación de fuerza para efectuar dicha extirpación.
odonterism (odonterismo). m. Entrechocamiento o castañeteo de los dientes.
odontiasis (odontiasis). f. Erupción dentaria.
odontinoid (odontinoide). **1.** Semejante a la dentina. **2.** Pequeña excrecencia de un diente, más común en la raíz o el cuello. **3.** Semejante a un diente.
odontitis (odontitis). f. Pulpitis.
odontoameloblastoma (odontoameloblastoma). m. Odontoma ameloblástico.
odontoblast (odontoblasto). m. Odontoplasto; una de las células formaduras de dentina, que tapizan la cavidad pulpar de un diente y formar una capa periférica en la pulpa dentaria.
odontoblastoma (odontoblastoma). m. **1.** Tumor compuesto de células neoplásicas epiteliales y mesenquimáticas que pueden diferenciarse en células capaces de producir sustancias dentarias calcificadas. **2.** Odontoma en su etapa formativa inicial.
odontoclast (odontoclasto). m. Una de las células que se cree que producen absorción de las raíces de los dientes temporarios.
odontodynia (odontodinia). f. Dolor de dientes.
odontodysplasia (odontodisplasia). f. Displasia odontogénica; odontogénesis imperfecta; alteración del desarrollo de uno o varios dientes adyacentes, caracterizada por la formación deficiente del esmalte y la dentina lo cual da como resultado una cavidad pulpar anormalmente grande.
odontogenesis (odontogénesis). f. Odontogenia; odontosis; proceso de desarrollo de los dientes.
  o. imperfecta (o. imperfecta). Odontodisplasia.
odontogeny (odontogenia). f. Odontogénesis.
odontoid (odontoide). **1.** En forma de diente. **2.** Relativo a la apófisis odontoides de la segunda vértebra cervical.
odontology (odontología). f. Odontonosología; ciencia y arte que se ocupan de la embriología, anatomía, fisiología y patología del complejo orofacial y de la prevención, el diagnóstico y el tratamiento de deformidades, enfermedades y lesiones traumáticas de ese complejo.
  forensic o. (o. forense). O. legal.
odontoloxia, odontoloxy (odontoloxia). f. Odontoparalaxis.
odontolysis (odontólisis). f. Erosión .
odontoma (odontoma). m. **1.** Tumor de origen odontogénico. **2.** Tumor odontogénico hamartomatoso, compuesto de esmalte, dentina, cemento y pulpa dispuestos o no en forma de diente.
  ameloblastic o. (o. ameloblástico). Odontoameloblastoma.
  complex o. (o. complejo).
  compound o. (o. compuesto).
odontoneuralgia (odontoneuralgia). f. Neuralgia facial causada por un diente cariado.
odontonomy (odontonomía). f. Nomenclatura dental.
odontonosology (odontonosología). f. Odontología.
odontoparallaxis (odontoparalaxis). f. Odontoloxia; irregularidad de los dientes.
odontopathy (odontopatía). f. Cualquier enfermedad de los dientes o de sus alvéolos.
odontophobia (odontofobia). f. Temor morboso relativo a los dientes.
odontoplast (odontoplasto). m. Término raramente usado para odontoblasto.
odontoplasty (odontoplastia). f. Conformación quirúrgica de la superficie dentaria para aumentar el control de la placa y mejorar la morfología gingival.
odontoprisis (odontoprisis). f. Rechinamiento de los dientes.
odontoptosis (odontoptosis). f. Descenso de un diente superior debido a la pérdida de su(s) antagonista(s) inferior(es).
odontorrhagia (odontorragia). f. Sangrado abundante del alvéolo después de la extracción de un diente.
odontoschism (odontocisma). m. Fisura de un diente.
odontoscope (odontoscopio). m. Aparato óptico semejante a un sistema de televisión de circuito cerrado que proyecta la cavidad oral sobre una pantalla para su visión múltiple.
odontoscopy (odontoscopia). f. **1.** Examen de la cavidad oral por medio del odontoscopio. **2.** Examen de las marcas en impresiones de los bordes cortantes de los dientes.
odontosis (odontosis). f. Odontogénesis.
odontotherapy (odontoterapia). f. Tratamiento de enfermedades de los dientes.
odontotomy (odontotomía). f. Corte en la corona de un diente.
  prophylactic o. (o. profiláctica).
odor (odor). Aroma; olor; emanación de cualquier sustancia que estimula las células olfatorias del órgano del olfato.
odorant **1.** (oloroso). Odorífero. **2.** (odorante). Odorífero, oloroso, aromático.
odoratism (odoratismo). m. V. latirismo y osteolatirismo.
odoriferous (odorífero). Odorante, oloroso; que tiene olor, aroma o perfume.
odorimeter (odorímetro). m. Instrumento para realizar odorimetría.
odorimetry (odorimetría). f. Determinación del poder comparado de diferentes sustancias para excitar las sensaciones olfatorias.
odorivection (odorivección). f. Acción de llevar, conducir o transportar un olor, como lo hace el aire.
odorography (odorografía). f. Descripción de olores.
odorous (odorífero).
odyn-, odyno- (odin-, odino-). Prefijos que significan dolor.
odynacusis (odinacusia). f. Hipersensibilidad del órgano de la audición de manera que el ruido causa verdadero dolor.
odynometer (odinómetro). m. Algesiómetro.
odynophagia (odinofagia). f. Dolor al tragar.
odynophonia (odinofonía) f. Dolor al usar la voz.
Oe (Oe). Símbolo del oersted.
oedipism (edipismo). m. **1.** Autoprovocación de heridas en los ojos. **2.** Manifestación del complejo de Edipo.
oenanthal (enantal). m. Heptanal.
oersted (Oe) (oersted (Oe)). m. Unidad de intensidad de campo magnético igual a dicha intensidad cuando ejerce una fuerza de 1 dina sobre una unidad de polo magnético; igual a $(1.000/4\pi)$A/m.
oesophagostomiasis (esofagostomiasis). Infección por nematodos parásitos del género *Oesophagostomum*.
oestrosis (oestrosis). f. Infección de pequeños rumiantes y raramente del hombre con larvas de la mosca *Oestrus ovis*.
official (oficial). Autorizado; droga o preparación química o farmacéutica reconocida como estándar en la Farmacopea.
officinal (oficinal). Preparación química o farmacéutica que se conserva en stock, al contrario de magistral (preparada en el momento, de acuerdo con la receta de un médico).
OHI (OHI). Abrev. de *O*ral *H*ygiene *I*ndex (Índice de Higiene Oral).
OHI-S (OHI-S). Abrev. de *Simplified O*ral *H*ygiene *I*ndex (Índice de Higiene Oral Simplificado).
ohm (ohmio (Ω)). m. Unidad práctica de resistencia eléctrica: la resistencia de cualquier conductor que permite que 1 amperio de corriente pase bajo la fuerza electromotriz de 1 voltio.
ohmammeter (ohmámetro). m. Combinación de óhmetro y ámetro.

ohmmeter (óhmetro). m. Instrumento para determinar la resistencia en ohmios de un conductor.
-oid (-oideo). Sufijo que indica semejanza, parecido, que entra en la formación de palabras con raíces griegas; equivale a -forme.
oidiomycin (oidiomicina). f. Antígeno usado para demostrar hipersensibilidad cutánea en pacientes infectados por una de las especies de *Candida*.
oidium, pl. **oidia** (oidio). m. Término usado anteriormente para artroconidio.
oil 1. (aceite). m. Líquido inflamable de consistencia grasa y tacto untuoso, insoluble en agua, soluble o insoluble en alcohol y muy soluble en éter. **2.** (aceite de carbón). Petróleo.
essential o.'s (a. esenciales).
ethereal o. (a. etéreo). A. volátil.
fatty o. (a. graso). A. fijo derivado de animales y vegetales.
fixed o. (a. fijo). A. graso.
joint o. (a. articular). Sinovia.
volatile o. (a. volátil). A. etéreo.
oil of vitriol (aceite de vitriolo). Ácido sulfúrico.
oil red O (rojo oleoso O).
ointment (ungüento). m. Cerato; pomada; untura; preparación semisólida que contiene generalmente sustancias medicinales y es de aplicación externa.
eye o. (u. ocular). U. oftálmico.
ophthalmic o. (u. oftálmico). U. ocular; oculento.
-ol (-ol). Sufijo que indica que una sustancia es un alcohol o un fenol.
olamine (olamina). f. Contracción de etanolamina, aprobada por USAN.
oleaginous (oleaginoso). Aceitoso, oleoso, graso.
oleander (laurel). m. Corteza y hojas de *Nerium oleander* (familia Apocynaceae); diurético y tónico cardíaco.
oleandomycin phosphate (oleandomicina, fosfato de). Sustancia antibiótica producida por especies de *Streptomyces antibioticus*, efectiva contra estafilococos, estreptococos, neumococos y algunas bacterias gramnegativas.
oleate (oleato). m. **1.** Sal del ácido oleico. **2.** Preparación farmacopeica consistente en la combinación o solución de un alcaloide o una base metálica en ácido oleico, usada como inunción (unción con fricción).
olecranon (olécranon). [*olecranon*, NA]. m. Extremo o punta del codo; apófisis olecraneana.
olefin (olefina). f. Cualquiera de un grupo de hidrocarburos con una o más dobles ligaduras en la cadena de carbonos.
oleic acid (ácido oleico). Á. 9-octadecanoico.
olein (oleína). f. Trioleína; trioleoíl glicerol; gliceril trioleato; se encuentra en grasas y aceites.
oleo- (oleo-). Prefijo relativo al aceite. V.t. eleo-.
oleogomenol (oleogomenol). m. Gomenol.
oleogranuloma (oleogranuloma). m. Lipogranuloma.
oleoma (oleoma). m. Lipogranuloma.
oleometer (oleómetro). m. Eleómetro; instrumento similar a un hidrómetro para determinar el peso específico de los aceites.
oleopalmitate (oleopalmitato). m. Doble sal de los ácidos oleico y palmítico.
oleoresin (oleorresina). f. **1.** Compuesto de un aceite esencial y una resina, presente en ciertas plantas. **2.** Preparación farmacéutica.
oleosaccharum, pl. **oleosacchara** (oleosácaro). m. Azúcar oleoso; clase de preparaciones obtenidas por trituración de un aceite volátil (anís, limón, etc.) con azúcar.
oleostearate (oleoestearato). m. Doble sal de los ácidos oleico y esteárico.
oleosus (oleoso). Graso; relativo a defectos del aparato sebáceo.
oleotherapy (oleoterapia). f. Eleoterapia; tratamiento de las enfermedades por medio de aceite aplicado por vía interna o externa.
oleothorax (oleotórax). m. Eleotórax; forma obsoleta de tratamiento por compresión del pulmón en la tuberculosis pulmonar, para aliviar el piotórax o para cumplir otras indicaciones, por la introducción de aceite mineral o de una mezcla de gomenol y aceite de oliva en la cavidad pleural, con neumotórax artificial o sin él.
oleovitamin (oleovitamina). f. Solución de una vitamina en un aceite comestible.
oleyl alcohol (alcohol oleico).
olfactie, olfacty (olfatía). f. Unidad de olfato; umbral de estimulación olfatoria o punto en el cual el olor se recibe en el olfatómetro.
olfaction (olfacción). f. **1.** Osmesis; osfresis. Olfato; sentido del olfato. **2.** Acción de oler.
olfactology (olfatología). f. Estudio del sentido del olfato.
olfactometer (olfatómetro). m. Aparato para calcular la agudeza del sentido del olfato.
olfactometry (olfatometría). f. Determinación del grado de sensibilidad del órgano olfatorio.
olfactophobia (olfatofobia). f. Osmofobia; osfrestofobia; temor morboso de los olores.
olfactory (olfatorio). Osmático; osfrético; relativo al sentido del olfato.
olibanum (olíbano). m. Incienso; gomorresina de varios árboles del género *Boswellia* (familia Burseraceae).
oligamnios (oligoamnios).
oligemia (oligohemia). f. Deficiencia de la cantidad de sangre del organismo.
oligemic (oligohémico). Perteneciente a la oligohemia, o caracterizado por ella.
olighemia (oligohemia).
olighidria, oligidria (oligohidria). f. Transpiración escasa.
oligo-, olig- (oligo-, olig-). **1.** Prefijo que indica poco o pocos. **2.** En química, lo contrario de "poli-" para describir polímeros, p. ej., oligosacárido.
oligo-1,6-glucosidase (oligo-1,6-glucosidasa). f. Isomaltasa; glucanohidrolasa que segmenta las uniones α-1,6 en isomaltosa y dextrinas producidas con almidón y glucógeno por α-amilasa.
oligoamnios (oligoamnios). m. Oligohidramnios; deficiencia de la cantidad de líquido amniótico.
oligocholia (oligocolia). f. Hipocolia; secreción deficiente de bilis.
oligochylia (oligoquilia). f. Hipoquilia; deficiencia de jugo gástrico.
oligochymia (oligoquimia). f. Deficiencia de quimo.
oligocystic (oligoquístico). Que consiste en pocos quistes, como en ejemplos ocasionales de mola hidatiforme y otras lesiones que comúnmente tienen numerosos quistes.
oligodactyly, oligodactylia (oligodactilia). f. Presencia de menos de cinco dedos en una o más extremidades.
oligodendria (oligodendria). f. Oligodendroglia.
oligodendroblast (oligodendroblasto). m. Célula glial primitiva, precursora normal del oligodendrocito.
oligodendroblastoma (oligodendroblastoma). m. Neoplasia rara de origen oligodendroblástico y de crecimiento más rápido que el oligodendroglioma.
oligodendrocyte (oligodendrocito). m. Célula de oligodendroglia.
oligodendroglia (oligodendroglia). f. Oligodendria; uno de los tres tipos de células gliales (los otros dos son la macroglia o astrocitos, y la microglia) que junto con las células nerviosas forman el tejido del sistema nervioso central.
oligodendroglioma (oligodendroglioma). m. Glioma relativamente raro, moderadamente bien diferenciado y de crecimiento bastante lento, más frecuente en el cerebro de personas adultas.
oligodipsia (oligodipsia). f. Ausencia anormal de sed. V.t. hipodipsia.
oligodontia (oligodoncia). f. Hipodoncia.
oligodynamic (oligodinámico). Activo en cantidades muy pequeñas.
oligogalactia (oligogalactia). f. Secreción escasa de leche.
oligoglucan-branching glycosyltransferase (glucosiltransferasa ramificadora de oligoglucano). 1,4-α-D-Glucan 6-α-D-glucosiltransferasa.
oligohydramnios (oligohidramnios). f. Oligoamnios.
oligohydruria (oligohidruria). f. Término obsoleto para la excreción de pequeñas cantidades de orina, como en la deshidratación.
oligolecithal (oligolecito). Que tiene poco vitelo: un huevo con poco deutoplasma esparcido.
oligomenorrhea (oligomenorrea). f. Menstruación escasa.
oligomer (oligómero). m. Polímero que contiene sólo unas pocas unidades que se repiten; "pocas" se consideran menos de 20.
oligomorphic (oligomorfo). Que presenta pocos cambios de forma; no polimorfo.
oligonephronic (oligonefrónico). Caracterizado por un número reducido de nefronas.
oligonucleotide (oligonucleótido). m. Compuesto formado por condensación de pocos nucleótidos.

oligopepsia (oligopepsia). f. Hipopepsia.
oligoplastic (oligoplástico). Deficiente en cuanto al poder de reparación.
oligopnea (oligopnea). f. Hipopnea.
oligoptyalism (oligoptialismo). m. Oligosialia; secreción escasa de saliva.
oligoria (oligoria). f. Indiferencia anormal o disgusto por personas o cosas.
oligosaccharide (oligosacárido). m. Compuesto formado por condensación de un pequeño número de unidades de monosacáridos.
oligosialia (oligosialia). f. Oligoptialismo.
oligospermia, oligospermatism (oligospermia). f. Oligozoospermia; concentración subnormal de espermatozoides en la eyaculación.
oligosymptomatic (oligosintomático). Que tiene síntomas escasos o menores.
oligosynaptic (oligosináptico). Paucisináptico; se refiere a las vías de conducción neural interrumpidas por pocas uniones sinápticas.
oligothymia (oligotimia). f. Escasez o pérdida de afecto.
oligotrichia (oligotriquia). f. Hipotricosis.
oligotrichosis (oligotricosis). f. Hipotricosis.
oligotrophia, oligotrophy (oligotrofia). f. Nutrición deficiente.
oligozoospermatism, oligozoospermia (oligozoospermia). f. Oligospermia.
oliguresia, oliguresis (oliguresis). f. Oliguria.
oliguria (oliguria). f. Oliguresis; micción escasa.
oliva, pl. **olivae** (oliva). [*oliva*, NA]. f. O. inferior; eminencia o cuerpo olivar; elevación ovalada lisa de la cara ventrolateral del bulbo raquídeo, lateral al haz piramidal y correspondiente al núcleo olivar.
o. inferior (o. inferior). O.
o. superior (o. superior). Núcleo dorsal del cuerpo trapezoideo.
olivary (olivar). **1.** Relativo a la oliva. **2.** Aceitunado; relativo a la oliva o aceituna o en forma de ella.
olive (olivo). m. Árbol miembro del género Olea, familia Oleaceae, cuyo fruto es la oliva o aceituna.
olive oil (aceite de oliva).
olivifugal (olivífugo). Que se aleja de la oliva.
olivipetal (olivípeto). Que va hacia la oliva.
olivocochlear (olivococlear).
olivopontocerebellar (olivopontocerebeloso). Relativo al núcleo olivar, el puente y el cerebelo.
-ology (-ología). V. -logía.
ololiuqui (ololiuqui). m. Alucinógeno usado en ceremonias por los indios aztecas de México.
olophonia (olofonía). f. Habla deteriorada por un defecto anatómico de los órganos vocales.
-oma (-oma). Sufijo que sólo debe formar parte de palabras derivadas de raíces griegas y que significa tumor o neoplasia.
omasitis (omasitis). f. Inflamación del omaso.
omasum (omaso). m. Salterio; tercer estómago o división estomacal de un rumiante.
ombrophobia (ombrofobia). f. Temor morboso de la lluvia.
omental (omental). Epiploico; relativo al omento o epiplón.
omentectomy (omentectomía). f. Omentumectomía; resección o escisión del epiplón.
omentitis (omentitis). f. Peritonitis que afecta al epiplón.
omento-, oment- (omento-, oment-). Prefijos que se relacionan con el omento o epiplón. V.t. epiplo-.
omentofixation (omentofijación). f. Omentopexia.
omentopexy (omentopexia). f. **1.** Omentofijación. Sutura del epiplón mayor a la pared abdominal para inducir circulación portal colateral. **2.** Sutura del omento a otro órgano para aumentar la circulación arterial.
omentoplasty (omentoplastia). f. Uso del epiplón mayor para cubrir o rellenar un defecto, aumentar la circulación arterial o venosa portal, absorber derrames o aumentar el drenaje linfático.
omentorrhaphy (omentorrafia). f. Sutura de una abertura del omento.
omentovolvulus (omentovólvulo). m. Torsión del omento.
omentulum (oméntulo). m. Epiplón menor.
omentum, pl. **omenta** m. **1.** (epiplón). [*omentum*, NA]. Pliegue del peritoneo que va del estómago a otro órgano abdominal. **2.** (omento). [*omentum*, NA]. Epiplón.
gastrocolic o. (e. gastrocólico). [*omentum majus*, NA]. E. mayor.
gastrohepatic o. (e. gastrohepático). [*omentum minus*, NA]. E. menor.
gastrosplenic o. (e. gastroesplénico). Ligamento gastrolienal.
greater o. (e. mayor). [*omentum majus*, NA]. E. gastrocólico.
lesser o. (e. menor). [*omentum minus*, NA]. E. gastrohepático.
omentumectomy (omentumectomía). f. Omentectomía.
omn. hor. (omn. hor.). Abrev. del lat. *omni hora*, cada hora.
omnivorous (omnívoro). Que consume alimentos de todas clases, animales y vegetales.
omo- (omo-). Prefijo que indica relación con el hombro.
omoclavicular (omoclavicular). Relativo al hombro y la clavícula.
omophagia (omofagia). f. Acción de comer alimentos crudos, especialmente carne.
omothyroid (omotiroides). f. Banda de fibras musculares que van desde el cuerno superior del cartílago tiroides hasta el músculo omohioideo.
OMP (OMP). Abrev. de ácido orotidílico, orotidilato u oligo-*N*-metilmorfolinio propileno-óxido.
OMPA (OMPA). Abrev. de octametil pirofosforamida.
omphal-, omphalo- (onfal-, onfalo-). Prefijos que denotan relación con el ombligo.
omphalectomy (onfalectomía). f. Escisión del ombligo o de una neoplasia relacionada con él.
omphalelcosis (onfalelcosis). f. Ulceración del ombligo.
omphalic (onfálico). Umbilical.
omphalitis (onfalitis). f. Inflamación del ombligo y de las partes que lo rodean.
omphaloangiopagus (onfaloangiópago). m. Mellizos unidos desiguales de los que el parásito obtiene su irrigación sanguínea de la placenta del autósito.
omphalocele (onfalocele). m. Exónfalo; herniación congénita de las vísceras, en la base del cordón umbilical, cubierta por un saco membranoso de peritoneo-amnios.
omphaloenteric (onfaloentérico). Relativo al ombligo y el intestino.
omphalomesenteric (onfalomesentérico). Relativo al ombligo y el mesenterio o intestino.
omphalopagus (onfalópago). m. Monónfalo; mellizos unidos por la región umbilical.
omphalophlebitis (onfaloflebitis). f. Inflamación de las venas umbilicales.
omphalorrhagia (onfalorragia). f. Hemorragia por el ombligo.
omphalorrhea (onfalorrea). f. Descarga serosa del ombligo.
omphalorrhexis (onfalorrexia). f. Ruptura del cordón umbilical durante el parto.
omphalos (ónfalo). m. Término raramente usado para ombligo.
omphalosite (onfalósito). m. Mellizo parásito placentario de dos mellizos monocoriales desiguales, que obtiene su irrigación sanguínea de la placenta del autósito y no tiene existencia independiente después de nacer y separarse de la placenta.
omphalospinous (onfaloespinoso). Denota una línea que une el ombligo a la espina anterosuperior del ilion.
omphalotomy (onfalotomía). f. Corte del cordón umbilical al nacer.
omphalotripsy (onfalotricia). f. Acción de aplastar y no de cortar el cordón umbilical después del parto.
omphalovesical (onfalovesical). Vesicoumbilical.
omphalus (ónfalo). m. Término rara vez usado para ombligo.
onanism (onanismo). m. **1.** Coito interrumpido; retiro del pene antes de la eyaculación para evitar la inseminación y fecundación del óvulo. **2.** Nombre usado erróneamente como sinónimo de masturbación.
oncho- (onco-). Prefijo que indica un tumor o alguna relación con él, o con un bulto o volumen en general.
onchocerciasis f. **1.** (oncocercosis). Oncocerciasis; erisipela de la costa; volvulosis; enfermedad de la ceguera; mal morado; infección por *Onchocerca*, especialmente *O. volvulus*, caracterizada por hinchazones nodulares que forman un quiste fibroso que envuelve a los parásitos arrollados. **2.** (oncocerciasis). Oncocercosis.
ocular o. (o. ocular). Enfermedad de Robles; ceguera del río.
onchocercid (oncocércida). f. Nombre común de lo miembros de la familia Onchocercidae.
onchocercosis (oncocercosis). f. Oncocerciasis.

oncocerciasis (oncocerciasis). f. Oncocercosis.
oncocyte (oncocito). m. Célula tumoral grande, acidófila y granular que contiene numerosas mitocondrias; célula oxífila neoplásica.
oncocytoma (oncocitoma). m. Adenoma oxífilo; tumor glandular compuesto por células grandes con citoplasma granuloso y eosinófilo debido a la presencia de numerosas mitocondrias activas.
oncofetal (oncofetal). Relacionado con sustancias asociadas a tumores, que se encuentran en tejidos fetales, como los antígenos o.
oncogene (oncogén). m. Gen transformador; gen virósico que se encuentra en ciertos retrovirus y puede transformar la célula huésped en un fenotipo neoplásico pero no es necesario para la replicación virósica.
oncogenesis (oncogénesis). f. Origen y crecimiento de una neoplasia.
oncogenic (oncogénico). Oncógeno.
oncogenous (oncógeno). Oncogénico; que causa, induce o es apropiado para la formación y el desarrollo de una neoplasia.
oncograph (oncógrafo). m. Oncómetro registrador, o la parte registradora de un oncómetro.
oncography (oncografía). f. Representación gráfica, por medio de un aparato especial, del tamaño y la configuración de un órgano.
oncoides (oncoide). m. Intumescencia, tumefacción o turgencia.
oncologist (oncólogo). m. Especialista en oncología.
oncology (oncología). f. Cancerología; ciencia que estudia los aspectos y propiedades físicos, químicos y biológicos de las neoplasias, incluso sus causas, patogenia y tratamiento.
oncolysis (oncólisis). f. Destrucción de una neoplasia.
oncolytic (oncolítico). Perteneciente a la oncólisis, caracterizado por ella, o que la causa.
oncoma (oncoma). m. Término obsoleto para neoplasia o tumor.
oncometer (oncómetro). m. **1.** Instrumento para medir el tamaño y la configuración de los riñones y otros órganos. **2.** Parte del oncógrafo que sirve para medir y no para registrar.
oncometric (oncométrico). Relativo a la oncometría.
oncometry (oncometría). f. Medición del tamaño de un órgano.
oncornaviruses (oncornavirus). m. Oncovirinae.
oncosis (oncosis). f. Estado caracterizado por la formación de uno o más tumores o neoplasias.
oncosphere (oncosfera). f. Hexacanto.
oncotherapy (oncoterapia). f. Tratamiento de los tumores.
oncotic (oncótico). Relativo a edema o hinchazón, o causado por ellos (oncosis).
oncotomy (oncotomía). f. Incisión de un absceso, quiste u otro tumor.
oncotropic (oncotrópico). Tumorafín; que manifiesta afinidad especial por las neoplasias o las células neoplásicas.
oncovirus (oncovirus). m. Cualquier virus de la subfamilia Oncorinae, es decir un virus tumoral con RNA.
-one (-ona). Sufijo sistemático que indica un grupo cetona.
oneiric (onírico). **1.** Relativo a los sueños. **2.** Relacionado con el estado clínico de onirofrenia.
oneirism (onirismo). m. Estado de soñar despierto.
oneirocritical (onirocrítico). Perteneciente a la lógica de los sueños.
oneirodynia (onirodinia). f. Sueño desagradable o doloroso.
  o. activa (o. activa). Sonambulismo .
  o. gravis (o. grave). Pesadilla.
oneirogmus (onirogma). f. Emisión nocturna de semen relacionada con sueños eróticos; polución nocturna.
oneirology (onirología). f. Estudio de los sueños y su contenido.
oneirophrenia (onirofrenia). f. Estado en el que se producen alucinaciones causadas por privación prolongada de sueño, aislamiento sensorial y diversas drogas.
oneiroscopy (oniroscopia). f. Término raramente usado para el diagnóstico del estado mental de una persona mediante el estudio de sus sueños.
oniomania (oniomanía). f. Término raramente usado para la necesidad o urgencia morbosamente exageradas, de comprar cosas, más allá de las verdaderas necesidades del individuo.
oniric (onírico).
-onium (-onio). Sufijo que indica un radical de carga positiva.
onlay (onlay). m. **1.** Restauración colada de metal (generalmente oro) de la cara oclusal de un diente posterior o de la cara lingual o palatina de un diente anterior, cuya superficie es toda de dentina sin dejar costados o paredes laterales. **2.** Injerto aplicado al exterior de un hueso.
onomatomania (onomatomanía). f. Impulso anormal de insistir en ciertas palabras y su supuesto significado, o de tratar de recordar frenéticamente una palabra determinada.
onomatophobia (onomatofobia). f. Nomatofobia; miedo anormal a ciertas palabras o nombres debido a su supuesto significado.
onomatopoiesis (onomatopoyesis). f. Formación de un nombre o una palabra, especialmente para expresar o imitar un sonido natural: silbido, crujido, estallido, etc.
ontogenesis (ontogénesis). f. Ontogenia.
ontogenetic, ontogenic (ontogenético). Relativo a la ontogenia.
ontogeny (ontogenia). f. Ontogénesis; desarrollo del individuo, diferente de la filogenia, que es el desarrollo evolutivo de la especie.
onyalai (onyalai). f. Akembe; kafindo; enfermedad aguda del África central, caracterizada por vesículas sanguinolentas en la boca y otras superficies mucosas, hematuria y melena.
onychalgia (onicalgia). f. Dolor en las uñas.
onychatrophia, onychatrophy (onicoatrofia). f. Atrofia de las uñas.
onychauxis (onicauxia). f. Crecimiento excesivo de las uñas de las manos y los pies, o de ambos.
onychectomy (onicectomía). f. Ablación de una uña de la mano o del pie.
onychia (oniquia). f. Oniquitis; onixitis; inflamación de la matriz de la uña.
  o. lateralis (o. lateral). Paroniquia.
  o. maligna (o. maligna). Enfermedad de Wardrop.
  o. periungualis (o. periungular). Paroniquia.
  o. sicca (o. seca).
onychitis (oniquitis). f. Oniquia.
onycho-, onych- (onico-, onic-). Prefijos que indican las uñas.
onycho-osteodysplasia (onicoosteodisplasia). f. Síndrome ungular-rotuliano.
onychoclasis (onicoclasia). f. Rotura de las uñas.
onychocryptosis (onicocriptosis). f. Uña encarnada.
onychodystrophy (onicodistrofia). f. Cambios distróficos en las uñas que son defectos congénitos o se deben a cualquier enfermedad o lesión que pueda causar malformaciones de las uñas.
onychograph (onicógrafo). m. Instrumento para registrar la presión sanguínea capilar mostrada por la circulación bajo la uña.
onychogryphosis (onicogrifosis). f. Onicogriposis.
onychogryposis (onicogriposis). f. Onicogrifosis; griposis ungular; agrandamiento con engrosamiento y curvatura de las uñas de manos y pies.
onychoheterotopia (onicoheterotopia). f. Colocación o ubicación anormal de las uñas.
onychoid (onicoide). De estructura o forma semejante a una uña.
onychology (onicología). f. Estudio de las uñas.
onycholysis (onicólisis). f. Aflojamiento de las uñas que se inicia en su borde libre y es generalmente incompleto.
onychoma (onicoma). m. Tumor que surge del lecho ungular.
onychomadesis (onicomadesis). f. Caída total de las uñas, asociada generalmente con una enfermedad sistémica.
onychomalacia (onicomalacia). f. Blandura anormal de las uñas.
onychomycosis (onicomicosis). f. Tiña de las uñas o ungular; infección fúngica de las uñas que causa su engrosamiento, aspereza y ruptura, debido generalmente a *Trichophyton rubrum* o *T. mentagrophytes*.
onychonosus (oniconosia). f. Onicopatía.
onychopathic (onicopático). Relativo a alguna enfermedad de las uñas, o que la sufre.
onychopathology (onicopatología). f. Estudio de las enfermedades de las uñas.
onychopathy (onicopatía). f. Oniconosia; cualquier enfermedad de las uñas.
onychophagy, onychophagia (onicofagia). f. Hábito de morderse las uñas.
onychophosis (onicofosis). f. Crecimiento de epitelio córneo en el lecho ungular.
onychophyma (onicofima). f. Hinchazón o hipertrofia de las uñas.
onychoplasty (onicoplastia). f. Operación correctiva o plástica de la matriz de la uña.
onychoptosis (onicoptosis). f. Caída de las uñas.
onychorrhexis (onicorrexis). f. Fragilidad anormal de las uñas, con ruptura del borde libre.

onychoschizia (onicosquisis). f. División de las uñas en capas.
onychosis (onicosis). f. Onicopatía.
onychostroma (onicoestroma). f. Matriz ungular.
onychotillomania (onicotilomanía). f. Tendencia a querer arrancarse las uñas.
onychotomy (onicotomía). f. Incisión de una uña de las manos o los pies.
onychotrophy (onicotrofia). f. Nutrición de las uñas.
onyx (ónix). m. Unguis.
onyxis (onixis). f. Uña encarnada.
onyxitis (onixitis). f. Oniquia.
oo- (oo-). Prefijo que indica huevo, ovario. V.t. oofor-, ovario-, ovi-, ovo-.
oocyesis (oociesis). f. Embarazo ovárico.
oocyst (oocisto). m. Forma enquistada del macrogameto fertilizado, o cigoto, en los Sporozoea coccídeos de multiplicación esporogónica, con formación de esporozoítos, agentes infecciosos para la fase siguiente del ciclo vital de los esporozoos.
oocyte (oocito). m. Ovocito; óvulo inmaduro.
primary o. (o. primario).
secondary o. (o. secundario).
oogenesis (oogénesis). f. Ovigénesis; ovogénesis; proceso de formación y desarrollo del óvulo.
oogenetic (oogenético). Que produce óvulos. D.t. oogénico, oógeno, ovigenético, ovigénico y ovígeno.
oogenic (oogénico, oógeno). Oogenético.
oogonium, pl. **oogonia** (oogonio). m. **1.** Célula madre del huevo primitivo de la cual se forman los oocitos. **2.** En los hongos, el gametangio hembra portador de uno o más huevos.
ookinesis, ookinesia (oocinesia, oocinesis). f. Movimientos cromosómicos del hueso durante la maduración y fertilización.
ookinete (oocineto). m. Vermícula; cigoto móvil del organismo palúdico que penetra en el estómago del mosquito para formar un oocisto bajo la túnica intestinal externa.
oolemma (oolema). m. Membrana plasmática del oocito.
oomycosis (oomicosis). f. Micosis causada por hongos pertenecientes a la clase de los Oomycetes, como la hifomicosis y rinosporidiosis.
oophagia, oophagy (oofagia). f. Hábito de comer huevos casi como único alimento.
oophor-, oophoro- (oofor-, ooforo-). Prefijos que designan el ovario. V.t. oo-, ovario-.
oophoralgia (ooforalgia). f. Ovarialgia.
oophorectomy (ooforectomía). f. Ovariectomía.
oophoritis (ooforitis). f. Ovaritis; inflamación de un ovario.
oophorocystectomy (ooforocistectomía). f. Escisión de un quiste ovárico.
oophorocystosis (ooforocistosis). f. Formación de un quiste ovárico.
oophorohysterectomy (ooforohisterectomía). f. Ovariohisterectomía.
oophoroma (ooforoma). m. Ovarionco; tumor ovárico.
oophoron (oóforo). m. Término raramente usado para ovario.
oophoropathy (ooforopatía). f. Ovariopatía.
oophoropeliopexy (ooforopeliopexia). f. Oofororrafia.
oophoropexy (ooforopexia). f. Fijación o suspensión quirúrgica de un ovario.
oophoroplasty (ooforoplastia). f. Operación plástica de un ovario.
oophororrhaphy (oofororrafia). f. Ooforopeliopexia; suspensión de un ovario por fijación a la pared pelviana.
oophorosalpingectomy (ooforosalpingectomía). f. Ovariosalpingectomía.
oophorosalpingitis (ooforosalpingitis). f. Ovariosalpingitis.
oophorostomy (ooforostomía). f. Ovariostomía.
oophorotomy (ooforotomía). f. Ovariotomía.
oophorrhagia (ooforragia). f. Hemorragia del ovario.
ooplasm (ooplasma). m. Porción protoplasmática del óvulo o huevo.
oosporangium (oosporangio). m. Término obsoleto para oogonio.
oospore (oospora). m. Espora fúngica de paredes gruesas que se desarrolla desde un gameto femenino por fertilización o partenogénesis en un oogonio.
oothec-, ootheco- (ootec-, ooteco-). Prefijos obsoletos que indican ovario.
ootheca (ootheca). Término obsoleto para ovario.
ootid (oótido). m. El óvulo casi maduro después de completar la primera maduración y de iniciar la segunda.
ootype (ootipo). m. Porción central del complejo ovárico de los trematodos y cestodos, donde tiene lugar la fertilización y los materiales vitelarios o de cáscara recubren el huevo.
opacification (opacificación). f. **1.** Proceso de hacer opaco. **2.** Formación de opacidades.
opacity (opacidad). f. **1.** Falta de transparencia; zona opaca o no transparente. **2.** Embotamiento mental.
snowball o. (o. en bola de nieve).
opalescent (opalescente). Parecido a un ópalo en la exhibición de diversos colores; se dice de ciertos cultivos bacterianos.
opaque (opaco). Impermeable a la luz; no translúcido o poco translúcido.
opeidoscope (opeidoscopio). m. Aparato por el cual las vibraciones de un diafragma, iniciadas por la voz, mueven un espejo que refleja un rayo de luz sobre una pantalla.
open (abierto). Expuesto; no cerrado; dícese con respecto de una herida.
opening (orificio). [*ostium*, NA]. Cualquier abertura.
access o. (o. de acceso). O. de entrada.
aortic o. (o. aórtico). [*hiatus aorticus*, NA].
cardiac o. (o. cardíaco). [*ostium cardiacum*, NA]. Abertura cardíaca.
esophageal o. (o. esofágico). [*hiatus esophageus*, NA].
external urethral o. **1.** (o. externo de la uretra). [*ostium urethrae externum*, NA]. **2.** (abertura uretral externa). [*ostium urethrae externum*, NA]. Orificio externo de la uretra.
femoral o. (abertura femoral). [*hiatus tendineus*, NA]. Hiato tendíneo.
ileocecal o. **1.** (o. ileocecal). [*ostium ileocecale*, NA]. Abertura ileocecal. **2.** (abertura ileocecal). [*ostium ileocecale*, NA]. Orificio ileocecal.
o. of inferior vena cava **1.** (abertura de la vena cava inferior). [*ostium venae cavae inferioris*, NA]. Orificio de la vena cava inferior. **2.** (o. de la vena cava inferior). [*ostium venae cavae inferioris*, NA]. Abertura de la vena cava inferior.
internal urethral o. **1.** (o. interno de la uretra). [*ostium urethrae internum*, NA]. **2.** (abertura uretral interna). [*ostium urethrae internum*, NA]. Orificio interno de la uretra.
lacrimal o. (abertura lagrimal). [*punctum lacrimale*, NA]. Punto lagrimal.
pharyngeal o. of auditory tube (o. faríngeo de la trompa auditiva). [*ostium pharyngeum tubae auditivae*, NA].
pharyngeal o. of eustachian tube (o. faríngeo de la trompa de Eustaquio). [*ostium pharyngeum tubae auditivae*, NA]. O. faríngeo de la trompa auditiva.
piriform o. (abertura piriforme). [*apertura piriformis*, NA]. La a. nasal anterior del cráneo.
pulmonary o. **1.** (abertura pulmonar). [*ostium trunci pulmonaris*, NA]. Orificio de la pulmonar. **2.** (o. de la arteria pulmonar). [*ostium trunci pulmonalis*, NA]. Abertura pulmonar.
o. of pulmonary veins **1.** (abertura de las venas pulmonares). [*ostia venarum pulmonalium*, NA]. Orificio de las venas pulmonares. **2.** (o. de las venas pulmonares). [*ostia venarum pulmonalium*, NA]. Aberturas de las venas pulmonares.
saphenous o. (abertura safena). [*hiatus saphenous*, NA]. Hiato safeno.
o. of superior vena cava **1.** (abertura de la vena cava superior). [*ostium venae cavae superioris*, NA]. Orificio de la vena cava superior. **2.** (o. de la vena cava superior). [*ostium venae cavae superioris*, NA]. Abertura de la vena cava superior.
tendinous o. (abertura tendinosa). [*hiatus tendineus*, NA]. Hiato tendinoso.
tympanic o. of auditory tube (o. timpánico de la trompa auditiva). [*ostium tympanicum tubae auditivae*, NA].
tympanic o. of canal for chorda tympani (o. timpánico del conducto del cuerda del tímpano). [*apertura tympanica canaliculi chordae tympani*, NA].
tympanic o. of eustachian tube (o. timpánico de la trompa de Eustaquio). [*ostium tympanicum tubae auditivae*, NA]. O. timpánico de la trompa auditiva.
ureteral o. **1.** (abertura ureteral). [*ostium ureteris*, NA]. Orificio del uréter. **2.** (o. ureteral). [*ostium ureteris*, NA]. **3.** (o. del uréter). [*ostium ureteris*, NA]. O. ureteral.

NOP

o. of uterus 1. (o. del útero). [*ostium uteri,* NA]. O. externo del útero. **2.** (abertura del útero). [*ostium uteri,* NA]. Orificio del útero.

vaginal o. 1. (abertura vaginal). [*ostium vaginae,* NA]. Orificio vaginal. **2.** (o. vaginal). [*ostium vaginae,* NA]. Abertura vaginal.

vertical o. (abertura vertical). Dimensión vertical.

operable (operable). Relativo a un paciente o un estado que admite un procedimiento quirúrgico con expectativas razonables de curación o alivio.

operant (operante). Conducta o respuesta buscada.

operate (operar). **1.** Trabajar en el cuerpo con las manos o con instrumentos cortantes o de otro tipo para corregir un problema quirúrgico. **2.** Causar un movimiento de los intestinos; se dice de un laxante o catártico.

operation (operación). f. **1.** Cualquier procedimiento quirúrgico. **2.** Acto, manera o proceso de funcionamiento.

Abbe o. (o. de Abbe).

Adams' o. for ectropion (o. de Adams para ectropión).

Ammon's o. (o. de Ammon). Blefaroplastia por trasplante de la mejilla.

Anagnostakis' o. (o. de Anagnostakis). O. de Hotz-Anagnostakis.

Arlt's o. (o. de Arlt).

Baldy's o. (o. de Baldy). O. de Webster.

Ball's o. (o. de Ball).

Barkan's o. (o. de Barkan).

Bassini's o. (o. de Bassini). O. para la curación radical de la hernia.

Baudelocque's o. (o. de Baudelocque).

Beer's o. (o. de Beer). O. de colgajo para cataratas.

Belsey o. (o. de Belsey).

Billroth's o. I (o. de Billroth I).

Billroth's o. II (o. de Billroth II).

Blalock-Hanlon o. (o. de Blalock-Hanlon).

Blalock-Taussig o. (o. de Blalock-Taussig).

Blaskovics' o. (o. de Blaskovic).

bloodless o. (o. exangüe).

Bonnet's o. (o. de Bonnet). Enucleación del globo ocular.

Bowman's o. (o. de Bowman).

Bozeman's o. (o. de Bozeman). Histerocistocleisis.

Bricker o. (o. de Bricker).

Brock o. (o. de Brock).

Brunschwig's o. (o. de Brunschwig). Exenteración pelviana total.

Burow's o. (o. de Burow).

Caldwell-Luc o. (o. de Caldwell-Luc). O. de Luc.

capital o. (o. capital).

Carmody-Batson o. (o. de Carmody-Batson).

Caslick's o. (o. de Caslick).

cesarean o. (o. cesárea).

commando o. (o. comando). Procedimiento comando.

concrete o.'s (o. concretas).

Cotte's o. (o. de Cotte). Neurectomía presacra.

Dana's o. (o. de Dana). Rizotomía posterior.

Dandy o. (o. de Dandy).

Daviel's o. (o. de Daviel). Extracción de cataratas extracapsulares.

de Vincentiis o. (o. de de Vincentiis).

debulking o. (o. de reducción).

decompression o.'s (o. por descompresión).

Doyle's o. (o. de Doyle). Desnervación uterina paracervical.

Dupuy-Dutemps o. (o. de Dupuy-Dutemps).

Elliot's o. (o. de Elliot).

Emmet's o. (o. de Emmet). Traquelorrafia.

Esser o. (o. de Esser). Injerto por incrustación.

Estes o. (o. de Estes).

Estlander o. (o. de Estlander).

fenestration o. (o. de fenestración).

Filatov's o. (o. de Filatov).

filtering o. (o. filtrante).

Finney's o. (o. de Finney).

flap o. (o. de colgajo).

Foley o. (o. de Foley). Pieloplastia Y-plastia de Foley.

Fontan o. (o. de Fontan). Procedimiento de Fontan.

formal o.'s (o. formales).

Fothergill's o. (o. de Fothergill). O. de Manchester.

Frazier-Spiller o. (o. de Frazier-Spiller).

Fredet-Ramstedt o. (o. de Fredet-Ramstedt). Piloromiotomía.

Freund's o. (o. de Freund).

Frost-Lang o. (o. de Frost-Lang).

Gifford's o. (o. de Gifford). Queratotomía delimitante.

Gigli's o. (o. de Gigli). Pubiotomía.

Gil-Vernet o. (o. de Gil-Vernet). Pielotomía extendida.

Gilliam's o. (o. de Gilliam).

Gillies' o. (o. de Gillies).

Glenn's o. (o. de Glenn).

Graefe's o. (o. de Graefe).

Gritti's o. (o. de Gritti). Amputación de Gritti-Stokes.

Halsted's o. (o. de Halsted).

Hartmann's o. (o. de Hartmann).

Heaney's o. (o. de Heaney). Técnica para histerectomía vaginal.

Heine's o. (o. de Heine). Ciclodiálisis.

Heller o. (o. de Heller).

Herbert's o. (o. de Herbert).

Hill o. (o. de Hill). Reparación de una hernia hiatal.

Hoffa's o. (o. de Hoffa).

Hofmeister's o. (o. de Hofmeister).

Holth's o. (o. de Holth). Iridencleisis.

Hotz-Anagnostakis o. (o. de Hotz-Anagnostakis).

Huggins' o. (o. de Huggins).

Hummelsheim's o. (o. de Hummelsheim).

Hunter's o. (o. de Hunter).

Indian o. (o. india). Rinoplastia india.

interval o. (o. de intervalo).

Italian o. (o. italiana). Rinoplastia italiana.

Jacobaeus o. (o. de Jacobaeus). Pleurólisis.

Jansen's o. (o. de Jansen).

Kasai o. (o. de Kasai). Portoenterostomía.

Kazanjian's o. (o. de Kazanjian).

Keen's o. (o. de Keen).

Kelly's o. (o. de Kelly).

Killian's o. (o. de Killian).

Koerte-Ballance o. (o. de Koerte-Ballance).

Kondoleon o. (o. de Kondoleon).

Kraske's o. (o. de Kraske).

Krönlein o. (o. de Krönlein).

Kuhnt's o. (o. de Kuhnt).

Ladd's o. (o. de Ladd).

Lagrange's o. (o. de Lagrange).

Lambrinudi o. (o. de Lambrinudi).

Laroyenne's o. (o. de Laroyenne).

Lash's o. (o. de Lash).

Leriche's o. (o. de Leriche). Simpatectomía periarterial.

Lindner's o. (o. de Lindner).

Lisfranc's o. (o. de Lisfranc). Amputación de Lisfranc.

Longmire's o. (o. de Longmire).

Luc's o. (o. de Luc). O. de Caldwell-Luc.

Madlener o. (o. de Madlener).

major o. (o. mayor).

Manchester o. (o. de Manchester).

Mann-Williamson o. (o. de Mann-Williamson).

Marshall-Marchetti-Krantz o. (o. de Marshall-Marchetti-Krantz).

Mason o. (o. de Mason). Bypass gástrico.

Matas' o. (o. de Matas). Aneurismoplastia.

Mayo's o. (o. de Mayo).

McReynolds' o. (o. de McReynolds). Trasplante del pterigión.

McVay's o. (o. de McVay).

Meyer-Schwickerath o. (o. de Meyer-Schwickerath).

mika o. (o. mika).

Mikulicz' o. (o. de Mikulicz).

Miles' o. (o. de Miles). Resección de Miles.

minor o. (o. menor).

morcellation o. (o. de morcelación).

Motais' o. (o. de Motais).

Mules' o. (o. de Mules).

Mustard o. (o. de Mustard). Procedimiento de M.

Naffziger o. (o. de Naffziger).

Nissen's o. (o. de Nissen). Fundoplicación.

Norton's o. (o. de Norton).

Ogston-Luc o. (o. de Ogston-Luc).
Ogura o. (o. de Ogura).
Ombrédanne o. (o. de Ombrédanne). Orquiopexia transeptal.
Payne o. (o. de Payne).
plastic o. (o. plástica).
Pólya's o. (o. de Pólya). Gastrectomía de Pólya.
Pomeroy's o. (o. de Pomeroy).
Porro o. (o. de Porro). Histerectomía cesárea.
Potts' o. (o. de Pott). Anastomosis de Potts.
Putti-Platt o. (o. de Putti-Platt).
radical o. for hernia (o. radical para la hernia).
Ramstedt o. (o. de Ramstedt). Piloromiotomía.
Récamier's o. (o. de Récamier). Raspado del útero.
Ridell's o. (o. de Ridell).
Roux-en-Y o. (o. de Roux en Y). Anastomosis de Roux en Y.
Saemisch's o. (o. de Saemisch).
Saenger's o. (o. de Saenger).
Schauta vaginal o. (o. vaginal de Schauta).
Schroeder's o. (o. de Schroeder).
Schuchardt's o. (o. de Schuchardt).
scleral buckling o. (o. de curva escleral).
Scott o. (o. de Scott).
second-look o. (o. de reexploración).
seton o. (o. con seton). O. para glaucoma avanzado.
Shirodkar o. (o. de Shirodkar).
Sistrunk o. (o. de Sistrunk).
Smith's o., Smith-Indian o. (o. de Smith o india de Smith).
Smith-Boyce o. (o. de Smith-Boyce). Nefrotomía anatrópica.
Smith-Indian o. (o. india de Smith). O. de Smith.
Smith-Robinson o. (o. de Smith-Robinson).
Soave o. (o. de Soave).
Spinelli o. (o. de Spinelli).
stapes mobilization o. (o. de movilización del estribo).
Stoffel's o. (o. de Stoffel).
Stookey-Scarff o. (o. de Stookey-Scarff).
Sturmdorf's o. (o. de Sturmdorf). Extracción cónica del endocérvix.
subcutaneous o. (o. subcutánea).
Syme's o. (o. de Syme). Amputación de Syme.
tagliacotian o. (o. tagliacotiana). Rinoplastia italiana.
talc o. (o. con talco).
TeLinde o. (o. de TeLinde). Histerectomía radical modificada.
Torek o. (o. de Torek).
Trendelenburg's o. (o. de Trendelenburg). Embolectomía pulmonar.
Urban's o. (o. de Urban).
Waters' o. (o. de Waters).
Webster's o. (o. de Webster). O. de Baldy.
Weir's o. (o. de Weir). Epónimo obsoleto de apendicostomía.
Wertheim's o. (o. de Wertheim).
Wheelhouse's o. (o. de Wheelhouse). Uretrotomía externa.
Whipple's o. (o. de Whipple). Pancreatoduodenectomía.
Whitehead's o. (o. de Whitehead).
Ziegler's o. (o. de Ziegler).

operative **1.** (operatorio). Relativo a una operación o efectuado por medio de ésta. **2.** (operativo). Activo, efectivo.
operator (operador). En genética, gen o.
opercular (opercular). Relativo a un opérculo.
operculated (operculado). Provisto de una tapadera (opérculo); se refiere a moluscos de la clase Gastropoda y otros animales.
operculitis (operculitis). f. Pericoronitis.
operculum, gen. **operculi**, pl. **opercula** (opérculo). m. **1.** Todo aquello que se parezca a una tapa o cubierta. **2.** [*operculum*, NA]. En anatomía, las porciones de los lóbulos frontal, parietal y temporal que bordean el surco lateral y cubren la ínsula. **3.** Moco que sella el conducto endocervical del útero cuando se ha producido la concepción. **4.** En parasitología, tapa o cubierta de ciertos huevos de gusanos parásitos. **5.** Colgajo unido en el desprendimiento de la retina. **6.** Colgajo de mucosa que cubre en forma parcial o total un diente no erupcionado.
o. ilei (o. del íleon). Esfínter de Varolio.
occipital o. (o. occipital).
trophoblastic o. (o. trofoblástico).
operon (operón). m. Unidad funcional genética que controla la producción de un RNA mensajero.
ophiasis (ofiasis). f. Forma de alopecia areata en la que la pérdida de pelo se produce en bandas que rodean la cabeza en forma parcial o total.
ophidiasis (ofidiasis). f. Ofidismo; envenenamiento por una víbora o serpiente.
ophidiophobia (ofidiofobia). f. Temor morboso a los ofidios.
ophidism (ofidismo). m. Ofidiasis.
ophritis (ofritis). f. Ofriítis; dermatitis en la región de las cejas.
ophryitis (ofriítis). f. Ofritis.
ophryon (ofrión). m. Punto supranasal o supraorbitario; punto en la línea media de la frente inmediatamente sobre la glabela .
ophryosis (ofriosis). f. Contracción espasmódica de la porción superior del músculo orbicular de los párpados, que causa arrugas en la ceja.
ophthalmalgia (oftalmalgia). f. Dolor en el globo ocular.
ophthalmia (oftalmía). f. **1.** Oftalmitis. Conjuntivitis grave, a menudo purulenta. **2.** Inflamación de las estructuras profundas del ojo.
Brazilian o. (o. brasileña). Queratomalacia.
catarrhal o. (o. catarral). O. mucosa.
caterpillar-hair o. (o. de pelo de oruga). O. nodosa.
o. eczematosa (o. eccematosa). Conjuntivitis flictenular.
Egyptian o. (o. egipcia). Tracoma.
electric o. (o. eléctrica). Queratoconjuntivitis ultravioleta.
gonorrheal o. (o. gonorreica). Blenoftalmía .
granular o. (o. granular). Tracoma.
o. hepatica (o. hepática).
o. lenta (o. lenta).
metastatic o. (o. metastásica).
migratory o. (o. migratoria). O. simpática.
mucous o. (o. mucosa). O. catarral.
o. neonatorum (o. neonatal). Blenorrea neonatal.
neuroparalytic o. (o. neuroparalítica).
o. nivalis (o. nivalis). Queratoconjuntivitis ultravioleta.
o. nodosa (o. nodosa). O. de pelo de oruga; o. seudotuberculosa.
periodic o. (o. periódica). Ceguera lunar.
phlyctenular o. (o. flictenular). Conjuntivitis flictenular.
pseudotuberculous o. (o. seudotuberculosa). O. nudosa.
purulent o. (o. purulenta).
reaper's o. (o. del cosechador). O. vegetal.
scrofulous o. (o. escrofulosa). Conjuntivitis flictenular.
spring o. (o. primaveral). Conjuntivitis vernal.
sympathetic o. (o. simpática). O. migratoria, transferida o metastática.
transferred o. (o. transferida). O. simpática.
vegetable o. (o. vegetal). O. del cosechador.
ophthalmic (oftálmico). Ocular; relativo al ojo.
ophthalmic acid (ácido oftálmico).
ophthalmitis (oftalmitis). f. Oftalmía.
ophthalmo-, ophthalm- (oftalmo-, oftalm-). Prefijos que indican relación con el ojo. V.t. oculo-.
ophthalmodiaphanoscope (oftalmodiafanoscopio). m. Instrumento para observar el interior del ojo por la luz transmitida.
ophthalmodynamometer (oftalmodinamómetro). m. **1.** Instrumento para determinar el poder de convergencia de los ojos con respecto al punto cercano de visión. **2.** Instrumento que mide la presión arterial en los vasos retinianos.
Bailliart's o. (o. de Bailliart).
suction o. (o. de succión).
ophthalmodynamometry (oftalmodinamometría). f. **1.** Proceso de medición del grado de potencia de los músculos extraoculares. **2.** Medición de la presión arterial en los vasos retinianos por medio de un oftalmodinamómetro.
ophthalmogram (oftalmograma). m. Registro de un oftalmógrafo u obtenido por electrooculografía.
ophthalmograph (oftalmógrafo). m. Instrumento que registra los movimientos del ojo durante la lectura fotografiando una marca en la córnea o haciendo un trazado de los reflejos luminosos.
ophthalmography (oftalmografía). f. Uso del oftalmógrafo.
ophthalmolith (oftalmolito). m. Dacriolito.
ophthalmologist (oftalmólogo). m. Oculista; especialista en oftalmología.
ophthalmology (oftalmología). f. Especialidad médica que estudia el ojo, sus enfermedades y sus errores de refracción.
ophthalmomalacia (oftalmomalacia). f. Ablandamiento anormal del goblo ocular.

N O P

ophthalmomelanosis (oftalmomelanosis). f. Coloración melanótica de la conjuntiva y los tejidos adyacentes.
ophthalmometer (oftalmómetro). m. Queratómetro.
ophthalmomycosis (oftalmomicosis). f. Cualquier enfermedad del ojo o sus apéndices, causada por un hongo.
ophthalmomyiasis (oftalmomiiasis). f. Miiasis ocular.
ophthalmomyitis (oftalmomitis). f. Inflamación de los músculos extrínsecos del ojo.
ophthalmopathy (oftalmopatía). f. Oculopatía; cualquier enfermedad de los ojos.
endocrine o. (o. endocrina).
external o. (o. externa).
internal o. (o. interna).
ophthalmoplegia (oftalmoplejía). f. Parálisis de un músculo del ojo, o de varios.
exophthalmic o. (o. exoftálmica).
o. externa (o. externa). Enfermedad de Ballet.
fascicular o. (o. fascicular).
infectious o. (o. infecciosa).
o. interna (o. interna).
o. internuclearis (o. internuclear).
nuclear o. (o. nuclear).
orbital o. (o. orbitaria). O. debida a alguna lesión dentro de la órbita.
Parinaud's o. (o. de Parinaud). Síndrome de Parinaud.
o. partialis (o. parcial). O. incompleta.
o. progressiva (o. progresiva). Enfermedad de Graefe.
o. totalis (o. total).
ophthalmoplegic (oftalmopléjico). Relativo a la oftalmoplejía, o caracterizado por ella.
ophthalmoscope (oftalmoscopio). m. Fundoscopio; aparato para estudiar el interior del globo ocular a través de la pupila.
binocular o. (o. binocular).
demonstration o. (o. de demostración).
direct o. (o. directo).
indirect o. (o. indirecto).
ophthalmoscopic (oftalmoscópico). Relativo al examen del interior del ojo.
ophthalmoscopy (oftalmoscopia). f. Fundoscopia; examen del fondo del ojo por medio del oftalmoscopio.
direct o. (o. directa).
indirect o. (o. indirecta).
o. with reflected light (o. con luz reflejada).
ophthalmotrope (oftalmótropo). m. Modelo de ambos ojos a cada uno de los cuales se fijan cuerdas ponderadas que traccionan en la dirección de los seis músculos oculares extrínsecos.
ophthalmovascular (oftalmovascular). Relativo a los vasos sanguíneos del ojo.
-opia (-opía). Sufijo que significa visión.
opianine (opianina). f. Noscapina.
opianyl (opianilo). m. Meconina.
opiate (opiáceo). m. Cualquier preparación o derivado del opio.
opine (opina). f. Derivado de aminoácidos básicos producido por tumores de las coronas de las plantas.
opioid (opioide). m. Narcótico sintético semejante a los opiáceos por su acción, pero que no deriva del opio.
opiomelanocortin (opiomelanocortina). f. Polipéptido lineal de la hipófisis que contiene la secuencia de aminoácidos de las endorfinas, MSH, ACTH y similares, que son separadas por acción enzimática.
opipramol hydrochloride (opipramol, clorhidrato de). Agente antidepresor.
opisthenar (opistenar). m. Dorso de la mano.
opisthiobasial (opistiobasial). Relativo al opistión y basión; línea que une a ambos, o la distancia entre ellos.
opisthion (opistión). [*opisthion*, NA]. m. Punto medio del margen posterior del agujero occipital, frente al basión.
opisthionasial (opistionasial). Relativo al opistión y al nasión; distancia entre los dos puntos.
opistho- (opisto-). Prefijo que indica atrás, detrás, dorsal, etc.
opisthocheilia, opisthochilia (opistoqueilia, opistoquilia). f. Recesión de los labios.
opisthomastigote (opistomastigoto). m. Término usado actualmente en lugar de herpetomónada para designar la fase de desarrollo de ciertos flagelados parásitos de insectos y plantas, para evitar confusiones con el género *Herpetomonas*.
opisthoporeia (opistoporeia). f. Acción de caminar involuntariamente hacia atrás, con frecuencia relacionada con el parkinsonismo.
opisthorchiasis (opistorquiasis). f. Infección por el gusano hepático asiático *Opisthorchis viverrini*, u otros opistórquidos.
opisthorchid (opistórquido). Nombre común de los miembros de la familia Opisthorchiidae.
opisthotic (opistótico). Detrás del oído o de la oreja.
opisthotonic (opistotónico). Relativo al opistótonos, o caracterizado por éste.
opisthotonoid (opistotonoide). Semejante al opistótonos.
opisthotonos, opisthotonus (opistótonos). m. Tétanos dorsal; tetanus posticus; espasmo tetánico en el que la columna vertebral y las extremidades se doblan con la convexidad hacia adelante y el cuerpo se apoya en la cabeza y los talones.
opium (opio). m. Meconio; exudación lechosa secada al aire que se obtiene mediante incisión de las cápsulas inmaduras de *Papaver somniferum* (familia Papaveraceae) o su variedad *P. album*.
Boston o. (o. de Boston). de o. Budín.
deodorized o. **1.** (o. desodorizado). O. desnarcotizado. **2.** (o. desnarcotizado). O. desodorizado.
granulated o. (o. granulado). O. seco y reducido a un polvo grueso.
powdered o. (o. en polvo).
pudding o. (budín de o.). O. de Boston.
opo- (opo-). Prefijo que se relaciona con la cara o el ojo.
opobalsamum (opobálsamo). m. Bálsamo de Gilead.
opodidymus (opodídimo). m. Mellizos unidos con un solo cuerpo pero con dos cabezas fusionadas por detrás pero parcialmente separadas en la región facial.
oppilation (opilación). f. Obstrucción o cierre de los poros.
oppilative (opilativo). Que obstruye cualquier secreción.
opponens (oponente). Nombre dado a varios músculos aductores de los dedos de manos y pies, por cuya acción estos dígitos se oponen a los otros.
opportunistic (oportunista). **1.** Organismo capaz de causar enfermedad sólo en un huésped cuya resistencia está disminuida por otras enfermedades o por drogas. **2.** Enfermedad causada por un organismo o.
opsin (opsina). f. Porción proteica de la molécula de rodopsina.
opsinogen (opsinógeno). Opsógeno; sustancia que estimula la formación de opsonina, como el antígeno contenido en una suspensión de bacterias usada para inmunización.
opsiuria (opsiuria). f. Excreción más rápida de orina durante el ayuno que después de una comida completa.
opsoclonus (opsoclonía). f. Movimientos rápidos irregulares no rítmicos del ojo en dirección horizontal y vertical.
opsogen (opsógeno). Opsinógeno.
opsomania (opsomanía). f. Anhelo de un alimento determinado o de alimentos muy condimentados.
opsonic (opsónico). Relativo a las opsoninas o a su utilización.
opsonin (opsonina). f. Sustancia que aumenta la fagocitosis.
common o. (o. común). O. normal.
immune o. (o. inmune). O. específica.
normal o. (o. normal). O. común o termolábil.
specific o. (o. específica). O. inmune u o. termoestable.
thermolabile o. (o. termolábil). O. normal.
thermostable o. (o. termoestable). O. específica.
opsonization (opsonización). f. Proceso por el cual las bacterias se alteran de tal modo que son absorbidas por los fagocitos con mayor rapidez y eficacia.
opsonocytophagic (opsonocitofágico). Relativo a la mayor eficiencia de la actividad fagocítica de los leucocitos en la sangre que contiene opsonina específica.
opsonometry (opsonometría). f. Determinación del índice opsónico o de la actividad opsonocitofágica.
opsonophilia (opsonofilia). f. Estado en que las bacterias se unen fácilmente a las opsoninas, lo cual las sensibiliza para una fagocitosis más efectiva.
opsonophilic (opsonofílico). Perteneciente a opsonofilia, caracterizado por ella, o que la produce.
optesthesia (optestesia). f. Sensibilidad visual a los estímulos luminosos.
optic, optical (óptico). Relativo al ojo, la visión o la óptica.
opticociliary (opticociliar). Relativo a los nervios óptico y ciliar.

opticopupillary (opticopupilar). Relativo al nervio óptico y la pupila.
optics (óptica). f. Ciencia que estudia las propiedades de la luz, su refracción y absorción y los medios refráctiles del ojo en esa relación.
  Nomarski o. (ó. de Nomarski).
optimism (optimismo). m. Hábito de buscar el mejor lado de las cosas y las personas y de creer que todo y todos tienen algo de bueno.
  therapeutic o. (o. terapéutico).
optimum (óptimo). El mejor o más adecuado.
opto-, optico- (opto-, optico-). Prefijo que significa óptico.
optokinetic (optocinético). Relativo a las contracciones o los movimientos del ojo semejantes al nistagmo cuando el sujeto mira objetos en movimiento.
optomeninx (optomeninge). f. Retina.
optometer (optómetro). m. Instrumento para determinar la refracción del ojo.
  objective o. (o. objetivo). Refractómetro.
optometrist (optometrista). m. y f. El que practica la optometría.
optometry (optometría). f. **1.** Profesión que se dedica a examinar los ojos y sus estructuras afines para determinar la presencia de problemas de visión y trastornos del ojo, y a prescribir y adaptar lentes y otros auxiliares ópticos o el uso de entrenamiento visual para lograr el máximo de eficiencia visual. **2.** Uso de un optómetro.
optomyometer (optomiómetro). m. Instrumento para determinar la potencia relativa de los músculos extrínsecos del ojo.
optotypes (optotipos). m. pl. Letras de prueba.
OPV (OPV). Abrev. de vacuna antipoliomielítica oral (*o*ral *p*olivirus *v*accine).
ora, pl. **orae** (ora, pl. orae). [*ora*, pl. *orae*, NA]. Borde o margen.
  o. serrata (o. serrata). [*ora serrata*, NA]. Extremidad dentada de la parte óptica de la retina.
oral (oral). Relativo a la boca.
Oral Hygiene Index (OHI) (índice de higiene oral).
orale (orale). En cefalometría, punto en el extremo de la sutura incisiva en la cara interna de la apófisis alveolar.
orality (oralidad). f. Término usado para designar la organización psíquica derivada y característica del período oral del desarrollo psicosexual.
orange (naranja). f. **1.** Fruto del naranjo, *Citrus aurantium* (familia Rutaceae). **2.** Color (anaranjado) entre amarillo y rojo del espectro.
  bitter o. peel (cáscara de naranja amarga). Agente aromático.
  bitter o. peel oil (esencia de cáscara de naranja amarga).
  bitter o. peel, dried (cáscara de naranja amarga seca).
  bitter o. peel, fresh (cáscara de naranja amarga fresca).
orange G (naranja G).
orange wood (palo de naranja). Madera blanda usada en odontología para la colocación de puentes, coronas, etc. por presión de mordida.
orbicular (orbicular). Circular; indica una estructura circular o en forma de disco.
orbiculare (orbicular). Huesecillo lenticular del oído.
orbicularis (orbicularis). Músculo orbicular (de los labios o de los párpados).
orbiculus ciliaris (orbículo ciliar). [*orbiculus ciliaris*, NA]. m. Disco o anillo ciliar; pars plana; zona posterior pigmentada oscura del cuerpo ciliar, que se continúa con la retina en la ora serrata.
orbit (órbita).
orbita, gen. **orbita** (órbita). [*orbita*, NA]. f. Cavidad orbitaria; cavidad o alvéolo ocular; la cavidad ósea que contiene el globo ocular y sus anexos.
orbital (orbitario, orbital). Relativo a la órbita.
orbitale (orbitale). En cefalometría, el punto más bajo del borde inferior de la órbita.
orbitography (orbitografía). f. Técnica diagnóstica de evaluación radiográfica cuando se sospecha fractura por estallido de la órbita, que utiliza un compuesto yodado hidrosoluble inyectado sobre el piso de la órbita.
orbitonasal (orbitonasal). Relativo a la órbita y la nariz o cavidad nasal.
orbitonometer (orbitonómetro). m. Instrumento para medir la resistencia ofrecida a la presión del globo ocular hacia atrás en su alvéolo.
orbitonometry (orbitonometría). f. Medición por medio de orbitonómetro.

orbitopagus (orbitópag...
unidos desiguales de ...
desarrollo muy imp...
orbitosphenoi...
hueso esfenoides.
orbitotomy (orbito...
orcein (orceína). f. ...
tratamiento con aire y a...
orchectomy (orquectom...
orchella f. **1.** (orchella). ...
orchi-, orchido-, orchio- (...
que indican relación con los test...
orchialgia (orquialgia). f. Dolo...
También llamada didimalgia, orqu...
dalgia y testalgia.
orchiatrophy (orquiatrofia). f. Atrof...
testículos.
orchichorea (orquicorea). f. Movimien...
ascenso y descenso del testículo.
orchidalgia (orquidalgia). f. Orquialgia.
orchidectomy (orquidectomía). f. Orquiecto...
orchidic (orquídico). Relativo al testículo.
orchiditis (orquiditis). f. Orquitis.
orchidometer (orquidómetro). m. **1.** Calibre ...
tamaño de los testículos. **2.** Serie de modelos de tam...
culos para comparar el desarrollo de éstos.
orchidoptosis (orquidoptosis). f. Ptosis de las gónadas ...
linas.
orchidorraphy (orquidorrafia). f. Orquiopexia.
orchiectomy (orquiectomía). f. Orquidectomía; orquectomía, testectomía; extirpación de uno o ambos testículos.
orchiepididymitis (orquiepididimitis). f. Inflamación del testículo y el epidídimo.
orchil (orquilo). m. Arquilo.
orchilytic (orquilítico). Destructivo para el testículo.
orchiocele (orquiocele). **1.** m. Tumor del testículo. **2.** Testículo retenido en el conducto inguinal.
orchiococcus (orquiococo). m. Antiguo término para cualquier diplococo gramnegativo parecido al gonococo, pero que se cultiva más fácilmente en medios comunes.
orchiodynia (orquiodinia). f. Orquialgia.
orchioncus (orquionco). m. Neoplasia del testículo.
orchioneuralgia (orquioneuralgia). f. Orquialgia.
orchiopathy (orquiopatía). f. Testopatía; enfermedad de un testículo.
orchiopexy (orquiopexia). f. Orquiorrafia; orquidorrafia; criptorquidopexia; tratamiento quirúrgico de un testículo no descendido liberándolo e implantándolo en el escroto.
  transseptal o. (o. transeptal). Operación de Ombredanne.
orchioplasty (orquioplastia). f. Cirugía plástica del testículo.
orchiorrhaphy (orquiorrafia). f. Orquiopexia.
orchiotherapy (orquioterapia). f. Tratamiento con extractos testiculares.
orchiotomy (orquiotomía). f. Orcotomía; incisión en un testículo.
orchis, pl. **orchises** (orchis, pl. orchises). Testículo.
orchitic (orquítico). Referente a la orquitis.
orchitis (orquitis). f. Orquiditis; didimitis; testitis; inflamación del testículo.
  o. parotidea (o. parotídea). O. asociada con parotiditis.
  traumatic o. (o. traumática).
  o. variolosa (o. variolosa). O. que es una complicación de la viruela.
orchotomy (orcotomía). f. Orquiotomía.
orcin (orcina). f. Orcinol.
orcinol (orcinol). m. Orcina; 5-metilrresorcinol; 3,5-dihidroxitolueno; sustancia madre del colorante natural orceína, obtenido de ciertos líquenes incoloros (*Lecanora tinctoria, Rocella tinctoria*).
orciprenaline sulfate (orciprenalina, sulfato de). Sulfato de metaproterenol.
ordeal bean (haba de Calabar). Fisostigma.
order (orden). m. En la clasificación biológica, la división que está inmediatamente por debajo de la clase (o subclase) y por encima de la familia.
  pecking o. (o. forzado o "a picotazos").

...LY Auxiliar masculino en una sala de hospi-

...e. En un plano de un sistema de coordenadas ...cal (*y*).

...erteneciente a orexia, o caracterizado por ella.

... . Aspectos afectivos y conativos de un acto, en ...ecto cognoscitivo. **2.** Apetito.

...geno). Que estimula el apetito.

...ma contagioso.

... m. [*organum*, NA]. Cualquier parte del cuerpo que ...ión específica: respiración, secreción, digestión, etc.

...**.'s** (ó. accesorios). Ó. supernumerarios.

o.'s of eye (ó. accesorios del ojo). [*organa oculi acces-*...].

...piral o. (ó. anuloespiral). Extremo o terminación anulo-...

...itz' o. (ó. de Chievitz).

...mventricular o.'s (ó. circunventriculares).

...ti's o. (ó. de Corti). Ó. espiral.

...tical o. (ó. crítico).

...amel o. (ó. del esmalte).

...nd o. (ó. terminal).

floating o. (ó. flotante). Ó. errante.

flower-spray o. of Ruffini (ó. en ramillete de Ruffini). Terminación en ramillete.

genital o.'s (ó. genitales). [*organa genitalia*, NA].

Golgi tendon o. (ó. tendinoso de Golgi). Ó. o huso neurotendinoso.

gustatory o. (ó. gustativo). Ó. del gusto.

o. of hearing (ó. de la audición). Laberinto coclear.

intromittent o. (ó. intromitente). Pene.

Jacobson's o. (ó. de Jacobson). Ó. vomeronasal.

lateral line sense o. (ó. sensorial de la línea lateral).

neuromast o. (ó. neuromástico). Ó. sensorial de la línea lateral.

neurotendinous o. (ó. neurotendinoso). Ó. tendinoso de Golgi.

o.'s of Zuckerkandl (ó. de Zuckerkandl). Cuerpos paraaórticos.

olfactory o. (ó. olfatorio). Ó. del olfato.

ptotic o. (ó. ptótico). Ó. errante.

o. of Rosenmüller (ó. de Rosenmüller). Epoóforon.

sense o.'s (ó. sensoriales). Ó. de los sentidos.

o. of smell (ó. del olfato). [*organum olfactus*, NA].

spiral o. (ó. espiral). [*organum spirale*, NA]. Ó. de Corti.

subcommissural o. (ó. subcomisural).

supernumerary o.'s (ó. supernumerarios). Ó. accesorios.

target o. (ó. blanco).

o. of taste (ó. del gusto). [*organum gustus*, NA]. Ó. gustativo.

o. of touch (ó. del tacto). [*organum tactus*, NA].

urinary o.'s (ó. urinarios). [*organa urinaria*, NA].

vestibular o. (ó. vestibular).

vestibulocochlear o. (ó. vestibulococlear). [*organum vestibulocochleare*, NA]. Ó. del oído, de la audición o auditivo.

vestigial o. (ó. vestigial).

o. of vision (ó. de la visión). Ó. visual.

vomeronasal o. (ó. vomeronasal). [*organum vomeronasale*, NA].

wandering o. (ó. errante). Ó. flotante o ptótico.

Weber's o. (ó. de Weber). Utrículo prostático

organ-specific (órgano-específico). Referido o perteneciente a un suero producido por inyección de las células de determinado órgano o tejido que, al ser inyectado en otro animal, destruye las células del órgano correspondiente.

organelle (organela). f. O. celular; organoide; una de las partes especializadas de una célula de protozoarios o tejidos.

cell o. (o. celular). O.

paired o.'s (o. apareadas). Roptrias.

organic (orgánico). **1.** Relativo a un órgano. **2.** Relativo a un organismo animal o vegetal. **3.** Organizado; estructural.

organicism (organicismo). m. Teoría que atribuye todas las enfermedades, y en particular todos los trastornos mentales, a las lesiones orgánicas.

organicist (organicista). m. y f. El que cree en el organicismo.

organism (organismo). m. Cualquier individuo viviente, animal o vegetal, considerado en conjunto.

calculated mean o. (CMO) (o. medio calculado).

fastidious o. (o. exigente).

hypothetical mean o. (HMO) (o. medio hipotético).

pleuropneumonia-like o.'s (PPLO) (o. tipo pleuroneumonía).

organization (organización). f. **1.** Acomodamiento de partes distintas pero mutuamente dependientes. **2.** Conversión de sangre coagulada, exudado o tejido muerto en tejido fibroso.

pregenital o. (o. pregenital).

organize (organizar). Proporcionar o asumir una estructura.

organizer (organizador). Término de H. Spemann, aplicado originalmente a un grupo de células del labio dorsal del blastoporo que induce diferenciación de células en el embrión, controlando el crecimiento y desarrollo de las partes adyacentes. Hoy el término se aplica generalmente a cualquier grupo de células con esta influencia controladora.

nucleolar o. (o. nucleolar).

nucleolus o. (o. nucleolar).

primary o. (o. primario). O. situado en el labio dorsal del blastoporo.

procentriole o. (o. de los procentríolos). Deuterosoma.

organo- (organo-). Prefijo que denota órgano u orgánico.

organoferric (organoférrico). Relativo a un compuesto orgánico que contiene un átomo de hierro dentro de la molécula.

organogel (organogel). m. Hidrogel con un líquido orgánico en lugar de agua como medio de dispersión.

organogenesis (organogénesis). f. Organogenia; formación de órganos durante el desarrollo.

organogenetic, organogenic (organogenético, organogénico). Relativo a la organogénesis.

organogeny (organogenia). f. Organogénesis.

organography (organografía). f. Tratado o descripción de los órganos del cuerpo.

organoid (organoide). **1.** Parecido, por su aspecto superficial o por su estructura, a cualquiera de los órganos o glándulas del cuerpo. **2.** Compuesto por elementos glandulares u orgánicos y no de un solo tejido. **3.** m. Organela.

organoleptic (organoléptico). **1.** Que estimula cualquiera de los órganos de la sensación. **2.** Susceptible a un estímulo sensorial o sensitivo.

organology (organología). f. Rama de la ciencia que estudia la anatomía, la fisiología, el desarrollo y las funciones de los diferentes órganos.

organoma (organoma). m. Neoplasia que contiene elementos citológicos e histológicos dispuestos de tal modo que tipos específicos de tejido, p.ej, glándula tiroides, mucosa intestinal, estroma y folículos ováricos, pueden identificarse en diversas partes.

organomegaly (organomegalia). f. Visceromegalia.

organomercurial (organomercurial). Cualquier compuesto mercurial orgánico, como la merbromina y el tiomersol.

organometallic (organometálico). Compuesto orgánico que contiene uno o más átomos metálicos en su estructura.

organonomy (organonomía). f. Conjunto de leyes que rigen los procesos vitales de los seres organizados.

organonymy (organonimia). f. Nomenclatura de los órganos del cuerpo, diferente de la toponimia.

organopathy (organopatía). f. Cualquier enfermedad que afecta un órgano del cuerpo en particular.

organopexy, organopexia (organopexia). f. Fijación de un órgano flotante o ptótico mediante sutura u otro modo.

organophilic (organofílico). Relativo a la organofilia.

organophilicity (organofilia). f. Atracción de sustancias no polares (moléculas orgánicas) entre sí.

organosol (organosol). m. Hidrosol con líquido orgánico como solvente, en lugar de agua.

organotaxis (organotaxis). f. Tendencia a migrar hacia determinado órgano selectivamente.

organotherapy (organoterapia). Tratamiento de enfermedades mediante preparaciones obtenidas de órganos animales.

organotrophic (organotrófico). **1.** Relativo a la nutrición de un órgano. **2.** Relacionado con un microorganismo que utiliza sustancias orgánicas como poder reductor.

organotropic (organotrópico). Perteneciente a o caracterizado por presentar organotropismo.

organotropism (organotropismo). m. Organotropía; afinidad especial de determinados fármacos, agentes patógenos o tumores metastásicos por órganos particulares o sus componentes.

organotropy (organotropía). Organotropismo.

organum, pl. **organa** (órgano). [*organum*, pl. *organa*, NA].

o. auditus (ó. auditivo). Ó. vestibulococlear.
o. olfactus (ó. del olfato). [*organum olfactus*, NA]. Ó. olfatorio.
organa sensuum (ó. de los sentidos). [*organa sensuum*, NA]. Ó. sensoriales.
o. visus (ó. visual). [*organum visus*, NA]. Ó. de la visión.

orgasm (orgasmo). m. Culminación o clímax del acto sexual.

orgasmic (orgásmico, orgástico). Relativo al orgasmo, característico de él, o que lo produce.

orientation (orientación). f. **1.** Reconocimiento de las relaciones temporales, espaciales y personales de un individuo y de su ambiente. **2.** Posición relativa de un átomo con respecto a otro al que está ligado.

orientomycin (orientomicina). f. Cicloserina.

orifice (orificio). Cualquier abertura.
anal o. (o. anal). Ano.
esophagogastric o. (o. esofagogástrico). [*ostium cardiacum*, NA]. O. cardíaco.
gastroduodenal o. (o. gastroduodenal). [*ostium pyloricum*, NA]. O. pilórico.
golf-hole ureteral o. (o. ureteral en "hoyo de golf").
mitral o. **1.** (o. mitral). [*ostium atrioventriculare sinistrum*, NA]. O. auriculoventricular izquierdo. **2.** (o. auriculoventricular izquierdo). [*ostium atrioventriculare sinistrum*, NA]. O. mitral.
pyloric o. (o. pilórico). [*ostium pyloricum*, NA]. O. gastroduodenal.
root canal o. (o. del conducto radicular).
tricuspid o. **1.** (o. tricuspídeo). [*ostium atrioventriculare dextrum*, NA]. **2.** (o. auriculoventricular derecho). [*ostium atrioventriculare dextrum*, NA]. O. tricuspídeo.

orificial (orificial). Relativo a un orificio de cualquier tipo.

orificium. pl. orificia (orificium). [*orificium*, pl. *orificia*, NA]. Orificio.

origanum oil (orégano, aceite de). Aceite volátil, que contiene carvacrol, obtenido de diversas especies de *Origanum* (familia *Labiatae*); usado como rubefaciente.

origin (origen). m. **1.** El menos movible de los dos puntos de inserción de un músculo, el cual está unido a la parte más fija del esqueleto. **2.** Punto inicial de un nervio craneal o raquídeo.

orizaba jalap root (orizaba, raíz de). Ipomea.

ornate (ornado). En las garrapatas ixódidas describe las marcas grises o blancas sobre fondo oscuro que hay en el escudo.

ornithine (Orn) (ornitina (Orn)). f. Ácido, 2,5-diaminovalérico; el aminoácido formado cuando la arginina es hidrolizada por arginasa.
o. acetyltransferase (o. acetiltransferasa).
o. carbamoyltransferase (o. carbamoiltransferasa).
o. decarboxylase (o. descarboxilasa).
o. transcarbamoylase (o. transcarbamoilasa).

ornithinemia (ornitinemia). f. Estado tóxico que produce ocasionalmente tumefacción cerebral localizada, causado por cantidades anormales de amoníaco en la sangre.

ornithinuria (ornitinuria). f. Excreción de cantidades excesivas de ornitina en la orina.

ornithosis (ornitosis). f. Originalmente, enfermedad de aves no psitáceas (aves domésticas, patos, palomas, pavos y muchas aves salvajes), causada por *Chlamydia psittaci*; generalmente considerada ahora como psitacosis.

oro- (oro-). **1.** Prefijo relacionado con la boca. **2.** Forma alternativa obsoleta de orro-, prefijo que indica suero.

orodigitofacial (orodigitofacial). Relativo a la boca, los dedos y la cara.

orofacial (orofacial). Relativo a la boca y la cara.

orolingual (orolingual). Relativo a la boca y lengua.

oronasal (oronasal). Relativo a la boca y la nariz.

oropharyngeal (orofaríngeo). Relativo a la orofaringe.

oropharyngolaryngitis (orofaringolaringitis). f. Inflamación de la mucosa del tracto respiratorio superior y del tracto digestivo.

oropharynx (orofaringe). f. Parte oral de la faringe.

orosomucoid (orosomucoide). m. Glicoproteína α_1-ácida; seromucoide ácido; subgrupo de la fracción α_1-globulina de la sangre.

orotate (Oro) (orotato (Oro)). m. Sal o éster del ácido orótico.
o. phosphoribosyltransferase (o. fosforribosiltransferasa).

orotic acid (ácido orótico). Á. uracil-6-carboxílico; 6-carboxiuracilo.

orotic aciduria (aciduria orótica).

orotidine (Ord) (orotidina (Ord)). f. 1-Ribosilorotato; ribonucleósido del ácido orótico; ácido uridina-6-carboxílico; intermediario de la biosíntesis de los nucleósidos de pirimidina (citidina y uridina) que se encuentran en los ácidos nucleicos.

orotidylate (OMP) (orotidilato). m. Sal o éster del ácido orotidílico.

orotidylic acid (OMP) (ácido orotidílico). Orotidina 5'-fosfato.
o. a. phosphorylase (á. orotidílico fosforilasa).

orphan (huérfano).

orphenadrine citrate (orfenadrina, citrato de). Antihistamínico que tiene la misma acción y uso que el clorhidrato de orfenadrina.

orphenadrine hydrochloride (orfenadrina, clorhidrato de). *o*-Metil análogo del clorhidrato de difenhidramina. Reduce el espasmo de los músculos voluntarios.

orrho- (orro-). Prefijo obsoleto que indica relación con el suero.

orris (orris). m. Iris.

orseillin BB (orseilina BB). Colorante disazo ácido rojo, usado como colorante fúngico y bacteriano.

orthergasia (ortergasia). f. Estado intelectual y emocional normal.

orthesis (ortesis). f. Auxiliar o aparato ortopédico.

orthetics (ortética). Ortótica.

ortho-, orth- (orto-). **1.** Prefijo que indica que algo está en el orden apropiado. **2.** (*o*-). En química, indica que un compuesto tiene dos sustituciones en átomos de carbono adyacentes de un anillo de benceno.

orthoacid (ortoácido). m. Ácido cuyo número de grupos oxhidrilo es igual a la valencia del elemento formador del ácido.

orthoarteriotony (ortoarteriotonía). f. Presión arterial normal.

orthobiosis (ortobiosis). f. Forma de vida correcta, desde el punto de vista higiénico y moral.

orthocaine (ortocaína). f. Éster metílico del ácido 3-amino-4-hidroxibenzoico; anestésico superficial generalmente usado en forma de polvo.

orthocephalic (ortocefálico). Ortocéfalo; de cabeza bien proporcionada con respecto a la estatura

orthocephalous (ortocéfalo). Ortocefálico.

orthochorea (ortocorea). f. Forma de corea en la que los espasmos se producen única o principalmente cuando el enfermo está en posición erguida.

orthochromatic (ortocromático). Eucromático, ortocromófilo; cualquier tejido o célula que se tiñe del color del colorante usado, es decir de la solución con que se tiñe.

orthochromophil, orthochromophile (ortocromófilo). Ortocromático.

orthocrasia (ortocrasia). f. Término obsoleto para el estado en el que hay una reacción normal a las drogas, proteínas ingeridas, etcétera.

orthocytosis (ortocitosis). f. Estado en el que todos los elementos celulares de la sangre circulante son formas maduras, sean cuales fueren las proporciones de los diferentes tipos y su número total.

orthodentin (ortodentina). f. Dentina con canalículos rectos, como se observa en los dientes de los mamíferos.

orthodigita (ortodígita). f. Corrección de malformaciones de los dedos de manos y/o de pies.

orthodontia (ortodoncia).

orthodontics (ortodoncia). f. Ortopedia dental; rama de la odontología que se ocupa de la corrección y prevención de irregularidades y maloclusión de los dientes.
surgical o. (o. quirúrgica). Cirugía ortognática.

orthodontist (ortodontista). m. y f. Especialista en la práctica de la ortodoncia.

orthodromic (ortodrómico). Drómico; denota la propagación de un impulso a lo largo de un cilindroeje en la dirección normal.

orthogenesis (ortogénesis). f. Doctrina según la cual la evolución está regida definidamente por factores intrínsecos y se desarrolla en direcciones definidas.

orthogenic (ortogénico). Relativo a la ortogénesis.

orthogenics (ortogenia). f. Ciencia que se ocupa del estudio y tratamiento de defectos mentales y físicos que obstruyen o retardan el desarrollo normal.

orthognathia (ortognatia). f. Estudio de las causas y el tratamiento de estados relacionados con la malposición de los huesos de los maxilares.

orthognathic, orthognathous (ortognático, ortognato). **1.** Relativo a la ortognatia. **2.** Que tiene una cara sin proyección del maxilar, con un índice gnático menor de 98.

orthograde (ortógrado). Denota una persona que camina o se para erguida, erecta.
orthokeratology (ortoqueratología). f. Método para mejorar la visión no asistida moldeando la córnea con lentes de contacto.
orthokeratosis (ortoqueratosis). f. Formación de una capa de queratina anuclear.
orthokinetics (ortocinética). f. Método aconsejado para el tratamiento de osteoartritis hipertrófica, que procura cambiar la acción muscular desde un grupo de músculos a otro con el fin de proteger la articulación enferma.
orthomechanical (ortomecánico). Perteneciente a ortesis y auxiliares y aparatos ortopédicos en general.
orthomechanotherapy (ortomecanoterapia). f. Tratamiento con prótesis o aparatos ortopédicos en general.
orthomelic (ortomélico). Que corrige malformaciones de brazos o piernas.
orthometer (ortómetro). m. Instrumento para determinar el grado de protrusión o retracción de los globos oculares.
orthomolecular (ortomolecular). Término de Pauling que denota un enfoque terapéutico ideado para proporcionar un ambiente molecular óptimo para las funciones corporales.
orthopaedic, orthopedic (ortopédico). Relativo a la ortopedia.
orthopaedics, orthopedics (ortopedia). f. Especialidad médica que se ocupa de la preservación, restauración y desarrollo de la forma y función de las extremidades, la columna vertebral y estructuras asociadas, por métodos médicos, quirúrgicos y físicos.
  dental o. (o. dental). Ortodoncia.
  functional jaw o. (o. funcional de los maxilares).
orthopaedist, orthopedist (ortopedista). m. y f. Persona que practica la ortopedia.
orthopedics (ortopédico). Relativo a la ortopedia.
orthopercussion (ortopercusión). f. Percusión muy leve del tórax en dirección sagital, es decir anteroposterior, y no perpendicularmente a la pared torácica.
orthophoria (ortoforia). f. Ausencia de heteroforia; estado de fijación binocular donde las líneas de la vista se encuentran en un punto de referencia distante o cercano, en ausencia de un estímulo de fusión.
orthophoric (ortofórico). Perteneciente a la ortoforia.
orthophosphate (ortofosfato). m. Cualquier sal o éster del ácido ortofosfórico.
  inorganic o. (P_i) (o. inorgánico (P_i)). Cualquier ion o sal del ácido fosfórico.
orthophosphoric acid (ácido ortofosfórico).
orthophrenia (ortofrenia). f. **1.** Mente normal. **2.** Estado de relaciones interpersonales normales.
orthopnea (ortopnea). f. Molestias al respirar que se alivian en parte o por completo asumiendo la posición sentada o de pie erecta.
orthopneic (ortopneico). Relativo a la ortopnea, o que sufre de ésta.
orthoprosthesis (ortoprótesis). f. Aparato usado en el tratamiento de los problemas protésicos relacionados con la alineación de los dientes.
orthopsychiatry (ortopsiquiatría). f. Ciencia que se ocupa del estudio y tratamiento de los trastornos del comportamiento, especialmente en los niños.
orthoptic (ortóptico). Relativo a la ortóptica.
orthoptics (ortóptica). f. Estudio y tratamiento de la visión binocular defectuosa, de defectos en la acción de los músculos oculares o de hábitos visuales deficientes.
orthoscope (ortoscopio). m. **1.** Instrumento por medio del cual es posible calcular las diversas normas del cráneo. **2.** Instrumento por el cual el agua se pone en contacto con el ojo, eliminando así la refracción corneal.
orthoscopic (ortoscópico). **1.** Relativo al ortoscopio. **2.** Que tiene visión normal. **3.** Denota un objeto correctamente observado por el ojo.
orthoscopy (ortoscopia). f. Examen del ojo con el ortoscopio.
orthosis, pl. **orthoses** (ortosis). f. Enderezamiento de una deformidad, a menudo mediante el uso de aparatos ortopédicos.
orthostatic (ortostático). Relativo a la postura o posición erguida o erecta.
orthostereoscope (ortoestereoscopio). m. Término pocas veces usado para el instrumento utilizado para tomar radiografías estereoscópicas.
orthosympathetic (ortosimpático). Referente al componente simpático del sistema nervioso autónomo, diferente del parasimpático.
orthothanasia (ortotanasia). f. **1.** Manera normal o natural de morir. **2.** Término usado a veces para denotar el cese deliberado de los medios artificiales o heroicos para mantener la vida.
orthotics (ortótica). f. Ortética; ciencia de la confección y colocación de aparatos ortopédicos.
orthotist (ortótico). m. Persona que confecciona y coloca aparatos ortopédicos.
orthotolidine (ortotolidina). f. *o*-Tolidina; 3,3'-dimetil-benzidina.
orthotonos, orthotonus (ortótonos). m. Forma de espasmo tetánico en la que el cuello, las extremidades y el tronco se mantienen fijos en línea recta.
orthotopic (ortotópico). Que está en la posición normal o habitual.
orthotropic (ortotrópico). Que se extiende o crece en dirección recta, especialmente vertical.
orthovoltage (ortovoltaje). m. En radioterapia, término indefinido para un voltaje entre 400 y 600 kv.
Os (Os). Símbolo del osmio.
O.S. (O.S.). Abrev. del lat. *oculus sinister*, ojo izquierdo.
os, gen. **oris**, pl. **ora** (os, gen. oris, pl. ora). **1.** [*os*, NA]. La boca. **2.** Término que se aplica a veces a una abertura en un órgano hueco o conducto, especialmente de bordes gruesos o carnosos.
  incompetent cervical o. (orificio cervical incompetente).
  Scanzoni's second o. (segundo orificio de Scanzoni). Anillo de retracción patológica.
os, gen. **ossis**, pl. **ossa** (hueso). [*os*, NA]. Tejido óseo de tamaño y forma definidos, que forma parte del esqueleto animal.
  o. acromiale (h. acromial). [*os acromiale*].
  o. calcis (h. calcis). Calcáneo.
  o. capitatum (h. grande). [*os capitatum*, NA]. H. magno.
  o. centrale tarsi (h. central del tarso). [*os centrale tarsi*]. H. navicular.
  o. clitoris (h. del clítoris).
  o. costale (h. costal). [*os costale*, NA]. Costilla.
  o. femoris (h. fémur). [*os femoris*, NA]. Fémur; h. del muslo.
  o. incae (h. del inca). [*os incae*]. H. interparietal.
  o. intermedium (h. intermedio). [*os intermedium*]. H. semilunar.
  o. intermetatarseum (h. intermetatarsiano).
  o. japonicum (h. japonés).
  o. magnum (h. magno). H. grande.
  o. odontoideum (h. odontoideo).
  o. pterygoideum (h. pterigoideo). Apófisis pterigoides.
  o. subtibiale (h. subtibial).
  o. sylvii (h. silviano). Apófisis lenticular.
  o. tibiale posterius (h. tibial posterior). [*os tibiale posterius, os tibiale posticum*].
  o. tribasilare (h. tribasilar).
  o. unguis (h. unguis). H. lagrimal.
osazone (osazona). f. Dihidrazona; compuesto formado por ciertos azúcares (glucosa, galactosa, fructosa) con exceso de hidrazinas, que posee dos hidrazonas en los carbonos 1 y 2 en lugar de uno solo en C-1, como en una hidrazona común.
osche-, oscheo- (osque-, osqueo-). Prefijos que indican relación con el escroto.
oscheal (osqueal). Escrotal.
oscheitis (osqueítis). f. Inflamación del escroto.
oschelephantiasis (osqueoelefantiasis). f. Agrandamiento o elefantiasis del escroto.
oscheohydrocele (osqueohidrocele). m. Hidrocele escrotal.
oscheoplasty (osqueoplastia). f. Escrotoplastia.
oscillation (oscilación). f. **1.** Movimiento de vaivén. **2.** Etapa de los cambios vasculares en la inflamación en la que la acumulación de leucocitos en los vasos pequeños detiene el paso de la sangre y existe simplemente un movimiento de vaivén con cada contracción cardíaca.
oscillator (oscilador). m. **1.** Aparato semejante a un vibrador usado para hacer una forma de masaje mecánico. **2.** Circuito eléctrico destinado a generar corriente alternada, con una frecuencia determinada. **3.** Todo dispositivo que produce oscilaciones.
oscillograph (oscilógrafo). m. Instrumento que registra las oscilaciones, generalmente eléctricas.
oscillography (oscilografía). f. Estudio de los registros logrados con un oscilógrafo.

oscillometer (oscilómetro). m. Aparato para medir oscilaciones de cualquier tipo, especialmente de la sangre circulante en la esfigmometría.
oscillometric (oscilométrico). Relativo al oscilómetro o a los registros logrados mediante su uso.
oscillometry (oscilometría). f. Medición de oscilaciones de cualquier tipo con un oscilómetro.
oscillopsia (oscilopsia). f. Visión oscilante; sensación subjetiva de oscilación de los objetos contemplados.
oscilloscope (osciloscopio). m. Oscilógrafo en el cual el registro de las oscilaciones es continuamente visible.
cathode ray o. (CRO) (o. de rayos catódicos).
storage o. (o. de almacenamiento).
oscitate (oscitar). Bostezar; quedar con la boca abierta.
oscitation (oscitancia). f. Bostezo.
osculum, pl. **oscula** (ósculo). m. Poro o abertura muy pequeña.
-ose (-osa). **1.** En química, terminación que indica generalmente un hidrato de carbono. **2.** Sufijo agregado a algunas raíces latinas, generalmente en forma masculina: -oso.
OSHA (OSHA). Abrev. de Administración de Seguridad y Salud Ocupacional (*O*ccupational *S*afety and *H*ealth *A*dministration) del Departamento de Trabajo de los EE.UU., responsable del establecimiento y cumplimiento de estándares de seguridad y salud en los lugares de trabajo.
-osis, pl. **-oses** (-osis). Sufijo que sólo debe añadirse a palabras formadas con raíces griegas y que significa proceso, condición o estado, generalmente anormal o patológico.
osmate (osmato). m. Sal del ácido ósmico.
osmatic (osmático). Olfatorio.
osmesis (osmesis). f. Olfacción.
osmic acid (ácido ósmico). Tetróxido de osmio.
osmicate (osmicar). Colorear o fijar con ácido ósmico.
osmication, osmification (osmicación, osmificación). f. Fijación de tejido con una solución de ácido ósmico.
osmics (ósmica). f. Ciencia de la olfacción.
osmidrosis (osmidrosis). f. Bromidrosis.
osmiophilic (osmiófilo). Que se tiñe fácilmente con ácido ósmico.
osmiophobic (osmiófobo). Que no se tiñe fácilmente con ácido ósmico.
osmium (Os) (osmio). m. Elemento metálico del grupo del platino; símbolo Os, Nº at. 76, P. at. 190, 2.
o. tetroxide (tetróxido de o.). Ácido ósmico.
osmo- (osmo-). **1.** Prefijo que indica ósmosis. **2.** Prefijo que indica olfato u olor.
osmoceptor (osmoceptor). Osmorreceptor.
osmodysphoria (osmodisforia). f. Rechazo anormal de ciertos olores.
osmogram (osmograma). m. Electroolfactograma.
osmolality (osmolalidad). f. Concentración osmótica, definida como el número de osmoles (Φ *n* moles, donde n es el número de partículas o iones formados por disociación de un soluto en solución).
calculated serum o. (o. calculada del suero).
osmolar (osmolar). Osmótico.
osmolarity (osmolaridad). f. Concentración osmótica de una solución expresada en osmoles de soluto por litro de solución.
osmole (osmol). m. Peso molecular de un soluto en gramos dividido por el número de iones o partículas en los que se disocia en solución.
osmology (osmología). f. **1.** Osfresiología: estudio de los olores, su producción y sus efectos. **2.** Estudio de la ósmosis.
osmometer (osmómetro). m. Instrumento para medir la osmolalidad, por medio de la depresión del punto de congelación o la elevación de la presión de vapor y sus respectivas técnicas.
osmometry (osmometría). f. Medición de la osmolalidad por el uso de un osmómetro.
osmophil, osmophilic (osmofílico, osmófilo). Que prospera en un medio de alta presión osmótica.
osmophobia (osmofobia). f. Olfactofobia.
osmophore (osmóforo). m. Grupo de átomos en la molécula de un compuesto que es responsable del olor característico de dicho compuesto.
osmoreceptor (osmorreceptor). **1.** Osmoceptor. Receptor del sistema nervioso central (probablemente en el hipotálamo) que responde a los cambios de presión osmótica de la sangre. **2.** Receptor que recibe estímulos olfatorios.
osmoregulatory (osmorregulador). Que influye en el grado y la rapidez de la ósmosis.
osmosis (ósmosis). f. Proceso por el cual un solvente tiende a pasar a través de una membrana semipermeable desde una solución de menor concentración osmolar de solutos a otra de mayor, a los cuales la membrana es relativamente impermeable.
reverse o. (ó. inversa).
osmosity (osmosidad). f. Medida indirecta de las características osmóticas de una solución, en función de una solución comparable de cloruro de sodio, que actualmente se considera obsoleta debido al término osmolalidad definido con mayor precisión.
osmotherapy (osmoterapia). f. Deshidratación, por medio de inyecciones de soluciones hipertónicas de cloruro de sodio, dextrosa, urea o manitol, o por boca glicerina, isosorbida o glicina.
osmotic (osmótico). Osmolar; relativo a la ósmosis.
osphresio- (osfresio-). Prefijo que denota relación con olor o el sentido del olfato.
osphresiolagnia (osfresiolagnia). f. Excitación sexual producida por olores.
osphresiologic (osfresiológico). Relativo a la osfresiología.
osphresiology (osfresiología). f. Osmología .
osphresiophilia (osfresiofilia). f. Interés insólito en los olores.
osphresiophobia (osfresiofobia). f. Olfactofobia.
osphresis (osfresis). f. Olfacción
osphretic (osfrético). Olfatorio.
ossein, osseine (oseína). f Colágeno.
osselet (osselet). Periostitis del margen anterior del tercer hueso metacarpiano o primera falange, cerca de la región metacarpofalángica, causa de cojera en los caballos, especialmente caballos de carrera jóvenes en entrenamiento.
osseo- (oseo-). Prefijo que indica óseo o propio del hueso. V.t. osi-, osteo-.
osseocartilaginous (oseocartilaginoso). Osteocartilaginoso; osteocondroso; relativo al hueso y el cartílago, o compuesto por éstos.
osseomucin (oseomucina). f. Sustancia fundamental del tejido óseo.
osseomucoid (oseomucoide). m. Mucoide derivado de la oseína.
osseous (óseo). De hueso; de consistencia o estructura similar al hueso.
ossi- (osi-). Prefijo que denota hueso. V.t. oseo- y osteo-.
ossicle (huesecillo). m. Osículo; hueso pequeño; específicamente uno de los h. de la cavidad timpánica o del oído medio.
Andernach's o.'s (h. de Andernach). Huesos suturales.
auditory o.'s (h. del oído). [*ossicula auditus,* NA]. Huesos del oído.
Bertin's o.'s (h. de Bertin). Cornetes esfenoidales.
epactal o.'s (h. epactales). Huesos suturales.
Kerckring's o. (h. de Kerckring). Centro de Kerckring.
ossicular (osicular). Perteneciente a un huesecillo.
ossiculectomy (osiculectomía). f. Extirpación de los huesecillos del oído medio.
ossiculotomy (osiculotomía). f. División de una de las apófisis de los huesecillos del oído medio o de una banda fibrosa que causa anquilosis entre dos huesecillos.
ossiculum, pl. **ossicula** (ossiculum. pl. ossicula). [*ossiculum,* NA]. Huesecillo, osículo; hueso pequeño; específicamente, uno de los huesos de la cavidad timpánica o del oído medio.
ossicula auditus (huesecillos del oído). [*ossicula auditus,* NA]. H. auditivos.
ossicula mentalia (huesecillos mentonianos). [*ossicula mentalia*].
ossiferous (osífero). Que contiene o produce hueso.
ossific (osífico). Relativo a un cambio o formación de hueso.
ossification (osificación). f. **1.** Formación de hueso. **2.** Conversión en hueso.
endochondral o. (o. endocondral o encondral).
intramembranous o. (o. intramembranosa). O. membranosa.
membranous o. (o. membranosa). O. intramembranosa.
metaplastic o. (o. metaplásica).
ossiform (osiforme). Osteoide .
ossify (osificar). Formar hueso o convertirse en hueso.
osteal (osteal). Óseo.

N O P

ostealgia (ostealgia). f. Osteodinia; dolor en un hueso.
ostealgic (osteálgico). Relativo al dolor óseo, o caracterizado por éste.
osteanagenesis (osteanagénesis). f. Osteoanagénesis.
osteanaphysis (osteanáfisis). f. Osteoanagénesis.
ostectomy (ostectomía). f. **1.** Osteoectomía. Resección quirúrgica de hueso. **2.** En odontología, resección de la estructura ósea de soporte para eliminar las bolsas periodontales.
ostein, osteine (osteína). f. Colágeno.
osteitic (osteítico). Ostítico; relativo a la osteítis o afectado por ésta.
osteitis (osteítis). f. Ostitis; inflamación del hueso.
alveolar o. (o. alveolar). Alveolalgia.
caseous o. (o. caseosa). Caries tuberculosa del hueso.
central o. (o. central). **1.** Osteomielitis. **2.** Endosteítis.
condensing o. (o. condensante). O. esclerosante.
cortical o. (o. cortical).
o. deformans (o. deformante). Enfermedad de Paget.
o. fibrosa circumscripta (o. fibrosa circunscripta).
o. fibrosa cystica (o. fibrosa quística).
o. fibrosa disseminata (o. fibrosa diseminada).
hematogenous o. (o. hematógena).
localized o. fibrosa (o. fibrosa localizada).
multifocal o. fibrosa (o. fibrosa multifocal).
renal o. fibrosa (o. fibrosa renal). Raquitismo renal.
sclerosing o. (o. esclerosante). O. condensante; enfermedad de Garré.
o. tuberculosa multiplex cystica (o. tuberculosa múltiple quística).
ostembryon (ostembrión). m. Término arcaico de litopedión.
ostemia (ostemia). f. Congestión o hiperemia de un hueso.
ostempyesis (ostempiesis). f. Supuración en el hueso.
osteo-, ost-, oste- (osteo-, ost-, oste-). Prefijos que indican hueso. V.t. oseo-, osi-.
osteoanagenesis (osteoanagénesis). f. Osteanagénesis; osteanáfisis; reproducción del hueso.
osteoarthritis (osteoartritis). f. Osteoartrosis; artritis degenerativa o hipertrófica; enfermedad articular degenerativa; degeneración del cartílago articular que puede ser primaria o secundaria a traumatismo y otras causas.
hyperplastic o. (o. hiperplásica).
osteoarthropathy (osteoartropatía). f. Cualquier trastorno que afecta a los huesos y las articulaciones.
hypertrophic pulmonary o. (o. pulmonar hipertrófica).
idiopathic hypertrophic o. (o. hipertrófica idiopática).
pneumogenic o. (o. neumogénica). O. pulmonar hipertrófica.
pulmonary o. (o. pulmonar). O. pulmonar hipertrófica.
osteoarthrosis (osteoartrosis). f. Osteoartritis.
osteoblast (osteoblasto). m. Osteoplasto; célula formadora de hueso derivada del mesénquima; forma la matriz ósea, donde queda incluido como un osteocito.
osteoblastic (osteoblástico). Relativo a los osteoblastos.
osteoblastoma (osteoblastoma). m. Osteoma osteoide gigante; tumor benigno no común de osteoblastos con zonas de osteoide y tejido calcificado, más frecuente en la columna vertebral de personas jóvenes.
osteocarcinoma (osteocarcinoma). m. Término inespecífico poco feliz para una metástasis de carcinoma en un hueso, o un carcinoma que contiene focos de tejido óseo (como resultado de metaplasia).
osteocartilaginous (osteocartilaginoso). Oseocartilaginoso.
osteochondritis (osteocondritis). f. Inflamación de un hueso con su cartílago.
o. deformans juvenilis (o. deformante juvenil).
o. deformans juvenilis dorsi (o. deformante juvenil dorsal).
o. dissecans (o. disecante).
syphilitic o. (o. sifilítica). Enfermedad de Wegner.
osteochondrodystrophia deformans (osteocondrodistrofia deformante). Condroosteodistrofia.
osteochondrodystrophy (osteocondrodistrofia). f. Condroosteodistrofia.
osteochondroma (osteocondroma). m. Exóstosis osteocartilaginosa solitaria; neoplasia cartilaginosa benigna que consiste en un pedículo de hueso normal que sobresale de la corteza, cubierto por un reborde de células cartilaginosas proliferantes.
osteochondromatosis (osteocondromatosis). f. Exóstosis múltiples hereditarias.
synovial o. (o. sinovial). Condromatosis sinovial.
osteochondrosarcoma (osteocondrosarcoma). m. Condrosarcoma que surge en el hueso.
osteochondrosis (osteocondrosis). f. Cualquiera de un grupo de trastornos de uno o más centros de osificación en niños, caracterizado por degeneración o necrosis aséptica seguida de reosificación.
osteochondrous (osteocondroso). Oseocartilaginoso.
osteoclasis, osteoclasia (osteoclasia). f. Diaclasia; fractura intencional de un hueso a fin de corregir una deformidad.
osteoclast (osteoclasto). m. **1.** Osteófago; gran célula multinucleada con abundante citoplasma acidófilo que sirve para absorber y eliminar tejido óseo. **2.** Instrumento usado para romper un hueso mal formado y corregir su deformidad.
osteoclastic (osteoclástico). Perteneciente a los osteoclastos, especialmente con referencia a su actividad en la absorción y remoción de tejido óseo.
osteoclastoma (osteoclastoma). m. Tumor del hueso de células gigantes.
osteocranium (osteocráneo). m. Cráneo del feto después de que la osificación del cráneo membranoso ha avanzado hasta darle firmeza.
osteocystoma (osteocistoma). m. Quiste óseo solitario.
osteocyte (osteocito). m. Célula o corpúsculo óseo.
osteodentin (osteodentina). f. Dentina terciaria rápidamente formada que contiene odontoblastos atrapados y algunos túbulos dentinales, por lo cual superficialmente se asemeja al hueso.
osteodermatopoikilosis (osteodermatopoiquilosis). f. Síndrome de Buschke-Ollendorf; osteopoiquilosis con lesiones cutáneas, más comúnmente pequeños nódulos fibrosos en la cara posterior de los músculos y las nalgas.
osteodermatous (osteodermatoso). Perteneciente a osteodermia, o caracterizado por ésta.
osteodermia (osteodermia). f. Osteosis cutánea.
osteodesmosis (osteodesmosis). f. Transformación de tendón en tejido óseo.
osteodiastasis (osteodiastasis). f. Separación de dos huesos adyacentes, como los del cráneo.
osteodynia (osteodinia). f. Ostealgia.
osteodysplasty (osteodisplasia). f. Síndrome de Melnick-Needles; displasia generalizada del esqueleto con frente prominente y mandíbula pequeña.
osteodystrophia (osteodistrofia). f. Formación defectuosa de hueso, común en perros con nefritis crónica.
osteodystrophy (osteodistrofia).
Albright's hereditary o. (o. hereditaria de Albright).
renal o. (o. renal).
osteoectasia (osteoectasia). f. Inclinación de los huesos, especialmente en las piernas.
osteoectomy (osteoectomía). f. Ostectomía.
osteoepiphysis (osteoepífisis). f. La epífisis de un hueso.
osteofibroma (osteofibroma). m. Lesión benigna del hueso, probablemente no una neoplasia verdadera, que consiste sobre todo en tejido conjuntivo fibroso bastante denso y moderadamente celular con pequeños focos de osteogénesis.
osteofibrosis (osteofibrosis). f. Fibrosis del hueso que afecta principalmente la médula ósea roja.
periapical o. (o. periapical). Displasia cementaria periapical.
osteogen (osteógeno). m. Sustancia que forma la capa interna del periostio de la que a su vez se forma nuevo hueso.
osteogenesis (osteogénesis). f. Osteogenia; osteosis; ostosis; formación de hueso.
o. imperfecta (o. imperfecta). Huesos frágiles o quebradizos.
osteogenic, osteogenetic (osteogenético, osteogénico). Osteoplástico; relativo a la osteogénesis.
osteogenous (osteogénico). Osteogenético.
osteogeny (osteogenia). f. Osteogénesis.
osteography (osteografía). f. Tratado o descripción de los huesos.
osteohalisteresis (osteohalistéresis). f. Ablandamiento de los huesos por absorción o aporte insuficiente de su porción mineral.
osteohypertrophy (osteohipertrofia). f. Estado caracterizado por crecimiento excesivo de los huesos.
osteoid (osteoide). **1.** Osiforme; relativo al hueso o que se parece a él. **2.** Tejido óseo antes de su calcificación.
osteolathyrism (osteolatirismo). m. Enfermedad experimental en ratas, cerdos, pavos y otros animales a los que se da las semillas de

ciertas especies de *Lathyrus* (*L. odoratus*, arvejilla) o nitrilos, como aminoacetonitrilo o β-aminopropionitrilo.
osteolipochondroma (osteolipocondroma). m. Neoplasia benigna de tejido cartilaginoso en la que hay metaplasia y se forman focos de células adiposas y tejido óseo.
osteologist (osteólogo). m. Persona versada en osteología.
osteology (osteología). f. Anatomía de los huesos; ciencia que estudia los huesos y su estructura.
osteolysis (osteólisis). f. Ablandamiento, absorción y destrucción de tejido óseo.
osteolytic (osteolítico). Relativo a la osteólisis, caracterizado por ella, o que la causa.
osteoma (osteoma). m. Masa benigna de crecimiento lento de hueso maduro, con predominio de laminillas, que surge generalmente del cráneo o la mandíbula.
o. cutis (o. cutáneo).
dental o. (o. dental). Exóstosis que sale de la raíz de un diente.
giant osteoid o. (o. osteoide gigante). Osteoblastoma.
o. medullare (o. medular).
osteoid o. (o. osteoide).
o. spongiosum (o. esponjoso).
osteomalacia (osteomalacia). f. Raquitismo del adulto; enfermedad caracterizada por ablandamiento e inclinación graduales de los huesos con dolores de intensidad variable.
infantile o., juvenile o. (o. infantil o juvenil). Raquitismo.
senile o. (o. senil). Osteoporosis de los ancianos.
X-linked hypophosphatemic o. (o. hipofosfatémica ligada al cromosoma X). Raquitismo resistente a la vitamina D.
osteomalacic (osteomalácico). Relativo a la osteomalacia, o que la sufre.
osteomatoid (osteomatoide). Nódulo o pequeña masa anormales de hueso, por lo general bilateral y simétrico, en las regiones yuxtaepifisarias, especialmente en los huesos largos de las extremidades inferiores.
osteomere (osteómera). f. Cada uno de los componentes de la serie de segmentos óseos, como las vértebras.
osteometry (osteometría). f. Rama de la antropometría que se ocupa del tamaño relativo de las diferentes partes del esqueleto.
osteomyelitis (osteomielitis). f. Osteítis central; inflamación de la médula ósea y el hueso adyacente.
osteomyelodysplasia (osteomielodisplasia). f. Enfermedad caracterizada por agrandamiento de las cavidades medulares de los huesos, adelgazamiento del tejido óseo, espacios vasculares grandes de paredes delgadas, leucopenia y fiebre irregular.
osteon, osteone (osteón). m. Sistema de Havers; un canal central y las laminillas óseas concéntricas que lo rodean, en el hueso compacto.
osteoncus (osteonco). m. Osteoma; a veces se emplea para referirse a cualquier neoplasia de un hueso.
osteonecrosis (osteonecrosis). f. Muerte de hueso en masa, diferente de la caries ("muerte molecular") y de los focos relativamente pequeños de necrosis en el hueso.
osteopath (osteópata). m. y f. Persona que practica la osteopatía.
osteopathia (osteopatía).
o. condensans (o. condensante). Osteopoiquilosis.
o. hemorrhagica infantum (o. hemorrágica infantil).
o. striata (o. estriada). Enfermedad de Voorhoeve.
osteopathic (osteopático). Relativo a la osteopatía.
osteopathology (osteopatología). f. Estudio de las enfermedades de los huesos.
osteopathy (osteopatía). f. **1.** Cualquier enfermedad del hueso. **2.** Escuela médica basada en la idea de que el organismo normal "correctamente ajustado" es una máquina vital capaz de fabricar sus propios remedios contra las infecciones y otros estados tóxicos.
alimentary o. (o. alimentaria).
osteopedion (osteopedion). m. Sinónimo arcaico de litopedion.
osteopenia (osteopenia). f. **1.** Menor calcificación o densidad del hueso; término descriptivo aplicable a todos los sistemas del esqueleto donde se observa tal estado, sin implicación de causalidad. **2.** Reducción de la masa ósea debida a inadecuada síntesis de osteoide.
osteoperiostitis (osteoperiostitis). f. Inflamación del periostio y del hueso subyacente.
osteopetrosis (osteopetrosis). f. Enfermedad de Albers-Schönberg; huesos de mármol; enfermedad de huesos marmóreos; formación excesiva de hueso trabecular denso y cartílago calcificado, especialmente en los huesos largos, que lleva a la obliteración de los espacios medulares y anemia, con metroplasia mieloide y hepatoesplenomegalia.
o. acro-osteolytica (o. acroosteolítica). Picnodisostosis.
o. gallinarum (o. gallinácea).
osteopetrotic (osteopetrósico, osteopetrótico). Relativo a la osteopetrosis.
osteophage (osteófago). m. Osteoclasto .
osteophagia (osteofagia). f. Acción de comer huesos; perversión del apetito que se ve en vacas que sufren de deficiencia mineral (fósforo o calcio).
osteophlebitis (osteoflebitis). f. Inflamación de las venas de un hueso.
osteophony (osteofonía). f. Conducción ósea.
osteophyma (osteofima). m. Osteófito.
osteophyte (osteófito). m. Osteofima; bulto o excrecencia óseos.
osteoplaque (osteoplaca). m. Cualquier capa de hueso.
osteoplast (osteoplasto). m. Osteoblasto.
osteoplastic (osteoplástico). **1.** Osteogénico. **2.** Relativo a la osteoplastia.
osteoplasty (osteoplastia). f. **1.** Injerto óseo; cirugía reparativa o plástica de los huesos. **2.** En odontología, resección de estructuras óseas para obtener un contorno gingival aceptable.
osteopoikilosis (osteopoiquilosis). f. Osteopatía condensante; huesos moteados o manchados debido a numerosos focos pequeños de hueso compacto en la sustancia esponjosa.
osteoporosis (osteoporosis). f. Reducción de la cantidad de hueso o atrofia del tejido esquelético.
o. circumscripta cranii (o. craneal circunscripta).
juvenile o. (o. juvenil). O. idiopática.
posttraumatic o. (o. postraumática). Atrofia de Sudeck.
osteoporotic (osteoporótico). Relativo a un estado poroso de los huesos, caracterizado por él, o que lo causa.
osteoradionecrosis (osteorradionecrosis). f. Necrosis del hueso producida por radiación ionizante; puede ser planificada o no.
osteorrhaphy (osteorrafia). f. Osteosutura; acción de unir con alambres los fragmentos de un hueso roto.
osteosarcoma (osteosarcoma). m. Sarcoma osteogénico.
osteosclerosis (osteosclerosis). f. Endurecimiento anormal o eburnación de hueso.
o. congenita (o. congénita). Acondroplasia.
osteosclerotic (osteosclerótico). Relativo al endurecimiento de sustancia ósea, o debido a éste.
osteoscope (osteoscopio). m. Instrumento obsoleto, que rodea a ciertos huesos de densidad y grosor estándar, usado para probar un aparato de rayos X.
osteosis (osteosis). f. **1.** Ostosis; proceso morboso del hueso. **2.** Osteogénesis.
o. cutis (o. cutánea). Demostosis; osteodermia.
o. eburnisans monomelica (o. eburnizante monomélica).
parathyroid o. (o. paratiroidea). Osteítis fibrosa quística.
renal fibrocystic o. (o. fibroquística renal). Raquitismo renal.
osteospongioma (osteoespongioma). m. Término general inespecífico para una neoplasia ósea que provoca adelgazamiento y fragmentación, y por ende ablandamiento de la corteza.
osteosteatoma (osteoesteatoma). m. Masa benigna, generalmente un lipoma o quiste sebáceo, con pequeños focos de elementos óseos.
osteosuture (osteosutura). f. Osteorrafia.
osteosynthesis (osteosíntesis). f. Fijación interna de una fractura por medio de un dispositivo mecánico, como un clavo, tornillo o placa.
osteothrombosis (osteotrombosis). f. Trombosis en una o más venas de un hueso.
osteotome (osteótomo). m. Instrumento usado para cortar hueso.
osteotomy (osteotomía). f. Corte de un hueso, generalmente con una sierra o cincel (escoplo).
"C" sliding o. (o. deslizante en "C").
horizontal o. (o. horizontal). O. intraoral para genioplastia.
sagittal split mandibular o. (o. mandibular dividida sagital).
segmental alveolar o. (o. alveolar segmentaria).
sliding oblique o. (o. deslizante oblicua).
vertical o. (o. vertical).
osteotribe (osteotribo). m. Instrumento para aplastar trozos de hueso necrosado o cariado.

N O P

osteotrite (osteotrito). m. Instrumento de punta cónica o en forma de oliva y superficie cortante, semejante a una fresa dental, usado para la extracción de hueso cariado.
osteotrophy (osteotrofia). f. Nutrición del tejido óseo.
osteotympanic (osteotimpánico). Otocraneal.
ostial (ostial). Relativo a cualquier orificio u ostium.
ostitic (ostítico). Osteítico.
ostitis (ostitis). f. Osteítis.
ostium, pl. **ostia** (ostium, pl. ostia). [*ostium*, NA]. Orificio pequeño, generalmente a la entrada de un conducto u órgano huevo.
  o. abdominale tubae uterina (orificio abdominal). [*ostium abdominale tubae uterina,* NA].
  aortic o. (orificio de la aorta, aórtico). [*ostium aortae,* NA]. o. aórtico.
  o. appendicis vermiformis (orificio del apéndice vermiforme). [*ostium appendicis vermiformis,* NA].
  o. arteriosum (orificio arterioso).
  o. internum **1.** (orificio uterino de la trompa). [*ostium uterinum tubae,* NA]. **2.** (orificio interno). O. uterino de la trompa.
  o. primum (o. primum). Primer agujero interauricular.
  o. secundum (o. secundu). Segundo agujero interauricular.
  o. uteri internum (orificio interno del útero). [*isthmus uteri,* NA]. Istmo del útero.
  o. venosum (orificio venoso).
ostomate (ostomado). El que tiene una ostomía.
ostomy (ostomía). f. **1.** Estoma o abertura artificial en el conducto urinario o gastrointestinal, o en la tráquea. **2.** Cualquier operación con la que se crea una abertura entre dos órganos huecos o entre una víscera hueca y la pared abdominal o en el cuello, en forma externa, como en la traqueostomía.
-ostomy (-ostomía). V. -estomía.
ostosis (ostosis). f. **1.** Osteosis . **2.** Osteogénesis.
ostraceous (ostráceo). Semejante a la estratificación de valvas de ostras; indica el amontonamiento de escamas visto en la psoriasis.
ostreotoxism (ostreotoxismo). m. Intoxicación causada por la ingestión de ostras infectadas o contaminadas.
ot- (ot-). Prefijo que indica el oído. V.t. auri-.
otalgia (otalgia). f. Dolor en los oídos.
  geniculate o. (o. geniculada). Neuralgia geniculada.
  reflex o. (o. refleja).
otalgic (otálgico). **1.** Relativo a otalgia o dolor de oído. **2.** Remedio para el dolor de oído.
othematoma (otohematoma). m. Hematoma auricular; hinchazón dura, redondeada y violácea del oído externo debida a derrame de sangre entre el cartílago y el pericondrio.
othemorrhagia (otohemorragia). f. Hemorragia del oído.
otiatria, otiatrics (otiatría). f. Tratamiento de las enfermedades del oído.
otic (ótico). Relativo al oído.
otitic (otítico). Relativo a la otitis.
otitis (otitis). f. Inflamación del oído.
  aviation o. (o. del aviador). Aerotitis media.
  o. desquamativa (o. descamativa).
  o. diphtheritica (o. diftérica).
  o. externa (o. externa). Inflamación del conducto auditivo externo.
  o. externa circumscripta (o. externa circunscripta). O. furunculosa.
  o. externa diffusa (o. externa difusa).
  o. externa hemorrhagica (o. externa hemorrágica).
  o. furunculosa (o. furunculosa). O. externa circunscripta.
  o. interna (o. interna). Laberintitis.
  o. intima (o. íntima). Laberintitis.
  o. labyrinthica (o. laberíntica). Laberintitis.
  o. media (o. media). Inflamación del oído medio, o tímpano.
  o. media catarrhalis (o. media catarral). O. serosa.
  o. media purulenta (o. media purulenta). O. media supurada.
  o. media suppurativa (o. media supurada). O. media purulenta.
  o. mycotica (o. micótica).
  parasitic o. (o. parasitaria o parasítica). Otoacariasis.
  reflux o. media (o. media de reflujo).
  secretory o. media (o. media secretoria). O. serosa.
  serous o. (o. serosa). O. media catarral; o. media secretoria.
oto- (oto-). Prefijo que indica el oído. V.t. auri-.
otoacariasis (otoacariasis). f. Otitis parasitaria; infestación del conducto auditivo de gatos, perros, zorros y otros animales, causada por ácaros auriculares, principalmente *Otodectes cynotis.*
otoantritis (otoantritis). f. Inflamación del antro mastoideo.
otobiosis (otobiosis). f. Presencia de larvas y las características ninfas espinosas de *Otobius megnini* en el conducto auditivo externo de vacas, caballos, gatos, perros, ciervos, coyotes y otros animales domésticos y salvajes.
otocephaly (otocefalia). f. Malformación caracterizada por un desarrollo pronunciadamente defectuoso del maxilar inferior (micrognatia o agnatia) y la unión total o parcial de las orejas (sinotia) en la parte frontal del cuello.
otocerebritis (otocerebritis). f. Otoencefalitis.
otocleisis (otocleisis). f. **1.** Cierre de la trompa de Eustaquio. **2.** Cierre por nuevo crecimiento o acumulación de cerumen del meato auditivo externo.
otoconia, gen. **otoconium** (otoconia). f. Estatoconia.
otocranial (otocraneal). Osteotimpánico; relativo al otocráneo.
otocranium (otocráneo). m. Envoltura ósea del oído interno y medio, que consta del peñasco del temporal (porción petrosa).
otocyst (otocisto). m. **1.** Vesícula auditiva del embrión. **2.** Órgano del equilibrio, análogo al utrículo de los mamíferos, que posee en ciertos invertebrados.
otodynia (otodinia). f. Dolor de oído.
otoencephalitis (otoencefalitis). f. Otocerebritis; inflamación del cerebro por extensión del proceso desde el oído medio y las celdas mastoideas.
otoganglion (otoganglio). m. Ganglio ótico.
otogenic, otogenous (otogénico, otógeno). De origen ótico; que se origina dentro del oído, especialmente por inflamación de éste.
otography (otografía). f. Tratado o descripción del oído.
otolaryngologist (otolaringólogo). m. Médico que se especializa en otolaringología.
otolaryngology (otolaringología). f. Especialidad combinada de enfermedades del oído y laringe, que incluye a menudo las vías respiratorias superiores y muchas enfermedades de la cabeza y el cuello, el árbol traqueobronquial y el esófago.
otoliths, otolites (otolito). m. **1.** Estatoconio. **2.** Otósteon .
otologic (otológico). Relativo a la otología.
otologist (otólogo). m. Especialista en otología.
otology (otología). f. Rama de la ciencia médica que abarca el estudio, el diagnóstico y el tratamiento de las enfermedades del oído y estructuras afines.
otomassage (otomasaje). m. Movimiento sistemático y regular impartido a la membrana timpánica y a los huesecillos del oído por medio de ondas sonoras, rápidos chorros de aire en el meato auditivo externo o golpes vibratorios en la membrana timpánica.
otomucormycosis (otomucormicosis). f. Mucormicosis del oído.
-otomy (-otomía). V. -tomía.
otomycosis (otomicosis). f. Infección debida a un hongo en el conducto auditivo externo.
otoneuralgia (otoneuralgia). f. Dolor de oído de origen neurálgico, no causado por inflamación.
otopalatodigital (otopalatodigital). Relativo al oído, el paladar y los dedos.
otopathy (otopatía). f. Cualquier enfermedad del oído.
otopharyngeal (otofaríngeo). Relativo al oído medio y la faringe.
otoplasty (otoplastia). f. Cirugía reparativa o plástica de la aurícula del oído.
otopolypus (otopólipo). m. Pólipo en el meato auditivo externo, que se forma generalmente en el oído medio.
otopyorrhea (otopiorrea). f. Otitis media crónica con perforación de la membrana timpánica y descarga purulenta.
otorhinolaryngology (otorrinolaringología). f. Especialidad combinada de enfermedades del oído, la nariz y la laringe. V.t. otolaringología.
otorhinology (otorrinología). f. Estudio de las enfermedades del oído y la nariz.
otorrhagia (otorragia). f. Hemorragia del oído.
otorrhea (otorrea). f. Descarga del oído.
  cerebrospinal fluid o. (o. de líquido cefalorraquídeo).
otosalpinx (otosalpinx). f. Trompa auditiva.
otosclerosis (otosclerosis). f. Capsulitis del laberinto; nueva formación de hueso esponjoso alrededor del estribo y la ventana vestibular (oval) que provoca una sordera progresiva.

otoscope (otoscopio). m. Aurioscopio; instrumento para examinar la membrana timpánica o auscultar el oído.
Siegle's o. (o. de Siegle).
otoscopy (otoscopia). f. Inspección del oído, especialmente la membrana timpánica.
otosteal (otosteal). Relativo a los huesecillos del oído.
otosteon (otosteón). m. **1.** Uno de los huesecillos del oído. **2.** Otolito; concreción en el oído más grande que una estatoconia.
ototomy (ototomía). f. Anatomía del oído; disección del oído.
ototoxic (ototóxico). Que tiene acción tóxica sobre el oído.
ototoxicity (ototoxicidad). f. Propiedad de ototóxico.
O.U. (O.U.). Abrev. del lat. *oculus uterque* , cada ojo; ambos ojos.
ouabain (uabaína). f. G-estrofantina; acocanterina; glucósido obtenido de la madera de *Acocanthera ouabaio* o de las semillas de *Strophantus gratus*.
ounce (oz) (onza). f. Unidad de peso equivalente a 480 g, o 1/12 libra troy y peso farmacéutico, o 437,5 g, 1/16 libras avoirdupois.
-ous (-oso). Sufijo químico que indica que el elemento a cuyo nombre se agrega está en una de sus valencias menores.
out of phase (fuera de fase). Que no está en fase, que se mueve en direcciones opuestas al mismo tiempo; 180° fuera de fase; posible característica de dos oscilaciones simultáneas de frecuencia similar.
outlet (salida). Abertura de una vía.
pelvic o. (s. pélvica). Estrecho inferior de la pelvis.
outpatient (paciente externo).
output **1.** (excreta). f. La cantidad producida, expulsada o excretada de una entidad específica en un período determinado de tiempo, o por unidad de tiempo. **2.** (gasto). m. La cantidad de una sustancia producida o eliminada en un período de tiempo.
cardiac o. (gasto cardíaco). Volumen minuto cardíaco.
minute o. (volumen minuto cardíaco). Gasto cardíaco.
stroke o. (gasto sistólico). Volumen sistólico.
oval **1.** (ovalado). En forma de huevo, parecido en su contorno al corte longitudinal de un huevo. **2.** (oval). Relativo a un huevo u óvulo.
ovalbumin (ovoalbúmina). f. Albúmina de huevo; albúmina; la proteína principal que se encuentra en la clara del huevo y semeja la albúmina sérica.
ovalocyte (ovalocito). f. Eliptocito.
ovalocytosis (ovalocitosis). f. Eliptocitosis.
ovarialgia (ovarialgia). f. Ooforalgia; dolor ovárico.
ovarian (ovárico). Relativo al ovario.
ovariectomy (ovariectomía). f. Ooforectomía; ovariostéresis; escisión de los ovarios.
ovario-, ovari- (ovario-, ovari-). Prefijos que indican el ovario. V.t. oo-, oofor-, ooforo-.
ovariocele (ovariocele). m. Hernia de un ovario.
ovariocentesis (ovariocentesis). f. Punción de un ovario o de un quiste ovárico.
ovariocyesis (ovariociesis). f. Embarazo ovárico.
ovariodysneuria (ovariodisneuria). f. Dolor o neuralgia ováricos.
ovariogenic (ovariogénico). Que se origina en el ovario.
ovariohysterectomy (ovariohisterectomía). f. Ooforohisterectomía; ablación de los ovarios y el útero.
ovariolytic (ovariolítico). Que destruye el ovario.
ovarioncus (ovarionco). m. Ooforoma.
ovariopathy (ovariopatía). f. Ooforopatía; cualquier enfermedad del ovario.
ovariorrhexis (ovariorrexis). f. Ruptura del ovario.
ovariosalpingectomy (ovariosalpingectomía). f. Ooforosalpingectomía; remoción operatoria de un ovario y su oviducto correspondiente.
ovariosalpingitis (ovariosalpingitis). f. Ooforosalpingitis; inflamación del ovario y oviducto.
ovariosteresis (ovariostéresis). f. Ovariectomía.
ovariostomy (ovariostomía). f. Ooforostomía; establecimiento de una fístula temporaria para el drenaje de un quiste de ovario.
ovariotomy (ovariotomía). f. Ooforotomía; incisión en un ovario, como una biopsia o una escisión en cuña.
normal o. (ovariostomía normal).
ovaritis (ovaritis). f. Ooforitis.
ovarium, pl. **ovaria** (ovario). [*ovarium*, pl. *ovaria*, NA]. Ovario.
o. bipartitum (o. bipartito). O. separado en dos partes.
o. disjunctum (o. dividido).
o. gyratum (o. gyratum). O. que muestra surcos curvos o irregulares.
o. lobatum (o. lobulado).
o. masculinum (o. masculino). Apéndice testicular.
ovary (ovario). [*ovarium*, NA]. m. Una de las glándulas reproductivas pares femeninas, que contiene los óvulos o células germinales.
mulberry o. (o. en mora).
polycystic o. (o. poliquístico).
third o. (o. tercero). O. accesorio.
overbite (sobremordida). f. Superposición vertical.
overclosure (sobrecierre). m. Disminución de la dimensión vertical oclusal.
overcompensation (sobrecompensación). f. **1.** Exageración de la capacidad personal para vencer una inferioridad real o imaginaria. **2.** Proceso en el que una deficiencia psicológica inspira una corrección exagerada.
overcorrection (sobrecorrección). f. En los programas de tratamiento para modificación de la conducta, especialmente aquéllos que se aplican a retardados, el sobreaprendizaje del comportamiento deseado más allá del criterio fijado para asegurar que la conducta continuará cumpliendo los criterios establecidos cuando se produzca la disminución y el olvido posteriores al aprendizaje.
overdenture (sobreprótesis). f. Prótesis agregada o adicional.
overdetermination (sobredeterminación). f. En psicoanálisis, término que indica las múltiples causas de una sola reacción conductista o emocional, síntoma mental o sueño.
overdominance (sobredominancia). f. Estado en el cual el heterocigoto es más adecuado que el homocigoto para cualquiera de los alelos que incluye.
overdominant (sobredominante). Se refiere a los estados heterocigóticos que presentan sobredominancia.
overeruption (sobreerupción). f. Proyección oclusal de un diente más allá de la línea de oclusión.
overextension (sobreextensión). f. Hiperextensión.
overhydration (sobrehidratación). f. Hiperhidratación.
overjet, overjut (resalto). m. Superposición horizontal.
overlap (superposición). f. **1.** Sutura de una capa de tejido encima o debajo de otra, para lograr mayor fuerza. **2.** Extensión o proyección de un tejido sobre otro.
horizontal o. (s. horizontal). Resalto.
vertical o. (s. vertical).
overlay (sobrepeso). m. Adición a un estado ya existente.
emotional o. (s. emocional).
overlearning (sobreaprendizaje). m. En la psicología de la memoria, continuación de la práctica más allá del punto en que se es capaz de desempeñarse de acuerdo con el criterio especificado.
overresponse (sobrerrespuesta). f. Reacción anormalmente fuerte a un estímulo.
overriding (cabalgamiento). m. **1.** Deslizamiento del fragmento inferior de un hueso largo roto hacia arriba, a lo largo de la porción proximal. **2.** Término usado para describir una cabeza fetal palpable sobre la sínfisis debido a desproporción cefalopélvica.
overshoot (sobreestimulación). f. En general, cualquier cambio inicial en respuesta a un cambio gradual repentino, que es mayor que la respuesta en estado estable al nuevo nivel de ese factor.
overtone (sobretono). m. Cualquiera de los tonos, además del más bajo o fundamental, de que se compone un sonido.
psychic o. (s. psíquico).
overventilation (sobreventilación). f. Hiperventilación.
overwintering (invernación). f. Persistencia de un agente infeccioso en su vector durante períodos prolongados, como los meses fríos del invierno durante los cuales el vector no tiene oportunidad de ser reinfectado o de infectar a otro huésped.
ovi- (ovi-). Prefijo que indica huevo, óvulo. V.t. oo-, ovo-.
ovicidal (ovicida). Que causa la muerte del huevo u óvulo.
oviduct (oviducto). m. Trompa uterina o de Falopio.
oviductal (oviductal). Relativo a una trompa uterina.
oviferous (ovífero). Ovígero; que transporta o contiene óvulos.
oviform (oviforme). Ovoide.
ovigenesis (ovigénesis). f. Oogénesis.
ovigenetic, ovigenic (ovigenético, ovigénico). Oogenético.
ovigenous (ovígeno). Oogenético.
ovigerous (ovígero). Ovífero.
ovine (ovino). Relativo a las ovejas o semejante a ellas.
ovinia (ovinia). f. Viruela ovina.

oviparity (oviparidad). f. Calidad de ovíparo.
oviparous (ovíparo). Que pone huevos; se refiere a las aves, peces, anfibios, reptiles, mamíferos monotremos e invertebrados cuyas crías se desarrollan en huevos fuera del cuerpo materno.
oviposition (oviposición u ovipostura). f. Acción de poner o depositar huevos.
ovipositor (ovipositor). m. Órgano femenino especializado más desarrollado en los insectos, para poner o depositar huevos.
ovist (ovista). m. y f. Preformacionista que creía que el cuerpo en miniatura estaba contenido en la célula sexual femenina, listo para expandirse al ser estimulado por el semen.
ovo- (ovo-). Prefijo que indica huevo. V.t. oo-, ovi-.
ovocenter (ovocentro). m. Término obsoleto del centrosoma del óvulo impregnado.
ovocyte (ovocito). m. Oocito.
ovoflavin (ovoflavina). f. Riboflavina que se encuentra en los huevos.
ovogenesis (ovogénesis). f. Oogénesis.
ovoglobulin (ovoglobulina). f. Globulina del huevo.
ovogonium (ovogonio). m. Término obsoleto para oogonio.
ovoid (ovoide). **1.** Algo que tiene forma oval o de huevo. **2.** Oviforme; semejante a un huevo.
  fetal o. (o. fetal). Forma del feto in utero.
  Manchester o. (o. de Manchester).
ovolarviparous (ovolarvíparo). Indica ciertos nematodos y otros invertebrados en los que los huevos se ponen dentro de la hembra y las larvas se desarrollan o están protegidas dentro del útero hasta el momento apropiado para su salida.
ovomucin (ovomucina). f. Glucoproteína del huevo.
ovomucoid (ovomucoide). m. Mucoproteína obtenida de la clara de huevo.
ovoplasm (ovoplasma). m. Protoplasma de un huevo (óvulo) no fertilizado.
ovoprotogen (ovoprotógeno). m. Ácido lipoico.
ovotestis (ovotestis). m. Gónada que tiene componentes testiculares y ováricos; forma de hermafroditismo.
ovotransferrin (ovotransferrina). f. Conalbúmina.
ovovitellin (ovovitelina). f. Vitelina.
ovoviviparous (ovovivíparo). Relativo a los peces, anfibios y reptiles que producen huevos que se abren dentro del cuerpo materno.
ovular (ovular). Relativo a un óvulo.
ovulation (ovulación). f. Liberación de un óvulo del folículo ovárico.
  anestrous o. (o. anéstrica).
  paracyclic o. (o. paracíclica).
ovulatory (ovulatorio). Relativo a la ovulación.
ovule (óvulo). **1.** m. Huevo de mamífero, especialmente mientras está todavía en el folículo ovárico. **2.** Pequeña estructura esférica de supuesto parecido a una "o".
ovulocyclic (ovulocíclico). Denota cualquier fenómeno recurrente asociado con el ciclo ovulatorio y producido en un momento dado de éste, p. ej., la porfiria o.
ovulum, pl. **ovula** (ovulum, pl. ovula). Óvulo.
ovum, gen. **ovi**, pl. **ova** (óvulo). m. Célula sexual femenina.
  blighted o. (ó. detenido).
  fertilized o. (ó. fertilizado o fecundado).
  Peters' o. (ó. de Peters).
oxa- (oxa-). Prefijo insertado en los nombres de compuestos orgánicos para indicar la presencia o adición de uno o más átomos de oxígeno en una cadena o ciclo (como en los éteres), no unido a ninguno de ellos (como en cetonas o aldehídos).
oxacillin sodium (oxacilina sódica). Penicilina semisintética usada en el tratamiento oral de infecciones estafilocócicas resistentes a la penicilina.
oxalaldehyde (oxalaldehído). m. Glioxal.
oxalate (oxalato). Sal del ácido oxálico.
oxalemia (oxalemia). f. Presencia de una cantidad anormalmente grande de oxalatos en la sangre.
oxalic acid (ácido oxálico).
oxalo (oxalo). El radical monoacilo, HOOC–CO–.
oxaloacetate transacetase (oxaloacetato transacetasa). f. Citrato sintasa.
oxaloacetic acid (ácido oxalacético). Á. oxosuccínico; á. cetosuccínico.
oxalosis (oxalosis). f. Amplio depósito de cristales de oxalato de calcio en los riñones, huesos, túnica media arterial y miocardio, con aumento de excreción urinaria de oxalato.
oxalosuccinic acid (ácido oxalosuccínico).
oxalosuccinic carboxylase (carboxilasa oxalosuccínica). Isocitrato deshidrogenasa.
oxalourea (oxalourea). f. Oxalilurea.
oxaluria (oxaluria). f. Hiperoxaluria.
oxaluric acid (ácido oxalúrico).
oxalyl (oxalilo). m. Radical –CO–CO– (del ácido oxálico).
oxalylurea (oxalilurea). f. Oxalourea; ácido parabánico; amida anhídrido cíclica (extremo a extremo) del ácido oxalúrico; producto de oxidación del ácido úrico.
oxamide (oxamida). f. La diamida del ácido oxálico.
oxammonium (oxamonio). m. Hidroxilamina.
oxamniquine (oxamniquina). f. Derivado de la tetrahidroquinolina, similar a la hicantona y lucantona, efectivo contra el *Schistosoma mansoni*.
oxanamide (oxanamida). f. 2-Etil-3-propil-glicidamida; sedante.
oxandrolone (oxandrolona). f. Esteroide anabólico androgénico.
oxaphenamide (oxafenamida). f. 4'-Hidroxisalixilanilida, agente colerético.
oxazepam (oxazepam). m. Benzodiazepina química y farmacológicamente relacionada con el clordiazepóxido y el diazepam; agente ansiolítico.
oxazin (oxazina). f. Oximinodifenilimina; sustancia madre de una serie de colorantes biológicos.
oxazole (oxazol). m. El sistema del anillo fundamental C_3H_3ON.
oxeladin (oxeladina). f. Agente antitusígeno.
oxidant (oxidante). Sustancia que es reducida y por lo tanto oxida al otro componente de un sistema de oxidación-reducción.
oxidase (oxidasa). f. Clásicamente, cualquiera de un grupo de enzimas, ahora llamadas oxidorreductasas, que producen oxidación por la adición de oxígeno a un metabolito o por la remoción de hidrógeno o de uno o más electrones.
  direct o. (o. directa).
  indirect o. (o. indirecta).
oxidasis (oxidasis). f. Oxidación por una oxidasa.
oxidation (oxidación). f. **1.** Oxidización; combinación con oxígeno o aumento de la valencia de un átomo o ion mediante la pérdida de hidrógeno o de uno o más electrones, haciéndolo más electropositivo. **2.** En bacteriología, disimilación aeróbica de sustratos con la producción de energía y agua.
  beta-o. (beta-o.).
  omega-o. (omega-o.).
oxidation-reduction (oxidación-reducción). Cualquier reacción química de oxidación o reducción que debe incluir ambos fenómenos.
oxidative (oxidativo). Que tiene la propiedad de oxidar; se refiere a un proceso que incluye oxidación.
oxide (óxido). m. Compuesto de oxígeno con otro elemento o radical.
  acid o. (ó. ácido). Anhídrido ácido.
  basic o. (ó. básico). Anhídrido básico.
  indifferent o. (ó. indiferente). Ó. neutro.
  neutral o. (ó. neutro).
oxidization (oxidización). f. Oxidación .
oxidize (oxidar). Oxigenar; combinar o hacer que un elemento o radical se combine con oxígeno o pierda electrones.
oxidoreductase (oxidorreductasa). f. Enzima que cataliza una reacción de oxidación-reducción.
oxime (oxima). f. Compuesto que resulta de la acción de hidroxilamina, NH_2OH, sobre una cetona o aldehído dando el grupo = N – OH, unido al átomo de carbono carbonilo anterior.
  amide o.'s (o. amida). Amidoximas.
oximeter (oxímetro). m. Instrumento para determinar fotoeléctricamente la saturación de oxígeno de una muestra de sangre.
  cuvette o. (o. de cubeta).
oximetry (oximetría). f. Medición, con un oxímetro, de la saturación de oxígeno de hemoglobina en una muestra de sangre.
oxo- (oxo-). Prefijo que indica adición de oxígeno; se usa a menudo en lugar de ceto- en la nomenclatura sistemática.
oxo acid (oxoácido). m. Cetoácido.
3-oxoacid-CoA transferase (3-oxoácido-CoA transferasa). 3-Cetoácido-CoA transferasa; acetoacil-succínico tioforasa; enzima

que cataliza la conversión de acetoacetil-CoA y succinato en succinil-CoA y acetoacetato.

3-oxoacyl-ACP reductase (3-oxoacil-ACP reductasa). β-Cetoacil-ACP reductasa; enzima que oxida 3-hidroxiacil-ACP a 3 oxoacil-ACP, con $NADP^+$ como dador de hidrógeno.

3-oxoacyl-ACP synthase (3-oxoacil-ACP-sintasa). β-Cetoacil-ACP sintasa; acil-malonil-ACP sintasa; enzima que condensa malonil-ACP y acetil ACP a acetoacetil-ACP + ACP + CO_2 y reacciones similares, como pasos de la síntesis de ácidos grasos.

2-oxoglutarate dehydrogenase (2-oxoglutarato deshidrogenasa). β-Cetoglutarato deshidrogenasa; enzima o grupo de enzimas que catalizan la descarboxilación oxidativa del ácido 2-cetoglutárico a succinil hidrolipoato.

oxolamine (oxolamina). f. 5-(2-Dietilaminoetil)-3-fenil-1,2,4-oxadiazol; usada para el tratamiento de infecciones broncopulmonares.

oxolinic acid (ácido oxolínico).

oxophenarsine hydrochloride (oxofenarsina, clorhidrato de). Agente antisifilítico y antitripanosómico.

17-oxosteroids (17-oxosteroides). m. pl. 17-Cetosteroides.

oxosuccinic acid (ácido oxosuccínico). Á. oxalacético.

oxprenolol hydrochloride (oxprenolol, clorhidrato de). Agente bloqueador de β-receptores con actividad vasodilatadora coronaria.

OXT (OXT). Abrev. de oxitocina.

oxtriphylline (oxtrifilina). f. Teofilinato de colina; sal verdadera de teofilina.

oxy- (oxi-). **1.** Prefijo que significa afilado, puntiagudo, ácido, agudo, estridente, rápido (usado erróneamente en lugar de oci-). **2.** En química, presencia de oxígeno añadido o sustituido en una sustancia. V.t. hidroxi-, oxa-, oxo-.

oxyacoia, oxyakoia (oxiacoia). f. Mayor sensibilidad a los ruidos que existe en la parálisis facial, especialmente cuando el músculo del estribo está paralizado.

oxyaphia (oxiafia). f. Hiperafia; hiperestesia del sentido del tacto.

oxybarbiturates (oxibarbitúricos). m. pl. Hipnóticos del grupo de los barbitúricos en los que el átomo unido en la posición carbono-2 es el oxígeno.

oxybenzone (oxibenzona). f. 2-Hidroxi-4-metoxibenzofenona; pantalla ultravioleta para usar en ungüentos y lociones para la piel.

oxybiotin (oxibiotina). f. Análogo y antimetabolito de la biotina con el átomo de azufre reemplazado por oxígeno.

oxybutynin chloride (oxibutinina, cloruro de). Antiespasmódico intestinal.

oxycalorimeter (oxicalorímetro). m. Calorímero que mide el contenido de energía de las sustancias en función del oxígeno consumido.

oxycellulose (oxicelulosa). f. Celulosa oxidada por NO_2 u otros agentes oxidantes hasta el punto en que todos o casi todos los residuos de glucosa se han convertido en residuos de ácido glucurónico.

oxycephalia (oxicefalia).

oxycephalic, oxycephalous (oxicefálico, oxicéfalo). Acrocefálico; hipsicefálico; relativo a la oxicefalia, o caracterizado por ésta.

oxycephaly (oxicefalia). f. Acrocefalia; hipsicefalia; hipsocefalia; turricefalia; cráneo en campanario o torre; tipo de craneosinostosis con cierre prematuro de las suturas lambdoidea y coronal, lo que produce un cráneo anormalmente alto, de forma abovedada o cónica.

oxychloride (oxicloruro). m. Compuesto de oxígeno con un cloruro metálico, como un clorato o perclorato.

oxychromatic (oxicromático). Acidófilo.

oxychromatin (oxicromatina). f. Cromatina oxífila que se tiñe con colorantes ácidos, como en los núcleos interfásicos.

oxycodone (oxicodona). f. Analgésico narcótico.

11-oxycorticoids (11-oxicorticoides). m. pl. Corticosteroides con un grupo alcohol o cetónico en el carbono 11, como la cortisona y el cortisol.

oxydase (oxidasa).

oxyesthesia (oxiestesia). f. Hiperestesia.

oxygen (O) (oxígeno). m. Elemento gaseoso; símbolo O, Nº at. 8, P. at. 16,000+ sobre la base de ^{12}C = 12,0000; el más abundante y más ampliamente distribuido de todos los elementos químicos en la corteza terrestre.

heavy o. (o. pesado). O.-18.

hyperbaric o. (o. hiperbárico). O. de alta presión.

singlet o. (o. singlete o singulete).

triplet o. (o. triplete).

oxygenase (oxigenasa). f. Oxidasa directa; cualquiera de un grupo de enzimas que catalizan la incorporación directa de O_2 a los sustratos.

oxygenate (oxigenar). Efectuar oxigenación.

oxygenation (oxigenación). f. Adición de oxígeno a cualquier sistema químico o físico.

apneic o. (o. apneica). Respiración por difusión.

hyperbaric o. (o. hiperbárica).

oxygenic (oxigénico). Perteneciente al oxígeno o que lo contiene.

oxygenize (oxigenizar). Oxidar con oxígeno.

oxygeusia (oxigeusia). f. Hipergeusia.

oxyheme (oxihem). m. Hematina.

oxyhemochromogen (oxihemocromógeno). m. Hematina.

oxyhemoglobin (HbO_2) (oxihemoglobina (HbO_2)). f. Hemoglobina oxigenada; hemoglobina en combinación con oxígeno.

oxyiodide (oxiyoduro). m. Compuesto de oxígeno con un yoduro metálico, como un yodato o peryodato.

oxykrinin (oxicrinina). f. Secretina.

oxylonprocaine hydrochloride (oxilomprocaína, clorhidrato de). Clorhidrato de benoxinato.

oxymesterone (oximesterona). f. Esteroide anabólico.

oxymetazoline hydrochloride (oximetazolina, clorhidrato de). Vasoconstrictor usado tópicamente para reducir la hinchazón y congestión de la mucosa nasal.

oxymetholone (oximetolona). f. Esteroide anabólico androgénico.

oxymorphone hydrochloride (oximorfona, clorhidrato de). Analgésico narcótico semisintético muy semejante químicamente a la hidromorfona.

oxymyoglobin (oximioglobina). f. Mioglobina en su forma oxigenada, de estructura análoga a la oxihemoglobina.

oxynervone (oxinervona). f. Hidroxinervona.

oxyneurine (oxineurina). f. Betaína.

oxyntic (oxíntico). Que forma ácido, como las células parietales de las glándulas gástricas.

oxyosmia (oxiosmia). f. Hiperosmia.

oxyosphresia (oxiosfresia). f. Hiperosmia.

oxypertine (oxipertina). f. Agente ansiolítico.

oxyphenbutazone (oxifenbutazona). Analgésico y antiinflamatorio oralmente efectivo usado, por lo general durante poco tiempo, para la artritis reumatoidea y la gota.

oxyphencyclimine hydrochloride (oxifenciclimina, clorhidrato de). Agente anticolinérgico.

oxyphenisatin acetate (oxifenisatina, acetato de). Acetofenolisatina; endofenolftaleína; diacetildifenolisatina; catártico con propiedades farmacológicas similares a las de la fenolftaleína.

oxyphenonium bromide (oxifenonio, bromuro de). Compuesto de amonio cuaternario de acción anticolinérgica.

oxyphil, oxyphile (oxífilo). **1.** Célula o. **2.** Leucocito eosinófilo. **3.** Oxifílico.

oxyphilic (oxifílico). Oxífilo; que tiene afinidad por los colorantes ácidos; indica ciertos elementos de células o tejidos.

oxyphonia (oxifonía). f. Voz aguda o estridente.

oxypolygelatin (oxipoligelatina). f. Gelatina modificada usada como expansor del plasma en transfusiones.

oxypurine (oxipurina). f. Purina que contiene oxígeno como parte de la molécula: guanina, xantina, ácido úrico.

oxyrhine (oxirrino). Que tiene una nariz puntiaguda.

oxyrygmia (oxirrigmia). f. Eructo ácido.

oxytalan (oxitalán). m. Tipo de fibra de tejido conjuntivo histoquímicamente distinta de las fibras colágenas o elásticas, descrita en la membrana periodontal y la encía.

oxytetracycline (oxitetraciclina). f. Antibiótico producido por el actinomiceto *Streptomyces rimosus*, presente en el suelo. Sus acciones y usos son similares a los de la tetraciclina.

oxythiamin (oxitiamina). f. Molécula similar a la de la tiamina, pero con un grupo oxhidrilo que reemplaza al grupo amino en el anillo de pirimidina; antagonista de la tiamina.

oxytocia (oxitocia). f. Parto rápido.

oxytocic (oxitócico). **1.** Que apresura el parto. **2.** m. Agente que promueve la rapidez del parto.

oxytocin (OXT) (oxitocina (OXT)). f. Ocitocina; α-hipofamina; hormona nonapeptídica de la neurohipófisis que difiere de la vasopresina humana porque tiene leucocina en la posición 8 e isoleucina en la posición 3.

arginine o. (o. arginina).

oxyuriasis (oxiuriasis). f. Infección por nematodos parásitos del género *Oxyuris*.
oxyuricide (oxiuricida). m. Agente que destruye los oxiuros.
oxyurid (oxiúrido). m. Nombre común de los miembros de la familia Oxyuridae.
-oyl (-oílo). Sufijo que denota un radical acilo; -ilo es reemplazado por -ico en los nombres de ácidos.
oz (oz). Abrev. de onza.
ozena (ocena). f. Enfermedad caracterizada por costras intranasales, atrofia y olor fétido.
ozenous (ocenoso). Relativo a la ocena.
ozocerite (ozocerita). f. Mezcla de ácido parafínico e hidrocarburos cicloparafínicos que existe en la naturaleza.
ozochrotia (ozocrocia). f. Bromidrosis.
ozokerite (ozoquerita). f. Ozocerita.
purified o. (ozocerita purificada). Ceresina.
ozonator (ozonador). m. Aparato para generar ozono y difundirlo en la atmósfera de una habitación.
ozone (ozono). m. Aire que contiene una cantidad perceptible de O_3 formado por una descarga eléctrica o por combustión lenta de fósforo, con olor que sugiere Cl o SO_2; poderoso agente oxidante.
ozonide (ozónido). m. Intermediario inestable formado por la reacción de ozono con un compuesto orgánico no saturado, especialmente con ácidos grasos no saturados.
ozonolysis (ozonólisis). f. División de una doble ligadura en una cadena de hidrocarburos por tratamiento con ozono, con formación de dos aldehídos (un ozónido es el intermediario inestable).
ozonometer (ozonómetro). m. Forma modificada del ozonoscopio en la que puede estimarse la cantidad de ozono de la atmósfera mediante una serie de papeles de prueba.
ozonoscope (ozonoscopio). m. Papel de filtro saturado con almidón y yoduro de potasio, o con éste y papel tornasol; toma color azul en presencia de ozono.
ozostomia (ozostomía). f. Halitosis.

P

P (P). Símbolo de peta-; fósforo; presión o presión parcial.
p- (p-). Abrev. de para-.
Pa (Pa). Símbolo de protactinio; pascal.
PABA (PABA). Abrev. de ácido *p*-aminobenzoico.
pablum (pablum). m. Alimento precocido para lactantes y niños pequeños, mezcla de harina de trigo, avena y maíz, embrión (germen) de trigo, hojas de alfalfa, levadura de cerveza, hierro y cloruro de sodio.
pabular (pabular). Relativo al pabulum o alimento.
pabulum (pabulum). Comida; nutrimento; alimento.
pacchionian (pacchioniano). Atribuido a Pacchioni o descrito por él.
pacemaker (marcapaso). m. **1.** Biológicamente, cualquier centro rítmico que establece un ritmo de actividad. **2.** En química, sustancia cuya velocidad de reacción "marca el paso" para una serie de reacciones en cadena.
artificial p. (m. artificial).
demand p. (m. por demanda).
ectopic p. (m. ectópico). Cualquier m. que no sea el nódulo sinusal.
electric cardiac p. (m. cardíaco eléctrico).
external p. (m. externo).
fixed-rate p. (m. de ritmo fijo).
nuclear p. (m. nuclear).
pervenous p. (m. pervenoso).
shifting p. (m. deslizable). M. errante.
subsidiary atrial p. (m. auricular subsidiario).
wandering p. (m. errante). M. deslizable.
pachometer (pacómetro). Paquímetro.
pachy- (paqui-). Prefijo que entra en la formación de palabras con el significado de grueso.
pachyblepharon (paquibléfaron). m. Tilosis ciliar; engrosamiento del borde tarsal del párpado.
pachycephalia (paquicefalia).
pachycephalic, pachycephalous (paquicefálico, paquicéfalo). Relativo a la paquicefalia, o caracterizado por ella.
pachycephaly (paquicefalia). f. Grosor anormal del cráneo.
pachycheilia, pachychilia (paquiqueilia, paquiquilia). f. Hinchazón o grosor anormal de los labios.
pachycholia (paquicolia). f. Espesamiento de la bilis.
pachychromatic (paquicromático). Que tiene un grueso retículo de cromatina.
pachychymia (paquiquimia). f. Espesamiento del quimo.
pachydactylia (paquidactilia).
pachydactylous (paquidactílico). Relativo a la paquidactilia, o caracterizado por ella.
pachydactyly (paquidactilia). f. Agrandamiento de los dedos de manos y/o pies, en especial sus extremos; observado a menudo en la neurofibromatosis.
pachyderma (paquidermia). f. Paquidermatosis; piel de grosor anormal.
p. laryngis (p. laríngea).
p. lymphangiectatica (p. linfagiectásica).
p. verrucosa (p. verrugosa).
p. vesicae (p. vesical o vesicular).
pachydermatocele (paquidermatocele). m. **1.** Cutis laxo. **2.** Gran neurofibroma.
pachydermatosis (paquidermatosis). f. Paquidermia.
pachydermatous (paquidermatoso). Paquidérmico; relativo a la paquidermia.
pachydermia (paquidermia).
pachydermic (paquidérmico). Paquidermatoso.
pachydermoperiostosis (paquidermoperiostosis). f. Síndrome caracterizado por dedos claviformes, formación de nuevo hueso perióstico (osteoartropatía hipertrófica idiopática) y engrosamiento de los rasgos fisonómicos.
pachyglossia (paquiglosia). f. Engrosamiento considerable de la lengua.
pachygnathous (paquignato). Caracterizado por un maxilar inferior grueso o grande.
pachygyria (paquigiria). f. Circunvoluciones insólitamente gruesas de la corteza cerebral.
pachyhymenia (paquihimenia). f. Paquimenia.
pachyhymenic (paquihiménico). Paquiménico.
pachyleptomeningitis (paquileptomeningitis). f. Inflamación de todas las membranas del cerebro o de la médula espinal.
pachylosis (paquilosis). f. Estado de rugosidad o aspereza, sequedad y engrosamiento de la piel, generalmente en las extremidades inferiores.
pachymenia (paquimenia). f. Paquihimenia; engrosamiento de la piel o las membranas contiguas.
pachymenic (paquiménico). Paquihiménico; relativo a la paquimenia.
pachymeningitis (paquimeningitis). f. Perimeningitis; inflamación de la duramadre.
p. externa (p. externa). Meningitis externa o epidural.
hemorrhagic p. (p. hemorrágica). Hemorragia subdural.
hypertrophic cervical p. (p. cervical hipertrófica).
p. interna (p. interna). Meningitis interna.
pyogenic p. (p. piógena).
pachymeningopathy (paquimeningopatía). f. Enfermedad de la duramadre.
pachymeninx (paquimeninge). f. Duramadre.
pachymeter (paquímetro) m. Pacómetro; instrumento para medir el grosor de cualquier objeto, especialmente de objetos delgados, como una placa ósea o una membrana.
optical p. (p. óptico).
pachynema (paquinema). m. Paquiteno.
pachynsis (paquinsis). f. Cualquier engrosamiento patológico.
pachyntic (paquíntico). Relativo a la paquinsis.
pachyonychia (paquioniquia). f. Grosor anormal de las uñas de manos y pies.
p. congenita (p. congénita).
pachyotia (paquiotia). f. Engrosamiento y rugosidad del pabellón de la oreja.
pachyperiostitis (paquiperiostitis). f. Engrosamiento proliferativo del periostio causado por inflamación.
pachyperitonitis (paquiperitonitis). f. Peritonitis productiva; inflamación del peritoneo con engrosamiento de la membrana.
pachypleuritis (paquipleuritis). f. Pleuresía productiva; inflamación de la pleura con engrosamiento de la membrana.
pachypodous (paquipodo). Que tiene pies o patas grandes y gruesos.
pachysalpingitis (paquisalpingitis). f. Salpingitis intersticial crónica.
pachysalpingo-ovaritis (paquisalpingoovaritis). f. Inflamación parenquimatosa crónica del ovario y la trompa de Falopio.
pachysomia (paquisomía). f. Engrosamiento patológico de las partes blandas del cuerpo, especialmente en la acromegalia.
pachytene (paquiteno). m. Paquinema; etapa de la profase de la meiosis en la que el acople de cromosomas homólogos se completa y los homólogos acoplados pueden enroscarse mientras siguen acortándose.
pachyvaginalitis (paquivaginalitis). f. Inflamación crónica con engrosamiento de la túnica vaginal del testículo.
pachyvaginitis (paquivaginitis). f. Vaginitis crónica con engrosamiento e induración de las paredes vaginales.
p. cystica (p. quística). Vaginitis enfisematosa.
pacinian (paciniano). Atribuido a Pacini o descrito por él.
pacinitis (pacinitis). f. Inflamación de los corpúsculos de Pacini.
pack (empacar). **1.** Llenar, rellenar, taponar. **2.** Envolver el cuerpo en una sábana, manta u otra cobertura. **3.** Aplicar un apósito o una cobertura a un sitio quirúrgico.
cold p. (envoltura en frío).
hot p. (envoltura caliente).

packer (empacador). m. **1.** Instrumento para empacar o taponar. **2.** Obturador.
packing (empacamiento). m. Llenado de una cavidad natural, una herida o un molde con algún material.
denture p. (e. protésico).
pad (almohadilla). f. **1.** Material blando que forma un soporte protector. **2.** Cuerpo más o menos encapsulado de grasa o algún otro tejido que sirve para llenar un espacio o como protector del cuerpo.
abdominal p. (a. abdominal). A. de laparotomía.
dinner p. (a. "para las comidas").
knuckle p.'s (a. de los nudillos).
laparotomy p. (a. de laparotomía).
Passavant's p. (a. de Passavant). Almohadón de Passavant.
periarterial p. (a. periarterial). Cuerpo yuxtaglomerular.
pharyngoesophageal p.'s (a. faringoesofágicas).
retromolar p. (a. retromolar). Zona piriforme.
sucking p. (a. de succión). [*corpus adiposum buccae*, NA]. Cuerpo adiposo bucal.
PAF (PAF). Abrev. de factor de agregación o de activación de plaquetas.
pagetic (pagético). Relacionado con la enfermedad de Paget o que la padece.
pagetoid (pagetoide). Semejante a la enfermedad de Paget o característico de ella.
pagophagia (pagofagia). f. Ingestión compulsiva y reiterada de hielo.
-pagus (-pago). Sufijo que denota mellizos unidos; el primer elemento de la palabra indica las partes fusionadas.
PAH (PAH). Abrev. de ácido *p*-aminohipúrico.
paidology (paidología). f. Rama de la biología y de la sociología que se ocupa del niño en su desarrollo físico, mental y social.
pain (dolor). m. Experiencia sensitiva y emocional desagradable asociada con daños de los tejidos reales o potenciales de éstos y mediado por fibras nerviosas específicas.
bearing-down p. (d. "para abajo").
dream p. (d. en sueños). Hipnalgia.
expulsive p.'s (d. expulsivos).
false p.'s (d. falsos).
girdle p. (d. en cinturón).
growing p.'s (d. del crecimiento).
heterotopic p. (d. heterotópico). D. referido.
homotopic p. (d. homotópico).
hunger p. (d. por hambre).
intermenstrual p. (d. intermenstrual).
intractable p. (d. intratable).
labor p.'s (d. del parto). Parodinia.
middle p. (d. medio). D. intermenstrual.
mind p. (d. de la mente). Psicalgia.
nerve p. (d. nervioso). Neuralgia.
night p. (d. nocturno). Nictalgia.
organic p. (d. orgánico). D. causado por una lesión orgánica.
phantom limb p. (d. de extremidad fantasma).
psychogenic p. (d. psicogénico). Psicalgia.
referred p. (d. referido). D. heterotópico; sinalgia; telalgia.
rest p. (d. en reposo).
soul p. (d. del alma). Psicalgia.
tracheal p. (d. traqueal). Traquealgia.
paint (pincelación). f. Solución o suspensión de uno o más medicamentos aplicados a la piel con un pincel (cepillito) o un aplicador grande.
carbol-fuchsin p. (p. de carbol-fucsina). P. de Castellani.
Castellani's p. (p. de Castellani). P. de carbol-fucsina.
pair (par). m. Dos objetos considerados juntos debido a su semejanza, para un propósito común o por una fuerza de atracción que existe entre ellos.
base p. (p. de bases o básico). P. de nucleósido o nucleótido.
buffer p. (p. buffer). Un ácido y su base conjugada (anión).
chromosome p. (p. de cromosomas).
conjugate acid-base p. (p. ácido-base conjugados).
nucleoside p., nucleotide p. (p. nucleósido, nucleótido). P. básico.
palatal 1. (palatal). Palatino. **2.** (palatino). Relativo al paladar, o al hueso de éste.
palate (paladar). m. [*palatum*, NA]. m. Uranisco; techo de la boca; tabique óseo y muscular que separa la cavidad oral de la nasal; d.t. úvula.
bony p. (p. óseo). [*palatum osseum*, NA].
Byzantine arch p. (p. en arco ojival bizantino).
cleft p. (p. fisurado). Palatosquisis.
falling p. (p. caído). Uvuloptosis.
Gothic p. (p. ojival o gótico).
hard p. (p. duro). [*palatum durum*, NA].
pendulous p. (p. pendular). Úvula palatina.
primary p. (p. primario). P. primitivo.
primitive p. (p. primitivo). P. primario.
secondary p. (p. secundario).
soft p. (p. blando). [*palatum molle*, NA].
palatiform (palatiforme). En forma de paladar o semejante a éste.
palatinase (palatinasa). f. Maltasa de la mucosa intestinal que hidroliza la palatinosa; probablemente oligo-1,6-glucosidasa.
palatine (palatino).
palatinose (palatinosa). f. Disacárido que consiste en glucosa y fructosa en una ligadura α-1,6; la sacarosa es α-1,2.
palatitis (palatitis). f. Uraniscontitis; inflamación del paladar.
palato- (palato-). Prefijo que significa el paladar.
palatoglossal (palatogloso). Referente al paladar y a la lengua, o al músculo p.
palatognathous (palatognato). Que tiene un paladar fisurado.
palatogram (palatograma). m. Registro de la acción de la lengua contra el paladar, tomado colocando cera blanda o polvo sobre una placa base.
palatograph (palatógrafo). m. Miógrafo palatino; palatomiógrafo; instrumento usado para registrar los movimientos del paladar blando al hablar y durante la respiración.
palatomaxillary (palatomaxilar). Relativo al paladar y al maxilar superior.
palatomyograph (palatomiógrafo). m. Palatógrafo.
palatonasal (palatonasal). Relativo al paladar y la cavidad nasal.
palatopharyngeal (palatofaríngeo). Relativo al paladar y a la faringe.
palatopharyngoplasty (palatofaringoplastia). f. Uvulopalatoplastia; uvulopalatofaringoplastia; resección quirúrgica de tejido innecesario palatino y orofaríngeo en casos seleccionados de ronquidos, con apnea durante el sueño o sin ella.
palatopharyngorrhaphy (palatofaringorrafia). f. Estafilofaringorrafia.
palatoplasty (palatoplastia). f. Estafiloplastia; uraniscoplastia; uranoplastia; cirugía del paladar para restaurar su forma y función.
palatoplegia (palatoplejía). f. Estafiloplejía; parálisis de los músculos del paladar blando.
palatorrhaphy (palatorrafia). f. Estafilorrafia; uraniscorrafia; uranorrafia; velosíntesis; sutura de un paladar fisurado.
palatoschisis (palatosquisis). f. Paladar fisurado.
palatum, pl. **palati** (palatum, pl. palati). [*palatum*, NA]. Paladar; techo del palada; úvula..
p. fissum (paladar fisurado). Palatosquisis.
paleencephalon (paleoencéfalo). m. Término de Edinger para el sistema nervioso metamérico.
paleo-, pale- (paleo-, pale-). Prefijos que significan viejo, primitivo, primario, inicial o temprano.
paleocerebellum (paleocerebelo). [*paleocerebellum*, NA]. m. Término filogenético que se refiere a todas las partes del cerebelo que comprenden casi todo el vermis y las zonas adyacentes del hemisferio cerebeloso rostrales a la fisura primaria.
paleocortex (paleocorteza). f. La parte filogenéticamente más antigua del manto cortical del hemisferio cerebral, representada por la corteza olfatoria.
paleokinetic (paleocinético). Denota los mecanismos motores primitivos que subyacen a los reflejos musculares y movimientos estereotipados automáticos.
paleopathology (paleopatología). f. Ciencia de las enfermedades de la prehistoria, revelada en huesos, momias y artefactos arqueológicos.
paleostriatal (paleoestriatal). Relativo al paleoestriado.
paleostriatum (paleostriado). m. Término que denota el globo pálido y expresa la noción hipotética de que este componente del cuerpo estriado se desarrolló en un período de la evolución anterior al "neostriado" (núcleo caudado y putamen).
paleothalamus (paleotálamo). m. Núcleos intralaminares; se cree que son los componentes del tálamo que se forman antes que los otros durante la evolución.

palikinesia, palicinesia (palicinesia). f. Repetición involuntaria de los movimientos.
palilalia (palilalia). f. Palifrasia.
palinal (palinal). Que se mueve hacia atrás.
palindrome (palindromo). m. En biología molecular, secuencia autocomplementaria del ácido nucleico; secuencia idéntica a su cordón complementario, si ambos se "leen" en la misma dirección 5'- a -3', o en secuencias repetidas invertidas, en direcciones opuestas (pero la misma dirección 5'- a -3') en cada lado de un eje de simetría.
palindromia (palindromia). f. Recaída, recurrencia o recidiva de una enfermedad.
palindromic (palindrómico). Recidivante, recurrente.
palingenesis (palingenesia). f. Aparición de rasgos estructurales característicos de tipos filogenéticamente ancestrales.
palinopsia (palinopsia). f. Alucinaciones visuales anormales y recurrentes.
paliphrasia (palifrasia). f. Palilalia; repetición involuntaria de palabras o frases al hablar.
palisade (empalizada). f. Fila o hilera de palos o estacas o formaciones similares.
palladium (paladio). m. Elemento metálico parecido al platino; símbolo Pd, Nº at. 46, P. at. 106.4.
pallanesthesia (palanestesia). f. Apalestesia; ausencia de palestesia.
pallescense (palescensia). f. Palidez.
pallesthesia (palestesia). f. Sensibilidad ósea, palestésica o vibratoria; apreciación de vibraciones.
pallesthetic (palestésico). Relativo a la palestesia.
pallial (palial). Relativo al palio.
palliate (paliar). Mitigar; reducir la severidad de algo; aliviar ligeramente.
palliative (paliativo). Que mitiga; que reduce la severidad de algo; denota el alivio de síntomas, sin curar la enfermedad subyacente.
pallidal (palidal). Relativo al globo pálido.
pallidectomy (palidectomía). f. Escisión o destrucción del globo pálido, generalmente por estereotaxia.
pallidoamygdalotomy (palidoamigdalotomía). f. Producción de lesiones en el globo pálido y los núcleos amigdalinos.
pallidoansotomy (palidoansotomía). f. Producción de lesiones en el globo pálido y el ansa lenticular.
pallidotomy (palidotomía). f. Operación que destruye el globo pálido y se hace para aliviar movimientos involuntarios o rigidez muscular.
pallium (palio). [*pallium*, NA]. Manto; manto cerebral; la corteza cerebral con la sustancia blanca subyacente.
pallor (palidez). f. Palescensia; color blanco o lívido, como en la piel.
  cachectic p. (p. caquéctica). Acromasia.
palm (palma). Parte plana de la mano; superficie flexora o anterior de la mano, con exclusión de los dedos.
  liver p. (p. hepática).
palma, pl. **palmae** (palma, pl. palmae). [*palma*, NA]. Palma.
  p. manus (p. manus). [*palma manus*, NA]. P. de la mano.
palmar (palmar). Referente a la palma de la mano; volar.
palmaris (palmaris). [*palmaris*, NA]. Palmar.
palmellin (palmellina). f. Materia colorante roja formada por un alga, *Palmella cruenta*.
palmic (pálmico). Pulsátil, que late; referente a un palmo.
palmitaldehyde (palmitaldehído). m. Hexadecanal(dehído); aldehído de 16 carbonos que corresponde al ácido palmítico.
palmitate (palmitato). m. Sal del ácido palmítico.
palmitic acid (ácido palmítico). Á. hexadecanoico.
palmitin (palmitina). f. Tripalmitina; el triglicérido del ácido palmítico, que se encuentra en el aceite de palma.
palmitoleic acid (ácido palmitoleico). Á. 9-hexadecanoico.
palmityl alcohol (alcohol palmitílico). A. cetílico.
palmodic (palmódico). Relativo al palmo.
palmoscopy (palmoscopia). f. Examen de la pulsación cardíaca.
palmus, pl. **palmi** (palmo). **1.** Tic facial. **2.** Contracciones fibrilares rítmicas en un músculo. **3.** Latido cardíaco.
palpable (palpable). **1.** Perceptible al tacto; capaz de ser palpado. **2.** Evidente, indudable.
palpate (palpar). Examinar tocando y presionando con las palmas de las manos y los dedos.
palpation (palpación). f. **1.** Examen por medio de las manos. **2.** Tacto; sensación o percepción por el sentido del tacto.
  light-touch p. (p. de toque leve o ligero).
palpatopercussion (palpatopercusión). f. Examen por medio de la palpación y percusión combinadas.
palpebra, pl. **palpebrae** (palpebra, pl. palpebrae). [*palpebra*, NA]. Bléfaron; párpado; uno de los dos pliegues movibles de piel (párpado superior e inferior) tapizados de conjuntiva que se encuentra por delante del globo ocular.
palpebral (palpebral). Relativo a un párpado, o a ambos.
palpebrate (palpebrado). Que tiene párpados.
palpebration (palpebración). f. Acción de guiñar el ojo o pestañear.
palpitation (palpitación). f. Trepidación cardíaca; pulsación fuerte del corazón perceptible para el paciente.
palsy (parálisis). f. Con frecuencia connota parálisis parcial o paresia.
  Bell's p. (p. de Bell). P. facial.
  birth p. (p. del parto). Diplejía o hemiplejía infantil; p. obstétrica.
  brachial birth p. (p. braquial del parto).
  cerebral p. (p. cerebral).
  craft p. (p. ocupacional). Neurosis ocupacional.
  creeping p. (p. reptante). Atrofia muscular progresiva.
  Féréol-Graux p. (p. de Féréol-Graux).
  night p. (p. nocturna). Entumecimiento del despertar.
  progressive supranuclear p. (p. supranuclear progresiva).
  scrivener's p. (p. del escribiente). Calambre del escritor.
  shaking p. (p. sacudida o temblorosa). Parkinsonismo.
paludal (palúdico). Propio del paludismo.
pamabrom (pamabrom). m. Compuesto de 8-bromoteofilina con 2-amino-2-metil-1-propanol; diurético.
pamaquine (pamaquina). f. Agente antipalúdico activo contra el paludismo de las aves y contra los gametocitos de todas las formas palúdicas en el hombre.
pamoate (pamoato). m. Contracción aprobada por USAN de 4,4'-metil-enebis(3-hidroxi-2-naftoato).
pampiniform (pampiniforme) Que tiene forma de zarcillo; denota la estructura de la vid o similar.
pampinocele (pampinocele). Varicocele.
pan- (pan-). Prefijo que sólo debe ir unido a palabras derivadas de raíces griegas; significa todo, entero.
panacea (panacea). f. Curalotodo; remedio que cura supuestamente todas las enfermedades.
panagglutinable (panaglutinable). Aglutinable con todos los tipos de suero humano; denota eritrocitos que tienen esta propiedad.
panagglutinins (panaglutininas). f. Aglutininas que reaccionan con todos los eritrocitos humanos.
panangiitis (panangitis). f. Inflamación que abarca todas las capas de un vaso sanguíneo.
panarteritis (panarteritis). f. Endoperiarteritis; trastorno inflamatorio de las arterias, que se caracteriza por afectar todas las capas estructurales de estos vasos.
panarthritis (panartritis). f. **1.** Inflamación que afecta todos los tejidos de una articulación. **2.** Inflamación de todas las articulaciones del cuerpo.
panatrophy (panatrofia). f. **1.** Pantatrofia; atrofia de todas las partes de una estructura. **2.** Atrofia general del cuerpo.
panblastic (panblástico). Relativo a todas las capas germinales primarias.
pancarditis (pancarditis). f. Inflamación de todas las estructuras del corazón.
pancolectomy (pancolectomía). f. Extirpación de todo el colon.
pancreas, pl. **pancreata** (páncreas). m. [*pancreas*, NA]. Glándula salival del abdomen; glándula lobulada elongada desprovista de cápsula que se extiende desde la concavidad del duodeno hasta el bazo.
  p. accessorium (p. accesorio). [*pancreas accessorium*, NA].
  annular p. (p. anular).
  Aselli's p. (p. de Aselli). Glándula de Aselli.
  p. divisum (p. dividido).
  dorsal p. (p. dorsal).
  p. minus, lesser p. (p. menor). [*processus uncinatus pancreatis*, NA]. Apófisis unciforme.

N O P

small p. (p. pequeño). [*processus uncinatus pancreatis*, NA]. Apófisis unciforme.
uncinate p., unciform p. (p. unciforme). [*processus uncinatus pancreatis*, NA]. Apófisis unciforme.
ventral p. (p. ventral).
Willis' p. (p. de Willis). [*processus uncinatus pancreatis*, NA]. Apófisis unciforme.
Winslow's p. (p. de Winslow). [*processus uncinatus pancreatis*, NA]. Apófisis unciforme.

pancreat-, pancreatico-, pancreato-, pancreo- (pancreat-, pancreatico-, pancreato-, pancreo-). Prefijos que indican el páncreas.
pancreatalgia (pancreatalgia). f. Dolor que surge del páncreas o se siente en la región de éste o cerca de ella.
pancreatectomy (pancreatectomía). f. Escisión del páncreas.
pancreatemphraxis (pancreatenfraxis). f. Obstrucción del conducto pancreático que causa hinchazón de la glándula.
pancreatic (pancreático). Relativo al páncreas.
pancreaticoduodenal (pancreaticoduodenal). Relativo al páncreas y al duodeno.
pancreatin (pancreatina). f. Mezcla de las enzimas del páncreas del buey o del cerdo, de uso interno como digestivo y también como agente peptonizante para preparar alimentos predigeridos.
pancreatitis (pancreatitis). f. Inflamación del páncreas.
acute hemorrhagic p. (p. hemorrágica aguda).
pancreatocholecystostomy (pancreatocolecistostomía). f. Anastomosis quirúrgica entre un quiste o una fístula pancreáticos y la vesícula biliar.
pancreatoduodenectomy (pancreatoduodenectomía). f. Operación de Whipple; escisión de parte del páncreas o de su totalidad, junto con el duodeno.
pancreatoduodenostomy (pancreatoduodenostomía). f. Anastomosis quirúrgica de un conducto, quiste o fístula pancreático con el duodeno.
pancreatogastrostomy (pancreatogastrostomía). f. Anastomosis quirúrgica de un quiste o fístula pancreático con el estómago.
pancreatogenic, pancreatogenous (pancreatógeno, pancreatogénico). De origen pancreático; formado en el páncreas.
pancreatography (pancreatografía). f. Visualización radiográfica de los conductos pancreáticos tras la inyección de material radiopaco en el sistema recolector.
pancreatojejunostomy (pancreatoyeyunostomía). f. Anastomosis quirúrgica de un conducto, quiste o fístula pancreático al yeyuno.
pancreatolith (pancreatolito). m. Cálculo pancreático.
pancreatolithectomy (pancreatolitectomía). f. Pancreatolitotomía.
pancreatolithiasis (pancreatolitiasis). f. Cálculos en el páncreas, que se encuentran generalmente en el sistema de conductos pancreáticos.
pancreatolithotomy (pancreatolitotomía). f. Pancreatolitectomía; extracción de una concreción pancreática.
pancreatolysis (pancreatólisis). f. Destrucción del páncreas.
pancreatolytic (pancreatolítico). Capaz de producir pancreatólisis o referente a ésta.
pancreatomegaly (pancreatomegalia). f. Agrandamiento anormal del páncreas.
pancreatomy (pancreatomía). f. Pancreatotomía.
pancreatopathy (pancreatopatía). f. Pancreopatía; cualquier enfermedad del páncreas.
pancreatopeptidase E (pancreatopeptidasa E). f. Elastasa.
pancreatotomy (pancreatotomía). f. Pancreatomía; incisión del páncreas.
pancreatropic (pancreatrópico). Que ejerce acción sobre el páncreas.
pancreectomy (pancreatectomía).
pancrelipase (pancrealipasa). f. Lipancreatina; concentrado de enzimas pancreáticas estandarizado en su contenido de lipasa.
pancreolith (pancreolito). m. Cálculo pancreático.
pancreopathy (pancreopatía). f. Pancreatopatía.
pancreoprivic (pancreoprivo). Sin páncreas.
pancreozymin (pancreocimina). f. Colecistocinina.
pancuronium bromide (pancuronio, bromuro de). Agente bloqueador neuromuscular esteroideo no despolarizante semejante al curare pero sin su potencial para bloqueo ganglionar, liberación de histamina ni hipotensión.
pancytopenia (pancitopenia). f. Pronunciada reducción del número de eritrocitos, de todos los tipos de glóbulos blancos y de plaquetas en la sangre circulante.
congenital p. (p. congénita). Anemia de Fanconi.
Fanconi's p. (p. de Fanconi). Anemia de Fanconi.
tropical canine p. (p. canina tropical). Ehrliquiosis canina.
pandemic (pandémico). Se dice de una enfermedad que afecta o ataca a la población de una región extensa; ampliamente epidémico.
pandemicity (pandemicidad). f. Estado o condición de pandémico.
pandiculation (pandiculación). f. Acción de desperezarse, como al despertar.
panencephalitis (panencefalitis). f. Inflamación difusa del cerebro.
nodular p. (p. nodular). Enfermedad de Pette-Döing.
subacute sclerosing p. (p. esclerosante subaguda).
panendoscope (panendoscopio). m. Instrumento iluminado para inspeccionar el interior de la uretra y la vejiga por medio de un sistema de lentes anterooblicuas.
panesthesia (panestesia). f. Suma o total de las sensaciones experimentadas por una persona en un momento dado.
pang (punzada). f. Dolor repentino, agudo y breve.
breast p. (p. torácica). Angina pectoris.
panglossia (panglosia). f. Gran locuacidad, anormal o patológica.
panhidrosis (panidrosis). f. Panhidrosis.
panhydrometer (panhidrómetro). m. Hidrómetro usado para determinar el peso específico de cualquier líquido.
panhyperemia (panhiperemia). f. Congestión o hiperemia generalizada.
panhypopituitarism (panhipopituitarismo). m. Estado en el cual la secreción de todas las hormonas anterohipofisarias es insuficiente o nula.
panic (pánico). m. Ansiedad y miedo violentos e irrazonables.
homosexual p. (p. homosexual).
panidrosis (panhidrosis). f. Panidrosis; sudoración de toda la superficie del cuerpo.
panimmunity (paninmunidad). f. Inmunidad general a todas las enfermedades infecciosas.
panleukopenia (panleucopenia). f. Enteritis infecciosa felina; moquillo felino; agranulocitosis felina.
panmixis (panmixia). f. Acoplamiento arbitrario o al azar.
panmyelophthisis (panmielotisis). f. Mielotisis.
panmyelosis (panmielosis). f. Metaplasia mieloide con células sanguíneas inmaduras anormales en el bazo y el hígado, asociada con mielofibrosis.
panneuritis (panneuritis). f. Término poco usado que significa polineuritis extremada.
p. endemica (p. endémica). Beriberi.
panniculectomy (paniculectomía). f. Escisión quirúrgica del panículo adiposo redundante, usualmente del abdomen.
panniculitis (paniculitis). f. Inflamación del tejido adiposo subcutáneo.
cytophagic p. (p. citofágica).
nodular nonsuppurative p. (p. nodular no supurativa).
subacute migratory p. (p. migratoria subaguda).
panniculus, pl. **panniculi** (panículo). [*panniculus*, NA]. m. Lámina, hoja o capa de tejido.
p. adiposus (p. adiposo). [*panniculus adiposus*, NA].
p. carnosus (p. carnoso). [*panniculus carnosus*, NA].
pannus, pl. **panni** (pannus). m. **1.** Membrana de tejido de granulación que cubre una superficie normal. **2.** Los cartílagos articulares en la artritis reumatoidea y en las enfermedades granulomatosas crónicas, como la tuberculosis. **3.** La córnea en el tracoma.
corneal p. (p. corneal).
phlyctenular p. (p. flictenular). P. de la conjuntivitis flictenular.
trachomatous p. (p. tracomatoso).
panodic **1.** (panódico). Pantódico. **2.** (pantódico). Panódico, polódico; indica una difusión amplia y extremada de un impulso nervioso.
panophthalmia, panophthalmitis (panoftalmía, panoftalmitis). f. Inflamación purulenta de todas las partes del ojo.
panoptic (panóptico). Que descubre o revela todo; se dice del efecto de una coloración múltiple o diferencial.
panotitis (panotitis). f. Inflamación general de todas las partes del oído.

panphobia (panfobia). f. Miedo a todo.
panplegia (pamplejía). f. Parálisis de las cuatro extremidades.
pansclerosis (panesclerosis). f. Esclerosis generalizada de un órgano o una parte.
pansinusitis (pansinusitis). f. Inflamación de todos los senos accesorios de la nariz, de uno o ambos lados.
panspermia, panspermatism (panspermia, panspermatismo). f. y m. Doctrina hipotética de la omnipresencia de diminutas formas y esporas de vida animal y vegetal, que explicaría la aparente generación espontánea.
pansporoblast (panesporoblasto). m. En el orden Myxosporida (clase Myxosporea, filo Myxozoa), esporoblasto reproductor que origina más de una espora.
pansporoblastic (panesporoblástico). Referente a un panesporoblasto.
pansystolic (pansistólico). Holosistólico; que dura toda la sístole, extendiéndose del primer ruido cardíaco al segundo.
pant (jadear). Respirar rápida y superficialmente.
pant-, panto- (pant-, panto-). Prefijo que entra en la composición de palabras derivadas de raíces griegas y significa todo, entero.
pantachromatic (pantacromático). Completamente acromático.
pantalgia (pantalgia). f. Dolor en todo el cuerpo.
pantamorphia (pantamorfia). f. Falta de forma definida; malformación general.
pantamorphic (pantamorfo). Relativo a pantamorfia, o caracterizado por ésta.
pantanencephaly, pantanencephalia (pantanencefalia). f. Anencefalia total.
pantankyloblepharon (pantanquilobléfaron). f. Blefarosinequia.
pantaphobia (pantafobia). f. Absoluta falta de miedo.
pantatrophia, pantatrophy (pantatrofia). f. Panatrofia.
pantetheine (panteteína). f. Factor del *Lactobacillus bulgaricus*; producto de condensación del ácido pantoténico y aminoetanetiol.
p. kinase (p. cinasa).
pantethine (pantetina). f. Bisulfuro formado por dos panteteínas.
panthenol (pantenol). m. Dexpantenol.
panthodic (pantódico).
pantoate (pantoato). Sal o éster del ácido pantoico.
pantograph (pantógrafo). m. **1.** Instrumento que reproduce dibujos por medio de un sistema de palancas en el que un lápiz registrador sigue los movimientos de una aguja que pasa a lo largo de las líneas del original. **2.** Instrumento que reproduce gráficamente el contorno del tórax. **3.** En odontología, instrumento usado para registrar los movimientos del borde mandibular, que pueden transferirse para usar sus equivalentes en un articulador.
pantoic acid (ácido pantoico).
pantomogram (pantomograma). m. Registro radiográfico panorámico de los arcos dentarios superior e inferior y sus estructuras asociadas, obtenido con un pantomógrafo.
pantomograph (pantomógrafo). m. Instrumento radiográfico panorámico que permite visualizar toda la dentición, el hueso alveolar y las estructuras contiguas en una sola película extraoral.
pantomography (pantomografía). f. Método radiográfico por el cual una radiografía (pantomograma) de los arcos dentarios superior e inferior y sus estructuras contiguas puede obtenerse en una sola película.
pantomorphia (pantomorfia). f. **1.** Estado de un organismo, como una ameba, capaz de asumir todas las formas. **2.** Forma o simetría perfectas.
pantomorphic (pantomorfo). Capaz de asumir todas las formas.
pantonine (pantonina). f. Aminoácido identificado en *Escherichia coli* que puede ser un intermediario en la biosíntesis del ácido pantoténico por dicho organismo, que contiene NH_2 en lugar del grupo α-OH del ácido pantoténico.
pantoscopic (pantoscópico). Apropiado para observar objetos a todas las distancias; dícese de las lentes bifocales.
pantothenate (pantotenato). m. Sal o éster del ácido pantoténico.
p. synthetase (p. sintetasa).
pantothenic acid (ácido pantoténico).
pantothenyl (pantotenil). m. Radical acil del ácido pantoténico.
p. alcohol (alcohol pantotenílico). Dexpantenol.
pantoyl (pantoílo). m. Radical acilo del ácido pantoico.
pantoyltaurine (pantoiltaurina). f. Ácido tiopánico; ácido pantoténico con el grupo carboxilo reemplazado por un grupo de ácido sulfónico.
PAP (PAP). Abrev. del complejo *p*eroxidasa *a*nti*p*eroxidasa..
pap (papilla). f. Alimento de consistencia blanda, como trocitos de pan mojados en agua o leche.
papain, papainase (papaína, papainasa). f. Papayotina; enzima proteolítica, o extracto crudo que la contiene, obtenida del látex de papaya.
papaveretum (papaveretum). m. Preparado de alcaloides solubles en agua que incluye morfina anhidra al 50%.
papaverine (papaverina). f. Bensilisoquinolina, alcaloide del opio.
papaya (papaya). f. Carica; el fruto del papaw, *Carica papaya* (familia Caricaceae), árbol de América tropical.
papayotin (papayotina). Papaína.
paper (papel). m. **1.** Cuadrado de p. doblado que forma un sobre que contiene una dosis de cualquier polvo medicinal. **2.** Trozo de p. secante o de filtro impregnado de una solución medicinal, secado y quemado.
articulating p. (p. de articular). P. de oclusión.
Congo red p. (p. rojo Congo).
filter p. (p. de filtro).
occluding p. (p. de oclusión). P. de articular.
papilla, pl. **papillae** (papila). [*papilla*, NA]. f. Cualquier prominencia pequeña en forma de pezón o similar.
acoustic p. (p. acústica). [*organum spirale*, NA]. Órgano espiral.
Bergmeister's p. (p. de Bergmeister).
bile p. (p. biliar). [*papilla duodeni major*, NA]. P. duodenal mayor.
p. of breast 1. (p. de los pechos). [*papilla mammae*, NA]. P. de la mama. **2.** (p. de la mama). [*papilla mammae*, NA].
circumvallate p. (p. caliciforme o circunvalada). [*papilla vallata, papillae vallatae*, NA].
clavate papillae (p. claviformes). [*papillae fungiformis*, NA].
conic papillae (p. cónicas). [*papillae conicae*, NA].
dentinal p. (p. dentinaria). [*papilla dentis*, NA].
dermal papillae 1. (p. de la dermis). [*papillae dermis*, NA]. P. del corion. **2.** (p. dérmicas). [*papillae dermis*, NA]. P. del corion.
filiform papillae (p. filiformes). [*papillae filiformes*, NA].
foliate papillae (p. foliadas). [*papillae foliatae*, NA].
fungiform papillae (p. fungiformes). [*papillae fungiformes*, NA].
hair p. (p. capilar). [*papilla pili*].
incisive p. (p. incisiva). [*papilla incisiva*, NA]. P. palatina.
interdental p. (p. interdentaria). P. interproximal; tabique gingival.
interproximal p. (p. interproximal). P. interdentaria.
lacrimal p. (p. lagrimal). [*papilla lacrimalis*, NA].
lenticular papillae (p. lenticulares). Folículos linguales.
lingual p. (p. linguales). [*papillae linguales*, NA].
major duodenal p. (p. duodenal mayor). [*papilla duodeni major*, NA]. Carúncula mayor de Santorini; p. biliar.
minor duodenal p. (p. duodenal menor). [*papilla duodeni minor*, NA]. Carúncula menor de Santorini.
nerve p. (p. nerviosa). Neurotele.
p. nervi optici (p. del nervio óptico). Disco del nervio óptico.
optic p. (p. óptica). Disco del nervio óptico.
palatine p. (p. palatina). [*papilla incisiva*, NA]. P. incisiva.
papillae of corium (p. del corion). [*papillae corii*, NA].
parotid p. (p. parotídea). [*papilla parotidea*, NA]. P. de la parótida.
renal p. (p. renal). [*papilla renalis*, NA].
retrocuspid p. (p. retrocuspídea).
tactile p. (p. táctil).
urethral p. (p. uretral).
vascular papillae (p. vasculares).
papillary, papillate (papilar, papilado). Relativo a las papilas, parecido a ellas o provisto de éstas.
papillectomy (papilectomía). f. Remoción quirúrgica de cualquier papila.
papilledema (papiledema). m. Disco taponado; estasis papilar; edema del disco óptico.
papilliferous (papilífero). Provisto de papilas.
papilliform (papiliforme). En forma de papila o semejante a ésta.
papillitis (papilitis). f. **1.** Inflamación del nervio óptico en el nivel de la papila óptica. **2.** Inflamación de la papila renal.
necrotizing p. (p. necrosante). Necrosis papilar renal.

papillo- (papilo-). Prefijo que indica papila, papilar.
papilloadenocystoma (papiloadenocistoma). m. Neoplasia epitelial benigna caracterizada por glándulas o estructuras similares, formación de quistes y proyecciones digitales de células neoplásicas que cubren un centro de tejido conjuntivo fibroso.
papillocarcinoma (papilocarcinoma). m. **1.** Papiloma que se hace maligno. **2.** Carcinoma caracterizado por proyecciones papilares digitales de células neoplásicas asociadas con centros de estroma fibrosa como estructura de sostén.
papilloma (papiloma). m. Tumor papilar; villoma; tumor epitelial benigno circunscripto que se proyecta desde la superficie que lo rodea.
p. acuminatum (p. acuminado). Condiloma acuminado.
basal cell p. (p. de células basales). Queratosis seborreica.
p. canaliculum (p. canalicular).
canine oral p. (p. oral canino).
p. diffusum (p. difuso). P. de distribución amplia.
duct p. (p. del conducto). P. intraductal.
p. durum (p. duro). Verruga, callo o callosidad cutánea.
fibroepithelial p. (p. fibroepitelial). P. cutáneo.
hard p. (p. duro).
Hopmann's p. (p. de Hopmann). Pólipo de Hopmann.
infectious p. of cattle (p. vacuno infeccioso). Verrugas de las vacas.
p. inguinale tropicum (p. inguinal tropical).
intracystic p. (p. intraquístico).
intraductal p. (p. intraductal). P. intracanalicular.
inverted p. (p. invertido).
p. molle (p. blando).
p. neuropathicum, p. neuroticum (p. neuropático, neurótico).
soft p. (p. blando).
transitional cell p. (p. de células transicionales).
p. venereum (p. venéreo). Condiloma acuminado.
villous p. (p. velloso). Tumor velloso.
zymotic p. (p. cimótico). Frambesia.
papillomatosis (papilomatosis). f. **1.** Formación de múltiples papilomas. **2.** Proyecciones papilares de la epidermis que forman una superficie microscópicamente ondulante.
confluent and reticulate p. (p. reticulada y confluente).
florid oral p. (p. oral florida).
juvenile p. (p. juvenil).
laryngeal p. (p. laríngea).
palatal p. (p. palatina). Hiperplasia papilar inflamatoria.
subareolar duct p. (p. del conducto subareolar).
papillomatous (papilomatoso). Relativo a un papiloma.
papilloretinitis (papilorretinitis). f. Retinopapilitis; papilitis con extensión de la inflamación a las partes vecinas de la retina.
papillotomy (papilotomía). f. Incisión en la papila duodenal mayor.
papillula, pl. **papillulae** (papílula). f. Pequeña papila.
papovavirus (papovavirus). m. Cualquier virus de la familia Papovaviridae.
PAPP (PAPP). Abrev. de *p*-aminopropiofenona, un antídoto contra la intoxicación con cianuro.
PAPS (PAPS). Abrev. de 3'-fosfato 5'-fosfosulfato de adenosina.
papula, pl. **papulae** (papula, pl. papulae). Pápula.
papular (papular, papuloso). Relativo a las pápulas.
papulation (papulación). f. Formación de pápulas.
papule (pápula). f. Pequeña elevación sólida y circunscripta de la piel que afecta en forma predominante la epidermis o la dermis, y que depende del tipo de proceso patológico.
Celsus' p.'s (p. de Celso). Liquen agrio.
follicular p. (p. folicular).
moist p., mucous p. (p. húmeda, mucosa). Condiloma plano.
piezogenic pedal p. (p. piezogénica pedal).
split p.'s (p. divididas).
papuliferous (papulífero). Que tiene pápulas.
papulo- (papulo-). Prefijo que entra en la formación de las palabras con el significado de pápula.
papuloerythematous (papuloeritematoso). Denota una erupción de pápulas sobre una superficie eritematosa.
papulopustular (papulopustuloso). Denota una erupción formada por pápulas y pústulas.
papulopustule (papulopústula). f. Pequeña elevación semisólida de la piel que se transforma rápidamente en una pústula.
papulosis (papulosis). f. Existencia de numerosas pápulas extendidas.
bowenoid p. (p. bowenoide).
lymphomatoid p. (p. linfomatoide).
malignant atrophic p. (p. atrófica maligna).
papulosquamous (papuloescamoso). Denota una erupción formada por pápulas y escamas.
papulovesicle (papulovesícula). f. Pequeña elevación semisólida de la piel que se transforma en una ampolla.
papulovesicular (papulovesicular). Caracterizado por una erupción formada por pápulas y vesículas.
papyraceous (papiráceo). Semejante al pergamino o al papel.
par (par). Especialmente p. de nervios craneanos.
-para (-para). Sufijo que entra en la formación de palabras con el significado de la cantidad de partos habidos; paridad.
para- (para-). **1.** Prefijo que indica algo que se aparta de lo normal. **2.** Prefijo que indica la intervención de dos partes semejantes o un par. **3.** Prefijo que indica adyacencia, paralelismo, cercanía, etc. **4.** (*p*) En química, prefijo que designa dos sustituciones en el anillo de benceno dispuestas simétricamente.
para-appendicitis (paraapendicitis). f. Periapendicitis.
para-equilibrium (paraequilibrio). m. Vértigo, a menudo asociado con náuseas, nistagmo y debilidad muscular, debido a irritación del aparato vestibular del oído.
paraballism (parabalismo). m. Severos movimientos abruptos de ambas piernas.
parabanic acid (ácido parabánico). Oxalil-urea.
parabiosis (parabiosis). f. **1.** Fusión de huevos o embriones enteros, como ocurre en los mellizos unidos. **2.** Unión quirúrgica de los sistemas vasculares de dos organismos.
parabiotic (parabiótico). Relativo a la parabiosis, o caracterizado por ella.
parablepsia (parablepsia). f. Visión pervertida, como en las ilusiones o alucinaciones visuales.
parabulia (parabulia). f. Perversión de la volición o voluntad; un impulso es contrarrestado y reemplazado por otro.
paracanthoma (paracantoma). m. Neoplasia nacida de una hiperplasia anormal de la capa espinocelular de la piel.
paracanthosis (paracantosis). f. **1.** Formación de paracantomas. **2.** División de los tumores, que incluye los epiteliomas cutáneos.
paracarmine (paracarmín).
paracasein (paracaseína). f. Compuesto producido por la acción de la renina sobre la κ-caseína, que libera una glucoproteína, y que precipita con el ion de calcio formando una masa insoluble.
paracenesthesia (paracenestesia). f. Deterioro de la sensación de bienestar físico, p. ej. del funcionamiento normal de los órganos.
paracentesis (paracentesis). f. Introducción en una cavidad de un trocar y una cánula, de una aguja o de otro instrumento hueco, con el fin de extraer líquido.
paracentetic (paracentésico). Relativo a la paracentesis.
paracentral (paracentral). Cercano o paralelo al centro, o a alguna estructura considerada o llamada "central".
paracervical (paracervical). Adyacente al cuello uterino.
paracervix (paracérvix). [*paracervix*, NA]. Tejido conectivo del piso de la pelvis que se extiende en forma lateral desde la cubierta subserosa fibrosa del cuello del útero, entre las capas del ligamento ancho.
paracetaldehyde (paracetaldehído). m. Paraldehído.
paracetamol (paracetamol). m. Acetaminofeno.
parachlorophenol (paraclorofenol). m. *p*-Clorofenol; desinfectante efectivo contra casi todos los organismos gramnegativos.
paracholera (paracólera). f. Enfermedad clínicamente parecida al cólera asiático, pero debida a un vibrión específicamente diferente de *Vibrio cholerae*.
parachordal (paracordal). Situado a lo largo de la porción anterior de la notocorda en el embrión.
parachroia (paracroia). f. Paracroma.
parachroma (paracroma). m. Paracroia; paracromatosis; coloración anormal de la piel.
parachromatosis (paracromatosis). f. Paracroma.
parachymosin (paraquimosina). f. Enzima parecida a la quimosina.
paracinesia, paracinesis (paracinesia, paracinesis).
paracmasis (paracmasis). f. Paracmé.
paracmastic (paracmástico). Relativo a la paracmé.

paracme (paracmé). **1.** Paracmasis. Fase de disminución de una fiebre. **2.** f. Período de la vida más allá de la plenitud; declinación o fase de involución del organismo.
paracoccidioidin (paracoccidioidina). f. Filtrado de antígeno preparado con la forma filamentosa del hongo patógeno *Paracoccidioides brasiliensis*.
paracoccidioidomycosis (paracoccidioidomicosis). f. Blastomicosis sudamericana; enfermedad de Almeida o Lutz-Splendore-Almeida; granuloma paracoccidioideo.
paracolitis (paracolitis). f. Inflamación de la capa peritoneal del colon.
paracolpitis (paracolpitis). f. Paravaginitis.
paracolpium (paracolpio). m. Tejidos que rodean la vagina.
paracone (paracono). m. Cúspide mesiobucal de un molar superior.
paraconid (paracónido). m. Cúspide mesiobucal de un molar inferior.
paracortex (paracorteza). f. Corteza profunda; corteza terciaria; zona dependiente del timo; parte de un nódulo linfático entre la corteza subcapsular y los cordones medulares.
paracousis (paracusis). Paracusia.
paracrine (paracrino). Referente a la liberación de sustancias de acción local por células endocrinas directamente en el espacio intercelular de las células adyacentes.
paracusis, paracusia (paracusia). f. **1.** Ilusiones o alucinaciones auditivas. **2.** Paracusis; deterioro de la audición.
false p. (p. falsa). P. de Willis.
p. loci (p. loci).
Willis' p. (p. de Willis). Falsa p.
paracyesis (paraciesis). f. Embarazo ectópico.
paracystic (paracístico). Paravesical; alrededor de una vejiga o cerca de ella, específicamente la vejiga urinaria.
paracystitis (paracistitis). f. Inflamación del tejido conjuntivo y otras estructuras que rodean la vejiga urinaria.
paracystium (paracisto). m. Tejidos adyacentes a la vejiga urinaria.
paracytic (paracítico). **1.** Relativo a células que no son las normales de la parte donde se encuentran. **2.** Entre células, pero independiente de ellas.
paradenitis (paradenitis). f. Inflamación de los tejidos adyacentes a una glándula.
paradental (paradental). Periodontal.
paradentium (paradencio). m. Periodoncio.
paradidymal (paradidimal). **1.** Relativo al paradídimo. **2.** Alrededor del testículo o cerca de él.
paradidymis, pl. **paradidymides** (paradídimo). m. [*paradidymis*, NA]. Paraepididímo; pequeño cuerpo unido a veces al frente de la parte inferior del cordón espermático sobre la cabeza del epidídimo.
paradipsia (paradipsia). f. Apetito pervertido de ingerir líquidos sin relación alguna con las necesidades corporales.
paradox (paradoja). f. Aquello que en apariencia, aunque no realmente, se opone o no se ajusta a los hechos conocidos en cualquier caso.
Weber's p. (p. de Weber).
paraesthesia (paraestesia). f. Parestesia.
paraffin (parafina). f. **1.** Uno de los hidrocarburos acíclicos de la serie de metano. **2.** P. dura.
chlorinated p. (p. clorada). Solvente de dicloramina-T.
hard p. (p. dura).
liquid p. (p. líquida). Aceite mineral.
white soft p. (p. blanca blanda). Vaselina blanca.
yellow soft p. (p. amarilla blanda). Vaselina.
paraffinoma (parafinoma). m. Tumor por parafina; tumefacción, generalmente un granuloma, causado por la inyección protésica o terapéutica de parafina en los tejidos.
paraflagellate (paraflagelado). **1.** Que tiene uno o más paraflagelos. **2.** Paramastigoto.
paraflagellum, pl. **paraflagella** (paraflagelo). m. Flagelo accesorio muy pequeño que a veces existe además del flagelo común de ciertos protozoarios.
parafollicular (parafolicular). Asociado espacialmente con un folículo.
paraformaldehyde (paraformaldehído). f. Trioximetileno; polímero del formaldehído usado como desinfectante.
parafuchsin (parafucsina). f. Pararrosanilina.
paragammacism (paragammacismo). m. Sustitución del sonido "g" por otro.
paraganglioma (paraganglioma). m. Neoplasia generalmente derivada del tejido cromorreceptor de un paraganglio, como el cuerpo carotídeo o de la médula de la glándula suprarrenal.
nonchromaffin p. (p. no cromafínico). m. Quimiodectoma.
paraganglion, pl. **paraganglia** (paraganglio). m. Cuerpo de cromafina; pequeño cuerpo redondeado que contiene células cromafines.
paragene (paragén). m. Plásmido.
paragenital (paragenital). Que rodea las gónadas o está cerca de ellas.
parageusia (parageusia). f. Trastorno o perversión del sentido del gusto.
parageusic (paragéusico). Relativo a la parageusia.
paragnathus (paragnato). m. **1.** Individuo con un maxilar inferior accesorio. **2.** Feto parásito unido a la mandíbula del autósito.
paragnomen (paragnomen). m. Reacción inesperada.
paragonimiasis (paragonimiasis). f. Distomiasis pulmonar; infección por un gusano del género *Paragonimus*, especialmente *P. westermani*.
paragonorrheal (paragonorreico). Indirectamente relacionado con la gonorrea o que es consecuencia de ella.
paragrammatism (paragramatismo). m. Parafasia.
paragraphia (paragrafía). f. **1.** Pérdida de la facultad de escribir al dictado, aunque las palabras son oídas y comprendidas. **2.** Acción de escribir una palabra con la intención de escribir otra.
parahemophilia (parahemofilia). f. Enfermedad de Owren.
parahepatic (parahepático). Adyacente al hígado.
parahidrosis (parahidrosis). f. Paridrosis; cualquier trastorno de la transpiración.
parahormone (parahormona). f. Sustancia, producto del metabolismo común no producida con un fin específico, que actúa como una hormona modificando la actividad de algún órgano distante.
parahypnosis (parahipnosis). f. Sueño perturbado, como las pesadillas o el sonambulismo.
parahypophysis (parahipófisis). f. Pequeña masa de tejido hipofisario o que por su estructura se parece al lóbulo anterior de la hipófisis (anterohipófisis), que se encuentra ocasionalmente en la duramadre que tapiza la silla turca.
parakappacism (parakappacismo). m. Sustitución del sonido de la letra "k" por el de otra letra.
parakeratosis (paraqueratosis). f. Retención de núcleos en las células del estrato córneo de la epidermis, observada en muchas dermatosis escamosas, como psoriasis y dermatitis exfoliativa.
p. ostracea (p. ostrácea). P. escutular.
porcine p. (p. porcina).
p. psoriasiformis (p. psoriasiforme).
p. pustulosa (p. pustulosa).
p. scutularis (p. escutular). P. ostrácea.
p. variegata (p. variegata). Poiquiloderma atrofiante vascular.
parakinesia, parakinesis (paracinesia, paracinesis). f. Cualquier anormalidad o anomalía motora.
paralalia (paralalia). f. Cualquier defecto del habla, especialmente si una letra se sustituye habitualmente por otra.
p. literalis (p. literal). Tartamudeo.
paralambdacism (paralambdacismo). m. Mala pronunciación de la letra "l" o sustitución de ésta por otra letra.
paraldehyde (paraldehído). m. Paracetaldehído; polímero del acetaldehído; hipnótico y sedante inofensivo.
paraleprosis (paraleprosis). f. Presencia de ciertos cambios tróficos o nerviosos que sugieren una forma atenuada de lepra en regiones donde la enfermedad prevalece hace tiempo.
paralepsy (paralepsia). f. **1.** Ataque temporario de inercia mental y desesperanza. **2.** Alteración repentina de estado de ánimo o tensión emocional.
paralexia (paralexia). f. Comprensión defectuosa de palabras escritas o impresas, que se sustituyen por otras sin sentido en la lectura.
paralgesia (paralgesia). f. Parestesia dolorosa; cualquier alteración o anomalía del sentido del dolor.
paralgia (paralgia). f. Dolor anormal o insólito.
paralipophobia (paralipofobia). f. Temor, descuido u omisión morbosos del deber.

N O P

parallactic (paraláctico). Relativo a un paralaje.
parallax (paralaje). m. **1.** Aparente desplazamiento de un objeto por un cambio de la posición desde donde se lo mira. **2.** Fenómeno fi.
binocular p. (p. binocular). P. estereoscópico.
heteronymous p. (p. heterónimo).
homonymous p. (p. homónimo).
stereoscopic p. (p. estereoscópico). P. binocular.
vertical p. (p. vertical).
parallelism (paralelismo). m. **1.** Condición de estructuralmente paralelo. **2.** En psicología, doctrina según la cual para cada proceso consciente existe un proceso orgánico correspondiente o paralelo, sin implicar una interrelación causal entre estos dos sistemas.
parallelometer (paralelómetro). m. Aparato usado para hacer paralelos los ataches y pilares de prótesis parciales removibles o fijas.
parallergic (paralérgico). Denota un estado alérgico en el que el organismo está predispuesto a estímulos inespecíficos después de su sensibilización original con un alergeno específico.
paralogia, paralogism, paralogy (paralogía). f. Paralogismo; falso razonamiento que incluye el autoengaño.
thematic p. (p. temática).
paralysis, pl. **paralyses** (parálisis). f. Pérdida de la facultad del movimiento voluntario de un músculo por lesión o enfermedad de su inervación.
acute ascending p. (p. ascendente aguda). P. de Landry.
acute atrophic p. (p. atrófica aguda). Poliomielitis anterior aguda.
p. agitans (p. agitante). Término obsoleto por parkinsonismo.
ascending p. (p. ascendente).
Brown-Séquard's p. (p. de Brown-Séquard).
bulbar p. (p. bulbar). P. bulbar progresiva.
central p. (p. central).
Chastek p. (p. de Chastek).
compression p. (p. por compresión).
conjugate p. (p. conjugada).
crossed p. (p. cruzada). Hemiplejía alternada.
crutch p. (p. por muletas).
decubitus p. (p. por decúbito).
diphtheritic p. (p. diftérica). P. posdiftérica.
diver's p. (p. de los buzos).
Duchenne's p. (p. de Duchenne).
Erb's p. (p. de Erb). P. de Duchenne-Erb.
Erb's spinal p. (p. espinal de Erb).
facial p. (p. facial). P. de Bell; neuritis de Falopio; facioplejía.
familial periodic p. (p. periódica familiar).
faucial p. (p. de las fauces). Istmoparálisis.
fowl p. (p. de las aves de corral). Linfomatosis aviaria.
ginger p. (p. por gengibre). P. por jake.
global p. (p. total).
glossolabiolaryngeal p., glossolabiopharyngeal p. (p. glosolabiolaríngea, glosolabiofaríngea). P. bulbar progresiva.
Gubler's p. (p. de Gubler). Síndrome de Gubler.
hyperkalemic periodic p. (p. periódica hiperpotasémica).
hypokalemic periodic p. (p. periódica hipopotasémica).
immunological p. (p. inmunológica).
infectious bulbar p. (p. bulbar infecciosa). Seudorrabia.
jake p. (p. por jake). P. por gengibre.
Klumpke's p. (p. de Klumpke). Síndrome de Klumpke-Déjérine.
Kussmaul-Landry p. (p. de Kussmaul-Landry). P. ascendente aguda.
labial p. (p. labial). P. bulbar progresiva.
Landry's p. (p. de Landry). P. ascendente aguda.
lead p. (p. por plomo).
mimetic p. (p. mimética). P. de los músculos faciales.
mixed p. (p. mixta). P. combinada motora y sensitiva.
motor p. (p. motora). Pérdida de la facultad de contracción muscular.
musculospiral p. (p. musculoespiral).
myogenic p. (p. miogénica). Poliomielitis anterior aguda.
normokalemic periodic p. (p. periódica normopotasémica).
obstetrical p. (p. obstétrica). P. del parto.
ocular p. (p. ocular).
parturient p. (p. de las parturientas). Fiebre de la leche.
periodic p. (p. periódica).
postdiphtheritic p. (p. posdiftérica). P. diftérica.
posticus p. (p. posticus).
Pott's p. (p. de Pott). Paraplejía de Pott.
progressive bulbar p. (p. bulbar progresiva).
pseudobulbar p. (p. seudobulbar).
pseudohypertrophic muscular p. (p. muscular seudohipertrófica).
sensory p. (p. sensitiva). Pérdida de la sensación; anestesia.
sleep p. (p. del sueño). Disociación del sueño.
sodium-responsive periodic p. (p. periódica que responde al sodio).
spastic spinal p. (p. espinal espástica). Diplejía espástica.
spinal p. (p. espinal o raquídea). Mieloparálisis; mieloplejía.
supranuclear p. (p. supranuclear).
tick p. (p. por garrapatas).
Todd's p. (p. de Todd). P. posepiléptica de Todd.
Todd's postepileptic p. (p. posepiléptica de Todd). P. de Todd.
vasomotor p. (p. vasomotora). Vasoparesia.
wasting p. (p. con emaciación). Atrofia muscular progresiva.
Zenker's p. (p. de Zenker).
paralyssa (paralisa). f. Forma paralítica de rabia causada por la mordedura del murciélago-vampiro (*Desmodus*).
paralytic (paralítico). Relativo a la parálisis; persona que sufre de parálisis.
paralyzant (paralizante). **1.** Que causa parálisis. **2.** Cualquier agente, como el curare, que causa parálisis.
paramagnetic (paramagnético). Que posee la propiedad del paramagnetismo.
paramagnetism (paramagnetismo). m. Propiedad de ser magnético, demostrada asumiendo una posición paralela a las líneas de fuerza entre los dos polos de un imán.
paramastigote (paramastigoto). m. Paraflagelado; mastigoto que tiene dos flagelos, uno largo y uno corto.
paramastoid (paramastoide). Cercano a la apófisis mastoides.
paramedian (paramediano). Paramesial; cercano a la línea media.
paramedic (paramédico). Persona entrenada y autorizada para proporcionar cuidados médicos de emergencia.
paramedical (paramédico). Relacionado con la profesión médica en carácter de adjunto o auxiliar, en campos afines como la enfermería, la fisioterapia, la audiofonología, etc.
paramenia (paramenia). f. Cualquier trastorno o irregularidad de la menstruación.
paramesial (paramesial). Paramediano.
paramesonephric (paramesonéfrico). Cercano al mesonefros embrionario, o a lo largo de éste.
parameter (parámetro). m. Una de muchas maneras de medir o describir un objeto o de evaluar un sujeto.
paramethadione (parametadiona). f. Agente anticonvulsivo utilizado en el "petit mal" epiléptico.
paramethasone (parametasona). f. Glucocorticoide de efectos antiinflamatorios y toxicidad similar a los de la prednisona.
p. acetate (acetato de p.). Glucocorticoide usado en artritis reumatoidea.
parametrial (parametrial). Perteneciente al parametrio.
parametric (paramétrico). Relativo al parametrio, o conjunto de estructuras inmediatamente adyacentes al útero.
parametrismus (parametrismo). m. Espasmo doloroso de las fibras musculares en los ligamentos anchos.
parametritic (parametrítico). Relativo a la parametritis.
parametritis (parametritis). m. Celulitis pélvica; inflamación del tejido celular adyacente al útero.
parametrium, pl. **parametria** (parametrio). [*parametrium*, NA]. m. Tejido conjuntivo del piso de la pelvis, que se extiende desde la capa subserosa fibrosa de la porción supracervical del útero, lateralmente entre las capas del ligamento ancho.
paramimia (paramimia). f. Uso de gestos inapropiados para las palabras a las que acompañan.
paramnesia (paramnesia). f. Falsos recuerdos de sucesos que nunca ocurrieron.
paramolar (paramolar). m. Diente supernumerario situado entre lingual o bucal a los molares maxilares o mandibulares.
paramorphia (paramorfia). f. Toda anormalidad de forma o estructura inducida por influencias ambientales sin ningún cambio genético correspondiente.
paramorphic (paramórfico). Relacionado con la paramorfia.

paramorphine (paramorfina). f. Tebaína.
paramphistomiasis (paranfistomiasis). f. Infección de animales y el hombre por trematodos de la familia Paramphistomatidae.
paramusia (paramusia). f. Pérdida de la capacidad de leer o interpretar música correctamente.
paramyloidosis (paramiloidosis). f. Variedad de depósito amiloide vista en nódulos linfáticos en algunas inflamaciones inespecíficas crónicas y en amiloidosis localizada primaria.
paramyoclonus (paramioclono). m. Mioclono múltiple.
paramyotonia (paramiotonía). f. Paramiotono; forma atípica de miotonía.
ataxic p. (p. atáxica).
congenital p. (p. congénita). Enfermedad de Eulenburg.
symptomatic p. (p. sintomática).
paramyotonus (paramiotono). m. Paramiotonía.
paranalgesia (paranalgesia). f. Analgesia de la mitad inferior del cuerpo.
paranasal (paranasal). Que está situado a lo largo de la nariz.
paraneoplasia (paraneoplasia). f. Alteraciones hormonales, neurológicas, hematológicas u otras clínicas y bioquímicas asociadas con neoplasias malignas pero no relacionadas directamente con la invasión del tumor primario o sus metástasis.
paraneoplastic (paraneoplásico). Relacionado o característico de la paraneoplasia.
paranephric (paranéfrico). **1.** Relativo al paranefros. **2.** Pararrenal.
paranephros, pl. **paranephroi** (paranefros). m. Glándula suprarrenal.
paranesthesia (paranestesia). f. Anestesia de la mitad inferior del cuerpo.
paraneural (paraneural). Cerca o a lo largo de un nervio.
paraneurone (paraneurona). f. Célula neuroendocrina; una glándula o agregado de células que contienen gránulos neurosecretores.
parangi (parangi). f. Enfermedad similar a la frambesia que existe en Sri Lanka.
paranoia (paranoia). f. Trastorno mental grave pero raro, caracterizado por la presencia de ilusiones sistematizadas, a menudo de carácter persecutorio, en una personalidad por lo demás intacta.
acute hallucinatory p. (p. alucinatoria aguda).
litigious p. (p. litigiosa). P. querellante.
p. originaria (p. originaria). Forma propia de los niños.
p. querulans (p. querellante). P. litigiosa.
paranoiac (paranoico). **1.** Relativo a la paranoia o afectado por ésta. **2.** m. Persona que sufre de paranoia.
paranoid (paranoide). **1.** Relativo a la paranoia, o caracterizado por ésta. **2.** Que tiene ilusiones de persecución.
paranomia (paranomia). f. Forma de afasia en la que los objetos reciben nombres equivocados.
paranuclear (paranuclear). **1.** Paranucleado. **2.** Fuera del núcleo pero cerca de él.
paranucleate (paranucleado). Paranuclear; relativo a un paranúcleo o que lo posee.
paranucleolus (paranucléolo).
paranucleus (paranúcleo). m. Núcleo accesorio o pequeña masa de cromatina situada fuera del núcleo pero cerca de él.
paraomphalic (paraonfálico). Paraumbilical.
paraoperative (paraoperatorio). Perioperativo.
paraoral (paraoral). Cerca de la boca o adyacente a ella.
paraovarian (paraovárico). Parovárico.
paraoxon (paraoxón). m. Inhibidor de colinesterasa organofosforoso usado en insecticidas. El paratión se convierte en p. en el hígado.
parapancreatic (parapancreático). Cerca del páncreas, o a lo largo de él.
paraparesis (paraparesia). f. Grado leve de parálisis que afecta las extremidades inferiores.
paraparetic (paraparético). **1.** Relativo a la paraparesia. **2.** Persona con paraparesia.
parapedesis (parapédesis). f. Excreción o secreción por un canal anormal.
paraperitoneal (paraperitoneal). Fuera del peritoneo o a lo largo de él.
parapestis (parapeste). f. Peste ambulante.
paraphasia (parafasia). f. Parafrasia; paragramatismo; seudogramatismo; jerga; forma de afasia en la cual el paciente ha perdido la facultad de hablar correctamente, sustituye una palabra por otra y acumula palabras y frases de manera tal que su discurso se hace ininteligible.
thematic p. (p. temática).
paraphasic (parafásico). Relativo a la parafasia.
paraphia (parafia). f. Parapsia; seudafia; seudestesia; cualquier trastorno del sentido del tacto.
paraphilia (parafilia). f. Desviación sexual.
paraphimosis (parafimosis). f. Capistración; constricción dolorosa del glande del pene por un prepucio fimótico retraído detrás de la corona.
p. palpebrae (p. palpebral).
paraphonia (parafonía). f. Cualquier trastorno de la voz, especialmente un cambio de tono.
paraphora (paráfora). f. Ligera perturbación emocional.
paraphrasia (parafrasia). f. Parafasia.
paraphysial, paraphyseal (parafisial, parafisario). Perteneciente a la paráfisis.
paraphysis, pl. **paraphyses** (paráfisis). f. Órgano mediano que se desarrolla desde la placa del techo del diencéfalo en ciertos vertebrados inferiores.
parapineal (parapineal). Al lado de la glándula pineal; denota la porción visual o fotorreceptiva del cuerpo pineal, presente, aunque no funcional, en algunos lagartos.
paraplasm (paraplasma). m. **1.** Término obsoleto para hialoplasma. **2.** Tejido malformado o anormal.
paraplastic (paraplástico). Relativo al paraplasma.
paraplectic (parapléctico). Parapléjico.
paraplegia (paraplejía). f. Parálisis de ambas extremidades inferiores y generalmente de la parte inferior del tronco.
ataxic p. (p. atáxica).
congenital spastic p. (p. espástica congénita). P. espástica infantil.
p. dolorosa (p. dolorosa).
p. in extension (p. en extensión).
p. in flexion (p. en flexión).
infantile spastic p. (p. espástica infantil). P. espástica congénita.
painful p. (p. dolorosa).
Pott's p. (p. de Pott). Parálisis de Pott.
senile p. (p. senil).
spastic p. (p. espástica). P. tetanoide.
superior p. (p. superior). Parálisis de ambos brazos.
tetanoid p. (p. tetanoide). P. espástica.
paraplegic (parapléjico). Parapléctico; relativo a la paraplejía o que la sufre.
parapoplexy (parapoplejía). f. Seudoapoplejía.
parapraxia (parapraxia). f. Estado análogo a la parafasia y paragrafia, con un desempeño defectuoso de actos voluntarios, como lapsos linguales o extravío de objetos.
paraproctitis (paraproctitis). f. Inflamación del tejido celular que rodea al recto.
paraproctium, pl. **paraproctia** (paraproctio). m. Tejido celular que rodea al recto.
paraprostatitis (paraprostatitis). f. Inflamación del tejido que rodea a la próstata.
paraprotein (paraproteína). f. **1.** Proteína plasmática anormal, como la macroglobulina, crioglobulina y mieloma proteína. **2.** Inmunoglobulina monoclonal.
paraproteinemia (paraproteinemia). f. Presencia de proteínas anormales en la sangre.
parapsia (parapsia). f. Parafia.
parapsoriasis (parapsoriasis). f. Xantoeritrodermia persistente; dermatosis crónica de origen desconocido con lesiones eritematosas, papulosas y escamas que aparecen en placas persistentes que a menudo se agrandan y son resistentes al tratamiento.
p. en plaque (p. en placas).
p. guttata (p. guttata).
p. lichenoides (p. liquenoide). Poiquiloderma atrofiante vascular.
p. lichenoides et varioliformis acuta (p. liquenoide y varioliforme aguda). Pitiriasis liquenoide y varioliforme aguda.
p. varioliformis (p. varioliforme).
parapsychology (parapsicología). f. Estudio de la percepción extrasensorial, como la transferencia del pensamiento (telepatía) y la clarividencia.

paraquat (paraquat). m. Plaguicida que produce efectos tóxicos demorados en el hígado, los riñones y los pulmones cuando se ingiere.
pararama (pararama). f. Enfermedad dolorosa o invalidante de los dedos, descrita por primera vez en los trabajadores del caucho brasileños, producida por contacto accidental con setas de la larva de la polilla *Premolis semirufa*.
pararectal (pararrectal). Cerca del recto o de su músculo.
parareflexia (pararreflexia). f. Estado caracterizado por reflejos anormales.
pararenal (pararrenal). Paranéfrico; cercano o adyacente a los riñones.
pararhotacism (pararrotacismo). m. Sustitución del sonido de la letra "r" por el de otra.
pararosanilin (pararrosanilina). f. Parafucsina; clorhidrato de tri(aminofenil)metano; importante colorante biológico rojo usado en el reactivo de Schiff.
pararrhythmia (pararritmia). f. Disritmia cardíaca en la que coexisten dos ritmos independientes, pero no como resultado de bloqueo A-V.
parasacral (parasacro). A lo largo del sacro.
parasalpingitis (parasalpingitis). f. Inflamación de los tejidos que rodean las trompas de Falopio o de Eustaquio.
parascarlatina (paraescarlatina). f. Cuarta enfermedad.
parasecretion (parasecreción). f. Término obsoleto para secreción anormal.
parasexuality (parasexualidad). f. Sexualidad anormal o pervertida.
parasigmatism (parasigmatismo). m. Ceceo.
parasinoidal (parasinoidal). Cerca de un seno, especialmente cerebral.
parasite (parásito). m. **1.** Organismo que vive sobre otro o en su interior y se nutre de él. **2.** En el caso de una inclusión fetal o mellizos unidos, el mellizo más o menos incompleto que se nutre del autósito, más cercano a lo normal.
autistic p. (p. autístico). P. autóctono.
autochthonous p. (p. autóctono). P. autístico.
commensal p. (p. comensal).
euroxenous p. (p. euróxeno).
facultative p. (p. facultativo).
heterogenetic p. (p. heterogenético).
heteroxenous p. (p. heteróxeno).
incidental p. (p. incidental).
inquiline p. (p. inquilino).
malignant tertian malarial p. (p. terciano maligno). *Plasmodium falciparum*.
obligate p. (p. obligado).
quartan p. (p. cuartano). *Plasmodium malariae*.
specific p. (p. específico).
stenoxous p. (p. estenoxo).
temporary p. (p. temporario).
tertian p. (p. terciano). *Plasmodium vivax*.
parasitemia (parasitemia). f. Presencia de parásitos en la sangre circulante.
parasitic (parasítico, parasitario). **1.** Relativo a un parásito o de la naturaleza de éste. **2.** Referente a los organismos que normalmente crecen sólo dentro del cuerpo viviente de un huésped, o sobre éste.
parasiticidal (parasiticida). Que destruye parásitos.
parasiticide (parasiticida). m. Agente que destruye parásitos.
parasitism (parasitismo). m. Relación simbiótica en la que una especie, el parásito, se beneficia a expensas de la otra, el huésped.
multiple p. (p. múltiple). Estado en el que parásitos de diferentes especies viven en un solo huésped, en contraste con el superparasitismo o hiperparasitismo.
parasitize (parasitar). Invadir en carácter de parásito.
parasitocenose (parasitocenosis). f. Ecosistema de parásito-huésped; complejo de todas las especies e individuos parásitos asociados con un huésped específico.
parasitogenesis (parasitogénesis). f. Evolución de las relaciones entre parásito y huésped.
parasitogenic (parasitogénico). **1.** Causado por ciertos parásitos. **2.** Que favorece el parasitismo.
parasitoid (parasitoide). Denota una relación alimentaria intermedia entre la predación y el parasitismo, en la que el p. destruye luego a su huésped.
parasitologist (parasitólogo). m. Persona especializada en parasitología.
parasitology (parasitología). f. Rama de la biología y medicina que estudia todos los aspectos del parasitismo.
parasitome (parasítomo). m. Masa o número total de individuos en todas las fases de desarrollo de un solo parásito en un solo huésped.
parasitophobia (parasitofobia). f. Temor morboso a los parásitos.
parasitosis (parasitosis). f. Infestación por parásitos.
parasitotropic (parasitotrópico). Perteneciente al parasitotropismo o caracterizado por él.
parasitotropism (parasitotropismo). m. Parasitotropía; afinidad especial de drogas u otros agentes determinados por parásitos y no por sus huéspedes.
parasitotropy (parasitotropía). f. Parasitotropismo.
parasomnia (parasomnia). f. Toda disfunción asociada con el sueño, p. ej., terror nocturno, enuresis o crisis nocturnas.
paraspadia, paraspadias (paraspadia). f. Estado adquirido en el que existe una abertura anormal en la uretra a un costado del lumen uretral normal.
parastasis (parastasis). f. La relación entre mecanismos causales que pueden compensar o enmascarar defectos recíprocamente; en genética, una relación entre no alelos clasificada por algunos especialistas como una forma de epistasis.
parasternal (paraesternal). A lo largo del esternón.
parastruma (paraestruma). f. Término obsoleto de la tumefacción como un bocio que resulta del agrandamiento de una glándula paratiroides.
parasympathetic (parasimpático). Perteneciente a una división del sistema nervioso autónomo.
parasympatholytic (parasimpaticolítico). Parasimpatoparalítico; agente que anula o antagoniza los efectos del sistema nervioso parasimpático: p.ej. la atropina.
parasympathomimetic (parasimpaticomimético). Relativo a drogas o sustancias químicas cuya acción se parece a la causada por estimulación del sistema nervioso parasimpático.
parasympathoparalytic (parasimpatoparalítico). Parasimpaticolítico.
parasympathotonia (parasimpatotonía). f. Vagotonía.
parasynanche (parasinanquia). f. Inflamación reumática de los músculos de la garganta, o cualquier angina, especialmente parotiditis.
parasynapsis (parasinapsis). f. Unión de cromosomas lado a lado en el proceso de reducción.
parasynovitis (parasinovitis). f. Inflamación de los tejidos inmediatamente adyacentes a una articulación.
parasyphilis (parasífilis). f. Parasifilosis; sífilis cuaternaria; metasífilis; cualquier afección debida indirectamente a la sífilis.
parasyphilitic (parasifilítico). Metasifilítico; denota ciertas enfermedades que, se supone, se deben indirectamente a la sífilis, aunque no presentan ninguna de las lesiones anatomopatológicas reconocidas de tal infección.
parasyphilosis (parasifilosis). f. Parasífilis.
parasystole (parasístole). f. Latido parasistólico; segundo ritmo automático que existe simultáneamente con el ritmo sinusal normal.
parataxia (parataxia). f. Parataxis.
parataxic (paratáxico). Perteneciente a la parataxis.
parataxis (parataxis). f. Parataxia; estado psicológico o repositorio de actitudes, ideas y experiencias acumuladas durante el desarrollo de la personalidad, y no asimiladas o integradas debidamente a la masa creciente y al residuo de las otras actitudes, ideas y experiencias de la personalidad de un individuo.
paratenesis (paratenesis). f. Pasaje de un agente infeccioso por uno o más huéspedes paraténicos, en el cual el agente es transportado entre huéspedes pero no prosigue su desarrollo.
paratenon (paratendón). m. Material adiposo o sinovial entre un tendón y su vaina.
paraterminal (paraterminal). Cerca o a lo largo de cualquier término.
parathion (paratión). m. Insecticida de fosfato orgánico muy venenoso para los animales y el hombre. Es un inhibidor irreversible de las colinesterasas.
parathormone (parathormona). f. Hormona paratiroidea.
parathymia (paratimia). f. Dirección equivocada de las facultades emocionales; estado de ánimo desordenado.

parathyrin (paratirina). f. Hormona paratiroidea.
parathyroid 1. (paratiroides). Glándula paratiroides. **2.** (paratiroideo). Adyacente a la glándula tiroides. **3.** (paratiroideo). Relativo a la glándula paratiroides.
parathyroidectomy (paratiroidectomía). Escisión de las glándulas paratiroides.
parathyrotropic, parathyrotrophic (paratirotrópico, paratirotrófico). Que influye sobre el crecimiento o la actividad de las glándulas paratiroides.
paratrichosis (paratricosis). f. Cualquier trastorno del crecimiento del pelo, con especial referencia a la cantidad.
paratripsis (paratripsis). f. **1.** Fricción. **2.** Término obsoleto para retardo del catabolismo o emaciación de tejidos.
paratriptic (paratríptico). Que causa fricción, o es causado por ella.
paratrophic (paratrófico). Que se alimenta de materia orgánica viva.
paratyphlitis (paratiflitis). f. Inflamación del tejido conjuntivo adyacente al ciego.
paratyphoid (paratifoidea). Fiebre paratifoidea.
paraumbilical (paraumbilical). Paraonfálico; cercano al ombligo.
paraurethral (parauretral). A lo largo de la uretra.
paravaccinia (paravacuna). f. Seudoviruela.
paravaginal (paravaginal). A lo largo de la vagina.
paravaginitis (paravaginitis). f. Paracolpitis; inflamación del tejido conjuntivo a lo largo de la vagina.
paravalvular (paravalvular). A lo largo de una válvula o en la vecindad.
paravenous (paravenoso). Al lado de una vena.
paravertebral (paravertebral). A lo largo de una vértebra o de toda la columna vertebral.
paravesical (paravesical). Paracístico.
paraxial (paraxial). Al costado del eje de cualquier cuerpo o parte.
paraxon (paraxón). m. Rama colateral de un axón o cilindroeje.
parazoon (parazoo). m. **1.** Parásito animal. **2.** Miembro del subreino Parazoa.
parchment crackling (crujido de pergamino). Sensación de crujido de papel rígido o pergamino que se observa en la palpación del cráneo en casos de craneotabes.
parectasia, parectasis (parectasia, parectasis). f. Extrema distensión de una cavidad u otra parte.
parectropia (parectropia). f. Apraxia.
paregoric (paregórico). m. Tintura de opio alcanforada; antiperistáltico que contiene opio en polvo, aceite de anís, ácido benzoico, alcanfor, glicerina y alcohol diluido.
pareira (pareira). f. Pareira brava; raíz de *Chondodendron* (familia Menispermaceae) en su especie *Chondodendron tomentosum* y otras.
parelectronomic (parelectronómico). No sujeto a las leyes de la electricidad, es decir no excitado por un estímulo eléctrico.
parencephalia (parencefalia). f. Desarrollo cerebral imperfecto.
parencephalitis (parencefalitis). f. Inflamación del cerebelo.
parencephalocele (parencefalocele). m. Protrusión del cerebelo a través de un defecto del cráneo.
parencephalous (parencefaloso). Relativo a la parencefalia.
parenchyma (parénquima). m. **1.** Células distintivas o específicas de una glándula o de un órgano, contenidas en el armazón de tejido conjuntivo o estroma, y sostenidas por éste. **2.** Endoplasma de una célula protozoaria.
p. testis (p. testicular). [*parenchyma testis*, NA].
parenchymal (parenquimal, parenquimático). Parenquimatoso.
parenchymatitis (parenquimatitis). f. Inflamación del parénquima, o sustancia diferenciada de una glándula o un órgano.
parenchymatous (parenquimatoso). Relativo al parénquima.
parenteral (parenteral). Que se administra por algún medio o conducto que no es el tracto gastrointestinal ni los pulmones.
parepicele (parepicele). m. Receso lateral del cuarto ventrículo del cerebro.
parepididymis (parepidídimo). m. Paradídimo.
parepithymia (parepitimia). f. Ansia morbosa; deseo o anhelo pervertido.
parerethisis (parereterisis). f. Excitación pervertida.
parergasia (parergasia). f. Esquizofrenia.
paresis (paresia). f. **1.** Parálisis parcial o incompleta. **2.** Demencia paralítica; enfermedad del cerebro de origen sifilítico, caracterizada por demencia progresiva, temblores, perturbaciones del habla y creciente debilidad muscular.
parturient p. (p. de las parturientas). Fiebre de la leche.
paresthesia (parestesia). f. Paraestesia; sensación anormal, como de ardor o quemadura, pinchazo, hormigueo, cosquillas, etcétera.
Berger's p. (p. de Berger).
paresthetic (parestésico). Relativo a la parestesia o caracterizado por ella.
paretic (parético). Relativo a la paresia o que la sufre.
pareunia (pareunia). f. Acto sexual.
pargyline hydrochloride (pargilina, clorhidrato de). Inhibidor no hidrazínico de la monoaminooxidasa usado como agente antihipertensivo.
paridrosis (paridrosis). f. Parahidrosis.
paries, gen. **parietis**, pl. **parietes** (paries, gen. parietis, pl. parietes). [*paries*, NA]. Una pared, como la del tórax, el abdomen o cualquier órgano hueco.
parietal (parietal). Relativo a la pared de cualquier cavidad.
parieto- (parieto-). Prefijo que indica relación con una pared.
parieto-occipital (parietooccipital). Relativo a los huesos parietal y occipital o a las partes de la corteza cerebral que corresponden a ellos.
parietofrontal (parietofrontal). Relativo a los huesos parietal y frontal o a las partes de la corteza cerebral que corresponden a ellos.
parietography (parietografía). f. Combinación del estudio del neumoperitoneo y del aire del estómago.
parietomastoid (parietomastoide). Relativo al hueso parietal y a la porción mastoidea del hueso temporal.
parietosphenoid (parietoesfenoidal). Relativo a los huesos parietal y esfenoides.
parietosplanchnic (parietoesplácnico). Parietovisceral.
parietosquamosal (parietoescamoso). Relativo al hueso parietal y a la porción escamosa del hueso temporal.
parietotemporal (parietotemporal). Relativo a los huesos parietal y temporal.
parietovisceral (parietovisceral). Parietoesplácnico; relativo a la pared de una cavidad y a las vísceras que ésta contiene.
parity (paridad). f. Estado de haber dado a luz uno o más hijos, vivos o muertos.
parkinsonian (parkinsoniano). **1.** Relativo al parkinsonismo. **2.** m. Persona que sufre de parkinsonismo.
parkinsonism (parkinsonismo). m. **1.** Enfermedad de Parkinson; parálisis agitante o temblorosa; síndrome neurológico que y se caracteriza por temblores musculares, rigidez de movimientos, postura caída y facies de máscara. **2.** Síndrome similar al p. que aparece como efecto secundario de ciertas drogas antipsicóticas.
paroccipital (paroccipital). Cercano o al lado del hueso occipital o del occipucio.
parodontitis (parodontitis). f. Término obsoleto para periodontitis.
parodontium (parodoncio). m. Periodoncio.
parodynia (parodinia). f. Dolores del parto.
parolfactory (paraolfatorio). Asociado o relacionado con el sistema olfatorio.
parolivary (paraolivar). Al lado de la oliva o cerca de ella.
paromomycin sulfate (paromomicina, sulfato de). Antibiótico de amplio espectro producido por *Streptomyces rimosus*, forma *paromomycinus*, usado en el tratamiento de la enteritis bacteriana y la amebiasis, y para la supresión preoperatoria de las bacterias intestinales.
paromphalocele (paronfalocele). m. **1.** Tumor cerca del ombligo. **2.** Hernia a través de un defecto de la pared abdominal, cerca del ombligo.
paroneiria, paroniria (paroniria). f. Término raramente usado para designar los sueños desagradables o aterradores.
p. salax (p. salaz).
paronychia (paroniquia). f. Oniquia lateral; oniquia periungular; inflamación del pliegue ungular con separación de la piel de la porción proximal de la uña.
paronychial (paroniquial). Relativo a la paroniquia.
paroophoritis (paroofóritis). f. Inflamación de los tejidos adyacentes a los ovarios.
paroöphoron (paroóforon). m. [*paroophoron*, NA]. Cuerpo pampiniforme; parovario; cualquiera de los túbulos rudimentarios esparcidos en el ligamento ancho, entre el epoóforon y el útero.

N O P

parophthalmia (paroftalmía). f. Inflamación de los tejidos que rodean el ojo.
paropsia, paropsis (paropsia, paropsis). f. Desorientación de la percepción de la dirección en la hemianopsia, causada por lesiones occipitales.
parorchidium (parorquidia). f. Testículo ectópico.
parorchis (parorquia). m. Epidídimo.
parorexia (parorexia). f. Apetito anormal o trastornado.
parosmia (parosmia). f. Parosfresia; cualquier trastorno del sentido del olfato, especialmente la percepción subjetiva de olores que no existen.
parosphresia (parosfresia). f. Parosmia.
parosteal (parostial). Relativo a los tejidos inmediatamente adyacentes al periostio de un hueso.
parosteosis, parostosis (parosteosis, parostosis). f. **1.** Desarrollo de hueso en una ubicación insólita, como en la piel. **2.** Osificación anormal o deficiente.
parostitis, parosteitis (parostitis, parosteítis). f. Inflamación de los tejidos inmediatamente adyacentes a un hueso.
parotic (parótico). Cerca o al lado de la oreja.
parotid **1.** (parótida). f. Glándula salival parotídea. **2.** (parotídeo). Situado cerca de la oreja; denota varias estructuras en estas cercanías.
parotidectomy (parotidectomía). f. Remoción quirúrgica de la glándula parótida.
parotiditis (parotiditis). f. Parotitis; inflamación de la glándula parótida.
epidemic p. (p. epidémica). Paperas.
postoperative p. (p. posoperatoria). .
punctate p. (p. punteada).
parotidoauricularis (parotidoauricular). **1.** Banda ocasional de fibras musculares que van de la superficie de la parótida a la aurícula. **2.** Relativo a la parótida y al oído externo.
parotin (parotina). f. Hormona de las glándulas salivales; sustancia proteinácea obtenida de las parótidas de bovinos, de supuesta actividad hormonal.
parotitis (parotitis). f. Parotiditis.
parovarian (parovárico). **1.** Relativo al paroóforon. **2.** Paraovárico; situado al lado o en la proximidad del ovario.
parovariotomy (parovariotomía). f. Incisión en el parovario o extirpación de un tumor de éste.
parovaritis (parovaritis). f. Inflamación del parovario.
parovarium (parovario). m. Paroóforon.
paroxypropione (paroxipropiona). f. *p*-Hidroxipropiofenona; inhibidor de la hormona gonadotrópica hipofisaria.
paroxysm (paroxismo). m. **1.** Espasmo o convulsión agudos. **2.** Iniciación repentina de un síntoma o una enfermedad, especialmente de manifestaciones recurrentes.
paroxysmal (paroxístico). Relativo a los paroxismos o que ocurre en ellos.
parricide **1.** (parricida). Persona que comete parricidio. **2.** (parricidio). Muerte que uno da a su progenitor (patricidio o matricidio).
pars, pl. **partes** (parte). [*pars,* NA]. f. Porción.
p. abdominalis ductus thoracicus (porción abdominal del conducto torácico). [*pars abdominalis ductus thoracicus,* NA].
p. abdominalis esophagi (porción abdominal del esófago). [*pars abdominalis esophagi,* NA]. Parte del esófago inferior al diafragma.
p. abdominalis ureteris (porción abdominal del uréter). [*pars abdominalis ureteris,* NA].
p. amorpha (porción amorfa).
p. annularis vaginae fibrosae (porción anular de la vaina fibrosa de los dedos). [*pars annularis vaginae fibrosae,* NA].
p. anterior commissurae anterioris (porción anterior de la comisura anterior). [*pars anterior commissurae anterioris,* NA].
p. anterior facies diaphragmatis (porción anterior de la cara diafragmática). [*pars anterior facies diaphragmatis,* NA].
p. anterior fornix vaginae (porción anterior del fórnix de la vagina). [*pars anterior fornix vaginae,* NA].
p. ascendens duodeni (porción ascendente del duodeno). [*pars ascendens duodeni,* NA].
p. atlantica (porción atlántica de la arteria vertebral). [*pars atlantica,* NA].
p. basalis arteriae pulmonalis (porción basal de la arteria pulmonar). [*pars basalis arteriae pulmonalis,* NA].
p. cartilaginea septi nasi (porción cartilaginosa del tabique nasal).
p. caudalis (porción caudal). [*pars caudalis,* NA].
p. cavernosa (porción cavernosa). P. esponjosa de la uretra masculina.
p. ceca retinae (porción ciega de la retina). [*pars ceca retinae*]
p. centralis (porción central). [*pars centralis,* NA].
p. centralis ventriculi lateralis (porción central del ventrículo lateral). [*pars centralis ventriculi lateralis,* NA].
p. cerebralis arteriae carotis internae (porción cerebral de la arteria carótida interna). [*pars cerebralis arteriae carotis internae,* NA].
p. cervicalis ductus thoracici (porción cervical del conducto torácico). [*pars cervicalis ductus thoracici,* NA]. .
p. cystica (porción cística).
p. descendens aortae (porción descendente de la aorta). [*pars descendens aortae,* NA]. Aorta descendente.
p. descendens duodeni (porción descendente del duodeno). [*pars descendens duodeni,* NA].
p. distalis (porción distal). [*pars distalis,* NA].
p. endocrina pancreatis (porción endocrina del páncreas). [*pars endocrina pancreatis*].
p. exocrina pancreatis (porción exocrina del páncreas). [*pars exocrina pancreatis*].
p. fetalis placentae (porción fetal de la placenta). [*pars fetalis placentae,* NA].
p. frontalis corporis callosi (porción frontal del cuerpo calloso).
partes genitales femininae externae (porción genitales femeninas externas).
partes genitales masculinae externae (porción genitales masculinas externas).
p. granulosa (porción granulosa).
p. hepatica (porción hepática).
p. inferior duodeni (porción inferior del duodeno). [*pars inferior duodeni,* NA]. La tercera p. del duodeno.
p. inferior ganglion vestibularis (porción inferior del ganglio vestibular). [*pars inferior ganglion vestibularis,* NA].
p. inferior ramus lingularis (porción inferior del ramo lingular). [*pars inferior ramus lingularis,* NA].
p. infundibularis (porción infundibular). P. tuberal.
p. intermedia comissura bulborum (porción intermedia de la comisura bulbar). [*pars intermedia commissura bulborum,* NA].
p. intermedia lobi anterioris hypophyseos (porción intermedia del lóbulo anterior de la hipófisis). [*pars intermedia lobi anterioris hypophyseos,* NA].
p. intracranialis arteriae vertebralis (porción intracraneal de la arteria vertebral). [*pars intracranialis arteriae vertebralis,* NA].
p. intracranialis nervi optici (porción intracraneal del nervio óptico). [*pars intracranialis nervi optici,* NA].
p. lacrimalis musculi orbicularis oculi (porción lagrimal del músculo orbicular de los párpados). [*pars lacrimalis musculi orbicularis oculi,* NA].
p. lateralis arcus pedis longitudinalis (porción lateral del arco longitudinal del pie). [*pars lateralis arcus pedis longitudinalis,* NA].
p. lateralis fornix vaginae (porción lateral del fórnix de la vagina). [*pars lateralis fornix vaginae,* NA].
p. lateralis musculi intertransversarii posteriores cervicis (porción lateral del músculo transverso posterior del cuello). [*pars lateralis musculi intertransversarii posteriores cervicis,* NA].
p. lateralis ossis occipitalis (porción lateral del hueso occipital). [*pars lateralis ossis occipitalis,* NA].
p. lateralis ossis sacri (porción lateral del hueso sacro). [*pars lateralis ossis sacri,* NA].
p. lateralis venae pulmonalis (porción lateral de la vena pulmonar). [*pars lateralis venae pulmonalis,* NA].
p. medialis arcus pedis longitudinalis (porción medial). [*pars medialis arcus pedis longitudinalis,* NA].
p. medialis musculi intertransversarii posteriores cervicis (porción medial). [*pars medialis musculi intertransversarii posteriores cervicis,* NA].
p. medialis venae pulmonis (porción medial). [*pars medialis venae pulmonis,* NA].
p. membranacea septi atriorum (porción membranosa del tabique auricular). [*pars membranacea septi atriorum,* NA].

p. membranacea septi interventricularis (porción membranosa del tabique interventricular). [*pars membranacea septi interventricularis,* NA]. Tabique membranoso.
p. mobilis septi nasi (porción móvil del tabique nasal). [*pars mobilis septi nasi,* NA].
p. muscularis septi interventricularis (porción muscular del tabique interventricular). [*pars muscularis septi interventricularis,* NA].
p. nasalis ossis frontalis (porción nasal del hueso frontal). [*pars nasalis ossis frontalis,* NA].
p. nervosa hypophyseos (porción nerviosa de la hipófisis). Neurohipófisis.
p. nervosa retinae (porción nerviosa de la retina). [*pars nervosa retinae,* NA].
p. occipitalis corporis callosi (porción occipital del cuerpo calloso).
p. opercularis (porción opercular). [*pars opercularis*].
p. orbitalis glandulae lacrimalis (porción orbitaria de la glándula lagrimal). [*pars orbitalis glandulae lacrimalis,* NA].
p. orbitalis musculi orbicularis oculi (porción orbitaria del músculo orbicular de los párpados). [*pars orbitalis musculi orbicularis oculi,* NA].
p. orbitalis ossis frontalis (porción orbitaria del hueso frontal). [*pars orbitalis ossis frontalis,* NA].
p. palpebralis glandulae lacrimalis (porción palpebral de la glándula lagrimal). [*pars palpebralis glandulae lacrimalis,* NA].
p. palpebralis musculi orbicularis oculi (porción palpebral del músculo orbicular de los párpados). [*pars palpebralis musculi orbicularis oculi,* NA].
p. pelvica ureteris (porción pélvica del uréter). [*pars pelvica ureteris,* NA].
p. peripherica (porción periférica).
p. perpendicularis (porción perpendicular). Lámina perpendicular.
p. petrosa (porción petrosa). [*pars petrosa,* NA].
p. petrosa arteriae carotis internae, [NA] (porción petrosa de la arteria carótida interna). [*pars petrosa arteriae carotis internae,* NA].
p. petrosa ossis temporalis (porción petrosa (peñasco) del temporal). [*pars petrosa ossis temporalis,* NA].
p. phallica (porción fálica).
p. pharyngea hypophyseos (porción faríngea de la hipófisis). [*pars pharyngea hypophyseos,* NA]. Hipófisis faríngea.
p. pigmentosa (porción pigmentaria). [*pars pigmentosa,* NA].
p. plana (porción plana). [*orbiculus ciliaris,* NA]. Anillo ciliar.
p. posterior commissurae anterioris (porción posterior de la comisura anterior). [*pars posterior commissurae anterioris,* NA].
p. posterior facies diaphragmatis hepatis (porción posterior de la cara diafragmática hepática). [*pars posterior facies diaphragmatis hepatis,* NA].
p. posterior fornix vaginae (porción posterior del fórnix de la vagina). [*pars posterior fornix vaginae,* NA].
p. profunda glandulae parotideae (porción profunda de la glándula parótida). [*pars profunda glandulae parotideae,* NA].
p. profunda musculi masseteri (porción profunda del músculo masetero). [*pars profunda musculi masseteri,* NA].
p. profunda musculi sphincteri ani externi (porción profunda del músculo esfínter externo del ano). [*pars profunda musculi sphincteri ani externi,* NA].
p. prostatica urethrae (porción prostática de la uretra). [*pars prostatica urethrae,* NA]. Uretra prostática.
p. radiata lobuli corticalis renis (porción radial del lóbulo cortical renal). [*pars radiata lobuli corticalis renis,* NA]. Ferrein's pyramid, medullary ray.
p. rostralis (porción rostral). [*pars rostralis,* NA].
p. sellaris (porción selar). [*sella turcica,* NA]. Silla turca.
p. squamosa ossis temporalis (porción escamosa del hueso temporal). [*pars squamosa ossis temporalis,* NA]. Escama del temporal.
p. superficialis glandulae parotideae (porción superficial de la glándula parótida). [*pars superficialis glandulae parotideae,* NA].
p. superficialis musculi masseteri (porción superficial del músculo masetero). [*pars superficialis musculi masseteri,* NA].
p. superficialis musculi sphincteri ani externi (porción superficial del músculo esfínter externo del ano). [*pars superficialis musculi sphincteri ani externi,* NA].
p. superior duodeni (porción superior del duodeno). [*pars superior duodeni,* NA].
p. superior facies diaphragmatis hepatis (porción superior de la cara diafragmática hepática). [*pars superior facies diaphragmatis hepatis,* NA].
p. superior ganglion vestibularis (porción superior del ganglio vestibular). [*pars superior ganglion vestibularis,* NA].
p. superior ramus lingularis (porción superior del ramo lingular). [*pars superior ramus lingularis,* NA].
p. tecta duodeni (porción oculta del duodeno). *pars tecta duodeni.*
p. tecta pancreatis (porción oculta del páncreas). *pars tecta pancreatis.*
p. tecta renalis (porción oculta del riñón). *pars tecta renalis.*
p. tecta ureteralis (porción oculta del uréter). *pars tecta ureteralis.*
p. transversaria (porción transversal). [*pars transversaria,* NA].
p. triangularis (porción triangular). [*pars triangularis*].
p. uterina placentae (porción uterina de la placenta). [*pars uterina placentae,* NA]. Placenta materna; placenta uterina.
p. uterina tubae uterinae (porción uterina de la trompa uterina). [*pars uterina tubae uterinae,* NA].

pars-planitis (pars-planitis). f. Síndrome clínico que consiste en inflamación de la retina periférica y/o parte plana, exudación en la base vítrea suprayacente y edema de papila y la retina adyacente.

part (porción). f. [*pars,* NA]. Parte.
abdominal p. of aorta (p. abdominal de la aorta). [*pars abdominalis aortae,* NA].
alar p. of nasalis muscle (p. alar del músculo nasal). [*pars alaris musculi nasalis,* NA].
alveolar p. of mandible (p. alveolar de la mandíbula). [*pars alveolaris mandibulae,* NA].
anterior p. 1. (p. anterior). [*pars anterior,* NA]. **2.** (parte anterior). [*pars anterior,* NA].
anterior tibiotalar p. of deltoid ligament (p. tibioastragalina anterior). [*pars tibiotalaris anterior ligamenti medialis,* NA]. Ligamento astragalotibial anterior.
ascending p. of aorta (p. ascendente de la aorta). [*pars ascendens aortae,* NA]. Aorta ascendente.
autonomic p. (p. autónoma). [*pars autonomica,* NA]. Sistema nervioso autónomo.
basal p. of occipital bone (p. basilar del hueso occipital). [*pars basilaris ossis occipitalis,* NA]. Apófisis basilar.
basilar p. of pons (p. basal del puente). *pars basilaris pontis*
bony p. of auditory tube (p. ósea de la trompa auditiva). [*pars ossea tubae auditivae,* NA].
bony p. of nasal septum (p. ósea del tabique nasal). [*pars ossea septi nasi,* NA].
buccopharyngeal p. (p. bucofaríngea). [*pars buccopharyngea,* NA].
cardiac p. of stomach (p. cardíaca del estómago). [*pars cardiaca ventriculi,* NA]. Cardias.
cartilaginous p. of auditory tube (p. cartilaginosa de la trompa auditiva). [*pars cartilaginea tubae auditivae,* NA].
cartilaginous p. of skeletal system (p. cartilaginosa del sistema esquelético). [*pars cartilaginosa systematis skeletalis,* NA].
cavernous p. of internal carotid artery (p. cavernosa de la arteria carótida interna). [*pars cavernosa arteriae carotis internae,* NA].
ceratopharyngeal p. (p. ceratofaríngea). [*pars ceratopharyngea,* NA].
cervical p. of esophagus (p. cervical del esófago). [*pars cervicalis esophagi,* NA]. Parte del esófago situada en el cuello.
cervical p. of internal carotid artery (p. cervical de la arteria carótida interna). [*pars cervicalis arteriae carotis internae,* NA].
cervical p. of spinal cord (p. cervical de la médula espinal). [*pars cervicalis medullae spinalis,* NA].
chondropharyngeal p. (p. condrofaríngea). [*pars chondropharyngea,* NA]. Músculo constrictor medio de la faringe.
ciliary p. of retina (p. ciliar de la retina). [*pars ciliaris retinae,* NA].
clavicular p. (p. clavicular). [*pars clavicularis,* NA].

N
O
P

coccygeal p. of spinal cord (p. coccígea de la médula espinal). [*pars coccygea medullae spinalis,* NA].
cochlear p. of vestibulocochlear nerve (p. coclear). [*pars cochlearis,* NA]. Nervio coclear.
convoluted p. of kidney lobule (p. contorneada de los lobulillos corticales). [*pars convoluta lobuli corticalis renis,* NA].
corneoscleral p. (p. corneoescleral). [*pars corneoscleralis,* NA].
cortical p. (p. cortical). [*pars corticalis,* NA].
costal p. of diaphragm (p. costal del diafragma). [*pars costalis diaphragmatis,* NA].
cricopharyngeal p. (p. cricofaríngea). [*pars cricopharyngea,* NA].
cruciform p. of fibrous sheath (p. cruciforme de la vaina fibrosa de los dedos). [*pars cruciformis vaginae fibrosae,* NA].
cupular p., cupulate p. (p. cupular). [*pars cupularis,* NA].
dorsal p. of pons (p. dorsal del puente). [*pars dorsalis pontis,* NA]. Calota protuberancial.
flaccid p. of tympanic membrane (p. fláccida de la membrana del tímpano). [*pars flaccida membranae tympani,* NA].
glossopharyngeal p. (p. glosofaríngea). [*pars glossopharyngea,* NA].
hidden p. (parte oculta). [*pars tecta,* NA].
horizontal p. (p. horizontal del duodeno). [*pars horizontalis duodeni,* NA].
p.'s of human body (partes del cuerpo humano). [*partes corporis humani,* NA]. Cabeza, cuello, tronco y extremidades.
inferior p. 1. (p. inferior). [*pars inferior,* NA]. **2.** (parte inferior). [*pars inferior,* NA].
infraclavicular p. of brachial plexus (p. infraclavicular del plexo braquial). [*pars infraclavicularis plexus brachialis,* NA].
infralobar p. (p. infralobular). [*pars infralobaris,* NA].
infrasegmental p. (p. infrasegmental). [*pars infrasegmentalis*].
infundibular p. 1. (p. infundibular del lóbulo anterior de la hipófisis). [*pars tuberalis,* NA]. **2.** (p. tuberal). [*pars tuberalis,* NA]. P. infundibular.
insular p. (p. insular). [*pars insularis,* NA].
intercartilaginous p. of glottic opening (p. intercartilaginosa de la abertura de la glotis). [*pars intercartilaginea rimae glottidis,* NA].
intermediate p. 1. (p. intermedia). [*pars intermedia,* NA]. **2.** (parte intermedia). [*pars intermedia,* NA].
intermembranous p. of glottic opening (p. intermembranosa de la abertura de la glotis). [*pars intermembranacea rimae glottidis,* NA]. Glotis vocal.
intersegmental p. (parte intersegmentaria). [*pars infrasegmentalis,* NA].
intracanicular p. of optic nerve (p. intracanalicular del nervio óptico). [*pars intracaniculus nervi optici,* NA].
intralaminar p. of optic nerve (p. intralaminar del nervio óptico). [*pars intralaminaris nervi optici,* NA].
intralobar p. (p. intralobular). [*pars intralobaris,* NA].
intraocular p. of optic nerve (p. intraocular del nervio óptico). [*pars intraocularis nervi optici,* NA].
intrasegmental p. (p. intrasegmentaria). [*pars intrasegmentalis,* NA].
iridial p. of retina (p. irídea de la retina). [*pars iridica retinae,* NA].
labial p. (p. labial). [*pars labialis,* NA].
laryngeal p. of pharynx (p. laríngea de la faringe). [*pars laryngea pharyngis,* NA]. Hipofaringe; laringofaringe; faringe laríngea.
lumbar p. of diaphragm (p. lumbar del diafragma). [*pars lumbalis diaphragmatis,* NA].
lumbar p. of spinal cord (p. lumbar de la médula espinal). [*pars lumbalis medullae spinalis,* NA].
marginal p. (p. marginal). [*pars marginalis,* NA].
mastoid p. (p. mastoidea). [*pars mastoidea*].
mediastinal p. (p. mediastínica). [*pars mediastinalis,* NA].
membranous p. of male urethra (p. membranosa de la uretra masculina). [*pars membranacea urethrae masculinae,* NA].
membranous p. of nasal septum (p. membranosa del tabique nasal). [*pars membranacea septi nasi,* NA].
mylopharyngeal p. (p. milofaríngea). [*pars mylopharyngea,* NA].
nasal p. of pharynx (p. nasal de la faringe). [*pars nasalis pharyngis,* NA]. Cavidad faringonasal; epifaringe; nasofaringe; rinofaringe.
oblique p. (p. oblicua). [*pars obliqua,* NA].
optic p. of retina (p. coroidea de la retina). [*pars optica retinae,* NA].
oral p. of pharynx (p. oral de la faringe). [*pars oralis pharyngis,* NA]. Orofaringe; faringe oral.
orbital p. of optic nerve (p. orbitaria del nervio óptico). [*pars orbitalis nervi optici,* NA].
osseous p. of skeletal system (p. ósea del sistema esquelético). [*pars ossea systematis skeletalis,* NA].
parasympathetic p. (p. parasimpática). [*pars parasympathica,* NA].
pelvic p. (parte pelviana). [*pars pelvica,* NA].
postcommunical p. (p. poscomunicante). [*pars postcommunicalis,* NA].
posterior tibiotalar p. (p. tibioastragalina posterior). [*pars tibiotalaris posterior,* NA]. Ligamento astragalotibial posterior.
postlaminar p. of optic nerve (p. poslaminar del nervio óptico). [*pars postlaminaris nervi optici,* NA].
postsulcal p. (p. postsurcal). [*pars postsulcalis,* NA].
precommunical p. (p. precomunicante). [*pars precommunicalis,* NA].
prelaminar p. of optic nerve (p. prelaminar del nervio óptico). [*pars prelaminaris nervi optici,* NA].
presulcal p. (p. presurcal). [*pars presulcalis,* NA].
pterygopharyngeal p. (p. pterigofaríngea). [*pars pterygopharyngea,* NA].
pyloric p. of stomach (p. pilórica del estómago). [*pars pylorica ventriculi,* NA].
quadrate p. (p. cuadrada). [*pars quadrata,* NA].
right p. (p. derecha). [*pars dextra,* NA].
sacral p. of spinal cord (p. sacra de la médula espinal). [*pars sacralis medullae spinalis,* NA]. Segmentos sacros de la médula espinal.
soft p.'s (parte blandas). Tejidos no óseos ni cartilaginosos del cuerpo.
sphenoidal p. (p. esfenoidal). [*pars sphenoidalis,* NA].
spinal p. of accessory nerve (p. espinal del nervio accesorio). [*pars spinalis nervi accessorii,* NA].
spongiose p. of the male urethra (p. esponjosa de la uretra masculina). [*pars spongiosa urethrae masculinae,* NA].
sternal p. of diaphragm (p. esternal del diafragma). [*pars sternalis diaphragmatis,* NA].
sternocostal p. (p. esternocostal). [*pars sternocostalis,* NA].
straight p. (p. recta). [*pars recta,* NA].
subcutaneous p. (p. subcutánea). [*pars subcutanea,* NA].
superior p. of vestibulocochlear nerve (p. superior del nervio vestibulococlear).
supraclavicular p. of brachial plexus (p. supraclavicular del plexo braquial). [*pars supraclavicularis plexus brachialis,* NA].
sympathetic p. (p. simpática). [*pars sympathica,* NA].
tense p. of the tympanic membrane (p. tensa de la membrana del tímpano). [*pars tensa membranae tympani,* NA].
terminal p. (p. terminal). [*pars terminalis,* NA].
thoracic p. of aorta (p. torácica de la aorta). [*pars thoracica aortae,* NA]. Aorta torácica.
thoracic p. of esophagus (p. torácica del esófago). [*pars thoracica esophagi,* NA].
thoracic p. of spinal cord (p. torácica de la médula espinal). [*pars thoracica medullae spinalis,* NA].
thoracic p. of thoracic duct (p. torácica del conducto torácico). [*pars thoracica ductus thoracici,* NA].
thyropharyngeal p. (p. tirofaríngea). [*pars thyropharyngea,* NA].
tibiocalcaneal p. (p. tibiocalcánea). [*pars tibiocalcanea,* NA].
tibionavicular p. (p. tibioescafoidea). [*pars tibionavicularis,* NA].
transverse p. (p. transversa). [*pars transversa,* NA].
tympanic p. of temporal bone (p. timpánica del hueso temporal). [*pars tympanica ossis temporalis,* NA].
umbilical p. (p. umbilical). [*pars umbilicalis,* NA].
uveal p. (p. uveal). [*pars uvealis,* NA].
vagal p. of accessory nerve (p. vagal del nervio accesorio). [*pars vagalis nervi accessorii,* NA]. Raíces craneales.
ventral p. of the pons (p. ventral de la protuberancia). [*pars ventralis pontis,* NA]. P. basilar del puente.

vertebral p. (p. vertebral). [*pars vertebralis,* NA].
vertebral p. of diaphragm (p. lumbar del diafragma). [*pars lumbalis diaphragmatis,* NA].
vestibular p. of vestibulocochlear nerve (p. vestibular del nervio coclear). [*pars vestibularis nervi vestibulocochlearis,* NA].
part. aeq. (part. aeq.). Abrev. del lat. *partes aequales,* en partes (cantidades) iguales.
part. vic. (part. vic.). Abrev. del lat. *partes vicibus,* en dosis divididas.
parthenogenesis (partenogénesis). f. Apogamia; apomixia; generación virgen; forma de reproducción no sexual, o agamogénesis.
parthenophobia (partenofobia). f. Temor morboso de las jóvenes.
particle (partícula). f. Trozo o porción muy pequeños de algo.
alpha p. (p. alfa).
beta p. (p. beta). Electrón de velocidad.
chromatin p.'s (p. de cromatina).
Dane p.'s (p. de Dane).
elementary p. (p. elemental).
kappa p.'s (p. kappa). Simbiontes citoplasmáticos heredables.
Zimmermann's elementary p. (p. elemental de Zimmermann).
particulate (particulado). Relativo a partículas finas o en forma de éstas.
particulates (particulados). m. pl. Elementos formados, cuerpos discretos, en contraste con el material líquido o semilíquido que los rodea.
parturient (parturiente). Relativo a parturición o trabajo de parto, o en curso de éstos.
parturifacient (parturifaciente). Oxitócico. Que induce o acelera el parto.
parturiometer (parturiómetro). m. Aparato para determinar la fuerza de las contracciones uterinas en el parto.
parturition (parturición). f. Parto, alumbramiento.
parulis, pl. **parulides** (párulis). m. Flemón o absceso de la encía.
parumbilical (paraumbilical).
paruresis (paruresis). f. Inhibición de la micción, especialmente en presencia de extraños.
parvalbumin (parvalbúmina). f. Proteína hidrosoluble, fijadora de calcio, distinta de la calmodulina y de otras proteínas fijadoras de calcio.
parvicellular (parvicelular). Relativo a células pequeñas o compuesto de ellas.
parvoline (parvolina). f. Ptomaína que proviene del pescado en descomposición.
parvule (párvula). f. Píldora muy pequeña.
parvus (parvus). Pequeño.
PAS (PAS). Abrev. de ácido *p*-aminosalicílico; ácido peryódico-Schiff (colorante).
PASA (PASA). Abrev. de ácido *p*-aminosalicílico.
pascal (Pa) (pascal (Pa)). m. Unidad derivada de presión del sistema SI, expresada en newtons por metro cuadrado.
pasiniazide (pasiniazida). f. Isoniazida 4-aminosalicilato; agente antituberculostático.
paspalism (paspalismo). m. Envenenamiento por semillas de una especie de pasto, *Paspalum scrobiculatum.*
passage (paso, pasaje). m. **1.** Acción de pasar. **2.** Descarga intestinal, urinaria, etc. **3.** Inoculación de una serie de animales con la misma cepa de un microorganismo patógeno cuya virulencia generalmente aumenta, pero a veces disminuye. **4.** Canal, conducto, poro, abertura o similar.
nasopharyngeal p. (p. nasofaríngeo). Meato nasofaríngeo.
passiflora (passiflora). f. Flor de pasión. *Passiflora incarnata* (familia Passifloraceae); hierba trepadora del sur de Estados Unidos.
passion (pasión). f. **1.** Emoción intensa. **2.** Término obsoleto por sufrimiento o dolor.
passive (pasivo). No activo; sumiso.
passivism (pasivismo). m. **1.** Actitud de sumisión. **2.** Forma de perversión sexual cuyo sujeto, generalmente masculino, se somete a la voluntad de otro, masculino o femenino, en las prácticas sexuales.
passivity (pasividad). f. **1.** Condición de un metal que ha formado una capa protectora de óxido. **2.** En odontología, cualidad o condición de inactividad o reposo asumida por los dientes, los tejidos y las prótesis cuando un aparato parcial removible está en posición pero no sometido a presión masticatoria.
past-pointing (dismetría).
pasta, gen. and pl. **pastae** (pasta, gen. y pl. pastae). Pasta.
paste (pasta). f. Semisólido blando de consistencia más firme que una papilla, pero de blandura suficiente como para fluir lentamente sin conservar su forma.
dermatologic p. (p. dermatológica).
desensitizing p. (p. desensibilizante).
paster (paster). m. Segmento que forma la parte para la visión cercana en las lentes bifocales de dos piezas.
pasteurella, pl. **pasteurellae** (pasteurella). f. Nombre usado comúnmente para referirse a cualquier miembro del género *Pasteurella.*
pasteurellosis (pasteurellosis). f. Infección por bacterias del género *Pasteurella.*
pasteurization (pasteurización). f. Calentamiento de leche, vino, jugo de frutas, etc., durante unos 30 minutos a 68°C, que destruye las bacterias vivas conservando el aroma y sabor.
pasteurize (pasteurizar). Tratar la leche u otros líquidos por medio de la pasteurización.
pasteurizer (pasteurizador). m. Aparato usado en la pasteurización de líquidos.
pastil, pastille (pastilla). f. **1.** Pequeña masa de benzoína y otras sustancias aromáticas que se quema con fines de fumigación. **2.** Trocisco (troche).
Sabouraud's p.'s (p. de Sabouraud).
patagium, pl. **patagia** (patagium). Membrana en forma de ala.
cervical p. (p. cervical). Pterygium colli.
patch (placa). f. Pequeña zona circunscripta de color y/o estructura diferentes de la superficie que la rodea.
butterfly p. (p. en mariposa). Mariposa.
cotton-wool p.'s (p. algodonosa).
herald p. (p. heraldo).
Hutchinson's p. (p. de Hutchinson). P. salmón.
moth p. (p. de polilla). Cloasma.
mucous p. (p. mucosa).
opaline p. (p. opalina). P. mucosa de color gris plateado.
Peyer's p.'s (p. de Peyer). [*folliculi lymphatici aggregati,* NA]. Folículos linfáticos agregados.
salmon p. (p. salmón). P. de Hutchinson.
shagreen p. (p. de zapa). Piel de zapa.
smoker's p.'s (p. de fumador). Término obsoleto para leucoplasia.
soldier's p.'s (p. del soldado). Manchas de leche
patefaction (patefacción). f. Acción de abrir.
patella, gen. and pl. **patellae** (rótula). [*patella,* NA]. f. Cobertura de la rodilla; hueso sesamoideo grande, en el tendón combinado de los extensores de la pierna, que cubre la superficie anterior de la rodilla.
floating p. (r. flotante).
slipping p. (r. deslizable).
patellalgia (patelalgia). f. Condición dolorosa que afecta la rótula.
patellar (rotuliano). Relativo a la rótula.
patellectomy (rotulectomía). f. Escisión de la rótula.
patelliform (rotuliforme). Que tiene forma de rótula.
patellometer (rotulómetro). m. Instrumento que mide el reflejo rotuliano.
patency (permeabilidad). f. Condición de libremente abierto o expuesto.
probe p. (of foramen ovale) (p. de sonda (del agujero oval)).
patent (patente). Patuloso; abierto; expuesto.
patent blue V (azul patente V). A. leucopatente.
path **1.** (trayectoria). Recorrido que describe un cuerpo móvil en el espacio, o un proyectil de arma de fuego dentro del cuerpo del herido o de un occiso. **2.** (vía). Curso tomado por una corriente eléctrica o por impulsos nerviosos.
condyle p. (t. condílea).
generated occlusal p. (t. generada oclusal).
incisal p. (t. incisal). Guía incisal.
p. of insertion (t. de inserción).
milled-in p.'s (t. contorneadas). Curvas contorneadas.
occlusal p. (t. oclusal).
path-, patho-, pathy (pat- pato-, -patía). Prefijos y sufijo que significan enfermedad.
pathema (patema). f. Término obsoleto para cualquier enfermedad o estado mórbido.

pathergasia (patergasia). f. Término obsoleto para un defecto fisiológico o anatómico que limita los reajustes emocionales normales.
pathergy (patergia). f. Reacciones que resultan de un estado de actividad alternada, tanto alérgicos (inmunes) como no alérgicos.
pathetic (patético). Nombre del IV par craneal, llamado también n. troclear.
pathfinder (localizador). m. Bujía filiforme que se introduce en un extremo estrechado y sirve de guía para el paso de una sonda o un catéter más grandes.
pathic (pático). Dícese de la persona que asume el papel pasivo en cualquier acto sexual anormal.
pathoamine (patoamina). f. Ptomaína; una amina tóxica que causa enfermedad o que es el resultado de un proceso patológico.
pathobiology (patobiología). f. Patología que da más importancia a los aspectos biológicos que a los médicos.
pathoclisis (patoclisis). f. Tendencia específica a la sensibilidad a toxinas especiales; tendencia de las toxinas a atacar ciertos órganos.
pathocrinia (patocrinia). f. Término obsoleto que significa trastorno de las glándulas de secreción interna.
pathodixia (patodixia). f. Término raramente usado para el deseo morboso de exhibir una parte herida o enferma.
pathodontia (patodoncia). f. Ciencia que estudia las enfermedades de los dientes.
pathoformic (patofórmico). Relativo al comienzo de la enfermedad.
pathogen (patógeno). Cualquier virus, microorganismo o sustancia que causa enfermedad.
behavioral p. (conducta p.).
opportunistic p. (p. oportunista).
pathogenesis (patogénesis). f. Patogenia; nosogénesis; modo de origen o desarrollo de cualquier enfermedad o proceso mórbido.
drug p. (p. por drogas). Producción de síntomas morbosos por drogas.
pathogenic, pathogenetic (patogénico, patogenético). Morbífico, morbígeno, nosogénico, nosopoyético; que causa enfermedad.
pathogenicity (patogenicidad). f. Condición de ser patogénico o de causar enfermedad.
pathogeny (patogenia). f. Patogénesis.
pathognomonic (patognomónico). Patognóstico; característico o indicativo de una enfermedad.
pathognomy (patognomía). f. Diagnóstico por estudio de los síntomas típicos de una enfermedad o de las sensaciones subjetivas del paciente.
pathognostic (patognóstico). Término raramente usado, sinónimo de patognomónico.
pathography (patografía). f. Tratado o descripción de la enfermedad; tratado de patología.
patholesia (patolesia). f. Término raramente usado para cualquier deterioro o anomalías de la voluntad.
pathologic, pathological (patológico). Perteneciente a la patología; morboso; enfermo; resultante de la enfermedad.
pathologist (patólogo). m. Especialista en patología; médico que practica, evalúa o supervisa pruebas diagnósticas usando materiales extraídos de pacientes vivos o muertos.
pathology (patología). f. Ciencia médica y especialidad práctica que estudian todos los aspectos de la enfermedad, con referencia especial a la naturaleza esencial, las causas y el desarrollo de estados anormales y también a los cambios estructurales y funcionales que resultan de los procesos de enfermedad.
anatomical p. (p. anatómica). Anatomía patológica.
cellular p. (p. celular).
clinical p. (p. clínica).
comparative p. (p. comparada).
dental p. (p. dental). P. oral.
functional p. (p. funcional).
humoral p. (p. humoral).
medical p. (p. médica).
molecular p. (p. molecular).
oral p. (p. oral). P. dental.
speech p. (p. del habla).
surgical p. (p. quirúrgica).
pathometric (patométrico). Relativo a la patometría.
pathometry (patometría). f. Determinación del número proporcional de individuos afectados por una enfermedad dada en un momento dado, y de las condiciones que llevan al aumento o la disminución de ese número.
pathomimesis (patomimesis). f. Patomímica; mímica de la enfermedad, intencional o inconsciente.
pathomimicry (patomímica). f. Patomimesis.
pathomiosis (patomiosis). f. Actitud de un paciente que lo lleva a minimizar su enfermedad, restándole importancia.
pathomorphism (patomorfismo). m. Morfología anormal.
pathonomia, pathonomy (patonomía). f. Ciencia o leyes de los cambios morbosos.
pathophobia (patofobia). f. Nosofobia.
pathophysiology f. **1.** (patofisiología). Fisiopatología. **2.** (fisiopatología). Trastorno de la función propio de la enfermedad.
pathopoiesis (patopoyesis). f. Término raramente usado para la forma de producción de la enfermedad.
pathopsychology (patopsicología). f. Psicopatología.
pathosis (patosis). f. Estado de enfermedad, aflicción o entidad de tales.
pathotropism (patotropismo). m. Atracción de las drogas hacia estructuras enfermas.
pathway (vía). **1.** f. Colección de axones que establecen una ruta de conducción de impulsos nervioso de un grupo de células nerviosas a otro grupo, o a un órgano efector compuesto de células musculares o glandulares. **2.** Cualquier secuencia de reacciones químicas que lleva de un compuesto a otro.
auditory p. (v. auditiva).
Embden-Meyerhof p. (v. de Embden-Meyerhof).
Embden-Meyerhof-Parnas p. (v. de Embden-Meyerhof-Parnas).
pentose phosphate p. (v. de pentosa fosfato). V. de fosfogluconato.
phosphogluconate p. (v. de fosfogluconato). V. de pentosa fosfato.
patient (paciente). m. y f. Persona que sufre alguna enfermedad y se encuentra en tratamiento a causa de ella.
target p. (p. blanco).
patricide (patricida). La persona que mata a su padre.
patrilineal (patrilíneo, patrilineal). Que desciende por la línea masculina.
patten (patín). m. Soporte colocado bajo un zapato para igualar la longitud de ambas piernas cuando una de ellas es más corta que la otra, o cuando una de ellas está artificialmente alargada por una ortesis o férula.
pattern (patrón). m. **1.** Tipo, diseño, modelo, norma, pauta, cuadro, etc. **2.** En odontología, forma usada para hacer un molde, como para una incrustación o un armazón de prótesis parcial.
ballerina-foot p. (p. de "pie de bailarina clásica").
hourglass p. (p. de reloj de arena).
juvenile p. (p. juvenil).
occlusal p. (p. oclusal). Forma oclusal.
wax p. (p. de cera). Forma de cera.
patulin (patulina). f. Antibiótico derivado de los metabolitos de hongos, como algunas especies de *Aspergillus, Penicillium* y *Gymnoascus*; posee actividad carcinógena.
patulous (patuloso). Patente.
paucibacillary (paucibacilar). Constituido por unos pocos bacilos, o que denota la presencia de éstos.
paucisynaptic (paucisináptico). Oligosináptico.
paunch (panza). f. Rumen.
pause (pausa). f. Detención temporaria.
apneic p. (p. apneica).
compensatory p. (p. compensatoria).
postextrasystolic p. (p. posextrasistólica).
preautomatic p. (p. preautomática).
respiratory p. (p. respiratoria).
sinus p. (p. sinusal).
pavex (pavex). m. Aparato para producir ejercicio vascular pasivo en trastornos circulatorios periféricos por medio de la presión alternada positiva y negativa.
pavor nocturnus (pavor nocturno). m. Terrores nocturnos.
PB (PB). Símbolo de presión barométrica.
Pb (Pb). Símbolo químico de plomo.
PBG (PBG). Porfobilinógeno.
PBI (PBI). Abrev. de yodo ligado a proteínas.
p.c. (p.c.). Abrev. del lat. *post cibum,* luego de una comida.
PCB (PCB). Bifenilo policlorinado.

PCMB, *p*CMB (PCMB, *p*CMB). Abrev. de ácido *p*-cloromercuribenzoico.
Pco_2, pCO_2 (Pco_2, pCO_2). Símbolo de presión parcial (tensión) de dióxido de carbono.
P-congenitale (P-congénita). Onda P del electrocardiograma que se ve en algunos casos de enfermedad cardíaca congénita y consiste en ondas P altas en pico en las derivaciones I, II, aVF y aVL, con predominio positivo de ondas difásicas en V1-2.
PCT (PCT). Abrev. de porfiria cutánea tardía.
p.d. (p.d.). Abrev. de unidad de desviación prismática.
Pd (Pd). Símbolo de paladio.
P-dextrocardiale (P-dextrocardial). Síndrome electrocardiográfico característico de la sobrecarga de la aurícula derecha, llamado a menudo erróneamente P-pulmonar porque el síndrome puede deberse a cualquier sobrecarga de la aurícula derecha con independencia del cor pulmonale.
peach kernel oil (aceite de pepita de durazno).
peanut oil (aceite de maní).
pearl (perla). f. **1.** Concreción formada alrededor de un grano de arena u otro cuerpo extraño dentro de la valva de algunos moluscos. **2.** Una de varias masas pequeñas y duras de moco que aparecen en el esputo de los asmáticos.
Elschnig p.'s (p. de Elschnig).
enamel p. (p. de esmalte). Enameloma.
epithelial p. (p. epitelial). P. de queratina.
Epstein's p.'s (p. de Epstein).
gouty p. (p. gotosa).
keratin p. (p. de queratina). P. escamosa.
Laënnec's p.'s (p. de Laënnec).
squamous p. (p. escamosa). P. de queratina.
pearl-ash (perla, ceniza de). Potasa.
peccant (pecante). m. Mórbido; malsano; que produce enfermedad.
peccatiphobia (pecatofobia). f. Temor morboso del pecado.
pecilocin (pecilocina). f. Agente antifúngico.
pectase (pectasa). f. Pectinesterasa; enzima que convierte pectina en ácido galacturónico (ácido péctico).
pecten (pecten). f. **1.** Estructura con prolongaciones o proyecciones en forma de peines. **2.** [*pecten analis*, NA].
anal p. (p. anal). [*pecten analis*, NA]. El tercio medio del conducto anal.
p. pubis (cresta del hueso del pubis). [*pecten ossis pubis*, NA].
pectenitis (pectenitis). f. Inflamación del esfínter anal.
pectenosis (pectenosis). f. Agrandamiento exagerado de la banda pectínea.
pectic (péctico). Relativo a cualquier sustancia o material cuyo nombre actual es pectina.
pectic acid (ácido péctico). Á. galacturónico.
pectin (pectina). f. Término genérico amplio que designa lo que hoy se llama sustancias o materiales pécticos.
pectinase (pectinasa). f. Poligalacturonasa.
pectinate (pectinado). **1.** Pectiniforme; combado; en forma de peine. **2.** En los hongos se usa para describir un tipo de hifas ramificadas en cultivos de dermatófitos.
pectineal (pectíneo). Provisto de un reborde; relativo al hueso del pubis o a cualquier estructura semejante a un peine o una cresta o comba.
pectinesterase (pectinesterasa). f. Pectasa.
pectineus (pectíneo).
pectinic acids (ácidos pectínicos).
pectiniform (pectiniforme). Pectinado.
pectization (pectización). f. En química coloidal, lo mismo que coagulación.
pectoral (pectoral). Relativo al pecho o tórax.
pectoralgia (pectoralgia). f. Dolor en el tórax.
pectoriloquy (pectoriloquia). f. Pectorofonía; transmisión del sonido de la voz a través de las estructuras pulmonares, de modo que resulta audible con claridad excepcional al auscultar el pecho.
aphonic p. (p. afónica). Signo de Baccelli.
whispering p. (p. susurrante). Broncofonía susurrada.
pectorophony (pectorofonía). f. Pectoriloquia.
pectose (pectosa). f. Protopectina.
pectous (pectoso). **1.** Relativo a pectina o pectosa. **2.** Denota un estado coagulado firme asumido a veces por un gel, que resulta permanente pues la sustancia no puede volver a tomar forma de gel.
pectus, gen. **pectoris**, pl. **pectora** (pecho). [*pectus*, NA]. m. Tórax; especialmente la pared anterior.
p. excavatum (p. hueco o excavado).
p. recurvatum (p. recurvado). P. excavado.
ped-, pedi-, pedo- (ped-, pedi-, pedo-, paido-). **1.** Prefijos que indican un niño. **2.** Prefijos que indican los pies.
pedal (pedal). Relativo a los pies, o a cualquier estructura de carácter o nombre semejante.
pedatrophia, pedatrophy (pedatrofia, paidoatrofia). f. Marasmo.
pederast (pederasta). m. Persona que practica la pederastia.
pederasty (pederastia). f. Coito anal o acto sexual anal, específicamente si se practica en muchachos.
pedesis (pedesis). f. Movimiento browniano.
pediatric (pediátrico). Relativo a la pediatría.
pediatrician (pediatra). m. y f. Médico especializado en las enfermedades de los niños.
pediatrics (pediatría). f. Especialidad médica que se ocupa del estudio y tratamiento de los niños en estado de salud y enfermedad durante su desarrollo, desde el nacimiento hasta la adolescencia.
pediatrist (pediatra).
pediatry (pediatría).
pedicel (pedicelo). m. Prolongación del pie; placa del pie; prolongación secundaria de un podocito que ayuda a formar la cápsula visceral de un corpúsculo renal.
pedicellate (pedicelado). Pediculado.
pedicellation (pedicelación). f. Formación de un pedículo o pedúnculo.
pedicle (pedículo). m. **1.** Porción o tallo constreñido. **2.** Tallo por el cual un colgajo de piel se nutre hasta que, al transferirse a otro sitio, se nutre de este último.
p. of arch of vertebra (p. del arco vertebral). [*pediculus arcus vertebrae*, NA].
Filatov-Gillies tubed p. (p. tubulado de Filatov-Gillies).
pedicterus (pedicterus). Icterus neonatorum.
pedicular (pedicular). Relativo a pedículos, o sea, piojos.
pediculate (pediculado). Pedicelado; pedunculado; no sésil; que tiene un pedículo o pedúnculo.
pediculation (pediculación). f. Infestación con piojos.
pediculicide (pediculicida). m. Agente usado para destruir piojos.
pediculophobia (pediculofobia). f. Tiriofobia. Miedo morboso a la infestación con piojos.
pediculosis (pediculosis). f. Condición de estar infestado por piojos.
p. capitis (p. capitis). Ftiriasis capitis; presencia de piojos en el pelo de la cabeza.
p. corporis (p. corporis). P. vestimenti o vestimentorum; ftiriasis corporis; presencia de piojos en el cuerpo y/o la ropa.
p. palpebrarum (p. palpebrarum). Presencia de piojos en los párpados (p. palpebral).
p. pubis (p. pubis). Ftiriasis.
p. vestimenti, p. vestimentorum (p. vestimenti, vestimentorum). P. corporis. (P. de la ropa o vestimenta.)
pediculous (pediculoso). Piojoso; infestado por piojos.
pediculus. pl. pediculi (pedículo). m. **1.** [*pediculus*, pl. *pediculi*, NA]. Porción o tallo constreñido. **2.** Piojo.
pedicure (pedicuría). f. Cuidado y tratamiento de los pies.
pedigree (pedigrí). Línea ancestral de descendencia, en especial diagramada en un gráfico para demostrar antecedentes; se usa en genética para analizar la herencia.
pediluvium (pediluvio). m. Baño de pies.
pedionalgia (pedionalgia). f. Pedioneuralgia; término poco usado por dolor del pie.
pedioneuralgia (pedioneuralgia). f. Pedionalgia.
pediophobia (pediofobia). f. Temor morboso producido por la vista de niños o muñecas.
pediphalanx (pedifalange). f. Falange del pie, diferente de una manifalange.
pedodontia (odontopediatría).
pedodontics (paidodoncia). f. Odontología pediátrica; rama de la odontología que se ocupa del cuidado y tratamiento dental de los niños.
pedodontist (paidodoncista). m. y f. Odontólogo que practica la paidodoncia.

pedodynamometer (pedodinamómetro). m. Instrumento para medir la fuerza de los músculos de la pierna.
pedogenesis (paidogénesis). f. Estado larval permanente con desarrollo sexual, como en ciertos insectos del género *Miastor*.
pedogram (pedograma). m. Registro tomado por el pedógrafo.
pedograph (pedógrafo). m. Instrumento para registrar y estudiar la marcha.
pedography (pedografía). f. Trazado de un registro con el pedógrafo.
pedologist (paidólogo). m. Especialista en paidología.
pedology (pedología). Rama de la biología y de la sociología referida al niño en su desarrollo físico, mental y social.
pedometer (pedómetro). m. Podómetro; instrumento que mide la distancia cubierta al caminar.
pedomorphism (paidomorfismo). m. Descripción del comportamiento del adulto en términos apropiados al comportamiento del niño.
pedophilia (paidofilia). f. En psiquiatría, atracción anormal hacia los niños, por parte de un adulto, con fines sexuales.
pedophilic (paidofílico). Relativo a paidofilia, o que la muestra.
peduncle (pedúnculo). **1.** [*pedunculus*, NA]. m. Pedículo. Tallo de unión. **2.** [*pediculus*, NA]. Pedículo.
cerebral p. (p. cerebral). [*pedunculus cerebri*, NA].
p. of corpus callosum (p. del cuerpo calloso). [*pedunculus corporis callosi*, NA]. Circunvolución subcallosa.
p. of flocculus (p. del flóculo). [*pedunculus flocculi*, NA].
inferior cerebellar p. (p. cerebeloso inferior). [*pedunculus cerebellaris inferior*, NA]. Cuerpo restiforme.
inferior thalamic p. (p. inferior del tálamo). [*pedunculus thalami inferior*, NA].
lateral thalamic p. (p. lateral del tálamo). [*pedunculus thalami lateralis*].
p. of mamillary body (p. del cuerpo mamilar). [*pedunculus corporis mamillaris*, NA]. Fascículo pedunculomamilar.
middle cerebellar p. (p. cerebeloso medio). [*pedunculus cerebellaris medius*, NA]. Brazo protuberancial.
olfactory p. (p. olfatorio). [*tractus olfactorius*, NA]. Tracto olfatorio.
superior cerebellar p. (p. cerebeloso superior). [*pedunculus cerebellaris superior*, NA].
ventral thalamic p. (p. ventral del tálamo). [*pedunculus thalami ventralis*].
peduncular (peduncular). Relacionado con un pedículo o pedúnculo.
pedunculate (pedunculado). Pediculado.
pedunculus, pl. **pedunculi** (pedunculus. pl. pedunculi). [*pedunculus*, pl. *pedunculi*, NA]. Pedúnculo.
p. vitellinus (pedúnculo vitellinus). Tallo vitelino.
peeling (peeling). Exfoliación de la epidermis, como ocurre en las quemaduras solares, después de la escarlatina o en la necrólisis epidérmica tóxica.
peenash (peenash). Rinitis causada por larvas de insectos en los pasajes nasales.
PEEP (PEFP). Abrev. de presión espiratoria final positiva (positive end-expiratory pressure).
peg (clavija). f. Proyección cilíndrica.
pejorism (peyorismo). m. Actitud pesimista.
pelade (pelada). f. Alopecia.
pelage (pelaje). m. Pelo que cubre el cuerpo de los animales; a veces llamado simplemente "piel".
pelargonic acid (ácido pelargónico). Á. *n*-nonanoico.
pelidnoma (pelidnoma). m. Pelioma; placa lívida elevada circunscripta de la piel.
pelioma (pelioma). m. Pelidnoma.
peliosis (peliosis). f. Púrpura.
p. hepatis (p. hepática).
pellagra (pelagra). f. Prurito de San Ignacio; maidismo; mal de la rosa; mal rosso; mayidismo; psiconeurosis maídica; escorbuto alpino; afección caracterizada por trastornos gastrointestinales, eritema seguido por descamación y trastornos nerviosos y mentales.
infantile p. (p. infantil). Kwashiorkor.
secondary p. (p. secundaria).
p. sine p. (p. sine p.). P. sin el característico eritema o dermatitis.
pellagroid (pelagroide). Parecido a la pelagra.
pellagrous (pelagroso). Relativo a pelagra o que la sufre.
pellet (pellet). f. **1.** Pequeña píldora. **2.** Forma de dosificación pequeña, ovoide o en forma de bastoncito, estéril y compuesta esencialmente por hormonas esteroides puras en forma comprimida.
pellicle (película). **1.** f. Literal e inespecíficamente, una piel delgada. **2.** Capa delgada formada sobre la superficie de un líquido. **3.** Límite celular de los esporozoítos y merozoítos entre los miembros del subfilo de protozoarios Apicomplexa (Sporozoa).
acquired p. (p. adquirida). Esmalte adquirido o cutícula poserupción.
brown p. (p. parda o marrón). P. adquirida.
pellicular, pelliculous (pelicular, peliculoso). Relativo a una película.
pellote (pellote). m. Peyote.
pellucid (pelúcido). m. Que permite el paso de la luz.
pelma (pelma). [*planta pedis*, NA].
pelmatic (pelmático). Relativo a la planta del pie.
pelmatogram (pelmatograma). m. Huella de la planta del pie que se marca apoyando el pie entintado sobre una hoja de papel o presionando el pie engrasado sobre una pasta de yeso París.
pelopathy (pelopatía). f. Peloterapia.
pelotherapy (peloterapia). f. Pelopatía; aplicación de peloides, como barro, turba, arcilla, etc., al cuerpo, por completo, o en parte.
pelt (pellejo). m. Cuero de los animales sobre el cual queda o se deja el pelo, la lana, etcétera.
pelta (pelta). m. Organela semilunar membranosa que se tiñe con plata, situado anteriormente cerca de la base de los flagelos en algunos protozoarios flagelados relacionados con *Trichomonas*..
peltation (peltación). f. Influencia profiláctica de la inoculación con un suero antitóxico o una vacuna.
pelvi-, pelvio-, pelvo- (pelvi-, pelvio-, pelvo-). Prefijos relativos a la pelvis.
pelvic (pélvico). Relativo a la pelvis.
pelvicephalography (pelvicefalografía). f. Cefalopelvimetría.
pelvicephalometry (pelvicefalometría). f. Medición de los diámetros pélvicos en relación con los de la cabeza fetal.
pelvifixation (pelvifijación). f. Unión quirúrgica de un órgano pélvico flotante a la pared de la cavidad.
pelvigraph (pelvígrafo). m. Instrumento por el cual el contorno y las dimensiones de la pelvis pueden trazarse en escala.
pelvilithotomy (pelvilitotomía). f. Pielolitotomía.
pelvimeter (pelvímetro). m. Instrumento en forma de compás para medir los diámetros de la pelvis.
pelvimetry (pelvimetría). f. Medición de los diámetros de la pelvis.
manual p. (p. manual).
planographic p. (p. planográfica).
stereoscopic p. (p. estereoscópica).
pelviolithotomy (pelviolitotomía). f. Pielolitotomía.
pelvioperitonitis (pelvioperitonitis). f. Peritonitis pélvica.
pelvioplasty (pelvioplastia). f. **1.** Sinfisiotomía o pubiotomía para agrandar la salida pélvica. **2.** Pieloplastia.
pelvioscopy (pelvioscopia). f. Pelvoscopia; examen de la pelvis con cualquier propósito.
pelviotomy, pelvitomy (pelviotomía). f. **1.** Sinfisiotomía. **2.** Pubiotomía. **3.** Pielotomía.
pelviperitonitis (pelviperitonitis). f. Peritonitis pélvica.
pelvis, pl. **pelves** (pelvis). f. **1.** [*pelvis*, NA]. Anillo óseo masivo en forma de taza, que con sus ligamentos ocupa el extremo inferior del tronco. **2.** Cualquier cavidad en forma de cuenco o taza, como la p. renal.
android p. (p. androide). P. masculina o en forma de embudo.
anthropoid p. (p. antropoide).
assimilation p. (p. asimilada).
beaked p. (p. en pico). P. osteomalácica.
brachypellic p. (p. braquipélica). P. oval transversa.
caoutchouc p., rubber p. (p. de goma o caucho).
contracted p. (p. contraída).
cordate p., cordiform p. (p. cordiforme).
Deventer's p. (p. de Deventer).
dolichopellic p. (p. dolicopélica). P. oval longitudinal.
dwarf p. (p. enana).
false p. (p. falsa). [*pelvis major*, NA]. P. mayor.
flat p. (p. plana).
frozen p. (p. congelada). P. endurecida.
funnel-shaped p. (p. infundibuliforme).

p. of gallbladder (p. de la vesícula biliar). Bolsa de Hartmann.
gynecoid p. (p. ginecoide). P. femenina normal.
hardened p. (p. endurecida). P. congelada.
heart-shaped p. (p. en forma de corazón). P. cordiforme.
inverted p. (p. invertida). P. dividida con separación en el pubis.
p. justo major (p. gigante).
juvenile p. (p. juvenil). P. minúscula de huesos finos.
kyphoscoliotic p. (p. cifoescoliótica).
kyphotic p. (p. cifótica).
large p. **1.** (p. mayor). [*pelvis major,* NA]. **2.** (p. grande). [*pelvis major*, NA]. P. mayor.
longitudinal oval p. (p. oval longitudinal). P. dolicopélica.
lordotic p. (p. lordótica). P. deformada asociada con lordosis.
masculine p. (p. masculina).
mesatipellic p. (p. mesatipélica). P. redonda.
Nägele's p. (p. de Nägele).
p. obtecta (p. obtecta).
osteomalacic p. (p. osteomalácica). P. en pico o rostrata.
Otto p. (p. de Otto). Enfermedad de Otto.
platypellic p. (p. platipélica).
platypelloid p. (p. platipeloide). P. plana simple.
Prague p. (p. de Praga). P. espondilolistética.
pseudo-osteomalacic p. (p. seudoosteomalácica).
rachitic p. (p. raquítica).
renal p. (p. renal). [*pelvis renalis,* NA].
reniform p. (p. reniforme).
Robert's p. (p. de Robert).
Rokitansky's p. (p. de Rokitansky). P. espondilolistética.
rostrate p. (p. rostrata). P. osteomalácica.
round p. (p. redonda). P. mesatipélica.
scoliotic p. (p. escoliótica).
small p. (p. menor). [*pelvis minor,* NA].
spider p. (p. en araña). Cálices angostos de la p. renal.
split p. (p. dividida).
spondylolisthetic p. (p. espondilolistética).
p. spuria (p. espuria). [*pelvis major*, NA]. P. mayor.
transverse oval p. (p. oval transversal). P. braquipélica.
true p. (p. verdadera). [*pelvis minor*, NA]. P. menor.

pelvisacral (pelvisacro). Relativo a la pelvis, o huesos de la cadera, y al sacro.
pelviscope (pelviscopio). m. Instrumento para examinar el interior de la pelvis.
pelvitherm (pelvitermo). m. Instrumento para aplicar calor a los órganos pélvicos.
pelviureterography (pelviureterografía). f. Pielografía.
pelvocephalography (pelvocefalografía). f. Cefalopelvimetría.
pelvoscopy (pelvoscopia). f. Pelvioscopia.
pelvospondylitis ossificans (pelvoespondilitis osificante). Depósito de sustancia ósea entre las vértebras del sacro.
pelyco- (pelico-). Prefijo poco usado que indica la pelvis.
pemoline (pemolina). f. Psicoestimulante usado en el tratamiento de la disfunción cerebral mínima en niños.
pemphigoid (penfigoide). **1.** Parecido al pénfigo. **2.** m. Enfermedad parecida al pénfigo pero que se distingue de él histológicamente, porque no es acantolítica, y clínicamente, porque en general su curso es benigno.
benign mucosal p. (p. mucoso benigno). P. cicatrizal.
bullous p. (p. ampollar).
cicatricial p. (p. cicatrizal). P. mucoso benigno.
ocular p. (p. ocular). Conjuntivitis cicatricial.

pemphigus (pénfigo). m. Término general usado para designar las enfermedades ampollares crónicas con acantólisis.
p. acutus (p. agudo). Fiebre ampollar.
Brazilian p. (p. brasileño). Fogo selvagem (fuego salvaje).
p. contagiosus (p. contagioso). Piosis de Manson.
p. crouposus **1.** (p. cruposo o crupal). P. diftérico. **2.** (p. diftérico). P. cruposo o crupal.
p. erythematosus (p. eritematoso).
familial benign chronic p. (p. familiar benigno crónico).
p. foliaceus (p. foliáceo).
p. gangrenosus (p. gangrenoso).
p. leprosus (p. leproso).
p. vegetans (p. vegetante).
p. vulgaris (p. vulgar).

pempidine (pempidina). f. Amina secundaria del grupo de las mecamilaminas, efectiva como agente bloqueador ganglionar.
pencil (lápiz). **1.** Rollo de material en forma de cilindro. **2.** Palito, especialmente de sustancias cáusticas, con punta en forma de l. para aplicación local.
penectomy (penectomía). f. Falectomía.
penetrance (penetrancia). f. La frecuencia, expresada como una fracción o porcentaje de individuos que están afectados fenotípicamente, entre las personas de un genotipo apropiado.
penetrate (penetrar). Perforar; pasar a los tejidos profundos o a una cavidad.
penetration (penetración). f. **1.** Perforación, entrada. **2.** Capacidad mental. **3.** Profundidad focal.
penetrometer (penetrómetro). m. Instrumento obsoleto para medir el poder de penetración de los rayos X de cualquier fuente.
-penia (-penia). Sufijo usado para indicar deficiencia.
penial (peneal). Peniano.
peniaphobia (peniafobia). m. Temor morboso a la pobreza.
penicillamine (penicilamina). f. β,β-Dimetilcisteína; β-tiovalina; producto de degradación de la penicilina; agente quelante.
penicillanate (penicilanato). m. Sal del ácido penicilánico.
penicillanic acid (ácido penicilánico).
penicillate (penicilado). **1.** Perteneciente a un penicilo. **2.** Que tiene estructura de penacho.
penicillic acid (ácido penicílico). Antibiótico producido por *Penicillium puberulum* y por *P. cyclopium*.
penicillin (penicilina). **1.** m. Originalmente antibiótico obtenido de cultivos de los hongos *Penicillium notatum* o *P. chrysogenum*. **2.** Una de una familia de variantes naturales o sintéticas del ácido penicilínico.
aluminum p. (p. aluminio).
p. B (p. B). Feneticilina potasio.
buffered crystalline p. G (p. G cristalina con buffer).
chloroprocaine p. O (p. cloroprocaína O).
p. G (p. G). Bencilpenicilina.
p. G benzathine (p. benzatina G).
p. G hydrabamine (p. hidrabamina G).
p. G potassium (p. G potasio). Bencilpenicilina potasio.
p. G procaine (p. G procaína). P. procaína; bencilpenicilina procaína.
p. G sodium (p. G sodio). Bencilpenicilina sodio.
p. N (p. N). Cefalosporina N.
p. O (p. O). Alilmercaptometilpenicilina.
p. phenoxymethyl (p. fenoximetil). P. V.
p. V (p. V). P. fenoximetil; fenoximetilpenicilina.
p. V benzathine (p. V benzatina). Benzatina fenoximetil p.; p. de uso oral.
p. V hydrabamine (p. V hidrabamina).

penicillinase (penicilinasa). f. **1.** β-Lactamasa. **2.** Preparación enzimática purificada obtenida de cultivos de una cepa de *Bacillus cereus*.
penicillinate (penicilinato). m. Sal de un ácido penicilínico, es decir de una penicilina.
penicilloic acid (ácido peniciloico).
penicilloyl polylysine (peniciloíl polilisina). Preparación de polilisina y un ácido penicilénico, usada intradérmicamente en el diagnóstico de la sensibilidad a la penicilina.
penicillus, pl. **penicilli** (penicilo). m. **1.** [*penicillus*, NA]. Uno de los penachos formados por la subdivisión repetida de las diminutas ramitas arteriales del bazo. **2.** En los hongos, uno de los complejos sistemas de ramas portadoras de órganos que producen conidios en especies de *Penicillium*.
penile (peniano). Peneal o penial; relativo al pene.
penillic acids (ácido penílicos).
penin (penina). f. Ácido 6-aminopenicilánico; intermediario en la síntesis de penicilinas.
penis (pene). [*penis*, NA]. m. Miembro viril, falo, príapo, verga, órgano intromitente; el órgano de la copulación en el hombre.
bifid p. (p. bífido). Bifalo.
clubbed p. (p. calviforme).
double p. (p. doble). Bifalo.
p. femineus (p. femenino). Clítoris.
p. lunatus (p. lunatus). Encordamiento del p.
p. muliebris (p. mujeril). Clítoris.
p. palmatus (p. palmado). P. rodeado por el escroto.
webbed p. (p. membranoso).

N O P

penischisis (penisquisis). f. Fisura del pene que produce una abertura anormal de la uretra, por encima (epispadia), por debajo (hipospadia) o a un costado (paraspadia).
penitis (penitis). f. Falitis; priapitis; inflamación del pene.
pennate (penicilado). Con forma de penacho o de pluma.
penniform (peniforme). Con plumas, en forma de pluma o semejante a ésta.
pennyroyal (poleo). m. Nombre vulgar de *Mentha pulegium*, un p. aromático, o *Hedeoma pulegeoides* (p. americano) (familia Labiatae); estimulante aromático antes usado como emenagogo.
penoscrotal (penoscrotal). Relativo al pene y al escroto.
penotomy (penotomía). f. Falotomía.
penta- (penta-). Prefijo que significa cinco.
pentabasic (pentabásico). Se dice de un ácido que tiene cinco átomos de hidrógeno reemplazables.
pentad (péntada). **1.** f. Colección de cinco cosas relacionadas en alguna forma. **2.** En química, elemento pentavalente.
pentadactyl, pentadactyle (pentadáctilo). Pentadigitado; que tiene cinco dedos en cada mano o pie.
pentaerythritol (pentaeritritol). m. El tetranitrato es un vasodilatador coronario con acción similar a la de otros nitratos orgánicos de acción lenta.
pentagastrin (pentagastrina). f. Pentapéptido sustituido, estimulante del ácido gástrico.
pentalogy (pentalogía). f. Combinación de cinco elementos, como cinco síntomas concurrentes.
p. of Fallot (p. de Fallot).
pentamer (pentámero).
pentamethonium bromide (pentametonio, bromuro de). Agente bloqueador ganglionar con el mismo uso que el cloruro de hexametonio.
pentamidine isethionate (pentamidina, isetionato de). Droga tóxica pero efectiva usada en la profilaxis y el tratamiento de las primeras etapas de ambos tipos de la enfermedad africana del sueño (tripanosomiasis de Gambia y Rhodesia).
pentanoic acid (ácido pentanoico). Á. valérico.
pentapiperide fumarate (pentapiperida, fumarato de). Antiespasmódico intestinal.
pentapiperium methylsulfate (pentapiperio, metilsulfato de). Agente anticolinérgico.
pentaquine (pentaquina). f. Agente antipalúdico estrechamente relacionado, desde el punto de vista químico, con la pamaquina, pero menos tóxico y más efectivo.
pentastomiasis (pentastomiasis). f. Infección de animales hervíboros, cerdos y el hombre por Pentastomida larvales.
pentatomic (pentatómico). Indica que hay cinco átomos en la molécula.
pentavalent (pentavalente). Que tiene un poder de combinación igual a cinco átomos de hidrógeno.
pentazocine (pentazocina). f. Potente analgésico con cierto peligro de adicción, pero raramente con síndrome de retiro y tolerancia.
pentetate trisodium calcium (pentetato trisódico de calcio). Sal trisódica de calcio del ácido pentético.
pentetic acid (ácido pentético). Á. dietilentriamina pentaacético.
penthienate bromide (pentienato, bromuro de). Agente anticolinérgico.
pentifylline (pentifilina). f. 1-Hexilteobromina; vasodilatador.
pentitol (pentitol). m. Una pentosa reducida; p. ej. ribitol, lixitol.
pentobarbital (pentobarbital). m. Sedante e hipnótico de acción breve.
pentolinium tartrate (pentolinio, tartrato de). Compuesto de amonio cuaternario de potente acción bloqueadora ganglionar usado en el tratamiento de hipertensión grave y maligna y enfermedades vasoespásticas periféricas.
penton (pentón). m. Capsómero pentagonal (base p.) junto con la fibra saliente en cada uno de los 12 vértices de la cápside de los adenovirus.
pentosan (pentosán). m. Oligosacárido de una pentosa.
pentose (pentosa). f. Monosacárido que contiene cinco átomos de carbono en la molécula (arabinosa, xilosa, ribosa y lixosa).
p. nucleotide (p. nucleótido).
pentose nucleic acid (ácido pentosanucleico).
pentosuria (pentosuria). f. Excreción de una o más pentosas en la orina.
alimentary p. (p. alimentaria).
essential p. (p. esencial). P. primaria; L-xilulosuria.
primary p. (p. primaria). P. esencial.
pentoxide (pentóxido). m. Óxido que contiene cinco átomos de oxígeno, como el p. de fósforo.
pentoxifylline (pentoxifilina). f. Un derivado de la dimetilxantina que disminuye la viscosidad de la sangre y mejora el flujo sanguíneo.
pentulose (pentulosa). f. Cetopentosa; p. ej., ribulosa.
pentyl (pentilo). m. Amilo.
pentylenetetrazol (pentilenotetrazol). m. Potente estimulante del sistema nervioso central usado para causar convulsiones generalizadas en el tratamiento por shock de estados emocionales, y como estimulante respiratorio.
peotillomania (peotilomanía). f. Falsa masturbación; seudomasturbación; término usado para el tic nervioso que consiste en tirar constantemente del pene.
peplomer (peplómero). m. Parte o subunidad del peplo de un virión, cuyo armado o formación produce el peplo completo.
peplos (peplo). f. Capa o envoltura de material lipopotreico que rodea a ciertos viriones.
peppermint (menta). f. Hojas y flores secas de *Mentha piperita* (familia Labiatae); carminativo y antiemético.
p. oil (aceite de m.).
pepsic (pépsico). Péptico.
pepsin, pepsin A (pepsina, pepsina A). f. Principal enzima digestiva (proteasa) del jugo gástrico.
pepsiniferous (pepsinífero). Pepsinogénico.
pepsinogen (pepsinógeno). m. Propepsina; proenzima formada y secretada por las células principales de la mucosa gástrica.
pepsinogenous (pepsinogénico). Pepsinífero; que produce pepsina.
pepsinuria (pepsinuria). Excreción de pepsina por la orina.
peptic (péptico). Pépsico; relativo al estómago, a la digestión gástrica o a la pepsina A.
peptidase (peptidasa). f. Péptido hidrolasa; enzima capaz de hidrolizar una de las ligaduras peptídicas de un péptido.
peptidase P (peptidasa P). Peptidil dipeptidasa A.
peptide (péptido). m. Compuesto de dos o más aminoácidos en el que el grupo alfa carboxilo de uno de ellos se une al grupo alfa amino del otro, con eliminación de una molécula de agua y formación de una unión peptídica.
adrenocorticotropic p. (p. adrenocorticotrópico).
bradykinin-potentiating p. (p. potenciador de bradicinina).
heteromeric p. (p. heteromérico).
p. hydrolase (p. hidrolasa). Peptidasa.
phenylthiocarbamoyl p. (PTC) (p. feniltiocarbamoílo).
S p. (p. S).
sigma p. (p. sigma).
p. synthetase (p. sintetasa).
C-peptide (péptido C). Cadena C; la cadena de 30 aminoácidos que conecta las cadenas A y B de la insulina en la proinsulina.
peptidergic (peptidérgico). Se refiere a células o fibras nerviosas que, según se cree, emplean pequeñas moléculas de péptidos como su neurotransmisor.
peptidoglycan (peptidoglicano). m. Compuesto que contiene aminoácidos o péptidos unidos a azúcares, con preponderancia de estos últimos.
peptidoid (peptidoide). m. Producto de condensación de dos aminoácidos que incluye por lo menos un grupo condensante además de los grupos α-carboxilo o α-amino; p. ej., glutatión.
peptidolytic (peptidolítico). Que causa la segmentación o la digestión de péptidos.
peptidyl dipeptidase A (peptidil dipeptidasa A). Hidrolasa que segmenta los dipéptidos C-terminales de diversos sustratos.
peptization (peptización). f. En química coloidal, aumento del grado de dispersión que tiende a la distribución uniforme de la fase dispersa.
peptocrinine (peptocrinina). f. Extracto de la mucosa intestinal parecido a la secretina.
peptogenic (peptogénico, peptógeno). **1.** Que produce peptonas. **2.** Que promueve la digestión.
peptolysis (peptólisis). f. Hidrólisis de peptonas.
peptolytic (peptolítico). **1.** Perteneciente a la peptólisis. **2.** Enzima u otro agente que hidroliza peptonas.
peptone (peptona). f. Término descriptivo aplicado a los productos intermedios de los polipéptidos formados en la hidrólisis parcial de proteínas.

peptonic (peptónico). Relativo a una peptona, o que la contiene.
peptonization (peptonización). f. Acción enzimática que transforma proteína nativa, p. ej. leche cuajada, en peptona soluble.
per anum (per anum). Por el ano, o a través de él.
per contiguum (per contiguum). En contigüidad; que se toca; indica la forma de extensión de una inflamación u otro proceso morboso que pasa a una estructura contigua adyacente.
per continuum (per continuum). En continuidad; continuo; indica la forma de extensión de una inflamación u otro proceso morboso de una parte a otra por tejido continuo.
per os (per os). Por la boca o a través de ella; denota un método de medicación.
per primam (intentionem) (per primam intentionem). De primera intención.
per rectum (per rectum). Por el recto o a través de él; denota un método de medicación.
per saltum (per saltum). A saltos, de un salto; no gradualmente ni por etapas.
per tubam (per tubam). Por un tubo o a través de él.
per vias naturales (per vias naturales). Por los pasajes naturales, p. ej. un parto normal en lugar de una sección cesárea o la expulsión fecal de un cuerpo extraño en lugar de su remoción quirúrgica.
per- (per-). **1.** Prefijo que denota a través de e indica intensidad. **2.** En química, prefijo que indica: 1) más, con respecto a la cantidad de un elemento dado o radical contenido en un compuesto, o 2) el grado de sustitución de hidrógeno.
peracephalus (peracéfalo). m. Onfalósito sin cabeza ni brazos y con un tórax defectuoso; típicamente, el cuerpo consiste en poco más que la pelvis y las piernas.
peracetate (peracetato). m. Sal o éster del ácido peracético.
peracetic acid (ácido peracético). .
peracid (perácido). m. Peroxiácido; ácido que contiene un grupo peróxido, p. ej., ácido peracético.
peracute (peragudo). Muy agudo; se dice de una enfermedad.
perarticulation (perarticulación). f. Articulación sinovial.
peratodynia (peratodinia). f. Término obsoleto para pirosis.
peraxillary (peraxilar). A través de la axila.
perazine (perazina). f. Agente antipsicótico.
perboric acid (ácido perbórico). Á. tetrabórico.
percentile (percentilo). m. Posición o rango de un individuo en una serie ordenada de datos, expresada en términos del porcentaje del grupo que él iguala o excede.
percept (percepto). m. **1.** Aquello que se percibe; la imagen mental completa formada por el proceso de percepción de un objeto presente en el espacio. **2.** En psicología clínica, unidad aislada de percepción, como una de las respuestas a una mancha de tinta en la prueba de Rorschach.
perception (percepción). f. Estesia; el proceso mental de tomar conciencia de un objeto o reconocerlo.
  conscious p. (p. consciente). Apercepción.
  depth p. (p. de la profundidad).
  extrasensory p. (ESP) (p. extrasensorial (PES)).
  facial p. (p. facial).
  simultaneous p. (p. simultánea).
perceptive (perceptivo). Que tiene poder de percepción mayor de lo normal.
perceptivity (perceptividad). f. Poder de percepción.
perceptorium (perceptorio). Sensorio.
perchloric acid (ácido perclórico).
perchloride (percloruro). m. Hipercloruro; cloruro que contiene la mayor cantidad posible de cloro.
percolation (percolación). f. **1.** Filtración. **2.** Extracción de la porción soluble de una mezcla sólida pasando un líquido solvente a través de ella. **3.** Paso de saliva u otros líquidos por la interfase de contacto entre una estructura dentaria y una restauración u obturación, inducido a veces por cambios térmicos.
percolator (percolador). m. Vaso en forma de embudo usado para el proceso de percolación en farmacia.
percomorph oil (aceite de percomorfo).
percussion (percusión). f. **1.** Procedimiento diagnóstico destinado a determinar la densidad de una parte por medio de los golpes dados en su superficie con un dedo o un plesor. **2.** Forma de masaje que consiste en golpes repetidos de fuerza variable.
  auscultatory p. (p. auscultatoria).
  bimanual p. (p. bimanual).
  clavicular p. (p. clavicular).
  deep p. (p. profunda).
  direct p. (p. directa). P. inmediata.
  finger p. (p. digital).
  immediate p. (p. inmediata). P. directa.
  mediate p. (p. mediata).
  palpatory p. (p. palpatoria). Plesestesia.
  threshold p. (p. umbral).
percussor (percusor). Plesor.
percutaneous (percutáneo). Diadérmico; transcutáneo; transdérmico; indica el pasaje de sustancias a través de piel sin rupturas, como en la absorción por inunción.
perencephaly (perencefalia). f. Estado caracterizado por la presencia de uno o más quistes cerebrales.
perfectionism (perfeccionismo). m. Tendencia a adoptar normas y criterio elevados y rígidos de desempeño para la propia persona.
perflation (perflación). f. Insuflación de aire en una cavidad o conducto o a través de éstos, para apartar sus paredes o expulsar cualquier material que contengan.
perforans (perforante). Término aplicado a varios músculos y nervios que en su curso perforan otras estructuras.
perforated (perforado). Atravesado por uno o más agujeros.
perforation (perforación). f. Abertura anormal en órganos o vísceras huecos.
  Bezold's p. (p. de Bezold).
perforator (perforador). m. Instrumento para perforar la cabeza en craneotomía.
perforatorium (perforatorio). m. Varilla o cono fibroso situado entre el acrosoma y el polo anterior del núcleo en los espermatozoides de sapos y aves.
performic acid (ácido perfórmico). Á. peroxifórmico.
perfrigeration (perfrigeración). f. Grado menor de congelación de tejidos humanos.
perfuse (perfundir). Forzar la sangre u otro líquido para que fluya desde una arteria a través del lecho vascular de un tejido o que fluya a través del lumen de una estructura hueca (p. ej., un túbulo renal aislado).
perfusion (perfusión). f. **1.** Acción de perfundir. **2.** Flujo de sangre u otro perfundido por unidad de volumen de tejido.
  regional p. (p. regional).
pergolide mesylate (pergolida, mesilato de). Derivado del cornezuelo del centeno con propiedades dopaminérgicas.
perhexiline maleate (perhexilina, maleato de). Vasodilatador coronario y diurético.
perhydrocyclopenta[*a*]phenanthrene (perhidrociclopenta [*a*]fenantreno). Núcleo esteroide tetracíclico.
peri- (peri-). Prefijo que indica alrededor, cerca de.
peri-implantoclasia (periimplantoclasia). f. En odontología, término general que implica la enfermedad del hueso de soporte de un implante.
periacinal, periacinous (periacinal, periacinoso). Que rodea a un ácino.
periadenitis (periadenitis). f. Inflamación de los tejidos que rodean a una glándula.
  p. mucosa necrotica recurrens (p. mucosa necrótica recurrente).
perianal (perianal). Circunanal.
periangiocholitis (periangiocolitis). f. Pericolangitis.
periangitis (periangitis). f. Perivasculitis; inflamación de la túnica adventicia de un vaso sanguíneo o de los tejidos que la rodean, o de un vaso linfático.
periaortic (periaórtico). Que rodea la aorta o es adyacente a ella.
periaortitis (periaortitis). f. Inflamación de la túnica adventicia de la aorta y los tejidos que la rodean.
periapex (periápice). m. Estructuras periapicales, especialmente la membrana periodontal y el hueso adyacente.
periapical (periapical). **1.** En el ápice de la raíz de un diente, o alrededor de éste. **2.** Indica el periápice.
periappendicitis (periapendicitis). f. Paraapendicitis; inflamación del tejido que rodea al apéndice vermiforme.
  p. decidualis (p. decidual).
periappendicular (periapendicular). Que rodea un apéndice, especialmente el vermiforme.
periarterial (periarterial). Que rodea a una arteria.

periarteritis (periarteritis). f. Inflamación de la túnica externa (adventicia) de una arteria.
p. nodosa (p. nudosa). Poliarteritis nudosa.
periarthric (periártrico). Circunarticular.
periarthritis (periartritis). f. Exartritis; inflamación de las partes que rodean a una articulación.
periarticular (periarticular). Circunarticular.
periatrial (periauricular).
periauricular (periauricular). **1.** Que rodea las aurículas del corazón. **2.** Que rodea al oído externo (la oreja).
periaxial (periaxial). Que rodea a un eje.
periaxillary (periaxilar). Circunmaxilar.
periaxonal (periaxonal). Que rodea al cilindroeje de un nervio.
periblast (periblasto). m. Región especializada de la superficie vitelina, inmediatamente periférica al blastodermo en los huevos telolecíticos.
peribronchial (peribronquial). Que rodea a uno o más bronquios.
peribronchiolar (peribronquiolar). Que rodea los bronquíolos.
peribronchiolitis (peribronquiolitis). f. Inflamación de los tejidos que rodean los bronquíolos.
peribronchitis (peribronquitis). f. Inflamación de los tejidos que rodean los bronquios o los tubos bronquiales.
peribuccal (peribucal). Que rodea la mejilla o el carrillo.
peribulbar (peribulbar). Circumbulbar; que rodea cualquier bulbo, especialmente el globo ocular o el bulbo de la uretra.
peribursal (peribursal). Que rodea una bolsa.
pericanalicular (pericanalicular). Que rodea un canalículo.
pericardectomy (pericardectomía). f. Pericardiectomía.
pericardiac, pericardial (pericárdico, pericardíaco). **1.** Que rodea el corazón. **2.** Relativo al pericardio.
pericardicentesis (pericardicentesis). f. Pericardiocentesis.
pericardiectomy (pericardiectomía). f. Pericardectomía; escisión de una porción del pericardio.
pericardiocentesis (pericardiocentesis). f. Pericardicentesis; paracentesis del pericardio.
pericardioperitoneal (pericardioperitoneal). Relativo a las cavidades pericárdica y peritoneal.
pericardiophrenic (pericardiofrénico). Relativo al pericardio y el diafragma.
pericardiopleural (pericardiopleural). Relativo a las cavidades pericárdica y pleural.
pericardiorrhaphy (pericardiorrafia). f. Sutura del pericardio.
pericardiostomy (pericardiostomía). f. Establecimiento de una abertura en el pericardio.
pericardiotomy (pericardiotomía). f. Pericardotomía; coleotomía; incisión del pericardio.
pericarditic (pericardítico). Relativo a la pericarditis.
pericarditis (pericarditis). f. Inflamación del pericardio.
adhesive p. (p. adherente). Pericardio adherente.
chronic constrictive p. (p. constrictiva crónica).
fibrinous p. (p. fibrinosa). P. aguda con exudado fibrinoso.
internal adhesive p. (p. adherente interna).
p. obliterans (p. obliterante).
rheumatic p. (p. reumática).
p. sicca (p. seca). P. fibrinosa.
uremic p. (p. urémica). P. fibrinosa de la insuficiencia renal crónica.
p. villosa (p. vellosa). P. fibrinosa.
pericardium, pl. **pericardia** (pericardio). [*pericardium*, NA]. m. Cápsula, membrana o teca del corazón; bolsa cardíaca; membrana fibroserosa que consta de mesotelio y tejido conjuntivo submesotelial y cubre el corazón y el origen de los grandes vasos.
adherent p. (p. adherente). Pericarditis adherente.
bread-and-butter p. (p. pan y manteca).
p. fibrosum (p. fibroso). [*pericardium fibrosum*, NA].
p. serosum (p. seroso). [*pericardium serosum*, NA].
shaggy p. (p. peludo). Pericarditis fibrinosa.
pericardotomy (pericardotomía). f. Pericardiotomía.
pericecal (pericecal). Peritíflico; que rodea al ciego.
pericellular (pericelular). Pericítico; que rodea a una célula.
pericemental (pericementario). Periodontal.
pericementitis (pericementitis). f. Término obsoleto para periodontitis.
pericentral (pericentral). Que rodea el centro.
perichareia (pericareia). f. Término raramente usado para alegría delirante.
pericholangitis (pericolangitis). f. Periangiocolitis; inflamación de los tejidos alrededor de los conductos biliares.
perichondral, perichondrial (pericondral, pericondrial). Relativo al pericondrio.
perichondritis (pericondritis). f. Inflamación del pericondrio.
peristernal p. (p. peristernal). Síndrome de Tietze.
relapsing p. (p. recidivante). Policondritis recidivante.
perichondrium (pericondrio). m. [*perichondros*, NA]. Tejido conjuntivo irregular denso que forma una membrana alrededor del cartílago.
perichord (pericordio). m. Vaina del notocordio.
perichordal (pericordal). Relativo al pericordio.
perichoroidal (pericoroidal). Que rodea la capa coroides del ojo.
perichrome (pericromo). m. Célula nerviosa cuya sustancia cromófila o material coloreable está esparcida por todo el citoplasma.
pericolic (pericólico). Que rodea el colon o lo encierra.
pericolitis (pericolitis). f. Pericolonitis; serocolitis; inflamación de tejido conjuntivo o peritoneo que rodea al colon.
p. dextra (p. derecha). P. que afecta al colon ascendente.
p. sinistra (p. izquierda). Perisigmoiditis.
pericolonitis (pericolonitis). f. Pericolitis.
pericolpitis (pericolpitis). f. Perivaginitis.
periconchal (periauricular).
pericorneal (pericorneal). Circuncorneal; periquerático; que rodea la córnea.
pericoronal (pericoronal). Alrededor de la corona de un diente.
pericoronitis (pericoronitis). f. Operculitis; inflamación alrededor de la corona de un diente, generalmente un tercer molar inferior de erupción incompleta.
pericranial (pericraneal). Relativo al pericráneo; que rodea al cráneo.
pericranitis (pericranitis). f. Inflamación del pericráneo.
pericranium (pericráneo). [*pericranium*, NA]. m. Periostio craneal o del cráneo.
pericyazine (periciazina). f. Agente antipsicótico.
pericystic **1.** (periquístico). Que rodea a un quiste. **2.** (pericístico). Perivesical. Que rodea la vejiga urinaria. **3.** (pericístico). Que rodea la vesícula biliar.
pericystitis (pericistitis). f. Inflamación de los tejidos que rodean una vejiga, especialmente la urinaria.
pericystium (pericistio). m. **1.** Tejidos que rodean la vejiga urinaria o la vesícula biliar. **2.** Revestimiento vascular de un tumor quístico.
pericyte (pericito). m. Célula peritelial, pericapilar o adventicia; una de las células finas de tejido conjuntivo en íntima relación con el exterior de la pared capilar.
capillary p. (p. capilar). Célula de Rouget.
pericytial (pericítico). Pericelular.
peridectomy (peridectomía). f. Peritectomía.
peridens (peridens). m. Diente supernumerario que erupciona en la cara externa de un arco dentario.
peridental (peridental). Periodontal.
peridentitis (peridentitis). f. Término obsoleto para periodontitis.
peridentium (peridencio). m. Periodoncio.
periderm, peridermа (peridermo, periderma). m. Epitriquio; capa más externa de la epidermis del embrión y feto hasta el sexto mes de vida intrauterina.
peridermal, peridermic (peridérmico). Relativo al peridermo.
peridesmic (peridésmico). **1.** Periligamentoso; que rodea un ligamento. **2.** Relativo al peridesmio.
peridesmitis (peridesmitis). f. Inflamación del tejido conjuntivo que rodea un ligamento.
peridesmium (peridesmio). m. Membrana de tejido conjuntivo que envuelve a los ligamentos.
perididymis (perididimo). m. Túnica albugínea del testículo.
perididymitis (perididimitis). f. Inflamación del peridídimo.
peridium (peridio). m. En los hongos, estructura hifal que rodea a los ascos.
peridiverticulitis (peridiverticulitis). f. Inflamación de los tejidos que rodean un divertículo intestinal.
periduodenitis (periduodenitis). f. Inflamación alrededor del duodeno.
peridural (peridural). Epidural.

periencephalitis (periencefalitis). f. Inflamación de las membranas cerebrales, especialmente leptomeningitis o inflamación de la piamadre.
perienteric (perientérico). Circunintestinal; que rodea al intestino.
perienteritis (perienteritis). f. Seroenteritis; inflamación de la capa peritoneal del intestino.
periependymal (periependimal). Que rodea al epéndimo.
periesophageal (periesofágico). Que rodea al esófago.
periesophagitis (periesofagitis). f. Inflamación de los tejidos que rodean al esófago.
perifocal (perifocal). Que rodea un foco; denota tejidos, o la sangre que contienen, en la vecindad de un foco infeccioso.
perifollicular (perifolicular). Que rodea un folículo piloso.
perifolliculitis (perifoliculitis). f. Presencia de un infiltrado inflamatorio que rodea folículos pilosos.
p. abscedens et suffodiens (p. abscedens et suffodiens). Celulitis disecante.
superficial pustular p. (p. pustulosa superficial). Impétigo folicular.
perifuse (perifundir). Hacer correr una nueva porción del líquido con que se bañan las superficies externas de un pequeño trozo de tejido sumergido en dicho baño.
perifusion (perifusión). f. La acción de perifundir.
periganglionic (periganglionar). Que rodea un ganglio, especialmente nervioso.
perigastric (perigástrico). Que rodea al estómago.
perigastritis (perigastritis). f. Inflamación de la capa peritoneal del estómago.
perigemmal (perigemal). Circungemal.
periglandulitis (periglandulitis). f. Inflamación de los tejidos que rodean una glándula.
periglottic (periglótico). Alrededor de la lengua, especialmente la base de ésta y la epiglotis, o alrededor de la glotis (laringe), la rima glottidis.
periglottis (periglotis). f. Membrana mucosa de la lengua.
perihepatic (perihepático). Que rodea al hígado.
perihepatitis (perihepatitis). f. Capsulitis hepática; hepatitis externa; hepatoperitonitis; inflamación de la cobertura serosa o peritoneal del hígado.
perihernial (perihernial). Que rodea una hernia.
perijejunitis (periyeyunitis). f. Inflamación alrededor del yeyuno.
perikaryon, pl. **perikarya** (pericarion). m. **1.** Citoplasma que rodea al núcleo, como el del cuerpo celular de las células nerviosas. **2.** Cuerpo del odontoblasto, excepto la fibra dentinaria. **3.** Cuerpo celular de la célula nerviosa, sin su cilindroeje ni sus dendritas.
perikeratic (periquerático). Pericorneal.
perikymata, gen. **perikyma** (pericima). f. Rebordes y surcos transversales sobre la superficie del esmalte dentario.
perilabyrinthitis (perilaberintitis). f. Inflamación de las partes que rodean al laberinto.
perilaryngeal (perilaríngeo). Que rodea la laringe.
perilaryngitis (perilaringitis). f. Inflamación de los tejidos que rodean la laringe.
perilenticular (perilenticular). Circuncristalínico; que rodea al cristalino del ojo.
periligamentous (periligamentoso). Peridésmico.
perilymph, perilympha (perilinfa). [*perilympha,* NA]. f. Líquido de Cotunnius; licor de Cotunnius; líquido contenido dentro del laberinto óseo, que rodea y protege el laberinto membranoso.
perilymphangial (perilinfangial). Que rodea un vaso linfático.
perilymphangitis (perilinfangitis). f. Inflamación de los tejidos que rodean un vaso linfático.
perilymphatic (perilinfático). **1.** Que rodea una estructura linfática, ganglio o vaso. **2.** Espacios y tejidos que rodean al laberinto membranoso del oído interno.
perimeningitis (perimeningitis). f. Paquimeningitis.
perimeter (perímetro). m. **1.** Circunferencia, borde o límite exterior. **2.** Instrumento, generalmente semicircular o esférico, usado para medir el campo de visión.
arc p. (p. de arco).
Goldmann p. (p. de Goldmann).
projection p. (p. de proyección).
Tübinger p. (p. de Tubinga).
perimetric **1.** (perimetral). Periuterino; que rodea al útero; relativo al perimetrio. **2.** (perimétrico). Relativo a la circunferencia de cualquier parte o zona. **3.** (perimetral). Relativo a la perimetría. **4.** (perimétrico).
perimetritic (perimetrítico). Relativo a la perimetritis o caracterizado por ella.
perimetritis (perimetritis). f. Metroperitonitis.
perimetrium, pl. **perimetria** (perimetrio). [*perimetrium,* NA]. m. Túnica serosa del útero; capa serosa (peritoneal) del útero.
perimetry (perimetría). f. Determinación de los límites del campo visual.
computed p. (p. computarizada).
flicker p. (p. de destellos).
kinetic p. (p. cinética).
mesopic p. (p. mesópica).
objective p. (p. objetiva).
quantitative p. (p. cuantitativa).
scotopic p. (p. escotópica). P. de un ojo adaptado a la oscuridad.
static p. (p. estática).
perimyelis (perimielo). m. Endostio.
perimyelitis (perimielitis). f. Endosteítis.
perimyoendocarditis (perimioendocarditis). f. Endoperimiocarditis.
perimyositis (perimiositis). f. Perimisitis; inflamación del tejido celular no compacto que rodea un músculo.
perimysial (perimisial). Relativo al perimisio; que rodea un músculo.
perimysiitis, perimysitis (perimisitis). f. **1.** Inflamación del perimisio. **2.** Perimiositis.
perimysium, pl. **perimysia** (perimisio). [*perimysium,* NA]. m. Vaina fibrosa que envuelve cada uno de los haces primarios de fibras musculares esqueléticas.
p. externum (p. externo). Epimisio.
p. internum (p. interno).
perinatal (perinatal). Que pertenece u ocurre durante el período anterior al parto o nacimiento, o es simultáneo o posterior a él.
perinatologist (perinatólogo). m. Persona que se especializa en perinatología.
perinatology (perinatología). f. Subespecialidad de la obstetricia que se ocupa del cuidado de la madre y el feto durante la gestación, el parto y el alumbramiento, en particular cuando la madre y/o el feto están enfermos o corren riesgo de estarlo.
perineal (perineal). Relativo al perineo.
perineo- (perineo-). Prefijo que indica el perineo.
perineocele (perineocele). m. Hernia perineal; hernia en la región perineal, entre el recto y la vagina o el recto y la vejiga, o a lo largo del recto.
perineometer (perineómetro). m. Instrumento usado para medir la fuerza de las contracciones musculares voluntarias del perineo.
perineoplasty (perineoplastia). f. Cirugía reparativa o plástica del perineo.
perineorrhaphy (perineorrafia). f. Sutura del perineo realizada en la perineoplastia.
perineoscrotal (perineoscrotal). Relativo al perineo y el escroto.
perineostomy (perineostomía). f. Uretrostomía a través del perineo.
perineosynthesis (perineosíntesis). f. Perineoplastia en caso de laceración extendida del perineo.
perineotomy (perineotomía). f. Incisión en el perineo, como en uretrotomía externa, litotomía, etc., o para facilitar el parto.
perineovaginal (perineovaginal). Relativo al perineo y la vagina.
perinephrial (perinefrial). Relativo al perinefrio.
perinephric (perinéfrico). Perirrenal; circunrenal; que rodea al riñón totalmente o en parte.
perinephritis (perinefritis). f. Inflamación del tejido perinéfrico.
perinephrium, pl. **perinephria** (perinefrio). m. Tejido conjuntivo y grasa que rodean el riñón.
perineum, pl. **perinea** (perineo). m. **1.** *perineum,* [NA]. Zona situada entre los muslos, que se extiende desde el cóccix al pubis y queda por debajo del diafragma pélvico. **2.** Superficie o cara externa del tendón central del perineo, situado entre la vulva y el ano en la mujer, y entre el escroto y el ano en el hombre.
watering-can p. (p. en regadera).
perineural (perineural). Que rodea un nervio.
perineurial (perineurial). Relativo al perineurio.

perineuritis (perineuritis). f. Inflamación del perineurio.
perineurium, pl. **perineuria** (perineurio). m. Vaina de tejido conjuntivo que rodea un fascículo de fibras nerviosas en un nervio periférico.
perinuclear (perinuclear). Circunnuclear; que rodea a un núcleo.
periocular (periocular). Circunocular.
period (período). m. **1.** División o duración determinada de tiempo. **2.** Una de las fases o estadios de una enfermedad. **3.** Forma coloquial de menstruación.
absolute refractory p. (p. refractario absoluto).
critical p. (p. crítico).
eclipse p. (p. de eclipse). Fase de eclipse.
effective refractory p. (p. refractario efectivo).
ejection p. (p. de eyección). Intervalo esfígmico.
extrinsic incubation p. (p. de incubación extrínseca).
fertile p. (p. fértil).
functional refractory p. (p. refractario funcional).
Gap_1 p. (G_1) (p. Gap_1 (G_1)).
Gap_2 p. (G_2) (p. Gap_2 (G_2)).
incubation p. (p. de incubación).
induction p. (p. de inducción).
intersystolic p. (p. intersistólico). Intervalo auriculocarotídeo.
intrapartum p. (p. intraparto).
isoelectric p. (p. isoeléctrico).
isometric p. (p. isométrico). Intervalo preesfígmico.
isometric p. of cardiac cycle (p. isométrico del ciclo cardíaco).
latency p. (p. de latencia). Fase de latencia.
latent p. (p. latente).
masticatory silent p. (p. silencioso masticatorio).
menstrual p. (p. menstrual). Menstruo.
missed p. (p. faltante).
mitotic p. (p. mitótico).
oedipal p. (p. edípico). Fase edípica.
preejection p. (p. de preeyección).
prepatent p. (p. prepatente).
puerperal p. (p. puerperal).
pulse p. (p. del pulso).
refractory p. (p. refractario).
refractory p. of electronic pacemaker (p. refractario del marcapaso electrónico).
relative refractory p. (p. refractario relativo).
safe p. (p. seguro).
silent p. (p. silencioso).
synthesis p. (S) (p. de síntesis (S)).
total refractory p. (p. refractario total).
vulnerable p. (of heart) (p. vulnerable (del corazón)).
Wenckebach p. (p. de Wenckebach).
periodate (peryodato). m. Sal del ácido peryódico.
periodic (periódico). **1.** Que retorna a intervalos regulares. **2.** Se dice de una enfermedad de exacerbaciones o paroxismos de recurrencia regular.
periodic acid (ácido peryódico).
periodicity (periodicidad). f. Tendencia a la recurrencia a intervalos regulares.
diurnal p. (p. diurna).
filarial p. (p. filarial o filárica).
lunar p. (p. lunar).
malarial p. (p. palúdica).
nocturnal p. (p. nocturna).
subperiodic p. (p. subperiódica).
periodontal (periodontal). Pericementario; peridentario; paradentario; alrededor de un diente.
Periodontal Disease Index (PDI) (índice de enfermedad periodontal).
Periodontal Index (PI) (índice periodontal).
periodontics, periodontia (periodoncia). f. Rama de la odontología que se ocupa del estudio de los tejidos normales y del tratamiento de estados anormales de los tejidos que rodean inmediatamente los dientes.
periodontist (periodoncista). m. y f. Odontólogo especializado en periodoncia.
periodontitis (periodontitis). f. **1.** Inflamación del periodoncio. **2.** Enfermedad inflamatoria crónica del periodoncio que se produce en respuesta a la presencia de placa bacteriana en los dientes adyacentes.
apical p. (p. apical).
p. complex (p. compleja).
juvenile p. (p. juvenil). Periodontosis.
p. simplex (p. simple).
suppurative p. (p. supurativa).
periodontium, pl. **periodontia** **1.** (periodonto). m. [*periodontium*, NA]. Periodoncio. **2.** (periodoncio). [*periodontium,* NA]. m. Membrana alveolodentaria o peridentaria; paradencio; parodoncio; peridencio; periodonto; periostio alveolar; tejidos que rodean y sostienen los dientes.
periodontoclasia (periodontoclasia). f. Periodontólisis; destrucción de los tejidos periodontales, las encías, el pericemento, el hueso alveolar y el cemento.
periodontolysis (periodontólisis). f. Periodontoclasia.
periodontosis (periodontosis). f. Periodontitis juvenil.
periomphalic (perionfálico). Periumbilical.
perionychia (perioniquia). f. Perionixis; inflamación del perioniquio.
perionychium, pl. **perionychia** (perioniquio). m. Eponiquio.
perionyx (periónix). m. [*perionyx*, NA]. Restos del eponiquio que permanecen en el angosto pliegue que se superpone a la parte proximal de la lúnula.
perionyxis (perionixis). f. Perioniquia.
perioophoritis (perioofooritis). f. Periovaritis; inflamación de la cobertura peritoneal del ovario.
perioophorosalpingitis (perioofoorosalpingitis). f. Perisalpingoovaritis; inflamación del peritoneo y otros tejidos alrededor del ovario y el oviducto.
perioperative (perioperatorio). Paraoperatorio; suceso que ocurre durante el período de una operación.
periophthalmic (perioftálmico). Circunmocular.
periophthalmitis (perioftalmitis). f. Inflamación de los tejidos perioftálmicos.
perioral (perioral). Circumoral; peristomatoso; que rodea la boca.
periorbita, periobit (periórbita). [*periorbita,* NA]. f. Fascia o aponeurosis orbitaria; membrana periorbitaria; periostio de la órbita.
periorbital (periorbitario). **1.** Relativo a la periórbita. **2.** Circunorbitario.
periorchitis (periorquitis). f. Inflamación de la túnica vaginal del testículo.
p. hemorrhagica (p. hemorrágica).
periost (periostio).
periosteal (perióstico). Relativo al periostio.
periosteitis (periosteítis). f. Periostitis.
periosteo- (periosteo-). Prefijo que indica el periostio.
periosteoma (periosteoma). m. Periostoma; periosteofito; neoplasia derivada del periostio.
periosteomedullitis (periosteomedulitis). f. Periosteomielitis.
periosteomyelitis (periosteomielitis). f. Periosteomedulitis; inflamación de todo el hueso, periostio y médula incluidos.
periosteopathy (periosteopatía). f. Cualquier enfermedad del periostio.
periosteophyte (periosteófito). m. Periosteoma.
periosteosis (periosteosis). f. Periostosis; formación de un periosteoma.
periosteotome (periosteótomo). m. Periostótomo; cuchillo fuerte en forma de escalpelo o bisturí, para cortar el periostio.
periosteotomy (periosteotomía). f. Periostotomía; operación de cortar a través del periostio hasta el hueso.
periosteous (perióstico).
periosteum, pl. **periostea** (periostio). [*periosteum,* NA]. m. Gruesa membrana fibrosa que recubre toda la superficie de un hueso, excepto su cartílago articular.
alveolar p., p. alveolare (p. alveolar). Periodoncio.
p. cranii (p. craneal). Pericráneo.
periostitis (periostitis). f. Periosteítis; inflamación del periostio.
orbital p. (p. orbitaria).
periostoma (periostoma). m. Periosteoma.
periostosis, pl. **periostoses** (periostosis). f. Periosteosis.
periostosteitis (periostosteítis). f. Inflamación de un hueso que afecta al periostio.
periostotome (periostótomo). m. Periosteótomo.
periostotomy (periostotomía). f. Periosteotomía.
periotic (periótico). Que rodea el oído interno; se refiere al peñasco del temporal o a los espacios y tejidos del laberinto óseo que rodean el laberinto membranoso.

periovaritis (periovaritis). f. Periooforitis.
periovular (periovular). Que rodea el óvulo o huevo.
peripachymeningitis (peripaquimeningitis). f. Inflamación de la capa parietal de la duramadre.
peripancreatitis (peripancreatitis). f. Inflamación de la capa peritoneal del páncreas.
peripapillary (peripapilar). Que rodea una papila.
peripatetic (peripatético). Que camina, ambula o se pasea; a veces se usa para describir un paciente con tifus "ambulante".
peripenial (peripeniano). Que rodea el pene.
peripharyngeal (perifaríngeo). Que rodea la faringe.
peripheral (periférico). **1.** Situado en la periferia o relativo a ésta. **2.** Situado más cerca de la periferia de un órgano o parte del cuerpo en relación con un punto de referencia específico.
peripheralis (peripheralis). [*peripheralis*, NA]. Periférico.
peripherocentral (periferocentral). Relativo a la periferia y el centro del cuerpo o alguna de sus partes.
periphery (periferia). f. **1.** Parte de un cuerpo alejada del centro; parte o superficie externa. **2.** Borde de una prótesis dental.
periphlebitic (periflebítico). Relativo a la periflebitis.
periphlebitis (periflebitis). f. Inflamación de la capa o túnica externa de una vena o de los tejidos que la rodean.
periplocin (periplocina). f. Glucoperiplocimarina; glucósido cardiotónico obtenido de la corteza y los tallos de *Periploca graeca* (familia Asclepiadaceae), una planta del sur de Europa.
peripolar (peripolar). Que rodea a un polo de un cuerpo, o a varios de ellos, o a cualquier polo eléctrico o magnético.
peripolesis (peripolesis). f. Penetración de células migratorias entre células de tejidos fijos que están normalmente en estrecho contacto.
periporitis (periporitis). f. Pápulas y papulovesículas miliares con infección estafilocócica; casi siempre en la cara de niños pequeños.
periportal (periportal). Peripílico; que rodea la vena porta.
periproctic (peripróctico). Circunanal.
periproctitis (periproctitis). f. Perirrectitis; inflamación del tejido aerolar que rodea al recto.
periprostatic (periprostático). Que rodea la próstata.
periprostatitis (periprostatitis). f. Inflamación de los tejidos que rodean a la próstata.
peripylephlebitis (peripiloflebitis). f. Inflamación de los tejidos que rodean la vena porta.
peripylic (peripílico). Periportal.
peripyloric (peripilórico). Que rodea el píloro.
perirectal (perirrectal). Que rodea al recto.
perirectitis (perirrectitis). f. Periproctitis.
perirenal (perirrenal). Perinéfrico.
perirhinal (perirrínico). Alrededor de la nariz o cavidad nasal.
perirhizoclasia (perirrizoclasia). f. Destrucción inflamatoria de los tejidos que rodean la raíz de un diente.
perisalpingitis (perisalpingitis). f. Inflamación del peritoneo que cubre la trompa de Falopio.
perisalpingo-ovaritis (perisalpingoovaritis). f. Periooforosalpingitis.
perisalpinx (perisálpinx). m. Cobertura peritoneal del tubo uterino.
periscopic (periscópico). Lo que confiere la capacidad de ver los objetos a un costado, además de los que se encuentran en el eje directo de la visión.
perisigmoiditis (perisigmoiditis). f. Pericolitis izquierda; inflamación de los tejidos conjuntivos que rodean la flexura sigmoidea.
perisinuous (perisinuoso). Que rodea un seno, especialmente de la duramadre.
perispermatitis (periespermatitis). f. Inflamación de los tejidos que rodean el cordón espermático.
  p. serosa (p. serosa). Hidrocele del cordón espermático.
perisplanchnic (periesplácnico). Perivisceral; que rodea a cualquier víscera.
perisplanchnitis (periesplacnitis). f. Inflamación que rodea a cualquier víscera.
perisplenic (periesplénico). Alrededor del bazo.
perisplenitis (periesplenitis). f. Inflamación del peritoneo que cubre el bazo.
perispondylic (periespondílico). Perivertebral.
perispondylitis (periespondilitis). f. Inflamación de los tejidos alrededor de una vértebra.
perissodactyl, perissodactylous (perisodáctilo). **1.** Imparidigitado; que tiene un número impar de dedos en cada mano o pie. **2.** Cualquier mamífero del orden *Perissodactyla* (tapires, rinocerontes y caballos).
peristalsis (peristaltismo). m. Movimiento vermicular; movimiento del intestino u otra estructura tubular; ondas de contracción y relajación circular alternada del tubo por las cuales su contenido es impelido hacia adelante.
  mass p. (p. masivo). Movimiento masivo o de masa.
  reversed p. (p. invertido). Antiperistaltismo.
peristaltic (peristáltico). Relativo al peristaltismo.
peristaphylitis (periestafilitis). f. Inflamación del velo del paladar y de las partes que rodean a la úvula.
peristasis (peristasis). f. Hiperemia peristática; fases de inactividad de la vasoconstricción en la inflamación.
peristole (perístole). f. Actividad tónica de las paredes del estómago por la cual el órgano se contrae alrededor de su contenido, en contraste con las ondas peristálticas que van del cardias al píloro (peristaltismo).
peristolic (peristólico). Relativo a la perístole.
peristomal, peristomatous (peristomatoso). Perioral.
peristome (peristoma). m. Surco que parte del citostoma en los ciliados y otras formas de protozoarios.
periston (peristón). m. Sustituto del plasma que consiste en pirrolidona polivinílica fraccionada; PM medio 50.000.
peristrumous (periestrumoso). Situado alrededor de un bocio, o cerca de él.
perisynovial (perisinovial). Que rodea una membrana sinovial.
perisystole (perisístole). f. Presístole.
perisystolic (perisistólico). Presistólico.
peritectomy (peritectomía). f. Peridectomía; peritomía; escisión de una franja paracorneal de la conjuntiva para aliviar el pannus.
peritendineum, pl. **peritendinea** (peritendíneo). [*peritendineum*, NA]. m. Una de las vainas fibrosas que rodean los haces primarios de fibras de un tendón.
peritendinitis (peritendinitis). f. Peritenontitis; inflamación de la vaina de un tendón.
  p. calcarea (p. calcárea).
  p. serosa (p. serosa). Ganglión.
peritenon (peritenón). m. Vaina del tendón.
peritenontitis (peritenontitis). f. Peritendinitis.
perithecium, pl. **perithecia** (peritecio). m. En los hongos, ascocarpo en forma de frasco.
perithelioma (perितelioma). m. Hemangiopericitoma.
perithelium, pl. **perithelia** (peritelio). m. Tejido conjuntivo que rodea a los vasos más pequeños y capilares.
  Eberth's p. (p. de Eberth).
perithoracic (peritorácico). Que rodea o encierra el tórax.
perithyroiditis (peritiroiditis). f. Inflamación de la cápsula o los tejidos que rodean la glándula tiroides.
peritomist (peritomista). m. y f. Persona que realiza circuncisiones.
peritomy (peritomía). f. **1.** Peritectomía. **2.** Circuncisión.
peritoneal (peritoneal). Relativo al peritoneo.
peritonealgia (peritonealgia). f. Dolor en el peritoneo.
peritoneo- (peritoneo-). Prefijo que indica el peritoneo.
peritoneocentesis (peritoneocentesis). f. Paracentesis del abdomen; d.t. abdominocentesis, celiocentesis y celioparacentesis.
peritoneoclysis (peritoneoclisis). f. Irrigación de la cavidad abdominal.
peritoneopathy (peritoneopatía). f. Inflamación u otra enfermedad del peritoneo.
peritoneopericardial (peritoneopericárdico). Relativo al peritoneo y al pericardio.
peritoneopexy (peritoneopexia). f. Suspensión o fijación del peritoneo.
peritoneoplasty (peritoneoplastia). f. Aflojamiento de adherencias y cobertura de superficies desnudas con peritoneo, para impedir nuevas formaciones.
peritoneoscope (peritoneoscopio). m. Laparoscopio; endoscopio para examinar la cavidad peritoneal.
peritoneoscopy (peritoneoscopia). f. Abdominoscopia; celioscopia; laparoscopia; ventroscopia, examen del contenido del peritoneo con un peritoneoscopio pasado a través de la pared abdominal.
peritoneotomy (peritoneotomía). f. Incisión del peritoneo.

peritoneum, pl. **peritonea** (peritoneo). [*peritoneum*, NA]. m. Membrana abdominal; bolsa serosa consistente en mesotelio y una capa delgada de tejido conjuntivo fino, que tapiza la cavidad abdominal y cubre casi todas las vísceras que ella contiene.
p. parietale (p. parietal). [*peritoneum parietale*, NA].
p. viscerale (p. visceral). [*peritoneum viscerale*, NA].
peritonism (peritonismo). m. **1.** Complejo de síntomas caracterizado por vómitos, dolor y shock; inflamación de cualquier víscera abdominal de la que participa el peritoneo. **2.** Seudoperitonitis; neurosis en la que los síntomas simulan los de peritonitis.
peritonitis (peritonitis). f. Inflamación del peritoneo.
adhesive p. (p. adherente).
benign paroxysmal p. (p. paroxística benigna).
bile p. (p. biliar). Coleperitonitis.
chemical p. (p. química).
chyle p. (p. quílica).
circumscribed p. (p. circunscripta). P. localizada.
p. deformans (p. deformante).
diaphragmatic p. (p. diafragmática).
diffuse p. (p. difusa). P. general.
p. encapsulans (p. encapsulante).
feline infectious p. (p. infecciosa felina).
fibrocaseous p. (p. fibrocaseosa).
gas p. (p. gaseosa).
general p. (p. general). P. difusa.
localized p. (p. localizada). P. circunscripta.
meconium p. (p. por meconio).
pelvic p. (p. pélvica). Pelvioperitonitis; pelviperitonitis.
periodic p. (p. periódica). Poliserositis paroxística familiar.
productive p. (p. productiva). Paquiperitonitis.
tuberculous p. (p. tuberculosa). P. causada por bacilos tuberculosos.
peritonsillar (peritonsilar). Localizado alrededor de una o ambas amígdalas.
peritonsillitis (peritonsilitis). f. Periamigdalitis; inflamación del tejido conjuntivo por encima y detrás de las amígdalas.
peritracheal (peritraqueal). Localizado alrededor de la tráquea.
peritrichal, peritrichous (peritrico). **1.** Relativo a cilios u otros órganos apendiculares que se proyectan desde la periferia de una célula. **2.** Que tiene flagelos uniformemente distribuidos en una célula.
peritrochanteric (peritrocantérico). Que está situado alrededor de un trocánter.
perityphlic (peritíflico). Pericecal.
periumbilical (periumbilical). Perionfálico; alrededor o cerca del ombligo.
periungual (periungular). Que rodea una uña; que afecta los pliegues ungulares.
periureteral, periureteric (periureteral). Que rodea a uno o ambos uréteres.
periureteritis (periureteritis). f. Inflamación de los tejidos que rodean al uréter.
p. plastica (p. plástica). Fibrosis retroperitoneal idiopática.
periurethral (periuretral). Que rodea a la uretra.
periurethritis (periuretritis). f. Inflamación de los tejidos que rodean a la uretra.
periuterine (periuterino). Perimetral.
periuvular (periuvular). Que rodea a la úvula.
perivaginitis (perivaginitis). f. Pericolpitis; inflamación del tejido conjuntivo alrededor de la vagina.
perivascular (perivascular). Circunvascular; que rodea un vaso sanguíneo o linfático.
perivasculitis (perivasculitis). f. Periangitis.
perivenous (perivenoso). Que rodea a una vena.
perivertebral (perivertebral). Periespondílico; alrededor de una o más vértebras.
perivesical (perivesical). Pericístico.
perivisceral (perivisceral). Periesplácnico.
perivisceritis (perivisceritis). f. Inflamación alrededor de una víscera.
perivitelline (perivitelino). Que rodea al vitelo o yema.
perkinism (perkinismo). Forma de charlatanismo que pretendía curar las enfermedades aplicando metales de propiedades magnéticas y mágicas.
perlèche (perlèche). Queilitis comisural.
perlingual (perlingual). A través o por vía de la lengua; método de medicación.
permanganate (permanganato). m. Sal del ácido permangánico.
permanganic acid (ácido permangánico).
permeability (permeabilidad). f. Propiedad de ser permeable.
permeable (permeable). Que permite el paso de sustancias, como líquidos, gases o calor, a través de una membrana u otra estructura.
permeant (permeante). Capaz de pasar a través de una membrana semipermeable determinada.
permease (permeasa). f. Cualquiera de un grupo de enzimas portadoras limitadas por membranas, que efectúan el transporte de solutos a través de una membrana semipermeable.
permeate (permear). Pasar a través de una membrana u otra estructura.
permeation (permeación). f. Extensión de una neoplasia maligna por proliferación de las células continuamente a lo largo de los vasos sanguíneos o linfáticos.
perniciosiform (perniciosiforme). Término poco usado con el significado de aparentemente pernicioso; denota un estado o una enfermedad que parece ser perniciosa o maligna.
pernicious (pernicioso). Destructivo; nocivo; denota una enfermedad de carácter grave y generalmente mortal si carece de tratamiento específico.
perniosis (perniosis). f. Sabañones.
pero- (pero-). Prefijo que significa deformado o mal formado.
perobrachius (perobraquio). m. Individuo con manos y antebrazos congénitamente defectuosos.
perocephalus (perocéfalo). m. Individuo de cara y cabeza congénitamente defectuosas.
perochirus (peróquiro). m. Individuo de manos congénitamente defectuosas.
perodactyly, perodactylia (perodactilia). f. Estado congénito caracterizado por presentar dedos de las manos o de los pies deformados.
perogen (perógeno). m. Preparación de perborato de sodio que, mezclada con el catalizador acompañante, libera 10% del oxígeno de la sal.
peromelia, peromely (peromelia). f. Malformación congénita grave de las extremidades, incluso la ausencia de manos o pies.
perone (peroné).
peroneal (peroneo). Relativo al peroné, a la cara lateral de la pierna o a los músculos allí presentes.
peroneotibial (peroneotibial). Tibioperoneo.
peropus (peropo). m. Persona de pies congénitamente defectuosos.
peroral (peroral). A través de la boca; denota un método de medicación o un abordaje.
perosis (perosis). f. Enfermedad nutricional de aves jóvenes, caracterizada por acortamiento y engrosamiento de los huesos de las extremidades y una deformidad llamada "tendón deslizado".
perosplanchnia (peroesplacnia). f. Malformación congénita de una o más vísceras.
perosseous (peróseo). A través del hueso.
peroxi- (peroxi-). Prefijo que indica la presencia de un átomo adicional de O, como en los peróxidos y peroxiácidos.
peroxidases (peroxidasas). f. pl. Oxidorreductasas que reducen peróxido de hidrógeno.
horseradish p. (p. del rábano).
peroxide (peróxido). m. El óxido de cualquier serie que contiene el mayor número de átomos de oxígeno.
peroxisome (peroxisoma). m. Microcuerpo, organoide rodeado por una membrana, que se encuentra en casi todas las células eucariotas.
peroxy acid (peroxiácido). m. Perácido.
peroxy- (peroxi-). Prefijo que indica la presencia de un átomo adicional de O, como en los peróxidos y peroxiácidos.
peroxyacetic acid (ácido peroxiacético). Á. peracético.
peroxyacetyl nitrate (peroxiacetilo, nitrato de). Contaminante importante responsable de la irritación de ojos y nariz producida por el "smog".
peroxyformic acid (ácido peroxifórmico). Á. perfórmico.
peroxyl (peroxilo). m. Uno de los radicales libres presuntamente formados como consecuencia del bombardeo de los tejidos por radiaciones de alta energía.
perphenazine (perfenazina). f. Agente antipsicótico.

persalt (persal). f. En química, cualquier sal que contiene la mayor cantidad posible del radical ácido.
perseveration (perseveración). f. **1.** Repetición constante de palabras o frases sin sentido. **2.** Duración de una impresión mental, medida por la rapidez con que una impresión sigue a otra, determinada a su vez por la rotación de un disco de dos colores. **3.** En psicología clínica, repetición de una respuesta previamente apropiada o correcta, aunque entretanto se haya hecho inapropiada o incorrecta.
persic oil (aceite pérsico).
persistence (persistencia). f. Continuación obstinada de un comportamiento característico, o de la misma existencia, a pesar de oposición o condiciones ambientales adversas.
microbial p. (p. microbiana).
persister (persistidor). Aquél o aquello que es capaz de persistencia; en especial, una bacteria que presenta p. microbiana.
person-years (personas-años). Cantidad de años que cada miembro de una población ha sufrido determinada condición; p.ej., años de tratamiento con cierto fármaco.
persona (persona). f. En psicología de Jung, el carácter externo opuesto al ánima, la personalidad interna; personalidad asumida utilizada para ocultar la verdadera.
personality (personalidad). f. **1.** Ser propio y único de cada uno; sistema organizado de actitudes y predisposiciones de la conducta por medio del cual el individuo crea impresiones y establece relaciones con otros. **2.** Individuo con un cuadro específico de p.
allotropic p. (p. alotrópica).
antisocial p. (p. antisocial). P. psicopática.
authoritarian p. (p. autoritaria).
avoidant p. (p. elusiva).
basic p. (p. básica).
borderline p. (p. fronteriza).
compulsive p. (p. compulsiva).
cyclothymic p. (p. ciclotímica).
dependent p. (p. dependiente).
dual p. (p. dual o doble).
histrionic p., hysterical p. (p. histérica, histriónica).
inadequate p. (p. inadecuada).
masochistic p. (p. masoquista).
multiple p. (p. múltiple).
paranoid p. (p. paranoide).
passive-aggressive p. (p. pasiva-agresiva).
psychopathic p. (p. psicopática). P. antisocial.
schizoid p. (p. esquizoide).
schizotypical p. (p. esquizotípica).
shut-in p. (p. cerrada o retraída).
syntonic p. (p. sintónica).
type A p., type B p. (p. tipo A, tipo B).
perspiration (perspiración). f. **1.** Diaforesis; sudación; excreción de líquido a través de las glándulas sudoríparas de la piel. **2.** Líquido que se pierde a través de la piel normal, ya sea por secreción de las glándulas sudoríparas o por difusión a través de otras estructuras cutáneas.
insensible p. (p. insensible).
sensible p. (p. sensible).
perstillation (perstilación).
persuasion (persuasión). f. Acción de influir en la mente de otro por autoridad, discusión o razonamiento.
persulfate (persulfato). m. Sal de un ácido persulfúrico.
persulfide (persulfuro). m. **1.** Sulfuro de una serie que contiene más átomos de azufre que ningún otro. **2.** Análogo de azufre de un peróxido.
persulfuric acid (ácido persulfúrico). Á. peroximonosulfúrico.
perthio- (pertio-). Prefijo que indica la sustitución de cada oxígeno por azufre en un compuesto.
pertussis (pertussis). f. Tos ferina o convulsa; enfermedad infecciosa aguda causada por *Bordetella pertussis*.
Peruvian bark (corteza peruana). C. cinchona.
pervaporation (pervaporación). f. Calentamiento de un líquido dentro de una bolsa dializante suspendida sobre una hornalla.
perversion (perversión). f. Desviación de una norma social, especialmente en cuanto a comportamiento o intereses sexuales.
polymorphous p. (p. polimorfa).
sexual p. (p. sexual). Desviación sexual.
pervert (perverso). m. El que practica perversiones.
perverted (pervertido). Anormal, depravado o trastornado.
pervigilium (pervigilium). Vigilia; insomnio leve.
pervious (pervio). Permeable.
pes, gen. **pedis**, pl. **pedes** **1.** (pes). Pie. **2.** (pes). Cualquier estructura o parte basal o como un pie. **3.** (pes, gen. pedis, pl. pedes). Crus cerebri. **4.** (pes, gen. pedis, pl. pedes). Talipes o pie zambo.
p. abductus (p. abductus). Talipes valgus.
p. adductus (p. adductus.). Talipes varus.
p. anserinus (p. anserinus). Plexo intraparotídeo.
p. cavus (p. cavus). Talipes cavus.
p. equinovalgus (p. equinovalgus). Talipes equinovalgus.
p. equinovarus (p. equinovarus). Talipes equinovarus.
p. febricitans (p. febricitans). Elefantiasis.
p. gigas (p. gigas). Macropodia.
p. pedunculi (p. pedunculi). Crus cerebri.
p. planus (p. planus). Talipes planus.
p. pronatus (p. pronatus). Talipes valgus.
p. valgus (p. valgus). Talipes valgus.
p. varus (p. varus). Talipes varus.
pessary (pesario). m. **1.** Aparato de formas diferentes que se introduce en la vagina para sostener el útero o corregir un desplazamiento. **2.** Supositorio vaginal medicado.
diaphragm p. (p. de diafragma).
Dumontpallier's p. (p. de Dumontpallier). P. de Mayer.
Gariel's p. (p. de Gariel)
Hodge's p. (p. de Hodge).
Mayer's p. (p. de Mayer). P. de Dumontpallier.
Menge's p. (p. de Menge).
ring p. (p. de anillo).
pessimism (pesimismo). m. Tendencia a ver o anticipar lo peor o lo más desfavorable.
therapeutic p. (p. terapéutico).
pest (peste). Plaga.
fowl p. (p. de las aves de corral).
swine p. (p. porcina). Cólera porcino.
pesticemia (pesticemia). f. Bacteriemia debida a *Yersinia pestis*.
pesticide (plaguicida). m. Término general para un agente que destruye hongos, insectos, roedores o cualquier otra plaga.
pestiferous (pestífero). Pestilente.
pestilence (pestilencia). f. **1.** Peste. **2.** Epidemia de cualquier enfermedad infecciosa.
pestilential (pestilente). Pestífero; relativo a la pestilencia o que tiende a producirla.
pestivirus (pestivirus). m. Género de virus (familia Togaviridae) compuesto por los virus del cólera porcino y otros semejantes.
pestle (pistilo). m. Instrumento con forma de un bastón, con uno de los extremos redondeados y pesado, que se usa para romper y triturar sustancias en un mortero.
PET (TEP). Abrev. de tomografía por emisión de positrones.
peta- (P) (peta- (P)). Prefijo usado en los sistemas SI y métrico para indicar 10^{15}.
-petal (-peto). Sufijo que denota movimiento hacia la parte indicada por la fracción principal de la palabra.
petechia, pl. **petechiae** (petequia). f. Pequeña mancha hemorrágica del tamaño de la cabeza de un alfiler, que aparece en la piel y no se blanquean por diascopia.
Tardieu's petechiae (p. de Tardieu). Equimosis de Tardieu.
petechial (petequial). Relativo a las petequias, que las acompaña o se caracteriza por ellas.
petechiasis (petequiasis). f. Formación de petequias o púrpura.
petiolate, petiolated (peciolado). Provisto de un pecíolo, tallo o pedúnculo.
petiole (pecíolo).
petioled (peciolado).
petiolus (pecíolo). m. Tallo o pedículo.
p. epiglottidis (p. de la epiglotis). [*petiolus epiglottidis*, NA].
petit mal (petit mal). Ausencia.
petrifaction (petrificación). f. Fosilización, como en la conversión en piedra.
pétrissage (pétrissage). Manipulación del masaje que consiste en amasar los músculos.
petro- (petro-). Prefijo que indica una piedra o la dureza de una piedra.
petro-occipital (petrooccipital). Petroccipital; denota la sutura craneal entre el hueso occipital y el peñasco del temporal.
petroccipital (petroccipital). Petrooccipital.

petrolatum (vaselina). f. Parafina blanda amarilla; gelatina de petróleo o de parafina; mezcla amarillenta de los miembros más blandos de la serie de parafina o metano de los hidrocarburos, obtenida del petróleo como producto intermedio de su destilación.
heavy liquid p. (v. líquida pesada). Aceite mineral.
hydrophilic p. (v. hidrófila).
light liquid p. (v. líquida liviana). Aceite mineral liviano.
white p. (v. blanca).
petroleum (petróleo). m. Aceite de roca; aceite de carbón; mezcla de hidrocarburos líquidos que se encuentra en la tierra en varias partes del mundo.
p. benzin (bencina de p.). Éter de p., bencina, nafta.
liquid p. (p. líquido). Aceite mineral.
petroleum jelly (vaselina líquida).
petromastoid (petromastoideo). Petrosomastoideo; relativo a las porciones petrosa y escamosa del hueso temporal, generalmente unidas al nacer por la sutura petroescamosa.
petropharyngeus (petrofaríngeo).
petrosal (petroso).
petrosalpingostaphylinus (petrosalpingoestafilino). Término obsoleto para músculo elevador del velo del paladar.
petrositis (petrositis). f. Inflamación del peñasco del temporal y sus celdillas neumáticas.
petrosomastoid (petrosomastoideo). Petromastoideo.
petrosphenoid (petroesfenoidal). Relativo al peñasco del temporal y al esfenoides.
petrosquamosal, petrosquamous (petroescamoso). Escamopetroso; relativo al peñasco y a la porción escamosa del temporal.
petrostaphylinus (petroestafilino). Término obsoleto para el músculo elevador del velo del paladar.
petrous (pétreo). Duro como una piedra.
petrousitis (petrositis).
pexin (pexina). f. Quimosina
pexinogen (pexinógeno). m. Proquimosina.
pexis (pexis). f. Fijación de sustancias en los tejidos.
-pexy (-pexia). Sufijo que significa fijación, generalmente quirúrgica.
peyote, peyotl (peyote, peyotl). m. Nombre azteca de *Lophophora williamsii*
pg (pg). Abrev. de picogramo.
PGA, PGB, PGC, PGD (PGA, PGB, PGC, PGD). Abrev., con agregados numéricos según la estructura, usadas a menudo para las prostaglandinas.
P_2Gri (P_2Gri). Símbolo de difosfoglicerato.
Ph (Ph). Símbolo de fenilo.
pH (pH). Símbolo del logaritmo de la recíproca de la concentración de iones H.
pH-stat (pH-stato). m. Aparato para estimar continuamente el pH de una solución y añadir en forma automática el ácido o álcali necesarios para mantenerlo constante.
PHA (PHA). Abrev. de fitohemaglutinina.
phaco- (faco-). Prefijo que significa generalmente en forma de lente o relacionado con una lente.
phacoanaphylaxis (facoanafilaxia). f. Anafilaxia o hipersensibilidad a las proteínas del cristalino del ojo.
phacocele (facocele). m. Hernia del cristalino.
phacocyst (facocisto). m. Cápsula del cristalino.
phacocystectomy (facocistectomía). f. Remoción quirúrgica de una porción de la cápsula del cristalino.
phacodonesis (facodonesis). f. Temblor del cristalino del ojo.
phacoemulsification (facoemulsificación). f. Método para emulsificar y aspirar una catarata con una aguja ultrasónica de baja frecuencia.
phacoerysis (facoerisis). f. Extracción del cristalino por medio de una ventosa de succión llamada erisífaco.
phacofragmentation (facofragmentación). f. Ruptura y aspiración del cristalino con una aguja rotativa o pulsátil combinada con succión.
phacoid (facoide). En forma de lenteja.
phacolysis (facólisis). f. División y remoción operatoria del cristalino.
phacolytic (facolítico). Caracterizado por la facólisis o referente a ella.
phacoma (facoma). m. Hamartoma que se encuentra en la facomatosis.
phacomalacia (facomalacia). f. Ablandamiento del cristalino, como el que puede ocurrir en la catarata hipermadura.
phacomatosis (facomatosis). f. Término genérico para un grupo de enfermedades hereditarias caracterizadas por hamartomas que abarcan múltiples tejidos: enfermedad de Lindau, neurofibromatosis, síndrome de Sturge-Weber, esclerosis tuberosa.
phacometachoresis (facometacoresis). f. Término obsoleto por luxación o subluxación del cristalino.
phacometer (facómetro). m. Sinónimo obsoleto de lensómetro.
phacoscope (facoscopio). m. Instrumento en forma de cámara oscura para observar los cambios del cristalino durante la acomodación.
phaeohyphomycosis (feohifomicosis). f. Grupo de infecciones superficiales y profundas causadas por hongos dematiáceos que forman hifas y células levaduriformes en los tejidos.
phage (fago). m. Bacteriófago.
defective p. (f. defectuoso). Bacteriófago defectivo.
-phage, -phagia, -phagy (-fagia, -fago). Sufijos que se utilizan con el significado de comer o devorar.
phagedena (fagedena). f. Úlcera que se extiende rápidamente hacia la periferia destruyendo los tejidos al aumentar de tamaño.
p. gangrenosa (f. gangrenosa). Gangrena grave con esfacelo.
p. nosocomialis (f. nosocomial).
sloughing p. (f. esfacelante). Úlcera por decúbito.
p. tropica (f. tropical).
phagedenic (fagedénico). Relativo a una fagedena o que tiene sus características.
phago- (fago-). Prefijo que significa comer o devorar.
phagocyte (fagocito). m. Célula limpiadora o recolectora; célula que posee la propiedad de ingerir bacterias, partículas extrañas y otras células.
phagocytic (fagocítico). Relativo a fagocitos o fagocitosis.
phagocytin (fagocitina). f. Sustancia bactericida muy lábil que puede aislarse de leucocitos polimorfonucleares.
phagocytoblast (fagocitoblasto). m. Célula primitiva que al desarrollarse forma un fagocito.
phagocytolysis (fagocitólisis). f. **1.** Fagólisis; destrucción de fagocitos o leucocitos que ocurre durante la coagulación de la sangre o como resultado de la introducción de ciertas sustancias extrañas antagonistas en el organismo. **2.** Ruptura espontánea de los fagocitos, previa (según Metchnikoff) a la liberación de citasa o complemento.
phagocytolytic (fagocitolítico). Fagolítico; relativo a la fagocitólisis.
phagocytose (fagocitar). Englobar y destruir bacterias y otras sustancias extrañas; denota la acción de las células fagocíticas.
phagocytosis (fagocitosis). f. Proceso de ingestión y digestión por células de sustancias sólidas.
induced p. (f. inducida).
spontaneous p. (f. espontánea).
phagodynamometer (fagodinamómetro). m. Aparato para medir la fuerza necesaria para masticar diversos alimentos.
phagolysis (fagólisis). f. Fagocitólisis.
phagolysosome (fagolisosoma). m. Cuerpo formado por unión de un fagosoma o partícula ingerida con un lisosoma con enzimas hidrolíticas.
phagolytic (fagolítico). Fagocitolítico.
phagomania (fagomanía). f. Deseo morboso de comer.
phagophobia (fagofobia). f. Temor morboso de comer.
phagosome (fagosoma). m. Vesícula que se forma alrededor de una partícula bacteriana o de otro tipo dentro del fagocito que la engulló.
phagotype (fagotipo). m. En microbiología, subdivisión de una especie que se distingue de otras cepas por su sensibilidad a determinados bacteriófagos o grupos de bacteriófagos.
phakoma (facoma).
phakomatosis (facomatosis).
phalacrosis (falacrosis). f. Término obsoleto por alopecia.
phalangeal (falángico). Relativo a una falange.
phalangectomy (falangectomía). f. Escisión de una o más falanges de manos o pies.
phalanx, gen. **phalangis**, pl. **phalanges** (falange). f. **1.** [*phalanx*, NA]. Cada uno de los huesos largos de los dedos de las manos o de los pies. **2.** Cada una de las láminas cuticulares dispuestas en varias hileras, en la superficie del órgano espiral (de Corti).
tufted p. (f. en penacho).
ungual p. (f. ungular).

phall-, phalli-, phallo- (fal-, fali-, falo-). Prefijos que denotan el pene.
phallalgia (falalgia). f. Falodinia.
phallectomy (falectomía). f. Penectomía; remoción quirúrgica del pene.
phallic (fálico). Relativo al pene.
phallicism (falicismo). m. Falismo; culto de los genitales masculinos.
phalliform (faliforme). Faloide.
phallism (falismo). m. Falicismo.
phallitis (falitis). f. Penitis.
phallocampsis (falocampsia). f. Curvatura del pene erecto.
phallocrypsis (falocripsis). f. Dislocación y retracción del pene.
phallodynia (falodinia). f. Falalgia; dolor en el pene.
phalloid (faloide). Faliforme; de forma semejante a un pene.
phalloidin (faloidina). f. El más conocido de los péptidos cíclicos tóxicos producidos por el hongo venenoso *Amanita phalloides*.
phallolysin (falolisina). f. Glucoproteína que es la lisina termosensible, destruida al cocinar, del hongo *Amanita phalloides*.
phalloncus (falonco). m. Tumor o hinchazón del pene.
phalloplasty (faloplastia). f. Cirugía reparativa o plástica del pene.
phallorrhagia (falorragia). f. Término obsoleto para hemorragia del pene.
phallorrhea (falorrea). f. Descarga del pene.
phallotomy (falotomía). f. Penotomía; incisión quirúrgica del pene.
phallus, pl. **phalli** (falo). m. Pene.
phanero- (fanero-). Prefijo que significa visible, manifiesto.
phanerogenic (fanerogénico). Indica una enfermedad cuya etiología es manifiesta.
phaneromania (faneromanía). f. Preocupación constante por alguna parte externa, como tirarse de la barba, del lóbulo de la oreja, tocarse un barrito o granito, etc.
phaneroscope (faneroscopio). m. Lente usada para concentrar la luz de una lámpara sobre la piel a fin de facilitar el examen de lesiones cutáneas y de los tejidos subcutáneos.
phanerosis (fanerosis). f. Acción o proceso de hacerse visible.
  fatty p. (f. grasa).
phanerozoite (fanerozoíto). m. Fase de tejido exoeritrocítico de la infección palúdica, aparte de las fases exoeritrocíticas primarias (generaciones de criptozoítos y metacriptozoítos).
phanquone (fancona). f. 4,7-Fenantrolina-5,6-diona; amebicida.
phantasm (fantasma).
phantasmagoria (fantasmagoría). f. Secuencia fantástica de imágenes arbitrariamente asociativas.
phantasmatomoria (fantasmatomoria). f. Demencia con fantasías infantiles.
phantasmology (fantasmología). f. Estudio de las manifestaciones espiritualistas y las apariciones.
phantasmoscopia, phantasmoscopy (fantasmoscopia). f. Forma de ilusión que consiste en ver fantasmas.
phantom (fantasma). m. **1.** Modelo, especialmente transparente, del cuerpo humano o cualquiera de sus partes. **2.** Imagen mental producida por la fantasía. **3.** En radiología, un modelo mecánico o computarizado para predecir la intensidad de la dosis de irradiación en las zonas del cuerpo.
  Schultze's p. (f. de Schultze).
Pharm.D. (Pharm.D.). Abrev. de Doctor en Farmacia (Doctor of Pharmacy), en EE.UU.
pharmacal (farmacéutico). Relativo a la farmacia.
pharmaceutic, pharmaceutical (farmacéutico). Relativo a la farmacia o a lo farmacéutico.
pharmaceutist, pharmacist (farmacéutico). m. Persona que prepara y dispensa drogas, y tiene conocimientos con respecto a sus propiedades.
pharmaco- (farmaco-). Prefijo relativo a las drogas.
pharmacochemistry (farmacoquímica). f. Química farmacéutica.
pharmacodiagnosis (farmacodiagnóstico). m. Uso de drogas en el diagnóstico.
pharmacodynamic (farmacodinámico). Relativo a la acción de las drogas.
pharmacodynamics (farmacodinamia). f. Estudio de la captación, distribución, fijación e interacciones de las moléculas con actividad farmacológica en los tejidos donde actúan.
pharmacoendocrinology (farmacoendocrinología). f. Farmacología de la función endocrina.
pharmacogenetics (farmacogenética). f. Estudio de las variaciones genéticamente determinadas en las respuestas a las drogas del hombre o de los organismos de laboratorio.
pharmacognosist (farmacognosista). m. y f. Persona versada en farmacognosia.
pharmacognosy (farmacognosia). f. Rama de la farmacología que estudia las características físicas y las fuentes botánicas de las drogas crudas.
pharmacography (farmacografía). f. Tratado o descripción de drogas.
pharmacokinetic (farmacocinético). Relativo a la disposición de las drogas en el organismo.
pharmacokinetics (farmacocinética). f. Movimientos de las drogas dentro de sistemas biológicos, afectados por su captación, distribución, eliminación y biotransformación; en especial, las relaciones de esos movimientos.
pharmacologic, pharmacological (farmacológico). Relativo a la farmacología o a la composición, propiedades y acciones de los fármacos.
pharmacologist (farmacólogo). m. Persona especializada en farmacología.
  clinical p. (f. clínico).
pharmacology (farmacología). f. Ciencia que estudia las drogas, sus fuentes, aspecto, química, acciones y usos.
  biochemical p. (f. bioquímica).
  clinical p. (f. clínica).
  marine p. (f. marina).
pharmacomania (farmacomanía). f. Impulso morboso de tomar drogas.
pharmacopedics, pharmacopedia (farmacopedia). f. Enseñanza de farmacia y farmacodinamia.
pharmacopeia, pharmacopoeia (farmacopea). f. Obra que contiene monografías de agentes terapéuticos, normas para su fuerza y pureza e instrucciones para hacer preparaciones con ellos.
pharmacopeial (farmacopeico). Relativo a la farmacopea; denota una droga de la lista de la Farmacopea.
pharmacophilia (farmacofilia). f. Afición anormal a tomar drogas.
pharmacophobia (farmacofobia). f. Temor morboso a tomar drogas.
pharmacopsychosis (farmacopsicosis). f. Término raramente usado para la psicosis cuya causa se relaciona con haber tomado una o más drogas.
pharmacotherapy (farmacoterapia). f. Tratamiento de la enfermedad por medio de drogas.
pharmacy, pharmaceutics (farmacia). f. **1.** Ciencia de los sistemas farmacéuticos. **2.** Práctica de preparar y dispensar drogas. **3.** Comercio donde se preparan y venden drogas.
  clinical p. (f. clínica).
pharyngalgia (faringalgia). f. Faringodinia; dolor en la faringe.
pharyngeal (faríngeo). Relativo a la faringe.
pharyngectomy (faringectomía). f. Escisión de una parte de la faringe.
pharyngemphraxis (faringenfraxis). f. Obstrucción faríngea.
pharyngismus (faringismo). m. Faringoespasmo; espasmo de los músculos de la faringe.
pharyngitic (faringítico). Relativo a la faringitis.
pharyngitis (faringitis). f. Inflamación de la mucosa y partes subyacentes de la faringe.
  acute lymphonodular p. (f. linfonodular aguda).
  atrophic p. (f. atrófica). F. seca.
  croupous p. (f. cruposa).
  follicular p. (f. folicular). F. granular.
  gangrenous p. (f. gangrenosa). Garganta pútrida.
  glandular p. (f. glandular). F. granular.
  granular p. (f. granular). F. folicular o glandular.
  p. herpetica (f. herpética).
  p. hypertrophica lateralis (f. hipertrófica lateral).
  membranous p. (f. membranosa).
  p. sicca (f. seca). F. atrófica.
  ulcerative p. (f. ulcerosa).
  ulceromembranous p. (f. ulceromembranosa).
pharyngo-, pharyng- (faringo-, faring-). Prefijo que indica la faringe.

pharyngo-oral (faringobucal). Relativo a la faringe y la boca.
pharyngocele (faringocele). m. Divertículo de la faringe.
pharyngodynia (faringodinia). f. Faringalgia.
pharyngoepiglottic, pharyngoepiglottidean (faringoepiglótico). Relativo a la faringe y la epiglotis.
pharyngoesophageal (faringoesofágico). Relativo a la faringe y el esófago.
pharyngoesophagoplasty (faringoesofagoplastia). f. Cualquier procedimiento plástico en la faringe y el esófago.
pharyngoglossal (faringogloso). Relativo a la faringe y la lengua.
pharyngokeratosis (faringoqueratosis). f. Engrosamiento del revestimiento de los folículos linfoides de la faringe, con formación de un exudado seudomembranoso duro y que se adhiere firmemente.
pharyngolaryngeal (faringolaríngeo). Relativo a la faringe y la laringe.
pharyngolaryngitis (faringolaringitis). f. Inflamación de la faringe y la laringe.
pharyngolith (faringolito). m. Cálculo faríngeo; concreción en la faringe.
pharyngology (faringología). f. Ciencia médica que se ocupa del estudio, diagnóstico y tratamiento de la faringe.
pharyngomaxillary (faringomaxilar). Relativo a la faringe y el maxilar (superior).
pharyngomycosis (faringomicosis). f. Invasión de la mucosa de la faringe por hongos.
pharyngonasal (faringonasal). Relativo a la faringe y la cavidad nasal.
pharyngopalatine (faringopalatino). Relativo a la faringe y el paladar.
pharyngopathy, pharyngopathia (faringopatía). f. Término general para cualquier enfermedad de la faringe.
pharyngoperistole (faringoperístole). f. Estrechamiento del lumen de la faringe.
pharyngoplasty (faringoplastia). f. Cirugía plástica de la faringe.
pharyngoplegia (faringoplejía). f. Parálisis de los músculos de la faringe.
pharyngorhinitis (faringorrinitis). f. Inflamación de la rinofaringe, o de la mucosa de la faringe y las fosas nasales.
pharyngorhinoscopy (faringorrinoscopia). f. Inspección de la rinofaringe y narinas posteriores por medio del espejo rinoscópico.
pharyngoscleroma (faringoscleroma). m. Escleroma o placa indurada en la mucosa de la faringe.
pharyngoscope (faringoscopio). m. Instrumento, como un laringoscopio, usado para examinar la mucosa de la faringe.
pharyngoscopy (faringoscopia). f. Inspección y examen de la faringe.
pharyngospasm (faringoespasmo). m. Faringismo.
pharyngostenosis (faringoestenosis). f. Estrechez de la faringe.
pharyngotomy (faringotomía). f. Cualquier operación cortante en la faringe, desde fuera o dentro.
pharyngotonsillitis (faringoamigdalitis). f. Inflamación de la faringe y las amígdalas.
pharyngotyphoid (faringotifoidea). Dícese de la fiebre tifoidea en la que la angina es prominente entre los síntomas iniciales.
pharyngoxerosis (faringoxerosis). f. Sequedad de la mucosa faríngea.
pharynx, gen. **pharyngis**, pl. **pharynges** (faringe). [*pharinx*, NA]. f. Porción superior expandida del tubo digestivo, entre el esófago por debajo y la boca y las cavidades nasales por arriba y delante.
laryngeal p. (f. laríngea). Parte laríngea de la f.
nasal p. (f. nasal). Parte nasal de la f.
oral p. (f. oral). Parte oral de la f.
phase (fase). **1.** Porción homogénea, físicamente definida y separable de un sistema heterogéneo. **2.** f. Una de las etapas de modificación o desarrollo de una cosa. **3.** Relación temporal entre dos o más sucesos. **4.** Parte determinada de una pauta de tiempo o forma de onda recurrentes.
anal p. (f. anal).
aqueous p. (f. acuosa).
cis p. (f. cis).
continuous p. (f. continua). F. externa.
coupling p. (f. de acoplamiento).
discontinuous p. (f. discontinua). F. interna.
dispersed p. (f. dispersa). F. interna.
dispersion p. (f. de dispersión). F. externa.
eclipse p. (f. de eclipse). Período de eclipse.
eruptive p. (f. eruptiva).
external p. (f. externa). F. continua o de dispersión.
Gap$_1$ p. (f. Gap$_1$). Período Gap$_1$.
Gap$_2$ p. (f. Gap$_2$). Período Gap$_2$.
genital p. (f. genital).
internal p. (f. interna). F. dispersa o discontinua.
lag p. (f. demorada).
latency p. (f. de latencia). Período de latencia.
logarithmic p. (f. logarítmica).
luteal p. (f. luteínica).
M p. (f. M). Período mitótico.
meiotic p. (f. meiótica). F. de reducción.
negative p. (f. negativa).
oedipal p. (f. edípica). Período edípico.
oral p. (f. oral).
phallic p. (f. fálica).
positive p. (f. positiva).
postmeiotic p. (f. posmeiótica). F. posreducción.
postmitotic p. (f. posmitótica). Período Gap$_1$.
postreduction p. (f. posreducción). F. posmeiótica.
pre-oedipal p. (f. preedípica).
pregenital p. (f. pregenital).
premeiotic p. (f. premeiótica). F. de prerreducción.
premitotic p. (f. premitótica). Período Gap$_2$.
prereduction p. (f. de prerreducción). F. premeiótica.
radial growth p. (f. de crecimiento radial).
reduction p. (f. de reducción). F. meiótica.
stationary p. (f. estacionaria).
supernormal recovery p. (f. de recuperación supernormal).
synaptic p. (f. sináptica). Sinapsis.
trans p. (f. trans).
vertical growth p. (f. de crecimiento vertical).
vulnerable p. (f. vulnerable).
phasmid m. **1.** (fasmídeo). Nombre común para un miembro de la clase Phasmidia, actualmente Secernentasida. **2.** (fásmido). Cada uno de los miembros de un par de quimiorreceptores caudales de nematodos de la clase Secernentasida (Phasmidia).
phasmophobia (fasmofobia). f. Temor morboso de los espectros.
phatnorrhagia (fatnorragia). f. Hemorragia de un alvéolo dental.
Ph.D. (Ph.D.). Abrev. de Doctor en Filosofía (Doctor of Philosophy, EE.UU.)
Phe (Phe). Símbolo de fenilalanina o su radical.
phen-, pheno- (fen-, feno-). **1.** Prefijos que indican apariencia. **2.** En química, prefijo que indica derivación de benceno.
phenacaine hydrochloride (fenacaína, clorhidrato de). Potente anestésico local superficial usado en oftalmología.
phenacemide (fenacemida). f. Fenilacetilurea; anticonvulsivo usado en el tratamiento de la epilepsia.
phenacetin (fenacetina). f. Acetofenetidina; *p*-acetaminofenetida; analgésico y antipirético.
phenaceturic acid (ácido fenacetúrico). Á. fenilacetúrico.
phenacridane chloride (fenacridano, cloruro de). Antiséptico tópico.
phenacyclamine (fenaciclamina). f. Fenetamina.
phenadoxone hydrochloride (fenadoxona, clorhidrato de). Clorhidrato de heptazona; analgésico e hipnótico.
phenaglycodol (fenaglicodol). m. Depresor del sistema nervioso central usado en el tratamiento de ansiedad y neurosis simple.
phenanthrene (fenantreno). m. Compuesto isomérico del antraceno, derivado del alquitrán de carbón.
phenarsenamine (fenarsenamina). f. Arsfenamina.
phenarsone sulfoxylate (fenarsona, sulfoxilato de). Arsenical pentavalente usado en la vaginitis tricomonal.
phenate (fenato). m. Carbolato; sal o éster de fenol (ácido carbólico).
phenazacillin (fenazacilina). f. Hetacilina.
phenazocine (fenazocina). f. Potente analgésico por vía intramuscular o intravenosa, menos efectivo oralmente.
phenazoline hydrochloride (fenazolina, clorhidrato de). Clorhidrato de antazolina.
phenazopyridine hydrochloride (fenazopiridina, clorhidrato de). Antiséptico y anestésico urinario.

phencyclidine (PCP) (fenciclidina). f. Una sustancia de abuso, usada por sus propiedades alucinógenas que pueden producir profundas alteraciones psicológicas y de la conducta.
phendimetrazine tartrate (fendimetrazina, tartrato de). Agente anoréxico.
phenelzine sulfate (fenelzina, sulfato de). Sulfato de (2-fenoetil) hidracina; inhibidor de monoamina usado como antidepresor.
phenetamine (fenetamina). f. Fenaciclamina; antiespasmódico intestinal.
phenetharbital (fenetarbital). m. Agente anticonvulsivo.
phenethicillin potassium (feneticilina potasio). Penicilina B.
phenethyl alcohol (alcohol fenetílico). A. feniletílico.
phenetsal (fenetsal). m. Acetaminosalol.
pheneturide (feneturida). f. Feniletilacetilurea; antiepiléptico similar por su acción a la fenacemida.
phenformin hydrochloride (fenformina, clorhidrato de). Agente hipoglucémico oral que ya no se usa en EE. UU.
phenglutarimide hydrochloride (fenglutarimida, clorhidrato de). Agente antihistamínico usado para disminuir o evitar los mareos por movimientos y para controlar la enfermedad de Ménière y los vómitos.
phengophobia (fengofobia). f. Temor morboso a la luz del día.
phenic acid (ácido fénico). Fenol.
phenicarbazide (fenicarbazida). f. Agente antipirético.
phenindamine tartrate (fenindamina, tartrato de). Antihistamínico.
phenindione (fenindiona). f. Fenilindanediona; anticoagulante sintético de acción y usos similares a los de la bishidroxicumarina.
pheniramine maleate (feniramina, maleato de). Agente antihistamínico.
phenmethylol (fenmetilol). m. Alcohol bencílico.
phenmetrazine hydrochloride (fenmetrazina, clorhidrato de). Agente anoréxico.
phenobarbital (fenobarbital). m. Feniletilmalonilurea; sedante e hipnótico oral o parenteral de acción prolongada.
phenobutiodil (fenobutiodil). m. Medio de contraste radiográfico para la colecistografía.
phenocopy (fenocopia). f. **1.** Individuo de características clínicas o de laboratorio que normalmente lo asignarían a un fenotipo específico con respecto a anomalías genéticas, pero cuyas características son de etiología ambiental y no genética. **2.** Estado de etiología ambiental que imita a otro estado cuya etiología es generalmente genética.
phenodeviant (fenodesviado). m. Individuo con un fenotipo significativamente diferente del de la población a la cual pertenece.
phenodin (fenodina). f. Hematina.
phenol (fenol). m. Alcohol fenílico; ácido fénico; ácido carbólico.
camphorated p. (f. alcanforado).
liquefied p. (f. licuado).
p. oxidase (f. oxidasa). Monofenol monooxigenasa.
phenol red (rojo fenol). Fenolsulfonftaleína.
phenolase (fenolasa). f. Lacasa.
phenolated (fenolado). Carbolado; impregnado o mezclado con fenol.
phenolemia (fenolemia). f. Presencia de fenoles en la sangre.
phenology (fenología). f. Estudio de los ritmos biológicos de animales y vegetales, especialmente los ritmos que muestran variaciones estacionales.
phenolphthalein (fenolftaleína). f. Sustancia obtenida por la acción del fenol sobre el anhídrido ftálico.
phenolsulfonphthalein (PSP) (fenolsulfonftaleína). f. Rojo fenol.
phenoluria (fenoluria). f. Excreción de fenoles en la orina.
phenomenology (fenomenología). f. **1.** Descripción y clasificación sistemáticas de fenómenos sin tratar de explicarlos ni interpretarlos. **2.** Estudio de las experiencias humanas sin distinciones objetivo-subjetivas.
phenomenon, pl. **phenomena** (fenómeno). m. **1.** Síntoma; cualquier tipo de manifestación, común o extraordinaria, en relación con una enfermedad. **2.** Cualquier hecho o manifestación insólitos.
adhesion p. (f. de adhesión). F. de inmunoadherencia.
AFORMED p. (f. AFORMED).
Anrep p. (f. Anrep).
aqueous influx p. (f. de aflujo acuoso). F. de aflujo acuoso de Ascher.
Arias-Stella p. (f. de Arias-Stella). Efecto o reacción de Arias-Stella.
arm p. (f. del brazo). F. de Pool.
Arthus p. (f. de Arthus). Reacción de Arthus.
Ascher's aqueous influx p. (f. de aflujo acuoso de Ascher).
Aschner's p. (f. de Aschner). Reflejo oculocardíaco.
Ashley's p. (f. de Ashley). Reflejo oculocardíaco.
Ashman's p. (f. de Ashman).
Aubert's p. (f. de Aubert).
autoscopic p. (f. autoscópico).
Babinski's p. (f. de Babinski). Signo de Babinski.
Bell's p. (f. de Bell).
Bombay p. (f. Bombay).
Bordet-Gengou p. (f. de Bordet-Gengou).
breakoff p., breakaway p. (f. de separación, de alejamiento).
Brücke-Bartley p. (f. de Brücke-Bartley).
Capgras' p. (f. de Capgras). Síndrome de Capgras.
cervicolumbar p. (f. cervicolumbar).
cogwheel p. (f. de la rueda dentada). F. de Negro.
constancy p. (f. de constancia).
crossed phrenic p. (f. frénico cruzado).
Cushing p. (f. de Cushing). Efecto o respuesta de Cushing.
d'Herelle p. (f. de d'Herelle). F. de Twort-d'Herelle.
Danysz p. (f. de Danysz).
dawn p. (f. del amanecer).
Debré p. (f. de Debré).
declamping p. (f. de "declamping"). Shock de "declamping".
déjà vu p. (f. de "déjà vu").
Déjérine's hand p. (f. manual de Déjérine). Reflejo de Déjérine.
Déjérine-Lichtheim p. (f. de Déjérine-Lichtheim). Signo de Lichtheim.
Denys-Leclef p. (f. de Denys-Leclef).
diaphragm p. (f. del diafragma). F. frénico de Litten.
dip p. (f. de zambullida o inmersión).
Donath-Landsteiner p. (f. de Donath-Landsteiner).
Doppler p. (f. de Doppler). Efecto Doppler.
Duckworth's p. (f. de Duckworth).
Ehret's p. (f. de Ehret).
Ehrlich's p. (f. de Ehrlich).
erythrocyte adherence p. (f. de adherencia de eritrocitos).
escape p. (f. de escape).
facialis p. (f. del facial).
finger p. (f. del dedo). Signo de Gordon.
Friedreich's p. (f. de Friedreich).
Galassi's pupillary p. (f. pupilar de Galassi).
Gallavardin's p. (f. de Gallavardin).
gap p. (f. del intervalo).
Gärtner's vein p. (f. venoso de Gärtner).
generalized Shwartzman p. (f. generalizado de Shwartzman).
Gengou p. (f. de Gengou). Extensión del f. de Bordet-Gengou.
gestalt p. (f. de "gestalt").
Goldblatt p. (f. de Goldblatt). Hipertensión de Goldblatt.
Grasset's p. (f. de Grasset). F. de Grasset-Gaussel.
Grasset-Gaussel p. (f. de Grasset-Gaussel). F. de Grasset.
Gunn p. (f. de Gunn). Síndrome de "guiño del maxilar".
Hamburger's p. (f. de Hamburger). Desviación de cloruros.
Hill's p. (f. de Hill). Signo de Hill.
hip p. (f. de la cadera). Reflejo de Joffroy.
hip-flexion p. (f. de flexión de cadera).
Hoffmann's p. (f. de Hoffmann).
Houssay p. (f. de Houssay). Animal de Houssay.
Hunt's paradoxical p. (f. paradójico de Hunt).
hunting p. (f. de caza). Reacción de caza.
immune adherence p. (f. de inmunoadherencia). F. de adhesión.
jaw-winking p. (f. de guiño del maxilar).
Jod-Basedow p. (f. de Jod-Basedow).
knee p. (f. de la rodilla). Reflejo patelar o rotuliano.
Köbner's p. (f. de Köbner). Respuesta isomórfica.
Koch's p. (f. de Koch).
Kohnstamm's p. (f. de Kohnstamm). Posmovimiento.
Kühne's p. (f. de Kühne).
LE p. (f. LE).
leg p. (f. de la pierna). F. de Pool.
Leichtenstern's p. (f. de Leichtenstern). Signo de Leichtenstern.
Litten's p. (f. de Litten). F. del diafragma.

Lucio's leprosy p. (f. leproso de Lucio). Lepra de Lucio.
Marcus Gunn p. (f. de Marcus Gunn).
misdirection p. (f. en dirección errada). Regeneración aberrante.
Mitzuo's p. (f. de Mitzuo).
Negro's p. (f. de Negro). F. de la rueda dentada.
no reflow p. (f. de no reflujo).
on-off p. (f. "on-off").
orbicularis p. (f. del orbicular).
paradoxical diaphragm p. (f. paradójico del diafragma).
paradoxical pupillary p. (f. pupilar paradójico).
peroneal p. (f. peroneo).
Pfeiffer's p. (f. de Pfeiffer).
phi p. (f. fi).
phrenic p. (f. frénico). F. del diafragma.
Pool's p. (f. de Pool).
pseudo-Graefe's p. (f. seudo-Graefe).
psi p. (f. psi). F. que incluye psicocinesis y percepción extrasensorial.
Purkinje's p. (f. de Purkinje). Desplazamiento de Purkinje.
quellung p. (f. de "quellung"). Hinchazón capsular de Neufeld.
R-on-T p. (f. R-sobre-T).
radial p. (f. radial).
Raynaud's p. (f. de Raynaud).
rebound p. (f. de rebote).
reclotting p. (f. de recoagulación). Tixotropía.
red cell adherence p. (f. de adherencia de glóbulos rojos).
reentry p. (f. de re-entrada).
release p. (f. de liberación).
Ritter-Rollet p. (f. de Ritter-Rollet).
Rust's p. (f. de Rust).
Sanarelli p. (f. de Sanarelli). F. generalizado de Shwartzman.
Sanarelli-Shwartzman p. (f. de Sanarelli-Swartzman).
Schellong-Strisower p. (f. de Schellong-Strisower).
Schiff-Sherrington p. (f. de Schiff-Sherrington).
Schüller's p. (f. de Schüller).
Schultz-Charlton p. (f. de Schultz-Charlton).
Sherrington p. (f. de Sherrington).
shot-silk p. (f. de la seda tornasolada). Retina de seda tornasolada.
Shwartzman p. (f. de Shwartzman). Reacción de Shwartzman.
Somogyi p. (f. de Somogyi). Efecto de Somogyi.
Soret's p. (f. de Soret).
Splendore-Hoeppli p. (f. de Splendore-Hoeppli).
staircase p. (f. de la escalera).
steal p. (f. del "robo").
Strassman's p. (f. de Strassman).
Strümpell's p. (f. de Strümpell). F. tibial.
symbiotic fermentation p. (f. de fermentación simbiótica).
Theobald Smith's p. (f. de Theobald Smith).
tibial p. (f. tibial). F. de Strümpell.
toe p. (f. de los dedos del pie). Signo de Babinski.
tongue p. (f. lingual). Signo de Schultze.
Tournay's p. (f. de Tournay). Signo de Tournay.
Twort p. (f. de Twort). F. de Twort-d'Herelle.
Twort-d'Herelle p. (f. de Twort-d'Herelle). F. de Twort.
Tyndall p. (f. de Tyndall).
Wenckebach p. (f. de Wenckebach).
Westphal's p. (f. de Westphal). Signo de Westphal.
Westphal-Piltz p. (f. de Westphal-Piltz).
Wever-Bray p. (f. de Wever-Bray).

phenoperidine (fenoperidina). f. Analgésico.
phenothiazine (fenotiazina). f. Tiodifenilamina; dibenzotiazina; compuesto anteriormente usado para el tratamiento de nematodos intestinales en animales.
phenotype (fenotipo). m. Manifestación de un genotipo o manifestación combinada de varios genotipos diferentes.
phenotypic (fenotípico). Relativo al fenotipo.
phenoxazine (fenoxazina). f. Fenotiazina en la cual el S es reemplazado por O.
phenoxazone (fenoxazona).
phenoxybenzamine hydrochloride (fenoxibenzamina, clorhidrato de). Potente agente bloqueador adrenérgico (α-receptor) de las β-haloalquilaminas.
2-phenoxyethanol (2-fenoxietanol). m. Agente antibacteriano usado en el tratamiento tópico de infecciones de heridas.
α-phenoxyethylpenicillin potassium (α-fenoxietilpenicilina potásica). Feneticilina potásica.
phenoxymethylpenicillin (fenoximetilpenicilina). f. Penicilina V.
α-phenoxypropylpenicillin potassium (α-fenoxipropilpenicilina potásica). Propicilina.
phenozygous (fenocigo). Que tiene un cráneo estrecho en comparación con el ancho de la cara, de modo que visto el cráneo desde arriba los arcos cigomáticos son visibles.
phenpentermine tartrate (fenpentermina, tartrato de). α,α,β-Trimetilfenetilamina; agente anorexígeno.
phenprobamate (fenprobamato). m. Proformifeno; 3-fenilpropil carbamato; relajante del músculo esquelético de acción ansiolítica.
phenprocoumon (fenprocumon). m. Anticoagulante efectivo por vía oral de acción prolongada.
phenpropionate (fenpropionato). m. Contracción, aprobada por USAN, de 3-fenilpropinato.
phensuximide (fensuximida). f. Droga anticonvulsiva usada en el tratamiento del "petit mal" epiléptico.
phentermine (fentermina). f. Agente anoréxico.
phentolamine hydrochloride (fentolamina, clorhidrato de). Agente bloqueador adrenérgico (α-receptor).
phentolamine mesylate (fentolamina, mesilato de). Metasulfonato de fentolamina; tiene la misma acción que el clorhidrato de fentolamina y es sólo de uso intravenoso.
phenyl (Ph) (fenilo). m. Radical monovalente del benceno.
p. alcohol (alcohol fenílico). Fenol.
p. aminosalicylate (aminosalicilato de f.).
p. salicylate (salicilato de f.).

phenylacetic acid (ácido fenilacético).
phenylaceturic acid (ácido fenilacetúrico). Á. fenacetúrico.
phenylacetylurea (fenilacetilurea). f. Fenacemida.
phenylacrylic acid (ácido fenilacrílico). Á. cinámico.
phenylalaninase (fenilalaninasa). f. Fenilalanina 4-monooxigenasa.
phenylalanine (Phe) (fenilalanina). f. Uno de los aminoácidos comunes de las proteínas.
phenylalanine 4-hydroxylase (fenilalanina 4-hidroxilasa). f. F. 4-monooxigenasa.
phenylalanine 4-monooxygenase (fenilalanina 4-monooxigenasa).
phenylamine (fenilamina). f. Anilina.
phenylbenzene (fenilbenceno). m. Bifenilo.
phenylbutazone (fenilbutazona). f. Agente analgésico, antipirético, antiinflamatorio y uricosúrico.
phenylcarbinol (fenilcarbinol). m. Alcohol bencílico.
phenylephrine hydrochloride (fenilefrina, clorhidrato de). Amina simpaticomimética; potente vasoconstrictor usado como descongestionante nasal y midriático.
phenylethyl alcohol (alcohol feniletílico). A. fenetílico; bencil carbinol.
phenylethylbarbituric acid (ácido feniletilbarbitúrico). Fenobarbital.
phenylethylmalonylurea (feniletilmalonilurea). f. Fenobarbital.
phenylglycolic acid (ácido fenilglicólico). Á. mandélico.
phenylindanedione (fenilindanediona). f. Fenindiona.
phenylisothiocyanate (PITC, PhNCS) (fenilisotiocianato). m. Reactivo de Edman.
phenylketonuria (PKU) (fenilcetonuria). f. Deficiencia congénita de fenilalanina 4-monooxigenasa que causa formación inadecuada de tirosina, elevación de fenilalanina sérica, excreción urinaria de ácido fenilpirúvico y acumulación de fenilalanina y sus metabolitos.
phenyllactic acid (ácido fenilláctico).
phenylmercuric acetate (acetato fenilmercúrico). Acetoxifenilmercurio; preservativo bacteriostático, fungicida y herbicida.
phenylmercuric nitrate (nitrato fenilmercúrico). Antiséptico usado para la desinfección profiláctica de la piel intacta o de heridas menores.
phenylpiperone (fenilpiperona). f. Dipipanona.
phenylpropanolamine (fenilpropanolamina). f. Amina simpatomimética, se usa como descongestivo nasal y broncodilatador.
phenylthiocarbamide (feniltiocarbamida). f. Feniltiourea.

phenylthiocarbamoyl (PTC) (feniltiocarbamoílo). Péptido feniltiocarbamoílo.
phenylthiohydantoin (PTH) (feniltiohidantoína). f. Compuesto formado con un aminoácido en el método de Edman de degradación de proteínas.
phenylthiourea (feniltiourea). f. Feniltiocarbamida; sustancia de sabor amargo para algunas personas e insípida para otras.
phenyltoloxamine (feniltoloxamina). f. Bistrimina; antihistamínico.
phenyltrimethylammonium (PTMA) (feniltrimetilamonio). m. Estimulante muy selectivo de las placas terminales motoras del músculo esquelético.
phenyramidol hydrochloride (feniramidol, clorhidrato de). Analgésico y relajante muscular.
phenytoin (fenitoína). f. Difenilhidantoína; anticonvulsivo usado en el tratamiento del "gran mal", epilepsia.
pheo- (feo-). **1.** Prefijo que denota los mismos sustituyentes en un residuo de forbina o forbida (porfirina) que los de la clorofila, excluyendo cualquier residuo de éster y Mg. **2.** Prefijo que significa oscuro, terroso, gris, etc.
pheochrome (feocromo). **1.** Cromafín. **2.** Que se tiñe de oscuro con sales crómicas.
pheochromoblast (feocromoblasto). m. Célula cromafín primitiva que, junto con los simpatetoblastos, entra en la formación de la glándula suprarrenal.
pheochromoblastoma (feocromoblastoma). m. Feocromocitoma.
pheochromocyte (feocromocito). m. Célula feocromática; célula cromafín de un paraganglio simpático, la médula de una glándula suprarrenal o de un feocromocitoma.
pheochromocytoma (feocromocitoma). m. Cromafinoma funcional, generalmente benigno, derivado de células del tejido medular suprarrenal y caracterizado por la secreción de catecolaminas.
pheomelanin (feomelanina). f. Tipo de melanina que se encuentra en el pelo rojo.
pheomelanogenesis (feomelanogénesis). f. Formación de feomelanina por las células vivas.
pheomelanosome (feomelanosoma). m. Melanosoma esférico de feomelanina en el pelo rojo.
pheophorbide (feoforbida). f. Forbina con todas las cadenas laterales de las clorofilas *a* y *b*, pero sin el grupo fitilo.
pheophorbin (feoforbina). f. Clorofílido; lo que queda de la molécula de clorofila cuando el átomo de magnesio ha sido removido y los ésteres de fitilo y metilo hidrolizados a los ácidos libres.
pheophytin (feofitina). f. Feoforbida con un éster fitílico en el residuo propiónico de C-17; clorofila menos su átomo de magnesio.
pheresis (féresis). f. Procedimiento por el cual se extrae sangre de un dador, se separa y se retiene una porción devolviendo el resto al dador. V.t. leucoféresis, plaquetaféresis, plasmaféresis.
pheromone (feromonas). f. Sustancias secretadas al exterior por un individuo y percibidas por un segundo individuo de la misma especie, en el cual se produce un cambio en el comportamiento sexual o social.
Ph.G. (Ph.G.). **1.** Abrev. de *Pharmacopoeia germanica*; Farmacopea alemana. **2.** Abrev. de graduado en Farmacia (EE.UU.).
phial (fial). m. Vial.
phialide (fiálide). m. En los hongos, una célula conidiófora en la cual el extremo meristemático permanece invariable a medida que los sucesivos conidios son expulsados hacia el exterior formando una cadena.
phialoconidium, pl. **phialoconidia** (fialoconidio). m. Un conidio producido por un fiálide.
-phil, -phile, -philic, -philia (-filo, -fílico, -filia). Sufijos que indican afinidad o anhelo. V.t. filo-.
philiater (filiatra). Término raramente usado para la persona interesada en el estudio de la medicina.
philo- (filo-). Prefijo que indica afinidad o anhelo.
philomimesia (filomimesia). f. Término raramente usado para el impulso morboso de imitar.
philoprogenitive (filoprogenitivo). **1.** Procreativo, que produce progenie. **2.** En psiquiatría, paidófilo; que manifiesta amor erótico o anormal por los niños.
philtrum, pl. **philtra** (philtrum). [*Philtrum*, NA]. Depresión infranasal; surco en la línea media del labio superior.
phimosis, pl. **phimoses** (fimosis). f. Estrechez de la abertura del prepucio que impide llevarlo hacia atrás sobre el glande.
  p. vaginalis (f. vaginal). Estrechez de la vagina.
phimotic (fimótico). Perteneciente a la fimosis.
phlebalgia (flebalgia). f. Dolor que se origina en una vena.
phlebarteriectasia (flebarteriectasia). f. Vasodilatación.
phlebectasia (flebectasia). f. Venectasia; vasodilatación de las venas.
phlebectomy (flebectomía). f. Venectomía; escisión de un segmento de una vena, que se hace a veces para curar várices.
phlebectopia, phlebectopy (flebectopia). f. Dislocación o curso anormal de una vena.
phlebemphraxis (flebenfraxis). f. Trombosis venosa.
phlebeurysm (flebeurismo). m. Dilatación patológica (várice) de una vena.
phlebismus (flebismo). m. Congestión venosa y flebectasia.
phlebitic (flebítico). Relativo a flebitis.
phlebitis (flebitis). f. Inflamación de una vena.
  adhesive p. (f. adherente)
  p. nodularis necrotisans (f. nodular necrosante).
  puerperal p. (f. puerperal). Flegmasia alba dolens.
  septic p. (f. séptica).
  sinus p. (f. sinusal). Inflamación de un seno cerebral.
phlebo-, phleb- (flebo-, fleb-). Prefijos que denotan una o más venas.
phleboclysis (fleboclisis). f. Inyección intravenosa de una solución isotónica de dextrosa u otras sustancias en cantidad.
  drip p. (f. por goteo). Venoclisis.
phlebodynamics (flebodinamia) f. Conjunto de leyes y principios que rigen las presiones y la circulación de la sangre dentro de la circulación venosa.
phlebogram (flebograma). m. Venograma; trazado del pulso venoso yugular.
phlebograph (flebógrafo). m. Esfigmógrafo venoso; instrumento para hacer un trazado del pulso venoso.
phlebography (flebografía). f. **1.** Registro del pulso venoso. **2.** Venografía.
phleboid (fleboide). **1.** Parecido a una vena. **2.** Venoso. **3.** Que contiene muchas venas.
phlebolite, phlebolith (flebolito). m. Cálculo venoso; depósito calcáreo en una pared venosa o un trombo.
phlebolithiasis (flebolitiasis). f. Formación de flebolitos.
phlebology (flebología). f. Rama de la ciencia médica que se ocupa de la anatomía y las enfermedades de las venas.
phlebomanometer (flebomanómetro). m. Manómetro para medir la presión venosa.
phlebometritis (flebometritis). f. Inflamación de las venas uterinas.
phlebomyomatosis (flebomiomatosis).
phlebophlebostomy (fleboflebostomía). f. Venovenostomía.
phleboplasty (fleboplastia). f. Reparación de una vena.
phleborrhagia (fleborragia). f. Hemorragia venosa.
phleborrhaphy (fleborrafia). f. Sutura de una vena.
phleborrhexis (fleborrexis). f. Ruptura de una vena.
phlebosclerosis (flebosclerosis). f. Venofibrosis; venosclerosis; endurecimiento fibroso de las paredes de las venas.
phlebostasis (flebostasis). f. **1.** Movimiento anormalmente lento de la sangre en las venas. **2.** Flebotomía sin sangre; tratamiento de la insuficiencia cardíaca congestiva por compresión con torniquetes de las venas proximales de las extremidades.
phlebostenosis (flebostenosis). f. Estrechamiento del lumen de una vena por cualquier causa.
phlebostrepsis (fleboestrepsis). f. Acción de retorcer el extremo cortado o desgarrado de una vena para detener la hemorragia.
phlebothrombosis (flebotrombosis). f. Trombosis o coagulación en una vena sin inflamación primaria.
phlebotomine (flebotómico, flebótomo). Relacionado con moscas de las arenas del género *Phlebotomus*.
phlebotomist (flebotomista). m. y f. Individuo entrenado y capacitado en flebotomía.
phlebotomy (flebotomía). f. Venesección; venotomía; incisión en una vena para extraer sangre.
  bloodless p. (f. sin sangre). Flebostasis.
phlegm (flema). f. **1.** Cantidades anormales de moco, especialmente expectorado por la boca. **2.** Uno de los cuatro humores del cuerpo, según la doctrina humoral.

phlegmasia (flegmasia). f. Inflamación, especialmente si es aguda y severa.
p. alba dolens (f. alba dolens). Pierna de la leche o blanca.
cellulitic p. (f. celulítica). F. dolens.
p. cerulea dolens (f. cerulea dolens).
p. dolens (f. dolens). F. celulítica.
p. malabarica (f. malabárica). Elefantiasis.
thrombotic p. (f. trombótica). F. alba dolens.
phlegmatic (flemático). Referente al humor pesado de los cuatro clásicos (v. flema) y por lo tanto calmo, apático, no excitable.
phlegmon (flemón). m. Inflamación supurativa aguda del tejido conjuntivo subcutáneo.
diffuse p. (f. difuso).
emphysematous p. (f. enfisematoso). Gangrena gaseosa.
gas p. (f. gaseoso). Gangrena gaseosa
phlegmonous (flemonoso). Relativo a un flemón.
phlogiston (flogistón). m. Sustancia hipotética de masa negativa que, según la teoría de Stahl, era emitida por las sustancias durante la combustión; la idea fue abandonada después de los descubrimientos de Priestley y Lavoisier con respecto al oxígeno.
phlogocyte (flogocito). m. Término obsoleto para una de las células presentes en los tejidos durante el curso de una inflamación.
phlogocytosis (flogocitosis). f. Término obsoleto para un estado sanguíneo en el que hay muchos flogocitos en la circulación periférica.
phlogogenic, phlogogenous (flogógeno, flogogénico). Término obsoleto para designar algo que excita la inflamación.
phlogosin (flogosina). f. Sustancia aislada de cultivos de cocos que producen pus y cuyas inyecciones en soluciones esterilizadas provocan supuración.
phlogotherapy (flogoterapia). f. Terapia inespecífica.
phloroglucin, phloroglucinol, phloroglucol (floroglucina, floroglucinol, floroglucol). f. y m. Isómero del pirogalol obtenido del resorcinol por fusión con soda cáustica.
phloxine (floxina). f. Colorante ácido rojo usado para tinción citoplasmática en histología.
phlyctena, pl. **phlyctenae** (flictena). f. Pequeña vesícula, especialmente una de las pequeñas ampollas que siguen a una quemadura de primer grado.
phlyctenar (flictenar). Flictenoso; relativo a la presencia de flictenas o caracterizado por ellas.
phlyctenoid (flictenoide). Parecido a una flictena.
phlyctenosis (flictenosis). f. Existencia de flictenas; enfermedad caracterizada por una erupción flictenar.
phlyctenous (flictenoso). Flictenar.
phlyctenula, pl. **phlyctenulae** (flicténula). f. Pequeño nódulo rojo de células linfoides con el ápice ulcerado, que aparece en la conjutiva.
phlyctenular (flictenular). Relativo a una flicténula.
phlyctenule (flicténula).
phlyctenulosis (flictenulosis). f. Afección nodular hipersensible del epitelio corneal y conjuntival debida a una toxina endógena.
PhNCS (PhNCS). Símbolo de fenilisotiocianato.
phobanthropy (fobantropía). f. Antropofobia.
phobia (fobia). f. Cualquier temor morboso sin fundamentos objetivos.
alcoholism (f. a las bebidas alcohólicas, al alcoholismo). Alcoholofobia.
animals p. (f. a los animales). Zoofobia.
bees p. (f. a las abejas). Apifobia, melisofobia.
being beaten p. (f. a ser golpeado). abdofobia.
being buried alive p. (f. a ser enterrado vivo). Tafofobia.
being dirty p. (f. a estar sucio). Automisofobia.
being locked in p. (f. a quedar encerrado). Claustrofobia.
being stared at p. (f. a ser mirado fijamente). Escopofobia.
birth of malformed fetus p. (f. al nacimiento de un feto malformado). Teratofobia.
blood or bleeding p. (f. a la sangre o a sangrar). Hematofobia.
blushing p. (f. a sonrojarse). Ereutofobia.
cancer p. (f. al cáncer). Cancerofobia, carcinofobia.
cats p. (f. a los gatos). Ailurofobia.
childbirth p. (f. al parto). Tocofobia.
children p. (f. a los niños). Paidofobia, pediofobia.
choking p. (f. a atragantarse). Pnigofobia.
climbing p. (f. a trepar). Climacofobia.
cold p. (f. al frío). Psicrofobia.
colors p. (f. a los colores). Cromatofobia, cromofobia.
confinement p. (f. al encierro). Claustrofobia.
corpes p. (f. a los cadáveres). Necrofobia.
crossing a bridge p. (f. a cruzar un puente). Gefirofobia.
crowds p. (f. a las multitudes). Oclofobia.
dampness (f. a la humedad). Higrofobia.
darkness p. (f. a la oscuridad). Nictofobia, escotofobia.
dawn p. (f. al amanecer). Eosofobia.
daylight p. (f. a la luz del día). Fengofobia.
death p. (f. a la muerte). Tanatofobia.
deep places p. (f. a los lugares profundos). Batofobia.
deserted places p. (f. a los lugares desérticos). Eremofobia.
dirt p. (f. a la suciedad). Misofobia, ripofobia.
disease p. (f. a la enfermedad). Nosofobia, patofobia.
disorder p. (f. al desorden). Ataxiofobia.
dogs p. (f. a los perros). Cinofobia.
dolls p. (f. a las muñecas). Pediofobia.
drafts p. (f. a las corrientes de aire). Aerofobia, anemofobia.
drugs p. (f. a las drogas). Farmacofobia.
eating p. (f. a comer). Fagofobia.
electricity p. (f. a la electricidad). Electrofobia.
enclosed space p. (f. a los espacios cerrados). Claustrofobia, clitrofobia.
error p. (f. al error). Harmatofobia.
everything p. (f. a todo). Panfobia.
excrement p. (f. al excremento). Coprofobia.
fatigue p. (f. a la fatiga). Ponofobia, copofobia.
fever p. (f. a la fiebre). Pirexiofobia.
filth (f. a la suciedad). Ripofobia.
fire p. (f. al fuego). Pirofobia.
fish p. (f. a los peces). Ictiofobia.
food p. (f. a los alimentos). Sitofobia, cibofobia.
forests p. (f. a los bosques). Hilefobia.
fur p. (f. a las pieles). Dorafobia.
gerns p. (f. a los gérmenes). Microfobia.
ghosts p. (f. a los fantasmas). Fasmofobia.
glare of light p. (f. al resplandor). Fotaugiafobia.
glass p. (f. al vidrio). Cristalofobia, hialofobia.
God p. (f. a Dios). Teofobia.
hair p. (f. al pelo). Tricofobia, tricopatofobia.
heart disease p. (f. a la enfermedad cardíaca). Cardiofobia.
heat p. (f. al calor). Termofobia.
heights p. (f. a las alturas). Acrofobia.
home, returning to (f. a volver a casa). Nostofobia.
human companionship p. (f. a los seres humanos). Antropofobia.
ideas p. (f. a las ideas). Ideofobia.
infection p. (f. a la infección). Molismofobia.
insects p. (f. a los insectos). Entomofobia.
itching p. (f. al prurito). Acarofobia.
jealousy p. (f. a los celos). Celofobia.
lice p. (f. a los piojos). Pediculofobia, ftiriofobia.
light p. (f. a la luz). Fotofobia.
lightning p. (f. a los rayos y relámpagos). Astrapofobia, queraunofobia.
machineru p. (f. a las máquinas). Mecanofobia.
malignancy p. (f. a los tumores malignos). Cancerofobia.
many thing p. (f. a muchas cosas). Polifobia.
marriage p. (f. al matrimonio). Gamofobia.
men p. (f. a los hombres). Androfobia.
metal objects p. (f. a los objetos de metal). Metalofobia.
microorganisms p. (f. a los microorganismos). Microfobia.
minute objects p. (f. a los objetos pequeños). Microfobia.
mirrors p. (f. a los espejos). Espectrofobia.
missiles p. (f. a los misiles). Balistofobia.
moisture p. (f. a la humedad). Higrofobia.
movements p. (f. a los movimientos). Cinesofobia.
nakedness p. (f. a la desnudez). Gimnofobia.
names p. (f. a los nombres). Nomatofobia, onomatofobia.
neglect or omision of duty p. (f. al descuido u omisión de algún deber). Paralipofobia.
night p. (f. a la noche). Nictofobia.
novelty p. (f. a las novedades). Neofobia.
odors p. (f. a los olores). Osmofobia, osfresiofobia, bromidosifobia.

open spaces p. (f. a los espacios abiertos). Agorafobia.
pain p. (f. al dolor). Algofobia.
parasites p. (f. a los parásitos). Parasitofobia.
phobias p. (f. a las fobias). Fobofobia.
places p. (f. a los lugares). Topofobia.
pleasure p. (f. al placer). Hedonofobia.
pointed objects p. (f. a objetos puntiagudos). Aicmofobia.
poisoning p. (f. al envenenamiento). Toxicofobia, iofobia.
poverty p. (f. a la pobreza). Peniafobia.
precipices p. (f. a los precipicios). Cremnofobia.
pregnancy p. (f. al embarazo). Maieusiofobia.
radiation (f. a la radiación). Radiofobia.
rain p. (f. a la lluvia). Ombrofobia.
rectal disease p. (f. a la enfermedad rectal). Proctofobia, rectofobia.
religious or sacred objects p. (f. a objetos religiosos o sagrados). Hierofobia.
responsibility p. (f. a la responsabilidad). Hipengiofobia.
rivers p. (f. a los ríos). Potamofobia.
robbers p. (f. a los ladrones). Harpaxofobia.
school p. (f. a la escuela).
sea p. (f. al mar). Talasofobia.
self p. (f. a sí mismo). Autofobia.
semen, loss of (f. a la pérdida de semen). Espermatofobia.
sexual intercourse p. (f. al acto sexual). Coitofobia, cipridofobia.
sharp objects p. (f. a objetos filosos). Belonefobia.
sin p. (f. al pecado). Hamartofobia.
sinning p. (f. a los pecadores). Pecatifobia.
skin diseases p. (f. a las enfermedades de la piel). Dermatofobia.
skin of animals p. (f. a la piel de los animales). Dorafobia.
sleep p. (f. al sueño). Hipnofobia.
snakes p. (f. a las serpientes). Ofidiofobia.
solitude p. (f. a la soledad). Eremofobia, autofobia, monofobia.
sounds p. (f. a los sonidos). Acusticofobia, fonofobia.
speaking p. (f. a hablar). Laliofobia.
spiders p. (f. a las arañas). Aracnofobia.
stairs p. (f. a las escaleras). Climacofobia.
stealing p. (f. a robar). Cleptofobia.
strangers p. (f. a los extraños). Xenofobia.
stuttering p. (f. a tartamudear). Lalofobia.
sun p. (f. al sol). Heliofobia.
teeth p. (f. a los dientes). Odontofobia.
thirteen p. (f. al número 13). Triscaidecafobia.
thunder p. (f. al trueno). Queraunofobia, tonitrofobia, brontofobia.
time p. (f. al tiempo). Cronofobia.
toughing or being touched p. (f. a tocar o ser tocado). Hafefobia.
traveling p. (f. a los viajes). Hodofobia.
trembling p. (f. a los temblores). Tremofobia.
uncleanliness (f. a la falta de higiene). Automisofobia.
vaccination p. (f. a la vacunación). Vaccinofobia.
vehicles p. (f. a los vehículos). Amaxofobia, hamaxofobia.
venereal disease p. (f. a las enfermedades venéreas). Cipridofobia.
voices p. (f. a las voces). Fonofobia.
walking (f. a la marcha). Basifobia.
water p. (f. al agua). Acuafobia.
wind p. (f. al viento). Anemofobia.
women p. (f. a las mujeres). Ginefobia.
work p. (f. al trabajo). Ergasiofobia, ponofobia.
worms p. (f. a los gusanos). Helmintofobia.
writing p. (f. a la escritura). Grafofobia.

phobic (fóbico). Perteneciente a una fobia o caracterizado por ella.

phobophobia (fobofobia). f. Temor morboso de sufrir de una fobia.

phocomelia, phocomely (focomelia). f. Desarrollo defectuoso de brazos y/o piernas con manos y pies cerca del cuerpo, como las aletas de una foca.

pholcodine (folcodina). f. Narcótico con poca o ninguna actividad analgésica o euroforigénica, usado principalmente como antitusivo.

pholedrine (foledrina). f. Agente simpaticomimético utilizado para el tratamiento del shock.

phonacoscope (fonacoscopio). m. Instrumento para aumentar la intensidad de la nota de percusión o de los sonidos vocales, con el oído del examinador o el estetoscopio colocado del lado opuesto del tórax.

phonacoscopy (fonacoscopia). f. Examen del tórax por medio del fonacoscopio.

phonal (fonal). Relativo al sonido o a la voz.

phonasthenia (fonastenia). f. Fatiga vocal funcional; emisión difícil o anormal de la voz con una enunciación demasiado alta, fuerte o dura.

phonation (fonación). f. Emisión de sonidos por medio de las cuerdas vocales.

phonatory (fonatorio). Relativo a la fonación.

phonautograph (fonautógrafo). m. Instrumento para registrar las vibraciones de la voz o cualquier otro sonido.

phoneme (fonema). m. La unidad de sonido más pequeña que en términos de las secuencias fonéticas del sonido controla el significado.

phonemic (fonémico). Perteneciente a un fonema, o que tiene las características de éste.

phonendoscope (fonendoscopio). m. Estetoscopio que intensifica los sonidos auscultatorios por medio de dos placas paralelas de gutapercha.

phonetic (fonético). Relativo al habla o a la voz.

phonetics (fonética). f. Fonología; la ciencia del habla y la pronunciación.

phoniatrics (foniatría). f. Estudio de los hábitos del habla; la ciencia del habla.

phonic (fónico). Relativo al sonido o a la voz. V.t. fonético.

phonism (fonismo). m. Sinestesia auditiva.

phono-, phon- (fono-, fon-). Prefijos que indican sonido, habla o voz.

phonoangiography (fonoangiografía). f. Registro y análisis de los componentes audibles de la frecuencia-intensidad del ruido del flujo sanguíneo arterial turbulento a través de una lesión estenótica aterosclerótica.

phonocardiogram (fonocardiograma). m. Registro de los ruidos cardíacos tomado con un fonocardiógrafo.

phonocardiograph (fonocardiógrafo). m. Instrumento que utiliza un micrófono, un amplificador y un filtro para registrar gráficamente los ruidos cardíacos, que se muestran en un osciloscopio o trazado.
linear p. (f. lineal).
logarithmic p. (f. logarítmico)
spectral p. (f. espectral).
stethoscopic p. (f. estetoscópico).

phonocardiography (fonocardiografía). f. **1.** Cardiofonía; registro de los ruidos cardíacos con un fonocardiógrafo. **2.** Ciencia que interpreta los fonocardiogramas.

phonocatheter (fonocatéter). m. Catéter cardíaco con un diminuto micrófono alojado en su punta, para registrar ruidos y soplos desde dentro del corazón y los grandes vasos.

phonogram (fonograma). m. Curva gráfica que muestra la duración e intensidad de un sonido.

phonology (fonología). f. Fonética.

phonomania (fonomanía). f. Manía homicida.

phonometer (fonómetro). m. Instrumento para medir el tono y la intensidad de los sonidos.

phonomyoclonus (fonomioclono). m. Estado en el que existen contracciones musculares fibrilares, evidenciadas por el ruido que se oye por auscultación, aunque no sean visibles.

phonomyography (fonomiografía). f. Registro de los ruidos variables que produce el tejido muscular cuando se contrae.

phonopathy (fonopatía). f. Cualquier enfermedad de las cuerdas vocales que afecta el habla.

phonophobia (fonofobia). f. Temor morboso de la propia voz o de cualquier sonido.

phonophore (fonóforo). m. Forma de estetoscopio binaural con una pieza torácica en forma de campana en la que se proyectan los extremos recurvados de los tubos de sonido.

phonophotography (fonofotografía). f. Registro sobre una placa fotográfica de los movimientos impartidos a un diafragma por ondas sonoras.

phonopsia (fonopsia). f. Estado en el que la audición de ciertos sonidos da lugar a una sensación subjetiva de color.

phonoreceptor (fonorreceptor). m. Receptor para estímulos sonoros.
phonorenogram (fonorrenograma). m. Trazado sonoro del pulso arterial renal registrado por medio de un fonocatéter colocado en la pelvis renal.
phonoscope (fonoscopio). m. Instrumento para registrar la percusión auscultatoria.
phonoscopy (fonoscopia). f. Registro tomado por un fonoscopio.
phorbide (forbida). f. Forbina con las diferentes cadenas laterales características de la clorofila, pero sin el éster fitílico.
phorbin (forbina). f. Hidrocarburo original de la clorofila.
phorbol (forbol). m. Alcohol original de los cocarcinógenos, que son diésteres 12, 13(9,9a) de f., del aceite de crotón.
phoresis (foresis). f. **1.** Electroforesis. **2.** Comensalismo epizoico; foresia.
phoresy (foresia). f. Foresis.
phoria (foria). f. La dirección relativa asumida por los ojos durante la fijación binocular de un objeto dado en ausencia de un estímulo de fusión adecuada.
phoro-, phor- (foro-, for-). Prefijos que indican un portador o la acción de transportar.
phoro-optometer (forooptómetro). m. Instrumento para determinar forias, ducciones y estados refractivos de los ojos.
phorometer (forómetro). m. Originalmente, un aparato para probar el equilibrio oculomotor; hoy se usa generalmente como sinónimo de forooptómetro.
phoropter (foróptero). m. Aparato que contiene diferentes lentes usadas para la refracción del ojo.
phoroscope (foroscopio). m. Instrumento para reproducir una imagen, como una fotografía, desde cierta distancia.
phorozoon (forozoo). m. Etapa asexual de la vida de un animal que pasa por varias fases en su ciclo vital.
phos- (fos-). Prefijo que indica luz.
phosgene (fosgeno). m. Cloruro de carbonilo; líquido incoloro a temperaturas menores de 8ºC, pero gas muy venenoso a temperaturas ambientes.
phosph-, phospho-, phosphor-, phosphoro- (fosf-, fosfo-, fosfor-, fosforo-). Prefijos que indican la presencia de fósforo en un compuesto.
phosphagen (fosfágeno). m. Fosfocreatina.
phosphagenic (fosfagénico). Que produce fosfato.
phosphamic acid (ácido fosfámico).
phosphamidase (fosfamidasa). f. Fosfoamidasa.
phosphastat (fosfastat). m. Mecanismo por el cual la hormona paratiroidea aumenta cuando los niveles de fósforo son mayores que los normales.
phosphatase (fosfatasa). f. Cualquiera de un grupo de enzimas que liberan fosfatos inorgánicos de ésteres fosfóricos.
  acid p. (f. ácida).
  alkaline p. (f. alcalina).
phosphate (fosfato). m. Sal o éster del ácido fosfórico.
  bone p. (f. óseo). F. tribásico de calcio.
  cyclic p. (f. cíclico). F. 3,5-cíclico de adenosina.
  dihydrogen p. (f. dihidrogenado).
  disodium p. (f. disódico).
  energy-rich p.'s (f. ricos en energía). F. de alta energía.
  high energy p.'s (f. de alta energía). F. ricos en energía.
  monopotassium p. (f. monopotásico).
  monosodium p. (f. monosódico).
  normal p. (f. normal).
  organic p. (f. orgánico).
  triple p. (f. triple).
phosphate acetyltransferase (fosfato acetiltransferasa). Fosfotransacetilasa; fosfoacilasa.
phosphated (fosfatado). Que contiene fosfatos.
phosphatemia (fosfatemia). f. Concentración anormalmente elevada de fosfatos inorgánicos en la sangre.
phosphatic (fosfático). Relativo al fosfato, o que lo contiene.
phosphatidal (fosfatidal). m. Nombre antiguo trivial para los alq-1-enil-glicerofosfolípidos.
phosphatidase (fosfatidasa). f. Fosfolipasa A2.
phosphatidate (fosfatidato). m. Sal o éster de un ácido fosfatídico.
phosphatide (fosfátido). m. Nombre anterior de: 1) ácido fosfatídico y 2) fosfatidato.
phosphatidic acid (ácido fosfatídico).
phosphatidolipase (fosfatidolipasa). f. Fosfolipasa A_2.
phosphatidyl (Ptd) (fosfatidilo). m. Radical de un ácido fosfatídico, p.ej, fosfatidilcolina.
phosphatidylcholine (PtdCho) (fosfatidilcolina). f. Producto de condensación de un ácido fosfatídico y colina.
phosphatidylethanolamine (PtdEth) (fosfatidiletanolamina). f. Producto de condensación de un ácido fosfatídico y etanolamina.
phosphatidylglycerol (fosfatidilglicerol). m. Ácido fosfatídico en el cual una segunda molécula de glicerol reemplaza a la colina, o etanolamina o serina usual.
phosphatidylinositol (PtdIns) (fosfatidilinositol). m. Fosfoinositida; un ácido fosfatídico combinado con inositol.
phosphatidylserine (PtdSer) (fosfatidilserina). f. Producto de condensación de ácido fosfatídico y serina.
phosphaturia (fosfaturia). f. Fosforuria; fosfuria; estado en el que hay excreción excesiva de fosfatos en la orina.
phosphene (fosfeno). m. Sensación de luz producida por estimulación mecánica o eléctrica de la vía óptica periférica o central del sistema nervioso.
  accommodation p. (f. de acomodación).
phosphide (fosfuro). m. Compuesto trivalente de fósforo, como el fosfuro de sodio, Na_3P.
phosphine (fosfina). f. Fosfuro de hidrógeno; hidrógeno fosfuretado; gas venenoso incoloro de olor característico.
phosphinico- (fosfínico-). Prefijo que indica ácido fosfínico de sustitución doble y simétrica, $R_2P(O)OH$.
phosphite (fosfito). m. Sal del ácido fosforoso.
phospho- (fosfo-). Prefijo para *O*-fosfono-, que puede reemplazar al sufijo fosfato.
5-phospho-α-D-ribosyl pyrophosphate (PRPP) (5-fosfo-α-D-ribosil pirofosfato). m. 5-Fosforribosil difosfato; ribosa con un grupo fosfato en el carbono 5, y un grupo pirofosfato en el carbono 1 de ribosa.
phosphoacylase (fosfoacilasa). f. Fosfato acetiltransferasa.
phosphoamidase (fosfoamidasa). f. Fosfamidasa; enzima que cataliza la hidrólisis de uniones fósforo-nitrógeno, especialmente la hidrólisis de fosfocreatina a creatina y ácido fosfórico.
phosphoamides (fosfoamidas). f. pl. Amidas del ácido fosfórico (ácidos fosforamídicos) y sus sales o ésteres (fosforamidatos), de fórmula general $(HO)_2P(O)–NH_2$, como creatina fosfato.
phosphoarginine (fosfoarginina). f. Arginina fosfato.
phosphocholine (fosfocolina). f. Fosforilcolina; colina *O*-fosfato.
phosphocreatine (fosfocreatina). f. Creatina fosfato; fosfágeno; compuesto de creatina (por su grupo NH_2) con ácido fosfórico.
phosphodiester (fosfodiéster). m. Ácido ortofosfórico diesterificado, RO–(PO_2H)–OR', como en los ácidos nucleicos.
  p. hydrolases (f. hidrolasas). Fosfodiesterasas.
phosphodiesterases (fosfodiesterasas). f. pl. Fosfodiéster hidrolasas; enzimas que dividen uniones fosfodiésteres.
  spleen p. (f. del bazo). Endonucleasa del bazo.
phosphodismutase (fosfodismutasa). f. Fosfomutasa.
phosphoenolpyruvic acid (ácido fosfoenolpirúvico).
1-phosphofructaldolase (1-fosfofructaldolasa). f. Fructosa bisfosfato aldolasa.
6-phosphofructokinase (6-fosfofructocinasa). f. Fosfohexocinasa; enzima que cataliza la fosforilación de fructosa 6-fosfato por ATP o UTP, etc., a fructosa 1,6-bisfosfato.
1-phosphofructokinase (1-fosfofructocinasa). f. Fructosa 1-fosfatocinasa; enzima que cataliza la fosforilación de fructosa-1-fosfato por ATP, etc., a fructosa 1,6-bifosfato.
phosphogalactoisomerase (fosfogalactoisomerasa). f. UDP glucosa–hexosa-1-fosfato uridililtransferasa.
phosphoglucokinase (fosfoglucocinasa). f. Glucosa 1-fosfato cinasa; enzima que en presencia de ATP cataliza la fosforilación de glucosa 1-fosfato a glucosa 1,6-bisfosfato.
phosphoglucomutase (fosfoglucomutasa). f. Glucosa fosfomutasa.
phosphogluconate dehydrogenase (fosfogluconato deshidrogenasa). 6-Fosfoglucónica deshidrogenasa.
6-phosphogluconolactonase (6-fosfogluconolactonasa). f. Hidrolasa que cataliza la conversión de 6-fosfogluconolactona a 6-fosfogluconato.
phosphoglyceracetals (fosfogliceracetales). m. Plasmalógeno.

phosphoglycerate kinase (fosfogliceratocinasa). f. Enzima que cataliza la formación de 3-fosfoglicerol fosfato, a partir de ácido 3-fosfoglicérico y ATP.
phosphoglyceric acid (ácido fosfoglicérico). Á. glicerol fosfórico.
phosphoglycerides (fosfoglicéridos). m. pl. Fosfatos de acilglicerol y diacilglicerol.
phosphoglyceromutase (fosfogliceromutasa). f. Enzima isomerizante que cataliza la interconversión de ácido 2-fosfoglicérico y ácido 3-fosfoglicérico con ácido 2,3-difosfoglicérico presente.
phosphohexokinase (fosfohexocinasa). f. 6-Fosfofructocinasa.
phosphohexomutase (fosfohexomutasa). f. Glucosafosfato isomerasa.
phosphohexose isomerase (fosfohexosa isomerasa). Glucosafosfato isomerasa.
phosphohydrolases (fosfohidrolasas). f. pl. Monoéster fosfórico hidrolasas; enzimas que segmentan el ácido fosfórico (como ortofosfato) de sus ésteres.
phosphoinositide (fosfoinosítido). m. Fosfatidilinositol.
phosphokinase (fosfocinasa). f. Fosfotransferasa o cinasa.
phospholipase (fosfolipasa). f. Lecitinasa; enzima que cataliza la hidrólisis de un fosfolípido.
phospholipid (fosfolípido). m. Lípido que contiene fósforo, como las lecitinas y otros ácidos fosfatídicos, esfingomielina y plasmalógenos.
phosphomutase (fosfomutasa). f. Fosfodismutasa; una de varias fosfotransferasas que aparentemente catalizan la transferencia intramolecular, porque el dador se regenera.
phosphonecrosis (fosfonecrosis). f. Necrosis del tejido óseo de la mandíbula por envenenamiento con fósforo, especialmente en personas que trabajan con este elemento.
phosphonium (fosfonio). m. El radical $(PR_4)^+$.
***O*-phosphono-** (*O*-fosfono-). Prefijo que indica un radical de ácido fosfónico unido por un átomo de oxígeno y por ende un éster fosfórico.
phosphopentose isomerase (fosfopentosa isomerasa). Ribosa-5-fosfato isomerasa.
phosphoprotein (fosfoproteína). f. Proteína que contiene grupos fosfóricos unidos directamente a las cadenas laterales de sus aminoácidos constituyentes.
phosphopyruvate hydratase (fosfopiruvato hidratasa). Enolasa.
phosphor (fosfor). m. Sustancia química que transforma la energía incidente electromagnética o radiactiva en luz.
phosphorated (fosforado). Que forma un compuesto con fósforo.
phosphorescence (fosforescencia). f. Cualidad o propiedad de emitir luz sin combustión activa ni producción de calor, generalmente como resultado de exposición previa a la radiación, que persiste después de eliminar su causa.
phosphorescent (fosforescente). Que tiene la propiedad de la fosforescencia.
phosphorhidrosis (fosforhidrosis). f. Fosforidrosis; excreción de sudor luminoso.
phosphoriboisomerase (fosforriboisomerasa). f. Ribosa-5-fosfato isomerasa.
phosphoribosylglycineamide synthetase (fosforribosilglicinaamida-sintetasa). Sintetasa glicinamida ribonucleótido; enzima que agrega glicina a la ribosilamina 5-fosfato y divide ATP dando ADP durante la biosíntesis de la purina.
phosphoribosyltransferase (fosforribosiltransferasa). f. Una de un grupo de enzimas que transfieren ribosa 5-fosfato de 5-fosfo-α-D-ribosil pirofosfato a una purina, pirimidina o aceptor de pirimidina, formando 5'-nucleótido y pirofosfato inorgánico.
phosphoribulokinase (fosforribulocinasa). f. Enzima que en presencia de ATP cataliza la fosforilación de ribulosa 5-fosfato a ribulosa 1,5-bifosfato.
phosphoribulose epimerase (fosforribulosa epimerasa). Ribulosafosfato 3-epimerasa.
phosphoric acid (ácido fosfórico). Á. ortofosfórico.
  cyclic p. a. (á. fosfórico cíclico).
  dilute p. a. (á. fosfórico diluido).
  glacial p. a. (á. fosfórico glacial).
phosphoridrosis (fosforidrosis). f. Fosforhidrosis.
phosphorism (fosforismo). m. Envenenamiento crónico por fósforo.
phosphorized (fosforizado). Que contiene fósforo.
phosphorolysis (fosforólisis). f. Segmentación fosforoclástica; reacción análoga a la hidrólisis, salvo que los elementos del ácido fosfórico, y no los del agua, se añaden al dividir una unión.
phosphorous (fosforoso). **1.** Relativo al fósforo, que lo contiene o que se parece a éste. **2.** Referente al fósforo en su menor valencia, + 3 (fósforo trivalente).
phosphorous acid (ácido fosforoso).
phosphoruria (fosforuria). f. **1.** Orina fosforescente. **2.** Fosfaturia.
phosphorus (P) (fósforo). m. Elemento químico no metálico, símbolo P, Nº at. 15, P. at. 30,975.
  amorphous p., red p. (f. amorfo, rojo).
  p. pentoxide (pentóxido de f.).
phosphoryl (fosforilo). m. Radical PO=, como en fosforilcloruro, $POCl_3$.
phosphoryl- (fosforil-). Prefijo usado incorrectamente para significar un fosfato (p. ej., fosforilcolina) en lugar del prefijo correcto, *O*-fosfono-.
phosphorylase (fosforilasa). f. Enzima que segmenta poli(1,4-α-D-glucosil) a α-D-glucosil fosfato con fosfato inorgánico.
  p. phosphatase (f. fosfatasa).
phosphorylases (fosforilasas). f pl. Término general para enzimas que transfieren un grupo de fosfato inorgánico a un aceptor orgánico, en consecuencia pertenecen a las transferasas.
  nucleoside p. (f. de nucleósidos).
phosphorylation (fosforilación) f. Adición de fosfato a un compuesto orgánico, como la glucosa, para producir glucosa monofosfato por la acción de una fosfotransferasa (fosforilasa) o cinasa.
  oxidative p. (f. oxidativa).
phosphorylcholine (fosforilcolina). f. Fosfocolina.
phosphorylethanolamine glyceridetransferase (fosforiletanolamina gliceridotransferasa). f. Etanolamina fosfotransferasa.
***O*^{3}-phosphoserine** (*O*^{3}-fosfoserina). f. Éster fosfórico de serina.
phosphosphingosides (fosfosfingósidos). m. pl. Esfingomielinas.
phosphosugar (fosfoazúcar). f. Sacárido fosforilado.
phosphotransacetylase (fosfotransacetilasa). f. Fosfato acetiltransferasa.
phosphotransferases (fosfotransferasas). f. pl. Transfosfatasa; subclase de transferasas que transfieren grupos que contienen fósforo.
phosphotriose isomerase (fosfotriosa isomerasa). f. Triosa fosfato isomerasa.
phosphotungstic acid (PTA) (ácido fosfotúngstico (PTA)). .
phosphuria (fosfuria). f. Fosfaturia.
phosvitin (fosvitina). f. Fosfoproteína que constituye alrededor del 7% de la proteína de la yema de huevo.
phot (fot). m. Unidad de iluminación; 1 f. es igual a 1 lumen/cm^2 de superficie.
photalgia (fotalgia). f. Fotodinia; dolor causado por la luz; grado extremo de fotofobia.
photaugiaphobia (fotaugiafobia). f. Temor morboso o hiperreacción a una luz demasiado fuerte.
photechy (fotequia). f. Ley según la cual un cuerpo irradiado produce los mismos efectos que la fuente de la radiación.
photerythrous (foteritro). Deuteranópico.
photesthesia (fotestesia). f. Percepción de la luz.
photic (fótico). Relativo a la luz.
photism (fotismo). m. Seudofotoestesia; producción de una sensación de luz o color por un estímulo a otro órgano sensorial, como el oído, el gusto o el tacto.
photo-, phot- (foto-, fot-). Prefijos relativos a la luz. En algunos términos antiguos relacionados con rayos X, este elemento se ha reemplazado por radio-.
photoactinic (fotoactínico). Relativo a radiaciones que producen efectos luminosos y químicos.
photoallergy (fotoalergia). f. Fotosensibilización.
photoautotroph (fotoautotrofo). m. Organismo que depende de la luz para su energía y principalmente del anhídrido carbónico para su carbono.
photoautotrophic (fotoautotrófico). Perteneciente a un fotoautotrofo.
photobacterium, pl. **photobacteria** (fotobacteria). f. Nombre común de los miembros del género *Photobacterium*.

photobiology (fotobiología). f. Estudio de los efectos de la luz sobre animales y vegetales.
photobiotic (fotobiótico). Que vive o florece únicamente a la luz.
photocatalyst (fotocatalizador). m. Sustancia que ayuda a consumar una reacción catalizada por la luz, como la clorofila.
photoceptor (fotoceptor). Fotorreceptor.
photochemical (fotoquímico). Relativo a los cambios químicos causados por la luz, o que la incluyen.
photochemistry (fotoquímica). f. Rama de la química que estudia los cambios químicos causados por la luz o en los que ésta interviene, como en la fotografía.
photochemotherapy (fotoquimioterapia). f. Fotorradiación.
photochromogens (fotocromógenos). m. *Mycobacteria* grupo I.
photocoagulation (fotocoagulación). f. Método por el cual un intenso haz luminoso se enfoca sobre una zona determinada del fondo ocular, bajo control oftalmoscópico.
photocoagulator (fotocoagulador). m. Aparato usado en fotocoagulación.
laser p. (f. de láser). F. de luz monocromática de alta energía.
xenon-arc p. (f. de arco de xenón).
photodermatitis (fotodermatitis). f. Dermatitis causada o provocada por exposición a la luz ultravioleta.
photodistribution (fotodistribución). f. Áreas de la piel que reciben la mayor exposición a la luz solar y que están implicadas en erupciones debidas a fotosensibilidad.
photodromy (fotodromia). f. En la clarificación inducida o espontánea de ciertas suspensiones, la sedimentación de partículas del lado más cercano a la luz (f. positiva) o del lado oscuro (f. negativa).
photodynamic (fotodinámico). Relativo a la energía o fuerza ejercida por la luz.
photodynia (fotodinia). f. Fotalgia.
photodysphoria (fotodisforia). f. Extremada fotofobia.
photoelectric (fotoeléctrico). f. Que denota los efectos eléctricos o electrónicos producidos por la acción de la luz.
photoelectrometer (fotoelectrómetro). m. Aparato que emplea una célula fotoeléctrica para medir la concentración de sustancias en solución.
photoelectron (fotoelectrón). m. Electrón liberado bajo la influencia de un rayo luminoso.
photoerythema (fotoeritema). m. Eritema causado por exposición a la luz.
photoesthetic (fotoestético). Sensible a la luz.
photofluorography (fotofluorografía). f. Fluorografía; fluorroentgenografía, registro por fotografías sobre película de vistas fluoroscópicas.
photogastroscope (fotogastroscopio). m. Instrumento para tomar fotografías del interior del estómago.
photogen (fotógeno). m. Microorganismo que produce luminiscencia.
photogenesis (fotogénesis). f. Producción de luz por bacterias, insectos o fosforescencia.
photogenic, photogenous (fotogénico). Que produce luz; fosforescente.
photohemotachometer (fotohemotacómetro). m. Aparato para registrar fotográficamente la rapidez de la corriente sanguínea.
photoheterotroph (fotoheterotrofo). m. Organismo que depende de la luz para su energía y principalmente de compuestos orgánicos para su carbono.
photoheterotrophic (fotoheterotrófico). Perteneciente a un fotoheterotrofo.
photoinactivation (fotoinactivación). f. Inactivación por acción de la luz.
photokinesis (fotocinesis). f. Alteración de los movimientos arbitrarios de organismos móviles en respuesta a la luz.
photokinetic (fotocinético). **1.** Perteneciente a la fotocinesis. **2.** Perteneciente a la fotocinética.
photokinetics (fotocinética). f. Cambios de velocidad de una reacción química en respuesta a la luz.
photokymograph (fotoquimógrafo). m. Aparato para mover una película a velocidad constante, de modo que pueda obtenerse un registro continuo de un fenómeno fisiológico, como un haz luminoso que brilla sobre la película.
photology (fotología). f. Ciencia de producción de luz y energía, especialmente en su aplicación terapéutica.
photoluminescent (fotoluminiscente). Capaz de hacerse luminiscente por exposición a la luz visible.
photolyase (fotoliasa). f. Desoxirribodipirimidina f.
photolysis (fotólisis). f. Descomposición de un compuesto químico por acción de la luz.
photolyte (fotolito). m. Cualquier producto de la descomposición por la luz.
photolytic (fotolítico). Perteneciente a la fotólisis.
photomacrography (fotomacrografía). f. Técnica para investigar y registrar estados y procedimientos que incluyen objetos pequeños, que normalmente se mirarían con lupa y no con microscopio.
photomania (fotomanía). f. Deseo morboso o exagerado de luz.
photometer (fotómetro). m. Instrumento destinado a medir la intensidad de la luz o a determinar el umbral luminoso.
flame p. (f. de llama).
flicker p. (f. de centelleo).
photometry (fotometría). f. Medición de la intensidad de la luz.
photomicrograph **1.** (fotomicrografía). f. Producción de un fotomicrógrafo. **2.** (fotomicrógrafo). m. Micrógrafo; fotografía agrandada de un objeto visto con un microscopio; diferente de una microfotografía.
photomicrography (fotomicrografía). f. Micrografía; producción de un fotomicrógrafo.
photomyoclonus (fotomioclono). m. Espasmos clónicos de los músculos en respuesta a estímulos visuales.
hereditary p. (f. hereditario).
photon (fotón). m. **1.** Troland. **2.** En física, corpúsculo de energía o partícula de luz; quantum de luz.
photoncia (fotoncia). f. Cualquier tumefacción debida a la acción intensa de la luz.
photonosus (fotonosis). Fotopatía; cualquier enfermedad causada por excesiva exposición a la luz, o excesiva exposición a ésta, o resultante de fototoxidad o fotoalergia.
photopathy (fotopatía). f. Fotonosis.
photoperceptive (fotoperceptivo). Capaz de recibir y percibir luz.
photoperiodism (fotoperiodicidad). f. Actividades, comportamientos o cambios periódicos (estacionales o diurnos) de animales y vegetales debidos a la acción de la luz.
photophobia (fotofobia). f. **1.** Sensibilidad anormal a la luz, especialmente en los ojos. **2.** Temor morboso y evitación de la luz.
photophobic (fotofóbico). Relativo a la fotofobia, o que sufre de ésta.
photophore (fotóforo). m. **1.** Lámpara con un reflector usada en laringoscopia y en el examen de otras partes internas del cuerpo. **2.** En bacteriología, el órgano que produce bioluminiscencia intracelular en ciertos organismos.
photophosphorylation (fotofosforilación). f. Formación de ATP como resultado de la absorción de luz por material de cloroplastos.
photophthalmia (fotoftalmía). f. Queratoconjuntivitis causada por energía ultravioleta, como en la ceguera causada por la nieve, exposición a una lámpara ultravioleta, soldadura de arcos, etc.
photopía (fotopía). f. Visión fotópica.
photopic (fotópico). Perteneciente a la visión fotópica.
photopsia, photopsy (fotopsia). f. Sensación subjetiva de luces, chispazos o colores debida a enfermedad retiniana o cerebral.
photopsin (fotopsina). f. Parte proteica (opsina) del pigmento (yodopsina) de los conos de la retina.
photoptarmosis (fotoptarmosis). f. Estornudos reflejos que se producen cuando una luz intensa llega a la retina.
photoptometry (fotoptometría). f. Determinación del umbral luminoso.
photoradiation (fotorradiación). f. Fotoquimioterapia; tratamiento del cáncer mediante la inyección intravenosa de un agente fotosensibilizante, seguido de la exposición a la luz visible.
photoreaction (fotorreacción). f. Reacción causada o afectada por la luz.
photoreactivation (fotorreactivación). f. Activación por la luz de algo o de algún proceso previamente inactivos o inactivados.
photoreceptive (fotorreceptivo). Que funciona como un fotorreceptor.
photoreceptor (fotorreceptor). m. Fotoceptor; receptor sensible a la luz.

photoretinitis (fotorretinitis). f. Fotorretinopatía.
photoretinopathy (fotorretinopatía). f. Retinopatía eléctrica o solar; quemadura macular por exposición excesiva a la luz solar u otra luz intensa, como el flash de un cortocircuito.
photoscan (fotocentelleo). m. Gammagrama.
photosensitization (fotosensibilización). f. **1.** Sensibilización de la piel a la luz, debida en general a la acción de ciertas drogas, plantas u otras sustancias. **2.** Sensibilización fotodinámica.
photosensor (fotosensor). m. Dispositivo diseñado para responder a una luz y transmitir los impulsos resultantes para su interpretación, movimiento o control operativo.
photostable (fotoestable). No sujeto a cambios por exposición a la luz.
photostethoscope (fotoestetoscopio). m. Aparato que convierte el sonido en flashes de luz.
photostress (fotoestrés). m. Exposición a una luz intensa.
photosynthesis (fotosíntesis). f. Unión o integración de sustancias químicas bajo la influencia de la luz.
phototaxis (fototaxis). f. Reacción del protoplasma vivo al estímulo de la luz, que incluye el movimiento corporal del organismo hacia el estímulo (f. positiva) o alejándose de él (f. negativa).
phototherapy (fototerapia). f. Lucoterapia; tratamiento por la luz; tratamiento de la enfermedad por medio de rayos luminosos.
photothermal (fototérmico). Relativo al calor radiante.
phototonus (fototono). m. Sensiblidad a la luz.
phototoxic (fototóxico). Relativo a fototoxis, caracterizado por ella o que la provoca.
phototoxis (fototoxis). f. Estado resultante de sobreexposición a la luz ultravioleta o de la combinación de exposición a ciertas longitudes de onda de la luz y una sustancia fototóxica.
phototropism (fototropismo). m. Movimiento de una parte de un organismo hacia el estímulo luminoso (f. positivo) o alejándose (f. negativo).
photuria (foturia). f. Orina fosforescente.
phragmoplast (fragmoplasto). m. Agrandamiento en forma de barril del huso, asociado con la formación de la nueva membrana celular durante la telofase en las células vegetales.
phren (fren). f. **1.** Diafragma. **2.** La mente.
phrenalgia (frenalgia). f. **1.** Psicalgia. **2.** Dolor en el diafragma.
phrenectomy (frenectomía). f. Frenicectomía.
phrenemphraxis (frenenfraxis). f. Freniclasia.
phrenetic (frenético). **1.** Presa del frenesí; maniático. **2.** Persona que manifiesta esta conducta.
-phrenia (-frenia). Sufijo que denota el diafragma o la mente.
phrenic (frénico). **1.** Relativo al diafragma. **2.** Relativo a la mente.
phrenicectomy (frenicectomía). f. Frenectomía; freniconeurectomía; escisión de una porción del nervio frénico para evitar su reunión que puede seguir a la frenicotomía.
phreniclasia (freniclasia). f. Frenenfraxis; frenicotripsia; aplastamiento de una sección del nervio frénico para producir una parálisis temporaria del diafragma.
phrenicoexeresis (frenicoexéresis). f. Frenicectomía.
phreniconeurectomy (freniconeurectomía). f. Frenicectomía.
phrenicotomy (frenicotomía). f. Sección del nervio frénico para inducir parálisis unilateral del diafragma, que luego es empujado hacia arriba por las vísceras abdominales y ejerce compresión sobre un pulmón enfermo.
phrenicotripsy (frenicotripsia). f. Freniclasia.
phreno-, phreni-, phrenico- (freno-, fren-, freni-, frenico-). Prefijos que significan diafragma, mente o frénico.
phrenocardia (frenocardia). f. Cardiofrenia; dolor precordial y disnea de origen psicogénico, a menudo síntoma de neurosis por ansiedad.
phrenocolic (frenocólico). Relativo al diafragma y el colon.
phrenocolopexy (frenocolopexia). f. Sutura de un colon transverso desplazado o prolapsado al diafragma.
phrenogastric (frenogástrico). Relativo al diafragma y el estómago.
phrenoglottic (frenoglótico). Relativo al diafragma y la glotis.
phrenograph (frenógrafo). m. Instrumento para registrar gráficamente los movimientos del diafragma.
phrenohepatic (frenohepático). Relativo al diafragma y el hígado.
phrenologist (frenólogo). m. Persona que asegura ser capaz de diagnosticar características mentales y conductuales por el estudio de la configuración externa del cráneo.
phrenology (frenología). f. Craneología de Gall; doctrina obsoleta según la cual cada una de las facultades mentales está localizada en una parte definida de la corteza cerebral, cuyo tamaño varía en relación directa con el desarrollo de la correspondiente facultad.
phrenoplegia (frenoplejía). f. Parálisis del diafragma.
phrenoptosia (frenoptosis). f. Descenso anormal del diafragma.
phrenosin (frenosina). f. Cerebrón; cerebrósido que abunda en la sustancia blanca del cerebro, compuesto por ácido cerebrónico, galactosa y esfingosina.
phrenosinic acid (ácido frenosínico). Á. cerebrónico.
phrenospasm (frenoespasmo). m. Acalasia esofágica.
phrenosplenic (frenoesplénico). Relativo al diafragma y el bazo.
phrenotropic (frenotrópico). Que afecta al cerebro o la mente, o que funciona a través de ellos.
phrictopathic (frictopático). Relativo a una sensación peculiar, acompañada de estremecimientos y provocada por estimulación de una zona anestésica histérica durante el proceso de recuperación.
phrynoderma (frinoderma). f. Piel de sapo; erupción hiperqueratósica folicular que se cree debida a deficiencia de vitamina A.
phrynolysin (frinolisina). f. El veneno del sapo (*Bombinator igneus*).
PHS (PHS). Abrev. de Public Health Service (Servicio de Salud Pública).
phthalein (ftaleína). f. Un miembro de un grupo de compuestos coloreados derivados del trifenilmetilo; p. ej., fenolftaleína.
phthalic acid (ácido ftálico). Á. *o*-bencenodicarboxílico.
phthaloyl (ftaloílo). m. Radical diacílico del ácido ftálico.
phthalyl (ftalilo). m. Radical monoacílico del ácido ftálico.
phthalylsulfacetamide (ftalilsulfacetamida). f. Sulfanilamida; sulfonamida usada en el tratamiento de infecciones entéricas.
phthalylsulfathiazole (ftalilsulfatiazol). m. Sulfonamida usada en el tratamiento de infecciones entéricas.
phthinoid (ftinoide). Término obsoleto por consunción, relacionado con tisis o que semeja.
phthiriophobia (ftiriofobia). f. Pediculofobia.
phthisic, phthisical (tísico). Términos obsoletos relacionados con la tisis.
phthisio- (tisio-). Prefijo obsoleto usado con el significado de tisis (tuberculosis).
phthisis (tisis). f. **1.** Término obsoleto para referirse a una atrofia o consunción, local o general. **2.** Término obsoleto de la consunción o, específicamente, la tuberculosis pulmonar.
  aneurysmal p. (t. aneurismática).
  p. bulbi (t. del globo ocular).
  essential p. bulbi (t. esencial del globo ocular).
  marble cutters' p. (t. de los marmoleros).
phyco- (fico-). Prefijo que denota algas marinas.
phycobilins (ficobilinas). f. pl. Tetrapirroles no cíclicos semejantes a la bilirrubina y al urobilinógeno que se encuentran en los cloroplastos de ciertas algas.
phycochrome (ficocromo). m. Materia colorante verde azulada de ciertas algas; una ficobilina.
phycocyanin (ficocianina). f. Cromoproteína azul que se encuentra en ciertas algas.
phycoerythrin (ficoeritrina). f. Cromoproteína roja que se encuentra en las algas rojas.
phycomycetosis (ficomicetosis). f. Cigomicosis.
phycomycosis (ficomicosis). f. Cigomicosis.
phygogalactic (figogaláctico). Lactífugo.
phylacagogic (filacagogo). Que estimula la producción de anticuerpos protectores.
phylaxis (filaxis). f. Filaxia; protección contra la infección.
phyletic (filético). Denota el tipo de evolución caracterizado por cambios secuenciales en una sola línea de descendencia, sin ramificaciones.
phyllo- (filo-). Prefijo que indica hoja (vegetal).
phyllochromanol (filocromanol). m. La forma cromano de la filoquinona reducida.
phyllochromenol (K-el) (filocromenol (K-el)). m. La forma cromenol de la filoquinona.
phyllode (filodo). m. Pecíolo aplanado semejante a una hoja; se aplica a cualquier estructura parecida a una hoja vegetal.
phylloerythrin (filoeritrina). f. Fitoporfirina.
phylloporphyrin (filoporfirina). f. Una porfirina derivada de la clorofila.

phyllopyrrole (filopirrol). m. 3-Etil-2,4,5-trimetilpirrol; derivado de pirrol obtenido por reducción de clorofila.
phylloquinone (filoquinona). f. Vitamina K_1 o $K_1(20)$; fitonadiona; fitomenadiona.
p. reductase (f. reductasa). NAD(P)H deshidrogenasa (quinona).
phylo- (filo-). Prefijo que indica tribu o raza.
phyloanalysis (filoanálisis). f. **1.** Estudio de los orígenes biorraciales. **2.** Método para investigar trastornos de conducta individuales y colectivos que surgen presuntamente de procesos tensionales deteriorados.
phylogenesis (filogénesis). f. Filogenia; desarrollo evolutivo de cualquier especie animal o vegetal.
phylogenetic, phylogenic (filogenético, filogénico). Relativo a la filogénesis.
phylogeny (filogenia). f. Filogénesis; desarrollo evolutivo de una especie, que se distingue de la ontogenia, o desarrollo del individuo.
phylum, pl. **phyla** (filo). m. División taxonómica por debajo del reino y por arriba de la clase.
phyma (fima). m. Nódulo o pequeño tumor redondeado de la piel.
phymatoid (fimatoide). Semejante a una neoplasia.
phymatorrhysin (fimatorrisina). f. Variedad de melanina obtenida de ciertas neoplasias melanóticas y del pelo y otras partes muy pigmentadas.
phymatosis (fimatosis). f. Crecimiento o presencia de fimas o pequeños nódulos en la piel.
physaliferous (fisalífero). Fisalíforo.
physaliform (fisaliforme). Como una burbuja o pequeña flictena.
physaliphore (fisalíforo). m. Célula madre o gigante que contiene una gran vacuola, en un crecimiento maligno.
physaliphorous (fisalíforo). Fisalífero; que tiene burbujas o vacuolas.
physalis (fisalis). f. Vacuola en una célula gigante de algunas neoplasias malignas, como el condroma.
physalopteriasis (fisalopteriasis). f. Infección de animales y del hombre por nematodos del género *Physaloptera*.
physeal (fisario, fiseal). Perteneciente a la zona del cartílago de crecimiento (fisis) que separa la metáfisis de la epífisis.
physiatrics (fisiatría). **1.** f. Término para terapia física. **2.** Tratamiento de rehabilitación.
physiatrist (fisiatra). m. y f. Médico especializado en medicina física (fisiatría).
physiatry (fisiatría). f. Medicina física
physical (físico). Relativo al cuerpo y no a la mente.
physician (médico). **1.** Médico clínico, a diferencia de un cirujano. **2.** m. Persona que practica la medicina; doctor; persona autorizada por su diploma oficial para examinar y cuidar enfermos.
osteopathic p. (m. osteópata).
physician assistant (P.A.) (asistente médico). Persona que es entrenada, aprobada y autorizada para realizar historias clínicas, exámenes físicos, diagnósticos y tratamiento de los problemas médicos comunes, y ciertas técnicas, bajo la supervisión de un médico.
physicochemical (fisicoquímico). Relativo a la física y química, es decir al campo de la química física o inorgánica.
physics (física). f. Rama de la ciencia que estudia los fenómenos de la materia, y los cambios que ésta sufre sin perder su identidad química.
physio-, physi- (fisio-, fisi-). Prefijos que significan físico (fisiológico) o natural (relativo a la física).
physiogenic (fisiogénico). Relativo a actividad fisiológica o causado por ella.
physiognomy (fisionomía). f. **1.** Cara o rostro,. especialmente considerado como indicación del carácter. **2.** Estimación del carácter y las cualidades mentales mediante el estudio de la cara y la postura general del cuerpo.
physiognosis (fisiognosis). f. Diagnóstico de la enfermedad basado sobre el estudio de la expresión facial.
physiologic, physiological (fisiológico). **1.** Relativo a la fisiología. **2.** Normal y no patológico. **3.** Indica algo que es evidente por sus efectos funcionales y no por su estructura anatómica. **4.** Indica una dosis o los efectos de dicha dosis que se encuentra dentro de los límites de concentraciones o potencias que ocurrirían naturalmente.
physiologicoanatomical (fisiologicoanatómico). Relativo a la fisiología y la anatomía.
physiologist (fisiólogo). m. Especialista en fisiología.
physiology (fisiología). f. Ciencia que estudia los seres vivientes y los procesos vitales normales de organismos animales y vegetales.
comparative p. (f. comparada).
developmental p. (f. evolutiva).
general p. (f. general).
hominal p. (f. humana).
pathologic p. (f. patológica). Fisiopatología o patofisiología.
physiomedical (fisiomédico). Denota el uso de medidas físicas y no medicinales en el tratamiento de la enfermedad.
physiopathologic (fisiopatológico). Relativo a la fisiología patológica.
physiopathology (fisiopatología). f. Fisiología patológica.
physiopsychic (fisiopsíquico). Perteneciente al cuerpo y la mente a la vez.
physiopyrexia (fisiopirexia). f. Fiebre producida por un agente físico.
physiotherapeutic (fisioterapéutico). Relativo a la fisioterapia.
physiotherapist (fisioterapeuta). m. y f. Terapeuta físico.
physiotherapy (fisioterapia). f. Terapia física.
oral p. (f. oral).
physique (físico). m. Biotipo; tipo constitucional; estructura física o corporal.
physis (fisis). f. Término usado a veces para referirse al cartílago epifisario.
physo- (fiso-). Prefijo que indica: 1) tendencia a hincharse o inflarse; 2) relación con aire o gas.
physocele (fisocele). m. **1.** Hinchazón circunscripta debida a la presencia de gas. **2.** Saco herniario distendido por gas.
physocephaly (fisocefalia). f. Hinchazón de la cabeza que resulta de la introducción de aire en los tejidos subcutáneos.
physometra (fisómetra). f. Timpanitis uterina; distensión de la cavidad uterina por aire o gas.
physopyosalpinx (fisopiosálpinx). m. Piosálpinx acompañado de la formación de gas en la trompa de Falopio o la trompa uterina.
physostigma (fisostigma). f. Haba de Calabar; semilla seca de *Physostigma venenosum* (familia Leguminosae).
physostigmine (fisostigmina). f. Eserina; alcaloide de fisostigma, inhibidor reversible de las colinesterasas que evita la destrucción de acetilcolina.
p. salicylate (salicilato de f.). Salicilato de eserina.
phytanate (fitanato). m. El anión del ácido fitánico.
phytanate α-oxidase (fitanato α-oxidasa). f. Enzima que oxida ácido fitánico, removiendo el grupo carboxilo.
phytanic acid (ácido fitánico).
6-phytase (6-fitasa). f. Fitato 6-fosfato; enzima que hidroliza ácido fítico, extrayendo el grupo 6-fosfórico.
phytate (fitato). m. Sal o éster del ácido fítico.
phytic acid (ácido fítico).
phytin (fitina). f. Sal de calcio y magnesio del ácido fítico.
phyto-, phyt- (fito-, fit-). Prefijos que indican plantas o vegetales.
phytoagglutinin (fitoaglutinina). f. Lectina que causa aglutinación de eritrocitos o leucocitos.
phytobezoar (fitobezoar). m. Bolo alimenticio; hortobezoar; concreción gástrica formada por fibras vegetales, por las semillas y cáscaras de frutas, y a veces gránulos de almidón y glóbulos de grasa.
phytochemistry (fitoquímica). f. Estudio bioquímico de las plantas, que se ocupa de la identificación, la biosíntesis y el metabolismo de los componentes químicos de los vegetales.
phytocholesterol (fitocolesterol). m. Fitosterol.
phytodermatitis (fitodermatitis). f. Dermatitis causada por diversos mecanismos, en sitios de la piel expuestos previamente a las plantas.
phytofluene (fitoflueno). m. Dodecahidrolicopeno; posible precursor incoloro de los carotenoides vegetales.
phytohemagglutinin (PHA) (fitohemaglutinina). f. Fitolectina, fitomitógeno de los vegetales que aglutina los glóbulos rojos.
phytoid (fitoide). Parecido a una planta; se refiere a un animal que posee muchas de las características biológicas de un vegetal.
phytol (fitol). m. Alcohol fitílico.
phytolectin (fitolectina). f. Fitohemaglutinina.
phytomenadione (fitomenadiona). f. Filoquinona.
phytomitogen (fitomitógeno). m. Lectina mitogénica causante de transformación de linfocitos acompañada de proliferación mitótica de los blastocitos resultantes, idéntica a la producida por estimulación antigénica.

phytonadione (fitonadiona). f. Filoquinona.
phytonucleic acid (ácido fitonucleico). Nombre antiguo del á. ribonucleico.
phytophagous (fitófago). Que come vegetales; vegetariano.
phytophlyctodermatitis (fitoflictodermatitis). f. Dermatitis de las praderas.
phytophotodermatitis (fitofotodermatitis). f. Fitodermatitis debida a fotosensibilización
phytopneumoconiosis (fitoneumoconiosis). f. Reacción fibrosa crónica de los pulmones debida a la inhalación de partículas de polvo de origen vegetal.
phytoporphyrin (fitoporfirina). f. Filoeritrina; porfirina similar a la feoforbida de la clorofila pero con el grupo etilo, sin grupo metoxicarbonilo y con dos átomos de hidrógeno menos, produciéndose una unión doble más en el anillo D.
phytosphingosine (fitosfingosina). f. Derivado de esfingosina aislado de varios vegetales.
phytostearin (fitoestearina). f. Fitosterol.
phytosterin (fitosterina). f. Fitosterol.
phytosterol (fitosterol). m. Fitocolesterol; fitoestearina; fitosterina; nombre genérico de los esteroles vegetales.
phytotoxic (fitotóxico). **1.** Venenoso para la vida vegetal. **2.** Perteneciente a una fitotoxina.
phytotoxin (fitotoxina). f. Toxina vegetal.
phytotrichobezoar (fitotricobezoar). m. Tricofitobezoar.
phytyl (fitilo). m. Radical que se encuentra en la filoquinona (vitamina K_1).
phytyl alcohol (alcohol fitílico). Fitol.
pI (pI). Valor de pH para el punto isoeléctrico de una sustancia dada.
α_1PI (α_1PI). Símbolo de inhibidor de proteinasa α_1 humana.
pia (pía). f. Piamadre.
pia mater (piamadre). f. Pía; delicada membrana fibrosa, vasculada, firmemente adherida a la cápsula glial del cerebro [*pia mater encephali,* NA] y a la médula espinal [*pia mater spinalis,* NA] o membrana glial limitante, que sigue exactamente las marcas externas del cerebro y también la circunferencia tapizante ependimal, las membranas y el plexo coroides.
pia-arachnitis (piaracnitis). f. Leptomeningitis.
pia-arachnoid, piarachnoid (piaracnoides). f. Leptomeninges.
pial (pial). Relativo a la piamadre.
pian (pian). m. Frambesia.
  p. bois (p. bois). P. de los bosques, matorrales, selvas, etc..
  hemorrhagic p. (p. hemorrágico). Verruga peruana.
piblokto, pibloktog (piblokto, pibloktog). Estado de disociación histérica, que usualmente se observa entre las esquimales, en el cual las afectadas gritan, se arrancan la vestimenta y corren entre la nieve; luego no recuerdan el episodio.
pica (pica). f. Apetito pervertido por sustancias no comestibles o sin valor nutritivo; p. ej., arcilla, almidón, hielo, etc.
pickling (desoxidación). f. En odontología, limpieza en las superficies metálicas de los productos de oxidación y otras impurezas por inmersión en ácido.
pico- (pico-). **1.** Prefijo que significa pequeño. **2.** (p). Bicro-; prefijo usado en el SI con el significado de 10^{-12}.
picogram (pg) (picogramo (pg)). m. Unidad equivalente a 10^{-12} gramos.
picolinic acid (ácido picolínico).
picolinuric acid (ácido picolinúrico).
picometer (pm) (picómetro (pm)). m. Bicrón; 10^{-12} de metro.
picornavirus (picornavirus). m. Virus de la familia Picornaviridae.
picramic acid (ácido picrámico).
picrate (picrato). m. Sal del ácido pícrico.
picric acid (ácido pícrico). 2,4,6-Trinitrofenol; á. nitroxántico; á. carbazótico.
picrocarmine (picrocarmín). m. Colorante.
picroformol (picroformol). m. Fijador.
picronigrosin (picronigrosina). m. Colorante.
picrotoxin (picrotoxina). f. Coculina; principio neutro muy amargo derivado del fruto de *Anamirta cocculus,* familia Menispermaceae.
picrotoxinin (picrotoxinina). f. Lactona, producto de descomposición de la picrotoxina; sus propiedades farmacológicas se asemejan a las de ésta.
picryl (picrilo). m. 2,4,6,-Trinitrofenil; radical orgánico derivado del ácido pícrico por eliminación del grupo hidroxilo.
pictograph (pictógrafo). m. Gráfico para pruebas de la visión en analfabetos.
PID (EIP). Abrev. de enfermedad inflamatoria pelviana.
piebaldism, piebaldness (piebaldismo). m. Ausencia en placas de pigmento en el cuero cabelludo, que le da un aspecto manchado en franjas.
piece (pieza). f. Parte o porción.
  end p. (p. terminal).
  Fab p. (p. Fab). Fragmento Fab.
  Fc p. (p. FC). Fragmento Fc.
  middle p. (p. media).
  principal p. (p. principal).
piedra (piedra). f. Enfermedad fungosa del pelo caracterizada por la presencia de numerosas masas céreas pequeñas duras y nodulares. V.t. tricosporosis.
  black p. (p. negra).
  p. nostras (p. nostras).
  white p. (p. blanca).
piesesthesia (piesestesia). f. Sentido de la presión.
piesimeter, piesometer (piesímetro, piesómetro). m. Piezómetro; instrumento para medir el grado de presión de un gas o líquido.
  Hales' p. (p. de Hales).
piesis (piesis). f. Presión arterial sanguínea.
piezochemistry (piezoquímica). f. Estudio del efecto de presiones muy altas sobre reacciones químicas.
piezoelectric (piezoeléctrico). Relativo a la piezoelectricidad.
piezoelectricity (piezoelectricidad). f. Corrientes eléctricas generadas por presión sobre ciertos cristales, como los de cuarzo, mica y calcita.
piezogenic (piezogénico). Que resulta de la aplicación de presión.
piezometer (piezómetro). m. Piesímetro.
PIF (PIF). Abrev. del inglés de factor de inhibición de la prolactina (prolactin inhibiting factor).
pigbel (pigbel). Tipo de enteritis necrosante endémica de las tierras altas de Papua, Nueva Guinea, causada por la toxina B del *Clostridium perfringens,* tipo C.
pigment (pigmento). m. **1.** Cualquier materia colorante, como la de los glóbulos rojos, el pelo, el iris, etc., o los colorantes usados en histología o bacteriología, o los que forman las pinturas. **2.** Preparación medicinal de uso externo, aplicada a la piel como pintura.
  bile p.'s (p. biliares).
  formalin p. (p. formalina).
  hematogenous p. (p. hematógeno).
  hepatogenous p. (p. hepatógeno).
  malarial p. (p. palúdico).
  melanotic p. (p. melanótico o melánico). Melanina.
  respiratory p.'s (p. respiratorios).
  visual p.'s (p. visuales).
  wear-and-tear p. (p. de desgaste o residual).
pigmentary (pigmentario). Relativo a un pigmento.
pigmentation (pigmentación). f. Coloración normal o patológica de la piel o los tejidos, resultante de un depósito de pigmento.
  arsenic p. (p. arsenical).
  exogenous p. (p. exógena).
pigmented (pigmentado). Coloreado por un depósito de pigmento.
pigmentolysin (pigmentolisina). f. Anticuerpo que causa la destrucción de un pigmento.
pigmentum nigrum (pigmento negro). Melanina de la capa coroides del ojo.
pigmy (pigmeo).
pilar, pilary (piloso).
pile (pila). **1.** f. Serie de placas de dos metales diferentes separadas por una hoja de material humedecido con solución ácida diluida, usada para producir una corriente eléctrica. **2.** Tumor hemorroidal individual.
  sentinel p. (p. centinela).
  thermoelectric p. (p. termoeléctrica). Termopila.
pileous (piloso).
piles (pilas). f. pl. Hemorroides.
pileus (pileo). m. Gorro o escudo.
pilimiction (pilimicción). f. Aparición de pelos en la orina, que se ha observado en casos de tumores dermoideos o aparición de hebras de moco en la orina.

N O P

pill (píldora). f. Pequeña masa globular de una sustancia coherente pero soluble, que contiene un material medicinal que debe tragarse. V.t. tableta.
bread p. (p. de pan).
pep p.'s (p. estimulantes).
pill-rolling (amasado de píldoras). Movimiento circular de las puntas unidas del pulgar e índice que aparece como una forma de temblor en la parálisis agitante.
pillar (pilar). Estructura o parte parecida a una columna o pilar.
anterior p. of fauces (p. anterior de las fauces). Arco palatogloso.
anterior p. of fornix (p. anterior del fórnix). Columna del fórnix.
Corti's p.'s (p. de Corti). Células pilares.
p. of iris (p. del iris). Retículo trabecular.
p.'s of fauces (p. de las fauces). Arco palatino.
p.'s of fornix (p. del fórnix). Columna y crus del fórnix.
posterior p. of fauces (p. posterior de las fauces).
posterior p. of fornix (p. posterior del fórnix). Crus del fórnix.
pilo- (pilo-). Prefijo relativo al pelo.
pilobezoar (pilobezoar). m. Tricobezoar.
pilocarpine (pilocarpina). f. Alcaloide obtenido de las hojas de *Pilocarpus*; *Microphyllus* o *P. jaborandi* (familia Rutaceae), arbustos de las Indias Orientales y América tropical; agente parasimpaticomimético.
pilocystic (piloquístico). Denota un quiste dermoideo que contiene pelo.
piloerection (piloerección). f. Erección del pelo debida a la acción de los músculos erectores del pelo.
piloid (piloide). Semejante al pelo.
pilojection (piloyección). f. Proceso de introducir tallos pilosos rígidos de mamíferos en un aneurisma sacular para producir trombosis.
pilomatrixoma (pilomatricoma). m. Epitelioma calcificante de Malherbe; enfermedad de Malherbe; tumor benigno de la piel y el subcutis, que contiene células parecidas a las del carcinoma basocelular y zonas de necrosis por coagulación.
pilomotor (pilomotor). Que mueve el pelo; denota los músculos erectores del pelo, de la piel y las fibras nerviosas simpáticas posganglionares que inervan estos pequeños músculos lisos.
pilonidal (pilonidal). Denota crecimiento de pelo en un quiste dermoideo o en las capas más profundas de la piel.
pilose (piloso). Velloso.
pilosebaceous (pilosebáceo). Relativo a los folículos pilosos y las glándulas sebáceas.
pilosis (pilosis). f. Hirsutismo.
pilula, gen. and pl. **pilulae** (pilula, gen. y pl. pilulae). Píldora.
pilular (pilular). Relativo a una píldora.
pilule (pílula). Píldora pequeña.
pilus, pl. **pili** (pilus). **1.** Crin; pelo; uno de los filamentos finos epidérmicos que cubren, con mayor o menor espesor, todo el cuerpo, excepto las palmas y plantas y las superficies flexoras de las articulaciones. **2.** Fimbria; apéndice filamentoso fino, bastante análogo a un flagelo, que existe en algunas bacterias. V.t. plásmido conjugativo.
pili annulati (p. annulati). Pelo anillado.
pili cuniculati (p. cuniculati). Pelos encarnados.
pili incarnati (p. incarnati). Pelos encarnados.
pili multigemini (p. multigemini). Presencia de varios pelos en un solo folículo.
pili torti (p. torti). Pelos retorcidos.
pimaricin (pimaricina). f. Natamicina; antibiótico antifúngico de uso tópico producido por *Streptomyces natalensis*.
pimelic acid (ácido pimélico). Á. heptanodioico.
pimelo- (pimelo-). Prefijo que indica grasa o graso.
pimelopterygium (pimelopterigión). m. Pterigión que contiene grasa, compuesta en parte por tejido graso.
pimelorrhea (pimelorrea). f. Diarrea grasa.
pimelorthopnea (pimelortopnea). f. Piortopnea; ortopnea, o dificultad para respirar en cualquier postura salvo la erecta, debido a excesiva adiposidad.
pimenta, pimento (pimienta). f. Pimienta de Jamaica; fruto seco de *Pimenta officinalis* (familia Mirtaceae), árbol nativo de Jamaica y otras partes de América tropical; usado como carminativo y especia aromática.
p. oil (esencia de pimienta). Forma del 3 al 4,5% del fruto seco.
piminodine (piminodina). f. Analgésico narcótico químicamente relacionado con la meperidina.
pimozide (pimozida). f. Droga tranquilizante.
pimple (granito). m. Pápula o pequeña pústula; generalmente denota una lesión de acné.
pin (perno). m. Varilla de metal usada en el tratamiento quirúrgico de las fracturas. D.t. clavo.
Steinmann p. (p. de Steinmann).
pinacyanol (pinacianol). m. Colorante básico usado como sensibilizador de colores (rojo violeta en agua, azul en alcohol) en fotografía y para la coloración vital de leucocitos.
pincement (pellizco). m. Manipulación del masaje que consiste en pellizcar.
pindolol (pindolol). m. Agente bloqueador β-adrenérgico, usado en el tratamiento de la hipertensión.
pine (pino). m. Conífera perenne del género *Pinus* (familia Pinaceae); varias especies dan alquitrán, trementina, resinas y aceites volátiles.
p. oil **1.** (aceite de p.). **2.** (esencia de pino).
p.-needle oil (aceite de agujas de pino).
p. tar (alquitrán de p.).
white p. (p. blanco).
pineal (pineal). **1.** Piniforme; como un cono de pino. **2.** Perteneciente al cuerpo o glándula pineal.
pinealectomy (pinealectomía). f. Escisión del cuerpo pineal.
pinealocyte (pinealocito). m. Célula principal o parenquimática del cuerpo pineal.
pinealoma (pinealoma). m. Neoplasia poco común derivada de la glándula pineal y caracterizada por células relativamente grandes, redondas o poligonales de núcleo grande, y por células pequeñas parecidas a los linfocitos.
ectopic p. (p. ectópico). P. extrapineal.
extrapineal p. (p. extrapineal). P. ectópico.
pinealopathy (pinealopatía). f. Enfermedad de la glándula pineal.
pineapple (ananás). m. Fruto de *Ananas sativa* o *Bromelia ananas* (familia Bromeliaceae).
pineoblastoma (pineoblastoma). m. Forma poco diferenciada de pinealoma.
pinguecula, pinguicula (pinguécula, pinguícula). f. Mancha amarillenta que se observa a veces a ambos lados de la córnea de los ancianos.
piniform (piniforme). Pineal.
pinna (pinna). **1.** Aurícula o pabellón de la oreja. **2.** Pluma, ala o aleta.
p. nasi (p. nasi). Ala de la nariz.
pinnal (pinal). Relativo a la pinna.
pinniped (pinnípedo). m. Miembro del suborden Pinnipedia, mamíferos acuáticos carnívoros con las cuatro extremidades modificadas en forma de aletas.
pinocyte (pinocito). m. Célula que exhibe pinocitosis.
pinocytosis (pinocitosis). f. Proceso celular de absorción o incorporación activa de líquido, fenómeno en el que aparecen pequeñas invaginaciones en la superficie de la membrana celular, que al cerrarse forman vesículas llenas de líquido; se parece a la fagocitosis.
pinosome (pinosoma). m. Vacuola llena de líquido formada por pinocitosis.
pint (pinta). f. Medida de cantidad, equivalente a 16 onzas líquidas, 28.875 pulgadas cúbicas, 473,166 cm^3. Una p. imperial contiene 20 onzas líquidas, 34,659 pulgadas cúbicas y 567,94 cm^3.
pinta (pinta). f. Azul; carate; enfermedad manchada; mal de pinto; enfermedad causada por una espiroqueta, y endémica en México y Centroamérica, caracterizada por una erupción de placas de color variable que finalmente se hacen blancas.
pintids (píntides). f. pl. Erupciones de lesiones en placas en la fase secundaria de la pinta.
pintoid (pintoide). Parecido a la pinta.
pinworm (oxiuro). m. Miembro del género *Enterobius* o géneros afines de nematodos de la familia Oxyuridae.
pioepithelium (pioepitelio). m. Epitelio degenerado graso o cualquier epitelio que contiene glóbulos de grasa.
piorthopnea (piortopnea). f. Pimelortopnea.
pipamazine (pipamazina). f. Análogo de fenotiazina con propiedades antieméticas y tranquilizantes.
pipamperone (pipamperona). f. Tranquilizante antipsicótico.
pipazethate (pipazetato). m. Agente antitusivo.

pipecolic acid (ácido pipecólico). Á. pipecolínico; homoprolina; dihidrobaikiaína; á. 2-piperidino-carboxílico; á. picolínico saturado.
pipecolinic acid (ácido pipecolínico). Á. pipecólico.
pipenzolate methylbromide (pipenzolato, metilbromuro de). Metilbromuro de 1-etil-3-piperidil benzilato; droga anticolinérgica.
piperacetazine (piperacetazina). f. Tranquilizante.
piperacillin sodium (piperacilina sódica). Penicilina semisintética de amplio espectro, activa contra una gran variedad de bacterias grampositivas y gramnegativas.
piperazine (piperazina). f. Dietilenodiamina; hexahidruro de pirazina; se usó antes en la gota por su propiedad de disolver ácido úrico in vitro, pero es ineficaz cuando aumenta la excreción de aquél.
p. adipate (adipato de p.). Antihelmíntico y filaricida veterinario.
p. calcium edetate (edetato cálcico de p.).
p. citrate (citrato de p.). Vermífugo para oxiuros y ascaris.
p. estrone sulfate (p. estrona sulfato de).
piperidine (piperidina). f. Hexahidropiridina; compuesto del cual derivan los antipsicóticos de la fenotiazina.
piperidolate hydrochloride (piperidolato, clorhidrato de). Agente anticolinérgico.
piperocaine hydrochloride (piperocaína, clorhidrato de). Anestésico local de acción rápida para infiltración y anestesia espinal.
piperoxan hydrochloride (piperoxano, clorhidrato de). Fourneau 933; agente bloqueador adrenérgico (α-receptores) de la serie de benzodioxanos de Fourneau.
pipette, pipet (pipeta). f. Tubo graduado marcado en mililitros y usado para transportar un volumen definido de gas o líquido en trabajos de laboratorio.
pipobroman (pipobromano). m. Agente alquilante usado en policitemia vera y leucemia granulocítica crónica.
piposulfan (piposulfano). m. Agente antineoplásico.
pipradrol hydrochloride (pipradrol, clorhidrato de). Estimulante del sistema nervioso central.
piprinhydrinate (piprinhidrinato). m. Antihistamínico y antiemético.
pipsyl (Ips) (pipsilo (Ips)). m. *p*-Yodofenilsulfonilo, radical de cloruro de p. que se combina con los grupos NH_2 de aminoácidos y proteínas.
pirbuterol (pirbuterol). m. Broncodilatador selectivo β_2-adrenérgico usado en el tratamiento del asma.
piriform (piriforme). En forma de pera.
pirinitramide (pirinitramida). f. Piritramida.
piritramide (piritramida). f. Pirinitramida; analgésico.
piromen (piromen). m. Extracto no anafilactogénico no proteico estéril de *Pseudomonas aeruginosa* y *Proteus vulgaris*.
piroplasmosis (piroplasmosis). f. Babesiosis.
piroxicam olamine (piroxicam olamina). Agente antiinflamatorio no esteroideo que tiene acciones analgésicas y antipiréticas.
pirprofen (pirprofeno). m. Agente antiinflamatorio usado en el tratamiento de la artritis reumatoidea.
pisiform (pisiforme). Del tamaño de una arveja, o con su forma.
pit 1. (hoyo). Una de las cicatrices deprimidas del tamaño de la cabeza de un alfiler dejadas por las pústulas de acné, varicela o viruela (marcas de viruela). **2.** (hoyo). m. Cualquier depresión natural en la superficie del cuerpo. **3.** (fosa). f. Depresión puntiaguda en la superficie del esmalte de un diente.
anal p. (fosa anal). Proctodeo.
articular p. of head of radius (fosita articular de la cabeza del radio). [*fovea articularis capitis radii*, NA].
auditory p.'s (fosas auditivas).
buccal p. (fosa bucal).
central p. **1.** (fovea central de la retina). [*fovea centralis retinae*, NA]. **2.** (fosa central). [*fovea centralis retinae*, NA]. Fovea central de la retina.
costal p. of transverse process **1.** (fosita costal transversa). [*fovea costalis processus transversus*, NA]. **2.** (fosa costal de la apófisis transversa). [*fovea costalis processus transversus*, NA].
p. for dens of atlas **1.** (fosita para el diente del atlas). [*fovea dentis atlantis*, NA]. **2.** (fovea, dentis atlantis). [*fovea dentis atlantis*, NA].
gastric p. **1.** (fosita gástrica). [*foveola gastrica*, NA]. **2.** (fosa gástrica). [*foveola gastrica*, NA]. Fosita gástrica.
granular p.'s **1.** (fosas granulares). [*foveolae granulares*, NA]. Fositas granulares. **2.** (fositas granulares). [*foveolae granulares*, NA].
p. of head of femur **1.** (fosita de la cabeza femoral). [*fovea capitis ossis femoris*, NA]. **2.** (fosa de la cabeza del fémur). [*fovea capitis ossis femoris*, NA].
inferior articular p. of atlas **1.** (fosita articular inferior del atlas). [*fovea articularis inferior atlantis*, NA]. **2.** (fosa articular inferior del atlas). [*facies articularis inferior atlantis*, NA].
inferior costal p. **1.** (fosita costal inferior). [*fovea costalis inferior*, NA]. **2.** (fosa costal inferior). [*fovea costalis inferior*, NA]. Fosita costal inferior.
iris p.'s (fosa del iris).
lens p.'s (fosa del cristalino).
Mantoux p. (fosita de Mantoux).
nail p.'s (fosita de las uñas).
nasal p.'s (fosas nasales). F. olfatorias.
oblong p. of arytenoid cartilage **1.** (fosa oblonga del cartílago aritenoides). [*fovea oblonga cartilaginis arytenoideae*, NA]. Fosita oblonga del cartílago aritenoides. **2.** (fosita oblonga del cartílago aritenoides). [*fovea oblonga cartilaginis arytenoideae*, NA].
olfactory p.'s (fosas olfatorias). F. nasales.
postnatal p. of the newborn (fosa posnatal del recién nacido).
primitive p. (fosa primitiva).
pterygoid p. (fosita pterigoidea). [*fovea pterygoidea*, NA].
p. of stomach (fosa del estómago). F. epigástrica.
sublingual p. (fosita sublingual). [*fovea sublingualis*, NA].
superior articular p. of atlas (fosa articular superior del atlas). [*fascies articularis superior atlantis*, NA].
superior costal p. **1.** (fosita costal superior). [*fovea costalis superior*, NA]. **2.** (fosa costal superior). [*fovea costalis superior*, NA]. Fosita costal superior.
suprameatal p. **1.** (fosa suprameática). [*foveola suprameatica*, NA]. Fosita suprameática. **2.** (fosita suprameática). [*foveola suprameatica*, NA].
triangular p. of arytenoid cartilage (fosita triangular del cartílago aritenoides). [*fovea triangularis cartilaginis arytenoideae*, NA].
trochlear p. **1.** (fosita troclear). [*fovea trochlearis*, NA]. Fosa troclear. **2.** (fosa troclear). [*fovea trochlearis*, NA]. Fosita troclear.
PITC (PITC). Abrev. de fenilisotiocianato.
pitch (pez). f. Sustancia resinosa obtenida del alquitrán una vez que las sustancias volátiles se han eliminado por ebullición.
Burgundy p. (p. de Borgoña). P. blanca.
liquid p. (p. líquida). Alquitrán de pino.
white p. (p. blanca). P. de Borgoña.
pitchblende (pecblenda). f. Uraninita; mineral de aspecto semejante a la pez, compuesto principalmente por dióxido de uranio.
pith **1.** (tuétano). m. Médula espinal y bulbo raquídeo. **2.** (desmedular). Efectuar la perforación del bulbo raquídeo de un animal con un instrumento afilado introducido por la base del cráneo.
pithecoid (pitecoide). Parecido a un mono; simiesco.
pithode (pitode). m. Huso nuclear en la cariocinesis.
pituicyte (pituicito). m. Célula primaria del lóbulo posterior de la hipófisis.
pituicytoma (pituicitoma). m. Neoplasia gliógena derivada de pituicitos y situada en el lóbulo posterior de la hipófisis.
pituita (pituita). f. [*pituita*, NA]. Moco viscoso; secreción nasal espesa.
pituitarism (pituitarismo). m. Disfunción de la glándula pituitaria, o hipófisis.
pituitarium **1.** (pituitarium). Hipófisis. **2.** (pituitaria). f. Hipófisis.
pituitary (pituitario). Relativo a la glándula pituitaria (hipófisis).
anterior p. (hipófisis anterior)
desiccated p. (hipófisis desecada). H. posterior.
pharyngeal p. (hipófisis faríngea).
posterior p. (hipófisis posterior). H. desecada; h. seca.
pityriasic (pitiriásico). Que sufre de pitiriasis, o relativo a ésta.
pityriasis (pitiriasis). f. Dermatosis caracterizada por descamación parecida a caspa.
p. alba (p. alba).
p. alba atrophicans (p. alba atrófica).
p. amiantacea (p. amiantácea). Tiña amiantácea.
p. capitis (p. capitis). Caspa.
p. circinata (p. circinada). P. rosada.
p. furfuracea (p. furfurácea). Sinónimo obsoleto de caspa.

N O P

p. lichenoides (p. liquenoide). Eritroderma maculopapuloso.
p. lichenoides et varioliformis acuta (p. liquenoide y varioliforme aguda). Parapsoriasis liquenoide y varioliforme aguda.
p. linguae (p. lingual). Lengua geográfica.
p. maculata (p. maculada). P. rosada.
p. nigra (p. negra). Tiña negra.
p. rosea (p. rosea o rosada). P. circinada o maculada.
p. rubra (p. rubra o roja). Dermatitis exfoliativa.
p. rubra pilaris (p. rubra pilaris).
p. sicca (p. seca). Caspa.
p. versicolor (p. versicolor). Tiña versicolor.
pityroid (pitiroide). Furfuráceo.
pivalate (pivalato). m. Contracción aprobada por USAN de trimetilacetato, $(CH_3)_3C - CO^-_2$.
pivot (pivote). m. Poste sobre el cual algo cuelga o gira.
adjustable occlusal p. (p. oclusal ajustable).
occlusal p. (p. oclusal).
pixel (pixel). Contracción de un elemento visual, que es una representación de un solo elemento de volumen (voxel) del display de la imagen de tomografía computarizada.
PK (PK). Abrev. de piruvato cinasa.
PKU (PKU). Abrev. de fenilcetonuria.
placebo (placebo). m. **1.** Sustancia indiferente en forma de medicamento que se administra por su efecto de sugestión. **2.** Compuesto inerte de aspecto idéntico a un material que se está probando en investigaciones experimentales, sabiendo o no el paciente y el médico cuál es cuál.
placenta (placenta). f. [*placenta*, NA]. Órgano del intercambio metabólico entre el feto y la madre.
accessory p. (p. accesoria). P. supernumeria o succenturiata.
p. accreta (p. accreta).
p. accreta vera (p. accreta vera).
adherent p. (p. adherente).
annular p. (p. anular).
battledore p. (p. en raqueta).
bidiscoidal p. (p. bidiscoidal).
p. biloba (p. bilobulada). P. bipartita.
p. bipartita (p. bipartita). P. bilobulada.
central p. previa (p. previa central).
chorioallantoic p. (p. corioalantoidea).
chorioamnionic p. (p. corioamniónica).
choriovitelline p. (p. coriovitelina).
p. circumvallata (p. circunvalada).
cotyledonary p. (p. cotiledónica).
deciduate p. (p. decidua).
dichorionic diamniotic p. (p. dicoriónica diamniótica).
p. diffusa (p. difusa). P. membranácea.
p. dimidiata (p. dimidiata). P. doble.
disperse p. (p. dispersa).
p. duplex (p. doble). P. dimidiata.
endothelio-endothelial p. (p. endotelio-endotelial).
endotheliochorial p. (p. endoteliocorial).
epitheliochorial p. (p. epiteliocorial).
p. extrachorales (p. extracorial).
p. fenestrata (p. fenestrada).
fetal p., p. fetalis (p. fetal). Parte fetal de la p.
hemochorial p. (p. hemocorial).
hemoendothelial p. (p. hemoendotelial).
horseshoe p. (p. en herradura).
incarcerated p. (p. encarcelada). P. atrapada.
p. increta (p. increta).
labyrinthine p. (p. laberíntica).
p. marginata (p. marginada).
maternal p. (p. materna). Porción uterina de la placenta.
p. membranacea (p. membranácea o membranosa). P. difusa.
monochorionic diamniotic p. (p. monocoriónica diamniótica).
monochorionic monoamniotic p. (p. monocoriónica monoamniótica).
p. multiloba (p. multilobulada).
nondeciduous p. (p. no decidua).
p. panduraformis (p. panduriforme).
p. percreta (p. percreta).
p. previa (p. previa). Presentación placentaria.
p. previa centralis, central p. previa (p. previa central). P. previa total.
p. previa marginalis (p. previa marginal).
p. previa partialis (p. previa parcial).
p. reflexa (p. refleja).
p. reniformis (p. reniforme). Placenta en forma de riñón.
retained p. (p. retenida).
Schultze's p. (p. de Schultze).
p. spuria (p. espuria).
succenturiate p. (p. succenturiata). P. accesoria.
supernumerary p. (p. supernumeraria). P. accesoria.
syndesmochorial p. (p. sindesmocorial).
total p. previa (p. previa total). P. previa central.
p. triloba (p. trilobulada). P. tripartita.
p. tripartita (p. tripartita).
p. triplex (p. triple). P. tripartita.
twin p. (p. melliza o gemela). Las p. de un embarazo doble.
p. uterina (p. uterina). Porción uterina de la placenta.
p. velamentosa (p. velamentosa).
villous p. (p. vellosa). P. donde el corion forma vellosidades.
zonary p. (p. zonular). P. anular.
placental (placentario). Relativo a la placenta.
placentascan (placenta-escán). Método obsoleto para determinar la ubicación de la placenta por medio de material radiactivo inyectado y su localización y display por un detector de centelleo.
placentation (placentación). f. Organización estructural y modo de inserción de los tejidos fetales en los maternos, en la formación de la placenta.
placentitis (placentitis). f. Inflamación de la placenta.
placentography (placentografía). f. Roentgenografía de la placenta después de la inyección de una sustancia radioopaca.
indirect p. (p. indirecta).
placentoma (placentoma). m. Deciduoma.
placentotherapy (placentoterapia). f. Uso terapéutico de un extracto de tejido placentario.
placode (placoda). f. Engrosamiento local en una capa epitelial embrionaria. Las células de la p. constituyen comúnmente un grupo primordial a partir del cual se desarrollará más tarde algún órgano o estructura.
auditory p.'s (p. auditivas). P. óticas.
epibranchial p.'s (p. epibranquiales).
lens p.'s (p. del cristalino). P. ópticas.
nasal p.'s (p. nasales). P. olfatorias.
olfactory p.'s (p. olfatorias). P. nasales.
optic p.'s (p. ópticas). P. del cristalino.
otic p.'s (p. óticas). P. auditivas.
pladaroma, pladarosis (pladaroma, pladarosis). m. y f. Verruga blanda de los párpados.
plafond (plafond). m. Tope o techo, especialmente de la articulación del tobillo, es decir la superficie articular del extremo distal de la tibia.
plagio- (plagio-). Prefijo que indica oblicuo o inclinado.
plagiocephalic (plagiocéfalo). Relacionado con la plagiocefalia o caracterizado por ella.
plagiocephalism (plagiocefalismo). m. Plagiocefalia.
plagiocephalous (plagiocéfalo). Caracterizado por plagiocefalia o relativo a ella.
plagiocephaly (plagiocefalia). f. Plagiocefalismo; craneostenosis asimétrica debida al cierre prematuro de las suturas lambdoidea y coronal a un lado; se caracteriza por una deformidad oblicua del cráneo.
plague (peste). f. **1.** Cualquier enfermedad de amplia difusión o mortalidad excesiva. **2.** Enfermedad infecciosa aguda causada por *Yersinia pestis*.
ambulant p., ambulatory p. (p. ambulante, ambulatoria). Parapeste.
black p. (p. negra). Muerte negra.
bubonic p. (p. bubónica). P. fulminante, mayor o glandular.
cattle p. (p. del ganado). Rinderpest.
duck p. (p. de los patos).
fowl p. (p. de las aves de corral).
glandular p. (p. glandular). P. bubónica.
hemorrhagic p. (p. hemorrágica).
larval p. (p. larval). P. ambulante.
Pahvant Valley p. (p. del valle de Pahvant). Tularemia.
pneumonic p. (p. neumónica).
rabbit p. (p. del conejo). Viruela del conejo.

septicemic p. (p. septicémica). Forma generalmente fatal con intensa bacteriemia y síntomas de toxemia profunda.
sylvatic p. (p. selvática).
plakalbumin (placalbúmina). f. Producto de la acción de la proteasa bacteriana subtilisina sobre la albúmina del huevo, que elimina un hexapéptido.
plakins (plaquinas). f. pl. Sustancias bactericidas similares a las leucinas y extraídas de las plaquetas de la sangre.
planchet (plancheta). f. Placa o lámina pequeña, plana, usada para sostener una muestra para determinación de radiactividad.
plane (plano). m. **1.** Superficie plana. **2.** Superficie imaginaria formada por extensión a través de cualquier eje o de dos puntos definidos, especialmente con referencia a craneometría y pelvimetría.
Addison's clinical p.'s (p. clínicos de Addison).
Aeby's p. (p. de Aeby).
auriculo-infraorbital p. (p. auriculo-infraorbitario). P. de Francfort.
axiolabiolingual p. (p. axiolabiolingual).
axiomesiodistal p. (p. axiomesiodistal).
bite p. (p. de mordida). P. oclusal.
Bolton p., Bolton-Broadbent p., Bolton-nasion p. (p. de Bolton, de Bolton-Broadbent, Bolton-nasión). Línea Bolton-nasión.
Broca's visual p. (p. visual de Broca).
Camper's p. (p. de Camper).
canthomeatal p. (p. cantomeatal).
coronal p. (p. coronal).
datum p. (p. datum).
Daubenton's p. (p. de Daubenton).
equatorial p. (p. ecuatorial).
eye-ear p. (p. ojo-oído). P. de Francfort, p. horizontal de Francfort.
facial p. (p. facial).
first parallel pelvic p. (primer p. pélvico paralelo).
fourth parallel pelvic p. (cuarto p. pélvico paralelo).
Frankfort p., Frankfort horizontal p. (p. de Francfort). P. ojo-oído; p. aurículo-infraorbitario.
frontal p. (p. frontal). P. coronal.
guide p. (p. guía).
horizontal p. (p. horizontal). P. transversal.
p. of incidence (p. de incidencia).
infraorbitomeatal p. (p. infraorbitomeatal).
p. of inlet (p. de entrada). Abertura superior de la pelvis.
interspinal p. (p. interespinal). [*planum interspinale,* NA].
intertubercular p. (p. intertubercular). [*planum intertuberculare,* NA].
labiolingual p. (p. labiolingual).
mean foundation p. (p. medio de base).
Meckel's p. (p. de Meckel).
median p. (p. mediano). P. mesosagital.
p. of midpelvis (p. mesopélvico).
midsagittal p. (p. mesosagital). P. mediano.
Morton's p. (p. de Morton).
nasion-postcondylar p. (p. nasión-poscondíleo).
nodal p. (p. nodal).
nuchal p. (p. de la nuca).
occipital p. (p. occipital).
occlusal p., p. of occlusion (p. oclusal, de oclusión). P. de mordida.
orbital p. (p. orbitario).
p. of outlet (p. de salida). Abertura inferior de la pelvis.
p.'s of reference (p. de referencia).
parasagittal p. (p. parasagital).
p. of pelvic canal (p. del conducto pélvico). Eje de la pelvis.
pelvic p. of greatest dimensions (p. pélvico de dimensiones mayores o máximas). Segundo p. pélvico paralelo; p. ancho.
pelvic p. of inlet (p. pélvico de entrada).
pelvic p. of least dimensions (p. pélvico de dimensiones mínimas).
pelvic p. of outlet (p. pélvico de salida).
popliteal p. of femur (p. poplíteo del fémur).
principal p. (p. principal).
sagittal p. (p. sagital). P. mediano anteroposterior.
second parallel pelvic p. (segundo p. pélvico paralelo).
spectacle p. (p. de los anteojos). P. en el que se llevan los anteojos.
sternal p. (p. esternal). P. indicado por la cara frontal del esternón.
subcostal p. (p. subcostal). [*planum subcostale,* NA].
supracrestal p. (p. supracrestal). [*planum supracristale,* NA].
supraorbitomeatal p. (p. supraorbitomeatal).
suprasternal p. (p. supraesternal).
temporal p. (p. temporal).
third parallel pelvic p. (tercer p. pélvico paralelo).
tooth p. (p. dental).
transpyloric p. (p. transpilórico). [*planum transpyloricum,* NA].
transverse p. (p. transversal). P. horizontal.
wide p. (p. ancho). P. pélvico de dimensiones máximas.
planigraphy (planigrafía). f. Tomografía.
planimeter (planímetro). m. Instrumento formado por palancas articuladas con un índice registrador, usado para medir la extensión de cualquier superficie trazando sus límites.
planithorax (planitórax). m. Diagrama del tórax que muestra el frente y el dorso en proyección de planos, como la proyección de Mercator de la superficie terrestre.
plankter (plancter). m. Cualquier tipo de plancton.
plankton (plancton). m. Término general que incluye muchas formas marinas flotantes, casi todas de tamaño microscópico o muy pequeño, que son movidas pasivamente por los vientos, las olas, las mareas o las corrientes.
planktonic (planctónico). Relativo al plancton, o semejante a él.
plano-, plan-, plani- (plano-, plan-, plani-). **1.** Prefijo relativo a un plano o que significa plano, chato o nivelado. **2.** Prefijo que significa errante o vagabundo.
planocellular (planocelular). Relativo a las células planas o compuesto por ellas.
planoconcave (planocóncavo). Plano de un lado y cóncavo del otro; indica una lente de esta forma.
planoconvex (planoconvexo). Plano de un lado y convexo del otro; indica una lente de esta forma.
planography (planografía). f. Tomografía.
planomania (planomanía). f. Impulso morboso de dejar el hogar y eludir las restricciones sociales.
planotopokinesia (planotopocinesia). f. Pérdida de orientación en el espacio.
planovalgus (planovalgo). Estado en el que el arco longitudinal del pie está aplanado y evertido.
planta, gen. and pl. **plantae** (planta, gen. y pl. plantae). [*planta,* NA]. Planta del pie.
p. pedis (planta del pie). [*planta pedis,* NA]. La superficie plantar o parte inferior del pie.
plantago (plantago). m. Raíz y hojas de la hierba llantén común o de hojas grandes, *Plantago major* (familia Plantaginaceae).
p. ovata coating (cobertura de p. ovata).
p. seed (semilla de p.).
plantalgia (plantalgia). f. Dolor en la cara plantar del pie sobre la aponeurosis plantar.
plantar (plantar). Relativo a la planta del pie.
plantaris (plantaris). [*plantaris,* NA]. Plantar.
plantigrade (plantígrado). Que camina con toda la planta y el talón del pie sobre el suelo, como el hombre y el oso.
planula, pl. **planulae** (plánula). f. Nombre dado por Lankester a un embrión de celenterado cuando consta sólo de dos capas germinales primarias, ectodermo y endodermo.
invaginate p. (p. invaginada). Gástrula.
planum, pl. **plana** (planum, pl. plana). Superficie plana.
p. semilunatum (plano semilunar).
p. sphenoidale (plano esfenoidal). Jugo esfenoidal.
planuria (planuria). f. **1.** Extravasación de orina. **2.** Evacuación de orina por una abertura anormal.
plaque (placa). **1.** Área de inhibición en un crecimiento confluente plano de bacterias o células tisulares por el efecto citopático de ciertos virus animales en una lámina de células tisulares cultivadas o por el efecto de un anticuerpo (hemolisina) producido por linfocitos. **2.** Una zona bien definida de desmielinización característica de la esclerosis múltiple.
atheromatous p. (p. ateromatosa).
bacterial p. (p. bacteriana). P. dentaria.
dental p. (p. dentaria). P. bacteriana.
Hollenhorst p.'s (p. de Hollenhorst).
mucous p., mucinous p. (p. mucosa).

NOP

neuritic p. (p. neurítica). P. senil.
senile p. (p. senil). P. neurítica.
Plaque Index (índice de placa).
-plasia (-plasia). Sufijo que significa formación.
plasma expander (plasma, expansor del). Sustituto del plasma.
plasma, plasm (plasma). m. **1.** P. sanguíneo; porción líquida no celular de la sangre circulante, que se distingue del suero obtenido después de la coagulación. **2.** Porción líquida de la linfa. **3.** Un "cuarto estado de la materia" en el cual, debido a la temperatura elevada (unos 10^6 grados), los átomos se dividen formando electrones libres y núcleos más o menos denudados.
antihemophilic p., human p. (p. antihemofílico (humano)).
blood p. (p. sanguíneo). P..
fresh frozen p. (FFP) (p. congelado fresco (PCF)).
p. hydrolysate (hidrolizado de p.).
p. marinum (p. marino).
muscle p. (p. muscular).
normal human p. (p. humano normal). P. humano normal citratado.
salted p. (p. salado). Suero salado.
plasma-, plasmat-, plasmato-, plasmo- (plasma-, plasmat-, plasmato-, plasmo-). Prefijos que indican relación con el plasma.
plasmablast (plasmablasto). m. Plasmacitoblasto; precursor de la célula plasmática.
plasmacrit (plasmácrito). m. Medida del porcentaje de volumen de sangre ocupado por el plasma, en contraste con un hematócrito.
plasmacyte (plasmacito). m. Célula plasmática.
plasmacytoblast (plasmacitoblasto). m. Plasmablasto.
plasmacytoma (plasmacitoma). m. Plasmocitoma; plasmoma; término usado a menudo con referencia a una masa discreta, presumiblemente solitaria de células plasmáticas neoplásicas en un hueso o en algún sitio extramedular.
plasmacytosis (plasmacitosis). f. **1.** Presencia de células plasmáticas en la sangre circulante. **2.** Presencia de una proporción excesiva de células plasmáticas en los tejidos o exudados.
plasmagene (plasmagén). m. Citogén; determinante de un carácter heredado, situado en el citoplasma.
plasmalemma (plasmalema). m. Membrana celular.
plasmalogens (plasmalógenos). m. pl. Fosfogliceroacetales; término genérico para los glicerofosfolípidos en los cuales la fracción glicerol lleva un grupo 1-alquenil-eter.
plasmals (plasmales). m. pl. Aldehídos de cadena larga de los plasmalógenos, como estearaldehído y palmitaldehído.
plasmapheresis (plasmaféresis). f. Extracción de sangre entera del organismo, separación de sus elementos celulares o figurados por centrifugación y reinfusión de éstos, suspendidos en solución fisiológica o algún otro sustituto del plasma, causando así la depleción de la proteína plasmática del organismo pero no de sus células.
plasmapheretic (plasmaferético). Relativo a la plasmaféresis.
plasmatic (plasmático). Plásmico; relativo al plasma.
plasmatogamy (plasmatogamia). f. Plasmogamia.
plasmenic acid (ácido plasménico).
plasmic (plásmico). Plasmático.
plasmid (plásmido). m. Elemento extracromosómico; elemento genético extracromosómico; paragén; partícula genética que puede funcionar y replicarse en forma estable separada del cromosoma de la célula huésped (principalmente bacterias) y que no es esencial para la función básica celular.
bacteriocinogenic p.'s (p. bacteriocinogénicos).
conjugative p. (p. conjugativo). P. transmisible o infeccioso.
F p. (p. F). Agente o factor F; agente o factor de fertilidad.
F' p. (p. F'). Agente o factor F'; genoto F.
infectious p. (p. infeccioso). P. conjugativo.
nonconjugative p. (p. no conjugativo).
R p.'s (p. R). P. de resistencia.
resistance p.'s (p. de resistencia). P. o factores R.
transmissible p. (p. transmisible). P. conjugativo.
plasmin (plasmina). f. Fibrinolisina; fibrinasa; enzima que hidroliza péptidos y ésteres de arginina e histidina y convierte fibrina en productos solubles.
plasminogen (plasminógeno).
plasminokinase (plasminocinasa). f. Estreptocinasa.
plasminoplastin (plasminoplastina). f. Término propuesto para los agentes activadores que producen plasmina por acción directa sobre el plasminógeno.
plasmodial (plasmodial). Relativo a un plasmodio o a cualquier especie del género *Plasmodium*.
plasmodiotrophoblast (plasmodiotrofoblasto). m. Sincitiotrofoblasto.
plasmodium, pl. **plasmodia** (plasmodio). m. Masa protoplasmática que contiene varios núcleos y resulta de la multiplicación del núcleo sin división celular.
placental p. (p. placentario). Sincitiotrofoblasto.
plasmogamy (plasmogamia). f. Plasmatogamia; plastogamia; unión de dos o más células con preservación de los núcleos individuales; formación de un plasmodio.
plasmogen (plasmógeno). m. Protoplasma.
plasmokinin (plasmocinina). f. Factor VIII.
plasmolemma (plasmolema). m. Membrana celular.
plasmolysis (plasmólisis). f. **1.** Protoplasmólisis. Disolución de los componentes celulares. **2.** Achicamiento de células vegetales por pérdida osmótica de agua citoplasmática.
plasmolytic (plasmolítico). Relativo a la plasmólisis.
plasmolyze (plasmolizar). Causar la disolución del protoplasma celular.
plasmon (plasmón). m. Plasmotipo; el total de las propiedades genéticas del citoplasma celular.
plasmorrhexis (plasmorrexis). f. Ruptura de una célula por presión del protoplasma.
plasmoschisis (plasmosquisis). f. División del protoplasma en fragmentos.
plasmosin (plasmosina). f. Sustancia muy viscosa del citoplasma, que contiene fibras discretas de considerable longitud.
plasmosome (plasmosoma). m. Término obsoleto para nucléolo.
plasmotomy (plasmotomía). f. Forma de mitosis de células multinucleares de protozoarios cuyo citoplasma se divide en dos o más masas y que luego se reproducen, en algunos casos, por esporulación.
plasmotropic (plasmotrópico). Perteneciente al plasmotropismo, o que manifiesta este fenómeno.
plasmotropism (plasmotropismo). m. Estado en el que la médula ósea, el bazo y el hígado contienen cuerpos fuertemente hemolíticos que causan la destrucción de los eritrocitos, aunque éstos no están afectados mientras permanecen en la sangre circulante.
plasmotype (plasmotipo). m. Plasmón.
plasmozyme (plasmozima). m. Protrombina.
plastein (plasteína). f. Polipéptido insoluble formado por condensación arbitraria de aminoácidos o péptidos bajo la influencia catalítica de una proteinasa, como la quimotripsina.
plaster (yeso). Preparación sólida que puede extenderse cuando se calienta y que se hace adhesiva a la temperatura del cuerpo; los y. se usan para mantener los bordes de una herida en aposición.
p. of Paris (y. de París).
plastic (plástico). m. **1.** Capaz de ser formado o moldeado. **2.** Material que por presión o calor toma forma de cavidad o molde.
Bingham p. (p. de Bingham).
modeling p. (p. de modelar).
plasticity (plasticidad). f. Capacidad de ser formado o moldeado; cualidad de plástico.
plastid (plástido). m. **1.** Trofoplasto; cualquiera de las estructuras diferenciadas del citoplasma de las células vegetales en las que tiene lugar la fotosíntesis y otros procesos celulares. **2.** Cualquiera de los gránulos de materia extraña o diferenciada, partículas de alimento, grasa, material de desecho, cromatóforos, tricocistos, etc., de las células. **3.** Partícula audoduplicante de tipo virósico que se multiplica dentro de una célula huésped, como las partículas kappa de ciertos paramecios.
blood p. (p. sanguíneo).
plastochromanol-3, plastochromanol E_3 (plastocromanol-3, plastocromanol E_3). m. γ-Tocotrienol.
plastochromenol-8 (plastocromenol-8). m. Solanocromeno; forma cromenol (isomérica) de plastoquinona-9.
plastogamy (plastogamia). f. Plasmogamia.
plastoquinone (plastoquinona). f. 2,3-Dimetil-1,4-benzoquinona con una cadena lateral de multiprenil; nombre común dado a veces a la plastoquinona-9.
plastoquinone-9 (PQ-9), plastoquinone E_9 (plastoquinona-9 o E_9 (PQ-9)). f. 2,3-Dimetil-6-nonaprenil-1,4-benzoquinona; una de un grupo de vitaminas E y K y coenzimas Q.

plastron (plastrón). m. El esternón con los cartílagos costales unidos.
plasty (plastia). f. Procedimiento quirúrgico para reparar un defecto o restaurar la forma y/o la función de una parte.
-plasty (-plastia). Sufijo que significa moldear o formar, o el resultado de ello, como un procedimiento quirúrgico.
plate (placa). f. **1.** Barra de metal aplicada a un hueso fracturado con el fin de mantener los extremos en aposición. **2.** En anatomía, lámina, laminilla; estructura diferenciada delgada y plana. **3.** Capa de agar dentro de una cápsula de Petri o un recipiente similar.
alar p. of neural tube (p. alar del tubo neural). [*lamina alaris*, NA]. Lámina alar.
anal p. (p. anal). Porción anal de la p. cloacal.
axial p. (p. axial). Franja o estría primitiva de un embrión.
basal p. of neural tube (p. basal del tubo neural). [*lamina basalis*, NA].
blood p. (p. sanguínea). Plaqueta.
bone p. (p. ósea).
buttress p. (p. de sostén).
cardiogenic p. (p. cardiógena, cardiogénica).
chorionic p. (p. coriónica).
cloacal p. (p. cloacal).
cribriform p. of ethmoid bone **1.** (lámina cribosa del etmoides). [*lamina cribrosa ossis ethmoidalis*, NA]. L. cribiforme del etmoides. **2.** (p. cribosa del etmoides). [*lamina cribrosa ossis ethmoidalis*, NA].
cutis p. (p. cutánea). Dermatoma.
dorsal p. of neural tube (p. dorsal del tubo neural). [*lamina alaris*, NA]. Lámina alar.
epiphysial p. (p. epifisaria). Cartílago epifisario.
equatorial p. (p. ecuatorial).
ethmovomerine p. (p. etmovomeriana).
flat p. (p. plana).
floor p. (p. del piso). P. ventral.
frontal p. (p. frontal).
horizontal p. of palatine bone **1.** (p. horizontal del hueso palatino). [*lamina horizontalis ossis palatini*, NA]. **2.** (lámina horizontal del hueso palatino). [*lamina horizontalis ossis palatini*, NA].
Kühne's p. (p. de Kühne).
Lane's p.'s (p. de Lane).
lateral p. (p. lateral).
lateral p. of pterygoid process (p. lateral de la apófisis pterigoides). [*lamina lateralis processus pterygoidei*, NA].
left p. of thyroid cartilage **1.** (p. izquierda del cartílago tiroides). [*lamina sinistra cartilaginis thyroidea*, NA]. **2.** (lámina izquierda del cartílago tiroideo). [*lamina sinistra cartilaginis thyroidea*, NA].
lingual p. (p. lingual). Linguoplaca.
medial p. of pterygoid process (p. medial de la apófisis pterigoides). [*lamina medialis processus pterygoidei*, NA].
medullary p. (p. medular). P. neural.
p. of modiolus **1.** (lámina de la columela). [*lamina modioli*, NA]. **2.** (p. de la columela). Lámina de la columela.
motor p. (p. motora). P. terminal motora.
muscle p. (p. muscular). Miotoma.
nail p. (p. ungular). Unguis.
neural p. (p. neural). P. medular.
neutralization p. (p. de neutralización).
notochordal p. (p. notocordal).
oral p. (p. oral).
orbital p. (p. orbitaria). [*lamina orbitalis ossis ethmoidalis*, NA].
palatal p. (p. palatina).
paper p., papyraceous p. (p. papirácea). [*lamina orbitalis ossis ethmoidalis*, NA]. Lámina orbitaria del etmoides.
parachordal p. (p. paracordal).
parietal p. (p. parietal).
perpendicular p. **1.** (p. perpendicular). Lámina perpendicular. **2.** (lámina perpendicular del hueso etmoides). [*lamina perpendicularis*, NA].
polar p.'s (p. polares).
prochordal p. (p. procordal).
pterygoid p.'s (p. pterigoideas).
quadrigeminal p. (p. cuadrigémina). [*lamina tecti mesencephali*, NA].
right p. of thyroid cartilage **1.** (lámina derecha del cartílago tiroideo). [*lamina dextra cartilaginis thyroidea*, NA]. **2.** (p. derecha del cartílago tiroides). [*lamina dextra cartilaginis thyroidea*, NA].
roof p. (p. del techo).
secondary spiral p. (p. espiral secundaria). [*lamina spiralis secundaria*, NA].
segmental p. (p. segmentaria). Zona segmentaria.
sieve p. (p. cribiforme). [*lamina cribrosa ossis ethmoidalis*, NA]. Lámina cribosa del etmoides.
sole p. (p. de la planta del pie).
spiral p. (p. espiral). [*lamina spiralis ossea*, NA].
suction p. (p. de succión).
tarsal p.'s (p. tarsianas).
terminal p. **1.** (p. terminal). [*lamina terminalis cerebri*, NA]. **2.** (lámina supraóptica). [*lamina terminalis cerebri*, NA].
tympanic p. (p. timpánica).
urethral p. (p. uretral).
ventral p. (p. ventral). P. del piso.
ventral p. of neural tube (p. ventral del tubo neural). [*lamina basalis*, NA]. Lámina basal.
vertical p. (p. vertical). [*lamina perpendicularis*, NA]. Lámina perpendicular.
visceral p. (p. visceral).
wing p. (p. alar). [*lamina alaris*, NA]. Lámina alar.
plateau (meseta). f. Segmento plano elevado de un registro gráfico.
ventricular p. (m. ventricular).
platelet (plaqueta). f. Fragmento citoplasmático de un megacariocito, de forma discoide, que es liberado en el seno medular y se encuentra en la sangre periférica, donde actúa en la coagulación de la sangre.
plateletpheresis (plaquetaféresis). f. Remoción de sangre de un dador con reemplazo de todos sus componentes, excepto las plaquetas.
plating (placado). m. **1.** Siembra de bacterias en un medio sólido en una cápsula de Petri o recipiente similar; confección de un cultivo en placa. **2.** Aplicación de una placa de metal para mantener en aposición los extremos de un hueso fracturado.
compression p. (fijación por compresión con placa). Técnica de fijación interna de fracturas, en la cual se aplican placas y tornillos para producir compresión sobre la línea de fractura.
platinic (platínico). Relativo al platino; denota un compuesto que contiene platino en su mayor valencia.
platinous (platinoso). Relativo al platino; denota un compuesto que contiene platino en su menor valencia.
platinum (platino). m. Elemento metálico, símbolo Pt, Nº at. 78, P. at. 195,09, de color blanco plateado y más o menos de la consistencia del cobre.
p. foil (lámina de p.).
p. group (grupo del p.).
platy- (plati-). Prefijo que indica anchura o chatura.
platybasia (platibasia). f. Invaginación basilar; anomalía del desarrollo del cráneo o ablandamiento adquirido de los huesos del cráneo, de tal modo que el piso de la fosa craneal posterior abulta hacia arriba en la región que rodea al agujero occipital.
platycephaly (platicefalia). f. Platicrania; de cráneo aplanado, condición en la cual el índice vertical, es menor que 70.
platycnemia (platicnemia). f. Platicnemismo; estado en que la tibia es anormalmente ancha y plana.
platycnemic (platicnémico). Relativo a la platicnemia, o caracterizado por ésta.
platycnemism (platicnemismo). m. Platicnemia.
platycrania (platicrania). f. Platicefalia.
platycyte (platicito). m. Célula gigante relativamente pequeña formada a veces en los tubérculos.
platyglossal (platigloso). De lengua ancha y aplanada.
platyhelminth (platelminto). m. Nombre común de cualquier gusano plano del filo Platyhelminthes.
platyhieric (platihiérico). Que tiene un sacro ancho.
platymeric (platimérico). Que tiene un fémur ancho.
platymorphia (platimorfo). De forma plana; denota un ojo de eje anteroposterior corto.
platyopia (platiopía). f. Cara ancha; el índice orbitonasal es menor de 107,5.

platyopic (platiópico). Relativo a la platiopía o caracterizado por ella.
platypellic (platipélico). Platipeloide; de pelvis ancha, con un índice menor que 90°.
platypelloid (platipeloide). Platipélico.
platypnea (platipnea). f. Dificultad para respirar en la posición erecta, que se alivia al recostarse.
platyrrhine (platirrino). **1.** Caracterizado por una nariz muy ancha en relación con su largo. **2.** Denota un cráneo de índice nasal entre 53 y 58.
platyrrhiny (platirrinia). f. Estado en el que la nariz es ancha en relación con su largo.
platysma, pl. **platysmas, platysmata** (platisma). m. [*musculus platysma*, NA]. Músculo cutáneo del cuello.
platyspondylia, platyspondylisis (platispondilia, platispondilisis). f. Cuerpos vertebrales planos o chatos.
platystencephaly (platistencefalia). f. Gran ancho del cráneo en la región occipital, con estrechamiento anterior y prognatismo.
plectridium (plectridio). m. Célula bacteriana en forma de bastoncito (bacilo) que contiene una espora en un extremo que le da forma de palillo de tambor, como las células que contienen esporas del organismo causante del tétanos, *Clostridium tetani*.
pledget (pledget). m. Trocito de lana, algodón, tela, etcétera.
-plegia (-plejía). Sufijo que indica parálisis.
pleiotropic (pleotrópico). Polifénico; indica o está caracterizado por pleotropía.
pleiotropy, pleiotropia (pleotropía). f. Producción, por un solo gen mutante, de efectos múltiples aparentemente no relacionados a nivel clínico o fenotípico.
pleo- (pleo-). Prefijo que significa más.
pleochroic (pleocroico). Pleocromático.
pleochroism (pleocroísmo). m. Pleocromatismo.
pleochromatic (pleocromático). Pleocroico; relativo al pleocromatismo.
pleochromatism (pleocromatismo). m. Pleocroísmo; propiedad de mostrar cambios de color cuando se iluminan a lo largo de diferentes ejes, como ciertos cristales o líquidos.
pleocytosis (pleocitosis). f. Presencia en cualquier parte de un número de células mayor que el normal; indica a menudo leucocitosis y especialmente linfocitosis o infiltración de células redondas.
pleomastia, pleomazia (pleomastia). f. Polimastia.
pleomorphic (pleomorfo). **1.** Polimorfo. **2.** En los hongos, que tiene dos o más formas de esporas.
pleomorphism (pleomorfismo). m. Polimorfismo.
pleomorphous (pleomorfo). Polimórfico.
pleonasm (pleonasmo). m. Exceso del número o tamaño de las partes.
pleonectic (pleonéctico). Término obsoleto que indica específicamente sangre con un porcentaje de saturación de oxígeno mayor que el normal con cualquier presión.
pleonexia (pleonexia). f. Excesiva codicia.
pleonosteosis (pleonosteosis). f. Superabundancia de formación de hueso.
  Leri's p. (p. de Leri). Discondrosteosis.
pleoptics (pleóptica). f. Término introducido por Alfred P. D. Bangerter para incluir todas las formas de tratamiento de la ambliopía, particularmente la asociada con la fijación excéntrica.
pleoptophor (pleoptóforo). m. Instrumento para el tratamiento de la ambliopía.
plerocercoid (plerocercoide). m. Etapa del desarrollo de una tenia después de la fase procercoide, que se forma en un animal que sirve de segundo huésped o huésped intermedio posterior.
plesio- (plesio-). Prefijo que indica cercanía o similitud.
plesiomorphic, plesiomorphous (plesiomorfo). De forma similar.
plesiomorphism (plesiomorfismo). m. Similitud de forma.
pless-, plessi- (ples-, plesi-). Prefijos que indican un golpe, especialmente la percusión.
plessesthesia (plesestesia). f. Percusión palpatoria.
plessimeter (plesímetro). m. Pleximetro; plexómetro; placa oblonga de goma dura (caucho), marfil u otra sustancia flexible, usada para percusión directa.
plessimetric (plesimétrico). Relativo a un plesímetro.
plessor (plesor). m. Plexor; pequeño martillo, generalmente de cabeza de goma blanda, usado en la percusión del tórax o de otra parte, para golpear directamente la zona de interés o por medio del plesímetro.
plethora (plétora). f. **1.** Repleción. Hipervolemia. **2.** Exceso de cualquier líquido corporal.
plethoric (pletórico). Sanguíneo; relativo a la plétora.
plethysmograph (pletismógrafo). m. Aparato para medir y registrar los cambios de volumen de una parte, un órgano o todo el cuerpo.
  body p. (p. corporal).
  pressure p. (p. a presión).
  volume-displacement p. (p. de volumen-desplazamiento).
plethysmography (pletismografía). f. Medición y registro de los cambios de volumen de un órgano u otra parte del cuerpo con un pletismógrafo.
  impedance p. (p. de impedancia). Dielectrografía.
  venous occlusion p. (p. de oclusión venosa).
plethysmometry (pletismometría). f. Medición de la plenitud de un órgano hueco o vaso, como del pulso.
pleur-, pleura-, pleuro- (pleur-, pleura-, pleuro-). Prefijos que indican costilla, costado o pleural.
pleura (pleura). [*pleura*, NA]. f. Membrana succingens; membrana serosa que envuelve los pulmones y tapiza las paredes de la cavidad pleural.
  cervical p. (p. cervical). Cúpula pleural.
  costal p. (p. costal). [*pleura costalis*, NA].
  diaphragmatic p. (p. diafragmática). [*pleura diaphragmatica*, NA].
  mediastinal p. (p. mediastínica). [*pleura mediastinalis*, NA].
  parietal p. (p. parietal). [*pleura parietalis*, NA].
  pericardial p. (p. pericárdica).
  p. phrenica (p. frénica). [*pleura diaphragmatica*, NA]. P. diafragmática.
  pulmonary p. (p. pulmonar). [*pleura pulmonalis*, NA]. P. visceral.
  p. visceralis (p. visceral). [*pleura pulmonalis*, NA]. P. pulmonar.
pleuracentesis (pleuracentesis). f. Toracocentesis.
pleural (pleural). Relativo a la pleura.
pleuralgia (pleuralgia). f. Sinónimo raramente usado de pleurodinia.
pleurapophysis (pleurapófisis). f. Costilla o prolongación correspondiente de una vértebra cervical o lumbar.
pleurectomy (pleurectomía). f. Escisión de la pleura, generalmente la parietal.
pleurisy (pleuresía). f. Pleuritis; inflamación de la pleura.
  adhesive p. (p. adherente). P. seca.
  benign dry p. (p. seca benigna). Pleurodinia epidémica.
  costal p. (p. costal).
  diaphragmatic p. (p. diafragmática). Pleurodinia epidémica.
  dry p. (p. seca). P. adherente, fibrinosa o plástica.
  encysted p. (p. enquistada).
  epidemic benign dry p. (p. seca benigna epidémica).
  epidemic diaphragmatic p. (p. diafragmática epidémica).
  fibrinous p. (p. fibrinosa). P. seca.
  hemorrhagic p. (p. hemorrágica).
  interlobular p. (p. interlobular).
  plastic p. (p. plástica). P. seca.
  productive p. (p. productiva). Paquipleuritis.
  proliferating p. (p. proliferante).
  pulmonary p. (p. pulmonar). P. visceral.
  purulent p. (p. purulenta). P. supurada.
  sacculated p. (p. saculada).
  serofibrinous p. (p. serofibrinosa).
  serous p. (p. serosa). P. exudativa.
  suppurative p. (p. supurada). P. purulenta.
  typhoid p. (p. tifoidea).
  visceral p. (p. visceral). P. pulmonar.
  wet p. (p. húmeda). P. exudativa.
  p. with effusion (p. exudativa).
pleuritic (pleurítico). Perteneciente a la pleuresía.
pleuritis (pleuritis). f. Pleuresía.
pleuritogenous (pleuritógeno). Que tiende a producir pleuresía.
pleurocele (pleurocele). m. Neumonocele.
pleurocentesis (pleurocentesis). f. Toracocentesis.
pleurocentrum (pleurocentro). m. Una de las mitades laterales del cuerpo de una vértebra.

pleuroclysis (pleuroclisis). f. Lavado de la cavidad pleural.
pleurodesis (pleurodesia, pleurodesis). f. Creación de una adherencia fibrosa entre las capas visceral y parietal de la pleura, que oblitera así la cavidad pleural.
pleurodynia (pleurodinia). f. **1.** Costalgia. Dolor pleurítico en el tórax. **2.** Pleuralgia; afección reumática dolorosa de las inserciones tendinosas de los músculos torácicos, generalmente de un solo lado.
epidemic p. (p. epidémica).
pleurogenic (pleurogénico). Pleurógeno; de origen pleural; que se inicia en la pleura.
pleurogenous (pleurógeno). **1.** Pleurogénico. **2.** En los hongos, denota esporas o conidios formados a los lados de un conidióforo o una hifa.
pleurography (pleurografía). f. Radiografía de la cavidad pleural.
pleurohepatitis (pleurohepatitis). f. Hepatitis con extensión de la inflamación a la porción vecina de la pleura.
pleurolith (pleurolito). m. Cálculo pleural; concreción en la cavidad pleural.
pleurolysis (pleurólisis). f. Operación de Jacobaeus; localización de adherencias pleurales con ayuda de un endoscopio y su división con el cauterio eléctrico.
pleuropericardial (pleuropericárdico). Relativo a la pleura y el pericardio.
pleuropericarditis (pleuropericarditis). f. Inflamación combinada del pericardio y la pleura.
pleuroperitoneal (pleuroperitoneal). Relativo a la pleura y el peritoneo.
pleuropneumonia (pleuroneumonía). f. Enfermedad infecciosa específica del ganado vacuno, caracterizada por inflamación de los pulmones y la pleura; es causada por *Mycoplasma mycoides* subespecie *mycoides*.
contagious bovine p. (CBPP) (p. bovina contagiosa).
contagious caprine p. (p. caprina contagiosa).
pleuropulmonary (pleuropulmonar). Relativo a la pleura y los pulmones.
pleurorrhea (pleurorrea). f. Hidrotórax.
pleurothotonos, pleurothotonus (pleurotótono). m. Tétanos lateral; inclinación lateral del cuerpo; antes era un síntoma común de la histeria de conversión.
pleurotomy (pleurotomía). f. Toracotomía.
pleurotyphoid (pleurotifoidea). f. Fiebre tifoidea en la que la primera fase está enmascarada por los signos físicos de pleuresía.
pleurovisceral (pleurovisceral). Visceropleural.
plexal (plexal). Relativo a un plexo.
plexectomy (plexectomía). f. Escisión quirúrgica de un plexo.
plexiform (plexiforme). En forma de red o membrana; parecido a un plexo, o que lo forma.
pleximeter (plexímetro). m. Plesímetro.
plexitis (plexitis). f. Irritación de un plexo.
plexogenic (plexogénico). Que da origen a estructuras en forma de red o plexo.
plexometer (plexómetro). m. Plesímetro.
plexor (plexor). Plesor.
plexus, pl. **plexus, plexuses** (plexo). [*plexus*, NA]. m. Red o unión de nervios y vasos sanguíneos o linfáticos.
abdominal aortic p. (p. aorticoabdominal). [*plexus aorticus abdominalis*, NA].
annular p. (p. anular).
p. of anterior cerebral artery (p. de la arteria cerebral anterior).
anterior coronary p. (p. coronario anterior).
aortic p. (p. aórtico).
ascending pharyngeal p. (p. faríngeo ascendente).
Auerbach's p. (p. de Auerbach). [*plexus myentericus*, NA].
autonomic p. (p. autónomos). [*plexus autonomici*, NA].
axillary p. (p. axilar).
basilar p. (p. basilar). [*plexus basilaris*, NA]. Seno basilar.
Batson's p. (p. de Batson). [*plexus venosus vertebralis*, NA]. P. venoso vertebral.
brachial p. (p. braquial). [*plexus brachialis*, NA].
cardiac p. (p. cardíaco). [*plexus cardiacus*, NA].
cavernous p. (p. cavernoso). P. de Walther.
cavernous p. of clitoris (p. cavernoso del clítoris). [*nervi cavernosi clitoridis*, NA].
cavernous p. of conchae (p. cavernoso de los cornetes). [*plexus cavernosi concharum*, NA]. Cuerpo cavernoso de los cornetes.
cavernous p. of penis (p. cavernoso del pene). [*nervi cavernosi penis*, NA].
celiac p. (p. celíaco). [*plexus celiacus*, NA].
cervical p. (p. cervical). [*plexus cervicalis*, NA].
p. of choroid artery (p. de la arteria coroidea).
choroid p. (p. coroideo). [*plexus choroideus*, NA]. Tela vasculosa.
choroid p. of fourth ventricle (p. coroideo del cuarto ventrículo). [*plexus choroideus ventriculi quarti*, NA].
choroid p. of lateral ventricle (p. coroideo del ventrículo lateral). [*plexus choroideus ventriculi lateralis*, NA].
choroid p. of third ventricle (p. coroideo del tercer ventrículo). [*plexus choroideus ventriculi tertii*, NA].
ciliary ganglionic p. (p. ganglionar ciliar).
coccygeal p. (p. coccígeo). [*plexus coccygeus*, NA].
common carotid p. (p. carotídeo común). [*plexus caroticus communis*, NA].
coronary p. (p. coronario).
Cruveilhier's p. (p. de Cruveilhier).
deep cardiac p. (p. cardíaco profundo).
deferential p. (p. deferencial). [*plexus deferentialis*, NA].
enteric p. (p. entérico). [*plexus entericus*, NA].
esophageal p. (p. esofágico). [*plexus esophageus*, NA].
Exner's p. (p. de Exner).
external carotid p. (p. carotídeo externo). [*plexus caroticus externus*, NA].
external iliac p. (p. ilíaco externo).
external maxillary p. (p. maxilar externo). P. facial.
facial p. (p. facial). P. maxilar externo.
femoral p. (p. femoral). [*plexus femoralis*, NA].
gastric plexuses of autonomic system (p. gástricos del sistema autónomo). [*plexus gastrici systemati autonomici*, NA].
Haller's p. (p. de Haller).
Heller's p. (p. de Heller).
hemorrhoidal p. (p. hemorroidal). [*plexus venosus rectalis*, NA]. P. venoso rectal.
hepatic p. (p. hepático). [*plexus hepaticus*, NA].
iliac p. (p. ilíaco). [*plexus iliaci*, NA].
inferior dental p. (p. dentario inferior). [*plexus dentalis inferior*, NA].
inferior hypogastric p. (p. hipogástrico inferior). [*plexus hypogastricus inferior*, NA]. P. pelviano.
inferior mesenteric p. (p. mesentérico inferior). [*plexus mesentericus inferior*, NA].
inferior rectal plexuses (p. rectales inferiores). [*plexus rectales inferiores*, NA].
inferior thyroid p. (p. tiroideo inferior).
inferior vesical p. (p. vesical inferior).
inguinal p. (p. inguinal).
intermesenteric p. (p. intermesentérico). [*plexus intermesentericus*, NA].
internal carotid p. (p. carotídeo interno). [*plexus caroticus internus*, NA].
internal carotid venous p. (p. venoso carotídeo interno). [*plexus venosus caroticus internus*, NA]. P. carotídeo interno.
internal mammary p. (p. mamario interno). P. torácico interno.
internal maxillary p. (p. maxilar interno).
internal thoracic p. (p. torácico interno). P. mamario interno.
ischiadic p. (p. isquiático). [*plexus sacralis*, NA]. P. sacro.
Jacobson's p. (p. de Jacobson). [*plexus tympanicus*, NA].
Jacques' p. (p. de Jacques).
jugular p. (p. yugular).
Leber's p. (p. de Leber).
lingual p. (p. lingual).
lumbar p. (p. lumbar). [*plexus lumbalis*, NA].
lumbosacral p. (p. lumbosacro). [*plexus lumbosacralis*, NA].
lymphatic p. (p. linfático). [*plexus lymphaticus*, NA].
mammary p. (p. mamario).
maxillary p. (p. maxilar). P. maxilar interno.
Meissner's p. (p. de Meissner). [*plexus submucosus*, NA].
meningeal p. (p. meníngeo).
middle hemorrhoidal plexuses (p. hemorroidales medios). [*plexus rectales medii*, NA]. P. rectales medios.
middle rectal plexuses (p. rectales medios). [*plexus rectales medii*, NA].

middle sacral p. (p. sacro medio).
myenteric p. (p. mientérico). [*plexus myentericus*, NA]. P. de Auerbach.
nerve p. (p. nervioso).
occipital p. (p. occipital).
ophthalmic p. (p. oftálmico).
ovarian p. (p. ovárico). [*plexus ovaricus*, NA].
p. of middle cerebral artery (p. de la arteria cerebral media).
pampiniform p. (p. pampiniforme). [*plexus pampiniformis*, NA].
pancreatic p. (p. pancreático). [*plexus pancreaticus*, NA].
parotid p. (p. parotídeo, intraparotídeo). [*plexus intraparotideus*, NA].
pelvic p. (p. pelviano). [*plexus pelvinus*, NA]; [*plexus hypogastricus inferior*, NA].
periarterial p. (p. periarterial). [*plexus periarterialis*, NA].
pharyngeal p. (p. faríngeo). [*plexus pharyngeus*, NA].
phrenic p. (p. frénico).
popliteal p. (p. poplíteo).
posterior auricular p. (p. auricular posterior).
posterior coronary p. (p. coronario posterior).
prostatic p. (p. prostático). [*plexus prostaticus*, NA].
prostatic venous p. (p. venoso prostático). [*plexus venosus prostaticus*, NA]. P. pudendo; laberinto de Santorini.
prostaticovesical p. (p. prostaticovesical).
pterygoid p. (p. pterigoideo). [*plexus pterygoideus*, NA].
p. pudendalis (p. pudendo). [*plexus venosus prostaticus*, NA].
p. pudendus nervosus (p. nervioso pudendo). [*plexus nervus pudendus*, NA].
pulmonary p. (p. pulmonar). [*plexus pulmonalis*, NA].
Quénu's hemorrhoidal p. (p. hemorroidales de Quénu).
Ranvier's p. (p. de Ranvier). P. de la estroma subbasal de la córnea.
rectal venous p. (p. venoso rectal). [*plexus venosus rectalis*, NA].
Remak's p. (p. de Remak). [*plexus submucosus*, NA].
renal p. (p. renal). [*plexus renalis*, NA].
sacral p. (p. sacro). [*plexus sacralis*, NA]. P. ciático; p. isquiático.
sacral venous p. (p. venoso sacro). [*plexus venosus sacralis*, NA].
Sappey's p. (p. de Sappey). Red de linfáticos en la aréola del pezón.
sciatic p. (p. ciático). [*plexus sacralis*, NA]. P. sacro.
solar p. (p. solar). P. celíaco.
spermatic p. (p. espermático). [*plexus testicularis*, NA]. P. testicular.
p. of spinal nerves (p. de los nervios espinales). [*plexus nervorum spinalium*, NA].
splenic p. (p. esplénico). [*plexus lienalis*, NA]. P. lienal.
Stensen's p. (p. de Stensen).
stroma p. (p. estromático).
subclavian p. (p. subclavio). [*plexus subclavius*, NA].
submucosal p. (p. submucoso). [*plexus submucosus*, NA].
suboccipital venous p. (p. venoso suboccipital). [*plexus venosus suboccipitalis*, NA].
subserous p. (p. subseroso). [*plexus subserosus*, NA].
superficial cardiac p. (p. cardíaco superficial). Parte superficial y más pequeña del p. cardíaco.
superficial temporal p. (p. temporal superficial).
superior dental p. (p. dentario superior). [*plexus dentalis superior*, NA]. P. formado por ramas del nervio infraorbitario.
superior hemorrhoidal p. (p. hemorroidal superior). [*plexus rectalis superior*, NA]. P. rectal superior.
superior hypogastric p. (p. hipogástrico superior). [*plexus hypogastricus superior*, NA]. Nervio presacro; nervio de Latarjet.
superior mesenteric p. (p. mesentérico superior). [*plexus mesentericus superior*, NA].
superior rectal p. (p. rectal superior). [*plexus rectalis superior*, NA].
superior thyroid p. (p. tiroideo superior).
suprarenal p. (p. suprarrenal). [*plexus suprarenalis*, NA].
sympathetic plexuses (p. simpáticos). [*plexus autonomici*, NA]. P. autónomos.
testicular p. (p. testicular). [*plexus testicularis*, NA]. P. espermático.
thoracic aortic p. (p. aorticotorácico). [*plexus aorticus thoracicus*, NA].
p. thyroideus impar (p. tiroideo impar o medio). [*plexus thyroideus impar*, NA].
tympanic p. (p. timpánico). [*plexus tympanicus*, NA]. P. de Jacobson.
ureteric p. (p. uretérico). [*plexus uretericus*, NA].
uterine venous p. (p. venoso uterino). [*plexus venosus uterinus*, NA].
uterovaginal p. (p. uterovaginal). [*plexus uterovaginalis*, NA].
vaginal venous p. (p. venoso vaginal). [*plexus venosus vaginalis*, NA].
vascular p. (p. vascular). [*plexus vasculosus*, NA].
p. venosus areolaris (p. venoso areolar). [*plexus venosus areolaris*, NA]. Círculo venoso de la glándula mamaria.
venous p. (p. venoso). [*plexus venosus*, NA].
venous p. of bladder (p. venoso vesical). [*plexus venosus vesicalis*, NA]. P. venoso de la vejiga.
venous p. of foramen ovale (p. venoso del agujero oval). [*plexus venosus foraminis ovalis*, NA]. Red del agujero oval.
venous p. of hypoglossal canal 1. (círculo venoso hipogloso). [*plexus venosus canalis hypoglossi*, NA]. Plexo venoso del conducto hipogloso. **2.** (p. venoso del canal hipogloso). [*plexus venosus canalis hypoglossi*, NA].
vertebral p. (p. vertebral). [*plexus vertebralis*, NA].
vertebral venous p. (p. venoso vertebral). [*plexus venosus vertebralis*, NA]. P. de Batson; sistema venoso vertebral.
vesical p. (p. vesical). [*plexus vesicalis*, NA].
Walther's p. (p. de Walther). P. cavernoso.

plica, gen. and pl. **plicae** (plica, gen. y pl. plicae). [*plica*, NA]. Pliegue.
p. ampullaris (pliegue ampollar).
p. choroidea (pliegue coroideo).
p. epigastrica (pliegue epigástrico). [*plica umbilicalis lateralis*, NA].
p. epiglottica (pliegue epiglótico).
p. gubernatrix (ligamento genitoinguinal). [*ligamentum genitoinguinale*, NA].
p. hypogastrica (pliegue hipogástrico). [*plica umbilicalis medialis*, NA]. P. umbilical intermedio.
p. interdigitalis (pliegue interdigital).
p. lunata (pliegue semilunar de la conjuntiva). [*plica semilunaris conjunctivae*, NA].
p. membranae tympani (pliegue de la membrana del tímpano). [*plica mallearis*, NA].
p. duodenojejunalis (pliegue duodenoyeyunal). [*plica duodenojejunalis*, NA]; [*plica duodenalis superior*, NA].
p. duodenomesocolica (pliegue duodenomesocólico). [*plica duodenomesocolica*, NA]; [*plica duodenalis inferior*, NA].
p. palatina transversa (cresta palatina transversa). [*plica palatina transversa*, NA].
plicae tubariae (pliegue de la trompa uterina). [*plicae tubariae*, NA].
p. sigmoidea (pliegue sigmoideo). [*plica semilunaris coli*, NA]. P. semilunar del colon.
p. synovialis infrapatellaris (ligamento adiposo de la rodilla). [*plica synovialis infrapatellaris*, NA]. Pliegue sinovial infrarrotuliano.
p. synovialis patellaris (pliegue sinovial rotuliano). [*plica synovialis infrapatellaris*, NA].
p. tubopalatina (pliegue tubopalatino). [*plica salpingopalatinna*, NA]. P. salpingopalatino.
p. urachi (pliegue del uraco). [*plica umbilicalis mediana*, NA].
p. ureterica (pliegue uretérico). [*plica interureterica*, NA].
p. uterovesicalis (pliegue uterovesical). Ligamento vesicouterino.
p. ventricularis (pliegue ventricular). [*plica vestibularis*, NA].
p. vesicouterina (pliegue vesicouterino). Ligamento vesicouterino.
p. vestibuli (pliegue del vestíbulo).
p. villosa (pliegue velloso). [*plica villosa*, NA].

plicate (plicado). Plegado, doblado, invaginado.

plication (plicación). f. Plegado o unión que forma pliegues o dobleces; específicamente, operación para reducir el tamaño de una víscera hueca formando pliegues o dobleces en sus paredes.

plicotomy (plicotomía). f. División del pliegue maleolar (*plica mallearis*).
-ploid (-ploide). Sufijo que denota forma múltiple; sus combinaciones se usan para formar adjetivos y sustantivos que indican un múltiplo especificado de cromosomas.
ploidy (ploidia). f. Estado del núcleo de una célula con respecto al número de genomas que contiene.
plombage (plombaje). Anteriormente, nombre dado al uso de un material inerte en el colapso del pulmón, en el tratamiento quirúrgico de la tuberculosis pulmonar.
plug (tapón). m. Cualquier masa que llena un agujero o cierra un orificio.
Dittrich's p.'s (t. de Dittrich). T. de Traube; diminutas masas de bacterias y cristales de ácidos grasos de color grisáceo y olor desagradable, que se encuentran en el esputo de pacientes con gangrena pulmonar y bronquitis fétida.
epithelial p. (t. epitelial). Masa de células epiteliales que ocluyen temporariamente una abertura embrionaria.
laminated epithelial p. (t. epitelial laminado). Queratosis obturadora.
mucous p. (t. mucoso). Masa de mucus y células que ocupan el canal cervical entre períodos menstruales o durante el embarazo.
Traube's p.'s (t. de Traube). T. de Dittrich.
vaginal p. (t. vaginal). T. formado por la coagulación de semen.
plugger (atacador). m. Empacador; condensador; obturador; instrumento usado para condensar láminas de oro, amalgama o cualquier material plástico en una cavidad, manejado a mano o por medios mecánicos.
automatic p. (a. automático). Condensador automático.
back-action p. (a. de acción retrógada).
foot p. (a. en forma de pie).
root canal p. (a. de conductos radiculares).
plumbago (plumbago). m. Grafito.
plumbic (plúmbico). **1.** Relativo al plomo o que lo contiene. **2.** Denota la valencia mayor del ion plomo, Pb^{4+}.
plumbism (plumbismo). m. Envenenamiento por plomo.
plumose (plumoso). Dispuesto como una pluma o semejante a ella; peniforme.
pluri- (pluri-). Prefijo que indica varios o más.
pluricausal (pluricausal). Que tiene dos o más causas.
pluriglandular (pluriglandular). Multiglandular; poliglandular; indica varias glándulas o sus secreciones.
plurilocular (plurilocular). Multilocular.
plurinuclear (plurinuclear). Multinuclear.
pluripotent, pluripotential (pluripotente, pluripotencial). **1.** Que tiene la capacidad de afectar a más de un órgano o tejido. **2.** No fijo en cuanto a su desarrollo potencial.
pluriresistant (plurirresistente). Que tiene múltiples aspectos de resistencia.
plutomania (plutomanía). f. Ilusión o delirio insano de poseer grandes riquezas.
plutonism (plutonismo). m. Efectos producidos en animales de laboratorio por exposición al elemento radiactivo plutonio, presente en pilas atómicas.
plutonium (plutonio). m. Elemento radiactivo transuránico, símbolo Pu, N$^{\underline{o}}$ at. 94.
Pm (Pm). Símbolo del promecio.
pm (pm). Símbolo de picómetro.
P-mitrale (P-mitral). m. Síndrome electrocardiográfico consistente en ondas P anchas y con escotaduras en muchas derivaciones, con un componente negativo tardío prominente en las derivaciones V_1 y V_2, presuntamente característico de la enfermedad valvular mitral.
-pnea (-pnea). Sufijo que indica aliento o respiración.
pneo- (pneo-, neo-). Prefijos que indican aliento o respiración.
pneodynamics (neumodinámica).
pneoscope (neoscopio). m. Neumatoscopio.
pneum-, pneuma-, pneumat-, pneumato- (neum-, neuma-, neumat-, neumato-). Prefijos que indican la presencia de aire o gas, los pulmones o la respiración.
pneuma (neuma). m. **1.** En la antigua filosofía y medicina griegas, el aire o una esencia de éste, que para nosotros es el oxígeno, espíritu creador y animador del universo. **2.** Inteligencia, aliento, alma o psiquis.
pneumarthrogram (neumartrograma). m. Registros radiográficos de una neumoartrografía.
pneumarthrography (neumartrografía). f. Artroneumografía; examen radiográfico de una articulación luego de la introducción de aire, con o sin otro medio de contraste.
pneumarthrosis (neumartrosis). f. Presencia de aire en una articulación.
pneumatic (neumático). **1.** Relativo al aire o gas, o a una estructura llena de aire. **2.** Relativo a la respiración.
pneumatics (neumática). f. Ciencia que estudia las propiedades físicas del aire y de los gases.
pneumatinuria (neumatinuria). f. Neumaturia.
pneumatism (neumatismo). m. La doctrina de los neumatistas.
pneumatists (neumatistas). m. y f. pl. Seguidores de la escuela cuya fisiología se centraba en el pneuma, y que concebían las causas de la enfermedad como disturbios de este principio vital.
pneumatization (neumatización). f. Formación de celdillas neumáticas o de aire, como las de los huesos mastoideo y etmoidal.
pneumatized (neumatizado). Que contiene aire.
pneumatocardia (neumatocardia). f. Presencia de burbujas de aire o gas en la sangre del corazón, producida por embolia de aire.
pneumatocele (neumatocele). m. **1.** Hinchazón enfisematosa o gaseosa. **2.** Neumonocele. **3.** Cavidad de paredes delgadas formada dentro del pulmón, característica de la neumonía estafilocócica.
extracranial p. (n. extracraneal). Neumocele extracraneal.
intracranial p. (n. intracraneal). Neumocele intracraneal.
pneumatohemia (neumatohemia). f. Neumohemia.
pneumatology (neumatología). f. Término obsoleto para la ciencia que estudiaba el aire y los gases, sus propiedades físicas y químicas y su aplicación terapéutica para controlar el dolor (anestesia, resucitación, oxigenoterapia).
pneumatometer (neumatómetro). m. Sinónimo obsoleto de espirómetro.
pneumatorrhachis (neumatorraquis). f. Neumorraquis.
pneumatoscope (neumatoscopio). m. **1.** Neoscopio; neumoscopio; instrumento para medir el alcance de las excursiones respiratorias del tórax. **2.** Instrumento usado en la percusión auscultatoria que permite oír en la boca los ruidos de percusión del tórax.
pneumatosis (neumatosis). f. Acumulación anormal de gas en cualquier tejido o parte del cuerpo.
p. cystoides intestinalis (n. cistoide intestinal). Enfisema intestinal.
pneumatothorax (neumatotórax). m. Neumotórax.
pneumaturia (neumaturia). f. Neumatinuria; paso de gas o aire por la uretra durante la micción, o después de ella, debido a la descomposición de la orina de la vejiga o, más comúnmente, a una fístula intestinal.
pneumatype (neumatipo). m. Aparato para determinar la permeabilidad de las fosas nasales exhalando por la nariz contra una lámina de vidrio enfriado.
pneumectomy (neumectomía). f. Neumonectomía.
pneumo-, pneumon-, pneumono- (neumo-, neumon-, neumono-). Prefijos que indican los pulmones, aire o gas, respiración o neumonía.
pneumo-orbitography (neumoorbitografía). f. Visualización radiográfica del contenido orbitario por inyección de un gas, generalmente aire.
pneumoangiography (neumoangiografía). f. Estudio radiográfico de contraste de los vasos sanguíneos pulmonares y bronquiales.
pneumoarthrography (neumoartrografía). f. Estudio radiográfico de una articulación después de inyectarle aire.
pneumobacillus (neumobacilo). m. *Klebsiella pneumoniae*.
pneumobulbar (neumobulbar). Relativo a los pulmones y su relación con el bulbo raquídeo por medio del nervio neumogástrico.
pneumocardial (neumocardial). Cardiopulmonar.
pneumocele (neumocele). m. Neumonocele.
extracranial p. (n. extracraneal). Neumatocele extracraneal.
intracranial p. (n. intracraneal). Neumatocele intracraneal.
pneumocentesis (neumocentesis). f. Neumonocentesis.
pneumocephalus (neumocefalia). f. Presencia de aire o gas dentro de la cavidad craneal.
pneumocholecystitis (neumocolecistitis). f. Colecistitis con organismos formadores de gas que lo originan en la vesícula biliar.
pneumococcal (neumocócico). Perteneciente a los neumococos o que los contiene.
pneumococcemia (neumococemia). f. Presencia de neumococos en la sangre.

pneumococcidal (neumococida). Que destruye neumococos.
pneumococcolysis (neumococólisis). f. Lisis o destrucción de neumococos.
pneumococcosis (neumococosis). f. Término raramente usado para una infección por neumococos.
pneumococcosuria (neumococosuria). f. Presencia de neumococos o su sustancia capsular específica en la orina.
pneumococcus, pl. **pneumococci** (neumococo). m. *Streptococcus pneumoniae*.
  Fraenkel's p. (n. de Fraenkel). *Streptococcus pneumoniae*.
  Fraenkel-Weichselbaum p. (n. de Fraenkel-Weichselbaum).
pneumocolon (neumocolon). m. Gas en el colon o gas intersticial en la pared del colon.
pneumoconiosis, pl. **pneumoconioses** (neumoconiosis). f. Neumonoconiosis; inflamación que lleva comúnmente a fibrosis de los pulmones debida a la irritación causada por la inhalación de polvo que producen diversos trabajos.
  bauxite p. (n. por bauxita). Enfermedad de Shaver.
pneumocranium (neumocráneo). m. Presencia de aire entre el cráneo y la duramadre; el término se usa comúnmente para indicar aire extradural o subdural.
pneumocystiasis (neumocistiasis). f. Neumocistosis.
pneumocystography (neumocistografía). f. Radiografía de la vejiga urinaria después de inyectarle aire.
pneumocystosis (neumocistosis). f. Neumonía intersticial de plasmocitos debida a infección por *Pneumocystis carinii*.
pneumocyte (neumocito). m. Célula alveolar.
pneumoderma (neumodermia). f. Enfisema subcutáneo.
pneumodynamics (neumodinámica). f. Pneodinamia; mecánica de la respiración.
pneumoempyema (neumoempiema). m. Pioneumotórax.
pneumoencephalogram (neumoencefalograma). m. Toma radiográfica obtenida por medio de neumoencefalografía.
pneumoencephalography (neumoencefalografía). f. Visualización radiográfica de los ventrículos cerebrales y los espacios subaracnoideos mediante el uso de un gas como el aire.
pneumogastric (neumogástrico). **1.** Gastroneumónico; gastropulmonar. Relativo a los pulmones y el estómago. **2.** Término obsoleto para el nervio vago.
pneumogastrography (neumogastrografía). f. Término raramente usado para el estudio radiográfico del estómago después de inyectarle aire.
pneumogram (neumograma). m. **1.** Registro o trazado hecho por un neumógrafo. **2.** Registro radiográfico por medio de un neumógrafo.
pneumograph (neumógrafo). m. Término genérico para todo dispositivo que registra las excursiones respiratorias por los movimientos de la superficie del cuerpo.
pneumography (neumografía). f. **1.** Examen con un neumógrafo. **2.** Neumorradiografía; neumorroentgenografía; término general que indica una radiografía luego de la inyección de aire.
pneumohemia (neumohemia). f. Neumatohemia; presencia de aire en los vasos sanguíneos.
pneumohemopericardium (neumohemopericardio). m. Hemoneumopericardio.
pneumohemothorax (neumohemotórax). m. Hemoneumotórax.
pneumohydrometra (neumohidrómetra). m. Presencia de gas y suero en la cavidad uterina.
pneumohydropericardium (neumohidropericardio). m. Hidroneumopericardio.
pneumohydroperitoneum (neumohidroperitoneo). m. Hidroneumoperitoneo.
pneumohydrothorax (neumohidrotórax). m. Hidroneumotórax.
pneumohypoderma (neumohipoderma). m. Enfisema subcutáneo.
pneumolith (neumolito). m. Pulmolito; cálculo del pulmón.
pneumolithiasis (neumolitiasis). f. Formación de cálculos en los pulmones.
pneumology (neumonología). f. Estudio de enfermedades de los pulmones y vías aéreas.
pneumolysis (neumólisis). f. Separación del pulmón y la pleura costal de la aponeurosis endotorácica.
pneumomalacia (neumomalacia). f. Ablandamiento del tejido pulmonar.
pneumomassage (neumomasaje). m. Compresión y rarefacción del aire en el meato auditivo externo, que causa movimiento de los huesecillos del tímpano.
pneumomediastinum (neumomediastino). m. Escape de aire a los tejidos mediastínicos, generalmente por enfisema intersticial o por una ruptura de una flictena pulmonar.
pneumomelanosis (neumomelanosis). f. Neumonomelanosis; ennegrecimiento del tejido pulmonar por inhalación de polvo de carbón o de otras partículas negras.
pneumometer (neumómetro). m. Sinónimo obsoleto de espirómetro.
pneumometry (neumometría). f. Sinónimo obsoleto de espirometría.
pneumomycosis (neumomicosis). f. Neumonomicosis; término obsoleto que indica cualquier enfermedad de los pulmones causada por la presencia de hongos.
pneumomyelography (neumomielografía). f. Término raramente usado para el examen radiográfico del conducto raquídeo después de inyectarle aire o gas.
pneumonectomy (neumonectomía). f. Neumectomía; pulmonectomía; remoción de todos los lóbulos pulmonares de un pulmón en una sola operación.
pneumonia (neumonía). f. Pulmonía; inflamación del parénquima pulmonar caracterizada por la consolidación de la parte afectada y porque los espacios alveolares están llenos de exudados, células inflamatorias y fibrina.
  acute interstitial p. (n. intersticial aguda).
  anthrax p. (n. por ántrax). Ántrax pulmonar.
  apex p., apical p. (n. apical). N. de uno o más ápices pulmonares.
  aspiration p. (n. por aspiración). N. por deglución.
  atypical p. (n. atípica). N. atípica primaria.
  bronchial p. (n. bronquial). Bronconeumonía.
  caseous p. (n. caseosa).
  central p. (n. central).
  chemical p. (n. química).
  congenital p. (n. congénita).
  contusion p. (n. por contusión). N. traumática.
  core p. (n. central).
  deglutition p. (n. por deglución). N. por aspiración.
  desquamative interstitial p. (D.I.P.) (n. intersticial descamativa).
  p. dissecans (n. disecante). N. interlobular purulenta.
  double p. (n. doble). N. lobular que afecta ambos pulmones.
  Eaton agent p. (n. por el agente Eaton). N. atípica primaria.
  embolic p. (n. embólica).
  eosinophilic p. (n. eosinofílica).
  Friedländer's p. (n. de Friedländer).
  gangrenous p. (n. gangrenosa). Gangrena pulmonar.
  giant cell p. (n. de células gigantes).
  Hecht's p. (n. de Hecht). N. de células gigantes.
  hypostatic p. (n. hipostática).
  influenzal p. (n. por influenza).
  p. interlobularis purulenta (n. interlobular purulenta). N. disecante.
  interstitial giant cell p. (n. de células gigantes intersticiales).
  interstitial plasma cell p. (n. intersticial plasmocítica). Neumocistosis.
  intrauterine p. (n. intrauterina).
  lipid p., lipoid p. (n. lipoidea).
  lobar p. (n. lobular).
  metastatic p. (n. metastásica).
  migratory p. (n. migratoria). N. errante.
  moniliasis p. (n. por moniliasis).
  mycoplasma p. of pigs (n. micoplasmática porcina).
  mycoplasmal p. (n. micoplasmática). N. atípica primaria.
  oil p. (n. por aceites). N. lipoidea.
  organized p. (n. organizada).
  Pittsburgh p. (n. de Pittsburgh).
  plague p. (n. pestífera). Peste neumónica.
  pneumococcal p. (n. neumocócica).
  postoperative p. (n. posoperatoria).
  primary atypical p. (n. atípica primaria). N. atípica.
  rheumatic p. (n. reumática).
  septic p. (n. séptica). N. supurativa.
  staphylococcal p. (n. estafilocócica).
  streptococcal p. (n. estreptocócica).
  suppurative p. (n. supurativa). N. séptica.
  terminal p. (n. terminal).

traumatic p. (n. traumática). N. por contusión.
tularemic p. (n. tularémica). Tularemia con lesiones pulmonares.
typhoid p. (n. tifoidea). N. que complica una fiebre tifoidea.
unresolved p. (n. no resuelta).
uremic p. (n. urémica). Pulmón urémico.
virus p. of pigs (n. virósica porcina). N. micoplasmática porcina.
wandering p. (n. errante). N. migratoria.
wool-sorters' p. (n. de los cardadores de lana). Ántrax pulmonar.
pneumonic (neumónico). **1.** Pulmonar. **2.** Relativo a la neumonía.
pneumonitis (neumonitis). f. Pulmonitis; inflamación de los pulmones.
feline p. (n. felina).
hypersensitivity p. (n. por hipersensibilidad).
uremic p. (n. urémica). Pulmón urémico.
pneumonocele (neumonocele). m. Neumatocele; neumocele; pleurocele; protrusión de una porción del pulmón a través de un defecto de la pared torácica.
pneumonocentesis (neumonocentesis). f. Neumocentesis; paracentesis del pulmón.
pneumonococcus (neumonococo). m. *Streptococcus pneumoniae.*
pneumonoconiosis (neumonoconiosis). f. Neumoconiosis.
pneumonocyte (neumonocito). m. Término inespecífico usado a veces para referirse a las células que tapizan los alvéolos de la parte respiratoria del pulmón.
granular p.'s (n. granulosos). Células alveolares grandes
phagocytic p. (n. fagocíticos).
pneumonomelanosis (neumonomelanosis). f. Neumomelanosis.
pneumonomoniliasis (neumonomoniliasis). f. Moniliasis (candidiasis) del pulmón.
pneumonomycosis (neumonomicosis). f. Neumomicosis.
pneumonopexy (neumonopexia). f. Neumopexia; fijación del pulmón por suturación de la pleura costal y pulmonar o por otro medio para causar adherencia de las dos capas.
pneumonorrhaphy (neumonorrafia). f. Sutura del pulmón.
pneumonotomy (neumonotomía). f. Neumotomía; incisión del pulmón.
pneumopericardium (neumopericardio). m. Presencia de gas en el saco pericárdico.
pneumoperitoneum (neumoperitoneo). m. Presencia de aire o gas en la cavidad peritoneal como resultado de enfermedad o producida artificialmente para el tratamiento de tuberculosis pulmonar o intestinal, bronquiectasis, empiema tuberculoso y otros estados patológicos.
pneumoperitonitis (neumoperitonitis). f. Inflamación del peritoneo con acumulación de gas en la cavidad peritoneal.
pneumopexy (neumopexia). f. Neumonopexia.
pneumophagia (neumofagia). f. Aerofagia.
pneumopleuritis (neumopleuritis). f. Pleuresía con aire o gas en la cavidad pleural.
pneumopyelography (neumopielografía). f. Examen radiográfico del riñón después de inyectar aire o gas en la pelvis renal.
pneumopyothorax (neumopiotórax). m. Pioneumotórax.
pneumoradiography (neumorradiografía). f. Neumorroentgenografía.
pneumoresection (neumorresección). f. Escisión de parte de un pulmón.
pneumoretroperitoneum (neumorretroperitoneo). m. Escape de aire en los tejidos retroperitoneales.
pneumoroentgenography (neumorroentgenografía). f. Neumorradiografía.
pneumorrhachis (neumorraquis). m. Neumatorraquis; presencia de gas en el conducto raquídeo.
pneumoscope (neumoscopio). m. Neumatoscopio.
pneumoserothorax (neumoserotórax). m. Hidroneumotórax.
pneumosilicosis (neumosilicosis). f. Silicosis.
pneumotachogram (neumotacograma). m. Registro del flujo de gas respirado en función del tiempo, producido por un neumotacógrafo.
pneumotachograph (neumotacógrafo). m. Neumotacómetro; instrumento para medir el flujo instantáneo de los gases respiratorios.
Fleisch p. (n. de Fleisch).
Silverman-Lilly p. (n. de Silverman-Lilly).
pneumotachometer (neumotacómetro). m. Neumotacógrafo.
pneumothermomassage (neumotermomasaje). m. Aplicación al cuerpo de aire caliente bajo diversos grados de presión.
pneumothorax (neumotórax). m. Neumatotórax; presencia de aire o gas en la cavidad pleural.
artificial p. (n. artificial).
extrapleural p. (n. extrapleural).
open p. (n. abierto).
p. simplex (n. simple).
spontaneous p. (n. espontáneo).
tension p. (n. a tensión). N. valvular.
therapeutic p. (n. terapéutico).
valvular p. (n. valvular). N. por tensión.
pneumotomy (neumotomía). f. Neumonotomía.
pneumoventricle (neumoventrículo). m. Aire en el sistema ventricular del cerebro, como complicación de una fractura del cráneo que pasa a través de los senos nasales accesorios.
pneusis (pneusis). f. Respiración.
pnigophobia (pnigofobia). f. Temor morboso a la asfixia.
PNP (PNP). Abrev. de polidipsia nocturna psicogénica.
Po (Po). Símbolo del polonio.
PO_2, pO_2 (PO_2, pO_2). Símbolo de presión parcial (tensión) de oxígeno.
pock (pústula variólica).
pocket 1. (embolsar). Encerrar en un espacio confinado, como el muñón del pedículo de un tumor ovárico o abdominal entre los labios de la herida externa. **2.** (bolsa). f. Fondo de saco o cavidad en forma de bolsa.
gingival p. (bolsa gingival).
infrabony p., intrabony p. (bolsa infraósea, intraósea). B. subcrestal.
periodontal p. (bolsa periodontal).
Rathke's p. (bolsa de Rathke). Divertículo hipofisario.
Seessel's p. (bolsa de Seessel). Intestino preoral.
subcrestal p. (bolsa subcrestal). B. infraósea o intraósea.
Tröltsch's p.'s (bolsa de Troltsch).
poculum (copa).
p. diogaenis (c. de Diógenes).
pod-, podo- (pod-, podo-). Prefijos que significan pie o en forma de pie.
podagra (podagra). f. Gota, especialmente los casos típicos del dedo gordo del pie.
podagral, podagric, podagrous (podágrico). Gotoso; relativo a la gota, o que la sufre.
podalgia (podalgia). f. Tarsalgia; pododinia; dolor del pie.
podalic (podálico). Relativo al pie.
podarthritis (podartritis). f. Inflamación de cualquier articulación del tarso o metatarso.
podedema (podedema). m. Edema de los pies y tobillos.
podiatric (podiátrico). Relativo a la podiatría.
podiatrist (podiatra). m. y f. Quiropodista; podólogo; que practica la podiatría.
podiatry (podiatría). f. Quiropodia; podología; especialidad que se ocupa del diagnóstico y/o tratamiento médico, quirúrgico, mecánico, físico y auxiliar de las enfermedades, heridas, lesiones y defectos del pie humano.
podismus (podismo). m. Podoespasmo.
poditis (poditis). f. Trastorno inflamatorio del pie.
tourniquet p. (p. por torniquete).
podobromidrosis (podobromidrosis). f. Transpiración maloliente de los pies.
podocyte (podocito). m. Célula epitelial de la capa visceral de la cápsula de Bowman en el corpúsculo renal, unida a la superficie externa de la membrana basal capilar por prolongaciones citoplasmáticas (pedicelos).
pododerm (pododermo). m. Corion ungular; corion del pie; parte de la piel situada debajo del casco o pezuña, que secreta la estructura córnea.
pododermatitis (pododermatitis). f. Inflamación del pododermo.
pododynamometer (pododinamómetro). m. Instrumento para medir la fuerza de los músculos del pie o la pierna.
pododynia (pododinia). f. Podalgia.
podogram (podograma). m. Huella de la planta del pie que muestra el contorno y el estado del arco o un trazado del contorno exterior.

podograph (podógrafo). m. Aparato para registrar el contorno del pie y la huella de la planta.
podolite (podolito). m. Dahlito.
podologist (podólogo). m. Podiatra.
podology (podología). f. Podiatría.
podomechanotherapy (podomecanoterapia). f. Tratamiento de las afecciones del pie por medios mecánicos.
podometer (podómetro). f. Pedómetro.
podophyllin (podofilina). f. Resina de podófilo.
podophyllotoxin (podofilotoxina). f. Sustancia policíclica tóxica, de propiedades catárticas, presente en el podófilo.
podophyllum (podófilo). m. Calomel vegetal; rizoma de *Podophyllum peltatum* (familia Berberidaceae), usado como laxante. D.t. mandrágora americana, planta-sombrilla, etcétera.
Indian p. (p. indio).
podospasm, podospasmus (podoespasmo). m. Podismo; espasmo del pie.
POEMS (POEMS). Abrev. de *p*olyneuropathy, *o*rganomegaly, *e*ndocrinopathy, *m*onoclonal gammopathy, *s*kin changes (polineuropatía, organomegalia, endocrinopatía, gammapatía monoclonal y modificaciones de la piel).
pogoniasis (pogoniasis). f. Crecimiento de barba en una mujer o hirsutismo excesivo en la cara de un hombre.
pogonion (pogonión). m. Punto mentoniano; en craneometría, el punto más anterior de la mandíbula en la línea media, es decir el punto prominente más anterior del mentón.
-poiesis (-poyesis). Sufijo que significa producción.
poikilo- (poiquilo-). Prefijo que significa irregular o variado.
poikiloblast (poiquiloblasto). m. Glóbulo rojo nucleado de forma irregular.
poikilocyte (poiquilocito). m. Glóbulo rojo de forma irregular.
poikilocythemia (poiquilocitemia). f. Poiquilocitosis.
poikilocytosis (poiquilocitosis). f. Poiquilocitemia; presencia de poiquilocitos en la sangre periférica.
poikilodentosis (poiquilodentosis). f. Defectos hipoplásicos o moteado del esmalte dentario debido a exceso de fluoruros en el agua potable.
poikiloderma (poiquilodermia). f. Hiperpigmentación heterogénea y telangiectasia de la piel, seguidas de atrofia.
p. atrophicans and cataract (p. atrófica y catarata).
p. atrophicans vasculare (p. vascular atrófica).
p. of Civatte (p. de Civatte). Enfermedad de Civatte.
p. congenitale (p. congénita). Síndrome de Rothmund.
poikilotherm (poiquilotermo). Alotermo; animal poiquilotérmico.
poikilothermic, poikilothermal, poikilothermous (poiquilotérmico). **1.** De sangre fría; hematocrial o hemacrimo. Que varía de temperatura según sea ésta en el medio; denota los animales así llamados de sangre fría, reptiles y anfibios, así como los vegetales. **2.** Capaz de existir y crecer en medios de temperatura variable.
poikilothermy, poikilothermism (poiquilotermia). f. Propiedad de los vegetales y los animales de sangre fría, cuya temperatura varía de acuerdo con los cambios de temperatura del medio.
poikilothrombocyte (poiquilotrombocito). m. Plaqueta sanguínea de forma anormal.
poikilothymia (poiquilotimia). f. Estado mental caracterizado por variaciones anormales del ánimo.
point 1. (punta). f. Extremo agudo de un objeto o parte. **2.** (punto). Estado o condición al que se llega, como el p. de ebullición. **3.** (punto). m. [*punctum*, NA]. Diminuta zona redondeada que se diferencia por su color u otro rasgo de los tejidos que la rodean.
p. A (punto A). P. subespinal.
absorbent p.'s (puntas absorbentes).
alveolar p. (punto alveolar). Prostion.
anterior focal p. (punto focal anterior).
apophysary p. (punto apofisario). P. subnasal; p. de Trousseau.
axial p. (punto axil). P. nodal.
p. B (punto B). P. supramentoniano.
boiling p. (punto de ebullición).
Bolton p. (punto de Bolton).
Capuron's p.'s (punto de Capuron).
cardinal p.'s (puntos cardinales).
Clado's p. (punto de Clado).
cold-rigor p. (punto de rigor por el frío).
congruent p.'s (puntos congruentes).
conjugate p. (punto conjugado).
contact p. (punto de contacto). Zona de contacto.
craniometric p.'s (puntos craneométricos).
critical p. (punto crítico). P. en el que dos fases se hacen idénticas.
dew p. (punto de rocío).
p. of elbow (punta del codo). Olécranon.
end p. (punto terminal).
far p. (punto lejano). P. remoto.
p. of fixation (punto de fijación).
flash p. (punto de flash).
focal p. (punto focal).
freezing p. (punto de congelación).
fusing p. (punto de fusión). Temperatura de fusión.
Guéneau de Mussy's p. (punto de Guéneau de Mussy).
gutta-percha p.'s (puntas de gutapercha).
Hallé's p. (punto de Hallé).
heat-rigor p. (punto de rigor por el calor).
incident p. (punto incidente).
incisal p. (punto incisal).
isoelectric p. (punto isoeléctrico).
isoionic p. (punto isoiónico).
isosbestic p. (punto isosbéstico).
J p. (punto J). Unión S-T.
lower alveolar p. (punto alveolar inferior). P. infradentario.
malar p. (punto malar).
p. of maximal impulse (punto de máximo impulso).
maximum occipital p. (punto occipital máximo).
Mayo-Robson's p. (punto de Mayo-Robson).
McBurney's p. (punto de McBurney).
median mandibular p. (punto mandibular mediano).
mental p. (punto mentoniano). Pogonión.
metopic p. (punto metópico). Metopión.
motor p. (punto motor).
Munro's p. (punto de Munro).
nasal p. (punto nasal). Nasión.
near p. (punto cercano). P. próximo.
neutral p. (punto neutro). pH 7.
nodal p. (punto nodal).
occipital p. (punto occipital).
p. of ossification (punto de osificación). [*punctum ossificationis*, NA].
p.'s of convergence (punto de convergencia).
painful p. (punto doloroso). P. de Valleix.
posterior focal p. (punto focal posterior).
power p. (punto de potencia o fuerza).
preauricular p. (punto preauricular).
pressure p. (punto de presión).
principal p. (punto principal).
p. of proximal contact (punto de contacto proximal). Zona de contacto.
p. of regard (punto de mirada). P. hacia el cual está dirigido el ojo.
retention p. (punto de retención).
silver p. (p. de plata).
spinal p. (punto espinal). P. subnasal.
subnasal p. (punto subnasal). P. apofisario; p. espinal.
Sudeck's critical p. (punto crítico de Sudeck).
supra-auricular p. (punto supraauricular).
supranasal p. (punto supranasal). Ofrión.
supraorbital p. (punto supraorbitario). Ofrión.
sylvian p. (punto de Silvio).
tender p.'s (puntos hipersensibles). P. de Valleix.
trigger p. (punto gatillo). Zona de gatillo; zona dolorogénica o gatillo.
Trousseau's p. (punto de Trousseau). P. apofisario.
Valleix's p.'s (punto de Valleix). P. hipersensibles.
Weber's p. (punto de Weber).
point source (punto fuente).
pointillage (pointillage). m. Masaje con la punta de los dedos.
poise (poise). m. Unidad de viscosidad del sistema CGS igual a 1 dina por centímetro cuadrado y por segundo.
poison (veneno). m. Cualquier sustancia de uso interno o aplicación externa, peligrosa para la salud o la vida.
acrid p. (v. acre).

arrow p. (v. de flecha). Curare.
fish p. (v. de los peces). **1.** Ictiotóxico. **2.** V. del fugu.
fugu p. (v. del fugu). V. de los peces.
poison ivy (hiedra venenosa). **1.** *Toxicodendron.* **2.** Nombre común de la erupción cutánea (dermatitis por rhus) causada por el contacto con estas especies de *Toxicodendron.*
poisoning (envenenamiento). m. **1.** Intoxicación. Administración de veneno. **2.** Condición de estar envenenado.
ackee p. (e. por ackee). Vómito de Jamaica.
bacterial food p. (e. alimentario bacteriano).
blood p. (e. de la sangre).
bracken p. (e. por helechos).
carbon disulfide p. (e. por bisulfuro de carbono).
carbon monoxide p. (e. por monóxido de carbono).
clay pigeon p. (e. por palomas de arcilla). E. por pez.
crotalaria p. (e. por crotalaria). Crotalismo.
cyanide p. (e. por cianuro).
Datura p. (e. por Datura).
djenkol p. (e. por jenghol). E. por djenkol.
fescue p. (e. por fescue). Pie por fescue.
food p. (e. alimentario). Intoxicación alimentaria.
lead p. (e. por plomo). Plumbismo; saturnismo.
lecheguilla p. (e. por lechuguilla).
mercury p. (e. por mercurio). Mercurialismo; hidrargiria.
mushroom p. (e. por hongos).
oxygen p. (e. por oxígeno). Toxicidad del oxígeno.
pitch p. (e. por pez).
salmon p. (e. por salmón). Enfermedad del salmón.
Salmonella food p. (e. alimentario por salmonellas).
salt p. (e. por sal).
scombroid p. (e. escombroide).
selenium p. (e. por selenio).
silver p. (e. por plata). Argiria.
Staphylococcus food p. (e. alimentario por estafilococos).
sweet clover p. (e. por trébol dulce).
systemic p. (e. sistémico). Toxicosis.
tetraethyl p. (e. tetraetílico).
thallium p. (e. por talio).
turpentine p. (e. por trementina). Trementinismo.
wheat pasture p. (e. por pastura de trigo). Tetania del pasto.
polar (polar). **1.** Relativo a un polo. **2.** Que tiene polos, como ciertas células nerviosas con una o más prolongaciones.
polarimeter (polarímetro). m. Instrumento para medir el ángulo de rotación en la polarización, o la cantidad de luz polarizada.
polarimetry (polarimetría). f. Medición con un polarímetro.
polariscope (polariscopio). m. Instrumento para estudiar los fenómenos de la polarización de la luz.
polariscopic (polariscópico). Relativo al polariscopio o a la polariscopia.
polariscopy (polariscopia). f. Uso del polariscopio para estudiar las propiedades de la luz polarizada.
polarity (polaridad). f. **1.** Propiedad de poseer dos polos opuestos, como los de un imán. **2.** Posesión de propiedades o características opuestas. **3.** Dirección u orientación de la positividad en relación con la negatividad. **4.** Dirección a lo largo de una cadena de polinucleótidos.
polarization (polarización). f. **1.** En electricidad, revestimiento de un electrodo con una capa gruesa de burbujas de hidrógeno, con el resultado de que el flujo de corriente se debilita o cesa. **2.** Cambio efectuado en un rayo de luz que pasa a través de ciertos medios, por el cual las vibraciones transversales se producen en un solo plano y no en todos, como en el rayo luminoso común. **3.** Aparición de diferencias de potencial entre dos puntos de tejido vivo.
polarize (polarizar). Poner en estado de polarización.
polarizer (polarizador). m. Primer elemento de un polariscopio que polariza la luz, diferente del analizador, que es el segundo elemento polarizante.
polarography (polarografía). f. Rama de la electroquímica que estudia las variaciones de la corriente que circula a través de una solución al variar el voltaje.
poldine methylsulfate (poldina, metilsulfato de). Agente anticolinérgico.
pole (polo). m. **1.** Uno de los dos puntos en los extremos del eje de cualquier cuerpo. **2.** Uno de los dos puntos de una esfera a la distancia máxima del ecuador. **3.** Uno de los dos puntos de un imán o una batería o célula eléctrica que tiene los extremos de propiedades opuestas.
abapical p. (p. abapical). En un óvulo, el p. opuesto al p. animal.
animal p. (p. animal). P. germinal.
anterior p. of eyeball (p. anterior del globo ocular). [*polus anterior bulbi oculi,* NA]. Centro de la curvatura corneal del ojo.
anterior p. of lens (p. anterior del cristalino). [*polus anterior lentis,* NA]. Punto central de la cara anterior del cristalino del ojo.
cephalic p. (p. cefálico). Extremo cefálico (cabeza) del feto.
frontal p. (p. frontal del cerebro). [*polus frontalis cerebri,* NA].
germinal p. (p. germinal). P. animal.
inferior p. (p. inferior). Extremidad inferior.
lateral p. (p. lateral). Extremidad tubaria.
medial p. (p. medial). Extremidad uterina.
occipital p. (p. occipital del cerebro). [*polus occipitalis cerebri,* NA].
pelvic p. (p. pelviano). Extremo anal (nalgas o ano) del feto.
posterior p. of eyeball (p. posterior del globo ocular). [*polus posterior bulbi oculi,* NA]. Centro de la curvatura posterior del ojo.
posterior p. of lens (p. posterior del cristalino). [*polus posterior lentis,* NA]. Punto central de la cara posterior del cristalino.
superior p. (p. superior). Extremidad superior.
temporal p. (p. temporal del cerebro). [*polus temporalis cerebri,* NA].
vegetal p. vegetative p. (p. vegetal o vegetativo).
vitelline p. (p. vitelino). P. vegetativo de un óvulo.
policeman (policía). m. Instrumento, generalmente una varilla con punta de goma, para extraer partículas sólidas de un recipiente de vidrio.
polio (polio). Abrev. de poliomielitis.
French p. (p. francesa).
polio- (polio-). Prefijo que indica el color gris o la sustancia o materia gris (substantia grisea).
polioclastic (polioclástico). Que destruye la sustancia gris del sistema nervioso.
poliodystrophy (poliodistrofia). f. Pérdida progresiva de la sustancia gris del sistema nervioso.
progressive cerebral p. (p. cerebral progresiva).
polioencephalitis (polioencefalitis). f. Inflamación de la sustancia gris del cerebro, tanto en la corteza como en los núcleos centrales.
p. infectiva (p. infecciosa). Enfermedad de von Economo.
inferior p. (p. inferior). P. con predominio de parálisis bulbar.
superior hemorrhagic p. (p. superior hemorrágica).
superior p. (p. superior). P. con predominio de oftalmoplejía.
polioencephalomeningomyelitis (polioencefalomeningomielitis). f. Inflamación de la sustancia gris del cerebro y la médula espinal y del revestimiento meníngeo de las partes.
polioencephalomyelitis (polioencefalomielitis). f. Poliomieloencefalitis.
polioencephalopathy (polioencefalopatía). f. Cualquier enfermedad de la sustancia gris del cerebro.
poliomyelencephalitis (poliomielencefalitis). f. Poliomieloencefalitis.
poliomyelitis (poliomielitis). f. Inflamación de la sustancia gris de la médula espinal.
acute anterior p. (p. anterior aguda).
acute bulbar p. (p. bulbar aguda).
chronic anterior p. (p. anterior crónica).
poliomyeloencephalitis (poliomieloencefalitis). f. Polioencefalomielitis; poliomielencefalitis; poliomielitis anterior aguda con pronunciados signos cerebrales.
poliomyelopathy (poliomielopatía). f. Cualquier enfermedad de la sustancia gris de la médula espinal.
poliosis (poliosis). f. Ausencia o disminución de melanina en grupos de pelo del cuero cabelludo, las cejas o las pestañas, debida a hipomelanosis de la epidermis y que aparece en placas o cordones.
poliovirus hominis (poliovirus hominis). Virus de la poliomielitis.
polishing (pulido). m. En odontología, acción y efecto de dar a una restauración aspecto liso y brillante.
politzerization (politzerización). f. Inflación de la trompa de Eustaquio y el oído medio por el metodo de Politzer.
negative p. (p. negativa).

polkissen of Zimmermann (polkissen de Zimmermann). Mesangio extraglomerular.
poll (cotillo). m. Región occipital de un animal, especialmente el caballo; es el punto más alto de la cabeza entre las orejas.
pollakidipsia (polaquidipsia). f. Término raramente usado para la sed demasiado frecuente.
pollakiuria (polaquiuria). f. Término raramente usado como sinónimo de micción anormalmente frecuente.
pollen (polen). m. Microsporos de semillas de plantas transportados por el viento o los insectos antes de su fertilización.
pollenosis (polenosis). f. Polinosis.
pollex, gen. **pollicis**, pl. **pollices** (pollex, gen. pollicis, pl. pollices). [*pollex*, gen. *pollicis*, pl. *pollices*, NA]. Pulgar.
p. pedis (p. pedis). Hallux.
pollicization f. **1.** (pulgarización). Policización. **2.** (policización). Construcción de un sustituto del pulgar.
pollinosis (polinosis). f. Polenosis; fiebre del heno provocada por el polen de varias plantas.
pollodic (polódico). Panódico.
pollutant (contaminante). m. Compuesto indeseable que produce contaminación (polución).
pollution (polución). f. Acción de volver a algo sucio o inapropiado por contacto o mezcla con una sustancia sucia o tóxica.
air p. (p. del aire).
noise p. (p. por ruido).
polocyte (polocito). m. Cuerpo polar.
polonium (polonio). m. Elemento radiactivo, símbolo Po, Nº at. 84, aislado de la pecblenda.
poloxalene (poloxaleno). m. Poloxalcol; polímero del oxialquileno, agente tensioactivo no iónico de acciones y usos similares a los del sulfasuccinato sódico de dioctilo.
poloxalkol (poloxalcol). m. Poloxaleno.
polster (polster). Saliencia de células de músculo liso, como en las arterias y venas del pene, que anteriormente se pensaba que regulaban el flujo de sangre.
polus, pl. **poli** (polus, pl. poli). [*pole*, NA]. Polo.
poly- (poli-). **1.** Prefijo que interviene en la formación de palabras con raíces griegas, y que denota multiplicidad. **2.** En química, prefijo que significa "polímero de", como en polipéptido, polisacárido, polinucleótido.
poly-β-glucosaminidase (poli-β-glucosaminidasa). f. Quitinasa.
polyacid (poliácido). Ácido capaz de liberar más de un ion hidrógeno por molécula.
polyadenitis (poliadenitis). f. Inflamación de muchos ganglios linfáticos, especialmente con referencia al grupo cervical.
p. maligna (p. maligna). Peste bubónica.
polyadenopathy (poliadenopatía). f. Poliadenosis; adenopatía que afecta a muchos ganglios linfáticos.
polyadenosis (poliadenosis). f. Poliadenopatía.
polyadenous (poliadenoso). Que afecta muchas glándulas, o perteneciente a ellas.
polyalcohol (polialcohol). m. Molécula alifática o alicíclica caracterizada por la presencia de dos o más grupos oxhidrilo, p. ej., glicerol, inositol.
poly(alcohol) (poli(alcohol)). Polímero de un alcohol.
polyallelism (polialelismo). m. Existencia de múltiples alelos en un locus genético.
poly(amine) (poli(amina)). Polímero de una amina.
polyamine (poliamina). f. Nombre de clase correspondiente a las sustancias con la fórmula general $H_2N(CH_2)_nNH_2$, $H_2N(CH_2)_nNH(CH_2)_nNH_2$, $H_2N(CH_2)_nNH(CH_2)_nNH(CH_2)_nNH_2$, donde n = 3, 4 o 5.
poly(amino acids) (poli(aminoácidos)). m. Polipéptidos que son polímeros de grupos aminoacilo.
polyangiitis (poliangitis). f. Inflamación de múltiples vasos sanguíneos que afecta a más de un tipo de vaso.
polyanion (polianión). m. Sitios aniónicos en los proteoglucanos de los glomérulos renales que restringen la filtración de las moléculas aniónicas y facilitan la filtración de las proteínas catiónicas.
polyarteritis (poliarteritis). f. Inflamación simultánea de varias arterias.
p. nodosa (p. nudosa). Enfermedad de Kussmaul.
polyarthric (poliártrico). Multiarticular.
polyarthritis (poliartritis). f. Inflamación simultánea de varias articulaciones.
p. chronica (p. crónica). Término obsoleto para artritis reumatoidea.
p. chronica villosa (p. crónica vellosa).
epidemic p. (p. epidémica). Exantema epidémico.
p. rheumatica acuta (p. reumática aguda).
vertebral p. (p. vertebral).
polyarticular (poliarticular). Multiarticular.
polyavitaminosis (poliavitaminosis). f. Avitaminosis con múltiples deficiencias o carencias.
polybasic (polibásico). Que tiene más de un átomo reemplazable de hidrógeno, como un ácido de alcalinidad mayor de 1.
polyblast (poliblasto). m. Cualquiera de un grupo de células fagocíticas errantes, ameboides, mononucleadas y que se encuentran en exudados inflamatorios.
polyblennia (poliblenia). f. Producción excesiva de moco.
polycarbophil (policarbófilo). Ácido poliacrílico en ligadura cruzada con alcohol diviníIico; usado como absorbente gastrointestinal.
polycardia (policardia). f. Taquicardia.
polycentric (policéntrico). Que tiene varios centros.
polycheiria, polychiria (poliqueiria, poliquiria). f. Posesión de manos supernumerarias.
polychondritis (policondritis). f. Enfermedad extendida del cartílago.
chronic atrophic p. (p. atrófica crónica). P. recurrente o recidivante.
relapsing p. (p. recurrente o recidivante).
polychromasia (policromasia). f. Policromatofilia.
polychromatic (policromático). Multicolor.
polychromatocyte (policromatocito). m. Policromatófilo.
polychromatophil, polychromatophile (policromatófilo). Policromófilo; policromatofílico; que se tiñe fácilmente con colorantes ácidos, neutros y básicos.
polychromatophilia (policromatofilia). f. **1.** Policromasia; policromatosis; policromofilia. Tendencia de ciertas células, como los glóbulos rojos en la anemia perniciosa, a teñirse con colorantes básicos y ácidos. **2.** Estado caracterizado por la presencia de muchos glóbulos rojos que tienen afinidad por colorantes ácidos, básicos o neutros.
polychromatophilic (policromatofílico). Policromatófilo.
polychromatosis (policromatosis). f. Policromatofilia.
polychromemia (policromemia). f. Aumento de la cantidad total de hemoglobina de la sangre.
polychromia (policromía). f. Aumento de la pigmentación de cualquier parte del cuerpo.
polychromophil (policromófilo). Policromatófilo.
polychromophilia (policromatofilia). f. Policromatofilia.
polychylia (poliquilia). f. Mayor producción de quilo.
polycinematosomnography (policinematosomnografía). f. Somnocinematografía.
polyclinic (policlínico). m. Dispensario para el tratamiento y estudio de enfermedades de todas clases.
polyclonal (policlonal). En inmunoquímica, perteneciente a las proteínas de más de un solo clon de células, al contrario de monoclonal.
polyclonia (policlonía). f. Mioclono múltiple.
polycoria (policoria). f. Presencia de una o más pupilas en un solo iris.
polycrotic (policrótico). Relativo al policrotismo, o caracterizado por éste.
polycrotism (policrotismo). m. Estado en el que el trazado esfigmográfico muestra varias interrupciones o rupturas hacia arriba en la onda descendente.
polycyesis (policiesis). f. Embarazo múltiple.
polycystic (poliquístico). Compuesto por muchos quistes.
polycythemia (policitemia). f. Eritrocitemia; hiperglobulia; hiperglobulismo; aumento que excede el número normal de glóbulos rojos de la sangre.
compensatory p. (p. compensatoria).
p. hypertonica (p. hipertónica). Síndrome de Gaisböck.
relative p. (p. relativa).
p. rubra, p. rubra vera, p. vera (p. rubra, rubra vera o vera). Eritremia.
polydactylism (polidactilismo). m. Polidactilia.

polydactylous (polidáctilo). Que tiene polidactilia.

polydactyly, polydactylia (polidactilia). f. Presencia de más de cinco dedos en cada mano o pie. D.t. hiperdactilia, hiperdactilismo y polidactilismo.

polydentia (polidencia). f. Poliodoncia.

polydipsia (polidipsia). f. Acción de beber con frecuencia por sentir gran sed.

hysterical p. (p. histérica). P. psicogénica.

psychogenic nocturnal p. (PNP) (p. psicogénica nocturna (PPN)).

psychogenic p. (p. psicogénica). P. histérica.

polydispersoid (polidispersoide). m. Sistema coloidal en el que la fase dispersa se compone de partículas con diferente grado de dispersión.

polydysplasia (polidisplasia). f. Desarrollo de tejido anormal en varios aspectos o sentidos.

polydystrophic (polidistrófico). Relativo a la polidistrofia.

polydystrophy, polydystrophia (polidistrofia). f. Estado caracterizado por la presencia de muchas anomalías congénitas de los tejidos conjuntivos.

polyembryony (poliembrionia). f. Fenómeno de un cigoto que da origen a dos o más embriones.

polyene (polieno). m. Compuesto químico con una serie de dobles uniones conjugadas (alternadas), p. ej., los carotenoides.

polyenic acids (ácidos poliénicos).

polyenoic acids (ácidos polienoicos). Á. poliénicos.

polyergic (poliérgico). Capaz de actuar de varias maneras diferentes.

polyesthesia (poliestesia). f. Trastorno de la sensación en el cual un solo toque u otro estímulo se percibe como si fuesen varios.

polyestradiol phosphate (poliestradiol, fosfato de). Polímero del fosfato de estradiol usado como estrógeno de acción prolongada en el tratamiento del carcinoma prostático.

polyestrous (poliestrual). Que tiene dos o más ciclos estruales en una temporada de celo.

polyethylene glycols (polietilenglicoles). m. pl. Poli(oxietileno) glicoles; polímeros de condensación de óxido de etileno y agua, cuya fórmula general es $HO(CH_2CH_2O)_nH$, donde n es igual al número promedio de grupos oxietilenos (300-6.000).

polyfructose (polifructosa). f. Fructosano.

polygalactia (poligalactia). f. Secreción excesiva de leche, especialmente en el período del destete.

polygalacturonase (poligalacturonasa). f. Pectinasa; pectina despolimerasa; hidrolasa que segmenta las uniones 1,4-α-D-gacturónido en pectato y otros poligalacturónidos.

polyganglionic (poliganglionar). Que contiene o afecta a muchos ganglios.

polygene (poligén). m. Cualquiera de un grupo de genes que actúan juntos para producir variaciones cuantitativas de un carácter determinado, p. ej., la estatura.

polygenic (poligénico). Relativo a una enfermedad hereditaria o a una característica normal controladas por la interacción de genes en más de un locus.

polyglandular (poliglandular). Pluriglandular.

polyglutamate (poliglutamato). m. Ácido poliglutámico.

poly(glutamic acid) (ácido poliglutámico).

poly(γ-glutamic acid) (ácido poli(γ-glutámico)).

poly(glycolic acid) (ácido poliglicólico).

polygnathus (polignato). m. Mellizos unidos desiguales, de los cuales el parásito está unido a la mandíbula del autósito.

polygraph (polígrafo). m. **1.** Instrumento para obtener trazados simultáneos de varias pulsaciones diferentes. **2.** Detector de mentiras, instrumento para registrar cambios de respiración, presión arterial, respuesta galvánica de la piel y otros cambios fisiológicos mientras se pregunta algo al examinado o se le pide que dé asociaciones con palabras relevantes e irrelevantes.

Mackenzie's p. (p. de Mackenzie).

polygyria (poligiria). f. Estado en el que el cerebro tiene un número excesivo de circunvoluciones.

polyhedral (poliédrico). Que tiene muchos lados, caras o facetas.

polyhexoses (polihexosas). f. pl. Hexosanos.

polyhidrosis (polihidrosis). f. Hiperhidrosis.

polyhybrid (polihíbrido). m. Hijo de padres que difieren entre sí en más de tres caracteres.

polyhydramnios (polihidramnios). m. Exceso de líquido amniótico.

polyhydric (polihídrico). Que contiene más de un grupo oxhidrilo, como los alcoholes polihídricos, o los ácidos polihídricos.

polyhypermenorrhea (polihipermenorrea). f. Menstruación frecuente y excesiva.

polyhypomenorrhea (polihipomenorrea). f. Menstruación frecuente pero escasa.

polyidrosis (polihidrosis). Hiperhidrosis.

polykaryocyte (policariocito). m. Célula que contiene muchos núcleos, como el osteoclasto.

polyleptic (poliléptico). Denota una enfermedad con muchos paroxismos, como el paludismo y la epilepsia.

polylogia (polilogia). f. Habla continua y a menudo incoherente.

polymastia (polimastia). f. Estado donde hay más de dos mamas (en seres humanos). D.t. hipermastia, multimamas y pleomastia.

polymastigote (polimastigoto). f. Mastigoto que tiene varios flagelos agrupados.

polymazia (polimastia).

polymelia (polimelia). f. Presencia de extremidades o partes de extremidades supernumerarias.

polymenorrhea (polimenorrea). f. Existencia de ciclos menstruales de frecuencia mayor que la habitual

polymer (polímero). m. Polimérido; sustancia de elevado PM, formada por una cadena de "unidades básicas" repetidas e idénticas.

cross-linked p. (p. de ligaduras cruzadas).

polymerase (polimerasa). f. En general, cualquier enzima que cataliza una polimerización como la de nucleótidos a polinucleótidos.

polymeria (polimería). f. Estado caracterizado por un número excesivo de partes, extremidades u órganos del cuerpo.

polymeric (polimérico). **1.** Que tiene las propiedades de un polímero. **2.** Relativo a la polimería, o caracterizado por ésta. **3.** Sinónimo poco usado de poligénico.

polymerid (polimérido). m. Polímero.

polymerization (polimerización). f. Reacción en la cual un producto de alto PM se obtiene por sucesivas adiciones o condensación de un compuesto más simple.

polymerize (polimerizar). Concretar una polimerización.

polymetacarpalia, polymetacarpalism (polimetacarpalia, polimetacarpalismo). f. y m. Anomalía congénita caracterizada por la presencia de huesos metacarpianos supernumerarios.

polymetatarsalia, polymetatarsalism (polimetatarsalia, polimetatarsalismo). f. y m. Anomalía congénita caracterizada por la presencia de huesos metatarsianos supernumerarios.

polymicrolipomatosis (polimicrolipomatosis). f. Aparición de múltiples masas pequeñas, nodulares, más o menos discretas, de lípidos en el tejido conjuntivo subcutáneo.

polymitus (polímito). m. Exflagelación.

polymorphic (polimorfo). Multiforme, pleomorfo; que tiene más de una forma morfológica.

polymorphism (polimorfismo). m. Pleomorfismo; existencia en más de una forma; existencia, en la misma especie, u otro grupo natural de más de un tipo morfológico.

balanced p. (p. balanceado).

DNA p. (p. del DNA).

genetic p. (p. genético).

lipoprotein p. (p. de lipoproteína).

restriction fragment length p. (p. de longitud de fragmentos de restricción).

restriction-site p. (p. de sitios de restricción).

polymorphocellular (polimorfocelular). Relativo a células de varias clases diferentes, o formado por éstas.

polymorphonuclear (polimorfonuclear). Que tiene núcleos de diversas formas; denota una variedad de leucocito.

polymorphous (polimorfo).

polymyalgia (polimialgia). f. Dolor en varios grupos musculares.

p. arteritica (p. arterítica).

p. rheumatica (p. reumática).

polymyoclonus (polimioclono) m. Mioclono múltiple.

polymyositis (polimiositis). f Inflamación de varios músculos voluntarios al mismo tiempo.

polymyxin (polimixina). f. Mezcla de sustancias antibióticas obtenida de cultivos de *Bacillus polymyxa (B. aerosporus)*, organismo hallado en aguas y suelos, y que se obtiene como un clorhidrato cristalino.

p. B sulfate (p. B sulfato).

polynesic (polinésico). Que aparece en muchos focos separados; denota ciertas formas de inflamación o infección.
polyneural (polineural). Relativo a varios nervios, servido por éstos, o que los afecta.
polyneuralgia (polineuralgia). f. Neuralgia simultánea de varios nervios.
polyneuritis (polineuritis). f. Neuritis múltiple; inflamación simultánea de gran número de nervios raquídeos, con parálisis, dolor y emaciación muscular.
acute idiopathic p. (p. idiopática aguda). Síndrome de Guillain-Barré.
chronic familial p. (p. familiar crónica).
erythredema p. (p. con eritredema).
infectious p. (p. infecciosa). P. idiopática aguda.
polyneuronitis (polineuronitis). f. Inflamación de varios grupos de células nerviosas.
polyneuropathy (polineuropatía). f. Enfermedad que afecta a varios nervios periféricos.
buckthorn p. (p. del espino).
nutritional p. (p. nutricional).
uremic p. (p. urémica).
polynoxylin (polinoxilina). f. Polímero de la urea con formaldehído, usado como antiséptico tópico.
polynuclear, polynucleate (polinuclear, polinucleado). Multinuclear.
polynucleosis (polinucleosis). f. Multinucleosis; presencia de gran número de células polinucleares o multinucleares en la sangre periférica.
polynucleotidases (polinucleotidasas). f. **1.** Enzimas que catalizan la hidrólisis de polinucleótidos a oligonucleótidos o a mononucleótidos; p. ej. fosfodiesterasas, nucleasas. **2.** Término aplicado anteriormente a las dos polinucleótido fosfatasas, 2'(3')-y 5'-, que no segmentan los enlaces internucleótidos.
polynucleotide (polinucleótido). m. Polímero lineal que contiene un número indefinido, generalmente grande, de nucleótidos, unidos de una ribosa (o desoxirribosa) a otra por medio de residuos fosfóricos.
p. phosphorylase (p. fosforilasa).
polyodontia (poliodoncia). f. Polidentia; presencia de dientes supernumerarios.
polyol (poliol). m. Polihidroxialcohol; específicamente, alcoholes azucarados e inositoles.
p. dehydrogenases (p. deshidrogenasas).
polyoncosis, polyonchosis (polioncosis). f. Formación de tumores múltiples.
cutaneomandibular p. (p. cutaneomandibular).
polyonychia (polioniquia). f. Poliunguia; presencia de uñas supernumerarias en los dedos de las manos y/o de los pies.
polyopia, polyopsia (poliopía, poliopsia). f. Visión múltiple; percepción de varias imágenes del mismo objeto.
polyorchidism, polyorchism (poliorquidismo, poliorquismo). m. Presencia de uno o más testículos supernumerarios.
polyostotic (poliostótico). Que afecta a más de un hueso.
polyotia (poliotia). f. Presencia de una oreja supernumeraria a uno o ambos lados de la cabeza.
polyovular (poliovular). Que contiene más de un óvulo.
polyovulatory (poliovulatorio). Policigoto; que descarga varios óvulos en un solo ciclo ovulatorio.
polyoxyl 40 stearate (polioxil 40 estearato). Agente tensioactivo no iónico usado como emulsificador en ungüentos hidrófilos y otras emulsiones.
polyp (pólipo). m. Término descriptivo general que se refiere a cualquier masa de tejido que abulta o se proyecta hacia fuera o arriba desde el nivel superficial normal.
adenomatous p. (p. adenomatoso). Adenoma polipoide; p. celular.
bleeding p. (p. sangrante). P. vascular.
bronchial p. (p. bronquial). P. que crece desde la mucosa bronquial.
cardiac p. (p. cardíaco).
cellular p. (p. celular). P. adenomatoso.
choanal p. (p. coanal).
cystic p. (p. quístico). P. hidatídico; quiste pedunculado.
dental p. (p. dental). Pulpitis dental.
fibrinous p. (p. fibrinoso).
fibrous p. (p. fibroso).
fleshy p. (p. carnoso). P. miomatoso.
gelatinous p. (p. gelatinoso).
Hopmann's p. (p. de Hopmann). Papiloma de Hopmann.
hydatid p. (p. hidatídico). P. quístico.
hyperplastic p. (p. hiperplásico). P. metaplásico.
inflammatory p. (p. inflamatorio). Seudopólipo.
juvenile p. (p. juvenil). P. por retención.
laryngeal p. (p. laríngeo).
lipomatous p. (p. lipomatoso).
lymphoid p. (p. linfoide). Linfoma benigno del recto.
metaplastic p. (p. metaplásico). P. hiperplásico.
mucous p. (p. mucoso).
myomatous p. (p. miomatoso). P. carnoso.
nasal p. (p. nasal).
osseous p. (p. óseo). P. formado en parte por tejido óseo.
pedunculated p. (p. pedunculado).
placental p. (p. placentario).
pulp p. (p. pulpar). Pulpitis hiperplásica.
regenerative p. (p. regenerativo).
retention p. (p. por retención). P. juvenil.
sessile p. (p. sésil).
tooth p. (p. de los dientes). Pulpitis hiperplásica.
vascular p. (p. vascular). P. sangrante.
polypapilloma (polipapiloma). m. **1.** Papilomas múltiples. **2.** Frambesia.
polypathia (polipatía). f. Multiplicidad de enfermedades o trastornos.
polypectomy (polipectomía). f. Escisión de un pólipo.
polypeptide (polipéptido). m. Péptido formado por la unión de un número indefinido (generalmente grande) de aminoácidos mediante enlaces peptídicos (–NH–CO–).
gastric inhibitory p. (GIP) (p. inhibidor gástrico).
vasoactive intestinal p. (VIP) (p. intestinal vasoactivo).
polyphagia (polifagia). f. Exceso en las comidas; glotonería.
polyphalangism (polifalangismo). m. Hiperfalangismo.
polyphallic (polifálico). Relativo a la fantasía mental de poseer múltiples falos o penes.
polypharmacy (polifarmacia). f. Mezcla de muchas drogas en una sola prescripción o receta.
polyphenic (polifénico). Pleiotrópico.
polyphenol oxidase (polifenol oxidasa). f. Lacasa.
polyphobia (polifobia). f. Temor morboso de muchas cosas; estado caracterizado por la presencia de muchas fobias.
polyphosphorylase (polifosforilasa). f. Fosforilasa.
polyphrasia (polifrasia). f. Gran locuacidad.
polyphyletic (polifilético). **1.** Derivado de más de una fuente, o que tiene varias líneas de ascendencia, al contrario de monofilético. **2.** En hematología, relativo al polifiletismo.
polyphyletism (polifiletismo). m. Teoría polifilética; en hematología, teoría que afirma que las células sanguíneas derivan de varias células madres diferentes, según el tipo de cada célula sanguínea o elemento figurado de la sangre.
polyphyodont (polifiodonte). Que tiene varios juegos de dientes formados sucesivamente durante toda la vida.
polypiform (polipiforme). Polipoide.
polyplasmia (poliplasmia). f. Hidremia.
polyplast (poliplasto). Organismo o individuo poliplástico.
polyplastic (poliplástico). **1.** Formado por varias estructuras diferentes. **2.** Capaz de asumir varias formas.
polyplegia (poliplejía). f. Parálisis de varios músculos.
polyploid (poliploide). Caracterizado por poliploidia, o perteneciente a ésta.
polyploidy (poliploidia). f. Estado de un núcleo celular que contiene tres o un múltiplo mayor del número haploide de cromosomas.
polypnea (polipnea). f. Taquipnea.
polypodia (polipodia). f. Presencia de pies supernumerarios.
polypoid (polipoide). Polipiforme; parecido a un pólipo en sus aspectos más visibles.
polyporous (poliporoso). Cribiforme.
polyposia (poliposia). f. Término raramente usado para el consumo excesivo y prolongado de bebida.
polyposis (poliposis). f. Presencia de varios pólipos en alguna parte.
p. coli (p. cólica). P. intestinal múltiple.

familial intestinal p. (p. intestinal familiar). P. intestinal múltiple.
multiple intestinal p. (p. intestinal múltiple).
polypotome (polipótomo). m. Instrumento usado para eliminar un pólipo por medio de un corte.
polypotrite (polipotrito). m. Instrumento para aplastar o triturar pólipos.
polypous (poliposo). Perteneciente a uno o más pólipos, con los rasgos macroscópicos determinados por éstos o caracterizado por su presencia.
polypragmasy (polipragmasia). f. Administración de varios remedios diferentes al mismo tiempo.
polyptychial (poliptiquial). Plegado o dispuesto formando más de una capa.
polypus, pl. **polypi** (polypus, pl. polypi). Pólipo.
polyradiculitis (polirradiculitis). f. Inflamación de varias raíces nerviosas.
polyradiculomyopathy (polirradiculomiopatía). f. Combinación de polirradiculitis (síndrome de Guillain-Barré) con miositis.
polyradiculoneuropathy (polirradiculoneuropatía). f. Polineuritis idiopática aguda.
polyradiculopathy (polirradiculopatía). f. Polineuritis idiopática aguda.
polyribonucleotide nucleotidyltransferase (polirribonucleótido nucleotidiltransferasa). f. Polinucleótido fosforilasa; enzima que cataliza la fosforólisis de polirribonucleótidos o de RNA, dando nucleósido difosfato (o, a la inversa, la primera formación artificial de polinucleótidos que fue descubierta).
polyribosomes (polirribosomas). m. pl. Polisomas; conceptualmente, dos o más ribosomas unidos por una molécula de RNA mensajero.
polyrrhea (polirrea). f. Descarga profusa de líquido seroso o de otro tipo.
polysaccharide (polisacárido). m. Glucano; hidrato de carbono que contiene gran número de grupos sacáridos, como el almidón.
pneumococcal p. (p. neumocócico). Sustancia capsular específica.
specific soluble p. (p. soluble específico).
polyscelia (poliscelia). f. Forma de polimelia que incluye la presencia de más de dos piernas.
polyscope (poliscopio). m. Diafanoscopio.
polyserositis (poliserositis). f. Enfermedad de Concato; enfermedad de Bamberger; serositis múltiple; inflamación crónica con derrames en varias cavidades serosas, con engrosamiento fibroso de la serosa y pericarditis constrictiva.
familial paroxysmal p., familial recurrent p. (p. paroxística familiar, p. recurrente familiar).
periodic p. (p. periódica). P. paroxística familiar.
polysinusitis (polisinusitis). f. Inflamación simultánea de dos o más senos.
polysomes (polisomas). m. pl. Polirribosomas.
polysomia (polisomía). f. Malformación fetal que presenta dos o más cuerpos imperfectos y parcialmente fusionados.
polysomic (polisómico). Caracterizado por polisomía, o perteneciente a ella.
polysomnogram (polisomnograma). m. Registro de la función fisiológica, o de varias, obtenido por polisomnografía.
polysomnography (polisomnografía). f. Vigilancia simultánea y continua de la actividad fisiológica normal y anormal durante el sueño.
polysomy (polisomía). Estado de un núcleo celular en el que un cromosoma específico está representado más de dos veces.
polysorbate 80 (polisorbato 80). Polioxietileno (20) sorbitan monoleato; mezcla de éteres polioxietilénicos de ésteres oleicos parciales mixtos de anhídridos de sorbitol; usado como emulsificador.
polyspermia, polyspermism (polispermia, polispermismo). f. y m. **1.** Entrada de más de un espermatozoide en el óvulo. **2.** Secreción espermática anormalmente abundante.
polyspermy (polispermia). f. Ingreso de más de un espermatozoide en el óvulo.
polysplenia (polisplenia). f. Estado en el que el tejido esplénico se divide en dos o más masas casi iguales.
polysteraxic (polisteráxico). Denota un comportamiento caracterizado por una cualidad socialmente provocativa.
polystichia (polistiquia). f. Disposición de las pestañas en dos o más filas.
polysulfide rubber (polisulfuro, goma de). Caucho sintético usado como material de impresión dental.
polysuspensoid (polisuspensoide). m. Sistema coloidal de fases sólidas con diferente grado de dispersión.
polysymbrachydactyly (polisimbraquidactilia). f. Malformación congénita de la mano o del pie en la que los dedos son cortos con sindactilia o polidactilia.
polysynaptic (polisináptico). Multisináptico; se refiere a las vías de conducción neural formadas por una cadena de muchas células nerviosas sinápticamente unidas.
polysyndactyly (polisindactilia). f. Sindactilia de varios dedos de las manos o de los pies.
polytendinitis (politendinitis). f. Inflamación de varios tendones.
polytene (politeno). Que consiste en muchos filamentos de cromatina formados por la división repetida del cromonema sin la separación de los filamentos.
polythelia (politelia). f. Hipertelia; presencia de pezones supernumerarios en las mamas o en otras partes del cuerpo.
polythiazide (politiazida). f. Diurético y antihipertensivo del grupo de las benzotiadiazinas.
polytocous (politoco). Que produce varias crías en un parto.
polytomography (politomografía). f. Radiografía de cortes corporales tomada con un aparato especial que efectúa movimientos complejos.
polytrichia (politriquia). f. Politricosis; excesiva cantidad de pelo.
polytrichosis (politricosis). f. Politriquia.
polyunguia (poliunguia). f. Polioniquia.
polyuria (poliuria). f. Hidruria; excreción excesiva de orina, o micción profusa.
polyvalent (polivalente). **1.** Multivalente. **2.** Perteneciente a un antisuero p.
polyvidone (polividona). f. Povidona.
polyvinyl (polivinilo). m. Compuesto que contiene varios grupos vinílicos en forma polimerizada.
polyvinyl alcohol (alcohol polivinílico).
polyvinyl chloride (PVC) (polivinilo cloruro de (PVC)).
polyvinylpyrrolidone (PVP) (polivinilpirrolidona (PVP)). f. Povidona.
p.-iodine complex (p. yodo, complejo). Povidona-yodo.
polyzoic (polizoico). Forma de cuerpo segmentado, como en las tenias superiores, subclase Cestoda. V.t. estróbila, monozoico.
polyzygotic (policigótico). Poliovulatorio.
pomade (pomada). f. Ungüento o crema que contiene medicamentos; se usa generalmente para el pelo.
POMP (POMP). Abrev. de Purinetol (6-mercaptopurina), Oncovin (sulfato de vincristina), metotrexato y prednisona, un régimen terapéutico antineoplásico.
pompholyx (ponfólix). f. Dishidrosis.
pomphus (ponfo). m. Roncha o ampolla.
pono- (pono-). Prefijo que significa esfuerzo corporal, fatiga, exceso de trabajo, dolor, etcétera.
ponograph (ponógrafo). m. Instrumento para registrar gráficamente la fatiga progresiva de un músculo que se contrae.
ponopalmosis (ponopalmosis). f. Término raramente usado para el estado de irritabilidad cardíaca en el que la palpitación es excitada por un ligero esfuerzo.
ponophobia (ponofobia). f. Temor morboso al exceso de trabajo o a la fatiga.
ponos (ponos). m. Enfermedad de niños pequeños en algunas islas de Grecia; se caracteriza por agrandamiento del bazo, hemorragias, fiebre y caquexia.
pons, pl. **pontes** (pons, pl. pontes). [*pons*, NA]. Protuberancia; en neuroanatomía, el puente del cerebelo o puente de Varolio; parte del tronco encefálico entre el bulbo raquídeo caudalmente y el mesencéfalo rostralmente, compuesta por la porción basilar y la calota de la protuberancia.
p. cerebelli (p. cerebelli). Protuberancia.
p. hepatis (protuberancia hepática). Pontículo hepático.
p. varolii (p. varolii). Puente de Varolio; protuberancia.
pontic (póntico). m. Diente artificial en una prótesis parcial fija que reemplaza al diente natural perdido, restablece sus funciones y generalmente ocupa el espacio ocupado antes por la corona natural.

ponticulus (pontículo). m. Reborde vertical de la eminencia del pabellón de la oreja que da inserción al músculo auricular posterior.
p. hepatis (p. hepático). Puente hepático.
p. nasi (p. nasal). Puente de la nariz
p. promontorii (p. del promontorio). Subículo del promontorio.
pontile, pontine (pontino). Relativo a un puente o a la protuberancia anular.
pool (pool). m. **1.** Colección de sangre en cualquier región del cuerpo, debido a dilatación y retardo de la circulación en los capilares y las venas de esa parte. **2.** Combinación de recursos; reserva.
abdominal p. (p. abdominal).
gene p. (p. genético).
metabolic p. (p. metabólico).
vaginal p. (p. vaginal).
poples (poples). [*poples*, NA]. Región poplítea; cara posterior de la rodilla. V.t. fosa poplítea.
popliteal (poplíteo). Relacionado con el hueco poplíteo.
POPOP (POPOP). Abrev. de 1,4-bis(5-feniloxazol-2-il)benceno.
poppy (amapola). Papaver.
p. oil (aceite de amapola).
population (población). f. Término estadístico que denota todos los objetos, sucesos o sujetos de una clase determinada.
porcelain (porcelana). f. Polvo formado por arcilla, sílice y un fundente, que mezclado con agua forma una pasta moldeada para hacer dientes artificiales, incrustaciones, coronas jacket y prótesis.
porcine (porcino). Relativo a los cerdos.
pore (poro). m. Agujero, perforación, orificio; una de las pequeñas aberturas de las glándulas sudoríparas de la piel.
dilated p. (p. dilatado). Tricoepitelioma adquirido.
external acoustic p. (p. acústico externo). [*porus acusticus externus*, NA]. P. o agujero acústico o auditivo externo.
gustatory p. (p. gustativo). [*porus gustatorius*, NA]. P. del gusto.
interalveolar p.'s (p. interalveolares). P. de Kohn.
internal acoustic p. (p. acústico interno). [*porus acusticus internus*, NA]. P. o agujero acústico o auditivo interno.
Kohn's p.'s (p. de Kohn). P. interalveolares.
nuclear p. (p. nuclear).
slit p.'s (p. de filtración). Hendiduras de filtración.
sweat p. (p. sudoríparo).
taste p. (p. gustativo). [*porus gustatorius*, NA].
porencephalia (porencefalia).
porencephalic (porencefálico). Relativo a la porencefalia o caracterizado por ella.
porencephalitis (porencefalitis). f. Inflamación crónica del cerebro con formación de cavidades en la sustancia del órgano.
porencephalous (porencefálico).
porencephaly (porencefalia). f. Espelencefalia; existencia de cavidades en la sustancia cerebral que comunican generalmente con los ventrículos laterales.
poriomania (poriomanía). f. Impulso morboso de alejarse del hogar.
porion, pl. **poria** (porión). m. Punto central del margen superior del meato auditivo externo.
pornolagnia (pornolagnia). f. Atracción sexual por las prostitutas.
poro-, por- (poro-, por-). Prefijos que indican poro, conducto o abertura; paso a través de algo; callo o induración.
porocele (porocele). m. Hernia cubierta por induraciones.
porocephaliasis (porocefaliasis). f. Porocefalosis; infección por una especie de *Porocephalus*.
porocephalosis (porocefalosis). f. Porocefaliasis.
poroconidium (poroconidio). m. Porospora; en los hongos, una espora producida a través de poros microscópicos del conidióforo.
porokeratosis (poroqueratosis). f. Dermatosis rara con engrosamiento del estrato córneo con borde queratósico anular y atrofia centrífuga progresiva.
actinic p. (p. actínica).
poroma (poroma). m. **1.** Callosidad. **2.** Exostosis. **3.** Induración que sigue a un flemón. **4.** Tumor de células que tapizan las aberturas cutáneas de las glándulas sudoríparas.
eccrine p. (p. ecrino). Tumor de los conductos dérmicos.
porosis, pl. **poroses** (porosis). f. Porosidad; estado poroso.
cerebral p. (p. cerebral).
porosity (porosidad). f. **1.** Porosis. **2.** Perforación.
porospore (porospora). f. Poroconidio.
porotic (porótico). Poroso, como en osteoporótico.
porotomy (porotomía). f. Meatotomía.
porous (poroso). Que tiene poros que pasan directa o indirectamente a través de una sustancia.
porphin, porphine (porfina). f. Porfirina; núcleo de tetrapirrol no sustituido que es la base de las porfirinas.
porphobilin (porfobilina). f. Término general que denota los intermediarios entre monopirrol, porfobilinógeno y el tetrapirrol cíclico del hem (derivado de porfina).
porphobilinogen (PBG) (porfobilinógeno (PBG)). m. Compuesto de porfirina, 5-aminoetil-4-(2'-carboxietil)-3-carboximetilpirrol.
p. synthase (p. sintasa).
porphyria (porfiria). f. Grupo de trastornos que afectan la biosíntesis del hem, caracterizados por la excreción excesiva de porfirinas o sus precursores.
acute intermittent p., acute p. (p. aguda intermitente, aguda).
bovine p. (p. bovina).
congenital erythropoietic p. (CEP) (p. eritropoyética congénita).
p. cutanea tarda (PCT) (p. cutánea tardía (PCT)). P. sintomática.
erythropoietic p. (p. eritropoyética).
hepatic p. (p. hepática).
intermittent acute p. (IAP) (p. intermitente aguda (PIA)).
ovulocyclic p. (p. ovulocíclica).
South African type p. (p. de tipo sudafricano). P. variegata.
squirrel p. (p. de las ardillas).
swine p. (p. porcina). P. como carácter dominante en el cerdo.
symptomatic p. (p. sintomática). P. cutánea tardía.
variegate p. (VP) (p. variegata). Protocoproporfiria hereditaria.
porphyrin (porfirina). f. Porfina.
porphyrinogens (porfirinógenos). m. pl. Intermediarios de la biosíntesis del hem.
porphyrins (porfirinas). f. pl. Pigmentos de amplia distribución en la naturaleza (hem, pigmentos biliares, citocromos) consistentes en cuatro pirroles unidos en un anillo (porfina).
porphyrinuria (porfirinuria). f. Porfiruria; excreción de porfirinas y compuestos afines en la orina.
porphyrization (porfirización). f. Trituración en un mortero (anteriormente sobre una losa de pórfido.
porphyruria (porfiruria). f. Porfirinuria.
porrigo (porrigo). Cualquier enfermedad del cuero cabelludo, como tiña, favus, eccema, etcétera.
p. decalvans (p. decalvans). Alopecia areata.
p. favosa (p. favosa). Tiña fávica.
p. furfurans (p. furfurans). Tiña tonsurans.
p. larvalis (p. larvalis). Eccema del cuero cabelludo.
p. lupinosa (p. lupinosa). Tiña fávica.
p. scutulata (p. scutulata). Tiña fávica.
porropsia (porropsia). f. Estado en el que los objetos parecen más lejanos de lo que están.
porta, pl. **portae** (porta). **1.** Hilio. **2.** Agujero interventricular.
p. hepatis (p. hepática). [*porta hepatis*, NA]. Fisura portal.
p. lienis (p. lienis). Hilio del bazo.
p. pulmonis (p. pulmonar). Hilio pulmonar.
p. renis (p. renal). Hilio renal.
portacaval (portocava). Relativo a la vena porta y a la vena cava inferior.
portal (portal). **1.** Relativo a cualquier porta o hilio, específicamente la porta hepática y la vena porta. **2.** m. Punto de entrada en el organismo de algún agente patógeno.
intestinal p.'s (p. intestinales).
portio, pl. **portiones** (porción). m. [*pars*, pl. *partes*; NA]. Parte, división.
p. intermedia (p. intermedia). Nervio intermedio.
p. major nervi trigemini (p. mayor del nervio trigémino). Raíz sensitiva del nervio trigémino.
p. minor nervi trigemini (p. menor del nervio trigémino). Raíz motora del nervio trigémino.
p. supravaginalis (p. supravaginal). [*portio supravaginalis*, NA].
p. vaginalis (p. vaginal). [*portio vaginalis*, NA].
portiplexus (portiplexo). m. Unión del plexo coroides del ventrículo lateral con el del tercer ventrículo en el agujero interventricular de Monro.

porto- (porto-). Prefijo que significa portal.
portobilioarterial (portobilioarterial). Relativo a la vena porta, los conductos biliares y la arteria hepática, que tienen distribuciones similares.
portoenterostomy (portoenterostomía). f. Operación de Kasai; atresia biliar en la que un asa de yeyuno en Y (asa de Roux) se anastomosa al extremo hepático de las estructuras portales extravasculares divididas, e incluye conductos biliares rudimentarios.
portogram (portograma). m. Radiografía de la vena porta.
portography (portografía). f. Portovenografía; delineación de la circulación portal mediante el uso de películas radiográficas y material radiopaco, generalmente introducido en el bazo o en la vena porta.
portosystemic (portosistémico). Relativo a conexiones entre los sistemas venosos portal y sistémico o general.
portovenography (portovenografía). f. Portografía.
porus, pl. **pori** (porus, pl. pori). [*porus*, NA]. Poro, meato o agujero.
p. crotaphytico-buccinatorius (poro crotafítico-buccinador).
p. sudoriferus (poro sudoríparo). [*porus sudoriferus*, NA].
position (posición). f. **1.** Actitud, postura o lugar ocupado. **2.** Postura o actitud corporal asumida por un paciente para sentirse más cómodo y para facilitar el desempeño de procedimientos quirúrgicos, diagnósticos o terapéuticos. **3.** En obstetricia, relación de alguna parte del feto arbitrariamente elegida con el lado derecho o izquierdo de la madre.
anatomical p. (p. anatómica).
Bozeman's p. (p. de Bozeman).
Casselberry p. (p. de Casselberry).
centric p. (p. céntrica).
condylar hinge p. (p. de bisagra de los cóndilos o condílea de bisagra).
dorsal p. (p. dorsal). P. supina.
dorsosacral p. (p. dorsosacra). P. de litotomía.
eccentric p. (p. excéntrica). Relación excéntrica.
electrical heart p. (p. eléctrica del corazón). P. cardíaca.
Elliot's p. (p. de Elliot).
English p. (p. inglesa). P. de Sims.
flank p. (p. de flanco).
Fowler's p. (p. de Fowler).
frontoanterior p. (p. frontoanterior).
frontoposterior p. (p. frontoposterior).
frontotransverse p. (p. frontotransversa).
genucubital p. (p. genucubital). P. rodilla-codo.
genupectoral p. (p. genupectoral). P. rodilla-tórax.
heart p. (p. cardíaca). P. eléctrica del corazón.
hinge p. (p. de bisagra).
intercuspal p. (p. intercuspídea).
knee-chest p. (p. rodilla-tórax). P. genupectoral.
knee-elbow p. (p. rodilla-codo). P. genucubital.
lateral recumbent p. (p. recumbente lateral). P. de Sims.
leapfrog p. (p. del salto de rana).
lithotomy p. (p. de litotomía). P. dorsosacra.
mandibular hinge p. (p. mandibular de bisagra).
Mayo-Robson's p. (p. de Mayo-Robson).
mentoanterior p. (p. mentoanterior).
mentoposterior p. (p. mentoposterior).
mentotransverse p. (p. mentotransversa).
Noble's p. (p. de Noble).
obstetric p. (p. obstétrica).
occipitoanterior p. (p. occipitoanterior).
occipitoposterior p. (p. occipitoposterior).
occipitotransverse p. (p. occipitotransversa).
occlusal p. (p. oclusal).
physiologic rest p. (p. fisiológica de reposo).
postural p., postural resting p. (p. postural, de reposo postural).
prone p. (p. prona). P. acostado boca abajo.
protrusive p. (p. protrusiva).
rest p. (p. de reposo). P. fisiológica de reposo.
Rose's p. (p. de Rose).
sacroanterior p. (p. sacroanterior).
sacroposterior p. (p. sacroposterior).
sacrotransverse p. (p. sacrotransversa).
Scultetus' p. (p. de Scultetus).
semiprone p. (p. semiprona). P. de Sims. V.t. semiprono.
Simon's p. (p. de Simon). P. para el examen vaginal.
Sims' p. (p. de Sims). P. inglesa, recumbente lateral o semiprona.
supine p. (p. supina). P. dorsal; p. boca arriba.
terminal hinge p. (p. terminal en bisagra).
Trendelenburg's p. (p. de Trendelenburg).
Valentine's p. (p. de Valentine).
Walcher p. (p. de Walcher).
positioner (posicionador). m. Aparato removible resiliente de elastoplástico o goma que se adapta a la superficie oclusal de los dientes para obtener movimiento limitado de éstos y/o su estabilización, usado generalmente al final del tratamiento ortodóntico.
positive (positivo). **1.** Afirmativo, definido, no negativo. **2.** Denota una respuesta, una reacción, etc., que prueba la existencia de la entidad o el estado en cuestión.
positron (positrón). m. Electrón positivo; partícula subatómica de la misma masa que el electrón pero de carga opuesta (o sea, positiva).
posologic (posológico). Relativo a la posología.
posology (posología). f. Rama de la farmacología y terapéutica que determina las dosis de los remedios; la ciencia de la dosificación.
post (espiga). f. En odontología, una clavija o perno introducido en el conducto radicular de un diente natural, para que sirva de sostén para una corona artificial.
post- (pos-, post-). Prefijos que entran en la formación de palabras derivadas de raíces latinas, con el significado de después, detrás, posterior; corresponde al griego *meta-*.
postacetabular (posacetabular). Posterior a la cavidad acetabular.
postadolescence (posadolescencia). f. Período que sigue a la adolescencia o pubertad.
postanal (posanal). Posterior al ano.
postanesthetic (posanestésico). Posterior a la anestesia.
postapoplectic (posapopléctico). Posterior a un ataque de apoplejía.
postaxial (posaxial). **1.** Posterior al eje del cuerpo o de cualquier extremidad en posición anatómica. **2.** Denota la porción de una extremidad caudal al eje de aquella.
postbrachial (posbraquial). Situado sobre la parte posterior del brazo o dentro de ésta.
postcardinal (poscardinal). Relativo a las venas cardinales posteriores.
postcava (poscava). Vena cava inferior.
postcaval (poscaval). Relativo a la vena cava inferior.
postcentral (poscentral). Referente a la circunvolución cerebral que forma el lado posterior del surco central; circunvolución p. o parietal ascendente.
postcibal (poscibal). Después de comer o ingerir alimento.
postclavicular (posclavicular). Posterior a la clavícula.
postcoital (poscoital). Después del coito.
postcoitus (poscoito). m. Momento inmediatamente posterior al coito.
postcordial (poscordial). Posterior al corazón.
postcostal (poscostal). Detrás de las costillas.
postcrown (poscorona). f. Corona que reemplaza a la natural, retenida sobre el muñón de la raíz de un diente al que se le ha quitado la pulpa, por una espiga o clavija que forma un todo integral con la corona.
postcubital (poscubital). Sobre la parte posterior o dorsal del antebrazo o dentro de ella.
postdam (posdique). m. Sello palatino posterior.
postdiastolic (posdiastólico). Que sigue a la diástole del corazón.
postdicrotic (posdicrótico). Que sigue a la onda dicrótica de un esfigmograma; denota una interrupción adicional en la línea descendente del trazado del pulso.
postdiphtheritic (posdiftérico). Que sigue a la difteria o es una secuela de ésta.
postdormital (posdormital). Relativo al posdormitum.
postdormitum (posdormitum). m. Período de aumento de la conciencia entre el sueño profundo y el despertar.
postductal (posductal). Relativo a la parte de la aorta distal a la abertura aórtica del conducto arterioso.
postencephalitic (posencefalítico). Que sigue a la encefalitis.
postepileptic (posepiléptico). Que sigue a una crisis epiléptica.
posterior (posterior). **1.** Después de, en relación con el tiempo o el espacio. **2.** [*posterior*, NA] Dorsal; en anatomía humana denota la superficie dorsal del cuerpo. **3.** Cerca de la cola o del extremo cau-

N
O
P

dal de ciertos embriones. **4.** Sustituto incorrecto y confuso de "caudal" en los cuadrúpedos.
postero- (postero-). Prefijo que indica posterior.
posteroanterior (posteroanterior). Término que denota la dirección de vista o progresión, de posterior a anterior, a través de una parte.
posteroclusion (posteroclusión). f. Oclusión posterior.
posteroexternal (posteroexterno). Posterolateral.
posterointernal (posterointerno). Posteromedial.
posterolateral (posterolateral). Posteroexterno; detrás y a un lado, específicamente el lado de afuera.
posteromedial (posteromedial). Posterointerno; detrás y hacia el lado de adentro.
posteromedian (posteromediano). Que ocupa posteriormente una posición central.
posteroparietal (posteroparietal). Relativo a la porción posterior del lóbulo parietal del cerebro.
posterosuperior (posterosuperior). Situado por detrás y en la parte superior.
posterotemporal (posterotemporal). Relativo a la porción posterior del lóbulo temporal del cerebro, o situado en ella.
postesophageal (posesofágico). Detrás del esófago.
postestrus, postestrum (posestro). m. Período del ciclo estrual que sigue al estro.
postfebrile (posfebril). Metapirético; que ocurre después de la fiebre.
postganglionic (posganglionar). Distal o más allá de un ganglio; se refiere a las fibras nerviosas amielínicas que se originan en las células de un ganglio autónomo.
posthemiplegic (poshemipléjico). Que sigue a la hemiplejía.
posthemorrhagic (poshemorrágico). Que sigue a una hemorragia.
posthepatic (poshepático). Detrás del hígado.
posthetomy (postetomía). f. Circuncisión.
posthioplasty (postioplastia). f. Cirugía reparativa o plástica del prepucio.
posthitis (postitis). f. Acropostitis; inflamación del prepucio.
postholith (postolito). m. Cálculo del prepucio.
posthyoid (poshioideo). Situado por detrás del hueso hioides.
posthypnotic (poshipnótico). Que sigue al hipnotismo; indica un acto sugerido durante la hipnosis que debe ser realizado en algún momento después que el individuo hipnotizado ha sido despertado.
postictal (posictal). Que sigue a una crisis, como la epiléptica.
posticus (posticus). Posterior.
postinfluenzal (posinfluenzal). Que ocurre como secuela de la influenza.
postischial (posisquial). Posterior al isquión.
postmalarial (pospalúdico). Que ocurre como secuela del paludismo.
postmastoid (posmastoideo). Posterior a la apófisis mastoides.
postmature (posmaduro). Que permanece en el útero más tiempo que el período normal de gestación, es decir más de 42 semanas (288 días) en la mujer.
postmedian (posmediano). Posterior al plano mediano.
postmediastinal (posmediastínico). **1.** Posterior al mediastino. **2.** Relativo al mediastino posterior.
postmediastinum (posmediastino). m. Mediastino posterior.
postmenopausal (posmenopáusico). Relativo al período que sigue a la menopausia.
postminimus (posmeñique). m. Pequeño apéndice accesorio unido al costado del quinto dedo (meñique) de la mano o del pie; puede parecerse a un dedo normal o ser simplemente una masa carnosa.
postmortem (post mortem). **1.** Después de la muerte. **2.** Coloquialismo por autopsia.
postnarial (posnarial). Relativo a las narinas posteriores o coanas.
postnaris (posnaris). Coana.
postnasal (posnasal). **1.** Posterior a la cavidad nasal. **2.** Relativo a la porción posterior de la cavidad nasal.
postnatal (posnatal). Que ocurre después del nacimiento.
postnecrotic (posnecrótico). Posterior a la muerte de un tejido o una parte del cuerpo.
postneuritic (posneurítico). Que sigue a la neuritis.
postocular (posocular). Posterior al globo ocular.
postoperative (posoperatorio). Que sigue a una operación.
postoral (posoral). En la parte posterior de la boca, o posterior a ésta.
postorbital (posorbitario). Posterior a la órbita.
postpalatine (pospalatino). Posterior a los huesos palatinos. Se refiere generalmente al velo del paladar.
postparalytic (posparalítico). Que sigue a la parálisis o es una secuela de ésta.
postpartum (posparto). Que ocurre después del parto.
postpharyngeal (posfaríngeo). Posterior a la faringe.
postpneumonic (posneumónico). Que sigue a la neumonía o pulmonía, o es una secuela de ésta.
postprandial (posprandial). Que sigue a una comida.
postpuberal, postpubertal (pospuberal, pospubertal). Pospubescente.
postpuberty (pospubertad). f. Período que sigue a la pubertad.
postpubescent (pospubescente). Pospuberal; pospubertal; posterior al período de la pubertad.
postpyknotic (pospicnótico). Que sigue a la fase de picnosis en un glóbulo rojo y denota la desaparición del núcleo (cromatólisis).
postrolandic (posrolándico). Detrás de la cisura de Rolando o surco central.
postsacral (postsacro). Posterior o inferior al sacro; se refiere al coxis.
postscapular (posescapular). Posterior a la escápula.
postscarlatinal (posescarlatínico). Que se produce como secuela de la escarlatina.
postsphygmic (posesfígmico). Que ocurre después de la onda del pulso.
postsplenic (posesplénico). Posterior al bazo.
postsynaptic (postsináptico). Perteneciente a la zona del lado distal de una hendidura sináptica.
posttarsal (postarsiano). Relativo a la porción posterior del tarso.
posttecta (postecta). Aboral a la parte oculta del duodeno.
posttibial (postibial). Posterior a la tibia; situado en la porción posterior de la pierna.
posttransverse (postransverso). Por detrás de una apófisis transversa.
posttraumatic (postraumático). Relativo a un trauma, con implicación temporal y causal.
posttrematic (postremático). Relativo a la superficie caudal de una hendidura branquial.
posttussis (postussis). Después de toser; se refiere generalmente a ciertos ruidos auscultatorios.
posttyphoid (postifoideo). Que es una secuela de la fiebre tifoidea.
postulate (postulado). m. Proposición que se considera evidente por sí misma o que se toma sin pruebas, como base para un razonamiento. V.t. hipótesis; teoría.
Ampère's p. (p. de Ampère). Ley de Avogadro.
Avogadro's p. (p. de Avogadro). Ley de Avogadro.
Ehrlich's p. (p. de Ehrlich). Teoría de las cadenas laterales.
Koch's p.'s (p. de Koch). Ley de Koch.
postural (postural). Relativo a la postura o consecuencia de ella.
posture (postura). f. Actitud; posición de las extremidades o del cuerpo en conjunto.
Stern's p. (p. de Stern).
postuterine (posuterino). Posterior al útero.
postvaccinal (posvacunal). Después de la vacunación.
postvalvar, postvalvular (posvalvular). Relativo a una posición distal a las válvulas pulmonares o aórticas.
potable (potable). Apto para beber.
potamophobia (potamofobia). f. Temores morbosos provocados por la vista de un río, arroyo, etc., y a veces por la simple idea acerca de éstos.
potash (potasa). f. Carbonato de potasio impuro.
caustic p. (p. cáustica). Hidróxido de potasio.
sulfurated p. (p. sulfurada).
potassic (potásico). Relativo al potasio o que lo contiene.
potassiocupric (potasiocúprico). Relativo al potasio y al cobre, o que los contiene.
potassiomercuric (potasiomercúrico). Relativo al potasio y al mercurio, o que los contiene.
potassium (potasio). Kalium; kali; elemento metálico alcalino, símbolo K, Nº at. 19, P. at. 39,100, abundante en la naturaleza, pero siempre en combinación.

p. acetate (acetato de p.).
p. acid tartrate (tartrato ácido de p.). Bitartrato de p.
p. alum (alumbre de p.). Sulfato potásico de aluminio.
p. aminosalicylate (aminosalicilato de p.). V. ácido *p*-aminosalicílico.
p. antimonyltartrate (antimoniltartrato de p.).
p. atractylate (atractilato de p.).
p. bicarbonate (bicarbonato de p.).
p. bitartrate (bitartrato de p.). Tartrato ácido de p.
p. bromide (bromuro de p.).
p. chlorate (clorato de p.). Clorato de potasa.
p. chloride (cloruro de p.).
p. citrate (citrato de p.). Sal de Rivière.
p. cyanide (cianuro de p.). KCN, fumigador comercial.
dibasic p. phosphate (fosfato dibásico de p.). Fosfato de p.
p. dichromate, p. bichromate (bicromato, dicromato de p.).
effervescent p. citrate (citrato efervescente de p.).
p. ferrocyanide (ferrocianuro de p.).
p. gluconate (gluconato de p.). Sal de p. del ácido glucónico.
p. guaiacolsulfonate (guayacolsulfonato de p.).
p. hydroxide (hidróxido de p.). Potasa cáustica.
p. hypophosphite (hipofosfito de p.).
p. iodate (yodato de p.). KIO_3; oxidante y desinfectante.
p. iodide (yoduro de p.).
p. metaphosphate (metafosfato de p.).
monobasic p. phosphate (fosfato monobásico de p.).
p. nitrate (nitrato de p.).
p. perchlorate (perclorato de p.).
p. permanganate (permanganato de p.).
p. phosphate (fosfato de p.). Fosfato bipotásico.
p. rhodanate (rodanato de p.). Tiocianato de p.
p. sodium tartrate (tartrato sódico de p.). Sal de Rochelle.
p. sorbate (sorbato de p.).
p. succinate (succinato de p.).
p. sulfate (sulfato de p.). K_2SO_4; laxante.
p. sulfocyanate (sulfocianato de p.). Tiocianato de p.
p. tartrate (tartrato de p.). Tártaro soluble.
p. thiocyanate (tiocianato de p.). Sulfocianato de p.

potency (potencia). f. **1.** Poder, fuerza; condición o cualidad de ser potente. **2.** Específicamente, p. sexual. **3.** En terapéutica, actividad farmacológica de un compuesto.
sexual p. (p. sexual). Capacidad de consumar el acto sexual.

potent (potente). **1.** Que posee fuerza o poder. **2.** Indica la capacidad de una célula primitiva para diferenciarse. V.t. totipotente, pluripotente. **3.** En psiquiatría, que posee potencia sexual.

potential (potencial). **1.** Capaz de hacer o ser, aunque todavía no haga ni sea; posible, pero no aún real. **2.** Estado de tensión en una fuente eléctrica que le permite funcionar en condiciones apropiadas.
action p. (p. de acción).
bioelectric p. (p. bioeléctrico). P. eléctrico de los organismos vivos.
biotic p. (p. biótico).
brain p. (p. cerebral).
demarcation p. (p. de demarcación). P. de lesión.
early receptor p. (ERP) (p. inicial de un receptor).
evoked p. (p. evocado). Respuesta evocada.
excitatory postsynaptic p. (EPSP) (p. postsináptico excitatorio).
extreme somatosensory evoked p. (ESEP) (p. evocado somatosensorial extremo).
generator p. (p. generador).
inhibitory postsynaptic p. (IPSP) (p. postsináptico inhibitorio).
injury p. (p. de lesión). P. de demarcación.
membrane p. (p. de membrana). P. de transmembrana.
myogenic p. (p. miogénico). P. de acción del músculo.
oscillatory p. (p. oscilatorio).
Ottoson p. (p. de Ottoson). Electroolfactograma.
oxidation-reduction p. (p. de oxidorreducción (E_h)). P. redox.
redox p. (p. redox). P. de oxidorreducción.
S p. (p. S).
spike p. (p. en espiga).
thermodynamic p. (p. termodinámico).
transmembrane p. (p. de transmembrana). P. de membrana.
visual evoked p. (p. evocado visual).
zeta p. (p. zeta).
zoonotic p. (p. zoonótico).

potentiation (potenciación). f. Interacción entre dos o más agentes que da como resultado una respuesta farmacológica mayor que la suma de las respuestas individuales a cada fármaco o agente.

potentiator (potenciador). En quimioterapia, un fármaco usado en combinación con otros a los efectos de producir una potenciación deliberada.

potentiometer (potenciómetro). m. **1.** Instrumento usado para medir pequeñas diferencias de potencial eléctrico. **2.** Resistor eléctrico de resistencia total fija entre dos terminales, pero con una tercera terminal unida a una regla deslizable que puede tomar contacto en cualquier punto que se desee a lo largo de la resistencia.

potion (poción). f. Dosis grande de medicina líquida.

pouch (bolsa). f. Bolsillo o fondo de saco.
antral p. (b. antral).
branchial p.'s (b. branquiales). B. faríngeas.
Broca's p. (b. de Broca). Saco pudendo.
celomic p.'s (b. celómicas).
Denis Browne's p. (saco de Denis Browne). S. inguinal superficial.
Douglas' p. (b. de Douglas).
endodermal p.'s (b. endodérmicas). B. faríngeas.
guttural p. (b. gutural).
Hartmann's p. (b. de Hartmann). Pelvis de la vesícula biliar.
Heidenhain p. (b. de Heidenhain).
hepatorenal p. (b. hepatorrenal). Receso hepatorrenal.
hypophyseal p. (b. hipofisaria). Divertículo hipofisario.
Kock p. (saco de Kock). Ileostomía de Koch.
laryngeal p. (b. laríngea). B. subcutánea de la prominencia laríngea.
Morison's p. (b. de Morison). Receso hepatorrenal.
paracystic p. (b. paracística). Porción lateral de la b. uterovesical.
pararectal p. (b. pararrectal). Porción lateral de la b. rectouterina.
paravesical p. (b. paravesical). Porción lateral de la b. uterovesical.
Pavlov p. (b. de Pavlov). Estómago de Pavlov o en miniatura.
pharyngeal p.'s (b. faríngea). B. branquial o endodérmica.
Physick's p.'s (b. de Physick).
Prussak's p. (b. de Prussak).
Rathke's p. (b. de Rathke). Divertículo hipofisario.
rectouterine p. **1.** (excavación rectouterina). **2.** (b. rectouterina). Excavación rectouterina.
rectovaginouterine p. (b. rectovaginouterina).
rectovesical p. **1.** (b. rectovesical). Excavación rectovesical. **2.** (excavación rectovesical).
Seessel's p. (b. de Seessel).
superficial inguinal p. (saco inguinal superficial). S. de Denis Browne.
ultimobranchial p. (b. ultimobranquial).
uterovesical p. (b. uterovesical). Excavación vesicouterina.
vesicouterine p. (b. vesicouterina). Excavación vesicouterina.
Willis' p. (b. de Willis). Epiplón menor.

poudrage (poudrage). **1.** Espolvoreado. **2.** Operación con talco.
pericardial p. (p. pericárdico). Operación con talco.
pleural p. (p. pleural).

pound (libra). f. Unidad de peso que contiene 12 onzas, o sea 373,241 g (libra Troy o de boticario) o 16 onzas, o sea 453,59 g (libra avoirdupois).

povidone (povidona). f. Polividona; polivinilpirrolidona; polímero sintético que consiste principalmente en grupos lineales 1-vinil-2-pirrolidona, de PM medio entre 10.000 y 70.000; se usa como agente dispersante y suspensor.

povidone-iodine (povidona-yodo). Complejo polivinilpirrolidona-yodo; agente antiinfeccioso tópico para la piel y las mucosas.

powder (polvo). m. **1.** Masa seca de pequeñas partículas separadas de cualquier sustancia. **2.** En farmacia, dispersión homogénea de materia particulada un tanto seca y finamente dividida, consistente en una o más sustancias.
bleaching p. (p. blanqueador). Cal clorurada.

power (poder). m. **1.** En óptica, vergencia refractiva de una lente. **2.** En física e ingeniería, velocidad a la que se efectúa un trabajo.
back vertex p. (p. del vértice posterior).
equivalent p. (p. equivalente).
resolving p. (p. de resolución).

pox (pox). **1.** Enfermedad eruptiva, calificada usualmente por medio de un prefijo descriptivo. **2.** Erupción primero papulosa y luego pustular, que ocurre en la intoxicación crónica por antimonio. **3.** Término arcaico o coloquial para la sífilis.

Kaffir p. (viruela kaffir). Alastrim.

poxvirus (poxvirus). m. Cualquier virus de la familia Poxviridae.

p. officinalis (p. officinalis). Virus de la vaccinia.

PP (PP). Abrev. de pirofosfato.

PP$_i$ (PP$_i$). Abrev. de pirofosfato inorgánico.

P.p. (P.p.). Abrev. de *punctum proximum*.

PPCA (PPCA). Abrev. de *p*roserum *p*rothrombin *c*onversion *a*ccelerator (*acelerador* de la conversión de protrombina prosérica).

PPCF (PPCF). Abrev. de *p*lasmin *p*rothrombin *c*onversion *f*actor (factor de conversión de protrombina plasmina).

PPD (PPD). Abrev. de derivado proteico purificado de tuberculina.

PPLO (PPLO). Abrev. de *p*leuro*p*neumonia-*l*ike *o*rganisms (organismos tipo pleuroneumonía).

ppm (ppm). Abrev. de partes por millón.

PPO (PPO). Abrev. de 2,5-difeniloxazol.

PPPPPP (PPPPPP). (dolor, palidez, parestesia, ausencia de pulso, parálisis, postración). Regla mnemotécnica de seis P que designan el complejo de síntomas de la oclusión arterial aguda.

PPRibP, PPRP (PPRibP, PPRP). Abrev. de 5-fosfo-α-D-ribosil pirofosfato.

PQ-9 (PQ-9). Abrev. de plastoquinona-9.

P.r. (P.r.). Abrev. de *punctum remotum*.

PRA (PRA). Abrev. del inglés actividad de renina plasmática (plasma renin activity).

practice (práctica). f. Ejercicio de la profesión médica o una de las profesiones asociadas con ella.

extramural p. (p. extramural).

group p. (p. de grupo).

intramural p. (p. intramural).

practolol (practolol). m. Droga que bloquea receptores para el tratamiento de arritmias cardíacas.

pragmatagnosia (pragmatagnosia). f. Pérdida de la facultad de reconocer los objetos.

pragmatamnesia (pragmatamnesia). f. Pérdida de la memoria de la apariencia de los objetos.

pragmatics (pragmática). f. Rama de la semiótica; teoría que se ocupa de la relación entre los signos y sus usuarios, tanto emisores como receptores.

pragmatism (pragmatismo). m. Filosofía que pone de relieve las aplicaciones y consecuencias prácticas de creencias y teorías, y que afirma que el significado de algo deriva de su calidad práctica.

pralidoxime chloride (pralidoxima, cloruro de). Cloruro de oxima 2-formil-1-metilpiridinio; usado para restaurar la actividad deprimida de colinesterasa resultante de envenenamiento por fosfatos orgánicos.

pramoxine hydrochloride (pramoxina, clorhidrato de). Anestésico superficial de uso dérmico y rectal.

prandial (prandial). Relativo a la comida.

praseodymium (praseodimio). m. Elemento perteneciente al grupo de los lantánidos o tierras raras; símbolo Pr, Nº at. 59, P. at. 140,91.

praxiology (praxiología). f. Ciencia o estudio de la conducta.

praxis (praxis). f. Desempeño de una acción.

prazepam (prazepam). m. Agente ansiolítico.

praziquantel (prazicuantel). m. Agente antihelmíntico heterocíclico de amplio espectro que es efectivo contra todas las especies de esquistosomas del hombre así como de otros trematodos y cestodos adultos.

prazosin hydrochloride (prazosín, clorhidrato de). Agente antihipertensivo.

pre- (pre-). Prefijo que entra en la formación de palabras formadas con raíces latinas y que significa antes o delante, en el tiempo y en el espacio, respectivamente.

preagonal (preagónico). Que precede inmediatamente a la muerte.

prealbumin (prealbúmina). f. Componente proteico del plasma de PM aproximado 55.000 que contiene 1,3% de hidratos de carbono. La concentración estimada en el plasma es 0,3 g/100 ml.

thyroxine-binding p. (p. fijadora de tiroxina).

preanal (preanal). Anterior al ano.

preanesthetic (preanestésico). Antes de la anestesia.

preantiseptic (preantiséptico). Denota el período, especialmente en relación con la cirugía, anterior a la adopción de los principios de la antisepsia.

preaortic (preaórtico). Anterior a la aorta; denota ciertos ganglios linfáticos así situados.

preaseptic (preaséptico). Denota el período, especialmente el intervalo antiséptico inicial en relación con la cirugía, antes de que se conocieran o se adoptaran los principios de la asepsia.

preataxic (preatáxico). Denota las fases iniciales de la tabes dorsal antes de la aparición de ataxia.

preauricular (preauricular). Anterior al pabellón de la oreja; denota los ganglios linfáticos así situados.

preaxial (preaxial). **1.** Anterior al eje del cuerpo o de una extremidad en posición anatómica. **2.** Denota la porción de una extremidad craneal al eje de ésta.

precancer (precáncer). m. Lesión a partir de la cual se presume que puede desarrollarse una neoplasia maligna en un número significativo de casos, y que puede o no ser reconocible clínicamente o por cambios microscópicos en el tejido afectado.

precancerous (precanceroso). Premaligno; perteneciente a cualquier lesión interpretada como precáncer.

precapillary (precapilar). Que precede a un capilar; arteriola o vénula.

precardiac (precardíaco). Anterior al corazón.

precardinal (precardinal). Relativo a las venas cardinales anteriores.

precartilage (precartílago). m. Agregado compacto de células mesenquimáticas inmediatamente antes de su diferenciación en cartílago embrionario.

precava (precava). f. Vena cava superior.

precentral (precentral). Se refiere a la circunvolución cerebral inmediatamente anterior al surco central; circunvolución frontal ascendente.

prechordal (precordal). Procordal.

prechroming (precromado). m. Tratamiento de un tejido o una tela primero con un mordiente metálico y después con un colorante.

precipitable (precipitable). Capaz de ser precipitado.

precipitant (precipitante). m. Todo lo que causa precipitación de una solución.

precipitate **1.** (precipitar). Hacer que una sustancia en solución se separe como un sólido. **2.** (precipitado). m. Sólido separado de una solución o suspensión; sólido como el que resulta de la mezcla de un antígeno específico y su anticuerpo. **3.** (precipitado). m. Opacidad punteada en la cara posterior de la córnea, debida a células inflamatorias del humor vítreo.

keratic p.'s (precipitados queráticos). Queratitis punteada.

mutton-fat keratic p.'s (precipitados queráticos "grasa de carnero").

pigmented keratic p.'s (precipitados queráticos pigmentados).

red p. (precipitado rojo). Óxido mercúrico rojo.

sweet p. (precipitado dulce). Cloruro mercurioso.

white mercuric p. (precipitado mercúrico blanco). Mercurio amoniado.

yellow p. (precipitado amarillo). Óxido mercúrico amarillo.

precipitation (precipitación). f. **1.** Proceso de formación de materia sólida antes mantenida en solución o suspensión en un líquido **2.** Fenómeno de agrupación de proteínas séricas producido por el agregado de una precipitina específica.

double antibody p. (p. de doble anticuerpo).

immune p. (p. inmune). Inmunoprecipitación.

precipitin (precipitina). f. Anticuerpo precipitante; anticuerpo que en condiciones apropiadas se combina con su antígeno soluble específico y lo hace precipitar de una solución.

precipitinogen (precipitinógeno). m. **1.** Precipitógeno. Antígeno que estimula la formación de precipitina específica cuando se inyecta en el cuerpo de un animal. **2.** Antígeno soluble precipitable.

precipitinogenoid (precipitinogenoide). m. Precipitinógeno que se altera por calentamiento dando una sustancia que se combina con la precipitina específica pero sin formación de un precipitado.

precipitogen (precipitógeno). m. Precipitinógeno.

precipitoid (precipitoide). m. Precipitina tratada por calor que, mezclada con el precipitinógeno específico, no forma precipitado e

interfiere en el efecto precipitante de precipitina adicional no calentada.
precipitophore (precipitóforo). En la teoría de cadenas laterales de Ehrlich, la porción de una molécula de precipitina necesaria para la formación de un precipitado, diferente del grupo haptóforo.
preclinical (preclínico). **1.** Antes de iniciarse la enfermedad. **2.** Período de la educación médica anterior al trato del estudiante con pacientes y trabajos clínicos.
precocious (precoz). Que se desarrolla más temprano o más rápido que lo normal.
precocity (precocidad). f. Desarrollo insólitamente temprano o rápido de los rasgos mentales o físicos.
precognition (precognición). f. Conocimiento anticipado, por medios que no son los sentidos normales, de un acontecimiento futuro; forma de percepción extrasensorial.
preconscious (preconsciente). En psicoanálisis, una de las tres divisiones de la psiquis según la psicología topográfica de Freud, los otros dos son el consciente y el inconsciente.
preconvulsive (preconvulsivo). Denota la fase de un paroxismo epiléptico que preceda las convulsiones.
precordia (precordio). m. Antecardium; el epigastrio y la cara anterior de la parte inferior del tórax.
precordial (precordial). Relativo al precordio.
precordialgia (precordialgia). f. Dolor en la región precordial.
precostal (precostal). Anterior a las costillas.
precritical (precrítico). Relativo a la fase anterior a una crisis.
precuneal (precuneal). Anterior a la cuña del cerebelo.
precuneate (precuneado). Relativo al precúneo.
precuneus (precúneo). [*precuneus,* NA]. m. Lobulillo cuadrado; lóbulo cuadrado; división de la superficie medial o interna de cada hemisferio cerebral, entre el cúneo y el lóbulo paracentral.
precursor (precursor). Todo lo que precede a algo o de lo que algo deriva.
predecidual (predecidual). Relativo a la fase premenstrual o secretoria del ciclo menstrual.
predentin (predentina). f. Matriz fibrilar orgánica de la dentina antes de su calcificación.
prediabetes (prediabetes). f. Estado de diabetes mellitus potencial, con tolerancia normal a la glucosa pero con un riesgo aumentado de desarrollo de diabetes.
prediastole (prediástole). f. Peridiástole; sístole tardía; intervalo del ritmo cardíaco que precede inmediatamente a la diástole.
prediastolic (prediastólico). Peridiastólico; sistólico tardío; relativo al intervalo que precede a la diástole cardíaca.
predicrotic (predicrótico). Que precede a la onda dicrótica.
predigestion (predigestión). f. Iniciación artificial de la digestión de proteínas (proteólisis) y almidones (amilólisis) antes de ingerirlos.
predispose (predisponer). Hacer o volver susceptible a algo.
predisposition (predisposición). f. Estado de susceptibilidad especial a una enfermedad.
prednisolone (prednisolona). f. Metacortandrolona; Δ^1-dehidrocortisol; Δ^1-hidrocortisona; hidro-retrocortina; análogo deshidrogenado del cortisol con iguales acciones y usos que éste.
p. acetate (acetato de p.).
p. butylacetate (butilacetato de p.). Tebutato de p.
p. sodium phosphate (fosfato sódico de p.).
p. succinate (succinato de p.).
p. tebutate (tebutato de p.).
prednisone (prednisona). f. Metacortandracina; deltacortisona; Δ^1-cortisona; retrocortina; análogo deshidrogenado de la cortisona con las mismas acciones y usos que ésta.
prednylidene (prednilideno). m. 16-Metilenoprednisolona; glucocorticoide.
predormital (predormital). Perteneciente al predormitum.
predormitum (predormitum). Fase de seminconsciencia que precede al sueño verdadero.
preductal (preductal). Relativo a la parte de la aorta proximal a la abertura aórtica del conducto arterioso.
preeclampsia (preeclampsia). f. Desarrollo de hipertensión con proteinuria y/o edema, debido al embarazo o a la influencia de un embarazo reciente.
superimposed p. (p. superpuesta).
preepiglottic (preepiglótico). Anterior a la epiglotis.
preeruptive (preeruptivo). Denota la fase de una enfermedad exantemática que precede a la erupción.
preexcitation (preexcitación). f. Activación prematura de parte del miocardio ventricular por un impulso de trayectoria anómala, que por ello evita demoras fisiológicas en la unión auriculoventricular; es parte intrínseca del síndrome de Wolff-Parkinson-White.
preformation (preformación). f. V. teoría de la p.
prefrontal (prefrontal). **1.** Denota la porción anterior del lóbulo frontal del cerebro. **2.** Indica la corteza frontal granulosa, rostral al área premotora.
preganglionic (preganglionar). Próximo a un ganglio o que lo precede; se refiere específicamente a las neuronas motoras p. del sistema nervioso autónomo y a las fibras nerviosas mielínicas p.
pregnancy (embarazo). m. Gestación, fetación, ciesis, gravidez.
abdominal p. (e. abdominal). E. intraperitoneal; abdominociesis.
aborted ectopic p. (e. ectópico abortado). Aborto tubario.
ampullar p. (e. ampollar).
bigeminal p. (e. bigémino). E. gemelar.
cervical p. (e. cervical).
combined p. (e. combinado). E. uterino y ectópico coexistentes.
compound p. (e. compuesto).
cornual p. (e. cornual).
ectopic p. (e. ectópico). E. extrauterino; ecciesis; metaciesis.
extraamniotic p. (e. extraamniótico). Gravidez extraamniótica.
extrachorial p. (e. extracorial). Gravidez exocorial.
extramembranous p. (e. extramembranoso).
extrauterine p. (e. extrauterino). E. ectópico.
fallopian p. (e. falopiano). E. tubario.
false p. (e. falso). Seudociesis; seudoembarazo; e. fantasma o espurio.
heterotopic p. (e. heterotópico). E. fuera de la cavidad uterina.
hydatid p. (e. hidatídico).
interstitial p. (e. intersticial). E. intramural.
intraligamentary p. (e. intraligamentario).
intramural p. (e. intramural). E. intersticial o tubouterino.
intraperitoneal p. (e. intraperitoneal). E. abdominal.
mesometric p. (e. mesométrico).
molar p. (e. molar).
multiple p. (e. múltiple) E. plural.
mural p. (e. mural). E. en la pared muscular uterina.
ovarian p. (e. ovárico). Ovariociesis; ooclesis.
ovarioabdominal p. (e. ovaricoabdominal).
phantom p. (e. fantasma). E. falso.
plural p. (e. plural). E. múltiple.
secondary abdominal p. (e. abdominal secundario).
spurious p. (e. espurio). E. falso.
tubal p. (e. tubario). E. falopiano; salpingociesis.
tubo-ovarian p. (e. tuboovárico).
tuboabdominal p. (e. tuboabdominal).
tubouterine p. (e. tubouterino). E. intramural.
twin p. (e. gemelar). E. bigémino.
uterine p. (e. uterino). Desarrollo del feto dentro del útero.
uteroabdominal p. (e. uteroabdominal).
pregnane (pregnano). m. Hidrocarburo original de dos series de esteroides que derivan de 5α-pregnano (originalmente alopregnano) y 5β-pregnano (17β-etiletiocolano).
pregnanediol (pregnandiol). m. 5β-Pregnano-3α, 20α-diol; metabolito esteroideo de la progesterona biológicamente inactivo y que se encuentra como glucuronidato de p. en la orina.
pregnanedione (pregnandiona). f. 5β-Pregnano-3,20-diona; metabolito de la progesterona que se forma en cantidades relativamente pequeñas; tiene las formas isoméricas 5α y 5β.
pregnanetriol (pregnantriol). m. Metabolito urinario de la 17-hidroxiprogesterona y precursor de la biosíntesis del cortisol.
pregnant (embarazada). Grávida; denota una mujer que lleva en el útero el producto de la concepción.
pregnene (pregneno). m. Esteroide no saturado de importancia principalmente terminológica, utilizado en la nomenclatura sistemática de los esteroides apropiados de 21 carbonos.
pregneninolone (pregneninolona). f. Etisterona.
pregnenolone (pregnenolona). f. Esteroide que sirve de intermediario en la biosíntesis de numerosas hormonas.
p. succinate (succinato de p.).
prehallux (prehallux). m. Dedo supernumerario, generalmente sólo parcial, unido al borde medial del dedo gordo del pie.
prehelicine (prehelicino). f. Frente del hélix del pabellón de la oreja.

prehemataminic acid (ácido prehematamínico). Á. neuramínico.
prehemiplegic (prehemipléjico). Que precede a la hemiplejía.
prehensile (prensil). Adaptado para agarrar o asir algo.
prehension (prensión). f. Acción de agarrar, tomar o asir.
prehormone (prehormona). f. Producto secretorio glandular de escasa o nula potencia biológica inherente, que se convierte periféricamente en una hormona activa.
prehyoid (prehioideo). Anterior o superior al hueso hioides.
preictal (preictal). Que ocurre antes de una convulsión o un ataque.
preinduction (preinducción). f. Modificación en la tercera generación resultante de la acción del medio sobre las células germinales de uno o ambos individuos de la generación de los abuelos.
prelacrimal (prelagrimal). Anterior al saco lagrimal.
prelaryngeal (prelaríngeo). Anterior a la laringe; denota especialmente uno o dos nódulos linfáticos pequeños.
preleptotene (preleptoteno). m. La primera fase de la profase en la meiosis, caracterizada por cambios fisicoquímicos del citoplasma y carioplasma y el comienzo de la contracción de los cromosomas.
prelimbic (prelímbico). Anterior al limbo de la fosa oval.
preload (precarga). f. Carga a la que se somete un músculo antes de acortarse.
ventricular p. (p. ventricular).
premalignant (premaligno). Precanceroso.
premaniacal (premaníaco). Que precede a un ataque maníaco.
premature (prematuro). **1.** Que ocurre antes del tiempo habitual o esperado. **2.** Denota un niño nacido con menos de 37 semanas de gestación.
prematurity (premadurez). f. **1.** Condición o estado de prematuro. **2.** En odontología, contacto oclusal deflectivo.
premaxilla (premaxila). f. **1.** Hueso incisivo. **2.** Parte ósea central aislada de un labio leporino bilateral total.
premaxillary (premaxilar). m. **1.** Anterior al maxilar superior. **2.** Denota la premaxila.
premedication (premedicación). f. **1.** Administración de drogas anterior a la anestesia para aliviar la aprensión, producir sedación y facilitar la administración de anestesia al paciente. **2.** Drogas usadas con tales fines.
premelanosome (premelanosoma). m. Precursor de un melanosoma que no contiene gránulos de melanina.
premenstrual (premenstrual). Relativo al período que precede la menstruación.
premenstruum (premenstruo). m. Período que precede a la menstruación.
premolar (premolar). **1.** Anterior a un diente molar. **2.** m. Diente bicúspide.
premonocyte (premonocito). m. Promonocito; monocito inmaduro que no se ve normalmente en la sangre circulante.
premorbid (premórbido). Que precede a la aparición de la enfermedad.
premunition (premunición). f. Inmunidad a la infección.
premunitive (premunitivo). Relativo a la premunición.
premyeloblast (premieloblasto). m. El primer precursor reconocible del mieloblasto.
premyelocyte (premielocito). m. Mieloblasto.
prenaris, pl. **prenares** (prenaris, pl. prenares). Naris.
prenatal (prenatal). Antenatal; que precede al nacimiento.
preneoplastic (preneoplásico). Que precede a la formación de cualquier neoplasia, benigna o maligna.
prenyl (prenilo). m. 3-Metil-2-buteno-1-ilo; residuos poliprenilo o multiprenilo o derivados de éstos, formados aparentemente por la polimerización extremo con extremo de moléculas de isopreno, que se encuentran en los isoprenoides de la naturaleza.
prenylamine (prenilamina). f. Agente antiangínico.
preoperative (preoperatorio). Que precede a una operación.
preoptic (preóptico). Referente a la región p.
preoral (preoral). Situado por delante de la boca.
preosteoblast (preosteoblasto). m. Célula osteoprogenitora.
preoxygenation (preoxigenación). f. Desnitrogenación con 100% de oxígeno antes de la inducción de anestesia general.
prepalatal (prepalatino). Relativo a la parte anterior del paladar, o anterior al hueso palatino.
preparalytic (preparalítico). Anterior a la aparición de la parálisis.
preparation (preparación). f. **1.** Alistamiento. **2.** Algo preparado, como una mezcla medicinal o de otro tipo, o una muestra histológica.
cavity p. (p. cavitaria).
corrosion p. (p. por corrosión).
cytologic filter p. (p. de filtro citológico).
heart-lung p. (p. corazón-pulmón).
prepatellar (prerrotuliano). Anterior a la rótula.
preperitoneal (preperitoneal). Denota una capa adiposa entre el peritoneo y la aponeurosis transversal en la pared abdominal anteroinferior.
prephenic acid (ácido prefénico).
preplacental (preplacentario). Anterior a la formación de una placenta.
prepotential (prepotencial). f. Aumento gradual del potencial entre los potenciales de acción, como la fluctuación fásica de actividad eléctrica de la membrana celular, que establece su velocidad de actividad automática, como en los marcapasos ureterales o cardíacos.
prepsychotic (prepsicótico). **1.** Relativo al período anterior a la iniciación de una psicosis. **2.** Denota un potencial para un episodio psicótico que aparece como inminente bajo un estrés continuo.
prepuberal, prepubertal (prepuberal, prepubertal). Anterior a la pubertad.
prepubescent (prepubescente). Inmediatamente previo al comienzo de la pubertad.
prepuce (prepucio).
preputial (prepucial). Relativo al prepucio.
preputiotomy (prepuciotomía). f. Incisión del prepucio.
preputium, pl. **preputia** (prepucio). [*preputium*, NA]. m. Pliegue libre de piel que cubre más o menos completamente el glande del pene.
p. clitoridis (p. del clítoris). [*preputium clitoridis*, NA].
prepyloric (prepilórico). Anterior o que precede al píloro; denota una constricción temporaria de la pared del estómago que separa el fondo del antro durante la digestión.
prerectal (prerrectal). Anterior o que precede al recto.
prereduced (prerreducido). Perteneciente a medios bacteriológicos hervidos, entubados bajo gas libre de oxígeno con agentes químicos reductores y un indicador redox colorimétrico en tubos o frascos cerrados, y luego esterilizados.
prerenal (prerrenal). Anterior a un riñón.
prereproductive (prerreproductivo). Término obsoleto que denota el período de la vida anterior a la pubertad.
preretinal (prerretiniano). Anterior a la retina.
presacral (presacro). Anterior al sacro, o que le precede.
presby-, presbyo- (presbi-, presbio-). Prefijos que indican vejez.
presbyacousia (presbiacusis). f. Presbiacusia.
presbyacusis, presbyacusia (presbiacusia). f. Presbiacusis; pérdida de la capacidad de percibir o discriminar sonidos, como parte del proceso de envejecimiento.
presbyatrics (presbiatría). f. Término raramente usado para geriatría.
presbycusis (presbiacusia).
presbyopia f. **1.** (presbiopía). Presbicia. **2.** (presbicia). Cambio fisiológico del poder de acomodación de los ojos en las personas de edad madura, que se inicia supuestamente cuando el punto cercano retrocede más allá de 22 cm.
presbyopic (présbita). Relativo a la presbicia o que sufre de ella.
prescribe (prescribir). Recetar; dar directivas verbalmente o por escrito para la preparación y administración de un remedio que se utilizará en el tratamiento de una enfermedad.
prescription (prescripción). f. **1.** Receta; fórmula escrita para la preparación y administración de un remedio. **2.** Preparación medicinal compuesta según las instrucciones formuladas en una receta.
shotgun p. (p. en tiro de escopeta).
presenile (presenil). Anterior al comienzo usual de la senilidad, como en demencia.
presenility (presenilidad). f. Vejez prematura; estado de un individuo, no viejo en relación con su edad, pero que muestra las características físicas y mentales de la ancianidad.
presenium (presenium). Período que precede a la vejez.
presentation (presentación). f. Parte del cuerpo del feto que se adelanta durante el parto.
acromion p. (p. de acromion). P. de hombros.
breech p. (p. de nalgas).

brow p. (p. de cejas). P. cefálica.
cephalic p. (p. cefálica). P. de cabeza.
face p. (p. de cara).
head p. (p. de cabeza). P. cefálica.
knee p. (p. de rodillas). V. p. de nalgas.
pelvic p. (p. pelviana). P. de las nalgas.
placental p. (p. de la placenta). Placenta previa.
polar p. (p. polar). P. de uno de los polos del óvalo fetal.
shoulder p. (p. de hombros).
sincipital p. (p. sincipital).
transverse p. (p. transversa).
vertex p. (p. de vértice). P. cefálica normal.

preservative (preservativo). m. Sustancia agregada a los productos alimenticios o a las soluciones orgánicas para impedir los cambios químicos o la acción bacteriana.

presomite (presomítico). m. Relativo a la fase embrionaria anterior a la aparición de los somitas.

presphenoid (preesfenoidal). Frente al hueso o cartílago esfenoides.

presphygmic (preesfígmico). Que precede al latido del pulso; denota un breve intervalo que sigue al llenado de los ventrículos con sangre antes de que su contracción obligue a abrirse a las válvulas semilunares.

prespinal (preespinal). Anterior a la espina dorsal.

prespondylolisthesis (preespondilolistesis). f. Estado que predispone a la espondilolistesis, consistente en un defecto de las láminas de una vértebra lumbar aún sin desplazamiento alguno del cuerpo vertebral.

pressor (presor). Hipertensor; que excita la actividad vasomotora; que produce aumento de la presión arterial.

pressoreceptive (presorreceptivo). Presosensible; capaz de recibir como estímulos los cambios de presión, especialmente la arterial.

pressoreceptor (presorreceptor). Barorreceptor.

pressosensitive (presosensible). Presorreceptivo.

pressosensitivity (presosensibilidad). f. Capacidad de percibir cambios de presión. V.t. presorreceptivo.
reflexogenic p. (p. reflexógena).

pressure (presión). f. **1.** Tensión o fuerza que actúa en cualquier dirección contra una resistencia. **2.** En física y fisiología, la fuerza por unidad de superficie ejercida por un gas o líquido contra las paredes del recipiente que lo contiene, o la que se ejercería sobre una pared sumergida en ese punto en la mitad de un cuerpo de líquido.
abdominal p. (p. abdominal).
atmospheric p. (p. atmosférica). P. barométrica.
back p. (p. retrógrada).
barometric p. (P_B) (p. barométrica). P. atmosférica.
biting p. (p. de mordida). P. oclusal.
blood p. (BP) (p. arterial o sanguínea). Arteriotonía; piesis.
central venous p. (CVP) (p. venosa central).
cerebrospinal p. (p. cerebroespinal o cefalorraquídea).
continuous positive airway p. (CPAP) (p. positiva continua de vías aéreas).
critical p. (p. crítica).
detrusor p. (p. detrusora).
diastolic p. (p. diastólica).
differential blood p. (p. arterial diferencial).
Donders' p. (p. de Donders).
effective osmotic p. (p. osmótica efectiva).
gauge p. (p. de calibre).
hydrostatic p. (p. hidrostática).
intracranial p. (ICP) (p. intracraneana).
intraocular p. (p. intraocular).
negative end-expiratory p. (NEEP) (p. espiratoria final negativa).
negative p. (p. negativa).
occlusal p. (p. oclusal). P. de mordida.
oncotic p. (p. oncótica).
osmotic p. (p. osmótica).
partial p. (p. parcial).
pleural p. (p. pleural).
positive end-expiratory p. (PEEP) (p. espiratoria final positiva).
pulmonary capillary wedge p. (p. de enclavamiento capilar pulmonar).
pulmonary p. (p. pulmonar). P. arterial en la arteria pulmonar.
pulp p. (p. pulpar).
pulse p. (p. del pulso).
selection p. (p. de selección).
solution p. (p. de solución).
standard p. (p. estándar).
systolic p. (p. sistólica).
transmural p. (p. transmural).
transpulmonary p. (p. transpulmonar).
transthoracic p. (p. transtorácica).
vapor p. (p. de vapor).
ventricular filling p. (p. de llenado ventricular).
wedge p. (p. de enclavamiento).
zero end-expiratory p. (ZEEP) (p. espiratoria final cero).

presternum (preesternón). m. Manubrio del esternón.

presuppurative (presupurativa) Denota una etapa inicial de la inflamación antes de la formación de pus.

presynaptic (presináptico). Perteneciente a la zona del lado proximal de una hendidura sináptica.

presystole (presístole). f. Perisístole; diástole tardía; la parte de la diástole que precede inmediatamente a la sístole.

presystolic (presistólico). Perisistólico; diastólico tardío; relativo al intervalo que precede inmediatamente a la sístole.

pretarsal (pretarsiano). Denota la porción anterior o inferior del tarso.

pretectum (pretectum). m. Zona pretectal.

prethyroid, prethyroideal, prethyroidean (pretiroideo, pretiroides). Anterior o que precede a la glándula o al cartílago tiroides.

pretibial (pretibial). Relativo a la porción anterior de la pierna; denota especialmente ciertos músculos.

pretrematic (pretremático). Relativo a la superficie craneal de una hendidura branquial.

pretympanic (pretimpánico). Situado en la parte anterior al tímpano del oído.

prevalence (prevalencia). f. Número de casos de una enfermedad existentes en una población dada y en un momento o tiempo específicos.

preventive (preventivo). Profiláctico.

prevertebral (prevertebral). Anterior al cuerpo de una vértebra o de la columna vertebral.

prevesical (prevesical). Localizado en la parte anterior a la vejiga urinaria.

previus (previo). Que obstruye; se refiere generalmente a cualquier cosa que bloquea el paso durante el parto.

prezone (prezona). f. Prozona.

PRF (PRF). Abrev. de *p*rolactin *r*eleasing *f*actor (factor liberador de prolactina).

priapism (priapismo). m. Erección persistente del pene, especialmente si se debe a enfermedad o cantidades excesivas de andrógenos, y no a deseo sexual.

priapitis (priapitis). f. Penitis.

priapus (priapos). Pene.

prilocaine hydrochloride (prilocaína, clorhidrato de). Clorhidrato de propitocaína; anestésico local tipo amida, relacionado química y farmacológicamente con el clorhidrato de lidocaína.

primaclone (primaclona). f. Primidona.

primacy (primacía). f. Calidad o estado de primario, primordial, primero en rango o importancia.
genital p. (p. genital).
oral p. (p. oral).

primal (primal). **1.** Primero o primario. **2.** Primordial.

primal scene (escena arquetípica). En psicoanálisis, la observación real o fantasiosa por parte de un niño de la relación sexual, en particular entre sus padres.

primaquine phosphate (primaquina, fosfato de). Agente antipalúdico especialmente efectivo contra *Pasmodium vivax*, que termina con el paludismo vivax recurrente.

primary (primario). **1.** Primero o principal, como una enfermedad o síntomas con respecto a los cuales otros pueden ser secundarios o presentarse como complicaciones. **2.** Relativo a la primera fase de crecimiento o desarrollo.

primate (primate). m. Individuo del orden Primates.

primerite (primerito). m. Protomerito.

primidone (primidona). f. Primaclona; droga anticonvulsivante usada en el tratamiento del gran mal epiléptico y de la epilepsia psicomotora.

N O P

primigravida (primigrávida). f. Unigrávida; mujer embarazada por primera vez.
primipara (primípara). Unípara; para I; mujer que ha dado a luz por primera vez uno o más hijos vivos o muertos que pesan 500 g o más y cuya gestación ha durado por lo menos 20 semanas.
primiparity (primiparidad). f. Condición de primípara.
primiparous (primípara).
primite (primito). m. El miembro anterior de un par de gamontos gregarinos en sicigía.
primitive (primitivo). Primordial.
primordial (primordial). **1.** Relativo a un primordio. **2.** Primitivo; primal; relativo a una estructura en su primera etapa o fase de desarrollo.
primordium, primordia (primordio). m. Agregación de células en el embrión que indica el primer esbozo de un órgano o una estructura.
primula (prímula). f. Rizoma y raíces de varias especies de *Primula* (familia Primulaceae), primavera o vellorita.
primulin (primulina). f. Colorante de tiazol amarillo ácido, $C_{21}H_{14}N_3O_3Na$, usado como colorante vital fluorescente.
primus (primus). Primero; denota la primera de una serie de estructuras similares.
princeps, pl. **principes** (princeps). Principal; en anatomía, término usado para distinguir varias arterias.
p. cervicis (p. cervicis). Ramo descendente.
p. pollicis (p. pollicis). Arteria principal del pulgar.
principle (principio). m. **1.** Doctrina o dogma general o fundamental. V.t. ley; regla; teorema. **2.** Componente esencial de una sustancia, especialmente el que le otorga su cualidad o efecto característico.
active p. (p. activo).
antianemic p. (p. antianémico).
azygos vein p. (p. de la vena ácigos). P. de flujo bajo.
Bernoulli's p. (p. de Bernoulli). Ley de Bernoulli.
closure p. (p. de cierre).
consistency p. (p. de constancia o de coherencia).
Fick p. (p. de Fick).
follicle-stimulating p. (p. foliculoestimulante). Folitropina.
founder p. (p. de los fundadores).
hematinic p. (p. hematínico).
p. of inertia (p. de inercia). P. de repetición-compulsión.
Le Chatelier's p. (p. de Le Chatelier). Ley de Le Chatelier.
low flow p. (p. de flujo bajo). P. de la vena ácigos.
luteinizing p. (p. luteinizante). Lutropina.
melanophore-expanding p. (p. de expansión de los melanóforos).
nirvana p. (p. del nirvana).
organic p. (p. orgánico). P. inmediato.
pain p. (p. doloroso). Anhelo inconsciente de dolor y muerte.
pain-pleasure p. (p. doloroso-placentero o de dolor-placer).
Pauli's p. (p. de Pauli).
pleasure p. (p. del placer). P. de dolor-placer.
proximate p. (p. inmediato o cercano). P. orgánico.
reality p. (p. de realidad).
repetition-compulsion p. (p. de repetición-compulsión).
ultimate p. (p. último). Uno de los elementos químicos.
prion (prion). m. Pequeña entidad biológica, por lo menos con una proteína pero sin ácidos nucleicos demostrables, que es resistente a la inactivación por calor y muestra heterogeneidad con respecto al tamaño (las más pequeñas posiblemente tienen un PM de 50.000 o menos).
prism (prisma). m. Sólido transparente, cuyos lados convergen en un ángulo, que desvía el rayo luminoso hacia la parte más ancha (la base) y divide la luz blanca en los colores primarios.
enamel p.'s (p. del esmalte). [*prismata adamantina*, NA].
Fresnel p. (p. de Fresnel). P. formado por anillos concéntricos.
Nicol p. (p. de Nicol). P. que transmite sólo luz polarizada.
Risley's rotary p. (p. rotatorio de Risley).
prism bar (barra prismática).
prisma, pl. **prismata** (prisma, pl. prismata). Estructura semejante a un prisma.
prismatic (prismático). Relativo a un prisma o semejante a él.
privacy (privacidad). f. **1.** Separación o aislamiento de los otros; secreto. **2.** Especialmente en psiquiatría y psicología clínica, respeto por la índole confidencial de la relación terapeuta-paciente.
PRL (PRL). Abrev. de prolactina.
p.r.n. (p.r.n.). Abrev. del lat. *pro re nata*, cuando se presenta la ocasión.
Pro (Pro). Símbolo de prolina o sus radicales.
pro rat. aet. (pro rat. aet.). Abrev. del lat. *pro ratione aetatis*, según la edad del paciente.
pro re nata (p.r.n.) (pro re nata). Cuando se presenta la ocasión.
pro- (pro-). **1.** Prefijo que denota antes o delante. **2.** En química, prefijo que indica precursor.
proaccelerin (proacelerina). f. Factor V.
proacrosomal (proacrosómico). Relativo a uno de los primeros estadios del desarrollo del acrosoma.
proactinium (proactinio). m. Protactinio.
proactivator (proactivador). m. Sustancia que al dividirse químicamente da un fragmento, el activador, capaz de que otra sustancia se vuelva enzimáticamente activa.
C3 p. (p. C3). Factor B de la properdina.
C3 p. convertase (p. C3 convertasa). Factor D de la properdina.
proamnion (proamnios). m. Zona de las membranas extraembrionarias por debajo y frente a la cabeza en desarrollo de un embrión joven, que permanece sin mesodermo durante cierto tiempo.
proatlas (proatlas). m. Elemento vertebral intercalado entre el atlas y el occipital en los cocodrilos, cuyos vestigios se ven a veces como anomalías en la cara inferior del occipital, en el hombre.
probacteriophage (probacteriófago). m. Fase de un bacteriófago temperado en la cual el genoma se incorpora al aparato genético del huésped bacteriano.
defective p. (p. defectuoso). Bacteriófago defectuoso.
proband (probando). m. Propósito; en genética humana, el paciente o miembro de una familia que sirve de base para el estudio de ésta.
probang (sonda esofágica).
probe f. **1.** (sonda). Varilla delgada de material flexible, con un extremo globular y romo, que se utilizada para explorar senos, fístulas, otras cavidades, o heridas. **2.** (sonda). Dispositivo o agente usado para detectar o explorar una sustancia. **3.** (sondar). Entrar en una parte del cuerpo y explorarla, p.ej., con una sonda.
Anel's p. (s. de Anel). S. para el punto y los canalículos lagrimales.
Bowman's p. (s. de Bowman).
nucleic acid p. (s. de ácido nucleico).
periodontal p. (s. periodontal).
radioactive p. (s. radiactiva).
vertebrated p. (s. vertebrada).
viral p. (s. viral).
probenecid (probenecid). m. Inhibidor competitivo de la secreción de penicilina o *p*-aminohipurato por los túbulos renales; agente uricosúrico usado en artritis gotosa crónica.
probilifuscins (probilifuscinas). f. pl. Bilirrubinoides.
probiosis (probiosis). f. Asociación de dos organismos que aumenta los procesos vitales de ambos.
probiotic (probiótico). Relativo a la probiosis.
problem (problema). m. En salud mental, término usado a menudo para indicar las dificultades o los desafíos que presenta la vida.
proboscis, pl. **proboscides, proboscises** (probóscide). f. Trompa larga y flexible, como la del tapir o el elefante. En teratología, protuberancia cilíndrica de la cara que en ciclopía o etmocefalia representa la nariz.
probucol (probucol). m. Agente antihiperlipoproteinémico.
procainamide hydrochloride (procainamida, clorhidrato de). Clorhidrato de *p*-amino-*N*-[2-(dietilamino)etil] benzamida; difiere químicamente de la procaína porque contiene el grupo amida (CONH) en lugar del grupo éster (COO).
procaine hydrochloride (procaína, clorhidrato de). Anestésico local usado para infiltración y anestesia espinal.
procapsid (procápside). f. Envoltura de proteínas que carece del genoma del virus.
procarbazine hydrochloride (procarbazina, clorhidrato de). Antineoplásico.
procarboxypeptidase (procarboxipeptidasa). f. Precursor inactivo de una carboxipeptidasa.
procaryote (procariota). m. Miembro del super reino Prokaryotae; organismo que consiste en una célula monera simple y presumiblemente primitiva, o en un organismo precelular, que carece de membrana nuclear, cromosomas organizados apareados, un mecanismo mitótico de división celular, microtúbulos y mitocondrias.

procaryotic (procariótico). Perteneciente a un procariota, o característico de él.
procatarctic (procatártico). Denota la causa excitante de una enfermedad.
procatarxis (procatarxis). f. **1.** Causa excitante. **2.** Comienzo de una enfermedad bajo la influencia de la causa excitante, una predisposición ya existente.
procedure (procedimiento). m. Realización o conducción de un tratamiento, una operación, un diagnóstico, etc.
Adson's p. (p. de Adson). Prueba de Adson.
commando p. (p. comando). Operación comando.
Eloesser p. (p. de Eloesser).
endorectal pull-through p. (p. telescópico endorrectal).
Ewart's p. (p. de Ewart).
Fontan p. (p. de Fontan).
Girdlestone p. (p. de Girdlestone).
Mustard p. (p. de Mustard). Operación de Mustard.
Noble-Collip p. (p. de Noble-Collip).
Puestow p. (p. de Puestow).
push-back p. (p. de empujar hacia atrás).
Putti-Platt p. (p. de Putti-Platt). Operación de Putti-Platt.
Rastelli p. (p. de Rastelli).
shelf p. (p. del estante).
Stanley Way p. (p. de Stanley Way). Vulvectomía radical.
Sugiura p. (p. de Sugiura).
Thal p. (p. de Thal).
V-Y p. (p. V-Y). V-Y-plastia.
Vineberg p. (p. de Vineberg).
W p. (p. W). W-plastia.
Z p. (p. Z). Z-plastia.
procelia (procelio). m. Ventrículo lateral del cerebro; el hueco del prosencéfalo.
procelous (proceloso). Cóncavo por delante.
procentriole (procentríolo). m. Fase inicial del desarrollo de novo de los centríolos o cuerpos basales de la centrosfera.
procephalic (procefálico). Relativo a la parte anterior de la cabeza.
procercoid (procercoide). La primera fase del ciclo vital acuático de algunas tenias, después de la ingestión de las larvas recién nacidas (coracidios) por un copépodo (pulga acuática).
process **1.** (prolongación). Proyección o excrecencia. **2.** (proceso). Método o modo de acción usado para lograr un resultado determinado.
A.B.C. p. (proceso A.B.C.).
accessory p. (apófisis accesoria). [*processus accessorius,* NA]. Tubérculo accesorio.
acromial p. **1.** (proceso acromial). Acromion. **2.** (apófisis acromial). Acromion.
alar p. **1.** (p. alar). Ala de la crista galli. **2.** (apófisis alar). Ala de la crista galli.
alveolar p. (apófisis alveolar). [*processus alveolaris,* NA]. Reborde o cuerpo alveolar.
anterior p. of malleus (apófisis anterior del martillo). [*processus anterior mallei,* NA]. A. larga del martillo; a. grácil del martillo.
apical p. (proceso apical). Dendrita apical.
articular p. (apófisis articular). [*processus articularis,* NA]. Cigoapófisis.
ascending p. (apófisis ascendente). [*processus ascendens*].
auditory p. (proceso auditivo).
axonal p. (p. axonal o axónica).
basilar p. **1.** (apófisis basilar). Porción basilar del hueso occipital. **2.** (proceso basilar). Porción basilar del hueso occipital.
Budde p. (proceso de Budde). Método para esterilizar la leche.
Burns' falciform p. (proceso falciforme de Burns). Cuerno superior del hiato safeno.
calcaneal p. of cuboid bone (apófisis calcánea del hueso cuboides). [*processus calcaneus ossis cuboidei,* NA].
caudate p. (apófisis caudada). [*processus caudatus,* NA].
ciliary p. (apófisis ciliar). [*processus ciliaris,* NA].
Civinini's p. **1.** (apófisis de Civinini). A. pterigoespinosa. **2.** (espina de Civinini). Apófisis pterigoespinosa.
clinoid p. (apófisis clinoides). [*processus clinoideius,* NA].
cochleariform p. (apófisis coclеariforme). [*processus cochleariformis,* NA].
complex learning p.'s (procesos complejos de aprendizaje).
condylar p. (apófisis condilar o condílea). [*processus condylaris,* NA].
conoid p. (proceso conoide). Tubérculo conoide.
coracoid p. (apófisis coracoides). [*processus coracoideus,* NA].
coronoid p. (apófisis coronoides). [*processus coronoideus,* NA].
costal p. (apófisis costal). [*processus costalis,* NA].
Deiters' p. (p. de Deiters). Término obsoleto para axón.
dendritic p. (proceso dendrítico). Dendrita.
dental p. (apófisis dental). A. alveolar.
ensiform p. (apófisis ensiforme). A. xifoides.
ethmoidal p. (apófisis etmoidal). [*processus ethmoidalis,* NA].
falciform p. (proceso falciforme). [*processus falciformis,* NA]. Ligamento falciforme.
Folli's p., follian p. (apófisis de Folli). A. anterior del martillo.
foot p. (proceso en forma de pie). Pedicelo.
frontal p. (apófisis frontal). [*processus frontalis,* NA].
frontonasal p. **1.** (apófisis frontonasal). Elevación frontonasal. **2.** (p. frontonasal). Elevación frontonasal.
frontosphenoidal p. (apófisis frontoesfenoidal). A. frontal del cigoma.
funicular p. (proceso funicular).
globular p. (proceso globular).
hamular p. of lacrimal bone (proceso hamular del hueso lagrimal).
hamular p. of sphenoid bone (proceso hamular del esfenoides).
head p. (p. cefálica). Primordio de la notocorda.
intrajugular p. (apófisis intrayugular). [*processus intrajugularis,* NA].
jugular p. (apófisis yugular). [*processus jugularis,* NA].
lacrimal p. (apófisis lagrimal). [*processus lacrimalis,* NA].
lateral nasal p. (p. nasal externa). Elevación nasal externa.
lateral p. of calcaneal tuberosity (apófisis lateral de la tuberosidad del calcáneo). [*processus lateralis tuberis calcanei,* NA].
lateral p. of malleus (apófisis lateral del martillo). [*processus lateralis mallei,* NA].
lateral p. of talus (apófisis lateral del astrágalo). [*processus lateralis tali,* NA].
Lenhossék's p.'s (proceso de Lenhossék).
lenticular p. of incus (apófisis lenticular). [*processus lenticularis incudis,* NA].
long p. of malleus (apófisis larga del martillo). A. anterior del martillo.
malar p. (apófisis malar). A. cigomática maxilar.
mamillary p. (apófisis mamilar). [*processus mamilaris,* NA].
mandibular p. (p. mandibular). Arco mandibular.
mastoid p. (apófisis mastoides). [*processus mastoideus,* NA].
maxillary p. (apófisis maxilar). [*processus maxillaris,* NA].
maxillary p. (of embryo) (p. maxilar (del embrión)).
medial nasal p. (p. nasal interna). Elevación nasal interna.
medial p. of calcaneal tuberosity (apófisis medial de la tuberosidad del calcáneo). [*processus medialis tuberis calcanei,* NA].
mental p. (proceso mentoniano). Protuberancia mentoniana.
muscular p. of arytenoid cartilage (apófisis muscular del cartílago aritenoides). [*processus muscularis cartilaginis arytenoidei,* NA].
nasal p. (p. nasal). P. frontal del maxilar.
notochordal p. (p. notocordal).
odontoblastic p. (proceso odontoblástico).
odontoid p. **1.** (proceso odontoide). Diente. **2.** (apófisis odontoides). Diente.
odontoid p. of epistropheus (proceso odontoide del epístrofe). Diente.
olecranon p. (proceso olecraneano). Olécranon.
orbicular p. (proceso orbicular). P. lenticular del yunque.
orbital p. (apófisis orbital). [*processus orbitalis,* NA].
packing p. (proceso de empacamiento).
palatal p.'s (p. palatinas).
palatine p. (apófisis palatina). [*processus palatinus,* NA].
papillary p. (apófisis papilar). [*processus papillaris,* NA].
paramastoid p. (apófisis paramastoides). [*processus paramastoideus,* NA].

paroccipital p. (proceso paraoccipital). [*processus paramastoideus,* NA].
posterior p. of septal cartilage (apófisis posterior del cartílago septal de la nariz). [*processus posterior cartilaginis septi nasi,* NA].
primary p. (proceso primario).
progressive p.'s (proceso progresivos).
pterygoid p. (apófisis pterigoides). [*processus pterygoideus,* NA].
pterygospinous p. (apófisis pterigoespinosa). [*processus pterigospinosus,* NA].
pyramidal p. (apófisis piramidal). [*processus pyramidalis,* NA].
Rau's p. (apófisis de Rau). A. anterior del martillo.
Ravius' p. (apófisis de Ravius). A. anterior del martillo.
secondary p. (proceso secundario).
sheath p. of sphenoid bone (apófisis vaginal del esfenoides). [*processus vaginalis ossis sphenoidalis,* NA].
short p. of malleus (apófisis corta del martillo). A. lateral del martillo.
slender p. of malleus (apófisis grácil del martillo). [*processus anterior mallei,* NA].
sphenoid p. (apófisis esfenoidal). [*processus sphenoidalis,* NA].
sphenoid p. of septal cartilage (proceso esfenoidal del cartílago septal). P. posterior del cartílago septal de la nariz.
spinous p. 1. (apófisis espinosa). [*processus spinosus,* NA]. **2.** (proceso espinoso). Espina del esfenoides.
spinous p. of tibia (proceso espinoso de la tibia). Eminencia intercondílea.
Stieda's p. (apófisis de Stieda). A. posterior del astrágalo.
styloid p. of fibula (proceso estiloides del peroné).
styloid p. of radius (apófisis estiloides del radio). [*processus styloideus radii,* NA].
styloid p. of temporal bone (apófisis estiloides del temporal). [*processus styloideus ossis temporalis,* NA].
styloid p. of third metacarpal bone (apófisis estiloides del tercer metacarpiano). [*processus styloideus ossis matacarpalis III,* NA].
styloid p. of ulna (apófisis estiloides del cúbito). [*processus styloideus ulnae,* NA].
superior articular p. of sacrum (apófisis articular superior del sacro). [*processus articularis superior ossis sacri,* NA].
supracondylar p. (apófisis supracondílea del húmero). [*processus supraepicondylaris humeri,* NA].
supraepicondylar p. (proceso supraepicondíleo). P. supraeppicondíleo del húmero.
temporal p. (proceso temporal).
Tomes' p.'s (proceso de Tomes). Prolongaciones de las células del esmalte.
transverse p. (apófisis transversa). [*processus transversus,* NA].
trochlear p. 1. (apófisis troclear). Tróclea del peroné. **2.** (proceso troclear). Tróclea del peroné.
uncinate p. of ethmoid bone (apófisis unciforme del etmoides). [*processus uncinatus ethmoidalis,* NA].
uncinate p. of pancreas (apófisis unciforme o gancho del páncreas). [*processus uncinatus pancreatis,* NA].
vaginal p. (proceso vaginal). Vaina de la apófisis estiloides.
vaginal p. of peritoneum (proceso vaginal del peritoneo). [*processus vaginalis peritonei*].
vaginal p. of testis (proceso vaginal del testículo). [*processus vaginalis peritonei*].
vermiform p. (proceso vermiforme). Apéndice vermiforme.
vocal p. (apófisis vocal del cartílago aritenoides). [*processus vocalis cartilaginis arytenoidei,* NA].
xiphoid p. (apófisis xifoides). [*processus xiphoideus,* NA].
zygomatic p. (apófisis cigomática). [*processus zygomaticus,* NA].

processus, pl. **processus** (processus, pl. processus). [[*processus,* NA]. Proceso; en anatomía, proyección o prolongación.
p. brevis (apófisis corta). A. lateral del martillo.
p. gracilis (apófisis grácil). A. anterior del martillo.
p. posterior tali (apófisis posterior del astrágalo). [*processus posterior tali,* NA].

procheilia, prochilia (proqueilia, proquilia). f. Labios sobresalientes.

procheilon, prochilon (proqueilon). m. Tubérculo labial superior.

prochlorperazine (proclorperazina). f. Compuesto de fenotiazina similar, por su estructura, acciones y usos a la clorpromazina.

prochondral (procondral). Denota una etapa del desarrollo previa a la formación de cartílago.

prochordal (procordal). Precordal; ubicado cefálicamente con respecto al notocordio.

prochymosin (proquimosina). f. Pexinógeno; prorrenina; reninógeno; renógeno; precursor de la quimosina.

procidentia (procidencia). f. Caída o prolapso de cualquier órgano o parte de él.
p. uteri (p. del útero). Prolapso del útero.

procollagen (procolágeno). m. Precursor soluble del colágeno, formado presumiblemente por los fibroblastos en el proceso de síntesis del colágeno.

proconvertin (proconvertina). f. Factor VII.

procreate (procrear). Engendrar; producir por medio del acto sexual.

procreation (procreación). f. Reproducción.

procreative (procreativo). Que tiene la facultad de engendrar o procrear.

proctagra (proctagra). f. Proctalgia.

proctalgia (proctalgia). f. Proctagra; proctodinia; rectalgia; dolor en el ano o en el recto.
p. fugax (p. fugaz). Espasmo anorrectal.

proctatresia (proctatresia). f. Atresia anal.

proctectasia (proctectasia). f. Dilatación del ano o recto.

proctectomy (proctectomía). f. Rectectomía; resección quirúrgica del recto.

proctencleisis, proctenclisis (proctencleisis, proctenclisis). f. Proctoestenosis.

procteurynter (procteurínter). m. Bolsa inflable para dilatar el recto.

proctitis (proctitis). f. Rectitis; inflamación de la mucosa del recto.
chronic ulcerative p. (p. ulcerosa crónica). P. idiopática.
epidemic gangrenous p. (p. gangrenosa epidémica). Bicho, caribi.
idiopathic p. (p. idiopática). P. ulcerosa crónica.

procto-, proct- (procto-, proct-). Prefijos que significan ano, o más frecuentemente, recto.

proctocele (proctocele). m. Rectocele; prolapso o herniación del recto.

proctoclysis (proctoclisis). f. Rectoclisis; goteo de Murphy; administración lenta y continua de solución fisiológica por instilación en el recto y colon sigmoideo.

proctococcypexy (proctocoxipexia). f. Rectocoxipexia; sutura de un recto prolapsado a los tejidos anteriores al cóccix.

proctocolectomy (proctocolectomía). f. Extirpación quirúrgica del recto junto con todo el colon o con parte de él.

proctocolitis (proctocolitis). f. Coloproctitis.

proctocolonoscopy (proctocolonoscopia). f. Inspección del interior del recto y colon.

proctocolpoplasty (proctocolpoplastia). f. Proctoelitroplastia; cierre plástico de una fístula rectovaginal.

proctocystocele (proctocistocele). m. Herniación de la vejiga en el recto.

proctocystoplasty (proctocistoplastia). f. Cierre quirúrgico de una fístula rectovesical.

proctocystotomy (proctocistotomía). f. Rectocistotomía; incisión en la vejiga desde el recto.

proctodeal (proctodeico). Relativo al proctodeo.

proctodeum, pl. **proctodea** (proctodeo). m. **1.** Fosa anal; depresión tapizada por ectodermo bajo la raíz de la cola, adyacente a la parte terminal del intestino posterior embrionario. **2.** Porción terminal del conducto alimentario de los insectos, que se extiende desde el píloro (zona de inserción de los túbulos de Malpighi) hasta la abertura anal.

proctodynia (proctodinia). f. Proctalgia.

proctoelytroplasty (proctoelitroplastia). f. Proctocolpoplastia.

proctologic (proctológico). Relativo a la proctología.

proctologist (proctólogo). m. Especialista en proctología.

proctology (proctología). f. Especialidad quirúrgica que se ocupa del ano y recto, y sus enfermedades.

proctoparalysis (proctoparálisis). f. Parálisis del ano que lleva a incontinencia fecal.

proctoperineoplasty (proctoperineoplastia). f. Proctoperineorrafia; rectoperineorrafia; operación plástica del ano y perineo.
proctoperineorrhaphy (proctoperineorrafia). f. Proctoperineoplastia.
proctopexy (proctopexia). f. Rectopexia; fijación quirúrgica de un recto prolapsado.
proctophobia (proctofobia). f. Rectofobia; temor morboso de la enfermedad rectal.
proctoplasty (proctoplastia). f. Rectoplastia; cirugía plástica del ano o recto.
proctoplegia (proctoplejía). f. Parálisis del ano y recto que se produce en la paraplejía.
proctopolypus (proctopólipo). m. Pólipo del recto.
proctoptosia, proctoptosis (proctoptosia, proctoptosis). f. Prolapso del recto y ano.
proctorrhagia (proctorragia). f. Estado caracterizado por descarga de sangre en el ano.
proctorrhaphy (proctorrafia). f. Rectorrafia; reparación por suturación de un recto o ano lacerados.
proctorrhea (proctorrea). f. Descarga mucoserosa del recto.
proctoscope (proctoscopio). m. Rectoscopio; espéculo rectal.
 Tuttle's p. (p. de Tuttle).
proctoscopy (proctoscopia). f. Rectoscopia; examen visual del recto y ano, como con un proctoscopio.
proctosigmoidectomy (proctosigmoidectomía). f. Escisión del recto y colon sigmoideo.
proctosigmoiditis (proctosigmoiditis). f. Inflamación del colon sigmoideo y el recto.
proctosigmoidoscopy (proctosigmoidoscopia). f. Inspección directa, por medio de un sigmoidoscopio del recto y colon sigmoideo.
proctospasm (proctoespasmo). m. **1.** Estrechamiento espasmódico del ano. **2.** Contracción espasmódica del recto.
proctostasis (proctostasis). f. Constipación con estasis del recto.
proctostat (proctóstato). m. Tubo que contiene radio para insertar a través del ano en el tratamiento del cáncer rectal.
proctostenosis (proctoestenosis). f. Proctenclisis; proctencleisis; rectoestenosis; estrechez del recto o ano.
proctostomy (proctostomía). f. Rectostomía; formación de una abertura artificial en el recto.
proctotome (proctótomo). m. Rectótomo; instrumento usado en proctotomía.
proctotomy (proctotomía). f. Rectotomía; incisión en el recto.
proctotresia (proctotresia). f. Operación para corregir un ano no perforado.
proctovalvotomy (proctovalvotomía). f. Incisión de las válvulas rectales.
procumbent (procumbente). En pronación (decúbito abdominal); boca abajo.
procurvation (procurvación). f. Inclinación hacia adelante.
procyclidine hydrochloride (prociclidina, clorhidrato de). Agente anticolinérgico usado en el tratamiento de la parálisis agitante y del parkinsonismo inducido por drogas.
procyclidine methochloride (prociclidina, metocloruro de). Cloruro de triciclamol; droga anticolinérgica usada en el tratamiento del espasmo gastrointestinal funcional.
prodromal (prodrómico). Relativo a un pródromo.
prodrome, pl. **prodromata** (pródromo). m. Síntoma inicial o premonitorio de una enfermedad.
prodromic (prodrómico). Relativo a un pródromo.
prodromus, pl. **prodromi** (prodromus, pl. prodromi). Pródromo.
prodrug (prodroga). f. Clase de drogas cuya acción farmacológica resulta de su conversión por procesos metabólicos dentro del organismo (biotransformación).
product (producto). m. **1.** Todo aquello que se produce o se hace en forma natural o artificial. **2.** En matemáticas, el resultado de una multiplicación.
 cleavage p. (p. de segmentación).
 double p. (p. doble).
 fibrin/fibrinogen degradation p.'s (FDP) (p. de degradación de fibrina/fibrinógeno).
 fission p. (p. de fisión).
 orphan p.'s (p. huérfanos).
 spallation p. (p. de espalación).
 substitution p. (p. de sustitución).
productive (productivo). Que produce o es capaz de producir; denota especialmente una inflamación que produce nuevo tejido, con exudado o sin él.
proemial (proemial). Prodrómico.
proencephalon (proencéfalo). Prosencéfalo.
proenzyme (proenzima). f. Cimógeno; precursor de una enzima, que requiere algún cambio, generalmente la hidrólisis de un fragmento inhibidor que enmascara un grupo activo, para volverse activo, p. ej., pepsinógeno, tripsinógeno, profibrolisina.
proerythroblast (proeritroblasto). m. Pronormoblasto.
proerythrocyte (proeritrocito). m. Precursor de un eritrocito; glóbulo rojo inmaduro con un núcleo.
proestrogen (proestrógeno). m. Sustancia que actúa como un estrógeno sólo después de haber sido metabolizada en el organismo a un compuesto activo.
proestrum (proestro).
proestrus (proestro). m. Período del ciclo estrual que precede al estro, caracterizado por el crecimiento de los folículos de de Graaf y los cambios fisiológicos relacionados con la producción de estrógeno.
profenamine hydrochloride (profenamina, clorhidrato de). Clorhidrato de etopropazina.
proferment (profermento). m. Término obsoleto para proenzima.
profibrinolysin (profibrolisina). f. Plasminógeno.
profile (perfil). m. **1.** Contorno o silueta, especialmente si presenta una vista lateral de la cabeza humana. **2.** Resumen, descripción breve o registro escrito.
 biochemical p. (p. bioquímico). Combinación de pruebas bioquímicas realizadas generalmente con instrumental automático al ingresar un paciente a un hospital o una clínica.
 facial p. (p. facial).
 personality p. (p. de la personalidad).
 test p. (p. de pruebas).
 urethral pressure p. (p. de presión uretral).
profilometer (perfilómetro). m. Instrumento para medir la rugosidad de una superficie, p. ej. de los dientes.
proflavine (hemi)sulfate (proflavina, (hemi)sulfato de). Sulfato neutro de 3,6-diaminoacridina; compuesto de estrecha relación con la acriflavina y de propiedades antisépticas semejantes.
profondometer (profundómetro). m. Término poco usado para un aparato que localiza fluoroscópicamente un cuerpo extraño asegurando tres líneas de visión, cada una de las cuales pasa a través de ese cuerpo extraño.
proformiphen (proformifeno). m. Fenprobamato.
profunda (profunda). Término aplicado a varias arterias cuyo curso está en la profundidad de los tejidos.
profundus (profundus). [*profundus*, NA]. Profundo.
progastrin (progastrina). f. Precursor de la secreción gástrica en la mucosa estomacal.
progenia (progenia). f. Prognatismo.
progenitalis (progenital). Situado sobre cualquier superficie expuesta de los órganos genitales.
progenitor (progenitor). m. Precursor; antepasado; el que engendra.
progeny (progenie). f. Prole; descendencia.
progeria (progeria). f. Enfermedad o síndrome de Hutchinson-Gilford; síndrome de senilidad prematura; estado en el que el desarrollo normal durante el primer año de vida está seguido de un retardo visible del crecimiento, con aspecto senil caracterizado por piel seca y arrugada, alopecia total y facies de pájaro.
 p. with cataract, p. with microphthalmia (p. con cataratas, con microftalmía). Discefalia mandibulooculofacial.
progeroid (progeroide). Que parece de edad avanzada.
progestational (progestacional). **1.** Que favorece el embarazo; que conduce a la gestación; que tiene efecto estimulante sobre los cambios uterinos esenciales para la implantación y el crecimiento del óvulo fecundado. **2.** Referente a la progesterona o a una droga de propiedades semejantes a las de ésta.
progesterone (progesterona). f. Hormona progestacional o del cuerpo amarillo; luteohormona; progestina; esteroide antiestrogénico considerado como el principio activo del cuerpo amarillo, aislado de éste y de la placenta o preparado sintéticamente.
progestin (progestina). f. **1.** Hormona del cuerpo amarillo. **2.** Término genérico para cualquier sustancia natural o sintética que

N O P

efectúa algunos de los cambios biológicos producidos por la progesterona o la totalidad de ellos.
progestogen (progestágeno, progestógeno). m. **1.** Cualquier agente capaz de producir efectos biológicos similares a los de la progesterona. **2.** Derivado sintético de la testosterona o progesterona con una parte de la actividad fisiológica y de los efectos farmacológicos de la progesterona.
proglossis (proglosis). f. Porción anterior o punta de la lengua.
proglottid (proglótide). f. Proglotis; uno de los segmentos de una tenia, que contiene los órganos reproductores.
proglottis (proglotis). m. Proglótide.
prognathic (prognato). Que tiene una mandíbula prominente; que tiene un índice gnático mayor de 103.
prognathism (prognatismo). m. Progenia; condición de prognato; proyección anormal hacia adelante de uno o ambos maxilares más allá de la relación normal establecida con la base del cráneo.
basilar p. (p. basilar).
prognathous (prognato).
prognosis (pronóstico). m. Formulación por anticipado del curso probable de una enfermedad; anticipación del desenlace de una enfermedad.
denture p. (p. protésico).
prognostic (pronóstico). Se dice de un síntoma sobre el que se basa un pronóstico.
prognosticate (pronosticar). Hacer un pronóstico.
progonoma (progonoma). m. Nódulo o masa resultante del desplazamiento de tejido cuando se produce atavismo o reversión en el desarrollo embrionario.
p. of jaw (p. mandibular). Tumor neuroectodérmico melanótico.
melanotic p. (p. melanótico). Nevo velloso pigmentado.
progranulocyte (progranulocito). m. Promielocito.
progress (progreso). m. Adelanto; avance; el curso de una enfermedad.
progressive (progresivo). Que va hacia adelante; que avanza; denota el curso de una enfermedad, especialmente si es desfavorable.
proguanil hydrochloride (proguanilo, clorhidrato de). Clorhidrato de cloroguanida.
prohormone (prohormona). f. **1.** Precursor intraglandular de una hormona; p. ej., proinsulina. **2.** Término obsoleto usado anteriormente para designar una sustancia desarrollada en el suero que antagoniza una antihormona específica aumentando así la acción de la hormona correspondiente.
proinsulin (proinsulina). f. Precursor de la insulina de una sola cadena.
proiosystole (proiosístole). f. Latido cardíaco que se produce antes de lo debido.
proiosystolia (proiosistolia). f. Estado en el que se producen proiosístoles.
projection (proyección). f. **1.** Empuje o ímpetu hacia fuera. **2.** Acción de referir una sensación al objeto que la produce. **3.** Mecanismo de defensa por el cual un complejo de represión en un individuo se traslada a otra persona. **4.** Concepción por la conciencia de un estado mental que pertenece al propio ser, como algo de origen externo. **5.** Localización de impresiones visuales en el espacio. **6.** En neuroanatomía, uno o más sistemas de fibras nerviosas por cuyo intermedio un grupo de células nerviosas descarga sus impulsos nerviosos ("se proyecta") a uno o más grupos celulares. **7.** La imagen de un objeto tridimensional en un plano.
axial p. (p. axial). Vista axial.
base p. (p. basal). P. axial.
Caldwell p. (p. de Caldwell). Vista de Caldwell.
enamel p. (p. del esmalte). Extensión del esmalte hasta la furcación.
erroneous p. (p. errónea). Falsa p.
false p. (p. falsa). P. errónea.
Stenvers p. (p. de Stenvers). Vista de Stenvers.
Towne p. (p. de Towne). Vista de Towne.
visual p. (p. visual).
prokaryote (procariota). m. Miembro del superreino Prokaryotae; organismo que consiste en una célula monera simple y presumiblemente primitiva, o en un organismo precelular, que carece de membrana nuclear, cromosomas organizados pares, un mecanismo mitótico de división celular, microtúbulos y mitocondrias.
prokaryotic (procariótico). Relativo a un procariota o característico de él.
prolabial (prolabial). Se refiere al segmento de tejido blando central aislado del labio superior en el estadio embrionario y en la fisura de paladar no reparada.
prolabium (prolabio). m. **1.** Borde carmesí o escarlata expuesto del labio. **2.** Segmento central aislado de tejido blando del labio superior en estado embrionario y en el paladar fisurado bilateral no reparado.
prolactin (PRL) (prolactina (PRL)). f. Hormona proteínica del lóbulo anterior de la hipófisis, que estimula la secreción de la leche y posiblemente, durante el embarazo, el crecimiento de las mamas.
prolactinoma (prolactinoma). m. Adenoma productor de prolactina.
prolactoliberin (prolactoliberina). f. Factor u hormona liberadora de prolactina; sustancia de origen hipotalámico que estimula la liberación de prolactina.
prolactostatin (prolactostatina). f. Factor u hormona inhibidora de la prolactina; sustancia de origen hipotalámico capaz de inhibir la síntesis y liberación de la prolactina.
prolamines (prolaminas). f. pl. Proteínas insolubles en agua o soluciones salinas neutras, solubles en ácidos o álcalis diluidos y en alcohol diluido (70 a 90%); p. ej., gliadina, ceína.
prolapse (prolapso). m. Hundimiento, descenso o caída de un órgano u otra parte, especialmente su aparición en un orificio natural o artificial.
mitral valve p. (p. de válvula mitral).
Morgagni's p. (p. de Morgagni).
p. of the corpus luteum (p. del cuerpo amarillo).
p. of the uterus (p. del útero).
p. of umbilical cord (p. del cordón umbilical).
prolepsis (prolepsis). f. Recurrencia del paroxismo de una enfermedad periódica a intervalos regularmente más cortos.
proleptic (proléptico). Subentrante; relativo a la prolepsis.
proleukocyte (proleucocito). m. Leucoblasto.
prolidase (prolidasa). f. Prolina dipeptidasa.
proliferate (proliferar). Crecer y aumentar de número por medio de la reproducción de formas similares.
proliferation (proliferación). f. Crecimiento y reproducción de células similares.
diffuse mesangial p. (p. mesangial difusa).
gingival p. (p. gingival). Hiperplasia gingival.
proliferative, proliferous (proliferativo). Que aumenta el número de formas similares.
prolific (prolífico). Fructífero; que tiene muchos hijos.
proligerous (prolígero). Germinativo; que produce descendientes.
prolinase (prolinasa). f. Prolilo dipeptidasa.
proline (Pro) (prolina (Pro)). f. Ácido 2-pirrolidincarboxílico; aminoácido que se encuentra en las proteínas, especialmente en el colágeno.
p. aminopeptidase (p. aminopeptidasa). P. iminopeptidasa.
p. dehydrogenase (p. deshidrogenasa).
p. dipeptidase (p. dipeptidasa).
p. iminopeptidase (p. iminopeptidasa).
p. oxidase (p. oxidase). Pirrolin 2- o 5- carboxilato reductasa
p. racemase (p. racemasa).
D-proline reductase (D-prolina reductasa). f. Una oxidorreductasa que divide a la D-prolina (no en su forma natural) a 5-aminovaleriato.
prolyl (prolilo). m. El radical acilo de la prolina.
p. dipeptidase (p. dipeptidasa).
prolylglycine dipeptidase (prolilglicina dipeptidasa). f. Prolilo dipeptidasa.
promastigote (promastigoto). m. Término que generalmente se usa hoy en lugar de "leptomónada" o "fase leptomónada", para evitar confusiones con el género de flagelados *Leptomonas*. Denota la fase flagelada de un protozoario tripanosomátido en la cual el flagelo surge de un cinetoplasto frente al núcleo y emerge del extremo anterior del organismo.
promazine hydrochloride (promazina, clorhidrato de). Derivado de fenotiazina; agente tranquilizante de acciones y usos semejantes a los de la clorpromazina.
promegaloblast (promegaloblasto). m. La primera de las cuatro etapas de maduración del megaloblasto.
prometaphase (prometafase). f. Fase de la mitosis o meiosis en la que la membrana nuclear se desintegra, los centríolos llegan a los polos de la célula y los cromosomas siguen contrayéndose.

promethazine hydrochloride (prometazina, clorhidrato de). Clorhidrato de 10-(2-dimetilaminopropil)fenotiazina; de actividad antihistamínica.
promethazine theoclate (prometazina, teoclato de). Droga antihistamínica usada para la cinetosis.
promethestrol dipropionate (prometestrol, dipropionato de). Dipropionato de dimetilhexestrol; estrógeno sintético derivado del estilbeno.
promethium (promecio). m. Elemento radiactivo de la serie de tierras raras, símbolo Pm, Nº at. 61; aislado en 1948 de los productos de fisión del uranio-235.
prominence (prominencia). [*prominentia*, NA]. f. Elevación de una cosa sobre lo que está a su alrededor.
Ammon's p. (p. de Ammon).
canine p. (p. canina). Eminencia canina.
cardiac p. (p. cardíaca).
p. of facial canal (p. del conducto del nervio facial). [*prominentia canalis facialis*, NA].
forebrain p. (p. prosencefálica). Elevación frontonasal.
hepatic p. (p. hepática).
hypothenar p. (p. hipotenar). Hipotenar.
laryngeal p. (p. laríngea). [*prominentia laryngea*, NA].
p. of lateral semicircular canal (p. del conducto semicircular lateral). [*prominentia canalis semicircularis lateralis*, NA].
mallear p. (p. maleolar). [*prominentia mallearis*, NA].
spiral p. (p. espiral). [*prominentia spiralis*, NA].
styloid p. (p. estiloidea). [*prominentia styloidea*, NA].
thenar p. (p. tenar). Tenar.
prominens (prominente). En anatomía, que presenta una prominencia o proyección.
prominentia, pl. **prominentiae** (prominentia, pl. prominentiae). [*prominentia*, NA]. Prominencia.
promonocyte (promonocito). m. Premonocito.
promontorium, pl. **promontoria** (promontorio). m. [*promontorium*, NA]. Proyección de una parte.
promontory (promontorio). m. Eminencia o proyección.
p. of the sacrum (p. del sacro). [*promontorium ossis sacri*, NA].
tympanic p. (p. del tímpano). [*promontorium cavi tympani*, NA].
promoter (promotor). **1.** En química, sustancia que aumenta la actividad de un catalizador. **2.** En biología molecular, secuencia de DNA en la que la RNA polimerasa forma bandas e inicia la transcripción.
promotion (promoción). f. Estimulación de la inducción de un tumor, luego de su iniciación, por un agente promotor que puede no ser carcinogénico por sí mismo.
promyelocyte (promielocito). m. **1.** Leucoblasto granular; progranulocito. **2.** Fase de desarrollo de un leucocito granular entre el mieloblasto y el mielocito, cuando algunos gránulos específicos aparecen, además de los azurófilos. **3.** Gran célula mononuclear que aparece en la sangre circulante de las personas con leucemia mielocítica.
pronasion (pronasión). m. La punta del ángulo entre el tabique nasal y la superficie del labio superior.
pronate (pronar). **1.** Asumir o ser colocado en posición de pronación. **2.** Hacer pronación del antebrazo o pie.
pronation (pronación). f. Posición de decúbito abdominal; acción de asumir o ser colocado en dicha posición.
p. of foot (p. del pie).
p. of forearm (p. del antebrazo).
pronatis (pronato). Niño nacido prematuramente.
pronator (pronador). Músculo que lleva una parte a la posición de pronación.
prone (prono). Denota una mano o un pie en pronación, y el cuerpo colocado boca abajo, en decúbito abdominal.
pronephros, pl. **pronephroi** (pronefros). m. **1.** Riñón primordial; riñón cefálico; el órgano excretorio definitivo de los peces primitivos. **2.** En el embrión de los vertebrados superiores, una estructura vestigial que consiste en una serie de túbulos tortuosos que se vacían en la cloaca por intermedio del conducto néfrico primario.
pronethalol hydrochloride (pronetalol, clorhidrato de). Agente bloqueador de β-receptores adrenérgicos, usado como antagonista de la acción cardíaca de la adrenalina.
pronograde (pronógrado). Que camina o reposa con el cuerpo horizontal, indica la postura de los cuadrúpedos; opuesto a ortógrado.
pronometer (pronómetro). m. Goniómetro.
pronormoblast (pronormoblasto). m. Proeritroblasto; rubriblasto; la primera de las cuatro fases del desarrollo del normoblasto.
pronucleus, pronuclei (pronúcleo). m. **1.** Uno de los dos núcleos que se fusionan en la cariogamia. **2.** En embriología, material nuclear de la cabeza del espermatozoide (*p. masculino*) o del óvulo (*p. femenino*), después que el óvulo ha sido penetrado por el espermatozoide.
prootic (proótico). Frente a la oreja.
propadiene (propadieno). m. Aleno.
propagate (propagar). **1.** Reproducir; generar. **2.** Moverse a lo largo de una fibra, como la propagación del impulso nervioso.
propagation (propagación). f. Acción de propagar o propagarse.
propagative (propagativo). Relativo a la propagación o que interviene en ella; denota la parte sexual de un animal o vegetal, que se distingue del soma.
propalinal (propalinal). Movimiento de vaivén, adelante y atrás.
propamidine (propamidina). f. 4,4'-Diamidino-1,3-difenoxipropano; activa contra las infecciones por *Trypanosoma gambiensi*.
propane (propano). m. Uno de los hidrocarburos de la serie de los alcanos.
propanedioic acid (ácido propanodioico). Á. malónico.
1,2,3-propanetriol (1,2,3-propanotriol). m. Glicerol.
propanidid (propanidida). f. Eugenol de acción breve usado por vía intravenosa para la inducción de anestesia general.
propanoic acid (ácido propanoico). Á. propiónico.
propanol (propanol). Alcohol propílico.
propanolol (propanolol). m. Clorhidrato de propranolol.
propanoyl (propanoílo). m. Propionilo.
propantheline bromide (propantelina, bromuro de). Análogo isopropílico del bromuro de metantelina; agente anticolinérgico.
proparacaine hydrochloride (proparacaína, clorhidrato de). Anestésico superficial usado en oftalmología.
propatyl nitrate (propatil nitrato). m. Vasodilatador coronario.
propene (propeno). m. Propileno.
propenyl (propenilo). m. Radical $-CH=CH-CH_3$.
propepsin (propepsina). f. Pepsinógeno.
propeptone (propeptona). f. Mezcla de productos intermedios en la conversión de proteína nativa a peptona.
properdin (properdina). f. γ_2-Globulina normal del suero (PM 185.000), que participa junto con otros factores en una vía alterna de activación de los componentes terminales del complemento.
properitoneal (properitoneal). Localizado frente al peritoneo.
prophage (profago). m. Probacteriófago.
defective p. (p. defectuoso). Probacteriófago defectuoso.
prophase (profase). f. La primera fase de la mitosis o meiosis, que consiste en la contracción lineal y el aumento de grosor de los cromosomas (cada uno compuesto por dos cromátidas), acompañados de división del centríolo y migración de los dos centríolos hijos y sus ásteres hacia los polos de la célula.
prophenpyridamine maleate (profenpiridamina, maleato de). Maleato de feniramina.
prophlogistic (proflogístico). Que causa o produce inflamación de los tejidos.
prophylactic (profiláctico). Preventivo; que impide la enfermedad; relativo a la profilaxis.
prophylaxis, pl. **prophylaxes** (profilaxis). f. Prevención de la enfermedad o de un proceso que puede llevar a una enfermedad.
active p. (p. activa).
chemical p. (p. química).
dental p. (p. dental).
passive p. (p. pasiva).
propicillin (propicilina). f. α-Fenoxipropilpenicilina potásica, penicilina semisintética acido-estable que puede ser más efectiva que la penicilina G.
propiolactone (propiolactona). f. β-P.; β-lactona del ácido hidracrílico; usada para esterilizar plasma, vacunas e injertos de tejidos.
propionate (propionato). m. Sal o éster del ácido propiónico.
propionic acid (ácido propiónico). Á. propanoico; á. metilacético; á. etilfórmico.
propionic acidemia (acidemia propiónica).
propionicacidemia (propionacidemia). f. Presencia de exceso de ácido propiónico en la sangre, causada por una deficiencia de propionil-CoA carboxilasa.
propionyl (propionilo). m. Propanoílo; CH_3CH_2CO-; radical acilo del ácido propiónico.

propitocaine hydrochloride (propitocaína, clorhidrato de). Clorhidrato de prilocaína.
proplasia (proplasia). f. Estado de las células o los tejidos en el cual la actividad aumenta más que en la euplasia; se caracteriza por estimulación, reparación o regeneración.
proplasmacyte (proplasmacito). m. Célula en proceso de diferenciación de un plasmablasto a un plasmocito maduro.
proplexus (proplexo). m. Plexo coroideo del ventrículo lateral del cerebro.
propositus, pl. **propositi** (propósito). m. **1.** Probando. **2.** Premisa; argumento.
propoxycaine hydrochloride (propoxicaína, clorhidrato de). Propoxiprocaína; anestésico local.
propoxyphene hydrochloride (propoxifeno, clorhidrato de). Clorhidrato de dextropropoxifeno; analgésico no antipirético oralmente efectivo, estructuralmente relacionado con la metadona y usado para aliviar dolores leves a moderados.
propoxyphene napsylate (propoxifeno, napsilato de). Napsilato de dextropropoxifeno; analgésico.
propranolol hydrochloride (propranolol, clorhidrato de). Propranolol; agente bloqueador de β-receptores adrenérgicos.
proprietary name **1.** (nombre registrado). **2.** (marca registrada).
proprioceptive (propioceptivo). Capaz de recibir estímulos originados en los músculos, los tendones y otros tejidos internos.
proprioceptor (propioceptor). Alguno de los órganos sensitivos terminales, como el órgano fusiforme muscular y el órgano tendinoso de Golgi, de los músculos, los tendones y las cápsulas articulares.
propriospinal (propioespinal). Especialmente o por completo relativo a la médula espinal.
proptometer (proptómetro). m. Exoftalmómetro.
proptosis (proptosis). f. Desplazamiento anterior de cualquier órgano; específicamente, exoftalmía o protrusión del globo ocular.
proptotic (proptósico). Referente a la proptosis.
propulsion (propulsión). f. Tendencia a caer hacia adelante que causa la festinación en la parálisis agitante.
propyl (propilo). m. Radical de alcohol propílico o propano; $CH_3CH_2CH_2$–.
  p. alcohol (alcohol propílico). Propanol; etilcarbinol.
  p. gallate (p. gallato). P. 3,4,5-trihidroxibenzoato.
  p. hydroxybenzoate (p. hidroxibenzoato). Propilparabeno.
propylcarbinol (propilcarbinol). m. Alcohol butílico primario.
propylene (propileno). m. Propeno; metiletileno; hidrocarburo olefínico gaseoso.
  p. glycol (propilenglicol). m. 1,2,-Propanodiol; 1,2-dihidroxipropano; ingrediente del ungüento hidrófilo; también usado como diluyente.
propylhexedrine (propilhexedrina). f. Simpaticomimético y vasoconstrictor local.
propyliodone (propiliodona). f. Material radiopaco usado para broncografía.
propylparaben (propilparabeno). m. Propilo hidroxibenzoato (hidroxibenzoato de propilo); propiléster del ácido *p*-hidroxibenzoico; agente antifúngico y preservativo farmacéutico.
propylthiouracil (PTU) (propiltiouracilo (PTU)). m. 6-Propil-2-tiouracilo; agente antitiroideo que inhibe la síntesis de hormonas tiroideas; se usa en el tratamiento del hipertiroidismo.
propyromazine (propiromazina). f. Antiespasmódico intestinal de propiedades anticolinérgicas.
prorennin (prorrenina). f. Proquimosina.
prorsad (prorsad). En dirección anterior.
prorubricyte (prorrubricito). m. Normoblasto basófilo.
  pernicious anemia type p. (p. tipo anemia perniciosa).
proscillaridin (proscilaridina). f. Desglucotransvalina; agente cardiotónico usado para el tratamiento de la insuficiencia cardíaca congestiva.
proscolex (proescólex). m. Forma embrionaria de la tenia.
prosecretin (prosecretina). f. Secretina inactivada.
prosect (prosecar). Disecar un cadáver o cualquiera de sus partes con el fin de que puedan servir para una demostración de anatomía ante una clase.
prosector (prosector). m. Persona que hace la prosección o prepara el material para una demostración de anatomía ante una clase.
prosectorium (prosectorio). m. Sala de disección; lugar donde se hacen preparaciones anatómicas para demostraciones o para su preservación en un museo.
prosencephalon (prosencéfalo). m. [*prosencephalon*, NA]. Cerebro anterior; proencéfalo; vesícula proencefálica; vesícula cerebral primitiva anterior, que con el desarrollo se divide en diencéfalo y telencéfalo.
prosodemic (prosodémica). Denota una enfermedad que se transmite directamente de persona a persona.
prosopagnosia (prosopagnosia). f. Dificultad para reconocer caras conocidas.
prosopagus (prosópago). m. Prosopópago.
prosopalgia (prosopalgia). f. Neuralgia del trigémino.
prosopalgic (prosopálgico). Relativo a la neuralgia del trigémino, o que la sufre.
prosopectasia (prosopectasia). f. Agrandamiento de la cara, como en la acromegalia.
prosoplasia (prosoplasia). f. Transformación progresiva, como el cambio de las células de los conductos salivales a células secretorias.
prosopo-, prosop- (prosopo-, prosop-). Prefijos que indican la cara.
prosopoanoschisis (prosopoanosquisis). f. Fisura facial.
prosopodiplegia (prosopodiplejía). f. Parálisis que afecta ambos lados de la cara.
prosoponeuralgia (prosoponeuralgia). f. Neuralgia del trigémino.
prosopopagus (prosopópago). m. Prosópago; mellizos unidos desiguales con el parásito, en forma de masa tumoral, unido a la órbita o mejilla del autósito.
prosopoplegia (prosopoplejía). f. Parálisis facial.
prosopoplegic (prosopopléjico). Relativo a parálisis facial, o que la sufre.
prosoposchisis (prosoposquisis). f. Fisura facial oblicua; fisura facial congénita de la boca a la órbita.
prosopospasm (prosopoespasmo). m. Tic facial.
prosopothoracopagus (prosopotoracópago). m. Mellizos unidos por la cara y el tórax; variedad de cefalotoracópago.
prospermia (proespermia). f. Eyaculación prematura.
prostacyclin (prostaciclina). f. Prostaglandina I_2; potente inhibidor natural de la agregación de las plaquetas y un poderoso vasodilatador.
prostaglandin (prostaglandina). f. Cada una de una clase de sustancias fisiológicamente activas presentes en muchos tejidos, descubiertas en líquidos genitales y glándulas accesorias. Las p. son ácidos prostanoicos con ortocadenas laterales de diversos grados de insaturación y de oxidación.
  p. E_2 (p. E_2). Dinoprostona.
  p. E_1 (p. E_1). Alprostadil.
  p. $F_{2\alpha}$ (p. $F_{2\alpha}$). Dinoprost.
  p. $F_{2\alpha}$ tromethamine (p. $F_{2\alpha}$ trometamina). Dinoprost trometamina.
prostanoic acid (ácido prostanoico).
prostata (próstata). [*prostata*, NA]. f. Glándula prostática; cuerpo en forma de castaña que rodea el comienzo de la uretra en el hombre.
prostatalgia (prostatalgia). f. Prostatodinia; dolor en la próstata.
prostate (próstata).
  female p. (p. femenina).
prostatectomy (prostatectomía). f. Extirpación parcial o total de la próstata.
prostatic (prostático). Relativo a la próstata.
prostaticovesical (prostaticovesical). Relativo a la próstata y la vejiga.
prostatism (prostatismo). m. Síndrome clínico que se debe al aumento de tamaño de la próstata y se manifiesta por síntomas de irritación y de obstrucción.
prostatitis (prostatitis). f. Inflamación de la próstata.
prostato-, prostat- (prostato-, prostat-). Prefijos que indican relación con la próstata.
prostatocystitis (prostatocistitis). f. Inflamación de la próstata y la vejiga; cistitis por extensión de la inflamación de la uretra prostática.
prostatocystotomy (prostatocistotomía). f. Incisión a través de la próstata y la pared de la vejiga con drenaje por el perineo.
prostatodynia (prostatodinia). f. Prostatalgia.
prostatolith (prostatolito). m. Cálculo prostático.
prostatolithotomy (prostatolitotomía). f. Incisión de la próstata para la remoción de un cálculo.

prostatomegaly (prostatomegalia). f. Agrandamiento de la glándula prostática.
prostatomy (prostatomía). f. Prostatotomía.
prostatorrhea (prostatorrea). f. Descarga anormal de líquido prostático.
prostatoseminalvesiculectomy (prostatoseminalvesiculectomía). f. Prostatovesiculectomía.
prostatotomy (prostatotomía). f. Prostatomía; incisión en la próstata.
prostatovesiculectomy (prostatovesiculectomía). f. Prostatoseminalvesiculectomía; extirpación quirúrgica de la glándula prostática y las vesículas seminales.
prostatovesiculitis (prostatovesiculitis). f. Inflamación de la próstata y las vesículas seminales.
prosternation (prosternación). f. Camptocormia.
prostheon (prosteón). m. Prostión.
prosthesis, pl. **prostheses** (prótesis). f. Sustituto fabricado de una parte enferma o faltante del cuerpo.
cardiac valve p. (p. valvular cardíaca).
cochlear p. (p. coclear). Implante coclear.
definitive p. (p. definitiva).
dental p. (p. dental).
hybrid p. (p. híbrida). Dentadura superpuesta.
mandibular guide p. (p. de guía mandibular).
ocular p. (p. ocular). Ojo artificial o implante ocular.
provisional p. (p. provisional). P. interina.
surgical p. (p. quirúrgica).
prosthetic **1.** (protésico). Relativo a una prótesis o parte artificial. **2.** (prostético). Relativo a la prótesis o a una parte artificial.
prosthetics (protética). f. Arte y ciencia que tiene por objeto diseñar y colocar partes artificiales en el cuerpo humano.
dental p. (prótesis dental).
maxillofacial p. (p. maxilofacial).
prosthetophacos (prostetofaquia). f. Lentículo.
prosthion (prostión). m. Prosteón; punto alveolar; el punto más anterior de la apófisis alveolar superior en la línea media.
prosthodontics (prostodoncia). f. Prótesis dental; odontología protésica.
prosthodontist (prostodoncista). m. y f. Odontólogo dedicado a la práctica de la prostodoncia.
prosthokeratoplasty (prostoqueratoplastia). f. Técnica quirúrgica utilizada en una queratoprótesis.
prostration (postración). f. Pérdida significativa de fuerzas, como en el agotamiento.
heat p. (p. por calor). V. agotamiento por calor.
protactinium (protactinio). m. Proactinio; elemento radiactivo, símbolo Pa, N° at. 91, P. at. 231; se forma por degradación de uranio y torio.
protalbumose (protalbumosa). f. Protoalbumosa; producto intermedio de la digestión de las proteínas, derivada de la hemialbumosa.
protaminase (protaminasa). f. Carboxipeptidasa B.
protamine (protamina). f. Cada una de una clase de proteínas muy básicas porque son ricas en arginina y de constitución más simple que las albúminas y globulinas, etc., que se encuentran en los espermatozoides de peces, combinadas con ácido nucleico.
p. sulfate (sulfato de p.).
protanomaly (protanomalía). f. Deficiencia en la percepción del color en la cual está reducido el pigmento sensible al rojo en los conos.
protanopia (protanopía). f. Forma de dicromatismo caracterizada por la ausencia de pigmento rojo-sensible en los conos, menor luminosidad para mayores longitudes de onda de la luz y confusión en el reconocimiento del rojo y del verde azulado.
protean (proteico). **1.** De forma cambiante; que puede cambiar la forma de su cuerpo, como la ameba. **2. Proteínico; relativo a las proteínas.**
protease (proteasa). f. Término descriptivo para las enzimas proteolíticas, endopeptidasas y exopeptidasas.
protection (protección). f. Bloqueo protector.
proteid (proteido). m. Proteína.
protein (proteína). f. Proteido; prótido; macromoléculas que consisten en largas secuencias de α-aminoácidos.
acyl carrier p. (ACP) (p. transportadora de acilo (ACP)).
antiviral p. (AVP) (p. antiviral).
autologous p. (p. autóloga).
Bence Jones p. (p. de Bence Jones).
p. C (p. C).
C-reactive p. (p. C-reactiva).
cAMP receptor p. (CRP) (p. receptora de AMPc (CRP)).
catabolite (gene) activator p. (CAP) (p. activadora de catabolitos (gen)). P. receptora de AMPc.
compound p. (p. compuesta). P. conjugada.
conjugated p. (p. conjugada). P. compuesta.
corticosteroid-binding p. (p. fijadora de corticosteroides).
denatured p. (p. desnaturalizada).
derived p. (p. derivada).
fibrous p. (p. fibrosa).
foreign p. (p. extraña). P. heteróloga.
globular p. (p. globular).
heterologous p. (p. heteróloga). P. extraña.
immune p. (p. inmune). Anticuerpo.
M p. (p. M).
monoclonal p. (p. monoclonal). Inmunoglobulina monoclonal.
myeloblastic p. (p. mieloblástica).
native p. (p. nativa).
nonspecific p. (p. inespecífica).
phenylthiocarbamoyl p. (p. de feniltiocarbamoílo).
placenta p. (p. placentaria). Lactógeno placentario humano.
plasma p.'s (p. plasmáticas).
protective p. (p. protectora). Anticuerpo.
purified placental p. (p. placentaria purificada).
receptor p. (p. receptora).
S p. (p. S).
simple p. (p. simple).
Tamm-Horsfall p. (p. de Tamm-Horsfall).
thyroxine-binding p. (TBP) (p. fijadora de tiroxina).
whey p. (p. del suero de la leche).
protein hydrolysate (hidrolizado de proteína).
proteinaceous (proteináceo). Parecido a una proteína; que posee en cierto grado las propiedades fisicoquímicas características de las proteínas.
proteinases (proteinasas). f. pl. Enzimas que hidrolizan proteína nativa o polipéptidos haciendo segmentaciones internas (en consecuencia, endopeptidasas).
proteinosis (proteinosis). f. Estado caracterizado por la formación y distribución desordenadas de proteína, manifestado especialmente por depósito de proteínas anormales en los tejidos.
lipid p. (p. lípida). Enfermedad de Urbach-Wiethe.
pulmonary alveolar p. (p. alveolar pulmonar).
proteinuria (proteinuria). f. Presencia de proteína urinaria en concentraciones mayores de 0,3 g en la orina de 24 horas, o en concentraciones mayores de 1 g/L (1+ a 2+ con métodos turbidométricos estándar) en orina recogida al azar en dos o más ocasiones, por lo menos a 6 horas de distancia.
Bence Jones p. (p. de Bence-Jones).
gestational p. (p. gestacional).
isolated p. (p. aislada).
nonisolated p. (p. no aislada). P. asociada con otras anormalidades.
orthostatic p., postural p. (p. ortostática, postural).
protensity (protensidad). f. Atributo temporal de un proceso mental.
proteo-, prot- (proteo-, prot-). Prefijos que indican proteína.
proteoclastic (proteoclástico). Proteolítico.
proteoglycans (proteoglucanos). m. Glucoaminoglucanos (mucopolisacáridos) unidos a cadenas de proteínas en complejos covalentes, que existen en la matriz extracelular de tejido conjuntivo.
proteohormone (proteohormona). f. Término obsoleto para una hormona que posee la estructura de una proteína.
proteolipids (proteolípidos). m. pl. Clase de proteínas liposolubles que se encuentran en el cerebro, insolubles en agua pero solubles en mezclas de cloroformo-metanol-agua.
proteolysis (proteólisis). f. Albuminólisis; hidrólisis de proteínas; descomposición de proteínas.
proteolytic (proteolítico). Proteoclástico; relativo a proteólisis, o que la efectúa.
proteometabolic (proteometabólico). Relativo al proteometabolismo.
proteometabolism (proteometabolismo). m. Metabolismo de las proteínas.

proteopectic, proteopexic (proteopéctico, proteopéxico). Relativo a la proteopexis.
proteopepsis (proteopepsis). f. Digestión de proteínas.
proteopexis (proteopexis). f. Fijación de proteínas en los tejidos.
proteose (proteosa). f. Mezcla no descrita de productos intermedios de proteólisis entre proteína y peptona.
  primary p. (p. primaria).
  secondary p. (p. secundaria).
prothipendyl (protipendilo). m. Agente antipsicótico.
prothrombase (protrombasa). f. Factor Xa.
prothrombin (protrombina). f. Factor II de la coagulación de la sangre; plasmozima; serozima; trombinógeno; trombógeno; glucoproteína de PM aproximado 69.000, formada y almacenada en las células parenquimáticas del hígado.
prothrombinase (protrombinasa). f. Factor X.
prothrombinogen (protrombinógeno). m. Factor VII.
prothrombinopenia (protrombinopenia). f. Hipoprotrombinemia.
prothrombokinase (protrombocinasa). f. Factores V y VIII.
prothymia (protimia). f. Estado de alerta o agudeza mental.
protide (prótido). m. Proteína.
protirelin (protirelina). f. 5-L-Oxo-propil-L-histidil-L-prolinamida; factor sintético liberador de tirotrofina.
protist (protista). m. Miembro del reino Protista.
protistologist (protistólogo). m. Microbiólogo.
protistology (protistología). f. Microbiología.
protium (protio). m. Hidrógeno-1.
proto-, prot- (proto-). Prefijo de palabras derivadas de raíces griegas que denota el primero de una serie o el de mayor rango.
proto-oncogene (protooncogén). m. Un gen preexistente, presente en el genoma humano normal que aparentemente interviene en la fisiología celular normal y a menudo está implicado en la regulación del crecimiento o proliferación celular normal.
protoactinium (protoactinio). m. Protactinio.
protoalbumose (protoalbumosa). f. Protalbumosa.
protobe (protobio). m. Término de F. d'Herelle para bacteriófago.
protobiology (protobiología). f. Bacteriofagología.
protocatechuic acid (ácido protocatéquico).
protochloride (protocloruro). m. Término obsoleto para el primero de una serie de compuestos de cloro, que contiene menos átomos de éste.
protocol (protocolo). m. Plan preciso y detallado para el estudio de un problema biomédico o para un régimen terapéutico.
protocone (protocono). m. Cúspide mesiolingual de un molar inferior en un mamífero.
protoconid (protocono). m. Cúspide mesiolingual de un molar inferior en un mamífero.
protocoproporphyria (protocoproporfiria). f. Aumento de la excreción fecal de protoporfirinas y coproporfirinas.
  p. hereditaria (p. hereditaria). Porfiria variegata.
protoderm (protodermo). m. Células indiferenciadas de embriones muy jóvenes, que luego dan origen a las capas germinales primarias.
protodiastolic (protodiastólico). Del principio de la diástole; relativo al comienzo de la diástole cardíaca.
protoduodenum (protoduodeno). m. Primera parte del duodeno, que se extiende desde el píloro gastroduodenal hasta la papila mayor del duodeno.
protoerythrocyte (protoeritrocito). m. Eritroblasto primitivo.
protofilament (protofilamento). m. Elemento básico de un microtúbulo flagelar contráctil de unos 5 nm de espesor.
protogen (protógeno). m. Ácido lipoico.
protoglobulose (protoglobulosa). f. Término obsoleto para un producto de hidrólisis o digestión de una globulina.
protogonoplasm (protogonoplasma). m. Masa diferenciada de citoplasma en un protozoario, que forma la sustancia de los cuerpos reproductores que se desarrollan más tarde.
protoheme (protohem). m. Hem.
protoiodide (protoyoduro). m. El primero de una serie de compuestos de yodo con una base; es el que contiene menos átomos de yodo.
protokylol hydrochloride (protoquilol, clorhidrato de). Derivado del isoproterenol con la actividad selectiva estimulante de β-receptores del compuesto original.
protoleukocyte (protoleucocito). m. Leucocito primitivo; leucocito de la médula ósea.
protolysate (protolizado). Término obsoleto por hidrolizado de proteínas.
protomerite (protomerito). m. Primerito; el segundo segmento, sin núcleo, de una gregarina septada, entre el epimerito y el deutomerito.
protometrocyte (protometrocito). m. Célula antepasada del protoleucocito y protoeritrocito, o de las células de las series leucocítica y eritrocítica.
proton (protón). m. Unidad de carga positiva de la masa nuclear; los p. forman parte (o en el hidrógeno-1, son el total) del núcleo del átomo alrededor del cual giran los electrones negativos.
protoneuron (protoneurona). f. Neurona primitiva hipotética sin polarización.
protopathic (protopático). Denota un supuestamente primitivo conjunto o sistema de fibras nerviosas sensitivas periféricas que conducen un orden inferior de sensibilidad del dolor y la temperatura, escasamente localizado.
protopectin (protopectina). f.
protopianoma (protopianoma). m. Frambesia.
protoplasm (protoplasma). m. **1.** Materia viva; sustancia que forma las células animales y vegetales. **2.** El material total de la célula, con inclusión de sus organelas.
  totipotential p. (p. totipotencial).
protoplasmatic, protoplasmic (protoplasmático). Relativo al protoplasma.
protoplasmolysis (protoplasmólisis). f. Plasmólisis.
protoplast (protoplasto). m. **1.** Término arcaico que significa el primer individuo de un tipo o una raza. **2.** Célula bacteriana a la que se le ha quitado totalmente la pared celular rígida. La bacteria pierde su forma característica y se hace redonda.
protoporphyria (protoporfiria). f. Aumento de excreción fecal de protoporfirina.
  erythropoietic p. (p. eritropoyética).
protoporphyrin type III (IX) (protoporfirina tipo III (IX)). La protoporfirina principal que se encuentra en la naturaleza (uno de 15 isómeros posibles), caracterizados por la presencia de 4 grupos metilo, 2 grupos vinilo y dos cadenas laterales de ácido propiónico.
protoproteose (protoproteosa). f. Proteosa primaria.
protosalt (protosal). f. Sal ácida.
protospasm (protoespasmo). m. Espasmo que comienza en una extremidad o un músculo y gradualmente se hace más general.
protospore (protoespora). f. Producto inicial de la segmentación progresiva con la producción de una espora multinucleada.
protosulfate (protosulfato). m. Compuesto de ácido sulfúrico con un protóxido del metal.
protosyphilis (protosífilis). f. Sífilis primaria.
prototaxic (prototáxico). En psiquiatría interpersonal, término que se refiere al pensamiento ilógico y primitivo.
protothecosis (prototecosis). f. Enfermedad verrugosa cutánea o diseminada causada por *Prototheca zopfii* y *wickerhamii*.
prototoxin (prototoxina). f. Concepto obsoleto de una forma hipotética de toxina en cultivos bacterianos, que posee propiedades letales y gran afinidad por la antitoxina.
prototoxoid (prototoxoide). m. Concepto obsoleto de una sustancia hipotética en un cultivo bacteriano, no venenosa pero de mayor afinidad que la toxina por la antitoxina.
prototroph (prototrofo). Cepa bacteriana que tiene los mismos requerimientos nutricionales que la cepa de tipo salvaje de la que deriva.
prototrophic (prototrófico). **1.** Perteneciente a un prototrofo. **2.** Denota la capacidad de realizar anabolismo o de obtener alimento de una sola fuente.
prototype (prototipo). m. Forma primitiva; primera forma a la que se ajustan los individuos siguientes de una clase o especie.
protoveratrine A and B (protoveratrina A y B). f. Mezcla de dos alcaloides aislados de *Veratrum album*.
protovertebra (protovértebra). f. **1.** Provértebra. En la bibliografía anterior, un somita mesodérmico. **2.** Más recientemente se aplica a la concentración esclerotómica que es el primordio del centro de una vértebra.
protovertebral (protovertebral). Relativo a una protovértebra.
protoxide (protóxido). m. Subóxido.

protozoal, protozoan (protozoario). m. **1.** Protozoo; miembro del filo Protozoarios. **2.** Relativo a los protozoos.
protozoiasis (protozoiasis). f. Infección por protozoos.
protozoicide (protozoicida). m. Agente usado para matar protozoos.
protozoologist (protozoólogo). m. Biólogo especializado y experto en protozoología.
protozoology (protozoología). f. Ciencia que estudia todos los aspectos de la biología y el interés humano de los protozoarios.
protozoon, pl. **protozoa** (protozoo). m. Protozoario.
protozoophage (protozoófago). m. Fagocito que ingiere protozoos.
protraction (protracción). f. En odontología, extensión de dientes u otras estructuras maxilares o mandibulares a una posición anterior a la normal.
mandibular p. (p. mandibular).
maxillary p. (p. maxilar).
protractor (protractor). Músculo que lleva una parte hacia adelante, como antagonista de un retractor.
protriptyline hydrochloride (protriptilina, clorhidrato de). Antidepresor.
protrude (protruir). Empujar o proyectar hacia adelante.
protrusio acetabuli (protrusión del acetábulo). Enfermedad de Otto.
protrusion (protrusión). f. **1.** Empuje o proyección hacia adelante. **2.** En odontología, posición de la mandíbula anterior a la relación céntrica.
bimaxillary dentoalveolar p. (p. dentoalveolar bimaxilar).
bimaxillary p. (p. bimaxilar). Doble p.
double p. (p. doble). P. bimaxilar.
protrypsin (protripsina). f. Tripsinógeno.
protuberance (protuberancia). f. **1.** Prominencia, eminencia, proyección, hinchazón. **2.** [*pons,* NA]. En neuroanatomía, el puente de Varolio o puente del cerebelo; la parte del tronco encefálico intermedia entre el bulbo raquídeo caudalmente y el mesencéfalo rostralmente, compuesta por la porción basilar y la calota de la p.
Bichat's p. (p. de Bichat). Cuerpo adiposo bucal.
external occipital p. (p. occipital externa). [*protuberantia occipitalis externa,* NA].
internal occipital p. (p. occipital interna). [*protuberantia occipitalis interna,* NA].
mental p. (p. mentoniana). [*protuberantia mentalis,* NA].
protuberantia (protuberantia). [*protuberantia,* NA]. Prominencia, eminencia, proyección, hinchazón.
p. laryngea (protuberancia laríngea). Prominencia laríngea.
proventriculus (proventrículo). m. **1.** En las aves, el estómago glandular de paredes delgadas que precede al buche muscular. **2.** En los insectos, la porción del estomodeo situada frente al ventrículo o estómago, modificada a una pequeña válvula proventricular en muchos dípteros (moscas).
provertebra (provértebra). f. Protovértebra.
provirus (provirus). m. Precursor de un virus animal; teóricamente análogo al probacteriófago de las bacterias, el p. se integra al núcleo de las células infectadas.
provitamin (provitamina). f. Sustancia que puede convertirse en una vitamina.
proxemics (proxemia). f. Disciplina científica que estudia los diversos aspectos del hacinamiento urbano.
proximal (proximal). **1.** Más cerca del tronco o del punto de origen; se dice de una parte de una extremidad, arteria o nervio, etc., así situados. **2.** Mesial. **3.** En anatomía dentaria indica la cara de un diente en relación con su vecino, mesial o distal, o sea más cercano o más lejano del plano medio anteroposterior.
proximalis (proximalis). [*proximalis,* NA]. Proximal.
proximate (próximo). Inmediato; siguiente.
proximo-, prox-, proxi- (proximo-, prox-, proxi-). Prefijos que indican proximal.
proximoataxia (proximoataxia). f. Ataxia o falta de coordinación muscular en las porciones proximales de las extremidades: brazos y antebrazos, muslos y piernas.
proximobuccal (proximolingual, proximopalatino). Relativo a las caras proximal y lingual o palatina de un diente; denota el ángulo formado por su unión.
proximolabial (proximovestibular). Relativo a las caras proximal y vestibular de un diente; denota el ángulo formado por su unión.
proximolingual (proximolingual). Proximopalatino.
proxymetacaine hydrochloride (proximetacaína, clorhidrato de). Clorhidrato de proparacaína.
prozapine (prozapina). f. Antiespasmódico intestinal de propiedades coleréticas.
prozone (prozona). f. Prezona; en aglutinación y precipitación, fenómeno en el que no se produce reacción visible en mezclas de antígeno y anticuerpo específicos, debido a exceso de alguno de ellos.
prozygosis (procigosis). f. Sincefalia.
PRPP (PRPP). Abrev. de 5'-fosfo-α-D-ribosil 1-pirofosfato.
pruriginous (pruriginoso). Relativo al prurito, o que lo sufre.
prurigo (prurigo). m. Enfermedad crónica de la piel caracterizada por una erupción persistente de pápulas que provocan una comezón intensa.
p. aestivalis (p. estival). P. de verano.
p. agria (p. agrio). P. de Hebra.
Besnier's p. (p. de Besnier).
p. ferox (p. feroz). P. de Hebra.
p. gestationis (p. gestacional).
Hebra's p. (p. de Hebra). P. feroz; p. agrio.
p. infantilis (p. infantil). Liquen urticante.
p. mitis (p. mitis).
p. nodularis (p. nodular). Enfermedad de Hyde.
p. simplex (p. simple).
summer p. (p. de verano). P. estival.
pruritic (prurítico). Relativo al prurito.
pruritus (prurito). m. Comenzón, picazón, escozor.
p. ani (p. anal).
aquagenic p. (p. acuagénico).
bath p. (p. del baño).
essential p. (p. esencial). P. independiente de lesiones cutáneas.
p. hiemalis (p. invernal). Dermatitis invernal.
p. senilis, senile p. (p. senil).
symptomatic p. (p. sintomático).
p. vulvae (p. vulvar).
Prussian blue (azul de Prusia). A. de Berlín.
prussiate (prusiato). m. **1.** Cianuro; sal del ácido cianhídrico. **2.** Ferricianuro o ferrocianuro.
prussic acid (ácido prúsico). Á. cianhídrico.
psalterial (saltérico). Relativo al salterio.
psalterium, pl. **psalteria** (salterio). m. **1.** Comisura del fórnix. **2.** Omaso.
psammo- (psamo-). Prefijo que denota arena.
psammocarcinoma (psamocarcinoma). m. Carcinoma que contiene focos calcificados parecidos a los cuerpos de psamoma.
psammoma (psamoma). m. Sarcoma angiolítico; tumor arenoso; p. de Virchow; neoplasia celular firme derivada de tejido fibroso de las meninges, el plexo coroideo y otras estructuras asociadas al cerebro, y caracterizada por la formación de cuerpos calcáreos concéntricamente laminados y múltiples (cuerpos de p.).
Virchow's p. (p. de Virchow).
psammomatous (psamomatoso). Que posee cuerpos de psamoma; se refiere generalmente a ciertos tipos de meningioma o a hiperplasia meníngea con cuerpos de psamoma.
psammous (psamoso). Arenoso.
pselaphesis, pselaphesia (pselafesia). f. Sentido táctil superior que incluye el sentido muscular.
psellism (pselismo). m. Tartamudeo, errores de pronunciación o sustitución del sonido de letras.
pseudacromegaly (seudoacromegalia). f. Agrandamiento de las extremidades y la cara no causado por acromegalia.
pseudagraphia (seudoagrafia). f. Agrafia parcial en la que no es posible escribir algo original pero sí copiar correctamente.
pseudalbuminuria (seudoalbuminuria).
pseudallescheriasis (seudalescheriasis). Una variedad de enfermedades clínicas que se deben a la infección por *Pseudallescheria boydii.*
pseudangina (seudoangina). f. Angina pectoris vasomotora.
pseudankylosis (seudoanquilosis). f. Anquilosis fibrosa.
pseudaphia (seudoafia). f. Parafia.
pseudarthrosis (seudoartrosis). f. Articulación falsa; nueva articulación falsa que surge en el sitio de una fractura sin unir.
pseudelminth (seudohelminto). m. Todo lo que tenga aspecto de gusano intestinal, sin serlo.

N O P

pseudesthesia, pseudoesthesia (seudoestesia). f. **1.** Parafia. **2.** Sensación subjetiva no debida a un estímulo externo. **3.** Extremidad fantasma.
pseudinoma (seudinoma). f. Hinchazón indurada de aspecto semejante a un fibroma.
pseudo-, pseud- (seudo-, seud-). Prefijos que indican una semejanza, a menudo engañosa.
pseudo-ainhum (seudo-ainhum). m. Amputación no espontánea de un dedo causada por lepra neural, siringomielia, queratoderma palmoplantar, etcétera.
pseudo-alopecia areata (seudoalopecia areata). Alopecia en la cual hay cambios inflamatorios leves en los orificios de los folículos pilosos afectados.
pseudo-osteomalacia (seudoosteomalacia). f. Ablandamiento raquítico de los huesos.
pseudo-osteomalacic (seudoosteomalácico). Caracterizado por seudoosteomalacia.
pseudo-pseudohypoparathyroidism (seudo-seudohipoparatiroidismo). m. Trastorno hereditario muy semejante al seudohipoparatiroidismo, pero con escasas manifestaciones de verdadero hipoparatiroidismo, o nulas.
pseudoacanthosis nigricans (seudoacantosis nigricans). Acantosis nigricans secundaria a la maceración de la piel por sudación excesiva o propia de adultos obesos y de cutis oscuro, o asociada con trastornos endocrinos.
pseudoacephalus (seudoacéfalo). m. Mellizo parásito placentario, aparentemente sin cabeza, que sin embargo posee estructuras cefálicas rudimentarias que pueden demostrarse por disección.
pseudoachondroplasia (seudoacondroplasia). f. Enanismo con extremidades cortas y torso relativamente largo, como en la acondroplasia, pero no evidente al nacer.
pseudoagglutination (seudoaglutinación). f. **1.** Aglutinación falsa. **2.** Aglomeración de partículas en solución que no implica la combinación antígeno-anticuerpo. **3.** En hematología, formación de rouleaux.
pseudoagrammatism (seudoagramatismo). m. Parafasia.
pseudoagraphia (seudoagrafia).
pseudoalbuminuria (seudoalbuminuria). f. Albuminuria cíclica.
pseudoallele (seudoalelo). m. Gen que muestra seudoalelismo.
pseudoallelic (seudoalélico). Relativo al seudoalelismo.
pseudoallelism (seudoalelismo). m. Estado de dos o más genes que parecen ocupar el mismo locus en ciertas condiciones pero que en realidad ocupan, como puede demostrarse, loci muy próximos en otras condiciones.
pseudoanaphylactic (seudoanafiláctico). Anafilactoide.
pseudoanaphylaxis (seudoanafilaxia). f. Estado semejante a la anafilaxia, pero no debido a una reacción específica antígeno-anticuerpo.
pseudoanemia (seudoanemia). f. Falsa anemia; palidez de piel y mucosas sin los signos sanguíneos de la anemia.
pseudoaneurysm (seudoaneurisma). m. Aneurisma falso; dilatación de una arteria con ruptura de una o más capas de sus paredes, como en el sitio de punción, como complicación de la cateterización arterial percutánea, pero sin expansión de todas las capas de la pared.
pseudoangina (seudoangina). f. Angina pectoris vasomotora.
pseudoangiosarcoma (seudoangiosarcoma). m. Lesión vascular benigna que microscópicamente puede ser confundida con un angiosarcoma.
Masson's p. (s. de Masson).
pseudoanodontia (seudoanodoncia). f. Ausencia clínica de dientes debida a falta de erupción.
pseudoapoplexy (seudoapoplejía). f. Parapoplejía; seudoplejía; estado que simula la apoplejía, no debido a hemorragia ni trombosis cerebral.
pseudoappendicitis (seudoapendicitis). f. Complejo de síntomas que simula la apendicitis sin inflamación del apéndice.
pseudoapraxia (seudoapraxia). f. Estado de exagerada torpeza en que la persona hace uso equivocado de los objetos.
pseudoarthrosis (seudoartrosis).
pseudoataxia (seudoataxia). f. Seudotabes.
pseudoauthenticity (seudoautenticidad). f. Expresión falsa o copiada de pensamientos y sentimientos.
pseudobacillus (seudobacilo). m. Cualquier objeto microscópico, como un poiquilocito, parecido a un bacilo.
pseudobacterium (seudobacteria). f. Cualquier objeto microscópico parecido a un pequeño microorganismo bacilar u otra forma bacteriana.
pseudoblepsia, pseudoblepsis (seudoblepsia, seudoblepsis). f. Seudopsia.
pseudobulbar (seudobulbar). Denota una parálisis supranuclear de los nervios bulbares.
pseudocartilage (seudocartílago). m. Tejido condroide.
pseudocartilaginous (seudocartilaginoso). Compuesto por una sustancia de contextura parecida al cartílago.
pseudocast (seudocilindro). m. Cilindro falso.
pseudocele (seudocele). m. Quinto ventrículo (cavum septi pellucidi).
pseudocelom (seudoceloma). m. Celoma parcial o falso, típico de los Nematoda (gusanos redondos), con la cavidad corporal tapizada por mesodermo sólo a lo largo de una cara o superficie (hipodermis, bajo la pared corporal cuticular).
pseudocephalocele (seudocefalocele). m. Herniación adquirida de los tejidos intracraneales causada por lesión o enfermedad.
pseudochancre (seudochancro). m. Llaga indurada inespecífica, en general situada en el pene y parecida a un chancro.
pseudocholinesterase (seudocolinesterasa). f. Colinesterasa.
atypical p. (s. atípica).
typical p. (s. típica).
pseudochorea (seudocorea). f. Afección o tic extendido, espasmódico, parecido a la corea.
pseudochromesthesia (seudocromestesia). f. **1.** Anomalía en la que cada vocal de una palabra impresa se ve de un color. **2.** Audición coloreada.
pseudochromidrosis, pseudochromhidrosis (seudocromhidrosis). f. Presencia de pigmentos en la piel, asociada con el sudor pero debido a la acción local de bacterias formadoras de pigmento y no a la excreción de sudor coloreado.
pseudochylous (seudoquiloso). Parecido al quilo.
pseudocirrhosis (seudocirrosis). f. Cirrosis cardíaca.
pseudoclonus (seudoclono). m. Respuesta clónica de corta duración a pesar de la fuerza continua para provocarla.
pseudocoarctation (seudocoartación). f. Aorta torcida o desviada; distorsión, a menudo con ligero angostamiento, del cayado de la aorta a la altura de la inserción del ligamento arterioso.
pseudocolloid (seudocoloide). m. Sustancia de tipo coloidal o mucoide que se encuentra en los quistes ováricos, en los labios y en otros lugares.
p. of lips (s. de los labios). Manchas de Fordyce.
pseudocollusion (seudocolusión). f. Sensación sólo aparente de proximidad que emana de una transferencia.
pseudocoma (seudocoma). m. Síndrome de encierro.
pseudocowpox (seudoviruela de las vacas). Paravacuna; nódulos de los ordeñadores; infección de la ubre de las vacas por el virus de la seudoviruela de las vacas que se transmite a los dedos de las manos de los ordeñadores, produce nódulos y linfangitis y, ocasionalmente, erupciones papulosas o papulovesiculosas diseminadas.
pseudocoxalgia (seudocoxalgia). f. Enfermedad de Legg-Calvé-Perthes.
pseudocrisis (seudocrisis). f. Disminución temporaria de la temperatura en otra enfermedad, que termina generalmente en una crisis; no es una crisis verdadera.
pseudocroup (seudocrup). m. Laringismo estriduloso.
pseudocryptorchism (seudocriptorquismo). m. Estado en el que los testículos bajan hasta el escroto pero suben y bajan, ascendiendo por el conducto inguinal y descendiendo al escroto.
pseudocumene (seudocumeno). m. Seudocumol; trimetil benceno; líquido incoloro obtenido del alquitrán de carbón.
pseudocumol (seudocumol). m. Seudocumeno.
pseudocyesis (seudociesis). f. Seudoembarazo; embarazo falso.
pseudocylindroid (seudocilindroide). m. Trocito de moco u otra sustancia en la orina semejante a un cilindro renal.
pseudocyst (seudoquiste). m. **1.** Quiste adventicio o falso; acumulación de líquido en un lóculo de tipo quístico, pero sin tapizado membranoso epitelial ni de otra clase. **2.** Quiste cuya pared está formada por una célula huésped y no por un parásito. **3.** Masa de 50 bradizoítos de *Toxoplasma*, o más, dentro de una célula huésped, con frecuencia en el cerebro.
pseudodeciduosis (seudodeciduosis). f. Respuesta decidual del endometrio en ausencia de embarazo.

pseudodementia (seudodemencia). f. Estado de exagerada indiferencia a lo que nos rodea, sin verdadero deterioro mental.
pseudodiabetes (seudodiabetes). f. Diabetes subclínica.
pseudodiastolic (seudodiastólico). Al parecer, asociado con la diástole cardíaca.
pseudodigitoxin (seudodigitoxina). f. Gitoxina.
pseudodiphtheria (seudodifteria). f. Difteroide .
pseudodipsia (seudodipsia). f. Sed falsa.
pseudodiverticulum (seudodivertículo). m. Eversión en bolsa del lumen a una zona de necrosis central dentro de un gran tumor muscular liso, en cualquier parte de la pared intestinal.
pseudodysentery (seudodisentería). f. Aparición de síntomas que no se distinguen de los de la disentería bacilar, debido a cualquier causa que no sea la presencia de los microorganismos específicos de la disentería bacilar.
pseudoedema (seudoedema). m. Hinchazón de la piel que no se debe a la acumulación de líquido.
pseudoephedrine hydrochloride (seudoefedrina, clorhidrato de). Clorhidrato de *d*-seudoefedrina; isómero natural de la efedrina; amina simpaticomimética de acciones y usos similares a los de la efedrina.
pseudoerysipelas (seudoerisipela). f. Erisipeloide.
pseudoexfoliation (seudoexfoliación). f. Estado que simula la exfoliación en algunos aspectos, pero sin verdadera separación de la capa superficial.
p. of lens capsule (s. de la cápsula del cristalino).
pseudofluctuation (seudofluctuación). f. Sensación de vaivén parecida a la fluctuación que se obtiene golpeando el tejido muscular.
pseudofolliculitis (seudofoliculitis). f. Pápulas o pústulas foliculosas que se deben a la afeitada o depilación de pelos muy rizados.
pseudofracture (seudofractura). f. Estado en que una radiografía muestra la formación de nuevo hueso con engrosamiento del periostio en el sitio de una lesión del hueso.
pseudofructose (seudofructosa). f. D-Psicosa.
pseudoganglion (seudoganglio). m. Engrosamiento localizado de un tronco nervioso con el aspecto de un ganglio.
pseudogene (seudogén). m. **1.** Secuencia de nucleótidos que no es transcripta y, en consecuencia, no tiene ningún efecto sobre el fenotipo. **2.** Segmento de DNA inactivo que ha surgido de una mutación de un gen paterno activo.
pseudogeusesthesia (seudogeusestesia). f. Sabor coloreado.
pseudogeusia (seudogeusia). f. Sensación subjetiva de sabor no producida por un estímulo externo.
pseudoglanders (seudomuermo). m. Milioidosis.
pseudoglaucoma (seudoglaucoma). m. Término obsoleto para el glaucoma con presión intraocular fisiológicamente normal.
pseudoglioma (seudoglioma). m. Cualquier estado que puede confundirse con el retinoblastoma.
pseudoglomerulus (seudoglomérulo). m. Estructura dentro de una neoplasia microscópicamente parecida a un glomérulo renal pero que no representa diferenciación glomerulorrenal.
pseudoglucosazone (seudoglucosazona). f. Sustancia presente a veces en la orina normal, que da una reacción en la prueba de fenilhidrazina.
pseudogout (seudogota). f. Gota por calcio; episodios agudos de sinovitis causados por depósitos de cristales de pirofosfato de calcio en lugar de cristales de urato, como en la gota verdadera.
pseudogynecomastia (seudoginecomastia). f. Agrandamiento de la mama masculina por exceso de tejido adiposo, sin aumento del tejido mamario.
pseudohematuria (seudohematuria). f. Hematuria falsa; pigmentación roja de la orina causada por algunos alimentos o drogas.
pseudohemoptysis (seudohemoptisis). f. Acción de escupir sangre que no proviene de los pulmones ni de los tubos bronquiales.
pseudohermaphrodite (seudohermafrodita). m. y f. Individuo que muestra seudohermafroditismo.
pseudohermaphroditism (seudohermafroditismo). m. Hermafroditismo falso; estado parecido al verdadero hermafroditismo, en el que el individuo tiene un solo sexo definido, es decir, posee testículos u ovarios, aunque tiene características somáticas de ambos sexos.
female p. (s. femenino). Androginismo; androginia.
male p. (s. masculino).
pseudohernia (seudohernia). f. Inflamación de los tejidos escrotales o de una glándula inguinal que simula una hernia estrangulada.
pseudoheterotopia (seudoheterotopia). f. Desplazamiento aparente de ciertos tejidos que se observa post mortem.
pseudohydrocephaly (seudohidrocefalia). f. Estado caracterizado por un agrandamiento de la cabeza sin agrandamiento concomitante del sistema ventricular.
pseudohydronephrosis (seudohidronefrosis). f. Presencia de un quiste cerca del riñón, que simula hidronefrosis.
pseudohyperparathyroidism (seudohiperparatiroidismo). m. Hipercalcemia en pacientes con neoplasia maligna en ausencia de metástasis esqueléticas o de hiperparatiroidismo primario.
pseudohypertelorism (seudohipertelorismo). m. Impresión de excesiva distancia entre los ojos (telorismo ocular) debida a desplazamiento lateral de los cantos internos.
pseudohypertrophic (seudohipertrófico). Relativo a seudohipertrofia, o caracterizado por ésta.
pseudohypertrophy (seudohipertrofia). f. Hipertrofia falsa.
pseudohypha (seudohifa). f. Cadena de células fúngicas de fácil ruptura, intermedia entre una cadena de células en gemación y una hifa verdadera, caracterizada por constricciones y no por tabiques en las uniones.
pseudohyponatremia (seudohiponatremia). f. Baja concentración sérica de sodio debida a desplazamiento de volumen por hiperlipemia o hiperproteinemia masiva.
pseudohypoparathyroidism (seudohipoparatiroidismo). m. Síndrome de la gallina enana de Sebright; trastorno parecido al hipoparatiroidismo, pero cuyos signos y síntomas no responden al tratamiento con hormona paratiroidea, y caracterizado por baja estatura, cara redonda, acondroplasia, calcificación de los ganglios basales, hueso ectópico verdadero en los planos aponeuróticos y la piel, deficiencia mental, hipocalcemia, hiperfosfatemia y tejido paratiroideo hiperplásico.
pseudoicterus (seudoícterus). m. Seudoictericia; decoloración de la piel que no se debe a los pigmentos biliares, como en la enfermedad de Addison.
pseudoileus (seudoíleo). m. Constipación absoluta que estimula el íleon, debida a parálisis de la pared intestinal.
pseudoinfluenza (seudoinfluenza). f. Catarro epidémico que simula influenza pero es menos grave.
pseudointraligamentous (seudointraligamentoso). Que da la falsa impresión de estar dentro del ligamento ancho, p. ej., un tumor.
pseudoisochromatic (seudoisocromático). Aparentemente del mismo color; denota ciertos gráficos que contienen puntos coloreados mezclados con figuras impresas en colores confusos.
pseudojaundice (seudoictericia). f. Seudoícterus.
pseudokeratin (seudoqueratina). f. Proteína extraída de la epidermis y el tejido nervioso (fibrillas gliales), que interviene probablemente en la queratinización.
pseudolipoma (seudolipoma). m. Cualquier hinchazón o tumefacción circunscripta blanda, lisa, generalmente movible, que se parece a un lipoma.
pseudolithiasis (seudolitiasis). f. Trastorno semejante a uno de los síndromes asociados con cálculos en una víscera hueca o en otra parte.
pseudologia (seudología). f. Hábito patológico de mentir de palabra o por escrito.
p. phantastica (s. fantástica).
pseudolymphocyte (seudolinfocito). m. Leucocito neutrófilo pequeño.
pseudolymphoma (seudolinfoma). m. Infiltración benigna de células linfoides o histiocitos que, al observarlas con el microscopio, se parecen a un linfoma maligno.
Spiegler-Fendt p. (s. de Spiegler-Fendt).
pseudolysogenic (seudolisógeno). Perteneciente a la seudolisogenia.
pseudolysogeny (seudolisogenia). f. Estado en el que un bacteriófago es mantenido (transportado) en un cultivo de una cepa bacteriana e infecta las variantes susceptibles de la cepa, en contraste con la verdadera lisogenia, en la que el genoma del bacteriofágo se multiplica como parte integrante del genoma bacteriano.
pseudomalignancy (seudomalignidad). f. Tumor benigno que desde el punto de vista clínico o histológico parece una neoplasia maligna.
pseudomamma (seudomama). f. Estructura glandular parecida a la glándula mamaria, que existe en los quistes dermoideos.

pseudomania (seudomanía). f. **1.** Locura fingida. **2.** Trastorno mental en el que el paciente dice haber cometido un delito del que es realmente inocente. **3.** En general, impulso morboso de falsificar o mentir, como en la seudología.
pseudomasturbation (seudomasturbación). f. Peotilomanía.
pseudomelanosis (seudomelanosis). f. Coloración post mortem verdosa oscura o negruzca de la superficie de las vísceras abdominales, resultante de la acción de hidrógeno sulfurado sobre el hierro de la hemoglobina desintegrada.
pseudomembrane (seudomembrana). f. Falsa membrana.
pseudomembranous (seudomembranoso). Relativo a una membrana falsa, o caracterizado por la presencia de ésta.
pseudomeningitis (seudomeningitis). f. Meningismo.
pseudomenstruation (seudomenstruación). f. Hemorragia uterina sin los típicos cambios endometriales premenstruales.
pseudometaplasia (seudometaplasia). f. Acomodación histológica.
pseudomnesia (seudomnesia). f. Impresión subjetiva de memoria de sucesos que no han ocurrido.
pseudomonad (seudomona). f. Coloquialismo usado para referirse a cualquier miembro del género *Pseudomonas*.
pseudomorph (seudomorfo). m. Mineral que se encuentra cristalizado en una forma que no le es propia sino que pertenece a otro mineral.
pseudomycelium (seudomicelio). m. Masa de seudohifas semejante a un micelio.
pseudomyopia (seudomiopía). f. Estado que simula la miopía y se debe a espasmo del músculo ciliar.
pseudomyxoma (seudomixoma). m. Masa gelatinosa parecida a un mixoma, pero formada por moco epitelial.
p. peritonei (s. peritoneal). Ascitis gelatinosa.
pseudonarcotic (seudonarcótico). Que provoca sueño por efecto sedante, pero no directamente narcótico.
pseudoneoplasm (seudoneoplasia). f. Seudotumor.
pseudoneuritis (seudoneuritis). f. Aspecto rojizo congénito del disco óptico que simula la neuritis óptica.
pseudoneuroma (seudoneuroma). m. Neuroma traumático.
pseudonystagmus (seudonistagmo). m. Acentuación de los movimientos oscilatorios normales de los ojos que se produce al desplazar la fijación.
pseudopapilledema (seudopapiledema). m. Elevación anómala del disco óptico que se observa en la hiperopía alta y las drusas del nervio óptico.
pseudoparalysis (seudoparálisis). f. Seudoparesia; parálisis aparente debida a la inhibición voluntaria del movimiento por dolor, a incoordinación u otra causa, pero sin verdadera parálisis.
arthritic general p. (s. general artrítica). Enfermedad de Klippel.
congenital atonic p. (s. atónica congénita). Amiotonía congénita.
pseudoparaplegia (seudoparaplejía). f. Parálisis aparente de las extremidades inferiores en la que los reflejos tendinosos y cutáneos y las reacciones eléctricas son normales.
Basedow's p. (s. de Basedow).
pseudoparasite (seudoparásito). m. Parásito falso; puede ser un comensal o un parásito temporario, es decir un organismo ingerido accidentalmente que sobrevive durante breve tiempo en el intestino.
pseudoparenchyma (seudoparénquima). m. En los hongos, una masa de hifas modificadas similar a un tejido.
pseudoparesis (seudoparesia). f. **1.** Seudoparálisis. **2.** Estado caracterizado por cambios pupilares, temblores y trastornos del habla que sugieren una paresia incipiente, pero con pruebas serológicas negativas.
pseudopelade (seudopelada). f. Alopecia parviculata; alopecia de tipo cicatrizal, que aparece generalmente en pequeñas áreas, precedida por foliculitis.
pseudopericarditis (seudopericarditis). f. Artificio de la auscultación parecido al frotamiento de fricción, pero debido al movimiento del tejido en el espacio intercostal cuando el diafragma del estetoscopio se coloca sobre el latido apical.
pseudoperitonitis (seudoperitonitis). f. Peritonitismo .
pseudophacos (pseudophacos). f. Lentículo.
pseudophakia (seudofaquia). f. Lentículo.
pseudophakodonesis (seudofacodonesis). f. Movilidad excesiva de un implante de lente intraocular.
pseudophlegmon (seudoflemón). m. Rubicundez circunscripta no inflamatoria de la piel.
Hamilton's p. (s. de Hamilton).
pseudophotesthesia (seudofotoestesia). f. Fotismo.
pseudophyllid (seudofílido). m. Nombre común de los miembros del orden Pseudophillidea.
pseudoplatelet (seudoplaqueta). f. Cualquiera de los fragmentos de neutrófilos que pueden ser confundidos con plaquetas, especialmente en extendidos de sangre periférica de pacientes leucémicos.
pseudoplegia (seudoplejía). f. Seudoapoplejía.
pseudopocket (seudobolsa). f. Una bolsa, adyacente a un diente, que es el resultado de hiperplasia y edema gingival, pero sin migración apical de la fijación del epitelio.
pseudopod (seudópodo). m. Seudopodio.
pseudopodium, pl. **pseudopodia** (seudopodio). m. Seudópodo; prolongación protoplasmática temporaria emitida por una fase ameboidea o protozoario amébico con fines de locomoción o de prensión de los alimentos.
pseudopolydystrophy (seudopolidistrofia). f. Mucolipidosis III.
pseudopolyp (seudopólipo). m. S. inflamatorio; masa saliente de tejido de granulación, que puede ser muy abundante en la colitis ulcerosa; puede cubrirse de epitelio regenerativo.
pseudoporphyria (seudoporfiria). f. Condición clínica y estructuralmente idéntica a una porfiria pero sin anormalidades en la excreción de porfirina.
pseudopregnancy (seudoembarazo). m. **1.** Seudociesis; falso embarazo. **2.** Estado con síntomas similares a los del embarazo, pero que no lo es.
pseudoprognathism (seudoprognatismo). m. Proyección adquirida de la mandíbula debida a desarmonías oclusales que fuerzan a la mandíbula hacia adelante.
pseudopsia (seudopsia). f. Seudoblepsia; seudoblepsis; alucinaciones, ilusiones o percepciones visuales falsas.
pseudopterygium (seudopterigión). m. Adherencia de la conjuntiva a la córnea, que se produce tras una lesión.
pseudoptosis (seudoptosis). f. Blefaroptosis falsa; estado caracterizado por la incapacidad de elevar el párpado debido a blefarofimosis, blefarocalasia o alguna otra afección.
pseudopuberty (seudopubertad). f. Estado caracterizado por el desarrollo de un número variable de cambios somáticos y funcionales típicos de la pubertad.
precocious p. (s. precoz).
pseudorabies (seudorrabia). f. Enfermedad de Aujeszky; parálisis bulbar infecciosa; prurito loco; enfermedad aguda que afecta a vacas, caballos, perros y cerdos, causada por *Herpesvirus suis*, que tiene su reservorio en el cerdo y se transmite a heridas de otras especies por medio de las secreciones nasales.
pseudoreaction (seudorreacción). f. Reacción falsa; reacción no debida a causas específicas en una prueba determinada.
pseudoreplica (seudorréplica). f. Muestra para examen microscópico electrónico, obtenida al depositar partículas de una suspensión que contiene virus sobre una superficie de agarosa.
pseudoretinitis pigmentosa (seudorretinitis pigmentosa). Moteado pigmentario extendido de la retina que puede seguir a un traumatismo ocular serio, especialmente causado por una lesión penetrante.
pseudorheumatism (seudorreumatismo). m. Síntomas en las articulaciones o el músculo, sin hallazgos objetivos y sin causas subyacentes conocidas.
pseudorickets (seudorraquitismo). m. Raquitismo renal.
pseudorosette (seudorroseta). f. Ordenamiento radial perivascular de células neoplásicas alrededor de un pequeño vaso sanguíneo.
pseudorubella (seudorrubéola). f. Exantema súbito.
pseudosarcoma (seudosarcoma). m. Voluminoso tumor maligno poliploide del esófago, compuesto por células fusiformes con un foco de carcinoma de células escamosas.
pseudoscarlatina (seudoescarlatina). f. Eritema con fiebre debido a causas ajenas a *Streptococcus pyogenes*.
pseudosclerosis f. **1.** (seudosclerosis). Induración inflamatoria o infiltración grasa o de otro tipo que simula engrosamiento fibroso. **2.** (seudoesclerosis). S. o enfermedad de Westphal; enfermedad de Strümpell-Westphal; cambios cerebrales de degeneración hepatolenticular.
Westphal's p. (seudoesclerosis de Westphal o de Westphal-Strümpell). S. .
Westphal-Strümpell p. (seudoesclerosis de Westphal-Strümpell).

pseudosmallpox (seudovaricela). f. Alastrim.
pseudosmia (seudosmia). f. Sensación subjetiva de un olor que en realidad no existe.
pseudostoma (seudoestoma). m. Abertura aparente en una célula, membrana u otro tejido, debida a un defecto de coloración u otra causa.
pseudostrabismus (seudoestrabismo). m. Estrabismo causado por epicanto, anormalidad en la distancia interorbitaria, o por un reflejo corneano a la luz que no corresponde al centro de la pupila.
pseudotabes (seudotabes). f. Seudoataxia; ataxia de Leyden; tabes periférico; síndrome con las características de la tabes dorsal, pero que no se debe a sífilis.
pupillotonic p. (s. pupilotónica). Síndrome de Holmes-Adie.
pseudotrichinosis, pseudotrichiniasis (seudotriquinosis, seudotriquiniasis). f. Miositis múltiple.
pseudotruncus arteriosus (seudotronco arterioso). Deformidad cardiovascular congénita con atresia de la válvula pulmonar y ausencia de la arteria pulmonar principal.
pseudotubercle (seudotubérculo). m. Nódulo histológico similar a un granuloma tuberculoso, pero debido a infección por microorganismos ajenos a *Mycobacterium tuberculosis*.
pseudotuberculosis (seudotuberculosis). f. Yersiniosis seudotuberculosa; enfermedad que se encuentra en una amplia variedad de especies animales causada por *Yersinia pseudotuberculosis*.
pseudotumor (seudotumor). m. **1.** Seudoneoplasia. Agrandamiento de carácter no neoplásico que clínicamente se parece a una verdadera neoplasia, a tal punto que a menudo se confunde con ésta. **2.** Estado comúnmente asociado con obesidad en mujeres jóvenes, con edema cerebral y ventrículos pequeños y angostados, pero con aumento de la presión intracraneal, y con frecuencia papiledema.
p. cerebri (s. cerebral).
inflammatory p. (s. inflamatorio).
pseudouridine (ψ, ψrd) (seudouridina (ψ, ψrd)). f. 5-Ribosiluracilo; isómero natural de la uridina que se encuentra en los ácidos ribonucleicos de transferencia.
pseudovacuole (seudovacuola). f. Vacuola aparente en una célula, debida a un artificio o a un parásito intracelular.
pseudovariola (seudovariola). f. Alastrim.
pseudoventricle (seudoventrículo). m. Quinto ventrículo.
pseudovitamin (seudovitamina). f. Sustancia cuya estructura química es muy similar a una vitamina determinada, pero que carece de su acción fisiológica habitual.
p. B_{12} (s. B_{12}). Vitamina B_{12f}; ψ vitamina B_{12}.
pseudovomiting (seudovómito). m. Regurgitación de materia del esófago o estómago sin esfuerzo expulsivo.
pseudoxanthoma elasticum (seudoxantoma elástico). Elastoma; trastorno hereditario del tejido conectivo, que se caracteriza por placas amarillentas y ligeramente elevadas en el cuello, las axilas, el abdomen y los muslos, asociadas con franjas angioides de la retina y degeneración similar de tejido elástico en otros órganos.
D-psicose (D-psicosa). f. D-Alulosa; seudo-fructosa; D-ribo-2-hexulosa; una cetohexosa isomérica de la fructosa.
psilocin (psilocina). f. Alucinógeno relacionado con la psilocibina.
psilocybin (psilocibina). f. Indocibina; el derivado *N',N'*-dimetil de 4-hidroxitriptamina, obtenido de los cuerpos frutados del hongo alucinógeno mexicano *Psilocybe mexicana* y otras especies de *Psilocybe* y *Stropharia*.
psilosis (psilosis). f. **1.** Nombre antiguo del esprue. **2.** Caída del pelo.
psilothin (psilotina). f. Yeso depilatorio aplicado caliente a una superficie pilosa y retirado con fuerza al enfriarse, de manera que arranca los pelos.
psilotic (psilótico). **1.** Relativo a la psilosis. **2.** Depilatorio.
P-sinistrocardiale (P-sinistrocardiale). m. Síndrome electrocardiográfico caracterizado por la sobrecarga de la aurícula izquierda, a menudo llamado erróneamente P-mitral.
psittacine (psitacina). f. Ave que pertenece a la familia de los loros, inclusive papagayos, cotorras, etc.
psittacosis (psitacosis). f. Enfermedad de los loros; fiebre de los loros; enfermedad infecciosa de las aves, especialmente los loros, caracterizada por diarrea, pérdida del apetito, emaciación y plumas levantadas.
psoas (psoas). Músculo p.
psomophagia, psomophagy (psomofagia). f. Práctica de deglutir los alimentos sin masticarlos bien.
psora (psora). f. Psoriasis.
psoralen (psoraleno). m. Furo[3,2-*g*]cumarina; droga fototóxica usada, en administración tópica u oral, para el tratamiento del vitíligo.
psorelcosis (psorelcosis). f. Ulceración debida a sarna.
psorenteritis (psorenteritis). f. Hinchazón inflamatoria de los folículos solitarios del intestino.
psoriasic (psoriásico). Psoriático.
psoriasiform (psoriasiforme). Parecido a la psoriasis.
psoriasis (psoriasis). f. Alfos; psora; estado caracterizado por la erupción de maculopápulas escamosas plateado-rojizas, circunscriptas, discretas y confluyentes, sobre todo en los codos, las rodillas, el cuero cabelludo y el tronco.
p. annularis, p. annulata (p. anular). P. circinada.
p. arthropica (p. artropática).
p. circinata (p. circinada). P. anular u orbicular.
p. diffusa, diffused p. (p. difusa).
p. discoidea (p. discoidea). P. numular.
generalized pustular p. of Zambusch (p. pustulosa generalizada de Zambusch). P. pustulosa.
p. geographica (p. geográfica).
p. guttata (p. guttata).
p. gyrata (p. gyrata).
p. inveterata (p. inveterada).
p. nummularis (p. numular). P. discoidea.
p. orbicularis (p. orbicular). P. circinada.
p. ostreacea (p. ostrácea). P. rupioide.
p. punctata (p. punteada).
pustular p. (p. pustulosa).
p. rupioides (p. rupioide). P. ostrácea.
p. spondylitica (p. espondilítica).
p. universalis (p. universal). P. generalizada.
psoriatic (psoriático). Psoriásico; relativo a la psoriasis.
psoric (psórico). Psoroso; relativo a la sarna.
psoroid (psoroide). Semejante a la sarna.
psorophthalmia (psoroftalmía). f. Blefaritis marginal.
psorous (psoroso). Psórico.
PSP (PSP). Abrev. de fenolsulfonftaleína.
psychagogy (psicagogia). f. Reeducación psicoterapéutica con especial referencia a la adaptación social del individuo.
psychalgalia (psicalgalia). f. Psicalgia.
psychalgia (psicalgia). f. **1.** Dolor de la mente o del alma; algopsicalia; frenalgia; psicalgalia; sufrimiento o dificultad que acompaña a un esfuerzo mental, especialmente en la melancolía. **2.** Dolor psicogénico.
psychalia (psicalia). f. Estado emocional caracterizado por alucinaciones auditivas y visuales.
psychanopsia (psicanopsia). f. Ceguera mental.
psychataxia (psicataxia). f. Confusión mental; incapacidad de fijar la atención o de hacer un esfuerzo mental sostenido.
psyche (psiquis). f. Término obsoleto que designa los aspectos subjetivos de la mente y del individuo.
psychedelic (psicodélico). **1.** Perteneciente a una categoría bastante imprecisa de drogas de acción principal sobre el sistema nervioso central y cuyos efectos supuestamente expanden o aumentan la conciencia: LSD, hachís, mescalina, etc. **2.** m. Una droga, imagen, música u otro estímulo sensorial que tienen la acción mencionada.
psychentonia (psiquentonía). f. Tensión mental.
psychiatric (psiquiátrico). Referente a la psiquiatría.
psychiatric trend (tendencia psiquiátrica). Intereses y urgencias emocionales benignas o mórbidas que se revelan por posturas, gestos, acciones o expresiones verbales.
psychiatrics (psiquiatría).
psychiatrist (psiquiatra). m. y f. Médico especializado en psiquiatría, o sea, en el diagnóstico y tratamiento de las enfermedades mentales.
psychiatry (psiquiatría). f. **1.** Medicina psiquiátrica. Especialidad médica que se ocupa de los trastornos mentales. **2.** Diagnóstico y tratamiento de las enfermedades mentales.
analytic p. (p. analítica). P. psicoanalítica.
community p. (p. comunitaria).
contractual p. (p. contractual).
dynamic p. (p. dinámica). P. psicoanalítica.
existential p. (p. existencial). Psicoterapia existencial.
forensic p. (p. forense). P. legal.

N O P

psychoanalytic p. (p. psicoanalítica). P. analítica; p. dinámica.
social p. (p. social).

psychic (psíquico). Relativo a los fenómenos de la conciencia, la mente y el alma; mental.

psychical (psíquico).

psychism (psiquismo). m. Teoría de un principio vital que se extiende a toda la naturaleza y la impregna.

psycho-, psych-, psyche- (psico-, psic-, psique-). Prefijos que denotan la mente.

psychoacoustics (psicoacústica). f. Ciencia que estudia los factores psicológicos que influyen en la percepción de los sonidos en el individuo.

psychoactive (psicoactivo). Que posee la capacidad de alterar los estados de ánimo, la ansiedad o angustia, el comportamiento, los procesos cognoscitivos o la tensión mental.

psychoallergy (psicoalergia). f. Sensibilización a símbolos cargados emocionalmente.

psychoanalysis (psicoanálisis). m. **1.** Terapéutica psicoanalítica; método de psicoterapia creado por Sigmund Freud y destinado a traer a la conciencia material preconsciente e inconsciente (subconsciente), principalmente mediante el análisis de transferencia y resistencia. **2.** Método para investigar la mente humana y su funcionamiento psicológico. **3.** Cuerpo integrado de observaciones y teorías acerca del desarrollo de la personalidad, la motivación y la conducta. **4.** Escuela institucionalizada de psicoterapia, como en el p. de Jung o de Freud.
active p. (p. activo).
adlerian p. (p. de Adler). Psicología individual.
freudian p. (p. freudiano).
jungian p. (p. de Jung). Psicología analítica.

psychoanalyst (psicoanalista). m. y f. Psicoterapeuta, generalmente psiquiatra o psicólogo clínico, especializado en psicoanálisis y que utiliza sus métodos en el tratamiento de los trastornos emocionales.

psychoanalytic (psicoanalítico). Perteneciente al psicoanálisis.

psychoauditory (psicoauditivo). Referente a la percepción mental e interpretación de los sonidos.

psychobiology (psicobiología). f. **1.** Estudio de la biología de la mente, incluidas la cognición y la memoria. **2.** Término aplicado por Adolf Meyer a la psiquiatría.

psychocatharsis (psicocatarsis). f. Catarsis.

psychochemistry (psicoquímica). f. Alteración de los afectos a los emociones por medios químicos.

psychochrome (psicocromo). Un color determinado concebido mentalmente en respuesta a una impresión sensorial.

psychochromesthesia (psicocromestesia). f. Forma de sinestesia en la que un estímulo determinado de uno de los órganos especiales de los sentidos produce la imagen mental de un color.

psychodiagnosis (psicodiagnóstico). m. **1.** Psicognosis o psicognosia; cualquier método usado para descubrir los factores subyacentes de la conducta, especialmente inadaptada o anormal. **2.** Subespecialidad dentro de la psicología clínica que destaca el uso de pruebas y técnicas psicológicas para evaluar la psicopatología.

psychodometry (psicodometría). f. Medición de la rapidez de la acción mental.

psychodrama (psicodrama). m. Método psicoterapéutico en el que los pacientes representan o actúan sus problemas personales haciendo papeles en obras dramáticas o teatrales espontáneas.

psychodynamics (psicodinámica). f. Estudio y teoría sistematizados de la conducta humana que destaca la motivación inconsciente y la importancia funcional de la emoción.

psychoendocrinology (psicoendocrinología). f. Estudio de las interrelaciones entre la función endocrina y los estados mentales.

psychoexploration (psicoexploración). f. Estudio de las actitudes y la vida emocional de una persona.

psychogalvanic (psicogalvánico). Relativo a los cambios de las propiedades eléctricas de la piel, p. ej., un cambio de la resistencia de la piel inducido por un estímulo psicológico.

psychogalvanometer (psicogalvanómetro). m. Galvanómetro que registra los cambios de la resistencia de la piel relacionados con el estrés emocional.

psychogender (psicogénero). m. Las actitudes adoptadas por un individuo en relación con su identificación personal como hombre o mujer.

psychogenesis (psicogénesis). f. Psicogenia; origen y desarrollo de los procesos psíquicos, que incluye los procesos mentales, de conducta, de personalidad y afines.

psychogenic, psychogenetic (psicogenético, psicogénico). **1.** De origen o causa mental. **2.** Relativo al desarrollo emocional o a la psicogénesis.

psychogeny (psicogenia). f. Psicogénesis.

psychogeusic (psicogéusico). Perteneciente a la percepción mental e interpretación de los gustos o sabores.

psychogogic (psicogógico). Que actúa como estimulante de las emociones.

psychographic (psicográfico). Relativo a la psicografía.

psychography (psicografía). f. Caracterización literaria de un individuo, real o imaginario, por medio de categorías y teorías psicoanalíticas y psicológicas.

psychohistory (psicohistoria). f. Uso combinado de la psicología (especialmente el psicoanálisis) y la historia al escribir una biografía, como en las obras de Erik Erikson.

psychokinesis, psychokinesia (psicocinesia). f. **1.** Influencia de la mente sobre el "poder" mental para mover un objeto distante. **2.** Conducta impulsiva.

psychokym (psicoquimo). m. Sustrato fisiológico de los procesos psíquicos.

psycholagny (psicolagnia). f. Término raramente usado para la excitación y satisfacción sexual obtenida por medio de imágenes mentales.

psycholepsy (psicolepsia). f. Término raramente usado para los cambios repentinos del ánimo acompañados por sensaciones de desesperanza e inercia.

psycholinguistics (psicolingüística). f. Estudio de los factores mentales e intelectuales que afectan a la comunicación y la comprensión del lenguaje.

psychologic, psychological (psicológico). Relativo a la psicología; referente a la mente y sus procesos.

psychologist (psicólogo). m. Especialista en psicología, legalmente autorizado para practicar la psicología profesional (p. clínico) o para enseñar psicología como disciplina académica (p. académico), o cuya especialidad científica es un subcampo de la psicología (p. investigador).

psychology (psicología). f. Profesión (p. clínica), disciplina académica (p. académica) y ciencia (p. de investigación) que se ocupan de la conducta del hombre y los animales, y de los procesos mentales y fisiológicos relacionados con ella.
adlerian p. (p. de Adler). P. individual.
analytical p. (p. analítica). Psicoanálisis de Jung.
atomistic p. (p. atomista).
behavioral p. (p. behavioral o conductística).
clinical p. (p. clínica).
cognitive p. (p. cognoscitiva).
community p. (p. comunitaria).
comparative p. (p. comparada).
constitutional p. (p. constitucional).
counseling p. (p. de asesoramiento).
criminal p. (p. criminal).
depth p. (p. profunda).
developmental p. (p. evolutiva).
dynamic p. (p. dinámica). Estudio de las causas de la conducta.
educational p. (p. educacional).
environmental p. (p. ambiental).
existential p. (p. existencial).
experimental p. (p. experimental).
forensic p. (p. forense).
genetic p. (p. genética).
gestalt p. (p. de la Gestalt).
holistic p. (p. holística).
humanistic p. (p. humanística).
individual p. (p. individual). P. o psicoanálisis de Adler.
industrial p. (p. industrial).
medical p. (p. médica).
objective p. (p. objetiva).
subjective p. (p. subjetiva).

psychometrics (psicométrica). f. Psicometría.

psychometry (psicometría). f. Psicométrica; disciplina que estudia las pruebas psicológicas y mentales y cualquier análisis cuantitativo de los rasgos, las actitudes o los procesos psicológicos o mentales de un individuo.

psychomotor (psicomotor). **1.** Relativo al origen mental del movimiento muscular y a la producción de movimientos voluntarios.

2. Relativo a la combinación de sucesos psíquicos y motores, incluso los trastornos.
psychoneurosis (psiconeurosis). f. **1.** Trastorno mental o de conducta de poca o moderada gravedad. **2.** Antigua clasificación de las neurosis, que incluía histeria, psicastenia, neurastenia y trastornos fóbicos y de ansiedad.
p. maidica (p. maídica). Pelagra.
psychoneurotic (psiconeurótico). Perteneciente a la psiconeurosis o que sufre de ella.
psychonomic (psiconómico). Relativo a la psiconomía.
psychonomy (psiconomía). f. Rama de la psicología que estudia las leyes del comportamiento.
psychonosology (psiconosología). f. Nosología psiquiátrica; clasificación de los trastornos mentales.
psychonoxious (psiconocivo). **1.** Que tiene un efecto desfavorable sobre la vida y las reacciones emocionales mediadas por niveles superiores del sistema nervioso central; puede ser endógeno o exógeno. **2.** Denota personas o situaciones que provocan miedo, dolor o ansiedad en un individuo.
psychopath (psicópata). Nombre anterior para un individuo con un tipo antisocial de trastorno de la personalidad.
psychopathic (psicopático). Relativo a la psicopatía.
psychopathologist (psicopatólogo). m. Persona que se especializa en psicopatología.
psychopathology (psicopatología). f. **1.** Ciencia que estudia la patología de la psiquis o mente. **2.** Ciencia de los trastornos mentales y de la conducta, que incluye psiquiatría y psicología anormal.
psychopathy (psicopatía). Término obsoleto e inexacto que se refiere a un patrón de conducta antisocial o manipuladora que presenta un psicópata.
psychopharmaceuticals (psicofármacos). m. pl. Drogas usadas en el tratamiento de los trastornos emocionales.
psychopharmacology (psicofarmacología). f. **1.** Neuropsicofarmacología. Uso de drogas para tratar las alteraciones mentales. **2.** Ciencia de las relaciones entre las drogas y la conducta.
psychophysical (psicofísico). **1.** Relativo a la percepción mental de estímulos físicos. **2.** Psicosomático.
psychophysics (psicofísica). f. La ciencia de la relación entre los atributos físicos de un estímulo físico y los atributos cuantitativos medidos de la percepción mental del mismo estímulo.
psychophysiologic (psicofisiológico). **1.** Perteneciente a la psicofisiología. **2.** Denota una así llamada enfermedad psicosomática. **3.** Denota un trastorno somático de etiología emocional o psicológica significativa.
psychophysiology (psicofisiología). f. La ciencia de la relación entre los procesos psicológicos y fisiológicos.
psychoprophylaxis (psicoprofilaxis). f. Psicoterapia para la prevención de los trastornos emocionales y el mantenimiento de la salud mental.
psychorelaxation (psicorrelajación). f. Método para tratar la ansiedad y la tensión mediante la práctica de la relajación corporal general, como en la desensibilización sistemática.
psychormic (psicórmico). Psicoestimulante.
psychorrhea (psicorrea). f. Síndrome psiquiátrico caracterizado por teorías filosóficas incoherentes y extrañas; es una manifestación de la esquizofrenia.
psychorrhythmia, psychorhythmia (psicorritmia). f. Término raramente usado para la repetición involuntaria de actos previamente voluntarios.
psychosensory, psychosensorial (psicosensorial). **1.** Denota la percepción e interpretación mental de los estímulos sensoriales. **2.** Denota una alucinación que, con esfuerzo, la mente puede distinguir de la realidad.
psychosexual (psicosexual). Perteneciente a las relaciones entre los componentes emocionales, mentales y fisiológicos del sexo o del desarrollo sexual.
psychosine (psicosina). f. Galactosilesfingosina, constituyente de los cerebrósidos formado con UDPgalactosa y esfingosina por UDP-galactosa-esfingosina-β-D-galactosil-transferasa.
psychosis, pl. **psychoses** (psicosis). f. **1.** Trastorno mental que causa gran distorsión o desorganización de la capacidad mental de una persona, de sus respuestas afectivas y de su capacidad para reconocer la realidad, comunicarse y relacionarse con los demás, hasta el grado de interferir en su capacidad para afrontar las exigencias comunes de la vida diaria. **2.** Término genérico para cualquier forma de locura o insania: la esquizofrenia es su forma más común. **3.** Enfermedad emocional grave.
affective p. (p. afectiva). P. con predominio de los rasgos afectivos.
alcoholic psychoses (p. alcohólicas).
amnestic p. (p. amnésica). Síndrome de Korsakoff.
arteriosclerotic p. (p. arteriosclerótica).
Cheyne-Stokes p. (p. de Cheyne-Stokes).
climacteric p. (p. climatérica).
drug p. (p. por drogas).
dysmnesic p. (p. dismnésica). Síndrome de Korsakoff.
exhaustion p. (p. de agotamiento o exhaustiva).
febrile p. (p. febril). P. de infección-agotamiento.
gestational p. (p. gestacional).
hysterical p. (p. histérica).
ICU p. (p. de UCI).
infection-exhaustion p. (p. de infección-agotamiento). P. febril.
involutional p. (p. involutiva).
Korsakoff's p. (p. de Korsakoff). Síndrome de Korsakoff.
manic-depressive p. (p. maniacodepresiva). Trastorno bipolar.
polyneuritic p. (p. polineurítica). Síndrome de Korsakoff.
posthypnotic p. (p. poshipnótica).
postinfectious p. (p. posinfecciosa).
postpartum p. (p. posparto). P. puerperal.
posttraumatic p. (p. postraumática).
puerperal p. (p. puerperal). P. posparto.
schizo-affective p. (p. esquizoafectiva).
senile p. (p. senil).
situational p. (p. situacional).
toxic p. (p. tóxica).
traumatic p. (p. traumática).
Windigo (Wittigo) p. (p. Windigo (Wittigo)).
psychosocial (psicosocial). Que presenta aspectos psicológicos y sociales.
psychosomatic (psicosomático). Psicofísico; referente a la influencia de la mente o las funciones superiores del cerebro (emociones, temores, deseos, etc.) sobre las funciones del cuerpo, especialmente en relación con trastornos o enfermedades corporales.
psychosomimetic (psicosomimético). Psicotomimético.
psychostimulant (psicoestimulante). m. Psicórmico; agente de propiedades antidepresivas o que eleva el ánimo.
psychosurgery (psicocirugía). f. Tratamiento de los trastornos mentales por medio de operaciones del cerebro, como la lobotomía.
psychosynthesis (psicosíntesis). f. Movimiento no profesional que es lo contrario del psicoanálisis; terapia estresante destinada a reconstruir las inhibiciones útiles.
psychotechnics (psicotecnia). f. Aplicación práctica de métodos psicológicos en el estudio de la economía, la sociología y otros temas.
psychotherapeutic (psicoterapéutico).
psychotherapeutics (psicoterapéutica). f. Psicoterapia.
psychotherapist (psicoterapeuta). m. y f. Persona, generalmente psiquiatra o psicólogo clínico, especialista profesional en psicoterapia.
psychotherapy (psicoterapia). f. Psicoterapéutica; tratamiento de trastornos emocionales, de conducta, de personalidad y psiquiátricos basado principalmente en la comunicación verbal o no verbal con el paciente, en contraste con los tratamientos que utilizan recursos químicos y físicos.
anaclitic p. (p. anaclítica).
autonomous p. (p. autónoma).
contractual p. (p. contractual).
directive p. (p. directiva).
dyadic p. (p. diádica). Terapéutica individual.
dynamic p. (p. dinámica). P. psicoanalítica.
existential p. (p. existencial).
group p. (p. grupal o de grupo).
heteronomous p. (p. heterónoma).
hypnotic p. (p. hipnótica). P. basada en la hipnosis.
intensive p. (p. intensiva).
marathon group p. (p. grupal de maratón).
nondirective p. (p. no directiva).
psychoanalytic p. (p. psicoanalítica). P. dinámica.
reconstructive p. (p. reconstructiva).
suggestive p. (p. sugestiva).

supportive p. (p. de apoyo).
transactional p. (p. de transacción o transaccional).
psychotic (psicótico). Relativo a la psicosis o afectado por ésta.
psychotogen (psicógeno). Droga que produce manifestaciones psicóticas.
psychotogenic (psicogénico). Que induce psicosis; se usa especialmente con referencia a drogas de la serie LSD y sustancias similares.
psychotomimetic (psicotomimético). **1.** Psicosomimético. Droga o sustancia que produce cambios psicológicos y de conducta semejantes a los de la psicosis, como el LSD. **2.** Denota tales drogas o sustancias.
psychotropic (psicotrópico). Que afecta a la psiquis; denota específicamente las drogas usadas para tratar enfermedades mentales.
psychro- (psicro-). Prefijo relativo al frío. V.t. crio-, crimo-.
psychroalgia (psicroalgia). f. Sensación dolorosa de frío.
psychroesthesia (psicroestesia). f. **1.** Forma de sensación que percibe el frío. **2.** Sensación de frío con el cuerpo caliente; escalofrío.
psychrometer (psicrómetro). m. Termómetro de bulbo húmedo y seco; aparato para medir la humedad de la atmósfera por la diferencia de temperatura entre dos termómetros, uno con el bulbo húmedo y el otro seco.
sling p. (p. de honda).
psychrometry (psicrometría). f. Higrometría; cálculo de humedad relativa y presión de vapor de agua según las temperaturas de bulbos húmedos y secos y la presión barométrica.
psychrophile, psychrophil (psicrófilo). m. Organismo que crece mejor a baja temperatura (0 a 32ºC) y tiene su crecimiento óptimo a 15-20ºC.
psychrophilic (psicrofílico). Referente a un psicrófilo.
psychrophobia (psicrofobia). f. **1.** Gran sensibilidad al frío. **2.** Temor morboso del frío.
psychrophore (psicróforo). m. Doble catéter a través del cual circula agua fría para aplicar frío a la uretra o a otro conducto o cavidad.
psyllium hydrophilic mucilloid (mucílago hidrófilo del psilio).
Pt (Pt). Símbolo de platino.
PTA (PTA). Abrev. de antecedente de tromboplastina plasmática (*p*lasma *t*hromboplastin *a*ntecedent) y de ácido fosfotúngstico.
PTAH (PTAH). Abrev. de hematoxilina ácido fosfowolfrámico (*p*hospho*t*ungstic *a*cid *h*ematoxylin).
ptarmic (ptármico). Estornutatorio.
ptarmus (ptarmus). m. Estornudo.
PTC (PTC). Abrev. de componente de tromboplastina plasmática (*p*lasma *t*hromboplastin *c*omponent), y de feniltiocarbamoílo.
pter-, ptero- (pter-, ptero-). Prefijos que significan ala o pluma.
pteridine (pteridina). f. Azinepurina; benzotetrazina; compuesto heterocíclico con dos anillos que se encuentra como componente del ácido pteroico y de los ácidos pteroilglutámicos (ácidos fólicos, pteropterina, etc).
pterin (pterina). f. Término general para cualquier compuesto que contiene pteridina; específicamente, 2-amino-4-hidroxipteridina.
p. deaminase (p. desaminasa).
pterion (pterión). m. Punto craneométrico en la región de la fontanela esfenoidal, en la unión del ala mayor del esfenoides, el temporal escamoso, el frontal y el parietal.
pteroic acid (ácido pteroico).
pteropterin (pteropterina). f. Ácido pteroiltriglutámico; ácido pteroil-γ-glutamil-γ-glutamil-glutámico; factor de fermentación de *Lactobacillus casei*.
pteroylmonoglutamic acid (ácido pteroilmonoglutámico). Á. fólico.
pteroyltriglutamic acid (ácido pteroiltriglutámico). Pteropterina.
pterygium (pterigión). m. **1.** Ojo membranoso o palmar; placa triangular de tejido subconjuntivo bulbar hipertrofiado que se extiende desde el canto interno hasta el borde de la córnea o más allá, con su ápice señalando hacia la pupila. **2.** Crecimiento anterior del eponiquio con adherencia a la porción proximal de la uña. **3.** Membrana anormal de la piel.
p. colli (p. cervical).
p. unguis (p. ungular).
pterygo- (pterigo-). Prefijo que indica en forma de ala, generalmente la apófisis pterigoides.
pterygoid (pterigoideo, pterigoides). En forma de ala; parecido a un ala; términos aplicados a diversas partes anatómicas cercanas al hueso esfenoides.
pterygomandibular (pterigomandibular). Relativo a la apófisis pterigoides y la mandíbula.
pterygomaxillare (pterigomaxilar). Punto donde la apófisis pterigoides del esfenoides y la del maxilar superior empiezan a formar la fisura pterigomaxilar.
pterygomaxillary (pterigomaxilar). Relativo a la apófisis pterigoides y al maxilar superior.
pterygopalatine (pterigopalatino). Relativo a la apófisis pterigoides y al hueso palatino.
pterygoquadrate (pterigocuadrado). Relativo a los huesos pterigoideo y cuadrado del maxilar superior de los vertebrados inferiores.
PTF (PTF). Abrev. de factor de tromboplastina plasmática (*p*lasma *t*romboplastin *f*actor).
PTH (PTH). Abrev. de hormona paratiroidea (*p*ara*t*hyroid *h*ormone) y de feniltiohidantoína (*p*henyl*t*hio*h*ydantoin).
pthiriasis (ptiriasis). f. Pediculosis del pubis; infestación del pubis con piojos o ladillas, *Pthirus pubis*.
p. capitis (p. de la cabeza). Pediculosis de la cabeza.
p. corporis (p. del cuerpo). Pediculosis del cuerpo.
p. pubis (p. del pubis).
ptilosis (ptilosis). f. Pérdida de las pestañas.
ptomaine (ptomaína). f. Ptomatina; término poco preciso aplicado a las sustancias venenosas, como las aminas tóxicas formadas por descomposición de proteína debida a descarboxilación de aminoácidos por acción bacteriana.
ptomainemia (ptomainemia). f. Estado debido a la presencia de una ptomaína en la sangre circulante.
ptomatine (ptomatina). f. Ptomaína.
ptomatropine (ptomatropina). f. Ptomaína caracterizada por propiedades venenosas semejantes a las de la atropina, formada por la acción de bacterias en la descarboxilación de aminoácidos.
-ptosis (-ptosis). Sufijo que indica caída o desplazamiento hacia abajo de un órgano.
ptosis, pl. **ptoses** (ptosis). f. **1.** Caída o prolapso de un órgano. **2.** Blefaroptosis.
p. adiposa (p. adiposa). Blefarocalasis.
p. sympathetica (p. simpática). Síndrome de Horner.
ptotic (ptósico). Relativo a la ptosis o caracterizado por ésta.
PTU (PTU). Abrev. de propiltiouracilo
ptyal-, ptyalo- (ptial-, ptialo-). Prefijos que denotan relación con la saliva o las glándulas salivales.
ptyalagogue (ptialagogo). m. Sialagogo.
ptyalectasis (ptialectasis). f. Sialectasis.
ptyalin (ptialina). f. α-Amilasa.
ptyalism (ptialismo). m. Sialismo.
ptyalocele (ptialocele). m. Ránula.
ptyalography (ptialografía). f. Sialografía.
ptyalolith (ptialolito). m. Sialolito.
ptyalolithiasis (ptialolitiasis). f. Sialolitiasis.
ptyalolithotomy (ptialolitotomía). f. Sialolitotomía.
ptyocrinous (ptiocrino). Que secreta por descarga del contenido de la célula, como las células mucosas.
Pu (Pu). Símbolo de plutonio.
pubarche (pubarca). f. Iniciación de la pubertad, especialmente manifestada por la aparición de vello púbico.
puberal, pubertal (puberal). Relativo a la pubertad.
puberty (pubertad). f. Serie de fenómenos por la cual los niños se transforman en jóvenes adultos.
precocious p. (p. precoz).
pubescence (pubescencia). f. **1.** Edad de la pubertad o madurez sexual. **2.** Presencia de vello fino y corto en el pubis y sus cercanías.
pubescent (pubescente). Perteneciente a la pubescencia.
pubic (púbico). Relativo al hueso púbico o pubis.
pubiotomy (pubiotomía). f. Operación de Gigli; pelviotomía; separación del hueso púbico algunos centímetros al costado de la sínfisis a fin de aumentar la capacidad de una pelvis contraída lo suficiente como para permitir el paso de un niño vivo.
pubis, pl. **pubes** (pubis). m. **1.** [*os pubis*, NA]. Hueso púbico. **2.** Vello de la región púbica, inmediatamente por encima de los genitales externos. **3.** Monte de Venus.

Public Health Service (PHS) (Public Health Service (PHS)). Servicio de Salud Pública.
pubo- (pubio-). Prefijo que indica pubis o púbico.
pubocapsular (pubiocapsular). Relativo al pubis y a la cápsula de la articulación de la cadera (coxofemoral).
pubococcygeal (pubiococcígeo). Relativo al pubis y al coxis.
pubofemoral (pubiofemoral). Relativo al hueso púbico y al fémur.
pubomadesis (pubiomadesis). f. Calvicie del pubis; pérdida del vello púbico.
puboprostatic (pubioprostático). Relativo al hueso púbico y a la próstata.
puborectal (pubiorrectal). Relativo al pubis y al recto.
pubovesical (pubiovesical). Relativo al hueso púbico y a la vejiga urinaria.
pudendal (pudendo). Púdico; relativo a los genitales externos.
pudendum, pl. **pudenda** (partes pudendas). Los órganos genitales externos, especialmente los femeninos (vulva).
pudic (púdico). Pudendo.
puerpera, pl. **puerperae** (puérpera). Puerperante; mujer que acaba de dar a luz.
puerperal (puerperal). Puerperante; relativo al puerperio, el período que sigue al parto.
puerperant (puerperante). **1.** Puerperal. **2.** Puérpera.
puerperium, pl. **puerperia** (puerperio). m. Período que va desde la terminación del trabajo del parto hasta la involución total del útero, fijado generalmente en 42 días.
puff (puff). Soplo breve que se oye al auscultar, usualmente sobre el corazón.
veiled p. (p. velado).
pulicicide, pulicide (pulguicida). m. Agente químico que destruye las pulgas.
pulley (polea). Tróclea.
p. of humerus (p. del húmero). [*trochlea humeralis,* NA]. Tróclea humeral.
muscular p. **1.** (p. muscular). Tróclea muscular. **2.** (tróclea muscular). [*trochlea muscularis,* NA].
peroneal p. **1.** (tróclea peronea). [*trochlea peronealis,* NA]. **2.** (p. del peroné). Tróclea del peroné.
p. of talus **1.** (tróclea astragalina). [*trochlea tali,* NA]. **2.** (p. del astrágalo). Tróclea del astrágalo.
pullulanase (pululanasa). f. α-Dextrina endo-1,6-α-glucosidasa.
pullulation (pululación). f. Acción de brotar o dividirse por gemación, como se ve en las levaduras.
pulmo, gen. **pulmonis**, pl. **pulmones** (pulmo, gen. pulmonis, pl. pulmones). [*pulmo,* NA]. Pulmón.
p. dexter (p. dexter). [*pulmo dexter,* NA]. Pulmón derecho.
p. sinister (p. sinister). [*pulmo sinister,* NA]. Pulmón izquierdo.
pulmo-, pulmon-, pulmono- (pulmo-, pulmon-, pulmono-). Prefijos que denotan los pulmones. V.t. neum-, neumo-.
pulmoaortic (pulmoaórtico). Relativo a la arteria pulmonar y a la aorta.
pulmolith (pulmolito). m. Neumolito.
pulmometer (pulmómetro). m. Sinónimo obsoleto de espirómetro.
pulmometry (pulmometría). f. Sinónimo obsoleto de espirometría.
P-pulmonale (P-pulmonale). Síndrome electrocardiográfico de ondas altas, angostas y en pico en las derivaciones II, III, y aVF, con un componente inicial positivo prominente de la onda P en V_1 y V_2; se presume que es característico de cor pulmonale.
pulmonary (pulmonar). Neumónico; pulmónico; relativo a los pulmones, a la arteria pulmonar o a la apertura que va desde el ventrículo derecho hasta la arteria pulmonar.
pulmonectomy (pulmonectomía). f. Neumonectomía.
pulmonic (pulmónico). **1.** Pulmonar. **2.** Término obsoleto para un remedio contra enfermedades de los pulmones.
pulmonitis (pulmonitis). f. Neumonitis.
pulmotor (pulmotor). m. Término médicamente obsoleto pero todavía usado en ocasiones por personas ajenas a la profesión para referirse a aparatos limitados por volumen, o más raramente por presión, y destinados a la inflación rítmica de los pulmones para la reanimación fuera de los hospitales.
pulp (pulpa). f. **1.** Sólido coherente húmedo y blando. **2.** P. del diente. **3.** Quimo.
coronal p. (p. coronal). [*pulpa coronale,* NA].
dead p. (p. muerta). P. necrótica.
dental p., dentinal p. (p. dental). [*pulpa dentis,* NA].
digital p. (p. digital). P. del dedo.
enamel p. (p. del esmalte).
exposed p. (p. expuesta).
p. of finger (p. del dedo). P. digital.
mummified p. (p. momificada).
necrotic p. (p. necrótica). P. no vital o muerta.
nonvital p. (p. no vital). P. necrótica.
putrescent p. (p. putrefacta).
radicular p. (p. radicular). [*pulpa radicularis,* NA].
red p. (p. roja).
splenic p. (p. esplénica). [*pulpa splenica,* NA].
vertebral p. (p. vertebral). [*nucleus pulposus,* NA]. Núcleo pulposo.
vital p. (p. vital).
white p. (p. blanca).
pulpal (pulpar). Relativo a la pulpa.
pulpalgia (pulpalgia). f. Dolor que surge de la pulpa dental.
pulpation (pulpación). f. Pulpefacción.
pulpectomy (pulpectomía). f. Extirpación de toda la estructura pulpar de un diente, incluso el tejido pulpar de las raíces.
pulpifaction (pulpefacción). f. Pulpación; reducción al estado pulposo.
pulpiform (pulpiforme). Parecido a la pulpa; pulposo.
pulpify (pulpificar). Reducir al estado de pulpa.
pulpitis (pulpitis). f. Odontitis; inflamación de la pulpa de un diente.
hyperplastic p. (p. hiperplásica). P. dental o pólipo del diente.
hypertrophic p. (p. hipertrófica).
irreversible p. (p. irreversible).
reversible p. (p. reversible).
suppurative p. (p. supurativa).
pulpodontia (pulpodoncia). f. Ciencia del tratamiento de los conductos radiculares.
pulposus (pulposo).
pulpotomy (pulpotomía). f. Amputación de la pulpa; remoción de una parte de la estructura pulpar de un diente, generalmente la porción coronaria.
pulpy (pulposo). Estado de un sólido húmedo y blando.
pulsate (pulsar). Latir rítmicamente; se dice del corazón o de una arteria.
pulsatile (pulsátil). Que pulsa o late.
pulsation (pulsación). f. Latido rítmico, como el pulso del corazón.
pulsator (pulsador). m. Máquina o aparato que funciona en forma pulsátil, vibrante o rítmica.
pulse (pulso). m. Dilatación rítmica de una arteria producida por el mayor volumen de sangre arrojada al vaso por la contracción del corazón.
abdominal p. (p. abdominal).
anacrotic p., anadicrotic p. (p. anacrótico, anadicrótico).
bigeminal p. (p. bigeminado).
bulbar p. (p. bulbar).
cannonball p. (p. en bala de cañón). P. en martillo de agua.
capillary p. (p. capilar).
catacrotic p. (p. catacrótico)
catadicrotic p. (p. catadicrótico).
collapsing p. (p. colapsante). P. en martillo de agua.
cordy p. (p. cordal). P. tenso.
Corrigan's p. (p. de Corrigan).
coupled p. (p. acoplado). P. bigeminado.
dicrotic p. (p. dicrótico).
entoptic p. (p. entóptico).
filiform p. (p. filiforme).
gaseous p. (p. gaseoso). P. blando y pleno pero débil.
guttural p. (p. gutural). Pulsación percibida en la garganta.
hard p. (p. duro).
intermittent p. (p. intermitente).
jugular p. (p. yugular).
Kussmaul's paradoxical p. (p. paradójico de Kussmaul).
long p. (p. largo).
monocrotic p. (p. monocrótico). P. sin dicrotismo perceptible.
mousetail p. (p. en cola de ratón).

movable p. (p. móvil).
nail p. (p. ungular). P. capilar visto a través de una uña.
paradoxical p. (p. paradójico).
piston p. (p. a pistón). P. en martillo de agua.
plateau p. (p. en meseta).
pulmonary p. (p. pulmonar).
quadrigeminal p. (p. cuadrigémino).
Quincke's p. (p. de Quincke). Signo de Quincke.
respiratory p. (p. respiratorio).
reversed paradoxical p. (p. paradójico revertido o invertido).
Riegel's p. (p. de Riegel).
soft p. (p. blando).
tense p. (p. tenso). P. cordal.
thready p. (p. filiforme).
trigeminal p. (p. trigeminado).
undulating p. (p. ondulante).
vagus p. (p. del vago).
venous p. (p. venoso).
vermicular p. (p. vermicular).
water-hammer p. (p. en martillo de agua).
wiry p. (p. de alambre). P. pequeño, fino, incompresible.

pulsellum (pulselo). m. Flagelo posterior que es el órgano locomotor de algunos protozoarios.
pulsimeter, pulsometer (pulsímetro, pulsómetro). m. Instrumento para medir la fuerza y rapidez del pulso.
pulsion (pulsión). f. Empuje o hinchazón hacia afuera.
pulsus (pulsus). Pulso.
p. abdominalis (p. abdominalis). Pulso abdominal.
p. anadicrotus (p. anadicrotus). Pulso anadicrótico.
p. bigeminus (p. bigeminus). Pulso bigeminado.
p. bisferiens (pulso bisferiens).
p. caprisans (pulso caprisans). P. que salta, de fuerza y ritmo irregulares.
p. catacrotus (p. catacrotus). Pulso catatrótico.
p. catadicrotus (p. catadicrotus). Pulso catadicrótico.
p. celer (pulso celer). P. de ascenso y descenso rápidos.
p. celerimus (p. celerimus). Pulso en martillo de agua.
p. cordis (pulso cordis). Latido apical del corazón.
p. debilis (p. debilis).
p. differens (pulso differens). P. incongruente.
p. duplex (p. duplex). Pulso dicrótico.
p. durus (p. durus). Pulso duro.
p. filiformis (p. filiformis). Pulso filiforme.
p. fluens (p. fluens). Pulso ondulante.
p. formicans (pulso formicans).
p. fortis (p. fortis).
p. frequens (p. frequens).
p. heterochronicus (pulso heterocrónico). P. arrítmico.
p. inaequalis (pulso desigual). P. de ritmo y fuerza irregulares.
p. incongruens (pulso incongruente). P. differens.
p. infrequens (pulso infrecuente). P. lento.
p. intercidens (p. intercidens). Pulso intermitente.
p. intercurrens (pulso intercurrente).
p. irregularis perpetuus (pulso irregular perpetuo).
p. magnus (p. magnus).
p. mollis (p. mollis).
p. monocrotus (p. monocrotus). Pulso monocrótico.
p. myurus (p. myurus). Pulso en cola de ratón.
p. alternans (pulso alternante, alternado o alternativo).
p. paradoxus (p. paradoxus). Pulso paradójico.
p. parvus (p. parvus).
p. quadrigeminus (p. quadrigeminus). Pulso cuadrigémino.
p. rarus (p. rarus). P. tardus.
p. respiratione intermittens (p. respiratione intermittens). Pulso paradójico.
p. tardus (pulso tardío). P. de ascenso y de descenso lentos.
p. tremulus (pulso trémulo). P. que aletea débilmente.
p. trigeminus (p. trigeminus). Pulso trigeminado.
p. vacuus (pulso vacuo).
p. venosus (p. venosus). Pulso venoso.

pultaceous (pultáceo). Macerado, pulposo.
pulverization (pulverización). f. Reducción a polvo.
pulverize (pulverizar). Reducir a polvo.
pulverulent (pulverulento). En estado de polvo; lleno o cubierto de polvo.
pulvinar (pulvinar). [*pulvinar*, NA]. m. Extremidad posterior expandida del tálamo que forma una prominencia semejante a una almohadilla que cuelga sobre los cuerpos geniculados.
pulvinate (pulvinado). Elevado convexo, como la elevación superficial de un cultivo bacteriano.
pumice (piedra pómez).
pump (bomba). f. **1.** Aparato para hacer entrar o salir con fuerza un gas o líquido de cualquier parte. **2.** Cualquier mecanismo para aprovechar la energía metabólica en el transporte activo de una sustancia.
breast p. (b. para mamas).
Carrel-Lindbergh p. (b. de Carrel-Lindbergh).
constant infusion p. (b. para infusión constante).
dental p. (b. dental). Eyector de saliva.
intra-aortic balloon p. (b. con balón intraaórtico).
jet ejector p. (b. eyectora a chorro).
saliva p. (b. para saliva). Eyector de saliva.
sodium p. (b. de sodio).
sodium-potassium p. (b. de sodio-potasio).
stomach p. (b. estomacal).

pump-oxygenator (oxigenador de bomba). Dispositivo mecánico que puede reemplazar al corazón (la bomba) y a los pulmones (el oxigenador) durante la cirugía de corazón abierto.
puna (apunamiento). m. Enfermedad de las alturas.
punch (sacabocados). m. Instrumento para hacer agujeros o indentaciones en un material sólido, o para extraer cuerpos extraños de ese material.
punctate (punteado). Marcado por puntos diferenciados de la superficie que los rodea por su color, elevación o contextura.
punctiform (puntiforme). Muy pequeño pero no microscópico, de menos de 1 mm de diámetro.
punctum, gen. **puncti**, pl. **puncta** (punctum, gen. puncti, pl. puncta). **1.** [*punctum*, NA]. Punto. **2.** Punto del eje óptico de un sistema óptico.
p. cecum (punto ciego).
p. coxale (punto coxal). El p. más alto de la cresta del ilion.
p. lacrimale (punto lagrimal). [*punctum lacrimale*, NA].
p. proximum (punto próximo). P. cercano.
p. remotum (punto remoto). P. lejano.
p. vasculosum (punto vascular).

puncture, tap (punción). f. Pequeño orificio o agujero hecho con un instrumento puntiagudo.
Bernard's p. (p. de Bernard). P. diabética.
cisternal p. (p. cisternal).
diabetic p. (p. diabética). P. de Bernard.
lumbar p. (p. lumbar).
Quincke's p. (p. de Quincke). P. lumbar.
spinal p. (p. espinal). P. lumbar.
sternal p. (p. esternal).

pungent (picante). Agudo, acre, áspero; se dice del sabor u olor de una sustancia.
PUO (PUO). Abrev. de pirexia de origen desconocido (o incierto).
pupa, pl. **pupae** (pupa). f. Fase de la metamorfosis de los insectos que sigue a la larva y precede al imago.
pupil (pupila). [*pupilla*, pl. *pupillae*, NA]. f. Orificio circular en el centro del iris por el cual los rayos luminosos entran al ojo.
Adie's p. (p. de Adie). Síndrome de Holmes-Adie.
amaurotic p. (p. amaurótica).
Argyll Robertson p. (p. de Argyll Robertson).
artificial p. (p. artificial).
bounding p. (p. saltarina). Rápida dilatación y contracción de la p.
Bumke's p. (p. de Bumke).
catatonic p. (p. catatónica).
cats-eye p. (p. de ojo de gato).
cogwheel p. (p. en rueda dentada).
fixed p. (p. fija). P. estacionaria que no responde a ningún estímulo.
Gunn p. (p. de Gunn). P. de Marcus Gunn.
Holmes-Adie p. (p. de Holmes-Adie). Síndrome de Holmes-Adie.
Horner's p. (p. de Horner).
Hutchinson's p. (p. de Hutchinson).
keyhole p. (p. en ojo de cerradura). P. con un coloboma.
Marcus Gunn p. (p. de Marcus Gunn). P. de Gunn.
neurotonic p. (p. neurotónica).

paradoxical p. (p. paradójica). V. reflejo pupilar paradójico.
pinhole p. (p. puntiforme). P. sumamente contraída.
rigid p. (p. rígida). P. de Argyll Robertson.
Robertson p. (p. de Robertson). P. de Argyll Robertson.
Saenger p. (p. de Saenger).
tonic p. (p. tónica). Rigidez midriática.

pupilla, pl. **pupillae** (pupilla, pl. pupillae). [*pupilla*, NA]. Pupila.
pupillary (pupilar). Relativo a la pupila.
pupillo- (pupilo-). Prefijo relativo a las pupilas.
pupillography (pupilografía). f. Registro de las reacciones pupilares.
pupillometer (pupilómetro). m. Instrumento para medir el diámetro de la pupila.
pupillometry (pupilometría). f. Medición de la pupila.
pupillomotor (pupilomotor). Relativo a las fibras nerviosas que inervan el músculo liso del iris.
pupilloplegia (pupiloplejía). f. Estado en el que la pupila reacciona lentamente a los estímulos luminosos, como en el síndrome de Holmes-Adie.
pupilloscopy (pupiloscopia). f. Retinoscopia.
pupillostatometer (pupilostatómetro). m. Instrumento para medir la distancia entre los centros de las pupilas.
pupiparous (pupíparo). Portador de pupas; denota los insectos que emiten larvas de fase tardía que han cumplido su desarrollo larval dentro del cuerpo de la hembra.
PUPPP (PUPPP). Acrónimo de *p*ruritic *u*rticarial *p*apules and *p*laques of *p*regnancy (pápulas y placas urticarianas pruriginosas) del embarazo.
pure (puro). No adulterado; libre de mezcla o contaminación por cualquier materia extraña.
purebred (pura sangre). m. Animal cuyos antepasados de ambos lados son miembros de una raza reconocida y en general registrados.
purgation (purgación). f. Catarsis; evacuación del intestino con ayuda de un purgante o catártico.
purgative (purgante). m. Agente usado para purgar el intestino V.t. catártico.
saline p. (p. salino).

purge **1.** (purgar). Causar una evacuación intestinal copiosa. **2.** (purga). f. Purgante, catártico.
purging cassia (casia purgante). Cassia fistula.
puriform (puriforme). Semejante al pus.
purine (purina). f. Sustancia madre de la adenina, guanina y otras bases naturales de p.; no se conoce como tal en el organismo.
p.-nucleoside phosphorylase (p. nucleósido fosforilasa).
p. ribonucleoside (p. ribonucleósido). Nebularina.

purinemia (purinemia). f. Presencia de bases de purina o xantina en la sangre circulante.
purity (pureza). f. Estado y condición de puro, libre de contaminantes.
radiochemical p. (p. radioquímica).
radioisotopic p. (p. radioisotópica).
radionuclidic p. (p. radionuclídica).
radiopharmaceutical p. (p. radiofarmacéutica).

puromucous (puromucoso). Mucopurulento.
puromycin (puromicina). f. Antibiótico producido por el crecimiento de *Streptomyces alboniger*; usado anteriormente en el tratamiento de amebiasis y tripanosomiasis.
purple (púrpura). m. Color formado por una mezcla de azul y rojo (violeta, morado).
visual p. (p. visual). Rodopsina.

purpura (púrpura). f. Peliosis; estado caracterizado por hemorragia en la piel.
acute vascular p. (p. vascular aguda). P. de Henoch-Schönlein.
allergic p. (p. alérgica). P. anafilactoide.
anaphylactoid p. (p. anafilactoide). P. alérgica; p. de Henoch-Schönlein.
p. angioneurotica (p. angioneurótica).
p. annularis telangiectodes (p. anular telangiectásica).
factitious p. (p. ficticia).
fibrinolytic p. (p. fibrinolítica).
p. fulminans (p. fulminante).
p. hemorrhagica (p. hemorrágica). .
Henoch's p. (p. de Henoch). P. de Henoch-Schönlein.
Henoch-Schönlein p. (p. de Henoch-Schönlein).
hyperglobulinemic p. (p. hiperglobulinémica).
idiopathic thrombocytopenic p. (ITP) (p. trombocitopénica idiopática).
immune thrombocytopenic p. (p. trombocitopénica inmune).
p. iodica, iodic p. (p. yódica).
p. nervosa (p. nerviosa) P. de Henoch-Schönlein.
nonthrombocytopenic p. (p. atrombocitopénica). P. simple.
psychogenic p. (p. psicogénica).
p. pulicans, p. pulicosa (p. pulicosa).
p. rheumatica (p. reumática). P. de Henoch-Schönlein.
Schönlein's p. (p. de Schönlein). P. de Henoch-Schönlein.
p. senilis (p. senil).
p. simplex (p. simple). P. no trombocitopénica.
p. symptomatica (p. sintomática).
thrombocytopenic p. (p. trombocitopénica).
thrombotic thrombocytopenic p. (p. trombocitopénica trombótica).
p. urticans (p. urticans).
Waldenström's p. (p. de Waldenström).

purpurea glycosides A, purpurea glycosides B (purpureoglucósidos A y B). Glucósidos cardioactivos precursores de *Digitalis purpurea,* estructuralmente idénticos a los desacetil-lanatósidos A y B, respectivamente. V.t. lanatósido.
purpuric (purpúrico). Relativo a púrpura o afectado por ésta.
purpuriferous (purpurífero). **1.** Purpurígeno; purpuríparo. **2.** Que forma un pigmento morado. **3.** Término obsoleto para lo que forma la púrpura visual.
purpurigenous (purpurígeno). Purpurífero.
purpurin (purpurina). f. **1.** Uroeritrina. **2.** Alizarina purpurina; colorante violeta relacionado con la alizarina por adición de un grupo 4-OH a la alizarina.
purpurinuria (purpurinuria). f. Porfirinuria.
purpuriparous (purpuríparo). Purpurífero.
purr (ronroneo). m. Murmullo vibratorio de tono bajo.
purulence, purulency (purulencia). f. Estado de contener o formar pus.
purulent (purulento). Que contiene, consiste en, o forma pus.
puruloid (puruloide). Parecido al pus.
pus (pus). m. Producto de la inflamación que consiste en un líquido que contiene leucocitos (corpúsculos de p.) y restos de células muertas y elementos tisulares licuados por las enzimas proteolíticas e histolíticas elaboradas por leucocitos polimorfonucleares.
blue p. (p. azul).
cheesy p. (p. caseoso).
curdy p. (p. cuajado). P. que contiene copos de materia caseosa.
green p. (p. verde).
ichorous p. (p. icoroso).
laudable p. (p. laudable).
sanious p. (p. sanioso). P. icoroso manchado de sangre.

pustulant (pustulante). **1.** Que causa una erupción pustulosa. **2.** m. Agente que produce pústulas.
pustular (pustuloso). Relativo a pústulas o marcado por éstas.
pustulation (pustulación). f. Formación o presencia de pústulas.
pustule (pústula). f. Elevación pequeña y circunscripta de la piel, que contiene material purulento.
malignant p. (p. maligna). Ántrax cutáneo.
postmortem p. (p. post mortem).
spongiform p. of Kogoj (p. espongiforme de Kogoj).

pustuliform (pustuliforme). Que tiene aspecto de pústula.
pustulocrustaceous (pustulocrustáceo). Caracterizado por pústulas con costras de pus seco.
pustulosis (pustulosis). f. **1.** Erupción de pústulas. **2.** Término usado ocasionalmente para designar acropustulosis.
p. palmaris et plantaris (p. de palmas de manos y plantas de pies).
p. vacciniformis acuta (p. vacciniforme aguda). Eccema herpético.

putamen (putamen). [*putamen*, NA]. m. La más externa, grande y gris oscuro de las tres porciones en las que las láminas de fibras blancas dividen al núcleo lenticular.
putrefaction (putrefacción). f. Descomposición; deterioro por alteración de la sustancia orgánica, debida por lo general a la acción bacteriana, con formación de otras sustancias de constitución menos compleja con la evolución del amoníaco o sus derivados y sulfuro de hidrógeno.

putrefactive (putrefactivo). Relativo a la putrefacción o que la causa.
putrefy (putrificar). Acción y efecto de putrificarse o podrirse.
putrescence (putrescencia). f. Estado de putrefacción.
putrescent (putrescente). En proceso o estado de putrefacción.
putrescine (putrescina). f. 1,4-Diaminobutano; poliamina venenosa formada por el aminoácido arginina durante la putrefacción.
putrid (pútrido). **1.** En estado de putrefacción. **2.** Denota putrefacción.
PUVA (PUVA). Abrev. de administración oral de *p*soraleno y exposición posterior a luz ultravioleta de onda larga (*uv-a*); se usa para tratar la psoriasis.
PVC (PVC). Abrev. de cloruro de polivinilo.
PVP (PVP). Abrev. de polivinilpirrolidona.
PWM (PWM). Abrev. de mitógeno de pokeweed.
pyarthrosis (piartrosis). f. Artritis supurativa.
pyel-, pyelo- (piel-, pielo-). Prefijos que indican la pelvis renal.
pyelectasis, pyelectasia (pielectasis, pielectasia). f. Dilatación de la pelvis del riñón.
pyelitic (pielítico). Relativo a la pielitis.
pyelitis (pielitis). f. **1.** Inflamación de la pelvis renal. **2.** Término obsoleto, sinónimo de pielonefritis.
pyelocaliceal (pielocalicinal). Relativo a la pelvis y los cálices renales.
pyelocaliectasis (pielocaliectasis). f. Calicectasis.
pyelocalyceal (pielocalicinal). Relativo a la pelvis y los cálices renales.
pyelocystitis (pielocistitis). f. Inflamación de la pelvis renal y la vejiga.
pyelofluoroscopy (pielofluoroscopia). f. Examen fluoroscópico de la pelvis renal, generalmente con un medio de contraste.
pyelogram (pielograma). Radiografía de la pelvis renal y el uréter, usualmente tras la inyección de un material de contraste.
pyelography (pielografía). f. Pelviureterografía; pieloureterografía; ureteropielografía; estudio radiológico del riñón y el sistema colector renal, realizado generalmente con ayuda de un agente de contraste inyectado por vía intravenosa o directamente, a través de un catéter uretral o por vía percutánea.
  antegrade p. (p. anterógrada).
pyelolithotomy (pielolitotomía). f. Pelvilitotomía; eliminación quirúrgica de un cálculo renal a través de una incisión en la pelvis renal.
pyelolymphatic (pielolinfático). Perteneciente a los linfáticos de la pelvis renal.
pyelonephritis (pielonefritis). f. Nefropielitis; inflamación del parénquima, los cálices y la pelvis del riñón, especialmente debida a infección bacteriana local.
  acute p. (p. aguda).
  ascending p. (p. ascendente).
  chronic p. (p. crónica).
  contagious bovine p. (p. bovina contagiosa).
  xanthogranulomatous p. (p. xantogranulomatosa).
pyelonephrosis (pielonefrosis). f. Cualquier enfermedad de la pelvis renal.
pyeloplasty (pieloplastia). f. Pelvioplastia; operación plástica o reconstructiva de la pelvis renal para corregir una obstrucción.
  Anderson-Hynes p. (p. de Anderson-Hynes).
  capsular flap p. (p. de colgajo capsular).
  Culp p. (p. de Culp).
  disjoined p., dismembered p. (p. desunida o desmembrada).
  Foley Y-plasty p. (p. en Y de Foley). Operación de Foley.
  Scardino vertical flap p. (p. de colgajo vertical de Scardino).
pyeloplication (pieloplicación). f. Procedimiento obsoleto que consiste en hacer dobleces o pliegues en la pared de la pelvis renal cuando está indebidamente dilatada por una hidronefrosis.
pyeloscopy (pieloscopia). f. Observación fluoroscópica de la pelvis y los cálices del riñón después de inyectar una solución opaca a través del uréter.
pyelostomy (pielostomía). f. Formación de una abertura en la pelvis renal para establecer el drenaje urinario.
pyelotomy (pielotomía). f. Pelviotomía; incisión en la pelvis del riñón.
  extended p. (p. extendida). Operación de Gil-Vernet.
pyeloureterectasis (pieloureterectasis). f. Dilatación de la pelvis renal y el uréter, observada en la hidronefrosis y debida a la obstrucción del tracto urinario inferior.
pyeloureterography (pieloureterografía). f. Pielografía.
pyelovenous (pielovenoso). Denota el fenómeno de drenaje de la pelvis renal a las venas renales, debido a aumento de la presión intrapelviana.
pyemesis (piemesis). f. Vómito de pus.
pyemia (piemia). f. Fiebre piogénica; piohemia; septicemia debida a organismos piógenos que causan múltiples abscesos.
  cryptogenic p. (p. criptogénica). P. cuya fuente no es evidente.
  portal p. (p. portal). Pileflebitis supurativa.
pyemic (piémico). Relativo a piemia o que la sufre.
pyencephalus (piencéfalo). m. Piocéfalo.
pyesis (piesis). f. Supuración.
pyg-, pygo- (pig-, pigo-). Prefijos que indican las nalgas.
pygal (pigal). Relativo a las nalgas.
pygalgia (pigalgia). f. Término poco usado que significa dolor en las nalgas.
pygmalionism (pigmalionismo). m. Amor por un objeto creado por uno mismo.
pygmy (pigmeo). Enano fisiológico, especialmente el perteneciente a una raza de tales individuos, como los p. de África Central.
pygoamorphus (pigoamorfo). m. Mellizos unidos en los que el parásito, unido a las nalgas del autósito, está reducido a una masa informe o embrioma.
pygodidymus (pigodídimo). m. Mellizos unidos fusionados en la región cefalotorácica, pero con las nalgas y regiones inferiores a éstas duplicadas.
pygomelus (pigomelo). m. Mellizos unidos desiguales, en los que el parásito está representado por una masa carnosa o una extremidad más desarrollada unida a la región sacra o coccígea del autósito.
pygopagus (pigópago). m. Mellizos unidos por las nalgas, casi siempre dorso a dorso.
pyk-, pykno- (pic-, picno-). Prefijos que significan grueso, denso, compacto.
pyknic (pícnico). Tipo corporal constitucional caracterizado por contornos externos bien redondeados y amplias cavidades corporales; prácticamente sinónimo de endomorfo.
pyknodysostosis (picnodisostosis). f. Osteopetrosis acroosteolítica; estado caracterizado por corta estatura, cierre demorado de las fontanelas e hipoplasia de las falanges terminales.
pyknoepilepsy, pyknolepsy (picnolepsia). f. Término obsoleto por el mal de ausencia (epiléptico).
pyknomorphous (picnomorfo). Célula o tejido que se colorea profundamente porque el material coloreable es muy compacto.
pyknophrasia (picnofrasia). f. Discurso poco claro, confuso.
pyknosis (picnosis). f. Engrosamiento o condensación; específicamente condensación y reducción de tamaño de una célula o su núcleo, generalmente asociadas con hipercromatosis; la p. nuclear es un estadio de la necrosis.
pyknotic (picnótico). Relativo a la picnosis, o caracterizado por ella.
pyla (pila). f. Orificio de comunicación entre el tercer ventrículo y el acueducto cerebral de Silvio.
pylar (pilar). Relativo a la pila.
pylemphraxis (pilenfraxis). f. Obstrucción de la vena porta.
pylephlebectasis, pylephlebectasia (pileflebectasis, pileflebectasia). f. Dilatación de la vena porta.
pylephlebitis (pileflebitis). f. Inflamación de la vena porta o una de sus ramas.
pylethrombophlebitis (piletromboflebitis). f. Inflamación de la vena porta con formación de un trombo.
pylethrombosis (piletrombosis). f. Trombosis de la vena porta o sus ramas.
pylic (pílico). Relativo a la vena porta.
pylon (pilón). m. Prótesis simple, usualmente sin articulaciones, que se usa en amputaciones de un miembro inferior.
pylor-, pyloro- (pilor-, piloro-). Prefijos que indican el píloro.
pyloralgia (piloralgia). f. Dolor en la región pilórica del estómago.
pylorectomy (pilorectomía). f. Escisión del píloro; d.t. gastropilorectomía y pilorogastrectomía.
pyloric (pilórico). Relativo al píloro.
pyloristenosis (piloristenosis). f. Piloroestenosis; estrechamiento o constricción del orificio del píloro.
pyloritis (piloritis). f. Inflamación del extremo pilórico del estómago.
pylorodiosis (pilorodiosis). f. Dilatación quirúrgica del píloro.

pyloroduodenitis (piloroduodenitis). f. Inflamación que afecta a la abertura pilórica del estómago y al duodeno.
pylorogastrectomy (pilorogastrectomía). f. Pilorectomía.
pyloromyotomy (piloromiotomía). f. Operación de Ramstedt o de Fredet-Ramstedt; incisión longitudinal a través de la pared anterior del conducto pilórico hasta el nivel de la submucosa, para tratar la estenosis pilórica hipertrófica.
pyloroplasty (piloroplastia). f. Ensanchamiento del canal pilórico y de cualquier constricción duodenal adyacente por medio de una incisión longitudinal que se cierra transversalmente.
Finney p. (p. de Finney).
Heineke-Mikulicz p. (p. de Heineke-Mikulicz).
Jaboulay p. (p. de Jaboulay).
pyloroptosis, pyloroptosia (piloroptosis, piloroptosia). f. Desplazamiento hacia abajo del extremo pilórico del estómago.
pylorospasm (piloroespasmo). m. Contracción espasmódica del píloro.
pylorostenosis (piloroestenosis). f. Piloristenosis.
pylorostomy (pilorostomía). f. Establecimiento de una fístula desde la superficie abdominal hasta el estómago, cerca del píloro.
pylorotomy (pilorotomía). f. Incisión del píloro.
pylorus, pl. **pylori** (píloro). m. **1.** Dispositivo muscular o miovascular que abre (músculo dilatador) y cierra (músculo esfínter) un orificio o el lumen de un órgano. **2.** Tejido muscular que rodea y controla la salida aboral del estómago.
pyo- (pio-). Prefijo que denota supuración o acumulación de pus.
pyo-ovarium (pioovario). m. Presencia de pus en el ovario; absceso ovárico.
pyocele (piocele). m. Acumulación de pus en el escroto.
pyocelia (piocelia). f. Pioperitoneo.
pyocephalus (piocefalia). f. Piencéfalo; derrame purulento dentro del cráneo.
circumscribed p. (p. circunscripta). Absceso del cerebro.
external p. (p. externa). Supuración meníngea.
internal p. (p. interna). Supuración intraventricular.
pyochezia (pioquecia). f. Descarga de pus del intestino.
pyocin (piocina). f. Bacteriocina producida por cepas de *Pseudomonas pyocyaneus*.
pyococcus (piococo). m. Coco que causan supuración, especialmente *Streptococcus pyogenes*.
pyocolpocele (piocolpocele). m. Tumor o quiste vaginal que contiene pus.
pyocolpos (piocolpos). m. Acumulación de pus en la vagina.
pyocyanic (piociánico). Relativo al pus azul o el organismo que lo causa, *Pseudomonas aeruginosa*.
pyocyanogenic (piocianógeno). Que causa pus azul.
pyocyanolysin (piocianolisina). f. Hemolisina formada por *Pseudomonas aeruginosa*.
pyocyst (pioquiste). m. Quiste de contenido purulento.
pyocystis (piocistis). f. Desarrollo y retención crónicos de cantidades excesivas de materia purulenta en una vejiga disfuncional por diversión supravesical previa.
pyocyte (piocito). m. Corpúsculo de pus.
pyoderma (pioderma). m. Piodermatitis; piodermatosis; cualquier infección piógena de la piel; puede ser primario, como el impétigo contagioso, o secundario a un estado preexistente.
chancriform p. (p. chancriforme).
p. gangrenosum (p. gangrenoso).
primary p. (p. primario).
secondary p. (p. secundario).
p. vegetans (p. vegetante). Dermatitis vegetante.
pyodermatitis (piodermatitis). f. Pioderma.
pyodermatosis (piodermatosis). f. Pioderma.
pyogen (piógeno). m. Agente que causa formación de pus.
pyogenesis (piogénesis). f. Supuración.
pyogenic, pyogenetic (piogénico, piogenético). Piógeno; que forma pus; relativo a la formación de pus.
pyohemia (piohemia). f. Piemia.
pyohemothorax (piohemotórax). m. Presencia de pus y sangre en la cavidad pleural.
pyoid (pioide). Parecido al pus.
pyolabyrinthitis (piolaberintitis). f. Inflamación supurativa del laberinto del oído.
pyometra (piómetra). m. Acumulación de pus en la cavidad uterina.
pyometritis (piometritis). f. Inflamación de la musculatura uterina asociada con pus en la cavidad uterina.
pyomyositis (piomiositis). f. Abscesos, carbuncos o senos infectados en la profundidad de los músculos.
tropical p. (p. tropical). Miositis tropical purulenta.
pyonephritis (pionefritis). f. Inflamación supurativa del riñón.
pyonephrolithiasis (pionefrolitiasis). f. Presencia de pus y cálculos en el riñón.
pyonephrosis (pionefrosis). f. Distensión de la pelvis y los cálices del riñón con pus, generalmente asociado con obstrucción.
pyopericarditis (piopericarditis). f. Inflamación supurativa del pericardio.
pyopericardium (piopericardio). m. Empiema del pericardio; acumulación de pus en el saco pericárdico.
pyoperitoneum (pioperitoneo). m. Piocelia; acumulación de pus en la cavidad peritoneal.
pyoperitonitis (pioperitonitis). f. Inflamación supurativa del peritoneo.
pyophthalmia, pyophthalmitis (pioftalmía, pioftalmitis). f. Inflamación supurativa del ojo.
pyophysometra (piofisómetra). m. Presencia de pus y gas en la cavidad uterina.
pyopneumocholecystitis (pioneumocolecistitis). f. Combinación de pus y gas en una vesícula biliar inflamada, causada por organismos que producen gas o por la entrada de aire desde el duodeno a través del árbol biliar.
pyopneumohepatitis (pioneumohepatitis). f. Combinación de pus y aire en el hígado, generalmente asociada con un absceso.
pyopneumopericardium (pioneumopericardio). m. Presencia de pus y gas en el saco pericárdico.
pyopneumoperitoneum (pioneumoperitoneo). m. Presencia de pus y gas en la cavidad peritoneal.
pyopneumoperitonitis (pioneumoperitonitis). f. Peritonitis con organismos que forman gas o con introducción de éste por una ruptura del intestino.
pyopneumothorax (pioneumotórax). m. Neumopiotórax; neumoempiema; presencia de gas junto con un derrame purulento en la cavidad pleural.
subdiaphragmatic p., subphrenic p. (p. subdiafragmático o subfrénico).
pyopoiesis (piopoyesis). f. Supuración.
pyopoietic (piopoyético). Que produce pus.
pyoptysis (pioptisis). f. Expectoración purulenta.
pyopyelectasis (piopielectasis). f. Dilatación de la pelvis renal con inflamación productora de pus.
pyorrhea (piorrea). f. Descarga purulenta.
pyosalpingitis (piosalpingitis). f. Inflamación supurativa de la trompa de Falopio.
pyosalpingo-oophoritis (piosalpingooforitis). f. Piosalpingootecitis; inflamación supurativa de la trompa de Falopio y el ovario.
pyosalpingo-oothecitis (piosalpingootecitis). f. Piosalpingooforitis.
pyosalpinx (piosálpinx). m. Pus tubario; distensión de una trompa de Falopio con pus.
pyosemia (piosemia). f. Piospermia; presencia de pus en el líquido seminal, asociada a menudo con prostatitis crónica u otro estado inflamatorio del tracto genital masculino.
pyosepticemia (piosepticemia). f. Infección de la sangre por varias formas de bacterias, los microorganismos llamados piógenos y también no piógenos.
pyosis (piosis). f. Supuración.
Manson's p. (p. de Manson). Pénfigo contagioso.
p. palmaris (p. palmar).
p. tropica (p. tropical). Úlceras de Kurunegala.
pyospermia (piospermia). f. Piosemia.
pyostatic (piostático). **1.** Que detiene la formación de pus. **2.** m. Agente que detiene la formación de pus.
pyostomatitis (pioestomatitis). f. Erupción inflamatoria supurante de la boca.
p. vegetans (p. vegetante).
pyothorax (piotórax). m. Empiema en una cavidad pleural.
pyourachus (piouraco). m. Acumulación purulenta en el uraco.
pyoureter (piouréter). m. Distensión de un uréter con pus.
pyoxanthin (pioxantina). f. Pigmento amarillo rojizo obtenido del pus azul por oxidación.

N O P

pyoxanthose (pioxantosa). f. Pigmento amarillento obtenido del pus azul por oxidación.
pyr- (pir-). Prefijo que significa fuego o calor. V.t. pireto- y piro-.
pyracin (piracina). f. Piridoxolactona (lactona del ácido 4-piridóxico, un metabolito del piridoxal).
pyramid (pirámide). f. **1.** Término aplicado a diversas estructuras anatómicas de forma más o menos piramidal. **2.** Término obsoleto que denota la porción petrosa del hueso temporal.
anterior p. (p. anterior). Pirámide bulbar.
cerebellar p. **1.** (p. vermicular o del vermis). [*pyramis vermis*, NA]. **2.** (p. cerebelosa). P. vermicular.
Ferrein's p. (p. de Ferrein).
Lallouette's p. (p. de Lalouette). Lóbulo piramidal de la tiroides.
p. of light (p. de luz o luminosa). Cono de luz; reflejo luminoso.
Malacarne's p. (p. de Malacarne).
malpighian p. (p. de Malpighi). P. renal.
p. of medulla oblongata (p. del bulbo raquídeo). [*pyramis medullae oblongatae*, NA]. Haz anterior del bulbo raquídeo; p. anterior.
medullary p. (p. medular). P. renal.
olfactory p. (p. olfatoria).
petrous p. (p. petrosa). Parte petrosa del hueso temporal.
posterior p. of the medulla (p. posterior de la médula).
renal p. (p. renal). [*pyramis renalis*, NA]. P. de Malpighi o medular.
p. of thyroid (p. del tiroides). Lóbulo piramidal del tiroides.
p. of tympanum (p. del tímpano). Eminencia piramidal.
p. of vestibule (p. vestibular). [*pyramis vestibuli*, NA]. P. del vestíbulo.
pyramidal (piramidal). **1.** En forma de pirámide. **2.** Relativo a cualquier estructura anatómica llamada pirámide.
pyramidale (piramidal). Hueso piramidal o triquetro.
pyramidotomy (piramidotomía). f. Sección de los haces piramidales en la médula espinal para aliviar los movimientos involuntarios.
medullary p. (p. medular o bulbar).
spinal p. (p. espinal o raquídea).
pyramin, pyramine (piramina). f. Toxopirimidina.
pyramis, pl. **pyramides** (pyramis, pl. pyramides). [*pyramis*, pl. *pyramides*, NA]. Pirámide.
pyran (pirano). m. Compuesto cíclico que puede considerarse el padre formal de los azúcares con un puente de oxígeno desde los átomos de carbono 1 a 5 (las piranosas).
pyranone (piranona). f. Pirona.
pyranose (piranosa). f. Forma cíclica de un azúcar en la que el puente de oxígeno forma un pirano.
pyrantel pamoate (pirantel, pamoato de). Antihelmíntico; especialmente útil en las infecciones intestinales simples o mixtas por nematodos, como *Ascaris*, uncinarias, oxiuros y *Trichostrongylus*.
pyrathiazine hydrochloride (piratiazina, clorhidrato de). 10-[2-(1-Pirrolidil)etil]fenoltiazina clorhidrato; antihistamínico.
pyrazinamide (pirazinamida). f. Amida del ácido pirazinoico; pirazinacarboxiamida; agente antituberculoso.
pyrazolone (pirazolona). f. Clase de agentes antiinflamatorios no esteroides usados en el tratamiento de condiciones artríticas.
pyrectic (piréctico). Febril.
pyrenemia (pirenemia). f. Estado caracterizado por la presencia de glóbulos rojos nucleados.
pyrenoid (pirenoide). m. Uno de los pequeños cuerpos luminosos que se ven en los cromatóforos de algunos protozoarios, como *Euglena viridis*.
pyrethrins (piretrinas). f. pl. Constituyentes insecticidas de las flores de piretro.
pyrethrolone (piretrolona). f. 2-Metil-4-oxo-3(2,4-pentanodienil)-2-ciclopentenol; constituyente de las piretrinas.
pyrethrum (piretro). m. Camomila española; la raíz de *Anacyclus pyrethrum* (familia Compositae), arbusto nativo de Marruecos.
pyretic (pirético). Febril.
pyreto- (pireto-). Prefijo que indica fiebre.
pyretogen, pyretogenous (piretógeno). Término raramente usado para pirógeno.
pyretogenesis (piretogénesis). f. Término raramente usado para el origen y forma de producción de la fiebre.
pyretogenetic, pyretogenic (piretogenético, piretogénico). Pirogénico.
pyretotherapy (piretoterapia). f. **1.** Sinónimo obsoleto de piroterapia. **2.** Tratamiento de la fiebre.
pyrexia (pirexia). f. Fiebre.
pyrexial (piréxico). Relativo a la fiebre.
pyrexiophobia (pirexiofobia). f. Temor morboso de la fiebre.
pyribenzyl methyl sulfate (piribencil, metilsulfato de). Metil sulfato de bevonio.
pyridine (piridina). f. Líquido volátil incoloro, de olor empirreumático y sabor quemante, que resulta de la destilación a seco de materia orgánica que contiene nitrógeno.
pyridofylline (piridofilina). f. Vasodilatador coronario.
pyridostigmine bromide (piridostigmina, bromuro de). Inhibidor de la colinesterasa útil en el tratamiento de la miastenia grave.
pyridoxal (piridoxal). m. Aldehído de la piridoxina con acción fisiológica similar a ésta.
p. kinase (p. cinasa).
pyridoxal 5-phosphate (piridoxal 5'-fosfato). Codecarboxilasa; coenzima esencial para muchas reacciones en los tejidos, especialmente transaminaciones y descarboxilaciones de aminoácidos.
pyridoxamine (piridoxamina). f. Amina de la piridoxina ($-CH_2NH_2$ que reemplaza a $-CH_2OH$ en la posición 4), de acción fisiológica similar.
pyridoxamine-phosphate oxidase (piridoxaminafosfato oxidasa). Oxidorreductasa que cataliza la desaminación oxidativa de piridoxamina 5'-fosfato (con O_2) a piridoxal 5'-fosfato, H_2O_2 y NH_3.
4-pyridoxic acid (ácido 4-piridóxico).
pyridoxine (piridoxina). f. La vitamina B_6 original, término que hoy incluye piridoxal y piridoxamina. La p. se asocia con la utilización de ácidos grasos no saturados.
p. 4-dehydrogenase (p. 4-deshidrogenasa).
pyridoxol (piridoxol). m. Término obsoleto por piridoxina.
pyridoxonium (chloride) (piridoxonio (cloruro)). m. Término obsoleto por piridoxina.
pyriform (piriforme).
pyrilamine maleate (pirilamina, maleato de). Maleato de mepiramina; agente antihistamínico.
pyrimethamine (pirimetamina). f. Potente antagonista del ácido fólico usado como agente antipalúdico eficaz contra *Plasmodium falciparum*.
pyrimidine (pirimidina). f. Sustancia heterocíclica, madre formal de varias "bases" presentes en los ácidos nucleicos (uracilo, timina, citosina) y de los barbitúricos.
p. transferase (p. transferasa). Tiamina piridinilasa.
pyrithiamin (piritiamina). f. Neopiritiamina; antimetabolito de la tiamina que difiere de ésta en que el anillo de tiazol de la molécula de tiamina es reemplazado por un anillo de piridina.
pyro- (piro-). **1.** Prefijo que indica fuego, calor o fiebre. **2.** En química, prefijo que indica derivados formados por eliminación de agua (generalmente por calor) para formar anhídridos.
pyroboric acid (ácido pirobórico). Á. tetrabórico.
pyrocalciferol (pirocalciferol). m. Producto de descomposición térmica del calciferol.
pyrocatechase (pirocatecasa). f. Catecol 1, 2-dioxigenasa.
pyrocatechin (pirocatequina). f. Pirocatecol.
pyrocatechol (pirocatecol). m. Catecol; pirocatequina; 1,2-bencenodiol; constituyente de las catecolaminas, la adrenalina y noradrenalina, y dopa.
pyrogallic acid (ácido pirogálico). Pirogalol.
pyrogallol (pirogalol). m. Ácido pirogálico; de uso externo en el tratamiento de psoriasis, tiña y otras afecciones de la piel.
pyrogallolphthalein (pirogalolftaleína). f. Galeína.
pyrogen (pirógeno). m. Agente que causa aumento de temperatura.
pyrogenic (pirogénico). Piretogénico; piretogenético; piretógeno; que causa fiebre. V.t. febrifaciente.
pyroglobulins (piroglobulinas). f. pl. Proteínas séricas (inmunoglobulinas) por lo general asociadas con mieloma múltiple o macroglobulinemia, que precipitan irreversiblemente calentadas a 56ºC.
pyrolagnia (pirolagnia). f. Satisfacción sexual obtenida iniciando incendios.
pyroligneous (piroleñoso). Relativo a la destilación a seco de madera, o producido por ésa.
pyrolysis (pirólisis). f. Descomposición de una sustancia por el calor.
pyromania (piromanía). f. Incendiarismo; impulso morboso de provocar incendios.
pyromaniac (piromaníaco). m. Persona afectada de piromanía.

pyromen (piromen).
pyrometer (pirómetro). m. Instrumento para medir grados muy elevados de calor, más allá de la capacidad de un termómetro de mercurio o a gas.
 resistance p. (p. a resistencia). Termómetro a resistencia.
pyrone (pirona). f. Piranona; ceto-derivado del pirano.
pyronin (pironina). f. Colorante rojo básico fluorescente de xanteno.
pyroninophilia (pironinofilia). f. Afinidad por los colorantes básicos de pironina.
pyrophobia (pirofobia). f. Temor morboso del fuego.
pyrophosphatase (pirofosfatasa). f. Cualquier enzima que segmenta un pirofosfato en dos grupos fosfóricos, dejando uno en cada uno de los dos fragmentos.
 inorganic p. (p. inorgánica).
pyrophosphate (PP) (pirofosfato (PP o PF)). Sal del ácido pirofosfórico.
pyrophosphokinases (pirofosfocinasas). f. pl. Pirofosfotransferasas; enzimas que transfieren un grupo pirofosfórico.
pyrophosphoric acid (ácido pirofosfórico).
pyrophosphorylases (pirofosforilasas). f. pl. Nombre común aplicado a las nucleotidiltransferasas que catalizan la transferencia del AMP del ATP a otro residuo con la liberación de pirofosfato inorgánico o la unión de un nucleósido pirofosfato a un polinucleótido con liberación de un ortofosfato inorgánico.
pyrophosphotransferases (pirofosfotransferasas). f. pl. Pirofosfocinasas.
pyroptothymia (piroptotimia). f. Término poco usado para el tipo de delirio en el que el afectado se imagina que está rodeado de llamas.
pyroscope (piroscopio). m. Instrumento para medir la temperatura comparando la luz de un objeto calentado con un estándar luminoso.
pyrosis (pirosis). f. Ardor estomacal; dolor o sensación quemante bajo el esternón, generalmente asociados con regurgitación de jugo gástrico ácido-péptico en el esófago.
pyrotherapy (piroterapia). f. Tratamiento de las enfermedades mediante la inducción de fiebre artificial en el paciente.
pyrotic (pirótico). **1.** Relativo a la pirosis. **2.** Cáustico.
pyrotoxin (pirotoxina). f. Sustancia tóxica supuestamente producida en los tejidos durante el curso de una fiebre.
pyrovalerone hydrochloride (pirovalerona, clorhidrato de). Clorhidrato 4'-metil-2-(1-pirrolidinil) valerofenona; analéptico.
pyroxylin (piroxilina). f. Coloxilina; pólvora de algodón soluble; nitrocelulosa; dinitrocelulosa; xiloidina; piroxilón; consiste principalmente en tetranitrato de celulosa obtenido por acción de ácido nítrico y sulfúrico sobre el algodón.
pyrrobutamine phosphate (pirrobutamina, fosfato de). Antihistamínico.
pyrrol blue (azul pirrol). A. de isamina.
pyrrolase (pirrolasa). f. Triptófano 2, 3-dioxigenasa.
pyrrole (pirrol). m. Azol; imidol; divinil enimina; compuesto heterocíclico que se encuentra en muchas sustancias de importancia biológica.
pyrrolidine (pirrolidina). f. Tetrahidropirrol; pirrol al que se han añadido 4 átomos de H, base de prolina e hidroxiprolina.
pyrrolidone (pirrolidona). f. 2-Pirrolidinona; 2-cetopirrolidina; 2-oxopirrolidina; solvente industrial, plastificador y agente coalescente.
pyrroline (pirrolina). f. 2, 5-Dihidropirrol; pirrol al que se han agregado 4 átomos de H.
 p. -2-carboxylate reductase (p. -2-carboxilato reductasa).
 p.-5-carboxylate reductase (p. -5-carboxilato reductasa).
pyrrolnitrin (pirrolnitrina). f. Agente antifúngico.
pyruvaldoxine (piruvaldoxina). f. Isonitrosoacetona.
pyruvate (piruvato). m. Sal o éster del ácido pirúvico.
 p. carboxylase (p. carboxilasa).
 p. decarboxylase (p. descarboxilasa).
 p. dehydrogenase (cytochrome) (p. deshidrogenasa (citocromo)).
 p. dehydrogenase (lipoamide) (p. deshidrogenasa (lipoamida)).
 p. kinase (PK) (p. cinasa (PK)).
 p. oxidase (p. oxidasa).
pyruvic acid (ácido pirúvico). Á. 2-oxopropanoico; á. a-cetopropiónico; á. acetilfórmico; á. piroacémico.
pyruvic aldehyde (aldehído pirúvico). Metilglioxal.
pyruvic-malic carboxylase (carboxilasa piruvicomálica). f. Malato deshidrogenasa.
pyrvinium pamoate (pirvinio, pamoato de). Embonato de viprinio; droga muy efectiva usada para eliminar los oxiuros humanos.
pythogenesis (pitogénesis). f. **1.** Generación de algo a partir de materia en descomposición. **2.** Acción de generar descomposición o deterioro.
pythogenic, pythogenous (pitogénico). Pitógeno; que se origina en suciedad o putrescencia.
pyuria (piuria). f. Presencia de pus en la orina evacuada.

Q

Q (q). Símbolo de cantidad; culombio.
$\dot{Q}$ ($\dot{Q}$). Q por cantidad + un puntito superior que denota la derivación temporal. Símbolo del flujo sanguíneo.
q (q). **1.** En citogenética, símbolo del brazo largo de un cromsoma (a diferencia de p, para indicar el brazo corto). **2.** Símbolo de calor. **3.** Abrev. del lat. *quaque*, cada.
Q_{10} (Q_{10}). Símbolo para el incremento en la velocidad de un proceso producido un aumento en la temperatura de 10°
q.d. (q.d.). Abrev. del lat. *quaque die*, todos los días.
q.h. (q.h.). Abrev. del lat. *quaque hora*, cada hora.
Q-H_2 (Q-H_2). Símbolo del ubiquinol.
q.i.d. (q.i.d.). Abrev. del lat. *quater in die*, cuatro veces por día.
q.l. (q.l.). Abrev. del lat. *quantum libet*, tanto como se desea.
q.s. (q.s.). Abrev. del lat. *quantum sufficiat* o *satis*, tanto como se desea.
quack (curandero). Individuo que ejerce la medicina sin ser médico.
quackery m. **1.** (charlatanismo). Actividad desarrollada por un charlatán o curandero. **2.** (curanderismo). Charlatanismo; tratamiento de enfermos sin poseer conocimiento médicos ni certificación para practicar la medicina.
quadrangular (cuadrangular). Que tiene cuatro ángulos.
quadrant (cuadrante). m. Un cuarto de círculo. En anatomía, las zonas más o menos circulares se dividen en c. con fines descriptivos.
quadrantanopsia (cuadrantanopsia). f. Hemianopsia cuadrántica.
quadrate (cuadrado). Que tiene cuatro lados iguales.
quadri- (cuadri-). Prefijo que significa cuatro.
quadribasic (cuadribásico). Ácido con cuatro átomos de hidrógeno reemplazables por átomos o radicales de carácter básico.
quadriceps (cuádriceps). Que tiene cuatro cabezas.
quadricepsplasty (cuadricepsplastia). f. Procedimiento quirúrgico correctivo del músculo cuádriceps femoral.
quadricuspid (cuadricúspide). Tetracúspide.
quadridigitate (cuadridigitado). Tetradáctilo.
quadrigeminal (cuadrigémino). Cuádruple.
quadrigeminum (cuadrigémino). m. Uno de los cuerpos cuadrigéminos.
quadrigeminus (cuadrigémino).
quadrigeminy (cuadrigeminia). f. Ritmo cuadrigémino.
quadriparesis (cuadriparesia). f. Tetraparesia.
quadriplegia (cuadriplejía). f. Tetraplejía, parálisis de las cuatro extremidades.
quadriplegic (cuadripléjico). **1.** Tetrapléjico. Persona con parálisis de las cuatro extremidades. **2.** Perteneciente a la cuadriplejía.
quadripolar (cuadripolar). Que tiene cuatro polos.
quadrisect (cuadrisectar). Cuatrisectar; dividir en cuatro partes.
quadrisection (cuadrisección). f. División en cuatro partes.
quadritubercular (cuadritubercular). Que tiene cuatro tubérculos o cúspides, como un diente molar.
quadrivalent (cuadrivalente). Tetravalente; que tiene el poder de combinación de cuatro átomos de hidrógeno.
quadruped (cuadrúpedo). Animal de cuatro pies o patas.
quadruplet (cuatrillizo). Uno de cuatro niños nacidos del mismo parto.
qualimeter (cualímetro). m. Aparato obsoleto para estimar el grado de dureza de los rayos X.
quantimeter (cuantímetro). m. Aparato anticuado para determinar la cantidad de rayos X generada por un tubo de Crookes o Coolidge.
quantum, pl. **quanta** (quantum). **1.** Unidad de energía radiante (ε) que varía según la frecuencia (ν) de la radiación. **2.** Cantidad fija y definida.
quarantine (cuarentena). f. **1.** Período (originariamente de 40 días) de detención de barcos y sus pasajeros procedentes de una zona donde prevalece una enfermedad infecciosa. **2.** Acción y efecto de detener a estos barcos y sus pasajeros hasta que haya pasado el período de incubación de la enfermedad. **3.** Aislamiento de una persona con una enfermedad contagiosa.
quart (cuarto). m. Medida de capacidad líquida; la cuarta parte de un galón, equivalente a 0,9468 litros; la medida seca es un poco mayor que la líquida.
 imperial q. (c. imperial).
quartan (cuartana). Que vuelve o recidiva cada cuatro días.
 double q. (c. doble).
 triple q. (c. triple).
quartisect **1.** (cuadrisectar). Cuartisectar; dividir en cuatro partes. **2.** (cuartisectar). Cuadrisectar.
quartz (cuarzo). m. Forma cristalina de dióxido de silicio usada en aparatos químicos y en instrumentos ópticos y eléctricos.
quasidominance (casidominancia). f. Falsa dominancia.
quasidominant (casidominante). Indica un rasgo en la endocría que estimula la herencia dominante.
quassation (cuasación). f. Ruptura de materiales crudos para drogas, como cortezas y tallos vegetales, en pequeños trozos para facilitar la extracción y otros tratamientos.
quassia f. **1.** (cuasia). *Quassiae lignum;* tiquistiquis; tónico amargo, la infusión se ha administrado por enema en el tratamiento de ciertas helmiltiasis. **2.** (quassia). Cuasia.
quaternary (cuaternario). **1.** Compuesto químico que contiene cuatro elementos. **2.** Cuarto de una serie. **3.** Relativo a compuestos orgánicos en los que algún átomo central está unido a cuatro grupos funcionales.
quazepam (cuazepam). m. Derivado de la benzodiazepina usado como sedante e hipnótico.
quebrachine (quebrachina). f. Alcaloide del quebracho, idéntico a la yohimbina. Antes usado en disnea cardíaca.
quebracho (quebracho). m. La corteza seca del género de árboles *Aspidosperma quebracho blanco* (familia Apocymaceae); se usa como estimulante respiratorio en enfisema, disnea y bronquitis crónica.
quenching (extinción). f. **1.** Proceso de extinguir, remover o disminuir una propiedad física como el calor o la luz. **2.** En el recuento de centellografía beta líquida, desplazamiento del espectro de energía de una energía verdadera a otra inferior.
 fluorescence q. (e. por fluorescencia).
quercetin (quercetina). f. Meletina; soforetina; aglicona de quercitrina, rutina y otros glucósidos; su forma habitual es como 3-ramnósido quercitrina; se usa en el tratamiento de la fragilidad capilar anormal.
quercus (quercus). Corteza de *Quercus alba*, roble blanco o roble de piedra, antes usada como astringente.
querulent (querulento). Persona siempre desconfiada, contraria a cualquier sugerencia, que se queja de ser tratada mal, despreciada o incomprendida, que se encoleriza fácilmente y se siente insatisfecha.
questionnaire (cuestionario). m. Lista de preguntas con la cual se obtienen datos o información personal estadísticamente útiles.
 Holmes-Rahe q. (c. de Holmes-Rahe).
quickening (quickening). Signos de vida percibidos por la madre como consecuencia de los movimientos fetales, que se observan generalmente por primera vez en el cuarto o quinto mes del embarazo.
quicklime (cal viva). C. no saturada.
quicksilver (azogue). m. Mercurio.
quiescent (quiescente). En reposo o inactivo.
quin-, quino- (quin-, quino-). Raíz de quinolina y quinona, usada en muchos nombres de sustancias que contienen estas estructuras (quinina, quinol).
quina (quina). f. Cincona.
quinacrine hydrochloride (quinacrina, clorhidrato de). Clorhidrato de mepacrina; derivado de acridina usado como antipalúdico que destruye los trofozoítos de *Plasmodium vivax* y *P. falciparum*,

pero no afecta los gametocitos, esporozoítos ni fases exoeritrocíticas de los parásitos.
quinaldic acid (ácido quináldico). Á. quinaldínico.
quinaldine red (rojo de quinaldina).
quinaldinic acid (ácido quinaldínico). Á. quináldico.
quinaquina (quinaquina). f. Quina.
quinate (quinato). m. Sal o éster del ácido quínico.
q. dehydrogenase (q. deshidrogenasa).
quince (membrillo). m. Fruto comestible de *Cydonia oblongata* (familia Rosaceae); sus semillas tienen propiedades emolientes.
quinestradiol, quinestradol (quinestradiol, quinestradol). m. 3-(Ciclopentiloxi)estra-1,3,5(10)-trieno-16α, 17β-diol; estrógeno.
quinethazone (quinetazona). f. 7-Cloro-2-etil-1,2,3,4-tetrahidro-4-oxo-6-quinazolinasulfonamida; diurético y antihipertensivo.
quingestanol acetate (quingestanol, acetato de). Acetato de 3-(ciclopentiloxi)-19-nor-17α-pregna-3,5-dien-20-in-17-ol; agente progestacional.
quinhydrone (quinhidrona). f. Mezcla de cantidades equimoleculares de quinona e hidroquinona; usada en determinaciones de pH.
quinic acid (ácido quínico).
quinidine (quinidina). f. Conquinina; β-quinina; uno de los alcaloides de la quina, estereoisómero de la quinina; usado como antipalúdico y en el tratamiento de fibrilación y aleteo auricular y taquicardia ventricular paroxística.
quinine (quinina). f. El más importante de los alcaloides derivados de la quina; antipalúdico efectivo contra las formas asexuales y eritrocíticas del parásito pero que no tiene efecto sobre las formas exoeritrocíticas (hísticas).
q. and urea hydrochloride (q. y clorhidrato de urea).
q. bisulfate (bisulfato de q.).
q. carbacrylic resin (resina carbacrílica de q.).
q. ethylcarbonate (etilcarbonato de q.).
q. sulfate (sulfato de q.).
q. urethan (q. uretano).
quininism (quininismo). m. Cinchonismo.
quinocide hydrochloride (quinocida, clorhidrato de). Antipalúdico comparable a la primaquina por su efectividad y alcances.
quinol (quinol). m. Hidroquinona.
quinoline (quinolina). f. Quinoleína; leucolina; base nitrogenada volátil obtenida por destilación de alquitrán de carbón, huesos, alcaloides, etc.; es la estructura básica de muchos colorantes y fármacos; también se usa como antipalúdico.
quinolinic acid (ácido quinolínico).
quinology (quinología). f. Botánica, química, farmacología y propiedades terapéuticas de la quina y sus alcaloides.
quinolones (quinolonas). f. pl. Clase de agentes antibacterianos sintéticos, de amplio espectro, que poseen acción bactericida.
quinone (quinona). f. **1.** Nombre general de los compuestos aromáticos con dos oxígenos en lugar de dos hidrógenos, generalmente en la posición *para*; producto de oxidación de una hidroquinona. **2.** Nombre específico de 1,4-benzoquinona.
q. reductase (q. reductasa). NAD(P)H deshidrogenasa.
quinovose (quinovosa). f. D-Epirramnosa.
quinquedigitate (pentadáctilo).
quinquetubercular (pentatubercular). Que tiene cinco tubérculos o cúspides, como algunos dientes molares.
quinquevalent (pentavalente).
quinquina (quinquina). f. Quina.
quinsy (quinsy). Absceso periamigdalino.
lingual q. (q. lingual).
quintan (quintana). Que vuelve cada cinco días; en el cómputo, se incluye el primer día del episodio después de un intervalo libre de tres días.
quintuplet (quintillizo). Cada uno de los cinco niños nacidos del mismo parto.
quittor (quittor). Trayecto fistuloso que lleva de la corona al cartílago lateral del caballo. Se debe a una lesión seguida de infección bacteriana y de necrosis masiva del cartílago y otros tejidos.
quotidian (cotidiano). A diario; que ocurre todos los días.
quotient (cociente). m. Número de veces que una cantidad está contenida en otra.
achievement q. (c. de logros).
Ayala's q. (c. de Ayala). Índice de Ayala.
blood q. (c. sanguíneo). Índice de color.
cognitive laterality q. (CLQ) (c. de lateralidad cognitiva).
growth q. (c. de crecimiento).
intelligence q. (IQ) (c. de inteligencia (CI)).
respiratory q. (R.Q.) (c. respiratorio (CR)). Coeficiente respiratorio.
spinal q. (c. espinal). Índice de Ayala.

R

R (R). Símbolo de *recipe* en una prescripción médica.
rabbeting (enclavamiento). m. Procedimiento que consiste en hacer cortes congruentes por etapas en la aposición de superficies óseas para asegurar su estabilidad después de su impactación.
rabbitpox (viruela del conejo). Peste el conejo.
rabid (rabioso). Relativo a la rabia o que la sufre.
rabies (rabia). f. Enfermedad infecciosa sumamente mortal que puede afectar a todos los animales de sangre caliente, incluido el hombre, y es causada por un lisavirus neurotrópico del sistema nervioso central y las glándulas salivales.
  dumb r. (r. muda). R. paralítica.
  furious r. (r. furiosa).
  paralytic r. (r. paralítica). R. muda.
rabiform (rabiforme). Parecido a la rabia.
rac- (rac-). Prefijo que indica racémico.
race (raza). f. Clase de animales o individuos de características somáticas heredadas comunes.
racefemine (racefemina). f. *dl-treo*-α-Metil-*N*-(1-metil-2-fenoxietil)fenetilamina; usada como relajante uterino para aliviar el dolor posparto.
racemase (racemasa). f. Enzima capaz de catalizar la racemización, es decir la inversión de grupos asimétricos.
racemate (racemato). m. Compuesto racémico; también sal o éster de estos compuestos.
raceme (raceme). m. Compuesto químico ópticamente inactivo.
racemic (r) (racémico (r)). Denota una mezcla ópticamente inactiva, compuesta por igual número de sustancias dextrorrotatorias y levorrotatorias, que son separables.
racemization (racemización). f. Conversión parcial de un enantiomorfo en otro (como un L-aminoácido en el D-aminoácido correspondiente), de modo que la rotación óptica específica disminuye o se reduce a cero en el racemato resultante.
racemose (racemoso). Ramificado, con terminaciones nodulares parecidas a un racimo de uvas.
racephedrine hydrochloride (racefedrina, clorhidrato de). Clorhidrato de *dl*-efedrina, droga simpaticomimética de efectos periféricos similares a los de la adrenalina y con las mismas acciones y usos que la efedrina.
rachi-, rachio- (raqui-, raquio-). Prefijos que indican la columna vertebral.
rachial (raquídeo). Espinal.
rachicentesis (raquicentesis). f. Punción lumbar.
rachidial (raquídeo). Espinal.
rachidian (raquídeo).
rachigraph (raquígrafo). m. Gráfico para registrar las curvas de las vértebras.
rachilysis (raquilisis). f. Corrección firme de la curvatura lateral por presión lateral contra la convexidad de la curva.
rachiocampsis (raquiocampsis). f. Curvatura de la columna. V. cifosis, lordosis y escoliosis.
rachiocentesis (raquiocentesis). f. Punción lumbar.
rachiochysis (raquioquisis). f. Derrame subaracnoideo de líquido en el conducto raquídeo.
rachiometer (raquiómetro). m. Instrumento para medir la curvatura, natural o patológica, de la columna raquídea.
rachiopagus (raquiópagos). m. Raquipagos; mellizos unidos por la espalda, cuya fusión incluye la columna raquídea.
rachiopathy (raquiopatía). f. Espondilopatía.
rachioplegia (raquioplejía). f. Parálisis espinal.
rachioscoliosis (raquioescoliosis). f. Escoliosis.
rachiotome (raquiótomo). m. Raquítomo; instrumento especial para dividir las láminas de las vértebras.
rachiotomy (raquiotomía). f. Laminectomía.
rachipagus (raquipagos). m. Raquiópagos.
rachis oil (aceite de maní).
rachis, pl. **rachides, rachises** (raquis). m. Columna vertebral; espina dorsal.
rachischisis (raquisquisis). f. Espondilosquisis.
  r. partialis (r. parcial). Merorraquisquisis.
  posterior r. (r. posterior).
  r. totalis (r. total). Holorraquisquisis.
rachitic (raquítico). Relativo al raquitismo o que lo sufre.
rachitis (raquitis). f. Raquitismo.
  r. fetalis (r. fetal). R. intrauterina o uterina; raquitismo congénito.
  r. fetalis annularis (r. fetal anular).
  r. fetalis micromelica (r. fetal micromélica).
  r. intrauterina, r. uterina (r. intrauterina o uterina). R. fetal.
  r. tarda (r. tardía). Raquitismo adulto.
rachitism (raquitismo).
rachitogenic (raquitógeno). Que produce o causa raquitismo.
rachitome (raquítomo). m. Raquiótomo.
rachitomy (raquitomía). f. Laminectomía.
racoma (racoma). f. Excoriación.
rad (rad). m. **1.** Unidad de dosis absorbida de radiaciones ionizantes, equivalentes a 100 ergios por gramo de tejido; 100 rad = 1 Gy. **2.** Símbolo de radián.
radarkymography (radarquimografía). f. Videotrazado del movimiento cardíaco por medio de intensificación de imágenes y televisión de circuito cerrado durante la fluoroscopia.
radectomy (radectomía). f. Amputación de raíces.
radiability (radiabilidad). f. La propiedad de ser radiable.
radiable (radiable). Capaz de ser penetrado o examinado por rayos, especialmente rayos X.
radiad (radiad). En dirección hacia el lado radial.
radial (radial). **1.** Relativo al radio (hueso del antebrazo), a las estructuras nombradas por él y a la cara r. o lateral de la extremidad superior, por oposición a la cara cubital, medial o interna. **2.** Relativo a cualquier radio. **3.** Radiante que diverge en todas las direcciones desde cualquier centro dado.
radialis (radialis). [*radialis*, NA]. Radial.
radian (radián (rad)). m. Unidad del SI suplementaria de ángulo planar.
radiant (radiante). **1.** Que emite rayos. **2.** m. Punto desde el que la luz se irradia hasta el ojo.
radiate (radiar). **1.** Extenderse en cualquier dirección a partir de un centro. **2.** Emitir radiación.
radiatio, pl. **radiationes** (radiatio. pl. radiationes). Radiación.
radiation (radiación). f. **1.** Acción y efecto de diverger en todas direcciones desde un centro. **2.** Emisión de luz, radioondas cortas, rayos ultravioletas o X o de cualquier otro tipo, con fines de tratamiento, diagnóstico u otro. **3.** En neuroanatomía, término aplicado a cualquiera de los sistemas de fibras talamocorticales que, en conjunto, forman la corona radiata de la sustancia blanca del hemisferio cerebral (r. óptica, r. acústica, etc.).
  acoustic r. (r. acústica). [*radiatio acustica*, NA].
  annihilation r. (r. de aniquilación).
  background r. (r. de fondo).
  beta r. (r. beta). Energía radiante de una fuente de rayos beta.
  Cerenkov r. (r. de Cerenkov).
  r. of corpus callosum (r. del cuerpo calloso). [*radiatio corporis callosi*, NA].
  corpuscular r. (r. corpuscular).
  electromagnetic r. (r. electromagnética).
  geniculocalcarine r. (r. geniculocalcarina). R. óptica.
  Gratiolet's r. (r. de Gratiolet). R. óptica.
  heterogeneous r. (r. heterogénea).
  homogeneous r. (r. homogénea).
  ionizing r. (r. ionizante).
  occipitothalamic r. (r. occipitotalámica). R. óptica.
  optic r. (r. óptica). [*radiatio optica*, NA]. R. occipitotalámica.
  pyramidal r. (r. piramidal).

scattered r. (r. dispersa).
Wernicke's r. (r. de Wernicke). [*radiatio optica*, NA]. R. óptica.
radical (radical). **1.** En química, grupo de elementos o átomos que generalmente pasa intacto de un compuesto a otro, pero es incapaz de una existencia prolongada en estado libre. **2.** Completo, total, a fondo; relativo o dirigido a la extirpación de la raíz o causa de un proceso morboso. **3.** Denota un tratamiento con medidas extremadas, drásticas o innovativas, al contrario del tratamiento conservador.
acid r. (r. ácido).
color r. (r. coloreado). Cromóforo.
free r. (r. libre).
radicle (radícula). f. Raicilla o estructura semejante.
radicotomy (radicotomía). f. Rizotomía.
radicula (radícula). f. Raíz de un nervio espinal o raquídeo.
radiculalgia (radiculalgia). f. Neuralgia debida a irritación de la raíz sensitiva de un nervio espinal.
radicular (radicular). **1.** Relativo a una radícula. **2.** Perteneciente a la raíz de un diente.
radiculectomy (radiculectomía). f. Rizotomía.
radiculitis (radiculitis). f. Inflamación de la porción intradural de una raíz nerviosa raquídea antes de su entrada en el agujero intervertebral, o de la porción situada entre este último y el plexo nervioso.
acute brachial r. (r. braquial aguda). Neuropatía del plexo braquial.
radiculo-, radicul- (radiculo-, radicul-). Prefijos que indican radícula, radicular.
radiculoganglionitis (radiculoganglionitis). f. Polineuritis idiopática aguda.
radiculomeningomyelitis (radiculomeningomielitis). f. Rizomeningomielitis.
radiculomyelopathy (radiculomielopatía). f. Mielorradiculopatía.
radiculoneuropathy (radiculoneuropatía). f. Enfermedad de las raíces nerviosas espinales.
radiculopathy (radiculopatía). f. Enfermedad de las raíces de los nervios espinales o raquídeos.
radiectomy (radiectomía). f. Amputación de raíces.
radiferous (radífero). Que contiene radio.
radio- (radio-). Prefijo que indica: 1) radiación, principalmente (en medicina) de rayos X; 2) el isótopo radiactivo del elemento al cual va unido el prefijo, y 3) radio geométrico.
radioactive (radiactivo). Que posee radiactividad.
radioactive cow (vaca radiactiva). Coloquialismo por generador de radionúclidos. V.t. "vaca".
radioactivity (radiactividad). f. Propiedad de algunos núcleos atómicos de emitir espontáneamente rayos gamma o partículas subatómicas de materia (rayos alfa y beta).
artificial r. (r. artificial). R. inducida.
induced r. (r. inducida). R. artificial.
radioanaphylaxis (radioanafilaxia). f. Sensibilidad a la energía radiante.
radioautogram (radioautograma). m. Término obsoleto de autorradiografía.
radioautography (radioautografía). f. Autorradiografía.
radiobicipital (radiobicipital). Relativo al radio y al músculo bíceps.
radiobiology (radiobiología). f. Estudio biológico de los efectos de la radiación ionizante sobre el tejido vivo. Cf. radiopatología.
radiocalcium (radiocalcio). m. Radioisótopo del calcio, especialmente calcio-45.
radiocarbon (radiocarbono). m. Isótopo radiactivo del carbono, como el C-14 o ^{14}C.
radiocardiogram (radiocardiograma). m. Registro gráfico de la concentración de un radioisótopo inyectado dentro de las cámaras cardíacas.
radiocardiography (radiocardiografía). f. Técnica para registrar o interpretar los radiocardiogramas.
radiocarpal (radiocarpiano). **1.** Relativo al radio y los huesos del carpo. **2.** Situado del lado radial, lateral o externo del carpo.
radiochemistry (radioquímica). f. Ciencia que usa los radionúclidos y sus propiedades para estudiar las aplicaciones y los problemas químicos.
radiochlorine (radiocloro). m. Isótopo radiactivo de cloro, como el ^{36}Cl.
radiocinematography (radiocinematografía). f. **1.** Técnica que registra en imágenes los movimientos de los órganos revelados mediante un examen por rayos X. **2.** Cinerradiografía.
radiocobalt (radiocobalto). m. Cualquier isótopo radiactivo del cobalto, como el ^{60}Co.
radiocurable (radiocurable). Curable por irradiación.
radiode (radiodo). m. Recipiente de metal para radio.
radiodense (radiodenso). Radiopaco.
radiodensity (radiodensidad). f. Radiopacidad.
radiodermatitis (radiodermatitis). f. Dermatitis debida a la exposición a rayos X o gamma (radiación ionizante).
radiodiagnosis (radiodiagnóstico). m. Diagnóstico por medio de rayos X.
radiodigital (radiodigital). Relativo a los dedos del lado radial, lateral o externo de la mano.
radioelectrophysiologram (radioelectrofisiolograma). m. Registro obtenido por medio del radioelectrofisiológrafo.
radioelectrophysiolograph (radioelectrofisiológrafo). m. Anteriormente, aparato transportado por un sujeto móvil, por medio del cual los cambios de potencial eléctrico del cerebro o el corazón pueden ser recogidos y radiotransmitidos a un electroencefalógrafo o electrocardiógrafo.
radioelectrophysiolography (radioelectrofisiolografía). f. Anteriormente, registro de los cambios de potencial eléctrico del cerebro o corazón por medio del radioelectrofisiológrafo.
radioelement (radioelemento). m. Cualquier elemento que posee radiactividad.
radioepidermitis (radioepidermitis). f. Cambios destructivos en la epidermis, producidos por radiación ionizante.
radioepithelitis (radioepitelitis). f. Cambios destructivos en el epitelio producidos por radiación ionizante.
radiofrequency (radiofrecuencia). f. Energía radiante de frecuencia determinada.
radiogallium (radiogalio). m. Galio radiactivo.
radiogenesis (radiogénesis). f. Formación o producción de radiactividad que resulta de la transformación radiactiva o de la desintegración de sustancias radiactivas.
radiogenic (radiógeno, radiogénico). **1.** Que produce rayos de cualquier clase, especialmente dinámicos. **2.** Causado por rayos X o gamma.
radiogenics (radiogenia). f. Ciencia de las radiaciones.
radiogold colloid (radiooro, coloide de). Coloide de ^{198}Au; oro radiactivo coloidal; isótopo radiactivo del oro que emite partículas beta negativas y radiación gamma, de una vida media de 2 a 7 días.
radiogram (radiograma). m. Término obsoleto para roentgenograma.
radiograph (radiografía).
bitewing r. (r. con aleta).
occlusal r. (r. oclusal).
periapical r. (r. periapical).
radiography (radiografía). f. Roentgenografía; examen de cualquier parte del cuerpo con fines diagnósticos por medio de rayos X; el registro de los hallazgos se imprime sobre una placa fotográfica.
electron r. (r. electrónica).
magnification r. (r. de aumento).
radiohumeral (radiohumeral). Relativo al radio y el húmero.
radioimmunity (radioinmunidad). f. Menor sensibilidad a la radiación.
radioimmunoassay (radioinmunoanálisis). m. Procedimiento inmunológico (inmunoquímico) en el que se hace reaccionar un antígeno (hormona u otra sustancia) marcado con un radioisótopo, con: 1) un antisuero específico, y 2) con una parte alícuota del mismo antisuero previamente tratado con líquido de prueba.
radioimmunodiffusion (radioinmunodifusión). f. Método para estudiar reacciones de antígeno-anticuerpo por difusión de geles usando antígenos o anticuerpo marcados con radioisótopos.
radioimmunoelectrophoresis (radioinmunoelectroforesis). f. Inmunoelectroforesis en la que el antígeno o anticuerpo está marcado con un radioisótopo.
radioimmunoprecipitation (radioinmunoprecipitación). f. Immunoprecipitación en la que se emplea un anticuerpo o antígeno marcado con un isótopo radiactivo.
radioiodinated (radioyodado). Tratado o combinado con yodo radiactivo (radioyodo).
radioiodine (radioyodo). m. Isótopo radiactivo del yodo.

radioiron (radiohierro). m. Hierro radiactivo.
radioisotope (radioisótopo). m. Isótopo inestable que alcanza, por deterioro, un estado estable emitiendo radiación.
radiolabeled (radiomarcado).
radiolead (radioplomo). m. Plomo radiactivo.
radiolesion (radiolesión). f. Lesión producida por radiación ionizante.
radioligand (radioligando). m. Molécula con un trazador radionúclido unido.
radiologic, radiological (radiológico). Perteneciente a la radiología.
radiologist (radiólogo). m. Persona hábil en el diagnóstico y/o uso terapéutico de rayos X y otras formas de energía radiante.
radiology (radiología). f. Ciencia que estudia las radiaciones de alta energía y sus fuentes así como los efectos químicos, físicos y biológicos de estas radiaciones.
radiolucency (radiolucidez). f. Calidad de radiolúcido.
radiolucent (radiolúcido). No totalmente penetrable ni impenetrable por rayos X y otras formas de radiación.
radiolus (radiolo). m. Sonda, estilete.
radiometer (radiómetro). m. Roentgenómetro; aparato para determinar el poder de penetración de los rayos X.
  pastil r. (r. a pastilla).
radiomicrometer (radiomicrómetro). m. Termopila sensible destinada a medir pequeños cambios de la energía radiante.
radiomimetic (radiomimético). Que imita la acción de la radiación, p. ej., sustancias químicas, como las mostazas nitrogenadas.
radiomuscular (radiomuscular). Relativo al radio y a los músculos vecinos.
radionecrosis (radionecrosis). f. Necrosis debida a radiación, p. ej. después de exposición excesiva a rayos X o gamma.
radioneuritis (radioneuritis). f. Neuritis causada por la exposición prolongada o repetida a los rayos X o al radio.
radionitrogen (radionitrógeno). m. Radioisótopo del nitrógeno, p. ej., ^{13}N.
radionuclide (radionúclido). m. Núclido de origen natural o artificial que muestra radiactividad.
radiopacity (radioopacidad). f. Radiodensidad; condición de radiopaco.
radiopalmar (radiopalmar). Relativo al lado radial, lateral o externo de la palma de la mano.
radiopaque (radiopaco). Que muestra opacidad o relativa impenetrabilidad a los rayos X o cualquier otra forma de radiación.
radiopathology (radiopatología). f. Rama de la radiología o patología que trata de los efectos de las sustancias radiactivas sobre las células y los tejidos.
radiopelvimetry (radiopelvimetría). f. Medición de la pelvis por medio de rayos X.
radiopharmaceuticals (radiofármacos). m. Preparaciones químicas o farmacéuticas radiactivas usadas como agentes diagnósticos o terapéuticos.
radiophobia (radiofobia). f. Temor morboso de los rayos X o la energía nuclear.
radiophosphorus (radiofósforo). m. Fósforo radiactivo.
radiophylaxis (radiofilaxia). f. Menor efecto de la radiación después de una pequeña dosis previa de ésta.
radiopill (radiopíldora). f. Cápsula radiotelemétrica.
radiopotassium (radiopotasio). m. Isótopo radiactivo de potasio.
radiopraxis (radiopraxis). f. Uso de rayos luminosos, rayos X o radio en el diagnóstico o tratamiento.
radioreaction (radiorreacción). f. Reacción del organismo a la radiación.
radioreceptor (radiorreceptor). m. Receptor que responde normalmente a la energía radiante, como la luz o el calor.
radioresistant (radiorresistente). Indica células, como las tumorales nuevas, que no son destruidas por la exposición a radiaciones entre los límites de dosis usuales.
radioscopy (radioscopia). f. Término arcaico para fluoroscopia.
radiosensitive (radiosensible). Afectado por la radiación.
radiosensitivity (radiosensibilidad). f. Cualidad de algo o alguien sobre quien las fuerzas radiactivas obran con facilidad.
radiosodium (radiosodio). m. Isótopo radiactivo del sodio.
radiostereoscopy (radioestereoscopia). f. Observación de dos radiografías tomadas con ángulos ligeramente diferentes en una caja especial que permite ver un radiograma con el ojo izquierdo y el otro con el derecho.
radiostrontium (radioestroncio). m. Radioisótopo del estroncio.
radiosulfur (radioazufre). m. Radioisótopo del azufre, p. ej., ^{35}S.
radiotelemetry (radiotelemetría). f. V. telemetría y biotelemetría.
radiotherapeutic (radioterapéutico). Relativo a la radioterapia o radioterapéutica.
radiotherapeutics (radioterapéutica). f. Estudio y uso de los agentes radioterapéuticos.
radiotherapist (radioterapeuta). m. y f. Persona que practica radioterapia o es versada en radioterapéutica.
radiotherapy (radioterapia). f. Especialidad médica relacionada con el uso de radiaciones electromagnéticas o particuladas en el tratamiento de las enfermedades.
  mantle r. (r. protegida).
radiothermy (radiotermia). f. Diatermia con calor procedente de fuentes radiantes.
radiothyroidectomy (radiotiroidectomía). f. Destrucción de tejido tiroideo por administración de yodo radiactivo.
radiothyroxin (radiotiroxina). f. Tiroxina radiactiva.
radiotoxemia (radiotoxemia). f. Enfermedad de las radiaciones causada por los productos de desintegración provenientes de la acción de los rayos X u otras formas de actividad, y por la depleción de ciertas células y sistemas de enzimas en el organismo.
radiotransparent (radiotransparente). Que permite la transmisión de energía radiante.
radiotropic (radiotrópico). Afectado por la radiación.
radioulnar (radiocubital). Relativo a los huesos radio y cúbito.
radisectomy (radisectomía). f. Amputación de raíces.
radium (radium). Radio.
radium (Ra) (radio). m. Elemento metálico, símbolo Ra, Nº at. 88, P. at. 226,05, extraído en cantidades muy pequeñas de la pecblenda.
radius, gen. and pl. **radii** (radio). m. **1.** Línea recta que va del centro a la periferia (circunferencia) de un círculo. **2.** [*radius*, NA]. El más externo y corto de los dos huesos del antebrazo.
  r. fixus (r. fijo). Línea que va del hormión al inión.
  radii lentis (r. del cristalino). [*radii lentis*, NA]. Suturas o estrellas del cristalino.
radix, gen. **radicis**, pl. **radices** (radix, gen. radicis, pl. radices). [*radix*, NA]. Raíz.
  r. arcus vertebrae (raíz del arco vertebral).
  r. mesenterii (raíz del mesenterio). [*radix mesenterii*, NA].
  r. motoria (raíz motora). [*radix motoria*, NA]. R. ventral.
  r. sensoria (raíz sensitiva). [*radix sensoria*, NA]. R. dorsal.
radon (Rn) (radón). m. Elemento radiactivo, símbolo Rn, Nº at. 86, P. at. 222, que se produce como resultado de la desintegración del radio.
raffinose (rafinosa). f. Melitosa; melitriosa; gosiposa; trisacárido dextrorrotatorio de la semilla de algodón y la melaza de raíz de remolacha; compuesta por D-galactosa, D-glucosa y D-fructosa.
rage (ira). f. Enojo violento; descarga total de la porción simpática del sistema autónomo.
  sham r. (i. falsa o fingida).
raillietiniasis (raillietiniasis). f. Infección de roedores y monos, y ocasionalmente del ser humano, por las tenias del género *Raillietina*..
rale **1.** (rales). Estertor. **2.** (estertor). m. Término ambiguo para un ruido adicional que se oye al auscultar el tórax.
  amphoric r. (estertor anfórico).
  atelectatic r. (estertor atelectásico).
  bubbling r. (estertor burbujeante).
  cavernous r. (estertor cavernoso). Ronquido cavernoso.
  clicking r. (estertor de chasquido).
  consonating r. (estertor consonante).
  crepitant r. (estertor crepitante). E. vesicular.
  dry r. (estertor seco).
  gurgling r. (estertor de gorgoteo).
  guttural r. (estertor gutural).
  metallic r. (estertor metálico).
  moist r. (estertor húmedo).
  mucous r. (estertor mucoso).
  palpable r. (estertor palpable).
  sibilant r. (estertor sibilante).
  Skoda's r. (estertor de Skoda).

sonorous r. (estertor sonoro).
subcrepitant r. (estertor subcrepitante).
vesicular r. (estertor vesicular). E. crepitante.
whistling r. (estertor de silbido). E. sibilante.
ram (carnero). m. Macho de la oveja en edad reproductiva.
ramex (ramex). m. Hernia, varicocele o cualquier tumor escrotal.
ramicotomy (ramicotomía). f. Ramisección.
ramification (ramificación). f. División en partes; envío de ramas; bifurcación.
ramify (ramificar). Dividir con un patrón en forma de ramas.
ramisection (ramisección). f. Ramicotomía; sección de las ramas comunicantes del sistema nervioso simpático.
ramitis (ramitis). f. Inflamación de una rama.
ramose, ramous (ramoso). Ramificado.
ramp (rampa). f. En los registros eléctricos, aumento uniforme de voltaje o corriente.
ramulus, pl. **ramuli** (rámula). f. Pequeña rama o ramo; una de las divisiones terminales de una rama.
ramus, pl. **rami** (ramus, pl. rami). **1.** Parte de un hueso de forma irregular, menos fina que una prolongación o apófisis, que forma un ángulo con el cuerpo principal del hueso. **2.** Rama.
r. apicalis lobi inferioris (rama apical del lóbulo inferior). [*ramus apicalis lobi inferioris,* NA].
r. cardiacus (rama cardíaca). [*ramus cardiacus,* NA].
ischiopubic r. (rama isquiopúbica).
r. of the mandible (rama mandibular). [*ramus mandibulae,* NA].
r. profundus arteria scapularis descendens (rama profunda de la arteria escapular descendente). *ramus profundus arteria scapularis descendens.* Arteria dorsal de la escápula.
rami radiculares (ramas radiculares). [*rami radiculares,*]. Nombre alternativo de las arterias espinales.
rami sternales (ramas esternales). [*rami sternales,* NA]. Arterias esternales.
r. ventralis nervi spinalis (rama ventral de los nervios espinales). [*ramus ventralis nervi spinalis,* NA].
ramycin (ramicina). f. Ácido fusídico.
rancid (rancio). De olor y gusto desagradables; se aplica generalmente a grasa en proceso de oxidación o descomposición bacteriana a sustancias odoríferas más volátiles.
rancidify (enranciarse). Hacerse o volverse rancio.
rancidity (rancidez). f. Cualidad de rancio.
range (límite). m. Medida estadística de la dispersión o variación de valores determinados por los valores de puntos terminales.
ranine (ranino). **1.** Relativo a la rana. **2.** Referente a la superficie inferior de la lengua.
ranitidine (ranitidina). f. Antagonista de la histamina H_2 usado en el tratamiento de las úlceras duodenales.
ranula (ránula). f. **1.** Hipoglotis. **2.** Quiste sublingual; sialocele; ptialocele; tumor ranino; tumor quístico del piso de la boca debido a obstrucción del conducto de las glándulas sublinguales.
r. pancreatica (r. pancreática).
ranular (ranular). Relativo a una ránula.
rape 1. (violar). Realizar un acto de violación. **2.** (violación). f. Relación sexual con una mujer por la fuerza o sin su consentimiento legal.
rapeseed oil (aceite de colza).
raphania (rafanía). f. Enfermedad espasmódica que se considera debida a envenenamiento por semillas de *Rhaphanus rhaphanistrum,* rabanito silvestre.
raphe (rafe). [*raphe,* NA]. m. Línea de unión de dos estructuras contiguas bilaterales simétricas.
amniotic r. (r. amniótico).
r. anococcygea (r. anococcígeo). Ligamento anococcígeo.
anogenital r. (r. anogenital).
r. corporis callosi (r. del cuerpo calloso).
lateral palpebral r. (r. palpebral lateral). [*raphe palpebralis lateralis,* NA]. R. palpebral.
r. linguae (r. lingual). Surco mediano de la lengua.
median longitudinal r. of tongue (r. longitudinal mediano de la lengua). Surco mediano de la lengua.
r. medullae oblongatae (r. del bulbo raquídeo). [*raphe medullae oblongatae,* NA].
palatine r. (r. palatino). [*raphe palati,* NA]. Reborde palatino.
palpebral r. (r. palpebral). R. palpebral lateral.
penile r. (r. del pene). [*raphe penis,* NA].
perineal r. (r. perineal). [*raphe perinei,* NA].
r. pharyngis (r. faríngeo). [*raphe pharyngis,* NA].
r. pontis (r. de la protuberancia). [*raphe pontis,* NA].
pterygomandibular r. (r. pterigomandibular). [*raphe pterygomandibularis,* NA]. Ligamento pterigomandibular.
r. retinae (r. de la retina).
scrotal r. (r. del escroto). [*raphe scroti,* NA].
Stilling's r. (r. de Stilling).
rapport (rapport). Sensación de relación, especialmente si se caracteriza por afinidad emocional.
rapture of the deep (embriaguez de la profundidad).
rarefaction (rarefacción). f. Expansión; proceso de hacerse liviano o menos denso; cualidad de liviano o ligero; lo contrario de la condensación.
rarefy (rarificarse). Hacerse liviano o menos denso.
RAS (RAS). Abrev. del inglés de sistema activador reticular (reticular activating system).
rasceta (rasceta). f. Pliegue o arruga transversal en la cara anterior de la muñeca.
rash (rash). Término no científico que designa una erupción cutánea.
ammonia r. (r. amoniacal). Dermatitis de los pañales.
antitoxin r. (r. antitoxina).
astacoid r. (r. astacoide).
black currant r. (r. en pasa negra). R. de la xerodermia pigmentosa.
butterfly r. (r. en mariposa). Mariposa .
caterpillar r. (r. en oruga). Dermatitis en oruga.
crystal r. (r. cristalino). Miliaria cristalina.
diaper r. (r. por pañales). Dermatitis por pañales.
drug r. (r. por drogas). Erupción por drogas.
heat r. (r. por calor). Miliaria roja.
hydatid r. (r. hidatídico).
Murray Valley r. (erupción del Valle de Murray). Poliartritis epidémica.
napkin r. (dermatitis del pañal).
nettle r. (r. por ortigas). Urticaria.
serum r. (r. sérico). Manifestación cutánea de la enfermedad del suero.
summer r. (r. de verano). Miliaria roja.
wildfire r. (r. de erisipela o sarpullido). Miliaria roja.
rasion (rasión). f. Subdivisión de una droga cruda con un rallador a fin de prepararla para su extracción.
raspatory (raspador). m. Raspadera; instrumento usado para raspar huesos.
RAST (RAST). Abrev. de prueba radioalergosorbente.
rat (rata). f. Roedor del género *Rattus* (familia Muridae), que transmite enfermedades como la peste bubónica.
albino r.'s (r. albina).
Wistar r.'s (r. Wistar).
rat-fish (pez rata). Quimera.
rate 1. (índice). m. Registro de la medición de un hecho o proceso en términos de su relación con alguna norma o estándar fijo; medición expresada como la razón, relación o proporción de una cantidad a otra. **2.** (tasa). f. Medida, regla, proporción.
abortion r. (tasa de abortos).
attack r. (tasa de ataque).
basal metabolic r. (BMR) (í. metabólico basal). Metabolismo basal.
baseline fetal heart r. (frecuencia cardíaca fetal basal).
birth r. (tasa de natalidad).
case fatality r. (tasa de casos fatales).
concordance r. (í. de concordancia).
critical r. (frecuencia crítica).
death r. (tasa de muertes). Í. de mortalidad.
erythrocyte sedimentation r. (ESR) (velocidad de sedimentación de eritrocitos, de eritrosedimentación).
fetal death r. (tasa de muerte fetal). T. de mortinatos.
fetal heart r. (frecuencia cardíaca fetal).
glomerular filtration r. (GFR) (í. de filtración glomerular).
growth r. (tasa de crecimiento).
heart r. (frecuencia cardíaca). Número de latidos cardíacos por minuto.
infant mortality r. (tasa de mortalidad infantil).
maternal death r. (tasa de muertes maternas).

mitotic r. (í. mitótico).
morbidity r. (tasa de morbilidad).
mortality r., death r., fatality r., lethality r. (tasa de mortalidad).
mutation r. (í. de mutación).
neonatal mortality r. (tasa de mortalidad neonatal).
perinatal mortality r. (tasa de mortalidad perinatal).
pulse r. (frecuencia del pulso).
repetition r. (frecuencia de repetición). Número de pulsaciones por minuto.
respiration r. (frecuencia respiratoria).
sedimentation r. (velocidad de sedimentación).
shear r. (í. de corte).
slew r. (í. de torsión).
steroid metabolic clearance r. (MCR) (í. de depuración metabólica de los esteroides).
steroid production r. (í. de producción de esteroides).
steroid secretory r. (í. secretorio de esteroides).
stillbirth r. (tasa de mortinatos). T. de muertes fetales.
voiding flow r. (velocidad de flujo de micción).

ratio (relación). f. Expresión de la razón entre una cantidad y otra (proporción o índice relativo).
A/G r. (r. A/G). Abrev. de r. de albúmina-globulina.
absolute terminal innervation r. (r. de inervación terminal absoluta).
accommodative convergence-accommodation r. (AC/A) (r. de acomodación-convergencia acomodativa (AC/A)).
albumin-globulin r. (A/G r.) (r. de albúmina-globulina (A/G)).
ALT:AST r. (r. ALT:AST). R. entre alanina aminotransferasa y aspartato aminotransferasa en el suero.
amylase-creatinine clearance r. (r. de depuración metabólica de amilasa-creatinina).
body-weight r. (r. de peso corporal).
cardiothoracic r. (r. cardiotorácica). Índice cardiotorácico.
r. of decayed and filled surfaces (RDFS) (r. de superficies dentarias deterioradas y obturadas).
r. of decayed and filled teeth (RDFT) (r. de dientes deteriorados y obturados).
extraction r. (E) (r. de extracción (E)).
flux r. (r. de flujo).
functional terminal innervation r. (r. de inervación terminal funcional).
hand r. (r. de la mano).
IRI/G r. (r. IIR/G). R. entre insulina inmunorreactiva y glucosa sérica o plasmática.
K:A r. (r. C:A). Abrev. de r. cetogénica-anticetogénica.
ketogenic-antiketogenic r. (K:A r.) (r. cetogénica-anticetogénica (C:A)).
L/S r. (r. L/E). Abrev. de r. lecitina/esfingomielina.
lecithin/sphingomyelin r. (L/S r.) (r. lecitina/esfingomielina (L/E)).
M:E r. (r. M:E). R. entre precursores mieloides y eritroides de la médula ósea.
mendelian r. (r. mendeliana).
molecular weight r. (M_r) (r. de peso molecular (M_r)). Peso molecular.
nuclear-cytoplasmic r. (r. nuclear-citoplasmática).
nutritive r. (r. nutritiva).
P/O r. (r. F/O). Medida de la fosforilación oxidativa.
respiratory exchange r. (R) (r. de intercambio respiratorio (R)).
segregation r. (r. de segregación).
sex r. (r. de sexos).
therapeutic r. (r. terapéutica).
ventilation/perfusion r. ($\dot{V}a/\dot{Q}$) (r. ventilación/perfusión ($\dot{V}a/\dot{Q}$)).
zeta sedimentation r. (ZSR) (r. de sedimentación zeta).

rational (racional). **1.** Que pertenece al razonamiento o a los procesos mentales superiores; basado en el conocimiento objetivo o científico, al contrario de lo que es empírico. **2.** Influido por el razonamiento y no por la emoción. **3.** Que pose facultades de razonamiento; que no delira ni está comatoso.

rationalization (racionalización). f. En psicoanálisis, mecanismo de defensa postulado por medio del cual los comportamientos, motivos o sentimientos irracionales se hacen aparecer como razonables.

rattlesnake (serpiente de cascabel).

RAV (RAV). Abrev. de virus asociado a Rous (Rous-associated virus).

ray (rayo). m. **1.** Línea de luz, calor u otra forma de radiación. **2.** Parte o línea que se extiende radialmente desde una estructura.
actinic r. (r. actínico). R. químico.
alpha r. (r. alfa). Partícula alfa
anode r.'s (r. anódicos).
Becquerel r.'s (r. de Becquerel).
beta r. (r. beta). Partícula beta.
borderline r.'s (r. límite). Término obsoleto para r. grenz.
Bucky's r.'s (r. de Bucky). Término obsoleto para r. grenz.
cathode r.'s (r. catódicos).
chemical r. (r. químico). R. actínico.
cosmic r.'s (r. cósmicos).
direct r.'s (r. directos). R. primarios.
Dorno r.'s (r. de Dorno)
dynamic r.'s (r. dinámicos). R. física o terapéuticamente activos.
gamma r.'s (r. gamma).
glass r.'s (r. de vidrio).
grenz r. (r. grenz).
H r.'s (r. H). Corriente de núcleos de hidrógeno, es decir, protones.
hard r.'s (r. duros). R. de onda corta y gran penetrabilidad.
incident r. (r. incidente).
indirect r.'s (r. indirectos).
infrared r. (r. infrarrojo).
intermediate r.'s (r. intermedios). R. W, entre los ultravioleta y los X.
marginal r.'s (r. marginales).
medullary r. (r. medular).
monochromatic r.'s (r. monocromáticos).
Niewenglowski r.'s (r. de Niewenglowski).
parallel r.'s (r. paralelos). R. paralelos al eje de un sistema óptico.
paraxial r.'s (r. paraaxiales).
positive r.'s (r. positivos). R. anódicos.
primary r.'s (r. primarios).
reflected r. (r. reflejado).
roentgen r. (r. roentgen). Rayos X.
secondary r.'s (r. secundarios)
soft r.'s (r. blandos).
supersonic r.'s (r. supersónicos).
transition r.'s (r. de transición). Término obsoleto para r. grenz.
ultrasonic r.'s (r. ultrasónicos).
ultraviolet r.'s (r. ultravioletas).
W r.'s (r. W). R. intermedios.

rayage (rayage). m. Dosificación en radioterapéutica.

rbc, RBC (rbc, RBC). Abrev. de glóbulo rojo (*r*ed *b*lood *c*ell) o recuento sanguíneo (*r*ed *b*lood *c*ount).

RBF (RBF). Abrev. de flujo sanguíneo renal (*r*enal *b*lood *f*low)

R.C.P. (R.C.P.). Abrev. de Royal College of Physicians (of England), Real Colegio de Médicos (de Inglaterra).

R.C.P. (I) (R.C.P.(I)). Abrev. de Royal College of Physicians (Ireland), Real Colegio de Médicos (Irlanda).

R.C.P.(E), R.C.P.(Edin) (R.C.P.(E), R.C.P.(Edin)). Abrev. de Royal College of Physicians (Edinburgh), Real Colegio de Médicos (Edimburgo, Escocia).

R.C.S. (R.C.S.). Abrev. de Royal College of Surgeons (of England), Real Colegio de Cirujanos (de Inglaterra).

R.C.S.(E), R.C.S.(Edin) (R.C.S.(E), R.C.S.(Edin)). Abrev. de Royal College of Surgeons (Edinburgh), Real Colegio de Cirujanos (Edimburgo, Escocia).

R.C.S. (I) (R.C.S.(I)). Abrev. de Royal College of Surgeons (Ireland), Real Colegio de Cirujanos (Irlanda).

R.D. (R.D.). Abrev. de reacción de degeneración; dietista registrado.

R.D.H. (R.D.H.). Abrev. de Registered Dental Hygienist (Higienista Dental Registrado).

R.E, (OD). Abrev. de ojo derecho,

re- (re-). Prefijo del lat. que significa otra vez o hacia atrás.

react (reaccionar). Experimentar una reacción química o tomar parte en ella.

reactance (X) (reactancia (X)). f. Resistencia inductiva; debilitamiento de una corriente eléctrica alternada por su paso por una bobina de alambre o un condensador.

reactant (reactante). m. Sustancia que toma parte en una reacción química.

acute phase r.'s (reactantes de fase aguda). m. Pl. Proteinas séricas alfa y beta cuya concentración aumenta o disminuye en respuesta a la inflamación aguda.

reaction (reacción). f. **1.** Respuesta de un músculo u otro tejido u organismo vivo a un estímulo. **2.** Cambio de color efectuado en el tornasol y otros pigmentos orgánicos por contacto con ciertas sustancias ácidas o alcalinas. **3.** En química, acción intermolecular de dos o más sustancias entre sí que las hace desaparecer con formación de otras que las reemplazan. **4.** En inmunología, acción in vivo o in vitro de un anticuerpo sobre un antígeno específico, con participación o no del complemento u otros componentes del sistema inmunológico.

accelerated r. (r. acelerada). R. vaccinoide.
acid r. (r. ácida).
acute situational r. (r. situacional aguda). R. de estrés.
adverse r. (r. adversa).
alarm r. (r. de alarma).
aldehyde r. (r. de aldehído). R. de Ehrlich.
alkaline r. (r. alcalina).
allergic r. (r. alérgica). R. de hipersensibilidad.
amphoteric r. (r. anfotérica).
anamnestic r. (r. anamnéstica).
antigen-antibody r. (r. antígeno-anticuerpo).
anxiety r. (r. de ansiedad o angustia).
Arias-Stella r. (r. de Arias-Stella). Fenómeno de Arias-Stella.
arousal r. (r. de alerta o despertar).
Arthus r. (r. de Arthus).
Ascoli r. (r. de Ascoli).
associative r. (r. asociativa). R. secundaria o lateral.
Bence Jones r. (r. de Bence Jones).
Berthelot r. (r. de Berthelot).
bi-bi r. (r. bi-bi).
Bittorf's r. (r. de Bittorf).
biuret r. (r. del biuret).
Bloch's r. (r. de Bloch). R. dopa.
Brunn r. (r. de Brunn).
Burchard-Liebermann r. (r. de Burchard-Liebermann).
Cannizzaro's r. (r. de Canizzaro).
Carr-Price r. (r. de Carr-Price).
catalatic r. (r. catalásica).
catastrophic r. (r. catastrófica).
cell-mediated r. (r. mediada por células).
chain r. (r. en cadena).
Chantemesse r. (r. de Chantemesse).
cholera-red r. (r. rojo-cólera).
chromaffin r. (r. cromafínica).
circular r. (r. circular).
cocarde r., cockade r. (r. en cocarda, en escarapela).
complement-fixation r. (r. de fijación del complemento).
consensual r. (r. consensual). R. pupilar indirecta.
constitutional r. (r. constitucional).
conversion r. (r. de conversión). Histeria de conversión.
cross r., crossmatching (r. cruzada).
cutaneous r. (r. cutánea). Cutirreacción.
cytotoxic r. (r. citotóxica).
Dale r. (r. de Dale).
dark r. (r. oscura).
decidual r. (r. decidual).
r. of degeneration (DR, R.D.) (r. de degeneración (RD)).
delayed r. (r. retardada). R. tardía.
depot r. (r. de depósito).
dermotuberculin r. (r. de dermotuberculina). Prueba de Pirquet.
diazo r. (r. diazoica). R. diazoica de Ehrlich.
digitonin r. (r. de digitonina).
Dische r. (r. de Dische).
dissociative r. (r. disociativa).
dopa r. (r. dopa). R. de Bloch.
dystonic r. (r. distónica).
early r. (r. temprana). R. inmediata.
Ebbecke's r. (r. de Ebbecke). Dermatografismo.
echo r. (r. de eco). Ecolalia.
Ehrlich r. (r. de Ehrlich). R. de aldehído.
Ehrlich's benzaldehyde r. (r. de benzaldehído de Ehrlich).
Ehrlich's diazo r. (r. diazoica de Ehrlich). Diazorreacción.
eosinopenic r. (r. eosinopénica).
erythrophore r. (r. eritrofórica). Prueba de los peces.
false-negative r. (r. negativa falsa).
false-positive r. (r. positiva falsa).
Fernandez r. (r. de Fernández).
ferric chloride r. of epinephrine (r. de adrenalina con cloruro férrico).
Feulgen r. (r. de Feulgen).
first-order r. (r. de primer orden).
flocculation r. (r. de floculación).
focal r. (r. focal). R. local.
Folin's r. (r. de Folin).
Forssman antigen-antibody r. (r. antígeno-anticuerpo de Forssman). R. de Forssman.
Forssman r. (r. de Forssman).
Frei-Hoffman r. (r. de Frei-Hoffman). Prueba de Frei.
fright r. (r. de miedo).
fuchsinophil r. (r. fucsinófila).
furfurol r. (r. de furfurol).
galvanic skin r. (r. cutánea galvánica). Respuesta cutánea galvánica.
gel diffusion r.'s (r. de difusión en geles).
Gell and Coombs r.'s (r. de Gell y Coombs).
gemistocytic r. (r. gemistocítica).
general-adaptation r. (r. de adaptación general).
Gerhardt's r. (r. de Gerhardt).
graft versus host r. (r. de injerto vs. huésped).
group r. (r. de grupo).
Gruber's r., Gruber-Widal r. (r. de Gruber, de Gruber-Widal).
Günning's r. (r. de Günning).
harlequin r. (r. del "arlequín").
heel-tap r. (r. refleja del talón).
hemoclastic r. (r. hemoclástica).
Henle's r. (r. de Henle).
Herxheimer's r. (r. de Herxheimer). R. de Jarisch-Herxheimer.
Hill r. (r. de Hill).
hunting r. (r. de caza). Fenómeno de caza.
hypersensitivity r. (r. de hipersensibilidad). R. alérgica.
id r. (r. id).
r. of identity (r. de identidad).
immediate r. (r. inmediata). R. temprana.
immune r. (r. inmune (inmunorreacción)).
incompatible blood transfusion r. (r. por transfusión sanguínea incompatible).
indirect pupillary r. (r. pupilar indirecta). R. consensual.
intracutaneous r., intradermal r. (r. intracutánea, intradérmica).
iodate r. of epinephrine (r. de yodato de la adrenalina).
iodine r. of epinephrine (r. de yodo de la adrenalina).
irreversible r. (r. irreversible).
Jaffe r. (r. de Jaffe).
Jarisch-Herxheimer r. (r. de Jarisch-Herxheimer).
Jolly's r. (r. de Jolly). R. miasténica.
late r. (r. retardada).
lengthening r. (r. de alargamiento).
lepromin r. (r. de la lepromina).
lid closure r. (r. de cierre del párpado).
local r. (r. local). R. focal.
local anesthetic r. (r. anestésica local).
Loewenthal's r. (r. de Loewenthal).
magnet r. (r. del imán). R. de un animal privado de su cerebelo.
Marchi's r. (r. de Marchi).
Mazzotti r. (r. de Mazzotti). Prueba de Mazzotti.
Millon r. (r. de Millon).
miostagmin r. (r. de la miostagmina).
Mitsuda r. (r. de Mitsuda).
mixed agglutination r. (r. de aglutinación mixta).
mixed lymphocyte culture r. (r. de cultivo de linfocitos mixtos).
monomolecular r. (r. monomolecular). R. unimolecular.
myasthenic r. (r. miasténica). R. de Jolly.
Nadi r. (r. de Nadi). R. de peroxidasa.
near r. (r. cercana o próxima).
Neufeld r. (r. de Neufeld). Hinchazón capsular de Neufeld.
neurotonic r. (r. neurotónica).
neutral r. (r. neutra). R. a pH 7.
ninhydrin r. (r. de ninhidrina). R. de tricetohidrindeno.
nitritoid r. (r. nitritoide).

r. of nonidentity (r. de no identidad).
nuclear r. (r. nuclear).
oxidase r. (r. de la oxidasa).
oxidation-reduction r. (r. de oxidación-reducción).
pain r. (r. dolorosa).
Pandy's r. (r. de Pandy). Prueba de Pandy.
r. of partial identity (r. de identidad parcial).
passive cutaneous anaphylactic r. (r. anafiláctica cutánea pasiva).
Paul's r. (r. de Paul). Prueba de Paul.
performic acid r. (r. del ácido perfórmico).
peroxidase r. (r. de la peroxidasa). R. de Nadi.
phosphoroclastic r. (r. fosforoclástica).
Pirquet's r. (r. de Pirquet). Prueba de Pirquet.
plasmal r. (r. plasmática).
Porter-Silber r. (r. de Porter-Silber).
Prausnitz-Küstner r. (r. de Prausnitz-Küstner).
precipitin r. (r. de la precipitina).
primary r. (r. primaria). Vaccinia.
prozone r. (r. de prozona).
psychogalvanic r., psychogalvanic skin r. (r. cutánea psicogalvánica).
quellung r. (r. de quellung).
reversed Prausnitz-Küstner r. (r. de Prausnitz-Küstner revertida).
reversible r. (r. reversible).
Sakaguchi r. (r. de Sakaguchi).
Schardinger r. (r. de Schardinger).
Schultz r. (r. de Schultz).
Schultz-Charlton r. (r. de Schultz-Charlton).
Schultz-Dale r. (r. de Schultz-Dale).
serum r. (r. sérica). Enfermedad del suero.
shortening r. (r. de acortamiento).
Shwartzman r. (r. de Shwartzman). Fenómeno de Shwartzman.
skin r. (r. dérmica). Prueba cutánea.
specific r. (r. específica).
startle r. (r. de sobresalto). Reflejo de sobresalto.
Straus r. (r. de Straus).
stress r. (r. de estrés). R. situacional aguda.
supporting r.'s (r. de sostén o apoyo). Reflejos de soporte.
symptomatic r. (r. sintomática).
thermoprecipitin r. (r. de termoprecipitina).
***Treponema pallidum* immobilization r.** (r. de inmovilización de *Treponema pallidum*).
triketohydrindene r. (r. del tricetohidrindeno). R. de la ninhidrina.
unimolecular r. (r. unimolecular). R. monomolecular.
vaccinoid r. (r. vaccinoide). R. acelerada.
Voges-Proskauer r. (r. de Voges-Proskauer).
Wassermann r. (W.r.) (r. de Wassermann). Prueba de Wassermann.
Weidel's r. (r. de Weidel).
Weil-Felix r. (r. de Weil-Felix). Prueba de Weil-Felix.
Weinberg's r. (r. de Weinberg).
Wernicke's r. (r. de Wernicke).
wheal-and-erythema r., wheal-and-flare r. (r. de roncha y brote, de roncha y eritema).
Widal's r. (r. de Widal). R. de Gruber o de Gruber-Widal.
Yorke's autolytic r. (r. autolítica de Yorke).
zero-order r. (r. de orden cero).
Zimmermann r. (r. de Zimmermann). Prueba de Zimmermann.

reactivate (reactivar). Hacer que algo vuelva a ser activo; se dice de un suero inmunoinactivado al que se agrega suero normal (complemento).

reactivation (reactivación). f. Restauración de la actividad lítica de un suero inactivado por medio de la adición de complemento.

reactivity (reactividad). f. **1.** Propiedad de reaccionar, químicamente o en cualquier otro sentido. **2.** Proceso de reaccionar.

reagent (reactivo). m. Cualquier sustancia añadida a una solución de otra sustancia para participar en una reacción química.
Benedict-Hopkins-Cole r. (r. de Benedict-Hopkins-Cole).
biuret r. (r. de biuret). Solución alcalina de sulfato de cobre.
Cleland's r. (r. de Cleland). Ditioeritritol o ditiotreitol.
diazo r. (r. diazoico). R. diazoico de Ehrlich.
Edlefsen's r. (r. de Edlefsen).
Edman's r. (r. de Edman). Fenilisotiocianato.
Ehrlich's diazo r. (r. diazoico de Ehrlich). R. diazoico.
Erdmann's r. (r. de Erdmann).
Esbach's r. (r. de Esbach).
Exton r. (r. de Exton).
Fehling's r. (r. de Fehling). Solución de Fehling.
Fouchet's r. (r. de Fouchet).
Froehde's r. (r. de Froehde).
Frohn's r. (r. de Frohn).
Girard's r. (r. de Girard).
Günzberg's r. (r. de Günzberg).
Hahn's oxine r. (r. de oxina de Hahn).
Hammarsten's r. (r. de Hammarsten).
Ilosvay r. (r. de Ilosvay).
Kasten's fluorescent Schiff r.'s (r. de Schiff fluorescentes de Kasten).
Lloyd's r. (r. de Lloyd).
Mandelin's r. (r. de Mandelin).
Marme's r. (r. de Marme).
Marquis' r. (r. de Marquis).
Mecke's r. (r. de Mecke).
Meyer's r. (r. de Meyer).
Millon's r. (r. de Millon).
Nessler's r. (r. de Nessler).
Rosenthaler-Turk r. (r. de Rosenthaler-Turk).
Sanger's r. (r. de Sanger). Fluoro-2,4-dinitrobenceno.
Schaer's r. (r. de Schaer).
Scheibler's r. (r. de Scheibler).
Schiff's r. (r. de Schiff).
Scott-Wilson r. (r. de Scott-Wilson).
Sulkowitch's r. (r. de Sulkowitch).
Uffelmann's r. (r. de Uffelmann).
Wurster's r. (r. de Wurster).

reagin (reagina). f. **1.** Término de Wolff-Eisner, sinónimo de anticuerpo. **2.** Antiguo nombre del anticuerpo de "Wassermann", que no debe confundirse con el anticuerpo de Prausnitz-Küstner. **3.** Anticuerpos que sirven de mediadores en las reacciones de hipersensibilidad inmediatas (IgE en humanos).
atopic r. (r. atópica). Anticuerpo de Prausnitz-Küstner.

reaginic (reagínico). Perteneciente a una reagina.

reality (realidad). f. Lo que existe objetivamente y de hecho, y puede validarse consensualmente.

reality awareness (conciencia de la realidad).

reality testing (realidad, pruebas de la).

reamer (ensanchador). m. Instrumento rotativo usado para formar o agrandar un orificio.
engine r. (e. a motor).
intramedullary r. (e. intramedular).

reattachment (reinserción). f. Nueva inserción de tejido epitelial o conjuntivo en la superficie de un diente quirúrgicamente separado y no expuesto al medio oral.

rebase (rebasar). En odontología, volver a ajustar una prótesis reemplazando su material de base sin cambiar la relación oclusal de los dientes.

rebreathing (reinhalación). f. Inhalación de parte o todo el gas previamente exhalado.

recalcification (recalcificación). f. Restauración a los tejidos de las sales de calcio perdidas.

recall (recuerdo). m. Proceso de recordar pensamientos, palabras y acciones de un suceso anterior, tratando de recuperar lo que sucedió realmente.

recanalization (recanalización). f. **1.** Restauración del lumen en un vaso sanguíneo después de su oclusión trombótica, mediante la organización del trombo con formación de nuevos canales. **2.** Restauración espontánea de la continuidad del lumen de cualquier conducto o tubo ocluido.

recapitulation (recapitulación). f. Teoría de la r.

receiver (recibidor). m. En química, recipiente unido a un condensador para recibir el producto de la destilación.

receptaculum, pl. **receptacula** (receptáculo). m. Reservorio, recipiente, depósito.
r. chyli (r. del quilo). Cisterna del quilo.
r. ganglii petrosi (r. del ganglio petroso). Fosita petrosa.
r. pecqueti (r. de Pecquet). Cisterna del quilo.

receptoma (receptoma). m. Quimiodectoma.

QRS

receptor (receptor). m. **1.** Molécula de proteína estructural en la superficie celular o en el citoplasma que se une a un factor específico, como una hormona, antígeno o neurotransmisor. **2.** Ceptor; término de Sherrington para cualquiera de las diferentes terminaciones nerviosas sensitivas de la piel, los tejidos profundos, las vísceras y los órganos especiales de los sentidos.
adrenergic r.'s (r. adrenérgicos). Adrenorreceptores.
α-adrenergic r.'s (r. α-adrenérgicos).
β-adrenergic r.'s (r. β-adrenérgicos).
cholinergic r.'s (r. colinérgicos).
Fc r. (r. Fc).
opiate r.'s (r. para opiáceos).
sensory r.'s (r. sensitivos).
stretch r.'s (r. de estiramiento).

recess (receso). [*recessus,* NA]. m. Pequeño hueco o escotadura.
anterior r. (r. anterior). [*recessus anterior*].
anterior r. of tympanic membrane (r. anterior de la membrana timpánica). [*recessus membranae tympani anterior,* NA].
cecal r. (r. cecal). Fosita retrocecal.
cerebellopontine r. (r. cerebelopontino). R. pontocerebeloso.
cochlear r. (r. coclear). [*recessus cochlearis,* NA].
costodiaphragmatic r. (r. costodiafragmático). [*recessus costodiaphragmaticus,* NA]. Seno frenicocostal.
costomediastinal r. (r. costomediastínico). [*recessus costomediastinalis,* NA]. Seno costomediastínico.
duodenojejunal r. (r. duodenoyeyunal). [*recessus duodenalis superior* NA].
elliptical r. **1.** (fosita elíptica). [*recessus ellipticus,* NA]. F. hemielíptica. **2.** (r. elíptico). [*recessus ellipticus,* NA].
epitympanic r. (r. epitimpánico). [*recessus epitympanicus,* NA].
hepatoenteric r. (r. hepatoentérico).
hepatorenal r. (r. hepatorrenal). [*recessus hepatorenalis,* NA].
Hyrtl's epitympanic r. (r. epitimpánico de Hyrtl). R. epitimpánico.
inferior duodenal r. (r. duodenal inferior). [*recessus duodenalis inferior,* NA]. Fosita duodenal inferior; fosa de Gruber-Landzert.
inferior ileocecal r. (fosita ileocecal inferior). [*recessus ileocecalis inferior,* NA].
inferior omental r. (r. epiploico inferior). [*recessus inferior omentalis,* NA].
infundibular r. (r. infundibular). [*recessus infundibuli,* NA].
intersigmoid r. (r. intersigmoideo). [*recessus intersigmoideus,* NA].
Jacquemet's r. (r. de Jacquemet).
lateral r. of fourth ventricle (r. lateral del cuarto ventrículo). [*recessus lateralis ventriculi quarti,* NA].
mesentericoparietal r. (r. mesentericoparietal). Fosa parayeyunal.
optic r. (r. supraóptico). [*recessus opticus,* NA].
pancreaticoenteric r. (r. pancreaticoentérico).
paracolic r.'s **1.** (surcos paracólicos). [*sulci paracolici,* NA]. **2.** (r. paracólicos). Surcos paracólicos.
paraduodenal r. (r. paraduodenal). [*recessus paraduodenalis,* NA]. Fosita paraduodenal o venosa.
parotid r. (r. parotídeo). Espacio parotídeo.
pharyngeal r. (r. faríngeo). [*recessus pharyngeus,* NA].
phrenicomediastinal r. (r. frenicomediastínico). [*recessus phrenicomediastinalis,* NA].
pineal r. (r. pineal). [*recessus pinealis,* NA].
piriform r. (r. piriforme). [*recessus piriformis,* NA].
pleural r.'s (r. de la pleura). [*recessus pleurales,* NA]. Senos pleurales.
pneumatoenteric r. **1.** (r. neumoentérico). R. neumatoentérico. **2.** (r. neumatoentérico). R. neumoentérico.
pontocerebellar r. (r. pontocerebeloso). R. cerebelopontino.
posterior r. (r. posterior). [*recessus posterior*].
posterior r. of tympanic membrane (r. posterior de la membrana timpánica). [*recessus membranae tympani posterior,* NA].
retrocecal r. (r. retrocecal). [*recessus retrocecalis,* NA].
retroduodenal r. (r. retroduodenal). [*recessus retroduodenalis,* NA].
Rosenmüller's r. (r. de Rosenmüller). R. Faríngeo.
sacciform r. (r. sacciforme). [*recessus sacciformis,* NA].
sphenoethmoidal r. (r. esfenoetmoidal). [*recessus sphenoethmoidalis,* NA].
spherical r. **1.** (fosita esférica). [*recessus sphericus,* NA]. **2.** (r. esférico). [*recessus sphericus,* NA].
splenic r. (r. esplénico). [*recessus splenicus,* NA].
subhepatic r. **1.** (fosa subhepática). [*recessus subhepaticus,* NA]. **2.** (r. subhepático). [*recessus subhepaticus,* NA].
subphrenic r.'s **1.** (espacios subfrénicos). [*recessus subphrenici,* NA] **2.** (r. subfrénicos). [*recessus subphrenici,* NA].
subpopliteal r. (r. subpoplíteo). [*recessus subpopliteus,* NA].
superior duodenal r. (r. duodenal superior). [*recessus duodenalis superior,* NA]. Fosita duodenal superior; fosa de Jonnesco.
superior ileocecal r. (fosita ileocecal superior). [*recessus ileocecalis superior,* NA].
superior omental r. (r. epiploico superior). [*recessus superior omentalis,* NA].
superior r. of lesser peritoneal sac (r. superior de la bolsa peritoneal menor). R. neumoentérico.
superior r. of tympanic membrane (r. superior de la membrana timpánica). [*recessus membranae tympani superior,* NA].
suprapineal r. (r. suprapineal). [*recessus suprapinealis,* NA].
supratonsillar r. (r. supraamigdalino). [*recessus membranae tympani superior,* NA].
triangular r. (r. triangular). [*recessus triangularis*].
Tröltsch's r.'s (r. de Tröltsch).
tubotympanic r. (r. tubotimpánico).

recession (recesión). f. Retiro o retroceso.
gingival r. (r. gingival). Atrofia o reabsorción gingival.
tendon r. (r. tendinosa). Tenotomía con sujeción.

recessitivity (recesividad). f. Estado de ser recesivo .

recessive (recesivo). **1.** Que se retira o retrocede. **2.** En genética, denota un alelo poseído por uno de los padres de un híbrido y no expresado en éste por supresión por un alelo contrastante (el dominante) de otro progenitor.

recessus, pl. **recessus** (recessus, pl. recessus). [*recessus,* NA]. Receso.
r. infundibuliformis (receso infundibuliforme). R. faríngeo.
r. lienalis (r. lienalis). R. esplénico.

recidivation (recidiva). f. Recurrencia de una enfermedad, un síntoma, una forma de conducta, etc.

recidivism (recidivismo). m. Tendencia de un individuo a la recidiva; reincindencia.

recidivist (recidivista). m. y f. Persona que tiende a la recidiva; d.t. reincidente.

recipe **1.** (recipe). (en los EE.UU.): tómese. **2.** (receta). f. Prescripción o fórmula.

recipiomotor (recipiomotor). Relativo a la recepción de estímulos motores.

reciprocation (reciprocación). f. En prótesis dental, medio por el cual una parte de un aparato contrarresta el efecto creado por otra parte.

reclination (reclinación). f. Acción de volver el cristalino con cataratas al humor vítreo para quitarlo de la línea de visión.

recollection (recolección). f. En fisiología renal, técnica en la que un líquido conocido se infunde en el lumen de un túbulo renal en un punto y se recoge para su análisis con una segunda micropipeta más abajo en la corriente.

recombinant (recombinante). **1.** Dícese del microbio o la cepa que ha recibido partes cromosómicas de diferentes cepas paternas. **2.** Relativo a dichos microorganismos o característico de ellos.

recombination (recombinación). f. Proceso de reunión de partes que se habían separado.
genetic r. (r. genética).

recon (recón). m. Término raramente usado en genética, para la unidad más pequeña (correspondiente a un nucleótido de DNA) de recombinación o entrecruzamiento de dos cromosomas homólogos.

reconstitution (reconstitución). f. **1.** Restitución o retorno de una sustancia a su estado original, o combinación de partes para formar un todo. **2.** En el caso de un organismo inferior, restauración de una parte del cuerpo por regeneración.

record (registro). m. **1.** En medicina, un informe cronológico escrito que incluye la historia clínica de un paciente, con todos los datos pertinentes. **2.** En odontología, representación de las relaciones intermaxilares que se desean en un material plástico o en un aparato, para que esas reacciones puedan transferirse a un articulador.
anesthesia r. (r. de anestesia).
face-bow r. (r. de arco facial).

functional chew-in r. (r. funcional de masticación).
hospital r. (r. hospitalario).
interocclusal r. (r. interoclusal). Mordida de chequeo.
maxillomandibular r. (r. maxilomandibular).
medical r. (r. médico).
occluding centric relation r. (r. de la relación de oclusión céntrica).
preextraction r. (r. preextracción). R. preoperatorio.
preoperative r. (r. preoperatorio). R. de preextracción.
problem-oriented r. (POR) (r. orientado por problemas).
profile r. (r. de perfil). R. del perfil de un paciente.
protrusive r. (r. protrusivo).
terminal jaw relation r. (r. de la relación intermaxilar terminal).
three-dimensional r. (r. tridimensional).

recording (registro). m. Documento donde se conservan los resultados de un estudio.
clinical r. (historia clínica).
depth r. (r. en profundidad).

recovery (recuperación). **1.** f. Acción y efecto de recobrar la salud o la función después de enfermedad o incapacitación. **2.** Emergencia de la anestesia general.
creep r. (r. de arrastre).
spontaneous r. (r. espontánea).
ultrasonic egg r. (r. de un óvulo por ultrasonido).

recovery room (sala de recuperación). Instalación hospitalaria con equipamiento y personal especial para el cuidado posoperatorio inmediato mientras el paciente se recupera de la anestesia y cirugía.

recrudescence (recrudescencia). f. Reactivación de un proceso morboso o de sus síntomas después de un período de mejoría.

recrudescent (recrudescente). Que vuelve a hacerse activo; referente a una recrudescencia.

recruitment (reclutamiento). m. **1.** Término usado en las pruebas de la audición: reacción desigual del oído a pasos iguales de intensidad creciente, medida en decibeles, cuando esta desigualdad de respuesta produce un incremento de volumen mayor que el normal. **2.** Activación de las neuronas motoras adicionales con el consiguiente aumento de la respuesta a la mayor duración del estímulo aplicado a un receptor o nervio aferente determinados. **3.** Adición de canales paralelos de flujo o circulación en cualquier sistema.

rectal (rectal). Relativo al recto.

rectalgia (rectalgia). f. Proctalgia.

rectectomy (rectectomía). f. Proctectomía.

rectify (rectificar). **1.** Corregir. **2.** Purificar o refinar por destilación; generalmente implica destilaciones repetidas.

rectitis (rectitis). f. Proctitis.

recto-, rect- (recto-, rect-). Prefijos que indican el recto. V.t. procto-.

rectoabdominal (rectoabdominal). Relativo al recto y al abdomen.

rectocele (rectocele). m. Proctocele.

rectoclysis (rectoclisis). f. Proctoclisis.

rectococcygeal (rectococcígeo). Relativo al recto y el cóccix.

rectococcypexy (rectococcipexia). f. Proctococcipexia.

rectocolitis (rectocolitis). f. Proctocolitis.

rectoperineal (rectoperineal). Relativo al recto y el perineo.

rectoperineorrhaphy (rectoperineorrafia). f. Proctoperineoplastia.

rectopexy (rectopexia). f. Proctopexia.

rectophobia (rectofobia). f. Proctofobia.

rectoplasty (rectoplastia). f. Proctoplastia.

rectorrhaphy (rectorrafia). f. Proctorrafia.

rectoscope (rectoscopio). m. Proctoscopio.

rectoscopy (rectoscopia). f. Proctoscopia.

rectosigmoid (rectosigmoide). m. Recto y colon sigmoide considerados como una unidad.

rectostenosis (rectoestenosis). f. Proctostenosis.

rectostomy (rectostomía). f. Proctostomía.

rectotome (rectótomo). m. Proctótomo.

rectotomy (rectotomía). f. Proctotomía.

rectourethral (rectouretral). Relativo al recto y la uretra.

rectouterine (rectouterino). Relativo al recto y el útero.

rectovaginal (rectovaginal). Relativo al recto y la vagina.

rectovesical (rectovesical). Relativo al recto y la vejiga.

rectovestibular (rectovestibular). Relativo al recto y el vestíbulo de la vagina.

rectum, pl. **recta** (recto) m. [*rectum*, NA]. Porción terminal del tubo o aparato digestivo que se extiende desde el colon sigmoide hasta el conducto anal.

recumbent (recumbente). Inclinado; reclinado; acostado.

recuperate (recuperarse). Experimentar recuperación.

recuperation (recuperación). f. Restauración al estado normal de la salud y el funcionamiento: restablecimiento.

recurrence (recurrencia). f. **1.** Retorno de los síntomas, que se produce como un fenómeno en la historia natural de la enfermedad. **2.** Recaída; recidiva. **3.** Aparición de un rasgo genético en un familiar genético de un individuo en estudio.

recurrent (recurrente). **1.** En anatomía, que se dobla sobre sí mismo. **2.** Que vuelve o se repite; denota síntomas o lesiones que reaparecen después de un intervalo o remisión.

recurvation (recurvación). f. Inclinación o doblez hacia atrás.

red (rojo). m. Uno de los tres colores primarios, que ocupa el extremo inferior del espectro del lado opuesto al violeta.

Red Cross (Cruz Roja). Cruz roja de Ginebra (Suiza) sobre fondo blanco; signo internacional que identifica el cuidado personal, médico y de otros tipos, de enfermos y heridos, y todo lo destinado a tal cuidado en tiempos de guerra.

redia, pl. **rediae** (redia). f. Etapa de desarrollo dentro de un molusco de un trematodo digenético, que sigue a la fase primaria de esporocisto y se forma después de la penetración de los tejidos del caracol por el miracidio.

redifferentiation (rediferenciación). f. Retorno de un estado de especialización total para el desempeño de una función determinada después de un período de actividad inespecífica.

redintegration (reintegración). f. **1.** Restablecimiento de la salud. **2.** Recordación de toda una experiencia sobre la base de un estímulo que representa algún ítem o porción de las circunstancias originales de la experiencia. **3.** Restauración de partes lesionadas o que se han perdido.

redox (redox). Oxidación-reducción.

redressement forcé (enderezamiento forzado).

redressment (enderezamiento). m. Corrección de una deformidad; colocación de una parte en posición erguida, recta o erecta.

reduce (reducir). **1.** Hacer una reducción. **2.** En química, iniciar la reducción.

reducible (reducible). Capaz de ser reducido.

reductant (reductor). m. Sustancia oxidada durante una reducción química.

reductase (reductasa). f. Enzima reductora; enzima que cataliza una reducción.

reductic acid (ácido redúctico).

reduction (reducción). f. **1.** Reposicionamiento; restauración por procedimientos quirúrgicos o manipulativos de una parte a sus relaciones anatómicas normales. **2.** En química, ganancia de uno o más electrones por un ion o compuesto.
r. of chromosomes (r. de cromosomas).
closed r. of fractures (r. cerrada de fracturas).
r. en masse (r. en masa).
open r. of fractures (r. abierta de fracturas).
tuberosity r. (r. de la tuberosidad).

reduplication (reduplicación). f. **1.** Redoblamiento. **2.** Duplicación o doblado, como los de los ruidos cardíacos en ciertos estados morbosos o la presencia de dos partes en lugar de la única que es normal. **3.** Pliegue o duplicatura.

reduviid (reduvio). m. Cualquier miembro de la familia Reduviidae.

reefing (reefing). Reducción quirúrgica de la extensión de un tejido, por plegamiento y sutura.
stomach r. (r. del estómago). Gastroplicación.

reenactment (reactuación). f. En psicodrama, representación actuada de una experiencia pasada, anterior.

reentry (reentrada). f. Retorno del mismo impulso a una zona de músculo cardíaco recientemente activada pero ya no refractaria, como se ve, p. ej., en los ritmos recíprocos.

refection (refección). f. Restauración del estado normal.

refine (refinar). Liberar de impurezas.

reflect **1.** (reflexionar). Meditar; pensar en algo. **2.** (reflejar). Doblar o inclinar hacia atrás. **3.** (reflejar). Devolver, como los rayos luminosos desde un espejo. **4.** (reflejar). Enviar de vuelta un impulso motor en respuesta a un estímulo sensitivo. **5.** (reflejar). En psicoterapia, repetir la última frase del paciente como estímulo para que continúe su conversación.

reflection (reflexión). f. **1.** El acto de reflejar. **2.** Aquello que se refleja.
reflector (reflector). m. Cualquier superficie que refleja las ondas de luz, calor o sonido.
reflex (reflejo). m. **1.** Reacción involuntaria en respuesta a un estímulo aplicado a la periferia y transmitido a los centros nerviosos del cerebro o la médula espinal. **2.** Reflexión (luminosa). **3.** Consensual.
abdominal r.'s (r. abdominales). R. supraumbilicales.
abdominocardiac r. (r. abdominocardíaco).
Abrams' heart r. (r. cardíaco de Abrams).
accommodation r. (r. de acomodación). R. cercano o próximo.
Achilles r., Achilles tendon r. (r. aquiliano, tendinoso de Aquiles, del tendón de Aquiles). Sacudida o r. del tobillo; r. del tríceps sural.
acousticopalpebral r. (r. acusticopalpebral). R. cocleopalpebral.
acquired r. (r. adquirido). R. condicionado.
acromial r. (r. acromial).
adductor r. (r. aductor).
allied r.'s (r. aliados).
anal r. (r. anal).
ankle r. (r. del tobillo). R. aquiliano.
antagonistic r.'s (r. antagónicos).
aortic r. (r. aórtico). R. depresor cardíaco.
aponeurotic r. (r. aponeurótico).
Aschner's r. (r. de Aschner). R. oculocardíaco.
Aschner-Dagnini r. (r. de Aschner-Dagnini). R. oculocardíaco.
attitudinal r.'s (r. de actitud). R. estatotónicos.
auditory oculogyric r. (r. oculógiro auditivo).
auditory r. (r. auditivo).
auricular r. (r. auricular).
auriculopalpebral r. (r. auriculopalpebral). R. de Kisch.
auriculopressor r. (r. auriculopresor). R. de Pavlov.
auropalpebral r. (r. auropalpebral). R. cocleopalpebral.
axon r. (r. axónico).
Babinski r. (r. de Babinski). Signo de Babinski.
Bainbridge r. (r. de Bainbridge).
Barkman's r. (r. de Barkman).
basal joint r. (r. articular basal). R. de Mayer o del índice-pulgar.
Bechterew-Mendel r. (r. de Bechterew-Mendel).
behavior r. (r. conductístico). R. condicionado.
Benedek's r. (r. de Benedek).
Bezold-Jarisch r. (r. de Bezold-Jarisch).
biceps femoris r. (r. del bíceps femoral).
biceps r. (r. bicipital o del bíceps).
Bing's r. (r. de Bing).
bladder r. (r. urinario). R. de micción.
body righting r.'s (r. de enderezamiento corporal).
bone r. (r. óseo). R. excitado por un estímulo aplicado a un hueso.
brachioradial r. (r. braquiorradial).
Brain's r. (r. de Brain). R. extensor cuadrupedal.
bregmocardiac r. (r. bregmocardíaco).
Brissaud's r. (r. de Brissaud).
bulbocavernosus r. (r. bulbocavernoso).
bulbomimic r. (r. bulbomímico). R. facial; r. de Mondonesi.
Capps' r. (r. de Capps).
cardiac depressor r. (r. depresor cardíaco). R. aórtico o depresor.
carotid sinus r. (r. del seno carotídeo). Síndrome del seno carotídeo.
celiac plexus r. (r. del plexo celíaco).
cephalic r.'s (r. cefálicos). R. asociados con los nervios craneales.
cephalopalpebral r. (r. cefalopalpebral).
cerebropupillary r. (r. cerebropupilar). R. de Haab.
Chaddock r. (r. de Chaddock). Signo de Chaddock.
chain r. (r. en cadena).
chin r. (r. mentoniano). R. maxilar.
Chodzko's r. (r. de Chodzko).
ciliospinal r. (r. cilioespinal). R. pupilar cutáneo.
clasping r. (r. del abrazo).
cochleo-orbicular r. (r. cocleoorbicular). R. cocleopalpebral.
cochleopalpebral r. (r. cocleopalpebral).
cochleopupillary r. (r. cocleopupilar).
cochleostapedial r. (r. cocleoestapedio).
conditioned r. (CR) (r. condicionado).
conjunctival r. (r. conjuntival).
consensual light r. (r. consensual a la luz). Reacción consensual.
contralateral r. (r. contralateral). Signo de Brudzinski.
convulsive r. (r. convulsivo).
coordinated r. (r. coordinado).
corneal r. (r. corneal).
corticopupillary r. (r. corticopupilar). R. de Haab.
costal arch r. (r. del arco costal).
costopectoral r. (r. costopectoral). R. pectoral.
cough r. (r. tusígeno). R. laríngeo.
craniocardiac r. (r. craneocardíaco).
cremasteric r. (r. cremastérico).
crossed adductor r. (r. del aductor cruzado).
crossed extension r. (r. de extensión cruzada).
crossed knee r. (r. cruzado de la rodilla).
crossed r. (r. cruzado). Sacudida cruzada.
crossed r. of pelvis (r. cruzado de la pelvis).
crossed spino-adductor r. (r. espinoaductor cruzado).
cry r. (r. del llanto).
cuboidodigital r. (r. cuboideodigital). R. metatarsiano.
cutaneous pupil r., cutaneous-pupillary r. (r. cutáneo de la pupila, cutaneopupilar). R. pupilar cutáneo.
cutaneous r. (r. cutáneo).
darwinian r. (r. darwiniano).
deep abdominal r.'s (r. abdominales profundos).
deep r. (r. profundo).
defense r. (r. de defensa).
deglutition r. (r. de deglución). R. faríngeo.
Dejerine's r. (r. de Déjèrine). Fenómeno manual de Déjèrine.
delayed r. (r. diferido).
depressor r. (r. depresor). R. depresor cardíaco.
diffused r. (r. difuso). Uno de varios r. asociados al r. principal.
digital r. (r. digital). Signo de Hoffmann.
diving r. (r. de inmersión).
dorsal r. (r. dorsal).
dorsum pedis r. (r. del dorso del pie). R. de Bechterew-Mendel.
elbow r. (r. del codo). R. tricipital.
enterogastric r. (r. enterogástrico).
epigastric r. (r. epigástrico). R. supraumbilical.
erector-spinal r. (r. erector de la columna vertebral).
esophagosalivary r. (r. esofagosalival). R. de Roger.
external oblique r. (r. oblicuo externo).
eye r. (r. ocular). R. fotomotor.
eye-closure r. (r. de cierre del ojo). R. de guiño.
facial r. (r. facial). R. bulbomímico.
faucial r. (r. faucal). R. nauseoso.
femoral r. (r. femoral).
femoroabdominal r. (r. femoroabdominal). R. hipogástrico.
finger-thumb r. (r. índice-pulgar). R. articular basal.
flexor r. (r. flexor). R. de retiro, nociceptivo o de defensa.
forced grasping r. (r. de prensión forzada). R. de agarre.
front-tap r. (r. de percusión frontal). R. periόstico.
fundus r. (r. del fondo de ojo). R. luminoso.
gag r. (r. nauseoso). R. faucal.
Galant's r. (r. de Galant). R. perióstico abdominal inferior.
galvanic skin r. (r. cutáneo galvánico). Respuesta cutánea galvánica.
gastrocolic r. (r. gastrocólico).
gastroileac r. (r. gastroileal).
Geigel's r. (r. de Geigel).
Gifford's r. (r. de Gifford).
gluteal r. (r. glúteo).
Gordon r. (r. de Gordon). R. flexor paradójico.
grasp r. (r. de agarre). R. de prensión.
grasp r., grasping r. (r. de prensión). R. de prensión forzada.
great-toe r. (r. del dedo gordo del pie). Signo de Babinski.
Guillain-Barré r. (r. de Guillain-Barré). R. aponeurótico.
gustatory-sudorific r. (r. gustatorio-sudorífico).
H r. (r. H). R. monosináptico obtenido estimulando el nervio tibial.
Haab's r. (r. de Haab). R. cerebropupilar o corticopupilar.
heart r. (r. del corazón).
hepatojugular r. (r. hepatoyugular). Reflujo hepatoyugular.
Hering-Breuer r. (r. de Hering-Breuer).
Hoffmann's r. (r. de Hoffmann). Signo de Hoffmann.
hypochondrial r. (r. hipocondríaco).

hypogastric r. (r. hipogástrico). R. femoroabdominal.
innate r. (r. congénito). R. no condicionado.
interscapular r. (r. interescapular). R. escapular.
intrinsic r. (r. intrínseco).
inverted r. (r. invertido). R. paradójico.
inverted radial r. (r. radial invertido).
investigatory r. (r. investigatorio). R. orientador o de orientación.
ipsilateral r. (r. ipsilateral).
Jacobson's r. (r. de Jacobson).
jaw r. (r. mandibular).
jaw-working r. (r. mandibular de guiño).
Joffroy's r. (r. de Joffroy). Fenómeno de la cadera.
Kisch's r. (r. de Kisch). R. auriculopalpebral.
knee r. (r. de la rodilla). R. rotuliano.
knee-jerk r. (r. de sacudida de la rodilla). R. rotuliano.
labyrinthine r.'s (r. laberínticos).
labyrinthine righting r.'s (r. laberínticos de enderezamiento).
lacrimal r. (r. lagrimal).
lacrimo-gustatory r. (r. lagrimo-gustativo).
laryngeal r. (r. laríngeo). R. tusígeno.
laryngospastic r. (r. laringoespástico). Laringoespasmo.
latent r. (r. latente).
laughter r. (r. de la risa).
lid r. (r. palpebral). R. corneal.
Liddell-Sherrington r. (r. de Liddell-Sherrington). R. miotático.
light r. **1.** (r. luminoso). **2.** (r. fotomotor). R. luminoso.
lip r. (r. labial).
lordosis r. (r. de lordosis).
Lovén r. (r. de Lovén).
lower abdominal periosteal r. (r. perióstico abdominal inferior).
magnet r. (r. del imán). Reacción del imán.
mandibular r. (r. mandibular). Sacudida mentoniana o mandibular.
mass r. (r. en masa).
masseter r. (r. masetérico). R. mandibular.
Mayer's r. (r. de Mayer). R. articular basal.
McCarthy's r.'s (r. de McCarthy).
mediopubic r. (r. mediopubiano).
Mendel's instep r. (r. del empeine de Mendel). R. del dorso del pie.
Mendel-Bechterew r. (r. de Mendel-Bechterew).
metacarpohypothenar r. (r. metacarpohipotenar).
metacarpothenar r. (r. metacarpotenar). R. del pulgar.
metatarsal r. (r. metatarsiano). R. cuboidodigital.
micturition r. (r. de micción). R. vesical o urinario.
milk-ejection r. (r. de eyección láctea).
Mondonesi's r. (r. de Mondonesi). R. bulbomímico.
Moro r. (r. de Moro). R. del abrazo o de sobresalto.
muscular r. (r. muscular). R. miotático.
myenteric r. (r. mientérico). Ley del intestino.
myotatic r. (r. miotático). R. muscular.
nasal r. (r. nasal).
nasomental r. (r. nasomentoniano).
near r. (r. cercano).
neck r.'s (r. cervicales).
nociceptive r. (r. nociceptivo). R. flexor.
nocifensor r. (r. nocifensor).
nose-bridge-lid r. (r. de nariz-puente-párpado).
nose-eye r. (r. de nariz-ojo). R. del orbicular de los párpados.
oculocardiac r. (r. oculocardíaco). R. de Aschner.
oculocephalic r. (r. oculocefálico). R. oculocefalógiro.
oculocephalogyric r. (r. oculocefalógiro). R. oculocefálico.
olecranon r. (r. del olécranon). R. paradójico del tríceps.
Oppenheim's r. (r. de Oppenheim).
optical righting r.'s (r. ópticos de enderezamiento).
opticofacial r. (r. opticofacial). R. de guiño.
orbicularis oculi r. (r. del orbicular de los párpados).
orbicularis pupillary r. (r. orbicular pupilar).
orienting r. (r. orientador o de orientación). R. investigatorio.
palatal r., palatine r. (r. palatino).
palm-chin r. (r. palma-mentón). R. palmomentoniano.
palmar r. (r. palmar).
palmomental r. (r. palmomentoniano). R. palma-mentón.
parachute r. (r. de paracaídas). R. de alarma.
paradoxical extensor r. (r. extensor paradójico).
paradoxical flexor r. (r. flexor paradójico). R. de Gordon.
paradoxical patellar r. (r. rotuliano paradójico).
paradoxical pupillary r. (r. pupilar paradójico).
paradoxical r. (r. paradójico). R. invertido.
paradoxical triceps r. (r. paradójico del tríceps). R. del olécranon.
patellar r. (r. rotuliano).
patellar tendon r. (r. del tendón rotuliano). R. rotuliano.
patello-adductor r. (r. rotuloaductor).
Pavlov's r. (r. de Pavlov). R. auriculopresor.
pectoral r. (r. pectoral). R. costopectoral.
Perez r. (r. de Pérez).
pericardial r. (r. pericárdico).
periosteal r. (r. perióstico).
pharyngeal r. (r. faríngeo). R. de deglución; r. del vómito.
phasic r. (r. fásico).
Phillipson's r. (r. de Phillipson).
pilomotor r. (r. pilomotor).
plantar muscle r. (r. muscular plantar). R. de Rossolimo.
plantar r. (r. plantar).
pneocardiac r. (r. neocardíaco).
pneopneic r. (r. neopneico).
postural r. (r. postural). R. estático.
pressoreceptor r. (r. presorreceptor). Síndrome del seno carotídeo.
pronator r. (r. pronador). R. cubital.
proprioceptive r.'s (r. propioceptivos).
proprioceptive-oculocephalic r. (r. propioceptivo-oculocefálico).
protective laryngeal r. (r. laríngeo protector).
psychocardiac r. (r. psicocardíaco).
psychogalvanic r., psychogalvanic skin r. (r. psicogalvánico, cutáneo psicogalvánico). Respuesta cutánea galvánica.
pulmonocoronary r. (r. pulmonocoronario).
pupillary r. (r. pupilar). R. luminoso o fotomotor.
pupillary-skin r. (r. pupilar-cutáneo). R. cilioespinal.
quadriceps r. (r. del cuádriceps). R. rotuliano.
quadripedal extensor r. (r. extensor cuadrupedal). R. de Brain.
radial r. (r. radial).
radiobicipital r. (r. radiobicipital).
radioperiosteal r. (r. radioperióstico). R. braquiorradial.
rectal r. (r. rectal).
rectocardiac r. (r. rectocardíaco).
rectolaryngeal r. (r. rectolaríngeo).
red r. (r. rojo). Cono de luz.
Remak's r. (r. de Remak).
renal r. (r. renal).
righting r.'s (r. de enderezamiento). R. estático.
Roger's r. (r. de Roger). R. esofagosalival.
rooting r. (r. de hociqueo).
Rossolimo's r. (r. de Rossolimo). Signo de Rossolimo.
scapular r. (r. escapular). R. interescapsular.
scapulohumeral r. (r. escapulohumeral). R. escapuloperióstico.
scapuloperiosteal r. (r. escapuloperióstico). R. escapulohumeral.
Schäffer's r. (r. de Schäffer).
scratch r. in dogs (r. de rascado en el perro).
semimembranosus r., semitendinosus r. (r. semimembranoso, semitendinoso).
shot-silk r. (r. de la seda tornasolada). Retina de seda tornasolada.
sinus r. (r. sinusal). Síndrome del seno carotídeo.
skin r.'s (r. cutáneos). R. cutaneomusculares.
skin-muscle r.'s (r. cutaneomusculares). R. cutáneos.
skin-pupillary r. (r. cutaneopupilar). R. pupilar-cutáneo.
snapping r. (r. del chasquido).
sole r. (r. plantar).
sole tap r. (r. de percusión plantar). R. aponeurótico.
spinal r. (r. espinal). Arco r. que abarca la médula espinal.
spino-adductor r. (r. espinoaductor). R. de McCarthy.
Starling's r. (r. de Starling).
startle r. (r. de sobresalto).
static r. (r. estático). R. postural; r. de enderezamiento.
statokinetic r. (r. estatocinético).
statotonic r.'s (r. estatotónico). R. de actitud.
stepping r. (r. de la marcha).
sternobrachial r. (r. esternobraquial).

stretch r. (r. de extensión). R. miotático.
Strümpell's r. (r. de Strümpell).
styloradial r. (r. estilorradial). R. braquiorradial.
suckling r. (r. de succión).
superficial r. (r. superficial).
supination r. (r. de supinación). R. braquiorradial.
supinator r., supinator longus r. (r. del supinador, supinador largo).
supporting r.'s (r. de sostén o apoyo). Reacciones de sostén o apoyo.
supraorbital r. (r. supraorbitario). R. de McCarthy.
suprapatellar r. (r. suprarrotuliano).
supraumbilical r. (r. supraumbilical).
swallowing r. (r. de deglución).
synchronous r. (r. sincrónico).
tapetal light r. (r. luminoso tapetal).
tarsophalangeal r. (r. tarsofalángico).
tendo Achillis r. (r. del tendón de Aquiles). R. aquiliano.
tendon r. (r. tendinoso).
threat r. (r. de amenaza).
thumb r. (r. del pulgar). R. metacarpotenar.
toe r. (r. del dedo del pie).
tonic r. (r. tónico). Síntoma de Gordon.
trace conditioned r. (r. condicionado vestigial).
trained r. (r. de entrenamiento). R. condicionado.
triceps r. (r. del tríceps). Sacudida o r. del codo.
triceps surae r. (r. del tríceps sural). R. de Aquiles.
trigeminofacial r. (r. trigeminofacial). R. supraorbitario.
trochanter r. (r. del trocánter).
Trömner's r. (r. de Trömner). R. de Rossolimo modificado.
ulnar r. (r. cubital).
unconditioned r. (r. incondicionado). R. congénito.
upper abdominal periosteal r. (r. perióstico abdominal superior).
urinary r. (r. urinario). R. de micción.
utricular r.'s (r. utriculares).
vagovagal r. (r. vagovagal).
vasopressor r. (r. vasopresor).
venorespiratory r. (r. venorrespiratorio).
vertebra prominens r. (r. vertebral prominente).
vesical r. (r. vesical). R. de micción.
vestibulospinal r. (r. vestibuloespinal).
visceral traction r. (r. de tracción visceral).
viscerogenic r. (r. viscerogénico).
visceromotor r. (r. visceromotor).
visceropannicular r. (r. visceropanicular).
viscerosensory r. (r. viscerosensitivo).
viscerotrophic r. (r. viscerotrófico).
visual orbicularis r. (r. orbicular visual).
vomiting r. (r. de vómito). R. faríngeo.
Weingrow's r. (r. de Weingrow). R. aponeurótico.
Westphal's pupillary r. (r. pupilar de Westphal).
white pupillary r. (r. de la pupila blanca). Leucocoria.
wink r. (r. de guiño). R. de cierre del ojo u opticofacial.
withdrawal r. (r. de retiro). R. flexor.
wrist clonus r. (r. de clono de la muñeca).

reflexogenic (reflexogénico). Reflexógeno; que causa un reflejo.
reflexogenous (reflexógeno). Reflexogénico.
reflexograph (reflexógrafo). m. Instrumento para registrar gráficamente un reflejo.
reflexology (reflexología). f. Estudio de los reflejos.
reflexometer (reflexómetro). m. Instrumento para medir la fuerza necesaria para excitar un reflejo.
reflexophil, reflexophile (reflexófilo). Que tiene reflejos exagerados.
reflexotherapy (reflexoterapia). f. Reflejoterapia.
reflux (reflujo). m. **1.** Flujo retrógrado. V.t. regurgitación. **2.** En química, acción de hervir sin pérdida de vapor, debido a la presencia de un condensador que devuelve el vapor en forma de líquido.
abdominojugular r. (r. abdominoyugular). R. hepatoyugular.
esophageal r., gastroesophageal r. (r. esofágico, gastroesofágico).
hepatojugular r. (r. hepatoyugular). R. abdominoyugular.
ureterorenal r. (r. ureterorrenal).
vesicoureteral r. (r. vesicoureteral).

refract (refractar). **1.** Doblar o desviar un rayo luminoso. **2.** Detectar un error de refracción en los medios del ojo y corregirlo con lentes.
refraction (refracción). f. Refringencia. Desviación de un rayo luminoso cuando pasa de un medio a otro de diferente densidad óptica.
double r. (r. doble). Birrefringencia.
dynamic r. (r. dinámica). R. del ojo durante la acomodación.
static r. (r. estática). R. bajo suspensión o acomodación.
refractionist (refraccionista). Persona capacitada para medir la refracción del ojo y determinar los lentes correctivos apropiados.
refractionometer (refraccionómetro). m. Refractómetro.
refractive (refractivo). Refringente; perteneciente a la refracción.
refractivity (refractividad). f. Capacidad de una sustancia para refractar los rayos luminosos.
refractometer (refractómetro). m. Optómetro objetivo; refraccionómetro; instrumento para medir el grado de refracción de las sustancias translúcidas, especialmente los medios del ojo. V. índice refractivo.
refractometry (refractometría). f. **1.** Medición del índice de refracción. **2.** Uso de un refractómetro para determinar el error refractivo del ojo.
refractory (refractario). **1.** Intratable; resistente al tratamiento, como una enfermedad. **2.** Obstinado .
refracture (refractura). f. Nueva fractura de un hueso, que se ha unido después de una fractura anterior.
refrangible (refrangible). Capaz de ser refractado.
refresh (refrescar). **1.** Renovar; hacer que algo se recupere. **2.** Hacer una revivificación.
refrigerant (refrigerante). Que enfría; que reduce la fiebre baja.
refrigeration (refrigeración). f. Acción de enfriar o reducir la fiebre.
refringence (refringencia). f. Refracción.
refringent (refringente). Refractivo.
refusion (refusión). f. Vuelta a la circulación de sangre temporariamente apartada por la ligadura de una extremidad.
regainer (recuperador). m. Aparato usado para recobrar espacio en los arcos dentarios.
regenerate (regenerar). Renovar; reproducir.
regeneration (regeneración). f. **1.** Neogénesis; reproducción o reconstitución de una parte perdida o lesionada. **2.** Forma de reproducción asexual.
aberrant r. (r. aberrante). Fenómeno en dirección errada.
regimen (régimen). m. Regulación de la forma de vida, dieta, sueño, ejercicio, etc., con fines higiénicos o terapéuticos.
regio, gen. **regionis**, pl. **regiones** (regio, gen. regionis, pl. regiones). [*regio*, NA]. Región.
r. femoralis anterior (región femoral anterior). [*regio femoralis anterior*, NA]. R. anterior del muslo, incluso el triángulo femoral.
r. femoralis posterior (región femoral posterior). [*regio femoralis posterior*, NA]. R. posterior del muslo.
r. genus anterior (región anterior de la rodilla). [*regio genus anterior*, NA].
r. genus posterior (región posterior de la rodilla). [*regio genus posterior*, NA]. R. que incluye la fosa poplítea.
r. infraclavicularis (región infraclavicular). [*fossa infraclavicularis*, NA]. Fosa infraclavicular.
r. nuchalis (región nucal). [*regio nuchalis*, NA]. R. cervical posterior.
region (región). f. **1.** [*regio*, NA]. Porción (espacio, zona, área) de la superficie del cuerpo delimitada más o menos arbitrariamente. **2.** Porción del cuerpo con inervación o irrigación especial, o parte de un órgano con una función especial.
abdominal r.'s (r. abdominales). [*regiones abdominis*, NA].
anal r. (r. anal). [*regio analis*, NA]. Triángulo anal.
ankle r. (r. talocrural). [*regio talocruralis*, NA]. R. del tobillo.
anterior carpal r. (r. carpiana anterior). [*regio carpalis anterior*, NA].
anterior cubital r. (r. cubital anterior). [*regio cubitalis anterior*, NA].
anterior r. of forearm (r. antebraquial anterior). [*regio antebrachialis anterior*, NA]; [*facies antebrachialis anterior*, NA]. R. anterior del antebrazo.
anterior r. of neck (r. cervical anterior). [*regio cervicalis anterior*, NA]. R. anterior del cuello; trígono cervical anterior.
anterior r. of the leg (r. crural anterior). [*regio cruralis anterior*, NA]. R. anterior de la pierna.
axillary r. (r. axilar). [*regio axillaris*, NA].

r.'s of back (r. dorsales). [*regiones dorsales*, NA]. R. de la espalda.
r.'s of body (r. corporales). [*regiones corporis*, NA]. R. del cuerpo.
buccal r. (r. geniana). [*regio buccalis*, NA].
calcaneal r. (r. calcánea). [*regio calcanea*, NA]. La r. del talón.
r.'s of chest (r. pectorales). [*regiones pectorales*, NA].
chromosomal r. (r. cromosómica).
constant r. (r. constante).
deltoid r. (r. deltoidea). [*regio deltoidea*, NA].
epigastric r. (r. epigástrica). [*regio epigastrica*, NA]. Epigastrio.
r.'s of face 1. (r. faciales). [*regiones faciales*, NA]. R. de la cara. **2.** (r. de la cara). [*regiones faciales*, NA]. R. faciales.
femoral r. (r. femoral). [*regio femoralis*, NA].
frontal r. of head (r. frontal). [*regio frontalis capitis*, NA].
gluteal r. (r. glútea). [*regio glutealis*, NA]. R. de las nalgas.
r.'s of head (r. cefálicas). [*regiones capitis*, NA]. R. de la cabeza.
hinge r. (r. en bisagra).
hypochondriac r. (r. hipocondríaca). [*regio hypochondriaca*, NA].
r.'s of inferior limb (r. de la extremidad inferior). [*regiones membri inferioris*, NA].
inframammary r. (r. inframamaria). [*regio inframammaria*, NA].
infraorbital r. (r. infraorbitaria). [*regio infraorbitalis*, NA].
infrascapular r. (r. infraescapular). [*regio infrascapularis*, NA].
inguinal r. (r. inguinal). [*regio inguinalis*, NA]. Ingle; r. ilíaca.
K r. (r. K). Carbonos 9 y 10 del anillo de fenantreno.
lateral r. (r. lateral). [*regio lateralis*, NA].
lateral r. of neck (r. cervical lateral). [*regio cervicalis lateralis*, NA]. R. lateral del cuello; trígono cervical posterior.
lumbar r. (r. lumbar). [*regio lumbalis*, NA].
mammary r. (r. mamaria). [*regio mammaria*, NA]. R. de la mama.
mental r. (r. mentoniana). [*regio mentalis*, NA]. R. del mentón.
nasal r. (r. nasal). [*regio nasalis*, NA]. R. de la nariz.
r.'s of neck (r. cervicales). [*regiones cervicales*, NA]. R. del cuello.
nuchal region (r. nucal). [*regio cervicales posterior*, NA].
occipital r. of head (r. occipital). [*regio occipitalis capitis*, NA].
olfactory r. of tunica mucosa of nose (r. olfatoria de la pituitaria). [*regio olfactoria tunicae mucosae nasi*, NA].
oral r. (r. labial). [*regio oralis*, NA].
orbital r. (r. orbitaria). [*regio orbitalis*, NA]. R. que rodea a la órbita.
parietal r. (r. parietal). [*regio parietalis capitis*, NA].
perineal r. (r. perineal). [*regio perinealis*, NA].
popliteal r. (r. poplítea). [*poples*, NA].
posterior carpal r. (r. carpiana posterior). [*regio carpalis posterior*, NA]. Parte posterior de la muñeca.
posterior cubital r. (r. cubital posterior). [*regio cubitalis posterior*, NA]. Parte posterior del codo.
posterior r. of forearm (r. antebraquial posterior). [*facies antebrachialis posterior*, NA]; [*regio antebrachialis posterior*, NA]. R. posterior del antebrazo.
posterior r. of neck (r. cervical posterior). [*regio cervicalis posterior*, NA]. R. posterior del cuello; r. de la nuca.
posterior r. of the leg (r. crural posterior). [*regio cruralis posterior*, NA]. R. posterior de la pierna.
preoptic r. (r. preóptica). Área preóptica.
presternal r. (r. preesternal). [*regio presternalis*, NA].
presumptive r. (r. presuntiva).
pretectal r. (r. pretectal). Zona pretectal.
pubic r. (r. pubiana). [*regio pubica*, NA]. Hipogastrio.
respiratory r. of tunica mucosa of nose (r. respiratoria de la pituitaria). [*regio respiratoria tunicae mucosae nasi*, NA].
sacral r. (r. sacra). [*regio sacralis*, NA].
scapular r. (r. escapular). [*regio scapularis*, NA].
sternocleidomastoid r. (r. esternocleidomastoidea). [*regio sternocleidomastoidea*, NA].
r.'s of superior limb (r. de la extremidad superior). [*regiones membri superioris*, NA].
sural r. (r. sural). [*regio suralis*, NA]. Pantorrilla.
temporal r. of head (r. temporal). [*regio temporalis capitis*, NA].
umbilical r. (r. umbilical). [*regio umbilicalis*, NA].
urogenital r. (r. urogenital). [*regio urogenitalis*, NA].
variable r. (r. variable).
vertebral r. (r. vertebral). [*regio vertebralis*, NA].
Wernicke's r. (r. de Wernicke). Centro de Wernicke.
zygomatic r. (r. cigomática). [*regio zygomatica*, NA].

regional (regional). Relativo a una región.

registration (registración). f. En odontología, un registro.
maxillomandibular r. (r. maxilomandibular).
tissue r. (r. de tejidos).

regnancy (regnancia). f. La unidad más breve de experiencia.

regression (regresión). f. **1.** Disminución de síntomas. **2.** Recaída; retorno de síntomas. **3.** Cualquier movimiento o acción retrógrada. **4.** Retorno a una forma más primitiva de comportamiento debido a la incapacidad de funcionar adecuadamente en un nivel más adulto. **5.** . Mecanismo inconsciente de defensa por el cual se produce un retorno a formas anteriores de adaptación.
phonemic r. (r. fonémica).

regressive (regresivo). Relativo a la regresión o caracterizado por ésta.

regulation (regulación). f. **1.** Control de la velocidad o manera en que avanza un proceso o se forma un producto. **2.** En embriología experimental, capacidad de lo que resta de un embrión muy joven parcialmente destruido para restablecer su estructura normal.

regurgitant (regurgitante). Que fluye hacia atrás.

regurgitate (regurgitar). **1.** Fluir hacia atrás. **2.** Expulsar el contenido del estómago en pequeñas cantidades, sin llegar al vómito.

regurgitation (regurgitación). f **1.** Flujo retrógrado. **2.** Retorno de gas o pequeñas cantidades de alimento desde el estómago.
aortic r. (r. aórtica). Enfermedad de Corrigan.
mitral r. (r. mitral).

rehabilitation (rehabilitación). f. Restauración, después de enfermedad o lesión, de la capacidad de funcionar en forma normal o casi normal.
mouth r. (r. bucal).

rehearsal (recitado). m. Proceso asociado con la memoria a corto y largo plazo en el cual la información recién adquirida, como un nombre o lista de palabras, es repetida a uno mismo una o más veces para no olvidarla.

rehydration (rehidratación). f. Retorno de agua a un sistema después de su pérdida.

reimplantation (reimplantación). f. Replantación; reemplazo de un órgano o parte de él colocándolo en su posición original y restableciendo su circulación.

reinfection (reinfección). f. Segunda infección por el mismo microorganismo después de la recuperación o durante el curso de una infección primaria.

reinforcement (refuerzo). m. **1.** Aumento de fuerza o intensidad. **2.** En odontología, adición o inclusión estructural usada para dar fuerza adicional a la función. **3.** En el condicionamiento, la totalidad del proceso en el que el estímulo condicionado está seguido por la presentación del estímulo no condicionado, que es el que provoca la respuesta para ser condicionada.
primary r. (r. primario).
secondary r. (r. secundario).

reinforcer (reforzador). Recompensa; en el condicionamiento, un estímulo, objeto o suceso satisfactorio (r. positivo) o insatisfactorio o doloroso (r. negativo) que se obtiene por la realización de un operante deseado o predeterminado.

reinnervation (reinervación). f. Restauración del control nervioso de un músculo u órgano paralizado por medio de nuevo crecimiento de fibras nerviosas, en forma espontánea o después de anastomosis.

reinoculation (reinoculación). f. Reinfección por medio de inoculación.

reintegration (reintegración). f. En psiquiatría, retorno a una función mental bien ajustada después de trastornos debidos a enfermedad mental.

reinversion (reinversión). f. Corrección espontánea u operatoria de una inversión, como la del útero.

rejection (rechazo). m. **1.** Respuesta inmunológica a la incompatibilidad en un órgano trasplantado, generalmente un homoinjerto. **2.** Negativa a aceptar, reconocer o conceder algo. **3.** Eliminación de pequeños ecos ultrasónicos en una mostración.
accelerated r. (r. acelerado).
acute cellular r. (r. celular agudo).
chronic r. (r. crónico).

chronic allograft r. (r. crónico de un aloinjerto).
hyperacute r. (r. hiperagudo).
parental r. (r. paterno).
primary r. (r. primario).
rejuvenescence (rejuvenecimiento). m. Renovación de la juventud; retorno de células o tejidos al estado que poseían en una fase anterior de la existencia.
relapse (recaída). f. Recurrencia; retorno de los síntomas de una enfermedad, una vez iniciada la convalecencia.
relapsing (recurrente). Dícese de una enfermedad o sus manifestaciones que reaparecen después de un intervalo de mejoría.
relation (relación). En odontología, forma de contacto de los dientes o r. posicional de las estructuras bucales.
acquired centric r. (r. céntrica adquirida).
acquired eccentric r. (r. excéntrica adquirida).
buccolingual r. (r. bucolingual).
centric jaw r. (r. céntrica, intermaxilar céntrica).
dynamic r.'s (r. dinámicas).
eccentric r. (r. excéntrica).
intermaxillary r. (r. intermaxilar). R. maxilomandibular.
maxillomandibular r. (r. maxilomandibular). R. intermaxilar.
median retruded r., median r. (r. mediana, mediana retruida).
occluding r. (r. oclusal).
protrusive jaw r. (r. intermaxilar protrusiva).
protrusive r. (r. protrusiva).
rest jaw r. (r. intermaxilar de reposo). R. de reposo.
rest r. (r. de reposo). R. intermaxilar de reposo sin tensión alguna.
ridge r. (r. de los rebordes).
static r.'s (r. estáticas). R. entre dos partes que no están en movimiento.
unstrained jaw r. (r. intermaxilar sin tensión). R. de reposo.
relationship (relación). f. Asociación o conexión entre personas u objetos.
blood r. (r. de sangre). Consanguinidad.
hypnotic r. (r. hipnótica).
object r. (r. de objeto).
sadomasochistic r. (r. sadomasoquista).
relax (relajar). **1.** Aflojar(se); abrirse. **2.** Causar un movimiento de los intestinos.
relaxant (relajante). **1.** Que causa relajación; relajador; que reduce la tensión, especialmente la muscular. **2.** m. Agente que reduce la tensión muscular, llamado generalmente r. muscular.
depolarizing r. (r. despolarizante).
muscular r. (r. muscular).
neuromuscular r. (r. neuromuscular).
nondepolarizing r. (r. no despolarizante).
smooth muscle r. (r. del músculo liso).
relaxation (relajación). f. Dilatación; aflojamiento; alargamiento o aminoración de la tensión en un músculo.
cardioesophageal r. (r. cardioesofágica).
isometric r. (r. isométrica).
isovolumetric r. (r. isovolumétrica). R. isovolúmica.
isovolumic r. (r. isovolúmica). R. isovolumétrica.
relaxin (relaxina). f. Hormona polipeptídica aislada del cuerpo amarillo del ovario.
relearning (reaprendizaje). f. Proceso de recuperación de una capacidad o habilidad parcial o totalmente perdida.
reliability (confiabilidad). f. En psicología, constancia de la medición o del grado de exactitud o fidelidad de un instrumento de medición.
equivalent form r. (c. de forma equivalente).
interjudge r. (c. interjueces).
test-retest r. (c. prueba-reprueba).
relief (alivio). m. **1.** Eliminación del dolor o sufrimiento físico o mental. **2.** En odontología, reducción o eliminación de presión en una zona específica debajo de una base protésica.
relieve (aliviar). Liberar parcial o totalmente de dolores o molestias físicas o mentales.
reline (recapar). En odontología, colocar una nueva superficie al lado tisular de una prótesis con nuevo material de base para que se ajuste más exactamente.
rem (rem). Abrev. de roentgen-equivalente-hombre (roentgen-equivalent-man).
REM (REM). Abrev. de *r*apid *e*ye *m*ovement (movimiento rápido de los ojos).
remediable (remediable). Curable.
remedy (remedio). m. Agente que cura la enfermedad o alivia sus síntomas.
remineralization (remineralización). f. **1.** Retorno al organismo de sus constituyentes minerales necesarios perdidos por enfermedad o deficiencias dietéticas. **2.** En odontología, proceso favorecido por la presencia de fluoruros por el cual el esmalte, la dentina y el cemento parcialmente descalcificados se recalcifican por medio del reemplazo de minerales.
reminescence (reminiscencia). f. En la psicología del aprendizaje, progreso en la recordación de material incompletamente aprendido después de un intervalo sin práctica.
remission (remisión). f. **1.** Disminución de la gravedad de los síntomas de una enfermedad. **2.** Período durante el cual se produce esta mejoría.
spontaneous r. (r. espontánea).
remit (remitir). Hacerse menos grave por un tiempo, sin cesar por completo.
remittence (remitencia). f. Mejoría temporaria sin verdadero cese de los síntomas.
remittent (remitente). Caracterizado por remisiones temporarias o períodos de mejoría de los síntomas.
remodeling (remodelación). f. Proceso cíclico por el cual el hueso mantiene un estado estacionario dinámico a través de la reabsorción y formación secuencial de una pequeña cantidad de hueso en el mismo sitio.
ren, gen. **renis**, pl. **renes** (ren, gen. renis, pl. renes). [*ren*, NA]. Riñón.
renal (renal). Néfrico; relativo al riñón.
renculus (renculus). **1.** Lóbulo cortical del riñón. **2.** Renículo.
renicapsule (renicápsula). f. La cápsula del riñón.
renicardiac (renicardíaco). Cardiorrenal.
reniculus, pl. **reniculi** (renículo). m. **1.** Lóbulo cortical del riñón. **2.** Lóbulo del riñón fetal humano y de algunos animales inferiores en el que tabiques fibrosos subdividen el órgano.
reniform (reniforme). Nefroide.
renin (renina). f. Angiotensinogenasa que convierte angiotensinógeno en angiotensina.
reniportal (reniportal). **1.** Relativo al hilio del riñón. **2.** Relativo a la circulación portal o capilar venosa del riñón.
rennase (renasa). f. Quimosina.
rennin (renina). Quimosina.
renninogen, rennogen (reninógeno). m. Proquimosina.
reno-, reni- (reni-, reno-). Prefijos que indican el riñón. V.t. nefro-.
renocutaneous (renocutáneo). Relativo a los riñones y la piel.
renogastric (renogástrico). Relativo a los riñones y el estómago.
renogenic (renogénico). Originado en el riñón.
renogram (renograma). m. Evaluación de la función renal por medio de detectores de radiación externa después de la administración de un radiofármaco de características renotrópicas.
renography (renografía). f. Radiografía del riñón.
renointestinal (renointestinal). Relativo a los riñones y el intestino.
renomegaly (renomegalia). f. Agrandamiento del riñón.
renopathy (renopatía). f. Nefropatía.
renoprival (renoprivo). Relativo a la pérdida total de la función renal, o a la remoción de todo el tejido renal funcional, caracterizado por ella o resultante de ésta.
renopulmonary (renopulmonar). Relativo a los riñones y los pulmones.
renotrophic (renotrófico). Renotrópico; nefrotrófico; nefrotópico; relativo a cualquier agente que influye sobre el crecimiento o la nutrición del riñón o a la acción de ese agente.
renotrophin (renotrofina). f. Renotropina; que afecta el crecimiento o la nutrición del riñón.
renotropic (renotrópico). Renotrófico.
renotropin (renotropina). f. Renotrofina.
renovascular (renovascular). Perteneciente a los vasos sanguíneos del riñón; denota especialmente enfermedad de tales vasos.
renunculus (renúnculo). m. **1.** Lóbulo cortical renal. **2.** Renículo.
rep (rep). Abrev. de roentgen equivalente-físico (roentgen-equivalent-physical).
repair (reparación). f. Restauración de tejidos enfermos o dañados en forma natural o artificialmente.
chemical r. (r. química).

repellent (repelente). **1.** Capaz de alejar o repeler; repulsivo. **2.** m. Agente que aleja o impide molestias o irritaciones causadas por plagas de insectos. **3.** Astringente u otro agente que reduce la hinchazón.
repetition-compulsion (repetición-compulsión). En psicoanálisis, tendencia a repetir experiencias o actos anteriores, en un esfuerzo inconsciente para dominarlos retrospectivamente.
replant 1. (reimplante). m. Parte u órgano reemplazado o que va a serlo por reimplantación. **2.** (replantar). Hacer una reimplantación.
replantation (replantación). f. Reimplantación.
intentional r. (reimplantación intencional).
repletion (repleción). f. **1.** Hipervolemia. **2.** Plétora.
replica (réplica). f. Muestra para examen por microscopia electrónica, obtenida recubriendo material virósico con carbono.
replicase (replicasa). f. Término descriptivo para la RNA polimerasa dirigida por RNA asociada con la replicación de los virus RNA.
replicate (replicar). Repetir; producir una copia exacta.
replication (replicación). f. **1.** Repetición de un proceso u observación; palabra usada comúnmente para describir un trabajo experimental. **2.** Autorreproducción. **3.** Síntesis de DNA dirigido por DNA.
replicator (replicador). Sitio específico de un genoma bacteriano (cromosoma) donde se inicia la replicación.
replicon (replicón). m. **1.** Segmento de un cromosoma (o del DNA de un cromosoma o de una entidad similar) que puede replicar, con sus propios puntos de iniciación y terminación, en forma independiente del cromosoma donde puede estar situado, y que tiene una función única y propia. **2.** Unidad de replicación; en sistemas eucarióticos se encuentran varios por cada DNA.
replisome (replisoma). m. Cualquiera de los sitios de la matriz del núcleo de una célula que contiene series de complejos de enzimas donde se cree que tiene lugar la replicación de DNA.
repolarization (repolarización). f. Proceso por el cual la membrana, la célula o la fibra vuelve a polarizarse después de su despolarización, con cargas positivas en la superficie externa y negativas en la interna.
repositioning (reposición). f. Reducción.
gingival r. (r. gingival).
jaw r. (r. mandibular).
muscle r. (r. muscular).
repositor (repositor). m. Instrumento usado para colocar en posición una parte dislocada.
repressed (reprimido). Sujeto a represión.
repression (represión). f. **1.** En psicoanálisis, mecanismo de defensa por el cual ideas, impulsos y afectos antes accesibles al pensamiento consciente se eliminan de la conciencia. **2.** Expresión reducida de un producto génico.
primal r. (r. primordial).
repressor (represor). m. Producto de un gen regulador o represor.
active r. (r. activo).
inactive r. (r. inactivo). Aporrepresor.
reproduction (reproducción). f. **1.** Recuerdo y presentación en la mente de los pasos de una impresión anterior. **2.** Procreación; generación; proceso total por el cual los organismos producen descendientes.
asexual r. (r. asexual). Agamogénesis; agamogonia.
cytogenic r. (r. citogénica).
sexual r. (r. sexual). Singenesia.
somatic r. (r. somática).
reproductive (reproductivo). Relativo a la reproducción.
repullulation (repululación). f. Germinación renovada; retorno de un proceso o bulto morboso.
repulsion (repulsión). f. **1.** Acción de repeler o dejar, en contraste con la atracción. **2.** Fuerte desagrado; aversión; repugnancia.
RES (SRE). Abrev. de sistema reticuloendotelial.
resazurin (resazurina). f. Compuesto azul, 7-hidroxi-3*H*-fenoxazina-3-ona-10-óxido, usado como indicador redox y de pH.
rescinnamine (rescinamina). f. Ácido 3,4,5-trimetoxicinámico, éster de metil reserpato; alcaloide purificado, éster de la fracción de alseroxilón de especies de *Rauwolfia*.
resect (resecar). **1.** Cortar, especialmente los extremos articulares de uno o más huesos que forman una articulación. **2.** Extirpar un segmento de una parte.
resectable (resecable). Accesible a la resección.
resection (resección). f. **1.** Extirpación de los extremos articulares de uno o más huesos que forman una articulación. **2.** Escisión.
gum r. (r. de las encías). Gingivectomía.
Miles r. (r. de Miles). Operación de Miles.
muscle r. (r. muscular).
Reichel-Pólya stomach r. (r. estomacal de Reichel-Pólya).
root r. (r. de raíces). Apicectomía.
scleral r. (r. escleral).
transurethral r. (r. transuretral).
wedge r. (r. en cuña).
resectoscope (resectoscopio). m. Instrumento endoscópico especial para la extirpación electroquirúrgica transuretral de lesiones de la vejiga, la próstata o la uretra.
reserpine (reserpina). f. Éster alcaloide aislado de la raíz de ciertas especies de *Rauwolfia*.
reserve (reserva). f. Algo disponible pero guardado para usarlo más tarde.
alkali r. (r. alcalina).
breathing r. (r. respiratoria).
cardiac r. (r. cardíaca).
reservoir (reservorio). m. Receptáculo.
r. of infection (r. de infección).
Ommaya r. (r. de Ommaya).
Pecquet's r. (r. de Pecquet). Cisterna del quilo.
r. of spermatozoa (r. de espermatozoides).
vitelline r. (r. vitelino). Vitelario.
resident (residente). En Estados Unidos, médico adjunto a un hospital para su capacitación clínica después del año de internado.
residual (residual). Relativo a un residuo o de la naturaleza de éste.
residue (residuo). m. Lo que queda después de la eliminación de sustancias.
day r. (r. del día).
residuum, pl. **residua** (residuum, pl. residua). Residuo.
resilience (resiliencia). f. **1.** Energía por unidad de volumen liberada por descarga. **2.** Elasticidad.
resin (resina). f. **1.** Sustancia amorfa quebradiza, que consiste en la secreción endurecida de diversos vegetales, probablemente derivada de un aceite volátil y semejante a un estearopteno. **2.** Rosina (colofonia). **3.** Precipitado formado por la adición de agua a ciertas tinturas. **4.** Término general usado para indicar sustancias orgánicas insolubles en agua.
acrylic r. (r. acrílica).
activated r. (r. activada). R. autopolimerizable.
anion-exchange r. (r. de intercambio de aniones).
autopolymer r., autopolymerizing r. (r. autopolimerizable, autopolimerizada).
carbacrylamine r.'s (r. de carbacrilamina).
cation-exchange r. (r. de intercambio de cationes).
cholestyramine r. (r. de colestiramina).
cold cure r., cold-curing r. (r. curada en frío). R. autopolimerizable.
composite r. (r. compuesta). Cemento dental compuesto.
copolymer r. (r. copolimerizada).
cross-linked r. (r. de ligaduras cruzadas).
direct filling r. (r. para llenado directo).
epoxy r. (r. epoxi).
gum r. (r. de goma).
heat-curing r. (r. termocurable).
Indian podophyllum r. (r. de podófilo indio).
ion-exchange r. (r. de intercambio de iones).
ipomea r. (r. de ipomea).
jalap r. (r. de jalapa).
melamine r. (r. de melamina). Formaldehído de melaminae.
methacrylate r. (r. de metacrilato). Ácido metacrílico polimerizado.
podophyllum r. (r. de podófilo). Podofilina.
polyamine-methylene r. (r. de poliamina-metileno).
polyester r. (r. de poliéster).
quick cure r. (r. de curado rápido). R. autopolimerizable.
quinine carbacrylic r. (r. carbacrílica de quinina). Azuresina.
self-curing r. (r. autocurable). R. autopolimerizable.
resin acids (resinoácidos). m Clase de compuestos orgánicos derivados de diversas resinas vegetales naturales; diterpenos que contienen un anillo de fenantreno: ácido abiético, ácido pimárico, gomas ésteres.

resinoid (resinoide). m. **1.** Sustancia que contiene una resina o se asemeja a ella. **2.** Extracto obtenido por evaporación de una tintura.
resinous (resinoso). m. Relativo a una resina o derivado de ella.
resistance (resistencia). f. **1.** Oposición al flujo de un líquido por una o más vías (circulación de sangre, gases respiratorios en el árbol traqueobronquial). **2.** En psicoanálisis, defensa inconsciente contra el afloramiento de pensamientos reprimidos a la conciencia. **3.** Oposición de un conducto al pasaje de una corriente eléctrica con la consiguiente pérdida de energía y producción de calor. **4.** Capacidad de los glóbulos rojos para oponerse a la hemólisis y conservar su forma a grados variables de presión osmótica en el plasma sanguíneo. **5.** Capacidad natural o adquirida de un organismo para mantener su inmunidad o para resistir a los efectos de un agente antagonista. **6.** Fuerza pasiva ejercida en oposición a otra fuerza activa.
airway r. (r. de las vías aéreas).
bacteriophage r. (r. a los bacteriófagos).
expiratory r. (r. espiratoria).
impact r. (r. al impacto).
inductive r. (r. inductiva). Reactancia.
insulin r. (r. a la insulina).
mutual r. (r. mutua). Antagonismo.
peripheral r. (r. periférica). R. periférica total.
synaptic r. (r. sináptica).
systemic vascular r. (r. vascular sistémica).
total peripheral r. (TPR) (r. periférica total (RPT)). R. periférica.
resistor (resistor). m. Elemento incluido en un circuito eléctrico para suministrar resistencia al flujo de corriente.
resolution (resolución). f. **1.** Detención de un proceso inflamatorio sin supuración; absorción o división y remoción de los productos de inflamación o de un nuevo crecimiento. **2.** Capacidad óptica para distinguir detalles, como la separación entre objetos muy próximos.
resolve (resolver). Volver a la normalidad, especialmente sin supuración, en el caso de un flemón u otra forma de inflamación.
resolvent (resolvente). **1.** Que causa resolución. **2.** m. Agente que detiene un proceso inflamatorio o causa la absorción de una neoplasia.
resonance (resonancia). f. **1.** Vibración simpática o forzada de aire en las cavidades situadas encima, debajo, frente o detrás de una fuente de sonidos. **2.** Sonido obtenido por percusión de una parte que puede vibrar libremente. **3.** Intensificación y carácter hueco del sonido vocal obtenido por auscultación sobre una cavidad. **4.** En química, forma en que los electrones o las cargas eléctricas se distribuyen entre los átomos en los compuestos planares y simétricos, especialmente los de dobles ligaduras conjugadas (alternadas). **5.** Frecuencia natural o inherente de cualquier sistema oscilante.
amphoric r. (r. anfórica). R. cavernosa.
bandbox r. (r. vesiculotimpánica).
bellmetal r. (r. de metal de campana). Prueba de la moneda.
cavernous r. (r. cavernosa). R. anfórica.
cracked-pot r. (r. de olla cascada). Sonido de olla cascada.
electron spin r. (ESR) (r. de espín electrónico).
hydatid r. (r. hidatídica).
nuclear magnetic r. (NMR) (r. magnética nuclear (RMN)).
skodaic r. (r. escódica). Signo o timpanismo de Skoda.
tympanitic r. (r. timpánica). Timpanismo.
vesicular r. (r. vesicular).
vesiculotympanitic r. (r. vesiculotimpánica). R. de madera.
vocal r. (VR) (r. vocal (RV)).
wooden r. (r. de madera). R. vesiculotimpánica.
resonator (resonador). m. Aparato que emplea la inductancia para crear una corriente eléctrica de potencial muy alto y pequeño volumen.
resorb (reabsorber). Absorber nuevamente; absorber lo que se ha excretado, como un exudado o pus.
resorcin (resorcina). f. Resorcinol.
resorcinol (resorcinol). m. Resorcina; 1,3-bencenodiol; de uso interno para aliviar náuseas, asma, tos ferina y diarrea, pero principalmente como antiséptico externo.
r. monoacetate (monoacetato de r.).
r. phthalic anhydride (anhídrido ftálico de r.). Fluoresceína.
resorcinolphthalein (resorcinolftaleína). f. Fluoresceína.
r. sodium (r. sodio). Fluoresceína sodio.
resorption (reabsorción). f. **1.** Acción y efecto de reabsorber. **2.** Pérdida de sustancia por lisis o por medios fisiológicos o patológicos.
bone r. (r. ósea). Eliminación de tejido óseo.
gingival r. (r. gingival). Recesión gingival.
horizontal r. (r. horizontal). Atrofia horizontal.
internal r. (r. interna).
ridge r. (r. de rebordes).
root r. (r. de raíces). Disolución de la raíz de un diente.
respirable (respirable). Capaz de ser respirado.
respiration (respiración). **1.** f. Proceso vital fundamental característico de animales y vegetales, en el cual el oxígeno se usa para oxidar moléculas de combustible orgánico, que sirve como fuente de energía, dióxido de carbono y agua. **2.** Ventilación.
abdominal r. (r. abdominal).
aerobic r. (r. aeróbica).
amphoric r. (r. anfórica).
anaerobic r. (r. anaeróbica).
artificial r. (r. artificial). Ventilación artificial.
assisted r. (r. asistida). Ventilación asistida.
Biot's r. (r. de Biot).
bronchial r. (r. bronquial).
bronchovesicular r. (r. broncovesicular).
cavernous r. (r. cavernosa).
Cheyne-Stokes r. (r. de Cheyne-Stokes).
cogwheel r. (r. en rueda dentada). R. sacudida o interrumpida.
controlled r. (r. controlada). Ventilación controlada.
costal r. (r. costal). R. torácica.
diffusion r. (r. por difusión). Oxigenación apneica.
electrophrenic r. (r. electrofrénica).
external r. (r. externa).
forced r. (r. forzada). Hiperventilación voluntaria.
internal r. (r. interna). R. hística.
interrupted r., jerky r. (r. interrumpida, sacudida).
Kussmaul r. (r. de Kussmaul).
Kussmaul-Kien r. (r. Kussmaul-Kien).
mouth-to-mouth r. (r. boca a boca).
nitrate r. (r. de nitrato).
paradoxical r. (r. paradójica).
puerile r. (r. pueril).
sulfate r. (r. de sulfato).
thoracic r. (r. torácica). R. costal.
tissue r. (r. hística). R. interna.
tubular r. (r. tubular). R. bronquial de tono agudo.
vesicular r. (r. vesicular). Soplo respiratorio o vesicular.
vesiculocavernous r. (r. vesiculocavernosa).
respirator (respirador). m. **1.** Inhalador ; aparato que cubre la boca y la nariz y se usa para excluir el polvo, el humo y otros irritantes o para alterar de otro modo el aire antes de que entre en las vías respiratorias. **2.** Aparato para administrar respiración artificial, especialmente durante un período prolongado, en casos de parálisis con ventilación espontánea insuficiente.
cuirass r. (r. en coraza).
Drinker r. (r. de Drinker). Pulmón de hierro.
pressure-controlled r. (r. controlado por presión).
tank r. (r. tanque). R. de Drinker.
volume-controlled r. (r. controlado por volumen).
respiratory (respiratorio). Relativo a la respiración.
respire (respirar). **1.** Ejercer la función de la respiración. **2.** Consumir oxígeno y producir dióxido de carbono por metabolismo.
respirometer (respirómetro). m. **1.** Instrumento que mide el alcance de los movimientos respiratorios. **2.** Instrumento para medir el consumo de oxígeno o la producción de dióxido de carbono, generalmente en un tejido aislado.
Dräger r. (r. de Dräger).
Wright r. (r. de Wright).
response (respuesta). f. **1.** Reacción de un músculo u otra parte a cualquier estímulo. **2.** Conducta operante; cualquier acto o comportamiento, o sus componentes, que un animal o una persona son capaces de emitir.
biphasic r. (r. bifásica).
conditioned r. (r. condicionada).
curve r. (r. de curva).
Cushing r. (r. de Cushing). Fenómeno de Cushing.
depletion r. (r. de depleción).

early-phase r. (r. de fase temprana).
evoked r. (r. evocada). Potencial evocado.
flight or fight r. (r. de huida o lucha). V. teoría de emergencia.
galvanic skin r. (GSR) (r. cutánea galvánica).
Henry-Gauer r. (r. de Henry-Gauer).
immune r. (r. inmune).
isomorphic r. (r. isomórfica). Fenómeno de Köbner.
late-phase r. (r. de fase tardía).
oculomotor r. (r. oculomotora).
orienting r. (r. de orientación). Reflejo de orientación.
psychogalvanic r.(PGR), psychogalvanic skin r. (r. psicogalvánica, cutánea psicogalvánica). R. cutánea galvánica.
recruiting r. (r. de reclutamiento). Reclutamiento.
relaxation r. (r. de relajación).
sonomotor r. (r. sonomotora).
target r. (r. efectora). R. operante.
triple r. (r. triple). R. trifásica a la percusión firme de la piel.
unconditioned r. (r. no condicionada).

rest **1.** (descansar). Reposar; dejar de trabajar. **2.** (resto). m. Grupo de células o porción de tejido fetal que se ha desplazado quedando incluido en un tejido de otra clase. **3.** (descanso). m. Tranquilidad; reposo. **4.** (apoyo). m. En odontología, extensión de una prótesis que da soporte vertical para una restauración.
adrenal r. (resto suprarrenal). Suprarrenal accesoria.
cingulum r. (apoyo cervical).
incisal r. (apoyo incisal).
lingual r. (apoyo lingual).
Malassez' epithelial r.'s (restos epiteliales de Malassez).
Marchand's r. (resto de Marchand). Suprarrenales de Marchand.
mesonephric r. (resto mesonéfrico). R. de Wolff.
occlusal r. (apoyo oclusal).
precision r. (apoyo de precisión).
Walthard's cell r. (resto celular de Walthard).
wolffian r. (resto de Wolff). R. mesonéfrico.

restenosis (reestenosis). f. Recurrencia de la estenosis después de cirugía correctiva de la válvula cardíaca afectada.

restiform (restiforme). Semejante a una cuerda o soga; en forma de esta última; se refiere al cuerpo r. (pedúnculo inferior del cerebelo).

restitution (restitución). f. En obstetricia, retorno de la cabeza rotada del feto a su relación natural con los hombros después de su emergencia de la vulva.

restoration (restauración). f. **1.** En odontología, r. o aparato protésico; término general aplicado a cualquier incrustación, corona, puente, prótesis parcial o completa que restaura o reemplaza dientes, estructuras dentarias o tejidos bucales perdidos o deteriorados. **2.** Tapón o cierre; cualquier sustancia, como oro, amalgama, etc., usada para restaurar la porción faltante de un diente por deterioro de éste, eliminado con fresas o taladros.
acid-etched r. (r. grabada con ácido).
combination r. (r. combinada).
compound r. (r. compuesta).
direct acrylic r. (r. directa de acrílico).
direct composite resin r. (r. directa de resina compuesta).
direct resin r. (r. directa de resina).
overhanging r. (r. colgante).
permanent r. (r. permanente).
root canal r. (r. de conductos radiculares).
silicate r.'s (r. de silicato).
temporary r. (r. temporaria).

restorative (restaurativo). **1.** Que renueva la salud y la fuerza. **2.** m. Agente que promueve la renovación de la salud y las fuerzas.

restraint (restricción). f. En psiquiatría, intervención destinada a evitar que un paciente excitado o violento se haga daño a sí mismo o a otros.

resuscitate (resucitar). Revivir.

resuscitation (resucitación). f. Restablecimiento de la vida después de la muerte aparente.
cardiopulmonary r. (CPR) (r. cardiopulmonar).
mouth-to-mouth r. (r. boca a boca). Respiración boca a boca.

resuscitator (resucitador). m. Aparato que hace penetrar forzadamente gas (generalmente O_2) en los pulmones para producir respiración artificial.

retainer (retenedor). m. Cualquier tipo de gancho, atache u otro aparato usado para la fijación o estabilización de una prótesis; aparato usado para evitar el desplazamiento de dientes después del tratamiento ortodóntico (mantenedor de espacio).
continuous bar r. (r. continuo a barra). Gancho continuo.
direct r. (r. directo).
extracoronal r. (r. extracoronal).
Hawley r. (r. de Hawley). Aparato de Hawley.
indirect r. (r. indirecto).
intracoronal r. (r. intracoronal).
matrix r. (r. de matriz).
space r. (r. de espacio). Mantenedor de espacio.

retardate (retardado). Persona que sufre de retardo mental.

retardation (retardo). m. Lentitud o limitación del desarrollo.
mental r. (r. mental). Amencia; deficiencia mental.
psychomotor r. (r. psicomotor).

retarder (retardador). m. Agente usado para demorar el endurecimiento químico del yeso, las resinas o los materiales de impresión usados en odontología.

retching (arcadas). f. pl. Vomiturición; vómito seco.

rete, pl. **retia** (rete, pl. retia). [*retia*, NA]. Red.
r. canalis hypoglossi (red del conducto hipogloso).
r. carpi posterius (red carpiana posterior). R. carpiana dorsal.
r. cutaneum corii (red cutánea del corion).
r. foraminis ovalis (red del agujero oval).
Haller's r., r. halleri (red de Haller). R. testicular.
malpighian r. (red de Malpighi). Estrato germinativo.
r. mirabile (r. mirabile). [*rete mirabile*, NA].
r. ovarii (red ovárica). [*rete ovarii*].
r. subpapillare (red subpapilar).
r. testis (red testicular). [*rete testis*, NA]. R. de Haller.

retention (retención). f. **1.** Mantenimiento en el organismo de lo que pertenece normalmente a él o de lo que debe ser eliminado. **2.** Recuerdo de lo que se ha aprendido para poder utilizarlo luego en la recordación o el reconocimiento. V.t. memoria. **3.** Resistencia al desalojo. **4.** En odontología, período pasivo (contención) que sigue al tratamiento, cuando el paciente usa uno o más aparatos destinados a mantener o estabilizar los dientes en la nueva posición a la que han sido trasladados.
denture r. (r. protésica).
direct r. (r. directa).
indirect r. (r. indirecta).
partial denture r. (r. de prótesis parciales).

reticular, reticulated **1.** (reticular). Reticulado; relativo a un retículo. **2.** (reticulado). Reticular.

reticulation (reticulación). f. Presencia o formación de un retículo o de una red como los que se observan en los glóbulos rojos durante la regeneración activa de la sangre.

reticulin (reticulina). f. Nombre dado a la sustancia química de las fibras reticulares, que en un tiempo se consideraba diferente del colágeno debido a su estructura y propiedades tintoriales características, pero actualmente se la considera colágeno tipo III.

reticulitis (reticulitis). f. Inflamación del retículo de los rumiantes.

reticulo-, reticul- (reticulo-). Prefijo que denota retículo o reticular.

reticulocyte (reticulocito). m. Corpúsculo reticulado; glóbulo rojo joven con una red de sustancia basófila precipitada que representa polirribosomas residuales.

reticulocytopenia (reticulocitopenia). f. Reticulopenia; escasez de reticulocitos en la sangre.

reticulocytosis (reticulocitosis). f. Aumento del número de reticulocitos circulantes más allá de lo normal, que es menos del 1% del total de glóbulos rojos.

reticuloendothelial (reticuloendotelial). Denota el reticuloendotelio, o relativo a él.

reticuloendothelioma (reticuloendotelioma). m. Reticuloendoteliosis localizada, o neoplasia derivada del tejido reticuloendotelial.

reticuloendotheliosis (reticuloendoteliosis). f. Reticulohistiocitosis; proliferación del reticuloendotelio en cualquier órgano o tejido.
avian r. (r. de las aves)
leukemic r. (r. leucémica). Leucemia de células pilosas.

reticuloendothelium (reticuloendotelio). m. Conjunto de células que forman el sistema reticuloendotelial.

reticulohistiocytoma (reticulohistiocitoma). m. Granuloma reticulohistiocítico; nódulo cutáneo solitario compuesto por grandes histiocitos multinucleados que contienen glucolípidos.

Q R S

reticulohistiocytosis (reticulohistiocitosis). f.
multicentric r. (r. multicéntrica). Dermatoartritis lipoide.
reticuloid (reticuloide). **1.** Parecido a una reticulosis. **2.** Estado semejante a la reticulosis.
actinic r. (r. actínico).
reticulopenia (reticulopenia). f. Reticulocitopenia.
reticulosis (reticulosis). f. **1.** Aumento de histiocitos, monocitos y otros elementos reticuloendoteliales. **2.** Linfoma.
benign inoculation r. (r. benigna por inoculación).
histiocytic medullary r. (r. medular histiocítica).
leukemic r. (r. leucémica). Leucemia monocítica.
lipomelanic r. (r. lipomelánica). Linfadenopatía dermatopática.
myeloid r. (r. mieloide).
pagetoid r. (r. pagetoide). Enfermedad de Woringer-Kolopp.
polymorphic r. (r. polimórfica). Granulomatosislinfomatoide.
reticulospinal (reticuloespinal). Perteneciente al haz reticuloespinal.
reticulotomy (reticulotomía). f. Producción de lesiones en la formación reticular.
reticulum (retículo). **1.** Neuroglia. **2.** El segundo compartimiento del estómago de un rumiante.
reticulum, pl. **reticula** (retículo). m. Red fina formada por células o por ciertas estructuras dentro de células, o por fibras de tejido conjuntivo dentro de células.
agranular endoplasmic r. (r. endoplasmático agranular).
Ebner's r. (r. de Ebner).
endoplasmic r. (ER) (r. endoplasmático).
Golgi internal r. (r. interno de Golgi). Aparato de Golgi.
granular endoplasmic r. (r. endoplasmático granular).
Kölliker's r. (r. de Kölliker). Neuroglia.
rough-surfaced endoplasmic r. (r. endoplasmático de superficie rugosa). R. endoplasmático granular.
sarcoplasmic r. (r. sarcoplasmático).
smooth-surfaced endoplasmic r. (r. endoplasmático de superfice lisa). R. endoplasmático agranular.
stellate r. (r. estrellado).
trabecular r. (r. trabecular). [*reticulum trabeculare*, NA].
retiform (retiforme). Parecido a una red.
retina (retina). [*retina*, NA]. f. Túnica interna del bulbo; optomeninge; túnica nerviosa del globo ocular.
coarctate r. (r. comprimida).
detached r. (r. desprendida). Desprendimiento de retina.
fleck r. (of Kandori) (r. de Kandori).
flecked r. (r. manchada o veteada).
leopard r. (r. de leopardo). Fondo teselado.
shot-silk r. (r. de seda tornasolada).
tigroid r. (r. tigroide). Fondo teselado.
retinaculum, gen. **retinaculi**, pl. **retinacula** (retináculo). m. [*retinaculum*, NA]. Freno; banda o ligamento de retención.
r. capsulae articularis coxae (r. de la cápsula articular del cóccix).
caudal r. (r. caudal). [*retinaculum caudale*, NA]. Ligamento caudal.
extensor r. (r. extensor). [*retinaculum extensorum*, NA].
r. of flexor muscles (r. de los músculos flexores). [*retinaculum musculorum flexorum*, NA].
flexor r. (r. flexor). [*retinaculum flexorum*, NA].
inferior r. of extensor muscles (r. inferior inferior de los músculos extensores). [*retinaculum musculorum extensorum inferius*, NA].
lateral r. of patella (r. lateral de la rótula). [*retinaculum patellae laterale*, NA]. R. rotuliano lateral.
medial r. of patella (r. medial de la rótula). R. rotuliano medial.
Morgagni's r. (r. de Morgagni). [*frenulum valvae ileocecalis*, NA]. Frenillo de la válvula ileocecal.
retinacula of extensor muscles (r. de los músculos extensores). [*retinaculum musculorum extensorum*, NA].
retinacula of nail (r. ungular). [*retinaculum unguis*, NA]. R. de la uña.
retinacula of peroneal muscles (r. de los músculos peroneos). [*retinacula musculorum peroneorum*, NA]; [*retinacula musculorum peroneorum*, NA].
r. of skin **1.** (r. cutáneo). [*retinaculum cutis*, NA]. R. de la piel. **2.** (r. de la piel). [*retinaculum cutis*, NA]. R. cutáneo.
superior r. of extensor muscles (r. superior de los músculos extensores). [*retinaculum musculorum extensorum superius*, NA].
r. tendinum (r. tendinoso).
retinal **1.** (retiniano). Relativo a la retina. **2.** (retinal). m. Retinaldehído.
r. dehydrogenase (retinal deshidrogenasa).
r. isomerase (retinal isomerasa).
r. reductase (retinal reductasa). Alcohol deshidrogenasa ($NAD(P)^+$).
11-*cis*-retinal (11-*cis*-retinal). Isómero del retinaldehído que puede combinarse con opsina y formar rodopsina.
***trans*-retinal** (*trans*-retinal). m. Todo-*trans*-r.
retinaldehyde (retinaldehído). m. Retinal, retineno; retineno-1; aldehído de la vitamina A_1; retinol oxidado a un aldehído terminal; caroteno liberado [(como todo-*trans*-retinal-(dehído)] en el blanqueamiento de rodopsina por la luz y la disociación de opsina.
r. dehydrogenase (r. deshidrogenasa). Retinal deshidrogenasa.
r. isomerase (r. isomerasa). Retinal isomerasa.
r. reductase (r. reductasa). Alcohol deshidrogenasa ($NAD(P)^+$).
retinene (retineno). m. Retinaldehído.
retinene-1 (retineno-1). m. Retinaldehído.
retinene-2 (retineno-2). m. Dehidrorretinaldehído.
retinitis (retinitis). f. Inflamación de la retina.
albuminuric r. (r. albuminúrica). Retinopatía hipertensiva.
apoplectic r. (r. apoplética). Oclusión de la vena retiniana central.
azotemic r. (r. azoémica). Retinopatía hipertensiva.
central angiospastic r. (r. angioespástica central).
circinate r. (r. circinada). Retinopatía circinada.
diabetic r. (r. diabética). Retinopatía diabética.
exudative r., r. exudativa (r. exudativa). Enfermedad de Coats.
gravidic r. (r. gravídica). Retinopatía toxémica del embarazo.
leukemic r. (r. leucémica). Retinopatía leucémica.
metastatic r. (r. metastásica).
r. pigmentosa (r. pigmentosa). Retinopatía pigmentaria.
r. proliferans (r. proliferante). Retinopatía proliferativa.
punctate r. (r. punteada). Retinopatía punctata albescens.
purulent r. (r. purulenta). R. metastásica.
recurrent central r. (r. central recurrente).
r. sclopetaria (r. esclopedaria). Lesión traumática grave de la retina.
secondary r. (r. secundaria). R. que sigue a la inflamación uveal.
septic r. (r. séptica). R. metastásica.
serous r. (r. serosa). R. simple; edema de la retina.
simple r. (r. simple). R. serosa.
r. syphilitica, syphilitic r. (r. sifilítica).
retino-, retin- (retino-, retin-). Prefijos que indican la retina.
retinoblastoma (retinoblastoma). m. Neoplasia ocular maligna de la niñez, que usualmente se presenta antes del tercer año de vida; está compuesta por células pequeñas con núcleos que se tiñen intensamente y por células elongadas que forman rosetas.
retinochoroid (retinocoroide). Coriorretiniano.
retinochoroiditis (retinocoroiditis). f. Coriorretinitis; coroidorretinitis; inflamación de la retina que se extiende a la coroides.
bird shot r. (r. en perdigón).
r. juxtapapillaris (r. yuxtapapilar). Enfermedad de Jensen.
retinodialysis (retinodiálisis). f. Dialysis retinae.
retinoic acid (ácido retinoico).
retinoid (retinoide). **1.** Parecido a una resina; resinoso. **2.** Parecido a la retina.
retinoids (retinoides). m. pl. Clase de agentes queratolíticos derivados del ácido retinoico que se usan para el tratamiento de la acné grave y la psoriasis.
retinol (retinol). m. Vitamina A; vitamina A_1; alcohol de vitamina A_1; semicaroteno que lleva la forma β (o β-ionona) del grupo terminal cíclico y un CH_2OH en la posición C-15 (numeración como en carotenoides) o en la posición 9' (numeración como una cadena lateral nonil en un anillo de ciclohexeno).
r. dehydrogenase (r. deshidrogenasa).
11-*cis*-retinol (11-*cis*-retinol). m. Neorretineno B; retinol con configuración *cis*- en la posición 11 (numeración como en carotenoides) o en la posición 5' (numeración como en el retinol) de la cadena lateral.
retinopapillitis (retinopapilitis). f. Inflamación de la retina, que se extiende a la papila óptica.
r. of premature infants (r. de los niños prematuros).
retinopathy (retinopatía). f. Enfermedad degenerativa no inflamatoria de la retina.
angiopathic r. (r. angiopática). R. traumática.

arteriosclerotic r. (r. arteriosclerótica).
central angiospastic r. (r. angioespástica central). R. serosa central.
central serous r. (r. serosa central). Coroidopatía serosa central.
circinate r. (r. circinada).
compression r. (r. por compresión).
diabetic r. (r. diabética).
dysoric r. (r. disórica). R. asociada con placas algodonosas.
dysproteinemic r. (r. disproteinémica).
eclamptic r. (r. eclámptica). R. toxémica del embarazo.
electric r. (r. eléctrica). Fotorretinopatía.
external exudative r. (r. exudativa externa).
gravidic r. (r. gravídica). R. toxémica del embarazo.
hypertensive r. (r. hipertensiva).
hypotensive r. (r. hipotensiva).
Leber's idiopathic stellate r. (r. estrellada idiopática de Leber).
leukemic r. (r. leucémica).
lipemic r. (r. lipémica).
macular r. (r. macular). Maculopatía.
photo r. (r. fótica).
pigmentary r. (r. pigmentaria). Retinitis pigmentosa.
r. of prematurity (r. de los prematuros). Fibroplasia retrolenticular.
proliferative r. (r. proliferativa). Retinitis proliferante.
punctata albescens r. (r. punctata albescens).
renal r. (r. renal).
rubella r. (r. de la rubéola).
sickle cell r. (r. drepanocítica).
solar r. (r. solar). Fotorretinopatía.
stellate r. (r. estrellada).
tapetoretinal r. (r. tapetorretiniana). Retinitis pigmentaria.
toxemic r. of pregnancy (r. toxémica del embarazo).
toxic r. (r. tóxica).
traumatic r. (r. traumática). R. angiopática.
venous-stasis r. (r. por estasis venosa).

retinopexy (retinopexia). f. Formación de adherencias coriorretinianas alrededor de un desgarramiento retiniano para la corrección del desprendimiento de la retina.

retinopiesis (retinopiesis). f. Reemplazo de la retina desprendida presionándola en posición por medio de aire, solución fisiológica, líquido raquídeo o humor vítreo preservado.

retinoschisis (retinosquisis). f. División de la retina por degeneración, con formación de quistes entre las dos capas.
juvenile r. (r. juvenil).
senile r. (r. senil).

retinoscope (retinoscopio). m. Aparato óptico usado para iluminar la retina de un sujeto en retinoscopia.
luminous r. (r. luminoso).
reflecting r. (r. reflector).

retinoscopy (retinoscopia). f. Pupiloscopia; escotoscopia; esquiascopia; prueba de sombra; método para detectar errores de refracción iluminando la retina y observando la dirección del movimiento de la luz cuando se rota el espejo.
cylinder r. (r. cilíndrica).
fogging r. (r. borrosa).

retoperithelium (retoperitelio). m. Células reticulares relacionadas con la red de fibras reticulares, como en la estroma del tejido linfático.

retort (retorta). f. **1.** Recipiente o frasco de cuello largo y doblado, antes usado para destilar. **2.** Horno pequeño.

retothelioma (retotelioma). m. Neoplasia derivada de células reticulares del sistema reticuloendotelial.

retract (retraer). Encoger, achicar, echarse hacia atrás o separarse.

retractile (retráctil). Capaz de retraerse por sí solo o de ser retraído por algo o por alguien.

retraction (retracción). f. **1.** Encogimiento, achicamiento, movimiento hacia atrás o separación. **2.** Movimiento posterior de los dientes, generalmente con ayuda de un aparato ortodóntico.
gingival r. (r. gingival).
mandibular r. (r. mandibular).

retractor (retractor). m. **1.** Instrumento para apartar a un lado los bordes de una herida o para sostener estructuras adyacentes al campo operatorio. **2.** Músculo que lleva una parte hacia atrás.

retrahens aurem, retrahens auriculam (retrahens aurem, retrahens auriculam).

retrenchment (cercenamiento). m. Eliminación por corte del tejido superfluo.

retrieval (recuperación). f. La última de las tres fases del proceso de la memoria.

retro- (retro-). Prefijo de palabras formadas con raíces latinas que denota hacia atrás o detrás de.

retro-ocular (retroocular). Retrobulbar.

retroauricular (retroauricular). Detrás de la oreja.

retrobuccal (retrobucal). Relativo a la parte posterior del carrillo, a lo que está detrás de él.

retrobulbar (retrobulbar). Retroocular; que está detrás del globo ocular.

retrocalcaneobursitis (retrocalcaneobursitis). f. Aquilobursitis.

retrocecal (retrocecal). Posterior al ciego.

retrocervical (retrocervical). Posterior al cuello del útero.

retrocession (retroceso). **1.** m. Vuelta atrás; recaída. **2.** Cese de los síntomas externos de una enfermedad seguido por signos de compromiso de algún órgano o parte interna. **3.** Posición del útero u otro órgano más atrás de la normal.

retroclusion (retroclusión). f. Forma de acupresión para detener una hemorragia.

retrocolic (retrocólico). Posterior al colon.

retrocollic (retrocólico). Relativo al dorso del cuello.

retrocollis (retrocolis). m. Espasmo retrocólico.

retroconduction (retroconducción). f. Conducción retrógrada.

retrocursive (retrocursivo). Que corre hacia atrás.

retrodeviation (retrodesviación). f. Inclinación o torcedura hacia atrás.

retrodisplacement (retrodesplazamiento). m. Cualquier movimiento hacia atrás, como la retroversión o retroflexión del útero.

retroesophageal (retroesofágico). Posterior al esófago.

retrofilling (retroobturación). f. Colocación de un material de obturación o sellado en el agujero apical de una raíz dentaria.

retroflection (retroflexión).

retroflexed (retroflexionado). Doblado hacia atrás o posteriormente.

retroflexion (retroflexión). f. Inclinación hacia atrás, como la del útero cuando su cuerpo se dobla hacia atrás formando un ángulo con el cuello.
r. of iris (r. del iris).

retrognathic (retrognático). Denota un estado en el que la mandíbula está por detrás de su posición normal en relación con el maxilar superior.

retrognathism (retrognatismo). m. Estado de desarmonía facial en el que uno o ambos maxilares están por detrás de lo normal en sus relaciones craneofaciales.

retrograde (retrógrado). **1.** Que se mueve hacia atrás. **2.** Que degenera; que invierte el orden normal de crecimiento y desarrollo.

retrography (retrografía). f. Escritura sobre un espejo.

retrogression (retrogresión). f. Cataplasia.

retroiridian (retroiridiano). Posterior al iris.

retrojection (retroyección). f. Lavado de una cavidad por el flujo hacia atrás de un líquido inyectado.

retrojector (retroyector). m. Forma de jeringa con un mango tubular largo unido al pico, usada para retroyección.

retrolental (retrolental). Retrolenticular; posterior al cristalino del ojo.

retrolenticular (retrolenticular). **1.** Retrolental. **2.** Que está detrás del núcleo lenticular del cerebro.

retrolingual (retrolingual). Relativo a la parte posterior de la lengua; posterior a la lengua.

retromammary (retromamario). Posterior a la mama.

retromandibular (retromandibular). Posterior al maxilar inferior.

retromastoid (retromastoideo). Posterior a la apófisis mastoides; relativo a las celdillas mastoideas posteriores.

retromolar (retromolar). Distal (o posterior) al último diente molar erupcionado (o presente).

retromorphosis (retromorfosis). f. Cataplasia.

retronasal (retronasal). Nasal posterior; relativo a los orificios o ventanas posteriores de la nariz (nares).

retroperitoneal (retroperitoneal). Externo o posterior al peritoneo.

retroperitoneum (retroperitoneo). m. Espacio retroperitoneal.
retroperitonitis (retroperitonitis). f. Inflamación del tejido celular situado detrás del peritoneo.
idiopathic fibrous r. (r. fibrosa idiopática).
retropharyngeal (retrofaríngeo). Posterior a la faringe.
retropharynx (retrofaringe). f. Parte posterior de la faringe.
retroplacental (retroplacentario). Que está detrás de la placenta.
retroplasia (retroplasia). f. Estado de células o tejidos cuya actividad es menor que la del estado de euplasia; se asocia con cambios regresivos (lesión, degeneración, muerte, necrosis).
retroposed (retropuesto). Colocado en retroposición.
retroposition (retroposición). f. Desplazamiento simple hacia atrás de una estructura o un órgano, como el útero, sin inclinación, desvío, retroversión ni retroflexión.
retroposon (retroposón). m. Término propuesto para una transposición de secuencias en un DNA que no tiene lugar en el DNA mismo sino en el RNAm que es retrotranscripto al DNA genómico, como en la "retro" síntesis (RNA dirigiendo la síntesis del DNA).
retropubic (retropúbico). Posterior al hueso púbico.
retropulsion (retropulsión). f. **1.** Marcha o carrera involuntaria hacia atrás en pacientes con síndrome parkinsoniano. **2.** Envión o empujón hacia atrás de cualquier parte.
retrospection (retrospección). f. Acción y efecto de contemplar el pasado.
retrospective (retrospectivo). Relacionado con la retrospección.
retrospondylolisthesis (retroespondilolistesis). f. Deslizamiento hacia atrás del cuerpo de una vértebra, que la saca de su alineación con las vértebras adyacentes.
retrosternal (retroesternal). Posterior al esternón.
retrosteroid (retrosteroide). m. Término usado a veces para designar un esteroide en el que la orientación de sus componentes en los carbonos 9 y 10 es lo contrario de la del compuesto de referencia u original.
retrotarsal (retrotarsiano). Posterior al tarso, o borde del párpado.
retrouterine (retrouterino). Posterior al útero.
retroversioflexion (retroversioflexión). f. Retroversión y retroflexión combinadas del útero.
retroversion (retroversión). f. **1.** Vuelta hacia atrás, p.ej., del útero. **2.** Estado en el que los dientes están situados en posición más posterior que la normal.
retroverted (retrovertido). En estado de retroversión.
retrovirus (retrovirus). m. Cualquier virus de la familia Retroviridae.
retrusion (retrusión). f. **1.** Retracción de la mandíbula desde cualquier punto dado. **2.** Movimiento hacia atrás de la mandíbula.
reunient (reuniente). Que une; denota el conducto r.
revaccination (revacunación). f. Vacunación de una persona previamente vacunada con éxito.
revascularization (revascularización). f. Restablecimiento de la irrigación sanguínea de una parte.
reversal (inversión). **1.** Conversión de una línea oscura o brillante de un espectro a su opuesto. **2.** Denota la dificultad de algunas personas para distinguir la letra *p* minúscula impresa o escrita de *q* o *b*, *b* de *d* o *s* de *z*. **3.** En psicoanálisis, cambio de un instinto o afecto en su contrario, como amor en odio. **4.** f. Vuelta en dirección opuesta de una enfermedad, un síntoma o un estado.
adrenaline r. (i. de adrenalina).
epinephrine r. (i. de adrenalina).
narcotic r. (i. narcótica).
pressure r. (i. por presión).
relaxant r. (i. relajante).
sex r. (i. sexual).
reversible (reversible). Capaz de inversión; se dice de enfermedades o reacciones químicas.
reversion (reversión). f. **1.** Aparición en un individuo de ciertas características propias de un antepasado remoto que no se han manifestado durante una o más generaciones intermedias. **2.** Retorno al fenotipo original por establecimiento del genotipo original (r. verdadera) o por una mutación en un sitio diferente del de la primera mutación, que anula el efecto de esta última (mutación supresora).
revertant (revertante). En genética microbiana, un mutante que ha revertido a su genotipo anterior (reversión verdadera) o al fenotipo original por medio de una mutación supresora.
revivescence (reviviscencia). f. Revivificación .
revivification (revivificación). f. **1.** Reviviscencia; renovación de vida y fuerza. **2.** Vivificación; refrescado de los bordes de una herida recortando o raspando para promover su cicatrización.
revulsion (revulsión). f. **1.** Contrairritación. **2.** Derivación .
reward (recompensa). f. Refuerzo.
rewarming (recalentamiento). m. Aplicación de calor para elevar la temperatura corporal en la técnica de hipotermia intencional.
RF (RF). Abrev. de: 1) factor liberador (releasing factor); 2) factores reumatoideos (rheumatoid factors); 3) forma replicativa (replicative form).
RH (RH). Abrev. de hormona liberadora.
Rh (Rh). **1.** Símbolo de rodio. **2.** Grupo sanguíneo Rh.
rhabarberone (rabarberona). f. Aloe-emodina.
rhabdo-, rhabd- (rabdo-, rabd-). Prefijos que significan varilla, o bastón en forma de tal (rabdoide).
rhabdocyte (rabdocito). m. Término poco usado que significa célula en banda o metamielocito.
rhabdoid (rabdoide). En forma de varilla o bastón; semejante a éstos.
rhabdomyoblast (rabdomioblasto). m. Células grandes, redondas, fusiformes o como bandas, con citoplasma fibrilar fuertemente eosinófilo que puede presentar estrías transversales.
rhabdomyolysis (rabdomiólisis). f. Enfermedad fulminante aguda potencialmente mortal del músculo esquelético con destrucción de éste, evidenciada por mioglobinemia y mioglobinuria.
acute recurrent r. (r. recurrente aguda). R. paroxística familiar.
exertional r. (r. por esfuerzo).
familial paroxysmal r. (r. paroxística familiar). R. recurrente aguda.
idiopathic paroxysmal r. (r. paroxística idiopática). Mioglobinuria.
rhabdomyoma (rabdomioma). m. Neoplasia benigna que deriva del músculo estriado, que se presenta en el corazón de niños, probablemente como un proceso hamartomatoso.
rhabdomyosarcoma (rabdomiosarcoma). Rabdosarcoma; neoplasia maligna derivada de músculo esquelético (estriado), que se encuentra en niños o con menos frecuencia en adultos.
embryonal r.'s (r. embrionarios).
rhabdophobia (rabdofobia). f. Temor morboso a los bastones, varillas, látigos, etc., como instrumentos de castigo.
rhabdosarcoma (rabdosarcoma). m. Rabdomiosarcoma.
rhabdosphincter (rabdoesfínter). m. Esfínter muscular estriado, formado por músculo estriado.
rhabdovirus (rabdovirus). m. Cualquier virus de la familia Rhabdoviridae.
rhagades (rágade). f. Paspaduras, grieta o fisura en las uniones mucocutáneas; se ven en enfermedades por deficiencia vitamínica y en sífilis congénita.
rhagadiform (ragadiforme). Parecido a la rágade, o con su característica.
-rhagia (-rragia). Sufijo que indica relación con una descarga excesiva o insólita.
L-rhamnose (L-ramnosa). f. Isodulcit; metilpentosa presente en muchos glucósidos vegetales, libre en el súmac venenoso, en lipopolisacáridos de *Enterobacteriaceae* y en la rutinosa, un disacárido.
rhamnoside (ramnósido). m. Glucósido de ramnosa.
rhamnoxanthin (ramnoxantina). f. Frangulina.
rhaphania (rafanía).
rhaphe (rafe).
-rhaphy (-rrafia). Sufijo que indica relación con la sutura quirúrgica.
rhathymia (ratimia). f. Comportamiento cordial y alegre.
rhe (rhe). Unidad absoluta de fluidez, la recíproca de la unidad de viscosidad.
rhegma (regma). f. Desgarramiento o fisura.
rhegmatogenous (regmatógeno). Que surge del estallido o fraccionamiento de un órgano.
rheic (reico). Relativo al ruibarbo, o rheum.
rhenium (Re) (renio). m. Elemento metálico del grupo del platino; símbolo Re, P. at. 186,21, Nº at. 75.
rheo- (reo-). Prefijo que generalmente denota flujo sanguíneo o corriente eléctrica.
rheobase (reobase). f. Umbral galvánico; la fuerza mínima de un estímulo eléctrico de duración indefinida capaz de causar excitación de un tejido, como el músculo o el nervio.

rheobasic (reobásico). Perteneciente a una reobase o que posee sus características.
rheocardiography (reocardiografía). f. Pletismografía de impedancia aplicada al corazón.
rheochrysidin (reocrisidina). f. El 3-metil éter de emodina.
rheoencephalogram (reoencefalograma). m. Registro gráfico de los cambios de conductividad de los tejidos de la cabeza, causados por factores vasculares.
rheoencephalography (reoencefalografía). f. Técnica para medir el flujo sanguíneo del cerebro.
rheogram (reograma). m. Gráficos del estrés de corte versus el índice de corte para un líquido.
rheologist (reólogo). m. Especialista en reología.
rheology (reología). f. Estudio de la deformación y el flujo de los materiales.
rheometer (reómetro). m. **1.** Instrumento para medir las propiedades reológicas de los materiales, p. ej., la sangre. **2.** Galvanómetro.
rheometry (reometría). f. Medición de la corriente eléctrica o del flujo sanguíneo.
rheopexy (reopexia). f. Propiedad de ciertos materiales en los que el mayor índice de corte favorece el aumento de viscosidad.
rheostat (reóstato). m. Resistor variable usado para ajustar la corriente en un circuito eléctrico.
rheostosis (reostosis). f. Hiperostosis circulante o fluyente; osteítis hipertrofiante y condensante que tiende a correr en franjas o columnas longitudinales, como la cera derretida de una vela, y que afecta a muchos huesos largos.
rheotaxis (reotaxis). f. Forma de barotaxis positiva en la que un microorganismo contenido en un líquido es impulsado a moverse contra la corriente circulante de éste.
rheotropism (reotropismo). m. Movimiento contrario al sentido de una corriente que implica a parte de un organismo, y no a todo, como la reotaxis.
rhestocythemia (restocitemia). f. Presencia de glóbulos rojos rotos en la circulación periférica.
rhesus (rhesus). Nombre genérico de *Macaca mulatta.*
rheum (reuma). amb. Descarga mucosa o acuosa.
rheumatalgia (reumatalgia). f. Término obsoleto para el dolor reumático.
rheumatic (reumático). Relativo al reumatismo o caracterizado por éste.
rheumatid (reumátide). f. Nódulo reumático u otra erupción que puede acompañar al reumatismo.
rheumatism (reumatismo). m. **1.** Término obsoleto por fiebre reumática. **2.** Término indefinido aplicado a diversos estados con dolor u otros síntomas de origen articular, o relacionados con otros elementos del sistema musculoesquelético.
  articular r. (r. articular). Artritis.
  chronic r. (r. crónico).
  gonorrheal r. (r. gonorreico).
  inflammatory r. (r. inflamatorio).
  lumbar r. (r. lumbar). Lumbago.
  Macleod's r. (r. de Macleod).
  muscular r. (r. muscular). Fibrositis.
  nodose r. (r. nudoso).
  subacute r. (r. subagudo).
  tuberculous r. (r. tuberculoso).
rheumatismal (reumático).
rheumatocelis (reumatocelis). f. Púrpura de Henoch-Schönlein.
rheumatoid (reumatoide). Parecido al reumatismo en uno o más aspectos.
rheumatologist (reumatólogo). Especialista en reumatología.
rheumatology (reumatología). f. La especialidad médica que se refiere al estudio, el diagnóstico y el tratamiento de condiciones reumáticas.
rhexis (rexis). f. Estallido o ruptura de un órgano o vaso.
rhigosis (rigosis). f. Percepción del frío.
rhigotic (rigótico). Perteneciente a la rigosis.
rhin-, rhino- (rin-, rino-,). Prefijos que indican la nariz.
rhinal (rinal). Nasal.
rhinalgia (rinalgia). f. Rinodinia; dolor en la nariz.
rhinarium, pl. **rhinaria** (rinario). m. Zona de piel sin pelos que rodea a las fosas nasales de algunos mamíferos.
rhinedema (rinedema). m. Hinchazón de la mucosa nasal.
rhinencephalic (rinencefálico). Relativo al rinencéfalo.
rhinencephalon (rinencéfalo). m. Término colectivo que denota las partes del hemisferio cerebral directamente relacionadas con el sentido del olfato: bulbo olfatorio, pedúnculo olfatorio, tubérculo olfatorio y corteza olfatoria o piriforme, incluido el núcleo cortical de la amígdala.
rhinenchysis (rinenquisis). f. Ducha nasal; lavado de las cavidades nasales.
rhineurynter (rineurínter). f. Bolsa dilatable usada para hacer presión dentro de las fosas nasales a fin de detener una epistaxis profusa.
rhinion (rinión). m. Punto craneométrico; extremo inferior de la sutura interna.
rhinism (rinismo). m. Rinolalia.
rhinitis (rinitis). f. Catarro nasal; inflamación de la mucosa nasal.
  acute r. (r. aguda). Coriza; resfrío de cabeza.
  allergic r. (r. alérgica). R. asociada con fiebre del heno.
  atrophic r. (r. atrófica).
  atrophic r. of swine (r. atrófica del cerdo).
  r. caseosa, caseous r. (r. caseosa).
  chronic r. (r. crónica).
  croupous r. (r. cruposa). R. membranosa.
  eosinophilic nonallergic r. (r. eosinofílica no alérgica).
  fibrinous r. (r. fibrinosa). R. membranosa.
  gangrenous r. (r. gangrenosa).
  hypertrophic r. (r. hipertrófica).
  r. medicamentosa (r. medicamentosa).
  membranous r. (r. membranosa).
  necrotic r. of pigs (r. necrótica del cerdo). Nariz de toro.
  r. nervosa (r. nerviosa). Fiebre del heno.
  pseudomembranous r. (r. seudomembranosa). R. membranosa.
  r. purulenta, purulent r. (r. purulenta).
  scrofulous r. (r. escrofulosa).
  r. sicca (r. seca). Forma de r. crónica con poca secreción o ninguna..
  vasomotor r. (r. vasomotora).
rhinoanemometer (rinoanemómetro). m. Variación del neumotacómetro usada para medir el flujo de aire nasal y la resistencia nasal al flujo del aire.
rhinoantritis (rinoantritis). f. Inflamación de las cavidades nasales y de uno o ambos antros maxilares.
rhinobyon (rinobión). m. Tapón nasal.
rhinocanthectomy (rinocantectomía). f. Escisión del canto interno del ojo.
rhinocele (rinocele). m. Cavidad o ventrículo del rinencéfalo o parte olfatoria primitiva del telencéfalo.
rhinocephaly, rhinocephalia (rinocefalia). f. Rinencefalia; forma de ciclopía en la que la nariz está representada por una protuberancia carnosa como una trompa de elefante (proboscis) que surge por encima de las órbitas (dos hendiduras), y los lóbulos rinencefálicos del telencéfalo están poco desarrollados y muestran tendencia a fusionarse.
rhinocheiloplasty, rhinochiloplasty (rinoqueiloplastia, rinoquiloplastia). f. Cirugía plástica o reparativa de la nariz y el labio superior.
rhinocleisis (rinocleisis). f. Rinoestenosis.
rhinodacryolith (rinodacriolito). m. Cálculo en el conducto nasolagrimal.
rhinodymia (rinodimia). f. Duplicación de la nariz en una cara por lo demás normal.
rhinodynia (rinodinia). f. Rinalgia.
rhinoestrosis (rinoestrosis). f. Infección de caballos y asnos, raramente del hombre, con larvas de la mosca *Rhinoestrus purpureus.*
rhinogenous (rinógeno). Originado en la nariz.
rhinokyphectomy (rinocifectomía). f. Operación plástica para rinocifosis.
rhinokyphosis (rinocifosis). f. Deformidad gibosa de la nariz.
rhinolalia (rinolalia). f. Rinismo; rinofonía; habla nasalizada.
  r. aperta (r. abierta).
  r. clausa (r. cerrada).
rhinolaryngitis (rinolaringitis). f. Inflamación de la mucosa nasal y laríngea.
rhinolaryngology (rinolaringología). f. Rinología y laringología combinadas.
rhinolite, rhinolith (rinolito). m. Cálculo nasal; concreción calcárea en la cavidad nasal.

rhinolithiasis (rinolitiasis). f. Presencia de un cálculo renal.
rhinologic (rinológico). Relativo a la rinología.
rhinologist (rinólogo). m. Especialista en enfermedades de la nariz.
rhinology (rinología). f. Rama de la ciencia médica que estudia la nariz y sus enfermedades.
rhinomanometer (rinomanómetro). m. Manómetro usado para determinar la presencia y cantidad de obstrucción nasal, y las relaciones entre la presión de aire y el flujo nasales.
rhinomanometry (rinomanometría). f. **1.** Uso de un rinomanómetro. **2.** Estudio y medición del flujo y la presión de aire nasales.
rhinomucormycosis (rinomucormicosis). f. Entomoftoramicosis.
rhinomycosis (rinomicosis). f. Infección fúngica de las mucosas nasales.
rhinonecrosis (rinonecrosis). f. Necrosis de los huesos de la nariz.
rhinopathy (rinopatía). f. Enfermedad de la nariz.
rhinopharyngeal (rinofaríngeo). **1.** Nasofaríngeo. **2.** Relativo a la rinofaringe.
rhinopharyngitis (rinofaringitis). f. Nasofaringitis; inflamación de la mucosa de la parte superior de la faringe y de los orificios nasales (nares) posteriores.
r. mutilans (r. mutilante). Gangosa.
rhinopharyngolith (rinofaringolito). m. Concreción en la rinofaringe.
rhinopharynx (rinofaringe). f. Parte nasal de la faringe.
rhinophonia (rinofonía). f. Rinolalia.
rhinophycomycosis (rinoficomicosis). f. Entomoftoramicosis.
rhinophyma (rinofima). m. Hipertrofia de la nariz con dilatación folicular, debida a hiperplasia de las glándulas sebáceas con fibrosis y aumento de vascularidad. D.t. rosácea hipertrófica, nariz de cobre, de ron, de brandy, en martillo, en papa, de borracho, etc.; capullo de ron.
rhinoplasty (rinoplastia). f. **1.** Reparación de un defecto parcial o total de la nariz con tejido tomado de otra parte. **2.** Operación plástica para cambiar la forma o el tamaño de la nariz.
English r. (r. inglesa). R. que utiliza un colgajo de la mejilla.
Indian r. (r. india). Método de Carpue.
Italian r. (r. italiana). Operación italiana o de Tagliacotti.
Joseph r. (r. de Joseph).
rhinopneumonitis (rinoneumonitis). f. Inflamación de la mucosa de la nariz y del pulmón en animales.
equine r. (r. equina).
rhinorrhagia (rinorragia). f. Epistaxis o sangrado nasal, especialmente si es abundante.
rhinorrhea (rinorrea). f. Descarga de la mucosa nasal.
cerebrospinal fluid r. (r. de líquido cefalorraquídeo).
gustatory r. (r. gustativa).
rhinosalpingitis (rinosalpingitis). f. Inflamación de la mucosa de la nariz y de la trompa de Eustaquio.
rhinoscleroma (rinoescleroma). m. Proceso granulomatoso crónico que afecta a la nariz, el labio superior, la boca y las vías aéreas superiores.
rhinoscope (rinoscopio). m. Nasoscopio; espejito unido en ángulo apropiado a un mango cilíndrico, usado en rinoscopia posterior.
rhinoscopic (rinoscópico). Relativo al rinoscopio o a la rinoscopia.
rhinoscopy (rinoscopia). f. Inspección de la cavidad nasal.
anterior r. (r. anterior).
median r. (r. mediana).
posterior r. (r. posterior).
rhinosporidiosis (rinosporidiasis). f. Invasión de la cavidad nasal por *Rhinosporidium seeberi*, con la consiguiente enfermedad granulomatosa crónica que produce pólipos u otras formas de hiperplasia de las mucosas.
rhinostenosis (rinoestenosis). f. Rinocleisis; obstrucción nasal.
rhinotomy (rinotomía). f. **1.** Cualquier operación cortante de la nariz. **2.** Procedimiento operatorio en el que la nariz se incide a lo largo de un costado para poder alejarla y ver bien los pasajes nasales en operaciones radicales de los senos.
rhinotracheitis (rinotraqueítis). f. Inflamación de las cavidades nasales y la tráquea.
feline viral r. (r. virósica felina).
infectious bovine r. (IBR) (r. bovina infecciosa).
rhinovirus (rinovirus). m. Cualquier virus del género *Rhinovirus*.
bovine r.'s (r. bovinos).
equine r.'s (r. equinos).
rhizo- (rizo-). Prefijo que indica raíz.
rhizoid (rizoide). **1.** Como una raíz. **2.** Irregularmente ramificado como una raíz; denota una forma de crecimiento bacteriano. **3.** En los hongos, hifas como raíces que nacen en los nódulos de las hifas de las especies de *Rhizopus*.
rhizome (rizoma). m. Tallo subterráneo reptante de plantas, como iris, cálamo y sanguinaria.
rhizomelia (rizomelia). f. Desproporción en la longitud del segmento más proximal de los miembros (brazos y muslos).
rhizomeningomyelitis (rizomeningomielitis). f. Radiculomeningomielitis; inflamación de las raíces nerviosas, las meninges y la médula espinal.
rhizoplast (rizoplasto). m. Conexión fina entre el flagelo o blefaroplasto de un protozoario y el núcleo.
rhizopterin (rizopterina). f. Factor SLR; ácido 10-formilpteroico; factor del ácido fólico para ciertas bacterias.
rhizotomy (rizotomía). f. Radiculectomía; radicotomía; sección de las raíces de los nervios raquídeos para aliviar el dolor o la parálisis espástica.
anterior r. (r. anterior).
facet r. (r. de facetas).
posterior r. (r. posterior). Operación de Dana.
trigeminal r. (r. trigeminal).
rhodamine B (rodamina B). f. Colorante de xanteno básico rojo fluorescente, cloruro de tetraetilrrodamina, usado en histología como colorante contrastante del azul de metileno y del verde metilo, y como fluorocromo vital.
rhodanate (rodanato). m. Tiocianato.
rhodanese (rodanesa). f. Tiosulfato sulfurtransferasa.
rhodanic acid (ácido rodánico). Á. tiociánico.
rhodanile blue (azul de rodanilo).
rhodeose (rodeosa). f. Fucosa.
rhodin (rodina). f. Derivado de dihidroporfirina, con dos hidrógenos adicionales en las posiciones 17 y 18, del tipo encontrado en la molécula de clorofila *b*, y con un grupo formil en la posición 7, en lugar de un grupo metílico.
rhodium (Rh) (rodio). m. Elemento metálico, símbolo Rh, Nº at. 45, P. at. 102,91.
rhodo-, rhod- (rodo-, rod-). Prefijos que denotan color rosado o rojo.
rhodogenesis (rodogénesis). f. Producción de rodopsina por combinación de 11-*cis*-retinal y opsina en la oscuridad.
rhodophylactic (rodofiláctico). Relativo a la rodofilaxia.
rhodophylaxis (rodofilaxia). f. Acción de las células pigmentadas de la coroides que preservan o facilitan la reproducción de rodopsina.
rhodopsin (rodopsina). f. Púrpura visual; proteína termolábil roja de PM aproximado 35.000, que se encuentra en los segmentos externos de los bastoncitos de la retina.
rhombencephalon (rombencéfalo). [*rhombencephalon,* NA]. m. Posencéfalo, vesícula posencefálica; parte del cerebro derivada de la más posterior de las tres vesículas del tubo neural embrionario, secundariamente dividida en metencéfalo y mielencéfalo; incluye el puente, cerebelo y bulbo raquídeo.
rhombic (rómbico). **1.** Romboide. **2.** Relativo al rombencéfalo.
rhombo- (rombo-). Prefijo que denota rómbico, romboide.
rhomboatloideus (romboatloideo). V. músculo.
rhombocele (rombocele). m. Seno romboidal.
rhomboid, rhomboidal (romboide, romboidal). Rómbico ; parecido a un rombo; p. ej., un paralelogramo oblicuo pero de lados desiguales; en anatomía denota especialmente un ligamento y dos músculos.
rhomboideus (romboideo). V. músculo.
rhombomere (rombómero). m. Neurómero.
rhonchal, rhonchial (roncal). Relativo a un roncus.
rhoncus, pl. **rhonchi** (ronquido). m. Estertor. Sonido adicional producido durante la aspiración o espiración, oído por auscultación del tórax y causado por aire que pasa a través de bronquios estrechados por inflamación, espasmo de músculo liso o por la presencia de moco en el lumen.
cavernous r. (r. cavernoso). Estertor cavernoso.
rhopheocytosis (rofeocitosis). f. Formación de vacuolas en la superficie de una célula sin la formación previa de proyecciones cito-

plasmáticas, por la cual la célula parece aspirar el material circundante.
rhoptry, pl. **rhoptries** (roptría). f. Toxonema; organelas apareadas; organelas tubulares o saculoclaviformes electrónicamente densas, que se extienden hacia atrás desde el extremo anterior de los esporozoítos y otras fases de ciertos esporozoarios del subfilo Apicomplexa.
rhotacism (rotacismo). m. Mala pronunciación del sonido “r”.
rhubarb (ruibarbo). m. Cualquier planta del género *Rheum* (familia Polygonaceae), especialmente *R. rhaponticum,* r. de jardín y *R. officinale* o *R. palmatum.*
rhyparia (riparia). f. Sordes.
rhypophagy (ripofagia). f. Escatofagia.
rhypophobia (ripofobia). f. Aversión anormal y temor morboso a la suciedad y la basura.
rhythm (ritmo). **1.** Tiempo de movimiento medido; alternación regular de dos estados diferentes u opuestos. **2.** Método del r. **3.** Aparición regular de un suceso eléctrico en el electroencefalograma. **4.** Formas secuenciales de latir del corazón generadas por un solo latido o las secuencias de latidos en una cavidad diferente de aquélla que controla el r. resultante.
agonal r. (r. agónico).
alpha r. (r. alfa). R. de Berger; onda alfa.
atrioventricular nodal r. (A-V) (r. nodal auriculoventricular (A-V)).
Berger r. (r. Berger). R. alfa.
beta r. (r. beta). Onda beta.
bigeminal r. (r. bigeminal). Acople; r. acoplado.
cantering r. (r. de galope).
circadian r. (r. circadiano).
circus r. (r. circular). Movimiento circular.
coronary nodal r. (r. nodal coronario).
coronary sinus r. (r. sinusal coronario).
coupled r. (r. acoplado). R. bigeminal.
delta r. (r. delta). Onda delta (2).
diurnal r. (r. diurno).
ectopic r. (r. ectópico).
escape r. (r. de escape).
fast r. (r. rápido).
gallop r. (r. de galope). Galope.
idionodal r. (r. idionodal).
idioventricular r. (r. idioventricular). R. ventricular.
nodal r. (r. nodal). R. nodal auriculoventricular.
pendulum r. (r. de péndulo). Embriocardia.
quadrigeminal r. (r. cuadrigeminal). Cuadrigeminismo.
quadruple r. (r. cuádruple).
reciprocal r. (r. recíproco).
reciprocating r. (r. reciprocante).
reversed reciprocal r. (r. recíproco invertido).
sinus r. (r. sinusal).
theta r. (r. theta). Onda theta.
tic-tac r. (r. de tic-tac). Embriocardia.
trainwheel r. (r. de ruedas de tren). R. cuádruple.
trigeminal r. (r. trigeminal). Trigeminisimo.
triple r. (r. triple).
ultradian r. (r. ultradiano).
ventricular r. (r. ventricular). R. idioventricular.
rhythmeur (ritmador). m. Aparato para lograr interrupciones rítmicas de la corriente eléctrica en una máquina de rayos X.
rhytidectomy (ritidectomía). f. Ritidoplastia; eliminación de arrugas o remodelación de la cara por escisión de cualquier exceso de piel y reajuste del resto.
rhytidoplasty (ritidoplastia). f. Ritidectomía.
rhytidosis (ritidosis). f. **1.** Rutidosis. Arrugamiento de la cara en forma desproporcionada con la edad. **2.** Laxitud y arrugamiento de la córnea como indicación de muerte cercana.
Rib (Rib). Símbolo de ribosa.
rib (costilla). Uno de los 24 huesos curvos alargados que forman la parte principal de la pared ósea del tórax.
bicipital r. (c. bicipital).
bifid r. (c. bífida). C. cuyo cuerpo se bifurca.
cervical r. (c. cervical). [*costa cervicalis*, NA].
false r.'s (c. falsas). [*costae spuriae*, NA]. C. vertebrocondrales.
floating r.'s (c. flotantes). [*costae fluitantes*, NA]. C. vertebrales.
lumbar r. (c. lumbar).
slipping r. (c. deslizada).
true r.'s (c. verdaderas). [*costae verae*, NA]. C. vertebroesternales.
vertebral r.'s (c. vertebrales). [*costae fluitantes*, NA]. C. flotantes.
vertebrochondral r.'s (c. vertebrocondrales). [*costae spuriae*, NA]. C. falsas.
vertebrosternal r.'s (c. vertebroesternales). [*costae verae*, NA]. C. verdaderas.
ribavirin (ribavirina). f. Nucleósido sintético; agente antivirósico que, por su efecto inhibitorio sobre la síntesis de guanosina 5'-fosfato, inhibe la síntesis de DNA y RNA.
α-ribazole (α-ribazol). m. α-D-Ribofuranosil-5,6-dimetil-benzimidazol; el nucleósido de benzimidazol de la vitamina B_{12}.
ribbon (cinta). f. Estructura en forma de c., larga y angosta.
Reil's r. (c. de Reil). Lemnisco medial o interno.
ribitol (ribitol). m. Adonitol; producto de reducción de la ribosa.
ribityl (ribitilo). m. Radical de ribitol; se encuentra en la riboflavina.
ribo- (ribo-). **1.** Raíz de ribosa y, por ende, parte de sus derivados, como ribofuranosa y ribopiranosa. **2.** Como prefijo, escrito en bastardilla antes del nombre sistemático de un monosacárido, *ribo-* indica que la configuración de una serie de tres grupos consecutivos pero no necesariamente contiguos CHOH (o asimétricos) es la de la ribosa.
riboflavin(e) (riboflavina). f. Flavina ; lactoflavina; uno de los factores termoestables del complejo vitamínico B.
r. kinase (r. cinasa).
methylol r. (r. metilol).
riboflavin 5'-phosphate (riboflavina 5'-fosfato). m. Mononucleótido de flavina.
ribofuranose (ribofuranosa). f. La forma 1,4 cíclica de la ribosa.
9-β-D-ribofuranosyladenine (9-β-D-ribofuranosiladenina). f. Adenosina.
1-β-D-ribofuranosylcytosine (1-β-D-ribofuranosilcitosina). Citidina.
9-β-D-ribofuranosylguanine (9-β-D-ribofuranosilguanina). f. Guanosina.
ribofuranosylthymine (ribofuranosiltimina). f. Ribotimidina.
1-β-D-ribofuranosyluracil (1-β-D-ribofuranosiluracilo). m. Uridina.
ribonuclease (ribonucleasa). f. Ribonucleinasa; transferasa o fosfodiesterasa que cataliza la hidrólisis de ácido ribonucleico.
alkaline RNase (r. alcalina). Ribonucleasa (pancreática).
***Escherichia coli* RNase I** (r. de *Escherichia coli*). RNasa T_2.
microbial RNase II (RNasa II microbiana). RNasa T_2.
pancreatic RNase (RNasa pancreática).
plant RNase (r. de plantas). RNasa T_2.
RNase A (RNasa A). Ribonucleasa (pancreática).
RNase alpha (r. alfa).
RNase I (RNasa I). Ribonucleasa (pancreática).
RNase II (RNasa II).
RNase III (RNasa III).
RNase N_1 (RNasa N_1). RNasa T_1.
RNase N_2 (RNasa N_2). RNasa T_2.
RNase P (RNasa P).
RNase T_1 (RNasa T_1). Guanilribonucleasa.
RNase T_2 (RNasa T_2).
RNase U_2 (RNase U_2).
RNase U_4 (RNasa U_4). RNasa de levaduras.
yeast RNase (RNasa de levaduras).
ribonuclease (*Bacillus subtilis*) (ribonucleasa (Bacillus subtilis)). Ribonucleasa (*Azotobacter agilis*); ribonucleasa (*Proteus admirabilis*); enzima que hidroliza en forma endonucleolítica el RNA dando 2',3'-nucleótidos cíclicos.
ribonuclease (pancreatic) (ribonucleasa (pancreática)). R. alcalina; RNasa A; enzima que transfiere el 3'-fosfato de un residuo ribonucleótido de pirimidina de un polinucleótido desde la posición 5' del nucleótido adyacente a la posición 2' del propio nucleótido de pirimidina (una acción de transferasa, endonucleasa), rompiendo así la cadena y formando una pirimidina 2',3'-fosfato cíclico.
ribonucleic acid (RNA) (ácido ribonucleico (RNA)).
heterogeneous RNA (RNA heterogéneo).
informational RNA (RNA de información). RNA mensajero.
messenger RNA (mRNA) (RNA mensajero (RNAm)).
nuclear RNA (nRNA) (RNA nuclear (RNAn)).

ribosomal RNA (rRNA) (RNA ribosómico (RNAr)).
RNA polymerase (RNA polimerasa).
soluble RNA (sRNA) (RNA soluble (RNAs)).
template RNA (RNA molde). RNA mensajero.
transfer RNA (tRNA) (RNA de transferencia (RNAt)). RNA soluble.

ribonucleinase (ribonucleinasa). f. Ribonucleasa.

ribonucleoprotein (RNP) (ribonucleoproteína (RNP)). f. Combinación de proteína y ácido ribonucleico.

ribonucleoside (ribonucleósido). m. Nucleósido en el que el azúcar componente es la ribosa.

ribonucleotide (ribonucleótido). m. Nucleótido (nucleósido fosfato) cuyo azúcar componente es la ribosa.

ribopyranose (ribopiranosa). f. Forma cíclica 1,5 de ribosa.

ribose (Rib) (ribosa (Rib)). f. Pentosa presente en el ácido ribonucleico.

ribose-5-phosphate isomerase (ribosa-5-fosfato isomerasa). f. Fosfopentosa isomerasa; fosforriboisomerasa; enzima que cataliza la interconversión de ribosa 5-fosfato y ribulosa 5-fosfato; tiene importancia en el metabolismo de la ribosa.

riboside (ribósido). m. Producto formado por el reemplazo del H de C-1 OH de la ribosa por un residuo alcohólico (que puede ser otro azúcar).

ribosome (ribosoma). m. Gránulo de Palade; gránulo de ribonucleoproteína de 120 a 150 Å de diámetro, asiento de la síntesis desde aminoacil RNA-t, dirigida por RNAm.

ribosuria (ribosuria). f. Mayor excreción urinaria de D-ribosa; generalmente es una manifestación de la distrofia muscular.

ribosyl (ribosilo). m. Radical formado por pérdida del grupo OH hemiacetal de cualquiera de las dos formas cíclicas de ribosa (quedan compuestos de ribofuranosil y ribopiranosil) por combinación con un H de –NH– o –CH–grupo.

1-ribosylorotate (1-ribosilorotato). m. Orotidina.

ribosylpurine (ribosilpurina). f. Nebularina.

ribothymidine (T, Thd) (ribotimidina (T, Thd)). f. Ribofuranosiltimina; 5-metiluridina; análogo de ribosil de la timidina (desoxirribosiltimina).

ribothymidylic acid (rTMP, TMP) (ácido ribotimidílico).

ribotide (ribótido). m. Corrupción del ribósido, por analogía con nucleósido-nucleótido, en lugar de decir, correctamente ribonucleótido.

ribovirus (ribovirus). m. Virus RNA.

ribulose (ribulosa). f. D-*eritro*-2-Pentulosa; D-adenosa; D-*eritro*-2-cetopentosa; 2-ceto isómero de ribosa.

ribulose-bisphosphate carboxylase (ribulosabifosfato carboxilasa). f. Carboxidismutasa; carboxi-liasa dimerizante; enzima que cataliza la adición de dióxido de carbono a ribulosa 1,5-bifosfato y la hidrólisis del producto de adición a dos moléculas de ácido 3-fosfoglicérico.

ribulose-phosphate 3-epimerase (ribulosafosfato 3-epimerasa). Fosforribulosa epimerasa; fosfocetopentoepimerasa; enzima que cataliza la interconversión de xilulosa 5-fosfato y su isómero ribulosa 5-fosfato.

rice (arroz). m. Grano de *Oryza sativa* (familia Gramineae), planta del a.

ricin (ricina). f. Lectina y hemaglutinina muy tóxica que se encuentra en las semillas de la planta de aceite de castor, *Ricinus communis*.

ricinism (ricinismo). m. Envenenamiento por la ingestión de los principios tóxicos de las semillas u hojas de la planta de aceite de ricino *Ricinus communis*.

ricinoleate (ricinoleato). m. Sal del ácido ricinoleico.

ricinoleic acid (ácido ricinoleico).

rickets (raquitismo). m. Osteomalacia infantil o juvenil.
acute r. (r. agudo). R. hemorrágico.
adult r. (r. del adulto). Osteomalacia.
celiac r. (r. celíaco).
hemorrhagic r. (r. hemorrágico). R. agudo.
late r. (r. tardío). R. adulto.
renal r. (r. renal). Osteosis fibroquística renal; osteítis fibrosa renal.
scurvy r. (r. escorbútico). Escorbuto infantil.
vitamin D-resistant r. (r. resistente a la vitamina D).

rickettsial (rickettsial). Perteneciente a rickettsia o causado por ésta.

rickettsialpox (rickettsiosis pustulosa). Fiebre de Kew Gardens; r. vesicular.

rickettsiosis (rickettsiosis). f. Infección por rickettsias.
vesicular r. (r. vesicular). R. pustulosa.

rickettsiostatic (rickettsiostático). m. Agente que inhibe el crecimiento de *Rickettsia*.

rickety (raquítico).

RID (RID). Abrev. de inmunodifusión radial (*r*adial *i*mmuno*d*iffusion).

ridge (reborde). m. **1.** Elevación lineal generalmente rugosa; v.t. cresta. **2.** En odontología, cualquier elevación lineal sobre la superficie de un diente. **3.** El resto de la apófisis alveolar y su tejido blando de cobertura después de extraer los dientes.
alveolar r. (r. alveolar). Apófisis alveolar.
apical ectodermal r. (r. ectodérmico apical).
basal r. (r. basal). **1.** Apófisis alveolar. **2.** Cuello del diente.
bicipital r.'s (r. bicipitales).
buccocervical r. (r. bucocervical).
buccogingival r. (r. bucogingival).
bulbar r. (r. bulbar).
bulboventricular r. (r. bulboventricular).
dental r. (r. dentario).
epidermal r.'s (r. epidérmicos). Crestas cutáneas.
epipericardial r. (r. epipericárdico).
external oblique r. (r. oblicuo externo).
ganglion r. (r. ganglionar). Cresta neural.
genital r. (r. genital). R. gonadal.
gluteal r. (r. glúteo). Tuberosidad glútea.
gonadal r. (r. gonadal). R. genital.
interpapillary r.'s (r. interpapilares). Red de las crestas interpapilares.
key r. (r. clave). Cigomaxilar.
lateral epicondylar r. (r. epicondíleo lateral o externo).
lateral supracondylar r. (r. supracondíleo lateral).
linguocervical r. (r. linguocervical). R. linguogingival.
linguogingival r. (r. linguogingival). R. linguocervical.
Mall's r.'s (r. de Mall). Epónimo de r. pulmonares, de uso poco frecuente.
mammary r. (r. mamario). Pliegue mamario.
marginal r. (r. marginal). Cresta marginal.
medial epicondylar r. (r. epicondíleo medial o interno).
medial supracondylar r. (r. supracondíleo medial o interno).
mesonephric r. (r. mesonéfrico).
milk r. (r. lácteo). R. mamario.
mylohyoid r. (r. milohioideo). Línea milohioidea.
nasal r. (r. nasal). [*agger nasi*, NA]. Cresta o puente nasal.
oblique r. (r. oblicuo).
oblique r. of trapezium (r. oblicuo del trapecio).
palatine r. (r. palatino). Rafe palatino.
Passavant's r. (r. de Passavant). Almohadilla de Passavant.
pectoral r. (r. pectoral). Cresta del tuber.
primitive r. (r. primitivo).
pronator r. (r. del pronador).
pterygoid r. of sphenoid bone (r. pterigoideo del esfenoides).
pulmonary r.'s (r. pulmonares).
residual r. (r. residual).
rete r.'s (r. de la red). Crestas interpapilares; red de las crestas interpapilares.
skin r.'s **1.** (crestas papilares). Crestas cutáneas. **2.** (r. cutáneos). Crestas cutáneas.
superciliary r. (r. superciliar). Arco superciliar.
supplemental r. (r. suplementario).
supraorbital r. (r. supraorbitario). Margen supraorbitario.
taste r. (r. gustativo).
temporal r. (r. temporal). Línea temporal inferior y superior.
transverse palatine r. **1.** (pliegue palatino). [*plica palatina transversa*, NA]. **2.** (r. palatino transverso).
transverse r. (r. transversal). Cresta transversal.
trapezoid r. (r. trapezoidal). Línea trapezoidal.
triangular r. (r. triangular). Cresta triangular.
urogenital r. (r. urogenital). Pliegue genital; pliegue mesonéfrico.
wolffian r. (r. de Wolff). R. urogenital.

rifampicin (rifampicina). f. Rifampina.

rifampin (rifampina). f. Rifampicina; rifaldazina; 3-[(4-metilpiperazinil)iminometil]rifamicina SV; agente antibacteriano usado en el tratamiento de la tuberculosis.

rifamycin, rifomycin (rifamicina, rifomicina). f. Antibiótico complejo aislado del caldo de fermentación de *Streptomyces medite-*

rranei, activo contra *Mycobacterium tuberculosis* y *Staphylococcus aureus.*

right-eyed (dextroocular).

right-footed (dextropedal).

right-handed (manidiestro). Dextromanual; que usa la mano derecha para escribir y la mayor parte de las operaciones manuales habitualmente o con mayor facilidad que la izquierda.

rigidity (rigidez). f. **1.** Rigor ; inflexibilidad. **2.** En psiquiatría y psicología clínica, aspecto de la personalidad caracterizado por la resistencia al cambio del individuo.

anatomic r. (r. anatómica).

cadaveric r. (r. cadavérica). Rigor mortis.

catatonic r. (r. catatónica).

cerebellar r. (r. cerebelosa).

clasp-knife r. (r. en navaja). Espasticidad en navaja.

cogwheel r. (r. en rueda dentada).

decerebrate r. (r. de descerebración).

lead-pipe r. (r. en caño de plomo).

mydriatic r. (r. midriática). Pupila tónica.

ocular r. (r. ocular).

pathologic r. (r. patológica).

postmortem r. (r. post mortem). Rigor mortis.

scleral r. (r. escleral).

rigor (rigor). m. **1.** Rigidez . **2.** Escalofrío.

acid r. (r. ácido).

calcium r. (r. cálcico).

heat r. (r. térmico).

r. mortis (r. mortis).

myocardial r. mortis (r. mortis miocárdico).

rim (borde). m. Margen, por lo común de forma circular.

rima, gen. and pl. **rimae** (rima). [*rima,* NA]. f. Abertura, hendidura o fisura, angostas y alargadas, entre dos partes simétricas.

r. glottidis (hendidura glótica). [*rima glottidis*, NA]. Glotis verdadera; h. vocal.

r. oris (hendidura bucal). [*rima oris*, NA]. Fisura oral.

r. palpebrarum (hendidura palpebral). [*rima palpebrarum*, NA]. Fisura palpebral.

r. pudendi (hendidura vulvar). [*rima pudendi*, NA]. Fisura pudenda.

r. respiratoria (hendidura respiratoria). H. del vestíbulo de la laringe.

r. vestibuli (hendidura del vestíbulo de la laringe). [*rima vestibuli*, NA]. Glotis falsa.

r. vocalis (hendidura vocal). H. glótica.

r. vulvae (hendidura vulvar). [*rima pudendi*, NA].

rimose (rimoso). Fisurado; caracterizado por grietas en todas direcciones, como porcelana rajada.

rimula (rimula). Pequeña hendidura o fisura.

ring (anillo). m. **1.** Banda circular que rodea a una abertura central amplia. **2.** En anatomía, cualquier estructura aproximadamente circular o en forma anular que rodea a una abertura o una zona plana. **3.** Cadena cerrada (sin fin) de átomos de un compuesto cíclico, comúnmente usado por "cíclico" o "ciclo". **4.** Crecimiento marginal en la superficie superior de un cultivo de bacterias en caldo, que se ahiere a los lados del tubo de ensayo en forma de a.

abdominal r. (a. abdominal). A. inguinal profundo.

amnion r. (a. amniótico).

anterior limiting r. (a. limitante anterior). A. de Schwalbe.

Bandl's r. (a. de Bandl). A. de retracción patológica.

benzene r. (a. de benceno).

Bickel's r. (a. de Bickel). A. linfoide.

Cannon's r. (a. de Cannon). Punto de Cannon.

cardiac lymphatic r. (a. linfático cardíaco). [*annulus lymphaticus cardiae*, NA].

casting r. (a. para colados). Mufla refractaria.

choroidal r. (a. coroideo).

ciliary r. (a. ciliar). [*annulus ciliaris*]. Orbiculus ciliaris.

common tendinous r. (a. tendinoso común). [*annulus tendineus communis*, NA]. Tendón o a. de Zinn.

conjunctival r. (a. conjuntival). [*annulus conjunctivae,* NA].

constriction r. (a. constrictor o de constricción).

crural r. (a. crural). A. femoral.

deep inguinal r. (a. inguinal profundo). [*annulus inguinalis profundus,* NA].

Donders' r.'s (a. de Donders).

external inguinal r. (a. inguinal externo). A. inguinal superficial.

femoral r. (a. femoral). [*annulus femoralis,* NA].

fibrocartilaginous r. (a. fibrocartilaginoso). [*annulus fibrocartilagineus membranae tympani,* NA]. Tendón anular de Gerlach.

fibrous r. (a. fibroso). [*annulus fibrosus,* NA]. Tendón coronario.

Fleischer's r. (a. de Fleischer).

Flieringa's r. (a. de Flieringa).

glaucomatous r. (a. glaucomatoso). Halo glaucomatoso.

Graefenberg r. (a. de Graefenberg).

Imlach's r. (a. de Imlach).

internal inguinal r. (a. inguinal interno). A. inguinal profundo.

r. of iris (a. del iris). [*annulus iridis*].

Kayser-Fleischer r. (a. de Kayser-Fleischer).

Liesegang r.'s (a. de Liesegang).

Löwe's r. (a. de Löwe). Mancha de Maxwell.

Lower's r. (a. de Lower). A. fibroso.

lymphatic r. of cardia (a. linfático del cardias). [*annulus lymphaticus cardiae,* NA].

lymphoid r. (a. linfoide). A. amigdalino.

Maxwell's r. (a. de Maxwell). Mancha de Maxwell.

neonatal r. (a. neonatal). Línea neonatal.

pathologic retraction r. (a. de retracción patológica). A. de Bandl.

physiologic retraction r. (a. de retracción fisiológica).

polar r. (a. polar).

Schatzki's r. (a. de Schatzki).

Schwalbe's r. (a. de Schwalbe). A. limitante anterior.

scleral r. (a. escleral).

signet r. (a. de sello).

r. of Soemmering (a. de Soemmering).

subcutaneous r. (a. subcutáneo). A. inguinal superficial.

superficial inguinal r. (a. inguinal superficial). [*annulus inguinalis superficialis,* NA]. A. subcutáneo; a. inguinal externo.

tonsillar r. (a. amigdalino). A linfoide.

tracheal r. (a. traqueal). Cartílago traqueal.

tympanic r. (a. timpánico). [*annulus tympanicus,* NA].

umbilical r. (a. umbilical). [*annulus umbilicalis,* NA].

vascular r. (a. vascular).

Vieussens' r. (a. de Vieussens). Limbo de la fosa oval.

Vossius' lenticular r. (a. lenticular de Vossius).

Waldeyer's throat r. (a. de la garganta de Waldeyer). A. linfoide.

Zinn's r. (a. de Zinn). A. tendinoso común.

ring-knife (bisturí en anillo).

ringworm (tiña). Sérpigo; micosis (dermatofitosis) del pelo, piel y uñas.

r. of beard (t. de la barba). Tinea barbae.

black-dot r. (t. de puntos negros).

r. of body (t. del cuerpo). Tinea corporis.

crusted r. (t. fávica). Tinea favosa.

r. of foot (t. de los pies). Tinea pedis.

r. of genitocrural region (t. de la región genitocrural). Tinea cruris.

honeycomb r. (t. fávica). Tinea favosa.

r. of nails (t. de las uñas). Onicomicosis.

Oriental r. (t. oriental) Tinea imbricata.

r. of scalp (t. del cuero cabelludo). Tinea capitis.

scaly r. (t. escamosa). Tinea imbricata.

Tokelau r. (t. de Tokelau). Tinea imbricata.

ripening (maduración). f. Oxidación progresiva de soluciones colorantes, como la m. de soluciones de hematoxilina a hemateína, o de azul de metileno a colorantes azur.

RISA (RISA). Abrev. de albúmina sérica radioyodada (*r*adio*i*odinated *s*erum *a*lbumin).

risk (riesgo). m. Probabilidad de un suceso que, en cierto modo se considera nocivo o deletéreo, expresado en diversas formas.

empiric r. (r. empírico).

recurrence r. (r. de recurrencia).

risorius (risorio). Músculo r. de Santorini.

ristocetin (ristocetina). f. Antibiótico producido por la fermentación de *Nocardia lurida,* formado por dos sustancias: r. A y r. B.

risus caninus, risus sardonicus (risa canina, sardónica). Mueca involuntaria causada por espasmo facial, especialmente en el tétanos. D.t. espasmo canino o cínico; trismo sardónico, etcétera.

ritodrine (ritodrina). f. Agente simpaticomimético de acción β-adrenérgica usado como relajante uterino.

ritual (ritual). m. En psiquiatría y psicología, cualquier actividad psicomotora de un individuo para aliviar la ansiedad o evitar su aparición; típico de la neurosis obsesivocompulsiva.
rivalry (rivalidad). f. Competencia entre dos o más individuos por el mismo objeto u objetivo.
binocular r. (r. binocular).
r. of retina (r. de la retina).
sibling r. (r. entre hermanos).
rivus lacrimalis (rivus lacrimalis). [NA]. Conducto de Ferrein; espacio entre los párpados cerrados y el globo ocular por el cual fluyen las lágrimas hasta el punto lagrimal.
riziform (riciforme). Parecido a granos de arroz.
RMA (RMA). Abrev. de posición mentoanterior derecha (*r*ight *m*ento*a*nterior).
RMP (RMP). Abrev. de posición mentoposterior derecha (*r*ight *m*ento*p*osterior).
Rn (Rn). Símbolo del radón.
RNA (RNA). Abrev. de ácido ribonucleico. D.t. ARN.
RNA splicing (empalme de RNA). Empalme.
RNase (RNasa). f. Abrev. de ribonucleasa.
RNP (RNP). Abrev. de ribonucleoproteína.
ROA (ROA). Abrev. de posición occipitoanterior derecha (*r*ight *o*ccipito*a*nterior).
roaring (ronquido equino).
robotic (robótico). Perteneciente o característico de un robot, un dispositivo mecánico automático diseñado para duplicar una función humana sin la operación directa del ser humano.
roccellin (rocelina). f. Arquilo.
rock oil (aceite de roca). Petróleo.
rod (bastoncillo). m. **1.** Formación cilíndrica fina y recta; bastón. **2.** Célula de la retina.
analyzing r. (b. analizador).
Auer r.'s (b. de Auer). Cuerpos de Auer.
basal r. (b. basal).
Corti's r.'s (b. de Corti). Células pilares.
enamel r.'s (b. del esmalte). Prismas del esmalte.
germinal r. (b. germinal). Esporozoíto.
Maddox's r. (b. de Maddox).
rodenticide (rodenticida). m. Agente mortal para los roedores.
rodonalgia (rodonalgia). f. Eritromelalgia.
roentgen (r, R) (roentgen (r, R)). m. Unidad internacional de rayos X o gamma.
r.-equivalent-man (rem) (r. equivalente-hombre (rem)).
r.-equivalent-physical (rep) (r. equivalente-físico (rep)).
roentgenism (roentgenismo). m. **1.** Uso de rayos roentgen en el diagnóstico y tratamiento de enfermedades. **2.** Cualquier efecto indeseable de los rayos roentgen sobre los tejidos.
roentgenization (roentgenización). f. Término obsoleto por roentgenismo .
roentgenkymogram (roentgenquimograma). m. Registro de los movimientos del corazón tomado con el roentgenquimógrafo.
roentgenkymograph (roentgenquimógrafo). m. Aparato de rayos X para registrar los movimientos del corazón y los grandes vasos en una sola película.
roentgenkymography (roentgenquimografía). f. Registro de los movimientos del corazón por medio del roentgenquimógrafo.
roentgenogram (roentgenograma). m. Radiograma; radiografía; sombras registradas sobre una película o placa sensibilizada por medio de rayos X o roentgen o por un cuerpo o una sustancia radiactivos.
cephalometric r. (r. cefalométrico). Cefalograma.
lateral oblique r. (r. oblicuo lateral). R. maxilar oblicuo lateral.
lateral ramus r. (r. lateral de la rama).
lateral skull r. (r. lateral del cráneo).
maxillary sinus r. (r. de los senos maxilares). R. de Waters.
oblique lateral jaw r. (r. maxilar lateral oblicuo). R. oblicuo lateral.
panoramic r. (r. panorámico).
periapical r. (r. periapical).
scout r. (r. de exploración).
submental vertex r. (r. del vértice submentoniano).
Towne projection r. (r. de proyección de Towne).
transcranial r. (r. transcraneal).
Waters' view r. (r. de Waters). R. de los senos maxilares.
roentgenograph (roentgenografía). f. Radiografía.
roentgenography (roentgenografía). f. Radiografía.
mucosal relief r. (r. de relieves mucosos).
sectional r. (r. seccional). Tomografía.
serial r. (r. seriada).
spot-film r. (r. spot-film).
roentgenologist (roentgenólogo). m. Radiólogo; persona experta en el diagnóstico o la aplicación terapéutica de rayos roentgen.
roentgenology (roentgenología). f. Estudio de los rayos roentgen en todas sus aplicaciones.
roentgenometer (roentgenómetro). m. Radiómetro.
roentgenometry (roentgenometría). f. Medición del dosaje roentgenoterapéutico y del poder penetrante de los rayos X; dosimetría de estos últimos.
roentgenoscope (roentgenoscopio). m. Fluoroscopio.
roentgenoscopy (roentgenoscopia). f. Fluoroscopia.
roentgenotherapy (roentgenoterapia). f. Tratamiento de enfermedades por medio de rayos roentgen.
rolandic (rolándico). Relativo a Luigi Rolando, o descrito por él.
role (rol). m. Forma de comportamiento que un individuo muestra con respecto a personas importantes en su vida.
complementary r. (r. complementario).
gender r. (r. de género).
noncomplementary r. (r. no complementario).
sex r. (r. sexual).
sick r. (r. de enfermo).
role-playing (desempeño de rol).
rolitetracycline (rolitetraciclina). f. *N*-(Pirrolidinometil)tetraciclina; derivado de tetraciclina más soluble y menos irritante que ésta, pero de usos y efectividad similares.
roll (rollo). m. Masa o estructura en forma de rollo.
iliac r. (r. ilíaco).
scleral r. (r. escleral). Espolón escleral.
roller (rodillo). m. Vendaje en r.
rombergism (rombergismo). m. Signo de Romberg.
rongeur (rongeur). Pinza mordiente fuerte para eliminar hueso.
roof (techo). m. [*tegmen*, NA]. Parte superior que cubre algunas estucturas anatómicas; tegmento.
r. of fourth ventricle (t. del cuarto ventrículo). [*tegmen ventriculi quarti*, NA].
r. of mouth (t. de la boca). Paladar.
r. of orbit (t. de la órbita). [*paries superior orbitae*, NA].
r. of skull (t. del cráneo.). Calvaria o calvario.
r. of tympanum (t. del tímpano). [*tegmen tympani*, NA].
roofplate (placa del techo).
root (raíz). **1.** [*radix*, NA]. Porción primaria o inicial de cualquier parte, p. ej., de un nervio en su origen cerebral o espinal (raquídeo). **2.** R. dentaria. **3.** Parte descendente subterránea de una planta, que absorbe agua y nutrientes, sirve de soporte y almacena nutrientes.
anatomical r. (r. anatómica).
anterior r. (r. anterior). R. ventral.
clinical r. (r. clínica).
cochlear r. of vestibulocochlear nerve (r. coclear). [*radix cochlearis*, NA].
cranial r.'s (r. craneales). [*radices craniales*, NA].
dorsal r. (r. dorsal). [*radix dorsalis*, NA]. R. posterior o sensitiva.
r. of facial nerve (r. del nervio facial).
facial r. (r. facial). [*radix facialis*, NA].
r. of foot (r. del pie). Tarso.
hair r. (r. del pelo). [*radix pili*].
inferior r. of cervical loop (r. inferior del asa cervical). [*radix inferior ansae cervicalis*, NA]. R. cervical descendente.
inferior r. of vestibulocochlear nerve (r. inferior del nervio vestibulococlear). [*radix inferior nervi vestibulocochlearis*, NA].
lateral r. of median nerve (r. externa del nervio mediano). [*radix lateralis nervi mediani*, NA].
lateral r. of optic tract (r. lateral de la bandeleta óptica). [*radix lateralis tractus optici*, NA].
long r. of ciliary ganglion (r. larga del ganglio ciliar). R. nasociliar.
r. of lung (r. pulmonar). [*radix pulmonis*, NA].
medial r. of median nerve (r. interna del nervio mediano). [*radix medialis nervi mediani*, NA].
medial r. of optic tract (r. medial de la bandeleta óptica). [*radix medialis tractus optici*, NA].
r. of mesentry (r. del mesenterio). [*radix mesenterii*, NA].
motor r. of ciliary ganglion (r. motora del ganglio ciliar). [*radix oculomotoria ganglii ciliaris*, NA].

motor r. of trigeminal nerve (r. motora del nervio trigémino). [*radix motoria nervi trigemini,* NA].
r. of nail (r. ungular). [*radix unguis,* NA]. R. de la uña.
nasociliary r. (r. nasociliar). [*radix nasociliaris,* NA].
nerve r. (r. nerviosa).
r. of nose (r. de la nariz). [*radix nasi,* NA].
olfactory r.'s (r. olfatorias). Estrías olfatorias.
r.'s of olfactory tract, lateral and medial (r. lateral y medial de la cintilla olfatoria).
parasympathetic r. of ciliary ganglion (r. parasimpática del ganglio ciliar). R. motora del ganglio ciliar.
r. of penis (r. del pene). [*radix penis,* NA].
posterior r. (r. posterior). R. dorsal.
sensory r. of ciliary ganglion (r. sensitiva del ganglio ciliar).
sensory r. of trigeminal nerve (r. sensitiva del nervio trigémino). [*radix sensoria nervi trigemini,* NA].
short r. of ciliary ganglion (r. corta del ganglio ciliar).
spinal r.'s (r. espinales o raquídeas). [*radix sensoria nervi trigemini,* NA].
superior r. of cervical loop (r. superior del asa cervical). [*radix superior ansae cervicalis,* NA]. R. descendente del hipogloso.
superior r. of vestibulocochlear nerve (r. superior del nervio vestibulococlear). [*radix superior nervi vestibulocochelearis,* NA].
sympathetic r. of ciliary ganglion (r. simpática del ganglio ciliar).
r. of tongue (r. de la lengua). [*radix linguae,* NA].
r. of tooth (r. dentaria). [*radix dentis,* NA].
r.'s of trigeminal nerve (r. del nervio trigémino).
tuberous r. (r. tuberosa).
ventral r. (r. ventral). [*radix ventralis,* NA]. R. anterior o motora.
vestibular r. of vestibulocochlear nerve (r. vestibular). [*radix vestibularis,* NA].

root planing (limadura de raíz).
rootlets (raicillas). f. En neuroanatomía, pequeñas raíces nerviosas.
ropalocytosis (ropalocitosis). f. Formación de numerosas prolongaciones de células eritroides que en cortes ultrafinos aparecen claviformes, asociadas con vesículas citoplasmáticas y que se encuentran en algunas enfermedades de la sangre.
rosacea (rosácea). f. Acné rosácea o eritematosa; dilatación vascular y folicular que afecta la nariz y porciones contiguas de las mejillas.
hypertrophic r. (r. hipertrófica). Rinofima.
rosanilin (rosanilina). f. Compuesto de tris(aminofenil)-metilo; es junto con la pararrosanilina, un componente de la fucsina básica; se usa también como agente antifúngico.
rosary (rosario). m. Disposición o estructura formada por cuentas ensartadas como las de un r.
rachitic r. (r. raquítico).
rose (rosa). f. **1.** Erisipela. **2.** R. roja; pétalos de esta flor recogidos antes de expandirse; usada por su olor agradable.
r. oil (aceite de r.). Oleum rosae; atar de r.
rose bengal (rosa de bengala).
rosemary oil (esencia de romero).
roseola (roséola). f. Eritema macular; erupción simétrica de pequeñas placas rosadas colocadas muy juntas.
epidemic r. (r. epidémica). Rubéola.
idiopathic r. (r. idiopática).
r. infantilis, r. infantum (r. infantil). Exantema súbito.
syphilitic r. (r. sifilítica). Sifílide macular o eritematosa.
rosette (roseta). f. **1.** Parásito palúdico cuartano de *Plasmodium malariae* en su forma segmentada o madura. **2.** Grupo de células característico de las neoplasias de origen neuroblástico o neuroectodérmico; muchos núcleos forman un anillo desde el cual las neurofibrillas que pueden verse por impregnación con plata se extienden para entrelazarse en el centro. **3.** Forma que toma el útero de ciertas tenias seudofilídeas, como *Diphyllobothrium latum.*
Wintersteiner r.'s (r. de Wintersteiner).
rosin (rosina). f. Resina ; colofonia, resina sólida que se obtiene de *Pinus palustris* y otras especies de *Pinus* (familia Pinaceae).
***p*-rosolic acid** (ácido p-rosólico). Aurina.
rostellum (rostelo). m. Porción anterior fija o invertible del escólex o cabeza de una tenia, provista a menudo de una o más hileras de ganchos.
armed r. (r. armado). R. con una o más filas de ganchos.
unarmed r. (r. no armado). R. sin ganchos.
rostral (rostral). Relativo a cualquier rostrum o estructura anatómica parecida a un pico.
rostralis (rostralis). [*rostralis,* NA]. Rostral.
rostrate (rostrado). Que tiene un pico o gancho.
rostriform (rostriforme). En forma de pico o rostrum.
rostrum, pl. **rostra, rostrums** (rostrum, pl. rostra, rostrums). [*rostrum,* NA]. Cualquier estructura en forma de pico.
r. corporis callosi **1.** (r. del cuerpo calloso). [*rostrum corporis callosum,* NA]. **2.** (pico del cuerpo calloso). [*rostrum corporis callosi,* NA].
r. sphenoidale **1.** (pico del esfenoides). [*rostrum sphenoidale,* NA]. **2.** (r. del esfenoides). [*rostrum sphenoidale,* NA].
rot (descomposición). f. Deterioro o putrefacción.
Barcoo r. (d. de Barcoo).
foot r. (d. de las pezuñas).
rotameter (rotámetro). m. Aparato para medir el flujo de gases o líquidos.
rotation (rotación). f. **1.** Movimiento de un cuerpo alrededor de su eje. **2.** Recurrencia del orden regular de ciertos sucesos, como los síntomas de una enfermedad periódica.
intestinal r. (r. intestinal). Malarrotación.
molecular r. (r. molecular).
optical r. (r. óptica).
specific r. (r. específica).
rotator (rotador). Músculo por cuya acción una parte puede girar circularmente. V. músculos r.
rotavirus (rotavirus). m. Duovirus; virus de la gastroenteritis infantil; virus de la gastroenteritis tipo B; agente tipo reovirus; grupo de virus RNA (familia Reoviridae) que forman probablemente un género separado que incluye los virus de gastroenteritis infantil humana, de diarrea de terneros de Nebraska, de diarrea epizoótica de ratones recién nacidos, y otros.
rotenone (rotenona). f. Principal componente insecticida de la raíz de *Derris elliptica, D. malaccensis* y otras especies de *Derris,* y de *Lonchocarpas nicou* (familia Leguminosae).
rotoscoliosis (rotoescoliosis). f. Curvatura de la columna vertebral por rotación sobre su eje.
rototome (rotótomo). m. Instrumento rotante cortante usado en la cirugía artroscópica.
rotoxamine (rotoxamina). f. Isómero activo de carbinoxamina; antihistamínico.
rough (rugoso). No liso; denota la superficie granular áspera irregular de un tipo de colonias bacterianas.
roughage (residuo). m. Cualquier elemento de la dieta, p.ej., salvado, que por su volumen sirve como estimulante del peristaltismo intestinal.
roundworm (áscaris). m. Gusano redondo; nematodo miembro del filo Nematelmintos, comúnmente limitado a formas parasitarias.
RPF (RPF). Flujo plasmático renal efectivo.
R.Ph. (R. Ph.). Abrev. de Farmacéutico Registrado.
rpm (r.p.m.). Abrev. de revoluciones por minuto.
R.Q. (R.Q.). Abrev. de cociente respiratorio (respiratory quotient).
-rrhagia, -rhagia (-rragia). Sufijo que indica relación con una descarga excesiva o insólita.
-rrhaphy (-rrafia). Sufijo que indica relación con la suturación quirúrgica.
-rrhea, -rrhoea (-rrea) Sufijo que denota flujo o aflujo.
rRNA (RNAr). Abrev. de ácido ribonucleico ribosómico.
RSA (RSA). Abrev. de posición sacroanterior derecha (*r*ight *s*acro*a*nterior).
RSP (RSP). Abrev. de posición sacroposterior derecha (*r*ight *s*acro*p*osterior).
RSV (RSV). Abrev. de virus de sarcoma de Rous (*R*ous *s*arcoma *v*irus).
RT_3 (RT_3). Símbolo de triyodotironina invertida.
rTMP (rTMP). Abrev. de ácido ribotimidílico.
Ru (Ru). Símbolo del rutenio.
rub (roce). m. Fricción producida moviendo un cuerpo sobre otro.
friction r. (r. de fricción). Sonido de fricción.
pericardial r., pericardial friction r. (r. pericárdico, de fricción pericárdica).
pleuritic r. (r. pleurítico).
rubeanic acid (ácido rubeánico).
rubedo (rubedo). f. Enrojecimiento temporario de la piel.

rubefacient (rubefaciente). **1.** Que causa enrojecimiento de la piel. **2.** m. Contrairritante que produce eritema cuando se aplica a la superficie de la piel.
rubefaction (rubefacción). f. Eritema de la piel causado por la aplicación local de un contrairritante.
rubella (rubéola). f. Sarampión alemán o de los tres días; roséola epidémica; tercera enfermedad; enfermedad exantematosa aguda causada por el virus de la rubéola (*Rubivirus*) y caracterizada por agrandamiento de los ganglios linfáticos, pero generalmente con poca fiebre o reacción constitucional.
rubellin (rubellina). f. Glucósido cardíaco de acción semejante a la digital, obtenido de *Urginia rubella* (familia Liliaceae).
rubeola (rubéola). f. Término utilizado como sinónimo de dos patologías virósicas humanas diferentes, sarampión y rubéola.
rubeosis (rubeosis). f. Coloración rojiza, p. ej., de la piel.
r. iridis diabetica (r. diabética del iris).
rubescent (rubescente). Que enrojece o hace enrojecer.
rubidium (Rb) (rubidio). m. Elemento alcalino, símbolo Rb, Nº at. 37, P. at. 85,48.
rubin S, rubine (rubina, rubina S). f. Fucsina ácida.
rubor (rubor). m. Enrojecimiento; uno de los cuatro signos de inflamación (r., calor, dolor y tumor) enunciados por Celsio.
rubratoxin (rubratoxina). f. Micotoxina producida por *Penicillium rubrum* y *P. purpurogenum*, responsable de brotes de toxicosis en los Estados Unidos.
rubredoxins (rubredoxinas). f. pl. Ferredoxinas sin azufre lábil frente a los ácidos y con el hierro en coordinación de mercáptido.
rubriblast (rubriblasto). m. Pronormoblasto.
pernicious anemia type r. (r. tipo anemia perniciosa).
rubricyte (rubricito). m. Normoblasto policromático. V. eritroblasto.
rubrospinal (rubroespinal). Relativo a las fibras nerviosas que van del núcleo rojo a la médula espinal: el tracto r.
ructus (eructo). m.
rudiment (rudimento). m. **1.** Órgano o estructura incompletamente desarrollados. **2.** La primera indicación de una estructura durante el curso de la ontogenia.
rudimentary (rudimentario). Abortivo ; relativo a un rudimento.
rufous (rufoso). Eritrístico.
ruga, pl. **rugae** (ruga, pl. rugae). [ruga, pl. *rugae*, NA]. Pliegue, reborde, doblez, arruga.
r. gastrica (arruga gástrica).
r. palatina (arruga palatina). [*plica palatina transversa*, NA].
rugae vaginales (pliegues vaginales). [*rugae vaginales*, NA].
rugine (raspadera). f. **1.** Elevador del periostio. **2.** Raspador.
rugitus (rugitus). Ruido intestinal. V.t. borborigmo.
rugose (rugoso). Caracterizado por arrugas o rugosidades; arrugado.
rugosity (rugosidad). f. **1.** Existencia o formación de pliegues o arrugas. **2.** Arruga.
rugous (rugoso).
rule (regla). f. Criterio, estándar o guía que gobiernan un procedimiento, ordenamiento, acción, etc.
Abegg's r. (r. de Abegg).
American Law Institute r. (r. del American Law Institute).
r. of bigeminy (r. de bigeminia).
Clark's weight r. (r. del peso de Clark).
Cowling's r. (r. de Cowling).
Durham r. (r. de Durham).
Goriaew's r. (r. de Goriaew).
Haase's r. (r. de Haase).
His' r. (r. de His).
isoprene r. (r. del isopreno).
Jackson's r. (r. de Jackson).
Le Bel-van't Hoff r. (r. de Le Bel-van't Hoff).
Liebermeister's r. (r. de Liebermeister).
M'Naghten r. (r. de M'Naghten).
Nägele's r. (r. de Nägele).
New Hampshire r. (r. de New Hampshire).
Ogino-Knaus r. (r. de Ogino-Knaus).
r. of outlet (r. del conducto de salida).
phase r. (r. de fase).
Prentice's r. (r. de Prentice).
Rolleston's r. (r. de Rolleston).
Schütz r. (r. de Schütz). Ley de Schütz.
Young's r. (r. de Young).
ruler (regla). f. Instrumento calibrado para medir superficies planas.
isometric r. (r. isométrica).
rum (ron). m. Bebida alcohólica destilada del jugo fermentado de la caña de azúcar.
rum-blossom (capullo de ron). m. Rinofima.
rumen, pl. **rumina** (rumen). m. Primer estómago o panza; el compartimiento más grande del estómago de las vacas y otros rumiantes.
rumenitis (rumenitis). f. Inflamación del rumen o panza de los rumiantes.
rumenotomy (rumenotomía). f. Incisión en el rumen.
ruminant (rumiante). m. Animal que mastica varias veces su alimento, como las ovejas, las vacas, los ciervos, los antílopes, etcétera.
rumination (rumiación). f. **1.** Proceso fisiológico de los rumiantes en el que un alimento grueso y rápidamente ingerido es regurgitado desde el rumen y nuevamente masticado a fondo. **2.** Trastorno de la infancia caracterizado por la regurgitación repetida de alimentos, con pérdida de peso o falta de evolución, que se desarrolla luego de un período de funcionamiento normal. **3.** Reconsideración periódica del mismo tema.
ruminative (ruminativo). Caracterizado por una preocupación profunda por ciertos pensamientos e ideas.
ruminoreticulum (ruminorretículo). f. El rumen y el retículo del estómago de los rumiantes considerados en conjunto porque se comunican libremente por el orificio ruminorreticular.
rupia (rupia). f. **1.** Úlcera de la sífilis secundaria tardía, cubierta de costras amarillentas o pardas, que por su aspecto se han comparado a cáscaras de ostras. **2.** Frambesia. **3.** Término usado ocasionalmente para designar una lesión psoriásica muy escamosa e infectada secundariamente.
r. escharotica (r. escarótica). Dermatitis gangrenosa infantil.
rupial (rupial). Relativo a la rupia.
rupioid (rupioide). Parecido a la rupia.
rupture (ruptura). f. **1.** Hernia. **2.** Desgarramiento o solución de continuidad; rotura de cualquier órgano o parte blanda.
Russell's Periodontal Index (Índice Periodontal de Russell). Índice que estima el grado de enfermedad periodontal presente en la boca midiendo la pérdida ósea alrededor de los dientes y la inflamación gingival.
rusts (mohos). m. pl. Especies de *Puccinia* y otros microbios que incluyen importantes patógenos vegetales, especialmente de los cereales.
rut (celo). m. Período de excitación sexual en los machos de ciertos mamíferos (ciervos, camellos, elefantes, etc.), que tiene carácter estacional.
ruthenium (Ru) (rutenio). m. Elemento metálico del grupo del platino; símbolo Ru, Nº at. 44, P. at. 101,1.
ruthenium red (rojo de rutenio). Oxicloruro amoniado de r.
rutherford (rutherford). m. Unidad de radiactividad que representa la cantidad de material radiactivo en la que tiene lugar un millón de desintegraciones por segundo; 37 r. son iguales a 1 mCi.
rutidosis (rutidosis). f. Ritidosis.
rutin (rutina). f. Rutósido; quercetina-3-rutinósido; quercetina-3-ramnoglucósido; flavonoide obtenido del alforfón o trigo sarraceno que causa disminución de la fragilidad capilar.
rutinose (rutinosa). f. 6-*O*-α-L-Ramnosil-D-glucosa; disacárido de glucosa y ramnosa y componente de la rutina.
rutoside (rutósido). m. Rutina.
RV (VR). Abrev. de volumen residual.
rye smut (centeno, tizón del). Ergot (cornezuelo de centeno).

S

S (S). Abrev. de vértebra sacra (S1-S5); unidad Svedberg.
S (S). Símbolo de siemens; azufre; entropía en termodinamia; sustrato en la hipótesis de Michaelis-Menten; porcentaje de saturación de hemoglobina (cuando está seguido por O_2 o CO_2).
s̄ (s̄). Abrev. del lat. *sine,* sin.
s (*s*). Símbolo de coeficiente de selección.
S_f (S_f). Símbolo de constante de flotación.
S-A (S-A). Abrev. de sinoauricular.
sabadilla (sabadilla). f. Cevadilla; semilla de *Schoenocaulon officinale* (familia Liliaceae), planta de las costas del Golfo de México y el Caribe.
sabulous (sabuloso). Arenoso.
saburra (saburra). **1.** f. Fetidez en el estómago o la boca, debido a la descomposición de los alimentos. **2.** Sordes.
saburral (saburral). Relativo a la saburra.
sac (saco). **1.** Bolsa. **2.** Absceso enquistado en la raíz de un diente. **3.** Cápsula de un tumor o envoltura de un quiste.
abdominal s. (s. abdominal).
air s. (s. aéreo). [*sacculus alveolaris*, NA]. Sáculo alveolar.
allantoic s. (s. alantoideo). Porción distal dilatada del alantoides.
alveolar s. **1.** (sáculo alveolar). Saco aéreo; bolsa de aire; dilatación de los conductillos alveolares que dan lugar a los alvéolos del pulmón. **2.** (s. alveolar). [*sacculus alveolaris*, NA].
amniotic s. (s. amniótico). Amnios.
anal s. (s. anal).
aneurysmal s. (s. aneurismático).
aortic s. (s. aórtico).
chorionic s. (s. coriónico). Corion.
conjunctival s. (s. conjuntival). [*saccus conjunctivae*, NA].
cupular blind s. (s. ciego cupular). [*cecum cupulare*, NA]. Ciego cupular.
dental s. (s. dentario).
endolymphatic s. (s. endolinfático). [*saccus endolymphaticus*, NA].
heart s. (s. del corazón). Pericardio.
hernial s. (s. herniario). Envoltura peritoneal de una hernia.
Hilton's s. (s. de Hilton). [*sacculus laryngis*, NA]. Sáculo laríngeo.
lacrimal s. (s. lagrimal). [*saccus lacrimali*, NA].
lesser peritoneal s. (s. menor del peritoneo). [*bursa omentalis*, NA]. Bolsa omental.
lymph s.'s (s. linfáticos).
nasal s.'s (s. nasales).
omental s. (s. epiploico). [*bursa omentalis*, NA]. Bolsa omental.
preputial s. (s. prepucial).
pudendal s. (s. pudendo). Bolsa de Broca.
tear s. (s. de lágrimas). [*saccus lacrimalis*, NA]. S. lagrimal.
tooth s. (s. del diente). Cápsula que encierra al diente en desarrollo.
vestibular blind s. (s. ciego vestibular). [*cecum vestibulare*, NA]. Ciego vestibular.
vitelline s. (s. vitelino). S. de la yema.
yolk s. (s. de la yema). Vesícula umbilical; s. vitelino.
saccadic (sacádico). Sacudido, abrupto.
saccharase (sacarasa). f. β-Fructofuranosidasa.
saccharate (sacarato). m. Sal o éster del ácido sacárico.
saccharephidrosis (sacarefidrosis). f. Presencia de azúcar en el sudor.
saccharic (sacárico). Relativo al azúcar.
saccharic acid (ácido sacárico).
saccharides (sacáridos). m. pl. Hidratos de carbono o carbohidratos.
sacchariferous (sacarífero). Que produce azúcar.
saccharification (sacarificación). f. Proceso de sacarificar.
saccharify (sacarificar). Convertir almidón en azúcar.
saccharimeter (sacarímetro). m. Sacarómetro; instrumento para determinar la cantidad de azúcar en una solución.
saccharin (sacarina). f. Benzosulfimida; *o*-sulfobenzimida; 2,3-dihidro-3-oxibenzisosulfonazol; en solución acuosa diluida es de 300 a 500 veces más dulce que la sacarosa.
saccharine (sacarino). Relativo al azúcar; dulce.
saccharo-, sacchar-, sacchari- (sacaro-, sacar-, sacari-). Prefijos que indican azúcar (sacárido).
saccharogen amylase (sacarógeno amilasa). f. β-Amilasa.
saccharolytic (sacarolítico). Capaz de hidrolizar o dividir de otro modo una molécula de azúcar.
saccharometabolic (sacarometabólico). Relativo al sacarometabolismo.
saccharometabolism (sacarometabolismo). m. Metabolismo del azúcar; proceso de utilización de azúcar en las células.
saccharometer (sacarómetro). m. Sacarímetro.
saccharorrhea (sacarorrea). f. Término obsoleto para glucosuria.
saccharose (sacarosa).
sacciform (sacciforme). Sacular; saculado; en forma de saco o bolsa.
saccular (sacular). Sacciforme.
sacculated (saculado). Sacciforme.
sacculation (saculación). f. **1.** Estructura formada por un grupo de sacos. **2.** Formación de un saco o bolsa.
saccule (sáculo). [*sacculus*, NA]. m. S. propio; s. vestibular; el más pequeño de los dos sacos membranosos del vestíbulo del laberinto, situado en el receso esférico.
s. of larynx (s. de la laringe). [*sacculus laryngis*, NA]. S. laríngeo.
sacculocochlear (saculococlear). Relativo al sáculo y a la cóclea membranosa.
sacculus, pl. **sacculi** (sacculus, pl. sacculi). [*sacculus*, NA]. Sáculo.
s. communis (sáculo común). Utrículo.
s. proprius (sáculo propio). S.
s. vestibuli (sáculo vestibular). S.
saccus, pl. **sacci** (saccus, pl. sacci). [*saccus*, NA]. Bolsa, saco.
s. vaginalis (saco vaginal).
sacrad (sacrad). En dirección al sacro.
sacral (sacral). Relativo al sacro, o en la vecindad de éste.
sacralgia (sacralgia). f. Sacrodinia; dolor en la región sacra.
sacralization (sacralización). f. Desarrollo lumbar de la primera vértebra sacra.
sacrectomy (sacrectomía). f. Sacrotomía; resección de una porción del sacro para facilitar una operación.
sacro-, sacr- (sacro-, sacr-). Prefijos que indican el sacro.
sacrococcygeal (sacrococcígeo). Relativo al sacro y al coxis.
sacrococcygeus (sacrococcígeo). Músculo s.
sacrodynia (sacrodinia). f. Sacralgia.
sacroiliac (sacroilíaco). Relativo al sacro y al ilion.
sacroiliitis (sacroilitis). f. Inflamación de la articulación sacroilíaca.
sacrolisthesis (sacrolistesis). f. Espondilolistesis.
sacrolumbar (sacrolumbar). Lumbosacro.
sacrosciatic (sacrociático). Relativo al sacro y al isquion.
sacrospinal (sacroespinal). Relativo al sacro y a la columna vertebral por encima de él.
sacrotomy (sacrotomía). f. Sacrectomía.
sacrovertebral (sacrovertebral). Relativo al sacro y a las vértebras por encima de él.
sacrum, pl. **sacra** (sacro). m. Hueso sacro.
assimilation s. (s. asimilado).
saddle (silla). f. Estructura semejante a una silla de montar; se refiere en especial a la silla turca.
Turkish s. (s. turca). [*sella turcica,* NA].

sadism (sadismo). m. Algolagnia activa; forma de perversión sexual en la que el sujeto encuentra placer en infligir dolor; lo contrario del masoquismo.
sadist (sádico). m. El que practica el sadismo.
sadistic (sádico). Perteneciente al sadismo o caracterizado por éste.
sadomasochism (sadomasoquismo). m. Forma de perversión sexual caracterizada por afición a la crueldad en su forma activa y/o pasiva.
safflower (azafrán bastardo). Cártamo, alazor.
safflower oil (aceite de cártamo).
saffron (azafrán). m. Planta irídea, *Crocus sativus,* y estigmas de ésta; tiene propiedades emenagogas y estimulantes.
meadow s. (a. de las praderas). Cólchico.
safranin O (safranina O). f. Mezcla de cloruro de dimetilfenosafranina y trimetilfenosafranina, colorante rojo básico con metacromasia anaranjada.
safranophil, safranophile (safranófilo). Que se tiñe fácilmente con safranina; indica ciertas células y tejidos.
safrole (safrol). m. El éter de metileno de alil pirocatecol; contenido en el aceite de sasafrás, aceite de alcanfor y otros aceites volátiles.
sagitta (sagitta). Estatoconia.
sagittal (sagital). Parecido a una flecha; en la línea de una flecha disparada por un arco, es decir en dirección anteroposterior.
sagittalis (sagital). Referente a un plano o una dirección s.
sal, pl. **sales** (sal, pl. sales). Sal.
s. alembroth (sal de Alembroth). S. de la sabiduría.
s. ammoniac (sal amoniacal). Cloruro de amonio.
s. diureticum (sal diurética). Acetato de potasio.
s. soda (sal de soda). Carbonato de sodio.
s. volatile (sal volátil). S. aromáticas.
salbutamol (salbutamol). m. Albuterol.
salicin (salicina). f. Saligenina-β-D-glucopiranósido; glucósido de *o*-hidroxibenzilalcohol, obtenido de la corteza de varias especies de *Salix* (sauce) y *Populus* (álamo).
salicyl (salicilo). m. Radical acilo del ácido salicílico.
s. alcohol (alcohol salicílico). Saligenina; saligenol.
s. aldehyde (s. aldehído). Aldehído salicílico.
salicylamide (salicilamida). f. La amida del ácido salicílico, *o*-hidroxibenzamida; analgésico, antipirético y antiartrítico similar, por su acción, a la aspirina.
salicylanilide (salicilanilida). f. *N*-Fenilsalicilamida; agente antifúngico especialmente útil en el tratamiento de la tiña de la cabeza causada por *Microsporum audouinii.*
salicylate **1.** (salicilato). m. Sal o éster del ácido salicílico. **2.** (salicilizar). Tratar sustancias alimenticias con ácido salicílico como preservativo. Salicilatar.
salicylated (salicilatado). Tratado por la adición de ácido salicílico como preservativo.
salicylazosulfapyridine (salicilazosulfapiridina). f. Sulfasalazina.
salicylic acid (ácido salicílico). Á. *o*-hidroxibenzoico.
salicylic aldehyde (aldehído salicílico). Salicil aldehído.
salicylism (salicilismo). m. Envenenamiento por ácido salicílico o cualquiera de sus compuestos.
salicylsalicylic acid (ácido salicilsalicílico).
salicylsulfonic acid (ácido salicilsulfónico). Á. sulfosalicílico.
salicyluric acid (ácido salicilúrico).
salient (saliente). f. Prominencia; proyección.
pulmonary s. (s. pulmonar). Arco pulmonar.
salifiable (salifiable). Capaz de ser convertido en sales; se dice de una base que se combina con ácidos para formar sales.
salify (salificar). Convertir en una sal.
saligenin, saligenol (saligenina, saligenol). f. y m. Alcohol salicílico.
salimeter (salímetro). m. Hidrómetro usado para determinar el peso específico o la concentración de una solución salina.
saline (salino). **1.** Relativo a la sal, de la naturaleza de ésta o que la contiene; salado. **2.** Solución salina, por lo general de cloruro de sodio.
physiological s. (solución fisiológica).
salinometer (salinómetro). m. Hidrómetro calibrado para permitir la lectura directa del porcentaje de una sal determinada presente en solución.
saliva (saliva). f. Líquido viscoso ligeramente ácido (pH 6,8), inodoro, insípido y claro que consiste en la secreción de las glándulas salivales.
chorda s. (s. cordal).
ganglionic s. (s. ganglionar).
resting s. (s. en reposo).
sympathetic s. (s. simpática).
salivant (salivante). **1.** Que causa un flujo de saliva. **2.** m. Salivador; agente que aumenta el flujo de saliva.
salivary (salival). Siálico; sialino; relativo a la saliva.
salivate (salivar). Causar un flujo excesivo de saliva.
salivation (salivación). f. Sialismo.
salivator (salivador). m. Salivante .
salivolithiasis (salivolitiasis). f. Sialolitiasis.
salmonellosis (salmonelosis). f. Infección por microorganismos del género *Salmonella.*
salol (salol). m. Fenil salicilato.
salpingectomy (salpingectomía). f. Tubectomía; ablación de la trompa de Falopio.
abdominal s. (s. abdominal). Celiosalpingectomía.
salpingemphraxis (salpingenfraxis). f. Obstrucción de la trompa de Eustaquio o de Falopio.
salpingian (salpíngeo). Relativo a la trompa uterina (trompa de Falopio) o a la auditiva (trompa de Eustaquio).
salpingioma (salpingioma). m. Cualquier tumor originado en los tejidos de una trompa uterina.
salpingitic (salpingítico). Relativo a la salpingitis.
salpingitis (salpingitis). f. Inflamación de la trompa de Falopio o de Eustaquio.
chronic interstitial s. (s. intersticial crónica). Paquisalpingitis.
foreign body s. (s. por cuerpo extraño).
gonorrheal s. (s. gonorreica).
s. isthmica nodosa (s. ístmica nudosa). Adenosalpingitis.
pyogenic s. (s. piógena).
salpingo-, salping- (salping-, salpingo-). Prefijos que denotan un tubo, generalmente la trompa de Falopio o de Eustaquio.
salpingo-oophor-, salpingo-oophoro- (salpingoofor-, salpingooforo-). Prefijos que indican la trompa de Eustaquio y el ovario.
salpingo-oophorectomy (salpingooforectomía). f. Salpingoovariectomía; tuboovariectomía; ablación del ovario y su trompa de Falopio.
abdominal s.-o. (s. abdominal). Laparosalpingooforectomía.
salpingo-oophoritis (salpingooforitis). f. Tuboovaritis; inflamación de la trompa de Falopio y el ovario.
salpingo-oophorocele (salpingooforocele). m. Hernia del ovario y la trompa de Falopio.
salpingo-ovariectomy (salpingoovariectomía). f. Salpingooforectomía.
salpingocele (salpingocele). m. Hernia de una trompa de Falopio.
salpingocyesis (salpingociesis). f. Embarazo tubario.
salpingography (salpingografía). f. Imagen radiográfica de las trompas de Falopio tras la inyección de una solución de sustancia radiopaca.
salpingolysis (salpingólisis). f. Eliminación de las adherencias de la trompa de Falopio.
salpingoperitonitis (salpingoperitonitis). f. Inflamación de la trompa de Falopio, la perisalpinge y el peritoneo.
salpingopexy (salpingopexia). f. Fijación quirúrgica de un oviducto.
salpingopharyngeal (salpingofaríngeo). Relativo a la trompa de Eustaquio y la faringe.
salpingopharyngeus (salpingofaríngeo). Músculo s.
salpingoplasty (salpingoplastia). f. Tuboplastia; operación plástica en las trompas uterinas.
salpingorrhagia (salpingorragia). f. Hemorragia de una trompa de Falopio.
salpingorrhaphy (salpingorrafia). f. Sutura de la trompa de Falopio.
salpingoscopy (salpingoscopia). f. Visualización de las trompas uterinas, generalmente por rayos X o por medio de un culdoscopio.
salpingostomatomy (salpingostomatomía). f. Salpingostomía.
salpingostomy (salpingostomía). f. Salpingostomatomía; establecimiento de una abertura artificial en una trompa de Falopio, cuyo extremo fimbriado se ha cerrado por inflamación.

salpingotomy (salpingotomía). f. Incisión de una trompa de Falopio.
  abdominal s. (s. abdominal). Celiosalpingotomía.
salpinx, pl. **salpinges** (salpinge). f. **1.** Nombre alternativo oficial de la trompa uterina. **2.** Trompa auditiva.
  s. uterina (s. uterina). [*salpinx uterina,* NA]. Trompa uterina.
salt (sal). f. **1.** Compuesto formado por la interacción de un ácido y una base: los átomos de hidrógeno del ácido son reemplazados por el ion positivo de la base. **2.** Cloruro de sodio, la s. prototípica. **3.** Catártico salino, especialmente sulfato de magnesio, sulfato de sodio o s. Rochelle; a menudo llamado en plural: sales.
  acid s. (s. ácida). Bisal; protosal.
  artificial Carlsbad s. (s. artificial de Carlsbad).
  artificial Kissingen s. (s. artificial de Kissingen).
  artificial Vichy s. (s. artificial de Vichy).
  basic s. (s. básica).
  bile s.'s (s. biliares).
  bone s. (s. óseas).
  common s. (s. común). Cloruro de sodio.
  diazonium s.'s (s. de diazonio).
  double s. (s. doble).
  effervescent s.'s (s. efervescentes).
  Epsom s.'s (s. de Epsom). Sulfato de magnesio.
  Glauber's s. (s. de Glauber). Sulfato de sodio.
  hexazonium s.'s (s. de hexazonio).
  Rivière's s. (s. de Rivière). Citrato de potasio.
  Rochelle s. Seignette's s. (s. de Rochelle, de Seignette).
  smelling s.'s (s. aromáticas). S. volátil.
  table s. (s. de mesa). Cloruro de sodio.
  tetrazonium s.'s (s. de tetrazonio).
  s. of wisdom (s. de la sabiduría). S. de Alembroth.
salt substitute (sal sustituta).
saltation (saltación). f. Danza o salto en una enfermedad, como la corea, o en una función fisiológica, como la conducción saltatoria.
saltatory (saltatorio). Perteneciente a saltación, o caracterizado por ésta.
saltpeter (salitre). m. Nitrato de potasio.
  Chilean s. (s. de Chile). Nitrato de sodio.
salubrious (salubre). Saludable, generalmente con referencia al clima.
saluresis (saluresis). f. Excreción de sodio en la orina.
saluretic (salurético). Que facilita la excreción renal de sodio.
salutarium (salutario). Sanitario.
salutary (salutario). Saludable, sano.
salve (ungüento).
salvia (salvia). f. Hojas secas de *Salvia officinalis* (familia Labiatae), planta de jardín o de prado que inhibe la actividad secretoria, especialmente de las glándulas sudoríparas, y también se usa en bronquitis e inflamación de la garganta.
samarium (Sm) (samario). m. Elemento metálico del grupo de los lantánidos, símbolo Sm, Nº at. 62, P. at. 150,35.
sambucus (sambuco). m. Flores secas del árbol de saúco, *Sambucus canadiensis* o *S. nigra* (familia Caprifoliaceae), saúco común o saúco negro; ligeramente laxante.
sample (muestra). f. En estadística, porción de la población elegida, a menudo al azar, con fines de estudio e investigación.
  end-tidal s. (m. terminal).
  Haldane-Priestley s. (m. de Haldane-Priestly).
  Rahn-Otis s. (m. de Rahn-Otis).
  random s. (m. al azar).
sanative (sanativo). Curativo.
sanatorium (sanatorio). m. Institución para el tratamiento de enfermedades crónicas y lugar de recuperación bajo supervisión médica.
sanatory (sanatorio). Que da o devuelve la salud; curativo.
sand (arena). f. Partículas finas de cuarzo y otras rocas cristalinas, o un material similar; arenilla.
  brain s. (a. cerebral). Cuerpos arenosos.
  hydatid s. (a. hidatídica).
  intestinal s. (a. intestinal).
  urinary s. (a. urinaria).
sandalwood oil (esencia de sándalo).
sandfly (mosca de las arenas).
sandworm (gusano de la arena).
sane (cuerdo). Que goza de buena salud mental.
sangui-, sanguin-, sanguino- (sangui-, sanguin-, sanguino-). Prefijos que significan sangre, sangriento, etc.
sanguifacient (sanguifaciente). Hemopoyético.
sanguiferous (sanguífero). Circulatorio; que transporta o lleva sangre.
sanguification (sanguificación). f. Hemopoyesis.
sanguinarine (sanguinarina). f. Alcaloide obtenido de la *Sanguinaria canadensis,* que se emplea para eliminar la placa dental.
sanguine (sanguíneo). **1.** Pletórico. **2.** Anteriormente denotaba un temperamento caracterizado por una complexión clara, buen pulso, buena digestión, de aspecto optimista y un carácter irritable pero no duradero.
sanguineous (sanguíneo). **1.** Relativo a la sangre; sanguinolento. **2.** Pletórico.
sanguinolent (sanguinolento). Manchado de sangre.
sanguinopurulent (sanguinopurulento). Exudado o materia que contiene sangre y pus.
sanguivorous (sanguívoro). Que succiona sangre; se aplica a ciertos murciélagos, sanguijuelas, insectos, etcétera.
sanies (sanies). Icor; descarga purulenta, tenue y manchada de sangre.
saniopurulent (saniopurulento) Caracterizado por pus sanguinolento.
sanioserous (sanioseroso). Caracterizado por suero manchado de sangre.
sanious (sanioso). Relativo a la sanies; icoroso y manchado de sangre.
sanitarian (sanitarista). Persona experta en la ciencia de la salud pública (sanidad).
sanitarium (sanitarium). Establecimiento o lugar dedicado a la salud.
sanitary (sanitario). Saludable; que conduce a la salud o contribuye a ella; generalmente con referencia a un ambiente limpio.
sanitation (sanidad). f. Uso de medidas destinadas a promover la salud y evitar la enfermedad; desarrollo y establecimiento en el medio de condiciones favorables para la salud.
sanitization (saneamiento). m. Proceso de hacer que algo sea sanitario.
sanity (cordura). f. Buena salud mental, con emociones y comportamiento normales.
santonin (santonina). f. Anhídrido interno o lactona del ácido santonínico, obtenido de las flores sin abrir de *Artemisia cina* y otras especies de *Artemisia* (familia Compositae).
sap (savia). f. Jugo o líquido tisular de un organismo vivo.
  nuclear s. (s. nuclear). Cariolinfa.
saphena (safena). V. vena s.
saphenectomy (safenectomía). f. Escisión de una vena safena.
saphenous (safeno). Relativo a una vena safena o asociado con ésta; denota estructuras de la pierna.
sapo-, sapon- (sapo-, sapon-). Prefijos que se refieren al jabón.
sapogenin (sapogenina) f. Aglucona de una saponina; parte de una familia de esteroides tipo espirostano.
saponaceous (saponáceo). Jabonoso; relativo al jabón o parecido a éste.
saponatus (saponado). Mezclado con jabón.
saponification (saponificación). f. Conversión en jabón; denota la acción hidrolítica de un álcali sobre la grasa.
saponify (saponificar). Realizar la saponificación, o ser sometido a ella.
saponins (saponinas). f. pl. Glucósidos de origen vegetal caracterizados por su propiedad de formar espuma en agua y de lisar células.
sapphism (safismo). m. Lesbianismo.
sapremia (sapremia). f. Septicemia.
sapro-, sapr- (sapro-). Prefijos que indican podrido, pútrido, deteriorado.
saprobe (saprobio). m. Organismo que se alimenta de materia orgánica muerta.
saprobic (sapróbico). Perteneciente a un saprobio.
saprodontia (saprodoncia). f. Caries dentaria.
saprogen (saprógeno). Organismo que se alimenta de materia orgánica muerta y causa su descomposición.
saprogenic, saprogenous (saprogénico). Que causa descomposición o es consecuencia de ella
saprophilous (saprófilo). Que se alimenta de materias orgánicas en descomposición.

saprophyte (saprofito). m. Necroparásito; organismo que crece sobre materia orgánica muerta animal o vegetal.
facultative s. (s. facultativo).
saprophytic (saprofítico). Relativo a un saprofito.
saprozoic (saprozoico). Que se alimenta de materia orgánica en descomposición; denota especialmente ciertos protozoarios.
saprozoonosis (saprozoonosis). f. Zoonosis cuyo agente requiere un huésped vertebrado y un reservorio o sitio de desarrollo no animal (alimento, suelo, planta) para completar su ciclo.
saralasin acetate (saralasina, acetato de). Derivado de la angiotensina II usado en el tratamiento de la hipertensión esencial.
sarcine (sarcina). f. **1.** Hipoxantina. **2.** Coco del género *Sarcina*.
sarco- (sarco-). Prefijo que denota sustancia muscular o semejanza con la carne.
sarcoblast (sarcoblasto). m. Mioblasto.
sarcocele (sarcocele). m. Tumor carnoso o sarcoma del testículo.
sarcocystosis (sarcocistosis). f. Infección por *Sarcocystis*.
sarcode (sarcoda). m. Término de interés histórico (1835) aplicado al protoplasma de los protozoarios, antes de inventarse el término protoplasma.
sarcoglia (sarcoglia). f. Acumulación de células de neurolema en la placa motora terminal.
sarcoid (sarcoide). **1.** Sarcoidosis. **2.** Término obsoleto para un tumor parecido a un sarcoma.
Boeck's s. (s. de Boeck). Sarcoidosis.
Spiegler-Fendt s. (s. de Spiegler-Fendt).
sarcoidosis (sarcoidosis). f. Sarcoide ; enfermedad o sarcoide de Boeck; síndrome o enfermedad de Besnier-Boeck-Schaumann; síndrome de Schaumann; enfermedad granulomatosa sistémica, de causa desconocida, que ataca especialmente a los pulmones y causa fibrosis, pero también a los ganglios linfáticos, la piel, el hígado, el bazo, los ojos, los huesos de las falanges y la parótida.
hypercalcemic s. (s. hipercalcémica).
sarcolemma (sarcolema). m. Miolema; membrana plasmática de una fibra muscular.
sarcolemmal, sarcolemmic, sarcolemmous (sarcolémico). Relativo al sarcolema.
sarcology (sarcología). f. **1.** Miología. **2.** Anatomía de las partes blandas, en contraste con la osteología.
sarcolysine (sarcolisina). f. Merfalán.
sarcoma (sarcoma). m. Neoplasia de tejido conjuntivo, en general muy maligna, formada por proliferación de células mesodérmicas.
alveolar soft part s. (s. alveolar de las partes blandas).
ameloblastic s. (s. ameloblástico). Fibrosarcoma ameloblástico.
angiolithic s. (s. angiolítico). Psamoma.
avian s. (s. de las aves). S. de Rous.
botryoid s. (s. botrioide).
endometrial stromal s. (s. estrómico endometrial). Estromatosis.
Ewing's s. (s. de Ewing). Tumor de Ewing.
fascicular s. (s. fascicular). S. fusocelular o de células fusiformes.
giant cell s. (s. de células gigantes).
granulocytic s. (s. granulocítico). S. mieloide.
immunoblastic s. (s. inmunoblástico). Linfoma inmunoblástico.
Jensen's s. (s. de Jensen).
juxtacortical osteogenic s. (s. osteogénico yuxtacortical).
Kaposi's s. (s. de Kaposi). S. hemorrágico idiopático múltiple.
leukocytic s. (s. leucocítico). Leucemia.
lymphatic s. (s. linfático). Linfosarcoma.
medullary s. (s. medular). S. blando muy vascularizado.
multiple idiopathic hemorrhagic s. (s. hemorrágico idiopático múltiple). S. de Kaposi.
myelogenic s. (s. mielogénico). S. originado en la médula ósea.
myeloid s. (s. mieloide). S. granulocítico.
osteogenic s. (s. osteogénico). Osteosarcoma.
periosteal s. (s. perióstico). S. osteogénico yuxtacortical.
reticulum cell s. (s. reticulocelular). Linfoma histiocítico.
round cell s. (s. de células redondas).
Rous s. (s. de Rous). Tumor de Rous; s. de las aves.
spindle cell s. (s. fusocelular). S. fascicular.
synovial s. (s. sinovial). Sinovioma maligno.
telangiectatic osteogenic s. (s. osteogénico telangiectático).
sarcomatoid (sarcomatoide). Parecido a un sarcoma.
sarcomatosis (sarcomatosis). f. Presencia de diversos tumores sarcomatosos en diferentes partes del cuerpo.
sarcomatous (sarcomatoso). Relativo a un sarcoma, o de la naturaleza de éste.
sarcomere (sarcómero). m. Parte de una fibra muscular de estriaciones transversales, situada entre dos líneas Z adyacentes que constituye la unidad funcional del músculo estriado.
sarconeme (sarconema). m. Micronema.
sarcoplasm (sarcoplasma). m. Citoplasma no fibrilar de una fibra muscular.
sarcoplasmic (sarcoplásmico). Relativo al sarcoplasma.
sarcoplast (sarcoplasto). m. Célula satélite de músculo esquelético.
sarcopoietic (sarcopoyético). Que forma músculo.
sarcoptic (sarcóptico). Relativo a los ácaros del género *Sarcoptes* u otros miembros de la familia Sarcoptidae, o causado por ellos.
sarcoptid (sarcóptido). Nombre común para miembros de la familia Sarcoptidae, una familia de ácaros que incluye los géneros *Sarcoptes, Knemidokoptes* y *Notoedres*.
sarcosine (sarcosina). f. *N*-Metilglicina; intermediario del metabolismo de la colina.
s. dehydrogenase (s. deshidrogenasa).
sarcosinemia (sarcosinemia). f. Hipersarcosinemia; trastorno del metabolismo de los aminoácidos debido a deficiencia de sarcosina deshidrogenasa.
sarcosis (sarcosis). f. **1.** Aumento anormal de la carne. **2.** Crecimiento múltiple de tumores carnosos. **3.** Sarcoma difuso que afecta la totalidad de un órgano.
sarcosome (sarcosoma). m. **1.** Antes, cualquier gránulo en una fibra muscular. **2.** Hoy se usa, a veces, como sinónimo de miomitocondria.
sarcostosis (sarcostosis). f. Osificación del tejido muscular.
sarcotic (sarcótico). **1.** Relativo a la sarcosis. **2.** Que causa aumento de carne.
sarcotripsy (sarcotripsia). f. Uso de pinzas hemostáticas para detener la hemorragia.
sarcotubules (sarcotúbulos). m. pl. Sistema continuo de túbulos membranosos en el músculo estriado, que corresponde al retículo endoplasmático liso de otras células.
sarcous (sarcoso). Relativo al tejido muscular; muscular; carnoso.
sarin (sarina). f. Isopropil metilfosfonofluoridato; neurotoxina similar al diisopropil fluorofosfato y el tetraetil pirofosfato; inhibidor muy potente irreversible de colinesterasa.
sarmassation (sarmasación). f. Masaje, pellizco o caricia eróticos de tejidos y órganos femeninos.
sarsaparilla (zarzaparrilla). f. Raíz seca de *Smilax aristolochioefolia* (z. mexicana), *S. regelii* (z. de Honduras), *S. febrifuga* (z. ecuatoriana) o de especies indeterminadas de *Smilax* (familia Liliaceae), enredadera espinosa de amplia distribución en todo el mundo tropical y semitropical.
sartorius (sartorio). Músculos.
sassafras (sasafrás). m. Corteza seca de la raíz de *Sassafras albidum* (familia Lauraceae), árbol del este de Estados Unidos; agente aromático, diurético y diaforético.
sat (sat). Abrev. de saturado.
sat. sol., sat. soln. (sol. sat.). Abrev. de solución saturada.
satellite (satélite). **1.** Estructura menor que acompaña a otra más grande o más importante. **2.** El miembro posterior de un par de gamontes gregarinos en sicigia, varios de los cuales pueden encontrarse en algunas especies.
chromosome s. (s. cromosoma).
nucleolar s. (s. nucleolar).
perineuronal s. (s. perineuronal).
satellitosis (satelitosis). f. Estado caracterizado por acumulación de células de neuroglia alrededor de las neuronas del sistema nervioso central, a menudo como preludio de la neuronofagia.
satiation (saciedad). f. Estado producido por la satisfacción total de una necesidad, como el hambre o la sed.
saturate (saturar). **1.** Impregnar en el mayor grado posible. **2.** Neutralizar; satisfacer todas las afinidades químicas de una sustancia. **3.** Disolver una sustancia hasta la concentración más allá de la cual el agregado de más da lugar a dos fases.
saturation (saturación). f. **1.** Impregnación de una sustancia por otra en el mayor grado posible. **2.** Neutralización, como la de un ácido por un álcali. **3.** Concentración de una sustancia disuelta que no puede ser excedida. **4.** En óptica, v. color saturado. **5.** Llenado de todos los sitios disponibles en una molécula de enzima por su sus-

trato, o en una molécula de hemoglobina por oxigenación (símbolo So_2) o monóxido de carbono.
secondary s. (s. secundaria).
saturnine (saturnino). **1.** Relativo al plomo. **2.** Debido al plomo o sintomático de la intoxicación por este metal.
saturnism (saturnismo). m. Envenenamiento por plomo.
satyriasis (satiriasis). f. Satirismo; satiromanía; excesiva excitación sexual y comportamiento consiguiente en el hombre; el equivalente de la ninfomanía en la mujer.
satyrism (satirismo). m. Satiriasis.
saucerization (saucerización). f. Craterización; excavación de tejido para formar una depresión poco profunda, que se hace en el tratamiento de las heridas para facilitar el drenaje de zonas infectadas.
sauriasis (sauriasis). f. Ictiosis.
sauriderma (sauridermia). f. Ictiosis.
sauriosis (sauriosis). f. Ictiosis.
sauroderma (saurodermia). f. Ictiosis.
saw (sierra). f. Instrumento mecánico que posee un borde con proyecciones dentadas agudas, para dividir hueso, cartílago o yeso.
Gigli's s. (s. de Gigli).
Stryker s. (s. de Stryker).
saxitoxin (saxitoxina). f. Neurotoxina potente que se encuentra en mariscos (mejillones, almejas, etc.).
Sb (Sb). Símbolo del antimonio.
s.c. (s.c.). Abrev. de subcutáneo o subcutáneamente.
Sc (Sc). Símbolo del escandio.
scab (costra). f. Capa o escara formadas por coagulación de sangre, pus, suero o una combinación de ellos sobre la superficie de una úlcera, erosión u otro tipo de herida.
scabicidal (escabicida). Que destruye los ácaros que producen prurito.
scabicide (escabicida). m. Escabieticida; agente letal para los ácaros que producen prurito.
scabies (sarna). f. **1.** Erupción debida a *Sarcoptes scabiei* var. *hominis*. **2.** En los animales, el nombre de s. se aplica generalmente a la acariasis cutánea de las ovejas que puede ser causada por *Sarcoptes, Psoroptes* o *Chorioptes*.
Norwegian s. (s. noruega). Prurito noruego.
scabieticide (escabieticida). m. Escabicida.
scabious (sarnoso). Relativo a la sarna o que la sufre.
scabrities (escabrosidades). f. pl. Asperezas de la piel.
s. unguium (e. ungulares). Engrosamiento y distorsión de las uñas.
scabwort (olivarda). f. Énula campana.
scala, pl. **scalae** (rampa). m. Una de las cavidades del caracol que forman una espiral alrededor de la columela.
Löwenberg's s. (r. de Löwenberg). Conducto coclear.
s. media (r. media). Conducto coclear.
s. tympani (r. del tímpano). [*scala tympani*, NA].
scald **1.** (escaldadura). f. Quemadura o lesión que resulta del contacto con líquido o vapor caliente. **2.** (escaldar). Quemar por contacto con líquido o vapor caliente.
scale **1.** (escala). Prueba estandarizada para medir características psicológicas, de personalidad o de comportamiento. **2.** (escala). f. Trozo de metal, vidrio u otra sustancia dividido en líneas para medir. **3.** (escama). f. Placa pequeña y delgada de epitelio córneo parecida a una e. de pescado, que se desprende de la piel.
absolute s. (e. absoluta). Término obsoleto para e. de Kelvin.
adaptive behavior s.'s (e. de conducta adaptativa).
Ångström s. (e. de Ångström).
Baumé s. (e. de Baumé).
Bayley s.'s of Infant Development (e. de Bayley del Desarrollo del Lactante).
Benois s. (e. de Benois).
Binet s. (e. de Binet). Medición de la inteligencia de niños y adultos.
Binet-Simon s. (e. de Binet-Simon).
Celsius s. (e. de Celsius). E. centígrada.
centigrade s. (e. centígrada). E. de Celsius.
Charrière s. (e. de Charrière). E. francesa.
Columbia Mental Maturity s. (e. de Madurez Mental de Columbia).
coma s. (e. de coma).
Fahrenheit s. (e. de Fahrenheit).
French s. (Fr) (e. francesa (Fr)). E. de Charrière.
Gaffky s. (e. de Gaffky). Tabla de Gaffky.
gray s. (e. gris).
hardness s. (e. de dureza). E. de Mohs.
homigrade s. (e. homígrada).
interval s. (e. de intervalos).
Karnofsky s. (e. de Karnofsky).
Kelvin s. (e. de Kelvin). E. absoluta.
Leiter International Performance S. (e. Internacional de Leiter para el Desempeño).
masculinity-femininity s. (e. de masculinidad-femineidad).
Mohs s. (e. de Mohs). E. de dureza.
pH s. (e. de pH). E. de Sörensen.
Rankine s. (e. de Rankine).
ratio s. (e. de relaciones).
Réaumur s. (e. Réaumur).
Shipley-Hartford s. (e. Shipley-Hartford).
Sörensen s. (e. Sörensen). E. de pH.
Stanford-Binet intelligence s. (e. de inteligencia de Stanford-Binet).
Wechsler intelligence s.'s (e. de inteligencia de Wechsler).
Wechsler-Bellevue s. (e. de Wechsler-Bellevue).
scalene (escaleno). **1.** Que tiene lados de longitud diferente, como un triángulo así formado. **2.** Uno de varios músculos.
scalenectomy (escalenectomía). f. Resección de los músculos escalenos.
scalenotomy (escalenotomía). f. División o sección del músculo e. anterior.
scaler m. **1.** (raspador). Instrumento para eliminar tártaro de los dientes. **2.** (escalador). Aparato para contar impulsos eléctricos, como en el análisis de materiales radiactivos.
hoe s. (r. en azada). R. en forma de azada, de hoja muy corta.
sonic s. (r. sónico).
scaling (raspado). m. En odontología, eliminación de concreciones y agregados de las coronas y raíces de los dientes con ayuda de instrumentos especiales, los raspadores.
scall (costra). f. Erupción o lesión escamosa, pustulosa o con costras, de la piel o el cuero cabelludo; p.ej., favus.
honeycomb s. (c. melisérica).
milk s. (c. láctea).
scalloping (festoneado). m. Serie de indentaciones o erosiones en un borde normalmente liso de una estructura.
scalp (cuero cabelludo). m. La piel que cubre el cráneo.
scalpel (escalpelo). m. Bisturí usado para la disección quirúrgica.
plasma s. (e. plasmático).
scalpriform (escalpriforme). En forma de cincel.
scalprum (escalpro). m. **1.** Escalpelo grande y fuerte. **2.** Raspador.
scaly (escamoso).
scammony (escamonea). f. Planta, *Convolvulus scammonia* (familia Convolvulaceae), cuya raíz seca contiene una resina catártica.
scan (rastreo). **1.** En inglés (scan), abrev. de r. por centelleo (scintiscan), por lo general acompañada por el órgano o estructura estudiado. **2.** El estudio mediante el recorrido con un dispositivo sensor activo o pasivo. **3.** La imagen, registro o datos obtenidos por r., usualmente acompañado por la tecnología o dispositivo empleado.
Meckel s. (r. de Meckel).
ventilation-perfusion s. (r. de ventilación-perfusión).
scandium (Sc) (escandio). m. Elemento metálico, símbolo Sc, Nº at. 21, P. at. 44,96.
scanner (escáner). m. Aparato o instrumento para efectuar rastreos.
scansorius (escansorio).
scapha (scapha). **1.** Estructura en forma de barquito. **2.** [*scapha*, NA]. Canal del hélix.
scapho- (escafo-). Prefijo que indica scapha o escafoide(o).
scaphocephalic (escafocefálico). Escafocéfalo; tectocefálico; denota escafocefalia o algo relacionado con ella.
scaphocephalism (escafocefalismo). m. Escafocefalia.
scaphocephalous (escafocéfalo). Escafocefálico.
scaphocephaly (escafocefalia) f. Escafocefalismo; tectocefalia; forma de craneosinostosis con una cabeza alargada y estrecha en la cual las eminencias parietales están ausentes y las protrusiones frontales y occipitales son conspicuas.
scaphohydrocephalus, scaphohydrocephaly (escafohidrocefalia). f. Hidrocefalia en un individuo escafocéfalo.

scaphoid (escafoide). Navicular; en forma de barco; ahuecado.
scapula, gen. and pl. **scapulae** (escápula). f. [*scapula*, NA]. Omóplato; hueso del hombro.
s. alata (e. alata). E. alada.
s. elevata (e. elevada). Deformación de Sprengel.
scaphoid s. (e. escafoide).
winged s. (e. alada). E. alata; e. que sobresale del tórax.
scapulalgia (escapulalgia). f. Escapulodinia; término poco usado que significa dolor en los omóplatos.
scapular (escapular). Relativo a la escápula.
scapulary (escapulario). m. Forma de ortesis o suspensor para mantener una correa o un vendaje en posición.
scapulectomy (escapulectomía). f. Escisión del omóplato.
scapulo- (escapulo-). Prefijo que indica escápula o escapular.
scapuloclavicular (escapuloclavicular). **1.** Acromioclavicular. **2.** Coracoclavicular.
scapulodynia (escapulodinia). f. Escapulalgia.
scapulohumeral (escapulohumeral). Relativo al omóplato y al húmero.
scapulopexy (escapulopexia). f. Fijación quirúrgica del omóplato a la pared torácica o a las apófisis espinosas de las vértebras.
scapus (scapus). Mango o tallo.
s. penis (s. penis). Cuerpo del pene.
s. pili (s. pili). Tallo del pelo.
scar (cicatriz). f. Tejido fibroso que reemplaza a los tejidos normales destruidos por lesiones o por enfermedades.
cigarette-paper s.'s (c. en papel de cigarrillo). C. papiráceas.
hypertrophic s. (c. hipertrófica).
papyraceous s.'s (c. papiráceas). C. en papel de cigarrillo.
radial s. (c. radial).
shilling s.'s (c. en chelín).
scarification (escarificación). f. Formación de varias incisiones superficiales en la piel.
scarificator (escarificador). m. Instrumento para la escarificación, consistente en varias hojas cortantes ocultas proyectadas por resortes, próximas entre sí, que hacen incisiones superficiales en la piel.
scarify (escarificar). Producir escarificación.
scarlatina (escarlatina). f. Fiebre escarlata; enfermedad exantematosa aguda causada por microorganismos estreptocócicos que producen una toxina eritrogénica.
anginose s., s. anginosa (e. anginosa). Enfermedad de Fothergill.
s. hemorrhagica (e. hemorrágica).
s. latens, latent s. (e. latente).
s. maligna (e. maligna).
s. rheumatica (e. reumática). Dengue.
s. simplex (e. simple). Forma leve o benigna de la enfermedad.
scarlatinal (escarlatínico). Relativo a la escarlatina.
scarlatinella (escarlatinela). f. Cuarta enfermedad.
scarlatiniform (escarlatiniforme). Escarlatinoide; parecido a la escarlatina; denota un rash.
scarlatinoid (escarlatinoide). **1.** Escarlatiniforme. **2.** m. Cuarta enfermedad.
scarlet (escarlata). m. Color rojo vivo que tiende al anaranjado.
scarlet red (rojo escarlata).
scarlet red sulfonate (escarlata, sulfonato de rojo).
scatemia (escatemia). f. Autointoxicación.
scato- (escato-). Prefijo que indica las heces.
scatologic (escatológico). Perteneciente a la escatología.
scatology (escatología). f. **1.** Coprología; estudio y análisis científico de las heces con fines fisiológicos y diagnósticos. **2.** Estudio de los aspectos psiquiátricos del excremento o de su función (excremental o anal).
scatoma (escatoma). m. Coproma.
scatophagy (escatofagia). f. Coprofagia; ripofagia; acción o hábito de comer excremento.
scatoscopy (escatoscopia). f. Examen de las heces con fines diagnósticos.
scatter (dispersión). f. Cambio de dirección de un fotón o partícula subatómica, como resultado de colisión o interacción.
scatula (escátula). f. Cajita cuadrada para guardar píldoras.
scelalgia (escelalgia). f. Dolor en la pierna.
scelotyrbe (escelotirbe). f. Parálisis espástica de las piernas.
scent (aroma). m. Olor.
scharlach red (rojo scharlach). R. escarlata.
schedule (plan). m. Conjunto de procedimientos programados para lograr un objetivo, especialmente la secuencia y el tiempo asignados a cada ítem u operación requeridos para su concreción.
s.'s of reinforcement (esquema de refuerzo).
schema, pl. **schemata** (esquema). m. **1.** Plan, arreglo, etc. **2.** En teoría sensitivomotora, la unidad organizada de la experiencia cognoscitiva.
body s. (e. corporal). Imagen corporal.
schematic (esquemático). Que se ajusta a un tipo definido de fórmula; que representa algo en general, pero no con absoluta exactitud.
schematograph (esquematógrafo). m. Instrumento para hacer un trazado de tamaño reducido del contorno del cuerpo.
scheme (esquema).
occlusal s. (e. oclusal). Sistema oclusal.
schindylesis (esquindilesis). f. [*schindylesis*, NA]. Articulación esquindiléctica; articulación o sutura de cuña y surco.
schisto- (esquisto-). Prefijo que indica división o hendidura.
schistocelia (esquistocelia). f. Fisura congénita de la pared abdominal.
schistocormia (esquistocormia). f. Esquistosomía; hendidura congénita del tronco, con las extremidades inferiores del feto por lo general imperfectamente desarrolladas.
schistocystis (esquistocistis). f. Fisura de la vejiga.
schistocyte (esquistocito). m. Variedad de poiquilocito que debe su forma anormal a la fragmentación producida cuando la célula fluye a través de pequeños vasos dañados.
schistocytosis (esquistocitosis). f. Esquizocitosis; presencia de muchos esquistocitos en la sangre.
schistoglossia (esquistoglosia). f. Fisura o hendidura congénita de la lengua.
schistorrhachis (esquistorraquis). f. Espina bífida.
schistosome (esquistosoma). m. Nombre común de los miembros del género *Schistosoma*.
schistosomia (esquistosomía). f. Esquistocormia.
schistosomiasis (esquistosomiasis). f. Bilharziasis; bilharziosis; distomiasis hémica; infección por una especie de *Schistosoma*.
Asiatic s. (e. asiática). E. japonesa.
bladder s. (e. vesical). E. haematobium.
ectopic s. (e. ectópica).
s. haematobium (e. haematobium).
intestinal s. (e. intestinal). E. mansoni.
s. japonica, Japanese s. (e. japonesa). E. oriental.
Manson's s. (e. de Manson). E. mansoni.
s. mansoni (e. mansoni, de Manson).
s. mekongi (e. del Mekong).
Oriental s. (e. oriental). E. japonesa.
urinary s. (e. urinaria). E. haematobium.
schistosomulum, pl. **schistosomula** (esquistosómula). m. Estadio del ciclo evolutivo de un parásito intestinal del género *Schistosoma* inmediatamente después de la penetración de la piel por la cercaria.
schistosternia (esquistosternia). f. Hendidura congénita del esternón.
schistothorax (esquistotórax). m. Hendidura congénita de la pared torácica.
schizamnion (esquizamnios). m. Amnios que se desarrolla, como en el embrión humano, por la formación de una cavidad dentro de la masa celular interna.
schizaxon (esquizaxón). m. Neuraxón dividido en dos ramas.
schizencephaly (esquizencefalia). f. Divisiones o hendiduras anormales de la sustancia cerebral.
schizo-, schiz- (esquizo-, esquiz-). Prefijos que significan división, hendidura, fisura, etc.
schizo-affective (esquizoafectivo). Que posee una mezcla de síntomas que sugieren la presencia de esquizofrenia y de un trastorno afectivo.
schizocyte (esquizocito). m. Esquistocito.
schizocytosis (esquizocitosis). f. Esquistocitosis.
schizogenesis (esquizogénesis). f. Fisiparidad; escisiparidad; origen por fisión.
schizogony (esquizogonia). f. Agamocitogenia; fisión múltiple en la que el núcleo se divide primero y luego la célula se divide en tantas partes como núcleos se han formado.

schizogyria (esquizogiria). f. Deformidad de las circunvoluciones cerebrales caracterizadas por interrupciones ocasionales de continuidad.
schizoid (esquizoide). Socialmente aislado, retraído, que posee pocos amigos o relaciones sociales.
schizoidism (esquizoidismo). m. Estado esquizoide; manifestación de tendencias esquizoides.
schizomycete (esquizomiceto). m. Miembro de la clase Schizomycetes; una bacteria.
schizomycetic (esquizomicético). Relativo a los hongos por fisión (bacterias) o causado por ellos.
schizomycosis (esquizomicosis). f. Cualquier enfermedad esquizomicética o bacteriana.
schizont (esquizonte). m. Agamonte, cuerpo segmentante; trofozoíto de esporozoo (forma vegetativa) que se reproduce por esquizogonia.
schizonticide (esquizonticida). m. Agente que mata esquizontes.
schizonychia (esquizoniquia). f. División de las uñas.
schizophasia (esquizofasia). f. Discurso desordenado de la persona esquizofrénica: "ensalada de palabras".
schizophrenia (esquizofrenia). f. Parergasia; es el tipo más común de psicosis.
ambulatory s. (e. ambulatoria).
catatonic s. (e. catatónica).
disorganized s. (e. desorganizada). E. hebefrénica.
hebephrenic s. (e. hebefrénica). Hebefrenia.
latent s. (e. latente).
paranoid s. (e. paranoide).
process s. (e. procesal).
pseudoneurotic s. (e. seudoneurótica).
reactive s. (e. reactiva).
residual s. (e. residual).
simple s. (e. simple).
schizophrenic (esquizofrénico). Relativo a la esquizofrenia o que sufre de ella.
schizothemia (esquizotemia). f. Repetidas interrupciones de una conversación en que la persona que habla introduce otros temas sugeridos.
schizotonia (esquizotonía). f. División de la distribución del tono en los músculos.
schizotrichia (esquizotriquia). f. División de los pelos en sus extremos.
schizozoite (esquizozoíto). m. Un merozoíto antes de la esquizogonia, como en la fase exoeritrocítica del desarrollo del *Plasmodium* luego de la invasión de los hepatocitos por los esporozoítos y antes de la división múltiple.
school (escuela). f. Conjunto de creencias, enseñanzas, métodos, etc.
biometrical s. (e. biométrica).
dogmatic s. (e. dogmática).
dynamic s. (e. dinámica).
hippocratic s. (e. hipocrática).
iatromathematical s. (e. iatromatemática). E. mecanística.
mechanistic s. (e. mecanística). E. iatromatemática.
schwannoma (schwannoma). m. **1.** Neurofibroma. **2.** Neurilemoma.
acoustic s. (s. acústico). Neurinoma acústico.
schwannosis (schwannosis). f. Proliferación no neoplásica de células de Schwann en los espacios perivasculares de la médula espinal.
sciage (serruchado). m. Movimiento de vaivén, como el de una sierra, que hace la mano en el masaje.
sciatic (ciático). **1.** Isquiádico, isquial, isquiático; relativo al isquion o cadera, o situado cerca de ellos. **2.** Relativo a la ciática.
sciatica (ciática). f. Enfermedad de Cotunnius, isquialgia; neuralgia c..
scillaren (escilareno). m. Mezcla de glucósidos de acción semejante a la digital, presente en la escila.
scinticisternography (centellocisternografía). f. Cisternografía realizada con una sustancia radiofarmacéutica y registrada con un aparato de imágenes estacionarias.
scintigram (centellograma). m. Centellobarrido.
scintigraphic (centellográfico). Relativo a la centellografía u obtenido por ésta.
scintigraphy (centellografía). f. Procedimiento diagnóstico en el cual se emplea una inyección intravenosa de un radionúclido, con afinidad para el órgano o tejido de interés, seguida por la determinación de la distribución de la radiactividad por un detector de centelleo externo.
scintillascope (centelloscopio). m. Contador de centelleo.
scintillation (centelleo). m. **1.** Destello o chispeo. **2.** En medición de radiaciones, la luz producida por un suceso ionizante en un fósforo, como un cristal o centelleador líquido.
scintillator (centelleador). m. Sustancia que emite luz visible cuando impacta en ella una partícula subatómica o rayos X o gamma.
scintillometer (centellómetro). m. Contador de centelleo.
scintiphotograph (centellofotografía). f. Imagen fotográfica obtenida por medio de centellofotografía.
scintiphotography (centellofotografía). f. Proceso para obtener un registro fotográfico de la distribución de una sustancia radiofarmacéutica administrada internamente con ayuda de un aparato detector del centelleo estacionario.
scintiscan (centellobarrido). m. Gammagrama; escintigrama; registro obtenido por centellografía.
scintiscanner (entelloscanner). m. Aparato usado para hacer un centellobarrido.
scintography (escintigrafía). f. Gammagrafía.
scion (scion). En embriología experimental, tejido o parte embrionaria injertado en otro embrión de la misma especie o de otra.
sciosophy (esciosofía). f. Sistema de creencias presentadas como hechos pero no demostradas con datos científicos.
scirrhencanthis (escirrencantis). m. Tumor indurado de la glándula lagrimal.
scirrhosity (escirrosidad). f. Estado escirroso o dureza de un tumor.
scirrhous (escirroso). Duro; relativo a un escirro.
scirrhus (escirro). m. Término obsoleto que significa cualquier zona indurada fibrosa, especialmente un carcinoma indurado.
scission (escisión). f. Separación, división, segmentación.
scissiparity (escisiparidad). f. Esquizogenia; esquizogénesis.
scissors (tijeras). f. Instrumento de dos hojas que se mueven sobre un eje, y que sirve para cortar.
de Wecker's s. (t. de Wecker).
Smellie's s. (t. de Smellie).
scissura, pl. **scissurae** f. **1.** (escisión). Separación, división, segmentación. **2.** (cisura). Hendidura o fisura.
s. pilorum (e. de los pelos). Esquizotriquia.
sclera, pl. **scleras, sclerae** (sclera, pl. scleras, sclerae). [*sclera*, NA]. Esclerótica.
blue s. (esclerótica azul). Síndrome de van der Hoeve.
scleradenitis (escleradenitis). f. Induración inflamatoria de una glándula.
scleral (escleral). Esclerótico; relativo a la esclerótica.
scleratogenous (escleratógeno). Esclerógeno.
sclerectasia (esclerectasia). f. Ectasia escleral; abultamiento localizado de la esclerótica tapizado por tejido uveal.
partial s. (e. parcial).
total s. (e. total).
sclerectoiridectomy (esclerectoiridectomía). f. Combinación de esclerectomía e iridectomía usada en el glaucoma para formar una cicatriz filtrante.
sclerectoiridodialysis (esclerectoiridodiálisis). f. Operación combinada de esclerectomía e iridodiálisis para aliviar el glaucoma.
sclerectomy (esclerectomía). f. **1.** Escisión de una porción de la esclerótica. **2.** Remoción de las adherencias formadas en otitis media crónica.
scleredema (escleredema). m. Edema duro no depresible de la piel, de aspecto céreo y límites poco definidos.
s. adultorum (e. adulto). Enfermedad de Buschke.
sclerema (esclerema). m. Induración de la grasa subcutánea.
s. adiposum (e. adiposo). E. neonatal.
s. neonatorum (e. neonatal). Adiponecrosis neonatal.
sclerencephaly, sclerencephalia (esclerencefalia). f. Esclerosis y achicamiento de la sustancia cerebral.
scleriasis (escleriasis). f. Esclerodermia simétrica difusa.
scleriritomy (escleroiritomía). f. Operación en que se incide el iris y la esclerótica.
scleritis (escleritis). f. Leucitis; inflamación de la esclerótica.
annular s. (e. anular).
anterior s. (e. anterior).
brawny s., gelatinous s. (e. gelatinosa).

deep s. (e. profunda).
malignant s. (e. maligna).
necrotizing s. (e. necrosante).
nodular s. (e. nodular).
posterior s. (e. posterior).

sclero-, scler- (esclero-, escler-). Prefijos que indican dureza (induración), esclerosis o relación con la esclerótica.

sclero-oophoritis (esclero-ooforitis). f. Induración inflamatoria del ovario.

scleroatrophy (escleroatrofia). f. Esclerotilosis.

scleroblastema (escleroblastema). m. Tejido embrionario que entra en la formación de hueso.

sclerochoroidal (esclerocoroideo). Relativo a la esclerótica y la coroides.

sclerochoroiditis (esclerocoroiditis). f. Escleroticocoroiditis; inflamación de la esclerótica y la coroides, capas del ojo.
s. anterior (e. anterior).
s. posterior (e. posterior). Estafiloma posterior.

scleroconjunctival (escleroconjuntival). Relativo a la esclerótica y la conjuntiva.

sclerocornea (esclerocórnea). f. **1.** La córnea y la esclerótica consideradas en conjunto. **2.** Anomalía congénita en la que toda o parte de la córnea es opaca y se parece a la esclerótica.

sclerodactyly, sclerodactylia (esclerodactilia). f. Acroesclerosis.

scleroderma (esclerodermia). f. Dermatosclerosis; esclerosis cutánea o del corion.
localized s. (e. localizada). Morfea.

sclerodermatitis (esclerodermatitis). f. Inflamación y engrosamiento de la piel.

sclerodermatous (esclerodermatoso). Marcado por esclerodermia o parecido a ella.

sclerogenous, sclerogenic (esclerógeno, esclerogénico). Escleratógeno; esclerogénico; que produce tejido duro o esclerótico.

scleroid (escleroide). Escleroso; esclerosal; indurado o esclerótico; de contextura muy firme, apergaminado o cicatricial.

scleroiritis (escleroiritis). f. Inflamación de la esclerótica y el iris.

sclerokeratitis (escleroqueratitis). f. Escleroqueratosis; infiltración celular inflamatoria de la esclerótica y la córnea.

sclerokeratoiritis (escleroqueratoiritis). f. Inflamación de la esclerótica, la córnea y el iris.

scleroma (escleroma). m. Foco indurado circunscripto de tejido de granulación en la piel o las mucosas.
respiratory s. (e. respiratorio).

scleromalacia (escleromalacia). f. Adelgazamiento degenerativo de la esclerótica en personas con artritis reumatoidea y otros trastornos del colágeno.

scleromere (esclerómero). m. Cualquier metámero del esqueleto, como un segmento vertebral.

sclerometer (esclerómetro). m. Forma de penetrómetro para determinar la densidad o dureza de cualquier sustancia.

scleromyxedema (escleromixedema). m. Síndrome de Arndt-Gottron; liquen mixedematoso con engrosamiento difuso de la piel subyacente a las pápulas.

scleronychia (escleroniquia). f. Induración y engrosamiento de las uñas.

sclerophthalmia (escleroftalmía). f. Anormalidad congénita en la cual la córnea normalmente transparente semeja la esclerótica opaca.

scleroplasty (escleroplastia). f. Operación plástica en la esclerótica.

scleroprotein (escleroproteína). f. Albuminoide.

sclerosal **1.** (esclerosal). Escleroide. **2.** (escleroso). Escleroide.

sclerosant (esclerosante). m. Irritante inyectable usado para tratar várices produciendo trombos en ellas.

sclerose (esclerosar). Endurecer; sufrir esclerosis.

sclerosis, pl. **scleroses** (esclerosis). f. **1.** Induración. **2.** En neuropatía, induración de estructuras nerviosas y otras por hiperplasia del tejido conjuntivo intersticial fibroso o glial.
Alzheimer's s. (e. de Alzheimer).
amyotrophic lateral s. (ALS) (e. lateral amiotrófica). .
arterial s. (e. arterial). Arteriosclerosis.
arteriocapillary s. (e. arteriocapilar).
arteriolar s. (e. arteriolar). Arteriolosclerosis.
bone s. (e. ósea). Eburnación.
Canavan's s. (e. de Canavan). Degeneración esponjosa.
central areolar choroidal s. (e. coroidal areolar central).
combined s. (e. combinada).
s. corii (e. coriónica). Esclerodermia.
s. cutanea (e. cutánea). Esclerodermia.
diffuse infantile familial s. (e. familiar infantil difusa).
disseminated s. (e. diseminada). E. múltiple.
endocardial s. (e. endocárdica). Fibroelastosis endocárdica.
focal s. (e. focal). E. múltiple.
glomerular s. (e. glomerular). Glomeruloesclerosis.
hippocampal s. (e. hipocámpica).
idiopathic hypercalcemic s. of infants (e. hipercalcémica idiopática infantil).
insular s. (e. insular). E. múltiple.
laminar cortical s. (e. cortical laminar).
lateral spinal s. (e. espinal lateral).
lobar s. (e. lobular).
mantle s. (e. del manto).
menstrual s. (e. menstrual). E. fisiológica.
Mönckeberg's s. (e. de Mönckeberg).
multiple s. (MS) (e. múltiple (EM)).
nodular s. (e. nodular). Aterosclerosis.
nuclear s. (e. nuclear).
ovulational s. (e. ovulatoria). E. fisiológica.
physiologic s. (e. fisiológica). E. menstrual u ovulatoria.
posterior s. (e. posterior). Tabes dorsal.
posterior spinal s. (e. espinal posterior). Tabes dorsal.
progressive systemic s. (e. sistémica progresiva). Esclerodermia.
tuberous s. (e. tuberosa). Epiloia; enfermedad de Bourneville.
unicellular s. (e. unicelular).
vascular s. (e. vascular). Arteriosclerosis.
s. of white matter (e. de la sustancia blanca). Leucodistrofia.

sclerostenosis (escleroestenosis). f. Induración y contracción de los tejidos.

sclerostomy (esclerostomía). f. Perforación quirúrgica de la esclerótica, p. ej., para aliviar el glaucoma.

sclerotherapy (escleroterapia). f. Terapéutica esclerosante; tratamiento que incluye la inyección de una solución esclerosante en vasos o tejidos.

sclerothrix (esclerotrix). f. Esclerotriquia; induración y fragilidad del pelo.

sclerotic (esclerótico). **1.** Relativo a la esclerosis o caracterizado por ella. **2.** Escleral.

sclerotica (esclerótica). f. Capa e.; túnica albugínea del ojo; túnica e.; blanco del ojo.

scleroticochoroiditis (esclerotico-coroiditis). f. Esclerocoroiditis.

sclerotium, pl. **sclerotia** (esclerocio). m. **1.** En hongos, cuerpo en reposo de tamaño variable compuesto por una masa endurecida de hifas. **2.** Estado endurecido en reposo del plasmodio de los Myxomycetes.

sclerotome m. **1.** (esclerótomo). Cuchillo usado en esclerotomía. **2.** (esclerotoma). El grupo de células mesenquimáticas que emerge de la parte ventromesial de un somita mesodérmico y migra hacia la notocorda.

sclerotomy (esclerotomía). f. Incisión a través de la capa esclerótica del ojo.
anterior s. (e. anterior). Incisión en la cámara anterior del ojo.
posterior s. (e. posterior).

sclerotrichia (esclerotriquia). f. Esclerotrix.

sclerotylosis (esclerotilosis). f. Escleroatrofia, fibrosis atrófica de la piel, hipoplasia de las uñas y queratodermia palmoplantar.

sclerous (escleroso). Escleroide.

scoleciasis (escoleciasis). f. Infección del intestino por larvas de lepidópteros (polillas y mariposas).

scoleciform (escoleciforme). Escolecoide.

scolecoid (escolecoide). **1.** Escoleciforme. Parecido a un escólex de tenia. **2.** Como un gusano.

scolecology (escolecología). f. Helmintología.

scolex, pl. **scoleces, scolices** (escólex). m. Cabeza o extremo anterior de una tenia, unida a la pared del intestino por ventosas y con frecuencia por ganchos rostelares.

scoliokyphosis (escoliocifosis). f. Curvatura lateral y posterior de la columna vertebral.

scoliometer (escoliómetro). m. Instrumento para medir curvas, especialmente las de la curvatura lateral de la columna vertebral.

scoliosis (escoliosis). f. Raquioescoliosis; curvatura lateral de la espina dorsal.
coxitic s. (e. coxítica).
empyemic s. (e. empiémica).
habit s. (e. por hábito).
myopathic s. (e. miopática).
ocular s., ophthalmic s. (e. ocular, oftálmica).
osteopathic s. (e. osteopática).
paralytic s. (e. paralítica).
rachitic s. (e. raquítica).
sciatic s. (e. ciática).
static s. (e. estática).
scoliotic (escoliótico). Relativo a la escoliosis, o que padece de ella.
scoliotone (escoliótono). m. Aparato para estirar la columna vertebral y reducir la curva de la escoliosis.
scoop (cucharilla). f. Instrumento angosto en forma de cuchara para extraer el contenido de cavidades o quistes
-scope 1. (-scopia). Sufijo que denota una acción o actividad que incluye el uso de un instrumento para mirar o visualizar. **2.** (-scopio). Sufijo que indica generalmente un instrumento para mirar, y que por extensión incluye otros métodos de examen.
scopine (escopina). f. Escopolamina, menos la cadena lateral de ácido trópico: 6,7-epoxitropina o 6,7-epoxi-3-hidroxitropano.
scopolamine (escopolamina). f. Hioscina; tropato de escopina.
s. hydrobromide (bromhidrato de e.). Bromhidrato de hioscina.
s. methylbromide (metilbromuro de e.).
scopolia (escopolia). f. Rizoma y raíces secas de *Scopolia carniolica* (familia Solanaceae), hierba de Austria y países vecinos de Europa.
s. japonica (e. japonica). Belladona japonesa.
scopoline (escopolina). f. Producto de descomposición de escopolamina e isómero de escopina con grupos epoxi y oxhidrilo en posiciones diferentes.
scopometer (escopómetro). m. Aparato para determinar la densidad de un precipitado por el grado de traslucidez de un líquido que lo contiene.
scopomorphinism (escopomorfinismo). m. Adicción crónica asociada con escopolamina y morfina.
scopophilia (escopofilia). f. Voyeurismo.
scopophobia (escopofobia). f. Temor enfermizo a ser mirado.
-scopy (-scopia). Sufijo que denota una acción o actividad que incluye el uso de un instrumento para mirar o visualizar.
scorbutic (escorbútico). Relativo al escorbuto, o que lo sufre.
scorbutigenic (escorbutigénico). Que produce escorbuto.
scordinema (escordinema). f. Pesadez en la cabeza con bostezos y desperezamientos, pródromo de una enfermedad infecciosa.
score (puntaje). m. Evaluación, expresada numéricamente en general, de categorías, logros o condiciones en un conjunto dado de circunstancias.
Apgar s. (p. de Apgar).
Dubowitz s. (p. de Dubowitz).
Gleason's s. (p. de Gleason).
raw s. (p. neto o real).
recovery s. (p. de recuperación).
standard s. (p. estándar).
scorpion (escorpión). m. Miembro del orden de los escorpiónidos (Scorpionidae).
scoto- (escoto-). Prefijo que significa oscuridad.
scotochromogens (escotocromógenos). m. Micobacterias del grupo II.
scotograph 1. (escotografía). f. Impresión dejada sobre una placa fotográfica por una sustancia radiactiva sin intervención de ningún objeto opaco además de la pantalla de la placa. **2.** (escotógrafo). m. Aparato para ayudar a escribir en línea recta en la oscuridad, o para ayudar a escribir a los ciegos.
scotoma, pl. **scotomata** (escotoma). m. **1.** Zona aislada de tamaño y forma variables dentro del campo visual, con visión ausente o deprimida. **2.** Punto ciego de la conciencia psicológica.
absolute s. (e. absoluto). E. sin percepción de la luz.
annular s. (e. anular). E. circular que rodea el centro del campo visual.
arcuate s. (e. arqueado).
Bjerrum's s. (e. de Bjerrum). E. falciforme; signo de Bjerrum.
cecocentral s. (e. cecocentral).
central s. (e. central). E. que afecta el punto de fijación.
color s. (e. de color).
flittering s. (e. fluctuante). E. centelleante.
glaucomatous nerve-fiber bundle s. (e. glaucomatoso de haces de fibras nerviosas).
hemianopic s. (e. hemianópico).
insular s. (e. insular).
mental s. (e. mental).
negative s. (e. negativo).
paracentral s. (e. paracentral). E. adyacente al punto de fijación.
pericentral s. (e. pericentral).
peripheral s. (e. periférico).
physiologic s. (e. fisiológico). Punto ciego.
positive s. (e. positivo).
quadrantic s. (e. cuadrántico).
relative s. (e. relativo).
ring s. (e. anular).
scintillating s. (e. centelleante). E. fluctuante.
Seidel's s. (e. de Seidel). Forma de e. de Bjerrum.
sickle s. (e. falciforme). E. de Bjerrum.
zonular s. (e. zonular).
scotomatous (escotomatoso). Relativo al escotoma.
scotometer (escotómetro). m. Instrumento para medir el tamaño de un escotoma.
scotometry (escotometría). f. Representación gráfica y medición de un escotoma.
scotophilia (escotofilia). f. Nictofilia.
scotophobia (escotofobia). f. Nictofobia.
scotopia (escotopía). f. Visión e.
scotopic (escotópico). Referente a una iluminación escasa a la que el ojo se adapta.
scotopsin (escotopsina). f. Parte proteica del pigmento de los bastoncitos de la retina.
scotoscopy (escotoscopia). f. Retinoscopia.
scrape (raspado). m. Muestra obtenida por raspado de una lesión o de un sitio específico para su examen citológico.
scrapie (scrapie). Trastorno degenerativo comunicable del sistema nervioso central de ovejas y cabras causado por un agente de tipo viral (clasificado como un prión).
screen (pantalla). f. **1.** Capa, hoja o lámina delgada de cualquier sustancia usada para proteger a un objeto de cualquier influencia, como calor, luz, rayos X, etc. **2.** Lámina sobre la cual se proyecta una imagen. **3.** Capa fina de cristales que convierte rayos X en fotones luminosos para exponer una película.
Bjerrum s. (p. de Bjerrum). P. tangencial.
fluorescent s. (p. fluorescente).
Hess s. (p. de Hess).
tangent s. (p. tangencial). P. de Bjerrum.
vestibular s. (p. vestibular).
screening (selección). **1.** f. Examen de un grupo de individuos en general asintomáticos, para detectar aquellos que poseen grandes probabilidades de padecer una enfermedad determinada, típicamente por medio de una prueba diagnóstica poco costosa. **2.** En psiquiatría, evaluación inicial de pacientes, que incluye antecedentes médicos y psiquiátricos, evaluación del estado mental y formulación diagnóstica para determinar si el paciente es apropiado para una modalidad de tratamiento en particular.
carrier s. (s. de portadores).
cytologic s. (s. citológica).
familial s. (s. familiar).
multiphasic s. (s. multifásica).
neonatal s. (s. neonatal).
prenatal s. (s. prenatal).
screw (tornillo).
afterloading s. (t. de poscarga).
screw-worm (gusano tornillo).
scribe (marcar). **1.** Puntear; rayar; escribir o trazar haciendo una línea con un marcador o instrumento puntiagudo. **2.** Formar con instrumentos zonas negativas dentro de un modelo maestro para hacer marcas positivas en el armazón de una prótesis parcial removible, o en la zona de sellado palatino posterior de una prótesis completa.
scrobiculate (escrobiculado). Poceado; marcado con depresiones diminutas.
scrobiculus cordis (scrobiculus cordis). Fosa epigástrica.

scrofula (escrófula). f. Término obsoleto para la linfadenitis tuberculosa cervical.
scrofuloderma (escrofulodermia). f. Tuberculosis cutánea.
s. gummosa (e. gomosa). Lesión tuberculosa cutánea profunda.
papular s. (e. papulosa). Tubercúlide papulosa.
tuberculous s. (e. tuberculosa). Escrofulotuberculosis; e. ulcerosa.
ulcerative s. (e. ulcerosa). E. tuberculosa.
verrucous s. (e. verrugosa). Tuberculosis cutánea verrugosa.
scrofulotuberculosis (escrofulotuberculosis). f. Escrofuloderma tuberculosa.
scrofulous (escrofuloso). Relativo a la escrófula, o que sufre de ella.
scrotal (escrotal). Osqueal; referente al escroto.
scrotectomy (escrotectomía). f. Remoción de parte del escroto.
scrotiform (escrotiforme). Que tiene forma de escroto.
scrotitis (escrotitis). f. Inflamación del escroto.
scrotocele (escrotocele). m. Término obsoleto para hernia escrotal.
scrotoplasty (escrotoplastia). f. Osqueoplastia, cirugía reparativa o plástica del escroto.
scrotum, pl. **scrota, scrotums** (escroto). m. Bolsa testicular.
lymph s. (e. linfático). Elefantiasis escrotal.
watering-can s. (e. "en regadera").
scruple (escrúpulo). m. Unidad de masa (peso) del sistema boticario equivalente a 20 granos o 1,296 mg.
SCUBA (SCUBA). Acrónimo de *s*elf-*c*ontained *u*nderwater *b*reathing *a*pparatus (aparato para respirar bajo el agua autocontenido).
scum (espuma). f. Película de material insoluble que asciende a la superficie de un líquido.
scurf (caspa).
scurvy (escorbuto). m. E. marítimo; enfermedad caracterizada por inanición, debilidad, anemia, edema de las partes dependientes, aspecto esponjoso, a veces con ulceración de las encías, y hemorragias en la piel y las mucosas.
Alpine s. (e. alpino). Pelagra.
infantile s. (e. infantil). Enfermedad de Barlow o de Cheadle.
land s. (e. terrestre). Púrpura trombocitopénica idiopática.
sea s. (e. marítimo). E.
scutate (escutado). Escutiforme.
scute (escudo). En las garrapatas ixódidas (duras), placa que recubre en gran parte o del todo el dorso del macho y forma un e. anterior detrás del capítulo de la hembra o de las garrapatas inmaduras.
tympanic s. (e. timpático).
scutiform (escutiforme). Escutado; en forma de escudo.
scutular (escutular). Relativo a un escútulo.
scutulum, pl. **scutula** (escútulo). m. Costra amarilla en forma de platillo, la lesión característica del favus (tiña de la cabeza), consistente en una masa de hifas y esporas.
scutum, pl. **scuta** (scutum, pl. scuta). Escudo.
scybalous (escibaloso). Relativo a un escíbalo.
scybalum, pl. **scybala** (escíbalo). m. Masa redonda dura de heces espesadas.
scyphiform (escififorme). Escifoide.
scyphoid (escifoide). Escififorme; en forma de copa.
SD (SD). Abrev. de: estreptodornasa; desviación estándar (standard deviation).
Se (Se). Símbolo del selenio.
seal **1.** (sellado). Cierre hermético. **2.** (sellar). Efectuar un cierre hermético.
border s. (s. de bordes). S. periférico.
palatal s. (s. palatino). S. palatino posterior.
peripheral s. (s. periférico). S. de bordes.
posterior palatal s. (s. palatino posterior). Posdique; s. palatino.
postpalatal s. (s. pospalatino). S. posterior palatino.
velopharyngeal s. (s. velofaríngeo).
sealant (sellador). m. Material usado para efectuar un cierre hermético; sellante.
fissure s. (s. de fisuras).
searcher (explorador). m. Tipo de sonda usada para determinar la presencia de cálculos en la vejiga.
seasickness (mareo). m. Naupatía; "mal de mer"; vómito marino; tipo de enfermedad del movimiento causado por el vaivén de una plataforma flotante (embarcación, balsa, etc.).
season (estación). f. Fase determinada de algún fenómeno cíclico lento, especialmente el ciclo anual del clima.
mating s. (e. de acoplamiento).
seat (asiento). m. Superficie en la que un objeto puede apoyarse para lograr sostén.
basal s. (a. basal). Base protésica.
rest s. (a. de reposo). Zona de reposo.
sebaceous, sebaceus (sebáceo). Relativo al sebo; oleoso; graso.
sebiagogic (sebiagógico). Sebífero.
sebiferous (sebífero). Sebiagógico; sebíparo; que produce materia grasa o sebácea.
sebiparous (sebíparo). Sebífero.
sebo-, seb-, sebi- (sebo-, seb-, sebi-). Prefijos que indican sebo, sebáceo.
sebolith (sebolito). m. Concreción en un folículo sebáceo.
seborrhea (seborrea). f. Hiperactividad de las glándulas sebáceas con producción excesiva de sebo.
s. adiposa (s. adiposa). S. oleosa.
s. capitis (s. de la cabeza). S. del cuero cabelludo.
s. cerea (s. cérea). Secreción cérea de sebo.
concrete s. (s. concreta).
s. corporis (s. corporal). Dermatitis seborreica.
eczematoid s. (s. eccematosa).
s. faciei, s. of face (s. facial, de la cara).
s. furfuracea (s. furfurácea). S. seca.
s. nigra (s. negra).
s. oleosa (s. oleosa).
s. sicca (s. seca).
s. squamosa neonatorum (s. escamosa neonatal).
seborrheic (seborreico). Relativo a la seborrea.
sebum (sebo). m. Esmegma; secreción de las glándulas sebáceas.
s. cutaneum (s. cutáneo). Secreción grasa cutánea.
s. palpebrale (s. palpebral). Lema.
s. preputiale (s. prepucial). Esmegma del prepucio.
seclusion of pupil (seclusión de la pupila). f. Exclusión de la pupila.
secobarbital (secobarbital). m. Ácido 5-alil-5-(1-metilbutil)barbitúrico; sedante e hipnótico de acción breve.
secreta (secreta). Secreciones.
secretagogue (secretagogo). m. Agente que promueve la secreción.
secrete (secretar). Elaborar o producir alguna sustancia fisiológicamente útil (enzima, hormona, metabolito) en una célula que la entrega a la savia, la sangre o una cavidad del cuerpo por difusión directa o por medio de un conducto.
secretin (secretina). f. Oxicrinina; hormona formada por las células epiteliales del duodeno bajo el estímulo del contenido ácido del estómago, que provoca la secreción de jugo pancreático.
secretion (secreción). f. **1.** Producción por una o varias células (que forman una glándula) de alguna sustancia fisiológicamente útil y su introducción en el cuerpo por difusión o por un conducto. **2.** Producto sólido, líquido o gaseoso de actividad glandular, almacenado o utilizado por el organismo donde se produce.
cytocrine s. (s. citocrina).
neurohumoral s. (s. neurohumoral).
secretogogue (secretagogo).
secretomotor, secretomotory (secretomotor). Que estimula la secreción.
secretor (secretor). m. En genética, individuo cuya saliva y otros líquidos corporales contienen una forma hidrosoluble de los antígenos del grupo sanguíneo ABO, que se encuentran en sus eritrocitos.
secretory (secretorio). Relativo a una o más secreciones.
sectile (séctil). **1.** Capaz de ser cortado o dividido. **2.** Que tiene aspecto de estar dividido.
section (sección). f. **1.** Acción de seccionar o cortar. **2.** Corte o división. **3.** Segmento o parte de cualquier órgano o estructura delimitada del resto. **4.** Superficie cortada. **5.** Lámina fina de tejidos, células, microorganismos o cualquier material para el examen con el microscopio.
abdominal s. (s. abdominal). Celiotomía.
attached cranial s. (s. craneal fija). Craneotomía fija.
cesarean s. (s. cesárea). Operación cesárea.
classical cesarean s. (s. cesárea clásica).
coronal s. (s. coronal).
detached cranial s. (s. craneal separada). Craneotomía separada.

frozen s. (s. congelada).
Latzko's cesarean s. (s. cesárea de Latzko).
low cervical cesarean s. (s. cesárea cervical baja o inferior).
microscopic s. (s. microscópica).
perineal s. (s. perineal).
pituitary stalk s. (s. del tallo hipofisario).
Saemisch's s. (s. de Saemisch).
sagittal s. (s. sagital).
serial s. (s. seriada). Una de varias s. microscópicas consecutivas.
thin s., ultrathin s. (s. fina, ultrafina).

sectoranopia (sectoranopia). f. Pérdida de la visión en un sector del campo visual.

sectorial (sectorial). **1.** Relativo a un sector. **2.** Que corta o está adaptado para cortar; indica los dientes premolares y molares cortantes o carniceros de los carnívoros.

secundigravida (secundigrávida).

secundina, pl. **secundinae** (secundina). Posparto, ocurrido después del nacimiento.

secundipara (secundípara). Que pare o ha parido por segunda vez.

sedate (sedar). Poner bajo la influencia de un sedante.

sedation (sedación). f. Acción de calmar, especialmente por la administración de una droga sedante; estado de calma así obtenido.

sedative (sedante). **1.** Calmante; que calma o aquieta. **2.** m. Agente que calma la excitación nerviosa.

sediment (sedimento). m. Material insoluble que tiende a depositarse en el fondo de un líquido, como en la hipostasis.

sedimentate (sedimentar). Causar la formación de un sedimento o depósito, como en el caso de centrifugación o ulracentrifugación.

sedimentation (sedimentación). f. Formación de un sedimento.

sedimentator (sedimentador). m. Centrífuga.

sedimentometer (sedimentómetro). m. Aparato fotográfico para registrar automáticamente el índice de sedimentación de la sangre.

sedimentum (sedimentum). Sedimento.
s. lateritium (s. lateritium). Depósito de polvo de ladrillo.

sedoheptulose (sedoheptulosa). f. D-*altro*-2-Heptulosa; una 2-cetoheptulosa formada metabólicamente como el 7-fosfato por condensación de xilulosa 5-fosfato y ribosa 5-fosfato, dividiendo gliceraldehído 3-fosfato.

seed 1. (semilla). f. Semen; cuerpo reproductivo de una planta que da flores; el óvulo maduro. **2.** (sembrar). En bacteriología, inocular un medio de cultivo con microorganismos.

segment (segmento). **1.** [*segmentum*, NA]. Segmento; parte de un órgano o de otra estructura delimitada del resto de modo natural, artificial o en la imaginación. **2.** Territorio de un órgano dotado de función, irrigación, inervación o drenaje independiente.
anterior basal s. (s. basal anterior). [*segmentum basale anterius*, NA].
anterior inferior s. (s. anteroinferior). [*segmentum anterius inferius*, NA]. S. renal anteroinferior.
anterior ocular s. (s. ocular anterior).
anterior s. (s. anterior). [*segmentum anterius*, NA].
anterior superior s. (s. anterosuperior). [*segmentum anterius superius*, NA]. S. superoanterior del riñón.
apical s. (s. apical). [*segmentum apicale*, NA].
apicoposterior s. (s. apicoposterior). [*segmentum apicoposterius*, NA]. S. del lóbulo superior del pulmón izquierdo.
bronchopulmonary s. (s. broncopulmonar). [*segmentum bronchopulmonalis*, NA].
cardiac s. (s. cardíaco). [*segmentum cardiacum*, NA].
cervical s. of spinal cord (s. cervical de la médula espinal).
hepatic s.'s (s. hepáticos). S. del hígado.
hepatic venous s.'s (s. venosos hepáticos). S. venosos del hígado.
inferior lingular s. (s. lingular inferior). [*segmentum lingulare inferius*, NA]. S. del lóbulo superior del pulmón izquierdo.
inferior s. (s. inferior). [*segmentum inferius*, NA]. S. renal.
interannular s. (s. interanular). S. internodular.
intermaxillary s. (s. intermaxilar).
internodal s. (s. internodular). S. interanular; s. de Ranvier.
Lanterman's s.'s (s. de Lanterman).
lateral basal s. (s. basal lateral). [*segmentum basale laterale*, NA].
lateral s. (s. lateral). [*segmentum laterale*, NA].
s.'s of liver (s. del hígado). S. hepáticos.
lower uterine s. (s. uterino inferior).
lumbar s. of spinal cord (s. lumbar de la médula espinal).
medial basal s. (s. basal medial). [*segmentum basale mediale*, NA].
medial s. (s. medial). [*segmentum mediale*, NA].
mesoblastic s. (s. mesoblástico). Somita.
neural s. (s. neural). Neurómero.
P-R s. (s. P-R).
posterior basal s. (s. basal posterior). [*segmentum basale posterius*, NA]. S. del lóbulo inferior del pulmón derecho e izquierdo.
posterior s. (s. posterior). [*segmentum posterius*, NA].
Ranvier's s. (s. de Ranvier). S. internodular.
renal s.'s (s. renales). [*segmenta renalia*, NA]. S. arteriales del riñón.
RST s. (s. RST).
S-T s. (s. S-T).
s.'s of spinal cord (s. de la médula espinal). [*segmenta medullae spinalis*, NA].
s.'s of spleen (s. esplénicos).
subapical s. (s. subapical). S. subsuperior.
subsuperior s. (s. subsuperior). S. subapical.
superior lingular s. (s. lingular superior). [*segmentum lingulare superius*, NA]. S. del lóbulo superior del pulmón izquierdo.
superior s. (s. superior). [*segmentum superius*, NA].
sympathetic s. (s. simpático).
upper uterine s. (s. uterino superior).
venous s.'s of liver (s. venosos del hígado). S. venosos hepáticos.
venous s.'s of the kidney (s. venosos del riñón).

segmental (segmentario). Relacionado con un segmento.

segmentation (segmentación). f. Acción de dividir en segmentos; lo que está dividido en segmentos.

segmentectomy (segmentectomía). f. Escisión de un segmento de cualquier órgano o glándula.

segmentum, pl. **segmenta** (segmentum, pl. segmenta). [*segmentum*, NA]. Segmento.

segregation (segregación). f. **1.** Separación; remoción de ciertas partes de una masa. **2.** Separación de caracteres contrastantes en los descendientes de heterocigotos. **3.** Separación de los genes apareados que aparecen en la división por reducción de la meiosis.

segregator (segregador). Separador.

seizure 1. (convulsión). Ataque epiléptico. **2.** (crisis). f. Comienzo repentino de una enfermedad o de determinados síntomas.
absence s. (crisis de ausencia). Ausencia.
anosognosic s. (crisis anosognósica). Epilepsia anosognósica.
complex partial s. (c. parcial compleja). Epilepsia psicomotora.
generalized tonic-clonic s. (c. tónico-clónica generalizada).
partial s. (c. parcial). Epilepsia focal.
psychic s. (crisis psíquica).
psychomotor s. (c. psicomotora). Epilepsia psicomotora.

sejunction (sejunción). f. Separación; ruptura de continuidad en los procesos mentales.

selaphobia (selafobia). f. Temor morboso a un destello de luz.

selection (selección). f. El efecto combinado de las causas y consecuencias de factores genéticos que determinan el número promedio de descendientes de una especie que alcanzan la madurez sexual.
artificial s. (s. artificial).
medical s. (s. médica).
natural s. (s. natural). "Supervivencia de los más aptos".
sexual s. (s. sexual).

selene unguium (selene unguium). Lúnula.

selenium (Se) (selenio). m. Elemento metálico químicamente semejante al azufre; símbolo Se, Nº at. 34, P. at. 78,96.
s. sulfide (sulfuro de s.).

selenocysteine (selenocisteína). f. Cisteína que contiene selenio en lugar de un átomo de azufre.

selenodont (selenodonte). Animal u hombre con dientes, como los molares humanos, con rebordes longitudinales en forma de medialuna.

selenomethionine (selenometionina). f. Metionina que contiene selenio en lugar de azufre.

self 1. (constituyentes propios). En inmunología, los componentes celulares autólogos a diferencia de los no propios o extraños. **2.** (yo). El individuo tal como está representado en su propia conciencia y en el medio que lo rodea. **3.** (yo). m. La suma de las actitudes y predisposiciones conductísticas que forman la personalidad.
subliminal s. (yo subliminal).

self-accusation (autoacusación). f. Síntoma psiquiátrico común que se encuentra característicamente en la depresión agitada.
self-analysis (autoanálisis). f.
self-awareness (autoconciencia). f. Comprensión de la propia experiencia emocional mientras ésta tiene lugar.
self-centeredness (autosinoia). f.
self-commitment (autointernación). f. Hospitalización mental voluntaria.
self-control (autocontrol). m. **1.** Autorregulación del comportamiento de uno mismo. **2.** Utilización, por parte de un individuo, de estrategias activas para manejar situaciones problemáticas.
self-differentiation (autodiferenciación). f. Diferenciación que resulta de la acción de causas intrínsecas.
self-discovery (autodescubrimiento). m. En psicoanálisis, liberación del ego reprimido de una persona criada con sumisión ante quienes la rodean.
self-fertilization (autofecundación). f. Fecundación de los óvulos por el polen de la misma flor o por los espermatozoides del mismo animal, en las formas hermafroditas.
self-infection (autoinfección). f.
self-knowledge (autoconocimiento). m. Dícese de la autognosia o autognosis.
self-limited (autolimitado). Denota una enfermedad que tiende a cesar después de un período definido, como resultado de sus propios procesos; p. ej., la neumonía.
self-love (autofilia). f. Narcisismo.
self-poisoning (autoenvenenamiento). m. Autointoxicación.
self-stimulation (autoestimulación). f. Técnica de estimulación eléctrica de los nervios periféricos, la médula espinal o el cerebro a cargo del propio paciente, para aliviar el dolor.
sella (silla). f. Estructura cuya forma es o sugiere la de un asiento o la s. de montar.
  empty s. (s. vacía).
  s. turcica (s. turca). [*sella turcica*, NA].
sellar (selar). Relativo a la silla turca.
semantics (semántica). f. **1.** Estudio del significado y desarrollo de las palabras. **2.** Estudio de las relaciones entre los signos y a qué se refieren éstos (referentes).
semelincident (semelincidente). Que sucede una sola vez; se dice de una enfermedad infecciosa, un ataque de la cual confiere inmunidad permanente.
semen, pl. **semina, semens** (semen). m. **1.** [*semen*, NA] Líquido seminal; esperma; eyaculación peniana; líquido viscoso, blanco amarillento, espeso que contiene espermatozoides. **2.** Semilla.
semenuria, seminuria (semenuria). f. Espermaturia; excreción de orina que contiene semen.
semi- (semi-). Prefijo que indica la mitad o una parte, usado con palabras derivadas de raíces latinas; el prefijo griego correspondiente es *hemi-*.
semialdehyde (semialdehído). m. Monoaldehído de un ácido dicarboxílico, así llamado porque la mitad de los grupos COOH del ácido original se reducen al aldehído y la otra mitad no cambia.
semicanal (semiconducto).
semicanalis, pl. **semicanales** (semiconducto). m. La mitad de un conducto; surco profundo en el borde de un hueso que, al unirse con un surco similar o parte de un hueso adyacente, forma un conducto completo.
  s. musculi tensoris tympani (s. del músculo del martillo). [*semicanalis musculi tensoris tympani*, NA].
  s. tubae auditivae (s. de la trompa auditiva). [*semicanalis tubae auditivae*, NA].
semicartilaginous (semicartilaginoso). Compuesto parcialmente por cartílago.
semicircular (semicircular). Semiorbicular; que forma un semicírculo o un círculo incompleto.
semicoma (semicoma). m. Grado leve de coma del que es posible sacar al paciente.
semicomatose (semicomatoso). En estado de inconsciencia del que es posible despertar.
semiconductor (semiconductor). m. Metaloide en una u otra forma que conduce electricidad más fácilmente que un verdadero no metal, pero menos fácilmente que un metal; p. ej., silicio, germanio.
semiconscious (semiconsciente). Parcialmente consciente.
semicrista (semicresta). f. Reborde, o cresta, pequeño o imperfecto.
  s. incisiva (s. incisiva). Cresta nasal.
semidecussation (semidecusación). f. Decusación incompleta, como la que ocurre en el quiasma óptico humano.
semiflexion (semiflexión). f. Posición de una articulación o un segmento de extremidad a mitad de camino entre la extensión y la flexión.
semilunar (semilunar).
semiluxation (semiluxación). f. Subluxación.
semimembranosus (semimembranoso). Músculo s.
semimembranous (semimembranoso). Que consiste parcialmente en una membrana.
seminal (seminal). **1.** Relativo al semen. **2.** Original o que influye sobre el desarrollo futuro.
semination (seminación). f. Inseminación.
seminiferous (seminífero). Que transporta o conduce el semen; denota los túbulos del testículo.
seminoma (seminoma). f. Neoplasia testicular maligna que nace de las células sexuales de hombres jóvenes, con metástasis en los ganglios linfáticos paraaórticos.
  spermacytic s. (s. espermatocítico).
seminomatous (seminomatoso). Relativo a un seminoma.
seminormal (N_2) (seminormal). Denota una solución de fuerza igual a la mitad de una solución normal (0,5 N).
seminose (seminosa). f. Manosa.
semiography, semeiography (semiografía). f. Término obsoleto para el tratado de sintomatología; descripción de los síntomas de una enfermedad.
semiologic, semeiologic (semiológico). Término obsoleto para sintomático.
semiology, semeiology (semiología). f. Término obsoleto para sintomatología.
semiopathic, semeiopathic (semiopático). Denota el uso desordenado de los símbolos.
semiorbicular (semiorbicular). Semicircular.
semiosis, semeiosis (semiosis). f. Proceso mental o simbólico en el que algo funciona como un signo para el organismo.
semiotic, semeiotic (semiótico). **1.** Relativo a la semiótica. **2.** Relativo a los signos lingüísticos o corporales.
semiotics, semeiotics (semiótica). **1.** Teoría filosófica general de los signos y símbolos, con tres ramas: sintáctica, semántica y pragmática. **2.** Término obsoleto para sintomático.
semipenniform (semipeniforme). Peniforme de un solo lado. V. músculo unipeniforme.
semipermeable (semipermeable). Permeable al agua (u otros solventes) pero relativamente impermeable a los solutos.
semiplacenta (semiplacenta). f. Tipo de placenta de rumiantes, yeguas y cerdas, en el que las placentas materna y fetal no crecen juntas sino que pueden separarse fácilmente sin desgarrarse.
semipronation (semipronación). f. Actitud o asunción de una posición de pronación parcial, como en la posición de Sims.
semiprone (semiprono). En posición de semipronación.
semiquinone (semiquinona). f. Radical libre que resulta de la eliminación de un átomo de hidrógeno con su electrón durante el proceso de deshidrogenación de una hidroquinona a quinona o un compuesto similar (p. ej., flavina mononucleótido).
semispinal (semiespinal). Músculos unidos en parte a las apófisis espinosas de las vértebras.
semisulcus (semisurco). m. Surco poco marcado en el borde de un hueso u otra estructura que, al unirse a un surco similar de la estructura adyacente correspondiente, forma un surco completo.
semisupination (semisupinación). f. Actitud o asunción de una posición parcialmente supina.
semisupine (semisupino). Denota semisupinación.
semisynthetic (semisintético). Describe el proceso de sintetizar una sustancia química determinada utilizando otra natural como material inicial y evitando así parte de una síntesis total.
semisystematic name (nombre semisistemático). N. semitrivial.
semitendinosus, semitendinous (semitendinoso). Formado en parte por tendones; denota el músculo s.
semitertian (semiterciana). En parte terciana y en parte cotidiana; denota una fiebre palúdica en la que dos paroxismos se producen en un día y uno al día siguiente.

semitrivial name (nombre semitrivial). N. semisistemático.
semivalent (semivalente). Capaz de formar una unión de un electrón.
senecioic acid (ácido senecioico). Á. 3-metil-2-butenoico.
seneciosis (seneciosis). f. Degeneración y necrosis hepática causada por ingestión de plantas del género *Senecio*, como zuzón y hierba cana.
senega (senega). f. Raíz seca de *Polygala senega* (familia Poligalaceae); hierba del este y centro de América del Norte; expectorante.
senescence (senescencia). f. Acción y efecto de envejecer.
  dental s. (s. dentaria).
senescent (senescente). Que está envejeciendo.
senile (senil). Relativo a la vejez o característico de ésta.
senility (senilidad). f. Vejez; la suma de cambios físicos y mentales que se producen a una edad avanzada.
senium (senium). Término raramente usado para vejez, especialmente la debilidad de los ancianos.
senna (sen). m. Hojas secas de *Cassia acutifolia* (s. de Alejandría) y *C. angustifolia* (s. de Tinnevelly o india); laxante. D.t. sena.
  s. pod (vaina de s.). Fruto de s.
sennoside A, sennoside B (senósidos A y B). Dos glucósidos de antraquinona que son los principios laxantes del sen.
sensate (sensible). Capaz de percibir el tacto y otras sensaciones; se usa con referencia a pacientes que han sufrido lesiones parciales nerviosas o de la médula espinal.
sensation (sensación). f. Traslación al estado consciente de los efectos de un estímulo que excita cualquiera de los órganos de los sentidos.
  cincture s. (s. de cinto). Zonestesia.
  delayed s. (s. demorada).
  general s. (s. general).
  girdle s. (s. de cinto). Zonestesia.
  objective s. (s. objetiva). S. causada por un estímulo verificable.
  primary s. (s. primaria).
  referred s. (s. referida). S. refleja o transferida.
  reflex s. (s. refleja). S. referida.
  special s. (s. especial).
  subjective s. (s. subjetiva).
  transferred s. (s. transferida). S. referida.
sense (sentido). m. Sensación; conciencia; facultad de percibir cualquier estímulo.
  color s. (s. del color).
  s. of equilibrium (s. del equilibrio). S. estático.
  joint s. (s. articular). Sensibilidad articular.
  kinesthetic s. (s. cinestésico). Miestesia.
  light s. (s. luminoso).
  muscular s. (s. muscular). Miestesia.
  obstacle s. (s. de los obstáculos).
  position s. (s. de la postura).
  posture s. (s. de la postura).
  pressure s. (s. de la presión). Barestesia; piesestesia.
  seventh s. (s. séptimo). S. visceral.
  sixth s. (s. sexto). Cenestesia.
  space s. (s. del espacio).
  special s. (s. especial).
  static s. (s. estático). S. del equilibrio.
  tactile s. (s. táctil). Tacto .
  temperature s. (s. de la temperatura). Termoestesia.
  thermal s., thermic s. (s. térmico). Termoestesia.
  time s. (s. del tiempo).
  visceral s. (s. visceral). Séptimo s.; esplacnestesia.
sensibility (sensibilidad). f. Conciencia de la sensación; capacidad de percibir estímulos sensibles o sensitivos.
  articular s. (s. articular). Artrestesia.
  bone s. (s. ósea). Palestesia.
  cortical s. (s. cortical).
  deep s. (s. profunda). Miestesia.
  dissociation s. (s. de disociación).
  electromuscular s. (s. electromuscular).
  epicritic s. (s. epicrítica).
  mesoblastic s. (s. mesoblástica). Miestesia.
  pallesthetic s. (s. palestésica). Palestesia.
  proprioceptive s. (s. propioceptiva).
  protopathic s. (s. protopática).
  splanchnesthetic s. (s. esplacnestésica). Sentido visceral.
  vibratory s. (s. vibratoria). Palestesia.
sensible **1.** (sensible). Perceptible para los sentidos. **2.** (sensible). Capaz de sensación. **3.** (sensato). Que posee razón o juicio; inteligente. **4.** (sensible). Sensitivo.
sensiferous (sensífero). Que conduce una sensación.
sensigenous (sensígeno). Que da lugar a una sensación.
sensimeter (sensímetro). m. Instrumento que mide grados de sensación cutánea.
sensitive (sensitivo). **1.** Que responde a un estímulo. **2.** Dícese de la persona fácilmente hipnotizable. **3.** Sensible. **4.** Que percibe agudamente situaciones interpersonales. **5.** Que experimenta fácilmente un cambio químico con poca alteración de las condiciones ambientales.
sensitivity (sensitividad). f. **1.** La capacidad para percibir por uno o más de los sentidos. **2.** Estesia , cualidad de sensitivo. **3.** En patología clínica y selección médica, la proporción de individuos con pruebas positivas para la enfermedad que la prueba debe revelar; los resultados positivos verdaderos como proporción del total de resultados positivos verdaderos y negativos falsos.
  acquired s. (s. adquirida). Alergia .
  antibiotic s. (s. a los antibióticos).
  contrast s. (sensibilidad de contraste).
  diagnostic s. (s. diagnóstica).
  idiosyncratic s. (s. idiosincrática).
  induced s. (s. inducida). Alergia.
  pacemaker s. (s. marcapaso).
  photoallergic s. (s. fotoalérgica).
  phototoxic s. (s. fototóxica).
  primaquine s. (s. a la primaquina).
  relative s. (sensibilidad relativa).
  salt s. (s. a la sal).
  spectral s. (s. espectral).
sensitization (sensibilización). f. Inmunización, especialmente con referencia a antígenos (inmunógenos) no asociados con infección; inducción de sensitividad adquirida o alergia.
  autoerythrocyte s. (s. autoeritrocítica).
  covert s. (s. encubierta).
  photodynamic s. (s. fotodinámica). Fotosensibilización .
sensitize (sensibilizar). Hacer sensitivo o sensible; inducir sensitividad adquirida, inmunizar.
sensitizer (sensibilizador). **1.** Anticuerpo. **2.** Sustancia que causa dermatitis sólo después de alteración (sensibilización) de la piel por exposición previa a esa sustancia.
sensomobile (sensomóvil). Capaz de movimiento en respuesta a un estímulo.
sensomobility (sensomovilidad). f. Cualidad de sensomóvil.
sensomotor (sensomotor). Sensitivomotor.
sensor (sensor). m. Dispositivo diseñado para responder a estímulos físicos, como temperatura, luz, magnetismo o movimiento, y transmitir los impulsos resultantes para su interpretación, registro, movimiento o control operativo.
sensori- (sensori-). Prefijo que indica sensorio.
sensorial (sensorial). Relativo al sensorio.
sensoriglandular (sensitivoglandular). Relativo a la secreción glandular excitada por la estimulación de los nervios sensitivos.
sensorimotor (sensitivomotor). Sensomotor; sensitivo y motor a la vez; denota un nervio mixto con fibras aferentes y eferentes.
sensorimuscular (sensitivomuscular). Denota una contracción muscular en respuesta a un estímulo sensitivo.
sensorium, pl. **sensoria, sensoriums** (sensorio). m. **1.** Órgano de la sensación. **2.** Perceptorio; el hipotético "asiento de la sensación". **3.** En biología y psicología humana, sinónimo de conciencia.
sensorivascular (sensitivovascular). Sensitivovasomotor.
sensorivasomotor (sensitivovasomotor). Sensitivovascular; denota contracción o dilatación de los vasos sanguíneos producida como reflejo sensitivo.
sensory (sensitivo). Relativo a la sensación.
sensual (sensual). **1.** Relativo al cuerpo y los sentidos, para distinguirlos del intelecto y el espíritu. **2.** Denota placer corporal o sensorial, no necesariamente sexual.
sensualism (sensualismo). m. **1.** Predominio de las emociones. **2.** Indulgencia en placeres sensoriales.
sensuality (sensualidad). f. El estado o cualidad de ser sensual.
sentient (sentidor). Capaz de percibir sensación, o caracterizado por ésta.

sentiment (sentimiento). m. **1.** Emoción en relación con una idea. **2.** Compleja disposición u organización de una persona con referencia a un objeto dado, persona, cosa o idea abstracta, que convierte al objeto en lo que es para él.
sentisection (sentisección). f. Vivisección de un animal no anestesiado.
separation (separación). f. **1.** Acción y efecto de mantener aparte o dividir. **2.** En odontología, proceso de ganar pequeños espacios entre los dientes antes de adaptar y cementar bandas.
jaw s. (s. de los maxilares).
s. of retina (s. de la retina). Desprendimiento de la retina.
s. of teeth (s. de dientes).
separator (separador). **1.** Todo aquello que separa dos o más sustancias o les impide mezclarse. **2.** m. En odontología, instrumento para separar dos dientes y ganar acceso a paredes proximales adyacentes.
sepsis, pl. **sepses** (sepsis). f. Presencia de diversos microorganismos formadores de pus y otros patógenos, o sus toxinas, en la sangre o los tejidos.
intestinal s. (s. intestinal).
s. lenta (s. lenta).
puerperal s. (s. puerperal). Fiebre puerperal.
septal (septal). Relativo a un tabique.
septan (septana). Fiebre palúdica cuyos paroxismos se producen cada séptimo día.
septate (septado). Tabicado; que tiene un septum; dividido en compartimientos.
septectomy (septectomía). f. Extirpación operatoria de parte o todo un tabique, específicamente el nasal.
septemia (septemia). f. Septicemia.
septi-, sept- (septi-, sept-). Prefijos que significan siete.
septic (séptico). Relativo a la sepsis, o causado por ésta.
septicemia (septicemia). f. Septemia; sapremia; fiebre séptica; hematosepsis; intoxicación séptica; enfermedad sistémica causada por la multiplicación de microorganismos en la sangre circulante.
acute fulminating meningococcal s. (s. meningocócica fulminante aguda). Síndrome de Waterhouse-Friderichsen.
anthrax s. (s. del ántrax). Antracemia.
cryptogenic s. (s. criptógena).
hemorrhagic s. (s. hemorrágica). S. pluriforme.
s. pluriformis (s. pluriforme). S. hemorrágica.
puerperal s. (s. puerperal).
typhoid s. (s. tifoidea). Tifosepsis.
septicemic (septicémico). Relativo a septicemia, que sufre de ésta o resultante de su padecimiento.
septico-, septic- (septico-, septic-). Prefijo que significa sepsis, séptico.
septicopyemia (septicopiemia). f. Piemia y septicemia simultáneas.
septicopyemic (septicopiémico). Relativo a la septicopiemia.
septimetritis (septimetritis). f. Inflamación séptica del útero.
septivalent (septivalente). Heptavalente; que tiene una valencia de siete.
septo-, sept- (septo-, sept-). Prefijos que indican relación con un tabique.
septodermoplasty (septodermoplastia). f. Operación para injertar epitelio escamoso en reemplazo de la mucosa del tabique nasal, especialmente en casos de telangiectasia hemorrágica hereditaria.
septomarginal (septomarginal). Relativo al margen de un tabique, o a un tabique y un margen.
septonasal (septonasal). Relativo al tabique nasal.
septoplasty (septoplastia). f. Operación para corregir defectos o deformidades del tabique nasal, a menudo por alteración o extirpación parcial de las estructuras de sostén.
septorhinoplasty (septorrinoplastia). f. Operación combinada para reparar defectos o deformidades del tabique nasal y de la pirámide nasal externa.
septostomy (septostomía). f. Creación quirúrgica de un defecto septal.
septotomy (septotomía). f. Incisión de un tabique, específicamente el nasal.
septulum, pl. **septula** (septulum). Pequeño septum.
s. testis (s. testicular). [*septulum testis*, NA]. Trabécula testicular.
septum, gen. **septi**, pl. **septa** **1.** (tabique). m. Una pared delgada que divide dos cavidades o masas de tejido más blando. **2.** (tabique). [*septum*, NA]. En los hongos, una pared transversal en una hifa. **3.** (septum, gen. septi, pl. septa). m. [*septum*, NA]. Tabique.
s. accessorium (t. accesorio).
alveolar s. (t. alveolar). [*septum interalveolare*, NA]. T. interalveolar.
aortopulmonary s. (t. aortopulmonar).
atrioventricular s. (t. auriculoventricular). [*septum atrioventriculare*, NA]. Porción membranosa del t. interauricular.
s. of auditory tube (t. de la trompa auditiva). [*septum canalis musculotubarii*, NA].
Bigelow's s. (t. de Bigelow). Espolón femoral.
bony nasal s. (t. nasal óseo). [*septum nasi osseum*, NA].
bulbar s. (t. bulbar). Término antiguo para t. espiral.
s. bulbi urethrae (t. del bulbo de la uretra).
cartilaginous s. (t. cartilaginoso). [*cartilago septi nasi*, NA]. Cartílago del t. nasal.
s. cervicale intermedium (t. cervical intermedio). [*septum cervicale intermedium*, NA].
s. clitoridis (t. medio del clítoris). [*septum corporum cavernosorum*, NA].
Cloquet's s. (t. de Cloquet). [*septum femorale*, NA].
comblike s. (t. en cresta). T. pectiniforme.
crural s. (t. crural). [*septum femorale*, NA].
distal spiral s. (t. distal en espiral).
endovenous s., s. endovenosum (t. endovenoso).
femoral s. (septum femorale). [*septum femorale*, NA]. Tabique femoral; tabique crural.
s. of frontal sinuses (t. de los senos frontales). [*septum sinuum frontalium*, NA].
gingival s. (t. gingival). Papila interdentaria.
s. of glans **1.** (t. suburetral del glande). [*septum glandis*, NA]. **2.** (t. del glande). [*septum glandis*, NA]. T. suburetral del glande.
hanging s. (t. colgante).
interalveolar s. (t. interalveolar).
interatrial s. (t. interauricular). [*septum interatriale*, NA].
interdental s. (t. interdentario).
s. intermedium (t. intermedio).
intermuscular s. (t. intermuscular). [*septum intermusculare*, NA].
interpulmonary s. (t. interpulmonar). Mediastino.
interradicular septa (t. interradiculares). [*septa interradicularia*, NA].
interventricular s. (t. interventricular). [*septum interventriculare*, NA]. T. ventricular; la pared entre los ventrículos del corazón.
s. lucidum (septum lucidum). [*septum pellucidum*, NA].
s. mediastinale (t. mediastinal). Mediastino.
s. membranaceum ventriculorum (t. membranoso de los ventrículos). [*pars membranacea septi interventricularis*, NA]. Porción membranosa del t. interventricular.
membranous s. (t. membranoso).
s. mobile nasi (t. nasal móvil). [*pars mobilis septi nasi*, NA]. Porción móvil del t. nasal.
s. musculare ventriculorum (t. muscular de los ventrículos). [*pars muscularis septi interventricularis*, NA].
s. of musculotubal canal (t. del conducto musculotubario). [*septum canalis musculotubarii*, NA]. T. tubario; t. de la trompa auditiva.
nasal s. (t. nasal). [*septum nasi*, NA].
s. orbitale (t. orbitario). [*septum orbitale*, NA].
pectiniform s., s. pectiniforme (t. pectiniforme). T. en cresta
s. penis (t. del pene). [*septum penis*, NA].
placental septa (t. placentarios).
precommissural s. (t. precomisural).
s. primum (septum primum).
proximal spiral s. (t. proximal en espiral).
rectovaginal s. (t. rectovaginal). [*septum rectovaginale*, NA].
rectovesical s. (t. rectovesical). [*septum rectovesicale*, NA].
scrotal s. (t. escrotal). [*septum scroti*, NA].
s. secundum (septum secundum).
sinus s. (t. sinusal).
s. of sphenoidal sinuses (t. de los senos esfenoidales). [*septum sinuum sphenoidalium*, NA].
spiral bulbar s. (t. bulbar en espiral).
spiral s. (t. espiral).

s. spurium (t. espurio).
s. of tongue (t. de la lengua). [*septum linguae*, NA]. T. lingual.
transparent s. (t. transparente). [*septum pellucidum*, NA].
transverse s. (t. transverso).
urogenital s. (t. urogenital).
urorectal s. (t. urorrectal). Pliegue urorrectal.
ventricular s. (t. ventricular). [*septum interventriculare*, NA]. T. interventricular.

sequela, pl. **sequelae** (secuela). f. Afección que es consecuencia de una enfermedad.
sequence (secuencia). f. Sucesión o seguimiento de una cosa o un suceso después de otro.
coding s. (s. de codificación).
insertion s. (s. de inserción).
intervening s. (s. intercalada). Intrón.
palindromic s. (s. palindrómica).
regulatory s. (s. reguladora).
termination s. (s. de terminación). Codón de terminación.

sequence ladder (escala de secuencias).
sequential (secuencial). Que ocurre en secuencia.
sequester (secuestrar). Separar de la masa principal de tejido.
sequestral (secuestral). Relativo a un secuestro.
sequestration (secuestración). f. **1.** Formación de un secuestro. **2.** Pérdida de sangre o de su contenido líquido en los espacios dentro del cuerpo, que la retira del volumen circulante.
bronchopulmonary s. (s. broncopulmonar).

sequestrectomy (secuestrectomía). f. Secuestrotomía; extracción quirúrgica de un secuestro.
sequestrotomy (secuestrotomía). f. Secuestrectomía.
sequestrum, pl. **sequestra** (secuestro). m. Trozo de tejido necrosado, generalmente hueso, que se ha separado del tejido sano que lo rodea.
primary s. (s. primario). S. completamente separado.

sequoiosis (secuoiosis). f. Alveolitis alérgica extrínseca causada por la inhalación de aserrín de secuoias que contienen esporas de *Graphium, Pullularia, Aureobasidium* y otros hongos.
SER (SRE). Abrev. de sistema reticuloendotelial.
Ser (Ser). Símbolo de la serina y su radical.
seralbumin (seroalbúmina). f. Albúmina sérica o del suero.
serendipity (serendipidad). f. Descubrimiento accidental; acción de averiguar o descubrir algo mientras se busca otra cosa, como el descubrimiento accidental de Fleming de la penicilina.
series, pl. **series** (serie). f. **1.** Sucesión de objetos similares que se siguen uno a otro en el espacio o en el tiempo. **2.** En química, grupo de sustancias, elementos o compuestos, de propiedades semejantes o que difieren entre sí por su composición en proporción constante.
aromatic s. (s. aromática).
erythrocytic s. (s. eritrocítica).
fatty s. (s. grasa).
granulocytic s. (s. granulocítica).
Hofmeister s. (s. de Hofmeister).
homologous s. (s. homóloga).
lymphocytic s., lymphoid s. (s. linfocítica, linfoide).
lyotropic s. (s. liotrópica). S. de Hofmeister.
myeloid s. (s. mieloide). S. granulocítica y eritrocítica.
thrombocytic s. (s. trombocítica).

serine (Ser) (serina (Ser)). f. Ácido 2-amino-3-hidroxipropanoico; uno de los aminoácidos de las proteínas.
s. deaminase (s. desaminasa). Treonina deshidratasa.
s. dehydrase (s. deshidrasa). L-Serina deshidratasa.
s. diazoacetate (s. diazoacetato). Azaserina.
s. sulfhydrase (s. sulfhidrasa). Cistationina β-sintasa.

L-serine dehydratase (L-serina deshidratasa).
seriograph (seriógrafo). m. Instrumento para tomar una serie de radiografías; se usa en angiografía cerebral.
seriography (seriografía). f. Obtención de una serie de radiografías por medio del seriógrafo.
serioscopy (serioscopia). f. Serie de rayos X de una región tomados en varias direcciones y luego adaptados para coincidir en un punto deseado.
seriscission (seriescisión). f. División del pedículo de un tumor u otro tejido por una ligadura de seda.
sero- (sero-). Prefijo que indica suero o seroso.
serocolitis (serocolitis). f. Pericolitis.
seroconversion (seroconversión). f. Desarrollo de anticuerpos específicos detectables en el suero como resultado de una infección o inmunización.
serocystic (seroquístico). Relativo a un quiste seroso, o a varios de ellos.
serodiagnosis (serodiagnóstico). m. Diagnóstico por medio de una reacción en el suero sanguíneo u otros líquidos serosos del organismo.
seroenteritis (seroenteritis). f. Perienteritis.
seroepidemiology (seroepidemiología). f. Estudio epidemiológico sobre la base de la detección de infección mediante pruebas serológicas.
serofast (serorresistente).
serofibrinous (serofibrinoso). Denota un exudado compuesto por suero y fibrina.
serofibrous (serofibroso). Relativo a una membrana serosa y un tejido fibroso.
serologic (serológico). Referente a la serología.
serology (serología). f. Rama de la ciencia que estudia el suero, especialmente sueros específicos inmunes o líticos.
seroma (seroma). m. Masa o tumefacción causada por la acumulación localizada de suero dentro de un tejido u órgano.
seromembranous (seromembranoso). Relativo a una membrana serosa.
seromucoid (seromucoide). m. Término general para una mucoproteína (glucoproteína) del suero.
acid s. (s. ácido). Orosomucoide.

seromucous (seromucoso). Perteneciente a una mezcla de material acuoso y mucinoso, como el de ciertas glándulas.
seronegative (seronegativo). Que carece de anticuerpos de un tipo específico en el suero.
seropositive (seropositivo). Que contiene anticuerpos de un tipo específico en el suero.
seropurulent (seropurulento). Compuesto por suero y pus, o que los contiene; denota una descarga de pus delgado y acuoso, o seropús.
seropus (seropús). m. Suero purulento; pus diluido en gran parte con suero.
serosa, pl. **serosae** (serosa). **1.** Túnica s. **2.** Membrana s.; la membrana extraembrionaria más externa, que rodea al embrión y todas sus demás membranas.
serosamucin (serosamucina). f. Material mucoide que se encuentra en líquidos serosos.
serosanguineous (serosanguíneo). Denota un exudado o una descarga compuestos por suero y también sangre, o que los contiene.
seroserous (seroseroso). **1.** Relativo a dos superficies serosas. **2.** Denota una sutura, p. ej., de intestino, en la que los bordes de la herida se pliegan hacia adentro para que las dos superficies serosas queden en aposición.
serositis (serositis). f. Inflamación de una membrana serosa.
multiple s. (s. múltiple). Poliserositis.

serosity (serosidad). f. **1.** Líquido seroso o suero. **2.** Cualidad de seroso. **3.** La cualidad serosa de un líquido.
serosynovial (serosinovial). Relativo al suero y la sinovia.
serosynovitis (serosinovitis). f. Sinovitis con abundante derrame seroso.
serotaxis (serotaxis). f. Edema de la piel inducido por la aplicación de un irritante cutáneo fuerte.
serotherapy (seroterapia). f. Tratamiento de una enfermedad infecciosa por inyección de una antitoxina o un suero específico.
serothorax (serotórax). m. Hidrotórax.
serotina (serotina). V. decidua.
serotonergic (serotonérgico). Relacionado con la acción de serotonina o su precursor, el triptófano.
serotonin (serotonina). f. 5-Hidroxitriptamina; enteramina; trombocitina; trombotonina; 3-(2-amino-etil)-5-indolol; vasoconstrictor liberado por las plaquetas de la sangre que inhibe la secreción gástrica y estimula el músculo liso.
serotype (serotipo). m. Nombre anterior de serovar.
serous (seroso). Relativo al suero o a una sustancia de consistencia acuosa, que contiene éstos o que lo producen.
serovaccination (serovacunación). f. Proceso de producción de inmunidad mixta por inyección de un suero para lograr inmunidad pasiva, y de la vacunación con un cultivo modificado o muerto para adquirir más tarde inmunidad activa.

serovar (serovar). f. Serotipo; subdivisión de una especie o subespecie que se distingue de otras cepas por su carácter antigénico.
serozyme (serozima). f. Protrombina.
serpentaria (serpentaria). f. Rizoma y raíces secas de *Aristolochia serpentaria,* s. de Virginia, o de *A. reticulata,* s. de Texas (familia Aristolochiaceae); estomáquico.
serpiginous (serpiginoso). Reptante; denota una úlcera u otra lesión cutánea que se extiende con un borde arciforme; el margen tiene un borde ondulado o serpenteante.
serpigo (serpigo). m. **1.** Tiña. **2.** Herpes. **3.** Cualquier erupción reptante o serpiginosa.
serrate, serrated (serrado). Dentado; con muescas o escotaduras.
serration (serración). f. **1.** Endentadura; posesión de dientes o muescas (escotaduras). **2.** Cualquier prolongación de una formación serrada o dentada.
serrefine (serrefine). Pequeña pinza con resortes usada para aproximar los bordes de una herida o para cerrar temporariamente una arteria durante una operación.
serrenoeud (serrenoeud). Instrumento para apretar una ligadura.
serrulate, serrulated (serrulado). Finamente serrado o dentado.
serum glutamic-oxaloacetic transaminase (SGOT) (transaminasa sérica glutamicooxalacética (SGOT)). f. Aspartato aminotransferasa.
serum glutamic-pyruvic transaminase (SGPT) (transaminasa sérica glutamicopirúvica (SGPT)). f. Alanina aminotransferasa.
serum, pl. **serums, sera** (suero). m. **1.** Líquido acuoso claro, especialmente el que humedece la superficie de las membranas serosas o se exuda en la inflamación de éstas. **2.** Parte líquida de la sangre obtenida por eliminación del coágulo de fibrina y los elementos celulares o figurados de la sangre.
anticomplementary s. (s. anticomplementario).
antiepithelial s. (s. antiepitelial).
antilymphocyte s. (ALS) (s. antilinfocítico).
antirabies s. (s. antirrábico).
antireticular cytotoxic s. (s. citotóxico antirreticular).
antitoxic s. (s. antitóxico). Antitoxina.
bacteriolytic s. (s. bacteriolítico).
blood s. (s. sanguíneo).
convalescent s. (s. de convaleciente).
Coombs' s. (s. de Coombs). Globulina antihumana.
dried human s. (s. humano desecado).
foreign s. (s. extraño).
human measles immune s. (s. inmune de sarampión humano).
human pertussis immune s. (s. inmune de coqueluche humana).
human s. (s. humano).
human scarlet fever immune s. (s. inmune de escarlatina humana).
immune s. (s. inmune). Antisuero.
liquid human s. (s. humano líquido).
measles convalescent s. (s. de convaleciente de sarampión).
muscle s. (s. muscular).
nonimmune s. (s. no inmune). S. de un sujeto no inmune.
normal horse s. (s. equino normal).
normal human s. (s. humano normal).
normal s. (s. normal).
polyvalent s. (s. polivalente).
pooled s., pooled blood s. (s. combinado, sanguíneo combinado).
salted s. (s. salado). Plasma salado.
specific s. (s. específico).
thyrotoxic s. (s. tirotóxico).
truth s. (s. de la verdad).
serum-fast (serorresistente). **1.** Perteneciente a un suero con poco o ningún cambio de título de anticuerpo, incluso en condiciones de tratamiento o estimulación inmunológica. **2.** Resistente al efecto destructor del suero.
serumal (sérico). Relativo al suero o derivado de éste.
servomechanism (servomecanismo). m. **1.** Sistema de control que usa la retroalimentación negativa para operar otro sistema. **2.** Proceso que funciona como un aparato autorregulador, p. ej., la reacción de la pupila a la luz.
seryl (serilo). m. Radical de la serina.
sesame (sésamo). m. Hierba, *Sesamum indicum* (familia Pedaliaceae), cuyas semillas se usan como alimento y son la fuente del aceite de s.
s. oil (aceite de sésamo).
sesamoid (sesamoide). **1.** Parecido en tamaño o forma a un grano de sésamo. **2.** Denota el hueso sesamoides.
sesamoiditis (sesamoiditis). f. Inflamación de los huesos sesamoides proximales del caballo.
sesqui- (sesqui-). Prefijo que indica una unidad y media; antes se usó en química para indicar una relación de 3 a 2 entre las dos partes de un compuesto (sesquisulfuro, sesquibásico), pero hoy se usa solamente para sesquihidratos.
sesquihydrates (sesquihidratos). m. pl. Compuestos que cristalizan (nominalmente) con 1,5 moléculas de agua.
sessile (sésil). Que tiene una base de fijación ancha; no pedunculado.
set 1. (disposición). f. Facilidad para percibir o responder de alguna manera; actitud que facilita o predetermina un resultado. **2.** (reposicionamiento). m. Reducir una fractura; es decir volver a colocar los huesos en una posición o alineación normal.
set-up (enfilado). m. **1.** Procedimiento, en un análisis de caso dental, en el cual se recortan y reubican los dientes en la posición deseada en un modelo de yeso. **2.** Disposición de los dientes en una placa protésica de prueba.
seta, pl. **setae** (seta). f. Pelo rígido o cerda; estructura delgada semejante a un pelo rígido o una cerda.
setaceous (setáceo). **1.** Que tiene cerdas. **2.** Parecido a una cerda.
setariasis (setariasis). f. Infección con filarias parásitas del género *Setaria,* usualmente de poca importancia patológica.
setiferous (setífero). Setígero, cerdoso, que tiene cerdas o pelos rígidos.
setigerous (setígero). Setífero.
seton (sedal). m. Hebra de hilo, gasa, alambre y otro material extraño pasada a través de tejidos subcutáneos o de un quiste para formar un seno o fístula.
setting (fraguado). m. Endurecimiento, como el de la amalgama.
sevoflurane (sevoflurano). m. Éter fluorometil 2,2,2-trifluoro-1-(trifluorometil)etil; éter halogenado para anestesia por inhalación.
sex (sexo). m. **1.** Carácter o cualidad biológicos que distingue al macho de la hembra, expresado por el análisis de las características gonadales, morfológicas (internas y externas), cromosómicas y hormonales del individuo. **2.** Procesos fisiológicos y psicológicos dentro de un individuo que generan una conducta relacionada con la procreación y/o el placer erótico.
sex-influenced (sexo-dependiente). Se refiere a una clase de trastornos genéticos en los cuales el mismo genotipo tiene diferentes manifestaciones en los dos sexos.
sex-limited (sexo-limitado). Que ocurre en un solo sexo.
sexdigitate (sexdigitado). Que tiene seis dedos en una o ambas manos o pies.
sexduction (sexducción). f. Ducción F.
sexivalent (hexavalente). Que tiene valencia seis.
sexology (sexología). f. Estudio de todos los aspectos del sexo, en particular el comportamiento sexual.
sextan (sextana). Denota una fiebre palúdica cuyos paroxismos se repiten cada seis días.
sexual (sexual). Relativo al sexo; erótico; genital.
sexual preference (preferencia sexual). El sexo biológico preferido como pareja sexual de un individuo.
sexuality (sexualidad). f. Suma de los comportamientos y tendencias sexuales de una persona y la fuerza de esas tendencias; posesión de funciones o implicaciones sexuales.
infantile s. (s. infantil).
sexualization (sexualización). f. **1.** Estado caracterizado por la presencia de energía o impulso sexual. **2.** Acción de adquirir energía o impulso sexual.
SGOT (SGOT). Abrev. de transaminasa glutamicooxalacética del suero (*s*erum *g*lutamic-*o*xaloacetic *t*ransaminase).
SGPT (SGPT). Abrev. de transaminasa glutamicopirúvica del suero (*s*erum *g*lutamic-*p*yrutic *t*ransaminase).
SH (HS). Abrev. de hepatitis sérica.
shadow (sombra). f. **1.** Área de una superficie, definida por el choque de los rayos de luz con un cuerpo. **2.** En la psicología de Jung, el arquetipo que consiste en instintos animales colectivos. **3.** Acromocito.
Gumprecht's s.'s (s. de Gumprecht). Células borroneadas.
Ponfick's s. (s. de Ponfick). Acromocito.
shadow-casting (sombreado). m. Depósito de una película o capa de carbono o ciertos metales, como paladio, platino o cromo, sobre

un objeto microscópico contorneado, para permitir su visión en relieve con el microscopio electrónico, y a veces con el microscopio óptico.

shaft (diáfisis). f. Estructura alargada cilíndrica, como la parte de un hueso largo situada entre sus extremidades, las epífisis.

s. of femur (d. del fémur). [*corpus ossis femoris*, NA]. Cuerpo del fémur.

hair s. (tallo del pelo).

s. of humerus (d. del húmero). [*corpus humeri*, NA]. Cuerpo del húmero.

s. of fibula (cuerpo del peroné). [*corpus fibulae*, NA]. Diáfisis del peroné.

s. of metacarpal bone (cuerpo de hueso metacarpiano). [*corpus ossis metacarpalis*, NA]

s. of radius (d. del radio). [*corpus radii*, NA]. Cuerpo del radio.

s. of tibia (d. de la tibia). [*corpus tibiae*, NA]. Cuerpo de la tibia.

shank (canilla de la pierna). Tibia; espinilla; pierna.

shark liver oil (aceite de hígado de tiburón).

shear (fuerza de corte).

shears (tijeras).

Liston's s. (t. de Liston).

sheath (vaina). f. **1.** Tubo usado como aparato ortodóntico, generalmente en los molares. **2.** Instrumento tubular a través del cual pueden pasar obturadores especiales o instrumentos cortantes, o pueden evacuarse fragmentos de tejidos, coágulos sanguíneos, cálculos, etc. **3.** Prepucio de animales machos, especialmente el caballo. **4.** Vagina. **5.** Cualquier estructura que envuelve algo, como la cobertura membranosa de un músculo, nervio o vaso sanguíneo.

carotid s. (v. carotídea). [*vagina carotica*, NA].

caudal s. (v. caudal).

common flexor s. (v. común de los flexores). [*vagina synovialis communis musculorum flexorum*, NA].

crural s. (v. crural). V. femoral.

dentinal s. (v. dentinaria). V. de Neumann.

dural s. (v. dural).

enamel rod s. (v. de los prismas del esmalte).

external root s. (v. radicular externa).

s. of eyeball (v. bulbar). [*vagina bulbi*, NA]. V. del globo ocular.

femoral s. (v. femoral). V. crural o infundibuliforme.

fenestrated s. (v. fenestrada).

fibrous s.'s (v. fibrosa).

Henle's s. (v. de Henle). Endoneurio.

Hertwig's s. (v. de Hertwig).

Huxley's s. (v. de Huxley). Capa de Huxley.

infundibuliform s. (v. infundibuliforme). V. femoral.

internal root s. (v. radicular interna).

intertubercular s. (v. intertubercular). [*vagina intertubercularis*, NA].

s. of Key and Retzius (v. de Key y Retzius). Endoneurio.

Mauthner's s. (v. de Mauthner). Axolema.

medullary s. (v. medular). V. mielínica.

microfilarial s. (v. microfilarial).

mitochondrial s. (v. mitocondrial).

mucous s. of tendon (v. mucosa del tendón). [*vagina synovialis tendinis*, NA].

myelin s. (v. mielínica o de mielina). V. medular.

Neumann's s. (v. de Neumann). V. dentinaria.

notochordal s. (v. notocordal).

resectoscope s. (v. del resectoscopio).

root s. (v. radicular).

Rouget-Neumann s. (v. de Rouget-Neumann).

Scarpa's s. (v. de Scarpa). Aponeurosis cremastérica.

s. of Schwann (v. de Schwann). Neurolema.

s. of Schweigger-Seidel (v. de Schweigger-Seidel). Elipsoide.

s. of styloid process (v. de la apófisis estiloides). [*vagina processus styloidei*, NA]. Apófisis vaginal.

s. of superior oblique muscle (v. del músculo oblicuo superior). [*vagina synovialis musculorum obliqui superioris*, NA].

synovial s. (v. sinovial). [*vagina synovialis*, NA].

synovial s.'s of digits of foot (v. sinoviales de los dedos del pie). [*vaginae synoviales digitorum pedis*, NA].

synovial s.'s of digits of hand (v. sinoviales de los dedos de la mano). [*vaginae synoviales digitorum manus*, NA].

tail s. (v. de la cola).

s.'s of vessels (v. de los vasos). [*vaginae vasorum*, NA].

Waldeyer's s. (v. de Waldeyer). Espacio de Waldeyer.

sheep-pox (viruela ovina). Ovinia.

shelf (escalón). m. En anatomía, estructura que tiene tal forma o que la recuerda.

Blumer's s. (e. de Blumer). E. rectal.

dental s. (e. dental).

palatal s. (e. palatino).

rectal s. (e. rectal). E. de Blumer.

vocal s. (e. vocal). Pliegue vocal.

shell (valva). Cobertura externa.

cytotrophoblastic s. (capa citotrofoblástica).

diffusion s. (v. de difusión).

shellac **1.** (laca). Excreción resinosa de un insecto, *Laccifer (Tachardia) lacca* (familia Coccidae), que succiona el jugo de diversos árboles resiníferos del Asia (principalmente de la India), que luego excreta y deposita en forma de "l. pegajosa". **2.** (goma laca). Laca.

shield (escudo). m. Pantalla protectora; lámina de plomo que protege al operador y al paciente de los rayos X.

embryonic s. (e. embrionario).

nipple s. (e. para el pezón).

oral s.'s (e. orales).

shift (desplazamiento). Transferencia.

antigenic s. (variación antigénica).

axis s. (d. axial). Desviación del eje.

chloride s. (d. de cloruros). Fenómeno de Hamburger.

Doppler s. (d. de Doppler).

luteoplacental s. (desviación luteoplacentaria).

Purkinje s. (d. de Purkinje). Fenómeno de Purkinje.

threshold s. (d. del umbral).

s. to the left (d. hacia la izquierda). Desviación hacia la izquierda.

s. to the right (d. hacia la derecha). Desviación hacia la derecha.

shigellosis (shigelosis). f. Disentería bacilar causada por bacterias del género *Shigella*, a menudo en formas epidémicas.

shikimate dehydrogenase (shiquimato deshidrogenasa). f. Oxidorreductasa que reduce ácido 3-deshidroshiquímico a ácido shiquímico por transferencia de hidrógenos de NADPH, en la biosíntesis de fenilalanina y tirosina.

shikimic acid (ácido shiquímico).

shin (espinilla). f. Cnemis; porción anterior de la pierna.

saber s. (e. en sable).

sore s.'s (e. dolorosas).

toasted s.'s (e. tostadas). Eritema calórico.

shin-splints (espinilla en férula).

shingles (culebrilla). f. Herpes zoster.

ship (nave). f. Estructura parecida al casco de un barco.

Fabricius' s. (n. de Fabricius).

shiver **1.** (estremecimiento). m. Temblor por frío o miedo. **2.** (estremecerse). Sacudirse o temblar.

shock **1.** (shock). m. Trastorno físico o mental repentino. **2.** (shock). m. Estado de profunda depresión mental y física debido a una lesión física grave o a un trastorno emocional significativo. **3.** (shock). m. Efecto anormalmente palpable, apreciado por la mano sobre la pared torácica, de un ruido cardíaco acentuado. **4.** (choque). m. Shock.

anaphylactic s. (s. anafiláctico).

anaphylactoid s. (s. anafilactoide). Crisis anafilactoide.

anesthetic s. (s. anestésico).

break s. (s. por interrupción).

cardiogenic s. (s. cardiogénico).

chronic s. (s. crónico).

counter-s. (contrashock).

cultural s. (s. cultural).

declamping s. (s. por descompresión). Fenómeno de descompresión.

deferred s., delayed s. (s. diferido).

delirious s. (s. delirante). S. eretístico.

diastolic s. (s. diastólico).

electric s. (s. eléctrico).

endotoxin s. (s. por endotoxinas).

erethistic s. (s. eretístico). S. delirante.

hemorrhagic s. (s. hemorrágico).

histamine s. (s. histamínico).

hypovolemic s. (s. hipovolémico).

insulin s. (s. insulínico). S. húmedo.
irreversible s. (s. irreversible).
nitroid s. (s. nitroide).
oligemic s. (s. oligohémico).
osmotic s. (s. osmótico).
primary s. (s. primario).
protein s. (s. proteico).
pseudoanaphylactic s. (s. seudoanafiláctico). S. anafilactoide.
reversible s. (s. reversible).
septic s. (s. séptico).
serum s. (s. sérico).
shell s. (s. de guerra). Fatiga de guerra.
spinal s. (s. espinal).
systolic s. (s. sistólico).
toxic s. (s. tóxico). V. síndrome de shock tóxico.
vasogenic s. (s. vasogénico).
wet s. (s. húmedo). S. insulínico.

shortsightedness (cortedad de vista). Miopía.

shoulder (hombro). m. Porción lateral de la región escapular, donde la escápula se une con la clavícula y el húmero.
frozen s. (h. congelado). Capsulitis adhesiva.

shoulder blade (escápula).

show (show). **1.** Primera aparición de sangre al comienzo del ciclo menstrual. **2.** Signo de iniciación inminente del trabajo de parto, caracterizado por la aparición en la vagina de moco sanguinolento, que representa la expulsión del tapón mucoso que ocupaba el conducto cervical durante el embarazo.

shudder (estremecimiento). m. Temblor convulsivo o involuntario.
carotid s. (e. carotídeo).

shunt (shunt). **1.** Bypass, desviación. **2.** Desviación de las acumulaciones de líquido a un sistema de absorción o excreción, por medio de fistulación o por un recurso mecánico. **3.** Cortocircuito.
arteriovenous s. (s. arteriovenoso).
Denver s. (s. de Denver).
dialysis s. (s. por diálisis).
Dickens s. (s. de Dickens).
distal splenorenal s. (s. esplenorrenal distal). S. de Warren.
H s. (s. H). Injerto H.
hexose monophosphate s. (s. de la hexosa monofosfato).
jejunoileal s. (s. yeyunoileal). Bypass yeyunoileal.
left-to-right s. (s. de izquierda a derecha).
LeVeen s. (s. de LeVeen).
mesocaval s. (s. mesocavo).
peritoneovenous s. (s. peritoneovenoso).
portacaval s. (s. portocavo).
portasystemic s. (s. portosistémico).
Rapoport-Luebering s. (s. de Rapoport-Luebering).
renal-splenic venous s. (s. venoso renal-esplénico).
reversed s. (s. invertido). S. de derecha a izquierda.
right-to-left s. (s. de derecha a izquierda). S. invertido.
Scribner s. (s. de Scribner).
splenorenal s. (s. esplenorrenal). S. venoso renal-esplénico.
Torkildsen s. (s. de Torkildsen).
Warburg-Lipmann-Dickens s. (s. de Warburg-Lipmann-Dickens).
Warren s. (s. de Warren). S. esplenorrenal distal.
Waterston s. (s. de Waterston).

SI (SI). Abrev. de Sistema Internacional de Unidades.

Si (Si). Símbolo del silicio.

si op. sit (si op. sit.). Abrev. del lat. *si opus sit*, si es necesario.

SIADH (SIADH). f. Abrev. de síndrome de secreción inapropiada de hormona antidiurética (*s*yndrome of *i*nappropriate secretion of *a*nti*d*iuretic *h*ormone).

siagonantritis (siagonantritis). f. Inflamación del seno maxilar.

sialaden (sialadeno). m. Glándula salival.

sialadenitis (sialadenitis). f. Sialoadenitis; inflamación de una glándula salival.

sialadenoncus (sialadenonco). m. Neoplasia de tejido salival.

sialadenosis (sialoadenosis). f. Aumento de tamaño de las glándulas salivales, usualmente las parótidas; se observa en el alcoholismo, desnutrición y otras condiciones.

sialadenotropic (sialadenotrópico). Que influye sobre las glándulas salivales.

sialagogue (sialagogo). **1.** Ptialogogo; que promueve el flujo de saliva. **2.** m. Agente que tiene esta acción.

sialaporia (sialaporía). f. Secreción deficiente de saliva.

sialectasis (sialectasia). f. Ptialectasis; dilatación de un conducto salival.

sialemesis, sialemesia (sialemesis). f. Vómito de saliva, o vómito causado o acompañado por excesiva secreción de saliva.

sialic (siálico). Salival.

sialic acids (ácidos siálicos).

sialidase (sialidasa). f. Neuraminidasa; enzima que segmenta los residuos acilneuramínicos terminales de los oligosacáridos, glucoproteínas o glucolípidos.

sialidosis (sialidosis). f. Síndrome del mioclono con mancha color cereza.

sialine (sialino). Salival.

sialism, sialismus (sialismo). m. Higrostomía; salivación; sialorrea; sialosis; excesiva secreción de saliva.

sialo-, sial- (sialo-, sial-). Prefijos que indican relación con la saliva o con las glándulas salivales. V.t. ptial-.

sialoadenectomy (sialoadenectomía). f. Escisión de una glándula salival.

sialoadenitis (sialoadenitis). f. Sialadenitis.

sialoadenotomy (sialoadenotomía). f. Incisión de una glándula salival.

sialoaerophagy (sialoaerofagia). f. Aerosialofagia; hábito de deglutir con frecuencia introduciendo cantidades apreciables de saliva y aire en el estómago.

sialoangiectasis (sialoangiectasia). f. Dilatación de los conductos salivales.

sialoangiitis (sialoangitis). f. Inflamación de un conducto salival.

sialocele (sialocele). m. Ránula .

sialodochitis (sialodoquitis). f. Inflamación del conducto de una glándula salival.

sialodochoplasty (sialodocoplastia). f. Reparación de un conducto salival.

sialogenous (sialógeno). Que produce saliva. V.t. sialagogo.

sialogogue (sialogogo). Sialagogo; que provoca la secreción de la saliva.

sialogram (sialograma). m. Registro gráfico de una sialografía.

sialography (sialografía). f. Ptialografía, examen con rayos X de las glándulas salivales y sus conductos después de introducir un material radiopaco en los conductos.

sialolith (sialolito). m. Ptialolito, cálculo salival.

sialolithiasis (sialolitiasis). f. Ptialolitiasis; salivolitiasis; formación o presencia de cálculos salivales.

sialolithotomy (sialolitotomía). f. Ptialolitotomía; incisión de un conducto o glándula salival para extraer un cálculo.

sialometaplasia (sialometaplasia). f. Metaplasia escamocelular de los conductos salivales.
necrotizing s. (s. necrosante).

sialometry (sialometría). f. Medición de la función de secreción salival, generalmente para comparar una glándula desnervada o enferma con otra sana.

sialorrhea (sialorrea). f. Sialismo.

sialoschesis (sialosquesis). f. Supresión de la secreción de saliva.

sialosemiology, sialosemeiology (sialosemiología). f. Estudio y análisis de la saliva como auxiliar diagnóstico.

sialosis (sialosis). f. Sialismo.

sialostenosis (sialoestenosis). f. Estrechamiento de un conducto salival.

sialosyrinx (sialosirinx). m. Fístula salival; comunicación patológica entre el exterior y la glándula o el conducto salival por medio de la piel o de los tejidos orales.

sib (hermano). Miembro de una hermandad.

sibilant (sibilante). Que silba o hace un ruido similar; denota una forma de jadeo.

sibling (hermano). m. Uno de dos o más hijos de los mismos padres.

sibship (hermandad). **1.** Estado recíproco entre individuos que tienen el mismo par de progenitores. **2.** Toda la progenie de un par de padres.

siccant (secante). **1.** Secativo; que seca; que elimina la humedad de las sustancias del medio. **2.** m. Sustancia con esas propiedades.

siccative (secativo). Secante.

sicchasia (sicasia). f. **1.** Náusea. **2.** Aversión a la comida.

siccolabile (secolábil). Sujeto a alteración o destrucción por secado.

siccostabile, siccostable (secoestable). No sujeto a alteración o destrucción por secado.
sick 1. (nauseado). Afectado de náuseas. **2.** (enfermo). Que no está bien; que sufre de una enfermedad.
sicklemia (drepanocitemia). f. Presencia de hematíes en forma de hoz o media luna en la sangre periférica; se ve en la anemia drepanocítica.
sickling (drepanocitosis). f. Producción de drepanocitos (eritrocitos falciformes) en la circulación, como en la anemia drepanocítica.
sickness (enfermedad).
acute African sleeping s. (e. del sueño africana aguda).
African horse s. (e. equina africana).
African sleeping s. (e. del sueño africana).
air s. (e. del aire).
altitude s. (e. de las alturas). E. de Acosta; e. de la montaña.
black s. (e. negra).
bush s. (e. de los matorrales).
car s. (e. terrestre).
chronic African sleeping s. (e. del sueño africana crónica).
chronic mountain s. (e. crónica de la montaña). Eritremia de las alturas.
decompression s. (e. por descompresión).
East African sleeping s. (e. del sueño del este de África).
falling s. (e. de la caída). Epilepsia.
green s. (e. verde). Clorosis.
Indian s. (e. india). Proctitis gangrenosa epidémica.
Jamaican vomiting s. (e. del vómito de Jamaica).
lambing s. (e. de la parición de corderos). E. ovina de la preñez.
laughing s. (e. de la risa).
milk s. (e. láctea o de la leche). Lactomorbo.
Monday morning s. (e. del lunes por la mañana).
morning s. (e. matinal). Náuseas del embarazo.
motion s. (e. del movimiento). Cinetosis.
mountain s. (e. de la montaña). E. de las alturas.
radiation s. (e. por radiaciones).
serum s. (e. del suero).
sleeping s. (e. del sueño).
spotted s. (e. manchada). Pinta.
sweating s. (e. sudorosa).
West African sleeping s. (e. del sueño del oeste de África).
side (costado). m. Uno de los dos márgenes o superficies laterales de un cuerpo, a mitad de camino entre el frente y la espalda o dorso.
balancing s. (c. balanceado).
working s. (c. de trabajo).
side effect (efecto secundario).
sideration (sideración). f. Cualquier ataque repentino, p. ej., de apoplejía.
sidero- (sidero-). Prefijo que significa hierro.
sideroblast (sideroblasto). m. Eritroblasto que contiene gránulos de ferritina que se colorean con la reacción de azul de Prusia.
siderocyte (siderocito). m. Eritrocito que contiene gránulos de hierro libre, detectados por la reacción de azul de Prusia, en la sangre de fetos normales, donde constituyen del 0,10 al 4,5% de los eritrocitos.
sideroderma (siderodermia). f. Coloración pardusca de la piel de las piernas, debida a depósitos de hemosiderina.
siderofibrosis (siderofibrosis). f. Fibrosis asociada con pequeños focos donde se deposita hierro.
siderogenous (siderógeno). Que forma hierro.
sideropenia (sideropenia). f. Nivel anormalmente bajo de hierro en el suero.
sideropenic (sideropénico). Caracterizado por sideropenia.
siderophage (siderófago). Sideróforo.
siderophil, siderophile (siderófilo). **1.** Que absorbe hierro. **2.** m. Célula o tejido que contiene hierro.
siderophilin (siderofilina). f. Transferrina.
siderophilous (siderófilo).
siderophone (siderófono). m. Término obsoleto para un aparato eléctrico destinado a detectar hierro en el globo ocular, cuya presencia hace que el instrumento suene.
siderophore (sideróforo). m. Célula de la insuficiencia cardíaca; gran fagocito mononuclear extravasado que contiene el gránulo de hemosiderina que se encuentra en el esputo o en los pulmones de los individuos con congestión pulmonar de larga data debida a insuficiencia cardíaca izquierda.
sideroscope (sideroscopio). m. Término obsoleto para una aguja magnética muy delicada destinada a detectar la presencia y ubicación de una partícula de hierro o acero enclavada en el globo ocular.
siderosilicosis (siderosilicosis). f. Silicosiderosis; silicosis debida a la inhalación de polvo que contiene hierro y sílice.
siderosis (siderosis). f. **1.** Forma de neumoconiosis debida a la presencia de polvo de hierro. **2.** Coloración de cualquier parte causada por un pigmento del hierro; d.t. hemosiderosis. **3.** Exceso de hierro en la sangre circulante. **4.** Degeneración de la retina, el cristalino y la úvea, como resultado del depósito de hierro intraocular.
siderotic (siderótico). Pigmentado por hierro, o que contiene un exceso de éste.
SIDS (SIDS). Abrev. en inglés del síndrome de la muerte súbita del lactante (sudden infant death syndrome)
siemens (S) (siemens (S)). m. Mho; unidad SI de conductancia de un cuerpo con una resistencia eléctrica de 1 ohmio, que permite que 1 amperio de corriente circule por cada voltio aplicado.
sieve (cedazo). m. Aparato con mallas o perforaciones para separar partículas finas de otras más gruesas.
molecular s. (c. molecular).
sievert (Sv) (sievert (Sv)). Unidad del SI de dosis de radiación ionizante equivalente absorbida, que produce el mismo efecto biológico en un tejido que un gray; 1 Sv = 100 rem.
Sig. (Sig.). Abrev. del lat. *signa*, rótulo, escribir, o *signetur*, rotúlese.
sigh (suspiro). m. Aspiración y espiración audible bajo la influencia de alguna emoción.
sight (vista). f. Capacidad o facultad de ver.
day s. (v. diurna). Nictalopía.
far s. (v. lejana). Hiperopía.
long s. (v. larga). Hiperopía.
near s. (v. cercana). Miopía.
night s. (v. nocturna). Hemeralopía.
second s. (visión segunda). Miopía lenticular senil.
short s. (v. corta). Miopía.
sigma (sigma). La 18ª letra del alfabeto griego: σ.
sigmatism (sigmatismo). m. Ceceo.
sigmoid (sigmoide). Parecido a la letra S o a una de las formas de la letra griega sigma.
sigmoidectomy (sigmoidectomía). f. Escisión del colon sigmoideo.
sigmoiditis (sigmoiditis). f. Inflamación del colon sigmoideo.
sigmoido-, sigmoid- (sigmoido-, sigmoid-). Prefijos que designan sigmoide, generalmente el colon sigmoideo.
sigmoidopexy (sigmoidopexia). f. Fijación quirúrgica del colon sigmoideo a una estructura firme para corregir el prolapso rectal.
sigmoidoproctostomy (sigmoidoproctostomía). f. Sigmoidorrectostomía; establecimiento de un ano artificial mediante una abertura en la unión del colon sigmoideo y el recto.
sigmoidorectostomy (sigmoidorrectostomía). f. Sigmoidoproctostomía.
sigmoidoscope (sigmoidoscopio). m. Sigmoscopio; espéculo para observar la cavidad del colon sigmoideo.
sigmoidoscopy (sigmoidoscopia). f. Inspección con un espéculo del interior del colon sigmoideo.
sigmoidostomy (sigmoidostomía). f. Establecimiento de un ano artificial mediante una abertura en el colon sigmoideo.
sigmoidotomy (sigmoidotomía). f. Abertura quirúrgica del colon sigmoideo.
sigmoscope (sigmoscopio). m. Sigmoidoscopio.
sign (signo). **1.** m. Cualquier anomalía que indica enfermedad, que se puede descubrir al examinar al paciente; síntoma objetivo de enfermedad, a diferencia de un síntoma, que es un s. subjetivo de enfermedad. **2.** En psicología, cualquier objeto o artefacto (estímulo) que representa una cosa específica o una idea determinada para la persona que lo percibe. **3.** Abreviatura o símbolo.
Aaron's s. (s. de Aaron).
Abadie's s. of exophthalmic goiter (s. de Abadie de bocio exoftálmico).
Abadie's s. of tabes dorsalis (s. de Abadie de tabes dorsal).
Abrahams' s. (s. de Abrahams).
accessory s. (s. accesorio). S. asidente.
Allis' s. (s. de Allis).
Amoss' s. (s. de Amoss).
Anghelescu's s. (s. de Anghelescu).

Q R S

antecedent s. (s. antecedente). S. prodrómico.
Arroyo's s. (s. de Arroyo). Astenocoria.
assident s. (s. asidente). S. accesorio.
Auenbrugger's s. (s. de Auenbrugger).
Aufrecht's s. (s. de Aufrecht).
Babinski's s. (s. de Babinski).
Baccelli's s. (s. de Baccelli). Pectoriloquia áfona.
Ballance's s. (s. de Ballance).
Ballet's s. (s. de Ballet).
Bamberger's s. (s. de Bamberger).
bandage s. (s. del vendaje). Prueba de Rumpel-Leede.
Bárány's s. (s. de Bárány).
Bard's s. (s. de Bard).
Barré's s. (s. de Barré).
Bassler's s. (s. de Bassler).
Bastedo's s. (s. de Bastedo).
Battle's s. (s. de Battle).
Bechterew's s. (s. de Bechterew).
Beevor's s. (s. de Beevor).
Bezold's s. (s. de Bezold). Síntoma de Bezold.
Biederman's s. (s. de Biederman).
Bielschowsky's s. (s. de Bielschowsky).
Biermer's s. (s. de Biermer). S. de Gerhardt.
Biernacki's s. (s. de Biernacki).
Bird's s. (s. de Bird).
Bjerrum's s. (s. de Bjerrum). Escotoma de Bjerrum.
Blumberg's s. (s. de Blumberg).
Bonhoeffer's s. (s. de Bonhoeffer).
Boston's s. (s. de Boston).
Bozzolo's s. (s. de Bozzolo).
Branham's s. (s. de Branham).
Braxton Hicks s. (s. de Braxton Hicks).
Broadbent's s. (s. de Broadbent).
Brockenbrough s. (s. de Brockenbrough).
Brudzinski's s. (s. de Brudzinski).
Bryant's s. (s. de Bryant).
burning drops s. (s. de las gotas quemantes).
Calkins' s. (s. de Calkins).
Cantelli's s. (s. de Cantelli). S. de los ojos de muñeca.
Carnett's s. (s. de Carnett).
Carvallo's s. (s. de Carvallo).
Castellani-Low s. (s. de Castellani-Low).
Chaddock s. (s. de Chaddock). Reflejo de Chaddock.
Chadwick's s. (s. de Chadwick).
Chaussier's s. (s. de Chaussier).
Chvostek's s. (s. de Chvostek). S. de Weiss.
Claybrook's s. (s. de Claybrook).
Cleemann's s. (s. de Cleemann).
clenched fist s. (s. del puño cerrado).
Codman's s. (s. de Codman).
Comby's s. (s. de Comby).
commemorative s. (s. conmemorativo).
Comolli's s. (s. de Comolli).
contralateral s. (s. contralateral). S. de Brudzinski.
conventional s.'s (s. convencionales).
Coopernail's s. (s. de Coopernail).
Courvoisier's s. (s. de Courvoisier). Ley de Courvoisier.
Crichton-Browne's s. (s. de Crichton-Browne).
Cruveilhier-Baumgarten s. (s. de Cruveilhier-Baumgarten).
Cullen's s. (s. de Cullen).
D'Espine's s. (s. de D'Espine).
Dalrymple's s. (s. de Dalrymple).
Dance's s. (s. de Dance).
Danforth's s. (s. de Danforth).
Darier's s. (s. de Darier).
Dawbarn's s. (s. de Dawbarn).
Dejerine's s. (s. de Déjérine).
Delbet's s. (s. de Delbet).
dimple s. (s. del hoyuelo).
doll's eye s. (s. de los ojos de muñeca).
Dorendorf's s. (s. de Dorendorf).
drawer s. (s. del cajón). S. de Rocher.
Drummond's s. (s. de Drummond).
Duchenne's s. (s. de Duchenne).
Dupuytren's s. (s. de Dupuytren).
ear s. (s. de las orejas).
Ebstein's s. (s. de Ebstein).
s. of edema of lower eyelid (s. de edema del párpado inferior).
Enroth's s. (s. de Enroth).
Erb's s. (s. de Erb).
Erb-Westphal s. (s. de Erb-Westphal). S. de Erb.
Erichsen's s. (s. de Erichsen).
Escherich's s. (s. de Escherich).
Ewart's s. (s. de Ewart). S. de Pins.
Ewing's s. (s. de Ewing).
external malleolar s. (s. maleolar externo). S. de Chaddock.
eyelash s. (s. de las pestañas).
Faget's s. (s. de Faget).
fan s. (s. del abanico).
Fischer's s. (s. de Fischer).
flag s. (s. de la bandera).
Forchheimer's s. (s. de Forchheimer).
Fothergill's s. (s. de Fothergill).
Friedreich's s. (s. de Friedreich).
Froment's s. (s. de Froment).
Gaenslen's s. (s. de Gaenslen).
Gauss' s. (s. de Gauss).
Gerhardt's s. (s. de Gerhardt). S. de Biermer.
Gifford's s. (s. de Gifford).
Glasgow's s. (s. de Glasgow).
Goggia's s. (s. de Goggia).
Goldstein's toe s. (s. de los dedos del pie de Goldstein).
Goldthwait's s. (s. de Goldthwait).
Goodell's s. (s. de Goodell).
Goppert's s. (s. de Goppert).
Gordon's s. (s. de Gordon). Fenómeno digital.
Gorlin's s. (s. de Gorlin).
Graefe's s. (s. de Graefe). S. de von Graefe.
Grasset's s. (s. de Grasset).
Grey Turner's s. (s. de Grey Turner).
Griffith's s. (s. de Griffith). Demora del párpado inferior al mirar hacia arriba, en la enfermedad de Graves.
Grisolle's s. (s. de Grisolle).
Grocco's s. (s. de Grocco).
groove s. (s. del surco).
Gunn's s. (s. de Gunn). S. de Marcus Gunn.
Guyon's s. (s. de Guyon).
halo s. (s. del halo).
halo s. of hydrops (s. del halo en hidropesía).
Hamman's s. (s. de Hamman).
Hegar's s. (s. de Hegar).
Heim-Kreysig s. (s. de Heim-Kreysig). S. de Kreysig.
Helbings' s. (s. de Helbings).
Higoumenakia s. (s. de Higoumenakia).
Hill's s. (s. de Hill). Fenómeno de Hill.
Hoffmann's s. (s. de Hoffmann).
Hoglund's s. (s. de Hoglund).
Homans' s. (s. de Homans).
Hoover's s.'s (s. de Hoover).
Hueter's s. (s. de Hueter).
iconic s.'s (s. icónicos).
indexical s.'s (s. indexales).
Jackson's s. (s. de Jackson).
Jellinek's s. (s. de Jellinek).
Joffroy's s. (s. de Joffroy).
Keen's s. (s. de Keen).
Kehr's s. (s. de Kehr).
Kernig's s. (s. de Kernig).
Kestenbaum's s. (s. de Kestenbaum).
Knies' s. (s. de Knies).
Kocher's s. (s. de Kocher).
Kreysig's s. (s. de Kreysig). S. de Heim-Kreysig.
Kussmaul's s. (s. de Kussmaul).
Lancisi's s. (s. de Lancisi).
Landolfi's s. (s. de Landolfi).
Lasègue's s. (s. de Lasègue).
Laugier's s. (s. de Laugier).
Legendre's s. (s. de Legendre).
Leichtenstern's s. (s. de Leichtenstern).
Leri's s. (s. de Leri).

Leser-Trélat s. (s. de Leser-Trélat).
Lhermitte's s. (s. de Lhermitte).
Lichtheim's s. (s. de Lichtheim). Fenómeno de Déjérine-L.
local s. (s. local).
Loewi's s. (s. de Loewi).
Lorenz' s. (s. de Lorenz).
Lovibond's profile s. (s. del perfil de Lovibond).
Ludloff's s. (s. de Ludloff).
Macewen's s. (s. de Macewen). Síntoma de Macewen.
Magendie-Hertwig s. (s. de Magendie-Hertwig).
Magnan's s. (s. de Magnan).
Magnus' s. (s. de Magnus).
Mannkopf's s. (s. de Mannkopf).
Marañón's s. (s. de Marañón).
Marcus Gunn's s. (s. de Marcus Gunn). S. de Gunn.
Masini's s. (s. de Masini).
Means' s. (s. de Means).
Metenier's s. (s. de Metenier).
Mirchamp's s. (s. de Mirchamp).
Möbius' s. (s. de Möbius).
Müller's s. (s. de Müller).
Munson's s. (s. de Munson).
Musset's s. (s. de Musset).
neck s. (s. cervical). S. de Brudzinski.
Néri's s. (s. de Néri).
Nikolsky's s. (s. de Nikolsky).
objective s. (s. objetivo). S. evidente para el examinador.
s. of the orbicularis (s. del orbicular). S. de Revilliod.
Osler's s. (s. de Osler).
Pastia's s. (s. de Pastia). S. de Thomson.
Payr's s. (s. de Payr). Dolor por presión en la planta del pie.
Perez' s. (s. de Pérez).
Pfuhl's s. (s. de Pfuhl).
physical s. (s. físico).
Piltz s. (s. de Piltz). Fenómeno pupilar de Westphal-Piltz.
Pins' s. (s. de Pins). S. de Ewart.
Pitres' s. (s. de Pitres).
placental s. (s. placentario).
Pool-Schlesinger s. (s. de Pool-Schlesinger). Fenómeno de Pool.
Potain's s. (s. de Potain).
prodromic s. (s. prodrómico). S. antecedente.
pseudo-Graefe s. (s. seudo-Graefe).
puddle s. (s. del charco).
pyramid s. (s. piramidal).
Quant's s. (s. de Quant).
Quénu-Muret s. (s. de Quénu-Muret).
Quincke's s. (s. de Quincke). Pulso de Quincke.
Ransohoff's s. (s. de Ransohoff).
Remak's s. (s. de Remak).
Revilliod's s. (s. de Revilliod). S. del orbicular.
Ripault's s. (s. de Ripault).
Rocher's s. (s. de Rocher). S. del cajón.
Romaña's s. (s. de Romaña).
Romberg's s. (s. de Romberg). Romberguismo.
Rosenbach's s. (s. de Rosenbach).
Rossolimo's s. (s. de Rossolimo). Reflejo de Rossolimo.
Rotch's s. (s. de Rotch).
Rovsing's s. (s. de Rovsing).
Rumpel-Leede s. (s. de Rumpel-Leede).
Russell's s. (s. de Russell).
Saenger's s. (s. de Saenger).
Sainton's s. (s. de Sainton).
Sansom's s. (s. de Sansom).
Schapiro's s. (s. de Schapiro).
Schlesinger's s. (s. de Schlesinger). Fenómeno de Pool.
Schultze's s. (s. de Schultze). Fenómeno de la lengua.
scimitar s. (s. de la cimitarra).
Seeligmüller's s. (s. de Seeligmüller).
Seidel's s. (s. de Seidel).
Siegert's s. (s. de Siegert).
Signorelli's s. (s. de Signorelli).
Simon's s. (s. de Simon).
Skoda's s. (s. de Skoda). Resonancia escódica.
spinal s. (s. espinal).
spine s. (s. de la columna).
Steinberg thumb s. (s. del pulgar de Steinberg).
Stellwag's s. (s. de Stellwag).
Stewart-Holmes s. (s. de Stewart-Holmes). Fenómeno de rebote.
Stierlin's s. (s. de Stierlin).
Straus' s. (s. de Straus).
subjective s. (s. subjetivo). S. percibido únicamente por el paciente.
Sumner's s. (s. de Sumner).
ten Horn's s. (s. de ten Horn).
Thomson's s. (s. de Thomson). S. de Pastia.
Tinel's s. (s. de Tinel).
Toma's s. (s. de Toma).
Topolanski's s. (s. de Topolanski).
Tournay s. (s. de Tournay).
Trélat's s. (s. de Trélat).
Trendelenburg's s. (s. de Trendelenburg).
Tresilian's s. (s. de Tresilian).
Trousseau's s. (s. de Trousseau).
Uhthoff s. (s. de Uhthoff).
Vierra's s. (s. de Vierra).
Vipond's s. (s. de Vipond).
vital s.'s (s. vitales).
von Graefe's s. (s. de von Graefe). S. de Graefe.
Weber's s. (s. de Weber). Síndrome de Weber.
Weiss' s. (s. de Weiss). S. de Chvostek.
Wernicke's s. (s. de Wernicke). Reacción de Wernicke.
Westphal's s. (s. de Westphal, de Westphal-Erb).
Wilder's s. (s. de Wilder).
Winterbottom's s. (s. de Winterbottom).
wrist s. (s. de la muñeca).

significant (significativo). En estadística, denota la confiabilidad de un hallazgo o, a la inversa, la probabilidad de que éste sea el resultado del azar (generalmente menor del 5%).

silane (silano). m. Tetrahidruro de silicio; el primer miembro de una serie de s. que poseen estructura análoga a la de los alcanos.

silent (silencioso). Que no produce signos o síntomas detectables; se dice de ciertas enfermedades o procesos mórbidos.

silica (sílice). m. Dióxido de silicio; anhídrido silícico; principal componente de la arena y, por ende, del vidrio.
s. gel (gel de s.).

silicate (silicato). m. **1.** Sal del ácido silícico. **2.** A veces se da este nombre a las restauraciones dentales de porcelana sintética.

silicatosis (silicatosis). f. Silicosis.

siliceous, silicious (silíceo). Que contiene sílice.

silicic (silícico). Relativo al sílice o silicio.

silicic acid (ácido silícico).

silicic anhydride (anhídrido silícico). Sílice.

silicious (silíceo).

silicofluoride (silicofluoruro) m. Compuesto de silicio y flúor con otro elemento.

silicon (Si) (silicio). m. Elemento no metálico muy abundante, símbolo Si, Nº at. 14, P. at. 28,086.

silicon dioxide (dióxido de silicio). Sílice.
colloidal s. dioxide (dióxido coloidal de s.).

silicone (silicona). f. Polímero de óxidos de silicio orgánicos, que puede ser un líquido, gel o sólido según el grado de polimerización.

silicoproteinosis (silicoproteinosis). f. Trastorno pulmonar agudo similar radiológica e histológicamente a la proteinosis alveolar pulmonar.

silicosiderosis (silicosiderosis). f. Siderosilicosis.

silicosis (silicosis). f. Silicatosis; forma de neumoconiosis debida a la exposición laboral y a la inhalación, durante varios años, de polvo que contiene sílice.

silicotuberculosis (silicotuberculosis). f. Silicosis asociada con lesiones pulmonares tuberculosas.

siliqua olivae (silicua olivar). Fibras arciformes que parecen rodear a la oliva inferior en el bulbo raquídeo.

siliquose (silicoso). Parecido a una sílica, vaina vegetal (cáscara) larga y fina; denota una forma de catarata que arruga el cristalino con depósitos calcáreos en la cápsula.

silk (seda). f. Fibras o filamentos obtenidos del capullo del gusano de seda.
floss s. (s. dental). Hilo dental.
surgical s. (s. quirúrgica).
virgin s. (s. virgen).

silver (Ag) (plata). f. Elemento metálico de color blanco lustroso, peso específico 10,4 a 10,7; símbolo Ag, Nº at. 47, P. at. 107,873.
s. chloride (cloruro de p.).
colloidal s. iodide (yoduro coloidal de p.).
s. fluoride (fluoruro de p.). Antiséptico.
fused s. nitrate (nitrato de p. fundido). Nitrato de p. reforzado.
s. iodate (yodato de p.). Reactivo para la determinación de cloruros.
s. lactate (lactato de p.). Usado como astringente y antiséptico.
mild s. protein (proteína suave de p.).
s. nitrate (nitrato de p.).
s. oxide (óxido de p.). Se ha usado en epilepsia y corea; es explosivo cuando se mezcla con sustancias fácilmente combustibles.
s. picrate (picrato de p.).
strong s. protein (proteína fuerte de p.).
s. sulfadiazine (sulfadiazina de p.).
toughened s. nitrate (nitrato de p. reforzado).
silver impregnation (impregnación con plata).
simethicone (simeticona). f. Mezcla de dimetil polisiloxanos y gel de sílice; antiflatulento.
similia similibus curantur (similia similibus curantur). La fórmula homeopática que expresa la ley de los similares, o la doctrina según la cual cualquier droga capaz de producir síntomas morbosos en los sanos elimina síntomas similares que expresan la enfermedad.
similimum, simillimum (similimum). m. En homeopatía, el remedio indicado en un caso particular, porque la misma droga dada a una persona sana produce el complejo de síntomas más parecido al de la enfermedad en cuestión.
simple (simple). **1.** Que no es complejo ni compuesto. **2.** En anatomía, formado por un número mínimo de partes. **3.** Hierba medicinal.
Simplified Oral Hygiene Index (OHI-S) (Índice de higiene oral simplificado).
simulation (simulación). f. Imitación; se dice de una enfermedad o un síntoma que se parece a otro, o de la acción de fingir una enfermedad, como un simulador.
computer s. (s. de computadora). Modelo de computadora.
simulator (simulador). m. Aparato destinado a producir efectos que simulan los de condiciones ambientales específicas, usado en experimentación y capacitación.
simultanagnosia (simultanagnosia). f. Incapacidad para reconocer múltiples elementos expuestos en forma simultánea en una presentación visual.
sincalide (sincalida). f. El octapéptido C-terminal de la colecistocinina; causa la contracción del músculo liso de la vesícula biliar y del intestino delgado, relajación de la unión coledocoduodenal y estimula las secreciones pancreática y gástrica.
sincipital (sincipital). Relativo al sincipucio.
sinciput, pl. **sincipita, sinciputs** (sincipucio). [*sinciput*, NA]. m. Parte anterior de la cabeza, inmediatamente por encima de la frente y con inclusión de ésta.
sinew (tendón).
singultation (singultación). f. Hipo.
singultous (singultoso). Relativo al hipo.
singultus (singulto). m. Hipo.
sinigrase, sinigrinase (sinigrasa). f. Tioglucosidasa.
sinister (siniestro). Izquierdo.
sinistrad (sinistrad). Hacia el lado izquierdo.
sinistral (sinistral). **1.** Relativo al lado izquierdo. **2.** Relativo a una persona zurda.
sinistrality (sinistralidad). f. Condición de zurdo.
sinistro- (sinistro-). Prefijo que indica izquierdo o hacia la izquierda.
sinistrocardia (sinistrocardia). f. Desplazamiento del corazón más allá de su posición normal del lado izquierdo.
sinistrocerebral (sinistrocerebral). Relativo al hemisferio cerebral izquierdo.
sinistrocular (sinistroocular). Denota la persona que usa de preferencia el ojo izquierdo en trabajos monoculares, como el empleo del microscopio.
sinistrogyration (sinistrogiro). f. Sinistrotorsión.
sinistromanual (sinistrómano). Zurdo.
sinistropedal (sinistropedal). Denota la persona que usa de preferencia la pierna izquierda.
sinistrorotation (sinistrorrotación). f. Sinistrotorsión.
sinistrorse (sinistrorso). Vuelto o torcido hacia la izquierda.
sinistrotorsion (sinistrotorsión). f. Sinistrogiro; sinistrorrotación; levorrotación; levotorsión; vuelta o torsión hacia la izquierda.
sinoatrial (S-A) (sinoauricular (S-A)). Relativo al seno venoso y a la aurícula derecha del corazón.
sinography (sinografía). f. Uso radiográfico de un medio de contraste para visualizar un tracto fistuloso.
sinopulmonary (sinopulmonar). Relativo a los senos paranasales y las vías aéreas pulmonares.
sinovaginal (sinovaginal). Relativo a la parte de la vagina derivada del seno urogenital.
sinter (sinter). Calentamiento de una sustancia en polvo sin fundirla del todo para que forme una masa sólida pero porosa.
sinuatrial (sinoauricular).
sinus, pl. **sinus, sinuses** (seno). **1.** m. [*sinus*, NA]. Canal o conducto para el paso de sangre o linfa sin las capas de revestimiento de un vaso común. **2.** Hueco de un hueso u otro tejido. **3.** Fístula o tracto que lleva a una cavidad supurante.
s. alae parvae (s. del ala menor). [*sinus sphenoparietalis*, NA]. S. esfenoparietal.
anal sinuses (s. anales). [*sinus anales*, NA].
anterior sinuses (s. anteriores). [*sinus anteriores*, NA].
aortic s. (s. aórtico). [*sinus aortae*, NA]. S. de Valsalva o de Petit.
Arlt's s. (s. de Arlt).
barber's pilonidal s. (s. pilonidal de los barberos).
basilar s. (s. basilar). [*plexus basilaris*, NA]. Plexo basilar.
Breschet's s. (s. de Breschet). [*sinus sphenoparietalis*, NA]. S. esfenoparietal.
carotid s. (s. carotídeo). [*sinus caroticus*, NA]. Bulbo carotídeo.
cavernous s. (s. cavernoso). [*sinus cavernosus*, NA].
cerebral sinuses (s. cerebrales). [*sinus durae matris*, NA]. S. de la duramadre.
cervical s. (s. cervical). S. precervical.
s. circularis (s. circular).
coccygeal s. (s. coccígeo).
coronary s. (s. coronario). [*sinus coronarius*, NA].
costomediastinal s. (s. costomediastínico). [*recessus costomediastinalis*, NA].
cranial sinuses (s. craneales). [*sinus durae matris*, NA]. S. de la duramadre.
dermal s. (s. dérmico).
sinuses of dura mater (s. de la duramadre). [*sinus durae matris*, NA].
dural sinuses (s. durales). [*sinus durae matris*, NA]. S. de la duramadre.
Englisch's s. (s. de Englisch). [*sinus petrosus inferior*, NA] . S. petroso inferior.
s. epididymidis (s. del epidídimo). [*sinus epididymidis*, NA].
ethmoidal sinuses (s. etmoidales). [*sinus ethmoidales*, NA].
frontal s. (s. frontal). [*sinus frontalis*, NA].
Guérin's s. (s. de Guérin).
Huguier's s. (s. de Huguier). [*fossula fenestrae vestibuli*, NA]. Fosita de la ventana vestibular.
inferior longitudinal s. (s. longitudinal inferior). [*sinus sagittalis inferior*, NA]. S. sagital inferior.
inferior petrosal s. (s. petroso inferior). [*sinus petrosus inferior*, NA].
inferior sagittal s. (s. sagital inferior). [*sinus sagittalis inferior*, NA].
intercavernous sinuses (s. intercavernosos). [*sinus intercavernosi*, NA].
jugular s., s. jugularis (s. yugular).
lactiferous s. (s. lactífero). [*sinus lactiferi*, NA].
laryngeal s. (s. laríngeo). [*ventriculus laryngis*, NA]. Ventrículo laríngeo.
lateral s. (s. lateral). [*sinus transversus*, NA]. S. transversal.
longitudinal s. (s. longitudinal). S. sagital inferior y superior.
Luschka's s. (s. de Luschka). S. venoso en la sutura petroescamosa.
lymphatic s. (s. linfático).
Maier's s. (s. de Maier).
marginal s. of placenta (s. marginal de la placenta).
mastoid sinuses (s. mastoideos). [*cellulae mastoideae*, NA]. Celdas mastoideas.

maxillary s. (s. maxilar). [*sinus maxillaris*, NA]. Antro de Highmore.
Meyer's s. (s. de Meyer).
middle sinuses (s. medios). [*sinus mediae*, NA]. Celdas medias.
Morgagni's s. (s. de Morgagni).
s. of nail (s. de la uña). S. ungular.
oblique s. of pericardium (s. oblicuo del pericardio). [*sinus obliquus pericardii*, NA].
occipital s. (s. occipital). [*sinus occipitalis*, NA].
Palfyn's s. (s. de Palfyn).
paranasal sinuses (s. paranasales). [*sinus paranasales*, NA].
parasinoidal sinuses (s. parasinoidales). [*lacunae laterales*, NA]. Lagunas laterales.
Petit's s. (s. de Petit). *sinus aortae*, NA]. S. aórtico.
petrosal s. (s. petroso). S. petroso inferior y superior.
phrenicocostal s. (s. frenicocostal). [*recessus costodiaphragmaticus*, NA]. Receso costodiafragmático.
pilonidal s. (s. pilonidal). Fístula pilonidal.
piriform s. (s. piriforme). [*recessus piriformis*, NA]. Receso piriforme.
pleural sinuses (s. pleurales). [*recessus pleurales*, NA]. Receso pleural.
s. pocularis (s. pocular). [*utriculus prostaticus*, NA]. Utrículo prostático.
s. posterior (s. posterior). [*sinus posterior*, NA].
s. posteriores (s. posteriores). [*sinus posteriores*, NA].
precervical s. (s. precervical). S. cervical.
prostatic s. (s. prostático). [*sinus prostaticus*, NA].
rectal sinuses (s. rectales). S. anales.
renal s. (s. renal). [*sinus renalis*, NA].
rhomboidal s., s. rhomboidalis (s. romboidal). Rombocele.
Ridley's s. (s. de Ridley). S. intercavernosos.
Rokitansky-Aschoff sinuses (s. de Rokitansky-Aschoff).
sigmoid s. (s. sigmoideo). [*sinus sigmoideus*, NA].
sphenoidal s. (s. esfenoidal). [*sinus sphenoidalis*, NA].
sphenoparietal s. (s. esfenoparietal). [*sinus sphenoparietalis*, NA].
splenic s. (s. del bazo). [*sinus lienis*, NA].
straight s. (s. recto). [*sinus rectus*, NA]. S. tentorial.
superior longitudinal s. (s. longitudinal superior). [*sinus sagittalis superior*, NA].
superior petrosal s. (s. petroso superior). [*sinus petrosus superior*, NA].
superior sagittal s. (s. sagital superior). [*sinus sagittalis superior*, NA]. S. longitudinal superior.
tarsal s. (s. tarsiano). [*sinus tarsi*, NA]. S. del tarso.
tentorial s. (s. tentorial). [*sinus rectus*, NA]. S. recto.
terminal s., s. terminalis (s. terminal).
s. tonsillaris (s. amigdalino). [*fossa tonsillaris*, NA]. Fosa amigdalina.
Tourtual's s. (s. de Tourtual). [*fossa supratonsillaris*, NA]. Fosa supraamigdalina.
transverse s. (s. transverso). [*sinus transversus*, NA]. S. lateral.
transverse s. of pericardium (s. transverso del pericardio). [*sinus transversus pericardii*, NA]. Conducto de Theile.
s. trunci pulmonalis (s. del tronco pulmonar). [*sinus trunci pulmonalis*, NA].
tympanic s. (s. timpánico). [*sinus tympani*, NA].
urogenital s. (s. urogenital). [*sinus urogenitalis*, NA].
uterine s. (s. uterino). Sinusoide uterino.
uteroplacental s. (s. uteroplacentario).
Valsalva's s. (s. de Valsalva). [*sinus aortae*, NA]. S. aórtico.
s. venarum cavarum (s. de las venas cavas). [*sinus venarum cavarum*, NA].
s. venosus (s. venoso). [*sinus venosus*, NA].
venous s. of sclera (s. venoso de la esclerótica). [*sinus venosus sclerae*, NA]. Conducto de Schlemm, de Fontana o de Lauth.
venous sinuses (s. venosos). [*sinus durae matris*, NA]. S. de la duramadre.
s. vertebrales longitudinales (s. vertebrales longitudinales).

sinusitis (sinusitis). f. Inflamación de la membrana que tapiza cualquier seno, especialmente uno de los senos paranasales.
s. abscendens (s. abscedante).
frontal s. (s. frontal). Infección de uno o ambos senos frontales.
infectious s. of turkeys (s. infecciosa del pavo).

sinusoid (sinusoide). **1.** Parecido a un seno. **2.** m. Un vaso sanguíneo terminal de paredes delgadas que posee un calibre irregular y mayor que el de un capilar común.
uterine s. (s. uterino). Seno uterino.

sinusoidal (sinusoidal). Relativo a un sinusoide.

sinusotomy (sinusotomía). f. Incisión en un seno.

siphon (sifón). m. Tubo doblado en dos partes de longitud desigual, usado para extraer líquido de una cavidad o un vaso por medio de presión atmosférica.

siphonage (sifonaje). m. Vaciamiento del estómago u otra cavidad por medio de un sifón.

sireniform (sireniforme). Malformación con aspecto de sirenomelia.

sirenomelia (sirenomelia). f. Deformidad de sirena; simelia; unión de las piernas con fusión parcial o total de los pies.

siriasis (siriasis). f. Golpe de sol.

sismotherapy (sismoterapia). f. Masaje vibratorio.

sisomicin sulfate (sisomicina, sulfato de). Antibiótico producido por *Micromonospora inyoensis*; posee un espectro de actividad y aplicación similar al de la gentamicina.

sister (hermana). **1.** Título de una enfermera jefe en un hospital público, o en una sala o quirófano de un hospital. **2.** Cualquier enfermera registrada de consultorio privado.

site (sitio). m. Lugar; asiento; situación; ubicación.
active s. (s. activo).
allosteric s. (s. alostérico).
cleavage s. (s. de segmentación). S. de restricción.
fragile s. (s. frágil).
privileged s. (s. privilegiado).
receptor s. (s. receptor).
restriction s. (s. de restricción). S. de segmentación.
switching s. (s. de cambio).

sito- (sito-). Prefijo relativo al alimento o cereal.

sitostane (sitostano). m. Estigmastano.

β-sitosterol (β-sitosterol). m. Cinchol; estigmat-5-en-3β-ol; (24*R*), 24-etil-5-colesten-3 β-ol; anticolesterémico.

sitotaxis (sitotaxis). f. Sitotropismo.

sitotoxin (sitotoxina). f. Cualquier veneno de los alimentos, especialmente granos (cereales).

sitotoxism (sitotoxismo). m. **1.** Envenenamiento por granos deteriorados o fungosos. **2.** Envenenamiento alimentario en general.

sitotropism (sitotropismo). m. Sitotaxis; alejamiento o acercamiento de células vivas con respecto al alimento.

situation (situación). f. Suma de factores biológicos, psicológicos y sociológicos que afectan el comportamiento de un individuo.
psychoanalytic s. (s. psicoanalítica).

situs (situs). Sitio.
s. inversus (s. inversus). S. transversus; inversión visceral.
s. perversus (s. perversus). Malposición de cualquier víscera.
s. solitus (s. solitus). Posición normal de las vísceras.
s. transversus (s. transversus). S. inverso.

sizer (calibrador). m. Cilindro de diámetro variable, con extremos redondeados, que se emplea para medir el diámetro interno del intestino en la preparación para su sutura con grapas

SK (SK). Abrev. de estreptocinasa.

skatole (escatol). m. 3-Metil-1*H*-indol; se forma en el intestino por descomposición bacteriana de triptófano y se encuentra en la materia fecal, a la que imparte su olor característico.

skatoxyl (escatoxilo). m. 3-Hidroximetilindol; se forma en el intestino por oxidación de escatol.

skein (ovillo). m. Filamentos enrollados de cromatina que se ven en la profase de la mitosis.
choroid s. (o. coroideo). Glomo coroideo.
test s.'s (o. de prueba).

skeletal (esqueletal, esquelético). Relativo al esqueleto.

skeletology (esqueletología). f. Rama de la anatomía y de la mecánica que estudia el esqueleto.

skeleton (esqueleto). m. **1.** El armazón óseo del cuerpo en los vertebrados o la envoltura externa dura de los insectos. **2.** Todas las partes secas que quedan después de la destrucción y remoción de las partes blandas. **3.** Todos los huesos del cuerpo considerados en conjunto.
appendicular s. (e. apendicular). [*skeleton appendiculare*, NA].
articulated s. (e. articulado).
axial s. (e. axial). [*skeleton axiale*, NA].

cardiac s. (e. cardíaco).
s. of free inferior limb (e. de la extremidad inferior libre).
s. of free superior limb (e. de la extremidad superior libre).
gill arch s. (e. del arco de las branquias).
jaw s. (e. maxilar). Viscerocráneo.
visceral s. (e. visceral). Visceroesqueleto.

skeneitis, skenitis (esquenitis). f. Inflamación de las glándulas de Skene.
skeneoscope (esqueneoscopio). m. Endoscopio para examinar las glándulas de Skene.
skew (sesgo). m. En estadística, desviación de la simetría de una distribución de frecuencia.
skia- (esquia-). Prefijo que indica sombra; en radiología ha sido reemplazado por radio-.
skiascopy (esquiascopia). f. Retinoscopia.
skiascotometry (esquiascotometría). f. Método para representar escotomas del campo visual mediante una adaptación del perímetro de Goldmann.
skin (piel). f. Cutis.
alligator s. (p. de cocodrilo o de lagarto). Ictiosis.
bronzed s. (p. bronceada). P. oscura de la enfermedad de Addison.
deciduous s. (p. decidua). Queratólisis.
diamond s. (p. de diamante).
elastic s. (p. elástica). Síndrome de Ehlers-Danlos.
farmer's s. (p. de agricultor). P. de marinero.
fish s. (p. de pescado). Ictiosis.
glabrous s. (p. lampiña). P. desprovista de pelo.
glossy s. (p. brillante). Atrofodermia neurítica.
loose s. (p. laxa). Cutis laxo.
nail s. (p. de las uñas). Eponiquio.
parchment s. (p. apergamninada).
piebald s. (p. multicolor). Vitíligo.
pig s. (p. de cerdo).
porcupine s. (p. de puercoespín). Hiperqueratosis epidermolítica.
sailor's s. (p. de marinero). P. de agricultor.
sex s. (p. sexual).
shagreen s. (p. de zapa). Placa de zapa.
s. of teeth (p. de los dientes). Cutícula del diente.
toad s. (p. de sapo). Frinodermia.
yellow s. (p. amarilla). Xantodermia.

skin writing (escritura en la piel). Dermatografismo.
skodaic (escódico). Relativo a Skoda.
skull (cráneo). m. Caja ósea que contiene el encéfalo, con exclusión de los huesos de la cara.
cloverleaf s. (c. en hoja de trébol).
maplike s. (c. en mapa).
steeple s. (c. en campanario). Oxicefalia.
tower s. (c. en torre). Oxicefalia.

skullcap (calota). f. Calvaria.
sky blue (celeste). m. Pigmento mezcla de estañato cobaltoso y sulfato de calcio, usado biológicamente como masa inyectable.
SLE (LES). Abrev. de lupus eritematoso sistémico.
sleep (sueño). m. Estado fisiológico de relativa inconsciencia e inacción de los músculos voluntarios, cuya necesidad se siente periódicamente.
crescendo s. (s. en crescendo).
electric s. (s. eléctrico).
electrotherapeutic s. (s. electroterapéutico).
hypnotic s. (s. hipnótico). Hipnosis.
light s. (s. ligero o liviano). Disnistaxia.
paradoxical s. (s. paradojal).
paroxysmal s. (s. paroxístico). Narcolepsia.
rapid eye movement s., REM s. (s. de movimientos oculares rápidos (MOR)).
twilight s. (s. crepuscular).
winter s. (s. invernal). Hibernación.

sleepiness (somnolencia).
sleeplessness (insomnio).
sleeptalking (somniloquia). **1.** Acción de hablar durante el sueño. **2.** Somniloquismo.
sleepwalker (sonámbulo).
sleepwalking (sonambulismo).
slide (portaobjeto). m. Placa de vidrio oblonga sobre la cual se coloca un objeto que va a examinarse con el microscopio.
sling (cabestrillo). m. Vendaje o aparato suspensor de soporte.
slit (hendidura). f. Abertura o incisión larga y estrecha.
Cheatle s. (incisión de Cheatle).
pudendal s. (h. pudenda). [*rima pudendi*, NA].
vulvar s. (h. vulvar). **1.** [*rima pudendi*, NA]. H. pudenda **2.** [*rima pudendi*, NA]. H. pudenda.

slitlamp (lámpara de hendidura). Biomicroscopio.
slope (vertiente). f. Inclinación, oblicuidad. D.t. pendiente.
lower ridge s. (v. del reborde inferior).

slough (esfacelo). m. Tejido necrosado separado de la estructura viviente.
sludge **1.** (sedimento). **2.** (lodo), m. Sedimento barroso.
activated s. (s. activado). V. método del sedimento activado.

sluice (esclusa). f. Cascada, manantial, caída de agua.
sluiceway (abertura de presa). Aliviadero, vertedero.
slyke (sl) (slyke). Unidad de valor buffer; la pendiente de la curva de titulación ácido-base de una solución; los milimoles de ácido fuerte que deben agregarse por unidad de cambio del pH.
Sm (Sm). Símbolo del samario.
smallpox (viruela). f. Variola; variola mayor; enfermedad eruptiva aguda, contagiosa, causada por un poxvirus (*Orthopoxvirus*) y caracterizada al principio por escalofríos, fiebre alta, dorsalgia y cefalalgia.
confluent s. (v. confluyente).
discrete s. (v. discreta).
fulminating s. (v. fulminante).
hemorrhagic s. (v. hemorrágica). Variola hemorrágica.
malignant s. (v. maligna).
modified s., varicelloid s. (v. modificada, variceloide). Varioloide.
West Indian s. (v. antillana o de las Indias Occidentales). Alastrim.

smear (frotis). m. Muestra delgada para examen, preparada generalmente extendiendo material con uniformidad sobre una lámina de vidrio, fijándolo y coloreándolo antes de examinarlo.
alimentary tract s. (f. del tracto alimentario).
bronchoscopic s. (f. broncoscópico).
buccal s. (f. bucal).
cervical s. (f. cervical).
colonic s. (f. colónico).
cul-de-sac s. (f. del fondo de saco).
cytologic s. (f. citológico).
duodenal s. (f. duodenal).
ectocervical s. (f. ectocervical).
endocervical s. (f. endocervical).
endometrial s. (f. endometrial).
esophageal s. (f. esofágico).
fast s. (f. rápido).
FGT cytologic s. (f. citológico FGT).
gastric s. (f. gástrico).
lateral vaginal wall s. (f. de la pared vaginal lateral).
lower respiratory tract s. (f. del tracto respiratorio inferior).
oral s. (f. oral).
pancervical s. (f. pancervical).
Pap s. (f. de Pap, de Papanicolaou).
Papanicolaou s. (f. de Papanicolaou). F. Pap.
sputum s. (f. de esputo).
urinary s. (f. urinario).
vaginal s. (f. vaginal).
VCE s. (f. VCE).

smegma (esmegma). m. Material caseoso de olor fétido, formado por células epiteliales exfoliadas y sebo que se acumula en las áreas húmedas de los genitales.
s. clitoridis (e. del clítoris).
s. preputii (e. del prepucio). Sebo prepucial.

smegmalith (esmegmolito). m. Concreción calcárea en el esmegma.
smell **1.** (olfacción). f. Olfato. **2.** (oler). Percibir sensaciones por medio del aparato olfatorio.
smog (smog). m. Contaminación del aire caracterizada por una atmósfera impura, a menudo muy irritante, formada por una mezcla de humo y otros contaminantes del aire, más niebla.
smut (tizón). m. Micosis de los granos de cereales causada por especies de *Ustilago*, que se caracteriza por masas pardas oscuras o negras de esporas sobre las plantas.

Sn (Sn). Símbolo del estaño.
sn- (*sn-*). Prefijo que significa numeración estereoespecífica.
snail (caracol). m. Nombre común de los miembros de la clase Gastropoda (filo Mollusca).
snake (serpiente). f. Reptil con escamas, alargado y sin extremidades, del suborden Ophidia.
snakeroot (serpentaria).
Canada s. (s. canadiense). *Asarum canadense.*
European s. (s. europea). *Asarum europaeum.*
Seneca s. (s. de Séneca). Senega.
Texas s. (s. de Texas). *Aristolochia reticulata,* fuente botánica de s.
Virginia s. (s. de Virginia). *Aristolochia serpentaria.*
snap (chasquido). m.
closing s. (c. de cierre).
opening s. (c. de abertura).
snare (snare). m. Instrumento para extirpar pólipos y otras proyecciones de una superficie, en especial dentro de una cavidad.
cold s. (s. frío). S. sin calentar.
galvanocaustic s. (s. galvanocáustico, caliente).
sneeze 1. (estornudar). Expulsar aire de la nariz y boca por una contracción espasmódica involuntaria de los músculos espiratorios. **2.** (estornudo). m. Acción de estornudar; reflejo excitado por irritación de la mucosa de la nariz o a veces por una luz brillante que da en el ojo.
snore 1. (ronquido). m. Ruido aspiratorio áspero de matraca producido por la vibración del paladar péndulo y a veces de las cuerdas vocales durante el sueño o coma. **2.** (roncar). Respirar ruidosamente o con ronquidos.
snow (nieve).
snuff (rapé). m. **1.** Tabaco finamente picado usado por inhalación por la nariz o aplicado a las encías. **2.** Cualquier polvo medicado aplicado por insuflación a la mucosa nasal.
snuffles (romadizo). m. Respiración nasal obstruida, especialmente en el recién nacido, debida a veces a sífilis congénita.
rabbit s. (r. de conejo).
SOAP (SOAP). Acrónimo de *s*ubjective, *o*bjective, *a*ssessment, *p*lan (subjetivo, objetivo, evaluación, plan).
soap (jabón). m. Sales de sodio o potasio de ácidos grasos de cadena larga (p. ej., estearato de sodio).
animal s. (j. animal). J. de sebo, cuajada o doméstico.
Castile s. (j. de Castilla). J. duro.
curd s. (j. de cuajada). J. animal.
domestic s. (j. doméstico). J. animal.
green s. (j. verde). J. medicinal blando.
hard s. (j. duro). J. de Castilla.
insoluble s. (j. insoluble).
marine s. (j. marino). J. de agua salada.
medicinal soft s. (j. medicinal blando). J. blando o verde.
salt water s. (j. de agua salada). J. marino.
soft s. (j. blando). J. medicinal blando.
soluble s. (j. soluble).
superfatted s. (j. supergraso).
tallow s. (j. de sebo). J. animal.
soapstone (jabón de sastre). Talco.
socaloin (socaloína). f. Aloína obtenida del áloe de la isla Socotra.
socia parotidis (socia parotidis). Glándula parótida accesoria.
socialization (socialización). f. **1.** Proceso de aprendizaje de habilidades interpersonales e interactivas que se ajustan a los valores de la sociedad en que se vive. **2.** En terapia grupal, la s. incluye la forma en que cada miembro aprende a participar eficazmente en el grupo.
socio- (socio-). Prefijo que indica social, sociedad.
sociocentric (sociocéntrico). Sociable; que reacciona a la cultura.
sociocentrism (sociocentrismo). m. Consideración del grupo social propio como el estándar por el cual se mide a los otros.
sociocosm (sociocosmos). m. Totalidad que incluye la sociedad humana, el pensamiento humano y la relación del hombre con la naturaleza.
sociogenesis (sociogénesis). f. Origen del comportamiento social radicado en experiencias interpersonales anteriores.
sociogram (sociograma). m. Representación diagramática de las interacciones interpersonales de los miembros de un grupo.
sociomedical (sociomédico). Perteneciente a la relación entre la práctica de la medicina y la sociedad.
sociometry (sociometría). f. Estudio de las relaciones interpersonales en un grupo.
sociopath (sociópata). m. y f. Término obsoleto con que se designaba a una persona con trastornos antisociales de la personalidad.
sociopathy (sociopatía). f. Nombre anterior para designar la conducta de las personas con trastornos antisociales de la personalidad.
socket m. **1.** (alvéolo). Hueco o concavidad en la que encaja otra parte. **2.** (hueco). Parte hueca de una articulación; excavación en un hueso de una articulación que rodea el extremo articular del otro hueso.
dry s. (a. seco). Alveoalgia.
eye s. (cuenca del ojo). Órbita.
tooth s. (a. dentario). [*alveolus dentalis*, NA].
soda (soda). f. Carbonato de sodio.
baking s. (s. de hornear). Bicarbonato de sodio.
caustic s. (s. cáustica). Hidróxido de sodio.
s. lime (s. cálcica).
washing s. (s. para lavar). Carbonato de sodio.
sodic (sódico). Relativo a la soda o el sodio, o que los contiene.
sodio- (sodio-). Prefijo que indica un compuesto que contiene sodio: sodiocitrato, sodiotartrato, citrato o tartrato de algún elemento que contiene sodio en adición.
sodium (Na) (sodio). m. Natrium; elemento metálico, símbolo Na, Nº at. 11, P. at. 22, 99; metal alcalino cáustico que se oxida fácilmente en aire o agua.
s. acetate (acetato de s.).
s. acid carbonate (carbonato ácido de s.). Bicarbonato de s.
s. acid citrate (citrato ácido de s.).
s. acid phosphate (fosfato ácido de s.). Bifosfato de s.
s. alginate (alginato de s.). Algina.
s. *p*-aminohippurate (*p*-aminohipurato de s.).
s. *p*-aminophenylarsonate (*p*-aminofenilarsonato de s.).
s. aminosalicylate (aminosalicilato de s.).
s. antimonyl tartrate (antimonil tartrato de s.).
s. antimonylgluconate (antimonilgluconato de s.).
s. arsanilate (arsanilato de s.) *p*-Aminofenilarsonato.
s. ascorbate (ascorbato de s.).
s. aurothiomalate (aurotiomalato de s.). Tiomalato sódico de oro.
s. aurothiosulfate (aurotiosulfato de s.). Tiosulfato sódico de oro.
s. benzoate (benzoato de s.).
s. bicarbonate (bicarbonato de s.). Soda para hornear.
s. biphosphate (bifosfato de s.). Fosfato ácido de s.
s. bisulfite (bisulfito de s.). Pirosulfito de s.
s. borate (borato de s.). Bórax; piroborato de s.; tetraborato de s.
s. bromide (bromuro de s.).
s. cacodylate (cacodilato de s.). Dimetilarsenato de s.
s. carbonate (carbonato de s.). Soda; sal de soda; soda para lavar.
s. carboxymethyl cellulose (carboximetilcelulosa de s.).
s. chloride (cloruro de s.). Sal común; sal de mesa.
s. chromate Cr 51 (cromato de s., Cr 51).
s. citrate (citrato de s.). Citrato ácido de s.; citrato trisódico.
s. citrate, acid (citrato ácido de s.). Citrato hidrogenado disódico.
s. cromoglycate (cromoglicato de s.). Cromolín sódico.
s. dehydrocholate (dehidrocolato de s.). Colagogo.
s. diatrizoate (diatrizoato de s.).
dibasic s. phosphate (fosfato dibásico de s.). Fosfato de s.
s. dihydrogen phosphate (fosfato dihidrogenado de s.). Bifosfato de s.
s. dimethylarsenate (dimetilarsenato de s.). Cacodilato de s.
s. dodecyl sulfate (dodecilsulfato de s.).
effervescent s. phosphate (fosfato de s., efervescente).
s. ethylsulfate (etilsulfato de s.). Sulfovinato de s.
exsiccated s. sulfite (sulfito de s., exsecado).
s. fluoride (fluoruro de s.).
s. fluosilicate (fluosilicato de s.). Hexafluorosilicato de s.
s. folate (folato de s.). Pteroilglutamato de s.
s. fusidate (fusidato de s.). Fusidato sódico.
s. glycerophosphate (glicerofosfato de s.).
s. hexafluorosilicate (hexafluorosilicato de s.). Fluosilicato de s.
s. hydrogen carbonate (carbonato hidrogenado de s.). Bicarbonato de s.
s. hydrogen sulfite (sulfito hidrogenado de s.). Bisulfito de s.
s. hydroxide (hidróxido de s.). Soda cáustica.

s. hypophosphite (hipofosfito de s.).
s. hyposulfite (hiposulfito de s.). Tiosulfato de s.
s. ichthyolsulfonate (ictiolsulfonato de s.). Alterativo y antiséptico.
s. indigotindisulfonate (indigotindisulfonato de s.). Índigo carmín.
s. iodide (yoduro de s.). NaI; usado como fuente de yodo.
s. iodide I 131 (yoduro de s., I 131).
s. lactate (lactato de s.).
s. lauryl sulfate (laurilsulfato de s.).
s. levothyroxine (s. levotiroxina).
s. liothyronine (liotironina de s.).
s. metabisulfite (metabisulfito de s.).
s. methylarsonate (metilarsonato de s.).
s. nitrate (nitrato de s.). Salitre cúbico; salitre chileno.
s. nitrite (nitrito de s.).
s. nitroprusside (nitroprusiato de s.). Nitroferricianuro de s.
s. nucleate, s. nucleinate (nucleato de s., nucleinato de s.).
s. orthophosphate (ortofosfato de s.). Fosfato de s.
s. perborate (perborato de s.).
s. peroxide (peróxido de s.).
s. pertechnetate (pertecnetato de s.).
s. phenolsulfonate (fenolsulfonato de s.). Sulfocarbolato de s.
s. phosphate dibasic (fosfato dibásico de s.).
s. phosphate P 32 (fosfato P 32 de s.).
s. polyanhydromannuronic acid sulfate (sulfato ácido polianhidromanurónico de s.).
s. polystyrene sulfonate (sulfonato de s., de poliestireno).
s. potassium tartrate (tartrato de s., y potasio).
primary s. phosphate (fosfato primario de s.). Bifosfato de s.
s. propionate (propionato de s.).
s. psylliate (psiliato de s.).
s. pteroylglutamate (pteroilglutamato de s.). Folato de s.
s. pyroborate (piroborato de s.). Borato de s.
s. pyrosulfite (pirosulfito de s.). Bisulfito de s.
s. rhodanate (rodanato de s.). Tiocianato de s.
s. ricinoleate, s. ricinate (ricinoleato de s., ricinato de s.).
s. calcium edetate (edetato cálcico de s.). Edetato cálcico disódico.
s. phosphate (fosfato de s.). Ortofosfato de s.
s. salicylate (salicilato de s.).
s. silicofluoride (silicofluoruro de s.). Hexafluorosilicato de s.
s. stearate (estearato de s.).
s. succinate (succinato de s.). Succinato bisódico.
s. sulfate (sulfato de s.). Sal de Glauber.
s. sulfite (sulfito de s.).
s. sulfocarbolate (sulfocarbolato de s.). Fenolsulfonato de s.
s. sulfocyanate (sulfocianato de s.). Tiocianato de s.
s. sulforicinate, s. sulforicinoleate (sulforricinato de s., sulforricinoleato de s.).
s. sulfovinate (sulfovinato de s.). Estilsulfato de s.
s. tartrate (tartrato de s.). $Na_2C_4H_4O_6 \cdot 2H_2O$; laxante.
s. taurocholate (taurocolato de s.).
s. tetraborate (tetraborato de s.). Borato de s.
s. tetradecyl sulfate (tetradecil sulfato de s.).
s. thiocyanate (tiocianato de s.).
s. thiosulfate (tiosulfato de s.). Hiposulfito de s.
s. tungstoborate (tungstoborato de s.).

sodium group (sodio, grupo del). Los metales alcalinos: litio, sodio, potasio, rubidio y cesio.
sodoku (sodoku). Fiebre por mordedura de ratas.
sodomist, sodomite (sodomita, sodomista). m. y f. Persona que practica la sodomía.
sodomy (sodomía). f. Término que indica diversas prácticas sexuales consideradas anormales, especialmente la bestialidad, la fellatio y el coito anal.
soja (soja).
sokosho (sokosho). Fiebre por mordedura de rata.
sol (sol). m. Dispersión coloidal de un sólido en un líquido; cf. gel.
sol. (sol.). Abrev. de solución.
solanaceous (solanáceo). Perteneciente a plantas de la familia Solanaceae o a drogas derivadas de éstas.
solanochromene (solanocromeno). m. Plastocromenol-8.
solapsone (solapsona). f. Solasulfona.
solasulfone (solasulfona). f. Solapsona; tetrasodio 1,1'-[sulfonilbis(*p*-fenilenoimino)]bis[3-fenil-l,3-propanodisulfonato]; agente leprostático.
solation (solación). f. En química coloidal, la transformación de un gel en un sol, p. ej., fundiendo gelatina.
solder 1. (soldar). Unir dos piezas de metal con una aleación adecuada. **2.** (soldadura). f. Aleación fusible usada para unir bordes o superficies de dos trozos de metal de punto de fusión superior.
sole (planta del pie). f. Parte inferior del pie; superficie plantar.
solenoid (solenoide). m. Bobina de alambre energizada eléctricamente para producir un campo magnético, que induce corriente en cualquier conductor colocado dentro o cerca de ella.
solenopsin A (solenopsina A). f. *trans*-2-Metil-6-*n*-undecilpiperidina, uno de varios (probablemente cinco) alcaloides presentes en el veneno de la "hormiga de fuego importada", *Solenopis saevissima*.
soleus (sóleo). Músculos.
solid (sólido). **1.** Firme, compacto; no líquido; sin intersticios ni cavidades; no esponjoso. **2.** Cuerpo que conserva su forma cuando no está limitado, que no es líquido ni gaseoso.
solidism (solidismo). m. Metodismo; teoría propuesta por Asclepíades y sus partidarios, según la cual la enfermedad se debe a un desequilibrio entre las partículas sólidas (átomos del cuerpo) y los espacios (poros) entre ellas.
solidist (solidista). m. y f. Partidario de la doctrina del solidismo.
solidistic (solidístico). Relativo al solidismo.
solidus (solidus). La línea de un diagrama de constitución por debajo de cuya temperatura todos los metales son sólidos.
soliped (solípedo). m. Animal de cascos sólidos, como el caballo.
solipsism (solipsismo). m. Concepto filosófico según el cual sólo es real la propia experiencia.
solubility (solubilidad). f. Propiedad de ser soluble.
soluble (soluble). Capaz de ser disuelto.
solum (solum). Fondo; piso; la parte inferior.
solute (soluto). m. La sustancia disuelta en una solución.
solutio (solutio). Solución.
solution (sol., soln.) (solución). f. **1.** Incorporación de un sólido, líquido o gas a un sólido no cristalino o un líquido, lo cual tiene como resultado la formación de una sola fase homogénea. **2.** En general, s. acuosa de una sustancia no volátil. **3.** La terminación de una enfermedad por medio de una crisis. **4.** Una ruptura, corte o laceración de los tejidos sólidos.

acetic s. (s. acética). Un vinagre.
Benedict's s. (s. de Benedict).
Burow's s. (s. de Burow).
chemical s. (s. química).
colloidal s. (s. coloidal). Dispersión coloidal.
s. of contiguity (s. de contigüidad).
s. of continuity (s. de continuidad). Diéresis.
Dakin's s. (s. de Dakin). Líquido de Dakin.
disclosing s. (s. reveladora).
Earle's s. (s. de Earle).
ethereal s. (s. etérea). S. de cualquier sustancia en éter.
Fehling's s. (s. de Fehling). Reactivo de Fehling.
Fonio's s. (s. de Fonio).
Gallego's differentiating s. (s. diferenciante de Gallego).
Gey's s. (s. de Gey).
Hanks' s. (s. de Hanks).
Hartman's s. (s. de Hartman).
Hartmann's s. (s. de Hartmann). S. lactada de Ringer.
Hayem's s. (s. de Hayem).
Krebs-Ringer s. (s. de Krebs-Ringer).
lactated Ringer's s. (s. lactada de Ringer). S. de Hartmann.
Lange's s. (s. de Lange).
Locke's s.'s (s. de Locke).
Locke-Ringer s. (s. de Locke-Ringer).
Lugol's iodine s. (s. yodada de Lugol).
molecular dispersed s. (s. molecular dispersada). Dispersoide.
normal s. (s. normal).
ophthalmic s.'s (s. oftálmicas).
Ringer's s. (s. de Ringer).
saline s. (s. salina).
salt s. (s. salada o de sal). S. salina.
saturated s. (sat. sol., sat. soln.) (s. saturada (sol. sat.)).
standard s., standardized s. (s. estándar, estandarizada).
supersaturated s. (s. sobresaturada).

test s. (s. de prueba).
Tyrode's s. (s. de Tyrode).
volumetric s. (VS) (s. volumétrica).
Weigert's iodine s. (s. yodada de Weigert).
solvate (solvato). m. Solución o dispersoide no acuoso con una combinación no covalente o fácilmente reversible entre solvente y soluto, o medio de dispersión y fase dispersa.
solvation (solvación, solvatación). f. Combinación no covalente o fácilmente reversible de un solvente con soluto, o de un medio de dispersión con la fase dispersa.
solvent (solvente). Capaz de disolver una sustancia.
amphiprotic s. (s. anfiprótico).
fat s.'s (s. de grasas). S. no polares.
nonpolar s.'s (s. no polares). S. de grasas.
polar s.'s (s. polares).
universal s. (s. universal).
solvolysis (solvólisis). f. Reacción de una sal disuelta con el solvente para formar un ácido y una base; reverso (parcial) de la neutralización.
soma (soma). m. **1.** Parte axial del cuerpo: cabeza, cuello, tronco y cola. **2.** Todo el organismo, excepto las células germinales.
soman (somán). m. Ácido metilfosfonofluorídico 1,2,2-trimetilpropil éster; inhibidor muy potente de la colinesterasa.
somasthenia (somastenia). f. Somatastenia.
somatagnosia (somatagnosia). f. Somatotopagnosia.
somatalgia (somatalgia). f. **1.** Dolor en el cuerpo. **2.** Dolor debido a causas orgánicas, opuesto a psicalgia, dolor psicógeno o psicogénico.
somatasthenia (somatastenia). f. Somastenia; estado de debilidad física y fatigabilidad crónicas.
somatesthesia (somatestesia). f. Somestesia; sensación corporal, la conciencia del cuerpo.
somatesthetic (somatestésico). Relativo a la somatestesia.
somatic (somático). **1.** Relativo al soma o tronco, la pared de la cavidad corporal o el cuerpo en general. **2.** Relativo a las funciones vegetativas y no generativas.
somaticosplanchnic (somaticoesplácnico). Somaticovisceral; relativo al cuerpo y las vísceras.
somaticovisceral (somaticovisceral). Somaticoesplácnico.
somatist (somatista). m. y f. Persona que considera que las neurosis y psicosis son manifestaciones de enfermedad orgánica.
somatization (somatización). f. Conversión de ansiedad en síntomas físicos.
somato-, somat-, somatico- (somato-, somat-, somatico-). Prefijos que indican relación con el cuerpo o lo corporal.
somatochrome (somatocromo). Denota el grupo de neuronas o células nerviosas en las que abunda el citoplasma que rodea completamente al núcleo.
somatogenic (somatogénico). **1.** Que se origina en el soma o cuerpo bajo la influencia de fuerzas externas. **2.** Que se origina en células del organismo.
somatoliberin (somatoliberina). f. Factor de liberación de somatotropina; decapéptido liberado por el hipotálamo que induce la liberación de somatotropina humana.
somatology (somatología). f. Ciencia que estudia el cuerpo, incluso la anatomía y fisiología.
somatomammotropin (somatomamotropina). f. Hormona peptídica estrechamente relacionada con la somatotropina por sus propiedades biológicas, producida por la placenta normal y por ciertas neoplasias.
human chorionic s. (HCS) (s. coriónica humana).
somatomedin (somatomedina). f. Factor de crecimiento similar a la insulina; factor de sulfatación; péptido de PM aproximado 4.000, sintetizado en el hígado y probablemente en el riñón.
somatomegaly (somatomegalia). f. Gigantismo.
somatometry (somatometría). f. Clasificación de las personas según la forma de su cuerpo, y relación de los tipos con características fisiológicas y psicológicas.
somatopagus (somatópago). m. Mellizos unidos en sus regiones corporales.
somatopathic (somatopático). Relativo a enfermedad corporal u orgánica, que se distingue de los trastornos nerviosos (neurológicos) o mentales (psicológicos).
somatopathy (somatopatía). f. Término obsoleto para cualquier enfermedad del cuerpo.
somatophrenia (somatofrenia). f. Tendencia a imaginar o exagerar las dolencias corporales.
somatoplasm (somatoplasma). m. Agregado de todas las formas de protoplasma especializado que entran en la composición del cuerpo, además del plasma germinal.
somatopleural (somatopleural) Relativo a la somatopleura.
somatopleure (somatopleura). f. Capa embrionaria formada por asociación de la capa parietal del mesodermo lateral con el ectodermo.
somatoprosthetics (somatoprótesis). f. Arte y ciencia de reemplazar protésicamente las partes externas del cuerpo que faltan o están deformadas.
somatopsychic (somatopsíquico). Referente a la relación cuerpo-mente; estudio de los efectos del cuerpo sobre la mente, a diferencia de psicosomático.
somatopsychosis (somatopsicosis). f. Trastorno emocional asociado con una enfermedad orgánica.
somatoscopy (somatoscopia). f Examen del cuerpo.
somatosensory (somatosensorial). Sensación relacionada con las partes superficiales y profundas del cuerpo, a diferencia de los sentidos especializados, como la vista.
somatosexual (somatosexual). Denota los aspectos somáticos de la sexualidad, distintos de sus aspectos psicosexuales.
somatostatin (somatostatina). f. Factor inhibidor de la liberación de somatotropina; tetradecapéptico capaz de inhibir la liberación de somatotropina por el lóbulo anterior de la hipófisis (anterohipófisis).
somatostatinoma (somatostatinoma). m. Tumor de los islotes del páncreas que secreta somatostatina.
somatotherapy (somatoterapia). f. **1.** Tratamiento de trastornos corporales o físicos. **2.** En psiquiatría, diversas intervenciones terapéuticas que emplean métodos químicos y físicos, no psicológicos.
somatotopagnosis (somatotopagnosia). f. Somatagnosia; incapacidad para identificar una parte cualquiera del cuerpo, ya sea propia o de otra persona.
somatotopic (somatotópico). Relativo a la somatotopia.
somatotopy (somatotopia). f. Asociación topográfica de relaciones posicionales de receptores del organismo, mediante sus respectivas fibras nerviosas, con su distribución terminal en zonas funcionales específicas de la corteza cerebral.
somatotroph (somatotrofo). m. Célula de la adenohipófisis que produce somatotropina.
somatotrophic (somatotrófico). Somatotrópico.
somatotropic (somatotrópico) Que estimula el crecimiento corporal.
somatotropin (somatotropina). f. Hormona del crecimiento; hormona somatotrópica; hormona hipofisaria del crecimiento; hormona proteica de la anterohipófisis, producida por las células acidófilas.
somatotype (somatotipo). m. **1.** Tipo constitucional o corporal de un individuo. **2.** Tipo constitucional o corporal particular asociado con un tipo particular de personalidad.
somatotypology (somatotipología). f. Estudio de los somatotipos.
somatrem (somatrem). m. *N*-L-Metionil hormona del crecimiento (humana); hormona polipeptídica purificada, preparada por técnicas de DNA recombinante; contiene la misma secuencia de 191 aminoácidos que la somatotropina natural más un aminoácido adicional, la metionina.
somesthesia (somestesia). f. Somatestesia.
somite (somita, somito). m. Segmento mesoblástico; una de las masas celulares pares dispuestas metaméricamente, formadas en el primitivo mesodermo paraxial embrionario.
occipital s. (s. occipital).
somnambulance (sonambulismo).
somnambulism (sonambulismo). m. **1.** Noctambulación, noctambulismo, oneirodinia activa, etc.; trastorno del sueño que incluye complejas acciones motoras y se produce principalmente durante el primer tercio de la noche, pero no durante el sueño de movimientos oculares rápidos. **2.** Forma de histeria en la que se olvida el comportamiento voluntario encaminado a un fin específico.
somnambulist (sonámbulo). m. Persona que padece sonambulismo.
somnifacient (somnifaciente). Soporífico .
somniferous (somnífero). Soporífico .
somnific (somnífico). Soporífico .
somnifugous (somnífugo). Que ahuyenta el sueño.

somniloquence, somniloquism (somniloquismo). m. **1.** Acción de hablar durante el sueño. **2.** Somniloquia.
somniloquist (somnílocuo). m. Persona que habla habitualmente durante el sueño.
somniloquy (somniloquia). f. Somniloquismo; acción de hablar bajo la influencia de la sugestión hipnótica.
somnipathist (somnípata). m. y f. Persona afectada por somnipatía o bajo la influencia de ésta.
somnipathy (somnipatía). f. **1.** Cualquier trastorno del sueño. **2.** Hipnotismo .
somnocinematograph (somnocinematógrafo). m. Hipnocinematógrafo; aparato para registrar los movimientos de los durmientes.
somnocinematography (somnocinematografía). f. Policinematosomnografía; proceso o técnica para el registro de los movimientos durante el sueño.
somnolence, somnolency **1.** (somnolencia). f. Inclinación al sueño. **2.** Estado de semiconciencia próximo al coma.
somnolent (somnoliento, soñoliento). **1.** Con inclinación al sueño. **2.** En estado de sueño incompleto; semicomatoso.
somnolentia (somnolencia). Embriaguez del sueño.
somnolescent (somnolente). Somnoliento; inclinado al sueño.
somnolism (somnolismo). m. Hipnotismo .
soncogene (soncogén). m. Uno de varios genes de cromosomas específicos que pueden suprimir la acción de los oncogenes.
sone (sonio). m. Unidad de volumen sonoro; un tono puro de 1.000 Hz a 40 db sobre el umbral normal de audibilidad tiene una fuerza de 1 s.
sonic (sónico). Perteneciente al sonido o determinado por éste: vibración s.
sonicate (sonicar). Exponer una suspensión de células o microbios al efecto disruptivo de la energía de las ondas sónicas de alta frecuencia.
sonication (sonicación). f. Proceso de disrupción de materiales biológicos por el uso de energía de ondas sonoras.
sonification (sonificación). f. Producción de sonidos o de ondas sonoras.
sonifier (sonificador). m. Instrumento que produce ondas sonoras, especialmente de las frecuencias usadas en los procedimientos de sonificación.
sonochemistry (sonoquímica). f. Rama de la química que estudia los cambios químicos causados por el sonido o que lo afectan, en particular el ultrasonido.
sonogram (sonograma). m. Ultrasonograma.
sonograph, sonographer (sonógrafo). m. Ultrasonógrafo.
sonography (sonografía). f. Ultrasonografía.
sonolucent (sonolúcido). Anecoico, libre de ecos; que no contiene interfases internas que reflejen las ondas sonoras de alta frecuencia.
sonomotor (sonomotor). Relacionado con movimientos causados por el sonido.
sophisticate (sofisticar). Adulterar.
sophoretin (soforetina). f. Quercetina.
sopor (sopor). m. Sueño anormalmente profundo.
soporiferous (soporífero). Soporífico .
soporific (soporífico). **1.** Que causa sueño. Somnifaciente; somnífero; somnífico; soporífero; **2.** m. Agente que produce sueño.
soporose, soporous (soporoso). Relativo al sopor o que lo causa.
sorbefacient (sorbefaciente). **1.** Que causa absorción. **2.** m. Agente que causa o facilita la absorción.
sorbic acid (ácido sórbico).
sorbin, sorbinose (sorbina, sorbinosa). f. L-Sorbosa.
sorbitan (sorbitano). m. Sorbitol o sorbosa y compuestos afines en combinación de éster con ácidos grasos y con cadenas laterales cortas oligo (óxido de etileno) y un oleato terminal (para formar detergentes, p. ej., polisorbato 80).
sorbite (sorbita). f. Sorbitol.
sorbitol (sorbitol). m. D-Sorbitol; D-glucitol; L-gulitol; sorbita; producto de reducción de glucosa y sorbosa que se encuentra en las moras del fresno de montaña, *Sorbus aucuparia* (familia Rosaceae), y en muchas frutas y algas marinas.
D-sorbitol-6-phosphate dehydrogenase (D-sorbitol 6-fosfato deshidrogenasa). f. Oxidorreductasa que interconvierte los 6-fosfatos de D-sorbitol y D-fructosa, con NAD como aceptor o dador de hidrógeno.
sorbitose (sorbitosa). f. L-Sorbosa.
L-sorbose (L-sorbosa). f. Sorbitosa; sorbina; sorbinosa; 2-cetohexosa muy dulce, reductora, pero no fermentable, obtenida de las moras del fresno de montaña.
sordes (sordes). Riparia, saburra; colección de color pardo oscuro o negruzco en forma de costras en los labios, dientes y encías de una persona con deshidratación por enfermedad debilitante crónica.
sore (úlcera). f. Herida; llaga; cualquier lesión cutánea abierta.
bay s. (ú. de los chicleros).
bed s. (ú. por decúbito).
canker s.'s (estomatitis ulcerosa). Aftas.
desert s. (ú. del desierto). Enfermedad de Barcoo.
hard s. (ú. dura). Chancro.
Oriental s. (ú. oriental). Lesión de la leishmaniasis cutánea.
pressure s. (ú. por decúbito). Ú. por decúbito.
soft s. (ú. blanda). Chancroide.
summer s.'s (ú. estival). Habronemiasis cutánea.
tropical s. (ú. tropical).
veldt s. (ú. del desierto).
venereal s. (ú. venérea). Chancroide.
water s. (ú. del agua). Anquilostomiasis cutánea.
sorehead (mal de cabeza). Dermatosis filariásica.
soremouth (mal de boca). Ectima contagioso.
soremuzzle (mal de hocico). Lengua azul.
soroche (soroche). m. Enfermedad de las alturas.
chronic s. (s. crónico). Enfermedad crónica de las montañas.
sorption (sorción). f. Adsorción o absorción.
s.o.s. (s.o.s.). Abrev. del lat. *si opus sit,* si es necesario.
sotalol hydrochloride (sotalol, clorhidrato de). Agente bloqueador de β-receptores de usos similares a los del propranolol.
souffle (soplo). Ruido blando y soplante que se escucha durante la auscultación.
cardiac s. (s. cardíaco).
fetal s. (s. fetal). S. funicular o umbilical.
funic s. (s. funicular). S. fetal.
mammary s. (s. mamario).
placental s. (s. placentario). S. uterino.
umbilical s. (s. umbilical). S. fetal.
uterine s. (s. uterino). S. placentario.
sound **1.** (sano). Entero, no enfermo ni lesionado, **2.** (sonda). f. Instrumento cilíndrico alargado, generalmente curvo, de metal, usado para explorar la vejiga, senos, fístulas u otras cavidades del cuerpo, para dilatar estrechamientos de la uretra, el esófago u otro conducto, para calibrar el lumen de una cavidad corporal o para detectar la presencia de un cuerpo extraño en una cavidad corporal. **3.** (ruido). Vibraciones producidas por un cuerpo sonoro, transmitidas por el aire u otro medio y percibidas por el oído interno. **4.** (sondar). Entrar en una parte del cuerpo y explorarla, p. ej., con una sonda.
amphoric voice s. (ruido vocal anfórico).
anvil s. (ruido de yunque). Resonancia de metal de campana.
atrial s. (ruido auricular). Cuarto r. cardíaco.
auscultatory s. (ruido auscultatorio).
bell s. (ruido de campana). Resonancia de metal de campana.
Béniqué's s. **1.** (ruido de Béniqué). **2.** (sonda de Béniqué).
bowel s.'s (ruido intestinales).
Campbell s. (sonda de Campbell).
cannon s. (ruido de cañón).
cardiac s. (ruido cardíaco).
cavernous voice s. (ruido vocal cavernoso).
coconut s. (ruido de coco).
cracked-pot s. (ruido de olla cascada). Resonancia de olla cascada.
Davis interlocking s. (sonda articulada de Davis).
double-shock s. (ruido de doble shock). R. de llamada.
eddy s.'s (ruido de remolino).
ejection s. (ruido de expulsión).
friction s. (ruido de fricción).
gallop s. (ruido de galope).
heart s. (ruido cardíaco).
hippocratic succussion s. (ruido de sucusión hipocrática).
Jewett s. (sonda de Jewett). S. corta y recta para dilatar la uretra anterior.
Korotkoff s.'s (ruido de Korotkoff).
Le Fort s. (sonda de Le Fort).
McCrea s. (sonda de McCrea).

Mercier's s. (sonda de Mercier).
muscle s. (ruido muscular).
percussion s. (ruido de percusión).
pericardial friction s. (ruido de fricción pericárdica).
pistol-shot femoral s. (ruido femoral de disparo de revólver).
posttussis suction s. (ruido de succión postussis).
respiratory s. (ruido respiratorio).
sail s. (ruido de vela de barco).
Santini's booming s. (ruido de Santini).
Simpson uterine s. (sonda uterina de Simpson).
Sims uterine s. (sonda uterina de Sims).
tambour s. (ruido de tambor).
tic-tac s.'s (ruido de tic-tac). Embriocardia.
van Buren s. (sonda de Van Buren).
water-whistle s. (ruido de silbido de agua).
Winternitz' s. (sonda de Winternitz).
xiphisternal crunching s. (ruido de trituración xifisternal). Signo de Hamman.

soybean (soja). f. Hierba trepadora *Glycine soja* o *G. hispida* (familia Leguminosae); fruto rico en proteínas y que contiene poco almidón; es la fuente del aceite de s.
s. oil (aceite de soja).

sp. (sp). Abrev. del lat. *spiritus*, espíritu (de alcohol).

spa (spa). Lugar donde hay una o más fuentes termales minerales cuyas aguas poseen propiedades terapéuticas.

space (espacio). m. Cualquier parte limitada del organismo.
alveolar dead s. (e. muerto alveolar).
anatomical dead s. (e. muerto anatómico).
antecubital s. (e. antecubital). [*fossa cubitalis*, NA]. Fosa cubital.
apical s. (e. apical).
axillary s. (e. axilar). [*fossa axillaris*, NA]. Fosa axilar.
Berger's s. (e. de Berger).
Bogros' s. (e. de Bogros). E. retroinguinal.
Böttcher's s. (e. de Böttcher). [*saccus endolymphaticus*, NA]. Saco endolinfático.
Bowman's s. (e. de Bowman). E. capsular.
Burns' s. (e. de Burns). E. supraesternal.
capsular s. (e. capsular). E. de Bowman; e. de filtración.
cartilage s. (e. cartilaginoso). Laguna cartilaginosa.
Chassaignac's s. (e. de Chassaignac).
Cloquet's s. (e. de Cloquet).
Colles' s. (e. de Colles). [*spatium perinei superficiale*, NA]. E. perineal superficial.
corneal s. (e. corneal).
Cotunnius' s. (e. de Cotunnius). [*saccus endolymphaticus*, NA]. Saco endolinfático.
dead s. (e. muerto).
deep perineal s. (e. perineal profundo). [*spatium perinei profundum*, NA]. Bolsa perineal profunda.
denture s. (e. protésico).
Disse's s. (e. de Disse). E. perisinusoidal.
s. of Donders (e. de Donders).
epidural s. (e. epidural). [*cavum epidurale*, NA]. Cavidad epidural.
episcleral s. (e. epiescleral). [*spatium episclerale*, NA].
epitympanic s. (e. epitimpánico). [*recessus epitympanicus*, NA]. Receso epitimpánico.
filtration s. (e. de filtración). E. capsular.
Fontana's s.'s (e. de Fontana). [*spatia anguli iridocornealis*, NA]. E. del ángulo iridocorneal.
freeway s. (e. libre). Distancia interoclusal; brecha interoclusal.
gingival s. (e. gingival). [*sulcus gingivalis*, NA]. Surco gingival.
haversian s.'s (e. de Havers).
Henke's s. (e. de Henke).
His' perivascular s. (e. perivascular de His). E. de Virchow-Robin.
infraglottic s. (e. infraglótico). [*cavitas infraglotticum*, NA]. Cavidad infraglótica.
interalveolar s. (e. interalveolar). Distancia interarcos.
intercostal s. (e. intercostal). [*spatium intercostale*, NA].
interfascial s. (e. interfascial). [*spatium episclerale*, NA].
interglobular s. (e. interglobular). [*spatium interglobulare*, NA]. E. interglobular de Owen.
interglobular s. of Owen (e. interglobular de Owen). [*spatium interglobulare*, NA].
interocclusal rest s. (e. interoclusal en reposo).
interpleural s. (e. interpleural) [*mediastinum*, NA]. Mediastino.
interproximal s. (e. interproximal).
interradicular s. (e. interradicular).
interseptovalvular s. (e. interseptovalvular).
intersheath s.'s of optic nerve (e. intervaginales del nervio óptico). [*spatia intervaginalia nervi optici*, NA]. E. de Schwalbe.
intervillous s.'s (e. intervelloso).
intraretinal s. (e. intrarretiniano).
Kiernan's s. (e. de Kiernan). E. interlobular en el hígado.
Kretschmann's s. (e. de Kretschmann).
Kuhnt's s.'s (e. de Kuhnt).
lateral pharyngeal s. (e. laterofaríngeo). [*spatium lateropharyngeum*, NA]. E. faríngeo lateral.
leeway s. (e. de desviación).
lymph s. (e. linfático). E. de un tejido o vaso lleno de linfa.
Magendie's s.'s (e. de Magendie).
Malacarne's s. (e. de Malacarne). [*substantia perforata posterior*, NA]. Sustancia perforada posterior.
Meckel's s. (e. de Meckel). [*cavum trigeminale*, NA]. Cavidad del trigémino.
mediastinal s. (e. mediastínico). [*mediastinum*, NA]. Mediastino.
medullary s. (e. medular).
Mohrenheim's s. (e. de Mohrenheim). [*fossa infraclavicularis*, NA]. Fosa infraclavicular.
Nuel's s. (e. de Nuel).
palmar s. (e. palmar).
parapharyngeal s. (e. parafaríngeo). E. faringomaxilar.
Parona's s. (e. de Parona).
perforated s. (e. perforado). [*substantia perforata anterior*, NA; *substantia perforata posterior*, NA]. Sustancia perforada.
perichoroid s. (e. pericoroideo). [*spatium perichoroideale*, NA].
perilymphatic s. (e. perilinfático). [*spatium perilymphaticum*, NA].
perinuclear s. (e. perinuclear). [*cisterna caryothecae*, NA]. Cisterna cariotecal.
peripharyngeal s. (e. perifaríngeo). [*spatium peripharyngeum*, NA].
periportal s. of Mall (e. periportal de Mall).
perisinusoidal s. (e. perisinusoidal). E. de Disse.
perivitelline s. (e. perivitelino).
personal s. (e. personal).
pharyngeal s. (e. faríngeo).
pharyngomaxillary s. (e. faringomaxilar). E. parafaríngeo.
physiologic dead s. (**V_D**) (e. muerto fisiológico (V_D)).
plantar s. (e. plantar).
pleural s. (e. pleural). [*cavitas pleuralis*, NA]. Cavidad pleural.
pneumatic s. (e. neumático). Cualquiera de los senos paranasales.
Poiseuille's s. (e. de Poiseuille). Capa lenta.
popliteal s. (e. poplíteo). [*fossa poplitea*, NA]. Fosa poplítea.
postpharyngeal s. (e. posfaríngeo). [*spatium retropharyngeum*, NA]. E. retrofaríngeo.
Proust's s. (e. de Proust). [*excavatio rectovesicalis*, NA]. Excavación rectovesical.
Prussak's s. (e. de Prussak). [*recessus membranae tympani superior*, NA].
pterygomandibular s. (e. pterigomandibular).
respiratory dead s. (e. muerto respiratorio).
retroinguinal s. (e. retroinguinal). E. de Bogros.
retromylohyoid s. (e. retromilohioideo).
retroperitoneal s. (e. retroperitoneal). [*spatium retroperitoneale*, NA].
retropharyngeal s. (e. retrofaríngeo). [*spatium retropharyngeum*, NA]. E. posfaríngeo.
retropubic s. (e. retropúbico). [*spatium retropubicum*, NA].
Retzius' s. (e. de Retzius). [*spatium retropubicum*, NA]. E. retropúbico.
s.'s of iridocorneal angle (e. del ángulo iridocorneal). [*spatia anguli iridocornealis*, NA]. E. de Fontana; conductos ciliares.
Schwalbe's s.'s (e. de Schwalbe). [*spatia intervaginalia nervi optici*, NA]. E. intervaginal del nervio óptico.
subarachnoid s. (e. subaracnoideo). [*cavum subarachnoidea*, NA]. Cavidad subaracnoidea.
subchorial s. (e. subcorial).

subdural s. (e. subdural). [*spatium subdurale*, NA].
subgingival s. (e. subgingival). [*sulcus gingivalis*, NA]. Surco gingival.
suprahepatic s.'s (e. suprahepáticos). [*recessus subphrenici*, NA]. E. subfrénico.
suprasternal s. (e. supraesternal). E. de Burns.
Tarin's s. (e. de Tarin). [*cisterna interpeduncularis*, NA]. Cisterna interpeduncular.
Tenon's s. (e. de Tenon). [*spatium episclerale*, NA]. E. epiescleral.
thenar s. (e. tenar). E. palmar.
Traube's s. (e. de Traube).
Trautmann's triangular s. (e. triangular de Trautmann).
Virchow-Robin s. (e. de Virchow-Robin). E. perivascular de His.
Waldeyer's s. (e. de Waldeyer). Vaina de Waldeyer.
Westberg's s. (e. de Westberg).
zonular s.'s (e. zonulares). [*spatia zonularia*, NA]. Conductos de Petit.

spagyric (espagírico). Relativo al sistema paracélsico o alquimista de medicina, que destacó la importancia del tratamiento de la enfermedad mediante diversos tipos de sustancias químicas.

spagyrist (espagirista). m. Médico del siglo XVI partidario de las enseñanzas de Paracelso, que creía en la importancia esencial del conocimiento químico o alquímico para entender y tratar las enfermedades.

spall f. **1.** (astillar). Romper en fragmentos. **2.** (astilla). Un fragmento.

spallation (estallido). f. **1.** Fragmentación. **2.** Reacción nuclear en la que los núcleos bombardeados por partículas de gran energía liberan protones y partículas α.

span (alcance). m. Cantidad, distancia o longitud entre dos puntos; límites máximos hasta donde llega algo.
memory s. (a. de la memoria).

sparganoma (esparganoma). m. Masa localizada debida a esparganosis.

sparganosis (esparganosis). f. Infección por el plerocercoide o espargano de una tenia seudofilídea, generalmente en una llaga dérmica resultante de la aplicación de carne infectada en una cataplasma.
ocular s. (e. ocular).

sparganum (espargano). m. Originalmente descrito como género, pero hoy restringido a la fase plerocercoide de ciertas tenias.

sparteine (esparteína). f. l-Esparteína; lupinidina; alcaloide obtenido de *Cytisus scoparius* y *Lupinus luteus*.

spasm (espasmo). m. **1.** Contracción muscular involuntaria. **2.** E. muscular; aumento de tensión y disminución de longitud de un músculo que no puede liberarse voluntariamente y que impiden el alargamiento de los músculos afectados.
s. of accommodation (e. de acomodación).
affect s.'s (e. afectivos).
anorectal s. (e. anorrectal). Proctalgia fugaz.
Bell's s. (e. de Bell). Tic facial.
cadaveric s. (e. cadavérico).
canine s. (e. canino). Risa sardónica.
carpopedal s. (e. carpopedal). Contracción carpopedal.
clonic s. (e. clónico).
cynic s. (e. cínico). Risa sardónica.
dancing s. (e. danzante). E. saltatorio.
epidemic transient diaphragmatic s. (e. diafragmático transitorio epidémico). Pleurodinia epidémica.
facial s. (e. facial). Tic facial.
functional s. (e. funcional).
habit s. (e. habitual). Tic.
histrionic s. (e. histriónico). Tic facial.
infantile s. (e. infantil).
intention s. (e. intencional).
masticatory s. (e. masticatorio).
mimic s. (e. mímico). Tic facial.
mobile s. (e. móvil).
muscle s. (e. muscular).
nictitating s. (e. nictitante). E. de guiños.
nodding s. (e. de cabeceo). E. salutatorio.
occupational s., professional s. (e. ocupacional, profesional).
phonic s. (e. fonatorio). Disfonía espástica.
progressive torsion s. (e. de torsión progresiva).
retrocollic s. (e. retrocólico).
rotatory s. (e. rotatorio). Tortícolis espasmódico.
salaam s. (e. salutatorio). E. de cabeceo.
saltatory s. (e. saltatorio). Enfermedad de Gower.
sewing s. (e. de las costureras). Calambre de las costureras.
synclonic s. (e. sinclónico). E. clónico de dos o más músculos.
tailor's s. (e. de los sastres). Calambre de los sastres.
tonic s. (e. tónico). Entasia; entasis.
tonoclonic s. (e. tonicoclónico).
tooth s.'s (e. dentarios).
torsion s. (e. de torsión).
vasomotor s. (e. vasomotor).
winking s. (e. de guiños). E. nictitante.

spasmo- (espasmo-). Prefijo que significa espasmo.

spasmodic (espasmódico). Relativo a los espasmos o característico de ellos.

spasmogen (espasmógeno). m. Sustancia que causa contracciones del músculo liso: histamina.

spasmogenic (espasmogénico). Que causa espasmos.

spasmology (espasmología). f. Estudio de la naturaleza, causa y forma de aliviar los espasmos.

spasmolygmus (espasmoligmo). m. **1.** Sollozos espasmódicos. **2.** Hipo espasmódico.

spasmolysis (espasmólisis). f. Detención de un espasmo o de una convulsión.

spasmolytic (espasmolítico). **1.** Relativo a la espasmólisis. **2.** m. Antiespasmódico; agente químico que alivia los espasmos del músculo liso.

spasmophilia (espasmofilia). f. Diátesis espasmofílica.

spasmophilic (espasmofílico). Relacionado con la diátesis espasmofílica.

spasmus (espasmus). Espasmo.
s. agitans (espasmo agitante). Parkinsonismo.
s. coordinatus (espasmo coordinado).
s. glottidis (espasmo glótico). Laringismo estridente.
s. nutans (espasmo nutans).

spastic (espástico). **1.** Hipertónico. **2.** Relativo al espasmo o a la espasticidad.

spasticity (espasticidad). f. Estado de mayor tono muscular con exageración de los reflejos tendinosos.
clasp-knife s. (e. en navaja).
s. of conjugate gaze (e. de mirada conjugada).

spatial (espacial). Relativo al espacio o a un espacio.

spatium, pl. **spatia** (spatium, pl. spatia). [*spatium*, NA]. Espacio
s. intervaginale bulbi oculi (espacio intervaginal del bulbo ocular). [*spatium episclerale*, NA].
spatia interossea metacarpi (espacios intermetacarpianos). [*spatia interossea metacarpi*, NA]. E. entre los huesos metacarpianos de la mano.
spatia interossea metatarsi (espacios intermetatarsianos). [*spatia interossea metatarsi*, NA]. E. entre los huesos metatarsianos del pie.

spatula (espátula). f. Hoja plana como la de un cuchillo sin borde cortante usada en farmacia para extender yesos y ungüentos.
Roux s. (e. de Roux).

spatulate, spatulated **1.** (espatular). Incidir longitudinalmente el extremo cortado de una estructura tubular y abrirla para crear una anastomosis elíptica. **2.** (espatular). Manipular o mezclar con una espátula. **3.** (espatulado). Con forma de espátula.

spatulation (espatulación). f. Manipulación de material con una espátula.

spavin (esparaván). m. Enfermedad de las articulaciones tarsales del caballo.
blood s. (e. sanguíneo).
bog s. (e. por atrapamiento).
bone s. (e. óseo).

spay (castrar). Extirpar los ovarios de un animal.

spearmint (menta verde). Hierbabuena puntiaguda.
s. oil (m. verde, aceite de).

specialist (especialista). m. y f. Persona que se dedica al estudio y tratamiento de un grupo de enfermedades en particular.

specialization (especialización). f. **1.** Acción de limitar la atención a una sola enfermedad, región del cuerpo, edad o sexo del paciente con fines de estudio, investigación y tratamiento. **2.** Diferenciación.

specialize (especializar). Ocuparse en una especialización.
specialty (especialidad). f. Grupo de enfermedades o rama de la ciencia médica a la que se dedica mayor tiempo y atención.
speciation (especiación). f. Proceso evolutivo por el cual nuevas especies de animales y vegetales se forman a partir de especies preexistentes.
species, pl. **species** f. **1.** (especia). Preparado farmacéutico constituido por una mezcla de plantas desecadas, no pulverizadas, pero en partículas lo suficientemente pequeñas como para poder preparar con él una decocción o una infusión. **2.** (especie). Grupo de organismos generalmente muy parecidos entre sí en los rasgos esenciales de su organización, y con formas sexuales que producen progenie fértil.
  type s. (especie tipo).
species-specific (especie-específico). Indica un suero producido por la inyección de células, proteína u otro material en un animal, y que obra sólo sobre las células, proteína, etc. de un miembro de la misma especie a la que pertenece el antígeno original obtenido.
specific (específico). **1.** Relativo a una especie. **2.** Relativo a una enfermedad infecciosa individual causada por un microorganismo special. **3.** m. Remedio de acción curativa definida con respecto a una enfermedad o un síntoma en particular.
specificity (especificidad). f. **1.** Condición o cualidad de específico, o sea que tiene una relación fija con una causa o un resultado definidos. **2.** En patología clínica y selección médica, proporción de individuos con pruebas de resultado negativo para la enfermedad que la prueba debe revelar.
  diagnostic s. (e. diagnóstica).
  relative s. (e. relativa).
specillum, pl. **specilla** (especilo). m. Sonda pequeña.
specimen (muestra). f. Pequeña parte de cualquier sustancia o material obtenido para pruebas.
  cytologic s. (m. citológica).
SPECT (SPECT). Abrev. de tomografía de emisión de un solo fotón (*s*ingle *p*hoton *e*mission *t*omography).
spectacles (anteojos). m. pl. Lentes fijos en un armazón que los mantiene frente a los ojos, usados para corregir errores de visión o para proteger los ojos del sol o la luz eléctrica.
  Bartels' s. (a. de Bartels).
  bifocal s. (a. bifocales).
  clerical s. (a. de clérigo). A. de media lente.
  divers' s. (a. de buzo).
  divided s. (a. divididos). A. de Franklin.
  Franklin s. (a. de Franklin).
  half-glass s. (a. de media lente).
  hemianopic s. (a. hemianópicos).
  Masselon's s. (a. de Masselon).
  orthoscopic s. (a. ortoscópicos).
  pantoscopic s. (a. pantoscópicos). A. de media lente.
  photochromic s. (a. fotocrómicos).
  protective s. (a. protectores).
  pulpit s. (a. de púlpito). A. pantoscópicos.
  safety s. (a. de seguridad). A. protectores.
  stenopeic s., stenopaic s. (a. estenopeicos, estenopaicos).
  telescopic s. (a. telescópicos).
spectinomycin hydrochloride (espectinomicina, clorhidrato de). Actinospectacina; agente antibacteriano.
spectral (espectral). Relativo a un espectro.
spectrin (espectrina). f. Proteína filamentosa contráctil que junto con la actina y otras proteínas del citoesqueleto forma una red que le otorga a la membrana de los eritrocitos su forma y flexibilidad.
spectro- (espectro-). Prefijo que indica un espectro.
spectrochemistry (espectroquímica). f. Estudio de las sustancias químicas y su identificación por medio de la espectroscopia, es decir por luz emitida o absorbida.
spectrocolorimeter (espectrocolorímetro). m. Colorímetro que emplea una fuente de luz procedente de una porción seleccionada del espectro, es decir de una longitud de onda seleccionada.
spectrofluorometer (espectrofluorómetro). m. Instrumento para medir la intensidad y calidad de la fluorescencia.
spectrogram (espectrograma). m. Fotografía o representación de un espectro.
spectrograph (espectrógrafo). m. Instrumento usado en espectrografía.
  mass s. (e. de masa).
spectrography (espectrografía). f. Procedimiento que consiste en fotografiar o trazar un espectro.
spectrometer (espectrómetro). m. Instrumento para determinar la longitud de onda o energía de la luz u otra emisión electromagnética.
spectrometry (espectrometría). f. Observación y medición de la longitud de onda de los rayos luminosos y otros rayos electromagnéticos.
  clinical s. (e. clínica). Bioespectrometría.
spectrophobia (espectrofobia). f. Temor morboso de los espejos o de la propia imagen reflejada en ellos.
spectrophotofluorimetry (espectrofotofluorimetría). f. Medición de la intensidad y calidad de la fluorescencia por medios espectrofotométricos.
spectrophotometer (espectrofotómetro). m. Instrumento para medir la intensidad de la luz de longitud de onda definida transmitida por una sustancia o una solución, que da una medida cuantitativa de la cantidad de material en la solución que absorbe la luz.
spectrophotometry (espectrofotometría). f. Análisis por medio de un espectrofotómetro.
  atomic absorption s. (e. por absorción atómica).
  flame emission s. (e. por emisión de llama).
spectropolarimeter (espectropolarímetro). m. Instrumento para medir la rotación de luz de longitud de onda específica que pasa a través de una solución o de un sólido translúcido.
spectroscope (espectroscopio). m. Instrumento para resolver la luz de cualquier cuerpo luminoso en su espectro, y para observar el espectro así formado.
  direct vision s. (e. de visión directa).
spectroscopic (espectroscópico). Relativo a un espectroscopio o realizado por medio de éste.
spectroscopy (espectroscopia). f. Observación y estudio de espectros de luz emitida o absorbida por medio de un espectroscopio.
  clinical s. (e. clínica). Bioespectroscopia.
  infrared s. (e. infrarroja).
spectrum, pl. **spectra, spectrums** (espectro). m. **1.** Cuadro de colores que se presenta cuando la luz blanca se resuelve en sus colores constituyentes al pasar a través de un prisma o de un enrejado de difracción. **2.** En sentido figurado, los microorganismos patógenos contra los cuales es activo un antibiótico u otro agente antibacteriano. **3.** Gráfico de intensidad vs. longitud de onda de luz emitida o absorbida por una sustancia.
  absorption s. (e. de absorción).
  antimicrobial s. (e. antimicrobiano).
  broad s. (e. amplio).
  chromatic s. (e. cromático). E. de color.
  color s. (e. de color). E. cromático.
  continuous s. (e. continuo). E. sin bandas ni líneas de absorción.
  excitation s. (e. de excitación).
  fluorescence s. (e. de fluorescencia).
  fortification s. (e. de fortificación). Figuras de fortificación.
  infrared s. (e. infrarrojo). E. térmico.
  invisible s. (e. invisible).
  Raman s. (e. de Raman).
  thermal s. (e. térmico). E. infrarrojo.
  toxin s. (e. de toxinas).
  visible s. (e. visible).
  wide s. (e. amplio).
speculum, pl. **specula** (espéculo). m. Instrumento para agrandar la abertura de cualquier conducto o cavidad y facilitar la inspección de su interior.
  bivalve s. (e. bivalvo).
  Cooke's s. (e. de Cooke).
  duckbill s. (e. en pico de pato).
  eye s. (e. ocular). Blefaróstato.
  Kelly's rectal s. (e. rectal de Kelly).
  Pedersen's s. (e. de Pedersen).
  stop-s. (e. graduado o con tope).
speech (habla). f. Lenguaje; facultad de expresar ideas por medio de la palabra.
  cerebellar s. (h. cerebelosa).
  clipped s. (h. entrecortada).
  echo s. (h. ecolálica). Ecolalia.
  esophageal s. (h. esofágica).
  explosive s. (h. explosiva). Logospasmo.

helium s. (h. del helio).
mirror s. (h. en espejo).
scamping s. (h. entrecortada).
scanning s. (h. escandida).
slurring s. (h. arrastrada).
spastic s. (h. espástica).
staccato s. (h. en staccato). H. silábica.
subvocal s. (h. subvocal).
syllabic s. (h. silábica). H. en staccato.
spelencephaly (espelencefalia). f. Porencefalia.
sperm (esperma). m. [*sperma,* NA]. Semen.
sperm-aster (espermáster). m. Citocentro con rayos astrales en el citoplasma de un óvulo inseminado.
sperma-, spermato-, spermo- (esperma-, espermato-, espermo-). Prefijos que indican semen o espermatozoides.
spermaceti (esperma de ballena). Cetaceum.
spermagglutination (espermaglutinación). f. Aglutinación de espermatozoides.
spermatic (espermático). Relativo al esperma o semen.
spermatid (espermátide). f. Célula en una fase avanzada del desarrollo del espermatozoide.
spermatin (espermatina). f. Nombre propuesto para un albuminoide del líquido seminal.
spermatoblast (espermatoblasto). m. Espermatogonio.
spermatocele (espermatocele). m. Quiste del epidídimo que contiene espermatozoides.
spermatocidal, spermatocide (espermatocida). Espermicida; que destruye espermatozoides.
spermatocyst (espermatocisto). m. Nombre obsoleto de: 1) la vesícula seminal y 2) el espermatocele.
spermatocytal (espermatocítico). Relativo a los espermatocitos.
spermatocyte (espermatocito). m. Célula nacida de un espermatogonio y de la que se originan a su vez los espermatozoides.
primary s. (e. primario).
secondary s. (e. secundario).
spermatocytogenesis (espermatocitogénesis). f. Espermatogénesis.
spermatogenesis (espermatogénesis). f. Espermatocitogénesis; espermatogenia; proceso de formación y desarrollo de espermatozoides.
spermatogenetic (espermatogenético). Espermatogénico.
spermatogenic (espermatogénico). Espermatogenético; espermatógeno; espermatopoyético; relativo a la espermatogénesis.
spermatogenous (espermatógeno). Espermatogénico.
spermatogeny (espermatogenia). f. Espermatogénesis.
spermatogone (espermatogono). m. Espermatogonio.
spermatogonium (espermatogonio). m. Espermatoblasto; espermatogono.
spermatoid (espermatoide). Semejante a un espermatozoide o a la cola de éste.
spermatology (espermatología). f. Rama de la histología, fisiología y embriología que estudia el esperma y/o la secreción seminal.
spermatolysin (espermatolisina). f. Lisina específica (anticuerpo) formada en respuesta a la inyección repetida de espermatozoides.
spermatolysis (espermatólisis). f. Espermólisis; destrucción de los espermatozoides con disolución de éstos.
spermatolytic (espermatolítico). Relativo a la espermatólisis.
spermatophobia (espermatofobia). f. Temor anormal a la espermatorrea o pérdida de semen.
spermatophore (espermatóforo). m. Cápsula que contiene espermatozoides.
spermatopoietic (espermatopoyético). **1.** Espermatogénico. **2.** Que secreta semen.
spermatorrhea (espermatorrea). f. Descarga involuntaria de semen sin orgasmo.
spermatoxin (espermatoxina). f. Espermotoxina.
spermatozoal (espermatozoico). Relativo a los espermatozoides.
spermatozoon, pl. **spermatozoa** (espermatozoide, espermatozoo). m. Gameto o célula sexual masculina.
spermaturia (espermaturia). f. Semenuria.
spermicidal, spermicide (espermicida). Espermatocida.
spermidine (espermidina). f. Poliamina que se encuentra junto con la espermina en gran variedad de organismos y tejidos.
spermiduct (espermiducto). m. **1.** Conducto deferente. **2.** Conducto eyaculatorio.
spermine (espermina). f. Gerontina; neuridina; musculamina.
spermiogenesis (espermiogénesis). f. Segmento de la espermatogénesis durante el cual los espermátides se transforman en espermatozoides.
spermism (espermismo). m. Creencia de los preformacionistas de que la célula sexual masculina (espermatozoide) contiene un cuerpo preformado en miniatura llamado homúnculo.
spermist (espermista). m. y f. Preformacionista que creía en el concepto del espermismo.
spermium, pl. **spermia** (espermio). m. Nombre dado por H. W. G. Waldeyer a la célula germinal masculina madura, o espermatozoide.
spermolith (espermolito). m. Concreción en el conducto deferente.
spermolysis (espermólisis). f. Espermatólisis.
spermotoxin (espermotoxina). f. Espermatoxina; anticuerpo citotóxico específico para los espermatozoides.
SPF (SPF). Abrev. de factor de protección solar (*s*olar *p*rotection *f*actor).
sphacelate (esfacelar). Hacer gangrenoso o necrótico.
sphacelation (esfacelación). f. **1.** Proceso de hacerse gangrenoso o necrótico. **2.** Gangrena o necrosis.
sphacelism (esfacelismo). m. Estado manifestado por un esfacelo.
sphaceloderma (esfacelodermia). f. Gangrena de la piel.
sphacelous (esfacelado). Gangrenado o necrótico.
sphacelus (esfacelo). m. Masa de material esfacelado, gangrenoso o necrótico.
sphenethmoid (esfenetmoide). m. Esfenoetmoidal.
sphenion (esfenión). m. La punta del ángulo esfenoidal del hueso parietal; punto craneométrico.
spheno- (esfeno-). Prefijo que indica cuña o cuneiforme, o el hueso esfenoides.
spheno-occipital (esfenooccipital). Esfenobasilar.
sphenobasilar (esfenobasilar). Esfenooccipital; relativo al hueso esfenoides y a la apófisis basilar del hueso occipital.
sphenocephaly (esfenocefalia). f. Trastorno caracterizado por la posesión de una cabeza cuneiforme.
sphenoethmoid (esfenoetmoidal). Esfenetmoide; relativo a los huesos esfenoides y etmoides.
sphenofrontal (esfenofrontal). Relativo a los huesos esfenoides y frontal.
sphenoid, sphenoidal (esfenoidal). **1.** Relativo al hueso esfenoides. **2.** En forma de cuña.
sphenoiditis (esfenoiditis). f. **1.** Inflamación del seno esfenoidal. **2.** Necrosis del hueso esfenoides.
sphenoidostomy (esfenoidostomía). f. Abertura operatoria practicada en la pared anterior del seno esfenoidal.
sphenoidotomy (esfenoidotomía). f. Cualquier operación en el hueso esfenoides o en el seno esfenoidal.
sphenomalar (esfenomalar). Esfenocigomático.
sphenomaxillary (esfenomaxilar). Relativo al esfenoides y al maxilar superior.
sphenopalatine (esfenopalatino). Relativo a los huesos esfenoides y palatino.
sphenoparietal (esfenoparietal). Relativo a los huesos esfenoides y parietal.
sphenopetrosal (esfenopetroso). Relativo al esfenoides y a la porción petrosa (peñasco) del temporal.
sphenorbital (esfenoorbital). Denota las porciones del esfenoides que contribuyen a formar la órbita.
sphenosalpingostaphylinus (esfenosalpingoestafilino).
sphenosquamosal (esfenoescamoso). Escamoesfenoidal.
sphenotemporal (esfenotemporal). Relativo a los huesos esfenoides y temporal.
sphenotic (esfenótico). Relativo al esfenoides y al esqueleto óseo de la oreja.
sphenoturbinal (esfenoturbinal). Denota el cornete esfenoidal.
sphenovomerine (esfenovomerino). Relativo al esfenoides y el vómer.
sphenozygomatic (esfenocigomático). Esfenomalar; relativo al esfenoides y al pómulo (hueso cigomático o malar).
sphere (esfera). f. Bola o cuerpo globular.
attraction s. (e. de atracción). Astrosfera.
Morgagni's s.'s (e. de Morgagni). Glóbulos de Morgagni.
spheresthesia (esferestesia). f. Globo histérico.

spherical (esférico). Perteneciente a esfera o en forma de ésta.
sphero- (esfero-). Prefijo que indica esférico o esfera.
spherocylinder (esferocilindro). Lente esferocilíndrica.
spherocyte (esferocito). m. Glóbulo rojo pequeño y esférico.
spherocytosis (esferocitosis). f. Presencia de glóbulos rojos esféricos en la sangre, en la anemia hemolítica familiar.
 hereditary s. (e. hereditaria).
spheroid, spheroidal (esferoide, esferoidal). En forma de esfera.
spherometer (esferómetro). m. Instrumento para determinar el grado de convexidad de la superficie de una esfera o de una lente esférica.
spherophakia (esferofaquia). f. Microfaquia; microlentia; aberración bilateral congénita en la que los cristalinos son pequeños y esféricos.
spheroplast (esferoplasto). m. Célula bacteriana cuya pared celular rígida ha sido incompletamente removida.
spheroprism (esferoprisma). m. Lente esférica descentrada para producir un efecto prismático, o combinación de lente esférica y prisma.
spherospermia (esferospermia). f. Espermatozoides esferoidales sin cola alargada.
spherule (esférula). f. **1.** Pequeña estructura esférica. **2.** Estructura similar a un esporangio que en su madurez está llena de endosporas.
sphincter (esfínter). m. Músculo esfínter.
 anatomical s. (e. anatómico).
 s. angularis, angular s. (e. angular).
 s. ani tertius (tercer e. anal).
 s. ani, anal s. (e. anal).
 annular s. (e. anular).
 antral s. (e. antral).
 s. antri (e. antral). E. del antro gástrico; e. intermedio.
 s. of antrum (e. del antro). E. antral.
 artificial s. (e. artificial).
 basal s. (e. basal). Tracto esfinteroide del íleon.
 bicanalicular s. (e. bicanalicular).
 Boyden's s. (e. de Boyden). Músculo esfínter del conducto colédoco.
 canalicular s. (e. canalicular).
 choledochal s. (e. coledociano).
 colic s. (e. cólico). Uno de los e. del colon.
 s. of common bile duct (e. del colécodo).
 s. constrictor cardiae (e. constrictor del cardias).
 duodenal s. (e. duodenal).
 duodenojejunal s. (e. duodenoyeyunal).
 extrinsic s. (e. extrínseco).
 first duodenal s. (primer e. duodenal).
 functional s. (e. funcional). E. fisiológico.
 s. of gastric antrum (e. del antro gástrico). E. del antro o antral.
 Glisson's s. (e. de Glisson).
 s. of hepatic flexure of colon (e. del ángulo hepático del colon).
 Hyrtl's s. (e. de Hyrtl).
 ileal s. (e. ileal). E. ileocecocólico.
 ileocecocolic s. (e. ileocecocólico). E. ileal.
 iliopelvic s. (e. iliopélvico). E. mesosigmoideo.
 s. intermedius (e. intermedio). E. del antro.
 intrinsic s. (e. intrínseco).
 macroscopic s. (e. macroscópico). E. visible a simple vista.
 marginal s. (e. marginal). E. ileal.
 mediocolic s. (e. mesocólico).
 microscopic s. (e. microscópico).
 midgastric transverse s. (e. transverso mesogástrico).
 midsigmoid s. (e. mesosigmoideo). E. iliopélvico.
 myovascular s. (e. miovascular).
 myovenous s. (e. miovenoso).
 Nélaton's s. (e. de Nélaton). Fibras de Nélaton.
 O'Beirne's s. (e. de O'Beirne). E. pelvirrectal o rectosigmoideo.
 s. oculi (e. ocular). Músculo orbicular de los párpados.
 Oddi's s. (e. de Oddi). Músculo e. de la ampolla hepatopancreática.
 s. oris (e. oral). Músculo orbicular de los labios.
 ostial s. (e. ostial).
 pancreatic s. (e. pancreático).
 pathologic s. (e. patológico).
 pelvirectal s. (e. pelvirrectal). E. de O'Beirne.
 physiological s. (e. fisiológico). E. funcional.
 postpyloric s. (e. pospilórico).
 prepapillary s. (e. prepapilar).
 prepyloric s. (e. prepilórico).
 s. pupillae (e. pupilar). Músculo e. de la pupila.
 pyloric s. (e. pilórico). Músculo e. del píloro.
 radiological s. (e. radiológico). E. fisiológico.
 rectosigmoid s. (e. rectosigmoideo). E. de O'Beirne.
 segmental s. (e. segmentario).
 smooth muscular s. (e. muscular liso). Lisoesfínter.
 striated muscular s. (e. muscular estriado). Rabdoesfínter.
 s. of third portion of duodenum (e. de la tercera porción del duodeno).
 unicanalicular s. (e. unicanalicular).
 s. urethrae (e. uretral). Músculo e. de la uretra.
 s. vaginae (e. vaginal). Músculo bulboesponjoso.
 Varolius' s. (e. de Varolio). Opérculo ileal.
 s. vesicae (e. vesical). Músculo e. de la vejiga.
 s. vesicae felleae (e. de la vesícula biliar).
sphincteral (esfinteral, esfintérico). Relativo a un esfínter.
sphincteralgia (esfinteralgia). f. Dolor en los músculos esfínteres del ano.
sphincterectomy (esfinterectomía). f. **1.** Escisión de una porción del borde pupilar del iris. **2.** Disección de cualquier músculo esfínter.
sphincterial (esfinteriano).
sphincterismus (esfinterismo). m. Contracción espasmódica de los músculos esfínteres del ano.
sphincteritis (esfinteritis). f. Inflamación de cualquier esfínter.
sphincteroid (esfinteroide). Similar a un músculo esfínter.
sphincterolysis (esfinterólisis). f. Operación para liberar el iris de la córnea en sinequia anterior que sólo afecta el borde pupilar.
sphincteroplasty (esfinteroplastia). f. Cirugía reparativa o plástica de cualquier músculo esfínter.
sphincteroscope (esfinteroscopio). m. Espéculo para facilitar la inspección del músculo esfínter interno del ano.
sphincteroscopy (esfinteroscopia). f. Examen visual de un esfínter.
sphincterotome (esfinterótomo). m. Instrumento para incidir un esfínter.
sphincterotomy (esfinterotomía). f. Incisión o división de un músculo esfínter.
 transduodenal s. (e. transduodenal). División del esfínter de Oddi.
 urethral s. (e. uretral).
sphinganine (esfinganina). f. Dihidroesfingosina; componente de los esfingolípidos.
(*4E*)-sphingenine ((*4E*)-esfingenina). f. Esfingosina.
sphingol (esfingol). m. Esfingosina.
sphingolipid (esfingolípido). m. Cualquier lípido que contiene una base de cadena larga, como la esfingosina.
sphingolipidosis (esfingolipidosis). f. Esfingolipodistrofia; nombre general de varias enfermedades caracterizadas por metabolismo anormal de los esfingolípidos.
 cerebral s. (e. cerebral). Lipidosis cerebral.
sphingolipodystrophy (esfingolipodistrofia). f. Esfingolipidosis.
sphingomyelin phosphodiesterase (esfingomielina fosfodiesterasa). f. Esfingomielinasa; enzima que cataliza la hidrólisis de esfingomielina a ceramida y fosfocolina.
sphingomyelinase (esfingomielinasa). f. Esfingomielina fosfodiesterasa.
sphingomyelins (esfingomielinas). f. pl. Fosfoesfingósidos.
sphingosine (esfingosina). f. Esfingol. Base principal de cadena larga de los esfingolípidos.
sphygmic (esfígmico). Relativo al pulso.
sphygmo-, sphygm- (esfigmo-, esfigm-). Prefijos que indican el pulso.
sphygmo-oscillometer (esfigmooscilómetro). m. Instrumento parecido a un esfigmomanómetro aneroide, usado en la medición de la presión arterial sistólica y diastólica.
sphygmocardiograph (esfigmocardiógrafo). m. Esfigmocardioscopio; polígrafo que registra el latido cardíaco y el pulso radial.
sphygmocardioscope (esfigmocardioscopio). m. Esfigmocardiógrafo.

sphygmochronograph (esfigmocronógrafo). m. Esfigmógrafo modificado que representa gráficamente las relaciones temporales entre el latido del corazón y el pulso, registrando el carácter de este último además de su rapidez.
sphygmogram (esfigmograma). m. Curva gráfica trazada por un esfigmógrafo.
sphygmograph (esfigmógrafo). m. Instrumento que consta de una palanca, cuyo extremo corto se apoya en la arteria radial a la altura de la muñeca, y el largo lleva un estilete que registra sobre una cinta movible de papel ahumado excursiones del pulso.
sphygmographic (esfigmográfico). Relativo a un esfigmógrafo, o trazado por él; indica el trazado e. o esfigmograma.
sphygmography (esfigmografía). f. Uso del esfigmógrafo para registrar el carácter del pulso.
sphygmoid (esfigmoide). Parecido al pulso.
sphygmomanometer (esfigmomanómetro). m. Esfigmómetro; instrumento para medir la presión arterial.
Mosso's s. (e. de Mosso).
Rogers' s. (e. de Rogers).
sphygmomanometry (esfigmomanometría). f. Determinación de la presión arterial por medio de un esfigmomanómetro.
sphygmometer (esfigmómetro). m. Esfigmomanómetro.
sphygmometroscope (esfigmometroscopio). m. Instrumento para auscultar el pulso.
sphygmopalpation (esfigmopalpación). f. Percepción del pulso.
sphygmophone (esfigmófono). m. Instrumento con el cual se produce un sonido con cada latido del pulso.
sphygmoscope (esfigmoscopio). m. Instrumento con el cual los latidos del pulso se hacen visibles haciendo que un líquido se eleve en un tubo de vidrio por medio de un espejo que proyecta un haz luminoso, o simplemente por una palanca móvil como en el esfigmógrafo.
Bishop's s. (e. de Bishop).
sphygmoscopy (esfigmoscopia). f. Examen del pulso.
sphygmosystole (esfigmosístole). f. Segmento de la onda pulsátil que corresponde a la sístole cardíaca.
sphygmotonograph (esfigmotonógrafo). m. Instrumento para registrar gráficamente el pulso y la presión arterial.
sphygmotonometer (esfigmotonómetro). m. Instrumento, como el esfigmotonógrafo, utilizado para determinar el grado de presión arterial.
sphygmoviscosimetry (esfigmoviscosimetría). f. Medición de la presión y viscosidad de la sangre.
sphyrectomy (esfirectomía). f. Término raramente usado para la escisión del martillo, uno de los huesecillos del oído medio.
sphyrotomy (esfirotomía). f. Término raramente usado para maleotomía.
spica, pl. **spicae** (spica, pl spicae). Espiga.
spicular (espicular). Relativo a las espículas, o que las presenta.
spicule (espícula). f. Cuerpo pequeño en forma de aguja.
spiculum, pl. **spicula** (spiculum, pl. spicula). Espícula o espiga pequeña.
spider (araña). f. Artrópodo del orden Araneida (subclase Arachnida).
arterial s., vascular s. (a. arterial, vascular). Arteriola telangiectásica en la piel con ramas capilares irradiadas que simulan las patas de una a.
spider-burst (telangiectasia aracnoidea). Araña arterial o vascular.
spigelian (espigueliano). Relativo a Spigelius o descrito por él.
spike (espiga). f. Breve fenómeno eléctrico de 3 a 25 mseg de duración que en el electroencefalograma aparece como una línea vertical ascendente y descendente.
spill (derramamiento). m. Desbordamiento; dispersión de líquido o materia finamente dividida.
cellular s. (d. celular).
spiloma (espiloma). m. Nevo.
spiloplaxia (espiloplaxia). f. Mancha o punto rojo observado en lepra o pelagra.
spilus (espilo). m. Nevo.
spina, gen. and pl. **spinae** (spina, gen. y pl. spinae). [*spina*,NA]. Espina
s. bifida (espina bífida). Hidrocele espinal; esquistorraquis.
s. bifida aperta (espina bífida abierta). E. bífida manifiesta.
s. bifida cystica (espina bífida quística).
s. bifida manifesta (espina bífida manifiesta). E. bífida abierta.
s. bifida occulta (espina bífida oculta).
s. frontalis (espina frontal). [*spina nasalis ossis frontalis*, NA]. E. nasal del frontal.
s. meatus (espina del meato). [*spina suprameatica*, NA]. E. suprameática.
s. pedis (espina del pie). Callo.
s. peronealis (espina peronea). [*trochlea peronealis*, NA]. Tróclea peronea.
s. pubis (espina del pubis). [*tuberculum pubicum*, NA]. Tubérculo del pubis.
s. ventosa (espina ventosa).
spinacene (espinaceno). m. Escualeno.
spinal (espinal). **1.** Raquídeo. Relativo a cualquier espina o apófisis espinosa. **2.** Relativo a la columna vertebral.
spinant (espinante). Agente que aumenta la irritabilidad refleja de la médula espinal.
spinate (espinado). Que tiene espinas.
spindle (huso). m. En anatomía y patología, cualquier estructura o célula fusiforme.
aortic s. (h. aórtico). H. de His.
central s. (h. central).
cleavage s. (h. de segmentación).
His' s. (h. de His). H. aórtico.
Krukenberg's s. (h. de Krukenberg).
Kühne's s. (h. de Kühne). H. neuromuscular.
mitotic s. (h. mitótico). H. nuclear.
muscle s. (h. muscular). H. neuromuscular.
neuromuscular s. (h. neuromuscular). H. muscular; h. de Kühne.
neurotendinous s. (h. neurotendinoso). Órgano tendinoso de Golgi.
nuclear s. (h. nuclear). H. mitótico.
sleep s. (h. del sueño).
spine (espina). f. **1.** [*spina*, NA]. Apófisis ósea corta y puntiaguda; apófisis espinosa. **2.** [*columna vertebralis*, NA]. Columna vertebral. **3.** Barra o soporte en el casco de un caballo.
alar s. (e. alar). [*spina ossis sphenoidalis*, NA]. E. del esfenoides.
angular s. (e. angular). [*spina ossis sphenoidalis*, NA].
anterior inferior iliac s. (e. ilíaca anteroinferior). [*spina iliaca anterior inferior*, NA].
anterior nasal s. (e. nasal anterior). [*spina nasalis anterior*, NA].
anterior superior iliac s. (e. ilíaca anterosuperior). [*spina iliaca anterior superior*, NA].
cleft s. (e. dividida). Espondilosquisis.
dendritic s.'s (e. dendríticas). Gémulas.
dorsal s. (e. dorsal). [*columna vertebralis*, NA]. Columna vertebral.
greater tympanic s. (e. timpánica mayor). [*spina tympanica major*, NA].
s. of helix (e. del hélix). [*spina helicis*, NA]. Apófisis del hélix.
hemal s. (e. hemal).
Henle's s. (e. de Henle). [*spina suprameatica*, NA]. E. suprameática.
iliac s. (e. ilíaca).
ischiadic s. (e. isquiática). [*spina ischiadica*, NA]. E. ciática.
lesser tympanic s. (e. timpánica menor). [*spina tympanica minor*, NA].
meatal s. (e. del meato). [*spina suprameatica*, NA].
mental s. (e. mentoniana). [*spina mentalis*, NA]. Tubérculo geniano.
nasal s. of frontal bone (e. nasal del frontal). [*spina nasalis ossis frontalis*, NA]. E. frontal.
neural s. (e. neural).
palatine s.'s (e. palatinas). [*spinae palatinae*, NA].
penis s.'s (e. del pene).
poker s., stiff s. (e. dorsal rígida).
posterior inferior iliac s. (e. ilíaca posteroinferior). [*spina iliaca posterior inferior*, NA].
posterior nasal s. (e. nasal posterior). [*spina nasalis posterior*, NA].
posterior palatine s. (e. palatina posterior). [*spina nasalis posterior*,NA].
posterior superior iliac s. (e. ilíaca posterosuperior). [*spina iliaca posterior superior*, NA].
pubic s. (e. del pubis). [*tuberculum pubicum*, NA].

s. of scapula (e. escapular). [*spina scapulae*, NA].
sciatic s. (e. ciática). [*spina ischiadica*, NA].
sphenoidal s. (e. del esfenoides). [*spina ossis sphenoidalis*, NA].
Spix's s. (e. de Spix). [*lingula mandibulae*, NA]. Língula mandibular.
suprameatal s. (e. suprameática). [*spina suprameatica*, NA].
thoracic s. (e. dorsal torácica).
trochlear s. (e. troclear). [*spina trochlearis*, NA].

spinifugal (espinífugo). Que se aleja de la médula espinal.

spinipetal (espinípeto). Que va hacia la médula espinal.

spino-, spin- (espino-, espin-). Prefijos que indican: 1) la espina dorsal o columna vertebral; 2) espinoso.

spinobulbar (espinobulbar). Relativo a la médula espinal y al bulbo raquídeo.

spinocerebellum (espinocerebelo). m. Paleocerebelo.

spinocollicular (espinocolicular). Espinotectal.

spinocostalis (espinocostal). Conjunto de los músculos serratos, posterosuperior y posteroinferior.

spinogalvanization (espinogalvanización). f. Aplicación de corriente eléctrica constante a la médula espinal.

spinoglenoid (espinoglenoideo). Relativo a la espina dorsal y la cavidad glenoidea del omóplato.

spinomuscular (espinomuscular). Relativo a la médula espinal y los músculos inervados por los nervios espinales.

spinoneural (espinoneural). Relativo a la médula espinal y a los nervios que nacen en ella.

spinose (espinoso).

spinotectal (espinotectal). Espinocolicular; que sube desde la médula espinal hasta el tectum.

spinotransversarius (espinotransverso). Conjunto de los músculos esplenio y oblicuo mayor de la cabeza.

spinous (espinoso). Relativo a, en forma de, o que tiene una o más espinas.

spintharicon (espintaricón). m. Aparato con una cámara de chispas o centellas usado para registrar la distribución de emisiones de baja energía de sustancias radiofarmacéuticas administradas por vía interna.

spinthariscope (espintariscopio). m. Contador de centelleo.

spiperone (espiperona). f. Agente antipsicótico.

spiracle (espiráculo). m. En artrópodos y en tiburones y peces afines, abertura para respirar.

spiradenitis (espiradenitis). f. Hidradenitis supurativa.

spiradenoma (espiradenoma). m. Tumor benigno de las glándulas sudoríparas.
eccrine s. (e. ecrino).

spiral (espiral). f. **1.** Que se enrolla alrededor de un centro como un resorte de relojería. **2.** Estructura en forma de e.
Curschmann's s.'s (e. de Curschmann).
s. of Tillaux (e. de Tillaux).

spiramycin (espiramicina). f. Sustancia antibiótica casi idéntica a la leucomicina producida por *Streptomyces ambofaciens*.

spirem, spireme (espirema). m. Nombre anterior de la primera fase de mitosis, cuando los filamentos cromosómicos extendidos parecen un ovillo de lana suelto.

spirillar (espirilar). En forma de S; se refiere a una célula bacteriana en forma de S.

spirillicidal (espirilicida). Que destruye espirilos o espiroquetas.

spirillosis (espirilosis). f. Cualquier enfermedad causada por la presencia de espirilos en la sangre o los tejidos.

spirillum, pl. **spirilla** (espirilo). m. Miembro del género *Spirillum*.
Obermeier's s. (e. de Obermeier). *Borrelia recurrentis*.
Vincent's s. (e. de Vincent).

spirit (espíritu). m. **1.** Licor alcohólico más fuerte que el vino, obtenido por destilación. **2.** Cualquier líquido destilado. **3.** Solución alcohólica o hidroalcohólica de sustancias volátiles.
ardent s.'s (e. ardientes). Coñac (brandy), whisky, etc.
industrial methylated s., methylated s. (e. metilado industrial, metilado). Alcohol desnaturalizado.
proof s. (e. de prueba).
pyroligneous s., pyroxylic s. (e. piroleñoso, piroxílico). Alcohol metílico.
rectified s. (e. rectificado). Alcohol.
vital s.'s (e. vitales).
wine s. (e. de vino). Alcohol etílico.
wood s. (e. de madera). Alcohol metílico.

spirituous (espirituoso). Que contiene alcohol en gran cantidad.

spiritus, gen. and pl. **spiritus** (spiritus, gen. y pl. spiritus). Espíritu.

spiro-, spir- (espiro-, espir-). **1.** Prefijos que indican espiral o en forma de espiral. **2.** Prefijos que indican respiración.

spiro-index (espiro-índice). m. La capacidad vital dividida por la estatura.

spirochetal (espiroquetal). Relativo a las espiroquetas, especialmente a la infección por estos organismos.

spirochete (espiroqueta). f. Nombre común de los miembros del género *Spirochaeta*.

spirochetemia (espiroquetemia). f. Presencia de espiroquetas en la sangre.

spirocheticide (espiroqueticida). m. Agente que destruye espiroquetas.

spirochetolysis (espiroquetólisis). f. Destrucción de espiroquetas por quimioterapia o por anticuerpos específicos.

spirochetosis (espiroquetosis). f. Cualquier enfermedad causada por una espiroqueta.
avian s. (e. de las aves).
bronchopulmonary s. (e. broncopulmonar). Bronquitis hemorrágica.

spirochetotic (espiroquetósico). Relativo a la espiroquetosis o marcado por ella.

spirogram (espirograma). m. Trazado del espirógrafo.

spirograph (espirógrafo). m. Aparato para representar gráficamente la profundidad y rapidez de los movimientos respiratorios.

spirometer (espirómetro). m. Gasómetro usado para medir los gases respiratorios.
chain-compensated s. (e. compensado por una cadena).
Krogh s. (e. de Krogh).
Tissot s. (e. de Tissot).
wedge s. (e. en cuña).

spirometry (espirometría). f. Mediciones pulmonares con un espirómetro.

spironolactone (espironolactona). f. Agente diurético que bloquea las acciones túbulorrenales de la aldosterona.

spiroscope (espiroscopio). m. Aparato para medir la capacidad de aire de los pulmones.

spirostan (espirostano). m. 16,22;22,26-Diepoxicolestano.

spiruroid (espiruroide). m. Nombre común de los miembros de la superfamilia Spiruroidea.

spissitude (espesamiento). m. Acción de engrosar por evaporación o absorción de líquido,

spitting (expectoración).

spittle (saliva).

splanchnapophysial, splanchnapophyseal (esplacnapofisario). Relativo a una esplacnapófisis.

splanchnapophysis (esplacnapófisis). f. Apófisis de una vértebra típica del lado contrario a la apófisis neural y que rodea a cualquier víscera.

splanchnectopia (esplacnotopia). f. Esplacnodiastasis; desplazamiento de cualquier víscera.

splanchnemphraxis (esplacnenfraxis). f. Obstrucción intestinal.

splanchnesthesia (esplacnestesia). f. Sentido visceral.

splanchnic (esplácnico). Visceral.

splanchnicectomy (esplacnicectomía). f. Resección de los nervios esplácnicos y generalmente también del ganglio celíaco.

splanchnicotomy (esplacnicotomía). f. Sección de uno o más nervios esplácnicos.

splanchno-, splanchn-, splanchni- (esplacno-, esplacn-, esplacni-). Prefijos que indican las vísceras.

splanchnocele (esplacnocele). m. **1.** Primitiva cavidad corporal o celoma del embrión. **2.** Hernia de cualquier víscera abdominal.

splanchnocranium (esplacnocráneo). m. Viscerocráneo.

splanchnodiastasis (esplacnodiastasis). f. Esplacnotopia.

splanchnography (esplacnografía). f. Tratado o descripción de las vísceras.

splanchnolith (esplacnolito). m. Cálculo intestinal.

splanchnology (esplacnología). f. Rama de la ciencia médica que estudia las vísceras.

splanchnomegaly (esplacnomegalia). f. Visceromegalia.

splanchnomicria (esplacnomicria). f. Estado en el que los órganos esplácnicos tienen un tamaño menor que el normal.

splanchnopathy (esplacnopatía). f. Enfermedad de las vísceras abdominales.
splanchnopleural (esplacnopleural). Esplacnopléurico.
splanchnopleure (esplacnopleura). f. Capa embrionaria formada por la asociación de la capa visceral del mesodermo lateral con el endodermo.
splanchnopleuric (esplacnopléurico). Esplacnopleural; relativo a la esplacnopleura.
splanchnoptosis, splanchnoptosia (esplacnoptosis, esplacnoptosia). f. Visceroptosis.
splanchnosclerosis (esplacnosclerosis). f. Endurecimiento, por crecimiento excesivo de tejido conjuntivo, de cualquier víscera.
splanchnoskeletal (esplacnoesquelético). Visceroesquelético.
splanchnoskeleton (esplacnoesqueleto). m. Visceroesqueleto.
splanchnosomatic (esplacnosomático). Viscerosomático.
splanchnotomy (esplacnotomía). f. Disección de las víceras por incisión.
splanchnotribe (esplacnotribo). m. Instrumento parecido a un angiotribo grande y usado para ocluir el intestino temporariamente, antes de su resección.
splay **1.** (espatular). Abrir el extremo de una estructura tubular haciendo una incisión longitudinal para aumentar su diámetro potencial. **2.** (redondear). Corregir el ángulo del gráfico que relaciona el índice de secreción o reabsorción tubulorrenal de una sustancia con su concentración plasmática arterial.
splayfoot (pie plano). Talipes planus.
spleen (bazo). m. Órgano linfático vascular grande, situado en la parte superior izquierda de la cavidad abdominal, compuesto por tejido linfático y sinusoides venosos.
accessory s. (b. accesorio). [*splen accessorius*, NA]. Lien succenturiatus; esplénulo; esplenéolo; liénculo; lienúnculo.
diffuse waxy s. (b. céreo difuso).
floating s. (b. flotante). B. movible; lien mobilis.
lardaceous s. (b. lardáceo). B. céreo.
movable s. (b. movible). B. flotante.
sago s. (b. sagú). Amiloidosis del b. que afecta principalmente a los corpúsculos de Malpighi.
sugar-coated s. (b. azucarado).
waxy s. (b. céreo). B. lardáceo; amiloidosis del b.
splen (splen). [*splen*, NA]. Bazo.
splenalgia (esplenalgia). f. Esplenodinia; estado doloroso del bazo.
splenauxe (esplenaxia). f. Esplenomegalia.
splenectomy (esplenectomía). f. Extirpación del bazo.
splenectopia, splenectopy (esplenectopia). f. **1.** Desplazamiento del bazo, como en el bazo flotante. **2.** Presencia de restos de tejido esplénico, generalmente en la región del bazo.
splenelcosis (esplenelcosis). f. Absceso del bazo.
splenemphraxis (esplenenfraxis). f. Congestión del bazo.
spleneolus (esplenéolo). m. Bazo accesorio.
splenetic (esplenético). **1.** Esplénico. **2.** Que sufre de enfermedad crónica del bazo. **3.** Inquieto, irritable.
splenic (esplénico). Esplenético; relativo al bazo.
spleniculus (esplénulo). m. Bazo accesorio.
spleniform (espleniforme). Esplenoide.
spleniserrate (espleniserrato). Relativo a los músculos esplenio y serrato.
splenitis (esplenitis). f. Inflamación del bazo.
splenium, pl. **splenia** (esplenio). m. **1.** [*splenium*, pl. *splenia*, NA]. Estructura que se asemeja a una parte vendada. **2.** Una compresa o vendaje.
s. corporis callosi (esplenio del cuerpo calloso). [*splenium corporis callosi*, NA]. Tubérculo del cuerpo calloso; extremo posterior engrosado de éste.
spleno-, splen- (espleno-, esplen-). Prefijos que indican el bazo.
splenocele (esplenocele). m. **1.** Esplenoma. **2.** Hernia esplénica.
splenocleisis (esplenocleisis). f. Formación de nuevo tejido fibroso en la superficie del bazo por fricción o envoltura con gasa.
splenocolic (esplenocólico). Relativo al bazo y al colon.
splenodynia (esplenodinia). f. Esplenalgia.
splenography (esplenografía). f. Venografía esplénica.
splenohepatomegaly, splenohepatomegalia (esplenohepatomegalia). f. Agrandamiento del hígado y el bazo.
splenoid (esplenoide). Espleniforme; parecido al bazo.
splenolymphatic (esplenolinfático). Relativo al bazo y a los ganglios linfáticos.
splenoma (esplenoma). m. Esplenonco; término general inespecífico para el bazo agrandado.
splenomalacia (esplenomalacia). f. Ablandamiento del bazo.
splenomedullary (esplenomedular). Esplenomielógeno.
splenomegaly, splenomegalia (esplenomegalia). f. Megaloesplenia; esplenauxia; agrandamiento del bazo.
congestive s. (e. congestiva).
Egyptian s. (e. egipcia).
hemolytic s. (e. hemolítica).
hyperreactive malarious s. (e. palúdica hiperreactiva).
tropical s. (e. tropical). Leishmaniasis visceral.
splenomyelogenous (esplenomielógeno). Esplenomedular; lienomedular; lienomielógeno; que se origina en el bazo y la médula ósea.
splenomyelomalacia (esplenomielomalacia). f. Ablandamiento patológico del bazo y la médula ósea.
splenoncus (esplenonco). m. Esplenoma.
splenonephric (esplenonéfrico). Lienorrenal.
splenopancreatic (esplenopancreático). Lienopancreático; relativo al bazo y al páncreas.
splenopathy (esplenopatía). f. Cualquier enfermedad del bazo.
splenopexy, splenopexia (esplenopexia). f. Esplenorrafia; suturamiento en posición de un bazo ectópico o flotante.
splenophrenic (esplenofrénico). Relativo al bazo y al diafragma.
splenoportogram (esplenoportograma). m. Contorno del lecho vascular portal obtenido por radiografía mediante la inyección de material radiopaco en el bazo.
splenoportography (esplenoportografía). f. Introducción de material radiopaco en el bazo para obtener la delineación radiográfica de los vasos de la circulación portal.
splenoptosis, splenoptosia (esplenoptosis, esplenoptosia). f. Desplazamiento hacia abajo del bazo.
splenorenal (esplenorrenal). Lienorrenal.
splenorrhagia (esplenorragia). f. Hemorragia de un bazo por ruptura de éste.
splenorrhaphy (esplenorrafia). f. **1.** Sutura de un bazo roto. **2.** Esplenopexia.
splenotomy (esplenotomía). f. **1.** Anatomía o disección del bazo. **2.** Incisión quirúrgica del bazo.
splenotoxin (esplenotoxina). f. Citotóxico específico para las células del bazo.
splenule (esplénulo). Bazo accesorio.
splenulus, pl. **splenuli** (splenulus, pl. splenuli). Bazo accesorio.
splenunculus, pl. **splenunculi** (esplenúnculo). m. Bazo accesorio.
splicing (empalme). m. **1.** E. de genes; fijación de una molécula de DNA a otra. **2.** E. de RNA; remoción de intrones de precursores de RNA mensajero.
splint (férula). f. **1.** Aparato que impide el movimiento de una articulación o que sirve para la fijación de partes desplazadas o movibles. **2.** F. ósea; el peroné.
acid etch cemented s. (f. cementada por grabado en ácido).
active s. (f. activa). F. dinámica.
air s. (f. neumática).
airplane s. (f. en aeroplano).
anchor s. (f. en ancla).
Anderson s. (f. de Anderson).
backboard s. (f. dorsal o posterior).
Balkan s.'s (f. balcánica). Marco balcánico.
cap s. (f. dental).
coaptation s. (f. de coaptación).
contact s. (f. de contacto).
Cramer wire s. (f. de alambre de Cramer).
Denis Browne s. (f. de Denis Browne).
dynamic s. (f. dinámica). F. activa; f. funcional.
Essig s. (f. de Essig).
Frejka pillow s. (f. en almohada de Frejka).
functional s. (f. funcional).
Gunning s. (f. de Gunning).
Hodgen s. (f. de Hodgen).
inflatable s. (f. inflable). F. neumática.
interdental s. (f. interdentaria).

Kingsley s. (f. de Kingsley). F. invertida de Kingsley.

labial s. (f. labial o vestibular).

ladder s. (f. escalonada o en escalera). F. de alambre de Cramer.

lingual s. (f. lingual o palatina).

Liston's s. (f. de Liston).

plaster s. (f. de yeso).

reverse Kingsley s. (f. invertida de Kingsley). F. de Kingsley.

Stader s. (f. de Stader).

surgical s. (f. quirúrgica).

Taylor's s. (f. de Taylor). Aparato de Taylor.

Thomas s. (f. de Thomas).

Tobruk s. (f. de Tobruk).

wire s. (f. de alambre).

splinting (ferulización). f. **1.** Aplicación de una férula o tratamiento que emplea una férula. **2.** En odontología, la unión de dos o más dientes en una unidad rígida mediante restauraciones o aparatos fijos o removibles. **3.** Acción de inmovilizar una parte del cuerpo para evitar el dolor causado por el movimiento de esa parte.

splitting (desdiferenciación). m. En química, rotura o división de una unión covalente que fragmenta la molécula afectada.

spm (spm). Abrev. de un gen que lleva a la *su*presión y *m*utación de mutantes que son inestables.

spodogenous (espodógeno). Causado por material de desecho.

spodogram (espodograma). m. Disposición de los residuos de cenizas formados por la microincineración de una pequeña muestra de tejido.

spodography (espodografía). f. Microincineración.

spodophorous (espodóforo). m. Remoción o transporte de materiales de desecho del organismo.

spondylalgia (espondilalgia). f. Dolor en la columna vertebral.

spondylarthritis (espondiloartritis). f. Inflamación de las articulaciones intervertebrales.

spondylarthrocace (espondilartrocace). f. **1.** Espondilocace. Espondilitis tuberculosa. **2.** Enfermedad de Rust.

spondylitic (espondilítico). Relativo a la espondilitis.

spondylitis (espondilitis). f. Inflamación de una o más vértebras.

ankylosing s. (e. anquilosante).

s. deformans (e. deformante). Espalda rígida o de palo.

Kümmell's s. (e. de Kümmell).

rheumatoid s. (e. reumatoidea). E. anquilosante.

tuberculous s. (e. tuberculosa).

spondylo-, spondyl- (espondilo-, espondil-). Prefijos que denotan las vértebras.

spondylocace (espondilocace). m. Espondilartrocace.

spondylolisthesis (espondilolistesis). f. Sacrolistesis; espondiloptosis.

spondylolisthetic (espondilolistésico). Relativo a la espondilolistesis, o caracterizado por ella.

spondylolysis (espondilólisis). f. Defecto de la parte interarticular de una vértebra.

spondylomalacia (espondilomalacia). f. Ablandamiento de las vértebras con múltiples cuerpos vertebrales colapsados.

spondylopathy (espondilopatía). f. Raquiopatía; cualquier enfermedad de las vértebras o la columna vertebral.

spondyloptosis (espondiloptosis). f. Espondilolistesis.

spondylopyosis (espondilopiosis). f. Inflamación supurativa de uno o más cuerpos vertebrales.

spondyloschisis (espondilosquisis). f. Raquisquisis; espina hendida; fisura congénita de uno o más cuerpos vertebrales.

spondylosis (espondilosis). f. Anquilosis vertebral.

cervical s. (e. cervical).

hyperostotic s. (e. hiperostótica).

spondylosyndesis (espondilosindesis). f. Fusión espinal.

spondylothoracic (espondilotorácico). Relativo a las vértebras y el tórax.

spondylotomy (espondilotomía). f. Laminectomía.

spondylous (espondiloso). Relativo a una vértebra.

sponge (esponja). f. **1.** Material absorbente usado para absorber líquidos. **2.** Miembro del filo Porifera.

absorbable gelatin s. (e. absorbible de gelatina).

Bernays' s. (e. de Bernays).

bronchoscopic s. (e. broncoscópica).

compressed s. (e. comprimida).

contraceptive s. (e. anticonceptiva).

spongia (spongia). Esponja.

spongiform (espongiforme). Esponjoso.

spongio- (espongio-). Prefijo que indica esponja o esponjoso.

spongioblast (espongioblasto). m. Célula ependimática filiforme neuroepitelial que se extiende a través de todo el espesor de la pared del cerebro o la médula espinal, es decir, desde la membrana limitante interna hasta la externa.

spongioblastoma (espongioblastoma). m. Glioma formado por células que semejan los espongioblastos embrionarios, que se encuentra normalmente alrededor del canal neural del embrión humano.

spongiocyte (espongiocito). m. **1.** Célula de la neuroglia. **2.** Célula de la zona fasciculada de la glándula suprarrenal.

spongioid (espongioide). Esponjoso.

spongiose, spongy (esponjoso). Poroso, parecido a una esponja. Espongiforme, espongioide.

spongiosis (espongiosis). f. Edema intercelular de la epidermis.

spongiositis (espongiositis). f. Inflamación del cuerpo esponjoso o cuerpo cavernoso de la uretra.

spontaneous (espontáneo). Sin causa aparente; se dice de enfermedades o remisiones.

spoon (cuchara). f. Instrumento con un mango y un extremo pequeño en forma de cuenco o taza.

cataract s. (c. para cataratas).

Daviel's s. (c. de Daviel).

sharp s. (c. afilada).

Volkmann's s. (c. de Volkmann).

sporadic (esporádico). Solo, no agrupado; que no es epidémico ni endémico.

sporadin (esporadina). f. Fase de gamonte de un parásito gregarino después de perder su epimerito o mucrón.

sporangiophore (esporangióforo). m. En los hongos, hifa especializada que lleva un esporangio en la punta.

sporangium, pl. **sporangia** (esporangio). m. Célula dentro de un hongo que lleva esporas asexuales por segmentación progresiva.

spore (espora). f. **1.** Cuerpo reproductivo asexual de los protozoos esporozoicos o de los hongos. **2.** Célula vegetal de organización inferior a los vegetales espermatofíticos portadores de semillas. **3.** Forma resistente de ciertas especies de bacterias. **4.** El cuerpo reproductor altamente modificado de ciertos protozoarios, como en los filos Microspora y Myxozoa.

black s. (e. negra).

sporicidal (esporicida). Mortal para las esporas.

sporicide (esporicida). m. Agente que mata esporas.

sporidium, pl. **sporidia** (esporidio). m. Espora de un protozoario; organismo protozoario embrionario.

sporo-, spori-, spor- (esporo-, espori-, espor-). Prefijos que significan semilla o espora.

sporoagglutination (esporoaglutinación). f. Método diagnóstico de las micosis basado en que la sangre de personas con enfermedades causadas por hongos contiene aglutininas específicas que provocan aglutinación de las esporas de estos organismos.

sporoblast (esporoblasto). m. Cigotómero; fase inicial del desarrollo de un esporocisto, anterior a la diferenciación de los esporozoítos.

sporocyst (esporocisto). m. **1.** Forma larval de un trematodo bigenético que se desarrolla en el cuerpo de un molusco que es su huésped intermedio, generalmente un caracol. **2.** Quiste secundario que se desarrolla dentro del oocisto de los Coccidia.

sporodochium (esporodoquio). m. En los hongos, una estroma en forma de almohadilla cubierta por conidióforos.

sporogenesis (esporogénesis). f. Esporogonia.

sporogenous (esporógeno). Relativo a la esporogénesis o que participa en ella.

sporogeny (esporogenia). f. Esporogonia.

sporogony (esporogonia). f. Esporogénesis; esporogenia; formación de esporozoítos en protozoarios esporozoicos.

sporont (esporonte). m. Fase cigótica dentro de la pared del oocisto en el ciclo vital de los coccidios.

sporophore (esporóforo). Cualquier estructura fúngica portadora de esporas.

sporoplasm (esporoplasma). m. El protoplasma de una espora.

sporotheca (esporoteca). f. Envoltura que encierra las diminutas esporas de ciertos esporozoos.

sporotrichosis (esporotricosis). f. Micosis subcutánea crónica transmitida por los linfáticos y causada por *Sporothrix schenckii*.

sporozoan, sporozoon m. **1.** (esporozoo). Organismo individual de la clase Sporozoea. **2.** (esporozoo). Relativo a la clase Sporozoea. **3.** (esporozoario). Esporozoo.
sporozoite (esporozoíto). m. Oxispora; bastoncito germinal; zoíto; cigotoblasto; uno de los diminutos cuerpos alargados que resultan de la división repetida del oocisto.
sporozooid (esporozooide). Término obsoleto para una figura falciforme vista en ciertos tumores cancerosos, antes considerada por algunos como una espora esporozoica o esporozoíto.
sport (sport). Microorganismo que varía en su totalidad o en parte, sin razón aparente, respecto a los demás de su tipo; esta variación se puede transmitir a los descendientes, o éstos pueden revertir al tipo original.
sporular (esporular). Relativo a una espora o espórula.
sporulation (esporulación). f. Fisión múltiple.
sporule (espórula). f. Espora pequeña.
spot **1.** (mancha). f. Mácula. **2.** (manchar). Perder una cantidad muy pequeña de sangre por la vagina.
acoustic s.'s (m. acústicas). V. mácula del utrículo y mácula del sáculo.
Bitot's s.'s (m. de Bitot).
blind s. (m. ciega).
blood s.'s (m. de sangre).
blue s. (m. azul). **1.** Mácula cerúlea. **2.** M. mongólica.
Brushfield's s.'s (m. de Brushfield).
café au lait s.'s (m. café con leche).
cherry-red s. (m. rojo cereza). M. rojo cereza de Tay.
corneal s. (m. corneana). Mácula córnea.
cotton-wool s.'s (m. algodonosas). Placas algodonosas.
De Morgan's s.'s (m. de De Morgan). Hemangioma senil.
Elschnig's s.'s (m. de Elschnig).
Filatov's s.'s (m. de Filatov). M. de Koplik.
flame s.'s (m. en llama).
Fordyce's s.'s (m. de Fordyce). Enfermedad o gránulo de Fordyce.
Fuchs' black s. (m. negra de Fuchs).
Gaule's s.'s (m. de Gaule).
germinal s. **1.** (m. germinativa). **2.** (m. germinal).
Graefe's s.'s (m. de Graefe).
hot s. (m. caliente).
hypnogenic s. (m. hipnógena).
Koplik's s.'s (m. de Koplik). M. de Filatov.
liver s. (m. hepática). Léntigo senil.
Mariotte's blind s. (m. ciega de Mariotte). Disco del nervio óptico.
Maxwell's s. (m. de Maxwell). Anillo de Maxwell o de Löwe.
milk s.'s (m. de leche o lácteas).
mongolian s. (m. mongoliana).
mulberry s.'s (m. en mora). Erupción abdominal en la fiebre tifoidea.
rose s.'s (m. rosadas). Exantema característico de la fiebre tifoidea.
Roth's s.'s (m. de Roth).
ruby s.'s (m. rubí). Hemangioma senil.
saccular s. (m. sacular). Macula sacculi.
Soemmering's s. (m. de Soemmering). Macula retinae.
spongy s. (m. esponjosa). Zona vasculosa.
Tardieu's s.'s (m. de Tardieu). Equimosis de Tardieu.
Tay's cherry-red s. (m. rojo cereza de Tay). M. rojo cereza.
temperature s. (m. por temperatura).
tendinous s. (m. tendinosa). Macula álbida.
Trousseau's s. (m. de Trousseau). Franja meningítica.
utricular s. (m. utricular). Macula utriculi.
white s. (m. blanca). Mácula alba.
yellow s. (m. amarilla). Mácula retiniana.
spp. (spp.). Plural de sp., abrev. de subespecie.
sprain (esguince). m. Estrema.
spray (aerosol). m. Eyección de líquido en finas gotas, más gruesas que el vapor.
spreader (distribuidor). m. Instrumento usado para distribuir una sustancia sobre una superficie o área.
gutta-percha s. (d. de gutapercha).
rib s. **1.** (separador costal). **2.** (ensanchador de costillas).
root canal s. (d. para conductos radiculares).
sprout (brote). m. Botón, gema.
syncytial s. (b. sincitial). Nudo sincitial.
sprue **1.** (esprue). f. Psilosis; caquexia aftosa; mala absorción intestinal primaria con esteatorrea. **2.** (bebedero de molde). En odontología, cera o metal usado para formar la(s) abertura(s) para que el metal fundido afluya a un molde para hacer un colado.
nontropical s. (e. no tropical).
tropical s. (e. tropical). Diarrea tropical o de Cochinchina.
sprue-former (formador de crisol). Base a la cual se fija el bebedero de molde, mientras se cubre la forma de cera con un revestimiento refractario en una mufla para colados.
spur (espolón). m. Calcar.
Fuchs' s. (e. de Fuchs).
Grunert's s. (e. de Grunert).
Michel's s. (e. de Michel).
Morand's s. (e. de Morand). Calcar avis.
scleral s. (e. escleral). Rollo escleral.
vascular s. (e. vascular).
spurious (espurio). Falso; no genuino.
sputum, pl. **sputa** (esputo). m. **1.** Materia expectorada, especialmente moco o materia mucopurulenta expectorada en enfermedades de las vías respiratorias. **2.** Masa individual de dicha materia.
s. aerogenosum (e. aeruginoso). E. verde.
globular s. (e. globular). E. numular.
green s. (e. verde). E. aeruginoso.
nummular s. (e. numular). E. globular.
prune-juice s. (e. en jugo de ciruela).
rusty s. (e. herrumbroso).
squalene (escualeno). m. Espinaceno; hidrocarburo hexaisoprenoide (triterpenoide) que se encuentra en el aceite de tiburón y en algunas plantas; es un intermediario en la biosíntesis del colesterol.
squama, pl. **squamae** (escama). **1.** Placa delgada de hueso. **2.** Placa de epitelio.
s. frontalis (e. del frontal). [*squama frontalis*, NA].
s. occipitalis (e. del occipital). [*squama occipitalis*, NA].
s. temporalis (e. del temporal).
squamate (escamado). Escamoso.
squamatization (escamización, escamatización). f. Transformación en células escamosas de diversos tipos de células.
squame (escama). f. Placa delgada de hueso.
squamo- (escamo-). Prefijo que indica escama o escamoso.
squamo-occipital (escamooccipital). Relativo a la porción escamosa del hueso occipital, que se forma parcialmente en la membrana y en la parte del cartílago.
squamocellular (escamocelular). Relativo al epitelio escamoso, o que lo presenta.
squamocolumnar (escamocolumnar). Perteneciente a la unión entre una superficie epitelial escamosa estratificada y otra tapizada por epitelio columnar; p. ej., el cardias del estómago o del ano.
squamofrontal (escamofrontal). Relativo a la escama del frontal.
squamomastoid (escamomastoideo). Relativo a las porciones escamosa y petrosa (peñasco) del hueso temporal.
squamoparietal (escamoparietal). Relativo al hueso parietal y a la porción escamosa del hueso temporal.
squamopetrosal (escamopetroso). Petroescamoso.
squamosphenoid (escamoesfenoidal). Esfenoescamoso; relativo al hueso esfenoides y a la escama del hueso temporal.
squamotemporal (escamotemporal). Relativo a la parte escamosa del hueso temporal.
squamous (escamoso). Escamado; relativo a las escamas, o cubierto de ellas.
squamozygomatic (escamocigomático). Relativo a la escama y a la apófisis cigomática del hueso temporal.
squill (escila). f. Escamas internas carnosas cortadas y secadas del bulbo de la variedad blanca de *Urginea maritima* (e. mediterránea) o *U. indica* (e. india) (familia Liliaceae).
squint **1.** (bizquera). f. Estrabismo **2.** (bizquear). Estar afectado por estrabismo.
Sr (Sr). Símbolo del estroncio.
SRF (SRF). Abrev. de factor liberador de somatotropina (*s*omatotropin-*r*eleasing *f*actor).
SRF-A (SRF-A). Abrev. de factor de reacción lenta de la anafilaxia (*s*low-*r*eacting *f*actor of *a*naphylaxis).
SRIF (SRIF). Abrev. de factor inhibidor de la liberación de somatotropina (*s*omatotropin *r*elease-*i*nhibiting *f*actor).

sRNA-(RNAs). Abrev. de RNA soluble.
S romanum (S romano). Colon sigmoideo.
SRS (SRS). Abrev. de sustancia de reacción lenta o sustancia de reacción lenta de la anafilaxia.
SRS-A (SRS-A). Abrev. del inglés de sustancia de reacción lenta de la anafilaxia (slow-reacting substance of anaphylaxis).
SSS (SSS). Abrev. de sustancia específica soluble (*s*oluble *s*pecific *s*ubstance).
stabilate (estabilato). m. Población de organismos que se mantiene en estado viable con un fin determinado.
stabile (estable). Firme, fijo.
stabilimeter (estabilímetro). m. Instrumento que mide la oscilación del cuerpo de pie con los pies juntos y generalmente con los ojos cerrados.
stability (estabilidad). f. Cualidad de estable o resistente al cambio.
denture s. (e. de una prótesis).
dimensional s. (e. dimensional).
endemic s. (e. endémica). E. enzoótica.
enzootic s. (e. enzoótica). E. endémica.
suspension s. (e. de suspensión). Índice de sedimentación muy lento.
stabilization (estabilización). f. **1.** Obtención de un estado de estabilidad. **2.** Estabilidad de una prótesis dental.
stabilizer (estabilizador). m. **1.** Algo que hace más estable a otra cosa. **2.** Agente que retarda el efecto de un acelerador, conservando así el equilibrio químico. **3.** Parte rígida o que crea rigidez cuando se añade a otra parte.
endodontic s. (e. endodóntico).
stable (estable). Firme, fijo, resistente; lo contrario de inestable o lábil.
stachybotryotoxicosis (estacbotriotoxicosis). f. Tipo de micotoxicosis del caballo y la vaca que aparece por ingestión de heno y forraje infectado por el hongo *Stachybotrys atra*.
stachydrine (estaquidrina). f. La betaína de prolina que se encuentra en la alfalfa, el crisantemo y las plantas cítricas.
stachyose (estaquiosa). f. Rafinosa galactopiranósido; tetrasacárido que da glucosa, fructosa y 2 moles de galactosa por hidrólisis.
stactometer (estactómetro). m. Estalagmómetro.
stadiometer (estadiómetro). m. Instrumento para medir la estatura de pie o sentado.
stadium, pl. **stadia** (stadium, pl. stadia). Término obsoleto de estadio en el curso de una enfermedad, en especial de patología pirética aguda.
staff (planta). f. Grupo específico de trabajadores.
staff of Aesculapius (báculo de Esculapio). Bastón rodeado por una serpiente y sin alas.
stage 1. (fase). Paso, período o posición particular en un proceso de desarrollo. **2.** (platina). f. Parte de un microscopio en la que se apoya el portaobjetos que contiene el objeto a ser examinado. **3.** (estadio). m. Un período en el curso de una enfermedad.
algid s. (f. álgida). F. de colapso del cólera.
Arneth s.'s (estadio de Arneth).
cap s. (período de capuchón).
cold s. (período de frío). P. de escalofríos de un paroxismo palúdico.
defervescent s. (estadio defervescente).
end s. (estadio terminal).
exoerythrocytic s. (estadio exoeritrocitario).
imperfect s. (f. imperfecta).
incubative s. (período de incubación).
intuitive s. (f. intuitiva).
s. of invasion (período de invasión). P. de incubación.
latent s. (período de latencia).
perfect s. (f. perfecta).
preconceptual s. (f. preconceptual).
prodromal s. (período prodrómico). P. de incubación.
resting s. (período de reposo). P. vegetativo.
Tanner s. (estadio de Tanner).
trypanosome s. (f. tripanosómica).
tumor s. (estadio tumoral).
vegetative s. (período vegetativo). P. de reposo.
staggers (modorra). f. Forma de enfermedad por descompresión con vértigo, confusión mental y debilidad muscular como síntomas principales.
staging (estadificación). m. Determinación o clasificación de las distintas fases o períodos en el curso de una enfermedad o proceso patológico.
Jewett and Strong s. (e. de Jewett y Strong).
TNM s. (e. TNM).
stagnation (estancamiento). m. Retardo o cese del flujo de sangre en los vasos, como en la congestión pasiva; acumulación en cualquier parte de un líquido que circula normalmente.
stain 1. (colorante). m. **2.** (discoloración). f. Coloración anormal.
Abbott's s. for spores (coloración de Abbott para esporas).
aceto-orcein s. (c. de aceto-orceína).
acid s. (c. ácido).
Ag-AS s. (coloración de Ag-AS). C. de plata-plata amoniacal.
Albert's s. (c. de Albert).
Altmann's anilin-acid fuchsin s. (coloración de anilina de Altmann-fucsina ácida).
auramine O fluorescent s. (coloración de auramina O fluorescente).
basic fuchsin-methylene blue s. (coloración de fucsina básica-azul de metileno).
basic s. (c. básico).
Bauer's chromic acid leucofuchsin s. (coloración de Bauer de ácido crómico leucofucsina).
Becker's s. for spirochetes (c. de Becker para espiroquetas).
Bennhold's Congo red s. (coloración del rojo Congo de Bennhold).
Berg's s. (coloración de Berg).
Best's carmine s. (coloración de carmín de Best).
Bielschowsky's s. (coloración de Bielschowsky).
Biondi-Heidenhain s. (coloración de Biondi-Heidenhain).
Birch-Hirschfeld s. (coloración de Birch-Hirschfeld).
Bodian's copper-PROTARGOL s. (coloración de cobre-PROTARGOL de Bodian).
Borrel's blue s. (c. azul de Borrell).
Bowie's s. (coloración de Bowie).
Brown-Brenn s. (coloración de Brown-Brenn).
C-banding s. (coloración para bandas C). C. para bandas de centrómeros.
Cajal's astrocyte s. (coloración de Cajal para astrocitos).
carbol-thionin s. (c. de carbol-tionina).
centromere banding s. (coloración para bandas de centrómeros).
chromate s. for lead (coloración de cromato para plomo).
chrome alum hematoxylin-phloxine s. (coloración de cromo alúmina hematoxilina-floxina).
Ciaccio's s. (coloración de Ciaccio).
contrast s. (c. de contraste). C. diferencial.
Da Fano's s. (coloración de Da Fano).
Dane's s. (coloración de Dane).
DAPI s. (coloración DAPI).
diazo s. for argentaffin granules (coloración diazoica para gránulos argentafines).
Dieterle's s. (coloración de Dieterle).
differential s. (c. diferencial). C. de contraste.
double s. (c. doble).
Ehrlich's acid hematoxylin s. (coloración de hematoxilina ácida de Ehrlich).
Ehrlich's aniline crystal violet s. (c. de violeta cristal anilina de Ehrlich). C. para bacterias grampositivas.
Ehrlich's triacid s. (c. triácido de Ehrlich).
Ehrlich's triple s. (c. triple de Ehrlich).
Einarson's gallocyanin-chrome alum s. (coloración de galocianina-cromo alúmina de Einarson).
Eranko's fluorescence s. (coloración fluorescente de Eranko).
Feulgen s. (coloración de Feulgen).
Field's rapid s. (coloración rápida de Field).
Fink-Heimer s. (coloración de Fink-Heimer).
Flemming's triple s. (c. triple de Flemming).
fluorescence plus Giemsa s. (coloración de fluorescencia más Giemsa).
fluorescent s. (coloración fluorescente).
Fontana's s. (coloración de Fontana).
Fontana-Masson silver s. (coloración argéntica de Fontana-Masson).
Foot's reticulin impregnation s. (coloración para impregnación de reticulina de Foot).

Fouchet's s. (c. de Fouchet).
Fraser-Lendrum s. for fibrin (coloración de Fraser-Lendrum para fibrina).
Friedländer's s. for capsules (coloración de Friedländer para cápsulas).
G-banding s. (coloración para bandas G).
Giemsa chromosome banding s. (coloración para bandas cromosómicas de Giemsa). C. para bandas G.
Giemsa s. (c. de Giemsa).
Glenner-Lillie s. for pituitary (coloración de Glenner-Lille para la hipófisis).
Golgi's s. (coloración de Golgi).
Gomori's aldehyde fuchsin s. (coloración de aldehído fucsina de Gomori).
Gomori's chrome alum hematoxylin-phloxine s. (coloración de cromalúmina hematoxilina-floxina de Gomori).
Gomori's methenamine-silver s.'s (GMS) (coloración de metenamina-plata de Gomori (MPG)).
Gomori's nonspecific acid phosphatase s. (coloración inespecífica de fosfatasa ácida de Gomori).
Gomori's nonspecific alkaline phosphatase s. (coloración inespecífica de fosfatasa alcalina de Gomori).
Gomori's one-step trichrome s. (coloración tricrómica de Gomori en un solo paso).
Gomori's silver impregnation s. (coloración de impregnación argéntica de Gomori).
Gomori-Jones periodic acid-methenamine-silver s. (coloración de ácido peryódico-metenamina-plata de Gomori-Jones).
Goodpasture's s. (coloración de Goodpasture).
Gordon and Sweet s. (coloración de Gordon y Sweet).
Gram's s. (coloración de Gram).
green s. (c. verde).
Gridley's s. (coloración de Gridley).
Gridley's s. for fungi (coloración de Gridley para hongos).
Grocott-Gomori methenamine-silver s. (coloración de metenamina-plata de Grocott-Gomori).
Hale's colloidal iron s. (c. de hierro coloidal de Hale).
Heidenhain's azan s. (coloración azan de Heidenhain).
Heidenhain's iron hematoxylin s. (coloración de hierro hematoxilina de Heidenhain).
hematoxylin and eosin s. (coloración de hematoxilina y eosina).
hematoxylin-malachite green-basic fuchsin s. (coloración de hematoxilina-verde malaquita-fucsina básica).
hematoxylin-phloxine B s. (coloración de hematoxilina-floxina B).
Hirsch-Peiffer s. (coloración de Hirsch-Peiffer).
Hiss' s. (coloración de Hiss).
Holmes' s. (c. de Holmes). C. de nitrato de plata para axones.
Hortega's neuroglia s. (coloración para neuroglia de del Río Hortega).
Hucker-Conn s. (c. de Hucker-Conn).
immunofluorescent s. (c. inmunofluorescente).
India ink capsule s. (c. de tinta china para cápsulas).
intravital s. (c. intravital).
iodine s. (c. de yodo).
Jenner's s. (c. de Jenner).
Kasten's fluorescent Feulgen s. (coloración de Feulgen fluorescente de Kasten).
Kasten's fluorescent PAS s. (coloración PAS fluorescente de Kasten).
Kinyoun s. (coloración de Kinyoun).
Kittrich's s. (coloración de Kittrich).
Kleihauer's s. (c. de Kleihauer).
Klinger-Ludwig acid-thionin s. for sex chromatin (coloración de ácido-tionina de Klinger-Ludwig para cromatina sexual).
Klüver-Barrera Luxol fast blue s. in combination with cresyl violet (c. azul rápido Luxol de Klüver-Barrera).
Kossa s. (coloración de Kossa). C. de von Kossa.
Kronecker's s. (c. de Kronecker).
Laquer's s. for alcoholic hyalin (c. de Laquer para hialino alcohólico).
Lawless' s. (c. de Lawless).
lead hydroxide s. (c. de hidróxido de plomo).
Leishman's s. (c. de Leishman).
Lendrum's phloxine-tartrazine s. (coloración de floxina-tartrazina de Lendrum).
Lepehne-Pickworth s. (coloración de Lepehne-Pickworth).
Levaditi s. (coloración de Levaditi).
Lillie's allochrome connective tissue s. (coloración alocrómica de Lillie para tejido conjuntivo).
Lillie's azure-eosin s. (c. de azur-eosina de Lillie).
Lillie's ferrous iron s. (coloración de hierro ferroso de Lillie).
Lillie's sulfuric acid Nile blue s. (c. azul Nilo de ácido sulfúrico de Lillie).
Lison-Dunn s. (coloración de Lison-Dunn).
Loeffler's caustic s. (coloración cáustica de Loeffler).
Loeffler's s. (coloración de Loeffler). C. para flagelos.
Luna-Ishak s. (coloración de Luna-Ishak).
Macchiavello's s. (coloración de Macchiavello).
MacNeal's tetrachrome blood s. (c. sanguíneo tetracromo de MacNeal).
malarial pigment s. (coloración para pigmento palúdico).
Maldonado-San Jose s. (coloración de Maldonado-San José).
Mallory's aniline blue s. (coloración de azul de anilina de Mallory).
Mallory's collagen s. (coloración para colágeno de Mallory).
Mallory's iodine s. (coloración de yodo de Mallory).
Mallory's phloxine s. (coloración de floxina de Mallory).
Mallory's phosphotungstic acid hematoxylin s. (coloración de ácido fosfowolfrámico y hematoxilina de Mallory).
Mallory's s. for actinomyces (coloración para actinomicetos de Mallory).
Mallory's s. for hemofuchsin (coloración de Mallory para hemofucsina).
Mallory's trichrome s. (coloración tricrómica de Mallory).
Mallory's triple s. (coloración triple de Mallory). C. tricrómica de Mallory.
Mann's methyl blue-eosin s. (c. de azul de metilo-eosina de Mann).
Marchi's s. (coloración de Marchi).
Masson's argentaffin s. (c. argentafín de Masson).
Masson's trichrome s. (c. tricromo de Masson).
Masson-Fontana ammoniacal silver s. (coloración de plata amoniacal de Masson-Fontana).
Maximow's s. for bone marrow (c. para médula ósea de Maximow).
May-Grünwald s. (c. de May-Grünwald).
Mayer's hemalum s. (c. de hemalúmina de Mayer).
Mayer's mucicarmine s. (coloración de mucicarmín de Mayer).
Mayer's mucihematein s. (coloración de mucihemateína de Mayer).
metachromatic s. (c. metacromático).
methyl green-pyronin s. (coloración verde de metilo-pironina).
Mowry's colloidal iron s. (coloración de hierro coloidal de Mowry).
MSB trichrome s. (coloración tricromo MSB).
multiple s. (c. múltiple).
Nakanishi's s. (coloración de Nakanishi).
Nauta's s. (coloración de Nauta).
negative s. (c. negativo).
Neisser's s. (coloración de Neisser).
neutral s. (c. neutro).
Nicolle's s. for capsules (coloración de Nicolle para cápsulas).
ninhydrin-Schiff s. for proteins (coloración de ninhidrina-Schiff para proteínas).
Nissl's s. (coloración de Nissl).
Noble's s. (coloración de Noble).
nuclear s. (c. nuclear).
Orth's s. (c. de Orth).
oxytalan fiber s. (coloración para fibras de oxitalán).
Padykula-Herman s. for myosin ATPase (coloración de Padykula-Herman para miosina ATPasa).
Paget-Eccleston s. (coloración de Paget-Eccleston).
panoptic s. (c. panóptico).
Papanicolaou s. (coloración de Papanicolaou).
Pappenheim's s. (coloración de Pappenheim).
paracarmine s. (c. de paracarmín).
PAS s. (coloración PAS). C. de ácido peryódico-Schiff.
periodic acid-Schiff s. (PAS) (coloración de ácido peryódico-Schiff (PAS)).
Perls' Prussian blue s. (c. de azul de Prusia de Perls).

peroxidase s. (coloración de peroxidasa).
phosphotungstic acid s. (c. de ácido fosfotúngstico). C. PTA.
picro-Mallory trichrome s. (coloración tricrómica picro-Mallory).
picrocarmine s. (c. de picrocarmín).
picronigrosin s. (c. de picronigrosina).
plasma s., plasmatic s., plasmic s. (c. plasmático).
plastic section s. (coloración para cortes en plástico).
port-wine s. (mancha en vino de oporto). Nevo en llama; nevus flammeus.
positive s. (coloración positiva).
Prussian blue s. (c. de azul de Prusia).
PTA s. (c. PTA). C. de ácido fosfotúngstico.
Puchtler-Sweat s. for basement membranes (coloración de Puchtler-Sweat para membranas basales).
Puchtler-Sweat s. for hemoglobin and hemosiderin (coloración de Puchtler-Sweat para hemoglobina y hemosiderina).
Q-banding s. (coloración para bandas Q). C. de quinacrina para bandas cromosómicas.
quinacrine chromosome banding s. (coloración de quinacrina para bandas cromosómicas).
R-banding s. (coloración para bandas R).
Rambourg's chromic acid-phosphotungstic acid s. (coloración de ácido crómico-ácido fosfotúngstico de Rambourg).
Rambourg's periodic acid-chromic methenamine-silver s. (coloración de ácido peryódico-metenamina crómica-plata de Rambourg).
Romanowsky's blood s. (c. para sangre de Romanovsky).
Roux's s. (c. de Roux).
Schaeffer-Fulton s. (coloración de Schaeffer-Fulton).
Schmorl's ferric-ferricyanide reduction s. (c. reductor de ferricianuro férrico de Schmorl).
Schmorl's picrothionin s. (coloración de picrotionina de Schmorl).
Schultz s. (coloración de Schultz). C. para colesterol.
selective s. (c. selectivo).
silver protein s. (c. de proteína de plata).
silver s. (coloración argéntica).
silver-ammoniacal silver s. (coloración de plata-plata amoniacal).
Stirling's modification of Gram's s. (modificación de Stirling de la c. de Gram). C. estable de anilina-violeta cristal.
supravital s. (c. supravital).
Taenzer's s. (c. de Taenzer). C. de Unna-Taenzer.
Takayama's s. (c. de Takayama).
telomeric R-banding s. (coloración telomérica para bandeo R).
thioflavine T s. (coloración de tioflavina T).
Tizzoni's s. (coloración de Tizzoni).
Toison's s. (c. de Toison).
trichrome s. (c. tricromo).
trypsin G-banding s. (coloración con tripsina para bandeo G).
Unna's s. (c. de Unna).
Unna-Pappenheim s. (c. de Unna-Pappenheim).
Unna-Taenzer s. (c. de Unna-Taenzer). C. de Taenzer.
uranyl acetate s. (c. de acetato de uranilo).
urate crystals s. (coloración de cristales de urato).
van Ermengen's s. (coloración de van Ermengen).
van Gieson's s. (c. de van Gieson).
Verhoeff's elastic tissue s. (coloración para tejido elástico de Verhoeff).
vital s. (coloración vital).
von Kossa s. (coloración de von Kossa). C. de Kossa.
Wachstein-Meissel s. for calcium-magnesium-ATPase (coloración para calcio-magnesio-ATPasa de Wachstein-Meissel).
Warthin-Starry silver s. (coloración de plata de Warthin-Starry).
Weigert's iron hematoxylin s. (c. de hematoxilina hierro de Weigert).
Weigert's s. for actinomyces (coloración para actinomicetos de Weigert).
Weigert's s. for elastin (coloración para elastina de Weigert).
Weigert's s. for fibrin (coloración para fibrina de Weigert).
Weigert's s. for myelin (coloración para mielina de Weigert).
Weigert's s. for neuroglia (coloración para neuroglia de Weigert).
Weigert-Gram s. (coloración de Weigert-Gram).
Wilder's s. for reticulum (coloración de Wilder para retículo).
Williams' s. (coloración de Williams). C. para cuerpos de Negri.
Wright's s. (c. de Wright).
Ziehl's s. (c. de Ziehl).
Ziehl-Neelsen s. (coloración de Ziehl-Neelsen).

staining (coloración). f. **1.** Procedimiento por el cual se utiliza un colorante o una combinación de varios. **2.** En odontología, modificación del color de los dientes o la base de una dentadura artificial.
progressive s. (c. progresiva).
regressive s. (c. regresiva).

stains-all (colorante total).

stalagmometer (estalagmómetro). m. Estactómetro; instrumento para determinar exactamente el número de gotas en una cantidad dada de líquido.

stalk (tallo). m. Conexión estrecha de una estructura u órgano.
allantoic s. (t. alantoico).
connecting s. (pedúnculo conector). P. del cuerpo.
infundibular s. (t. infundibular).
optic s. (pedículo óptico).
pineal s. (t. pineal).
pituitary s. (t. hipofisario).
yolk s. (t. vitelino). Pedúnculo vitelino.

staltic (estáltico). Estíptico.

stammer (balbucir). **1.** Vacilar al hablar, detenerse, repetir y pronunciar mal debido a vergüenza, agitación o falta de conocimiento del tema. **2.** Pronunciar mal o transponer ciertas consonantes al hablar.

stammering (tartajeo). m. **1.** Pselismo; paralalia literal; trastorno del habla caracterizado por vacilación y repetición de las palabras, o por pronunciación incorrecta o transposición de algunas consonantes, en especial la l, la r y la s. **2.** Sonidos que no forman parte del habla, pero que son similares a un t.
s. of the bladder (t. de la vejiga). Tartamudez urinaria.

standardization (estandarización). f. **1.** Preparación de una solución de fuerza conocida para poder usarla en comparaciones y pruebas. **2.** Preparación de cualquier droga o sustancia de conformidad con un tipo o estándar determinado.
s. of a test (e. de una prueba).

standstill (paro). m. Detención; cese de actividad.
atrial s., auricular s. (p. auricular).
sinus s. (p. sinusal).
ventricular s. (p. ventricular).

stannic (estánico). Relativo al estaño, especialmente combinado en su valencia superior.

stannic chloride (cloruro estánico).

stannic oxide (óxido estánico).

stannous (estannoso). Relativo al estaño, especialmente los compuestos que lo contienen en su valencia menor o inferior.

stannous fluoride (fluoruro estañoso).

stannum (estaño).

stanolone (estanolona). f. Dihidrotestosterona; andrógeno de iguales usos y acciones que la testosterona.

stanozolol (estanozolol). m. Androstanozol; agente anabólico semisintético efectivo por vía bucal.

stapedectomy (estapedectomía). f. Operación para eliminar la placa del estribo total o parcialmente.

stapedial (estapedial). Relativo al estribo (estapedio).

stapediotenotomy (estapediotenotomía). f. División del tendón del músculo estapedio.

stapediovestibular (estapediovestibular). Relativo al estribo y el vestíbulo del oído.

stapedius, pl. **stapedii** (estapedio).

stapes, pl. **stapes, stapedes** (estribo). m. [*stapes*, NA]. El más pequeño de los tres huesecillos auditivos, así llamados por su forma.

staphylagra (estafilagra). f. Pinza para sujetar la úvula.

staphylectomy (estafilectomía). f. Uvulectomía.

staphyledema (estafiledema). m. Edema de la úvula.

staphyline (estafilino). Botrioide.

staphylion (estafilión). m. Punto craniométrico; el punto medio del borde posterior del paladar duro.

staphylo-, staphyl- (estafilo-, estafil-). Prefijos que denotan semejanza con una uva o un racimo de uvas.

staphylococcal (estafilocócico). Relacionado con un microorganismo del género *Staphylococcus* o causado por éste.

staphylococcemia (estafilococemia). f. Estafilohemia; infección o sepsis estafilocócica; presencia de estafilococos en la sangre circulante.

staphylococcia (estafilococia). f. Cualquier infección estafilocócica.
staphylococcic (estafilocócico). Relativo a cualquier organismo o especie del género *Staphylococcus* o causado por éste.
staphylococcolysin (estafilococolisina). f. Estafilolisina.
staphylococcolysis (estafilococólisis). f. Lisis o destrucción de estafilococos.
staphylococcosis, pl. **staphylococcoses** (estafilococosis). f. Infección por una especie de *Staphylococcus*.
staphylococcus, pl. **staphylococci** (estafilococo). m. Nombre común de cualquier miembro del género *Staphylococcus*.
staphyloderma (estafilodermia). m. Pioderma debido a estafilococos.
staphylodermatitis (estafilodermatitis). f. Inflamación de la piel debida a la acción de estafilococos.
staphylodialysis (estafilodiálisis). f. Uvuloptosis.
staphylohemia (estafilohemia). f. Estafilococemia.
staphylohemolysin (estafilohemolisina). f. Mezcla de hemolisinas (α, β, γ y δ) incluidas en exotoxina estafilocócica.
staphylokinase (estafilocinasa). f. Metaloenzima microbiana de *Staphylococcus aureus*, de acción similar a la urocinasa y estreptocinasa.
staphylolysin (estafilolisina). f. **1.** Estafilococolisina. Hemolisina elaborada por un estafilococo. **2.** Anticuerpo que causa lisis de estafilococos.
staphyloma (estafiloma). m. Abultamiento de la córnea o esclerótica que contiene generalmente tejido uveal adherente.
annular s. (e. anular).
anterior s. (e. anterior). E. corneal.
ciliary s. (e. ciliar). E. escleral en la región del cuerpo ciliar.
corneal s. (e. corneal). E. anterior.
equatorial s. (e. ecuatorial). E. escleral.
intercalary s. (e. intercalar).
posterior s. (e. posterior). E. de Scarpa; esclerocoroiditis posterior.
Scarpa's s. (e. de Scarpa). E. posterior.
scleral s. (e. escleral). E. ecuatorial.
uveal s. (e. uveal).
staphylomatous (estafilomatoso). Relativo al estafiloma o caracterizado por éste.
staphyloncus (estafilonco). m. Tumor o tumefacción de la úvula.
staphylopharyngorrhaphy (estafilofaringorrafia). f. Palatofaringorrafia; reparación quirúrgica de defectos de la úvula o paladar blando y la faringe.
staphyloplasty (estafiloplastia). f. Palatoplastia.
staphyloplegia (estafiloplejía). f. Palatoplejía.
staphyloptosis (estafiloptosis). f. Uvuloptosis.
staphylorrhaphy (estafilorrafia). f. Palatorrafia.
staphyloschisis (estafilosquisis). f. Úvula bífida con fisura o no del paladar blando.
staphylotome (estafilótomo). m. Uvulótomo.
staphylotomy (estafilotomía). f. **1.** Uvulotomía. **2.** Extracción por corte de un estafiloma.
staphylotoxin (estafilotoxina). f. Toxina elaborada por cualquier especie de *Staphylococcus*.
stapling (engrapado). m. Uso de un dispositivo abrochador que une dos tejidos, como los dos extremos del intestino, aplicando una hilera o círculo de grapas.
gastric s. (e. gástrico).
star (estrella). f. Cualquier estructura en forma de e.
daughter s. (e. hija). E. polar; una de las figuras que forman el diáster.
lens s.'s (e. del cristalino). **1.** Rayos del cristalino. **2.** Cataratas congénitas con opacidades a lo largo de las líneas de sutura del cristalino.
mother s. (e. materna). Monáster.
polar s. (e. polar). E. hija.
venous s. (e. venosa).
Verheyen's s.'s (e. de Verheyen). Vénulas estrelladas.
Winslow's s.'s (e. de Winslow). Estélulas de Winslow.
starch (almidón). m. Fécula; un polisacárido formado por residuos de glucosa en unión alfa-1,4.
animal s. (a. animal). Glucógeno.
liver s. (a. hepático). Glucógeno.
moss s. (a. de musgo). Liquenina.
soluble s. (a. soluble).
starvation (inanición). f. Sufrimiento causado por la privación prolongada de alimento.
stasimorphia (estasimorfia). f. Deformidad debida al crecimiento detenido.
stasis, pl. **stases** (estasis). f. Estancamiento de la sangre u otros líquidos.
intestinal s. (e. intestinal). Enterostasis.
papillary s. (e. papilar). Papiledema.
pressure s. (e. por presión). Asfixia traumática.
stat. (stat.). Abrev. de *statim*, inmediatamente.
-stat (-stato). Sufijo que indica un agente destinado a evitar que algo cambie o se mueva.
stat- (estat-). Prefijo aplicado a unidades eléctricas del sistema cgs-electrostático para distinguirlas de las unidades del sistema cgs-electromagnético (prefijo ab-) y del sistema práctico SI de uso más común (sin prefijo).
statampere (estatamperio). m. Unidad electrostática de corriente.
statcoulomb (estatculombio). m. Unidad electrostática de carga.
state (estado). m. Condición; situación; categoría (status).
absent s. (e. de ausencia). E. de ensoñación.
activated s. (e. activado). E. excitado.
anxiety tension s. (e. de ansiedad). Trastorno de ansiedad.
apallic s. (e. apálico). Síndrome apálico.
carrier s. (e. de portador).
central excitatory s. (e. excitador central).
convulsive s. (e. convulsivo). Epilepsia.
dreamy s. (e. de ensoñación).
eunuchoid s. (e. eunucoide).
excited s. (e. excitado). E. activado.
ground s. (e. basal).
hypnotic s. (e. hipnótico). Hipnosis.
hypometabolic s. (e. hipometabólico).
imperfect s. (e. imperfecto).
local excitatory s. (e. excitador local).
multiple ego s.'s (e. de ego (yo) múltiple).
perfect s. (e. perfecto).
refractory s. (e. refractario).
singlet s. (e. singulete).
steady s. (e. estable).
triplet s. (e. triplete).
twilight s. (e. crepuscular).
statfarad (estatfaradio). m. Unidad electrostática de capacitancia.
stathenry (estathenrio). m. Unidad electrostática de inductancia.
stathmokinesis (estatmocinesis). f. Estado de mitosis detenida después del tratamiento con un agente como la colchicina, que altera el huso mitótico para evitar la nueva disposición típica de los cromosomas antes de la división celular.
statistics (estadística). f. Ciencia que trata de la reunión de hechos numéricamente agrupados en clases definidas y sujetos a análisis, en particular análisis de la probabilidad de hallazgos debidos al azar.
descriptive s. (e. descriptiva).
inferential s. (e. inferencial).
vital s. (e. vital).
statoacoustic (estatoacústico). Vestibulococlear; relativo al equilibrio y la audición.
statoconia, gen. **statoconium** (estatoconias). m. [*statoconia*, NA]. Estatolitos; otoconias; otolitos; cristales auditivos.
statokinetic (estatocinético). Perteneciente a la estatocinesis.
statokinetics (estatocinesis). f. Reajustes del cuerpo en movimiento para mantener el equilibrio estable.
statoliths (estatolitos). m. Estatoconias.
statometer (estatómetro). m. Exoftalmómetro.
statosphere (estatósfera). f. Centrósfera.
stature (estatura). f. La altura de una persona.
status (estado). m. Condición.
s. anginosus (e. anginoso).
s. arthriticus (e. artrítico). Diátesis gotosa o predisposición a la gota.
s. asthmaticus (e. asmático). Asma grave prolongada.
s. choleraicus (e. colérico).
s. choreicus (e. coreico).
s. convulsivus (e. convulsivo). Epilepsia.
s. cribrosus (e. criboso).
s. criticus (e. crítico).

s. dysmyelinisatus (e. desmielinizado).
s. dysraphicus (e. disráfico).
s. epilepticus (e. epiléptico).
s. hemicranicus (e. hemicraneal).
s. hypnoticus (e. hipnótico). Hipnosis.
s. lacunaris (e. lacunar).
s. lymphaticus (e. linfático). E. timicolinfático.
s. marmoratus (e. marmóreo).
s. nervosus (e. nervioso). E. tifoso.
s. praesens (e. presente o actual).
s. raptus (e. de rapto). Éxtasis.
s. spongiosus (e. esponjoso).
s. sternuens (e. estornutatorio). E. de estornudos continuos.
s. thymicolymphaticus (e. timicolinfático). E. linfático o tímico.
s. thymicus (e. tímico). E. timicolinfático.
s. typhosus (e. tifoso). E. nervioso; e. eretístico o tifoidal.
s. vertiginosus (e. vertiginoso). Vértigo crónico.

statuvolence (estatuvolición). f. Autohipnosis.

statuvolent (estatuvolente). Relativo a la estatuvolución; denota una persona capaz de autohipnotismo.

statvolt (estatvoltio). m. Unidad electrostática de potencial o fuerza electromotriz, igual a 300 voltios.

staurion (estaurión). m. Punto craneométrico en la intersección de las suturas palatinas mediana y transversal.

stauroplegia (estauroplejía). f. Hemiplejía alternada.

STD (ETS). Abrev. de enfermedad de transmisión sexual.

steal (robo). m. Diversión o desvío de sangre por vías alternadas o flujo revertido, desde un tejido vascularizado a otro privado por obstrucción arterial proximal.
iliac s. (r. ilíaco).
renal-splanchnic s. (r. renal-esplácnico).
subclavian s. (r. de la subclavia).

steapsin (esteapsina). f. Triacilglicerol lipasa.

stearal (estearal). m. Esteraldehído; octadecanal(dehído); el aldehído del ácido esteárico.

stearaldehyde (esteraldehído). m. Estearal.

stearate (estearato). m. Sal del ácido esteárico.

stearic acid (ácido esteárico). Á octadenoico.

stearin (estearina). f. Triestearina; triestearoilglicerol.

stearo-, stear- (estearo-, estear-). Prefijos que indican grasa.

stearrhea (estearrea). f. Esteatorrea.

stearyl alcohol (alcohol estearílico). A. octadecílico; octadecanol.

steatite (esteatita). f. Talco en forma de masa.

steatitis (esteatitis). f. **1.** Inflamación del tejido adiposo. **2.** Enfermedad de los visones jóvenes caracterizada por una coloración amarillo pardusca del tejido adiposo.

steato- (esteato-). Prefijo que indica grasa.

steatocystoma (esteatocistoma). m. **1.** Quiste con células de glándulas sebáceas en su pared. **2.** Quiste sebáceo.
s. multiplex (e. múltiple).

steatogenesis (esteatogénesis). f. Biosíntesis de lípidos.

steatolysis (esteatólisis). f. Hidrólisis o emulsión de grasa en el proceso de la digestión.

steatolytic (esteatolítico). Relativo a la esteatólisis.

steatonecrosis (esteatonecrosis). f. Necrosis de grasas.

steatopyga, steatopygia (esteatopigia). f. Excesiva acumulación de grasa en las nalgas.

steatopygous (esteatópigo). Que tiene exceso de grasa en las nalgas.

steatorrhea (esteatorrea). f. Estearrea; evacuación de gran cantidad de grasas en las heces.
biliary s. (e. biliar).
intestinal s. (e. intestinal).
pancreatic s. (e. pancreática).

steatosis (esteatosis). f. **1.** Adiposis. **2.** Degeneración grasa.
s. cordis (e. cardíaca). Degeneración grasa del corazón.
hepatic s. (e. hepática). Hígado graso.

steatozoon (esteatozoo). m. Nombre común de *Demodex folliculorum.*

stege (stege). Pilar interno del órgano de Corti.

stegnosis (estegnosis). f. **1.** Obstrucción de la salida de cualquier secreción o excreción. **2.** Constricción o estenosis.

stegnotic (estegnótico). Astringente o constipante.

stella, pl. **stellae** (stella). Estrella o figura en forma de estrella.
s. lentis hyaloidea (s. lentis hyaloidea). Polo posterior del cristalino.
s. lentis iridica (s. lentis iridica). Polo anterior del cristalino.

stellate (estrellado). En forma de estrella.

stellectomy (estelectomía). f. Ganglionectomía del ganglio estrellado.

stellula, pl. **stellulae** (estélula). f. Pequeña estrella o figura en forma de tal.
stellulae vasculosae (e. vasculares). E. de Winslow.
stellulae verheyenii (e. de Verheyen). Vénulas estrelladas.
stellulae winslowii (e. de Winslow). Estrellas de Winslow; e. vasculares.

stem (tallo). **1.** m. Estructura similar al pedúnculo de una planta. **2.** Estructura similar al pedúnculo de una planta.
brain s. (tronco del encéfalo). V. en encéfalo.
infundibular s. (t. infundibular). Pedúnculo infundibular.

sten (sten). Término estadístico que emplea la desviación estándar en un método para convertir los datos en puntaje estandarizado que defina 10 pasos a lo largo de la distribución normal, cinco hacia cada lado de la media.

stenion (estenión). m. Terminación en cada fosa temporal del diámetro transversal más corto del cráneo; punto craneométrico.

steno- (esteno-). Prefijo que indica estrechamiento o constricción.

stenobregmatic (estenobregmático). Denota un cráneo estrecho por delante, en la parte donde está la bregma.

stenocardia (estenocardia). f. Angina pectoris.

stenocephalia (estenocefalia).

stenocephalous, stenocephalic (estenocéfalo, estenocefálico). Perteneciente a estenocefalia o caracterizado por ella.

stenocephaly (estenocefalia). f. Pronunciada estrechez de la cabeza.

stenochoria (estenocoria). f. Contracción anormal de cualquier conducto u orificio, especialmente de los conductos lagrimales.

stenocompressor (estenocompresor). m. Instrumento para comprimir los conductos de las glándulas parótidas (conducto de Stensen) para contener la saliva durante operaciones dentales.

stenocrotaphy, stenocrotaphia (estenocrotafia). f. Estrechamiento del cráneo en la región temporal.

stenopeic, stenopaic (estenopeico, estenopaico). Provisto de una abertura angosta o ranura.

stenosal (estenótico).

stenosed (estenosado). Estrechado, contraído, constreñido.

stenosis, pl. **stenoses** (estenosis). f. Estrechez de cualquier conducto, especialmente un estrechamiento de una de las válvulas cardíacas.
aortic s. (e. aórtica).
buttonhole s. (e. en ojal).
calcific nodular aortic s. (e. aórtica nodular calcificada).
congenital pyloric s. (e. pilórica congénita). E. pilórica hipertrófica.
coronary ostial s. (e. coronaria ostial).
Dittrich's s. (e. de Dittrich). E. infundibular.
double aortic s. (e. aórtica doble).
fish-mouth mitral s. (e. mitral en boca de pez). E. mitral extremada.
hypertrophic pyloric s. (e. pilórica hipertrófica).
idiopathic hypertrophic subaortic s. (e. subaórtica hipertrófica idiopática). E. subaórtica muscular.
infundibular s. (e. infundibular). E. de Dittrich.
laryngeal s. (e. laríngea).
mitral s. (e. mitral).
muscular subaortic s. (e. subaórtica muscular).
pulmonary s. (e. pulmonar).
pyloric s. (e. pilórica).
subaortic s. (e. subaórtica).
subvalvar s. (e. subvalvular) E. subaórtica.
supravalvar s. (e. supravalvular).
tricuspid s. (e. tricuspídea).

stenostenosis (estenoestenosis). f. Constricción del conducto parotídeo de Stenon o de Stensen.

stenostomia (estenostomía). f. Estrechez de la cavidad oral.

stenothermal (estenotermo). Termoestable dentro de límites reducidos; capaz de soportar sólo pequeños cambios de temperatura.

stenothorax (estenotórax). m. Tórax estrecho y contraído.

stenotic (estenótico). Estrechado; afectado por estenosis.

Q R S

stenoxenous (estenoxeno). m. Parásito con una gama limitada de huéspedes, como *Eimeria* (entre Coccidia), uncinaria, piojos que pican y succionan.
stent (stent). **1.** Aparato usado para mantener un orificio o cavidad corporal durante la aplicación de injertos de piel, o para inmovilizar dichos injertos después de su colocación. **2.** Hilo, varilla o catéter fino colocado dentro del lumen de estructuras tubulares y usado como soporte durante su anastomosis o después, o para mantener abierto un lumen intacto pero contraído.
step (escalón). m. **1.** En odontología, una proyección en forma de cola de paloma o similar para evitar el desplazamiento de la restauración (obturación) por la fuerza de la masticación. **2.** Cambio de dirección parecido a un e. en una línea, una superficie en construcción de un cuerpo sólido.
Krönig's s.'s (e. de Krönig).
Roenne's nasal s. (e. nasal de Roenne).
stephanial (estefanial). Perteneciente al estefanión.
stephanion (estefanión). m. Punto craneométrico donde la sutura coronal se cruza con la línea temporal inferior.
steppage (estepaje). m. Marcha típica de los afectados de neuritis del nervio peroneo y de tabes dorsal.
steradian (estereorradián). m. Unidad de un ángulo sólido; ángulo sólido que encierra una zona de la superficie de una esfera equivalente al cuadrado del radio de ésta.
sterane (esterano). m. Molécula madre hipotética de cualquier hormona esteroide.
sterco- (esterco-). Prefijo que significa heces.
stercobilin (estercobilina). f. Producto marrón de degradación de la hemoglobina, presente en las heces.
***l*-stercobilinogen** (*l*-estercobilinógeno). m. Producto de reducción de *l*-urobilinógeno, precursor de *l*-estercobilina en las fases finales del metabolismo de la bilirrubina.
stercolith (estercolito). m. Coprolito.
stercoraceous (estercoráceo). Estercoral; estercoroso; relativo a heces o que las contiene.
stercoral (estercoral). Estercoráceo.
stercorin (estercorina). f. Coprosterol.
stercoroma (estercoroma). m. Coproma.
stercorous (estercoroso). Estercoráceo.
stere (estéreo). m. Medida de capacidad equivalente a un metro cúbico o un kilolitro.
stereo- (estereo-). **1.** Prefijo que indica un sólido o el estado o condición de sólido. **2.** Prefijo que denota cualidades espaciales tridimensionales.
stereo-orthopter (estereoortóptero). m. Tipo de estereoscopio usado en el entrenamiento visual.
stereoagnosis (estereoagnosis). f. Astereognosia.
stereoanesthesia (estereoanestesia). f. Astereognosia.
stereoarthrolysis (estereoartrólisis). f. Producción de una nueva articulación con movilidad en casos de anquilosis ósea.
stereocampimeter (estereocampímetro). m. Aparato para estudiar los campos visuales centrales.
stereochemical (estereoquímico). Relativo a la estereoquímica.
stereochemistry (estereoquímica). f. Rama de la química que estudia los átomos en sus relaciones espaciales tridimensionales, es decir las posiciones que los átomos de un compuesto ocupan en relación mutua en el espacio.
stereocilium, pl. **stereocilia** (estereocilio). m. Cilio no móvil; microvellosidad larga.
stereocinefluorography (estereocinefluorografía). f. Registro cinematográfico de radiografías obtenido por fluoroscopia estereoscópica; se obtienen vistas tridimensionales.
stereocolpogram (estereocolpograma). m. Fotografía tomada con el estereocolposcopio.
stereocolposcope (estereocolposcopio). m. Instrumento que permite el examen a simple vista, con aumento tridimensional, de la vagina y el cuello uterino.
stereoelectroencephalography (estereoelectroencefalografía). f. Registro de la actividad eléctrica en tres planos del encéfalo, p. ej., con electrodos de superficie y profundos.
stereoencephalometry (estereoencefalometría). f. Localización de estructuras cerebrales mediante coordenadas tridimensionales.
stereoencephalotomy (estereoencefalotomía). f. Estereotaxia.
stereognosis (estereognosis). f. Apreciación de la forma de un objeto por medio del tacto.
stereognostic (estereognóstico). Relativo a la estereognosis.
stereogram (estereograma). m. Radiografía estereoscópica.
stereograph (estereógrafo). m. Aparato estereoscópico de rayos X.
stereoisomer (estereoisómero). m. Molécula que contiene el mismo número y clase de agrupaciones de átomos que otra, pero con una disposición espacial diferente, en virtud de la cual tiene propiedades diferentes.
stereoisomeric (estereoisomérico). Relativo al estereoisomerismo.
stereoisomerism (estereoisomerismo). m. Isomerismo estereoquímico; asimetría molecular.
stereology (estereología). f. Estudio de los aspectos tridimensionales de una célula o estructura microscópica.
stereometer (estereómetro). m. Instrumento utilizado en estereometría.
stereometry (estereometría). f. **1.** Medición de un objeto sólido o de la capacidad cúbica de un vaso. **2.** Determinación del peso específico de un líquido.
stereopathy (estereopatía). f. Pensamiento estereotipado persistente.
stereophantoscope (estereopantoscopio). m. Estereoforoscopio con discos rotativos de diferentes colores en lugar de láminas.
stereophorometer (estereoforómetro). m. Forómetro con un añadido estereoscópico.
stereophoroscope (estereoforoscopio). m. Término obsoleto para un estereoscopio que produce imágenes en aparente movimiento.
stereophotomicrograph (estereofotomicrografía). f. Microfotografía que, vista con un estereoscopio, aparece tridimensional.
stereopsis (estereopsis). f. Visión estereoscópica.
stereoradiography (estereorradiografía). f. Estereorroentgenografía.
stereoroentgenography (estereorroentgenografía). f. Estereorradiografía; toma de una radiografía desde dos posiciones ligeramente diferentes para obtener un efecto tridimensional.
stereoscope (estereoscopio). m. Un instrumento que produce dos imágenes separadas horizontalmente del mismo objeto, proporcionando una sola imagen con aspecto de profundidad.
stereoscopic (estereoscópico). Relacionado con el estereoscopio, o que da aspecto tridimensional.
stereoscopy (estereoscopia). f. Técnica óptica por la cual dos imágenes del mismo objeto se fusionan en una, dando un aspecto tridimensional a la imagen única.
stereoselective (estereoselectivo). Aplicada a una reacción, esta palabra indica un proceso donde predomina uno solo de dos o más productos estereoisoméricos posibles.
stereospecific (estereoespecífico). Aplicada a una reacción, indica un proceso donde materiales iniciales estereoisoméricamente diferentes dan lugar a productos estereoisoméricamente diferentes.
stereotactic, stereotaxic **1.** (estereotáxico). Estereotáctico; relativo a la estereotaxis o estereotaxia. **2.** (estereotáctico). Estereotáxico.
stereotaxis (estereotaxis). f. **1.** Disposición tridimensional. **2.** Estereotropismo, pero aplicado más exactamente cuando todo el organismo y no sólo una parte es el que reacciona. **3.** Estereotaxia.
stereotaxy (estereotaxia). f. Estereoencefalotomía; cirugía estereotáctica.
stereotropic (estereotrópico). Relativo al estereotropismo, o que lo manifiesta.
stereotropism (estereotropismo). m. Crecimiento o movimiento de una planta o un animal hacia un cuerpo sólido (e. positivo) o alejándose de éste (e. negativo).
stereotypy (estereotipia). f. **1.** Mantenimiento de una misma actitud durante mucho tiempo. **2.** Repetición constante de ciertos gestos o movimientos.
oral s. (e. oral). Verbigeración.
steric (estérico). Perteneciente a la estereoquímica.
steric hindrance (impedimento estérico). Interferencia o inhibición de una reacción posible en apariencia (por lo general sintética) debido a que el tamaño de uno u otro reactante impide el acercamiento hasta la distancia interatómica requerida.
sterid (estérido). Esteroide.
sterigma, pl. **sterigmata** (esterigma). m. Estructura delgada, en punta, que nace de un basidio sobre el cual se desarrollará una basidiospora.

sterile (estéril). Relativo a la esterilidad o caracterizado por ella.
sterility (esterilidad). f. **1.** Incapacidad de fertilización (fecundación) o reproducción. **2.** Condición de aséptico o libre de microorganismos vivos y sus esporas.
absolute s. (e. absoluta).
adolescent s. (e. adolescente).
aspermatogenic s. (e. aspermatogénica).
dysspermatogenic s. (e. dispermatogénica).
female s. (e. femenina).
male s. (e. masculina).
normospermatogenic s. (e. normoespermatogénica).
one-child s. (e. de un solo hijo).
relative s. (e. relativa). Infertilidad.
sterilization (esterilización). f. **1.** Acción o proceso que hace a un individuo incapaz de fertilización o reproducción. **2.** Destrucción de todos los microorganismos en un objeto o alrededor de éste.
discontinuous s. (e. discontinua). E. fraccional.
fractional s. (e. fraccional). Tindalización.
intermittent s. (e. intermitente). E. fraccional.
sterilize (esterilizar). Producir esterilidad.
sterilizer (esterilizador). m. Aparato para hacer asépticos a los objetos.
glass bead s. (e. de perlas de vidrio).
hot salt s. (e. de sal caliente).
sternad (sternad). En dirección hacia el esternón.
sternal (esternal). Relativo al esternón.
sternalgia (esternalgia). f. Esternodinia; dolor en el esternón o la región esternal.
sternebra, pl. **sternebrae** (esternebra). f. Cada uno de los cuatro segmentos del esternón primordial del embrión, que al fusionarse forman el cuerpo del esternón adulto.
sterno-, stern- (esterno-, estern-). Prefijos que indican el esternón.
sternochondroscapularis (esternocondroescapular).
sternoclavicular, sternoclavicularis (esternoclavicular). Relativo al esternón y la clavícula.
sternocleidal (esternocleidal). Relativo al esternón y la clavícula.
sternocleidomastoid, sternocleidomastoideus (esternocleidomastoideo). Relativo al esternón, la clavícula y la apófisis mastoides.
sternocostal (esternocostal). Relativo al esternón y las costillas.
sternodynia (esternodinia). f. Esternalgia.
sternofascialis (esternofascial).
sternoglossal (esternogloso). Fibras musculares que ocasionalmente van del músculo esternohioideo al músculo hiogloso.
sternohyoideus (esternohioideo).
sternoid (esternoide). Parecido al esternón.
sternomastoid (esternomastoideo). Relativo al esternón y la apófisis mastoides del hueso temporal; se aplica al músculo de este nombre.
sternopagia (esternopagia). f. Estado de mellizos unidos por el esternón o por las paredes ventrales del tórax.
sternopericardial (esternopericárdico). Relativo al esternón y el pericardio.
sternoschisis (esternosquisis). f. Fisura congénita del esternón.
sternothyroideus (esternotiroideo).
sternotomy (esternotomía). f. Incisión en el esternón o a través de éste.
sternotracheal (esternotraqueal). Relativo al esternón y la tráquea.
sternotrypesis (esternotripesis). f. Trepanación del esternón.
sternovertebral (esternovertebral). Vertebrosternal; relativo al esternón y las vértebras.
sternum, gen. **sterni**, pl. **sterna** (esternón). m. [*sternum*, NA]. Hueso largo y plano que se articula con los cartílagos de las siete primeras costillas y con la clavícula, formando la parte media de la pared anterior del tórax.
sternutation (estornutación). f. Acción de estornudar.
sternutatory (estornutatorio). **1.** Ptármico. **2.** Gas u otra sustancia que hace estornudar.
steroid (esteroide). **1.** Relativo a los esteroides. **2.** m. Estérido. **3.** Nombre genérico de compuestos de estructura muy similar a los esteroides. **4.** Nombre común de un compuesto de acciones biológicas similares a las de una hormona e.
s. hydroxylases (e. hidroxilasas). E. monooxigenasas.
s. monooxygenases (e. monooxigenasas). E. hidroxilasas.
steroidal (esteroidal). Esteroide
steroidogenesis (esteroidogénesis). f. Formación de esteroides.
steroids (esteroides). m. pl. Familia numerosa de sustancias químicas que incluye muchas hormonas, vitaminas, componentes corporales y drogas; cada uno de ellos contiene el esqueleto tetracíclico de ciclopenta (α) fenantreno.
sterol (esterol). m. Esteroide de 27 o más átomos de carbono con un grupo OH (alcohol).
stertor (estertor). m. Aspiración ruidosa en coma o sueño profundo, debida a veces a obstrucción de la laringe o las vías aéreas superiores.
hen-cluck s. (e. en cloqueo de gallina).
stertorous (estertoroso). Relativo al estertor o ronquido o caracterizado por ellos.
stethalgia (estetalgia). f. Dolor en el tórax.
stetharteritis (estetarteritis). f. Inflamación de la aorta u otras arterias del tórax.
stethendoscope (estetendoscopio). m. Fluoroscopio obsoleto para el examen del tórax.
stetho-, steth- (esteto-, estet-). Prefijos que indican el tórax.
stethocyrtograph (estetocirtógrafo). m. Aparato para medir y registrar las curvaturas del tórax.
stethocyrtometer (estetocirtómetro). m. Instrumento para medir la curvatura o deformidad de la columna vertebral en la cifosis.
stethogoniometer (estetogoniómetro). m. Aparato para medir las curvaturas del tórax.
stethograph (estetógrafo). m. Aparato para registrar los movimientos respiratorios del tórax.
stethomyitis, stethomyositis (estetomitis, estetomiositis). f. Inflamación de los músculos de la pared torácica.
stethoparalysis (estetoparálisis). f. Parálisis de los músculos respiratorios.
stethoscope (estetoscopio). m. Instrumento para oír los ruidos respiratorios y cardíacos del tórax.
binaural s. (e. binaural).
Bowles type s. (e. tipo Bowles).
differential s. (e. diferencial).
stethoscopic (estetoscópico). **1.** Relativo a un estetoscopio o efectuado por medio de éste. **2.** Relativo a un examen del tórax.
stethoscopy (estetoscopia). f. **1.** Examen del tórax por auscultación mediata o inmediata, y por percusión. **2.** Auscultación mediata con el estetoscopio.
stethospasm (estetoespasmo). m. Espasmo del tórax.
STH (STH). Abrev. de hormona somatotrópica (somatotropic hormone).
sthenia (estenia). f. Estado de actividad y fuerza aparente, como en la fiebre esténica aguda.
sthenic (esténico). Fuerte, activo; marcado por estenia.
stheno- (esteno-). Prefijo que denota fuerza o poder.
sthenometer (estenómetro). m. Instrumento para medir la fuerza muscular.
sthenometry (estenometría). f. Medición de la fuerza muscular.
stibamine glucoside (estibamina glucósido). Compuesto de antimonio pentavalente que se usó en la leishmaniasis (kala azar) y otras enfermedades tropicales; ya no se lo utiliza.
stibenyl (estibenilo). m. El primer antimonial pentavalente usado en el tratamiento de la leishmaniasis (kala azar).
stibialism (estibialismo). m. Envenenamiento crónico por antimonio.
stibiated (estibiado). Impregnado con antimonio o que lo contiene.
stibiation (estibiación). f. Impregnación con antimonio.
stibium (estibio). m. Antimonio.
stibocaptate (estibocaptato). m. Dimercaptosuccinato de antimonio.
stibogluconate sodium (estibogluconato sódico). **1.** Gluconato sódico de antimonio; usado en el tratamiento de todas clases de leishmaniasis. **2.** Antimonilgluconato de sodio; usado en el tratamiento de esquistosomiasis.
stibonium (estibonio). m. Radical hipotético SbH_4^+ análogo del amonio.
stibophen (estibofeno). m. Compuesto orgánico de antimonio trivalente usado en el tratamiento de la esquistosomiasis, filariasis, leishmaniasis y linfogranuloma inguinal.
stichochrome (esticocromo). m. Denota una célula nerviosa en la que la sustancia cromófila o material coloreable forma filas o líneas más o menos paralelas.

stifle (articulación rotuliana equina).
stigma, pl. **stigmas, stigmata** (estigma). m. **1.** Evidencia visible de una enfermedad. **2.** E. folicular. **3.** Cualquier mancha de la piel. **4.** Mancha sangrante de la piel considerada como una manifestación de histeria por conversión. **5.** Mancha ocular de pigmento anaranjado de ciertos protozoarios portadores de clorofila. **6.** Marca de vergüenza o descrédito.
follicular s. (e. folicular). E.; mácula pelúcida.
malpighian stigmas (e. de Malpighi).
s. ventriculi (e. ventricular).
stigmastane (estigmastano). m. Sitostano; sustancia madre del sitosterol.
stigmatic (estigmático). Relativo a un estigma o caracterizado por éste.
stigmatism (estigmatismo). m. Estigmatización; posesión de estigmas.
stigmatization (estigmatización). f. **1.** Estigmatismo. **2.** Producción de estigmas, especialmente histéricos. **3.** Degradación de una persona a la que se atribuyen uno o más estigmas.
stigmatometer (estigmatómetro). m. Astigmatómetro.
stilbamidine (estilbamidina). f. Compuesto usado en el tratamiento de leishmaniasis (kala azar), en infecciones debidas a *Blastomyces dermatitidis*, etc.
stilbazium iodide (estilbazio, yoduro de). Antihelmíntico.
stilbene (estilbeno). m. Hidrocarburo no saturado, núcleo del estilbestrol y otros compuestos estrogénicos sintéticos.
stilbestrol (estilbestrol). m. Dietilestilbestrol.
stilet, stilette (estilete).
stillbirth (parto de un niño muerto).
stillborn (mortinato). Niño que está muerto al nacer.
stimulant (estimulante). **1.** Excitante. Que excita a la acción. **2.** m. Excitador; estimulador.
diffusible s. (e. difusible).
general s. (e. general). E. que afecta a todo el organismo.
local s. (e. local).
stimulation (estimulación). f. **1.** Aumento de la actividad funcional provocado en el organismo o cualquiera de sus partes u órganos. **2.** Condición de estar o ser estimulado. **3.** En neurofisiología, aplicación de un estímulo a una estructura que responde a él.
dorsal column s. (e. de los fascículos dorsales).
Ganzfeld s. (e. Ganzfeld).
percutaneous s. (e. percutánea).
photic s. (e. fótica).
stimulator (estimulador). Estimulante.
long-acting thyroid s. (LATS) (estimulación tiroideo de acción prolongada).
stimulus word (palabra estímulo). P. empleada en pruebas de asociación para evocar una respuesta.
stimulus, pl. **stimuli** (estímulo). m. **1.** Estimulante. **2.** Cualquier factor interno o externo capaz de producir o evocar acción (respuesta).
adequate s. (e. adecuado).
conditioned s. (e. condicionado).
discriminant s. (e. discriminante).
heterologous s. (e. heterólogo).
homologous s. (e. homólogo).
inadequate s. (e. inadecuado). E. subumbral o subliminal.
liminal s. (e. liminal). E. de umbral.
maximal s. (e. máximo).
square wave stimuli (e. de onda cuadrada).
subliminal s. (e. subliminal). E. inadecuado.
subthreshold s. (e. subumbral). E. inadecuado.
supramaximal s. (e. supramáximo).
threshold s. (e. de umbral). E. liminal.
train-of-four s. (e. "tren de cuatro").
unconditioned s. (e. no condicionado).
sting **1.** (aguijón). Aparato venenoso o ponzoñoso de un animal que pica, compuesto por una espícula quitinosa o espina ósea y una glándula o saco de veneno. **2.** (picadura). f. Dolor agudo momentáneo producido más comúnmente por la punción de la piel por muchas especies de artrópodos, incluso hexápodos, miriápodos y arácnidos.
stippling (punteado). m. **1.** Aspecto de cáscara de naranja de la encía fija. **2.** Basofilia punteada; presencia en una célula sanguínea o en otra estructura de finos puntitos cuando se expone a la acción de un colorante básico, debido a la presencia de gránulos basófilos libres en el protoplasma celular. **3.** Rugosidad deliberada de las superficies de una base protésica, a los efectos de estimular el p. gingival natural.
geographic s. of nails (p. geográfico de las uñas).
Ziemann's s. (p. de Ziemann). Puntitos de Ziemann.
stirrup (estribo).
stitch (puntada). f. **1.** Dolor agudo de duración momentánea (punzada). **2.** Sutura única. **3.** Sutura.
stock (stock). Toda la población de microorganismos derivados de un solo aislamiento sin ninguna consideración de homogeneidad o caracterización.
stoichiology (estequiología). f. Ciencia que estudia los elementos o principios de cualquier rama del conocimiento, especialmente en química, citología o histología.
stoichiometric (estequiométrico). Perteneciente a la estequiometría.
stoichiometry (estequiometría). f. Determinación de las cantidades relativas de las sustancias que intervienen en cualquier reacción química, según las leyes de las proporciones definidas en química.
stoke (stoke). m. Unidad de viscosidad cinemática, la de un líquido con una viscosidad de 1 poise y una densidad de 1 g/mL.
stolon (estolón). m. Hifa aérea que brota donde toca el sustrato, forma un racimo de rizoides en este último y emite otras ramas para producir el micelio aéreo típico de *Rhizopus*.
stoma, pl. **stomas, stomata** (estoma). **1.** Pequeña abertura o poro. **2.** Abertura artificial entre dos cavidades o conductos, o entre éstos y la superficie del cuerpo.
Fuchs' stomas (e. de Fuchs).
loop s. (e. en asa).
stomach (estómago). m. Ventrículo; gáster; gran bolsa irregularmente piriforme entre el esófago y el intestino delgado, inmediatamente por debajo del diafragma.
bilocular s. (e. bilocular). E. en reloj de arena.
cascade s. (e. en cascada).
drain-trap s. (e. en trampa de drenaje). E. en trampa de agua.
hourglass s. (e. en reloj de arena). E. bilocular.
leather-bottle s. (e. en bolsa de cuero). E. esclerótico.
miniature s. (e. en miniatura). Bolsa de Pavlov.
Pavlov s. (e. de Pavlov). Bolsa de Pavlov.
powdered s. (e. en polvo).
sclerotic s. (e. esclerótico). E. en bolsa de cuero.
thoracic s. (e. torácico).
trifid s. (e. trífido).
wallet s. (e. en billetera).
water-trap s. (e. en trampa de agua). E. en trampa de drenaje.
stomachal (estomacal). Estomáquico; relativo al estómago.
stomachalgia (estomacalgia). f. Término obsoleto para dolor de estómago.
stomachic (estomáquico). **1.** Estomacal. **2.** m. Agente que mejora el apetito y la digestión.
stomachodynia (estomacodinia). f. Término obsoleto para dolor de estómago.
stomal (estomal). Relativo a un estoma.
stomatal (estomatal). Relativo a un estoma.
stomatalgia (estomatalgia). f. Estomatodinia; dolor en la boca.
stomatic (estomático). Relativo a la boca; oral.
stomatitis (estomatitis). f. Inflamación de la mucosa de la boca.
angular s. (e. angular). Ángulo infeccioso.
aphthobullous s. (e. aftoampollar).
aphthous s. (e. aftosa). Aftas.
bovine papular s. (e. papulosa bovina).
gangrenous s. (e. gangrenosa).
gonococcal s. (e. gonocócica).
lead s. (e. por plomo).
s. medicamentosa (e. medicamentosa).
mercurial s. (e. mercurial).
s. papulosa (e. papulosa). E. papulosa bovina.
primary herpetic s. (e. herpética primaria).
recurrent aphthous s. (e. aftosa recurrente). Aftas.
recurrent herpetic s. (e. herpética recurrente).
recurrent ulcerative s. (e. ulcerosa recurrente). Aftas.
ulcerative s. (e. ulcerosa). Aftas.
s. venenata (e. venenosa).
vesicular s. (e. vesicular).

stomato-, stom-, stomat- (estomato-, estom-, estomat-). Prefijos que indican la boca.
stomatocatharsis (estomatocatarsis). f. Desinfección de la cavidad oral.
stomatocyte (estomatocito). m. Glóbulo rojo que muestra una ranura pálida en forma de boca en lugar de una depresión central en frotis secados al aire, p. ej., células nulas Rh.
stomatocytosis (estomatocitosis). f. Deformación hereditaria de los glóbulos rojos que se hinchan y toman forma de taza, causando anemia hemolítica congénita.
stomatodeum (estomatodeo). m. Estomodeo.
stomatodynia (estomatodinia). f. Estomatalgia.
stomatodysodia (estomatodisodia). f. Halitosis.
stomatognathic (estomatognático). Perteneciente a la fisiología de la boca.
stomatologic (estomatológico). Relativo a la estomatología.
stomatologist (estomatólogo). m. Especialista en enfermedades de la cavidad bucal, membranas y tejidos de la boca.
stomatology (estomatología). f. Estudio de las estructuras, funciones y enfermedades de la boca.
stomatomalacia (estomatomalacia). f. Ablandamiento patológico de cualquier estructura de la boca.
stomatomy (estomatomía). f. Estomatotomía.
stomatomycosis (estomatomicosis). f. Enfermedad de la boca debida a la presencia de un hongo microscópico.
stomatonecrosis (estomatonecrosis). f. Noma.
stomatonoma (estomatonoma). m. Noma.
stomatopathy (estomatopatía). f. Estomatosis, cualquier enfermedad de la boca.
stomatoplastic (estomatoplástico). Relativo a la estomatoplastia.
stomatoplasty (estomatoplastia). f. Cirugía reconstructiva o plástica de la boca.
stomatorrhagia (estomatorragia). f. Sangrado de las encías u otra parte de la cavidad oral.
stomatoscope (estomatoscopio). m. Aparato para iluminar el interior de la boca y facilitar su examen.
stomatosis (estomatosis). f. Cualquier enfermedad de la cavidad oral.
stomatotomy (estomatotomía). f. Estomatomía; incisión quirúrgica del cuello uterino para facilitar el parto.
stomion (estomión). m. Punto medio de la hendidura o ranura oral cuando los labios están cerrados.
stomocephalus (estomocéfalo). m. Individuo mal formado con una mandíbula subdesarrollada y una boca en hocico.
stomodeal (estomodeal). Relativo a un estomodeo.
stomodeum (estomodeo). m. **1.** Estomatodeo; depresión ectodérmica en la línea media ventral al cerebro embrionario y rodeada por el arco mandibular. **2.** Porción anterior del conducto alimentario de los insectos.
-stomy (-stomía). Sufijo que indica una abertura artificial o quirúrgica.
stone **1.** (cálculo). Piedra, calculus. **2.** (piedra). f. Cálculo. **3.** (stone). m. Unidad inglesa de peso del cuerpo humano igual a 14 libras (6 kg, aproximadamente.).
  artificial s. (piedra artificial).
  philosopher's s. (piedra filosofal).
  pulp s. (piedra pulpar). Endolito.
  skin s.'s (c. de la piel). Calcinosis cutánea.
  tear s. (piedra lagrimal). Dacriolito.
  vein s. (piedra venosa). Flebolito.
stool **1.** (heces). Movimiento intestinal; descarga de los intestinos. **2.** Evacuación; el material expulsado con un movimiento intestinal.
  butter s.'s (h. mantecosas). H. grasas propias de la esteatorrea.
  rice-water s. (h. en agua de arroz).
  spinach s.'s (h. de espinaca).
  Trélat's s.'s (h. de Trélat).
storax (estoraque). m. Bálsamo líquido obtenido de la madera y corteza interna de *Liquidamber orientalis* o *L. styraciflua* (familia Hamamelidaceae).
storiform (estoriforme). Que posee el aspecto de rueda de carro, como las células fusiformes con núcleos elongados, que parten en forma radial desde un centro.
storm (tormenta). f. Exacerbación de síntomas o crisis en el curso de una enfermedad.
  thyroid s. (t. tiroidea). Crisis tirotóxica.

STPD (STPD). Símbolo que indica que un volumen de gas se ha expresado como si estuviese a temperatura estándar (0°C), presión estándar (760 mm Hg absoluto), seco.
strabismal, strabismic (estrabísmico). Relativo al estrabismo o afectado por él.
strabismometer (estrabismómetro). m. Estrabómetro; placa con el margen superior curvo para adaptarse al párpado inferior y dividida en milímetros o fracciones de pulgada, usada para medir la desviación lateral en el estrabismo.
strabismus (estrabismo). m. Heterotropía; falta manifiesta de paralelismo en los ejes visuales de los ojos.
  accommodative s. (e. acomodativo).
  alternate day s. (e. en días alternados). Esotropía cíclica.
  alternating s. (e. alternado).
  concomitant s. (e. concomitante).
  convergent s. (e. convergente). Esotropía.
  cyclic s. (e. cíclico).
  s. deorsum vergens (e. deorsum vergens). Hipotropía.
  divergent s. (e. divergente). Exotropía.
  external s. (e. externo). Exotropía.
  incomitant s. (e. incomitante). E. paralítico.
  internal s. (e. interno). Esotropía.
  kinetic s. (e. cinético).
  manifest s. (e. manifiesto).
  mechanical s. (e. mecánico).
  monocular s. (e. monocular).
  paralytic s. (e. paralítico). E. incomitante.
  s. sursum vergens (e. sursum vergens). Hipertropía.
  vertical s. (e. vertical).
strabometer (estrabómetro). m. Estrabismómetro.
strabotome (estrabótomo). m. Bisturí obsoleto para usar en estrabotomía.
strabotomy (estrabotomía). f. División de uno o más músculos oculares o sus tendones para corregir el estrabismo.
strain **1.** (distender). Lesionar, dañar o perjudicar por uso excesivo o impropio. **2.** (forzar). Hacer un esfuerzo hasta el límite de las propias posibilidades de resistencia. **3.** (cepa). f. Población de microorganismos homogéneos que poseen un conjunto de características definidas. **4.** (distensión). f. Lesión resultante del uso excesivo o impropio de alguna parte del organismo. **5.** (colar). Filtrar; percolar. **6.** (distensión). Cambio de forma experimentado or un cuerpo sobre el cual se ejerce una fuerza externa.
  auxotrophic s.'s (cepas auxotróficas).
  carrier s. (cepa portadora). C. seudolisogénica.
  cell s. (cepa celular).
  congenic s. (cepa congénica).
  HFR s., Hfr s. (cepa HFR, Hfr). High frequency of recombination: alta frecuencia de recombinación.
  hypothetical mean s. (HMS) (cepa media hipotética (CMH)).
  isogenic s. (cepa isogénica). Línea pura.
  lysogenic s. (cepa lisogénica).
  neotype s. (cepa neotipo). Cultivo neotipo.
  prototrophic s.'s (cepas prototróficas).
  pseudolysogenic s. (cepa seudolisogénica). C. portadora.
  recombinant s. (cepa recombinante).
  stock s. (cepa de reserva).
  type s. (cepa tipo).
  wild-type s. (cepa tipo salvaje).
strait (estrecho). Una vía estrecha. Inferior, apertura de la pelvis inferior; superior, apertura de la pelvis superior.
straitjacket (camisa de fuerza). f. Camisola de fuerza.
stramonium (estramonio). m. Antiespasmódico obtenido de las hojas secas y flores o frutos con ramas de *Datura stramonium* o *D. tatula* (familia Solanaceae).
strand (hebra). f. En microbiología, estructura filamentosa o filiforme.
  complementary s., minus s. (h. complementaria).
  viral s., plus s. (h. virósica).
strangalesthesia (estrangalestesia). f. Zonestesia.
strangle (estrangular). Sofocar, atragantar; comprimir la tráquea para impedir el paso de aire suficiente.
strangles (gurma). f. Enfermedad infecciosa aguda del caballo, caracterizada por catarro nasal mucopurulento, edema y hemorragia de las vías respiratorias nasales y faríngeas con agrandamiento y supuración de los ganglios linfáticos asociados.

strangulated (estrangulado). Constreñido para evitar el paso suficiente de aire a través de la tráquea, o para cortar el retorno venoso como en el caso de una hernia.
strangulation (estrangulación). f. Acción de estrangular o condición de ser o estar estrangulado, en cualquier sentido.
strangury (estranguria). f. Dificultad en la micción, que se hace gota a gota, con dolor y tenesmo.
strap **1.** (fajar). Aplicar tiras superpuestas de yeso adhesivo. **2.** (vendaje adhesivo). f. Franja o tira de yeso adhesivo.
stratification (estratificación). f. Disposición en forma de capas o estratos.
stratified (estratificado). Dispuesto en forma de capas o estratos.
stratigraphy (estratigrafía). f. Tomografía.
stratum, gen. **strati**, pl. **strata** (estrato). m. Una de las capas de tejido diferenciado, cuyo agregado forma cualquier estructura dada, como la retina o la piel.
s. aculeatum (e. aculeato). Término obsoleto por e. espinoso.
s. album profundum (e. albo profundo).
s. basale (e. basal).
s. basale epidermidis (e. basal de la epidermis). E. germinativo.
s. cerebrale retinae (e. cerebral de la retina).
s. cinereum colliculi superioris (e. cinéreo del colículo superior).
s. circulare tunicae muscularis coli (e. circular de la túnica muscular del colon). [*stratum circulare tunicae muscularis coli*, NA]. Capa circular de la túnica muscular del colon.
s. circulare tunicae muscularis intestini tenuis (e. circular de la túnica muscular del intestino delgado). [*stratum circulare tunicae muscularis intestini tenuis*, NA].
s. circulare tunicae muscularis recti (e. circular de la túnica muscular del recto). [*stratum circulare tunicae muscularis recti*, NA]. Capa circular de la túnica muscular del recto.
s. circulare tunicae muscularis ventriculi (e. circular de la túnica muscular del estómago). [*stratum circulare tunicae muscularis ventriculi*, NA]. Capa circular de la túnica muscular del estómago.
s. compactum (e. compacto). Capa compacta.
s. corneum epidermidis (e. córneo de la epidermis).
s. corneum unguis (e. córneo de la uña). Capa córnea de la uña.
s. cylindricum (e. cilíndrico). E. basal de la epidermis.
s. disjunctum (e. desunido).
s. fibrosum (e. fibroso). [*stratum fibrosum*, NA]. Membrana fibrosa.
s. functionale (e. funcional).
s. ganglionare nervi optici (e. ganglionar del nervio óptico).
s. ganglionare retinae (e. ganglionar de la retina).
s. gangliosum cerebelli **1.** (e. de células ganglionares). **2.** (e. ganglionar del cerebelo). E. neuronal piriforme.
s. germinativum (e. germinativo). E. basal de la epidermis.
s. germinativum unguis (e. germinativo de la uña).
s. granulosum folliculi ovarici vesiculosi (e. granuloso de un folículo ovárico vesicular).
s. granulosum ovarii (e. granuloso del ovario).
s. griseum medium (e. gris medio).
s. griseum profundum (e. gris profundo).
s. griseum superficiale (e. gris superficial).
s. interolivare lemnisci (e. interolivar del lemnisco).
s. lemnisci (e. del lemnisco).
s. longitudinale tunicae muscularis coli (e. longitudinal de la túnica muscular del colon). [*stratum longitudinale tunicae muscularis coli*, NA].
s. longitudinale tunicae muscularis intestini tenuis (e. longitudinal de la túnica muscular del intestino delgado). [*stratum longitudinale tunicae muscularis intestini tenuis*, NA].
s. longitudinale tunicae muscularis recti (e. longitudinal de la túnica muscular del recto). [*stratum longitudinale tunicae muscularis recti*, NA].
s. longitudinale tunicae muscularis ventriculi (e. longitudinal de la túnica muscular del estómago). [*stratum longitudinale tunicae muscularis ventriculi*, NA].
s. lucidum (e. lúcido). Capa clara de la epidermis.
malpighian s. (e. de Malpighi). Capa o red de Malpighi.
s. moleculare (e. molecular). Capa molecular o plexiforme.
s. moleculare retinae (e. molecular de la retina).
s. neuroepitheliale retinae (e. neuroepitelial de la retina).
s. neuronorum piriformium (e. neuronal piriforme). Capa de neuronas piriformes.
s. nucleare externum et internum retinae (e. nuclear externo e interno de la retina). Capas nucleares de la retina.
s. nucleare externum retinae (e. nuclear exterior de la retina).
s. nucleare internum retinae (e. nuclear interior de la retina).
s. opticum (e. óptico). Capa óptica.
s. papillare corii (e. papilar del corion).
s. pigmenti bulbi (e. pigmentado del bulbo).
s. pigmenti corporis ciliaris (e. pigmentado del cuerpo ciliar).
s. pigmenti iridis (e. pigmentado del iris).
s. pigmenti retinae (e. pigmentado de la retina).
s. plexiforme externum et internum retinae (e. plexiforme externo e interno de la retina). Capas plexiformes de la retina.
s. radiatum membranae tympani (e. radiado de la membrana timpánica). Capa radiada de la membrana timpánica.
s. reticulare corii (e. reticular del corion).
s. reticulare cutis (e. reticular del cutis). E. reticular del corion.
s. spinosum epidermidis (e. espinoso de la epidermis).
s. spongiosum (e. esponjoso).
s. subcutaneum (e. subcutáneo). Tela subcutánea.
s. synoviale (e. sinovial). [*stratum synoviale*, NA]. Membrana sinovial.
streak (raya). f. Línea, estría, franja, etc., especialmente si es indistinta o evanescente.
angioid s.'s (r. angioides). R. de Knapp.
gonadal s. (estría gonadal).
Knapp's s.'s (r. de Knapp). R. angioides.
meningitic s. (r. meningítica). Mancha de Trousseau.
Moore's lightning s.'s (r. luminosa de Moore).
primitive s. (r. primitiva).
stream (corriente). Flumen.
hair s.'s (c. del pelo). Flumina pilorum.
streaming (streaming). V. movimiento s.
streblodactyly (estreblodactilia). f. Campilodactilia.
Streeter's horizon(s) (horizonte(s) de Streeter). Término tomado de la geología y arqueología por Streeter para definir 23 etapas del desarrollo de embriones humanos jóvenes, desde la fecundación y durante los 2 primeros meses.
stremma (estrema). f. Torcedura, esguince.
strength f. **1.** (fuerza). Cualidad de fuerte o poderoso. **2.** (fuerza). Grado de intensidad. **3.** (resistencia). Propiedad de los materiales de resistir la aplicación de una fuerza sin experimentar deformaciones ni roturas.
associative s. (f. asociativa).
biting s. (f. de mordida). F. de masticación.
compressive s. (f. compresiva).
fatigue s. (resistencia a la fatiga).
ionic s. (f. iónica).
tensile s. (f. tensil).
ultimate s. (resistencia terminal).
yield s. (f. de deformación).
strephosymbolia (estrefosimbolia). f. **1.** Percepción de objetos invertidos, como en un espejo. **2.** Específicamente, dificultad para distinguir letras escritas o impresas que se extienden en direcciones opuestas, pero son por lo demás similares, como *p* y *d*, o tipos afines de inversión en espejo.
strepitus (estrépito). m. Ruido; generalmente un sonido auscultatorio.
strepticemia (estrepticemia). f. Estreptococemia.
strepto- (estrepto-). Prefijo que significa curvado o torcido.
streptobiosamine (estreptobiosamina). f. Metilaminodisacárido; con la estreptidina forma estreptomicina.
streptobiose (estreptobiosa). f. Término anterior para estreptosa.
streptocerciasis (estreptocerciasis). f. Infección del hombre y primates superiores con el nematodo *Dipetalonema streptocerca*.
streptococcal (estreptocócico). Relativo a cualquier microorganismo del género *Streptococcus*, o causado por éste.
streptococcemia (estreptococemia). f. Estrepticemia; estreptosepticemia; infección o sepsis estreptocócica; presencia de estreptococos en la sangre.
streptococcic (estreptocócico). Relacionado con cualquier microorganismo del género *Streptococcus* o causado por éste.
streptococcosis (estreptococosis). f. Cualquier infección estreptocócica.
streptococcus, pl. **streptococci** (estreptococo). m. Término usado para referirse a cualquier miembro del género *Streptococcus*.

β-hemolytic streptococci (e. β-hemolítico). E. hemolítico.
hemolytic streptococci (e. hemolíticos). E. β-hemolíticos.
streptoderma (estreptodermia). f. Piodermia debido a estreptococos.
streptodermatitis (estreptodermatitis). f. Inflamación de la piel causada por la acción de estreptococos.
streptodornase (SD) (estreptodornasa (SD)). f. Una "dornasa" (desoxirribonucleasa) obtenida de estreptococos.
streptofuranose (estreptofuranosa). f. Estreptosa.
streptokinase (SK) (estreptocinasa (SK)). f. Fibrinolisina estreptocócica; plasminocinasa.
streptokinase-streptodornase (estreptocinasa-estreptodornasa). f. Mezcla purificada que contiene estreptocinasa, estreptodornasa y otras enzimas proteolíticas, usada en aplicación tópica o inyección en cavidades corporales para remover sangre coagulada y acumulaciones purulentas de exudado.
streptolysin (estreptolisina). f. Hemolisina producida por estreptococos.
s. O (e. O). Hemolisina producida por estreptococos β-hemolíticos, hemolíticamente activa sólo en estado reducido.
streptomycete (estreptomiceto). m. Término usado para referirse a un miembro del género *Streptomyces*.
streptomycin, streptomycin A (estreptomicina, estreptomicina A). f. Antibiótico obtenido de *Streptomyces griseus* activo contra el bacilo tuberculoso y gran número de bacterias grampositivas y gramnegativas.
streptomycosis (estreptomicosis). f. Nombre antiguo de la estreptococemia.
streptonivicin (estreptonivicina). f. Novobiocina.
streptose (estreptosa). f. Estreptofuranosa; componente de la estreptobiosamina y, por tanto, de la estreptomicina.
streptosepticemia (estreptosepticemia). f. Estreptococemia.
streptothrichosis (estreptotricosis). f. Estreptotriquiasis; enfermedad infecciosa atribuida al principio a alguna de las especies del género actualmente obsoleto *Streptothrix*.
streptotrichiasis (estreptotriquiasis). f. Estreptotricosis.
streptotrichosis (estreptotricosis).
streptozocin (estreptozocina). f. Agente antineoplásico usado en el tratamiento del carcinoma metastásico de células de los islotes del páncreas.
stress (estrés). m. **1.** Reacciones del cuerpo animal a fuerzas de naturaleza deletérea, infecciones y diversos estados anormales que tienden a perturbar su equilibrio fisiológico normal (homeostasis). **2.** Fuerza resistente desarrollada en un cuerpo como resultado de una fuerza aplicada externamente. **3.** En odontología, las fuerzas creadas en los dientes, sus estructuras de soporte y los elementos que restauran o reemplazan a dientes, como resultado de la fuerza masticatoria. **4.** Fuerza o presión aplicada o ejercida entre porciones de uno o más cuerpos. **5.** En reología, fuerza de un material transmitida por unidad de superficie a las capas adyacentes. **6.** En psicología, estímulo físico o psicológico que, al chocar con un individuo, produce tensión o desequilibrio.
life s. (e. de la vida).
shear s. (e. de corte).
tensile s. (e. tensil).
yield s. (e. de rendimiento).
stress breaker (rompefuerzas). m. Aparato que alivia a los dientes pilares, en los cuales se apoya una prótesis parcial fija o removible, de todas o parte de las fuerzas generadas por la función oclusal.
stress riser (elevador de estrés). Defecto mecánico, como un orificio, en huesos u otros materiales que concentra la tensión en el área.
stress shielding (escudo de estrés).
stretcher (parihuela). f. Camilla, por lo general una pieza de tela extendida sobre un marco con cuatro manijas, que se usa para transportar enfermos o heridos.
stria, gen. and pl. **striae** (estría). f. [*stria*, NA]. Estriación; franja, banda, línea, tira, etc., que se distingue por su color, contextura, depresión o elevación del tejido en que se encuentra.
acoustic striae (e. acústicas). [*striae medullares ventriculi quarti*, NA]. E. medulares del cuarto ventrículo.
auditory striae (e. auditivas). [*striae medullares ventriculi quarti*, NA]. E. medulares del cuarto ventrículo.
brown striae (e. pardas). E. de Retzius.
s. fornicis (e. del fórnix). [*stria medullaris thalami*, NA]. E. medular del tálamo.
Gennari's s. (e. de Gennari). Línea de Gennari.
Knapp's striae (e. de Knapp). E. angioides.
Langhans' s. (e. de Langhans).
lateral longitudinal s. (e. longitudinal lateral). [*stria longitudinalis lateralis*, NA].
medial longitudinal s. (e. longitudinal medial). [*stria longitudinalis medialis*, NA].
medullary s. of the thalamus (e. medular del tálamo). [*stria medullaris thalami*, NA]. E. del fórnix; e. del tercer ventrículo.
medullary striae of the fourth ventricle (e. medulares del cuarto ventrículo). [*striae medullares ventriculi quarti*, NA].
s. nasi transversa (e. nasal transversa). Surco nasal transverso.
Nitabuch's s. (e. de Nitabuch). Membrana de Nitabuch.
olfactory striae (e. olfatorias). [*striae olfactoriae*, NA]. Raíces olfatorias.
Retzius' striae (e. de Retzius). E. paralelas; e. pardas.
Rohr's s. (e. de Rohr).
s. spinosa (e. espinosa). Surco de Lucas; surco espinoso.
striae atrophicae (e. atróficas). E. cutáneas distendidas.
striae ciliares (e. ciliares).
striae cutis distensae (e. cutáneas distendidas).
striae gravidarum (e. del embarazo).
striae lancisi (e. de Lancisi).
striae of Zahn (e. de Zahn). Líneas de Zahn.
striae parallelae (e. paralelas). E. de Retzius.
striae retinae (e. de la retina).
s. tecta (e. tecta). [*stria longitudinalis lateralis*, NA].
terminal s. (e. terminal). [*stria terminalis*, NA]. Tenia semicircular.
s. vascularis ductus cochlearis (e. vascular del conducto coclear). [*stria vascularis ductus cochlearis*, NA]. Franja vascular; cuerda del salterio.
s. ventriculi tertii (e. del tercer ventrículo). [*stria medullaris thalami*, NA]. E. medular del tálamo.
Wickham's striae (e. de Wickham).
striatal (estriatal). Relativo al cuerpo estriado.
striate, striated (estriado). Rayado; marcado por estrías.
striation (estriación). f. **1.** Estría. **2.** Aspecto estriado. **3.** Acción de marcar con estrías.
basal s.'s (e. basales).
tigroid s., tabby cat s. (e. tigroide, gatuna).
striatonigral (estriatonigro). Referente a la conexión eferente del cuerpo estriado con la sustancia negra.
striatum (estriado). m. Nombre colectivo del núcleo caudado y el putamen que, junto con el globo pálido, forman el cuerpo e.
stricture (estrechez). f. Estrechamiento o estenosis circunscripto de una estructura hueca que consiste generalmente en contractura cicatrizal o depósito de tejido anormal.
anastomotic s. (e. anastomótica).
annular s. (e. anular).
bridle s. (e. en brida).
contractile s. (e. contráctil). E. recurrente.
functional s. (e. funcional). E. espasmódica.
Hunner's s. (e. de Hunner).
organic s. (e. orgánica). E. permanente.
permanent s. (e. permanente). E. orgánica.
recurrent s. (e. recurrente). E. contráctil.
spasmodic s. (e. espasmódica).
temporary s. (e. temporaria). E. espasmódica.
urethral s. (e. uretral).
stricturotome (estricturótomo). m. Bisturí para cortar estrecheces; instrumento que se usa para dividir una estrechez.
stricturotomy (estricturotomía). f. Abertura o división quirúrgica de una estrechez.
strident (estridente). Crujiente de sonido áspero y fuerte.
stridor (estridor). m. Respiración ruidosa y de tono agudo, como el ruido del viento.
congenital s. (e. congénito). E. laríngeo.
s. dentium (e. dentario). Rechinamiento de los dientes.
expiratory s. (e. espiratorio).
inspiratory s. (e. inspiratorio).
laryngeal s. (e. laríngeo). E. congénito.
s. serraticus (e. serrático). Sonido semejante al de una sierra.
stridulous (estriduloso). Que produce un sonido agudo, desapacible y chirriante.

string (cuerda). Estructura en forma de cordón delgado.
auditory s.'s (c. auditivas).
strip 1. (ordeñar). Exprimir el contenido de un tubo o conducto colapsable pasando rápidamente un dedo a lo largo de él. **2.** (desvenamiento). m. Escisión subcutánea de una vena en su eje longitudinal realizada con el instrumento apropiado, el desvenador. **3.** (tira). f. Pieza angosta, relativamente larga y de ancho uniforme.
abrasive s. (tira abrasiva). Pieza de tela que sobre un lado tiene fijadas partículas abrasivas; se usa en odontología para crear contornos y pulir las superficies proximales de las restauraciones.
amalgam s. (tira para amalgama). T. de tela sin abrasivo que se usa para pulir los contornos de las restauraciones con amalgama recientes.
celluloid s. (tira de celuloide). T. de plástico claro que se usa como matriz cuando se inserta cemento de silicato o de resina acrílica en la preparación de cavidades proximales de los dientes anteriores.
lightning s. (tira relámpago). T. de metal con abrasivo sobre un lado que se usa para abrir contactos rugosos o inadecuados de restauraciones proximales.
stripe (banda). f. En anatomía, estría, línea o franja.
s. of Gennari (b. de Gennari). Línea de Gennari.
Hensen's s. (b. de Hensen). B. que se encuentra en la superficie inferior de la membrana tectoria del conducto coclear.
mallear s. 1. (raya del martillo). Estría del martillo. **2.** (estría malear). [*stria mallearis*, NA]. Franja malear.
Mees' s.'s (franjas de Mees). Líneas de Mees.
vascular s. (raya vascular). Estría vascular del conducto coclear.
stripper m. **1.** (denudador). Aparato que se utiliza para denudar una vena. **2.** (desvenador). Instrumento usado para abrir una vena (desvenar).
strobila, pl. **strobilae** (estróbilo). m. Cadena de segmentos, menos el escólex y la porción no segmentada del cuello, de una tenia.
strobiloid (estrobiloide). Parecido a la cadena de segmentos de una tenia.
stroboscope (estroboscopio). m. Instrumento electrónico que produce flashes intermitentes de luz de frecuencia controlada, usado para influir en la actividad eléctrica de la corteza cerebral.
stroboscopic (estroboscópico). Perteneciente a la ilusión de movimiento retardado o acelerado, producida por una serie de exposiciones visuales contempladas en rápida sucesión.
stroke 1. (latido). m. Pulsación. **2.** (acariciar). m. Pasar la mano o un instrumento, con delicadeza, sobre una superficie. **3.** (caricia). f. Movimiento deslizante que se efectúa sobre una superficie. **4.** (accidente cerebrovascular). m. En inglés, término vulgar para referirse a una afección neurológica repentina, en general relacionada con la irrigación cerebral, como un ataque paralítico, afásico o amnésico.
heart s. (ataque cardíaco).
heat s. (ataque de calor). Golpe de calor.
spinal s. (ataque espinal).
sun s. (ataque de sol). Golpe de sol.
stroking (caricia). f. Demostración cariñosa que consiste en rozar suavemente con la mano el cuerpo de una persona, en especial un niño pequeño, como forma de sarisfacer una necesidad biopsicológica del ser humano en su desarrollo.
stroma, pl. **stromata** (estroma). f. [*stroma*, NA]. Armazón, generalmente de tejido conjuntivo, de un órgano, una glándula u otra estructura.
s. of iris (e. del iris). [*stroma iridis*, NA].
lymphatic s. (e. linfática).
s. of ovary (e. del ovario). [*stroma ovarii*, NA].
Rollet's s. (e. de Rollet). E. incolora de los glóbulos rojos.
s. of thyroid gland (e. de la glándula tiroides). [*stroma glandulae thyroideae*, NA].
s. of vitreous (e. vítrea). [*stroma vitreum*, NA]. E. del humor vítreo.
stromal, stromic (estromal). Estromático; relativo a la estroma de un órgano u otra estructura.
stromatin (estromatina). f. Proteína insoluble de la estroma de los eritrocitos.
stromatolysis (estromatólisis). f. Disolución de la membrana que rodea a una célula bacteriana o de otra clase, sin afectar al cuerpo celular.
stromatosis (estromatosis). f. Sarcoma de la estroma endometrial.
stromuhr (stromuhr). m. Instrumento para medir la cantidad de sangre que fluye o circula por unidad de tiempo a través de un vaso sanguíneo.
Ludwig's s. (s. de Ludwig).
thermo-s. (termo-s.). V. termostromuhr.
strongyle (estróngilo). m. Nombre común de los miembros de la familia Strongylidae.
strongyloidiasis, strongyloidosis (estrongiloidiasis, estrongiloidiosis). f. Infección por el nematodo *Strongyloides*, considerado una hembra partenogenética.
strongylosis (estrongilosis). f. Enfermedad causada por infección con alguna especie *Strongylus*.
strontium (Sr) (estroncio). m. Elemento metálico, símbolo Sr, Nº at. 38, P. at. 87,62.
strophanthin (estrofantina). f. Glucósido o mezcla de glucósidos de *Strophantus kombé*; tónico cardíaco, como la ouabaína (e. G).
strophocephaly (estrofocefalia). f. Estado caracterizado por una cabeza y cara congénitamente distorsionadas, con tendencia a la ciclopía y malformación de la región oral.
strophosomia (estrofosomía). f. Forma grave de fisura ventral congénita, muy rara en el hombre.
strophulus (estrófulo). m. Miliaria roja.
s. candidus (e. cándido).
s. intertinctus, s. pruriginosus (e. intertinto, pruriginoso).
struck (pasmo). m. Enfermedad de las ovejas adultas de Inglaterra causada por *Clostridium perfringens* tipo C.
structural (estructural). Relativo a la estructura de una parte; que posee una estructura definida (estructurado).
structuralism (estructuralismo). m. Rama de la psicología que se interesa en la estructura básica de la mente, incluyendo el intelecto y el sentimiento, y en el comportamiento del hombre.
structure (estructura). f. **1.** Disposición de los detalles de una parte; modo de formación de una parte. **2.** En química, uniones específicas de los átomos en una molécula dada.
brush heap s. (e. en montón o cerdas de cepillo).
crystal s. (e. cristalina).
denture-supporting s.'s (e. de soporte protésico).
fine s. (e. fina). Ultraestructura.
gel s. (e. de gel).
mental s. (e. mental). Aparato mental.
tuboreticular s. (e. tuborreticular).
struma, pl. **strumae** (estruma). **1.** Bocio. **2.** Anteriormente, cualquier agrandamiento.
s. aberrata (e. aberrante). Bocio aberrante.
s. colloides (e. coloidal). Bocio coloidal.
Hashimoto's s. (e. de Hashimoto). Enfermedad de Hashimoto.
ligneous s. (e. leñoso). E. de Riedel.
s. lymphomatosa (e. linfomatoso). Enfermedad de Hashimoto.
s. maligna (e. maligno). Cáncer del tiroides.
s. medicamentosa (e. medicamentoso).
s. ovarii (e. ovárico).
Riedel's s. (e. de Riedel). Tiroiditis de Riedel.
strumectomy (estrumectomía). f. Remoción quirúrgica de todo un bocio tumoral, o parte de él.
median s. (e. mediana).
strumiform (estrumiforme). Parecido a un bocio.
strumitis (estrumitis). f. Inflamación con hinchazón del tiroides.
strumous (estrumoso). Característico de un estruma o que denota éste.
strychnine (estricnina). f. Alcaloide de *Strychnos nux-vomica*, capaz de producir envenenamiento agudo o crónico en personas y animales.
strychninism (estricnismo). m. Envenenamiento crónico por estricnina, con síntomas debidos a estimulación del sistema nervioso central.
study (estudio). m. Investigación, examen detallado y/o análisis de un organismo, objeto o fenómeno.
blind s. (e. ciego).
case-control s. (e. de control de casos).
cohort s. (e. de cohorte).
cross-sectional s. (e. transversal). E. sincrónico.
diachronic s. (e. diacrónico). E. longitudinal.
double blind s. (e. doble ciego).

longitudinal s. (e. longitudinal). E. diacrónico.
multivariate s.'s (e. multivariados).
synchronic s. (e. sincrónico). E. transversal.
stump (muñón). m. **1.** Extremo de un miembro que queda después de la amputación. **2.** Pedículo que queda después de la extirpación del tumor que estaba unido a él.
stun (aturdir). Atontar; dejar estupefacto o inconsciente por traumatismo cerebral.
stupe (fomento). m. Compresa o paño empapado primero en agua caliente y luego estrujado, impregnado generalmente de trementina u otra sustancia irritante, aplicado a la superficie para producir contrairritación.
stupefacient, stupefactive (estupefaciente). Que causa estupor.
stupor (estupor). m. Estado de deterioro de la conciencia en la cual el individuo muestra acentuada disminución de su reactividad a los estímulos ambientales.
benign s. (e. benigno). E. depresivo.
catatonic s. (e. catatónico). E. asociado con catatonía.
depressive s. (e. depresivo). E. benigno.
malignant s. (e. maligno).
stuporous (estuporoso). Carótico; relativo a estupor o marcado por éste.
stutter (tartamudear). Enunciar ciertas palabras con dificultad y con pausas y repeticiones frecuentes de la consonante inicial de una palabra o una sílaba.
stuttering (tartamudez). f. Logospasmo; trastorno de la fonación o la articulación, que se caracteriza por vacilaciones, repeticiones y prolongación de los sonidos y las sílabas, interjecciones, habla entrecortada, circunloquios y tensión máxima en la emisión de las palabras.
urinary s. (t. urinaria). Tartajeo de la vejiga.
sty, stye, pl. **sties, styes** (orzuelo).
meibomian s. (o. de Meibomio). O. interno.
zeisian s. (o. de Zeis). Inflamación de una de las glándulas de Zeis.
style, stylet, stylette (estilete). m. **1.** Varilla metálica flexible insertada en el lumen de un catéter flexible para ponerlo rígido y darle forma durante su paso. **2.** Sonda fina.
endotracheal s. (e. endotraqueal).
styliform (estiliforme). Estiloide.
stylo- (estilo-). Prefijo que indica estiloide; específicamente la apófisis estiloides del temporal.
styloauricularis (estiloauricular).
styloglossus (estilogloso). Relativo a la apófisis estiloides y la lengua.
stylohyal (estilohioideo). Relativo a la apófisis estiloides del temporal y al hueso hioides.
stylohyoid (estilohioideo). **1.** Relativo a la apófisis estiloides del temporal y al hueso hioides. **2.** Relativo al músculo estilohioideo.
styloid (estiloide). Estiliforme; en forma de clava o clavija; denota una de varias apófisis óseas delgadas.
styloiditis (estiloiditis). f. Inflamación de una apófisis estiloides.
stylolaryngeus (estilolaríngeo).
stylomandibular (estilomandibular). Estilomaxilar; relativo a la apófisis estiloides del temporal y a la mandíbula.
stylomastoid (estilomastoideo). Relativo a las apófisis estiloides y mastoides del temporal.
stylomaxillary (estilomaxilar). Estilomandibular.
stylopharyngeus (estilofaríngeo).
stylopodium (estilopodio). m. Segmento intermedio proximal del esqueleto de una extremidad, como el húmero y el fémur, en el embrión.
stylostaphyline (estiloestafilino). Relativo a la apófisis estiloides del temporal y a la úvula.
stylosteophyte (estilosteófito). m. Saliente ósea en forma de clavija.
stylus (lápiz). m. Cualquier estructura en forma de l.
stype (estipa). f. Compresa, tapón.
styptic (estíptico). **1.** Estáltico. Que tiene efecto astringente o hemostático. **2.** m. Hemostíptico; agente hemostático astringente usado tópicamente para detener una hemorragia.
styramate (estiramato). m. Relajador efectivo del músculo esquelético de acción relativamente prolongada.
styrax (styrax). Estoraque.
styrene (estireno). m. Estirol; cinameno; vinilbenceno; monómero con el cual se hacen poliestirenos, plásticos y caucho sintético.
styrol (estirol). m. Estireno.
styrone (estirona). f. Alcohol cinámico; obtenida del estoraque por destilación con hidróxido de potasio.
sub- (sub-). Prefijo que entra en la composición de palabras con raíces latinas, y que indica por debajo de, menos que lo normal o típico, inferior; corresponde al prefijo griego hipo-.
subabdominal (subabdominal) Situado por debajo del abdomen.
subabdominoperitoneal (subabdominoperitoneal). Subperitoneoabdominal; por debajo del peritoneo abdominal, diferente del pélvico.
subacetate (subacetato). m. Acetato básico mezcla o complejo de una base y su acetato.
subacromial (subacromial). Situado por debajo de la apófisis del acromión.
subacute (subagudo). Entre agudo y crónico; denota el curso de una enfermedad de duración y gravedad moderadas.
subalimentation (subalimentación). f. Hipoalimentación; estado de nutrición insuficiente.
subanal (subanal). Situado debajo del ano.
subaortic (subaórtico). Por debajo de la aorta.
subapical (subapical). Por debajo del ápice de cualquier parte.
subaponeurotic (subaponeurótico). Situado debajo de una aponeurosis.
subarachnoid (subaracnoideo). Situado debajo de la membrana aracnoides.
subarcuate (subarqueado). Ligeramente arqueado o inclinado.
subareolar (subareolar). Situado debajo de una areóla, especialmente la de la mama.
subastragalar (subastragalino). Por debajo del astrágalo (calcáneo).
subatomic (subatómico). Perteneciente a partículas que forman la estructura intraatómica: protones, electrones, neutrones.
subaural (subaural). Situado debajo de la oreja o del oído.
subauricular (subauricular). Por debajo del pabellón de la oreja o de una aurícula.
subaxial (subaxial). Por debajo del eje del cuerpo o de cualquiera de sus partes.
subaxillary (subaxilar). Infraaxilar; por debajo de la fosa axilar.
subbasal (subbasal). Por debajo de cualquier base o membrana basal.
subbrachycephalic (subraquicéfalo). Ligeramente braquicefálico; que tiene un índice cefálico de 80,01 a 83,33.
subcalcarine (subcalcarino). Por debajo de la cisura calcarina; denota la circunvolución lingual.
subcallosal (subcalloso). Por debajo del cuerpo calloso; denota la circunvolución o el fascículo subcalloso.
subcapsular (subcapsular). Situado debajo de cualquier cápsula.
subcarbonate (subcarbonato). m. Carbonato básico, complejo de una base y su carbonato.
subcardinal (subcardinal). En posición ventral con respecto a la vena cardinal anterior o posterior en el embrión.
subcartilaginous (subcartilaginoso). **1.** Parcialmente cartilaginoso. **2.** Por debajo de un cartílago.
subcecal (subcecal). Por debajo del ciego; denota una fosa.
subcellular (subcelular). No celular.
subception (subcepción). f. Reacción a un estímulo no percibido por completo.
subchloride (subcloruro). m. Cloruro de una serie que contiene proporcionalmente la mayor cantidad del otro elemento del compuesto.
subchondral (subcondral). Por debajo de los cartílagos de las costillas.
subchorionic (subcoriónico). Por debajo del corion.
subchoroidal (subcoroideo). Por debajo de la capa coroides del ojo.
subclass (subclase). f. En las clasificaciones biológicas, una división entre una clase y un orden.
subclavian (subclavio). **1.** Infraclavicular; por debajo de la clavícula. **2.** Perteneciente a la arteria o vena subclavia.
subclavicular (subclavicular). Perteneciente a la región por debajo de la clavícula.
subclinical (subclínico). Denota un período anterior a la aparición de síntomas manifiestos en la evolución de una enfermedad.
subcollateral (subcolateral). Por debajo de la cisura colateral; denota una circunvolución cerebral.

subconjunctival (subconjuntival). Por debajo de la conjuntiva.
subconjunctivitis (subconjuntivitis). f. Epiescleritis periódica fugaz.
subconscious (subconsciente). **1.** No totalmente consciente. **2.** m. Denota una idea o impresión presente en la mente, pero de la que en ese momento no hay conocimiento ni comprensión consciente.
subconsciousness (subconsciencia). f. **1.** Inconciencia parcial. **2.** Estado en el que los procesos mentales se producen sin la percepción consciente del individuo.
subcoracoid (subcoracoideo). Por debajo de la apófisis coracoides.
subcortex (subcorteza). f. Cualquier parte del cerebro situada por debajo de la corteza cerebral y no organizada como tal.
subcortical (subcortical). Relativo a la corteza; por debajo de la corteza cerebral.
subcostal (subcostal). **1.** Infracostal; por debajo de una o más costillas. **2.** Denota ciertas arterias, venas y nervios.
subcostalgia (subcostalgia). f. Dolor subcostal.
subcostosternal (subcostoesternal). Por debajo de las costillas y el esternón.
subcranial (subcraneal). Por debajo del cráneo.
subcrepitant (subcrepitante). Casi, pero no francamente crepitante; denota un estertor.
subcrepitation (subcrepitación). f. **1.** Presencia de estertores subcrepitantes. **2.** Sonido que se acerca a la crepitación por su carácter.
subcrureus, subcruralis (subcrural). Músculo articular de la rodilla.
subculture **1.** (subcultivar). Hacer un cultivo fresco con material obtenido de otro anterior. **2.** (subcultivo). m. Cultivo mediante transferencia a un medio fresco de microorganismos de un cultivo previo.
subcurative (subcurativo). Denota una dosis menor de la necesaria para un efecto curativo.
subcutaneous (s.c., SQ) (subcutáneo). Hipodérmico; subdérmico; subintegumental; subtegumental; por debajo de la piel.
subcuticular (subcuticular). Subepidérmico; por debajo de la cutícula o epidermis.
subcutis (subcutis). m. Tela subcutánea.
subdelirium (subdelirio). m. Delirio leve o no continuo.
subdeltoid (subdeltoideo). Por debajo del músculo deltoides; denota una bolsa.
subdental (subdentario). Por debajo de las raíces de los dientes.
subdermic (subdérmico). Subcutáneo.
subdiaphragmatic (subdiafragmático). Infradiafragmático; subfrénico; por debajo del diafragma.
subdorsal (subdorsal). Por debajo de la región dorsal.
subduce, subduct (subducción). f. Acción de traccionar hacia abajo.
subdural (subdural). Por debajo de la duramadre, entre ésta y la aracnoides.
subendocardial (subendocárdico). Por debajo del endocardio.
subendothelial (subendotelial). Por debajo del endotelio.
subendothelium (subendotelio). m. Tejido conjuntivo entre el endotelio y la membrana elástica interna de la túnica íntima de las arterias.
subendymal, subependymal (subependimario). Por debajo del epéndimo.
subependymoma (subependimoma). m. Nódulos ependimales lobulados, discretos, de las paredes del tercio anterior o cuarto posterior de los ventrículos que en general se encuentran en la autopsia.
subepidermal, subepidermic (subepidérmico). Subcuticular.
subepithelial (subepitelial). Por debajo del epitelio.
subepithelium (subepitelio). m. Cualquier estructura por debajo del epitelio.
suberosis (suberosis). f. Alveolitis alérgica extrínseca causada por la inhalación de esporas de mohos de corcho contaminado.
subfamily (subfamilia). f. En las clasificaciones biológicas, una división entre familia y tribu o entre familia y género.
subfascial (subfascial). Por debajo de una fascia o aponeurosis.
subfertility (subfertilidad). f. Capacidad de reproducción menor que la normal.
subfissure (subcisura). f. Cisura cerebral por debajo de la superficie, oculta por circunvoluciones superpuestas.
subfolium (subfolio). m. División secundaria de un folio cerebeloso.
subgallate (subgalato). m. Sal del ácido gálico con uno o más átomos de la base no neutralizados.
subgenus (subgénero). m. En las clasificaciones biológicas, una división entre género y especie.
subgingival (subgingival). Por debajo del margen gingival.
subglenoid (subglenoideo). Infraglenoideo.
subglossal (subgloso). Sublingual; hipogloso; por debajo de la lengua.
subglossitis (subglositis). f. Inflamación de los tejidos por debajo de la lengua.
subglottic (subglótico). Infraglótico.
subgranular (subgranular). Ligeramente granular o granuloso.
subgrundation (subgrundación). f. Depresión de un fragmento de un hueso craneal roto por debajo del otro.
subhepatic (subhepático). Infrahepático; por debajo del hígado.
subhyaloid (subhialoideo). Por debajo, y del lado vítreo de la membrana hialoidea (vítrea).
subhyoid, subhyoidean (subhioideo). Infrahioideo.
subicteric (subictérico). Atacado de ictericia leve.
subicular (subicular). Relativo al subículo.
subiculum, pl. **subicula** (subículo). m. **1.** Soporte o apoyo. **2.** Zona de transición entre la circunvolución del hipocampo y el asta de Ammon del hipocampo.
s. promontorii (cresta del promontorio). [*subiculum promontorii*, NA].
subiliac (subilíaco). **1.** Por debajo del ilion. **2.** Relativo al subilion.
subilium (subilion). m. Porción del ilion que contribuye a formar el acetábulo.
subinfection (subinfección). f. Infección secundaria que aparece en una persona expuesta a una epidemia de otra enfermedad infecciosa, y que la resiste con éxito.
subinflammatory (subinflamatorio). Denota una irritación ligeramente inflamatoria de los tejidos.
subintegumental (subtegumentario). Subcutáneo.
subintimal (subíntimo). Por debajo de la túnica íntima.
subintrant (subintrante). Proléptico.
subinvolution (subinvolución). f. Detención de la involución normal del útero después del parto; el órgano sigue siendo anormalmente grande.
subiodide (subyoduro). m. Aquel de una serie de compuestos de yodo con un catión determinado que contiene menos yodo; análogo del subcloruro.
subjacent (subyacente). Por debajo de otra parte u otra cosa.
subject (sujeto). m. Organismo que es objeto de tratamiento médico o quirúrgico, experimentación o disección.
subjective (subjetivo). **1.** Percibido sólo por el individuo y no evidente para el examinador. **2.** Connotado por las creencias y actitudes personales de cada uno.
subjugal (subyugal). Por debajo del hueso cigomático (yugal).
subkingdom (subreino). m. En las clasificaciones biológicas, división entre reino y filo.
sublatio (sublatio). Separación, elevación o remoción de una parte.
sublethal (subletal). No totalmente letal.
subleukemia (subleucemia). f. Leucemia subleucémica.
sublimate **1.** (sublimado). m. Cualquier sustancia que ha sido sometida a sublimación. **2.** (sublimar). Realizar o lograr la sublimación.
corrosive s. (s. corrosivo). Cloruro mercúrico.
sublimation (sublimación). f. **1.** Proceso de vaporización de una sustancia sólida sin pasar por el estado líquido; análoga a la destilación. **2.** En psicoanálisis, mecanismo inconsciente de defensa en el que impulsos y deseos instintivos inaceptables se modifican a través de canales personal y socialmente más aceptables.
subliminal (subliminal). Por debajo del límite de la percepción sensorial; por debajo del límite o umbral de la conciencia.
sublimis (sublimis). En la parte superior; superficial.
sublingual (sublingual). Subgloso.
sublinguitis (sublingüitis). f. Inflamación de la glándula salival sublingual.
sublobular (sublobular). Por debajo de un lóbulo, como los del hígado.
sublumbar (sublumbar). Por debajo de la región lumbar.
subluminal (subluminal). Por debajo de la estructura que está frente al lumen de un órgano.
subluxation (subluxación). f. Semiluxación, luxación o dislocación incompleta; aunque se altera su relación, el contacto entre las superficies articulares se conserva.

sublymphemia (sublinfemia). f. Estado sanguíneo en el que hay gran aumento de la proporción de linfocitos, aunque el número total de glóbulos blancos es normal.
submammary (submamario). **1.** Situado profundamente con respecto a la glándula mamaria. **2.** Inframamario.
submandibular (submandibular). Inframandibular; submaxilar; por debajo de la mandíbula o maxilar inferior.
submarginal (submarginal). Cerca del margen de cualquier parte.
submaxilla (submaxila). f. Mandíbula.
submaxillaritis (submaxilaritis). f. Submaxilitis; inflamación, generalmente debida al virus de la paperas, que afecta a la glándula salival submandibular.
submaxillary (submaxilar). **1.** Mandibular. **2.** Submandibular.
submaxillitis (submaxilitis). f. Submaxilaritis.
submedial, submedian (submedial, submediano). Casi en el medio, pero no por completo.
submembranous (submembranoso). Parcialmente membranoso, o casi.
submental (submentoniano). Por debajo del mentón.
submerged (sumergido). En odontología, término que describe un campo operatorio o una operación cubiertos de saliva.
submetacentric (submetacéntrico). V. cromosoma s.
submicronic (submicrónico). De tamaño menor que un micrón.
submicroscopic (submicroscópico). Amicroscópico; demasiado pequeño para ser visible, ni siquiera con el microscopio óptico más potente.
submorphous (submorfo). Ni definidamente amorfo ni definidamente cristalino; denota la estructura de ciertos cálculos.
submucosa (submucosa). f. Capa de tejido por debajo de una membrana mucosa.
submucous (submucoso). Por debajo de una membrana mucosa.
subnarcotic (subnarcótico). Ligeramente narcótico.
subnasal (subnasal). Bajo la nariz.
subnasion (subnasión). m. La punta del ángulo entre el tabique nasal y la superficie del labio superior.
subneural (subneural). Debajo del eje neural.
subnitrate (subnitrato). m. Nitrato básico; sal del ácido nítrico con uno o más átomos de la base todavía capaces de combinarse con el ácido.
subnormal (subnormal). Por debajo de lo normal.
subnormality (subnormalidad). f. Cualidad de estar por debajo de lo normal.
subnucleus (subnúcleo). m. Núcleo secundario.
suboccipital (suboccipital). Por debajo del occipucio o del hueso occipital.
suboptimal (subóptimo). Por debajo del nivel o punto óptimo.
suborbital (suborbitario). Infraorbitario.
suborder (suborden). m. En las clasificaciones biológicas, división entre orden y familia.
suboxidation (suboxidación). f. Oxidación deficiente.
suboxide (subóxido). m. Protóxido; aquel de una serie de óxidos que contiene menos oxígeno.
subpapular (subpapular, subpapuloso). Denota la erupción de pocas pápulas dispersas con lesiones muy poco elevadas y que son poco más que máculas.
subparietal (subparietal). Por debajo de cualquier estructura llamada parietal: hueso, lóbulo, capa de una membrana serosa, etcétera.
subpatellar (subrotuliano). **1.** Situado profundamente con respecto a la rótula. **2.** Infrarrotuliano.
subpectoral (subpectoral). Por debajo del músculo pectoral.
subpelviperitoneal (subpelviperitoneal). Subperitoneopélvico; por debajo del peritoneo pélvico, distinto del abdominal.
subpericardial (subpericárdico). Por debajo del pericardio.
subperiosteal (subperióstico). Por debajo del periostio.
subperitoneal (subperitoneal). Por debajo del peritoneo.
subperitoneoabdominal (subperitoneoabdominal). Subabdominoperitoneal.
subperitoneopelvic (subperitoneopélvico). Subpelviperitoneal.
subpetrosal (subpetroso). Petroso inferior; denota un seno venoso dural.
subpharyngeal (subfaríngeo). Por debajo de la faringe.
subphrenic (subfrénico). Subdiafragmático.
subphylum (subfilo). m. En las clasificaciones biológicas, división entre filo y clase.
subpial (subpial). Por debajo de la piamadre.
subplacental (subplacentario). Por debajo de la placenta; denota la decidua basal.
subpleural (subpleural). Que está localizado debajo de la pleura.
subplexal (subpléxico). Situado debajo de cualquier plexo.
subpreputial (subprepucial). Situado debajo del prepucio.
subpubic (subpubiano). Que está situado debajo del arco púbico.
subpulmonary (subpulmonar). Situado debajo de los pulmones.
subpyramidal (subpiramidal). **1.** Por debajo de cualquier pirámide; denota especialmente el seno timpánico. **2.** De forma casi piramidal.
subretinal (subretiniano). **1.** Situado entre la retina sensorial y el epitelio pigmentado retiniano. **2.** Situado entre el epitelio pigmentado retiniano y la coroides.
subsalt (subsal). f. Sal básica en la que la base no ha sido completamente neutralizada por el ácido.
subsartorial (subsartorial). Situado debajo del músculo sartorio; denota un plexo nervioso.
subscapular (subescapular). **1.** Situado profundamente con respecto a la escápula. **2.** Infraescapular.
subscleral (subescleral). Subesclerótico; por debajo de la esclerótica del ojo, es decir del lado coroidal de esa capa.
subsclerotic (subesclerótico). **1.** Subescleral. **2.** Parcial o ligeramente esclerótico o esclerosado.
subscription (subscripción). f. Parte de una prescripción que precede a la firma, en la que figuran las instrucciones para preparar el remedio recetado.
subserous, subserosal (subseroso). Por debajo de una membrana serosa.
subsibilant (subsibilante). Denota un estertor entre un soplo y un silbido.
subsidence (asentamiento). m. Hundimiento o fijación en un hueso, como un componente protésico de un implante total de una articulación.
subspinale (subespinal). Punto A; en cefalometría, el punto más posterior de la línea media de la premaxila, entre la espina nasal anterior y el prostión.
subspinous (subespinoso). **1.** Infraespinoso. **2.** Tendencia a la falta de columna vertebral.
substage (subplatina). f. Accesorio de un microscopio, por debajo de la platina, que sostiene el condensador u otro elemento.
substance (sustancia). f. Materia, material.
alpha s. (s. alfa). S. reticular.
anterior perforated s. (s. perforada anterior). [*substantia perforata anterior,* NA]. Zona olfatoria; locus perforatus anticus.
bacteriotropic s. (s. bacteriotrópica).
basophil s. (s. basófila). S. de Nissl.
blood group s. (s. de grupo sanguíneo).
blood group-specific s.'s A and B (s. A y B específicas de grupos sanguíneos).
central gray s. (s. gris central). [*substantia grisea centralis,* NA].
chromidial s. (s. cromidial). Retículo endoplasmático granular.
chromophil s. (s. cromófila). S. de Nissl.
compact s. (s. compacta). [*substantia compacta,* NA].
controlled s. (s. controlada).
cortical s. (s. cortical). [*substantia corticalis,* NA]. Hueso cortical.
exophthalmos-producing s. (EPS) (s. productora de exoftalmía).
filar s. (s. filar). S. reticular.
gelatinous s. (s. gelatinosa). [*substantia gelatinosa,* NA].
glandular s. of prostate (s. glandular de la próstata). [*substantia glandularis prostatae,* NA].
gray s. (s. gris). [*substantia grisea,* NA]. S. cinérea; materia gris.
ground s. (s. fundamental).
innominate s. (s. innominada). [*substantia innominata*].
interspongioplastic s. (s. interespongioplástica).
s. of lens of eye (s. del cristalino). [*substantia lentis,* NA].
medullary s. (s. medular). S. blanca de Schwann.
muscular s. of prostate (s. muscular de la próstata). [*substantia muscularis prostatae,* NA].
neurosecretory s. (s. neurosecretora).
Nissl s. (s. de Nissl).
posterior perforated s. (s. perforada posterior). [*substantia perforata posterior,* NA]. Locus perforatus posticus; espacio de Malacarne.

pressor s. (s. presora). Base presora.
proper s. (s. propia).
released s. (s. liberada). S. H.
reticular s. (s. reticular). S. reticulofilamentosa; s. o masa filar.
Rolando's gelatinous s., Rolando's s. (s. de Rolando, gelatinosa de Rolando). S. gelatinosa.
Schwann's white s. (s. blanca de Schwann). S. medular.
sensitizing s. (s. sensibilizante). Anticuerpo fijador del complemento.
slow-reacting s. of anaphylaxis (SRS-A (s. de reacción lenta de la anafilaxia (SRL-A)).
soluble specific s. (SSS) (s. específica soluble).
specific capsular s. (s. capsular específica). S. específica soluble.
spongy s. (s. esponjosa). [*substantia spongiosa,* NA].
Stilling's gelatinous s. (s. gelatinosa de Stilling). S. intermedia central y lateral.
threshold s. (s. umbral). Cuerpo umbral.
tigroid s. (s. tigroide). S. de Nissl.
white s. (s. blanca). [*substantia alba,* NA]. Materia blanca.
zymoplastic s. (s. cimoplástica). Tromboplastina.

substantia, pl. **substantiae** (substantia, pl. substantiae). [*substantia,* NA]. Sustancia.
s. adamantina (sustancia adamantina). Esmalte.
s. alba (sustancia alba). S. blanca.
s. cinerea (sustancia cinérea). S. gris.
s. compacta ossium (sustancia compacta ósea). S. compacta.
s. eburnea (sustancia ebúrnea). Dentina.
s. ferruginea (sustancia ferruginosa). [*substantia ferruginea,* NA]. Locus coeruleus.
s. gelatinosa centralis (sustancia gelatinosa central).
s. intermedia centralis et lateralis, [NA] (sustancia intermedia central y lateral). [*substantia intermedia centralis et lateralis,* NA].
s. metachromaticogranularis (sustancia metacromaticogranular).
s. nigra (sustancia negra). [*substantia nigra,* NA].
s. ossea dentis (sustancia ósea dentaria). Cemento.
s. propria corneae (sustancia propia de la córnea). [*substantia propria corneae,* NA].
s. propria membranae tympani (sustancia propia de la membrana del tímpano).
s. propria sclerae (sustancia propia de la esclerótica). [*substantia propria sclerae,* NA].
s. reticulofilamentosa (sustancia reticulofilamentosa). S. reticular.
s. trabecularis (sustancia trabecular). [*substantia trabecularis,* NA].
s. vitrea (sustancia vítrea). Esmalte.

substernal (subesternal). **1.** Situado profundamente con respecto al esternón. **2.** Infraesternal.
substernomastoid (subesternomastoideo). Por debajo del músculo esternomastoideo.
substitute (sustituto). m. **1.** Cualquier cosa que reemplaza o toma el lugar de otra. **2.** En psicología, un reemplazante.
blood s. (s. sanguíneo).
plasma s. (s. plasmático). Expansor del plasma.
volume s. (s. de volumen).
substitution (sustitución). f. **1.** En química, reemplazo de un átomo o grupo de un compuesto por otro átomo o grupo. **2.** En psiquiatría, mecanismo inconsciente de defensa por el cual una meta, un objeto o una emoción inaceptable o inalcanzable se reemplazan por otro más aceptable o alcanzable.
stimulus s. (s. de estímulos). Condicionamiento clásico.
symptom s. (s. de síntomas). Formación de síntomas.
substrate (sustrato). m. La sustancia sobre la cual actúa una enzima, modificándola.
substratum (substratum). m. Cualquier capa o estrato situado por debajo de otro.
substructure (subestructura). f. Tejido o estructura situado totalmente o en parte debajo de la superficie.
implant denture s. (s. de implantes protésicos).
subsulfate (subsulfato). m. Sulfato básico que contiene alguna base no neutralizada y todavía capaz de combinarse con el ácido.
subsultus (subsultus). Contracción o sacudida espasmódica.
s. clonus (s. clonus). S. tendinum.
s. tendinum (s. tendinum). S. clonus; temblor tendinoso.
subtarsal (subtarsiano). Situado debajo del tarso.
subtegumental (subtegumentario). Subcutáneo.
subtentorial (subtentorial). Situado debajo de la tienda del cerebelo.
subterminal (subterminal). Situado cerca del extremo o la punta de un cuerpo en forma de varilla (cilíndrico) u ovalado.
subtetanic (subtetánico). Denota espasmos o convulsiones musculares tónicas no totalmente sostenidas y con breves remisiones.
subthalamic (subtalámico). Relacionado con el subtálamo o con el núcleo s.
subthalamus (subtálamo). m. Parte del diencéfalo situada en forma de cuña entre el tálamo por el lado dorsal y el pedúnculo cerebral por el ventral, lateralmente a la mitad dorsal del hipotálamo, desde donde no puede delinearse con precisión.
subthyroideus (subtiroideo). Haz muscular formado por fibras derivadas de los músculos tiroaritenoideo y vocal.
subtilisin (subtilisina). f. Subtilopeptidasa; proteinasa formada por *Bacillus subtilis,* similar a las serinas proteinasas de otros mohos y bacterias.
subtilopeptidase (subtilopeptidasa). f. Subtilisina.
subtraction (sustracción). f. Técnica usada para mejorar la detectabilidad de anomalías en imágenes radiográficas o centellográficas.
subtrapezial (subtrapecial). Por debajo del músculo trapecio; denota un plexo nervioso.
subtribe (subtribu). f. En las clasificaciones biológicas, división entre tribu y género.
subtrochanteric (subtrocantérico). Situado debajo de cualquier trocánter.
subtrochlear (subtroclear). Situado debajo de cualquier tróclea.
subtuberal (subtuberal). Situado debajo de cualquier tubérculo.
subtympanic (subtimpánico). Situado debajo de la cavidad timpánica.
subumbilical (subumbilical). Infraumbilical.
subungual, subunguial (subungular). Hiponiquial; por debajo de las uñas de las manos y los pies.
suburethral (suburetral). Por debajo de la uretra masculina o femenina.
subvaginal (subvaginal). **1.** Por debajo de la vagina. **2.** Del lado interno de cualquier membrana tubular que sirve de vaina.
subvalvar, subvalvular (subvalvar, subvalvular). Por debajo de cualquier válvula.
subvertebral (subvertebral). Por debajo de una vértebra o de la columna vertebral, o del lado ventral de éstas.
subvirile (subviril). De virilidad deficiente.
subvitrinal (subvítreo). Situado debajo del cuerpo o humor vítreo.
subvolution (subvolución). f. Acción de dar vuelta un colgajo de mucosa, como en la operación para pterigión, para evitar adherencias.
subwaking (subdespierto). Denota el estado mental entre el sueño y la vigilia.
subzonal (subzonal). Por debajo de cualquier zona, como la zona radiada o pelúcida.
subzygomatic (subcigomático). Situado debajo del hueso o arco cigomático.
succagogue (sucagogo). **1.** Que estimula el flujo de un jugo. **2.** m. Agente que estimula el flujo de jugos.
succedaneous (sucedáneo). Relativo a los dientes permanentes o segunda dentición que reemplazan a los dientes temporarios, deciduos o primarios.
succedaneum (sucedáneo). m. Sustituto; droga o cualquier agente terapéutico que tiene las propiedades de otro y puede usarse en su lugar.
succenturiate (succenturiado). En anatomía, sustituto; accesorio.
succinate (succinato). m. Sal del ácido succínico.
s. dehydrogenase (s. deshidrogenasa).
succinate-CoA ligase (succinato-CoA ligasa). **1.** Succinil-CoA sintetasa; tiocinasa succínica. Ligasa que combina la ruptura de ATP a ADP y fosfato inorgánico. **2.** Una ligasa similar, pero capaz de usar itaconato así como succinato y GTP (o ITP) en lugar de ATP.
succinic acid (ácido succínico).
succinic thiokinase (tiocinasa succínica). Succinato-CoA ligasa.
succinyl-CoA (succinil-CoA). f. Succinilcoenzima A.
succinyl-CoA synthetase (succinil-CoA sintetasa). Succinato-CoA ligasa.

succinylcholine (succinilcolina). f. Diacetilcolina; succinildicolina; relajante neuromuscular con acción de corta duración que primero despolariza la placa terminal motora (bloqueo de fase I) pero que a menudo más tarde está asociada con un bloqueo neuromuscular no despolarizante similar al curare (bloqueo de fase II).
succinylcoenzyme (succinilcoenzima). f. Succinil-CoA; "succinato activo"; producto de condensación de ácido succínico y CoA; uno de los intermediarios del ciclo del ácido tricarboxílico.
succinyldicholine (succinildicolina). f. Cloruro de succinilcolina.
***O*-succinylhomoserine (thiol)-lyase** (*O*-succinilhomoserina (tiol)-liasa). Cistationina γ-sintetasa; enzima que cataliza la reacción entre cistationina y succinato para formar cisteína y *O*-succinilhomoserina.
succinylsulfathiazole (succinilsulfatiazol). m. Ácido 4'-(2-tiazolilsulfamoil)succinanílico; la más efectiva de las sulfonamidas bacteriostáticas poco absorbidas usadas para la esterilización del tracto intestinal.
succisulfone iminodiethanol (succisulfona iminodietanol). Sal 2,2'-iminodietanol del ácido 4'-sulfanilsuccinanílico; agente antimicrobiano.
succorrhea (sucorrea). f. Aumento anormal de la secreción de un líquido digestivo, como la saliva o el jugo gástrico.
succubus (súcubo). m. Demonio de apariencia femenina que, según la leyenda, tenía relaciones sexuales con un hombre durante el sueño.
succus, gen. and pl. **succi** (succus, gen. y pl. succi). **1.** Término obsoleto para denominar los componentes líquidos de los tejidos corporales. **2.** Término obsoleto para una secreción líquida, especialmente el líquido del aparato digestivo.
succussion (sucusión). f. Procedimiento diagnóstico que consiste en sacudir el cuerpo para producir un ruido de salpicadura en una cavidad que contiene al mismo tiempo gas y líquido.
hippocratic s. (s. hipocrática).
suck (succionar). **1.** Sacar un líquido de un tubo quitándole el aire que contiene. **2.** Traer un líquido a la boca; específicamente, la leche materna.
suckle (amamantar). Dar de mamar; alimentar con leche de mama.
sucralfate (sucralfato). m. Complejo de octapolímero de sacarosa sulfatada e hidróxido de aluminio, un polisacárido con actividad antipéptica, usado para el tratamiento de las úlceras duodenales.
sucrase (sucrasa). f. Sacarosa α-D-glucohidrolasa.
sucrate (sucrato). m. Compuesto de sucrosa.
sucrose (sacarosa). f. Caña de azúcar; disacárido no reductor formado por glucosa y fructosa y obtenido de la caña de azúcar, de varias especies de sorgo y de la remolacha azucarera.
s. octaacetate (octaacetato de s.). Desnaturalizador de alcoholes.
sucrose α-D-glucohydrolase (sacarosa α-D-glucohidrolasa). Sucrasa; enzima que hidroliza la sacarosa y la maltosa.
sucrosemia (sacarosemia). f. Presencia de sacarosa en la sangre.
sucrosuria (sacarosuria). f. Excreción de sacarosa en la orina.
suction (succión). f. Acción y efecto de succionar o chupar. V.t. aspiración.
posttussive s. (s. postusiva).
Wangensteen s. (s. de Wangensteen). Tubo de Wangensteen.
suctorial (suctorial). Relativo o adaptado a la succión.
sudamen, pl. **sudamina** (sudamen). m. Vesícula diminuta formada por retención de líquido en un folículo sudoríparo o en la epidermis.
sudamina (sudamina). f. **2.** Miliaria cristalina.
sudaminal (sudaminal). Relativo a las sudaminas.
Sudan black B (negro Sudán B). Colorante diazoico para grasas.
Sudan brown (pardo Sudán). Colorante marrón derivado de α-naftilamina y usado para la tinción de grasas.
Sudan III, Sudan red III (rojo Sudán III). Colorante r. usado para grasas neutras en técnicas histológicas.
Sudan IV (Sudán IV). Rojo escarlata.
Sudan IV red (rojo Sudán IV). R. escarlata.
Sudan yellow (amarillo Sudán). Metadioxiazo benceno.
sudanophilia (sudanofilia). f. Afinidad por un colorante oleosoluble o Sudán.
sudanophilic (sudanófilo). Que se tiñe fácilmente con colorantes Sudán; se refiere generalmente a los lípidos de los tejidos.
sudanophobic (sudanófobo). Tejido que no se tiñe con colorantes Sudán o liposolubles.
sudation (sudación). f. Transpiración.
sudomotor (sudomotor). Denota los nervios que estimulan la actividad de las glándulas sudoríparas.
sudor (sudor). m. Transpiración.
s. sanguineus (s. sanguíneo). Hemathidrosis.
s. urinosus (s. urinoso). Urhidrosis.
sudor- (sudor-). Prefijo que indica sudor, transpiración.
sudoral (sudoral). Relativo a la transpiración.
sudoresis (sudoresis). f. Sudoración profusa.
sudoriferous (sudorífero). Que transporta o produce sudor.
sudorific (sudorífico). Que causa sudación.
sudorikeratosis (sudoqueratosis). f. Queratosis de los conductos sudoríferos.
sudoriparous (sudoríparo). Que secreta sudor.
sudorometer (sudorómetro). m. Instrumento para medir la cantidad de transpiración.
sudorrhea (sudorrea). f. Hiperhidrosis.
suet (sebo). m. Grasa dura que rodea los riñones de los bovinos y ovinos y que al derretirse da s. blando o líquido.
prepared s. (s. preparado). S ovino preparado.
sufentanil citrate (sufentanilo, citrato de). Anestésico general inyectable con acción narcótica, que se emplea para inducir y mantener la anestesia.
suffocate (sofocar). **1.** Impedir la respiración; asfixiar. **2.** Sufrir por falta de oxígeno.
suffocation (sofocación). f. Acción y efecto de sofocar o sofocarse; asfixia.
suffusion (sufusión). f. **1.** Acción de verter o volcar un líquido sobre el cuerpo. **2.** Enrojecimiento de la superficie. **3.** Imbibición o impregnación con un líquido. **4.** Extravasación .
sugar (azúcar). amb. Uno de los azúcares. Las formas farmacéuticas son el a. compresible y el a. de confitero.
amino s. (a. aminado). A. que contiene un grupo amino, p. ej., glucosamina.
amino s.'s (a. aminado). A. que contiene un grupo amino; p. ej. glucosamina.
beechwood s. (a. de abedul). Xilosa.
beet s. (a. de remolacha). Sacarosa extraída de la raíz de la remolacha.
blood s. (a. de la sangre). Glucosa.
brain s. (a. cerebral). Galactosa.
cane s. (a. de caña). Sacarosa.
corn s. (a. de maíz). Glucosa.
deoxy s. (a. desoxi). A. que contiene menos átomos de oxígeno que de carbono y en el que por consiguiente uno o más carbonos de la molécula no tienen grupo oxhidrilo unido a él.
fruit s. (a. frutal). Fructosa.
gelatin s. (a. de gelatina). Glicina.
grape s. (a. de uva). Glucosa.
invert s. (a. invertida).
s. of lead (a. de plomo). Acetato de plomo.
malt s. (a. de malta). Maltosa.
manna s. (a. de maná). Manitol.
maple s. (a. de arce). Obtenido de *Acer saccharinum*.
milk s. (a. de leche). Lactosa.
oil s. (a. de aceite). Oleosucrosa u oleosacarosa.
pectin s. (a. de pectina). Arabinosa.
reducing s. (a. reductor).
specific soluble s. (a. soluble específica). Sustancia capsular específica.
starch s. (a. de almidón). Glucosa.
wood s. (a. de madera). Xilosa.
sugar acids (ácidos azucarados).
sugar alcohol (alcohol de azúcar).
sugars (azúcares). Hidratos de carbono (sacáridos) cuya composición general es $(CH_2O)_n$ y sus derivados simples.
Fischer projection formulas of s. (fórmulas de proyección de Fischer de a.).
Haworth conformational formulas of cyclic s. (fórmulas conformacionales de Haworth de a. cíclicos).
Haworth perspective formulas of cyclic s. (fórmulas en perspectiva de Haworth de a. cíclicos).
suggestibility (sugestibilidad). f. Simpatismo; respuesta o susceptibilidad a un proceso psicológico por la cual una idea es inducida en un individuo o adoptada por éste sin necesidad de argumentar, mandar ni ejercer coerción.

suggestible (sugestionable). Susceptible a la sugestión.
suggestion (sugestión). f. Implantación de una idea en la mente de otra persona por medio de alguna palabra o acción por parte del operador, con el sujeto más o menos influido en su conducta o estado físico por aquella idea implantada.
posthypnotic s. (s. poshipnótica).
suggestive (sugestivo). Relativo a la sugestión.
suggillation (sugilación). f. Livedo.
postmortem s. (s. post mortem). Livedo post mortem.
suicide **1.** (suicida). m. y f. Persona que pone fin a su vida. **2.** (suicidio). m. Acción de poner fin a la vida.
suicidology (suicidología). f. Rama de las ciencias del comportamiento que estudia la naturaleza, las causas, las correlaciones socioeconómicas y la prevención del suicidio.
sulbentine (sulbentina). f. Dibenztiona.
sulcate, sulcated (surcado). Que presenta uno o más surcos.
sulciform (sulciforme). En forma de surco.
sulculus, pl. **sulculi** (sulculus, pl. sulculi). Pequeño surco.
sulcus, gen. and pl. **sulci** (surco). m. **1.** Hendidura, depresión, excavación, etc., en la superficie del cerebro, que limita las diferentes circunvoluciones. V.t. cisura. **2.** Cualquier hendidura, depresión, excavación larga y angosta. **3.** Hendidura o depresión en la cavidad oral o en la superficie de un diente.
alveolobuccal s. (s. alveolobucal). S. gingivobucal.
alveololabial s. (s. alveololabial). S. gingivolabial.
alveololingual s. (s. alveololingual). S. gingivolingual.
ampullary s. (s. ampollar). [*sulcus ampullaris*, NA].
s. angularis (s. angular). Incisura angular.
anterior parolfactory s. (s. paraolfatorio anterior). [*sulcus parolfactorius anterior*].
anterolateral s. (s. anterolateral). [*sulcus lateralis anterior*, NA].
s. anthelicis transversus (s. transversal del antehélix). [*sulcus anthelicis transversus*, NA].
aortic s. (s. aórtico). [*sulcus aorticus*].
atrioventricular s. (s. auriculoventricular). [*sulcus coronarius*, NA]. S. coronario.
basilar s. **1.** (s. basilar). [*sulcus basilaris pontis*, NA]. S. basilar del puente. **2.** (s. basilar del puente). [*sulcus basilaris pontis*, NA].
calcaneal s. (s. calcáneo). [*sulcus calcanei*, NA].
calcarine s. (s. calcarino). [*sulcus calcarinus*, NA]. Cisura calcarina.
callosal s. (s. calloso). [*sulcus corporis callosi*, NA]. S. del cuerpo calloso.
s. callosomarginalis (s. callosomarginal).
carotid s. (s. carotídeo). [*sulcus caroticus*, NA]. S. cavernoso.
central s. **1.** (cisura central). [*sulcus centralis*, NA]. C. de Rolando. **2.** (s. central). [*sulcus centralis*, NA]. Cisura de Rolando.
cerebellar sulci (s. cerebelosos). [*fissurae cerebelli*, NA].
cerebral sulci **1.** (s. del cerebro). [*sulci cerebri*, NA]. S. cerebrales. **2.** (s. cerebrales). [*sulci cerebri*, NA]. S. del cerebro.
chiasmatic s. (s. quiasmático). [*sulcus prechiasmatis*, NA]. S. prequiasmático.
s. of cingulum (cisura del cíngulo). [*sulcus cinguli*, NA].
circular s. of Reil **1.** (s. circular de Reil). [*sulcus circularis insulae*, NA]. S. circular de la ínsula. **2.** (s. circular de la ínsula). [*sulcus circularis insulae*, NA]. S. circular o limitante de Reil.
collateral s. (s. colateral). [*sulcus collateralis*, NA].
coronary s. (s. coronario). [*sulcus coronarius*, NA].
s. of corpus callosum (s. del cuerpo calloso). [*sulcus corporis callosi*, NA].
external spiral s. (s. espiral externo). [*sulcus spiralis externus*, NA].
fimbriodentate s. (s. fimbriodentado). [*sulcus fimbriodentatus*].
s. frontomarginalis (s. frontomarginal).
gingival s. (s. gingival). [*sulcus gingivalis*, NA].
gingivobuccal s. (s. gingivobucal). S. alveolobucal.
gingivolabial s. (s. gingivolabial). S. alveololabial.
gingivolingual s. (s. gingivolingual). S. alveololingual.
s. gluteus (s. glúteo). [*sulcus gluteus*, NA].
s. for greater palatine nerve (s. para el nervio palatino). [*sulcus palatinus major*, NA].
hypothalamic s. (s. hipotalámico). [*sulcus hypothalamicus*, NA].
inferior frontal s. (s. frontal inferior). [*sulcus frontalis inferior*, NA].
inferior petrosal s. **1.** (s. petroso inferior). **2.** (s. del seno petroso inferior). [*sulcus sinus petrosi inferioris*, NA]. S. petroso inferior.
inferior temporal s. (s. temporal inferior). [*sulcus temporalis inferior*, NA]. S. de Clevenger.
s. infrapalpebralis (s. infrapalpebral). [*sulcus infrapalpebralis*, NA].
s. intermedius anterior (s. intermedio anterior).
internal spiral s. (s. espiral interno). [*sulcus spiralis internus*, NA].
interparietal s. (s. interparietal). [*sulcus intraparietalis*, NA]. S. intraparietal.
s. interventricularis cordis (s. interventriculares cardíacos).
s. intragracilis (s. intragrácil).
intraparietal s. (s. intraparietal). [*sulcus intraparietalis*, NA].
intraparietal s. of Turner (s. intraparietal de Turner). [*sulcus intraparietalis*, NA].
labial s. (s. labial). S. del labio.
lateral cerebral s. (s. lateral del cerebro). [*sulcus lateralis cerebri*, NA]. Cisura de Silvio.
lateral occipital s. (s. occipital lateral). [*sulcus occipitalis lateralis*].
s. limitans (s. limitante). [*sulcus limitans*, NA].
limiting s. of Reil (s. limitante de Reil). [*sulcus circularis insulae*, NA]. S. circular de la ínsula.
limiting s. of rhomboid fossa (s. limitante de la fosa romboidal). [*sulcus limitans fossae rhomboideae*, NA].
lip s. (s. del labio). S. labial.
longitudinal s. of heart (s. longitudinal del corazón).
lunate s. (s. semilunar del cerebro). [*sulcus lunatus cerebri*, NA].
malleolar s. (s. maleolar). [*sulcus malleolaris*, NA].
s. matricis unguis (canal ungular).
median frontal s. (s. frontal mediano). [*sulcus frontalis medius*].
median s. of fourth ventricle (s. medio del cuarto ventrículo). [*sulcus medianus ventriculi quarti*, NA].
middle frontal s. (s. frontal medio). [*sulcus frontalis medius*]. S. frontal mediano.
s. for middle temporal artery (s. de la arteria temporal media). [*sulcus arteriae temporalis mediae*, NA].
Monro's s. (s. de Monro). [*sulcus hypothalamicus*, NA]. S. hipotalámico.
s. nervi oculomotorii (s. del nervio motor ocular común). [*sulcus medialis cruris cerebri*, NA].
nymphocaruncular s. (s. ninfocaruncular).
nymphohymenal s. (s. ninfohimenal). S. ninfocaruncular.
s. of occipital artery (s. de la arteria occipital). [*sulcus arteriae occipitalis*, NA].
occipitotemporal s. (s. occipitotemporal). [*sulcus occipitotemporalis*, NA]. S. colateral.
olfactory s. (s. olfatorio). [*sulcus olfactorius*, NA].
olfactory s. of nose (s. olfatorio de la nariz). [*sulcus olfactorius nasi*, NA].
orbital sulci (s. orbitarios). [*sulci orbitales*, NA].
paraglenoid s. (s. paraglenoideo). S. preauricular.
parieto-occipital s. (s. parietooccipital). [*sulcus parietooccipitalis*, NA].
periconchal s. (s. periconchal). Fosa del antehélix.
postcentral s. (s. poscentral). [*sulcus postcentralis*, NA].
posterior median s. of medulla oblongata (s. medio posterior del bulbo). [*sulcus medianus posterior medullae oblongatae*, NA].
posterior median s. of spinal cord (s. medio posterior de la médula espinal). [*sulcus medianus posterior medullae spinalis*, NA].
posterior parolfactory s. (s. paraolfatorio posterior). [*sulcus parolfactorius posterior*].
posterolateral s. (s. posterolateral). [*sulcus lateralis posterior*, NA].
preauricular s. (s. preauricular). S. paraglenoideo.
precentral s. (s. precentral). [*sulcus precentralis*, NA]. S. vertical.
prechiasmatic s. (s. prequiasmático). [*sulcus prechiasmatis*, NA].

s. promontorii (s. del promontorio). [*sulcus promontorii,* NA].
s. of pterygoid hamulus (s. de la apófisis pterigoides). [*sulcus hamuli pterygoidei,* NA].
pulmonary s. (s. pulmonar). [*sulcus pulmonalis,* NA].
rhinal s. (s. rinal). [*sulcus rhinalis,* NA]. Cisura rinal.
sagittal s. (s. sagital). [*sinus sagittalis superioris,* NA]. S. del seno sagital superior.
s. of sclera **1.** (s. de la esclerótica). [*sulcus sclerae,* NA]. S. esclerocorneal. **2.** (s. esclerocorneal). [*sulcus sclerae,* NA].
sigmoid s. (s. sigmoideo). [*sulcus sinus sigmoidei,* NA]. S. del seno sigmoideo.
s. sinus sigmoidei (s. del seno sigmoideo). [*sulcus sinus sigmoidei,* NA]. S. sigmoideo; fosa sigmoidea.
s. spinosus (s. espinoso). Estría espinosa.
subclavian s. (s. subclavio). [*sulcus musculi subclavii,* NA].
s. subclavius (s. subclavio).
subparietal s. (s. subparietal). [*sulcus subparietalis,* NA].
superior frontal s. (s. frontal superior). [*sulcus frontalis superior,* NA].
superior longitudinal s. (s. longitudinal superior).
superior occipital s. (s. occipital superior). [*sulcus occipitalis superior*].
superior petrosal s. **1.** (s. del seno petroso superior). [*sulcus sinus petrosi superioris,* NA]. S. petroso superior. **2.** (s. petroso superior). [*sulcus sinus petrosi superioris,* NA].
superior temporal s. (s. temporal superior). [*sulcus temporalis superior,* NA].
supra-acetabular s. (s. supraacetabular). [*sulcus supra-acetabularis,* NA].
talar s. **1.** (ranura astragalina). [*sulcus tali,* NA]. Canal astragalino; surco astragalino; surco interóseo; surco de la cara inferior del astrágalo que, junto con el correspondiente del calcáneo, forma el seno del tarso. **2.** (s. astragalino). [*sulcus tali,* NA]. Ranura astragalina.
terminal s. (s. terminal). [*sulcus terminalis,* NA].
tonsillolingual s. (s. amigdalolingual).
transverse occipital s. (s. occipital transverso). [*sulcus occipitalis transversus,* NA]. Rama vertical posterior del s. intraparietal.
s. for transverse sinus (s. del seno transverso). [*sulcus sinus transversi,* NA].
transverse temporal sulci (s. temporales transversos). [*sulci temporales transversi,* NA].
Turner's s. (s. de Turner). [*sulcus intraparietalis,* NA]. S. intraparietal.
s. for vena cava **1.** (fosa de la vena cava). [*sulcus vena cavae,* NA]. **2.** (s. de la vena cava). [*sulcus venae cavae,* NA].
s. venae cavae cranialis (s. de la vena cava craneana).
s. venae umbilicalis (s. de la vena umbilical). [*sulcus venae umbilicalis,* NA]. S. del hígado fetal ocupado por la vena umbilical.
s. ventralis (s. ventral). Cisura media anterior de la médula espinal.
s. for vertebral artery (s. de la arteria vertebral). [*sulcus arteria vertebralis,* NA].
s. verticalis (s. vertical). [*sulcus precentralis,* NA]. S. precentral.
vomeral s. (s. vomeral). [*sulcus vomeris,* NA].

sulf-, sulfo- (sulf-, sulfo-). **1.** Prefijo de ácido sulfónico o sulfonato. **2.** Prefijos que indican que el compuesto a cuyo nombre van unidos contiene un átomo de azufre.

sulfa (sulfa). f. Apócope de drogas como las sulfamidas o sulfonamidas.

sulfabenzamide (sulfabenzamida). f. *N*-Sulfanilbenzamida; antimicrobiano del grupo de las sulfonamidas.

sulfacetamide (sulfacetamida). f. *N*-Sulfanililacetamida; N^1-acetilsulfanilamida; agente antibacteriano del grupo de las sulfonamidas, de uso principalmente tópico.

sulfacid (sulfácido). m. Tioácido.

sulfactam (sulfactam). m. Inhibidor de la β-lactamasa con débil acción antibacteriana.

sulfacytine (sulfacitina). f. Sulfonamida usada como antibiótico oral en el tratamiento de infecciones urinarias.

sulfadiazine (sulfadiazina). f. N^1-2-Pirimidinilsulfanilamida; parte de un grupo de diazina-derivados de sulfanilamida, análogo pirimidina de sulfapiridina y sulfatiazol; uno de los componentes de la mezcla triple de sulfonamidas.

sulfadimethoxine (sulfadimetoxina). f. 2,4,-Dimetoxi-6-sulfanilamida-1,3-diazina; sulfonamida de acción prolongada que se absorbe con rapidez por administración oral y se excreta lentamente por el riñón.

sulfadimidine (sulfadimidina) f. Sulfametazina.

sulfadoxine (sulfadoxina). f. Sulformetoxina; sulfamida de acción prolongada usada con quinina y pirimetamina para reducir el índice de recidiva del paludismo.

sulfaethidole (sulfaetidol). m. Sulfamida usada en el tratamiento de infecciones sistémicas y del tracto urinario.

sulfafurazole (sulfafurazol). m. Sulfisoxazol.

sulfaguanidine (sulfaguanidina). f. Sulfanilil-guanidina; N^1-amidinosulfanilamida; derivado de guanidina de sulfanilamida.

sulfalene (sulfaleno). m. Sulfamida de acción muy prolongada que aumenta, como otras sulfonamidas y sulfonas, la efectividad de agentes antipalúdicos como pirimetamina, cloroguanida o cicloguanilo.

sulfamerazine (sulfamerazina). f. Agente antibacteriano; uno de los componentes de las mezclas triples de sulfonamidas.

sulfameter (sulfameter). m. Sulfametoxidiazina; sulfonamida de excreción lenta usada en el tratamiento de infecciones agudas y crónicas de las vías urinarias.

sulfamethazine (sulfametazina). f. Sulfadimidina; uno de los componentes de la mezcla triple de sulfonamidas.

sulfamethizole (sulfametizol). m. Sulfonamida útil, por su gran solubilidad, para el tratamiento de infecciones del tracto urinario.

sulfamethoxazole (sulfametoxazol). m. Sulfamina relacionada químicamente con el sulfisoxazol y de espectro antibacteriano similar, pero de absorción más lenta en el tracto gastrointestinal y de excreción urinaria también más lenta.

sulfamethoxydiazine (sulfametoxidiazina). f. Sulfameter.

sulfamethoxypyridazine (sulfametoxipiridazina). f. Sulfonamida de acción prolongada que requiere una sola dosis diaria para mantener concentraciones efectivas en los tejidos.

sulfamoxole (sulfamoxol). m. Sulfadimetiloxazol; agente antimicrobiano del grupo de las sulfonamidas.

***p*-sulfamylacetanilide** (*p*-sulfamilacetanilida). f. N^4-Acetilsulfanilamida.

sulfanilamide (sulfanilamida). f. *p*-Aminobencenosulfonamida; la primera sulfamida usada en infecciones causadas por algunos estreptococos β-hemolíticos, meningococos, gonococos, *Clostridium welchii* y en ciertas infecciones de las vías urinarias, especialmente las debidas a *Escherichia coli* y *Proteus vulgaris.*

***N*-sulfanilylacetamide** (*N*-sulfanililacetamida). f. Sulfacetamida.

***N*-sulfanilylbenzamide** (*N*-sulfanililbenzamida). f. Sulfabenzamida.

sulfanilylguanidine (sulfanililguanidina). f. Sulfaguanidina.

sulfanitran (sulfanitrán). m. 4'[*p*-Nitrofenil]sulfamoil)acetanilida; agente antimicrobiano del grupo de las sulfamidas.

sulfaperin (sulfaperina). f. Isosulfamerazina; *N'*-(5-metil-2-pirimidinil)sulfanilamida; agente antimicrobiano del grupo de las sulfonamidas.

sulfaphenazole (sulfafenazol). m. Sulfamida de acción prolongada que se absorbe rápidamente por administración oral.

sulfapyrazine (sulfapirazina). f. N^1-2-Pirazinilsulfanilamida; agente antibacteriano del grupo de las sulfonamidas.

sulfapyridine (sulfapiridina). f. Agente antibacteriano del grupo de las sulfonamidas.

sulfasalazine (sulfasalazina). f. Salicilazosulfapiridina; sulfonamida (compuesto ácido-azosulfa) con notable afinidad por el tejido conjuntivo, especialmente si es rico en elastina, usada en la colitis ulcerosa crónica.

sulfatase (sulfatasa). f. Nombre común de las enzimas del grupo de hidrolasas del éster sulfúrico que catalizan la hidrólisis de los ésteres sulfúricos (sulfatos) a los alcoholes correspondientes más sulfato inorgánico.

sulfate (sulfato). m. Sal o éster del ácido sulfúrico.
acid s. (s. ácido). Bisulfato.
active s. (s. activo). Adenosina 3'-fosfato 5'-fosfosulfato.

sulfathiazole (sulfatiazol). m. 2-Sulfanililaminotiazol; agente antibacteriano del grupo de las sulfamidas.

sulfatidates (sulfatidatos). m. pl. Sulfátidos; ésteres sulfúricos cerebrósidos que contienen grupos sulfato en la porción de glucosa de la molécula.

Q R S

sulfatides (sulfátidos). m. pl. Sulfatidatos.
sulfatidosis (sulfatidosis). f. Leucodistrofia metacromática.
sulfation (sulfatación). f. Adición de grupos sulfato como ésteres a moléculas preexistentes.
sulfhemoglobin (sulfohemoglobina). f. Sulfometahemoglobina.
sulfhemoglobinemia (sulfohemoglobinemia). f. Estado mórbido debido a la presencia de sulfohemoglobina en la sangre, caracterizado por cianosis persistente, pero con un recuento sanguíneo que no revela ninguna anomalía especial de la sangre.
sulfhydrate (sulfhidrato). m. Sulfohidrato; hidrosulfuro, compuesto que contiene el ion HS^-.
sulfhydryl (sulfhidrilo). m. Radical -SH; está contenido en glutatión, cisteína, coenzima A, lipoamida (en estado reducido) y en mercaptanos (R-SH).
sulfide (sulfuro). m. Sulfuret; compuesto de azufre en el que éste tiene valencia -2.
sulfindigotic acid (ácido sulfindigótico).
sulfinpyrazone (sulfinpirazona). f. Analgésico y uricosúrico que promueve la excreción de ácido úrico, probablemente por interferencia en la reabsorción tubular de aquél.
β-sulfinylpyruvic acid (ácido β-sulfinilpirúvico).
sulfisomidine (sulfisomidina). f. Isómero estructural de sulfametazina, usado en el tratamiento de infecciones sistémicas y de las vías urinarias.
sulfisoxazole (sulfisoxazol). m. Sulfamida usada principalmente en las infecciones bacterianas del tracto urinario.
  s. diolamine (s. diolamina).
sulfite (sulfito). m. Sal del ácido sulfuroso.
  s. dehydrogenase (s. deshidrogenasa).
  s. oxidase (s. oxidasa).
  s. reductase (s. reductasa).
sulfmethemoglobin (sulfometahemoglobina). f. Sulfohemoglobina; complejo formado por H_2S (o sulfuros) y el ion férrico de la metahemoglobina.
sulfoacid (sulfoácido). m. **1.** Tioácido. **2.** Ácido sulfónico.
3-sulfoalanine (3-sulfoalanina). f. Ácido cístico.
sulfobromophthalein sodium (sulfobromoftaleína sodio). Bromosulfoftaleína; derivado de trifenilmetano excretado por el hígado.
sulfocyanate (sulfocianato). m. Tiocianato.
sulfocyanic acid (ácido sulfociánico). Á. tiociánico.
sulfogel (sulfogel). m. Hidrogel con ácido sulfúrico en lugar de agua como medio de dispersión.
sulfohydrate (sulfohidrato). m. Sulfhidrato.
sulfolysis (sulfólisis). f. Lisis producida o acelerada por ácido sulfúrico.
sulfomucin (sulfomucina). f. Mucina que contiene ésteres sulfúricos en sus mucopolisacáridos o glucoproteínas.
sulfomyxin sodium (sulfomixina sódica). Mezcla de polimixina B sulfometilada y bisulfito de sodio; antibacteriano.
sulfonamides (sulfonamidas, sulfamidas). f. pl. Las llamadas sulfas, sulfadrogas o drogas sulfa; grupo de drogas bacteriostáticas que contienen el grupo sulfanilamida (sulfanilamida, sulfapiridina, sulfatiazol, sulfadiazina y otros derivados de sulfanilamida).
sulfonate (sulfonato). m. Sal o éster del ácido sulfónico.
sulfone (sulfona). f. Compuesto cuya estructura general es $R'-SO_2-R''$.
sulfonic acid (ácido sulfónico).
sulfonylureas (sulfonilureas). f. pl. Derivados de la isopropiltiodiazilsulfanilamida, químicamente relacionados con las sulfonamidas; poseen acción hipoglucemiante.
sulfoprotein (sulfoproteína). f. Molécula de proteína que contiene grupos sulfato.
6-sulfoquinovosyl diacylglycerol (6-sulfoquinovosil diacilglicerol). Sulfolípido que existe en todos los tejidos fotosintéticos; quinovosa que contiene SO_3H en C6 y un glicerol de doble sustitución en C-1.
sulforhodamine B (sulforrodamina B). f. Lisamina rodamina B 200; colorante derivado del xanteno, fluorocromo usado para marcar proteínas por una sulfamido-condensación; se emplea en inmunofluorescencia.
sulformethoxine (sulformetoxina). f. Sulfadoxina.
sulfosalicylic acid (ácido sulfosalicílico). Á. salicilsulfónico.
sulfosol (sulfosol). m. Hidrosol con ácido sulfúrico en lugar de agua como medio de dispersión.
sulfotransferase (sulfotransferasa). f. Término genérico para las enzimas que catalizan la transferencia de un grupo sulfato de 3'-fosfoadenilil sulfato (sulfato activo) al grupo oxhidrilo de un aceptor.
sulfoxide (sulfóxido). m. Análogo de azufre de una cetona, R'-SO-R".
sulfoxone sodium (sulfoxona sódica). Disodio sulfonil-*bis*(*p*-fenilenoimino)dimetanosulfinato; antileprótico.
sulfur (S) (azufre). m. Elemento, símbolo S, Nº.at. 16, P.at. 32,066, que se combina con oxígeno y forma dióxido de a. (SO_2) y trióxido de a. (SO_3), y estos con agua para dar ácidos fuertes, y con muchos metales y elementos no metálicos para formar sulfuros.
  liver of s. (hígado de a.). Potasa azufrada.
  precipitated s. (a. precipitado). Leche de a.
  roll s. (rollos de a.).
  s. iodide (yoduro de a.).
  s. trioxide (trióxido de a.). óxido sulfúrico.
  soft s. (a. blando).
  sublimed s. (a. sublimado). Flores de a.
  sulfur d. (dióxido de a.).
  vegetable s. (a. vegetal). Licopodio.
  washed s. (a. lavado).
  wettable s. (a. humectable).
sulfur group (azufre, grupo del). Constituido por los elementos azufre, selenio y teluro.
sulfuret (sulfuret). m. Sulfuro.
sulfuric acid (ácido sulfúrico). Aceite de vitriolo.
  fuming s. a. (á. sulfúrico fumante).
  Nordhausen s. a. (á. sulfúrico de Nordhausen). Á. sulfúrico fumante.
sulfuric ether (éter sulfúrico). É. dietílico.
sulfuric oxide (óxido sulfúrico). Trióxido de azufre.
sulfurous (sulfuroso). Designa un compuesto de azufre en el que éste tiene una valencia de +4, en contraste con los compuestos sulfúricos, donde el azufre tiene una valencia de +6, o los sulfuros (-2).
sulfurous acid (ácido sulfuroso).
sulfurous oxide (óxido sulfuroso). Dióxido de azufre.
sulfuryl (sulfurilo). m. Radical bivalente, $-SO_2-$.
sulfydrate (sulfidrato). m. Sulfohidrato; compuesto de SH-.
sulindac (sulindac). m. Agente antiinflamatorio no esteroide con acciones analgésicas y antipiréticas.
sulisobenzone (sulisobenzona). f. Ácido 5-benzoil-4-hidroxi-2-metoxibenceno sulfónico; agente protector contra el sol.
sulpiride (sulpirida). f. *N*-[(1-Etil-2-pirrolidinil)metil]-5-sulfamoil-*o*-anisamida; antidepresor.
sulthiame (sultiame). m. Anticonvulsivante usado en el tratamiento de la epilepsia del lóbulo temporal y el gran mal con crisis psicomotoras.
summation (sumación). f. Agregación de elementos similares; totalidad.
  s. of stimuli (s. de estímulos).
sunburn (eritema solar).
sunflower seed oil (aceite de semilla de girasol).
sunscreen (pantalla solar). Producto de uso externo para proteger la piel del eritema provocado por los rayos ultravioletas.
sunstroke (golpe de sol). Insolación ; fiebre solar ; Insolación; fiebre solar; heliosis; ictus solis; siriasis; termoplejía; forma de golpe de calor que resulta de la exposición indebida a los rayos del sol.
super- (super-). Prefijo que forma parte de palabras de derivación latina, que denota exceso, más allá, superior o en la parte superior de algo; a menudo se usa con el mismo significado que *supra-*; corresponde al prefijo griego *hiper-*.
superabduction (superabducción). f. Abducción de una extremidad más allá de los límites normales.
superacidity (superacidez). f. Exceso de ácido; acidez excesiva.
superacromial (superacromial). Supraacromial; encima de la apófisis del acromión.
superactivity (superactividad). f. Hiperactividad; actividad anormalmente grande.
superacute (superagudo). Sumamente agudo; caracterizado por una gravedad extrema de los síntomas y una evolución rápida; denota el curso de una enfermedad.
superalimentation (superalimentación). f. Hiperalimentación.
superanal (superanal). Supraanal.
superciliary (superciliar). Supraciliar; relativo a la ceja o en la región de ésta.

supercilium, pl. **supercilia** (supercilium, pl. supercilia). **1.** [NA]. Ceja; línea de pelos en forma de medialuna, en el borde superior de la órbita. **2.** Uno de los pelos individuales de la ceja.
superdicrotic (superdicrótico). Hiperdicrótico.
superdistention (superdistensión). f. Hiperdistensión.
superduct (superducir). Elevar o llevar hacia arriba.
superego (superego). m. Superyo; en psicoanálisis, uno de los tres componentes del aparato psíquico en el marco estructural freudiano; los otros dos son el ego y el id.
superexcitation (superexcitación). f. **1.** Acción de excitar o estimular indebidamente. **2.** Estado de gran excitación.
superextension (superextensión). f. Hiperextensión.
superfatted (supergraso). Con grasa adicional añadida, como un jabón.
superfetation (superfetación). f. Hiperciesia; multifetación; superimpregnación; presencia de dos fetos de edad diferente, no mellizos, en el útero, debido a la impregnación de dos óvulos liberados en períodos sucesivos de ovulación; concepto obsoleto.
superficial (superficial). **1.** Incompleto; que no llega al fondo de un asunto. **2.** Situado más cerca de la superficie del cuerpo en relación con un punto de referencia específico.
superflexion (superflexión). f. Hiperflexión.
supergenual (supergenual). Situado encima de la rodilla o de cualquier genu.
superimpregnation (superimpregnación). f. Superfetación.
superinduce (superinducir). Inducir o provocar, además de algo ya existente.
superinfection (superinfección). f. Infección nueva agregada a otra de la misma índole ya presente.
superinvolution (superinvolución). f. Hiperinvolución; gran reducción de tamaño del útero después del parto, hasta menos del tamaño normal del órgano no grávido.
superior (superior). **1.** Situado encima o dirigido hacia arriba. **2.** [*superior*, NA]. Craneano; en anatomía humana, situado más cerca del vértice de la cabeza en relación con un punto de referencia específico.
superlactation (superlactación). f. Hiperlactación; continuación de la lactación más allá del período normal.
superligamen (superligamen). m. Vendaje retentivo que conserva un apósito quirúrgico en su lugar.
supermedial (supermediano). Por encima del medio de cualquier parte.
supermotility (supermotilidad). f. Hipercinesia.
supernatant (supernatante).
supernumerary (supernumerario). Epactal; que excede del número normal.
supernutrition (supernutrición). f. Hipernutrición; alimentación excesiva, que lleva a la obesidad.
superolateral (superolateral). Que está al costado y por encima.
superovulation (superovulación). f. Ovulación de un número de óvulos mayor que el normal.
superoxide (superóxido). m. Hiperóxido; la molécula HO_2, ácido fuerte, escrita a menudo como $H^+ + O_2^-$; este último es el radical s.
s. dismutase (s. dismutasa).
superparasite (superparásito). m. Miembro de una numerosa población de parásitos que viven de un huésped, generalmente una larva himenóptera parásita en su insecto huésped.
superparasitism (superparasitismo). m. **1.** Asociación entre himenópteros parásitos y sus insectos huéspedes. **2.** Exceso de parásitos de la misma especie en un huésped, cuyos mecanismos de defensa ponen a prueba hasta llegar a la enfermedad o muerte.
superpetrosal (superpetroso). Que está encima del peñasco del temporal, o en la parte superior de éste.
superpigmentation (superpigmentación). f. Hiperpigmentación.
supersaturate (supersaturar). Hacer una solución con una cantidad de sal u otra sustancia mayor que la que se disuelve, cuando está en equilibrio con esa sal en la fase sólida.
superscription (superscripción). f. Parte inicial de una prescripción, que consiste en la receta (*recipe*) propiamente dicha.
supersonic (supersónico). **1.** Relativo a una velocidad mayor que la del sonido o caracterizado por ésta. **2.** Perteneciente a vibraciones sonoras de alta frecuencia, sobre el nivel auditivo humano. V.t. ultrasónico.
superstructure (superestructura). f. Estructura situada sobre la superficie.
implant denture s. (s. de prótesis implantada).
supertension (supertensión). f. Gran tensión; palabra usada erróneamente como sinónimo de presión arterial elevada, o hiperpiesis.
supervoltage (supervoltaje). m. En radioterapia, término poco preciso para el voltaje entre mil y un millón de voltios.
supinate (supinar). **1.** Asumir la posición supina o ser colocado en ella. **2.** Hacer supinación del antebrazo o del pie.
supination (supinación). f. Acción de adoptar o de ser colocado en posición supina, es decir, recostado sobre el dorso.
s. of the foot (s. del pie).
s. of the forearm (s. del antebrazo).
supinator (supinador). Músculo que produce la supinación del antebrazo. V. músculo.
supine (supino). **1.** Denota el cuerpo cuando está boca arriba. **2.** Relativo a la supinación del antebrazo o del pie.
suppedanium, pl. **suppedania** (suppedania). f. Aplicación a la planta del pie.
support (soporte). m. En odontología, término usado para denotar resistencia a los componentes verticales de la fuerza masticatoria.
suppository (supositorio). m. Cuerpo sólido pequeño, cuya forma permite su fácil introducción en uno de los orificios del cuerpo, excepto la cavidad oral (recto, uretra, vagina), hecho con una sustancia, generalmente medicada, sólida a temperaturas ordinarias pero que funde a la temperatura corporal.
suppression (supresión). f. **1.** Excluir deliberadamente del pensamiento consciente. **2.** Paro de la secreción de un líquido, como orina o bilis. **3.** Detención o control de un flujo o descarga anormal. **4.** Efecto de una segunda mutación, que anula un cambio fenotípico causado por una mutación previa, en un punto diferente del cromosoma. **5.** Inhibición de la visión en un ojo cuando imágenes disímiles caen sobre los puntos retinianos correspondientes.
suppurant (supurante). **1.** Que causa, provoca o induce supuración. **2.** m. Agente con esta acción.
suppurate (supurar). Formar pus.
suppuration (supuración). f. Piesis; piosis; piopoyesis; piogénesis; formación de pus.
suppurative (supurativo). Que forma pus.
supra- (supra-). Prefijo que denota una posición encima de la parte indicada por la palabra a la cual va unido; en este sentido, es igual a super-.
supra-acromial (supraacromial). Superacromial.
supra-anal (supraanal). Superanal; encima del ano.
supra-auricular (supraauricular). Encima del pabellón de la oreja.
supra-axillary (supraaxilar). Encima de la axila.
suprabuccal (suprabucal). Encima del carrillo.
suprabulge (supraecuatorial). Porción de la corona de un diente que converge hacia la cara oclusal de éste.
supracardinal (supracardinal). Dorsal a la vena cardinal anterior o posterior del embrión.
supracerebellar (supracerebeloso). Sobre la superficie del cerebelo.
supracerebral (supracerebral). Sobre la superficie del cerebro.
suprachoroid (supracoroideo). Del lado externo de la coroides del ojo.
suprachoroidea (supracoroides). f. Lámina supracoroidea.
supraciliary (supraciliar). Superciliar.
supraclavicular (supraclavicular). Sobre la clavícula.
supraclavicularis (supraclavicular). Músculo s.
supracondylar, supracondyloid (supracondíleo, supracondiloideo). Encima de un cóndilo.
supracostal (supracostal). Encima de las costillas.
supracotyloid (supracotiloideo). Encima de la cavidad cotiloidea o acetábulo.
supracristal (supracrestal). Encima de una cresta.
supradiaphragmatic (supradiafragmático). Encima del diafragma.
supraduction (supraducción). f. Sursunducción; movimiento hacia arriba de un ojo independientemente del otro por prismas de base hacia abajo.
supraepicondylar (supraepicondíleo). Encima de un epicóndilo.
supraglenoid (supraglenoideo). Encima de la cavidad o fosa glenoidea.
supraglottic (supraglótico). Encima de la glotis.
suprahepatic (suprahepático) Encima del hígado.

suprahyoid (suprahioideo). Encima del hioides.
suprainguinal (suprainguinal). Encima de la región inguinal o ingle.
supraintestinal (supraintestinal). Encima del intestino.
supraliminal (supraliminal). Más que apenas perceptible; por encima del umbral de la percepción consciente.
supralumbar (supralumbar). Encima de la región lumbar.
supramalleolar (supramaleolar). Encima de un maléolo.
supramammary (supramamario). Encima de la glándula mamaria.
supramandibular (supramandibular). Encima de la mandíbula.
supramarginal (supramarginal). Encima de cualquier margen; denota especialmente la circunvolución s.
supramastoid (supramastoideo). Encima de la apófisis mastoides del temporal.
supramaxilla (supramaxila). f. Término obsoleto para maxila o maxilar superior.
supramaxillary (supramaxilar). Relativo a la maxila o maxilar superior.
supramental (supramentoniano). Encima del mentón.
supramentale (supramentoniano). Punto B; en cefalometría, el punto más posterior de la línea media encima del mentón; en la mandíbula, entre el infradentato y el pogonión.
supranasal (supranasal). Encima de la nariz.
supraneural (supraneural). Sobre el eje neural.
supranuclear (supranuclear). Sobre el nivel de las neuronas motoras de los nervios espinales o craneanos.
supraocclusion (supraoclusión). f. Relación oclusal en la que un diente se extiende más allá del plano oclusal.
supraorbital (supraorbitario). Encima de la órbita, ya sea en la cara o dentro del cráneo; denota numerosas estructuras.
suprapatellar (suprarrotuliano). Encima de la rótula.
suprapelvic (suprapelviano). Encima de la pelvis.
supraphysiologic, supraphysiological (suprafisiológico). Indica una dosis (de un agente químico que es o actúa como una hormona, neurotransmisor u otro agente natural) que es mayor o más potente que la existente en forma natural, o los efectos de dicha dosis.
suprapubic (suprapúbico). Encima del hueso púbico.
suprarenal (suprarrenal). **1.** Encima del riñón. **2.** Relativo a la glándula s.
suprarenalectomy (suprarrenalectomía). f. Adrenalectomía.
suprascapular (supraescapular). Encima de la escápula.
suprascleral (supraesclerótico). Del lado externo de la esclerótica; indica el espacio s. o periesclerótico entre la esclerótica y la aponeurosis (fascia) bulbar.
suprasellar (supraselar). Encima de la silla turca.
supraspinal, supraspinalis (supraespinal). Encima de la columna vertebral o de cualquier espina.
supraspinous (supraespinoso). Encima de cualquier espina; especialmente, sobre una o más de las espinas vertebrales o la espina del omóplato.
suprastapedial (supraestapedial). Encima del estribo.
suprasternal (supraesternal). Encima del esternón.
suprasylvian (suprasilviano). Encima de la cisura de Silvio o el surco cerebral lateral.
suprasymphysary (suprasinfisario). Encima de la sínfisis del pubis.
supratemporal (supratemporal). Encima de la región temporal.
supratentorial (supratentorial). Denota el contenido craneano situado encima de la tienda del cerebelo (tentorium cerebelli).
suprathoracic (supratorácico). Encima del tórax o en la parte superior de éste.
supratonsillar (supraamigdalino). Encima de la amígdala; denota un receso sobre la amígdala y un poco por detrás de ésta.
supratrochlear (supratroclear). Encima de una tróclea.
supraturbinal (supraturbinal). Cornete nasal mayor.
supratympanic (supratimpánico). Encima del tímpano o cavidad timpánica.
supravaginal (supravaginal). Encima de la vagina o de cualquier vaina.
supravalvar, supravalvular (supravalvar, supravalvular). Encima de las válvulas pulmonares o aórticas.
supraventricular (supraventricular). Encima de los ventrículos.
supravergence (supravergencia). f. Sursunvergencia; rotación hacia arriba de un ojo mientras el otro permanece estacionario.
supraversion (supraversión). f. **1.** Vuelta (versión) hacia arriba. **2.** En odontología, posición de un diente fuera de la línea de oclusión en dirección oclusal; sobremordida profunda. **3.** En oftalmología, movimiento conjugado binocular hacia arriba.
suprofen (suprofeno). m. Ácido *p*-2-tenoilhidratrópico; agente anitinflamatorio no esteroide con propiedades antipiréticas y analgésicas.
sura (sura). [*sura,* NA]. f. Pantorrilla; región sural; hinchazón muscular del dorso de la pierna debajo de la rodilla, formada principalmente por los vientres de los músculos gastrocnemio y sóleo.
sural (sural). Relativo a la pantorrilla.
suralimentation (sobrealimentación). f. Hiperalimentación.
suramin sodium (suramina sódica). Derivado complejo de la urea; usado en el tratamiento de la tripanosomiasis, la oncocerciasis y el pénfigo.
surface (superficie). Cara; parte externa de cualquier sólido.
acromial articular s. of clavicle (s. articular acromial de la clavícula). [*facies articularis acromialis claviculae,* NA].
anterior articular s. of dens (s. articular anterior del diente). [*facies articularis anterior dentis,* NA].
anterior calcaneal articular s. (s. articular anterior del calcáneo). [*facies articularis calcanea anterior*, NA].
anterior s. (s. anterior). [*facies anterior,* NA]. Cara anterior.
anterior s. of eyelids (s. anterior del párpado). [*facies anterior palpebrarum*, NA].
anterior s. of leg (s. anterior de la pierna). [*facies anterior cruris*, NA].
anterior s. of maxilla (s. anterior del maxilar superior). [*facies anterior corporis maxillae*, NA].
anterior s. of petrous part (s. anterior de la porción petrosa). [*facies anterior partis petrosae*, NA].
anterior s. of the arm (s. anterior del brazo). [*facies anterior brachii*, NA].
anterior s. of the cornea (s. anterior de la córnea). [*facies anterior corneae*, NA].
anterior s. of the forearm (s. anterior del antebrazo). [*facies anterior antebrachii*, NA].
anterior s. of the inferior limbs (s. anterior de los miembros inferiores). [*facies anterior membri inferioris*, NA].
anterior s. of the iris of the eye (s. anterior del iris). [*facies anterior iridis*, NA].
anterior s. of the kidney (s. anterior del riñón). [*facies anterior renis*, NA].
anterior s. of the lens of the eye (s. anterior del cristalino). [*facies anterior lentis*, NA].
anterior s. of the pancreas (s. anterior del páncreas). [*facies anterior pancreatis*, NA].
anterior s. of the patella (s. anterior de la rótula). [*facies anterior patellae*, NA].
anterior s. of the prostate (s. anterior de la próstata). [*facies anterior prostatae*, NA].
anterior s. of the radius (s. anterior del radio). [*facies anterior radii*, NA].
anterior s. of the suprarenal gland (s. anterior de la glándula suprarrenal). [*facies anterior glandulae suprarenalis*, NA].
anterior s. of the ulna (s. anterior del cúbito). [*facies anterior ulnae*, NA].
anterolateral s. of humerus (s. anterolateral del húmero). [*facies anterior lateralis humeri*, NA].
anteromedial s. of humerus (s. anteromedial del húmero). [*facies anterior medialis humeri*, NA].
articular s. (s. articular). [*facies articular*, NA].
articular s. of acromion (s. articular del acromión). [*facies articularis acromii*, NA].
articular surface of arytenoid cartilage (s. articular del cartílago aritenoides). [*facies articularis cartilaginis arytenoideae*, NA].
articular s. of head of fibula (s. articular de la cabeza del peroné). [*facies articularis capitis fibulae,* NA].
articular s. of head of rib (s. articular de la cabeza de la costilla). [*facies articularis capitis costae,* NA].
articular s. of patella (s. articular de la rótula). [*facies articularis patellae,* NA].
articular s. of temporal bone (s. articular del hueso temporal). [*facies articularis ossis temporalis,* NA].

articular s. of tubercle of rib (s. articular del tubérculo de la costilla). [*facies articularis tuberculi costae,* NA].
arytenoidal articular s. of cricoid (s. articular aritenoidea del cricoides). [*facies articularis arytenoidea cricoideae,* NA].
auricular s. of ilium (s. auricular del ilion). [*facies auricularis ossis ilii,* NA].
auricular s. of sacrum (s. auricular del sacro). [*facies auricularis ossis sacri,* NA].
axial s. (s. axial). S. de un diente paralela a su eje mayor.
balancing occlusal s. (s. oclusal balanceada).
basal s. (s. basal).
buccal s. (s. bucal). [*facies vestibularis dentis,* NA].
calcaneal articular s. of talus (s. articular calcánea del astrágalo). [*facies articularis calcanea tali,* NA].
carpal articular s. of radius (s. articular carpal del radio). [*facies articularis carpi radii,* NA].
cerebral s. (s. cerebral). [*facies cerebralis,* NA].
colic s. of spleen (s. cólica del bazo). [*facies colica splenis,* NA].
contact s. of tooth (s. de contacto del diente). [*facies contactus dentis,* NA].
costal s. (s. costal). [*facies costalis,* NA].
costal s. of lung (s. costal del pulmón). [*facies costalis pulmonis,* NA].
costal s. of scapula (s. costal de la escápula). [*facies costalis scapulae,* NA].
cuboidal articular s. of calcaneus (s. articular cuboidea del calcáneo). [*facies articularis cuboidea calcanei,* NA].
denture basal s., denture foundation s. (s. basal protésica).
denture foundation s. (s. basal protésica).
denture impression s. (s. de impresión protésica).
denture occlusal s. (s. oclusal protésica).
denture polished s. (s. pulida de una prótesis).
diaphragmatic s. (s. diafragmática). [*facies diaphragmatica,* NA].
distal s. of tooth (s. distal del diente). [*facies distalis dentis,* NA].
dorsal s. (s. dorsal). **1.** [*facies dorsalis,* NA]. **2.** [*facies dorsalis,* NA].
dorsal s. of digit (s. dorsal del dedo). [*facies digitalis dorsalis,* NA].
dorsal s. of sacrum (s. dorsal del sacro). [*facies dorsalis ossis sacri,* NA].
dorsal s. of scapula (s. dosal de la escápula). [*facies dorsalis scapulae,* NA].
external s. (s. externa). [*facies externa,* NA].
external s. of frontal bone (s. externa del hueso frontal). [*facies externa ossis frontalis,* NA].
external s. of parietal bone (s. externa del hueso parietal). [*facies externa ossis parietalis,* NA].
facial s. of tooth (s. facial del diente). [*facies facialis dentis,* NA].
fibular articular s. of tibia (s. articular peronea de la tibia). [*facies articularis fibularis tibiae,* NA].
gastric s. of spleen (s. gástrica del bazo). [*facies gastrica splenis,* NA]. S. del bazo en contacto con el estómago.
glenoid s. (s. glenoidea). [*cavitas glenoidalis,* NA]. Cavidad glenoidea.
gluteal s. of ilium (s. glútea del ilion). [*facies glutea ossis ilii,* NA].
grinding s. (s. oclusal del diente). [*facies occlusalis dentis,* NA].
incisal s. (s. incisal). [*margo incisalis,* NA]. Margen incisal.
inferior articular s. of tibia (s. articular inferior de la tibia). [*facies articularis inferior tibiae,* NA].
inferior s. of cerebellar hemisphere (s. inferior de los hemisferios cerebelosos). [*facies inferior hemispherii cerebelli,* NA].
inferior s. of pancreas (s. inferior del páncreas). [*facies inferior pancreatis,* NA]. S. del cuerpo del páncreas que mira hacia abajo.
inferior s. of petrous part of temporal bone (s. inferior de la porción petrosa). [*facies inferior partis petrosae,* NA].
inferior s. of tongue (s. inferior de la lengua). [*facies inferior linguae,* NA]. S. de la lengua que da hacia el piso de la cavidad oral.
inferolateral s. of prostate (s. inferolateral del diente). [*facies inferolateralis prostatae,* NA].
infratemporal s. of maxilla (s. infratemporal del maxilar). [*facies infratemporalis maxillae,* NA].
interlobar s.'s of lung (s. interlobulares del pulmón). [*facies interlobares pulmonis,* NA].
internal s. (s. interna). [*facies interna,* NA].
internal s. of frontal bone (s. interna del hueso parietal). [*facies interna ossis frontalis,* NA].
internal s. of parietal bone (s. interna del hueso parietal). [*facies interna ossis parietalis,* NA].
intestinal s. of uterus (s. intestinal del útero). [*facies intestinalis uteri,* NA].
labial s. (s. labial). [*facies vestibularis dentis,* NA]. S. vestibular del diente.
lateral malleolar s. of talus (s. maleolar lateral del astrágalo). [*facies malleolaris lateralis tali,* NA].
lateral s. (s. lateral). [*facies lateralis,* NA]. Cara lateral.
lateral s. of a finger (s. lateral de un dedo de la mano). [*facies lateralis digiti manus,* NA].
lateral s. of a toe (s. lateral de un dedo del pie). [*facies lateralis digiti pedis,* NA].
lateral s. of leg (s. lateral de la pierna). [*facies lateralis cruris,* NA].
lateral s. of ovary (s. lateral del ovario). [*facies lateralis ovarii,* NA].
lateral s. of the arm (s. lateral del brazo). [*facies lateralis brachii,* NA].
lateral s. of the fibula (s. lateral del peroné). [*facies lateralis fibulae,* NA].
lateral s. of the testis (s. lateral del testículo). [*facies lateralis testis,* NA].
lateral s. of the tibia (s. lateral de la tibia). [*facies lateralis tibiae,* NA].
lateral s. of the zygomatic bone (s. lateral del hueso cigomático). [*facies lateralis ossis zygomatici,* NA].
lingual s. of tooth (s. lingual del diente). [*facies lingualis dentis,* NA].
lunate s. of acetabulum (s. semilunar del acetábulo). [*facies lunata acetabuli,* NA].
malleolar articular s. of fibula (s. articular maleolar del peroné). [*facies articularis malleoli fibulae,* NA].
malleolar articular s. of tibia (s. articular maleolar de la tibia). [*facies articularis malleoli tibiae,* NA].
masticatory s. (s. masticatoria). [*facies masticatoria,* NA].
maxillary s. of palatine bone (s. lateral del hueso palatino). [*facies maxillaris ossis palatini,* NA].
medial malleolar s. of talus (s. maleolar medial del astrágalo). [*facies malleolaris medialis tali,* NA].
medial s. (s. medial). [*facies medialis,* NA].
medial s. of a toe (s. medial de un dedo del pie). [*facies medialis digiti pedis,* NA].
medial s. of arytenoid cartilage (s. medial del cartílago aritenoides). [*facies medialis cartilaginis arytenoideae,* NA].
medial s. of cerebral hemisphere (s. medial del hemisferio cerebral). [*facies medialis cerebri,* NA].
medial s. of fibula (s. medial del peroné). [*facies medialis fibulae,* NA].
medial s. of lung (s. medial del pulmón). [*facies medialis pulmonis,* NA].
medial s. of ovary (s. medial del ovario). *facies medialis ovarii,* NA].
medial s. of testis (s. medial del testículo). *facies medialis testis,* NA].
medial s. of tibia (s. medial de la tibia). [*facies medialis tibiae,* NA].
medial s. of ulna (s. medial del cúbito). [*facies medialis ulnae,* NA].
mesial s. of tooth (s. mesial del diente). [*facies mesialis dentis,* NA].
middle calcaneal articular s. (s. articular media del calcáneo). [*facies articularis calcanea media,* NA].
nasal s. of maxilla (s. nasal del maxilar). [*facies nasalis maxillae,* NA].
nasal s. of palatine bone (s. nasal del hueso palatino). [*facies nasalis ossis palatini,* NA].
navicular articular s. of talus (s. articular escafoidea del astrágalo). [*facies articularis navicularis tali,* NA].
occlusal s. (s. oclusal del diente). [*facies occlusalis dentis,* NA].
orbital s. (s. orbitaria). [*facies orbitalis,* NA].
palatine s. (s. palatina). [*facies palatina,* NA].

patellar s. of femur (s. rotuliana del fémur). [*facies patellaris femoris,* NA]. Tróclea del fémur.
pelvic s. of sacrum (s. pélvica del sacro). [*facies pelvina ossis sacri,* NA].
popliteal s. of femur (s. poplítea del fémur). [*facies poplitea femoris,* NA]. Plano o s. poplítea del fémur.
posterior articular s. of dens (s. articular posterior del diente). [*facies articularis posterior dentis,* NA].
posterior calcaneal articular s. (s. articular posterior del calcáneo). [*facies articularis calcanea posterior,* NA].
posterior s. (s. posterior). [*facies posterior,* NA]. Cara posterior.
posterior s. of arytenoid cartilage (s. posterior del cartílago aritenoides). [*facies posterior cartilaginis arytenoideae,* NA].
posterior s. of cornea (s. posterior de la córnea). [*facies posterior corneae,* NA].
posterior s. of eyelids (s. posterior del párpado). [*facies posterior palpebrarum,* NA].
posterior s. of fibula (s. posterior del peroné). [*facies posterior fibulae,* NA].
posterior s. of humerus (s. posterior del húmero). [*facies posterior humeri,* NA].
posterior s. of the inferior limb (s. posterior del miembro inferior). [*facies posterior membri inferioris,* NA].
posterior s. of iris (s. posterior del iris). [*facies posterior iridis,* NA].
posterior s. of kidney (s. posterior del riñón). [*facies posterior renis,* NA].
posterior s. of leg (s. posterior de la pierna). [*facies posterior cruris,* NA].
posterior s. of lens of the eye (s. posterior del cristalino). [*facies posterior lentis,* NA].
posterior s. of pancreas (s. posterior del páncreas). [*facies posterior pancreatis,* NA].
posterior s. of petrous part (s. posterior de la porción petrosa). [*facies posterior partis petrosae,* NA].
posterior s. of prostate (s. posterior de la próstata). [*facies posterior prostatae,* NA].
posterior s. of radius (s. posterior del radio). [*facies posterior radii,* NA].
posterior s. of suprarenal gland (s. posterior de la glándula suprarrenal). [*facies posterior glandulae suprarenalis,* NA].
posterior s. of tibia (s. posterior de la tibia). [*facies posterior tibiae,* NA].
posterior s. of ulna (s. posterior del cúbito). [*facies posterior ulnae,* NA].
pulmonary s. of heart (s. pulmonar del corazón). [*facies pulmonalis cordis,* NA].
renal s. (s.). [*facies renalis,* NA].
sacropelvic s. of ilium (s. sacropélvica del ilion). [*facies sacropelvina ossis ilii,* NA].
sternal articular s. of clavicle (s. articular esternal de la clavícula). [*facies articularis sternalis claviculae,* NA].
sternocostal s. of heart (s. esternocostal del corazón). [*facies sternocostalis cordis,* NA].
subocclusal s. (s. suboclusal).
superior articular s. of tibia (s. articular superior de la tibia). [*facies articularis superior tibiae,* NA].
superior s. of cerebellar hemisphere **1.** (s. superior del hemisferio cerebelar). [*facies superior hemispherii cerebelli,* NA]. **2.** (s. superior de los hemisferios cerebelosos). [*facies superior hemispherii cerebelli,* NA].
superior s. of talus (s. superior del astrágalo). [*facies superior tali,* NA].
superolateral s. of cerebrum (s. superolateral del cerebro). [*facies superolateralis cerebri,* NA].
symphysial s. of pubis (s. sinfisial). [*facies symphysialis,* NA].
talar articular s. of calcaneus (s. articular astragalina del calcáneo). [*facies articularis talaris calcanei,* NA].
temporal s. (s. temporal). [*facies temporalis,* NA].
thyroidal articular s. of cricoid (s. articular tiroidea del cricoides). [*facies articularis thyroidea cricoideae,* NA].
urethral s. of penis (s. uretral del pene). [*facies urethralis penis,* NA].
ventral s. of digit (s. ventral del dedo). [*facies digitalis ventralis,* NA].
vesical s. of uterus (s. vesical del útero). [*facies vesicalis uteri,* NA].
vestibular s. (s. vestibular del diente). [*facies vestibularis dentis,* NA].
vestibular s. of tooth (s. vestibular del diente). [*facies vestibularis dentis,* NA]. S. facial del diente.
visceral s. of liver (s. visceral del hígado). [*facies visceralis hepatis,* NA].
visceral s. of spleen (s. visceral del bazo). [*facies visceralis lienis,* NA].
working occlusal s.'s (s. oclusales de trabajo).

surface-active (tensioactivo). Indica la propiedad de algunos agentes de alterar la naturaleza fisicoquímica de las superficies e interfases, provocando descenso de la tensión entre ellas.

surfactant (surfactante). Agente tensioactivo.

surgeon (cirujano). m. Médico que trata enfermedades, lesiones y deformidades por medio de operaciones o manipulaciones.
attending s. (c. permanente). C. miembro del plantel permanente de un hospital.
dental s. (c. dental).
house s. (c. jefe interno).
oral s. (c. oral). Odontólogo especializado en cirugía bucal.

surgeon-general (cirujano general).

surgery (cirugía). f. **1.** Rama de la medicina que se ocupa del tratamiento de enfermedades, lesiones y deformidades por medio de operaciones o manipulaciones. **2.** Procedimientos que integran una operación o intervención quirúrgica.
ambulatory s. (c. ambulatoria).
aseptic s. (c. aséptica).
closed s. (c. cerrada).
cosmetic s. (c. estética o cosmética).
craniofacial s. (c. craneofacial).
esthetic s. (c. estética). C. cosmética.
featural s. (c. de las facciones).
major s. (c. mayor).
minor s. (c. menor).
open heart s. (c. de corazón abierto).
oral s. (c. oral).
orthognathic s. (c. ortognática). Ortodoncia quirúrgica.
orthopaedic s., orthopedic s. (c. ortopédica).
plastic s. (c. plástica).
reconstructive s. (c. reconstructiva).
stereotactic s., stereotaxic s. (c. estereotáctica, estereotáxica).
transsexual s. (c. transexual).

surgical (quirúrgico). Relativo a la cirugía.

surra (surra). f. Enfermedad de camellos, caballos, mulas, vacas y vacas de África, Asia y América Central y del Sur, causada por *Trypanosoma evansi.*

surrenal (surrenal). Suprarrenal .

surrogate (subrogante). Persona que funciona en la vida de otro como sustituto de una tercera persona, como en el caso de un pariente que asume las responsabilidades de crianza del padre ausente.
mother s. (sustituto materno).

sursanure (sursanura). f. Úlcera curada superficialmente, con pus bajo la superficie.

sursumduction (sursunducción). f. Supraducción.

sursumvergence (sursunvergencia). f. Supravergencia.

sursumversion (sursunversión). f. Acción de mover los ojos hacia arriba.

surveillance (vigilancia). f. Recolección, almacenamiento, análisis y distribución de datos; tipo de estudio por observación que implica la v. continua de la manifestación de una enfermedad en una población.
immunological s., immune s. (v. inmunológica, inmunovigilancia).

survival (supervivencia). f. Existencia continuada; persistencia de la vida.

suspension (suspensión). f. **1.** Interrupción temporaria de cualquier función. **2.** Acción de colgar de un soporte. **3.** Fijación de un órgano, como el útero, a otros tejidos para darle soporte. **4.** Dispersión gruesa; dispersión a través de un líquido o sólido en partículas finamente divididas de tamaño suficiente para ser detectadas por medios puramente ópticos. **5.** Clase de preparaciones de la farmacopea de drogas no disueltas y finamente divididas dispersadas en vehículos líquidos para su uso oral o parenteral.

amorphous insulin zinc s. (s. amorfa de insulina y cinc).
Coffey s. (s. de Coffey).
crystalline insulin zinc s. (s. cristalina de insulina y cinc).
extended insulin zinc s. (s. extendida de insulina y cinc).
insulin zinc s. (s. de insulina y cinc).
magnesia and alumina oral s. (s. oral de magnesia y alúmina).
prompt insulin zinc s. (s. rápida de insulina y cinc).

suspensoid (suspensoide). m. Coloide hidrófobo, liófobo o en suspensión; solución coloidal en la que las partículas dispersas son sólidas, liófobas o hidrófobas, y están por lo tanto bien separadas del líquido en el que están suspendidas.

suspensory 1. (suspensorio). Que suspende o soporta; denota un ligamento, músculo u otra estructura que mantiene un órgano u otra parte en posición. **2.** (suspensor). m. Soporte aplicado para levantar una parte dependiente, como el escroto o una mama colgante.

sustentacular (sustentacular). Relativo a un sustentáculo; que soporta o sustenta.

sustentaculum, pl. **sustentacula** (sustentáculo). [*sustentaculum*, NA]. m. Estructura que sirve como soporte o apoyo de otra.
s. lienis (s. esplénico). Ligamento frenicocólico.
s. tali (s. astragalino). [*sustentaculum tali*, NA].

susurrus (susurro). m. Rumor, murmullo.
s. aurium (s. auricular). Murmullo en el oído.

sutura, pl. **suturae** (sutura). [*sutura*, NA]. Forma de articulación fibrosa en la que dos huesos formados en membrana están unidos por una membrana fibrosa que se continúa con el periostio.
s. nasofrontalis (s. nasofrontal). S. frontonasal.
s. notha (s. falsa).
s. zygomaticofrontalis (s. cigomaticofrontal). S. frontocigomática.
s. zygomaticotemporalis (s. cigomaticotemporal). S. temporocigomática.

sutural (sutural). Relativo a una sutura ósea o quirúrgica.

suture 1. (sutura). f. Material (hilo de seda, alambre, catgut, etc.) con el que dos superficies se mantienen en aposición. **2.** (suturar). Unir dos superficies cosiéndolas mediante puntos o puntadas. **3.** (sutura). La costura así formada, una s. quirúrgica.
absorbable surgical s. (s. quirúrgica absorbible).
Albert's s. (s. de Albert).
apposition s. (s. de aposición). S. de coaptación.
approximation s. (s. de aproximación).
atraumatic s. (s. atraumática).
blanket s. (s. de manta).
bridle s. (s. en brida).
Bunnell's s. (s. de Bunnell).
buried s. (s. enterrada).
button s. (s. de botón).
catgut s. (s. de catgut).
coaptation s. (s. de coaptación). S. de aposición.
cobbler's s. (s. de zapatero). S. de doble brazo.
Connell's s. (s. de Connell).
continuous s. (s. continua).
coronal s. (s. coronal). [*sutura coronalis*, NA].
cranial s.'s (s. craneanas). [*suturae cranii*, NA]. S. craneales.
Cushing's s. (s. de Cushing).
Czerny's s. (s. de Czerny).
Czerny-Lembert s. (s. de Czerny-Lembert).
delayed s. (s. demorada). S. de una herida después de varios días.
dentate s. (s. dentada). [*sutura serrata*, NA].
doubly armed s. (s. de doble brazo). S. de zapatero.
Dupuytren's s. (s. de Dupuytren). S. de Lembert continua.
end-on mattress s. (s. vertical de colchonero).
ethmoidolacrimal s. (s. etmoidolagrimal). [*sutura ethmoidolacrimalis*, NA].
ethmoidomaxillary s. (s. etmoidomaxilar). [*sutura ethmoidomaxillaris*, NA].
Faden s. (s. de Faden).
false s. (s. falsa).
far-and-near s. (s. de lejos y cerca).
figure-of-8 s. (s. en forma de 8).
frontal s. (s. frontal). [*sutura frontalis*, NA].
frontoethmoidal s. (s. frontoetmoidal). [*sutura frontoethmoidalis*, NA].
frontolacrimal s. (s. frontolagrimal). [*sutura frontolacrimalis*, NA].
frontomaxillary s. (s. frontomaxilar). [*sutura frontomaxillaris*, NA].
frontonasal s. (s. frontonasal). [*sutura frontonasalis*, NA].
frontozygomatic s. (s. frontocigomática). [*sutura frontozygomatica*, NA]. S. cigomaticofrontal.
Frost s. (s. de Frost).
Gély's s. (s. de Gély).
glover's s. (s. de guantero).
Gould's s. (s. de Gould).
Gussenbauer's s. (s. de Gussenbauer).
Halsted's s. (s. de Halsted).
harmonic s. (s. armónica). S. plana.
implanted s. (s. implantada).
incisive s. (s. incisiva). [*sutura incisiva*, NA]. S. premaxilar.
infraorbital s. (s. infraorbitaria). [*sutura infraorbitalis*, NA].
intermaxillary s. (s. intermaxilar). [*sutura intermaxillaris*, NA].
internasal s. (s. internasal). [*sutura internasalis*, NA].
interparietal s. (s. interparietal). S. sagital.
interrupted s. (s. interrumpida).
Jobert de Lamballe's s. (s. de Jobert de Lamballe).
lacrimoconchal s. (s. lacrimoturbinal). [*sutura lacrimoconchalis*, NA].
lacrimomaxillary s. (s. lacrimomaxilar). [*sutura lacrimomaxillaris*, NA].
lambdoid s. (s. lambdoidea). [*sutura lambdoidea*, NA].
Lembert s. (s. de Lembert).
lens s.'s 1. (radio del cristalino). [*radii lentis*, NA]. **2.** (s. del cristalino). Rayos del cristalino.
mattress s. (s. de colchonero). S. acolchada.
median palatine s. (s. palatina mediana). [*sutura palatina mediana*, NA].
metopic s. (s. metópica). [*sutura metopica*, NA].
nasomaxillary s. (s. nasomaxilar). [*sutura nasomaxillaris*, NA].
nerve s. (s. nerviosa). Neurorrafia.
neurocentral s. (s. neurocentral). Sincondrosis neurocentral.
nonabsorbable surgical s. (s. quirúrgica no absorbible).
occipitomastoid s. (s. occipitomastoidea). [*sutura occipitomastoidea*, NA].
palatoethmoidal s. (s. palatoetmoidal). [*sutura palatoethmoidalis*, NA].
palatomaxillary s. (s. palatomaxilar). [*sutura palatomaxillaris*, NA].
Pancoast's s. (s. de Pancoast).
Paré's s. (s. de Paré).
parietomastoid s. (s. parietomastoidea). [*sutura parietomastoidea*, NA].
Parker-Kerr s. (s. de Parker-Kerr).
petrosquamous s. (s. petroescamosa). S. escamomastoidea.
plane s. (s. plana). [*sutura plana*, NA]. S. armónica; armonía.
premaxillary s. (s. premaxilar). S. incisiva.
purse-string s. (s. en bolsa de tabaco).
quilted s. (s. acolchada). S. de colchonero.
relaxation s. (s. de relajación).
retention s. (s. de retención).
sagittal s. (s. sagital). [*sutura sagittalis*, NA]. S. interparietal.
secondary s. (s. secundaria). Cierre demorado de una herida.
serrate s. (s. dentada). Sutura serrata.
shotted s. (s. calada).
spheno-occipital s. (s. esfenooccipital). Synchondrosis sphenooccipitalis.
spheno-orbital s. (s. esfenoorbitaria). [*sutura spheno-orbitalis*, NA].
sphenoethmoidal s. (s. esfenoetmoidal). [*sutura sphenoethmoidalis*, NA].
sphenofrontal s. (s. esfenofrontal). [*sutura sphenofrontalis*, NA].
sphenomaxillary s. (s. esfenomaxilar). [*sutura sphenomaxillaris*, NA].
sphenoparietal s. (s. esfenoparietal). [*sutura sphenoparietalis*, NA].
sphenosquamous s. (s. esfenoescamosa). [*sutura sphenosquamosa*, NA].
sphenovomerine s. (s. esfenovomeriana). [*sutura sphenovomeriana*, NA].
sphenozygomatic s. (s. esfenocigomática). [*sutura sphenozygomatica*, NA]. Unión del hueso cigomático y el ala mayor del esfenoides.
spiral s. (s. en espiral). S. continua.

squamomastoid s. (s. escamomastoidea). [*sutura squamomastoidea*, NA]. S. petroescamosa.
squamoparietal s. (s. escamoparietal). [*sutura squamosa*, NA].
squamous s. (s. escamosa). [*sutura squamosa*, NA].
subcuticular s. (s. subcuticular).
temporozygomatic s. (s. temporocigomática). [*sutura temporozygomatica*, NA]. S. cigomaticotemporal.
tendon s. (s. de tendones). Tenorrafia.
tension s. (s. de tensión).
transfixion s. (s. de transfixión).
transverse palatine s. (s. palatina transversa). [*sutura palatina transversa*, NA].
tympanomastoid s. (s. timpanomastoidea).
uninterrupted s. (s. ininterrumpida). S. continua.
wedge-and-groove s. (s. de cuña y surco). Esquindilesis.
zygomaticomaxillary s. (s. cigomaticomaxilar). [*sutura zygomaticomaxillaris*, NA].

suturectomy (suturectomía). f. Eliminación de la sutura craneal.
Sv (Sv). Abrev. de sievert.
SV (SV). **1.** Abrev. de virus simiano que se numeran en forma secuencial, p. ej., SV1. **2.** Abrev. de solución volumétrica.
Svedberg of flotation (Svedberg de flotación). Constante de flotación.
swab (hisopo). m. Trozo de algodón, gasa u otro material absorbente, sujeto al extremo de una varilla o pinza, que se usa para aplicar o retirar una sustancia de una superficie.
swage (estampar). **1.** Fusionar entre sí hilos y agujas para suturar. **2.** Trabajar un metal con martillos o adaptándolo a un troquel, a menudo usando un contratroquel.
swallow (deglutir). Tragar; introducir una sustancia en el estómago a través de las fauces, la faringe y el esófago.
somatic s. (deglución somática).
visceral s. (deglución visceral).
swarming (crecimiento). m. Extensión progresiva de bacterias móviles sobre la superficie de un medio sólido.
sweat 1. (sudar). Transpirar. **2.** (sudor). m. Transpiración; especialmente transpiración sensible.
colliquative s. (sudor colicuativo). S. profuso y pegajoso.
night s.'s (sudores nocturnos).
red s. (sudor rojo).
sweating (sudación). f. Transpiración .
sweep (barrido). m. Trayectoria de izquierda a derecha del haz de rayos catódicos de un osciloscopio que representa el eje temporal.
swelling (tumefacción). f. En embriología, elevación primordial que al desarrollarse forma un pliegue, una cresta, una prolongación o una apófisis.
albuminous s. (t. albuminosa). T. turbia.
arytenoid s. (t. aritenoideas).
brain s. (t. cerebral).
Calabar s. (edema de Calabar). Loasis.
cloudy s. (t. turbia). T. isosmótica o albuminosa.
fugitive s. (edema fugitivo). Loasis.
genital s.'s (t. genitales). T. labioescrotales.
hunger s. (edema por hambre).
labial s. (t. labial).
labioscrotal s.'s (t. labioescrotales). T. genitales.
lateral lingual s.'s (t. linguales laterales).
levator s. (t. elevadora). Torus elevador.
Neufeld capsular s. (t. capsular de Neufeld). Reacción de Neufeld.
scrotal s. (t. escrotal).
Spielmeyer's acute s. (t. aguda de Spielmeyer).
swinepox (viruela porcina).
sycoma (sicoma). m. Bulto colgante como un higo; gran verruga blanda.
sycosiform (sicosiforme). Parecido a la sicosis.
sycosis (sicosis). f. Mentagra; ficosis; foliculitis pustular, especialmente en la zona de la barba.
s. frambesiformis (s. frambesiforme). Acné queloide.
lupoid s. (s. lupoide). Uleritema sicosiforme.
s. nuchae necrotisans (s. necrosante de la nuca).
syllable-stumbling (disilabia). f. Forma de tartamudez, con tropiezos en la enunciación de ciertas sílabas.
sylvatic (selvático). Que ocurre en o que afecta a animales silvestres.
sylvian (silviano). Relativo a Francisco o Jacobo Silvio o a cualquier estructura descrita por ellos.
symballophone (simbalófono). m. Estetoscopio con dos piezas torácicas, diseñado para lateralizar el ruido y producir un efecto estereofónico.
symbion, symbiont (simbionte). m. Mutualista; simbiota; organismo asociado con otro en simbiosis.
symbiosis (simbiosis). f. **1.** Cualquier asociación íntima entre dos especies. **2.** Cooperación mutua o interdependencia de dos personas, p. ej., madre e hijo o marido y mujer.
dyadic s. (s. diádica). S. entre un niño y uno de sus padres.
triadic s. (s. triádica). S. entre un niño y sus dos padres.
symbiote (simbiota). m. y f. Simbionte.
symbiotic (simbiótico). Relativo a la simbiosis.
symblepharon (simbléfaron). m. Atretoblefaria; adherencia de uno o ambos párpados al globo ocular; puede ser parcial o total.
anterior s. (s. anterior).
posterior s. (s. posterior).
symblepharopterygium (simblefaropterigión). m. Unión del párpado al globo ocular mediante una banda cicatrizal semejante a un pterigión.
symbol (símbolo). m. **1.** Signo convencional que sirve de abreviatura. **2.** En química, abreviatura del nombre de un elemento, radical o compuesto que expresa, en las fórmulas químicas, un átomo o una molécula de dicho elemento. **3.** En psiquiatría, objeto o acción que se interpreta como la representación de un deseo reprimido o inconsciente, a menudo sexual. **4.** Signo filosófico-lingüístico.
symbolia (simbolia). f. Facultad de reconocer la forma y la naturaleza de un objeto por medio del tacto.
symbolism (simbolismo). m. **1.** En psicoanálisis, el proceso involucrado en la representación disfrazada consciente de contenidos o sucesos inconscientes o reprimidos. **2.** Estado mental en el que todo lo que sucede es considerado por el individuo como simbólico de sus propios pensamientos. **3.** Descripción de la vida y las experiencias emocionales en términos abstractos.
symbolization (simbolización). f. Mecanismo mental inconsciente por el cual un objeto o una idea son representados por otros.
symbrachydactyly (simbraquidactilia). f. Estado en el que dedos anormalmente cortos están más o menos unidos en sus porciones proximales.
symmelia (simelia). f. Sirenomelia.
symmetry (simetría). f. Igualdad o correspondencia de forma de las partes distribuidas alrededor de un centro o eje, en dos extremos o polos, o en los dos lados opuestos de cualquier cuerpo.
inverse s. (s. inversa).
sympath-, sympatheto-, sympathico-, sympatho- (simpat-, simpateto-, simpatico-, simpato-). Prefijos relativos a la parte simpática del sistema nervioso autónomo.
sympathectomy, sympathetectomy (simpatectomía). f. Simpaticectomía; escisión de un segmento de un nervio simpático o de uno o más ganglios simpáticos.
chemical s. (s. química).
periarterial s. (s. periarterial). Histonectomía; operación de Leriche.
presacral s. (s. presacra). Neurectomía presacra.
sympathetic, sympathic (simpático). **1.** Que muestra simpatía o relativo a ella. **2.** Denota la parte simpática del sistena nervioso autónomo.
sympathetoblast (simpatetoblasto). m. Simpatoblasto.
sympathetoblastoma (simpatetoblastoma). m. Simpatoblastoma.
sympathicectomy (simpaticectomía). f. Simpatectomía.
sympathicoblast (simpaticoblasto). m. Simpatoblasto.
sympathicoblastoma (simpaticoblastoma). m. Simpatoblastoma.
sympathicogonioma (simpaticogonioma). m. Simpatoblastoma.
sympathicolytic (simpaticolítico). Simpatolítico; denota el antagonismo o la inhibición de la actividad nerviosa adrenérgica.
sympathicomimetic (simpaticomimético). Simpatomimético; denota algo que imita la acción del sistema simpático.
sympathiconeuritis (simpaticoneuritis). f. Inflamación de los nervios autónomos.
sympathicopathy (simpaticopatía). f. Enfermedad debida a trastornos funcionales del sistema nervioso autónomo.
sympathicotonia (simpaticotonía). f. Estado en el que hay aumento de tono del sistema simpático y pronunciada tendencia al

espasmo vascular y a una presión arterial elevada; es lo contrario de la vagotonía.
sympathicotonic (simpaticotónico). Caracterizado por simpaticotonía, o relativo a ella.
sympathicotripsy (simpaticotricia). f. Operación para el aplastamiento del nervio o ganglio simpático.
sympathicotropic (simpaticotrópico). Que tiene afinidad especial por el sistema nervioso simpático.
sympathin (simpatina). f. Hormona simpática; sustancia que se difunde en la circulación desde las terminales nerviosas simpáticas, cuando éstas son activas.
sympathism (simpatismo). m. Sugestibilidad.
sympathist (simpatista). m. y f. Persona susceptible a la sugestibilidad.
sympathizer (simpatizador, simpatizante). m. **1.** Ojo afectado por oftalmía simpática. **2.** Persona que muestra simpatía.
sympathoadrenal (simpatosuprarrenal). Relativo a la parte simpática del sistema nervioso autónomo y a la médula de la glándula suprarrenal, como las neuronas posganglionares.
sympathoblast (simpatoblasto). m. Simpatetoblasto; simpaticoblasto; célula primitiva derivada de la glia de la cresta neural.
sympathoblastoma (simpatoblastoma). m. Simpaticoblastoma; simpatetoblastoma; simpaticogonioma; simpatogonioma; tumor maligno totalmente indiferenciado de células (simpatoblastos) que se originan en células embrionarias del sistema nervioso simpático.
sympathogonia (simpatogonia). f. Célula totalmente diferenciada del sistema nervioso simpático.
sympathogonioma (simpatogonioma). m. Simpatoblastoma.
sympatholytic **1.** (simpaticolítico). Simpatoparalítico; simpatolítico; denota el antagonismo o la inhibición de la actividad nerviosa adrenérgica. **2.** (simpatolítico). Simpaticolítico.
sympathomimetic **1.** (simpatomimético). Simpaticomimético. **2.** (simpaticomimético). Simpatomimético; denota algo que imita la acción del sistema simpático.
sympathoparalytic (simpatoparalítico). Simpatolítico.
sympathy (simpatía). f. **1.** Relación mutua, fisiológica o patológica, entre dos órganos, sistemas o partes del cuerpo. **2.** Contagio mental, como el que se ve en la histeria de masas, o en los bostezos inducidos al ver bostezar a otra persona. **3.** Expresión de apreciación sensible o preocupación emocional del estado mental y emocional de otra persona, que se comparte.
symperitoneal (simperitoneal). Relativo a la inducción quirúrgica de adherencia entre dos porciones del peritoneo.
sympexis (simpexis). f. Término propuesto por R.P. Heidenhain para indicar el depósito de glóbulos rojos de acuerdo con las leyes de tensión superficial.
symphalangism, symphalangy (sinfalangismo, sinfalangia). m. y f. **1.** Sindactilia. **2.** Anquilosis de las articulaciones de los dedos de las manos y los pies.
symphyogenetic (sinfiogenético). Relativo a los efectos combinados de factores hereditarios y ambientales en la determinación de la estructura y función del organismo.
symphysial, symphyseal, symphysic (sinfisial, sinfisiario). Relativo a una sínfisis; unidos por fusión o crecimiento.
symphysion (sinfisión). m. Punto craneométrico; el punto más anterior de la apófisis alveolar de la mandíbula.
symphysiotome, symphyseotome (sinfisiótomo). m. Instrumento utilizado en la sinfisiotomía.
symphysiotomy, symphyseotomy (sinfisiotomía). f. Pelviotomía; sincondrotomía; división de la articulación púbica para aumentar la capacidad de una pelvis contraída en grado suficiente para permitir el paso de un niño vivo.
symphysis, gen. **symphyses** (sínfisis). **1.** [*symphysis*, gen. *symphyses*, NA]. Forma de articulación cartilaginosa en la que la unión entre dos huesos se efectúa por medio de fibrocartílago. **2.** Unión, punto de unión o comisura de dos estructuras. **3.** Adherencia o juntura patológica.
 cardiac s. (s. cardíaca).
 intervertebral s. (s. intervertebral). [*symphysis intervertebralis*, NA].
 s. mandibulae (s. mandibular). S. mentoniana.
 manubriosternal s. (s. manubrioesternal). [*symphysis manubriosternalis*, NA].
 mental s. (s. mentoniana). [*symphysis mentalis*, NA]. S. mandibular.
 pubic s. (s. pubiana). [*symphsis pubica*, NA].
 s. sacrococcygea (s. sacrococcígea). Articulación sacrococcígea.
symplasmatic (simplasmático). Relativo a la unión de protoplasma, como en la formación de células gigantes.
symplast (simplasto). m. Célula multinucleada formada por fusión de células separadas.
sympodia (simpodia). f. Estado caracterizado por la unión de los pies. V.t. sirenomelia y sympus.
symport (simporte). m. Transporte acoplado de dos moléculas o iones diferentes a través de una membrana, en la misma dirección, por un mecanismo común de transporte (simportador).
symporter (simportador). m. Mecanismo común para el transporte del simporte.
symptom (síntoma). m. Cualquier fenómeno morboso o desviación de lo normal en cuanto a función, aspecto o sensación, experimentado por el paciente e indicativo de enfermedad.
 abstinence s.'s (s. de abstinencia). S. de retiro.
 accessory s. (s. accesorio). S. asidente o concomitante.
 accidental s. (s. accidental).
 assident s. (s. asidente). S. accesorio.
 Baumès s. (s. de Baumès).
 Bezold's s. (s. de Bezold). Signo de Bezold.
 Bolognini's s. (s. de Bolognini).
 cardinal s. (s. cardinal). El s. primario o principal.
 concomitant s. (s. concomitante). S. accesorio.
 constitutional s. (s. constitucional).
 deficiency s. (s. de deficiencia).
 Demarquay's s. (s. de Demarquay).
 Duroziez' s. (s. de Duroziez). Soplo de Duroziez.
 Epstein's s. (s. de Epstein).
 equivocal s. (s. equívoco).
 first rank s.'s (FRS) (s. de primer nivel). S. de primer nivel de Schneider.
 Fischer's s. (s. de Fischer).
 Frenkel's s. (s. de Frenkel). Menor tono muscular en la tabes dorsal.
 Gordon's s. (s. de Gordon). Reflejo tónico.
 Griesinger's s. (s. de Griesinger).
 Haenel's s. (s. de Haenel).
 incarceration s. (s. de encarcelación). Crisis de Dietl.
 induced s. (s. inducido).
 Kerandel's s. (s. de Kerandel)
 Kussmaul's s. (s. de Kussmaul).
 local s. (s. local).
 localizing s. (s. localizador).
 Macewen's s. (s. de Macewen). Signo de Macewen.
 objective s. (s. objetivo). S. evidente para el observador.
 Oehler's s. (s. de Oehler).
 pathognomonic s. (s. patognomónico).
 Pratt's s. (s. de Pratt).
 rainbow s. (s. del arco iris). Halo glaucomatoso.
 reflex s. (s. reflejo). S. simpático.
 Romberg's s. (s. de Romberg).
 Romberg-Howship s. (s. de Romberg-Howship).
 Schneider's first rank s.'s, schneiderian first rank symptom's (s. de primer nivel de Schneider).
 Sklowsky s. (s. de Sklowsky).
 subjective s. (s. subjetivo). S. que sólo existe para el paciente.
 sympathetic s. (s. simpático). S. reflejo.
 Trendelenburg's s. (s. de Trendelenburg).
 Trunecek's s. (s. de Trunecek).
 Wartenberg's s. (s. de Wartenberg).
 withdrawal s.'s (s. de retiro). S. de abstinencia.
symptomatic (sintomático). Indicativo; semiológico; relativo a la semiología de los síntomas de una enfermedad o que forma parte de ésta.
symptomatology (sintomatología). f. **1.** Ciencia que estudia los síntomas de enfermedad, su producción y las indicaciones que suministran. **2.** Conjunto de síntomas de una enfermedad.
symptomatolytic, symptomolytic (sintomatolítico). Que elimina los síntomas.
symptosis (sintosis). f. Emaciación localizada o general del organismo.
sympus (sympus). Sirenomelo en el que la fusión de las piernas se extiende a los pies.

s. apus (s. apus). Sirenomelo sin pies.
s. dipus (s. dipus). Sirenomelo con ambos pies más o menos definidos.
s. monopus (s. monopus). Sirenomelo con un solo pie exteriormente visible.
syn- (sin-). Prefijo que entra en la formación de palabras de origen griego con el significado de unión o asociación; se escribe sim- antes de b y p; corresponde al latín con-.
synadelphus (sinadelfo). m. Cefalotoracoiliópago; mellizos unidos con una sola cabeza, un tronco parcialmente unido, cuatro extremidades superiores y cuatro inferiores.
synalgia (sinalgia). f. Dolor referido.
synalgic (sinálgico). Relativo a dolor referido, o caracterizado por éste.
synanastomosis (sinanastomosis). f. Anastomosis entre varios vasos sanguíneos.
synanche (sinanquia). f. Cinanquia, angina.
synandrogenic (sinandrogénico). Relativo a cualquier agente o estado que aumenta los efectos de los andrógenos.
synanthem, synanthema (sinantema). m. Exantema que consiste en varias formas diferentes de erupción.
synaphoceptors (sinafoceptores). m. pl. Receptores estimulados por contacto directo.
synapse, pl. **synapses** (sinapsis). f. Contacto funcional de membrana a membrana de una célula nerviosa con otra, con una célula efectora (músculo, glándula) o con una célula receptora sensitiva.
axoaxonic s. (s. axoaxónica).
axodendritic s. (s. axodendrítica).
axosomatic s. (s. axosomática). S. pericorpuscular.
electrotonic s. (s. electrotónica). Unión de hendidura.
pericorpuscular s. (s. pericorpuscular). S. axosomática.
synapsis (sinapsis). f. Fase sináptica; apareamiento punto por punto de cromosomas homólogos durante la profase de la meiosis.
synaptic (sináptico). Relativo a una sinapsis.
synaptology (sinaptología). f. Estudio de las sinapsis.
synaptosome (sinaptosoma). m. Saco unido a la membrana que contiene vesículas sinápticas, las cuales se desprenden de las terminaciones de los axones cuando el tejido cerebral es homogeneizado en condiciones controladas.
synarthrodia (sinartrodia). f. Articulación fibrosa.
synarthrodial (sinartrodial). Relativo a la sinartrosis; denota una articulación sin cavidad articular.
synarthrophysis (sinartrófisis). f. Proceso de anquilosis.
synarthrosis, pl. **synarthroses** (sinartrosis). f. En la BNA, esta clase de articulaciones incluía las que en la NA se clasifican como articulación fibrosa y articulación cartilaginosa.
syncanthus (sincanto). m. Adherencia del globo ocular a las estructuras orbitarias.
syncaryon (sincarion). m. Núcleo formado por fusión de los dos pronúcleos en la cariogamia.
syncephalus (sincéfalo). m. Monocéfalo; monocráneo; mellizos unidos con una sola cabeza pero dos cuerpos.
s. asymmetros (s. asimétrico). Janiceps asimétrico.
syncephaly (sincefalia). f. Procigosis; cualidad de sincéfalo.
syncheilia, synchilia (sinqueilia, sinquilia). f. Adherencia más o menos completa de los labios; atresia de la boca.
syncheiria, synchiria (sinqueiria, sinquiria). f. Forma de disqueiria en la que el sujeto refiere un estímulo aplicado a un lado del cuerpo como si hubiese sido aplicado a ambos lados.
synchondroseotomy (sincondrosecotomía). f. Operación de cortar a través de una sincondrosis; específicamente, cortar a través de los ligamentos sacroilíacos y cerrar por la fuerza el arco del pubis.
synchondrosis, pl. **synchondroses** (sincondrosis). [*synchondrosis*, NA]. f. Articulación sincondrodial; unión entre dos huesos formada por cartílago hialino o fibrocartílago.
s. intraoccipitalis anterior (s. intraoccipital anterior). [*synchondrosis intraoccipitalis anterior*, NA]. Articulación intraoccipital anterior.
s. intraoccipitalis posterior (s. intraoccipital posterior). [*synchondrosis intraoccipitalis posterior*, NA]. Articulación obstétrica de Budin; articulación intraoccipital posterior.
s. manubriosternalis (s. manubrioesternal). [*synchondrosis manubriosternalis*, NA]. Articulación manubrioesternal.
neurocentral s. (s. neurocentral). Articulación o sutura neurocentral.
s. sphenoethmoidalis (s. esfenoetmoidal). [*synchondrosis sphenoethmoidalis*, NA].
s. xiphosternalis (s. xifoesternal). [*synchondrosis xiphosternalis*, NA]. Articulación xifoesternal.
synchondrotomy (sincondrotomía). f. Sinfisiotomía.
synchorial (sincorial). Relativo a los coriones fusionados.
synchronia (sincronía). f. **1.** Sincronismo. **2.** Origen, desarrollo, involución o funcionamiento de tejidos u órganos en el momento apropiado.
synchronism (sincronismo). m. Sincronía; existencia de dos o más sucesos al mismo tiempo; simultaneidad.
synchronous (sincrónico). Homócromo; que ocurre simultáneamente.
synchrony (sincronía). f. Aparición simultánea de dos hechos separados.
bilateral s. (s. bilateral).
synchrotron (sincrotrón). m. Máquina que genera electrones o protones de gran velocidad.
synchysis (sinquisis). f. Colapso del armazón colágeno del humor vítreo con licuefacción del cuerpo vítreo.
s. scintillans (s. centellante).
syncinesis (sincinesia).
synclinal (sinclinal). Denota dos estructuras inclinadas una hacia la otra.
synclitic (sinclítico). Relativo al sinclitismo, o caracterizado por éste.
synclitism (sinclitismo). m. Estado de paralelismo entre los planos de la cabeza fetal y de la pelvis, respectivamente.
synclonus (sinclono). m. Espasmo clónico o temblor de varios músculos.
syncopal (sincopal). Relativo a un síncope.
syncope (síncope). m. Desmayo; repentina caída de la presión arterial o insuficiencia de la sístole cardíaca con la consiguiente anemia cerebral y pérdida de la conciencia.
carotid sinus s. (s. del seno carotídeo).
hysterical s. (s. histérico).
laryngeal s. (s. laríngeo). Vértigo laríngeo o de Charcot.
local s. (s. local).
micturition s. (s. de micción).
postural s. (s. postural).
vasovagal s. (s. vasovagal). Ataque vagal.
syncopic (sincópico). Sincopal.
syncretio (sincreción). f. Formación de adherencias entre superficies opuestas inflamadas.
syncyanin (sincianina). f. Pigmento azul producido por *Pseudomonas syncyanea*.
syncytial (sincitial). Relativo a un sincitio.
syncytiotrophoblast (sincitiotrofoblasto). m. Sintrofoblasto; plasmodiotrofoblasto; trofoblasto plasmodial o sincitial; plasmodio placentario; capa externa sincitial de trofoblasto.
syncytium, pl. **syncytia** (sincitio). m. Masa protoplasmática multinucleada formada por la unión secundaria de células originalmente separadas.
syndactyl, syndactyle (sindáctilo).
syndactylia, syndactylism (sindactilia).
syndactylous (sindáctilo). Que tiene fusionados o membranosos los dedos de manos y/o pies.
syndactyly (sindactilia). f. Cualquier grado de membranas o fusión entre los dedos de manos o pies, que puede afectar sólo a las partes blandas o también la estructura ósea. D.t. dactilia; sindactilismo; sinfalangismo ; cigodactilia, etcétera.
syndesis (síndesis). f. Artrodesia.
syndesmectomy (sindesmectomía). f. Corte de una sección de un ligamento.
syndesmectopia (sindesmectopia). f. Desplazamiento de un ligamento.
syndesmitis (sindesmitis). f. Inflamación de un ligamento.
s. metatarsea (s. metatarsiana).
syndesmo-, syndesm- (sindesmo-, sindesms-). Prefijos que indican ligamento o ligamentoso.
syndesmochorial (sindesmocorial). Relativo a la placenta en los rumiantes.
syndesmodial (sindesmótico).
syndesmography (sindesmografía). f. Tratado o descripción de los ligamentos.

syndesmologia, syndesmology (sindesmología). f. Artrología.
syndesmopexy (sindesmopexia). f. Unión de dos ligamentos o inserción de un ligamento en un nuevo lugar.
syndesmophyte (sindesmófito). m. Excrecencia ósea unida a un ligamento.
syndesmoplasty (sindesmoplastia). f. Término poco usado para la cirugía plástica de un ligamento.
syndesmorrhaphy (sindesmorrafia). f. Sutura de ligamentos.
syndesmosis, pl. **syndesmoses** (sindesmosis). [*syndesmosis*, NA]. f. Articulación sindesmótica; forma de articulación fibrosa en la que superficies opuestas relativamente alejadas están unidas por ligamentos.
radioulnar s. (s. radiocubital). [*syndesmosis radioulnaris*, NA].
tibiofibular s. (s. tibioperonea). [*syndesmosis tibiofibularis*, NA].
s. tympanostapedia (s. timpanoestapedia). [*syndesmosis tympanostapedia*, NA]. Unión timpanoestapedial.
syndesmotic (sindesmótico). Relativo a la sindesmosis.
syndesmotomy (sindesmotomía). f. División quirúrgica de un ligamento.
syndrome (síndrome). m. Conjunto de signos y síntomas asociados con cualquier proceso morboso, que constituyen el cuadro de la enfermedad.
A-V strabismus s. (s. de estrabismo A-V).
Aarskog-Scott s. (s. de Aarskog-Scott). Displasia faciodigitogenital.
abdominal muscle deficiency s. (s. de deficiencia muscular abdominal). S. de abdomen en ciruela pasa.
Achard s. (s. de Achard).
Achard-Thiers s. (s. de Achard-Thiers).
Achenbach s. (s. de Achenbach).
acquired immunodeficiency s. (s. de inmunodeficiencia adquirida (SIDA)).
acrofacial s. (s. acrofacial). Disostosis acrofacial.
acroparesthesia s. (s. de acroparestesia).
acute radiation s. (s. agudo por radiaciones).
Adams-Stokes s. (s. de Adams-Stokes).
adaptation s. of Selye (s. de adaptación de Selye).
adherence s. (s. de adherencia).
Adie s. (s. de Adie). S. de Holmes-Adie.
adiposogenital s. (s. adiposogenital). Distrofia adiposogenital.
adrenal cortical s. (s. corticosuprarrenal).
adrenal virilizing s. (s. virilizante suprarrenal).
adrenogenital s. (s. adrenogenital).
adult respiratory distress s. (ARDS) (s. de distrés respiratorio del adulto (SDRA)).
afferent loop s. (s. del asa aferente).
aglossia-adactylia s. (s. de aglosia-adactilia).
Ahumada-Del Castillo s. (s. de Ahumada-Del Castillo).
Aicardi's s. (s. de Aicardi).
Albright's s. (s. de Albright).
alcohol amnestic s. (s. alcohólico amnésico).
Aldrich s. (s. de Aldrich). S. de Wiskott-Aldrich.
Alezzandrini's s. (s. de Alezzandrini).
Alice in Wonderland s. (s. de "Alicia en el país de las maravillas").
Allen-Masters s. (s. de Allen-Masters).
Alport's s. (s. de Alport).
Alström's s. (s. de Alström).
amenorrhea-galactorrhea s. (s. de amenorrea-galactorrea).
amnestic s. (s. amnésico).
amniotic fluid s. (s. del líquido amniótico).
Amsterdam s. (s. de Amsterdam).
Angelucci's s. (s. de Angelucci).
angio-osteohypertrophy s. (s. de angio-osteohipertrofia).
ankyloglossia superior s. (s. de anquiloglosia superior).
anorectal s. (s. anorrectal).
anterior chamber cleavage s. (s. de segmentación de la cámara anterior). Anomalía de Peters.
anterior tibial compartment s. (s. del compartimiento tibial anterior).
antibody deficiency s. (s. de deficiencia de anticuerpos).
Anton's s. (s. de Anton).
anxiety s. (s. de ansiedad).
aortic arch s. (s. del cayado de la aorta). S. de Martorell.
apallic s. (s. apálico). Estado apálico.
Apert's s. (s. de Apert). Acrocefalosindactilia tipo I.
Apert-Crouzon s. (s. de Apert-Crouzon).
s. of approximate relevant answers (s. de respuestas relevantes aproximadas). S. de Ganser.
Argonz-Del Castillo s. (s. de Argonz-Del Castillo).
Arndt-Gottron s. (s. de Arndt-Gottron). Escleromixedema.
Arnold-Chiari s. (s. de Arnold-Chiari).
Ascher's s. (s. de Ascher).
Asherman's s. (s. de Asherman).
auriculotemporal nerve s. (s. del nervio auriculotemporal).
autoerythrocyte sensitization s. (s. de sensibilización autoeritrocítica). Púrpura psicogénica; s. de Gardner-Diamond.
Avellis' s. (s. de Avellis). S. del agujero yugular.
Axenfeld's s. (s. de Axenfeld).
Ayerza's s. (s. de Ayerza). Cardiopatía negra.
B-K mole s. (s. de mola B-K).
Balint's s. (s. de Balint). Apraxia oculomotora.
Bamberger-Marie s. (s. de Bamberger-Marie).
Banti's s. (s. de Banti). Enfermedad de Banti; anemia esplénica.
Bardet-Biedl s. (s. de Bardet-Biedl).
bare lymphocyte s. (s. del linfocito desnudo).
Barlow s. (s. de Barlow).
Barrett s. (s. de Barrett). Esófago de Barrett.
Bart's s. (s. de Bart).
Bartter's s. (s. de Bartter).
basal cell nevus s. (s. del nevo basocelular). S. de Gorlin.
Basan's s. (s. de Basan).
Basex's s. (s. de Basex). Acroqueratosis paraneoplásica.
Bassen-Kornzweig s. (s. de Bassen-Kornzweig).
battered child s. (s. del niño golpeado).
Bauer's s. (s. de Bauer).
Beckwith-Wiedemann s. (s. de Beckwith-Wiedemann). S. EMG.
Behçet's s. (s. de Behçet).
Behr's s. (s. de Behr). Enfermedad de Behr.
Benedikt's s. (s. de Benedikt).
Beradinelli's s. (s. de Beradinelli).
Bernard-Horner s. (s. de Bernard-Horner). S. de Horner.
Bernard-Sergent s. (s. de Bernard-Sergent).
Bernard-Soulier s. (s. de Bernard-Soulier).
Bernhardt-Roth s. (s. de Bernhardt-Roth). Meralgia parestésica.
Bernheim's s. (s. de Bernheim).
Besnier-Boeck-Schaumann s. (s. de Besnier-Boeck-Schaumann).
Beuren s. (s. de Beuren).
Biemond s. (s. de Biemond).
Bjornstad's s. (s. de Bjornstad).
Blatin's s. (s. de Blatin). Frémito hidatídico.
blind loop s. (s. del asa ciega).
Bloch-Sulzberger s. (s. de Bloch-Sulzberger).
Bloom's s. (s. de Bloom).
Boerhaave's s. (s. de Boerhaave).
Bonnevie-Ullrich s. (s. de Bonnevie-Ullrich).
Bonnier's s. (s. de Bonnier).
Böök s. (s. de Böök).
Börjeson-Forssman-Lehmann s. (s. de Börjeson-Forssman-Lehmann).
bowel bypass s. (s. de bypass intestinal).
Briquet's s. (s. de Briquet).
Brissaud-Marie s. (s. de Brissaud-Marie).
Brock's s. (s. de Brock). S. del lóbulo medio.
Brown's s. (s. de Brown). S. de la vaina tendinosa.
Brown-Séquard's s. (s. de Brown-Séquard).
Brugsch's s. (s. de Brugsch). Acropaquiderma.
Budd's s. (s. de Budd). S. de Chiari.
Budd-Chiari s. (s. de Budd-Chiari). S. de Chiari.
Bürger-Grütz s. (s. de Bürger-Grütz).
Burnett's s. (s. de Burnett). S. lactoalcalino.
Buschke-Ollendorf s. (s. de Buschke-Ollendorf).
Caffey's s. (s. de Caffey). Hiperostosis cortical infantil.
Caffey-Silverman s. (s. de Caffey-Silverman).
Capgras' s. (s. de Capgras). Delirio del doble.
Caplan's s. (s. de Caplan). Nódulos de Caplan.
carcinoid s. (s. carcinoide).
carotid sinus s. (s. del seno carotídeo). S. de Charcot-Weiss-Baker.

carpal tunnel s. (s. del túnel carpiano).
Carpenter's s. (s. de Carpenter). Asociación de hipotiroidismo primario, insuficiencia adrenocortical primaria y diabetes mellitus.
cat's-eye s. (s. del ojo de gato). S. de Schmid-Fraccaro.
cat-cry s. (s. del maullido de gato).
cataract-oligophrenia s. (s. de cataratas-oligofrenia).
cauda equina s. (s. de la cola de caballo).
cavernous sinus s. (s. del seno cavernoso).
Ceelen-Gellerstadt s. (s. de Ceelen-Gellestadt).
cellular immunity deficiency s. (s. de deficiencia inmunocelular).
central cord s. (s. de la médula espinal central).
cerebellar s. (s. cerebeloso).
cerebellomedullary malformation s. (s. de malformación cerebelobulbar). Deformidad de Arnold-Chiari.
cerebellopontine angle s. (s. del ángulo cerebelopontino).
cerebrohepatorenal s. (s. cerebrohepatorrenal). S. de Zellweger.
cervical compression s. (s. por compresión cervical).
cervical disc s. (s. del disco cervical). S. de compresión cervical.
cervical fusion s. (s. de fusión cervical). S. de Klippel-Feil.
cervical rib s. (s. de la costilla cervical).
cervical tension s. (s. de tensión cervical). S. cervical postraumático.
cervico-oculo-acoustic s. (s. cervicooculoacústico).
Cestan-Chenais s. (s. de Cestan-Chenais).
chancriform s. (s. chancriforme).
Chandler s. (s. de Chandler). S. iridocorneal.
Charcot's s. (s. de Charcot). Claudicación intermitente.
Charcot-Weiss-Baker s. (s. de Charcot-Weiss-Baker).
Charlin's s. (s. de Charlin).
Chauffard's s. (s. de Chauffard). S. de Still-Chauffard.
Chédiak-Steinbrinck-Higashi s. (s. de Chédiak-Steinbrinck-Higashi). Anomalía de Chédiak-Steinbrinck-Higashi.
Cheney s. (s. de Cheney).
cherry-red spot myoclonus s. (s. del mioclono con mancha color cereza). Sialidosis.
Chiari II s. (s. de Chiari II).
Chiari's s. (s. de Chiari).
Chiari-Budd s. (s.). S. de Chiari.
Chiari-Frommel s. (s. de Chiari-Frommel).
chiasma s. (s. del quiasma).
Chilaiditi's s. (s. de Chilaiditi).
CHILD s. (s. CHILD).
"Chinese restaurant" s. (s. del "restaurante chino").
Chotzen s. (s. de Chotzen). Acrocefalosindactilia tipo III.
Christ-Siemens s. (s. de Christ-Siemens).
Christian's s. (s. de Christian).
chromosomal instability s.'s, chromosomal breakage s.'s (s. de inestabilidad cromosómica, de ruptura de cromosomas).
chromosomal s. (s. cromosómico).
chronic hyperventilation s. (s. de hiperventilación crónica).
Churg-Strauss s. (s. de Churg-Strauss). Granulomatosis alérgica.
Clarke-Hadfield s. (s. de Clarke-Hadfield). Fibrosis quística.
Claude's s. (s. de Claude).
climacteric s. (s. climatérico). S. menopáusico.
cloverleaf skull s. (s. de cráneo en hoja de trébol).
Cobb s. (s. de Cobb). Angiomatosis cutaneomeningoespinal.
Cockayne's s. (s. de Cockayne). Enfermedad de Cockayne.
Coffin-Lowry s. (s. de Coffin-Lowry). S. de Coffin-Siris.
Coffin-Siris s. (s. de Coffin-Siris, de Coffin Lowry).
Cogan's s. (s. de Cogan). S. oculovestibuloauditivo.
Cogan-Reese s. (s. de Cogan-Reese). S. endotelial iridocorneal.
Collet-Sicard s. (s. de Collet-Sicard).
compartmental s. (s. compartimental).
compression s. (s. por compresión). S. de aplastamiento .
Conn's s. (s. de Conn). Aldosteronismo primario.
Cornelia de Lange s. (s. de Cornelia de Lange). S. de de Lange.
corpus luteum deficiency s. (s. de deficiencia del cuerpo amarillo).
Costen's s. (s. de Costen).
costochondral s. (s. costocondral).
costoclavicular s. (s. costoclavicular).
Cotard's s. (s. de Cotard).
Crandall's s. (s. de Crandall).
CREST s. (s. CREST).
cri-du-chat s. (s. del maullido de gato).
Crigler-Najjar s. (s. de Crigler-Najjar).
crocodile tears s. (s. de las lágrimas de cocodrilo).
Cronkhite-Canada s. (s. de Cronkhite-Canada).
Crouzon's s. (s. de Crouzon). Disostosis craneofacial.
CRST s. (s. CRST).
crush s. (s. de aplastamiento). S. de compresión.
Cruveilhier-Baumgarten s. (s. de Cruveilhier-Baumgarten).
cryptophthalmus s. (s. criptoftálmico). S. de Fraser.
Cushing's s. (s. de Cushing). Basofilismo de Cushing o hipofisario.
Cushing's s. medicamentosus (s. medicamentoso de Cushing).
cutaneomucouveal s. (s. cutaneomucouveal). S. de Behçet.
Da Costa's s. (s. de Da Costa). Astenia neurocirculatoria.
Dandy-Walker s. (s. de Dandy-Walker).
de Clerambault s. (s. de de Clerambault).
de Lange s. (s. de de Lange). S. de Cornelia de Lange.
de Morsier's s. (s. de de Morsier). Displasia septoóptica.
De Sanctis-Cacchione s. (s. de De Sanctis-Cacchione).
De Toni-Fanconi s. (s. de De Toni-Fanconi). Cistinosis.
dead fetus s. (s. del feto muerto).
Degos s. (s. de Degos). Papulosis atrófica maligna.
Dejerine-Roussy s. (s. de Déjérine-Roussy). S. talámico.
Del Castillo s. (s. de Del Castillo).
dengue shock s. (s. de shock por dengue).
s. of deviously relevant answers (s. de respuestas relevantes indirectas). S. de Ganser.
Di Guglielmo's s. (s. de Di Guglielmo).
dialysis disequilibrium s. (s. de desequilibrio en la diálisis).
dialysis encephalopathy s. (s. de encefalopatía por diálisis).
Diamond-Blackfan s. (s. de Diamond-Blackfan).
diencephalic s. of infancy (s. diencefálico infantil).
DiGeorge s. (s. de DiGeorge).
disconnection s. (s. de desconexión).
disk s. (s. del disco).
Doose s. (s. de Doose).
Dorfman-Chanarin s. (s. de Dorfman-Chanarin).
Down's s. (s. de Down). Mongolismo; s. de trisomía 21.
Dressler's s. (s. de Dressler). S. de infarto posmiocárdico.
dry eye s. (s. de ojos secos). Queratoconjuntivitis sicca.
Duane's s. (s. de Duane). S. de retracción.
Dubin-Johnson s. (s. de Dubin-Johnson).
Dubreuil-Chambardel s. (s. de Dubreuil-Chambardel).
Duchenne's s. (s. de Duchenne).
dumping s. (s. de la evacuación gástrica en torrente).
Dyggve-Melchior-Clausen s. (s. de Dyggve-Melchior-Clausen).
dysmnesic s. (s. dismnésico). S. de Korsakoff.
dysplastic nevus s. (s. del nevo displásico).
Eagle s. (s. de Eagle).
Eaton-Lambert s. (s. de Eaton-Lambert). S. de Lambert-Eaton.
ectopic ACTH s. (s. de la ACTH ectópica).
Edwards' s. (s. de Edwards). S. de trisomía 18.
effort s. (s. de esfuerzo). Astenia neurocirculatoria.
egg-white s. (s. de la clara de huevo). Lesión en clara de huevo.
Ehlers-Danlos s. (s. de Ehlers-Danlos). Cutis hiperelástico.
Eisenlohr's s. (s. de Eisenlohr).
Eisenmenger s. (s. de Eisenmenger).
Ekbom s. (s. de Ekbom). S. de las piernas inquietas.
Ellis-van Creveld s. (s. de Ellis-van Creveld).
EMG s. (s. EMG). S. de Beckwith-Wiedemann.
encephalotrigeminal vascular s. (s. vascular encefalotrigeminal).
endocrine polyglandular s. (s. poliglandular endocrino).
erythrodysesthesia s. (s. de eritrodisestesia).
Evans' s. (s. de Evans).
extrapyramidal s. (s. extrapiramidal).
Faber's s. (s. de Faber). Anemia aclorhídrica.
Fanconi's s. (s. de Fanconi).
Farber's s. (s. de Farber). Lipogranulomatosis diseminada.
Felty's s. (s. de Felty).
fetal alcohol s. (s. alcohólico fetal).
fetal aspiration s. (s. de aspiración fetal).
fetal face s. (s. de cara fetal).

fetal hydantoin s. (s. de la hidantoína fetal).
fetal trimethadione s. (s. por trimetadiona, fetal).
fetal warfarin s. (s. fetal por warfarina).
fibrinogen-fibrin conversion s. (s. de conversión de fibrinógeno en fibrina).
Fiessinger-Leroy-Reiter s. (s. de Fiessinger-Leroy-Reiter).
Figueira's s. (s. de Figueira).
first arch s. (s. del primer arco).
Fisher's s. (s. de Fisher).
Fitz-Hugh and Curtis s. (s. de Fitz-Hugh y Curtis).
flashing pain s. (s. del dolor relámpago).
flecked retina s. (s. de la retina moteada).
floppy valve s. (s. de la válvula floja).
Flynn-Aird s. (s. de Flynn-Aird).
focal dermal hypoplasia s. (s. de hipoplasia dérmica focal).
Foix's s. (s. de Foix).
folded-lung s. (s. del pulmón plegado). Atelectasia circular.
Forbes-Albright s. (s. de Forbes-Albright).
Forney's s. (s. de Forney).
Foster Kennedy's s. (s. de Foster Kennedy). S. de Kennedy.
Foville's s. (s. de Foville).
fragile X s. (s. del cromosoma X frágil).
Fraley s. (s. de Fraley).
Franceschetti's s. (s. de Franceschetti).
Franceschetti-Jadassohn s. (s. de Franceschetti-Jadassohn).
Fraser's s. (s. de Fraser). S. criptoftálmico.
Freeman-Sheldon s. (s. de Freeman-Sheldon).
Frenkel's anterior ocular traumatic s. (s. traumático ocular anterior de Frenkel).
Frey's s. (s. de Frey). S. del nervio auriculotemporal.
Friderichsen-Waterhouse s. (s. de Friderichsen-Waterhouse).
Fröhlich's s. (s. de Fröhlich). S. de Launois-Cléret.
Froin's s. (s. de Froin). S. de loculación.
Fuchs' s. (s. de Fuchs).
functional prepubertal castration s. (s. de castración prepuberal funcional).
G s. (s. G).
G. Carpenter s. (s. de G. Carpenter). Acrocefalopolisindactilia.
Gaisböck's s. (s. de Gaisböck). Policitemia hipertónica.
Ganser's s. (s. de Ganser).
Gardner's s. (s. de Gardner).
Gardner-Diamond s. (s. de Gardner-Diamond).
gastrocardiac s. (s. gastrocardíaco).
gastrojejunal loop obstruction s. (s. de obstrucción del asa gastroyeyunal). S. del asa aferente.
Gélineau's s. (s. de Gélineau). Narcolepsia.
general-adaptation s. (s. general de adaptación).
Gerstmann s. (s. de Gerstmann).
Gerstmann-Sträussler s. (s. de Gerstmann-Sträussler).
Gianotti-Crosti s. (s. de Gianotti-Crosti).
Gilbert's s. (s. de Gilbert). Ictericia no hemolítica familiar.
Gilles de la Tourette's s. (s. de Gilles de la Tourette).
Glanzmann-Riniker s. (s. de Glanzmann-Riniker).
glomangiomatous osseous malformation s. (s. de malformación ósea glomangiomatosa).
glucagonoma s. (s. de glucagonoma).
Goldberg-Maxwell s. (s. de Goldberg-Maxwell).
Goldenhar's s. (s. de Goldenhar). Displasia oculoauriculovertebral.
Goltz s. (s. de Goltz). Hipoplasia dérmica focal.
Goodpasture's s. (s. de Goodpasture).
Gopalan's s. (s. de Gopalan).
Gorlin's s. (s. de Gorlin). S. del nevo basocelular.
Gorlin-Chaudhry-Moss s. (s. de Gorlin-Chaudhry-Moss).
Gorman's s. (s. de Gorman).
Gougerot-Carteaud s. (s. de Gougerot-Carteaud).
Gowers' s. (s. de Gowers). Ataque vagal.
gracilis s. (s. gracilis).
Gradenigo's s. (s. de Gradenigo).
Graham Little s. (s. de Graham Little). Liquen planopilar.
gray s., gray baby s. (s. gris, del bebé gris).
Greig's s. (s. de Greig). Hipertelorismo ocular.
Grönblad-Strandberg s. (s. de Grönblad-Strandberg).
Gruber's s. (s. de Gruber). Disencefalia esplacnoquística.
Gubler's s. (s. de Gubler). Hemiplejía o parálisis de Gubler.
Guillain-Barré s. (s. de Guillain-Barré).
Gunn's s. (s. de Gunn). S. del guiño maxilar.
gustatory sweating s. (s. sudoral gustatorio).
Haber's s. (s. de Haber).
Hallermann-Streiff s. (s. de Hallermann-Streiff).
Hallervorden s., Hallervorden-Spatz s. (s. de Hallervorden, Hallervorden-Spatz).
Hallgren's s. (s. de Hallgren).
Hamman's s. (s. de Hamman). Enfermedad de Hamman.
Hamman-Rich s. (s. de Hamman-Rich).
hand-and-foot s. (s. de manos y pies). Dactilitis drepanocítica.
Hanhart's s. (s. de Hanhart). Micrognatia con peromelia.
happy puppet s. (s. del muñeco feliz).
Harada's s. (s. de Harada). Enfermedad de Harada; uveoencefalitis.
Hartnup s. (s. de Hartnup). Enfermedad de Hartnup.
Hayem-Widal s. (s. de Hayem-Widal). S. de Widal; icteroanemia.
head-bobbing doll s. (s. de la cabeza de muñeca).
heart-hand s. (s. corazón-mano). S. de Holt-Oram.
Hegglin's s. (s. de Hegglin).
Helweg-Larssen s. (s. de Helweg-Larssen).
hemangioma-thrombocytopenia s. (s. de hemangioma-trombocitopenia). S. de Kasabach-Merritt.
hemolytic uremic s. (s. urémico hemolítico).
Henoch-Schönlein s. (s. de Henoch-Schönlein). Púrpura de Henoch-Schönlein.
hepatorenal s., hepatonephric s. (s. hepatorrenal, hepatonéfrico).
Herlitz s. (s. de Herlitz). Epidermólisis bullosa letal.
Herrmann's s. (s. de Herrmann).
Hinman s. (s. de Hinman). Vejiga seudoneurogénica.
Hirschowitz s. (s. de Hirschowitz).
holiday heart s. (s. del corazón en vacaciones).
holiday s. (s. de vacaciones).
Holmes-Adie s. (s. de Holmes-Adie). Seudotabes pupilotónica.
Holt-Oram s. (s. de Holt-Oram). S. corazón-mano.
Horner's s. (s. de Horner). Ptosis simpática; s. de Bernard-Horner.
Houssay s. (s. de Houssay).
Hunt's s. (s. de Hunt).
Hunter's s. (s. de Hunter). Mucopolisacaridosis tipo II.
Hurler's s. (s. de Hurler).
Hutchinson-Gilford s. (s. de Hutchinson-Gilford). Progeria.
Hutchison s. (s. de Hutchison).
hydralazine s. (s. de la hidralazina).
17-hydroxylase deficiency s. (s. de deficiencia de 17-hidroxilasa).
hyperabduction s. (s. de hiperabducción).
hypereosinophilic s. (s. hipereosinofílico).
hyperimmunoglobulin E s. (s. de hiperinmunoglobulina E).
hyperkinetic s. (s. hipercinético).
hypersensitive xiphoid s. (s. de hipersensibilidad xifodea).
hypertrophied frenula s. (s. de hipertrofia frenular).
hyperventilation s. (s. de hiperventilación).
hyperviscosity s. (s. de hiperviscosidad).
hypometabolic s. (s. hipometabólico).
hypoparathyroidism s. (s. de hipoparatiroidismo).
hypophysial s. (s. hipofisario). Distrofia adiposogenital.
hypophysio-sphenoidal s. (s. hipofisoesfenoidal).
hypoplastic left heart s. (s. de hipoplasia del corazón izquierdo).
immotile cilia s. (s. de los cilios inmóviles).
immunodeficiency s., immunological deficiency s. (s. de inmunodeficiencia, de deficiencia inmunológica).
s. of inappropriate secretion of antidiuretic hormone (SIADH) (s. de secreción inapropiada de hormona antidiurética).
indifference to pain s. (s. de indiferencia al dolor).
internal capsule s. (s. de la cápsula interna).
inversed jaw-winking s. (s. del guiño maxilar invertido).
iridocorneal endothelial s. (s. endotelial iridocorneal).
iridocorneal syndrome (s. iridocorneal). S. de Chandler.
iris-nevus s. (s. iris-nevo). S. endotelial iridocorneal.
Irvine-Gass s. (s. de Irvine-Gass).
Ivemark's s. (s. de Ivemark).
Jacod's s. (s. de Jacod).

Jadassohn-Lewandowski s. (s. de Jadassohn-Lewandowski).
Jahnke's s. (s. de Jahnke). S. de Sturge-Weber sin glaucoma.
jaw-winking s. (s. del guiño maxilar).
Jeghers-Peutz s. (s. de Jeghers-Peutz). S. de Peutz-Jeghers.
Jervell and Lange-Nielsen s. (s. de Jervell y Lange-Nielsen).
Jeune's s. (s. de Jeune). Displasia torácica asfixiante.
Job s. (s. de Job).
Joubert's s. (s. de Joubert). Agenesia del vermis cerebeloso.
jugular foramen s. (s. del agujero yugular). S. de Avellis.
Kallmann's s. (s. de Kallmann). Hipogonadismo con anosmia.
Kanner's s. (s. de Kanner). Autismo infantil.
Kartagener's s. (s. de Kartagener). Tríada de Kartagener.
Kasabach-Merritt s. (s. de Kasabach-Merritt).
Katayama s. (s. de Katayama). Esquistosomiasis japonesa.
Kearns-Sayre s. (s. de Kearns-Sayre).
Kennedy's s. (s. de Kennedy). S. de Foster Kennedy.
Kimmelstiel-Wilson s. (s. de Kimmelstiel-Wilson).
Kleine-Levin s. (s. de Kleine-Levin).
Klinefelter's s. (s. de Klinefelter). S. XXY.
Klippel-Feil s. (s. de Klippel-Feil). S. de fusión cervical.
Klippel-Trenaunay-Weber s. (s. de Klippel-Trenaunay-Weber).
Klumpke-Dejerine s. (s. de Klumpke-Déjérine).
Klüver-Bucy s. (s. de Klüver-Bucy).
Kniest s. (s. de Kniest).
Koenig's s. (s. de Koenig).
Koerber-Salus-Elschnig s. (s. de Koerber-Salus-Elschnig).
Korsakoff's s. (s. de Korsakoff). Psicosis de Korsakoff.
Krabbe's s. (s. de Krabbe).
Krause's s. (s. de Krause). Displasia encefalooftálmica.
Kuskokwim s. (s. de Kuskokwim).
Laband's s. (s. de Laband).
Labbé's neurocirculatory s. (s. neurocirculatorio de Labbé).
LAMB s. (s. LAMB).
Lambert-Eaton s. (s. de Lambert-Eaton). S. de Eaton-Lamberts.
Landau-Kleffner s. (s. de Landau-Kleffner).
Landry s. (s. de Landry). Polineuritis idiopática aguda.
Landry-Guillain-Barré s. (s. de Landry-Guillain-Barré).
Larsen's s. (s. de Larsen).
Lasègue's s. (s. de Lasègue).
lateral medullary s. (s. bulbar lateral).
Launois-Bensaude s. (s. de Launois-Bensaude).
Launois-Cléret s. (s. de Launois-Cléret). S. de Fröhlich.
Laurence-Biedl s. (s. de Laurence-Biedl).
Laurence-Moon s. (s. de Laurence-Moon).
Laurence-Moon-Bardet-Biedl s. (s. de Laurence-Moon-Bardet-Biedl). S. de Laurence-Biedl.
Lawford's s. (s. de Lawford).
Lawrence-Seip s. (s. de Lawrence-Seip). Lipoatrofia.
Lejeune s. (s. de Lejeune). S. del maullido de gato.
Lenègre's s. (s. de Lenègre). Enfermedad de Lenègre.
Lennox s. (s. de Lennox). S. de Lennox-Gastaut.
Lennox-Gastaut s. (s. de Lennox-Gastaut, de Lennox).
Leri-Weill s. (s. de Leri-Weill). Discondrosteosis.
Leriche's s. (s. de Leriche). Enfermedad aortoilíaca oclusiva.
Lermoyez' s. (s. de Lermoyez). Angioespasmo laberíntico.
Lesch-Nyhan s. (s. de Lesch-Nyhan).
Lev's s. (s. de Lev).
Li-Fraumeni cancer s. (s. de cáncer de Li-Fraumeni).
Libman-Sacks s. (s. de Libman-Sacks).
Lignac-Fanconi s. (s. de Lignac-Fanconi). Cistinosis.
Lobstein's s. (s. de Lobstein).
locked-in s. (s. de encierro). Seudocoma.
loculation s. (s. de loculación). S. de Froin.
Löffler's s. (s. de Löffler).
Lorain-Lévi s. (s. de Lorain-Lévi). Enanismo hipofisario.
Louis-Bar s. (s. de Louis-Bar). Ataxia telangiectásica.
low salt s. (s. de falta de sal, de falta de sodio).
Lowe's s. (s. de Lowe, de Lowe-Terrey-MacLachlan). S. oculocerebrorrenal.
Lowe-Terrey-MacLachlan s. (s. de Lowe-Terrey-MacLachlan). S. oculocerebrorrenal.
Lown-Ganong-Levine s. (s. de Lown-Ganong-Levine).
Lutembacher's s. (s. de Lutembacher).
Lyell's s. (s. de Lyell). Necrólisis epidérmica tóxica.
Macleod's s. (s. de Macleod).
Mad Hatter s. (s. del sombrerero loco).
Maffucci's s. (s. de Maffucci).
Magendie-Hertwig s. (s. de Magendie-Hertwig).
malabsorption s. (s. de mala absorción).
male Turner's s. (s. de Turner masculino). S. de Noonan.
malignant carcinoid s. (s. carcinoide maligno). S. carcinoide.
Mallory-Weiss s. (s. de Mallory-Weiss).
mandibulo-oculofacial s. (s. mandíbulo-oculofacial).
mandibulofacial dysostosis s. (s. de disostosis mandibulofacial).
Marañón's s. (s. de Marañón).
Marchesani s. (s. de Marchesani). S. de Weil-Marchesani.
Marchiafava-Micheli s. (s. de Marchiafava-Micheli).
Marcus Gunn s. (s. de Marcus Gunn). S. del guiño maxilar.
Marfan's s. (s. de Marfan). Enfermedad de Marfan.
Marie-Robinson s. (s. de Marie-Robinson).
Marinesco-Garland s. (s. de Marinesco-Garland).
Marinesco-Sjögren s. (s. de Marinesco-Sjögren).
Maroteaux-Lamy s. (s. de Maroteaux-Lamy).
Marshall s. (s. de Marshall).
Martorell's s. (s. de Martorell). S. del cayado de la aorta.
massive bowel resection s. (s. de resección intestinal masiva).
Mauriac's s. (s. de Mauriac).
May-White s. (s. de May-White).
Mayer-Rokitansky-Küster-Hauser s. (s. de Mayer-Rokitansky-Küster-Hauser). S. de Rokitansky-Küster-Hauser.
McCune-Albright s. (s. de McCune-Albright).
Meadows' s. (s. de Meadows).
Meckel s., Meckel-Gruber s. (s. de Meckel, de Meckel-Gruber).
meconium blockage s. (s. de bloqueo de meconio).
megacystic s. (s. megacístico).
Meigs' s. (s. de Meigs).
Melkersson-Rosenthal s. (s. de Melkersson-Rosenthal).
Melnick-Needles s. (s. de Melnick-Needles). Osteodisplasia.
Mendelson's s. (s. de Mendelson).
Ménétrièr's s. (s. de Ménétrièr). Enfermedad de Ménétrièr.
Ménière's s. (s. de Ménière). Enfermedad de Ménière.
Menkes' s. (s. de Menkes). Enfermedad del pelo ensortijado.
menopausal s. (s. menopáusico). S. climatérico.
metastatic carcinoid s. (s. carcinoide metastático). S. carcinoide.
Meyenburg-Altherr-Uehlinger s. (s. de Meyenbrug-Altherr-Uehlinger). Policondritis recidivante.
Meyer-Betz s. (s. de Meyer-Betz). Mioglobinuria.
Meyer-Schwickerath and Weyers s. (s. de Meyer-Schwickerath y Weyers). Displasia oculodentodigital.
middle lobe s. (s. del lóbulo medio). S. de Brock.
Mikulicz' s. (s. de Mikulicz).
milk-alkali s. (s. lácteo alcalino). S. de Burnett.
Milkman's s. (s. de Milkman).
Millard-Gubler s. (s. de Millard-Gubler). S. de Gubler.
Milles' s. (s. de Milles).
minimal-change nephrotic s. (s. nefrótico con cambios mínimos).
Mirizzi's s. (s. de Mirrizzi).
Möbius' s. (s. de Möbius). Diplejía facial congénita.
Monakow's s. (s. de Monakow).
Morgagni's s. (s. de Morgagni). S. de Stewart-Morel.
Morgagni-Adams-Stokes s. (s. de Morgagni-Adams-Stokes).
morning glory s. (s. de la campanilla).
Morquio's s. (s. de Morquio). Mucopolisacaridosis tipo IV.
Morris s. (s. de Morris). S. de feminización testicular.
Morton's s. (s. de Morton).
Mounier-Kuhn s. (s. de Mounier-Kuhn). Traqueobroncomegalia.
Mucha-Habermann s. (s. de Mucha-Habermann).
Muckle-Wells s. (s. de Muckle-Wells).
mucocutaneous lymph node s. (s. de los ganglios linfáticos mucocutáneos). Enfermedad de Kawasaki.
Muir-Torre s. (s. de Muir-Torre). S. de Torre.
multiple hamartoma s. (s. de hamartomas múltiples).
multiple lentigines s. (s. de léntigos múltiples). S. LEOPARD.
multiple mucosal neuroma s. (s. de neurinoma mucoso múltiple).
Munchausen s. (Münchhausen) (s. de Munchausen (Münchhausen)).
myeloproliferative s.'s (s. mieloproliferativos).

myofacial pain-dysfunction s. (s. de dolor miofacial-disfunción).
myofascial s. (s. mioaponeurótico).
Naegeli s. (s. de Naegeli). S. de Franceschetti-Jadassohn.
Naffziger s. (s. de Naffziger). S. del escaleno anterior.
nail-patella s. (s. de rótula-uña). Onicoosteodisplasia.
NAME s. (s. NAME).
Nelson s. (s. de Nelson). S. posadrenalectomía.
nephritic s. (s. nefrítico).
nephrotic s. (s. nefrótico).
Netherton's s. (s. de Netherton).
neural crest s. (s. de la cresta neural).
neurocutaneous s. (s. neurocutáneo).
neuroleptic malignant s. (s. neuroléptico maligno).
Nezelof s. (s. de Nezelof).
Nieden's s. (s. de Nieden).
nonsense s. (s. del sin sentido). S. de Ganser.
Noonan's s. (s. de Noonan). S. de Turner masculino.
Nothnagel's s. (s. de Nothnagel).
nystagmus blockage s. (s. de bloqueo de nistagmo).
OAV s. (s. OAV). Displasia oculoauriculovertebral.
ocular-mucous membrane s. (s. mucoso-ocular).
oculobuccogenital s. (s. oculobucogenital). S. de Behçet.
oculocerebrorenal s. (s. oculocerebrorrenal). S. de Lowe.
oculocutaneous s. (s. oculocutáneo). S. de Vogt-Koyanagi.
oculodentodigital s. (s. oculodentodigital).
oculopharyngeal s. (s. oculofaríngeo).
oculovertebral s. (s. oculovertebral). Displasia oculovertebral.
oculovestibulo-auditory s. (s. oculovestibuloauditivo). S. de Cogan.
ODD s. (s. ODD). Displasia oculodentodigital.
OFD s. (s. OFD). Disostosis orodigitofacial.
Omenn's s. (s. de Omenn).
OMM s. (s. OMM). Displasia oftalmomandibulomélica.
Oppenheim's s. (s. de Oppenheim). Amiotonía congénita.
orbital s. (s. orbitario).
organic brain s. (OBS); organic mental s. (OMS) (s. orgánico cerebral, orgánico mental).
orofaciodigital s. (OFD) (s. orofaciodigital).
osteomyelofibrotic s. (s. osteomielofibrótico). Mielofibrosis.
Othello s. (s. de Otelo).
otomandibular s. (s. otomandibular). Disostosis otomandibular.
otopalatodigital s. (s. otopalatodigital).
pachydermoperiostosis s. (s. de paquidermoperiostosis).
Paget-von Schrötter s. (s. de Paget-von Schrötter).
painful-bruising s. (s. de equimosis dolorosa).
paleostriatal s. (s. paleoestriado). S. de Hunt.
pallidal s. (s. pálido). S. de Hunt.
Pancoast s. (s. de Pancoast).
papillary muscle s. (s. del músculo papilar).
Papillon-Léage and Psaume s. (s. de Papillon-Léage y Psaume).
Papillon-Lefèvre s. (s. de Papillon-Lefèvre).
paraneoplastic s. (s. paraneoplásico).
Parinaud's oculoglandular s. (s. oculoglandular de Parinaud).
Parinaud's s. (s. de Parinaud). Oftalmoplejía de Parinaud.
Patau's s. (s. de Patau). S. de trisomía 13.
Paterson-Kelly s. (s. de Paterson-Kelly). S. de Plummer-Vinson.
Pellizzi's s. (s. de Pellizzi). Macrogenitosomía precoz.
Pendred's s. (s. de Pendred). Tipo de bocio familiar.
Pepper s. (s. de Pepper).
pericolic membrane s. (s. de la membrana pericólica).
petrosphenoidal s. (s. petroesfenoidal).
Peutz's s. (s. de Peutz). S. de Peutz-Jeghers.
Peutz-Jeghers s. (s. de Peutz-Jeghers, de Peutz).
Pfaundler-Hurler s. (s. de Pfaundler-Hurler). S. de Hurler.
Pfeiffer s. (s. de Pfeiffer). Acrocefalosindactilia tipo V.
pharyngeal pouch s. (s. de la bolsa faríngea).
PHC s. (s. PHC). S. de Böök.
Picchini's s. (s. de Picchini).
Pick's s. (s. de Pick). Enfermedad de Pick.
pickwickian s. (s. de Pickwick).
Pierre Robin s. (s. de Pierre Robin). S. de Robin.
Pins' s. (s. de Pins).
placental dysfunction s. (s. de disfunción placentaria).
Plummer-Vinson s. (s. de Plummer-Vinson). Disfagia sideropénica.
POEMS s. (s. POEMS).
polycystic ovary s. (s. del ovario poliquístico).
polyendocrine deficiency s., polyglandular deficiency s. (s. de deficiencia poliendocrina, de deficiencia poliglandular).
polysplenia s. (s. de poliesplenia). Presencia bilateral del bazo.
popliteal entrapment s. (s. de atrapamiento poplíteo).
postadrenalectomy s. (s. posadrenalectomía). S. de Nelson.
postcardiotomy s. (s. poscardiotomía). S. pospericardiotomía.
postcholecystectomy s. (s. poscolecistectomía).
postcommissurotomy s. (s. poscomisurotomía).
postconcussion s. (s. posconmoción). V. s. postraumático.
posterior inferior cerebellar artery s. (s. de la arteria cerebelosa posteroinferior). S. de Wallenberg; s. bulbar lateral.
postgastrectomy s. (s. posgastrectómico).
postmaturity s. (s. de posmadurez).
postmyocardial infarction s. (s. posinfarto de miocardio).
postpartum pituitary necrosis s. (s. de necrosis hipofisaria posparto). S. de Sheehan.
postpericardiotomy s. (s. pospericardiotomía). S. poscardiotomía.
postphlebitic s. (s. posflebítico).
postrubella s. (s. posrubéola).
posttraumatic neck s. (s. cervical postraumático).
posttraumatic s. (s. postraumático). Neurastenia traumática.
posttraumatic stress s. (s. de estrés postraumático).
Potter's s. (s. de Potter).
Prader-Willi s. (s. de Prader-Willi).
precordial catch s. (s. precordial).
preexcitation s. (s. de preexcitación). S. de Wolff-Parkinson-White.
preinfarction s. (s. preinfarto).
premature senility s. (s. de senilidad prematura). Progeria.
premenstrual s. (s. premenstrual). Tensión premenstrual.
premenstrual salivary s. (s. salival premenstrual).
premenstrual tension s. (s. de tensión premenstrual).
premotor s. (s. premotor).
prune belly s. (s. del abdomen en ciruela pasa).
pseudo-Turner's s. (s. seudo-Turner). S. del pterigión cervical.
pseudothalidomide s. (s. de seudotalidomida). S. de Roberts.
psychogenic nocturnal polydipsia s. (PNP) (s. de polidipsia nocturna psicógena).
pterygium s. (s. del pterigión).
pulmonary dysmaturity s. (s. de dismadurez pulmonar).
punchdrunk s. (s. de embriaguez).
Putnam-Dana s. (s. de Putnam-Dana).
radial aplasia-thrombocytopenia s. (s. de aplasia radial-trombocitopenia). S. de trombocitopenia-ausencia del radio.
radicular s. (s. radicular).
Raeder's paratrigeminal s. (s. paratrigeminal de Raeder).
Ramsay Hunt's s. (s. de Ramsay Hunt). S. de Hunt.
Raynaud's s. (s. de Raynaud). Enfermedad de Raynaud.
Refetoff s. (s. de Refetoff).
Refsum's s. (s. de Refsum). Enfermedad de Refsum.
Reifenstein's s. (s. de Reifenstein).
Reiter's s. (s. de Reiter). Enfermedad de Reiter.
REM s. (s. REM). Mucinosis eritematosa reticular.
Rendu-Osler-Weber s. (s. de Rendu-Osler-Weber).
Renpenning's s. (s. de Renpenning).
residual ovary s. (s. ovárico residual).
resistant ovary s. (s. de ovarios resistentes). S. de Savage.
respiratory distress s. of the newborn (s. de dificultad respiratoria del recién nacido).
restless legs s. (s. de las piernas inquietas). S. de Ekbom.
retraction s. (s. de retracción). S. de Duane.
Rett's s. (s. de Rett). Hiperamoniemia cerebroatrófica.
Reye's s. (s. de Reye).
Rh null s. (s. del Rh nulo).
Richards-Rundle s. (s. de Richards-Rundel).
Richter's s. (s. de Richter).
Rieger's s. (s. de Rieger).
right ovarian vein s. (s. de la vena ovárica derecha).
Riley-Day s. (s. de Riley-Day). Disautonomía familiar.
Roaf's s. (s. de Roaf).
Roberts s. (s. de Roberts). S. de seudotalidomida.
Robin's s. (s. de Robin). S. de Pierre Robin.

Rokitansky-Küster-Hauser s. (s. de Rokitansky-Küster-Hauser).
Romano-Ward s. (s. de Romano-Ward).
Romberg's s. (s. de Romberg). Hemiatrofia facial.
Rothmund's s. (s. de Rothmund, de Rothmund-Thomson). Poiquilodermia congénita.
Rothmund-Thomson s. (s.). S. de Rothmund.
Rotor's s. (s. de Rotor).
Roussy-Lévy s. (s. de Roussy-Lévy). Enfermedad de Roussy-Lévy.
Rubinstein-Taybi s. (s. de Rubinstein-Taybi).
Rud's s. (s. de Rud).
Russell's s. (s. de Russell).
salt depletion s. (s. de depleción de la sal). S. de poca sal.
Sanchez Salorio s. (s. de Sánchez Salorio).
Sanfilippo's s. (s. de Sanfilippo). Mucopolisacaridosis tipo III.
Savage s. (s. Savage). S. de ovarios resistentes.
scalded skin s. (s. de la piel escaldada).
scalenus anterior s. (s. del escaleno anterior). S. de Naffziger.
scapulocostal s. (s. escapulocostal).
Schanz s. (s. de Schanz).
Schaumann's s. (s. de Schaumann). Sarcoidosis.
Scheie's s. (s. de Scheie). Mucopolisacaridosis tipo IS.
Schirmer's s. (s. de Schirmer).
Schmid-Fraccaro s. (s. de Schmid-Fraccaro). S. del ojo de gato.
Schmidt's s. (s. de Schmidt).
Schönlein-Henoch s. (s. de Schönlein-Henoch).
Schüller's s. (s. de Schüller). Enfermedad de Hand-Schüller-Christian.
Schwachman s. (s. de Schwachman).
Schwartz s. (s. de Schwartz).
Sebright bantam s. (s. de la gallina enana de Sebright).
Seckel s. (s. de Seckel). Enanismo de Seckel.
Secrétan's s. (s. de Secrétan).
Senear-Usher s. (s. de Senear-Usher). Pénfigo eritematoso.
Sertoli-cell-only s. (s. de células de Sertoli únicamente).
Sézary s. (s. de Sézary). Eritrodermia de Sézary.
Sheehan's s. (s. de Sheehan). S. de necrosis hipofisaria posparto.
shoulder-girdle s. (s. de la cintura escapular).
shoulder-hand s. (s. de hombro y mano).
Shulman's s. (s. de Shulman). Fascitis eosinofílica.
Shy-Drager s. (s. de Shy-Drager).
sicca s. (s. seco). S. de Sjögren.
sick sinus s. (s. del seno enfermo).
Silver-Russell s. (s. de Silver-Russell). Enanismo de Silver-Russell.
Silverskiöld's s. (s. de Silverskiöld).
Sipple's s. (s. de Sipple). Adenomatosis endocrina familiar, de tipo 2.
Sjögren's s. (s. de Sjögren).
Sjögren-Larsson s. (s. de Sjögren-Larsson).
slit ventricle s. (s. del ventrículo en hendidura).
Smith-Lemli-Opitz s. (s. de Smith-Lemli-Opitz).
Smith-Riley s. (s. de Smith-Riley).
smoker's respiratory s. (s. respiratorio del fumador).
Sneddon's s. (s. de Sneddon).
Sohval-Soffer s. (s. de Sohval-Soffer).
Sorsby's s. (s. de Sorsby's).
Sotos s. (s. de Sotos).
spastic s. (s. espástico).
spastic s. in cattle (s. espástico bovino).
Spens' s. (s. de Spens). S. de Adams-Stokes.
spherophakia-brachymorphia s. (s. de esferofaquia-braquimorfia).
splenic flexure s. (s. del ángulo esplénico).
Sprinz-Nelson s. (s. de Sprinz-Nelson). S. de Dubin-Johnson.
staphylococcal scalded skin s. (s. estafilocócico de la piel escaldada).
Steele-Richardson-Olszewski s. (s. de Steele-Richardson-Olszewski). Enfermedad de Steele-Richardson-Olszewski.
Stein-Leventhal s. (s. de Stein-Leventhal).
steroid withdrawal s. (s. de retiro de esteroides).
Stevens-Johnson s. (s. de Stevens-Johnson).
Stewart-Morel s. (s. de Stewart-Morel). S. de Morgagni.
Stewart-Treves s. (s. de Stewart-Treves).
Stickler s. (s. de Stickler). Artrooftalmopatía progresiva hereditaria.
stiff-man s. (s. del hombre rígido).
Still-Chauffard s. (s. de Still-Chauffard). S. de Chauffard.
Stockholm s. (s. de Estocolmo).
Stokes-Adams s. (s. de Stokes-Adams). S. de Adams-Stokes.
straight back s. (s. de la espalda recta).
Stryker-Halbeisen s. (s. de Stryker-Halbeisen).
Sturge-Kalischer-Weber s. (s. de Sturge-Kalischer-Weber).
Sturge-Weber s. (s. de Sturge-Weber).
subclavian steal s. (s. del robo de la subclavia).
sudden infant death s. (SIDS) (s. de la muerte súbita del lactante).
Sudeck's s. (s. de Sudeck). Atrofia de Sudeck.
Sulzberger-Garbe s. (s. de Sulzberger-Garbe).
sump s. (s. del sumidero).
superior cerebellar artery s. (s. de la arteria cerebelosa superior).
superior mesenteric artery s. (s. de la arteria mesentérica superior).
superior vena caval s. (s. de la vena cava superior).
supine hypotensive s. (s. de hipotensión supina).
supraspinatus s. (s. del músculo supraespinoso).
supravalvar aortic stenosis s. (s. de estenosis aórtica supravalvular).
supravalvar aortic stenosis-infantile hypercalcemia s. (s. de estenosis aórtica supravalvular-hipercalcemia infantil).
surdocardiac s. (s. sordocardíaco). S. de Jervell y Lange-Nielsen.
Swyer-James s. (s. de Swyer-James).
tachycardia-bradycardia s. (s. de taquicardia-bradicardia).
Takayasu's s. (s. de Takayasu). Enfermedad sin pulso.
Tapia's s. (s. de Tapia).
tarsal tunnel s. (s. del túnel tarsiano).
Taussig-Bing s. (s. de Taussig-Bing).
tegmental s. (s. tegmentario).
temporomandibular joint pain-dysfunction s. (s. de dolor-disfunción de la articulación temporomandibular).
temporomandibular s. (s. temporomandibular). S. de Costen.
tendon sheath s. (s. de la vaina tendinosa). S. de Brown.
Terry's s. (s. de Terry). Retinopatía de la premadurez.
testicular feminization s. (s. de feminización testicular).
tethered cord s. (s. de la médula trabada).
thalamic s. (s. talámico). S. de Déjérine-Roussy.
third and fourth pharyngeal pouch s. (s. de la tercera y cuarta bolsa faríngea). S. de DiGeorge.
thoracic outlet s. (s. del conducto de salida torácica).
Thorn's s. (s. de Thorn). Nefritis con pérdida de sal.
thrombocytopenia-absent radius s. (TAR) (s. de trombocitopenia-ausencia del radio). S. de aplasia radial-trombocitopenia.
thrombopathic s. (s. trombopático).
thyrohypophysial s. (s. tirohipofisario). S. de Sheehan.
Tietze's s. (s. de Tietze). Pericondritis periesternal.
Tolosa-Hunt s. (s. de Tolosa-Hunt).
tooth-and-nail s. (s. de dientes y uñas).
TORCH s. (s. TORCH).
Tornwaldt's s. (s. de Tornwaldt).
Torre's s. (s. de Torre). S. de Muir-Torre.
Torsten Sjögren's s. (s. de Torsten Sjögren).
Tourette's s. (s. de Tourette). S. de Gilles de la Tourette.
toxic shock s. (TSS) (s. del shock tóxico).
transplant lung s. (s. pulmonar por trasplante).
Treacher Collins' s. (s. de Treacher Collins).
triad s. (s. de la tríada). S. de deficiencia muscular abdominal.
trichorhinophalangeal s. (s. tricorrinofalángico).
triple X s. (s. de triple X).
trisomy 8 s. (s. de trisomía 8).
trisomy 13 s. (s. de trisomía 13). S. de Patau; s. de trisomía D.
trisomy 18 s. (s. de trisomía 18). S. de Edwards; trisomía E.
trisomy 20 s. (s. de trisomía 20).
trisomy 21 s. (s. de trisomía 21). S. de Down.
trisomy C s. (s. de trisomía C).
trisomy D s. (s. de trisomía D). S. de trisomía 13.
trisomy E s. (s. de trisomía E). S. de trisomía 18.
trochanteric s. (s. trocantéreo).
tropical splenomegaly s. (s. de esplenomegalia tropical).
Trousseau's s. (s. de Trousseau).

tumor lysis s. (s. de lisis tumoral).
Turcot s. (s. de Turcot).
Turner's s. (s. de Turner). S. X0.
Uehlinger's s. (s. de Uehlinger). Acropaquidermia.
Ulysses s. (s. de Ulises).
Usher's s. (s. de Usher).
uveo-encephalitic s. (s. uveoencefalítico). S. de Behçet.
uveocutaneous s. (s. uveocutáneo). S. de Vogt-Koyanagi.
uveomeningitis s. (s. de uveomeningitis). S. de Harada.
VACTERL s. (s. VACTERL).
van Buchem's s. (s. de Van Buchem).
van der Hoeve's s. (s. de van der Hoeve).
vanishing lung s. (s. del pulmón evanescente).
vasculocardiac s. of hyperserotonemia (s. vasculocardíaco de hiperserotoninemia). Término poco usado para el s. carcinoide.
vasovagal s. (s. vasovagal). Ataque vagal.
Verner-Morrison s. (s. de Verner-Morrison). S. WDHA.
Vernet's s. (s. de Vernet).
vertical retraction s. (s. de retracción vertical).
vibration s. (s. por vibración).
virus-associated hemophagocytic s. (s. hemofagocítico asociado con virus).
vitreoretinal choroidopathy s. (s. de coroidopatía vitreorretiniana).
vitreoretinal traction s. (s. de tracción vitreorretiniana).
Vogt s. (s. de Vogt). Atetosis doble.
Vogt-Koyanagi s. (s. de Vogt-Koyanagi).
Vohwinkel s. (s. de Vohwinkel). Queratodermia mutilante.
von Hippel-Lindau s. (s. de von Hippel-Lindau).
von Willebrand's s. (s. de von Willebrand).
vulnerable child s. (s. del niño vulnerable).
Waardenburg s. (s. de Waardenburg). Distopia cantal.
Wagner's s. (s. de Wagner). Degeneración hialoideorretiniana.
Waldenström's s. (s. de Waldenström).
Wallenberg's s. (s. de Wallenberg).
Waterhouse-Friderichsen s. (s. de Waterhouse-Friderichsen).
WDHA s. (s. WDHA). S. de Verner-Morrison.
Weber's s. (s. de Weber). Signo de Weber.
Weber-Cockayne s. (s. de Weber-Cockayne).
Weill-Marchesani s. (s. de Weill-Marchesani).
Wells' s. (s. de Wells). Celulitis eosinofílica.
Wermer's s. (s. de Wermer).
Werner's s. (s. de Werner).
Wernicke's s. (s. de Wernicke).
Wernicke-Korsakoff s. (s. de Wernicke-Korsakoff).
West's s. (s. de West).
Weyers-Thier s. (s. de Weyers-Thier). Displasia oculovertebral.
whistling face s. (s. de la cara silbadora).
white-out s. (s. blanco).
Widal's s. (s. de Widal). S. de Hayem-Widal.
Wildervanck s. (s. de Wildervanck). S. cérvico-óculo-acústico.
Williams s. (s. de Williams).
Wilson's s. (s. de Wilson). Degeneración hepatolenticular.
Wilson-Mikity s. (s. de Wilson-Mikity). S. de inmadurez pulmonar.
Wiskott-Aldrich s. (s. de Wiskott-Aldrich). S. de Aldrich.
Wissler's s. (s. de Wissler).
Wolff-Parkinson-White s. (s. de Wolff-Parkinson-White).
Wyburn-Mason s. (s. de Wyburn-Mason).
XO s. (s. XO). S. de Turner.
XXY s. (s. XXY). S. de Klinefelter.
XYY s. (s. XYY).
Zellweger s. (s. de Zellweger). S. cerebrohepatorrenal.
Zieve's s. (s. de Zieve).
Zollinger-Ellison s. (s. de Zollinger-Ellison).

syndromic (sindrómico). Relativo a un síndrome.

synechia, pl. **synechiae** (sinequia). f. Cualquier adherencia, específicamente s. anterior o posterior.
annular s. (s. anular).
anterior s. (s. anterior). Adherencia del iris a la córnea.
s. pericardii (s. del pericardio). Concreción cardíaca.
peripheral anterior s. (s. anterior periférica). Goniosinequia.
posterior s. (s. posterior).
total s. (s. total).

synechiotomy (sinequiotomía). f. División de las adherencias en la sinequia.

synechotome (sinequiótomo). m. Bisturí pequeño para usar en la sinequiotomía.

synectenterotomy (sinequentorotomía). f. División de las adherencias intestinales.

synencephalocele (sinencefalocele). m. Protrusión de sustancia cerebral a través de un defecto del cráneo, con adherencias que impiden su reducción.

syneresis (sinéresis). f. **1.** Contracción de un gel, p. ej., un coágulo sanguíneo, mediante la cual una parte del medio de dispersión pasa al exterior. **2.** Degeneración del humor vítreo con pérdida de su consistencia de gel haciéndose parcial o totalmente líquido.

synergetic, synergic (sinergético). Sinergístico.

synergia, synergy (sinergia). f. Sinergismo.

synergism **1.** (sinergia). f. Sinergismo. **2.** (sinergismo). m. Sinergia; acción coordinada o correlacionada de dos o más estructuras, agentes o procesos fisiológicos de modo que la acción combinada es mayor que la de cada uno actuando en forma separada.

synergist (sinergista). Dícese de la estructura o droga que ayuda a la acción de otra.

synergistic (sinergístico). **1.** Sinérgico; sinergético. Relativo a la sinergia. **2.** Denota un órgano sinergista.

synesthesia (sinestesia). f. Estado en el que un estímulo, además de excitar la sensación habitual normalmente situada, da lugar a una sensación subjetiva de carácter o localización diferente; p. ej., color-audición o color-gusto.
s. algica (s. álgica). Sinestesialgia.
auditory s. (s. auditiva) Fonismo.

synesthesialgia (sinestesialgia). f. Sinestesia álgica; sinestesia dolorosa.

syngamy (singamia). f. Conjugación de los gametos en la fertilización.

syngeneic (singeneico). Singénico; isogeneico; isólogo; isoplástico; se refiere a individuos genéticamente idénticos.

syngenesioplasty (singenesioplastia). f. Cirugía plástica que incluye el singenesiotrasplante.

syngenesiotransplantation (singenesiotrasplante). m. Trasplante en el que el dador y el receptor de un injerto tienen estrecho parentesco, p. ej., padre o madre e hijo, o hermanos.

syngenesis (singenesia). f. Reproducción sexual.

syngenetic (singenético). Relativo a la singenesia.

syngenic (singénico). Singeneico.

syngnathia (singnatia). f. Adherencia congénita de los maxilares por bandas fibrosas.

synidrosis (sinhidrosis). f. Estado en el que la sudoración excesiva forma parte de la manifestación clínica.

synizesis (sinicesis). f. **1.** Cierre u obliteración de la pupila. **2.** Acumulación de cromatina a un lado del núcleo, que se produce generalmente al principio de la sinapsis.

synkaryon (sincarion). m. Núcleo formado por fusión de los dos pronúcleos en la cariogamia.

synkinesis (sincinesia). f. Movimiento involuntario que acompaña a otro voluntario, como el movimiento de un ojo cerrado que sigue al del ojo no cubierto, o el movimiento de un músculo paralizado que acompaña a un movimiento en otra parte.

synkinetic (sincinético). Relativo a sincinesia, o caracterizado por ella.

synnematin B (sinematina B). f. Cefalosporina N.

synonychia (sinoniquia). f. Fusión de dos o más uñas de los dedos, como en la sindactilia.

synonym (sinónimo). m. En nomenclatura biológica, término usado para indicar uno de dos o más nombres de la misma especie o grupo taxonómico (taxón).
objective s.'s (s. objetivos).
senior s. (s. senior). El primer nombre publicado de dos o más nombres disponibles para un mismo microorganismo.
subjective s.'s (s. subjetivos).

synophrys (sinofris). f. Distribución de las cejas de manera tal que, al crecer, se unen.

synophthalmia, synophthalmus (sinoftalmía). f. Ciclopía.

synoptophore (sinoptóforo). m. Forma modificada del estereoscopio de Wheatstone usado en el entrenamiento ortóptico.

synorchidism, synorchism (sinorquidismo, sinorquismo, sinorquidia). m. y f. Fusión congénita de los testículos en la cavidad abdominal.

synoscheos (sinosqueo). m. Adherencia parcial o total del pene y el escroto; es una malformación del hermafroditismo.
synosteology (sinosteología). f. Artrología.
synosteosis (sinosteosis). f. Sinostosis.
synostosis (sinostosis). f. Sinosteosis; anquilosis ósea o verdadera; unión ósea entre los huesos que forman una articulación.
tribasilar s. (s. tribasilar).
synostotic (sinostótico). Relativo a una sinostosis.
synotia (sinotia). f. En otocefalia, fusión o aproximación anormal de los lóbulos de las orejas.
synovectomy (sinovectomía). f. Villosectomía; exsección de una parte de la membrana sinovial de una articulación, o de toda ella.
synovia (sinovia). f. Aceite articular; líquido sinovial; líquido tixotrópico claro que lubrica las articulaciones, vainas tendinosas o bolsas.
synovial (sinovial). **1.** Relativo a la sinovia, que contiene este elemento o que está constituido por él. **2.** Relativo a la membrana s.
synovioma (sinovioma). m. Tumor de origen sinovial que afecta a una articulación o vaina tendinosa.
malignant s. (s. maligno). Sarcoma sinovial.
synoviparous (sinovíparo). Que produce sinovia.
synovitis (sinovitis). f. Inflamación de una membrana sinovial, especialmente de una articulación.
bursal s. (s. bursal). Bursitis.
chronic hemorrhagic villous s. (s. vellosa hemorrágica crónica).
dry s., s. sicca (s. seca). S. con poco derrame seroso o purulento.
filarial s. (s. filarial).
pigmented villonodular s. (s. vellonodular pigmentada).
purulent s. (s. purulenta). Artritis supurativa.
serous s. (s. serosa). S. con gran derrame de líquido no purulento.
s. sicca (s. seca).
suppurative s. (s. supurada). Tenosinovitis.
tendinous s. (s. tendinosa). Tenosinovitis.
vaginal s. (s. vaginal). Tenosinovitis.
synovium (sinovio). m. Membrana sinovial.
synpolydactyly (sinpolidactilia). f. Asociación de sindactilia y polidactilia.
syntactics (sintáctica). f. Rama de la semiótica que trata de las relaciones formales entre signos, sin tener en cuenta su significado ni sus intérpretes.
syntality (sintalidad). f. Conducta previsible y constante de un grupo social.
syntectic (sintéctico). Perteneciente a la sintexis o caracterizado por ésta.
syntenic (sinténico). Perteneciente a la sintenía.
synteny (sintenía). f. Relación entre dos loci genéticos (no genes) representados en el mismo par de cromosomas o (para los cromosomas haploides) en el mismo cromosoma; una relación anatómica más que segregacional.
syntexis (sintexis). f. Emaciación o debilitamiento.
synthase (sintasa). f. Nombre común usado en el Informe de la Comisión sobre Enzimas para una liasa-reacción que va en dirección opuesta.
synthermal (sintérmico). Que tiene la misma temperatura.
synthesis, pl. **syntheses** (síntesis). f. **1.** Construcción, formación, unión, composición. **2.** En química, la formación de compuestos por unión de compuestos más simples o elementos. **3.** Período del ciclo celular.
s. of continuity (s. de continuidad).
enzymatic s. (s. enzimática). S. a cargo de enzimas.
protein s. (s. de proteínas).
synthesize (sintetizar). Formar algo por síntesis, es decir, sintéticamente.
synthetase (sintetasa). f. Enzima que cataliza la síntesis de una sustancia específica.
synthetic (sintético). Relativo a la síntesis, o formado por ésta.
synthorax (sintórax). Toracópago.
syntonic (sintónico). De tono o temperamento parejo.
syntrophism (sintrofismo). m. Estado de dependencia mutua con referencia a los alimentos, entre órganos o células de una planta o un animal.
syntrophoblast (sintrofoblasto). m. Sincitiotrofoblasto.
syntropic (sintrópico). Relativo a la sintropía.
syntropy (sintropía). f. **1.** Tendencia que a veces muestran dos enfermedades a unirse formando una sola. **2.** Estado de asociación saludable con otros. **3.** En anatomía, varias estructuras similares inclinadas en la misma dirección general, como las apófisis espinosas de una serie de vértebras, o las costillas.
inverse s. (s. inversa).
syphilemia (sifilemia). f. Estado en el que el microorganismo específico *Treponema pallidum* está presente en la sangre circulante.
syphilid (sifílide). f. Sifilodermia; cualquiera de las varias clases de lesiones cutáneas y mucosas de la sífilis secundaria y terciaria, más comúnmente la primera.
acneform s. (s. acneiforme). S. pustulosa.
acuminate papular s. (s. acuminada papulosa). S. folicular.
annular s. (s. anular).
bullous s. (s. ampollar). S. penfigoide.
corymbose s. (s. corimbiforme).
ecthymatous s. (s. ectimatosa). S. pustulosa.
erythematous s. (s. eritematosa). Roséola sifilítica.
flat papular s. (s. papulosa plana). S. lenticular.
follicular s. (s. folicular). Liquen sifilítico; s. acuminada papulosa.
frambesiform s. (s. frambesiforme). S. rupial.
gummatous s. (s. gomosa). Goma.
impetiginous s. (s. impetiginosa). S. pustulosa.
lenticular s. (s. lenticular). S. papulosa plana.
macular s. (s. maculosa). Roséola sifilítica.
miliary papular s. (s. miliar papulosa). S. folicular.
nodular s. (s. nodular). Goma.
nummular s. (s. numular).
palmar s. (s. palmar).
papular s. (s. papulosa).
papulosquamous s. (s. papuloescamosa).
pemphigoid s. (s. penfigoide). S. ampollar.
pigmentary s. (s. pigmentaria).
plantar s. (s. plantar).
pustular s. (s. pustulosa). Acné sifilítico.
rupial s. (s. rupial). S. frambesiforme.
secondary s. (s. secundaria).
tertiary s. (s. terciaria).
tubercular s. (s. tuberculosa). Goma.
varioliform s. (s. varioliforme). S. pustulosa.
syphilimetry (sifilimetría). f. Prueba destinada a determinar la intensidad de la infección sifilítica: prueba serológica titulada.
syphilionthus (sifilionto). m. Sifílide de color cobre con escamas granulosas.
syphilis (sífilis). f. Lúes venérea; mal venéreo; enfermedad infecciosa aguda y crónica causada por *Treponema pallidum*, transmitida por contacto directo, generalmente sexual.
congenital s. (s. congénita). S. hereditaria.
s. d'emblée (s. inmediata). S. que aparece sin una llaga inicial.
equine s. (s. equina). Durina.
s. hereditaria tarda (s. hereditaria tardía).
s. hereditaria, hereditary s. (s. hereditaria). S. congénita.
meningovascular s. (s. meningovascular).
primary s. (s. primaria). El primer estadio de la s.
quaternary s. (s. cuaternaria). Parasífilis.
secondary s. (s. secundaria). Mesosífilis.
tertiary s. (s. terciaria). Fase final de la enfermedad.
syphilitic (sifilítico). Luético; relativo a la sífilis, causado por ella o que sufre de la enfermedad.
syphilo-, syphil-, syphili- (sifilo-, sifil-, sifili-). Prefijos relativos a la sífilis.
syphiloderm, syphiloderma (sifilodermia). f. Sifílide.
syphiloid (sifiloide). Parecido a la sífilis.
syphilologist (sifilólogo). m. Persona especializada en el diagnóstico y tratamiento de la sífilis.
syphilology (sifilología). f. Rama de las ciencias médicas que se ocupa del origen, la prevención y el tratamiento de la sífilis.
syphiloma (sifiloma). m. Goma.
s. of Fournier (s. de Fournier). Enfermedad de Fournier.
syphilomatous (sifilomatoso). Gomatoso.
syr (syr). Abrev. del lat. mod. *syrupus*, jarabe.
syrigmus (sirigmo). m. Tinnitus auditivo.
syringadenoma (siringoadenoma). m. Tumor benigno de las glándulas sudoríparas con diferenciación glandular típica de las células secretorias.
syringadenosus (siringoadenoso). Relativo a las glándulas sudoríparas.

syringe (jeringa). f. Instrumento usado para inyectar o retirar líquidos.
air s., chip s. (j. de aire).
control s. (j. de control). J. anular.
Davidson s. (j. de Davidson).
dental s. (j. dental).
fountain s. (j. fuente).
hypodermic s. (j. hipodérmica).
Luer s., Luer-Lok s. (j. Lue, Luer Lok).
Neisser's s. (j. de Neisser).
Pitkin s. (j. de Pitkin).
probe s. (j. sonda).
ring s. (j. anular). J. de control.
Roughton-Scholander s. (j. de Roughton-Scholander).
rubber-bulb s. (j. con bulbo de goma).
syringectomy (siringectomía). f. Fistulectomía.
syringitis (siringitis). f. Inflamación de la trompa de Eustaquio.
syringo-, syring- (siringo-, siring-). Prefijos relativos a una fístula o a un tubo.
syringoadenoma (siringoadenoma).
syringobulbia (siringobulbia). f. Cavidad llena de líquido en el tallo encefálico, análoga a la siringomielia.
syringocarcinoma (siringocarcinoma). m. Neoplasia epitelial maligna que ha sufrido cambios quísticos (carcinoma quístico).
syringocele (siringocele). m. **1.** Conducto central. **2.** Meningomielocele con una cavidad en la médula espinal ectópica.
syringocystadenoma (siringocistoadenoma). m. Tumor quístico benigno de las glándulas sudoríparas.
s. papilliferum (s. papilífero).
syringocystoma (siringocistoma). m. Hidrocistoma.
syringoencephalomyelia (siringoencefalomielia). f. Cavidad tubular que afecta al encéfalo y la médula espinal, sin relación etiológica con la insuficiencia vascular.
syringoid (siringoide). Parecido a un tubo o una fístula.
syringoma (siringoma). m. Neoplasia benigna, a menudo múltiple, de las glándulas sudoríparas, formada por quistes redondos muy pequeños.
chondroid s. (s. condroide). Tumor mixto de la piel.
syringomeningocele (siringomeningocele). m. Forma de espina bífida en la que el saco dorsal consiste principalmente en membranas, con muy poca sustancia cordal, que limita una cavidad que comunica con una cavidad siringomiélica.
syringomyelia (siringomielia). f. Hidrosiringomielia; enfermedad de Morvan; mielosiringosis; siringomielo; presencia en la médula espinal de cavidades longitudinales tapizadas por tejido gliógeno denso no causadas por insuficiencia vascular.
syringomyelocele (siringomielocele). m. Forma de espina bífida que consiste en una protrusión de las membranas y la médula espinal a través de un defecto dorsal de la columna vertebral.
syringomyelus (siringomielo). m. Siringomielia.
syringopontia (siringopontia). f. Formación de cavidades en el puente, de la misma índole que la siringomielia.
syringotome (siringótomo). m. Fistulótomo.
syringotomy (siringotomía). f. Fistulotomía.
syrinx, pl. **syringes** (syrinx). **1.** Sinónimo poco usado de fístula. **2.** Cavidad patológica en forma de tubo en el cerebro o la médula espinal.
syrosingopine (sirosingopina). f. Carbetoxisiringoil metil reserpato; se prepara con reserpina por hidrólisis y reesterificación; agente antihipertensivo con acciones similares a las de la reserpina.
syrup (jarabe). m. **1.** Melaza refinada; solución sacarina no cristalizable que queda después de refinar azúcar. **2.** Solución de azúcar en agua en cualquier proporción. **3.** Preparación líquida de sustancias medicinales o aromáticas en una solución acuosa concentrada de un azúcar, generalmente sacarosa.
syrupus (syrupus). Jarabe.
syrupy (siruposo). Relativo a un jarabe; de la consistencia de un jarabe.
syssarcosic (sisarcósico). Sisarcótico.
syssarcosis (sisarcosis). Unión de huesos por músculo; articulación muscular; p. ej., en el hombre, las conexiones musculares de la rótula.
syssarcotic (sisarcótico). Sisarcósico; relativo a la sisarcosis, o caracterizado por ella.
systaltic (sistáltico). Pulsátil; que se contrae y se dilata alternadamente; denota la acción del corazón.
system (sistema). m. **1.** Cualquier complejo de estructuras relacionadas anatómicamente o funcionalmente. **2.** Esquema de teoría médica. **3.** Todo el organismo, encarado como una organización compleja de las partes. **4.** Conjunto coherente y complejo formado por partes relacionadas y semiindependientes.
absolute s. of units (s. absoluto de unidades).
absorbent s. (s. absorbente). S. linfático.
alimentary s. (s. alimentario). Aparato digestivo.
arch-loop-whorl s. (A.L.W.) (s. arco-asa-remolino).
association s. (s. de asociación).
autonomic nervous s. (s. nervioso autónomo). Porción autonoma.
blood group s.'s (s. de grupos sanguíneos).
blood-vascular s. (s. sanguíneo-vascular). S. cardiovascular.
bulbosacral s. (s. bulbosacro). Porción parasimpática.
cardiovascular s. (s. cardiovascular).
caudal neurosecretory s. (s. neurosecretorio caudal). Urohipófisis.
centimeter-gram-second s. (CGS, cgs) (s. centímetro-gramo-segundo (CGS: s. cegesimal)).
central nervous s. (CNS) (s. nervioso central). [*systema nervosum centrale*, NA]. Encéfalo y médula espinal o raquis.
cerebrospinal s. (s. cerebroespinal).
chromaffin s. (s. cromafín).
circulatory s. (s. circulatorio). S. vascular.
colloid s. (s. coloidal).
conducting s. of heart (s. conductor del corazón).
craniosacral s. (s. craneosacro). S. nervioso parasimpático.
cytochrome s. (s. citocrómico). Cadena respiratoria.
dermal s., dermoid s. (s. dérmico o dermoide).
digestive s. (s. digestivo). Aparato digestivo.
ecological s. (s. ecológico). Ecosistema.
electron-transport s. (s. de transporte de electrones).
endocrine s. (s. endocrino).
endomembrane s. (s. de endomembrana). Retículo endoplasmático.
esthesiodic s. (s. estesiódico).
exterofective s. (s. exterofectivo).
extrapyramidal motor s. (s. motor extrapiramidal).
feedback s. (s. de retroalimentación).
foot-pound-second s. (FPS, fps) (s. pie-libra-segundo).
Galton's s. of classification of fingerprints (s. de Galton de clasificación de impresiones digitales).
gamma motor s. (s. motor gamma). Asa gamma.
genital s. (s. genital). S. reproductor.
genitourinary s. (s. genitourinario). Aparato urogenital.
glandular s. (s. glandular).
haversian s. (s. de Havers). Osteón.
hematopoietic s. (s. hematopoyético).
heterogeneous s. (s. heterogéneo).
hexaxial reference s. (s. de referencia hexaxial).
His-Tawara s. (s. de His-Tawara).
homogeneous s. (s. homogéneo).
hypothalamohypophysial portal s. (s. porta hipotalamohipofisario).
hypoxia warning s. (s. de aviso de hipoxia).
immune s. (s. inmunológico).
indicator s. (s. indicador).
integumentary s. (s. tegumentario).
intermediary s. (s. intermedio). Laminillas intersticiales.
interofective s. (s. interofectivo).
involuntary nervous s. (s. nervioso involuntario).
kallikrein s. (s. de calicreína).
kinetic s. (s. cinético).
lateral line s. (s. de líneas laterales).
limbic s. (s. límbico). Encéfalo visceral.
linnaean s. of nomenclature (s. de nomenclatura de Linneo).
lymphatic s. (s. linfático). [*systema lymphaticum*, NA]. S. absorbente.
s. of macrophages (s. de macrófagos). S. fagocítico mononuclear.
masticatory s. (s. masticatorio). Aparato masticatorio .
metameric nervous s. (s. nervioso metamérico). Paleoencéfalo.
meter-kilogram-second s. (MKS, mks) (s. metro-kilogramo-segundo (MKS)).

metric s. (s. métrico).
mononuclear phagocyte s. (MPS) (s. fagocítico mononuclear).
muscular s. (s. muscular).
nervous s. (s. nervioso). [*systema nervosum*, NA].
neuromuscular s. (s. neuromuscular).
nonspecific s. (s. no específico). S. activador reticular.
O-R s. (s. O-R). Abrev. de s. de oxidación-reducción.
occlusal s. (s. oclusal). Esquema oclusal.
oculomotor s. (s. oculomotor).
oxidation-reduction s. (O-R) (s. de oxidación-reducción (O-R)). S. redox.
parasympathetic nervous s. (s. nervioso parasimpático).
pedal s. (s. pedal).
periodic s. (s. periódico).
peripheral nervous s. (s. nervioso periférico).
Pinel's s. (s. de Pinel).
portal s. (s. porta).
pressoreceptor s. (s. presorreceptor).
projection s. (s. de proyección).
properdin s. (s. de la properdina).
Purkinje s. (s. de Purkinje).
redox s. (s. redox). S. de oxidación-reducción.
renin-angiotensin s. (s. renina-angiotensina).
reproductive s. (s. reproductor). S. genital.
respiratory s. (s. respiratorio). Aparato respiratorio.
reticular activating s. (RAS) (s. activador reticular).
reticuloendothelial s. (RES) (s. reticuloendotelial).
second signaling s. (s. de segundas señales).
skeletal s. (s. esquelético). [*systema skeletale*, NA].
somesthetic s. (s. somestésico).
static s. (s. estático).
stomatognathic s. (s. estomatognático).
sympathetic nervous s. (s. nervioso simpático).
T s. (s. T).
thoracolumbar s. (s. toracolumbar).
triaxial reference s. (s. de referencia triaxial).
urinary s. (s. urinario). Aparato urogenital.
urogenital s. (s. urogenital). Aparato urogenital.
uropoietic s. (s. uropoyético).
vascular s. (s. vascular).
vegetative nervous s. (s. nervioso vegetativo). Porción autónoma.
vertebral venous s. (s. venoso vertebral). Plexo venoso vertebral.
vertebral-basilar s. (s. vertebral-basilar).
visceral nervous s. (s. nervioso visceral). S. nervioso autónomo.

systema (systema). [*systema*,[NA]. Sistema.
s. digestorium, (sistema digestivo). [*systema digestorium*, NA]. Aparato digestivo.
s. lymphaticum (sistema linfático). [*systema lymphaticum*, NA].
s. nervosum (sistema nervioso). [*systema nervosum*, NA].
s. nervosum autonomicum (sistema nervioso autónomo). [*systema nervosum autonomicum*, NA].
s. nervosum centrale (sistema nervioso central). [*systema nervosum centrale*, NA].
s. nervosum periphericum (sistema nervioso periférico). [*systema nervosum periphericum*].
s. respiratorium (sistema respiratorio). [*systema respiratorium*, NA]. Aparato respiratorio.
s. skeletale (sistema esquelético). [*systema skeletale*, NA].
s. urogenitale (sistema urogenital). [*systema urogenitale*, NA]. Aparato urogenital.

systematic (sistemático). Relativo a un sistema en cualquier sentido; ordenado de acuerdo con un sistema.

systematic name (nombre sistemático).

systematization (sistematización). f. Disposición de ideas en secuencia ordenada.

Système International d'Unités (Système International d'Unités).

systemic (sistémico). Relativo a un sistema; específicamente somático, relativo a todo el organismo por oposición a cualquiera de sus partes individuales.

systemoid (sistemoide). Parecido a un sistema; denota un tumor de estructura compleja parecido a un órgano.

systole (sístole). f. Miocardia; contracción del corazón, especialmente de los ventrículos, por la cual la sangre atraviesa la aorta y la arteria pulmonar y luego la circulación sistémica o general y la pulmonar, respectivamente.
aborted s. (s. abortada).
s. alternans (s. alternada). Hemisístole.
atrial s., auricular s. (s. auricular). Contracción de las aurículas.
electromechanical s. (s. electromecánica). Intervalo Q-S_2.
extra-s. (extrasístole).
late s. (s. tardía). Prediástole.
premature s. (s. prematura). Extrasístole.
ventricular s. (s. ventricular). Contracción de los ventrículos.

systolic (sistólico). Relativo la sístole cardíaca, o que se produce durante su transcurso.

systolometer (sistolómetro). m. **1.** Aparato para determinar la fuerza de la contracción cardíaca. **2.** Instrumento para analizar los ruidos cardíacos.

systremma (sistrema). m. Calambre muscular en la pantorrilla, con los músculos contraídos y que forman una bola dura.

syzygial (sicigial). Relativo al sicigio.

syzygiology (sicigiología). f. Estudio de las interrelaciones o interdependencias, especialmente del conjunto, por oposición al estudio de las partes separadas o las funciones aisladas.

syzygium (sicigio).

syzygy (sicigio). m. **1.** Asociación de protozoos gregarinos de extremo a extremo o en apareamiento lateral (sin fusión sexual). **2.** Acople de cromosomas en la meiosis.

T

T (*T*). Símbolo de temperatura absoluta (Kelvin).
T_3 (T_3). Símbolo de 3,5,3'-triyodotironina.
T_4 (T_4.). Símbolo de tiroxina.
tabanid (tabánido). m. Nombre común para las moscas de la familia Tabanidae.
tabardillo (tabardillo). m. Término mexicano para tifus.
tabatière anatomique (tabaquera anatómica).
tabella, pl. **tabellae** (tabella, pl. tabellae). f. Tableta o pastilla medicada.
tabes (tabes). f. Consunción o emaciación progresiva.
t. diabetica (t. diabética).
t. dorsalis (t. dorsal). Ataxia locomotora.
t. ergotica (t. ergótica).
t. mesenterica (t. mesentérica).
peripheral t. (t. periférica). Seudotabes.
t. spasmodica (t. espasmódica). Diplejía espástica.
t. spinalis (t. espinal). T. dorsal.
tabescence (tabescencia). f. El estado de consunción progresiva.
tabescent (tabescente). Característica de la tabes.
tabetic (tabético). Tábico; tábido; relacionado con la tabes o que la padece, especialmente tabes dorsal.
tabetiform (tabetiforme). Semejante a la tabes, especialmente tabes dorsal.
tabic (tábico). Tabético.
tabid (tábido). Tabético.
tablature (tablatura). f. El estado de división de los huesos craneales en dos placas separadas por el diploe.
table f. **1.** (tabla). Organización de datos en columnas paralelas, que muestra hechos esenciales de forma fácilmente apreciable. **2.** (mesa). Un mueble con una superficie plana sostenida por cuatro patas. **3.** (tabla). Una de las dos placas o láminas, separadas por el diploe, en que se dividen los huesos craneales.
Aub-DuBois t. (t. de Aub-DuBois).
examining t. (mesa de examen). Camilla.
Gaffky t. (t. de Gaffky). Escala de Gaffky.
inner t. of skull (t. interna del cráneo). [*lamina interna cranii*, NA].
life t. (t. de supervivencia).
occlusal t. (t. oclusal).
operating t. (mesa operatoria).
outer t. of skull (t. externa del cráneo). [*lamina externa cranii*, NA]. Lámina externa del cráneo.
Reuss' color t.'s (t. de colores de Reuss). T. de colores de Stilling.
Stilling color t.'s (t. de color de Stilling). T. de colores de Reuss.
tilt t. (mesa inclinada).
vitreous t. (t. vítrea).
tablespoon (cucharada). f. Medida de una dosis medicinal equivalente a unos 15 ml, que cabe en una cuchara grande o de mesa.
tablet (tableta). f. Pastilla; una forma sólida de dosificación que contiene sustancias medicinales con diluyentes apropiados o sin ellos.
buccal t. (t. bucal).
compressed t. (t. comprimida).
dispensing t. (t. distribuidora).
enteric coated t. (t. con cubierta entérica).
hypodermic t. (t. hipodérmica).
prolonged action t., repeat action t. (t. de acción prolongada, de acción repetida). T. de acción sostenida.
sublingual t. (t. sublingual).
sustained action t., sustained release t. (t. de acción sostenida, de liberación sostenida). T. de acción prolongada o repetida.
t. triturate (t. triturada).
taboo, tabu (tabú). Restringido, prohibido y excluido; separado por cuestiones religiosas o ceremoniales.
taboparesis (taboparálisis). f. Un trastorno en el que se asocian los síntomas de la tabes dorsal y la parálisis general.
tabular (tabular). **1.** Laminar; similar a una tabla. **2.** Dispuesto en forma de tabla.
tabun (tabun). Éster etílico del ácido dimetilfosforamidocianídico; un inhibidor sumamente potente de la colinesterasa.
tachetic (taquético). Marcado por manchas azuladas o parduscas.
tachistesthesia (taquistestesia). f. Reconocimiento de fluctuación de la luz.
tachistoscope (taquistoscopio). m. Instrumento para determinar el menor tiempo que se debe exponer un objeto para ser percibido.
tachogram (tacograma). m. Registro efectuado con un tacómetro.
tachograph (tacógrafo). m. Un tacómetro diseñado para dar un registro continuo de velocidad o frecuencia.
tachography (tacografía). f. Registro de la velocidad o la frecuencia.
tachometer (tacómetro). m. Un instrumento para medir la velocidad o la frecuencia.
tachy- (taqui-). Prefijo que indica rápido.
tachyarrhythmia (taquiarritmia). f. Cualquier trastorno del ritmo cardíaco, regular o irregular, que produce una frecuencia superior a los 100 latidos por minuto.
tachyauxesis (taquiauxesia). f. Tipo de crecimiento en el cual una parte crece más rápidamente que el todo.
tachycardia (taquicardia). f. Policardia, taquiarritmia; taquisistolia; latido rápido del corazón, aplicado habitualmente a frecuencias superiores a 100 por minuto.
atrial chaotic t. (t. caótica auricular).
atrial t., auricular t. (t. auricular).
atrioventricular nodal t. (t. nodal auriculoventricular (AV)).
bidirectional ventricular t. (t. ventricular bidireccional).
double t. (t. doble). La t. simultánea de dos t. ectópicas.
ectopic t. (t. ectópica).
t. en salves (t. en salvas).
essential t. (t. esencial).
t. exophthalmica (t. exoftálmica).
fetal t. (t. fetal).
nodal t. (t. nodal). T. nodal auriculoventricular.
paroxysmal t. (t. paroxística).
sinus t. (t. sinusal). T originada en el nódulo sinusal.
ventricular t. (t. ventricular).
tachycardiac (taquicárdico). Relacionado con una acción excesivamente rápida del corazón o que la padece.
tachycrotic (taquicrótico). Relacionado con un pulso rápido, que lo causa, o caracterizado por él.
tachykinin (taquicinina). f. Cualquier miembro de un grupo de polipéptidos, ampliamente distribuidos en tejidos vertebrados e invertebrados, que tienen en común cuatro de los cinco aminoácidos terminales: Phe-Xaa-Gly-Leu-Met-NH_2.
tachylalia (taquilalia). f. Taquilogia.
tachylogia (taquilogia). f. Palabra rápida o voluble. D.t. taquilalia, taquifasia, taquifemia, taquifrasia.
tachypacing (taquimarcapasos). m. Marcapaso rápido del corazón por un marcapasos electrónico artificial que opera con una velocidad superior a los 100 latidos por minuto.
tachyphagia (taquifagia). f. Hábito de comer con rapidez, deglutiendo los alimentos sin masticarlos adecuadamente.
tachyphasia (taquifasia). f. Taquilogia.
tachyphemia (taquifemia). f. Taquilogia.
tachyphrasia (taquifrasia). f. Taquilogia.
tachyphylaxis (taquifilaxia). f. Rápida aparición de una disminución progresiva en la respuesta luego de la administración repetida de una sustancia farmacológicamente o fisiológicamente activa.

tachypnea (taquipnea). f. Polipnea; respiración rápida.
tachyrhythmia (taquiarritmia). f. Taquicardia.
tachysterol (taquisterol). m. Esteroles formados por la irradiación ultravioleta de un 5,7-dieno-3β-esterol, que se rompe en la unión 9,10, pero usualmente de ergosterol y/o lumisterol produciendo $t._2$ (ertacalciol, (6*E*,22*E*)-9,10-secoergosta-5(10),6,8,22-tetraen-3β-ol) y del 7-dehidrocolesterol dando $t._3$ (tacalciol, (6*E*)-(3*S*)-9,10-secocolesta-5(10),6,8-trien-3β-ol).
tachysystole (taquisistolia). f. Taquicardia.
tachyzoite (taquizoíto). f. Una etapa de rápida multiplicación en el desarrollo de la fase hística de ciertas infecciones por coccidios, como en el desarrollo del *Toxoplasma gondii* en la toxoplasmosis aguda.
tacrine (tacrina). f. Un agente anticolinesterásico con efectos estimulantes inespecíficos sobre el sistema nervioso central.
tactile (táctil). Relacionado con el tacto o con el sentido del tacto.
taction (tacto). **1.** m. El sentido del t. **2.** Acción de tocar.
tactometer (tactómetro). m. Estesiómetro.
tactor (tactor). m. Un órgano terminal táctil.
taenia (taenia). **1.** Una estructura anatómica similar a una banda enroscada. V. tenia. **2.** Tenia; nombre común de un gusano acintado, especialmente del género *Taenia.*
taeniasis (teniasis). f. Infección por cestodos del género *Taenia.*
taeniid (ténido). m. Nombre común para un miembro de la familia Taeniidae.
taenioid (tenioide). Se refiere a miembros del género *Taenia.*
TAF (TAF). Abrev. de factor angiogénico tumoral (tumor angiogenic factor).
tag (marcador). m. Sustancia fácilmente detectable, como un isótopo radiactivo, que se incorpora a un compuesto para detectar su presencia. V.t. trazador.
  anal skin t. (pólipo cutáneo anal). Pólipo fibroso del ano.
  sentinel tag (pólipo centinela). Proyección de piel edematosa en el extremo inferior de una fisura anal.
  skin t. (pólipo cutáneo). Terminología usada comúnmente para cualquier lesión cutánea pequeña y benigna; d.t. acrocordón, p. fibroepitelial, fibroma molle, fibroma senil, verruga blanda.
tagatose (tagatosa). f. Una cetohexosa isomérica con la fructosa.
tagliacotian (tagliacosiano). Perteneciente o descrito por Tagliacozzi.
tail (cola). [*cauda*, NA].
  t. of caudate nucleus (c. del núcleo caudado). [*cauda nuclei caudati*, NA].
  t. of dentate gyrus (c. de la circunvolución dentada). Banda del uncus de Giacomini.
  t. of epididymis (c. del epidídimo). [*cauda epididymidis*, NA].
  t. of helix (c. del hélix). [*cauda helicis*, NA].
  t. of pancreas (c. del páncreas). [*cauda pancreatis*, NA].
take (tomar). Una operación de injerto o una vacunación exitosa.
talalgia (talalgia). f. Dolor en el talón.
talar (talar). Relativo al astrágalo.
talbutal (talbutal). m. Un hipnótico y sedante de acción corta.
talc (talco). m. Esteatita; tiza francesa; silicato hidroso natural de magnesio, que contiene a veces pequeñas proporciones de silicato de aluminio, purificado hirviendo el t. en polvo con ácido clorhídrico en agua.
talcosis (talcosis). f. Un trastorno pulmonar relacionado con la silicosis, que aparece en trabajadores expuestos al talco mezclado con silicatos.
talion (talión). m. El principio de retribución en la conducta intrapsíquica.
talipedic (talipédico). Con talipes.
talipes (talipes). m. Pie; cualquier deformidad del pie que comprende el astrágalo.
  t. arcuatus (t. arcuato). T. cavo.
  t. calcaneovalgus (t. calcaneovalgo).
  t. calcaneovarus (t. calcaneovaro).
  t. calcaneus (t. calcáneo).
  t. cavus (t. cavo). Pie contraído; t. arcuato o plantar; pie cavo.
  t. equinovalgus (t. equinovalgo). Equinovalgo; pie equinovalgo.
  t. equinovarus (t. equinovaro). Pie zambo; equinovaro; pie carrete.
  t. equinus (t. equino).
  t. plantaris (t. plantar). T. cavo.
  t. planus (t. plano). Pie plano.
  t. spasmodicus (t. espasmódico).
  t. transversoplanus (t. transversoplano). Metatarso plano.
  t. valgus (t. valgo). Pie prono, valgo o abducido.
  t. varus (t. varo). Pie aducido o varo.
talipomanus (talipomano). m. Mano contrahecha; una deformidad fija de la mano, ya sea congénita o adquirida.
tallow (sebo). m. Grasa del s. en rama de la carne ovina.
  prepared mutton t. (s. ovino preparado). S. preparado.
talo- (talo-). Prefijo que indica el astrágalo.
talocalcaneal, talocalcanean (talocalcáneo). Relacionado con el astrágalo y el calcáneo.
talocrural (talocrural). Relacionado con el astrágalo y los huesos de la pierna; indica la articulación del tobillo.
talofibular (taloperoneo). Relacionado con el astrágalo y el peroné.
talon (garra). f. Dedo del pie de orientación caudal, particularmente de un ave de presa o rapiña.
talonavicular (talonavicular). Taloescafoideo; astragaloescafoideo; relacionado con el astrágalo y el hueso escafoides.
taloscaphoid (taloescafoide). Talonavicular.
talose (talosa). f. Una aldohexosa, isomérica con la glucosa.
talotibial (talotibial). Relacionado con el astrágalo y la tibia.
talus, gen. **tali** (astrágalo). [*talus*, NA]. m. Hueso del tobillo; tobillo.
tamarind (tamarindo). m. La pulpa del fruto de *Tamarindus indica* (familia Leguminosae), un árbol grande de la India; laxante suave.
tambour (tambor). m. La parte de registro de un graficador, como un esfigmógrafo, que consiste en una membrana estirada a través del extremo abierto de un cilindro y el larguero de registro fijado a él.
tamoxifen citrate (tamoxifeno, citrato de). Agente antiestrogénico que se usa para el tratamiento paliativo del cáncer de mama avanzado.
tampon (tampón). m. Un cilindro o bola de algodón-lana, gasa u otra sustancia laxa; utilizado como taponamiento o tapón en un canal o cavidad para contener una hemorragia, absorber secreciones o mantener un órgano desplazado en su posición.
  Corner's t. (t. de Corner).
tamponade, tamponage (taponamiento). m. La inserción de un tapón.
  cardiac t. (t. cardíaco).
tamponing, tamponment (taponamiento). m. El acto de insertar un tapón.
tanacetol, tanacetone (tanacetol, tanacetona). m. y f. Tujona.
tangentiality (tangencialidad). f. Un trastorno en el proceso del pensamiento asociativo, en el cual la persona tiende a digresionar fácilmente de un tema en discusión a otros temas que surgen en el curso de las asociaciones.
tannase (tanasa). f. Tanina acilhidrolasa; una enzima producida en cultivos de *Penicillium glaucum* y hallada en ciertas plantas formadoras de tanino; hidroliza el digalato a galato, y también actúa sobre las uniones ésteres en otros taninos.
tannate (tanato). m. Una sal del ácido tánico.
tannic (tánico). Relacionado con el curtido (casca) o con el tanino.
tannic acid (ácido tánico).
tannin (tanino). m. Cualquiera de un grupo de los constituyentes no uniformes complejos de las plantas que pueden clasificarse en t. hidrolizables (ésteres de un azúcar, habitualmente glucosa y uno o varios ácidos trihidroxibencenocarboxílicos) y t. condensados (derivados de flavonoles).
tannylacetate (tanilacetato). m. Ácido acetiltánico.
tantalum (tantalio). m. Un metal pesado del grupo del vanadio, símbolo Ta, Nº at. 73, P.at. 180,95.
tantrum (rabieta). f. Arrebato o ataque de mal genio, especialmente en niños.
tanycyte (tanicito). m. Una variedad de célula ependimaria hallada principalmente en las paredes del tercer ventrículo encefálico.
tanyphonia (tanifonía). m. Una voz fina y débil como resultado de la tensión de los músculos vocales.
tap **1.** (punción). f. Retirar o extraer líquido de una cavidad por medio de un trocar y una cánula, aguja hueca o catéter. **2.** (percutir). To strike lightly with the finger or a hammerlike instrument in percussion or to elicit a tendon reflex. **3.** (punzón). m. Instrument para efectuar un orificio en un hueso antes de insertar un tornillo.
  heel t. (p. del talón).
  mitral t. (p. mitral).

spinal t. (p. espinal). P. lumbar.
tape (cinta). f. Tira plana y delgada de aponeurosis, tendón o material sintético usada para ligar o suturar.
adhesive t. (c. adhesiva).
tapetochoroidal (tapetocoroideo). Relacionado con el tapetum y la coroides.
tapetoretinal (tapetorretiniano). Relacionado con el epitelio retiniano pigmentario y con la retina sensorial.
tapetoretinopathy (tapetorretinopatía). f. Degeneración hereditaria de la retina sensorial y del epitelio pigmentario.
tapetum, pl. **tapeta** (tapetum). m. **1.** En general, cualquier capa membranosa o que recubre. **2.** Membrana versicolor; membrana de Fielding; en neuroanatomía, una capa delgada de fibras en la pared lateral de las cuernos temporal y occipital del ventrículo lateral, continua con el cuerpo calloso. **3.** Una capa densa en la coroides del ojo de muchas especies de mamíferos, pero no el hombre, que forma una zona discreta o difusa de células reflectivas, bastoncillos y fibras.
t. alveoli (t. alveolar). Ligamento periodontal.
t. nigrum (t. negro). Estrato pigmentario de la retina.
t. oculi (t. ocular). Estrato pigmentario de la retina.
tapeworm (tenia). f. Gusano parásito intestinal, cuyas formas adultas se encuentran en el intestino de los vertebrados; el término se reserva comúnmente para los miembros de la clase Cestoidea.
taphophilia (tafofilia). f. Atracción morbosa por las sepulturas.
taphophobia (tafofobia). f. Miedo mórbido a ser enterrado vivo.
tapinocephalic (tapinocefálico). Que tiene una cabeza plana y baja; relacionado con la tapinocefalia.
tapinocephaly (tapinocefalia). f. Un trastorno de cabeza plana en el cual el cráneo tiene un índice vertical inferior a 72; similar a camecefalia.
tapioca (tapioca). f. Almidón de mandioca; un almidón de la raíz de *Janipha manihot* y otras especies de *J.* (familia Euphorbiaceae), plantas de América tropical.
tapiroid (tapiroide). Semejante al hocico del tapir; se aplica a veces a un cuello uterino alargado.
tapping 1. (golpeteo). m. Masaje que consiste en golpear suavemente con el costado de la mano, con los dedos parcialmente flexionados. **2.** (paracentesis). f. **3.** (golpeteo). f. (Paracentesis).
TAR (TAR). Acrónimo de *t*hrombocytopenia y *a*bsent *r*adius (trombocitopenia y radio ausente). V. síndrome de trombocitopenia y radio ausente.
tar (alquitrán). m. Masa pardo-negruzca semisólida, espesa, de composición compleja, que se obtiene por destilación destructiva de materiales carbonáceos.
rectified t. oil (aceite de alquitrán rectificado).
tarantism (tarantismo). m. Una forma de histeria masiva originada en Taranto, Italia, a fines de la Edad Media como una manía de danzar para curar la locura adjudicada a la mordedura de la tarántula.
tarantula (tarántula). f. Una araña peluda muy grande, considerada sumamente venenosa y a menudo muy temida.
American t. (t. americana). *Euryupelma hentizii*, la t. de Arkansas.
black t. (t. negra). *Sericopelma communis.*
European t. (t. europea). *Lycosa tarentula.*
Peruvian t. (t. del Perú). *Glyptocranium gasteracanthoides.*
taraxacum (taraxacum). m. El rizoma y la raíz desecados de *Taraxacum officinale*, el diente de león, una planta silvestre de amplia distribución en todas las regiones templadas del hemisferio norte.
tardive (tardío). Retrasado, lento.
target (blanco). **1.** m. Objeto de fijación. **2.** En el oftalmómetro, el punto de mira. **3.** Órgano b. **4.** Ánodo de un tubo de rayos X.
tariric acid (ácido tarírico).
tarragon oil (aceite de estragón).
tarsadenitis (tarsadenitis). f. Inflamación de los bordes tarsales de los párpados y las glándulas de Meibomio.
tarsal (tarsal). Relacionado con un tarso en cualquier sentido.
tarsalgia (tarsalgia). f. Podalgia.
tarsectomy (tarsectomía). f. Escisión del tarso del pie o de un segmento del tarso de un párpado.
tarsectopia, tarsectopy (tarsectopia). f. Subluxación de uno o más huesos del tarso.
tarsitis (tarsitis). f. **1.** Inflamación del tarso del pie. **2.** Inflamación del borde tarsal de un párpado.
tarso-, tars- (tarso-, tars-). Prefijos que se usan en relación con un tarso.
tarso-orbital (tarsoorbitario). Relacionado con los párpados y la órbita.
tarsochiloplasty (tarsoquiloplastia). f. Blefaroplastia del margen tarsal del párpado.
tarsoclasia, tarsoclasis (tarsoclasia, tarsoclasis). f. Fractura instrumental del tarso, para la corrección del talipes equinovaro.
tarsomalacia (tarsomalacia). f. Reblandecimiento de los cartílagos tarsales de los párpados.
tarsomegaly (tarsomegalia). f. Displasia epifisaria hemimélica; un mal desarrollo congénito y sobrecrecimiento de un hueso del tarso o carpo.
tarsometatarsal (tarsometatarsiano). Relacionado con los huesos tarsianos y metatarsianos.
tarsometatarsus (tarsometatarso). m. El hueso largo más inferior en la pata de un pájaro; los elementos tarsales distales se fusionan con los metatarsianos, produciendo un hueso compuesto distinto del de los mamíferos.
tarsophalangeal (tarsofalángico). Relacionado con el tarso y las falanges.
tarsophyma (tarsofima). m. Un tumor del tarso.
tarsorrhaphy (tarsorrafia). f. Blefarorrafia; la sutura entre sí de los márgenes palpebrales, parcial o completa, para acortar la hendidura palpebral o proteger a la córnea en la queratitis o en la parálisis del músculo orbicular de los párpados.
tarsotarsal (tarsotarsiano). Mediotarsiano.
tarsotibial (tarsotibial). Tibiotibial; relacionado con los huesos del tarso y la tibia.
tarsotomy (tarsotomía). f. **1.** Incisión del cartílago del tarso de un párpado. **2.** Cualquier intervención sobre el tarso del pie.
tarsus, gen. and pl. **tarsi** (tarso). m. **1.** Raíz del pie; como división del esqueleto, los siete huesos de la garganta del pie: astrágalo, calcáneo, escafoides, tres cuneiformes (cuñas) y cuboides. **2.** Las placas fibrosas que dan solidez y forma a los bordes de los párpados.
t. inferior (t. inferior). [*tarsus inferior*, NA].
t. superior (t. superior). [*tarsus superior*, NA].
tartar (tártaro). m. **1.** Una costra en el interior de los toneles de vino, que consiste esencialmente en bitartrato de potasio. **2.** Cálculo dental; un depósito blanco, pardusco o amarillo-pardusco en el borde gingival de los dientes o por debajo, principalmente hidroxiapatita en una matriz orgánica.
cream of t. (crema de t.). Bitartrato de potasio.
t. emetic (t. emético). Tartrato potásico de antimonio.
soluble t. (t. soluble). Tartrato de potasio.
tartaric acid (ácido tartárico). Á. dihidroxisuccínico.
tartrate (tartrato). m. Una sal del ácido tartárico.
acid t. (t. ácido).
normal t. (t. normal).
tartrated (tartrado). Combinado con tártaro o ácido tartárico, o que lo contiene.
tartrazine (tartrazina). f. Hidrazina amarilla; un colorante ácido amarillo, utilizado en una variante de la tinción de azul de anilina de Mallory para colágeno y cuerpos de inclusión celulares.
taste 1. (gusto). m. Sensación producida por un estímulo apropiado aplicado a las terminaciones nerviosas gustativas de la lengua. **2.** (gustar). Percibir por medio de los nervios gustativos.
color t. (g. coloreado). Seudogeusestesia.
franklinic t. (g. de Franklin). G. voltaico.
voltaic t. (g. voltaico). G. de Franklin.
TAT (TAT). Abrev. de prueba de apercepción temática.
tattoo (tatuaje). m. Un efecto tintorial y pictórico del implante o la inyección deliberados (y ocasionalmente accidental) de pigmentos indelebles en la piel.
amalgam t. (t. de amalgama).
taurine (taurina). f. Una sustancia cristalizable, formada por la descomposición del ácido taurocólico.
taurocholate (taurocolato). m. Una sal del ácido taurocólico.
taurocholic acid (ácido taurocólico). Á. colaico; coliltaurina.
taurodontism (taurodontismo). m. Una anomalía del desarrollo que afecta los dientes molares en los cuales la bifurcación o trifurcación de las raíces está muy cerca del ápice, lo que produce una cámara pulpar anormalmente grande y larga, con conductos pulpares muy cortos.
tautomenial (tautomenial). Relativo al mismo período menstrual.
tautomeric (tautomérico). **1.** Relativo a la misma parte. **2.** Relativo o caracterizado por tautomería.

tautomerism (tautomería). m. Un fenómeno por el cual un compuesto químico existe en dos formas de diferente estructura (isómeros) en equilibrio, difiriendo las dos formas habitualmente en la posición de un átomo de hidrógeno.
taxis (taxis). f. **1.** Reducción de una hernia o de una luxación de cualquier parte por medio de manipulación. **2.** Clasificación sistemática o disposición ordenada. **3.** La reacción del protoplasma a un estímulo, en virtud de la cual los animales y plantas son llevados a moverse o actuar de ciertas formas definidas en relación con su ambiente.
bipolar t. (t. bipolar).
negative t. (t. negativa).
positive t. (t. positiva).
taxon, pl. **taxa** (taxón). m. Nombre dado a un nivel o grupo particular en una clasificación sistemática de agentes u organismos vivos (taxonomía).
taxonomic (taxonómico). Relacionado con la taxonomía.
taxonomy (taxonomía). f. La clasificación sistemática de las cosas u organismos vivientes.
numerical t. (t. numérica).
TB (TB). Abrev. coloquial de tuberculosis.
Tb (Tb). Símbolo de terbio.
TBG (TBG). Abrev. de globulina fijadora de tiroxina (thyroxine-binding globulin).
TBP (TBP). Abrev. de proteína fijadora de tiroxina (thyroxine-binding protein).
TBV (TBV). Abrev. de volumen sanguíneo total (total blood volume).
Tc (Tc). Símbolo de tecnecio.
2,3,7,8-TCDD (2,3,7,8-TCDD). Abrev. de 2,3,7,8-tetraclorodibenzo[*b,e*]-[1,4]dioxina.
TDP (TDP). Abrev. de ribotimidina 5'-difosfato. El análogo de la timidina es dTDP.
Te (Te). **1.** En electrodiagnóstico, abrev. que indica contracción tetánica. **2.** Símbolo de telurio.
tea (té). m. **1.** Las hojas secas de varios géneros de la familia Theaceae, que incluyen *Thea* (*T. senensis*), *Camelia* y *Gordonia*, un arbusto indígena de China, Sur y Sudeste asiático y Japón. **2.** La infusión elaborada virtiendo agua hirviendo sobre las hojas de té. **3.** Cualquier infusión o decocción elaborada extemporáneamente.
Hottentot t. (t. de Hottentot). Buchú.
Jesuit t., Mexican t. (t. jesuita, mexicano). Quenopodio.
Paraguay t. (t. paraguayo). Mate.
TEAE-cellulose (TEAE-celulosa). f. Celulosa trietilaminoetil sustituida que se emplea en la cromatografía con intercambio iónico.
tear 1. (desgarramiento). m. Discontinuidad en la sustancia de una estructura. **2.** (lágrima). f. Líquido secretado por las glándulas lagrimales que sirven para mantener húmeda a la conjuntiva y la córnea.
artificial t.'s (lágrimas artificiales).
bucket-handle t. (d. en asa de cubo).
crocodile t.'s (lágrimas de cocodrilo).
Mallory-Weiss t. (d. de Mallory-Weiss). Lesión de Mallory-Weiss.
tearing (lagrimeo). m. Epífora.
tease (desgarrar). Separar las partes estructurales de un tejido por medio de una aguja para prepararlo para su examen microscópico.
teaspoon (cucharadita). f. Cucharita que contiene unos 5 ml de líquido, usada como medida en la dosificación de medicinas líquidas.
teat (tetilla). f. **1.** Papila de la mama. **2.** Mama. **3.** Papila.
tebutate (tebutato). m. Contracción de butilacetato terciario, $(CH_3)_3$-C–CH_2–CO_2–, aprobada por la USAN.
technetium (tecnecio). m. Un elemento radiactivo artificial, símbolo Tc, Nº at. 43, producido artificialmente en 1937 bombardeando el molibdeno con neutrones.
technical (técnico). **1.** Relacionado con la técnica. **2.** Perteneciente a algún arte, ciencia o negocio particular.
technician (técnico). m. Tecnólogo.
technique (técnica). f. La forma de ejecución o los detalles, de cualquier intervención quirúrgica, experimento o acto mecánico.
airbrasive t. (t. de abrasión con aire).
atrial-well t. (t. de pared auricular).
Barcroft-Warburg t. (t. de Barcroft-Warburg).
Begg light wire differential force t. (t. de fuerza diferencial del alambre liviano de Begg). Aparato de alambre liviano.
direct t. (t. directa). Método directo para incrustaciones.
Ficoll-Hypaque t. (t. de Ficoll-Hypaque).
flicker fusion frequency t. (t. de frecuencia de fusión de destellos). Perimetría de destellos.
fluorescent antibody t. (t. de anticuerpos fluorescentes).
flush t. (t. de rubor).
Hampton t. (t. Hampton).
Hartel t. (t. Hartel).
immunoperoxidase t. (t. de inmunoperoxidasa).
indirect t. (t. indirecta). Método indirecto para incrustaciones.
Judkins t. (t. de Judkins).
long cone t. (t. del cono largo).
McGoon's t. (t. de McGoon).
Merendino's t. (t. de Merendino).
Mohs' fresh tissue chemosurgery t. (t. de quimiocirugía de tejido fresco de Mohs).
PAP t. (t. de PAP).
rebreathing t. (t. de re-respiración).
Rebuck skin window t. (t. de la ventana cutánea de Rebuck).
sealed jar t. (t. del frasco sellado).
Seldinger t. (t. de Seldinger).
sterile insect t. (t. para esterilizar insectos).
supersonic vibration t. (t. de vibración supersónica).
washed field t. (t. del campo lavado).
technocausis (tecnocausis). f. Cauterio real.
technologist (tecnólogo). m. Técnico; una persona entrenada y que utiliza las técnicas de una profesión, arte o ciencia.
technology (tecnología). f. El conocimiento y el uso de las técnicas de una profesión, arte o ciencia.
teclothiazide (teclotiazida). f. Tetraclormetiazida.
tectal (tectal). Relacionado con un tectum o techo.
tectiform (tectiforme). Con forma de techo.
tectocephalic (tectocefálico). Escafocefálico.
tectocephaly (tectocefalia). f. Escafocefalia.
tectology (tectología). f. Morfología estructural.
tectonic (tectónico). **1.** Relacionado con variaciones en estructura en el ojo, particularmente la córnea. **2.** Término obsoleto que indica cirugía plástica o el restablecimiento de las partes perdidas por injerto.
tectorial (tectorial). Relacionado o característico del tectorium.
tectorium (tectorium). m. **1.** Una estructura de revestimiento. **2.** Membrana tectoria del conducto coclear.
tectospinal (tectoespinal). Indica las fibras nerviosas que pasan del techo del mesencéfalo a la médula espinal.
tectum, pl. **tecta** (tectum, pl tecta). [*tectum*, NA]. Techo.
t. mesencephali (lámina del techo del mesencéfalo). [*tectum mesencephali*, NA].
teel oil (aceite de sésamo).
teething (dentición). f. Odontiasis; erupción o "corte" de los dientes, especialmente los primeros deciduos.
teflurane (teflurano). m. Un anestésico inhalatorio no explosivo ni inflamable de potencia moderada.
tegmen, gen. **tegminis**, pl. **tegmina** (tegmen). [*tegmen*, NA]. m. Estructura que cubre o forma el techo de una parte.
t. cruris (t. cruris). Nombre anterior de techo del mesencéfalo.
t. mastoideum (tegmento mastoideo).
t. tympani (techo del tímpano). [*tegmen tympani*, NA].
t. ventriculi quarti (techo del cuarto ventrículo). [*tegmen ventriculi quarti*, NA].
tegmental (tegmental). Relacionado, característico o colocado u orientado hacia un tegmento.
tegmentotomy (tegmentotomía). f. Producción de lesiones en la formación reticular del tegmento mesencefálico.
tegmentum, pl. **tegmenta** (tegmento). [*tegmentum*, NA] m. Estructura que cubre o forma el techo de una parte anatómica.
mesencephalic t. (techo mesencefálico). [*tegmentum mesencephali*, NA]. T. del mesencéfalo.
midbrain t. (techo del mesencéfalo). [*tegumentum mesencephali*, NA].
t. of pons (t. de la protuberancia).
t. of rhombencephalon (techo del rombencéfalo). [*tegmentum rhombencephali*, NA].
tegument (tegumento). m. Integumento.
tegumental, tegumentary (tegumentario). Relación con un tegumento.
teichoic acids (ácidos teicoicos).

teichopsia (teicopsia). f. Una sensación visual transitoria de colores brillantes, como la que precede al escotoma centelleante en la migraña.
tel-, tele-, telo- (tel-, tele-, telo-). Formas de combinación que indican distancia, fin u otro extremo.
tela, gen. and pl. **telae** (tela). f. **1.** Cualquier estructura delgada similar a una membrana. **2.** Un tejido; especialmente aquel con formación delicada.
choroid t. of fourth ventricle (t. coroidea del cuarto ventrículo). [*tela choroidea ventriculi quarti*, NA].
choroid t. of third ventricle (t. coroidea del tercer ventrículo). [*tela choroidea ventriculi tertii*, NA].
t. choroidea (t. coroidea).
t. choroidea inferior (t. coroidea inferior). [*tela choroidea ventriculi quarti*, NA].
t. choroidea superior (t. coroidea superior). [*tela choroidea ventriculi tertii*, NA].
t. conjunctiva (t. conjuntiva). Tejido conectivo.
t. elastica (t. elástica). Tejido elástico.
t. subcutanea (t. subcutánea). [*tela subcutanea*, NA]. Hipodermis; estrato subcutáneo; subcutis.
t. submucosa (t. submucosa). [*tela submucosa*, NA].
t. submucosa pharyngis (t. submucosa faríngea).
t. subserosa (t. subserosa). [*tela subserosa*, NA].
t. vasculosa (t. vasculosa). [*plexus choroideus*, NA]. Plexo coroideo.
telalgia (telalgia). f. Dolor referido.
telangiectasia (telangiectasia). f. Dilatación de los vasos pequeños o terminales previamente existentes de un parte.
cephalo-oculocutaneous t. (t. cefalooculocutánea).
essential t. (t. esencial).
hereditary hemorrhagic t. (t. hemorrágica hereditaria).
t. lymphatica (t. linfática). Linfangiectasia.
t. macularis eruptiva perstans (t. macular eruptiva perstans).
spider t. (t. aracnoide). Araña arterial.
t. verrucosa (t. verrugosa). Angioqueratoma.
telangiectasis, pl. **telangiectases** (telangiectasis). f. Lesión formada por la dilatación de un capilar o arteria terminal, frecuentemente en la piel. V. telangiectasia.
telangiectatic (telangiectásico). Relacionado con las telangiectasias o caracterizado por ellas.
telangiectodes (telangiectoide). Un término utilizado para calificar a los tumores muy vascularizados.
telangioma (telangioma). m. Angioma debido a dilatación de los capilares o arteriolas terminales.
telangion (telangión). m. Tricangión; una de las arteriolas terminales o un vaso capilar.
telangiosis (telangiosis). f. Cualquier enfermedad de los capilares y las arteriolas terminales.
telecanthus (telecanto). m. Hipertelorismo del canto; aumento de la distancia entre los cantos internos de los párpados.
telecardiogram (telecardiograma). m. Telectrocardiograma.
telecardiophone (telecardiófono). m. Un estetoscopio construido especialmente por medio del cual se pueden oir los ruidos cardíacos por personas que escuchan lejos del paciente.
telecobalt (telecobalto). m. Cobalto radiactivo para utilizar a gran distancia de la región a tratar.
telediagnosis (telediagnóstico). m. Detección de una enfermedad por evaluación de los datos transmitidos a una estación receptora, un proceso que comprende normalmente instrumentos para monitoreo del paciente y un nexo de transferencia a un centro diagnóstico a cierta distancia del paciente.
telediastolic (telediastólico). Perteneciente o que ocurre hacia el final de la diástole cardíaca.
telelectrocardiogram (telectrocardiograma). m. Telecardiograma; un electrocardiograma registrado a distancia del sujeto a examinar.
telemeter (telémetro). m. Un instrumento electrónico que sensa y mide una cantidad, luego transmite señales de radio a una estación distante para su registro e interpretación.
telemetry (telemetría). f. Ciencia que trata de la medición de cantidades, de la transmisión de los resultados por señales de radio a una estación distante y, allí, de la interpretación e indicación y/o registro de los resultados.
cardiac t. (t. cardíaca).
telencephalic (telencefálico). Relacionado con el telencéfalo o encéfalo terminal.
telencephalization (telencefalización). f. Corticalización.
telencephalon (telencéfalo). m. División anterior del prosencéfalo que se desarrolla para formar los lóbulos olfatorios, la corteza de los hemisferios cerebrales y los núcleos telencefálicos subcorticales, los ganglios basales, en particular el estriado y la amígdala.
teleology (teleología). f. Doctrina filosófica de acuerdo con la cual los hechos, especialmente en biología, se explican en parte por referencia a causas finales u objetivos últimos.
teleomitosis (teleomitosis). f. Una mitosis completada.
teleonomic (teleonómico). **1.** Perteneciente a la teleonomía. **2.** En psicología, perteneciente a los patrones de conducta en función de un propósito o motivo inferido.
teleonomy (teleonomía). f. La doctrina de que la vida se caracteriza por implicancia con un proyecto o propósito.
teleopsia (teleopsia). f. Un error al juzgar la distancia de los objetos que surge de lesiones en la región parietotemporal.
teleorganic (teleorgánico). Vital; que manifiesta vida.
teleost (teleósteo). m. Uno de los peces óseos o verdaderos.
telepathine (telepatina). f. Harmina.
telepathy (telepatía). f. Transferencia extrasensorial de pensamientos; lectura de la mente; transmisión y recepción de pensamientos por un medio distinto de los sentidos normales, como forma de percepción extrasensorial.
teleradiography (telerradiografía). f. Radiografía con el tubo ubicado aproximadamente a 2 m del cuerpo, asegurando así el paralelismo práctico de los rayos y una distorsión mínima.
teleradium (telerradio). V. terapia por telerradio.
telereceptor (telerreceptor). m. Un órgano, como el ojo, que puede recibir estímulos sensoriales desde una distancia.
telergy (telergía). f. Automatismo.
teleroentgenography (telerroentgenografía). f. Telerradiografía.
teleroentgentherapy (telerroentgenterapia). f. Teleterapia.
telesis (telesis). f. Un objetivo a alcanzar por conducta planificada.
telesystolic (telesistólico). Relacionado con el final de la sístole cardíaca.
teletactor (teletactor). m. Un instrumento para transmitir ondas sonoras a la piel.
teletherapy (teleterapia). f. Telerradioterapia; terapia con rayos X administrada a cierta distancia del cuerpo.
telluric (telúrico). **1.** Relacionado o que se origina en la tierra. **2.** Relacionado con el elemento telurio, especialmente en su estado de valencia 6^+.
tellurism (telurismo). m. La influencia alegada de las emanaciones del suelo en la producción de enfermedades.
tellurium (telurio). m. Elemento semimetálico raro, símbolo Te, Nº at. 52, P.at. 127,60, que pertenece al grupo del azufre.
telodendron (telodendrón). m. Cepillo terminal; un término anómalo que se refiere a la arborización terminal de un axón.
telogen (telógeno). m. Fase de reposo del ciclo del pelo.
teloglia (teloglia). f. Acumulación de células de neurolema en la unión mioneural.
telognosis (telognosis). f. Término obsoleto que indica el diagnóstico por medio de radiografías u otros exámenes diagnósticos transmitidos por teléfono o radio.
telokinesia (telocinesia). f. Telofase.
telolecithal (telolecito). m. Indica un óvulo en el que se acumula gran cantidad de deutoplasma en el polo vegetativo, como en los huevos de pájaros y reptiles.
telomere (telómero). m. La extremidad distal del brazo de un cromosoma.
telopeptide (telopéptido). m. Un péptido unido en forma covalente con una proteína, que protruye y, en consecuencia, está sometido a ataque enzimático y modificación de maduración o unión cruzada, y que confiere especificidad inmunogénica.
telophase (telofase). f. Telocinesia; la etapa final de mitosis y meiosis que comienza cuando se completa la migración de los cromosomas a los polos de la célula.
telotism (telotismo). m La ejecución perfecta de una función, como la vista o el oído.
TEM (TEM). Abrev. de trietilenomelamina.
temazepam (temazepam). m. Una benzodiazepina sedante-hipnótica que se emplea principalmente para aliviar el insomnio.

temper m. **1.** (temple). Temperamento. **2.** (mal genio). Exhibición de irritación o enojo.
temperament (temperamento). m. **1.** La organización psicofísica peculiar al individuo, incluyendo su carácter o predisposiciones de personalidad, que influyen en el modo de pensar y accionar y en los puntos de vista generales de la vida. **2.** Temple.
temperance (temperancia). f. Moderación en todas las cosas; especialmente, abstinencia del uso de bebidas alcóholicas.
temperate (temperado). Moderado; restringido en la indulgencia de cualquier apetito o actividad.
temperature (temperatura). f. La intensidad sensible de calor de cualquier sustancia; la medida de la energía cinética promedio de las moléculas que forman una sustancia.
absolute t. (T) (t. absoluta (T)).
critical t. (t. crítica).
denaturation t. of DNA (t. de desnaturalización del DNA).
effective t. (t. efectiva).
equivalent t. (t. equivalente).
eutectic t. (t. eutéctica).
fusion t. (wire method) (t. de fusión (método del alambre)).
maximum t. (t. máxima).
mean t. (t. media).
melting t. (t. de fundición). T. de punto medio.
melting t. of DNA (t. de fundición del DNA).
t. midpoint (T_m, Kelvin; t_m, Celsius) (t. de punto medio (T_m, Kelvin; t_m, Celsius)).
minimum t. (t. mínima).
optimum t. (t. óptima).
room t. (t. ambiente).
sensible t. (t. sensible).
standard t. (t. estándar). Una t. de 0°C o 273° absolutos (Kelvin).
template (plantilla). f. **1.** Forma, guía, modelo o matriz que determina la forma de una sustancia. **2.** Forma, guía o modelo que determina la especificidad de las globulinas que son anticuerpos. **3.** Contorno o silueta de dientes, huesos o tejidos blandos que sirve para uniformar o estandarizar su forma. **4.** Metafóricamente, la naturaleza específica de un ácido nucleico o polinucleótido con respecto a la estructura primaria del ácido nucleico, polinucleótido o proteína resultante in vivo o in vitro. **5.** En odontología, placa curva o plana usada como auxiliar para fijar dientes.
surgical t. (p. quirúrgica).
temple (sien). f. Zona de la fosa temporal al costado de la cabeza, sobre el arco cigomático.
tempolabile (tempolábil). Que sufre un cambio o destrucción espontáneos durante el paso del tiempo.
tempora (tempora). Las sienes.
temporal (temporal). **1.** Relacionado con el tiempo; limitado en tiempo; temporario. **2.** Perteneciente o relativo a las sienes.
temporo- (temporo-). Forma de combinación que indica temporal.
temporo-occipital (temporooccipital). Relacionado con los huesos o regiones temporal y occipital.
temporoauricular (temporoauricular). Relacionado con la región temporal y la oreja.
temporohyoid (temporohioideo). Relacionado con los huesos o las regiones temporal y hioidea.
temporomalar (temporomalar). Temporocigomático.
temporomandibular (temporomandibular). Temporomaxilar; relacionado con el hueso temporal y la mandíbula.
temporomaxillary (temporomaxilar). **1.** Relacionado con las regiones de los huesos temporal y maxilar. **2.** Temporomandibular.
temporoparietal (temporoparietal). Relacionado con los huesos o regiones temporales y parietales.
temporopontine (temporopontino). Se refiere a las fibras de proyección desde el lóbulo temporal de la corteza cerebral hasta la parte basal de la protuberancia.
temporosphenoid (temporoesfenoidal). Relacionado con los huesos temporal y esfenoides.
temporozygomatic (temporocigomático). Temporomalar; relacionado con los huesos o regiones temporales y cigomáticos.
tempostabile, tempostable (tempoestable). No sujeto a alteración o destrucción espontánea.
tempus, gen. **temporis**, pl. **tempora** (tempus). Tiempo.
TEN (TEN). Abrev. de necrólisis epidérmica tóxica.
tenacious (tenaz). Pegajoso; glutinoso; viscoso; que indica tenacidad.
tenacity (tenacidad). f. Adhesividad; carácter o propiedad de firmeza.
cellular t. (t. celular).
tenaculum, pl. **tenacula** (tenáculo). m. Un clamp quirúrgico diseñado para sostener o agarrar el tejido durante la disección.
tenacula tendinum (t. tendíneos). Vínculos tendíneos.
tenalgia (tenalgia). f. Tenontodinia; tenodinia; dolor referido a un tendón.
t. crepitans (t. crepitante). Tenosinovitis crepitante.
tender (doloroso a la presión). Sensible o doloroso como resultado de la presión o el contacto que no es suficiente para causar molestias en los tejidos normales.
tenderness (sensibilidad a la presión). Condición de ser doloroso a la presión.
pencil t. (s. con un lápiz).
rebound t. (s. de rebote).
tendinitis (tendinitis). f. Tendonitis.
tendinoplasty (tendinoplastia). f. Tenontoplastia.
tendinosuture (tendinosutura). f. Tenorrafia.
tendinous (tendinoso). Relacionado con un tendón, compuesto por él o que se le asemeja.
tendo, gen. **tendinis**, pl. **tendines** (tendón). [*tendo*, NA].
t. calcaneus communis (t. calcáneo común). [*tendo calcaneus communis*, NA]. T. de los músculos de la corva.
t. oculi (t. del ojo). [*ligamentum palpebrale mediale*, NA]. Ligamento palpebral interno.
t. palpebrarum (t. palpebral). [*ligamentum palpebrale mediale*, NA]. Ligamento palpebral interno.
tendo- (tendo-). Forma de combinación que indica un tendón. V.t. teno-.
tendolysis (tendólisis). f. Tenólisis; liberación de adherencias de un tendón.
tendomucin, tendomucoid (tendomucina, tendomucoide). f. Una forma de mucina hallada en los tendones.
tendon (tendón). m. Una cuerda o banda fibrosa que conecta un músculo a un hueso u otra estructura.
Achilles t. (t. de Aquiles). [*tendo calcaneus*, NA]; [*tendo achillis*, NA]. Tendón calcáneo.
bowed t. (t. arqueado).
calcanean t. (t. del calcáneo). [*tendo calcaneus*, NA].
central t. of diaphragm (centro tendinoso del diafragma). [*centrum tendineum diaphragmae*, NA].
central t. of perineum **1.** (t. central del perineo). **2.** (centro tendinoso del perineo). [*centrum tendineum perinei*, NA]. Tendón central del perineo; cuerpo perineal.
conjoined t., conjoint t. (t. conjunto). [*falx inguinalis*, NA]. Hoz inguinal.
contracted t. (t. contraído).
coronary t. (t. coronario). [*anulus fibrosus*, NA]. Anillo fibroso.
cricoesophageal t. (t. cricoesofágico). [*tendo cricoesophageus*, NA].
Gerlach's annular t. (t. anular de Gerlach).
hamstring t. (t. de los músculos de la corva).
heel t. (t. del talón). [*tendo calcaneus*, NA]. Tendón calcáneo.
slipped t. (t. deslizado).
Todaro's t. (t. de Todaro).
trefoil t. (t. en trébol). [*centrum tendineum diaphragmae*, NA]. Centro tendinoso del diafragma.
Zinn's t. (t. de Zinn). [*anulus tendineus communis*, NA]. Anillo fibroso comunicante.
tendonitis (tendonitis). f. Tendinitis; tenonitis; tenositis; inflamación de un tendón.
tendophony (tendofonía). f. Tenofonía.
tendoplasty (tendoplastia). f. Tenontoplastia.
tendosynovitis (tendosinovitis). f. Tenosinovitis.
tendotomy (tendotomía). Tenotomía.
tendovaginal (tendovaginal). Relacionado con un tendón y su vaina.
tendovaginitis (tendovaginitis). f. Tenosinovitis.
radial styloid t. (t. estilorradial). Enfermedad de de Quervain.
tenectomy (tenectomía). f. Tenonectomía; resección de parte de un tendón.
tenesmic (tenésmico). Relacionado con el tenesmo, o caracterizado por él.

tenesmus (tenesmo). m. Un espasmo doloroso del esfínter anal con un deseo urgente para evacuar el intestino o la vejiga.
tenia, pl. **teniae** (tenia). f. Cualquier estructura anatómica con forma de banda.
t. choroidea (t. coroidea). [*tenia choroidea,* NA]. T. telae.
colic teniae (t. cólicas). T. del colon.
t. fimbriae (t. fimbriae). T. fornicis.
t. fornicis (t. fornicis). [*tenia fornicis,* NA]. T. del fórnix; t. fimbriae.
t. of fourth ventricle (t. del cuarto ventrículo). [*tenia ventriculi quarti* , NA].
t. hippocampi (t. del hipocampo). Cuerpo franjeado.
t. libera **1.** (t. liberea). [*tenia libera,* NA]. T. del colon. **2.** (bandeleta libre). [*tenia libera,* NA].
medullary teniae (t. medulares). Estrías medulares del cuarto ventrículo.
t. mesocolica **1.** (bandeleta mesocólica). [*tenia mesocolica,* NA]. **2.** (t. mesocólica). [*tenia mesocolica,* NA]. T. del colon.
t. omentalis **1.** (t. omental). [*tenia omentalis,* NA]. T. del colon. **2.** (bandeleta omental). [*tenia omentalis,* NA].
t. semicircularis (t. semicircular). Estría terminal.
Tarin's t. (t. de Tarin). Estría terminal.
t. tecta (t. tecta). Indusium griseum.
t. telae (t. telae). [*tenia telae,* NA]. T. coroidea.
teniae acusticae (t. acústicas). Estría medular del cuarto ventrículo.
teniae coli **1.** (bandeletas musculares del colon). [*teniae coli,* NA]. B. cólicas; tenias de Valsalva. **2.** (t. del colon). [*teniae coli,* NA]. Bandas del colon.
teniae of Valsalva (t. de Valsalva). T. del colon.
t. terminalis (t. terminal). Cresta terminal.
t. thalami **1.** (t. del tálamo). [*tenia thalami,* NA]. T. talámica. **2.** (estría terminal del tálamo). [*tenia thalami,* NA].
thalamic t. (t. talámica). [*tenia thalami,* NA]. T. del tálamo.
t. of the fornix (t. del fórnix). T. fornicis.
t. ventriculi quarti (t. del cuarto ventrículo). [*tenia ventriculi quarti,* NA].
t. ventriculi tertii (t. del tercer ventrículo). Estría talámica.
teniacide, tenicide (tenicida). m. Un agente destructivo para los cestodos.
teniafuge (tenífugo). m. Un agente que produce la expulsión de los cestodos.
teniasis (teniasis). f. Presencia de un cestodo *Taenia* en el intestino.
somatic t. (t. somática).
teniform (teniforme). Tenioide.
tenifugal, tenifuge (tenífugo). Que produce la expulsión de cestodos.
tenioid (tenioide). **1.** Teniforme. Con forma de banda, con forma de cinta. **2.** Que se asemeja a un cestodo.
teniola (teniola). Una tenia o estructura con forma de banda delicada.
t. corporis callosi (t. corporal callosa). Lámina rostral.
teno-, tenon-, tenont-, tenonto- (teno-, tenon-, tenont-, tenonto-). Prefijos que indican relación con un tendón. V.t. tendo-.
tenodesis (tenodesis). f. Estabilización de una articulación fijando los tendones que la mueven.
tenodynia (tenodinia). m. Tenalgia.
tenofibril (tenofibrilla). f. Tonofibrilla.
tenolysis (tenólisis). f. Tendólisis.
tenomyoplasty (tenomioplastia). f. Tenontomioplastia.
tenomyotomy (tenomiotomía). f. Miotenotomía.
tenonectomy (tenonectomía). f. Tenectomía.
tenonitis (tenonitis). f. **1.** Inflamación localizada en la cápsula de Tenon o en el tejido conectivo dentro del espacio de Tenon. **2.** Tendonitis.
tenonometer (tenonómetro). m. Tonómetro.
tenontitis (tenontitis). f. Tendonitis.
tenontodynia (tenontodinia). f. Tenalgia.
tenontography (tenontografía). f. Un tratado o descripción de los tendones.
tenontolemmitis (tenontolemitis). f. Tenosinovitis.
tenontology (tenontología). f. La rama de la ciencia que trata de los tendones.
tenontomyoplasty (tenontomioplastia). f. Tenomioplastia; una tenontoplastia y mioplastia combinadas, utilizadas en la corrección radical de una hernia.
tenontomyotomy (tenontomiotomía). f. Miotenotomía.
tenontoplastic (tenontoplástico). Relacionado con la tenontoplastia.
tenontoplasty (tenontoplastia). f. Tenoplastia; tendinoplastia; tendoplastia; cirugía reparadora o plástica de los tendones.
tenontothecitis (tenontotecitis). f. Tenosinovitis.
tenophony (tenofonía). f. Tendofonía; un soplo cardíaco que se presume debido a un estado anormal de las cuerdas tendinosas.
tenophyte (tenofito). m. Crecimiento óseo o cartilaginoso en un tendón.
tenoplastic (tenoplástico). Relacionado con la tenoplastia.
tenoplasty (tenoplastia). f. Tenontoplastia.
tenoreceptor (tenorreceptor). m. Un receptor en un tendón, activado por el aumento de tensión.
tenorrhaphy (tenorrafia). f. Tendinosutura; tenosutura; sutura tendinosa; sutura de los extremos divididos de un tendón.
tenositis (tenositis). f. Tendinitis.
tenostosis (tenostosis). f. Osificación de un tendón.
tenosuspension (tenosuspensión). f. Empleo de un tendón como ligamento suspensorio, a veces como injerto libre o en continuidad.
tenosuture (tenosutura). f. Tenorrafia.
tenosynovectomy (tenosinovectomía). f. Escisión de una vaina tendinosa.
tenosynovitis (tenosinovitis). f. Inflamación de un tendón y de su vaina de envoltura. D.t. tendosinovitis; tendovaginitis; tenontolemitis; tenovaginitis; sinovitis vaginal o tendinosa.
t. crepitans (t. crepitante). Tenalgia crepitante.
localized nodular t. (t. nodular localizada).
villonodular pigmented t. (t. vellonodular pigmentada). T. vellosa.
villous t. (t. vellosa). T. vellonodular pigmentada.
tenotomy (tenotomía). f. Tendotomía; la división quirúrgica de un tendón para aliviar una deformidad provocada por acortamiento congénito o adquirido de un músculo, como el pie bot o el estrabismo.
curb t. (t. con sujeción) Recesión de un tendón.
graduated t. (t. graduada).
subcutaneous t. (t. subcutánea).
tenovaginitis (tenovaginitis). f. Tenosinovitis.
tense (tenso). Ajustado, rígido o esforzado; caracterizado por ansiedad.
tensiometer (tensiómetro). m. Un dispositivo para medir tensión.
tension (tensión). f. **1.** El acto de producir estiramiento. **2.** La condición de estar estirado o tenso, o una fuerza de estiramiento o tracción. **3.** La presión parcial de un gas, especialmente la de un gas disuelto en un líquido, como la sangre. **4.** Esfuerzo mental, emocional o nervioso.
arterial t. (t. arterial). La presión sanguínea dentro de una arteria.
interfacial surface t. (t. superficial interfacial).
ocular t. (Tn) (t. ocular (Tn)).
premenstrual t. (t. premenstrual). Síndrome premenstrual.
surface t. (t. de superficie).
tissue t. (t. hística).
tensor, pl. **tensores** (tensor). m. Un músculo cuya función es volver firme y tensa una parte.
tent **1.** (tienda). f. Especie de carpa que se usa para controlar la humedad y la concentración de oxígeno del aire inspirado. **2.** (tapón). m. Cilindro de material absorbente que se introduce en un conducto o seno para mantener su permeabilidad o dilatarlo.
oxygen t. (t. de oxígeno).
sponge t. (tapón de esponja). Esponja comprimida.
tentacle (tentáculo). m. Una prolongación delgada para palpación, prensión o locomoción en los invertebrados.
tentorial (tentorial). Relacionado con una tienda.
tentorium, pl. **tentoria** (tentorium). f. Una cubierta membranosa o división horizontal.
t. cerebelli (tienda del cerebelo). [*tentorium cerebelli,* NA].
t. of hypophysis (tienda de la hipófisis). Diafragma selar.
TEPA (TEPA). Abrev. de trietilenfosforamida.
tephromalacia (tefromalacia). f. Reblandecimiento de la sustancia gris del encéfalo o la médula espinal.
tephrylometer (tefrilómetro). m. Un instrumento para medir el espesor de la corteza cerebral.

TEPP (TEPP). Abrev. de tetraetilpirofosfato.
teprotide (teprótido). m. Péptido potenciador de bradicinina; potenciador B de 2-L-triptófano-3-de-L-leucina-4-de-L-prolina-8-L-glutamina-bradicinina.
tera- (tera-). **1.** (T) Prefijo usado en el SI y el sistema métrico para indicar un trillón. **2.** En combinación denota un teras.
teras, pl. **terata** (teras). Feto con partes deficientes, redundantes, mal colocadas o con deformaciones marcadas.
teratic (terático). Relativo a un teras.
teratism (teratismo). m. Teratosis.
terato- (terato-). Prefijo que denota un teras.
teratoblastoma (teratoblastoma). m. Teratoma.
teratocarcinoma (teratocarcinoma). m. **1.** Un teratoma maligno que se presenta comúnmente en los testículos. **2.** Un tumor epitelial maligno que se presenta en un teratoma.
teratogen (teratógeno). Un compuesto u otro agente que causa anormalidades en el desarrollo fetal.
teratogenesis (teratogénesis). f. Teratogenia; el origen o modo de producción de un feto malformado; el proceso de crecimiento alterado implicado en la producción de un feto malformado.
teratogenic, teratogenetic (teratogénico, teratogenético). **1.** Relacionado con la teratogénesis. **2.** Que causa desarrollo fetal anormal.
teratogenicity (teratogenicidad). f. Propiedad o capacidad de producir malformaciones fetales.
teratogeny (teratogenia). f. Teratogénesis.
teratoid (teratoide). Semejante a un teras.
teratologic (teratológico). Relacionado con la teratología.
teratology (teratología). f. La rama de la ciencia que estudia la producción, desarrollo, anatomía y clasificación de fetos malformados. V.t. dismorfología.
teratoma (teratoma). m. Teratoblastoma; tumor teratoide; una neoplasia compuesta por múltiples tejidos, incluso los encontrados normalmente en el órgano en el cual se origina.
  t. orbitae (t. orbitae). m. Orbitópago.
  triphyllomatous t. (t. trifilomatoso). m. Tridermoma.
teratomatous (teratomatoso). Relacionado con un teratoma, o de la naturaleza de éste.
teratophobia (teratofobia). f. Temor morboso de engendrar o dar a luz un niño malformado.
teratosis (teratosis). f. Teratismo; anomalía que produce un teras.
  atresic t. (t. atrésica).
  ceasmic t. (t. ceásmica).
  ectogenic t. (t. ectogénica).
  ectopic t. (t. ectópica).
  hypergenic t. (t. hipergénica).
  symphysic t. (t. sinfísica).
teratospermia (teratospermia). f. Condición caracterizada por la presencia en el semen de espermatozoides malformados.
terazocin hydrochloride (terazocina, clorhidrato de). Antiadrenérgico de acción periférica usado en el tratamiento de la hipertensión.
terazosin hydrochloride (terazosina, clorhidrato de). Agente antiadrenérgico de acción periférica que se usa en el tratamiento de la hipertensión.
terbium (terbio). m. Elemento metálico de los lantánidos de la serie de tierras raras, símbolo Tb, N° at., 65, peso atómico 158,93.
terbutaline sulfate (terbutalina, sulfato de). Sulfato del alcohol α -[(*tert*-butilamino)metil]-3,5-dihidroxibencílico; compuesto simpaticomimético que se usa principalmente como broncodilatador.
terebene (terebeno). m. Líquido incoloro de olor y sabor aromáticos; es una mezcla de hidrocarburos terpénicos, obtenidos del aceite de trementina; se emplea como expectorante y en la cistitis y uretritis.
terebinthinate (terebintinato). m. **1.** Terebintina. Que contiene o está impregnado con trementina. **2.** Un preparado que contiene trementina.
terebinthine (terebintina). f. Terebintinato.
terebinthinism (terebintinismo). m. Intoxicación por trementina.
terebrant, terebrating (terebrante). Que agujerea; que taladra; se emplea en forma figurada como en la expresión dolor t.
terebration (terebración). f. **1.** Acción de agujerear o de trepanar. **2.** Un dolor penetrante, taladrante.
teres, gen. **teretis**, pl. **teretes** (teres). Redondo y largo; denota ciertos músculos y ligamentos.
terfenadine (terfenadina). f. Antihistamínico usado para el tratamiento de una variedad de condiciones alérgicas; tiene menos efectos sedantes que otros antihistamínicos.
tergal (tergal). Dorsal.
tergum (tergum). m.
term (término). m. **1.** Período definido o limitado. **2.** Un nombre o palabra o frase descriptiva.
terminal **1.** (terminación). f. Terminal, extremidad, en especial con referencia a una t. nerviosa. **2.** (terminal). Relativo al extremo; final. **3.** (terminal). Relativo a la extremidad o final de cualquier cuerpo. **4.** (terminal). Terminación, extremidad, fin, conclusión.
  axon t.'s (t. axónicas).
  synaptic t.'s (t. sinápticas). Terminales axónicas.
terminal deoxynucleotidyltransferase (desoxinucleotidiltransferasa terminal). DNA nucleotidilexotransferasa.
terminatio, pl. **terminationes** (terminatio, pl. terminationes). [*terminatio*, NA]. Terminal, extremidad, en especial con referencia a una t. nerviosa.
termination (terminación). f. Terminal o extremo.
terminus, pl. **termini** (terminus). Frontera o límite.
  C-t. (terminal C).
termone (termona). f. Tipo de ecthormona secretada por algunos organismos invertebrados, que estimula la gametogénesis.
ternary (ternario). Denota o está formado por tres compuestos, elementos, moléculas, etc.
teroxide (teróxido). m. Trióxido.
terpene (terpeno). m. Un miembro de una clase de hidrocarburos con la fórmula empírica $C_{10}H_{16}$, que se encuentran en los aceites y resinas esenciales.
***p*-terphenyl** (*p*-terfenilo). m. Líquido de centelleo que se utiliza para recuento de desintegraciones radiactivas en un contador de centelleo.
terpin (terpina). f. Dipentenglicol; un alcohol terpénico cíclico obtenido por la acción del ácido nítrico y del ácido sulfúrico diluido sobre el aceite de pino.
  t. hydrate (hidrato de t.). m. Terpinol.
terpineol (terpineol). m. Alcohol terpénico no saturado que se obtiene calentando el hidrato de terpina con ácido fosfórico diluido.
terpinol (terpinol). m. Hidrato de terpina.
terra japonica (terra japonica). V. gambir.
terrace (terrace). Suturar en varias hileras, al cerrar una herida a través de un espesor considerable de tejido.
territoriality (territorialidad). f. **1.** Tendencia de los individuos o grupos a defender un dominio o esfera de interés o influencia particular. **2.** Tendencia de un animal a definir un espacio finito como su propio habitat, echando de él a otros animales de su propia especie.
tertian (terciana). Que recurre cada tres días, contando el día del episodio como primero; en realidad, que ocurre cada 48 horas o en días alternados.
  double t. (t. doble).
tertiarism, tertiarismus (terciarismo). m. Todos los síntomas del estadio terciario de la sífilis, tomados en conjunto.
tesla (T) (tesla). m. En el SI, la unidad de intensidad de campo magnético expresada en $kg/seg^{-2}/A^{-1}$.
tessellated (teselado). Formado por pequeños cuadrados.
test (prueba). f. Método de examen para determinar la presencia o ausencia de una enfermedad definida o de alguna sustancia en cualquier líquido o excreción del organismo.
  A.-Z. t. (p. A.-Z.). P. de Aschheim-Zondek.
  ABLB t. (p. ABLB). P. de balance de volumen binaural alternado.
  abortus-Bang-ring t. (p. del anillo de Bang). P. del anillo lechoso.
  acetone t. (p. de acetona). P. para cetonuria.
  achievement t. (p. de logros).
  acid perfusion t. (p. de perfusión ácida). P. de Bernstein.
  acid phosphatase t. for semen (p. de fosfatasa ácida para semen).
  acid reflux t. (p. de reflujo ácido).
  acidified serum t. (p. del suero acidificado). P. de Ham.
  ACTH stimulation t. (p. de estimulación con ACTH).
  active rosette t. (p. de la roseta activa).
  adhesion t. (p. de adherencia). P. de inmunoadherencia.
  Adler's t. (p. de Adler). P. de benzidina.
  adrenal ascorbic acid depletion t. (p. del agotamiento de ácido ascórbico suprarrenal).

Adson's t. (p. de Adson). Maniobra de Adson.
Albarran's t. (p. de Albarrán). P. de poliuria.
alkali denaturation t. (p. de desnaturalización de álcalis).
Allen t. (p. de Allen).
Allen-Doisy t. (p. de Allen-Doisy). P. de actividad estrogénica.
Almén's t. for blood (p. de Almén para sangre).
alternate binaural loudness balance t. (ABLB) (p. de balance de volumen binaural alternado (ABLB)). P. para reclutamiento en un oído.
alternate cover t. (p. de oclusión alternada).
Ames t. (p. de Ames). Ensayo de Ames.
Amsler t. (p. de Amsler).
Anderson-Collip t. (p. de Anderson-Collip).
anoxemia t. (p. de anoxemia). P. de hipoxemia.
antibiotic sensitivity t. (p. de sensibilidad a los antibióticos).
antiglobulin t. (p. de antiglobulina). P. de Coombs.
antihuman globulin t. (p. de antiglobulina humana). P. de Coombs.
aptitude t. (p. de aptitud).
Aschheim-Zondek t. (A.-Z.) (p. de Aschheim-Zondex (A.-Z.)).
ascorbate-cyanide t. (p. de ascorbato-cianuro).
association t. (p. de asociación).
Astwood's t. (p. de Astwood). P. metrotrófica.
atropine t. (p. de la atropina). P. de Dehio.
augmented histamine t. (p. de la histamina aumentada).
autohemolysis t. (p. de autohemólisis).
Bachman-Pettit t. (p. de Bachman-Pettit).
Bagolini t. (p. de Bagolini).
BALB t. (p. BALB). P. de balance de volumen alternado binaural.
Bárány's caloric t. (p. calórica de Bárány).
BEI t. (p. BEI). P. de butanol-yodo extraíble.
belt t. (p. del cinturón). P. obsoleta.
Bender Gestalt t. (p. de la Gestalt de Bender).
Benedict's t. for glucose (p. de glucosa de Benedict).
bentiromide t. (p. de la bentiromida).
bentonite flocculation t. (p. de floculación con bentonita).
benzidine t. (p. de la benzidina). P. de Adler; p. de la sangre.
Bernstein t. (p. de Bernstein). P. de perfusión ácida.
Berson t. (p. de Berson).
Betke-Kleihauer t. (p. de Betke-Kleihauer).
Bettendorff's t. (p. de Bettendorff). P. para arsénico.
Bial's t. (p. de Bial). P. del orcinol; p. para pentosas con orcinol.
bile acid tolerance t. (p. de tolerancia a los ácidos biliares).
binaural alternate loudness balance t. (p. de balance de volumen binaural alternado). P. BALB; p. para reclutamiento en un oído.
Binet t. (p. de Binet). Escala de inteligencia de Stanford-Binet.
Binz' t. (p. de Binz).
biuret t. (p. del biuret).
blind t. (p. a ciegas).
block design t. (p. de diseños y bloques).
breath analysis t. (p. de análisis del aliento).
breath-holding t. (p. de contención del aliento).
bromphenol t. (p. del bromofenol).
bromsulphalein t. (BSP) (p. de la bromosulftaleína, BSP).
butanol-extractable iodine t. (p. del butanol-yodo extraíble). P. BEI.
California psychological inventory t. (p. de inventario psicológico de California).
Calmette t. (p. de Calmette). Reacción conjuntival a la tuberculina.
caloric t. (p. calórica). P. calórica de Bárány.
CAMP t. (p. CAMP).
capillary fragility t. (p. de fragilidad capilar).
capillary resistance t. (p. de resistencia capilar).
capon-comb-growth t. (p. de crecimiento de la cresta en los capones). P. de crecimiento de la cresta.
carbohydrate utilization t. (p. de utilización de hidratos de carbono).
Casoni intradermal t. (p. intradérmica de Casoni, cutánea de Casoni).
Casoni skin t. (p. cutánea de Casoni). P. intradérmica de Casoni.
catatorulin t. (p. de la catatorulina).
chi-square t. (p. del chi cuadrado).
Chick-Martin t. (p. de Chick-Martin). Método de p. de la eficiencia in vitro de un agente bactericida.
Clauberg t. (p. de Clauberg). P. de actividad progestacional.
clomiphene t. (p. del clomifeno).
CO_2-withdrawal seizure t. (p. de crisis por retiro de CO_2).
coccidioidin t. (p. de la coccidioidina).
coin t. (p. de la moneda). Resonancia de metal de campana.
cold bend t. (p. de doblado en frío).
colorimetric caries susceptibility t. (p. colorimétrica de susceptibilidad a la caries). P. de Snyder.
comb-growth t. (p. de crecimiento de la cresta).
complement-fixation t. (p. de fijación del complemento).
Coombs' t. (p. de Coombs). P. de antiglobulina.
Corner-Allen t. (p. de Corner-Allen). P. de actividad progestacional.
cover t. (p. de oclusión).
cover-uncover t. (p. de cubrir y descubrir).
Crampton t. (p. de Crampton). P. de estado y resistencia físicos.
t.'s of criminal responsibility (p. de responsabilidad criminal).
cutaneous t. (p. cutánea).
cutaneous tuberculin t. (p. cutánea de tuberculina).
cutireaction t. (p. de reacción cutánea). P. cutánea.
cyanide-nitroprusside t. (p. del cianuro-nitroprusiato).
cytotropic antibody t. (p. de anticuerpo citotrópico).
D-S t. (p. D-S). P. de Doerfler-Stewart.
DA pregnancy t. (p. DA de embarazo).
Day's t. (p. de Day).
Dehio's t. (p. de Dehio). P. de la atropina.
dehydrocholate t. (p. del dehidrocolato).
dexamethasone suppression t. (p. de supresión con dexametasona).
Dick t. (p. de Dick). Método de Dick.
differential renal function t. (p. diferencial de la función renal).
differential ureteral catheterization t. (p. diferencial de cateterismo ureteral). P. diferencial de función renal.
dinitrophenylhydrazine t. (p. de la dinitrofenilhidrazina).
direct Coombs' t. (p. directa de Coombs).
direct fluorescent antibody t. (p. directa de anticuerpo fluorescente).
discontinuation t. (p. de discontinuación).
Doerfler-Stewart t. (D-S) (p. de Doerfler-Stewart (D-S)).
double (gel) diffusion precipitin t. in one dimension (p. de precipitina de doble difusión (gel) en una dimensión).
doubkle (gel) diffusion precipitin t. in two dimensions (p. de precipitina de doble difusión (gel) en dos dimensiones).
Dragendorff's t. (p. de Dragendorff). P. cualitativa de bilis.
drawer t. (p. del cajón). Signo del cajón.
Ducrey t. (p. de Ducrey). P. de Ito-Reenstierna.
Dugas' t. (p. de Dugas).
dye exclusion t. (p. de exclusión de colorante).
E-rosette t. (p. de las rosetas E).
Ebbinghaus t. (p. de Ebbinghaus).
Ellsworth-Howard t. (p. de Ellsworth-Howard).
Emmens' S/L t. (p. S/L de Emmens).
erythrocyte adherence t. (p. de adherencia de eritrocitos).
erythrocyte fragility t. (p. de fragilidad de los eritrocitos).
ether t. (p. del éter).
exercise t. (p. de ejercicio). P. de ejercicio en dos pasos.
Farnsworth-Munsell color t. (p. de color de Farnsworth-Munsell).
fern t. (p. del helecho). P. de actividad estrogénica.
ferric chloride t. (p. del cloruro férrico).
Fevold t. (p. de Fevold).
Finckh t. (p. de Finckh).
finger-nose t. (p. dedo-nariz).
finger-to-finger t. (p. dedo-con-dedo).
fish t. (p. del pez). Reacción del eritróforo.
Fishberg concentration t. (p. de concentración de Fishberg).
fistula t. (p. de fístula).
FIT t. (p. FIT). P. de umbral de fusión inferido.
Fleitmann's t. (p. de Fleitmann). P. para arsénico.
flocculation t. (p. de floculación). V. reacción de floculación.
fluorescein instillation t. (p. de instilación de fluoresceína).
fluorescein string t. (p. de la cuerda con fluoresceína).
fluorescent antinuclear antibody t. (FANA) (p. de anticuerpo antinuclear fluorescente (FANA)).

fluorescent treponemal antibody-absorption t. (FTA-ABS) (p. de absorción de anticuerpo treponémico fluorescente).
foam stability t. (p. de estabilidad de la espuma). P. de agitación.
Folin's t. (p. de Folin).
Folin-Looney t. (p. de Folin-Looney).
Fosdick-Hansen-Epple t. (p. de Fosdick-Hansen-Epple).
Foshay t. (p. de Foshay).
fragility t. (p. de fragilidad). P. de fragilidad de los eritrocitos.
Frei t. (p. de Frei). Reacción de Frei-Hoffman.
Fridenberg's stigometric card t. (p. de tarjeta estigométrica de Fridenberg).
FTA-ABS t. (p. FTA-ABS). P. de absorción de anticuerpo treponémico fluorescente.
fusion-inferred threshold t. (FIT) (p. de umbral inferido de fusión (FIT)).
Gaddum and Schild t. (p. de Gaddum y Schild).
galactose tolerance t. (p. de tolerancia a la galactosa).
gel diffusion precipitin t.'s (p. de difusión de geles con precipitina).
gel diffusion precipitin t.'s in one dimension (p. de difusión de geles con precipitina en una dimensión).
gel diffusion precipitin t.'s in two dimensions (p. de difusión de geles con precipitina en dos dimensiones).
Gellé t. (p. de Gellé).
Geraghty's t. (p. de Geraghty). P. de la fenolsulfonftaleína.
Gerhardt's t. for acetoacetic acid (p. de Gerhardt para ácido acetoacético). Reacción de Gerhardt.
Gerhardt's t. for urobilin in the urine (p. de Gerhardt para urobilina en orina).
germ tube t. (p. del tubo de gérmenes).
glucose oxidase paper strip t. (p. de glucosa oxidasa con tiras de papel).
glucose tolerance t. (p. de tolerancia a la glucosa).
Gmelin's t. (p. de Gmelin). P. de Rosenbach-Gmelin.
Göthlin's t. (p. de Göthlin).
Gofman t. (p. de Gofman).
gold sol t. (p. de sol de oro). P. de Lange.
Goldscheider's t. (p. de Goldscheider).
group t. (p. de grupo o grupal).
guaiac t. (p. del guayaco). P. de Almén para sangre.
Günzberg's t. (p. de Günzberg).
Guthrie t. (p. de Guthrie).
Gutzeit's t. (p. de Gutzeit). P. para arsénico.
Habel t. (p. de Habel).
Hallion's t. (p. de Hallion). P. de Tuffier.
Ham's t. (p. de Ham). P. de suero acidificado.
Hardy-Rand-Ritter t. (p. de Hardy-Rand-Ritter).
Harrington-Flocks t. (p. de Harrington-Flocks).
Harris and Ray t. (p. de Harris y Ray).
Harris t. (p. de Harris). P. de Harris y Ray.
head-dropping t. (p. de la "cabeza caída").
heat coagulation t. (p. de coagulación por calor).
heat instability t. (p. de inestabilidad al calor).
heel-tap t. (p. de golpe del talón).
Heinz body t. (p. de cuerpos de Heinz).
hemadsorption virus t. (p. de hemoadsorción de virus).
hemoccult t. (p. de sangre oculta).
Hering's t. (p. de Hering). P. de la visión binocular.
Hess' t. (p. de Hess). P. de Rumpel-Leede.
Hinton t. (p. de Hinton).
Histalog t. (p. Histalog). P. Histalog máxima.
histamine t. (p. de la histamina). P. de la histamina aumentada.
histoplasmin-latex t. (p. de histoplasmina-látex).
Hollander t. (p. de Hollander). P. de insulina para hipoglucemia.
Holmgren's t. (p. de Holmgren). Método de Holmgren.
homovanillic acid t. (p. del ácido homovainíllico). P. HVA.
Hooker-Forbes t. (p. de Hooker-Forbes).
Howard t. (p. de Howard).
Huhner t. (p. de Huhner).
HVA t. (p. HVA). P. del ácido homovainíllico.
17-hydroxycorticosteroid t. (p. de 17-hidroxicorticosteroides).
hyperemia t. (p. de hiperemia). P. de Moszkowicz.
hyperventilation t. (p. de hiperventilación).
hypoxemia t. (p. de hipoxemia). P. de anoxemia.
^{131}I uptake t. (p. de captación de ^{131}I).
immune adhesion t. (p. de inmunoadherencia). P. de adherencia.
immunologic pregnancy t. (p. inmunológica de embarazo).
indirect Coombs' t. (p. indirecta de Coombs).
indirect fluorescent antibody t. (p. de anticuerpo fluorescente indirecto). Técnica de anticuerpo fluorescente.
indirect hemagglutination t. (p. de hemoaglutinación indirecta).
indirect t. (p. indirecta). V. reacción de Prausnitz-Küstner.
insulin hypoglycemia t. (p. de la insulina para hipoglucemia).
intelligence t. (p. de inteligencia).
Ishihara t. (p. de Ishihara).
isopropanol precipitation t. (p. de precipitación de isopropanol).
Ito-Reenstierna t. (p. de Ito-Reenstierna). P. de Ducrey.
Jacquemin's t. (p. de Jacquemin). P. para fenol.
Jaffe's t. (p. de Jaffe). P. cualitativa para la presencia de indicanuria.
Janet's t. (p. de Janet). P. para anestesia funcional u orgánica.
Jolles' t. (p. de Jolles). P. de bilis.
Katayama's t. (p. de Katayama).
ketogenic corticoids t. (p. de corticoides cetogénicos).
17-ketogenic steroid assay t. (p. de análisis de esteroides 17-cetogénicos). P. de corticoides cetogénicos.
17-ketosteroid assay t. (p. de ensayo de 17-cetosteroides).
Knoop hardness t. (p. de dureza de Knoop).
Kober t. (p. de Kober).
Kolmer t. (p. de Kolmer).
Korotkoff's t. (p. de Korotkoff). P. de circulación colateral.
Kurzrok-Ratner t. (p. de Kurzrok-Ratner).
Kveim t., Kveim-Stilzbach t. (p. de Kveim, Kveim-Stilzbach).
Landsteiner-Donath t. (p. de Landsteiner-Donath).
Lange's t. (p. de Lange). P. de sol de oro; p. de Zsigmondy.
latex agglutination t., latex fixation t. (p. de aglutinación del látex, de fijación del látex).
LE cell t. (p. de células LE).
Legal's t. (p. de Legal). P. para acetona.
lepromin t. (p. de la lepromina).
leukocyte adherence assay t. (p. de análisis de adherencia de leucocitos).
leukocyte bactericidal assay t. (p. de análisis de leucocitos bactericidas).
Liebermann-Burchard t. (p. de Liebermann-Burchard).
limulus lysate t. (p. del lisado de límulo).
line t. (p. de las líneas).
Lombard voice-reflex t. (p. de reflejo vocal de Lombard).
Lücke's t. (p. de Lücke). P. para ácido hipúrico.
lupus band t. (LBT) (p. de banda para lupus (LBT)).
lupus erythematosus cell t. (p. de células de lupus eritematoso).
Machado-Guerreiro t. (p. de Machado-Guerreiro).
macrophage migration inhibition t. (p. de inhibición de la migración de macrófagos). P. de inhibición de la migración.
Mantoux t. (p. de Mantoux). P. de tuberculina.
Master's t., Master's two-step exercise t. (p. de Master, de ejercicio en dos pasos de Master). P. de ejercicio en dos pasos.
Mauthner's t. (p. de Mauthner).
maximal Histalog t. (p. Histalog máxima). P. Histalog.
Mazzotti t. (p. de Mazzotti). Reacción de Mazzotti.
McMurray t. (p. de McMurray).
McPhail t. (p. de McPhail). P. para progesterona y sustancias afines.
Meinicke t. (p. de Meinicke).
Meltzer-Lyon t. (p. de Meltzer-Lyon).
metabisulfite t. (p. de metabisulfito).
3-methoxy-4-hydroxymandelic acid t. (p. del ácido 3-metoxi-4-hidroximandélico). P. del ácido vainillilmandélico.
metrotrophic t. (p. metrotrófica). P. de Astwood.
MHA-TP t. (p. MHA-TP).
microhemagglutination-Treponema pallidum t. (p. de microhemoaglutinación-Treponema pallidum). P. MHA-TP.
microprecipitation t. (p. de microprecipitación).
migration inhibition t. (p. de inhibición de la migración).
milk-ring t. (p. de anillo lechoso). P. de anillo de Bang.
Millon-Nasse t. (p. de Millon-Nasse).
Minnesota multiphasic personality inventory t. (MMPI) (p. Minnesota de inventario multifásico de la personalidad).
mixed agglutination t. (p. de aglutinación mixta).
mixed lymphocyte culture t. (p. de cultivo mixto de linfocitos).

MLC t. (p. MLC). P. de cultivo mixto de linfocitos.
Molisch's t. (p. de Molisch).
Moloney t. (p. de Moloney).
Morner's t. (p. de Morner).
Moszkowicz' t. (p. de Moszkowicz). P. de la hiperemia.
Motulsky dye reduction t. (p. de reducción de colorante de Motulsky).
mucin clot t. (p. del coágulo de mucina). P. de Ropes.
multiple puncture tuberculin t. (p. de la tuberculina de punción múltiple).
mumps sensitivity t. (p. de sensibilidad a la parotiditis).
Nagel's t. (p. de Nagel).
NBT t. (p. NBT). Abrev. de p. de nitroazul tetrazolio.
neutralization t. (p. de neutralización). P. de protección.
niacin t. (p. de la niacina).
Nickerson-Kveim t. (p. de Nickerson-Kveim). P. de Kveim.
Nicklès' t. (p. de Nicklès). P. para azúcar de caña.
nitroblue tetrazolium (NBT) t. (p. de nitroazul tetrazolio (NBT)).
nitroprusside t. (p. del nitroprusiato). P. cualitativa para cistinuria.
nystagmus t. (p. de nistagmo). P. calórica de Bárány.
Obermayer's t. (p. de Obermayer). P. para indicano.
17-OH-corticoids t. (p. de 17-OH-corticoides).
oral lactose tolerance t. (p. de tolerancia a la lactosa oral).
orcinol t. (p. del orcinol). P. de Bial.
Ouchterlony t. (p. de Ouchterlony).
ovarian ascorbic acid depletion t. (p. del agotamiento de ácido ascórbico ovárico).
P and P t. (p. P y P). P. de protrombina y proconvertina.
Pachon's t. (p. de Pachon).
Palmer acid t. for peptic ulcer (p. ácida de Palmer para úlcera péptica).
palmin t., palmitin t. (p. de la palmina, de la palmitina).
pancreozymin-secretin t. (p. de la pancreocimina-secretina).
Pandy's t. (p. de Pandy). Reacción de Pandy.
Pap t. P. del frotis de Papanicolaou.
Papanicolaou smear t. (p. del frotis de Papanicolaou).
parallax t. (p. de paralaje).
patch t. (p. del parche). P. de sensibilidad cutánea.
Patrick's t. (p. de Patrick).
Paul's t. (p. de Paul). Reacción de Paul.
PBI t. (p. PBI). P. de yodo ligado a proteínas.
pentagastrin t. (p. de la pentagastrina).
performance t. (p. de desempeño).
Perls' t. (p. de Perls).
personality t. (p. de la personalidad).
Perthes' t. (p. de Perthes).
phenolsulfonphthalein t. (p. de la fenolsulfonftaleína).
phentolamine t. (p. de la fentolamina). P. para feocromocitoma.
photo-patch t. (p. del fotoparche).
photostress t. (p. de fotoestrés).
phrenic pressure t. (p. de presión frénica).
phthalein t. (p. de la ftaleína). P. de la fenosulfonftaleína.
Pirquet's t. (p. de Pirquet). Reacción de Pirquet.
pivot shift t. (p. de desplazamiento del eje).
plasmacrit t. (p. de plasmácrito).
platelet aggregation t. (p. de agregación de plaquetas).
polyuria t. (p. de poliuria). P. de Albarrán.
Porges-Meier t. (p. de Porges-Meier).
Porter-Silber chromogens t. (p. de cromógenos de Porter-Silber).
precipitation t. (p. de precipitación). P. de precipitina.
precipitin t. (p. de precipitina). P. de precipitación.
prism vergence t. (p. de vergencia prismática).
projective t. (p. proyectiva).
protection t. (p. de protección). P. de neutralización.
protein-bound iodine t. (p. del yodo ligado a proteínas).
prothrombin and proconvertin t. (p. de protrombina y proconvertina).
prothrombin t. (p. de protrombina). P. o método de Quick.
provocative t. (p. de provocación). P. para feocromocitoma.
provocative Wassermann t. (p. de provocación de Wassermann).
psychological t.'s (p. psicológicas).
psychomotor t.'s (p. psicomotoras).
pulp t. (p. pulpar). P. de vitalidad.
Queckenstedt-Stookey t. (p. de Queckenstedt-Stookey).
quellung t. (p. quellung). Hinchazón capsular de Neufeld.
Quick's t. (p. de Quick). P. de protrombina.
quinine carbacrylic resin t. (p. de resina carbacrílica de quinina).
Quinlan's t. (p. de Quinlan). P. para bilis.
radioactive iodide uptake t. (p. de captación de yoduro radiactivo).
radioallergosorbent t. (RAST) (p. radioalergosorbente (RAST)).
RAI t. (p. RAI). P. de captación de ^{131}I.
rapid plasma reagin t. (p. de la reagina plasmática rápida).
Rapoport t. (p. de Rapoport).
Rayleigh t. (p. de Rayleigh). Ecuación de Rayleigh.
red cell adherence t. (p. de adherencia de glóbulos rojos).
red t. (p. roja o de rojo). P. de la fenolsulfonftaleína.
Reinsch's t. (p. de Reinsch).
Reiter t. (p. de Reiter).
resorcinol t. (p. del resorcinol). P. de Selivanoff; p. para fructosuria.
Reuss' t. (p. de Reuss). P. para atropina.
Rh blocking t. (p. de bloqueo Rh).
Rickles t. (p. de Rickles).
Rimini's t. (p. de Rimini).
ring precipitin t. (p. del anillo con precipitina). P. del anillo.
ring t. (p. del anillo). P. del anillo con precipitina.
Rinne's t. (p. de Rinne).
Romberg t. (p. de Romberg). Signo de Romberg.
Römer's t. (p. de Römer).
Ropes t. (p. de Ropes). P. del coágulo de mucina.
Rorschach t. (p. de Rorschach).
rose bengal radioactive (^{131}I) t. (p. de ^{131}I radiactivo y rosa de Bengala).
Rose-Waaler t. (p. de Rose-Waaler).
Rosenbach's t. (p. de Rosenbach). P. para bilis en la orina.
Rosenbach-Gmelin t. (p. de Rosenbach-Gmelin). P. de Gmelin.
Ross-Jones t. (p. de Ross-Jones).
Rothera's nitroprusside t. (p. del nitroprusiato de Rothera).
Rowntree and Geraghty t. (p. de Rowntree y Geraghty).
RPR t. (p. RPR). P. de reagina plasmática rápida.
rubella HI t. (p. HI de rubéola).
Rubin t. (p. de Rubin). Insuflación tubaria.
Rubner's t. (p. de Rubner).
Rumpel-Leede t. (p. de Rumpel-Leede).
Sabin-Feldman dye t. (p. del colorante de Sabin-Feldman).
Sachs-Georgi t. (p. de Sachs-Georgi).
Saundby's t. (p. de Saundby). P. para sangre en las heces.
scarification t. (p. de escarificación).
Schaffer's t. (p. de Schaffer). P. para nitritos en la orina.
Schellong t. (p. de Schellong) P. de la función circulatoria.
Schick t. (p. de Schick). Método de Schick.
Schiller's t. (p. de Schiller).
Schilling t. (p. de Schilling).
Schirmer t. (p. de Schirmer).
Schönbein's t. (p. de Schönbein). P. de Almén para sangre.
Schwabach t. (p. de Schwabach).
Schwarz's t. (p. de Schwarz).
scratch t. (p. del rasguño).
screening t. (p. de selección).
Seashore t. (p. de Seashore).
secretin t. (p. de la secretina). P. de pancreocimina-secretina.
Selivanoff's t. (p. de Selivanoff). P. del resorcinol.
shadow t. (p. de la sombra). Retinoscopia.
shake t. (p. de agitación). P. de estabilidad de la espuma.
sickle cell t. (p. drepanocítica o de células falciformes).
single (gel) diffusion precipitin t. in one dimension (p. de difusión simple (de geles) con precipitina en una dimensión).
single (gel) diffusion precipitin t. in two dimensions (p. de difusión simple (de geles) con precipitina en dos dimensiones).
SISI t. (small increment sensitivity index t.) (p. SISI (índice de pequeños incrementos de sensibilidad)).
situational t. (p. situacional o de situación).
skin t. (p. cutánea). Reacción cutánea; cutirreacción.
skin-puncture t. (p. de punción cutánea).
Snyder's t. (p. de Snyder).
solubility t. (p. de solubilidad).

spironolactone t. (p. de la espironolactona).
split renal function t. (p. dividida de función renal).
spot t. for infectious mononucleosis (p. spot para mononucleosis infecciosa).
Stamey t. (p. de Stamey). P. de Howard modificada.
standard serologic t.'s for syphilis (STS) (p. serológicas estándar (STS) para sífilis).
standing plasma t. (p. de plasma, vertical).
standing t. (p. de permanencia de pie).
starch-iodine t. (p. de almidón-yodo).
station t. (p. de estación). Signo de Romberg.
Stein's t. (p. de Stein).
Stenger t. (p. de Stenger).
Stewart's t. (p. de Stewart).
Strassburg's t. (p. de Strassburg). P. para bilis en la orina.
string t. (p. de la cuerda).
Strong vocational interest t. (p. de interés vocacional de Strong).
Student's *t* t. (p. *t* de Student). P. *t*.
sucrose hemolysis t. (p. de hemólisis de sacarosa).
sulfosalicylic acid turbidity t. (p. de enturbiamiento del ácido sulfosalicílico). P. para medir proteínas en la orina.
sweat t. (p. del sudor).
sweating t. (p. de sudación).
swimming t. (p. de natación).
swordfish t. (p. del pez espada). P. del *Xiphophorus*.
***t* t.** (p. *t*). P. *t* de Student.
T_3 uptake t. (p. de captación de T3).
thematic apperception t. (TAT) (p. de apercepción temática (TAT)).
thermostable opsonin t. (p. de la opsonina termoestable).
Thompson's t. (p. de Thompson). P. de los dos vasos.
Thormählen's t. (p. de Thormählen). P. para melanina.
Thorn t. (p. de Thorn). P. putativa la de función corticosuprarrenal.
three-glass t. (p. de los tres vasos). P. de Valentine.
thyroid suppression t. (p. de supresión del tiroides). P. de Werner.
thyroid-stimulating hormone stimulation t. (p. de estimulación con hormona tiroideoestimulante (TSH)).
thyrotropin-releasing hormone stimulation t. (TRH) (p. de estimulación de la hormona liberadora de tirotropina (TRH)).
tine t. (p. de la púa).
titratable acidity t. (p. de acidez titulable).
Töpfer's t. (p. de Töpfer).
tolbutamide t. (p. de la tolbutamida).
tone decay t. (p. de deterioro del tono).
total catecholamine t. (p. de catecolaminas totales).
tourniquet t. (p. del torniquete). P. de fragilidad capilar.
TPHA t. (p. TPHA).
TPI t. (p. TPI). P. de inmovilización de *Treponema pallidum*.
Trendelenburg's t. (p. de Trendelenburg).
Treponema pallidum hemagglutination t. (p. de hemoaglutinación de Treponema pallidum). P. TPHA.
Treponema pallidum immobilization t. (TPI) (p. de inmovilización de Treponema pallidum (TPI)).
triiodothyronine uptake t. (p. de captación de triyodotironina).
tuberculin t. (p. de la tuberculina).
Tuffier's t. (p. de Tuffier). P. de Hallion.
two-glass t. (p. de los dos vasos). P. de Thompson.
two-step exercise t. (p. de ejercicio en dos pasos). P. de Master.
Tzanck t. (p. de Tzanck).
urea clearance t. (p. de depuración de la urea).
urease t. (p. de la ureasa).
urinary concentration t. (p. de concentración urinaria).
vaginal cornification t. (p. de cornificación vaginal).
vaginal mucification t. (p. de mucificación vaginal).
Valentine's t. (p. de Valentine). P. de los tres vasos.
Valsalva t. (p. de Valsalva).
van Deen's t. (p. de van Deen). P. de Almén para la sangre.
van den Bergh's t. (p. de van den Bergh).
van der Velden's t. (p. de van der Velden).
vanillylmandelic acid t. (p. del ácido vainillilmandélico). P. VMA.
VDRL t. (p. VDRL).
vitality t. (p. de vitalidad). P. pulpar.
vitamin C t. (p. de la vitamina C). P. de fragilidad capilar.
VMA t. (p. VMA). P. del ácido vainillilmandélico.
Volhard's t. (p. de Volhard). P. de la función renal.
Vollmer t. (p. de Vollmer). P. del "parche" de tuberculina.
Wada t. (p. de Wada).
Waldenström's t. (p. de Waldenström).
Wang's t. (p. de Wang).
washout t. (p. del lavado).
Wassén t (p. de Wassén).
Wassermann t. (p. de Wassermann). Reacción de Wassermann.
Watson-Schwartz t. (p. de Watson-Schwartz).
Weber's t. for hearing (p. auditiva de Weber).
Webster's t. (p. de Webster). P. para trinitrotolueno en la orina.
Weil-Felix t. (p. de Weil-Felix). Reacción de Weil-Felix.
Werner's t. (p. de Werner). P. de supresión del tiroides.
Wheeler-Johnson t. (p. de Wheeler-Johnson).
Wormley's t. (p. de Wormley).
Wurster's t. (p. de Wurster). P. para tirosina.
Xiphophorus t. (p. de Xiphophorus). P. del pez espada.
xylose t. (p. de la xilosa).
Yvon's t. (p. de Yvon).
Zimmermann t. (p. de Zimmermann). Reacción de Zimmermann.
Zondek-Aschheim t. (p. de Zondek-Aschheim).
Zsigmondy's t. (p. de Zsigmondy). P. de Lange.

test types (tipos de prueba). Ortotipos; letras de diferente tamaño que se utilizan en pruebas de agudeza visual.
Jaeger's t. t. (t. de Jaeger).
point system t. t. (t. de sistema de puntos).
Snellen's t. t. (t. de Snellen).

testa (testa). **1.** Cáscara de huevo. **2.** En protozoología, una cubierta de ciertas formas de protozoos ameboides, que consiste en diversas materias térreas unidas a una base quitinosa o los esqueletos calcáreos, silíceos, orgánicos o de sulfato de estroncio en la subclase Foraminifera.

testalgia (testalgia). f. Orquialgia.

testane (testano). m. Etiano.

testectomy (testectomía). f. Orquiectomía.

testicle (testículo). [*testis*, pl. *testes*, NA]. m. Orquis; dídimo; cada una de las dos glándulas reproductoras masculinas situadas dentro de la cavidad del escroto.

testicular (testicular). Relativo a los testículos.

testiculus (testiculus). Testículo.

testis, pl. **testes** (testículo). [*testis*, NA].
cryptorchid t. (t. criptorquídico). T. no descendido.
ectopic t. (t. ectópico). Ectopia testicular.
inverted t. (t. invertido).
irritable t. (t. irritable). Neuralgia del t.
movable t. (t. móvil). T. redux.
obstructed t. (t. obstruido).
t. redux (t. redux). T. móvil.
retained t. (t. retenido). T. no descendido.
retractile t. (t. retráctil).
undescended t. (t. no descendido). T. criptorquídico o retenido.

testitis (testitis). f. Orquitis.

testoid (testoide). **1.** Androgénico. **2.** Andrógeno.

testolactone (testolactona). f. Un agente androgénico usado como antineoplásico para el tratamiento del carcinoma mamario.

testopathy (testopatía). f. Orquiopatía.

testosterone (testosterona). f. El andrógeno natural más potente, formado en grandes cantidades por las células intersticiales de los testículos y posiblemente secretada también por el ovario y la corteza suprarrenal.
t. cypionate (cipionato de t.).
t. enanthate (enantato de t.).
t. phenylpropionate (fenilpropionato de t.).
t. propionate (propionato de t.).

tetania (tetania). f.
t. gravidarum (t. del embarazo). T. en mujeres embarazadas.

tetanic (tetánico). **1.** Relacionado con una contracción muscular sostenida, como ocurre en el tétanos. **2.** m. Agente, como la estricnina, que en dosis tóxicas puede provocar espasmo muscular tónico.

tetaniform (tetaniforme). Tetanoide.

tetanigenous (tetanígeno). Que ocasiona tétanos o espasmos tetaniformes.

tetanilla (tetanilla). f. **1.** Mioclonía fibrilar. **2.** Tetania.
tetanism (tetanismo). m. Tetania neonatal.
tetanization (tetanización). f. **1.** El acto de tetanizar los músculos. **2.** Condición de espasmo tetaniforme.
tetanize (tetanizar). Estimular un músculo mediante una serie rápida de estímulos, de modo que las respuestas musculares individuales (contracciones) se fusionan en una contracción sostenida; causar tétanos en un músculo.
tetano-, tetan- (tetano-, tetan-). En formas combinadas denota tétanos, tetania.
tetanode (tetanodo). m. Denota el intervalo de calma entre los espasmos tónicos recurrentes del tétanos.
tetanoid (tetanoide). **1.** Tetaniforme; que semeja o es de la naturaleza del tétanos. **2.** Que semeja la tetania.
tetanolysin (tetanolisina). f. Principio hemolítico elaborado por el *Clostridium tetani,* que aparentemente no desempeña ningún papel en la etiología del tétanos.
tetanometer (tetanómetro). m. Instrumento para medir la fuerza de los espasmos musculares tónicos.
tetanomotor (tetanomotor). m. Instrumento por medio del cual se producen espasmos tónicos debido a la irritación mecánica de un martillo que golpea el nervio motor del músculo afectado.
tetanospasmin (tetanospasmina). f. Neurotoxina del *Clostridium tetani,* que causa los signos y síntomas característicos del tétanos.
tetanotoxin (tetanotoxina). f. Toxina tetánica.
tetanus (tétanos). m. **1.** Enfermedad caracterizada por contracciones musculares tónicas, dolorosas, causadas por la toxina neurotrópica (tetanospasmina) del *Clostridium tetani*, que actúa sobre el sistema nervioso central. **2.** Contracción muscular sostenida causada por una serie de estímulos repetidos tan rápidamente que las respuestas musculares individuales se fusionan.

acoustic t. (t. acústico).
anodal closure t. (t. de cierre anódico).
anodal duration t. (t. durable anódico).
anodal opening t. (t. de abertura anódica).
t. anticus (t. anticus). Emprostótonos.
apyretic t. (t. apirético). Tetania.
benign t. (t. benigno). Tetania.
cathodal closure t. (t. de cierre catódico).
cathodal duration t. (t. durable catódico).
cathodal opening t. (t. de abertura catódica).
cephalic t. (t. cefálico). T. cerebral.
cerebral t. (t. cerebral). T. cefálico.
complete t. (t. completo).
t. completus (t. completus). T. generalizado.
t. dorsalis (t. dorsal). Opistótonos.
drug t. (t. medicamentoso). T. tóxico.
extensor t. (t. extensor).
flexor t. (t. flexor).
generalized t. (t. generalizado). T. completus.
head t. (t. de la cabeza). T. cefálico.
hydrophobic t. (t. hidrofóbico). T. cefálico.
imitative t. (t. imitativo). Histeria de conversión que semeja un t.
incomplete t. (t. incompleto).
intermittent t. (t. intermitente). Tetania.
local t. (t. local).
t. neonatorum (t. del neonato).
t. posticus (t. posterior). Opistótonos.
postpartum t. (t. posparto). T. puerperal.
puerperal t. (t. puerperal). T. posparto o uterino.
Ritter's opening t. (t. de la abertura de Ritter).
Rose's cephalic t. (t. cefálico de Rose). T. cefálico.
toxic t. (t. tóxico). T. medicamentoso.
traumatic t. (t. traumático).
uterine t. (t. uterino). T. puerperal.

tetany (tetania). f. Calambre o tétanos intermitente; tetanilla; tétanos apirético o benigno; trastorno caracterizado por contracciones musculares tónicas intermitentes acompañadas por temblores fibrilares, parestesias y dolores musculares.

t. of alkalosis (t. por alcalosis).
duration t. (t. duradera).
epidemic t. (t. epidémica). T. reumática.
gastric t. (t. gástrica). T. gástrica.
grass t. (t. del pasto). Envenenamiento por pastura de trigo.
hyperventilation t. (t. por hiperventilación).
hypoparathyroid t. (t. hipoparatiroidea). T. paratiroidea.
infantile t. (t. infantil).
latent t. (t. latente).
manifest t. (t. manifiesta).
neonatal t. (t. neonatal). Tetanismo; miotonía neonatal.
parathyroid t. (t. paratiroidea). T. paratiropriva; t. hipoparatiroidea.
parathyroprival t. (t. paratiropriva). T. paratiroidea.
phosphate t. (t. por fosfato).
postoperative t. (t. posoperatoria).
rheumatic t. (t. reumática). T. epidémica.
transport t. (t. por transporte).

tetartanopia (tetartanopía). f. Tetartanopsia.
tetartanopsia (tetartanopsia). f. Tetartanopia; forma homónima de hemianopsia en cuadrante.
tetra- (tetra-). Prefijo que en las palabras con raíz griega significa cuatro.
tetra-amelia (tetraamelia). f. Ausencia de miembros superiores e inferiores.
tetrabasic (tetrabásico). Indica un ácido que posee cuatro grupos ácidos y en consecuencia es capaz de neutralizar cuatro equivalentes de base.
tetrabenazine (tetrabenazina). f. 2-Oxo-3-isobutil-9,10-dimetoxi-1,2,3,4,6,7,-hexahidro-11b*H*-benzo[α]quinolizina; anteriormente se usaba como tranquilizante; en la actualidad se emplea en el manejo de corea y otros trastornos del movimiento.
tetraboric acid (ácido tetrabórico). A. perbórico o pirobórico.
tetrabrachius (tetrabraquio). m. Individuo malformado con cuatro brazos.
tetrabromophenolphthalein sodium (tetrabromofenolftaleína sódica). Sal de sodio de un colorante dibásico; se usa para el examen con rayos X de la vesícula biliar.
tetracaine hydrochloride (tetracaína, clorhidrato de). Anestésico local muy potente usado para el bloqueo nervioso, espinal y anestesia tópica.
tetrachirus (tetráquiro). m. Individuo malformado que posee cuatro manos.
tetrachlorethylene (tetracloroetileno). m. Dicloruro de carbono; tetracloruro de etileno; antihelmíntico activo contra las uncinaria y otros nematodos.
tetrachloride (tetracloruro). m. Compuesto que contiene cuatro átomos de cloro por cada átomo del otro elemento o un radical equivalente; p. ej., t. de carbono, CCl_4.
tetrachlormethiazide (tetraclorometiazida). f. Teclotiazida; un diurético.
tetrachloroethane (tetracloroetano). m. Tetracloruro de acetileno; solvente no inflamable de grasas, aceites, ceras, resinas, etc.
tetrachloroethylene (tetracloroetileno). m. Dicloruro de carbono; tetracloruro de etileno; antihelmíntico activo contra las uncinarias y otros nematodos.
tetrachloromethane (tetraclorometano). m. Tetracloruro de carbono.
tetracoccus, pl. **tetracocci** (tetracoco). m. Bacteria de forma esférica que se divide en dos planos y forma grupos de cuatro células.
tetracosactide, tetracosactin (tetracosáctido, tetracosactina). m. y f. Cosintropina.
tetracosanoic acid (ácido tetracosanoico). Á. lignocérico.
tetracrotic (tetracrótico). Denota una curva de pulsos con cuatro máximos en el ciclo.
tetracuspid (tetracúspide). Cuadricúspide; que posee cuatro cúspides.
tetracycline (tetraciclina). f. Antibiótico de amplio espectro (un derivado del naftaceno), el precursor de la oxitetraciclina, que se prepara a partir de la clortetraciclina y también se obtiene del filtrado del cultivo de diversas especies de *Streptomyces.*
tetrad (tétrada). f. **1.** Tetralogía; un conjunto de cuatro cosas que tienen algo en común. **2.** En química, un elemento cuadrivalente. **3.** En genética, un cromosoma bivalente que se divide en cuatro durante la meiosis.

Fallot's t. (t. de Fallot). Tetralogía de Fallot.
narcoleptic t. (t. narcoléptica).

tetradactyl (tetradáctilo). m. Cuadridigitado; que tiene sólo cuatro dedos en una mano o pie.
tetradecanoic acid (ácido tetradecanoico). Á. mirístico.

12-O-tetradecanoylphorbol 13-acetate (TPA) (12-O-tetradecanoilforbol 13-acetato (TPA)). Doble éster del forbol que se encuentra en el aceite de crotón; un cocarcinógeno.
tetradic (tetrádico). Relativo a una tétrada.
tetraethyl pyrophosphate (TEPP) (tetraetil pirofosfato (TEPP)). Compuesto orgánico fosforado que se usa como insecticida; un potente inhibidor irreversible de la colinesterasa.
tetraethylammonium chloride (tetraetilamonio, cloruro de). Compuesto de amonio cuaternario que bloquea parcialmente la transmisión de impulsos a través de los ganglios parasimpáticos y simpáticos; su utilidad clínica es limitada.
tetraethyllead (tetraetilplomo). m. Plomo tetraetilo; un compuesto antidetonante que se agrega a los combustibles de motores.
tetraethylmonothionopyrophosphate (tetraetilmonotionopirofosfato). m. Agente anticolinesterasa usado en el tratamiento del glaucoma.
tetraethylthiuram disulfide (tetraetiltiuram, disulfuro de). Disulfiramo.
tetraglycine hydroperiodide (tetraglicina, hidroperyoduro de). Compuesto que se emplea para desinfección de emergencia del agua de bebida en cantidades que dan 8 p.p.m. de yodo activo.
tetragon, tetragonum (tetrágono). m. Una figura que posee cuatro lados.
  t. lumbale (t. lumbar).
tetragonus (tetragonus). Músculo cutáneo del cuello o platisma.
tetrahydric (tetrahídrico). Denota un compuesto que contiene cuatro átomos de hidrógeno ionizables (cuatro grupos ácidos).
tetrahydro- (tetrahidro-). Prefijo que denota la fijación de cuatro átomos de hidrógeno; p. ej., tetrahidrofolato, H_4folato.
tetrahydrocannabinol (tetrahidrocanabinol). m. $C_{21}H_{30}O_2$; los isómeros Δ^1-3,4-*trans* y Δ^6-3,4-*trans* se consideran los dos isómeros activos presentes en *Cannabis,* que han sido aislados de la marihuana.
tetrahydrofolate dehydrogenase (tetrahidrofolato deshidrogenasa). f. Dihidrofolato reductasa.
tetrahydrozoline hydrochloride (tetrahidrozolina, clorhidrato de). Agente simpaticomimético relacionado con la efedrina; se emplea como anticongestivo tópico nasal y conjuntival.
tetraiodophenolphthalein sodium (tetrayodofenolftaleína sódica). Yodoftaleína.
tetralogy (tetralogía). f. Tétrada.
  Eisenmenger's t. (t. de Eisenmenger). f. Complejo de Eisenmenger.
  Fallot's t. (t. de Fallot). Tétrada de Fallot.
tetramastia (tetramastia). f. Presencia de cuatro mamas en un individuo.
tetramastigote (tetramastigoto). m. Protozoario u otro microorganismo que posee cuatro flagelos.
tetramastous (tetramasto). Que posee cuatro mamas.
tetramelus (tetramelos). m. Gemelos unidos que poseen cuatro brazos (tetrabraquios) o cuatro piernas (tetrasquelos).
tetrameric, tetramerous (tetramérico). Que tiene cuatro partes o partes ordenadas en grupos de cuatro o capaces de existir en cuatro formas.
tetramethylammonium iodide (tetrametilamonio, yoduro de). Compuesto que se usa para la desinfección de emergencia del agua para bebida.
tetramethyldiarsine (tetrametildiarsina). f. Cacodilo.
tetramethylputrescine (tetrametilputrescina). f. Derivado de la putrescina, de acción similar a la muscarina.
tetranitrol (tetranitrol). m. Tetranitrato de eritritilo.
tetranucleotide (tetranucleótido). m. Compuesto formado por cuatro nucleótidos.
tetraparesis (tetraparesia). f. Debilidad de las cuatro extremidades.
tetrapeptide (tetrapéptido). m. Compuesto formado por cuatro aminoácidos con uniones peptídicas.
tetraperomelia (tetraperomelia). f. Peromelia que afecta a los cuatro miembros.
tetraphocomelia (tetrafocomelia). f. Focomelia que afecta a los cuatro miembros.
tetraplegia (tetraplejía). f. Cuadriplejía.
tetraplegic (tetrapléjico). Cuadripléjico.
tetraploid (tetraploide). V. poliploidia.
tetrapus (tetrápodo). m. Individuo malformado con cuatro pies.
tetrapyrrole (tetrapirrol). m. Molécula que contiene cuatro núcleos pirrólicos; p. ej., porfirina.
tetrasaccharide (tetrasacárido). m. Azúcar que contiene cuatro moléculas de monosacáridos; p. ej., estaquiosa.
tetrascelus (tetrasquelo). m. Individuo malformado con cuatro piernas.
tetrasomic (tetrasómico). Relativo a un núcleo celular en el cual un cromosoma está repetido cuatro veces mientras que los demás se encuentran en número normal.
tetraster (tetráster). m. Figura anormal que se presenta excepcionalmente en la mitosis, en la cual se encuentran cuatro ásteres.
tetrastichiasis (tetrastiquiasis). f. Duplicación del crecimiento de las pestañas (en cuatro hileras).
tetraterpenes (tetraterpenos). m. pl. Hidrocarburos o sus derivados formados por la condensación de ocho unidades isopreno (cuatro terpenos) y que en consecuencia contienen 40 átomos de carbono; p. ej., varios carotenoides.
tetratomic (tetratómico). Denota un elemento o radical cuadrivalente.
tetravalent (tetravalente). Cuadrivalente.
tetrazole (tetrazol). m. Compuesto CN_4H_2 con la estructura del tetrazolio.
tetrazolium (tetrazolio). m. Miembro de un grupo de sales orgánicas que tienen la estructura general que por reducción (ruptura de la unión 2,3) da un formazán coloreado insoluble, usado como reactivo.
  nitroblue t. (NBT) (nitroazul t. (NBT)).
tetrodotoxin (tetrodotoxina). f. Potente neurotoxina que se encuentra en el hígado y ovarios del pez globo japonés *Sphoeroides rubripes,* en otras especies de pez globo y en ciertos tritones.
tetrose (tetrosa). f. Monosacárido que contiene sólo cuatro átomos de carbono en la cadena principal; p. ej., eritrosa, treosa.
tetrotus (tetroto). m. Individuo malformado, con cuatro orejas.
tetroxide (tetróxido). m. Óxido que contiene cuatro átomos de oxígeno.
tetter (sarpullido). m. Término vulgar que se usa generalmente para la tiña y el eccema, y para otros tipo de erupciones.
  crusted t. (s. costroso). Impétigo.
  dry t. (s. seco). Vulgarismo por eccema.
  honeycomb t. (s. en panal). Favo.
  humid t. (s. húmedo). Eccema madidans.
  milk t. (s. de la leche). Costra de leche.
  scaly t. (s. escamoso). Vulgarismo por eccema.
textiform (textiforme). En forma de tela.
textural (textural). Relativo a la textura de los tejidos.
texture (textura). f. Composición o estructura de un tejido u órgano.
textus (textus). Tejido.
Th (Th). Símbolo del torio.
thalamectomy (talamectomía).
thalamencephalic (talamoencefálico). Relacionado con el talamoencéfalo.
thalamencephalon (talamoencéfalo). m. Parte del diencéfalo que comprende el tálamo y sus estructuras asociadas.
thalamic (talámico). Relativo al tálamo.
thalamo-, thalam- (talamo-, talam-). Prefijos que indican relación con el tálamo.
thalamocortical (talamocortical). Relacionado con las conexiones eferentes del tálamo con la corteza cerebral.
thalamotomy (talamotomía). f. Destrucción por estereotaxia de una parte elegida del tálamo para alivio del dolor, movimientos involuntarios, epilepsia y raramente, alteraciones emocionales.
thalamus, pl. **thalami** (tálamo). [*thalamus*, pl. *thalami,* NA]. m. Voluminosa masa ovoide de sustancia gris que forma la mayor subdivisión dorsal del diencéfalo.
thalassemia, thalassanemia (talasemia, talasanemia). f. Cualquiera de un grupo de trastornos hereditarios del metabolismo de la hemoglobina en el que se produce una reducción de la síntesis neta de una determinada cadena de globina sin cambios de la estructura de esa cadena.
  α t. (t. α).
  A_2 t. (t. A_2). T. β; estado heterocigótico.
  β t. (t. β).
  β-δ t. (t. β-δ). T. F.
  F t. (t. F). T. βδ.
  α t. intermedia (t. α, intermedia). Enfermedad de hemoglobina H.
  Lepore t. (t. de Lepore).

t. major (t. mayor). Anemia de Cooley.
t. minor (t. menor).
thalassophobia (talasofobia). f. Temor mórbido al mar.
thalassoposia (talasoposia). f. Mariposia.
thalassotherapy (talasoterapia). f. Tratamiento de las enfermedades por exposición al aire marino, baños de mar o viaje por mar.
thalidomide (talidomida). f. α-Ftalimidoglutarimida; *N*-ftalilglutamimida; un compuesto hipnótico que si se toma en las primeras etapas de la gestación puede causar el nacimiento de fetos con focomelia y otros defectos.
thallic (tálico). Se refiere a los conidios producidos sin aumento de tamaño o crecimiento luego de su delimitación por tabiques en las hifas (thallus).
thallium (talio). m. Elemento metálico blanco, símbolo Tl, Nº at. 81, P. at. 204,37.
thallophyte (talófita). f. Un miembro de la división Thallophyta.
thallospore (taloespora). f. Término obsoleto para un tipo de espora de reproducción asexual, formada como parte integrante del talo o micelio, a diferencia de un conidio formado en una hifa especializada.
thallotoxicosis (talotoxicosis). f. Intoxicación con talio, caracterizada por estomatitis, gastroenteritis, neuritis periférica y retrobulbar, trastornos endocrinos y alopecia.
thallus (talo). m. Una planta simple o cuerpo de un hongo que carece de raíces, tallos y hojas.
thamuria (tamuria). f. Término obsoleto para referirse a la micción frecuente.
thanato- (tanato-). Prefijo que indica muerte.
thanatobiologic (tanatobiológico). Relacionado con los procesos de la vida y la muerte.
thanatognomonic (tanatognomónico). De pronóstico fatal, que indica la proximidad de la muerte.
thanatography (tanatografía). f. **1.** Descripción de los síntomas y pensamientos propios al morir. **2.** Un tratado sobre la muerte.
thanatoid (tanatoide). **1.** Semejante a la muerte. **2.** Mortal, fatal.
thanatology (tanatología). f. Rama de la ciencia que se ocupa del estudio de la muerte y del proceso de morir.
thanatomania (tanatomanía). f. Enfermedad o muerte que son el resultado de la creencia en la eficacia de la magia.
thanatophidia (tanatofidios). m. pl. Serpientes venenosas.
thanatophobia (tanatofobia). f. Temor mórbido a la muerte.
thanatophoric (tanatofórico). Letal, que lleva a la muerte.
thanatopsy (tanatopsia). f. Autopsia..
thanatos (tanatos). En psicoanálisis, el principio de la muerte que representa todas los instintos que tienden al envejecimiento y muerte.
thaumatropy (taumatropía). f. Transformación de una forma de tejido en otra.
thea (thea). Té.
theaism (teísmo). m. Teinismo.
theater (anfiteatro). m. Sala grande para conferencias y demostraciones; se usa también para denominar la sala de operaciones..
thebaic (tebaico). Relacionado con el opio o derivado de él.
thebaine (tebaína). f. Paramorfina; alcaloide obtenido del opio (0,3-1,25%); de acción semejante a la estricnina, causa convulsiones tetánicas.
theca, pl. **thecae** (teca). f. Vaina o cápsula.
t. cordis (t. cordis). Pericardio.
t. externa (t. externa). Túnica externa de la t. folicular.
t. folliculi (t. folicular).
t. interna (t. interna). Túnica interna de la t. folicular.
t. tendinis (t. tendinis). Vaina sinovial de los tendones.
t. vertebralis (t. vertebral). Duramadre espinal.
thecal (tecal). Relativo a una vaina, especialmente de un tendón.
thecitis (tecitis). f. Inflamación de la vaina de un tendón.
thecodont (tecodonte). Que tiene los dientes insertados en los alvéolos.
thecoma (tecoma). m. Tumor de células de la teca; neoplasia derivada del mesénquima ovárico que consiste principalmente en células fusiformes que con frecuencia contienen pequeñas gotas de grasa.
thecomatosis (tecomatosis). f. Hiperplasia de la estroma o aumento del número de elementos del tejido conectivo de un ovario.
thecostegnosia, thecostegnosis (tecostegnosia, tecostegnosis). f. Constricción de una vaina de un tendón.
theileriasis (teileriasis). Teileriosis.
theileriosis (teileriosis). f. Teileriasis; enfermedad del ganado, ovejas y cabras causada por la infección con *Theileria* y transmitida por garrapatas ixodídeas.
benign bovine t. (t. bovina benigna).
malignant ovine and caprine t. (t. ovina y caprina maligna).
Mediterranean t. (t. del Mediterráneo). T. tropical.
Rhodesian malignant t. (t. rodesiense maligna).
tropical t. (t. tropical). T. del Mediterráneo.
thein (teína). f. Cafeína.
theinism, theism (teinismo, teísmo). m. Intoxicación crónica que se debe al exceso de ingestión de té, caracterizada por palpitaciones, insomnio, nerviosidad, cefalea y dispepsia.
thelarche (telarca). f. Comienzo del desarrollo de las mamas en el sexo femenino.
thelaziasis (telaziasis). f. Infección por nematodos del género *Thelazia*.
thele (thele). Papila de la mama.
theleplasty f. **1.** (teloplastia). Mamoplastia. **2.** (teleplastia). Mamiloplastia.
thelium, pl. **thelia** (thelium). **1.** Estructura semejante a un pezón. **2.** Capa celular. **3.** Papila de la mama.
thelo-, thel- (telo-, tel-). Prefijo que indica pezón.
theloncus (telonco). m. Neoplasia que afecta a un pezón.
thelorrhagia (telorragia). f. Pérdida de sangre por un pezón.
thenal (tenal). Tenar.
thenaldine (tenaldina). f. Tenofenopiperidina; agente antihistamínico y antipruriginoso (como el tartrato).
thenar (tenar). **1.** [*thenar*, NA]. Eminencia tenar; prominencia tenar. **2.** Tenal; se aplica a cualquier estructura en relación con esta parte.
thenyl (tenilo). m. El radical del 2-metiltiofeno, $(SC_4H_3)CH_2$–.
thenyldiamine hydrochloride (tenildiamina, clorhidrato de). Clorhidrato de 2-[(2-dimetilaminoetil)-3-tenilamino]piridina; antihistamínico.
theobroma (teobroma). f. Cacao.
t. oil (aceite de t.). f. Aceite o manteca de cacao; manteca de cocoa.
theobromine (teobromina). f. Alcaloide de acción similar a la cafeína que se prepara a partir de las semillas maduras desecadas de *Theobroma cacao* o sintéticamente.
theomania (teomanía). f. Ilusión en la cual el individuo se cree Dios.
theophobia (teofobia). f. Temor mórbido de Dios.
theophylline (teofilina). f. 1,3-Dimetilxantina; alcaloide que se encuentra junto con la cafeína en las hojas de té (la t. comercial se prepara sintéticamente); relajante de músculos lisos, diurético, estimulante cardíaco y vasodilatador.
t. aminoisobutanol (t. aminoisobutanol). Ambufilina.
t. calcium salicylate (t. salicilato de calcio).
t. ethanolamine (t. etanolamina).
t. ethylenediamine (t. etilendiamina). Aminofilina.
t. isopropanolamine (t. isopropanolamina).
t. sodium acetate (t. acetato de sodio).
t. sodium glycinate (t. glicinato de sodio).
theorem (teorema). m. Proposición que puede ser comprobada y de este modo se establece como ley o principio.
Bayes t. (t. de Bayes).
Bernoulli's t. (t. de Bernoulli). Ley de Bernoulli.
Gibbs' t. (t. de Gibbs).
theory (teoría). f. Una explicación razonada de hechos o fenómenos conocidos que sirven como base para la investigación de la verdad. V.t. hipótesis, postulado.
adsorption t. of narcosis (t. de adsorción por narcosis).
Altmann's t. (t. de Altmann).
Arrhenius-Madsen t. (t. de Arrhenius-Madsen).
atomic t. (t. atómica).
Baeyer's t. (t. de Baeyer).
balance t. (t. del equilibrio).
balance t. of sex (t. de equilibrio de los sexos).
beta-oxidation-condensation t. (t. de β-oxidación-condensación).
Bohr's t. (t. de Bohr).
Bordeau t., Bordeu t. (t. de Bordeau, Bordeu).
Bowman's t. (t. de Bowman).
Brønsted t. (t. de Brønsted).

TUV

Burn and Rand t. (t. de Burn y Rand).
Cannon's t. (t. de Cannon). T. de emergencia.
Cannon-Bard t. (t. de Cannon-Bard).
celomic metaplasia t. of endometriosis (t. de metaplasia celómica de la endometriosis).
cloacal t. (t. cloacal).
clonal selection t. (t. de la selección clonal).
cognitive dissonance t. (t. de la disonancia cognitiva).
Cohnheim's t. (t. de Cohnheim). T. de emigración.
colloid t. of narcosis (t. coloidal de la narcosis).
darwinian t. (t. de Darwin).
de Bordeau t. (t. de de Bordeau). T. de Bordeau o Bordeu.
De Vries' t. (t. de De Vries).
decay t. (t. de la declinación).
Dieulafoy's t. (t. de Dieulafoy).
dipole t. (t. de los dipolos).
duplicity t. of vision (t. de la duplicidad de la visión).
Ehrlich's t., Ehrlich's side-chain t. (t. de Ehrlich, de las cadenas laterales de Ehrlich).
t. of electrolytic dissociation (t. de la disociación electrolítica).
emergency t. (t. de emergencia). T. de Cannon.
emigration t. (t. de emigración). T. de Cohnheim.
enzyme inhibition t. of narcosis (t. de inhibición enzimática por la narcosis).
Flourens' t. (t. de Flourens).
Frerich's t. (t. de Frerich).
Freud's t. (t. de Freud).
gametoid t. (t. gametoide).
gastrea t. (t. de la gastrea). T. de la gastrea de Haeckel.
gate-control t. (t. de control de compuertas).
germ layer t. (t. de la capa germinal).
germ t. (t. de los gérmenes).
gestalt t. (t. de la gestalt). V. gestaltismo.
Haeckel's gastrea t. (t. de la gastrea de Haeckel). T. de la gastrea.
Helmholtz t. of accommodation (t. de Helmholtz de la acomodación).
Helmholtz t. of color vision (t. de Helmholtz de la visión del color). T. de visión del color de Young-Helmholtz.
Helmholtz t. of hearing (t. de Helmholtz de la audición).
Helmholtz-Gibbs t. (t. de Helmholtz-Gibbs).
hematogenous t. of endometriosis (t. hematógena de la endometriosis).
Hering's t. of color vision (t. de Hering de la visión del color).
humoral t. (t. humoral). V. doctrina humoral.
hydrate microcrystal t. of anesthesia (t. de hidratos microcristalinos de la anestesia). T. de Pauling.
implantation t. of the production of endometriosis (t. de la implantación en la producción de endometriosis).
incasement t. (t. del encajonamiento). T. de la preformación.
information t. (t. de la información).
James-Lange t. (t. de James-Lange).
kern-plasma relation t. (t. de la relación núcleo-plasmática).
Knoop's t. (t. de Knoop).
Ladd-Franklin t. (t. de Ladd-Franklin).
lamarckian t. (t. lamarquiana).
learning t. (t. del aprendizaje).
libido t. (t. de la libido).
Liebig's t. (t. de Liebig).
lipoid t. of narcosis (t. lipoide de la narcosis).
lymphatic dissemination t. of endometriosis (t. diseminación linfática de la endometriosis).
mass action t. (t. de acción en masa).
t. of medicine (t. de la medicina).
membrane expansion t. (t. de expansión de membranas).
Metchnikoff's t. (t. de Metchnikoff). T. de los fagocitos.
Meyer-Overton t. of narcosis (t. de Meyer-Overton de la narcosis).
migration t. (t. de la migración).
Miller's chemicoparasitic t. (t. quimioparasitaria de Miller).
mnemic t. (t. mnémica). Hipótesis mnémica.
molecular dissociation t. (t. de la disociación molecular).
monophyletic t. (t. monofilética). Monofiletismo.
myoelastic t. (t. mioelástica).
myogenic t. (t. miogénica).
Nernst's t. (t. de Nernst).
neurochronaxic t. (t. neurocronáxica).
neurogenic t. (t. neurogénica).
Ollier's t. (t. de Ollier). T. del crecimiento compensador.
omega-oxidation t. (t. de omega-oxidación).
overproduction t. (t. de superproducción). Ley de Weigert.
oxygen deprivation t. of narcosis (t. de privación de oxígeno en la narcosis).
Pauling's t. (t. de Pauling).
permeability t. of narcosis (t. de la permeabilidad en la narcosis).
phlogiston t. (t. del flogisto).
pithecoid t. (t. pitecoide).
place t. (t. del lugar). Una t. de la percepción del tono.
Planck's t. (t. de Planck). T. cuántica.
polyphyletic t. (t. polifilética). Polifiletismo.
preformation t. (t. de preformación). T. del encajonamiento.
quantum t. (t. cuántica). T. de Planck.
recapitulation t. (t. de la recapitulación).
reed instrument t. (t. de instrumento de viento).
reentry t. (t. de la reentrada).
resonance t. of hearing (t. de la resonancia de la audición).
Ribbert's t. (t. de Ribbert).
Semon-Hering t. (t. de Semon-Hering). Hipótesis mnémica.
sensorimotor t. (t. sensoriomotora).
side-chain t. (t. de las cadenas laterales). Postulado de Ehrlich.
somatic mutation t. of cancer (t. de mutación somática del cáncer).
Spitzer's t. (t. de Spitzer).
stringed instrument t. (t. de instrumento de cuerdas).
surface tension t. of narcosis (t. de la tensión superficial de la narcosis).
telephone t. (t. del teléfono).
thermodynamic t. of narcosis (t. termodinámica de la narcosis).
two-sympathin t. (t. de las dos simpatinas).
van't Hoff's t. (t. de van't Hoff).
Warburg's t. (t. de Warburg).
Weismann's t. (t. de Weismann).
Wollaston's t. (t. de Wollaston).
Young-Helmholtz t. of color vision (t. de Young-Helmholtz de la visión del color). T. de Helmholtz de la visión del color.

theotherapy (teoterapia). f. Tratamiento de las enfermedades por medio de la oración o prácticas religiosas.

therapeusis (therapeusis). f. Terapéutica; terapia.

therapeutic (terapéutico). Relacionado con la terapéutica o con el tratamiento de las enfermedades.

therapeutics (terapéutica). f. Terapia, rama práctica de la medicina que se ocupa del tratamiento de las enfermedades.
ray t. (t. por rayos). Radioterapia.
suggestive t. (t. por sugestión).

therapeutist (terapeuta). Experto en terapéutica.

therapia (terapia). Terapéutica.
t. magna sterilisans (t. magna esterilisans).
t. sterilisans covergens (t. sterilisans covergens).
t. sterilisans divergens (t. sterilisans divergens).
t. sterilisans fractionata (t. sterilisans fractionata).

therapist (terapeuta). m. y f. Una persona entrenada profesionalmente y/o capacitada para la práctica de un tipo particular de terapia.

therapy (terapia). f. **1.** Tratamiento de las enfermedades por diversos métodos. V.t. terapéutica. **2.** En psiquiatría y psicología clínica, una forma abreviada para psicoterapia.
alkali t. (t. alcalina). V. alcaliterapia.
analytic t. (t. analítica). Abrev. de t. psicoanalítica.
anticoagulant t. (t. anticoagulante).
autoserum t. (t. con autosuero).
aversion t. (t. de aversión).
behavior t. (t. de la conducta).
client-centered t. (t. centrada en el cliente).
cognitive t. (t. cognitiva).
collapse t. (t. por colapso).
conjoint t. (t. conjunta).
cytoreductive t. (t. citorreductora).
depot t. (t. por depósito).
diathermic t. (t. diatérmica).
electroconvulsive t. (ECT) (t. electroconvulsiva). Electroshock.
electroshock t. (t. por electroshock). T. electroconvulsiva.
electrotherapeutic sleep t. (t. por sueño electroterapéutico).

extended family t. (t. familiar extendida).
family t. (t. familiar).
fever t. (t. febril).
foreign protein t. (t. por proteínas extrañas).
functional orthodontic t. (t. ortodóntica funcional).
geriatric t. (t. geriátrica). Gerontoterapia.
Gestalt t. (t. de la "Gestalt").
heterovaccine t. (t. por heterovacunación).
hyperbaric oxygen t. (t. con oxígeno hiperbárico).
implosive t. (t. implosiva).
individual t. (t. individual). Psicoterapia bivalente.
inhalation t. (t. inhalatoria).
insulin coma t. (t. por coma insulínico).
intralesional t. (t. intralesional).
maintenance drug t. (t. de mantenimiento).
marriage t. (t. matrimonial).
microwave t. (t. por microondas). Microquimatoterapia.
milieu t. (t. del medio).
myofunctional t. (t. miofuncional).
nonspecific t. (t. inespecífica). Flogoterapia.
occupational t. (t. ocupacional).
orthodontic t. (t. ortodóntica).
orthomolecular t. (t. ortomolecular).
oxygen t. (t. con oxígeno).
parenteral t. (t. parenteral).
photoradiation t. (t. por fotorradiación). Fotorradiación.
physical t. (t. física).
plasma t. (t. con plasma). Tratamiento con plasma.
play t. (t. lúdica).
proliferation t. (t. de proliferación).
protein shock t. (t. por shock proteico). T. por proteínas extrañas.
psychedelic t. (t. psicodélica).
psychoanalytic t. (t. psicoanalítica). Psicoanálisis.
pulse t. (t. por pulsos).
quadrangular t. (t. cuadrangular).
radiation t. (t. por radiación). Radioterapia.
radium beam t. (t. por haz de radio). Telerradioterapia.
rational t. (t. racional).
reflex t. (t. por reflejo). Reflexoterapia.
replacement t. (t. de reposición).
root canal t. (t. de conducto).
sclerosing t. (t. por esclerosis). Escleroterapia.
serum t. (t. por suero). Seroterapia.
shock t. (t. por shock).
social network t. (t. de la red social).
social t. (t. social).
substitution t. (t. por sustitución).
substitutive t. (t. sustitutiva). Alopatía.
teleradium t. (t. por telerradio). T. mediante un haz de radio.
thyroid t. (t. tiroidea). Tratamiento del hipotiroidismo.
total push t. (t. total).
ultrasonic t. (t. ultrasónica).
x-ray t. (t. con rayos X). T. mediante la administración de rayos X.

therencephalous (terencéfalo). Denota un cráneo en el cual el ángulo en el hormión (basión), formado por líneas convergentes del inión y nasión, mide entre 116 y 129°.

theriaca (teriaca). f. Mezcla que contenía un gran número de componentes, usada en la Edad Media y que se consideraba con poderes de antídoto y curativos en un grado casi milagroso.

theriatrics (teriatría). f. Tratamiento médico de animales en un zoológico u otro conjunto de animales.

therio- (terio-). Prefijo que denota relación con animales.

theriogenologic, theriogenological (teriogenológico). Que pertenece a la teriogenología.

theriogenology (teriogenología). f. El estudio de la reproducción en animales, especialmente domésticos.

theriomorphism (teriomorfismo). m. Atribución de características animales a los seres humanos. Cf. antropomorfismo.

therm (termia). f. Unidad calórica que se usa indiscriminadamente para: 1) pequeña caloría; 2) caloría grande; 3) 1000 grandes calorías; 4) 100.000 unidades térmicas británicas.

thermacogenesis (termacogénesis). f. Elevación de la temperatura corporal por acción de un fármaco.

thermal (termal). Perteneciente al calor.

thermalgesia (termalgesia). f. Termoalgesia; alta sensibilidad al calor; dolor causado por un leve grado de calor.

thermalgia (termalgia). f. Dolor ardiente.

thermanalgesia (termanalgesia). f. Termoanestesia.

thermanesthesia (termanestesia).

thermatology (termatología). f. Rama de la terapéutica que se ocupa de la aplicación de calor.

thermelometer (termelómetro). m. Termómetro eléctrico, usado especialmente para registrar leves variaciones de temperatura.

thermesthesia (termestesia). f. Termoestesia.

thermesthesiometer (termestesiómetro). m. Termoestesiómetro.

thermistor (termistor). m. Dispositivo para determinar la temperatura; también puede emplearse para vigilar el control de la temperatura.

thermo-, therm- (termo-, term-). En formas combinadas denota calor.

thermoalgesia (termoalgesia). f. Termalgesia.

thermoanalgesia (termoanalgesia). f. Termoanestesia.

thermoanesthesia (termoanestesia). f. Ardanestesia; termanestesia; termoanalgesia; termanalgesia; pérdida de la sensación a la temperatura o de la capacidad para distinguir entre el calor y el frío.

thermocauterectomy (termocauterectomía). f. Eliminación del tejido por termocauterio.

thermocautery (termocauterio). Uso de un cauterio verdadero, como un electrocauterio.

thermochemistry (termoquímica). f. Interrelaciones entre las acciones químicas y el calor.

thermochroic (termocroico). **1.** Relacionado con la termocrosis. **2.** Que ejerce una acción selectiva sobre los rayos calóricos.

thermochroism (termocroísmo). m. Termocrosis.

thermochrose, thermochrosy (termocrosia). f. Propiedad que poseen los rayos de calor de reflexión, refracción y absorción, similar a los rayos de luz.

thermochrosis (termocrosis). f. Termocroísmo; acción selectiva de ciertas sustancias sobre el calor radiante, las cuales absorben ciertos rayos y reflejan o transmiten otros.

thermocoagulation (termocoagulación). f. Proceso de convertir un tejido en un gel por medio del calor.

thermocouple (termocupla). f. Termounión; dispositivo para medir leves cambios de temperatura que consiste en dos alambres de diferentes metales, uno se mantiene a una cierta temperatura baja y el otro se coloca en el tejido u otro material cuya temperatura se quiere medir; pasa una corriente eléctrica que se mide mediante un potenciómetro.

thermocurrent (termocorriente). f. Una corriente de termoelectricidad.

thermodiffusion (termodifusión). f. Difusión de líquidos o gases bajo la influencia de la temperatura.

thermodilution (termodilución). f. Reducción de la temperatura de un líquido, que se produce cuando es introducido en un líquido más frío.

thermoduric (termorresistente). Resistente a los efectos de la exposición a una temperatura alta; usado especialmente con referencia a los microorganismos.

thermodynamics (termodinámica). f. **1.** Rama de la ciencia fisicoquímica que se ocupa del calor y la energía y la conversión de uno en otro implicando trabajo mecánico. **2.** Estudio del flujo de calor.

thermoelectric (termoeléctrico). Relacionado con la termoelectricidad.

thermoelectricity (termoelectricidad). f. Corriente eléctrica generada en una termopila.

thermoesthesia (termoestesia). f. Termestesia; sensibilidad térmica; sensibilidad a la temperatura; capacidad para distinguir las diferencias de temperatura.

thermoesthesiometer (termoestesiómetro). m. Termestesiómetro; instrumento para probar la sensibilidad a la temperatura.

thermoexcitory (termoexcitador). m. Que estimula la producción de calor.

thermogenesis (termogénesis). f. Producción de calor; específicamente el proceso fisiológico de producción de calor en el organismo.

thermogenetic, thermogenic (termogenético). **1.** Termógeno; relacionado con la termogénesis. **2.** Calorígeno.

thermogenics (termogenia). f. Ciencia de la producción de calor.

thermogenous (termógeno). m. Termogenético.

thermogram (termograma). m. **1.** Mapa de temperatura regional de una parte u órgano del cuerpo obtenida por dispositivos sensibles al infrarrojo. **2.** Registro mediante un termógrafo.

thermograph (termógrafo). m. Instrumento o dispositivo empleado para obtener un termograma.
thermography (termografía). f. Proceso para medir la temperatura regional de una parte del cuerpo u órgano.
 infrared t. (t. infrarroja).
 liquid crystal t. (t. con cristal líquido).
thermohyperalgesia (termohiperalgesia). f. Termalgesia excesiva.
thermohyperesthesia (termohiperestesia). f. Termoestesia o sensibilidad muy aguda a la temperatura.
thermohypesthesia (termohipestesia). f. Termohipoestesia; disminución de la percepción del calor.
thermohypoesthesia (termohipoestesia). f. Termohipestesia.
thermoinhibitory (termoinhibidor). m. Que inhibe o detiene la termogénesis.
thermointegrator (termointegrador). m. Todo dispositivo para determinar el calor o frío efectivo de un ambiente, según lo podría percibir un organismo vivo, teniendo en cuenta la radiación y convección, así como la conducción.
thermojunction (termounión). f. Termocupla.
thermokeratoplasty (termoqueratoplastia). f. Tratamiento del queratocono, basado en la contracción hidrotérmica de las fibras del colágeno.
thermolabile (termolábil). Sujeto a alteración o destrucción por el calor.
thermolamp (termolámpara). f. Lámpara de calor.
thermology (termología). f. Termótica; la ciencia del calor.
thermolysis (termólisis). f. **1.** Pérdida de calor corporal por evaporación, radiación, etc. **2.** Descomposición química por acción del calor.
thermolytic (termolítico). **1.** Relacionado con la termólisis. **2.** m. Agente que promueve la disipación del calor.
thermomassage (termomasaje). m. Combinación de calor y masajes en la fisioterapia.
thermometer (termómetro). m. Instrumento para indicar la temperatura de cualquier sustancia.
 air t. (t. de aire). T. de gas.
 clinical t. (t. clínico).
 differential t. (t. diferencial). Termoscopio.
 gas t. (t. de gas).
 resistance t. (t. de resistencia). Pirómetro de resistencia.
 self-registering t. (t. con autorregistro).
 spirit t. (t. de alcohol).
 surface t. (t. de superficie).
 wet and dry bulb t. (t. de bulbo húmedo y seco). Psicrómetro.
thermometric (termométrico). Relativo a la termometría o a la lectura del termómetro.
thermometry (termometría). f. Medición de la temperatura.
thermoneurosis (termoneurosis). f. Elevación de la temperatura del cuerpo debido a una influencia emocional.
thermonuclear (termonuclear). Perteneciente a reacciones nucleares debidas a la fisión nuclear.
thermopenetration (termopenetración). f. Diatermia médica.
thermophile, thermophil (termófilo). m. Microorganismo que se reproduce a temperaturas de 50°C o superiores.
thermophilic (termofílico). Relativo a un termófilo.
thermophobia (termofobia). f. Temor morboso al calor.
thermophore (termóforo). m. **1.** Un dispositivo para aplicar calor a una parte. **2.** Una bolsa chata que contiene ciertas sales que se calientan cuando se humedecen.
thermophylic (termofílico). Resistente al calor, se aplica a ciertos microorganismos.
thermopile (termopila). f. Pila termoeléctrica; batería termoeléctrica que usualmente consiste en una serie de barras de antimonio y bismuto unidas que generan una corriente termoeléctrica cuando se calienta su unión.
thermoplacentography (termoplacentografía). f. Determinación de la posición de la placenta por detección de rayos infrarrojos a partir de la gran cantidad de sangre que fluye a través de la placenta.
thermoplasma, pl. **thermoplasmata** (termoplasma). m. Término común para referirse a cualquier miembro del género *Thermoplasma.*
thermoplastic (termoplástico). Clasificación de materiales que pueden ser ablandados mediante la aplicación de calor y se endurecen al enfriarse.
thermoplegia (termoplejía). f. Insolación.
thermoreceptor (termorreceptor). m. Receptor sensible al calor.
thermoregulation (termorregulación). f. Control de temperatura, como en un termóstato.
thermoregulator (termorregulador). m. Termóstato.
thermoscope (termoscopio). m. Termómetro diferencial; instrumento para indicar leves diferencias de temperatura sin que las registre o grabe.
thermoset (termofraguante). Clasificación de materiales que se han endurecido o curado por la aplicación de calor.
thermostabile, thermostable (termoestable). Que no está sujeto a la alteración o destrucción por el calor.
thermostat (termostato). m. Termorregulador; aparato para la regulación automática del calor, como una incubadora.
thermosteresis (termoestéresis). f. Privación de calor.
thermostromuhr (termostromuhr). m. Un stromuhr que consiste en un elemento calefactor entre dos termocuplas, que se aplican a la parte externa de un vaso; el flujo sanguíneo se calcula a partir de las diferencias de temperatura registradas en las termocuplas proximal y distal.
thermosystaltic (termosistáltico). Relacionado con el termosistaltismo.
thermosystaltism (termosistaltismo). m. Contracción, como la de los músculos, que se produce bajo la influencia del calor.
thermotactic, thermotaxic (termotáctico, termotáxico). Relacionado con la termotaxia.
thermotaxis (termotaxia). f. **1.** Reacción del protoplasma vivo frente al estímulo del calor. **2.** Regulación de la temperatura del cuerpo.
 negative t. (t. negativa).
 positive t. (t. positiva).
thermotherapy (termoterapia). f. Tratamiento de las enfermedades por la aplicación de calor.
thermotic (termótico). Relacionado con la termótica.
thermotics (termótica). f. Termología.
thermotonometer (termotonómetro). m. Instrumento para medir el grado de termosistaltismo o contracción muscular bajo la influencia del calor.
thermotropism (termotropismo). m. Movimiento de una parte de un organismo (p. ej., hojas o tallos) acercándose o alejándose de una fuente de calor.
theroid (teroide). Semejante a un animal en sus instintos y propensiones.
therology (terología). f. El estudio de los mamíferos.
thesaurismosis (tesaurismosis). f. Término raramente usado para designar a un trastorno metabólico en el cual una sustancia se acumula o deposita en ciertas células, usualmente en gran cantidad.
thesaurismotic (tesaurismótico). Perteneciente a la tesaurismosis.
thesaurosis (tesaurosis). f. Depósito anormal o excesivo de sustancias normales o extrañas en el organismo.
thesis, pl. **theses** (tesis). f. **1.** Ensayo sobre un tema médico preparado por un estudiante para su graduación. **2.** Proposición sometida por un candidato para el grado de doctor en ciertas universidades, que debe ser sostenida mediante argumentos contra las objeciones que se le puedan plantear. **3.** Una teoría o hipótesis propuesta como base para una discusión.
thetins (tetinas). f. pl. Compuestos de metilsulfonio, abundantes en las algas marinas, en los cuales el grupo *S*-metilo es "activo" y en consecuencia actúan como dadores de metilo en algunas plantas.
thia- (tia-). Prefijo que indica el reemplazo de carbono por el azufre en un ciclo o cadena.
thiabendazole (tiabendazol). m. Antihelmíntico de amplio espectro especialmente útil contra *Strongyloides stercoralis* y, junto con corticosteroides, contra las infecciones por *Trichinella.*
thiabutazide (tiabutazida). f. Butiazida.
thiacetazone (tiacetazona). f. Amitiozona.
thialbarbital (tialbarbital). m. Tiobarbitúrico de acción ultracorta para la inducción de la anestesia general por inyección intravenosa.
thiambutosine (tiambutosina). f. Un agente antileprósico.
thiamin, thiamine (tiamina). f. Vitamina B_1; aneurina, vitamina o factor antineurítico; vitamina o factor contra el beriberi; vitamina termolábil que es esencial para el crecimiento.
 t. hydrochloride (clorhidrato de t.). Clorhidrato de aneurina.
 t. mononitrate (mononitrato de t.). Igual acción que el clorhidrato de t.

t. pyridinylase (t. piridinilasa). Tiaminasa I.
t. pyrophosphate (TPP) (t. pirofosfato). Difosfotiamina.
thiaminase (tiaminasa). f. **1.** Enzima presente en el pescado crudo que destruye la tiamina y puede producir deficiencia de esta vitamina en animales sometidos a una dieta compuesta principalmente por pescado crudo. **2.** Tiaminasa II.
t. I (t. I). Tiamina piridinilasa.
t. II (t. II). Tiaminasa.
thiamphenicol (tianfenicol). m. Tiofenicol; dextrosulfenicol; antibiótico con usos y toxicidad similar a los del cloranfenicol.
thiamylal sodium (tiamilal sódico). Barbitúrico de acción corta preparado como mezcla con bicarbonato de sodio; se emplea por vía intravenosa para inducir anestesia de corta duración.
thiazides (tiazidas). f. pl. Forma abreviada de benzotiazidas.
thiazin (tiazina). f. Iminotiodifenilimina; sustancia madre de una familia de colorantes biológicos azules.
thiazolsulfone (tiazolsulfona). f. 2-Amino-5-sulfaniltiazol; tiene los mismos usos que la glucosulfona sódica, pero es menos tóxica y menos efectiva en el tratamiento de la lepra.
thickness (espesor). m. **1.** Medida de la profundidad de algo, a diferencia de la longitud o ancho. **2.** Capa o estrato.
Breslow's t. (e. de Breslow).
thiemia (tiemia). f. Presencia de azufre en la sangre circulante.
thienyl (tienilo). m. El radical del tiofeno, SC_4H_3.
thienylalanine (tienilalanina). f. Compuesto estructuralmente similar a la fenilalanina, que inhibe el crecimiento de *Escherichia coli,* posiblemente por inhibición competitiva de enzimas cuyo sustrato es la fenilalanina.
thiethylperazine maleate (tietilperazina, maleato de). Agente antiemético usado para el control de las náuseas y vómitos asociados con vértigo, con la administración de anestésicos generales y con otras condiciones clínicas.
thigh (muslo). m. Fémur; la parte de la extremidad inferior situada entre la cadera y la rodilla.
driver's t. (m. de conductor o chofer).
Heilbronner's t. (m. de Heilbronner).
thigmesthesia (tigmestesia). f. Sensibilidad táctil.
thigmotaxis (tigmotaxia). f. Forma de barotaxia; denota la reacción del protoplasma de plantas o animales al contacto con un cuerpo sólido.
thigmotropism (tigmotropismo). m. Movimiento de una parte de un organismo, como hojas o zarcillos que se acercan o se alejan de un estímulo táctil.
thimerosal (timerosal). m. Tiomersalato, tiomersal; sal sódica de [(*o*-carboxifenil)tio]etilmercurio; un antiséptico.
thinking (pensamiento). m. Acción de razonar.
abstract t. (p. abstracto).
archaic-paralogical t. (p. arcaico-paralógico). P. prelógico.
concrete t. (p. concreto).
creative t. (p. creativo).
magical t. (p. mágico). Equiparación irracional del p. con la acción.
prelogical t. (p. prelógico). P. arcaico-paralógico.
thinking through (pensamiento total).
thinning (fluidificar). Disminuir la viscosidad por medios químicos, como la adición de un solvente, o mecánicos, como en la fluidificación por corte.
shear t. (f. por corte).
thio- (tio-). Prefijo que indica el reemplazo de un átomo de oxígeno por azufre en un compuesto.
thioacid (tioácido). m. Sulfácido; sulfoácido; ácido orgánico en el cual uno o más átomos de oxígeno han sido reemplazados por átomos de azufre; p. ej., ácido tiosulfúrico.
thioalcohol (tioalcohol). m. Mercaptán.
thioamide (tioamida). f. Amida en la cual el S reemplaza al O.
thioate (tioato). m. Una sal o éster de un ácido -tioico.
thiobarbiturates (tiobarbitúricos). m. pl. Hipnóticos del grupo de los barbitúricos, p. ej., tiopental, en el cual el átomo de oxígeno en el carbono-2 es reemplazado por azufre.
thiocarbamide (tiocarbamida). f. Tiourea.
thiocarlide (tiocarlida). f. Compuesto sintético cuya molécula contiene los tres grupos antituberculosos: ácido *p*-aminosalicílico, tiosemicarbazona del *p*-aminobenzaldehído y el grupo tiocarbamida; agente antituberculoso.
thiochrome (tiocromo). m. Compuesto fluorescente, $C_{12}H_{14}N_4OS$, producido por la oxidación de la tiamina; se emplea en métodos para detección y determinación de tiamina.
thioctic acid (ácido tióctico). Á. lipoico.
thiocyanate (tiocianato). m. Rodanato; sulfocianato; sal del ácido tiociánico.
thiocyanic acid (ácido tiociánico). Á. rodánico; á. sulfociánico.
thiodiphenylamine (tiodifenilamina). f. Fenotiazina.
thioethanolamine acetyltransferase (tioetanolamina acetiltransferasa). f. Tiotransacetilasa B; enzima que transfiere el acetilo de la acetil-CoA al átomo de azufre de la tioetanolamina.
thioether (tioéter). m. Sulfuro orgánico; un éter en el cual el oxígeno es reemplazado por azufre.
thioflavin T (tioflavina T). f. Colorante amarillo de tiazol, que se emplea en histopatología como fluorocromo para sustancia hialina y amiloide.
thioflavine S (tioflavina S). f. Derivado metilado y sulfonado de la primulina; colorante amarillento usado en microscopia de fluorescencia como colorante vital.
thiofuran (tiofurano). m. Tiofeno.
thioglucosidase (tioglucosidasa). f. Mirosinasa; sinigrinasa; sinigrasa; enzima que se encuentra en la semilla de mostaza que convierte los tioglucósidos en tioles más azúcares.
thioglycerol (tioglicerol). m. Monotioglicerol.
thioglycolate, thioglycollate (tioglicolato). m. Sal o éster del ácido tioglicólico; con frecuencia se emplea en los medios para cultivo bacteriano para reducir su contenido de oxígeno creando así condiciones favorables para el desarrollo de los anaerobios.
thioglycolic acid (ácido tioglicólico). Á. mercaptoacético.
thioguanine (tioguanina). f. 2-Aminopurina-6-tiol; agente antineoplásico usado en leucemias y nefrosis.
-thioic acid (ácido -tioico). Sufijo que denota el radical -C(S)OH o el -C(O)SH, análogo azufrado de un á. carboxílico; un á. tiocarboxílico.
thiokinase (tiocinasa). f. Término que incluye las enzimas que forman compuestos con acil CoA a partir de los correspondientes ácidos grasos y CoA.
thiol (tiol). m. **1.** El radical monovalente –SH cuando está fijado a un átomo de carbono; un sulfhidrilo. **2.** Mezcla de aceites de petróleo sulfurados y sulfonados purificados con amoníaco que se emplea en el tratamiento de enfermedades cutáneas.
thiolase (tiolasa). f. Acetil-CoA acetiltransferasa.
thiole (tiol). m. Tiofeno.
thiolhistidylbetaine (tiolhistidilbetaína). f. Ergotioneína.
thioltransacetylase A (tioltransacetilasa A). f. Dihidrolipoamida acetiltransferasa.
thiolysis (tiólisis). f. Ruptura de un enlace químico con adición de coenzima A a una de las partes; análoga a hidrólisis y fosforólisis.
thiomersal (tiomersal). m. Timerosal.
thiomersalate (tiomersalato). m. Timerosal.
thiomethyladenosine (tiometiladenosina). f. Metiltioadenosina.
β-thionase (β-tionasa). f. Cistationina β-sintasa.
-thione (-tiona). Sufijo que indica el radical =C=S; el análogo sulfurado de una cetona, es decir un grupo tiocarbonilo.
thioneine (tioneína). f. Ergotioneína.
thionic (tiónico). Relacionado con el azufre.
thionine (tionina). f. Violeta de Lauth; amidofentiazina; polvo de color verde oscuro que da una solución púrpura por disolución en agua.
thiono- (tiono-). Prefijo usado a veces por tioxo.
thiopanic acid (ácido tiopánico). Pantoiltaurina.
thiopental sodium (tiopental sódico). Barbiturato de acción ultracorta que se administra por vía intravenosa o rectal para inducción de la anestesia.
thiophene (tiofeno). m. Tiofurano; tiol; compuesto con el ciclo fundamental.
thiophenicol (tiofenicol). m. Tianfenicol.
thiophorases (tioforasas). f. pl. CoA transferasas.
thiopropazate hydrochloride (tiopropazato, clorhidrato de). Derivado de la fenotiazina relacionado química y farmacológicamente con la proclorperazina y perfenazina; un antipsicótico.
thioproperazine (tioproperazina). f. Agente antiemético y ansiolítico.
thioridazine hydrochloride (tioridazina, clorhidrato). Antipsicótico con acción similar a la clorpromazina.

thiosemicarbazide (tiosemicarbazida). f. Miembro de un grupo de tiosemicarbazonas con acción tuberculostática; se usa como reactivo en la detección de metales.
thiosemicarbazone (tiosemicarbazona). f. **1.** Compuesto que contiene el radical tiosemicarbazida, $=N-NH-C(S)-NH_2$. **2.** Miembro de un grupo de tuberculostáticos que incluye la tiosemicarbazida, el benzaldehído tiosemicarbazona y 4-aminoacetilbenzaldehído tiosemicarbazona.
thiosulfate (tiosulfato). m. El anión del ácido sulfúrico.
t. cyanide transsulfurase (t. cianuro transulfurasa).
t. sulfurtransferase (t. sulfotransferasa). Rodanasa.
t. thiotransferase (t. tiotransferasa). T. sulfotransferasa.
thiosulfuric acid (ácido tiosulfúrico).
thiotepa (tiotepa). m. Trietilentiofosforamida.
thiothixene (tiotixeno). m. Un antipsicótico.
thiotransacetylase B (tiotransacetilasa B). f. Tioetanolamina acetiltransferasa.
2-thiouracil (2-tiouracilo). m. 2-Mercapto-4-pirimidinona.
4-thiouracil (4-tiouracilo). m. Uracilo cuyo O en posición 4 ha sido reemplazado por S, isómero del 2-tiouracilo.
thiourea (tiourea). f. Tiocarbamida; compuesto antitiroideo del grupo de la tioamida, que posee las mismas acciones y usos que el tiouracilo.
thioxanthene (tioxanteno). m. Clase de compuestos tricíclicos que semejan la fenotiazina, pero con el nitrógeno del ciclo central reemplazado por un átomo de carbono.
thioxo- (tioxo-). Prefijo que indica la presencia de =S en una tiocetona.
thioxolone (tioxolona). f. Un antiseborreico.
thiphenamil hydrochloride (tifenamil, clorhidrato de). Clorhidrato del éster *S*-(2-dietilaminoetilo) del ácido difeniltioacético; un agente anticolinérgico.
thirst (sed). f. Deseo de beber asociado con sensaciones desagradables en la boca y faringe.
false t. (s. falsa). Seudodipsia.
insensible t. (s. insensible). Hipodipsia.
morbid t. (s. morbosa). Dipsesis.
subliminal t. (s. subliminal). Hipodipsia.
true t. (s. verdadera). S. que puede satisfacerse bebiendo agua.
thixolabile (tixolábil). Susceptible a la tixotropía.
thixotropic (tixotrópico). Perteneciente a la tixotropía, o caracterizado por ella.
thixotropy (tixotropía). f. Fenómeno de recoagulación; propiedad de ciertos geles de hacerse menos viscosos cuando se los agita o son sometidos a fuerzas de corte y retornan a su viscosidad original en reposo.
thonzonium bromide (tonzonio, bromuro de). Agente tensioactivo usado en gotas para el oído y aerosoles.
thonzylamine hydrochloride (tonzilamina, clorhidrato de). Un antihistamínico.
thoracal, thoracic (torácico). Relativo al tórax.
thoracalgia (toracalgia). f. Toracodinia; dolor en el tórax.
thoracectomy (toracectomía). f. Resección de una porción de una costilla.
thoracentesis (toracentesis). f. Pleuracentesis; pleurocentesis; toracocentesis; paracentesis de la cavidad pleural.
thoracicoabdominal (toracicoabdominal). Relacionado con el tórax o el abdomen.
thoracicoacromial (toracicoacromial). Acromiotorácico.
thoracicohumeral (toracicohumeral). Relativo al tórax y al húmero.
thoraco-, thorac-, thoracico- (toraco-, torac-, torácico-). En formas combinadas denota el tórax.
thoracoabdominal (toracoabdominal). Toracicoabdominal.
thoracoacromial (toracoacromial). Acromiotorácico.
thoracoceloschisis (toracocelosquisis). f. Toracogastroquisis; fisura congénita del tronco que incluye las cavidades torácica y abdominal.
thoracocentesis (toracocentesis). f. Toracentesis.
thoracocyllosis (toracocilosis). f. Deformación del tórax.
thoracocyrtosis (toracocirtosis). f. Curvatura anormalmente amplia de la pared torácica.
thoracodelphus (toracodelfo). m. Duplicidad posterior en la cual los gemelos unidos están fusionados desde el ombligo hacia arriba.
thoracodynia (toracodinia). f. Toracalgia.
thoracogastroschisis (toracogastrosquisis). f. Toracocelosquisis.
thoracograph (toracógrafo). m. Instrumento para determinar el contorno horizontal del tórax.
thoracolaparotomy (toracolaparotomía). f. Exposición de la región diafragmática por medio de una incisión que abre el tórax y el abdomen.
thoracolumbar (toracolumbar). **1.** Relacionado con las porciones torácica y lumbar de la columna vertebral. **2.** Relacionado con los orígenes de la división simpática del sistema nervioso autónomo.
thoracolysis (toracólisis). f. Ruptura de adherencias pleurales.
thoracomelus (toracomelo). m. Gemelos unidos desiguales en los cuales el parásito, a menudo sólo un brazo o pierna, está unido al tórax del autósito.
thoracometer (toracómetro). m. Instrumento para medir la circunferencia torácica o sus variaciones en la respiración.
thoracomyodynia (toracomiodinia). f. Dolor en los músculos de la pared torácica.
thoracopagus (toracópago). Sintórax, gemelos unidos con fusión en la región torácica.
thoracoparacephalus (toracoparacéfalo). Gemelos unidos, poco comunes, en los cuales una cabeza parasitaria rudimentaria está unida al tórax del autósito.
thoracopathy (toracopatía). f. Toda enfermedad de los órganos o tejidos torácicos.
thoracoplasty (toracoplastia). f. Cirugía plástica del tórax.
conventional t. (t. convencional).
thoracopneumoplasty (toraconeumoplastia). f. Cirugía plástica del tórax en la cual también está implicado el pulmón.
thoracoschisis (toracosquisis). f. Fisura congénita de la pared torácica.
thoracoscope (toracoscopio). m. Un endoscopio usado para el examen de la cavidad pleural.
thoracoscopy (toracoscopia). f. Examen de la cavidad pleural con un endoscopio.
thoracostenosis (toracoestenosis). f. Estrechamiento del tórax.
thoracostomy (toracostomía). f. Establecimiento de una abertura en la cavidad torácica, como para el drenaje de un empiema.
thoracotomy (toracotomía). f. Pleurotomía; incisión de la pared torácica.
thoradelphus (toradelfo). Toracodelfo.
thorax, gen. **thoracis**, pl. **thoraces** (tórax). [*thorax*, NA]. m. La parte superior del tronco, entre el cuello y el abdomen.
Peyrot's t. (t. de Peyrot).
thorium (torio). Elemento metálico radiactivo, símbolo Th, Nº at. 90, P. at. 232,05.
thorn (espina). f. En anatomía, cualquier estructura espinosa o con forma de púa.
dendritic t.'s (e. dendríticas).
penis t.'s (e. del pene).
thorn apple (estramonio). m. *Datura stramonium*.
thoroughbred (pura sangre). Caballo de carrera de raza pura, sin cruzas.
thought broadcasting (pensamiento, difusión del). Delirio en que los pensamientos propios pueden ser difundidos por el aire para que sean oídos por otros.
thought insertion (pensamiento, inserción de). Delirio en que los pensamientos son implantados en la mente por otras personas o por fuerzas externas.
thought withdrawal (retiro del pensamiento).
Thr (Thr). Símbolo de la treonina o de su radical.
thread (hilo). f. **1.** Hebra fina de material de sutura. **2.** Estructura filamentosa.
Simonart's t.'s (h. de Simonart). Bandas amnióticas.
terminal t. (h. terminal). Filum terminale.
threadworm (gusano filiforme).
threonic acid (ácido treónico).
threonine (treonina). f. Ácido 2-amino-3-hidroxibutírico; uno de los aminoácidos naturales, que forma parte de la estructura de la mayoría de las proteínas y es esencial para la dieta del hombre y otros mamíferos.
t. deaminase (t. desaminasa). f. T. deshidratasa.
t. dehydratase (t. deshidratasa). T. desaminasa.

threose (treosa). f. Una aldotetrosa; una de las dos aldosas (la otra es eritrosa) que contiene cuatro átomos de carbono.
threshold (umbral). m. **1.** Punto en el que un estímulo empieza a producir una sensación: el límite inferior de percepción de un estímulo. **2.** El estímulo mínimo que produce excitación de cualquier estructura. **3.** Limen.
absolute t. (u. absoluto). U. de estímulo.
achromatic t. (u. acromático). U. visual.
auditory t. (u. auditivo).
brightness difference t. (u. de diferencia de brillo).
t. of consciousness (u. de conciencia).
convulsant t. (u. convulsivo).
differential t. (u. diferencial).
displacement t. (u. de desplazamiento).
double-point t. (u. de doble punto).
erythema t. (u. de eritema).
fibrillation t. (u. de fibrilación).
galvanic t. (u. galvánico). Reobase.
t. of island of Reil (limen insular). [*limen insulae,* NA].
light differential t. (u. diferencial de luz).
minimum light t. (u. luminoso mínimo). U. visual.
t. of nose (u. de la nariz). Limen nasal.
pain t. (u. doloroso).
relational t. (u. de relación).
renal t. (u. renal).
stimulus t. (u. de estímulo). U. absoluto.
swallowing t. (u. de deglución).
visual t., t. of visual sensation (u. visual, de sensación visual).
thrill (frémito). m. Vibración que acompaña a un soplo cardíaco o vascular y puede sentirse a la palpación.
diastolic t. (f. diastólico).
hydatid t. (f. hidatídico). Síndrome de Blatin.
presystolic t. (f. presistólico).
systolic t. (f. sistólico).
thrix (thrix). Pelo.
t. annulata (t. annulata). Pelo anular.
throat (garganta). f. **1.** Fauces y faringe. **2.** Cara anterior del cuello. **3.** Cualquier entrada angosta a una parte hueca.
putrid t. (g. pútrida). Faringitis gangrenosa.
septic sore t. (g. dolorida séptica).
sore t. (g. dolorida). Angina ; cinanque o sinanque.
throb (latir). Pulsar, golpear, vibrar rítmicamente.
thrombase (trombasa). f. Trombina.
thrombasthenia, thromboasthenia (trombastenia). f. Anormalidad de las plaquetas característica de la t. de Glanzmann.
Glanzmann's t. (t. de Glanzmann). Enfermedad de Glanzmann.
hereditary hemorrhagic t. (t. hemorrágica hereditaria).
thrombectomy (trombectomía). f. La escisión de un trombo.
thrombin (trombina). f. Trombosina; trombasa; fibrinogenasa. Enzima (proteinasa) formada en las sangre extravasada, que convierte el fibrinógeno en fibrina por hidrólisis de péptidos (y amidas y ésteres) de L-arginina.
human t. (t. humana).
thrombinogen (trombinógeno). m. Protrombina.
thrombinogenesis (trombinogénesis). f. Producción de trombina.
thrombintimectomy (trombintimectomía). f. Término antiguo para tromboendarterectomía.
thrombo-, thromb- (tromb-, trombo-). En formas combinadas denota coagulación de la sangre o relaciones con la coagulación.
thromboangiitis (tromboangitis). f. Inflamación de la íntima de un vaso sanguíneo, con trombosis.
t. obliterans (t. obliterante). Enfermedad de Buerger.
thromboarteritis (tromboarteritis). f. Inflamación arterial con formación de trombos.
thromboblast (tromboblasto). m. Megacariocito.
thromboclasis (tromboclasis). f. Trombólisis.
thromboclastic (tromboclástico). Trombolítico.
thrombocyst, thrombocystis (tromboquiste). m. Un saco membranoso que encierra un trombo.
thrombocytasthenia (trombocitastenia). f. Término que se aplica a un grupo de trastornos hemorrágicos en los cuales las plaquetas pueden estar en número levemente reducido o incluso dentro de los límites normales, pero cuya morfología es anormal o carecen de factores que son efectivos en la coagulación de la sangre.
thrombocyte (trombocito). m. Plaqueta.
thrombocythemia (trombocitemia). f. Trombocitosis.
thrombocytin (trombocitina). f. Serotonina.
thrombocytopathy (trombocitopatía). f. Término general para cualquier trastorno del mecanismo de la coagulación que se debe a la disfunción de las plaquetas sanguíneas.
thrombocytopenia (trombocitopenia). f. Trombopenia; condición en la cual existe un bajo número de plaquetas en la sangre circulante.
autoimmune t. (t. autoinmune).
essential t. (t. esencial).
immune t. (t. inmune).
isoimmune t. (t. isoinmune).
thrombocytopoiesis (trombocitopoyesis). f. El proceso de formación de trombocitos o plaquetas.
thrombocytosis (trombocitosis). f. Trombocitemia; incremento en el número de plaquetas en sangre circulante.
thromboelastogram (tromboelastograma). m. Registro del proceso de la coagulación mediante un tromboelastógrafo.
thromboelastograph (tromboelastógrafo). m. Aparato para registrar las variaciones elásticas de un trombo durante el proceso de coagulación.
thromboembolectomy (tromboembolectomía). f. Extracción de un trombo embólico.
thromboembolism (tromboembolia). f. Embolia causada por un trombo.
thromboendarterectomy (tromboendarterectomía). f. Operación que implica la abertura de una arteria, extracción de un trombo ocluyente junto con la íntima y material ateromatoso, dejando un plano limpio, interno a la adventicia.
thromboendocarditis (tromboendocarditis). f. Endocarditis trombótica no bacteriana.
thrombogen (trombógeno). m. Protrombina.
thrombogene (trombogén). m. Factor V.
thrombogenic (trombogénico). **1.** Relativo al trombógeno. **2.** Que causa trombosis o coagulación de la sangre.
thromboid (tromboide). Que semeja un trombo.
thrombokatilysin (trombocatilisina). f. Factor VIII.
thrombokinase (trombocinasa). f. Tromboplastina.
thrombolic (tromboembólico). Relativo a un tromboémbolo.
thrombolus (tromboémbolo). m. Un émbolo compuesto por plaquetas aglutinadas.
thrombolymphangitis (trombolinfangitis). f. Inflamación de un vaso linfático con formación de un coágulo de linfa.
thrombolysis (trombólisis). f. Tromboclasis; fluidificación o disolución de un trombo.
thrombolytic (trombolítico) Tromboclástico; que rompe o disuelve un trombo.
thrombon (trombón). m. Término general que incluye los trombocitos circulantes (plaquetas sanguíneas) y las formas celulares de las cuales se originan aquéllos (tromboblastos o megacariocitos).
thrombonecrosis (trombonecrosis). f. Necrosis de las paredes de un vaso sanguíneo, con trombosis en el lumen.
thrombopathy (trombopatía). f. Término inespecífico que se aplica a los trastornos de las plaquetas sanguíneas que dan como resultado defectos de la tromboplastina sin alteraciones evidentes en el aspecto o número de las plaquetas.
constitutional t. (t. constitucional).
thrombopenia (trombopenia). f. Trombocitopenia.
thrombophilia (trombofilia). f. Trastorno del sistema hematopoyético en el cual existe una tendencia a la trombosis.
thrombophlebitis (tromboflebitis). f. Inflamación venosa con formación de trombos.
t. migrans (t. migratoria).
t. saltans (t. saltarina).
thromboplastid (tromboplástido). m. **1.** Plaqueta. **2.** Célula fusiforme nucleada en la sangre de animales inferiores a los mamíferos.
thromboplastin (tromboplastina). f. Trombocinasa; trombozima; factor textural de las plaquetas, sustancia zimoplástica; sustancia presente en los tejidos, plaquetas y leucocitos, necesaria para la coagulación de la sangre.
thromboplastinogen (tromboplastinógeno). m. Factor VIII.
thromboplastinogenase (tromboplastinogenasa). f. Enzima presente en la sangre que cataliza la conversión del tromboplastinógeno inactivo en tromboplastina.

T U V

thromboplastinogenemia (tromboplastinogenemia). f. Presencia de tromboplastinógeno en la sangre circulante.
thrombopoiesis (trombopoyesis). f. Precisamente, el proceso de formación de un coágulo en la sangre, pero en general se usa para referirse a la formación de las plaquetas (trombocitos).
thrombosed (trombosado). **1.** Coagulado. **2.** Denota un vaso sanguíneo en el cual existe trombosis.
thrombosin (trombosina). f. Trombina.
thrombosis, pl. **thromboses** (trombosis). f. Formación o presencia de trombos; coagulación dentro de un vaso sanguíneo que causa infarto de los tejidos irrigados por dicho vaso.
atrophic t. (t. atrófica). T. marásmica.
cerebral t. (t. cerebral).
compression t. (t. por compresión).
coronary t. (t. coronaria).
creeping t. (t. reptante).
dilation t. (t. por dilatación).
effort t. (t. por esfuerzo).
jumping t. (t. saltarina).
marantic t., marasmic t. (t. marásmica). T. atrófica.
mural t. (t. mural).
placental t. (t. placentaria).
plate t., platelet t. (t. plaquetaria).
posttraumatic arterial t., posttraumatic venous t. (t. arterial postraumática, venosa postraumática).
thrombostasis (tromboestasis). f. Detención local de la circulación por trombosis.
thrombosthenin (trombostenina). f. Actomiosina plaquetaria.
thrombotic (trombótico). Relacionado con trombosis, causado o caracterizado por ella.
thrombotonin (trombotonina). f. Serotonina.
thromboxane (tromboxano). m. Homo-11a-oxaprostano; el precursor formal de los tromboxanos; ácido prostanoico cuyo COOH ha sido reducido a $-CH_3$ y se ha insertado un átomo de oxígeno entre los carbonos 11 y 12.
thromboxanes (tromboxanos). m. pl. Grupo de compuestos, incluyendo los eicosanoides, basados formalmente en el tromboxano pero con el grupo COOH terminal presente.
thrombozyme (trombozima). f. Tromboplastina.
thrombus, pl. **thrombi** (trombo). m. Un coágulo en el sistema cardiovascular formado durante la vida a partir de constituyentes de la sangre.
agglutinative t. (t. aglutinativo). T. hialino.
agonal t. (t. agónico).
antemortem t. (t. ante mortem).
ball t. (t. esférico).
ball-valve t. (t. esférico valvular).
bile t. (t. biliar).
fibrin t. (t. de fibrina).
globular t. (t. globular).
hyaline t. (t. hialino). T. aglutinativo.
infective t. (t. infectivo).
laminated t. (t. laminado).
marantic t., marasmic t. (t. marásmico).
mixed t. (t. mixto). T. estratificado.
mural t. (t. mural).
obstructive t. (t. obstructivo).
pale t. (t. pálido). T. blanco.
parietal t. (t. parietal).
postmortem t. (t. post mortem).
propagated t. (t. propagado).
red t. (t. rojo).
secondary t. (t. secundario).
stratified t. (t. estratificado). T. mixto.
valvular t. (t. valvular).
white t. (t. blanco). T. pálido.
throwback (retroceso). m. Atavus.
thrush (muguet). m. **1.** Infección de los tejidos orales con el hongo *Candida albicans*. **2.** Proceso infeccioso raro, fétido, de la pata del caballo, que abarca todo el pie.
thuja, thuya (tuya). f. Las copas verdes de *Thuja occidentalis* (familia Pinaceae), un árbol ornamental perenne del este de EE.UU., fuente de aceite de hojas de tuya.
t. oil (aceite de t.). Aceite de hojas de tuya.
thujol, thuyol (tuyol). m. Tuyona.
thujone (tuyona). f. Tuyol; tuyona; absintol; tanacetol; tanacetona; el principal constituyente del aceite de hojas de tuya; un estimulante similar al alcanfor.
thulium (tulio). m. Elemento metálico de la serie de los lantánidos, símbolo Tm, número atómico 69, peso atómico 168,94.
thumb (pulgar). m. Pollex; primer dedo de la mano; primer dígito del lado radial de la mano.
gamekeeper's t. (p. de guardabosque).
hitchhiker t.'s (p. del mochilero). Elongación congénita del p.
tennis t. (p. del tenista).
thumbprinting (pulgar, impresión del).
thus (incienso). m. Olíbano.
thylacitis (tilacitis). f. Inflamación de las glándulas sebáceas de la piel.
thyme (tomillo). m. Las hojas secas y flores de *Thymus vulgaris* (familia Labiatae), usadas como condimento.
t. oil, oil of t. (t. aceite de).
thymectomy (timectomía). f. Extirpación del timo.
thymelcosis (timelcosis). f. Término obsoleto para supuración del timo.
-thymia (-timia). Sufijo que denota relación con la mente, alma, emociones. V.t. timo-.
thymic (tímico). Relacionado con el timo.
thymic acid (ácido tímico). Timol.
thymicolymphatic (timicolinfático). Relacionado con el timo y el sistema linfático.
thymidine (timidina). f. Timina desoxirribonucleósido; uno de los cuatro nucleósidos principales del DNA.
t. phosphorylase (t. fosforilasa).
tritiated t. (t. tritiada).
thymidine 5'-diphosphate (timidina 5'-difosfato). f. Timidina esterificada en su posición 5' con ácido difosfórico.
thymidine 5'-phosphate (timidina 5'-fosfato). f. Ácido timidílico.
thymidine 5'-triphosphate (timidina 5-'trifosfato). f. Timidina esterificada en su posición 5' con ácido trifosfórico; precursor inmediato del ácido timidílico en el DNA.
thymidylate synthase (timidilato sintasa). f. Enzima que cataliza la conversión de desoxiuridina 5'-fosfato a timidina 5'-fosfato; el grupo metilo proviene del metilentetrahidrofolato.
thymidylic acid (ácido timidílico).
thymin (timina). f. Factor linfopoyético tímico.
thymine (timina). f. 5-Metiluracilo; componente de los ácidos timidílico y desoxirribonucleico.
t. deoxyribonucleoside (t. desoxirribonucleósido). Timidina.
t. deoxyribonucleotide (t. desoxirribonucleótido).
t. nucleotide (t. nucleótido). Ácido timidílico.
thymion (timion). m. Verruga.
thymiosis (timiosis). f. Término obsoleto para: 1) presencia de verrugas; 2) pián.
thymitis (timitis). f. Inflamación del timo.
thymo-, thym-, thymi-, (timo-, tim-, timi-). **1.** Prefijos que denotan relación con el timo. **2.** Prefijos que denotan relación con la mente, el alma, las emociones.
thymocyte (timocito). f. Célula que se desarrolla en el timo, a partir de una célula troncal de la médula ósea y del hígado fetal, es el precursor de los linfocitos derivados del timo (linfocitos T), que intervienen en la sensibilidad mediada por células (de tipo retardado).
thymogenic (timogénico). De origen afectivo.
thymokinetic (timocinético). Activador del timo.
thymol (timol). m. Ácido tímico; timoalcanfor; un fenol presente en el aceite volátil de *Thymus vulgaris* (tomillo), *Monarda punctata* (mastranzo) y otros aceites volátiles.
t. blue (azul timol).
t. iodide (yoduro de t.).
thymoma (timoma). m. Neoplasia en el mediastino anterior, que se origina en el tejido tímico, por lo común benigno y con frecuencia capsulado.
thymonuclease (timonucleasa). f. Desoxirribonucleasa I.
thymopoietin (timopoyetina). f. Factor linfopoyético tímico.
thymoprival, thymoprivic, thymoprivous (timoprivo). Relacionado con la atrofia prematura o la extirpación del timo, o caracterizado por ellas.
thymosin (timosina). f. Factor linfopoyético tímico.

thymoxamine (timoxamina). f. Moxisilita.
thymus, pl. **thymi, thymuses** (timo). m. [*thymus*, NA]. Un órgano linfoideo situado en la parte superior del mediastino e inferior del cuello; es necesario en las primeras etapas de la vida para el desarrollo normal de la función inmunológica.
thyreo- (tireo-). Forma obsoleta de tiro-.
thyro-, thyr- (tir-, tiro-). Prefijos que denotan relación con la glándula tiroides.
thyroacetic acid (ácido tiroacético).
thyroadenitis (tiroadenitis). f. Tiroiditis.
thyroaplasia (tiroaplasia). f. Anomalías observadas en individuos con defectos congénitos del tiroides y deficiencia de su secreción.
thyroarytenoid (tiroaritenoideo). Relacionado con los cartílagos tiroides y aritenoides.
thyrocalcitonin (tirocalcitonina). f. Calcitonina.
thyrocardiac (tirocardíaco). Que afecta el corazón como resultado de hipertiroidismo.
thyrocele (tirocele). m. Tumor del tiroides, p. ej., un bocio.
thyrocervical (tirocervical). Relacionado con el tiroides y el cuello.
thyrochondrotomy (tirocondrotomía). f. Laringofisura.
thyrocolloid (tirocoloide). m. Sustancia coloidal presente en el tiroides.
thyrocricotomy (tirocricotomía). f. División de la membrana cricotiroidea.
thyroepiglottic (tiroepiglótico). Relacionado con el cartílago tiroides y la epiglotis.
thyroesophageus (tiroesófago). m. Una banda pequeña e inconstante de fibras musculares que pasan entre el esófago y el cartílago tiroides.
thyrofissure (tirofisura). f. Laringofisura.
thyrogenic (tirogénico). Que es de origen tiroideo.
thyroglobulin (tiroglobulina). f. **1.** Yodoglobulina; tiroproteína; hormona tiroidea proteica, que usualmente se almacena en el coloide dentro de los folículos tiroideos. **2.** Sustancia obtenida por fraccionamiento de las glándulas tiroideas del cerdo, *Sus scrofa*, que contiene no menos de 0,7% de yodo total; se usa para el tratamiento del hipotiroidismo.
thyroglossal (tirogloso). Tirolingual; relacionado con el tiroides y la lengua.
thyrohyal (tirohial). El asta mayor del hueso hioides.
thyrohyoid (tirohioideo). Hiotiroideo; relativo al cartílago tiroideo y al hueso hioides. V. músculo t.
thyroid (tiroides). m. **1.** Semejante a un escudo; escutiforme; denota una glándula (glándula tiroides) y un cartílago de la laringe (cartílago tiroides) que poseen esta forma. **2.** Glándula tiroides. **3.** Glándula t. desecada que se obtiene de alguno de los animales domésticos usados como alimento y que contiene 0,17-0,23% de yodo.
  accessory t. (t. accesorio). Glándula tiroides accesoria.
thyroidea (thyroidea). Glándula tiroides.
thyroidectomy (tiroidectomía). f. Extirpación del tiroides.
  "chemical" t. (t. "química").
thyroidism (tiroidismo). m. Designación obsoleta de: 1) hipertiroidismo; 2) intoxicación por sobredosis de extracto tiroideo.
thyroiditis (tiroiditis). m. Tiroadenitis; inflamación del tiroides.
  autoimmune t. (t. autoinmune). T. de Hashimoto.
  chronic atrophic t. (t. atrófica crónica).
  de Quervain's t. (t. de de Quervain). T. granulomatosa subaguda.
  focal lymphocytic t. (t. linfocítica focal).
  giant cell t. (t. de células gigantes). T. granulomatosa subaguda.
  Hashimoto's t. (t. de Hashimoto).
  ligneous t. (t. leñosa). T. de Riedel.
  parasitic t. (t. parasitaria).
  Riedel's t. (t. de Riedel). Enfermedad o estruma de Riedel.
  subacute granulomatous t. (t. granulomatosa subaguda).
thyroidology (tiroidología). f. El estudio del tiroides, tanto normal como patológico.
thyroidotomy (tiroidotomía). f. Laringofisura.
thyrolaryngeal (tirolaríngeo). Relacionado con la glándula o el cartílago tiroides y la laringe.
thyroliberin (tiroliberina). f. Hormona liberadora de tirotropina; factor liberador de la hormona estimulante del tiroides.
thyrolingual (tirolingual). Tirogloso.
thyrolytic (tirolítico). Que causa la destrucción de las células del tiroides.
thyromegaly (tiromegalia). f. Aumento de tamaño del tiroides.
thyronine (tironina). f. Aminoácido con un grupo éter difenilo en la cadena lateral; se encuentra en las proteínas sólo en forma de derivados yodados (yodotironinas), como la tiroxina.
thyropalatine (tiropalatino). Denota el músculo palatofaríngeo.
thyroparathyroidectomy (tiroparatiroidectomía). f. Escisión de las glándulas tiroides y paratiroides.
thyropathy (tiropatía). f. Trastorno del tiroides.
thyropharyngeal (tirofaríngeo). Denota la porción tirofaríngea del músculo constrictor inferior de la faringe.
thyroprival, thyroprivic (tiroprivo). Relacionado con la tiroprivación, denota hipotiroidismo producido por enfermedad o tiroidectomía.
thyroprivia (tiroprivación). f. Estado caracterizado por reducción de la actividad del tiroides.
thyroprotein (tiroproteína). f. **1.** Tiroglobulina. **2.** Proteína yodada, usualmente caseína, que posee actividad de tiroxina.
thyroptosis (tiroptosis). f. Desplazamiento del tiroides hacia el tórax.
thyrotomy (tirotomía). f. **1.** Operación que implica el corte del tiroides. **2.** Laringofisura.
thyrotoxic (tirotóxico). Indica tirotoxicosis.
thyrotoxicosis (tirotoxicosis). f. Estado producido por cantidades excesivas de hormona tiroidea endógena o exógena.
  apathetic t. (t. apática).
  t. medicamentosa (t. medicamentosa).
thyrotoxin (tirotoxina). f. **1.** Sustancia hipotética que anteriormente se consideraba un producto anormal de las glándulas tiroides hiperplásicas difusas que se encuentran en la enfermedad de Graves y se presumía que eran la causa de los signos y síntomas característicos de esa condición (a diferencia del hipertiroidismo simple). **2.** Factor antigénico fijador del complemento asociado con ciertas enfermedades del tiroides. **3.** Término poco usado para referirse a cualquier material tóxico para el tejido tiroideo.
thyrotroph (tirotrofo). m. Célula del lóbulo anterior de la pituitaria que produce tirotrofina.
thyrotrophic (tirotrófico). Tirotrópico.
thyrotrophin (tirotrofina). f. Tirotropina.
thyrotropic (tirotrópico). Tirotrófico; estimulante o que favorece al tiroides.
thyrotropin (tirotropina). f. Tirotrofina; hormona tirotrópica: hormona estimulante del tiroides; hormona glucoproteica producida por el lóbulo anterior de la hipófisis que estimula el crecimiento y función de la glándula tiroides.
thyroxine, thyroxin (tiroxina (T_4)). f. 3,3',5,5'-Tetrayodotironina; el compuesto yodado activo que existe normalmente en la glándula tiroides y es extraído de ella en forma cristalina para uso terapéutico.
  radioactive t. (t. radiactiva). Radiotiroxina.
  t. sodium (t. sódica).
Ti (Ti). Símbolo del titanio.
TIA (TIA). Abrev. en inglés de ataque de isquemia transitorio (transient ischemic attack).
tibia, gen. and pl. **tibiae** (tibia). f. [*tibia*, NA]. El hueso medial y mayor de los dos de la pierna, que se articula con el fémur, el peroné y el astrágalo.
  saber t. (t. en sable).
  t. valga (t. valga). Genu valgum.
  t. vara (t. vara). Genu varum.
tibial (tibial). Relativo a la tibia o a cualquier estructura designada con ese nombre.
tibiale posticum (tibiale posticum). Hueso tibial posterior.
tibialgia (tibialgia). f. Dolor en la espinilla.
tibialis (tibialis). [*tibialis*, NA]. Tibial.
tibio- (tibio-). Prefijo que indica relación con la tibia.
tibiocalcanean (tibiocalcáneo). Relacionado con la tibia y el calcáneo.
tibiofemoral (tibiofemoral). Relacionado con la tibia y el fémur.
tibiofibular (tibiofibular). Peroneotibial; tibioperoneo; relacionado con la tibia y el peroné.
tibionavicular (tibionavicular). Tibioescafoideo; relacionado con la tibia y el hueso navicular (escafoides del tarso).
tibioperoneal (tibioperoneo). Tibiofibular.
tibioscaphoid (tibioescafoideo). Tibionavicular.
tibiotarsal (tibiotarsiano). Tarsotibial.

tic (tic). m. Corea o espasmo habitual; enfermedad de Brissaud; contracción repetida más o menos involuntaria de ciertos grupos de músculos asociados; movimiento o contracción espasmódica habitual de una parte. V.t. espasmo.
convulsive t. (t. convulsivo). T. facial.
t. de pensée (t. "de pensée").
t. douloureux (t. doloroso). Neuralgia del trigémino.
facial t. (t. facial).
glossopharyngeal t. (t. glosofaríngeo). Neuralgia glosofaríngea.
habit t. (t. habitual).
local t. (t. local).
mimic t. (t. mímico). T. facial.
psychic t. (t. psíquico).
rotatory t. (t. rotatorio). Tortícolis espasmódica.
spasmodic t. (t. espasmódico). Corea de Henoch.
ticarcillin disodium (ticarcilina disódica). Antibiótico bactericida útil para el tratamiento de las infecciones por *Pseudomonas aeruginosa* y de efectos similares a la carbenicilina disódica.
tick (garrapata). f. Ácaro de las familias Ixodidae (g. duras) o Argasidae (g. blandas), que contienen muchas especies hematófagas y que son plagas importantes para el hombre y los animales domésticos.
tickling (cosquilleo). m. Sensación peculiar de hormigueo o comezón causada por la excitación de los nervios superficiales, como la piel cuando es ligeramente tocada.
ticrynafen (ticrinafeno). m. Agente antihipertensivo, diurético y uricosúrico; su uso clínico está asociado con una incidencia inusualmente elevada de hepatitis.
t.i.d. (t.i.d.). Abrev. del lat. *ter in die,* tres veces por día.
tidal (volumen corriente).
tide (marea). f. Ascenso y descenso, flujo y reflujo, aumento y disminución, que se producen en forma alternada.
acid t. (m. ácida). Onda ácida.
alkaline t. (m. alcalina). Onda alcalina.
fat t. (m. grasa).
tiglate (tiglato). m. Sal o éster del ácido tíglico.
tiglian (tigliano). m. Nombre trivial original de la forma saturada del forbol.
tiglic acid (ácido tíglico).
tigretier (tigretier). Una forma de corea saltarina o manía danzante que se observa en ciertas regiones de Etiopía.
tigroid (tigroide). V. sustancia cromófila.
tigrolysis (tigrólisis). f. Cromatólisis.
timbre (timbre). m. Calidad propia de un sonido por la cual es posible distinguir su origen.
time (tiempo). m. **1.** La relación de sucesos que es expresada en términos de pasado, presente y futuro y medida por unidades como minutos, horas, días, meses o años. **2.** Un cierto período durante el cual se realiza algo definido o determinado.
A-H conduction t. (t. de conducción A-H).
activated partial thromboplastin t. (t. de tromboplastina parcial activada).
association t. (t. de asociación).
biologic t. (t. biológico).
bleeding t. (t. de sangría).
calcium t. (t. de calcio).
circulation t. (t. de circulación).
clot retraction t. (t. de retracción del coágulo).
clotting t. (t. de formación del coágulo). T. de coagulación.
coagulation t. (t. de coagulación). T. de formación del coágulo.
euglobulin clot lysis t. (t. de lisis del coágulo de euglobulina).
fading t. (t. de desaparición).
forced expiratory t. (t. de espiración forzada).
H-R conduction t. (t. de conducción H-R).
H-V conduction t. (t. de conducción H-V).
half-t. (t. medio).
inertia t. (t. de inercia).
intra-atrial conduction t. (t. de conducción intraauricular).
left ventricular ejection t. (t. de expulsión del ventrículo izquierdo).
P-A conduction t. (t. de conducción P-A).
P-H conduction t. (t. de conducción P-H).
partial thromboplastin t. (t. de tromboplastina parcial).
prothrombin t. (t. de protrombina).
reaction t. (t. de reacción).
recognition t. (t. de reconocimiento).
rise t. (t. de elevación).
sensation t. (t. de sensación).
sinoatrial conduction t. (t. de conducción sinoauricular).
sinoatrial recovery t. (t. de recuperación sinoauricular).
survival t. (t. de supervivencia).
thrombin t. (t. de trombina).
tissue thromboplastin inhibition t. (t. de inhibición de tromboplastina tisular).
utilization t. (t. de utilización).
timolol maleate (timolol, maleato de). Agente bloqueante β-adrenérgico usado en el tratamiento de la hipertensión y en gotas oftálmicas para el tratamiento del glaucoma crónico de ángulo abierto.
tin (estaño). m. Elemento metálico, símbolo Sn, Nº at. 50, P. at. 118,69.
tin-113 (^{113}Sn) (estaño 113 (Sn)).
tinct. (tinct.). Abrev. del lat. *tinctura*, tintura.
tinctable (teñible). Coloreable.
tinction (tinción). f. **1.** Una coloración; un preparado para colorear. **2.** El acto de colorear.
tinctorial (tintorial). Relativo a colorear o teñir.
tincture (tintura). f. Solución alcohólica o hidroalcohólica preparada a partir de materias vegetales o de sustancias químicas.
alcoholic t. (t. alcohólica). T. preparada con alcohol sin diluir.
ammoniated t. (t. amoniacal). T. preparada con alcohol amoniacal.
ethereal t. (t. etérea).
glycerinated t. (t. glicerinada).
hydroalcoholic t. (t. hidroalcohólica).
tine (púa). f. **1.** En odontología, el extremo fino y puntiagudo de un explorador. **2.** Instrumento que se usa para introducir antígeno, p. ej., la tuberculina en reacciones cutáneas.
tinea (tiña). Sérpigo.
t. amiantacea (t. amiantácea). Pitiriasis amiantácea.
t. axillaris (t. axilar).
t. barbae (t. de la barba). Tricofitosis de la barba.
t. capitis (t. de la cabeza). T. del cuero cabelludo.
t. ciliorum (t. ciliar). Antigua micosis de las pestañas.
t. circinata (t. circinada). T. del cuerpo.
t. corporis (t. del cuerpo). T. circinada; tricofitosis del cuerpo.
t. cruris (t. cruris). T. inguinal; tricofitosis cruris.
t. favosa (t. fávica). Favo.
t. furfuracea (t. furfurácea). Término obsoleto para t. versicolor.
t. glabrosa (t. glabra). Micosis de la piel lampiña.
t. imbricata (t. imbricata). Prurito de Malabar.
t. inguinalis (t. inguinal). T. cruris; tricofitosis cruris.
t. kerion (t. kerion). Kerion de Celsus.
t. manus (t. de las manos).
t. nigra (t. negra). Pitiriasis negra.
t. pedis (t. de los pies). Dermatomicosis de los pies; pie de atleta.
t. sycosis (t. sicosis). T. de la barba.
t. tarsi (t. tarsi). Término obsoleto para la micosis de los párpados.
t. tondens (t. tondens). Término obsoleto para t. tonsurante.
t. tonsurans (t. tonsurante). Porrigo furfurans.
t. tropicalis (t. tropical). T. imbricata.
t. unguium (t. de las uñas o ungular). Onicomicosis.
t. vera (t. vera). Término obsoleto para favo.
t. versicolor (t. versicolor). Pitiriasis versicolor.
tinfoil (papel de estaño). **1.** E. arrollado en hojas muy finas. **2.** Metal de base usado como material separador, p. ej. entre el modelo y el material de base protésico durante los procedimientos de enmuflado y curado.
tingibility (tingibilidad). f. Condición de tingible.
tingible (tingible). Susceptible de ser teñido.
tingling (hormigueo). m. Sensación de estremecimiento peculiar causada por el frío, por un shock emocional o por la estimulación de un nervio.
tinidazole (tinidazol). m. 1-[2-(Etilsulfonil)etil]-2-metil-5-nitroimidazol; agente contra los protozoarios.
tinnitus (tinnitus). m. Ruidos (tintineo, silbidos, etc.) en los oídos.
t. aurium (t. aurium). Syrigmus, timpanofonía.
t. cerebri (t. cerebral).
clicking t. (t. en clic).
Leudet's t. (t. de Leudet).

tint (tinte). m. Tono de un color que varía de acuerdo con la cantidad de blanco que se mezcla con el pigmento.
tioconazole (tioconazol). m. Agente antimicótico.
tip (punta). f. Ápice; extremo más o menos puntiagudo.
t. of auricle **1.** (p. de la oreja). [*apex auriculae*, NA]. Vértice de la oreja. **2.** (vértice de la oreja). [*apex auriculae*, NA].
t. of elbow (p. del codo). Olécranon.
t. of nose **1.** (p. de la nariz). [*apex nasi*, NA]. Vértice de la nariz. **2.** (vértice de la nariz). [*apex nasi*, NA]. Punta de la nariz.
t. of posterior horn (p. del cuerno posterior). [*apex cornus posterius*, NA].
root t. (p. de la raíz). [*apex radicis dentis*, NA]. Vértice de la raíz del diente.
t. of tongue (p. de la lengua). [*apex linguae*, NA]. Vértice de la lengua.
Woolner's t. (p. de Woolner). Extremo del hélix de la oreja.
tipping (inclinación). f. Movimiento dentario en el cual se halla alterada la angulación del eje longitudinal del diente.
tiprenolol hydrochloride (tiprenolol, clorhidrato de). Agente bloqueante de β-receptores.
tiring (tiring). Cerclaje.
tissue (tejido). m. Conjunto de células similares y las sustancias intercelulares que las rodean.
adenoid t. (t. adenoideo). T. linfático.
adipose t. (t. adiposo). Grasa; grasa blanca; t. graso.
areolar t. (t. areolar).
bone t. (t. del hueso). T. óseo.
cancellous t. (t. esponjoso).
cardiac muscle t. (t. del músculo cardíaco).
cartilaginous t. (t. cartilaginoso). Cartílago.
cavernous t. (t. cavernoso). T. eréctil.
chondroid t. (t. condroide). T. fibrohialino; seudocartílago.
chromaffin t. (t. cromafín).
connective t. (t. conectivo). T. intersticial; tela conjuntiva.
dartoic t. (t. dartoide). T. que semeja la túnica dartos.
elastic t. (t. elástico). Elástica; tela elástica.
epithelial t. (t. epitelial).
erectile t. (t. eréctil). T. cavernoso.
fatty t. (t. graso). **1.** T. adiposo. **2.** En algunos animales grasa parda.
fibrohyaline t. (t. fibrohialino). T. condroide.
fibrous t. (t. fibroso).
Gamgee t. (t. de Gamgee).
gelatinous t. (t. gelatinoso). T. conectivo mucoso.
gingival t. (t. gingival).
granulation t. (t. de granulación).
Haller's vascular t. (t. vascular de Haller).
hard t. (t. duro).
hemopoietic t. (t. hemopoyético).
indifferent t. (t. indiferente).
interstitial t. (t. intersticial). T. conectivo.
investing t.'s (t. de revestimiento).
islet t. (t. de islotes). Islotes de Langerhans.
lymphatic t., lymphoid t. (t. linfático, linfoideo).
mesenchymal t. (t. mesenquimático).
mesonephric t. (t. mesonéfrico).
metanephrogenic t. (t. metanefrogénico).
mucous connective t. (t. conectivo mucoso). T. gelatinoso.
multilocular adipose t. (t. adiposo multilocular). Grasa parda.
muscular t. (t. muscular). Carne.
myeloid t. (t. mieloide).
nasion soft t. (t. blando del nasión).
nephrogenic t. (t. nefrogénico).
nervous t. (t. nervioso).
nodal t. (t. nodal).
osseous t. (t. óseo). T. del hueso.
osteogenic t. (t. osteogénico).
osteoid t. (t. osteoide). T. óseo antes de la calcificación.
periapical t. (t. periapical).
reticular t., retiform t. (t. reticular, retiforme).
rubber t. (t. de caucho).
skeletal muscle t. (t. muscular esquelético).
smooth muscle t. (t. muscular liso).
subcutaneous t. (t. subcutáneo).
tissue trimming (recorte de tejidos). m. Moldeado de bordes.
tissular (tisular). Relativo a un tejido o perteneciente a él.
titanium (titanio). m. Elemento metálico, símbolo Ti, Nº at. 22, P. at. 47,90.
t. dioxide (dióxido de t.).
titer (título). m. Estándar de potencia de una solución para ensayo volumétrico; el valor de un ensayo de una medida desconocida obtenido por métodos volumétricos.
TITh (TITh). Abrev. de 3,5,3'-triyodotironina.
titillation (titilación). f. El acto o sensación de cosquilleo.
titrate (titular). Analizar volumétricamente por medio de una solución (tituladora) de potencia conocida hasta un punto final.
titration (titulación). f. Análisis volumétrico por medio del agregado de cantidades definidas de una solución de ensayo a una solución de la sustancia que se quiere determinar.
colorimetric t. (t. colorimétrica).
formol t. (t. con formol).
potentiometric t. (t. potenciométrica).
titubation (titubeo). m. **1.** Tambaleo o tropiezo al tratar de caminar. **2.** Temblor o movimiento de la cabeza, de origen cerebeloso.
Tl (Tl). Símbolo del talio.
TLE (TLE). Abrev. en inglés de electroforesis en capa delgada (thin-layer electrophoresis).
Tm **1.** (T_m). Símbolo de punto medio de temperatura. **2.** (Tm). Símbolo del tulio: máximo de transporte o tubular.
TMP (TMP). Abrev. de ácido ribotimidílico.
TNM (TNM). Abrev. de tumor-nódulo (ganglio)-metástasis.
TNT (TNT). Abrev. de trinitrotolueno.
TO (TO). Abrev. de Theiler's Original, cepa original de Theiler del virus de la encefalomielitis murina.
tobacco (tabaco). m. Planta sudamericana, *Nicotiana tabacum*, que posee grandes hojas ovales a lanceoladas y acúmulos terminales de flores tubulares blancas o rosadas.
wild t. (t. silvestre). Lobelia.
tobramycin (tobramicina). f. Antibiótico producido por el *Streptomyces tenebrarius*, que tiene efectos bactericidas y se emplea principalmente en el tratamiento de las infecciones por *Pseudomonas*.
tocainide hydrochloride (tocainida, clorhidrato de). Agente antiarrítmico oral, similar en acción a la lidocaína.
tocamphyl (tocamfilo). m. Sal de dietanolamina de *p*,α-dimetilbencilcanforato; un colerético.
toco- (toco-). En formas combinadas denota parto.
tocochromanol-3 (tococromanol-3). m. α-Tocotrienol.
tocodynagraph (tocodinágrafo). m. Tocógrafo; un registro de la fuerza de las contracciones uterinas.
tocodynamometer (tocodinamómetro). m. Tocómetro; instrumento para medir la fuerza de las contracciones uterinas.
tocograph (tocógrafo). m. Tocodinágrafo.
tocography (tocografía). f. Proceso de registrar las contracciones uterinas.
tocol (tocol). m. Unidad fundamental de los tocoferoles.
tocology (tocología). f. Obstetricia.
tocolytic (tocolítico). Se refiere a cualquier agente farmacológico usado para detener las contracciones uterinas.
tocometer (tocómetro). m. Tocodinamómetro.
tocopherol (tocoferol). m. **1.** Nombre dado a la vitamina E por su descubridor, pero que actualmente se usa como término genérico para la vitamina E y los compuestos químicamente relacionados con ella, con o sin actividad biológica. **2.** Un tocol metilado o tocotrienol metilado.
mixed t.'s concentrate (t. mixtos concentrados).
α-tocopherol (α-tocoferol). m. Vitamina E.
β-tocopherol (β-tocoferol). m. 5,8-Dimetiltocol.
γ-tocopherol (γ-T) (!q-tocoferol (!q-T)). m. 7,8-Dimetiltocol; una forma con menor actividad biológica que el α-T.
tocopherolquinone (tocoferolquinona). f. Tocoferilquinona; un tocoferol oxidado formado por el isómero 2-metil-2-fitil-6-cromenol con grupos metilo en una o más de las posiciones 5, 7 y 8, por migración de un átomo de H de 6-OH a C-4, lo cual produce una 1,4-benzoquinona.
tocopherylquinone (tocoferilquinona). f. Tocoferolquinona.
tocophobia (tocofobia). f. Temor mórbido al parto.
tocoquinone (tocoquinona). f. Nombre de la clase de las 2,3,5,-trimetil-6-multiprenil-1,4-benzoquinonas.
tocotrienol (tocotrienol). m. Un tocol con tres dobles ligaduras en la cadena lateral, es decir con tres uniones dobles adicionales en la cadena fitilo.

tocotrienolquinone (tocotrienolquinona). f. Un tocotrienol en el cual la hidroquinona ha sido oxidada a una quinona (el cromanol ha sido convertido en cromenol).
toe (dedo del pie). Cualquiera de los cinco d. del pie.
great t. (d. gordo). Primer d. del pie.
hammer t. (d. del pie en martillo).
Hong Kong t. (d. de Hong Kong). Tiña del pie.
painful t. (d. doloroso). Hallux doloroso.
stiff t. (d. rígido). Hallux rígido.
webbed t.'s (d. del pie palmados).
toe-crack (fisura del pie).
toe-drop (dedo del pie péndulo).
toenail (uña del pie).
ingrowing t. (u. encarnada).
tofenacin hydrochloride (tofenazina, clorhidrato de). Agente anticolinérgico.
togavirus (togavirus). m. Cualquier virus de la familia Togaviridae.
toilet (toilet). m. **1.** Limpieza de la paciente obstétrica después del parto o de una herida luego de una operación preparatoria para la aplicación del vendaje. **2.** En odontología, desbridamiento de una cavidad, el paso final antes de colocar el material para reconstruir el diente en el cual se limpia la cavidad y se retiran todos los restos.
tolazamide (tolazamida). f. Agente hipoglucemiante oral de uso similar a la tolbutamida.
tolazoline hydrochloride (tolazolina, clorhidrato de). Agente bloqueante de receptores α-adrenérgicos usado para aumentar el flujo sanguíneo en los trastornos vasculares periféricos.
tolbutamide (tolbutamida). f. Agente hipoglucemiante activo por vía oral que se usa en el manejo de la diabetes mellitus de comienzo en el adulto.
tolcyclamide (tolciclamida). f. Gliciclamida.
tolerance (tolerancia). f. **1.** La capacidad de soportar o de dar una respuesta menor frente a un estímulo, especialmente luego de un período de exposición continua. **2.** El poder de resistir la acción de un veneno o de tomar un compuesto en forma continuada o en dosis grandes sin sufrir efectos nocivos.
acoustic t. (t. acústica).
cross t. (t. cruzada).
frustration t. (t. de frustración).
immunological t. (t. inmunológica). Inmunotolerancia.
individual t. (t. individual).
pain t. (t. al dolor).
species t. (t. de la especie).
split t. (t. dividida). Desviación inmune.
vibration t. (t. a la vibración).
tolerant (tolerante). Que posee la propiedad de tolerar.
tolerogenic (tolerogénico). Que induce tolerancia inmunológica.
tolhexamide (tolhexamida). f. Gliciclamida.
tolmetin (tolmetina). f. Agente antiinflamatorio usado en el tratamiento de la artritis reumatoidea.
tolnaftate (tolnaftato). f. Agente antifúngico tópico.
tolonium chloride (tolonio, cloruro de). Cloruro de 3-amino-7-dimetilamino-2-metilfenazotionio; el grado medicinal del azul de toluidina O, usado como compuesto antiheparínico.
tolpropamine (tolpropamina). f. Agente antipruritico tópico.
toluene (tolueno). m. Toluol; metilbenceno; líquido incoloro obtenido por la destilación seca del tolú y otras resinas y también derivado del alquitrán de hulla.
toluic acid (ácido toluico). Á. metilbenzoico.
toluidine (toluidina). f. Aminotolueno; uno de los tres isómeros $CH_3C_6H_4NH_2$ derivados del tolueno.
alkaline t. blue O (azul alcalino de toluidina O).
t. blue O (azul de toluidina O).
toluol (toluol). m. Tolueno.
toluoyl (toluoil). $CH_3C_6H_4CO$–; el radical del ácido toluico.
toluylene red (rojo de toluileno). R. neutro.
tolyl (tolilo). $CH_3C_6H_4$–; el radical univalente del tolueno.
-tome (-tomo). Sufijo que denota: 1) un instrumento cortante, el primer elemento en el compuesto en general indica la parte del instrumento diseñada para cortar; 2) segmento, parte, sección.
tomentum, tomentum cerebri (tomento, tomento cerebral). m. Los numerosos y pequeños vasos sanguíneos que pasan entre la superficie cerebral de la piamadre y la corteza del cerebro.
tomogram (tomograma). m. El roentgenograma obtenido por tomografía.
tomograph (tomógrafo). m. El equipo radiográfico usado en tomografía.
tomography (tomografía). f. Roentgenografía seccional; planigrafía; planografía; estratigrafía; laminografía; la obtención de roentgenogramas seccionales mediante un tubo de rayos X en movimiento curvilíneo sincrónico con el movimiento recíproco de la película mientras el paciente permanece inmóvil.
computed t. (t. computarizada).
computerized axial t. (t. axial computarizada).
hypocycloidal t. (t. hipocicloide).
positron emission t. (t. por emisión de positrones).
single photon emission computed t. (t. computarizada por emisión de un solo fotón).
tomolevel (tomonivel). m. Nivel al cual se realiza la tomografía.
tomomania (tomomanía). f. Deseo irracional de emplear procedimientos operativos por parte de un médico o de un paciente.
-tomy (-tomía). Terminación que denota una operación de corte.
tonaphasia (tonafasia). f. Pérdida por lesión cerebral de la capacidad para recordar tonos.
tone (tono). m. **1.** Sonido musical. **2.** Carácter de la voz que expresa una emoción. **3.** Tensión presente en los músculos en reposo. **4.** Firmeza de los tejidos; funcionamiento normal de todos los órganos.
affective t., emotional t. (t. afectivo, emocional). T. de sentimientos.
feeling t. (t. de sentimientos). T. afectivo, emocional; afectividad.
fundamental t. (t. fundamental).
Traube's double t. (t. doble de Traube).
toner (entonador). m. Solución que se usa para entonación.
tongue (lengua). f. Cualquier estructura de forma semejante a la de la lengua.
baked t. (l. horneada).
bald t. (l. calva). Glositis atrófica.
beet t. (l. de remolacha).
bifid t. (l. bífida). L. fisurada.
black t. (l. negra). Nigritis linguae; melanoglosia; lingua nigra.
t. of cerebellum (l. del cerebelo). Língula del cerebelo.
cleft t. (l. fisurada). L. bífida.
coated t. (l. cubierta). L. saburral.
dotted t. (l. punteada).
fissured t. (l. fisurada). L. bífida o plicata.
furred t. (l. saburral). L. cubierta.
geographic t. (l. geográfica).
grooved t. (l. surcada). L. fisurada.
hairy t. (l. vellosa o pilosa). Glosotriquia; tricoglosia.
hobnail t. (l. claveteada).
magenta t. (l. magenta).
mandibular t. (l. del maxilar). Língula del maxilar.
raspberry t. (l. aframbuesada). L. de fresa de color rojo oscuro.
scrotal t. (l. escrotal). L. fisurada.
smoker's t. (l. de fumador). Término obsoleto para leucoplasia.
stippled t. (l. punteada).
strawberry t. (l. en fresa).
wooden t. of cattle (l. de madera). Actinobacilosis.
tongue crib (criba lingual).
tongue-swallowing (lengua tragada). Retroceso de la l. que se desliza hasta la faringe y causa asfixia.
tongue-tie (lengua ligada). Anquiloglosia.
tonic (tónico). m. **1.** En un estado de acción continua no remitente, denota especialmente una contracción muscular. **2.** Fortificante; que aumenta el tono o fuerza físico y mental. **3.** Un remedio que intenta restablecer una función debilitada y estimula el vigor y el sentido de bienestar.
bitter t. (t. amargo).
tonicity (tonicidad). f. **1.** Tono; estado de tensión normal de los tejidos por virtud del cual las partes son mantenidas en forma, alerta y listas para funcionar en respuesta a un estímulo adecuado. **2.** La presión o tensión osmótica de una solución, usualmente en relación con la sangre.
tonicoclonic (tonicoclónico). Tonoclónico; tónico y clónico, se refiere a los espasmos musculares.
tonin (tonina). f. Enzima que convierte la angiotensina I en angiotensina II, es similar o idéntica a la enzima convertidora de angiotensina.

toning (entonación). f. Reemplazo de un depósito de plata por otro de oro en una sección histológica impregnada, por medio del tratamiento con una solución de cloruro de oro.
tonitrophobia (tonitrofobia). f. Brontofobia.
tono- (tono-). Prefijo que indica relación con el tono, la tensión o la presión.
tonoclonic (tonoclonic). Tonicoclónico.
tonofibril (tonofibrilla). f. Epiteliofibrilla; tenofibrilla; una fibra de un sistema que se encuentra en el citoplasma de las células epiteliales.
tonofilament (tonofilamento). m. Proteína citoplasmática estructural de una clase conocida como filamentos intermediarios, cuyos haces en conjunto forman una tonofibrilla.
tonograph (tonógrafo). m. Tonómetro registrador.
tonography (tonografía). f. Medición continua de la presión intraocular por medio de un tonómetro registrador, con el fin de determinar la facilidad del flujo acuoso.
tonometer (tonómetro). m. **1.** Tenonómetro; un instrumento para determinar la presión o tensión, especialmente la tensión ocular. **2.** Aerotonómetro; un vaso para equilibrar un líquido (p. ej., sangre) con un gas, por lo general a temperatura controlada.
applanation t. (t. de aplanación).
Gärtner's t. (t. de Gärtner).
Goldmann's applanation t. (t. de aplanación de Goldmann).
Mackay-Marg t. (t. de Mackay-Marg).
Mueller electronic t. (t. electrónico de Mueller).
pneumatic t. (t. neumático).
Schiötz t. (t. de Schiötz).
tonometry (tonometría). f. **1.** Medición de la tensión de una parte. **2.** Medición de la tensión ocular.
tonophant (tonofanto). m. Instrumento para visualizar las ondas sonoras.
tonoplast (tonoplasto). m. Estructura o vacuola intracelular.
tonoscillograph (tonoscilógrafo). m. Instrumento que produce registros gráficos de las presiones arterial y capilar así como de las características del pulso individual.
tonotopic (tonotópico). Se refiere a un ordenamiento espacial de estructuras de tal modo que se transmiten ciertas frecuencias de tonos, como en la vía auditiva.
tonotropic (tonotrópico). Se refiere al acortamiento de la longitud de un músculo en reposo.
tonsil (amígdala). f. **1.** [*tonsilla*, NA]. **2.** [*tonsilla palatina*, NA]. Amígdala palatina.
cerebellar t. (a. cerebelosa). [*tonsilla cerebelli*, NA].
eustachian t. (a. de Eustaquio). [*tonsilla tubaria*, NA]. A. tubárica.
faucial t. (a. faucial). [*tonsilla palatina*, NA]. A. palatina.
Gerlach's t. (a. de Gerlach). [*tonsilla tubaria*, NA]. A. tubárica.
laryngeal t.'s (a. laríngea). [*folliculi lymphatici laryngei*, NA]. Folículos linfáticos de la laringe.
lingual t. (a. lingual). [*tonsilla lingualis*, NA].
Luschka's t. (a. de Luschka). [*tonsilla pharyngea*, NA]. A. faríngea.
palatine t. (a. palatina). [*tonsilla palatina*, NA].
pharyngeal t. (a. de la faringe). [*tonsilla pharyngea*, NA].
submerged t. (a. sumergida).
third t. (a. tercia). [*tonsilla pharyngea*, NA]. A. faríngea.
tubal t. (a. tubárica). [*tonsilla tubaria*, NA].
tonsilla, pl. **tonsillae** (tonsilla, pl. tonsillae). [*tonsilla*, NA]. Amígdala.
t. intestinalis (folículos linfáticos agregados). [*folliculi lymphatici aggregati*, NA].
tonsillar, tonsillary (tonsilar). Amigdalino; relativo a las amígdalas, especialmente las palatinas.
tonsillectomy (tonsilectomía). f. Ablación de toda la amígdala.
tonsillith (tonsilito). m. Tonsilolito.
tonsillitis (tonsilitis). f. Inflamación de una amígdala, especialmente de una palatina.
lacunar t. (t. lacunar).
parenchymatous t. (t. parenquimatosa).
superficial t. (t. superficial).
Vincent's t. (t. de Vincent).
tonsillo- (tonsilo-). En forma combinada denota amígdala.
tonsillolith (tonsilolito). m. Cálculo amigdalino; tonsilito; concreción calcárea en una cripta amigdalina distendida.
tonsillopathy (tonsilopatía). f. Enfermedad de las amígdalas.
tonsillotome (tonsilótomo). m. Instrumento, a veces modelado según una guillotina, que se usa para eliminar parcial o totalmente una amígdala hipertrofiada.
tonsillotomy (tonsilotomía). f. Ablación de parte o toda una amígdala faucial hipertrofiada.
tonus (tonus). Tonicidad.
baseline t. (t. de base).
tooth arrangement (enfilado de diente).
tooth, pl. **teeth** (diente). m. Una de las estructuras cónicas duras alojadas en los alvéolos de ambos maxilares, usadas para masticar y que también contribuyen a la articulación.
acrylic resin t. (d. de acrílico). D. artificial hecho con una resina acrílica.
anatomic teeth (d. anatómicos).
ankylosed t. (d. anquilosado).
anterior teeth (d. anteriores).
auditory teeth (d. auditivos). [*dentes acustici*, NA]. D. acústicos.
back teeth (d. posteriores).
bicuspid t. (d. bicúspide). Premolar.
buck t. (d. salido o prominente). D. anterior en labioversión.
canine t. (d. canino). [*dens caninus*, NA].
carnassial t. (d. carnicero).
cheek t. (d. de la mejilla). Molar.
Corti's auditory teeth (d. auditivos de Corti). D. acústicos.
crossbite teeth (d. en mordida cruzada).
cuspid t., cuspidate t. (d. cuspidado). D. canino.
cuspless t. (d. sin cúspides).
cutting teeth (d. cortantes).
dead t. (d. muerto). Nombre incorrecto de un d. sin pulpa.
deciduous t. (d. caducos). [*dens deciduus*, NA]. D. deciduos.
devitalized t. (d. desvitalizado).
extruded teeth (d. extruido).
eye t. (d. del ojo). Canino.
fluoridated teeth (d. fluorados).
fused teeth (d. fusionados).
geminated teeth (d. geminados).
ghost t. (d. fantasma).
green t. (d. verde).
Horner's teeth (d. de Horner).
Huschke's auditory teeth (d. auditivos de Huschke). D. acústicos.
Hutchinson's teeth (d. de Hutchinson).
impacted t. (d. impactado).
incisor t. (d. incisivo). [*dens incisivus*, NA].
metal insert teeth (d. con inserción de metal).
migrating teeth (d. migratorios).
milk t. (d. de leche). D. deciduo
molar t. (d. molar). [*dens molaris*, NA]. Molar.
mottled t. (d. manchado).
multicuspid t. (d. multicúspide). Molar.
natal t. (d. natal). D. supernumerario predeciduo que se encuentra en el momento del nacimiento.
neonatal t. (d. neonatal). D. cuya erupción se produce hasta 30 días después del nacimiento.
nonanatomic teeth (d. no anatómicos).
nonvital t. (d. no vital).
normally posed t. (d. en posición normal).
notched teeth (d. con muescas). D. de Hutchinson.
oral teeth (d. orales). D. anteriores.
pegged t. (d. en clavija).
permanent t. (d. permanente). [*dens permanens*, NA].
perpetually growing t., persistently growing t. (d. de crecimiento perpetuo o persistente).
plastic teeth (d. plásticos). D. artificiales hechos con resinas sintéticas.
posterior teeth (d. posteriores).
premolar t. (d. premolar). [*dens premolaris*, NA]. D. bicúspide.
primary t. (d. primario). D. deciduo.
protruding teeth (d. protruido).
pulpless t. (d. despulpado). Un d. cuya pulpa ha muerto o ha sido extraída.
sclerotic teeth (d. esclerótico).
screwdriver teeth (d. en destornillador). D. de Hutchinson.
second t. (d. secundario). D. permanente.

spaced teeth (d. espaciados).
stomach t. (d. estomacal). Uno de los caninos inferiores.
succedaneous t. (d. sucedáneo). D. permanente.
syphilitic teeth (d. sifilíticos). D. de Hutchinson.
temporary t. (d. temporario). D. deciduo.
triangularity of the teeth (triangularidad de los d.).
tricuspid t. (d. tricúspide). D. cuya corona tiene tres cúspides.
tube teeth (d. en tubo).
Turner's t. (d. de Turner).
unerupted t. (d. no erupcionado).
vital t. (d. vital). D. con la pulpa viva.
wisdom t. (d. del juicio). Tercer molar.
wolf t. (d. de lobo).
zero degree teeth (d. de grado cero).

toothache (dolor de dientes). Dentalgia; odontalgia; odontodinia.

topagnosis (topagnosis). f. Topoanestesia; incapacidad para localizar las sensaciones táctiles.

topalgia (topalgia). f. Dolor localizado en un punto.

topectomy (topectomía). f. Corticetomía; girectomía frontal; ablación de una porción específica de la corteza cerebral.

topesthesia (topestesia). f. Capacidad para localizar un leve toque aplicado a cualquier parte de la piel.

tophaceous (tofáceo). Arenoso; que pertenece o manifiesta las características de un tofo.

tophus, pl. **tophi** (tofo). m. Cálculo salival o tártaro.
gouty t. (t. gotoso). Cálculo artrítico; uratoma.

topica (tópico). m. Medicamento para uso local externo.

topical (tópico). Relativo a un lugar o localización definido; local.

topistic (topístico). Denota una región anátomicamente definida del sistema nervioso.

topo-, top- (topo-, top-). Prefijos que indican lugar, tópico.

topoanesthesia (topoanestesia). f. Topagnosis.

topognosis, topognosia (topognosis, topognosia). f. Reconocimiento de la localización de una sensación; en el caso del tacto, topestesia.

topogometer (topogómetro). m. Pieza móvil de fijación unida al frente de un queratómetro, que se usa para ajustar los lentes de contacto con el fin de medir las curvaturas de la córnea en sus zonas periféricas.

topography (topografía). f. En anatomía, la descripción de cualquier parte del cuerpo, especialmente en relación con un área definida y limitada de la superficie.

topology (topología). f. **1.** Anatomía regional. **2.** El estudio de las dimensiones de la personalidad.

toponarcosis (toponarcosis). f. Anestesia cutánea localizada.

toponym (topónimo). m. Un término regional; un término que designa una región distinguiéndola de una estructura, sistema u órgano.

toponymy (toponimia). f. Nomenclatura tópica o regional, distinguida de la organonimia.

topopathogenesis (topopatogenia). f. Topografía de las lesiones relacionadas con su patogenia.

topophobia (topofobia). f. Temor neurótico de un lugar o localización particular de ellos.

topophylaxis (topofilaxia). f. Prevención del shock por arsfenamina mediante un torniquete aplicado al miembro por encima del sitio de inyección y su lenta liberación 5-6 minutos después.

toposcope (toposcopio). m. Aparato para proyectar la actividad eléctrica de la corteza cerebral como un sistema visual de coordenadas espaciales.

topothermesthesiometer (topotermestesiómetro). m. Dispositivo para determinar la sensación de temperatura en diferentes partes de la superficie.

TORCH (TORCH). Acrónimo de *t*oxoplasmosis, *o*tras infecciones, *r*ubéola, infección por *c*itomegalovirus y *h*erpes simple.

torcular herophili (prensa de Herófilo). V. confluencia sinusal.

toric (tórico). Relativo o que posee la curvatura de un torus.

torose, torous (toroso). Saliente; tubercular; nudoso.

torpent (torpente). **1.** Tórpido. **2.** m. Agente que embota.

torpid (tórpido). Torpente; inactivo, lento.

torpidity (torpidez). f. Torpor.

torpor (torpor). m. Inactividad, embotamiento.
t. retinae (t. retinal).

torque (torque). m. **1.** Fuerza rotatoria. **2.** En odontología, fuerza de torsión aplicada a un diente para producir o mantener el movimiento de la corona o de la raíz.

torr (torr). m. Unidad de presión suficiente para soportar una columna de mercurio de 1 mm a 0°C contra la aceleración estándar de la gravedad a 45° de latitud norte (980,6 cm/seg^2).

torrefaction (torrefacción). f. Tostado o secado por calor; operación farmacéutica para hacer friables a los fármacos.

torrefy (torrefaccionar). Tostar.

torsiometer (torsiómetro). m. Instrumento para medir la torsión ocular, cicloducciones y cicloforias.

torsion (torsión). f. **1.** Retorcimiento de una parte a lo largo de su eje mayor. **2.** Retorcimiento del extremo cortado de una arteria para detener la hemorragia. **3.** Rotación del ojo alrededor de su eje anteroposterior.
t. of a tooth (t. de un diente). Rotación de un diente en su alvéolo.
t. of testis (t. de los testículos).

torsionometer (torsionómetro). m. Dispositivo para medir el grado de rotación de la columna vertebral.

torsiversion (torsiversión). f. Oclusión por torsión; torsoclusión; mala posición de un diente en la cual está rotado a lo largo de su eje mayor.

torso (torso). m. Tronco; el cuerpo sin relación con la cabeza o extremidades.

torsoclusion (torsoclusión). f. **1.** Acupresión realizada haciendo penetrar la aguja en los tejidos paralelamente a la arteria, torciéndola luego de modo que cruce la arteria en forma transversal y pase a los tejidos del lado opuesto del vaso. **2.** Torsiversión.

torticollis (tortícolis). m. Calambre accesorio; loxia; cuello torcido; cuello rígido; una contracción, a menudo espasmódica, de los músculos del cuello.
congenital t. (t. congénito). Fibromatosis colli.
dermatogenic t. (t. dermatógeno).
dystonic t. (t. distónico). T. espasmódico.
fixed t. (t. fijo).
intermittent t. (t. intermitente). T. espástico.
labyrinthine t. (t. laberíntico). T. debido a un trastorno vestibular.
ocular t. (t. ocular).
psychogenic t. (t. psicógeno).
rheumatic t. (t. reumático). T. sintomático.
spasmodic t. (t. espasmódico). Espasmo rotatorio o tic; t. distónico.
t. spastica (t. espástico).
spurious t. (t. espurio).
symptomatic t. (t. sintomático). T. reumático.

tortipelvis (tortipelvis). Pelvis torcida.

tortuous (tortuoso). Que tiene muchas curvas; lleno de vueltas y torceduras.

toruloma (toruloma). m. Criptococoma.

torulopsosis (torulopsosis). f. Infección, generalmente oportunista, causada por *Torulopsis glabrata* que se observa en pacientes con una severa enfermedad de base o en pacientes inmunodeficientes.

torulus, pl. **toruli** (torulo). m. Elevación o papila muy pequeña.
toruli tactiles (toruli tactiles). [*toruli tactiles*, NA]. Elevaciones táctiles.

torus, pl. **tori** (torus). **1.** Figura geométrica formada por la revolución de un círculo alrededor de la base de alguno de sus arcos, como ocurre en el modelado convexo en la base de un pilar. **2.** [*torus*, NA]. Hinchazón o abultamiento en comba, como la producida por un músculo en contracción.
t. frontalis (t. frontalis).
t. levatorius (t. levatorius). [*torus levatorius*, NA].
mandibular t., t. mandibularis (t. mandibular, mandibularis).
t. manus (t. manus). Los huesos del carpo.
t. occipitalis (t. occipitalis).
palatine t., t. palatinus (t. palatino).
t. tubarius (t. tubarius). [*torus tubarius*, NA].
t. uretericus (t. uretericus).
t. uterinus (t. uterinus).

tosyl (tosilo). m. Radical toluensulfonilo que es muy usado para bloquear grupos $-NH_2$ en el curso de las síntesis orgánicas de fármacos y otros compuestos biológicamente activos.

tosylate (tosilato). m. Contracción, aprobada por la USAN, para el *p*-toluensulfonato.

totem (totem). m. Un objeto (usualmente un animal o planta) que sirve como emblema de una familia o un clan y, a menudo, como recuerdo de sus antepasados.

totemism (totemismo). m. Creencia en el parentesco o relación mística entre un grupo o individuo y un totem.
totemistic (totemístico). Relativo al totemismo.
totipotency, totipotence (totipotencia). f. Capacidad de una célula para diferenciarse en cualquier tipo de célula y formar así un nuevo organismo o regenerar cualquier parte de un organismo.
totipotent, totipotential (totipotente, totipotencial). Relacionado con la totipotencia.
touch (tacto). **1.** m. Sentido por el cual se aprecia o percibe el leve contacto con la piel o mucosas. **2.** Examen digital.
tourniquet (torniquete). m. Instrumento para detener temporariamente el flujo sanguíneo hacia una parte distal o desde ella, por presión aplicada con un dispositivo que rodea la parte.
Dupuytren's t. (t. de Dupuytren).
Esmarch t. (t. de Esmarch).
toxanemia (toxanemia). f. Anemia debida a los efectos de tóxicos hemolíticos.
toxaphene (toxafeno). m. Hidrocarburo clorado con propiedades insecticidas.
toxemia (toxemia). f. **1.** Toxicemia. Manifestaciones clínicas observadas durante ciertas enfermedades infecciosas, que se supone se deben a toxinas y otras sustancias nocivas elaboradas por el agente infeccioso. **2.** El síndrome clínico causado por sustancias tóxicas presentes en la sangre. **3.** Un término poco definido que se refiere a trastornos metabólicos del embarazo caracterizados por hipertensión, edema y albuminuria.
toxemic (toxémico). Perteneciente a la toxemia, afectado por ella o que manifiesta sus características.
toxic (tóxico). **1.** Venenoso. **2.** Perteneciente a una toxina.
toxicant (intoxicante). **1.** Venenoso. **2.** Cualquier agente venenoso, específicamente alcohol u otro veneno, que provoca síntomas de intoxicación.
toxicemia (toxicemia). f. Toxemia.
toxicity (toxicidad). f. Calidad de venenoso.
oxygen t. (t. del oxígeno). Envenenamiento por oxígeno.
toxico-, tox-, toxi-, toxo- (toxico-, tox-, toxi-, toxo-). Prefijos que indican veneno, toxina.
toxicoderma (toxicodermia). f. Toxicodermatosis; cualquier enfermedad de la piel causada por un microorganismo productor de toxinas.
toxicodermatitis (toxicodermatitis). f. Inflamación de la piel causada por la acción de un tóxico.
toxicodermatosis (toxicodermatosis). f. Toxicodermia.
toxicogenic (toxicogénico). **1.** Que produce un tóxico. **2.** Causado por un tóxico.
toxicoid (toxicoide). Que posee una acción semejante a la de un tóxico; tóxico temporario.
toxicologic (toxicológico). Relacionado con la toxicología.
toxicologist (toxicólogo). m. Especialista o experto en toxicología.
toxicology (toxicología). f. La ciencia que estudia los tóxicos, incluyendo la fuente, composición y química, acción, pruebas y antídotos.
toxicopathic (toxicopático). Denota todo estado mórbido causado por la acción de un tóxico.
toxicophobia (toxicofobia). f. Toxifobia; temor patológico a ser envenenado.
toxicosis (toxicosis). f. Intoxicación sistémica; toda enfermedad de origen tóxico.
endogenic t. (t. endógena). Autointoxicación.
exogenic t. (t. exógena).
thyroid t. (t. tiroidea). T. por triyodotironina.
triiodothyronine t. (t. por triyodotironina). T. tiroidea.
toxiferines (toxiferinas). f. pl. El grupo más potente de alcaloides del curare; la fuente principal es *Strychnos toxifera*.
toxiferous (toxiferoso). Venenoso.
toxigenic (toxigénico). Toxinogénico.
toxigenicity (toxigenicidad). f. Toxinogenicidad.
toxilic acid (ácido toxílico). Á. maleico.
toxin (toxina). f. Sustancia nociva o tóxica que es formada o elaborada como parte integral de una célula o tejido, como un producto extracelular (exotoxina) o como una combinación de los dos, durante el metabolismo y crecimiento de ciertos microorganismos y algunas plantas y especies animales superiores.
animal t. (t. animal). Zootoxina.
anthrax t. (t. del ántrax). T. del *Bacillus anthracis*.
Bacillus anthracis t. (t. del Bacillus anthracis). T. del ántrax.
bacterial t. (t. bacteriana).
botulinus t. (t. botulínica). Botulina; botulismotoxina.
cholera t. (t. del cólera).
cobra t. (t. de cobra). Cobrotoxina.
diagnostic diphtheria t. (t. diftérica para diagnóstico).
Dick test t. (t. para la prueba de Dick).
dinoflagellate t. (t. de los dinoflagelados).
diphtheria t. (t. diftérica).
erythrogenic t. (t. eritrogénica). T. eritrogénica de los estreptococos.
extracellular t. (t. extracelular). Exotoxina.
intracellular t. (t. intracelular). Endotoxina.
normal t. (t. normal).
plant t. (t. vegetal). Fitotoxina.
scarlet fever erythrogenic t. (t. eritrogénica de la escarlatina).
Schick test t. (t. para la prueba de Schick).
streptococcus erythrogenic t. (t. eritrogénica de los estreptocos).
tetanus t. (t. tetánica). Tetanotoxina.
toxinic (toxínico). Relativo a una toxina.
toxinogenic (toxinógeno). Toxigénico; que produce una toxina; se dice de un microorganismo.
toxinogenicity (toxinogenicidad). f. Toxigenicidad; la capacidad para producir una toxina.
toxinology (toxinología). f. El estudio de las toxinas, en sentido restringido, con referencia a las sustancias proteicas relativamente inestables de origen microbiano, vegetal o animal.
toxinosis (toxinosis). f. Toxonosis; toda enfermedad o lesión causada por la acción de una toxina.
toxipathic (toxipático). Relativo a cualquier estado patológico causado por un tóxico, p. ej., neuritis o hepatitis causada por arsénico.
toxipathy (toxipatía). f. Toda enfermedad debida a una intoxicación, especialmente crónica.
toxiphobia (toxifobia). f. Toxicofobia.
toxisterol (toxisterol). m. Sustancia tóxica formada por la irradiación excesiva del ergosterol o calciferol.
toxocariasis (toxocariasis). f. Infección con nematodos del género *Toxocara*.
toxoid (toxoide). m. Anatoxina; una toxina que ha sido tratada (usualmente con formaldehído) para destruir su toxicidad pero conservando su antigenicidad, es decir, es capaz de estimular la producción de anticuerpos antitoxina, produciendo así inmunidad activa.
toxon, toxone (toxón, toxona). m. y f. Hipotético producto bacteriano de poca toxicidad y débil afinidad por la antitoxina.
toxoneme (toxonema). m. Roptria.
toxonosis (toxonosis). f. Toxinosis.
toxophil, toxophile (toxófilo). Susceptible a la acción de un tóxico.
toxophore (toxóforo). m. Denota el grupo atómico de la molécula de toxina que lleva el principio tóxico.
toxophorous (toxóforo). Relativo al grupo toxóforo de la molécula de toxina.
toxoplasmosis (toxoplasmosis). f. Enfermedad causada por el protozoario parásito *Toxoplasma gondii* que produce aborto en ovejas, encefalitis en visones y una variedad de síndromes en el ser humano.
acquired t. in adults (t. adquirida en adultos).
congenital t. (t. congénita).
toxopyrimidine (toxopirimidina). f. Uno de los productos resultantes de la hidrólisis de tiamina por la tiaminasa, que aparece en la orina.
TPA (TPA). Abrev. de 13 acetato 12-*O*-tetradecanoilforbol; activador del plasminógeno hístico (tissue plasminogen activator).
TPC (TPC). Abrev. de componente tromboplástico del plasma.
TPI (TPI). Abrev. de prueba de inmovilización del *Treponema pallidum*.
TPN (TPN). Abrev. de nutrición parenteral total.
TPN, TPNH (TPN, TPNH). Abrev. de trifosfopiridin nucleótido y su forma reducida (la forma oxidada es TPN^+).
TPP (TPP). Abrev. de tiamina pirofosfato.
TPR (TPR). Resistencia periférica total.
TQ (TQ). Abrev. de tocofenolquinona.
trabecula, gen. and pl. **trabeculae** (trabécula). f. **1.** Uno de los fascículos de fibras de sostén que atraviesan la sustancia de una

estructura, derivados generalmente de la cápsula o de alguno de sus tabiques fibrosos. **2.** Porción pequeña de la sustancia esponjosa de hueso, por lo general interconectada con otras porciones similares. **3.** En histología, una banda de tejido neoplásico con un ancho de dos o más células.

anterior chamber t. (t. de la cámara anterior).

trabeculae carneae (t. carnosas). [*trabeculae carneae,* NA]. Haces de Rathke.

trabeculae corporis spongiosi penis (t. del cuerpo esponjoso del pene). [*trabeculae corporis spongiosis penis,* NA].

trabeculae corporum cavernosorum (t. del cuerpo cavernoso). [*trabeculae corporum cavernosorum,* NA].

trabeculae cranii (t. del cráneo). [*trabeculae cranii*].

trabeculae lienis, trabeculae splenicae (t. espléncas). [*trabeculae lienis, trabeculae splenicae,* NA].

septomarginal t. (t. septomarginal). [*trabecula septomarginalis,* NA]. Banda moderadora.

t. testis (t. testicular). [*septulum testis,* NA]. Tabique del testículo.

trabecular, trabeculate (trabecular, trabeculado). Relativo a las trabéculas o que las contiene.

trabeculation (trabeculación). f. **1.** La presencia de trabéculas en las paredes de un órgano o parte. **2.** El proceso de formación de trabéculas, como en un hueso esponjoso.

trabeculectomy (trabeculectomía). f. Operación de filtrado para glaucoma creando una fístula entre la cámara anterior del ojo y el espacio subconjuntival, a través de una escisión subescleral de una porción de la red trabecular.

trabeculoplasty (trabeculoplastia). f. Fotocoagulación de la red trabecular del ojo con un láser; se emplea en el tratamiento del glaucoma.

laser t. (t. láser).

trabeculotomy (trabeculotomía). f. Abertura quirúrgica de la esclerótica del seno venoso (conducto de Schlemm) para el tratamiento del glaucoma.

trace (traza). f. **1.** Evidencia de la existencia, influencia o acción anterior de un objeto, fenómeno o suceso. **2.** Cantidad extremadamente pequeña o indicación apenas discernible de algo.

memory t. (t. memoria). V. engrama.

tracer (trazador). m. **1.** Elemento o compuesto que contiene átomos que pueden distinguirse de sus contrapartes normales por medios físicos (p. ej., ensayos de radiactividad o espectrografía de masa, o contador de centelleo) y de este modo pueden ser usados para seguir el curso de las sustancias normales en el metabolismo o modificaciones químicas similares. **2.** Instrumento usado para disecar nervios y vasos sanguíneos. **3.** Dispositivo mecánico con una punta marcadora unida a una mandíbula y una placa registradora o placa trazadora que se usa para registrar la dirección y extensión del movimiento de la mandíbula.

trachea, pl. **tracheae** (tráquea). f. [*trachea,* pl. *tracheae,* NA]. Conducto aéreo que se extiende desde la laringe hasta el tórax (a nivel de la quinta o sexta vértebra torácica), donde se bifurca para dar origen a los bronquios principales derecho e izquierdo.

scabbard t. (t. en vaina).

tracheal (traqueal). Relativo a la tráquea.

trachealgia (traquealgia). f. Dolor en la tráquea.

tracheitis (traqueítis). f. Traquitis, inflamación de la membrana que tapiza la tráquea.

trachelagra (traquelagra). f. Afección gotosa o reumática de los músculos del cuello, que produce tortícolis.

trachelalis (traquelalis). Músculo largo de la cabeza.

trachelectomy (traquelectomía). f. Cervicectomía.

trachelematoma (traquelematoma). f. Un hematoma en el cuello.

trachelian (traqueliano). Cervical.

trachelism, trachelismus (traquelismo). m. Doblar hacia atrás el cuello, como sucede en un ataque epiléptico.

trachelitis (traquelitis). f. Cervicitis.

trachelo-, trachel- (traquelo-, traquel-). Usados como prefijos denotan el cuello.

trachelo-occipitalis (traquelooccipital). m. Músculo semiespinoso de la cabeza.

trachelocele (traquelocele). m. Traqueocele.

trachelocyrtosis (traquelocirtosis). f. Espondilitis tuberculosa.

trachelocystitis (traquelocistitis). f. Término obsoleto de la inflamación del cuello de la vejiga.

trachelodynia (traquelodinia). f. Cervicodinia.

trachelokyphosis (traquelocifosis). f. Espondilitis tuberculosa.

trachelology (traquelología). f. El estudio del cuello y sus lesiones y enfermedades.

trachelomyitis (traquelomiítis). f. Denominación obsoleta de la inflamación de los músculos del cuello.

trachelopanus (traquelopano). m. **1.** Tumefacción de los vasos linfáticos del cuello. **2.** Ingurgitación linfática del cuello uterino.

trachelopexia, trachelopexy (traquelopexia). f. Fijación quirúrgica del cuello uterino.

trachelophyma (traquelofima). m. Un tumor o tumefacción del cuello.

tracheloplasty (traqueloplastia). f. Término raramente usado para la cirugía plástica del cuello uterino.

trachelorrhaphy (traquelorrafia). f. Operación de Emmet; reparación por sutura de una laceración del cuello uterino.

trachelos (traquelos). m.

tracheloschisis (traquelosquisis). f. Fisura congénita del cuello.

trachelotomy (traquelotomía). f. Cervicotomía.

tracheo-, trache- (traqueo-, traque-). En formas combinadas denota tráquea.

tracheoaerocele (traqueoaerocele). m. Quiste lleno de aire, situado en el cuello, causado por la distensión de un traqueocele.

tracheobiliary (traqueobiliar). Relativo a la tráquea o bronquios y al sistema biliar.

tracheobronchial (traqueobronquial). Relativo a la tráquea y los bronquios.

tracheobronchitis (traqueobronquitis). f. Inflamación de la mucosa de la tráquea y de los bronquios.

tracheobronchomegaly (traqueobroncomegalia). f. Síndrome de Mounier-Kuhn: gran ensanchamiento de la tráquea y bronquios mayores, usualmente congénito.

tracheobronchoscopy (traqueobroncoscopia). f. Inspección del interior de la tráquea y bronquios.

tracheocele (traqueocele). m. Traquelocele, una protrusión de la mucosa a través de un defecto en la pared de la tráquea.

tracheoesophageal (traqueoesofágico). Relativo a la tráquea y al esófago.

tracheolaryngeal (traqueolaríngeo). Relacionado con la tráquea y la laringe.

tracheomalacia (traqueomalacia). f. Degeneración del tejido elástico y conectivo de la tráquea.

tracheomegaly (traqueomegalia). f. Tráquea muy dilatada que, como la bronquiectasia, puede deberse a una infección.

tracheopathia, tracheopathy (traqueopatía). f. Toda enfermedad de la tráquea.

t. osteoplastica (t. osteoplástica).

tracheopharyngeal (traqueofaríngeo). Relacionado con la tráquea y la faringe.

tracheophonesis (traqueofonesis). f. Auscultación de los ruidos cardíacos en la incisura esternal.

tracheophony (traqueofonía). f. El ruido de voz hueca que se escucha al auscultar sobre la tráquea. V.t. broncofonía.

tracheoplasty (traqueoplastia). f. Cirugía plástica de la tráquea.

tracheopyosis (traqueopiosis). f. Inflamación supurativa de la tráquea.

tracheorrhagia (traqueorragia). f. Hemorragia de la mucosa de la tráquea.

tracheoschisis (traqueosquisis). f. Fisura en la tráquea.

tracheoscope (traqueoscopio). m. Instrumento usado en la traqueoscopia.

tracheoscopic (traqueoscópico). Relacionado con la traqueoscopia.

tracheoscopy (traqueoscopia). f. Inspección del interior de la tráquea.

tracheostenosis (traqueoestenosis). f. Estrechamiento del lumen de la tráquea.

tracheostoma (traqueostoma). m. Abertura hacia la tráquea a través del cuello; generalmente se aplica a una abertura como la realizada en la traqueotomía o laringectomía.

tracheostomy (traqueostomía). f. Formación de una abertura en la tráquea o esa abertura.

tracheotome (traqueótomo). m. Bisturí usado en la realización de una traqueotomía.

tracheotomy (traqueotomía). f. La operación de realizar una abertura en la tráquea.

trachitis (traquitis). f. Traqueítis.
trachoma (tracoma). m. Conjuntivitis granular contagiosa; párpados granulosos; oftalmía granulosa o egipcia; inflamación microbiana contagiosa crónica, con hipertrofia de la conjuntiva, caracterizada por la formación de pequeños gránulos translúcidos de color amarillento o grisáceo, causada por *Chlamydia trachomatis*.
  follicular t., granular t. (t. folicular, granular).
trachomatous (tracomatoso). Relacionado con el tracoma, o que lo padece.
trachychromatic (traquicromático). Se refiere a un núcleo con una cromatina que se tiñe muy intensamente.
trachyphonia (traquifonía). f. Aspereza de la voz.
tracing (trazado). m. **1.** Toda representación gráfica de sucesos cardiovasculares eléctricos o mecánicos. **2.** En odontología, una línea o líneas registradas en una tabla o placa mediante un instrumento con punta, que representa un registro de los movimientos de la mandíbula.
  arrow point t. (t. en punta de flecha). T. en punta de aguja.
  cephalometric t. (t. cefalométrico).
  Gothic arch t. (t. en arco gótico). T. en punta de aguja.
  needle point t. (t. en punta de aguja). T en arco gótico.
  stylus t. (t. en punzón). T. en punta de aguja.
tract (tracto). **1.** m. Cualquier área alargada, p. ej., un camino, trayectoria o vía. **2.** [*tractus*, NA]. Haz o fascículo de fibras nerviosas que tienen origen, terminación y funciones idénticos.
  alimentary t. (t. alimentario). T. digestivo.
  anterior corticospinal t. (t. corticoespinal anterior). [*tractus corticospinalis anterior*, NA]. T. piramidal anterior.
  anterior pyramidal t. (t. piramidal anterior). [*tractus pyramidalis anterior*, NA]. T. corticoespinal anterior; t. piramidal directo.
  anterior spinocerebellar t. (t. espinocerebeloso anterior). [*tractus spinocerebellaris anterior*, NA]. T. espinocerebeloso ventral.
  anterior spinothalamic t. (t. espinotalámico anterior). [*tractus spinothalamicus anterior*, NA]. T. espinotalámico ventral.
  Arnold's t. (t. de Arnold). T. temporoprotuberancial.
  association t. (t. de asociación).
  auditory t. (t. auditivo). Lemnisco lateral.
  Burdach's t. (t. de Burdach). Fascículo cuneiforme.
  central tegmental t. (t. central de la calota). [*tractus tegmentalis centralis*, NA]. Fascículo central de la calota.
  cerebellorubral t. (t. cerebelorrúbrico). [*tractus cerebellorubralis*, NA].
  cerebellothalamic t. (t. cerebelotalámico). [*tractus cerebellothalamicus*, NA]. T. dentotalámico.
  Collier's t. (t. de Collier). Fascículo longitudinal medial.
  comma t. of Schultze **1.** (banda en coma de Schultze). Fascículo semilunar. **2.** (t. en coma de Schultze). Fascículo semilunar.
  corticobulbar t. (t. corticobulbar). [*tractus corticobulbaris*, NA].
  corticopontine t. (t. corticoprotuberancial). [*tractus corticopontini*, NA].
  corticospinal t. (t. corticoespinal). [*tractus corticospinalis*, NA].
  crossed pyramidal t. (t. piramidal cruzado). T. piramidal lateral.
  cuneocerebellar t. (t. cuneocerebeloso).
  dead t.'s (t. muertos).
  deiterospinal t. (t. deiteroespinal). T. vestibuloespinal.
  dentatothalamic t. (t. dentotalámico). T. cerebelotalámico.
  descending t. of trigeminal nerve (t. descendente del nervio trigémino). T. espinal del nervio trigémino.
  digestive t. (t. digestivo). T. o canal alimentario; tubo digestivo.
  direct pyramidal t. (t. piramidal directo). T. piramidal anterior.
  dorsal spinocerebellar t. (t. espinocerebeloso dorsal). T. espinocerebeloso posterior.
  dorsolateral t. (t. dorsolateral). Fascículo dorsolateral.
  fastigiobulbar t. (t. fastigiobulbar). [*tractus fastigiobulbaris*].
  Flechsig's t. (t. de Flechsig). T. espinocerebeloso posterior.
  frontopontine t. (t. frontoprotuberancial). [*tractus frontopontinus*, NA]. Haz o t. de Türck.
  frontotemporal t. (t. frontotemporal). Fascículo unciforme.
  gastrointestinal t. (t. gastrointestinal).
  geniculocalcarine t. (t. geniculocalcarino). Radiaciones ópticas.
  genital t. (t. genital). Vías genitales del aparato urogenital.
  t. of Goll (t. de Goll). Fascículo delgado.
  Gowers' t. (t. de Gowers). T. espinocerebeloso anterior.
  habenulointerpeduncular t. (t. habenulointerpeduncular). Fascículo retroflejo.
  Hoche's t. (t. de Hoche).
  hypothalamohypophysial t. (t. hipotalamohipofisario). T. supraopticohipofisario.
  iliotibial t. (t. iliotibial). [*tractus iliotibialis*, NA]. Banda iliotibial; banda de Maissiat.
  James t.'s (t. de James). Fibras de James.
  lateral corticospinal t. (t. corticoespinal lateral). [*tractus corticospinalis lateralis*, NA]. T. piramidal lateral.
  lateral pyramidal t. (t. piramidal lateral). [*tractus pyramidalis lateralis*, NA]. T. piramidal cruzado; t. corticoespinal lateral.
  lateral spinothalamic t. (t. espinotalámico lateral). [*tractus spinothalamicus lateralis*, NA].
  Lissauer's t. (t. de Lissauer). Fascículo mamilotalámico.
  Loewenthal's t. (t. de Loewenthal). T. tectoespinal.
  mamillothalamic t. (t. mamilotalámico). Fascículo mamilotalámico.
  Marchi's t. (t. de Marchi). T. tectoespinal.
  mesencephalic t. of trigeminal nerve (t. mesencefálico del nervio trigémino). [*tractus mesencephalicus nervi trigemini*, NA].
  Monakow's t. (t. de Monakow). T. rubroespinal.
  t. of Münzer and Wiener (t. de Münzer y Wiener). T. tectoprotuberancial.
  nerve t. (t. nervioso).
  occipitocollicular t. (t. occipitocolicular). T. occipitotectal.
  occipitopontine t. (t. occipitoprotuberancial). [*tractus occipitopontinus*, NA].
  occipitotectal t. (t. occipitotectal).
  olfactory t. **1.** (bandeleta olfatoria). [*tractus olfactorius*, NA]. Cintilla olfatoria. **2.** (t. olfatorio). [*tractus olfactorius*, NA]. **3.** (cintilla olfatoria). [*tractus olfactorius*, NA].
  olivocerebellar t. (t. olivocerebeloso). [*tractus olivocerebellaris*, NA].
  olivospinal t. (t. olivoespinal). Haz de Helweg.
  optic t. **1.** (cintilla óptica). Bandeleta óptica. **2.** (bandeleta óptica). Cintilla óptica. **3.** (t. óptico). [*tractus opticus*, NA].
  parietopontine t. (t. parietoprotuberancial). [*tractus parietopontinus*, NA].
  posterior spinocerebellar t. (t. espinocerebeloso posterior). [*tractus spinocerebellaris posterior*, NA]. T. espinocerebeloso dorsal.
  prepyramidal t. (t. prepiramidal). T. rubroespinal.
  pyramidal t. (t. piramidal). [*tractus pyramidalis*, NA].
  respiratory t. (t. respiratorio).
  reticulospinal t. (t. reticuloespinal). [*tractus reticulospinalis*, NA].
  rubrobulbar t. (t. rubrobulbar).
  rubroreticular t. (t. rubrorreticular).
  rubrospinal t. (t. rubroespinal). [*tractus rubrospinalis*, NA].
  t. of Schütz (t. de Schütz). Fascículo longitudinal dorsal.
  sensory t. (t. sensorial).
  septomarginal t. (t. septomarginal).
  solitary t. (t. solitario). [*tractus solitarius*, NA].
  sphincteroid t. of ileum (t. esfinteroide del íleon). Esfínter basal.
  spinal t. (t. espinal).
  spinal t. of trigeminal nerve (t. espinal del nervio trigémino). [*tractus spinalis nervi trigemini*, NA].
  spino-olivary t. (t. espinoolivar).
  spinocerebellar t.'s (t. espinocerebelosos).
  spinotectal t. (t. espinotectal). [*tractus spinotectalis*, NA].
  spinothalamic t. (t. espinotalámico). [*tractus spinothalamicus*, NA].
  spiral foraminous t. (t. espiral foraminoso). [*tractus spiralis foraminosus*, NA]. Criba espiroidea.
  Spitzka's marginal t. (t. marginal de Spitzka). Fascículo dorsolateral.
  sulcomarginal t. (t. surcomarginal).
  supraopticohypophysial t. (t. supraopticohipofisario). [*tractus supraopticohypophysialis*, NA].
  tectobulbar t. (t. tectobulbar). [*tractus tectobulbaris*, NA].
  tectopontine t. (t. tectoprotuberancial). [*tractus tectopontinus*, NA].
  tectospinal t. (t. tectoespinal). [*tractus tectospinalis*, NA].
  temporofrontal t. (t. temporofrontal). Fascículo unciforme.

T U V

temporopontine t. (t. temporoprotuberancial). [*tractus temporopontinus*, NA]. T. o haz de Arnold.
tuberoinfundibular t. (t. tuberoinfundibular). [*tractus tuberoinfundibularis*, NA].
Türck's t. (t. de Türck). T. piramidal anterior.
urinary t. (t. urinario).
uveal t. (t. uveal). Túnica vascular del ojo.
ventral spinocerebellar t. (t. espinocerebeloso ventral). T. espinocerebeloso anterior.
ventral spinothalamic t. (t. espinotalámico ventral). T. espinotalámico anterior.
vestibulospinal t. (t. vestibuloespinal). [*tractus vestibulospinalis*, NA]. T. deiteroespinal.
Waldeyer's t. (t. de Waldeyer). Fascículo dorsolateral.

tractellum, pl. **tractella** (tractellum). Flagelo locomotor anterior de un protozoario.

traction (tracción). f. **1.** El acto de arrastrar o tirar, p. ej., mediante una fuerza elástica. **2.** Fuerza de arrastre o estiramiento que se ejerce en una extremidad en dirección distal.
axis t. (t. axial).
Bryant's t. (t. de Bryant).
Buck's t. (t. de Buck). Extensión de Buck.
external t. (t. externa).
halo t. (t. en halo).
intermaxillary t. (t. intermaxilar). T. maxilomandibular.
internal t. (t. interna).
isometric t. (t. isométrica).
isotonic t. (t. isotónica).
maxillomandibular t. (t. maxilomandibular). T. intermaxilar.
Russell t. (t. de Russell).
Sayre's suspension t. (t. de suspensión de Sayre).
skeletal t. (t. esquelética). Extensión esquelética.
skin t. (t. de piel).

tractor (tractor). m. Instrumento que ejerce tracción o arrastra, un órgano o estructura.
Lowsley t. (t. de Lowsley).
Syms t. (t. de Syms).
Young prostatic t. (t. prostático de Young).

tractotomy (tractotomía). f. Interrupción del tracto de un nervio en el tronco cerebral o médula espinal por laminectomía, craniotomía o estereotaxia.
anterolateral t. (t. anterolateral). Cordotomía anterolateral.
intramedullary t. (t. intramedular). T. trigémica.
pyramidal t. (t. piramidal). División de un tracto piramidal.
Schwartz t. (t. de Schwartz). T. espinotalámica (medular).
Sjöqvist t. (t. de Sjöqvist). T. trigémica.
spinal t. (t. espinal). Cordotomía anterolateral.
spinothalamic t. (t. espinotalámica).
trigeminal t. (t. trigémica). T. intramedular o de Sjöqvist.
Walker t. (t. de Walker). T. espinotalámica (mesencefálica).

tractus, gen. and pl. **tractus** (tractus, gen. y pl. tractus). Tracto.

tragacanth, tragacantha (tragacanto). m. Exudación gomosa de especies de *Astragalus*, incluyendo el *A. gummifer*, arbustos del extremo oriental del Mediterráneo.

tragal (tragal). Relativo al trago.

tragi (tragos). m. [*tragi*, NA]. Los pelos que crecen en la entrada del meato auditivo externo.

tragion (tragión). m. Punto cefalométrico situado en la incisura inmediatamente superior al trago del oído.

tragomaschalia (tragomascalia). f. Bromhidrosis de la axila.

tragophonia, tragophony (tragofonía). f. Egofonía.

tragus, pl. **tragi** (trago). m. **1.** Antilobio; hircus; proyección lingüiforme del cartílago del pabellón de la oreja, por delante del orificio del meato auditivo externo y que se continúa con el cartílago de este conducto. **2.** Tragos.

train (entrenar). Aumentar la virulencia de bacterias por sucesivas inoculaciones en animales.

training (entrenamiento). m. Sistema organizado de educación, instrucción o disciplina.
assertive t. (e. asertivo). Condicionamiento asertivo.
aversive t. (e. aversivo). Condicionamiento aversivo.
toilet t. (e. de hábitos sanitarios).

trait (rasgo). m. Característica, especialmente si distingue a un individuo de otros.
Bombay t. (r. de Bombay). V. fenómeno de Bombay.
categorical t. (r. categórico). R. cualitativo.
chromosomal t. (r. cromosómico).
codominant t. (r. codominante). V. codominante.
dominant t. (r. dominante).
intermediate t. (r. intermedio).
liminal t. (r. liminal).
marker t. (r. marcador).
nonpenetrant t. (r. no penetrante).
qualitative t. (r. cualitativo). R. categórico.
recessive t. (r. recesivo). V. dominancia de genes.
sickle cell t. (r. de células drepanocíticas).

trajector (trayector). m. Instrumento para localizar el curso de una bala en una herida.

tramazoline hydrochloride (tramazolina, clorhidrato de). Agente adrenérgico y simpaticomimético usado para la descongestión nasal.

trance (trance). m. Estado alterado de la conciencia como en la hipnosis, catalepsia o éxtasis.
death t. (t. mortal).
induced t. (t. inducido).
somnambulistic t. (t. de sonambulismo).

tranexamic acid (ácido tranexámico).

tranquilizer (tranquilizante). m. Fármaco que actúa promoviendo la tranquilidad al calmar, aquietar, sosegar, sin efectos sedantes o depresivos.
major t. (t. mayor). Agente antipsicótico.
minor t. (t. menor). Agente ansiolítico.

trans- (trans-). **1.** Prefijo que significa a través de, del otro lado, más allá de; opuesto a cis-. **2.** En genética denota la ubicación de dos genes en cromosomas opuestos de un par homólogo. **3.** En química orgánica, forma de isomería en la cual los átomos fijados a dos átomos de carbono unidos mediante un doble enlace están situados en lados opuestos de la molécula. **4.** En bioquímica, prefijo del nombre del grupo en el nombre de la enzima o de una reacción que denota transferencia de ese grupo de un compuesto a otro.

transacetylase (transacetilasa). f. Acetiltransferasa.

transacetylation (transacetilación). f. Transferencia de un grupo acetilo (CH_3CO–) de un compuesto a otro.

transaction (transacción). f. **1.** Interacción que surge del encuentro de dos o más personas. **2.** En el análisis transaccional, la unidad de análisis que implica un estímulo social y una respuesta.

transacylases (transacilasas). f. Aciltransferasas.

transaldolase (transaldolasa). f. Dihidroxiacetona transferasa; glicerona-transferasa; transferasa que interconvierte sedoheptulosa 7-fosfato más gliceraldehído 3-fosfato y eritrosa 4-fosfato más fructosa 6-fosfato.

transaldolation (transaldolación). f. Reacción que implica la transferencia de un grupo aldol (CH_2OH–CO–CHOH–) de un compuesto a otro.

transamidinases (transamidinasas). f. pl. Amidinotransferasas.

transamidination (transamidinación). f. Reacción que implica la transferencia de un grupo amidino ($NH_2C{=}NH$) de un compuesto a otro.

transaminases (transaminasas). f. Aminotransferasas.

transamination (transaminación). f. Reacción que se produce entre un α-aminoácido y un α-cetoácido en la cual un grupo amino es transferido del primero al segundo.

transanimation (transanimación). f. Reanimación de un niño recién nacido con problemas de asfixia.

transaudient (transaudiente). Permeable a las ondas sonoras.

transcalent (transcaliente). Diatérmano.

transcapsidation (transcapsidación). f. Fenómeno por el cual la cápside de adenovirus del "híbrido" adenovirus SV40 es reemplazada por la cápside de otro tipo de adenovirus.

transcarbamoylases (transcarbamoilasas). f. pl. Carbamoiltransferasas.

transcarboxylases (transcarboxilasas). f. pl. Carboxiltransferasas.

transcobalamins (transcobalaminas). f. pl. Sustancias incluidas en "fijadores R", nombre dado a una familia de proteínas fijadoras de cobalaminas.

transcondylar (transcondilar). A través de los cóndilos; denota la línea de incisión ósea en la amputación de Carden.

transcortical (transcortical). **1.** A través de la corteza del cerebro, ovario, riñón u otro órgano. **2.** Desde una parte de la corteza cerebral a otra; denota los diversos tractos de asociación.
transcortin (transcortina). f. Globulina o proteína fijadora de corticosteroides; una α_2-globulina en sangre que se fija al cortisol y corticosterona.
transcriptase (transcriptasa). f. Una polimerasa asociada con el proceso de transcripción; especialmente la RNA polimerasa DNA dependiente.
reverse t. (t. inversa).
transcription (transcripción). f. Transferencia de información codificada genéticamente desde un tipo de ácido nucleico a otro, en especial con referencia al proceso por el cual una secuencia de bases de un RNA mensajero es sintetizada (por una RNA polimerasa) sobre un patrón de DNA complementario.
transcutaneous (transcutáneo). Percutáneo.
transcytosis (transcitosis). f. Citopempsis; transporte vesicular; mecanismo para el transporte transcelular en el cual una célula encierra material extracelular en una invaginación de su membrana celular formando una vesícula (endocitosis); luego esta vesícula se mueve cruzando la célula y expulsa el material a través de la membrana opuesta mediante el proceso inverso (exocitosis).
transdermic (transdérmico). Percutáneo.
transduce (transducir). Realizar una transducción.
transducer (transductor). m. Dispositivo diseñado para convertir energía de una forma en otra.
transducing (transductor). Perteneciente a la mediación de la transducción (p.ej., un bacteriófago t.).
transductant (transductante). Célula que ha adquirido un nuevo carácter por medio de la transducción.
transduction (transducción). f. **1.** Transferencia de material genético (y de su expresión fenotípica) de una célula a otra por medio de una infección viral. **2.** Conversión de energía de una forma a otra.
abortive t. (t. abortiva).
complete t. (t. completa).
general t. (t. general).
high frequency t. (t. de alta frecuencia).
low frequency t. (t. de baja frecuencia).
specialized t. (t. especializada). T. específica.
specific t. (t. específica). T. especializada.
transection (transección). f. Corte transversal.
transethmoidal (transetmoidal). A través del hueso etmoides.
transfection (transfección). f. Método de transferencia de genes que utiliza la infección artificial de un núcleo celular con ácido nucleico (como el de los retrovirus) dando como resultado la integración del ácido nucleico exógeno con el propio del huésped.
transfer (transferencia). f. Transmisión. Condición en la que una situación de aprendizaje influye sobre el aprendizaje en otra situación; el traspaso del aprendizaje, que puede tener un efecto positivo, como cuando un comportamiento aprendido facilita el aprendizaje de otra cosa, o puede ser negativo, como cuando un hábito en particular interfiere en la adquisición de un hábito diferente.
embryo t. (t. embrionaria).
transfer-RNA (RNA de transferencia).
transferases (transferasas). f. pl. Enzimas de transferencia.
transference (transferencia). f. **1.** Desplazamiento del afecto de una persona o de una idea a otra. **2.** Pasaje de los síntomas desde un lado del cuerpo al otro, como se observa en ciertos casos de histeria por conversión. **3.** Transporte de un objeto de un lugar a otro.
extrasensory thought t. (t. por pensamiento extrasensorial).
negative t. (t. negativa).
passive t. (t. pasiva).
positive t. (t. positiva).
transference love (amor por transferencia).
transferrin (transferrina). f. **1.** Siderofilina; una β_1-globulina del plasma sin el grupo hem, capaz de asociarse en forma reversible con 1,25 µg de hierro por gramo y actuar como proteína transportadora de hierro. **2.** Glucoproteína que se encuentra en la leche de los mamíferos (lactoferrina) y en la clara de huevo (conalbúmina, ovotransferrina), que se fija y transporta el hierro (Fe^{3+}).
transfixion (transfixión). f. Maniobra en una amputación en la cual el bisturí se hace pasar de lado a lado a través de las partes blandas, próximo al hueso, y los músculos se dividen desde adentro hacia afuera.
transformant (transformante). m. Bacteria que ha recibido material genético (y su expresión fenotípica) de otra bacteria mediante una transformación.
transformation (transformación). f. **1.** Metamorfosis. **2.** Cambio de un tejido a otro, como cartílago a hueso. **3.** En los metales, un cambio de fase y de las propiedades físicas del estado sólido causado por el tratamiento con calor. **4.** En genética microbiana, transferencia de información genética entre bacterias por medio de fragmentos "desnudos" de DNA intracelular derivados de las células dadoras e incorporadas en una célula receptora competente.
cell t. (t. celular).
Haldane t. (t. de Haldane).
Lobry de Bruyn-van Ekenstein t. (t. de Lobry de Bruyn-van Ekenstein).
logit t. (t. logit).
lymphocyte t. (t. de linfocitos).
nodular t. of the liver (t. nodular del hígado).
transfuse (transfundir). Realizar una transfusión.
transfusion (transfusión). f. **1.** Transferencia de sangre o de componentes de la sangre de un individuo (dador) a otro (receptor). **2.** Inyección intravascular de solución salina fisiológica.
arterial t. (t. arterial).
direct t. (t. directa). T. inmediata.
drip t. (t. por goteo).
exchange t. (t. exanguinotransfusión).
exsanguination t. (t. por exanguinación). Exanguinotransfusión.
immediate t. (t. inmediata). T. directa.
indirect t. (t. indirecta). T. mediata.
mediate t. (t. mediata). T. indirecta.
peritoneal t. (t. peritoneal).
reciprocal t. (t. recíproca).
subcutaneous t. (t. subcutánea).
substitution t., total t. (t. por sustitución total, total).
twin-twin t. (t. gemelo-gemelar).
transglucosylase (transglucosilasa). f. Glucosiltransferasa.
transhiatal (transhiatal) Por medio de un hiato; se dice de un procedimiento quirúrgico.
transient (transitorio). De vida corta; pasajero; no permanente; se dice de una enfermedad o ataque.
transiliac (transilíaco). Que se extiende desde un ilion o cresta o espina ilíaca hasta la otra.
transilient (transiliente). Que salta a través de algo; que pasa por encima de algo.
transillumination (transiluminación). f. Método de examen por el pasaje de luz a través de tejidos de una cavidad del organismo.
transinsular (transinsular). A través de la ínsula o isla de Reil.
transischiac (transisquiático). Que se extiende de un isquion al otro.
transisthmian (transistmiano). A través de cualquier istmo; específicamente a través del istmo de la circunvolución transitiva.
transition (transición). f. **1.** Cambio; pasaje de una condición o parte a otra. **2.** En los ácidos polinucleicos, reemplazo de una base purínica por otra, o de una base pirimidínica por una pirimidina diferente.
cervicothoracic t. (t. cervicotorácica).
isomeric t. (t. isomérica).
transitional (transicional). Relativo a la transición, o caracterizado por ella; transitorio.
transketolase (transcetolasa). f. Glucoaldehídotransferasa; transferasa que lleva a cabo la interconversión de sedoheptulosa 7-fosfato más gliceraldehído 3-fosfato y ribosa 5-fosfato más xilulosa 5-fosfato, y también otras reacciones similares.
transketolation (transcetolación). f. Reacción que implica la transferencia de un grupo cetol ($HOCH_2CO$–) desde un compuesto a otro.
translation (traducción). f. **1.** Cambio o conversión en otra forma. **2.** El proceso complejo por el cual el RNA mensajero, el RNA de transferencia y los ribosomas realizan la producción de proteínas a partir de los aminoácidos.
translocation (traslocación). f. **1.** Transposición de dos segmentos entre dos cromosomas no homólogos como resultado de una ruptura anormal y fusión de los segmentos recíprocos. **2.** Transporte de un metabolito a través de una membrana biológica.
balanced t. (t. balanceada).
reciprocal t. (t. recíproca).

robertsonian t. (t. robertsoniana). Fusión céntrica.
unbalanced t. (t. no balanceada).
translucent (translúcido). Parcialmente transparente; que permite el paso de la luz en forma difusa.
transmembrane (transmembrana). A través de una membrana.
transmethylase (transmetilasa). f. Metiltransferasa.
transmethylation (transmetilación). f. Transferencia de un grupo metilo desde un compuesto a otro.
transmigration (transmigración). f. Movimiento de un sitio a otro; puede incluir alguna barrera limitante, como en el pasaje de células sanguíneas a través de las paredes de los vasos (diapédesis).
ovular t. (t. ovular).
transmissible (transmisible). Capaz de ser transmitido de una persona a otra.
transmission (transmisión). f. **1.** Transferencia. **2.** El pasaje de una enfermedad de una persona a otra. **3.** El pasaje de un impulso nervioso a través de una hendidura anatómica, como en las sinapsis, por activación de un mediador químico específico que estimula o inhibe la estructura.
duplex t. (t. doble).
horizontal t. (t. horizontal).
iatrogenic t. (t. iatrogénica).
neurohumoral t. (t. neurohumoral). Neurotransmisión.
transovarial t. (t. transovárica).
transstadial t. (t. transestadial).
vertical t. (t. vertical).
transmural (transmural). A través de cualquier pared.
transmutation (transmutación). f. Cambio, transformación.
transocular (transocular). A través del ojo.
transonance (transonancia). f. Transmisión de un sonido que surge de un órgano a través de otro.
transparietal (transparietal). A través de una región, área o estructura parietal.
transpeptidase (transpeptidasa). f. Enzima que cataliza una reacción de transpeptidación.
transpeptidation (transpeptidación). f. Reacción que implica la transferencia de uno o más aminoácidos desde una cadena peptídica a otra.
transperitoneal (transperitoneal). A través del peritoneo.
transphosphatases (transfosfatasas). f. pl. Fosfotransferasas.
transphosphorylases (transfosforilasas). f. pl. V. fosfotransferasas; fosforilasas; cinasa.
transphosphorylation (transfosforilación). f. Reacción que implica la transferencia de un grupo fosfórico desde un compuesto a otro, a menudo con la intervención de ATP, como en la acción de una fosfotransferasa o cinasa.
transpirable (transpirable). Capaz de transpirar o de ser transpirado.
transpiration (transpiración). f. Pasaje de vapor de agua a través de la piel o de cualquier membrana. V.t. perspiración insensible.
pulmonary t. (t. pulmonar).
transpire (transpirar). Exhalar vapor por la piel o mucosa respiratoria.
transplacental (transplacentario). Que atraviesa la placenta.
transplant (trasplantar). Transferir de una parte a otra, como en injertos y trasplantes.
Gallie's t. (trasplante de Gallie).
transplantar (transplantar). A través de la planta del pie.
transplantation (trasplante). m. Implante en una parte de un tejido u órgano tomado de otra parte o de otro individuo.
bone marrow t. (t. de médula ósea).
corneal t., t. of cornea (t. corneal o de córnea). Queratoplastia.
heart t. (t. cardíaco).
pancreaticoduodenal t. (t. pancreaticoduodenal).
renal t. (t. renal).
tendon t. (t. tendinoso).
tooth t. (t. de un diente).
transpleural (transpleural). A través de la pleura o de la cavidad pleural; en el otro lado de la pleura.
transport (transporte). m. Movimiento o transferencia de sustancias bioquímicas en sistemas biológicos.
active t. (t. activo).
axoplasmic t. (t. axoplasmático).
hydrogen t. (t. del hidrógeno).
vesicular t. (t. vesicular). Transcitosis.
transposase (transposasa). f. Enzima que es requerida para la transposición de segmentos de DNA.
transpose (transponer). Transferir un tejido u órgano en el lugar de otro y viceversa.
transposition (transposición). f. **1.** Transporte de un lugar a otro; transferencia; metátesis. **2.** La condición de ser transpuesto al lado equivocado del cuerpo, como en la t. de las vísceras, en la cual estas últimas están situadas en lugar opuesto a su posición natural. **3.** Ubicación de los dientes fuera de su secuencia normal en un arco.
t. of arterial stems (t. de troncos arteriales).
t. of the great vessels (t. de los grandes vasos).
transposon (transposón). m. Elemento capaz de sufrir una transposición; un segmento del DNA (p. ej., un gen del factor R) que tiene una repetición de una secuencia de elementos de inserción en cada extremo y que puede migrar de un plásmido a otro dentro de una misma bacteria o a un cromosoma bacteriano o a un bacteriófago.
transsection (transección).
transsegmental (transegmentario). A través de un segmento.
transseptal (transeptal). A través de un tabique; del otro lado del tabique.
transsexual (transexual). **1.** m. y f. Una persona con los genitales externos y las características sexuales secundarias de un sexo pero cuya identificación personal y configuración psicosocial es la del sexo opuesto. **2.** Denota o está relacionado con una persona como la descrita. **3.** Relativo a los procedimientos médicos y quirúrgicos ideados para alterar las características sexuales externas de modo que semejen las del sexo opuesto.
transsexualism (transexualismo). **1.** Condición de ser un transexual. **2.** Deseo de cambiar las propias características anatómicas sexuales para conformarlas físicamente con la percepción que se tiene del yo como miembro del sexo opuesto.
transsphenoidal (transesfenoidal). A través del hueso esfenoides.
transsulfurase (transulfurasa). f. Término descriptivo que se aplica a las enzimas que catalizan ciertas reacciones que incluyen compuestos que contienen azufre.
transsynaptic (transináptico). Indica la transmisión de un impulso nervioso a través de una sinapsis.
transtentorial (transtentorial). Que pasa a través de la incisura tentorial o de la tienda del cerebelo.
transthalamic (transtalámico). Que pasa a través del tálamo.
transthermia (transtermia). f. Diatermia.
transthoracic (transtorácico). Que pasa a través de la cavidad torácica.
transthoracotomy (transtoracotomía). f. Procedimiento quirúrgico que se lleva a cabo a través de una incisión en la pared del tórax.
transubstantiation (transustanciación). f. Sustitución de un tejido por otro; como en la reparación experimental de una arteria con membrana peritoneal.
transudate (trasudado). m. Trasudación; cualquier líquido (solvente o soluto) que ha pasado a través de una membrana aparentemente normal; en general con bajo contenido proteico a menos que haya habido una concentración secundaria. Cf. exudado.
transudation (trasudación). f. **1.** Pasaje de un líquido o soluto a través de una membrana mediante un gradiente hidrostático u osmótico. **2.** Trasudado.
transude (trasudar). En general, pasar gradualmente un líquido a través de una membrana, más específicamente, a través de una membrana normal, como resultado de fuerzas hidrostáticas y osmóticas no equilibradas.
transulfurase (transulfurasa).
transureteroureterostomy (transureteroureterostomía). f. Ureteroureterostomía; anastomosis del extremo transectado de un uréter en el uréter contralateral intacto por una técnica directa o elíptica terminal-lateral.
transurethral (transuretral). A través de la uretra.
transvaginal (transvaginal). A través de la vagina.
transvector (transvector). m. Un animal que transmite una sustancia tóxica que él no produce, pero que puede acumular a partir de fuentes animales (dinoflagelados) o vegetales (algas).
transversalis (transversalis). [*transversalis*, NA]. Transverso.
transverse (transverso). m. Transversalis; transversus; a través; que se encuentra a través del eje mayor del cuerpo o de una parte.
transversectomy (transversectomía). f. Extirpación quirúrgica del proceso transverso de una vértebra.

transversion (transversión). f. **1.** Sustitución en el DNA o RNA de una pirimidina por una purina o viceversa, mediante una mutación. **2.** En odontología, se denomina así a la erupción de un diente en posición normalmente ocupada por otro; transposición de un diente.
transversocostal (transversocostal). Costotransverso.
transversourethralis (transversouretral). Denota las fibras transversales del esfínter de la uretra, que surgen del arco del pubis.
transversus (transversus). [*transversus*, NA]. Transverso.
transvestism (transvestismo). m. Transvestitismo; la práctica de vestirse o disfrazarse con las ropas del sexo opuesto; especialmente la adopción de maneras y ropas femeninas por un hombre.
transvestite (transvestido). m. Persona que practica el transvestismo.
transvestitism (travestitismo). m. Transvestismo.
tranylcypromine sulfate (tranilcipromina, sulfato de). Un inhibidor de la monoamino oxidasa; antidepresivo.
trapezial (trapecial). Relativo a un trapecio.
trapeziform (trapeciforme). Trapezoide.
trapeziometacarpal (trapeciometacarpiano). Relativo al trapecio y al metacarpo.
trapezium, pl. **trapezia, trapeziums** (trapecio). m. **1.** Figura geométrica de cuatro lados, sólo dos de los cuales son paralelos. **2.** Hueso t.
trapezius (trapezius). Músculo trapecio.
trapezoid (trapezoide). **1.** Trapeciforme; que semeja un trapecio. **2.** Figura geométrica que semeja un trapecio excepto que ninguno de sus lados opuestos son paralelos. **3.** Hueso trapezoide. **4.** Cuerpo trapezoideo.
trapidil (trapidil). m. Un antagonista e inhibidor selectivo de la síntesis del tromboxano A_2; se lo emplea para prevenir el vasoespasmo cerebral.
trauma, pl. **traumata, traumas** (trauma). m. Traumatismo; lesión física o mental.
  birth t. (t. del parto).
  t. from occlusion (t. debido a una oclusión).
  occlusal t. (t. oclusivo).
  psychic t. (t. psíquico).
traumasthenia (traumastenia). f. Agotamiento nervioso que sigue a una lesión.
traumatic (traumático). Relativo a, o causado por un trauma.
traumatism (traumatismo). m. Trauma.
traumatize (traumatizar). Causar o infligir un trauma.
traumato-, traumat-, traum- (traumato-, traumat-, traum-). En formas combinadas denotan herida, lesión.
traumatology (traumatología). f. Rama de la cirugía que se ocupa de las personas lesionadas.
traumatonesis (traumatonesis). f. Reparación quirúrgica de una herida accidental.
traumatopathy (traumatopatía). f. Condición patológica que, en general, se debe a violencia o heridas.
traumatopnea (traumatopnea). f. Pasaje de aire hacia adentro y afuera de una herida en la pared torácica.
traumatopyra (traumatopira). f. Sinónimo obsoleto de fiebre traumática.
traumatosepsis (traumatosepsis). f. Infección de una herida; septicemia que sigue a una herida.
traumatotherapy (traumatoterapia). f. Tratamiento de un trauma o del resultado de una lesión.
traverse (traverso). En tomografía computadorizada, un movimiento lineal completo del caballete a través del objeto en estudio, como en los aparatos de TC de traslación y rotación.
tray (bandeja). f. Receptáculo plano de bordes elevados.
  acrylic resin t. (b. de resina acrílica).
  annealing t. (b. de recocido).
  impression t. (b. para impresiones).
trazodone hydrochloride (trazodona, clorhidrato de). Antidepresivo no relacionado estructuralmente con otros antidepresivos.
treacle (triaca). m. **1.** Melazas, jugo viscoso que drena de los hongos refinadores de azúcar. **2.** Un líquido sacarino. **3.** Anteriormente, remedio para los venenos, y de ahí cualquier remedio efectivo. V.t. teriaca.
treat (tratar). Manejar una enfermedad por medidas medicinales quirúrgicas u otras; cuidar a un paciente médica o quirúrgicamente.
treatment (tratamiento). m. Manejo médico o quirúrgico de un paciente. V.t. terapia; terapéutica.
  Carrel's t., Dakin-Carrel t. (t. de Carrel, de Dakin Carrel).
  Goeckerman t. (t. de Goeckerman).
  heat t. (t. con calor).
  insulin coma t. (t. por coma insulínico).
  isoserum t. (t. isosérico).
  Kenny's t. (t. de Kenny).
  light t. (t. luminoso). Fototerapia.
  medical t. (t. médico).
  Mitchell's t. (t. de Mitchell). T. de Weir-Mitchell.
  moral t. (t. moral).
  Nauheim t. (t. de Nauheim).
  palliative t. (t. paliativo).
  preventive t. (t. preventivo). T. profiláctico.
  prophylactic t. (t. profiláctico). T. preventivo.
  root canal t. (t. de conducto radicular).
  Schott t. (t. de Schott). T. de Nauheim.
  shock t. (t. por shock). V. terapia por electroshock.
  Tweed edgewise t. (t. del filo de Tweed).
  Weir Mitchell t. (t. de Weir Mitchell). T. de Mitchell.
trehala (trehala). f. Sustancia sacarina que contiene trehalosa, es excretada por un escarabajo parásito, *Larinus maculatus*.
trehalose (trehalosa). f. Micosa; disacárido no reductor, (α-D-glucósido), que se encuentra en la trehala y también en hongos como la *Amanita muscaria*.
trema (trema). **1.** Foramen. **2.** Vulva.
trematode, trematoid (trematodo). **1.** Relativo a un distoma de la clase Trematoda. **2.** m. Nombre común de un distoma de la clase Trematoda.
trembles (temblor del ganado).
tremelloid, tremellose (tremeloide). Gelatinoso.
tremogram, tremorgram (tremograma). m. Representación gráfica de un temblor realizada mediante un tremógrafo o quimógrafo.
tremograph (tremógrafo). m. Aparato para realizar un registro gráfico de un temblor.
tremolabile (tremolábil). Inactivado o destruido por sacudimiento.
tremophobia (tremofobia). f. Temor mórbido al temblor.
tremor (temblor). m. **1.** Serie de movimientos musculares involuntarios de poca magnitud, que se producen en forma rápida y rítmica. **2.** Leve movimiento ocular que se produce durante la fijación de la vista sobre un objeto.
  action t. (t. por acción). T. intencional.
  alternating t. (t. alternante).
  arsenical t. (t. arsenical).
  t. artuum (t. artuum).
  benign essential t. (t. esencial benigno). T. heredofamiliar.
  coarse t. (t. grueso).
  continuous t. (t. continuo). T. persistente.
  epidemic t. (t. epidémico). Encefalomielitis infecciosa aviaria.
  fibrillary t. (t. fibrilar).
  fine t. (t. fino).
  flapping t. (t. de aleteo). Asterixis.
  head t.'s (t. de la cabeza). Cabeceo.
  heredofamilial t. (t. heredofamiliar). T. esencial benigno.
  intention t. (t. intencional). T. por acción.
  kinetic t. (t. cinético).
  mercurial t. (t. mercurial).
  metallic t. (t. metálico). T. causado por la intoxicación con un metal.
  t. opiophagorum (t. opiophagorum).
  passive t. (t. pasivo).
  persistent t. (t. persistente). T. continuo.
  postural t. (t. postural). T. estático.
  t. potatorum (t. potatorum).
  progressive cerebellar t. (t. cerebeloso progresivo).
  saturnine t. (t. saturnino).
  senile t. (t. senil).
  static t. (t. estático). T. postural.
  t. tendinum (t. de los tendones). Subsultus tendinum.
  volitional t. (t. volitivo).
tremostable (tremoestable). Que no está sujeto a alteración o destrucción por sacudimiento.

tremulous (trémulo). Que se caracteriza por un temblor.
trend of thought (tendencia de pensamiento). Pensamiento con una tendencia hacia una idea particular con un afecto particular, o centrado en ella.
trepan (trépano). m. Trefina.
trepanation (trepanación). f. Trefinación.
corneal t., t. of cornea (t. corneal). Queratoplastia.
trephination (trefinación). f. Trepanación; eliminación de un trozo circular ("botón") del cráneo mediante una trefina.
trephine **1.** (trefina). f. Trépano. Sierra cilíndrica o en forma de corona usada para extraer un disco de hueso, especialmento del cráneo o de otro tejido firme como el de la córnea. **2.** (trepanar). Extraer un disco de hueso u otro tejido por medio de un trépano.
trephocyte (trefocito). m. Trofocito.
trepidant (trepidante). Tembloroso; caracterizado por temblor.
trepidatio cordis (trepidatio cordis). Palpitación.
trepidation (trepidación). f. **1.** Temblor. **2.** Temor angustioso.
treponematosis (treponematosis). f. Treponemiasis.
treponeme (treponema). m. Cualquier miembro del género *Treponema*.
treponemiasis (treponemiasis). f. Treponematosis; infección causada por *Treponema*.
treponemicidal (treponemicida). Antitreponémico; destructivo para cualquier especie de *Treponema*, pero habitualmente con referencia al *T. pallidum*.
tresis (tresis). f. Perforación.
tretinoin (tretinoína). f. Ácido todo-*trans*-retinoico; un agente queratolítico.
TRF (TRF). Abrev. de factor liberador de tirotrofina (thyrotropin-releasing factor).
TRH (TRH). Abrev. de hormona liberadora de tirotrofina (thyrotropin-releasing hormone).
tri- (tri-). Prefijo que indica tres.
tri-amelia (triamelia). f. Ausencia de tres miembros.
triacetic acid (ácido triacético).
triacetin (triacetina). f. Triacetato de glicerilo; triacetilglicerol; utilizado como solvente para colorantes básicos, como fijador en perfumería y como agente antimicótico tópico.
triacetylglycerol (triacetilglicerol). m. Triacetina.
triacetyloleandomycin (triacetiloleandomicina). f. Troleandomicina.
triacylglycerol (triacilglicerol). m. Triglicérido; glicerol esterificado en cada uno de sus tres grupos oxhidrilos por un ácido graso (alifático); p. ej., tristearoglicerol.
t. lipase (t. lipasa). Tributirasa; esteapsina.
triad (tríada). f. **1.** Una colección de tres cosas que tienen algo en común. **2.** El túbulo transverso y la cisterna terminal a cada lado de aquél en las fibras musculares esqueléticas. **3.** Las ramas de la vena porta, arteria hepática y conducto biliar en un tracto portal. **4.** La relación entre padre, madre e hijo experimentada proyectivamente en la psicoterapia grupal.
acute compression t. (t. de compresión aguda). T. de Beck.
Beck's t. (t. de Beck). T. de compresión aguda.
Bezold's t. (t. de Bezold).
Charcot's t. (t. de Charcot).
Fallot's t. (t. de Fallot). Trilogía de Fallot.
hepatic t. (t. hepática).
Hull's t. (t. de Hull).
Hutchinson's t. (t. de Hutchinson).
Kartagener's t. (t. de Kartagener). Síndrome de Kartagener.
Saint's t. (t. de Saint).
trial and error (método empírico). M. de exploración basado en el ensayo y el error, que a menudo precede a la adquisición de nuevos datos o al ajuste de la información.
triamcinolone (triamcinolona). f. Un glucocorticoide con acciones y usos similares a los de la prednisolona.
t. acetonide (acetonida de t.).
t. diacetate (diacetato de t.).
triamterene (triamtereno). m. Un agente diurético.
triangle (triángulo). m. En anatomía y cirugía, una superficie de tres lados con límites arbitrarios o naturales.
anal t. (t. anal). Región anal.
anterior t. (t. anterior). Región cervical anterior.
Assézat's t. (t. de Assézat).
auricular t. (t. auricular).
t. of auscultation (t. de auscultación).
axillary t. (t. axilar).
Béclard's t. (t. de Béclard).
Bonwill t. (t. de Bonwill).
Bryant's t. (t. de Bryant). T. iliofemoral.
Burow's t. (t. de Burow).
Calot's t. (t. de Calot).
cardiohepatic t. (t. cardiohepático). Ángulo cardiohepático.
carotid t.'s (t. carotídeos). [*trigonum caroticum*, NA]. Trígono muscular; t. carotídeo superior.
cephalic t. (t. cefálico).
cervical t. (t. cervical). [*trigonum cervicale*]. Trígono cervical.
Codman's t. (t. de Codman).
crural t. (t. crural).
deltoideopectoral t. (t. deltoideopectoral). Fosa infraclavicular.
digastric t. (t. digástrico). Trígono submandibular.
Einthoven's t. (t. de Einthoven).
Elaut's t. (t. de Elaut).
t. of elbow (t. del codo).
facial t. (t. facial).
Farabeuf's t. (t. de Farabeuf).
femoral t. (t. femoral). [*trigonum femorale*, NA]. Trígono femoral.
t. of fillet (t. de la cinta). Trígono del lemnisco.
frontal t. (t. frontal).
Garland's t. (t. de Garland).
Gombault's t. (t. de Gombault). r.
Grocco's t. (t. de Grocco). Signo de Grocco; t. paravertebral.
Grynfeltt's t. (t. de Grynfeltt). T. de Lesshaft.
Hesselbach's t. (t. de Hesselbach). Trígono inguinal.
iliofemoral t. (t. iliofemoral). T. de Bryant.
inferior carotid t. (t. carotídeo inferior). Trígono muscular.
inferior occipital t. (t. occipital inferior).
infraclavicular t. (t. infraclavicular). Fosa infraclavicular.
inguinal t. (t. inguinal). [*trigonum inguinale*, NA]. Trígono inguinal.
Koch's t. (t. de Koch).
Labbé's t. (t. de Labbé).
Langenbeck's t. (t. de Langenbeck).
Lesser's t. (t. de Lesser).
Lesshaft's t. (t. de Lesshaft). T. de Grynfeltt.
Lieutaud's t. (t. de Lieutaud). Trígono vesical.
lumbar t. (t. lumbar). [*trigonum lumbale*, NA]. Trígono lumbar.
lumbocostoabdominal t. (t. lumbocostoabdominal).
Macewen's t. (t. de Macewen). T. suprameatal.
Malgaigne's t. (t. de Malgaigne). Trígono carotídeo.
Marcille's t. (t. de Marcille).
muscular t. (t. muscular). [*trigonum musculare*, NA].
occipital t. (t. occipital).
omoclavicular t. (t. omoclavicular). [*trigonum omoclaviculare*, NA].
omotracheal t. (t. omotraqueal). Trígono muscular.
palatal t. (t. palatino). Trígono palatino.
paravertebral t. (t. paravertebral). T. de Grocco.
Petit's lumbar t. (t. lumbar de Petit). Trígono lumbar.
Philippe's t. (t. de Philippe).
Pirogoff's t. (t. de Pirogoff).
posterior t. of neck (t. posterior del cuello). Región cervical lateral.
pubourethral t. (t. pubouretral).
Reil's t. (t. de Reil). Trígono del lemnisco.
sacral t. (t. sacro). La superficie que recubre el sacro.
t. of safety (t. de seguridad).
Scarpa's t. (t. de Scarpa). [*trigonum femorale*, NA].
sternocostal t. (t. esternocostal). Trígono esternocostal.
subclavian t. (t. subclavio). [*trigonum omoclaviculare*, NA].
subinguinal t. (t. subinguinal). Trígono femoral.
submandibular t. (t. submandibular). [*trigonum submandibulare*, NA]. T. digástrico o submaxilar.
submaxillary t. (t. submaxilar). Trígono submandibular.
submental t. (t. submentoniano). [*trigonum submentale*, NA]. Trígono submentoniano.
suboccipital t. (t. suboccipital).
superior carotid t. (t. carotídeo superior). Trígono carotídeo.
suprameatal t. (t. suprameatal). T. de Macewen.

tracheal t. (t. traqueal). Trígono muscular.
Tweed t. (t. de Tweed).
umbilicomammillary t. (t. umbilicomamilar).
urogenital t. (t. urogenital). Región urogenital.
vesical t. (t. vesical). [*trigonum vesicae*, NA]. Trígono vesical.
Ward's t. (t. de Ward).
Weber's t. (t. de Weber).
Wilde's t. (t. de Wilde). Pirámide de luz.

triangulum (triangulum). Triángulo; trígono.
triazolam (triazolam). m. Derivado de la benzodiazepina que se emplea como sedante e hipnótico.
triazologuanine (triazologuanina). f. 8-Azaguanina.
tribade (tríbada). f. Una lesbiana, especialmente la que obtiene placer sexual frotando sus genitales externos contra los de otra mujer.
tribadism, tribady (tribadismo). m. Lesbianismo, particularmente como lo practica una tríbada.
tribasic (tribásico). Que tiene tres átomos de hidrógeno titulables; lo que indica un ácido con una alcalinidad de 3.
tribasilar (tribasilar). Que tiene tres bases.
tribe (tribu). f. En clasificación biológica, una división ocasional entre la familia y el género; a menudo es igual a la subfamilia.
tribology (tribología). f. El estudio de la fricción y sus efectos en los sistemas biológicos, especialmente con respecto a las superficies articuladas del esqueleto.
triboluminescence (triboluminiscencia). f. Luminosidad producida por fricción.
tribrachia (tribraquia). f. Condición observada en gemelos siameses cuando la fusión ha unido los brazos adyacentes para formar uno solo, de modo que sólo existen tres brazos para los dos cuerpos.
tribrachius (tribraquio). m. Gemelos siameses que muestran tribraquia.
tribromoethanol (tribromoetanol). m. Un agente anestésico basal administrado por vía rectal.
tribromsalan (tribromsalan). m. Un desinfectante utilizado en jabones.
tributyrase (tributirasa). f. Triacilglicerol lipasa.
tributyrin (tributirina). m. Tributirilglicerol; gliceriltributirato; un sustrato sintético para dosajes de lipasa.
tributyrinase (tributirinasa). f. Triacilglicerol lipasa.
tributyrylglycerol (tributirilglicerol). m. Tributirina.
TRIC (TRIC). Acrónimo de *tr*acoma y *c*onjuntivitis de *i*nclusión.
tricalcium phosphate (fosfato tricálcico). F. tribásico de calcio.
tricephalus (tricéfalo). m. Feto con tres cabezas.
triceps (tríceps). m. Con tres cabezas; indica especialmente dos músculos: tríceps braquial y tríceps sural.
trichalgia (tricalgia). f. Tricodinia; dolor producir al tocar el cabello.
trichangion (tricangión). m. Telangión.
trichatrophia (tricatrofia). f. Atrofia de los bulbos pilosos, con resquebrajamiento, separación y caída del cabello.
trichauxis (tricauxis). f. Crecimiento excesivo del cabello en longitud y cantidad.
-trichia (-triquia). Sufijo que indica condición o tipo de cabello.
trichiasis (triquiasis). f. Tricoma; tricomatosis; un trastorno en el cual el cabello adyacente a un orificio natural se vuelve hacia adentro y produce irritación.
trichilemmoma (triquilemoma). m. Tricolemoma; un tumor benigno derivado del epitelio de la vaina de la raíz externa de un folículo piloso, consistente en células con citoplasma con tinción pálida que contiene glucógeno.
trichina, pl. **trichinae** (triquina). f. Una forma larval de gusano del género *Trichinella*, la forma infectante en el cerdo.
trichinelliasis (triquineliasis). f. Triquinosis.
trichinellosis (triquenelosis). f. Triquinosis.
trichiniasis (triquiniasis). f. Triquinosis.
trichiniferous (triquinífero). Que contiene gusanos triquinas.
trichinization (triquinización). f. Infección con gusanos triquinas.
trichinoscope (triquinoscopio). m. Lente de magnificación utilizada en el examen de la carne que se sospecha triquinosa.
trichinosis (triquinosis). f. Triquiniasis; la enfermedad producida por ingestión de carne de cerdo (o carne de oso o morsa en Alaska) cruda o mal cocida, que contiene larvas enquistadas del parásito nematodo *Trichinella spiralis*.
trichinous (triquinoso). Infectado con gusanos triquinas.
trichion (triquión). m. Un punto cefalométrico en el punto medio de la línea del cabello en la parte superior de la frente.
trichite (triquita). f. Tricocisto.
trichitis (triquitis). f. Inflamación de los bulbos pilosos.
trichloral (tricloral). m. *m*-Cloral.
trichlorfon (triclorfon). m. Metrifonato; un compuesto organofosforado efectivo contra las formas maduras e inmaduras de *Schistosoma hematobium*, pero inefectivas contra otras especies de *Schistosoma* que atacan al ser humano.
trichloride (tricloruro). m. Un cloruro que posee tres átomos de cloro en la molécula; p. ej., PCl_3.
trichlormethiazide (triclormetiazida). f. Un agente diurético y antihipertensivo benzotiazídico efectivo por vía oral.
trichlormethine (triclormetina). f. Una mostaza nitrogenada utilizada en el tratamiento de la leucemia.
trichloroacetic acid (ácido tricloroacético).
trichloroethane (tricloroetano). m. 1,1,1-Tricloroetano; metilcloroformo; un solvente industrial con actividad anestésica inhalatoria pronunciada.
trichloroethanol (tricloroetanol). m. Alcohol tricloroetílico; un hipnótico y sedante; como metabolitos del hidrato de cloral, contribuye a la actividad depresora de éste.
trichloroethene (tricloroeteno). m. Tricloroetileno.
trichloroethyl alcohol (alcohol tricloroetílico). Tricloroetanol.
trichloroethylene (tricloroetileno). m. Tricloroeteno; tricloruro de etinilo; un analgésico y anestésico inhalatorio utilizado en intervenciones de cirugía menor y en la práctica obstétrica.
2,4,5-trichlorofenoxyacetic acid (2,4,5-T). (ácido triclorofenoxiacético). Herbicida.
trichlorofluoromethane (triclorofluorometano). m. Triclorомonofluorometano; un propelente utilizado para los aerosoles.
trichloromethane (triclorometano). m. Cloroformo.
trichloromonofluoromethane (tricloromonofluorometano). m. Triclorofluorometano.
trichlorophenol (triclorofenol). m. Utilizado como antiséptico, desinfectante y fungicida.
tricho-, trich-, trichi- (trico-, triqu-, triqui-). Prefijos que indican el pelo o una estructura similar al pelo.
trichobezoar (tricobezoar). m. Pilobezoar; pelota de pelos; un cilindro de pelos en el estómago o el tracto intestinal, común en gatos.
trichoclasia, trichoclasis (tricoclasis). f. Tricorrexis nudosa.
trichocryptosis (tricocriptosis). m. Cualquier enfermedad de los folículos pilosos.
trichocyst (tricocisto). m. Triquita; uno entre algunas estructuras, en forma de pequeños quistes alargados, dispuestos radialmente alrededor de la periferia de una célula protozoaria y que contienen líquido que cuando es descargado sirve para ataque o defensa; hallado en ciliados, como *Paramecium*.
trichodiscoma (tricodiscoma). m. Tumor Haarscheibe.
trichodynia (tricodinia). f. Tricalgia.
trichoepithelioma (tricoepitelioma). m. Múltiples nódulos benignos y pequeños, que aparecen principalmente sobre la piel del rostro, derivados de las células basales de los folículos pilosos que encierran perlas de queratina.
acquired t. (t. adquirido). Poro dilatado.
desmoplastic t. (t. desmoplásico).
hereditary multiple t. (t. múltiple hereditario). T.
t. papillosum multiplex (t. papiloso múltiple). T.

trichoesthesia (tricoestesia). f. **1.** La sensación que se percibe cuando se toca un pelo. **2.** Una forma de parestesia en la cual existe una sensación como de un pelo sobre la piel, sobre la mucosa bucal o en la conjuntiva.
trichofolliculoma (tricofoliculoma). m. Un tumor o hamartoma habitualmente solitario con múltiples folículos pilosos absortivos abiertos en un quiste central o espacio que se abre a la superficie cutánea.
trichogen (tricógeno). m. Un agente que promueve el crecimiento del cabello.
trichogenous (tricogenoso). Que promueve el crecimiento del cabello.
trichoglossia (tricoglosia). f. Lengua pilosa.
trichohyalin (tricohialina). f. Una sustancia de la naturaleza de la queratohialina hallada en la vaina de la raíz interna en desarrollo del folículo piloso.
trichoid (tricoide). Similar al pelo.
tricholemmoma (tricolemoma). m. Triquilemoma.

tricholith (tricolito). m. Una concreción sobre el pelo; la lesión de la piedra.
trichologia (tricolegía). f. Hábito nervioso de arrancarse los pelos.
trichology (tricología). f. **1.** Estudio de la anatomía, el crecimiento y las enfermedades del pelo. **2.** El estudio de la anatomía, crecimiento y muerte del cabello. **3.** f. Tricolegía.
trichoma (tricoma). m. Triquiasis.
trichomatose (tricomatoso). Relacionado con un tricoma o afectado por él.
trichomatosis (tricomatosis). f. Triquiasis.
trichomatous (tricomatoso). Relacionado con un tricoma o afectado por él.
trichomegaly (tricomegalia). f. Condición congénita caracterizada por párpados anormalmente largos.
trichomonacide (tricomonacida). Agente que destruye a los microorganismos del género *Trichomonas*.
trichomonad (tricomona). f. Nombre común de cualquier miembro de la familia Trichomonadidae.
trichomoniasis (tricomoniasis). f. Enfermedad causada por infección con una especie de *Trichomonas* o géneros relacionados.
avian t. (t. aviaria).
bovine t. (t. bovina).
t. vaginitis (t. vaginitis).
trichomycetosis (tricomicetosis). f. Tricomicosis.
trichomycosis (tricomicosis). f. Tricomicetosis; utilizado antiguamente para indicar cualquier enfermedad del cabello causada por un hongo; actualmente sinónimo de triconocardiosis o t. axilar.
t. axillaris (t. axilar). Enfermedad de Paxton; lepótrix.
t. chromatica (t. cromática). T. axilar.
t. nodosa, t. nodularis (t. nodosa, nodular). T. axilar.
t. palmellina (t. palmelina). T. axilar.
t. pustulosa (t. pustulosa).
trichonocardiosis (triconocardiosis). f. Una infección de las vainas del pelo, especialmente de las regiones axilar y pubiana, por nocardias.
t. axillaris (t. axilar). Tricomicosis axilar.
trichonodosis (triconodosis). f. Trichomicosis axilar.
trichonosis (triconosis). f. Tricopatía.
t. versicolor (t. versicolor). Cabello anular.
trichopathic (tricopático). Relacionado con cualquier enfermedad del cabello.
trichopathophobia (tricopatofobia). f. Preocupación excesiva en relación con la enfermedad del cabello, su color o anomalías de su crecimiento.
trichopathy (tricopatía). f. Triconosis; tricosis; cualquier patología del pelo.
trichophagy (tricofagia). f. Costumbre de morderse el cabello.
trichophobia (tricofobia). f. Disgusto mórbido causado por la visión de cabellos sueltos sobre las vestimentas o en otro sitio.
trichophytic (tricofítico). Relacionado con tricofitosis.
trichophytid (tricofítide). f. Una erupción alejada del sitio de infección, que es la expresión de la respuesta alérgica a la infección por *Trichophyton*.
trichophytin (tricofitina). f. Un extracto de cultivos de varias especies de *Trichophyton*, la tiña, utilizado antes en el diagnóstico y tratamiento de algunas variedades de infección por tricofitos.
trichophytobezoar (tricofitobezoar). m. Fitotricobezoar; una pelota mixta de pelos y alimentos, que consiste en fibras vegetales, semillas y hollejos de frutas, y pelos de animales que se enmarañan para formar una pelota en el estómago del hombre o los animales, especialmente los rumiantes.
trichophytosis (tricofitosis). f. Infección micótica superficial producida por especies de *Trichophyton*.
t. barbae (t. de la barba). Tiña de la barba.
t. capitis (t. de la cabeza). Tiña de la cabeza.
t. corporis (t. del cuerpo). Tiña del cuerpo.
t. cruris (t. crural). Tiña crural.
t. unguium (t. de las uñas).
trichopoliosis (tricopoliosis). f. Poliosis.
trichoptilosis (tricoptilosis). f. Una condición de división de la vaina del pelo, que da un aspecto emplumado.
trichorrhexis (tricorrexis). f. Una condición en la cual los cabellos suelen romperse o dividirse.
t. invaginata (t. invaginada). Pelo de bambú.
t. nodosa (t. nudosa). Tricoclasia; tricoclasis; clastótrix.
trichoschisis (tricosquisis). f. La presencia de pelos quebrados o divididos. V.t. tricorrexis.
trichoscopy (tricoscopia). f. Examen del cabello.
trichosis (tricosis). f. Tricopatía.
t. carunculae (t. caruncular).
t. sensitiva (t. sensitiva). Hiperestesia de las partes pilosas.
t. setosa (t. setosa). Aspereza del cabello.
trichosomatous (tricosomatoso). Que tiene flagelos con un cuerpo pequeño; indica ciertos microorganismos protozoarios.
trichosporosis (tricosporosis). f. Una infección micótica superficial del pelo en la cual masas nodulares de los hongos causales se fijan a las vainas pilosas.
trichostasis spinulosa (tricostasis espinosa). f. Un trastorno en el cual los folículos pilosos están bloqueados con un tapón de queratina que contiene pelos de lanugo.
trichostrongyle (tricostrongilio). m. Nombre común para miembros de la familia Trichostrongylidae.
trichostrongylosis (tricostrongiliasis). f. Infección por *Trichostrongylus*.
trichothiodystrophy (tricotiodistrofia). f. Anormalidad del eje del pelo, probablemente hereditaria, que se caracteriza por pelos delgados y quebradizos con un contenido anormal de azufre.
trichotillomania (tricotilomanía). f. Compulsión a tirarse el propio cabello.
trichotomy (tricotomía). f. Una división en tres partes.
trichotoxin (tricotoxina). f. Una citotoxina que tiene un efecto nocivo específicamente para el epitelio ciliado.
trichotrophy (tricotrofia). f. Nutrición del cabello.
trichroic (tricroico). Relacionado o caracterizado por tricroísmo.
trichroism (tricroísmo). m. La propiedad de algunos cristales de emitir diferentes colores en tres direcciones diferentes.
trichromat (tricrómata). m. Una persona que ve los tres colores primarios; por ende, una persona con visión normal para los colores.
trichromatic (tricromático). **1.** Tricrómico. Que tiene o se relaciona con los tres colores primarios, rojo, verde y azul. **2.** Capaz de percibir los tres colores primarios; que tiene visión normal para los colores.
trichromatism (tricromatismo). m. Estado de tricromático.
anomalous t. (t. anómalo).
trichromatopsia (tricromatopsia). f. Visión normal de los colores; la capacidad para percibir los tres colores primarios.
trichromic (tricrómico). Tricromático.
trichuriasis (trichuriasis). f. Infección por una especie de *Trichuris*.
tricipital (tricipital). Que tiene tres cabezas; indica un músculo tríceps.
triclobisonium chloride (triclobisonio, cloruro de). Compuesto de amonio bis-cuaternario que se usa en tópicos para el tratamiento de infecciones superficiales de piel y vagina.
triclofenol piperazine (triclofenol piperazina). Un antihelmíntico.
tricorn (tricorne). **1.** Uno de los ventrículos laterales del encéfalo. **2.** Que tiene tres cuernos.
tricornute (tricorne).
tricresol (tricresol). m. Cresol.
tricrotic, tricrotous (tricrótico). Triple latido; marcado por tres ondas en el trazado de pulso arterial.
tricrotism (tricrotismo). m. Condición de tricrótico.
tricuspid, tricuspidal, tricuspidate (tricúspide). **1.** Que tiene tres puntas, cuernos o cúspides, como la válvula t. del corazón. **2.** Tritubercular; que tiene tres tubérculos o cúspides, como el segundo molar superior (ocasionalmente) y el tercer molar superior (habitualmente).
tricyclamol chloride (triciclamol, cloruro de). Metocloruro de prociclidina.
tridactylous (tridáctilo). Tridigitado.
trident (tridente). Tridentado.
tridentate (tridentado). Tridente; de tres dientes; de tres cuernos.
tridermic (tridérmico). Relacionado o derivado de las tres capas germinales primarias del embrión: ectodermo, endodermo y mesodermo.
tridermoma (tridermoma). Teratoma trifilomatoso.
tridigitate (tridigitado). Tridáctilo; que tiene tres dedos.
tridihexethyl chloride (tridihexetilo, cloruro de). Agente anticolinérgico.

tridymite (tridimita). f. Una forma de sílice utilizado en la colocación de fundas dentales.
tridymus (trídimo). Triplete.
trielcon (trielcón). m. Un fórceps largo con tres ganchos para la extracción de cuerpos extraños de heridas o canales.
trientine hydrochloride (trientina, clorhidrato de). Dihidroclorhidrato de trietilentetramina; agente quelante que se emplea para eliminar del organismo el exceso de cobre en casos de enfermedad de Wilson.
triethanolamine (trietanolamina). f. Una mezcla de monoetanolamina, dietanolamina y trietanolamina, utilizada como agente emulsificante en la preparación de ungüentos y lociones medicados, y como auxiliar en la absorción de tales medicamentos a través de la piel.
triethylene glycol (trietilenglicol). m. 2,2'-Etilenedioxibis(etanol); utilizado en estado de vapor como un agente esterilizante del aire; tóxico para bacterias, hongos y virus en muy bajas concentraciones en el aire.
triethylenemelamine (trietilenmelamina). f. 2,4,6-Tris(etileneimino)-*s*-triazina; un agente antineoplásico químicamente relacionado con las mostazas nitrogenadas.
triethylenephosphoramide (trietilenfosforamida). m. Una droga con las mismas acciones y usos que la trietilenmelamina en el tratamiento de las leucemias.
triethylenetetramine dihydrochloride (trietilentetramina, diclorhidrato de). Clorhidrato de trientina.
triethylenethiophosphoramide (trietilentiofosforamida). m. Tiotepa; sulfuro de tris(1-aziridinil)fosfina; un agente alquilante utilizado para el tratamiento paliativo de las enfermedades malignas como leucemia, linfoma y carcinoma.
trifacial (trifacial). Indica el quinto par de nervios craneales, nervio trigémino.
trifid (trífido). Dividido en tres.
trifluoperazine hydrochloride (trifluoperazina, clorhidrato de). Antipsicótico.
2,2,2-trifluoroethyl vinyl (2,2,2-trifluoroetilvinilo). m. Fluroxeno.
5-trifluoromethyldeoxyuridine (5-trifluorometildesoxiuridina). f. Un análogo de la pirimidina utilizado tópicamente en el tratamiento de la queratitis herpética.
trifluperidol hydrochloride (trifluperidol, clorhidrato de). Tranquilizante.
triflupromazine hydrochloride (triflupromazina, clorhidrato de). Antipsicótico íntimamente relacionadao con la clorpromazina.
trifluridine (trifluridina). f. Agente antiviral usado en gotas oftálmicas para el tratamiento de las infecciones oculares del herpes simple.
trifocal (trifocal). Que tiene tres focos.
trifoliosis (trifoliosis). f. Dermatitis por trébol; una forma de fotosensibilización que ocurre en caballos, ganado vacuno, ovejas y cerdos, por comer varios tipos de trébol y alfalfa.
trifurcation (trifurcación). f. **1.** Una división en tres ramas. **2.** El área donde las raíces dentales se dividen en tres o más porciones distintas.
trigastric (trigástrico). Que tiene tres cuerpos; indica un músculo con dos interrupciones tendinosas.
trigeminal (trigeminal). Relacionado con el quinto par craneal o nervio trigémino.
trigeminus (trigémino). Trigeminal.
trigeminy (trigeminia). Ritmo trigeminal.
trigenolline (trigenolina). f. Trigonelina.
trigger (gatillo). m. Término que describe un sistema en el cual una entrada relativamente pequeña produce una salida relativamente grande, cuya magnitud no tiene relación con la magnitud de la entrada.
triglyceride (triglicérido). m. Triacilglicerol.
trigonal (trigonal). Triangular; relacionado con un trígono.
trigone (trígono). m. **1.** Cualquier área triangular. V. triángulo. **2.** Las primeras tres cúspides dominantes (protocono, paracono y metacono), tomadas en conjunto, de un diente molar superior.
t. of auditory nerve (t. del nervio auditivo). [*trigonum acustici*].
t. of bladder (t. vesical). [*trigonum vesicae*, NA]. Triángulo vesical.
collateral t. (t. colateral). [*trigonum collaterale*, NA]. T. ventricular.
deltoideopectoral t. (t. deltoideopectoral). Fosa infraclavicular.
fibrous t.'s of heart (t. fibrosos del corazón).
t. of fillet 1. (t. de la cinta). T.. del lemnisco. **2.** (triángulo del filete). Trígono del lemnisco.
t. of habenula (t. de la habénula). [*trigonum habenulae*, NA].
t. of hypoglossal nerve (t. del nervio hipogloso mayor). [*trigonum nervi hypoglossi*, NA]. T. hipogloso; tubérculo hipogloso.
inguinal t. (t. inguinal). [*trigonum inguinale*, NA].
t. of lateral ventricle (t. del ventrículo lateral). T. colateral.
left fibrous t. (t. fibroso izquierdo). [*trigonum fibrosum sinistrum*, NA].
Lieutaud's t. (t. de Lieutaud). T. vesical.
Müller's t. (t. de Müller).
olfactory t. (t. olfatorio). [*trigonum olfactorium*, NA].
right fibrous t. (t. fibroso derecho). [*trigonum fibrosum dextrum*, NA].
t. of vagus nerve (t. del nervio vago). [*trigonum nervi vagi*, NA].
vertebrocostal t. (t. vertebrocostal). T. lumbocostal.
trigonelline (trigonelina). f. Cafearina; trigenolina; ácido *N*-metilnicotínico; la betaína metílica del ácido nicotínico.
trigonitis (trigonitis). f. Inflamación de la vejiga, localizada en la mucosa del trígono.
trigonocephalic (trigonocefálico). Perteneciente a la trigonocefalia.
trigonocephaly (trigonocefalia). f. Malformación caracterizada por una configuración triangular del cráneo, debida en parte a sinostosis prematura de los huesos craneales con compresión de los hemisferios cerebrales.
trigonum, pl. **trigona** (trígono). Triángulo; cualquier área triangular.
t. cerebrale (t. cerebral). Fórnix.
t. cervicale (t. cervical). Triángulo cervical.
t. cervicale anterius (t. cervical anterior). [*trigonum cervicale anterius*, NA]. Región cervical anterior.
t. cervicale posterius (t. cervical posterior). [*trigonum cervicale posterius*, NA]. Región cervical lateral.
t. femorale (t. femoral). [*trigonum femorale*, NA]. Triángulo femoral.
t. lemnisci (t. del lemnisco). [*trigonum lemnisci*, NA].
t. lumbale (t. lumbar). [*trigonum lumbale*, NA]. Triángulo lumbar.
t. lumbocostale (t. lumbocostal). T. vertebrocostal.
t. musculare (t. muscular). [*trigonum musculare*, NA].
t. omoclaviculare (t. omoclavicular). [*trigonum omoclaviculare*, NA].
t. omotracheale (t. omotraqueal). [*trigonum omotracheale*, NA].
t. palati (t. palatino). Triángulo palatino.
t. sternocostale (t. esternocostal). Triángulo esternocostal.
t. submandibulare (t. submandibular). [*trigonum submandibulare*, NA]. Triángulo submandibular; triángulo digástrico o submaxilar.
t. submentale (t. submentoniano). [*trigonum submentale*, NA].
t. ventriculi (t. ventricular). T. colateral.
trihybrid (trihíbrido). La descendencia de padres que difieren en tres caracteres mendelianos.
trihydric (trihídrico). Indica un compuesto químico que contiene tres átomos de hidrógeno reemplazables.
trihydroxyestrin (trihidroxiestrina). f. Estriol.
triiniodymus (triiniódimo). m. Un feto con malformaciones groseras con tres cabezas, unidas en el occipucio, y un único cuerpo.
triiodide (triyoduro). m. Un yoduro con tres átomos de yodo en la molécula; p. ej., KI_3.
triiodomethane (triyodometano). m. Yodoformo.
3,5,3'-triiodothyronine (3,5,3'-triyodotironina). f. Liotironina; hormona tiroidea sintetizada normalmente en menor cantidad que la tiroxina.
triketohydrindene hydrate (triquetohidrindeno, hidrato de). Nombre anterior de la ninhidrina.
triketopurine (triquetopurina). f. Ácido úrico.
trilabe (trilabo). m. Un fórceps de tres pinzas para extraer cuerpos extraños de la vejiga.
trilaminar (trilaminar). Que tiene tres láminas.
trilateral (trilateral). Que tiene tres lados.
trilobate, trilobed (trilobulado). Que tiene tres lóbulos.
trilocular (trilocular). Que tiene tres cavidades o celdas.

trilogy (trilogía). f. Una tríada de entidades relacionadas.
t. of Fallot (t. de Fallot). Tríada de Fallot.
trilostane (trilostano). m. Inhibidor de esteroides suprarrenales usado para reducir la hiperfunción en el síndrome de Cushing.
trimastigote (trimastigoto). Que tiene tres flagelos, como se observa en ciertos organismos protozoarios.
trimeprazine tartrate (trimeprazina, tartrato de). Un compuesto fenotiazínico relacionado química y farmacológicamente con la promazina pero con una acción antagonista de la histamina más pronunciada; utilizado para el alivio sintomático del prurito.
trimester (trimestre). m. Un período de 3 meses; un tercio de la longitud de un embarazo.
trimetaphan camsylate (trimetafán, camsilato de). Agente bloqueador ganglionar que produce vasodilatación de corta duración; se usa en cirugía, sobre todo en neurocirugía, para obtener un campo operatorio relativamente exangüe (hipotensión controlada).
trimetazidine (trimetazidina). f. Un vasodilatador coronario.
trimethadione (trimetadiona). f. Troxidona; un anticonvulsivante utilizado para el tratamiento del pequeño mal (crisis de ausencia) y de la epilepsia psicomotora.
trimethidium methosulfate (trimetidio, metosulfato de). Compuesto de amonio cuaternario usado para el tratamiento de la hipertensión grave.
trimethobenzamide hydrochloride (trimetobenzamida, clorhidrato de). Antiemético.
trimethoprim (trimetoprima). Un agente antimicrobiano que potencia el efecto de las sulfamidas y las sulfonas.
trimethylamine (trimetilamina). f. Un producto de degradación, a menudo por putrefacción, de sustancias nitrogenosas de plantas y animales como residuos de azúcar de remolacha o salmuera de arenque.
trimethylaminuria (trimetilaminuria). f. Aumento de la excreción de trimetilamina en orina y sudor, con un olor característico del cuerpo, similar al del pescado.
trimethylcarbinol (trimetilcarbinol). m. Alcohol butílico terciario.
trimethylene (trimetileno). m. Ciclopropano.
trimethylethylene (trimetiletileno). m. Amileno.
trimethylglycocoll anhydride (anhídrido trimetilglicocólico). Betaína.
trimethylomelamine (trimetilomelamina). f. (*s*-Triazina-2,4,6-triiltriimino)trimetanol; un agente antineoplásico.
trimetozine (trimetozina). f. Un agente ansiolítico.
trimetrexate (trimetrexato). m. Agente antineoplásico y fármaco antiprotozoario huérfano usado en el tratamiento de la neumonía por *Pneumocystis carinii* en pacientes con SIDA.
trimipramine (trimipramina). m. Un antidepresivo.
trimorphic (trimórfico). Trimorfo.
trimorphism (trimorfismo). m. Existencia en tres formas, como en los insectos holometabolosos que atraviesan las etapas de larva, ninfa e imago.
trimorphous (trimorfo). Trimórfico; que existe en tres formas; caracterizado por trimorfismo.
trinitrocellulose (trinitrocelulosa). f. Un constituyente del algodón pólvora soluble.
trinitroglycerin (trinitroglicerina). f. Nitroglicerina.
trinitrotoluene (trinitrotolueno). m. Trinitrotoluol; un explosivo elaborado por la nitrificación del tolueno.
trinitrotoluol (trinitrotoluol). m. Trinitrotolueno.
trinucleotide (trinucleótido). m. Una combinación de tres nucleótidos adyacentes, libres o en una molécula de polinucleótido o ácido nucleico.
triokinase (triocinasa). f. Triosacinasa; una fosfotransferasa que cataliza la fosforilación del gliceraldehído a gliceraldehído 3-fosfato por el ATP.
triolein (trioleína). f. Oleína.
triophthalmos (trioftalmos). m. Gemelos siameses con fusión en la región facial de modo que los ojos en los lados unidos han formado uno solo.
triorchism (triorquidismo). m. Condición de tener tres testículos.
triose (triosa). f. Un monosacárido de tres carbonos.
triosekinase (triosacinasa). f. Triocinasa.
triosephosphate isomerase (triosafosfato isomerasa). f. Fosfotriosa isomerasa; una enzima isomerizante que cataliza la interconversión de gliceraldehído 3-fosfato y dihidroxiacetona fosfato, una reacción de importancia en glucólisis.
triotus (trioto). m. Diprósopo en el cual se encuentran tres orejas.
trioxide (trióxido). Teróxido; molécula que contiene tres átomos de oxígeno.
trioxsalen (trioxsaleno). m. 4,5,8-Trimetilpsoraleno; un agente pigmentizante, fotosensibilizante efectivo por vía oral.
trioxymethylene (trioximetileno). m. Paraformaldehído.
tripalmitin (tripalmitina). f. Palmitina.
triparanol (triparanol). m. 1-[*p*-(2-Dietilaminoetoxi)fenil]-1-(ptolil)-2-(*p*-clorofenil)etanol; utilizado antes como inhibidor de la biosíntesis de colesterol.
tripelennamine hydrochloride (tripelenamina, clorhidrato de). Antihistamínico.
triphalangia (trifalangia). f. Malformación en la que se presentan tres falanges en el pulgar o el dedo gordo del pie.
triphosphatase (trifosfatasa). f. Adenosintrifosfatasa.
triphosphopyridine nucleotide (trifosfopiridina nucleótido). Nombre antiguo para la nicotinamida adenina dinucleótido fosfato.
triplant (triplante). m. Implante triplante.
triplegia (triplejía). f. Parálisis de un miembro superior y uno inferior, y del rostro, o de ambas extremidades de un lado y de una del otro.
triplet (triplete). **1.** Trídimo; uno de los tres niños que nacen en el mismo parto. **2.** Un conjunto de tres objetos similares. **3.** Codón.
nonsense t. (t. sin sentido).
triploblastic (triploblástico). Formado por las tres capas germinales primarias (ectodermo, mesodermo, endodermo) o que contiene tejido derivado de las tres capas.
triploid (triploide). Perteneciente o característico de la triploidia.
triploidy (triploidia). f. La presencia de tres conjuntos completos de cromosomas, en lugar de dos, en todas las células; produce la muerte fetal o neonatal.
triplopia (triplopía). f. Visión triple; defecto visual en el cual se observa tres imágenes del mismo objeto.
tripod (trípode). m. **1.** De tres piernas. **2.** Un sostén con tres patas o apoyos.
Haller's t. (t. de Haller). Tronco celíaco.
vital t. (t. vital).
tripodia (tripodia). f. Condición observada en gemelos siameses cuando la fusión ha unido las extremidades inferiores en los lados conjuntos para formar un solo pie, de modo que existen solamente tres pies para los dos cuerpos.
triprolidine hydrochloride (triprolidina, clorhidrato de). Antihistamínico que se emplea en el tratamiento de trastornos alérgicos y pruriginosos.
triprosopus (triprósopo). m. Feto con tres cabezas fusionadas, quedando solamente partes de las tres caras.
tripsis (tripsis). f. **1.** Trituración. **2.** Masaje.
triquetrous (triquetro). **1.** Triangular. **2.** [*os triquetrum*]. Hueso piramidal.
triradial, triradiate (trirradial). Que irradia en tres direcciones.
triradius (trirradio). m. Delta de Galton; en dermatoglifos, la figura en la base de cada dedo en la palma, producida por hileras de papilas que corren en tres direcciones para formar un triángulo.
Tris (Tris). Abrev. de tris(hidroximetil)aminometano; utilizada como nombre trivial.
tris(hydroxymethyl)methylamine (tris(hidroximetil)metilamina). f. Trometamina.
tris- (tris-). Prefijo químico que indica tres de los sustituyentes que siguen, ligados en forma independiente.
trisaccharide (trisacárido). m. Un hidrato de carbono que contiene tres residuos de monosacáridos; p. ej., rafinosa.
triskaidekaphobia (triscaidecafobia). f. Temor supersticioso al número trece.
trismic (trísmico). Relacionado con el trismo o caracterizado por él.
trismoid (trismoide). **1.** Que se asemeja al trismo. **2.** Trismo del recién nacido, antes considerado como una variedad distinta debida a presión sobre el occipucio durante el parto.
trismus (trismo). m. Mandíbula trabada; anquilostoma; un cierre firme de la mandíbula debido al espasmo tónico de los músculos de la masticación por enfermedad de la rama motora del trigémino.
t. capistratus (t. capistratus).
t. dolorificus (t. doloroso). Neuralgia del trigémino.
t. nascentium, t. neonatorum (t. del recién nacido, neonatorum).
t. sardonicus (t. sardónico). Risa sardónica. V. risa canina.

trisomic (trisómico). Relacionado con trisomía.
trisomy (trisomía). f. El estado de un individuo o célula con un cromosoma extra en lugar del par normal de cromosomas homólogos.
trisplanchnic (triesplácnico). Relacionado con las tres cavidades viscerales: cráneo, tórax y abdomen.
tristearin (triestearina). f. Estearina.
tristichia (tristiquiasis). f. Presencia de tres hileras de pestañas.
trisulcate (trisurcado). Marcado por tres surcos.
trisymptome (trisíntoma). m. Vasculitis cutánea.
tritanomaly (tritanomalía). f. Un tipo de deficiencia parcial de color debido a una deficiencia o anomalía de los conos retinianos sensibles al azul.
tritanopia (tritanopía). f. Percepción deficiente de los colores en la cual existe una ausencia de pigmento sensible al azul en los conos retinianos.
triterpenes (triterpenos). m. Hidrocarburos o sus derivados formados por la condensación de seis unidades de isopreno (equivalentes a tres unidades de terpenos) y, en consecuencia, que contienen 30 átomos de carbono, p. ej., escualeno.
tritiated (tritiado). Que contiene en la molécula átomos de tritio (hidrógeno-3).
triticeoglossus (triticeogloso). V. músculo triticeogloso.
triticeous (tritíceo). Que se asemeja o tiene la forma de un grano de trigo.
triticeum (triticeum). Cartílago tritíceo.
tritium (tritio). m. Hidrógeno-3.
tritocaline (tritocalina). f. Tritocualina.
tritoqualine (tritocualina). f. Tritocalina; un antihistamínico.
tritubercular (tritubercular). Tricúspide.
triturable (triturable). Capaz de ser triturado.
triturate **1.** (triturado). Una sustancia sometida a trituración. **2.** (triturar). Lograr la trituración.
trituration (trituración). f. **1.** Tripsis; el acto de reducir una droga a un polvo fino e incorporarla minuciosamente con lactosa moliéndolas juntas en un mortero. **2.** Mezcla de amalgama dental preparada en un mortero, o con un dispositivo mecánico.
trityl (tritilo). m. El radical trifenilmetilo, Ph_3C-.
trivalence, trivalency (trivalencia). f. La propiedad de trivalente.
trivalent (trivalente). Que tiene el poder de combinación (valencia) de 3.
trivalve (trivalvo). Provisto de tres válvulas, como un espéculo con tres hojas divergentes.
trivial name (nombre trivial).
trizonal (trizonal). Que tiene o está organizado en tres zonas o capas.
tRNA (tRNA). Abrev. de ácido ribonucleico de transferencia.
trocar (trocar). m. Un instrumento para extraer líquido de una cavidad, o para utilizar en paracentesis.
trochanter (trocánter). m. Una de las prominencias óseas desarrolladas a partir de centros óseos independientes cerca de la extremidad superior del fémur.
  greater t. (t. mayor). *trochanter major*, NA].
  lesser t. (t. menor). [*trochanter minor*, NA]. Trocantín.
  third t. (t. tercero). [*trochanter tertius*, NA]. Tuberosidad glútea.
trochanterian, trochanteric (trocanteriano, trocantérico). Relacionado con un trocánter; especialmente con el trocánter mayor.
trochanterplasty (trocanteroplastia). f. Cirugía plástica de los trocánteres y del cuello del fémur.
trochantin (trocantín). Trocánter menor.
trochantinian (trocantíneo). Relacionado con el trocánter menor.
troche (trocisco). m. Pastilla, tableta; un pequeño cuerpo rómbico o con forma de disco compuesto por una pasta solidificada que contiene una droga astringente, antiséptica o emulcente, utilizada para tratamiento local de la boca o fauces.
trochiscus, pl. **trochisci** (trochiscus, pl. trochisci). Trocisco.
trochlea, pl. **trochleae** (tróclea). f. **1.** Una estructura que sirve como polea. **2.** Superficie articular lisa de hueso por encima de la cual se desliza otra. **3.** [*trochlea*, NA]. Asa fibrosa en la órbita, cerca de la apófisis nasal del hueso frontal, por donde pasa el tendón del músculo oblicuo mayor del ojo.
  t. femoris (t. femoral). Superficie rotuliana del fémur.
  t. fibularis calcanei (tubérculo externo del calcáneo). [*trochlea fibularis calcanei*, NA].
  t. humeri (t. humeral). [*trochlea humeri*, NA].
  t. of humerus (t. del húmero) [*trochlea humeri*, NA]. T. humeral.
  t. muscularis (t. muscular). [*trochlea muscularis*, NA]. Polea muscular.
  t. peronealis (t. peronea). [*trochlea peronealis*, NA]. Polea peronea.
  t. phalangis (t. falángica). [*trochlea phalangis*, NA].
  t. tali (t. astragalina). [*trochlea tali*, NA]. Polea del astrágalo.
trochlear (troclear). **1.** Relacionado con una tróclea, especialmente con la tróclea del músculo ocular oblicuo mayor. **2.** Trocleiforme.
trochleariform (troclearifororme). Trocleiforme.
trochlearis (trochlearis). **1.** Troclear. **2.** Trocleiforme.
trochleiform (trocleiforme). Troclear; en forma de polea.
trochocardia (trococardia). f. Desplazamiento rotatorio del corazón alrededor de su eje.
trochoid (trocoide). Que rota: indica una articulación que rota o similar a una rueda.
trochorizocardia (trocorrizocardia). f. Trococardia y horizocardia combinadas.
trolamine (trolamina). f. Contracción aprobada por la USAN para trietanolamina.
troland (troland). m. Fotón; una unidad de estimulación visual en la retina igual a la iluminación por milímetro cuadrado de pupila recibida desde una superficie de una luminosidad de 1 lux.
troleandomycin (troleandomicina). m. Tricetiloleandomicina; un antibiótico efectivo por vía oral para las infecciones producidas por bacterias grampositivas, resistentes a la penicilina.
trolnitrate phosphate (trolnitrato fosfato). Trietanolamina trinitrato difosfato.
trombiculiasis (trombiculiasis). f. Infestación por *Trombicula*.
tromethamine (trometamina). f. Tris(hidroximetil)metilamina; un compuesto débilmente básico utilizado como agente alcalinizante y como buffer en reacciones enzimáticas.
trona (trona). f. Un carbonato de sodio nativo.
tropaic acid (ácido tropaico). Á. trópico.
tropane (tropano). m. Un hidrocarburo bicíclico, estructura fundamental de tropina, atropina y otras sustancias fisiológicamente activas.
tropate (tropato). m. Una sal o éster del ácido trópico.
tropeic acid (ácido tropeico). Á. trópico.
tropeine (tropeína). f. Un éster de tropina; ya sea un alcaloide natural o preparado sintéticamente.
tropentane (tropentano). m. Clorhidrato del ácido 1-fenilciclopentancarboxílico 3α-tropanilo éster; un antiespasmódico con propiedades anticolinérgicas.
tropeolins (tropeolinas). f. Un grupo de colorantes azo utilizados como indicadores; p. ej., naranja de metilo.
trophectoderm (trofectodermo). m. Capa más externa de células en la vesícula blastodérmica de mamíferos que hará contacto con el endometrio y tomará parte en el establecimiento del medio del embrión para recibir nutrición.
trophedema (trofedema). m. Linfedema hereditario.
trophesic (trofésico). Perteneciente a la trofesía.
trophesy (trofesía). f. Los resultados de cualquier trastorno de los nervios tróficos.
-trophic (-trófico). Sufijo que indica nutrición.
trophic (trófico). **1.** Relacionado o dependiente de la nutrición. **2.** Resultado de la interrupción de la inervación.
trophicity (troficidad). f. Trofismo.
trophism (trofismo). m. **1.** Troficidad. **2.** Nutrición.
tropho-, troph- (trofo-, trof-). Prefijos que indican alimento o nutrición.
trophoblast (trofoblasto). m. La capa de células mesodérmicas que reviste el blastocisto, que erosiona la mucosa uterina y por medio de la cual el embrión recibe nutrición de la madre.
  plasmodial t. (t. plasmódico). Sincitiotrofoblasto.
  syncytial t. (t. sincicial). Sincitiotrofoblasto.
trophoblastic (trofoblástico) Relacionado con el trofoblasto.
trophoblastoma (trofoblastoma). m. Coriocarcinoma.
trophochromatin (trofocromatina). f. Trofocromidio.
trophochromidia (trofocromidio). f. Trofocromatina; masas extranucleares no germinales o vegetativas de cromatina, halladas en algunas formas de protozoarios.
trophocyte (trofocito). m. Trefocito; una célula que aporta nutrición; p. ej., células de Sertoli en los túbulos seminíferos.

trophoderm (trofodermo). m. El trofectodermo o trofoblasto, juntos con la capa mesodérmica vascular subyacente.
trophodermatoneurosis (trofodermatoneurosis). f. Cambios tróficos cutáneos debidos a afectación nerviosa.
trophodynamics (trofodinámica). f. Energía nutricional; la dinámica de la nutrición o del metabolismo.
trophoneurosis (trofoneurosis). f. Un trastorno trófico, como atrofia, hipertrofia o una erupción cutánea, que aparece como consecuencia de enfermedad o lesión de los nervios de esa parte.
facial t. (t. facial). Hemiatrofia facial.
lingual t. (t. lingual). Hemiatrofia lingual progresiva.
muscular t. (t. muscular). Atrofia muscular progresiva.
Romberg's t. (t. de Romberg). Hemiatrofia facial.
trophoneurotic (trofoneurótico). Relacionado con una trofoneurosis.
trophonucleus (trofonúcleo). m. Macronúcleo.
trophoplasm (trofoplasma). m. Término obsoleto que se refiere a la acromatina o a una supuesta sustancia formadora de una célula.
trophoplast (trofoplasto). m. Plástido.
trophospongia (trofospongio). m. Estructuras canaliculares descritas por A.F. Holmgren en el protoplasma de algunas células.
trophotaxis (trofotaxis). f. Trofotropismo.
trophotropic (trofotrópico). Relacionado con el trofotropismo.
trophotropism (trofotropismo). m. Trofotaxis; quimiotaxis de las células vivientes en relación con el material nutritivo.
trophozoite (trofozoíto). m. La forma sexual ameboidea y vegetativa de ciertos Sporozoea, como el esquizonte de los plasmodios del paludismo y parásitos relacionados.
-trophy (-trofia). Sufijo que significa alimento, nutrición.
tropia (tropía). f. Desviación anormal del ojo.
-tropic (-trópico). Sufijo que indica un giro hacia, que tiene afinidad por.
tropic acid (ácido trópico). Á. tropeico o tropaico; á. α-fenilhidracrílico.
tropicamide (tropicamida). f. Un agente anticolinérgico utilizado para provocar una midriasis rápida y breve para los exámenes oculares.
tropine (tropina). f. 3α-Tropanol: 3α-hidroxitropano; el principal constituyente de atropina y escopolamina, del cual se obtiene por hidrólisis.
t. mandelate (mandelato de t.). Homatropina.
t. tropate (tropato de t.). Atropina.
tropism (tropismo). m. El fenómeno, observado en los organismos vivientes, de moverse hacia (t. positivo) o alejarse de (t. negativo) un foco de luz, calor u otros estímulos.
viral t. (t. viral).
tropocollagen (tropocolágeno). m. Las unidades fundamentales de fibrillas de colágeno, que consisten en tres cadenas polipeptídicas dispuestas helicoidalmente.
tropometer (tropómetro). m. Cualquier instrumento para medir el grado de rotación o torsión, como del globo ocular o de la diáfisis de un hueso largo.
tropomyosin (tropomiosina). f. Proteína fibrosa extraíble del músculo.
troponin (troponina). f. Una proteína globular del músculo que se une a la tropomiosina y tiene considerable afinidad por los iones calcio.
trough (depresión). f. Canal largo, angosto y superficial.
gingival t. (d. gingival).
Langmuir t. (d. de Langmuir).
synaptic t. (d. sináptica).
troxerutin (troxerrutina). f. 7,3',4'-Tris[*O*-(2-hidroxietil)]rutina; utilizada para el tratamiento de los trastornos venosos.
troxidone (troxidona). f. Trimetadiona.
Trp (Trp). Símbolo de triptófano y sus radicales.
truncal (troncal). Relacionado con el tronco del cuerpo o con cualquier tronco arterial o nervioso, etc.
truncate (truncado). Cortado en ángulos rectos al eje mayor, o que parece estar cortado de ese modo.
truncus, gen. and pl. **trunci** (truncus, gen. and pl. trunci). Tronco.
t. arteriosus, t. arteriosus communis (tronco arterial o arterioso (común)).
t. linguofacialis (tronco linguofacial). [*truncus linguofacialis,* NA].
persistent t. arteriosus (tronco arterioso persistente).
trunk (tronco). m. **1.** El cuerpo (t. o torso), excluyendo la cabeza y las extremidades. **2.** Un nervio, vaso o colección tisular primarios antes de su división. **3.** Un gran vaso linfático colector.
atrioventricular t. (t. auriculoventricular). [*truncus atrioventricularis,* NA]. Haz o banda auriculoventricular; haz de His.
brachiocephalic t. (t. braquiocefálico). [*truncus brachiocephalicus,* NA]. Arteria innominada; arteria anónima.
bronchomediastinal t. (t. broncomediastínico). [*truncus bronchiomediastinalis,* NA].
celiac t. (t. celíaco). [*truncus celiacus,* NA]. Arteria celíaca.
t. of corpus callosum (t. del cuerpo calloso). [*truncus corporis callosi,* NA]. La porción arqueada principal del cuerpo calloso.
costocervical t. (t. costocervical). [*truncus costocervicalis,* NA].
inferior t. (t. inferior). [*truncus inferior,* NA].
intestinal t.'s (t. intestinales). [*trunci intestinales,* NA].
jugular t. (t. yugular). [*truncus jugularis,* NA]. Conducto yugular.
lumbar t.'s (t. lumbares). [*trunci lumbales,* NA].
lumbosacral t. (t. lumbosacro). [*truncus lumbosacralis,* NA].
middle t. (t. medio). [*truncus medius,* NA].
nerve t. (t. nervioso).
pulmonary t. (t. pulmonar). [*truncus pulmonalis,* NA].
subclavian t. (t. subclavio). [*truncus subclavius,* NA].
superior t. (t. superior). [*truncus superior,* NA].
sympathetic t. (t. simpático). [*truncus sympathicus,* NA].
t.'s of brachial plexus (t. del plexo braquial). [*trunci plexus brachialis,* NA].
thyrocervical t. (t. tirocervical). [*truncus thyrocervicalis,* NA].
vagal t. (t. vagal). [*truncus vagalis,* NA].
trusion (trusión). f. Desplazamiento de un cuerpo, p. ej., un diente, de una posición inicial.
truss (braguero). m. Dispositivo destinado a impedir la salida de una hernia reducida, o el aumento de tamaño de una hernia que no puede ser reducida.
Try (Try). Abrev. anterior de triptófano.
try-in (prueba de dientes).
trypan blue (azul trípano).
trypanicidal, trypanicide (tripanicida). Tripanocida.
trypanid (tripánide).
trypanocidal, trypanocide (tripanocida). Tripanicida; destructivo para los tripanosomas; un agente que mata tripanosomas.
trypanosome (tripanosoma). m. Nombre común para cualquier miembro del género *Trypanosoma* o de la familia Trypanosomatidae.
trypanosomiasis (tripanosomiasis). f. Cualquier enfermedad causada por un tripanosoma.
acute t. (t. aguda). T. de Rhodesia.
African t. (t. africana). Enfermedad del sueño africana.
chronic t. (t. crónica). T. de Gambia.
Cruz t. (t. de Cruz). T. sudamericana.
East African t. (t. africana del Este). T. de Rhodesia.
Gambian t. (t. gambiense). T. de África Occidental.
Rhodesian t. (t. rodesiense). T. de África Oriental.
South American t. (t. sudamericana). Enfermedad de Chagas.
West African t. (t. africana del Oeste). T. de Gambia.
trypanosomic (tripanosómico). Relacionado con tripanosomas, especialmente indica infección por estos microorganismos.
trypanosomicide (tripanosomicida). Tripanocida.
trypanosomid (tripánide). m. Una lesión cutánea resultado de cambios inmunológicos por tripanosomiasis.
tryparsamide (triparsamida). f. *N*-Carbamilmetil-*p*-aminobencenoarsonato sódico; utilizado en el tratamiento de las infecciones por tripanosomas y espiroquetas.
trypomastigote (tripomastigoto). m. Indica el estadio (estadio infectante para tripanosomiasis sudamericana y tripanosomiasis africana) en el cual el flagelo nace de un cinetoplasto de ubicación posterior y aparece del lado del cuerpo, con una membrana ondulante que corre a lo largo de todo el cuerpo.
trypsin (tripsina). f. Una enzima proteolítica formada en el intestino delgado a partir de tripsinógeno por la acción de la enteropeptidasa.
crystallized t. (t. cristalizada).
trypsinogen, trypsogen (tripsinógeno). m. Protripsina; una proteína inactiva secretada por el páncreas que es convertida en tripsina por la acción de la enteropepsidasa.

tryptamine (triptamina). f. 3-(2-Aminoetil)indol; un producto de descarboxilación del triptófano que aparece en plantas y en ciertos alimentos (p. ej., queso).
tryptamine-strophanthidin (triptamina-estrofantidina). Un glucósido cardíaco semisintético que es un producto de condensación de la estrofantidina y triptamina.
tryptic (tríptico). Relacionado con la tripsina, como digestión t.
tryptone (triptona). f. Una peptona producida por digestión proteolítica con tripsina.
tryptonemia (triptonemia). f. La presencia de triptona en sangre circulante.
tryptophan (triptófano). m. Ácido 2-amino-3-(3-indolil)propiónico; un componente de las proteínas.
t. decarboxylase (t. descarboxilasa).
t. desmolase (t. desmolasa). T. sintasa.
t. oxygenase (t. oxigenasa). T. 2,3-dioxigenasa.
t. pyrrolase (t. pirrolasa). T. 2,3-dioxigenasa.
t. synthase (t. sintasa). T. desmolasa o sintetasa.
t. synthetase (t. sintetasa). T. sintasa.
tryptophan 2,3-dioxygenase (triptófano 2,3-dioxigenasa). f. Triptófano oxigenasa o pirrolasa; triptofanasa: pirrolasa; una oxidorreductasa que cataliza el cierre reductivo de la cadena lateral sobre el anillo benceno en *N*-formilcineurenina al anillo pirrol de triptófano.
tryptophanase (triptofanasa). f. **1.** Triptófano 2,3-dioxigenasa. **2.** Una enzima hallada en las bacterias que cataliza el desdoblamiento de triptófano a indol, ácido pirúvico y amoníaco.
tryptophanuria (triptofanuria). f. Aumento de la excreción urinaria de triptófano.
t. with dwarfism (t. con enanismo).
tsetse (tsetsé). f. Mosca del género *Glossina*.
TSH (TSH). Abrev. de tirotrofina.
TSH-RF (TSH-RF). Abrev. de factor liberador de tirotrofina.
TSTA (TSTA). Abrev. de antígenos de trasplante específicos de tumor.
TTP (TTP). Abrev. de ribotimidina 5'-trifosfato.
T.U. (T.U.). Abrev. de unidad tóxica (toxic unit) o toxina.
tuaminoheptane (tuaminoheptano). m. 2-Aminoheptano; una amina volátil simpaticomimética, utilizada por inhalación como descongestivo nasal.
tuba, gen. and pl. **tubae** (tuba, gen. y pl. tubae). Tubo; trompa; estructura cilíndrica hueca o canal.
t. acustica (trompa acústica). T. auditiva.
t. auditiva (t. auditiva). [*tuba auditiva*, NA]. Trompa auditiva; trompa de Eustaquio.
t. fallopiana (t. fallopiana). **1.** Trompa de Falopio; trompa uterina. **2.** Trompa de Falopio; trompa uterina.
t. uterina (t. uterina). [*tuba uterina*, NA]. Trompa de Falopio; oviducto.
tubal (tubario). Relacionado con una trompa, especialmente la trompa uterina.
tubatorsion (tubotorsión).
tubba, tubbae (tubba, tubbae). Frambesia del pie.
tube **1.** (tubo). m. Una estructura o canal cilíndrico hueco. **2.** (trompa). f. Tubo, estructura o canal en forma de t.
Abbott's t. (t. de Abbott). T. de Miller-Abbott.
air t. (t. aéreo).
auditory t. (trompa auditiva). [*tuba auditiva*, NA]. T. de Eustaquio.
Babcock t. (t. de Babcock).
Bouchut's t. (t. de Bouchut).
Bourdon t. (t. de Bourdon).
bronchial t.'s (t. bronquiales). Bronquios.
Cantor t. (t. de Cantor).
cardiac t. (t. cardíaco).
Carlen's t. (t. de Carlen).
cathode ray t. (t. de rayos catódicos).
Celestin t. (t. de Celestin).
Coolidge t. (t. de Coolidge).
digestive t. (t. digestivo). Tracto digestivo.
drainage t. (t. de drenaje).
Durham's t. (t. de Durham). Un t. de traqueotomía articulado.
empyema t. (t. de empiema).
endobronchial t. (t. endobronquial).
endotracheal t. (t. endotraqueal). T. intratraqueal o traqueal.
eustachian t. (trompa de Eustaquio). T. auditiva.
fallopian t. (trompa de Falopio). T. uterina.
feeding t. (t. de alimentación).
Ferrein's t. (t. de Ferrein). Túbulo contorneado renal.
Geiger-Müller t. (t. de Geiger-Müller). V. contador de Geiger-Müller.
germ t. (t. germinal).
Haldane t. (t. de Haldane).
intratracheal t. (t. intratraqueal). T. endotraqueal.
Levin t. (t. de Levin).
Martin's t. (t. de Martin).
medullary t. (t. medular). T. neural.
Miescher's t.'s (t. de Miescher).
Miller-Abbott t. (t. de Miller-Abbott). T. de Abbott.
Moss t. (t. de Moss).
nasogastric t. (t. nasogástrico).
nasotracheal t. (t. nasotraqueal).
neural t. (t. neural).
O'Dwyer's t. (t. de O'Dwyer).
orotracheal t. (t. orotraqueal).
otopharyngeal t. (trompa otofaríngea). Trompa auditiva.
pharyngotympanic t. (trompa faringotimpánica). T. auditiva.
photomultiplier t. (t. fotomultiplicador).
Pitot t. (t. de Pitot).
pus t. (trompa purulenta). Piosálpinx.
Rehfuss stomach t. (t. gástrico de Rehfuss).
Robertshaw t. (t. de Robertshaw).
roll t. (t. de giro).
Ruysch's t. (t. de Ruysch).
Ryle's t. (t. de Ryle).
Sengstaken-Blakemore t. (t. de Sengstaken-Blakemore).
Southey's t.'s (t. de Southey).
stomach t. (t. gástrico).
T t. (t. en T).
test t. (t. de ensayo).
Tovell t. (t. de Tovell).
Toynbee's t. (t. de Toynbee).
tracheal t. (t. traqueal). T. endotraqueal.
tracheotomy t. (t. de traqueotomía).
tympanostomy t. (t. para timpanostomía).
uterine t. (trompa uterina). [*tuba uterina*, NA]. Oviducto; t. de Falopio.
vacuum t. (t. al vacío).
Venturi t. (t. de Venturi).
Wangensteen t. (t. de Wangensteen). Aspiración de Wangensteen.
X-ray t. (t. de rayos X).
tubectomy (tubectomía). f. Salpingectomía.
tuber, pl. **tubera** **1.** (tuber). [*tuber*, NA]. Hinchazón o eminencia localizada. **2.** (tuber, pl. tubera). m. Tallo vegetal subterráneo grueso, carnoso y corto, como la papa.
t. anterius (t. anterius). T. cinereum.
ashen t. (t. ceniciento). T. cinereum.
calcaneal t. (t. del calcáneo). [*tuber calcanei*, NA].
t. cinereum (t. cinereum). [*tuber cinereum*, NA]. T. ceniciento o gris.
t. cochleae (t. coclear). [*tuber cochleae*, NA].
t. corporis callosi (t. del cuerpo calloso). Esplenio o rodete del cuerpo calloso.
frontal t. (tuberosidad frontal). [*tuber frontale*, NA]. Eminencia frontal.
gray t. (t. gris). T. cinereum.
t. of ischium (tuberosidad del isquion). T. isquiática.
omental t. (tubérculo epiploico). [*tuber omentale*, NA].
parietal t. (tuberosidad parietal). [*tuber parietale*, NA]. Eminencia parietal.
t. valvulae (tubérculo de la válvula). T. del vermis.
t. vermis (tubérculo del vermis). [*tuber vermis*, NA]. T. de la válvula.
t. zygomaticum (tubérculo cigomático).
tubercle (tubérculo). m. **1.** [*tuberculum*, NA]. Nódulo, especialmente en sentido anatómico y no patológico. **2.** Elevación sólida redondeada circunscripta a la piel, las mucosas o la superficie de un órgano. **3.** Ligera elevación sobre la superficie de un hueso, que da inserción a un músculo o ligamento. **4.** En odontología, pequeña ele-

T
U
V

vación que sale de la superficie de un diente. **5.** . Lesión granulomatosa debida a infección por *Mycobacterium tuberculosis*.

accessory t. (t. accesorio). Apófisis accesoria.
acoustic t. (t. acústico). Trígono del nervio auditivo.
adductor t. (t. aductor). [*tuberculum adductorium,* NA].
amygdaloid t. (t. amigdalino).
anatomical t. (t. anatómico). Verruga post mortem.
t. of anterior scalene muscle (t. del escaleno anterior). [*tuberculum musculi scaleni anterioris,* NA]. T. de Lisfranc.
anterior t. of atlas (t. anterior del atlas). [*tuberculum anterius atlantis,* NA].
anterior t. of cervical vertebrae (t. anterior de las vértebras cervicales).
anterior t. of thalamus (t. anterior del tálamo). [*tuberculum anterius thalami,* NA].
articular t. (t. articular del hueso temporal). [*tuberculum articulare,* NA].
ashen t. (t. cinéreo). T. ceniciento o gris.
auricular t. (t. auricular). [*tuberculum auriculae,* NA]. T. de Darwin.
calcaneal t. (t. calcáneo). [*tuberculum calcanei,* NA].
Carabelli t. (t. de Carabelli).
carotid t. (t. carotídeo). [*tuberculum caroticum,* NA].
caseous t. (t. caseoso). T. blando.
Chassaignac's t. (t. de Chassaignac). T. carotídeo.
conoid t. (t. conoideo). [*tuberculum conoideum,* NA].
corniculate t. (t. corniculado). [*tuberculum corniculatum,* NA].
crown t. (t. de la corona dental). [*tuberculum coronae,* NA].
t. of cuneate nucleus (t. del cuerpo restiforme). [*tuberculum nuclei cuneati,* NA]. T. cuneiforme.
cuneiform t. (t. cuneiforme). [*tuberculum cuneiforme,* NA].
darwinian t. (t. de Darwin). T. auricular.
dental t. (t. dentario). [*tuberculum dentis,* NA]. T. de un diente.
dissection t. (t. por disección). Verruga post mortem.
dorsal t. (t. dorsal). [*tuberculum dorsale,* NA].
epiglottic t. (t. epiglótico). [*tuberculum epiglotticum,* NA].
fibrous t. (t. fibroso).
genial t. (t. geniano). Espina o apófisis mentoniana.
genital t. (t. genital). T. fálico.
Gerdy's t. (t. de Gerdy).
Ghon's t. (t. de Ghon). Foco o lesión primaria de Ghon.
gracile t. (t. grácil). T. del núcleo delgado.
gray t. (t. gris). T. cinéreo.
greater t. of humerus (t. mayor del húmero). [*tuberculum majus humeri,* NA]. Tuberosidad mayor del húmero.
hard t. (t. duro). T. sin necrosis.
hyaline t. (t. hialino).
t. of iliac crest (t. de la cresta ilíaca). T. ilíaco.
iliac t. (t. ilíaco). [*tuberculum iliacum,* NA]. T. de la cresta ilíaca.
inferior thyroid t. (t. tiroideo inferior). [*tuberculum thyroideum inferius,* NA].
infraglenoid t. (t. infraglenoideo). [*tuberculum infraglenoidale,* NA].
intercondylar t. (t. intercondíleo). [*tuberculum intercondylare,* NA].
intervenous t. (t. intervenoso). [*tuberculum intervenosum,* NA].
jugular t. (t. yugular). [*tuberculum jugulare,* NA].
labial t. (t. del labio superior). [*tuberculum labii superioris,* NA].
lateral t. of posterior process of talus (t. lateral de la apófisis posterior del astrágalo). [*tuberculum laterale processus posterioris tali,* NA].
lesser t. of humerus (t. menor del húmero). [*tuberculum minus humeri,* NA]. Tuberosidad menor del húmero.
Lisfranc's t. (t. de Lisfranc). T. del escaleno anterior.
Lister's t. (t. de Lister). T. dorsal.
Lower's t. (t. de Lower). T. intervenoso.
mamillary t. (t. mamilar).
mamillary t. of hypothalamus (t. mamilar del hipotálamo).
marginal t. (t. marginal del hueso cigomático). [*tuberculum marginale ossis zygomatici,* NA]. T. marginal.
medial t. of posterior process of talus (t. medial de la apófisis posterior del astrágalo).
mental t. (t. mentoniano). [*tuberculum mentale,* NA].
Montgomery's t.'s (t. de Montgomery).
Morgagni's t. (t. de Morgagni). Cartílago cuneiforme.
Müller's t. (t. de Müller). T. sinusal.
nuchal t. (t. nucal). Vértebra prominente.
t. of nucleus gracilis (t. del núcleo delgado). [*tuberculum nuclei gracilis,* NA]. T. grácil; clava.
obturator t. (t. obturador). [*tuberculum obturatorium,* NA].
olfactory t. (t. olfatorio).
orbital t. (t. orbitario). Eminencia orbitaria; t. de Whitnall.
phallic t. (t. fálico). T. genital.
pharyngeal t. (t. faríngeo). [*tuberculum pharyngeum,* NA].
posterior t. of atlas (t. posterior del atlas). [*tuberculum posterius atlantis,* NA].
posterior t. of cervical vertebrae (t. posterior de las vértebras cervicales). [*tuberculum posterius vertebrarum cervicalium,* NA].
postmortem t. (t. post mortem). Verruga post mortem.
Princeteau's t. (t. de Princeteau).
prosector's t. (t. del prosector). Verruga post mortem.
pterygoid t. (t. pterigoideo).
pubic t. (t. pubiano). [*tuberculum pubicum,* NA]. Espina del pubis.
t. of rib (t. costal). [*tuberculum costae,* NA].
Rolando's t. (t. de Rolando). T. cinéreo.
t. of saddle (t. de la silla turca). [*tuberculum sellae,* NA].
Santorini's t. (t. de Santorini). T. corniculado.
scalene t. of Lisfranc (t. del escaleno de Lisfranc). T. del escaleno anterior.
t. of scaphoid bone (t. del hueso escafoides). [*tuberculum ossis scaphoidei,* NA].
sebaceous t. (t. sebáceo).
sinus t. (t. sinusal). T. de Müller.
soft t. (t. blando). T. caseoso; t. que muestra necrosis caseosa.
superior thyroid t. (t. tiroideo superior). [*tuberculum thyroideum superius,* NA].
supraglenoid t. (t. supraglenoideo). [*tuberculum supraglenoidale,* NA].
supratragic t. (t. supratrágico). [*tuberculum supratragicum,* NA].
t. of tooth (t. de un diente). T. dentario.
t. of trapezium (t. del hueso trapecio). [*tuberculum ossis trapezii,* NA]. Reborde oblicuo del trapecio.
Whitnall's t. (t. de Whitnall). T. orbitario.
Wrisberg's t. (t. de Wrisberg). T. cuneiforme.

tubercular, tuberculate, tuberculated (tubercular). Perteneciente o caracterizado por tubérculos o pequeños nódulos.

tuberculation (tuberculización). f. **1.** La formación de tubérculos o nódulos. **2.** La disposición de los tubérculos o nódulos en una parte.

tuberculid (tubercúlide). f. Una lesión de la piel o la mucosa resultado de una respuesta inmunológica a una infección previa con bacilos tuberculosos en un sitio remoto, resultado de sensibilización específica al microorganismo.

nodular t. (t. nodular). Eritema indurado.
papular t. (t. papuloso). Escrofuloderma papuloso.
papulonecrotic t. (t. papulonecrótica). Acné escrofulosa.
rosacea-like t. (t. tipo rosácea). Acné telangiectásica.

tuberculin (tuberculina). f. **1.** Un cultivo en caldo y glicerina de *Mycobacterium tuberculosis* evaporado hasta un volumen 1/10 a 100°C y filtrado. **2.** Alguno de los relativamente abundantes extractos de cultivos de *Mycobacterium tuberculosis,* diferente de OT y ahora obsoletos.

Koch's old t. (OT), Koch's original t. (t. vieja de Koch, original de Koch).
purified protein derivative of t. (PPD) (derivado proteico purificado de t. (PPD)).

tuberculitis (tuberculitis). f. Inflamación de cualquier tubérculo.

tuberculization (tuberculización).

tuberculo-, tubercul- (tuberculo-, tubercul-). Prefijos que indican un tubérculo, tuberculosis.

tuberculocele (tuberculocele). m. Tuberculosis de los testículos.

tuberculochemotherapeutic (tuberculoquimioterapéutico). Relacionado con el tratamiento de la tuberculosis por medio de drogas tuberculostáticas o tuberculocidas.

tuberculocidal (tuberculocida). Destructivo para el bacilo tuberculoso.

tuberculoderma (tuberculoderma). m. **1.** Cualquier proceso tubercular de la piel. **2.** La manifestación cutánea de la tuberculosis.

tuberculofibroid (tuberculofibroide). m. Un nódulo pequeño, bien circunscripto, habitualmente esférico, moderada a extremadamente firme, encapsulado, que se forma durante el proceso de cicatrización en un foco de inflamación granulomatosa tuberculosa.
tuberculoid (tuberculoide). Que se asemeja a la tuberculosis, o a un tubérculo.
tuberculoma (tuberculoma). m. Una masa redondeada similar a un tumor pero no neoplásica, habitualmente en los pulmones o el encéfalo, debida a infección tuberculosa localizada.
tuberculoprotein (tuberculoproteína). f. Cualquiera o una mezcla de cualquiera o de todas las proteínas presentes en el cuerpo del bacilo tuberculoso, todas las cuales poseen ciertas propiedades de la tuberculina.
tuberculosis (tuberculosis). f. Una enfermedad específica causada por la presencia de *Mycobacterium tuberculosis* que puede afectar casi cualquier tejido u órgano del cuerpo, siendo los pulmones el asiento más común de la enfermedad.
acute t., acute miliary t. (t. aguda, miliar aguda). T. diseminada.
adult t. (t. del adulto). T. secundaria.
anthracotic t. (t. antracótica). Neumoconiosis.
arrested t. (t. detenida). T. cicatrizada.
attenuated t. (t. atenuada).
basal t. (t. basal). T. de la porción basal de los pulmones.
cerebral t. (t. cerebral).
childhood type t. (t. de tipo infantil). T. primaria.
cutaneous t. (t. cutánea). Escrofuloderma; t. cutis; t. dérmica.
t. cutis (t. cutis). T. cutánea.
t. cutis follicularis disseminata (t. cutis folicular diseminada).
t. cutis luposa (t. cutis lúpica). Lupus vulgar.
t. cutis orificialis (t. cutis orificial).
t. cutis verrucosa (t. cutis verrugosa).
dermal t. (t. dérmica). T. cutánea.
disseminated t. (t. diseminada). T. miliar aguda.
enteric t. (t. entérica).
general t. (t. general). T. miliar.
healed t. (t. cicatrizada). T. detenida o inactiva.
inactive t. (t. inactiva). T. cicatrizada.
miliary t. (t. miliar). T. general.
open t. (t. abierta).
t. papulonecrotica (t. papulonecrótica). Tubercúlide papulonecrotica.
postprimary t. (t. posprimaria). T. secundaria.
primary t. (t. primaria). T. de tipo infantil.
pulmonary t. (t. pulmonar). T. de los pulmones.
reinfection t. (t. de reinfección). T. secundaria.
secondary t. (t. secundaria).
t. ulcerosa (t. ulcerosa). T. cutis orificial.
tuberculostatic (tuberculostático). Relacionado con un agente que inhibe el crecimiento de los bacilos tuberculosos.
tuberculous (tuberculoso). Relacionado o afectado por tuberculosis.
tuberculum, pl. **tubercula** (tuberculum, pl. tubercula). Tubérculo.
t. arthriticum (tubérculo artrítico). [*tuberculum arthriticum*].
t. coronae (tubérculo de la corona del diente). T. dentario.
t. hypoglossi (tubérculo hipogloso). Trígono del nervio hipogloso mayor.
t. impar (tubérculo impar). Papila mediana de la lengua.
t. mallei (tubérculo maleolar). Apófisis lateral del maléolo.
t. septi narium (tubérculo del tabique nasal).
t. superius (tubérculo superior). T. auricular.
t. syphiliticum (tubérculo sifilítico). Goma de la piel.
tubercula dolorosa (tubérculos dolorosos).
tuberiferous (tuberífero). Tuberoso.
tuberose (tuberoso).
tuberositas (tuberositas). Tuberosidad; tubérculo de gran tamaño o elevación redondeada, especialmente en la superficie de un hueso.
t. costalis (tuberosidad costal). Impresión del ligamento costoclavicular.
t. musculi serrati anterioris (tuberosidad del músculo serrato mayor). [*tuberositas musculi serrati anterioris,* NA].
t. phalangis distalis (tuberosidad de la falange distal). [*tuberositas phalangis distalis,* NA]. T. ungular.
tuberosity (tuberosidad). [*tuberositas,* NA]. f. Gran tubérculo o elevación redondeada, especialmente en la superficie de un hueso.
bicipital t. (t. bicipital). T. del radio.
calcaneal t. (t. del calcáneo). Tuber del calcáneo.
coracoid t. (t. coracoidea). [*tuberositas coracoidea*].
t. of cuboid bone (t. del cuboides). [*tuberositas ossis cuboidei,* NA].
deltoid t. (t. deltoidea). [*tuberositas deltoidea,* NA].
t. of fifth metatarsal (t. del quinto metatarsiano). [*tuberositas ossis metatarsalis quinti,* NA].
t. of first metatarsal (t. del primer metatarsiano). [*tuberositas ossis metatarsalis primi,* NA].
gluteal t. (t. glútea). [*tuberositas glutea,* NA].
greater t. of humerus (t. mayor del húmero). [*tuberculum majus humeri,* NA].
iliac t. (t. ilíaca). [*tuberositas iliaca,* NA].
infraglenoid t. (t. infraglenoidea). [*tuberculum infraglenoidale,* NA]. Tubérculo infraglenoideo.
ischial t. (t. isquiática). [*tuberositas ischiadicum,* NA].
lateral femoral t. (t. externa del fémur).
lesser t. of humerus (t. menor del húmero).
masseteric t. (t. masetérica). [*tuberositas masseterica,* NA].
maxillary t. (t. maxilar). [*tuber maxillae,* NA].
medial femoral t. (t. medial del fémur).
t. of navicular bone (t. del escafoides). [*tuberositas ossis navicularis,* NA].
pterygoid t. (t. pterigoidea). [*tuberositas pterygoidea,* NA].
t. of radius (t. del radio). [*tuberositas radii,* NA]. T. bicipital.
sacral t. (t. sacra). [*tuberositas sacralis,* NA].
tibial t. (t. de la tibia). [*tuberositas tibiae,* NA]. T. tibial.
t. of ulna (t. del cúbito). [*tuberositas ulnae,* NA]. T. cubital.
ungual t. (t. ungular). [*tuberositas phalangis distalis,*NA].
tuberous (tuberoso). Tuberífero; que presenta bultos, prominencias o nódulos.
tubo- (tubo-). Prefijo que indica tubular, una trompa. V.t. salpingo-.
tubo-ovarian (tuboovárico). Relacionado con la trompa uterina (de Falopio) y el ovario.
tubo-ovariectomy (tuboovariectomía). Salpingooooforectomía.
tubo-ovaritis (tuboovaritis). Salpingooooforitis.
tuboabdominal (tuboabdominal). Relacionado con una trompa uterina (de Falopio) y el abdomen.
tubocurarine chloride (tubocurarina, cloruro de). Cloruro de D-tubocurarina; alcaloide (obtenido de los tallos de *Chondodendron*) que eleva el umbral para la acetilcolina en la unión neuromuscular, y también bloquea la transmisión ganglionar y libera histamina.
tuboligamentous (tuboligamentoso). Relacionado con la trompa uterina (de Falopio) y el ligamento ancho del útero.
tuboperitoneal (tuboperitoneal). Relacionado con las trompas uterinas (de Falopio) y el peritoneo.
tuboplasty (tuboplastia). f. Salpingoplastia.
tubotorsion (tubotorsión). f. Torsión de una estructura tubular, p. ej. un oviducto.
tubotympanic, tubotympanal (tubotimpánico). Relacionado con con la trompa auditiva (de Eustaquio) y la cavidad timpánica del oído.
tubouterine (tubouterino). Relacionado con una trompa uterina (de Falopio) y el útero.
tubovaginal (tubovaginal). Relacionado con una trompa uterina (de Falopio) y la vagina.
tubular (tubular). Relacionado o de la forma de un tubo o túbulo.
tubulature (tubuladura). f. El cuello corto de una retorta.
tubule (túbulo). m. Un tubo pequeño.
Albarran y Dominguez' t.'s (t. de Albarrán y Domínguez).
collecting t. (t. colector). [*tubulus renalis rectus,* NA].
connecting t. (t. conector).
convoluted seminiferous t. (t. seminífero contorneado). [*tubulus seminiferus contortus,* NA]. T. contorneado.
convoluted t. of kidney (t. contorneado del riñón). [*tubulus renalis contortus,* NA]. Tubo de Ferrein.
dental t.'s, dentinal t.'s (t. dentales). Conductillo de la dentina.
discharging t. (t. de descarga).
Henle's t.'s (t. de Henle).
Kobelt's t.'s (t. de Kobelt). T. de Wolff.
malpighian t.'s (t. de Malpighi).
mesonephric t. (t. mesonéfrico). Un t. excretor del mesonefros.
metanephric t. (t. metanéfrico).

paragenital t.'s (t. paragenitales).
pronephric t. (t. pronéfrico).
Skene's t.'s (t. de Skene).
spiral t. (t. espiral).
straight t. (t. recto). **1.** T. renal recto. **2.** [*tubulus seminiferus rectus*, NA]. T. seminífero recto.
straight seminiferous t. (t. seminífero recto). [*tubulus seminiferus rectus*, NA]. T. recto .
T t. (t. en T).
uriniferous t. (t. urinífero).
wolffian t.'s (t. de Wolff). T. de Kobelt.
tubuliform (tubuliforme). Tubular.
tubulin (tubulina). f. Subunidad proteica de microtúbulos; es un dímero compuesto por dos polipéptidos globulares, α-tubulina y β-tubulina.
tubulization (tubulización). f. Cierre de los extremos unidos de un nervio dividido, luego de neurorrafia, en un cilindro de parafina o de algún material lentamente absorbible para evitar que los tejidos circundantes se empujen y prevenir la unión.
tubulocyst (tubuloquiste). m. Quiste tubular; un quiste formado por la dilatación de cualquier canal o tubo ocluido.
tubulodermoid (tubulodermoide). m. Un quiste dermoide que surge de una estructura tubular embrionaria persistente.
tubuloracemose (tubulorracemosa). Indica una glándula de estructura tubular y racemosa combinada.
tubulorrhexis (tubulorrexis). f. Un proceso patológico caracterizado por necrosis del revestimiento epitelial en segmentos localizados de los túbulos renales, con ruptura focal o pérdida de membrana basal.
tubulose, tubulous (tubuloso). Que tiene muchos túbulos.
tubulus, pl. **tubuli** (tubulo). Pequeño tubo.
t. renalis rectus (túbulo renal recto). [*tubulus renalis rectus*, NA]. T. colector; t. recto
tubuli biliferi (túbulo bilíferos). Conductillos biliares.
tubuli epoophori (túbulo epoóforos). Conductillos transversales epoóforos.
tubuli galactophori (túbulo galactóforos). Conductos lactíferos.
tubuli lactiferi (túbulo lactíferos). Conductos lactíferos.
tubuli paroophori (túbulo paraóforos). Conductillos paraóforos.
tuft (penacho). m. Racimo, conjunto o montón, p. ej., de pelos.
enamel t. (p. del esmalte).
malpighian t. (p. de Malpighi). Glomérulo.
synovial t.'s (p. sinovial). Vellosidades sinoviales.
tug (tirón). m. Movimiento o sensación de tracción o de arrastre.
tracheal t. (t. traqueal).
tularemia (tularemia). f. Enfermedad o fiebre de las moscas de los ciervos; fiebre de los conejos; peste o fiebre del Valle de Pahvant; una enfermedad causada por *Francisella tularensis* y transmitida al hombre a partir de roedores a través de la mordedura de una mosca, *Chrysops discalis*, y otros insectos hematófagos.
tumefacient (tumefaciente). Que produce o tiende a producir tumefacción.
tumefaction (tumefacción). **1.** f. Una hinchazón. **2.** Tumescencia.
tumescence (tumescencia). f. Tumefacción; turgencia; la condición de estar o volverse hinchado.
tumescent (tumescente). Turgente; indica tumescencia.
tumid (túmido). Turgente; hinchado, como congestión, edema, hiperemia.
tumor (tumor). m. **1.** Cualquier hinchazón o tumefacción. **2.** Neoplasia. **3.** Uno de los cuatro signos de inflamación (t., calor, dolor, rubor) enunciado por Celsus.
acinar cell t. (t. de células acinares).
acute splenic t. (t. esplénico agudo).
adenoid t. (t. adenoideo).
adenomatoid t. (t. adenomatoide). Adenofibromioma.
adenomatoid odontogenic t. (t. odontogénico adenomatoide).
adipose t. (t. adiposo). Lipoma.
ameloblastic adenomatoid t. (t. adenomatoide ameloblástico).
amyloid t. (t. amiloide). Amiloidosis nodular.
angiomatoid t. (t. angiomatoide). T. adenomatoide.
aortic body t. (t. del cuerpo aórtico). Quimiodectoma.
Bednar t. (t. de Bednar).
benign t. (t. benigno). T. inocente.
blood t. (t. sanguíneo).
Brenner t. (t. de Brenner).
Brooke's t. (t. de Brooke). Tricoepitelioma.
brown t. (t. pardo).
Buschke-Löwenstein t. (t. de Buschke-Löwenstein).
calcifying epithelial odontogenic t. (t. odontogénico epitelial calcificado). T. de Pindborg.
carcinoid t. (t. carcinoide). Argentafinoma.
carotid body t. (t. del cuerpo carotídeo). Quimiodectoma.
cellular t. (t. celular).
cerebellopontine angle t. (t. del ángulo pontocerebeloso).
chemoreceptor t. (t. de quimiorreceptores). Quimiodectoma.
chromaffin t. (t. cromafín). Cromafinoma.
Codman's t. (t. de Codman). Condroblastoma del húmero proximal.
collision t. (t. de colisión).
connective t. (t. conectivo).
dermal duct t. (t. de conductos dérmicos).
dermoid t. (t. dermoide). Quiste dermoide.
desmoid t. (t. desmoide). Desmoide.
eighth nerve t. (t. del octavo par). Neurinoma del acústico.
embryonal t., embryonic t. (t. embrionario). Embrioma.
embryonal t. of ciliary body (t. embrionario del cuerpo ciliar).
endodermal sinus t. (t. del seno endodérmico). T. del saco vitelino.
endometrioid t. (t. endometrioide).
Erdheim t. (t. de Erdheim). Craneofaringioma.
Ewing's t. (t. de Ewing). Sarcoma de Ewing; mieloma endotelial.
fecal t. (t. fecal). Coproma.
fibroid t. (t. fibroide).
giant cell t. of bone (t. de células gigantes del hueso).
giant cell t. of tendon sheath (t. de células gigantes de la vaina tendinosa). Tenosinovitis nodular localizada.
glomus jugulare t. (t. del glomo de la yugular). Quimiodectoma.
glomus t. (t. del glomo). Angiomioneuroma; angioneuromioma.
Godwin t. (t. de Godwin). Lesión linfoepitelial benigna.
granular cell t. (t. de células granulares).
granulosa cell t. (t. de células de la granulosa). Foliculoma.
Grawitz' t. (t. de Grawitz).
Gubler's t. (t. de Gubler).
haarscheibe t. (t. haarscheibe).
heterologous t. (t. heterólogo).
hilar cell t. of ovary (t. de células hiliares del ovario).
histoid t. (t. histioide).
homologous t. (t. homólogo).
Hürthle cell t. (t. de células de Hürthle).
hylic t. (t. hílico). Hiloma.
innocent t. (t. inocente). T. benigno.
interstitial cell t. of testis (t. de células intersticiales de los testículos). Adenoma de células de Leydig.
Koenen's t. (t. de Koenen). Fibroma periungular.
Krukenberg's t. (t. de Krukenberg).
Landschutz t. (t. de Landschutz).
Lindau's t. (t. de Lindau). Hemangioblastoma.
malignant t. (t. maligno).
melanotic neuroectodermal t. (t. neuroectodérmico melanótico).
Merkel cell t. (t. de células de Merkel).
mesonephroid t. (t. mesonefroide). Mesonefroma.
mixed mesodermal t. (t. mesodérmico mixto).
mixed t. (t. mixto).
mixed t. of salivary gland (t. mixto de la glándula salival).
mixed t. of skin (t. mixto de la piel). Siringoma condroide.
mucoepidermoid t. (t. mucoepidermoide). Carcinoma mucoepidermoide.
Nelson t. (t. de Nelson).
oil t. (t. oleoso). Lipogranuloma.
oncocytic hepatocellular t. (t. hepatocelular oncocítico).
organoid t. (t. organoide).
Pancoast t. (t. de Pancoast).
papillary t. (t. papilar). Papiloma.
paraffin t. (t. parafín). Parafinoma.
pearl t. (t. perlado). Un término obsoleto para colesteatoma.
phantom t. (t. fantasma).
phyllodes t. (t. filoide). Cistosarcoma filoide.
pilar t. of scalp (t. piloso del cuero cabelludo).
Pindborg t. (t. de Pindborg). T. odontogénico epitelial calcificado.

pontine angle t. (t. del ángulo protuberancial).
potato t. of neck (t. en papas del cuello).
Pott's puffy t. (t. hinchado de Pott).
pregnancy t. (t. de embarazo). Granuloma gravídico.
ranine t. (t. ranino). Ránula.
Rathke's pouch t. (t. de la bolsa de Rathke). Craneofaringioma.
Recklinghausen's t. (t. de Recklinghausen). T. adenomatoide.
retinal anlage t. (t. del anlage retiniano).
Rous t. (t. de Rous). Sarcoma de Rous.
sand t. (t. de arena). Psamoma.
Sertoli cell t. (t. de células de Sertoli). Androblastoma.
squamous odontogenic t. (t. odontogénico escamoso).
sugar t. (t. de azúcar).
superior pulmonary sulcus t. (t. del surco pulmonar superior).
teratoid t. (t. teratoide). Teratoma.
theca cell t. (t. de células de la teca). Tecoma.
transmissible venereal t. (t. venéreo transmisible).
triton t. (t. tritón).
turban t. (t. en turbante).
villous t. (t. velloso). Papiloma velloso.
Warthin's t. (t. de Warthin). Adenolinfoma.
Wilms' t. (t. de Wilms). Adenomiosarcoma; embrioma del riñón.
Yaba t. (t. de Yaba).
yolk sac t. (t. del saco vitelino). T. del seno endodérmico.
Zollinger-Ellison t. (t. de Zollinger-Ellison).

tumor burden (carga tumoral).

tumoraffin (tumorafín). Oncotrópico.

tumoricidal (tumoricida). Indica un agente destructivo de tumores.

tumorigenesis (tumorigénesis). f. Producción de un nuevo crecimiento o crecimientos.
foreign body t. (t. de cuerpos extraños).

tumorigenic (tumorigénico). Que produce o causa tumores.

tumorlets (tumorcillos). m. Focos diminutos de hiperplasia epitelial bronquiolar atípica que se halla multifocalmente.

tumorous (tumoroso). Tumefacto; tumoroide; protuberante.

tumultus cordis (tumultus cordis). Palpitaciones y función irregular del corazón.

tungiasis (tungiasis). f. Infestación con pulgas de la arena (*Tunga penetrans*).

tungsten (tungsteno). m. Wolframio; un elemento metálico, símbolo W, Nº atómico 74, peso atómico 183,85.
t. carbide (carburo de t.).

tunic (túnica). [*tunica*, pl. *tunicae*, NA]. f. Saco o revestimiento; una de las capas que envuelven una parte, especialmente de revestimiento de un vaso sanguíneo o de otra estructura tubular.
Bichat's t. (t. de Bichat). La t. íntima de los vasos sanguíneos.
Brücke's t. (t. de Brücke). T. nerviosa.
fibrous t. of corpus spongiosum (t. albugínea del cuerpo esponjoso). [*tunica albuginea corporis spongiosi*, NA].
fibrous t. of eye (t. fibrosa del ojo). [*tunica fibrosa bulbi*, NA].
mucosal t.'s, mucous t.'s (t. mucosa). [*tunica mucosa*, NA].
nervous t. of eyeball (t. nerviosa del globo ocular). Retina.
serous t. (t. serosa). [*tunica serosa*, NA]. Capa o membrana serosa.

tunica, pl. **tunicae** (túnica). [*tunica*, pl. *tunicae*, NA]. Capa o revestimiento.
t. abdominalis (t. abdominal).
t. adventitia (t. adventicia). [*tunica adventitia*, NA].
t. albuginea (t. albugínea). [*tunica albuginea*, NA].
t. albuginea corporis spongiosi (t. albugínea del cuerpo esponjoso). [*unica albuginea corporis spongiosi*, NA]. T. fibrosa del cuerpo esponjoso.
t. albuginea corporum cavernosorum (t. albugínea del cuerpo cavernoso). [*tunica albuginea corporum cavernosorum*, NA].
t. albuginea oculi (t. albugínea del ojo). Esclerótica.
t. albuginea testis (t. albugínea del testículo). [*tunica albuginea testis*, NA]. Peridídimo.
t. carnea (t. carnosa). T. dartos.
t. conjunctiva (t. conjuntiva). [*tunica conjunctiva*, NA].
t. conjunctiva bulbi (t. conjuntiva bulbar). [*tunica conjunctiva bulbi*, NA]. *Conjuntiva* bulbar.
t. conjunctiva palpebrarum (t. conjuntiva palpebral). [*tunica conjunctiva palpebrarum*, NA]. Conjuntiva palpebral.
t. dartos (t. dartos). [*tunica dartos*, NA]. T. carnosa.
t. elastica (t. elástica). T. media de las grandes arterias.
t. externa (t. externa). [*tunica externa*, NA].
t. externa oculi (t. externa del ojo). T. fibrosa del ojo.
t. externa thecae folliculi (t. externa del folículo ovárico). [*tunica externa thecae folliculi*, NA]. Teca externa.
t. extima (t. extima). T. externa.
t. fibrosa (t. fibrosa). [*tunica fibrosa*, NA].
t. fibrosa bulbi (t. fibrosa del ojo). [*tunica fibrosa bulbi*, NA].
t. fibrosa hepatis (t. fibrosa hepática). [*tunica fibrosa hepatis*, NA].
t. fibrosa lienis (t. fibrosa del bazo). [*tunica fibrosa lienis*, NA].
t. fibrosa renis (t. fibrosa del riñón). Cápsula fibrosa del riñón.
t. fibrosa splenis (t. fibrosa esplénica). [*tunica fibrosa splenis*, NA].
Haller's t. vasculosa (t. vascular de Haller). T. vascular del ojo.
t. interna bulbi (t. interna del globo ocular). [*tunica interna bulbi*, NA]. Retina.
t. interna thecae folliculi (t. interna del folículo ovárico). [*tunica interna thecae folliculi*, NA]. Teca interna.
t. intima (t. íntima). [*tunica intima*, NA].
t. media (t. media). [*tunica media*, NA].
t. mucosa bronchiorum (t. mucosa bronquial). [*tunica mucosa bronchiorum*, NA]. El revestimiento interno de los bronquios.
t. mucosa cavitatis tympani (t. mucosa de la caja del tímpano). [*tunica mucosa cavitatis tympani*, NA].
t. mucosa coli (t. mucosa del colon). [*tunica mucosa coli*, NA]. El revestimimiento mucoso interno del colon.
t. mucosa ductus deferentis (t. mucosa del conducto deferente). [*tunica mucosa ductus deferentis*, NA].
t. mucosa esophagi (t. mucosa del esófago). [*tunica mucosa esophagi*, NA]. El revestimiento interno del esófago.
t. mucosa intestini tenuis (t. mucosa del intestino delgado). [*tunica mucosa intestini tenuis*, NA].
t. mucosa laryngis (t. mucosa de la laringe). [*tunica mucosa laryngis*, NA]. El revestimiento mucoso de la laringe.
t. mucosa linguae (t. mucosa de la lengua). [*tunica mucosa linguae*, NA].
t. mucosa nasi (t. mucosa de la nariz). [*tunica mucosa nasi*, NA]. Membrana pituitaria; membrana de Schneider.
t. mucosa oris (t. mucosa bucal). [*tunica mucosa oris*, NA].
t. mucosa pharyngis (t. mucosa de la faringe). [*tunica mucosa pharyngis*, NA]. El revestimiento mucoso de la faringe.
t. mucosa tracheae (t. mucosa de la tráquea). [*tunica mucosa tracheae*, NA]. La capa mucosa interna de la tráquea.
t. mucosa tubae auditivae (t. mucosa de la trompa auditiva). [*tunica mucosa tubae auditivae*, NA].
t. mucosa tubae uterinae (t. mucosa de la trompa uterina). [*tunica mucosa tubae uterinae*, NA].
t. mucosa ureteris (t. mucosa del uréter). [*tunica mucosa ureteris*, NA]. La capa interna del uréter.
t. mucosa urethrae femininae (t. mucosa de la uretra femenina). [*tunica mucosa urethrae femininae*, NA].
t. mucosa uteri (t. mucosa del útero). [*tunica mucosa uteri*, NA]. Endometrio.
t. mucosa vaginae (t. mucosa de la vagina). [*tunica mucosa vaginae*, NA]. La membrana mucosa de la vagina.
t. mucosa ventriculi (t. mucosa del estómago). [*tunica mucosa ventriculi*, NA]. La capa mucosa del estómago.
t. mucosa vesicae biliaris (t. mucosa de la vesícula biliar). [*tunica mucosa vesicae biliaris*, NA].
t. mucosa vesicae felleae (t. mucosa de la vesícula biliar). [*tunica mucosa vesicae felleae*, NA].
t. mucosa vesicae urinariae (t. mucosa de la vejiga). [*tunica mucosa vesicae urinariae*, NA].
t. mucosa vesiculae seminalis (t. mucosa de la vesícula seminal). [*tunica mucosa vesiculae seminalis*, NA].
t. muscularis (t. muscular). [*tunica muscularis*, NA].
t. muscularis bronchiorum (t. muscular de los bronquios). [*tunica muscularis bronchiorum*, NA]. Capa muscular de los bronquios.
t. muscularis coli (t. muscular del colon). [*tunica muscularis coli*, NA]. Capa muscular del colon.
t. muscularis ductus deferentis (t. muscular del conducto deferente). [*tunica muscularis ductus deferentis*, NA].
t. muscularis esophagi (t. muscular del esófago). [*tunica muscularis esophagi*, NA]. Capa muscular del esófago.

t. muscularis intestini tenuis (t. muscular del intestino delgado). [*tunica muscularis intestini tenuis*, NA].
t. muscularis pharyngis (t. muscular de la faringe). [*tunica muscularis pharyngis*, NA]. Capa muscular de la faringe.
t. muscularis recti (t. muscular del recto). [*tunica muscularis recti*, NA]. Capa muscular del recto.
t. muscularis tracheae (t. muscular de la tráquea). [*tunica muscularis tracheae*, NA]. Capa muscular de la tráquea.
t. muscularis tubae uterinae (t. de la trompa uterina). [*tunica muscularis tubae uterinae*, NA].
t. muscularis ureteris (t. muscular del uréter). [*tunica muscularis ureteris*, NA]. Capa muscular del uréter.
t. muscularis urethrae femininae (t. muscular de la uretra femenina). [*tunica muscularis urethrae femininae*, NA].
t. muscularis uteri (t. muscular uterina). [*tunica muscularis uteri*, NA]. Capa muscular del útero.
t. muscularis vaginae (t. muscular de la vagina). [*tunica muscularis vaginae*, NA]. Capa muscular de la vagina.
t. muscularis ventriculi (t. muscular del estómago). [*tunica muscularis ventriculi*, NA]. Capa muscular del estómago.
t. muscularis vesicae biliaris (t. muscular de la vesícula biliar). [*tunica muscularis vesicae biliaris*, NA].
t. muscularis vesicae felleae (t. muscular de la vesícula biliar). [*tunica muscularis vesicae felleae*, NA].
t. muscularis vesicae urinariae (t. muscular de la vejiga). [*tunica muscularis vesicae urinariae*, NA]. Capa muscular de la vejiga.
t. nervea (t. nerviosa). T. de Brücke.
t. propria (t. propia).
t. propria corii (t. propia del corion). Estrato reticular del corion.
t. propria lienis (t. propia del bazo). T. fibrosa del bazo.
t. reflexa (t. refleja).
t. sclerotica (t. esclerótica). Esclerótica.
t. serosa coli (t. serosa del colon). [*tunica serosa coli*, NA].
t. serosa hepatis (t. serosa del hígado). [*tunica serosa hepatis*, NA]. Capa serosa del hígado.
t. serosa intestini tenuis (t. serosa del intestino delgado). [*tunica serosa intestini tenuis*, NA]. Capa serosa del intestino delgado.
t. serosa peritonei (t. serosa del peritoneo). [*tunica serosa peritonei*, NA]. Capa serosa del peritoneo.
t. serosa tubae uterinae (t. serosa de la trompa uterina). [*tunica serosa tubae uterinae*, NA]. Capa serosa de la trompa uterina.
t. serosa uteri (t. serosa del útero). [*tunica serosa uteri*, NA].
t. serosa ventriculi (t. serosa del estómago). [*tunica serosa ventriculi*, NA]. Capa serosa del estómago.
t. serosa vesicae biliaris (t. serosa de la vesícula biliar). [*tunica serosa vesicae biliaris*, NA]. Capa serosa de la vesícula biliar.
t. serosa vesicae felleae (t. serosa de la vesícula biliar). [*tunica serosa vesicae felleae*, NA].
t. serosa vesicae urinariae (t. serosa de la vejiga). [*tunica serosa vesicae urinariae*, NA]. Capa serosa de la vejiga.
t. submucosa (t. submucosa). Tela submucosa.
tunicae funiculi spermatici (t. del cordón espermático). [*tunicae funiculi spermatici*, NA].
t. vaginalis communis (t. vaginal común).
t. vaginalis testis (t. vaginal del testículo). [*tunica vaginalis testis*, NA].
t. vasculosa (t. vascular). Cualquier capa vascular.
t. vasculosa bulbi (t. vascular del globo ocular). [*tunica vasculosa bulbi*, NA].
t. vasculosa lentis (t. vascular del cristalino). [*tunica vasculosa lentis*, NA].
t. vasculosa oculi (t. vascular del ojo). [*tunica vasculosa bulbi*, NA].
t. vasculosa testis (t. vascular del testículo). [*tunica vasculosa testis*, NA].
t. vitrea Membrana vítrea.

tunnel (túnel). m. Una pasaje alargado, habitualmente abierto en ambos extremos.
carpal t. (t. carpiano). [*canalis carpi*, NA].
Corti's t. (t. de Corti). Canal de Corti.

turanose (turanosa). f. 3-*O*-α-D-Glucopiranosil-D-fructosa; un disacárido reductor.

turbid (turbio). Nublado como por sedimento o materia insoluble en solución.

turbidimeter (turbidímetro). m. Un instrumento para medir la turbidez.

turbidimetric (turbidimétrico). Perteneciente a la determinación de la turbidez.

turbidimetry **1.** (turbidímetro). m. Un instrumento para medir la turbidez. **2.** (turbidimetría). Un método para determinar la concentración de una sustancia en una solución por el grado de nebulosidad o turbidez que produce o por el grado de aclaramiento que induce en una solución turbia.

turbidity **1.** (turbidez). f. Calidad de turbio, de pérdida de transparencia debido a sedimento o a materia insoluble. **2.** (enturbiamiento). m. Condición de turbio, que pierde transparencia debido a un sedimento o material insoluble.

turbinal (turbinal). m. Cuerpo turbinado.

turbinate (cornete). Hueso en forma de lámina, especialmente referido a los c. nasales.

turbinated (turbinado). Con forma de voluta.

turbinectomy (turbinectomía). f. Extirpación quirúrgica de un cornete.

turbinotome (turbinótomo). m. Un instrumento que se utiliza en la turbinotomía o turbinectomía.

turbinotomy (turbinotomía). f. Incisión en un cornete o escisión del mismo.

turgescence (turgencia). f. Tumescencia.

turgescent (turgente). Tumescente.

turgid (túrgido). Tumescente.

turgometer (turgómetro). m. Un dispositivo para medir turgencia o turgor, particularmente de la piel.

turgor (turgor). m. Plenitud.
t. vitalis (t. vital). m. La plenitud normal de los capilares.

turista (turista). Término mexicano para diarrea de los viajeros.

turkey red (rojo de Turquía). Rubia, granza.

turmeric (túrmeris). f. Cúrcuma.

turn (girar). Rotar o hacer que algo rote.

turnover (recambio). m. Cantidad de un material metabolizada o procesada, generalmente en un tiempo determinado.

turpentine (trementina). f. Bálsamo de Canadá.
Canada t. (t. de Canadá). Bálsamo de Canadá.
Chian t. (t. de Chian).
larch t. (t. de alerce). T. de Venecia.
Venice t. (t. de Venecia). T. de alerce.
white t. (t. blanca). T. de *Pinus palustris*.

turpentine oil **1.** (esencia de trementina). Espíritu de trementina. **2.** (aceite de trementina). Esencia de trementina.
rectified t. o. (e. de trementina rectificada).

turpentine spirit (espíritu de trementina). Esencia de trementina.

turricephaly (turricefalia). f. Oxicefalia.

turunda, pl. **turundae** (torunda). f. Un tapón quirúrgico, de gasa o algodón.

tussicular (tusicular). Tusivo; relacionado con la tos.

tussiculation (tusiculación). f. Una tos cortante.

tussive (tusivo). Relacionado con una tos.

tutamen, pl. **tutamina** (tutamen). Cualquier estructura que sirve como defensa o protección.
tutamina cerebri (tutámenes cerebrales). El cuero cabelludo, el cráneo y las meninges cerebrales.
tutamina oculi (tutámenes oculares). Las cejas, los párpados y las pestañas.

tweezers **1.** (alicate). m. Instrumento con pinzas que se juntan para tomar o extraer estructuras finas. **2.** (tenacillas). f. Un instrumento con pinzas que se unen para atrapar o extraer estructuras finas.

twig (ramita). f. Una de las ramas terminales finas de una arteria; rama o ramo pequeños.

twilight (crepúsculo). m. **1.** En sentido figurado, una luz débil. **2.** Perteneciente a una percepción mental débil o indistinta.

twin (gemelo). **1.** Uno de dos niños nacidos de un solo parto. **2.** Doble, que crece en pares.
allantoidoangiopagous t.'s (g. alantoidoangiópagos).
conjoined equal t.'s, conjoined symmetrical t.'s (g. unidos iguales o simétricos).
conjoined t.'s (g. unidos).
conjoined unequal t.'s, conjoined asymmetrical t.'s (g. unidos desiguales o asimétricos).
dichorial t.'s (g. dicoriales). G. dicigóticos.
diovular t.'s (g. biovulares). G. dicigóticos.

dizygotic t.'s (g. dicigóticos). G. derivados de dos cigotos separados.
enzygotic t.'s (g. encigóticos). G. monocigóticos.
fraternal t.'s (g. fraternos). G. dicigóticos.
heterologous t.'s (g. heterólogos). G. dicigóticos.
identical t.'s (g. idénticos). G. monocigóticos.
incomplete conjoined t.'s (g. unidos incompletos).
monoamniotic t.'s (g. monoamnióticos).
monochorial t.'s (g. monocoriales). G. monocigóticos.
monovular t.'s (g. monoovulares). G. monocigóticos.
monozygotic t.'s (g. monocigóticos).
omphaloangiopagous t.'s (g. onfaloangiópagos).
parasitic t. (g. parásito).
placental parasitic t. (g. parásito placentario). Onfalósito.
polyzygotic t.'s (g. policigóticos).
Siamese t.'s (g. siameses).
uniovular t.'s (g. uniovulares). G. monocigóticos.

twinge (punzada). f. Dolor intenso momentáneo y repentino.
twinning (gemelización). f. Producción de estructuras equivalentes por división; tendencia de partes divididas a asumir relaciones simétricas.
twitch (espasmo muscular). Contracción espasmódica momentánea de una fibra muscular.
TX (TX). Abrev. de los tromboxanos, que se designan con letras mayúsculas y subíndices que indican características estructurales.
tybamate (tibamato). m. Un tranquilizante relacionado con el meprobamato.
tylectomy (tilectomía). f. Extirpación quirúrgica de un bulto o tumor localizado.
tylion, pl. **tylia** (tilión). m. Un punto craneométrico en el medio del borde anterior del surco quiasmático.
tyloma (tiloma). m. Callosidad.
t. conjunctivae (t. conjuntival).
tylosis, pl. **tyloses** (tilosis). f. Formación de una callosidad (tiloma).
t. ciliaris (t. ciliar). Paquibléfaron.
t. linguae (t. lingual). Leucoplasia de la lengua.
t. palmaris et plantaris (t. palmar y plantar).
tylotic (tilótico). Relacionado con tilosis o caracterizado por ella.
tyloxapol (tiloxapol). m. Polímero de *tert*-octilfenol formaldehído oxietilado: un agente detergente y mucolítico utilizado como aerosol para licuar el esputo.
tymazoline (timazolina). f. Un descongestivo nasal.
tympanal (timpanal). Timpánico.
tympanectomy (timpanectomía). f. Escisión de la membrana timpánica.
tympanic (timpánico). **1.** Relacionado con la cavidad o membrana timpánica. **2.** Resonante.
tympanism, tympanites (timpanismo). m. Meteorismo; hinchazón del abdomen por gas en la cavidad intestinal o peritoneal.
uterine t. (t. uterino). Fisómetra.
tympanitic (timpanítico). **1.** Referido al timpanismo. **2.** Timpánico; indica la calidad del sonido producido por percusión sobre el intestino insuflado o una gran cavidad pulmonar.
tympanitis (timpanitis). f. Miringitis.
tympano-, tympan-, tympani- (timpano-, timpan-, timpani-). Prefijos que indican relación con el tímpano o el timpanismo.
tympanocentesis (t. timpanocentesis). m. Punción de la membrana timpánica con una aguja para aspirar líquido del oído medio.
tympanohyal (timpanohial). Relacionado con la parte de la cavidad timpánica desarrollada a partir del arco hioides.
tympanomalleal (timpanomaleal). Relacionado con la membrana timpánica y el martillo.
tympanomandibular (timpanomandibular). Relacionado con la cavidad timpánica y la mandíbula.
tympanomastoid (timpanomastoideo). Relacionado con la cavidad timpánica y las celdillas mastoideas.
tympanomastoiditis (timpanomastoiditis). f. Inflamación del oído medio y de las celdillas mastoideas.
tympanomeatomastoidectomy (timpanomeatomastoidectomía). f. Mastoidectomía radical.
tympanophonia, tympanophony (timpanofonía). **1.** m. Acúfenos. **2.** f. Autofonía.
tympanoplasty (timpanoplastia). f. Corrección quirúrgica de un oído medio dañado.
tympanosquamosal (timpanoescamoso). Relacionado con las partes timpánica y escamosa del hueso temporal.
tympanostapedial (timpanoestapedio). Relacionado con la cavidad timpánica y el estribo.
tympanostomy (timpanostomía). f. Miringostomía.
tympanotemporal (timpanotemporal). Relacionado con la cavidad timpánica y la región o el hueso temporal.
tympanotomy (timpanotomía). f. Miringotomía.
tympanum, pl. **tympana, tympanums** (tímpano). m. Cavidad timpánica.
tympany (timpanismo). m. Resonancia timpánica; una nota grave, resonante, similar a un tambor que se obtiene percutiendo la superficie de un gran espacio que contiene aire, como el abdomen distendido o el tórax con o sin neumotórax.
Skoda's t. (t. de Skoda). Resonancia escodaica.
tyndallization (tindalización). f. Esterilización fraccional.
type (tipo). m. **1.** La forma habitual o una forma compuesta, a la que se parecen más o menos íntimamente todas las otras de la clase; un modelo, indicando especialmente una enfermedad o un complejo sintomático que proporciona el sello o la característica a una clase. V.t. constitución; hábito; personalidad. **2.** En química, una sustancia en la cual la disposición de los átomos en una molécula puede tomarse como representativa de otras sustancias en esa clase.
basic personality t. (t. básico de personalidad).
nomenclatural t. (t. de nomenclatura).
wild t. (t. salvaje).
typhinia (tifinia). f. Fiebre recurrente.
typhlectasis (tiflectasia). f. Dilatación del ciego.
typhlectomy (tiflectomía). f. Cecectomía.
typhlenteritis (tiflenteritis). f. Cecitis.
typhlitis (tiflitis). f. Cecitis.
typhlo-, typhl- (tiflo-, tifl-). **1.** Prefijos que indican el ciego. V.t. ceco-. **2.** Prefijos que indican ceguera.
typhlodicliditis (tiflodicliditis). f. Inflamación de la válvula ileocecal.
typhloempyema (tifloempiema). m. Presencia de un absceso luego de tiflitis.
typhloenteritis (tifloenteritis). f. Cecitis.
typhlolithiasis (tiflolitiasis). f. Presencia de concreciones fecales en el ciego.
typhlology (tiflología). f. La rama de la ciencia concerniente a las causas y la prevención de la ceguera, y a la rehabilitación de aquellos afectados.
typhlomegaly (tiflomegalia). f. Agrandamiento del ciego.
typhlopexy, typhlopexia (tiflopexia). f. Cecopexia.
typhlorrhaphy (tiflorrafia). f. Cecorrafia.
typhlosis (tiflosis). f. Ceguera.
typhlostomy (tiflostomía). f. Cecostomía.
typhlotomy (tiflotomía). Cecotomía.
typhloureterostomy (tifloureterostomía). f. Término obsoleto para anastomosis de un uréter en el ciego.
typho- (tifo-). Prefijo que indica tifus, fiebre tifoidea.
typhoid **1.** (tifoidea). f. Fiebre tifoidea. **2.** (tifoideo). Similar al tifus, estuporoso por fiebre.
abdominal t. (t. abdominal). Fiebre tifoidea.
ambulatory t. (t. ambulatoria). T. con deambulación.
apyretic t. (t. apirética).
bilious t. of Griesinger (t. biliosa de Griesinger).
fowl t. (t. de las aves).
latent t. (t. latente). T. con deambulación.
provocation t. (t. de provocación).
walking t. (t. con deambulación). T. ambulatoria o latente.
typhoidal (tifoidal). Relacionado a la fiebre tifoidea, o que se le asemeja.
typholysin (tifolisina). f. Una hemolisina formada por *Salmonella typhosa*.
typhomania (tifomanía). f. Un delirio musitativo característico de la fiebre tifoidea y el tifus.
typhosepsis (tifosepsis). f. Septicemia tifoidea.
typhous (tifoso). Relacionado con el tifus.
typhus (tifus). m. Una enfermedad infecciosa y contagiosa aguda, producida por rickettsias, que aparece en dos formas principales: t. epidémico y t. endémico (murino).
endemic t. (t. endémico) T. murino.
epidemic t. (t. epidémico). T. transmitido por piojos.

flea-borne t. (t. transmitido por pulgas). T. murino.
louse-borne t. (t. transmitido por piojos). T. epidémico.
mite t. (t. por ácaros). Enfermedad tsutsugamushi.
t. mitior (t. mitior). Un t. leve o abortivo.
murine t. (t. murino).
North Queensland tick t. (t. por garrapatas del Norte de Queensland). T. causado por *Rickettsia australis*.
recrudescent t. (t. recrudescente). Enfermedad de Brill-Zinsser.
scrub t. (t. de los matorrales). Enfermedad tsutsugamushi.
tick t. (t. por garrapatas). Fiebre marsellesa o eruptiva.
tropical t. (t. tropical). Enfermedad tsutsugamushi.

typing (tipificación). f. Clasificación de acuerdo con el tipo.
bacteriophage t. (t. por bacteriófagos).

Tyr (Tyr). Símbolo de tirosina y sus radicales.

tyraminase (tiraminasa). f. Aminooxidasa (que contiene flavina).

tyramine (tiramina). f. 4-Hidroxifeniletilamina; tirosina descarboxilada, una amina simpaticomimética que tiene una acción semejante, en algunos aspectos, a la adrenalina.
t. oxidase (t. oxidasa). Aminooxidasa (que contiene flavina).

tyrannism (tiranismo). m. Una forma de sadismo caracterizado por el anhelo de dominación y crueldad, con la consiguiente humillación del compañero.

tyremesis (tiremesis). f. Tirosis; vómitos de material cuajado en el lactante.

tyrocidin, tyrocidine (tirocidina). f. Un ciclopéptido antibacteriano obtenido de *Bacillus brevis*. V.t. tirotricina.

tyrogenous (tirógeno). Producido u originado en el queso.

tyroid (tiroideo). Caseoso; parecido al queso.

tyroketonuria (tirocetonuria). f. La excreción urinaria de los metabolitos cetónicos de tirosina, como ácido *p*-hidroxifenilpirúvico.

tyroma (tiroma). m. Tumor caseoso.

tyropanoate sodium (tiropanoato sódico). Un medio radiográfico para colecistografía.

tyrosinase (tirosinasa). f. Monofenol monooxigenasa.

β-tyrosinase (β-tirosinasa). f. Tirosina fenol-liasa.

tyrosine (tirosina). f. Ácido 2-amino-3-(4-hidroxifenil)propiónico; 3-(4-hidroxifenil)alanina; α-aminoácido presente en la mayoría de las proteínas.
t. iodinase (t. yodinasa).
t. phenol-lyase (t. fenol-liasa). β-Tirosinasa.

tyrosinemia (tirosinemia). f. Hipertirosinemia; un trastorno que consiste en concentraciones sanguíneas elevadas de tirosina, aumento de la excreción urinaria de tirosina y compuestos tirosilos, hepatoesplenomegalia, cirrosis hepática nodular, defectos reabsortivos tubulares renales múltiples y raquitismo resistente a la vitamina D.

tyrosinosis (tirosinosis). f. Un trastorno posiblemente hereditario, muy raro, del metabolismo de la tirosina, que puede ser causado por la formación defectuosa de la ácido *p*-hidroxifenilpirúvico oxidasa o de tirosina transaminasa.

tyrosinuria (tirosinuria). f. La excreción de tirosina en la orina.

tyrosis (tirosis). f. **1.** Tiremesis. **2.** Caseificación.

tyrosyluria (tirosiluria). f. Aumento de la excreción en la orina de ciertos metabolitos de la tirosina, como el ácido *p*-hidroxifenilpirúvico.

tyrothricin (tirotricina). f. Una mezcla antibacteriana obtenida de cultivos en peptona de *Bacillus brevis*; bactericida y bacteriostática, y activa contra bacterias grampositivas.

tyrotoxism (tirotoxismo). m. Intoxicación por queso o cualquier producto lácteo.

U

U (U). **1.** Abrev. de unidad. **2.** Símbolo de kilurano; uranio; uridina en polímeros; concentración urinaria, seguida por indicaciones de ubicación y especie química.
ubihydroquinone (ubihidroquinona). f. Ubiquinol.
ubiquinol (ubiquinol). m. Ubihidroquinona; producto de reducción de una ubiquinona.
ubiquinone (ubiquinona). f. 2,3-Dimetoxi-5-metil-1,4-benzoquinona con una cadena lateral multiprenil.
ubiquitin (ubicuitina). f. Proteína pequeña (76 aminoácidos) que se encuentra en todas las células de los organismos superiores y cuya estructura ha cambiado muy poco durante la evolución.
udder (ubre). f. Gran complejo de glándulas mamarias de la vaca y otros ungulados.
UDP (UDP). Abrev. de difosfato de uridina (*u*ridine *d*i*p*hosphate).
UDP-Glc (UDP-Glc). Abrev. de uridinadifosfoglucosa.
UDP-GlcUA (UDP-GlcUA). Abrev. de ácido uridindifosfoglucurónico.
UDPG (UDPG). **1.** Abrev. de uridinadifosfoglucosa. **2.** Abrev. de uridinadifosfoglucosa. **3.** Abrev. de uridinadifosfoglucosa. **4.** Abrev. de uridinadifosfoglucosa.
UDPGal (UDPGal). Abrev. de uridinadifosfogalactosa.
UDPgalactose (UDP-galactosa). f. Uridinadifosfogalactosa.
UDPgalactose 4-epimerase (UDPgalactosa 4-epimerasa). f. UDPglucosa 4-epimerasa.
UDPGlc (UDPGlc). Abrev. de uridinadifosfoglucosa.
UDPglucose (UDP-glucosa). f. Uridinadifosfoglucosa.
UDPglucose 4-epimerase (UDP-glucosa 4-epimerasa). f. Galactowaldenasa; UDPgalactosa 4-epimerasa; enzima que cataliza la inversión de Walden de UDPglucosa a UDPgalactosa.
UDPglucose-hexose-1-phosphate uridylyltransferase (UDPglucosa-hexosa-1-fosfato uridililtransferasa). f. Hexosa-1-fosfato uridililtransferasa; uridiltransferasa; fosfogalactoisomerasa; enzima que cataliza la interconversión de glucosa-1-fosfato y galactosa-1-fosfato con interconversión simultánea de UDPglucosa y UDPgalactosa.
UDP-glucuronate-bilirubin glucuronsyltransferase (UDP-glucuronato-bilirrubina glucuronosiltransferasa). Transferasas hepáticas que catalizan la transferencia de la porción glucurónica del ácido UDP-glucurónico a bilirrubina o glucurónico de ésta para la excreción biliar.
UDP-glucuronate-bilirubinglucuronoside glucuronosyltransferase (UDP-glucuronato bilirrubinglucuronósido glucuronosiltransferasa). f. UDP-glucuronato-bilirrubina glucuronosiltransferasa.
ukambin (ucambina). f. Veneno africano de plantas de la familia Apocynaceae para flechas; veneno cardíaco semejante por su acción a la digital o al estrofanto.
ulcer (úlcera). f. Lesión de la superficie de la piel o las mucosas causada por pérdida superficial de tejido, en general con inflamación.

acute decubitus u. (ú. aguda por decúbito).
Aden u. (ú. de Aden).
amputating u. (ú. amputante). Ú. que rodea a una extremidad.
anastomotic u. (ú. anastomótica).
atonic u. (ú. atónica).
Buruli u. (ú. de Buruli). Ú. de Searl.
chiclero's u. (ú. de los chicleros).
chrome u. (ú. por cromo). Ú. de los curtidores.
chronic u. (ú. crónica).
cockscomb u. (ú. en cresta de gallo).
cold u. (ú. fría).
constitutional u. (ú. constitucional). Ú. sintomática.
corrosive u. (ú. corrosiva). Noma.
creeping u. (ú. reptante). Ú. serpiginosa.
Curling's u. (ú. de Curling). Ú. por estrés.
decubitus u. (ú. por decúbito).
dendritic corneal u. (ú. corneal dendítrica).
dental u. (ú. dental).
diphtheritic u. (ú. diftérica).
distention u. (ú. por distensión).
elusive u. (ú. elusiva). Ú. de Hunner.
fascicular u. (ú. fascicular).
Fenwick-Hunner u. (ú. de Fenwick-Hunner). Ú. de Hunner.
Gaboon u. (ú. de Gabón).
gastric u. (ú. gástrica). Ú. del estómago.
gravitational u. (ú. gravitacional).
groin u. (ú. inguinal). Granuloma inguinal del trópico.
gummatous u. (ú. gomatosa). Lesión cutánea de la sífilis tardía.
hard u. (ú. dura). Chancro.
healed u. (ú. curada).
herpetic u. (ú. herpética). Ú. causada por el virus herpes simple.
Hunner's u. (ú. de Hunner). Ú. elusiva; ú. de Fenwick-Hunner.
hypopyon u. (ú. de hipopión).
indolent u. (ú. indolente).
inflamed u. (ú. inflamada).
Kurunegala u.'s (ú. de Kurunegala).
Lipschütz' u. (ú. de Lipschütz).
lupoid u. (ú. lupoide). Ú. parecida a la de la tuberculosis cutánea.
Mann-Williamson u. (ú. de Mann-Williamson).
marginal ring u. of cornea (ú. anular marginal de la córnea).
Marjolin's u. (ú. de Marjolin) Ú. verrugosa.
Meleney's u. (ú. de Meleney). Gangrena de Meleney.
Mooren's u. (ú. de Mooren).
Oriental u. (ú. oriental). Lesión de la leishmaniasis cutánea.
penetrating u. (ú. penetrante).
peptic u. (ú. péptica).
perambulating u. (ú. ambulante). Ú. fagedénica.
perforated u. (ú. perforante).
perforating u. of foot (ú. perforante del pie). Mal perforante.
phagedenic u. (ú. fagedénica). Ú. ambulante o esfacelada.
phlegmonous u. (ú. flemonosa).
pneumococcus u. (ú. neumocócica). Queratitis serpiginosa.
pudendal u. (ú. pudenda). Granuloma inguinal.
recurrent aphthous u.'s (ú. aftosas recurrentes). Afta.
ring u. of cornea (ú. anular de la córnea).
rodent u. (ú. roedora). Cáncer roedor.
Saemisch's u. (ú. de Saemisch).
serpent u. of cornea (ú. serpenteante de la córnea).
serpiginous u. (ú. serpiginosa). Ú. reptante.
simple u. (ú. simple).
sloughing u. (ú. esfacelada). Ú. fagedénica.
soft u. (ú. blanda). Chancroide o chancro blando.
stasis u. (ú. por estasis). Ú. varicosa.
stercoral u. (ú. estercorácea).
steroid u. (ú. esteroide).
stomal u. (ú. estomal).
stress u.'s (ú. por estrés). Ú. de Curling.
Sutton's u. (ú. de Sutton).
symptomatic u. (ú. sintomática). Ú. constitucional.
syphilitic u. (ú. sifilítica).
Syriac u. (ú. siríaca). Difteria.
tanner's u. (ú. de los curtidores). Ú. por cromo.
transparent u. of the cornea (ú. transparente de la córnea).
trophic u. (ú. trófica). Ú. debida a mala nutrición de la parte afectada.
tropical u. (ú. tropical).
undermining u. (ú. zapadora).
varicose u. (ú. varicosa). Ú. por estasis.
venereal u. (ú. venérea). Chancroide.
warty u. (ú. verrugosa). Ú. de Marjolin.
Zambesi u. (ú. de Zambeze).

ulcerated (ulcerado). Que ha sufrido ulceración.

ulceration (ulceración). f. **1.** Formación de una úlcera. **2.** Úlcera o agregación de úlceras.
lip and leg u. (u. de labios y pierna). Dermatosis ulcerosa.
tracheal u. (u. traqueal).
ulcerative (ulceroso). Relacionado con una úlcera o que la causa.
ulcerogenic (ulcerógeno). Que produce úlcera.
ulceroglandular (ulceroglandular). Denota ulceración local en un sitio de infección, seguida por linfadenopatía regional o generalizada.
ulceromembranous (ulceromembranoso). Relativo a ulceración y formación de una falsa membrana, o caracterizado por ésta.
ulcerous (ulceroso). Relativo a una úlcera, afectado por ella, o que la contiene.
ulcus, pl. **ulcera** (ulcus, pl. ulcera). Úlcera.
u. ambulans (u. ambulans). Úlcera fagedénica.
hypostaticum (u. hypostaticum). Úlcera por decúbito.
u. serpens corneae (u. serpens corneae). Queratitis serpiginosa.
terebrans (u. terebrans). Denominación obsoleta de un carcinoma basocelular invasor, por lo común alrededor de ojos, nariz u orejas, con extensión al tejido óseo subyacente.
u. venereum (u. venereum). **1.** Chancro. **2.** Chancroide.
u. vulvae acutum (úlcera vulvar aguda). Úlcera de Lipschütz.
ulectomy (ulectomía). f. Sinónimo obsoleto de cicatricotomía.
ulegyria (ulegiria). f. Defecto de la corteza cerebral caracterizado por circunvoluciones angostas y distorsionadas. Puede ser congénita o deberse a cicatrices.
ulerythema (uleritema). m. Cicatrización con eritema.
u. ophryogenes (u. ofriógeno).
u. sycosiforme (u. sicosiforme). Sicosis lupoide.
uletic (ulético). Sinónimo obsoleto de cicatrizal.
uletomy (uletomía). f. Sinónimo obsoleto de cicatricotomía.
ulna, gen. and pl. **ulnae** (ulna, gen. y pl. ulnae). [*ulna*, NA]. Cúbito.
ulnar (cubital). Relativo al cúbito o a cualquiera de las estructuras (arteria, nervio, etc.) que llevan su nombre.
ulnen (ulnar). Relativo al cúbito con independencia de otras estructuras.
ulnocarpal (cubitocarpiano). Relativo al cúbito y el carpo, o al lado cubital de la muñeca.
ulnoradial (cubitorradial). Relativo al cúbito y radio; denota articulaciones, ligamentos, etcétera.
ulo-, ule- (ulo-, ule-). **1.** Prefijos que denotan cicatriz o cicatrización. **2.** Prefijos obsoletos que denotan relación con las encías. V.t. gingivo-.
ulodermatitis (ulodermatitis). f. Inflamación de la piel con destrucción de tejido y formación de cicatrices.
uloid (uloide). **1.** Parecido a una cicatriz. **2.** Lesión semejante a una cicatriz, debida a un proceso degenerativo en las capas más profundas de la piel.
ulotomy (ulotomía). f. Nombre obsoleto de la cicatricotomía.
ulotrichous (ulotrico). Que tiene pelo rizado.
ultimobranchial (ultimobranquial). En embriología, relativo a la bolsa faríngea caudal.
ultimum moriens (ultimum moriens). Aurícula derecha del corazón, que se contrae (según se dice) cuando el resto del corazón ya no se mueve.
ultra- (ultra-). Prefijo que denota exceso, exageración, ir más allá.
ultrabrachycephalic (ultrabraquicéfalo). Denota un cráneo muy corto, con un índice de 90, por lo menos.
ultracentrifuge (ultracentrífuga). f. Centrífuga de gran velocidad, hasta 100.000 rpm, que sirve para que las grandes moléculas de proteínas o ácidos nucleicos puedan sedimentar a velocidades practicables.
ultracytostome (ultracitostoma). m. Nombre anterior del microporo.
ultradian (ultradiano). Relativo a las variaciones o los ritmos biológicos que se producen en ciclos más frecuentes que cada 24 horas.
ultradolichocephalic (ultradolicocéfalo). Denota un cráneo muy largo, con un índice cefálico menor de 65.
ultrafilter (ultrafiltro). m. Membrana semipermeable (colodión, vejiga de pez o papel de filtro impregnado de geles) usada como filtro para separar coloides y grandes moléculas de agua y pequeñas moléculas, que pasan a través.
ultrafiltration (ultrafiltración). f. Filtración a través de una membrana semipermeable o de cualquier filtro que separe soluciones coloidales de cristaloides o partículas de tamaño diferente en una mezcla coloidal.
ultraligation (ultraligadura). f. Ligadura de un vaso sanguíneo más allá del punto en que se ramifica.
ultramicroscope (ultramicroscopio). m. Microscopio que utiliza la luz refractada para visualizar objetos demasiado pequeños para el microscopio común cuando se usa luz directa.
ultramicroscopic (ultramicroscópico). Submicroscópico.
ultramicrotome (ultramicrótomo). m. Micrótomo usado para hacer cortes de 0,1 μm de espesor, o menos, para el microscopio electrónico.
ultramicrotomy (ultramicrotomía). f. Preparación de cortes ultrafinos para microscopia electrónica mediante el uso de un ultramicrótomo.
ultrasonic (ultrasónico). Relativo a ondas de energía similares a las sonoras, pero de mayor frecuencia, por encima de 30.000 Hz.
ultrasonics f. **1.** (ultrasónica). Ciencia y técnica del ultrasonido, sus características y fenómenos. **2.** (ultraacústica). La ciencia y tecnología del ultrasonido, sus características y fenómenos.
ultrasonogram (ultrasonograma). m. Ecograma; sonograma; imagen obtenida por ultrasonografía.
ultrasonograph (ultrasonógrafo). m. Ecógrafo; sonógrafo; instrumento usado para crear una imagen empleando ultrasonido en ecografía.
ultrasonographer (ultrasonógrafo). m. Ecógrafo; sonógrafo; persona que realiza e interpreta exámenes ultrasonográficos.
ultrasonography (ultrasonografía). f. Ecografía; sonografía; ubicación, medición o delineación de las estructuras profundas, que se realiza midiendo la reflexión o transmisión de altas frecuencias u ondas ultrasónicas.
Doppler u. (u. Doppler).
gray-scale u. (u. por escala de grises).
ultrasonosurgery (ultrasonocirugía). f. Uso de técnicas de ultrasonido (ultrasónicas) para dividir células, tejidos o tractos (haces, fascículos), particularmente en el sistema nervioso central.
ultrasound (ultrasonido). m. Sonido de frecuencia mayor de 30.000 Hz.
diagnostic u. (u. diagnóstico).
real-time u. (u. en tiempo real).
ultrastructure (ultraestructura). f. Estructura fina; estructuras o partículas observadas con el ultramicroscopio o el microscopio electrónico.
ultratherm (ultratermo). m. Máquina de diatermia de onda corta.
ultraviolet (ultravioleta). Denota los rayos electromagnéticos más allá del extremo violeta del espectro visible.
extravital u. (u. extravital). De longitud de onda de 2.900 a 1.850 Å.
intravital u. (u. intravital). De longitud de onda de 3.900 a 3.200 Å.
vital u. (u. vital).
ultravirus (ultravirus). m. Virus.
ultromotivity (ultromotilidad). f. Facultad de movimiento espontáneo.
ululation (ululación). f. Grito inarticulado de personas emocionalmente perturbadas.
umbilical (umbilical). Onfálico; relativo al ombligo.
umbilicate, umbilicated (umbilicado). En forma de ombligo, pozo o fosa; con hoyuelos.
umbilication (umbilicación). f. **1.** Depresión en forma de pozo, fosa u ombligo. **2.** Formación de una depresión en el ápice de una pápula, vesícula o pústula.
umbilicus, pl. **umbilici** (umbilicus, pl. umbilici). [*umbilicus*, NA]. Ombligo.
umbo, gen. **umbonis**, pl. **umbones** (umbo). [*umbo*, gen. *umbonis*, pl. *umbones*, NA]. Punto que se proyecta desde una superficie.
u. membranae tympani (ombligo de la membrana timpánica). [*umbo membranae tympani*, NA].
UMP (UMP). Abrev. de fosfato de uridina.
un- **1.** Prefijo que significa negación, semejante al lat. *in-* y al gr. *a-*, *an-*. **2.** Prefijo que denota inversión, liberación, remoción o privación. **3.** Prefijo que expresa una acción intensiva.
uncal (uncal). Relativo al uncus.
unciform (unciforme). Uncinado; en forma de gancho.
unciforme (unciforme). m. Hueso u. o ganchoso.
uncinariasis (uncinariasis). f. Anquilostomiasis.

uncinate (uncinado). **1.** Unciforme; en forma o con aspecto de gancho. **2.** Relacionado con un gancho o, específicamente, con la circunvolución u.
uncipressure (uncipresión). f. Paro de una hemorragia en una arteria cortada por presión con un gancho romo.
unco-ossified (incoosificado). No coosificado; no unido formando un solo hueso.
uncomplemented (incomplementado). No unido al complemento y por ende inactivo.
unconscious (inconsciente). **1.** Insensible; no consciente. **2.** En psicoanálisis, la estructura psíquica que comprende los impulsos y sentimientos de los que no se tiene conciencia o conocimiento.
collective u. (i. colectivo).
unconsciousness (inconsciencia). f. Estado de deterioro de la conciencia en el que el individuo muestra ausencia total de respuestas a los estímulos ambientales pero puede responder al dolor profundo con movimientos involuntarios.
uncouplers (desacopladores). m. pl. Sustancias que permiten la oxidación en las mitocondrias sin la habitual fosforilación simultánea para producir ATP.
uncovertebral (uncovertebral). Perteneciente a la apófisis unciforme de una vértebra, o que la afecta.
unction (untar). Frotar con un ungüento o aceite.
unctuous (untuoso). Grasoso, oleoso, aceitoso.
uncture (untura). f. Ungüento.
uncus, pl. **unci** (uncus). **1.** Cualquier apófisis, prolongación o estructura en forma de gancho. **2.** Extremo anterior en forma de gancho de la circunvolución del hipocampo, en la cara basomedial del lóbulo temporal. V. gancho.
gyri parahippocampalis (u. gyri parahippocampalis).
undecenoic acid (ácido undecenoico). Á. undecilénico.
undecoylium chloride (undecoilio, cloruro de). Cloruro de acilcolaminoformilmetilpiridinio; antiséptico tópico.
undecoylium chloride-iodine (cloruro de undecoilio-yodo).
undecylenate (undecilenato). m. Sal del ácido undecilénico.
undecylenic acid (ácido undecilénico). Á. undecenoico.
underachievement (sublogro). m. Imposibilidad de alcanzar el nivel de realización que la propia capacidad parecía permitir.
underachiever (subrealizado, infrarrealizado). m. Persona que manifiesta sublogro o infralogro.
underbite (submordida). f. Término no técnico aplicado a la falta de desarrollo mandibular o al desarrollo excesivo del maxilar superior.
undercut (socavación). f. Zona retentiva; contorno del corte transversal de un reborde residual o arco dentario que impide la inserción de una prótesis.
underdrive pacing (subestimulación con marcapaso). Estimulación eléctrica del corazón con una frecuencia inferior a la de una taquicardia existente.
underhorn (subcuerno). m. Cuerno inferior.
undernutrition (subnutrición). f. Forma de desnutrición debida a provisión reducida de alimentos o incapacidad de digerir, asimilar y utilizar los elementos necesarios.
undershoot (subestimulación). f. Disminución temporaria por debajo del valor del estado estable final que puede producirse inmediatamente después de la supresión de una influencia que provocaba la elevación de ese valor, es decir, sobreestimulación negativa.
underventilation (subventilación). f. Hipoventilación.
undifferentiated (indiferenciado). No diferenciado: primitivo, embrionario, inmaduro o que no tiene una estructura o función en especial.
undine (ondina). f. Pequeña copa de vidrio usada para irrigar la conjuntiva.
undinism (ondinismo). m. Estado en que el agua, la orina y la micción despiertan sentimientos sexuales.
undiversion (indiversión). f. Restauración quirúrgica de la continuidad de cualquier sistema orgánico cuya circulación se había desviado anteriormente.
undoing (anulación). f. En psicología y psiquiatría, dícese del mecanismo de defensa inconsciente por el cual el individuo repite a la inversa, simbólicamente, algún comportamiento anterior inaceptable.
undulate (ondulado). Que tiene un borde irregular y ondeado.
undulipodium, pl. **undulipodia** (undulipodio). m. Extensión intracelular flexible, como un látigo, de muchas células eucarióticas, con una simetría característica nonaria, un ordenamiento de nueve pares de microtúbulos periféricos y un par central, a menudo denominada simetría 9 + 2.
ung (ung). Abrev. del lat. *unguentum*, ungüento.
ungual, unguinal (ungular). Relativo a la uña.
unguent (ungüento).
unguiculate (unguiculado). Que tiene uñas o garras, y no pezuñas ni cascos.
unguiculus (unguícula). f. Pequeña uña o garra.
unguis, pl. **ungues** (unguis, pl. ungues). [*unguis*, pl. *ungues*, NA]. Uña.
u. aduncus (u. aduncus) Uña encarnada.
u. avis (u. avis). Calcar avis.
Haller's u. (u. de Haller). Calcar avis.
u. incarnatus (u. incarnatus). Uña encarnada.
ungulate (ungulado). Que tiene cascos y pezuñas.
unguligrade (ungulígrado). Que camina sobre cascos, como los caballos, cerdos y rumiantes.
uni- (uni-). Prefijo que indica uno, único, impar; equivale al griego *mono-*.
uniarticular (uniarticular). Monoarticular.
uniaxial (uniaxial). Que tiene un solo eje; que crece principalmente en una dirección.
unibasal (unibasal). m. Que tiene una sola base.
Uniblue A (Uniazul A). Colorante proteico usado en la electroforesis.
unicameral, unicamerate (unicameral). Monolocular.
unicellular (unicelular). Formado por una sola célula, como los protozoarios; también se usa el término acelular para aquellos microorganismos u. capaces de cumplir procesos vitales en forma independiente de otras células.
unicentral (unicentral). Que tiene un solo centro de crecimiento, de osificación, etcétera.
unicorn, unicornous (unicorne). m. Que tiene un solo cuerno.
unicuspid, unicuspidate (unicúspide). Que tiene una sola cúspide, como los caninos.
unifamilial (unifamiliar). Relativo a una sola familia o que ocurre en ella.
uniflagellate (uniflagelado). Monotrico.
uniforate (uniforado). Que tiene un solo foramen (agujero), poro o abertura de cualquier clase.
uniform (uniforme). **1.** Que tiene una sola forma; de forma no variable. **2.** De la misma forma que otra estructura u objeto.
unigerminal (unigerminal). Monogerminal; relativo a un solo germen u óvulo (huevo).
uniglandular (uniglandular). Que afecta a una sola glándula, se relaciona con ella o la contiene.
unilaminar, unilaminate (unilaminar, unilaminado). Que tiene una sola capa o lámina.
unilateral (unilateral). Limitado a un solo lado o costado.
unilobar (unilobular, unilobulado). Que tiene un solo lóbulo.
unilocal (unilocal). Estrictamente, se refiere a un rasgo en el cual el componente genético proviene exclusivamente de un solo locus.
unilocular (unilocular). Que tiene un solo compartimiento o cavidad, como una célula adiposa.
unimolecular (unimolecular). Monomolecular.
uninuclear, uninucleate (uninuclear, uninucleado). Que tiene un solo núcleo.
uniocular (uniocular). **1.** Relativo a un solo ojo. **2.** Que tiene un solo ojo.
union (unión). Adherencia estructural o acercamiento íntimo de los bordes de una herida.
autogenous u. (u. autógena).
faulty u. (u. defectuosa).
fibrous u. (u. fibrosa).
primary u. (u. primaria). Curación por primera intención.
secondary u. (u. secundaria). Curación por segunda intención.
vicious u. (u. viciosa).
unioval, uniovular (unioval, uniovular). Relativo a un solo óvulo o huevo, o formado por éste
unipennate (unipenado). **1.** Que tiene plumas de un solo lado; parecido a la mitad de una pluma. **2.** Relativo a ciertos músculos con fibras que forman un ángulo agudo con respecto a un lado de un tendón.
unipolar (unipolar). **1.** Que tiene un solo polo; denota una célula nerviosa cuyas ramas se proyectan de un solo lado. **2.** Situado en un solo extremo de una célula.

uniport (uniporte). m. Transporte de una molécula o un ion a través de una membrana por medio de un mecanismo llamado uniportador, sin acople conocido a ninguna otra forma de transporte de moléculas o iones.
uniporter (uniportador). m. Mecanismo de transporte que lleva moléculas o iones a través de una membrana sin acople conocido al transporte de otras moléculas o iones.
uniseptate (uniseptado, unitabicado). Que tiene un solo tabique.
unit (unidad). f. **1.** Uno; una sola persona o cosa. **2.** (U). Estándar de medida, peso o cualquier otra cualidad por multiplicaciones o fracciones con las que se forma una escala o un sistema. **3.** Grupo de personas o cosas consideradas como un conjunto o un todo por sus actividades o funciones mutuas.
absolute u. (u. absoluta).
alexin u. (u. alexínica). U. de complemento.
Allen-Doisy u. (u. de Allen-Doisy). U. ratón.
alpha u.'s (u. alfa).
amboceptor u. (u. amboceptor). U. de hemolisina.
androgen u. (international) (u. de andrógeno (internacional)).
Ångström u. (u. Ångström).
antigen u. (u. antígeno).
antitoxin u. (u. de antitoxina). U. estándar de antitoxina.
antivenene u. (u. de antiveneno).
atomic mass u. (u. de masa atómica).
base u.'s (u. básicas).
Bethesda u. (u. Bethesda).
biological standard u. (u. biológica estándar).
bird u. (u. -ave). U. de actividad de prolactina.
Bodansky u. (u. de Bodansky).
British thermal u. (u. térmica británica).
cat u. (u. -gato).
centimeter-gram-second u. (CGS, cgs) (u. centímetro-gramo-segundo (CGS, cgs)).
chlorophyll u. (u. de clorofila).
chorionic gonadotropin u. (international) (u. de gonadotropina coriónica (internacional)).
Clauberg u. (u. de Clauberg).
complement u. (u. complemento). U. alexínica.
computed tomography u. (u. de tomografía computarizada).
Corner-Allen u. (u. de Corner-Allen).
coronary care u. (u. de cuidado coronario).
corpus luteum hormone u. (u. de hormona del cuerpo amarillo).
critical care u. (u. de cuidado crítico). U. de cuidado intensivo.
Dam u. (u. de Dam). U. de actividad de vitamina K.
digitalis u. (international) (u. de digital (internacional)).
diphtheria antitoxin u. (u. de antitoxina diftérica).
dog u. (u. -perro).
electromagnetic u. (u. electromagnética).
electrostatic u. (u. electrostática).
u. of energy (u. de energía).
equine gonadotropin u. (international) (u. de gonadotropina equina (internacional)).
estradiol benzoate u. (international) (u. de benzoato de estradiol).
estrone u. (international) (u. de estrona (internacional)).
Fishman-Lerner u. (u. Fishman-Lerner).
Florey u. (u. Florey). U. Oxford.
foot-pound-second u. (u. pie-libra-segundo).
u. of force (u. de fuerza).
G u. of streptomycin (u. G de estreptomicina).
gravitational u.'s (u. gravitacionales).
Hampson u. (u. Hampson).
u. of heat (u. de calor).
hemolysin u., hemolytic u. (u. de hemolisina, hemolítica).
heparin u. (u. de heparina). U. Howell.
Holzknecht u. (u. Holzknecht).
Hounsfield u. (u. Hounsfield).
Howell u. (u. Howell). U. de heparina.
insulin u. (international) (u. de insulina (internacional)).
intensive care u. (u. de cuidado intensivo).
u. of intermedin (u. de intermedina).
International System of u.'s (Sistema Internacional de U.).
international u. (u. internacional).
Jenner-Kay u. (u. de Jenner-Kay).
Karmen u. (u. Karmen).
Kienböck's u. (u. Kienböck).
King u. (u. de King).
King-Armstrong u. (u. King-Armstrong).
L u. of streptomycin (u. L de estreptomicina).
u. of length (u. de longitud).
u. of light (u. luminosa).
u. of luminous flux (u. de flujo luminoso). V. lumen.
u. of luminous intensity (u. de intensidad luminosa).
lung u. (u. pulmonar).
u. of luteinizing activity (international) (u. de actividad luteinizante (internacional)). U. de progesterona (internacional).
Mache u. (u. Mache).
u. of magnetic field intensity (u. de intensidad de campo magnético).
u. of mass (u. de masa).
meter-kilogram-second u. (u. metro-kilogramo-segundo).
motor u. (u. motora).
mouse u. (u. -ratón (u. r.)). U. Allen-Doisy.
u. of ocular convergence (u. de convergencia ocular).
Oxford u. (u. Oxford). U. Florey.
u. of oxytocin (u. de oxitocina).
pantothenic acid u. (u. de ácido pantoténico).
u. of penicillin (u. de penicilina).
phosphatase u. (u. de fosfatasa).
physiologic u. (u. fisiológica).
practical u.'s (u. prácticas).
u. of progestational activity (international) (u. de actividad progestacional (internacional)).
progesterone u. (international) (u. de progesterona (internacional)).
prolactin u. (international) (u. de prolactina (internacional)).
u. of radioactivity (u. de radiactividad).
riboflavin u. (u. de riboflavina). U. de vitamina B_2.
roentgen u. (u. roentgen).
S u. of streptomycin (u. S de estreptomicina).
Sherman u. (u. Sherman).
Sherman-Bourquin u. of vitamin B_2 (u. Sherman-Bourquin de vitamina B_2).
Sherman-Munsell u. (u. Sherman-Munsell).
SI u.'s (u. SI). U. básicas; Sistema Internacional de Unidades.
Somogyi u. (u. Somogyi).
Steenbock u. (u. Steenbock). U. de vitamina D.
streptomycin u.'s (u. de estreptomicina).
Svedberg u. (u. Svedberg).
tetanus antitoxin u. (u. de antitoxina tetánica).
thiamin chloride u. (u. de cloruro de tiamina).
thiamin hydrochloride u. [international] (u. de clorhidrato de tiamina (internacional)). U. de clorhidrato de vitamina B_1.
u. of thyrotrophic activity (u. de actividad tirotrófica).
toxic u., toxin u. (u. tóxica, de toxina).
uranium u. (u. de uranio).
USP u. (u. USP).
u. of vasopressin (u. de vasopresina).
vitamin A u. (international) (u. de vitamina A (internacional)).
vitamin B_1 hydrochloride u. (u. de clorhidrato de vitamina B_1).
vitamin B_2 u. (u. de vitamina B_2). U. de riboflavina.
vitamin B_6 u. (u. de vitamina B_6).
vitamin C u. (international) (u. de vitamina C (internacional)).
vitamin D u. (international) (u. de vitamina D (internacional)).
vitamin E u. (u. de vitamina E).
vitamin K u. (u. de vitamina K). U. Dam.
volume u. (u. de volumen).
u. of wavelength (u. de longitud de onda).
u. of weight (u. de peso). U. de masa.
u. of work (u. de trabajo). U. de energía.
United States Adopted Names (USAN) (United States Adopted Names (USAN)). Designación de nombres (no marcas registradas) de drogas adoptados por el USAN Council en cooperación con los fabricantes interesados.
United States Pharmacopeia (USP) (United States Pharmacopeia (USP)). Farmacopea de los Estados Unidos de Norteamérica.
United States Public Health Service (USPHS) (United States Public Health Service (USPHS)). Servicio de Salud Pública de los Estados Unidos.
univalence, univalency (univalencia). f. Monovalencia.
univalent (univalente). Monovalente.

unmedullated (amedulado). Amielínico.
unmyelinated (amielínico). No mielínico; no medulado; se refiere a las fibras nerviosas (axones) que carecen de vaina de mielina.
unofficial (no oficial). Denota una droga no mencionada en la United States Pharmacopeia ni en el National Formulary.
unphysiologic (no fisiológico). Perteneciente a estados anormales del organismo; puede significar someter al organismo a cantidades anormales de sustancias normalmente presentes.
unsanitary (insalubre).
unsaturated (insaturado). **1.** Denota una solución en la cual el solvente es capaz de disolver más soluto. **2.** Denota un compuesto químico en el cual todas las afinidades no están satisfechas pudiendo entonces añadírsele otros átomos o radicales. **3.** En química orgánica, denota compuestos que contienen dobles y triples uniones o enlaces.
unsex (desexualizar). Castrar; privar de las gónadas.
unstriated (no estriado). Sin estrías o estriaciones; no rayado; denota la estructura de los músculos lisos o involuntarios.
up-regulation (regulación hacia arriba).
upsiloid (upsiloide). Hipsiloide.
uptake (captación). f. Absorción por un tejido de alguna sustancia, material alimenticio, mineral, etc. y su retención permanente o temporaria.
ur-defenses (ur-defensas). Creencias fundamentales esenciales para la integridad psicológica del hombre; p. ej., la religión o la ciencia.
urachal (uracal). Relativo al uraco.
urachus (uraco). [*urachus*, NA]. m. Porción del tallo alantoides reducido entre el ápice de la vejiga y el ombligo.
uracil (uracilo). m. 2,4-Dioxopirimidina; pirimidina (base) presente en el ácido ribonucleico.
  u. dehydrogenase (u. deshidrogenasa). U. oxidasa.
  u. oxidase (u. oxidasa). U. deshidrogenasa.
uragogue (uragogo). m. Sinónimo obsoleto de diurético.
uramustine (uramustina). f. Mostaza de uracilo.
uranin (uranina). f. Fluoresceína sódica.
uraninite (uraninita). f. Pecblenda.
uraniscochasm (uraniscocasma). f. Uranosquisis; fisura del paladar duro.
uranisconitis (uranisconitis). f. Palatitis.
uraniscoplasty (uraniscoplastia). f. Palatoplastia.
uraniscorrhaphy (uraniscorrafia). f. Palatorrafia.
uraniscus (uranisco). m. Paladar.
uranium (uranio). m. Elemento metálico débilmente radiactivo, símbolo U, N° at. 92, P. at. 238,03, que existe principalmente en la pecblenda.
urano-, uranisco- (urano-, uranisco-). Prefijos que se relacionan con el paladar duro.
uranoplasty (uranoplastia). f. Palatoplastia.
uranorrhaphy (uranorrafia). f. Palatorrafia.
uranoschisis (uranosquisis). f. Uraniscocasma; hendidura del paladar duro.
uranostaphyloplasty (uranostafiloplastia). f. Uranostafilorrafia; reparación de una fisura del paladar duro y blando.
uranostaphylorrhaphy (uranostafilorrafia). f. Uranostafiloplastia.
uranostaphyloschisis (uranostafilosquisis). f. Uranovelosquisis; fisura del paladar blando y duro.
uranoveloschisis (uranovelosquisis). f. Uranostafilosquisis.
uranyl (uranilo). m. El ion UO_2^{2+}, que se encuentra generalmente en sales como nitrato de uranilo, $UO_2(NO_3)_2$.
urari (urari). m. Curare.
uraroma (uraroma). f. Olor a especias aromáticas de la orina.
urarthritis (urartritis). f. Inflamación gotosa de una articulación.
urate (urato). m. Sal del ácido úrico.
  u. oxidase (u. oxidasa). Uricasa.
uratemia (uratemia). f. Presencia de uratos, especialmente urato de sodio, en la sangre.
urateribonucleotide phosphorylase (uratorribonucleótido fosforilasa). Ribosiltransferasa que fosforila uratorribonucleótido a urato más D-ribosa 1-fosfato.
uratic (urático). Perteneciente a uno o más uratos.
uratolysis (uratólisis). f. Descomposición o disolución de uratos.
uratolytic (uratolítico). Que causa descomposición o disolución y remoción de uratos de los tejidos.
uratoma (uratoma). m. Tofo gotoso.
uratosis (uratosis). f. Cualquier estado morboso debido a la presencia de uratos en la sangre o en los tejidos.
uraturia (uraturia). f. Excreción de mayor cantidad de uratos en la orina.
urceiform (urceiforme). Urceolado; en forma de jarro.
urceolate (urceolado). Urceiforme.
Urd (Urd). Abrev. de uridina.
ure-, urea-, ureo- (ure-, urea-, ureo-). Prefijos que indican urea u orina. V.t. urin-, uro-.
urea (urea). f. Carbamida; carbonildiamida; principal producto terminal del metabolismo del nitrógeno en los mamíferos, formada en el hígado, por el ciclo de Krebs-Henseleit y excretada en la orina humana a razón de unos 32 g por día, alrededor de 6/7 del nitrógeno excretado por el organismo.
  u. peroxide (peróxido de u.).
  u. stibamine (u. estibamina).
ureagenesis (ureagénesis). f. Ureapoyesis; formación de urea, usualmente se refiere al metabolismo de aminoácidos que dan urea.
ureal (ureal). Ureico; relativo a la urea o que la contiene.
ureapoiesis (ureapoyesis). f. Producción de urea.
urease (ureasa). f. Amidohidrolasa que divide urea en CO_2 y NH_3.
urecchysis (urequisis). f. Extravasación de orina a los tejidos.
uredema (uredema). m. Uroedema; edema debido a infiltración de orina en los tejidos subcutáneos.
uredo (uredo). f. **1.** Urticaria. **2.** Sensación de quemadura en la piel.
ureic (ureico). Ureal.
ureide (ureido). m. Cualquier compuesto de urea con uno o más átomos de hidrógeno sustituidos por radicales ácidos.
3-ureidoisobutyric acid (ácido 3-ureidoisobutírico).
3-ureidopropionic acid (ácido 3-ureidopropiónico).
ureidosuccinic acid (ácido ureidosuccínico).
urelcosis (urelcosis). f. Ulceración de cualquier parte del tracto urinario.
uremia (uremia). f. **1.** Exceso de urea y otros desechos nitrogenados en la sangre. **2.** Complejo de síntomas debidos a insuficiencia renal persistente y grave, que pueden aliviarse con diálisis.
  hypercalcemic u. (u. hipercalcémica).
uremic (urémico). Relativo a la uremia.
uremigenic (uremígeno). **1.** De origen o causa urémica. **2.** Que causa o produce uremia.
ureotelic (ureotélico). Que excreta nitrógeno en forma de urea.
urerythrin (ureritrina). f. Uroeritrina.
uresiesthesia (uresiestesia). f. Uriestesia; deseo de orinar.
uresis (uresis). f. Micción.
ureter (uréter). [*ureter*, NA]. m. Tubo que conduce la orina del riñón a la vejiga.
  curlicue u. (u. enroscado).
ureteral (ureteral). Uretérico; relativo al uréter.
ureteralgia (ureteralgia). f. Dolor en el uréter.
uretercystoscope (uretercistoscopio). m. Ureterocistoscopio; cistoscopio con un agregado para cateterización de los uréteres.
ureterectasia (ureterectasia). f. Dilatación de un uréter.
ureterectomy (ureterectomía). f. Escisión de un segmento o todo un uréter.
ureteric (uretérico). Ureteral.
ureteritis (ureteritis). f. Inflamación de un uréter.
uretero- (uretero-). Prefijo que denota el uréter.
ureterocele (ureterocele). m. Dilatación sacular de la porción terminal del uréter que protruye en la luz de la vejiga urinaria debido a estenosis congénita del meato ureteral.
ureterocelorraphy (ureterocelorrafia). f. Escisión y suturación de un ureterocele a través de una incisión abierta de cistotomía.
ureterocervical (ureterocervical). Relativo a un uréter y al cuello uterino.
ureterocolic (ureterocólico). Relativo al uréter y el colon, especialmente una anastomosis para lesiones del tracto urinario inferior.
ureterocolostomy (ureterocolostomía). f. Implantación del uréter en el colon.
ureterocystanastomosis (ureterocistanastomosis). f. Ureteroneocistostomía.
ureterocystoscope (ureterocistoscopio). m. Uretercistoscopio.
ureterocystostomy (ureterocistostomía). f. Ureteroneocistostomía.

ureteroenteric (ureteroentérico). Relativo a un uréter y al intestino.
ureteroenterostomy (ureteroenterostomía). f. Formación de una abertura entre un uréter y el intestino.
ureterography (ureterografía). f. Radiografía del uréter después de la inyección de medios de contraste.
ureterohydronephrosis (ureterohidronefrosis). f. Hidronefrosis que afecta también a los uréteres.
ureteroileoneocystostomy (ureteroileoneocistostomía). f. Restauración de la continuidad del tracto urinario por anastomosis del segmento superior de un uréter parcialmente destruido a un segmento de íleon, cuyo extremo inferior se implanta entonces en la vejiga.
ureteroileostomy (ureteroileostomía). f. Implantación de un uréter en un segmento aislado de íleon que drena a través de un estoma abdominal.
ureterolith (ureterolito). m. Cálculo del uréter.
ureterolithiasis (ureterolitiasis). f. Litureteria; formación o presencia de uno o más cálculos en uno o ambos uréteres.
ureterolithotomy (ureterolitotomía). f. Extracción quirúrgica de un cálculo alojado en un uréter.
ureterolysis (ureterólisis). f. **1.** Ureterodiálisis; ruptura de un uréter. **2.** Parálisis del uréter. **3.** Liberación quirúrgica del uréter de enfermedades o adherencias que lo rodean.
ureteroneocystostomy (ureteroneocistostomía). f. Ureterocistostomía; ureterocistanastomosis; operación por la cual el extremo superior de un uréter transectado se implanta en la vejiga.
ureteroneopyelostomy (ureteroneopielostomía). f. Ureteropieloneostomía; reimplantación quirúrgica del uréter en la pelvis del riñón opuesto.
ureteronephrectomy (ureteronefrectomía). f. Extirpación de un riñón con su uréter.
ureteropathy (ureteropatía). f. Enfermedad del uréter.
ureteroplasty (ureteroplastia). f. Cirugía reparativa o plástica de los uréteres.
ureteroproctostomy (ureteroproctostomía). f. Ureterorrectostomía; establecimiento de una abertura entre un uréter y el recto.
ureteropyelitis (ureteropielitis). f. Ureteropielonefritis; inflamación de la pelvis de un riñón y su uréter.
ureteropyelography (ureteropielografía). f. Pielografía.
ureteropyeloneostomy (ureteropieloneostomía). f. Ureteroneopielostomía.
ureteropyelonephritis (ureteropielonefritis). f. Ureteropielitis.
ureteropyelonephrostomy (ureteropielonefrostomía). f. Formación quirúrgica de una unión nueva o más expedita que antes entre el uréter y la pelvis renal.
ureteropyeloplasty (ureteropieloplastia). f. Cirugía plástica del uréter y la pelvis renal.
ureteropyelostomy (ureteropielostomía). f. Formación de una unión entre el uréter y la pelvis renal.
ureteropyosis (ureteropiosis). f. Acumulación de pus en el uréter.
ureterorectostomy (ureterorrectostomía). f. Ureteroproctostomía.
ureterorrhagia (ureterorragia). f. Hemorragia de un uréter.
ureterorrhaphy (ureterorrafia). f. Sutura de un uréter.
ureterosigmoid (ureterosigmoideo). Relativo al uréter y al colon sigmoideo, especialmente una anastomosis entre ambos.
ureterosigmoidostomy (ureterosigmoidostomía). f. Implantación de los uréteres en el colon sigmoideo.
ureterostenoma (ureterostenoma). m. Sitio de un estrechamiento del uréter.
ureterostenosis (ureteroestenosis). f. Estrechamiento de un uréter.
ureterostoma (ureterostoma). m. Fístula ureteral.
ureterostomy (ureterostomía). f. Establecimiento de una abertura externa al uréter.
ureterotomy (ureterotomía). f. Cualquier incisión quirúrgica en un uréter.
ureterotrigonoenterostomy (ureterotrigonoenterostomía). f. Implantación de un uréter y su porción del trígono de la vejiga en el intestino.
ureteroureteral (ureteroureteral). Relativo a dos segmentos del mismo uréter o a ambos uréteres, especialmente en anastomosis artificial entre ellos.
ureteroureterostomy (ureteroureterostomía). f. Establecimiento de una anastomosis entre los dos uréteres o entre dos segmentos del mismo uréter.
ureterouterine (ureterouterino). Relativo a un uréter y el útero, especialmente una fístula entre ambos.
ureterovaginal (ureterovaginal). Relativo a un uréter y la vagina; denota una fístula quirúrgica o patológica que une a ambos.
ureterovesical (ureterovesical). Relativo al uréter y la vejiga, específicamente la unión entre ambos.
ureterovesicostomy (ureterovesicostomía). f. Unión quirúrgica de un uréter a la vejiga.
urethan, urethane (uretano). m. Carbamato de etilo; tiene actividad antimitótica.
urethra (uretra). [*urethra*, NA]. f. Conducto urogenital; conducto que va de la vejiga al exterior y sirve para descargar la orina.
female u. (u. femenina). [*urethra feminina*, NA]. U. de la mujer.
u. feminina (u. femenina). [*urethra feminina*, NA]. U. muliebris.
male u. (u. masculina). [*urethra masculina*, NA]. U. viril.
u. masculina (u. masculina). [*urethra masculina*, NA]. U. virilis.
membranous u. (u. membranosa).
u. muliebris (u. de la mujer). U. femenina.
penile u. (u. peniana). Porción esponjosa de la u. masculina.
prostatic u. (u. prostática). Porción prostática de la u.
spongy u. (u. esponjosa). Parte esponjosa de la u. masculina.
u. virilis (u. viril). U. masculina.
urethral (uretral). Relativo a la uretra.
urethralgia (uretralgia). f. Uretrodinia; dolor en la uretra.
urethrameter (uretrámetro). m. Uretrómetro.
urethrascope (uretrascopio). m. Uretroscopio.
urethratresia (uretratresia). f. Imperforación u oclusión de la uretra.
urethrectomy (uretrectomía). f. Escisión de un segmento o toda la uretra.
urethremorrhagia (uretremorragia). f. Uretrorragia; sangrado de la uretra.
urethremphraxis (uretrenfraxis). f. Uretrofraxis; obstrucción del libre flujo de orina a través de la uretra.
urethreurynter (uretreurínter). m. Instrumento obsoleto para dilatar la uretra.
urethrism, urethrismus (uretrismo). m. Uretrospasmo; irritabilidad o estrechamiento espasmódico de la uretra.
urethritis (uretritis). f. Inflamación de la uretra.
anterior u. (u. anterior).
follicular u. (u. folicular). U. granular.
gonococcal u. (u. gonocócica). Gonorrea masculina.
granular u. (u. granular). U. folicular.
nongonococcal u. (u. no gonocócica).
nonspecific u. (u. inespecífica). U. simple.
u. petrificans (u. petrificante).
posterior u. (u. posterior).
simple u. (u. simple). U. inespecífica.
specific u. (u. específica). Gonorrea.
u. venerea (u. venérea). Gonorrea.
urethro-, urethr- (uretr-, uretro-). Prefijos que denotan la uretra.
urethrobalanoplasty (uretrobalanoplastia). f. Reparación plástica de hipospadias y epispadias.
urethrobulbar (uretrobulbar). Bulbouretral.
urethrocele (uretrocele). m. Prolapso de la uretra femenina.
urethrocystitis (uretrocistitis). f. Inflamación de la uretra y la vejiga.
urethrocystometrography (uretrocistometrografía). f. Uretrocistometría.
urethrocystometry (uretrocistometría). f. Uretrocistometrografía; procedimiento que mide simultáneamente la presión en la vejiga urinaria y la uretra.
urethrocystopexy (uretrocistopexia). f. Fijación de la uretra y vejiga por incontinencia debida a estrés.
urethrodynia (uretrodinia). f. Uretralgia.
urethrograph (uretrógrafo). m. Uretrómetro que registra gráficamente la ubicación y el grado de las estrecheces uretrales.
urethrometer (uretrómetro). m. Uretrámetro; instrumento para medir el calibre de la uretra.
urethropenile (uretropeniano). Relativo a la uretra y el pene.
urethroperineal (uretroperineal). Relativo a la uretra y el perineo.
urethroperineoscrotal (uretroperineoscrotal). Relativo a la uretra, el perineo y el escroto.

urethropexy (uretropexia). f. Suspensión quirúrgica de la uretra desde la cara posterior de la sínfisis del pubis para corregir la incontinencia urinaria por estrés.
urethrophraxis (uretrofraxis). f. Uretrenfraxis.
urethrophyma (uretrofima). m. Cualquier tumor o hinchazón circunscripta de la uretra.
urethroplasty (uretroplastia). f. Cirugía reparativa o plástica de la uretra.
urethroprostatic (uretroprostático). Relativo a la uretra y la próstata.
urethrorectal (uretrorrectal). Relativo a la uretra y el recto.
urethrorrhagia (uretrorragia). f. Uretremorragia.
urethrorrhaphy (uretrorrafia). f. Sutura de la uretra.
urethrorrhea (uretrorrea). f. Descarga anormal de la uretra.
urethroscope (uretroscopio). m. Uretrascopio; instrumento para ver el interior de la uretra.
urethroscopic (uretroscópico). Relativo al uretroscopio o a la uretroscopia.
urethroscopy (uretroscopia). f. Inspección de la uretra con un uretroscopio.
urethrospasm (uretroespasmo). m. Uretrismo.
urethrostaxis (uretrostaxis). f. Goteo de sangre de la mucosa de la uretra.
urethrostenosis (uretroestenosis). f. Estrechez de la uretra.
urethrostomy (uretrostomía). f. Formación quirúrgica de una abertura permanente entre la uretra y la piel.
  perineal u. (u. perineal).
urethrotome (uretrótomo). m. Instrumento para incidir un estrechamiento de la uretra.
urethrotomy (uretrotomía). f. Incisión quirúrgica de un estrechamiento de la uretra.
  external u. (u. externa). Operación de Wheelhouse; u. perineal.
  internal u. (u. interna).
  perineal u. (u. perineal). U. externa.
urethrovaginal (uretrovaginal). Relativo a la uretra y la vagina.
urethrovesical (uretrovesical). Relativo a la uretra y la vejiga.
urethrovesicopexy (uretrovesicopexia). f. Suspensión quirúrgica de la uretra y la base de la vejiga desde la cara posterior de la sínfisis pubiana para corregir la incontinencia urinaria por estrés.
-uretic (-urético). Sufijo que indica orina.
urgency (urgencia). f. Fuerte deseo de orinar acompañado de temor a las pérdidas.
  motor u. (u. motora).
  sensory u. (u. sensorial). U. debida a hipersensibilidad vesicouretral.
urginea (urgínea). f. Bulbo joven de *Urginea* indica (escila de la India) y *Urginea maritima* (escila blanca o del Mediterráneo); fuente de escila.
urhidrosis (urohidrosis). f. Uridrosis; excreción de urea o ácido úrico en el sudor.
uri-, uric-, urico- (uri-, uric-, urico-). Prefijos relativos al ácido úrico.
urian (uriano). m. Urocromo.
uric (úrico). Relativo a la orina.
uric acid (ácido úrico). Á. lítico; tricetopurina
  u. a. oxidase (á. úrico oxidasa). Urato oxidasa.
uricase (uricasa). f. Urato oxidasa.
uricolysis (uricólisis). f. Descomposición de ácido úrico.
uricolytic (uricolítico). Relativo a la hidrólisis del ácido úrico o que la efectúa.
uricosuria (uricosuria). f. Cantidades excesivas de ácido úrico en la orina.
uricosuric (uricosúrico). Que tiende a aumentar la excreción de ácido úrico.
uricotelic (uricotélico). Que produce ácido úrico como principal producto excretorio del metabolismo del nitrógeno.
uridine (uridina). f. 1-β-D-Ribofuranosiluracilo; ribonucleósido de uracilo; uno de los principales nucleósidos del RNA.
  u. diphosphate (difosfato de u.).
  u. phosphate (fosfato de u.). Ácido uridílico.
  u. phosphorylase (u. fosforilasa).
  u. triphosphate (trifosfato de u.).
uridinediphosphogalactose (uridinadifosfogalactosa). f. UDP-galactosa; un grupo pirofosfato liga la posición 5' de uridina a la posición 1 de galactosa.
uridinediphosphoglucose (uridinadifosfoglucosa). f. UDP-glucosa; un grupo pirofosfato liga la posición 5' de uridina a la posición 1 de glucosa.
uridinediphosphoglucuronic acid (ácido uridindifosfatoglucurónico).
uridrosis (uridrosis). f. Urohidrosis.
  u. crystallina (u. cristalina). Escarcha de urea.
uridylic acid (ácido uridílico). Fosfato de uridina.
uridyltransferase (uridiltransferasa). f. UDP glucosa-hexosa-1-fostato.
uriesthesia (uriestesia). f. Uresiestesia.
urin-, urino- (urin-, urino-). Prefijos que denotan orina. V.t. ure-, uro-.
urinal (orinal). m. Recipiente para evacuar orina.
urinalysis (análisis de orina).
urinary (urinario). Relativo a la orina.
urinate (orinar). Evacuar orina.
urination (urinación). f. Micción; uresis; evacuación de orina.
  stuttering u. (micción tartamuda).
urine (orina). f. Líquido excretado por el riñón y que contiene sustancias en solución.
  ammoniacal u. (o. amoniacal). Amoniuria.
  black u. (o. negra). Agua negra; o. de la melanuria o hemoglobinuria.
  chylous u. (o. quilosa). O. lechosa.
  cloudy u. (o. turbia). O. nubosa.
  crude u. (o. cruda).
  febrile u., feverish u. (o. febril).
  gouty u. (o. gotosa). O. oscura que contiene ácido úrico en exceso.
  honey u. (o. de miel). Término antiguo para diabetes mellitus.
  maple syrup u. (o. como jarabe de arce).
  milky u. (o. lechosa). O. quilosa.
  nebulous u. (o. nubosa). O. turbia.
  residual u. (o. residual).
urinemia (urinemia). f. Nombre obsoleto de la uremia.
uriniferous (urinífero). Que transporta orina; denota los túbulos del riñón.
urinific (urinífico). Uriníparo.
uriniparous (uriníparo). Urinífico; que produce o excreta orina; denota los cuerpos de Malpighi y ciertos túbulos de la corteza renal.
urinogenital (urinogenital). Genitourinario.
urinogenous (urinógeno). **1.** Urógeno. Que produce o excreta orina. **2.** De origen urinario.
urinoma (urinoma). m. Quiste que contiene orina.
urinometer (urinómetro). m. Urómetro; urogravímetro; hidrómetro para determinar el peso específico de la orina.
urinometry (urinometría). f. Determinación del peso específico de la orina.
urinoscopy (urinoscopia). f. Uroscopia.
urinosexual (urinosexual). Genitourinario.
urinous (urinoso). Relativo a la orina o de la naturaleza de ésta.
uriposia (uriposia). f. Acción de beber orina.
uritis (uritis). f. Dermatitis ambustionis.
uro- (uro-). Prefijo relativo a la orina.
uroammoniac (uroamoniacal). Relativo al ácido úrico y el amoníaco; denota diversos cálculos urinarios.
uroanthelone (uroantelona). f. Urogastrona.
urobilin (urobilina). f. Urohematina; urohematoporfirina; una uroporfirina; un tetrapirrol acíclico; uno de los productos naturales de degradación de la hemoglobina.
urobilin IX-α (urobilina IX-alfa). Mesobileno.
urobilinemia (urobilinemia). f. Presencia de urobilinas en la sangre.
urobilinogen (urobilinógeno). m. Precursor de la urobilina.
urobilinogen IX-α (urobilinógeno IX-alfa). Mesobilano.
urobilinuria (urobilinuria). f. Presencia en la orina de urobilinas en cantidad excesiva, formadas principalmente por hemoglobina.
urocanase (urocanasa). f. Urocanato hidratasa.
urocanate (urocanato). Sal o éster del ácido urocánico.
  u. hydratase (u. hidratasa). Urocanasa; enzima que cataliza la conversión de ácido urocánico a ácido imidazolonapropiónico, un paso del catabolismo de la histidina.
urocanic acid (ácido urocánico). Á. 4-imidazolacrílico.
urocanicase (urocanicasa). f. Una de un grupo de (por lo menos) tres enzimas que convierten ácido urocánico en ácido glutámico.

T U V

urocele (urocele). m. Urosqueocele; extravasación de orina en el saco escrotal.
urocheras (uroqueras). m. **1.** Arenilla. **2.** Uropsamo.
urochesia (uroquesia). f. Salida de orina por el ano.
urochrome (urocromo). m. Uriano; pigmento principal de la orina.
urochromogen (urocromógeno). m. Originalmente, un cuerpo de la orina que por captación de oxígeno formaba urocromo; hoy es probablemente urobilinógeno.
urocrisia (urocrisia). f. **1.** Urocrisis. **2.** Término obstoleto para el diagnóstico basado en los resultados de un examen urinario.
urocrisis (urocrisis). f. **1.** Urocrisia. Término obsoleto para la fase crítica de una enfermedad acompañada de copiosa descarga de orina. **2.** Gran dolor en cualquier órgano o pasaje urinario que aparece en la tabes dorsal.
urocyanin (urocianina). f. Uroglaucina; pigmento azul índigo que se observa a veces en la orina en ciertas enfermedades, especialmente escarlatina.
urocyanogen (urocianógeno). m. Pigmento azul que se observa a veces en la orina en casos de cólera.
urocyanosis (urocianosis). f. Coloración azulada de la orina en la indicanuria.
urocyst (urocisto). m. Vejiga urinaria.
urocystic (urocístico). Relativo a la vejiga urinaria.
urocystis (urocystis). f. Vejiga urinaria.
urocystitis (urocistitis). f. Inflamación de la vejiga urinaria.
urodynamics (urodinamia). f. Estudio del almacenamiento de orina dentro del tracto urinario y de su flujo por él.
urodynia (urodinia). f. Dolor durante la micción.
urodysfunction (urodisfunción). f. Disfunción urinaria.
uroedema (uroedema). m. Uredema.
uroenterone (uroenterona). f. Urogastrona.
uroerythrin (uroeritrina). f. Ureritrina; purpurina; pigmento urinario que da color rosado a los depósitos de uratos; deriva presumiblemente de la melanina.
uroflavin (uroflavina). f. Producto fluorescente del catabolismo de la riboflavina, o quizás esta última en sí, que se encuentra en la orina y las heces de los mamíferos.
urofollitropin (urofolitropina). f. Preparación de gonadotrofina extraída de la orina de mujeres posmenopáusicas.
urofuscohematin (urofuscohematina). f. Pigmento rojo pardusco que se encontró en la orina en un caso de lepra.
urogastrone (urogastrona). f. Antelona; antelona U; uroantelona; uroenterona; pigmento fluorescente extraído de la orina, inhibidor de la secreción y motilidad gástricas.
urogenital (urogenital). Genitourinario.
urogenous (urógeno). Urinógeno.
uroglaucin (uroglaucina). f. Urocianina.
urogonadotropin (urogonadotropina). f. Gonadotropina menopáusica humana.
urogram (urograma). m. Cuadro obtenido por urografía.
urography (urografía). f. Roentgenografía de cualquier parte (riñones, uréteres o vejiga) del tracto urinario.
  antegrade u. (u. anterógrada).
  cystoscopic u. (u. cistoscópica). U. retrógrada.
  intravenous u., excretory u. (u. intravenosa, excretora).
  retrograde u. (u. retrógrada). U. cistoscópica.
urogravimeter (urogravímetro). m. Urinómetro.
urohematin (urohematina). f. Urobilina.
urohematoporphyrin (urohematoporfirina). f. Urobilina.
uroheparin (uroheparina). f. Forma inactiva de heparina excretada en la orina.
urohypertensin (urohipertensina). f. Sustancia presora derivada de la orina.
urokinase (urocinasa). f. Activador del plasminógeno. D.t. uroquinasa.
urolagnia (urolagnia). f. Forma de estimulación sexual en la que la simple vista de una persona orinando causa eretismo.
uroleucinic acid, uroleucic acid (ácido uroleucínico, uroléucico).
urolith (urolito). m. Cálculo urinario.
urolithiasis (urolitiasis). f. Presencia de cálculos en el sistema urinario.
urolithic (urolítico). Relativo a cálculos urinarios.
urolithology (urolitología). f. Rama de la medicina que estudia la formación, la composición, los efectos y la extirpación de los cálculos urinarios.
urologic, urological (urológico). Relativo a la urología.
urologist (urólogo). m. Especialista en urología.
urology (urología). f. Especialidad médica que se ocupa del estudio, diagnóstico y tratamiento de enfermedades del tracto genitourinario, especialmente del tracto urinario en ambos sexos y de los órganos genitales en el hombre.
urolutein (uroluteína). f. Pigmento amarillo de la orina.
uromelanin (uromelanina). f. Pigmento negro hallado ocasionalmente en la orina, posiblemente producto de la descomposición del urocromo.
urometer (urómetro). m. Urinómetro.
uroncus (uronco). m. Quiste urinario; zona circunscripta de extravasación de orina.
uronephrosis (uronefrosis). f. Hidronefrosis.
uronic acids (ácidos urónicos).
uronoscopy (uronoscopia). f. Uroscopia.
uropathy (uropatía). f. Cualquier trastorno que afecta al tracto urinario.
urophanic (urofánico). Que aparece en la orina; cualquier componente de ésta, normal o patológico.
urophein (urofeína). f. Pigmento grisáceo hallado a veces en la orina, posiblemente idéntico a la urobilina.
uroplania (uroplanía). f. Extravasación de orina.
uropoiesis (uropoyesis). f. Producción o secreción y excreción de orina.
uropoietic (uropoyético). Relativo o perteneciente a la uropoyesis.
uroporphyrin (uroporfirina). f. **1.** Porfirina excretada en la orina en la porfirinuria. **2.** Nombre de clase para todas las porfirinas que contienen 4 grupos de ácido acético y 4 grupos de ácido propiónico en las posiciones 1 a 8 inclusive.
uroporphyrinogen (uroporfirinógeno). m. V. porfirinógenos.
uropsammus (uropsamo). m. **1.** Arenilla, granza. **2.** Uroqueras; cualquier sedimento urinario inorgánico o urático.
uropterin (uropterina). f. Urotión.
uropurpurin (uropurpurina). f. Pigmento morado (púrpura) de la orina.
uroradiology (urorradiología). f. Examen de las vías urinarias mediante los métodos radiológicos para la obtención de imágenes.
urorectal (urorrectal). Relativo al tracto urinario y el recto.
urorosein (urorroseína). f. Cromógeno de la orina que toma color rojo al agregar a ésta ácido nítrico.
urorubin (urorrubina). f. Pigmento rojo de la orina que se hace más visible tratando a ésta con ácido clorhídrico.
urorubrohematin (urorrubrohematina). f. Pigmento rojizo presente en ocasiones en la orina en varias enfermedades crónicas.
uroscheocele (urosqueocele). m. Urocele.
uroschesis (urosquesis). f. **1.** Retención de orina. **2.** Supresión de orina.
uroscopic (uroscópico). Relativo a la uroscopia.
uroscopy (uroscopia). f. Uronoscopia; urinoscopia; examen de la orina, generalmente con el microscopio.
urosemiology (urosemiología). f. Estudio de la orina como auxiliar diagnóstico.
urosepsin (urosepsina). f. Sustancia formada por descomposición de orina; se supone que causa envenenamiento séptico después de extravasación urinaria.
urosepsis (urosepsis). f. **1.** Sepsis resultante de la descomposición de la orina extravasada. **2.** Sepsis por obstrucción de orina infectada.
uroseptic (uroséptico). Relativo a urosepsis.
urospectrin (urospectrina). f. Pigmento que se encuentra en la orina, posiblemente igual a la urohematoporfirina.
urothion (urotión). m. Uropterina; derivado de pteridina que contiene azufre, aislado de la orina.
urothorax (urotórax). m. Presencia de orina en la cavidad torácica, que sigue generalmente a múltiples lesiones orgánicas complejas.
uroureter (urouréter). m. Hidrouréter.
uroxanthin (uroxantina). f. Indicano.
uroxin (uroxina). f. Aloxantina.
urtica (ortiga). f. Hierba *Urtica dioica* (familia Urticaceae), cuyas hojas producen una sensación quemante cuando tocan la piel.
urticant (urticante). Que forma una roncha o eminencia pruriginosa similar.
urticaria, hives (urticaria). f. Cnidosis; uredo; urticación; erupción de ronchas pruriginosas de origen generalmente sistémico.
  acute u. (u. aguda). U. febril.

u. bullosa (u. ampollar). U. vesicular.
cholinergic u. (u. colinérgica).
chronic u., u. chronica (u. crónica).
cold u. (u. fría). U. por congelación.
u. conferta (u. confluyente).
congelation u. (u. por congelación). U. fría.
u. endemica, u. epidemica (u. endémica, epidémica).
factitious u., u. factitia (u. facticia). Dermatografismo.
febrile u., u. febrilis (u. febril). U. aguda.
giant u., u. gigans, u. gigantea (u. gigante). Edema angioneurótico.
heat u. (u. por calor). U. colinérgica.
u. hemorrhagica (u. hemorrágica).
u. maculosa (u. macular).
u. medicamentosa (u. medicamentosa).
papular u., u. papulosa (u. papulosa). Liquen urticante.
u. perstans (u. persistente).
u. pigmentosa (u. pigmentosa).
solar u. (u. solar).
u. subcutanea (u. subcutánea).
u. tuberosa (u. tuberosa). Edema angioneurótico.
u. vesiculosa (u. vesicular). U. ampollar.
vibratory u. (u. vibratoria).

urticarial, urticarious (urticariano). Relativo a urticaria, o caracterizado por ésta.

urticate **1.** (urticar). Provocar urticación. **2.** (urticado). Caracterizado por la presencia de ronchas.

urtication (urticación). f. **1.** Acción de azotar con ortigas para inducir contrairritación, antes usada en el tratamiento de parálisis periférica. **2.** Sensación quemante parecida a la que produce la urticaria, o debida al envenenamiento con ortigas. **3.** Urticaria.

urushiol (urusiol). m. Mezcla de hidrocarburos no volátiles con cadenas laterales no saturadas con C_{15} o C_{17}, que constituyen el alergeno activo del aceite irritante de la hiedra venenosa, *Toxicodendron radicans,* cedro venenoso, *T. diversilobum* y el árbol de la laca asiática, *T. verniciferum.*
u. oxidase (u. oxidasa). Lacasa.

USAN (USAN). Abrev. de Nombres Adoptados en los Estados Unidos (United States Adopted Names).

USP (USP). Abrev. de Farmacopea de los Estados Unidos (United States Pharmacopeia).

USPHS (USPHS). Abrev. de United States Public Health Service (Servicio de Salud Pública de Estados Unidos).

ustilaginism (ustilaginismo). m. Envenenamiento por *Ustilago maydis* (tizón del maíz), que produce ardor, prurito, hiperemia, acrocianosis y edema de las extremidades.

ustulation (ustulación). f. **1.** Separación de compuestos por calor. **2.** Secado de una droga por calor a fin de prepararla para su pulverización.

usurpation (usurpación). f. Asunción de la función de marcapaso del corazón por un foco subsidiario cuya automaticidad (automatismo) ha aumentado.

uta (uta). f. Forma leve de leishmaniasis cutánea del Nuevo Mundo o americana causada por *Leishmania peruana* y observada en los altos valles andinos de Perú y Bolivia.

uterectomy (uterectomía). f. Histerectomía.

uterine (uterino). Relativo al útero.

uterismus (uterismo). m. Contracción espasmódica dolorosa del útero.

uteritis (uteritis). f. Metritis.

utero-, uter- (utero-). Prefijo relativo al útero. V.t. histero-, metra-, metro-.

utero-ovarian (uteroovárico). Relativo al útero y a un ovario.

uteroabdominal (uteroabdominal). Uteroventral; relativo al útero y el abdomen.

uterocervical (uterocervical). Relativo al cuello uterino.

uterocystostomy (uterocistostomía). f. Formación de una comunicación entre el cuello del útero y la vejiga.

uterofixation (uterofijación). f. Histeropexia.

uterolith (uterolito). m. Cálculo uterino.

uterometer (uterómetro). m. Histerómetro.

uteroparietal (uteroparietal). Relativo al útero y a la pared abdominal.

uteropelvic (uteropelviano). Relativo al útero y a la pelvis.

uteropexy (uteropexia). f. Histeropexia.

uteroplacental (uteroplacentario). Relativo al útero y a la placenta.

uteroplasty (uteroplastia). f. Metroplastia; histeroplastia; operación plástica del útero.

uterosacral (uterosacro). Relativo al útero y al sacro.

uterosalpingography (uterosalpingografía). f. Histerosalpingografía.

uteroscope (uteroscopio). m. Histeroscopio.

uteroscopy (uteroscopia). f. Histeroscopia.

uterotomy (uterotomía). f. Histerotomía.

uterotonic (uterotónico). **1.** Que da tono al músculo uterino. **2.** m. Agente que vence la relajación de la pared muscular del útero.

uterotubal (uterotubario). Perteneciente al útero y a las trompas uterinas.

uterotubography (uterotubografía). f. Histerosalpingografía.

uterovaginal (uterovaginal). Relativo al útero y a la vagina.

uteroventral (uteroventral). Uteroabdominal.

uteroverdine (uteroverdina). f. Biliverdina.

uterovesical (uterovesical). Relativo al útero y a la vejiga urinaria.

uterus, pl. **uteri** (útero). [*uterus,* NA]. m. Matriz; metra; seno materno; órgano muscular hueco donde el óvulo impregnado se desarrolla formando el feto.
u. acollis (ú. acervical). Ú. con atresia o ausencia del cuello.
anomalous u. (ú. anómalo).
arcuate u., u. arcuatus (ú. arqueado). Ú. con una depresión en el fondo.
u. bicameratus vetularum (ú. bicameral sellado).
bicornate u., u. bicornis (ú. bicorne). Ú. bífido.
bifid u., u. bifidus (ú. bífido). Ú. bicorne.
biforate u., u. biforis (ú. biorificial). Ú. de doble boca.
u. bilocularis (ú. bilocular). Ú. tabicado.
bipartite u., u. bipartitus (ú. bipartito). Ú. tabicado.
capped u. (ú. recubierto).
cordiform u., u. cordiformis (ú. cordiforme). Ú. en forma de corazón.
Couvelaire u. (ú. de Couvelaire). Apoplejía uteroplacentaria.
u. didelphys (ú. didelfo). Dimetria.
double-mouthed u. (ú. de doble boca). Ú. biorificial.
duplex u. (ú. doble). Cualquier ú. de doble luz.
gravid u. (ú. grávido). Ú. durante el embarazo.
heart-shaped u. (ú. en forma de corazón). Ú. cordiforme.
incudiform u., u. incudiformis (ú. incudiforme). Ú. triangular.
masculine u., u. masculinus (ú. masculino). Utrículo prostático.
u. parvicollis (ú. parvicollis).
septate u., u. septus (ú. tabicado). Ú. bilocular o bipartito.
subseptate u., u. subseptus (ú. subtabicado). Ú. septado incompleto.
triangular u., u. triangularis (ú. triangular). Ú. incudiforme.
unicorn u., u. unicornis (ú. unicorne).

UTP (UTP). Abrev. de trifosfato de uridina.

utricle (utrículo). [*utriculus,* NA]. Sáculo común; la más grande de las dos bolsas membranosas del vestíbulo del laberinto.
prostatic u. (u. prostático). [*utriculus prostaticus,* NA].

utricular (utricular). Relativo o parecido a un utrículo.

utriculitis (utriculitis). f. **1.** Inflamación del oído interno. **2.** Inflamación del utrículo prostático.

utriculosaccular (utriculosacular). Relativo al utrículo y al sáculo del laberinto.

utriculus, pl. **utriculi** (utriculus, pl. utriculi). [*utriculus*, pl. *utriculi*, NA]. Utrículo.

utriform (utriforme). En forma de bolsa de cuero.

uva ursi (uva ursi). Hojas secas de *Arctostaphylos uva-ursi* gayuba, planta común de la zona templada septentrional.

uvaeformis (uviforme). Lámina vascular de la coroides.

uvea (úvea). f. Túnica vascular del bulbo.

uveal (uveal). Relativo a la úvea.

uveitic (uveítico). Relativo a uveítis o caracterizado por ésta.

uveitis, pl. **uveitides** (uveítis). f. Inflamación de todo el tracto uveal: iris, cuerpo ciliar y coroides.
anterior u. (u. anterior). Inflamación del cuerpo ciliar y el iris.
Förster's u. (u. de Förster).
Fuchs' u. (u. de Fuchs). U. heterocrómica.
heterochromic u. (u. heterocrómica). U. de Fuchs.
lens-induced u. (u. inducida por el cristalino). U. facoanafiláctica.

T U V

phacoanaphylactic u. (u. facoanafiláctica).
phacogenic u. (u. facogénica).
posterior u. (u. posterior). Coroiditis.
sympathetic u. (u. simpática).
uveoencephalitis (uveoencefalitis). f. Síndrome de Harada.
uveoscleritis (uveoescleritis). f. Inflamación de la esclerótica afectada por extensión desde la úvea.
uviofast (uviorresistente). No debilitado ni destruido por radiación ultravioleta.
uviol (uviol). f. Clase especial de vidrio, más transparente que lo habitual a los rayos ultravioletas o actínicos.
uviometer (uviómetro). m. Instrumento para medir radiación ultravioleta.
uvioresistant (uviorresistente).
uviosensitive (uviosensible). Sensible a los rayos ultravioletas.
uvula, pl. **uvuli** (úvula). [*uvula,* NA]. f. Masa carnosa apendiente; estructura supuestamente semejante a la ú. palatina.
bifid u. (ú. bífida).
u. cerebelli (ú. del cerebelo). Ú. del vermis.
Lieutaud's u. (ú. de Lieutaud). Ú. vesical.
u. palatina (ú. palatina). [*uvula palatina,* NA]. Paladar colgante.
u. vermis (ú. del vermis). [*uvula vermis,* NA]. Ú. del cerebelo.
u. vesicae] (ú. vesical). [*uvula vesicae,* NA]. Ú. de Lieutaud.
uvulaptosis (uvulaptosis). f. Uvuloptosis.
uvular (uvular). Relativo a la úvula.
uvularis (uvular). Músculo de la úvula.
uvulatome (uvulátomo). m. Uvulótomo.
uvulectomy (uvulectomía). f. Estafilectomía; escisión de la úvula.
uvulitis (uvulitis). f. Inflamación de la úvula.
uvulo-, uvul- (uvulo-, uvul-). Prefijos que indican la úvula, generalmente palatina.
uvulopalatoplasty, uvulopalatopharyngoplasty (uvulopalatoplastia, uvulopalatofaringoplastia). f. Palatofaringoplastia.
uvuloptosis (uvuloptosis). f. Estafiloptosis; estafilodiálisis; paladar caído; uvulaptosis; relajación o elongación de la úvula.
uvulotome (uvulótomo). m. Estafilótomo; uvulátomo; instrumento para cortar la úvula.
uvulotomy (uvulotomía). f. Estafilotomía; cualquier operación cortante de la úvula.

V

V (V). **1.** Abrev. de visión o agudeza (acuidad) visual; voltio; con la suscripción 1, 2, 3, etc., abrev. de derivaciones unipolares torácicas del electrocardiograma. **2.** Símbolo de vanadio.
$\dot{V}$ ($\dot{V}$). **1.** Símbolo de flujo de gases, frecuentemente con suscriptos que indican ubicación y especie química. **2.** Símbolo de ventilación.
$\dot{V}CO_2$ ($\dot{V}CO_2$). Símbolo de eliminación de dióxido de carbono.
V_D (V_D). Símbolo de espacio muerto fisiológico (physiologic dead space).
$\dot{V}O_2$ ($\dot{V}O_2$). Símbolo de consumo de oxígeno.
V_T (V_T). Símbolo del volumen corriente.
V-A (V-A). Abrev. de ventriculoauricular.
v (v). **1.** Abrev. de voltio. **2.** Como suscripto, se refiere a sangre venosa.
V_{max} (V_{max}). Símbolo de velocidad máxima.
vaccenic acid (ácido vaccénico). Á. 11-octadecenoico.
vaccina (vaccina). Vaccinia.
vaccinal (vaccinal). Relativo a la vacuna o la vacunación.
vaccinate (vacunar). Administrar una vacuna.
vaccination (vacunación). f. Acto de administrar una vacuna.
vaccinator (vacunador). m. **1.** Persona que vacuna. **2.** Escarificador u otro instrumento usado en la vacunación.
vaccine (vacuna). f. Originalmente, el virus vivo de vaccina, vaccinia o viruela vacuna inoculado en la piel como profilaxis contra la viruela humana y obtenido de la piel de terneros inoculados con virus sembrado. Con el tiempo, su significado se ha extendido para incluir esencialmente cualquier preparación destinada a profilaxis inmunológica activa.
adjuvant v. (v. coadyuvante o auxiliar).
aqueous v. (v. acuosa).
autogenous v. (v. autógena).
bacillus Calmette-Guérin v. (v. del bacilo de Calmette-Guérin).
BCG v. (v. BCG). V. del bacilo de Calmette-Guérin.
brucella strain 19 v. (v. de cepa 19 de brucella).
Calmette-Guérin v. (v. de Calmette-Guérin). V. BCG.
cholera v. (v. anticólera).
crystal violet v. (v. de violeta cristal). V. v. anticólera porcino.
Dakar v. (v. de Dakar). V. anti-fiebre amarilla.
diphtheria, tetanus toxoids, and pertussis v. (v. de toxoides diftérico y tetánico y antipertussis (DTP)).
duck embryo origin v. (v. de embrión de pato).
Flury strain v. (v. de cepa Flury).
foot-and-mouth disease virus v.'s (v. anti-fiebre aftosa).
Haffkine's v. (v. de Haffkine).
hepatitis B v. (v. contra la hepatitis B).
heterogenous v. (v. heterogénea).
high-egg-passage v. (v. de alto pasaje en huevo).
hog cholera v.'s (v. anticólera porcino).
human diploid cell rabies v. (v. antirrábica preparada en células diploides humanas).
inactivated poliovirus v. (v. antipoliomielítica de virus inactivados (IPV)).
influenza virus v.'s (v. antigripal o antiinfluenza).
live v. (v. viva). V. preparada con organismos vivos atenuados.
low-egg-passage v. (v. de bajo pasaje en huevo).
measles virus v. (v. antisarampionosa).
measles, mumps, and rubella v. (v. contra el sarampión, parotiditis y rubéola (MMR)).
multivalent v. (v. multivalente). V. polivalente.
mumps virus v. (v. antiparotidítica).
oil v. (v. de aceite). V. v. coadyuvante.
oral poliovirus v. (v. antipoliomielítica oral de virus vivos (OPV)).
Pasteur v. (v. de Pasteur). V. antirrábica.
pertussis v. (v. antipertussis).
plague v. (v. antipeste).
pneumococcal v. (v. antineumocócica).
poliovirus v.'s (v. de poliovirus o antipoliomielitis).
polyvalent v. (v. polivalente). V. multivalente.
rabies v. (v. antirrábica).
rabies v. Flury strain egg-passage (v. antirrábica de pasaje en huevo de cepa Flury).
rickettsia v. attenuated (v. de rickettsias atenuadas).
Rocky Mountain spotted fever v. (v. anti-fiebre manchada de las Montañas Rocosas).
rubella virus v. live (v. antirrubéolica de virus).
Sabin v. (v. de Sabin).
Salk v. (v. de Salk).
Semple v. (v. de Semple).
smallpox v. (v. antivariólica).
staphylococcus v. (v. estafilocócica).
stock v. (v. de stock).
subunit v. (v. de subunidades).
T.A.B. v. (v. T. A. B.). V. tifoidea-paratifoidea A y B.
tetanus v. (v. antitetánica).
tuberculosis v. (v. antituberculosa). V. BCG.
typhoid v. (v. antitifoidea).
typhoid-paratyphoid A and B v. (v. antitifoidea-antiparatifoidea A y B).
typhus v. (v. antitífica).
whooping-cough v. (v. contra la tos ferina).
yellow fever v. (v. anti-fiebre amarilla).
vaccinia (vaccinia). f. **1.** Vaccina; variola vaccina. Enfermedad eruptiva contagiosa del ganado vacuno que afecta principalmente a la piel y las ubres, causada por el v. de la vaccinia. **2.** Reacción primaria; infección primordialmente local y limitada al sitio de inoculación, inducida en el hombre por inoculación del virus de v. para conferir resistencia a la viruela.
v. gangrenosa (v. gangrenosa). V. progresiva.
generalized v. (v. generalizada).
progressive v. (v. progresiva). V. gangrenosa.
vaccinial (vaccinial). Relativo a la vaccinia.
vacciniform (vacciniforme). Parecido a la vaccinia.
vaccinization (vacunización). f. Vacunación repetida a intervalos breves hasta que ya no "toma".
vaccinogen (vacunógeno). Fuente de vacuna como una ternera inoculada.
vaccinogenous (vacunógeno). Que produce vacuna o se relaciona con la producción de ésta.
vaccinoid (vaccinoide). Parecido a la vaccinia.
vaccinostyle (vacunostilo). m. Instrumento puntiagudo usado en la vacunación.
vaccinum (vaccinum). Vacuna.
vacuolar (vacuolar). Relativo o parecido a una vacuola.
vacuolate, vacuolated (vacuolado). Que tiene vacuolas.
vacuolation (vacuolación). f. **1.** Vacuolización. Formación de vacuolas. **2.** Posesión de vacuolas.
vacuole (vacuola). f. **1.** Espacio diminuto en cualquier tejido. **2.** Espacio claro en la sustancia de una célula, a veces de caracter degenerativo, que rodea en ocasiones a un cuerpo extraño englobado y sirve como estómago temporario de la célula para la digestión de ese cuerpo.
autophagic v. (v. autofágica). Citolisosoma.
contractile v. (v. contráctil).
parasitophorous v. (v. parasitófora).
vacuolization (vacuolización). f. Vacuolación.
vacuome (vacuoma). m. Sistema de vacuolas que se colorean con rojo neutro en la célula viva.
vacutome (vacútomo). m. Electrodermátomo que aplica succión a la piel para elevarla ante un bisturí en avance, usualmente para tomar un injerto de piel de espesor parcial.
vacuum (vacuum). Espacio vacío, prácticamente desprovisto de aire o gas.

vadum (vadum). Elevación ocasional del fondo de un surco cerebral que casi lo oblitera durante una corta distancia.
vagal (vagal). Relativo al nervio vago (neumogástrico).
vagectomy (vaguectomía). m. Extirpación quirúrgica de un segmento del nervio vago.
vagina, gen. and pl. **vaginae** f. **1.** (vaina). [*vagina*, NA]. Cualquier estructura en forma de vaina. **2.** (vagina). [*vagina*, NA]. Conducto genital femenino que se extiende del útero a la vulva.
v. cellulosa (v. celular).
v. externa nervi optici (v. externa del nervio óptico). [*vagina externa nervi optici*, NA].
v. fibrosa tendinis (v. fibrosa tendinosa). [*vagina fibrosa tendinis*, NA].
v. interna nervi optici (v. interna del nervio óptico). [*vagina interna nervi optici*, NA].
v. masculina (vagina masculina). Utrículo prostático.
v. mucosa tendinis (v. mucosa tendinosa). V. sinovial tendinosa.
v. musculi recti abdominis (v. de los músculos rectos del abdomen). [*vagina musculi recti abdominis*, NA].
v. oculi (v. ocular). V. bulbar.
v. septate (vagina septada o tabicada).
v. synovialis tendinis (v. sinovial tendinosa). [*vagina synovialis tendinis*, NA]. Vaina sinovial o mucosa de un tendón.
v. synovialis trochleae (v. sinovial de la tróclea). [*vagina synovialis trochleae*].
v. tendinis musculi extensoris carpi ulnaris (v. del tendón del músculo extensor cubital (ulnar) del carpo). [*vagina tendinis musculi extensoris carpi ulnaris*, NA].
v. tendinis musculi extensoris digiti minimi (v. del tendón del músculo extensor del meñique). [*vagina tendinis musculi extensoris digiti minimi*, NA].
v. tendinis musculi extensoris hallucis longi (v. del tendón del músculo extensor largo del dedo gordo). [*vagina tendinis musculi extensoris hallucis longi*, NA].
v. tendinis musculi extensoris pollicis longi **1.** (v. del tendón del músculo extensor largo del pulgar). [*vagina tendinis musculi extensoris pollicis longi*, NA]. **2.** (v. del tendón del músculo flexor largo del pulgar). [*vagina tendinis musculi flexoris pollicis longi*, NA]. Bolsa radial.
v. tendinis musculi peronei longi plantaris (v. del tendón del músculo peroneo lateral largo). [*vagina tendinis musculi peronei longi plantaris*, NA].
v. tendinis musculi tibialis anterioris (v. del tendón del músculo tibial anterior). [*vagina tendinis musculi tibialis anterioris*, NA].
v. tendinum musculi extensoris digitorum pedis longi (v. de los tendones del músculo extensor largo de los dedos del pie). [*vagina tendinum musculi extensoris digitorum pedis longi*, NA].
v. tendinum musculi flexoris digitorum pedis longi (v. de los tendones del músculo flexor largo de los dedos del pie). [*vagina tendinum musculi flexoris digitorum pedis longi*, NA].
v. tendinum musculorum extensoris digitorum et extensoris indicis (v. de los tendones de los músculos extensor de los dedos de la mano y extensor de fin de espiración del índice). [*vagina tendinum musculorum extensoris digitorum et extensoris indicis*, NA].
v. tendinum musculorum extensorum carpi radialium (v. de los tendones del músculo extensor radial del cuerpo). [*vagina tendinum musculorum extensorum carpi radialium*, NA].
vaginae fibrosae digitorum manus (v. fibrosas de los dedos de la mano). [*vaginae fibrosae digitorum manus*, NA].
vaginae fibrosae digitorum pedis (v. fibrosas de los dedos del pie). [*vaginae fibrosae digitorum pedis*, NA].
vaginae nervi optici (v. del nervio óptico).
vaginal (vaginal). Relativo a la vagina o a cualquier vaina.
vaginalitis (vaginalitis). f. Inflamación de la túnica vaginal del testículo.
vaginapexy (vaginapexia). f. Vaginofijación.
vaginate **1.** (envainar). Encerrar en una vaina. **2.** (vaginado). Envainado; provisto de una vaina.
vaginectomy (vaginectomía). f. Colpectomía; escisión de la vagina o de un segmento de ésta.
vaginism, vaginismus (vaginismo). m. Vulvismo; espasmo involuntario doloroso de la vagina que impide el acto sexual.
posterior v. (v. posterior).
vaginitis, pl. **vaginitides** (vaginitis). Inflamación de la vagina.
adhesive v., v. adhesiva (v. adhesiva).
amebic v. (v. amebiana). V. causada por *Entamoeba histolytica*.
atrophic v. (v. atrófica).
v. cystica (v. quística). V. enfisematosa.
desquamative inflammatory v. (v. inflamatoria descamativa).
v. emphysematosa (v. enfisematosa).
granular v. (v. granular).
pinworm v. (v. por oxiuros). V. causada por *Enterobius vermicularis*.
senile v., v. senilis (v. senil).
vagino-,vagin- (vagino-, vagin-). Prefijos que indican relación con la vagina. V.t. colpo-.
vaginoabdominal (vaginoabdominal). Relativo a la vagina y el abdomen.
vaginocele (vaginocele). m. Colpocele.
vaginodynia (vaginodinia). f. Colpodinia; colpalgia; dolor vaginal.
vaginofixation (vaginofijación). f. Colpopexia; vaginopexia; vaginapexia; sutura de una vagina relajada y prolapsada a la pared abdominal.
vaginohysterectomy (vaginohisterectomía). f. Histerectomía vaginal.
vaginolabial (vaginolabial). Relativo a la vagina y los labios pudendos.
vaginomycosis (vaginomicosis). f. Colpomicosis; colpitis micótica; inflamación (infección) de la vagina debida a un hongo.
vaginopathy (vaginopatía). f. Colpopatía; cualquier enfermedad de la vagina.
vaginoperineal (vaginoperineal). Relativo a la vagina y el perineo, o que los afecta.
vaginoperineoplasty (vaginoperineoplastia). f. Colpoperineoplastia; cirugía plástica para reparar una lesión del perineo que afecta a la vagina.
vaginoperineorrhaphy (vaginoperineorrafia). f. Colpoperineorrafia; reparación de la vagina y un perineo lacerados.
vaginoperineotomy (vaginoperineotomía). f. División de la salida de la vagina y porción adyacente del perineo para facilitar el parto.
vaginoperitoneal (vaginoperitoneal). Relativo a la vagina y el peritoneo.
vaginopexy (vaginopexia). f. Vaginofijación.
vaginoplasty (vaginoplastia). f. Colpoplastia; cirugía plástica de la vagina.
vaginoscopy (vaginoscopia). f. Inspección de la vagina, generalmente con un instrumento.
vaginotomy (vaginotomía). f. Colpotomía; coleotomía; operación cortante de la vagina.
vaginovesical (vaginovesical). Relativo a la vagina y la vejiga urinaria.
vaginovulvar (vaginovulvar). Relativo a la vagina y la vulva.
vagitus uterinus (vagido uterino). Grito del feto dentro del útero, posible cuando las membranas se han roto y ha entrado aire en la cavidad uterina.
vago- (vago-). Prefijo que indica el nervio vago.
vagoaccessorius (vagoaccesorio). m. El vago y la porción accesoria del espinal, considerados como un solo nervio.
vagoglossopharyngeal (vagoglosofaríngeo). Relativo a los nervios vago y glosofaríngeo.
vagolysis (vagólisis). f. Destrucción quirúrgica del nervio vago.
vagolytic (vagolítico). **1.** Perteneciente a la vagólisis o que es causa de ella. **2.** Agente vagolítico; agente terapéutico o químico de efectos inhibitorios sobre el nervio vago.
vagomimetic (vagomimético). Que imita la acción de las fibras eferentes del nervio vago.
vagotomy (vagotomía). f. División del nervio vago.
vagotonia (vagotonía). f. Desequilibrio simpático; parasimpaticotonía; irritabilidad del nervio vago caracterizada a menudo por peristaltismo excesivo y pérdida del reflejo faríngeo; es lo contrario de la simpaticotonía.
vagotonic (vagotónico). Relativo a la vagotonía o caracterizado por ésta.
vagotropic (vagotrópico). Atraído por el nervio vago, sobre el cual actúa.
vagovagal (vagovagal). Perteneciente a un proceso que utilizaba fibras vagales aferentes y eferentes.

vagus, gen. and pl. **vagi** (vago). m. Nervio vago o neumogástrico.
Val (Val). Símbolo de valina y sus radicales.
valence, valency (valencia). f. Poder de combinación del átomo de un elemento o radical, tomando como unidad de comparación al átomo de hidrógeno.
negative v. (v. negativa).
positive v. (v. positiva).
valent (valente). Que posee valencia.
valerate (valerato). m. Sal del ácido valérico.
valerian (valeriana). f. Heliotropo de jardín; rizoma y raíces de *Valeriana officinalis* (familia Valerianaceae), hierba nativa del sur de Europa y el norte de Asia.
valerianate (valerianato). m. Valerato.
valeric acid (ácido valeriánico). Á. pentanoico.
valethamate bromide (valetamato, bromuro de). Agente anticolinérgico.
valetudinarian (valetudinario). Inválido o persona siempre enferma.
valetudinarianism (valetudinarianismo). m. Estado de debilidad o invalidez debido a enfermedad.
valgoid (valgoide). Relativo a valgus; patizambo (más comúnmente, patituerto); con talipes valgus.
valgus (valgus). Doblado, inclinado o torcido hacia afuera; el uso moderno aceptado, especialmente en ortopedia, traspone erróneamente el significado de varus a v., como en genu valgum.
valid (válido). Efectivo; que produce el resultado deseado.
validation (validación). f. Acción y efecto de dar validez a algo.
consensual v. (v. consensual).
validity (validez). f. Término aplicado a pruebas psicológicas y procedimientos afines, que sirve de índice del grado de eficacia con que la prueba mide realmente lo que debe medir.
concurrent v. (v. concurrente).
construct v. (v. de construcción).
content v. (v. de contenido).
criterion-related v. (v. relacionada con un criterio).
face v. (v. superficial).
predictive v. (v. predictiva).
valine (Val) (valina (Val)). f. Ácido 2-amino-3-metilbutanoico; componente de casi todas las proteínas.
vallate (valado). Acopado; rodeado de una elevación.
vallecula, pl. **valleculae** (valécula). f. [*vallecula*, NA]. Valle; grieta o depresión de cualquier superficie.
v. cerebelli (v. del cerebelo). [*vallecula cerebelli*, NA].
v. epiglottica (v. epiglótica). [*vallecula epiglottica*, NA].
v. sylvii (v. de Silvio). Fosa lateral del cerebro.
v. unguis (v. ungular). Surco de la matriz ungular.
valley (valle). m. Valécula.
vallum, pl. **valla** (vallum, pl. valla). **1.** [*vallum*, pl. *valla*, NA]. Cualquier reborde elevado más o menos circular. **2.** Pared externa levemente elevada de la depresión circular o fosa que rodea a una papila valada de la lengua.
v. unguis (v. unguis). [*vallum unguis*, NA]. Pared de la uña.
valmethamide (valmetamida). f. Valnoctamida.
valnoctamide (valnoctamida). f. Valmetamida; 2-etil-3-metilvaleramida; agente ansiolítico.
valoid (valoide). Extracto equivalente.
valproic acid (ácido valproico). Á. 2-propilvalérico.
value (valor). m. Determinación cuantitativa particular.
acetyl v. (v. acetilo).
buffer v. (v. buffer). Índice buffer.
buffer v. of the blood (v. buffer de la sangre).
caloric v. (v. calórico).
globular v. (v. globular). Índice de color.
homing v. (v. de base).
iodine v. (v. yodo). Número de yodo.
maturation v. (v. de maduración).
normal v.'s (v. normales).
phenotypic v. (v. fenotípico).
predictive v. (v. predictivo).
reference v.'s (v. de referencia).
thiocyanogen v. (v. tiocianógeno). Número de tiocianógeno.
threshold limit v. (TLV) (v. umbral límite).
valva, pl. **valvae** (valva, pl. valvae). [*valva*, NA]. Valva; válvula.
valval (valvar, valvular). Relativo a una valva o válvula.
valvate (valvado). Valvular; relativo a una válvula o provisto de ella.
valve (válvula). **1.** [*valva*, NA]. Cualquier reduplicación de tejido o estructura en forma de colgajo parecida a una valva. **2.** f. [*valva*, NA]. Pliegue de la membrana que tapiza un conducto u otro órgano hueco y sirve para retardar o prevenir un reflujo de líquido.
Amussat's v. (v. de Amussat). Pliegue espiral del conducto cístico.
anal v.'s (v. anales). [*valvulae anales*, NA]. V. de Morgagni.
anterior urethral v. (v. uretral anterior).
aortic v. (v. aórtica). [*valva aortae*, NA].
atrioventricular v.'s (v. auriculoventriculares).
ball v. (v. esférica).
Bauhin's v. (v. de Bauhin). V. ileocecal.
Béraud's v. (v. de Béraud). V. de Krause.
Bianchi's v. (v. de Bianchi). Pliegue lagrimal.
bicuspid v. (v. bicúspide). V. auriculoventricular izquierda.
Bochdalek's v. (v. de Bochdalek). V. de Foltz.
Braune's v. (v. de Braune).
caval v. (v. cava). V. de la vena cava inferior.
congenital v. (v. congénita).
v. of coronary sinus (v. del seno coronario). [*valvula sinus coronarii*, NA]. V. de Tebesio; v. coronaria.
coronary v. (v. coronaria). V. del seno coronario.
eustachian v. (v. de Eustaquio). V. de la vena cava inferior.
Gerlach's v. (v. de Gerlach).
Guérin's v. (v. de Guérin). V. de la fosa navicular.
Hasner's v. (v. de Hasner). Pliegue lagrimal.
Heister's v. (v. de Heister). Pliegue espiral del conducto cístico.
Heyer-Pudenz v. (v. de Heyer-Pudenz).
Hoboken's v.'s (v. de Hoboken).
Houston's v.'s (v. de Houston). Pliegues transversales del recto.
Huschke's v. (v. de Huschke). Pliegue lagrimal.
ileocecal v. (v. ileocecal). [*valva ileocecalis*, NA].
v. of inferior vena cava (v. de la vena cava inferior). [*valvula venae cavae inferioris*, NA]. V. cava; v. de Eustaquio o de Silvio.
Kerckring's v.'s (v. de Kerckring). Pliegues circulares.
Kohlrausch's v.'s (v. de Kohlrausch). Pliegues transversales del recto.
Krause's v. (v. de Krause). V. de Béraud.
left atrioventricular v. (v. auriculoventricular izquierda). [*valva atrioventricularis sinistra*, NA]. V. mitral o bicúspide.
Mercier's v. (v. de Mercier).
mitral v. (v. mitral). V. auriculoventricular izquierda.
Morgagni's v.'s (v. de Morgagni). V. anales.
nasal v. (v. nasal).
nonrebreathing v. (v. sin respiración doble).
v. of oval foramen (v. del agujero oval). [*valvula foraminis ovalis*, NA].
parachute mitral v. (v. mitral en paracaídas).
porcine v. (v. porcina).
posterior urethral v.'s (v. uretrales posteriores). V. de Amussat.
v. of pulmonary trunk (v. del tronco pulmonar). [*valva trunci pulmonalis*, NA]. V. pulmonar.
pulmonary v. (v. pulmonar). V. del tronco pulmonar.
pyloric v. (v. pilórica). [*valvula pylori*].
rectal v.'s (v. rectales). Pliegues transversales del recto.
reducing v. (v. reductora).
right atrioventricular v. (v. auriculoventricular derecha). [*valva atrioventricularis dextra*, NA]. V. tricúspide.
Rosenmüller's v. (v. de Rosenmüller). Pliegue lagrimal.
semilunar v. (v. semilunar). [*valvula semilunaris*, NA].
spiral v. (v. espiral). Pliegue espiral del conducto cístico.
sylvian v. (v. de Silvio). V. de la vena cava inferior.
Tarin's v. (v. de Tarin). Velo bulbar inferior.
Terrier's v. (v. de Terrier).
thebesian v. (v. de Tebesio). V. del seno coronario.
toroidal v. (v. toroidal).
tricuspid v. (v. tricúspide). V. auriculoventricular derecha.
Tulp's v., Tulpius' v. (v. de Tulp o Tulpius). V. ileocecal.
urethral v.'s (v. uretrales). Pliegues de la mucosa uretral.
v. of Varolius (v. de Varolio). V. ileocecal.
venous v. (v. venosa). [*valvula venosa*, NA].
vesicoureteral v. (v. vesicoureteral).
Vieussens' v. (v. de Vieussens). Velo bulbar (medular) superior.

valveless (avalvular). Sin válvulas; se refiere a ciertas venas, como la porta, que no están provistas de válvulas como la mayoría de las venas.
valviform (valviforme). En forma de válvula.
valvoplasty (valvoplastia). f. Valvuloplastia; reconstrucción quirúrgica de una válvula cardíaca deformada para aliviar estenosis o incompetencia.
valvotomy (valvotomía). f. **1.** Valvulotomía; corte a través de una válvula cardíaca estenosada para aliviar la obstrucción. **2.** Incisión de una estructura valvular.
rectal v. (v. rectal).
valvula, pl. **valvulae** (válvula). [*valvula*, NA]. Valva, especialmente de pequeño tamaño.
v. fossae navicularis (v. de la fosa navicular). [*valvula fossae navicularis*, NA].
valvulae conniventes (v. conniventes). Pliegues circulares.
v. vestibuli (v. vestibular). Nombre antiguo de la v. venosa.
valvular (valvular). Valvado.
valvule (válvula). [*valvula*, NA]. Valva, especialmente de pequeño tamaño.
Foltz' v. (v. de Foltz). V. de Bochdalek.
lymphatic v. (v. linfática). [*valvula lymphatica*, NA].
valvulitis (valvulitis). f. Inflamación de una válvula, especialmente cardíaca.
rheumatic v. (v. reumática).
valvuloplasty (valvuloplastia). f. Valvoplastia.
valvulotome (valvulótomo). f. Instrumento para seccionar una válvula.
valvulotomy (valvulotomía). f. Valvotomía.
valyl (valil). m. El radical de la valina.
vanadate (vanadato). m. Sal del ácido vanádico.
vanadic acid (ácido vanádico).
vanadium (vanadio). m. Elemento metálico, símbolo V, Nº at. 23, P. at. 50,95.
vanadium group (vanadio, grupo del).
vancomycin (vancomicina). f. Antibiótico aislado de cultivos de *Nocardia orientalis*, posee acción bactericida y bacteriostática contra los microorganismos grampositivos.
vandal root (heliotropo de jardín). Valeriana.
vanilla (vainilla). f. Fruto crecido pero sin madurar y curado de *Vanila planifolia* (v. mexicana o de Borbón) o de *V. tahitensis* (v. de Tahití), orquídeas (familia Orquidaceae) nativas de México y cultivadas en otros países tropicales.
vanillate (vanilato). m. Compuesto del ácido vainíllico.
vanillic acid (ácido vainíllico). Á. metilprotocatéquico.
vanillin (vainillina). f. Aldehído metilprotocatechuico; aldehído vanílico; 4-hidroxi-3-metoxibenzaldehído; obtenida de la vainilla y también preparada sintéticamente; agente aromático.
vanillism (vainillismo). m. **1.** Síntomas de irritación de la piel, la mucosa nasal y la conjuntiva que presentan a veces los que trabajan con vainilla. **2.** Infestación de la piel por ácaros sarcoptiformes que se encuentran en las vainas de vainilla.
vanillylmandelic acid (ácido vainillilmandélico).
vapor (vapor). m. **1.** Las moléculas de la fase gaseosa de una sustancia sólida o líquida expuestas a un gas. **2.** Emanación visible de partículas finas de un líquido. **3.** Preparación medicinal que se administra por inhalación.
anesthetic v. (v. anestésico).
vaporization (vaporización). f. **1.** Paso de un sólido o líquido a vapor. **2.** Aplicación terapéutica de un vapor.
vaporize (vaporizar). **1.** Convertir en vapor un sólido o líquido. **2.** Aplicar terapéuticamente un vapor.
vaporizer (vaporizador). m. **1.** Aparato para reducir líquidos medicados a vapor, apropiado para inhalación o aplicación a las mucosas accesibles. **2.** Dispositivo para volatilizar anestésicos líquidos. V.t. nebulizador; atomizador.
flow-over v. (v. de flujo).
temperature-compensated v. (v. de temperatura compensada).
vaporthorax (vaportórax). m. Existencia de grandes burbujas de vapor de agua en el espacio pleural entre los pulmones y la pared torácica, en una persona sin protección, expuesta a alturas mayores de 63.000 pies, donde la presión barométrica es menor de 47 mm Hg y el agua pasa de líquido a vapor a la temperatura corporal.
vapotherapy (vapoterapia). f. Tratamiento de la enfermedad por medio de vapor o rocío.

$\dot{V}a/\dot{Q}$ ($\dot{V}a/\dot{Q}$). Abrev. de relación de ventilación/perfusión.
variability (variabilidad). f. **1.** Capacidad de ser variable. **2.** En genética, las diferencias potenciales o reales, cuantitativas o cualitativas, en el fenotipo entre individuos que poseen el mismo genotipo en un locus particular.
baseline v. of fetal heart rate (v. basal de la frecuencia cardíaca fetal).
variable (variable). **1.** f. Aquello que es inconstante, que puede cambiar, en contraste con una constante. **2.** Que se aparta del tipo en estructura, forma, fisiología o comportamiento.
dependent v. (v. dependiente).
independent v. (v. independiente).
intervening v. (v. interviniente).
variance (variancia). f. **1.** Medida de la variación que muestra una serie de observaciones, definida como la suma de los cuadrados de las desviaciones de la media, dividida por el número de grados de libertad en la serie de observaciones. **2.** Condición de variable, diferente, divergente o desviado.
ball v. (v. esférica).
variant (variante). **1.** Persona o cosa variable. **2.** Que tiene tendencia a alterarse o cambiar, a mostrar variedad o diversidad, a no ajustarse al tipo o a diferir de él.
inherited albumin v.'s (v. hereditarias de albúmina).
L-phase v.'s (v. de fase L).
variate (variato). m. Cantidad mensurable capaz de adoptar diferentes valores.
variation (variación). f. Desviación del tipo, especialmente el original, en estructura, forma, fisiología o comportamiento.
beat-to-beat v. of fetal heart rate (v. latido a latido de la frecuencia cardíaca fetal).
continuous v. (v. continua). Una serie de v. muy leves.
meristic v. (v. merística).
varication (varicación). f. La formación o presencia de várices.
variceal (variceal). Perteneciente a una várice.
varicella (varicela). f. Viruela del pollo; viruela de agua; enfermedad contagiosa aguda que generalmente aparece sólo en niños, causada por el virus de varicela-zoster y caracterizada por una erupción poco abundante de pápulas que se convierten en vesículas y pústulas, como en la viruela aunque menos grave.
v. gangrenosa (v. gangrenosa).
varicellation (varicelación). f. Inoculación de virus de varicela como protección contra la enfermedad.
varicelliform (variceliforme). Variceloide; parecido a la varicela.
varicelloid (variceloide). Variceliforme.
variciform (variciforme). Varicoide; cincoide; parecido a una várice.
varico- (varico-). Prefijo que indica várice o varicosidad.
varicoblepharon (varicobléfaron). m. Varicosidad del párpado.
varicocele (varicocele). m. Pampinocele; cirsocele; afección que se manifiesta por dilatación anormal de las venas del cordón espermático, causada por incompetencia de las válvulas de la vena espermática interna.
ovarian v. (v. ovárico). V. tuboovárico o uteroovárico.
symptomatic v. (v. sintomático).
tubo-ovarian v. (v. tuboovárico). V. ovárico.
utero-ovarian v. (v. uteroovárico). V. ovárico.
varicocelectomy (varicocelectomía). f. Operación para aliviar un varicocele por ligadura y escisión de las venas dilatadas.
varicography (varicografía). Radiografía de las venas después de inyectar un medio radiopaco en las várices.
varicoid (varicoide). Variciforme.
varicomphalus (variconfalo). m. Hinchazón formada por venas varicosas en el ombligo.
varicophlebitis (varicoflebitis). f. Inflamación de venas varicosas.
varicose (varicoso). Relativo a várices o varicosis; afectado o caracterizado por ésta.
varicosis, pl. **varicoses** (varicosis). f. Dilatación o várice de una o más venas.
varicosity (varicosidad). f. Várice o estado varicoso.
varicotomy (varicotomía). f. Operación de venas varicosas por incisión subcutánea.
varicula (varícula). f. Várice conjuntival; estado varicoso de las venas de la conjuntiva.

varicule (varícula). f. Pequeña vena varicosa vista comúnmente en la piel.
variola (variola). f. Viruela.
v. benigna (v. benigna). Varioloide.
v. hemorrhagica (v. hemorrágica). Viruela hemorrágica.
v. major (v. mayor). Viruela.
v. maligna (v. maligna). Viruela maligna, en general hemorrágica.
v. miliaris (v. miliar).
v. minor (v. menor). Alastrim.
v. pemphigosa (v. penfigosa).
v. sine eruptione (v. sin erupción).
v. vaccine, v. vaccinia (v. vaccinia). Vaccinia.
v. vera (v. vera o verdadera).
v. verrucosa (v. verrugosa).
variolar (variolar). Variólico; varioloso; relativo a la viruela.
variolate **1.** (variolar). Inocular con el virus de la viruela. **2.** (variolado). Con fosas o cicatrices como de viruela.
variolation (variolación). f. Variolización; proceso de variolar, es decir inocular material de viruela; ya no se practica.
variolic (variólico). Variolar.
varioliform (varioliforme). Varioloide.
variolization (variolización). f. Variolación.
varioloid (varioloide). **1.** Varioliforme; parecido a la viruela. **2.** m. Viruela modificada o variceloide; variola benigna; forma leve de viruela en personas relativamente resistentes, debido en general a vacunación previa.
variolous (varioloso). Variolar.
variolovaccine (variolovacuna). f. Vacuna obtenida de la erupción que sigue a la inoculación de una ternera con viruela humana.
varix, pl. **varices** (várice). f. **1.** Vena dilatada. **2.** Vena, arteria o vaso linfático agrandado y tortuoso.
v. anastomoticus (v. anastomótica). V. aneurismática.
aneurysmal v. (v. aneurismática). Aneurisma de Pott.
cirsoid v. (v. cirsoide). Aneurisma cirsoide.
conjunctival v. (v. conjuntival). Varícula.
esophageal varices (v. esofágicas).
gelatinous v. (v. gelatinosa). Bulto o nódulo en el cordón umbilical.
lymph v. (v. linfática).
turbinal v. (v. turbinada).
varnish (dental) (barnices dentales). Soluciones de resinas y gomas naturales en un solvente apropiado, de las que se aplica una capa delgada sobre las superficies de las preparaciones cavitarias antes de colocar las restauraciones.
varus (varus). Doblado, inclinado o torcido hacia adentro; el uso moderno aceptado de la palabra, especialmente en ortopedia, traspone erróneamente el significado de valgus a v., como en genu varum.
vas, gen. vasis, pl. vasa, gen. and pl. **vasorum** (vas, gen. vasis, pl. vasa, gen. y pl. vasorum). [*vas*, gen. *vasis*, pl. *vasa*, gen. pl. *vasorum*, NA]. Vaso.
v. aberrans (v. aberrans). Conductillo aberrante.
v. aberrans hepatis, pl. **vasa aberrantia hepatis** (v. aberrantia hepatis). Vasos aberrantes hepáticos o del hígado.
v. anastomoticum (v. anastomoticum). [*vas anastomoticum*, NA]. Vaso que establece una conexión entre arterias, entre venas o entre vasos linfáticos.
vasa auris internae (v. auris internae). [*vasa auris internae*, NA]. Vasos del oído interno.
vasa brevia (vasa brevia). Arterias gástricas breves.
v. deferens, pl. **vasa deferentia** (v. deferens, pl. vasa deferentia). Conducto deferente.
Ferrein's vasa aberrantia (vasa aberrantia de Ferrein). Canalículos biliares sin conexión con los lóbulos hepáticos.
Haller's v. aberrans (v. aberrans de Haller). Conductillo aberrante inferior.
v. lymphaticum profundum (v. lymphaticum profundum). [*vas lymphaticum profundum*, NA]. Vaso linfático profundo.
v. lymphaticum superficiale (v. lymphaticum superficiale). [*vas lymphaticum superficiale*, NA]. Vaso linfático superficial.
vasa nervorum (vasa nervorum). [*vasa nervorum*, NA]. Vasos que irrigan un tronco nervioso.
vasa previa (vasa previa). Vasos umbilicales que se presentan antes que la cabeza fetal, en general atravesando las membranas y cruzando el orificio cervical interno.
v. prominens (v. prominens). [*vas prominens*, NA]. Vaso sanguíneo en la sustancia de la prominencia espiral de la cóclea.
vasa recta **1.** (vasa recta). Arteriolas rectas rectales. **2.** (vasa recta.). Túbulos seminíferos rectos.
Roth's v. aberrans (v. aberrans de Roth). Divertículo ocasional de la red testicular.
vasa sanguinea retinae (vasa sanguinea retinae). [*vasa sanguinea retinae*, NA]. Vasos sanguíneos de la retina.
v. spirale (v. spirale). [*vas spirale*, NA]. Vaso sanguíneo más grande que los otros en la membrana basilar inmediatamente por debajo del túnel de Corti.
vasa vasorum (vasa vasorum). [*vasa vasorum*, NA]. Vasos de vasos.
vasa vorticosa (vasa vorticosa). Venas vorticosas.
vas- (vas-). Prefijo que indica un vaso sanguíneo. V.t. vasculo-, vaso-.
vasal (vasal). Relativo a un vaso.
vascular (vascular). Relativo a vasos sanguíneos o que los contiene.
vascularity (vascularidad). f. Estado de vascularización.
vascularization (vascularización). f. Arterialización; formación de nuevos vasos sanguíneos en una parte.
vascularized (vascularizado). Transformado en vascular por la formación de nuevos vasos.
vasculature (vasculatura). f. Red vascular de un órgano.
vasculitis (vasculitis). f. Angitis.
cutaneous v. (v. cutánea). Angitis leucocitoclástica.
leukocytoclastic v. (v. leucocitoclástica).
livedo v. (v. livedo).
nodular v. (v. nodular).
vasculo- (vasculo-). Prefijo que indica relación con un vaso sanguíneo. V.t. vas-, vaso-.
vasculocardiac (vasculocardíaco). Relativo al corazón y los vasos sanguíneos.
vasculogenesis (vasculogénesis). f. Formación del sistema vascular.
vasculomotor (vasculomotor). Vasomotor.
vasculomyelinopathy (vasculomielinopatía). f. Vasculopatía de pequeños vasos cerebrales con la consiguiente desmielinización perivascular, posiblemente debida a complejos inmunes circulantes.
vasculopathy (vasculopatía). f. Toda enfermedad de los vasos sanguíneos.
vasculum, pl. **vascula** (vasculum, pl. vascula). Pequeño vaso.
vasectomy (vasectomía). f. Deferentectomía; escisión de un segmento del vas deferens junto con prostatectomía o para producir esterilidad.
vasifaction (vasifacción). f. Angiopoyesis.
vasifactive (vasifactivo). Angiopoyético.
vasiform (vasiforme). En forma de vaso o estructura tubular.
vasitis (vasitis). f. Deferentitis.
vaso- (vaso-). Prefijo que significa vaso sanguíneo; vasculitis. V.t. vas-, vasculo-.
vaso-orchidostomy (vasoorquidostomía). f. Restablecimiento de los conductos seminíferos interrumpidos por unión de los túbulos del epidídimo o de la red testicular al extremo dividido del conducto deferente.
vasoactive (vasoactivo). Que influye sobre el tono y calibre de los vasos sanguíneos.
vasoconstriction (vasoconstricción). f. Estrechamiento de los vasos sanguíneos.
active v. (v. activa).
passive v. (v. pasiva).
vasoconstrictive (vasoconstrictivo). **1.** Que causa estrechamiento de los vasos sanguíneos. **2.** m. Vasoconstrictor.
vasoconstrictor (vasoconstrictor). m. **1.** Vasoconstrictivo; agente que causa estrechamiento de los vasos sanguíneos. **2.** Nervio cuya estimulación causa constricción vascular.
vasodentin (vasodentina). f. Dentina vascular en la que los capilares primitivos no se han calcificado y pueden dar paso a los elementos figurados de la sangre.
vasodepression (vasodepresión). f. Reducción del tono en los vasos sanguíneos con vasodilatación, lo cual produce un descenso de la presión sanguínea.
vasodepressor (vasodepresor). **1.** Que produce vasodepresión. **2.** m. Agente que produce vasodepresión.

T U V

vasodilatation, vasodilation (vasodilatación). f. Flebarteriectasia; dilatación de los vasos sanguíneos.
active v. (v. activa).
passive v. (v. pasiva).
vasodilative (vasodilatativo). **1.** Que causa dilatación de los vasos sanguíneos. **2.** Vasodilatador.
vasodilator (vasodilatador). **1.** Vasodilatativo; agente que causa dilatación de los vasos sanguíneos. **2.** Nervio cuya estimulación produce dilatación de los vasos sanguíneos.
vasoepididymostomy (vasoepididimostomía). f. Anastomosis quirúrgica de los vasos deferentes con el epidídimo, para no tocar (bypass) una obstrucción a nivel del epidídimo medio a distal o del vaso proximal.
vasofactive (vasofactivo). Angiopoyético.
vasoformation (vasoformación). f. Angiopoyesis.
vasoformative (vasoformativo). Angiopoyético.
vasoganglion (vasoganglio). m. Masa de vasos sanguíneos.
vasography (vasografía). f. **1.** Radiografía de vasos sanguíneos. **2.** Estudio radiográfico del conducto deferente con un agente de contraste inyectado en la luz por vía transuretral o por vasotomía abierta, para determinar si está expedito.
vasohypertonic (vasohipertónico). Relativo al aumento de tensión arteriolar o vasoconstricción.
vasohypotonic (vasohipotónico). Relativo a la disminución de tensión arteriolar o vasodilatación.
vasoinhibitor (vasoinhibidor). m. Agente que restringe o impide el funcionamiento de los nervios vasomotores.
vasoinhibitory (vasoinhibitorio). Que restringe la acción vasomotora.
vasolabile (vasolábil). m. Vaso sanguíneo que presenta labilidad (fragilidad) o vasomovimiento activo.
vasoligation (vasoligadura). f. Ligadura del conducto deferente.
vasomotion (vasomovimiento). m. Angiocinesis; cambio de calibre de un vaso sanguíneo.
vasomotor (vasomotor). **1.** Angiocinético; vasculomotor. Que causa dilatación o constricción de los vasos sanguíneos. **2.** Denota los nervios que poseen esta acción.
vasoneuropathy (vasoneuropatía). f. Cualquier enfermedad que afecta a los nervios y vasos sanguíneos.
vasoneurosis (vasoneurosis). f. Angioneurosis.
vasoparalysis (vasoparálisis). f. Angioparálisis; angiohipotonía; parálisis, atonía o hipotonía de vasos sanguíneos.
vasoparesis (vasoparesia). f. Angioparesia; parálisis vasomotora; grado leve de vasoparálisis.
vasopressin (vasopresina). f. Hormona antidiurética; β-hipofamina; hormona nonapeptídica relacionada con la oxitocina y vasotocina.
arginine v. (v. arginina). Argipresina.
vasopressor (vasopresor). **1.** Que produce vasoconstricción y aumento de la presión arterial sistémica. **2.** m. Agente que tiene este efecto.
vasopuncture (vasopuntura). f. Acción de punzar un vaso con una aguja.
vasoreflex (vasorreflejo). m. Reflejo que influye sobre el calibre de los vasos sanguíneos.
vasorelaxation (vasorrelajación). f. Reducción de tensión de las paredes de los vasos sanguíneos.
vasosection (vasosección). f. Vasotomía.
vasosensory (vasosensitivo). **1.** Relativo a la sensación en los vasos sanguíneos. **2.** Denota fibras sensitivas que inervan vasos sanguíneos.
vasospasm (vasoespasmo). m. Angioespasmo; angiohipertonía; contracción o hipertonía de las capas musculares de los vasos sanguíneos.
vasospastic (vasoespástico). Angioespástico; relativo a vasoespasmo o caracterizado por él.
vasostimulant (vasoestimulante). **1.** Que excita la acción vasomotora. **2.** m. Agente que excita la acción de los nervios vasomotores. **3.** Vasotónico.
vasostomy (vasostomía). f. Establecimiento de una abertura artificial en el conducto deferente.
vasothrombin (vasotrombina). f. Trombina derivada de las células que tapizan los vasos sanguíneos.
vasotocin (vasotocina). f. Hormona nonapeptídica de la neurohipófisis de subvertebrados, con actividad de vasopresina y oxitocina.
arginine v. (v. arginina).
vasotomy (vasotomía). f. Vasosección; incisión o división del conducto deferente.
vasotonia (vasotonía). f. Angiotonía; tono de los vasos sanguíneos, en especial las arteriolas.
vasotonic (vasotónico). **1.** Angiotónico; relativo al tono vascular. **2.** m. Vasoestimulante; agente que aumenta la tensión vascular.
vasotribe (vasotribo). Angiotribo.
vasotripsy (vasotripsia). f. Angiotripsia.
vasotrophic (vasotrófico). Relacionado con la nutrición de los vasos sanguíneos o linfáticos.
vasotropic (vasotrópico). Que tiende a actuar sobre los vasos sanguíneos.
vasovagal (vasovagal). Relativo a la acción del nervio vago sobre los vasos sanguíneos.
vasovasostomy (vasovasostomía). f. Anastomosis quirúrgica de los vasos deferentes para restaurar la fertilidad de un hombre previamente vasectomizado.
vasovesiculectomy (vasovesiculectomía). f. Escisión del conducto deferente y las vesículas seminales.
VATER (VATER). Acrónimo de *v*ertebral defects, *a*nal atresia, *t*racheoesophageal fistula with *e*sophageal atresia and *r*adial and *r*enal anomalies (defectos vertebrales, atresia anal, fístula traqueoesofágica con atresia traqueoesofágica y anomalías radiales y renales).
vault (bóveda). f. Una parte parecida a un techo arqueado.
VC (VC). Abrev. de visión del color y capacidad vital (vital capacity).
VCO_2 (VCO_2). Símbolo de eliminación de dióxido de carbono.
VDRL (VDRL). Abreviatura de Venereal Disease Research Laboratories (Laboratorios de investigación de enfermedades venéreas).
vection (vección). f. Transferencia de agentes de enfermedad de enfermos a sanos por un vector.
vectis (vectis). Palanca; instrumento semejante a una de las hojas de un fórceps obstétrico, usado como auxiliar del parto por tracción de la parte de presentación del feto.
vector (vector). m. **1.** Animal invertebrado (garrapata, caracol, mosca) capaz de transmitir un agente infeccioso entre vertebrados. **2.** Todo aquello (velocidad, fuerza mecánica, fuerza electromotriz) que tiene magnitud, dirección y sentido representables por una línea recta de largo y dirección apropiados. **3.** Especialmente el eje eléctrico del corazón representado por una flecha cuyo largo es proporcional a la magnitud de la fuerza eléctrica, su dirección es la de la fuerza y la punta representa el polo positivo de la fuerza. **4.** Molécula de DNA que se replica en forma autónoma en una célula a la cual puede estar unido artificialmente otro segmento de DNA que también se replica.
biological v. (v. biológico).
cloning v. (v. clonado).
expression v. (v. de expresión).
instantaneous v. (v. instantáneo).
manifest v. (v. manifiesto).
mean v. (v. medio).
mechanical v. (v. mecánico).
spatial v. (v. espacial).
vectorcardiogram (vectocardiograma). m. Representación gráfica de la magnitud y dirección de las corrientes de acción del corazón en forma de un asa vectora.
vectorcardiography (vectocardiografía). f. **1.** Variante de la electrocardiografía en la que las corrientes de activación del corazón están representadas por asas vectoras. **2.** Estudio e interpretación de vectocardiogramas.
spatial v. (v. espacial).
vectorial (vectorial). Relativo en cualquier sentido a un vector.
vecuronium bromide (vecuronio, bromuro de). Un relajante neuromuscular no despolarizante con duración relativamente corta; un homólogo monocuaternario del pancuronio.
VEE (EEV). Abrev. de encefalomielitis equina venezolana.
vegetable (vegetal). Relativo a las plantas, a diferencia de animales o minerales.
vegetal (vegetativo). Denota las funciones vitales comunes a plantas y animales: respiración, metabolismo, crecimiento, generación, etc., en contraste con las funciones propias de los animales, como la sensación consciente y las facultades mentales.
vegetality (vegetalidad). f. Agregado de las funciones vitales comunes a plantas y animales.
vegetarian (vegetariano). Persona que se alimenta exclusivamente de vegetales y no come carne.

vegetarianism (vegetarianismo). m. Práctica dietética de un vegetariano.
vegetation (vegetación). f. **1.** Proceso de crecimiento de las plantas. **2.** Estado de pereza y apatía comparable a la inactividad de la vida vegetal. **3.** Crecimiento o excrecencia de cualquier tipo. **4.** Específicamente un coágulo formado en gran parte por plaquetas fusionadas, fibrina y a veces bacterias, que se adhiere a una válvula cardíaca enferma.
vegetative (vegetativo). **1.** Que crece o funciona de manera involuntaria o inconsciente; denota especialmente un estado de marcada alteración de la conciencia. **2.** En reposo; no activo: denota la fase de una célula o su núcleo en la que el proceso de cariocinesis está latente.
vegetoanimal (vegetoanimal). Relativo a vegetales y animales.
vehicle (vehículo). m. **1.** Excipiente o menstruo; sustancia, generalmente sin acción terapéutica, usada como medio para dar volumen en la administración de medicinas. **2.** Sustancia inanimada por intermedio de la cual pasa un agente infeccioso de un huésped infectado a uno susceptible.
veil (velo). m. **1.** [*velum*, NA]. Velamen; cualquier estructura semejante a un v. o una cortina. **2.** Cofia.
aqueduct v. (v. del acueducto).
Jackson's v. (v. de Jackson). Membrana de Jackson.
Sattler's v. (v. de Sattler).
vein (vena). [vena, pl. *venae*, NA]. f. Vaso sanguíneo que lleva sangre hacia el corazón.
accessory cephalic v. (v. cefálica accesoria). [*vena cephalica accessoria*, NA].
accessory hemiazygos v. (v. hemiácigos accesoria). [*vena hemiazygos accessoria*, NA].
accessory saphenous v. (v. safena accesoria). [*vena saphena accessoria*, NA].
accessory vertebral v. (v. vertebral accesoria). [*vena vertebralis accessoria*, NA].
accompanying v. (v. acompañantes). V. concomitantes.
anastomotic v.'s (v. anastomóticas).
angular v. (v. angular). [*vena angularis*, NA].
anonymous v.'s (v. anónimas). V. braquicefálicas.
anterior auricular v. (v. auricular anterior). [*vena auricularis anterior*, NA].
anterior cardiac v.'s (v. cardíacas anteriores). [*venae cordis anteriores*, NA]. V. cardíacas anteriores.
anterior cardinal v.'s (v. cardinales anteriores).
anterior cerebral v. (v. cerebral anterior). [*vena cerebri anterior*, NA].
anterior facial v. (v. facial anterior). V. facial.
anterior intercostal v.'s (v. intercostales anteriores). [*venae intercostales anteriores*, NA].
anterior jugular v. (v. yugular anterior). [*vena jugularis anterior*, NA].
anterior labial v.'s (v. labiales anteriores). [*venae labiales anteriores*, NA]. V. anteriores de los labios mayores y menores.
anterior pontomesencephalic v. (v. pontomesencefálica anterior). [*vena pontomesencephalica anterior*, NA].
anterior scrotal v.'s (v. escrotales anteriores). [*venae escrotales anteriores*, NA]. V. que van del escroto a las v. pudendas externas.
anterior tibial v.'s (v. tibiales anteriores). [*venae tibiales anteriores*, NA].
anterior v. of septum pellucidum (v. anterior del septum pellucidum). [*vena septi pellucidi anterior*, NA].
anterior vertebral v. (v. vertebral anterior). [*vena vertebralis anterior*, NA].
appendicular v. (v. apendicular). [*vena appendicularis*, NA].
aqueous v. (v. del humor acuoso).
arciform v.'s of kidney (v. arciformes del riñón). [*venae arcuatae renis*, NA].
arcuate v.'s of kidney (v. arciformes del riñón). [*venae arcuatae renis*, NA].
arterial v. (v. arterial).
ascending lumbar v. (v. lumbar ascendente). [*vena lumbalis ascendens*, NA].
auricular v.'s (v. auriculares). V. auricular anterior y posterior.
axillary v. (v. axilar). [*vena axillaris*, NA].
azygos v. (v. ácigos). [*vena azygos major*, NA].
basal v. of Rosenthal **1.** (v. basal de Rosenthal). V. basal. **2.** (v. basal). [*vena basalis*, NA].
basal v.'s (v. basales).
basilic v. (v. basílica). [*vena basilica*, NA].
basivertebral v. (v. de los cuerpos vertebrados). [*vena basivertebralis*, NA].
Baumgarten's v.'s (v. de Baumgarten).
brachial v.'s (v. braquiales). [*venae brachiales*, NA]. V. humerales.
brachiocephalic v.'s (v. braquiocefálicas). [*venae brachiocephalicae*, NA].
Breschet's v. (v. de Breschet). V. diploica.
bronchial v.'s (v. bronquiales). [*venae bronchiales*, NA].
Browning's v. (v. de Browning). V. anastomótica anterior o inferior.
v. of bulb of penis (v. del bulbo del pene). [*vena bulbi penis*, NA].
Burow's v. (v. de Burow).
capillary v. (v. capilar). Vénula.
cardiac v.'s (v. cardíacas).
cardinal v.'s (v. cardinales).
central v. of retina (v. central de la retina). [*vena centralis retinae*, NA].
central v. of suprarenal gland (v. central de la glándula suprarrenal). [*vena centralis glandulae suprarenalis*, NA].
central v.'s of liver **1.** (v. hepáticas centrales). [*venae centrales hepatis*, NA]. V. centrales del hígado; v. de Krukenberg. **2.** (v. centrales del hígado). V. hepáticas centrales.
cephalic v. (v. cefálica). [*vena cephalica*, NA].
cerebral v.'s (v. cerebrales).
cervical v. (v. cervical). V. cervical profunda.
choroid v. (v. coroidea).
choroid v.'s of eye (v. coroideas oculares). [*venae choroideae oculi*, NA]. Nombre oficial alternativo de las v. vorticosas.
ciliary v.'s (v. ciliares) [*venae ciliares*, NA].
circumflex v.'s (v. circunflejas).
v. of cochlear aqueduct (v. del acueducto coclear). [*vena aqueductus cochleae*, NA].
v. of cochlear canaliculus (v. del canalículo coclear). [*vena aqueductus cochleae*, NA].
colic v.'s (v. cólicas).
common basal v. (v. basal común). [*vena basalis communis*, NA].
common cardinal v.'s (v. cardinales comunes).
common facial v. (v. facial común).
common iliac v. (v. ilíaca común o primitiva). [*vena iliaca communis*, NA].
companion v. **1.** (v. compañera). V. concomitante. **2.** (v. concomitante). [*vena comitans*, NA].
condylar emissary v. (v. emisaria condílea). [*vena emissaria condylaris*, NA]. V. emisaria condílea.
conjunctival v.'s (v. conjuntivales). [*venae conjunctivales*, NA].
coronary v. (v. coronaria). V. gástrica izquierda.
v. of corpus striatum (v. del cuerpo estriado). [*vena thalamostriata superior*, NA].
costoaxillary v. (v. costoaxilar).
cutaneous v. (v. cutánea). [*vena cutanea*, NA]. V. superficial.
Cuvier's v.'s (v. de Cuvier). V. cardinales comunes del embrión.
cystic v. (v. cística). [*vena cystica*, NA].
deep cerebral v.'s (v. cerebrales profundas). [*venae cerebri profundae*, NA].
deep cervical v. (v. cervical profunda). [*vena cervicalis profunda*, NA].
deep circumflex iliac v. (v. circunfleja ilíaca profunda). [*vena circumflexa ilium profunda*, NA].
deep dorsal v. of clitoris (v. dorsal profunda del clítoris). [*vena dorsalis clitoridis profunda*, NA].
deep dorsal v. of penis (v. dorsal profunda del pene). [*vena dorsalis penis profunda*, NA].
deep epigastric v. (v. epigástrica profunda). [*vena epigastrica inferior*, NA].
deep facial v. (v. facial profunda). [*vena faciei profunda*, NA].
deep femoral v. (v. femoral profunda). [*vena profunda femoris*, NA].

deep lingual v. (v. lingual profunda). [*vena profunda linguae*, NA].
deep middle cerebral v. 1. (v. media profunda del cerebro). [*vena cerebri media profunda*, NA]. **2.** (v. profunda del cerebro). [*vena cerebri media profunda*, NA].
deep temporal v.'s (v. temporales profundas). [*venae temporales profundae*, NA].
deep v. of penis (v. profunda del pene). [*vena profunda penis*, NA].
deep v.'s of clitoris (v. profundas del clítoris). [*vena profunda clitoridis*, NA].
digital v.'s (v. digitales).
diploic v. (v. diploica). [*vena diploica*, NA]. Conducto de Dupuytren.
dorsal callosal v. (v. callosa dorsal). V. dorsal del cuerpo calloso.
dorsal digital v.'s of toes (v. dorsales de los dedos del pie). [*venae digitales dorsales pedis*, NA].
dorsal lingual v. (v. dorsal de la lengua). [*vena dorsalis linguae*, NA].
dorsal metacarpal v.'s 1. (v. metacarpianas dorsales). [*venae metacarpeae dorsales*, NA]. V. interóseas dorsales de la mano. **2.** (v. interóseas palmares). [*venae metacarpeae palmares*, NA]. V. metacarpianas palmares.
dorsal metatarsal v.'s (v. dorsales (o interóseas dorsales) del pie). [*venae metatarseae dorsales*, NA].
dorsal scapular v. (v. escapular dorsal). [*vena scapularis dorsalis*, NA].
dorsal v. of corpus callosum (v. dorsal del cuerpo calloso). [*vena corporis callosi dorsalis*, NA].
dorsal v.'s of clitoris (v. dorsales del clítoris).
dorsal v.'s of penis (v. dorsales del pene).
dorsispinal v.'s (v. dorsoespinales).
emissary v. (v. emisaria). [*vena emissaria*, NA].
epigastric v.'s (v. epigástricas).
episcleral v.'s (v. epiescleróticas). [*venae episclerales*, NA].
esophageal v.'s (v. del esófago). [*venae esophageae*, NA]. V. esofágicas.
ethmoidal v.'s (v. etmoidales). [*venae ethmoidales*, NA].
external iliac v. (v. ilíaca externa). [*vena iliaca externa*, NA].
external jugular v. (v. yugular externa). [*vena jugularis externa*, NA].
external nasal v.'s (v. nasales externas). [*venae nasales externae*, NA]. V. del ala de la nariz.
external pudendal v.'s (v. pudendas externas). [*venae pudendae externae*, NA].
facial v. (v. facial). [*vena facialis*, NA]. V. facial anterior.
femoral v. (v. femoral). [*vena femoralis*, NA].
fibular v.'s (v. fibulares). [*venae fibulares*, NA].
frontal v.'s (v. frontales). [*venae frontales*, NA].
gastric v.'s (v. gástricas).
gastroepiploic v.'s (v. gastroepiploicas).
gluteal v.'s (v. glúteas).
great cardiac v. (v. cardíaca magna). [*vena cordis magna*, NA].
great cerebral v. (v. cerebral magna). [*vena cerebri magna*, NA].
great saphenous v. (v. safena magna). [*vena saphena magna*, NA]. V. safena grande, larga o mayor.
great v. of Galen (v. de Galeno). [*vena cerebri magna*, NA]. V. cerebral mayor; gran v. de Galeno.
hemiazygos v. (v. hemiácigos). [*vena azygos minor inferior*] [*vena hemiazygos*, NA].
hemorrhoidal v.'s (v. hemorroidales).
hepatic portal v. (v. porta hepática). [*vena portae hepatis*, NA].
hepatic v.'s (v. hepáticas). [*venae hepaticae*, NA].
highest intercostal v. (v. intercostal suprema). [*vena intercostalis suprema*, NA].
hypogastric v. (v. hipogástrica). V. ilíaca interna.
ileal v.'s (v. del íleon). V. del yeyuno e íleon.
ileocolic v. (v. ileocólica o cólica derecha inferior). [*vena ileocolica*, NA].
iliac v.'s (v. ilíacas).
iliolumbar v. (v. iliolumbar). [*vena iliolumbalis*, NA].
inferior anastomotic v. (v. anastomótica inferior). [*vena anastomotica inferior*, NA]. V. de Browning o Labbé.
inferior basal v. (v. basal inferior). [*vena basalis inferior*, NA].
inferior cardiac v. (v. cardíaca inferior). [*vena cordis media*, NA].
inferior cerebral v.'s (v. cerebrales inferiores). [*venae cerebri inferiores*, NA].
inferior choroid v. (v. coroidea inferior). [*vena choroidea inferior*, NA].
inferior epigastric v. (v. epigástrica inferior). [*vena epigastrica inferior*, NA]. V. epigástrica; v. epigástrica profunda.
inferior gluteal v.'s (v. glúteas inferiores). [*venae gluteae inferiores*, NA].
inferior hemorrhoidal v.'s (v. hemorroidales inferiores).
inferior labial v. (v. labial inferior). [*vena labialis inferior*, NA].
inferior laryngeal v. (v. laríngea inferior). [*vena laryngea inferior*, NA].
inferior mesenteric v. (v. mesentérica inferior). [*vena mesenterica inferior*, NA].
inferior ophthalmic v. (v. oftálmica inferior). [*vena ophthalmica inferior*, NA].
inferior phrenic v. (v. frénica inferior). [*vena phrenica inferior*, NA].
inferior rectal v.'s (v. rectales inferiores). [*venae rectales inferiores*, NA]. V. hemorroidales inferiores.
inferior thalamostriate v.'s 1. (v. talamoestriadas inferiores). [*venae thalamostriatae inferiores*, NA]. V. estriadas. **2.** (v. inferiores del cuerpo estriado). [*venae thalamostriatae inferiores*, NA]. V. talamoestriadas inferiores.
inferior thyroid v. (v. tiroidea inferior). [*vena thyroidea inferior*, NA].
inferior v. of vermis (v. inferior del vermis (lóbulo medio o eminencia vermicular del cerebelo)). [*vena vermis inferior*, NA].
inferior v.'s of cerebellar hemisphere (v. inferiores de los hemisferios cerebelosos). [*venae hemispherii cerebelli inferiores*, NA].
inferior ventricular v. (v. ventricular inferior). [*vena ventricularis inferior*, NA].
infrasegmental v.'s (v. infrasegmentarias).
innominate cardiac v.'s (v. cardíacas innominadas). V. de Vieussens.
innominate v.'s (v. innominadas). V. braquiocefálicas.
insular v.'s (v. insulares). [*venae insulares*, NA].
intercapitular v.'s (v. intercapitulares). [*venae intercapitales*, NA].
intercostal v.'s (v. intercostales).
interlobular v.'s of kidney (v. interlobulillares del riñón). [*venae interlobulares renis*, NA].
interlobular v.'s of liver (v. interlobulillares del hígado). [*venae interlobulares hepatis*, NA].
intermediate antebrachial v. (v. intermedia del antebrazo). [*vena intermedia antebrachii*, NA]. V. mediana del antebrazo.
intermediate basilic v. (v. basílica intermedia). [*vena intermedia basilica*, NA].
intermediate cephalic v. (v. cefálica intermedia). [*vena intermedia cephalica*, NA].
intermediate cubital v. (v. cubital intermedia). [*vena intermedia cubiti*, NA].
intermediate v. of forearm (v. intermedia del antebrazo). [*vena intermedia antebrachii*, NA].
internal auditory v.'s (v. auditivas internas). [*venae labyrinthi*, NA].
internal cerebral v.'s (v. cerebrales internas). [*venae cerebri internae*, NA]. V. cerebrales profundas.
internal iliac v. (v. ilíaca interna o hipogástrica). [*vena iliaca interna*, NA].
internal jugular v. (v. yugular interna). [*vena jugularis interna*, NA].
internal pudendal v. (v. pudenda interna). [*vena pudenda interna*, NA].
internal thoracic v. (v. torácicas internas). [*venae thoracicae internae*, NA]. V. mamarias internas.
intersegmental v.'s (v. intersegmentarias).
intervertebral v. (v. intervertebral o de conjunción). [*vena intervertebralis*, NA].
intrasegmental v.'s (v. intrasegmentarias).
jejunal and ileal v.'s (v. del yeyuno e íleon). [*venae jejunales et ilei*, NA].

jugular v.'s (v. yugulares).
key v. (v. clave).
Krukenberg's v.'s (v. de Krukenberg). V. hepáticas centrales.
Labbé's v. (v. de Labbé). V. anastomótica anterior o inferior.
labial v.'s (v. labiales).
labyrinthine v.'s **1.** (v. laberínticas). V. del laberinto. **2.** (v. auditivas internas). [*venae labyrinthi,* NA]. V. del laberinto o laberínticas.
lacrimal v. (v. lagrimal). [*vena lacrimalis,* NA].
large saphenous v. (v. safena mayor). [*vena saphena magna,* NA].
large v. (v. grande).
laryngeal v.'s (v. laríngeas).
Latarjet's v. (v. de Latarjet). V. prepilórica.
lateral atrial v. (v. atrial o auricular lateral). [*vena atrii lateralis,* NA]. V. lateral del ventrículo lateral.
lateral circumflex femoral v.'s (v. circunflejas femorales laterales). [*venae circumflexae femoris laterales,* NA].
lateral direct v.'s (v. laterales directas). [*venae directae laterales,* NA].
v. of lateral recess of fourth ventricle (v. del receso lateral del cuarto ventrículo). [*vena recessus lateralis ventriculi quarti,* NA].
lateral sacral v.'s (v. sacras laterales). [*venae sacrales laterales,* NA].
lateral thoracic v. **1.** (v. mamaria externa). [*vena thoracica lateralis,* NA]. V. torácica larga. **2.** (v. torácica lateral). V. torácica larga .
lateral v. of lateral ventricle (v. lateral del ventrículo lateral). [*vena atrii lateralis,* NA].
left colic v. (v. cólica izquierda). [*vena colica sinistra,* NA].
left coronary v. (v. coronaria izquierda). [*vena cordis magna,* NA].
left gastric v. (v. gástrica izquierda). [*vena gastrica sinistra,* NA]. V. coronaria estomáquica; v. coronaria ventricular.
left gastroepiploic v. (v. gastroepiploica izquierda). [*vena gastroomentalis sinistra,* NA]. V. gastroomental izquierda.
left gastroomental v. (v. gastroomental izquierda). [*vena gastroomentalis sinistra,* NA]. V. gastroepiploica izquierda.
left hepatic v.'s (v. hepáticas izquierdas). [*venae hepaticae sinistrae,* NA]. Las v. que drenan el lóbulo izquierdo del hígado.
left inferior pulmonary v. (v. pulmonar inferior izquierda). [*vena pulmonalis inferior sinistra,* NA].
left ovarian v. (v. uterovárica izquierda). [*vena ovarica sinistra,* NA].
left superior intercostal v. (v. intercostal superior izquierda). [*vena intercostalis superior sinistra,* NA].
left superior pulmonary v. (v. pulmonar superior izquierda). [*vena pulmonalis superior sinistra,* NA].
left suprarenal v. (v. suprarrenal izquierda). [*vena suprarenalis sinistra,* NA].
left testicular v. (v. testicular izquierda). [*vena testicularis sinistra,* NA].
left umbilical v. (v. umbilical izquierda). [*vena umbilicalis sinistra,* NA].
levoatrio-cardinal v. (v. levoauriculocardinal).
lingual v. (v. lingual). [*vena lingualis,* NA].
long saphenous v. (v. safena larga). [*vena saphena magna,* NA].
long thoracic v. (v. torácica larga). [*vena thoracica lateralis,* NA].
lumbar v.'s (v. lumbares). [*venae lumbales,* NA].
Marshall's oblique v. (v. oblicua de Marshall).
masseteric v.'s (v. maseteréricas).
mastoid emissary v. (v. emisaria mastoidea). [*vena emissaria mastoidea,* NA].
maxillary v. (v. maxilar). [*vena maxillaris,* NA].
Mayo's v. (v. de Mayo). V. prepilórica.
medial atrial v. (v. atrial o auricular medial). [*vena atrii medialis,* NA]. V. medial del ventrículo lateral.
medial circumflex femoral v.'s (v. circunflejas femorales mediales). [*venae circumflexae femoris mediales,* NA].
medial v. of lateral ventricle (v. medial del ventrículo lateral). [*vena atrii medialis,* NA].
median antebrachial v. (v. antebraquial mediana).
median basilic v. (v. basílica mediana). V. basílica intermedia.
median cephalic v. (v. cefálica mediana). V. cefálica intermedia.
median cubital v. (v. cubital mediana). [*vena intermedia cubiti,* NA].
median sacral v. (v. sacra media). [*vena sacralis mediana,* NA].
median v. of forearm (v. intermedia del antebrazo). [*vena intermedia antebrachii,* NA].
median v. of neck (v. mediana del cuello).
mediastinal v.'s (v. mediastínicas). [*venae mediastinales,* NA].
medium v. (v. mediana).
meningeal v.'s (v. meníngeas). [*venae meningeae,* NA].
mesencephalic v.'s (v. mesencefálicas). [*venae mesencephalicae,* NA].
mesenteric v.'s (v. mesentéricas).
metacarpal v.'s (v. metacarpianas).
middle cardiac v. (v. cardíaca media). [*vena cordis media,* NA].
middle colic v. (v. cólica media). [*vena colica media,* NA].
middle hemorrhoidal v.'s (v. hemorroidales medias).
middle hepatic v.'s (v. hepáticas medias). [*venae hepaticae mediae,* NA]. Las v. que drenan el lóbulo caudado del hígado.
middle meningeal v.'s (v. meníngeas medias). [*venae meningeae mediae,* NA].
middle rectal v.'s (v. rectales medias). [*venae rectales mediae,* NA]. V. hemorroidales medias.
middle temporal v. (v. temporal media). [*vena temporalis media,* NA].
middle thyroid v. (v. tiroidea media). [*vena thyroidea media,* NA].
musculophrenic v.'s (v. musculofrénicas). [*venae musculophrenicae,* NA].
nasofrontal v. (v. nasofrontal). [*vena nasofrontalis,* NA].
oblique v. of left atrium (v. oblicua de la aurícula izquierda). [*vena obliqua atrii sinistri,* NA]. V. oblicua de Marshall.
obturator v. (v. obturatriz). [*vena obturatoria,* NA].
occipital emissary v. (v. emisaria occipital). [*vena emissaria occipitalis,* NA].
occipital v. (v. occipital). [*vena occipitalis,* NA].
v. of olfactory gyrus (v. de la circunvolución olfatoria). [*vena gyri olfactorii,* NA].
ophthalmic v.'s (v. oftálmicas).
ovarian v.'s (v. ováricas).
palatine v. (v. palatina). [*vena palatina,* NA].
palmar digital v.'s (v. digitales palmares). [*venae digitales palmares,* NA].
palmar metacarpal v.'s (v. metacarpianas palmares). [*venae metacarpeae palmares,* NA].
pancreatic v.'s (v. pancreáticas). [*venae pancreaticae,* NA].
pancreaticoduodenal v.'s (v. pancreaticoduodenales). [*venae pancreaticoduodenales,* NA].
paraumbilical v.'s (v. paraumbilicales). [*venae paraumbilicales,* NA].
parietal emissary v. (v. emisaria parietal). [*vena emissaria parietalis,* NA]. V. de Santorini.
parietal v.'s (v. parietales). [*venae parietales,* NA].
parotid v.'s (v. parotídeas). [*venae parotideae,* NA].
pectoral v.'s (v. pectorales). [*venae pectorales,* NA].
peduncular v.'s (v. pedunculares). [*venae pedunculares,* NA].
perforating v.'s (v. perforantes). [*venae perforantes,* NA].
pericardiacophrenic v.'s (v. pericardiofrénicas). [*venae pericardiacophrenicae,* NA]. V. frenicopericárdicas.
pericardial v.'s (v. pericárdicas). [*venae pericardiacae,* NA].
peroneal v.'s (v. peroneas). [*venae peroneae,* NA].
petrosal v. (v. petrosa). [*vena petrosa,* NA].
pharyngeal v.'s (v. faríngeas). [*venae pharyngeae,* NA].
phrenic v.'s (v. frénicas).
plantar digital v.'s (v. digitales plantares). [*venae digitales plantares,* NA]. V. colaterales plantares de los dedos del pie.
plantar metatarsal v.'s (v. metatarsianas plantares). [*venae metatarseae plantares,* NA]. V. interóseas plantares.
pontine v.'s (v. pontinas). [*venae pontis,* NA]. V. del puente.
popliteal v. (v. poplítea). [*vena poplitea,* NA].
portal v. (v. porta). [*vena portae,* NA].
posterior anterior jugular v. (v. yugular posteroanterior).
posterior auricular v. (v. auricular posterior). [*vena auricularis posterior,* NA].
posterior cardinal v.'s (v. cardinales posteriores).
posterior facial v. (v. facial posterior). V. retromandibular.

v. of posterior horn (v. del cuerno (o asta) posterior). [*vena cornus posterioris,* NA].
posterior intercostal v.'s (v. intercostales posteriores). [*venae intercostales posteriores,* NA].
posterior labial v.'s (v. posteriores de los labios mayores y menores). [*venae labiales posteriores,* NA].
posterior marginal v. (v. marginal posterior).
posterior parotid v.'s (v. parotídeas posteriores). [*venae parotideae,* NA].
posterior pericallosal v. (v. pericallosa posterior). [*vena corporis callosi dorsalis,* NA].
posterior scrotal v.'s (v. escrotales posteriores). [*venae scrotales posteriores,* NA].
posterior tibial v.'s (v. tibiales posteriores). [*venae tibiales posteriores,* NA].
posterior v. of left ventricle (v. posterior del ventrículo izquierdo). [*vena posterior ventriculi sinistri,* NA].
posterior v. of septum pellucidum (v. posterior del septum pellucidum). [*vena septi pellucidi posterior,* NA].
precentral cerebellar v. (v. precentral del cerebelo). [*vena precentralis cerebelli,* NA].
prefrontal v.'s (v. prefrontales). [*venae prefrontales,* NA].
prepyloric v. (v. prepilórica). [*vena prepylorica,* NA].
v. of pterygoid canal (v. del conducto pterigoideo). [*vena canalis pterygoidei,* NA].
pudendal v.'s (v. pudendas).
pulmonary v.'s (v. pulmonares). [*venae pulmonales,* NA].
pyloric v. (v. pilórica). [*vena gastrica dextra,* NA].
radial v.'s (v. radiales). [*venae radiales,* NA].
renal v.'s (v. renales). [*venae renales,* NA].
retromandibular v. (v. retromandibular). [*vena retromandibularis,* NA].
Retzius' v.'s (v. de Retzius). V. de Ruysch.
right colic v. (v. cólica derecha). [*vena colica dextra,* NA].
right gastric v. (v. gástrica derecha). V. pilórica.
right gastroepiploic v. (v. gastroepiploica derecha). [*vena gastro-omentalis dextra,* NA]. V. gastroomental derecha.
right gastroomental v. (v. gastroomental derecha). [*vena gastroomentalis dextra,* NA]. V. gastroepiploica derecha.
right hepatic v.'s (v. hepáticas derechas). [*venae hepaticae dextrae,* NA]. V. que drenan el lóbulo derecho del hígado.
right inferior pulmonary v. (v. pulmonar inferior derecha). [*vena pulmonalis inferior dextra,* NA].
right ovarian v. (v. uterovárica derecha). [*vena ovarica dextra,* NA].
right superior intercostal v. (v. intercostal superior derecha). [*vena intercostalis superior dextra,* NA].
right superior pulmonary v. (v. pulmonar superior derecha). [*vena pulmonalis superior dextra,* NA].
right suprarenal v. (v. suprarrenal derecha). [*vena suprarenalis dextra,* NA].
right testicular v. (v. testicular derecha). [*vena testicularis dextra,* NA].
Rosenthal's v. (v. de Rosenthal). V. basal.
Ruysch's v.'s (v. de Ruysch). V. de Retzius.
sacral v.'s (v. sacras).
Santorini's v. (v. de Santorini). V. emisaria parietal.
saphenous v.'s (v. safenas).
Sappey's v.'s (v. de Sappey). V. paraumbilicales.
scleral v.'s (v. esclerales). [*venae sclerales,* NA].
scrotal v.'s (v. escrotales).
v. of septum pellucidum (v. del septum pellucidum).
short gastric v.'s (v. gástricas breves). [*venae gastricae breves,* NA].
short saphenous v. (v. safena parva). [*vena saphena parva,* NA]. V. safena menor, pequeña o corta.
sigmoid v.'s (v. sigmoideas). [*venae sigmoideae,* NA].
small cardiac v. (v. cardíaca parva). [*vena cordis parva,* NA].
small saphenous v. (v. safena menor). [*vena saphena parva,* NA].
small v. (v. pequeña).
smallest cardiac v.'s (v. cardíacas mínimas). [*venae cordis minimae,* NA]. Las v. cardíacas más pequeñas; v. de Tebesio.
spermatic v. (v. espermática).
spinal v.'s (v. espinales). [*venae spinales,* NA]. V. espinales.
spiral v. of modiolus (v. espiral del modiolo (columela del caracol)). [*vena spiralis modioli,* NA].
splenic v. (v. esplénica). [*vena splenica,* NA]. V. lienalis.
stellate v.'s (v. estrelladas). Vénulas estrelladas.
Stensen's v.'s (v. de Stensen). V. vorticosas.
sternocleidomastoid v. (v. esternocleidomastoidea). [*vena sternocleidomastoidea,* NA].
striate v.'s (v. estriadas). V. talamoestriadas inferiores.
stylomastoid v. (v. estilomastoidea). [*vena stylomastoidea,* NA].
subclavian v. (v. subclavia). [*vena subclavia,* NA].
subcutaneous v.'s of abdomen (v. subcutáneas del abdomen). [*venae subcutanea abdominis,* NA].
sublingual v. (v. sublingual). [*vena sublingualis,* NA].
submental v. (v. submentoniana). [*vena submentalis,* NA].
superficial cerebral v.'s (v. cerebrales superficiales). [*venae cerebri superficiales,* NA].
superficial circumflex iliac v. (v. circunfleja ilíaca superficial). [*vena circumflexa ilium superficialis,* NA].
superficial dorsal v.'s of clitoris (v. dorsales superficiales del clítoris). [*venae dorsales clitoridis superficiales,* NA].
superficial dorsal v.'s of penis (v. dorsales superficiales del pene). [*venae dorsales penis superficiales,* NA].
superficial epigastric v. (v. epigástrica superficial). [*vena epigastrica superficialis,* NA]. V. subcutánea abdominal.
superficial middle cerebral v. (v. superficial media del cerebro). [*vena cerebri media superficialis,* NA].
superficial temporal v.'s (v. temporales superficiales). [*venae temporales superficiales,* NA].
superficial v. (v. superficial). V. cutánea.
superior anastomotic v. (v. anastomótica superior). [*vena anastomotica superior,* NA]. V. de Trolard.
superior basal v. (v. basal superior). [*vena basalis superior,* NA].
superior cerebral v.'s (v. cerebrales superiores). [*venae cerebri superiores,* NA].
superior choroid v. (v. coroidea superior). [*vena choroidea superior,* NA].
superior epigastric v.'s (v. epigástricas superiores). [*venae epigastricae superiores,* NA].
superior gluteal v.'s (v. glúteas superiores). [*venae gluteae superiores,* NA].
superior hemorrhoidal v. (v. hemorroidal superior).
superior labial v. (v. labial superior). [*vena labialis superior,* NA].
superior laryngeal v. (v. laríngea superior). [*vena laryngea superior,* NA].
superior mesenteric v. (v. mesentérica superior). [*vena mesenterica superior,* NA].
superior ophthalmic v. (v. oftálmica superior). [*vena ophthalmica superior,* NA].
superior phrenic v.'s (v. frénicas superiores). [*venae phrenicae superiores,* NA]. V. diafragmáticas superiores.
superior rectal v. (v. rectal superior). [*vena rectalis superior,* NA]. V. hemorroidal superior.
superior thalamostriate v. **1.** (v. talamoestriada superior). [*vena thalamostriata superior,* NA]. V. terminal; v. del cuerpo estriado. **2.** (v. superior del cuerpo estriado). [*vena thalamostriata superior,* NA]. V. talamoestriada superior.
superior thyroid v. (v. tiroidea superior). [*vena thyroidea superior,* NA].
superior v. of vermis (v. superior del vermis). [*vena vermis superior,* NA]. V. que drena parte de la porción superior del cerebelo.
superior v.'s of cerebellar hemisphere (v. superiores de los hemisferios cerebelosos). [*venae hemispherii cerebelli superiores,* NA].
supraorbital v. (v. supraorbitaria). [*vena supraorbitalis,* NA].
suprarenal v.'s (v. suprarrenales).
suprascapular v. (v. supraescapular). [*vena suprascapularis,* NA].
supratrochlear v.'s (v. supratrocleares). [*venae supratrochleares,* NA].
surface thalamic v.'s (v. talámicas superficiales). [*venae directae laterales,* NA].
temporal v.'s (v. temporales).
temporomaxillary v. (v. temporomaxilar). V. retromandibular.
terminal v. (v. terminal). [*vena terminalis,* NA].

testicular v.'s (v. testiculares).
thalamostriate v.'s (v. talamoestriadas).
thebesian v.'s (v. de Tebesio). V. coronarias menores o mínimas.
thoracic v.'s (v. torácicas).
thoracoacromial v. (v. toracoacromial). [*vena thoracoacromialis*, NA].
thoracoepigastric v. (v. toracoepigástrica). [*vena thoracoepigastrica*, NA].
thymic v.'s (v. tímicas). [*venae thymicae*, NA].
thyroid v.'s (v. tiroideas).
tracheal v.'s (v. de la tráquea). [*venae tracheales*, NA]. V. traqueales.
transverse facial v. (v. facial transversa). [*vena transversa faciei*, NA].
transverse v. of face (v. transversa de la cara). [*vena transversa faciei*, NA].
transverse v. of scapula (v. escapular transversa).
transverse v.'s of neck (v. transversas del cuello). [*venae transversae colli*, NA].
Trolard's v. (v. de Trolard). V. anastomótica posterior o superior.
tympanic v.'s (v. timpánicas). [*venae tympanicae*, NA].
ulnar v.'s (v. cubitales o ulnares). [*venae ulnares*, NA].
umbilical v. (v. umbilical).
v. of uncus (v. del uncus (gancho del hipocampo)). [*vena unci*, NA].
uterine v.'s (v. uterinas). [*venae uterinae*, NA].
v.'s of caudate nucleus (v. del núcleo caudado). [*vena nuclei caudati*, NA].
v.'s of cerebellum, cerebellar v.'s (v. cerebelosas). [*venae cerebelli*, NA].
v.'s of eyelids (v. palpebrales). [*venae palpebrales*, NA].
v.'s of Galen (v. de Galeno). [*venae cerebri internae*, NA].
v.'s of inferior eyelid **1.** (v. palpebrales inferiores). [*venae palpebrales inferiores*, NA]. **2.** (v. del párpado inferior). V. palpebrales inferiores.
v.'s of kidney **1.** (v. internas del riñón). [*venae renis*, NA]. V. del riñón. **2.** (v. del riñón). V. renales.
v.'s of knee **1.** (v. de la rodilla). V. gemelas (geniculares). **2.** (v. geniculares). [*venae genus*, NA].
v.'s of medulla oblongata (v. del bulbo raquídeo). [*venae medullae oblongatae*, NA].
v.'s of pons (v. de la protuberancia o puente). V. pontinas.
v.'s of superior eyelid **1.** (v. del párpado superior). V. palpebrales superires. **2.** (v. palpebrales superiores). [*venae palpebrales superiores*, NA].
v.'s of temporomandibular joint (v. de la articulación temporomandibular). [*venae articulares temporomandibulares*, NA].
v.'s of vertebral column (v. de la columna vertebral). [*venae columnae vertebralis*, NA].
varicose v.'s (v. varicosas).
vertebral v. (v. vertebral). [*vena vertebralis*, NA].
Vesalius' v. (v. de Vesalio).
vesical v.'s (v. vesicales). [*venae vesicales*, NA].
v. of vestibular aqueduct (v. del acueducto vestibular). [*vena aqueductus vestibuli*, NA].
v. of vestibular bulb (v. del bulbo vestibular). [*vena bulbi vestibuli*, NA].
vestibular v.'s (v. vestibulares). [*venae vestibulares*, NA].
vidian v. (v. vidiana). V. del conducto pterigoideo.
Vieussens' v.'s (v. de Vieussens). V. cardíacas innominadas.
vitelline v. (v. vitelina).
vortex v.'s, vorticose v.'s (v. vorticosas). [*venae vorticosae*, NA].

veined (venoso). Caracterizado por venas o líneas que parecen venas en la superficie.
veinlet (venita, venilla). f. Vénula.
velamen, pl. **velamina** (velamen, pl. velamina). Velo.
v. vulvae (v. vulvae). Hipertrofia de los labios menores.
velamentous (velamentoso). Veliforme; expandido en forma de una capa, lámina, velo, etcétera.
velamentum, pl. **velamenta** (velamentum, pl. velamenta). Velo.
velar (velar). Relativo a cualquier velo, especialmente el del paladar.
veliform (veliforme). Velamentoso.
vellicate (velicar). Retorcerse o contraerse espasmódicamente; se dice de los espasmos musculares fibrilares.
vellication (velicación). f. Espasmo muscular fibrilar.
vellus (vello). m. **1.** Pelos finos del cuerpo antes de la pubertad. **2.** Estructura de aspecto fino y lanudo.
v. olivae inferioris (v. de la oliva inferior).
velocity (velocidad). f. Ritmo del movimiento; específicamente la distancia recorrida por unidad de tiempo.
maximum v. (V_{max}) (v. máxima (V_{max})).
nerve conduction v. (v. de conducción nerviosa).
velogenic (velogénico). Denota la virulencia de un virus capaz de inducir, después de un breve período de incubación, una enfermedad fulminante y a menudo mortal en huéspedes embrionarios, inmaduros y adultos.
velonoskiascopy (velonoescuiascopia). f. Prueba subjetiva de ametropía en la que una varilla fina se mueve a través de la pupila mientras se mira fijamente una fuente de luz distante.
velopharyngeal (velofaríngeo). Perteneciente al paladar blando (velo del paladar) y a la pared nasofaríngea posterior.
velosynthesis (velosíntesis). f. Palatorrafia.
velum, pl. **vela** (velo). **1.** Velamen; cualquier estructura semejante a un v. o una cortina. **2.** Cofia.
anterior medullary v. (v. medular anterior). V. bulbar superior.
inferior medullary v. (v. medular inferior). [*velum medullare inferius*, NA]. V. bulbar o medular posterior.
v. interpositum (v. interpósito). Tela coroidea del tercer ventrículo.
v. palatinum (v. palatino). [*velum palatinum*, NA].
posterior medullary v. (v. medular posterior). V. bulbar inferior.
v. semilunare (v. semilunar) V. bulbar o medular inferior.
superior medullary v. (v. medular superior). [*velum medullare superius*, NA]. V. bulbar o medular anterior.
v. tarini (v. de Tarin). V. bulbar inferior.
v. terminale (v. terminal). Lámina terminal del cerebro.
v. transversum (v. transversal).
v. triangulare (v. triangular). Tela coroidea del tercer ventrículo.
vena, gen. and pl. **venae** (vena, gen. y pl. venae). [*vena*, NA]. Vena; vaso sanguíneo que transporta la sangre hacia el corazón.
v. advehens, pl. **venae advehentes** (vena advehentes).
Billroth's venae cavernosae (venas cavernosas de Billroth).
venae cavernosae of spleen (venas cavernosas del bazo). V. cavernosas de Billroth.
venae cavernosae penis (venas cavernosas del pene). [*venae cavernosae penis*, NA].
venae cerebelli inferiores (venas cerebelosas inferiores).
venae cerebelli superiores (vena cerebelosas superiores).
v. comitans nervi hypoglossi (vena acompañante del nervio hipogloso). [*vena comitans nervi hypoglossi*, NA].
inferior v. cava (vena cava inferior). [*vena cava inferior*, NA].
v. preauricularis (vena preauricular). V. auricular anterior.
v. revehens, pl. **venae revehentes** (venas revehentes).
superior v. cava (vena cava superior). [*vena cava superior*, NA].
venacavography (venacavografía). f. Cavografía; angiografía de una vena cava.
venation (venación). f. Disposición y distribución de las venas.
vene- (vene-). **1.** Prefijo que denota las venas. V.t. veno-. **2.** Prefijo relativo al veneno.
venectasia (venectasia). f. Flebectasia.
venectomy (venectomía). f. Flebectomía.
veneer (veneer). **1.** Capa superficial delgada que se coloca sobre una base de material común. **2.** En odontología, una capa de material del color del diente, que se fija, recubriéndola, a la superficie de una corona de metal o a la estructura dental natural.
venenation (venenación). f. Envenenamiento por una picadura o mordedura.
veneniferous (venenífero). Que transporta veneno, como una picadura o mordedura.
venenosalivary (venenosalival). Venomosalival; que secreta una saliva venenosa; se dice de los reptiles venenosos.
venenosity (venenosidad). f. Condición de venenoso o que contiene veneno.
venenous (venenoso). Ponzoñoso.
venereal (venéreo). Relativo al acto sexual o debido a éste.
venereology (venereología). f. Estudio de las enfermedades venéreas.
venereophobia (venereofobia). f. Temor morboso a la enfermedad venérea.

venesection (venesección). f. Flebotomía.
venin (venina). f. Cualquier sustancia venenosa hallada en un veneno de serpiente.
venipuncture (venipuntura). f. Punción de una vena, generalmente para extraer sangre o inyectar una solución.
veno-, veni- (veno-, veni-). Prefijos que indican relación con las venas. V.t. vene-.
venoclysis (venoclisis). f. Fleboclisis por goteo.
venofibrosis (venofibrosis). f. Flebosclerosis.
venogram (venograma). m. **1.** Radiograma de las venas. **2.** Flebograma.
venography (venografía). f. Flebografía; visualización radiográfica o registro esquiagráfico de una vena después de inyectarle una sustancia radiopaca.
splenic portal v. (v. esplenicoportal).
splenic v. (v. esplénica). Esplenografía.
transosseous v. (v. transósea).
vertebral v. (v. vertebral).
venom (veneno). **1.** Líquido ponzoñoso que secretan algunos ofidios, arañas, escorpiones, etc. **2.** m. Líquido ponzoñoso secretado por víboras, arañas, escorpiones, etc.
kokoi v. (v. kokoi).
Russell's viper v. (v. de víbora de Russell).
venomosalivary (venomosalival). Venenosalival.
venomotor (venomotor). Que causa cambios en el calibre de una vena.
venoperitoneostomy (venoperitoneostomía). f. Inserción del extremo cortado de la v. safena en la cavidad peritoneal en casos de ascitis; la vena se invierte para que sus válvulas impidan la regurgitación de sangre a la cavidad mientras el líquido ascítico afluye a la vena.
venopressor (venopresor). Relativo a la presión sanguínea venosa y por consiguiente al volumen de irrigación venosa del lado derecho del corazón.
venosclerosis (venosclerosis). f. Flebosclerosis.
venose (venoso). Que tiene venas; de venas prominentes.
venosinal (venosinusal). Perteneciente a la vena cava y al seno auricular del corazón.
venosity (venosidad). f. **1.** Estado venoso; afección en la que la mayor parte de la sangre está en las venas, a expensas de las arterias. **2.** Estado no oxigenado de la sangre venosa.
venostasis (venostasis). f. Flebostasis.
venostat (venóstato). m. Cualquier instrumento para detener una hemorragia venosa.
venostomy (venostomía).
venotomy (venotomía). f. Flebotomía.
venous (venoso). Fleboide; relativo a una o más venas o a todas ellas.
venous return (retorno venoso). m. Vuelta de la sangre al corazón por vía de las grandes venas.
venovenostomy (venovenostomía). f. Fleboflebostomía; formación de una anastomosis entre dos venas.
venter (vientre). **1.** Abdomen. **2.** [*venter*, NA]. La parte más abultada de un músculo. **3.** Una de las grandes cavidades del cuerpo. **4.** El útero.
v. anterior musculi digastrici (v. anterior del músculo digástrico). [*venter anterior musculi digastrici,* NA].
v. inferior musculi omohyoidei (v. inferior del músculo omohioideo). [*venter inferior musculi omohioidei,* NA].
v. posterior musculi digastrici (v. posterior del músculo digástrico). [*venter posterior musculi digastrici,* NA].
v. propendens (v. propendens).
v. superior musculi omohyoidei (v. superior del músculo omohioideo). [*venter superior musculi omohyoidei,* NA]. Parte de ese músculo unida al hueso hioides.
ventilate (ventilar). Airear u oxigenar la sangre en los capilares pulmonares.
ventilation (ventilación). f. **1.** Reemplazo de aire u otro gas en un espacio por aire o gas fresco. **2.** Respiración; movimiento de gases hacia los pulmones y desde éstos. **3.** (V) En fisiología, intercambio de aire entre los pulmones y la atmósfera que se produce en la respiración.
alveolar v. ($\dot{V}_A$) (v. alveolar ($\dot{V}_A$)).
artificial v. (v. artificial). Respiración artificial.
assist-control v. (v. asistida-controlada).
assisted v. (v. asistida). Respiración asistida.
continuous positive pressure v. (CPPV) (v. con presión positiva continua). V. mecánica controlada.
controlled mechanical v. (CMV) (v. mecánica controlada).
controlled v. (v. controlada). Respiración controlada.
intermittent mandatory v. (IMV) (v. mandatoria intermitente).
intermittent positive pressure v. (IPPV) (v. con presión positiva intermitente). V. mecánica controlada.
manual v. (v. manual).
maximum voluntary v. (MVV) (v. voluntaria máxima (VVM)).
mechanical v. (v. mecánica).
pulmonary v. (v. pulmonar). Volumen minuto respiratorio.
spontaneous intermittent mandatory v. (SIMV), synchronized intermittent mandatory v. (v. mandatoria intermitente espontánea, mandatoria intermitente sincronizada).
wasted v. (v. desperdiciada).
ventplant (ventplante). m. Implante endóseo, en general de titanio, destinado a sostén y fijación de una prótesis dental por medio de proyecciones a través de la mucosa.
ventral (ventral). **1.** Perteneciente a un vientre de cualquier tipo. **2.** Anterior. **3.** En anatomía veterinaria, la superficie inferior de un animal.
ventricle (ventrículo). m. **1.** [*ventriculus,* NA]. El estómago. **2.** Una cavidad normal del cerebro o corazón. **3.** Porción posterior agrandada del mesenterón del conducto alimentario de los insectos, donde tiene lugar la digestión.
Arantius' v. (v. de Arantius). Cálamo scriptorius.
v. of cerebral hemisphere (v. del hemisferio cerebral). V. lateral.
cerebral v.'s (v. cerebrales).
v. of diencephalon (v. del diencéfalo). Tercer v.
Duncan's v. (v. de Duncan). Cavidad del septum pellucidum.
fifth v. (quinto v.). Cavidad del septum pellucidum.
fourth v. (cuarto v.). [*ventriculus quartus,* NA]. V. del rombencéfalo.
laryngeal v. (v. laríngeo). [*ventriculus laryngis,* NA]. Seno laríngeo.
lateral v. (v. lateral). [*ventriculus lateralis,* NA].
left v. (v. izquierdo). [*ventriculus sinister,* NA].
Morgagni's v. (v. de Morgagni). V. laríngeo.
v. of rhombencephalon (v. del rombencéfalo). Cuarto v.
right v. (v. derecho). [*ventriculus dexter,* NA].
sixth v. (sexto v.). V. de Verga.
sylvian v. (v. de Silvio). Cavidad del septum pellucidum.
terminal v. (v. terminal). [*ventriculus terminalis,* NA].
third v. (tercer v.). [*ventriculus tertius,* NA]. Diacele.
v.'s of heart **1.** (v. cardíacos). [*ventriculus cordis,* NA]. V. del corazón. **2.** (v. del corazón). V. cardíacos derecho e izquierdo.
Verga's v. (v. de Verga). Cavum psalterii o vergae; sexto v.
Vieussens' v. (v. de Vieussens). Cavidad del septum pellucidum.
Wenzel's v. (v. de Wenzel). Cavidad del septum pellucidum.
ventricose (ventricoso). Que se hincha o abulta de un solo lado, o en forma desigual.
ventricular (ventricular). Relativo a un ventrículo, en cualquier sentido de esta palabra.
ventricularis (ventricular). Músculo tiroepiglótico.
ventricularization (ventricularización). f. Transformación de un fenómeno auricular que simula otro ventricular, especialmente el trazado del pulso auricular (o venoso) en la regurgitación tricuspídea.
ventriculitis (ventriculitis). f. Inflamación de los ventrículos del cerebro.
ventriculo- (ventriculo-). Prefijo que denota un ventrículo.
ventriculoatrial (V-A) (ventriculoauricular (V-A)). Relativo a los ventrículos y las aurículas, en especial al paso de conducción, como en dirección retrógrada.
ventriculocisternostomy (ventriculocisternostomía). f. Abertura artificial entre los ventrículos del cerebro y la cisterna magna.
ventriculography (ventriculografía). f. **1.** Visualización radiográfica del sistema ventricular por inyección directa de material gaseoso o radiopaco. **2.** Visualización de la actividad ventricular del corazón registrando la distribución de la radiactividad luego de la inyección de un radionúclido por vía intravenosa.
ventriculomastoidostomy (ventriculomastoidostomía). f. Operación para el establecimiento de una comunicación entre el ventrículo cerebral lateral y el antro mastoideo por medio de un tubo de politeno, para aliviar la hidrocefalia.

ventriculonector (ventriculonector). Tronco auriculoventricular.
ventriculophasic (ventriculofásico). Influido por la contracción ventricular; se aplica al ritmo auricular modificado por esa contracción.
ventriculoplasty (ventriculoplastia). f. Cualquier procedimiento quirúrgico destinado a reparar un defecto de uno de los ventrículos del corazón.
ventriculopuncture (ventriculopunción). f. Inserción de una aguja en un ventrículo.
ventriculoscopy (ventriculoscopia). f. Inspección directa de un ventrículo con un endoscopio.
ventriculostomy (ventriculostomía). f. Establecimiento de una abertura en un ventrículo, en general del tercer ventrículo al espacio subaracnoideo para aliviar la hidrocefalia.
  third v. (v. del tercer ventrículo).
ventriculosubarachnoid (ventriculosubaracnoideo). Relativo al espacio ocupado por el líquido cerebroespinal o cefalorraquídeo.
ventriculotomy (ventriculotomía). f. Incisión en un ventrículo cerebral, p. ej. en el tercero, para aliviar la hidrocefalia.
ventriculus, pl. **ventriculi** (ventriculus, pl. ventriculi). m. **1.** [*ventriculus*, NA]. El estómago. **2.** Una cavidad normal del cerebro o corazón. **3.** Porción posterior agrandada del mesenterón del conducto alimentario de los insectos, donde tiene lugar la digestión.
ventriduct (ventriducir). Traer hacia el abdomen.
ventriduction (ventriducción). f. Acción de traer hacia el abdomen o la pared abdominal.
ventro- (ventro-). Prefijo que significa ventral.
ventrocystorrhaphy (ventrocistorrafia). f. Cistopexia.
ventrodorsad (ventrodorsal). En dirección del vientre al dorso.
ventroinguinal (ventroinguinal). Relativo al abdomen y la ingle.
ventrolateral (ventrolateral). Que es ventral y lateral al mismo tiempo.
ventromedian (ventromediano). Relativo a la línea media de la cara ventral.
ventroptosis, ventroptosia (ventroptosis, ventroptosia). f. Gastroptosia.
ventroscopy (ventroscopia). f. Peritoneoscopia.
ventrotomy (ventrotomía). f. Celiotomía.
venula, pl. **venulae** (venula, pl. venulae). [*venula*, NA]. Vénula; vena capilar; vena pequeña que se continúa con un capilar.
venular (venular). Venuloso; perteneciente a las vénulas.
venule (vénula). [*venula*, NA]. f. Venita, venilla; vena capilar; vena diminuta; raicilla venosa que se continúa con un capilar.
  high endothelial postcapillary v.'s (v. poscapilares de endotelio alto).
  inferior macular v. (v. macular inferior). [*venula macularis inferior*, NA].
  inferior nasal v. of retina (v. nasal inferior de la retina). [*venula nasalis retinae inferior*, NA].
  inferior temporal v. of retina (v. temporal inferior de la retina). [*venula temporalis retinae inferior*, NA].
  medial v. of retina (v. medial de la retina). [*venula medialis retinae*, NA].
  nasal v.'s of retina (v. nasales de la retina).
  pericytic v.'s (v. pericíticas). V. poscapilares.
  postcapillary v.'s (v. poscapilares). V. pericíticas.
  stellate v.'s (v. estrelladas). [*venulae stellatae*, NA].
  straight v.'s of kidney (v. rectas del riñón). [*venulae rectae renis*, NA].
  superior macular v. (v. macular superior). [*venula macularis superior*, NA].
  superior nasal v. of retina (v. nasal superior de la retina). [*venula nasalis retinae superior*, NA].
  superior temporal v. of retina (v. temporal superior de la retina). [*venula temporalis retinae superior*, NA].
venulous (venuloso). Venular.
VER (VER). Abrev. de respuesta evocada visual. V. respuesta evocada.
verapamil (verapamilo). m. Iproveratril; agente bloqueante de los canales del calcio que se usa para tratar arritmias y angina pectoris.
veratric acid (ácido verátrico). Á. 3,4-dimetoxibenzoico.
veratrine (veratrina). f. Mezcla de alcaloides de las semillas de *Schoenocaulum officinale (Sabadilla officinarum)* (familia Liliaceae), que incluye cevina, cevadina, cevadilina, sabadina y veratridina.
verbigeration (verbigeración). f. Estereotipia oral; catalogía; repetición constante de palabras o frases sin sentido.
verbomania (verbomanía). f. Locuacidad anormal; flujo psicótico de palabras.
verdigris (verdegris). m. Acetato cúprico (normal).
verdine (verdina). f. Biliverdina.
verdoglobin (verdoglobina). f. Coleglobina.
verdohemochrome (verdohemocromo). m. Etapa intermedia de la degradación de hemoglobina que da los pigmentos biliares.
verdohemoglobin (verdohemoglobina). f. Coleglobina.
verdoperoxidase (verdoperoxidasa). f. Mieloperoxidasa; peroxidasa de los leucocitos que contiene un ferrihem verdoso, responsable de la actividad peroxidasa del pus.
vergence (vergencia). f. Movimiento de disyunción de los ojos en el que los ejes de fijación no son paralelos, p. ej. convergencia o divergencia.
  v. of lens (v. de una lente).
vermi- (vermi-). Prefijo que indica un gusano o algo similar.
vermicidal (vermicida). Que destruye gusanos; específicamente los gusanos parásitos intestinales.
vermicide (vermicida). m. Agente que mata gusanos parásitos intestinales.
vermicular (vermicular). Relativo o parecido a un gusano, o que se mueve como éste.
vermiculation (vermiculación). f. Movimiento como el de un gusano, p. ej. en el peristaltismo.
vermicule (vermículo). m. **1.** Pequeño gusano. **2.** Oocineto.
vermiculose, vermiculous (vermiculoso). **1.** Agusanado; infestado por gusanos o larvas. **2.** Como un gusano; vermiforme.
vermiform (vermiforme). En forma de gusano o parecido a éste. V.t. lumbricoide; escolecoide.
vermifugal, vermifuge (vermífugo). Antihelmíntico.
vermilion (bermellón). m. Pigmento rojo preparado con cinabrio o sulfuro mercúrico rojo.
vermilionectomy (bermellonectomía). f. Escisión del borde rojo del labio.
vermin (vermina). f. Nombre genérico de los insectos parásitos: pulgas, chinches, piojos, etcétera.
verminal (verminal). Verminoso.
vermination (verminación). f. **1.** Producción o crianza de gusanos o larvas. **2.** Infestación con vermina.
verminous (verminoso). Verminal; relativo a gusanos, larvas o vermina, causado por ellos o infestado con estos parásitos.
vermis, pl. **vermes** (vermis). m. **1.** Gusano. **2.** [*vermis*, NA] V. del cerebelo; zona angosta (lóbulo medio o eminencia vermicular) entre los dos hemisferios del cerebelo.
vermix (vérmix). m. Apéndice vermiforme.
vernix (vernix). Barniz.
  v. caseosa (v. caseosa). Sustancia grasa consistente en células epiteliales descamadas y material sebáceo que cubre la piel del feto.
verruca, pl. **verrucae** (verruga). f. [*verruca*, pl. *verrucae*].
  v. acuminata (v. acuminada). Condiloma acuminado.
  v. digitata (v. digitada).
  v. filiformis (v. filiforme).
  v. glabra (v. glabra). V. lisa.
  v. mollusciformis (v. molusciforme). Condiloma.
  v. peruana, v. peruviana (v. peruana). Pian hemorrágico.
  v. plana senilis (v. plana senil). Queratosis solar.
  v. plana, v. plana juvenilis (v. plana o plana juvenil).
  v. senilis (v. senil). Queratosis solar.
  v. simplex (v. simple). V. vulgar.
  v. vulgaris (v. vulgar). V. simple, común, infecciosa o virósica.
verruciform (verruciforme). En forma de verruga.
verrucose (verrugoso). Relativo a verrugas o cubierto de éstas; denota elevaciones como verrugas.
verrucosis (verrucosis). f. Estado caracterizado por la aparición de múltiples verrugas.
  lymphostatic v. (v. linfostática). Pie musgoso.
verrucous (verrugoso).
versicolor (versicolor). Que muestra variedad de colores.
version (versión). f. **1.** Desplazamiento del útero con inclinación de todo el órgano sin que éste se doble sobre sí mismo. **2.** Cambio

de posición del feto en el útero, producido espontáneamente o por manipulación. **3.** Inclinación. **4.** Rotación conjugada de los ojos en la misma dirección.

bimanual v. (v. bimanual). V. bipolar.
bipolar v. (v. bipolar). V. bimanual.
Braxton Hicks v. (v. de Braxton Hicks).
cephalic v. (v. cefálica).
combined v. (v. combinada).
external v. (v. externa).
internal v. (v. interna).
pelvic v. (v. pelviana).
podalic v. (v. podálica).
postural v. (v. postural).
Potter's v. (v. de Potter).
spontaneous v. (v. espontánea).
Wright's v. (v. de Wright).

vertebra, gen. and pl. **vertebrae** (vértebra). f. [*vertebra*, pl. *vertebrae*, NA]. Cada uno de los segmentos de la columna vertebral.

basilar v. (v. basilar). La última v. lumbar.
block vertebrae (v. bloqueadas).
butterfly v. (v. en mariposa).
caudal vertebrae (v. caudales).
cervical vertebrae (v. cervicales). [*vertebrae cervicales*, NA].
coccygeal vertebrae (v. coccígeas). [*vertebrae coccygeae*, NA]. V. de la cola.
codfish vertebrae (v. en bacalao).
cranial v. (v. craneana).
v. dentata (v. dentada). Axis.
dorsal vertebrae (v. dorsales). Antigua denominación de las v. torácicas.
false vertebrae (v. falsas). V. espurias.
hourglass vertebrae (v. en reloj de arena).
lumbar vertebrae (v. lumbares). [*vertebrae lumbales*, NA].
v. magna (v. magna). Hueso sacro.
odontoid v. (v. odontoide). Axis.
v. plana (v. plana).
v. prominens (v. prominente). [*vertebra prominens*, NA].
sacral vertebrae (v. sacras). [*vertebrae sacrales*, NA].
vertebrae spuriae (v. espurias). V. falsas.
tail vertebrae (v. de la cola). V. coccígeas.
thoracic vertebrae (v. torácicas). [*vertebrae thoracicae*, NA].
toothed v. (v. dentada). Axis.
true v. (v. verdadera). Cualquier v. cervical, dorsal o lumbar.

vertebral (vertebral). Relativo a una vértebra.
vertebrarium (vertebrario). m. Columna vertebral.
vertebrate (vertebrado). **1.** m. Animal que tiene vértebras. **2.** Que tiene columna vertebral.

notochordal v. (v. notocordal).

vertebrated (vertebrado). Articulado; formado por segmentos dispuestos longitudinalmente, como en ciertos instrumentos.
vertebrectomy (vertebrectomía). f. Exsección de una vértebra.
vertebro- (vertebro-). Prefijo que denota vértebra o vertebral.
vertebroarterial (vertebroarterial). Relativo a una vértebra y una arteria, o a la arteria vertebral.
vertebrochondral (vertebrocondral). Vertebrocostal; denota las tres costillas falsas, 8ª, 9ª y 10ª, unidas a las vértebras por un extremo y a los cartílagos costales por el otro.
vertebrocostal (vertebrocostal). **1.** Costovertebral. **2.** Vertebrocondral.
vertebrofemoral (vertebrofemoral). Relativo a las vértebras y el fémur.
vertebroiliac (vertebroilíaco). Relativo a las vértebras y el ilion.
vertebrosacral (vertebrosacro). Relativo a las vértebras y el sacro.
vertebrosternal (vertebroesternal). Esternovertebral.
vertex, pl. **vertices** (vertex, pl. vertices). **1.** En obstetricia, parte de la cabeza fetal limitada por los planos de los diámetros traquelobregmático y biparietal, con la fontanela posterior en el ápice. **2.** [*vertex*, NA]. Corona de la cabeza; vértice del cráneo; el punto más elevado de la bóveda craneal; punto craneométrico.

v. cordis (v. cordis). Ápice cardíaco.
v. corneae (v. corneae). [*vertex corneae*, NA].

vertical (vertical). **1.** Relativo al vertex, vértice o corona de la cabeza. **2.** Perpendicular. **3.** [*verticalis*, NA]. Cualquier plano o línea que pasa longitudinalmente a través del cuerpo en la posición anatómica.
verticil (verticilo). m. Remolino; vórtex; colección de partes similares que irradian desde un eje común.
verticillate (verticilado). Arremolinado; dispuesto en forma de verticilo.
verticomental (verticomentoniano). Relativo a la corona de la cabeza y al mentón; denota un diámetro craneométrico.
vertiginous (vertiginoso). Relativo al vértigo o que lo sufre.
vertigo (vértigo). m. **1.** Sensación de movimiento irregular o en torbellino, de la propia persona (v. subjetivo) o de los objetos externos (v. objetivo). **2.** Se usa en forma imprecisa como término general para describir el desvanecimiento.

v. ab aure laeso (v. ab aure laeso). V. que depende de lesiones crónicas del oído medio.
auditory v. (v. auditivo). Enfermedad de Ménière.
aural v. (v. aural).
Charcot's v. (v. de Charcot). Síncope laríngeo.
chronic v. (v. crónico). Estado vertiginoso.
endemic paralytic v. (v. paralítico endémico). V. epidémico.
epidemic v. (v. epidémico). Enfermedad de Gerlier; kubisagari.
galvanic v. (v. galvánico). V. voltaico.
gastric v. (v. gástrico). Síndrome de Trousseau.
height v. (v. de altura). V. vertical.
horizontal v. (v. horizontal). Mareo experimentado al acostarse.
labyrinthine v. (v. laberíntico). Enfermedad de Ménière.
laryngeal v. (v. laríngeo). Síncope laríngeo.
lateral v. (v. lateral).
mechanical v. (v. mecánico).
nocturnal v. (v. nocturno). Sensación de caer al quedarse dormido.
ocular v. (v. ocular).
organic v. (v. orgánico). V. debido a daños cerebrales.
paralyzing v. (v. paralizante). V. epidémico.
postural v. (v. postural).
rotary v. (v. rotatorio). V. sistemático.
sham-movement v. (v. de falso movimiento). Girosis.
systematic v. (v. sistemático). V. rotatorio.
vertical v. (v. vertical).
voltaic v. (v. voltaico). V. galvánico.

vertometer (vertómetro). m. Lensómetro.
verumontanitis (verumontanitis). f. Coliculitis.
verumontanum (verumontano). m. Colículo seminal.
vesalianum (vesaliano). Hueso de Vesalio.
vesica, gen. and pl. **vesicae** (vesica, gen. y pl. vesicae). **1.** [*vesica*, gen. y pl. *vesicae*, NA]. Vejiga. **2.** Cualquier estructura hueca o saco, normal o patológico, que contenga líquido seroso.

v. biliaris (vesícula biliar). [*vesica biliaris*, NA].
v. fellea (vesícula fellea). [*vesica fellea*, NA]. Término oficial alternativo para v. biliar.
v. prostatica (vejiga prostática). Utrículo prostático.
v. urinaria (vejiga urinaria). [*vesica urinaria*, NA].

vesical (vesical). Relativo a cualquier vejiga, generalmente la urinaria.
vesicant (vesicante). Epispástico; vesicatorio (vejigatorio); agente que produce una vesícula.
vesicate (vesicar). Formar una vesícula.
vesication (vesicación). f. Vesiculación.
vesicatory (vesicatorio). Vesicante.
vesicle (vesícula). f. **1.** Pequeña elevación circunscripta de la piel que contiene un líquido seroso. **2.** Pequeña bolsa o saco que contiene líquido o gas.

acoustic v. (v. acústica). V. auditiva.
acrosomal v. (v. acrosómica).
air v.'s (v. de aire o aéreas). Alvéolos pulmonares.
allantoic v. (v. alantoidea). Parte hueca del alantoides.
amniocardiac v. (v. amniocardíaca).
auditory v. (v. auditiva). V. acústica u ótica.
Baer's v. (v. de Baer). Término obsoleto para folículo ovaricovesicular.
blastodermic v. (v. blastodérmica). Blastocisto.
cerebral v. (v. cerebral). V. encefálica primaria.
cervical v. (v. cervical).
encephalic v. (v. encefálica). V. cerebral.
forebrain v. (v. anterocerebral). Prosencéfalo.

germinal v. (v. germinal). Nombre antiguo del núcleo del óvulo.
hindbrain v. (v. posterocerebral). Rombencéfalo.
lens v. **1.** (v. lenticular). **2.** (v. del cristalino). V. lenticular.
lenticular v. (v. lenticular). V. del cristalino.
malpighian v.'s (v. de Malpighi).
midbrain v. (v. mesocerebral). Mesencéfalo.
ocular v. (v. ocular). V. oftálmica.
optic v. (v. óptica). V. oftálmica.
otic v. (v. ótica). V. auditiva.
pinocytotic v. (v. pinocitótica).
primary brain v. (v. encefálica primaria). V. cerebral.
seminal v. (v. seminal). [*vesicula seminalis*, NA]. Gonecisto.
synaptic v.'s (v. sinápticas).
telencephalic v. (v. telencefálica).
umbilical v. (v. umbilical). Saco vitelino.

vesico-, vesic- (vesico-, vesic-). Prefijos que indican una vejiga o vesícula. V.t. vesiculo-.
vesicoabdominal (vesicoabdominal). Relativo a la vejiga urinaria y la pared abdominal.
vesicobullous (vesicoampollar). Denota una erupción de lesiones que contienen suero.
vesicocele (vesicocele). m. Cistocele.
vesicocervical (vesicocervical). Relativo a la vejiga urinaria y el cuello uterino (cérvix).
vesicoclysis (vesicoclisis). f. Lavado o lavaje de la vejiga urinaria.
vesicofixation (vesicofijación). f. **1.** Cistopexia. **2.** Sutura del útero a la pared de la vejiga.
vesicointestinal (vesicointestinal). Relativo a la vejiga y al intestino.
vesicolithiasis (vesicolitiasis). f. Cistolitiasis.
vesicoprostatic (vesicoprostático). Relativo a la vejiga y la próstata.
vesicopubic (vesicopubiano). Relativo a la vejiga y al pubis.
vesicopustular (vesicopustular). Vesiculopustular; perteneciente a una vesicopústula.
vesicopustule (vesicopústula). f. Vesícula en la que se forma pus.
vesicorectal (vesicorrectal). Relativo a la vejiga y al recto.
vesicorectostomy (vesicorrectostomía). f. Cistoproctostomía; cistorrectostomía; desviación quirúrgica del tracto urinario por anastomosis de la pared posterior de la vesícula al recto.
vesicosigmoid (vesicosigmoideo). Relativo a la vejiga y al colon sigmoideo.
vesicosigmoidostomy (vesicosigmoidostomía). f. Formación quirúrgica de una comunicación entre la vejiga y el colon sigmoideo.
vesicospinal (vesicospinal). Relativo a la vejiga y la médula espinal.
vesicostomy (vesicostomía). f. Cistostomía.
vesicotomy (vesicotomía). f. Cistotomía.
vesicoumbilical (vesicoumbilical). Onfalovesical; relativo a la vejiga y el ombligo.
vesicoureteral (vesicoureteral). Relativo a la vejiga y los uréteres.
vesicourethral (vesicouretral). Relativo a la vejiga y la uretra.
vesicouterine (vesicouterino). Relativo a la vejiga y al útero.
vesicouterovaginal (vesicouterovaginal). Relativo a la vejiga, al útero y a la vagina.
vesicovaginal (vesicovaginal). Relativo a la vejiga y a la vagina.
vesicovaginorectal (vesicovaginorrectal). Relativo a la vejiga, a la vagina y al recto.
vesicovisceral (vesicovisceral). Relativo a la vejiga y cualquier otro órgano o víscera adyacente.
vesicula, gen. and pl. **vesiculae** (vesicula, gen. y pl. vesiculae). Vesícula; pequeña vejiga o estructura semejante a ésta.
v. fellis (vesícula fellis). V. biliar
v. ophthalmica (vesícula oftálmica). [*vesicula ophthalmica*, NA].
vesicular (vesicular). **1.** Relativo a una vesícula. **2.** Vesiculoso; vesiculado; caracterizado por vesículas o porque contiene a éstas.
vesiculate, vesiculated (vesiculado). Vesicular.
vesiculation (vesiculación). f. **1.** Ampollamiento; vesicación; formación de vesículas. **2.** Inflación. **3.** Presencia de varias vesículas.
vesiculectomy (vesiculectomía). f. Resección de una parte o de la totalidad de cada una de las vesículas seminales.
vesiculiform (vesiculiforme). En forma de vesícula o parecido a ella.
vesiculitis (vesiculitis). f. Inflamación de cualquier vesícula, especialmente la vesícula seminal
vesiculo- (vesiculo-). Prefijo que denota vesícula.
vesiculobronchial (vesiculobronquial). Broncovesicular; denota un sonido auscultatorio de carácter vesicular y bronquial al mismo tiempo.
vesiculocavernous (vesiculocavernoso). Vesicular y cavernoso a la vez.
vesiculography (vesiculografía). f. Radiografía de las vesículas seminales.
vesiculopapular (vesiculopapuloso). Perteneciente a una combinación de vesículas y pápulas.
vesiculoprostatitis (vesiculoprostatitis). f. Inflamación de la vejiga y la próstata.
vesiculopustular (vesiculopustular). **1.** Vesicopustular. **2.** Perteneciente a una erupción mixta de vesículas y pústulas.
vesiculose (vesiculoso). Vesicular.
vesiculotomy (vesiculotomía). f. División quirúrgica de las vesículas seminales.
vesiculotubular (vesiculotubular). Denota un sonido auscultatorio que participa del carácter vesicular y tubular.
vesiculotympanic (vesiculotimpánico). Denota un sonido de percusión de tipo vesicular y timpánico a la vez.
vesiculous (vesiculoso). Vesicular.
vessel (vaso). m. [*vas*, pl. *vasa*, NA]. Conducto o canal que lleva cualquier líquido: sangre, linfa, quilo, semen, etcétera.
absorbent v.'s (v. absorbentes). V. linfáticos.
afferent v.'s (v. aferentes). [*vas afferens*, pl. *vasa afferentia*, NA].
blood v. (v. sanguíneo). Estructura tubular (arteria, capilar, vena o seno) que conduce sangre.
capillary v. (v. capilar). [*vas capillare*, NA]. Capilar.
chyle v. (v. quilífero). [*vasa chylifera*]. V. lactífero.
collateral v. (v. colateral). [*vas collaterale*, NA].
deep lymphatic v. (v. linfático profundo). [*vas lymphaticum profundum*, NA].
efferent v. (v. eferente). [*vas efferens*, pl. *vasa efferentia*, NA].
lacteal v. (v. lactífero).
lymph v.'s, lymphatic v.'s (v. linfáticos). [*vasa lymphatica*, NA].
nutrient v. (v. nutriente). Arteria nutricia.
superficial lymphatic v. (v. linfático superficial). [*vas lymphaticum superficiale*, NA].
v.'s of vessels (v. de los vasos). [*vasa vasorum*, NA].
vitelline v.'s (v. vitelinos).
vestibular (vestibular). [*vestibularis*, NA]. Relativo a un vestíbulo, especialmente el del oído.
vestibulate (vestibulado). Que posee un vestíbulo.
vestibule (vestíbulo). m. **1.** [*vestibulum*, pl. *vestibula*, NA]. Específicamente, la cavidad central más o menos ovoide del laberinto óseo, que comunica por delante con el caracol (cóclea) y por detrás con los conductos semicirculares. **2.** Pequeña cavidad o espacio a la entrada de un canal o conducto.
aortic v. (v. aórtico). V. aórtico de Sibson.
buccal v. (v. bucal). Parte del v. oral relacionada con el carrillo.
esophagogastric v. (v. esofagogástrico). V. gastroesofágico.
gastroesophageal v. (v. gastroesofágico). V. esofagogástrico.
labial v. (v. labial). Parte del v. oral relacionada con los labios.
v. of larynx (v. de la laringe). [*vestibulum laryngis*, NA]. V. laríngeo.
v. of mouth (v. oral). [*vestibulum oris*, NA]. V. de la boca.
v. of nose (v. de la nariz). [*vestibulum nasi*, NA]. V. nasal.
v. of omental bursa (v. de la bolsa epiploica). [*vestibulum bursae omentalis*, NA].
Sibson's aortic v. (v. aórtico de Sibson). V. aórtico.
v. of vagina (v. vaginal). [*vestibulum vaginae*, NA]. V. de la vagina.
vestibulo- (vestibulo-). Prefijo que indica relación con el vestíbulo.
vestibulocerebellum **1.** (vestíbulo del cerebelo). Arquicerebelo. **2.** (vestibulocerebelo). m. Regiones de la corteza cerebelosa cuyas fibras aferentes predominantes se originan en el ganglio vestibular y los núcleos vestibulares.
vestibulocochlear (vestibulococlear). **1.** Relativo al vestíbulo y la cóclea (caracol) del oído. **2.** Estatoacústico.

vestibuloplasty (vestibuloplastia). f. Cualquiera de una serie de procedimientos quirúrgicos destinados a restablecer la altura del reborde alveolar bajando los músculos que se insertan en la cara bucal, labial y lingual de los maxilares.
vestibulospinal (vestibuloespinal). V. tracto v.
vestibulotomy (vestibulotomía). f. Operación para crear una abertura en el vestíbulo del laberinto.
vestibulourethral (vestibulouretral). Relativo al vestíbulo de la vagina y a la uretra.
vestibulum, pl. **vestibula** (vestibulum, pl. vestibula). [*vestibulum*, pl. *vestibula*. NA]. Vestíbulo.
v. pudendi (vestíbulo pudendo). V. vaginal.
vestige (vestigio). [*vestigium*, NA]. m. Resto o traza de una estructura rudimentaria; restos degenerados de cualquier estructura que existe como entidad en el embrión o feto.
v. of vaginal process (v. del proceso vaginal). [*vestigium processus vaginalis*, NA].
vestigial (vestigial). Relativo a un vestigio.
vesuvin (vesuvina). f. Marrón Bismarck Y.
veterinarian (veterinario). m. Persona legalmente calificada para ejercer la medicina veterinaria.
Veterinarian's Oath (juramento del Veterinario).
VHDL (VHDL). Abrev. de lipoproteínas de muy alta densidad.
via, pl. **viae** (vía). f. Cualquier pasaje del cuerpo: intestino, vagina, etcétera.
viability (viabilidad). f. Capacidad de vivir; condición de viable; generalmente indica un feto de 500 g de peso y 20 semanas de gestación.
viable (viable). Capaz de vivir; denota un feto de desarrollo suficiente para vivir fuera del útero.
vial (vial). m. Fial; pequeño frasco, botellita o receptáculo para contener líquidos, incluso medicinas.
vibesate (vibesato). m. Mezcla de polvinato y malrosinol en solvente orgánico y un propelente; plástico polivinílico modificado usado como rocío tópico para heridas.
vibration (vibración). f. **1.** Sacudida. **2.** Movimiento de vaivén (oscilación).
vibrative (vibrativo). Vibratorio.
vibrator (vibrador). m. Instrumento usado para impartir vibraciones.
vibratory (vibratorio). Vibrativo; caracterizado por vibraciones.
vibrio (vibrión). m. Miembro del género *Vibrio*.
El Tor v. (v. El Tor).
Nasik v. (v. Nasik).
vibriosis, pl. **vibrioses** (vibriosis). f. Infección causada por especies de *Vibrio*.
vibrissa, gen. and pl. **vibrissae** (vibrisa). [*vibrissa*, NA]. Uno de los pelos que crecen en las fosas nasales anteriores o el vestíbulo nasal.
vibrissal (vibrisal). Relativo a las vibrisas.
vibrocardiogram (vibrocardiograma). m. Registro gráfico de las vibraciones torácicas producidas por fenómenos hemodinámicos del ciclo cardíaco.
vibromasseur (vibromasajeador). m. Tipo de vibrador para dar masaje vibratorio.
vibrotherapeutics (vibroterapia, vibroterapéutica). f. Masaje vibratorio.
vicarious (vicario). Que actúa como sustituto en una situación anormal.
vicine (vicina). f. Glucósido del akta, una mala hierba que contamina a *Lathyrus sativus* y que para algunos es responsable de los síntomas de latirismo.
Victoria blue (azul Victoria).
Victoria orange (naranja Victoria).
vidarabine (vidarabina). f. Nucleósido de purina obtenido de cultivos de fermentación de *Streptomyces antibioticus* y usado para tratar infecciones por herpes simple.
vidian (vidiano). Nombrado o descrito por Vidius.
view (vista). f. Proyección.
axial v. (v. axial). Proyección axial.
base v. (v. basal). Proyección axial.
Caldwell v. (v. de Caldwell). Proyección de Caldwell.
Stenvers v. (v. de Stenvers). Proyección de Stenvers.
Towne v. (v. de Towne). Proyección de Towne.
verticosubmental v. (v. verticosubmentoniana). Proyección axial.
vigil (vigilia). f. Condición de despierto o falta de sueño.
coma v. (v., coma). Coma vigil.
vigilambulism (vigilambulismo). m. Estado de inconsciencia con respecto a lo que nos rodea, con automatismo, semejante al sonambulismo pero que ocurre en personas despiertas.
vigilance (vigilancia). f. Atención marcada a todo lo que ocurre o puede ocurrir.
villitis (villitis). f. Villositis.
villoma (villoma). m. Papiloma.
villose (velludo). Velloso.
villositis (vellositis). f. Inflamación de la superficie vellosa de la placenta.
villosity (vellosidad). f. Acumulación de vellos.
villous (velloso). **1.** Relativo a vellos o vellosidades. **2.** Cubierto de vello; velludo.
villus, pl. **villi** (vellosidad). f. **1.** Proyección de una superficie, en especial mucosa. **2.** Papila dérmica elongada que se proyecta en una vesícula o hendidura intraepidérmica.
anchoring v. (v. de anclaje). V. coriónica unida a la decidua basal.
arachnoid villi (v. aracnoideas).
chorionic villi (v. coriónicas).
floating v. (v. flotante). V. libre.
free v. (v. libre). V. flotante.
intestinal villi (v. intestinales). [*villi intestinales*, NA].
pericardial villi (v. pericárdicas).
peritoneal villi (v. peritoneales). [*villi peritoneales*, NA]. V. de la superficie del peritoneo.
pleural villi (v. pleurales).
primary v. (v. primaria).
secondary v. (v. secundaria).
synovial villi (v. sinoviales). [*villi synoviales*, NA]. Penachos sinoviales.
tertiary v. (v. terciaria).
villusectomy (villosectomía). f. Sinovectomía.
vimentin (vimentina). f. El mayor polipéptido que forma copolímeros con otras subunidades dando filamentos intermedios del citoesqueleto de las células mesenquimatosas.
vinbarbital (vinbarbital). m. Barbitúrico de acción intermedia usado como sedante e hipnótico.
vinblastine sulfate (vinblastina, sulfato de). Vincaleucoblastina; alcaloide dimérico obtenido de *Vinca rosea*. Detiene la mitosis en la metafase.
vincaleucoblastine (vincaleucoblastina). f. Sulfato de vinblastina.
vincaleukoblastine (vincaleucoblastina). f. Sulfato de vinblastina.
vincristine sulfate (vincristina, sulfato de). Alcaloide dimérico obtenido de *Vinca rosea*. Su actividad antineoplásica es similar a la de la vinblastina pero no hay resistencia cruzada entre ambas.
vinculum, pl. **vincula** (vínculo). [*vinculum*, NA]. m. Freno, frenillo o ligamento.
v. linguae (v. lingual). Frenillo lingual.
vincula lingulae cerebelli (v. lingulares del cerebelo).
long v. (v. largo). [*vinculum longum*, NA].
v. preputii (v. del prepucio). Frenillo del prepucio.
short v. (v. corto). [*vinculum breve*, NA].
vincula of tendons (v. de los tendones). [*vincula tendinum*, NA]. V. tendinosos.
vinegar (vinagre). m. Acetum; ácido acético impuro diluido hecho de vino, sidra, malta, etc.
pyroligneous v. (v. piroleñoso). V. de madera.
wood v. (v. de madera). Ácido piracético; v. piroleñoso.
vinic (vínico). Relativo al vino o derivado de éste.
vinyl (vinilo). m. Etenilo; radical hidrocarburo, CH_2=CH–.
v. carbinol (vinilcarbinol). m. Alcohol alílico.
v. chloride (cloruro de v.). Cloroetileno.
vinyl ether (éter vinílico). É. divinílico.
vinylbenzene (vinilbenceno). m. Estireno.
vinylene (vinileno). m. Etenileno; el radical bivalente –CH=CH–.
vinylethyl ether (éter viniletílico). É. etilvinílico.
vinylidene (vinilideno). m. Radical bivalente H_2C=C=.
violaceous (violáceo). Denota una coloración purpúrea o morada, generalmente de la piel.

violet (violeta). m. Color producido por longitudes de onda del espectro visible menores de 450 nm.
visual v. (v. visual). Yodopsina.
viomycin (viomicina). f. Antibiótico obtenido de *Streptomyces puniceus* var. *floridae*; activo contra bacterias acidorresistentes, incluso cepas de bacilos tuberculosos resistentes a la estreptomicina; puede producir daños vestibulares y sordera.
viosterol (viosterol). m. Ergocalciferol.
VIP (VIP). Abrev. de polipéptido intestinal vasoactivo (*v*asoactive *i*ntestinal *p*olypeptide).
viper (víbora). f. Miembro de la familia de serpientes Viperidae.
Russell's v. (v. de Russell). Daboia, daboya; *Vipera russelli.*
vipoma (vipoma). m. Tumor endocrino originado generalmente en el páncreas, que produce un polipéptido intestinal vasoactivo.
viprynium embonate (viprinio, embonato de). Pamoato de pirvinio.
viraginity (viraginidad). f. Presencia de cualidades psicológicas masculinas pronunciadas en una mujer.
viral (viral, virósico). Perteneciente a un virus, como la neumonía virósica.
viremia (viremia). f. Presencia de un virus en la sangre circulante, como en la viruela.
virga (virga). Pene.
virgin (virgen). **1.** f. Persona que nunca ha conocido el acto sexual. **2.** Virginal; fresco; sin usar; no contaminado.
virginal (virginal). **1.** Relativo a una virgen. **2.** Virgen.
virginity (virginidad). f. Condición de virgen.
virgophrenia (virgofrenia). f. La mente receptiva, capaz y retentiva de la juventud.
viricidal, viricide (viricida). Virucida; agente activo contra las infecciones por virus.
-viridae (-viridae). Sufijo que denota una familia de virus.
virile (viril). **1.** Relativo al sexo masculino. **2.** Masculino, fuerte. **3.** Que posee rasgos masculinos.
virilescence (viriliscencia). f. Asunción de caracteres masculinos por una mujer.
virilia (virilia). f. Órganos sexuales masculinos.
virilism (virilismo). m. Posesión de características somáticas masculinas maduras en una joven, mujer o niña prepúber.
adrenal v. (v. suprarrenal). Síndrome virilizante suprarrenal.
virility (virilidad). f. Condición de viril.
virilization (virilización). f. Producción o adquisición de virilismo.
virilizing (virilizante, virilizador). Que causa virilismo.
-virinae (-virinae). Sufijo que indica una subfamilia de virus.
virion (virión). m. Partícula virósica elemental que, según las especies, mide de 15 a 300 nm y puede ser esférica, poliédrica, bacilar o en forma de renacuajo.
viripotent (viripotente). Término obsoleto que significa sexualmente maduro (en el sexo masculino).
viroid (viroide). m. Patógeno infeccioso de las plantas, más pequeño que un virus (PM 75.000-100.000); difiere de ellos porque consiste sólo en un RNA circular cerrado, monocatenario, que carece de cubierta proteica (cápside).
virologist (virólogo). m. Especialista en virología.
virology (virología). f. Estudio de los virus y las enfermedades que los causan.
viropexis (viropexis). f. Fijación de virus en tejido; específicamente, absorción (deglución) de partículas virósicas por una célula.
virucidal, virucide (virucida). Viricida.
virucopria (virucopria). f. Presencia de virus en las heces.
virulence (virulencia). f. Condición de venenoso; facultad de un microorganismo de provocar enfermedad en un huésped determinado.
virulent (virulento). Muy venenoso; denota un microorganismo muy patógeno.
viruliferous (virulífero). Que transporta virus.
viruria (viruria). f. Presencia de virus vivos en la orina.
-virus (-virus). Sufijo que indica un género de virus.
virus shedding (virus, eliminación de). Eliminación de v. por cualquier vía del huésped infectado.
virus, pl. **viruses** (virus, pl. viruses). m. **1.** Antes, el agente específico de una enfermedad infecciosa. **2.** V. filtrable: ultravirus; específicamente, nombre de un grupo de microbios que, con pocas excepciones, son capaces de atravesar filtros finos que retienen casi todas las bacterias y son incapaces de crecer o reproducirse fuera de células vivas.
2060 v. (v. 2060).
A-P-C v. (v. A-P-C). Adenovirus.
Abelson murine leukemia v. (v. de la leucemia murina de Abelson).
adeno-associated v. (AAV) (v. adenoasociado (VAA)).
adenoidal-pharyngeal-conjunctival v. (v. adenoideo-faríngeo-conjuntival (A-P-C)). Adenovirus.
adenosatellite v. (v. adenosatélite). Dependovirus.
African horse sickness v. (v. de la enfermedad equina africana).
African swine fever v. (v. de la fiebre porcina africana).
AIDS-related v. (v. relacionado con el SIDA).
Akabane v. (v. Akabane).
Aleutian disease of mink v. (v. de la enfermedad aleutiana del visón).
amphotropic v. (v. anfotrópico).
animal viruses (v. animales).
attenuated v. (v. atenuado).
Aujeszky's disease v. (v. de la enfermedad de Aujeszky).
Australian X disease v. (v. de la enfermedad X australiana).
avian encephalomyelitis v. (v. de la encefalomielitis de las aves).
avian erythroblastosis v. (v. de la eritroblastosis de las aves).
avian infectious laryngotracheitis v. (v. de la laringotraqueítis infecciosa de las aves).
avian influenza v. (v. de la influenza de las aves).
avian leukosis-sarcoma v. (v. de la leucosis-sarcoma de las aves).
avian lymphomatosis v. (v. de la linfomatosis de las aves).
avian myeloblastosis v. (v. de la mieloblastosis de las aves).
avian neurolymphomatosis v. (v. de la neurolinfomatosis de las aves). V. de la enfermedad de Marek.
avian pneumoencephalitis v. (v. de la neumoencefalitis de las aves).
avian sarcoma v. (v. del sarcoma de las aves).
avian viral arthritis v. (v. de la artritis viral aviaria).
B v. (v. B). V. B del mono.
bacterial v. (v. bacteriano). V. que "infecta" a bacterias.
BK v. (v. BK).
bluecomb v. (v. de la cresta azul).
bluetongue v. (v. de la lengua azul).
Borna disease v. (v. de la enfermedad de Borna).
Bornholm disease v. (v. de la enfermedad de Bornholm).
bovine leukemia v. (BLV) (v. de la leucemia bovina (BLV)).
bovine leukosis v. (v. de la leucosis bovina). V. de la leucemia bovina.
bovine papular stomatitis v. (v. de la estomatitis papulosa bovina).
bovine virus diarrhea v. (v. de la diarrea viral bovina).
Bunyamwera v. (v. Bunyamwera).
Bwamba v. (v. Bwamba).
C group viruses (v. grupo C).
CA v. (v. CA). V. asociado con el crup.
California v. (v. California).
canarypox v. (v. de la viruela del canario).
canine distemper v. (v. del moquillo canino).
Capim viruses (v. Capim).
Caraparu v. (v. Caraparu).
cat distemper v. (v. del moquillo del gato). V. de la panleucopenia felina.
cattle plague v. (v. de la peste bovina). V. de rinderpest.
Catu v. (v. Catu).
CELO v. (v. CELO). De "*c*hicken *e*mbryo *l*ethal *o*rphan" (v. huérfano mortal de embrión de pollo).
Central European tick-borne encephalitis v. (v. de la encefalitis centroeuropea transmitida por garrapatas).
Chagres v. (v. Chagres).
chicken embryo lethal orphan v. (v. huérfano mortal de embrión de pollo). V. CELO.
chickenpox v. (v. de la varicela). V. de la varicela-zoster.
chikungunya v. (v. chikungunya).
Coe v. (v. Coe).
cold v. (v. del resfrío). V. del resfrío común.
Colorado tick fever v. (v. de la fiebre por garrapatas de Colorado).
Columbia S. K. v. (v. Columbia S. K.).

common cold v. (v. del resfrío común). V. del resfrío.
contagious ecthyma (pustular dermatitis) v. of sheep (v. del ectima contagioso (dermatitis pustulosa) ovino).
contagious pustular stomatitis v. (v. de la estomatitis pustulosa contagiosa). V. de la viruela equina.
cowpox v. 1. (v. de la viruela vacuna). V. v. de la vaccinia. **2.** (v. de la pustulosis bovina (viruela de las vacas)).
Coxsackie v. (v. Coxsackie).
Crimean-Congo hemorrhagic fever v. (v. de la fiebre hemorrágica de Crimea-Congo).
croup-associated v. (v. asociado con el crup).
cytopathogenic v. (v. citopatogénico).
deer hemorrhagic fever v. (v. de la fiebre hemorrágica del venado).
defective v. (v. defectuoso).
delta v. (v. delta). V. de la hepatitis delta.
dengue v. (v. del dengue).
DNA v. (v. DNA). Desoxivirus.
dog distemper v. (v. del moquillo canino).
duck hepatitis v. (v. de la hepatitis del pato).
duck influenza v. (v. de la influenza del pato).
duck plague v. (v. de la peste del pato).
eastern equine encephalomyelitis v. (v. de la encefalomielitis equina del este).
EB v. (v. EB). V. de Epstein-Barr.
Ebola v. (v. Ebola). V. de fiebre hemorrágica virósica.
ECBO v. (v. ECBO). V. bovino citopatogénico entérico.
ECHO v. (v. ECHO). Echovirus; v. "*e*nteric *c*ytopathogenic *h*uman *o*rphan" (huérfano humano citopatogénico entérico: HHCE).
ECMO v. (v. ECMO). V. "enteric cytopathogenic monkey orphan" (huérfano de mono citopatogénico entérico: HMCE).
ecotropic v. (v. ecotrópico).
ECSO v. (v. ECSO). V. "*e*nteric *c*ytopathogenic *s*wine *o*rphan" (huérfano porcino citopatogénico entérico: HPCE).
ectromelia v. (v. de la ectromelia). V. de ectromelia infecciosa.
EEE v. (v. EEE). V. de la encefalomielitis equina del este.
EMC v. (v. EMC). V. de la encefalomiocarditis.
encephalitis v. (v. de la encefalitis).
encephalomyocarditis v. (v. de la encefalomiocarditis).
enteric cytopathogenic bovine orphan v. (v. huérfano bovino citopatogénico entérico). V. ECBO.
enteric cytopathogenic human orphan v. (v. huérfano humano citopatogénico entérico). V. ECHO.
enteric cytopathogenic monkey orphan v. (v. huérfano de mono citopatogénico entérico). V. ECMO.
enteric cytopathogenic swine orphan v. (v. huérfano porcino citopatogénico entérico). V. ECSO.
enteric orphan viruses (v. huérfanos entéricos).
enteric viruses (v. entéricos). V. del género Enterovirus.
enzootic encephalomyelitis v. (v. de la encefalomielitis enzoótica).
ephemeral fever v. (v. de la fiebre efímera).
epidemic gastroenteritis v. (v. de la gastroenteritis epidémica).
epidemic keratoconjunctivitis v. (v. de la queratoconjuntivitis epidémica).
epidemic myalgia v. (v. de la mialgia epidémica).
epidemic parotitis v. (v. de la parotiditis epidémica). V. de las paperas.
epidemic pleurodynia v. (v. de la pleurodinia epidémica).
Epstein-Barr v. (v. de Epstein-Barr).
equine abortion v. (v. del aborto equino).
equine arteritis v. (v. de la arteritis equina).
equine coital exanthema v. (v. del exantema coital equino).
equine infectious anemia v. (v. de la anemia infecciosa equina).
equine influenza viruses (v. de la influenza equina).
equine rhinopneumonitis v. (v. de la rinoneumonitis equina).
FA v. (v. FA). Cepa de v. de encefalomielitis del ratón.
feline leukemia v. (FeLV) (v. de la leucemia felina (FeLV)).
feline panleukopenia v. (v. de la panleucopenia felina).
feline rhinotracheitis v. (v. de la rinotraqueítis felina).
fibromatosis v. of rabbits (v. fibromatoso del conejo).
fibrous bacterial viruses (v. bacterianos fibrosos).
filamentous bacterial viruses (v. bacterianos filamentosos).
filtrable v. (v. filtrable). V.
fixed v. (v. fijo).
Flury strain rabies v. (v. de la rabia, cepa Flury).
FMD v. (v. FMD). V. de la fiebre aftosa.
foamy viruses (v. espumosos). Agentes espumosos.
foot-and-mouth disease v. (v. de la fiebre aftosa).
fowl erythroblastosis v. (v. de la eritroblastosis de las aves de corral).
fowl lymphomatosis v. (v. de la linfomatosis de las aves de corral).
fowl myeloblastosis v. (v. de la mieloblastosis de las aves de corral).
fowl neurolymphomatosis v. (v. de la neurolinfomatosis de las aves de corral). V. de neurolinfomatosis de las aves.
fowl plague v. (v. de la peste de las aves de corral).
fowlpox v. (v. de la viruela de las aves de corral).
fox encephalitis v. (v. de la encefalitis del zorro).
Friend v., Friend leukemia v. (v. de Friend, de la leucemia de Friend).
GAL v. (v. GAL). V. gallus tipo adeno.
gallus adeno-like v. (v. gallus tipo adeno). V. GAL.
gastroenteritis v. type A (v. de la gastroenteritis tipo A).
gastroenteritis v. type B (v. de la gastroenteritis tipo B). Rotavirus.
German measles v. (v. del sarampión alemán). V. de la rubéola.
goatpox v. (v. de la viruela caprina).
Graffi's v. (v. de Graffi).
green monkey v. (v. de mono verde). V. de Marburgo.
Gross' leukemia v. (v. de la leucemia de Gross).
Gross' v. (v. de Gross). V. de la leucemia de Gross.
Guama v. (v. Guama).
Guaroa v. (v. Guaroa).
HA1 v. (v. HA1). V. de hemadsorción tipo 1.
HA2 v. (v. HA2). V. de hemadsorción tipo 2.
hand-foot-and-mouth disease v. (v. de la enfermedad mano-pie-boca).
Hantaan v. (v. Hantaan).
helper v. (v. auxiliar o ayudante).
hemadsorption v. type 1 (v. de hemadsorción tipo 1). V. de la parainfluenza 3.
hemadsorption v. type 2 (v. de hemadsorción tipo 2). V. de la parainfluenza 2.
hepatitis A v. (HAV) (v. de la hepatitis A (HAV)).
hepatitis B v. (HBV) (v. de la hepatitis B (HBV)).
hepatitis C v. (HCV) (v. de la hepatitis C (HCV)).
hepatitis delta v. (HDV) (v. de la hepatitis delta). V. delta.
herpes simplex v. (HSV) (v. del herpes simple).
herpes v. (v. herpes).
herpes zoster v. (v. del herpes zoster). V. de varicela-zoster.
hog cholera v. (v. del cólera porcino). V. de fiebre porcina.
horsepox v. (v. de la viruela equina).
human immunodeficiency v. (HIV) (v. de la inmunodeficiencia humana (HIV)). V. de linfoma/leucemia de células T tipo III.
human papilloma v. (HPV) (v. del papiloma humano (HPV)).
human T-cell lymphoma/leukemia v., human T-cell lymphotropic v. (HTLV) (v. del linfoma/leucemia de células T humano, linfotrópico de células T humano (HTLV)).
Ibaraki v. (v. Ibaraki).
IBR v. (v. IBR). V. de rinotraqueítis bovina infecciosa.
v. III of rabbits (v. III del conejo). Herpesvirus cuniculi.
Ilhéus v. (v. Ilhéus).
inclusion conjunctivitis viruses (v. de la conjuntivitis de inclusión).
infantile gastroenteritis v. (v. de la gastroenteritis infantil).
infectious arteritis v. of horses (v. de la arteritis infecciosa del caballo).
infectious bovine rhinotracheitis v. (v. de la rinotraqueítis bovina infecciosa).
infectious bronchitis v. (IBV) (v. de la bronquitis infecciosa (IBV)).
infectious canine hepatitis v. (v. de la hepatitis canina infecciosa).
infectious ectromelia v. (v. de la ectromelia infecciosa).
infectious hepatitis v. (v. de la hepatitis infecciosa).
infectious papilloma v. (v. del papiloma infeccioso).

infectious porcine encephalomyelitis v. (v. de la encefalomielitis porcina infecciosa). V. de la enfermedad de Teschen.
influenza viruses (v. de la influenza).
insect viruses (v. de los insectos). V. que son patógenos para los insectos.
Jamestown Canyon v. (v. Jamestown Canyon).
Japanese B encephalitis v. (v. de la encefalitis B japonesa).
JC v. (v. JC).
JH v. (v. JH). V. 2060.
Junin v. (v. Junín).
K v. (v. K).
Kelev strain rabies v. (v. de la rabia, cepa Keley).
Kilham rat v. (v. Kilham de la rata). V. latente de la rata.
Kisenyi sheep disease v. (v. de la enfermedad ovina de Kisenyi).
Koongol viruses (v. Koongol).
Kyasanur Forest disease v. (v. de la enfermedad de la Selva de Kyasanur).
La Crosse v. (v. La Crosse).
lactate dehydrogenase v. (v. de lactato deshidrogenasa).
Lassa v. (v. Lassa). Arenavirus que causa fiebre de Lassa.
latent rat v. (v. latente de la rata). V. Kilham de la rata.
LCM v. (v. LCM). V. de la coriomeningitis linfocítica.
louping-ill v. (v. del mal del brinco).
Lucké's v. (v. de Lucké).
lumpy skin disease viruses (v. de la enfermedad de la piel abultada).
Lunyo v. (v. Lunyo). Cepa atípica del v. de la fiebre del valle Rift.
lymphadenopathy-associated v. (LAV) (v. asociado con linfadenopatía (LAV)). V. de la inmunodeficiencia humana.
lymphocytic choriomeningitis v. (v. de la coriomeningitis linfocítica).
lymphogranuloma venereum v. (v. del linfogranuloma venéreo).
Machupo v. (v. Machupo).
maedi v. (v. maedi). V. de la neumonía progresiva.
malignant catarrhal fever v. (v. de la fiebre catarral maligna).
mammary cancer v. of mice (v. del cáncer mamario del ratón).
mammary tumor v. of mice (v. del tumor mamario del ratón).
Marburg v. (v. Marburg). V. del mono verde.
Marek's disease v. (v. de la enfermedad de Marek).
marmoset v. (v. del mono tití).
masked v. (v. enmascarado).
Mayaro v. (v. Mayaro).
measles v. (v. del sarampión).
medi v. (v. medi). V. maedi.
Mengo v. (v. Mengo). Cepa del v. de la encefalomiocarditis.
mink enteritis v. (v. de la enteritis del visón).
MM v. (v. MM). Cepa de v. de encefalomiocarditis.
Mokola v. (v. Mokola).
molluscum contagiosum v. (v. del molusco contagioso).
Moloney's v. (v. de Moloney).
monkey B v. (v. de mono B).
monkeypox v. 1. (v. de la viruela del mono). **2.** (v. de la pustulosis de los monos (viruela de los monos)).
mouse encephalomyelitis v. (v. de la encefalomielitis del ratón).
mouse hepatitis v. (v. de la hepatitis del ratón).
mouse leukemia viruses (v. de la leucemia del ratón).
mouse mammary tumor v. (v. del cáncer mamario del ratón).
mouse parotid tumor v. (v. del tumor parotídeo del ratón).
mouse poliomyelitis v. (v. de la poliomielitis del ratón).
mouse thymic v. (v. tímico del ratón).
mousepox v. (v. de la viruela del ratón).
mucosal disease v. (v. de la enfermedad mucosa).
mumps v. (v. de las paperas). V. de la parotiditis epidémica.
murine sarcoma v. (v. del sarcoma murino).
Murray Valley encephalitis v. (v. de la encefalitis del valle Murray).
Murutucu v. (v. Murutucu).
MVE v. (v. MVE). V. de encefalitis del valle de Murray.
myxomatosis v. (v. de la mixomatosis). V. del mixoma de conejo.
Nairobi sheep disease v. (v. de la enfermedad ovina de Nairobi).
naked v. (v. desnudo).
ND v. (v. ND). V. de la enfermedad de Newcastle.
Nebraska calf scours v. (v. de la diarrea de los terneros de Nebraska).
Neethling v. (v. Neethling). V. de enfermedad de la piel abultada.
negative strand v. (v. de cadena negativa).
Negishi v. (v. Negishi).
neonatal calf diarrhea v. (v. de la diarrea neonatal de los terneros).
neurotropic v. (v. neurotrópico).
Newcastle disease v. (v. de la enfermedad de Newcastle).
non-A, non-B hepatitis v. (v. de la hepatitis no A, no B).
nonoccluded v. (v. no ocluido).
O'nyong-nyong v. (v. O'nyong-nyong).
occluded v. (v. ocluido).
Omsk hemorrhagic fever v. (v. de la fiebre hemorrágica de Omsk).
oncogenic v. (v. oncogénico). V. tumoral.
orf v. (v. del orf). V. de ectima contagioso ovino.
Oriboca v. (v. Oriboca).
ornithosis v. (v. de la ornitosis). *Chlamydia psittaci.*
orphan viruses (v. huérfanos).
Pacheco's parrot disease v. (v. de la enfermedad de los loros de Pacheco). V. de los loros.
panleukopenia v. of cats (v. de la panleucopenia de los gatos).
pantropic v. (v. pantrópico).
pappataci fever viruses (v. de la fiebre pappataci).
papular stomatitis v. of cattle (v. de la estomatitis papulosa del ganado vacuno). V. de la estomatitis papulosa bovina.
parainfluenza viruses (v. de la parainfluenza).
paravaccinia v. (v. de la paravaccinia).
parrot v. (v. del loro).
Patois v. (v. Patois).
pharyngoconjunctival fever v. (v. de la fiebre faringoconjuntival).
phlebotomus fever viruses (v. de la fiebre por flebótomos).
plant viruses (v. vegetales). V. patógenos para los vegetales superiores.
pneumonia v. of mice (v. de la neumonía del ratón).
poliomyelitis v. (v. de la poliomielitis). Poliovirus hominis.
polyoma v. (v. del polioma). V. del tumor parotídeo del ratón.
porcine hemagglutinating encephalitis v. (v. de la encefalitis hemaglutinante porcina). V. de encefalitis porcina.
Powassan v. (v. Powassan).
progressive pneumonia v. (v. de la neumonía progresiva). V. maedi.
pseudocowpox v. (v. de la seudoviruela de las vacas).
pseudolymphocytic choriomeningitis v. (v. de la coriomeningitis seudolinfocítica). V. de ectromelia infecciosa.
pseudorabies v. (v. de la seudorrabia).
psittacosis v. (v. de la psitacosis). *Chlamydia psittaci.*
PVM v. (v. PVM). V. de la neumonía del ratón.
quail bronchitis v. (v. de la bronquitis de la codorniz).
Quaranfil v. (v. Quaranfil).
rabbit fibroma v. (v. del fibroma del conejo).
rabbit myxoma v. (v. del mixoma del conejo). V. de mixomatosis.
rabbitpox v. (v. de la viruela del conejo).
rabies v. (v. de la rabia).
rabies v., Flury strain (v. de la rabia, cepa Flury).
rabies v., Kelev strain (v. de la rabia, cepa Kelev).
Rauscher's v. (v. de Rauscher).
respiratory syncytial v. (v. sincitial respiratorio).
Rida v. (v. Rida).
Rift Valley fever v. (v. de la fiebre del valle del Rift).
rinderpest v. (v. de la rinderpest). V. de la peste bovina.
RNA tumor viruses (v. tumorales RNA). V. de la subfamilia Oncovirinae.
RNA v. (v. RNA). Ribovirus.
Ross River v. (v. del río Ross).
Rous sarcoma v. (RSV) (v. del sarcoma de Rous (RSV)).
Rous-associated v. (RAV) (v. asociado con Rous (RAV)).
Rs v. (v. Rs). V. sincitial respiratorio.
Rubarth's disease v. (v. de la enfermedad de Rubarth).
rubella v. (v. de la rubéola). V. del sarampión alemán.
Russian autumn encephalitis v. (v. de la encefalitis otoñal rusa).
Russian spring-summer encephalitis v. (v. de la encefalitis vernoestival rusa).

T U V

Salisbury common cold viruses (v. del resfrío común de Salisbury).
salivary v., salivary gland v. (v. salival, de las glándulas salivales).
San Miguel sea lion v. (v. de los leones marinos de San Miguel).
sandfly fever viruses (v. de la fiebre de las moscas de arena).
Sendai v. (v. Sendai).
serum hepatitis v. (v. de la hepatitis sérica). V. de hepatitis B.
sheep-pox v. (v. de la viruela ovina).
shipping fever v. (v. de la fiebre de embarque o transporte).
Shope fibroma v. (v. del fibroma de Shope).
Simbu v. (v. Simbu).
simian v. (SV) (v. simiano (SV)).
simian v. 40 (SV40) (v. simiano 40 (SV40)). V. vacuolizante.
simian vacuolating v. (v. simiano vacuolizante). V. simiano 40.
Sindbis v. (v. de Sindbis).
slow v. (v. lento).
smallpox v. (v. de la viruela). V. de la variola.
snowshoe hare v. (v. de la liebre “snowshoe”).
soremouth v. (v. del mal de boca). V. de ectima contagioso ovino.
Spondweni v. (v. Spondweni).
St. Louis encephalitis v. (v. de la encefalitis de St. Louis).
street v. (v. de la calle).
swamp fever v. (v. de la fiebre de los pantanos).
swine encephalitis v. (v. de la encefalitis porcina).
swine fever v. (v. de la fiebre porcina). V. del cólera porcino.
swine influenza viruses (v. de la influenza porcina).
swinepox v. (v. de la viruela porcina).
Swiss mouse leukemia v. (v. de la leucemia suiza del ratón).
Tacaribe v. (v. Tacaribe).
Tahyna v. (v. Tahyna).
Teschen disease v. (v. de la enfermedad de Teschen).
Tete viruses (v. Tete).
TGE v. (v. TGE). V. de la gastroenteritis transmisible porcina.
Theiler's v., Theiler's original v. (v. de Theiler, original de Theiler).
tick-borne encephalitis v. (v. de la encefalitis transmitida por garrapatas). V. ruso de la encefalitis vernoestival.
TO v. (v. TO).
trachoma v. (v. del tracoma). *Chlamydia trachomatis.*
transmissible gastroenteritis v. of swine (v. de la gastroenteritis transmisible porcina).
transmissible turkey enteritis v. (v. de la enteritis transmisible de los pavos). V. de la cresta azul.
tumor v. (v. tumoral). V. oncogénico.
turkey meningoencephalitis v. (v. de la meningoencefalitis del pavo).
Turlock v. (v. Turlock).
Umbre v. (v. Umbre).
vaccine v. (v. de la vacuna). V. vacuna.
vaccinia v. (v. de la vaccinia). Poxvirus officinalis.
vacuolating v. (v. vacuolizante). V. simiano 40.
varicella-zoster v. (v. varicela-zoster). *Herpesvirus varicellae.*
variola v. (v. de la variola). V. de viruela.
VEE v. (v. VEE). V. de encefalomielitis equina venezolana.
Venezuelan equine encephalomyelitis v. (v. de la encefalomielitis equina venezolana).
vesicular exanthema of swine v. (VESV) (v. del exantema vesicular de los cerdos (VESV)).
vesicular stomatitis v. (v. de la estomatitis vesicular).
viral hemorrhagic fever v. (v. de la fiebre hemorrágica viral).
visceral disease v. (v. de la enfermedad visceral). Citomegalovirus.
visna v. (v. del visna).
WEE v. (v. WEE). V. de encefalomielitis equina occidental.
Wesselsbron disease v. (v. de enfermedad de Wesselsbron).
West Nile v. (v. del Nilo occidental).
western equine encephalomyelitis v. (v. de la encefalomielitis equina occidental).
xenotropic v. (v. xenotrópico).
Yaba monkey v. (v. del tumor Yaba del mono).
yellow fever v. (v. de la fiebre amarilla).
Zika v. (v. Zika).

virusoid (virusoide). m. Patógeno de las plantas semejante a un viroide, pero que posee un RNA segmentado mucho más largo, circular o lineal, y una cápside.

vis, pl. **vires** (vis). Fuerza; energía; potencia.
v. a fronte (v. a fronte). Fuerza que actúa de frente.
v. a tergo (v. a tergo). Fuerza que actúa desde atrás.
v. conservatrix (v. conservatrix). Fuerza inherente al organismo que resiste a los efectos de la injuria (lesión o agresión).
v. vitae, v. vitalis (v. vitae, v. vitalis). Vitalismo.

viscance (viscancia). f. Medida de la disipación de energía debida a un flujo en un sistema viscoso.

visceral (visceral). Relativo a una víscera, a varias o a la totalidad de ellas.

visceralgia (visceralgia). f. Dolor en cualquier víscera.

viscerimotor (viscerimotor). Visceromotor.

viscero- (viscero-). Prefijo que denota las vísceras. V.t. esplacno-.

viscerocranium (viscerocráneo). m. Esplacnocráneo; esqueleto maxilar; parte del cráneo derivada de los arcos faríngeos embrionarios; comprende los huesos del esqueleto facial.
cartilaginous v. (v. cartilaginoso).
membranous v. (v. membranoso).

viscerogenic (viscerogénico). De origen visceral; denota diversos reflejos sensoriales y otros.

viscerograph (viscerógrafo). m. Instrumento para registrar la actividad mecánica de las vísceras.

visceroinhibitory (visceroinhibitorio). Que restringe o detiene la actividad funcional de las vísceras.

visceromegaly (visceromegalia). f. Esplacnomegalia; organomegalia; agrandamiento anormal de las vísceras como el que puede verse en la acromegalia y otros trastornos.

visceromotor (visceromotor). Viscerimotor. Relativo al movimiento en las vísceras o que lo controla; denota un movimiento que tiene relación con las vísceras.

visceroparietal (visceroparietal). Relativo a las vísceras y la pared del abdomen.

visceroperitoneal (visceroperitoneal). Relativo al peritoneo y a las vísceras abdominales.

visceropleural (visceropleural). Pleurovisceral; relativo a las vísceras pleurales y torácicas.

visceroptosis, visceroptosia (visceroptosis, visceroptosia). f. Esplacnoptosis; esplacnoptosia; descenso de las vísceras desde sus posiciones normales.

viscerosensory (viscerosensitivo). Relativo a la inervación sensitiva de los órganos internos.

visceroskeletal (visceroesquelético). Esplacnoesquelético; relativo al visceroesqueleto.

visceroskeleton (visceroesqueleto). m. **1.** Cualquier formación ósea en un órgano: corazón, lengua o pene de ciertos animales; el término también incluye, para algunos anatomistas, los anillos cartilaginosos de la tráquea y los bronquios. **2.** Esplacnoesqueleto; esqueleto visceral; armazón ósea que protege las vísceras, como las costillas y el esternón, los huesos de la pelvis y la parte anterior del cráneo.

viscerosomatic (viscerosomático). Esplacnosomático; relativo a las vísceras y el cuerpo.

viscerotome (viscerótomo). m. Instrumento con el que una sección de un órgano como el hígado puede extraerse de un cadáver para examinarla sin hacer una autopsia general.

viscerotomy (viscerotomía). f. Disección de una víscera por incisión, especialmente post mortem.

viscerotonia (viscerotonía). f. Rasgos de la personalidad que incluyen gusto por los alimentos, sociabilidad, relajación general, disposición amigable y afectuosa.

viscerotrophic (viscerotrófico). Relativo a cualquier cambio trófico determinado por estados viscerales.

viscerotropic (viscerotrópico). Que afecta a las vísceras.

viscid (viscoso). Pegajoso; glutinoso.

viscidity (viscosidad). Pegajosidad; adhesividad.

viscidosis (viscidosis). f. Fibrosis quística.

viscoelasticity (viscoelasticidad). f. Propiedad de un material viscoso que también muestra elasticidad.

viscometer (viscómetro). m. Viscosímetro.

viscosimeter (viscosímetro). m. Viscómetro; aparato para determinar la viscosidad de un líquido; en medicina, generalmente de la sangre.

viscosimetry (viscosimetría). f. Determinación de la viscosidad de un líquido, como la sangre.

viscosity (viscosidad). f. En general, la resistencia al flujo o a la alteración de la forma de cualquier sustancia, debido a la cohesión molecular.

absolute v. (v. absoluta).

anomalous v. (v. anómala).

apparent v. (v. aparente).

dynamic v. (μ) (v. dinámica (μ)).

kinematic v.(ν, ϑ) (v. cinemática (ν, ϑ)).

newtonian v. (v. newtoniana).

relative v. (v. relativa).

viscous (viscoso). Pegajoso; adhesivo, glutinoso; caracterizado por gran viscosidad.

viscum (viscum). m. **1.** Muérdago; las moras de *Viscum album* (familia Lorantaceae), que es una planta parásita del manzano, el peral y otros árboles. **2.** Hierba o pasto de *Phoradendron flavescens*, muérdago americano.

viscus, pl. **viscera** (víscera). f. Órgano del sistema digestivo, respiratorio, urogenital y endocrino, además del bazo, el corazón y los grandes vasos; los órganos huecos de paredes formadas por muchas capas, que se estudian en esplacnología.

visile (visual). Denota el tipo de imagen mental de la que se recuerda con mayor facilidad lo que se ha visto.

vision (visión). f. Acto de ver. V.t. vista.

achromatic v. (v. acromática). Acromatopsia.

binocular v. (v. binocular).

blue v. (v. azul). Cianopsia.

central v. (v. central). V. directa.

chromatic v. (v. cromática). Cromatopsia.

color v. (v. del color). Cromatopsia.

cone v. (v. de los conos). V. fotópica.

direct v. (v. directa). V. central.

double v. (v. doble). Diplopía.

facial v. (v. facial).

green v. (v. verde). Cloropsia.

halo v. (v. en halo o aureola).

haploscopic v. (v. haploscópica).

indirect v. (v. indirecta). V. periférica.

multiple v. (v. múltiple). Poliopía.

night v. (v. nocturna). V. escotópica.

oscillating v. (v. oscilante). Oscilopsia.

peripheral v. (v. periférica). V. indirecta.

photopic v. (v. fotópica). Fotopía; v. cónica.

red v. (v. roja). Eritropsia.

rod v. (v. de los bastones). V. escotópica.

scotopic v. (v. escotópica). Escotopía.

stereoscopic v. (v. estereoscópica). Estereopsis.

subjective v. (v. subjetiva).

triple v. (v. triple). Triplopía.

tubular v. (v. tubular). V. en túnel.

tunnel v. (v. en túnel). V. tubular.

twilight v. (v. crepuscular). V. escotópica.

yellow v. (v. amarilla). Xantopsia.

visual (visual). **1.** Relativo a la visión. **2.** Denota una persona que aprende y recuerda más fácilmente por medio de la vista que del oído.

visualize (visualizar). Hacer visible.

visuoauditory (visuoauditivo). Relativo a la visión y la audición; denota nervios que unen los centros de los sentidos de la vista y el oído.

visuognosis (visuognosis). f. Reconocimiento y comprensión de impresiones visuales.

visuomotor (visuomotor). Denota la capacidad de sincronizar la información visual con el movimiento físico.

visuopsychic (visuopsíquico). Perteneciente a la porción de la corteza cerebral que integra las impresiones visuales.

visuosensory (visuosensorial). Perteneciente a la percepción de estímulos visuales.

visuospatial (visuoespacial). Denota la capacidad de comprender y conceptualizar las representaciones visuales y espaciales en el aprendizaje y realización de una tarea.

visuscope (visuoscopio). m. Oftalmoscopio modificado que proyecta una estrella negra sobre el fondo de ojo del paciente.

vital (vital). Relativo a la vida.

vital red (rojo vital). R. vital brillante.

vitalism (vitalismo). m. Vis vitae o vitalis; teoría de que las funciones animales dependen de una forma especial de energía o fuerza, la fuerza vital, diferente de las fuerzas físicas.

vitalistic (vitalístico). Perteneciente al vitalismo.

vitality (vitalidad). f. Fuerza o energía vital.

vitalize (vitalizar). Dotar de fuerza vital.

vitalometer (vitalómetro). m. Dispositivo eléctrico para determinar la vitalidad de la pulpa dental.

vitamer (vitámero). m. Uno de dos o más compuestos similares capaces de cumplir una función vitamínica específica en el organismo, p. ej. niacina y niacinamida.

vitamin (vitamina). f. Cualquiera de un grupo de sustancias orgánicas presentes en cantidades muy pequeñas en los alimentos naturales, que son esenciales para el metabolismo normal.

v. A (v. A).

v. A_1 (v. A_1). Retinol.

v. A_1 acid (v. A_1 ácido). Ácido retinoico.

v. A_1 alcohol (v. A_1 alcohol). Retinol.

v. A_1 aldehyde (v. A_1 aldehído). Retinaldehído.

v. A_2 (v. A_2). Dehidrorretinol.

v. A_2 aldehyde (v. A_2 aldehído). Dehidrorretinaldehído.

antiberiberi v. (v. anti-beriberi). Tiamina.

antihemorrhagic v. (v. antihemorrágica). V. K.

antineuritic v. (v. antineurítica). Tiamina.

antirachitic v.'s (v. antirraquíticas). Ergocalciferol (v. D_2) y colecalciferol (v. D_3).

antiscorbutic v. (v. antiescorbútica). Ácido ascórbico.

antisterility v. (v. antiesterilidad). V. E.

v. B (v. B).

v. B_1 (v. B_1). Tiamina.

v. B_2 (v. B_2). Término obsoleto para riboflavina.

v. B_3 (v. B_3). Término obsoleto para nicotinamida.

v. B_4 (v. B_4).

v. B_5 (v. B_5).

v. B_6 (v. B_6). Piridoxina y compuestos afines.

v. B_{12} (v. B_{12}). Factor antianemia perniciosa.

v. B_{12} with intrinsic factor concentrate (v. B_{12} con factor intrínseco concentrado).

v. B complex (v. B, complejo de la). Complejo vitamínico B.

v. B_c conjugase (v. B_c conjugasa).

v. B_T (v. B_T). Carnitina.

v. B_x (v. B_x). Ácido *p*-aminobenzoico.

v. C (v. C). Ácido ascórbico.

v. D (v. D).

v. D_2 (v. D_2). Ergocalciferol.

v. D_3 (v. D_3). Colecalciferol.

v. E (v. E). **1.** α-Tocoferol. **2.** V. o factor antiesterilidad.

v. F (v. F).

fat-soluble v.'s (v. liposolubles).

fertility v. (v. de la fertilidad). V. E.

v. H (v. H). Nombre obsoleto de la biotina.

v. K (v. K). V. o factor antihemorrágico.

v. K_1, v. K_1(20) (v. K_1, K_1 (20)). Filoquinona.

v. K_2, v. K_2(30) (v. K_2, K_2 (30)). Menaquinona-6.

v. K_2 (35) (v. K_2 (35)). Menaquinona-7.

v. K_4 (v. K_4). Diacetato de menadiol.

v. K_5 (v. K_5). 4-Amino-2-metil-1-naftol; v. antihemorrágica.

microbial v. (v. microbiana).

v. P (v. P). Citrina; v. de la permeabilidad.

permeability v. (v. de la permeabilidad). V. P.

v. U (v. U).

vitellarium (vitelario). m. Reservorio vitelino; en los cestodos y trematodos, una cámara común que recibe material vitelino (yema de huevo) de los dos conductos vitelinos.

vitelliform (viteliforme). Relativo o parecido a la yema de un huevo.

vitellin (vitelina). f. Lipovitelina; ovovitelina; proteína combinada con lecitina en la yema de huevo.

vitelline (vitelino). Relativo al vitelo.

vitellogenesis (vitelogénesis). f. Formación de la yema de huevo y su acumulación en el saco vitelino.

vitellolutein (viteloluteína). f. Luteína de yema de huevo.

vitellorubin (vitelorrubina). f. Pigmento rojizo de la yema de huevo.

vitellose (vitelosa). f. Fragmento de proteína de vitelina.

vitellus (vitelo). m. Yema de huevo.

v. ovi (v. del huevo). Yema de huevo (vitellum ovi).

vitiation (viciación). f. Cambio que deteriora la utilidad o disminuye la eficiencia.

vitiliginous (vitiliginoso). Relativo al vitíligo o caracterizado por éste.
vitiligo, pl. **vitiligines** (vitíligo). m. Leucasmo; leucoderma o leucopatía adquirida; piel manchada o multicolor; aparición en la piel normal de placas no pigmentadas, blancas, de diferentes tamaños y a menudo simétricas.
  v. capitis (v. de la cabeza). Alopecia areata.
  Cazenave's v. (v. de Cazenave). Alopecia areata.
  Celsus' v. (v. de Celsus). Alopecia areata.
  circumnevic v. (v. circumnévico). Nevo en halo o aureola.
  v. iridis (v. del iris).
vitiligoidea (vitiligoide). m. Xantoma.
vitrectomy (vitrectomía). f. Extirpación del humor vítreo del ojo por medio de un instrumento que lo extrae por succión y corte al mismo tiempo, y lo reemplaza por solución fisiológica salina u otro líquido apropiado.
  anterior v. (v. anterior). Extirpación del gel central del humor vítreo.
  posterior v. (v. posterior).
vitrein (vitreína). f. Vitrosina; proteína de tipo colágeno que, junto con el ácido hialurónico, un mucopolisacárido, confiere su estado de gel al humor vítreo del ojo.
vitreitis (vitreítis). f. Hialitis; inflamación del cuerpo vítreo.
vitreo- (vitreo-). Prefijo que denota el humor vítreo.
vitreodentin (vitreodentina). f. Dentina de dureza y fragilidad peculiares.
vitreoretinal (vitreorretiniano). Relativo al límite entre la retina y el cuerpo vítreo, perteneciente a esta estructura o que la afecta.
vitreoretinopathy (vitreorretinopatía). f. Retinopatía con complicaciones del humor vítreo.
  exudative v. (v. exudativa).
vitreous (vítreo). **1.** Vidrioso; parecido al vidrio. **2.** Cuerpo vítreo.
  persistent anterior hyperplastic primary v. (v. primario hiperplásico anterior persistente).
  persistent posterior hyperplastic primary v. (v. primario hiperplásico posterior persistente).
  primary v. (v. primario).
  secondary v. (v. secundario).
  tertiary v. (v. terciario).
vitrification (vitrificación). f. Conversión de la porcelana dental en una sustancia vítrea por calor y fusión.
vitriol (vitriolo). m. Ácido sulfúrico.
  blue v. (v. azul). Sulfato cúprico.
  green v. (v. verde). Sulfato ferroso.
  white v. (v. blanco). Sulfato de cinc.
vitrosin (vitrosina). f. Vitreína.
vivarium, pl. **vivaria** (vivario). m. Lugar donde viven animales, especialmente los usados para investigaciones médicas.
vivi- (vivi-). Prefijo que indica viviente, con vida.
vividialysis (vividiálisis). f. Remoción por diálisis, como por lavado de la cavidad peritoneal.
vividiffusion (vividifusión). f. Método por el cual la sangre de un animal vivo puede someterse a diálisis fuera del cuerpo y devolverse a la circulación natural sin exponerla al aire ni a influencia nociva alguna.
vivification (vivificación). f. Revivificación.
viviparity (viviparidad). f. Zoogonia; cualidad o condición de vivíparo, o sea que tiene hijos que están vivos en el momento de nacer.
viviparous (vivíparo). Zoógono; que tiene hijos vivos, a diferencia de los ovíparos.
viviperception (vivipercepción). f. Observación de los procesos vitales en el organismo sin ayuda de la vivisección.
vivisection (vivisección). f. Cualquier operación cortante en un animal vivo con fines de experimentación.
vivisectionist, vivisector (viviseccionista, vivisector). m. y f. Persona que practica la vivisección.
VLDL (VLDL). Abrev. de lipoproteína de muy baja densidad.
VMA (VMA). Abrev. de ácido vainillilmandélico (*v*anillyl*m*andelic *a*cid).
VMC (VMC). Abrev. de compuesto metálico al vacío (*v*oid *m*etal *c*omposite).
vocal (vocal). Perteneciente a la voz o los órganos del habla.
voice (voz). f. Sonido que hace el aire al pasar hacia afuera por la laringe y el tracto respiratorio superior, con las cuerdas vocales aproximadas y tensas.
  amphoric v. (v. anfórica). Anforofonía.
  bronchial v. (v. bronquial). Broncofonía.
  cavernous v. (v. cavernosa). V. hueca o metálica.
  epigastric v. (v. epigástrica). V. fingida que procede del epigastrio.
  eunuchoid v. (v. eunucoide).
  myxedema v. (v. mixedematosa).
void (evacuar). Expulsar materias fecales u orina.
void metal composite (compuesto metálico al vacío).
vola (vola). [*vola*, NA]. Palma de la mano o planta del pie.
volar (volar). Referente a la palma de la mano o la planta del pie.
volaris (volaris). [*volaris*, NA]. Volar.
volatile (volátil). **1.** Que tiende a evaporarse rápidamente. **2.** Que tiende a la violencia, la explosividad o el cambio rápido.
volatilization (volatilización). f. Evaporación.
volatilize (volatilizar). Evaporar.
volition (volición). f. Impulso consciente de realizar cualquier acto o de no realizarlo; acción voluntaria.
volitional (volitivo). Voluntario; hecho por obra de la voluntad; relativo a la volición.
volley (andanada). f. Grupo de impulsos sincronizados inducidos simultáneamente por estímulo artificial de las fibras nerviosas o musculares.
volsella (volsella). Pinzas v.
volt (v, V) (voltio). m. Unidad de fuerza electromotriz; la fuerza electromotriz que produce una corriente de 1 amperio en un circuito que tiene resistencia de 1 ohmio.
voltage (voltaje). m. Fuerza electromotriz, presión o potencial electromotores expresados en voltios.
voltaic (voltaico). Relativo al voltaísmo.
voltaism (voltaísmo). m. Galvanismo.
voltameter (voltámetro). m. Aparato para medir la fuerza de una corriente galvánica por su acción electrolítica.
voltampere (voltamperio). m. Unidad de potencia eléctrica; el producto de 1 voltio por 1 amperio; equivale a 1 wattio o 1/1.000 kilowatio.
voltmeter (voltímetro). m. Aparato para medir la fuerza electromotriz o diferencia de potencial.
volume (V) (volumen). m. Espacio ocupado por cualquier forma de la materia, expresado generalmente en milímetros cúbicos, litros, etc. V.t. capacidad.
  atomic v. (v. atómico).
  closing v. (v. de cierre).
  distribution v. (v. de distribución).
  end-diastolic v. (v. de fin de diástole).
  end-systolic v. (v. de fin de sístole).
  expiratory reserve v. (ERV) (v. de reserva espiratoria (VRE)).
  forced expiratory v. (FEV) (v. espiratorio forzado).
  inspiratory reserve v. (IRV) (v. de reserva inspiratoria (VRI)).
  mean cell v. (MCV) (v. corpuscular medio).
  minute v. (v. minuto).
  packed cell v. (v. de células aglomeradas).
  partial v. (v. parcial).
  residual v. (RV) (v. residual (VR)). Aire o capacidad residual.
  respiratory minute v. (v. minuto respiratorio).
  resting tidal v. (v. corriente en reposo).
  standard v. (v. estándar).
  stroke v. (v. sistólico). Gasto sistólico.
  tidal v. (V_T) (v. corriente pulmonar).
volumenometer (volumenómetro). m. Volumómetro; aparato para determinar el volumen de un sólido midiendo la cantidad de líquido que desplaza.
volumetric (volumétrico). Relativo a la medición por volumen.
volumometer (volumómetro). m. Volumenómetro.
voluntary (voluntario). Relativo a la voluntad o que actúa obedeciéndola; no obligatorio.
voluptuous (voluptuoso). Que causa o es causado por placer sensual; aficionado a estimular los sentidos.
volute (voluta). f. Estructura contorneada en forma de espiral o caracol.
volutin (volutina). f. Gránulos de v.; complejo de nucleoproteínas que se encuentra en forma de gránulos citoplasmáticos en ciertas

bacterias, levaduras y protozoarios, como los tripanosomas flagelados, y que representan reservas alimentarias.
volvulosis (volvulosis). f. Oncocerciasis.
volvulus (vólvulo). m. Retorcimiento del intestino que causa obstrucción.
gastric v. (v. gástrico).
vomer, gen. **vomeris** (vómer). [*vomer*, NA]. Hueso plano de forma trapezoidal que constituye la parte inferior y posterior del tabique nasal.
v. cartilagineus (v. cartilaginoso). Cartílago vomeronasal.
vomerine (vomerino). Relativo al vómer.
vomerobasilar (vomerobasilar). Relativo al vómer y a la base del cráneo.
vomeronasal (vomeronasal). Relativo al vómer y al hueso nasal.
vomica (vómica). f. **1.** Nombre obsoleto de una cavidad pulmonar que contiene pus. **2.** Expectoración profusa de materia purulenta.
vomicose, vomicus (vomicoso). Que supura profusamente, como de muchas úlceras.
vomit **1.** (vómito). m. Emesis; vomición; expulsión de materia desde el estómago a través del esófago y la boca. **2.** (vomitar). Expulsar materia desde el estómago por la boca.
Barcoo v. (v. de Barcoo).
black v. (v. negro). V. de borra de café.
coffee-ground v. (v. en borra de café). V. negro.
vomiting (vómito). m. Emesis; vomición; expulsión de materia desde el estómago a través del esófago y la boca.
dry v. (v. seco). Arcadas.
epidemic v. (v. epidémico).
fecal v. (v. fecal). V. estercoráceo; copremesis.
morning v. (v. matinal).
pernicious v. (v. pernicioso). V. incontrolable.
v. of pregnancy (v. del embarazo).
projectile v. (v. en proyectil).
psychogenic v. (v. psicógeno).
retention v. (v. por retención).
stercoraceous v. (v. estercoráceo). V. fecal.
vomition (vomición). f. Vómito; acción de vomitar.
vomitive (vomitivo). Emético.
vomitory (vomitivo). Emético.
vomiturition (vomiturición). f. Arcadas.
vomitus (vómito). m. Vómito.
v. cruentes (v. cruento). Hematemesis.
v. marinus (v. marino). Mareo de alta mar.
v. niger (v. negro).
vortex, pl. **vortices** (vórtice). **1.** Verticilo. **2.** Remolino. **3.** V. lentis.
v. coccygeus (v. coccígeo). Remolino coccígeo.
v. cordis (v. cardíaco). [*vortex cordis*, NA].
v. lentis (v. del cristalino).
vortices pilorum (v. pilosos). [*vortices pilorum*, NA]. Remolinos de pelos.
vorticose (vorticoso). Dispuesto en remolino.
voussure (voussure). Prominencia del precordio debida al agrandamiento del corazón durante la infancia.
vox (vox). Voz.
v. choleraica (v. choleraica). La voz peculiar ronca y casi inaudible de un enfermo en la fase última del cólera asiático.
voxel (voxel). m. Contracción por elemento de volumen que es la unidad básica de la reconstrucción por TC.
voyeur (voyeur). Persona que practica el voyeurismo.
voyeurism (voyeurismo). m. Escopofilia; práctica de obtener placer sexual mirando el cuerpo desnudo o los órganos genitales de otra persona, o contemplando actos eróticos entre otros.
VP (VP). Abrev. de vasopresina.
vulsella, vulsellum (vulsella, vulsellum). Fórceps, pinza.
vulva, pl. **vulvae** (vulva). f. Pudendo femenino; órganos genitales externos de la mujer.
vulvar, vulval (vulvar). Relativo a la vulva.
vulvectomy (vulvectomía). f. Escisión parcial, total o radical de la vulva.
vulvismus (vulvismo). m. Vaginismo.
vulvitis (vulvitis). f. Inflamación de la vulva.
chronic atrophic v. (v. atrófica crónica).
chronic hypertrophic v. (v. hipertrófica crónica). Elefantiasis vulvar.
follicular v. (v. folicular). Inflamación de los folículos vulvares.
leukoplakic v. (v. leucoplásica). Leucoplasia vulvar.
vulvo- (vulvo-). Prefijo que indica la vulva.
vulvocrural (vulvocrural). Relativo a la vulva y el clítoris.
vulvouterine (vulvouterino). Relativo a la vulva y el útero.
vulvovaginal (vulvovaginal). Relativo a la vulva y la vagina.
vulvovaginitis (vulvovaginitis) f. Inflamación de la vulva y la vagina, o de las glándulas vulvovaginales.
V-Y-plasty (V-Y-plastia). Procedimiento V-Y; alargamiento de los tejidos en una dirección mediante la incisión en forma de V, apartando los dos segmentos entre sí y cerrando las líneas en forma de Y.

W

W (W). Símbolo del tungsteno (wolframio).
W.r. (W.r.). Abrev. de reacción de Wassermann.
wadding (guata). f. Algodón o lana cardada en capas, usado para apósitos quirúrgicos.
waddle (anadear). Caminar con un movimiento ondulante de lado a lado.
wafer (oblea). f. Lámina fina de pasta de harina seca, usada para encerrar un polvo.
waist (cintura). f. Parte del tronco situado entre las costillas y la pelvis.
  w. of the heart (c. cardíaca).
walk (marcha). f. La forma característica de moverse a pie o de caminar.
wall (pared). [*paries*, NA]. f. Parte que reviste y rodea una cavidad, como el tórax o abdomen, o que cubre una célula o cualquier unidad anatómica.
  anterior w. of middle ear (p. anterior o carotídea del oído medio). [*paries caroticus cavi tympani*, NA].
  anterior w. of stomach (p. anterior del estómago). [*paries anterior ventriculi*, NA].
  anterior w. of vagina (p. anterior de la vagina). [*paries anterior vaginae*, NA].
  axial w.'s of the pulp chambers (p. axial de las cámaras pulpares).
  carotid w. of middle ear (p. carotídea del oído medio). [*paries caroticus cavi tympani*, NA].
  cavity w. (p. de una cavidad).
  cell w. (p. celular).
  chest w. (p. torácica).
  enamel w. (p. del esmalte).
  external w. of cochlear duct (p. externa del conducto coclear). [*paries externus ductus cochlearis*, NA].
  inferior w. of orbit (p. inferior de la órbita). [*paries inferior orbitae*, NA]. Piso de la órbita.
  inferior w. of tympanic cavity (p. inferior de la cavidad timpánica). [*paries jugularis cavi tympani*, NA].
  jugular w. of middle ear (p. yugular del oído medio). [*paries jugularis cavi tympani*, NA]. Fondo del tímpano.
  labyrinthine w. of middle ear (p. laberíntica o interna del oído medio). [*paries labyrinthicus cavi tympani*, NA].
  lateral w. of middle ear (p. lateral del oído medio). [*paries membranaceus cavi tympani*, NA].
  lateral w. of orbit (p. lateral o externa de la órbita). [*paries lateralis orbitae*, NA].
  mastoid w. of middle ear (p. mastoidea o posterior del oído medio). [*paries mastoideus cavi tympani*, NA].
  medial w. of middle ear (p. medial del oído medio). [*paries labyrinthicus cavi tympani*, NA].
  medial w. of orbit (p. medial o interna de la órbita). [*paries medialis orbitae*, NA].
  membranous w. of middle ear (p. membranosa o lateral del oído medio). [*paries membranaceus cavi tympani*, NA].
  membranous w. of trachea (p. membranosa de la tráquea). [*paries membranaceus tracheae*, NA].
  w. of nail (p. de la uña). Vallum unguis.
  parietal w. (p. parietal).
  posterior w. of middle ear (p. posterior del oído medio). [*paries mastoideus cavi tympani*, NA]
  posterior w. of stomach (p. posterior del estómago). [*paries posterior ventriculi*, NA].
  posterior w. of vagina (p. posterior de la vagina). [*paries posterior vaginae*, NA].
  pulpal w. (p. pulpar).
  splanchnic w. (p. esplácnica).
  superior w. of orbit (p. superior o techo de la órbita). [*paries superior orbitae*, NA].
  tegmental w. of middle ear (p. tegmentaria del oído medio). [*paries tegmentalis cavi tympani*, NA].
  thoracic w. (p. torácica).
  tympanic w. of cochlear duct (p timpánica del conducto coclear). [*paries tympanicus ductus cochlearis*, NA]. Membrana espiral.
  vestibular w. of cochlear duct (p. vestibular del conducto coclear). [*paries vestibularis ductus cochlearis*, NA].
wall-eye (ojo de bitoque). Ausencia de color en el iris, o leucoma de la córnea.
wallerian (walleriano). Relativo a o descrito por A. V. Waller.
wall-eye (walleye). Exotropía.
wandering (vagabundo). Que se mueve de un sitio a otro; no fijo; de motilidad anormal. D.t. errante.
ward (sala). f. Habitación de un hospital que contiene cierto número de camas.
warfarin sodium (warfarina sódica). Anticoagulante con la misma acción que la bishidroxicumarina; también se usa como rodenticida.
warm-blooded (caliente, de sangre). Homeotermo.
wart (verruga). f. [*verruca*, pl. *verrucae*]. Bulto color carne caracterizado por hipertrofia circunscripta de las papilas del corion, con engrosamiento de las capas de Malpighi, granular y queratínica de la epidermis, y causado por papilomavirus.
  anatomical w. (v. anatómica). V. post mortem.
  asbestos w. (v. de amianto). Callo de amianto.
  cattle w. (v. vacuna). Papiloma infeccioso vacuno.
  common w. (v. común). V. vulgar.
  digitate w. (v. digitada).
  fig w. (v. en higo). Condiloma acuminado.
  filiform w. (v. filiforme).
  flat w. (v. plana).
  fugitive w. (v. fugaz). V. transitoria; v. que no persiste.
  genital w. (v. genital). Condiloma acuminado.
  Henle's w.'s (v. de Henle). Cuerpos de Hassall-Henle.
  infectious w. (v. infecciosa). V. vulgar.
  moist w. (v. húmeda). Condiloma acuminado.
  mosaic w. (v. en mosaico).
  necrogenic w. (v. necrogénica). V. post mortem.
  Peruvian w. (v. peruana).
  pitch w. (v. de alquitrán).
  plane w. (v. plana).
  plantar w. (v. plantar).
  pointed w. (v. en punta). Condiloma acuminado.
  postmortem w. (v. post mortem).
  prosector's w. (v. de prosector). V. post mortem.
  seborrheic w. (v. seborreica). Queratosis seborreica.
  senile w. (v. senil). Queratosis solar.
  soft w. (v. blanda). Papila cutánea.
  soot w. (v. del hollín).
  telangiectatic w. (v. telangiectásica). Angioqueratoma.
  tuberculous w. (v. tuberculosa). Tuberculosis cutánea verrugosa.
  venereal w. (v. venérea). Condiloma acuminado.
  viral w. (v. virósica). V. vulgar.
wartpox (wartpox). Viruela verrugosa.
warty (verrugoso). Relacionado con las verrugas o cubierto por ellas.
Wassermann-fast (Wassermann-firme). Término usado para designar un caso en el que la reacción de Wassermann sigue siendo positiva con todos los tratamientos conocidos.
wasting (consunción). f. **1.** Denota una enfermedad caracterizada por emaciación. **2.** Emaciación.
  salt w. (c. salina).
water (agua). f. H_2O; Líquido claro (incoloro), inodoro e insípido que se solidifica a 32°F (0°C y R) y hierve a 212°F (100°C, 80°R).
  w. of adhesion (a. de adhesión).

alkaline w. (a. alcalina).
aromatic w. (a. aromática).
baryta w. (a. de barita).
bitter w. (a. amarga).
black w. (a. negra). Azouria del caballo.
bound w. (a. ligada).
bromine w. (a. de bromo).
calcic w. (a. cálcica).
carbon dioxide-free w. (a. libre de dióxido de carbono).
carbonated w., carbonic w. (a. carbonada, carbónica).
chalybeate w. (a. ferruginosa).
chlorine w. (a. de cloro, clorada).
w. of combustion (a. de combustión). A. del metabolismo.
w. of constitution (a. de constitución).
w. of crystallization (a. de cristalización).
distilled w. (a. destilada). A. purificada por destilación.
earthy w. (a. térrea).
w. for injection (a. para inyección).
free w. (a. libre).
gentian aniline w. (a. de anilina de genciana).
hard w. (a. dura).
heavy w. (a. pesada). Óxido de deuterio.
indifferent w. (a. indiferente).
w. of metabolism (a. del metabolismo). A. de combustión.
mineral w. (a. mineral).
potable w. (a. potable).
purified w. (a. purificada).
saline w. (a. salina).
Selters w., Seltzer w. (a. de Selters, Seltzer).
soft w. (a. blanda).
sulfate w. (a. sulfatada).
sulfur w. (a. azufrada).

waterfall (cascada). f. Término usado para describir la circulación en lechos vasculares donde la presión lateral que tiende a colapsar los vasos es mucho mayor que la presión venosa.

waterpox (waterpox). Varicela.

waters (aguas). f. Nombre común del líquido amniótico.
bag of w. (bolsa de aguas).
false w. (a. falsas).

watershed (divisoria de aguas). **1.** Área de flujo sanguíneo marginal en el extremo de la periferia de un lecho vascular. **2.** Pendientes en la cavidad abdominal formadas por proyecciones de las vértebras lumbares y del borde pélvico que determinan la dirección en la cual se producirá un derrame libre cuando el cuerpo se encuentra en posición supina.

watt (watt (watio, vatio)). Unidad SI de fuerza eléctrica; fuerza obtenida con una corriente de un amperio y una fuerza electromotriz de un voltio; es igual a un joule (10^7 ergios) por segundo o un voltamperio.

wave (onda). f. **1.** Movimiento de partículas en un cuerpo elástico sólido o líquido, que produce una serie de elevaciones y depresiones, o expansiones y condensaciones, en forma alternada y hacia adelante. **2.** Elevación del pulso percibida por el dedo o representada gráficamente en la línea curva del esfigmógrafo. **3.** Ciclo completo de cambios del nivel de una fuente de energía que varía repetidamente con respecto al tiempo.
acid w. (o. ácida). Marea ácida.
alkaline w. (o. alcalina). Marea alcalina.
alpha w. (o. alfa). Ritmo alfa.
arterial w. (o. arterial).
beta w. (o. beta). Ritmo beta.
brain w. (o. cerebral). Nombre común del electroencefalograma.
cannon w. (o. de cañón).
delta w. (o. delta).
dicrotic w. (o. dicrótica). O. de retroceso.
electrocardiographic w. (o. electrocardiográfica).
excitation w. (o. de excitación).
fibrillary w.'s (o. fibrilares).
flat top w.'s (o. de tope plano).
fluid w. (o. líquida).
flutter-fibrillation w.'s (o. de aleteo-fibrilación).
microelectric w.'s (o. microeléctricas). Microondas.
overflow w. (o. de repleción).
percussion w. (o. de percusión).
phrenic w. (o. frénica). Fenómeno del diafragma.
postextrasystolic T w. (o. T posextrasistólica).
pulse w. (o. del pulso).
random w.'s (o. aleatorias o al azar).
recoil w. (o. de retroceso). O. dicrótica.
retrograde P w. (o. P retrógrada).
sonic w.'s (o. sónicas).
supersonic w.'s (o. supersónicas).
theta w. (o. theta). Ritmo theta.
tidal w. (o. de marejada).
Traube-Hering w.'s (o. de Traube-Hering). Curvas de Traube-Hering.
ultrasonic w.'s (o. ultrasónica).

wavelength (longitud de onda).

wavenumber (σ) (número de onda).

wax (cera). f. **1.** Cualquier sustancia de propiedades físicas iguales a las de la c. de abejas. **2.** Ésteres de ácidos grasos de alto peso molecular con alcoholes monohídricos o dihídricos (alifáticos o cíclicos) que son sólidos a la temperatura del ambiente.
animal w. (c. animal).
baseplate w. (c. de placa-base).
bleached w. (c. blanqueada). C. blanca.
bone w. (c. para hueso). C. para hueso de Horsley.
boxing w. (c. de encajonamiento).
Brazil w. (c. del Brasil). C. carnaúba.
carnauba w. (c. de carnaúba). C. del Brasil o c. de palma.
casting w. (c. para vaciado).
Chinese w. (c. china).
ear w. (c. de los oídos). Cerumen.
earth w. (c. térrea). Ceresina.
emulsifying w. (c. emulsionante).
grave w. (c. grave). Adipocera.
Horsley's bone w. (c. para huesos de Horsley). C. para huesos.
inlay w. (c. de molde). Vaciado de cera.
Japan w. (c. del Japón).
mineral w. (c. mineral). **1.** C. de parafina. **2.** Ceresina.
palm w. (c. de palma). C. de carnaúba.
paraffin w. (c. de parafina). C. mineral; c. derivada del petróleo.
vegetable w. (c. vegetal).
white w. (c. blanca).
yellow w. (c. amarilla).

waxing, waxing-up (encerado). m. Contorneado de un molde con cera.

Wb (Wb). Símbolo de weber.

WBC (RGB). Abrev. de recuento de glóbulos blancos (white blood cell count).

weaning (destete). m. Ablactación; delactación.

weanling (destetado). Animal joven que se ha adaptado a un alimento distinto de la leche materna.

wear (desgaste). m. Deterioro debido a fricción.
occlusal w. (d. occlusal).

web (membrana).
esophageal w. (m. esofágica).
terminal w. (m. terminal).

webbing (palmatura). f. Anomalía congénita en la cual estructuras adyacentes están unidas por una ancha banda de tejido o membrana que normalmente no existe en el mismo grado.

weber (Wb) (weber (Wb)). Unidad SI de flujo magnético, igual a voltio-segundos (V-seg).

wedge (cuña). f. Región de la cara interna del lóbulo occipital de cada hemisferio cerebral limitado por la cisura parietooccipital y la cisura calcarina.

weight (peso). m. Producto de la fuerza de gravedad, definida internacionalmente como 980,665 cm/seg^2, por la masa del cuerpo.
atomic w. (at wt, AW) (p. atómico (PA, p. at.)).
birth w. (p. al nacer).
combining w. (p. de combinación). Gramo-equivalente.
equivalent w. (p. equivalente). Gramo-equivalente.
gram-atomic w. (p. gramo-atómico).
gram-molecular w. (p. gramo-molecular).
molecular w. (mol wt, MW) (p. molecular (PM)).

weightlessness (ingravidez). f. Experiencia psicofisiológica de "gravedad cero", como si se cayera en el vacío sin obstáculos.

weismannism (weismanismo). m. Conceptos de herencia introducidos por August Weismann, especialmente la noherencia de caracteres adquiridos y la continuidad del plasma germinal.

wen (lupia). f. Término obsoleto para designar el quiste sebáceo.
whartonitis (whartonitis). f. Inflamación del conducto submaxilar de Wharton.
wheal (roncha). f. Zona evanescente circunscripta de edema de la piel que aparece como una lesión de urticaria ligeramente enrojecida y que cambia a menudo de tamaño y forma y se extiende a zonas adyacentes.
wheat germ oil (aceite de germen de trigo).
wheel (rueda). f. Armazón o disco circular que gira alrededor de un eje.
Burlew w. (r. de Burlew). Disco de Burlew.
wheeze (sibilancia). f. Ruido que hace el aire que pasa por las fauces, la glotis o las vías aéreas traqueobronquiales estrechadas cuando la respiración es difícil.
asthmatoid w. (s. asmatoide). Signo de Jackson.
whey (suero de la leche). Serum lactis; la porcin acuosa de la leche que queda después de separar la caseína.
alum w. (s. de alumbre).
whipworm (gusano látigo). *Trichuris trichiura.*
whisky, whiskey (whisky, whiskey). m. Espíritu de cereales; líquido alcohólico obtenido por destilación de pasta fermentada de cereales total o parcialmente malteados, que contiene 47 a 53% por volumen de C_2H_5OH a 15,56°C.
whisper (susurrar). Hablar sin fonación.
whistle m. **1.** (silbido). Sonido agudo y estridente que hace el aire obligado a pasar por una abertura angosta. **2.** (silbato). Instrumento que produce un silbido.
Galton's w. (silbato de Galton).
white (blanco). m. Color que resulta de la mezcla perfecta de todos los rayos del espectro.
w. of eye (b. del ojo). La parte visible de la esclerótica.
whitehead (punto blanco). Comedón cerrado.
whitepox (viruela blanca). Alastrim.
whitlow (panadizo). m. Infección purulenta o absceso que compromete el extremo bulbar distal de los dedos.
herpetic w. (p. herpético).
melanotic w. (p. melanótico). Melanoma subungular.
thecal w. (p. tecal).
whoop (estridor convulsivo).
systolic w. (e. sistólico). Graznido sistólico.
whorl **1.** (remolino). m. Verticilo. **2.** (vórtice). m. Vuelta en un cornete nasal. **3.** (remolino). Vórtice; zona del pelo que crece de forma radical, y que sugiere un torcimiento. **4.** (espira). V. vórtice cardíaco. **5.** (espira). f. Vuelta de la cóclea espiral (caracol) del oído. **6.** (remolino). R. digital; una de las figuras características del sistema de clasificación de huellas digitales de Galton.
coccygeal w. **1.** (espira coccígea). Vórtice del coxis. **2.** (vórtice coccígeo). Remolino coccígeo.
digital w. **1.** (espira digital). **2.** (r. digital). Remolino
hair w.'s **1.** (r. de pelos). **2.** (vórtices pilosos). [*vortices pilorum*, NA]. Remolinos de pelos.
whorled **1.** (arremolinado). Caracterizado por remolinos o dispuesto en forma de éstos. **2.** (espiralado). Caracterizado por o dispuesto en espiras.
widow's peak (pico de viuda). Crecimiento en punta del cabello en el medio del borde anterior del cuero cabelludo.
width (ancho). m. Distancia que va de un lado al otro, o del costado de un objeto o de una zona al otro.
orbital w. (a. orbitario).
window w. (a. de ventana).
wildfire **1.** (sarpullido). m. Erisipela. **2.** (fuego salvaje). Fogo selvagem.
willow (sauce). m. Árbol del género *Salix*; la corteza de varias especies, en particular *S. fragilis*, es una fuente de salicina.
windage (windage). Lesión de un órgano interno causada por un objeto grande que no rompe la piel.
windburn **1.** (quemadura por viento). Eritema facial debido a la exposición al viento. **2.** (dermatitis por viento).
windgall (aventadura). f. Hinchazón blanda y pulposa cerca del corvejón de los equinos.
window (ventana). f. **1.** [*fenestra*, NA]. Abertura anatómica, casi siempre cerrada por una membrana. **2.** Abertura dejada en un yeso París u otra forma de vendaje fijo para permitir el acceso a una herida o la inspección de la parte. **3.** Abertura en una de las hojas de un fórceps obstétrico. **4.** Abertura lateral en la vaina de un instrumento endoscópico que permite vistas laterales o maniobras operativas a través de la vaina. **5.** Aberturas en la pared de un tubo, catéter o trocar diseñadas para proporcionar un mejor flujo de aire o líquidos.
aortic w. (v. aórtica).
cochlear w. **1.** (v. de la cóclea). [*fenestra cochleae*, NA]. V. redonda. **2.** (v. coclear). [*fenestra cochleae*, NA]. V. del caracol.
oval w. (v. oval). [*fenestra vestibuli*, NA]. V. del vestíbulo.
round w. (v. redonda). [*fenestra cochleae*, NA]. V. de la cóclea.
tachycardia w. (v. de taquicardia)
vestibular w. (v. vestibular, del vestíbulo). [*fenestra vestibuli*, NA]. V. oval.
windpuffs (alifafes). m. Afección del caballo caracterizada por una colección de líquido sinovial entre los tendones de las patas.
wine (vino). m. **1.** Licor vinoso; jugo fermentado de la uva. **2.** Grupo de preparaciones que consisten en una solución de una o más sustancias medicinales en v., generalmente blanco por estar más libre de tanino.
high w. (v. fuerte).
low w. (v. débil).
red w. (v. rojo). Clarete.
sherry w. (v. de Jerez).
wing (ala). **1.** [*ala*, NA]. Toda estructura expandida o alada. **2.** Fosa axilar. **3.** Apéndice anterior de un ave.
angel's w. (a. de ángel).
ashen w. (a. cinérea). [*ala cinerea*]. Trígono del nervio vago.
w. of crista galli (a. de la apófisis crista galli). [*ala cristae galli*, NA].
gray w. (a. gris). Trígono del nervio vago.
greater w. of sphenoid bone (a mayor del hueso esfenoides). [*ala major ossis sphenoidalis*, NA].
w. of ilium (a. del ilion). [*ala ossis ilii*, NA].
Ingrassia's w. (a. de Ingrassia). A. menor del esfenoides.
lesser w. of sphenoid bone (a. menor del hueso esfenoides). [*ala minor ossis sphenoidalis*, NA].
w. of nose (a. de la nariz). [*ala nasi*, NA].
w. of sacrum (a. del sacro). [*ala sacralis*, NA].
w. of vomer (a. del vómer). [*ala vomeris*, NA].
wink **1.** (guiñar). Cerrar y abrir los ojos rápidamente. **2.** (guiño). m. Acto involuntario que extiende las lágrimas sobre la conjuntiva, manteniéndola húmeda.
wintergreen oil (aceite de pirola) A. de gaulteria.
wire (alambre). m. Varilla o hilo de metal fino y flexible.
arch w. (a. de arco). Arco de alambre.
Kirschner's w. (a. de Kirschner).
ligature w. (a. de ligadura).
separating w. (a. separador).
wrought w. (a. forjado).
wiring (alambrado). m. Unión de los extremos de un hueso roto con suturas de alambre.
circumferential w. (a. en circunferencia).
continuous loop w. (a. continuo). A. de Stout.
craniofacial suspension w. (a. de suspensión craneofacial).
Gilmer w. (a. de Gilmer).
Ivy loop w. (a. de Ivy).
perialveolar w. (a. perialveolar).
pyriform aperture w. (a. de la abertura piriforme).
Stout's w. (a. de Stout). A. continuo.
wiry (alambrino). Parecido al alambre; filiforme y rígido; se refiere a una variedad de pulso.
witch hazel (avellano de bruja). Hamamélis.
withdrawal (retiro). m. **1.** Remoción o retroceso. **2.** Síndrome psicológico y/o físico causado por el cese abrupto del uso de una droga en un individuo habituado. **3.** Proceso terapéutico de suspensión de una droga para evitar el síndrome de r. **4.** Forma de conducta observada en esquizofrenia y depresión y caracterizada por un retroceso patológico que evita todo contacto interpersonal y social, llegando a la autoabsorción.
withers (cruz del caballo).
witkop (witkop). Estado favoide del cuero cabelludo en sudafricanos.
wobble (balanceo). m. En biología molecular, apareamiento no convencional entre la base del terminal 5' de un anticodón y la base que forma par con ella (en la posición 3' del codón); de tal modo, el anticodón 3'-UCU-5' puede aparearse con 5'AGA-3' (apareamiento normal o de Watson-Crick) o con 5'-AGG-3' (balanceo [wobble]).

wohlfahrtiosis (wohlfahrtiosis). f. Infección del ser humano y los animales con larvas de moscas del género *Wohlfahrtia*.
wolffian (wolfiano). Relativo a Kaspar Wolff o descrito por él.
wolfram, wolframium (wolfram, wolframio). m. Tungsteno.
wolfsbane (napelo).
womb (matriz). f. Útero.
falling of the w. (m. caída). Prolapso del útero.
wood alcohol (alcohol de madera). A. metílico.
wood wool (madera, lana de). f. Fibra de lana especialmente preparada, sin comprimir, que se usa para apósitos quirúrgicos.
wool (lana). f. El pelo de la oveja; a veces se usa desgrasada como apósito quirúrgico.
wool alcohols (alcoholes de lana). Alcoholes de cera de l.
wool fat (grasa de lana). **1.** Lanolina anhidra. **2.** Lanolina.
hydrous w. f. (grasa de l. hidratada). Lanolina.
word salad (ensalada de palabras). f. Mezcla incoherente de palabras sin sentido ni relación mutua dichas por personas con algunos tipos de esquizofrenia.
working out (working out). Elaboración; en psicoanálisis, etapa del tratamiento en que se descubre la historia personal y la psicodinamia del paciente.
working through (working through). Elaboración; en psicoanálisis, proceso de obtención de visión adicional y cambios de personalidad en un paciente por medio del examen repetido y variado de un conflicto o problema.
worm (gusano). m. **1.** En anatomía, cualquier estructura semejante a un g., como la parte de la línea media del cerebelo (verme). **2.** En anatomía veterinaria, lyssa . **3.** Término usado para designar a cualquier miembro de los filos separados Annelida (g. segmentarios o verdaderos), Nematoda (g. redondos) y Platyhelminthes (g. planos).
caddis w. (g. caddis).
Manson's eye w. (g. ocular de Manson). *Oxyspirura mansoni.*
meal w. (g. de la harina).
worm bark (corteza vermífuga). Andira.
wormian (wormiano). Relativo a Ole Worm o descrito por él.
wormseed (santónico). m. Quenopodio.
wormwood (ajenjo). m. Absintio.
wound (herida). f. **1.** Traumatismo de cualquiera de los tejidos del cuerpo, en especial el causado por medios físicos y con interrupción de su continuidad. **2.** Dícese de la incisión quirúrgica.
abraded w. (h. abrasiva). Abrasión.
avulsed w. (h. avulsa).
blowing w. (h. soplante). Neumotórax abierto.
crease w. (h. acanalada). H. en gotiera.
glancing w. (h. de refilón). H. en gotiera.
gunshot w. (h. por arma de fuego).
gutter w. (h. en gotiera). H. acanalada o en refilón.
incised w. (h. incisa). H. causada por un instrumento cortante.
nonpenetrating w. (h. contusa, no penetrante).
open w. (h. abierta).
penetrating w. (h. penetrante).
perforating w. (h. perforante).
puncture w. (h. punzante).
seton w. (h. en sedal).
stab w. (h. de arma blanca).
sucking w. (h. con aspiración). Neumotórax abierto.
tangential w. (h. tangencial).
traumatopneic w. (h. traumatopneica). Neumotórax abierto.
W-plasty (W-plastia). Procedimiento plástico para evitar la contractura de una cicatriz en línea recta; los bordes de la herida se recortan en forma de W o de una serie de W y se cierra en zig-zag.
wreath (trenza). f. Estructura que semeja una banda o guirnalda retorcida o entrelazada.
ciliary w. (t. ciliar). Corona ciliar.
wrightine (wrightina). f. Conesina.
wrinkle (arruga). f. Surco, pliegue o doblez de la piel.
wrist (muñeca). f. Carpo.
wrist-drop (mano péndula). Carpoptosia; carpoptosis.
wryneck (cuello rígido). Tortícolis.
wuchereriasis (wuchereriasis). f. Infestación de gusanos del género *Wuchereria*.

X

X (X). Símbolo de: unidad de Kienbock; reactancia; xantosina.
xanchromatic (xancromático). Xantocromático.
xanthelasma (xantelasma). m. Xantoma.
generalized x. (x. generalizado). Xantoma plano normolipémico.
x. palpebrarum (x. palpebral). Xantoma palpebral.
xanthelasmatosis (xantelasmatosis). f. Término obsoleto para xantomatosis.
xanthelasmoidea (xantelasmoidea). Término obsoleto para urticaria pigmentosa.
xanthematin (xantematina). f. Sustancia amarilla derivada de la hematina tratada con ácido nítrico.
xanthemia (xantemia). f. Carotenemia.
xanthene (xanteno). m. Estructura básica de muchos productos naturales, drogas, colorantes (fluoresceína, pironina, eosinas), indicadores, plaguicidas, antibióticos, etc.
xanthic (xántico). **1.** Amarillo o amarillento. **2.** Relativo a la xantina.
xanthine (xantina). f. 2,6-Dioxopurina; producto de oxidación de guanina e hipoxantina, precursor del ácido úrico.
x. dehydrogenase (x. deshidrogenasa).
x. nucleotide (x. nucleótido). Fosfato de xantosina.
x. oxidase (x. oxidasa). Hipoxantina oxidasa.
x. ribonucleoside (x. ribonucleósido). Xantosina.
xanthinol niacinate, xanthinol nicotinate (xantinol, niacinato de, nicotinato de). Compuesto de 7-[2-hidroxi-3-[(2-hidroxietil)metilamino]propil]-teofilina con ácido nicotínico; vasodilatador periférico.
xanthinuria (xantinuria). f. **1.** Xantiuria; xanturia. Excreción de cantidades excesivas de xantina en la orina. **2.** Trastorno debido a síntesis defectuosa de xantina oxidasa, caracterizado por excreción urinaria de xantina en lugar de ácido úrico, hipouricemia y en algunos casos formación de cálculos de xantina.
xanthism (xantismo). m. Albinismo rufoso; anomalía pigmentaria de los negros caracterizada por pelo rojo o rojo amarillento, piel rojo cobriza y a menudo dilución del pigmento del iris.
xanthiuria (xantiuria). f. Xantinuria.
xantho-, xanth- (xanto-, xant-). Prefijos que significan amarillo o amarillento.
xanthochroia (xantocroia). f. Xantocromía.
xanthochromatic (xantocromático). Xantocrómico; xancromático; de color amarillo.
xanthochromia (xantocromía). f. Aparición de placas amarillas en la piel parecidas al xantoma pero sin nódulos ni chapas. D.t. xantocroia; xantopatía; xantoderma; colesteroderma amarillo.
xanthochromic (xantocrómico). Xantocromático.
xanthochroous (xantocroo). De tez amarilla clara; rubio; de cutis blanco.
xanthoderma (xantodermia). f. **1.** Xantocromía. **2.** Cualquier coloración amarilla de la piel.
xanthodont (xantodonte). Que tiene dientes amarillos.
xanthoerythrodermia perstans (xantoeritrodermia persistente). Parapsoriasis.
xanthogranuloma (xantogranuloma). m. Infiltración peculiar del tejido retroperitoneal por macrófagos lipídicos.
juvenile x. (x. juvenil). Nevoxantoendotelioma.
necrobiotic x. (x. necrobiótico).
xanthogranulomatous (xantogranulomatoso). Relativo a un xantogranuloma, de la naturaleza de éste o afectado por él.
xanthoma (xantoma). m. Xantelasma; vitiligoide; nódulo o placa amarilla, especialmente de la piel, compuesto por histiocitos llenos de lípidos.
x. diabeticorum (x. diabético).
x. disseminatum (x. diseminado).
eruptive x. (x. eruptivo). X. diabético.
fibrous x. (x. fibroso).
x. multiplex (x. múltiple). Xantomatosis.
normolipemic x. planum (x. plano normolipémico). Xantelasma generalizado.
x. palpebrarum (x. palpebral). Xantelasma palpebrarum.
x. planum (x. plano).
x. tuberosum, x. tuberosum simplex (x. tuberoso o tuberoso simple).
verrucous x. (x. verrugoso). Histiocitosis Y.
xanthomatosis (xantomatosis). f. Xantoma múltiple; granulomatosis lipoidea o lipídica; cutis colesterósico (colesterosis cutánea); xantomas dispersos, especialmente en codos y rodillas, que afectan a veces a las mucosas y pueden asociarse con trastornos metabólicos.
biliary x. (x. biliar). Enfermedad de Rayer.
x. bulbi (x. bulbar).
cerebrotendinous x. (x. cerebrotendinosa).
familial hypercholesteremic x. (x. hipercolesterémica familiar).
normal cholesteremic x. (x. colesterémica normal).
xanthomatous (xantomatoso). Relativo al xantoma.
xanthopathy (xantopatía). f. Xantocromía.
xanthophyll (xantófila). f. Luteína; luteol; derivado oxigenado del caroteno; pigmento vegetal amarillo que también existe en la yema de huevo.
xanthoproteic (xantoproteico). Relativo a la xantoproteína.
xanthoproteic acid (ácido xantoproteico).
xanthoprotein (xantoproteína). f. Producto amarillo formado tratando proteína con ácido nítrico caliente, probablemente por nitratación de grupos fenil.
xanthopsia (xantopsia). f. Visión amarilla; estado en el que todos los objetos aparecen de color amarillo.
xanthopsin (xantopsina). f. Nombre obsoleto de todo-*trans*-retinal.
xanthopsydracia (xantopsidracia). f. Erupción de pequeñas pústulas amarillas.
xanthopuccine (xantopuccina). f. Canadina.
xanthosine (X, Xao) (xantosina (X, Xao)). f. Ribonucleósido de xantina; 9-β-D-ribosilxantina; producto de desaminación de guanosina (O reemplaza a $-NH_2$).
x. phosphate (fosfato de x.). Nucleótido de x.; ácido xantílico.
xanthosis (xantosis). f. Coloración amarillenta de tejidos en degeneración, especialmente en neoplasias malignas.
xanthous (xantoso). Amarillo
xanthurenic acid (ácido xanturénico).
xanthuria (xanturia). f. Xantinuria.
xanthyl (xantilo). m. Radical que consiste en xantina menos un átomo de hidrógeno.
xanthylic (xantílico). Relativo a la xantina.
xanthylic acid (ácido xantílico). Fosfato de xantosina.
Xao (Xao). Símbolo de xantosina.
Xe (Xe). Símbolo de xenón.
xeno- (xeno-). Prefijo que significa extraño o relacionado con material extraño o ajeno.
xenobiotic (xenobiótico). Sustancia de actividad farmacológica, endocrinológica o toxicológica que no se produce endógenamente y es por lo tanto extraña al organismo.
xenodiagnosis (xenodiagnóstico). m. Método para diagnosticar infección aguda o incipiente por *Trypanosoma cruzi* (mal de Chagas) en el hombre.
xenogeneic (xenogeneico). Xenogénico; heterólogo, con respecto a injertos de tejidos, especialmente cuando el dador y el receptor pertenecen a especies muy diferentes.
xenogenic (xenogénico). **1.** Xenógeno; que se origina fuera del organismo o en una sustancia extraña introducida en el organismo. **2.** Xenogeneico.
xenogenous (xenógeno). Xenogénico.

xenograft (xenoinjerto). m. Injerto xenogénico, heterólogo, heteroplástico, heteroespecífico o interespecífico; heteroinjerto; un injerto transferido desde un animal a otro de distintas especies.
xenon (xenón). m. Elemento gaseoso, símbolo Xe, P. at. 131,30, Nº at. 54.
xenoparasite (xenoparásito). m. Ecoparásito que se hace patógeno como consecuencia de una menor resistencia de su huésped.
xenophobia (xenofobia). f. Temor morboso de conocer extraños o extranjeros.
xenophonia (xenofonía). f. Defecto del habla caracterizado por alteración del acento y la entonación.
xenophthalmia (xenoftalmía). f. Inflamación excitada por la presencia de un cuerpo extraño en el ojo.
xenyl (xenilo). m. Radical que consiste en bifenilo menos un átomo de hidrógeno.
xeransis (xeransis, xeransia). f. Pérdida gradual de humedad en los tejidos.
xerantic (xerántico). Denota xeransis.
xerasia (xerasia). f. Estado del pelo caracterizado por sequedad y fragilidad.
xero- (xero-). Prefijo que significa seco.
xerochilia (xeroquilia). f. Sequedad de los labios.
xeroderma (xeroderma). m. Forma leve de ictiosis caracterizada por sequedad excesiva de la piel, que se debe a un ligero aumento de la capa córnea y a disminución de la secreción cutánea.
  x. pigmentosum (x. pigmentoso). Atrofoderma pigmentoso.
xerogram (xerograma). m. Xerorradiografía.
xerography (xerografía). f. Xerorradiografía.
xeroma (xeroma). m. Xeroftalmía.
xeromammography (xeromamografía). f. Examen radiográfico de la mama con la imagen producida por polvo seco sobre papel desde una placa cargada electrostáticamente (xerorradiografía) y no sobre una película radiográfica.
xeromenia (xeromenia). f. Aparición de los síntomas constitucionales habituales del período menstrual pero sin sangre.
xeromycteria (xeromicteria). f. Gran sequedad de la mucosa nasal.
xerophagia, xerophagy (xerofagia). f. Acción de ingerir alimentos secos y subsistir con una dieta seca.
xerophthalmia (xeroftalmía). f. Xeroftalmo; conjuntivitis árida; xeroma; gran sequedad de la conjuntiva, que pierde su brillo y se parece a la piel por falta de secreción intrínseca.
xerophthalmus (xeroftalmo). m. Xeroftalmía.
xeroradiograph (xerorradiografía). f. Xerograma; registro permanente de la imagen registrada mediante xerorradiografía.
xeroradiography (xerorradiografía). f. Xerografía; toma de un radiograma por medio de una placa cargada con un revestimiento especial y revelado con un polvo seco y no con sustancias químicas líquidas.
xerosis (xerosis). f. **1.** Sequedad patológica de la piel (xeroderma), la conjuntiva (xeroftalmía) o las mucosas. **2.** Esclerosis evolutiva normal de los tejidos en la vejez.
  x. parenchymatosus (x. parenquimatosa).
xerostomia (xerostomía). f. Sequedad de la boca de etiología variada: disminución o cese de la secreción salival, o asialismo.
xerotes (xerotes). Sequedad.
xerotic (xerótico). Seco; afectado por xerosis.
xerotocia (xerotocia). f. Parto seco.
xerotripsis (xerotripsis). f. Fricción seca.
X-inactivation (inactivación del cromosoma X). Lionización.
X-linked (ligado al cromosoma X). Relativo a genes situados en el cromosoma X.
xiphisternal (xifisternal). Relativo al xifisternón (apófisis xifoides).
xiphisternum (xifisternón). m. Apófisis xifoides.
xipho-, xiph-, xiphi- (xifo-, xif-, xifi-). Prefijos que significan xifoide, generalmente la apófisis xifoides.
xiphocostal (xifocostal). Relativo a la apófisis xifoides y las costillas.
xiphodynia (xifodinia). f. Xifoidalgia; dolor de tipo neurálgico en la región del cartílago xifoides.
xiphoid (xifoide). Ensiforme, mucronado; gladiado; en forma de espada; se aplica especialmente a la apófisis xifoides.
xiphoidalgia (xifoidalgia). f. Xifodinia.
xiphoiditis (xifoiditis). f. Inflamación de la apófisis xifoides del esternón.
xiphopagus (xifópago). m. Mellizos unidos por la región de la apófisis xifoides del esternón.
x-ray (rayo X). R. roentgen.
xyl-, xylo- (xil-, xilo-). Prefijos que significan madera o xilosa.
xylene (xileno). m. Xilol.
  x. cyanol FF (x. cianol FF).
xylenol (xilenol). m. Dimetilfenol; usado en la fabricación de desinfectantes de alquitrán de carbón y resinas sintéticas.
xylidine (xilidina). f. Aminoxileno; aminodimetilbenceno; usada como reactivo y en la fabricación de colorantes.
xyloidin (xiloidina). f. Piroxilina.
xyloketose (xilocetosa). f. Xilulosa.
xylol (xilol). m. Xileno; dimetilbenceno; líquido volátil obtenido de alquitrán (brea) de carbón, de propiedades físicas y químicas similares a las del benceno.
xylometazoline hydrochloride (xilometazolina, clorhidrato de). Droga simpaticomimética usada como descongestionante nasal.
xylopyranose (xilopiranosa). f. Xilosa en forma de piranosa.
xylose (xilosa). f. Azúcar de madera o abedul; aldopentosa isomérica de la ribosa.
xylulose (xilulosa). f. Xilocetosa; *treo*-pentulosa; 2-cetopentosa.
L-xylulosuria (L-xilulosuria). f. Pentosuria esencial.
xylyl (xililo). m. Radical que consiste en xileno menos un átomo de hidrógeno.
  x. bromide (x. bromuro).
xylylene (xilileno). m. Radical que consiste en xileno (xilol) menos dos átomos de hidrógeno.
xyrospasm (xirospasmo). m. Calambre de la afeitada.
xysma (xisma). m. Hebras membranosas en las heces.

Y

yanggona (yanggona). Yaqona.
yaqona (yaqona). Kava; yanggona; bebida de las Islas Fiji hecha con la raíz en polvo de *Piper methysticum* (familia Piperaceae); su ingestión excesiva causa hiperexcitabilidad y falta de fuerza en las piernas.
yaw (buba). Lesión individual de la erupción de la frambesia.
mother y. (frambesia madre). Buba madre; frambesioma.
yawn (bostezo). m. **1.** Abertura involuntaria de la boca acompañada generalmente por un movimiento de respiración. **2.** Oscitación; acción de producir un bostezo (bostezar).
yaws (frambesia). f. Enfermedad tropical infecciosa causada por *Treponema pertenue* y caracterizada por el desarrollo de úlceras granulomatosas costrosas en las extremidades.
bosch y. (f. de los bosques). Pián de los bosques.
crab y. (f. del cangrejo). F. del pie.
foot y. (f. del pie). F. del cangrejo; tubba; dumas.
forest y. (f. de la selva). Pián de los bosques.
guinea corn y. (f. de maíz).
ringworm y. (f. tiñosa).
Yb (Yb). Símbolo de iterbio.
yearling (añojo). m. Animal de uno a dos años de vida; el término se aplica generalmente a potrillos y terneros.
yeast (levadura). f. Término general que denota hongos verdaderos de la familia Sacaromicetaceae.
brewers' y. (l. cervecera).
compressed y. (l. comprimida).
cultivated y. (l. cultivada).
dried y. (l. seca).
primary dried y. (l. seca primaria).
wild y. (l. silvestre).
yellow (amarillo). m. Color del oro o la manteca que ocupa en el espectro la posición entre el verde y el anaranjado.
indicator y. (a. indicador).
visual y. (a. visual). Todo-*trans*-retinal.
yerba santa (yerba santa). Eriodiction.
yersiniosis (yersiniosis). f. Enfermedad infecciosa humana común causada por *Yersinia enterocolitica* y caracterizada por diarrea, enteritis, seudoapendicitis, ileítis, eritema nudoso y, a veces, septicemia o artritis aguda.
pseudotubercular y. (y. seudotuberculosa). Seudotuberculosis.
yin-yang (yin-yang). En el antiguo pensamiento chino, el concepto de dos influencias complementarias y opuestas, Yin y Yang, base y control de toda la naturaleza, siendo el objeto de la medicina china lograr un equilibrio adecuado entre ambas.
-yl (-il, -ilo). Sufijo químico que indica que la sustancia es un radical por pérdida de un átomo de H (alquilo, metilo, fenilo) o grupo OH (acetilo, carbamoílo, ribosilo).
-ylene (-ileno). Sufijo que denota un radical hidrocarburo bivalente (metileno, $-CH_2$) o que posee un doble enlace (etileno, $CH_2{=}CH_2$).
yogurt, yoghurt (yogur, yogurt, yoghurt). m. Leche entera fermentada, parcialmente evaporada, que se prepara manteniéndola a 50°C durante 12 horas después de agregarle un cultivo mixto de *Lactobacillus bulgaricus, L. acidophilus* y *Streptococcus lactis.*
yohimbine (yohimbina). f. Alcaloide que es el principio activo del yohimbé, corteza de *Corynanthe yohimbi* (familia Rubiaceae).
yoke (yugo). **1.** Tipo de pinzas. **2.** m. Reborde o surco que une dos puntos.
alveolar y. (y. alveolar). [*jugum alveolare,* NA].
yolk (yema). f. **1.** Vitelo; uno de los tipos de material nutritivo almacenado en el huevo para la nutrición del embrión. **2.** Material graso que se encuentra en la lana de oveja; una vez extraído y purificado, se convierte en lanolina.
white y. (y. blanca).
yellow y. (y. amarilla).
ypsiliform (ipsiliforme). Hipsiloide.
ytterbium (iterbio). m. Metal del grupo de los lantánidos; símbolo Yb; Nº at. 70, P. at. 173,04.
yttrium (itrio). m. Elemento metálico, símbolo Y, Nº at. 39, P. at. 88,92.

Z

Z (Z). Abrev. de benciloxicarbonil (carbobenzoxi); número atómico.
Zo_2 (Zo_2). Símbolo de microlitros de oxígeno captados por hora por 10^8 espermatozoides; puede variar en función de la temperatura.
Z-DNA (Z-DNA). Forma de DNA, descubierta por cristalografía de rayos X que difiere de las formas A y B clásicas.
zea (zea). Barbas de maíz; estilos y estigmas de *Zea mays*, (familia Gramineae), maíz indio.
zeatin (zeatina, ceatina). Citocinina aislada por primera vez de granos de maíz dulce.
ZEEP (ZEEP). Abrev, del inglés de presión espiratoria final cero (zero end-expiratory pressure).
zein (ceína). f. Prolamina presente en el maíz.
zeisian (zeisiano). Relativo a Edward Zeis, o descrito por él.
zelophobia (celofobia). f. Temor morboso a los celos.
zelotypia (celotipia). f. Excesivo celo que llega casi a la locura en la defensa o propagación de cualquier idea o causa.
zeolite (zeolito). m. Silicato sódico hidratado natural de aluminio, usado para ablandar agua dura cambiando su Na^+ por el Ca^{2+} del agua; así, el z. intercambia iones.
zeoscope (zeoscopio). m. Aparato para determinar el contenido alcohólico de un líquido calculando su punto exacto de ebullición.
zero (cero). m. **1.** El número 0, que indica la nada. **2.** En termometría, punto donde se inician las cifras de la escala en una u otra dirección.
  absolute z. (c. absoluto).
zerogravity (gravedad cero).
zetacrit (zetácrito). m. Volumen de células sedimentadas producido por centrifugación vertical de la sangre en un tubo capilar, lo cual permite la compactación y dispersión vertical de los eritrocitos.
zeumatography (zeumatografía). f. Técnica de resonancia magnética nuclear sensible al agua de los sistemas biológicos, que puede dar una imagen tridimensional del interior de los objetos en un campo magnético.
zidovudine (zidovudina). f. Azidotimidina, análogo de la timidina que inhibe la replicación in vitro del virus HIV, el agente etiológico del SIDA y del CRS, y se usa en el tratamiento de estas enfermedades.
zinc (cinc). m. Elemento metálico, símbolo Zn, Nº at. 30, P. at. 65,38; muchas de sus sales se usan en medicina.
  z. acetate (acetato de c.). Emético, estíptico y astringente.
  z. caprylate (caprilato de c.). Compuesto antifúngico tópico.
  z. chloride (cloruro de c.). Manteca de c.
  z. gelatin (gelatina de c.). Óxido de c.; gelatina, glicerina y agua purificada.
  z. iodide (yoduro de c.).
  medicinal z. peroxide (peróxido de c. medicinal).
  z. oxide (óxido de c.). Flores de c.; blanco de c.
  z. oxide and eugenol (óxido de c. y eugenol).
  z. permanganate (permanganato de c.).
  z. peroxide (peróxido de c.). Superóxido de c.
  z. phenolsulfonate (fenolsulfonato de c.). Sulfocarbolato de c.
  z. phosphide (fosfuro de c.).
  z. stearate (estearato de c.).
  z. sulfate (sulfato de c.).
  z. sulfocarbolate (sulfocarbolato de c.). Fenolsulfonatode c.
  z. superoxide (superóxido de c.). Peróxido de c.
  z. undecylenate, z. undecenoate (undecilenato, undecenoato de c.).
  z. white (blanco de c.). Óxido de c.
zinc-65 (^{65}Zn) (cinc-65 (^{65}Zn)). m. Isótopo radiactivo del cinc.
zinciferous (cincífero, cinquífero). Que contiene cinc.
zincoid (cincoide). Relativo o parecido al cinc.
zirconium (zirconio, circonio). m. Elemento metálico, símbolo Zr, Nº at. 40, P.at. 91,22.
zoacanthosis (zoacantosis). f. Erupción cutánea debida a la introducción en la piel humana de pelos, cerdas, aguijones, etc., de animales inferiores.
zoamylin (zoamilina). f. Glucógeno.
zoanthropic (zoantrópico). Relativo a zoantropia.
zoanthropy (zoantropía). f. Delirio de que se es un caballo, un perro o cualquier otro animal inferior.
zoetic (zoético). Relativo a la vida.
zoic (zoico). Relativo a los seres vivos; que tiene vida.
zoite (zoíto). Esporozoíto.
zomepirac sodium (zomepirac sodio). Analgésico y antiinflamatorio.
zona, pl. **zonae** (zona). f. **1.** Segmento; cualquier estructura con las características de un círculo, cintura o cinturón, externa o interna,longitudinal o transversal. **2.** Herpes zoster.
  z. corona (z. coronal). Franja costal.
  z. dermatica (z. dermática).
  z. epithelioserosa (z. epitelioserosa).
  z. facialis (z. facial). Herpes zoster que afecta a la cara.
  z. fasciculata (z. fasciculada).
  z. glomerulosa (z. glomerulosa o glomerular).
  z. hemorrhoidalis (z. hemorroidal). Anillo hemorroidal.
  z. ignea (z. ígnea). Herpes zoster.
  z. incerta (z. incierta). [*zona incerta*, NA].
  z. medullovasculosa (z. medulovascular).
  z. ophthalmica (z. oftálmico).
  z. pectinata (z. pectinada).
  z. perforata (z. perforada). Foramina nerviosa.
  z. radiata (z. radiada). Z. estriada.
  z. reticularis (z. reticular).
  z. serpiginosa (zona, pl. zonae serpiginoso). Herpes zoster.
  z. striata (z. estriada). Z. radiada; membrana estriada.
  z. tecta (z. tecta). Z. arcuata.
  z. vasculosa (z. vascular). Punto esponjoso.
zonal (zonal). Relativo a una zona.
zonate (zonado). Anillado; que tiene capas concéntricas de diferente contextura o pigmentación.
zone (zona). f. Zona.
  abdominal z.'s (z. abdominales). Regiones abdominales.
  androgenic z. (z. androgénica).
  arcuate z. (z. arcuata) Z. tecta.
  Barnes' z. (z. de Barnes). Z. cervical.
  cervical z. (z. cervical). Z. de Barnes.
  cervical z. of tooth (z. cervical del diente). Cuello del diente.
  ciliary z. (z. ciliar). [*zona ciliaris*].
  comfort z. (z. confortable).
  z.'s of discontinuity (z. de discontinuidad).
  dolorogenic z. (z. dolorogénica). Punto gatillo.
  entry z. (z. de entrada).
  ependymal z. (z. ependimal). Capa ependimal.
  epileptogenic z. (z. epileptógena).
  equivalence z. (z. de equivalencia).
  erogenous z., erotogenic z. (z. erógena, erotógena).
  fetal z. (z. fetal). Corteza suprarrenal fetal.
  gingival z. (z. gingival).
  Golgi z. (z. de Golgi).
  grenz z. (z. grenz).
  Head's z.'s (z. de Head). Líneas de Head.
  interpalpebral z. (z. interpalpebral).
  intertubular z. (z. intertubular).
  isoelectric z. (z. isoeléctrica).
  language z. (z. del lenguaje).
  latent z. (z. latente).
  Lissauer's marginal z. (z. marginal de Lissauer).

Looser's z.'s (z. de Looser).
mantle z. (z. del manto).
Marchant's z. (z. de Marchant).
marginal z. (z. marginal). Capa marginal.
motor z. (z. motora o motriz).
neutral z. (z. neutra).
nucleolar z. (z. nucleolar). Organizador nucleolar.
Obersteiner-Redlich z. (z. de Obersteiner-Redlich).
orbicular z. (z. orbicular). [*zona orbicularis,* NA]. Banda zonular.
pellucid z. (z. pelúcida). [*zona pellucida*].
peritubular z. (z. peritubular).
polar z. (z. polar).
protective z. (z. protectora).
pupillary z. (z. pupilar).
reflexogenic z. (z. reflexógena).
secondary X z. (z. X secundaria).
segmental z. (z. segmentaria). Placa segmentaria.
Spitzka's marginal z. (z. marginal de Spitzka). Fascículo dorsolateral.
subplasmalemmal dense z. (z. subplasmalémica densa).
sudanophobic z. (z. sudanófoba).
tender z.'s (z. dolorosas). Líneas de Head.
thymus-dependent z. (z. timodependiente). Paracorteza.
trabecular z. (z. trabecular). Retículo trabecular.
transitional z. (z. de transición).
trigger z. (z. gatillo). Punto gatillo.
trophotropic z. of Hess (z. trofotrópica de Hess).
vermilion z., vermilion transitional z. (z. bermeja, bermeja de transición). Borde bermejo (bermellón).
Weil's basal z. (z. basal de Weil). Capa basal de Weil.
Wernicke's z. (z. de Wernicke). Centro de Wernicke.
X z. (X). Z. andrógena.

zonesthesia (zonestesia). f. Sensación de yugo o cintura; estrangalestesia; sensación constrictiva, como la de una cuerda que rodea al cuerpo y lo oprime.

zonifugal (zonífugo). Que va desde dentro de cualquier región hacia fuera, como al trazar el mapa de una zona de trastornos de la sensación, cuando el estímulo se aplica por primera vez a la región afectada y es llevado a la parte en la que la sensación es normal.

zoning (zonificación). f. Aparición de una reacción más fuerte en una cantidad menor de suero sospechoso, que se observa a veces en pruebas serológicas usadas en el diagnóstico de sífilis y se debe probablemente a un alto título de anticuerpo.

zonipetal (zonípeto). Que va desde fuera hacia dentro de cualquier región, como al tratar el mapa de una zona de alteraciones de la sensación, cuando el estímulo se inicia en la parte normal y es llevado a la región afectada.

zonoskeleton (zonoesqueleto). m. Segmentos esqueléticos proximales de las extremidades: el omóplato, la clavícula y hueso de la cadera.

zonula, pl. **zonulae** (zónula). f. [*zonula*, NA]. Pequeña zona.
z. adherens (z. adherente). Unión intermedia.
z. occludens (z. occludens).

zonular (zonular). Relativo a una zónula.

zonule (zónula). [*zonula,* pl. *zonulae,* NA]. f. Zona pequeña.
ciliary z. (z. ciliar). [*zonula ciliaris,* NA].
Zinn's z. (z. de Zinn). Z. ciliar.

zonulitis (zonulitis). f. Supuesta inflamación de la zónula de Zinn o ligamento suspensorio del cristalino.

zonulolysis, zonulysis (zonulólisis). f. Método de Barraquer; desintegración de la zónula ciliar por enzimas (alfaquimotripsina) instiladas en la cámara anterior en casos seleccionados de extracción de cataratas, para facilitar su remoción quirúrgica.

zoo-, zo- (zoo-). Prefijo que significa animal o vida animal.

zooanthroponosis (zooantroponosis). f. Zoonosis normalmente mantenida por el hombre pero que puede transmitirse a otros vertebrados, p. ej. amebiasis a perros, difteria a vacunos (mastitis), tuberculosis.

zooblast (zooblasto). m. Célula animal.

zoodermic (zoodérmico). Relativo a la piel de un animal.

zooerastia (zooerastia). f. Prácticas sexuales con un animal.

zoofulvin (zoofulvina). f. Pigmento amarillo obtenido de las plumas de ciertas aves.

zoogenesis (zoogénesis). f. Doctrina de la producción o generación animal.

zoogeography (zoogeografía). f. Geografía de los animales; estudio de su distribución en la tierra.

zooglea (zooglea). f. En bacteriología, antiguo nombre de una masa de bacterias unidas por una sustancia gelatinosa clara.

zoogonous (zoogono). Vivíparo.

zoogony (zoogonia). f. Viviparidad.

zoograft (zooinjerto). m. Injerto animal; injerto zooplástico; injerto de tejido de un animal a un ser humano.

zoografting (zooinjerto). m. **1.** Injerto animal o zooplástico; injerto de tejido de un animal inferior en un ser humano. **2.** Zooplastia.

zooid (zooide). **1.** Parecido a un animal; objeto u organismo con aspecto de animal. **2.** m. Célula animal capaz de existencia o movimiento independiente, como el óvulo, el espermatozoide o un segmento de una tenia. **3.** Individuo de una colonia de invertebrados, como el coral.

zoolagnia (zoolagnia). f. Atracción sexual por los animales.

zoolite, zoolith (zoolito). m. Animal petrificado.

zoologist (zoólogo). m. Persona especializada en zoología.

zoology (zoología). f. Biología de los animales.

zoom (zoom). m. Acción de un sistema de lentes varifocales en una cámara o un microscopio, que mantiene a un objeto en foco mientras se le acerca o aleja.

zoomania (zoomanía). f. Amor excesivo y anormal por los animales.

zoomylus (zoomilo). m. Nombre obsoleto de quiste dermoideo.

zoonosis (zoonosis). f. Infección o infestación compartida en la naturaleza por el hombre y otros animales que son huéspedes normales o habituales; enfermedad humana contraída de una fuente animal.
direct z. (z. directa).

zoonotic (zoonótico). Relativo a una zoonosis.

zooparasite (zooparásito). m. Parásito animal; animal que existe como parásito.

zoopathology (zoopatología). f. Patología de los animales inferiores; patología veterinaria.

zoophagous (zoófago). Carnívoro.

zoophile (zoófilo). **1.** Que ama a los animales, especialmente si los prefiere a las personas. **2.** Enemigo de cualquier experimento con animales; antiviviseccionista.

zoophilia (zoofilia). Zoofilismo.

zoophilic (zoofílico). m. **1.** Relativo al zoofilismo o que lo muestra. **2.** Que busca o prefiere a los animales; indica la preferencia de un parásito por un huésped animal como fuente de sangre o tejidos, en lugar de un huésped humano.

zoophilism (zoofilismo). m. Zoofilia; cariño por los animales, especialmente si es exagerado.
erotic z. (z. erótico). Placer sexual obtenido acariciando animales.

zoophobia (zoofobia). f. Temor morboso a los animales.

zoophyte (zoofito). m. Animal que se parece a un vegetal, como las esponjas o anémonas de mar.

zooplasty (zooplastia). f. Zooinjerto; injerto de piel u otro tejido de un animal inferior en un ser humano.

zoosadism (zoosadismo). f. Zoopsia.

zoosmosis f. Proceso de ósmosis en los tejidos vivos.

zootechnics (zootecnia). f. Arte de manejar animales domésticos o cautivos, que incluye su tratamiento, crianza y manutención.

zootic (zoótico). Perteneciente a animales con exclusión del hombre.

zootoxin (zootoxina). f. Toxina animal; sustancia parecida a las toxinas bacterianas por sus propiedades antigénicas, que se encuentra en los líquidos de ciertos animales, como los venenos de serpientes, las secreciones de insectos venenosos y la sangre de anguila.

zootrophic (zootrófico). Relativo a la nutrición de los animales inferiores o que sirve para ese fin.

zoster (zoster). m. Herpes z.

zosteriform (zosteriforme). Zosteroide.

zosteroid (zosteroide). Zosteriforme; parecido al herpes zoster.

zoxazolamine (zoxazolamina). f. 2-Amino-5-clorobenzoxazol; relajador del músculo esquelético que ya no se usa por su toxicidad hepática.

Z-plasty (Z-plastia). f. Procedimiento plástico para alargar una cicatriz contraída o para rotar la tensión 90°.
zwitterionic (zwiteriónico). Denota una sustancia con las propiedades de un zwiterión.
zwitterions (zwiteriones). m. pl. Iones bipolares.
zygal (cigal). Relativo al cigón o yugo, o con el aspecto de éste; en forma de H.
zygapophysial, zygapophyseal (cigapofisario). Relativo a una cigapófisis, o apófisis articular de una vértebra.
zygapophysis, pl. **zygapophyses** (cigapófisis). f. [*zygapophysis*, NA]. Apófisis articular.
zygion (cigión). m. En cefalometría y craneometría, el punto más lateral del arco cigomático.
zygo-, zyg- (cigo-, cig-). Prefijos que indican yugo, unión.
zygodactyly (cigodactilia). f. Sindactilia.
zygoma (cigoma). m. **1.** Hueso cigomático. **2.** Arco cigomático.
zygomatic (cigomático). Relativo al hueso cigomático.
zygomatico- (cigomatico-). Prefijo que indica relación con el cigoma; generalmente relativo al hueso cigomático.
zygomatico-orbital (cigomaticoorbitario). Relativo al hueso cigomático y la órbita.
zygomaticoauricular (cigomaticoauricular). Relativo al hueso cigomático y la aurícula.
zygomaticoauricularis (cigomaticoauricular). Músculo auricular anterior.
zygomaticofacial (cigomaticofacial). Relativo al hueso cigomático y la cara.
zygomaticofrontal (cigomaticofrontal). Relativo a los huesos cigomático y frontal.
zygomaticomaxillary (cigomaticomaxilar). Relativo al hueso cigomático y el maxilar superior.
zygomaticosphenoid (cigomaticoesfenoidal). Relativo a los huesos cigomático y esfenoides.
zygomaticotemporal (cigomaticotemporal). Relativo a los huesos cigomático y temporal.
zygomaxillare (cigomaxilar). Punto cigomaxilar.
zygomaxillary (cigomaticomaxilar). Relativo al hueso cigomático y al maxilar superior.
zygomycosis (cigomicosis). f. Ficomicosis; mucormicosis.
zygon (cigón). m. Barra transversal corta que une las ramas de una fisura cigal.
zygonema (cigonema). m. Cigoteno.
zygopodium (cigopodio). m. Segmento intermedio distal del esqueleto de una articulación: radio y cúbito, tibia y peroné.
zygosis (cigosis). f. Verdadera conjugación o unión sexual de dos organismos unicelulares, que consiste esencialmente en la fusión de los núcleos de las dos células.
zygosity (cigosidad). f. Índole de los cigotos de los que derivan los individuos.
zygosperm (cigosperma). m. Cigospora.
zygospore (cigospora). f. Cigosperma; entre los Phycomycetes, una espora sexual de paredes gruesas que nace de la fusión de dos estructuras morfológicamente idénticas.
zygote (cigoto). m. Célula diploide que es el resultado de la unión de un espermatozoide con un óvulo.
zygotene (cigoteno). m. Cigonema.
zygotic (cigótico). Perteneciente a un cigoto o a la cigosis.
zygotoblast (cigotoblasto). m. Esporozoíto.
zygotomere (cigotómero). m. Esporoblasto.
zymase (cimasa). f. Nombre obsoleto que se daba a las enzimas.
zymo-, zym- (cimo-, cim-). Prefijos que indican relación con fermentación, enzimas.
zymodeme (cimodemo). m. Un patrón de isoenzimas, identificado por electroforesis de éstas.
zymogen (cimógeno). m. Proenzima.
zymogenesis (cimogénesis). f. Transformación de una proenzima (cimógeno) en una enzima activa.
zymogenic (cimogénico). **1.** m. Cimógeno; relativo a un cimógeno o a la comogénesis. **2.** Que causa fermentación.
zymogenous (cimógeno). Cimogénico.
zymogram (cimograma). m. Tiras de papel, geles, etc., en las que se demuestra la ubicación de enzimas separadas electroforéticamente o por otros medios por métodos histoquímicos.
zymohexase (cimohexasa). f. Fructosa bifosfato aldolasa.
zymologist (cimólogo). Enzimólogo.
zymology (cimología). f. Enzimología.
zymosan (cimosán). m. Factor anticomplementario. Polímero de glucosa obtenido de las paredes de células de levaduras.
zymoscope m. Instrumento que mide el CO_2 producido y, por ende, la fuerza de fermentación de la levadura.
zymosterol (cimosterol). m. Intermediario en la biosíntesis del colesterol a partir del lanosterol.

Español - Inglés

A

Å (Å). Symbol for angstrom.
A (A). **1.** Abbreviation of ampere; adenine. **2.** As a subscript refers to alveolar gas. **3.** Symbol for adenosine or adenylic acid in polynucleotides. **4.** Symbol (usually in *italics*) of absorbancy.
a (*a*). Symbol for specific absorption coefficient.
a (a). **1.** Abbreviation for total acidity; area; asymmetric. **2.** Symbol for atto-. **3.** As a subscript, refers to systemic arterial blood.
°A (°A). Symbol for degree absolute; replaced by K (kelvin).
a-, an- (a-, an-). Prefixes equivalent to the L. *in-* and E. *un-;* not, without, -less.
A-V (A-V). Abbreviation for arteriovenous; atrioventricular.
AA (AA). Abbreviation for amino acid; aminoacyl.
AAF (AAF). Abbreviation for 2-acetaminofluorene.
AAN (ANA). Abbreviation for antinuclear antibody.
AAV (AAV). Abbreviation of adenoassociated viruses.
Ab (Ab). Abbreviation for antibody.
ab- (ab-, abs-). **1.** Prefix signifying from, away from, off. **2.** Prefix applied to electrical units in the CGS-electromagnetic system to distinguish them from units in the CGS-electrostatic system (prefix stat-) and those in the metric system or SI system (no prefix).
abamperio (abampere). Electromagnetic unit of current equal to 10 absolute amperes.
abapical (abapical). Opposite the apex.
abarognosia (abarognosis). Loss of sense of weight estimation.
abasia (abasia). Inability to walk.
a. atáxica (atactic a., ataxic a.).
a. coreica (choreic a.).
a. espástica (spastic a.).
a. trepidans (a. trepidans).
abasia-astasia (abasia-astasia).
abásico, abático (abasic, abatic). Affected by, or associated with, abasia.
abaxial, abaxil (abaxial, abaxile). **1.** Lying outside the axis of any body or part. **2.** Situated at the opposite extremity of the axis of a part.
abayado (baccate). Berry-like.
abdomen (abdomen). [*abdomen*, NA]. Venter; the part of the trunk that lies between the thorax and the pelvis.
a. agudo (acute a.). Surgical a.
a. aquillado (carinate a.).
a. en bote (boat-shaped a.). Scaphoid a., navicular a.
a. en ciruela pasa (prune belly). Abdominal muscle deficiency syndrome.
a. escafoide (scaphoid a.). Boat-shaped a., navicular a.
a. navicular (navicular a.). Scaphoid a., boat-shaped a.
a. obstipum (a. obstipum). Rarely used term for deformity of the a., due to congenitally short rectus muscles.
a. péndulo (pendulous a.).
a. protuberante (protuberant a.).
a. quirúrgico (surgical a.). Acute a.
abdomin-, abdomino- (abdomino-, abdomin-). Combining forms denoting relationship to the abdomen.
abdominal (abdominal). Relating to the abdomen.
abdominocentesis (abdominocentesis). Paracentesis of the abdomen.
abdominociesis (abdominocyesis). **1.** Abdominal pregnancy. **2.** Secondary abdominal pregnancy.
abdominocístico (abdominocystic). Abdominovesical.
abdominoescrotal (abdominoscrotal). Relating to the abdomen and the scrotum.
abdominogenital (abdominogenital). Relating to the abdomen and the genital organs.
abdominohisterectomía (abdominohysterectomy). Abdominal hysterectomy.
abdominohisterotomía (abdominohysterotomy). Abdominal histerotomy.
abdominoperineal (abdominoperineal). Relating to both abdomen and perineum.
abdominoplastia (abdominoplasty). An operation performed on the abdominal wall for esthetic purposes.
abdominoscopia (abdominoscopy). Peritoneoscopy.
abdominotorácico (abdominothoracic). Relating to both abdomen and thorax.
abdominovaginal (abdominovaginal). Relating to both abdomen and vagina.
abdominovesical (abdominovesical). Abdominocystic; relating to the abdomen and urinary bladder, or to the abdomen and gallbladder.
abducción (abduction). **1.** Movement of a body part away from the median plane. **2.** Monocular rotation (duction) of the eye toward the temple. **3.** A position resulting from such movement.
abducens (abducens). Abducent.
a. oculi (a. oculi). Musculus rectus lateralis.
abducente (abducent). Abducens; abducting; drawing away.
abducir **1.** (abduct). Abduce; to move away from the median plane. **2.** (abduce). Abduct.
abductor (abductor). A muscle that draws a part away from the median plane.
abembriónico (abembryonic). Opposite the region at which the embryo is formed.
abentérico (abenteric). Apenteric.
aberración (aberration). **1.** A straying from the normal situation. **2.** Deviant development or growth.
a. del color (color a.). Chromatic a.
a. en coma (coma a.).
a. cromática (chromatic a.). Chromatism; color a.; newtonian a.
a. cromosómica (chromosome a.).
a. de curvatura (curvature a.).
a. dióptrica (dioptric a.). Spherical a.
a. de distorsión (distortion a.).
a. de esfericidad (spherical a.). Dioptric a.
a. lateral (lateral a.).
a. longitudinal (longitudinal a.).
a. mental (mental a.). Disturbed thought or behavior that connotes a psychological or psychiatric impairment.
a. meridional (meridional a.).
a. monocromática (monochromatic a.).
a. newtoniana (newtonian a.). Chromatic a.
a. óptica (optical a.).
a. ventricular (ventricular a.). Aberrant ventricular conduction.
aberrante (aberrant). **1.** Wandering off; said of certain ducts, vessels, or nerves taking an unusual course. **2.** Differing from the normal. **3.** Ectopic.
aberrómetro (aberrometer). An instrument for measuring optical aberration or any error in experimentation.
abertura (aperture). **1.** Apertura. **2.** The diameter of the objective of a microscope.
a. angular (angular a.).
a. anterior de la órbita (anterior a. of the orbit). [*aditus orbitae*, NA].
a. femoral (femoral opening). [*hiatus tendineus*, NA].
a. ileocecal (ileocecal opening). [*ostium ileocecale*, NA]. Ileocecal orifice.
a. inferior de la pelvis (apertura pelvis inferior). [*apertura pelvis inferior*, NA]. A. pelvis minoris; fourth parallel pelvic plane; pelvic outlet; pelvic plane of outlet.
a. inferior del tórax (inferior thoracic a.). [*apertura thoracis inferior*, NA].
a. lagrimal (lacrimal opening). [*punctum lacrimale*, NA].
a. laríngea superior (superior laryngeal a.). [*aditus laryngis*, NA].

a. mediana del cuarto ventrículo (median a. of fourth ventricle). [*apertura mediana ventriculi quarti*, NA].
a. menor de la pelvis (apertura pelvis minoris). [*apertura pelvis inferior*, NA].
a. numérica (numerical a.).
a. piriforme (piriform opening). [*apertura piriformis*, NA]. The anterior nasal o. of cranium.
a. de presa (sluiceway). Spillway.
a. pulmonar (pulmonary opening). [*ostium trunci pulmonaris*, NA]. Pulmonary orifice.
a. safena (saphenous opening). [*hiatus saphenous*, NA].
a. del seno esfenoidal (sphenoidal sinus a.). [*apertura sinus sphenoidalis*, NA].
a. del seno frontal (frontal sinus a.). [*apertura sinus frontalis*, NA].
a. superior de la pelvis (apertura pelvis superior). [*apertura pelvis superior*, NA]. Aditus pelvis; first parallel pelvic plane; pelvic brim; pelvic inlet; pelvic plane of inlet.
a. superior del tórax (superior thoracic a.). [*apertura thoracis superior*, NA].
a. tendinosa (tendinous opening). [*hiatus tendineus*, NA].
a. ureteral (ureteral opening). [*ostium ureteris*, NA]. Orifice of the ureter.
a. uretral externa (external urethral opening). [*ostium urethrae externum*, NA]. External orifice of the urethra.
a. uretral interna (internal urethral opening). [*ostium urethrae internum*, NA]. Internal orifice of the urethra.
a. del útero (opening of uterus). [*ostium uteri*, NA].
a. vaginal (vaginal opening). [*ostium vaginae*, NA]. Vaginal orifice.
a. de la vena cava inferior (opening of inferior vena cava). [*ostium venae cavae inferioris*, NA].
a. de la vena cava superior (opening of superior vena cava). [*ostium venae cavae superioris*, NA].
a. de las venas pulmonares (opening of pulmonary veins). [*ostia venarum pulmonalium*, NA].
a. vertical (vertical opening). Vertical dimension.

abetalipoproteinemia (abetalipoproteinemia). Bassen-Kornzweig syndrome.
a. normotrigliceridémica (normotriglyceridemic a.).

abfaradio (abfarad). Electromagnetic unit of capacity equal to 10^9 farads.

ABG (ABG). Abbreviaton for arterial blood gas.

abhenrio o abhenry (abhenry). Electromagnetic unit of inductance equal to 10^{-9} henry.

abiente (abient). Having a tendency to move away from the source of a stimulus, as opposed to adient.

abierto (open). Not closed; exposed, said of a wound.

abiogénesis (abiogenesis). The origin of living matter without descent from other living matter; a theory of spontaneous generation.

abiogenético (abiogenetic). Pertaining to abiogenesis.

abiosis (abiosis). **1.** Nonviability. **2.** Absence of life. **3.** Abiotrophy.

abiótico (abiotic). **1.** Incompatible with life. **2.** Without life.

abiotrofia (abiotrophy). Abiosis; a manifestation of a genetically determined trait that has been latent from the time of conception.

abirritación (abirritation). Diminution or abolition of irritability in a part.

abirritante (abirritant). **1.** Abirritative; soothing, or relieving irritation. **2.** An agent possessing this property.

abirritativo (abirritative). Abirritant.

abl (abl). An oncogene found in the Abelson strain of mouse leukemia virus and involved in the Philadelphia chromosome translocation in chronic granulocytic leukemia.

ablación (ablation). Removal of a body part or the destruction of its function, as by a surgical procedure, morbid process, or noxious substance.

ablactación (ablactation). Weaning.

ablastémico (ablastemic). Not germinal or blastemic.

ablastina (ablastin). An antibody that seems to inhibit reproduction of trypanosomes; found in rats infected with *Trypanosoma lewisi*.

ablefaria (ablepharia). Congenital absence, partial or complete, of the eyelids.

ablepsia (ablepsia, ablepsy). Obsolete term for blindness.

ablución (ablution). An act of washing or bathing.

abluente (abluent). **1.** Cleansing. **2.** Anything with cleansing properties.

ablutomanía (ablutomania). Rarely used term for a morbid preoccupation with thoughts about cleanliness, with frequent washing, as seen in obsessive-compulsive disorder.

abneural **1.** (abnerval). Abneural; away from a nerve **2.** (adneural). Adnerval. **3.** (abneural). Abnerval. **4.** (abneural). Away from the neural axis.

abohm (abohm). Electromagnetic unit of resistance equal to 10^{-9} ohm.

abomasitis (abomasitis). Inflammation of the abomasum.

abomaso (abomasum). The fourth compartment and the glandular portion of the stomach of a ruminant.

aboral **1.** (aborad, aboral). In a direction away from the mouth; opposite of orad. **2.** (adoral). Near or directed toward the mouth.

abortar (abort). **1.** To give birth to an embryo or fetus before it is viable. **2.** To arrest a disease in its earliest stages. **3.** To arrest in growth or development; to cause to remain rudimentary. **4.** To remove products of conception prior to viability.

abortifaciente (abortifacient). **1.** Abortive, abortigenic, that produces abortion. **2.** An agent that provokes abortion.

abortígeno (abortigenic). **1.** Abortifacient. **2.** An agent that provokes abortion.

abortista (abortionist). Anyone that interrumps pregnancy.

abortivo (abortive). **1.** Not reaching completion; e.g., said of an attack of a disease subsiding before it has fully developed or completed its course. **2.** Rudimentary. **3.** Abortifacient.

aborto (abortion). **1.** Giving birth to an embryo or fetus prior to the stage of viability at about 20 weeks of gestation (fetus weighs less than 500 g). **2.** The product of such nonviable birth. **3.** The arrest of any action or process before its normal completion.
a. accidental (accidental a.).
a. amenaza de (threatened a.).
a. ampular (ampullar a.).
a. completo (complete a.).
a. criminal (criminal a.).
a. enzoótico de las ovejas (enzootic a. of ewes).
a. equino viral (equine virus a.).
a. espontáneo **1.** (spontaneous a.). A. that has not been artificially induced. **2.** (miscarriage). Spontaneous expulsion of the products of pregnancy before the middle of the second trimester.
a. por extracción menstrual (menstrual extraction a.).
a. habitual (habitual a.).
a. ilegal (illegal a.). Criminal a.
a. incipiente (incipient a.). Imminent a.
a. incompleto (incomplete a.).
a. inducido (induced a.).
a. inevitable (inevitable a.).
a. infectado (infected a.). A septic complication of an a.
a. inminente (imminent a.). Incipient a.
a. retenido (missed a.).
a. séptico (septic a.).
a. terapéutico (therapeutic a.). Justifiable a.
a. tubario (tubal a.).
a. vibriónico (vibrionic a.).

abortus (abortus). Any product (or all products) of an abortion.

ABR (ABR). Abbreviation for auditory brainstem response.

abraquia (abrachia). Congenital absence of arms.

abraquiocefalia (abrachiocephaly, abrachiocephalia). Acephalobrachia; congenital absence of arms and head.

abrasión (abrasion). **1.** Abraded wound; an excoriation, or circumscribed removal of the superficial layers of skin or mucous membrane. **2.** A scraping away of a portion of the surface. **3.** Grinding in dentistry, the pathological grinding or wearing away of tooth substance by incorrect tooth-brushing methods, foreign objects, bruxism, or similar causes.
a. dentaria (tooth a.).
a. gingival (gingival a.).
a. mecánica (mechanical a.).
a. por quemadura por cepillado (brush burn a.).

abrasividad (abrasiveness). **1.** That property of a substance which causes surface wear by friction. **2.** The quality of being able to scratch or wear away another material.

abrasivo (abrasive). **1.** Causing abrasion. **2.** Any material used to produce abrasions. **3.** A substance used in dentistry for abrading, grinding, or polishing.

abreacción (abreaction). In freudian psychoanalysis, an episode of emotional release or catharsis associated with the bringing into conscious recollection previously repressed unpleasant experiences.

a. motriz (motor a.).

abreaccionar (abreact). **1.** To show strong emotion while reliving a previous traumatic experience. **2.** To discharge or release repressed emotion.

abrupción (abruption). A tearing away, separation, or detachment.

abruptio placentae (abruptio placentae). Ablatio placentae; amotio placentae; premature detachment of a normally situated placenta.

abs. feb. (abs. feb.). Abbreviation from L. *absente febre*, when fever is absent.

absceso (abscess). **1.** A circumscribed collection of pus appearing in an acute or chronic localized infection, and associated with tissue destruction, and, frequently, swelling. **2.** A cavity formed by liquefactive necrosis within solid tissue.

a. agudo (acute a.). Hot a.
a. alveolar (alveolar a.). Dental a.; dentoalveolar a.; radicular a.
a. alveolar lateral (lateral alveolar a.). Pericemental a.; an alveolar a. located along the lateral root surface of a tooth.
a. amebiano (amebic a.). Tropical a.
a. anular (ring a.).
a. apendicular (appendiceal a.). Periappendiceal a.
a. apical (apical a.). **1.** Periapical a. **2.** An a. in the apex of the lung.
a. de Bartholin (Bartholin's a.). An a. of the vulvovaginal gland.
a. de Bezold (Bezold's a.).
a. bicameral (bicameral a.). An a. with two separate cavities or chambers.
a. en botón de camisa **1.** (collar-button a.). Shirt-stud a. **2.** (shirt-stud a.). Collar-button a.
a. de Brodie (Brodie's a.).
a. bursal (bursal a.). Suppuration within a bursa.
a. caliente (hot a.). Acute a.
a. caseoso (caseous a.).
a. crípticos (crypt a.'s). A. of Lieberkühn crypts.
a. crónico (chronic a.).
a. dental, dentoalveolar (dental a., dentoalveolar a.). Alveolar a.
a. difuso (diffuse a.).
a. de Douglas (Douglas a.). Suppuration in Douglas pouch.
a. de Dubois (Dubois' a.'s). Dubois' disease; thymic a.'s.
a. embólico (embolic a.).
a. errante (wandering a.). Perforating a.
a. estercoráceo (stercoral a.). Fecal a.; a collection of pus and feces.
a. estéril (sterile a.).
a. estrellado (stellate a.).
a. fecal (fecal a.). Stercoral a.
a. flegmonoso (phlegmonous a.).
a. folicular (follicular a.). An a. in a hair, tonsillar, or other follicle.
a. frío (cold a.).
a. gaseoso (gas a.).
a. gingival (gingival a.). Gumboil; parulis.
a. gomatoso (gummatous a.). Syphilitic a.
a. por gravitación (gravitation a.). Perforating a.
a. por gusanos (worm a.). Verminous a.
a. hematógeno (hematogenous a.).
a. hipostático (hypostatic a.). Perforating a.
a. iisquiorrectal (ischiorectal a.).
a. lacunar (lacunar a.). An a. involving the urethral lacunae.
a. mastoideo (mastoid a.). An a. of the mastoid air cells.
a. metastásico (metastatic a.).
a. migratorio (migrating a.). Perforating a.
a. miliar (miliary a.).
a. de Munro (Munro's a.). Munro's microabscess.
a. orbitario (orbital a.). Retrobulbar a.
a. óseo (bone a.).
a. ótico (otic a.).
a. palatino (palatal a.).
a. parafrénico (parafrenal a.).
a. paramétrico, parametrítico (parametric a., parametritic a.).
a. paranéfrico (paranephric a.).
a. parotídeo (parotid a.).
a. de Pautrier (Pautrier's a.). Pautrier's microabscess.
a. pelviano (pelvic a.).
a. perforante (perforating a.). Gravitation a.; hypostatic a.; migrating a.
a. periamigdalino (peritonsillar a.).
a. periapendicular (periappendiceal a.). Appendiceal a.
a. periapical (periapical a.). Apical a.; apical periodontal a.
a. periarticular (periarticular a.).
a. pericemental (pericemental a.). Lateral alveolar a.
a. pericoronal (pericoronal a.).
a. perinéfrico (perinephric a.). An a. surrounding or adjacent to the kidney.
a. periodontal (periodontal a.). An alveolar a. or a lateral periodontal a.
a. periodontal apical (apical periodontal a.). Periapical a.
a. periodontal lateral (lateral periodontal a.).
a. perirrectal (perirectal a.).
a. periureteral (periureteral a.). An a. surrounding the ureter.
a. periuretral (periurethral a.). An a. involving the tissues around the urethra.
a. piémico (pyemic a.). Septicemic a.
a. de Pott (Pott's a.). Tuberculous a. of the spine.
a. premamario (premammary a.).
a. del psoas (psoas a.).
a. pulpar (pulp a.).
a. por puntos (stitch a.). An a. around a suture.
a. radicular (radicular a.). Alveolar a.
a. de la raíz, radicular (root a.). Alveolar a.
a. residual (residual a.).
a. retrobulbar (retrobulbar a.). Orbital a.
a. retrocecal (retrocecal a.).
a. retrofaríngeo (retropharyngeal a.).
a. satélite (satellite a.).
a. seco (dry a.). The remains of an a. after the pus is absorbed.
a. septicémico (septicemic a.). Pyemic a.
a. sifilítico (syphilitic a.). Gummatous a.
a. subdiafragmático (subdiaphragmatic a.). Subphrenic a.
a. subepidérmico (subepidermal a.).
a. subfrénico (subphrenic a.). Subdiaphragmatic a.
a. subperióstico (subperiosteal a.).
a. subungular (subungual a.).
a. sudoríparo (sudoriparous a.).
a. tecal (thecal a.). Suppuration in a tendon sheath.
a. tímicos (thymic a.'s). Dubois' a.'s.
a. de Tornwaldt (Tornwaldt's a.).
a. tropical (tropical a.). Amebic a.
a. tuberculoso (tuberculous a.). Cold a.
a. tuboovárico (tubo-ovarian a.).
a. verminoso (verminous a.). Worm a.

abscisión (abscission). Cutting away.

absconsio (absconsio). A recess or cavity.

abscopal (abscopal). Denoting the remote effect that irradiation of a tissue has on nonirradiated tissue.

absenta (absinthe). A liqueur consisting of an alcoholic extract of absinthium and other bitter herbs.

absintina (absinthin). A bitter principle, obtained from absinthium.

absintio (absinthium). Wormwood; the dried leaves and tops of *Artemisia absinthium* (family Compositae).

absintol (absinthol). Thujone.

absoluto (absolute). Unconditional; unlimited; uncombined; certain.

absorbancia **1.** (absorbance). Absorbancy; absorbency; extinction; optical density; in spectrophotometry, equal to 2 minus the log of the percentage transmittance of light. **2.** (absorbancy). Absorbance.

a. específica (specific a.).

absorbefaciente (absorbefacient). **1.** Causing absorption. **2.** Any substance possessing such quality.

absorbente (absorbent). **1.** Absorptive; bibulous; having the power to absorb, soak up, or take into itself a gas, liquid, light rays, or heat. **2.** Any substance possessing such power. **3.** Material (usu-

ally caustic) for removal of carbon dioxide from circuits in which rebreathing occurs.
absorber (absorb). **1.** To take in by absorption. **2.** To reduce the intensity of transmitted light.
absorción (absorption). **1.** The taking in, incorporation, or reception of gases, liquids, light, or heat. **2.** In radiology, the uptake of energy from radiation by the medium through which it passes.
 a. cutánea (cutaneous a.).
 a. disyuntiva (disjunctive a.).
 a. externa (external a.).
 a. intersticial (interstitial a.).
 a. parenteral (parenteral a.).
 a. patológica (pathologic a.).
 a. de resonancia electrónica (electron resonance a.).
absortividad (absorptivity). Specific absorption coefficient.
 a. molar (molar a.). Molar absorption coefficient.
absortivo (absorptive). Absorbent.
abstinencia (abstinence). Specifically, refraining from the use of certain articles of diet, of alcoholic beverages, or from sexual intercourse.
abstracción (abstraction). **1.** Distillation or separation of the volatile constituents of a substance. **2.** Exclusive mental concentration.
abstracto (abstract). **1.** A preparation made by evaporating a fluidextract to a powder and triturating with milk sugar. **2.** A condensation or summary of a scientific or literary article or address.
abstricción (abstriction). In fungi, the formation of asexual spores by cutting off portions of the sporophore through the growth of dividing partitions.
abterminal (abterminal). In a direction away from the end and toward the center; denoting the course of an electrical current in a muscle.
abulia **1.** (aboulia). Abulia. **2.** (abulia). Aboulia; loss or impairment of the ability to perform voluntary actions or to make decisions.
abúlico (abulic). Relating to, or suffering from, abulia.
abuso (abuse). **1.** Misuse, wrong use, especially excessive use, of anything. **2.** Injurious, harmful, or offensive treatment, as in child a. or sexual a.
 a. de drogas (drug a.).
 a. de sustancias (substance a.).
ABVD (ABVD). Denotes a chemotherapeuthic scheme wih adriamycin (doxorubicin), bleomicin, vinblastine and dacarbazine; used for the treatment of neoplasms, as Hodgkin›s disease, proved resistent to therapeutic plan MOPP.
abvoltio (abvolt). Electromagnetic unit of difference of potential equal to 10^{-8} volt.
a.c. (a.c.). Abbreviation for L. *ante cibum*, before a meal.
aC (aC). Symbol for arabinosyl cytosine.
Ac (Ac). Symbol for actinium; acetyl.
acacia (acacia). Gum arabic; the dried gummy exudation from *Acacia senegal* and other species of *A.*
acalasia (achalasia). Failure to relax; referring especially to visceral openings such as the pylorus, cardia, or any other sphincter muscles.
 a. esofágica (esophageal a.). Cardiospasm; phrenospasm.
acalculia (acalculia). A form of aphasia characterized by inability to do simple mathematical problems; commonly seen in parietal lobe lesions.
acamilofenina (acamylophenine). Camylofine.
acampsia (acampsia). Stiffening or rigidity of a joint for any reason.
acanta (acantha). A spine or spinous process.
acantamebiasis (acanthamebiasis). Infection by free-living soil amebae of the genus *Acanthamoeba*.
acantela (acanthella). An intermediate larva stage of Acanthocephala.
acantestesia (acanthesthesia). Paresthesia of a pinprick.
acantión (acanthion). Akanthion; the tip of the anterior nasal spine.
acanto- (acantho-). Combining form denoting relationship to a spinous process, or meaning spiny or thorny.
acantocefaliasis (acanthocephaliasis). An illness caused by infection with a species of Acanthocephala.
acantocito (acanthocyte). Acanthrocyte; an erythrocyte characterized by multiple spiny cytoplasmic projections, as in acanthocytosis.
acantocitosis (acanthocytosis). Acanthrocytosis; a rare condition in which the majority of erythrocytes are acanthocytes; a regular feature of abetalipoproteinemia.
acantoide (acanthoid). Spine-shaped.
acantólisis (acantholysis). Separation or dissolution of individual epidermal prickle cells from their neighbor.
acantoma (acanthoma). Proliferation of epithelial squamous cells that may be malignant, benign, or even non-neoplastic.
 a. adenoquístico (a. adenoides cysticum). Trichoepithelioma.
 a. de células claras (clear cell a.). Degos' a.
 a. de Degos (Degos' a.). Clear cell a.
 a. fisurado (a. fissuratum).
 a. intraepitelial (intraepithelial a.).
acantopodio (acanthopodia). Toothlike pseudopodia observed in some amebae, typically in members of the genus *Acanthamoeba*.
acantor (acanthor). The spindle-shaped embryo, with rostellar hooks and body spines, formed within the egg shell of Acanthocephala.
acantorrexis (acanthorrhexis). Rupture of the intercellular bridges of the prickle cell layer of the epidermis, as in contact-type dermatitis.
acantosis (acanthosis). Hyperacanthosis; an increase in the thickness of the prickle cell layer of the epidermis.
 a. por glucógeno (glycogen a.).
 a. nigricans (a. nigricans). Keratosis nigricans.
acantótico (acanthotic). Pertaining to or characteristic of acanthosis.
acantrocito (acanthrocyte). Acanthocyte.
acantrocitosis (acanthrocytosis). Acanthocytosis.
acapnia (acapnia). Absence of carbon dioxide in the blood.
acaracolado (cochleate). **1.** Resembling a snail shell. **2.** Denoting the appearance of a form of plate culture.
acarbia (acarbia). Obsolete term denoting pronounced reduction in bicarbonate of the blood.
acardia (acardia). Congenital absence of the heart.
acardíaco **1.** (acardius). A conjoined twin without a heart, parasitic on, or utilizing the placental circulation of, its mate. **2.** (acardiac). Without a heart.
 a. acéfalo (a. acephalus). Acephalocardius.
 a. amorfo (a. amorphus). A. anceps.
 a. anceps (a. anceps). A. amorphus.
acardiotrofia (acardiotrophia). Atrophy of the myocardium.
acariasis (acariasis). Acaridiasis; acarinosis; any disease caused by mites, usually a skin infestation.
 a. demodéctica (demodectic a.).
 a. psoróptica (psoroptic a.).
 a. pulmonar (pulmonary a.).
 a. sarcóptica (sarcoptic a.).
acariciar (stroke). To pass the hand or any instrument gently over a surface.
acaricida **1.** (acaricide). An agent that kills acarines; commonly used to denote chemicals that kill ticks. **2.** (miticidal). Destructive to mites. **3.** (miticide). An agent destructive to mites.
acáride (acarid). Acaridan; acarus; a general term for a member of the family Acaridae or for a mite.
acarídeo (acaridan). Acarid.
acaridiasis (acaridiasis). Acariasis.
acaríneo (acarine). A member of the order Acarina.
acarinosis (acarinosis). Acariasis.
acariocito (akaryocyte). Acaryote; akaryote; a cell without a nucleus (karyon), such as the erythrocyte.
acarionte **1.** (akaryote). Akaryocyte. **2.** (acaryote). Akaryocyte.
ácaro (mite). A minute arthropod of the order Acarina.
acarodermatitis (acarodermatitis). A skin inflammation or eruption produced by a mite.
 a. urticarioide (a. urticarioides).
acarofobia (acarophobia). Morbid fear of small parasites, small particles, or of itching.
acaroide (acaroid). Resembling a mite.
acarología (acarology). The study of acarine parasites, the ticks and mites, and the diseases they transmit.
acarus (acarus). Acarid.
acatafasia (acataphasia). Inability to correctly formulate a statement.
acatalasemia (acatalasemia). Acatalasia.
acatalasia (acatalasia). Anenzymia catalasia; Takahara's disease; acatalasemia.

acatamatesia (acatamathesia). Akatamathesia; obsolete term for the loss of the faculty of understanding, e.g., in psychogenic deafness or disease.
acatéctico (acathectic). Relating to acathexia.
acatexia (acathexia). An abnormal release of secretions.
acatexis (acathexis). Rarely used term for mental disorder in which certain objects or ideas fail to arouse an emotional response in the individual.
acatisia 1. (acathisia). Akathisia. **2.** (akathisia). Acathisia.
acaudado, acaudal (acaudal, acaudate). Having no tail.
accelerans (accelerans). **1.** Accelerating. **2.** Obsolete term for an accelerator nerve of the heart.
acceso 1. (access). Access opening; a way or means of approach or admittance. In dentistry, the space required for visualization and for manipulation of instruments to remove decay and prepare a tooth for restoration. **2.** (access). The opening in the crown of a tooth required to allow adequate admittance to the pulp space to clean, shape, and seal the root canal(s). **3.** (fit). An attack of an acute disease, or the sudden appearance of some symptom, such as coughing.
accesorio (accessory). Accessorius; in anatomy, denoting certain muscles, nerves, glands, etc. that are auxiliary or supernumerary.
accessorius (accessorius). Accessory.
a. willisii (a. willisii). Nervus accessorius.
accidente (accident). A sudden unexpected event or injury occurring without omen or forewarning, or developing in the course of a disease.
a. cardíaco (cardiac a.).
a. cerebrovascular (cerebrovascular a. (CVA)).
a. del suero (serum a.).
a. cerebrovascular (stroke). Lay term denoting a sudden neurological affliction usually related to the impaired cerebral blood supply as in paralytic, aphasic, or amnesic s.
acción (action). **1.** The performance of any of the vital functions, the manner of such performance, or the result of the same. **2.** The exertion of any force or power, physical, chemical, or mental.
a. acumulativa (cumulative a.). Cumulative effect.
a. calorígena (calorigenic a.). Thermogenic a.
a. dinámica específica (specific dynamic a. (SDA)).
a. de economía o limitación (sparing a.).
a. específica (specific a.).
a. de sales (salt a.).
a. termogénica (thermogenic a.). Calorigenic a.
a. valvular esférica (ball valve a.).
accretio cordis (accretio cordis). Adhesion of the pericardium to adjacent extracardiac structures.
acebutolol (acebutolol). A β-adrenergic blocking agent.
acecarbromal (acecarbromal). Acetylcarbromal.
aceclidina (aceclidine). 3-Quinuclidinol acetate ester; a cholinergic drug used for topical therapy of glaucoma.
acedapsona (acedapsone). Diacetyldiaminodiphenylsulfone.
acedía (heartburn). Pyrosis.
acefalia 1. (acephaly). Acephalia; acephalism; congenital absence of the head. **2.** (acephalia, acephalism). Acephaly.
acefalino (acephaline). Denoting members of the protozoan suborder Acephalina (order Eugregarinida), characterized by simple noncompartmentalized bodies, that parasitize invertebrates.
acefalismo (acephalism). Acephaly.
acéfalo 1. (acephalus). A malformed fetus in which the body lacks a head. **2.** (acephalous). Headless.
a. dibraquio (a. dibrachius). A headless fetus but showing two recognizably developed arms.
a. dípodo (a. dipus). A fetus lacking a head but showing two recognizably developed feet.
a. monobraquio (a. monobrachius).
a. monópodo (a. monopus).
a. paracéfalo (a. paracephalus).
a. simpódico (a. sympus).
acefalobraquia (acephalobrachia). Abrachiocephaly.
acefalocardia (acephalocardia). Absence of head and heart in a parasitic conjoined twin.
acefalocisto (acephalocyst). A hydatid cyst with no daughter cyst.
acefalogasteria (acephalogasteria). Congenital absence of head, thorax, and abdomen in a parasitic twin with pelvis and legs only.
acefalogastro (acephalogaster). A parasitic conjoined twin consisting only of the pelvis and legs.
acefalopodia (acephalopodia). Congenital absence of head and feet.
acefaloquiria (acephalocheiria, acephalochiria). Congenital absence of head and hands.
acefalorraquia (acephalorrhachia). Congenital absence of head and spinal column.
acefalostomía (acephalostomia). Congenital absence of the greater part of the head with, however, the presence of a mouthlike opening.
acefalotoracia (acephalothoracia). Congenital absence of head and thorax.
acefilina piperazina (acefylline piperazine). Piperazine theophylline-7-acetate; a diuretic and smooth muscle relaxant.
aceite (oil). An inflammable liquid, of fatty consistence and unctuous feel, that is insoluble in water, soluble or insoluble in alcohol, and freely soluble in ether.
a. de abedul (betula oil). Oil of sweet birch (*Betula lenta*).
a. de agujas de pino (pine -needle oil).
a. de ajo (garlic oil).
a. de ajonjolí 1. (benne oil). Sesame oil. **2.** (gingili oil). Sesame oil.
a. ajowan (ajowan oil). Ptychotis oil.
a. alcanforado (camphorated oil). Camphor liniment.
a. de algodón (cottonseed oil). The refined fixed oil obtained from the seed of *Gossypium hirsutum* or of other species of *Gossypium*.
a. de almendra (almond oil). A fixed oil expressed from sweet almonds.
a. de almendras amargas (bitter almond oil).
a. de alquitrán de abedul (birch tar oil). Birch tar.
a. de alquitrán rectificado (rectified tar oil).
a. de amapola (poppy oil).
a. articular (joint o.). Synovia.
a. de cacahuete (arachis oil). Peanut oil.
a. de cártamo (safflower oil).
a. de clavo (clove oil). The volatile oil distilled with steam from *Eugenia caryophyllata* (family Myrtaceae).
a. cloroyodado (chloriodized oil). Iodochlorol.
a. de colza (rapeseed oil).
a. de crotón (croton oil). A fixed oil expressed from the seeds of *Croton tiglium* (family Euphorbiaceae). .
a. de eneldo (dill oil). A volatile oil distilled from the fruit of *Anethum graveolens* (family Umbelliferae); a carminative.
a. esenciales (essential o.'s).
a. de estragón 1. (estragon oil). Tarragon oil. **2.** (tarragon oil).
a. etéreo (ethereal o.). Volatile o.
a. etiodizado (ethiodized oil). A radiopaque medium that can be sterilized.
a. fijo (fixed o.). Fatty o.
a. de gaulteria 1. (checkerberry oil). Gaultheria oil. **2.** (gaultheria oil). Checkerberry oil; wintergreen oil.
a. de germen de trigo (wheat germ oil).
a. graso (fatty o.). Fixed o.; an o. derived from both animals and plants.
a. de haya (beech oil). Beechwood tar.
a. de hidnocarpo (hydnocarpus oil). Chaulmoogra oil.
a. de hígado de bacalao (cod liver oil). The partially destearinated fixed oil extracted from the fresh livers of *Gadus morrhuae* and other species of the family Gadidae.
a. de hígado de hipogloso (halibut liver oil). The fixed oil obtained from the livers of halibut species of the genus *Hippoglossus*.
a. de hígado de tiburón (shark liver oil).
a. de hoja de cedro (cedar leaf oil). *Thuja* oil; oil obtained by steam distillation from the fresh leaves of *Thuja occidentalis;* used as an insect repellent and counterirritant, and in perfumery.
a. de lino (flaxseed oil). Linseed oil.
a. de madera de pino (cedar wood oil). Volatile oil obtained from the wood of *Juniperus virginiana* (family Pinaceae); used as an insect repellent, in perfumery, and as a clearing agent in microscopy.
a. de maíz 1. (corn oil). Maise oil; the refined fixed oil expressed from the embryo of *Zea mays* (family Gramineae); a solvent. **2.** (maise oil). Corn oil.

a. de maní 1. (rachis oil). Peanut oil. 2. (peanut oil). Arachis oil.
a. de manzana (apple oil). Amyl valerate.
a. mineral (mineral oil).
a. de mostaza (mustard oil).
a. de mostaza exprimido (expressed mustard o.).
a. de mostaza volátil (volatile mustard oil). Allyl isothiocyanate.
a. de nuez moscada (nutmeg oil). Myristica oil.
a. de oliva (olive oil).
a. de pepita de damasco (apricot kernel oil).
a. de pepita de durazno (peach kernel oil).
a. de percomorfo (percomorph oil).
a. pérsico (persic oil).
a. de pirola (wintergreen oil). Gaultheria oil.
a. de ricino (castor oil). A fixed oil expressed from the seeds of *Ricinus communis* (family Euphorbiaceae); a purgative.
a. de ricino aromático (aromatic castor oil). A cathartic.
a. de roca (rock oil). Petroleum.
a. de semilla de girasol (sunflower seed oil).
a. de sésamo 1. (teel oil). Sesame oil. 2. (sesame oil).
a. de soja (soybean oil).
a. de trementina (turpentine oil). Turpentine spirit.
a. de vitriolo (oil of vitriol). Sulfuric acid.
a. volátil (volatile o.). Ethereal o.
a. yodado (iodized oil). A radiopaque medium.

aceleración (acceleration). **1.** The act of accelerating. **2.** The rate of increase in velocity per unit of time. **3.** The rate of increasing deviation from a rectilinear course.
a. angular (angular a.). The rate of change of angular velocity.
a. lineal (linear a.).
a. radial (radial a.).

acelerador (accelerator). **1.** Accelerant. Anything that increases rapidity of action or function. **2.** In physiology, a nerve, muscle, or substance that quickens movement or response. **3.** A catalytic agent used to hasten a chemical reaction.
a. de la conversión de la protrombina prosérica (proserum prothrombin conversion a. (PPCA)). Factor VIII.
a. de la conversión de la protrombina sérica (serum prothrombin conversion a. (SPCA)). Factor VII.
a. lineal (linear a.).
a. de la protrombina (prothrombin a.). Factor V.
a. del suero (serum a.). Factor VII.

acelerante (accelerant). Accelerator.

acelerina (accelerin). Obsolete term for what was once considered an intermediary product of coagulation but is no longer thought to exist.

acelerómetro (accelerometer). An instrument for measuring the rate of change of velocity per unit of time.

acelomado, acelomatoso (acelomate, acelomatous). Not having a celom or body cavity.

acelómico (acelom). Absence of a true celom or body cavity lined with mesothelium.

acelular (acellular). **1.** Noncellular; devoid of cells. **2.** A term applied to unicellular organisms that do not become multicellular and are complete within a single cell unit.

acenestesia (acenesthesia). Absence of the normal sensation of physical existence, or of the consciousness of visceral functioning.

acenocumarina (acenocoumarin). Acenocoumarol.

acenocumarol (acenocoumarol). Acenocoumarin; nicoumalone; anticoagulant.

acéntrico (acentric). Without a center; in genetics, denoting a chromosome fragment without a centromere.

acentuador (accentuator). A substance, such as aniline, the presence of which allows a combination between a tissue or histologic element and a stain that might otherwise be impossible.

aceptor (acceptor). A compound that will take up a chemical group (e.g., an amine group, a methyl group, a carbamoyl group) from another compound (the donor).
a. de hidrógeno (hydrogen a.). Hydrogen carrier.

acérvula (acervulus). Corpora arenacea.

acervulino (acervuline). Occurring in clusters, aggregated.

acestoma (acestoma). Exuberant granulations that form a cicatrix.

acet-, aceto- (acet-, aceto-). Combining forms denoting the two-carbon fragment of acetic acid.

acetabular (acetabular). Relating to the acetabulum.

acetabulectomía (acetabulectomy). Excision of the acetabulum.

acetábulo (acetabulum, pl. acetabula). [*acetabulum*, NA]. Cotyle; cotyloid cavity.

acetabuloplastia (acetabuloplasty). Any operation aimed at restoring the acetabulum to as near a normal state as possible.

acetal (acetal). Product of the addition of two moles of alcohol to one of an aldehyde.
fosfatidato de a. (a. phosphatid(at)e).

acetaldehído (acetaldehyde). Acetic aldehyde; ethaldehyde; an intermediate in yeast fermentation of carbohydrate and in alcohol metabolism.

acetamida (acetamide). Acetic amide; used in biomedical research.

acetamidina (acetamidine). Nitrogen analogue of acetic acid.

2-acetamidofluoreno (AAF) (2-acetamidofluorene (AAF)). 2-Acetylaminofluorene.

acetaminofeno (acetaminophen). Paracetamol; *N*-acetyl-*p*-aminophenol; *p*-acetamidophenol; an antipyretic and analgesic.

acetaminosalol (acetaminosalol). Phenetsal; salicylic acid ester of acetyl-*p*-aminophenol; used as an analgesic, antipyretic, and intestinal antiseptic.

acetanilida (acetanilid). *N*-Phenylacetamide; an analgesic and antipyretic; continued use causes cyanosis.

acetarsol (acetarsol). Acetarsone.

acetarsona (acetarsone). Acetarsol; acetylaminohydroxyphenylarsonic acid.

acetato (acetate). A salt or ester of acetic acid.
a. activo (active a.). Acetyl-CoA.
a. cinasa (a. kinase). Acetokinase.
a. tiocinasa (a. thiokinase). Acetate-CoA ligase.

acetato fenilmercúrico (phenylmercuric acetate). Acetoxyphenylmercury; a bacteriostatic preservative, fungicide, and herbicide.

acetato-CoA ligasa (acetate-CoA ligase). Acetate thiokinase; acetyl-activating enzyme; acetyl-CoA synthetase.

acetazolamida (acetazolamide). The heterocyclic sulfonamide, 5-acetylamido-1,3,4-thiadiazole-2-sulfonamide, which inhibits the action of carbonic anhydrase in the kidney.

acetenil (acetenyl). Ethynyl.

acético (acetic). **1.** Denoting the presence of the two-carbon fragment of acetic acid. **2.** Relating to vinegar; sour.

aceticoceptora (aceticoceptor). A side chain of molecules with a special affinity for the acetic acid radical.

acetil-CoA (acetyl-CoA). Acetylcoenzyme A.

acetil-CoA acetiltransferasa (acetyl-CoA acetyltransferase). Acetoacetyl-CoA thiolase.

acetil-CoA acilasa (acetyl-CoA acylase). Acetyl-CoA hydrolase.

acetil-CoA aciltransferasa (acetyl-CoA acyltransferase). 3-Ketoacyl-CoA thiolase; β-ketothiolase.

acetil-CoA carboxilasa (acetyl-CoA carboxylase). A ligase.

acetil-CoA desacilasa (acetyl-CoA deacylase). Acetyl-CoA hydrolase.

acetil-CoA hidrolasa (acetyl-CoA hydrolase). Acetyl-CoA acylase; acetyl-CoA deacylase.

acetil-CoA sintetasa (acetyl-CoA synthetase). Acetate-CoA ligase.

acetil-CoA tiolasa (acetyl-CoA thiolase). Acetyl-CoA acetyltransferase.

acetilación (acetylation). Formation of an acetyl derivative.

acetiladenilato (acetyladenylate). Mixed anhydride between the carboxyl group of acetic acid and the phosphoric residue of adenosine 5'-phosphoric acid.

2-acetilaminofluoreno (2-acetylaminofluorene (AAF)). 2-Acetamidofluorene; *N*-2-fluorenylacetamide; a potent carcinogenic compound.

acetilasa (acetylase). Any enzyme catalyzing acetylation or deacetylation, as in the formation of *N*-acetylglutamate from glutamate plus acetyl-CoA, or the reverse.

acetilcarbromal (acetylcarbromal). Acecarbromal.

acetilcisteína (acetylcysteine).

acetilcoenzima A (acetylcoenzyme A). Acetyl-CoA.

acetilcolina (acetylcholine). (2-Acetoxyethyl) trimethylammonium ion; the acetic ester of choline, isolated from ergot.
cloruro de a. (a. chloride).

acetilcolinesterasa (acetylcholinesterase). Choline esterase I; "e"-type cholinesterase; specific cholinesterase; true cholinesterase.
acetildigitoxina (acetyldigitoxin). The α-acetyl ester of digitoxin derived from lanatoside A.
acetildigoxina (acetyldigoxin). A digitalis glycoside with properties similar to those of digoxin; derived from digilanide C.
acetileno (acetylene). A colorless explosive gas.
acetilfosfato (acetyl phosphate). Acetic phosphoric anhydride.
***N*-acetilglutamato** (*N*-acetylglutamate). An activator of carbamyl phosphate synthetase during urea synthesis.
acetilo (Ac) (acetyl (Ac)).
cloruro de a. (a. chloride). A colorless liquid used as a reagent.
acetilornitina desacetilasa (acetylornithine deacetylase). Acetylornithinase.
acetilornitinasa (acetylornithinase). Acetylornithine deacetylase.
3-acetilpiridina (3-acetylpyridine). An antimetabolite of nicotinamide that produces symptoms of nicotinamide deficiency in rats.
***N*[1]-acetilsulfanilamida** (*N*[1]-acetylsulfanilamide). Sulfacetamide.
***N*[4]-acetilsulfanilamida** (*N*[4]-acetylsulfanilamide). *p*-Sulfamylacetanilide; an intermediary in the synthesis of sulfanilamide.
acetilsulfisoxazol (acetyl sulfisoxazole). A derivative of sulfisoxazole with the same actions and uses.
acetiltransacilasa (acetyl transacylase). ACP-acetyltransferase.
acetiltransferasa (acetyltransferase). Transacetylase.
acetímetro (acetimeter). Acetometer.
acetoacetato (acetoacetate). Diacetate; a salt or ion of acetoacetic acid.
acetoacetato descarboxilasa (acetoacetate decarboxylase). A carboxy-lyase.
acetoacetil-CoA (acetoacetyl-CoA). Acetoacetylcoenzyme A.
acetoacetil-CoA reductasa (acetoacetyl-CoA reductase). An oxidoreductase .
acetoacetil-CoA tiolasa (acetoacetyl-CoA thiolase). Acetyl-CoA acetyltransferase.
acetoacetil-succinicotioforasa (acetoacetyl-succinic thiophorase). 3-Oxo-CoA transferase.
acetoacetilcoenzima A (acetoacetylcoenzyme A). Acetoacetyl-CoA.
acetocinasa (acetokinase). Acetate kinase.
acetofenazina, maleato de (acetophenazine maleate). A phenothiazine tranquilizer.
acetofenetidina (acetophenetidin). Phenacetin.
acetofenolisatina (acetphenolisatin). Oxyphenisatin acetate.
acetohexamida (acetohexamide). An oral hypoglycemic agent.
acetoína (acetoin). 3-Hydroxy-2-butanone.
acetol (acetol). Obsolete term for 1-hydroxy-2-propanone, or hydroxyacetone.
acetólisis (acetolysis). Decomposition of an organic compound with the addition of the elements of acetic acid at the point of decomposition; analogous to hydrolysis and phosphorolysis.
acetomenaftona (acetomenaphthone). Menadiol diacetate.
acetómetro (acetometer). Acetimeter.
acetona (acetone). Dimethyl ketone.
acetonemia (acetonemia). The presence of acetone or acetone bodies in relatively large amounts in the blood.
a. bovina (bovine a.).
a. ovina (ovine a.).
acetonémico (acetonemic). Relating to or caused by acetonemia.
acetonitrilo (acetonitrile). Methyl cyanide.
acetonuria (acetonuria). Excretion in the urine of large amounts of acetone.
acetoso (acetous). Relating to vinegar; sour-tasting.
acetosulfona sódica (acetosulfone sodium). A leprostatic administered orally.
acetrizoato de sodio (acetrizoate sodium). 3-Acetamido-2,4,6-triiodobenzoic acid sodium salt; a radiopaque medium.
acetum, pl. **aceta** (acetum, pl. aceta). Vinegar.
aceturato (aceturate). USAN-approved contraction for *N*-acetylglycinate.
AcG, ac-g (AcG, ac-g). Abbreviation for accelerator globulin.
acianótico (acyanotic). Characterized by absence of cyanosis.
acíclico (acyclic). Not cyclic; denoting especially an a. compound.
aciclogunosina (acycloguanosine). Acyclovir.
aciclovir (acyclovir). Acycloguanosine.
acicular (acicular). Needle-shaped or needle-pointed; applied particularly to leaves and crystals.
acidaminuria (acidaminuria). Obsolete term for aminoaciduria.
acidemia (acidemia). An increase in the H-ion concentration of the blood or a fall below normal in pH, notwithstanding alterations in bicarbonate concentration.
a. metilmalónica (methylmalonic acidemia).
a. propiónica (propionic acidemia).
acidez (acidity). **1.** The state of being acid. **2.** The acid content of a fluid.
a. total (total a.).
acidificar (acidify). **1.** To render acid. **2.** To become acid.
acidilo (acidyl). Obsolete term for acyl.
ácido (acid). **1.** A compound yielding a hydrogen ion in a polar solvent (e.g., in water); a.'s form salts by replacing all or part of the ionizable hydrogen with an electropositive element or radical. **2.** In popular language, any chemical compound that has a sour taste (given by the hydrogen ion). **3.** Sour; sharp to the taste. **4.** Relating to a.; giving an a. reaction.
á. acético (acetic acid). Ethanoic acid.
á. acético glacial (glacial acetic acid). Contains 99% absolute a. a.
á. acetilsalicílico (acetylsalicylic acid). Aspirin.
á. acetiltánico (acetyltannic acid). Diacetyltannic acid; tannylacetate.
á. acetoacético (acetoacetic acid). Diacetic acid.
á. acetohidroxámico (acetohydroxamic acid).
á. α-acetoláctico (α-acetolactic acid). An intermediate in pyruvic acid catabolism and valine biosynthesis.
á. *N*-acilamino (*N*-acylamino acid).
á. acrílicos (acrylic acids). Acroleic acids.
á. acroleicos (acroleic acids). Acrylic acids.
á. adenílico (adenylic acid (A)). Adenine nucleotide.
á. adenílico cíclico (cyclic adenylic acid). Adenosine 3',5'-cyclic phosphate.
á. adenílico cinasa (adenylic acid kinase). Adenylate kinase.
á. adenílico desaminasa (adenylic acid deaminase). AMP deaminase.
á. adenililosuccínico (adenylylosuccinic acid). Adenylosuccinic acid.
á. adenilosuccínico (adenylosuccinic acid). Adenylylosuccinic acid.
á. adípico (adipic acid). Hexanedioic acid; the dicarboxylic acid.
á. agárico (agaric, agaricic, agaricinic acid). α-Hexadecylcitric acid.
á. aldárico (aldaric acid). One of a group of sugar acids.
á. aldobiurónico (aldobiuronic acid). Condensation products of an aldose and a uronic acid.
á. aldónicos (aldonic acids). Glyconic acids.
á. alifáticos (aliphatic acids). The acids of nonaromatic hydrocarbons.
á. alofánico (allophanic acid). Carbamoylcarbamic acid; *N*-carboxyurea.
á. alomaleico (allomaleic acid). Fumaric acid.
á. ametriodínico (ametriodinic acid). Iodamide.
á. α-amino-β-cetoadípico (α-amino-β-ketoadipic acid).
á. α-aminoadípico (α-aminoadipic acid).
á. *o*-aminobenzoico (*o*-aminobenzoic acid). Anthranilic acid.
á. *p*-aminobenzoico (*p*-aminobenzoic acid (PABA)).
á. γ-aminobutírico (γ-aminobutyric acid (GABA, γ-Abu)).
á. aminocaproico (aminocaproic acid). 6-Aminohexanoic acid.
á. *p*-aminohipúrico (*p*-aminohippuric acid (PAH)).
á. *p*-aminohipúrico sintasa (*p*-aminohippuric acid synthase).
á. α-aminoisobutírico (α-aminoisobutyric acid).
á. β-aminoisobutírico (β-aminoisobutyric acid). 3-Amino-2-methylpropionic acid.
á. δ-aminolevulínico (δ-aminolevulinic acid (ALA)).
á. *p*-aminosalicílico (*p*-aminosalicylic acid (PAS, PASA)). 4-Amino-2-hydroxybenzoic acid.
á. α-aminosuccínico (α-aminosuccinic acid). Aspartic acid.
á. anísico (anisic acid).
á. antranílico (anthranilic acid).
á. apirimidínico (apyrimidinic acid). DNA from which the pyrimidine bases have been removed.

á. apurínico (apurinic acid). DNA from which the purine bases have been removed.
á. arábico (arabic acid). Arabin.
á. aráquico (arachic acid). Arachidic acid.
á. araquídico (arachidic acid). Arachic acid.
á. araquidónico (arachidonic acid).
á. argininosuccínico (argininosuccinic acid).
á. arilarsónico (arylarsonic acid).
á. aristolóquico (aristolochic acid).
á. arsénico (arsenic acid).
á. arsenoso (arsenous acid).
á. arsónico (arsonic acid).
á. ascórbico (ascorbic acid). Vitamin C.
á. asparagínico (asparaginic acid). Aspartic acid.
á. aspártico (aspartic acid).
á. aspergílico (aspergillic acid).
á. atractílico (atractylic acid).
á. atractosilídico (atractosylidic acid). Atractylogenin.
á. aureólico (aureolic acid). Mithramycin.
á. aurintricarboxílico (aurintricarboxylic acid).
á. azucarados (sugar acids).
á. barbitúrico (barbituric acid). Malonylurea; has no sedative action.
á. behénico (behenic acid). Docosanoic acid.
á. benzoico (benzoic acid). Benzoyl hydrate; flowers of benzoin.
á. biliares (bile a.'s). Taurocholic and glycocholic a.'s.
á. bolético (boletic acid). Fumaric acid.
á. borácico (boracic acid). Boric acid.
á. bórico (boric acid). Boracic acid.
á. bromhídrico (hydrobromic acid).
á. butanoico (butanoic acid). Systematic name for normal butyric acid.
á. butírico (butyric acid).
á. cacodílico (cacodylic acid). Dimethylarsinic acid.
á. calcitroico (calcitroic acid).
á. cantarídico (cantharidic acid).
á. *n*-cáprico (*n*-capric acid). Decanoic acid.
á. caprílico (caprylic acid). Octanoic acid.
á. *n*-caproico (*n*-caproic acid). Hexanoic acid.
á. carbámico (carbamic acid).
á. *N*-carbamoilaspártico (*N*-carbamoylaspartic acid). Ureidosuccinic acid.
á. carbamoilcarbámico (carbamoylcarbamic acid). Allophanic acid.
á. carbamoilglutámico (carbamoylglutamic acid).
á. carbazótico (carbazotic acid). Picric acid.
á. carbólico (carbolic acid). Phenol.
á. carbónico (carbonic acid). H_2CO_3, formed from H_2O and CO_2.
á. carmínico (carminic acid).
á. catéquico **1.** (catechuic acid). Catechin. **2.** (catechinic acid). Catechin.
á. cefalosporánico (cephalosporanic acid).
á. celulósico (cellulosic acid).
á. cerebrónico (cerebronic acid). Phrenosinic acid.
á. cetopantoico (ketopantoic acid).
á. α-cetosuccinámico (α-ketosuccinamic acid).
á. cetosuccínico (ketosuccinic acid). Oxaloacetic acid.
á. cevitámico (cevitamic acid). Ascorbic acid.
á. cianhídrico (hydrocyanic acid). Hydrogen cyanide; prussic acid.
á. cianúrico (cyanuric acid).
á. ciclámico (cyclamic acid).
á. ciclohexanosulfámico (cyclohexanesulfamic acid). Cyclamic acid.
á. ciclohexilsulfámico (cyclohexylsulfamic acid). Cyclamic acid.
á. cinámico (cinnamic acid). Cinnamylic acid; phenylacrylic acid.
á. cinamílico (cinnamylic acid). Cinnamic acid.
á. cinurénico (kynurenic acid).
á. *cis*-aconítico (*cis*-aconitic acid).
á. cisteico (cysteic acid). 3-Sulfoalanine.
á. cisteinsulfínico (cysteinesulfinic acid).
á. citidílico (cytidylic acid).
á. cítrico (citric acid).
á. clavulánico (clavulanic acid).
á. cloracético (chloracetic acid). Chloroacetic acid.
á. clorhídrico (hydrochloric acid). Muriatic acid.
á. clórico (chloric acid).
á. cloroacético (chloroacetic acid).
á. cloroso (chlorous acid).
á. cobámico (cobamic acid). Cobinic acid with a ribofuranose phosphate attached to the aminopropanol unit.
á. cobínico (cobinic acid).
á. cobírico (cobyric acid). Cobyrinamide; cobyrinic hexa-amide.
á. cobirínico (cobyrinic acid).
á. cójico (kojic acid). 5-Hydroxy-2-(hydroxymethyl)-4-pyranone.
á. colaico (cholaic acid). Taurocholic acid.
á. colálico (cholalic acid). Cholic acid.
á. colánico (cholanic acid). Cholic acid.
á. coleicos (choleic acids). Compounds of bile acids and sterols.
á. cólico (cholic acid). Cholalic acid; cholanic acid.
á. colomínico (colominic acid).
á. crisantemo-carboxílicos (chrysanthemum-carboxylic acids).
á. crómico (chromic acid).
á. cromotrópico (chromotropic acid).
á. decanoico, (decanoic acid). *n*-Capric acid.
á. dehidroacético (dehydroacetic acid).
á. dehidroascórbico (dehydroascorbic acid).
á. dehidrocólico (dehydrocholic acid).
á. dehidrorretinoico (dehydroretinoic acid).
á. deoxiadenílico (dAMP) (deoxyadenylic acid (dAMP)).
á. desoxicitidílico (dCMP) (deoxycytidylic acid (dCMP)).
á. desoxicólico (deoxycholic acid).
á. desoxiguanílico (dGMP) (deoxyguanylic acid (dGMP)).
á. desoxirribonucleico (DNA) (deoxyribonucleic acid (DNA)). The type of nucleic acid containing deoxyribose as the sugar component.
á. desoxitimidílico (dTMP) (deoxythymidylic acid (dTMP)).
á. diacético (diacetic acid).
á. diacetiltánico (diacetyltannic acid). Acetyltannic acid.
á. dibásico (dibasic a.).
á. (2,4-diclorofenoxi)acético (2,4-D) ((2,4-dichlorophenoxy) acetic acid). An herbicide.
á. 5,5-dietilbarbitúrico (5,5-diethylbarbituric acid). Barbital.
á. dietilentriamina pentaacético (DTPA) (diethylenetriamine pentaacetic acid (DTPA)). Pentetic acid.
á. difenoxílico (difenoxylic acid). Difenoxin.
á. dihidroascórbico (dihydroascorbic acid). L-Gulonolactone.
á. 7,8-dihidrofólico (7,8-dihydrofolic acid). Intermediate between folic acid and 5,6,7,8-tetrahydrofolic acid.
á. dihidrolipoico (dihydrolipoic acid).
á. dihidropteroico (dihydropteroic acid).
á. dimetilarsínico (dimethylarsinic acid). Cacodylic acid.
á. djencólico (djenkolic acid). *S,S'*-Methylenebiscysteine.
á. docosanoico (docosanoic acid). Behenic acid.
á. dodecanoico (dodecanoic acid). Lauric acid.
á. edético (edetic acid). Ethylenediaminetetraacetic acid.
á. *n*-eicosanoico (*n*-eicosanoic acid). Arachidic acid.
á. 9-eicosenoico (9-eicosenoic acid). Gadoleic acid.
á. elaídico (elaidic acid). *Trans*-9-octadecenoic acid.
á. eleosteárico (eleostearic acid).
á. erúcico (erucic acid). 13-Docosenoic acid.
á. esteárico (stearic acid). Octadecanoic acid.
á. etacrínico (ethacrynic acid).
á. etanoico (ethanoic acid). Acetic acid.
á. etiánicos (etianic acids).
á. etidrónico (etidronic acid).
á. etilendiaminotetracético (EDTA) (ethylenediaminetetraacetic acid (EDTA)). Edathamil; edetic acid.
á. eugénico (eugenic acid). Eugenol.
á. fenacetúrico (phenaceturic acid). Phenylaceturic acid.
á. fénico (phenic acid). Phenol.
á. fenilacético (phenylacetic acid).
á. fenilacetúrico (phenylaceturic acid). Phenaceturic acid.
á. fenilacrílico (phenylacrylic acid). Cinnamic acid.
á. feniletilbarbitúrico (phenylethylbarbituric acid). Phenobarbital.
á. fenilglicólico (phenylglycolic acid). Mandelic acid.
á. fenilláctico (phenyllactic acid).

á. fitánico (phytanic acid).
á. fítico (phytic acid).
á. fitonucleico (phytonucleic acid). Obsolete term for ribonucleic acid.
á. flaviánico (flavianic acid).
á. flufenámico (flufenamic acid).
á. fluorhídrico (hydrofluoric acid).
á. fólico (folic acid). Pteroylmonoglutamic acid.
á. folínico (folinic acid). Citrovorum factor; leucovorin.
á. fórmico (formic acid).
á. formiminoglutámico (FIGLU) (formiminoglutamic acid (FIGLU)).
á. fosfámico (phosphamic acid).
á. fosfatídico (phosphatidic acid).
á. fosfoenolpirúvico (phosphoenolpyruvic acid).
á. fosfoglicérico (phosphoglyceric acid). Glyceroyl phosphoric acid.
á. fosfórico (phosphoric acid). Orthophosphoric acid.
á. fosfórico cíclico (cyclic phosphoric acid).
á. fosfórico diluido (dilute phosphoric acid).
á. fosfórico glacial (glacial phosphoric acid).
á. fosforoso (phosphorous acid).
á. fosfotúngstico (PTA) (phosphotungstic acid (PTA)).
á. frangúlico (frangulic acid). Emodin.
á. frenosínico (phrenosinic acid). Cerebronic acid.
á. ftálico (phthalic acid). *o*-Benzenedicarboxylic acid.
á. fumárico (fumaric acid).
á. fusídico (fusidic acid). Ramycin.
á. G (G acid). 2-Naphthol-6,8-disulfonic acid.
á. gadoleico (gadoleic acid). 9-Eicosenoic acid.
á. galacturónico (galacturonic acid). Galacturonose; pectic acid.
á. gálico (gallic acid).
á. glicérico (glyceric acid).
á. glicerofosfórico (glycerophosphoric acid).
á. glicocólico (glycocholic acid).
á. glicólico (glycolic acid).
á. glicónicos (glyconic acids). Aldonic acids.
á. glioxílico (glyoxylic acid).
á. glucoascórbico (glucoascorbic acid).
á. glucónico (gluconic acid).
á. glucurónico 1. (glycuronic acid). Glycuronose. **2.** (glucuronic acid).
á. glutámico (Glu) (glutamic acid (Glu)).
á. glutámico, clorhidrato de (glutamic acid hydrochloride).
á. glutámico deshidrogenasas (glutamic acid dehydrogenases). Glutamate dehydrogenases.
á. glutamínico (glutaminic acid). Glutamine.
á. glutárico (glutaric acid). Pentanedioic acid.
á. graso (fatty acid). Any acid derived from fats by hydrolysis.
á. graso dietenoide (diethenoid fatty acid).
á. graso insaturado (unsaturated fatty acid).
á. graso saturado (saturated fatty acid).
á. graso tiocinasa (fatty acid thiokinase).
á. guanílico (GMP) (guanylic acid (GMP)).
á. L-gulónico (L-gulonic acid).
á. heparínico (heparinic acid). Heparin.
á. hexadecanoico (hexadecanoic acid). Palmitic acid.
á. hexanoico (hexanoic acid). *n*-Caproic acid.
á. hexónico (hexonic acid).
á. hexurónico (hexuronic acid). The uronic acid of a hexose.
á. hialobiurónico (hyalobiuronic acid).
á. hialurónico (hyaluronic acid). A mucopolysaccharide made up of alternating 1,4-linked residues of hyalobiuronic acid.
á. hidroxámicos (hydroxamic acids).
á. γ-hidroxibutírico (γ-hydroxybutyric acid). 4-Hydroxybutyric acid.
á. hidroxitoluico (hydroxytoluic acid). Mandelic acid.
á. hígrico (hygric acid). *N*-Methylproline; the methylbetaine of which is stachydrine.
á. hiodeoxicol(án)ico (hyodeoxychol(an)ic acid).
á. hipobromoso (hypobromous acid).
á. hipocloroso (hypochlorous acid).
á. hipofosforoso (hypophosphorous acid).
á. hipúrico (hippuric acid). *N*-Benzoylglycine.
á. homogentísico (homogentisic acid). Alcapton; glycosuric acid.
á. homogentísico, oxidasa del (homogentisic acid oxidase).
á. homoprotocatéquico (homoprotocatechuic acid).
á. homovainíllico (homovanillic acid).
á. *n*-icosanoico (*n*-icosanoic acid). Arachidic acid.
á. idurónico (iduronic acid).
á. indólicos (indolic acids).
á. inorgánico (inorganic a.).
á. inosínico (inosinic acid). Inosine phosphate.
á. isetiónico (isethionic acid). 2-Hydroxyethanesulfonic acid.
á. isobutírico (isobutyric acid).
á. isociánico (isocyanic acid).
á. isocítrico (isocitric acid).
á. isocítrico deshidrogenasa (isocitric acid dehydrogenase). Isocitrate dehydrogenase.
á. isonicotínico (isonicotinic acid).
á. isosuccínico (isosuccinic acid). Methylmalonic acid.
á. isovalérico (isovaleric acid). 3-Methylbutyric acid.
á. itacónico (itaconic acid). Methylenesuccinic acid.
á. láctico (lactic acid). Hydroxypropionic acid.
á. lactobacílico (lactobacillic acid).
á. láurico (lauric acid). Dodecanoic acid.
á. levúlico (levulic acid). Levulinic acid.
á. levulínico (levulinic acid). Levulic acid; 4-oxopentanoic acid.
á. lignocérico (lignoceric acid).
á. linoleico (linoleic acid). Linolic acid.
á. linolénico (linolenic acid).
á. linólico (linolic acid). Linoleic acid.
á. lipoico (lipoic acid). Thioctic acid.
á. lisérgico (lysergic acid).
á. lisérgico, amida del (lysergic acid amide). Lysergamide; ergine.
á. lisérgico, dietilamida del (LSD) (lysergic acid diethylamide (LSD)). Lysergide.
á. lisérgico, monoetilamida del (lysergic acid monoethylamide).
á. lisofosfatídico (lysophosphatidic acid).
á. lítico (lithic acid). Uric acid.
á. litocólico (lithocholic acid).
á. maleico (maleic acid). Toxilic acid.
á. málico (malic acid). Hydroxysuccinic acid.
á. malónico (malonic acid). Propanedioic acid.
á. mandélico (mandelic acid). Hydroxytoluic acid; phenylglycolic acid.
á. manurónico (mannuronic acid).
á. mecónico (meconic acid).
á. mefenámico (mefenamic acid).
á. mercaptoacético (mercaptoacetic acid). Thioglycolic acid.
á. mercaptúrico (mercapturic acid).
á. metacrílico (methacrylic acid). Methylacrylic acid.
á. metafosfórico (metaphosphoric acid). Glacial phosphoric acid.
á. metilacrílico (methylacrylic acid). Methacrylic acid.
á. metilensuccínico (methylenesuccinic acid). Itaconic acid.
á. metilmalónico (methylmalonic acid). 2-Methylpropanedioic acid.
á. 4-metoxibenzoico (4-methoxybenzoic acid). Anisic acid.
á. mevalónico (mevalonic acid). Hiochic acid.
á. micólicos (mycolic acids). Mykol.
á. mirístico (myristic acid). Tetradecanoic acid.
á. miristoleico (myristoleic acid). 9-Tetradecenoic acid.
á. molíbdico (molybdic acid).
á. monobásico (monobasic a.).
á. murámico (muramic acid).
á. muriático (muriatic acid). Hydrochloric acid.
á. nalidíxico (nalidixic acid).
á. nervónico (nervonic acid). *cis*-15-Tetracosanoic acid.
á. neuramínico (neuraminic acid). Prehemataminic acid.
á. nicotínico (nicotinic acid). Niacin.
á. nítrico (nitric acid).
á. nítrico, vapores (fuming nitric acid).
á. nitrimuriático (nitrimuriatic acid). Nitrohydrochloric acid.
á. nitroclorhídrico (nitrohydrochloric acid). Aqua regia; aqua regalis; nitrimuriatic acid.
á. nitroso (nitrous acid).

á. nitroxántico (nitroxanthic acid). Picric acid.
á. nonanedoico (nonanedioic acid). Azelaic acid.
á. *n*-nonanoico (*n*-nonanoic acid). Pelargonic acid.
á. noroftálmico (norophthalmic acid). *N*-[*N*-(γ-Glutamyl) alanyl]glycine.
á. nucleico (nucleic acid). A family of macromolecules found in the chromosomes, nucleoli, mitochondria, and cytoplasm of all cells, and in viruses.
á. octanoico (octanoic acid). Caprylic acid.
á. octulosónico (octulosonic acid).
á. oftálmico (ophthalmic acid).
á. oleico (oleic acid). 9-Octadecenoic acid.
á. orgánico (organic a.).
á. orótico (orotic acid). 6-Carboxyuracil; uracil-6-carboxylic acid.
á. orotidílico (orotidylic acid (OMP)). Orotidine 5'-phosphate.
á. orotidílico fosforilasa (orotidylic acid phosphorylase).
á. ortofosfórico (orthophosphoric acid).
á. ósmico (osmic acid). Osmium tetroxide.
á. oxalacético (oxaloacetic acid). Ketosuccinic acid; oxosuccinic acid.
á. oxálico (oxalic acid).
á. oxalosuccínico (oxalosuccinic acid).
á. oxalúrico (oxaluric acid).
á. oxolínico (oxolinic acid).
á. oxosuccínico (oxosuccinic acid). Oxaloacetic acid.
á. palmítico (palmitic acid). Hexadecanoic acid.
á. palmitoleico (palmitoleic acid). 9-Hexadecenoic acid.
á. pantoico (pantoic acid).
á. pantoténico (pantothenic acid).
á. parabánico (parabanic acid). Oxalylurea.
á. péctico (pectic acid). Galacturonic acid.
á. pectínicos (pectinic acids).
á. pelargónico (pelargonic acid). *n*-Nonanoic acid.
á. penicilánico (penicillanic acid).
á. penicílico (penicillic acid). An antibiotic produced by *Penicillium puberulum* and from *P. cyclopium*.
á. peniciloico (penicilloic acid).
á. penílicos (penillic acids).
á. pentanoico (pentanoic acid). Valeric acid.
á. pentético (pentetic acid). Diethylenetriamine pentaacetic acid.
á. pentosanucleico (pentose nucleic acid). Older term for ribonucleic acid.
á. peracético (peracetic acid).
á. perbórico (perboric acid). Tetraboric acid.
á. perclórico (perchloric acid).
á. perfórmico (performic acid). Peroxyformic acid.
á. permangánico (permanganic acid).
á. peroxiacético (peroxyacetic acid). Peracetic acid.
á. peroxifórmico (peroxyformic acid). Performic acid.
á. persulfúrico (persulfuric acid). Peroxymonosulfuric acid.
á. peryódico (periodic acid).
á. picolínico (picolinic acid).
á. picolinúrico (picolinuric acid).
á. picrámico (picramic acid).
á. pícrico (picric acid). Carbazotic acid; nitroxanthic acid; 2,4,6-trinitrophenol.
á. pimélico (pimelic acid). Heptanedioic acid.
á. pipecólico (pipecolic acid). Homoproline; pipecolinic acid dihydrobaikiaine; 2-piperidinecarboxylic acid; saturated picolinic acid.
á. pipecolínico (pipecolinic acid). Pipecolic acid.
á. 4-piridóxico (4-pyridoxic acid).
á. pirobórico (pyroboric acid). Tetraboric acid.
á. pirofosfórico (pyrophosphoric acid).
á. pirogálico (pyrogallic acid). Pyrogallol.
á. pirúvico (pyruvic acid). 2-Oxopropanoic acid; α-ketopropionic acid; acetylformic acid; pyroacemic acid.
á. plasménico (plasmenic acid).
á. polibásico (polybasic a.).
á. poliénicos (polyenic acids). Polyenoic acids.
á. polienoicos (polyenoic acids). Polyenic acids.
á. poliglicólico (poly(glycolic acid)).
á. poliglutámico (poly(glutamic acid)).
á. poli(γ-glutámico) (poly(γ-glutamic acid)).
á. prefénico (prephenic acid).
á. prehematamínico (prehemataminic acid). Neuraminic acid.
á. propanodioico (propanedioic acid). Malonic acid.
á. propanoico (propanoic acid). Propionic acid.
á. propiónico (propionic acid). Propanoic acid; methylacetic acid; ethylformic acid.
á. prostanoico (prostanoic acid).
á. protocatéquico (protocatechuic acid).
á. prúsico (prussic acid). Hydrocyanic acid.
á. pteroico (pteroic acid).
á. pteroilmonoglutámico (pteroylmonoglutamic acid). Folic acid.
á. pteroiltriglutámico (pteroyltriglutamic acid). Pteropterin.
á. quenodesoxicólico (chenodeoxycholic acid). Chenodiol.
á. quináldico (quinaldic acid). Quinaldinic acid.
á. quinaldínico (quinaldinic acid). Quinaldic acid.
á. quínico 1. (chinic acid). Quinic acid. **2.** (kinic acid). Quinic acid. **3.** (quinic acid). Chinic acid; kinic acid.
á. quinolínico (quinolinic acid).
á. redúctico (reductic acid).
á. retinoico (retinoic acid).
á. ribonucleico (RNA) (ribonucleic acid (RNA)).
á. ribotimidílico (ribothymidylic acid (rTMP, TMP)). Ribothymidine 5'-phosphate.
á. ricinoleico (ricinoleic acid).
á. rodánico (rhodanic acid). Thiocyanic acid.
á. *p*-rosólico (*p*-rosolic acid). Aurin.
á. rubeánico (rubeanic acid).
á. sacárico (saccharic acid).
á. salicílico (salicylic acid). *o*-Hydroxybenzoic a.
á. salicilsalicílico (salicylsalicylic acid).
á. salicilsulfónico (salicylsulfonic acid). Sulfosalicylic acid.
á. salicilúrico (salicyluric acid).
á. senecioico (senecioic acid). 3-Methyl-2-butenoic acid.
á. shiquímico (shikimic acid).
á. siálicos (sialic acids).
á. silícico (silicic acid).
á. sórbico (sorbic acid).
á. succínico (succinic acid).
á. sulfindigótico (sulfindigotic acid).
á. β-sulfinilpirúvico (β-sulfinylpyruvic acid).
á. sulfociánico (sulfocyanic acid). Thiocyanic acid.
á. sulfónico (sulfonic acid).
á. sulfosalicílico (sulfosalicylic acid). Salicylsulfonic acid.
á. sulfúrico (sulfuric acid). Oil of vitriol.
á. sulfúrico fumante (fuming sulfuric acid).
á. sulfúrico de Nordhausen (Nordhausen sulfuric acid). Fuming s.a.
á. sulfuroso (sulfurous acid).
á. tánico (tannic acid).
á. taririco (tariric acid).
á. tartárico (tartaric acid). Dihydroxysuccinic acid.
á. taurocólico (taurocholic acid). Cholaic acid; cholyltaurine.
á. teicoicos (teichoic acids).
á. tetrabórico (tetraboric acid). Perboric acid; pyroboric acid.
á. tetracosanoico (tetracosanoic acid). Lignoceric acid.
á. tetradecanoico (tetradecanoic acid). Myristic acid.
á. tíglico (tiglic acid).
á. tímico (thymic acid). Thymol.
á. timidílico (thymidylic acid).
á. tiociánico (thiocyanic acid). Rhodanic acid; sulfocyanic acid.
á. tióctico (thioctic acid). Lipoic acid.
á. tioglicólico (thioglycolic acid). Mercaptoacetic acid.
á. -tioico (-thioic acid). Suffix denoting the radical, -C(S)OH or -C(O)SH, the sulfur analogue of a carboxylic acid, i.e., a thiocarboxylic acid.
á. tiopánico (thiopanic acid). Pantoyltaurine.
á. tiosulfúrico (thiosulfuric acid).
á. tiroacético (thyroacetic acid).
á. toluico (toluic acid). Methylbenzoic acid.
á. toxílico (toxilic acid). Maleic acid.
á. tranexámico (tranexamic acid).
á. treónico (threonic acid).
á. triacético (triacetic acid).

á. tricloroacético (trichloroacetic acid).
á. 2,4,5-triclorofenoxiacético (2,4,5-T) (2,4,5-trichlorofenoxyacetic acid (2,4,5-T).). An herbicide.
á. tropaico (tropaic acid). Tropic acid.
á. tropeico (tropeic acid). Tropic acid.
á. trópico (tropic acid). Tropaic or tropeic acid; α-phenylhydracrylic acid.
á. undecenoico (undecenoic acid). Undecylenic acid.
á. undecilénico (undecylenic acid). Undecenoic acid.
á. 3-ureidoisobutírico (3-ureidoisobutyric acid).
á. 3-ureidopropiónico (3-ureidopropionic acid).
á. ureidosuccínico (ureidosuccinic acid).
á. úrico (uric acid). Lithic acid; triketopurine; 2,6,8-trioxypurine.
á. úrico oxidasa (uric acid oxidase).
á. uridílico (uridylic acid). Uridine phosphate.
á. uridindifosfatoglucurónico (uridinediphosphoglucuronic acid).
á. urocánico (urocanic acid). 4-Imidazoleacrylic acid.
á. uroleucínico, uroléucico (uroleucinic acid, uroleucic acid).
á. urónicos (uronic acids).
á. vaccénico (vaccenic acid). 11-Octadecenoic acid.
á. vainíllico (vanillic acid). Methylprotocatechuic acid.
á. vainillilmandélico (vanillylmandelic acid).
á. valeriánico (valeric acid). Pentanoic acid.
á. valproico (valproic acid). 2-Propylvaleric acid.
á. vanádico (vanadic acid).
á. verátrico (veratric acid). 3,4-Dimethoxybenzoic acid.
á. xantílico (xanthylic acid). Xanthosine phosphate.
á. xantoproteico (xanthoproteic acid).
á. xanturénico (xanthurenic acid).
á. yocetámico (iocetamic acid). A radiopaque contrast medium.
á. yódico (iodic acid).
á. yodoalfiónico (iodoalphionic acid). A rarely used radiographic contrast medium.
á. yodobenzámico (iobenzamic acid). A radiographic contrast medium.
á. yodogorgoico (iodogorgoic acid). 3,5-Diiodotyrosine.
á. yodopanoico (iodopanoic acid). Iopanoic acid.
á. yofenóxico (iophenoxic acid). A radiographic contrast medium.
á. yoglicámico (ioglycamic acid). Radiographic contrast medium for the biliary system.
á. yopanoico (iopanoic acid). Iodopanoic acid.
á. yotalámico (iothalamic acid). An X-ray contrast medium.
acidocito (acidocyte). Obsolete term for eosinophilic leukocyte.
acidofílico (acidophilic). Acidophil; acidophile; oxychromatic acidophil; having an affinity for acid dyes.
acidófilo, acidófila (acidophil, acidophile). **1.** Acidophilic; one of the acid-staining cells of the anterior pituitary. **2.** A microorganism that grows well in a highly acid media.
acidorresistente (acid-fast). Denoting bacteria that are not decolorized by acid-alcohol after having been stained with dyes such as basic fuchsin; e.g., the mycobacteria and a few nocardiae.
ácidos alcohólicos (alcohol acids). A group of compounds that contain both the carboxyl and hydroxy radicals; e.g., glycolic acid.
acidosis (acidosis). A state characterized by actual or relative decrease of alkali in body fluids in relation to the acid content.
a. anhídrido carbónica (carbon dioxide a.). Respiratory a.
a. compensada (compensated a.).
a. descompensada (uncompensated a.).
a. diabética (diabetic a.).
a. láctica (lactic a.).
a. metabólica (metabolic a.).
a. respiratoria (respiratory a.).
a. tubular renal (renal tubular a.).
a. tubular renal primaria (primary renal tubular a.).
a. tubular renal secundaria (secondary renal tubular a.).
acidótico (acidotic). Pertaining to or indicating acidosis.
acidular (acidulate). To render more acid or sour.
aciduloso (acidulous). Acid or sour.
aciduria (aciduria). **1.** Excretion of an acid urine. **2.** Excretion of an abnormal amount of any specified acid.
a. glicólica (glycolic aciduria).
a. L-glicérica (L-glyceric aciduria).
a. orótica (orotic aciduria).
acidúrico (aciduric). Pertaining to bacteria that tolerate an acid environment.
acigografía (azygography). Radiography of the azygos venous system after injection of contrast medium.
acigograma (azygogram). Radiographic demonstration of the azygos venous system after injection of contrast medium.
ácigos (azygos, azygous). An unpaired (azygous) anatomical structure.
acil-ACP deshidrogenasa, acil-ACP reductasa (acyl-ACP dehydrogenase, acyl-ACP reductase). Enoyl-ACP reductase (NADPH).
acil-CoA (acyl-CoA). Acylcoenzyme A.
acil-CoA deshidrogenasa (NADP+) (acyl-CoA dehydrogenase ($NADP^+$)). Enzyme catalyzing reduction of enoyl-CoA derivatives of chain length 4 to 16, with NADPH as the hydrogen donor.
acil-CoA sintetasa (acyl-CoA synthetase). General term for enzymes that form acyl-CoA, now called ligases.
acil-malonil-ACP sintasa (acyl-malonyl-ACP synthase). 3-Oxoacyl-ACP synthase.
acilación (acylation). Introduction of an acyl radical into an organic compound or formation of such a radical within an organic compound.
aciladenilato (acyladenylate). A compound in which an acyl group is combined with AMP by elimination of H_2O between the OH's of a carboxyl group and of the phosphate residue of AMP, usually initially in the form of ATP and eliminating inorganic pyrophosphate in the condensation.
acilamidasa (acylamidase). Amidase.
acilasa (acylase). Amidase.
acilcoenzima A (acylcoenzyme A). Acyl-CoA.
***N*-acilesfingol** (*N*-acylsphingol). Obsolete synonym for *N*-acylsphingosine.
***N*-acilesfingosina** (*N*-acylsphingosine). A condensation product of an organic acid with sphingosine at the amino group of the latter compound.
acilo (acyl). An organic radical derived from an organic acid by the removal of the carboxylic hydroxyl group.
aciltransferasas (acyltransferases). Transacylases enzymes catalyzing the transfer of an acyl group from an acyl-CoA to various acceptors.
acinar (acinar). Acinic; pertaining to the acinus.
acinesia (akinesia). **1.** Akinesis. Absence or loss of the power of voluntary motion. **2.** The postsystolic interval of rest of the heart. **3.** A neurosis accompanied by paretic symptoms. **4.** An extrapyramidal side effect of antipsychotic medication; characterized by a masked facies and slowed movements.
a. álgica (a. algera).
a. amnésica (a. amnestica).
acinestesia (akinesthesia). Absence of the sense of perception of movement or of the muscular sense.
acinético (akinetic). Akinesic; relating to or suffering from akinesia.
acínico (acinic). Acinar.
aciniforme (aciniform). Acinous.
acinitis (acinitis). Inflammation of an acinus.
ácino (acinus, gen. and pl. acini). [*acinus*, NA]. One of the minute grape-shaped secretory portions of an acinous gland.
á. fibroide, fibroso (fibroid a., a. fibrosum). Fibroadenoma.
á. hepático (liver a.).
á. pulmonar (pulmonary a.). Primary pulmonary lobule; respiratory lobule.
acinoso 1. (acinous). Aciniform; acinose; resembling an acinus or grape-shaped structure. **2.** (acinose). Acinous.
acistia (acystia). Congenital absence of the urinary bladder.
aclarador (clearer). An agent, used in histological preparations, which is miscible in both the dehydrating or fixing fluid and the embedding substance.
aclasia (aclasis). A state of continuity between normal and abnormal tissue.
a. diafisaria (diaphysial a.). Hereditary multiple exostoses.
aclástico (aclastic). Nonrefractive, not refracting the rays of light.
acleistocardia (acleistocardia). Patency of the foramen ovale of the heart.
aclimatación 1. (acclimatization). Acclimation; physiological adjustment of an individual to a different climate, especially to a

change in environmental temperature or altitude. **2.** (acclimation). Acclimatization.
aclomida (aklomide). A coccidiostat used in veterinary practice.
aclorhidria (achlorhydria). Absence of hydrochloric acid from the gastric juice.
aclorófilo (achlorophyllous). Without chlorophyll, as in fungi.
acmé (acme). The period of greatest intensity of any symptom, sign, or process.
acmestesia (acmesthesia). **1.** Sensitivity to pinprick. **2.** A cutaneous sensation of a sharp point.
acné (acne). An inflammatory follicular, papular, and pustular eruption involving the sebaceous apparatus.
a. agminata (a. agminata).
a. albida (a. albida). A. caused by milia.
a. por alquitrán (tar a.). Chloracne.
a. artificial (a. artificialis). A. venenata.
a. por asbestos (asbestos a.).
a. por bromuros (bromide a.).
a. cachecticorum (a. cachecticorum). A. occurring in persons who have a debilitating constitutional disease.
a. ciliar (a. ciliaris).
a. clorado (chlorine a.). Chloracne.
a. coloide (colloid a.). Elastosis colloidalis conglomerata.
a. conglobata (a. conglobata).
a. por cosméticos (a. cosmetica).
a. decalvante (a. decalvans). Folliculitis decalvans.
a. eritematoso (a. erythematosa). Rosacea.
a. escrofuloso (a. scrofulosorum). Papulonecrotic tuberculid.
a. por esteroides (steroid a.).
a. frontalis (a. frontalis). A. varioliformis.
a. general (a. generalis).
a. halógeno (halogen a.).
a. hipertrófico (a. hypertrophica).
a. indurado (a. indurata).
a. lupoide (a. lupoides). A. varioliformis.
a. medicamentoso (a. medicamentosa).
a. necrótico (a. necrotica). A. varioliformis.
a. del neonato (a. neonatorum).
a. papuloso (a. papulosa).
a. por pomadas (pomade a.).
a. punctata (a. punctata).
a. pustuloso (a. pustulosa).
a. queratoso (a. keratosa).
a. quístico (cystic a.).
a. rodens (a. rodens). A. varioliformis.
a. rosácea (a. rosacea). Rosacea.
a. sebáceo (a. sebacea). Seborrhea oleosa.
a. sifilítico (a. syphilitica). Pustular syphilid.
a. simple (a. simplex, simple a.). A. vulgaris.
a. tarsal (a. tarsi).
a. telangiectásico (a. telangiectodes). Rosacea-like tuberculid.
a. tropical (tropical a.).
a. urticata (a. urticata).
a. varioliforme (a. varioliformis). A. frontalis; a. lupoides; a. necrotica; a. rodens.
a. venenata (a. venenata). A. artificialis.
a. vulgar (a. vulgaris). A. simplex; simple a.
a. por yodo (iodide a.).
acnegénico (acnegenic). Pertaining to substances thought to be responsible for causing or exacerbating lesions of acne.
acneiforme **1.** (acneform). Acneiform; resembling acne. **2.** (acneiform). Acneform.
acnemia (acnemia). Congenital absence of legs.
acnitis (acnitis). Obsolete term for lupus miliaris disseminatus faciei.
acocantera (acokanthera). Juice from the leaves and stems of *Acokanthera ouabaio* (family Apocynaceae), a South African arrow poison containing ouabain.
acodado (elbowed). Angular; kneed.
acodadura (kink). An angulation, bend, or twist.
a. de Lane (Lane's k.). Lane's band.
acolasia (acolasia). Rarely used term for morbid intemperance or lust.
acolia (acholia). Suppressed or absent secretion of bile.
acólico (acholic). Without bile, as in a. (pale) stools.
acoloso (acolous). Without limbs.
acoluria (acholuria). Absence of bile pigments from the urine in certain cases of jaundice.
acolúrico (acholuric). Without bile in the urine.
acomia (acomia). Alopecia.
acomodación (accommodation). **1.** The act or state of adjustment or adaptation. **2.** In sensorimotor theory, the alteration of schemata or cognitive expectations to conform with experience.
a. histológica (histologic a.). Pseudometaplasia.
a. negativa (negative a.). Decreased a. for distance vision.
a. del nervio (a. of nerve).
a. del ojo (a. of eye).
a. positiva (positive a.). Increased refractivity of the eye.
rango de la a. (range of a.).
a. relativa (relative a.).
acomodativo (accommodative). Relating to accommodation.
aconativo (aconative). Without the desire or wish to act.
acondrogénesis (achondrogenesis). Dwarfism accompanied by various bone aplasias and hypoplasias.
acondroplasia (achondroplasia). Achondroplasty; osteosclerosis congenita; Parrot's disease.
a. de las aves (avian a.). An autosomal dominant a. seen in several breeds of domestic chickens.
a. bovina (bovine a.).
a. homocigótica (homozygous a.).
acondroplásico (achondroplastic). Relating to or characterized by achondroplasia.
acondroplastia (achondroplasty). Achondroplasia.
aconitasa (aconitase). Aconitate hydratase.
aconitato hidratasa (aconitate hydratase). Aconitase.
aconitina (aconitine). Acetylbenzoylaconine; the exceedingly poisonous active principle (diterpene alkaloid) of *Aconitum*.
acónito **1.** (aconite). The dried root of *Aconitum napellus* (family Ranunculaceae), monkshood or wolfsbane. **2.** (monkshood). .
acopado (cupped). Hollowed; made cup-shaped.
acopamiento (cupping). **1.** Formation of a hollow, or cup-shaped excavation. **2.** Application of a c. glass.
acoplamiento (coupling). Usually the result of the repeated pairing of a normal sinus beat with a ventricular extrasystole.
a. constante (constant c.). Fixed c.
a. fijo (fixed c.). Constant c.
a. variable (variable c.).
acoplarse (couple). To copulate; to perform coitus; said especially of the lower animals.
acordado, acordal (achordate, achordal). Referring to animal forms below the Chordata that do not develop a notochord or chorda.
acorea (acorea). Congenital absence of the ocular pupil.
acoresis (achoresis). Permanent contraction of a hollow viscus, such as the stomach or bladder, whereby its capacity is reduced.
acormo (acormus). A malformed fetus in which most of the trunk is absent.
ACP (ACP). Abbreviation for acyl carrier protein.
ACP-acetiltransferasa (ACP-acetyltransferase). Acetyl transacylase.
ACP-maloniltransferasa (ACP-malonyltransferase). Malonyl transacylase.
acral (acral). Relating to or affecting the peripheral parts, e.g., limbs, fingers, ears, etc.
acraneal (acranial). Having no cranium; relating to acrania or an acranius.
acrania (acrania). Complete or partial absence of a skull; associated with anencephaly.
acre (acrid). Sharp, pungent, biting, or irritating.
acrecentamiento (enhancement). **1.** The act of augmenting. **2.** In immunology, the prolongation of a process or event by suppressing an opposing process.
a. por contraste (contrast e.).
a. inmunológico (immunological e.). Immunoenhancement.
acreción (accretion). **1.** Accrementition; increase by addition to the periphery of material of the same nature as that already present; e.g., the manner of growth of crystals. **2.** In dentistry, foreign material (usually plaque or calculus) collecting on the surface of a tooth or in a cavity. **3.** A growing together.
acrementación (accrementition). **1.** Reproduction by budding or germination. **2.** Accretion.

acribómetro (acribometer). An instrument for measuring very minute objects.
acridina (acridine). Dibenzopyridine 10-azaanthracene; a dye, dye intermediate, and antiseptic precursor.
  a. tetrametilo (tetramethyl a.). Acridine orange.
acriflavina (acriflavine). An acridine dye.
acrilato (acrylate). A salt or ester of acrylic acid.
acrílico (acrylic). Denoting certain synthetic plastic resins derived from a. acid.
acrilonitrilo (acrylonitrile). Vinyl cyanide.
acrimonia **1.** (acrimonia). In ancient humoral pathology, a sharp, pungent, disease-provoking humor. **2.** (acrimony). The quality of being intensely irritant, biting, or pungent.
acrinol (acrinol). Ethacridine lactate.
acrisorcina (acrisorcin). 9-Aminoacridine with 4-hexylresorcinol; a synthetic topical antifungal agent.
acrítico (acritical). **1.** Not critical; marked by no crisis. **2.** Indeterminate, especially concerning prognosis.
acro- (acro-). Combining form meaning: 1) extremity, tip, end, peak, topmost; 2) extreme.
acroacito (achroacyte). A colorless cell.
acroacitosis (achroacytosis). Obsolete term for lymphocytosis.
acroagnosia (acroagnosis). Absence of acrognosis.
acroanestesia (acroanesthesia). Anesthesia of one or more of the extremities.
acroartritis (acroarthritis). Inflammation of the joints of the hands or feet.
acroasfixia (acroasphyxia). Dead fingers; waxy fingers; impaired digital circulation, possibly a mild form of Raynaud's disease.
acroataxia (acroataxia). Ataxia affecting the distal portion of the extremities, i.e., hands and fingers, feet, and toes.
acrobistitis (acrobystitis). Obsolete term for posthitis.
acroblasto (acroblast). Component of the developing spermatid .
acrobraquicefalia (acrobrachycephaly). Type of craniosynostosis with premature closure of the coronal suture, resulting in abnormally short anteroposterior diameter of the skull.
acrocefalia **1.** (acrocephalia). Oxycephaly. **2.** (acrocephaly). Oxycephaly.
acrocefálico (acrocephalic). Oxycephalic.
acrocéfalo (acrocephalous). Oxycephalic.
acrocefalopolisindactilia (acrocephalopolysyndactyly). Carpenter's syndrome; congenital malformation in which oxycephaly, brachysyndactyly of hand, and preaxial polydactyly of feet are associated with mental retardation.
acrocefalosindactilia **1.** (acrocephalosyndactyly). Acrocephalosyndactylia; acrocephalosyndactylism; acrodysplasia; acrosphenosyndactyly. **2.** (acrocephalosyndactylia). Acrocephalosyndactyly.
  a. atípica (atypical a.).
  a. típica (typical a.). Type I a.
  a. tipo I (type I a.). Apert's syndrome; typical a.
  a. tipo II (type II a.). Apert-Crouzon syndrome.
  a. tipo III (type III a.). Chotzen syndrome.
  a. tipo V (type V a.). Pfeiffer syndrome.
acrocefalosindactilismo (acrocephalosyndactylism). Acrocephalosyndactyly.
acrocéntrico (acrocentric). Having the centromere close to the extremity, said of a chromosome.
acrocianosis (acrocyanosis). Crocq's disease; a circulatory disorder in which the hands, and less commonly the feet, are persistently cold and blue.
acrocianótico (acrocyanotic). Characterized by acrocyanosis.
acrocinesia (acrocinesia, acrocinesis). Acrokinesia; excessive movement.
acrocontractura (acrocontracture). Contracture of the joints of the hands or feet.
acrocordón (acrochordon). Skin tag.
acrodermatitis (acrodermatitis). Inflammation of the skin of the extremities.
  a. continua (a. continua). Pustulosis palmaris et plantaris.
  a. crónica atrófica (a. chronica atrophicans).
  a. enteropática (a. enteropathica).
  a. invernal (a. hiemalis). A. occurring chiefly in winter.
  a. papular de la infancia (papular a. of childhood). Gianotti-Crosti syndrome.
  a. perstans (a. perstans). Pustulosis palmaris et plantaris.
  a. vesiculosa tropical (a. vesiculosa tropica).
acrodermatosis (acrodermatosis). Any cutaneous affection involving the more distal portions of the extremities.
acrodextrina (achrodextrin). Achroodextrin.
acrodinia (acrodynia). **1.** Pain in peripheral or acral parts of the body. **2.** A syndrome caused almost exclusively by mercury poisoning.
acrodisestesia (acrodysesthesia). Abnormal and unpleasant sensation in the peripheral portions of the extremities.
acrodisostosis (acrodysostosis). A disorder, perhaps genetic, in which the hands and feet are abnormally small; facial changes and mental retardation are variable concomitants.
acrodisplasia (acrodysplasia). Acrocephalosyndactyly.
acrodolicomelia (acrodolichomelia). Congenital or acquired condition characterized by large size and disproportionate growth of the hands and feet.
acrodonte (acrodont). Tooth attachment in some lower vertebrates (mainly fish).
acroedema (acroedema). Edema of hand or foot, often permanent.
acroesclerodermia (acroscleroderma). Acrosclerosis.
acroesclerosis (acrosclerosis). Acroscleroderma; sclerodactyly; sclerodactylia.
acroesfenosindactilia (acrosphenosyndactyly). Acrocephalosyndactyly.
acroestesia (acroesthesia). **1.** An extreme degree of hyperesthesia. **2.** Hyperesthesia of one or more of the extremities.
acrofobia (acrophobia). Morbid fear of heights.
acrógeno (acrogenous). Denoting conidia of fungi produced by the conidiogenous cell at the tip of a conidiophore.
acrogeria (acrogeria). Congenital reduction or loss of subcutaneous fat and collagen of the hands and feet, giving the appearance of senility.
acroglobina (achroglobin). A colorless respiratory protein compound present in certain invertebrates.
acrognosia (acrognosis). Cenesthesia, or sensory perception, of the extremities.
acrohiperhidrosis (acrohyperhidrosis). Hyperhidrosis of the hands and feet.
acroleucopatía (acroleukopathy). Depigmentation of the extremities.
acromacito (achromacyte). Achromocyte.
acromasia (achromasia). **1.** Cachectic pallor. **2.** Achromia.
acrómata (achromate). A person exhibiting achromatopsia.
acromático (achromatic). **1.** Colorless. **2.** Not staining readily.
acromatina (achromatin). The weakly staining components of the nucleus, such as the nuclear sap and euchromatin.
acromatínico (achromatinic). Relating to or containing achromatin.
acromatismo (achromatism). **1.** The quality of being achromatic. **2.** The annulment of chromatic aberration by combining glasses of different refractive indexes and different dispersion.
acromatocito (achromatocyte). Achromocyte.
acromatofilia (achromatophilia). A condition of being refractory to staining processes.
acromatófilo (achromatophil). Achromophil; achromophilic; achromophilous; not being colored by the histologic or bacteriologic stains.
acromatólisis (achromatolysis). Karyoplasmolysis; dissolution of the achromatin of a cell or of its nucleus.
acromatopsia (achromatopsia, achromatopsy). Achromatic vision; monochromasia; monochromasy; monochromatism.
  a. atípica (atypical a.). Incomplete a. with normal visual acuity and no nystagmus.
  a. de bastones (rod a.).
  a. completa (complete a.). Typical a.
  a. de conos (cone a.).
  a. incompleta (incomplete a.).
  a. ligada al cromosoma X (X-linked a.).
  a. típica (typical a.). Complete a.
acromatosis (achromatosis). Achromia.
acromatoso (achromatous). Colorless.
acromaturia (achromaturia). The passage of colorless or very pale urine.

acromegalia **1.** (acromegaly). Acromegalia; a disorder marked by progressive enlargement of peripheral parts of the body, especially the head, face, hands, and feet, due to excessive secretion of somatotropin. **2.** (acromegalia). Acromegaly.
acromegálico (acromegalic). Pertaining to or characterized by acromegaly.
acromegalogigantismo (acromegalogigantism). Gigantism in which the facial features, disproportionate enlargement of the extremities, and other signs of acromegaly are prominent.
acromegaloidismo (acromegaloidism). A condition in which body proportions resemble those of acromegaly.
acromelalgia (acromelalgia). A vasomotor neurosis marked by redness, pain, and swelling of the fingers and toes, headache, and vomiting; probably the same as erythromelalgia.
acromelia (acromelia). Acromelic dwarfism.
acromélico (acromelic). Affecting the terminal part of a limb.
acrometagénesis (acrometagenesis). Abnormal development of the extremities resulting in deformity.
acromia (achromia). **1.** Achromasia; achromatosis. Absence or loss of natural pigmentation of the skin; may be congenital or acquired. **2.** Lack of capacity to accept stains in cells or tissue.
a. parasitaria (a. parasitica).
a. ungular (a. unguium). Leukonychia.
acromial (acromial). Relating to the acromion.
acrómico (achromic). Colorless.
acromicria (acromicria). The antithesis of acromegaly.
acromioclavicular (acromioclavicular). Scapuloclavicular; relating to the acromion and the clavicle.
acromiocoracoide (acromiocoracoid). Coracoacromial.
acromioescapular (acromioscapular). Relating to both the acromion and body of the scapula.
acromiohumeral (acromiohumeral). Relating to the acromion and the humerus.
acromion (acromion). [*acromion*, NA]. Acromial process; the lateral end of the spine of the scapula.
acromiotonía (acromyotonia). Acromyotonus; myotonia affecting the extremities only, resulting in spasmodic deformity of the hand or foot.
acromiotono (acromyotonus). Acromyotonia.
acromiotorácico (acromiothoracic). Thoracicoacromial; thoracoacromial.
acromocito (achromocyte). Achromacyte; achromatocyte.
acromoderma (achromoderma). Leukoderma.
acromofílico, acromófilo (achromophilic, achromophilous). Achromatophil.
acromófilo (achromophil). Achromatophil.
acromotriquia (achromotrichia). Absence or loss of pigment in the hair.
acroneurosis (acroneurosis). Any neurosis, usually vasomotor in nature, manifesting itself in the extremities.
acrónfalo (acromphalus). Abnormal projection of the umbilicus.
acronina (acronine). An antineoplastic agent.
acronix (acronyx). An ingrowing nail.
acroodextrina (achroodextrin). Achrodextrin.
acroosteólisis (acro-osteolysis). Congenital condition manifested by palmar and plantar ulcerating lesions with osteolysis.
acropaquia (acropachy). Thickening of peripheral tissues.
acropaquidermia (acropachyderma). Brugsch's syndrome; idiopathic Bamberger-Marie disease; Uehlinger's syndrome.
acroparestesia (acroparesthesia). **1.** Paresthesia of one or more of the extremities. **2.** An extreme degree of paresthesia.
acropatía (acropathy). Simple hereditary clubbing of the digits.
acrópeto (acropetal). **1.** In a direction toward the summit. **2.** Pertaining to asexual spore production in fungi by successive budding of the distal spore in a spore chain.
acropigmentación (acropigmentation). Hyperpigmentation of the dorsal surfaces of the fingers and toes.
acropleurógeno (acropleurogenous). Denoting spores developing at the tip and along the sides of fungal hyphae.
acropostitis (acroposthitis). Posthitis.
acropustulosis (acropustulosis). Relapsing pustular eruptions of the hands and feet.
a. infantil (infantile a.).
acroqueratoelastoidosis (acrokeratoelastoidosis). A dominantly inherited papular keratosis of the palms and soles, with disorganization of dermal elastic fibers.
acroqueratosis (acrokeratosis). Overgrowth of the horny layer of the skin, of the dorsum of the fingers and toes, and occasionally on the rim of the ear and tip of the nose.
a. paraneoplásica (paraneoplastic a.). Bazex's syndrome.
acroqueratosis verruciforme (acrokeratosis verruciformis). A genodermatosis, probably related to Darier's disease.
acroquinesia (acrokinesia). Acrocinesia.
acrosina (acrosin). A serine proteinase in spermatozoa.
acrosoma (acrosome). Acrosomal cap.
acrosomina (acrosomin). A lipoglycoprotein complex present in the acrosomal cap.
acrospiroma (acrospiroma). A tumor of the distal segment of a sweat gland.
a. ecrino (eccrine a.). Clear cell hidradenoma.
acrostealgia (acrostealgia). Painful inflammation of the bones of the hands and feet.
acrotérico (acroteric). Relating to the extreme periphery, such as the tips of fingers and toes, the end of the nose.
acrotheca (acrotheca). In fungi, a type of spore formation characteristic of the genus *Fonsecaea*.
acrótico (acrotic). **1.** Relating to the surface of the body, especially the cutaneous glands. **2.** Marked by great weakness or absence of the pulse; pulseless.
acrotismo (acrotism). Absence or imperceptibility of the pulse.
acrotrofodinia (acrotrophodynia). Neuritis of the extremities occurring as a sequel to trench foot.
acrotrofoneurosis (acrotrophoneurosis). Trophoneurosis of one or more of the extremities.
ACTH (ACTH). Abbreviation for adrenocorticotropic hormone.
ACTH grande (big ACTH).
ACTH pequeña (little ACTH).
actiazida (acthiazidum). Ethiazide.
actina (actin). One of the protein components into which actomyosin can be split.
a. F (F-a.). Fibrous protein.
a. G (G-a.). Globular protein.
actínico (actinic). Relating to the chemically active rays of the electromagnetic spectrum.
actínidos (actinides). Actinide elements; those elements with atomic numbers 89 to 103, corresponding to the lanthanides in the Periodic Table.
actinio (actinium). An element, symbol Ac, atomic no. 89; it possesses no stable isotopes and exists in nature only as a disintegration product of uranium and thorium.
actinismo (actinism). Archaic term for the effect of radiant energy, such as light, on chemicals or tissue.
actino- (actino-). Combining form meaning a ray, as of light.
actinobacilosis (actinobacillosis). Wooden tongue of cattle.
actinodermatitis (actinodermatitis). **1.** Inflammation of the skin produced by exposure to sunlight. **2.** Adverse reaction of skin to radiation therapy (ultraviolet, x-ray, or radium).
actinófago (actinophage). A virus specific for actinomycetes.
actinofitosis (actinophytosis). **1.** Actinomycosis. **2.** Botryomycosis.
actinogénesis (actinogenesis). Obsolete synonym for radiogenesis.
actinogénico (actinogenic). Obsolete synonym for radiogenic.
actinógeno (actinogen). Obsolete term for any radioactive element or, more generally, any substance that produces radiation.
actinografía (actinography). Obsolete synonym for radiography.
actinógrafo (actinograph). **1.** Obsolete term for radiograph. **2.** Obsolete apparatus for determining the proper exposure of a photographic plate according to the degree of light.
actinograma (actinogram). Obsolete synonym for radiograph.
actinohematina (actinohematin). A red respiratory pigment found in certain forms of *Actinia* (sea anemones).
actinolito **1.** (actinolyte). An obsolete apparatus formerly used in the application of the actinic rays. **2.** (actinolite). Any substance that undergoes a change when exposed to light.
actinometría (actinometry). The determination of the photochemical action of light rays.

actinomicelial (actinomycelial). Relating to the mycelium-like filaments of the Actinomycetales.
actinomicetos (actinomycetes). A term used to refer to members of the genus *Actinomyces*.
actinomicina (actinomycin). A group of antibiotic agents, isolated from several species of *Streptomyces* (originally *Actinomycos*). that are active against gram-positive bacteria, fungi, and neoplasms. They form complexes with DNA and therefore inhibit RNA synthesis, primarily the ribosomal type.
a. A (a. A). The first of the a.'s isolated in crystalline form.
a. C (a. C). Cactinomycin.
a. D (a. D). Dactinomycin.
a. F_1 (a. F_1). KS4.
actinomicoma (actinomycoma). A swelling caused by an actinomycete.
actinomicosis (actinomycosis). Actinophytosis; lumpy jaw; a disease primarily of cattle and man caused by *Actinomyces bovis* in cattle and by *A. israelii* and *Arachnia propionica* in man.
actinomicótico (actinomycotic). Relating to actinomycosis.
actinoneuritis (actinoneuritis). Obsolete term for radioneuritis.
actinosina (actinosin). A phenoxazone derivative that is the chromophore of the actinomycins.
actinoterapéutica (actinotherapeutics). Obsolete synonym for radiotherapeutics.
actinoterapia (actinotherapy). **1.** In dermatology, ultraviolet light therapy. **2.** Obsolete term for radiotherapy.
actinotoxemia (actinotoxemia). Obsolete synonym for radiotoxemia.
actitud (attitude). **1.** Position of the body and limbs. **2.** Manner of acting. **3.** In social or clinical psychology, a relatively stable and enduring predisposition or set to behave or react in a certain way toward persons, objects, institutions, or issues.
a. emocional (emotional a.'s). Passional a.'s.
a. fetal (fetal a.). Fetal habitus.
a. pasional (passional a.'s). Emotional a.'s.
activación (activation). **1.** The act of rendering active. **2.** An increase in the energy content of an atom or molecule, through the raising of temperature, absorption of light photons, etc., which renders that atom or molecule more reactive. **3.** Techniques of stimulating the brain by light, sound, electricity, or chemical agents, in order to elicit hidden or latent abnormal activity in the electroencephalogram. **4.** Stimulation of cell division in an ovum by fertilization or by artificial means. **5.** The act of making radioactive.
a. EEG (EEG a.).
activador (activator). **1.** A substance that renders another substance, or catalyst, active, or that accelerates a process or reaction. **2.** The fragment, produced by chemical cleavage of a proactivator, that induces the enzymic activity of another substance. **3.** An apparatus for making substances radioactive; e.g., neutron generator, cyclotron. **4.** A removable type of myofunctional orthodontic appliance that acts as a passive transmitter of force, produced by the function of the activated muscles, to the teeth and alveolar process, that are in contact with it.
a. genético de los catabolitos (catabolite gene a. (CGA)). Catabolite (gene) activator protein.
a. de plasminógeno (plasminogen a.). Urokinase.
a. de plasminógeno tisular (tissue plasminogen a. (TPA)).
activar (activate). **1.** To render active. **2.** To make radioactive.
actividad (activity). **1.** In electroencephalography, the presence of neurogenic electrical energy. **2.** In physical chemistry, an ideal concentration for which the law of mass action will apply perfectly.
a. de bloqueo (blocking a.).
a. desencadenada (triggered a.).
a. específica (specific a.).
a. óptica (optical a.).
a. de la renina plasmática (plasma renin a. (PRA)).
a. seudoinsulínica (insulin-like a. (ILA)).
acto fallido (freudian slip). A mistake in speech or deed which presumably suggests some underlying motive, often sexual or aggressive in nature.
actomiosina (actomyosin). A protein complex composed of the actin and myosin.
a. plaquetaria (platelet a.). Thrombosthenin.
actuación (acting out). Overt expression of unconscious emotional feelings.
acuacobalamina (aquacobalamin). Aquocobalamin; vitamin B_{12a}.
acuafobia (aquaphobia). Morbid fear of water.
acuapuntura (aquapuncture). Rarely used term for a hypodermic injection of water.
acuático (aquatic). **1.** Of or pertaining to water. **2.** Denoting an organism that lives in water.
acueducto (aqueduct). Aqueductus.
a. cerebral (a. of cerebrum). [*aqueductus cerebri*,NA]. A. sylvii.
a. coclear (cochlear a.). [*ductus perilymphaticus*, NA].
a. de Cotunnius (Cotunnius' a.). [*aqueductus vestibuli*, NA].
a. de Falopio (fallopian a.). [*canalis facialis*].
a. de Silvio (sylvian a.). [*aqueductus cerebri*,NA].
a. vestibular (a. of vestibule). [*aqueductus vestibuli*, NA].
acuíparo (aquiparous). Secreting or excreting a watery fluid.
aculeado, acúleo (aculeate). Pointed; covered with sharp spines.
acuminado (acuminate). Pointed: tapering to a point.
acuocobalamina (aquocobalamin). Aquacobalamin.
acuología (acuology). The study of the use of needles for therapeutic purposes, as in acupuncture.
acuosidad (aquosity). **1.** The state of being watery. **2.** Moisture.
acuoso (aqueous). Watery; of, like, or containing water.
acupuntura (acupuncture). **1.** Puncture with long, fine needles: **2.** An ancient Oriental system of therapy. **3.** More recently, acupuncture anesthesia.
acus (acus). Rarely used term for needle.
acusección (acusection). Rarely used term for electrosurgery using a needle.
acusector (acusector). Rarely used term for needle used for electrosurgery.
acusia (acusis). Normal hearing; the ability to perceive sound normally.
acusma (acousma). Acouasm; rarely used term for an auditory hallucination in which indefinite sounds, such as ringing or hissing, are heard.
acusmatamnesia (acousmatamnesia). Rarely used term for loss of memory for sounds.
acústica (acoustics). The science concerned with sounds and of their perception.
acústico (acoustic). Relating to hearing or the perception of sound.
acusticofobia (acousticophobia). Morbid fear of sounds.
A.D. (A.D.). Abbreviaton for L. *auris dexter*, right ear.
-ad (-ad). Suffix in anatomical nomenclature having the significance of the English -ward; denoting toward or in the direction of the part indicated by the main portion ofthe word.
ad lib. (ad lib.). Abbreviaton for L. *ad libitum*, freely, as desired.
ad sat. (ad sat.). Abbreviaton for L. *ad saturatum*, to saturation.
ad us. ext. (ad us. ext.). Abbreviation for L. *ad usum externum*, for external use.
ad- (ad-). Prefix denoting increase, adherence, or motion toward, and sometimes with an intensive meaning.
adactilia **1.** (adactylia, adactylism). Adactyly. **2.** (adactyly). Adactylia; adactylism; congenital condition characterized by the absence of digits (fingers or toes).
adáctilo (adactylous). Without fingers or toes.
adamantino (adamantine). Exceedingly hard; formerly used in reference to the enamel of the teeth.
adamantinoma (adamantinoma). Obsolete term for ameloblastoma.
a. hipofisario (pituitary a.). Craniopharyngioma.
a. de los huesos largos (a. of long bones).
Adán, nuez de (Adam's apple). Prominentia laryngea.
adaptación (adaptation). **1.** Preferential survival of members of a species which have certain phenotypic features that give them an enhanced capacity to withstand a particular environment. **2.** An advantageous change in function or constitution of an organ or tissue to meet new conditions. **3.** Adjustment of the pupil and retina to varying degrees of illumination. **4.** A property of certain receptors through which they become less responsive or cease to respond to repeated or continued stimuli, the intensity of which is kept constant. **5.** The fitting, condensing, or contouring of a restorative material, foil, or shell to a tooth or cast so as to be in close contact. **6.** Adjustment; the dynamic process wherein the thoughts, feelings, behavior, and biophysiologic mechanisms of the individual continually change to adjust to a constantly changing environment.

a. escotópica (scotopic a.). Dark a.
a. fotópica (photopic a.). Light a.
a. a la luz (light a.). Photopic a.
a. a la oscuridad (dark a.). Scotopic a.
a. a la realidad (reality a.).
a. retiniana (retinal a.). Adjustment to degree of illumination.
a. social (social a.).
adaptador (adapter, adaptor). **1.** A connecting part, joining two pieces of apparatus. **2.** A converter of electric current to a desired form.
adaptómetro (adaptometer). A device for determining the course of ocular dark adaptation and for measuring the minimum light threshold.
adaxial (adaxial). Toward an axis, or on one or other side of an axis.
add. (add.). Abbreviaton for L. *adde*, add.
adder (adder). Common name for many members of the family Viperidae (the vipers), applied to several genera, although true a.'s are of the genus *Vipera*.
addisoniano (addisonian). Relating to or described by Thomas Addison.
Ade (Ade). Abbreviaton for adenine.
adelomorfo (adelomorphous). Of not clearly defined form.
adenalgia (adenalgia). Adenodynia; pain in a gland.
adéndrico (adendric). Adendritic.
adendrítico (adendritic). Adendric; without dendrites.
adenectomía (adenectomy). Excision of a gland.
adenectopia (adenectopia). Presence of a gland other than in its normal anatomical position.
adenenfraxis (adenemphraxis). Rarely used term for an obstruction to the discharge of a glandular secretion.
adeniforme (adeniform). Adenoid.
adenilato (adenylate). Salt or ester of adenylic acid.
a. ciclasa (a. cyclase). 3',5'-cyclic AMP synthetase.
a. cinasa (a. kinase). Adenylic acid kinase.
adenilciclasa (adenyl cyclase). Former name for adenylate cyclase.
adenilil pirofosfato (adenylyl pyrophosphate). **1.** Adenosine 5'-triphosphate. **2.** Adenosine 5'-triphosphate.
adenililo (adenylyl). The radical of adenylic acid minus an OH from the phosphoric group.
adenililociclasa (adenylyl cyclase). Former name for adenylate cyclase.
adenililosuccinato liasa (adenylylosuccinate lyase). Adenylosuccinate lyase.
adenililosuccinato sintasa (adenylylosuccinate synthase). Adenylosuccinate synthase.
adenilo (adenyl). The radical or ion of adenine.
adenilosuccinasa (adenylosuccinase). Adenylosuccinate lyase.
adenilosuccinato liasa (adenylosuccinate lyase). Adenylosuccinase; adenylylosuccinate lyase; adenylylsuccinate lyase.
adenilosuccinato sintasa (adenylosuccinate synthase). Adenylylosuccinate synthase; IMP-aspartate ligase.
adenilpirofosfatasa (adenylpyrophosphatase). Adenosinetriphosphatase.
adenina (adenine (A, Ade)). 6-Aminopurine.
a. arabinósido (a. arabinoside). Misnomer for arabinosyladenine.
a. desoxirribonucleótido (a. deoxyribonucleotide).
a. nucleótido (a. nucleotide). Adenylic acid.
a. sulfato (a. sulfate). A. conjugated with sulfuric acid.
adenitis (adenitis). Inflammation of a lymph node or of a gland.
adenización (adenization). Conversion into glandlike structure.
adeno-, aden- (adeno-, aden-). Combining forms denoting relation to a gland.
adenoacantoma (adenoacanthoma). Adenoid squamous cell carcinoma.
adenoameloblastoma (adenoameloblastoma). Adenomatoid odontogenic tumor.
adenoamigdalectomía (adenotonsillectomy). Operative removal of tonsils and adenoids.
adenoblasto (adenoblast). A proliferating embryonic cell with the potential to form glandular parenchyma.
adenocarcinoma (adenocarcinoma). Glandular cancer; glandular carcinoma.
a. bronquiolar (bronchiolar a.). Bronchiolar carcinoma.
a. de células acinares (acinic cell a.). Acinar carcinoma; acinose carcinoma.
a. de células claras (clear cell a.). **1.** Renal a. **2.** Mesonephroma.
a. in situ (a. in situ). A noninvasive abnormal proliferation of glands believed toprecede the appearance of invasive a.
a. de Lucké (Lucké's a.). Lucké's carcinoma.
a. mesonéfrico (mesonephric a.). Mesonephroma.
a. de Moll (a. of Moll).
a. mucoide (mucoid a.).
a. papilar (papillary a.).
a. renal (renal a.). Clear cell a.; hypernephroma; Grawitz' tumor.
adenocelulitis (adenocellulitis). Inflammation of a gland, usually a lymph node, and of the adjacent connective tissue.
adenocistoma (adenocystoma). Adenoma in which the neoplastic glandular epithelium forms cysts.
adenocito (adenocyte). A secretory cell of a gland.
adenocondroma (adenochondroma). Pulmonary hamartoma.
adenodiastasis (adenodiastasis). Separation or ectopia of glands or glandular tissue from their usual anatomical sites.
adenodinia (adenodynia). Adenalgia.
adenoepitelioma (adenoepithelioma). Obsolete term for an epithelioma containing glandular elements.
adenofaringitis (adenopharyngitis). Inflammation of the adenoids and the pharyngeal lymphoid tissue.
adenofibroma (adenofibroma). A benign neoplasm composed of glandular and fibrous tissues.
adenofibromioma (adenofibromyoma). Adenomatoid tumor.
adenofibrosis (adenofibrosis). Sclerosing adenosis.
adenofima (adenophyma). Obsolete term for any condition in which a gland or glandular organ is grossly enlarged as the result of inflammation.
adenoflemón (adenophlegmon). Acute inflammation of a gland and the adjacent connective tissue.
adenogénesis (adenogenesis). Development of a gland.
adenógeno (adenogenous). Having an origin in glandular tissue.
adenohipofisario (adenohypophysial). Relating to the adenohypophysis.
adenohipófisis (adenohypophysis). [*adenohypophysis,* NA]. Anterior lobe of hypophysis.
adenohipofisitis (adenohypophysitis). Inflammatory reaction or sepsis effecting the anterior pituitary gland.
a. linfocítica (lymphocytic a.).
adenoide (adenoid). **1.** Adeniform; lymphoid; glandlike; of glandular appearance. **2.** Adenoids.
adenoidectomía (adenoidectomy). An operation for the removal of adenoid growths in the nasopharynx.
adenoides (adenoids). Adenoid disease; Meyer's disease; hypertrophy of the pharyngeal tonsil resulting from chronic inflammation.
adenoidismo (adenoidism). Symptoms and signs associated with enlarged nasopharyngeal lymphoid tissue.
adenoiditis (adenoiditis). Inflammation of nasopharyngeal lymphoid tissue.
adenoleiomiofibroma (adenoleiomyofibroma). Adenomatoid tumor.
adenolinfocele (adenolymphocele). Cystic dilation of a lymph node following obstruction of the efferent lymphatic vessels.
adenolinfoma (adenolymphoma). Papillary cystadenoma lymphomatosum; Warthin's tumor.
adenolipoma (adenolipoma). A benign neoplasm composed of glandular and adipose tissues.
adenolipomatosis (adenolipomatosis). A condition characterized by development of multiple adenolipomas.
a. simétrica (symmetric a.). Multiple symmetric lipomatosis.
adenólisis (adenolysis). Obsolete term for enzymatic destruction or dissolution of glandular tissue.
adenoma (adenoma). An ordinarily benign neoplasm of epithelial tissue in which the tumor cells form glands or glandlike structures in the stroma.
a. acidófilo (acidophil a.). Growth hormone-producing a.
a. adrenocortical (adrenocortical a.).
a. anexial (adnexal a.).
a. apocrino (apocrine a.). Papillary hidradenoma.

a. basófilo (basophil a.). ACTH-producing a.
a. bronquial (bronchial a.).
a. de células basales (basal cell a.).
a. de células de Leydig (Leydig cell a.). Interstitial cell tumor of testis.
a. de células indiferenciadas (undifferentiated cell a.). Null-cell a.
a. de células nulas (null-cell a.). Chromophobe a.; undifferentiated cell a.
a. coloide (colloid a.). Macrofollicular a.
a. de los conductos sudoríparos (sweat duct a.).
a. cortical renal (renal cortical a.).
a. cromófilo (chromophil a.).
a. cromófobo (chromophobe a.). Null-cell a.
a. embrionario (embryonal a.).
a. eosinófilo (eosinophil a.). Growth hormone-producing a.
a. fetal (fetal a.).
a. fibroide, fibroso (fibroid a., a. fibrosum). Fibroadenoma.
a. folicular (follicular a.).
a. de Fuchs (Fuchs' a.).
a. hipofisario (pituitary a.). Null-cell a.
a. de Hürthle (Hürthle cell a.).
a. insular (islet cell a.). Nesidioblastoma.
a. de la lactación (lactating a.).
a. macrofolicular (macrofollicular a.). Colloid a.
a. microfolicular (microfollicular a.).
a. monomórfico (monomorphic a.).
a. nefrogénico (nephrogenic a.).
a. oxífilo (oxyphil a.). Oncocytoma.
a. papilar del intestino grueso (papillary a. of large intestine). Villous a.
a. del pezón (a. of nipple). Subareolar duct papillomatosis.
a. pleomorfo (pleomorphic a.). Mixed tumor of salivary gland.
a. polipoide (polypoid a.). Adenomatous polyp.
a. productor de ACTH (ACTH-producing a.). Basophil a.
a. productor de gonadotrofina (gonadotropin-producing a.).
a. productor de hormona del crecimiento (growth hormone-producing a.). Acidophil a.; eosinophil a.
a. productor de prolactina (prolactin-producing a.). Prolactinoma.
a. productor de tirotrofina (thyrotropin-producing a.).
a. prostático (prostatic a.).
a. quístico papilar (papillary cystic a.).
a. sebáceo (sebaceous a.).
a. sebaceum (a. sebaceum). Pringle's disease.
a. tubular (tubular a.).
a. tubular de Pick (Pick's tubular a.). Androblastoma.
a. tubular ovárico (ovarian tubular a.). Arrhenoblastoma.
a. tubular testicular (testicular tubular a.). Androblastoma.
a. velloso (villous a.). Papillary a. of large intestine.

adenomatoide (adenomatoid). Resembling an adenoma.

adenomatosis (adenomatosis). A condition characterized by multiple glandular overgrowths.
a. endocrina familiar, tipo 1 (familial endocrine a., type 1). Multiple endocrine neoplasia, type 1; Wermer's syndrome.
a. endocrina familiar, tipo 2 (familial endocrine a., type 2). Multiple endocrine neoplasia, tyhpe 2; Sipple's syndrome.
a. erosiva del pezón (erosive a. of nipple). Subareolar duct papillomatosis.
a. fibrosante (fibrosing a.). Sclerosing adenosis.
a. pluriglandular (pluriglandular a.). Familial endocrine a., type 1.
a. pulmonar (pulmonary a.).
a. pulmonar de las ovejas (pulmonary a. of sheep).

adenomatoso (adenomatous). Relating to an adenoma, and to some types of glandular hyperplasia.

adenómero (adenomere). Structural unit in the parenchyma of a developing gland.

adenomioma (adenomyoma). A benign neoplasm of muscle (usually smooth muscle) with glandular elements.

adenomiosarcoma (adenomyosarcoma). Wilms' tumor.

adenomiosis (adenomyosis). The ectopic occurrence or diffuse implantation of adenomatous tissue in muscle (usually smooth muscle).
a. uterina (a. uteri).

adenoneural (adenoneural). Obsolete term relating to a gland and a nervous element.

adenopatía (adenopathy). Swelling or morbid enlargement of the lymph nodes.

adenosalpingitis (adenosalpingitis). Salpingitis isthmica nodosa.

adenosarcoma (adenosarcoma). A malignant neoplasm arising simultaneously or consecutively in mesodermal tissue and glandular epithelium of the same part.
a. mülleriano (müllerian a.).

***S*-adenosilhomocisteína** (*S*-adenosylhomocysteine). *S*-(5'-Deoxy-5'-adenosyl)homocysteine.

***S*-adenosilmetionina (AdoMet)** (*S*-adenosylmethionine (AdoMet)). Active methionine; *S*-(5'-deoxy-5'-adenosyl)methionine.

adenosilo (adenosyl). The radical of adenosine minus an H or OH from one of the ribosyl OH groups, usually the 5'.

adenosina (adenosine (A, Ado)). A condensation product of adenine and D-ribose.
a. cinasa (a. kinase).
a. desaminasa (a. deaminase).
a. difosfato (a. diphosphate). A. 5'-diphosphate.
a. fosfato (a. phosphate).
a. fosfato cíclico (a. cyclic phosphate).
a. monofosfato (a. monophosphate (AMP)).
a. nucleosidasa (a. nucleosidase). Adenosinase.
tetrafosfato de a. (a. tetraphosphate).
a. trifosfato (a. triphosphate). Adenosine 5'-triphosphate.

adenosina 5'-difosfato (ADP) (adenosine 5'-diphosphate (ADP)). A condensation product of adenosine with pyrophosphoric acid.

adenosina 3'-fosfato (adenosine 3'-phosphate). 3'-Adenylic acid.

adenosina 5'-fosfato (adenosine 5'-phosphate). 5'-Adenylic acid.

adenosina 3',5'-fosfato cíclico (adenosine 3',5'-cyclic phosphate (cAMP)). Cyclic adenylic acid; cyclic AMP; cyclic phosphate.

adenosina 3'-fosfato 5'-fosfosulfato (PAPS) (adenosine 3'-phosphate 5'-phosphosulfate (PAPS)). Active sulfate; 3'-phosphoadenosine 5'-phosphosulfate.

adenosina trifosfatasa (ATPasa) (adenosinetriphosphatase (ATPase)). Adenylpyrophosphatase; ATP-monophosphatase; triphosphatase.

adenosina 5'-trifosfato (ATP) (adenosine 5'-triphosphate (ATP)). Adenosine triphosphate; adenylyl pyrophosphate; adenosine (5)pyrophosphate.

adenosinasa (adenosinase). Adenosine nucleosidase.

adenosis (adenosis). A more or less generalized glandular disease.
a. de conducto obstruido (blunt duct a.). A. of the breast in which the ducts are enlarged but not increased in number.
a. esclerosante (sclerosing a.). Adenofibrosis; fibrosing adenomatosis.
a. fibrosante (fibrosing a.). Sclerosing a.
a. microglandular (microglandular a.).

adenoso 1. (adenose). Adenous; relating to a gland. **2.** (adenous). Adenose.

adenotomía (adenotomy). Incision of a gland.

adenovirus (adenovirus). A-P-C virus; adenoidal-pharyngeal-conjunctival virus; any virus of the family Adenoviridae.
a. bovinos (bovine a.'s).
a. porcinos (porcine a.'s).

adeps (adeps, gen. adipis, adipes). **1.** Denoting fat or adipose tissue. **2.** The rendered fat of swine, lard, used in the preparation of ointments.
a. renis (a. renis). The layer of adipose tissue surrounding the kidney.

adermia (adermia). Congenital absence of skin.

adermina (adermine). Obsolete term for pyridoxine.

adermogénesis (adermogenesis). Failure or imperfection in the regeneration of the skin, especially the imperfect repair of a cutaneous defect.

ADH (ADH). Abbreviation for antidiuretic hormone; alcohol dehydrogenase.

adherencia (adherence). **1.** The act or quality of sticking to something. **2.** The extent to which the patient continues the agreed-upon mode of treatment under limited supervision. in the face of conflicting demands.

adhesinas (adhesins). Microbial surface antigens that frequently exist in the form of filamentous projections (pili or fimbriae).

adhesio, pl. **adhesiones** (adhesio, pl. adhesiones). [*adhesio*, NA]. Adhesion.
adhesión (adhesion). **1.** Conglutination; the process of adhering or uniting of two surfaces or parts, especially the union of the opposing surfaces of a wound. **2.** In the plural, inflammatory bands that connect opposing serous surfaces. **3.** Physical attraction of unlike molecules for one another. **4.** Molecular attraction existing between the surfaces of bodies in contact.
a. amniótica (amniotic a.'s). Amniotic bands.
a. fibrinosa (fibrinous a.).
a. fibrosa (fibrous a.).
a. intertalámica **1.** (interthalamic a.). [*adhesio interthalamica*, NA]. **2.** (adhesio interthalamica). [*adhesio interthalamica*, NA].
a. primaria (primary a.). Healing by first intention.
a. secundaria (secondary a.). Healing by second intention.
adhesiotomía (adhesiotomy). Colliotomy; surgical section or lysis of adhesions.
adhesivo (adhesive). **1.** Relating to, or having the characteristics of, an adhesion. **2.** Any material that adheres to a surface or causes adherence between surfaces.
adhib. (adhib). Abbreviation for L. *adhibendus*, to be administered.
adiactínico (adiactinic). An obsolete term meaning opaque to photochemically active radiation.
adiadococinesia, adiadococinesis **1.** (adiadochokinesis). Adiadochocinesia; adiadochocinesis; inability to perform rapid alternating movements. **2.** (adiadochocinesia, adiadochocinesis). Adiadochokinesis.
adiaforesis (adiaphoresis). Anhidrosis.
adiaforético (adiaphoretic). Anhidrotic.
adiaforia (adiaphoria). Failure to respond to stimulation after a series of previously applied stimuli.
adiapneustia (adiapneustia). Obsolete term for adiaphoresis.
adiaspiromicosis (adiaspiromycosis). A rare pulmonary mycosis of man and of rodents and other animals that dig in soil or are aquatic, caused by *Chrysosporium parvum*.
adiaspora (adiaspore). A fungus spore which, when produced in the lungs of an animal or incubated in vitro at elevated temperatures, increases greatly in size without eventual reproduction or replication.
adiastolia (adiastole). Absence or imperceptibility of the diastolic movement of the heart.
adiatermia (adiathermancy). Impermeability to heat.
adicción (addiction). Habitual psychological and physiological dependence on a substance or practice which is beyond voluntary control.
adicto (addict). A person who is habituated to a substance or practice, especially one considered harmful or illegal.
adiemorrisis (adiemorrhysis). Arrest of the capillary circulation.
adiente (adient). Having a tendency to move toward the source of a stimulus, as opposed to abient.
adifenina, clorhidrato de (adiphenine hydrochloride). A spasmolytic agent.
adinamia (adynamia). **1.** Asthenia. **2.** Lack of motor activity or strength.
a. episódica hereditaria (a. episodica hereditaria). Hyperkalemic periodic paralysis.
adinámico (adynamic). Relating to adynamia.
adip-, adipo- (adip-, adipo-). Combining forms relating to fat.
adipectomía (adipectomy). Obsolete term for lipectomy.
adipocele (adipocele). Lipocele.
adipocelular (adipocellular). Relating to both fatty and cellular tissues, or to connective tissue with many fat cells.
adipoceratoso (adipoceratous). Lipoceratous; relating to adipocere.
adipocinético (adipokinetic). Denoting a substance or factor that causes mobilization of stored lipid.
adipocinina (adipokinin). Adipokinetic hormone.
adipocira (adipocere). Grave wax; lipocere.
adipocito (adipocyte). Fat cell.
adipogénesis (adipogenesis). Lipogenesis.
adipogénico, adipógeno (adipogenic, adipogenous). Lipogenic.
adipoide (adipoid). Lipoid.
adipómetro (adipometer). An instrument for determining the thickness of the skin.
adiponecrosis (adiponecrosis). Rarely used term referring to necrosis of fat, as in hemorrhagic pancreatitis.
adiposalgia (adiposalgia). Painful areas of subcutaneous fat.
adiposidad (adiposity). **1.** Obesity. **2.** Excessive accumulation of lipids in a site or organ.
adiposis (adiposis). Lipomatosis; liposis; steatosis; excessive local or general accumulation of fat in the body.
a. cardíaca (a. cardiaca). Fatty heart.
a. cerebral (a. cerebralis).
a. dolorosa (a. dolorosa). Anders' disease; Dercum's disease.
a. órquica (a. orchica). Dystrophia adiposogenitalis.
a. tuberosa simple (a. tuberosa simplex).
a. universal (a. universalis).
adiposo (adipose). Denoting fat.
adiposuria (adiposuria). Lipuria.
adipsia, adipsy (adipsia, adipsy). Absence of thirst or the lack of desire to drink.
aditividad (additivity). The quality or state of being additive.
a. alélica (allelic a.).
a. causal (causal a.).
a. interlocal (interlocal a.).
aditivo (additive). **1.** A substance not naturally a part of a material (e.g., food) but deliberately added to fulfill some specific purpose (e.g., preservation). **2.** Tending to add or be added; denoting addition.
aditus (aditus, pl. aditus). [*aditus*, NA]. An entrance to a cavity or channel.
a. ad antrum (a. ad antrum). [*aditus ad antrum*, NA]. The orifice leading from the epitympanic recess to the mastoid antrum.
a. ad aqueductum cerebri (a. ad aqueductum cerebri). Anus cerebri.
a. ad infundibulum (a. ad infundibulum). Recessus infundibuli.
a. ad saccum peritonaei minorum (a. ad saccum peritonaei minorum). Foramen epiploicum.
a. glottidis inferior (a. glottidis inferior). Cavitas infraglotticum.
a. glottidis superior (a. glottidis superior). Intermediate laryngeal cavity.
a. laryngis (a. laryngis). [*aditus laryngis*, NA]. Superior laryngeal aperture.
a. orbitae (a. orbitae). [*aditus orbitae*, NA]. Anterior aperture of the orbit.
a. pelvis (a. pelvis). Superior pelvis aperture.
adleriano(a) (adlerian). Relating to or described by Alfred Adler.
admaxilar (admaxillary). Near or connected to the maxilla.
admedial, admediano (admedial, admedian). Toward or near the median plane.
adminiculum, pl. **adminicula** (adminiculum, pl. adminicula). [*adminiculum*, NA]. That which gives support to a part.
a. lineae albae (adminiculum lineae albae). [*adminiculum lineae albae*, NA]. A triangular fibrous expansion, passing from the superior pubic ligament to the posterior surface of the linea alba.
admov. (admov.). Abbreviation for L. *admove*, apply.
adneural (adnerval). **1.** Adneural. Lying near a nerve. **2.** In the direction of a nerve; said of an electric current passing through muscular tissue toward the point of entrance of the nerve.
Ado (Ado). Symbol for adenosine.
adolescencia (adolescence). The period of life beginning with puberty and ending with completed growth and physical maturity.
adolescente (adolescent). **1.** Pertaining to adolescence. **2.** An individual in that stage of development.
AdoMet (AdoMet). Abbreviation for *S*-adenosylmethionine.
adonitol (adonitol). Ribitol.
ADP (ADP). Abbreviation for adenosine 5'-diphosphate.
ADPasa (ADPase). Apyrase.
adquirido (acquired). Acquisitus; denoting a disease, predisposition, abnormality, etc., that is not inherited.
adquisición (acquisition). **1.** In psychology, the empirical demonstration of an increase in the strength of the conditioned response in successive trials of pairing the conditioned and unconditioned stimulus. **2.** In psychology, the empirical demonstration of an increase in the strength of the conditioned response in successive trials of pairing the conditioned and unconditioned stimulus.
adren-, adrenal-, adreno- (adren-, adrenal-, adreno-). Combining forms relating to the adrenal gland.
adrenal (adrenal). **1.** Near or upon the kidney; denoting the glandula suprarenalis (adrenal gland). **2.** An adrenal gland or separate tissue thereof.
a. accesoria (accessory a.). Adrenal rest.

a. de Marchand (Marchand's a.'s). Marchand's rest.
a. en mariposa (butterfly a.). Glandula suprarenalis.
adrenalectomía (adrenalectomy). Removal of one or both adrenal glands.
adrenalina (adrenaline). Epinephrine.
a. oxidasa (a. oxidase). Amine oxidase (flavin-containing).
adrenalitis (adrenalitis). Inflammation of the adrenal gland.
adrenalona (adrenalone). 3'4'-Dihydroxy-2-(methylamino)acetophenone.
adrenalopatía (adrenalopathy). Adrenopathy; any pathologic condition of the adrenal glands.
adrenarca (adrenarche). **1.** Menstruation and other signs of puberty induced by hyperactivity of the adrenal cortex. **2.** Physiologic change at puberty caused by adrenocortical secretion of androgenic hormones or precursors of them.
adrenérgico (adrenergic). **1.** Relating to nerve cells or fibers of the autonomic nervous system that employ norepinephrine as their neurotransmitter. **2.** Relating to drugs that mimic the actions of the sympathetic nervous system.
adrénico (adrenic). Relating to the adrenal gland.
adrenoceptivo (adrenoceptive). Referring to chemical sites in effectors with which the adrenergic mediator unites.
adrenocortical (adrenocortical). Pertaining to adrenal cortex.
adrenocorticomimético (adrenocorticomimetic). Mimicking or producing effects similar to adrenocortical function.
adrenocorticotrópico, adrenocorticotrófico (adrenocorticotropic, adrenocorticotrophic). Adrenotropic; adrenotrophic.
adrenocorticotropina, adrenocorticotrofina (adrenocorticotropin). Adrenocorticotropic hormone.
adrenogénico (adrenogenic, adrenogenous). Of adrenal origin.
adrenoleucodistrofia (ALD) (adrenoleukodystrophy (ALD)). Schaumberg's disease; Schilder's disease; Flautau-Schilder disease; Siemerling-Creutzfeldt disease; encephalitis periaxialis diffusa.
adrenolítico (adrenolytic). Denoting antagonism to or inhibition or blockade of the action of epinephrine, norepinephrine, and related sympathomimetics.
adrenomegalia (adrenomegaly). Enlargement of the adrenal glands.
adrenomieloneuropatía (adrenomyeloneuropathy). A disorder pathologically similar to adrenoleukodystrophy but occurring in adults and predominantly involving the spinal cord.
adrenomimético (adrenomimetic). Having an action similar to that of the compounds epinephrine and norepinephrine.
adrenopatía (adrenopathy). Adrenalopathy.
adrenoprivo (adrenoprival). Indicating a loss of adrenal function,.
adrenorreactivo (adrenoreactive). Responding to the catecholamines.
adrenorreceptores (adrenoreceptors). Adrenergic receptors.
adrenosterona (adrenosterone). An androgen isolated from the adrenal cortex.
adrenotoxina (adrenotoxin). A substance toxic for the adrenal glands.
adrenotrópico, adrenotrófico (adrenotropic, adrenotrophic). Adrenocorticotropic.
adrenotropina (adrenotropin). Adrenocorticotropic hormone.
adriamicina (adriamycin). Doxorubicin.
adromia (adromia). Failure of muscle innervation.
adsorbente (adsorbent). **1.** A substance that adsorbs. **2.** An antigen or antibody used in immune adsorption.
adsorber (adsorb). To take up by adsorption.
adsorbido (adsorbate). Any substance adsorbed.
adsorción (adsorption). The property of a solid substance to attract and hold to its surface a gas, liquid, or a substance in solution or in suspension.
a. inmune (immune a.).
adst. feb. (adst. feb.). Abbreviaton for L. *adsent febre*, when fever is present.
ADTe (ADTe). Abbreviation for anodal duration tetanus.
aducción (adduction). **1.** Movement of a body part toward the median plane. **2.** Monocular rotation (duction) of the eye toward the nose. **3.** A position resulting from such movement.
aducente (adducent). Bringing to; adducting.
aducir (adduct). To draw toward the median plane.
aducto (adduct). An addition product or complex, or one part of the same.
aductor (adductor). A muscle that draws a part toward the median plane.
adulteración (adulteration). The alteration of any substance by the deliberate addition of a component not ordinarily part of that substance.
adulterante (adulterant). An impurity; an additive that is considered to have an undesirable effect.
adulto (adult). **1.** Fully grown and physically mature. **2.** A fully grown and mature individual.
adultomorfismo (adultomorphism). Interpretation of children's behavior in adult terms.
adv. (adv.). Abbreviaton for L. *adversum*, against.
adventicia (adventitia). The outermost connective tissue covering of any organ or structure; specifically, the tunica adventitia.
adventicial (adventitial). Adventitious; relating to the outer coat or adventitia of a blood vessel or other structure.
adventicio (adventitious). **1.** Arising from an external source or occurring in an unusual place or manner. **2.** Occurring accidentally or spontaneously. **3.** Adventitial.
adyuvante (adjuvant). **1.** A substance added to a drug product formulation which affects the action of the active ingredient in a predictable way. **2.** In immunology, a vehicle used to enhance antigenicity.
a. completo de Freund (Freund's complete a.).
a. incompleto de Freund (Freund's incomplete a.).
aelurofobia (aelurophobia). Ailurophobia.
aequorina (aequorin). A bioluminescent protein isolated from the jellyfish *Aequorea*.
aer-, aero- (aer-, aero-). Combining forms denoting relationship to air or gas.
aerastenia (aerasthenia). Aeroasthenia; aeroneurosis.
aereación (aeration). **1.** Airing. **2.** Saturating a fluid with air or other gas. **3.** The change of venous into arterial blood in the lungs.
aereado (aerated). Charged with air or other gas.
aeremia (aeremia). Air embolism.
aerendocardia (aerendocardia). Presence of undissolved air in the blood within the heart.
aeroastenia (aeroasthenia). Aerasthenia.
aeroatelectasia (aeroatelectasis). A partial, reversible, airless state of lung tissue.
aeróbico (aerobic). **1.** Aerophilic; aerophilous. Living in air. **2.** Relating to an aerobe.
aerobio (aerobe). **1.** An organism that can live and grow in the presence of oxygen. **2.** An organism that can use oxygen as a final electron acceptor in a respiratory chain.
a. obligado (obligate a.).
aerobiología (aerobiology). The study of atmospheric constituents, living and nonliving, of biological significance.
aerobioscopio (aerobioscope). An apparatus for determining the bacterial content of the air.
aerobiosis (aerobiosis). Existence in an atmosphere containing oxygen.
aerobiótico (aerobiotic). Relating to aerobiosis.
aerocele (aerocele). Distention of a small natural cavity with gas.
aerocistografía (aerocystography). Obsolete synonym for pneumocystography.
aerocistoscopio (aerocystoscope). An obsolete cystoscope for viewing the interior with the bladder distended with air or another gas.
aerocolpos (aerocolpos). Distention of the vagina with gas.
aerodermectasia (aerodermectasia). Subcutaneous emphysema.
aerodinámica (aerodynamics) The study of air and other gases in motion, the forces that set them in motion, and the results of such motion.
aerodoncia (aerodontia). The science of the effect of either increased or reduced atmospheric pressure on the teeth.
aerodontalgia **1.** (aerodontalgia). Aero-odontalgia; aero-odontodynia. **2.** (aero-odontalgia). Aerodontalgia.
a. primaria (primary a.).
a. secundaria (secondary a.).
aerodontodinia (aero-odontodynia). Aerodontalgia.
aeroenfisema (aeroemphysema). Obsolete term for decompression sickness.
aerofagia (aerophagia, aerophagy). Pneumophagia; excessive swallowing of air.

aerofílico (aerophilic). Aerophilous, aerobic.
aerófilo (aerophil, aerophile). **1.** Air-loving. **2.** An aerobic organism (aerobe); especially an obligate aerobe.
aerofobia (aerophobia). Morbid dread of fresh air or of air in motion.
aerogastria (aerogastria). Distention of the stomach with gas.
a. por bloqueo (blocked a.).
aerogénesis (aerogenesis). Production of gas, as by a microorganism.
aerogénico, aerógeno (aerogenic, aerogenous). Gas-forming.
aerógeno (aerogen). A gas-forming microorganism.
aerohidroterapia (aerohydrotherapy). Treatment of disease by application, at different temperatures and by different methods, of both air and water.
aeromedicina (aeromedicine). Aviation medicine.
aeromónadas (aeromonad). A vernacular term used to refer to any member of the genus *Aeromonas*.
aeroneurosis (aeroneurosis). Aerasthenia.
aeropatía (aeropathy). Any morbid state induced by a pronounced change in atmospheric pressure; e.g., altitude sickness, decompression sickness.
aeropausa (aeropause). An upper region of the atmosphere, between the stratosphere and outer space, in which gas particles are so sparse as to provide almost no support for man's physiologic requirements or for vehicles that require air for burning fuel.
aeropiesoterapia (aeropiesotherapy). Treatment of disease by compressed (or rarified) air.
aeroplancton (aeroplankton). An organism or a substance carried by air, e.g., bacterium, pollen grain.
aeropletismógrafo (aeroplethysmograph). Obsolete term for body plethysmograph.
aerosaculitis (airsacculitis). Inflammation of the mucous membrane of the air sacs of birds.
aerosialofagia (aerosialophagy). Sialoaerophagy.
aerosinusitis (aerosinusitis). Barosinusitis.
aerosis (aerosis). Generation of gas in the tissues.
aerosol **1.** (aerosol). A liquid or solution dispersed in air in the form of a fine mist for therapeutic, insecticidal, or other purposes. **2.** (spray). A jet of liquid in fine drops, coarser than a vapor.
a. respirable (respirable a.'s).
aerosolización (aerosolization). Dispersion in air of a liquid material or a solution in the form of a fine mist.
aeroterapéutica, aeroterapia (aerotherapeutics, aerotherapy). Treatment of disease by fresh air, by air of different degrees of pressure or rarity, or by air medicated in various ways.
aerotitis media (aerotitis media). Barotitis media; aviator's ear; aviation otitis.
aerotonómetro (aerotonometer). **1.** An instrument for estimating the tension or pressure of a gas. **2.** Tonometer.
afagia (aphagia). Dysphagia.
a. algera (a. algera). Failure to eat or swallow because it causes pain.
afalangia (aphalangia). Congenital absence of a digit, or more specifically, absence of one or more of the long bones (phalanges) of a finger or toe.
afanisis (aphanisis). Loss of sexuality.
afaquia (aphakia). Absence of the lens of the eye.
afaquial, afáquico (aphakial, aphakic). Denoting aphakia.
afasia (aphasia). Alogia; anepia; logagnosia; logamnesia; logasthenia.
a. acústica (acoustic a.). Auditory a.
a. amnésica (amnestic a., amnesic a.).
a. anómica (anomic a.). Nominal a.
a. asociativa (associative a.). Conduction a.
a. atáxica (ataxic a.). Motor a.
a. auditiva (auditory a.). Acoustic a.; word deafness.
a. de Broca (Broca's a.). Motor a.
a. de conducción (conduction a.). Associative a.
a. epiléptica adquirida (acquired epileptic a.). Landau-Kleffner syndrome.
a. de expresión (expressive a.). Motor a.
a. funcional (functional a.).
a. global (global a.). Total a.
a. gráfica, grafomotora (graphic a., graphomotor a.). Cerebral agraphia.
a. de impresión (impressive a.). Sensory a.
a. en jerigonza (jargon a.).
a. de Kussmaul (Kussmaul's a.). Mutism in psychosis.
a. mixta (mixed a.). A mixture of motor and sensory a.
a. motora (motor a.). Ataxic a.; expressive a.; Broca's a.
a. nominal (nominal a.). Anomia; anomic a.
a. patemática (pathematic a.).
a. psicosensorial (psychosensory a.).
a. pura (pure a.).
a. receptiva (receptive a.). Sensory a.
a. semántica (semantic a.).
a. sensorial (sensory a.). Impressive a.; receptive a.
a. de sintaxis (syntactical a.).
a. total (total a.). Global a.
a. transcortical (transcortical a.).
a. visual (visual a.). Alexia.
a. de Wernicke (Wernicke's a.). Auditory a. and nominal a.
afásico (aphasiac, aphasic). Relating to or suffering from aphasia.
afasiología (aphasiology). The science of disorders of speech.
afasiólogo (aphasiologist). A specialist in speech disorders due to dysfunction of the dominant hemisphere.
afásmido (aphasmid). **1.** Lacking phasmids, as seen in nematodes of the class Adenophorasida (Aphasmidia). **2.** Common name for a member of the class Aphasmidia, now Adenophorasida.
afebril (afebrile). Apyretic.
afección (affection). **1.** A moderate feeling of tenderness, caring, or love. **2.** An abnormal condition of body or mind.
afectividad (affectivity). Feeling tone.
afectivo (affective). Pertaining to mood, emotion, feeling, sensibility, or a mental state.
afecto (affect). The emotional feeling, tone, and mood attached to a thought, including its external manifestations.
a. inapropiado (inappropriate a.).
a. lábil (labile a.).
a. plano (flat a.).
afectomotor (affectomotor). Pertaining to muscular manifestations associated with affective tone.
afefobia (aphephobia). Haphephobia.
afeliotropismo (apheliotropism). Negative heliotaxis.
afemestesia (aphemesthesia). Loss of the sense of articulate speech; inability to recognize what one is saying.
afemia (aphemia). Obsolete term for a form of motor aphasia in which the ability to express ideas in spoken words is lost.
afémico (aphemic). Relating to aphemia.
aferente (afferent). Centripetal; esodic; toward a center, denoting certain arteries, veins, lymphatics, and nerves.
aféresis (apheresis). Infusion of a patient's own blood from which certain cellular or fluid elements have been removed.
afetal (afetal). Without relation to a fetus or intrauterine life.
AFH (AFH). Abbreviation for anterior facial height.
afibrilar (afibrillar). Denoting a biological structure that does not contain fibrils.
afibrinogenemia (afibrinogenemia). The absence of fibrinogen in the plasma.
a. congénita (congenital a.).
afiebrado (feverish). **1.** Febrile. **2.** Having a fever.
afiláctico (aphylactic). Pertaining to or characterized by aphylaxis.
afilaxia o afilaxis (aphylaxis). Nonimmunity; lack of protection against disease.
afiloponía (aphilopony). Obsolete term for an aversion, or lack of desire, to work.
afín (affinous). Pertaining to a marriage in which the partners are related, not by consanguinity, but through another marriage.
afinidad (affinity). **1.** In chemistry, the force that impels certain atoms to unite with certain others to form compounds. **2.** Selective staining of a tissue by a dye or the selective uptake of a dye, chemical, or other substance by a tissue.
a. residual (residual a.).
afirmación (affirmation). The stage in autosuggestion in which one exhibits a positive reactive tendency.
aflatoxina (aflatoxin). Toxic metabolites of some strains of *Aspergillus flavus*.
aflujo (afflux, affluxion). A flowing toward; specifically, a flowing of blood toward any part.
afonía (aphonia). Anaudia; loss of the voice.

a. espástica (spastic a.).
a. histérica (hysterical a.).
a. paralítica (a. paralytica).
afónico (aphonic). Aphonous; relating to aphonia.
áfono (aphonous). Aphonic.
afonogelia (aphonogelia). Inability to laugh out loud.
AFORMED (AFORMED). AFORMED phenomenon.
afotestesia (aphotesthesia). Decreased sensitivity of the retina to light caused by excessive exposure to sunlight.
AFP (AFP). Abbreviation for α-fetoprotein.
afrasia (aphrasia). Inability to speak, from any cause.
afrodisia (aphrodisia). Sexual desire, especially when excessive.
afrodisíaco (aphrodisiac). **1.** Increasing sexual desire. **2.** Anything that arouses or increases sexual desire.
afrodisiomanía (aphrodisiomania). Abnormal and excessive erotic interest.
afrontamiento (coping). An adaptive method of dealing with individual o environmental situations that involve psychologic or physiologic stress or threat.
afta (aphtha, pl. aphthae). **1.** In the singular, a small ulcer(s) on a mucous membrane. **2.** Aphthae minor; aphthous stomatitis; canker sores; recurrent aphthous stomatitis; recurrent aphthous ulcers; recurrent ulcerative stomatitis; ulcerative stomatitis.
a. de Bednar (Bednar's aphthae).
a. cicatrizales recurrentes (recurrent scarring aphthae). Aphthae major.
a. contagiosas (contagious aphthae). Foot-and-mouth disease.
a. herpetiforme (herpetiform aphthae).
a. mayores (aphthae major). Periadenitis mucosa necrotica recurrens.
a. menores (aphthae minor).
a. de Mikulicz (Mikulicz' aphthae). Aphthae major.
aftoide (aphthoid). Resembling aphthae.
aftongia (aphthongia). A spasm of the muscles of speech sometimes affecting public speakers; a variety of occupational neurosis analogous to writer's cramp.
aftosa (aftosa). Foot-and-mouth disease.
aftosis (aphthosis). Any condition characterized by the presence of aphthae.
aftoso (aphthous). Characterized by or relating to aphthae or aphthosis.
aftovirus (aphthovirus). Foot-and-mouth disease.
afusión (affusion). Pouring of water upon the body or any of its parts for therapeutic purposes.
Ag (Ag). **1.** Symbol for silver (argentum). **2.** Abbreviation for antigen.
agalactia (agalactia). Agalactosis; absence of milk in the breasts after childbirth.
a. contagiosa (contagious a.).
agaláctico (agalactous). Relating to agalactia, or to the diminution or absence of breast milk.
agalactorrea (agalactorrhea). Absence of the secretion or flow of breast milk.
agalactosis (agalactosis). Agalactia.
agalla (nutgall). Oak apple; an excrescence on the oak.
agameto (agamete). A protozoan organism produced by asexual multiple fission.
agámico **1.** (agamic). Agamous; denoting nonsexual reproduction, as by fission, budding, etc. **2.** (agamous). Agamic.
agammaglobulinemia (agammaglobulinemia). Absence of, or extremely low levels of, the gamma fraction of serum globulin.
a. adquirida (acquired a.). Common variable immunodeficiency.
a. congénita (congenital a.). X-linked hypogammaglobulinemia.
a. ligada al cromosoma X (X-linked a.). X-linked hypogammaglobulinemia.
a. primaria (primary a.). X-linked hypogammaglobulinemia.
a. secundaria (secondary a.). Secondary immunodeficiency.
a. de tipo Bruton (Bruton type a.). X-linked hypogammaglobulinemia.
a. de tipo suizo (Swiss type a.).
a. transitoria (transient a.). Transient hypogammaglobulinemia of infancy.
agamocitogenia (agamocytogeny). Schizogony.
agamogénesis (agamogenesis). Asexual reproduction.
agamogenético (agamogenetic). Indicating asexual reproduction.
agamogonia (agamogony). Asexual reproduction.
agamonte (agamont). Schizont.
aganglionar (aganglionic). Without ganglia.
aganglionosis (aganglionosis). The state of being without ganglia.
agapismo (agapism). The doctrine that exalts nonsexual (brotherly) love.
agar (agar). A polysaccharide (a sulfated galactan) derived from seaweed (various red algae).
a. ascítico (ascitic a.).
a. chocolatado (chocolate a.).
a. cólera (cholera a.).
a. Conradi-Drigalski (Conradi-Drigalski a.).
a. Drigalski-Conradi (Drigalski-Conradi a.).
a. EMB (EMB a.). Eosin-methylene blue a.
a. Endo (Endo a.).
a. Endo fucsina (Endo's fuchsin a.).
a. eosina-azul de metileno (eosin-methylene blue a.). EMB a.
a. extracto de levadura (yeast extract a.).
a. francés (French proof a.). Sabouraud's a.
a. fucsina (fuchsin a.).
a. gelatina de Guarnieri (Guarnieri's gelatin a.).
a. harina de maíz (cornmeal a.)
a. infusión cerebro-corazón (brain-heart infusion a.).
a. lactosa-tornasol (lactose-litmus a.).
a. de MacConkey (MacConkey a.).
a. nutriente (nutrient a.).
a. papa-dextrosa (potato dextrose a.).
a. pasta de tomates y harina de avena (oatmeal-tomato paste a.).
a. de Sabouraud (Sabouraud's a.).
a. de sales biliares (bile salt a.)
a. sales biliares verde brillante (brilliant green bile salt a.).
a. sangre (blood a.).
a. sangre de Novy y MacNeal (Novy and MacNeal's blood a.).
a. sangre de Pfeiffer (Pfeiffer's blood a.).
a. sangre-papas, de Bordet-Gengou (Bordet-Gengou potato blood a.).
a. solución de Czapek (Czapek's solution a.).
a. suero (serum a.).
a. Tween-arroz (rice-Tween a.).
a. verde brillante con sales (brilliant green salt a.).
agárico (agaric). Amadou; the dried fruit body of *Polyporus officinalis* (family Polyporaceae).
a. mortal (deadly a.). *Amanita phalloides.*
a. de las moscas (fly a.). *Amanita muscaria.*
agarosa (agarose). The neutral polysaccharide fraction found in agar preparations.
agástrico (agastric). Without stomach or digestive tract.
agastroneuria (agastroneuria). Lessened nervous control of the stomach.
agenesia (agenesis). Absence, failure of formation, or imperfect development of any part.
a. gonadal (gonadal a.). Gonadal aplasia.
a. renal (renal a.).
a. tímica (thymic a.).
agenitalismo (agenitalism). Congenital absence of genitals.
agenosomía (agenosomia). Markedly defective formation or absence of the genitalia in a fetus.
agente (agent). An active force or substance capable of producing an effect.
a. alquilantes (alkylating a.'s).
a. antiansiedad (antianxiety a.). Anxiolytic.
a. antiespumosos (antifoaming a.'s).
a. antipsicótico (antipsychotic a.).
a. Bittner (Bittner a.). Mammary tumor virus of mice.
a. bloqueador (blocking a.).
a. bloqueador adrenérgico (adrenergic blocking a.).
a. bloqueador α-adrenérgico (α-adrenergic blocking a.).
a. bloqueador β-adrenérgico (β-adrenergic blocking a.).
a. bloqueador de los canales del calcio (calcium channel-blocking a.). Calcium antagonist; slow channel-blocking a.
a. bloqueador de los canales lentos (slow channel-blocking a.).
a. bloqueador de los receptores β-adrenérgicos (β-adrenergic receptor blocking a.).

A
B

a. bloqueador ganglionar (ganglionic blocking a.).
a. bloqueador neural adrenérgico (adrenergic neuronal blocking a.).
a. bloqueador neuromuscular (neuromuscular blocking a.).
a. bloqueador neuromuscular no despolarizante (nondepolarizing neuromuscular blocking a.).
a. colinérgico (cholinergic a.).
a. de la coriza del chimpancé (chimpanzee coryza a.). Respiratory syncytial virus.
a. delta (delta a.). Hepatitis delta virus.
a. Eaton (Eaton a.). *Mycoplasma pneumoniae.*
a. enteroquinético (enterokinetic a.).
a. esclerosante (sclerosing a.).
a. espumosos (foamy a.'s). Foamy viruses.
a. F (F a.). F plasmid.
a. F' (F' a.). F' plasmid.
a. fertilizante (fertility a.). F plasmid.
a. de inclusión (embedding a.'s).
a. de iniciación (initiating a.).
a. LDH (LDH a.). Lactate dehydrogenase virus.
a. MS-1 (MS-1 a.). A strain of hepatitis A virus.
a. MS-2 (MS-2 a.). A strain of hepatitis B virus.
a. de la neumonía de Pittsburgh (Pittsburgh pneumonia a.). *Legionella micdadei.*
a. neuroléptico (neuroleptic a.).
a. Norwalk (Norwalk a.).
a. promotor (promoting a.). .
a. simpático (sympathetic a.). .
a. tipo reovirus (reovirus-like a.). Rotavirus.
a. transformante (transforming a.). Mitogen.
a. TRIC (TRIC a.'s). Strains of *Chlamydia trachomatis* that cause trachoma and inclusion conjunctivitis.
a. de unión (luting a.).

Agente Naranja (Agent Orange). An herbicide and defoliant.
agerasia (agerasia). An appearance of youth in old age.
ageusia (ageusia). Ageustia; gustatory anesthesia; loss of the sense of taste.
ageustia (ageustia). Ageusia.
agger, pl. **aggeres** (agger, pl. aggeres). [*agger*, NA]. An eminence or projection.
a. nasi (agger nasi). [*agger nasi*, NA]. Nasal ridge.
a. perpendicularis (a. perpendicularis). Eminentia fossae triangularis.
a. valvae venae (a. valvae venae). A slight prominence on the wall of a vein corresponding to the location of a valve.
agiofobia (agyiophobia). A form of agoraphobia characterized by a morbid fear of being in the street.
agiria (agyria). Lissencephalia; lissencephaly.
agit. bene (agit. bene). Abbreviaton for L. *agita bene*, shake well.
agitofasia (agitophasia). Agitolalia; abnormally rapid speech in which words are imperfectly spoken or dropped out of a sentence.
agitografia (agitographia). A condition in which one writes with great rapidity, leaving out words or parts of words.
agitolalia (agitolalia). Agitophasia.
aglicona (aglycon). The noncarbohydrate portion of a glycoside (e.g., digoxenin).
aglicosuria (aglycosuria). Absence of carbohydrate in the urine.
aglicosúrico (aglycosuric). Relating to aglycosuria.
aglobulia (aglobulia). Obsolete term for anemia.
aglobuliosis (aglobuliosis). Obsolete term for a condition characterized by anemia.
aglobulismo (aglobulism). Obsolete term for anemia.
aglomeración (agglomeration). Aggregation.
aglomerado (agglomerate, agglomerated). Aggregated.
aglomerular (aglomerular). Having no glomeruli.
aglosia (aglossia). Congenital absence of the tongue.
aglosostomía (aglossostomia). Congenital absence of the tongue, with a malformed (usually closed) mouth.
aglucona (aglucon). The portion of a glucoside other than the glucose.
aglutición (aglutition). Dysphagia.
aglutinación (agglutination). **1.** The process by which suspended bacteria, cells, or other particles of similar size are caused to adhere and form into clumps. **2.** Adhesion of the surfaces of a wound.
a. ácida (acid a.).
a. bacteriógena (bacteriogenic a.).
a. cruzada (cross a.). Group a.
a. espontánea (spontaneous a.).
a. falsa (false a.). **1.** Pseudoagglutination. **2.** Rouleaux formation.
a. fría (cold a.).
a. de grupo (group a.). Cross a.
a. indirecta (indirect a.). Passive a.
a. inmune (immune a.).
a. mixta (mixed a.). Mixed agglutination reaction.
a. no inmune (nonimmune a.).
a. pasiva (passive a.). Indirect a.

aglutinante (agglutinant). A substance that holds parts together or causes agglutination.
aglutinar (agglutinate). To accomplish, or be subjected to, agglutination.
aglutinina (agglutinin). **1.** Agglutinating antibody; immune a. **2.** A substance, other than a specific agglutinating antibody, that causes organic particles to agglutinate.
a. caliente (warm a.'s). .
a. flagelar (flagellar a.). H a.
a. fría (cold a.). An a. associated with cold agglutination.
a. de grupo (group a.). Cross-reacting a.
a. de grupos sanguíneos (blood group a.'s).
a. H (H a.). Flagellar a.
a. inmune (immune a.). Agglutinin.
a. mayor (major a.). Chief a.
a. menor (minor a.). Partial a.
a. O (O a.). Somatic a.
a. parcial (partial a.). Minor a.
a. principal (chief a.). Major a.
a. de reacción cruzada (cross-reacting a.). Group a.
a. salina (saline a.). Complete antibody.
a. sérica (serum a.). Incomplete antibody.
a. somática (somatic a.). O a.
a. vegetal (plant a.). A lectin.

aglutinofílico (agglutinophilic). Readily undergoing pronounced agglutination.
aglutinóforo (agglutinophore). Obsolete term for an antibody-binding site, the portion of the antibody molecule that reacts with specific antigen.
aglutinogénico (agglutinogenic). Agglutogenic; capable of causing the production of an agglutinin.
aglutinógeno (agglutinogen). Agglutogen; an antigenic substance that stimulates the formation of specific agglutinin.
a. de grupos sanguíneos (blood group a.'s).
a. T (T a.).

aglutinoscopio (agglutinoscope). An obsolete term for a magnifying glass or simple system of lenses used to observe agglutination in vitro.
aglutogénico (agglutogenic). Agglutinogenic.
aglutógeno (agglutogen). Agglutinogen.
agmen (agmen, pl. agmina). Aggregation.
a. de Peyer (a. peyerianum). Folliculi lymphatici aggregati.
agminado (agminate, agminated). Aggregated.
agnacia o agnatia (agnathia). Congenital absence of the lower jaw.
agnato (agnathous). Relating to agnathia.
agnea (agnea). Agnosia.
agnogénico (agnogenic). Idiopathic.
agnosia (agnosia). Agnea; lack of ability to perceive or recognize sensory stimuli.
a. auditiva (auditory a.).
a. digital (finger a.).
a. ideatoria (ideational a.).
a. de localización (localization a.).
a. óptica (optic a.).
a. de posición (position a.).
a. táctil (tactile a.).
a. visuoespacial (visual-spatial a.).

-agogo (-agogue, -agog). Suffixes indicating a promoter or stimulant of.
agonadal (agonadal). Denoting the absence of gonads.
agonal (agonal). An obsolete term relating to the process of dying or the moment of death.
agonfosis, agonfiasis (agomphosis, agomphiasis). Anodontia.
agonía (agony). Intense pain or anguish of body or mind.

agonista (agonist). **1.** Denoting a muscle in a state of contraction, with reference to its opposing muscle, or antagonist. **2.** A drug capable of combining with receptors to initiate drug actions; it possesses affinity and intrinsic activity.
agorafobia (agoraphobia). A mental disorder characterized by an irrational fear of leaving the familiar setting of home, or venturing into the open.
agorafóbico (agoraphobic). Relating to or characteristic of agoraphobia.
agotamiento **1.** (exhaustion). Extraction of the active constituents of a drug by treating with water, alcohol, or other solvent. **2.** (exhaustion). Removal of contents; using up of a supply of anything. **3.** (exhaustion). Extreme fatigue; inability to respond to stimuli. **4.** (burnout). Colloquialism for a condition characterized by physical and emotional exhaustion resulting from chronic unrelieved job-related stress.
  a. por calor (heat e.).
-agra (-agra). Suffix meaning sudden onslaught of acute pain.
agrafe (agraffe). An appliance for clamping together the edges of a wound, used in lieu of sutures.
agrafia (agraphia). Anorthography; logagraphia; impairment of the ability to write.
  a. absoluta (absolute a.). Atactic a.; literal a.
  a. acústica (acoustic a.).
  a. amnemónica (amnemonic a.).
  a. atáctica (atactic a.). Absolute a.
  a. cerebral (cerebral a.). Graphic aphasia; graphomotor aphasia; mental a.
  a. literal (literal a.). Absolute a.
  a. mental (mental a.). Cerebral a.
  a. motora (motor a.). A. due to muscular incoordination.
  a. musical (musical a.).
  a. verbal (verbal a.).
agráfico (agraphic). Relating to or marked by agraphia.
agramática (agrammatica). Agrammatism.
agramatismo (agrammatism). Arammatica; agrammatologia.
agramatología (agrammatologia). Agrammatism.
agrandamiento (enlargement). **1.** An increase in size. **2.** An intumescence or swelling.
  a. cervical de la médula espinal (cervical e. of spinal cord). Intumescentia cervicalis.
  a. gingival (gingival e.).
  a. lumbar de la médula espinal (lumbar e. of spinal cord). Intumescentia lumbalis.
agranulocito (agranulocyte). A nongranular leukocyte.
agranulocitosis (agranulocytosis). Agranulocytic angina; angina lymphomatosa; neutropenic angina an acute condition characterized by pronounced leukopenia.
  a. felina (feline a.). Panleukopenia
agranuloplástico (agranuloplastic). Capable of forming nongranular cells, and incapable of forming granular cells.
agregación **1.** (aggregation). Agglomeration; agmen; a crowded mass of independent but similar units; a cluster. **2.** (clumping). The massing together of bacteria or other cells suspended in a fluid.
  a. familiar (familial a.).
agregado **1.** (aggregate). The total of individual units making up a mass or cluster. **2.** (aggregated). Agglomerate; agglomerated; agminate; agminated; collected together, thereby forming a cluster, clump, or mass of individual units.
agregómetro (aggregometer). An instrument for measuring platelet adhesiveness.
agresina (aggressin). A substance postulated to inhibit the resistance mechanisms of the host.
agresión (aggression). A domineering, forceful, or assaultive verbal or physical action toward another person as the motor component of the affects of anger, hostility, or rage.
agresivo (aggressive). **1.** Denoting aggression. **2.** Denoting a competitive forcefulness or invasiveness, as of a behavioral pattern, a pathogenic organism, or a disease process.
agrietado (chapped). Having or pertaining to skin that is dry, scaly, and fissured, owing to the action of cold or to the excess rate of evaporation of moisture from the skin surface.
agriotimia (agriothymia). Obsolete term for a wild, ferocious mania.
agripnia (agrypnia). Rarely used term for insomnia.
agripnocoma (agrypnocoma). A wakeful, apathetic, or lethargic state.
agromanía (agromania). Obsolete term for a morbid impulse to live in the open country or in solitude.
agrumar (clump). To form into clusters, small aggregations, or groups.
agrupamiento sanguíneo (blood grouping). Blood typing.
agua (water). H_2O; a clear, odorless, tasteless liquid, solidifying at 32°F (0°C and R), and boiling at 212°F (100°C, 80°R).
  a. de adhesión (w. of adhesion).
  a. alcalina (alkaline w.).
  a. amarga (bitter w.).
  a. de anilina de genciana (gentian aniline w.).
  a. aromática (aromatic w.).
  a. azufrada (sulfur w.).
  a. de barita (baryta w.).
  a. blanda (soft w.).
  a. de bromo (bromine w.).
  a. cálcica (calcic w.).
  a. carbonada, carbónica (carbonated w., carbonic w.).
  a. de cloro, clorada (chlorine w.).
  a. de combustión (w. of combustion). W. of metabolism.
  a. de constitución (w. of constitution).
  a. de cristalización (w. of crystallization).
  a. destilada (distilled w.) W. purified by distillation.
  a. dura (hard w.).
  a. ferruginosa (chalybeate w.).
  a. indiferente (indifferent w.).
  a. para inyección (w. for injection).
  a. libre (free w.).
  a. libre de dióxido de carbono (carbon dioxide-free w.).
  a. ligada (bound w.).
  a. del metabolismo (w. of metabolism). W. of combustion.
  a. mineral (mineral w.).
  a. negra (black w.). Azoturia of horses.
  a. pesada (heavy w.). Deuterium oxide.
  a. potable (potable w.).
  a. purificada (purified w.).
  a. salina (saline w.).
  a. de Selters, Seltzer (Selters w., Seltzer w.).
  a. sulfatada (sulfate w.).
  a. térrea (earthy w.).
aguas (waters). Colloquialism for amniotic fluid.
  a. falsas (false w.).
agudeza (acuity). Sharpness, clearness, distinctness.
  a. espacial (spatial a.). Detection of the shape of a test object.
  a. estereoscópica (stereoscopic a.).
  a. de resolución (resolution a.). Visual a.
  a. umbral de intensidad absoluta (absolute intensity threshold a.).
  a. de Vernier (Vernier a.).
  a. de visibilidad (visibility a.).
  a. visual (visual a. (V)). Resolution a.
agudo (acute). **1.** Of short and sharp course, not chronic; said of a disease. **2.** Sharp; pointed at the end.
ague (ague). **1.** Archaic term for malarial fever. **2.** A chill.
aguijón (sting). The venom apparatus of a stinging animal, consisting of a chitinous spicule or bony spine and a venom gland or sac.
aguja (needle). **1.** A slender, usually sharp-pointed, instrument used for puncturing tissues, suturing, or passing a ligature around an artery. **2.** A hollow n. used for injection, aspiration, biopsy, or to guide introduction of a catheter
  a. para aneurismas, para arterias (aneurysm n., artery n.).
  a. aspirante (aspirating n.).
  a. atraumática (atraumatic n.).
  a. para biopsia (biopsy n.).
  a. para cataratas (cataract n.). Knife n.
  a. -cuchillo o bisturí (knife n.).
  a. de Deschamps (Deschamps n.).
  a. de Emmet's (Emmet's n.).
  a. en espátula o espatulada (spatula n.).
  a. exploradora (exploring n.).
  a. de Francke (Francke's n).
  a. de Frazier (Frazier's n.).
  a. de Gillmore (Gillmore n.).

a. de Hagedorn (Hagedorn n.).
a. hipodérmica (hypodermic n.).
a. para punción lumbar (lumbar puncture n.).
a. de Salah para punción esternal (Salah's sternal puncture n.).
a. -tope (stop-n.).
a. de Tuohy (Tuohy n.).
a. de Vicat (Vicat n.).

agujero (foramen, pl. foramina). *foramen,* pl. *foramina,* NA]. Trema; an aperture or perforation through a bone or a membranous structure.

a. acústico externo (external acoustic f.). [*porus acusticus externus,* NA].
a. acústico interno (internal acoustic f.). [*porus acusticus internus,* NA].
a. aórtico (aortic f.). [*hiatus aorticus,* NA].
a. de las apófisis transversas (f. of transverse process). [*foramen processus transversi,* NA].
a. aracnoideo (arachnoid f.). [*apertura mediana ventriculi quarti,* NA].
a. de Arnold (f. of Arnold). [*foramen petrosum,* NA].
a. auditivo externo (external auditory f.). [*porus acusticus externus,* NA].
a. auditivo interno (internal auditory f.). [*porus acusticus internus,* NA].
a. de Bichat (Bichat's f.). Cisterna venae magnae cerebri.
a. de Bochdalek (Bochdalek's f.). Pleuroperitoneal hiatus.
a. de la bolsa epiploica mayor (f. bursae omentalis majoris).
a. de Botallo (Botallo's f.).
a. carotídeo (carotid f.).
a. ciático (sciatic f.). [*foramen ischiadicum,* NA].
a. ciego de la lengua (blind f. of the tongue). [*foramen cecum linguae,* NA]; Morgagni's f; cecal f. of the tongue.
a. ciego de la médula oblonga (f. cecum medullae oblongatae).
a. ciego del hueso frontal (blind f. of frontal bone). [*foramen cecum ossis frontalis,* NA]. Cecal f. of frontal bone
a. cigomaticofacial (zygomaticofacial f.). [*foramen zygomaticofaciale,* NA].
a. cigomaticoorbitario (zygomatico-orbital f.). [*foramen zygomatico-orbitale,* NA].
a. cigomaticotemporal (zygomaticotemporal f.). [*foramen zygomaticotemporale,* NA].
a. condíleo anterior (anterior condyloid f.). [*canalis hypoglossalis,* NA].
a. condíleo posterior (posterior condyloid f.). [*canalis condylaris,* NA].
a. conjugado (conjugate f.).
a. costotransverso (costotransverse f.). [*foramen costotransversarium,* NA].
a. dentario apical (apical dental f.). [*foramen apicis dentis,* NA].
a. dentario inferior (inferior dental f.). [*foramen mandibulae,* NA].
a. dentarios posteriores (alveolar foramina). [*foramina alveolaria,* NA].
a. del diafragma de la silla turca (f. diaphragmatis sellae).
a. de Duverney (Duverney's f.). [*foramen epiploicum,* NA].
a. epiploico (epiploic f.). [*foramen epiploicum,* NA].
a. esfenoidal emisario (emissary sphenoidal f.). [*foramen venosum,* NA].
a. esfenopalatino (sphenopalatine f.). [*foramen sphenopalatinum,* NA].
a. esfenótico (sphenotic f.). [*foramen lacerum,* NA].
a. espinoso (f. spinosum). [*foramen spinosum,* NA].
a. estilomastoideo (stylomastoid f.). [*foramen stylomastoideum,* NA].
a. etmoidal (ethmoidal f.). [*foramen ethmoidale,* NA].
a. de Ferrein (Ferrein's f.). [*hiatus canalis nervi petrosi majoris,* NA].
a. frontal (frontal f.). [*foramen frontale,* NA].
a. grande (great f.). [*foramen magnum,* NA].
a. de Huschke (Huschke's f.).
a. de Hyrtl (Hyrtl's f.). Porus crotaphytico-buccinatorius.
a. incisivo (incisive f.). [*foramen incisivum,* NA].
a. incisor (incisor f.). [*foramen incisivum,* NA].
a. infraorbitario (infraorbital f.). [*foramen infraorbitale,* NA].
a. interauricular primario (primary interatrial f.). Interatrial f. primum.
a. interauricular secundario (secondary interatrial f.). Interatrial f. secundum.
a. interventricular (interventricular f.). [*foramen interventriculare,* NA]
a. intervertebral (intervertebral f.). [*foramen intervertebrale,* NA].
a. de Key-Retzius (f. of Key-Retzius). [*apertura lateralis ventriculi quarti,* NA].
a. de Lannelongue (Lannelongue's foramina). [*foramina venarum minimarum,* NA].
a. lateral del ventrículo cuarto (f. lateralis ventriculi quarti). [*apertura lateralis ventriculi quarti,* NA].
a. de Luschka (f. of Luschka). [*apertura lateralis ventriculi quarti,* NA].
a. de Magendie (Magendie's f.). [*apertura mediana ventriculi quarti,* NA].
a. malar (malar f.). [*foramen zygomaticofaciale,* NA].
a. mandibular (mandibular f.). [*foramen mandibulae,* NA].
a. mastoideo (mastoid f.). [*foramen mastoideum,* NA].
a. mentoniano (mental f.). [*foramen mentale,* NA].
a. de Monro (Monro's f.). [*foramen interventriculare,* NA].
a. de Morgagni (Morgagni's f.). [*foramen cecum linguae,* NA].
a. nasal (nasal f.).
a. nerviosos (foramina nervosa). [*foramina nervosa,* NA]. Habenulae perforata.
a. nutricio (nutrient f.). [*foramen nutricium,* NA].
a. obturador (obturator f.). [*foramen obturatum,* NA].
a. olfatorio (olfactory f.).
a. óptico (optic f.). [*canalis opticus,* NA].
a. oval (f. ovale, oval f.). [*foramen ovale,* NA].
a. palatino mayor (greater palatine f.). [*foramen palatinum majus,* NA].
a. palatino posterior (posterior palatine f.). [*foramen palatinum majus,* NA].
a. palatinos anteriores (anterior palatine foramina). [*foramina palatina minora,* NA]. Lesser palatine f.
a. palatinos menores (foramina palatina minora). [*foramina palatina minora,* NA]. Anterior palatine foramina.
a. papilares del riñón (papillary foramina of kidney). [*foramina papillaria renis,* NA].
a. parietal (parietal f.). [*foramen parietale,* NA].
a. de las pequeñas venas del corazón (foramina of the smallest veins). [*foramina venarum minimarum,* NA].
a. petroso (petrosal f.). [*foramen petrosum,* NA].
a. posglenoideo (postglenoid f.).
a. radicular (root f.). [*foramen apicis dentis,* NA].
a. rasgado anterior (lacerated f.). [*foramen lacerum,* NA].
a. rasgado posterior (f. lacerum posterius). [*foramen jugulare,* NA].
a. redondo (round f.). [*foramen rotundum,* NA].
a. de Retzius (Retzius' f.). [*apertura lateralis ventriculi quarti,* NA].
a. sacro (sacral f.). [*foramen sacrale,* NA].
a. de Scarpa (Scarpa's foramina).
a. solitario (solitary f.). [*foramen singulare,* NA].
a. de Stensen (Stensen's f.). [*foramen incisivum,* NA].
a. subseptal (f. subseptale). Interatrial f. primum.
a. supraorbitario (supraorbital f.). [*foramen supraorbitale,* NA].
a. de Thebesio (thebesian foramina). [*foramina venarum minimarum,* NA].
a. tiroideo (thyroid f.). [*foramen thyroideum,* NA].
a. transverso (transverse f.). [*foramen processus transversi,* NA].
a. de la vena cava (f. of vena cava). [*foramen venae cavae,* NA]. F. quadratum.
a. venoso (venous f.). [*foramen venosum,* NA].
a. vertebral (vertebral f.). [*foramen vertebrale,* NA].
a. vertebroarterial (vertebroarterial f.). [*foramen vertebrarterialis,* NA]; [*foramen processus transversi,* NA].
a. de Vesalio (Vesalius' f.). [*foramen venosum,* NA].
a. de Vicq d'Azyr (Vicq d'Azyr's f.). F. cecum medullae oblongatae.
a. de Vieussens (Vieussens' foramina). [*foramina venarum minimarum,* NA].

a. de Weitbrecht (Weitbrecht's f.).
a. de Winslow (Winslow's f.). [*foramen epiploicum*, NA].
a. yugular (jugular f.). [*foramen jugulare*, NA].
agutí (agouti). *Dasyprocta*.
AHF (AHF). Abbreviaton for antihemophilic factor.
AHG (AHG). Abbreviaton for antihemophilic globulin.
ahilognosia (ahylognosia). Inability to recognize differences of density, weight, and roughness.
ahogo **1.** (choke). Any obstruction of the esophagus in herbivorous animals by a partly swallowed foreign body. **2.** (chokes). A manifestation of decompression sickness or altitude sickness characterized by dyspnea, coughing, and choking.
a. torácico (thoracic c.).
aicmofobia (aichmophobia). Morbid fear of being touched by the finger or any slender pointed object.
AID (AID). Abbreviaton for heterologous (artificial) insemination donor.
AIH (AIH). Abbreviaton for homologous (artificial) insemination.
ailurofobia (ailurophobia). Aelurophobia; morbid fear of or aversion to cats.
ainhum (ainhum). Dactylolysis spontanea.
aire (air). Atmosphere; a mixture of oxygen, 20.94; nitrogen, 78.03; argon and other rare gases, 0.99; carbon dioxide, 0.04.
a. alveolar (alveolar a.). Alveolar gas.
a. complementario **1.** (complementary a.). Inspiratory capacity. **2.** (complemental a.). Inspiratory reserve volume.
a. líquido (liquid a.).
a. mínimo (minimal a.).
a. de reserva (reserve a.). Expiratory reserve volume.
a. residual (residual a.). Residual volume.
a. residual funcional (functional residual a.).
a. suplementario (supplemental a.). Expiratory reserve volume.
a. viciado (vitiated a.).
a. de volumen corriente (tidal a.). Tidal volume.
aislación (insulation). **1.** The act of insulating. **2.** The nonconducting substance so used. **3.** The state of being insulated.
aislado (isolate). In group psychotherapy an individual who is not responded to by others in the group.
aislador (insulator). A nonconducting substance used as insulation.
aislamiento **1.** (isolation). Separation from others, as of an individual from a community because of communicable disease. **2.** (isolate). Viable organisms separated on a single occasion from a field sample in experimental hosts, culture systems, or stabilates.
a. de acoplamiento (mating isolate).
a. genético (genetic isolate).
aislar **1.** (insulate). To prevent the passage of electric or radiant energy by the interposition of a nonconducting substance. **2.** (isolate). To free from chemical contaminants. **3.** (isolate). In psychoanalysis, to separate experiences or memories from the affects pertaining to them. **4.** (isolate). To separate, to set apart others.
ajenjo (wormwood). Absinthium.
ajmalina (ajmaline). An indole alkaloid from the roots of *Rauwolfia serpentina*; sedative.
ajo (garlic). Allium.
ajustamiento (adjustment). **1.** In dentistry, any modification made upon a fixed or removable prosthesis during or after its insertion to perfect its adaptation and function. **2.** Adaptation.
a. oclusal (occlusal a.).
akantion (akanthion). Acanthion.
akatama (akatama). An endemic peripheral neuritis affecting the adult native population of West Central Africa.
akatamatesia (akatamathesia). Acatamathesia.
akembe (akembe). Onyalai.
akiyami (akiyami). Hasamiyami.
Al (Al). Symbol for aluminum.
Ala (Ala). Symbol for alanine or its mono- or diradical.
ALA (ALA). Abbreviaton for δ-aminolevulinic acid.
ala (wing). **1.** Axilla. **2.** [*ala*, NA]. In anatomy, ala. **3.** The anterior appendage of a bird.
a. de ángel (angel's w.).
a. de la apófisis crista galli (w. of crista galli). [*ala cristae galli*, NA].
a. auris (ala auris). [*auricula*, NA].
a. cerebelosa (ala cerebelli). A. central lobule.
a. cinérea (ashen w.). [*ala cinerea*]. Trigonum nervi vagi.
a. gris (gray w.). Trigonum nervi vagi.
a. del ilion (w. of ilium). [*ala ossis ilii*, NA].
a. de Ingrassia (Ingrassia's w.). [*ala minor ossis sphenoidalis*, NA].
a. de la língula del cerebelo (alae lingulae cerebelli). Vincula lingulae cerebelli.
a. del lobulillo central (ala lobuli centralis). [*ala lobuli centralis*, NA].
a. mayor del hueso esfenoides (greater w. of sphenoid bone). [*ala major ossis sphenoidalis*, NA].
a. menor del hueso esfenoides (lesser w. of sphenoid bone). [*ala minor ossis sphenoidalis*, NA].
a. de la nariz (w. of nose). [*ala nasi*, NA].
a. orbitaria (ala orbitalis). Lesser wing of sphenoid bone.
a. del sacro (w. of sacrum). [*ala sacralis*, NA].
a. temporal (ala temporalis). [*ala temporalis*, NA]. Greater wing of temporalis bone.
a. vespertilionis (ala vespertilionis). Obsolete term for broad ligament of the uterus.
a. del vómer (w. of vomer). [*ala vomeris*, NA].
ala, gen. y pl. **alae** (ala, gen. and pl. alae). **1.** [*ala*, NA]. Any winglike or expanded structure. **2.** [*fossa axillaris*, NA].
alacestesia (allachesthesia). A condition in which a sensation is referred to a point other than that to which the stimulus is applied.
a. óptica (optical a.). Visual allesthesia.
alacrima (alacrima). Absence of tears.
alalia (alalia). Loss of the power of speech through impairment in the articulatory apparatus.
alálico (alalic). Relating to alalia.
alambrado (wiring). Fastening together the ends of a broken bone by wire sutures.
a. de la abertura piriforme (pyriform aperture w.).
a. en circunferencia (circumferential w.).
a. continuo (continuous loop w.). Stout's w.
a. de Gilmer (Gilmer w.).
a. de Ivy (Ivy loop w.).
a. perialveolar (perialveolar w.).
a. de Stout (Stout's w.). Continuous loop w.
a. de suspensión craneofacial (craniofacial suspension w.).
alambre (wire). Slender and pliable rod or thread of metal.
a. de arco (arch w.). Archwire.
a. forjado (wrought w.)
a. de Kirschner (Kirschner's w.).
a. de ligadura (ligature w.).
a. separador (separating w.).
alambrino (wiry). Resembling or having the feel of a wire; filiform and hard; denoting a variety of pulse.
alanilo (alanyl). The acyl radical of alanine.
alanina (alanine (Ala)). α-Aminopropionic acid; one of the amino acids occurring widely in proteins
β-alanina (β-alanine). A decarboxylation product of aspartic acid.
alanina aminotransferasa (ALT) (alanine aminotransferase (ALT)). Alanine transaminase; glutamic-pyruvic transaminase; serum glutamic-pyruvic transaminase.
alanina oxomalonato aminotransferasa (alanine-oxomalonate aminotransferase). An enzyme that accomplishes the transfer of the amino groups of L-alanine to oxomalonate.
alanina racemasa (alanine racemase). An enzyme, requiring pyridoxal phosphate as coenzyme, that catalyzes the racemization of L-alanine to D-alanine.
alanina transaminasa (alanine transaminase). Alanine aminotransferase.
alanosina (alanosine). An antibiotic substance produced by *Streptomyces alanosinicus*.
alantiasis (allantiasis). Obsolete term for sausage poisoning due to botulism.
alantina (alantin). Inulin.
alanto-, alant- (allanto-, allant-). Combining forms for allantois, allantoid.
alantocorion (allantochorion). Extraembryonic membrane formed by the fusion of the allantois and chorion.
alantogénesis (allantogenesis). Development of the allantois.
alantoico (allantoic). Relating to the allantois.

alantoide (allantoid). **1.** Sausage-shaped. **2.** Relating to, or resembling, the allantois.
alantoides (allantois). Allantoid membrane; a fetal membrane developing from the hindgut (or yolk sac, in man).
alantoidoangiópago (allantoidoangiopagus). A. twins.
alantoína (allantoin). Cordianine; glyoxyldiureide.
alantoinasa (allantoinase). An enzyme (an amidohydrolase) that catalyzes the hydrolysis of allantoin to allantoic acid.
alantoinuria (allantoinuria). The urinary excretion of allantoin.
alantol (alantol). Inulol; a yellowish liquid obtained by distillation from the root of *Inula helenium* or elecampane
alar (alar). **1.** Relating to a wing; winged. **2.** Axillary. **3.** Relating to the ala of such structures as the nose, sphenoid, sacrum, etc.
alastrim (alastrim). Cuban itch; Kaffir pox; milkpox; pseudosmallpox; pseudovariola; variola minor; West Indian smallpox; whitepox; a mild form of smallpox caused by a less virulent strain of the virus.
alaxis (allaxis). Metamorphosis.
alba (alba). Substantia alba.
albedo (albedo). The light reflected by a surface.
albicans (albicans, pl. albicantia). **1.** White. **2.** [*corpus albicans*, NA].
albiduria (albiduria). Albinuria; the passing of pale or white urine of low specific gravity, as in chyluria.
albidus (albidus). White, whitish.
albinismo (albinism). Congenital leukoderma; congenital leukopathia; an inherited (usually autosomal recessive) deficiency or absence of pigment in the skin, hair, and eyes, or eyes only, due to an abnormality in production of melanin.
a. cutáneo (cutaneous a.).
a. ocular (ocular a.).
a. oculocutáneo (oculocutaneous a.).
a. rufo (rufous a.). Xanthism.
albino (albino). An individual with albinism.
albinótico (albinotic). Pertaining to albinism.
albinuria (albinuria). Albiduria.
albocinéreo (albocinereous). Relating to both the white and the gray matter of the brain or spinal cord.
albuginea (albuginea). A white fibrous tissue layer, such as the tunica albuginea.
albugíneo (albugineous). **1.** Resembling boiled white of egg. **2.** Relating to any tunica albuginea.
albugineotomía (albugineotomy). Incision into any tunica albuginea.
albugo (albugo). Leukoma.
albumen (albumen). Ovalbumin.
albúmina (albumin). A type of simple protein, varieties of which are widely distributed throughout the tissues and fluids of plants and animals.
a. A (a. A). The normal or common type of human serum a.
a. acetosoluble (acetosoluble a.). Patein's a.
a. B (a. B).
a. de Bence Jones (Bence Jones a.).
a. Ghent (a. Ghent).
a. del huevo (egg a.). Ovalbumin.
a. humana desecada (dried human a.). Normal human serum a.
a. en macroagregados (macroaggregated a.).
a. México (a. Mexico).
a. Naskapi (a. Naskapi).
a. nativa (native a.).
a. de Patein (Patein's a.). Acetosoluble a.
a. Reading (a. Reading).
a. sanguínea (blood a.). Serum a.
a. sérica (serum a.). Blood a.; seralbumin.
a. sérica bovina (bovine serum a. (BSA)).
a. sérica humana normal (normal human serum a.). Dried human a.
a. sérica humana yodada ^{131}I (iodinated ^{131}I human serum a.).
a. sérica radioyodada (radioiodinated serum a. (RISA)). Iodinated ^{125}I serum a.
a. sérica yodada ^{125}I (iodinated ^{125}I serum a.). Radioiodinated serum a.
a. tanato (a. tannate).
a. X (a. X). An antithrombin inblood plasma.
a. X_1 (a. X_1). Heparin cofactor.
albuminato (albuminate). The product of the reaction between native albumin and dilute acids or dilute bases, thereby resulting in acid a.'s or alkali a.'s.
albuminaturia (albuminaturia). The presence of an abnormally large quantity of albuminates in the urine when voided.
albuminífero (albuminiferous). Producing albumin.
albumíníparo (albuminiparous). Forming albumin.
albuminocolia (albuminocholia). Obsolete term for albumin in the bile.
albuminógeno (albuminogenous). Producing or forming albumin.
albuminoide (albuminoid). **1.** Resembling albumin. **2.** Any protein. **3.** Glutinoid; scleroprotein; a simple type of protein, insoluble in neutral solvents.
albuminólisis (albuminolysis). Proteolysis.
albuminoptisis (albuminoptysis). Albuminous expectoration.
albuminorrea (albuminorrhea). Albuminuria.
albuminoso (albuminous). Relating to, containing, or consisting of albumin.
albuminuria (albuminuria). Albuminorrhea; proteinuria; presence of protein in urine, chiefly albumin but also globulin.
a. de la adolescencia (adolescent a.).
a. de los atletas (a. of athletes).
a. de Bamberger (Bamberger's a.).
a. benigna (benign a.). Essential a.
a. cardíaca (cardiac a.).
a. cíclica (cyclic a.). Recurrent a.
a. colicuativa (colliquative a.).
a. dietética (digestiva) (dietetic a.).
a. esencial (essential a.). Benign a.
a. espontánea (adventitious a.). False a.
a. falsa (false a.). Adventitious a.
a. febril (febrile a.). A. associated with fever.
a. fisiológica (physiologic a.).
a. funcional (functional a.). Physiologic a.
a. intermitente (intermittent a.).
a. lordótica (lordotic a.). Orthostatic a.
a. neuropática (neuropathic a.).
a. ortostática (orthostatic a.). Orthostatic proteinuria; postural proteinuria.
a. posrenal (postrenal a.).
a. postural (postural a.). Orthostatic a.
a. prerrenal (prerenal a.).
a. recurrente (recurrent a.). Cyclic a.
a. regulatoria (regulatory a.).
a. transitoria (transient a.).
albuminúrico (albuminuric). Relating to or characterized by albuminuria.
albumoide (albumoid). Albuminoid.
albuterol (albuterol). Salbutamol; a sympathomimetic bronchodilator with relatively selective effects on β_2-receptors, by inhalation.
alcadieno (alkadiene). An acyclic hydrocarbon (alkane) containing two double bonds.
alcalemia (alkalemia). A decrease in H-ion concentration of the blood or a rise in pH.
alcalescencia (alkalescence). **1.** A slight alkalinity. **2.** The process of becoming alkaline.
alcalescente (alkalescent). **1.** Slightly alkaline. **2.** Becoming alkaline.
álcali (alkali, pl. alkalis, alkalies). A strongly basic substance yielding hydroxide ions (OH^-) in solution.
á. cáustico (caustic a.). A highly ionized (in solution) alkali.
á. fijo (fixed a.).
á. vegetal (vegetable a.). A mixture of potassium hydroxide and carbonate.
alcalinidad (alkalinity). The state of being alkaline.
alcalinización (alkalinization). Alkalization.
alcalino (alkaline). Relating to or having the reaction of an alkali.
alcalinuria (alkalinuria). Alkaluria; the passage of alkaline urine.
alcaliterapia (alkalitherapy). Therapeutic use of alkali for local or systemic effect.
alcalización (alkalization). Alkalinization.

alcalizador (alkalizer). An agent that neutralizes acids or renders a solution alkaline.
alcaloide (alkaloid). Vegetable base; originally, any one of hundreds of plant products distinguished by alkaline (basic) reactions, but now restricted to heterocyclic nitrogen-containing and often complex structures possessing pharmacological activity.
a. fijo (fixed a.). A nonvolatile a.
alcalosis (alkalosis). A pathophysiological disorder characterized by H-ion loss or base excess in body fluids (metabolic a.), or caused by CO_2 loss due to hyperventilation (respiratory a.).
a. por acapnia (acapnial a.). Respiratory a.
a. compensada (compensated a.).
a. descompensada (uncompensated a.).
a. metabólica (metabolic a.).
a. respiratoria (respiratory a.). Acapnial a.
alcalótico (alkalotic). Relating to alkalosis.
alcaluria (alkaluria). Alkalinuria.
alcana (alkanet). The root of a herb, *Alkanna*, or *Anchusa tinctoria* (family Boraginaceae), that yields red dyes alkannan and alkannin.
alcanán (alkannan). A minor red dye component derived from alkanet.
alcance (span). The amount, distance, or length between two points; the full extent or reach of anything.
a. de la memoria (memory s.).
alcanfor (camphor). A ketone distilled from the bark and wood of *Cinnamonum camphora*.
a. de alquitrán (tar c.). Naphthalene.
a. de cantáridas (cantharis c.). Cantharidin.
linimento de a. (c. liniment). Camphorated oil.
a. de menta (peppermint c.). Menthol.
a. monobromado (monobromated c.). An antispasmodic, soporific, and sedative.
a. de tomillo (thyme c.). Thymol.
alcanforáceo (camphoraceous). Resembling camphor in appearance or odor.
alcanforado (camphorated). Containing camphor.
alcanina (alkannin). Anchusin; the major red dye derived from alkanet.
alcano (alkane). The general term for a saturated acyclic hydrocarbon; e.g., propane, butane.
alcaptona **1.** (alkapton, alcapton). Homogentisic acid. **2.** (alcapton, alkapton). Homogentisic acid.
alcaptonuria **1.** (alkaptonuria). Alcaptonuria; homogentisuria; excretion of homogentisic acid (alkapton) in the urine. **2.** (alcaptonuria). Alkaptonuria.
alcatrieno (alkatriene). An acyclic hydrocarbon containing three double bonds.
alcavervir (alkavervir). A mixture of alkaloids obtained by the selective extraction of *Veratrum viride*; used as a hypotensive agent.
alclofenac (alclofenac). An anti-inflammatory agent.
alclometasona (alclometasone). A potent corticosteroid.
alcogel (alcogel). A hydrogel, with alcohol instead of water as the dispersion medium.
alcohol (alcohol). **1.** One of a series of organic chemical compounds in which a hydrogen (H) attached to carbon is replaced by a hydroxyl (OH). **2.** Ethanol; ethyl a.; grain a.; rectified spirit; wine spirit.
a. absoluto (absolute a.). **1.** Anhydrous a. **2.** Dehydrated a.
a. ácido (acid a.).
a. alílico (allyl alcohol). Vinyl carbinol; 2-propenol.
a. amílico (amyl alcohol). 1-Pentanol.
a. amílico terciario (tertiary amyl alcohol). Amylene hydrate.
a. anhidro (anhydrous a.). Absolute a.
a. de azúcar (sugar alcohol).
a. bencílico (benzyl alcohol). Phenmethylol; phenylcarbinol.
a. butílico (butyl alcohol).
a. cetílico (cetyl alcohol). 1-Hexadecanol; palmityl alcohol.
a. cetoestearílico (cetostearyl alcohol). A component of the hydrophilic ointment ingredient known as emulsifying wax.
a. cetónico (ketone alcohol). A compound containing a carbonyl or ketone group as well as a hydroxyl group.
a. cinámico (cinnamic alcohol). Styrone.
a. deshidratado (dehydrated a.). Absolute a.
a. desnaturalizado (denatured a.). Industrial methylated spirit; methylated spirit.
a. dicloroisopropílico (dichloroisopropyl alcohol). Dichlorohydrin.
a. dihídrico (dihydric a.).
a. diluido (dilute a.).
a. estearílico (stearyl alcohol). Octadecyl alcohol; octadecanol.
a. etílico (ethyl alcohol). Alcohol.
a. de farneseno (farnesene alcohol). Farnesol.
a. fenetílico (phenethyl alcohol). Phenylethyl alcohol.
a. feniletílico (phenylethyl alcohol). Benzyl carbinol; phenethyl alcohol.
a. fenílico (phenyl alcohol). Phenol.
a. fitílico (phytyl alcohol). Phytol.
a. de fricción (rubbing a.).
a. furfurílico (furfuryl alcohol). 2-Furanmethanol; 2-hydroxymethylfuran.
a. de granos (grain a.).
a. graso (fatty a.).
a. isobutílico (isobutyl alcohol).
a. isopropílico (isopropyl alcohol). Isopropanol.
a. de madera (wood alcohol). Methyl alcohol.
a. monohídrico (monohydric a.). An a. containing one OH group.
a. nicotínico (nicotinic alcohol). Nicotinyl alcohol.
a. nicotinílico (nicotinyl alcohol). Nicotinic alcohol.
a. no saturados (unsaturated a.'s).
a. oleico (oleyl alcohol).
a. palmitílico (palmityl alcohol). Cetyl alcohol.
a. pantotenílico (pantothenyl alcohol). Dexpanthenol.
a. pirolígneo (pyroligneous a.). Methyl alcohol.
a. polivinílico (polyvinyl alcohol).
a. primario (primary a.).
a. propílico (propyl alcohol). Propanol; ethylcarbinol.
a. salicílico (salicyl alcohol). Saligenin; saligenol; *o*-hydroxybenzyl alcohol.
a. secundario (secondary a.).
a. terciario (tertiary a.).
a. tricloroetílico (trichloroethyl alcohol). Trichloroethanol.
a. trihídrico (trihydric a.).
alcohol deshidrogenasa (ADH) (alcohol dehydrogenase). Aldehyde reductase.
alcohol deshidrogenasa (aceptor) (alcohol dehydrogenase (acceptor)). An oxidoreductase converting primary alcohols to aldehydes.
alcohol deshidrogenasa (NAD(P)$^+$) (alcohol dehydrogenase (NAD(P)$^+$)). An oxidoreductase converting alcohols to aldehydes; also reduces retinal to retinol.
alcohol deshidrogenasa (NADP$^+$) (alcohol dehydrogenase (NADP$^+$)). Retinaldehyde reductase; retinal reductase.
alcoholato (alcoholate). **1.** A tincture or other preparation containing alcohol. **2.** A chemical compound in which the hydrogen in the OH group of an alcohol is replaced by an alkali metal.
alcohólico (alcoholic). **1.** Relating to, containing, or produced by alcohol. **2.** One who suffers from alcoholism.
alcohólisis (alcoholysis). Splitting of a chemical bond with the addition of the elements of alcohol at the point of splitting.
alcoholismo (alcoholism). Chronic alcohol abuse, dependence, or addiction.
a. agudo **1.** (acute a.). Intoxication. **2.** (drunkenness). Intoxication, usually alcoholic.
a. alfa (alpha a.).
a. beta (beta a.).
a. crónico (chronic a.).
a. delta (delta a.).
a. épsilon (epsilon a.).
a. gamma (gamma a.).
alcoholización (alcoholization). Permeation or saturation with alcohol.
alcoholofobia (alcoholophobia). Morbid fear of alcohol, or of becoming an alcoholic.
alcuronio, cloruro de (alcuronium chloride). A skeletal muscle relaxant.
ALD (ALD). Abbreviation for adrenoleukodystrophy.
aldadieno (aldadiene). A metabolite of spironolactone that contains double bonds between C-4 and C-5 and between C-6 and C-7.
aldehído (aldehyde). A compound containing the radical –CH=O, reducible to an alcohol (CH_2OH), oxidizable to an acid (COOH); e.g., acetaldehyde.
a. acético (acetic aldehyde) Acetaldehyde.

a. angular (angular a.).
a. benzoico (benzoic aldehyde). Benzaldehyde.
a. fórmico (formic aldehyde). Formaldehyde.
a. glicérico (glyceric aldehyde). Glyceraldehyde.
a. pirúvico (pyruvic aldehyde). Methylglyoxal.
a. reductasa (a. reductase). Alcohol dehydrogenase.
a. salicílico (salicylic aldehyde). Salicyl aldehyde.
aldehído → DPN transhidrogenasa (aldehyde → DPN transhydrogenase). Aldehyde dehydrogenase.
aldehído → TPN transhidrogenasa (aldehyde → TPN transhydrogenase). Aldehyde dehydrogenase.
aldehído cinámico (cinnamic aldehyde). Cinnamaldehyde.
aldehído deshidrogenasa (acilante) (aldehyde dehydrogenase (acylating)). An oxidoreductase converting an aldehyde and CoA to acyl-CoA.
aldehído deshidrogenasa (NAD$^+$) (aldehyde dehydrogenase (NAD$^+$)). An oxidoreductase converting aldehydes to acids with NAD$^+$ as H acceptor.
aldehído deshidrogenasa (NAD(P)$^+$) (aldehyde dehydrogenase (NADP(P)$^+$)). An oxidoreductase converting aldehydes to acids NAD$^+$ or NAD(P)$^+$ as H acceptor.
aldehído liasas (aldehyde-lyases). Enzymes catalyzing the reversal of an aldol condensation.
aldehol (aldehol). An oxidation product of kerosene; used for denaturing ethyl alcohol.
alditol (alditol). The alcohol derived by reduction of an aldose; e.g., sorbitol.
aldocetomutasa (aldoketomutase). Lactoylglutathione lyase.
aldocortina (aldocortin). Aldosterone.
aldohexosa (aldohexose). A 6-carbon sugar.
aldolasa (aldolase). **1.** Generic term for aldehyde-lyase. **2.** Name sometimes applied to fructose-bisphosphate aldolase.
aldopentosa (aldopentose). A monosaccharide with five carbon atoms.
aldosa (aldose). A monosaccharide potentially containing the characteristic group of the aldehydes, –CHO.
a. mutarrotasa (a. mutarotase). Aldose 1-epimerase.
a. reductasa (a. reductase). Polyol dehydrogenase.
aldosa 1-epimerasa (aldose 1-epimerase). Aldose mutarotase; mutarotase; an enzyme catalyzing interconversion of α- and β-D-glucose.
aldósido (aldoside). A glucoside in which the sugar moiety is an aldose.
aldosterona (aldosterone). Aldocortin.
aldosteronismo (aldosteronism). Hyperaldosteronism.
a. idiopático (idiopathic a.). Primary a.
a. primario (primary a.). Conn's syndrome; idiopathic a.
a. secundario (secondary a.).
aldotetrosa (aldotetrose). A four-carbon aldose; e.g., threose, erythrose.
aldoxima (aldoxime). A compound derived by the reaction of an aldose with hydroxylamine.
aldrina (aldrin). A hexachlorohexahydrodimethanonaphthalene; insecticide.
aleación (alloy). A substance composed of a mixture of two or more metals.
a. de cromo-cobalto (chrome-cobalt a.'s).
a. eutéctica (eutectic a.).
a. de oro (gold a.).
a. plata-estaño (silver-tin a.).
a. Raney (Raney a.).
alecital (alecithal). Without yolk; denoting ova with little or no deutoplasm.
alélico (allelic). Allelomorphic; relating to an allele.
alelismo (allelism). Allelomorphism.
alelo (allele). Allelomorph; any one of a series of two or more different genes that may occupy the same position or locus on a specific chromosome.
a. codominante (codominant a.).
a. silencioso (silent a.). Amorph.
alelocatálisis (allelocatalysis). Self-stimulation of growth in a bacterial culture by addition of similar cells.
alelocatalítico (allelocatalytic). Mutually catalytic.
alelomórfico (allelomorphic). Allelic.
alelomorfismo (allelomorphism). Allelism.
alelomorfo (allelomorph). Allele.
alelotaxia (allelotaxis, allelotaxy). Development of an organ from a number of embryonal structures or tissues.
alemal (alemmal). Denoting a nerve fiber lacking a neurolemma.
alergénico (allergenic). Antigenic.
alergeno (allergen). Antigen.
alergia (allergy). **1.** Acquired sensitivity; induced sensitivity; the immunologic state induced in a susceptible subject by an antigen (allergen), characterized by a marked change in the subject's reactivity. **2.** That branch of medicine concerned with the study, diagnosis, and treatment of allergic manifestations. **3.** An acquired hypersensitivity to certain drugs and biologic materials.
a. atópica (atopic a.).
a. bacteriana (bacterial a.).
a. de contacto (contact a.).
a. a drogas (drug a.).
a. física (physical a.).
a. al frío (cold a.). Physical symptoms produced by hypersensitivity to cold.
a. inmediata (immediate a.). A type I allergic reaction.
a. latente (latent a.).
a. polivalente (polyvalent a.).
a. tardía o retardada (delayed a.). A type IV allergic reaction.
alérgico (allergic). Relating to any response stimulated by an allergen.
alergina (allergin). A seldom used term denoting the reactive substance in the passive transference of anaphylaxis.
alergista (allergist). One who specializes in the treatment of allergies.
alergización (allergization). Active sensitization as a result of allergens being naturally or artificially brought into contact with susceptible tissues; the procedure of being allergized.
alergizado (allergized). Specifically altered in reactivity; rendered capable of exhibiting one or another aspect of allergy.
alergodermia (allergodermia). An allergic dermatitis.
alergosis (allergosis). Any abnormal condition characterized by allergy.
alerón (aileron). A winglike extension of a fascia or sheath.
alestesia (allesthesia). Allocheiria; allochiria; alloesthesia; Bamberger's sign.
a. visual (visual a.). Optical allachesthesia.
aleteo (flutter). Agitation; tremulousness.
a. atrial, auricular (atrial f., auricular f.). Jugular embryocardia.
a. diafragmático (diaphragmatic f.).
a. impuro (impure f.).
a. ocular (ocular f.).
a. ventricular (ventricular f.).
aleteo-fibrilación (flutter-fibrillation). An electrocardiographic pattern of atrial activity with features of both fibrillation and flutter.
aletia (alethia). Rarely used term for an incapacity to forget past events.
aletocito (aletocyte). Obsolete term for a wandering cell of uncertain origin.
aletrinas (allethrins). Allethrolone esters of chrysanthemum-monocarboxylic acids and synthetic analogs of pyrethrins, an insecticide.
aletrolona (allethrolone).
aleucemia (aleukemia). **1.** Literally, a lack of leukocytes in the blood. The term is generally used to indicate varieties of leukemic disease in which the white blood cell count in circulating blood is normal or even less than normal. **2.** Leukemic changes in bone marrow associated with a subnormal number of leukocytes in the blood.
aleucémico (aleukemic). Pertaining to aleukemia.
aleucemoide (aleukemoid). Resembling aleukemia symptomatically.
aleucia (aleukia). **1.** Absence or extremely decreased number of leukocytes in the circulating blood. **2.** Obsolete name for thrombocytopenia.
aleucocítico (aleukocytic). Manifesting absence or extremely reduced numbers of leukocytes in blood or lesions.
aleucocitosis (aleukocytosis). Absence or great reduction (relative or absolute) of the number of white blood cells in the circulating blood (i.e., an advanced degree of leukopenia), or the lack of leukocytes in an anatomical lesion.
aleurioconidio (aleurioconidium). Aleuriospore.

aleuriospora (aleuriospore). Aleurioconidium.
aleurón (aleuron). Protein granules in the endosperm of seeds.
aleuronato (aleuronate). Protein from the aleuron layer (endosperm) of cereal grains.
aleuronoide (aleuronoid). Resembling flour.
alexia (alexia). Text blindness; word blindness; visual aphasia; loss of the ability to grasp the meaning of written or printed words and sentences.
a. incompleta (incomplete a.). Dyslexia.
a. musical (musical a.). Music blindness; note blindness.
aléxico (alexic). Pertaining to alexia.
alexifármaco (alexipharmac). An antidote.
alexina (alexin). Buchner's term for the bactericidal substances of cell-free serum.
alexitimia (alexithymia). Difficulty in recognizing and describing one's emotions, defining them in terms of somatic sensations or behavioral reactions.
aleydigismo (aleydigism). Aplasia of Leydig cells, seen in hypogonadotrophic hypogonadism.
alfa (alpha). First letter of the Greek alphabet, α.
alfa amilasa (alpha amylase). A starch-splitting enzyme.
alfabloqueador (alpha-blocker). α-Adrenergic blocking agent.
alfacalcidol (alfacalcidol). 1-α-Hydroxycholecalciferol; a derivative of vitamin D.
alfadiona (alphadione). An intravenous anesthetic containing two steroids.
alfadolona, acetato de 1. (alfadolone acetate). Alphadolone acetate; a weak anesthetic agent. 2. (alphadolone acetate). Alfadolone acetate.
alfaprodina (alphaprodine). A narcotic analgesic related to meperidine.
alfasona, acetofenida (alphasone acetophenide). Algestone acetophenide.
alfaxalona 1. (alphaxalone). Alfaxalone. 2. (alfaxalone). Alphaxalone; a short-acting general anesthetic.
alfentanilo, clorhidrato de (alfentanil hydrochloride). A narcotic agonist analgesic used as an anesthetic or as an adjunct in the maintenance of general anesthesia.
alfodermia (alphodermia). Leukoderma.
alfos (alphos). Psoriasis.
algáceo (algal). Resembling or pertaining to algae.
algarroba (algaroba). Carob flour; locust gum.
algas (algae). A division of eukaryotic, photosynthetic, nonflowering organisms.
a. azul-verde (blue-green a.).
alge-, algesi-, algio-, algo- (alge-, algesi-, algio-, algo-). Combining forms meaning pain.
algedónico (algedonic). Relating to a mixed sensation or emotion of pleasure and pain.
algefaciente (algefacient). An agent that has a cooling action.
algesia (algesia). Algesthesia.
algésico (algesic). Algetic.
algesicronómetro (algesichronometer). An instrument for recording the time required for the perception of a painful stimulus.
algesidistrofia (algesidystrophy). Algodystrophy.
algesímetro (algesimeter). Algesiometer.
algesiogénico (algesiogenic). Algogenic; pain-producing.
algesiómetro (algesiometer). Algesimeter; algometer; odynometer; an instrument for measuring the degree of sensitivity to a painful stimulus.
algestesia (algesthesia). 1. Algesia; algesthesis.The appreciation of pain. 2. Hypersensitivity to pain.
algestesis (algesthesis). Algesthesia.
algestona acetofenida (algestone acetophenide). Alphasone acetophenide; progestogen with contraceptive properties.
algético (algetic). 1. Algesic. Painful, or relating to or causing pain. 2. Relating to hypersensitivity to pain.
-algia (-algia). Suffix meaning pain or painful condition.
algicida (algicide). An agent active against algae.
álgido (algid). Chilly, cold.
algina (algin). Sodium alginate.
alginato (alginate). An irreversible hydrocolloid consisting of salts of alginic acid.
algiomotor (algiomotor). Algiomuscular; causing painful muscular contractions.
algiomuscular (algiomuscular). Algiomotor.
algiovascular (algiovascular). Algovascular.
algodistrofia (algodystrophy). Algesidystrophy.
algodón (cotton). The white, fluffy, fibrous covering of the seeds of a plant of the genus *Gossypium* (family Malvaceae).
a. absorbente (absorbent c.).
a. estíptico (styptic c.). Absorbent c.
a. pólvora soluble (soluble gun c.). Pyroxylin.
a. purificado (purified c.). Absorbent c.
algofilia (algophilia). 1. Pleasure experienced in the thought of pain in others or in oneself. 2. Algolagnia.
algofobia (algophobia). Abnormal fear of or sensitiveness to pain.
algogenesia, algogénesis (algogenesis, algogenesia). The production or origin of pain.
algogénico (algogenic). Algesiogenic.
algolagnia (algolagnia). Algophilia; form of sexual perversion in which the infliction or the experiencing of pain increases the pleasure of the sexual act or causes sexual pleasure.
algometría (algometry). The process of measuring pain.
algómetro (algometer). Algesiometer.
algopsicalia (algopsychalia). Psychalgia.
algoritmo (algorithm). A step-by-step written protocol for management of health care problems.
algoscopia (algoscopy). Cryoscopy.
algospasmo (algospasm). Spasm produced by pain.
algovascular (algovascular). Algiovascular.
alheña, alcana (henna). The leaves of Egyptian privet, *Lawsonia inermis*; used as a cosmetic and hair dye.
alible (alible). Nutritive.
alicate (tweezers). An instrument with pincers that are squeezed together to grasp or extract fine structures.
alicíclico (alicyclic). Denoting an alicyclic compound.
alicuanta (aliquant). In chemistry and immunology, pertaining to a portion that results from dividing the whole in a manner that some is left after the a.'s (equal in volume or weight) have been apportioned.
alícuota (aliquot). In chemistry and immunology, pertaining to a portion of the whole.
alienación (alienation). A condition characterized by lack of meaningful relationships to others, sometimes resulting in depersonalization and estrangement from others.
alienia (alienia). Congenital absence of the spleen.
alienista (alienist). Obsolete term for one who treats mental diseases.
aliento (breath). Air inhaled and exhaled in breathing.
a. urémico (uremic b.).
alifafes (windpuffs). An affection of horses marked by a collection of synovial fluid between the tendons of the legs.
alifático (aliphatic). Denoting the acyclic carbon compounds, most of which belong to the fatty acid series.
aliflurano (aliflurane). A synthetic compound with anesthetic properties.
aliforme (aliform). Wing-shaped.
aligación (alligation). A rule of mixtures whereby 1) the cost of a mixture may be determined, given the proportions and prices of the several ingredients; or 2) in pharmacy, the relative amounts of solutions of different percentages which must be taken to form a mixture of a given strength.
alilamina (allylamine). 3-Aminopropylene.
alilbarbital (allylbarbital). Butalbital.
alilestrenol (allylestrenol). A progestational agent.
alilmercaptometilpenicilina (allylmercaptomethylpenicillin). Penicillin O.
***N*-alilnormorfina** (*N*-allylnormorphine). Nalorphine.
alilo (allyl). 2-Propenyl; the monovalent radical, $CH_2{=}CHCH_2$-.
cianuro de a. (a. cyanide). 3-Butenenitrile.
isotiocianato de a. (a. isothiocyanate). Volatile mustard oil; isothiocyanic allyl ester.
sulfuro de a. (a. sulfide). Diallyl sulfide; thioallyl ether; "oil garlic".
alimentación 1. (alimentation). Providing nourishment. 2. (feeding). Giving food or nourishment.
a. ficticia (fictitious feeding). Sham f.
a. forzada 1. (forced a.). Forced feeding. 2. (forced feeding , forcible feeding). Forced alimentation.

a. gástrica (gastric feeding).
a. nasal (nasal feeding).
a. parenteral (parenteral a.).
a. rectal (rectal a.). Nourishment provided by retention enemas.
a. simulada (sham feeding). Fictitious f.

alimentario (alimentary). Relating to food or nutrition.

alimento (aliment). **1.** Nourishment. **2.** In sensorimotor theory, that which is assimilated to a schema; analogous to a stimulus.

alinasal (alinasal). Relating to the alae nasi, or flaring portions of the nostrils.

alineamiento **1.** (alinement). Alignment. **2.** (alignment). Alinement. The longitudinal position of a bone or limb. **3.** (alignment). The act of bringing into line. **4.** (alignment). In dentistry, the arrangement of the teeth in relation to the supporting structures and the adjacent and opposing dentitions.

alinfia (alymphia). Absence or deficiency of lymph.

alinfocitosis (alymphocytosis). Absence or great reduction of lymphocytes.

alinfoplasia (alymphoplasia). Obsolete term for aplasia or hypoplasia of lymphoid tissue.
a. tímica (thymic a.).
a. tímica tipo Nezelof (Nezelof type of thymic a.).

alinyección (alinjection). Injection of alcohol for hardening and preserving pathologic and histologic specimens.

alipoide (alipoid). Characterized by absence of lipoids.

alipotrópico (alipotropic). Having no effect upon fat metabolism, or upon the movement of fat to the liver.

alisfenoide (alisphenoid). Relating to the greater wing of the sphenoid bone.

alisinas (allysines). Two or more six-carbon α-amino acids connected by a carbon-carbon bond.

aliteración (alliteration). In psychiatry, a speech disturbance in which words commencing with the same sounds, usually consonants, are notably frequent.

aliviar (relieve). To free wholly or partly from pain or discomfort, either physical or mental.

alivio (relief). **1.** Removal of pain or distress, physical or mental. **2.** In dentistry, reduction or elimination of pressure from a specific area under a denture base.

alizarina (alizarin). 1,2-Dihydroxyanthraquinone; a red dye.
a. cianina (a. cyanin). Nuclear dye.
a. purpurina (a. purpurin). Purpurin.
a. rojo S (a. red S). Sodium a. sulfonate.

almáciga (mastic). Mastich; mastiche; a resinous exudate from *Pistacia lentiscus* (family Anacardiaceae), a small tree of the Mediterranean shores.

almidón (starch). Amylum; a polysaccharide built up of glucose residues in α-1,4 linkage.
a. de alantina (alant starch). Inulin.
a. animal (animal s.). Glycogen.
a. hepático (liver s.). Glycogen.
a. de mandioca (cassava starch). Tapioca.
a. de musgo (moss s.). Lichenin.
a. soluble (soluble s.).

almohadilla (pad). **1.** Soft material forming a cushion, used in applying or relieving pressure on a part, or in filling a depression so that dressings can fit snugly. **2.** A more or less encapsulated body of fat or some other tissue serving to fill a space or act as a cushion in the body.
a. abdominal (abdominal p.). Laparotomy p.
a. adiposa de Bichat (Bichat's fat-pad). Corpus adiposum buccae.
a. adiposa de Imlach (Imlach's fat-pad). Fat surrounding the round ligament of the uterus in the inguinal canal.
a. "para las comidas" (dinner p.).
a. faringoesofágicas (pharyngoesophageal p.'s).
a. de laparotomía (laparotomy p.).
a. de los nudillos (knuckle p.'s).
a. de Passavant (Passavant's p.). Passavant's cushion.
a. periarterial (periarterial p.). Juxtaglomerular body.
a. retromolar (retromolar p.). Pear-shaped area.
a. de succión **1.** (sucking cushion). Corpus adiposum buccae. **2.** (sucking p.). [*corpus adiposum buccae*, NA].

almohadilla adiposa (fat-pad). An accumulation of somewhat encapsulated adipose tissue.

almohadón (cushion). In anatomy, any structure resembling a pad or c.
a. del conducto auriculoventricular (atrioventricular canal c.'s). Endocardial c.'s
a. elevador (levator c.). Torus levatorius.
a. endocárdicos (endocardial c.'s). Atrioventricular canal c.
a. de la epiglotis (c. of epiglottis). Tuberculum epiglotticum.
a. de Eustaquio (eustachian c.). Torus tubarius.
a. faringoesofágicos (pharyngoesophageal c.'s). Pharyngoesophageal pads.
a. de Passavant (Passavant's c.). Passavant's bar; Passavant's pad; Passavant's ridge.
a. plantar (plantar c.).

alo- (allo-). **1.** Prefix meaning "other" or differing from the normal or usual. **2.** Prefix formerly used with amino acids whenever their side chain contained an asymmetric carbon; now used only for the alloisoleucines and allothreonines.

aloalbuminemia (alloalbuminemia). The condition of having serum albumin of a variant type that differs in mobility on electrophoresis from the usual type A.

aloanticuerpo (alloantibody). An antibody specific for an alloantigen. Isoantibody is sometimes used in this sense.

aloantígeno (alloantigen). An antigen that occurs in some, but not in other members of the same species. Isoantigen is sometimes used in this sense.

aloartroplastia (alloarthroplasty). Formation of another or a new joint, using material not from the human body.

alobarbital (allobarbital). A hypnotic.

alocéntrico (allocentric). Heterocentric; characterized by or denoting interest centered in other persons rather than in one's self.

alocinesia (allokinesis). **1.** Passive movement. **2.** Reflex movement.

alocolano (allocholane).

alocolesterol (allocholesterol). Coprostenol.

alocorteza (allocortex). Heterotypic cortex.

α-alocortol (α-allocortol). A metabolite of hydroxycortisone found in urine.

β-alocortol (β-allocortol). A metabolite of hydrocortisone found in urine.

α-alocortolona (α-allocortolone). A metabolite of hydroxycortisone found in urine.

β-alocortolona (β-allocortolone). A metabolite of hydroxycortisone found in urine.

alocroico (allochroic). Changed or changeable in color; relating to allochroism.

alocroísmo (allochroism). A change or changeableness in color.

alocromasia (allochromasia). Change of color of the skin or hair.

alodinia (allodynia). The distress resulting from painful stimuli.

alodiploide (allodiploid).

áloe (aloe). The dried juice from the leaves of plants of the genus *Aloe* (family Liliaceae), from which are derived aloin, resin, emodin, and volatile oils.

áloe-emodina (aloe-emodin). Rhabarberone; the trimethyl ether of emodin; used as a laxative.

aloeroticismo (alloeroticism). Alloerotism.

aloerótico (alloerotic). Heteroerotic; pertaining to or characterized by alloerotism.

aloerotismo (alloerotism). Alloeroticism; heteroerotism; sexual attraction toward another person.

aloestesia (alloesthesia). Allesthesia.

aloetina (aloetin). Aloin.

alofanamida (allophanamide). Biuret.

alofasia (allophasis). Speech that is incoherent, disordered.

alofénico (allophenic). Pertaining to an animal with different cellular phenotypes produced by combining dividing fertilized eggs (blastomeres) of different genotypes (i.e., from different pairs of parents).

alóforo (allophore). Erythrophore.

aloftalmía (allophthalmia). Heterophthalmus.

alogamia (allogamy). Fertilization of the ova of one individual by the spermatozoa of another.

alogénico (allogenic, allogeneic). **1.** Formerly, pertaining to a different species, or race. **2.** Pertaining to different gene constitutions within the same species.

alogia (alogia). **1.** Aphasia. **2.** Inability to speak due to mental deficiency or an episode of dementia.
alogotrofia (allogotrophia). Growth or nourishment of one part or tissue at the expense of another part of the body.
alogrupo (allogroup). A term formerly used to denote a haplotype composed of closely linked allotypic markers.
alohexaploide (allohexaploid).
aloína (aloin). Aloetin; barbaloin; used as a laxative.
aloinjerto (allograft). Allogeneic graft; homograft; homologous graft; homoplastic graft.
aloisómero (alloisomer). A geometric isomer.
alolalia (allolalia). Any speech defect, especially one due to disease affecting the speech center.
alomería (allomerism). The state of differing in chemical composition but having the same crystalline form.
alometron (allometron). An evolutionary change in size or proportion of organic beings.
alomorfismo (allomorphism). **1.** Change of shape in cells due to mechanical causes. **2.** The state of being similar in chemical composition but differing in form (especially crystalline).
alónomo (allonomous). Governed by external stimuli.
alópata 1. (allopathist). Allopath. **2.** (allopath). Allopathist. One who is a practitioner of allopathy. **3.** (allopath). Erroneously, a traditional medical physician, as distinguished from eclectic or homeopathic practitioners.
alopatía (allopathy). Heteropathy; substitutive therapy.
alopático (allopathic). Relating to allopathy.
alopecia (alopecia). Acomia; baldness; calvities; pelade; loss of hair.
  a. adnata (a. adnata). A. congenitalis.
  a. androgénica (androgenic a.).
  a. apolillada (moth-eaten a.).
  a. areata (a. areata). A. circumscripta; Cazenave's vitiligo; porrigo decalvans.
  a. capitis totalis (a. capitis totalis).
  a. celsi, de Celsus (a. celsi). A. areata.
  a. cicatrizal (cicatricial a., a. cicatrisata).
  a. circunscripta (a. circumscripta). A. areata.
  a. por compresión posquirúrgica (postoperative pressure a.).
  a. congénita (a. congenitalis, congenital a.). A. adnata; congenital baldness.
  a. congénita sutural (congenital sutural a.).
  a. dinámica (a. dynamica).
  a. diseminada (a. disseminata). Loss of hair from all parts of the body.
  a. de distribución masculina (male pattern a.). A. hereditaria.
  a. follicular (a. follicularis). Folliculitis decalvans.
  a. hereditaria (a. hereditaria). Male pattern a.; male pattern baldness.
  a. de Jonston's (Jonston's a.). A. areata.
  a. leprosa (a. leprotica).
  a. liminaris frontalis (a. liminaris frontalis). A. marginalis.
  a. lipedematosa (lipedematous a.).
  a. marginalis (a. marginalis). A. liminaris frontalis.
  a. medicamentosa (a. medicamentosa).
  a. mucinosa (a. mucinosa).
  a. neurótica (a. neurotica). A. of trophoneurotic origin.
  a. parviculada (a. parviculata). Pseudopelade.
  a. pityrodes (a. pityrodes).
  a. posparto (postpartum a.).
  a. prematura (premature a., a. prematura).
  a. presenil (a. presenilis).
  a. senil (a. senilis). The normal loss of scalp hair in old age.
  a. sifilítica (a. syphilitica). Moth-eaten a. of secondary syphilis.
  a. sintomática (a. symptomatica).
  a. total (a. totalis).
  a. tóxica (a. toxica).
  a. por tracción (traction a.). Traumatic a.
  a. traumática (traumatic a.). Traction a.
  a. triangular congénita (a. triangularis congenitalis).
  a. universal (a. universalis).
alopécico (alopecic). Relating to alopecia.
alopentaploide (allopentaploid).
aloplasia (alloplasia). Heteroplasia.
aloplastia (alloplasty). Repair of defects by allotransplantation.
aloplasto (alloplast). **1.** A graft of an inert metal or plastic material. **2.** An inert foreign body used for implantation into tissues.
aloploide (alloploid). Relating to a hybrid individual or cell with two or more sets of chromosomes derived from two different ancestral species.
aloploidia (alloploidy). The condition of being alloploid.
alopoliploide (allopolyploid). An alloploid having two or more multiples of haploid sets of chromosomes.
alopoliploidia (allopolyploidy). The condition of being allopolyploid.
α-alopregnandiol (α-allopregnanediol). A metabolite of progesterone and adrenocortical hormones, found in urine.
β-alopregnandiol (β-allopregnanediol). The 5α-pregnane-3β,20α(and β)-diols; found in urine.
alopregnano (allopregnane). Original name for 5α-pregnane.
alopsíquico (allopsychic). Denoting the mental processes in their relation to the outer world.
alopurinol (allopurinol). Inhibitor of xanthine oxidase in uric acid formation, used in the treatment of gout.
aloquecia (allochezia, allochetia). Obsolete term for passage of feces through a fistula or other false passage.
aloqueiria, aloquiria (allocheiria, allochiria). Allochiria; allesthesia.
aloqueratoplastia (allokeratoplasty). Replacement of opaque corneal tissue with a transparent prosthesis, usually plastic.
aloquinesia (allokinesis).
aloquiria (allochiria). Allocheiria.
alorritmia (allorhythmia). An irregularity in the cardiac rhythm that repeats itself again and again.
alorrítmico (allorhythmic). Relating to or characterized by allorhythmia.
alosa (allose). A hexose sugar isomeric with glucose.
alosoma (allosome). Heterochromosome; heterotypical chromosome.
  a. apareado (paired a.). Diplosome.
  a. no apareado (unpaired a.). Accessory chromosome,
alostería (allosterism, allostery). The influencing of an enzyme activity by a change in the conformation of the enzyme.
alostérico (allosteric). Pertaining to or characterized by allosterism.
alotermo (allotherm). Poikilotherm.
alotetraploide (allotetraploid).
alotípico (allotypic). Pertaining to an allotype.
alotipo (allotype). Allotypic marker.
alotopia (allotopia). Dystopia.
alotrasplante (allotransplantation). Homotransplantation; transplantation of an allograft.
alotreoninas (allothreonines). Two of the four diastereoisomers of threonine.
alotriodoncia (allotriodontia) **1.** Growth of a tooth in some abnormal location. **2.** Transplantation of teeth.
alotriofagia (allotriophagy). The habit of eating innutritious or unusual substances.
alotriogeusia (allotriogeustia). Perverted taste for innutritious or unusual substances.
alotriosmia (allotriosmia). Incorrect recognition of odors.
alotriploide (allotriploid).
alotriquia circunscripta (allotrichia circumscripta). Woolly-hair nevus.
alotrófico (allotrophic) Having an altered nutritive value.
alotropía, alotropismo (allotropism, allotropy). The existence of certain elements, in several forms differing in physical properties; e.g., carbon black, graphite, and diamond are all pure carbon.
alotrópico (allotropic). **1.** Relating to allotropism. **2.** Denoting a type of personality characterized by a preoccupation with the reactions of others.
alótropo (allotrope). A substance in one of the allotropic forms that the element may assume.
aloxana (alloxan). An oxidation product of uric acid.
aloxantina (alloxantin). Uroxin; a diabetogenic.
aloxazina (alloxazine). Isomer of isoalloxazine.
aloxiprina (aloxiprin). A condensation product of aluminum oxide and aspirin, used as an analgesic.
aloxuremia (alloxuremia). The presence of purine bases in the blood.

aloxuria (alloxuria). The presence of purine bodies in the urine.
alprazolam (alprazolam). A benzodiazepine minor tranquilizer .
alprenolol, clorhidrato de (alprenolol hydrochloride). A β-receptor blocking agent.
alprostadil (alprostadil). Prostaglandin E_1; a vasodilator.
alqu-1-enilglicerofosfolípido (alk-1-enylglycerophospholipid).
alqu-1-enilo (alk-1-enyl). The radical of an alkene in which the double bond indicated by "en(e)" is between carbons 1 and 2 (carbon 1 being the radical or "yl" carbon).
alquenilo (alkenyl). The radical of an alkene.
alqueno (alkene). An acyclic hydrocarbon containing one double bond; e.g., ethylene.
alquida (alkide). Alkyl.
alquilación (alkylation). Substitution of an alkyl radical for a hydrogen atom.
alquilamina (alkylamine). An alkane containing an $-NH_2$ group in place of one H atom; e.g., ethylamine.
alquilo (alkyl). **1.** A hydrocarbon radical of the general formula C_nH_{2n+1}. **2.** Alkide.
a. arilatado (arylated a.). Aralkyl.
alquitrán (tar). A thick, semisolid, blackish brown mass, of complex hydrocarbon composition, obtained by the destructive distillation of carbonaceous materials.
a. de abedul (birch tar). Birch tar oil.
a. de haya (beechwood tar). Beech oil; a thick, oily, dark brown liquid with the odor of creosote; largely used as a source of creosote.
a. de hulla (coal tar). A by-product obtained during the destructive distillation of bituminous coal; a very dark semisolid of characteristic naphthalene-like odor and a sharp, burning taste; used in the treatment of skin diseases.
alseroxilona (alseroxylon). A fat-soluble alkaloidal fraction extracted from the root of *Rauwolfia serpentina*,.
ALT (ALT). Abbreviation for alanine aminotransferase.
alt. hor. (alt. hor.). Abbreviaton for L. *alternis horis*, every other hour.
altea (althea). Marshmallow root; the root of *Althea officinalis* (family Malvaceae).
alteración 1. (alteration). A change. **2.** (alteration). A changing; a making different. **3.** (disturbance). Deviation from, interruption of, or interference with a normal state.
a. cualitativa (qualitative a.).
a. cuantitativa (quantitative a.).
a. emocional, mental (emotional disturbance, mental d.).
a. modal (modal a.).
alteregoísmo (alteregoism). Identification with people of similar personality to one's own.
alternación (alternation). The occurrence of two things or phases in succession and recurrently.
a. cardíaca (a. of the heart). Mechanical a.
a. concordante (concordant a.).
a. discordante (discordant a.).
a. eléctrica cardíaca (electrical a. of heart).
a. generacional (a. of generations). Metagenesis.
a. mecánica (mechanical a.). A. of the heart.
alternancia (alternans). Alternating; often used substantively for alternation of the heart.
a. auditiva (auditory a.). Auscultatory a.
a. auscultatoria (auscultatory a.). Auditory a.
a. concordante (concordant a.).
a. discordante (discordant a.).
a. eléctrica (electrical a.). Electrical alternation of the heart.
alternocular (alternocular). Denoting the use of each eye separately instead of binocularly.
altitudinal (altitudinal). Relating to vertical relationships; e.g., a. hemianopsia.
altrigendrismo (altrigendrism). Natural, wholesome, nonerotic activity between the sexes.
altrosa (altrose). An aldohexose isomeric with glucose, tallose, allose, etc.
altura (height). Vertical measurement.
a. cuspídea (cusp h.).
a. facial (facial h.).
a. facial anterior (anterior facial h. (AFH)).
a. nasal (nasal h.).
a. orbitaria (orbital h.).
alucinación (hallucination). The apparent, often strong subjective perception of an object or event when no such stimulus is present.
a. hipnagógica (hypnagogic h.).
a. liliputiense (lilliputian h.).
a. del muñón (stump h.). Phantom limb.
a. visual formada (formed visual h.).
a. visual no formada (unformed visual h.).
alucinogénico (hallucinogenic). Relating to a hallucinogen.
alucinógeno (hallucinogen). A mind-altering chemical, drug, or agent, specifically a chemical whose most prominent pharmacologic action is on the central nervous system (e.g., mescaline); in normal subjects, it elicits optical or auditory hallucinations, depersonalization, perceptual disturbances, and disturbances of thought processes.
alucinosis (hallucinosis). A syndrome, usually of organic origin, (e.g., alcoholic), characterized by more or less persistent hallucinations.
D-alulosa (D-allulose). D-Psicose.
alumbre (alum). A double sulfate of aluminum and of an alkaline earth element or ammonium; used locally as styptics.
a. conglutinado (cake a.). Aluminum sulfate octadecahydrate.
a. crómico (chrome a.). The sulfate of chromium and potassium.
a. desecado 1. (dried a.). Burnt a. **2.** (exsiccated a.). A. heated to complete dryness; a local astringent.
a. férrico (ferric a.). Ferric ammonium sulfate.
a. quemado (burnt a.). Dried a.
suero de a. (whey a.).
alumbre-hematoxilina (alum-hematoxylin). A purple nuclear stain used in histology.
alúmina (alumina). Aluminum oxide.
a. hidratada (hydrated a.). Aluminum hydroxide.
aluminado (aluminated). Containing alum.
aluminio (aluminum (Al)). A white silvery metal of very light weight; symbol Al, atomic N° 13, atomic weight 26.98.
acetato de a. (a. acetate).
acetilsalicilato de a. (a. acetylsalicylate). A. aspirin.
acetotartrato de a. (a. acetotartrate).
a. aspirina (a. aspirin). A. acetylsalicylate.
carbonato básico de a. (a. carbonate basic).
clorato de a. nonahidrato (a. chlorate nonahydrate). Mallebrin.
cloruro de a. hexahidrato (a. chloride hexahydrate).
diacetato de a. (a. diacetate). A. subacetate.
fenolsulfonato de a. (a. phenolsulfonate).
fosfato de a. (a. phosphate).
fosfato de a., gel (a. phosphate gel).
hidrato de a. (a. hydrate). A. hydroxide.
hidroxicloruro de a. (a. hydroxychloride). An antiperspirant.
hidróxido de a. (a. hydroxide).
hidróxido de a., gel (a. hydroxide gel).
monoestearato de a. (a. monostearate).
nicotinato de a. (a. nicotinate). Tris(nicotinato)aluminum.
oleato de a. (a. oleate).
óxido de a. (a. oxide).
óxido de bismuto y a. (a. bismuth oxide). Bismuth aluminate.
salicilato básico de a. (a. salicylate basic).
salicilato básico de a. soluble (a. salicylate basic, soluble).
silicato de a. (a. silicate). Kaolin.
silicato de magnesio y a. (a. magnesium silicate).
subacetato de a. (a. subacetate). A. diacetate.
sulfato de amonio y a. (a. ammonium sulfate).
sulfato octadecahidrato de a. (a. sulfate octadecahydrate). Cake alum; astringent detergent for skin ulcers.
sulfato de potasio y a. (a. potassium sulfate). Potassium alum.
aluminio, grupo del (aluminum group). Aluminum, boron, gallium, indium, and thallium.
aluminón (aluminon). The ammonium salt of aurintricarboxylic acid.
aluminosis (aluminosis). A pneumoconiosis caused by inhalation of aluminum particles into the lungs.
álveo (alveus, pl. alvei). A channel or trough.
á. del hipocampo (a. hippocampi). [*alveus hippocampi*, NA].
á. urogenital (a. urogenitalis). [*utriculus prostaticus*, NA].
alveoalgia (alveoalgia). Alveolalgia; alveolar osteitis; dry socket.
alveolado (alveolate). Pitted like a honeycomb.
alveolalgia (alveolalgia). Alveoalgia.

alveolar (alveolar). Relating to an alveolus.
alveolectomía (alveolectomy). Surgical excision of a portion of the dentoalveolar process.
alveolingual (alveolingual). Alveololingual.
alveolitis (alveolitis). **1.** Inflamation of alveoli. **2.** Inflammation of a tooth socket.
  a. alérgica extrínseca (extrinsic allergic a.).
  a. pulmonar aguda (acute pulmonary a.).
alvéolo **1.** (alveolus, gen. and pl. alveoli). [*alveolus*, NA]. A small cell or cavity. **2.** (alveolus, gen. and pl. alveoli). A cell containing air; one of the terminal saclike dilations of the alveolar ducts in the lung. **3.** (alveolus, gen. and pl. alveoli). One of the terminal secretory portions of an alveolar or racemose gland. **4.** (alveolus, gen. and pl. alveoli). One of the honeycomb pits in the wall of the stomach. **5.** (alveolus, gen. and pl. alveoli). A. dentalis. **6.** (socket). Any hollow or concavity into which another part fits.
  a. dental (a. dentalis, pl. alveoli dentales). [*alveolus dentalis*, NA].
  a. dentario (tooth socket). [*alveolus dentalis*, NA].
  a. pulmonar (alveoli pulmonis). [*alveoli pulmonis*, NA]. Air cells.
  a. seco (dry socket). Alveoalgia.
alveolo- (alveolo-). Combining form denoting relation to an alveolus or to the alveolar process.
alveoloclasia (alveoloclasia). Destruction of the alveolus.
alveolodental (alveolodental). Relating to the alveoli and the teeth.
alveololabial (alveololabial). Relating to the labial or outer surface of the alveolar processes.
alveololingual (alveololingual). Alveolingual; relating to the lingual or inner surface of the alveolar process.
alveolopalatino (alveolopalatal). Relating to the palatal surface of the alveolar process.
alveoloplastia (alveoloplasty). Alveoplasty; surgical preparation of the alveolar ridges for the reception of dentures.
  a. interradicular, intraseptal (interradicular a., intraseptal a.).
alveolosquisia (alveoloschisis). Gnathoschisis; a cleft of the alveolar process.
alveolotomía (alveolotomy). Surgical opening into a dental alveolus to allow drainage of pus from a periapical or other intraosseous abscess.
alveoplastia (alveoplasty). Alveoloplasty.
alvinolito (alvinolith). Obsolete term for coprolith.
amacrina (amacrine). **1.** A cell or structure lacking a long, fibrous process. **2.** Denoting such a cell or structure.
amadou (amadou). Agaric.
amalgama (amalgam). An alloy of an element or a metal with mercury.
  a. esférica (spherical a.).
  a. en perno (pin a.).
amalgamación (amalgamation). The process of combining mercury with a metal or an alloy to form a new alloy.
amalgamador (amalgamator). A device for combining mercury with a metal or an alloy to form a new alloy.
amalgamar (amalgamate). To make an amalgam.
amamantamiento (nursing). Feeding an infant at the breast; tending and taking care of a child.
amamantar **1.** (nurse). To breast feed. **2.** (suckle). To nurse; to feed by milk from the breast
α-amanitina (α-amanitin). A highly toxic, heat-stable cyclic polypeptide in *Amanita phalloides*.
amantadina, clorhidrato de (amantadine hydrochloride). 1-Adamantanamine; an antiviral agent.
amapola (poppy). Papaver.
amaranto (amaranth, amaranthum). An azo dye.
amargo (bitters). **1.** An alcoholic liquor in which bitter vegetable substances (e.g., quinine, gentian) have been steeped. **2.** Amara; bitter vegetable drugs (e.g., quassia, gentian, cinchona), usually used as tonics.
  a. aromático (aromatic b.). B. with a pleasant aromatic flavor.
amarillo (yellow). A color occupying a position in the spectrum between green and orange.
  a. de acridina (acridine yellow). 5-Aminoacridine hydrochloride; 9-aminoacridine hydrochloride.
  a. brillante (brilliant yellow). An indicator dye that changes from yellow to orange or red at pH 6.4 to 8.0.
  a. de hidrazina (hydrazine yellow). Tartrazine.
  a. indicador (indicator y.).
  a. de Leipzig (Leipzig yellow). Chrome yellow.
  a. limón (lemon yellow). Chrome yellow.
  a. manteca (butter yellow). Dimethylaminoazobenzene; methyl yellow; a fat-soluble yellow dye; used as an indicator of pH (red, at pH 2.9, yellow at pH 4.0).
  a. de Martius (martius yellow). An acid dye used as a plasma stain in plant and animal histology, and as a light filter for photomicrography.
  amarillo de metanilo (metanil yellow). A monoazo acid dye, used as a cytoplasmic and connective tissue stain.
  a. naftol S (naphthol yellow S).
  a. Sudán (Sudan yellow) Metadioxyazobenzene; a yellow stain for fats.
  a. visual (visual y.). All-*trans*-retinal.
amarina (amarine). A name applied to various bitter principles derived from plants.
amaroidal (amaroidal). Resembling bitters; having a slightly bitter taste.
amaroide (amaroid). A bitter extractive that does not belong to the class of glycosides, alkaloids, or any of the known proximate principles of plants.
amarum (amarum). One of a class of vegetable drugs of bitter taste, such as gentian and quassia, used as appetizers and tonics.
amasado de píldoras (pill-rolling). A circular movement of the opposed tips of the thumb and the index finger appearing as a form of tremor in paralysis agitans.
amastia (amastia). Amazia; absence of the breasts.
amastigoto (amastigote). Leishman-Donovan body.
amatividad (amativeness). Rarely used term for the propensity to love.
amatofobia (amathophobia). Morbid dread of dust or dirt.
amaurosis (amaurosis). Gutta serena; blindness.
  a. central (a. centralis).
  a. por compresión (pressure a.).
  a. congénita de Leber (a. congenita of Leber).
  a. fugaz (a. fugax). Temporary blindness.
  a. saburral (saburral a.).
  a. tóxica (toxic a.).
amaurótico (amaurotic). Relating to or suffering from amaurosis.
amaxofobia (amaxophobia). Hamaxophobia; morbid fear of, or of riding in, a vehicle.
amazia (amazia). Amastia.
ambageusia (ambageusia). Loss of taste from both sides of the tongue.
ambargris (ambergris). A grayish pathologic secretion from the intestine of the sperm whale.
ambenonio, cloruro de (ambenonium chloride). A cholinesterase inhibitor similar to neostigmine in actions.
ambi- (ambi-). Prefix meaning round; all (both) sides.
ambidestreza **1.** (ambidextrism). Ambidexterity. **2.** (ambidexterity). Ambidextrism; the ability to use both hands with equal ease.
ambidiestro (ambidextrous). Having equal facility in the use of both hands.
ambiente **1.** (ambient). Surrounding, encompassing; pertaining to the environment. **2.** (environment). The milieu; the aggregate of all of the external conditions and influences affecting the life and development of an organism.
ambiguo (ambiguous). **1.** Having more than one interpretation. **2.** In anatomy, wandering; having more than one direction. **3.** In neuroanatomy, applied to a nucleus supplying special visceral efferent fibers to vagus and glossopharyngeal nerves.
ambilateral (ambilateral). Relating to both sides.
ambilevo (ambilevous). Ambisinister; ambisinistrous; awkward in the use of both hands.
ambisexual (ambisexual). Bisexual.
ambisiniestro **1.** (ambisinister). Ambilevous. **2.** (ambisinistrous). Ambilevous.
ambivalencia (ambivalence). The coexistence of antithetical attitudes or emotions toward a given person or thing, or idea, as in the simultaneous feeling and expression of love and hate toward the same person.

ambivalente (ambivalent). Relating to or characterized by ambivalence.
ambiverso (ambivert). One who falls between the two extremes of introversion and extroversion, possessing some of the tendencies of each.
ambli- (ambly-). Combining form denoting dullness, dimness.
ambliafia (amblyaphia). Diminution in tactile sensibility.
ambligeusia (amblygeustia). A blunted sense of taste.
ambliopía (amblyopia). Unilateral decreased visual acuity without detectable organic disease of the eye.
a. anisométrica (anisometropic a.).
a. axial (axial a.).
a. por eclipse (eclipse a.). Eclipse blindness; solar blindness.
a. estrabísmica (strabismic a.).
a. ex anopsia (a. ex anopsia).
a. funcional (functional a.). Reversible a.
a. histérica (hysterical a.).
a. índice (index a.).
a. nocturna (nocturnal a.). Nyctalopia.
a. nutricional (nutritional a.).
a. por privación (deprivation a.). Sensory a.
a. refractiva (refractive a.).
a. relativa (relative a.).
a. reversible (reversible a.). Functional a.
a. sensorial (sensory a.). Deprivation a.
a. tóxica (toxic a.).
ambliópico (amblyopic). Relating to, or suffering from, amblyopia.
amblioscopio (amblyoscope). A reflecting stereoscope used to evaluate or stimulate binocular vision.
a. mayor (major a.).
a. de Worth (Worth's a.).
ambo- (ambo-). Prefix meaning round; all (both) sides.
amboceptor (amboceptor). Denotes the anti-sheep erythrocyte antibody used in the hemolytic system of complement-fixation tests.
ambomaleal (ambomalleal). Relating to the ambos, or incus, and the malleus.
ambrosina (ambrosin). A principle in ragweed related to absinthin.
ambucetamida (ambucetamide). An intestinal antispasmodic.
ambufilina (ambuphylline). Theophylline aminoisobutanol; a diuretic and bronchodilator.
ambulatorio, ambulante (ambulatory, ambulant). Walking about or able to walk about.
ambustión (ambustion). A burn or scald.
amcinonida (amcinonide). A glucocorticoid used topically in the treatment of dermatoses.
amdinocilina (amdinocillin). Mecillinam.
ameba (ameba, pl. amebae, amebas). Common name for *Amoeba* and similar protozoa.
amebacida (amebacide). Amebicide.
amebaísmo (amebaism). **1.** Ameboidism. **2.** Ameboididity.
amebiasis (amebiasis). Amebism; infection with *Entamoeba histolytica* or other pathogenic amebas.
a. canina (canine a.).
a. cutánea (a. cutis).
a. hepática (hepatic a.).
amebicida **1.** (amebicidal). Destructive to amebas. **2.** (amebicide). Amebacide; any agent that causes the destruction of amebas.
amébico (amebic). Relating to, resembling, or caused by amebas.
amebiforme (amebiform). Of the shape or appearance of an ameba.
amebiosis (amebiosis). Obsolete term for amebiasis.
amebismo (amebism). Amebiasis.
amebocito (amebocyte). **1.** A wandering cell found in invertebrates. **2.** Obsolete term for leukocyte. **3.** An in vitro tissue culture leukocyte.
ameboide (ameboid). **1.** Resembling an ameba in appearance or characteristics. **2.** Of irregular outline with peripheral projections.
ameboidicidad (ameboididity). Amebaism; the power of locomotion after the manner of an ameboid cell.
ameboidismo (ameboidism). **1.** Amebaism; the performance of movements similar to those of an ameba. **2.** Denoting a condition sometimes seen in certain nerve cells.
ameboma (ameboma). Amebic granuloma.
amébula **1.** (amebula, pl. amebulae). Term applied to the excysted young amebas of *Entamoeba* species. **2.** (amebule). A minute ameba.
ameburia (ameburia). The presence of amebas in the urine.
amedulado **1.** (unmedullated). Unmyelinated. **2.** (nonmedullated). Unmyelinated.
amelanótico (amelanotic). Lacking in melanin.
amelia (amelia). Congenital absence of a limb or limbs.
a. porcina (porcine a.). Porcine recessive autosomic a.
ameloblasto (ameloblast). Enamel cell; one of the columnar epithelial cells concerned with the formation of enamel.
ameloblastoma (ameloblastoma). A benign odontogenic epithelial neoplasm that histologically mimics the embryonal enamel organ.
a. pigmentado (pigmented a.). Melanotic neuroectodermal tumor.
amelodentinal (amelodentinal). Dentinoenamel.
amelogénesis (amelogenesis). Enamelogenesis; the deposition and maturation of enamel.
a. imperfecta (a. imperfecta). Enamel dysplasia; enamelogenesis imperfecta.
amencia (amentia). **1.** Mental retardation. **2.** Dementia.
a. alcohólica de Stearns (Stearns alcoholic a.).
a. fenilpirúvica (phenylpyruvic a.).
a. nevoide (nevoid a.). Brushfield-Wyatt disease.
amencial (amential). Pertaining to amentia.
amenia (amenia). Rarely used term for amenorrhea.
amenorrea (amenorrhea). Absence or abnormal cessation of the menses.
a. dietaria (dietary a.).
a. emocional (emotional a.).
a. fisiológica (physiologic a.).
a. hiperprolactinémica (hyperprolactinemic a.).
a. hipofisaria (hypophysial a.).
a. hipotalámica (hypothalamic a.).
a. de la lactación (lactation a.).
a. ovárica (ovarian a.). A. due to deficiency of estrogenic hormone.
a. patológica (pathologic a.).
a. posparto (postpartum a.).
a. primaria (primary a.).
a. secundaria (secondary a.).
a. traumática (traumatic a.).
a. de las trotadoras (jogger's a.).
amenorreico (amenorrheal, amenorrheic). Relating to, accompanied by, or due to amenorrhea.
americio (americium (Am)). An element obtained by the bombardment of uranium with neutrons or β decay of plutoniums 241 and 243; symbol Am, atomic Nº 95.
amerismo (amerism). The condition or quality of not dividing into parts, segments, or merozoites.
amerístico (ameristic). Endowed with amerism; not dividing into parts or segments.
ametopterina (amethopterin). Methotrexate.
ametria (ametria). Congenital absence of the uterus.
ametrómetro (ametrometer). An appliance for measuring the degree of ametropia.
ametropía (ametropia). The optical condition in which there is an error of refraction.
a. axial (axial a.).
índice de a. (index a.).
ametrópico (ametropic). Relating to, or suffering from, ametropia.
amiantáceo (amiantaceous). Asbestos-like; describing a type of crusting of a cutaneous lesion.
amiantoide (amianthoid). Asbestoid; having a crystalline appearance like asbestos.
amicacina, sulfato de (amikacin sulfate). An aminoglycoside antibiotic agent with antimicrobial activity similar to that of kanamycin.
-ámico (-amic). Suffix denoting the replacement of the COOH group of a dicarboxylic acid by a carboxamide group ($-CONH_2$); applied only to trivial names (e.g., succinamic acid).
amicofobia (amychophobia). Morbid fear of being scratched.
amicrobiano (amicrobic). Not microbic; not related to or caused by microorganisms.

amicroscópico (amicroscopic). Submicroscopic.
amíctico (amyctic). Itchy or irritating.
amida (amide). A substance formally derived from ammonia through the substitution of one or more of the hydrogen atoms by acyl groups, or from a carboxylic acid by replacement of a carboxylic OH by NH_2.
a. acética (acetic amide). Acetamide.
a. del ácido nicotínico (nicotinic acid amide). Nicotinamide.
amidasa (amidase). Acylamidase; acylase.
amidasas (amidases). Amidohydrolases.
amidina (amidine). The monovalent radical $-C(NH)-NH_2$.
amidinohidrolasas (amidinohydrolases). Enzymes cleaving linear amidines.
amidinotransferasas (amidinotransferases). Transamidinases.
amido- (amido-). Prefix denoting the amide radical.
amidógeno (amidogen). The amino group $-(NH_2)$.
amidohidrolasas (amidohydrolases). Amidases; deamidases; deamidizing enzymes.
amidopirina (amidopyrine). Aminopyrine.
amidoxilo (amidoxyl). The radical of an amide oxime (amidoxime), the terminal H (of the NOH) having been lost.
amidoximas (amidoximes). Amide oximes; the oximes of amides with the general formula, $R-C(NH_2)-NOH$.
amielencefalia (amyelencephalia). Congenital absence of both brain and spinal cord.
amielencefálico, amielencéfalo (amyelencephalic, amyelencephalous). Denoting or characteristic of amyelencephalia.
amielia (amyelia). Congenital absence of the spinal cord.
amiélico (amyelic). Amyelous.
amielínico **1.** (amyelinic). Unmyelinated. **2.** (unmyelinated). Amyelinated; amyelinic; nonmedullated; nonmyelinated; unmedullated; denoting nerve fibers (axons) lacking a myelin sheath.
amielinización (amyelination). Absence of the myelin sheath of a nerve.
amielinizado (amyelinated). Unmyelinated.
amieloico, amielónico (amyeloic, amyelonic). **1.** Amyelous. **2.** In hematology, sometimes used to indicate the absence of bone marrow or the lack of functional participation of bone marrow in hemopoiesis.
amieloso (amyelous). Amyelic; amyeloic; amyelonic; without spinal cord.
amígdala **1.** (tonsil). [*tonsilla*, NA]. Any collection of lymphoid tissue. **2.** (amygdala, gen. and pl. amygdalae). Corpus amygdaloideum. **3.** (amygdala, gen. and pl. amygdalae). Denoting the cerebellar tonsil, as well as the lymphatic tonsils (pharyngeal, palatine, lingual, laryngeal, and tubal). **4.** (tonsil). [*tonsilla palatina*, NA].
a. cerebelosa **1.** (amygdala cerebelli). [*tonsilla cerebelli*, NA]. Cerebellar tonsil. **2.** (cerebellar t.). [*tonsilla cerebelli*, NA].
a. de Eustaquio (eustachian t.). [*tonsilla tubaria*, NA].
a. de la faringe (pharyngeal t.). [*tonsilla pharyngea*, NA].
a. faucial (faucial t.). [*tonsilla palatina*, NA].
a. de Gerlach (Gerlach's t.). [*tonsilla tubaria*, NA].
a. laríngea (laryngeal t.'s). [*folliculi lymphatici laryngei*, NA]. Folliculi lymphatici laryngei.
a. lingual (lingual t.). [*tonsilla lingualis*, NA].
a. de Luschka (Luschka's t.). [*tonsilla pharyngea*, NA].
a. palatina (palatine t.). [*tonsilla palatina*, NA].
a. sumergida (submerged t.).
a. tercia (third t.). [*tonsilla pharyngea*, NA].
a. tubárica (tubal t.). [*tonsilla tubaria*, NA].
amigdalasa (amygdalase). β-D-glucosidase.
amigdalina (amygdalin). Amygdaloside.
amigdalino (amygdaline). **1.** Relating to an almond. **2.** Relating to a tonsil, or to the brain structure called amygdala or amygdaloid nuclear complex. **3.** Tonsillar.
amigdaloide (amygdaloid). Resembling an almond or a tonsil.
amigdalósido (amygdaloside). Amygdalin.
amiláceo (amylaceous). Starchy.
amilasa (amylase). One of a group of amylolytic enzymes that cleave starch, glycogen, and related α-1,4-glucans.
α-amilasa (α-amylase). Ptyalin; glycogenase.
β-amilasa (β-amylase). Saccharogen amylase.
γ-amilasa (γ-amylase). Exo-1,4-α-D-glucosidase.
amilasuria (amylasuria). Diastasuria; the excretion of amylase in the urine.
amilemia (amylemia). The hypothetical presence of starch in the circulating blood.
amileno (amylene). Trimethylethylene.
a. cloral (a. chloral). Dimethylethylcarbinolchloral; a hypnotic.
hidrato de a. (a. hydrate). Tertiary amyl alcohol; amyl hydrate.
amilina (amylin). The cellulose of starch; the insoluble envelope of starch grains.
amilo (amyl). Pentyl.
hidrato de a. (a. hydrate). Amylene hydrate.
nitrito de a. (a. nitrite).
valerato de (a. valerate). Apple oil; isoamyl isovalerate.
amilo-(1,4 1,6)-transglucosidasa, amilo-(1,4 1,6)-transglucosilasa (amylo-(1,4→ 1,6)-transglucosidase, amylo-(1,4→ 1,6)-transglucosylase). 1,4-α-D-Glucan branching enzyme.
amilo-, amil- (amylo-). Combining forms indicating starch, or polysaccharide nature or origin.
amilo-1,6-glucosidasa (amylo-1,6-glucosidase). Dextrin 6-α-D-glucosidase.
amilocaína, clorhidrato de (amylocaine hydrochloride). An early local anesthetic .
amiloclasto (amyloclast). Obsolete term for amylase.
amilodextrina (amylodextrin). End product of hydrolysis of amylopectin by β-amylase.
amilofagia (amylophagia). Starch-eating; a morbid craving for starch.
amilofosforilasa (amylophosphorylase). Phosphorylase.
amilogénesis (amylogenesis). Biosynthesis of starch.
amilogénico (amylogenic). Relating to amylogenesis.
amiloglucosidasa (amyloglucosidase). Exo-1,4-α-D-glucosidase.
amiloide (amyloid). Any of a group of chemically diverse proteins that appears microscopically homogeneous, but is composed of linear nonbranching aggregated fibrils arranged in sheets when seen under the electron microscope.
amiloidosis (amyloidosis). A disease characterized by extracellular accumulation of amyloid in various organs and tissues of the body.
a. cutánea (a. cutis). Lichen a.
a. familiar (familial a). Familial amyloid neuropathy.
a. focal (focal a). Nodular a.
a. liquenoide (lichen a). A. cutis.
a. macular (macular a).
a. del mieloma múltiple (a. of multiple myeloma).
a. nodular (nodular a.). Amyloid tumor; focal a.
a. primaria (primary a.).
a. renal (renal a.). Amyloid nephrosis.
a. secundaria (secondary a.).
a. senil (senile a.).
amilólisis (amylolysis). Hydrolysis of starch into sugar.
amilolítico (amylolytic). Relating to amylolysis.
amilomaltasa (amylomaltase). 4-α-D-glucanotransferase.
amilopectina (amylopectin). A branched-chain polyglucose (glucan) in starch.
amilopectina 1,6-glucosidasa (amylopectin 1,6-glucosidase). Former name for an enzyme now known to be at least two enzymes, α-dextrin endo-glucanohydrolase and isoamylase.
amilopectina-6-glucanohidrolasa (amylopectin 6-glucanohydrolase). Former name for α-dextrin endo-1,6-α-glucosidase.
amilopectinosis (amylopectinosis). Glycogenosis due to deficiency of branching enzyme.
a. por deficiencia ramificadora (branching deficiency a.). Type 4 glycogenosis.
amiloplasto (amyloplast). Amylogenic body.
amilorida, clorhidrato de (amiloride hydrochloride). A nonsteroidal compound; a potassium sparing diuretic.
amilorrea (amylorrhea). Passage of undigested starch in the stools.
amilosa (amylose). An unbranched polyglucose (glucan) in starch, similar to cellulose.
amilosuria (amylosuria). Amyluria; excretion of starch in the urine.
amiluria (amyluria). Amylosuria.
amimia (amimia). Loss of the power to express ideas by gestures or signs.

amina (amine). A substance formally derived from ammonia by the replacement of one or more of the hydrogen atoms by hydrocarbon or other radicals.
a. adrenérgica (adrenergic a.). Sympathomimetic a.
a. adrenomimética (adrenomimetic a.). Sympathomimetic a.
a. oxidasa (con flavina) (a. oxidase (flavin-containing)). Adrenaline oxidase; monoamine oxidase.
a. oxidasa (que contiene cobre) (a. oxidase (copper-containing)). A. oxidase (pyridoxal-containing); diamine oxidase.
a. oxidasa (que contiene piridoxal) (a. oxidase (pyridoxal-containing)). A. oxidase (copper-containing).
a. presora (pressor a.). Pressor base.
a. simpática (sympathetic a.). Sympathomimetic a.
a. simpaticomimética (sympathomimetic a.). Adrenergic a.
a. vasoactiva (vasoactive a.).
aminacrina, clorhidrato de (aminacrine hydrochloride). 5-Aminoacridine hydrochloride; 9-aminoacridine hydrochloride; bactericidal agent for external use.
aminado (aminate). To combine with ammonia.
amino- (amino-). Prefix denoting a compound containing the radical, $-NH_2$.
amino-terminal (amino-terminal). N-terminal; NH_2-terminal.
aminoacidemia (aminoacidemia). The presence of excessive amounts of specific amino acids in the blood.
aminoácido (AA) (amino acid (AA)). An organic acid in which one of the CH hydrogen atoms has been replaced by NH_2.
a. deshidrogenasas (a. a. dehydrogenases).
a. esenciales (essential a. a.'s).
a. no esenciales (nonessential a. a.'s).
a. oxidasas (a. a. oxidases).
α-aminoácido (α-amino acid). An amino acid of the general formula $R\text{-}CHNH_2\text{-}COOH$.
L-aminoácido aromático descarboxilasa (aromatic L-amino-acid decarboxylase). Dopa decarboxylase; tryptophan decarboxylase; hydroxytryptophan decarboxylase.
aminoácido-tRNA ligasas (aminoacid-tRNA ligases). Recommended name for aminoacyl-tRNA synthetases.
aminoaciduria (aminoaciduria). Hyperaminoaciduria; excretion of amino acids in the urine, especially in excessive amounts.
α-aminoacil-péptido hidrolasas (α-aminoacyl-peptide hydrolases). Aminopeptidases.
aminoacil-tRNA (aminoacyl-tRNA). Generic term for those compounds in which amino acids are esterfied through their COOH groups to the 3' (or 2') OH's of the terminal adenosine residues of transfer RNA's.
aminoaciladenilato (aminoacyladenylate). The product formed by the condensation of the acyl radical of an amino acid and adenosine 5'-phosphate.
aminoacilasa (aminoacylase). Benzamide; dehydropeptidase II; hippuricase; histozyme.
aminoacilo (AA) (aminoacyl (AA)). The radical formed from an amino acid by removal of OH from a COOH group.
9-aminoacridina (9-aminoacridine). 5-Aminoacridine.
5- o 9-aminoacridina, clorhidrato de (5- or 9-aminoacridine hydrochloride). Acridine yellow.
aminobenceno (aminobenzene). Aniline.
D(-)-α-aminobencilpenicilina (D(-)-α-aminobenzylpenicillin). Ampicillin.
aminocarbonilo (aminocarbonyl). Carboxamide.
aminofenazona (aminophenazone). Aminopyrine.
aminoferasas (aminopherases). Aminotransferases.
aminofilina (aminophylline). Theophylline ethylenediamine; diuretic, vasodilator, and cardiac stimulant.
aminoglucósido (aminoglycoside). Any one of a group of bacteriocidal antibiotics derived from species of *Streptomyces* or *Micromonosporum*.
aminoglutetimida (aminoglutethimide).
5-aminoimidazol ribosa 5'-fosfato (5-aminoimidazole ribose 5'-phosphate). An intermediary in the biosynthesis of purines.
δ-aminolevulinato deshidratasa (δ-aminolevulinate dehydratase). Porphobilinogen synthase.
aminólisis (aminolysis). Replacement of a halogen in an alkyl or aryl molecule by an amine radical, with elimination of hydrogen halide.
aminometradina (aminometradine). Aminometramide.
aminometramida (aminometramide). Aminometradine.
aminopeptidasa (citosol) (aminopeptidase (cytosol)). Leucine aminopeptidase.
aminopeptidasa (microsómica) (aminopeptidase (microsomal)). An aminopeptidase of broad specificity, but preferring alanine and discriminating against proline.
aminopeptidasas (aminopeptidases). α-Aminoacyl-peptide hydrolases; enzymes catalyzing the breakdown of a peptide.
4-aminopiridina (4-aminopyridine). An antagonist of nondepolarizing neuromuscular blockade.
aminopirina (aminopyrine). Amidopyrine; aminophenazone; dipyrine dimethylaminoantipyrine.
aminopromacina (aminopromazine). An intestinal antispasmodic.
***p*-aminopropiofenona (PAPP)** (*p*-aminopropiophenone (PAPP)). 1-(4-Aminophenyl)-1-propanone; an antidote for cyanide poisoning.
aminopterina (aminopterin). 4-Aminopteroylglutamic acid; 4-aminofolic acid.
6-aminopurina (6-aminopurine). Alenine.
aminorex (aminorex). A sympathomimetic appetite suppressant.
aminotransferasas (aminotransferases). Aminopherases; transaminases.
aminotriazol (aminotriazole). Amitrole.
aminuria (aminuria). Excretion of amines in the urine.
amiocardia (amyocardia). Myasthenia cordis; weakness of the heart muscle.
amiodarona, clorhidrato de (amiodarone hydrochloride). A coronary vasodilator.
amioestesia (amyoesthesia, amyoesthesis). Loss of muscle sensation.
amioplasia (amyoplasia). Deficient formation of muscle tissue.
a. congénita (a. congenita). Arthrogryposis multiplex congenita.
amiostasia (amyostasia). Difficulty in standing, due to muscular tremor or incoordination.
amiostático (amyostatic). Showing muscular tremors.
amiostenia (amyosthenia). Muscular weakness.
amiosténico (amyosthenic). Relating to or causing muscular weakness.
amiotaxia (amyotaxy, amyotaxia). Muscular ataxia.
amiotonía (amyotonia). Myatonia.
a. congénita (a. congenita). Oppenheim's disease.
amiotrofia **1.** (amyotrophy). Amyotrophia; muscular wasting or atrophy. **2.** (amyotrophia). Amyotrophy.
a. espinal progresiva (progressive spinal a.).
a. hemipléjica (hemiplegic a.).
a. neurálgica (neuralgic a.). Brachial plexus neuropathy.
amiotrófico (amyotrophic). Relating to muscular atrophy.
amisometradina (amisometradine). Aminoisometradine; an oral diuretic.
amitiozona (amithiozone). Thiacetazone; a leprostatic agent.
amitosis (amitosis). Direct nuclear division; Remak's nuclear division.
amitótico (amitotic). Relating to or marked by amitosis.
amitriptilina, clorhidrato de (amitriptyline hydrochloride). An antidepressant agent with mild tranquilizing properties.
amitrol (amitrole). Aminotriazole.
amixia (amyxia). Obsolete term for absence of mucus.
amixorrea (amyxorrhea). Absence of the normal secretion of mucus.
amnesia (amnesia). A disturbance in the memory.
a. anterógrada (anterograde a.).
a. lacunar, localizada (lacunar a., localized a.).
a. poshipnótica (posthypnotic a.).
a. retrógrada (retrograde a.).
amnésico **1.** (amnestic). An agent causing amnesia. **2.** (amnesic). Amnestic; relating to or characterized by amnesia. **3.** (amnesiac). One suffering from amnesia.
amnio- (amnio-). Combining form relating to the amnion.
amniocentesis (amniocentesis). Transabdominal aspiration of fluid from the amniotic sac.
amniocorial, amniocoriónico (amniochorial, amniochorionic). Relating to both amnion and chorion.
amniogénesis (amniogenesis). Formation of the amnion.
amniografía (amniography). Roentgenography of the amniotic sac.

amnioma (amnioma). Broad flat tumor of the skin resulting from antenatal adhesion of the amnion.
amniónico (amnionic). Amniotic; relating to the amnion.
amnionitis (amnionitis). Inflammation resulting from infection of the amniotic sac.
amniorrea (amniorrhea). Escape of amniotic fluid.
amniorrexis (amniorrhexis). Rupture of the amniotic membrane.
amnios (amnion). Amniotic sac; innermost of the membranes enveloping the embryo in utero.
  a. nodoso (a. nodosum). Squamous metaplasia of amnion.
amnioscopia (amnioscopy). Examination of the amniotic fluid in the lowest part of the amniotic sac by means of an endoscope introduced through the cervical canal.
amnioscopio (amnioscope). An endoscope for studying amniotic fluid through the intact amniotic sac.
amniótico (amniotic). Amnionic.
amniotomía (amniotomy). Artificial rupture of the fetal membranes as a means of inducing or expediting labor.
amniótomo (amniotome). An instrument for puncturing the fetal membranes.
amobarbital (amobarbital). A central nervous system depressant.
amodiaquina, clorhidrato de (amodiaquine hydrochloride). An antimalarial drug, also used in the treatment of amebic hepatitis.
amok (amok). **1.** A culture-bound mental disorder originally observed in Malaya in which the subject becomes dangerously maniacal ("running amok"). **2.** Amuck.
amonemia (ammonemia). Ammoniemia.
amoniacal (ammoniacal). Relating to ammonia.
amoníaco **1.** (ammoniac). A gum resin from a plant of western Asia, *Dorema ammoniacum*. **2.** (ammonia). A volatile gas, NH_3.
  a. crudo (hartshorn). Crude ammonium carbonate.
amoniatado (ammoniated). Containing or combined with ammonia.
amoniemia (ammoniemia). Ammonemia.
amonio (ammonium). The ion, NH_4^+, formed by combination of $NH_3$and H^+; behaves as a univalent metal in forming ammonium compounds.
  benzoato de a. (a. benzoate).
  bromuro de a. (a. bromide).
  carbonato de a. (a. carbonate).
  cloruro de a. (a. chloride). Muriate of ammonia; sal ammoniac.
  fosfato dibásico de a. (dibasic a. phosphate).
  fosfato monobásico de a. (monobasic a. phosphate).
  ictosulfonato de a. (a. ichthosulfonate). Ichthammol.
  mandelato de a. (a. mandelate).
  molibdato de a. (a. molybdate).
  nitrato de a. (a. nitrate).
  sulfato férrico de a. (a. ferric sulfate).
  yoduro de a. (a. iodide).
amonio- (ammonio-). Combining form indicating an ammonium group.
amonioliasas (ammonia-lyases). Enzymes removing ammonia or an amino compound nonhydrolytically.
amoniólisis (ammonolysis). The breaking of a chemical bond with the addition of the elements of ammonia (NH_2 and H) at the point of breakage.
amoniuria (ammoniuria). Ammoniacal urine; excretion of urine that contains an excessive amount of ammonia.
amordazar (gag). To prevent from talking.
amorfagnosia (amorphagnosia). Inability to recognize the size and shape of objects.
amorfia, amorfismo (amorphia, amorphism). Condition of being amorphous.
amorfo **1.** (amorphous). Without definite shape or visible differentiation in structure. **2.** (amorphus). A malformed fetus with rudimentary head, limbs, and heart. **3.** (amorph). Silent allele. **4.** (amorphous). Not crystallized.
amorfosíntesis (amorphosynthesis). A disorder of awareness of space and of body schema.
amortiguación (damping). Bringing a mechanismo to rest with minimal oscillation, e.g., in echocardiography, electrical or mechanical loading to reduce duration of echo, transmitter pulse, and transmitter complex.
amoxapina (amoxapine). A tricyclic antidepressant/antipsychotic drug.
amoxicilina (amoxicillin). A semisynthetic penicillin antibiotic with an antimicrobial spectrum similar to that of ampicillin.
AMP (AMP). Abbreviation for adenosine monophosphate.
AMP cíclico (AMPc) (cyclic AMP). Adenosine 3',5'-cyclic phosphate.
3,'5'-AMP cíclico sintetasa (3',5'-cyclic AMP synthetase). Adenyl cyclase.
AMP desaminasa (AMP deaminase). Adenylic acid deaminase.
AMPc (cAMP). Abbreviation for adenosine 3',5'-cyclic phosphate (cyclic AMP).
amperaje (amperage). Strength of electric current.
ampere o amperio (ampere). The practical unit of electrical current.
amperímetro (ammeter). An instrument for measuring strength of electric current in amperes.
amperometría (amperometry). Determination of any analyte concentration by measurement of the current generated in a suitable chemical reaction.
ampicilina (ampicillin). An acid-stable semisynthetic penicillin derived from 6-aminopenicillanic acid.
amplexo (amplexus). The pairing of male and female in which fertilization occurs externally.
amplificación (amplification). The process of making larger.
  a. genética (genetic a.).
amplitud (amplitude). Largeness; extent; breadth or range.
  a. de la acomodación, de la convergencia (amplitude of accommodation).
  a. del pulso (a. of pulse)
ampolla **1.** (ampule, ampul). Ampoule; a hermetically sealed container, usually made of glass, containing a sterile medicinal solution, or powder to be made up in solution, to be used for injection. **2.** (bleb). A large flaccid vesicle.
  a. de Bryant (Bryant's ampulla).
  a. de los canalículos lagrimales (ampulla canaliculi lacrimalis). [*ampulla canaliculus lacrimalis*, NA]. A. ductus lacrimalis.
  a. de los conductos deferentes (ampulla of vas deferens). [*ampulla ductus deferentis*, NA].
  a. de los conductos galactóforos (ampulla of milk duct). [*sinus lactiferi*, NA].
  a. de los conductos lagrimales (ampulla ductus lacrimalis).
  a. duodenal (duodenal ampulla). [*ampulla duodeni*, NA].
  a. de Henle (Henle's ampulla). [*ampulla ductus deferentis*, NA].
  a. hepatopancreática (ampulla hepatopancreatica). [*ampulla hepatopancreatica*, NA]. Duodenal a.; Vater's a.
  a. lactífera (ampulla lactifera). [*sinus lactiferi*, NA].
  a. membranosa (membranous ampulla). [*ampulla membranacea* pl. *ampullae membranaceae*, NA].
  a. ósea (osseous ampulla). [*ampulla ossea*, pl. *ampullae osseae*, NA].
  a. del quilo (ampulla chyli). [*cisterna chyli*, NA].
  a. del recto (ampulla of rectum). [*ampulla recti*, NA].
  a. de Thoma (Thoma's ampulla).
  a. de la trompa uterina (ampulla of uterine tube). [*ampulla tubae uterinae*, NA].
  a. de Vater (Vater's ampulla). [*ampulla hepatopancreatica*, NA].
ampollar (ampullar). Relating in any sense to an ampulla.
ampollita (ampullula). A circumscribed dilation of any minute lymphatic or blood vessel or duct.
amprotropina, fosfato de (amprotropine phosphate). An antispasmodic, similar in action to atropine.
ampulla, gen. y pl. **ampullae** (ampulla, gen. and pl. ampullae). [*ampulla*, NA]. A saccular dilation of a canal or duct.
ampullitis (ampullitis). Inflammation of any ampulla.
amputación (amputation). **1.** The cutting off of a limb or part of a limb, the breast, or other projecting part. **2.** In dentistry, removal of the root of a tooth, or of the pulp, or of a nerve root or ganglion; a modifying adjective is therefore used (pulp a.; root a.)
  a. A-E (A-E a.). Acronym for above-the-elbow a.
  a. A-K (A-K a.). Acronym for above-the-knee a.
  a. de Alanson (Alanson's a.).
  a. aperióstica (aperiosteal a.).
  a. B-E (B-E a.). Acronym for below-the-elbow a.
  a. B-K (B-K a.). Acronym for below-the-knee a.
  a. de Bier (Bier's a.). Osteoplastic a. of tibia and fibula.
  a. de Callander (Callander's a.).

a. de Carden (Carden's a.). Transcondylar a. of the leg.
a. central (central a.).
a. cervical (cervical a.). A. of the uterine cervix.
a. de Chopart (Chopart's a.). Mediotarsal a.
a. cinemática (cinematic a.). Cineplastic a.
a. cineplástica **1.** (cineplastic a.). Cinematic a.; cinematization; cineplastics. **2.** (kineplastic a.). Cineplastic a.
a. circular (circular a.). Guillotine a.; linear a.
a. sin colgajos (flapless a.). An a. without any tissue to cover the stump.
a. con colgajos (flap a.). Flap operation.
a. congénita (congenital a.). Birth a.; intrauterine a.; spontaneous a.
a. consecutiva (consecutive a.).
a. en continuidad (a. in continuity).
a. cuádruple (quadruple a.). A. of both arms and both legs.
a. del cuarto delantero (forequarter a.). Interscapulothoracic a.
a. del cuarto trasero (hindquarter a.). Hemipelvectomy.
a. con doble colgajo (double flap a.).
a. de Dupuytren (Dupuytren's a.).
a. elíptica (elliptical a.).
a. espontánea (spontaneous a.).
a. excéntrica **1.** (excentric a.). **2.** (eccentric a.).
a. de Farabeuf (Farabeuf's a.).
a. de Gritti-Stokes (Gritti-Stokes a.). Gritti's operation.
a. en guillotina (guillotine a.). Circular a.
a. de Guyon (Guyon's a.).
a. de Hancock (Hancock's a.). A. of the foot through the astragalus.
a. de Hey (Hey's a.).
a. incruenta, exangüe (bloodless a.). Dry a.
a. inmediata (immediate a.).
a. interabdominopelviana (interpelviabdominal a.). Hemipelvectomy.
a. interescapulotorácica (interscapulothoracic a.). Forequarter a.
a. interilioabdominal (interilioabdominal a.). Hemipelvectomy.
a. intermedia (intermediate a.). Intrapyretic a.; primary a.
a. intrapirética (intrapyretic a.). Intermediate a.
a. intrauterina (intrauterine a.). Congenital a.
a. de Jaboulay (Jaboulay's a.). Hemipelvectomy.
a. de Kirk (Kirk's a.).
a. de Krukenberg (Krukenberg's a.).
a. de Larrey (Larrey's a.). A. at the shoulder joint.
a. de Le Fort (Le Fort's a.).
a. lineal (linear a.). Circular a.
a. de Lisfranc (Lisfranc's a.). Lisfranc's operation.
a. de Mackenzie (Mackenzie's a.).
a. de Malgaigne (Malgaigne's a.). Subastragalar a.
a. mayor (major a.).
a. mediotarsal (mediotarsal a.). Chopart's a.
a. menor (minor a.).
a. de Mikulicz-Vladimiroff (Mikulicz-Vladimiroff a.).
a. múltiple (multiple a.).
a. musculocutánea (musculocutaneous a.).
a. de nacimiento (birth a.). Congenital a.
a. oblicua (oblique a.).
a. osteoplástica (osteoplastic a.).
a. oval (oval a.).
a. patológica (pathologic a.).
a. periosteoplástica (periosteoplastic a.). Subperiosteal a.
a. de Pirogoff (Pirogoff's a.).
a. primaria (primary a.). Intermediate a.
a. pulpar (pulp a.). Pulpotomy.
a. de la raíz (root a.). Radectomy; radiectomy; radisectomy.
a. en raqueta (racket a.).
a. rectangular (rectangular a.).
a. seca (dry a.). Bloodless a.
a. secundaria (secondary a.).
a. de Stokes (Stokes a.).
a. subastragalina (subastragalar a.). Malgaigne's a.
a. subperióstica (subperiosteal a.). Periosteoplastic a.
a. de Syme (Syme's a.). Syme's operation.
a. tarsotibial (tarsotibial a.). A. through the ankle joint.
a. de Teale (Teale's a.).
a. terciaria (tertiary a.).
a. por transfixión (a. by transfixion).
a. transversa (transverse a.).
a. traumática (traumatic a.).
a. de Tripier (Tripier's a.).
a. de Vladimiroff-Mikulicz (Vladimiroff-Mikulicz a.).

amputado (amputee). A person with an amputated limb.
amrinona, lactato de (amrinone lactate). An inotropic agent with vasodilator activity.
amu (amu). Abbreviation for atomic mass unit.
amuck (amuck). Amok.
amusia (amusia). A form of aphasia characterized by loss of the faculty of musical expression or of the recognition of simple musical tones.
a. sensorial (sensory a.).
a. vocal (vocal a.).

amylum (amylum). Starch.
ana- (ana-). Prefix meaning up, toward, apart.
anabiosis (anabiosis). Resuscitation after apparent death.
anabiótico (anabiotic). **1.** Resuscitating or restorative. **2.** A revivifying remedy; a powerful stimulant.
anabólico (anabolic). Relating to or promoting anabolism.
anabolismo (anabolism). The building up in the body of complex chemical compounds from smaller and simpler compounds.
anabolito (anabolite). Any substance formed as a result of anabolic processes.
anabrosis (anabrosis). Superficial erosion or ulceration.
anabrótico (anabrotic). A substance that produces ulceration or erosion of the skin surface.
anacamptómetro (anacamptometer). Instrument for measuring the intensity of the deep reflexes.
anacardiol (anacardiol). An analeptic.
anacatadídimo (anacatadidymus). Conjoined twins united in the middle but separated above and below.
anacatestesia (anacatesthesia). A hovering sensation.
anacidez (anacidity). Absence of acidity; used especially to denote absence of hydrochloric acid in the gastric juice.
anaclasia (anaclasis). **1.** Reflection of light or sound. **2.** Refraction of the ocular media.
anaclítico (anaclitic). Leaning or depending upon; in psychoanalysis, relating to the dependence of the infant on the mother or mother substitute.
anacmesis **1.** (anakmesis). Arrest of maturation of leukocytes in their production centers. **2.** (anacmesis). Obsolete spelling for anakmesis.
anacrótico (anacrotic). Anadicrotic; referring to the upstroke or ascending limb of the arterial pulse tracing.
anacrotismo (anacrotism). Anadicrotism; peculiarity of the pulse wave.
anacusia **1.** (anacusis). Anakusis; total loss or absence of the ability to perceive sound as such. **2.** (anakusis). Anacusis.
anadear (waddle). To walk with a side-to-side, swaying motion.
anadenia (anadenia). Absence of glands or abeyance of glandular function.
a. ventriculi (a. ventriculi). Absence of glands from the stomach.

anadicrótico (anadicrotic). Anacrotic.
anadicrotismo (anadicrotism). Anacrotism.
anadídimo (anadidymus). Duplicitas anterior.
anadipsia (anadipsia). Extreme thirst.
anadrenalismo (anadrenalism). Complete lack of adrenal function.
anaeróbico (anaerobic). Relating to an anaerobe; living without oxygen.
anaerobio (anaerobe). A microorganism that can live and grow in the absence of oxygen.
a. facultativo (facultative a.).
a. obligado (obligate a.).

anaerobiosis (anaerobiosis). Existence in an oxygen-free atmosphere.
anaerófito (anaerophyte). **1.** A plant that grows without air. **2.** An anaerobic bacterium.
anaerógeno (anaerogenic). Not producing gas.
anaeroplastia (anaeroplasty). Treatment of wounds by exclusion of air.
anafase (anaphase). The stage of mitosis or meiosis in which the chromosomes move from the equatorial plate toward the poles of the cell.

anafia (anaphia). Anhaphia; absence of the sense of touch.
anafiláctico (anaphylactic). Relating to anaphylaxis; manifesting extremely great sensitivity to foreign protein or other material.
anafilactogénesis (anaphylactogenesis). The production of anaphylaxis.
anafilactógeno **1.** (anaphylactogenic). **2.** (anaphylactogen). A substance (antigen) capable of rendering an individual susceptible to anaphylaxis.
anafilactoide (anaphylactoid). Pseudoanaphylactic; resembling anaphylaxis.
anafilatoxina (anaphylatoxin). Anaphylotoxin.
anafilaxia o anafilaxis (anaphylaxis). A term commonly used to denote the immediate, transient kind of immunologic (allergic) reaction characterized by contraction of smooth muscle and dilation of capillaries due to release of pharmacologically active substances (histamine, bradykinin, serotonin, and slow-reacting substance), classically initiated by the combination of antigen (allergen) with mast cell-fixed, cytophilic antibody (chiefly IgE).
a. activa (active a.).
a. de agregación (aggregate a.).
a. antisuero (antiserum a.). Passive a.
a. crónica (chronic a.). Enteritis anaphylactica.
a. cutánea pasiva (passive cutaneous a.).
a. generalizada (generalized a.). Systemic a.
a. invertida (inverse a.).
a. local (local a.).
a. pasiva (passive a.). Antiserum a.
a. pasiva revertida (reversed passive a.).
a. revertida (reversed a.). Reversed passive a.
a. sistémica (systemic a.). Generalized a.
anafilotoxina (anaphylotoxin). **1.** Anaphylatoxin. A substance postulated to be the immediate cause of anaphylactic shock . **2.** The small fragment (C3a) split from the third component (C3) of complement; also used with reference to a small fragment (C5a) split from the fifth component (C5) of complement.
a. inactivador de (anaphylatoxin inactivator). An α-globulin which destroys the activity of the anaphylatoxic complement fragments.
anaforesis (anaphoresis). Movement of negatively charged particles (anions) in a solution or suspension toward the anode in electrophoresis.
anaforético (anaphoretic). Relating to anaphoresis.
anaforia (anaphoria). A tendency of the eyes, with fusion suspended, to turn upward.
anafrodisia (anaphrodisia). Rarely used term denoting absence of sexual feeling.
anafrodisíaco (anaphrodisiac). **1.** Antaphrodisiac; antaphroditic. **2.** Relating to anaphrodisia. **3.** Repressing or destroying sexual desire. **4.** An agent that lessens or abolishes sexual desire.
anagénesis (anagenesis). **1.** Repair of tissue. **2.** Regeneration of lost parts.
anagenético (anagenetic). Pertaining to anagenesis.
anágeno (anagen). Growth phase of the hair cycle.
anagestona, acetato de (anagestone acetate). A progestational agent.
anagogia (anagogy). Psychic content of an idealistic or spiritual nature.
anákhré (anákhré). Goundou.
anal (anal). Relating to the anus.
analbuminemia (analbuminemia). Absence of albumin from the serum.
analéptico (analeptic). **1.** Strengthening, stimulating, or invigorating. **2.** A restorative remedy. **3.** A central nervous system stimulant.
analérgico (anallergic). Not allergic.
analfalipoproteinemia (analphalipoproteinemia). Tangier disease.
analgesia (analgesia). A condition in which nociceptive stimuli are perceived but are not interpreted as pain.
a. álgica (a. algera). A. dolorosa.
a. de conducción (conduction a.).
a. dolorosa (a. dolorosa). A. algera.
a. espinal (spinal a.). Euphemism for spinal anesthesia.
a. por inhalación (inhalation a.).
a. de superficie (surface a.). Topical anesthesia.
analgésico **1.** (analgetic). Analgesic. **2.** (analgesic). Analgetic; a compound capable of producing analgesia. **3.** (analgesic). Antalgic; characterized by reduced response to painful stimuli. **4.** (analgetic). Associated with decreased pain perception.
analgesímetro (analgesimeter). A device for measuring pain under experimental conditions.
analidad (anality). Referring to the Freudian psychic organization derived from, and characteristic of, the anal period of psychosexual development.
análisis **1.** (analysis, pl. analyses). The breaking up of a chemical compound or mixture into simpler elements; a process by which the composition of a substance is determined. **2.** (analysis). The examination and study of a whole in terms of the parts composing it. **3.** (analysis, pl. analyses). The examination and study of a whole in terms of the parts composing it. **4.** (analysis, pl. analyses). Psychoanalysis.
a. de activación (activation a.).
a. bradicinético (bradykinetic a.).
a. del carácter (character a.).
a. cefalométrico (cephalometric a.).
a. de conjunto (cluster a.).
a. de contenido (content a.).
a. cualitativo (qualitative a.).
a. cuantitativo (quantitative a.).
a. de desplazamiento (displacement a.). Competitive binding assay.
a. didáctico (didactic a.). Training a.
a. distributivo (distributive a.).
a. de Downs (Downs' a.).
a. del ego (ego a.).
a. de entrenamiento (training a.). Didactic a.
a. de estirpe (pedigree a.).
a. estratográfico (stratographic a.). Chromatography.
a. de gases sanguíneos (blood gas a.).
a. gástrico (gastric a.).
a. de ligamiento (linkage a.).
a. de mordida (bite a.). Occlusal a.
a. Northern blot (Northern blot a.). Coined to distinguish it from eponymic Southern blot a.
a. oclusal (occlusal a.). Bite a
a. de orina (urinalysis). Analysis of the urine.
a. de percepción (percept a.).
a. del proceso de interacción (interaction process a.).
a. de saturación (saturation a.). Competitive binding assay a.
a. de segregación (segregation a.).
a. Southern blot (Southern blot a.). A procedure to separate and identify DNA sequences.
a. transaccional (transactional a.).
a. volumétrico (volumetric a.).
a. Western blot (Western blot a.). Coined to distinguish it from eponymic Southern blot a.
analista (analyst). **1.** One who makes analytical determinations. **2.** Short term for psychoanalyst.
analítico (analytic, analytical). **1.** Relating to analysis. **2.** Relating to psychoanalysis.
analito (analyte). Any substance or chemical constituent of blood, urine, or other body fluid that is analyzed.
analizado (analysand). In psychoanalysis, the person being analyzed.
analizador (analyzer, analyzor). **1.** The prism in a polariscope by means of which the polarized light is examined. **2.** The neural basis of the conditioned reflex. **3.** A device that electronically determines the frequency and amplitude of a particular channel of an electroencephalogram. **4.** Any instrument that performs an analysis.
a. de centrifugación rápida (centrifugal fast a.).
a. cinético (kinetic a.).
a. de onda (wave a.).
analizar (assay). To examine; to subject to analysis.
análogo **1.** (analog). A compound that resembles another in structure but is not necessarily an isomer. **2.** (analogous). Possessing a functional resemblance, but having a different origin or structure. **3.** (analog). Analogue; one of two organs or parts in different species of animals or plants which differ in structure or development but are similar in function.

anamnésico (anamnestic). **1.** Relating to the medical history of a patient. **2.** Mnemonic; assisting the memory.
anamnesis (anamnesis). **1.** The act of remembering. **2.** The medical or developmental history of a patient.
anamniótico (anamnionic, anamniotic). Without an amnion.
anamorfosis (anamorphosis). **1.** In phylogeny, a progressive series of changes in the evolution of a group of animals or plants. **2.** In optics, the process of correcting a distorted image with a curved mirror.
ananafilaxis (ananaphylaxis). Desensitization.
ananás (pineapple). The fruit of *Ananas sativa* or *Bromelia ananas* (family Bromeliaceae).
ananastasia (ananastasia). Inability to stand up.
anancasmo (anancasm). Any form of repetitious stereotyped behavior which, if prevented, results in anxiety.
anancastia (anancastia). An obsession in which a person feels himself forced to act or think against his will.
anancástico (anancastic). Pertaining to anancasm or anancastia.
anandria (anandria). Absence of masculinity.
anangioplasia (anangioplasia). Imperfect vascularization of a part due to nonformation of vessels, or vessels with inadequate caliber.
anangioplástico (anangioplastic). Relating to, characterized by, or due to anangioplasia.
anapeirático (anapeiratic). Resulting from overuse; denoting certain occupational neuroses.
anaplasia (anaplasia). Dedifferentiation; loss of structural differentiation.
anaplásico (anaplastic). **1.** Relating to anaplasty. **2.** Characterized by or pertaining to anaplasia. **3.** Growing without form or structure.
anaplasmosis (anaplasmosis). An infectious disease of ruminants caused by *Anaplasma* species.
anaplastia (anaplasty). Obsolete term for plastic surgery.
anapófisis (anapophysis). An accessory spinal process of a vertebra, found especially in the thoracic or lumbar vertebrae.
anáptico (anaptic). Relating to anaphia.
anaritmia (anarithmia). Aphasia characterized by an inability to count or use numbers.
anartria (anarthria). Loss of the power of articulate speech.
anasarca (anasarca). Hydrosarca; a generalized infiltration of edema fluid into subcutaneous connective tissue.
  a. fetoplacentaria (fetoplacental a.).
anasárquico (anasarcous). Characterized by anasarca.
anastigmático (anastigmatic). Not astigmatic.
anástole (anastole). Obsolete term for the gaping of a wound.
anastomosar (anastomose). **1.** To open one structure into another directly or by connecting channels. **2.** To unite by means of an anastomosis.
anastomosis (anastomosis, pl. anastomoses). **1.** [*anastomosis*, NA]. A natural communication, direct or indirect, between two blood vessels or other tubular structures. **2.** An operative union of two hollow or tubular structures. **3.** An opening created by surgery, trauma, or disease between two or more normally separate spaces or organs.
  a. antiperistáltica (antiperistaltic a.).
  a. arteriolovenular (arteriolovenular a.). A. arteriovenosa.
  a. arteriovenosa **1.** (arteriovenous a.). [*anastomosis arterovenosa*, NA]. **2.** (a. arteriovenosa). [*anastomosis arteriovenosa*, NA]. Arteriolovenular a.; arteriovenous a.
  a. de Béclard (Béclard's a.). Arcus raninus.
  a. Billroth I y II (Billroth I and II a.). Billroth's operations I and II.
  a. de Braun (Braun's a.).
  a. circular (circular a.).
  a. de Clado (Clado's a.).
  a. crucial (cruciate a., crucial a.).
  a. elíptica (elliptical a.).
  a. de Galeno (Galen's a.). Galen's nerve.
  a. heterocládica (heterocladic a.).
  a. de Hofmeister-Pólya (Hofmeister-Pólya a.).
  a. homocládica (homocladic anastomoses).
  a. de Hoyer (Hoyer's anastomoses). Sucquet-Hoyer canals.
  a. de Hyrtl (Hyrtl's a.). Hyrtl's loop.
  a. intestinal (intestinal a.). Enteroenterostomy.
  a. isoperistáltica (isoperistaltic a.).
  a. de Jacobson (Jacobson's a.). A portion of the tympanic plexus.
  a. laterolateral (conjoined a.).
  a. microneurovascular (microneurovascular a.).
  a. microvascular (microvascular a.).
  a. poscostal (postcostal a.).
  a. de Potts (Potts' a.). Potts' operation.
  a. precapilar (precapillary a.).
  a. precostal (precostal a.).
  a. de Riolan (Riolan's a.). Riolan's arcade.
  a. de Roux en Y (Roux-en-Y a.).
  a. de Schmidel (Schmidel's anastomoses).
  a. en sesgo (bevelled a.). A. performed after cutting each of the structures to be joined in an oblique fashion.
  a. de Sucquet, de Sucquet-Hoyer (Sucquet's anastomoses). Sucquet-Hoyer canals.
  a. terminoterminal (termino-terminal a.).
  a. transureteroureteral (transureteroureteral a.). Transureteroureterostomy.
  a. ureteroileal (uretero-ileal a.).
  a. ureterosigmoidea (ureterosigmoid a.).
  a. ureterotubaria (ureterotubal a.).
  a. ureteroureteral (ureteroureteral a.).
anastomótica magna (anastomotica magna). **1.** [*arteria collateralis ulnaris inferior*, NA]. **2.** [*arteria genus descendens*, NA].
anastomótico (anastomotic). Pertaining to an anastomosis.
anastral (anastral). Lacking an aster.
anatomía (anatomy). **1.** The morphologic structure of an organism. **2.** The science of the morphology or structure of organisms.
  a. aplicada (applied a.).
  a. artificial (artificial a.).
  a. artística (artistic a.).
  a. clástica (clastic a.). Plastic a.
  a. comparada (comparative a.).
  a. dental (dental a.).
  a. del desarrollo (developmental a.).
  a. descriptiva (descriptive a.). Systematic a.
  a. especial (special a.).
  a. fisiológica (physiological a.). Functional a.
  a. funcional (functional a.). Physiological a.
  a. general (general a.).
  a. macroscópica **1.** (macroscopic a.). Gross a. **2.** (gross a.). Macroscopic a.
  a. médica (medical a.).
  a. microscópica (microscopic a.).
  a. patológica (pathologic a.). Anatomical pathology.
  a. plástica (plastic a.). Clastic a.
  a. práctica (practical a.). A. studied by means of dissection.
  a. quirúrgica (surgical a.).
  a. radiológica (radiological a.).
  a. regional (regional a.). Topographic a.; topology.
  a. sistemática (systematic a.). Descriptive a.
  a. sistémica (systemic a.). A. of the systems of the body.
  a. de superficie (surface a.).
  a. topográfica (topographic a.). Regional a.
  a. trascendental (transcendental a.).
  a. ultraestructural (ultrastructural a.).
  a. en vivo (living a.).
anatómico (anatomical). **1.** Relating to anatomy. **2.** Structural.
anatomista (anatomist). A specialist in the science of anatomy.
anatomomédico (anatomicomedical). Referring to both medicine and anatomy.
anatomopatológico (anatomicopathological). Relating to anatomical pathology.
anatomoquirúrgico (anatomicosurgical). Relating to surgical anatomy.
anatopismo (anatopism). Failure to conform to the cultural pattern.
anatóxico (anatoxic). Pertaining to the characteristic properties of anatoxin (toxoid).
anatoxina (anatoxin). Toxoid.
anatricrótico (anatricrotic). Characterized by anatricrotism.
anatricrotismo (anatricrotism). A condition of the pulse manifested by a triple beat on the ascending limb of the sphygmographic tracing.

anatripsia (anatripsis). Therapeutic use of rubbing or friction with or without simultaneous application of a medicament.
anatríptico (anatriptic). **1.** Pertaining to anatripsis. **2.** A remedy to be applied by friction or rubbing.
anatropía (anatropia). Upward deviation of one eye.
anaudia (anaudia). Aphonia.
anaxónico (anaxon, anaxone). Having no axon.
anazouria (anazoturia). A deficiency or lack of nitrogenous metabolic products excreted in the urine.
ancho (width). Wideness; the distance from one side of an object or area to the other.
 a. orbitario (orbital w.).
 a. de ventana (window w.).
ancilario (ancillary). Auxiliary, accessory, or secondary.
ancipital (ancipital, ancipitate, ancipitous). Two-headed; two-edged.
anciroide (ancyroid). Ankyroid; shaped like the fluke of an anchor.
anclaje (anchorage). **1.** Operative fixation of loose or prolapsed abdominal or pelvic organs. **2.** The part to which anything is fastened.
 a. cervical (cervical a.).
 a. estacionario (stationary a.).
 a. extraoral (extraoral a.).
 a. intermaxilar (intermaxillary a.).
 a. intramaxilar (intramaxillary a.).
 a. intraoral (intraoral a.).
 a. múltiple (multiple a.). Reinforced a.
 a. occipital (occipital a.).
 a. recíproco (reciprocal a.).
 a. reforzado (reinforced a.). Multiple a.
 a. simple (simple a.).
ancón (ancon). Elbow.
ancóneo (anconal, anconeal). **1.** Relating to the elbow (ancon). **2.** Relating to the anconeus muscle.
anconitis (anconitis). Inflammation of the elbow joint.
anconoide (anconoid). Resembling the elbow.
ancrod (ancrod). A fraction obtained from the venom of the pit viper, *Angkistrodon rhodostoma*, which contains a fibrinogen-splitting enzyme.
ancusina (anchusin). Alkannin.
andanada (volley). A synchronous group of impulses induced simultaneously by artificial stimulation of either nerve fibers or muscle fibers.
andira (andira). Cabbage tree; worm bark; the bark of *Andira inermis*, a leguminous tree of tropical America, used as an emetic, purgative, and anthelmintic.
andirina (andirine). *N*-Methyltyrosine; an alkaloid derived from *Andira*.
andrenosterona (andrenosterone). Adrenosterone.
andriatría (andriatrics, andriatry). Medical science relating to diseases of male genital organs and of men in general.
andro- (andro-). Combining form meaning masculine; pertaining to the male of the species.
androblastoma (androblastoma). **1.** Pick's tubular adenoma; Sertoli cell tumor; testicular tubular adenoma. **2.** Arrhenoblastoma.
androfobia (androphobia). Morbid fear of men, or of the male sex.
androgénesis (androgenesis). Egg development in the presence only of paternal chromosomes.
androgénico (androgenic). Testoid; relating to an androgen; having a masculinizing effect.
andrógeno **1.** (androgenous). Giving birth predominantly to males. **2.** (androgen). Testoid; generic term for an agent, usually a hormone (e.g., androsterone, testosterone), that stimulates activity of the accessory male sex organs, encourages development of male sex characteristics, or prevents changes in the latter that follow castration.
 a. suprarrenal (adrenal androgen).
androginia (androgyny). **1.** Female pseudohermaphroditism. **2.** Having both masculine and feminine characteristics.
androginismo (androgynism). Female pseudohermaphroditism.
andrógino (androgynous). Pertaining to androgyny.
androginoide (androgynoid). A male resembling a female, or possessing hermaphroditic features.
androide (android). Resembling a man in form and structure.
andrología (andrology). The branch of medicine concerned with diseases peculiar to the male sex.
andromanía (andromania). Obsolete term for nymphomania.
andromedotoxina (andromedotoxin). A strongly emetic active principle obtained from several species of *Andromeda* and *Rhododendron* (family Ericaceae); it is a cardiac poison.
andromorfo (andromorphous). Having a male form or habitus.
andropatía (andropathy). Any disease, such as prostatitis, peculiar to the male sex.
androstano (androstane). The parent hydrocarbon of the androgenic steroids.
androstanodiol (androstanediol). 5α-Androstane-3β,17β-diol; a steroid metabolite, of which 5β isomers are also known.
androstanodiona (androstanedione). 5α-Androstane-3,17-dione; a steroid metabolite, of which the 5β isomer is also known.
androsteno (androstene). Androstane with an unsaturated bond in the molecule.
androstenodiol (androstenediol). Steroid metabolite differing from androstanediol by possessing a double bond between C-5 and C-6.
androstenodiona (androstenedione). Androstanedione with a double bond between C-4 and C-5; an androgenic steroid, of weaker biological potency than testosterone.
androstenolona (androstenolone). Dehydro-3-epiandrosterone.
androsterona (androsterone). *cis*-Androsterone; a steroid metabolite, found in male urine, having weak androgenic potency.
anecoico (anechoic). Sonolucent.
anectasia (anectasis). Primary atelectasis.
anéfrico (anephric). Lacking kidneys.
anelectrodo (anelectrode). Anode.
anelectrotónico (anelectrotonic). Relating to anelectrotonus.
anelectrotono (anelectrotonus) Changes in excitability and conductivity in a nerve or muscle cell in the neighborhood of the anode during the passage of a constant electric current.
anélido (annellide). A conidiogenous cell that produces conidia in succession.
anélidos (annelids). Common name for members of the phylum Annelida.
aneloconidio (annelloconidium). A conidium produced by an annellide.
anemia (anemia). Any condition in which the number of red blood cells per cu mm, the amount of hemoglobin in 100 ml of blood, and the volume of packed red blood cells per 100 ml of blood are less than normal.
 a. aclorhídrica (achlorhydric a.). Faber's a.; Faber's syndrome.
 a. acréstica (achrestic a.).
 a. de Addison, addisoniana (Addison's a., addisonian a.). Pernicious a.
 a. por anquilóstomos **1.** (ground itch a.). A. associated with hookworm disease. **2.** (hookworm a.).
 a. aplásica (aplastic a.). A. gravis; Ehrlich's a.
 a. aplásica congénita (congenital aplastic a.). Fanconi's a.
 a. aquílica macrocítica (macrocytic achylic a.). Pernicious a.
 a. arregenerativa congénita (congenital aregenerative a.). Congenital hypoplastic a.
 a. asiderótica (asiderotic a.). Chlorosis.
 a. de Biermer (Biermer's a.). Pernicious a.
 a. cameloide (cameloid a.). Elliptocytic a.
 a. de células en "blanco de tiro" (target cell a.).
 a. de células globosas (globe cell a.). Hereditary spherocytosis.
 a. de células semilunares (crescent cell a.). Sickle cell a.
 a. clorótica (chlorotic a.). Chlorosis.
 a. congénita (congenital a.). Erythroblastosis fetalis.
 a. del Congo Belga (Belgian Congo a.). Kasai.
 a. de Cooley (Cooley's a.). Thalassemia major.
 a. deficitaria (deficiency a.). Nutritional a.
 a. de Diamond-Blackfan (Diamond-Blackfan a.). Congenital hypoplastic a.
 a. de la difilobotriasis (diphyllobothrium a.). Fish tapeworm a.
 a. por dilución (dilution a.). Hydremia.
 a. dimórfica (dimorphic a.).
 a. diseritropoyética congénita (congenital dyserythropoietic a.).
 a. dishemopoyética (dyshemopoietic a.).
 a. drepanocítica (sickle cell a.). Crescent cell a.

a. de Ehrlich (Ehrlich's a.). Aplastic a.
a. eliptocítica (elliptocytic a.). Cameloid a.; ovalocytic a.
a. eritroblástica (erythroblastic a.).
a. eritroblástica familiar (familial erythroblastic a.).
a. eritroblástica primaria (primary erythroblastic a.). Thalassemia major.
a. esferocítica (spherocytic a.). Hereditary spherocytosis.
a. espástica (spastic a.).
a. esplénica (splenic a.). Banti's syndrome.
a. esplénica familiar (familial splenic a.). Gaucher's disease.
a. de Faber (Faber's a.). Achlorhydric a.
a. falsa (false a.). Pseudoanemia.
a. familiar que responde a la piridoxina (familial pyridoxine-responsive a.).
a. de Fanconi (Fanconi's a.). Congenital aplastic a.; Fanconi's syndrome.
a. ferropénica (iron deficiency a.). Hypoferric a.
a. fisiológica (physiologic a.).
a. genética (genetic a.).
a. de glóbulos rojos puros (pure red cell a.). Congenital hypoplastic a.
a. gravis (a. gravis). Aplastic a.
a. de Hayem-Widal (Hayem-Widal a.).
a. hemolítica (hemolytic a.).
a. hemolítica adquirida (acquired hemolytic a.).
a. hemolítica angiopática (angiopathic hemolytic a.).
a. hemolítica autoalérgica (autoallergic hemolytic a.).
a. hemolítica autoinmune (autoimmune hemolytic a.).
a. hemolítica congénita (congenital hemolytic a.).
a. hemolítica microangiopática (microangiopathic hemolytic a.).
a. hemolítica del recién nacido (hemolytic a. of newborn).
a. hemorrágica (hemorrhagic a.).
a. hemotóxica (hemotoxic a.). Toxic a.
a. hipercrómica, hipercromática (hyperchromic a., hyperchromatic a.).
a. hipocrómica (hypochromic a.).
a. hipoférrica (hypoferric a.). Iron deficiency a.
a. hipoplásica (hypoplastic a.).
a. hipoplásica congénita (congenital hypoplastic a.).
a. hipoplásica familiar (familial hypoplastic a.). Congenital hypoplastic a.
a. icterohemolítica (icterohemolytic a.). Hereditary spherocytosis.
a. infantil seudoleucémica (a. infantum pseudoleukemica).
a. infecciosa (infectious a.).
a. infecciosa equina (equine infectious a.). Swamp fever.
a. intertropical (intertropical a.).
a. isocrómica (isochromic a.). Normochromic a.
a. láctea (milk a.).
a. del ladrillero (brickmaker's a.). A. associated with hookworm disease.
a. por leche de cabra (goat's milk a.).
a. de Lederer (Lederer's a.).
a. leucoeritroblástica (leukoerythroblastic a.). Leukoerythroblastosis.
a. linfática (a. lymphatica). Obsolete term for Hodgkin's disease.
a. local (local a.).
a. macrocítica (macrocytic a.). Megalocytic a.
a. macrocítica del embarazo (macrocytic a. of pregnancy).
a. maligna (malignant a.). Pernicious a.
a. de Marchiafava-Micheli (Marchiafava-Micheli a.). Paroxysmal nocturnal hemoglobinuria.
a. del Mediterráneo (Mediterranean a.).
a. megaloblástica (megaloblastic a.).
a. megalocítica (megalocytic a.). Macrocytic a.
a. metaplásica (metaplastic a.).
a. microcítica (microcytic a.).
a. microcítica familiar (familial microcytic a.).
a. microcítica hipocrómica (hypochromic microcytic a.).
a. microdrepanocítica (microdrepanocytic a.). Sickle cell-thalassemia disease.
a. mieloptísica, mielopática (myelophthisic a., myelopathic a.). Leukoerythroblastosis.
a. molecular (molecular a.). A. due to the presence in the blood of an abnormal hemoglobin; e.g., sickle cell a., thalassemia.
a. neonatal (neonatal a., a neonatorum). Erythroblastosis fetalis.
a. normocítica (normocytic a.).
a. normocrómica (normochromic a.). Isochromic a.
a. nutricional (nutritional a.). Deficiency a.
a. osteoesclerótica (osteosclerotic a.). Leukoerythroblastosis.
a. ovalocítica (ovalocytic a.). Elliptocytic a.
a. perniciosa (pernicious a.). Addison's a.; Biermer's a.; malignant a.
a. pizarrosa (slaty a.).
a. plúmbica (lead a.). A. associated with poisoning from lead.
a. polar (polar a.).
a. poshemorrágica (posthemorrhagic a.). Traumatic a.
a. por radiaciones (radiation a.).
a. refractaria (refractory a.).
a. refractaria primaria (primary refractory a.).
a. refractaria secundaria (secondary refractory a.).
a. sideroblástica, sideroacréstica (sideroblastic a., sideroachrestic a.).
a. por tenia de los peces (fish tapeworm a.). Diphyllobothrium a.
a. tóxica (toxic a.). Hemotoxic a.
a. traumática (traumatic a.). Posthemorrhagic a.
a. tropical (tropical a.).

anémico (anemic). Pertaining to or manifesting the various features of anemia.
anemofobia (anemophobia). Morbid fear of wind.
anemómetro (anemometer). An instrument for measuring the velocity of air flow.
anemonol (anemonol). A volatile oil, possessing markedly toxic properties, obtained from plants of the genus *Anemone*.
anemotrofia (anemotrophy). Lack of substances essential to the formation of blood, thereby resulting in hypoplastic anemia.
anencefalia **1.** (anencephaly). Anencephalia; congenital defective development of the brain. **2.** (anencephalia). Anencephaly.
a. parcial (partial a.). Hemicephalia.
anencefálico (anencephalic). Anencephalous; relating to anencephaly.
anencéfalo (anencephalous). Anencephalic.
anentérico (anenterous). Having no intestine; denoting certain parasites, such as tapeworms.
anenzimia (anenzymia). Congenital absence of a specific enzyme.
a. catalasia (a. catalasia). Acatalasia.
anepia (anepia). Aphasia.
anepiploico (anepiploic). Lacking an omentum (epiploon).
anergasia (anergasia). Absence of psychic activity as the result of organic brain disease.
anergástico (anergastic). Pertaining to or characterized by anergasia.
anergia **1.** (anergy). Absence of demonstrable sensitivity reaction in a subject to substances that should be antigenic (immunogenic, allergenic) in most other subjects. **2.** (anergia). Anergy; lack of energy.
a. específica (specific a.). Positive a.
a. inespecífica (nonspecific a.). Negative a.
a. negativa (negative a.). Nonspecific a.
a. positiva (positive a.). Specific a.
anérgico (anergic). Relating to, or marked by, anergy.
aneritroplasia (anerythroplasia). A condition in which there is no formation of red blood cells.
aneritroplásico (anerythroplastic). Pertaining to or characterized by anerythroplasia.
aneritrorregenerativo (anerythroregenerative). Pertaining to or characterized by lack of regeneration of red blood cells.
aneroide (aneroid). Without fluid; denoting a form of barometer without mercury.
anestecinesia (anesthecinesia). Anesthekinesia.
anestequinesia (anesthekinesia). Anesthecinesia; combined sensory and motor paralysis.
anestesia (anesthesia). **1.** A state characterized by loss of sensation, the result of pharmacologic depression of nerve function or of neurological disease. **2.** Broad term for anesthesiology as a clinical specialty.
a. de absorción circular (circle absorption a.).
a. por acupuntura (acupuncture a.).
a. axilar (axillary a.).
a. balanceada (balanced a.).

a. basal (basal a.).
a. bloqueante (block a.). Conduction a.
a. por bloqueo de campo (field block a.).
a. por bloqueo en silla de montar (saddle block a.).
a. por bloqueo paracervical (paracervical block a.).
a. braquial (brachial a.).
a. en calcetín (stocking a.).
a. caudal (caudal a.).
a. cerrada (closed a.).
a. cervical (cervical a.).
a. en cintura (girdle a.).
a. por compresión (compression a.). Pressure a.
a. de conducción (conduction a.). Block a.
a. cruzada (crossed a.).
a. dental (dental a.).
a. diagnóstica (diagnostic a.).
a. disociada (dissociated a.).
a. disociativa (dissociative a.).
a. dolorosa **1.** (a. dolorosa). Painful a. **2.** (painful a.). A. dolorosa.
a. eléctrica (electric a.).
a. endotraqueal (endotracheal a.). Intratracheal a.
a. endovenosa (intravenous a.).
a. epidural (epidural a.). Peridural a.
a. epidural continua (continuous epidural a.). Fractional epidural a.
a. epidural fraccional (fractional epidural a.). Continuous epidural a.
a. espinal alta (high spinal a.).
a. espinal baja (low spinal a.).
a. espinal continua (continuous spinal a.). Fractional spinal a.
a. espinal diferencial (differential spinal a.).
a. espinal hiperbárica (hyperbaric spinal a.).
a. espinal hipobárica (hypobaric spinal a.).
a. espinal isobárica (isobaric spinal a.).
a. espinal total (total spinal a.).
a. esplácnica (splanchnic a.). Visceral a.
a. extradural (extradural a.).
a. faríngea (pharyngeal a.).
a. general (general a.).
a. de goteo abierto (open drop a.).
a. en guante (glove a.).
a. gustatoria (gustatory a.). Ageusia.
a. hiperbárica (hyperbaric a.).
a. hipotensora (hypotensive a.).
a. hipotérmica (hypothermic a.).
a. histérica (hysterical a.).
a. de ida y vuelta (to-and-fro a.).
a. por infiltración (infiltration a.). Local a.
a. por inhalación (inhalation a.).
a. por insuflación (insufflation a.).
a. intercostal (intercostal a.).
a. intraespinal (intraspinal a.).
a. intramedular (intramedullary a.). Intraosseous a.
a. intranasal (intranasal a.).
a. intraoral (intraoral a.).
a. intraósea (intraosseous a.). Intramedullary a.
a. intratraqueal (intratracheal a.). Endotracheal a.
a. local (local a.). Infiltration a.
a. medular fraccional (fractional spinal a.). Continuous spinal a.
a. muscular (muscular a.).
a. de no re-respiración (nonrebreathing a.).
a. olfatoria (olfactory a.). Anosmia.
a. paravertebral (paravertebral a.).
a. peridural (peridural a.). Epidural a.
a. perineural (perineural a.).
a. periodontal (periodontal a.).
a. presacra (presacral a.).
a. por presión (pressure a.). Compression a.
a. pudenda (pudendal a.).
a. quirúrgica (surgical a.).
a. raquídea (spinal a.).
a. de re-respiración (rebreathing a.).
a. rectal (rectal a.).
a. por refrigeración (refrigeration a.). Cryoanesthesia.
a. regional (regional a.).
a. regional endovenosa (intravenous regional a.). Bier's method.
a. retrobulbar (retrobulbar a.).
a. sacra (sacral a.).
a. segmentaria (segmental a.).
a. semiabierta (semi-open a.).
a. semicerrada (semi-closed a.).
a. subaracnoidea (subarachnoid a.). Spinal a.
a. táctil (tactile a.). Loss or impairment of the sense of touch.
a. terapéutica (therapeutic a.).
a. térmica (thermal a., thermic a.). Loss of the ability to sense heat.
a. tópica (topical a.). Surface analgesia.
a. traumática (traumatic a.).
a. troncular (nerve block a.).
a. unilateral (unilateral a.). Hemianesthesia.
a. visceral (visceral a.). Splanchnic a.

anestesiar (anesthetize). To produce loss of sensation.

anestésico (anesthetic). **1.** A compound that reversibly depresses neuronal function, producing loss of ability to perceive pain and/or other sensations. **2.** Collective designation for anesthetizing agents. **3.** Associated with or due to the state of anesthesia.
a. endovenoso (intravenous a.).
a. espinal (spinal a.).
a. general (general a.).
a. inflamable (flammable a.).
a. por inhalación (inhalation a.).
a. local (local a.).
a. primario (primary a.).
a. secundario (secondary a.).
a. volátil (volatile a.).

anestesióforo (anesthesiophore). The active group of a molecule that confers anesthetic or hypnotic effect.

anestesiología (anesthesiology). The medical specialty concerned with the pharmacological, physiological, and clinical basis of anesthesia and related fields.

anestesiólogo (anesthesiologist). A physician specializing solely in anesthesiology and related areas.

anestesista (anesthetist). One who administers an anesthetic, whether an anesthesiologist, a physician who is not an anesthesiologist, a nurse a., or an anesthesia assistant.

anestro (anestrus). The period of sexual quiescence between the estrus cycles of mammals.

anestrual (anestrous). Relating to the anestrus.

anetodermia (anetoderma). Atrophia maculosa varioliformis cutis; primary idiopathic macular atrophy.
a. de Jadassohn-Pellizzari (Jadassohn-Pellizzari a.).
a. de Schweninger-Buzzi (Schweninger-Buzzi a.).

anetópata (anethopath). A morally uninhibited person.

aneumatosis (apneumatosis). Congenital atelectasis.

aneumia (apneumia). Congenital absence of the lungs.

aneuploide (aneuploid). Having an abnormal number of chromosomes not an exact multiple of the haploid number.

aneuploidia (aneuploidy). State of being aneuploid.
a. parcial (partial a.).

aneural (abneural). **1.** Abnerval. **2.** Away from the neural axis.

aneurina (aneurine). Thiamin.
clorhidrato de a. (a. hydrochloride). Thiamin hydrochloride.

aneurisma (aneurysm). Circumscribed dilation of an artery, or a blood-containing tumor connecting directly with the lumen of an artery.
a. ampular (ampullary a.). Saccular a.
a. por anastomosis (a. by anastomosis).
a. arteriosclerótico (arteriosclerotic a.). Atherosclerotic a.
a. arteriovenoso (arteriovenous a.). A dilated arteriovenous shunt.
a. ateroesclerótico (atherosclerotic a.). Arteriosclerotic a.
a. axial (axial a.).
a. bacteriano (bacterial a.). Embolic a.
a. de Bérard (Bérard's a.).
a. cardíaco (cardiac a.). Mural a.; ventricular a.
a. carotídeo cavernoso (cavernous-carotid a.).
a. cerebral congénito (congenital cerebral a.).
a. cilindroide (cylindroid a.). Tubular a.

a. cirsoide (cirsoid a.). Cirsoid varix; racemose a.; racemose hemangioma.
a. compuesto (compound a.).
a. consecutivo (consecutive a.). Diffuse a.
a. difuso (diffuse a.). Consecutive a.
a. disecante (dissecting a.).
a. ectásico (ectatic a.).
a. embólico (embolic a.). Bacterial a.
a. embolomicótico (embolomycotic a.).
a. falso (false a.). Pseudoaneurysm.
a. fantasma (phantom a.).
a. en frambuesa (berry a.).
a. fusiforme (fusiform a.).
a. herniario (hernial a.).
a. infraclinoideo (infraclinoid a.).
a. intracraneal (intracranial a.).
a. intramural (mural a.). Cardiac a.
a. micótico (mycotic a.).
a. miliar (miliary a.).
a. óseo benigno (benign bone a.). Aneurysmal bone cyst.
a. de Park (Park's a.).
a. periférico (peripheral a.).
a. de Pott (Pott's a.). Aneurysmal varix.
a. racemoso (racemose a.). Cirsoid a.
a. de Rasmussen (Rasmussen's a.).
a. sacular, saculado (saccular a., sacculated a.). Ampullary a.
a. serpentino (serpentine a.).
a. sifilítico (syphilitic a.).
a. supraclinoideo (supraclinoid a.).
a. de tracción (traction a.).
a. traumático (traumatic a.).
a. tubular (tubular a.). Cylindroid a.
a. varicoso (varicose a.).
a. ventricular (ventricular a.). Cardiac a.
a. verdadero (true a.).
a. verminoso (verminous a., worm a.).

aneurismático (aneurysmal, aneurysmatic). Relating to an aneurysm.

aneurismectomía (aneurysmectomy). Excision of an aneurysm.

aneurismograma (aneurysmogram). Demonstration of an aneurysm, usually by means of x-rays and a contrast medium.

aneurismoplastia (aneurysmoplasty). Endoaneurysmoplasty; endoaneurysmorrhaphy; Matas' operation.

aneurismorrafia (aneurysmorrhaphy). Closure by suture of the sac of an aneurysm to restore the normal lumen dimensions.

aneurismotomía (aneurysmotomy). Incision into the sac of an aneurysm.

aneurolémico (aneurolemmic). Without a neurolemma.

anexado (annectent). Connected with; joined.

anexal, anexial (adnexal). Annexal; relating to the adnexa.

anexectomía 1. (annexectomy). Adnexectomy. **2.** (adnexectomy). Annexectomy. Excision of any adnexa. **3.** (adnexectomy). In gynecology, excision of the fallopian tube and ovary if unilateral and excision of both tubes and ovaries (adnexa uteri) if bilateral.

anexitis **1.** (adnexitis). Annexitis; inflammation of the adnexa uteri. **2.** (annexitis). Adnexitis.

anexopexia **1.** (adnexopexy). Annexopexy; operation for suspension of the fallopian tube and ovary; usually, oophoropexy is accomplished without suspension of the tube. **2.** (annexopexy). Adnexopexy.

anexos (adnexa). Annexa; parts accessory to the main organ or structure.
a. oculares (a. oculi).
a. uterinos (a. uteri).

ANF (ANF). Abbreviation for antinuclear factor.

anfeclexis (ampheclexis). Reciprocal sexual selection, i.e., by both male and female.

anfetamina (amphetamine). α-Methylphenethylamine; 1-phenyl-2-aminopropane; closely related in its structure and action to ephedrine and other sympathomimetic amines.
(4-clorofenoxi)acetato de a. (a. (4-chlorophenoxy)acetate).
fosfato de a. (a. phosphate).
fosfato de *d*-a. (*d*-amphetamine phosphate). Dextroamphetamine phosphate.
sulfato de a. (a. sulfate). Exerts less vasopressor, cardiac and bronchial effect than ephedrine, but has a greater central nervous stimulating effect.
sulfato de *d*-a. (*d*-amphetamine sulfate). Dextroamphetamine sulfate.

anfi- (amphi-). Combining form meaning on both sides, surrounding, double.

anfiartrodial (amphiarthrodial). Relating to amphiarthrosis.

anfiartrosis (amphiarthrosis). Symphysis.

anfiáster (amphiaster). Diaster; the double-star figure formed by the two asters and their connecting spindle fibers during mitosis.

anfibárico (amphibaric). Denoting a pharmacologic material that may lower or elevate arterial blood pressure, depending on the dose.

anfiblestrodes (amphiblestrodes). Obsolete term for retina.

anficarion (amphikaryon). A diploid nucleus containing two haploid groups of chromosomes.

anficelo (amphicelous). Concave at each end, as the body of a vertebra of a fish.

anficéntrico (amphicentric). Centering at both ends.

anficito (amphicyte). Capsule cell; one of the cells located around the bodies of the cerebrospinal and sympathetic ganglionic neurons.

anficrania (amphicrania). Neuralgic pain on both sides of the head.

anficroico (amphichroic). Amphichromatic.

anficromático (amphichromatic). Amphichroic.

anfifílico (amphiphilic). Amphipathic.

anfifóbico (amphiphobic). Amphipathic.

anfigenético (amphigenetic). Amphogenetic; produced by both sexes.

anfileucémico (amphileukemic). Denoting a leukemic condition that corresponds in degree to the changes in the organ or tissue.

anfimicrobio (amphimicrobe). A microorganism that is either aerobic or anaerobic, according to the environment.

anfimixis (amphimixis). **1.** Union of the paternal and maternal chromatin after impregnation of the ovum. **2.** In psychoanalysis, a combination of genital and anal eroticism.

anfinucléolo (amphinucleolus). A double nucleolus having both basophilic and oxyphilic components.

anfipático (amphipathic). Amphiphilic; amphiphobic.

anfístomo (amphistome). A common name for any trematode of the genus *Paramphistomum*.

anfiteatro (theater). A large room for lectures and demonstrations, sometimes applied to an operating room.

anfitimia (amphithymia). Obsolete term for a mental condition marked by periods of depression and elation.

anfitipia (amphitypy). The property of being characteristic of two types.

anfitricado, anfitriquio (amphitrichate, amphitrichous). Having a flagellum or flagella at both extremities of a microbial cell; denoting certain microorganisms.

anfixenosis (amphixenosis). A zoonosis maintained in nature by man and lower animals.

anfo- (ampho-). Combining form meaning on both sides, surrounding, double.

anfocito (amphocyte). Amphophil.

anfocromatófilo (amphochromatophil, amphochromatophile). Amphophil.

anfocromófilo (amphochromophil, amphochromophile). Amphophil.

anfodiplopía (amphodiplopia). Obsolete term for double vision in each eye.

anfofílico (amphophilic, amphophilous). Amphophil.

anfófilo (amphophil, amphophile). **1.** Amphochromatophil; amphochromatophile; amphochromophil; amphochromophile. **2.** Amphophilic; amphophilous; having an affinity for both acid and for basic dyes. **3.** Amphocyte; a cell that stains readily with either acid or basic dyes.

anfogenético (amphogenetic). Amphigenetic.

anfolito (ampholyte). Amphoteric electrolyte.

anfomicina (amphomycin). An antibiotic substance produced by *Streptomyces canus*.

anfórico (amphoric). Denoting the sound heard in percussion and auscultation, resembling the noise made by blowing across the mouth of a bottle.

anforiloquia (amphoriloquy). Presence of amphoric voice.

anforofonía (amphorophony). Amphoric voice.
anfotericina, anfotericina B (amphotericin, amphotericin B). An amphoteric polyene antibiotic prepared from *Streptomyces nodosus*.
anfotérico (amphoteric). Having two opposite characteristics, especially having the capacity of reacting as either an acid or a base.
anfotonía (amphotonia, amphotony). Increased excitability of both the parasympathetic and sympathetic nervous systems.
angélica, raíz de (angelica root). The root of *Angelica archangelica* (family Umbelliferae); a tonic and stimulant; a carminative, diuretic, and an external counterirritant.
angialgia (angialgia). Angiodynia; pain in blood vessel.
angiastenia (angiasthenia). Vascular instability.
angiectasia (angiectasia, angiectasis). Dilation of a lymphatic or blood vessel.
a. displásica congénita (congenital dysplastic a.). Klippel-Trenaunay-Weber syndrome.
angiectásico (angiectatic). Marked by the presence of dilated blood vessels.
angiectomía (angiectomy). Excision of a section of a blood vessel.
angiectopia (angiectopia). Angioplany; abnormal location of a blood vessel.
angileucitis (angileucitis). Obsolete term for lymphangitis.
angina (angina). **1.** A severe constricting pain, usually referring to a. pectoris. **2.** Old term for a sore throat from any cause.
a. abdominal (abdominal a., a. abdominis). Intestinal a.
a. agranulocítica (agranulocytic a.). Agranulocytosis.
a. aliviada con la marcha (walk-through a.).
a. cruris (a. cruris). Intermittent claudication of the leg.
a. decubitus (a. decubitus). A. pectoris decubitus.
a. diftérica (a. diphtheritica). Diphtheria involving the pharynx or larynx.
a. epiglótica (a. epiglottidea). Inflammation of epiglottis.
a. escarlatinosa (a. scarlatinosa).
a. de esfuerzo (a. of effort).
a. espuria (a. spuria). A. pectoris vasomotoria.
a. falsa (false a.). A. pectoris vasomotoria.
a. de Heberden (Heberden's a.). A. pectoris.
a. hipercianótica (hypercyanotic a.).
a. in crescendo (crescendo a.).
a. inestable (unstable a.).
a. intestinal (intestinal a.). Abdominal a.
a. inversa (a. inversa). Prinzmetal's a.
a. linfática (lymphatic a.).
a. linfomatosa (a. lymphomatosa). Agranulocytosis.
a. de Ludwig (Ludwig's a.).
a. monocítica (monocytic a.). Obsolete term for infectious mononucleosis.
a. necrótica (necrotic a.).
a. neutropénica (neutropenic a.). Agranulocytosis.
a. notha (a. notha). A. pectoris vasomotoria.
a. de pecho (a. pectoris). Breast pang; heart stroke; stenocardia.
a. de pecho variante (variant a., pectoris). Prinzmetal's a.
a. de pecho vasomotora (a. pectoris vasomotoria). A. notha; a. spuria; pseudangina.
a. pectoris decubitus (a. pectoris decubitus). A. decubitus.
a. pectoris sine dolore (a. pectoris sine dolore). Gairdner's disease.
a. de Prinzmetal (Prinzmetal's a.). A. inversa; variant a. pectoris.
a. refleja (reflex a.). A. pectoris vasomotoria.
a. sine dolore (a. sine dolore).
a. vasomotora (vasomotor a., a. vasomotoria). A. pectoris vasomotoria.
a. de Vincent (Vincent's a.).
anginal (anginal). Relating to angina in any sense.
anginiforme (anginiform). Resembling angina.
anginofobia (anginophobia). Extreme fear of an attack of angina pectoris.
anginoide (anginoid). Resembling an angina, especially angina pectoris.
anginoso (anginose, anginous). Relating to any angina.
angio-, angi- (angio-, angi-). Combining forms relating to blood or lymph vessels.
angioarquitectura (angioarchitecture). **1.** The arrangement and distribution of the blood vessels of any organ. **2.** The vascular framework of an organ or tissue.
angioblasto (angioblast). **1.** Vasoformative cell; a cell taking part in blood vessel formation. **2.** Primordial mesenchymal tissue from which embryonic blood cells and vascular endothelium are differentiated.
angioblastoma (angioblastoma). Hemangioblastoma.
angiocardiocinético (angiocardiokinetic, angiocardiocinetic). Causing dilation or contraction in the heart and blood vessels.
angiocardiografía (angiocardiography). Cardioangiography.
a. rápida biplana (rapid biplane a.).
angiocardiopatía (angiocardiopathy). Disease affecting both heart and blood vessels.
angiocarditis (angiocarditis). Inflammation of the heart and blood vessels.
angiocinesia (angiokinesis). Vasomotion.
angiocinético (angiokinetic). Vasomotor.
angiocolecistitis (angiocholecystitis). Inflammation of the bile vessels and gallbladder.
angiocolitis (angiocholitis). Cholangitis.
angiodermatitis (angiodermatitis). Inflammation of the cutaneous blood vessels.
angiodiascopia (angiodiascopy). Examination of the vessels in a part by transillumination.
angiodinia (angiodynia). Angialgia.
angiodisplasia (angiodysplasia). Degenerative dilation of the normal vasculature.
angiodistrofia (angiodystrophy, angiodystrophia). Defective formation or growth associated with marked vascular changes.
angioedema (angioedema). Angioneurotic edema.
angioelefantiasis (angioelephantiasis). Extensive increase in vascularity of the subcutaneous tissue, producing great thickening simulating large, diffuse angioma formation.
angioendoteliomatosis (angioendotheliomatosis). Proliferation of endothelial cells within blood vessels.
a. sistematizada proliferante (proliferating systematized a.).
angioespasmo (angiospasm). Vasospasm.
a. laberíntico (labyrinthine a.). Lermoyez' syndrome.
angioespástico (angiospastic). Vasospastic.
angioestenosis (angiostenosis). Narrowing of one or more blood vessels.
angiofacomatosis (angiophacomatosis). Angiophakomatosis; the angiomatous phacomatoses: Lindau's disease and the Sturge-Weber syndrome.
angiofibrolipoma (angiofibrolipoma). Angiolipofibroma; a neoplasm composed of fibroblasts, capillaries, and adipose tissue.
angiofibroma (angiofibroma). Telangiectatic fibroma.
a. juvenil (juvenile a.). Juvenile hemangiofibroma.
angiofibrosis (angiofibrosis). Fibrosis of the walls of blood vessels.
angiogénesis (angiogenesis). Development of blood vessels.
angiogénico (angiogenic). **1.** Relating to angiogenesis. **2.** Of vascular origin.
angioglioma (angioglioma). A mixed glioma and angioma.
angiogliomatosis (angiogliomatosis). Occurrence of multiple areas of proliferating capillaries and neuroglia.
angiogliosis (angiogliosis). Glial scarring about a blood vessel.
angiografía (angiography). Radiography of vessels after the injection of a radiopaque material.
a. cerebral (cerebral a.). Cerebral arteriography.
a. espinal (spinal a.). Spinal arteriography.
a. fluoresceínica (fluorescein a.).
a. con radionúclidos (radionuclide a.).
a. selectiva (selective a.).
a. por sustracción digital (digital subtraction a.).
a. terapéutica (therapeutic a.).
angiográfico (angiographic). Relating to or utilizing angiography.
angiograma (angiogram). Radiograph obtained in angiography.
angiohemofilia (angiohemophilia). von Willebrand's disease.
angiohialinosis (angiohyalinosis). Hyaline degeneration of the walls of the blood vessels.
angiohipertonía (angiohypertonia). Vasospasm.
angiohipotonía (angiohypotonia). Vasoparalysis.
angioide (angioid). Resembling blood vessels.

angioinvasor (angioinvasive). Denoting a neoplasm or other pathologic condition capable of entering the vascular bed.
angioleiomioma (angioleiomyoma). Vascular leiomyoma.
angiolipofibroma (angiolipofibroma). Angiofibrolipoma.
angiolipoma (angiolipoma). Lipoma cavernosum; telangiectatic lipoma.
angiólisis (angiolysis). Obliteration of a blood vessel, such as occurs in the newborn infant after tying of the umbilical cord.
angiolítico (angiolithic). Relating to an angiolith.
angiolito (angiolith). An arteriolith or a phlebolith.
angiología 1. (angiology). Angiologia; the science concerned with the blood vessels and lymphatics in all their relations. **2.** (angiologia). Angiology.
angiolupoide (angiolupoid). A sarcoid-like eruption of the skin in which the granulomatous telangiectatic papules are distributed over the nose and cheeks.
angioma (angioma). A swelling or tumor due to proliferation, with or without dilation, of the blood vessels (hemangioma) or lymphatics (lymphangioma).
 a. aracnoideo (spider a.). Arterial spider.
 a. capilar (capillary a.). Nevus vascularis.
 a. cavernoso (cavernous a.). Cavernous hemangioma.
 a. en cereza (cherry a.). Senile hemangioma.
 a. encefálico (encephalic a.).
 a. linfático (a. lymphaticum). Lymphangioma.
 a. petequiales (petechial a.'s).
 a. serpiginoso (a. serpiginosum). Essential telangiectasia.
 a. superficial (superficial a.). Nevus vascularis.
 a. telangiectásico (telangiectatic a.).
 a. venoso racemoso (a. venosum racemosum).
angiomatoide (angiomatoid). Resembling a tumor of vascular origin.
angiomatosis (angiomatosis). A condition characterized by multiple angiomas.
 a. cefalotrigeminal (cephalotrigeminal a.). Sturge-Weber syndrome.
 a. cutaneomeningoespinal (cutaneomeningospinal a.). Cobb syndrome.
 a. displásica congénita (congenital dysplastic a.). Congenital dysplastic angiopathy.
 a. encefalotrigeminal (encephalotrigeminal a.). Sturge-Weber syndrome.
 a. oculoencefálica (oculoencephalic a.).
 a. retinocerebral (retinocerebral a.). Lindau's disease.
 a. telangiectásica (telangiectatic a.).
angiomatoso (angiomatous). Relating to or resembling an angioma.
angiomegalia (angiomegaly). Enlargement of blood vessels or lymphatics.
angiómetro (angiometer). Instrument for measuring the diameter of a blood vessel.
angiomiocardíaco (angiomyocardiac). Relating to the blood vessels and the cardiac muscle.
angiomiofibroma (angiomyofibroma). Vascular leiomyoma.
angiomiolipoma (angiomyolipoma). A benign neoplasm of adipose tissue (lipoma) in which muscle cells and vascular structures are fairly conspicuous.
angiomioma (angiomyoma). Vascular leiomyoma.
angiomioneuroma (angiomyoneuroma). Obsolete term for glomus tumor.
angiomiopatía (angiomyopathy). Any disease of blood vessels involving the muscular layer.
angiomiosarcoma (angiomyosarcoma). A myosarcoma that has an unusually large number of proliferated, frequently dilated, vascular channels.
angiomixoma (angiomyxoma). A myxoma in which there is an unusually large number of vascular structures.
angioneuralgia (angioneuralgia). Obsolete term for an affection, marked by a burning pain in an extremity, accompanied by redness and edema of the affected area, thought to be an early stage of Raynaud's disease.
angioneurectomía (angioneurectomy). **1.** Exsection of the vessels and nerves of a part. **2.** Exsection of a segment of the spermatic cord to produce sterility.
angioneuredema (angioneuredema). Obsolete term for angioneurotic edema.
angioneuromioma (angioneuromyoma). Glomus tumor.
angioneurosis (angioneurosis). Vasoneurosis; a disorder due to disease or injury of the vasomotor nerves or center.
angioneurótico (angioneurotic). Relating to an angioneurosis.
angioneurotomía (angioneurotomy). Division of both nerves and vessels of a part.
angioparálisis (angioparalysis). Vasoparalysis.
angioparesia (angioparesis). Vasoparesis.
angiopatía (angiopathy). Angiosis; any disease of the blood vessels or lymphatics.
 a. amiloide cerebral (cerebral amyloid a.).
 a. congofílica (congophilic a.).
 a. displásica congénita (congenital dysplastic a.).
angiopático (angiopathic). Relating to angiopathy.
angioplania (angioplany). Angiectopia.
angioplastia (angioplasty). Reconstruction of a blood vessel.
 a. transluminal percutánea (percutaneous transluminal a.).
angiopoyesis (angiopoiesis). Vasifaction; vasoformation; formation of blood or lymphatic vessels.
angiopoyético (angiopoietic). Vasifactive; vasofactive; vasoformative; relating to angiopoiesis.
angiopresión (angiopressure). Rarely used term for pressure on a vessel for the arrest of bleeding.
angioqueratoma (angiokeratoma). Keratoangioma; telangiectasia verrucosa; telangiectatic wart.
 a. corporal difuso (a. corporis diffusum). Fabry's disease.
 a. de Fordyce (Fordyce's a.).
 a. de Mibelli (Mibelli's a.'s).
angioqueratosis (angiokeratosis). The occurrence of multiple angiokeratomas.
angioquiste (angiocyst). A small vesicular aggregation of embryonic mesodermal cells that may give rise to vascular endothelium and blood cells.
angiorrafia (angiorrhaphy). Suture repair of any vessel, especially of a blood vessel.
angiorrexis (angiorrhexis). Obsolete term for rupture of any vessel, especially of a blood vessel.
angiosarcoma (angiosarcoma). A rare malignant neoplasm believed to originate from the endothelial cells of blood vessels.
angioscopia (angioscopy). Visualization with a microscope of the passage of substances (e.g., contrast media, radiopaque agents) through capillaries after intravenous injection.
angioscopio (angioscope). A modified microscope for studying the capillary vessels.
angioscotoma (angioscotoma). Cecocentral scotoma.
angioscotometría (angioscotometry). The measurement or projection of the angioscotoma pattern.
angiosis (angiosis). Angiopathy.
angiostaxis (angiostaxis). Rarely used term for: 1) an oozing of blood; 2) hemophilia.
angiostomía (angiostomy). Rarely used term for operative opening into a blood vessel and insertion of a cannula.
angiostrofia (angiostrophy). Obsolete term for twisting the cut end of a blood vessel to arrest bleeding.
angiostrongilosis (angiostrongylosis). Eosinophilic meningitis; infection of animals and man with nematodes of the genus *Angiostrongylus*.
angiotelectasia (angiotelectasis, angiotelectasia). Rarely used term for dilation of the terminal arterioles, venules, or capillaries.
angiotensina (angiotensin). A family of peptides of known and similar sequence, with vasoconstrictive activity.
 precursor de la a. (a. precursor). Angiotensinogen.
angiotensina I (angiotensin I). A decapeptide formed from the tetradecapeptide angiotensinogen.
angiotensina II (angiotensin II). An octapeptide; a potent vasopressor agent and the most powerful stimulus for production and release of aldosterone.
angiotensina III (angiotensin III). A heptapeptide derivative of a. II that has similar effects.
angiotensinamida (angiotensin amide). A synthetic substance closely related to the naturally occurring a. a. II; a potent vasopressor agent .
angiotensinasa (angiotensinase). Enzyme that degrades angiotensin II.
angiotensinogenasa (angiotensinogenase). Renin.

angiotensinógeno (angiotensinogen). Angiotensin precursor.
angiotomía (angiotomy). Sectioning of a blood vessel, or the creation of an opening into a vessel prior to its repair.
angiotonía (angiotonia). Vasotonia.
angiotónico (angiotonic). Vasotonic.
angiotribo (angiotribe). Vasotribe.
angiotripsia (angiotripsy). Vasotripsy; the use of the angiotribe to arrest hemorrhage.
angiotrófico (angiotrophic). Rarely used term for vasotrophic.
angitis (angiitis, angitis). Vasculitis; inflammation of a blood vessel (arteritis, phlebitis) or of a lymphatic vessel (lymphangitis).
a. alérgica (allergic a.). Cutaneous vasculitis.
a. alérgica granulomatosa (allergic granulomatous a.). Churg-Strauss syndrome.
a. consecutiva (consecutive a.).
a. por hipersensibilidad (hypersensitivity a.).
a. leucocitoclástica (leukocytoclastic a.). Cutaneous vasculitis.
a. livedo reticularis (a. livedo reticularis). Livedo reticularis.
a. necrosante (necrotizing a.).
a. sistémica cutánea (cutaneous systemic a.). Cutaneous vasculitis.
angor (angor). Rarely used term for extreme distress or mental anguish.
a. animi (a. animi). A. pectoris.
a. pectoris (a. pectoris). **1.** Gairdner's disease. **2.** A. animi.
angostura, cáscara de (angostura bark). Cusparia bark; the bark of *Galipea officinalis*; formerly used as a bitter tonic and antipyretic.
angstrom (Å) (angstrom (Å)). A unit of wavelength, 10^{-10} m, roughly the diameter of an atom; equivalent to 0.1 nm.
angulación (angulation). Formation of an angle; an abnormal angle or bend in an organ.
ángulo 1. (angle). The space bounded on two sides by lines or planes that meet. **2.** (flexura, pl. flexurae). [*flexura*, NA]. Flexure; a bend, as in an organ or structure.
á. de abertura (a. of aperture).
á. acromial (acromial a.). [*angulus acromialis,* NA].
á. adyacente (adjacent a.). An a. with a line in common with another a.
á. agudo (acute a.). Any a. less than 90°.
á. de alcance (carrying a.).
á. alfa (alpha a.).
á. alveolar (alveolar a.).
á. de anomalía (anormalidad) (a. of anomaly).
á. de anteversión (a. of anteversion). A. of declination.
á. apical (apical a.). Refracting a. of a prism.
á. axial (axial a.).
á. basilar (basilar a.).
á. basilar de Broca (Broca's basilar a.).
á. de Bennett (Bennett a.).
á. beta (beta a.).
á. biorbital (biorbital a.).
á. de la boca (a. of mouth). [*angulus oris,* NA].
á. de Broca (Broca's a.'s).
á. bucales (buccal a.'s).
á. bucooclusal (bucco-occlusal a.).
á. cardiohepático (cardiohepatic a.). Cardiohepatic triangle.
á. cavosuperficial (cavosurface a.).
á. cefálico (cephalic a.).
á. cefalomedular (cephalomedullary a.).
á. cerebelopontino (cerebellopontine a.). Cerebellopontile a.
á. cólico derecho (right colic flexure). [*flexura coli dextra,* NA].
á. cólico izquierdo (left colic flexure). [*flexura coli sinistra,* NA].
á. de convergencia (angle of convergence).
á. costal (costal a.). [*angulus costae,* NA].
á. craneofacial (craniofacial a.).
á. crítico (critical a.). Limiting a.
á. de cúspide (cusp a.).
á. de Daubenton (Daubenton's a.). Occipital a.
á. de declinación (a. of declination). A. of anteversion.
á. de depresión (a. of depression). A. of inclination.
á. de desviación (a. of deviation).
á. de disparidad (disparity a.).
á. duodenoyeyunal (duodenojejunal flexure). [*flexura duodenojejunalis,* NA].
á. de emergencia (a. of emergence).
á. epigástrico (epigastric a.).
á. esfenoidal (sphenoid a., sphenoidal a.). [*angulus sphenoidalis ossis parietalis,* NA].
á. esplénico (splenic flexure). [*flexura coli sinistra,* NA].
á. esternal (sternal a.). [*angulus sterni,* NA]. Sternal a.; Louis' or Ludwig's a.; the a. between the manubrium and the body of the sternum.
á. esternoclavicular (sternoclavicular a.).
á. de estrabismo (a. of squint). A. of abnormality.
á. etmoidal (ethmoid a.).
á. de excentricidad (a. of eccentricity).
á. facial (facial a.).
á. facial de Broca (Broca's facial a.).
á. facial de Jacquart (Jacquart's facial a.).
á. facial de Topinard (Topinard's facial a.).
á. de filtración (filtration a.). Iridocorneal a.
á. de Frankfort-incisivo inferior (Frankfort-mandibular incisor a.).
á. frenopericárdico (phrenopericardial a.).
á. frontal del parietal (frontal a. of parietal). [*angulus frontalis ossis parietalis,* NA].
á. de Fuchs (a. of Fuchs).
á. gamma (gamma a.).
á. de guía incisal (incisal guide a.).
á. hepático (hepatic flexure). [*flexura coli dextra,* NA].
á. hipsiloide (hypsiloid a.). Y-a.
á. de impedancia (impedance a.).
á. de incidencia (a. of incidence). Incident a.
á. incidente (incident a.). A. of incidence.
á. de inclinación (a. of inclination). A. of depression.
á. inferior del duodeno (inferior flexure of duodenum). [*flexura duodeni inferior,* NA].
á. inferior del omóplato (inferior a. of scapula). [*angulus inferior scapulae,* NA].
á. infraesternal (infrasternal a.). [*angulus infrasternalis,* NA].
á. iridocorneal (iridocorneal a.). [*angulus iridocornealis,* NA]. A. of iris; filtration a.
á. del iris (a. of iris). Iridocorneal a.; angulus iridis.
á. kappa (kappa a.).
á. lateral del ojo (lateral a. of eye). [*angulus oculi lateralis,* NA]. Angulus oculi temporalis.
á. lateral del omóplato (lateral a. of scapula). [*angulus lateralis scapulae,* NA].
á. lateral del útero (lateral a. of uterus).
á. limitante (limiting a.). Critical a.
á. de línea (line a.).
á. de línea cavitaria (cavity line a.).
á. de Louis (Louis' a.). Sternal a.
á. de Lovibond (Lovibond's a.).
á. de Ludwig (Ludwig's a.). Sternal a.
á. lumbosacro (lumbosacral a.).
á. de la mandíbula (a. of mandible). [*angulus mandibulae,* NA].
á. mastoideo del parietal (mastoid a. of parietal). [*angulus mastoideus ossis parietalis,* NA].
á. maxilar (maxillary a.).
á. del maxilar inferior (a. of jaw). A. of mandible.
á. medial del ojo (medial a. of eye). [*angulus oculi medialis,* NA]. Angulus oculi nasalis.
á. mesial (mesial a.).
á. metafacial (metafacial a.). Serres' a.
á. métrico (meter a.). Unit of ocular convergence.
á. occipital del parietal (occipital a. of parietal). [*angulus occipitalis ossis parietalis,* NA]. Broca's a.'s.
á. ofrioespinal (ophryospinal a.).
á. olfatorio (olfactory a.).
á. parietal (parietal a.). Quatrefages' a.
á. pelvivertebral (pelvivertebral a.).
á. de Pirogoff (Pirogoff's a.). Venous a.
á. de polarización (a. of polarization).
á. pontino (pontine a.). Cerebellopontine a.
á. púbico (pubic a.). Subpubic a.
á. de punto (point a.).
á. de Quatrefages (Quatrefages' a.). Parietal a.
á. de Ranke (Ranke's a.).
á. de reflexión (a. of reflection).

á. de refracción (a. of refraction).
á. de refracción de un prisma (refracting a. of a prism). Apical a.
á. de Rolando (Rolando's a.).
á. S-N-A (S-N-A a.). Sella-nasion-subspinale a. (or point A).
á. de Serres (Serres' a.). Metafacial a.
á. sigmoideo (sigmoid flexure). Colon sigmoideum.
á. silviano (sylvian a.).
á. subesternal (substernal a.). Infrasternal a.
á. subpúbico (subpubic a.). [*angulus subpubicus*, NA].
á. superior del duodeno (superior flexure of duodenum). [*flexura duodeni superior,* NA].
á. superior del omóplato (superior a. of scapula). [*angulus superior scapulae,* NA].
á. tentorial (tentorial a.).
á. de torsión (a. of torsion).
á. venoso (venous a.). Pirogoff's a.
á. de Virchow (Virchow's a.). Virchow-Holder a.
á. de Virchow-Holder (Virchow-Holder a.). Virchow's a.
á. visual (visual a.).
á. de Vogt (Vogt's a.).
á. de Weisbach (Weisbach's a.).
á. de Welcker (Welcker's a.). Sphenoidal a. of parietal bone.
á. -y (y-a.). Hypsiloid a.
angulus, gen. y pl. **anguli** (angulus, gen. and pl. anguli). [*angulus*, gen. and pl. *anguli;* NA]. An angle or corner.
anhafia (anhaphia). Anaphia.
anhalonidina (anhalonidine). An alkaloid from *Lophophora williamsii.*
anhalonina (anhalonine). An alkaloid from *Lophophora williamsii.*
anhedonia (anhedonia). Absence of pleasure from the performance of acts that would ordinarily be pleasurable.
anhidrasa (anhydrase). An enzyme that catalyzes the removal of water from a compound; most such enzymes are now known as hydrases, hydro-lyases, or dehydratases.
a. carbónica (carbonic a.). Carbonate dehydratase.
anhidratación (anhydration). Dehydration.
anhídrido (anhydride). An oxide that can combine with water to form an acid or that is derived from an acid by the abstraction of water.
a. carbónico (carbonic anhydride). Carbon dioxide.
a. cumárico (coumaric anhydride). Coumarin.
a. silícico (silicic anhydride). Silica.
a. trimetilglicocólico (trimethylglycocoll anhydride). Betaine.
anhídrido fosfórico acético (acetic phosphoric anhydride). Acetyl phosphate.
anhidro (anhydrous). Containing no water, especially water of crystallization.
anhidro- (anhydro-). Chemical prefix denoting the removal of water.
anhidroazúcares (anhydrosugars). Dehydrosugars; sugars from which one or more molecules of water, other than water of crystallization, have been eliminated.
anhidrodigitalina (anhydrogitalin). Gitoxin.
anhidroleucovorina (anhydroleucovorin). 5,10-Methenyltetrahydrofolic acid.
anhidrosis (anhidrosis). Adiaphoresis; anidrosis; ischidrosis; absence of sweating.
anhidrótico (anhidrotic). **1.** Anidrotic; adiaphoretic. Relating to, or characterized by, anhidrosis. **2.** An agent that reduces, prevents, or stops sweating. **3.** Denoting a reduction or absence of sweat glands, characteristic of congenital ectodermal defect and anhidrotic ectodermal dysplasia.
anhístico, anhisto (anhistic, anhistous). Without apparent structure.
aniacinamidosis (aniacinamidosis). Aniacinosis; deficiency of niacinamide which may be associated with pellagra.
aniacinosis (aniacinosis). Aniacinamidosis.
anictérico (anicteric). Not icteric.
anídeo **1.** (anidean). Anidous; shapeless; denoting a formless mass of tissue. **2.** (anideus). A parasitic fetus consisting of a poorly differentiated mass of tissue with slight indications of parts.
a. embriónico (embryonic anideus). A blastoderm without axial organization.
anidio (anidous). Anidean.
anidrosis (anidrosis). Anhidrosis.
anidrótico (anidrotic). Anhidrotic.
anileridina (anileridine).
anilida (anilide). An *N*-acyl aniline; e.g., acetanilide.
anilidad (anility). Dotage.
anilina (aniline). Aminobenzene; benzeneamine; phenylamine.
anilingus (anilingus). Anilinction; anilinctus; sexual stimulation by licking or kissing the anus.
anilinismo (anilinism). Anilism.
anilinófilo (anilinophil, anilinophile). Anilinophilous; denoting a cell or histologic structure that stains readily with an aniline dye.
anilismo (anilism). Anilinism; chronic aniline poisoning.
anillo (ring). **1.** A circular band surrounding a wide central opening. **2.** In anatomy, annulus; sometimes anulus when used as an official alternate Nomina Anatomica term. **3.** The closed (i.e., endless) chain of atoms in a cyclic compound; commonly used for "cyclic" or "cycle". **4.** A marginal growth on the upper surface of a broth culture of bacteria, adhering to the sides of the test tube in the form of a circle.
a. abdominal (abdominal r.). Deep inguinal r.
a. amigdalino (tonsillar r.). Lymphoid r.
a. amniótico (amnion r.).
a. de Bandl (Bandl's r.). Pathologic retraction r.
a. de benceno (benzene r.).
a. de Bickel (Bickel's r.). Lymphoid r.
a. de Cannon (Cannon's r.). Cannon's point.
a. ciliar (ciliary r.). [*annulus ciliaris*]. Orbiculus ciliaris.
a. para colados (casting r.). Refractory flask.
a. conjuntival (conjunctival r.). [*annulus conjunctivae,* NA].
a. constrictor o de constricción (constriction r.).
a. coroideo (choroidal r.).
a. crural (crural r.). Femoral r.
a. de Donders (Donders' r.'s).
a. escleral (scleral r.).
a. femoral (femoral r.). [*annulus femoralis,* NA].
a. fibrocartilaginoso (fibrocartilaginous r.). [*annulus fibrocartilagineus membranae tympani,* NA]. Gerlach's annular tendon.
a. fibroso (fibrous r.). [*annulus fibrosus,* NA]. Coronary tendon.
a. de Fleischer (Fleischer's r.).
a. de Flieringa (Flieringa's r.).
a. de la garganta de Waldeyer (Waldeyer's throat r.). Lymphoid r.
a. glaucomatoso (glaucomatous r.). Glaucomatous halo.
a. de Graefenberg (Graefenberg r.).
a. de Haller (Haller's annulus). Haller's insula.
a. de Imlach (Imlach's r.).
a. inguinal externo (external inguinal r.). Superficial inguinal r.
a. inguinal interno (internal inguinal r.). Deep inguinal r.
a. inguinal profundo (deep inguinal r.). [*annulus inguinalis profundus,* NA].
a. inguinal superficial (superficial inguinal r.). [*annulus inguinalis superficialis,* NA].
a. del iris (r. of iris). [*annulus iridis*].
a. de Kayser-Fleischer (Kayser-Fleischer r.).
a. lenticular de Vossius (Vossius' lenticular r.).
a. de Liesegang (Liesegang r.'s).
a. limitante anterior (anterior limiting r.). Schwalbe's r.
a. linfático cardíaco (cardiac lymphatic r.). [*annulus lymphaticus cardiae,* NA].
a. linfático del cardias (lymphatic r. of cardia). [*annulus lymphaticus cardiae,* NA].
a. linfoide (lymphoid r.). Bickel's r.; tonsillar r.
a. de Löwe (Löwe's r.). Maxwell's spot.
a. de Lower (Lower's r.). Fibrous r. of heart.
a. de Maxwell (Maxwell's r.). Maxwell's spot.
a. neonatal (neonatal r.). Neonatal line.
a. polar (polar r.).
a. de retracción fisiológica (physiologic retraction r.).
a. de retracción patológica (pathologic retraction r.). Bandl's r.
a. de Schatzki (Schatzki's r.).
a. de Schwalbe (Schwalbe's r.). Anterior limiting r.
a. de sello (signet r.).
a. de Soemmering (r. of Soemmering).
a. subcutáneo (subcutaneous r.). Superficial inguinal r.

a. tendinoso común (common tendinous r.). [*annulus tendineus communis*, NA]. Zinn's r.; Zinn's tendon.
a. timpánico (tympanic r.). [*annulus tympanicus*, NA].
a. traqueal (tracheal r.). Tracheal cartilages.
a. umbilical (umbilical r.). [*annulus umbilicalis*, NA].
a. de la vaina fibrosa (annulus of fibrous sheath). [*pars annularis vaginae fibrosae*, NA].
a. vascular (vascular r.).
a. de Vieussens (Vieussens' r.). Limbus fossae ovalis.
a. de Zinn (Zinn's r.). Common tendinous r.

anima (anima). **1.** The soul or spirit. **2.** In jungian psychology, the inner self, in contrast to persona; a female archetype in a man.
animación (animation). **1.** The state of being alive. **2.** Liveliness; high spirits.
a. suspendida (suspended a.).
animal (animal). **1.** A living, sentient organism that has membranous cell walls, requires oxygen and organic foods, and is capable of voluntary movement. **2.** One of the lower a. organisms as distinguished from man.
a. centinela (sentinel a.).
a. de control (control a.).
a. convencional (conventional a.).
a. de Houssay (Houssay a.).
a. normal (normal a.).
a. de sangre caliente (warm-blooded a.). Homeotherm.
a. de sangre fría (cold-blooded a.). Poikilotherm.
animálculo (animalcule). **1.** Obsolete term for a microscopic animal organism or protozoan. **2.** Term used by believers in the preformation theory to designate the supposed miniature body contained in a gamete.
animatismo (animatism). Attribution of mental or spiritual qualities to both living beings and nonliving things.
animismo (animism). The view that all things in nature, both animate and inanimate, contain a spirit or soul; held by primitive peoples and young children.
animus (animus). **1.** An animating or energizing spirit. **2.** Intention to do something; disposition. **3.** In psychiatry, a spirit of active hostility or grudge. **4.** The ideal image toward which a person strives. **5.** In jungian psychology, a male archetype in a woman.
anión (anion). An ion that carries a negative charge.
a. intercambiador (anion exchanger).
a. intercambio (anion exchange).
a. restante (anion gap).
aniónico (anionic). Referring to a negatively charged ion.
anionotropía (anionotropy). The migration of a negative ion in tautomeric changes.
aniridia (aniridia). Absence of the iris.
anís (anise). The fruit of *Pimpinellla anisum* (family Umbelliferae); an aromatic and carminative.
anisakiasis (anisakiasis). Herring-worm disease; infection of the intestinal wall by larvae of *Anisakis marina* and other genera of anisakid nematodes.
anisáquido (anisakid). Common name for nematodes of the family Anisakidae.
anisato (anisate). A salt of anisic acid; antiseptic.
aniseiconía (aniseikonia). Unequal retinal image.
anísico (anisic). Relating to anise.
anisindiona (anisindione). An anticoagulant.
aniso- (aniso-). Combining form meaning unequal or dissimilar.
anisoacomodación (anisoaccommodation). Variation between the two eyes in accommodation capacity.
anisocariosis (anisokaryosis). Variation in size of nuclei, greater than the normal range for a tissue.
anisocitosis (anisocytosis). Considerable variation in the size of cells that are normally uniform, especially with reference to red blood cells.
anisocoria (anisocoria). A condition in which the two pupils are not of equal size.
anisocromasia (anisochromasia). The unequal distribution of hemoglobin in the red blood cells.
anisocromático (anisochromatic). Not uniformly of one color.
anisodactilia (anisodactyly). Unequal length in corresponding fingers.
anisodáctilo (anisodactylous). Relating to anisodactyly.
anisoforia (anisophoria). Heterophoria in which the degree of phoria varies with the direction of gaze.
anisogamia (anisogamy). Fusion of two gametes unequal in size or form.
anisognato (anisognathous). Having jaws of unequal size, the upper being wider than the lower.
anisol (anisole). Methoxybenzene
anisomastia (anisomastia). Breasts of unequal size.
anisomelia (anisomelia). A condition of inequality between two paired limbs.
anisometropía (anisometropia). A difference in the refractive power of the two eyes.
anisometrópico (anisometropic). **1.** Relating to anisometropia. **2.** Having eyes of unequal refractive power.
anisopiesis (anisopiesis). Unequal arterial blood pressure on the two sides of the body.
anisorritmia (anisorrhythmia). Irregular action of the heart, or absence of synchronism in the rate of auricles and ventricles.
anisosfigmia (anisosphygmia). Difference in volume, force, or time of the pulse in the corresponding arteries on two sides of the body.
anisospora (anisospore). A sexual cell capable of uniting with one of the opposite sex to form a new organism, as distinguished from the nonsexual cell, or isospore.
anisosténico (anisosthenic). Of unequal strength.
anisotónico (anisotonic). Not having equal tension; having unequal osmotic pressure.
anisotropina, metilbromuro de (anisotropine methylbromide). An anticholinergic and intestinal antispasmodic.
anisótropo (anisotropic). Not having properties that are the same in all directions.
annulus (annulus). [*annulus*, NA]. Anulus; a ring-shaped or circular structure surrounding an opening or level area.
a. abdominalis (a. abdominalis). [*annulus inguinalis profundus*, NA].
a. ciliaris (a. ciliaris). [*orbiculus ciliaris*, NA].
a. hemorrhoidalis (a. hemorrhoidalis). Zona hemorrhoidalis.
a. ovalis (a. ovalis). [*limbus fossae ovalis*, NA].
a. preputialis (a. preputialis). Preputial ring.
a. urethralis (a. urethralis). [*musculus sphincter vesicae*, NA].
ano (anus, gen. ani, pl. anus). [*anus*, NA]. Anal orifice.
a. artificial (artificial a.).
a. de Bartholin (Bartholin's a.). A. cerebri.
a. cerebral (a. cerebri). Aditus ad aqueductum cerebri; Bartholin's a.
a. imperforado (imperforate a.). Anal atresia.
a. vesical (a. vesicalis). Rectal emptying into the urinary bladder.
a. vestibular o vulvovaginal (vestibular a., vulvovaginal a.).
anociasociación (anociassociation). Theory advanced by G. W. Crile that afferent stimuli, especially pain, contribute to the development of surgical shock.
anoclesia (anochlesia). **1.** Catalepsy. **2.** Quietude.
anococcígeo (anococcygeal). Relating to both anus and coccyx.
anocromasia (anochromasia). **1.** Failure of cells or other elements of tissue to be colored in the usual manner when treated with a stain (or stains). **2.** Accumulation of hemoglobin in the peripheral zone of erythrocytes, thereby resulting in a pale, virtually colorless central portion.
anodal (anodal). Anodic; of, pertaining to, or emanating from an anode.
anódico (anodic). Anodal.
anodino (anodyne). A compound less potent than an anesthetic or a narcotic but capable of relieving pain.
ánodo (anode). Anelectrode; positive electrode.
anodoncia (anodontia). Agomphosis; agomphiasis; absence of the teeth.
a. parcial (partial a.). Hypodontia.
anodontismo (anodontism). Congenital absence of tooth germ development.
anoespinal (anospinal). Relating to the anus and the spinal cord.
anoético (anoetic). Lacking the power of comprehension, as in severe and profound levels of mental retardation.
anofelicida (anophelicide). An agent that destroys the *Anopheles* mosquito.

anofelífugo (anophelifuge). An agent that drives away or prevents the bite of *Anopheles* mosquitoes.
anofelino (anopheline). Referring to the *Anopheles* mosquito.
anofelismo (anophelism). The habitual presence in any region of *Anopheles* mosquitoes.
anoftalmía (anophthalmia). Congenital absence of all tissues of the eyes.
 a. consecutiva (consecutive a.).
 a. primaria (primary a.). Failure of optic primordium to form.
 a. secundaria (secondary a.).
anogenital (anogenital). Relating in any way to both the anal and the genital regions.
añojo (yearling). An animal between one and two years of age; generally applied to horses and cattle.
anomalía (anomaly). Deviation from the average or norm.
 a. de Alder (Alder's a.).
 a. de Aristóteles (Aristotle's a.).
 a. en campanilla (morning glory a.).
 a. de Chédiak-Steinbrinck-Higashi (Chédiak-Steinbrinck-Higashi a.). Chédiak-Steinbrinck-Higashi syndrome.
 a. del desarrollo (developmental a.).
 a. de Ebstein (Ebstein's a.). Ebstein's disease.
 a. eugnásica (eugnathic a.). Eugnathia.
 a. de Freund (Freund's a.).
 a. de Hegglin (Hegglin's a.). May-Hegglin a.
 a. de May-Hegglin (May-Hegglin a.). Hegglin's a.
 a. nuclear de Pelger-Huët (Pelger-Huët nuclear a.).
 a. de Peters (Peters' a.). Anterior chamber cleavage syndrome.
 a. de Rieger (Rieger's a.). Iridocorneal mesodermal dysgenesis.
 a. de Shone (Shone's a.).
 a. de Uhl (Uhl a.).
anomaloscopio (anomaloscope). An instrument used to diagnose abnormalities of color perception in which one-half of a field of color is matched by mixing two other colors.
anómero (anomer). One of two sugar molecules that are epimeric at the hemiacetal carbon atom.
anomia **1.** (anomie). Lawlessness; absence or weakening of social norms or values, with corresponding erosion of social cohesion. **2.** (anomia). Nominal aphasia.
anonicosis, anoniquia (anonychia, anonychosis). Absence of the nails.
anónimo (anonyma). Without name; a term formerly applied to the large vessels in the thorax, now called the truncus brachiocephalicus and the venae brachiocephalicae.
anoplastia (anoplasty). Plastic surgery of the anus.
anorexia (anorexia). Diminished appetite; aversion to food.
 a. nerviosa (a. nervosa).
anorexiante (anorexiant). A drug, ("diet pills"), process, or event that leads to anorexia.
anoréxico **1.** (anorexic). Anorectic. **2.** (anorectic, anoretic). Anorexic. Relating to, characteristic of, or suffering from anorexia. **3.** (anorectic, anoretic). An agent that causes anorexia.
anorexígeno (anorexigenic). Promoting or causing anorexia.
anorgasmia (anorgasmy, anorgasmia). Failure to experience an orgasm.
anormal (abnormal). Not normal; differing in any way from the usual state, structure, condition, or rule.
anormalidad (abnormality). **1.** The state or quality of being abnormal. **2.** An anomaly, deformity, malformation, impairment, or dysfunction.
 a. en ocho de guarismo (figure-of-eight a.).
anorquia o anorquidia (anorchia). Anorchism.
anorquismo (anorchism). Anorchia; congenital absence of the testes.
anorrectal (anorectal). Relating to both anus and rectum.
anortografía (anorthography). Agraphia.
anoscopio (anoscope). A short speculum for examining the anal canal and lower rectum.
 a. de Bacon (Bacon's a.).
anosigmoidoscopia (anosigmoidoscopy). Endoscopy of the anus, rectum and sigmoid colon.
anosmia (anosmia). Olfactory anesthesia; smell blindness; loss of the sense of smell.
anósmico (anosmic). Relating to anosmia.
anosodiaforia (anosodiaphoria). Indifference, real or assumed, regarding the presence of disease, specifically of paralysis.
anosognosia (anosognosia). Ignorance, real or feigned, of the presence of disease, specifically of paralysis.
anosognósico (anosognosic). Relating to anosognosia.
anosteoplasia (anosteoplasia). Failure of bone formation.
anostosis (anostosis). Failure of ossification.
anotia (anotia). Congenital absence of one or both ears.
anoto (annotto). Coloring matter extracted from the seeds of *Bixa orellana*.
anovesical (anovesical). Relating in any way to both anus and urinary bladder.
anovulación (anovulation). Suspension or cessation of ovulation.
anovular (anovular). Anovulatory.
anovulatorio (anovulatory). Anovular.
anoxemia (anoxemia). Absence of oxygen in arterial blood; formerly often used to include moderate decrease in oxygen now properly distinguished as hypoxemia.
anoxia (anoxia). Absence or almost complete absence of oxygen from inspired gases, arterial blood, or tissues.
 a. por afinidad con el oxígeno (oxygen affinity a.).
 a. anémica (anemic a.).
 a. anóxica (anoxic a.).
 a. por difusión (diffusion a.).
 a. por estancamiento (stagnant a.).
 a. histotóxica (histotoxic a.).
 a. del neonato (a. neonatorum).
anóxico (anoxic). Denoting or characteristic of anoxia.
anquilo- (ankylo-). Combining form meaning bent, crooked, stiff, or fixed.
anquiloblérafon (ankyloblepharon). Blepharosynechia.
anquilocolpos (ankylocolpos). Vaginal atresia.
anquilodactilia (ankylodactyly, ankylodactylia). Adhesion between two or more fingers or toes.
anquiloglosia (ankyloglossia). Tongue-tie.
anquilómelo (ankylomele). A curved or bent probe.
anquilopoyético (ankylopoietic). Forming ankylosis.
anquiloproctia (ankyloproctia). Obsolete term for imperforation or stricture of the anus.
anquilosado (ankylosed). Stiffened; bound by adhesions; denoting a joint in a state of ankylosis.
anquilosis (ankylosis). Stiffening or fixation of a joint as the result of a disease process, with fibrous or bony union across the joint.
 a. artificial (artificial a.). Arthrodesis.
 a. dental (dental a.).
 a. espuria (spurious a.). Extracapsular a.
 a. extracapsular (extracapsular a.). Spurious a.
 a. falsa (false a.). Fibrous a.
 a. fibrosa (fibrous a.). False a.; pseudankylosis.
 a. intracapsular (intracapsular a.).
 a. ósea (bony a.). Synostosis.
 a. verdadera (true a.). Synostosis.
anquilostoma (ankylostoma). Trismus.
anquilostomático (ancylostomatic). Referring to hookworms of the genus *Ancylostoma*.
anquilostomiasis **1.** (ancylostomiasis). Ankylostomiasis; intertropical hyphemia; tropical hyphemia; miner's disease; tunnel disease; uncinariasis; hookworm disease caused by *Ancylostoma duodenale*. **2.** (ankylostomiasis). Ancylostomiasis.
 a. cutánea (cutaneous a.).
 a. cutis (a. cutis). Cutaneous a.
anquilótico (ankylotic). Characterized by or pertaining to ankylosis.
anquiluretria (ankylurethria). Obsolete term for imperforation or stricture of the urethra.
anquiroide (ankyroid). Ancyroid.
ANS (ANS). Symbol for anterior nasal spine.
ansa, gen. y pl. **ansae** (ansa, gen. and pl. ansae). [*ansa*, NA]. Any anatomical structure in the form of a loop or an arc.
ansado (ansate). Ansiform.
anserina (anserine). Methylcarnosine.
anserino (anserine). Resembling or characteristic of a goose.
ansiedad (anxiety). **1.** Apprehension of danger and dread accompanied by restlessness, tension, tachycardia, and dyspnea unattached to a clearly identifiable stimulus. **2.** In experimental psychology, a

drive or motivational state learned from and thereafter associated with previously neutral cues.

a. de castración (castration a.). Castration complex.
a. de flotación libre (free-floating a.).
a. noética (noetic a.).
a. de separación (separation a.).
a. de situación (situation a.).

ansiforme (ansiform). Ansate; in the shape of a loop or arc.

ansiolítico (anxiolytic). **1.** Antianxiety agent. **2.** Denoting the actions of such an agent.

ansotomía (ansotomy). **1.** Surgical division of a loop, usually a constricting loop. **2.** Section of the ansa lenticularis for treatment of striatal syndromes.

antafrodisíaco (antaphrodisiac). Anaphrodisiac.

antafrodítico (antaphroditic). **1.** Anaphrodisiac. **2.** Antivenereal.

antagonismo (antagonism). Mutual resistance; denoting mutual opposition in action between structures, agents, diseases, or physiologic processes.

a. bacteriano (bacterial a.).

antagonista (antagonist). Something opposing or resisting the action of another; certain structures, agents, diseases, or physiologic processes that tend to neutralize or impede the action or effect of others.

a. del ácido fólico (folic acid a.'s).
a. de β-adrenorreceptor (β-adrenoreceptor a.). β-adrenergic blocking agent.
a. asociado (associated a.).
a. del calcio (calcium a.). Calcium channel blocking agent.
a. competitivo (competitive a.). An antimetabolite.
a. enzimático (enzyme a.).
a. insulínico (insulin a.).

antálgico (antalgic). Analgesic.

antazolina, clorhidrato de (antazoline hydrochloride). Phenazoline hydrochloride; a histamine-antagonizing agent used in treating allergy.

ante cibum (ante cibum). Before a meal. The plural is *ante cibos*, before meals.

ante mortem (antemortem). Before death.

ante- (ante-). Prefix denoting before.

antebrachium (antebrachium). [*antebrachium*, NA]. Forearm.

antebraquial (antebrachial). Relating to the forearm.

antebrazo (forearm). [*antebrachium*, NA]. The segment of the superior limb between the elbow and the wrist.

antecardio (antecardium). Precordia.

antecedente (antecedent). A precursor.

a. de la tromboplastina plasmática (plasma thromboplastin a.). Factor XI.

antecubital (antecubital). In front of the elbow.

antefebril (antefebrile). Antepyretic.

antefiáltico (antephialtic). Alleviating nightmares or distressing dreams.

anteflexión (anteflexion). A bending forward.

a. del iris (a. of iris).

anteflexo (anteflex). To bend forward, or cause to bend forward.

antehélix **1.** (anthelix). [*anthelix*, NA]. Antihelix; an elevated ridge of cartilage anterior and roughly parallel to the posterior portion of the helix of the external ear. **2.** (antihelix). Anthelix.

antelona (anthelone). Urogastrone.

a. E (a. E). Enterogastrone.
a. U (a. U). Urogastrone.

antelótico (anthelotic). A remedy for corns.

antema (anthema). Generalized eruption with sudden onset.

antemuro (claustrum, pl. claustra). One of several anatomical structures bearing a resemblance to a barrier.

a. gutural, oral (c. gutturis, c. oris). Palatum molle.
a. virginal (c. virginale). A rare term for hymen.

antenatal (antenatal). Prenatal.

anteojeras (goggle). **1.** A screen cover for the eye. **2.** A type of spectacle with auxiliary shields for protecting the eyes.

a. pletismográficas (plethysmographic g.).

anteojos **1.** (spectacles). Eyeglasses; glasses; lenses set in a frame that holds them in front of the eyes, used to correct errors of refraction or to protect the eyes. **2.** (eyeglasses). Spectacles.

a. de Bartels (Bartels' s.).
a. bifocales (bifocal s.).
a. de buzo (divers' s.).
a. de clérigo (clerical s.). Half-glass s.
a. divididos (divided s.). Franklin s.
a. estenopeicos, estenopaicos (stenopeic s., stenopaic s.).
a. fotocrómicos (photochromic s.).
a. de Franklin (Franklin s.).
a. hemianópicos (hemianopic s.).
a. de Masselon (Masselon's s.).
a. de media lente (half-glass s.).
a. ortoscópicos (orthoscopic s.).
a. pantoscópicos (pantoscopic s.). Half-glass s.
a. protectores (protective s.).
a. de púlpito (pulpit s.). Half-glass s.
a. de seguridad (safety s.). Protective s.
a. telescópicos (telescopic s.).

antepartum (antepartum). Before labor or childbirth.

antepirético (antepyretic). Antefebrile.

anteposición (anteposition). Forward or anterior position.

antepróstata (anteprostate). [*glandula bulbo-urethralis*, NA].

anterior (anterior). **1.** Before, in relation to time or space. **2.** [*anterior* NA]. Ventral; ventralis; in human anatomy, denoting the front surface of the body. **3.** Near the head or rostral end of certain embryos. **4.** Undesirable and confusing substitute for cranial in quadrupeds.

antero- (antero-). Prefix denoting anterior.

anteroexterno (anteroexternal). In front and to the outer side.

anterógrado **1.** (antegrade). In radiology and urology, moving forward, as in the direction of peristalsis. **2.** (anterograde). Moving forward. **3.** (anterograde). Extending forward from a particular point in time; used in reference to amnesia.

anteroinferior (anteroinferior). In front and below.

anterointerno (anterointernal). In front and to the inner side.

anterolateral (anterolateral). In front and away from the middle line.

anteromedial (anteromedial). In front and toward the middle line.

anteromediano (anteromedian). In front and in the central line.

anteroposterior (anteroposterior). **1.** Relating to both front and rear. **2.** In x-ray imaging, describing the direction of the beam through the patient from anterior to posterior.

anterosuperior (anterosuperior). In front and above.

antesístole (antesystole). Premature activation of the ventricle responsible for the pre-excitation syndrome of the Wolff-Parkinson-White or Lown-Ganong-Levine types.

anteversión (anteversion). Turning forward, inclining forward as a whole without bending.

antevertido (anteverted). Tilted forward; in a position of anteversion.

anthelmíntico (anthelminthic). Anthelmintic.

anti- (anti-). **1.** Prefix signifying against, opposing, or, in relation to symptoms and diseases, curative. **2.** Prefix denoting an antibody (immunoglobulin) specific for the thing indicated; e.g., antitoxin (antibody specific for a toxin).

anti-G (anti-G). In the strict sense, a term that means "antigravity".

anti-HB_c (HB_cAb) (anti-HB_c (HB_cAb)). Antibody to the hepatitis B core antigen (HB_cAg).

anti-HB_e (HB_eAb) (anti-HB_e (HB_eAb)). Antibody to the hepatitis B e antigen (HB_eAg).

anti-HB_s (HB_sAb) (anti-HB_s). Antibody to the hepatitis B surface antigen (HB_sAg).

antiácido **1.** (antiacid). Antacid. **2.** (antacid). Antiacid. Neutralizing an acid. **3.** (antacid). Any agent that reduces or neutralizes acidity.

antiadrenérgico (antiadrenergic). Antagonistic to the action of sympathetic or other adrenergic nerve fibers.

antiaglutinina (antiagglutinin). A specific antibody that inhibits or destroys the action of an agglutinin.

antialcalino (antalkaline). Reducing or neutralizing alkalinity.

antialérgico (antiallergic). Relating to any agent or measure that prevents, inhibits, or alleviates an allergic reaction.

antialexina (antialexin). Anticomplement.

antialgesia (antalgesia). The lowering of a previous elevation in pain threshold.

antianafilaxis (antianaphylaxis). Desensitization.
antiandrógeno (antiandrogen). Any substance capable of preventing full expression of the biological effects of androgenic hormones on responsive tissues.
antianémico (antianemic). Pertaining to factors or substances that prevent or correct anemic conditions.
antianticuerpo (antiantibody). Antibody specific for another antibody.
antiantitoxina (antiantitoxin). An antiantibody that inhibits or counteracts the effects of an antitoxin.
antiaracnolisina (antiarachnolysin). An antivenin counteracting the poison (lysin) of a spider.
antiarrítmico (antiarrhythmic). Antidysrhythmic; combating an arrhythmia.
antiartrítico **1.** (antiarthritic). Antarthritic. **2.** (antarthritic). Antiarthritic. Relieving arthritis. **3.** (antarthritic). A remedy for arthritis.
antiasmático **1.** (antiasthmatic). Antasthmatic. **2.** (antasthmatic). Antiasthmatic. Tending to relieve or prevent asthma. **3.** (antasthmatic). An agent that prevents or arrests an asthmatic attack.
antiasténico (antasthenic). **1.** Strengthening or invigorating. **2.** An agent possessing such qualities.
antiatrófico (antatrophic). **1.** Preventing or curing atrophy. **2.** An agent that promotes the restoration of atrophied structures.
antiautolisina (antiautolysin). An antibody that inhibits or neutralizes the activity of an autolysin.
antibacteriano (antibacterial). Destructive to or preventing the growth of bacteria.
antibéquico (antibechic). Antitussive.
antibiograma (antibiogram). A record of the resistance of microbes to various antibiotics.
antibionte (antibiont). A microorganism producing antimicrobial substance.
antibiosis (antibiosis). **1.** An association of two organisms which is detrimental to one of them, in contrast to probiosis. **2.** Production of an antibiotic by bacteria or other organisms inhibitory to other living things, especially among soil microbes.
antibiótico (antibiotic). **1.** Relating to antibiosis. **2.** Prejudicial to life. **3.** A soluble substance derived from a mold or bacterium that inhibits the growth of other microorganisms.
a. de amplio espectro (broad spectrum a.).
antibioticorresistente (antibiotic-resistant). Indicating microorganisms that continue to multiply although exposed to antibiotic agents.
antibiotina (antibiotin). Avidin.
antiblenorrágico (antiblennorrhagic). **1.** Preventive or curative of a mucous discharge (blennorrhagia). **2.** A remedy possessing such properties.
antibraquial (antibrachial). Incorrect spelling of antebrachial.
antibrómico (antibromic). **1.** Deodorizing. **2.** A deodorizer.
anticalculoso (anticalculous). Antilithic.
anticarioso (anticarious). Preventing or inhibiting caries.
anticatexia (anticathexis). Counterinvestment; in psychoanalysis, the shifting of an emotional charge to an impulse or action of an opposite character.
anticefalálgico (anticephalalgic). Headache-relieving.
anticetogénesis (antiketogenesis). Prevention or reduction of ketosis.
anticetogénico (antiketogenic). Inhibiting the formation of ketone bodies, or accelerating their utilization.
anticipación (anticipation). **1.** Appearance before the appointed time of a periodic symptom or sign, such as a malarial paroxysm. **2.** Progressively earlier age of onset of a hereditary disease in successive generations.
anticipar (anticipate). To come before the appointed time.
anticitotoxina (anticytotoxin). A specific antibody that inhibits or destroys the activity of a cytotoxin.
anticlinal (anticlinal). Inclined in opposite directions, as two sides of a pyramid.
anticnemion (anticnemion). Shin.
anticoagulante (anticoagulant). **1.** Preventing coagulation. **2.** An agent having such action.
anticodón (anticodon). The trinucleotide sequence complementary to a codon.
anticolagogo (anticholagogue). An agent or process that reduces or suspends the flow of bile.
anticolinérgico (anticholinergic). Antagonistic to the action of parasympathetic or other cholinergic nerve fibers.
anticolinesterasa (anticholinesterase). One of the drugs that inhibit or inactivate acetylcholinesterase.
anticomplementario (anticomplementary). Denoting a substance possessing the power of diminishing or abolishing the action of a complement.
anticomplemento (anticomplement). Antialexin.
anticoncepción (contraception). Prevention of conception or impregnation.
anticonceptivo (contraceptive). **1.** An agent for the prevention of conception. **2.** Relating to any measure or agent designed to prevent conception.
aparato a. intrauterino (intrauterine c. device).
a. oral (oral c.).
a. oral "combinado" ("combination" oral c.).
a. oral "secuencial" ("sequential" oral c.).
anticontagioso (anticontagious). Preventing contagion.
anticonvulsivante (anticonvulsant). **1.** Anticonvulsive; preventing or arresting convulsions. **2.** An agent having such action.
anticonvulsivo (anticonvulsive). Anticonvulsant.
anticuerpo (antibody (Ab)). Antisubstance; immune protein; protective protein; sensitizer.
a. aglutinante (agglutinating a.). Agglutinin.
a. anafiláctico (anaphylactic a.). Cytotropic a.
a. antiidiotipo (anti-idiotype a.). Idiotype a.
a. antimembrana basal (anti-basement membrane a.).
a. antinuclear (antinuclear a.).
a. bivalente (bivalent a.).
a. bloqueante (blocking a.).
a. citófilo (cytophilic a.). Cytotropic a.
a. citotrópico (cytotropic a.). Anaphylactic a.; cytophilic a.
a. completo (complete a.). Saline agglutinin.
a. FC (CF a.). Complement-fixing a.
a. fijador del complemento (complement-fixing a.). CF a.
a. fluorescente (fluorescent a.).
a. de Forssman (Forssman a.). Heterophil a.; heterophile a.
a. de grupos sanguíneos (blood group a.'s).
a. heterocitotrópico (heterocytotropic a.).
a. heterófilo **1.** (heterophil a.). Forssman a. **2.** (heterophile a.). Forssman a.
a. heterogenético (heterogenetic a.).
a. homocitotrópico (homocytotropic a.). Reaginic a.
a. idiotipo (idiotype a.). Anti-idiotype a.
a. incompleto (incomplete a.). **1.** Univalent a. **2.** Serum agglutinin.
a. inhibidor (inhibiting a.). Univalent a.
a. inmovilizante (immobilizing a.). Treponema-immobilizing a.
a. inmovilizante del treponema (treponema-immobilizing a.).
a. ligado a la célula (cell-bound a.).
a. linfocitotóxicos (lymphocytotoxic a.'s).
a. monoclonal (monoclonal a.).
a. natural (natural a.). Normal a.
a. neutralizante (neutralizing a.).
a. no precipitable (nonprecipitable a.). Nonprecipitating a.
a. no precipitante (nonprecipitating a.). Nonprecipitable a.
a. normal, natural (normal a.). Natural a.
a. de Prausnitz-Küstner (Prausnitz-Küstner a.). Atopic reagin.
a. precipitante (precipitating a.). Precipitin.
a. de reacción cruzada (cross-reacting a.).
a. reagínico (reaginic a.). Homocytotropic a.
a. treponémico (treponemal a.). Treponema-immobilizing a.
a. univalente (univalent a.). Incomplete a.
a. Wassermann (Wassermann a.).
anticus (anticus). A term in anatomical nomenclature to designate a muscle or other structure which of all similar structures is nearest the front or ventral surface.
antidepresivo (antidepressant). **1.** Counteracting depression. **2.** An agent used in treating depression.
a. tetracíclico (tetracyclic a.).
a. triazolopiridínico (triazolopyridine a.).
a. tricíclico (tricyclic a.).
antidiabético (antidiabetic). Counteracting diabetes.

antidiarreico (antidiarrheal, antidiarrhetic). **1.** Having the property of opposing or correcting diarrhea. **2.** An agent having such action.
antidisentérico (antidysenteric). Relieving or preventing dysentery.
antidisrítmico (antidysrhythmic). Antiarrhythmic.
antidisúrico (antidysuric). Preventing or relieving strangury or distress in urination.
antidiuresis (antidiuresis). Reduction of urinary volume.
antidiurético (antidiuretic). An agent that reduces the output of urine.
antidotal (antidotal). Alexipharmac; relating to or acting as an antidote.
antídoto (antidote). An agent that neutralizes a poison or counteracts its effects.
a. fisiológico (physiologic a.).
a. mecánico (mechanical a.).
a. químico (chemical a.).
antidrómico (antidromic). Relating to propagation of an impulse along an axon in a direction the reverse of the normal.
antiemético (antiemetic). **1.** Preventing or arresting vomiting. **2.** A remedy that tends to control nausea and vomiting.
antienérgico (antienergic). Acting against or in opposition.
antienzima (antienzyme). An agent or principle that retards, inhibits, or destroys the activity of an enzyme.
antiepiléptico (antiepileptic). Indicating a drug or any measure that tends to prevent or arrest an epileptic seizure.
antierótico (anterotic). Pertaining to an effort to avoid erotic feelings.
antiescorbútico (antiscorbutic). **1.** Preventive or curative of scurvy (scorbutus). **2.** A treatment for scurvy.
antiespasmódico (antispasmodic). **1.** Preventive or curative of spasmodic affections. **2.** An agent that quiets spasm.
antiestafilocócico (antistaphylococcic). Antagonistic to staphylococci or their toxins.
antiestafilolisina (antistaphylolysin). A substance that antagonizes or neutralizes the action of staphylolysin.
antiesteapsina (antisteapsin). An antibody counteracting the action of triacylglycerol lipase (steapsin).
antiestreptocinasa (antistreptokinase). An antibody that inhibits or prevents the dissolution of fibrin by streptokinase.
antiestreptocócico (antistreptococcic). Destructive to streptococci or antagonistic to their toxins.
antiestreptolisina (antistreptolysin). An antibody that inhibits or prevents the effects of streptolysin O elaborated by group A streptococci.
antiestrógeno (antiestrogen). Any substance capable of preventing full expression of the biological effects of estrogenic hormones on responsive tissues.
antifagocítico (antiphagocytic). Impeding or preventing the action of the phagocytes.
antifebril (antifebrile). Antipyretic.
antifibrinolisina (antifibrinolysin). Antiplasmin.
antifibrinolítico (antifibrinolytic). Denoting a substance that decreases the breakdown of fibrin; e.g., aminocaproic acid.
antiflogístico (antiphlogistic). **1.** Antipyrotic. Older term denoting preventing or relieving inflammation. **2.** An agent that reduces inflammation.
antifóbico (antiphobic). A mechanism or drug designed to control phobias.
antifólico (antifolic). **1.** Antagonistic to the action of folic acid. **2.** Any agent with this effect.
antifúngico (antifungal). Antimycotic.
antigaláctico (antigalactic). Diminishing or arresting the secretion of milk.
antigalactogogo (antigalactagogue). An agent for suppressing lactation.
antigenemia (antigenemia). Persistence of antigen in circulating blood.
antigenicidad (antigenicity). Immunogenicity; the state or property of being antigenic.
antigénico (antigenic). Allergenic; immunogenic.
antígeno (antigen (Ag)). Immunogen; any substance that, as a result of coming in contact with appropriate cells, induces a state of sensitivity and/or immune responsiveness.
a. asociado con la hepatitis (hepatitis-associated a. (HAA)).
a. asociados a las leucemias humanas (human leukemia-associated a.'s).
a. capsular (capsular a.).
a. carbohidrato C (C carbohydrate a.).
a. carcinoembrionario (carcinoembryonic a. (CEA)).
a. cardíaco (heart a.). Cardiolipin.
a. colesterinizado (cholesterinized a.).
a. completo (complete a.).
a. común (common a.).
a. conjugado (conjugated a.). Conjugated hapten.
a. delta (delta a.). Hepatitis delta virus.
a. Dharmendra (Dharmendra a.).
a. enterobacteriano heterogénico (heterogenic enterobacterial a.). Common a. of Kunin.
a. específico de especie (species-specific a.).
a. específico de órgano (organ-specific a.).
a. específico de tejido (tissue-specific a.).
a. específicos (specific a.'s).
a. flagelar (flagellar a.).
a. Forssman (Forssman a.).
a. de grupo (group a.'s).
a. de grupo sanguíneo (blood group a.).
a. e de la hepatitis B (HB_eAg) (hepatitis B e a. (HB_eAg)).
a. heterófilo (heterophil a.). Heterogenetic a.
a. heterogénico (heterogenetic a.). Heterophil a.
a. hexón (hexon a.).
a. de histocompatibilidad (histocompatibility a.). Transplantation a.; an a. on the surface of nucleated cells, particularly leucocytes and thrombocytes.
a. incompleto (incomplete a.). Hapten.
a. insoluble en acetona (acetone-insoluble a.). Cardiolipin.
a. interno (internal a.).
a. de los linfocitos humanos (HLA) (human lymphocyte a.'s (HLA)).
a. del linfogranuloma venéreo (lymphogranuloma venereum a.).
a. M estreptocócico (Streptococcus M a.). M protein.
a. Mitsuda (Mitsuda a.).
a. de núcleo de la hepatitis B (HB_cAg) (hepatitis B core a. (HB_cAg)).
a. oncofetales (oncofetal a.'s).
a. parcial (partial a.). Hapten.
a. pentón (penton a.).
a. del polen (pollen a.).
a. privados (private a.'s).
a. para la prueba cutánea de la parotiditis (mumps skin test a.).
a. públicos (public a.'s).
a. Rhus toxicodendron (Rhus toxicodendron a.).
a. Rhus venenata (Rhus venenata a.).
a. sensibilizado (sensitized a.).
a. de shock (shock a.).
a. soluble (soluble a.).
a. somático (somatic a.).
a. de superficie de la hepatitis B (HB_sAg) (hepatitis B surface a. (HB_sAg)).
a. TAC (TAC antigen). T cell activation antigen that is part of the interleukin 2 receptor.
a. de trasplante (transplantation a.). Histocompatibility a.
a. de trasplante específico del tumor (tumor-specific transplantation a.'s (TSTA)).
a. tumorales (tumor a.'s).
antigonorreico (antigonorrheic). Curative of gonorrhea.
antigravedad (antigravity).
antihelmíntico (anthelmintic). Anthelminthic; helminthagogue; helminthic; helmintic; vermifuge; an agent that destroys or expels intestinal worms.
antihemaglutinina (antihemagglutinin). A substance (including antibody) that inhibits or prevents hemagglutination.
antihemolisina (antihemolysin). A substance (including antibody) that inhibits or prevents the effects of hemolysin.
antihemolítico (antihemolytic). Preventing hemolysis.
antihemorrágico (antihemorrhagic). Hemostatic; arresting hemorrhage.
antihidrópico (antihydropic). **1.** Relieving edema (dropsy). **2.** An agent that mobilizes accumulated fluids.

antihidrótico **1.** (antihydriotic). Antiperspirant. **2.** (antihidrotic). Antiperspirant.
antihigiénico (insanitary). Unsanitary; injurious to health, usually with reference to an unclean or contaminated environment.
antihipertensivo (antihypertensive). Indicating a drug or mode of treatment that reduces the blood pressure of hypertensive individuals.
antihipnótico (antihypnotic). **1.** Preventing or tending to prevent sleep. **2.** An arousing agent, or one antagonistic to sleep.
antihistaminas (antihistamines). Drugs having an action antagonistic to that of histamine.
antihistamínico (antihistaminic). **1.** Tending to neutralize or antagonize the action of histamine or to inhibit its production in the body. **2.** An agent having such an effect, used to relieve the symptoms of allergy.
antihormonas (antihormones). Substances demonstrable in serum that inhibit or prevent the usual effects of certain hormones.
antiictérico (anti-icteric). Preventing or curing icterus (jaundice).
antiinflamatorio (anti-inflammatory). Reducing inflammation by acting on body mechanisms, without directly antagonizing the causative agent.
antileucocidina (antileukocidin). **1.** A substance that inhibits or prevents the effects of leukocidin. **2.** A leukocidin-specific antibody.
antileucotoxina (antileukotoxin). A substance (including antibody) that inhibits or prevents the effects of leukocytoxin.
antilewisita (antilewisite). Dimercaprol.
antilipotrópico (antilipotropic). Pertaining to substances depressing choline synthesis.
antilisina (antilysin). An antibody that inhibits or prevents the effects of lysin.
antilítico (antilithic). **1.** Anticalculous. Preventing the formation of calculi or promoting their dissolution. **2.** An agent so acting.
antilobium (antilobium). Tragus.
antiluteogénico (antiluteogenic). Inhibiting the growth or hastening involution of the corpus luteum.
antímero **1.** (antimer). Enantiomer. **2.** (antimere). A segment of an animal body formed by planes cutting the axis of the body at right angles. **3.** (antimere). One of the symmetrical parts of a bilateral organism. **4.** (antimere). The right or left half of the body.
antimesentérico (antimesenteric). Pertaining to the part of the intestine that lies opposite the mesenteric attachment.
antimetabolito (antimetabolite). A substance that competes with, replaces, or antagonizes a particular metabolite.
antimetropía (antimetropia). A form of anisometropia in which one eye is myopic and the other hypermetropic.
antimiasténico (antimyasthenic). Tending toward the correction of the symptoms of myasthenia gravis.
antimicótico (antimycotic). Antifungal; antagonistic to fungi.
antimicrobiano (antimicrobial). Tending to destroy microbes, to prevent their multiplication or growth, or to prevent their pathogenic action.
antimitótico (antimitotic). **1.** Having an arresting action upon mitosis. **2.** A drug having such an effect.
antimongoloidismo (antimongoloid). The condition in which the lateral portion of the palpebral fissure is lower than the medial portion.
antimonidio (antimonid). A chemical compound containing antimony in union with a more positive element.
antimonilo (antimonyl). The univalent radical, SbO–, of antimony.
antimonio (antimony (Sb)). Antimonium; stibium; a metallic element, symbol Sb, atomic Nº 51.
- **cloruro de a.** (a. chloride). A. trichloride.
- **dimercaptosuccinato de a.** (a. dimercaptosuccinate).
- **óxido de a.** (a. oxide).
- **gluconato de a. sódico** (a. sodium gluconate). Stibogluconate sodium.
- **a. tartrado** (tartrated a.). A. potassium tartrate.
- **a. tioglicolamida** (a. thioglycollamide).
- **tricloruro de a.** (a. trichloride).
- **trióxido de a.** (a. trioxide).
- **tartrato de a. y potasio** (a. potassium tartrate). Tartar emetic.
- **tartrato de a. y sodio** (a. sodium tartrate). Sodium antimonyl tartrate.
- **tioglicolato de a. y sodio** (a. sodium thioglycollate).

antimuscarínico (antimuscarinic). Inhibiting or preventing the actions of muscarine and muscarine-like agents.
antimutagénico (antimutagenic). Pertaining to or characteristic of an antimutagen.
antimutágeno (antimutagen). A factor that reduces or interferes with the mutagenic actions of effects of a substance.
antinatriférico (antinatriferic). Tending to inhibit sodium transport.
antinauseante (antinauseant). Having an action to prevent nausea.
antinefrítico (antinephritic). Preventing or relieving inflammation of the kidneys.
antineoplásico (antineoplastic). Preventing the development, maturation, or spread of neoplastic cells.
antineumocócico (antipneumococcic). Destructive to, or repressing the growth of the pneumococcus.
antineurálgico (antineuralgic). Relieving the pain of neuralgia.
antineurítico (antineuritic). Relieving neuritis.
antineurotoxina (antineurotoxin). An antibody to a neurotoxin.
antiníade (antiniad). Toward the antinion.
antinial (antinial). Relating to the antinion.
antinión (antinion). The space between the eyebrows; the point on the skull opposite the inion.
antinomia (antinomy). A contradiction between two principles, each of which is considered true.
antinuclear (antinuclear). Having an affinity for or reacting with the cell nucleus.
antiodontálgico (antiodontalgic). **1.** Relieving toothache. **2.** A toothache remedy.
antiolimina (anthiolimine). Lithium antimony thiomalate.
antioncogén (antioncogene). A tumor-suppressing gene involved in controlling cellular growth.
antioxidante (antioxidant). An agent that inhibits oxidation.
antipalúdico (antimalarial). **1.** Preventing or curing malaria. **2.** A chemotherapeutic agent that inhibits or destroys malarial parasites.
antiparalelo (antiparallel). Denoting molecules that are parallel but point in opposite directions.
antiparasitario (antiparasitic). Destructive to parasites.
antiparastata (antiparastata). [*glandula bulbourethralis*, NA].
antipedicular (antipedicular). Destructive to lice.
antipediculoso (antipediculotic). Effective in the treatment of pediculosis, especially denoting such an agent.
antiperiódico (antiperiodic). Preventing the regular recurrence of a disease (e.g., malaria) or a symptom.
antiperistalsis (antiperistalsis). Reversed peristalsis.
antiperistáltico (antiperistaltic). **1.** Relating to antiperistalsis. **2.** Impeding or arresting peristalsis.
antiperspirante (antiperspirant). **1.** Antihidrotic; antihydriotic; antisudorific. Having an inhibitory action upon the secretion of sweat. **2.** An agent having such an action.
antipiogénico (antipyogenic). Preventing suppuration.
antipiresis (antipyresis). Symptomatic treatment of fever rather than of the underlying disease.
antipirético (antipyretic). **1.** Antifebrile; febrifugal; reducing fever. **2.** Febrifuge; an agent that reduces fever.
antipirina (antipyrine). An obsolescent analgesic and antipyretic.
- **acetilsalicilato de a.** (a. acetylsalicylate). A compound of a. and aspirin.
- **salicilacetato de a.** (a. salicylacetate).
- **salicilato de a.** (a. salicylate).

antipirótico (antipyrotic). **1.** Antiphlogistic. **2.** Relieving the pain and promoting the healing of superficial burns. **3.** A topical application for burns.
antiplaquetario (antiplatelet). A substance that manifests a lytic or agglutinative action on the blood platelets, thereby inhibiting or destroying the effects of the latter.
antiplasmina (antiplasmin). Antifibrinolysin.
antípoda (antipode). That which is diametrically opposite.
- **a. óptica** (optical a.). Enantiomer.

antipodal (antipodal). Denoting opposite positions; positioned at opposite sides of a cell or other body.
antiportador (antiporter). A carrier mechanism that transports two different molecules or ions simultaneously in opposite directions through a membrane.

antiporte (antiport). The coupled transport of two different molecules or ions through a membrane in opposite directions by a common carrier mechanism (antiporter).
antipósico (antiposic). **1.** Inhibitory to the drinking of water and other beverages. **2.** An agent that has this effect.
antiprecipitina (antiprecipitin). A specific antibody that inhibits or prevents the effects of a precipitin.
antiprogestágeno (antiprogestin). A substance that inhibits progesterone formation, that interferes with its carriage or stability in the blood, or that reduces its uptake by, or effects on, target organs (e.g., RU-486).
antipróstata (antiprostate). [*glandula bulbourethralis*, NA].
antiprotrombina (antiprothrombin). An anticoagulant that inhibits or prevents the conversion of prothrombin into thrombin.
antipruriginoso (antipruritic). **1.** Preventing or relieving itching. **2.** An agent that relieves itching.
antipsicótico (antipsychotic). **1.** Antipsychotic agent. **2.** Denoting the actions of such an agent.
antipsórico (antipsoric). Curative of scabies, or of itching.
antirraquítico (antirachitic). Promoting the cure of rickets or preventing its development.
antirreumático (antirheumatic). **1.** Denoting an agent which suppresses manifestations of rheumatic disease. **2.** An agent possessing such properties.
antirricina (antiricin). An antibody or antitoxin that inhibits or prevents the effects of ricin.
antirrumiante (antiruminant). Denoting a method to control regurgitation of food or break a compulsive trend of thought.
antiseborreico (antiseborrheic). **1.** Preventing or relieving excessive flow of sebum; preventing or relieving seborrheic dermatitis. **2.** An agent having such actions.
antisecretor (antisecretory). Inhibitory to secretion.
antisepsia o antisepsis (antisepsis). Prevention of infection by inhibiting the growth of infectious agents.
antiséptico (antiseptic). **1.** Relating to antisepsis. **2.** An agent or substance capable of effecting antisepsis.
antisialagogo (antisialagogue). An agent that diminishes or arrests the flow of saliva.
antisiálico (antisialic). Reducing the flow of saliva.
antisidérico (antisideric). Counteracting the physiological action of iron.
antisocial (antisocial). Behaving in violation of the social or legal norms of society.
antisudoríparo (antisudorific). Antiperspirant.
antisuero (antiserum). Immune serum.
a. contra el factor de crecimiento nervioso (nerve growth factor a.).
a. específico (specific a.).
a. de grupos sanguíneos (blood group a.'s).
a. heterólogo (heterologous a.).
a. homólogo (homologous a.).
a. monovalente (monovalent a.).
a. polivalente (polyvalent a.).
antisustancia (antisubstance). Antibody.
antitenar (antithenar). Hypothenar.
antitérmico (antithermic). Rarely used term for antipyretic.
antitetánico (antitetanic). Tending to relax tetanic muscular contraction.
antitifoideo (antityphoid). Preventive or curative of typhoid fever.
antitiroideo (antithyroid). Relating to an agent that suppresses thyroid function.
antitónico (antitonic). Diminishing muscular or vascular tonus.
antitóxico (antitoxic). Neutralizing the action of a poison; specifically, relating to an antitoxin.
antitoxígeno (antitoxigen). Antitoxinogen.
antitoxina (antitoxin). Antibody formed in response to antigenic poisonous substances of biologic origin.
a. bivalente de la gangrena gaseosa (bivalent gas gangrene a.).
a. botrófica (bothropic a., Bothrops a.).
a. botulínica (botulism a., botulinum a.).
a. bovina (bovine a.).
a. Crotalus (Crotalus a.).
a. despeciada (despeciated a.).
a. diftérica (diphtheria a.).
a. disentérica (dysentery a.).
a. de la escarlatina (scarlet fever a.).
a. del estafilococo (staphylococcus a.).
a. de la gangrena gaseosa (gas gangrene a.).
a. normal (normal a.).
a. pentavalente de la gangrena gaseosa (pentavalent gas gangrene a.). Gas gangrene a.
a. tetánica (tetanus a.).
a. tetánica perfringens (tetanus-perfringens a.).
a. tetánica y de la gangrena gaseosa (tetanus and gas gangrene a.'s).
a. vegetal (plant a.). A. specific for a phytotoxin.
antitoxinógeno (antitoxinogen). Antitoxigen.
antitragicus (antitragicus). [*musculus antitragicus*, NA].
antitrago (antitragus). [*antitragus*, NA]. A projection of the cartilage of the auricle, in front of the cauda helicis, just above the lobule, and posterior to the tragus from which it is separated by the intertragic notch.
antitragohelicina (antitragohelicine). [*fissura antitragohelicina*, NA].
antitreponémico (antitreponemal). Treponemicidal.
antitrípsico (antitrypsic). Antitryptic.
antitripsina (antitrypsin). A substance that inhibits or prevents the action of trypsin.
α-1-antitripsina (α-1-antitrypsin). Human α_1-proteinase inhibitor.
antitríptico (antitryptic). Antitrypsic; possessing properties of antitrypsin.
antitrismo (antitrismus). A condition of tonic muscular spasm preventing closure of the mouth.
antitrombina (antithrombin). Any substance that inhibits or prevents the effects of thrombin in such a manner that blood does not coagulate.
a. normal (normal a.).
antítrope (antitrope). An organ or appendage that forms a symmetrically reversed pair with another of the same type.
antitrópico (antitropic). Similar, bilaterally symmetrical, but in an opposite location (as in a mirror image).
antitumorigénesis (antitumorigenesis). Inhibition of the development of a neoplasm.
antitusivo (antitussive). **1.** Antibechic. Relieving cough. **2.** A cough remedy.
antiveneno **1.** (antivenin). Antivenene; an antitoxin specific for an animal or insect venom. **2.** (antivenene). Antivenin.
antivenéreo (antivenereal). Antaphroditic: preventive or curative of venereal diseases.
antiviral (antiviral). Opposing a virus; interfering with its replication; weakening or abolishing its action.
antivitamina (antivitamin). A substance that prevents a vitamin from exerting its typical biological effects.
antivivisección (antivivisection). Opposition to the use of living animals for experimentation.
antixeroftálmico (antixerophthalmic). Denoting agents (vitamin A and retinoic acid) that inhibit pathologic drying of the conjunctiva (xerophthalmia).
antixerótico (antixerotic). Preventing xerosis.
antocianinas (anthocyanins). A group of floral pigments, existing as glycosides in combination with glucose or cellobiose molecules, that range from red to blue and are often pH dependent.
antoxantinas (anthoxanthins). Compounds responsible for the yellow and ivory shades of flowers.
antracemia (anthracemia). Anthrax septicemia.
antraceno (anthracene). Anthracin; a hydrocarbon obtained from coal tar.
antracia (anthracia). The occurrence of carbuncles.
antrácico (anthracic). Relating to anthrax.
antracina (anthracin). Anthracene.
antraco- (anthraco-). Combining form relating to coal or to carbuncle.
antracoide (anthracoid). **1.** Resembling a carbuncle or cutaneous anthrax. **2.** Resembling anthrax.
antracosilicosis (anthracosilicosis). Pneumonoconiosis from accumulation of carbon and silica in the lungs.
antracosis (anthracosis). Collier's lung; melanedema.
antracótico (anthracotic). Characterized by anthracosis.
antral (antral). Relating to an antrum.

antralina (anthralin). Dithranol.
antramucina (anthramucin). A neutralizing material from the capsule of *Bacillus anthracis* that neutralizes serum and tissue antimicrobial action.
antraniloílo (anthraniloyl). The acyl radical of anthranilic acid.
antrapurpurina (anthrapurpurin). A purple dye used in histology as a reagent for calcium.
9,10-antraquinona (9,10-anthraquinone). The basis of natural cathartic principles in plants; used as a reagent.
ántrax (anthrax). **1.** Carbuncle; a disease in man caused by infection of subcutaneous tissues with *Bacillus anthracis;* it causes symptoms of extreme prostration. **2.** Charbon; an infectious disease of animals, especially herbivores, due to presence in the blood of *Bacillus anthracis*.
á. cerebral (cerebral a.).
á. cutáneo (cutaneous a.). Malignant pustule.
á. intestinal (intestinal a.).
á. pulmonar (pulmonary a.). Anthrax pneumonia.
antrectomía (antrectomy). **1.** Removal of the walls of an antrum. **2.** Removal of the antrum (distal half) of the stomach.
antro (antrum, gen. antri, pl. antra). **1.** [*antrum*, NA]. Any nearly closed cavity, particularly one with bony walls. **2.** The pyloric end of the stomach.
a. auricular (a. auris). [*meatus acusticus externus*, NA].
a. cardíaco (a. cardiacum).
a. etmoidales (antra ethmoidale). [*sinus ethmoidales*, NA].
a. folicular (follicular a.). The cavity of an ovarian follicle filled with liquor folliculi.
a. de Highmore (a. of Highmore). [*sinus maxillaris*, NA].
a. mastoideo (mastoid a.). [*antrum mastoideum,* NA].
a. maxilar (maxillary a.). [*sinus maxillaris*, NA].
a. pilórico (a. pyloricum). Lesser cul-de-sac; pyloric a.
a. timpánico (tympanic a.). [*antrum mastoideum*, NA].
a. de Valsalva (Valsalva's a.). [*antrum mastoideum*, NA].
antro- (antro-). Combining form denoting relationship to any antrum.
antroduodenoectomía (antroduodenectomy). Surgical removal of the antrum of the stomach and the ulcer-bearing part of the duodenum.
antrofosia (antrophose). A subjective sensation of light or color originating in the visual centers of the brain.
antrona (anthrone). A reagent used in the detection of carbohydrates.
antronasal (antronasal). Relating to a maxillary sinus and the corresponding nasal cavity.
antropilórico (antropyloric). Related to or affecting the antrum pyloricum.
antropo- (anthropo-). Combining form meaning human, or denoting some relationship to man.
antropobiología (anthropobiology). The study of the biologic relationships of the human race.
antropocéntrico (anthropocentric). With a human bias, under the assumption that man is the central fact of the universe.
antropofílico (anthropophilic). Man-seeking or man-preferring, especially with reference to: 1) bloodsucking arthropods; and 2) dermatophytic fungi.
antropofobia (anthropophobia). Phobanthropy; morbid aversion to or dread of human companionship.
antropogénesis (anthropogenesis). Anthropogeny.
antropogenia (anthropogeny). Anthropogenesis; anthropogony.
antropogénico (anthropogenic, anthropogenetic). Relating to anthropogeny.
antropogonia (anthropogony). Anthropogeny.
antropografía (anthropography). The geographical distribution of the varieties of mankind.
antropoide (anthropoid). **1.** Resembling man in structure and form. **2.** One of the monkeys resembling man; an ape.
antropología (anthropology). The branch of science concerned with origin and development of humans in all their physical, social, and cultural relationships.
a. aplicada (applied a.).
a. criminal (criminal a.).
a. cultural (cultural a.).
a. física (physical a.). The study of the physical attributes of human beings.
antropometría (anthropometry). The branch of anthropology concerned with comparative measurements of the human body.
antropométrico (anthropometric). Relating to anthropometry.
antropómetro (anthropometer). An instrument for measuring various dimensions of the human body.
antropomorfismo (anthropomorphism). Ascription of human shape or qualities to nonhuman creatures or inanimate objects.
antroponomía (anthroponomy). The study of the laws governing the development of the human race and the relation of man to his environment.
antropopatía (anthropopathy). Attribution of human feelings to nonhumans.
antroposcopia (anthroposcopy). Judging body type and build by inspection.
antroposomatología (anthroposomatology). That part of anthropology concerned with the human body, e.g., anatomy, physiology, or pathology.
antropozoonosis (anthropozoonosis). A zoonosis maintained in nature by animals and transmissible to man.
antroscopia (antroscopy). Examination of any cavity, especially of the antrum of Highmore, by means of an antroscope.
antroscopio (antroscope). An instrument to aid in the ocular examination of any cavity, particularly the antrum of Highmore.
antrostomía (antrostomy). Formation of an opening into any antrum.
a. intraoral (intraoral a.). Caldwell-Luc operation.
antrotimpánico (antrotympanic). Relating to the mastoid antrum and the tympanic cavity.
antrotomía (antrotomy). Incision through the wall of any antrum.
antrotonía (antrotonia). Tonus of the muscular walls of an antrum, such as that of the stomach.
antrum, gen. **antri**, pl. **antra** (antrum, gen. antri, pl. antra). [*antrum*, NA]. Antrum.
ANTU (ANTU). Abbreviation for α-naphthylthiourea.
ANUG (ANUG). Abbreviation for acute necrotizing ulcerative gingivitis.
anulación (undoing). In psychology and psychiatry, an unconscious defense mechanism by which one symbolically acts out in reverse some earlier unacceptable behavior.
anular (annular). Ring-shaped.
anuloplastia (annuloplasty). Reconstruction of an incompetent (usually mitral) cardiac valve.
anulorrafia (annulorrhaphy). Closure of a hernial ring by suture.
anulus, pl. **anuli** (anulus, pl. anuli). [*anulus*, NA]. Annulus.
anuresis (anuresis). Inability to pass urine.
anurético (anuretic). Relating to anuresis.
anuria (anuria). Absence of urine formation.
anúrico (anuric). Relating to anuria.
aorta (aorta, gen. and pl. aortae). [*aorta*, NA]. A large artery of the elastic type which is the main trunk of the systemic arterial system.
a. abdominal (a. abdominalis). [*pars abdominalis aortae*, NA].
a. acodada (kinked a.). Pseudocoarctation.
a. angosta (a. angusta). Congenital narrowness of a.
a. ascendente (a. ascendens). [*pars ascendens aortae*, NA].
a. cabalgante (overriding a.).
a. descendente (a. descendens). [*pars descendens aortae*, NA].
a. dinámica (dynamic a.).
a. primitiva (primitive a.).
a. retorcida (buckled a.). Pseudocoarctation.
a. torácica (a. thoracica). [*pars thoracica aortae*, NA].
a. ventrales (ventral aortas).
aortal (aortal). Aortic.
aortalgia (aortalgia). Pain assumed to be due to aneurysm or other pathologic conditions of the aorta.
aortarctia (aortarctia). Aortostenosis.
aortectasia (aortectasis, aortectasia). Dilation of aorta.
aortectomía (aortectomy). Excision of a portion of the aorta.
aórtico (aortic). Aortal; relating to the aorta or the a. orifice of the left ventricle of the heart.
aorticorrenal (aorticorenal). Related to the aorta and kidney, specifically the ganglion aorticorenale.
aortismus abdominalis (aortismus abdominalis). Phantom aneurysm.
aortitis (aortitis). Inflammation of the aorta.
a. gigantocelular (giant cell a.).

a. **sifilítica** (syphilitic a.).
aortocoronario (aortocoronary). Relating to the aorta and the coronary arteries.
aortoestenosis (aortostenosis). Aortarctia; aortartia; narrowing of the aorta.
aortografía (aortography). Radiographic visualization of the aorta and its branches by injection of contrast medium.
a. **retrógrada** (retrograde a.).
a. **translumbar** (translumbar a.).
aortograma (aortogram). X-ray demonstration of the aorta after the injection of contrast medium (may be direct puncture or intravenous).
aortopatía (aortopathy). Disease affecting the aorta.
aortoplastia (aortoplasty). A procedure for surgical repair of the aorta.
aortoptosis (aortoptosia). A sinking down of the abdominal aorta in splanchnoptosia.
aortorrafia (aortorrhaphy). Suture of the aorta.
aortosclerosis (aortosclerosis). Arteriosclerosis of the aorta.
aortotomía (aortotomy). Incision of the aorta.
apalestesia (apallesthesia). Pallanesthesia.
apálico (apallic). Denoting a state of unresponsiveness due to diffuse cortical or brainstem damage, as in a persistent vegetative state.
apancreático (apancreatic). Without a pancreas.
aparalítico (aparalytic). Not paralyzed; without paralysis.
aparatiroidismo (aparathyroidism). Congenital absence of the parathyroid glands, with an extreme degree of hypoparathyroidism.
aparato **1.** (apparatus, pl. apparatus). A collection of instruments adapted for a special purpose. **2.** (apparatus, pl. apparatus). An instrument made up of several parts. **3.** (apparatus, pl. apparatus). [*apparatus*, NA]. A group or system of glands, ducts, blood vessels, muscles, or other anatomical structures involved in the performance of some function. **4.** (appliance). A device used to provide function to a part, or for therapeutic purposes.
a. **de Abbé-Zeiss** (Abbé-Zeiss a.). Thoma-Zeiss hemocytometer.
a. **acromático** (achromatic a.).
a. **de alambre liviano** (light wire appliance).
a. **alimentario** (alimentary a.). [*apparatus digestorius*, NA].
a. **de arco de goma** (ribbon arch appliance).
a. **de Barcroft-Warburg** (Barcroft-Warburg a.). Warburg's a.
a. **de Beckmann** (Beckmann's a.).
a. **de Benedict-Roth** (Benedict-Roth a.).
a. **branquial** (branchial a.).
a. **de canto** (edgewise appliance).
a. **central** (central a.). The centrosome and centrosphere.
a. **craneofacial** (craniofacial appliance).
a. **cromático** (chromatic a.).
a. **cromidial** (chromidial a.).
a. **dental** (dental a.). Masticatory system.
a. **de descompresión abdominal de Heyns** (Heyns' abdominal decompression a.).
a. **digestivo** (digestive a.). [*apparatus digestorius*, NA].
a. **de fijación con pernos de Roger-Anderson** (Roger-Anderson pin fixation appliance).
a. **de fractura extraoral** (extraoral fracture appliance).
a. **de fractura intraoral** (intraoral fracture appliance).
a. **genitourinario** (genitourinary a.). [*apparatus urogenitalis*, NA].
a. **de Golgi** (Golgi a.). Golgi complex; Golgi internal reticulum.
a. **de Haldane** (Haldane's a.).
a. **de Hawley** (Hawley appliance). Hawley retainer.
a. **hioideo** (hyoid a.). [*apparatus hyoideus*, NA].
a. **de inserción** (attachment a.).
a. **de Kirschner** (Kirschner's a.). Kirschner's wire.
a. **de Kjeldahl** (Kjeldahl a.).
a. **labiolingual** (labiolingual appliance).
a. **lagrimal** (lacrimal a.). [*apparatus lacrimalis*, NA].
a. **ligamentoso de Weitbrecht** (a. ligamentosus weitbrechti). [*membrana tectoria*, NA].
a. **ligamentoso del cuello** (a. ligamentosus colli). [*ligamentum nuchae*, NA].
a. **masticatorio** (masticatory a.).
a. **mental** (mental a.). Mental structure.
a. **obturador** (obturator appliance).
a. **ortodóntico** (orthodontic appliance).
a. **piriforme** (pyriform a.).
a. **quirúrgico** (surgical appliance).
a. **respiratorio** (respiratory a.). [*apparatus respiratorius*, NA].
a. **de Roughton-Scholander** (Roughton-Scholander a.).
a. **de Scholander** (Scholander a.).
a. **subneural** (subneural a.).
a. **suspensor del cristalino** (a. suspensorius lentis). [*zonula ciliaris*, NA].
a. **suspensorio de Sayre** (Sayre's suspension a.).
a. **de Taylor** (Taylor's a.). Taylor's back brace.
a. **Tiselius** (Tiselius a.).
a. **universal** (universal appliance).
a. **urinario** (urinary a.). [*apparatus urogenitalis*, NA].
a. **urogenital** (urogenital a.). [*apparatus urogenitalis*, NA].
a. **de Van Slyke** (Van Slyke a.).
a. **de Warburg** (Warburg's a.). Barcroft-Warburg a.
a. **yuxtaglomerular** (juxtaglomerular a.). Juxtaglomerular complex.
apareamiento (mating). The pairing of male and female for the purpose of reproduction.
a. **al azar** (random m.). Panmixis.
a. **de los cromosomas** (chromosome pairing). The process in synapsis whereby members of the chromosome pairs are aligned opposite each other before disjoining in the formation of the daughter cell.
a. **cruzado** (cross m.).
a. **selectivo** (assortative m.).
aparente (apparent). **1.** Manifest; obvious; evident; e.g. a clinically a. infection. **2.** Frequently used (confusingly) to mean "seeming to be," ostensible, pseudo-.
apareunia (apareunia). Absence or impossibility of coitus.
apatía (apathy). Indifference; absence of emotion, with reduced activity; insensibility.
apático (apathetic). Exhibiting apathy; indifferent.
apatismo (apathism). A sluggishness of reaction.
apatita (apatite). Generic name for a class of minerals with compositions that are variants of the formula D_5T_3M, where D is a divalent cation, T is a trivalent tetrahedral compound ion, and M is a monovalent anion; calcium phosphate a.'s are important mineral constituents of bones and teeth.
apazona (apazone). Azapropazone.
APC (APC). Acronym for acetylsalicylic acid, phenacetin, and caffeine combined as an antipyretic and analgesic; antigen-presenting cells.
apeidosis (apeidosis). Departure from the normal histologic picture or the characteristic manifestations of a disease.
apeloso (apellous). **1.** Without skin. **2.** Without foreskin; circumcised.
apendalgia (appendalgia). Obsolete term for pain in the right lower quadrant of the abdomen in the region of the vermiform appendix.
apendectomía (appendectomy). Appendicectomy; surgical removal of the vermiform appendix.
apéndice **1.** (appendix, gen. appendicis, pl. appendices). Specifically, the appendix vermiformis **2.** (appendage). [*appendix*, NA]. Appendix.
a. **auricular** **1.** (auricular a.). Auricle of atrium. **2.** (auricular appendage). Auricle of atrium. **3.** (auricular appendage). A small congenital swelling usually located anterior to the auricle of the ear.
a. **auricular derecho** (right auricular appendage). Auricle of right atrium.
a. **auricular izquierdo** (left auricular appendage). Auricle of left atrium.
a. **cecal** (a. ceci). [*appendicis vermiformis*, NA].
a. **cutáneos** (appendage's of skin).
a. **epididimario** (a. of epididymidis). [*appendix epididymidis*, NA].
a. **epiploico** (epiploic appendage). [*appendix epiploica*, NA].
a. **fetales** (appendage's of the fetus).
a. **fibroso hepático** (fibrous a. of liver). [*appendix fibrosa hepatis*, NA].
a. **de Morgagni** (Morgagni's a.).
a. **oculares** (appendage's of eye).
a. **en palillo de tambor** (drumstick appendage).

a. testicular (a. testis). [*appendix testis,* NA]. Nonpedunculated hydatid; sessile hydatid.
a. uterinos (uterine appendage's).
a. ventricular laríngeo (a. ventriculi laryngis). [*appendix ventriculi laryngis,* NA]; *sacculus laryngis,* NA].
a. vermicular (vermiform appendage). [*appendix vermiformis,* NA].
a. vesicular (vesicular appendage). [*appendix vesiculosa,* NA]. Morgagni's hydatid.
apendicectasia (appendicectasis). Ectasia of the appendix.
apendicectomía (appendicectomy). Appendectomy.
a. auricular (auricular appendectomy). Excision of the heart's auricular appendix.
apendicismo (appendicism). Rarely used term for any chronic disease of the vermiform appendix, or a symptomatic uneasiness in that area.
apendicitis (appendicitis). Inflammation of the vermiform appendix.
a. actinomicótica (actinomycotic a.).
a. aguda (acute a.).
a. bilharzial (bilharzial a.).
a. crónica (chronic a.).
a. estercorácea (stercoral a.).
a. focal (focal a.).
a. gangrenosa (gangrenous a.).
a. lumbar (lumbar a.).
a. obstructiva (obstructive a.).
a. subperitoneal (subperitoneal a.).
a. supurativa (suppurative a.).
a. verminosa (verminous a.).
apendiclausia (appendiclausis). Obsolete term for atrophy or obstruction of the appendix.
apendico- (appendico-). Combining form relating, usually, to the vermiform appendix.
apendicocele (appendicocele). The vermiform appendix in a hernial sac.
apendicoenterostomía (appendicoenterostomy). **1.** Formerly used term for the establishment of an artificial opening between the appendix and the small intestine. **2.** Appendicostomy.
apendicólisis (appendicolysis). An operation for freeing the appendix from adhesions.
apendicolitiasis (appendicolithiasis). The presence of concretions in the vermiform appendix.
apendicostomía (appendicostomy). An operation for opening into the intestine through the tip of the vermiform appendix.
apendicular **1.** (appendiceal). Appendical; relating to an appendix. **2.** (appendical). Apendiceal. **3.** (appendicular). Relating to an appendix or appendage. **4.** (appendicular). Relating to the limbs, as opposed to axial, which refers to the trunk and head.
apentérico (apenteric). Abenteric; away from the intestine.
apepsinia (apepsinia). Rarely used term for lack of pepsin in the gastric juice.
apercepción (apperception). **1.** Comprehension; conscious perception the full apprehension of any psychic content. **2.** The process of referring the perception of ideas to one's own personality.
aperceptivo (apperceptive). Relating to, involved in, or capable of apperception.
aperiódico (aperiodic). Not occurring periodically.
aperistalsis (aperistalsis). Absence of peristalsis.
aperitivo (aperitive). Stimulating the appetite.
apersonificación (appersonation, appersonification). A delusion in which one assumes the character of another person.
apertognatia (apertognathia). Open bite; an open bite deformity, a type of malocclusion characterized by premature posterior occlusion and absence of anterior occlusion.
apertómetro (apertometer). Instrument for measuring the angular aperture of a microscope objective.
apertura, pl. **aperturae** (apertura, pl. aperturae). [*apertura,* NA]. Aperture; opening; in anatomy, an open gap or hole.
apetencia (appetition). Desire directed toward a definite goal or object.
apetito (appetite). Orexia; a desire or longing to satisfy any conscious physical or mental need.
apex, gen. **apicis**, pl. **apices** (apex, gen. apicis, pl. apices). [*apex,* NA].
a. de la cabeza del peroné (a. of head of fibula). [*apex capitis fibulae,* NA].
a. cornus posterioris (a. cornus posterioris). [*apex cornus posterioris,* NA]. Tip of the posterior horn.
a. orbital (orbital a.).
a. satyri (a. satyri). [*apex auriculae,* NA].
apexcardiograma (apexcardiogram). Graphic recording of the movements of the chest wall produced by the apex beat of the heart.
apexificación (apexification). Induced tooth root development or closure of the root apex by hard tissue deposition.
apexígrafo (apexigraph). A device for determining the size and position of the apex of a tooth root.
apical (apical). **1.** Apicalis. Relating to the apex of a pyramidal or pointed structure. **2.** Situated nearer to the apex of a structure in relation to a specific reference point; opposite of basal.
apicectomía (apicectomy). **1.** Opening and exenteration of air cells in the apex of the petrous part of the temporal bone. **2.** In dental surgery, an obsolete synonym for apicoectomy.
apiceotomía (apiceotomy). Apicotomy.
apicitis (apicitis). Inflammation of the apex of a structure or organ.
apicnomorfo (apyknomorphous). Denoting a cell or other structure that does not stain deeply because the stainable or chromophil material is not closely aggregated.
apico- (apico-). Combining form relating to any apex.
apicoectomía (apicoectomy). Root resection; surgical removal of a dental root apex.
apicólisis (apicolysis). Surgical collapse of the upper portion of the lung by the operative detachment of the parietal pleura.
apicolocalizador (apicolocator). A device for locating the root apex of a tooth.
apicostomía (apicostomy). An operation in which the labial or buccal alveolar plate is perforated with a trocar and cannula.
apicóstomo (apicostome). The trocar and cannula used in apicostomy.
apicotomía (apicotomy). Apiceotomy; incision into an apical structure.
apiculado (apiculate). Terminated abruptly by a small point.
apiculus (apiculus). A short, sharp projection on one end of a fungus spore at the point of attachment, or on the wall, of a hypha or condiophore.
apicuretaje (apicurettage). Apical curettage after removal of an infected tooth.
apifobia (apiphobia). Melissophobia; morbid fear of bees.
apiñamiento (crowding). A condition in which the teeth are crowded, assuming altered positions.
apinealismo (apinealism). Congenital or acquired absence of the pineal gland.
apio, semilla de (celery seed). The dried ripe fruit of *Apium graveolens* (family Umbelliferae); has been used in dysmenorrhea and as a sedative.
apirasa (apyrase). ADPase; ATP-diphosphatase.
apirético **1.** (apyretic). Afebrile; apyrexial; without fever; denoting apyrexia; having a normal body temperature. **2.** (apyrexial). Apyretic.
apirexia (apyrexia). Absence of fever.
apituitarismo (apituitarism). Total lack of functional pituitary tissue.
aplacentario (aplacental). Without a placenta.
aplanación (applanation). In tonometry, the flattening of the cornea by pressure.
aplanático (aplanatic). Pertaining to aplanatism, or to an aplanatic lens.
aplanatismo (aplanatism). Freedom from spherical aberration; said of a lens.
aplanometría (applanometry). Use of an applanation tonometer.
aplasia (aplasia). **1.** Defective development or congenital absence of an organ or tissue. **2.** In hematology, incomplete, retarded, or defective development, or cessation of the usual regenerative process.
a. congénita del timo (congenital a. of thymus).
a. cutis congénita (a. cutis congenita).
a. eritrocítica pura (pure red cell a.).
a. germinal (germinal a.). Seminiferous tubule dysgenesis.
a. gonadal (gonadal a.). Gonadal agenesis.
a. pilorum propia (a. pilorum propia). Monilethrix.

aplásico (aplastic). Pertaining to aplasia.
aplastamiento (crush). A bruise or contusion from pressure between two solid bodies.
aplastar (crush). To squeeze injuriously between two hard bodies.
apleuria (apleuria). Congenital absence of one or more ribs.
aplicador (applicator). A slender rod of wood, flexible metal, or synthetic material, at one end of which is attached a pledget of cotton or other substance for making local applications to any accessible surface.
apnea (apnea). Absence of breathing.
 a. central (central a.).
 a. de deglución (deglutition a.).
 a. inducida (induced a.).
 a. inducida por el sueño (sleep-induced a.). Ondine's curse.
 a. obstructiva, periférica (obstructive a., peripheral a.).
 a. del sueño (sleep a.).
 a. vagal (vagal a.).
 a. vera (a. vera). True a.
 a. verdadera (true a.). A. vera.
apneico (apneic). Related to or suffering from apnea.
apneusia o apneusis (apneusis). An abnormal form of respiration following experimental section of the pons just behind its anterior border.
apnéustico (apneustic). Pertaining to apneusis.
apo- (apo-). Combining form meaning, usually, separated from or derived from.
apobiosis (apobiosis). Death, especially local death of a part of the organism.
apocarteresis (apocarteresis). Suicide by starvation.
apocleisis (apocleisis). Aversion to food.
apocrino (apocrine). Denoting a mechanism of glandular secretion in which the apical portion of secretory cells is shed and incorporated into the secretion.
apocrústico (apocrustic). **1.** Astringent and repellent. **2.** An agent with such action.
apodal (apodal). Apodous; relating to apodia.
apodemialgia (apodemialgia). Wanderlust; longing to get away from home or to travel.
apodia **1.** (apodia). Apody; congenital absence of feet. **2.** (apody). Apodia.
ápodo (apodous). Apodal.
apoenzima (apoenzyme). The protein portion of an enzyme as contrasted with the nonprotein portion, or coenzyme, or prosthetic portion (if present).
apoferritina (apoferritin). A protein in the intestinal wall that combines with a ferric hydroxide-phosphate compound to form ferritin, the first stage in the absorption of iron.
apofilaxis (apophylaxis). A diminution of the phylactic power of the body fluids.
apofisario (apophysary). Apophysial.
apofisial (apophysial, apophyseal). Apophysary; relating to or resembling an apophysis.
apófisis (apophysis, pl. apophyses). A bony process or outgrowth that lacks an independent center of ossification.
 a. accesoria (accessory process). [*processus accessorius,* NA].
 a. acromial (acromial process). Acromion.
 a. alar (alar process). Ala cristae galli.
 a. alveolar (alveolar process). [*processus alveolaris,* NA].
 a. anterior del martillo (anterior process of malleus). [*processus anterior mallei,* NA].
 a. articular (articular process). [*processus articularis,* NA].
 a. articular superior del sacro (superior articular process of sacrum). [*processus articularis superior ossis sacri,* NA].
 a. ascendente (ascending process). [*processus ascendens*].
 a. basilar **1.** (basilar a.). [*pars basilaris ossis occipitalis,* NA]. **2.** (basilar process). Pars basilaris ossis occipitalis.
 a. calcánea del hueso cuboides (calcaneal process of cuboid bone). [*processus calcaneus ossis cuboidei,* NA].
 a. caudada (caudate process). [*processus caudatus,* NA].
 a. cigomática (zygomatic process). [*processus zygomaticus,* NA].
 a. ciliar (ciliary process). [*processus ciliaris,* NA].
 a. de Civinini (Civinini's process). Processus pterygospinosus.
 a. clinoides (clinoid process). [*processus clinoideius,* NA].
 a. cocleariforme (cochleariform process). [*processus cochleariformis,* NA].
 a. conchae (a. conchae). [*eminentia conchae,* NA].
 a. condilar o condílea (condylar process). [*processus condylaris,* NA].
 a. coracoides (coracoid process). [*processus coracoideus,* NA].
 a. coronoides (coronoid process). [*processus coronoideus,* NA].
 a. corta (processus brevis). P. lateralis mallei.
 a. corta del martillo (short process of malleus). Processus lateralis mallei.
 a. costal (costal process). [*processus costalis,* NA].
 a. dental (dental process). Processus alveolaris.
 a. ensiforme (ensiform process). Processus xiphoideus.
 a. esfenoidal (sphenoid process). [*processus sphenoidalis,* NA].
 a. espinosa (spinous process). [*processus spinosus,* NA]. Spina ossis sphenoidalis.
 a. estiloides del cúbito (styloid process of ulna). [*processus styloideus ulnae,* NA].
 a. estiloides del radio (styloid process of radius). [*processus styloideus radii,* NA].
 a. estiloides del temporal (styloid process of temporal bone). [*processus styloideus ossis temporalis,* NA].
 a. estiloides del tercer metacarpiano (styloid process of third metacarpal bone). [*processus styloideus ossis matacarpalis III,* NA].
 a. etmoidal (ethmoidal process). [*processus ethmoidalis,* NA].
 a. de Folli (Folli's process, follian p.). Processus anterior mallei.
 a. frontal (frontal process). [*processus frontalis,* NA]
 a. frontoesfenoidal (frontosphenoidal process). Fronta p. of zygomatic bone.
 a. frontonasal (frontonasal process). Frontonasal elevation.
 a. grácil (processus gracilis). P. anterior mallei.
 a. grácil del martillo (slender process of malleus). [*processus anterior mallei,* NA].
 a. helicis (a. helicis). [*spina helicis,* NA].
 a. de Ingrassia (Ingrassia's a.). [*ala minor ossis sphenoidalis,* NA].
 a. intrayugular (intrajugular process). [*processus intrajugularis,* NA].
 a. lagrimal (lacrimal process). [*processus lacrimalis,* NA].
 a. larga del martillo (long process of malleus). Processus anterior mallei.
 a. lateral de la tuberosidad del calcáneo (lateral process of calcaneal tuberosity). [*processus lateralis tuberis calcanei,* NA].
 a. lateral del astrágalo (lateral process of talus). [*processus lateralis tali,* NA].
 a. lateral del martillo (lateral process of malleus). [*processus lateralis mallei,* NA].
 a. lenticular **1.** (lenticular a.). [*processus lenticularis incudis,* NA]. **2.** (lenticular process of incus). [*processus lenticularis incudis,* NA].
 a. malar (malar process). Processus zygomaticus maxillae
 a. mamilar (mamillary process). [*processus mamilaris,* NA].
 a. mastoides (mastoid process). [*processus mastoideus,* NA].
 a. maxilar (maxillary process). [*processus maxillaris,* NA].
 a. medial de la tuberosidad del calcáneo (medial process of calcaneal tuberosity). [*processus medialis tuberis calcanei,* NA].
 a. muscular del cartílago aritenoides (muscular process of arytenoid cartilage). [*processus muscularis cartilaginis arytenoidei,* NA].i.
 a. odontoides (odontoid process). Dens.
 a. orbital (orbital process). [*processus orbitalis,* NA].
 a. palatina (palatine process). [*processus palatinus,* NA].
 a. papilar (papillary process). [*processus papillaris,* NA].
 a. paramastoides (paramastoid process). [*processus paramastoideus,* NA].
 a. piramidal (pyramidal process). [*processus pyramidalis,* NA].
 a. posterior del astrágalo (processus posterior tali). [*processus posterior tali,* NA].
 a. posterior del cartílago septal de la nariz (posterior process of septal cartilage). [*processus posterior cartilaginis septi nasi,* NA].
 a. pterigoespinosa (pterygospinous process). [*processus pterigospinosus,* NA].
 a. pterigoides (pterygoid process). [*processus pterygoideus,* NA].

a. de Rau (Rau's process). Processus anterior mallei.
a. de Ravius (Ravius' process). Processus anterior mallei.
a. de Stieda (Stieda's process). Processus posterior tali.
a. supracondílea del húmero (supracondylar process). [*processus supraepicondylaris humeri*, NA].
a. temporal (temporal a.). [*processus temporalis*, NA].
a. transversa (transverse process). [*processus transversus*, NA].
a. troclear (trochlear process). Trochlea peronealis.
a. unciforme del etmoides (uncinate process of ethmoid bone). [*processus uncinatus ethmoidalis*, NA].
a. unciforme del hueso ganchoso (hook of hamate bone). [*hamulus ossis hamati*, NA].
a. unciforme o gancho del páncreas (uncinate process of pancreas). [*processus uncinatus pancreatis*, NA].
a. vaginal del esfenoides (sheath process of sphenoid bone). [*processus vaginalis ossis sphenoidalis*, NA]
a. vocal del cartílago aritenoides (vocal process). [*processus vocalis cartilaginis arytenoidei*, NA].
a. xifoides (xiphoid process). [*processus xiphoideus*, NA].
a. yugular (jugular process). [*processus jugularis*, NA].

apofisitis (apophysitis). Inflammation of any apophysis.
a. tibialis adolescentium (a. tibialis adolescentium). Osgood-Schlatter disease.

apogamia (apogamia, apogamy). Parthenogenesis.

apolar (apolar). **1.** Without poles; denoting specifically embryonic nerve cells (neuroblasts) that have not yet begun to sprout processes. **2.** Hydrophobic.

apolipoproteína (apolipoprotein). The protein component of lipoprotein complexes.

apomixia (apomixia). Parthenogenesis.

apomorfina, clorhidrato de (apomorphine hydrochloride). A derivative of morphine used as an emetic by the parenteral route of administration.

aponeurectomía (aponeurectomy). Excision of an aponeurosis.

aponeurología (aponeurology). The branch of anatomy concerned with aponeuroses and their relations.

aponeurorrafia (aponeurorrhaphy). Fasciorrhaphy.

aponeurosis (aponeurosis, pl. aponeuroses). [*aponeurosis*, NA]. A fibrous sheet or expanded tendon, giving attachment to muscular fibers and serving as the means of origin or insertion of a flat muscle; it sometimes also performs the office of a fascia for other muscles.
a. bicipital (bicipital a., a. bicipitalis). [*aponeurosis musculi bicipitis brachii*, NA]. Lacertus fibrosus.
a. de Denonvilliers (Denonvilliers' a.). [*septum rectovesicale*, NA].
a. epicraneana (epicranial a.). [*aponeurosis epicranialis*, NA]. Galea aponeurotica.
a. del extensor (extensor a.).
a. faríngea (a. pharyngea). [*fascia pharyngobasilaris*, NA].
a. de inserción (a. of insertion).
a. lingual (lingual a.). [*aponeurosis linguae*, NA].
a. de origen (a. of origin).
a. palatina (palatine a.). [*aponeurosis palatina*, NA].
a. palmar (palmar a.). [*aponeurosis palmaris*, NA].
a. de Petit (Petit's a.).
a. plantar (plantar a.). [*aponeurosis plantaris*, NA].
a. de revestimiento (a. of investment).
a. de Sibson (Sibson's a.). [*membrana suprapleuralis*, NA].
a. temporal (temporal a.). [*fascia temporalis*, NA].
a. toracolumbar (thoracolumbar a.). [*fascia thoracolumbalis*, NA].

aponeurositis (aponeurositis). Inflammation of an aponeurosis.

aponeurótico (aponeurotic). Relating to an aponeurosis.

aponeurotomía (aponeurotomy). Incision of an aponeurosis.

aponeurótomo (aponeurotome). Instrument for dividing an aponeurosis.

apopatético (apopathetic). Denoting a form of behavior in which one conspicuously alters his conduct in the presence of other people.

apoplasmia (apoplasmia). A decrease in the amount of blood plasma.

apopléctico (apoplectic). Relating to, suffering from, or predisposed to apoplexy.

apoplectiforme (apoplectiform). Apoplectoid.

apoplectoide (apoplectoid). Apoplectiform; resembling apoplexy.

apoplejía (apoplexy). **1.** A classical but obsolete term for stroke due to intracerebral hemorrhage. **2.** An effusion of blood into a tissue or organ.
a. abdominal (abdominal a.).
a. bulbar (bulbar a.). Pontile a.
a. por calor (heat a.). **1.** Heatstroke. **2.** Ardent fever.
a. cutánea (cutaneous a.).
a. embólica (embolic a.).
a. espasmódica (spasmodic a.).
a. esplénica (splenic a.).
a. funcional (functional a.).
a. hipofisaria (pituitary a.).
a. ingravescente (ingravescent a.). The slowly progressive onset of stroke.
a. medular (spinal a.). Hematorrhachis.
a. neonatal (neonatal a.). Intracranial hemorrhage in newborn children.
a. pontina (pontile a.). Bulbar a.
a. serosa (serous a.). A. due to edema or local exudation of serum.
a. suprarrenal (adrenal a.).
a. tipo Raymond (Raymond type of a.).
a. trombótica (thrombotic a.). Stroke caused by cerebral thrombosis.
a. uteroplacentaria (uteroplacental a.). Couvelaire uterus.

apoplético (apoplectic). Relating to, suffering from, or predisposed to apoplexy.

apoproteína (apoprotein). A polypeptide chain (protein) not yet complexed with the prosthetic group that is necessary to form the active holoprotein.

apoptosis (apoptosis). Single cell deletion by fragmentation into membrane-bound particles which are phagocytosed by other cells; believed to be due to programmed cell death.

aporía (aporia). Doubt, especially deriving from incompatible views on the same subject.

aporioneurosis (aporioneurosis). Obsolete term for anxiety neurosis.

aporrepresor (aporepressor). Inactive repressor.

aposición (apposition). **1.** The placing in contact of two substances. **2.** The condition of being placed or fitted together.

apósito (dressing). The material applied, or the application itself of material, to a wound for protection, absorbance, drainage, etc.
a. adhesivo absorbente (adhesive absorbent d.).
a. de agua (water d.).
a. antiséptico (antiseptic d.).
a. en bolo (bolus d.). Tie-over d.
a. fijo (fixed d.).
a. de Lister (Lister's d.).
a. oclusivo (occlusive d.).
a. a presión (pressure d.).
a. seco (dry d.). Dry gauze or other material applied to a wound.
a. suturado (tie-over d.). Bolus d.

aposoma (aposome). A cytoplasmic inclusion produced by the cell itself.

apostaxia (apostaxis). Slight hemorrhage, or bleeding by drops.

apostia (aposthia). Congenital absence of the prepuce.

apostilbe (apostilb). A unit of brightness equal to 0.1 millilambert.

apotanasia (apothanasia). Postponement of death; prolongation of life, as opposed to euthanasia.

apotecario (apothecary). Obsolescent term for pharmacist or druggist.

apotema (apothem, apotheme). A precipitate caused by long boiling of a vegetable infusion or by its exposure to air.

apoxesis (apoxesis). Subgingival curettage.

apoyo (rest). In dentistry, an extension from a prosthesis that affords vertical support for a restoration.
a. cervical (cingulum r.).
a. incisal (incisal r.).
a. lingual (lingual r.).
a. oclusal (occlusal r.).
a. de precisión (precision r.).
a. vital avanzado (advanced life support). Definitive emergency medical care which includes defibrillation, airway management, and use of drugs and medications.

a. vital básico (basic life support). Emergency cardiopulmonary resuscitation, control of bleeding, treatment of shock and poisoning, stabilization of injuries and wounds, and basic first aid.
apozema (apozem, apozema). Decoction.
apparatus, pl. **apparatus** (apparatus, pl. apparatus). [*apparatus*, NA].
appendix, gen. **appendicis**, pl. **appendices** (appendix, gen. appendicis, pl. appendices). [*appendicis*, NA]. Appendage.
apractagnosia (apractagnosia). Inability to perform tasks involving spatial analysis; disorganization of construction and drawing.
apráctico (apractic). Apraxic.
apragmatismo (apragmatism). An interest in theory or dogmatism rather than in practical results.
apraxia (apraxia). **1.** Parectropia. A disorder of voluntary movement, consisting in partial or complete incapacity to execute purposeful movements, notwithstanding the preservation of muscular power, sensibility, and coordination in general. **2.** Object blindness; a psychomotor defect in which the proper use of an object can not be carried out although the object can be named and its uses described.
a. álgera (a. algera).
a. cortical (cortical a.). Motor a.
a. ideacional, ideatoria (ideational a., ideatory a.).
a. ideocinética, ideomotora (ideokinetic a., ideomotor a.). Transcortical a.
a. de inervación (innervation a.). Motor a.
a. limbocinética (limb-kinetic a.). Motor a.
a. motora (motor a.). Cortical a.; innervation a.; limb-kinetic a.
a. oculomotora (ocular motor a.). Balint's syndrome.
a. transcortical (transcortical a.). Ideokinetic a.
apráxico (apraxic). Apractic; marked by or pertaining to apraxia.
aprendizaje (learning). Generic term for the relatively permanent change in behavior that occurs as a result of practice.
a. dependiente del estado (state-dependent l.).
a. incidental (incidental l.).
a. latente (latent l.).
a. de memoria (rote l.).
a. pasivo (passive l.). Incidental l.
aprobarbital (aprobarbital). A hypnotic and sedative with intermediate action.
aproctia (aproctia). Congenital absence or imperforation of the anus.
aprofen, aprofeno (aprofen, aprofene, aprophen). Analgesic and antispasmodic.
aproforia (aprophoria). Aphasia, including agraphia.
aprosexia (aprosexia). Inattention, due to a sensorineural or mental defect.
aprosodia (aprosody). Absence, in speech, of the normal pitch, rhythm, and variations in stress.
aprosopia (aprosopia). Congenital absence of the greater part or all of the face, usually associated with other malformations.
aprotinina (aprotinin). A protease and kallikrein inhibitor obtained from animal organs.
aproximación **1.** (approximation). In surgery, bringing tissue edges into desired apposition for suturing. **2.** (approach). In psychiatry, a term used to describe how interpersonal relationships are negotiated.
a. idiográfica (idiographic approach).
a. nomotética (nomothetic approach).
a. reconstructiva-regresiva (regressive-reconstructive approach).
aproximar (approximate). To bring close together.
apsitiria (apsithyria). Loss of the ability to whisper.
aptialia, aptialismo (aptyalia, aptyalism). Asialism.
aptitud (fitness). **1.** Well-being. **2.** Suitability.
a. clínica (clinical f.).
a. evolutiva (evolutionary f.).
a. física (physical f.).
a. genética (genetic f.).
APUD (APUD). Amine precursor uptake, decarboxylase; proposed designation for a group of cells in different organs secreting polypeptide hormones.
apunamiento (puna). Altitude sickness.
aqua (aqua, gen. and pl. aquae). Water; H_2O.
a. regia, regalis (a. regia, a. regalis). Nitrohydrochloric acid.
aqueductus, pl. **aqueductus** (aqueductus, pl. aqueductus). [*aqueductus*, NA]. Aqueduct; a conduit or canal.
aqueilia (acheilia, achilia). Congenital absence of the lips.
aqueilo (acheilous, achilous). Characterized by or relating to acheilia.
aqueiria (acheiria, achiria). Congenital absence of the hands.
aqueiropodia, aquiropodia (acheiropody, achiropody). Achiropody; congenital absence of the hands and feet; autosomal recessive inheritance.
aqueratosis (akeratosis). Deficiency or absence of the horny tissue.
aquilia (achylia). **1.** Absence of gastric juice or other digestive secretions. **2.** Absence of chyle.
a. gástrica (a. gastrica).
a. pancreática (a. pancreatica).
aquílico (achilous). Acheilous.
aquilobursitis (achillobursitis). Retrocalcaneobursitis; inflammation of a bursa beneath the tendo calcaneus.
aquilodinia (achillodynia). Pain due to inflammation of the bursa between the calcaneus and the tendo achillis (achillobursitis).
aquilorrafia (achillorrhaphy). Suture of the tendo calcaneus.
aquiloso (achylous). **1.** Lacking in gastric juice or other digestive secretions. **2.** Having no chyle.
aquilotenotomía (achillotenotomy). Achillotomy.
aquilotomía (achillotomy). Achillotenotomy; division of the tendo calcaneus.
aquinesia (akinesia). Akinesis.
aquinésico (akinesic). Akinetic.
aquinesis (akinesis). Akinesia.
aquiral (achiral). Not chiral; denoting an absence of chirality.
aquiria **1.** (achiria). Acheiria. **2.** (acheiria, achiria). Anesthesia in, with loss of the sense of possession of, one or both hands; a condition sometimes noted in hysteria. **3.** (acheiria, achiria). A form of dyscheiria in which the patient is unable to tell on which side of the body a stimulus has been applied.
aquírico (achirous). Acheirous.
aquiro (acheirous, achirous). Characterized by or relating to acheiria.
aquiropodia (achiropody). Acheiropody.
aquo-ion (aquo-ion). A hydrated ion.
Ar (Ar). Symbol for argon.
Ara (Ara). Symbol for arabinose, or its mono- or diradical.
arab- (arab-). Combining form originally from gum arabic.
araban (araban). A polysaccharide that yields arabinose on hydrolysis.
arábico (arabic). Relating to or derived from various species of *Acacia* having a gummy or resinous exudate.
arabina (arabin). Arabic acid.
arabinoadenosina (arabinoadenosine). Arabinosyladenine.
arabinocitidina (arabinocytidine). Arabinosylcytosine.
arabinofuranosilcitosina (arabinofuranosylcytosine). Arabinosylcytosine.
arabinosa (Ara) (arabinose (Ara).). Pectin sugar.
arabinosiladenina (arabinosyladenine). Arabinoadenosine.
arabinosilcitosina (aC, araC) (arabinosylcytosine (aC, araC)). Arabinocytidine; arabinofuranosylcytosine; cytarabine.
arabinosis (arabinosis). Disordered metabolism of arabinose.
arabinosuria (arabinosuria). Excretion of arabinose in the urine.
arabitol (arabitol). A sugar alcohol obtained from the reduction of arabinose.
araC (araC). Symbol for arabinosylcytosine.
aracneofobia (arachnephobia). Arachnophobia; morbid fear of spiders.
aracnodactilia (arachnodactyly). Dolichostenomelia; spider finger.
aracnofobia (arachnophobia). Arachnephobia.
aracnoidal (arachnoidal). Relating to the arachnoid membrane, or arachnoidea.
aracnoideo (arachnoid). Ectodermal derivative resembling a cobweb.
aracnoides (arachnoidea, arachnoides). [*arachnoidea*, NA]. Arachnoid membrane; meninx serosa; a delicate fibrous membrane forming the middle of the three coverings of the brain (a. encephali) and spinal cord (a. spinalis).
aracnoidismo (arachnidism). Systemic poisoning following the bite of a spider (especially of the black widow spider).

aracnoiditis (arachnoiditis). Inflammation of the arachnoid membrane and subjacent subarachnoid space.
a. adhesiva (adhesive a.). Obliterative a.
a. neoplásica (neoplastic a.). Neoplastic meningitis.
a. obliterativa (obliterative a.). Adhesive a.
aracnolisina (arachnolysin). A hemolytic substance in the venom of certain spiders.
arador (harvest bug). The larva of *Trombicula* species.
aralquilo (aralkyl). Arylated alkyl.
araña (spider). An arthropod of the order Araneida (subclass Arachnida).
a. arterial, vascular (arterial s., vascular s.). A telangiectatic arteriole in the skin with radiating capillary branches simulating the legs of a s.
araneísmo (araneism). Arachnidism.
árbol (arbor, pl. arbores). In anatomy, a treelike structure with branchings.
á. de la vida (a. vitae). [*arbor vitae*, , NA].
á. de la vida del útero (a. vitae uteri). [*plica palmatae*].
arborescente (arborescent). Dendriform.
arborización (arborization). **1.** The terminal branching of nerve fibers or blood vessels in a branching treelike pattern. **2.** The branched pattern formed under certain conditions by a dried smear of cervical mucus.
arborizar (arborize). To spread in a treelike branching pattern.
arboroide (arboroid). Denoting a colony of protozoa, each of which remains attached to another cell or to the main stem at one point, forming a branching or dendritic figure.
arborvirus (arborvirus). Arbovirus.
arbovirus (arbovirus). Arborvirus; a large, heterogenous group of RNA viruses, most ranging from 40 to 100 nm or more in diameter, and divisible into groups on the basis of characteristics of the virions.
ARC (ARC). Abbreviation for AIDS-related complex.
arc-, arco- (arch-, arche-, archi-, archo-). Combining forms meaning primitive, or ancestral; also first, or chief.
arcada (arcade). An anatomical structure resembling a series of arches.
a. de Flint (Flint's a.).
a. mitral anómala (anomalous mitral a.).
a. de Riolan (Riolan's a.). Riolan's anastomosis.
arcadas (retching). Dry vomiting; vomiturition; gastric and esophageal movements of vomiting without expulsion of vomitus.
arcado (arcate). Arcuate.
arcaico (archaic). Ancient; old; in jungian psychology, denoting the ancestral past of mental processes.
arciforme (arciform). Arcuate.
arco **1.** (arch). In anatomy, any vaulted or ach-like structure. **2.** (arc). Continuous luminous passage of an electric current in a gas or vacuum between two or more separated carbon or other electrodes. **3.** (arc). A curved line or segment of a circle. **4.** (cope). The upper half of a flask in the casting art; hence applicable to the upper or cavity side of a denture flask. **5.** (bow). Any device bent in a simple curve or semicircle and possessing flexibility.
a. abdominotorácico (abdominothoracic a.).
a. acintado (ribbon a.).
a. adiposo (arcus adiposus). A. cornealis.
a. de alambre **1.** (wire a.). **2.** (archwire, arch wire). A device consisting of a wire conforming to the alveolar or dental arch, used as an anchorage in correcting irregularities in the position of the teeth.
a. alveolar de la mandíbula (alveolar a. of mandible). [*arcus alveolaris mandibulae*, NA]. Limbus alveolaris.
a. alveolar del maxilar superior (alveolar a. of maxilla). [*arcus alveolaris maxillae*, NA]. Limbus alveolaris.
a. anterior del atlas (anterior a. of atlas). [*arcus anterior atlantis*, NA].
a. aórtico, de la aorta (aortic a., a. of the aorta). [*arcus aortae*, NA].
a. aórticos (aortic a.'s).
a. arterial del párpado inferior (arterial a. of lower eyelid). [*arcus palpebralis inferior*, NA].
a. arterial del párpado superior (arterial a. of upper eyelid). [*arcus palpebralis superior*, NA].
a. arteriales del colon (arterial a.'s of colon).
a. arteriales del íleon (arterial a.'s of ileum).
a. arteriales del yeyuno (arterial a.'s of jejunum).
a. auricular, biauricular (auricular arc, binauricular a.).
a. axilar (axillary a.). Langer's a.; Langer's muscle.
a. en bisagra (hinge-bow). Face-bow.
a. branquiales (branchial a.'s). Pharyngeal a.'s; visceral a.'s.
a. bregmatolambdoideo (bregmatolambdoid arc).
a. carpales (carpal a.'s).
a. del cartílago cricoides (a. of cricoid cartilage). [*arcus cartilaginis cricoideae*, NA].
a. cigomático (zygomatic a.). [*arcus zygomaticus*, NA]. Malar a.
a. del conducto torácico (a. of thoracic duct). [*arcus ductus thoracici*, NA].
a. corneano (arcus cornealis). A. adiposus; a. juvenilis; a. lipoides; a. senilis; gerontoxon.
a. de Corti (Corti's a.).
a. corticales del riñón (cortical a.'s of kidney).
a. costal (costal a.). [*arcus costalis*, NA]. Arcus costarum.
a. costales primitivos (primitive costal a.'s).
a. costarum (arcus costarum). [*arcus costalis*, NA].
a. de cráter (crater arc).
a. crural (crural a.). [*ligamentum inguinale*, NA].
a. dental (dental a.).
a. dental inferior (inferior dental a.). [*arcus dentalis inferior*, NA].
a. dental superior (superior dental a.). [*arcus dentalis superior*, NA].
a. de expansión (expansion a.).
a. de Falopio (fallopian a.). [*ligamentum inguinale*, NA].
a. faríngeos (pharyngeal a.'s). Branchial a.'s.
a. faringopalatino (pharyngopalatine a.). [*arcus palatopharyngeus*, NA]. Palatopharyngeal a.
a. femoral (femoral a.). [*ligamentum inguinale*, NA].
a. glosopalatino (glossopalatine a.). [*arcus palatoglossus*, NA]. Arcus glossopalatinus. Palatoglossal arch.
a. gótico (Gothic a.). Needle point tracing.
a. de Haller (Haller's a.'s).
a. hemales (hemal a.'s).
a. hioideo (hyoid a.). The second visceral, or branchial, a.
a. iliopectíneo (iliopectineal a.). [*arcus iliopectineus*, NA].
a. inguinal (arcus inguinalis). [*arcus inguinalis*, NA]. [*ligamentum inguinalis*, NA]. Femoral arch; fallopian arch; crural arch.
a. juvenilis (arcus juvenilis). A. cornealis.
a. labial (labial a.).
a. de Langer (Langer's a.). Axillary a.
a. lingual (lingual a.).
a. lipoides (arcus lipoides). A. cornealis.
a. de llama (flame arc).
a. de Logan (Logan's bow).
a. longitudinal del cráneo (longitudinal arc of skull).
a. longitudinal del pie (longitudinal a. of foot). *arcus pedis longitudinalis*, NA].
a. longitudinal lateral (lateral longitudinal a.). [*pars lateralis arcus pedis longitudinalis*, NA].
a. longitudinal medial (medial longitudinal a.). [*pars medialis arcus pedis longitudinalis*, NA].
a. lumbocostal lateral (lateral lumbocostal a.). [*ligamentum arcuatum laterale*, NA].
a. lumbocostal medial (medial lumbocostal a.). [*ligamentum arcuatum mediale*, NA]. Arcus lumbocostalis medialis.
a. malar (malar a.). [*arcus zygomaticus*, NA]. Zygomatic a.
a. mandibular (mandibular a.). Mandibular process.
a. de mercurio (mercury arc).
a. nasobregmático (nasobregmatic arc).
a. nasooccipital (naso-occipital arc).
a. neural (neural a.). [*arcus vertebrae*, NA]. Vertebral a.
a. del paladar (a. of the palate). The vaulted roof of the mouth.
a. palatini (arcus palatini). Palatoglossal arch; palatopharyngeal arch.
a. palatino anterior (anterior palatine a.). [*arcus palatoglossus*, NA]. Palatoglossal a.
a. palatino posterior (posterior palatine a.). [*arcus palatopharyngeus*, NA]. Palatopharyngeal a.
a. palatofaríngeo (palatopharyngeal a.). [*arcus palatopharyngeus*, NA].
a. palatogloso (palatoglossal a.). [*arcus palatoglossus*, NA].

a. palmar profundo (deep palmar a.). [*arcus palmaris profundus*, NA].
a. palmar superficial (superficial palmar a.). [*arcus palmaris superficialis*, NA].
a. del pie (a.'s of the foot).
a. plantar (plantar a.). [*arcus plantaris*, NA].
a. posterior del atlas (posterior a. of atlas). [*arcus posterior atlantis*, NA].
a. postorales (postoral a.'s).
a. púbico (pubic a.). [*arcus pubis*, NA].
a. pulmonar (pulmonary arc). Pulmonary salient.
a. ranino (arcus raninus). Béclard's anastomosis.
a. reflejo (reflex arc).
a. senil (arcus senilis). A. cornealis.
a. superciliar (superciliary a.). [*arcus superciliaris*, NA].
a. supraorbital (supraorbital a.). Margo supraorbitalis.
a. tarsal (tarsal a.). Arcus tarseus.
a. tendinoso (tendinous a.). [*arcus tendineus*, NA].
a. tendinoso de la fascia pelviana (tendinous a. of pelvic fascia). [*arcus tendineus fasciae pelvis*, NA].
a. tendinoso del músculo elevador del ano (tendinus a. of levator ani muscle). [*arcus tendineus musculi levatoris ani*, NA].
a. tendinoso del músculo sóleo (tendinous a. of soleus muscle). [*arcus tendineus musculi solei*, NA].
a. de transferencia (transfer coping).
a. transversal del pie (transverse a. of foot). [*arcus pedis transversalis*, NA].
a. de Treitz (Treitz' a.).
a. ungular (arcus unguium). Whitish area near the root of the nail.
a. vencidos (fallen a.'s).
a. venoso dorsal del pie (dorsal venous a. of foot). [*arcus venosus dorsalis pedis*, NA].
a. venoso nasal (nasal venous a.).
a. venoso palmar profundo (deep palmar venous a.). [*arcus venosus palmaris profundus*, NA].
a. venoso palmar superficial (superficial palmar venous a.). [*arcus venosus palmaris superficialis*, NA].
a. venoso plantar (plantar venous a.). [*arcus venosus plantaris*, NA].
a. venoso yugular (jugular venous a.). [*arcus venosus juguli*, NA].
a. vertebral (vertebral a.). [*arcus vertebrae*, NA]. Neural a.
a. viscerales (visceral a.'s). Branchial a.'s.
a. volar profundo (arcus volaris profundus). [*arcus palmaris profundus*, NA]. Deep palmar arch.
a. volar superficial (arcus volaris superficialis). [*arcus palmaris superficialis*, NA]. Superficial palmar arch.
a. W (W-a.).

arco- (archo-). **1.** Variant of the combining form arch-. **2.** Obsolete combining form denoting the rectum.
arcual (arcual). Relating to an arch.
arcus (arcus, gen. and pl. arcus). [*arcus*, NA]. Any structure resembling a bent bow or an arch; an arc.
ardanestesia (ardanesthesia). Thermoanesthesia.
ardor (ardor). Old term for a hot or burning sensation.
ARDS (ARDS). Abbreviation for adult respiratory distress syndrome.
ARE (ERA). Abbreviation for evoked response audiometry.
área (area, pl. areae). **1.** [*area*, NA]. Any circumscribed surface or space. **2.** All of the part supplied by a given artery or nerve. **3.** A part of an organ having a special function, as the motor a. of the brain.
á. acústica (acoustic a.).
á. de alivio (relief a.).
á. aórtica (aortic a.).
á. apical (apical a.).
á. de apoyo (supporting a.).
á. de apoyo dental (denture-supporting a.). Denture foundation a.
á. de asiento basal (basal seat a.).
á. de asociación (association areas). Association cortex.
á. auditiva (auditory a.). Auditory cortex.
á. de base dental (denture foundation a.). Denture-bearing a.
á. de Broca (Broca's a.). Broca's center.
á. de Brodmann (Brodmann's areas).
á. de Celsus (Celsus' a.). Alopecia areata.
á. central (a. centralis). [*macula retinae*, NA].
á. coclear (cochlear a.). [*area cochleae*, NA].
á. de Cohnheim (Cohnheim's a.). Cohnheim's field.
á. de contacto (contact a.). Contact point.
á. cribiforme (cribriform a.). [*area cribrosa*, NA].
á. cribosa (a. cribrosa). [*area cribrosa*, NA]. Cribriform a.
á. dermatómica (dermatomic a.). Dermatome.
á. de descanso (rest a.). Rest seat.
á. desencadenante (trigger a.). Trigger point.
á. desnuda del estómago (bare a. of stomach).
á. desnuda del hígado (bare a. of liver). [*area nuda hepatis*, NA].
á. embrionaria, embriónica (embryonal a., embryonic a.).
á. entorrinal (entorhinal a.). Brodmann's a. 28.
á. estriada (striate a.).
á. excitable (excitable a.). Motor cortex.
á. de Flechsig (Flechsig's areas).
á. en forma de pera (pear-shaped a.). Retromolar pad.
á. frontal (frontal a.). Frontal cortex.
á. frontoorbitaria (fronto-orbital a.). Orbitofrontal cortex.
á. de fusión (fusion a.). Panum's a.
á. gástrica (a. gastrica). [*area gastrica*, NA].
á. germinal, germinativa (germinal a., a. germinativa).
á. de Head (Head's areas).
á. de impresión (impression a.).
á. insular (insular a.). Insula.
á. intercondilar anterior (anterior intercondylar a.). [*area intercondylaris anterior*, NA].
á. intercondilar posterior (posterior intercondylar a.). [*area intercondylaris posterior*, NA].
á. de Jonston (Jonston's a.). Alopecia areata.
á. de Kiesselbach (Kiesselbach's a.). Little's a.
á. de Little (Little's a.). Kiesselbach's a.
á. macular (macular a.). [*macula retinae*, NA].
á. de Martegiani (Martegiani's a.). Martegiani's funnel.
á. de matidez cardíaca (a. of cardiac dullness).
á. mitral (mitral a.).
á. motora (motor a.). Motor cortex.
á. del nervio facial (a. of facial nerve). [*area nervi facialis*, NA].
á. olfatoria (olfactory a.). [*substantia perforata anterior*, NA].
á. opaca (a. opaca).
á. oval de Flechsig (oval a. of Flechsig). [*semilunar fasciculus*, NA].
á. de Panum (Panum's a.). Fusion a.
á. paraestriada (parastriate a.). Visual cortex.
á. paraolfatoria (parolfactory a.). [*area parolfactoria (Brocae)*, NA].
á. paraolfatoria de Broca (Broca's parolfactory a.). A. parolfactoria.
á. pectinada de Stroud (Stroud's pectinated a.).
á. pelúcida (a. pellucida).
á. periestriada (peristriate a.). Visual cortex.
á. piriforme (piriform a.). Piriform cortex.
á. de Pitres (Pitres' a.). Prefrontal cortex of the cerebral hemisphere.
á. poscentral (postcentral a.).
á. postrema (a. postrema).
á. precentral (precentral a.).
á. preestriada (prestriate a.). Visual cortex.
á. prefrontal (prefrontal a.). Frontal cortex.
á. premotora (premotor a.). Premotor cortex.
á. preóptica (preoptic a.). Preoptic region.
á. pretectal (pretectal a.). Pretectal region; pretectum.
á. pulmonar (pulmonary a.).
á. de retención (retention a.).
á. de Rolando (Rolando's a.). Motor cortex.
á. en salto (skip areas).
á. de sello palatino posterior (posterior palatal seal a.). Postpalatal seal a.
á. de sello pospalatino (postpalatal seal a.). Posterior palatal seal a.
á. sensorial (sensorial areas, sensory areas.).
á. sensoriomotora (sensorimotor a.).
á. septal (septal a.).

á. septal precomisural (precommissural septal a.). [*gyrus subcallosus*, NA].
á. silenciosa (silent a.).
á. somatestésica (somesthetic a.). Somatic sensory cortex.
á. de soporte de tensión (stress-bearing a.).
á. de soporte hístico (tissue-bearing a.). Denture foundation.
á. de sostén dental (denture-bearing a.). Denture foundation a.
á. subcallosa (subcallosal a.). [*area subcallosa*, NA]; [*gyrus subcallosus*, NA]
á. tricuspídea (tricuspid a.).
á. vagal (vagus a.).
á. vasculosa (a. vasculosa).
á. vestibular (vestibular a.).
á. vestibular inferior (inferior vestibular a.). [*area vestibularis inferior*, NA].
á. vestibular superior (superior vestibular a.). [*area vestibularis superior*, NA].
á. visual (visual a.). Visual cortex.
á. visual primaria (primary visual a.). Visual cortex.
á. visual secundaria (secondary visual a.).
á. de Wernicke (Wernicke's a.). Wernicke's center.
areatus, areata (areatus, areata). Occurring in patches or circumscribed areas.
arecaidina (arecaidine). Arecaine; a crystalline alkaloid resembling betaine, derived from the betel nut.
arecaína (arecaine). Arecaidine.
arecolina (arecoline). A colorless oily alkaloid from the betel nut.
arena (sand). The fine granular particles of quartz and other crystalline rocks, or a gritty material resembling s.
a. cerebral (brain s.). Corpora arenacea.
a. hidatídica (hydatid s.).
a. intestinal (intestinal s.).
a. urinaria (urinary s.).
arenáceo (arenaceous). Sandy; of sand-like consistency.
aréola (areola, pl. areolae). **1.** [*areola*, NA]. Any small area. **2.** One of the spaces or interstices in areolar tissue. **3.** [*areola* , NA]. **4.** Halo; a pigmented, depigmented, or erythematous zone surrounding a papule, pustule, wheal, or cutaneous neoplasm.
a. de Chaussier (Chaussier's a.).
a. mamaria (a. mammae). [*areola mammae*, NA]. A. papillaris.
a. papilar (a. papillaris). [*areola mammae*, NA].
a. umbilical (a. umbilicus).
areolar (areolar). Relating to an areola.
areómetro (areometer). Hydrometer.
Arg (Arg). Symbol for arginine or its mono- or diradical.
argasino (argasid). Common name for members of the family Argasidae.
argentación (argentation). Impregnation with a silver salt.
argentafín (argentaffin, argentaffine). Pertaining to cells or tissue elements that reduce silver ions in solution, thereby becoming stained brown or black.
argentafinoma (argentaffinoma). Carcinoid tumor.
argéntico (argentic). **1.** Argyric; relating to silver. **2.** Denoting a chemical compound containing silver as the rare, doubly charged (Ag^{2+}) ion.
argentino (argentine). Relating to, resembling, or containing silver.
argentófilo (argentophil, argentophile). Argyrophil.
argentoso (argentous). Denoting a chemical compound containing silver as a singly charged (Ag^{+}) ion.
argentum, argenti (argentum, gen. argenti). Silver.
arginasa (arginase). Arginine amidase; canavanase; an enzyme of the liver that catalyzes the hydrolysis of arginine to ornithine and urea.
arginilo (arginyl). The aminoacyl radical of arginine.
arginina (Arg) (arginine (Arg)). 2-Amino-5-guanidinopentanoic acid; one of the basic amino acids.
a. amidasa (a. amidase). Arginase.
clorhidrato de a. (a. hydrochloride).
a. deiminasa (a. deiminase). A. dihydrolase; a. iminohydrolase.
a. dihidrolasa (a. dihydrolase). A. deiminase.
fosfato de a. (a. phosphate). Phosphoarginine.
glutamato de a. (a. glutamate).
a. iminohidrolasa (a. iminohydrolase). A. deiminase.
argininosuccinasa (argininosuccinase). Argininosuccinate lyase.
argininosuccinato liasa (argininosuccinate lyase). Argininosuccinase.
argininosuccinicoaciduria (argininosuccinicaciduria). A possibly heritable disorder characterized by excessive urinary excretion of argininosuccinic acid, epilepsy, ataxia, mental retardation, liver disease, and friable, tufted hair.
argipresina (argipressin). Arginine vasopressin.
argiria (argyria). Argyriasis; argyrism; argyrosis; silver poisoning.
argiriasis (argyriasis). Argyria.
argírico (argyric). **1.** Argentic. **2.** Relating to argyria.
argirismo (argyrism). Argyria.
argirófilo (argyrophil, argyrophile). Argentophil; argentophile; pertaining to tissue elements that are capable of impregnation with silver ions.
argirosis (argyrosis). Argyria.
argón (argon (Ar)). A gaseous element, symbol Ar, atomic no. 18, atomic weight 39.95, present in the atmosphere.
ariepiglótico (aryepiglottic). Arytenoepiglottidean.
arilamidasa (arylamidase). Aryl acylamidase.
arilo (aryl). An organic radical derived from an aromatic compound by removing a hydrogen atom.
a. acilamidasa (a. acylamidase). Arylamidase.
arilsulfatasa (arylsulfatase). Sulfatase; an enzyme that cleaves phenol sulfates, including cerebroside sulfates.
aristogenia (aristogenics). Eugenics.
aristoteliano (aristotelian). Attributed to or described by Aristotle.
aritenoepiglótico (arytenoepiglottidean). Aryepiglottic.
aritenoidectomía (arytenoidectomy). Excision of an arytenoid cartilage.
aritenoideo (arytenoid). Denoting a cartilage (cartilago arytenoidea) and muscles (musculus arytenoideus oblique and transversus) of the larynx.
aritenoiditis (arytenoiditis). Inflammation of an arytenoid cartilage.
aritenoidopexia (arytenoidopexy). Fixation by surgery of cartilages or muscles of arytenoids.
aritmomanía (arithmomania). A morbid impulse to count.
armamento (armamentarium). All the therapeutic means available to the health practitioner for the practice of his profession.
armarium (armarium). Rarely used term for the physician's library, as part of his armamentarium.
armonía (harmony). Agreement; accord; in dentistry, denotes occlusal h.
a. oclusal (occlusal h.).
a. oclusal funcional (functional occlusal h.).
árnica (arnica). Leopard's bane; the dried flower heads of *Arnica montana* (family Compositae).
aroílo (aroyl). The radical of an aromatic acid (e.g. benzoyl); analogous to acyl, the more general term.
aroma (scent). Odor.
aromático (aromatic). **1.** Having an agreeable, somewhat pungent, spicy odor. **2.** One of a group of vegetable drugs having a fragrant odor and slightly stimulant properties.
arpón (harpoon). A small, sharp-pointed instrument with barbed head used for extracting bits of tissue for microscopic examination.
arqueado 1. (arcuate). Arcate; arciform. **2.** (fornicate). Vaulted or arched; resembling a fornix.
arquenterón (archenteron). Gastrocele.
arqueo (archaeus). Archeus; term first used to denote a spirit that presided over and governed bodily processes.
arqueocinético (archeokinetic). Denoting a low and primitive type of motor nerve mechanism, such as is found in the peripheral and the ganglionic nervous systems.
arqueocito (archeocyte). Obsolete term for ameboid cell.
arquetipo (archetype). **1.** A primitive structural plan from which various modifications have evolved. **2.** Imago; in jungian psychology, structural manifestation of the collective unconscious.
arqui- (archi-). See arch-.
arquicerebelo (archicerebellum). [*archicerebellum*, NA]. Vestibulocerebellum.
arquicorteza (archicortex). **1.** Archipallium. Typically, the phylogenetically older parts of the cerebral cortex. **2.** More specifically, the cortex forming the hippocampus.
arquilo (archil). Orchella; orchil; roccellin.

arquina (archin). Emodin.
arquipalio (archipallium). Archicortex.
arquitectónica (architectonics). Cytoarchitecture.
arquitectura ósea (bone architecture). The pattern of trabeculae and associated structures.
arrack (arrack). A strong alcoholic liquor distilled from dates, rice, sap of the coconut palm, and other substances.
arrafia (araphia). Holorachischisis.
arrastre (drag). Any tendency for one moving thing to pull something else along with it.
a. de un solvente (solvent d.).
arrector (arrector, pl. arrectores). Erector.
arrectores pilorum (arrectores pilorum).
arreflexia (areflexia). Absence of reflexes.
arremolinado (whorled). Marked by or arranged in whorls.
arrénico (arrhenic). Relating to arsenic.
arrenoblastoma (arrhenoblastoma). Androblastoma; gynandroblastoma; ovarian tubular adenoma.
arrenogénico (arrhenogenic). Productive of males only.
arrenotocia (arrhenotocia). A form of parthenogenesis in which the virgin female gives birth to males only, as in the case of the queen bee.
arriboflavinosis (ariboflavinosis). Properly hyporiboflavinosis.
arrigosis (arrhigosis). Lack of perception of cold.
arrinencefalia (arrhinencephaly, arrhinencephalia). Congenital absence or rudimentary state of the rhinencephalon.
arrinia (arrhinia). Arhinia; congenital absence of the nose.
arritmia (arrhythmia). Loss of rhythm; denoting especially an irregularity of the heartbeat.
a. cardíaca (cardiac a.). Cardiac dysrhythmia.
a. juvenil (juvenile a.). Sinus a.
a. respiratoria (respiratory a.). Phasic sinus a.
a. sinusal (sinus a.). Juvenile a.
a. sinusal fásica (phasic sinus a.). Respiratory a.
a. sinusal no fásica (nonphasic sinus a.).
arrítmico (arrhythmic). Marked by loss of rhythm.
arritmocinesia (arrhythmokinesis). Inability to preserve the rhythm of voluntary alternating movements.
arritmogénico (arrhythmogenic). Capable of inducing cardiac arrhythmias.
arrosariado (beaded). **1.** Applied to a series of noncontinuous bacterial colonies along the line of inoculation in a stab culture. **2.** Denoting stained bacteria in which more deeply stained granules occur at regular intervals in the organism. **3.** Marked by numerous small rounded projections, often arranged in a row like a string of beads.
arroz (rice). The grain of *Oryza sativa* (family Gramineae), the rice plant.
arruga (wrinkle). A furrow, fold, or crease in the skin.
a. gástrica (ruga gastrica).
a. palatina (ruga palatina). [*plica palatina transversa*, NA].
arrurruz (arrowroot). The rhizome of *Maranta arundinacea*.
arsacetina (arsacetin). *p*-Acetamidobenzenearsonic acid; formerly used as an antisyphilitic agent.
arsenamida (arsenamide). Acid used in the treatment of filariasis.
arseniasis (arseniasis). Chronic arsenical poisoning.
arseniato (arsenate). A salt of arsenic acid.
arsenical (arsenical). **1.** A drug or agent, the effect of which depends on its arsenic content. **2.** Denoting or containing arsenic.
arsenicalismo (arsenicalism). Arseniasis.
arsénico (arsenic). Arsenium; ratsbane; a metallic element, symbol As, atomic Nº 33, atomic weight 74.9.
a. blanco (white a.). A. trioxide.
a. trihidrato (a. trihydride). Arsine.
a. trióxido de (a. trioxide). Arsenous oxide; white a.
arsenicorresistente (arsenic-fast). Resistant to the poisonous action of arsenic.
arsenida (arsenide). Arseniuret.
arsenioso **1.** (arsenious). Arsenic (adj.). **2.** (arsenous). Denoting a compound of arsenic with a valence of +3.
arsenium (arsenium). Arsenic.
arseniuretado (arseniureted). Combined with arsenic so as to form an arsenide.
arseniureto (arseniuret). Arsenide.
arsenoterapia (arsenotherapy). Therapeutic treatment with arsenic.
arsenóxido (arsenoxide). Oxidation product in the body of arsphenamine.
arsfenamina (arsphenamine). Phenarsenamine.
arsina (arsine). Arsenic trihydride; arseniureted hydrogen.
arsonio (arsonium). The positively charged ion, AsH_4^+.
arstinol (arsthinol). Cyclic (hydroxymethyl)ethylene ester of 3-acetamido-4-hydroxydithiobenzenearsonous acid; an amebicide.
artación (arctation). A narrowing, contraction, stricture, or coarctation.
artefacto (artefact). Artifact.
arteri-, arterio- (arterio-, arteri-). Combining forms meaning artery.
arteria (artery). [*arteria*, NA]. Arteria; a blood vessel conveying blood in a direction away from the heart.
a. aberrante (aberrant a.). A having an unusual origin or course.
a. acetabular (acetabular a.). Ramus acetabularis.
a. ácigos de la vagina (azygos a. of vagina).
a. acromial (acromial a.). Ramus acromialis arteriae thoracoacromialis.
a. acromiotorácica (acromiothoracic a.). [*arteria thoracoacromialis*, NA].
a. de Adamkiewicz (a.'s of Adamkiewicz). Rami spinales.
a. del ala de la nariz (alar a. of nose).
a. alveolar anterosuperior (anterior superior alveolar a.). [*arteria alveolaris superior anterior* NA].
a. alveolar inferior (inferior alveolar a.). [*arteria alveolaris inferior*, NA]. Inferior dental a.
a. alveolar posterior (posterior alveolar a.). Posterior superior alveolar a.
a. alveolar posterosuperior (posterior superior alveolar a.). [*arteria alveolaris superior posterior*, NA].
a. anastomótica magna **1.** (arteria anastomotica magna). **2.** (great anastomotic a.). Inferior ulnar collateral a. **3.** (great anastomotic a.). Descending genicular a.
a. angular (angular a.). [*arteria angularis*, NA].
a. apendicular (appendicular a.). [*arteria appendicularis*, NA].
a. arciformes (arciform a.'s). [*arteria arcuatae renis*, NA].
a. arciformes del riñón (arcuate a.'s of kidney). [*arteriae arcuatae renis*, NA].
a. arciformes miometriales (myometrial arcuate a.'s).
a. arcuata (arcuate a.). [*arteria arcuata*, NA].
a. articular inferoexterna (lateral inferior genicular a.). [*arteria genus inferior lateralis*, NA].
a. articular inferointerna (medial inferior genicular a.). [*arteria genus inferior medialis*, NA].
a. articular media (middle genicular a.). [*arteria genus media*, NA].
a. articular superoexterna (lateral superior genicular a.). [*arteria genus superior lateralis*, NA].
a. articular superointerna (medial superior genicular a.). [*arteria genus superior medialis*, NA].
a. articularis azygos (arteria articularis azygos). Middle genicular artery.
a. ascendente (ascending a.). [*arteria ascendens*, NA].
a. auditiva interna (internal auditory a.). [*arteria labyrinthi*, NA].
a. auricular posterior (posterior auricular a.). [*arteria auricularis posterior*, NA].
a. auricular profunda (deep auricular a.). [*arteria auricularis profunda*, NA].
a. auriculares (atrial a.'s). [*arteriae atriales*].
a. axilar (axillary a.). [*arteria axillaris*, NA].
a. basilar (basilar a.). [*arteria basilaris*, NA].
a. en boquilla (pipestem a.'s).
a. braquial (brachial a.). [*arteria brachialis*, NA].
a. braquial profunda (deep brachial a.). [*arteria profunda brachii*, NA].
a. braquial superficial (superficial brachial a.). [*arteria brachialis superficialis*, NA].
a. bronquiales (bronchial a.'s). Rami bronchiales.
a. bucal, del buccinador (buccal a., buccinator a.). [*arteria buccalis*, NA].

a. del bulbo del pene (a. of bulb of penis). [*arteria bulbi penis*, NA].
a. del bulbo vestibular (a. of bulb of vestibule). [*arteria bulbi vestibuli*, NA].
a. calcáneas (calcaneal a.'s). Rami calcanei.
a. calcarina (calcarine a.). [*arteria calcarina*, NA].
a. callosomarginal (callosomarginal a.). [*arteria callosomarginalis*, NA].
a. del canal pterigoideo (a. of pterygoid canal). [*arteria canalis pterygoidei*, NA]. Vidian a.
a. capsular inferior (inferior suprarenal a.). [*arteria suprarenalis inferior*, NA].
a. capsular media (middle suprarenal a.). [*arteria suprarenalis media*, NA].
a. capsular superior (superior suprarenal a.). [*arteria suprarenalis superior*, NA].
a. caroticotimpánicas (caroticotympanic a.'s). [*arteriae caroticotympanici*, NA].
a. carótida externa (external carotid a.). [*arteria carotis externa*, NA].
a. carótida interna (internal carotid a.). [*arteria carotis interna*, NA].
a. carótida primitiva (common carotid a.). [*arteria carotis communis*, NA].
a. carotídeas (carotid a.'s).
a. del carpo (carpal a.).
a. cavernosas (cavernous a.'s).
a. cecal anterior (anterior cecal a.). [*arteria cecalis anterior*, NA].
a. cecal posterior (posterior cecal a.). [*arteria cecalis posterior*, NA].
a. cecales (cecal a.'s). Anterior cecal a.; posterior cecal a.
a. celíaca (celiac a.). Truncus celiacus.
a. central (central a.). [*arteria sulci centralis*, NA].
a. central corta (short central a.). [*arteria centralis brevis*, NA].
a. central de la retina (central a. of retina). [*arteria centralis retinae*, NA].
a. central larga (long central a.). [*arteria centralis longa*, NA].
a. centrales anterolaterales (anterolateral central a.'s). [*arteriae centrales anterolaterales*, NA].
a. centrales anteromediales (anteromedial central a.'s). [*arteriae centrales anteromediales*, NA].
a. centrales posterolaterales (posterolateral central a.'s). [*arteriae centrales posterolaterales*, NA].
a. centrales posteromediales (posteromedial central a.'s). [*arteriae centrales posteromediales*, NA].
a. cerebelosa anteroinferior (anterior inferior cerebellar a.). [*arteria cerebelli inferior anterior*, NA].
a. cerebelosa posteroinferior (posterior inferior cerebellar a.). [*arteria cerebelli inferior posterior*, NA].
a. cerebelosa superior (superior cerebellar a.). [*arteria cerebelli superior*, NA].
a. cerebelosas (cerebellar a.'s).
a. cerebral anterior (anterior cerebral a.). [*arteria cerebri anterior*, NA].
a. cerebral media (middle cerebral a.). [*arteria cerebri media*, NA].
a. cerebral posterior (posterior cerebral a.). [*arteria cerebri posterior*, NA].
a. cerebrales (cerebral a.'s).
a. cervical ascendente (ascending cervical a.). [*arteria cervicalis ascendens*, NA].
a. cervical profunda (deep cervical a.). [*arteria cervicalis profunda*, NA].
a. cervical superficial (superficial cervical a.). [*arteria cervicalis superficialis*, NA].
a. cervical transversa (transverse cervical a.). [*arteria transversa colli*, NA].
a. cervicovaginal (cervicovaginal a.).
a. de Charcot (Charcot's a.). Lenticulostriate a.'s.
a. cigomaticoorbitaria (zygomatico-orbital a.). [*arteria zygomatico-orbitalis* NA].
a. ciliar anterior (anterior ciliary a.). [*arteria ciliaris anterior*, NA].
a. ciliar posterior corta (short posterior ciliary a.). [*arteria ciliaris posterior brevis*, NA].
a. ciliar posterior larga (long posterior ciliary a.). [*arteria ciliaris posterior longa*, NA].
a. circunfleja de la escápula (circumflex scapular a.). [*arteria circumflexa scapulae*, NA].
a. circunfleja humeral anterior (anterior circumflex humeral a.). [*arteria circumflexa humeri anterior*, NA].
a. circunfleja humeral posterior (posterior circumflex humeral a.). [*arteria circumflexa humeri posterior*, NA].
a. circunfleja ilíaca profunda (deep circumflex iliac a.). [*arteria circumflexa ilium profunda*, NA].
a. circunfleja ilíaca superficial (superficial circumflex iliac a.). [*arteria circumflexa iliaca superficialis*, NA].
a. circunfleja lateral del muslo (lateral circumflex a. of thigh). [*arteria circumflexa femoris lateralis*, NA].
a. circunfleja medial del muslo (medial circumflex a. of thigh). [*arteria circumflexa femoris medialis*, NA].
a. de la circunvolución angular (a. of angular gyrus). [*arteria gyri angularis*, NA].
a. cística (cystic a.). [*arteria cystica*, NA].
a. colateral (collateral a.).
a. colateral externa del índice (radial index a.). [*arteria radialis indicis*, NA].
a. colateral interna inferior (inferior ulnar collateral a.). [*arteria collateralis ulnaris inferior*, NA].
a. colateral interna superior (superior ulnar collateral a.). [*arteria collateralis ulnaris superior*, NA].
a. colateral media (middle collateral a.). [*arteria collateralis media*, NA].
a. colateral palmar (digital collateral a.). [*arteria digitalis palmaris propria*, NA].
a. colateral plantar (collateral digital a.). [*arteria digitalis plantaris propria*, NA].
a. colateral radial (radial collateral a.). [*arteria collateralis radialis*, NA].
a. cólica derecha (right colic a.). [*arteria colica dextra*, NA].
a. cólica izquierda (left colic a.). [*arteria colica sinistra*, NA].
a. cólica media (middle colic a.). [*arteria colica media*, NA].
a. compañera del nervio ciático (companion a. to sciatic nerve). [*arteria comitans nervi ischiadici*, NA].
a. comunicante (communicating a.).
a. comunicante anterior (anterior communicating a.). [*arteria communicans anterior*, NA].
a. comunicante posterior (posterior communicating a.). [*arteria communicans posterior*, NA].
a. del conducto deferente (a. of ductus deferens). [*arteria ductus deferentis*, NA].
a. conjuntival anterior (anterior conjunctival a.). [*arteria conjunctivalis anterior*, NA].
a. conjuntival posterior (posterior conjunctival a.). [*arteria conjunctivalis posterior*, NA].
a. conjuntivales (conjunctival a.'s).
a. coroidea anterior (anterior choroidal a.). [*arteria choroidea anterior*, NA].
a. coroidea posterior (posterior choroidal a.). [*arteria choroidea posterior*, NA].
a. coronaria (coronary a.).
a. coronaria derecha (right coronary a.). [*arteria coronaria dextra*, NA].
a. coronaria estomáquica (left gastric a.). [*arteria gastrica sinistra*, NA].
a. coronaria izquierda (left coronary a.). [*arteria coronaria sinistra*, NA].
a. corticales (cortical a.'s).
a. costocervical (costocervical a.). Truncus costocervicalis.
a. cremastérica (cremasteric a.). [*arteria cremasterica*, NA].
a. cricotiroidea (cricothyroid a.). Ramus cricothyroideus.
a. cubital (ulnar a.). [*arteria ulnaris*, NA].
a. deferentialis (arteria deferentialis). Artery of ductus deferentis.
a. dentaria anterosuperior (anterior superior dental a.). [*arteria alveolaris superior anterior*, NA].
a. dentaria inferior (inferior dental a.). [*arteria alveolaris inferior*, NA].

a. dentaria posterior (posterior dental a.). Posterior superior alveolar a.
a. descendente anterior (anterior descending a.). Ramus interventricularis anterior.
a. descendente de la rodilla (descending a. of knee). [*arteria genus descendens*, NA].
a. descendente posterior (posterior descending a.). Posterior interventricular a.
a. digital colateral (digital collateral a.). [*arteria digitalis palmaris propria*, NA].
a. digital dorsal (dorsal digital a.). [*arteria digitalis dorsalis*, NA].
a. digital palmar común (common palmar digital a.). [*arteria digitalis palmaris communis*, NA].
a. digital palmar propia (proper palmar digital a.). Collateral digital a.
a. digital plantar común (common plantar digital a.). [*arteria digitalis plantaris communis*, NA].
a. digital plantar propia (proper plantar digital a.). [*arteria digitalis plantaris propria*, NA].
a. de distribución (distributing a.). Muscular a.
a. dolicoectásica (dolichoectatic a.).
a. dorsal de la nariz (dorsal a. of nose). [*arteria dorsalis nasi*, NA].
a. dorsal del clítoris (dorsal a. of clitoris). [*arteria dorsalis clitoridis*, NA].
a. dorsal del pene (dorsal a. of penis). [*arteria dorsalis penis*, NA].
a. dorsal del pie (dorsal a. of foot). [*arteria dorsalis pedis*, NA].
a. elástica (elastic a.).
a. envainada (sheathed a.).
a. epiescleral (episcleral a.). [*arteria episcleralis*, NA].
a. epigástrica inferior (inferior epigastric a.). [*arteria epigastrica inferior*, NA].
a. epigástrica profunda (deep epigastric a.). Arteria epigastrica inferior.
a. epigástrica superficial (superficial epigastric a.). [*arteria epigastrica superficialis*, NA].
a. epigástrica superior (superior epigastric a.). [*arteria epigastrica superior*, NA].
a. escapular descendente (descending scapular a.). [*arteria scapularis dorsalis*, NA].
a. escapular dorsal (dorsal scapular a.). [*arteria scapularis dorsalis*, NA].
a. escapular transversa (transverse scapular a.). Suprascapular a.
a. escrotales (scrotal a.'s).
a. esfenopalatina (sphenopalatine a.). [*arteria sphenopalatina*, NA].
a. esofágicas (esophageal a.'s). Rami esophageales.
a. espermática externa (external spermatic a.). Cremasteric a.
a. espermática interna (internal spermatic a.). [*arteria testicularis*, NA]. Testicular a.
a. espinal anterior (anterior spinal a.). [*arteria spinalis anterior*, NA].
a. espinal posterior (posterior spinal a.). [*arteria spinalis posterior*, NA].
a. espiral (spiral a.). Coiled a. of the uterus.
a. espiralada del útero (coiled a. of the uterus). Spiral a.
a. esplácnicas laterales (lateral splanchnic a.'s).
a. esplácnicas ventrales (ventral splanchnic a.'s).
a. esplénica (splenic a.). [*arteria lienalis*, NA].
a. esternales (sternal a.'s). Rami sternales.
a. esternomastoidea (sternomastoid a.).
a. estilomastoidea (stylomastoid a.). [*arteria stylomastoidea*, NA].
a. estriadas anterolaterales (anterolateral striate a.'s). [*arteriae centrales anterolaterales*, NA].
a. estriadas laterales (lateral striate a.'s). Anterolateral central a.'s.
a. estriadas mediales (medial striate a.'s).
a. del estribo (stapedial a.).
a. etmoidal anterior (anterior ethmoidal a.). [*arteria ethmoidalis anterior*, NA].
a. etmoidal posterior (posterior ethmoidal a.). [*arteria ethmoidalis posterior*, NA].
a. externa de la nariz (external a. of nose). Dorsal nasal a.
a. facial (facial a.). [*arteria facialis*, NA].
a. faríngea ascendente (ascending pharyngeal a.). [*arteria pharyngea ascendens*, NA].
a. femoral (femoral a.). [*arteria femoralis*, NA].
a. fibular (fibular a.). [*arteria fibularis*, NA].
a. frénica inferior (inferior phrenic a.). [*arteria phrenica inferior*, NA].
a. frénica superior (superior phrenic a.). [*arteria phrenica superior*, NA].
a. frontal interna (frontal a.). [*arteria supratrochlearis*, NA].
a. frontobasal lateral (lateral frontobasal a.). [*arteria frontobasalis lateralis*, NA].
a. frontobasal medial (medial frontobasal a.). [*arteria frontobasalis medialis*, NA]. Orbital a.
a. gástrica derecha (right gastric a.). [*arteria gastrica dextra*, NA]. Pyloric a.
a. gástrica izquierda (left gastric a.). [*arteria gastrica sinistra*, NA].
a. gástricas cortas (short gastric a.'s). [*arteriae gastricae breves*, NA].
a. gastroduodenal (gastroduodenal a.). [*arteria gastroduodenalis*, NA].
a. gastroepiploica derecha (right gastroepiploic a.). [*arteria gastro-omentalis dextra*, NA].
a. gastroepiploica izquierda (left gastroepiploic a.). [*arteria gastro-omentalis sinistra*, NA].
a. gastroomental derecha (right gastro-omental a.). Right gastroepiploic a.
a. gastroomental izquierda (left gastro-omental a.). Left gastroepiploic a.
a. glaseriana (glaserian a.). Anterior tympanic a.
a. glútea inferior (inferior gluteal a.). [*arteria glutea inferior*, NA]. Arteria ischiadica.
a. glútea superior (superior gluteal a.). [*arteria glutea superior*, NA].
a. helicina (helicine a.). [*arteria helicina*, NA].
a. de la hemorragia cerebral (a. of cerebral hemorrhage). Lenticulostriate a.'s.
a. hemorroidal inferior (inferior hemorrhoidal a.). [*arteria rectalis inferior*, NA].
a. hemorroidal media (middle hemorrhoidal a.). [*arteria rectalis media*, NA]. Middle rectal a.
a. hemorroidal superior (superior hemorrhoidal a.). [*arteria rectalis superior*, NA].
a. hepática común (common hepatic a.). [*arteria hepatica communis*, NA].
a. hepática propia (proper hepatic a.). [*arteria hepatica propria*, NA].
a. de Heubner (a. of Heubner). Long central a.
a. hialoidea (hyaloid a.). [*arteria hyaloidea*, NA].
a. hipofisaria inferior (inferior hypophysial a.). [*arteria hypophysialis inferior*, NA].
a. hipofisaria superior (superior hypophysial a.). [*arteria hypophysialis superior*, NA].
a. hipogástrica (hypogastric a.). Internal iliac a.
a. humeral (humeral a.). [*arteria brachialis*, NA].
a. humeral profunda (deep brachial a.). [*arteria profunda brachii*, NA].
a. humeral superficial (superficial brachial a.). [*arteria brachialis superficialis*, NA]
a. ileales (ileal a.'s). [*arteriae ileales*, NA].
a. ileocólica (ileocolic a.). [*arteria ileocolica*, NA].
a. ilíaca (superior gluteal a.). [*arteria glutea superior*, NA].
a. ilíaca externa (external iliac a.). [*arteria iliaca externa*, NA].
a. ilíaca interna (internal iliac a.). [*arteria iliaca interna*, NA].
a. ilíaca primitiva (common iliac a.). [*arteria iliaca communis*, NA].
a. iliolumbar (iliolumbar a.). [*arteria iliolumbalis*, NA].
a. infraescapular (infrascapular a.).
a. infraorbitaria (infraorbital a.). [*arteria infraorbitalis*, NA].
a. innominada (innominate a.). Truncus brachiocephalicus.
a. insulares (insular a.'s). [*arteria insulares*, NA].

a. intercostal alta (highest intercostal a.). Superior intercostal a.
a. intercostal anterior (anterior intercostal a.). [*arteria intercostalis anterior,* NA].
a. intercostal posterior (posterior intercostal a.). [*arteria intercostalis posterior,* NA].
a. intercostal suprema (supreme intercostal a.). Superior intercostal a.
a. interlobulares (interlobar a.'s). [*arteriae interlobares,* NA].
a. interlobulillares (interlobular a.'s). [*arteria interlobulares,* NA].
a. interósea anterior (anterior interosseous a.). [*arteria interossea anterior,* NA].
a. interósea común (common interosseous a.). [*arteria interossea communis,* NA].
a. interósea dorsal (dorsal interosseous a.). **1.** Posterior interosseus a. **2.** Dorsal metacarpal a.
a. interósea dorsal de la mano (dorsal metacarpal a.). [*arteria metacarpea dorsalis,* NA].
a. interósea dorsal del pie (dorsal metatarsal a.). [*arteria metatarsea dorsalis,* NA].
a. interósea palmar (palmar interosseous a.). [*arteria metacarpea palmaris,* NA].
a. interósea plantar (plantar metatarsal a.). [*arteria metatarsea plantaris,* NA].
a. interósea posterior (posterior interosseous a.). [*arteria interosea posterior,* NA].
a. interósea recurrente (recurrent interosseous a.). [*arteria interossea recurrens,* NA].
a. interósea volar (volar interosseous a.). Anterior interosseous a.
a. interventricular anterior (anterior interventricular a.). Ramus interventricularis anterior.
a. interventricular posterior (posterior interventricular a.).
a. intestinales (intestinal a.'s). Arteriae ileales; arteriae jejunales.
a. isquiática (arteria ischiadica, a. ischiatica). Inferior gluteal artery.
a. de Kugel (Kugel's a.). Arteria anastomotica auricularis magna.
a. del laberinto (a. of labyrinth). Labyrinthine a.
a. labial inferior (inferior labial a.). [*arteria labialis inferior,* NA].
a. labial superior (superior labial a.). [*arteria labialis superior,* NA].
a. labiales anteriores (anterior labial a.'s). Rami labiales anteriores.
a. labiales posteriores (posterior labial a.'s).
a. lagrimal (lacrimal a.). [*arteria lacrimalis,* NA].
a. laríngea inferior (inferior laryngeal a.). [*arteria laryngea inferior,* NA].
a. laríngea superior (superior laryngeal a.). [*arteria laryngea superior,* NA].
a. lenticuloestriadas (lenticulostriate a.'s). A. of cerebral hemorrhage.
a. lienal (lienal a.). Splenic a.
a. del ligamento redondo del útero (a. of round ligament of uterus). [*arteria ligamenti teretis uteri,* NA].
a. lingual (lingual a.). [*arteria lingualis,* NA].
a. del lóbulo caudado (a. of caudate lobe). [*arteria lobi caudati,* NA].
a. lumbar (lumbar a.). [*arteria lumbalis,* NA].
a. lumbar inferior (lowest lumbar a.). [*arteria lumbalis ima,* NA].
a. lusoria (arteria lusoria).
a. maculares (macular a.'s).
a. maleolar anterointerna (anterior medial malleolar a.). [*arteria malleolaris anterior medialis,* NA].
a. maleolar anterolateral (anterior lateral malleolar a.). [*arteria malleolaris anterior lateralis,* NA].
a. malleolares posteriores mediales (arteriae malleolares posteriores mediales). Medial malleolar a.'s.
a. mamaria externa (external mammary a.). Lateral thoracic a.
a. mamaria interna (internal mammary a.). [*arteria thoracica interna,* NA]. Internal thoracic a.
a. marginal del colon (marginal a. of colon).
a. masetérica (masseteric a.). [*arteria masseterica,* NA].
a. mastoidea (mastoid a.). Ramus mastoideus.
a. maxilar (maxillary a.). [*arteria maxillaris,* NA]. Internal maxillary a.
a. maxilar externa (external maxillary a.). Facial a.
a. maxilar interna (internal maxillary a.). [*arteria maxillaris,* NA].
a. media (medium a.). Muscular a.
a. mediana (median a.). [*arteria mediana,* NA].
a. mediastinales anteriores (arteriae mediastinales anteriores). Mediastinal branches.
a. medulares del cerebro (medullary a.'s of brain).
a. meníngea anterior (anterior meningeal a.). [*arteria meningea anterior,* NA].
a. meníngea media (middle meningeal a.). [*arteria meningea media,* NA].
a. meníngea posterior (posterior meningeal a.). [*arteria meningea posterior,* NA].
a. mentoniana (mental a.). [*arteria mentalis,* NA].
a. mesentérica inferior (inferior mesenteric a.). [*arteria mesenterica inferior,* NA].
a. mesentérica superior (superior mesenteric a.). [*arteria mesenterica superior,* NA].
a. metacarpiana dorsal (dorsal metacarpal a.). [*arteria metacarpea dorsalis,* NA].
a. metacarpiana palmar (palmar metacarpal a.). [*arteria metacarpea palmaris,* NA].
a. metatarsiana (metatarsal a.). [*arteria metatarsae,* NA].
a. metatarsiana dorsal (dorsal metatarsal a.). [*arteria metatarsea dorsalis,* NA].
a. metatarsiana plantar (plantar metatarsal a.). Arteria metatarsea plantaris.
a. muscular (muscular a.). Distributing a.; medium a.
a. musculofrénica (musculophrenic a.). [*arteria musculophrenica,* NA].
a. nasal lateral (lateral nasal a.).
a. nasales posterolaterales (posterior lateral nasal a.'s). [*arteriae nasales posteriores laterales,* NA].
a. nasi externa (arteria nasi externa). [*arteria nasi externa,* NA]. Official alternate term for dorsal nasal artery.
a. del nervio ciático (a. to sciatic nerve). [*arteria comitans nervi ischiadici,* NA].
a. de Neubauer (Neubauer's a.). Thyroid ima a.
a. nutricia (nutrient a.). [*arteria nutricia,* NA].
a. nutricia de la tibia (nutrient a. of the tibia). [*arteria nutriens tibialis,* NA].
a. nutricia del fémur (nutrient a. of femur).
a. nutricia del peroné (nutrient a. of fibula). [*arteria nutriens fibulae,* NA].
a. nutricias del húmero (nutrient a.'s of humerus). [*arteria nutriciae humeri,* NA].
a. obturatriz (obturator a.). [*arteria obturatoria,* NA].
a. obturatriz accesoria (accessory obturator a.). [*arteria obturatoria accessoria,* NA].
a. occipital (occipital a.). [*arteria occipitalis,* NA].
a. occipital interna (medial occipital a.). [*arteria occipitalis medialis,* NA].
a. occipital lateral (lateral occipital a.). [*arteria occipitalis lateralis,* NA].
a. oftálmica (ophthalmic a.). [*arteria ophthalmica,* NA].
a. onfalomesentérica (omphalomesenteric a.). Vitelline a.
a. orbitaria (orbital a.). Medial frontobasal a.
a. orbitofrontal (orbitofrontal a.). Laterall frontobasal a.
a. ovárica (ovarian a.). [*arteria ovarica,* NA].
a. palatina ascendente (ascending palatine a.). [*arteria palatina ascendens,* NA].
a. palatina descendente (descending palatine a.). [*arteria palatina descendens,* NA].
a. palatina mayor (greater palatine a.). [*arteria palatina major,* NA].
a. palatina menor (lesser palatine a.). [*arteria palatina minor,* NA].
a. palmar superficial (superficial palmar a.). Ramus palmaris superficialis; arteriae radialis.
a. palpebrales (palpebral a.'s). [*arteriae palpebrales,* NA].
a. pancreática caudal (caudal pancreatic a.). [*arteria caudae pancreatis,* NA].

a. pancreática dorsal (dorsal pancreatic a.). [*arteria pancreatica dorsalis*, NA].
a. pancreática inferior (inferior pancreatic a.). [*arteria pancreatica inferior*, NA]. Transverse pancreatic a.
a. pancreática magna (great pancreatic a.). [*arteria pancreatica magna*, NA].
a. pancreática superior grande (great superior pancreatic a.). Arteria pancreatica dorsalis.
a. pancreática transversa (transverse pancreatic a.). Inferior pancreatic a.
a. pancreaticoduodenal inferior (inferior pancreaticoduodenal a.). [*arteria pancreaticoduodenalis inferior*, NA].
a. pancreaticoduodenal posterior (posterior pancreaticoduodenal a.). Retroduodenal a.
a. pancreaticoduodenal superior (superior pancreaticoduodenal a.). [*arteria pancreaticoduodenalis superior*, NA].
a. de la pantorrilla (a. of calf). [*arteria suralis*, NA].
a. paracentral (paracentral a.). [*arteria paracentralis*, NA].
a. parietal anterior (anterior parietal a.). Arteria parietales anterior.
a. parietal inferointerna (inferior internal parietal a.). Precuneal a.
a. parietal posterior (posterior parietal a.). [*arteria parietales posterioris*, NA].
a. parietal superointerna (superior internal parietal a.). Parieto-occipital a.
a. parietales (parietal a.'s). [*arteriae parietales*, NA].
a. parietooccipital (parieto-occipital a.). [*arteria parieto-occipitalis*, NA].
a. pedia (dorsal a. of foot). [*arteria dorsalis pedis*, NA].
a. del pene (a.'s of penis).
a. pequeñas (small a.'s).
a. perforante del peroné (perforating peroneal a.). Ramus perforans.
a. perforantes (perforating a.'s). [*arteriae perforantes*, NA].
a. perforantes de la mamaria interna (perforating a.'s of internal mammary).
a. perforantes de la mano (perforating a.'s of hand).
a. perforantes del pie (perforating a.'s of foot).
a. pericallosa (pericallosal a.). [*arteria pericallosa*, NA].
a. pericardiacofrénica (pericardiacophrenic a.). [*arteria pericardiacophrenica*, NA].
a. perineal (perineal a.). [*arteria perinealis*, NA].
a. peronea (peroneal a.). [*arteria peronea*, NA]. Fibular a.
a. peronea anterior (anterior peroneal a.). Ramus perforans.
a. peronea circunfleja (circumflex fibular a.). Ramus circumflexus fibulae.
a. peroneas posteriores (posterior peroneal a.'s).
a. pilórica (pyloric a.). [*arteria gastrica dextra*, NA].
a. plantar externa (lateral plantar a.). [*arteria plantaris lateralis*, NA].
a. plantar interna (medial plantar a.). [*arteria plantaris medialis*, NA].
a. pontinas, de la protuberancia (pontine a.'s, a.'s of pons). [*arteriae pontis*, NA].
a. poplítea (popliteal a.). [*arteria poplitea*, NA].
a. poscentral (postcentral a.). Postcentral sulcal a.
a. precentral (precentral a.). Precentrali sulcal a.
a. precuneal (precuneal a.). [*arteria precunealis*, NA].
a. princeps cervici (princeps cervicis a.). Descending branch of occipital a.
a. principal del pulgar **1.** (principal a. of thumb). [*arteria princeps pollicis*, NA]. **2.** (chief a. of thumb). [*arteria princeps pollicis*, NA].
a. profunda de la lengua (deep a. of tongue). Arteria profunda linguae.
a. profunda del clítoris (deep a. of clitoris). [*arteria profunda clitoridis*, NA].
a. profunda del muslo (deep a. of thigh). [*arteria profunda femoris*, NA].
a. profunda del pene (deep a. of penis). [*arteria profunda penis*, NA].
a. púbicas (pubic a.'s).
a. pudenda interna (internal pudendal a.). [*arteria pudenda interna*, NA].
a. pudendas externas (external pudendal a.'s). [*arteriae pudendae externae*, NA].
a. pulmonar (pulmonary a.). Pulmonary trunk.
a. pulmonar derecha (right pulmonary a.). [*arteria pulmonalis dextra*, NA].
a. pulmonar izquierda (left pulmonary a.). [*arteria pulmonalis sinistra*, NA].
a. de la pulpa (a. of pulp).
a. radial (radial a.). [*arteria radialis*, NA].
a. radiales miometriales (myometrial radial a.'s).
a. radiculares (radicular a.'s). Rami spinales.
a. ranina (ranine a.). [*arteria profunda linguae*, NA].
a. rectal inferior (inferior rectal a.). Inferior hemorrhoidal a.
a. rectal media (middle rectal a.). [*arteria rectalis media*, NA]. Middle hemorrhoidal a.
a. rectal superior (superior rectal a.). [*arteria rectalis superior*, NA]. Superior hemorrhoidal a.
a. recurrens (recurrent a.). Long central a.
a. recurrente cubital (recurrent ulnar a.). [*arteria recurrens ulnaris*, NA].
a. recurrente posterior (recurrent interosseous a.). [*arteria interossea recurrens*, NA].
a. recurrente radial (radial recurrent a.). [*arteria recurrens radialis*, NA].
a. recurrente tibial anterior (anterior tibial recurrent a.). [*arteria recurrens tibialis anterior*, NA].
a. recurrente tibial posterior (posterior tibial recurrent a.). [*arteria recurrens tibialis posterior*, NA].
a. renal (renal a.). [*arteria renalis*, NA].
a. retroduodenal (retroduodenal a.). [*arteria retroduodenalis*, NA].
a. del riñón (a.'s of kidney). [*arteriae renis*, NA].
a. sacra lateral (lateral sacral a.). [*arteria sacralis lateralis*, NA].
a. sacra media (middle sacral a.). [*arteria sacralis mediana*, NA].
a. sacra mediana (median sacral a.). [*arteria sacralis mediana*, NA]. Middle sacral a.
a. segmentaria (segmental a.) [*arteria segmenti*, NA].
a. del segmento anteroinferior del riñón (a. of anterior inferior segment of kidney). [*arteria segmenti anterioris inferioris renis*, NA].
a. del segmento anterosuperior del riñón (a. of anterior superior segment of kidney). [*arteria segmenti anterioris superioris renis*, NA].
a. del segmento inferior del riñón (a. of inferior segment of kidney). [*arteria segmenti inferioris renis*, NA].
a. del segmento posterior del riñón (a. of posterior segment of kidney). [*arteria segmenti posterioris renis*, NA].
a. del segmento superior del riñón (a. of superior segment of kidney). [*arteria segmenti superioris renis*, NA].
a. septal (septal a.).
a. septal posterior de la nariz (posterior septal a. of nose). [*arteria nasalis posterior septi*, NA].
a. sigmoideas (sigmoid a.'s). [*arteriae sigmoideae*, NA].
a. somáticas (somatic a.'s).
a. subclavia (subclavian a.). [*arteria subclavia*, NA].
a. subcostal (subcostal a.). [*arteria subcostalis*, NA].
a. subcutánea abdominal (superficial epigastric a.). [*arteria epigastrica superficialis*, NA].
a. subescapular (subscapular a.). [*arteria subscapularis*, NA].
a. sublingual (sublingual a.). [*arteria sublingualis*, NA].
a. submentoniana (submental a.). [*arteria submentalis*, NA].
a. sulcal (sulcal a.).
a. supraduodenal (supraduodenal a.). [*arteria supraduodenalis*, NA].
a. supraescapular (suprascapular a.). [*arteria suprascapularis*, NA]. Transverse scapular a.
a. supraorbitaria (supraorbital a.). [*arteria supraorbitalis*, NA].
a. supratroclear (supratrochlear a.). Frontal a.
a. sural (sural a.). [*arteria suralis*, NA].
a. del surco central (a. of central sulcus). [*arteria sulci centralis*, NA].
a. del surco poscentral (a. of postcentral sulcus). [*arteria sulci postcentralis*, NA].

a. del surco precentral (a. of precentral sulcus). [*arteria sulci precentralis*, NA].
a. talamoestriadas anterolaterales (anterolateral thalamostriate a.'s). [*arteriae centrales anterolaterales*, NA].
a. talamoestriadas anteromediales (anteromedial thalamostriate a.'s). [*arteriae centrales anteromediales*, NA].
a. tarsal lateral (lateral tarsal a.). [*arteria tarsea lateralis*, NA].
a. tarsal medial (medial tarsal a.). [*arteria tarsea medialis*, NA].
a. temporal anterior (anterior temporal a.). [*arteria temporalis anterior*, NA].
a. temporal intermedia (intermediate temporal a.). [*arteria temporalis intermedia*, NA].
a. temporal media (middle temporal a.). [*arteria temporalis media*, NA].
a. temporal posterior (posterior temporal a.). [*arteria temporalis posterior*, NA].
a. temporal profunda (deep temporal a.). [*arteria temporalis profunda*, NA].
a. temporal superficial (superficial temporal a.). [*arteria temporalis superficialis*, NA].
a. terminal 1. (terminal a.). End a. **2.** (end a.). Terminal a.
a. testicular (testicular a.). [*arteria testicularis*, NA]. Internal spermatic a.
a. thymicae (arteriae thymicae). Mediastinal branches of internal thoracic artery.
a. tibial anterior (anterior tibial a.). [*arteria tibialis anterior*, NA].
a. tibial posterior (posterior tibial a.). [*arteria tibialis posterior*, NA].
a. timpánica anterior (anterior tympanic a.). [*arteria tympanica anterior*, NA].
a. timpánica inferior (inferior tympanic a.). [*arteria tympanica inferior*, NA].
a. timpánica posterior (posterior tympanic a.). [*arteria tympanica posterior*, NA].
a. timpánica superior (superior tympanic a.). [*arteria tympanica superior*, NA].
a. en tirabuzón (screw a.'s).
a. tiroidea inferior (inferior thyroid a.). [*arteria thyroidea inferior*, NA].
a. tiroidea media (lowest thyroid a.). [*arteria thyroidea ima*, NA].
a. tiroidea superior (superior thyroid a.). [*arteria thyroidea superior*, NA].
a. torácica alta (highest thoracic a.). Superior thoracic a.
a. torácica dorsal (dorsal thoracic a.). [*arteria thoracodorsalis*, NA].
a. torácica externa (external mammary a.). [*arteria thoracica lateralis*, NA].
a. torácica interna (internal thoracic a.). [*arteria thoracica interna*, NA]. Internal mammary a.
a. torácica larga (long thoracic a.). Lateral thoracic a.
a. torácica lateral (lateral thoracic a.). [*arteria thoracica lateralis*, NA].
a. torácica superior (superior thoracic a.). [*arteria thoracica superior*, NA].
a. toracoacromial (thoracoacromial a.). [*arteria thoracoacromialis*, NA].
a. toracodorsal (thoracodorsal a.). [*arteria thoracodorsalis*, NA].
a. transversa del cuello (transverse a. of neck). [*arteria transversa cervicis*, NA].
a. transversal de la cara (transverse facial a.). [*arteria transversa faciei*, NA].
a. umbilical (umbilical a.). [*arteria umbilicalis*, NA].
a. uretral (urethral a.). [*arteria urethralis*, NA].
a. uterina (uterine a.). [*arteria uterina*, NA].
a. vaginal (vaginal a.). [*arteria vaginalis*, NA].
a. venosa (venous a.). Pulmonary trunk.
a. ventriculares (ventricular a.'s). [*arteriae ventriculares*, NA].
a. vertebral (vertebral a.). [*arteria vertebralis*, NA].
a. vesical inferior (inferior vesical a.). [*arteria vesicalis inferior*, NA].
a. vesical superior (superior vesical a.). [*arteria vesicalis superior*, NA].
a. vidiana (vidian a.). [*arteria canalis pterygoidei*, NA].
a. vitelina (vitelline a.). [*arteria vitellina*, NA].
a. volar superficial (superficial volar a.). Ramus palmaris superficialis; arteria radialis.
a. volaris indicis radialis (arteria volaris indicis radialis). Radialis indicis artery.
a. de Wilkie (Wilkie's a.).
a. yeyunales (jejunal a.'s). [*arteriae jejunales*, NA].
a. de Zinn (Zinn's a.). Central a. of retina.

arteria, gen. y pl. **arteriae** (arteria, gen. and pl. arteriae). [*arteria*, NA]. Artery; a blood vessel conveying blood in a direction away from the heart.
arterial (arterial). Relating to one or more arteries or to the entire system of arteries.
arterialización (arterialization). **1.** Making or becoming arterial. **2.** Aeration or oxygenation of the blood whereby it is changed in character from venous to arterial.
arteriarctia (arteriarctia). Obsolete term for vasoconstriction of the arteries.
arteriectasia (arteriectasis, arteriectasia). Obsolete term for vasodilation of the arteries.
arteriectomía (arteriectomy). Excision of part of an artery.
arterioatonía (arterioatony). A relaxed state of the arterial walls.
arteriocapilar (arteriocapillary). Relating to both arteries and capillaries.
arterioespasmo (arteriospasm). Spasm of an artery or arteries.
arterioestenosis (arteriostenosis). Narrowing of the caliber of an artery.
arteriografía (arteriography). Visualization of an artery or arteries by x-ray imaging after injection of a radiopaque contrast medium.
a. cerebral (cerebral a.). Cerebral angiography.
a. espinal (spinal a.). Spinal angiography.
arteriográfico (arteriographic). Relating to or utilizing arteriography.
arteriograma (arteriogram). X-ray demonstration of an artery after injection of contrast medium into it.
arteriola (arteriole). [*arteriola*, NA]. Arteriola.
a. capilar (capillary a.). A minute artery that terminates in a capillary.
a. glomerular aferente (afferent glomerular a.).
a. glomerular eferente (efferent glomerular a.).
a. macular inferior (inferior macular a.). [*arteriola macularis inferior*, NA].
a. macular superior (superior macular a.). [*arteriola macularis superior*, NA].
a. medial de la retina (medial a. of retina). [*arteriola medialis retinae*, NA].
a. nasal inferior de la retina (inferior nasal a. of retina). [*arteriola nasalis retinae inferior*, NA].
a. nasal superior de la retina (superior nasal a. of retina). [*arteriola nasalis retinae superior*, NA].
a. rectas (arteriolae rectae). [*arteriolae rectae*, NA]. Vasa recta.
a. temporal inferior de la retina (inferior temporal a. of retina). [*arteriola temporalis retinae inferior*, NA].
a. temporal superior de la retina (superior temporal a. of retina). [*arteriola temporalis retinae superior*, NA].
arteriola, pl. **arteriolae** (arteriola, pl. arteriolae). [*arteriola*, NA]. Arteriole; a minute artery with a tunica media comprising only one or two layers of smooth muscle cells; a terminal artery continuous with the capillary network.
arteriolar (arteriolar). Of or pertaining to an arteriole or the arterioles collectively.
arteriolitis (arteriolitis). Inflammation of the wall of the arterioles.
a. necrosante (necrotizing a.).
arteriolito (arteriolith). A calcareous deposit in an arterial wall or thrombus.
arteriolo- (arteriolo-). Combining form relating to arterioles.
arteriología (arteriology). The anatomy of the arteries.
arteriolonecrosis (arteriolonecrosis). Necrotizing arteriolitis.
arteriolonefroesclerosis (arteriolonephrosclerosis). Arteriolar nephrosclerosis.

arteriolosclerosis (arteriolosclerosis). Arteriolar sclerosis; arteriosclerosis affecting mainly the arterioles, seen especially in chronic hypertension.
arteriolovenoso (arteriolovenous). Arteriolovenular; involving both the arterioles and veins.
arteriolovenular (arteriolovenular). Arteriolovenous.
arteriomalacia (arteriomalacia). Softening of the arteries.
arteriómetro (arteriometer). An instrument for measuring the diameter of an artery, or its change in size during pulsation.
arteriomiomatosis (arteriomyomatosis). Thickening of the walls of an artery by an overgrowth of muscular fibers arranged irregularly.
arteriomotor (arteriomotor). Causing changes in the caliber of an artery; vasomotor with special reference to the arteries.
arterionefroesclerosis (arterionephrosclerosis). Arterial nephrosclerosis.
arteriopalmus (arteriopalmus). Subjective sensation of throbbing of an artery.
arteriopatía (arteriopathy). Any disease of the arteries.
a. hipertensiva (hypertensive a.).
a. pulmonar plexogénica (plexogenic pulmonary a.).
arterioplania (arterioplania). Presence of an anomaly in the course of an artery.
arterioplastia (arterioplasty). Any operation for the reconstruction of the wall of an artery.
arteriopresor (arteriopressor). Causing increased arterial blood pressure.
arteriorrafia (arteriorrhaphy). Suture of an artery.
arteriorrexis (arteriorrhexis). Rupture of an artery.
arteriosclerosis (arteriosclerosis). Arterial sclerosis; vascular sclerosis; hardening of the arteries.
a. hiperplásica (hyperplastic a.).
a. hipertensiva (hypertensive a.).
a. medial (medial a.). Mönckeberg's a.
a. de Mönckeberg (Mönckeberg's a.). Medial a.
a. nodular (nodular a.).
a. obliterante (a. obliterans).
a. senil (senile a.).
arteriosclerótico (arteriosclerotic). Relating to or affected by arteriosclerosis.
arteriostrepsia (arteriostrepsis). Obsolete term for twisting the divided end of an artery to arrest bleeding.
arteriotomía (arteriotomy). Any surgical incision into the lumen of an artery.
arteriótomo (arteriotome). A lancet for performing arteriotomy.
arteriotonía (arteriotony). Blood pressure.
arteriovenoso (A-V) (arteriovenous (A-V)). Arteriolovenular; relating to both an artery and a vein or to both arteries and veins in general; both arterial and venous.
arteritis (arteritis). Inflammation involving an artery or arteries.
a. craneal (cranial a.). Temporal a.
a. gigantocelular (giant cell a.). Temporal a.
a. granulomatosa (granulomatous a.). Temporal a.
a. de Horton (Horton's a.). Temporal a.
a. nudosa (a. nodosa). Polyarteritis nodosa.
a. obliterans, obliterante (a. obliterans, obliterating a.).
a. reumática (rheumatic a.).
a. reumatoidea (rheumatoid a.).
a. temporal (temporal a.). Cranial a.; giant cell a.; granulomatous a.; Horton's a.
a. viral equina (equine viral a.). Epizootic cellulitis.
arthrologia (arthrologia). [*arthrologia*, NA]. Arthrology.
articulación 1. (joint). Articulatio; articulation. **2.** (articulation). In dentistry, the contact relationship of the occlusal surfaces of the teeth during jaw movement. **3.** (articulation). Distinct connected speech or enunciation. **4.** (articulation). A joining or connecting together loosely so as to allow motion between the parts. **5.** (articulation). Articulatio; joint. **6.** (juncture). Junctura.
a. acromioclavicular (acromioclavicular j.). [*articulatio acromioclavicularis*, NA].
a. de alvéolo hueco (ball-and-socket j.). [*articulatio spheroidea*, NA]. Spheroid j.
a. artrodial (arthrodial j.). [*articulatio plana*, NA].
a. astragalocalcaneoescafoidea (talocalcaneonavicular j.). [*articulatio talocalcaneonavicularis*, NA].
a. en ataúd (coffin j.).
a. atloidoaxoidea lateral (lateral atlantoaxial j.). [*articulatio atlantoaxialis lateralis*, NA].
a. atloidoaxoidea media (median atlantoaxial j.). [*articulatio atlantoaxialis mediana*, NA].
a. atloidoepistrófica lateral (lateral atlantoepistrophic j.). [*articulatio atlantoaxialis lateralis*, NA].
a. atloidoepistrófica media (middle atlantoepistrophic j.). [*articulatio atlantoaxialis mediana*, NA].
a. atloidooccipital (atlanto-occipital j.). [*articulatio atlanto-occipitalis*, NA].
a. balanceada (balanced articulation). Balanced occlusion.
a. biartrodial (diarthrodial j.). [*articulatio synovialis*, NA].
a. biaxial (biaxial j.).
a. bicondílea (bicondylar j.). [*articulatio bicondylaris*, NA]. Bicondylar articulation.
a. bilocular (bilocular j.).
a. en bisagra (hinge j.). Ginglymus.
a. de la cabeza de la costilla (j. of head of rib). [*articulatio capitis costae*, NA].
a. de la cadera (hip j.). [*articulatio coxae*, NA].
a. calcaneocuboidea (calcaneocuboid j.). [*articulatio calcaneocuboidea*, NA].
a. capitular (capitular j.). [*articulatio capitis costae*, NA].
a. carpiana media (middle carpal j.). [*articulatio mediocarpea*, NA].
a. carpianas (carpal j.'s). [*articulationes intercarpeae*, NA].
a. carpometacarpiana del pulgar (carpometacarpal j. of thumb). [*articulatio carpometacarpea pollicis*, NA].
a. carpometacarpianas (carpometacarpal j.'s). [*articulationes carpometacarpeae*, NA].
a. cartilaginosa (cartilaginous j.). [*articulatio cartilaginis*, NA].
a. de Charcot (Charcot's j.). Neuropathic j.
a. de Chopart (Chopart's j.). [*articulatio tarsi transversa*, NA].
a. cigapofisarias (zygapophysial j.'s). [*articulationes zygapophyseales*, NA].
a. de la cintura escapular (j.'s of superior limb girdle). [*articulationes cinguli membri superioris*, NA].
a. de la cintura pelviana (j.'s of inferior limb girdle). [*articulationes cinguli membri inferioris*, NA].
a. de Clutton (Clutton's j.'s).
a. coccígea (coccygeal j.). [*articulatio sacrococcygea*, NA].
a. coclear (cochlear j.). Screw j.; spiral j.
a. del codo (elbow j.). [*articulatio cubiti*, NA].
a. compuesta (compound j.). [*articulatio composita*, NA].
a. condílea (condylar j.). [*articulatio condylaris*, NA].
a. confluente (confluent articulation).
a. costocondral (costochondral j.). [*articulatio costochondralis*, NA].
a. costotransversa (costotransverse j.). [*articulatio costotransversaria*, NA].
a. costovertebrales (costovertebral j.'s). [*articulationes costovertebrales*, NA].
a. cotiloidea (cotyloid j.). [*articulatio cotylica*, NA].
a. coxofemoral (hip j.). [*articulatio coxae*, NA].
a. cricoaritenoidea (cricoarytenoid j.). [*articulatio cricoarytenoidea*, NA].
a. cricotiroidea (cricothyroid j.). [*articulatio cricothyroidea*, NA].
a. de Cruveilhier (Cruveilhier's j.). [*articulatio atlantoaxialis mediana*, NA]. Medial atlantoaxial j.
a. cubital (cubital j.). [*articulatio cubiti*, NA].
a. cuboideoescafoidea (cuboideonavicular j.).
a. de cuña y surco (wedge-and-groove j.). [*schindylesis*, NA].
a. cuneocuboidea (cuneocuboid j.).
a. cuneoescafoidea (cuneonavicular j.). [*articulatio cuneonavicularis*, NA].
a. cuneometatarsianas (cuneometatarsal j.'s). [*articulationes tarsometatarseae*, NA].
a. dental (dental articulation). Gliding occlusion.
a. dentoalveolar (dentoalveolar j.). [*articulatio dentoalveolaris*, NA].
a. deslizante (gliding j.). [*articulatio plana*, NA].
a. digitales (digital j.'s). [*articulationes interphalangeae*, NA].
a. elipsoidea (ellipsoidal j.). [*articulatio ellipsoidea*, NA].

a. enartrodial (enarthrodial j.). [*articulatio spheroidea*, NA].
a. escapulohumeral (humeral articulation). [*articulatio humeri*, NA].
a. esfenooccipital (spheno-occipital j.). [*synchondrosis spheno-occipitalis*, NA].
a. esferoidea (socket j.). [*articulatio spheroidea*, NA].
a. esférica, esferoidea (spheroid j.). [*articulatio spheroidea*, NA].
a. de espiga y hueco (peg-and-socket j.). Gomphosis.
a. en espiral (spiral j.). Cochlear j.
a. esquindilética (schindyletic j.). Schindylesis.
a. esternales (sternal j.'s). [*synchondroses sternales*, NA].
a. esternoclavicular (sternoclavicular j.). [*articulatio sternoclavicularis*, NA].
a. esternocostales (sternocostal j.'s). [*articulationes sternocostales*, NA].
a. falángicas (phalangeal j.'s). [*articulationes interphalangeae*, NA].
a. falsa (false j.). Pseudarthrosis.
a. femororrotuliana (femoropatellar j.).
a. fibrosa (fibrous j.). [*articulatio fibrosa*, NA].
a. fláccida (flail j.).
a. ginglimoide (ginglymoid j.). Ginglymus.
a. gonfósica (gompholic j.). Gomphosis.
a. hemofílica (hemophilic j.).
a. histérica (hysterical j.).
a. del hombro (shoulder j.). [*articulatio humeri*, NA].
a. del hueso pisiforme (articulation of pisiform bone). [*articulatio ossis pisiformis*, NA].
a. de los huesos del oído (j.'s of ear bones). [*articulationes ossiculorum auditus*, NA].
a. humeral (humeral articulation). [*articulatio humeri*, NA].
a. humerocubital (humeroulnar j.). [*articulatio humeroulnaris*, NA].
a. humerorradial (humeroradial j.). [*articulatio humeroradialis*, NA].
a. IFD (DIP j.'s). Distal interphalangeal j.
a. IFP (PIP j.'s). Proximal interphalangeal j.'s
a. incudoestapedia (incudostapedial j.). [*articulatio incudostapedia*, NA].
a. incudomaleolar (incudomalleolar j.). [*articulatio incudomallearis*, NA].
a. inmóvil (immovable j.). [*articulatio fibrosa*, NA].
a. interarticulares (interarticular j.'s). [*articulationes zygapophyseales*, NA].
a. intercarpianas (intercarpal j.'s). [*articulatio intercarpeae*, NA].
a. intercondrales (interchondral j.'s). [*articulationes interchondrales*, NA].
a. intercuneiformes (intercuneiform j.'s).
a. interesternebrales (intersternebral j.'s). Synchondroses intersternebrales.
a. interfalángicas (interphalangeal j.'s). [*articulationes interphalangeae*, NA].
a. interfalángicas distales (distal interphalangeal j.'s). DIP j.
a. interfalángicas proximales (proximal interphalangeal j.'s). PIP j.'s
a. intermetacarpianas (intermetacarpal j.'s). [*articulationes intermetacarpeae*, NA].
a. intermetatarsianas (intermetatarsal j.'s). [*articulationes intermetatarseae*, NA].
a. intertarsianas (intertarsal j.'s). [*articulationes intertarseae*, NA].
a. intraoccipital anterior (anterior intraoccipital j.). [*synchondrosis intraoccipitalis anterior*, NA].
a. intraoccipital posterior (posterior intraoccipital j.). [*synchondrosis intraoccipitalis posterior*, NA].
a. de Lisfranc (Lisfranc's j.'s). [*articulationes tarsometatarseae*, NA].
a. lumbosacra (lumbosacral j.). [*articulatio lumbosacralis*, NA].
a. de Luschka (Luschka's j.'s). Uncovertebral j.
a. mandibular (mandibular j.). [*articulatio mandibularis*, NA].
a. de la mano (articulation's of hand). [*articulationes manus*, NA].
a. manubriosternal (manubriosternal j.). Synchondrosis manubriosternalis.
a. del maxilar inferior (jaw j.). [*articulatio temporomandibularis*, NA].
a. mediocarpiana (middle carpal j.). [*articulatio mediocarpea*, NA].
a. mediotarsiana (midtarsal j.). [*articulatio tarsi transversa*, NA].
a. metacarpofalángicas (metacarpophalangeal j.'s). [*articulationes metacarpophalangeae*, NA].
a. metatarsofalángicas (metatarsophalangeal j.'s). [*articulationes metatarsophalangeae*, NA].
a. MF (MP j.'s). **1.** [*articulationes metacarpophalangeae*, NA]. **2.** [*articulationes metatarsophalangeae*, NA].
a. del miembro inferior libre (j.'s of free inferior limb). [*articulationes membri inferioris liberi*, NA].
a. del miembro superior libre (j.'s of free superior limb). [*articulationes membri superioris liberi*, NA].
a. en mortaja (mortise j.). [*articulatio talocruralis*, NA].
a. móvil (movable j.). [*articulatio synovialis*, NA].
a. multiaxial (multiaxial j.). Polyaxial j.
a. de la muñeca (wrist j.). [*articulatio radiocarpea*, NA].
a. del muslo (thigh j.). [*articulatio coxae*, [NA].
a. neurocentral (neurocentral j.). Neurocentral synchondrosis.
a. neuropática (neuropathic j.). Charcot's j.; neuropathic arthritis; neuropathic arthropathy.
a. obstétrica de Budin (Budin's obstetrical j.). [*synchondrosis intraoccipitalis posterior*, NA].
a. ovoidea (articulatio ovoidalis). [*articulatio ovoidalis*, NA]. A. sellaris.
a. petrooccipital (petro-occipital j.). [*synchondrosis petro-occipitalis*, NA].
a. del pie (articulation's of foot). [*articulationes pedis*, NA].
a. pisipiramidal (pisotriquetral j.). [*articulatio ossis pisiformis*, NA].
a. en pivote (pivot j.). [*articulatio trochoidea*, NA].
a. plana (plane j.). [*articulatio plana*, NA].
a. poliaxial (polyaxial j.). Multiaxial j.
a. radiocarpiana (radiocarpal j.). [*articulatio radiocarpea*, NA].
a. radiocubital distal (distal radioulnar articulation). [*articulatio radioulnaris distalis*, NA].
a. radiocubital inferior (inferior radioulnar j.). [*articulatio radioulnaris distalis*, NA].
a. radiocubital proximal (proximal radioulnar articulation). [*articulatio radioulnaris proximalis*, NA].
a. radiocubital superior (superior radioulnar j.). [*articulatio radioulnaris proximalis*, NA].
a. de la rodilla (knee j.). [*articulatio genus*, NA].
a. rotativa (rotary j., rotatory j.). [*articulatio trochoidea*, NA].
a. rotuliana equina **1.** (stifle). Stifle joint. **2.** (stifle j.). Stifle.
a. sacrococcígea (sacrococcygeal j.). [*articulatio sacrococcygea*, NA].
a. sacroilíaca (sacroiliac j.). [*articulatio sacroiliaca*, NA].
a. en silla de montar (saddle j.). [*articulatio sellaris*, NA].
a. simple (simple j.). [*articulatio simplex*, NA].
a. sinartrodial (synarthrodial j.). **1.** [*articulatio fibrosa*, NA]. **2.** [*articulatio cartilaginis*, NA].
a. sincondrodial (synchondrodial j.). [*synchondrosis*, NA].
a. sindesmótica (syndesmodial j., syndesmotic j.). [*syndesmosis*, NA].
a. sinovial (synovial j.). [*articulatio synovialis*, NA].
a. subastragalina (subtalar j.). [*articulatio subtalaris*, NA].
a. sutural (suture j.). Sutura.
a. talocalcánea (talocalcaneal j.). [*articulatio subtalaris*, NA].
a. tarsiana transversa (transverse tarsal j.). [*articulatio tarsi transversa*, NA].
a. tarsianas (tarsal j.'s). [*articulationes intertarseae*, NA].
a. tarsometatarsianas (tarsometatarsal j.'s). [*articulationes tarsometatarseae*, NA].
a. temporomandibular (temporomandibular j.). [*articulatio temporomandibularis*, NA].
a. tibioperonea inferior **1.** (tibiofibular j., inferior). Syndesmosis tibiofibularis. **2.** (inferior tibiofibular j.). [*syndesmosis tibiofibularis*, NA].

a. tibioperonea superior **1.** (tibiofibular j., superior). [*articulatio tibiofibularis*, NA]. **2.** (superior tibiofibular j.). [*articulatio tibiofibularis*, NA].
a. tibiotarsiana (talocrural articulation). [*articulatio talocruralis*, NA].
a. del tobillo (ankle j.). [*articulatio talocruralis*, NA].
a. a tornillo (screw j.). Cochlear j.
a. trocoide o trocoidea (trochoid j.). [*articulatio trochoidea*, NA].
a. uncovertebrales (uncovertebral j.'s). Luschka's j.
a. uniaxial (uniaxial j.).
a. unilocular (unilocular j.).
a. xifosternal (xiphisternal j.). [*synchondrosis xiphosternalis*, NA].
articulado **1.** (articulate). Articulated. Capable of distinct and connected speech. **2.** (articulated). Articulate; jointed.
articulador (articulator). Occluding frame.
a. ajustable (adjustable a.).
a. en arcón (arcon a.).
a. en no arcón (non-arcon a.).
articular **1.** (articulare). In cephalometrics, the point of intersection of the external dorsal contour of the mandibular condyle and the temporal bone. **2.** (articulate). To speak distinctly and connectedly. **3.** (articulate). To join or connect together loosely to allow motion between the parts. **4.** (articular). Arthral; relating to a joint.
articulatio, pl. **articulationes** (articulatio, pl. articulationes). Arthrosis; articulation; articulus; joint; junctura; in anatomy, the place of union, usually more or less movable, between two or more bones.
articulatorio (articulatory). Relating to articulate speech.
articulóstato (articulostat). A research instrument that will position the dentition and the head of an x-ray machine in such a manner that films made at separate times may be accurately superimposed.
articulus (articulus). Articulatio.
artificial (artifactual). Artifactitious; produced or caused by an artifact.
artificio (artifact). **1.** Artefact. Anything, especially in a histologic specimen or a graphic record, that is caused by the technique used or is not a natural occurrence, but is merely incidental. **2.** A skin lesion produced or perpetrated by self-inflicted action.
artr-, artro- (arthro-, arthr-). Combining forms denoting a joint or articulation.
artragra (arthragra). Obsolete term for articular gout.
artral (arthral). Articular.
artralgia (arthralgia). Arthrodynia; severe pain in a joint.
a. intermitente (intermittent a.). Periodic a.
a. periódica (periodic a.). Intermittent a.
a. saturnina (a. saturnina).
artrálgico (arthralgic). Arthrodynic; relating to or affected with arthralgia.
artrectomía (arthrectomy). Exsection of a joint.
artrestesia (arthresthesia). Articular sensibility.
artrífugo (arthrifuge). A gout remedy.
artrítico (arthritic). Relating to arthritis.
artrítide (arthritide). A skin eruption of assumed gouty or rheumatic origin.
artritis (arthritis, pl. arthritides). Articular rheumatism; inflammation of a joint.
a. absortiva crónica (chronic absorptive a.).
a. atrófica (atrophic a.).
a. clamidial (chlamydial a.).
a. deformante (a. deformans). Rheumatoid s.
a. degenerativa (degenerative a.). Osteoarthritis.
a. enteropática (enteropathic a.).
a. filarial (filarial a.).
a. gotosa (gouty a.).
a. hemofílica (hemophilic a.).
a. hipertrófica (hypertrophic a.). Osteoarthritis.
a. de Jaccoud (Jaccoud's a.). Jaccoud's arthropathy.
a. juvenil, reumatoidea juvenil (juvenile a., juvenile rheumatoid a.).
a. de Lyme (Lyme a.).
a. mutilante (a. mutilans).
a. neonatal de los potrillos (neonatal a. of foals).
a. neuropática (neuropathic a.). Neuropathic joint.
a. nudosa (a. nodosa). **1.** Rheumatoid a. **2.** Gout.
a. ocronótica (ochronotic a.).
a. proliferativa (proliferative a.).
a. psoriásica (psoriatic a.).
a. quilosa (chylous a.).
a. reumática aguda (acute rheumatic a.).
a. reumatoidea (rheumatoid a.). A. deformans; a. nodosa; nodose rheumatism.
a. supurada (suppurative a.). Purulent synovitis; pyarthrosis.
a. urática (a. uratica). Gout.
artrocatádisis (arthrokatadysis). Otto's disease.
artrocele (arthrocele). **1.** Hernia of the synovial membrane through the capsule of a joint. **2.** Any swelling of a joint.
artrocentesis (arthrocentesis). Aspiration of fluid from a joint through a puncture needle.
artroclasia (arthroclasia). The forcible breaking up of the adhesions in ankylosis.
artrocondritis (arthrochondritis). Inflammation of an articular cartilage.
artroconidio (arthroconidium). Arthrospore.
artrodesia o artrodesis (arthrodesis). Artificial ankylosis; syndesis.
a. triple (triple a.).
artrodia (arthrodia). Articulatio plana.
artrodial (arthrodial). Relating to arthrodia.
artrodinia (arthrodynia). Arthralgia.
artrodínico (arthrodynic). Arthralgic.
artrodisplasia (arthrodysplasia). Congenital defect of joint development.
artroendoscopia (arthroendoscopy). Arthroscopy.
artroereisis (arthroereisis). Arthrorisis.
artrofima (arthrophyma). An articular tumor or swelling.
artroflisis (arthrophlysis). An eczematous eruption in gouty or rheumatic persons.
artrógeno (arthrogenous). **1.** Of articular origin; starting from a joint. **2.** Forming an articulation.
artrografía (arthrography). Roentgenography of a joint usually after injecting one or more contrast media into the joint.
artrograma (arthrogram). Roentgenogram of a joint.
artrogriposis (arthrogryposis). Congenital defect of the limbs characterized by contractures, flexion, and extension.
a. múltiple congénita (a. multiplex congenita).
artrólisis (arthrolysis). Restoration of mobility in stiff and ankylosed joints.
artrolitiasis (arthrolithiasis). Rarely used term for articular gout.
artrolito (arthrolith). A loose body in a joint.
artrología (arthrology). Arthrologia; syndesmologia; syndesmology; synosteology; the branch of anatomy concerned with the joints.
artrometría (arthrometry). Measurement of the range of movement in a joint.
artrómetro (arthrometer). Goniometer.
artroneumorradiografía (arthropneumoroentgenography). X-ray examination of a joint after it has been injected with air.
artronosos (arthronosos). Rarely used term for any disease of the joints.
artrooftalmopatía (arthro-ophthalmopathy). Disease affecting joints and eyes.
a. progresiva hereditaria (hereditary progressive a.-o.).
artroonicodisplasia (arthro-onychodysplasia). Nail-patella syndrome.
artropatía **1.** (arthropathy). Arthropathia; any disease affecting a joint. **2.** (arthropathia). Arthropathy.
a. diabética (diabetic a.).
a. estática (static a.).
a. de Jaccoud (Jaccoud's a.). Jaccoud's arthritis.
a. neuropática (neuropathic a.). Neuropathic joint.
a. de la pierna larga (long-leg a.).
a. psoriásica (arthropathia psoriatica).
a. tabética (tabetic a.). Neuropathic joint.
artropatología (arthropathology). The study of diseases of joints.
artropiosis (arthropyosis). Suppuration in a joint.
artroplastia (arthroplasty). **1.** Creation of an artificial joint to correct ankylosis. **2.** An operation to restore as far as possible the integrity and functional power of a joint.
a. articular total (total joint a.).

a. de la cadera según Charnley (Charnley hip a.).
a. de interposición (interposition a.).
a. de intervalo (gap a.).
a. intracapsular de la articulación temporomandibular (intracapsular temporomandibular joint a.).
artropodiasis (arthropodiasis). Direct effects of arthropods upon vertebrates.
artropódico (arthropodic, arthropodous). Pertaining to arthropods.
artrópodo (arthropod). A member of the phylum Arthropoda.
artrorrisis (arthrorisis). Arthroereisis; an operation for limiting motion in a joint in cases of undue mobility from paralysis.
artrosclerosis (arthrosclerosis). Stiffness of the joints, especially in the aged.
artroscopia (arthroscopy). Arthroendoscopy; endoscopic examination of the interior of a joint.
artroscopio (arthroscope). An endoscope for examining joint interiors.
artrosinovitis (arthrosynovitis). Inflammation of the synovial membrane of a joint.
artrosis (arthrosis). **1.** Articulatio. **2.** A degenerative affection of a joint.
a. temporomandibular (temporomandibular a.).
artrospora (arthrospore). Arthroconidium.
artrosteítis (arthrosteitis). Inflammation of the osseous structures of a joint.
artrostomía (arthrostomy). Establishment of a temporary opening into a joint cavity.
artrotifoide (arthrotyphoid). Obsolete term for typhoid fever with joint involvement due to metastatic infection.
artrotomía (arthrotomy). Cutting into a joint.
artrótomo (arthrotome). A large, strong scalpel used in cutting cartilaginous and other tough joint structures.
artrotrópico (arthrotropic). Tending to affect joints.
artroxesis (arthroxesis). Removal of diseased tissue from a joint by means of the sharp spoon or other scraping instrument.
ARV (ARV). Abbreviation for AIDS-related virus.
A.S. (A.S.). Abbreviation for L. *auris sinister*, left ear.
As (As). Symbol for arsenic.
-asa (-ase). A termination denoting an enzyme, suffixed to the name of the substance (substrate) upon which the enzyme acts.
asa **1.** (ansa, gen. and pl. ansae). [*ansa*, NA]. Any anatomical structure in the form of a loop or an arc. **2.** (loop). A sharp curve or complete bend in a vessel, cord, or other cylindrical body, forming an oval or circular ring. **3.** (loop). A wire (usually of platinum or nichrome) fixed into a handle at one end and bent into a circle at the other.
a. de Biebl (Biebl loop).
a. bulboventricular (bulboventricular loop).
a. capilar (capillary loop's).
a. cervical (cervical loop). [*ansa cervicalis*, NA].
a. de Haller (Haller's a.). [*ramus communicans cum nervo glossopharyngeo*, NA].
a. de Henle **1.** (Henle's a.). Nephronic loop. **2.** (Henle's loop). Nephronic l.
a. del hipogloso (a. hypoglossi). Former name for a. cervicalis.
a. de Hyrtl (Hyrtl's loop).
a. interauricular de Gerdy (Gerdy's interatrial loop).
a. lenticular **1.** (lenticular a.). [*ansa lenticularis*, NA]. **2.** (lenticular loop). [*ansa lenticularis*, NA].
a. de Meyer-Archambault (Meyer-Archambault loop).
a. nefrónica (nephronic loop).
a. de los nervios espinales (loop's of spinal nerves). *ansae nervorum spinalium*.
a. peduncular **1.** (peduncular a.). [*ansa peduncularis*, NA]. Reil's a. **2.** (peduncular loop). [*ansa peduncularis*, NA].
a. de Reil (Reil's a.). [*ansa peduncularis*, NA].
a. sacra (a. sacralis).
a. subclavia (subclavian loop). [*ansa subclavia*, NA]. Vieussens' l.
a. ventricular (ventricular loop).
a. de Vieussens **1.** (Vieussens' a.). [*ansa subclavia*, NA]. **2.** (Vieussens' loop). [*ansa subclavia*, NA].
asafétida (asafetida). A gum resin, the inspissated exudate from the root of *Ferula foetida* (family Umbelliferae).
asafia (asaphia). Indistinctness in speech.
asbestoide (asbestoid). Amianthoid.
asbestos (asbestos). The commercial product obtained from a family of fibrous hydrated silicates.
asbestosis (asbestosis). Pneumoconiosis due to inhalation of asbestos fibers suspended in the ambient air.
ascariasis (ascariasis). Disease caused by infection with *Ascaris* or related ascarid nematodes.
ascaricida (ascaricide). Causing the death of ascarid nematodes.
ascáride (ascarid). **1.** A general name for any nematode of the family Ascarididae. **2.** Pertaining to such nematodes.
ascaridiasis (ascaridiasis). Disease caused by infection with a species of *Ascaridia*, commonly occurring in the intestine of fowl.
ascaridol (ascaridole). A major constituent of oil of chenopodium; an anthelmintic.
áscaris (roundworm). A nematode member of the phylum Nematoda, commonly confined to the parasitic forms.
ascarona (ascaron). A toxic peptone present in helminths, especially the ascaridids.
ascendens (ascendens). Ascending. Going upward, ascending, toward a higher position.
ascensus (ascensus). A moving upward; having an abnormally high position.
ascítico (ascitic). Relating to ascites.
ascitis (ascites). Abdominal dropsy; hydroperitoneum; hydroperitonia.
a. adiposa **1.** (fatty a.). Chylous a. **2.** (a. adiposus). Chylous a.
a. gelatinosa (gelatinous a.). Pseudomyxoma peritonei.
a. hemorrágica (hemorrhagic a.).
a. lechosa (milky a.). Chylous a.
a. precoz (a. praecox).
a. quiliforme (chyliform a.). Chylous a.
a. quilosa (chylous a., a. chylosus). A. adiposus; chyloperitoneum.
a. seudoquilosa (pseudochylous a.).
ascitógeno (ascitogenous). Producing ascites.
asco (ascus, pl. asci). The saclike cell of *Ascomycetes* in which ascospores develop.
ascocarpo (ascocarp). A fungus structure which bears asci and ascospores.
ascógeno (ascogenous). Denoting ascus-bearing fungus hypha or cell.
ascogonio (ascogonium). The female cell in an ascomycete which is fertilized by the male cell.
ascorbasa (ascorbase). Ascorbate oxidase.
ascorbato (ascorbate). A salt or ester of ascorbic acid.
a. oxidasa (a. oxidase). Ascorbase.
ascorbil palmitato (ascorbyl palmitate). Used as a preservative in pharmaceutical preparations.
ascospora (ascospore). A spore formed within an ascus; the sexual spore of *Ascomycetes*.
asecretorio (asecretory). Without secretion.
asecuencia (asequence). Lack of normal sequence, specifically, between atrial and ventricular contractions.
asemasia (asemasia, asemia). Asymbolia.
asentamiento (subsidence). Sinking or settling in bone, as of a prosthetic component of a total joint implant.
asentar (butt). **1.** To bring any two square-ended surfaces in contact so as to form a joint. **2.** In dentistry, to place a restoration directly against the tissues covering the alveolar ridge.
asepsia (asepsis). A condition in which living pathogenic organisms are absent.
aseptado (aseptate). In fungi, a term describing absence of cross walls in a hyphal filament or a spore.
asepticismo (asepticism). The practice of aseptic surgery.
aséptico (aseptic). Marked by or relating to asepsis.
asesoramiento (counseling). The giving of advice, opinion, and instruction to direct the judgment or conduct of another.
a. genético (genetic c.).
a. marital (marital c.).
a. pastoral, eclesiástico (pastoral c.).
asexual (asexual). **1.** Without sex, as in a. reproduction. **2.** Having no sexual desire or interest.

ASF (ASF). Abbreviation for African swine fever.
asférico (aspheric). Denoting a paraboloidal surface, especially of a lens or mirror, that eliminates spherical aberration.
asfíctico (asphyxial). Relating to asphyxia.
asfigmia (asphygmia). Temporary absence of pulse.
asfixia (asphyxia). Impaired or absent exchange of oxygen and carbon dioxide on a ventilatory basis; combined hypercapnia and hypoxia or anoxia.
a. azul (blue a.). A. livida.
a. cianótica (cyanotic a.). Traumatic a.
a. lívida (a. livida). Blue a.
a. local (local a.).
a. neonatal (a. neonatorum). A. occurring in the newborn.
a. pálida (a. pallida).
a. simétrica (symmetric a.). Raynaud's syndrome.
a. traumática (traumatic a.). Cyanotic a.; pressure stasis.
asfixiante (asphyxiant). **1.** Asphyxiating producing asphyxia. **2.** Anything, especially a gas, that produces asphyxia.
asfixiar (asphyxiate). To induce asphyxia.
asialia (asialia). Asialism.
asialismo (asialism). Aptyalia; aptyalism; asialia; diminished or arrested secretion of saliva.
asiento (seat). A surface against which an object may rest to gain support.
a. basal (basal s.). Denture foundation.
a. de reposo (rest s.). Rest area.
asilabia (asyllabia). Form of alexia in which one recognizes individual letters, but cannot comprehend them when arranged collectively in syllables or words.
asilo (asylum). Old term for an institution for the housing and care of those who by reason of age or mental or bodily infirmities are unable to care for themselves.
asimbolia (asymbolia). **1.** Loss of the ability to appreciate by touch the form and nature of an object. **2.** Asemasia; asemia; sign blindness.
asimetría (asymmetry). Lack of symmetry; disproportion between two normally like parts.
asimétrico (asymmetric (a)). Not symmetrical.
asimilable (assimilable). Capable of undergoing assimilation.
asimilación (assimilation). **1.** Incorporation of digested materials from food into the tissues. **2.** Amalgamation and modification of newly perceived information and experiences into the existing cognitive structure.
a. reproductiva (reproductive a.).
asinclitismo (asynclitism). Obliquity; absence of synclitism or parallelism between the axis of the presenting part of the child and the pelvic planes in childbirth.
a. anterior (anterior a.). Nägele obliquity.
a. posterior (posterior a.). Litzmann obliquity.
asincrónico (desynchronous). Lack of synchrony, as in brain waves.
asindesis (asyndesis). **1.** Rarely used term for mental defect in which separate ideas or thoughts cannot be joined into a coherent concept. **2.** A breaking up of the connecting links in language.
asinequia (asynechia). Discontinuity of structure.
asinergia (asynergia, asynergy). Lack of cooperation or working together of parts that normally act in unison.
asinérgico (asynergic). Characterized by asynergia.
asinesia, asinesis (asynesia, asynesis). Lack of easy comprehension and practical intelligence.
asintomático (asymptomatic). Without symptoms.
asistemático (asystematic). Not systematic.
asistente médico (physician assistant (P.A.)). A person who is trained, certified, and licensed to perform history taking, physical examination, diagnosis, and treatment of commonly encountered medical problems, and certain technical skills, under the supervision of a licensed physician.
asistolia **1.** (asystole). Asystolia; cardiac standstill; absence of contractions of the heart. **2.** (asystolia). Asystole.
asistólico (asystolic). **1.** Relating to asystole. **2.** Not systolic.
asitia (asitia). Disgust at the sight or thought of food.
asma (asthma). Originally, a term used to mean "difficult breathing"; now used to denote bronchial a.
a. atópica (atopic a.). Bronchial a. due to atopy.
a. bronquial (bronchial a.).
a. bronquítica (bronchitic a.). Catarrhal a.
a. cardíaca (cardiac a.).
a. catarral (catarrhal a.). Bronchitic a.
a. de los despalilladores (stripper's a.). A. associated with byssinosis.
a. espasmódica (spasmodic a.).
a. extrínseca (extrinsic a.).
a. del heno (hay a.). An asthmatic stage of hay fever.
a. intrínseca (intrinsic a.).
a. del minero (miner's a.).
a. del molinero (miller's a.). A. caused by flour or grain allergens.
a. de los montadores de calderas (steam-fitter's a.).
a. nerviosa (nervous a.). A. precipitated by psychic stress.
a. refleja (reflex a.).
a. de verano (summer a.).
asmático (asthmatic). Relating to or suffering from asthma.
asmogénico (asthmogenic). Causing asthma.
Asn (Asn). Symbol for asparagin or its mono- or diradical.
asociación (association). **1.** A connection of persons, things, or ideas by some common factor. **2.** A functional connection of two ideas, events, or psychological phenomena established through learning or experience.
a. genética (genetic a.).
laxitud de las a. (loosening of association). A manifestation of a severe thought disorder characterized by the lack of an obvious connection between one phrase and the next, or with the response to a question.
a. libre (free a.).
a. onírica (dream a.'s).
a. de resonancia (clang a.).
asociacionismo (associationism). In psychology, the theory that man's understanding of the world occurs through ideas associated with sensory experience rather than through innate ideas.
asociado (associate). Any item or individual grouped with others by some common factor.
a. pares (paired a.'s).
asocial (asocial). Not social; withdrawn from society; indifferent to social rules or customs.
asoma (asoma, pl. asomata). A fetus with only a rudimentary body.
Asp (Asp). Symbol for aspartic acid or its radical forms.
aspalasoma (aspalasoma). Obsolete term for a malformed fetus with eventration at the lower part of the abdomen, presenting separate openings for intestine, bladder, and sexual organs.
asparagina (Asn) (asparagine (Asn)). Asparmide; a nonessential amino acid; a diuretic.
a. ligasa (a. ligase). A. synthetase.
a. sintetasa (a. synthetase). A. ligase.
asparaginasa (asparaginase). L-Asparaginase.
asparaginilo (asparaginyl). The aminoacyl radical of asparagine.
asparmida (asparmide). Asparagine.
aspartamo (aspartame). A low-calorie sweetening agent.
aspartasa (aspartase). Aspartate ammonia-lyase.
aspartato (aspartate). A salt or ester of aspartic acid.
a. aminotransferasa (AST) (a. aminotransferase (AST)). A. transaminase; glutamic-aspartic transaminase.
a. amonioliasa (a. ammonia-lyase). Aspartase.
a. carbamoiltransferasa (a. carbamoyltransferase).
a. cinasa (a. kinase).
a. transaminasa (a. transaminase). A. aminotransferase.
aspartato-1-descarboxilasa (aspartate 1-decarboxylase). Glutamate decarboxylase.
aspartato-4-descarboxilasa (aspartate 4-decarboxylase). Aspartate β-decarboxylase.
β-aspartil(acetilglucosamina) (β-aspartyl(acetylglycosamine)).
aspartilglucosamina (aspartylglycosamine). Generic term for compounds of asparagine and a 2-amino sugar.
aspartilglucosaminuria (aspartylglycosaminuria). A disorder of glycoprotein catabolism.
aspartilo (aspartyl). The aminoacyl radical of aspartic acid.
aspecto (aspect). **1.** The manner of appearance; looks. **2.** The side of an object that is directed in any designated direction.
aspergilina (aspergillin). A black pigment obtained from various species of *Aspergillus*.

aspergiloma (aspergilloma). **1.** An infectious granuloma caused by *Aspergillus*. **2.** A ball-like mass of *Aspergillus fumigatus* colonizing an existing cavity of the lung.
aspergilosis (aspergillosis). The presence of *Aspergillus* in the tissues or on a mucous surface of man and animals, and the symptoms produced thereby.
a. broncopulmonar (bronchopulmonary a.). Pulmonary a.
a. diseminada (disseminated a.).
a. invasiva (invasive a.).
a. pulmonar (pulmonary a.). Bronchopulmonary a.
aspermatismo (aspermatism). Aspermia.
aspermatogénico (aspermatogenic). Failing in the production of spermatozoa.
aspermia (aspermia). Aspermatism; lack of secretion or expulsion of semen following ejaculation.
aspersión (aspersion). A form of hydrotherapy in which water of a given temperature is sprinkled on the body.
aspidina (aspidin). A toxic active principle, contained in aspidium.
aspidinol (aspidinol). An alcohol, occurring in aspidium.
aspidium (aspidium). The rhizomes and stipes of *Dryopteris filixmas* (European a. or male fern), or of *Dryopteris marginalis* (American a. or marginal fern) (family Polypodiaceae).
aspidosamina (aspidosamine). A strong base, derived from quebracho; a toxic irritant.
aspidospermina (aspidospermine). An alkaloid, obtained from quebracho; an irritant.
aspiración (aspiration). **1.** Removal, by suction, of a gas or fluid from a body cavity. **2.** The inspiratory sucking into the airways of fluid or foreign body, as of vomitus. **3.** A surgical technique for cataract, requiring a small corneal incision, severance of the lens capsule, fragmentation of the lens material, and removal with a needle.
a. de meconio (meconium a.).
aspirado (aspirate). The substance removed by aspiration.
aspirador (aspirator). An apparatus for removing fluid by aspiration from any of the body cavities.
a. de agua (water a.).
a. de vacío (vacuum a.).
aspirina (aspirin). Acetylsalicylic acid; a widely used analgesic, antipyretic, and anti-inflammatory agent.
aspirómetro (inspirometer). An instrument for measuring the force, frequency, or volume of inspirations.
asplenia (asplenia). Congenital absence of the spleen.
asplénico (asplenic). Having no spleen.
asporógeno (asporogenous). Not producing spores.
asporoso (asporous). Incapable of producing spores.
asporulado (asporulate). Nonsporeforming.
AST (AST). Abbreviation for aspartate aminotransferase.
asta (horn). Cornu.
a. de Ammon (Ammon's h.).
a. del cóccix (coccygeal h.). [*cornu coccygeum*, NA].
a. dorsal (dorsal h.). Posterior h.
a. estilohioidea (styloid cornu). Lesser horn of hyoid bone.
a. frontal (frontal h.). Inferior h. of lateral ventricle.
a. inferior de la abertura safena (inferior h. of saphenous opening). [*cornu inferius hiatus saphenus*, NA].
a. inferior del cartílago tiroides (inferior h. of thyroid cartilage). [*cornu inferius cartilaginis thyroideae*, NA].
a. inferior del ventrículo lateral (inferior h. of lateral ventricle). [*cornu inferius ventriculi lateralis*, NA].
a. lateral (lateral h.). [*cornu laterale*, NA].
a. mayor del hueso hioides (greater h.). [*cornu majus*, NA].
a. menor del hueso hioides (lesser h.). [*cornu minus*, NA].
a. occipital (occipital h.). Posterior h.
a. posterior (posterior h.). [*cornu posterius*, NA].
a. del sacro (sacral h.). [*cornu sacrale*, NA].
a. superior de la abertura safena (superior h. of saphenous opening). [*cornu superius hiatus saphenus*, NA].
a. superior del cartílago tiroides (superior h. of thyroid cartilage). [*cornu superius cartilaginis thyroideae*, NA].
a. temporal (temporal h.). Inferior h. of lateral ventricle.
a. ventral (ventral h.). Anterior h.
astasia (astasia). Inability, through muscular incoordination, to stand.
astasia-abasia (astasia-abasia). Blocq's disease.
astático (astatic). Pertaining to astasia.
astatina (astatine (At)). An artificial radioactive element of the halogen series; symbol At, atomic number 85.
asteatodes (asteatodes). Asteatosis.
asteatosis (asteatosis). Asteatodes; diminished or arrested action of the sebaceous glands.
a. cutis (a. cutis).
astenia (asthenia). Adynamia; weakness or debility.
a. neurocirculatoria (neurocirculatory a.). DaCosta's syndrome; effort syndrome; irritable or soldier's heart.
asténico (asthenic). **1.** Relating to asthenia. **2.** Denoting a thin, delicate body habitus.
astenopía (asthenopia). Eyestrain; subjective symptoms of ocular fatigue, discomfort, lacrimation, and headaches arising from use of the eyes.
a. acomodativa (accommodative a.).
a. muscular (muscular a.).
a. nerviosa (nervous a.).
a. neurasténica (neurasthenic a.). Retinal a.
a. retiniana (retinal a.). Neurasthenic a.
astenópico (asthenopic). Relating to or suffering from asthenopia.
astenospermia (asthenospermia). Loss or reduction of motility of the spermatozoa, frequently associated with infertility.
áster (aster). Astrosphere.
á. espermático (sperm a.).
astereognosia (astereognosis). Stereoagnosis; stereoanesthesia.
asterión (asterion). A craniometric point in the region of the posterolateral, or mastoid, fontanel, at the junction of the lambdoid, occipitomastoid and parietomastoid sutures.
asterixis (asterixis). Flapping tremor involuntary jerking movements, especially in the hands.
asternal (asternal). **1.** Not related to or connected with the sternum. **2.** Without a sternum.
asternia (asternia). Congenital absence of the sternum.
asteroide (asteroid). Resembling a star.
astigmático (astigmatic). Relating to or suffering from astigmatism.
astigmatismo (astigmatism). **1.** Astigmia. A lens or optical system having different refractivity in different meridians. **2.** A condition of unequal curvatures along the different meridians in one or more of the refractive surfaces.
a. contra la regla (a. against the rule). Reversed a.
a. corneano (corneal a.).
a. directo (direct a.). A. with the rule.
a. hiperópico (hyperopic a.). Simple hyperopic a.
a. hiperópico compuesto (compound hyperopic a.).
a. hiperópico simple (simple hyperopic a.). Hyperopic a.
a. irregular (irregular a.).
a. de lápices oblicuos (a. of oblique pencils).
a. lenticular (lenticular a.).
a. miópico (myopic a.). Simple myopic a.
a. miópico compuesto (M+Am) (compound myopic a.).
a. miópico simple (simple myopic a.). Myopic a.
a. mixto (mixed a.).
a. regular (regular a.).
a. revertido (reversed a.). A. against the rule.
a. según la regla (a. with the rule). Direct a.
astigmatometría, astigmometría (astigmatometry, astigmometry). Determination of the form and measurement of the degree of astigmatism.
astigmatómetro, astigmómetro (astigmatometer, astigmometer). Stigmatometer; an instrument for measuring the degree and determining the variety of astigmatism.
astigmatoscopia (astigmatoscopy). Astigmoscopy; use of the astigmatoscope.
astigmatoscopio (astigmatoscope). Astigmoscope; an instrument for detecting and measuring the degree of astigmatism.
astigmia (astigmia). Astigmatism.
astigmoscopia (astigmoscopy). Astigmatoscopy.
astigmoscopio (astigmoscope). Astigmatoscope.
astilla 1. (chip). A small fragment resulting from breakage, cutting, or avulsion. **2.** (spall). A fragment.
a. óseas (bone c.'s).
a., soplador de (chip-blower).
astillar (spall). To break up into fragments.
astomatoso (astomatous). Astomous; without a mouth.

astomia (astomia). Congenital absence of a mouth.
ástomo (astomous). Astomatous.
astragalectomía (astragalectomy). Removal of the astragalus, or talus.
astragalino (astragalar). Relating to the astragalus or talus.
astrágalo (talus, gen. tali). [L. ankle bone, heel] [NA]. Ankle bone; ankle; astragalus.
astragalocalcáneo (astragalocalcanean). Relating to both the astragalus, or talus, and the calcaneus, or os calcis.
astragaloescafoide (astragaloscaphoid). Talonavicular.
astragaloperoneo (astragalofibular). Relating to both the astragalus, or talus, and the fibula.
astragalotibial (astragalotibial). Relating to both the astragalus, or talus, and the tibia.
astragalus (astragalus). Talus.
astral (astral). Relating to an astrosphere.
astrapefobia (astrapophobia). Morbid fear of lightning.
astricción (astriction). **1.** Astringent action. **2.** Compression to arrest hemorrhage.
astringente (astringent). Causing contraction of the tissues, arrest of secretion, or control of bleeding.
astroblasto (astroblast). A primitive cell developing into an astrocyte.
astroblastoma (astroblastoma). Grade II astrocytoma; grade III astrocytoma.
astrocele (astrocele). Centrosphere.
astrocinético (astrokinetic). Relating to movement of the centrosome and astrosphere of a dividing cell.
astrocito (astrocyte). Astroglia cell; astroglia; macroglia cell; macroglia.
a. ameboide (ameboid a.). Protoplasmic a.
a. fibroso, fibrilar (fibrous a., fibrillary a.).
a. gemistocítico (gemistocytic a.). Protoplasmic a.
a. protoplasmático (protoplasmic a.). Gemistocytic a.
a. reactivo (reactive a.). Protoplasmic a.
astrocitoma (astrocytoma). A relatively well differentiated glioma composed of neoplastic cells that resemble one of the types of astrocytes, with varying amounts of fibrillary stroma.
a. gemistocítico (gemistocytic a.).
a. grado I (grade I a.). Solid or cystic a. of high differentiation.
a. grado II (grade II a.). Astroblastoma.
a. grado III (grade III a.). Astroblastoma.
a. grado IV (grade IV a.). Glioblastoma.
a. piloide (piloid a.).
a. protoplasmático (protoplasmic a.). Gemistocytic a.; gemistocytoma.
astrocitosis (astrocytosis). An increase in the number of astrocytes.
a. cerebri (a. cerebri). Glioblastosis cerebri.
astroependimoma (astroependymoma). Mixed glioma.
astroglia (astroglia). Astrocyte.
astroide (astroid). Star-shaped.
astrosfera (astrosphere). Aster; attraction sphere.
asverina (asverin). An antitussive.
Asx (Asx). Symbol meaning "Asp or Asn".
At (At). Symbol for astatine.
ata (ata). Abbreviation for atmosphere absolute.
atacador (plugger). Packer; plugging instrument; a dental instrument used for condensing gold (foil), amalgam, or any plastic material in a cavity, and which is operated by hand or by mechanical means.
a. de acción retrógada (back-action p.).
a. automático (automatic p.). Automatic condenser.
a. de conductos radiculares (root canal p.).
a. en forma de pie (foot p.).
atactilia (atactilia). Loss of the sense of touch.
ataque (attack). The occurrence of some disease or episode, ordinarily with dramatic and sudden onset, such as a heart a.
a. de caída (drop a.).
a. de calor (heat stroke).
a. cardíaco (heart stroke).
a. espinal (spinal stroke).
a. isquémico transitorio (transient ischemic a. (TIA)).
a. de pánico (panic a.).
a. salutatorio (salaam a.). Nodding spasm.
a. de sol (sun stroke).
a. uncinado (uncinate a.). Uncinate epilepsy.
a. vagal (vagal a.).
a. vasovagal (vasovagal a.). Vagal a.
ataráctico (ataractic). **1.** Ataraxic. Having a calming or tranquilizing effect. **2.** A tranquilizer.
ataraxia (ataraxia). Calmness and peace of mind; tranquility.
ataráxico (ataraxic).
atávico **1.** (atavic). Atavistic. **2.** (atavistic). Atavic; relating to atavism.
atavismo (atavism). The appearance in an individual of characteristics presumed to have been present in some remote ancestor.
atavus (atavus). Throwback.
ataxia **1.** (ataxia). Ataxy; dyssynergia; incoordination; an inability to coordinate the muscles in the execution of voluntary movement. **2.** (ataxy). Ataxia.
a. aguda (acute a.).
a. de Briquet (Briquet's a.).
a. de Bruns (Bruns a.).
a. cerebelosa (cerebellar a.).
a. cerebelosa hereditaria (hereditary cerebellar a.). Marie's a.
a. cinética (kinetic a.). Motor a.
a. congénita bovina (bovine congenital a.).
a. de los corderos (a. of lambs).
a. cordis (a. cordis). Atrial fibrillation.
a. enzoótica (enzootic a.).
a. espinal (spinal a.).
a. espinal equina (equine spinal a.).
a. espinal hereditaria (hereditary spinal a.). Friedreich's a.
a. estática (static a.).
a. de Friedreich (Friedreich's a.). Hereditary spinal a.
a. de Leyden (Leyden's a.). Pseudotabes.
a. locomotora (locomotor a.). **1.** Motor a. **2.** Tabes dorsalis.
a. de Marie (Marie's a.). Hereditary cerebellar a.
a. moral (moral a.).
a. motora (motor a.). Kinetic a.; locomotor a.
a. ocular (ocular a.). Nystagmus.
a. telangiectasia (a. telangiectasia). Louis-Bar syndrome.
a. del ternero (a. of calves).
a. vasomotora (vasomotor a.).
a. vestibulocerebelosa (vestibulocerebellar a.).
ataxiafasia (ataxiaphasia). Inability to form connected sentences, although single words may perhaps be used intelligibly.
ataxiágrafo (ataxiagraph). Ataxiameter; an instrument for measuring the degree and direction of the swaying of the body and head in static ataxia, with the individual's eyes closed.
ataxiagrama (ataxiagram). The recording made by an ataxiagraph.
ataxiámetro (ataxiameter). Ataxiagraph.
atáxico (ataxic). Relating to, marked by, or suffering from ataxia.
ataxiofemia (ataxiophemia). Incoordination of the muscles concerned in speech production.
ataxiofobia (ataxiophobia). Morbid dread of disorder or untidiness.
ataxoadinamia (ataxiadynamia). Muscular weakness combined with incoordination.
atelectasia (atelectasis). Absence of gas from a part or the whole of the lungs.
a. primaria (primary a.). Anectasis.
a. redonda (round a.). Folded-lung syndrome.
a. secundaria (secondary a.).
atelectásico (atelectatic). Relating to atelectasis.
atelia **1.** (athelia). Congenital absence of the nipples. **2.** (atelia). Ateliosis.
ateliosis (ateliosis). Atelia; incomplete development of the body or any of its parts, as in infantilism and dwarfism.
ateliótico (ateliotic). Marked by ateliosis.
atelopidtoxina (atelopidtoxin). A potent poison from the skin of the golden arrow frog (*Atelopus zeteki*) of Central and South America.
atendiente (attending). In psychology, an aroused readiness to percieve, as in listening or looking.
atenolol (atenolol). A β-adrenergic blocking agent.
atenuación (attenuation). **1.** The act of attenuating. **2.** Diminution of virulence in a strain of an organism, obtained through selec-

tion of variants. **3.** Loss of energy of a beam of radiant energy due to different causes.
atenuador (attenuator). **1.** An electrical system of resistors and capacitors used to reduce the strength of the electrical signals in ultrasonography. **2.** The terminator sequence in DNA at which attenuation occurs.
atenuante (attenuant). **1.** Denoting that which attenuates. **2.** An agent, means, or method that attenuates.
atenuar (attenuate). To dilute, thin, reduce, weaken, diminish.
atermancia (athermancy). Impermeability to heat.
atermanoso (athermanous). Absorbing radiant heat.
aterminal (abterminal). In a direction away from the end and toward the center; denoting the course of an electrical current in a muscle.
atermosistáltico (athermosystaltic). Not contracted or constricted by ordinary variations of temperature; said of certain tissues.
atero- (athero-). Combining form relating to the deposit of gruel-like, soft, pasty materials.
ateroembolismo (atheroembolism). Cholesterol embolism.
aterogénesis (atherogenesis). Formation of atheroma, important in the pathogenesis of arteriosclerosis.
aterogénico (atherogenic). Having the capacity to initiate, increase, or accelerate the process of atherogenesis.
ateroma (atheroma). Atherosis; the lipid deposits in the intima of arteries, producing a yellow swelling on the endothelial surface.
ateromatoso (atheromatous). Relating to or affected by atheroma.
aterosclerosis (atherosclerosis). Nodular sclerosis.
ateroesclerótico (atherosclerotic). Relating to or characterized by atherosclerosis.
aterosis (atherosis). Atheroma.
aterotrombosis (atherothrombosis). Clot formation in an atheromatous vessel.
aterotrombótico (atherothrombotic). Denoting, characteristic of, or caused by atherothrombosis.
atetoide (athetoid). Resembling athetosis.
atetósico, atetótico (athetosic, athetotic). Pertaining to, or marked by, athetosis.
atetosis (athetosis). A condition in which there is a constant succession of slow, writhing, involuntary movements of flexion, extension, pronation, and supination of the fingers and hands, and sometimes of the toes and feet.
  a. congénita doble (double congenital a.).
  a. doble (double a.). Vogt syndrome.
  a. poshemipléjica (posthemiplegic a.). Posthemiplegic chorea.
  a. pupilar (pupillary a.).
ático (attic). Recessus epitympanicus.
  á. timpánico (tympanic a.). Recessus epitympanicus.
aticomastoideo (atticomastoid). Relating to the attic of the tympanic cavity and the mastoid antrum or cells.
aticotomía (atticotomy). Operative opening into the tympanic attic.
atimia (athymia). **1.** Absence of affect or emotivity; morbid impassivity. **2.** Athymism; congenital absence of the thymus gland, often with associated immunodeficiency.
atimismo (athymism). Athymia.
atipia (atypia). Atypism state of being not typical.
atípico (atypical). Not typical; not corresponding to the normal form or type.
atipismo (atypism). Atypia.
atiria (athyrea). Athyroidism.
atiroidismo (athyroidism). Athyrea; athyrosis; congenital absence of the thyroid gland or suppression of its secretion.
atirosis (athyrosis). Athyroidism.
atirótico (athyrotic). Relating to athyroidism.
ATL (ATL). Abbreviation for adult T-cell leukemia or lymphoma.
atlantal (atlantal). Atloid; relating to the atlas.
atlanto-, atlo- (atlanto-, atlo-). Combining forms relating to the atlas.
atlantodídimo (atlantodidymus). Atlodidymus; conjoined twins with two heads on one neck and a single body.
atlantooccipital (atlanto-occipital). Atlo-occipital; relating to the atlas and the occipital bone.
atlantoodontoide (atlanto-odontoid). Relating to the atlas and the dens of the axis.
atlas (atlas). [*atlas*, NA]. First cervical vertebra.
atloaxoide (atloaxoid). Atlantoaxial.
atlodídimo (atlodidymus). Atlantodidymus.
atloide (atloid). Atlantal.
atloidoaxoideo (atlantoaxial). Atlantoepistrophic; atloaxoid; pertaining to the atlas and the axis; denoting the joint between the first two cervical vertebrae.
atloidoepistrófico (atlantoepistrophic). Atlantoaxial.
atlooccipital (atlo-occipital). Atlanto-occipital.
atm (atm). Symbol for standard atmosphere.
atmo- (atmo-). Prefix denoting steam or vapor, or derived by action of same.
atmólisis (atmolysis). Separation of mixed gases by passing them through a porous diaphragm, the lighter gases diffusing through at a faster rate.
atmómetro (atmometer). An instrument for measuring the rate of evaporation.
atmos (atmos). Obsolete abbreviation for a unit of pressure; replaced by atm.
atmósfera (atmosphere). **1.** Air. **2.** Any gas surrounding a given body; a gaseous medium. **3.** A unit of air pressure.
  a. absoluta (ata) (a. absolute (ata)).
  a. estándar (atm) (standard a. (atm)).
  a. estándar de la ICAO (ICAO standard a.).
-ato (-ate). Termination used as a replacement for "-ic acid" when the acid is neutralized (e.g., sodium acetate) or esterified (e.g., ethyl acetate).
atómico (atomic). Relating to an atom.
atomismo (atomism). The approach to the study of a psychological phenomenon through analysis of the elementary parts of which it is assumed to be composed.
atomístico (atomistic). Pertaining to atomism or a. psychology.
atomización (atomization). Spray production; reduction of a fluid to small droplets.
atomizador (atomizer). A device used to reduce liquid medication to fine particles in the form of a spray or aerosol.
átomo (atom). The once ultimate particle of an element, believed to be as indivisible as its name indicates.
  á. activado (activated a.). Excited a.
  á. de Bohr (Bohr's a.).
  á. de carbono cuaternario (quaternary carbon a.).
  á. denudado (stripped a.). An a. minus all its electrons.
  á. excitado (excited a.). Activated a.
  á. ionizado (ionized a.).
  á. marcado **1.** (labeled a.). Tagged a. **2.** (tagged a.). Labeled a.
  á. nuclear (nuclear a.).
  á. radiactivo (radioactive a.).
  á. de retroceso (recoil a.).
atonía **1.** (atony). Atonia; atonicity relaxation; flaccidity, or lack of tone or tension. **2.** (atonia). Atony.
atonicidad (atonicity). Atony.
atónico (atonic). Relaxed; without normal tone or tension.
atopeno (atopen). The excitant causing any form of atopy.
atopia (atopy). A genetically determined state of hypersensitivity to environmental allergens.
atópico (atopic). Relating to or marked by atopy.
atopognosia (atopognosia, atopognosis). Inability to locate a sensation properly.
atóxico (atoxic). Not toxic.
ATP (ATP). Abbreviation for adenosine 5'-triphosphate.
ATP-difosfatasa (ATP-diphosphatase). Apyrase.
ATP-monofosfatasa (ATP-monophosphatase). Adenosinetriphosphatase.
ATPasa (ATPase). Abbreviation for adenosinetriphosphatase.
ATPD (ATPD). Symbol indicating that a gas volume has been expressed as if it had been dried at the ambient temperature and pressure.
ATPS (ATPS). Symbol indicating that a gas volume has been expressed as it if were saturated with water vapor at the ambient temperature and barometric pressure.
atrabiliario (atrabiliary). Obsolete term for depressed melancholic.
atracción (attraction). The tendency of two bodies to approach each other.
  a. capilar (capillary a.).
  a. magnética (magnetic a.).

a. **neurotrópica** (neurotropic a.).
a. **química** (chemical a.).
atractiligenina (atractyligenin). Atractosylidic acid; atractylin; the steroid aglycon and toxic principle of atractylic acid.
atractilina (atractylin). Atractyligenin.
atracurio, besilato de (atracurium besylate). A non-depolarizing neuromuscular relaxant of intermediate duration of action.
atrepsia **1.** (atrepsy). Athrepsia. **2.** (athrepsia, athrepsy). Obsolete term for marasmus. **3.** (athrepsia, athrepsy). Atrepsy; as used by Ehrlich, immunity to transplanted neoplastic cells due to a lack of nourishment in the sense of a deficiency of supposed substances required for the development of such cells.
atresia (atresia). Clausura; absence of a normal opening or normally patent lumen.
a. del ano (anal a., a. ani). Imperforate anus; proctatresia.
a. aórtica (aortic a.).
a. biliar (biliary a.).
a. coanal (choanal a.).
a. esofágica (esophageal a.).
a. folicular (a. folliculi).
a. intestinal (intestinal a.).
a. del iris (a. iridis). Atretopsia; congenital absence of pupillary opening.
a. laríngea (laryngeal a.).
a. pulmonar (pulmonary a.).
a. tricuspídea (tricuspid a.).
a. vaginal (vaginal a.). Ankylocolpos; colpatresia.
atrésico **1.** (atretic). Atresic; imperforate; relating to atresia. **2.** (atresic). Atretic.
atreto- (atreto-). Prefix denoting lack of opening of the part named.
atretoblefaria (atretoblepharia). Symblepharia.
atretocistia (atretocystia). Congenital or acquired absence of an opening of a bladder.
atretogastria (atretogastria). Congenital absence of an opening of the stomach.
atretopsia (atretopsia). Atresia iridis.
atrial (atrial). Relating to an atrium.
atrición (attrition). **1.** Wearing away by friction or rubbing. **2.** In dentistry, physiological loss of tooth structure caused by the abrasive character of food or from bruxism.
atricosis (atrichosis). Atrichia.
atricoso (atrichous). Without hair.
atrio (atrium, pl. atria). **1.** [*atrium,* NA]. A chamber or cavity to which are connected several chambers or passageways. **2.** [*atrium cordis*]. **3.** That part of the tympanic cavity that lies immediately deep to the eardrum. **4.** In the lung, a subdivision of the alveolar duct from which alveolar sacs open.
a. accesorio (accessory a.). Cor triatriatum.
a. del corazón (a. of heart). [*atrium cordis,* NA].
a. de la glotis (a. glottidis). [*vestibulum laryngis,* NA].
a. del meato medio (a. meatus medii). [*atrium meatus medii,* NA].
a. pulmonar (a. pulmonale). Left a.
atrio- (atrio-). Combining form relating to the atrium.
atriomegalia (atriomegaly). Enlargement of the atrium.
atrionector (atrionector). Nodus sinuatrialis.
atriopeptina (atriopeptin). Atrial natriuretic factor.
atrioseptopexia (atrioseptopexy). A closed surgical technique for repairing atrial septal defects.
atrioseptoplastia (atrioseptoplasty). Surgical repair of an atrial septal defect.
atrioseptostomía (atrioseptostomy). Establishment of a communication between the two atria of the heart.
a. con balón (balloon a.).
atriotomía (atriotomy). Surgical opening of an atrium.
atriótomo (atriotome). An instrument for opening an atrium.
atrioventricular (A-V) (atrioventricular (A-V)). Relating to both the atria and the ventricles of the heart.
atriplicismo (atriplicism). An intoxication caused by the ingestion of certain species of *Atriplex.*
atriquia (atrichia). Atrichosis; absence of hair, congenital or acquired.
atrium, pl. **atria** (atrium, pl. atria). [*atrium,* NA].
a. cordis (a. cordis). [*atrium cordis*, NA]. A. of heart; atrium; the upper chamber of each half of the heart.
atrocitosis (athrocytosis). The capacity of cells to absorb and retain electronegative colloids, as shown by macrophages and at the apical surface of proximal convoluted tubule cells of the kidney.
atrofedema (atrophedema) Angioneurotic edema.
atrofia (atrophy). Atrophia; a wasting of tissues, organs, or the entire body, as from death and reabsorption of cells, diminished cellular proliferation, decreased cellular volume, pressure, ischemia, malnutrition, lessened function, or hormonal changes.
a. por agotamiento (exhaustion a.).
a. alveolar (alveolar a.).
a. amarilla hepática (yellow a. of the liver).
a. artrítica (arthritic a.).
a. azul (blue a.).
a. de Buchwald (Buchwald's a.). A progressive form of cutaneous a.
a. cerebelosa (cerebellar a.).
a. cerebelosa de tipo nutricional (nutritional type cerebellar a.).
a. cianótica (cyanotic a.). Red a.
a. cianótica hepática (cyanotic a. of the liver). Cardiac cirrhosis.
a. compensatoria (compensatory a.).
a. por compresión (pressure a.).
a. coroidea areolar central (central areolar choroidal a.).
a. coroidea progresiva (progressive choroidal a.). Choroideremia.
a. cutis (atrophia cutis). Atrophoderma.
a. de Erb (Erb's a.). Progressive muscular dystrophy.
a. escapulohumeral (scapulohumeral a.). Vulpian's a.
a. espinal (spinal a.). Tabes dorsalis.
a. estriada de la piel (striate a. of skin).
a. fascioescapulohumeral (facioscapulohumeral a.). Facioscapulohumeral muscular dystrophy.
a. gingival (gingival a.). Gingival recession.
a. girada de la coroides y de la retina (gyrate a. of choroid and retina).
a. grasa (fatty a.).
a. gris (gray a.).
a. hepática amarilla aguda (acute yellow a. of the liver). Rokitansky's disease.
a. horizontal (horizontal a.). Horizontal resorption.
a. de Hunt (Hunt's a.).
a. de Kienböck (Kienböck's a.).
a. lineal (linear a.). Striae cutis distensae.
a. macular (macular a.).
a. macular idiopática primaria (primary idiopathic macular a.).
a. macular primaria de la piel (primary macular a. of skin).
a. marántica (marantic a.). Marasmus.
a. miopática (myopathic a.).
a. muscular (muscular a.).
a. muscular de Hoffmann (Hoffmann's muscular a.).
a. muscular espinal familiar (familial spinal muscular a.).
a. muscular espinal progresiva infantil (infantile progressive spinal muscular a.).
a. muscular idiopática (idiopathic muscular a.).
a. muscular infantil (infantile muscular a.). Hoffmann's muscular a.; Werding-Hoffmann disease.
a. muscular isquémica (ischemic muscular a.).
a. muscular juvenil (juvenile muscular a.). Kugelberg-Welander disease; Wohlfart-Kugelberg-Welander disease.
a. muscular peronea (peroneal muscular a.). Charcot-Marie-Tooth disease.
a. muscular progresiva (progressive muscular a.). Progressive muscular amyotrophy; Duchenne-Aran or Aran-Duchenne disease.
a. muscular seudohipertrófica (pseudohypertrophic muscular a.).
a. neurítica (neuritic a.). Neurotrophic a.
a. neurogénica (neurogenic a.). Fascicular degeneration.
a. neurotrófica (neurotrophic a.). Neuritic a.; trophic change.
a. olivopontocerebelosa (olivopontocerebellar a.).
a. óptica hereditaria de Leber (Leber's hereditary optic a.).
a. ósea refleja aguda (acute reflex bone a.). Sudeck's a.
a. parda (brown a.).
a. periodontal (periodontal a.).
a. de Pick (Pick's a.). Pick's disease.
a. posmenopáusica (postmenopausal a.).

a. progresiva esencial del iris (essential progressive a. of iris).
a. de la pulpa (pulp a.).
a. roja (red a.). Cyanotic a.
a. senil (senile a.). Geromarasmus.
a. serosa (serous a.).
a. de Sudeck (Sudeck's a.). Sudeck's syndrome.
a. por tracción (traction a.). Striae cutis distensae.
a. transneuronal (transneuronal a.). Transsynaptic degeneration.
a. trofoneurótica (trophoneurotic a.).
a. vascular coroidea (choroidal vascular a.).
a. de Vulpian (Vulpian's a.). Scapulohumeral a.
a. de Zimmerlin (Zimmerlin's a.).
atrofiado (atrophied). Characterized by atrophy.
atrófico (atrophic). Denoting atrophy.
atrofodermatosis (atrophodermatosis). Any cutaneous affection in which a prominent symptom is skin atrophy.
atrofodermia (atrophoderma). Atrophia cutis.
a. alba (a. albidum).
a. biotríptica (a. biotripticum). Senile cutaneous atrophy.
a. difusa (a. diffusum). Diffuse idiopathic cutaneous atrophy.
a. estriada (a. striatum).
a. maculosa (a. maculatum).
a. neurítica (a. neuriticum). Glossy skin.
a. de Pasini y Pierini (a. of Pasini and Pierini).
a. pigmentosa (a. pigmentosum). Xeroderma pigmentosum.
a. reticulada simétrica facial (a. reticulatum symmetricum faciei).
a. senil (senile a., a. senilis).
a. vermiculada (a. vermiculatum). Folliculitis ulerythematosa reticulata.
atrombia (athrombia). A defect of blood clotting characterized by deficiency in formation of thrombin.
atrophia (atrophia). Atrophy.
a. bulborum hereditaria (a. bulborum hereditaria). Norrie's disease.
a. maculosa varioliformis cutis (a. maculosa varioliformis cutis). Anetoderma.
a. pilorum propria (a. pilorum propria).
atropina (atropine). An alkaloid obtained from *Atropa belladonna*.
metilbromuro de a. (a. methylbromide). Methylatropine bromide.
metonitrato de a. (a. methonitrate). Methylnitrate of a.
sulfato de a. (a. sulfate). An anticolinergic.
atropinismo o atropismo (atropinism). Symptoms of poisoning by atropine or belladonna.
atropinización (atropinization). Administration of atropine or belladonna to the point of achieving the pharmacologic effect.
atrotoxina (atrotoxin). A component of diamondback rattlesnake (*Crotalus atrox*).
attar de rosas (attar of rose). Rose oil.
atto- (atto- (a)). Prefix used in the SI and metric systems to signify one quintillionth (10^{-18}).
attollens (attollens). Raising up; in anatomy, muscle action that lifts.
a. aurem, auriculam (a. aurem, a. auriculam). Musculus auricularis superior.
a. oculi (a. oculi). Musculus rectus superior.
attrahens (attrahens). Drawing toward, denoting a muscle (attrahens aurem or auriculam) rudimentary in man, that tends to draw the pinna of the ear forward.
aturdir (stun). To stupefy; to render unconscious by cerebral trauma.
Au (Au). Symbol for gold (aurum).
A.U. (A.U.). Abbreviation for L. *auris uterque* each ear or both ears.
^{198}Au coloidal (^{198}Au colloid). Radiogold colloid.
aucubina (aucubin). A glycoside contained in the seeds of *Acuba japonica* (family Cornaceae) and *Plantago ovata* (family Plantaginaceae).
audible (audile). Relating to audition.
audición **1.** (audition). Hearing. **2.** (hearing). Audition; the ability to perceive sound; the sensation of sound as opposed to vibration.
a. coloreada (color hearing). Chromatic audition; pseudochromesthesia.
a. cromática (chromatic a.). Color hearing.
a. gustatoria (gustatory a.).
a. normal (normal hearing). Acusis.
a. posterior (afterhearing). Aftersound.
audífono (hearing aid). An electronic amplifying device designed to bring sound more effectively into the ear; it consists of a microphone, amplifier, and receiver.
audio- (audio-). Combining form relating to hearing.
audioanalgesia (audioanalgesia). Use of music or sound delivered through earphones to mask pain during dental or surgical procedures.
audiogénico (audiogenic). **1.** Caused by sound, especially a loud noise. **2.** Sound-producing.
audiograma (audiogram). The graphic record drawn from the results of hearing tests with the audiometer.
a. de lenguaje (speech a.).
a. de tonos puros (pure tone a.).
audiología (audiology). The study of hearing disorders.
audiólogo (audiologist). A specialist in evaluation, habitation, and rehabilitation of those whose communication disorders center in whole or in part in the hearing function.
audiometría (audiometry). Use of the audiometer.
a. automática (automatic a.).
a. de Békésy (Békésy a.).
a. cortical (cortical a.).
a. diagnóstica (diagnostic a.).
a. electrodérmica (electrodermal a.).
a. electrofisiológica (electrophysiologic a.).
a. de grupo (group a.).
a. del lenguaje o del habla (speech a.).
a. de respuesta auditiva del tronco encefálico (auditory brainstem response a. (ABR)).
a. de respuesta evocada del tronco encefálico (brainstem evoked response a. (BSER)). Auditory brainstem response a.
a. de respuestas evocadas (evoked response a. (ERA)).
a. de selección (screening a.).
a. de tonos puros (pure-tone a.).
audiométrico (audiometric). Related to measurement of hearing levels.
audiometrista **1.** (audiometrist). A person trained in the use of the audiometer in testing hearing acuity. **2.** (audiometrician). A person specialized in the measurement of hearing levels.
audiómetro (audiometer). An electrical instrument for measuring the threshold of hearing for pure tones.
a. automático (automatic a.).
a. de Békésy (Békésy a.).
a. de grupo (group a.).
a. de lenguaje (speech a.).
a. de rango amplio (wide range a.).
a. de rango limitado (limited range a.).
a. de tonos puros (pure-tone a.).
audiovisual (audiovisual). Pertaining to a communication or teaching technique that combines both audible and visible symbols.
auditivo **1.** (auditive). Audile. **2.** (auditory). Pertaining to the sense of hearing or to the organs of hearing.
augnato (augnathus). Dignathus.
aumento (increase). Any growth in quantity.
a. celular absoluto (absolute cell i.).
aura (aura, pl. aurae). The beginning of a seizure as recognized by the patient, characterized by a peculiar sensation.
a. cinestésica (kinesthetic a.).
a. intelectual (intellectual a.).
a. reminiscente (reminescent a.).
aural (aural). **1.** Relating to the ear (auris). **2.** Relating to an aura.
auramina O (auramine O). A yellow fluorescent dye.
auranofín (auranofin). A compound od radiogold colloid.
aurantiasis cutis (aurantiasis cutis). Carotenosis cutis.
auri- (auri-). Combining form denoting the ear.
auriasis (auriasis). Chrysiasis.
aúrico (auric). Relating to gold (aurum).
aurícula (auricle). **1.** [*auricula*, NA]. **2.** Auricula atrialis.
a. accesoria (accessory a.'s). Small, fleshy nodules or folds, occasionally found along the margins of the embryonic branchial clefts.
a. cardíaca (atrium of heart). [*atrium cordis,* NA].

a. cervical (cervical a.). Accessory a. on the neck.
a. derecha (right atrium). [*atrium dextrum,* NA].
a. izquierda (left atrium). [*atrium sinistrum,* NA].
aurícula, pl. **auriculae** (auricula, pl. auriculae). Pinna. [*auricula*, NA]. Ala auris; auricle; the projecting shell-like structure on the side of the head, constituting, with the external acoustic meatus, the external ear.
auricular 1. (auricular). Relating to the ear, or to an auricle in any sense. **2.** (auriculare, pl. auricularia). Auricular point; a craneometric point at the center of the opening of the external acoustic meatus.
auriculocraneal (auriculocranial). Relating to the auricle or pinna of the ear and the cranium.
auriculotemporal (auriculotemporal). Relating to the auricle or pinna of the ear and the temporal region.
auriculoventricular (auriculoventricular). Obsolete synonym for atrioventricular.
aurides (aurid, pl. aurides). A skin lesion due to injection of gold salts.
auriforme (auriform). Ear-shaped.
aurina (aurin). Corallin; *p*-rosolic acid.
auris, pl. **aures** (auris, pl. aures). [*auris*, NA]. Ear.
a. externa (a. externa). External ear.
a. interna (a. interna). Internal ear.
a. media (a. media). Middle ear.
auriscopio (auriscope). Otoscope.
aurocromodermia (aurochromoderma). Chrysiasis.
auromercaptoacetanilida (auromercaptoacetanilid). Aurothioglycanide.
aurona (aurone).
auroterapia (aurotherapy). Chrysotherapy.
aurotioglicanida (aurothioglycanide). Auromercaptoacetanilid.
aurotioglucosa (aurothioglucose). Gold thioglucose.
aurum (aurum). Gold.
auscultación (auscultation). Listening to the sounds made by the various body structures as a diagnostic method.
a. inmediata, directa (immediate a., direct a.).
a. mediata (mediate a.).
auscultar (auscultate, auscult). To perform auscultation.
auscultatorio (auscultatory). Relating to auscultation.
ausencia (absence). Absence seizure; absentia epileptica; epileptic a.; petit mal epilepsy; paroxysmal attacks of impaired consciousness.
a. pura (pure a.). A. with no overt manifestations.
a. simple (simple a.). A. with no overt manifestations.
autécico (autecic, autecious). Denoting a parasite that infects, throughout its entire existence, the same host.
autemesia (autemesia). **1.** Idiopathic or functional vomiting. **2.** Vomiting induced by provoking the gag reflex.
autenticidad (authenticity). The quality of being authentic, genuine, and valid.
autismo (autism). A tendency to morbid self-absorption at the expense of regulation by outward reality.
a. infantil (infantile a.). Kanner's syndrome.
autista (autistic). Pertaining to or characterized by autism.
auto- (auto-, aut-). Prefixes meaning self, same.
autoactivación (autoactivation). Autocatalysis.
autoacusación (self-accusation). A common psychiatric symptom, encountered most characteristically in agitated depression.
autoaglutinación (autoagglutination). **1.** Nonspecific agglutination or clumping together of cells due to physical-chemical factors. **2.** The agglutination of an individual's red blood cells in his own serum, as a consequence of specific autoantibody.
autoaglutinina (autoagglutinin). An agglutinating autoantibody.
a. fría (cold a.).
a. fría anti-Pr (anti-Pr cold a.).
autoalergia (autoallergy). An altered reactivity in which antibodies (autoantibodies) are produced against an individual's own tissues, causing a destructive rather than a protective effect.
autoalérgico (autoallergic). Pertaining to autoallergy.
autoalergización (autoallergization). Induction of autoallergy.
autoanafilaxis (autoanaphylaxis). Old term for certain kinds of autoallergy.
autoanálisis 1. (autoanalysis). Self-analysis; attempted analysis, or psychoanalysis, of one's self **2.** (self-analysis). Autoanalysis.
autoanalizador (autoanalyzer). An instrument capable of conducting analyses automatically.
a. secuencial de multicanales (sequential multichannel a. (SMA)).
autoanticomplemento (autoanticomplement).
autoanticuerpo (autoantibody). Antibody occurring in response to antigenic constituents of the host's tissue, and which reacts with the inciting tissue component.
a. antiidiotipo (anti-idiotype a.). Idiotype a.
a. caliente (warm a.). An a. that reacts optimally at 37°C.
a. frío (cold a.). An a. that reacts at temperatures below 37°C.
a. frío aglutinante (hemagglutinating cold a.).
a. frío Donath-Landsteiner (Donath-Landsteiner cold a.).
a. de idiotipo (idiotype a.). Anti-idiotype a.
autoantígeno (autoantigen). A "self" antigen.
autoblasto (autoblast). **1.** An independent cell. **2.** A single, independent microbe, protozoon, or single-celled (acellular) organism.
autocatálisis (autocatalysis). Autoactivation.
autocatalítico (autocatalytic). Relating to autocatalysis.
autocateterismo (autocatheterization, autocatheterism). Passage of a catheter by the patient.
autocigoto (autozygous). Denoting genes in a homozygote that are copies of the identical ancestral gene as a result of a consanguineous mating.
autocinesia, autocinesis (autokinesia, autokinesis). Voluntary movement.
autocinético (autokinetic). Relating to autokinesis.
autocistoplastia (autocystoplasty). Autoplasty of the bladder.
autocitolisina (autocytolysin). Autolysin.
autocitólisis (autocytolysis). Autolysis.
autocitotoxina (autocytotoxin). A cytotoxic autoantibody.
autoclasis (autoclasis, autoclasia). **1.** A breaking up or rupturing from intrinsic or internal causes. **2.** Progressive immunologically induced tissue destruction.
autoclave (autoclave). An apparatus for sterilization by steam under pressure.
autocoide (autocoid). A chemical substance functioning as produced by one type of cell which affects the function of different types of cells in the same region, thus functioning as a local hormone or messenger.
autoconciencia (self-awareness). Realization of one's ongoing feeling and emotional experience.
autoconocimiento (self-knowledge). Autognosis.
autocontrol (self-control). **1.** Self-regulation of one's behavior. **2.** Use by an individual of active coping strategies to deal with problem situations.
autocrino (autocrine). Denoting self-stimulation through cellular production of a factor and a specific receptor for it.
autóctono (autochthonous). **1.** Native to the place inhabited; aboriginal. **2.** Originating in the place where found.
autodérmico (autodermic). Relating to one's own skin.
autodescubrimiento (self-discovery). In psychoanalysis, the freeing of the repressed ego in a person raised to be submissive to those around him.
autodiferenciación (self-differentiation). Differentiation resulting from the action of intrinsic causes.
autodigestión (autodigestion). Autolysis.
autodiploide (autodiploid).
autodrenaje (autodrainage). Drainage into contiguous tissues.
autoecolalia (autoecholalia). A morbid repetition of another person's or one's own words.
autoensayo (autoassay). Detection or estimation of the amount of a substance produced in an organism by means of a test object in that organism.
autoenvenenamiento (self-poisoning). Autointoxication.
autoeroticismo (autoeroticism). Autoerotism.
autoerótico (autoerotic). Pertaining to autoerotism.
autoerotismo (autoerotism). Autoeroticism; autosexualism.
autoestimulación (self-stimulation). A technique for electrical stimulation of peripheral nerves, spinal cord, or brain by the patient himself to relieve pain.

autofagia **1.** (autophagy). Autophagia; segregation and disposal of damaged organelles within a cell. **2.** (autophagia). Biting one's own flesh; e.g., as a symptom of Lesch-Nyhan syndrome. **3.** (autophagia). Maintenance of the nutrition of the whole body by metabolic consumption of some of the body tissues.
autofágico (autophagic). Relating to or characterized by autophagia.
autofagolisosoma (autophagolysosome). The digestive vacuole of autophagy which results from the fusion of a primary lysosome with an autophagic vacuole.
autofecundación (self-fertilization). Fecundation of the ovules by the pollen of the same flower, or of the ova by the spermatozoa of the same animal in hermaphrodite forms.
autofilia **1.** (autophilia). Narcissism. **2.** (self-love). Narcissism.
autofluoroscopio (autofluoroscope). A type of scintillation camera consisting of a matrix of individual sodium iodide crystals, each with their separate light pipe and photomultiplier tube.
autofobia (autophobia). Morbid fear of solitude or of self.
autofonía (autophony). Tympanophonia; tympanophony; increased resonance of one's own voice, breath sounds, arterial murmurs, etc.
autogamia (autogamy). Automixis; a form of self-fertilization.
autógamo (autogamous). Relating to or characterized by autogamy.
autogénesis (autogenesis). **1.** The origin of living matter within the organism itself. **2.** In bacteriology, the process by which vaccine is made from bacteria obtained from the patient's own body.
autogenético, autogénico (autogenetic, autogenic). Autogenous; relating to autogenesis.
autógeno (autogenous). **1.** Autogenetic. **2.** Originating within the body.
autognosia o autognosis (autognosis). Self-knowledge.
autografismo (autographism). Dermatographism.
autograma (autogram). A wheal-like lesion on the skin following pressure by a blunt instrument or by stroking.
autohemaglutinación (autohemagglutination). Autoagglutination of erythrocytes.
autohemolisina (autohemolysin). An autoantibody that in the presence of complement causes lysis of erythrocytes in the same individual in whose body the lysin is formed.
autohemólisis (autohemolysis). Hemolysis occurring in certain diseases as a result of an autohemolysin.
autohemoterapia (autohemotherapy). Treatment of disease by the withdrawal and reinjection of the patient's own blood.
autohemotransfusión (autohemotransfusion). Autotransfusion.
autohexaploide (autohexaploid).
autohipnosis (autohypnosis). Autohypnotism; idiohypnotism; statuvolence.
autohipnótico (autohypnotic). Relating to autohypnosis.
autohipnotismo (autohypnotism). Autohypnosis.
autoinfección **1.** (self-infection). Autoinfection. **2.** (autoinfection). Autoreinfection; self-infection; reinfection by microbes or parasitic organisms on or within the body that have already passed through an infective cycle. **3.** (autoinfection). Self-infection by direct contagion.
autoinfusión (autoinfusion). Forcing the blood from the extremities or other areas such as the spleen, as by the application of a bandage or pressure device, to raise the blood pressure and fill the vessels in the vital centers.
autoinjertar (autografting). Autotransplantation.
autoinjerto (autograft). Autoplast; autotransplant.
autoinmune (autoimmune). Arising from and directed against the individual's own tissues.
autoinmunidad (autoimmunity). Literally, the condition in which "self" is exempt.
autoinmunización (autoimmunization). Induction of autoimmunity.
autoinmunocitopenia (autoimmunocytopenia). Anemia, thrombocytopenia, and leukopenia resulting from cytotoxic autoimmune reactions.
autoinoculable (autoinoculable). Susceptible to autoinoculation.
autoinoculación (autoinoculation). A secondary infection originating from a focus of infection already present in the body.
autointernación (self-commitment). Voluntary mental hospitalization.
autointoxicación (autointoxication). Autotoxicosis; endogenic toxicosis; enterotoxication; enterotoxism.
autointoxicante (autointoxicant). Autotoxin; an endogenous toxic agent that causes autointoxication.
autoisolisina (autoisolysin). An antibody that in the presence of complement causes lysis of cells in the individual in whose body the lysin is formed, as well as in others of the same species.
autolesión (autolesion). A self-inflicted injury.
autolimitado (self-limited). Denoting a disease that tends to cease after a definite period; e.g., pneumonia.
autolisado (autolysate). The mixture of substances resulting from autolysis.
autolisina (autolysin). Autocytolysin.
autólisis (autolysis). Autocytolysis; autodigestion; isophagy; destruction of cells as a result of a lysin formed in those cells or others in the same organism.
autolítico (autolytic). Pertaining to or causing autolysis.
autolizar **1.** (autolyze). Autolyse; to undergo autolysis. **2.** (autolyse). Autolyze.
autólogo (autologous). **1.** Occurring naturally and normally in a certain type of tissue or in a specific structure of the body. **2.** In transplantation, referring to a graft in which the donor and recipient areas are in the same individual.
automatismo (automatism). **1.** Telergy; the state of being independent of the will or of central innervation. **2.** An epileptic attack consisting of stereotyped psychic, sensory, or motor phenomena carried out in a state of impaired consciousness. **3.** A condition in which an individual is consciously or unconsciously, but involuntarily, compelled to the performance of certain motor or verbal acts.
a. ambulatorio (ambulatory a.).
a. postraumático inmediato (immediate posttraumatic a.).
automatógrafo (automatograph). An instrument for recording automatic movements.
automisofobia (automysophobia). Morbid dread of personal uncleanliness.
automixis (automixis). Autogamy.
automnesia (automnesia). Spontaneous revival of memories of an earlier condition of life.
autonomía (autonomy). The condition or state of being autonomous.
a. funcional (functional a.).
autonómico (autonomic). **1.** Relating to the autonomic nervous system. **2.** Obsolete term for autonomous.
autónomo (autonomous). Having independence or freedom from control by external forces or, in a narrow sense, by the cerebrospinal nerve centers.
autonomotrópico (autonomotropic). Acting on the autonomic nervous system.
autooxidable (auto-oxidizable). Denoting substances that react directly with oxygen.
autooxidación (auto-oxidation). Autoxidation.
autopático (autopathic). Rarely used synonym for idiopathic.
autopentaploide (autopentaploid).
autopepsia (autopepsia). Rarely used term for self-digestion of the gastric mucous membrane, or the digestion of the skin surrounding a gastrostomy opening.
autoplastia (autoplasty). Repair of defects by autotransplantation.
autoplástico (autoplastic). Relating to autoplasty.
autoplasto (autoplast). Autograft.
autoploide (autoploid). Relating to an individual or cell with two or more sets of chromosomes derived from duplication of a single haploid set.
autoploidia (autoploidy). The condition of being autoploid.
autopodium, pl. **autopodia** (autopodium, pl. autopodia). Autopod; the distal major subdivision of a limb (hand or foot).
autópodo (autopod). Autopodium.
autopolimerización (autopolymerization). Polymerization without the use of external heat, as a result of the addition of an activator and a catalyst.
autopolímero (autopolymer).
autopoliploide (autopolyploid). An autoploid having two or more multiples of the haploid set of chromosomes.
autopoliploidia (autopolyploidy). The condition of being allopolyploid.
autoponzoñoso (autopoisonous). Autotoxic.

autopsia (autopsy). Postmortem examination; necropsy; thanatopsy.
autoqueratoplastia (autokeratoplasty). Grafting of corneal tissue from one eye of a patient to the fellow eye.
autorradiografía **1.** (autoradiograph). Reproduction of the distribution and concentration of radioactivity in a tissue or other substance made by placing a photographic emulsion on the surface of, or in close proximity to, the substance. **2.** (autoradiography). Radioautography; the process of producing an autoradiograph.
autorradiograma (autoradiogram). Autoradiograph.
autorrafia (autorrhaphy). Wound closure using strands of fascia from the edges of the wound.
autorregulación (autoregulation). **1.** The tendency of the blood flow to an organ or part to remain at or return to the same level despite changes in the pressure in the artery which conveys blood to it. **2.** In general, any biologic system equipped with inhibitory feedback systems such that a given change tends to be largely or completely counteracted.
  a. heterométrica (heterometric a.).
  a. homeométrica (homeometric a.).
autorreinfección (autoreinfection). Autoinfection.
autorreproducción (autoreproduction). Replication.
autosensibilizar (autosensitize). Isosensitize; to sensitize against one's own body cells.
autosepticemia (autosepticemia). Septicemia apparently originating from microorganisms existing within the individual and not introduced from without.
autosexualismo (autosexualism). **1.** Autoerotism. **2.** Narcissism.
autosinoia **1.** (autosynnoia). Self-centeredness; a mental disorder in which one never has a thought not connected with oneself. **2.** (self-centeredness). Autosynnoia.
autosíntesis (autosynthesis). Self-reproduction or self-replication.
autósito (autosite). That member of abnormal, unequal conjoined twins that is able to live independently and nourish the other member (parasite) of the pair.
autosmia (autosmia). The smelling of one's own body odor.
autosoma (autosome). Euchromosome; any chromosome other than a sex chromosome.
autosomatognosis (autosomatognosis). The sensation that an amputated portion of the body is still present.
autosomatognóstico (autosomatognostic). Pertaining to autosomatognosis.
autosómico (autosomal). Pertaining to an autosome.
autosuero (autoserum). Serum obtained from the patient's own blood and used in autoserotherapy.
autosueroterapia (autoserotherapy). The treatment of certain conditions by injection of the patient's own blood serum.
autosugestibilidad (autosuggestibility). A mental state in which autosuggestion readily occurs.
autosugestión (autosuggestion). **1.** Constant dwelling upon an idea or concept, thereby inducing some change in the mental or bodily functions. **2.** Reproduction in the brain of impressions previously received which become then the starting point of new acts or ideas.
autotélico (autotelic). Denoting those traits closely associated with the central purposes of an individual.
autotemno (autotemnous). Denoting a cell that propagates itself by fission without previous conjugation.
autoterapia (autotherapy). **1.** Self-treatment. **2.** Spontaneous cure. **3.** Autoserotherapy.
autotetraploide (autotetraploid).
autotomía (autotomy). The act of casting off a body part as a means of escape.
autotopagnosia (autotopagnosia). Inability to recognize any part of one's own body.
autotoxemia (autotoxemia). Autointoxicants present in the blood, usually resulting in autointoxication.
autotóxico (autotoxic). Autopoisonous.
autotoxicosis (autotoxicosis). Autointoxication.
autotoxina (autotoxin). Autointoxicant.
autotransfusión (autotransfusion). Autohemotransfusion.
autotrasplante **1.** (autotransplantation). Autografting. **2.** (autotransplant). Autograft.
autotriploide (autotriploid).
autotrófico (autotrophic). Pertaining to an autotroph.
autótrofo (autotroph). A microorganism which uses only inorganic materials as its source of nutrients.
autovacunación (autovaccination). A second vaccination with virus from a vaccine sore on the same individual.
autoxidación (autoxidation) Auto-oxidation.
aux-, auxano-, auxo- (auxano-, auxo-, aux-). Prefix denoting relation to increase, e.g., in size, intensity, speed.
auxanografía (auxanography). The study, using auxanograms, of the effects of different conditions on the growth of bacteria.
auxanográfico (auxanographic). Pertaining to auxanogram or auxanography.
auxanograma (auxanogram). A plate culture of bacteria in which variable conditions are provided in order to determine the effect of these conditions on the growth of the bacteria.
auxanología (auxanology). The study of growth.
auxesia (auxesis). Increase in size, especially as in hypertrophy.
auxiliar (auxiliary). **1.** Functioning in an augmenting capacity; supplementary. **2.** Functioning as a subordinate; secondary.
auxiliomotor (auxiliomotor). Aiding motion.
auxilítico (auxilytic). Increasing the destructive power of a lysin, or favoring lysis.
auxiómetro (auxometer). An instrument for measuring the magnifying power of a lens.
auxocardia (auxocardia). **1.** Enlargement of the heart, either hypertrophy or dilation. **2.** Diastole of the heart.
auxocromo (auxochrome). The chemical group within a dye molecule by which the dye is bound to reactive end groups in tissues.
auxódromo (auxodrome). A course of growth as plotted on a Wetzel grid.
auxoflora (auxoflore). An atom or group of atoms that, by its presence in a molecule, shifts the latter's fluorescent radiation in the direction of the shorter wavelength, or increases the fluorescence.
auxogluco (auxogluc). An atomic grouping that, when present in a molecule, intensifies its sweetness.
auxómetro (auxometer). An instrument for measuring the magnifying power of a lens.
auxotónico (auxotonic). Denoting the condition in which a contracting muscle shortens against an increasing load.
auxotóxico (auxotox). An atomic grouping that, when present in a molecule, intensifies its poisonous characteristics.
auxotrófico (auxotrophic). Pertaining to an auxotroph.
auxótrofo (auxotroph). A mutant microorganism that requires some nutrient that is not required by the organism (prototroph) from which the mutant was derived.
avalvular **1.** (avalvular). Nonvalvular; without valves. **2.** (valveless). Without valves; denoting certain veins, such as the portal, that are not provided with valves as are most of the veins.
avanzamiento (advancement). Surgical procedure in which a tendinous insertion or a skin flap is severed from its attachment and sutured to a more distal point.
  a. capsular (capsular a.).
  a. tendinoso (tendon a.)
avascular (avascular). Without blood or lymphatic vessels.
avascularización (avascularization). **1.** Expulsion of blood from a part, as by means of an Esmarch tourniquet or arterial compression. **2.** Loss of vascularity, as by scarring
avellano de bruja (witch hazel). Hamamelis.
avenate (gruel). A semiliquid food of oatmeal or other cereal boiled in water; thin porridge.
avenina (avenin). Legumin; plant casein.
aventadura (windgall). A soft, pulpy swelling in the neighborhood of the fetlock joint of the horse.
aviario (avian). Pertaining to birds.
avidina (avidin). Antibiotin; a glycoprotein in nondenatured egg white that strongly binds biotin.
avirulento (avirulent). Not virulent.
avitaminosis (avitaminosis). Properly, hypovitaminosis.
  a. condicionada (conditioned a.).
avivamiento (avivement). Obsolete term for the excision of the edges of a wound to assist the healing process.
avoirdupois (avoirdupois). A system of weights in which 16 ounces make a pound, equivalent of 453.6 g.
avulsión (avulsion). A tearing away or forcible separation.
  a. de la carúncula lagrimal (a. of caruncula lacrimalis).
  a. dental (tooth a.).
  a. nerviosa (nerve a.).
axénico (axenic). Sterile, denoting especially a pure culture.

axial (axial). Axile; relating to an axis.
axífugo (axifugal). Axofugal; extending away from an axis or axon.
axil (axile). Axial.
axila 1. (axil). Fossa axillaris. 2. (axilla, gen. and pl. axillae). [*fossa axillaris*, NA].
axilar (axillary). Alar; relating to the axilla.
axio- (axio-). Combining form relating to an axis.
axiobucal (axiobuccal). Referring to the junction of the axial and buccal planes, usually a line.
axiobucogingival (axiobuccogingival). Referring to the junction of the axial, buccal and gingival planes of teeth; usually a point.
axioincisal (axioincisal). Referring to the line angle formed by the junction of the incisal edge and axial walls of a tooth.
axiolabial (axiolabial). Referring to the line angle of a cavity formed by the junction of the axial and the labial walls of a tooth.
axiolabiolingual (axiolabiolingual). Referring to a section from labial to lingual along the longitudinal axis of a tooth.
axiolingual (axiolingual). Referring to the line angle of a cavity formed by the junction of an axial and a lingual wall of teeth.
axiolinguocervical (axiolinguocervical). Referring to the point angle formed by the junction of an axial, lingual, and cervical (gingival) wall of a tooth cavity.
axiolinguoclusal (axiolinguoclusal). Referring to the point angle formed by the junction of an axial, lingual, and occlusal wall of a tooth cavity.
axiolinguogingival (axiolinguogingival). Referring to the point angle formed by the junction of an axial, lingual, and gingival (cervical) wall of a tooth cavity.
axiomesial (axiomesial). Referring to the line angle of a cavity formed by the junction of an axial and a mesial wall.
axiomesiocervical (axiomesiocervical). Referring to the point angle formed by the junction of an axial, mesial, and cervical (gingival) wall of a tooth cavity.
axiomesiodistal (axiomesiodistal). .
axiomesiogingival (axiomesiogingival). Referring to the point angle formed by an axial, mesial, and gingival (cervical) wall of a tooth cavity.
axiomesioincisal (axiomesioincisal). Referring to the point angle formed by the junction of an axial, mesial, and incisal wall of a tooth cavity.
axión (axion). The brain and spinal cord (cerebrospinal axis).
axiooclusal (axio-occlusal). Pertaining to the line angle formed by the junction of the axial and occlusal walls of a tooth.
axioplasma (axioplasm). Axoplasm.
axiopodio (axiopodium, pl. axiopodia). Axopodium.
axiopulpar (axiopulpal). Referring to the line angle formed by the junction of an axial and pulpal wall of a cavity.
axioversión (axioversion). Abnormal inclination of the long axis of a tooth.
axípeto (axipetal). Centripetal.
axirramificado (axiramificate). Denoting a nerve cell whose axon, usually short, breaks up into many branches.
axis (axis). [*axis*, NA]. Epistropheus; toothed or odontoid vertebra; the second cervical vertebra.
axo- (axo-). Combining form meaning axis, usually relating to an axon.
axoaxónico (axoaxonic). Relating to synaptic contact between the axon of one nerve cell and that of another.
axodendrítico (axodendritic). Pertaining to the synaptic relationship of an axon with a dendrite of another neuron.
axófugo (axofugal). Axifugal.
axógrafo (axograph). A device for recording scales or axes of predetermined magnitude on kymographic records.
axolema (axolemma). Mauthner's sheath; the plasma membrane of the axon.
axólisis (axolysis). Destruction or dissolution of a nerve axon.
axómetro (axometer). Axonometer; an instrument for determining the axis of a spectacle lens.
axón (axon). The single process of a nerve cell that under normal conditions conducts nervous impulses away from the cell body and its remaining processes (dendrites).
axonal (axonal). Pertaining to an axon.
axonema (axoneme). 1. The central thread running in the axis of the chromosome. 2. Axial filament. 3. The distinctive array of microtubules in the core of eukaryotic cilia and flagella.
axonografía (axonography). Electroaxonography; the recording of electrical changes in axons.
axonómetro (axonometer). Axometer.
axonopatía (axonopathy). Abnormal derangement of the axon of a neuron.
axonotmesis (axonotmesis). Interruption of the axons of a nerve followed by complete degeneration of the peripheral segment, without severance of the supporting structure of the nerve; such a lesion may result from pinching, crushing, or prolonged pressure.
axópeto (axopetal). Extending in a direction toward an axon.
axoplasma (axoplasm). Axioplasm; neuroplasm of the axon.
axópodo (axopodium, pl. axopodia). Axiopodium; a permanent pseudopodium containing a stiff axial filament of differentiated protoplasm.
axosomático (axosomatic). Relating to the synaptic relationship of an axon with a nerve cell body.
axostilo (axostyle). An elongate supporting rod or tubule that runs the length of certain flagellate protozoans.
axotomía (axotomy). Incision or cutting of an axon.
ayahuasca (ayahuasca). Caapi.
azaciclonol, clorhidrato de (azacyclonol hydrochloride). γ-Pipradol hydrochloride; used in the treatment of hallucinations and confusion.
azacrina (azacrine). An effective schizontocide in acute falciparum infection.
9-azafluoreno (9-azafluorene). Carbazole.
azafrán (saffron). Crocus.
a. bastardo (safflower). Carthamus.
a. de las praderas (meadow s.). Colchicum.
8-azaguanina (8-azaguanine). Guanazolo; triazologuanine.
azametonio, bromuro de (azamethonium bromide). A ganglionic blocking agent.
azaperona (azaperone). A tranquilizing agent.
azapetina, fosfato de (azapetine phosphate). A potent adrenergic (α-receptor) blocking agent similar in action and uses to those of tolazoline.
azapropazona (azapropazone). Apazone.
azaribina (azaribine). An antipsoriatic agent no longer used because of a high incidence of severe adverse reactions.
azaserina (azaserine). Serine diazoacetate; an antibiotic inhibitor of purine synthesis.
azaspirodecanediona (azaspirodecanedione). A class of antianxiety agents not chemically or pharmacologically related to other classes of sedative and anxiolytic drugs.
azatadina, maleato de (azatadine maleate). An antihistamine with anticholinergic and antiserotonin properties.
6-azatimina (6-azathymine). An antimetabolite of thymine.
azatioprina (azathioprine). A derivative of 6-mercaptopurine, used as a cytotoxic and immunosuppressive agent.
6-azauridina (AzUR) (6-azauridine (AzUR)). Triazine analogue of uridin.
azeotrópico (azeotropic). Denoting or characteristic of an azeotrope.
azeotropo (azeotrope). A mixture of two liquids that boils without change in proportion of the two liquids, either in the liquid or the vapor phase; e.g., 95% ethanol.
a. éter-halotano (halothane-ether a.).
azida (azide). A compound that contains the monovalent $—N_3$ group.
azidotimidina (AZT) (azidothymidine (AZT)). Zidovudine.
azlocilina sódica (azlocillin sodium). An extended spectrum penicillin.
azo- (azo-). Prefix denoting the presence in a molecule of the group ≡C—N=N—C≡.
azobilirrubina (azobilirubin). The red-violet pigment formed by the condensation of diazotized sulfanilic acid with bilirubin in the van den Bergh reaction.
azocarmín B, azocarmín G (azocarmine B, azocarmine G). Red acid dyes.
azoemia (azotemia). Uremia.
a. no renal, prerrenal (nonrenal a., prerenal a.).
azoémico (azotemic). Relating to azotemia.
azofloxina (azophloxin). Amidonaphthol red.
azogue (quicksilver). Mercury.
azoico (azoic). Containing no living things; without organic life.

azol (azole). Pyrrole.
azolitmina (azolitmin). A purplish red coloring matter.
azoospermia (azoospermia). Absence of living spermatozoa in the semen.
azoproteína (azoprotein). Any of the modified proteins produced by treatment with diazonium derivatives of various aromatic amines.
azosulfamida (azosulfamide). A reddish derivative, soluble in water, less toxic but less effective than sulfanilamide.
azotermia (azothermia). Fever resulting from uremia.
azouria (azoturia). An increased elimination of urea in the urine.
a. de los caballos (a. of horses). Paralytic myoglobinuria; Monday morning sickness; hemoglobinemia paralytica.
AZT (AZT). Abbreviation for azidothymidine.
aztreonam (aztreonam). A synthetic bactericidal monobactam antibiotic with a wide spectrum of activity.
azúcar (sugar). One of the sugars.
a. de abedul (beechwood s.). Xylose.
a. de aceite (oil s.). Oleosaccharum.
a. de almidón (starch s.). Glucose.
a. aminado 1. (amino s.'s). S.'s that contain an amino group; e.g., glucosamine. **2.** (amino s.). S. that contains an amino group; e.g., glucosamine.
a. de arce (maple s.). S. obtained from *Hacer saccharinum*.
a. de caña (cane s.). Sucrose.
a. cerebral (brain s.). Galactose.
a. desoxi (deoxy s.). A s. containing fewer oxygen atoms than carbon atoms and in which, consequently, one or more carbons in the molecule lack an attached hydroxyl group.
a. frutal (fruit s.). Fructose.
a. de gelatina (gelatin s.). Glycine.
a. invertida (invert s.).
a. de leche (milk s.). Lactose.
a. de madera (wood s.). Xylose.
a. de maíz (corn s.). Glucose.
a. de malta (malt s.). Maltose.
a. de maná (manna s.). Mannitol.
a. de pectina (pectin s.). Arabinose.
a. de plomo (s. of lead). Lead acetate.
a. reductor (reducing s.).
a. de remolacha (beet s.). Sucrose.
a. de la sangre (blood s.). Glucose.
a. soluble específica (specific soluble s.). Specific capsular substance.
a. de uva (grape s.). Glucose.
azúcares (sugars). Those carbohydrates (saccharides) having the general composition $(CH_2O)_n$ and simple derivatives thereof.
fórmulas conformacionales de Haworth de a. cíclicos (Haworth conformational formulas of cyclic s.).
fórmulas de proyección de Fischer de a. (Fischer projection formulas of s.).
fórmulas en perspectiva de Haworth de a. cíclicos (Haworth perspective formulas of cyclic s.).
azufre (sulfur (S)). Brimstone; an element, symbol S, atomic no. 16, atomic weight 32.066, that combines with oxygen to form s. dioxide and s. trioxide, and these with water to make strong acids, and with many metals and nonmetallic elements to form sulfides.
a. blando (soft s.).
dióxido de a. (sulfur d.).
hígado de a. (liver of s.). Sulfurated potash.
a. humectable (wettable s.).
a. lavado (washed s.).
a. precipitado (precipitated s.). Milk of sulfur; lac sulfuris.
rollos de a. (roll s.).
a. sublimado (sublimed s.). Flowers of sulfur.
trióxido de a. (s. trioxide).
a. vegetal (vegetable s.). Lycopodium.
yoduro de a. (s. iodide).
azufre, grupo del (sulfur group). The elements sulfur, selenium, and tellurium.
azul 1. (blue). A color between green and violet on the spectrum. **2.** (azul). Pinta.
a. alcalino de toluidina O (alkaline toluidine blue O).
a. alciano (Alcian blue). A complex phthalocyanin dye.
a. de anilina (aniline blue).
a. azovan (azovan blue). Evans blue.
a. B celestino (celestine blue B). A dye recommended as a substitute for hematoxylin when it is unavailable.
a. de Berlín (Berlin blue).
a. brillante de cresilo (brilliant cresyl blue).
a. de bromofenol 1. (bromophenol blue). Bromphenol blue. **2.** (bromphenol blue). Bromophenol blue.
a. de bromotimol (bromthymol blue).
a. de Evans (Evans blue). Azovan blue.
índigo a. (indigo blue). Indigo.
a. de isamina (Isamine blue). Pyrrol blue.
a. de isosulfano (isosulfan blue).
a. de leucometileno (leucomethylene blue). Methylene white; the reduced and colorless form of methylene blue.
a. leucopatente (leuco patent blue). Patent blue V.
a. de metileno (methylene blue).
a. de metileno de Kühne (Kühne's methylene blue).
a. de metileno de Loeffler (Loeffler's methylene blue).
a. de metileno nuevo (new methylene blue).
a. de metileno policromo (polychrome methylene blue).
a. de metilo (methyl blue).
a. Nilo A (Nile blue A).
a. patente V (patent blue V). Leuco patent blue.
a. pirrol (pyrrol blue). Isamine blue.
a. de Prusia (Prussian blue). Berlin blue.
a. rápido Luxol (Luxol fast blue).
a. de rodanilo (rhodanile blue).
a. timol (thymol blue).
a. de toluidina O (toluidine blue O).
a. trípano (trypan blue).
a. Victoria (Victoria blue).
azur (azure). A term for a group of basic blue methylthionine or phenothiazine dyes.
AZUR (AZUR). Abbreviation for 6-azauridine.
azur de metileno (methylene azure). Azure I.
azurófilo (azurophil, azurophile). Staining readily with an azure dye.
azurresina (azuresin). Quinine carbacrylic resin.

B

B (B). **1.** Symbol for boron. **2.** As a suscript, refers to barometric pressure.
Ba (Ba). Symbol for barium.
babesiosis (babesiosis). Piroplasmosis; a disease caused by infection with a species of *Babesia*.
b. bovina (bovine b.). Bovine hemoglobinuria; redwater fever; Texas fever.
b. canina (canine b.).
b. equina (equine b.). Biliary fever of horses; equine biliary fever.
b. humana (human b.).
bacalao (cod). A common marine fish (family Gadidae) related to the haddock and pollack.
bacampicilina, clorhidrato de (bacampicillin hydrochloride). A semisynthetic penicillin with the same activity and uses as ampicillin.
bacciforme o baciforme (bacciform). Berry-shaped.
bacía (basin). A receptacle for fluids.
b. de pus (pus b.).
b. para vómitos, renal (emesis b., kidney b.).
bacilar (bacillar, bacillary). Shaped like a rod; consisting of rods or rodlike elements.
bacilemia (bacillemia). The presence of rod-shaped bacteria in the circulating blood.
baciliforme (bacilliform). Rod-shaped.
bacilina (bacillin). An antibiotic substance produced by *Bacillus subtilis*.
Bacille bilié de Calmette-Guérin (BCG) (Bacille bilié de Calmette-Guérin (BCG)). Calmette-Guérin bacillus; an attenuated strain of *Mycobacterium bovis* used in the preparation of BCG vaccine.
bacilo (bacillus, pl. bacilli). **1.** A vernacular term used to refer to any member of the genus *Bacillus*. **2.** Term formerly used to refer to any rod-shaped bacterium.
b. de Abel (Abel's b.). *Klebsiella ozaenae*.
b. del aborto (abortus b.). *Brucella abortus*.
b. del ácido láctico (lactic acid b.). A member of the genus *Lactobacillus*.
b. del acné (acne b.). *Propionibacterium acnes*.
b. de Bang (Bang's b.). *Brucella abortus*.
b. de Battey (Battey b.). *Mycobacterium intracellulare*.
b. de Bordet-Gengou (Bordet-Gengou b.). *Bordetella pertussis*.
b. de Calmette-Guérin (Calmette-Guérin b.). Bacille bilié de Calmette-Guérin.
b. del cólera (cholera b.). *Vibrio cholerae*.
b. colónico (colon b.). *Escherichia coli*.
b. en coma (comma b.). *Vibrio cholerae*.
b. de la disentería (dysentery b.).
b. Döderlein (Döderlein's b.).
b. de Ducrey (Ducrey's b.). *Haemophilus ducreyi*.
b. de Eberth (Eberth's b.). *Salmonella typhi*.
b. de Flexner (Flexner's b.). *Shigella flexneri*.
b. de Friedländer (Friedländer's b.). *Klebsiella pneumoniae*.
b. de Gärtner (Gärtner's b.). *Salmonella enteritidis*.
b. gaseoso (gas b.). *Clostridium perfringens*.
b. Ghon-Sachs (Ghon-Sachs b.). *Clostridium septicum*.
b. de Hansen (Hansen's b.). *Mycobacterium leprae*.
b. del heno (hay b.). *Bacillus subtilis*.
b. del heno de fleo (timothy hay b.). *Mycobacterium phlei*.
b. de la hierba (grass b.). *Bacillus subtilis*.
b. de Hofmann (Hofmann's b.). *Corynebacterium pseudodiphtheriticum*.
b. de la influenza (influenza b.). *Haemophilus influenzae*.
b. de Johne (Johne's b.). *Mycobacterium paratuberculosis*.
b. de Kitasato (Kitasato's b.). *Yersinia pestis*.
b. de Klebs-Loeffler (Klebs-Loeffler b.). *Corynebacterium diphtheriae*.
b. de Koch (Koch's b.). **1.** *Mycobacterium tuberculosis*. **2.** *Vibrio cholerae*.
b. de Koch-Weeks (Koch-Weeks b.). *Haemophilus influenzae*.
b. de la lepra (leprosy b.). *Mycobacterium leprae*.
b. de Loeffler (Loeffler's b.). *Corynebacterium diphtheriae*.
b. de Morgan (Morgan's b.). *Proteus morganii*.
b. de Much (Much's b.).
b. del muermo (glanders b.). *Pseudomonas mallei*.
b. de la necrosis (necrosis b.). *Fusobacterium necrophorum*.
b. de la niebla (mist b.). *Mycobacterium smegmatis* (formerly *M. lacticola*).
b. del paracolon (paracolon b.).
b. de la paradisentería (paradysentery b.). *Shigella flexneri*.
b. paratifoideo (paratyphoid b.).
b. de Park-Williams (Park-Williams b.).
b. del pasto de Moeller (Moeller's grass b.). *Mycobacterium phlei*.
b. de la peste (plague b.). *Yersinia pestis*.
b. de Pfeiffer (Pfeiffer's b.). *Haemophilus influenzae*.
b. de Plaut (Plaut's b.). Probably *Fusobacterium nucleatum*.
b. de Plotz (Plotz b.).
b. de Preisz-Nocard (Preisz-Nocard b.). *Corynebacterium pseudotuberculosis*.
b. del pus azul (blue pus b.). *Pseudomonas aeruginosa*.
b. del ratón campestre (vole b.).
b. de Sachs (Sachs' b.). *Clostridium septicum*.
b. de Schmorl (Schmorl's b.). *Fusobacterium necrophorum*.
b. de Schottmüller (Schottmüller's b.). *Salmonella schottmülleri*.
b. de Shiga (Shiga b.). *Shigella dysenteriae*.
b. de Shiga-Kruse (Shiga-Kruse b.). *Shigella dysenteriae*.
b. de Sonne (Sonne b.). *Shigella sonnei*.
b. tifoideo (typhoid b.). *Salmonella typhi*.
b. tuberculoso (tubercle b.). *Mycobacterium tuberculosis* (human); *M. bovis* (bovine); *M. avium* (avian).
b. de Vincent (Vincent's b.). Probably *Fusobacterium nucleatum*.
b. de Weeks (Weeks' b.). *Haemophilus influenzae*.
b. de Welch (Welch's b.). *Clostridium perfringens*.
b. de Whitmore (Whitmore's b.). *Pseudomonas pseudomallei*.
bacilomixina (bacillomyxin). An antibiotic active against certain pathogenic fungi obtained from cultures of *Bacillus subtilis*.
bacilosis (bacillosis). A general infection with bacilli.
baciluria (bacilluria). The presence of bacilli in the urine.
bacitracina (bacitracin). An antibacterial antibiotic polypeptide.
backcross (backcross). **1.** Mating of an individual heterozygous for one or more gene pairs to an individual homozygous for the same gene pairs. **2.** Testcross.
baclofeno (baclofen). A muscle relaxant used in the symptomatic treatment of spinal cord injuries and multiple sclerosis.
bacteremia (bacteremia). Bacteriemia; the presence of viable bacteria in the circulating blood.
bacteria (bacterium, pl. bacteria). A unicellular prokaryotic microorganism.
b. azul verde (blue-green b.) Cyanobacteria.
b. de Binn (Binn's b.)
b. de Chauveau (Chauveau's b.). Former name for *Clostridium chauvoei*.
b. endotérica (endoteric b.). A b. that forms an endotoxin.
b. exotérica (exoteric b.). A b. that secretes an exotoxin.
b. lisogénica (lysogenic b.).
b. piógena (pyogenic b.).
bacteriano (bacterial). Relating to bacteria.
bactericida **1.** (bactericidal). Bacteriocidal; causing the death of bacteria. **2.** (bactericide). Bacteriocide; an agent that destroys bacteria.
b. específico (specific bactericide).

bactericolia (bactericholia). Bacteria in bile.
bactéride (bacterid). **1.** A recurrent or persistent eruption of discrete sterile pustules of the palms and soles. **2.** A dissemination of a previously localized bacterial skin infection.
bacteriemia (bacteriemia). Bacteremia.
bacterio- (bacterio-, bacteri-). Combining forms relating to bacteria.
bacterioaglutinina (bacterioagglutinin). An antibody that agglutinates bacteria.
bactriocida **1.** (bacteriocide). Bactericide. **2.** (bacteriocidal). Bactericidal.
bacteriocidina (bacteriocidin). Antibody having bactericidal activity.
bacteriocinas (bacteriocins). Proteins that are produced by certain bacteria possessing bacteriocinogenic plasmids.
bacteriocinógenos (bacteriocinogens). Bacteriocinogenic plasmids.
bacterioclasis (bacterioclasis). Fragmentation of bacteria, as in the Twort phenomenon.
bacterioclorina (bacteriochlorin). The basic structure of the bacteriochlorophylls.
bacterioclorofila (bacteriochlorophyll). Magnesium bacteriopheophytinate; either of two forms of chlorophyll: α or β.
bacteriofagia (bacteriophagia). Twort-d'Herelle phenomenon.
bacteriófago (bacteriophage). Phage; a virus with specific affinity for bacteria, and the active agent in d'Herelle's phenomenon.
  b. atemperado (temperate b.).
  b. defectivo (defective b.). Defective phage.
  b. filamentoso (filamentous b.).
  b. maduro (mature b.). The complete, infective form of b.
  b. tifoideo (typhoid b.). B. specific for *Salmonella typhosa*.
  b. vegetativo (vegetative b.).
  b. virulento (virulent b.).
bacteriofagología (bacteriophagology). Protobiology; the study of bacteriophages.
bacteriofeofitina (bacteriopheophytin). Bacteriopheophorbide with a phytyl ester on the C-17 propionic residue.
bacteriofeoforbida (bacteriopheophorbide). Bacteriophorbin with the side-chains found in bacteriochlorophyll, but lacking the phytyl group.
bacteriofeoforbina (bacteriopheophorbin). De-esterified bacteriopheophorbide, derived from bacteriochlorin.
bacteriofitoma (bacteriophytoma). A growth in plant tissues produced by bacteria.
bacteriofluoresceína (bacteriofluorescin). A fluorescent material produced by bacteria.
bacterioforbina (bacteriophorbin). Phorbin further saturated by addition of two hydrogens to C-7 and C-8.
bacteriogénico (bacteriogenic). Caused by bacteria.
bacteriógeno (bacteriogenous). **1.** Producing bacteria. **2.** Of bacterial origin or causation.
bacterioide (bacterioid). Resembling bacteria.
bacteriolisina (bacteriolysin). Specific antibody that combines with bacterial cells (i.e., antigen) and, in the presence of complement, causes lysis or dissolution of the cells.
bacteriólisis (bacteriolysis). The dissolution of bacteria.
bacteriolítico (bacteriolytic). Pertaining to lytic destruction of bacteria; manifesting the ability to cause dissolution of bacterial cells.
bacteriología (bacteriology). The branch of science concerned with the study of bacteria.
  b. sistemática (systematic b.).
bacteriológico (bacteriologic, bacteriological). Relating to bacteria or to bacteriology.
bacteriólogo (bacteriologist). One who primarily studies or works with bacteria.
bacteriopexia (bacteriopexy). Immobilization of bacteria by phagocytic cells.
bacterioproteína (bacterioprotein). One of the albuminous substances, or proteins, within the cells of bacteria.
bacteriopsonina (bacteriopsonin). An opsonin acting upon bacteria, as distinguished from a hemopsonin which affects red blood corpuscles.
bacteriosis (bacteriosis). A localized or generalized bacterial infection.
bacteriostasis (bacteriostasis). An arrest or retardation of growth of bacteria.
bacteriostático (bacteriostatic). Inhibiting or retarding the growth of bacteria.
bacterióstato (bacteriostat). Any agent that inhibits or retards bacterial growth.
bacteriotóxico (bacteriotoxic). Poisonous or toxic to bacteria.
bacteriotripsina (bacteriotrypsin). A trypsin-like enzyme produced by bacteria, particularly *Vibrio cholerae*.
bacteriotrópico (bacteriotropic). Turning toward or moving in the direction of bacteria; having an affinity for bacteria.
bacteriotropina (bacteriotropin). A constituent of the blood, usually a specific antibody, i.e., opsonin, that combines with bacterial cells and renders them more susceptible to phagocytes.
bacteriuria (bacteriuria). The presence of bacteria in the urine.
bacteroide (bacteroid). Resembling bacteria.
bacteroidosis (bacteroidosis). Infection with *Bacteroides*.
baculiforme (baculiform). Rod-shaped.
báculo de Esculapio (staff of Aesculapius). A rod with only one serpent encircling it and without wings.
baculum (baculum). Os penis.
bagazosis (bagassosis). Extrinsic allergic alveolitis following exposure to sugar cane fiber (bagasse).
bahía (bay). **1.** In anatomy, a recess containing fluid. **2.** Especially, the lacrimal b.
  b. celómicas (celomic b.'s).
  b. lagrimal (lacrimal b.). Lacus lacrimalis.
BAL (British anti-Lewisite, BAL). Dimercaprol.
balance (balance). The difference between intake and utilization, storage, or excretion of a substance by the body.
balanceo (wobble). In molecular biology, unorthodox pairing between the base at the 5' end of an anticodon and the base that pairs with it (in the 3' position of the codon); thus, the anticodon 3'-UCU-5' may pair with 5'AGA-3' (normal or Watson-Crick pairing) or with 5'-AGG-3' (wobble).
balánico (balanic). Relating to the glans penis or glans clitoridis.
balanitis (balanitis). Inflammation of the glans penis or clitoris.
  b. circinada (b. circinata).
  b. circunscripta plasmacelular (b. circumscripta plasmacellularis). B. of Zoon.
  b. diabética (b. diabetica).
  b. de plasmocitos (plasma cell b.). B. of Zoon.
  b. xerótica obliterante (b. xerotica obliterans).
  b. de Zoon (b. of Zoon). Zoon's erythroplasia.
balano- (balano-, balan-). Combining forms relating to the glans penis.
balanoblenorrea (balanoblennorrhea). Obsolete term for gonorrheal inflammation of the external surface of the glans penis.
balanocele (balanocele). Obsolete term for protrusion of the glans penis through a gangrenous opening in the prepuce.
balanoplastia (balanoplasty). Plastic surgery of the glans penis.
balanopostitis (balanoposthitis). Inflammation of the glans penis and overlying prepuce.
balanoprepucial (balanopreputial). Relating to the glans penis and the prepuce.
balanorragia (balanorrhagia). Obsolete term for running discharge from the glans penis.
balanorrea (balanorrhea). Obsolete term for balanitis with a purulent discharge.
balantidiasis (balantidiasis). Balantidosis; a disease caused by the presence of *Balantidium coli* in the large intestine; characterized by diarrhea, dysentery, and occasionally ulceration.
balantidiosis (balantidosis). Balantidiasis.
balanus (balanus). Glans penis.
balanza (balance). An apparatus for weighing; e.g., scales.
  b. de Wilhelmy (Wilhelmy b.).
balbucir (stammer). **1.** To hesitate in speech, halt, repeat, and mispronounce, by reason of embarrassment, agitation, unfamiliarity with the subject, or as yet unidentified physiologic causes.. **2.** To mispronounce or transpose certain consonants in speech.
balismo **1.** (ballism). Ballismus. **2.** (ballismus). Ballism; the occurrence of lively jerking or shaking movements, especially as observed in chorea.

balistocardiografía (ballistocardiography). **1.** The graphic recording of movements of the body imparted by ballistic forces. **2.** The study and interpretation of ballistocardiograms.
balistocardiógrafo (ballistocardiograph). Instrument for taking a ballistocardiogram.
balistocardiograma (ballistocardiogram). A record of the body's recoil caused by cardiac contraction and the ejection of blood into the aorta.
balistofobia (ballistophobia). Morbid fear of a projectile or missile.
ballet cardíaco (cardiac ballet). Short runs of cardiac dysrhythmia consisting of uniform sequences of repetitive multiform extrasystoles.
balneoterapia (balneotherapeutics, balneotherapy). Immersion of part or all of the body in a mineral water bath as a form of therapy.
balón **1.** (balloon). An inflatable spherical or ovoid device used to retain tubes or catheters in, or provide support to, various body structures. **2.** (flask). A small receptacle, usually of glass, used for holding liquids, powder, or gases.
b. coronal (crown flask). Denture f.
b. dental (denture flask). Crown f.
b. de Dewar (Dewar flask). Vacuum f.
b. de Erlenmeyer (Erlenmeyer flask).
b. de Fernbach (Fernbach flask).
b. de Florence (Florence flask).
b. de inyección (injection flask).
b. de moldeo (casting flask). Refractory f.
b. refractario (refractory flask). Casting f.; casting ring.
b. de vacío (vacuum flask). Dewar f.
b. volumétrico (volumetric flask).
balonizar (balloon). To distend a body cavity with a gas or fluid to facilitate its examination.
balsámico (balsamic). **1.** Relating to balsam. **2.** Fragrant.
bálsamo **1.** (balm). A soothing application. **2.** (balm). An ointment, especially a fragrant one. **3.** (balsam). Balm; a fragant, resinous or thick, oily exudate from various trees and plants.
b. del Canadá (Canada balsam). Canada turpentine.
b. de copaiba (balsam of copaiba). Copaiba.
b. dulce (sweet b.). Melissa.
b. de Gilead (b. of Gilead). Mecca balsam; opobalsamum.
b. de la Meca (Mecca balsam). Balm of Gilead.
b. de la montaña (mountain b.). Eriodictyon.
b. del Perú (balsam of Peru).
b. de Tolú (Tolu balsam).
bametán, sulfato de (bamethan sulfate). A sympathomimetic amine used as a peripheral vasodilator.
bamifilina, clorhidrato de (bamifylline hydrochloride). A vasodilator and smooth muscle relaxant.
bamipina (bamipine). An antihistaminic.
banco de sangre (blood bank). A place, usually a separate part or division of a hospital laboratory or a separtate free-standing facility in which blood is collected from donors, typed, separated into several components, stored and/or prepared for transfusion to recipients.
bancroftiasis, bancroftosis (bancroftiasis, bancroftosis). Infection with *Wuchereria bancrofti*.
banda **1.** (stripe). In anatomy, a streak, line, band or stria. **2.** (band). Any appliance or part of an apparatus that encircles or binds a part of the body. See also zone. **3.** (band). A narrow strip containing one or more macromolecules (on occasions, small molecules) detected in electrophoresis or certain types of chromatography.
b. A (A band's). A disks; anisotropic disks; Q b.'s; Q disks.
b. de absorción (absorption band).
b. amnióticas (amniotic band's). Amniotic adhesions; annular b.
b. anogenital (anogenital band).
b. anular (annular band). Amniotic b.'s.
b. auriculoventricular (atrioventricular band). Truncus atrioventricularis.
b. de Baillarger (Baillarger's band's). Baillarger's lines.
b. de Bechterew (Bechterew's band). B. of Kaes-Bechterew.
b. celulares de Essick (Essick's cell band's).
b. de Clado (Clado's band).
b. en coma de Schultze (comma tract of Schultze). Semilunar fasciculus.
b. de contracción (contraction band).
b. coronaria (coronary band). Corium coronae.
b. cromosómica (chromosome band).
b. diagonal de Broca (Broca's diagonal band).
b. del gancho de Giacomini (uncus band of Giacomini). B. of Giacomini.
b. de Gennari **1.** (s. of Gennari) Line of Gennari. **2.** (Gennari's band). Line of Gennari.
b. de Giacomini (band of Giacomini). Uncus b. of Giacomini.
b. H (H band). H disk; Hensen's disk; Hensen's line.
b. de Hensen (Hensen's s.). A band on the undersurface of the membrana tectoria of the cochlear duct.
b. de Hoche (Hoche's bundle).
b. de Hunter-Schreger (Hunter-Schreger band's). Hunter-Schreger lines.
b. I (I band). I disk; isotropic disk.
b. de Kaes-Bechterew (band of Kaes-Bechterew).
b. de Killian (Killian's bundle). Inferior constrictor muscle of pharynx.
b. de Ladd (Ladd's band).
b. de Lane (Lane's band). Lane's kink.
b. M (M band). M line.
b. de Mach (Mach's band).
b. matriz (matrix band).
b. de Meckel (Meckel's band). Meckel's ligament.
b. moderadora (moderator band). Trabecula septomarginalis.
b. ortodóntica (orthodontic band).
b. del pecten (pecten band).
b. perióplica (perioplic band).
b. Q (Q band's). A b.'s.
b. de Rathke (Rathke's bundle's). Trabeculae carneae.
b. de Reil (Reil's band). **1.** Trabecula septomarginalis. **2.** Lemniscus medialis.
b. de Simonart (Simonart's band's).
b. de Soret (Soret band).
b. de Streeter (Streeter's band's). Amniotic b.'s.
b. ventricular laríngea (ventricular band of larynx). Plica vestibularis
b. Z (Z band). Z line.
b. zonular (zonular band). Zona orbicularis.
bandeja (tray). A flat receptacle with raised edges.
b. para impresiones (impression t.).
b. de recocido (annealing t.).
b. de resina acrílica (acrylic resin t.).
bandeleta (band). A bandlike anatomical structure; tract.
b. cólicas (b.'s of colon). Teniae coli.
b. iliotibial (iliotibial b.). Tractus iliotibialis.
b. libre (tenia libera). [*tenia libera*, NA]. Teniae coli.
b. de Maissiat (Maissiat's b.). Tractus iliotibialis.
b. mesocólica (tenia mesocolica). [*tenia mesocolica*, NA]. Teniae coli.
b. musculares del colon (teniae coli). [*teniae coli*, NA]. Bands of colon; colic teniae.
b. olfatoria (olfactory tract). [*tractus olfactorius*, NA].
b. omental (tenia omentalis). [*tenia omentalis*, NA]. Teniae coli.
b. óptica (optic tract). Optic t.
bandeo (banding). The process of differential staining of metaphase chromosomes of cells to reveal the characteristic patterns of bands that permit identification of individual chromosomes.
b. de alta resolución (high-resolution b.).
b. BrDU (BrDu-b.).
b. C (C-b.).
b. G (G-b.).
b. inverso (reverse b.).
b. NOR (NOR-b.).
b. de prometafase (prometaphase b.).
b. Q (Q-b.).
b. R (R-b.).
banisterina (banisterine). Harmine.
baño (bath). **1.** Immersion of the body or any of its parts in water or any other yielding or fluid medium, or application of such medium in any form to the body or any of its parts. **2.** Apparatus used in giving a b. of any form.
b. de aceite (oil b.).
b. de agua (water b.).
b. de agujas (needle b.).
b. de arena (sand b.).

b. de asiento (sitz b.).
b. coloide (colloid b.).
b. de contraste (contrast b.).
b. de ducha (douche b.).
b. eléctrico, electroterapéutico (electric b., electrotherapeutic b.).
b. Greville (Greville b.).
b. hafussi (hafussi b.).
b. hidroeléctrico (hydroelectric b.). Electric b.
b. de inmersión lumínica (dousing b.).
b. Nauheim (Nauheim b.). Nauheim treatment.
b. de sol (light b.).

bar (bar). A unit of pressure equal to 1 megadyne (10^6dyne) per cm^2 in the CGS system, 0.987 atmosphere, or $10^5N/m^2$ in the SI system.
baragnosis (baragnosis). Failure to appreciate the weight of objects held in the hand.
barba (barba). **1.** [*barba*, NA]. The beard. **2.** A hair of the beard.
barbaloína (barbaloin). Aloin.
barbeiro (barbeiro). Brazilian term for the bloodsucking hemipteran triatomid bug, *Panstrongylus megistus*, an important vector of Chagas' disease, caused by *Trypanosoma cruzi*.
barbital (barbital). Barbitone, veronal; a hypnotic and sedative.
barbitona (barbitone, veronal). Barbital.
barbiturato (barbiturate). A derivative of barbituric acid, including phenobarbital and others.
barbiturismo (barbiturism). Chronic poisoning by any of the derivatives of barbituric acid.
barbotaje (barbotage). A method of spinal anesthesia.
barbula hirci (barbula hirci). The hairs growing from the tragus, antitragus, and incisura intertragica at the opening of the external acoustic meatus.
barestesia (baresthesia). Pressure sense.
barestesiómetro (baresthesiometer). An instrument for measuring the pressure sense.
bari- (bary-). Combining form meaning heavy.
baria (barye). The CGS unit of pressure, equal to 1 dyne/cm^2.
bariatría (bariatrics). That branch of medicine concerned with the management (prevention or control) of obesity and allied diseases.
bariátrico (bariatric). Relating to bariatrics.
baricidad (baricity). The weight of one substance compared to the weight of an equal volume of another substance at the same temperature.
bárico (baric). Relating to barometric pressure (as in isobar) or to weight generally.
barifonía (baryphonia). Baryglossia; barylalia; a deep voice.
bariglosia (baryglossia). Baryphonia.
barilalia (barylalia). Baryphonia.
barimazia (barymazia). Rarely used term for hypertrophy of the breast.
bario (barium). A metallic, alkaline, divalent earth element; symbol Ba, atomic weight 137.36, atomic no. 56.
cloruro de b. (b. chloride).
hidróxido de b. (b. hydroxide).
óxido de b., monóxido de b. (b. oxide, b. monoxide). Barite.
sulfato de b. (b. sulfate).
sulfuro de b. (b. sulfide).

barita (baryta). Barium oxide.
barito- (baryto-). Prefix indicating the presence of barium in a mineral.
baritosis (baritosis). A form of pneumoconiosis caused by barite or barium dust.
barn (barn). A unit of area for effective cross-section of atomic nuclei with respect to atomic projectiles; equal to $10^{-24}cm^2$.
barnices dentales (varnish (dental)). Vernix solutions of natural resins and gums in a suitable solvent, of which a thin coating is applied over the surfaces of the cavity preparations before placement of restorations.
baro- (baro-). Combining form relating to weight or pressure.
baroceptor (baroceptor). Baroreceptor.
barofílico (barophilic). Thriving under high environmental pressure; applied to microorganisms.
barógrafo (barograph). Barometrograph; a device that gives a continuous record of barometric pressure.
barometrógrafo (barometrograph). Barograph.
barorreceptor (baroreceptor). Baroceptor; pressoreceptor.
barorreflejo (baroreflex). A reflex triggered by stimulation of a baroreceptor.
baroscopio (baroscope). An instrument measuring changes in atmospheric pressure.
barosinusitis (barosinusitis). Aerosinusitis.
baróstato (barostat). A pressure-regulating device or structure, such as the baroreceptors of the carotid sinus and aortic arch.
barotaxis (barotaxis). Barotropism; reaction of living tissue to changes in pressure.
barotitis media (barotitis media). Aerotitis media.
barotraumatismo (barotrauma). Injury, generally to the middle ear or paranasal sinuses, resulting from imbalance between ambient pressure and that within the affected cavity.
b. ótico (otic b.).
b. sinusal (sinus b.).

barotropismo (barotropism). Barotaxis.
barra (bar). **1.** A segment of tissue or bone that unites two or more similar structures. **2.** A metal segment of greater length than width which serves to connect two or more parts of a removable partial denture.
b. en arco (arch b.).
b. conectora (connector b.).
b. esternal (sternal b.).
b. en hebilla (clasp b.).
b. labial (labial b.).
b. lingual (lingual b.).
b. mediana de Mercier (median b. of Mercier).
b. de Mercier (Mercier's b.). Plica interureterica.
b. palatina (palatal b.).
b. de Passavant (Passavant's b.). Passavant's cushion.
b. prismática (prism bar). A graduated series of p. b.'s mounted on a frame and used in ocular diagnosis.
b. de resto oclusal (occlusal rest b.).
b. terminal (terminal b.).
b. vesical (b. of bladder). Plica interureterica.

barrera (barrier). **1.** An obstacle or impediment. **2.** In psychiatry, a conflictual agent that blocks behavior which could help resolve a personal struggle.
b. hemato-cerebroespinal, hemato-LCR (blood-cerebrospinal fluid b., blood-CSF b.).
b. hematoacuosa (blood-aqueous b.).
b. hematoaérea (blood-air b.).
b. hematoencefálica (blood-brain b.).
b. incestuosa (incest b.).
b. placentaria (placental b.). Placental membrane.

barrido (sweep). The travel of the beam of a cathode ray oscilloscope from left to right, representing the time axis.
barrilla (barilla). Commercial, usually impure, sodium carbonate and sulfate.
Bart (Bart). Nickname of St. Bartholomew's Hospital in London, where hemoglobin Bart's was first isolated from a patient.
bartolinitis (bartholinitis). Inflammation of a vulvovaginal (Bartholin's) gland.
bartonelosis (bartonellosis). A disease, endemic in certain valleys of the Andes in Peru, Chile, Ecuador, Bolivia, and Colombia, caused by *Bartonella bacilliformis*.
baruria (baruria). Rarely used term for excretion of urine that has an unusually high specific gravity, e.g., greater than 1.025 to 1.030.
basal (basal). **1.** Basalis; situated nearer the base of a pyramid-shaped organ in relation to a specific reference point. **2.** In dentistry, denoting the floor of a cavity in the grinding surface of a tooth. **3.** Denoting a standard or reference state of a function, as a basis for comparison.
basalioma (basalioma). Obsolete term for basal cell carcinoma.
basalis (basalis). [*basalis* NA]. Basal.
basaloide (basaloid). Resembling that which is basal, but not necessarily basal in origin or position.
basaloma (basaloma). Obsolete term for basal cell carcinoma.
basamento (basement). **1.** Base. **2.** A cavity or space partly or completely separated from a larger space above it.
base 1. (basis). [*basis*, NA]. Base. **2.** (base). Basement; basis; the lower part or bottom. **3.** (base). In pharmacy, the chief ingredient of a mixture. **4.** (base). In chemistry, an electropositive element (cation) that unites with an anion to form a salt. **5.** (base). Nitrogen-containing organic compounds. **6.** (base). Cations, or substances

forming cations. **7.** (base). An element or radical containing an unshared pair of electrons (Lewis concept).

b. de ácidos nucleicos (nucleic acid base). A purine or pyrimidine.
b. aldehído (aldehyde base). Obsolete term for an imide.
b. de apoyo dental (tooth-borne base).
b. de Brønsted (Brønsted base).
b. del caracol **1.** (b. cochleae). [*basis cochleae*, NA]. Base of cochlea. **2.** (base of cochlea). [*basis cochleae*, NA].
b. del cartílago aritenoides (base of arytenoid cartilage). [*basis cartilaginis arytenoideae*, NA].
b. de cemento (cement base). Cavity preparation b.
b. del cerebro **1.** (base of brain). Facies inferior cerebri. **2.** (b. cerebri). [*facies inferior cerebri*, NA].
b. de la columela **1.** (b. modioli). [*basis modioli*, NA]. Base of modiolus. **2.** (base of modiolus). [*basis modioli*, NA].
b. del corazón **1.** (b. cordis). [*basis cordis*, NA]. Base of heart. **2.** (base of heart). [*basis cordis*, NA].
b. craneal anterior (anterior cranial base). Fossa cranii anterior.
b. craneal externa (b. cranii externa). [*basis cranii externa*, NA]. Base of skull; norma basilaris.
b. craneal interna **1.** (b. cranii interna). [*basis cranii interna*, NA]. Base of skull. **2.** (internal base of skull). [*basis cranii interna*, NA].
b. del cráneo **1.** (cranial base). [*basis cranii interna*, NA]. **2.** (base of skull). [*basis cranii interna*, NA].
b. dental (denture base).
b. dental coloreada (tinted denture base).
b. del estribo **1.** (b. stapedis). [*basis stapedis*, NA]. Base of stapes. **2.** (base of stapes). [*basis stapedis*, NA].
b. de la falange **1.** (b. phalangis). [*basis phalangis*, NA]. Base of phalanx. **2.** (base of phalanx). [*basis phalangis*, NA].
b. de goma laca (shellac base). A resinous wafer adapted to maxillary or mandibular casts to form baseplates.
b. de hexonas, de histonas (hexone base's, histone b.'s).
b. del hueso metacarpiano **1.** (b. ossis metacarpalis). [*basis ossis metacarpalis*, NA]. Base of metacarpal bone. **2.** (base of metacarpal bone). [*basis ossis metacarpalis*, NA].
b. del hueso metatarsiano **1.** (b. ossis metatarsalis). [*basis ossis metatarsalis*, NA]. Base of metatarsal bone. **2.** (base of metatarsal bone). [*basis ossis metatarsalis*, NA].
b. del hueso sacro **1.** (b. ossis sacri). [*basis ossis sacri*, NA]. Base of sacrum. **2.** (base of sacrum). [*basis ossis sacri*, NA].
b. de la lengua (base of tongue). Radix linguae.
b. de la mandíbula **1.** (b. mandibulae). [*basis mandibulae*, NA]. Base of mandible. **2.** (base of mandible). [*basis mandibulae*, NA].
b. metálica (metal base).
b. nucleínica (nucleinic base). Obsolete term for purine.
b. peduncular (b. pedunculi). Crus cerebri.
b. de la pirámide renal **1.** (b. pyramidis renis). [*basis pyramidis renis*, NA]. Base of renal pyramid. **2.** (base of renal pyramid). [*basis pyramidis renis*, NA].
b. de preparación cavitaria (cavity preparation base). Cement b.
b. presora (pressor base). Pressor amine; pressor substance.
b. de la próstata **1.** (b. prostatae). [*basis prostatae*, NA]. Base of prostate. **2.** (base of prostate). [*basis prostatae*, NA].
b. pulmonar **1.** (b. pulmonis). [*basis pulmonis*, NA]. Base of lung. **2.** (base of lung). [*basis pulmonis*, NA].
b. de registro (record base). Baseplate.
b. de resina acrílica (acrylic resin base).
b. de la rótula **1.** (b. patellae). [*basis patellae*, NA]. Base of patella. **2.** (base of patella). [*basis patellae*, NA].
b. de Schiff (Schiff base).
b. temporaria (temporary base). Baseplate.
b. vegetal (vegetable base). Alkaloid.
b. de la vejiga (base of bladder). Fundus vesicae urinariae.

basedoide (basedoid). Denoting a condition resembling Graves' disease (Basedow's disease), but without toxic symptoms.
basedowiano (basedowian). Described by or attributed to K. Basedow.
Basle Nomina Anatomica (BNA) (Basle Nomina Anatomica (BNA)). The name adopted in 1895 in Basel, Switzerland (French spelling, Basle) by members of the German Anatomical Society which met to compile a Latin nomenclature of anatomical terms.
basi-, basio-, baso- (basi-, basio-, baso-). Combining forms meaning base, or basis.
basial (basialis). Relating to a basis or the basion.
basialveolar (basialveolar). Relating to both basion and alveolar points.
basicidad (basicity). **1.** The valence or combining power of an acid, or the number of replaceable atoms of hydrogen in its molecule. **2.** The characteristic(s) of being a chemical base.
básico (basic). Relating to a base.
basicraneal (basicranial). Relating to the base of the skull.
basidio (basidium, pl. basidia). A spore-bearing organ or conidiophore, the spore mother cell characteristic of Basidiomycetes.
basidiospora (basidiospore). A fungal spore borne on a basidium, characteristic of the class Basidiomycetes.
basiesfenoides (basisphenoid). Relating to the base or body of the sphenoid bone.
basifacial (basifacial). Relating to the lower portion of the face.
basifobia (basiphobia). Morbid fear of walking.
basihial, basihioides (basihyal, basihyoid). The base or body of the hyoid bone.
basilar (basilar, basilaris). Relating to the base of a pyramidal or broad structure.
basilateral (basilateral). Relating to the base and one or more sides of any part.
basilema (basilemma). Basement membrane.
basílico (basilicus). Denoting a prominent or important part or structure.
basinasal (basinasal). Relating to the basion and the nasion.
basioccipital (basioccipital). Relating to the basilar process of the occipital bone.
basiogloso (basioglossus). The portion of the hyoglossus muscle that originates from the body of the hyoid bone.
basión (basion). [*basion*, NA]. The middle point on the anterior margin of the foramen magnum, opposite the opisthion.
basípeto (basipetal). **1.** In a direction toward the base. **2.** Pertaining to asexual conidial production in fungi, in which successive budding of the basal conidium forms in an unbranched chain with the youngest at the base.
basitemporal (basitemporal). Relating to the lower part of the temporal region.
basivertebral (basivertebral). Relating to the body of a vertebra.
basocito (basocyte). Basophilic leukocyte.
basocitopenia (basocytopenia). Basophilic leukopenia.
basocitosis (basocytosis). Basophilic leukocytosis.
basoeritrocito (basoerythrocyte). A red blood cell that manifests changes of basophilic degeneration, such as basophilic stippling, punctate basophilia, or basophilic granules.
basoeritrocitosis (basoerythrocytosis). An increase of red blood cells with basophilic degenerative changes, frequently observed in diseases characterized by prolonged hypochromic anemia.
basofilia (basophilia). **1.** Basophilism; a condition in which there is more than the usual number of basophilic leukocytes in the circulating blood (basophilic leukocytosis) or an increase in the proportion of parenchymatous basophilic cells in an organ (in the bone marrow, basophilic hyperplasia). **2.** Grawitz' b.; a condition in which basophilic erythrocytes are found in circulating blood.

b. de Grawitz (Grawitz' b.). Basophilia.
b. hipofisaria (pituitary b.).
b. punteada (punctate b.). Stippling.

basofilismo (basophilism). Basophilia.

b. de Cushing, hipofisario (Cushing's b., pituitary b.). Cushing's syndrome.

basófilo **1.** (basophilic). Basophil; basophile; denoting tissue components having an affinity for basic dyes under specific pH conditions. **2.** (basophil, basophile). Basophilic. **3.** (basophil, basophile). A phagocytic leukocyte of the blood characterized by numerous basophilic granules containing heparin and histamine.
basófilo, basófila (basophil, basophile). A cell with granules that stain specifically with basic dyes.

b. hístico (tissue b.). Mast cell.

basofilocito (basophilocyte). Basophilic leukocyte.
basógrafo (basograph). An instrument that makes graphic records of abnormalities of gait.
basolateral (basolateral). Basal and lateral.
basometacromófilo (basometachromophil, basometachromophile). Staining metachromatically with a basic dye.
basopenia (basopenia). Basophilic leukopenia.

basoplasma (basoplasm). That part of the cytoplasm which stains readily with basic dyes.
basorina (bassorin). The insoluble portion (60 to 70%) of tragacanth that swells to form a gel.
bastoncillo (rod). **1.** A straight slender cylindrical structure or device. **2.** Rod cell of retina.
  b. analizador (analyzing r.).
  b. de Auer (Auer r.'s). Auer bodies.
  b. basal (basal r.).
  b. de Corti (Corti's r.'s). Pillar cells.
  b. del esmalte (enamel r.'s). Prismata adamantina.
  b. germinal (germinal r.). Sporozoite.
  b. de Maddox (Maddox's r.).
batería (battery). A group or series of tests administered for analytic or diagnostic purposes.
  b. de Halstead-Reitan (Halstead-Reitan b.).
bati- (bathy-). Combining form relating to depth.
batianestesia (bathyanesthesia). Loss of deep or mesoblastic sensibility.
baticardia (bathycardia). A condition in which the heart occupies a lower position than normal but is fixed there, as distinguished from cardioptosia.
batiestesia (bathyesthesia). General term for all subcutaneous sensation; i.e., sensation in the tissues beneath the skin.
batigastria (bathygastry). Gastroptosis.
batihiperestesia (bathyhyperesthesia). Exaggerated sensitiveness of the muscular tissues and other deep structures.
batihipoestesia (bathyhypesthesia). Impairment of sensation in the deeper parts; partial loss of the muscle sense.
batmotrópico (bathmotropic). Influencing nervous and muscular irritability in response to stimuli.
  b. negativamente (negatively b.).
  b. positivamente (positively b.).
bato- (batho-). Combining form relating to depth.
batocrómico (bathochromic). Denoting the shift of an absorption spectrum maximum to a longer wavelength.
batoflora (bathoflore). An atom or group of atoms that, by its presence in a molecule, shifts the latter's fluorescent radiation in the direction of longer wavelength, or reduces the fluorescence.
batofobia (bathophobia). Morbid fear of deep places or of looking into them.
bayoneta (bayonet). An instrument having a blade or nib that is offset and parallel to the shaft.
bazo (spleen). Splen, lien; a large vascular lymphatic organ, lying in the upper part of the abdominal cavity on the left side, composed of lymphatic tissue and venous sinusoids.
  b. accesorio (accessory s.). [*splen accessorius*, NA].
  b. azucarado (sugar-coated s.).
  b. céreo (waxy s.). Lardaceous s. amyloidosis of the s.
  b. céreo difuso (diffuse waxy s.).
  b. flotante (floating s.). Lien mobilis; movable s.
  b. lardáceo (lardaceous s.). Waxy s.
  b. movible (movable s.). Floating s.
  b. sagú (sago s.). Amyloidosis in the s. affecting chiefly the malpighian bodies.
BBOT (BBOT). Abbreviation for 2,5-[bis(5-*t*-butylbenzoxazol-2-yl)]thiophene.
BCG (BCG). Abbreviation for Bacille bilié de Calmette-Guérin; ballistocardiograph.
BCNU (BCNU). Carmustine.
B.D.S. (B.D.S.). Abbreviation for Bachelor of Dental Surgery.
B.D.Sc. (B.D.Sc.). Abbreviation for Bachelor of Dental Science.
Be (Be). Symbol for beryllium.
bebé (baby). An infant; a newborn child.
  b. de probeta (test-tube b.).
bebedero de molde (sprue). In dentistry, wax or metal used to from the aperture(s) for molten metal to flow into a mold to make a casting.
becantona, clorhidrato de (becanthone hydrochloride). A schistosomicide.
beclometasona, dipropionato de (beclomethasone dipropionate). A topical anti-inflammatory agent.
becquerel (Bq) (becquerel (Bq)). The SI unit of measurement of radioactivity, equal to 1 disintegration per second; 1 Bq = 3.70 × 10^{10}Ci.
befenio, hidroxinaftoato de (bephenium hydroxynaphthoate). A drug used against *Ancylostoma duodenale* and *Necator americanus*.
behaviorismo (behaviorism). Behavioral psychology.
BEI (BEI). Abbreviation for butanol-extractable iodine.
bejel (bejel). Nonvenereal endemic syphilis found chiefly among Arab children.
bel (bel). Unit expressing the relative intensity of a sound.
belemnoide (belemnoid). Dart-shaped.
beleño (henbane). Hyoscyamus.
belladona (belladonna). Deadly nightshade; *Atropa belladonna* (family Solanaceae); a perennial herb with dark purple flowers and shining purplish black berries.
belladonina (belladonnine). An artificial alkaloid derived from atropine by warming with hydrochloric acid.
belonefobia (belonephobia). Morbid fear of needles, pins, and other sharp-pointed objects.
bemegrida (bemegride). A central nervous system stimulant formerly used as an analeptic.
benacticina, clorhidrato de (benactyzine hydrochloride). An anticholinergic drug with the same actions but with approximately only one-fifth the activity of atropine.
bence- (benz-). Combining form denoting association with benzene.
benceno (benzene). Benzol; coal tar naphtha; the basic structure in the aromatic compounds.
  bromuro de b. (b. bromide). A lacrimator or tear gas.
(γ)-benceno, hexacloruro de ((γ)-benzene hexachloride). Incorrect name for 1,2,3,4,5,6-hexachlorocyclohexane (lindane).
bencenoamina (benzeneamine). Aniline.
bencepirinio, bromuro de (benzpyrinium bromide). A cholinergic drug with action and uses similar to those of neostigmine.
bencequinamida (benzquinamide). A benzoquinoline amide used as an antiemetic agent.
bencestrol (benzestrol). A synthetic estrogenic substance.
bencetiazida (benzthiazide). A diuretic and antihypertensive agent.
bencetonio, cloruro de (benzethonium chloride). A synthetic quaternary ammonium compound; germicidal and bacteriostatic.
bencidamina, clorhidrato de (benzydamine hydrochloride). An analgesic and antipyretic.
bencidina (benzidine). *p*-Diaminodiphenyl.
bencílico (benzylic). Relating to or containing benzyl.
bencilideno (benzylidene).
bencilo (benzyl).
  benzoato de b. (b. benzoate).
  benzoato-clorofenotano-etilaminobenzoato de b. (b. benzoate-chlorophenothane-ethyl aminobenzoate).
  carbinol de b. (b. carbinol). Phenylethyl alcohol.
  cinamato de b. (b. cinnamate). Cinnamein; *trans*-cinnamic benzyl ester.
  fumarato de b. (b. fumarate). Dibenzyl fumarate.
  mandelato de b. (b. mandelate).
  succinato de b. (b. succinate). Dibenzyl succinate.
benciloxicarbonilo (Cbz, Z) (benzyloxycarbonyl (Z, Cbz)). Carbobenzoxy amino-protecting radical used (as the chloride) in peptide synthesis.
bencilpenicilina (benzylpenicillin). Penicillin G.
bencimidazol (benzimidazole). A ring system comprised of a benzene ring fused with an imidazole ring.
bencina (benzin, benzine). Petroleum benzin.
bencindamina, clorhidrato de (benzindamine hydrochloride). Benzydamine hydrochloride.
benciodarona (benziodarone). A coronary vasodilator.
bendazac (bendazac). A topical anti-inflammatory agent.
bendrofluazida (bendrofluazide). Bendroflumethiazide.
bendroflumetiazida (bendroflumethiazide). Bendrofluazide; a thiazide diuretic and antihypertensive agent.
beneceptor (beneceptor). A nerve organ or mechanism (ceptor) for the appreciation and transmission of stimuli of a beneficial character.
benigno (benign). Denoting the mild character of an illness or the nonmalignant character of a neoplasm.
benoxaprofeno (benoxaprofen). A nonsteroidal anti-inflammatory and analgesic agent, no longer clinically used.

benoxinato, clorhidrato de (benoxinate hydrochloride). Oxylonprocaine hydrochloride; used as a surface anesthetic.
benperidol (benperidol). Benzperidol; a tranquilizer.
bentiromida (bentiromide). A peptide used as a screening test for exocrine pancreatic insufficiency and to monitor the adequacy of supplemental pancreatic therapy.
bentonita (bentonite). Native colloidal hydrated aluminum silicate.
benz[*a*]antraceno (benz[*a*]anthracene). Benzanthrene; 1,2-benzanthracene; a carcinogenic hydrocarbon.
benzalacetofenona (benzalacetophenone). Chalcone.
benzalconio, cloruro de (benzalkonium chloride). A surface-active germicide for many pathogenic nonsporulating bacteria and fungi.
benzalcoumaran-3-ona (benzalcoumaran-3-one). Aurone.
benzaldehído (benzaldehyde). Benzoic aldehyde.
benzamida (benzamide). Aminoacylase.
benzantreno (benzanthrene). Benz[*a*]anthracene.
benzoatado (benzoated). Containing benzoic acid or a benzoate, usually sodium benzoate.
benzoato (benzoate). A salt or ester of benzoic acid.
benzocaína (benzocaine). Ethyl aminobenzoate; a topical anesthetic agent.
benzoctamina, clorhidrato de (benzoctamine hydrochloride). A sedative with a muscle-relaxing agent.
benzodiazepina (benzodiazepine). Parent compound for the synthesis of a number of psychoactive compounds with a common molecular configuration.
benzofetamina, clorhidrato de (benzphetamine hydrochloride). A sympathomimetic agent used as an anorexiant.
benzoico (benzoic). Relating to or derived from benzoin.
benzoilcolinesterasa (benzoylcholinesterase). Obsolete term for cholinesterase.
benzoílo (benzoyl). The benzoic acid radical, C_6H_5CO–, forming benzoyl compounds.
 cloruro de b. (b. chloride). A colorless liquid of pungent odor; a reagent.
 hidrato de b. (b. hydrate). Benzoic acid.
 peróxido de b. (b. peroxide).
benzoilpas cálcico (benzoylpas calcium). 4-Benzamidosalicylic acid calcium salt; an antituberculous agent.
benzoína (benzoin). Gum benjamin; gum benzoin; a balsamic resin obtained from *Styrax benzoin* (family Styracaceae).
benzol (benzol). Benzene.
benzomorfán (benzomorphan). The parent compound of a series of analgesics including pentazocine and phenazocine.
benzonatato (benzonatate). An antitussive agent related chemically to tetracaine.
benzoperidol (benzperidol). Benperidol.
benzopurpurina 4B (benzopurpurin 4B). A red acid dye, formerly used as a plasma stain and as an indicator (changes from violet to red in the pH range 1.2 to 4.0).
1,4-benzoquinona (1,4-benzoquinone). An essential part of coenzyme Q and vitamin E, reducible to hydroquinone.
benzoquinonio, cloruro de (benzoquinonium chloride). A skeletal muscle relaxant.
benzorresinol (benzoresinol). A resinous constituent of benzoin.
benzosulfimida (benzosulfimide). Saccharin.
benzotiadiazidas (benzothiadiazides). A class of diuretics that increase the excretion of sodium and chloride and an accompanying volume of water.
benzoxilina (benzoxyline). Benzoxiquine.
benzoxiquina (benzoxiquine). Benzoxyline; 8-quinolinol benzoate ester; a disinfectant.
benzstigminum bromidum (benzstigminum bromidum). Benzpyrinium bromide.
benztropina, mesilato de (benztropine mesylate). A parasympatholytic agent with atropine-like and antihistaminic actions.
berberina (berberine). Umbellatine; an alkaloid from *Hydrastis canadensis* (family Berberidaceae); antimalarial, antipyretic, and carminative.
beriberi (beriberi). Endemic neuritis; kakké; panneuritis endemica; a specific polyneuritis resulting mainly from a dietary deficiency of thiamin.
 b. húmedo (wet b.).
 b. seco (dry b.).
berilio (beryllium). A white metal element belonging to the alkaline earths; symbol Be, atomic weight 9.013, atomic no. 4.
beriliosis (berylliosis). Beryllium poisoning.
berkelio (berkelium (Bk)). An artificial transuranium radioactive element; symbol Bk, atomic no. 97.
bermellón (vermilion). A red pigment made from cinnabar or red mercuric sulfide.
bermellonectomía (vermilionectomy). Excision of the vermilion border.
bertielosis (bertiellosis). Infection of primates including man with cestodes of the genus *Bertiella*.
besnoitiasis, besnoitiosis (besnoitiasis). Besnoitiosis; a disease of cattle primarily caused by *Besnoitia besnoiti*.
bestialidad (bestiality). Zooerastia; sexual relations with an animal.
beta (beta). Second letter of the Greek alphabet, β.
betabloqueante (beta-blocker). β-Adrenergic blocking agent.
betacianinuria **1.** (beeturia). Betacyaninuria; urinary excretion of betacyanin after ingestion of beets. **2.** (betacyaninuria). Beeturia.
betacismo (betacism). A defect in speech in which the sound of b is given to other consonants.
betahistina, clorhidrato de (betahistine hydrochloride). An inhibitor of diamine oxidase used as a histamine-like agent for treatment of Ménière's disease.
betaína (betaine). Glycine betaine; glycyl betaine; oxyneurine; trimethylglycocoll anhydride.
 aldehído b. (b. aldehyde).
 clorhidrato de b. (b. hydrochloride). Trimethylglycine hydrochloride.
betaína-aldehído deshidrogenasa (betaine-aldehyde dehydrogenase). An oxidizing enzyme that catalyzes the oxidation of betaine aldehyde to betaine; part of the choline oxidase system.
betametasona (betamethasone). Betadexamethasone; a semisynthetic glucocorticoid with anti-inflammatory effects and toxicity similar to those of cortisol.
betanecol, cloruro de (bethanechol chloride). Carbamoylmethylcholine chloride; a parasympathomimetic agent.
betanidina, sulfato de (bethanidine sulfate). An adrenergic blocking agent used for palliative treatment of hypertension.
betatrón (betatron). A circular electron accelerator that is a source of either high energy electrons or x-rays.
betaxolol, clorhidrato de (betaxolol hydrochloride). A β-adrenergic blocking agent used primarily in the treatment of ocular hypertension and chronic open-angle glaucoma.
betazol, clorhidrato de (betazole hydrochloride). An analogue of histamine that stimulates gastric secretion with less tendency to produce the side effects seen with histamine.
betel (betel). The dried leaves of *Piper betle* (family Piperaceae). a climbing East Indian plant, used as a stimulant and narcotic.
 nuez de b. (betel nut). Areca nut, the nut of the areca palm, *Areca catechu* (family Palmae).
Bethesda-Ballerup, grupo de (Bethesda-Ballerup Group). A group of citrate-utilizing, slow lactose-fermenting bacteria (family Enterobacteriaceae).
bevonio, metilsulfato de (bevonium methyl sulfate). Pyribenzyl methyl sulfate; an anticholinergic agent.
bezoar (bezoar). A concretion formed in the alimentary canal of animals, and occasionally man.
bhang (bhang). Name given in the East to powdered preparation of *Cannabis sativa*.
BBB (BBB). Abbreviation for blood-brain barrier.
BHN (BHN). Abbreviation for Brinell hardness number.
bi- (bi-). **1.** Prefix meaning twice or double. **2.** In chemistry, used to denote a partially neutralized acid (an acid salt).
biacromial, bisacromial (bisacromial). Relating to both acromion processes.
bialamicol, clorhidrato de (bialamicol hydrochloride). Biallylamicol hydrochloride.
biarticular (biarticular). Diarthric.
biasteriónico (biasterionic). Relating to both asterions.
biauricular **1.** (binaural). Binotic; relating to both ears. **2.** (biauricular). Relating to both auricles, in any sense.
biaxilar (bisaxillary). Relating to both axillae.
bib. (bib.). Abbreviation for L. *bibe*, drink.
bibásico (bibasic). Dibasic.

bibenzonio, bromuro de (bibenzonium bromide).

bibliomanía (bibliomania). Morbidly intense desire to collect and possess books, especially rare books.

bíbulo (bibulous). Absorbent.

bicameral (bicameral). Having two chambers.

bicapsular (bicapsular). Having a double capsule.

bicarbonato (bicarbonate). The ion remaining after the first dissociation of carbonic acid.

  b. estándar (standard b.).

bicardiograma (bicardiogram). The composite curve of an electrocardiogram representing the combined effects of the right and left ventricles.

bicéfalo (bicephalus). Dicephalus.

bicelular (bicellular). Having two cells or subdivisions.

bíceps (biceps). A muscle with two origins or heads.

bicho (bicho). Epidemic gangrenous proctitis.

bicigomático (bizygomatic). Relating to both zygomatic bones or arches.

biciliado (biciliate). Having two cilia.

bicipital (bicipital). **1.** Two-headed. **2.** Relating to a biceps muscle.

biclonal (biclonal). Pertaining to or characterized by biclonality.

biclonalidad (biclonality). A condition in which some cells have markers of one cell line and other cells have markers of another cell line, as in biclonal leukemias.

bicloruro (bichloride). Dichloride.

bicóncavo (biconcave). Concavoconcave; concave on two sides; denoting especially a form of lens.

biconvexo (biconvex). Convexoconvex; convex on two sides; denoting especially a form of lens.

bicorne (bicornous, bicornuate, bicornate). Two-horned; having two processes or projections.

bicro- (bicro-). Pico-.

bicromato (bichromate). Dichromate.

bicrón (bicron). Picometer.

bicúspide (bicuspid). Having two points, prongs, or cusps.

bicuspidización (bicuspidization). Surgical change of a normally tricuspid aortic valve into a functioning bicuspid valve; performed in correction of aortic valvar disease.

b.i.d (b.i.d.). Abbreviation for L. *bis in die*, twice a day.

bidactilia (bidactyly). Abnormality in which the medial digits are lacking with only the first and fifth represented.

bidet (bidet). A tub for a sitz bath, having also an attachment for giving vaginal or rectal infusions.

bidial (biduous). Of two days' duration.

bidiscoide (bidiscoidal). Resembling, or consisting of, two disks.

BIDS (BIDS). Acronym for brittle hair, impaired intelligence, decreased fertility, and short stature; usually manifested as an inherited deficiency of a high-sulfur protein.

biestefánico (bistephanic). Relating to both stephanions.

biestratificado (bistratal). Having two strata or layers.

bifascicular (bifascicular). Involving two of the three fascicles of the ventricular conduction system of the heart.

bifenamina, clorhidrato de (biphenamine hydrochloride). Xenysalate hydrochloride; an antiseborrheic agent.

bifenilo (biphenyl). Phenylbenzene; an aromatic hydrocarbon.

  b. policlorado (PCB) (polychlorinated b.).

bifenotipia (biphenotypy). The expression of markers of more than one cell type by the same cell.

bifenotípico (biphenotypic). Pertaining to or characterized by biphenotypy.

bífero (bisferious). Striking twice; said of the pulse.

bífido (bifid). Split or cleft; separated into two parts.

bifocal (bifocal). Having two foci.

biforado (biforate). Having two openings.

bifurcación **1.** (bifurcatio). Bifurcation. **2.** (bifurcation). Bifurcatio; a forking; a division into two branches.

  b. de la aorta **1.** (b. aortae). [*bifurcatio aortae*, NA]. Bifurcation of aorta. **2.** (bifurcation of aorta). Bifurcatio aortae.

  b. de la tráquea **1.** (b. tracheae). [*bifurcatio tracheae*, NA]. Bifurcation of trachea. **2.** (bifurcation of trachea). Bifurcatio tracheae.

  b. del tronco pulmonar **1.** (b. trunci pulmonalis). [*bifurcatio trunci pulmonalis*, NA]. Bifurcation of pulmonary trunk. **2.** (bifurcation of pulmonary trunk). Bifurcatio trunci pulmonalis.

bifurcado (bifurcate, bifurcated). Forked; two-pronged; having two branches.

bigemina (bigemina). Bigeminal pulse.

bigeminal (bigeminal). Paired; double; twin.

bigeminia (bigemini). Bigeminy.

bigeminismo (bigeminy). Bigemini pairing; especially, the occurrence of heart beats in pairs.

  b. auricular (atrial b.).

  b. de escape-captura (escape-capture b.).

  b. nodal (nodal b.). Atrioventricular nodal b.

  b. nodal auriculoventricular (atrioventricular nodal b.).

  b. recíproco (reciprocal b.).

  b. ventricular (ventricular b.).

bigémino (bigeminum). One of the corpora bigemina.

bigerminal (bigerminal). Relating to two germs or ova.

bigitalina (bigitalin). Gitoxin.

bilabio (bilabe). A forceps for seizing and removing urethral or small vesical calculi.

bilateral (bilateral). Relating to, or having, two sides.

bilateralismo (bilateralism). A condition in which the two sides are symmetrical.

bilharziasis, bilharziosis (bilharziasis). Schistosomiasis.

bilharzioma (bilharzioma). A tumor-like swelling of the skin, due to schistosomiasis.

bili- (bili-). Combining form relating to bile.

biliar (biliary). Bilious; relating to bile.

bilifacción, bilificación (bilifaction, bilification). Rarely used terms for bile formation.

bilífero (biliferous). Rarely used term for containing or carrying bile.

biligénesis (biligenesis). Bile production.

biligénico (biligenic). Bile-producing.

bilina (bilin, biline). The chain of four pyrrole residues resulting from the cleavage of one bond of one of the four methylidene residues of the porphin part of a porphyrin.

biliosidad (biliousness). An imprecisely delineated congestive disturbance assumed to result from hepatic dysfunction.

bilioso (bilious). **1.** Biliary. **2.** Relating to or characteristic of biliousness. **3.** Choleric; formerly, denoting a temperament characterized by a quick, irritable temper.

biliptisis (biliptysis). Occurrence of bile in the sputum.

bilirraquia (bilirachia). Occurrence of bile pigments in the spinal fluid.

bilirrubina (bilirubin). A red bile pigment found as sodium bilirubinate (soluble), or as an insoluble calcium salt in gallstones.

  b. conjugada (conjugated b.). Direct reacting b.

  b. no conjugada (unconjugated b.). Indirect reacting b.

  b. de reacción directa (direct reacting b.). Conjugated b.

  b. de reacción indirecta (indirect reacting b.). Unconjugated b.

bilirrubina glucuronósido glucuronosiltransferasa (bilirubin-glucuronoside glucuronosyltransferase). Bilirubin monoglucuronide transglucuronidase.

bilirrubinemia (bilirubinemia). The presence of bilirubin in the blood.

bilirrubinglobulina (bilirubinglobulin). A bilirubin-globulin complex.

bilirrubinoides (bilirubinoids). Generic term denoting intermediates in the conversion of bilirubin to stercobilin by reductive enzymes in intestinal bacteria.

bilirrubinuria (bilirubinuria). The presence of bilirubin in the urine.

bilis (bile). Gall; the yellowish brown or green fluid secreted by the liver and discharged into the duodenum.

  b. A (A b.). B. from the common duct.

  b. B (B b.). B. from the gallbladder.

  b. blanca (white b.).

  b. C (C b.). B. from the hepatic duct.

biliterapia (bilitherapy). Treatment with bile or bile salts.

biliuria (biliuria). Choleuria; choluria; the presence of various bile salts, or bile, in the urine.

biliverdina (biliverdin, biliverdine). Choleverdin; dehydrobilirubin; uteroverdine; verdine; a green bile pigment.

biliverdinglobina (biliverdinglobin). Choleglobin.

bilobulado (bilobate, bilobed). Having two lobes.

bilobular (bilobular). Having two lobules.

bilocular, biloculado (bilocular, biloculate). Having two compartments or spaces.
bilofodonte (bilophodont). Having two longitudinal ridges on the premolar and molar teeth; designating certain animals, such as the kangaroo.
bimanual (bimanual). Relating to, or performed by, both hands.
bimastoideo (bimastoid). Relating to both mastoid processes.
bimaxilar (bimaxillary). Relating to both the right and left maxillae.
bimodal (bimodal). Denoting a frequency curve characterized by two peaks.
bimolecular (bimolecular). Involving two molecules, as in a b. reaction.
binángulo (binangle). **1.** The second angle given the shank of an angled instrument to bring its working end close to the axis of the handle in order to prevent it from turning about the axis. **2.** A dental instrument possessing the above characteristics.
binario (binary). Denoting or comprised of two components, elements, molecules, etc.
binocular (binocular). Adapted to the use of both eyes; said of an optical instrument.
binomial (binomial). Consisting of two terms or names.
binótico (binotic). Binaural.
binucleado, binuclear (binuclear, binucleate). Having two nuclei.
binucleolado (binucleolate). Having two nucleoli.
bio- (bio-). Combining form denoting life.
bioacústica (bioacoustics). The science dealing with the effects of sound fields or mechanical vibrations in living organisms.
bioastronáutica (bioastronautics). The study of the effects of space travel and space habitation on living organisms.
biocenosis (biocenosis). Biotic community; an assemblage of species living in a particular biotope.
biocida (biocidal). Destructive of life; particularly pertaining to microorganisms.
biocinética (biokinetics). The study of the growth changes and movements that developing organisms undergo.
biocitina (biocytin). Biotinyllysine; biotin condensed through its carboxyl group with the ε-amino group of a lysine in the apoenzymes to which biotin is the coenzyme.
biocitinasa (biocytinase). An enzyme in blood that catalyzes the hydrolysis of biocytin to biotin and lysine; probably biotinidase.
bioclimatología (bioclimatology). The science of the relationship of climatic factors to the distribution, numbers, and types of living organisms.
biodegradable (biodegradable). Denoting a substance that can be chemically degraded or decomposed by natural effectors.
biodegradación (biodegradation). Biotransformation.
biodinámica (biodynamics). The science dealing with the force or energy of living matter.
biodinámico (biodynamic). Relating to biodynamics.
biodisponibilidad (bioavailability). The physiological availability of a given amount of a drug, as distinct from its chemical potency.
bioecología (bioecology). Ecology.
bioenergética (bioenergetics). The study of energy changes involved in the chemical reactions within living tissue.
bioensayo (bioassay). Determination of the potency or concentration of a compound by its effect upon animals, isolated tissues, or microorganisms.
bioespectrometría (biospectrometry). Clinical spectrometry.
bioespectroscopia (biospectroscopy). Clinical spectroscopy.
bioespeleología (biospeleology). The study of organisms whose natural habitat is wholly or partly subterranean.
bioestadística (biostatistics). The science of statistics applied to biological or medical data.
bioestática (biostatics). The science of the relation between structure and function in organisms.
biofagia (biophagy). Biophagism.
biofagismo (biophagism). Biophagy; the deriving of nourishment from living organisms.
biófago (biophage). An organism that derives the nourishment for its existence from another living organism.
biofarmacéutica **1.** (pharmaceutical biology). Pharmacognosy. **2.** (biopharmaceutics). The study of the physical and chemical properties of a drug, and its dosage form.
biofiláctico (biophylactic). Relating to biophylaxis.
biofilaxis (biophylaxis). Nonspecific defense reactions of the body.
biofilia (biophilia). The instinct of self-preservation.
biofísica (biophysics). **1.** The study of biological processes and materials by means of the theories and tools of physics. **2.** The study of physical processes (e.g., electricity, luminescence) occurring in organisms.
b. dental (dental b.). Dental biomechanics.
bioflavonoides (bioflavonoids). Naturally occurring flavone or coumarin derivatives having the activity of the so-called vitamin P, notably rutin and esculin.
biofotómetro (biophotometer). An instrument used for measuring the rate and degree of dark adaptation.
biogénesis (biogenesis). Term given by Huxley to the now generally accepted view that life originates only from preexisting life and never from nonliving material.
biogenético (biogenetic). Relating to biogenesis.
biogeoquímica (biogeochemistry). The study of the influence of living organisms and life processes on the chemical structure and history of the earth.
biogravedad (biogravics). That field of study dealing with the effect on living organisms (particularly man) of abnormal gravitational effects produced.
bioingeniería (bioengineering). Biomedical engineering.
bioinstrumento (bioinstrument). A sensor or device usually attached to or embedded in the human body or other living animal to record and to transmit physiologic data to a receiving and monitoring station.
biólisis (biolysis). Disintegration of organic matter through the chemical action of living organisms.
biolítico (biolytic). **1.** Relating to biolysis. **2.** Capable of destroying life.
biología (biology). The science concerned with the phenomena of life and living organisms.
b. bucal (oral b.).
b. celular (cellular b.). Cytology.
b. molecular (molecular b.).
b. de la radiación (radiation b.).
biológico (biologic, biological). Relating to biology.
biólogo (biologist). A specialist in biology.
bioluminiscencia (bioluminescence). Cold light; light produced by certain organisms from the oxidation of luciferins through the action of luciferases and with negligible production of heat, chemical energy being converted directly into light energy.
bioma (biome). The total complex of biotic communities occupying and characterizing a particular geographic area or zone.
biomasa (biomass). The total weight of all living things in a given area, biotic community, species population, or habitat; a measure of total biotic productivity.
biomecánica (biomechanics). The science concerned with the action of forces, internal or external, on the living body.
b. dental (dental b.). Dental biophysics.
biomédico (biomedical) **1.** Pertaining to those aspects of the natural sciences, especially the biologic and physiologic sciences, that relate to or underlie medicine. **2.** Biological and medical.
biómetra (biometrician). One who specializes in the science of biometry.
biometría (biometry). The statistical analysis of biological data.
biómetro (biometer). A device for measuring carbon dioxide given off by organisms and, hence, for determining the quantity of living matter present.
biomicroscopia (biomicroscopy). **1.** Microscopic examination of living tissue in the body. **2.** Examination of the cornea, aqueous humor, lens, vitreous humor, and retina by use of a slitlamp combined with a binocular microscope.
biomicroscopio (biomicroscope). Gullstrand's slitlamp; slitlamp; in ophthalmology, an instrument consisting of a microscope combined with a rectangular light source.
bion (bion). A living thing.
bionecrosis (bionecrosis). Necrobiosis.
biónica (bionics). The science of biologic functions and mechanisms as applied to electronic chemistry.
biónico (bionic). Relating to or developed from bionics.
bionomía (bionomy). Bionomics; the laws of life; the science concerned with the laws regulating the vital functions.

bionómica (bionomics). **1.** Bionomy. **2.** Ecology.
biopiocultivo (biopyoculture). A culture made from purulent exudate in which various cells, including the phagocytes, are still viable.
bioplasma (bioplasm). Protoplasm, especially in its relation to living processes and development.
bioplasmático, bioplásmico (bioplasmic). Relating to bioplasm.
biopsia (biopsy). **1.** Process of removing tissue from living patients for diagnostic examination. **2.** A specimen obtained by b.
b. por aspiración (aspiration b.). Needle b.
b. por cepillado (brush b.).
b. a cielo abierto (open b.).
b. en cuña (wedge b.). Excision of a cuneiform specimen.
b. endoscópica (endoscopic b.).
b. escisional (excision b.).
b. con esponja (sponge b.).
b. incisional (incision b.).
b. por punción (needle b.). Aspiration b.
b. por rasurado (shave b.).
b. por trepanación **1.** (trephine b.). Punch b. **2.** (punch b.). Trephine b.
biopsicología (biopsychology). An interdisciplinary area of study involving psychology, biology, physiology, biochemistry, the neural sciences, and related fields.
biopterina (biopterin). A pterin found in yeast, the fruit fly, and in normal human urine.
bioquemorfología (biochemorphology). **1.** The study of the relationship between biologic action and chemical structure. **2.** Macroscopic or gross morphology as revealed by biochemical techniques.
bioquímica (biochemistry). Biological chemistry; physiological chemistry.
bioquímico (biochemical). Relating to biochemistry.
biorbital (biorbital). Relating to both orbits.
biorradiografía (bioroentgenography). The making of x-ray pictures of subjects in motion.
biorreología (biorheology). The science concerned with deformation and flow in biological systems.
biorretroalimentación (biofeedback). A training technique that enables an individual to gain some element of voluntary control over autonomic body functions.
biorritmo (biorhythm). A biologically inherent cyclic variation or recurrence of an event or state.
biosa (biose). Glycolaldehyde.
biosfera (biosphere). All the regions in the world where living organisms are found.
biósido (bioside). Disaccharide.
biosíntesis (biosynthesis). Biogenesis; formation of a chemical compound by enzymes, either in the organism (in vivo) or by fragments or extracts of cells (in vitro).
biosintético (biosynthetic). Relating to or produced by biosynthesis.
biosis (biosis). Life, in a general sense.
biosistema (biosystem). A living organism or any complete system of living things that can, directly or indirectly, interact with others.
biosocial (biosocial). Involving the interplay of biological and social influences.
biota (biota). The collective flora and fauna of a region.
biotaxis (biotaxis). **1.** The classification of living beings according to their anatomical characteristics. **2.** Cytoclesis.
biotelemetría (biotelemetry). The technique of monitoring vital processes and transmitting data without wires to a point remote from the subject.
biótica (biotics). The science concerned with the functions of life, or vital activity and force.
biótico (biotic). Pertaining to life.
biotina (biotin). Coenzyme R; W factor; a component of the vitamin B_2 complex.
b. oxidasa (b. oxidase).
biotinidasa (biotinidase). An enzyme catalyzing the hydrolysis of biotin amide, biocytin, and other biotinides to biotin.
biotínidos (biotinides). Compounds of biotin; e.g., biocytin.
biotinilisina (biotinyllysine). Biocytin.
biotipo (biotype). **1.** A population or group of individuals composed of the same genotype. **2.** In bacteriology, former name for biovar.
biotopo (biotope). The smallest geographical area providing uniform conditions for life; the physical part of an ecosystem.
biotoxicología (biotoxicology). The study of poisons produced by living organisms.
biotoxina (biotoxin). Any toxic substance formed in an animal body, and demonstrable in its tissues or body fluids, or both.
biotransformación (biotransformation). The conversion of molecules from one form to another within an organism.
biotropismo (biotropism). A theory that a drug eruption may be due to activation of a latent infection by the drug.
biovar (biovar). A group (infrasubspecific) of bacterial strains distinguishable from other strains of the same species on the basis of physiological characters. Formerly called biotype.
biovular **1.** (biovular). Diovular. **2.** (binovular). Diovular.
bipalatinoide (bipalatinoid). A capsule with two compartments, used for making remedies in nascent form; the reaction between the two substances takes place as the capsule dissolves in the stomach, thus activating the remedy.
biparasitismo (biparasitism). Hyperparasitism.
biparental (biparental). Having two parents, male and female.
biparietal (biparietal). Relating to both parietal bones of the skull.
bíparo (biparous). Bearing two young.
bipartito (bipartite). Consisting of two parts or divisions.
bipedal (bipedal). **1.** Relating to a biped. **2.** Capable of locomotion on two feet.
bípedo (biped). **1.** Two-footed. **2.** Any animal with only two feet.
bipenato, bipeniforme (bipennate, bipenniform). Pertaining to a muscle with a central tendon toward which the fibers converge on either side like the barbs of a feather.
biperforado (biperforate). Having two foramina or perforations.
biperiden (biperiden). An anticholinergic agent with sedative and central effects on the basal ganglia.
bipolar (bipolar). Having two poles, ends, or extremes.
bipotencialidad (bipotentiality). Capability of differentiating along two developmental pathways.
birramoso (biramous). Having two branches.
birrefringencia (birefringence). Double refraction.
birrefringente (birefringent). Refracting twice; splitting a ray of light in two.
birrotación (birotation). Mutarotation.
bis in die (b.i.d.) (bis in die). Twice a day.
bis(2-cloroetil)sulfuro (bis(2-chloroethyl)sulfide). Mustard gas.
1,4-bis(5-feniloxazol-2-il)benceno (POPOP) (1,4-bis(5-phenyloxazol-2-yl)benzene). A liquid scintillation agent used in radioisotope measurement.
2,5-bis(5-*t*-butilbenzoxazol-2-il)tiofeno (BBOT) (2,5-bis(5-*t*-butylbenzoxazol-2-yl)thiophene). A scintillator used in radioactivity measurements by scintillation counting.
bis- (bis-). **1.** Prefix signifying two or twice. **2.** In chemistry, used to denote the presence of two identical but separated complex groups in one molecule.
bisacodilo (bisacodyl). A laxative used orally or rectally for constipation.
bisal (bisalt). Acid salt.
bisalbuminemia (bisalbuminemia). The condition of having two kinds of serum albumin that differ in mobility on electrophoresis.
bisdecalinio, cloruro de (bisdequalinium chloride). An antiseptic.
bisel (bevel). **1.** The incline that one surface or line makes with another when not at right angles. **2.** A surface having a sloped or slanting edge. **3.** The edge of a cutting instrument.
b. de cavosuperficie (cavosurface b.).
b. inverso (reverse b.).
biselar (bevel). To create a slanting edge on a body structure.
bisexual (bisexual). **1.** Ambisexual. Having gonads of both sexes. **2.** Denoting an individual who engages in both heterosexual and homosexual relations.
bishidroxicumarina (bishydroxycoumarin). Dicumarol.
bisilíaco (bisiliac). Relating to any two corresponding iliac parts or structures, as the iliac bones or iliac fossae.
bisinosis (byssinosis). Brown lung; cotton-mill fever; mill fever; an occupational respiratory disease of cotton, flax, and hemp workers (usually allergic),

bismutilo (bismuthyl). The group, BiO^+, that behaves chemically as the ion of a univalent metal.
carbonato de b. (b. carbonate). Bismuth subcarbonate.
cloruro de b. (b. chloride). Bismuth oxychloride.
bismuto (bismuth). A trivalent metallic element; symbol Bi, atomic no. 83, atomic weight 209.
aluminato de b. (b. aluminate). Aluminum bismuth oxide.
carbonato de b. (b. carbonate). B. subcarbonate.
citrato de b. (b. citrate).
cloruro óxido de b. (b. chloride oxide). B. oxychloride.
oxicarbonato de b. (b. oxycarbonate). B. subcarbonate.
oxicloruro de b. (b. oxychloride). B. chloride oxide; bismuthyl chloride.
óxido de b. (b. oxide).
oxinitrato de b. (b. oxynitrate). B. subnitrate.
salicilato de b. (b. salicylate).
subcarbonato de b. (b. subcarbonate). B. carbonate; b. oxycarbonate.
subgalato de b. (b. subgallate).
subnitrato de b. (b. subnitrate). B. oxynitrate.
subsalicilato de b. (b. subsalicylate).
tribromofenato de b., tribromofenolbismuto (b. tribromophenate, b. tribromophenol). Used externally as an antiseptic.
tricloruro de b. (b. trichloride). Butter of bismuth.
triyoduro de b. (b. triiodide). B. iodide.
citrato de b. y amonio (b. ammonium citrate). An intestinal astringent.
tartrato de b. y sodio (b. sodium tartrate). An antisyphilitic agent.
triglicolamato de b. y sodio (b. sodium triglycollamate).
yoduro de b. (b. iodide). B. triiodide.
bismutosis (bismuthosis). Chronic bismuth poisoning.
bisoxatina, acetato de (bisoxatin acetate). A laxative.
bisteroide (bisteroid). A molecule composed of two molecules of a given steroid joined together by a carbon-to-carbon bond.
bisturí (bistoury). A long, narrow-bladed knife, with a straight or curved edge and sharp or blunt point (probe-point).
b. en anillo (ring-knife).
b. a pulso (free-hand knife).
bisulfato (bisulfate). Acid sulfate; a salt containing HSO_4^-.
bisulfito (bisulfite).
bisulfuro (bisulfide). A compound of the anion HS^-; an acid sulfide.
bit (bit). The smallest unit of digital information expressed in the binary system of notation (either 0 or 1).
bitartrato (bitartrate). A salt or anion resulting from the neutralization of one of tartaric acid's two acid groups.
bitemporal (bitemporal). Relating to both temples or temporal bones.
bitionol (bithionol). An antiparasitic agent used for treatment of the human lungworm, *Paragonimus westermani*, and the Oriental liver fluke, *Clonorchis sinensis*.
bitolterol, mesilato de (bitolterol mesylate). A sympathomimetic bronchodilator.
bitrocantérico (bitrochanteric). Relating to two trochanters, either to the two trochanters of one femur or to both great trochanters.
bitrópico (bitropic). Having a dual affinity, as in tissues or organisms.
biuret (biuret). Allophanamide; carbamoylurea.
bivalencia (bivalence, bivalency). Divalence; divalency; a combining power (valence) of two.
bivalente (bivalent). **1.** Divalent; having a combining power (valence) of two. **2.** In cytology, a structure consisting of two paired homologous chromosomes, each split into two sister chromatids.
biventer (biventer). Two-bellied; denoting two-bellied muscles.
b. cervicis (b. cervicis). Musculus spinalis capitis.
b. mandibulae (b. mandibulae). Musculus digastricus.
biventral (biventral). Digastric.
bixina (bixin). A carotenoid (a carotene-dioic acid).
bizquear (squint). To suffer from strabismus.
bizquera (squint). Strabismus.
Bk (Bk). Symbol for berkelium.
blanco **1.** (white). Albicans. The color resulting from commingling of all the rays of the spectrum. **2.** (target). Target organ. **3.** (target). In the ophthalmometer, the mire. **4.** (target). Anode of an x-ray tube. **5.** (target). An object fixed as goal or point of examination.
b. de metileno (methylene white). Leucomethylene blue.
b. del ojo (w. of eye). The visible portion of the sclera.
blas (blas). Mystical spirit or vital force which preside over and govern the various processes of the body.
blastema (blastema). **1.** The primordial cellular mass from which an organ or part is formed. **2.** A cluster of cells competent to initiate the regeneration of a damaged or ablated structure.
b. néfrico (nephric b.). Nephroblastema.
blastémico (blastemic). Relating to the blastema.
-blasto (-blast). Suffix indicating an immature precursor cell of the type indicated by the preceding word.
blasto- (blasto-). Combining form used in terms pertaining to the process of budding (and the formation of buds) by cells or tissue.
blastocele (blastocele). Blastocoele; cleavage cavity; segmentation cavity; the cavity in the blastula of a developing embryo.
blastocélico (blastocelic). Blastocoelic; relating to the blastocele.
blastocisto (blastocyst). Blastodermic vesicle.
blastocito (blastocyte). An undifferentiated blastomere of the morula or blastula stage of an embryo.
blastocitoma (blastocytoma). Blastoma.
blastodermal, blastodérmico (blastodermal, blastodermic). Relating to the blastoderm.
blastodermo (blastoderm, blastoderma). Germ membrane; germinal membrane; membrana germinativa.
b. bilaminar (bilaminar b.).
b. embrionario (embryonic b.).
b. extraembrionario (extraembryonic b.).
b. trilaminar (trilaminar b.).
blastodisco (blastodisk). **1.** The disk of active cytoplasm at the animal pole of a telolecithal egg. **2.** The blastoderm, especially in very young stages when its extent is small.
blastóforo (blastophore). An early stage of division of a coccidial schizont in which spheroid or ellipsoid structures are formed with a single peripheral layer of nuclei.
blastogénesis (blastogenesis). **1.** Reproduction of unicellular organisms by budding. **2.** Development of an embryo during cleavage and germ layer formation. **3.** Transformation of small lymphocytes of human peripheral blood in tissue culture into large, morphologically primitive blast-like cells capable of undergoing mitosis.
blastogenético, blastogénico (blastogenetic, blastogenic). Relating to blastogenesis.
blastólisis (blastolysis). Dissolution of the blastocyst and subsequent death.
blastolítico (blastolytic). Relating to blastolysis.
blastoma (blastoma). Blastocytoma; embryonal carcinosarcoma.
blastómera (blastomere). Cleavage cell; one of the cells into which the egg divides after its fertilization.
blastomerotomía (blastomerotomy). Blastotomy.
blastomicina (blastomycin). An antigen for intradermal testing prepared from sterile filtrates of cultures of the filamentous form of *Blastomyces dermatitidis*.
blastomicosis (blastomycosis). Gilchrist's disease; a chronic granulomatous and suppurative disease caused by *Blastomyces dermatitidis*.
b. norteamericana (North American b.).
b. sudamericana (South American b.). Paracoccidioidomycosis.
blastomogénico (blastomogenic). Causing or producing a blastoma.
blastoneuroporo (blastoneuropore). A temporary opening formed in some embryos by the union of the blastopore and neuropore.
blastoporo (blastopore). The opening into the archenteron formed by invagination of the blastula to form a gastrula.
blastospora (blastospore). Blastoconidium.
blastotomía (blastotomy). Blastomerotomy; experimental destruction of one or more blastomeres.
blástula (blastula). An early stage of an embryo formed by the rearrangement of the blastomeres of the morula to form a hollow sphere.
blastulación (blastulation). Formation of the blastula or blastocyst.

blastular (blastular). Pertaining to the blastula.
blefaradenitis (blepharadenitis). Blepharoadenitis; inflammation of the meibomian glands or the marginal glands of Moll or Zeis.
blefarectomía (blepharectomy). Excision of all or part of an eyelid.
blefaredema (blepharedema). Edema of the eyelids, causing swelling and often a baggy appearance.
blefárico (blepharal). Referring to the eyelids.
blefaritis (blepharitis). Inflammation of the eyelids.
b. acarica (b. acarica). Demodectic b.
b. angular (b. angularis).
b. ciliar (ciliary b.). B. marginalis.
b. demodéctica (demodectic b.). B. acarica.
b. escamosa (b. squamosa). Seborrheic b.
b. folicular (b. follicularis). Folliculitis externa; folliculitis interna; pustular b.
b. ftiriásica (b. phthiriatica). B. parasitica.
b. marginal **1.** (marginal b.). B. marginalis. **2.** (b. marginalis). Ciliary b.; marginal b.; psorophthalmia.
b. meibomiana (meibomian b.).
b. oleosa (b. oleosa). Seborrheic b.
b. parasitaria (b. parasitica). B. phthiriatica; pediculous b.
b. pediculosa (pediculous b.). B. parasitica.
b. pustular (pustular b.). B. follicularis.
b. rosácea (b. rosacea).
b. seborreica (seborrheic b.). B. oleosa; b. squamosa.
b. seca (b. sicca).
b. ulcerosa (b. ulcerosa). Marginal b. with ulceration.
blefaro-, blefar- (blepharo-, blephar-). Combining forms meaning eyelid.
blefaroadenitis (blepharoadenitis). Blepharadenitis.
blefaroadenoma (blepharoadenoma). A tumor or adenoma of a gland of the eyelid.
blefarocalasia (blepharochalasis). Dermatolysis palpebrarum; ptosis adiposa.
blefaroclono (blepharoclonus). Clonic spasm of the eyelids.
blefarocoloboma (blepharocoloboma). A defect of the eyelid; may be congenital or acquired.
blefaroconjuntivitis (blepharoconjunctivitis). Inflammation of the palpebral conjunctiva.
blefarocromidrosis (blepharochromidrosis). Chromidrosis of the eyelids.
blefarodiastasis (blepharodiastasis). Abnormal separation or inability to completely close the eyelids.
blefaroespasmo (blepharospasm, blepharospasmus). Spasmodic winking, or contraction of the orbicularis oculi muscle.
blefarofima (blepharophyma). A tumor of the skin of the eyelid.
blefarofimosis (blepharophimosis). Blepharostenosis.
blefaromelasma (blepharomelasma). A dark discoloration of the skin of the eyelid.
bléfaron (blepharon). Palpebra.
blefaropaquinsis (blepharopachynsis). A pathological thickening of an eyelid.
blefaroplastia (blepharoplasty). Any operation for the correction of a defect in the eyelids.
blefaroplástico (blepharoplastic). Relating to blepharoplasty.
blefaroplasto (blepharoplast). Basal body.
blefaroplejía (blepharoplegia). Paralysis of an eyelid.
blefaroptosis (blepharoptosis, blepharoptosia). Ptosis; drooping of the upper eyelid.
b. adiposa (b. adiposa).
b. falsa (false b.). Pseudoptosis.
blefaroqueratoconjuntivitis (blepharokeratoconjunctivitis). An inflammation involving the eyelids, cornea, and conjunctiva.
blefarorrafia (blepharorrhaphy). Tarsorrhaphy.
blefarosinequia (blepharosynechia). Ankyloblepharon; pantankyloblepharon; adhesion of the eyelids to each other or to the eyeball.
blefaróstato (blepharostat). Eye speculum.
blefarostenosis (blepharostenosis). Blepharophimosis.
blefarotomía (blepharotomy). A cutting operation on an eyelid.
blen-, bleno- (blenno-, blenn-). Combining forms relating to mucus.
blenadenitis (blennadenitis). Inflammation of the mucous glands.
blenemesis (blennemesis). Vomiting of mucus.
blenoftalmía (blennophthalmia). **1.** Conjunctivitis. **2.** Gonorrheal ophthalmia.
blenogénico **1.** (blennogenous). Muciparous. **2.** (blennogenic). Muciparous.
blenoide (blennoid). Muciform.
blenorragia (blennorrhagia). Blennorrhea.
blenorrágico (blennorrhagic). Blennorheal.
blenorrea (blennorrhea). Blennorrhagia; myxorrhea; any mucous discharge, especially from the urethra or vagina.
b. conjuntival (b. conjunctivalis). Gonorrheal ophthalmia.
b. de inclusión (inclusion b.). Inclusion conjunctivitis.
b. del neonato (b. neonatorum). Ophthalmia neonatorum.
b. de Stoerk (Stoerk's b.).
blenorreico (blennorrheal). Relating to blennorrhea.
blenostasis (blennostasis). Rarely used term for diminution or suppression of secretion from the mucous membranes.
blenostático (blennostatic). Diminishing mucous secretion.
blenuria (blennuria). The excretion of an excess of mucus in the urine.
bleomicina, sulfato de (bleomycin sulfate). An antineoplastic antibiotic obtained from *Streptomyces verticillus*.
blister (blister). A fluid-filled thin-walled structure under the epidermis or within the epidermis (subepidermal or intradermal).
b. hemorrágico (blood b.). A b. containing blood; resulting from a minor pinch or crushing injury.
bloqueador (blocker). **1.** An instrument used to obstruct a passage. **2.** Blocking agent.
b. Macintosh (Macintosh b.'s).
bloqueante (blocking). Obstructing; arresting of passage, conduction, or transmission.
b. alfa (alpha b.).
bloquear (block). To obstruct; to arrest passage through.
bloqueo **1.** (blockade). Intravenous injection of large amounts of colloidal dyes or other substances whereby the reaction of the reticuloendothelial cells to other influences (e.g., by phagocytosis) is temporarily prevented. **2.** (blockade). Arrest of peripheral nerve conduction or transmission at autonomic synaptic junctions, autonomic receptor sites, or myoneural junctions by a drug. **3.** (blocking). In psychoanalysis, a sudden break in free association occurring when a painful subject or repressed complex is touched. **4.** (blocking). Sudden cessation of thoughts and speech, which may indicate the presence of a severe thought disorder or a psychosis. **5.** (block). Atrioventricular b. **6.** (block). A condition in which the passage of a nervous impulse is arrested, wholly or in part, temporarily or permanently.
b. A-V completo (complete A-V block). Complete atrioventricular dissociation.
b. A-V de primer grado (first degree A-V block).
b. A-V de segundo grado (second degree A-V block).
b. adrenérgico (adrenergic b.).
b. anterógrado (anterograde block).
b. de arborización (arborization block).
b. auriculoventricular (atrioventricular block, A-V b.). Block; heart b.
b. auriculoventricular de tipo Mobitz (Mobitz types of atrioventricular block).
b. de campo (field block).
b. cardíaco (heart block). Atrioventricular b.
b. colinérgico (cholinergic b.).
b. de despolarización (depolarizing block).
b. de entrada (entrance block). Protective b.
b. epidural (epidural block).
b. espinal (spinal block).
b. estrellado (stellate block).
b. fascicular (fascicular block).
b. de fase I (phase I block).
b. de fase II (phase II block).
b. ganglionar (ganglionic b.).
b. de huesos (bone block).
b. intraauricular (intra-atrial block).
b. intraventricular (intraventricular block, I-V b.).
b. mioneural (myoneural b.).
b. narcótico (narcotic b.).
b. nervioso (nerve block).
b. no despolarizante (nondepolarizing block).

b. periinfarto (peri-infarction block).
b. protector (protective block). Entrance b.
b. de rama (bundle-branch block).
b. retrógrado (retrograde block).
b. de salida (exit block).
b. simpático (sympathetic b.).
b. sinusal (sinoauricular block). Sinoatrial b.
b. sinusal, sinoauricular o sinoatrial (sinoatrial block, S-A b., sinus b., sinoauricular b.). Failure of the impulse to leave the sinus node.
b. suprahisiano (suprahisian block).
b. unidireccional (unidirectional block).
b. viral (virus b.).
b. de Wilson (Wilson block).
b. de Wolff-Chaikoff (Wolff-Chaikoff block). Wolff-Chaikoff effect.

BLV (BLV). Abbreviation for bovine leukemia virus.
BNA (BNA). Abbreviation for Basle Nomina Anatomica.
Boc (Boc). Abbreviation for *t*-butoxycarbonyl.
boca (mouth). **1.** Cavitas oris. **2.** The opening, usually the external opening, of a cavity or canal.
b. de carpa (carp m.).
b. lastimada por prótesis (denture sore m.).
b. de loro o papagayo (parrot m.).
b. de tapir (tapir m.).
b. de trinchera (trench m.). Necrotizing ulcerative gingivitis.
b. del útero (m. of the womb). Ostium uteri.

bocado (bite). A morsel of food held between the teeth
bocio (goiter). Struma; a chronic enlargement of the thyroid gland, not due to a neoplasm, occurring endemically in certain localities.
b. aberrante (aberrant g.). Struma aberrata.
b. adenomatoso (adenomatous g.).
b. agudo (acute g.). A g. that develops very rapidly.
b. buceador (diving g.). Wandering g.
b. coloidal (colloid g.). Struma colloides.
b. difuso (diffuse g.).
b. endémico (endemic g.).
b. errante (wandering g.). Diving g.
b. exoftálmico (exophthalmic g.).
b. familiar (familial g.).
b. fibroso (fibrous g.). A firm hyperplasia of the thyroid and its capsule.
b. folicular (follicular g.). Parenchymatous g.
b. linfadenoide (lymphadenoid g.). Hashimoto's thyroiditis.
b. lingual (lingual g.).
b. microfolicular (microfollicular g.).
b. multinodular (multinodular g.).
b. no tóxico (nontoxic g.). G. not accompanied by hyperthyroidism.
b. parenquimatoso (parenchymatous g.). Follicular g.
b. quístico (cystic g.).
b. por repollo o col (cabbage g.).
b. retrosternal (substernal g.).
b. simple (simple g.).
b. sofocante (suffocative g.).
b. torácico (thoracic g.).
b. tóxico (toxic g.).

bociogénico (goitrogenic). Causing goiter.
bociógeno (goitrogen). Any substance that induces goiter.
bocioso (goitrous). Denoting or characteristic of a goiter.
bola (ball). **1.** A round mass. **2.** In veterinary medicine, a large pill or bolus.
b. de alimento (food b.). Phytobezoar.
b. de condrina (chondrin b.).
b. fúngica (fungus b.).
b. de lana (wool b.).
b. pilosa (hair b.). Trichobezoar.
b. de polvo (dust b.).

boldenona (boldenone). Dehydrotestosterone; an anabolic and androgenic agent used in veterinary medicine.
boldina **1.** (boldine). A bitter alkaloid obtained from boldus. **2.** (boldin). Boldoglucin; a glycoside from boldus; a cholagogue and diuretic.
boldo (boldo). Boldus; leaves of *Boldu boldus* or *Peumus boldus* (family Monimiaceae).
boldoglucina (boldoglucin). Boldin.
boldus (boldus). Boldo.
bolo (bolus). **1.** A single, relatively large quantity of a substance, usually one intended for therapeutic use, such as a b. dose of a drug. **2.** A masticated morsel of food or another substance ready to be swallowed.
b. endovenoso (intravenous b.).

bolómetro (bolometer). **1.** An instrument for determining minute degrees of radiant heat. **2.** An obsolete instrument for measuring the force of the heartbeat as distinguished from the blood pressure.
bolsa **1.** (pouch). A pocket or cul-de-sac. **2.** (bursa). [*bursa*, NA]. A closed sac or envelope lined with synovial membrane and containing fluid. **3.** (bag). A pouch, sac, or receptacle. **4.** (pocket). A cul-de-sac or pouchlike cavity.
b. acromial (bursa of acromion). [*bursa subcutanea acromialis*, NA].
b. adventicia (adventitious bursa).
b. de aguas (bag of waters).
b. Ambu (Ambu bag).
b. anserina (anserine bursa). [*bursa anserina*, NA].
b. antral (antral p.).
b. bicipitorradial (bicipitoradial bursa). [*bursa bicipitoradialis*, NA].
b. de Boyer (Boyer's bursa). [*bursa retrohyoidea*, NA].
b. branquiales (branchial p.'s). Pharyngeal p.'s.
b. de Broca (Broca's p.). Pudendal sac.
b. de Brodie (Brodie's bursa).
b. de Calori (Calori's bursa). A b. between the arch of the aorta and the trachea.
b. celómicas (celomic p.'s).
b. de colostomía (colostomy bag).
b. coracobraquial (coracobrachial bursa). [*bursa musculi coracobrachialis*, NA].
b. del dedo gordo del pie (bursa of great toe).
b. de Douglas **1.** (Douglas' p.). **2.** (Douglas bag).
b. endodérmicas (endodermal p.'s). Pharyngeal p.'s.
b. de Fabricio (bursa fabricii, b. of Fabricius).
b. faríngea **1.** (pharyngeal bursa). [*bursa pharyngea*, NA]. **2.** (pharyngeal p.'s). Branchial p.'s; endodermal p.'s.
b. de Fleischmann (Fleischmann's bursa). Bursa sublingualis.
b. gingival (gingival pocket).
b. del glúteo mediano (gluteus medius bursae). [*bursae trochantericae musculi glutei medii*, NA].
b. del glúteo menor (gluteus minimus bursa). [*bursa trochanterica musculi glutei minimi*, NA].
b. gluteofemorales (gluteofemoral bursa). [*bursa intermusculares musculorum gluteorum*, NA].
b. gutural (guttural p.).
b. de Hartmann (Hartmann's p.). Pelvis of gallbladder.
b. de Heidenhain (Heidenhain p.).
b. hepatorrenal (hepatorenal p.). Recessus hepatorenalis.
b. del hioides (bursa of hyoid). [*bursa retrohyoidea*, NA].
b. hipofisaria (hypophyseal p.). Pituitary diverticulum.
b. ilíaca (iliac bursa). [*bursa subtendinea iliaca*, NA].
b. iliopectínea (iliopectineal bursa). [*bursa iliopectinea*, NA].
b. inferior del bíceps crural (inferior bursa of biceps femoris). [*bursa subtendinea musculi bicipitis femoris inferior*, NA].
b. infracardíaca (infracardiac bursa).
b. del infraespinoso (infraspinatus bursa). [*bursa subtendinea musculi infraspinati*, NA].
b. infrahioidea (infrahyoid bursa). [*bursa infrahyoidea*, NA].
b. infraósea, intraósea (infrabony pocket, intrabony p.). Subcrestal p.
b. infrarrotuliana profunda (deep infrapatellar bursa). [*bursa infrapatellaris profunda*, NA].
b. infrarrotuliana subcutánea (subcutaneous infrapatellar bursa). [*bursa subcutanea infrapatellaris*, NA].
b. intermusculares de los glúteos (intermuscular gluteal bursa). [*bursa intermusculares musculorum gluteorum*, NA].
b. interósea del codo (interosseous bursa of elbow). [*bursa cubitalis interossea*, NA].
b. intratendinosa del codo (intratendinous bursa of elbow). [*bursa intratendinea olecrani*, NA]. B. of Monro.
b. isquiática (ischial bursa). [*bursa ischiadica musculi glutei maximi*, NA].

b. del jinete (rider's bursa).
b. laríngea 1. (laryngeal bursa). Subcutaneous b. of the laryngeal prominence. **2.** (laryngeal p.). Sacculus laryngis.
b. de Luschka (Luschka's bursa). [*bursa pharyngea*, NA].
b. del maléolo lateral (lateral malleolus bursa). [*bursa subcutanea malleoli lateralis*, NA].
b. de Monro (bursa of Monro). Intratendinous b. of elbow.
b. de Morison (Morison's p.). Recessus hepatorenalis.
b. mucosa (bursa mucosa). Synovial b.
b. del músculo bíceps cuadrado crural (bursa quadratus femoris).
b. del músculo dorsal ancho (bursa of latissimus dorsi). [*bursa subtendinea musculi latissimus dorsi*, NA].
b. del músculo gemelo (bursa of gastrocnemius). [*bursa subtendinea musculi gastrocnemii*, NA].
b. del músculo periestafilino externo (bursa of tensor veli palatini muscle). [*bursa musculi tensoris veli palatini*, NA].
b. del músculo piramidal (bursa of the piriformis muscle). [*bursa musculi piriformis*, NA].
b. del segundo radial externo (bursa of extensor carpi radialis brevis). [*bursa musculi extensoris carpi radialis brevis*, NA].
b. nuclear (nuclear bag).
b. del obturador interno (bursa of obturator internus). [*bursa ischiadica musculi obturatoris interni*, NA].
b. del olécranon (bursa of olecranon). Subcutaneous olecranon b.
b. omental (omental bursa). [*bursa omentalis*, NA]. Omental sac.
b. ovárica (ovarian bursa). Bursa ovarica.
b. paracística (paracystic p.). The lateral portion of the uterovesical p.
b. pararrectal (pararectal p.). The lateral portion of the rectouterine p.
b. paravesical (paravesical p.). The lateral portion of the uterovesical p.
b. de Pavlov (Pavlov p.). Miniature stomach; Pavlov stomach.
b. periodontal (periodontal pocket).
b. de Petersen (Petersen's bag).
b. de Physick (Physick's p.'s).
b. de Plummer (Plummer's bag).
b. Politzer (Politzer bag).
b. del poplíteo (bursa of popliteus). Subpopliteal recess.
b. prerrotuliana (prepatellar bursa). [*bursa subcutanea prepatellaris*, NA].
b. prerrotuliana media (subfascial prepatellar bursa). [*bursa subfascialis prepatellaris*, NA].
b. de Prussak (Prussak's p.).
b. radial (radial bursa). Tendon sheath of flexor pollicis longus muscle.
b. de Rathke 1. (Rathke's p.). Pituitary diverticulum. **2.** (Rathke's pocket). Pituitary diverticulum.
b. rectouterina (rectouterine p.). Excavatio rectouterina.
b. rectovaginouterina (rectovaginouterine p.).
b. rectovesical (rectovesical p.). Excavatio rectovesicalis.
b. del redondo mayor (bursa of teres major). [*bursa subtendinea musculi teretis majoris*, NA].
b. de reserva (reservoir bag). Breathing b.
b. de respiración (breathing bag). Reservoir b.
b. retrohioidea (retrohyoid bursa). [*bursa retrohyoidea*, NA].
b. del sartorio (sartorius bursae). [*bursae subtendineae musculi sartorii*, NA].
b. de Seessel 1. (Seessel's p.). **2.** (Seessel's pocket). Preoral gut.
b. del semimembranoso (bursa of semimembranosus). [*bursa musculi semimembranosi*, NA].
b. sinovial (synovial bursa). [*bursa synovialis*, NA].
b. sinovial troclear (synovial trochlear bursa). Tendon sheath of superior oblique muscle.
b. subacromial (subacromial bursa). [*bursa subacromialis*, NA].
b. subcrestal (subcrestal pocket). Infrabony p.; intrabony p.
b. subcutánea calcaneana (subcutaneous calcaneal bursa). [*bursa subcutanea calcanea*, NA].
b. subcutánea de la laringe (laryngeal bursa). [*bursa subcutanea prominentiae laryngeae*, NA].
b. subcutánea de la tuberosidad de la tibia (subcutaneous bursa of tibial tuberosity). [*bursa subcutanea tuberositas tibiae*, NA].
b. subcutánea maleolar mediana (medial malleolar subcutaneous subcutaneous bursa). [*bursa subcutanea malleoli medialis*, NA].
b. subdeltoidea (subdeltoid bursa). [*bursa subdeltoidea*, NA].
b. subescapular (subscapular bursa). [*bursa subtendinea musculi subscapularis*, NA].
b. subhioidea (subhyoid bursa). [*bursa retrohyoidea*, NA].
b. sublingual (sublingual bursa). [*bursa sublingualis*, NA]. Fleischmann's b.
b. subtendinosa ilíaca (subtendinous iliac bursa). [*bursa subtendinea iliaca*, NA].
b. subtendinosa prepatelar (subtendinous prepatellar bursa). [*bursa subtendinea prepatellaris*, NA].
b. superior del bíceps crural (superior bursa of biceps femoris). [*bursa musculi bicipitis femoris superior*, NA].
b. suprarrotuliana (suprapatellar bursa). [*bursa suprapatellaris*, NA].
b. del tendón de Aquiles (Achilles bursa). [*bursa achillis*, NA]. B. of tendo calcaneus.
b. del tendón del calcáneo (bursa of tendo calcaneus). [*bursa tendinis calcanei*, NA].
b. tibial anterior (anterior tibial bursa). [*bursa subtendinea musculi tibialis anterioris*, NA].
b. tibial intertendinosa (tibial intertendinous bursa). [*bursa anserina*, NA].
b. del trapecio (bursa of trapezius). [*bursa subtendinea musculi trapezii*, NA].
b. del tríceps braquial (triceps bursa). [*bursa subtendinea musculi tricipitus brachii*, NA].
b. trocantérica (trochanteric bursa). [*bursa trochanterica musculi glutei maximi*, NA].
b. trocantérica subcutánea (trochanteric bursa). [*bursa subcutanea trochanterica*, NA].
b. de Tröltsch (Troltsch's pocket's).
b. ulnar (ulnar bursa). Common flexor sheath.
b. ultimobranquial (ultimobranchial p.).
b. uterovesical (uterovesical p.). Excavatio vesicouterina.
b. vesicouterina (vesicouterine p.). Excavatio vesicouterina.
b. de Willis (Willis' p.). Omentum minus.

bomba (pump). **1.** An apparatus for forcing a gas or liquid from or to any part. **2.** Any mechanism for using metabolic energy to accomplish active transport of a substance.
b. con balón intraaórtico (intra-aortic balloon p.).
b. de Carrel-Lindbergh (Carrel-Lindbergh p.).
b. dental (dental p.). Saliva ejector.
b. estomacal (stomach p.).
b. eyectora a chorro (jet ejector p.).
b. para infusión constante (constant infusion p.).
b. para mamas (breast p.).
b. para saliva (saliva p.). Saliva ejector.
b. de sodio (sodium p.).
b. de sodio-potasio (sodium-potassium p.).

bombardear (bombard). To expose a substance to particulate or electromagnetic radiations for the purpose of making it radioactive.
bombesina (bombesin). A peptide found in vagal nerve endings in the gastrointestinal mucosa and believed to be a neurotransmitter stimulating gastrin secretion.
boratado (borated). Mixed or impregnated with borax or boric acid.
borato (borate). A salt of boric acid.
bórax (borax). Sodium borate.
borborigmo (borborygmus, pl. borborygmi). Rumbling or gurgling noises produced by movement of gas in the alimentary canal, and audible at a distance.
borde 1. (margo, gen. marginis, pl. margines). **2.** (edge). A line at which a surface terminates. **3.** (brim). The upper edge or rim of a hollow structure. **4.** (rim). A margin, border, or edge, usually circular in form. **5.** (border). The part of a surface that forms its outer boundary.
b. acetabular (margin of acetabulum). [*margo acetabularis* NA]. Limbus acetabuli.
b. alveolar (alveolar border).
b. anterior del pulmón (m. anterior pulmonis). [*margo anterior pulmonis*, NA].
b. anterior del testículo (m. anterior testis). [*margo anterior testis*, NA].
b. bermellón (vermilion border). Vermilion zone; vermilion transitional zone.

b. de una cavidad (cavity margin).
b. en cepillo (brush border). Limbus penicillatus.
b. cigomático del hueso esfenoides (zygomatic margin). [*margo zygomaticus*, NA].
b. ciliar del íris (ciliary margin of iris). [*margo ciliaris iridis*, NA].
b. conductor (leading edge).
b. cortante (cutting edge).
b. de corte (shearing edge). [*margo incisalis*, NA].
b. cubital 1. (m. ulnaris). [*margo ulnaris*, NA]. M. medialis antebrachii. **2.** (ulnar margin). [*margo medialis antebrachii*, NA].
b. cubital anterior (m. anterior ulnae). [*margo anterior ulnae*, NA].
b. cubital posterior (m. posterior ulnae). [*margo posterior ulnae*, NA].
b. dental 1. (denture border). Denture edge. **2.** (denture edge). Denture border.
b. derecho del corazón (right margin of heart). [*margo dexter cordis*, NA].
b. escamoso (squamous margin). [*margo squamosus*, NA].
b. escamoso del hueso esfenoides (m. squamosus sphenoidalis). [*margo squamosus sphenoidalis*, NA].
b. escamoso del hueso parietal (m. squamosus). [*margo squamosus*, NA]. Squamous margin; m. squamosus ossis parietalis.
b. escapular externo (m. lateralis scapulae). [*margo lateralis scapulae*, NA].
b. escapular interno (m. medialis). [*margo medialis*, NA]. Medial margin.
b. escapular superior (m. superior scapulae). [*margo superior scapulae*, NA].
b. esfenoidal (sphenoidal border). [*margo sphenoidalis*, NA].
b. estriado (striated border). [*limbus striatus*, NA].
b. externo del riñón (m. lateralis renis). [*margo lateralis renis*, NA].
b. falciforme (falciform margin). [*margo falciformis*, NA].
b. de la fosa oval (margin of fossa ovalis). Limbus fossae ovalis.
b. frontal del hueso esfenoides (frontal margin).
b. frontal del hueso parietal (m. frontalis). [*margo frontalis*, NA]. Frontal margin; m. frontalis ossis parietalis.
b. gingival (gingival margin). Cervical m.; gingival crest.
b. humeral externo (m. lateralis humerii). [*margo lateralis humerii*, NA].
b. humeral interno (m. medialis humerii). [*margo medialis humerii*, NA].
b. incisal 1. (incisal margin). [*margo incisalis*, NA]. **2.** (incisal edge). [*margo incisalis*].
b. inferior del bazo (m. inferior lienis). [*margo inferior lienis*, NA].
b. inferior del cerebro (m. inferior cerebri). Inferolateral margin.
b. inferior del hígado (m. inferior hepatis). [*margo inferior hepatis*, NA].
b. inferior del páncreas (m. inferior pancreatis). [*margo inferior pancreatis*, NA].
b. inferior del pulmón (m. inferior pulmonis). [*margo inferior pulmonis*, NA].
b. inferolateral (inferolateral margin). [*margo inferolateralis*, NA]. Official alternate name for margo inferior cerebri.
b. inferomedial (inferomedial margin). [*margo inferomedialis*, NA]. Official alternate term for margo medialis cerebri.
b. infraorbitario (infraorbital margin). [*margo infraorbitalis*, NA].
b. interno del riñón (m. medialis renis). [*margo medialis renis*, NA].
b. interóseo (interosseous margin). [*margo interosseus*, NA].
b. lagrimal del maxilar superior (m. lacrimalis). [*margo lacrimalis*, NA]. Lacrimal margin.
b. lambdoideo del hueso occipital (lambdoid margin). [*margo lambdoideus*, NA].
b. lateral de la uña (m. lateralis unguis). [*margo lateralis unguis*, NA].
b. lateral del antebrazo (m. lateralis antebrachii). [*margo lateralis antebrachii*, NA]. Radial border.
b. de la lengua (margin of the tongue). [*margo linguae*, NA].
b. libre (free margin). [*margo liber*, NA].
b. libre de la uña (m. liber unguis). [*margo liber unguis*, NA].
b. mastoideo del hueso occipital (mastoid margin). [*margo mastoideus*, NA].
b. mesovárico (mesovarian margin). [*margo mesovaricus*, NA]
b. nasal del hueso frontal (nasal margin). [*margo nasalis*, NA].
b. occipital del hueso parietal (occipital margin). [*margo occipitalis*, NA].
b. oculto de la uña (occult border of nail). [*margo occultus unguis*, NA].
b. palpebral 1. (border's of eyelids). Limbi palpebrales. **2.** (margin of eyelid). [*margo palpebrae*].
b. pancreático anterior (m. anterior pancreatis). [*margo anterior pancreatis*, NA].
b. parietal (parietal margin). [*margo parietalis*, NA].
b. parietal del hueso esfenoides (m. parietalis ossis sphenoidalis). [*margo parietalis ossis sphenoidalis*, NA].
b. parietal del hueso frontal (m. parietalis ossis frontalis). [*margo parietalis ossis frontalis*. NA].
b. parietal del hueso temporal (m. parietalis ossis temporalis). [*margo parietalis ossis temporalis*, NA].
b. pelviano (pelvic brim). Apertura pelvis superior.
b. peroneo anterior (m. anterior fibulae). [*margo anterior fibulae*, NA].
b. peroneo del pie 1. (m. fibularis pedis). [*margo fibularis pedis*, NA]. Official alternate term for m. lateralis pedis. **2.** (fibular margin of foot). [*margo lateralis pedis*, NA].
b. peroneo posterior externo (m. posterior fibulae). [*margo posterior fibulae*, NA].
b. posterior de la porción petrosa del hueso temporal (posterior border of petrous part of temporal bone). [*margo posterior partis petrosae ossis temporalis*, NA].
b. posterior del testículo (m. posterior testis). [*margo posterior testis*, NA].
b. pupilar del iris (m. pupillaris iridis). [*margo pupillaris iridis*, NA]. Pupillary margin of iris.
b. radial (radial border) [*margo lateralis antebrachii*, NA].
b. radial anterior (m. anterior radii). [*margo anterior radii* NA].
b. radial posterior (m. posterior radii). [*margo posterior radii*, NA].
b. sagital (sagittal border). [*margo sagittalis*, NA].
b. superior de la glándula suprarrenal (m. superior glandulae suprarenalis). [*margo superior glandulae suprarenalis*, NA].
b. superior de la porción petrosa del hueso temporal (superior border of petrous part of temporal bone). [*margo superior partis petrosae ossis temporalis*, NA].
b. superior del bazo (m. superior lienis). [*margo superior lienis*, NA].
b. superior del páncreas (m. superior pancreatis). [*margo superior pancreatis*, NA].
b. superomedial (superomedial margin). [*margo superomedialis*, NA]. Margo superior cerebri.
b. supraorbitario (supraorbital margin). [*margo supraorbitalis*, NA].
b. tibial (tibial border) [*margo medialis pedis*, NA].
b. tibial anterior (m. anterior tibiae). [*margo anterior tibiae* NA].
b. tibial interno (m. medialis tibiae). [*margo medialis tibiae*, NA].
b. del útero (border of uterus). [*margo uteri*, NA].

borismo (borism). Symptoms caused by the ingestion of borax or any compound of boron.
bornano (bornane). Camphane; parent of borneols, camphene, and similar essential oils (terpenes).
boro (boron). A nonmetallic trivalent element, symbol B, atomic weight 10.81, atomic no. 5.
boroglicerina (boroglycerin). Boroglycerol; glyceryl borate; a soft mass obtained by heating glycerin and boric acid.
boroglicerol (boroglycerol). Boroglycerin.
borreliosis (borreliosis). Disease caused by bacteria of the genus *Borrelia*.
b. bovina (bovine b.).
b. canina (canine b.).
boselado (bosselated). Marked by numerous bosses or rounded protuberances.

bostezo (yawn). **1.** An involuntary opening of the mouth, usually accompanied by a movement of respiration. **2.** To gape.
bota (boot). A boot-shaped appliance.
b. de Junod (Junod's b.). An airtight case into which the arm or leg is inserted and the air is then exhausted.
botella (bottle). A container for liquids.
b. de Woulfe (Woulfe's b.).
boticario (druggist). Old common term for pharmacist.
botón (button). A structure, lesion, or device of knob shape.
b. de Aleppo, de Bagdad (Aleppo boil, Bagdad b.). The lesion occurring in cutaneous leishmaniasis.
b. Amboyna (Amboyna b.). Yaws.
b. de Bagdad, b. de Biskra, b. de Oriente (bouton de Bagdad, b. de Biskra, b. d'Orient). The lesion occurring in cutaneous leishmaniasis.
b. de Biskra (Biskra b.).
b. de camisa (bouton en chemise). Small abscess of the intestinal mucosa, occurring in amebic dysentery.
b. de Murphy (Murphy's b.).
b. de Oriente **1.** (Oriental b.). **2.** (Oriental boil). The lesion occurring in cutaneous leishmaniasis.
b. peritoneal (peritoneal b.).
b. sináptico (synaptic bouton's). Axon terminals.
b. terminales axónicos (axonal terminal bouton's). Axon terminals.
botrio (bothrium, pl. bothria). One of the slitlike sucking grooves found on the scolex of pseudophyllidean tapeworms.
botriocefaliasis (bothriocephaliasis). Diphyllobothriasis.
botrioide (botryoid). Staphyline; uviform; having numerous rounded protuberances resembling a bunch of grapes.
botriomicosis (botryomycosis). Actinophytosis; a chronic granulomatous condition of horses, cattle, swine, and man.
botriomicótico (botryomycotic). Relating to or affected by botryomycosis.
botulina (botulin). Botulinus toxin.
botulinogénico (botulinogenic). Botulogenic.
botulismo (botulism). Food poisoning caused by the ingestion of the neurotoxin *Clostridium botulinum* from improperly canned or preserved food.
b. en heridas (wound b.). Botulism resulting from infection of a wound.
botulismotoxina (botulismotoxin). Botulinus toxin.
botulogénico (botulogenic). Botulinogenic; botulism-producing.
boubas (boubas). Yaws.
bougienage (bougienage). Examination or treatment of the interior of any canal by the passage of a bougie or cannula.
bouton (bouton). A button, pustule, or knoblike swelling.
b. en passage (b.'s en passage). Consecutive synapses along the course of an axon.
b. terminal, terminaux (terminal b.'s, b. terminaux). Axon terminals.
boutonnière (boutonnière). A traumatically produced slit or buttonhole-like opening.
bóveda (vault). A part resembling an arched roof or dome.
bovino (bovine). Relating to cattle.
BP (BP). Abbreviation for blood pressure; British Pharmacopoeia.
brachium, pl. **brachia** (brachium, pl. brachia). **1.** [*brachium*, NA]. Arm, specifically the segment of the upper limb between the shoulder and the elbow. **2.** An anatomical structure resembling an arm.
bracket (bracket). In dentistry, a small metal attachment that is soldered or welded to an orthodontic band or bonded directly to the teeth, serving to fasten the arch wire to the band or tooth.
bradi- (brady-). Combining form meaning slow.
bradiarritmia (bradyarrhythmia). Any disturbance of the heart's rhythm resulting in a rate under 60 beats per minute.
bradiartria (bradyarthria). Bradyglossia; bradylalia; bradylogia; a form of dysarthria characterized by an abnormal slowness or deliberation in speech.
bradicardia (bradycardia). Brachycardia; bradyrhythmia; slowness of the heartbeat, usually defined as a rate under 60 beats per minute.
b. cardiomuscular (cardiomuscular b.).
b. central (central b.).
b. esencial (essential b.). Idiopathic b.
b. fetal (fetal b.).
b. idiopática (idiopathic b.). Essential b.
b. nodal (nodal b.). Atrioventricular nodal rhythm.
b. posinfecciosa (postinfectious b.).
b. sinusal (sinus b.). B. originating in the normal sinus pacemaker.
b. ventricular (ventricular b.).
bradicárdico **1.** (bradycardiac). Bradycardic; relating to or characterized by bradycardia. **2.** (bradycardic). Bradycardiac.
bradicinesia (bradycinesia). Bradykinesia.
bradicinético (bradykinetic). Characterized by or pertaining to slow movement.
bradicinina (bradykinin). Kallidin 9; kallidin I; b. is one of a number of the plasma kinins, is a potent vasodilator, and is one of the physiologic mediators of anaphylaxis.
bradicinina, potenciador B de (bradykinin potentiator B). The undecapeptide precursor of bradykinin and the angiotensins.
bradicininógeno (bradykininogen). Kallidin.
bradicrótico (bradycrotic). Relating to or characterized by a slow pulse.
bradidiástole (bradydiastole). Prolongation of the diastole of the heart.
bradiespermatismo (bradyspermatism). Absence of ejaculatory force, so that the semen trickles away slowly.
bradiestesia (bradyesthesia). Retardation in the rate of transmission of sensory impressions.
bradifagia (bradyphagia). Extreme slowness in eating.
bradifasia (bradyphasia). Bradyphemia; a form of aphasia characterized by abnormal slowness of speech.
bradifemia (bradyphemia). Bradyphasia.
bradiglosia (bradyglossia). **1.** Slow or difficult tongue movement. **2.** Bradyarthria.
bradilalia (bradylalia). Bradyarthria.
bradilexia (bradylexia). Abnormal slowness in reading.
bradilogía (bradylogia). Bradyarthria.
bradimenorrea (bradymenorrhea). Slow menstrual flow or prolonged menstrual bleeding.
bradipepsia (bradypepsia). Slowness of digestion.
bradipnea (bradypnea). Abnormal slowness of respiration, specifically a low respiratory frequency.
bradipragia (bradypragia). Sluggish action; slow movement.
bradipsiquia (bradypsychia). Slowness of mental reactions.
bradiquinesia (bradykinesia). Bradycinesia; extreme slowness in movement.
bradirritmia (bradyrhythmia). Bradycardia.
bradisfigmia (bradysphygmia). Slowness of the pulse.
bradistalsis (bradystalsis). Slow bowel motion.
braditeleocinesia (bradyteleocinesia). Bradyteleokinesis.
braditeleoquinesia (bradyteleokinesis). Bradyteleocinesia.
braditocia (bradytocia). Tedious labor; slow delivery.
bradiuria (bradyuria). Slow micturition.
bradizoíto (bradyzoite). A slowly multiplying encysted form of sporozoan parasite.
braguero **1.** (truss). An appliance designed to prevent the return of a reduced hernia or the increase in size of an irreducible hernia. **2.** (brace). An orthosis or orthopedic appliance that supports or holds in correct position any movable part of the body and that allows motion of the part, in contrast to a splint, which prevents motion of the part.
b. dorsal de Taylor (Taylor's back brace). Taylor's apparatus; Taylor's splint; a steel spinal support.
branquia (branchia, pl. branchiae). [*branchia*, NA]. The gills, or organs of respiration, in water-living animals.
branquial (branchial). **1.** Relating to branchiae or gills. **2.** In embryology, denoting the various structures constituting the branchial apparatus.
branquiogénico (branchiogenic, branchiogenous). Originating from the branchial arches.
branquioma (branchioma). Obsolete term for a rare form of carcinoma that originates in remnants of epithelium in the branchial structures.
branquiomerismo (branchiomerism). Arrangement into branchiomeres.
branquiómero (branchiomere). An embryonic segment corresponding to one of the branchial arches.

branquiomotor (branchiomotor). Relating to or controlling the movement of muscles derived from the branchial arches.
braqui- (brachy-). Combining form meaning short.
braquial (brachial). Relating to the arm.
braquialgia (brachialgia). Pain in the arm.
b. estática parestésica (b. statica paresthetica).
braquibasia (brachybasia). The shuffling gait characteristic of pyramidal tract disease.
braquibasocamptodactilia (brachybasocamptodactyly). Combined disproportionate shortness and crookedness of the fingers.
braquibasofalangia (brachybasophalangia). Abnormal shortness of the phalanges.
braquicardia (brachycardia). Bradycardia.
braquicefalia **1.** (brachycephalia). Brachycephaly. **2.** (brachycephaly). Brachycephalia; brachycephalism.
braquicefálico (brachycephalic). Brachycephalous; relating to or characterized by brachycephaly.
braquicefalismo (brachycephalism). Brachycephaly.
braquicéfalo (brachycephalous). Brachycephalic.
braquicnémico (brachycnemic). Having short legs.
braquicránico (brachycranic). Brachycephalic with a cephalic index of 80.0 to 84.9.
braquidactilia **1.** (brachydactylia). Brachydactyly. **2.** (brachydactyly). Brachydactylia; abnormal shortness of the fingers.
braquidactílico (brachydactylic). Denoting brachydactyly.
braquiesófago (brachyesophagus). An abnormally short esophagus.
braquistafilino (brachystaphyline). Having a short palate; having a palatomaxillary index above 85.
braquifacial (brachyfacial). Brachyprosopic.
braquifalangia (brachyphalangia). Abnormal shortness of the phalanges.
braquigloso (brachyglossal). Denoting an abnormally short tongue.
braquignatia (brachygnathia). Bird face; abnormal shortness or recession of the mandible.
braquignato (brachygnathous). Having a receding underjaw.
braquimelia (brachymelia). Disproportionate shortness of the limbs.
braquimesofalangia (brachymesophalangia). Abnormal shortness of the middle phalanges.
braquimetacarpia **1.** (brachymetacarpia). Brachymetacarpalia; brachymetacarpalism; abnormal shortening of the metacarpals, especially the fourth and fifth. **2.** (brachymetacar-palia). Brachymetacarpalism, brachymetacarpia.
braquimetapodia (brachymetapody). Apparent shortness of toes or fingers resulting from shortness or hypoplasia of the metacarpals or metatarsals.
braquimetatarsia (brachymetatarsia). Abnormal shortness of the metatarsals.
braquimórfico (brachymorphic). Having, or denoting, a shorter form than that of the usually accepted norm.
braquio- (brachio-). Combining form meaning: 1) arm; 2) radial.
braquiocefálico (brachiocephalic). Relating to both arm and head.
braquiocrural (brachiocrural). Relating to both arm and thigh.
braquiocubital (brachiocubital). Relating to both arm and elbow or to both arm and forearm.
braquiodonte (brachyodont). Having abnormally short teeth.
braquiograma (brachiogram). Tracing of the brachial artery pulse.
braquipélvico **1.** (brachypelvic). Brachypellic. **2.** (brachypellic). Brachypelvic; denoting a transverse oval pelvis.
braquípodo (brachypodous). Having abnormally short feet.
braquiprosópico (brachyprosopic). Brachyfacial; having a disproportionately short face.
braquiqueilia, braquiquilia (brachycheilia, brachychilia). Abnormal shortness of the lips.
braquiquérquico (brachykerkic). Relating to a radiohumeral index of less than 75, with a forearm relatively shorter than the upper arm.
braquirrinco (brachyrhynchus). Abnormal shortness of the nose and maxilla, often associated with cyclopia.
braquirrinia (brachyrhinia). Abnormal shortness of the nose.
braquisindactilia (brachysyndactyly). Abnormal shortness of fingers or toes combined with a webbing between the adjacent digits.
braquisquélico (brachyskelic). Relating to abnormally short legs.
braquitelefalangia (brachytelephalangia). Abnormal shortness of the distal phalanges.
braquiterapia (brachytherapy). Radiotherapy in which the source of irradiation is placed close to the surface of the body or within a body cavity.
braquitipo (brachytype). Endomorph.
braquiuránico (brachyuranic) Having a palatomaxillary index above 115.
brasileína (brazilein). A red oxidation product of brazilin.
brasilina (brazilin). A red natural dye.
brazalete (bracelet). An appliance for the wrist.
b. de Nussbaum (Nussbaum's b.).
brazo (arm). **1.** The segment of the superior limb between the shoulder and the elbow. **2.** A specifically shaped and positioned extension of a removable partial denture framework.
b. anterior de la cápsula interna (anterior limb of internal capsule). [*crus anterius capsulae internae*, NA].
b. en barra (bar clasp a.).
b. en broche (clasp a.).
b. en broche circunferencial (circumferential clasp a.).
b. en broche circunferencial estabilizante (stabilizing circumferential clasp a.).
b. en broche circunferencial retentivo (retentive circumferential clasp a.).
b. del colículo inferior (brachium of the inferior colliculus). [*brachium colliculi inferioris*, NA].
b. del colículo superior (brachium of superior colliculus). [*brachium colliculi superioris*, NA].
b. conjuntival anterior (superior quadrigeminal brachium). [*brachium colliculi superioris*, NA].
b. conjuntival del cerebelo (brachium conjunctivum cerebelli). [*pedunculus cerebellaris superior*, NA].
b. conjuntival posterior (inferior quadrigeminal brachium). [*brachium colliculi inferioris*, NA].
b. de dineína (dynein a.).
b. musculoso (brawny a.).
b. posterior de la cápsula interna (posterior limb of internal capsule). [*crus posterius capsulae internae*, NA].
b. protuberancial (brachium pontis). [*pedunculus cerebellaris medius*, NA].
b. recíproco (reciprocal a.).
b. retentivo, de retención (retentive a., retention a.).
BrDU (BrDu). Abbreviation for bromodeoxyuridine.
brecha (gap). **1.** A hiatus or opening in a structure. **2.** An interval or discontinuity in any series or sequence.
b. aire-hueso (air-bone g.).
b. auscultatoria (auscultatory g.). Silent g.
b. de Bochdalek (Bochdalek's g.). Vertebrocostal trigone.
b. cromosómica (chromosomal g.).
b. de DNA (DNA g.).
b. interoclusal (interocclusal g.).
b. silenciosa (silent g.). Auscultatory g.
brefo- (brepho-). Rarely used prefix denoting a primitive stage of development.
bregma (bregma). [*bregma*, NA]. The point on the skull corresponding to the junction of the coronal and sagittal sutures.
bregmático (bregmatic). Relating to the bregma.
bretilio, tosilato de (bretylium tosylate). A sympatholytic agent that prevents the release of norepinephrine from the nerve ending.
brevicollis (brevicollis). Abnormal shortness of the neck.
brida (bridle). **1.** Frenum. **2.** A band of fibrous material stretching across the surface of an ulcer or other lesion or forming adhesions between opposing serous or mucous surfaces.
b. del clítoris (b. of clitoris). Frenulum clitoridis.
British Pharmacopoeia (BP) (British Pharmacopoeia (BP)).
broca (broach). A dental instrument for removing the pulp of a tooth or exploring the canal.
b. barbada (barbed b.).
b. lisa (smooth b.).
brocresina (brocresine). A histidine decarboxylase inhibitor.

brom-, bromo- (brom-, bromo-). Prefixes most commonly indicating the presence of bromine in a compound.
bromado (bromated). Brominated; combined or saturated with bromine or any of its compounds.
bromato (bromate). Salt or anion of bromic acid.
bromazepam (bromazepam). An antianxiety agent.
bromazina, clorhidrato de (bromazine hydrochloride). Bromodiphenhydramine hydrochloride.
bromelaína, bromelina (bromelain, bromelin). One of a group of peptide hydrolases, a cysteine proteinase, obtained from pineapple.
bromfeniramina, maleato de (brompheniramine maleate). A potent antihistaminic agent.
bromhexina, clorhidrato de (bromhexine hydrochloride). An expectorant with mucolytic, antitussive, and bronchodilator properties.
bromhidrato (hydrobromate). A salt of hydrobromic acid.
bromhidrosifobia, bromidrosifobia (bromidrosiphobia). Morbid fear of giving forth a bad odor from the body, sometimes with the belief that such an odor is present.
bromhidrosis (bromhidrosis). Bromidrosis.
brómico (bromic). Relating to bromine; denoting especially bromic acid.
bromidrosis (bromidrosis). Bromhidrosis; osmidrosis; ozochrotia; fetid or foul smelling perspiration.
bromindiona (bromindione). An oral anticoagulant.
bromismo, brominismo (bromism, brominism). Chronic bromide intoxication.
bromisovalum (bromisovalum). A nonbarbiturate sedative and hypnotic.
bromo (bromine (Br)). Bromum; a nonmetallic, reddish, volatile, liquid element; symbol Br, atomic no. 35, atomic weight, 79.9.
bromocriptina (bromocriptine). An ergot derivative.
bromodermia (bromoderma). An acneform or granulomatous eruption due to hypersensitivity to bromide.
bromodesoxiuridina (bromodeoxyuridine (BrDu)). A compound that competes with uridine for incorporation in RNA and fluoresces in ultraviolet light; used in BrDu-banding.
bromodifenhidramina, clorhidrato de (bromodiphenhydramine hydrochloride). Bromazine hydrochloride.
bromohiperhidrosis, bromohiperidrosis (bromohyperhidrosis, bromohyperidrosis). Excessive secretion of sweat having a fetid odor.
bromopnea (bromopnea). Obsolete term for halitosis.
bromosulfoftaleína (BSP) (bromosulfophthalein). Sulfobromophthalein sodium.
5-bromuracilo (5-bromouracil). Synthetic analogue (antimetabolite) of thymine.
bromuro (bromide). The anion Br^-.
b. ferroso (ferrous bromide). Iron bromide.
broncatar (broncatar). An antitussive and respiratory stimulant.
bronchiolus, pl. **bronchioli** (bronchiolus, pl. bronchioli). Bronchiole.
bronchium, pl. **bronchia** (bronchium, pl. bronchia). Bronchus.
bronco- (broncho-, bronch-, bronchi-). Combining form denoting bronchus, and, in ancient usage, the trachea.
broncoalveolar (bronchoalveolar). Bronchovesicular.
broncocavernoso (bronchocavernous). Relating to a bronchus or bronchial tube and a pulmonary pathologic cavity.
broncocele (bronchocele). Bronchiocele; a circumscribed dilation of a bronchus.
broncoconstricción (bronchoconstriction). Reduction in the caliber of a bronchus or bronchi.
broncoconstrictor (bronchoconstrictor). **1.** Causing a reduction in caliber of a bronchus or bronchial tube. **2.** An agent that possesses this action.
broncodilación (bronchodilation). **1.** Alternative spelling for bronchodilatation. **2.** Rarely used term for bronchiectasis.
broncodilatación (bronchodilatation). Increase in caliber of the bronchi and bronchioles in response to pharmacologically active substances or autonomic nervous activity.
broncodilatador (bronchodilator). **1.** Causing an increase in caliber of a bronchus or bronchial tube. **2.** An agent that possesses this power.
broncoedema (bronchoedema). Swelling of the mucosa of the bronchi.
broncoesofagología (bronchoesophagology). The specialty concerned with the diagnosis and treatment of diseases of the tracheobronchial tree and esophagus by endoscope and other means.
broncoesofagoscopia (bronchoesophagoscopy). Examination of the tracheobronchial tree or esophagus through appropriate endoscopes.
broncoespasmo (bronchospasm). Contraction of smooth muscle in the walls of the bronchi and bronchioles, causing narrowing of the lumen.
broncoespirografía (bronchospirography). Use of a single lumen endobronchial tube for measurement of ventilatory function of one lung.
broncoespirometría (bronchospirometry). Use of a bronchospirometer to measure ventilatory function of each lung separately.
broncoespirómetro (bronchospirometer). A device for measurement of rates and volumes of air flow into each lung separately, using a double lumen endobronchial tube.
broncoespiroquetosis (bronchospirochetosis). Hemorrhagic bronchitis.
broncoestenosis (bronchostenosis). Chronic narrowing of a bronchus.
broncofibroscopio (bronchofiberscope). A fiberoptic endoscope particularly adapted for visualization of the trachea and bronchi.
broncofonía (bronchophony). Bronchial voice; bronchiloquy.
b. en susurro (whispered b.). Whispered pectoriloquy.
broncogénico (bronchogenic). Bronchiogenic.
broncografía (bronchography). Radiographic examination of the tracheobronchial tree following the injection of one of several radiopaque materials.
broncograma (bronchogram). The radiograph obtained at bronchography.
broncolitiasis (broncholithiasis). Bronchial inflammation or obstruction caused by broncholiths.
broncolito (broncholith).
broncomalacia (bronchomalacia). Degeneration of elastic and connective tissue of bronchi and trachea.
broncomicosis (bronchomycosis). Any fungus disease of the bronchial tubes or bronchi.
broncomotor (bronchomotor). **1.** Causing a change in caliber, dilation, or contraction of a bronchus or bronchiole. **2.** An agent possessing this action.
bronconeumonía (bronchopneumonia). Bronchial pneumonia.
b. tuberculosa (tuberculous b.).
broncoplastia (bronchoplasty). Surgical alteration of the configuration of a bronchus.
broncopulmonar (bronchopulmonary). Relating to the bronchi tubes and the lungs.
broncorrafia (bronchorrhaphy). Suture of a wound of the bronchus.
broncorrea (bronchorrhea). Excessive secretion of mucus from the bronchial mucous membrane.
broncoscopia (bronchoscopy). Inspection of the interior of the tracheobronchial tree through a bronchoscope.
broncoscopio (bronchoscope). An endoscope for inspecting the interior of the tracheobronchial tree.
broncostaxis (bronchostaxis). Hemorrhage from the bronchi.
broncostomía (bronchostomy). Surgical formation of a new opening into a bronchus.
broncotomía (bronchotomy). Incision of a bronchus.
broncótomo (bronchotome). An instrument for incising a bronchus.
broncotraqueal (bronchotracheal). Relating to the trachea and bronchi.
broncovesicular (bronchovesicular). Bronchoalveolar; relating to the bronchioles and alveoli in the lungs.
bronquial (bronchial). Relating to the bronchi.
bronquiectasia (bronchiectasia). Bronchiectasis.
bronquiectasis (bronchiectasis). Bronchiectasia; chronic dilation of bronchi or bronchioles as a sequel of inflammatory disease or obstruction.
b. cilíndrica (cylindrical b.).
b. sacular (saccular b.).
b. seca (dry b.). Bronchiectasia sicca.
b. sicca (bronchiectasia sicca). Dry bronchiectasis.

bronquiectásico (bronchiectasic). Bronchiectatic.
bronquiectático (bronchiectatic). Bronchiectasic; relating to bronchiectasis.
bronquiloquia (bronchiloquy). Bronchophony.
bronquio (bronchus, pl. bronchi). [*bronchus,* NA]. Bronchium; one of the subdivisions of the trachea serving to convey air to and from the lungs.
b. eparterial (eparterial b.).
b. fuente (stem b.).
b. hiparteriales (hyparterial bronchi).
b. intermedio (intermediate b., b. intermedius).
b. lobulares (lobar bronchi). [*bronchi lobares*, NA].
b. primario (primary b.).
b. principal derecho (right main b.). [*bronchus principalis dexter*, NA].
b. principal izquierdo (left main b.). [*bronchus principalis sinister*, NA].
b. segmentario (segmental b.). [*bronchus segmentalis*, NA].
bronquiocele (bronchiocele). Bronchocele.
bronquioestenosis (bronchiostenosis). Narrowing of the lumen of a bronchial tube.
bronquiogénico (bronchiogenic). Bronchogenic; of bronchial origin; emanating from the bronchi.
bronquiolectasia (bronchiolectasia). Bronchiolectasis.
bronquiolectasis (bronchiolectasis). Bronchiolectasia; bronchiectasis involving the bronchioles.
bronquiolitis (bronchiolitis). Inflammation of the bronchioles, often associated with bronchopneumonia.
b. exudativa (exudative b.).
b. fibrosa obliterante (b. fibrosa obliterans).
b. proliferativa (proliferative b.).
bronquiolo (bronchiole). One of the finer subdivisions of the bronchi.
b. respiratorios (respiratory b.'s). [*bronchiolus respiratorii*, NA].
b. terminal (terminal b.). [*bronchiolus terminalis*, NA].
bronquiolo- (bronchiolo-). Combining form relating to the bronchiole.
bronquiolopulmonar (bronchiolopulmonary). Relating to the bronchioles and the lungs.
bronquítico (bronchitic). Relating to bronchitis.
bronquitis (bronchitis). Inflammation of the mucous membrane of the bronchial tubes.
b. asmática (asthmatic b.).
b. aviaria infecciosa (infectious avian b.). Gasping disease.
b. de Castellani (Castellani's b.). Hemorrhagic b.
b. crónica (chronic b.).
b. crupal (croupous b.). Obsolete term for fibrinous b.
b. fibrinosa (fibrinous b.). Plastic b.; pseudomembranous b.
b. hemorrágica (hemorrhagic b.). Bronchopulmonary spirochetosis; bronchospirochetosis; Castellani's b.
b. obliterante (obliterative b., b. obliterans).
b. plástica (plastic b.). Fibrinous b.
b. pútrida (putrid b.).
b. seudomembranosa (pseudomembranous b.). Fibrinous b.
b. verminosa (verminous b.).
brontofobia (brontophobia). Tonitrophobia; morbid fear of thunder.
brotación (budding). Gemmation.
brotar (bud). To give rise to such an outgrowth.
brote 1. (sprout). A structure resembling the s. of a plant. **2.** (bud). An outgrowth that resembles the b. of a plant, usually pluripotential, and capable of differentiating and growing into a definitive structure.
b. bronquial (bronchial bud).
b. caudal (tail bud). End b.
b. dental (tooth bud).
b. gustativo (gustatory bud). [*caliculus gustatorius*, NA].
b. hepático (liver bud).
b. lingual medial (median tongue bud). Tuberculum impar.
b. metanéfrico (metanephric bud). Ureteric b.
b. de los miembros (limb bud).
b. perióstico (periosteal bud).
b. pulmonar (lung bud).
b. sincitial 1. (syncytial s.). Syncytial knot. **2.** (syncytial bud). Syncytial knot.
b. terminal (end bud). Tail b.
b. ureteral (ureteric bud). Metanephric b.
b. vascular (vascular bud).
browniano (brownian). Relating to or described by Robert Brown.
brucelergina (brucellergin). A fat-free nucleoprotein antigen derived from brucella; used in skin tests for brucellosis.
brucelina (brucellin). A vaccine prepared from several species of *Brucella*; formerly thought to prevent or cure brucellosis.
brucelosis (brucellosis). Malta fever; Mediterranean fever; undulant fever; an infectious disease caused by *Brucella*.
b. bovina (bovine b.). Bang's disease; bovine infectious abortion.
brucina (brucine). Dimethoxystrychnine.
bruñidor (burnisher). An instrument for smoothing and polishing the surface or edge of a dental restoration.
brunneroma (brunneroma). An adenoma of Brunner's glands; a rare solitary tumor.
brunnerosis (brunnerosis). Benign nodular hyperplasia of Brunner's glands.
brushita (brushite). A naturally occurring acid calcium phosphate occasionally found in dental calculus.
bruxismo (bruxism). A clenching of the teeth, associated with forceful lateral or protrusive jaw movements, resulting in rubbing, gritting, or grinding together of the teeth, usually during sleep; sometimes a pathologic condition.
BSER (BSER). Abbreviation for brainstem evoked response.
Bt_2cAMP (Bt_2cAMP). $N^6,O^{2'}$-Dibutyryladenosine 3':5'-cyclic phosphate; a dibutyryl derivative of cAMP.
BTPS (BTPS). Symbol indicating that a gas volume has been expressed as if it were saturated with water vapor at body temperature (37°C) and at the ambient barometric pressure; used for measurements of lung volumes.
buaki (buaki). A nutritional (protein deficiency) disease observed in natives of the Congo and characterized by edema, skin lesions, and anemia.
buba (yaw). An individual lesion of the eruption of yaws.
buba, bubas (bubas). Yaws.
b. brasileña (b. braziliana). Espundia.
b. madre (buba madre). Mother yaw.
bubón (bubo). Inflammatory swelling of one or more lymph nodes in the groin; the confluent mass of nodes usually suppurates and drains pus.
b. en bala (bullet b.).
b. chancroide (chancroidal b.). Virulent b.
b. climático (climatic b.). Venereal lymphogranuloma.
b. indolente (indolent b.).
b. maligno (malignant b.). The b. associated with bubonic plague.
b. parotídeo (parotid b.).
b. primario (primary b.).
b. tropical (tropical b.). Venereal lymphogranuloma.
b. venéreo (venereal b.).
b. virulento (virulent b.). Chancroidal b.
bubonalgia (bubonalgia). Pain in the groin.
bubónico (bubonic). Relating in any way to a bubo.
bubónulo (bubonulus). **1.** An abscess occurring along the course of a lymphatic vessel. **2.** One of a number of hard nodules, often breaking down into ulcers, which form along the course of acutely inflamed lymphatic vessels of the dorsum of the penis.
bucardia (bucardia). Cor bovinum; extreme hypertrophy of the heart.
bucca (bucca, gen. and pl. buccae). [*bucca*, NA]. Cheek.
buccinador (buccinator).
buccula (buccula). Double chin; a fatty puffing under the chin.
buchú (buchu). Hottentot tea; the dried leaves of *Barosma betulina*, *B. crenulata*, or *B. serratifolia* (family Rutaceae); used as a carminative, diuretic, and urinary antiseptic.
buclicina, clorhidrato de (buclizine hydrochloride). A mild sedative used for motion sickness, vertigo, and anxiety accompanying psychosomatic disorders.
buclosamida (buclosamide). A topical antifungal agent.
buco- (bucco-). Combining form relating to the cheek.
bucoaxial (buccoaxial). Referring to the line angle formed by the buccal and axial walls of a cavity.
bucoaxiocervical (buccoaxiocervical). Referring to the point angle formed by the junction of the buccal, axial, and cervical (gingival) walls of a cavity.
bucoaxiogingival (buccoaxiogingival). Referring to the point angle formed by the junction of a buccal, axial, and gingival (cervical) wall.

bucocervical (buccocervical). Relating to the cheek and the neck.
bucodistal (buccodistal). Referring to the line angle formed by the junction of a buccal and distal wall of a cavity.
bucofaríngeo (buccopharyngeal). Relating to both cheek or mouth and pharynx.
bucogingival (buccogingival). Relating to the cheek and the gum.
bucolabial (buccolabial). Relating to both cheek and lip.
bucolingual (buccolingual). Pertaining to the cheek and the tongue.
bucomesial (buccomesial). Referring to the line angle formed by the junction of a buccal and mesial wall of a cavity.
bucooclusal (buccoclusal). Incorrect term referring to the line angle formed by the junction of a buccal and pulpal wall.
bucopulpar (buccopulpal). Referring to the line angle formed by the junction of a buccal and pulpal wall of a cavity.
bucoversión (buccoversion). Malposition of a posterior tooth from the normal line of occlusion toward the cheek.
bucrilato (bucrylate). A tissue adhesive used in surgery.
bufa-, bufo- (bufa-, bufo-). Combining forms denoting origin from toads.
bufadienolida (bufadienolide).
bufageninas (bufagenins). Bufagins.
bufaginas (bufagins). Bufagenins; a group of steroids (bufanolides) in the venom of a family of toads (Bufonidae).
bufanolida (bufanolide). The fundamental steroid lactone of several vegetable and animal (e.g., toad) venoms or toxins.
bufatrienolida (bufatrienolide).
bufenolida (bufenolide).
buffer (buffer). A mixture of an acid and its conjugate base (salt), that, when present in a solution, reduces any changes in pH.
  b. secundario (secondary b.).
buformina (buformin). An oral hypoglycemic agent.
bufotenina (bufotenine). Mappine; a psychotomimetic agent isolated from the venom of certain toads (family Bufonidae).
bufotoxinas (bufotoxins). A group of steroid lactones of digitalis present in the venoms of toads (family Bufonidae).
buftalmía o buftalmos (buphthalmia, buphthalmus, buphthalmos). An affection of infancy, marked by an increase of intraocular pressure with enlargement of the eyeball.
bujía (bougie). A cylindrical instrument, usually somewhat flexible and yielding, used for calibrating or dilating constricted areas in tubular organs.
  b. acodada (elbowed b.).
  b. agregada (following b.).
  b. ahusada (tapered b.).
  b. bulbosa (bulbous b.). A b. with a bulb-shaped tip.
  b. elástica (elastic b.).
  b. filiforme (filiform b.).
  b. de Hurst (Hurst b.'s).
  b. de Maloney (Maloney b.'s).
  b. móvil (whip b.).
  b. con punta de cera (wax-tipped b.).
bulbar (bulbar). **1.** Relating to a bulb. **2.** Relating to the rhombencephalon (hindbrain). **3.** Bulb-shaped; resembling a bulb.
bulbitis (bulbitis). Inflammation of the bulbous portion of the urethra.
bulbo (bulb). **1.** Bulbus; any globular or fusiform structure. **2.** A short vertical underground stem of plants.
  b. aórtico (aortic b.). [*bulbus aortae*, NA].
  b. arterial (arterial b.). [*bulbus aortae*, NA].
  b. del asta posterior del ventrículo lateral (b. of posterior horn of lateral ventricle of brain). [*bulbus cornus posterioris*, NA].
  b. cardíaco (bulbus cordis).
  b. carotídeo (carotid b.). [*sinus caroticus*, NA].
  b. del cuerpo esponjoso (b. of corpus spongiosum). [*bulbus penis*, NA].
  b. dentario (dental b.).
  b. duodenal (duodenal b.). Duodenal cap.
  b. gustativo (taste b.). [*caliculus gustatorius*, NA].
  b. para el habla (speech b.). A prosthetic speech aid.
  b. del ojo (b. of eye). [*bulbus oculi*, NA].
  b. olfatorio (olfactory b.). [*bulbus olfactorius*, NA].
  b. del pene (b. of penis). [*bulbus penis*, NA].
  b. piloso (hair b.). [*bulbus pili*, NA].
  b. raquídeo (medulla oblongata). [*medulla oblongata*, NA]. Myelencephalon; oblongata.
  b. de Rouget (Rouget's b.). A venous plexus on the surface of the ovary.
  b. terminal **1.** (end-bulb). One of the oval or rounded bodies in which the sensory nerve fibres terminate in mucous membrane. **2.** (end b.).
  b. terminales de Krause (Krause's end b.'s). [*corpuscula bulboidea*, NA].
  b. de la uretra **1.** (bulbus urethrae). [*bulbus penis*, NA]. **2.** (b. of urethra). [*bulbus penis*, NA].
  b. de la vena yugular (b. of jugular vein). [*bulbus venae jugularis*, NA].
  b. del ventrículo lateral (b. of lateral ventricle).
  b. del vestíbulo vaginal (b. of vestibule). [*bulbus vestibuli*, NA].
bulbo- (bulbo-). Combining form relating to a bulb, or bulbus.
bulbocavernoso (bulbocavernosus).
bulboespinal (bulbospinal). Spinobulbar; relating to the medulla oblongata and spinal cord.
bulboide (bulboid). Bulb-shaped.
bulbonuclear (bulbonuclear). Relating to the nuclei in the medulla oblongata.
bulbopontino (bulbopontine). Relating to the rostral part of the rhombencephalon composed of the pons and overlying tegmentum.
bulbosacro (bulbosacral).
bulbouretral (bulbourethral). Urethrobulbar; relating to the bulbus penis and the urethra.
bulbus, gen. y pl. **bulbi** (bulbus, gen. and pl. bulbi). [*bulbus*, NA]. Bulb.
bulesis (bulesis). The will; a willing.
bulimia **1.** (boulimia). Bulimia nervosa. **2.** (bulimia). B. nervosa.
  b. nerviosa (bulimia nervosa). Boulimia; bulimia; hyperorexia.
bulímico (bulimic). Relating to, or suffering from, bulimia nervosa.
bulla, pl. **bullae** (bulla, gen. and pl. bullae). **1.** A large vesicle appearing as a circumscribed area of separation of the epidermis from the subepidermal structure, or as a circumscribed area of separation of epidermal cells. **2.** [*bulla*, NA]. A bubble-like structure.
  b. etmoidal (ethmoidal b.). [*bulla ethmoidalis*, NA].
  b. pulmonar (pulmonary b.).
  b. timpánica (b. tympanica).
bulloso (bullous). Relating to, of the nature of, or marked by, bullae.
bumetanida (bumetanide). A diuretic.
BUN (BUN). Abbreviation for blood urea nitrogen.
bunamidina, clorhidrato de (bunamidine hydrochloride). An anthelmintic.
bungpagga (bungpagga). Myositis purulenta tropica.
bunio (bunion). A localized swelling at either the medial or dorsal aspect of the first metatarsophalangeal joint, caused by an inflammatory bursa.
bunionectomía (bunionectomy). Excision of a bunion.
  b. de Keller (Keller b.).
  b. de Mayo (Mayo b.).
bunodonte (bunodont). Having molar teeth with rounded or low conical cusps, in contrast to lophodont.
bunolofodonte (bunolophodont). Having molar teeth with transverse ridges and rounded cusps on the occlusal surface.
bunolol, clorhidrato de (bunolol hydrochloride). A β-adrenergic blocking agent for treatment of cardiac arrhythmias.
bunoselenodonte (bunoselenodont). Having molar teeth with crescentic ridges and rounded cusps on the occlusal surface.
bupivacaína (bupivacaine). A potent, long-acting local anesthetic used in regional anesthesia.
buprenorfina, clorhidrato de (buprenorphine hydrochloride). A semisynthetic opioid analgesic.
bupropión, clorhidrato de (bupropion hydrochloride). An antidepressant.
buret, burette (buret, burette). A graduated glass tube with a tap as a lower end; used for measuring liquids in volumetric chemical analyses.
buril (burr). A drilling tool for enlarging a trephine hole in the cranium.
bursa, pl. **bursae** (bursa, pl. bursae). [*bursa*, NA]. A closed sac or envelope lined with synovial membrane and containing fluid, usually found or formed in areas subject to friction.
bursal (bursal). Relating to a bursa.
bursectomía (bursectomy). Surgical removal of a bursa.
bursitis (bursitis). Bursal synovitis; inflammation of a bursa.

b. anserina (anserine b.).
b. bicipital (bicipital b.). Intertubercular b.
b. calcaneana (calcaneal b.). Capped hock.
b. del hombro (shoulder b.). Intertubercular b.
b. intertubercular (intertubercular b.). Bicipital b.; shoulder b.
b. del olécranon (olecranon b.).
b. prerrotuliana (prepatellar b.). Housemaid's knee.
b. subacromial (subacromial b.). Duplay's disease; subdeltoid b.
b. subdeltoidea (subdeltoid b.). Subacromial b.
b. trocantérica (trochanteric b.).
bursolito (bursolith). A calculus formed in a bursa.
bursopatía (bursopathy). Any disease of a bursa.
bursotomía (bursotomy). Incision through the wall of a bursa.
bursula (bursula). A small pouch or bag.
b. testium (b. testium). Scrotum.
buspirona, clorhidrato de (buspirone hydrochloride). A antianxiety agent.
busulfán (busulfan, busulphan). An antineoplastic alkylating.
butabarbital (butabarbital). A sedative and hypnotic with intermediate duration of action.
butacaína, sulfato de (butacaine sulfate). A local anesthetic.
butalbital (butalbital). Allylbarbital; a sedative and hypnotic.
butalital (buthalital). Formerly used for intravenous anesthesia.
butamben (butamben). Butyl aminobenzoate.
butanilicaína (butanilicaine). An aminoacyl anilide formerly used as a local anesthetic.
butano (butane). A gaseous hydrocarbon present in natural gas.
butanoílo (butanoyl). Butyryl; the radical of butanoic acid.
butanol (butanol). Preferred chemical name for butyl alcohol.
butaperazina (butaperazine). An antipsychotic.
butaverina (butaverine). An antispasmodic (as hydrochloride).
butetal (butethal). A sedative and hypnotic.
butetamato (butethamate). An intestinal antispasmodic agent.
butetamina, clorhidrato de (butethamine hydrochloride). A local anesthetic.
butiazida (buthiazide). Thiabutazide; has diuretic and antihypertensive actions.
butilo (butyl). A radical of butane.
aminobenzoato de b. (b. aminobenzoate). Butamben.
butilparaben (butylparaben). An antifungal preservative.
butiráceo (butyraceous). Buttery in consistency.
butirato (butyrate). A salt or ester of butyric acid.
butirato-CoA ligasa (butyrate-CoA ligase). Butyryl-CoA synthetase; fatty acid thiokinase (medium chain).
butírico (butyric). Relating to butter.
butiril colina esterasa (butyrylcholine esterase). Cholinesterase.
butiril-CoA sintetasa (butyryl-CoA synthetase). Butyrate-CoA ligase.
butirilo (butyryl). Butanoyl.
γ-butirobetaína (γ-butyrobetaine). A precursor of carnitine by hydroxylation of the β-carbon.
butirocolinesterasa (butyrocholinesterase). Cholinesterase.
butirofenona (butyrophenone). One of a group of derivatives of 4-phenylbutylamine that have neuroleptic activity.
butiroide (butyroid). **1.** Buttery. **2.** Resembling butter.
butirómetro (butyrometer). An instrument for determining the amount of butterfat in milk.
butiroso (butyrous). Denoting a tissue or bacterial growth of butter-like consistency.
butoconazol, nitrato de (butoconazole nitrate). An antifungal agent.
butopironoxilo (butopyronoxyl). Butyl mesityl oxide oxalate; an insect repellent.
butorfanol, tartrato de (butorphanol tartrate). A potent mixed agonist/antagonist narcotic analgesic agent.
butoxamina, clorhidrato de (butoxamine hydrochloride). An antilipemic agent.
***t*-butoxicarbonilo (BOC)** (*t*-butoxycarbonyl (BOC)). An amino-protecting group used in peptide synthesis.
butriptilina, clorhidrato de (butriptyline hydrochloride). An antidepressant.
bypass (bypass). **1.** A shunt or auxiliary flow. **2.** To create new flow from one structure to another through a diversionary channel.
b. aortocoronario (aortocoronary b.). Coronary b.
b. aortoilíaco (aortoiliac b.).
b. aortorrenal (aortorenal b.).
b. cardiopulmonar (cardiopulmonary b.).
b. coronario (coronary b.). Aortocoronary b.
b. extra-intracraneal (extraintracranial b.).
b. femoropoplíteo (femoropopliteal b.).
b. gástrico (gastric b.). Mason operation.
b. ileal parcial (partial ileal b.).
b. intestinal (bowel b.). Jejunoileal b.
b. yeyunoileal (jejunoileal b.) Bowel b.; jejunoileal shunt.

C

C (C). **1.** Abbreviation or symbol for large calorie; carbon; cathodal; cathode; celsius; centigrade; cervical vertebra (C1 to C7); closure (of an electrical circuit); congius (gallon); contraction; cylinder; cylindrical lens; cytidine. **2.** When followed by a subscript, indicates renal clearance of a substance (e.g., C_{In}, inulin clearance).
c (c). **1.** Symbol for centi-; small calorie. **2.** As a subscript, refers to blood capillary.
Ca (Ca). **1.** Abbreviation for cathode. **2.** Symbol for calcium.
ca. (ca.). Abbreviation for L. *circa*.
caapi (caapi). Ayahuasca.
cabalgamiento (overriding). **1.** Slippage of the lower fragment of a broken long bone upward and alongside the proximal portion. **2.** Obsolete term denoting a fetal head which is palpable above the symphysis because of cephalopelvic disproportion.
caballete (gantry). A movable frame housing the x-ray tube, collimators, and detectors in a CT machine.
caballo de fuerza (horsepower). A unit of power, 550 foot-pounds per second, or 746 watts.
cabeceo (head-nodding). Head tremors; head movements associated with congenital nystagmus, spasmus nutans, and miner's nystagmus.
cabestrillo (sling). A supporting bandage or suspensory device.
cabeza (head). **1.** Caput; the upper or anterior extremity of the animal body. **2.** The upper, anterior, or larger extremity, expanded or rounded, of any body, organ, or other anatomical structure.
c. angular del cuadrado del labio superior (caput angulare quadrati labii superioris). Musculus levator labii superioris alaeque nasi.
c. del astrágalo (h. of talus). [*caput tali*, NA].
c. de bulldog (bulldog h.).
c. cigomática del cuadrado del labio superior (caput zygomaticum quadrati labii superioris). Musculus zygomaticus minor.
c. de cobre (copperhead). A poisonous snake.
c. cornual (caput cornus). Apex cornus posterioris.
c. corta (short h.). [*caput breve*, NA].
c. costal (h. of rib). [*caput costae*, NA].
c. cuadrada (caput quadratum).
c. cubital (ulnar h.). [*caput ulnare*, NA].
c. del cúbito (h. of ulna). [*caput ulnae*, NA].
c. del epidídimo (h. of epididymis). [*caput epididymis*, NA].
c. del estribo (h. of stapes). [*caput stapedis*, NA].
c. falángica (h. of phalanx). [*caput phalangis*, NA].
c. femoral (caput femoris). C. ossis femoris.
c. del fémur (h. of femur). [*caput ossis femoris*, NA].
c. gallinaginis (caput gallinaginis). Colliculus seminalis.
c. hinchada (swelled h.). Paget's disease of the skull.
c. del hueso del muslo (h. of thigh bone). [*caput ossis femoris*, NA].
c. del hueso metatarsiano (h. of metatarsal bone). [*caput ossis metatarsalis*, NA].
c. humeral (humeral h.). [*caput humerale*, NA].
c. del húmero (h. of humerus). [*caput humeri*, NA].
c. humerocubital (humeroulnar h.). [*caput humeroulnare*, NA].
inclinación de c. (head-tilt). An abnormal position of the head adopted to prevent double vision resulting from underaction of the vertical ocular muscles.
c. infraorbitaria del cuadrado del labio superior (caput infraorbitale quadrati labii superioris). Musculus levator labii superioris.
c. larga (long h.). [*caput longum*, NA].
c. lateral (lateral h.). [*caput laterale*, NA].
c. mandibular (h. of mandible). [*caput mandibulae*, NA].
c. del martillo (h. of malleus). [*caput mallei*, NA].
c. medial o interna (medial h.). [*caput mediale*, NA].
c. de Medusa (Medusa h.). [*caput medusae*].
c. del metacarpiano (h. of metacarpal bone). [*caput ossis metacarpalis*, NA].
c. del metatarso (caput ossis metatarsalis). [*caput ossis metatarsalis*, NA]. Head of metatarsal bone.
c. del núcleo caudado (caput nuclei caudati). [*caput nuclei caudati*, NA].
c. oblicua (oblique h.). [*caput obliquum*, NA].
c. del páncreas (h. of pancreas). [*caput pancreatis*, NA].
c. pequeña del húmero (little h. of humerus). Capitulum of humerus.
c. del peroné (h. of fibula). [*caput fibulae*, NA].
c. profunda (deep h.). [*caput profundum*, NA].
c. radial (radial h.). [*caput radiale*, NA].
c. del radio (h. of radius). [*caput radii*, NA].
c. en reloj de arena (hourglass h.).
c. en silla de montar (saddle h.). Clinocephaly.
c. superficial (superficial h.). [*caput superficiale*, NA].
c. transversal (transverse h.). [*caput transversum*, NA].
cacao (cacao). Theobroma; prepared c. or cocoa, a powder prepared from the roasted cured kernels of the ripe seed of *Theobroma cacao Linné* (family Sterculiaceae).
aceite de c. (c. oil). Theobroma oil.
caché (caché). A lead cone covered with several layers of paper, having a mica window at the bottom, used as an applicator in radiotherapy.
cachet (cachet). A seal-shaped capsule or wafer for enclosing powders of disagreeable taste.
cachú (cutch). Catechu nigrum.
caco-, caci-, cac- (caco-, caci-, cac-). Combining forms meaning bad or ill.
cacodemonomanía (cacodemonomania). A mental condition in which the patient believes himself to be inhabited by or possessed by an evil spirit.
cacodilato (cacodylate). A salt or ester of cacodylic acid.
cacodílico (cacodylic). Relating to cacodyl; denoting especially c. acid.
cacodilo (cacodyl). Dicacodyl; tetramethyldiarsine; an oil resulting from the distillation together of arsenous acid and potassium acetate.
cacogénesis (cacogenesis). Abnormal growth or development.
cacogenia (cacogenics). Obsolete term for practices and policies that tend to result in deterioration of a stock by adverse sexual selection.
cacogénico (cacogenic). Relating to cacogenesis.
cacogeusia (cacogeusia). A bad taste.
cacomelia (cacomelia). Congenital deformity of one or more limbs.
cacoplástico (cacoplastic). **1.** Relating to or causing abnormal growth. **2.** Incapable of normal or perfect formation.
cacosmia (cacosmia). A subjective perception of nonexistent disagreeable odors; a variety of parosmia.
cactinomicina (cactinomycin). Actinomycin C produced by *Streptomyces chrysomallus*.
cacumen, pl. **cacumina** (cacumen, pl. cacumina). The top or apex of a plant or an anatomical structure.
cacuminal (cacuminal). Relating to a top or apex, particularly of a plant or anatomical structure.
cada, aceite de (cade oil). Juniper tar.
cadáver (cadaver). Corpse; a dead body.
cadavérico **1.** (cadaveric). Relating to a dead body. **2.** (cadaverous). Having the pallor and appearance resembling a corpse.
cadaverina (cadaverine). A foul-smelling diamine formed by bacterial decarboxylation of lysine.
cadena (chain). **1.** In chemistry, a series of atoms held together by one or more covalent bonds. **2.** In bacteriology, a linear arrangement of living cells that have divided in one plane and remain attached to each other.
c. A (A c.). Glycyl c.
c. B (B c.). Phenylalanyl c.
c. C (C c.). C-peptide.

c. de comportamiento (behavior c.).
c. corta (short c.). In bacteriology, a string of two to eight cells.
c. de fenilalanilo (phenylalanyl c.). B c.
c. de glicilo (glycyl c.). A c.
c. H (H c.). Heavy c.
c. hemolítica (hemolytic c.).
c. J (J c.).
c. L (L c.). Light c.
c. larga (long c.).
c. lateral (side c.).
c. liviana o ligera (light c.). L c.
c. osicular (ossicular c.). Ossicula auditus.
c. pesada (heavy c.). H c.
c. respiratoria (respiratory c.). Cytochrome system; electron-transport system.
cadera (hip). The lateral prominence of the pelvis from the waist to the thigh; more strictly the h. joint.
c. de resorte (snapping h.).
cadherinas (cadherins). A family of integral-membrane glycoproteins that has a role in cell-cell adhesion and is important in morphogenesis and differentiation.
cadmio (cadmium). A metallic element, symbol Cd, atomic no. 48, atomic weight 112.40.
caduca (caduca). Membrana decidua.
caduceo (caduceus). A staff with two oppositely twined serpents and surmounted by two wings; emblem of the U.S. Army Medical Corps.
cafearina (caffearine). Trigonelline.
cafeína (caffeine). Guaranine; thein; an alkaloid obtained from the dried leaves of *Thea sinensis*, tea, or the dried seeds of *Coffea arabica*, coffee.
citrato de c. (c. citrate). Citrated c.
hidrato de c. (c. hydrate). Monohydrate of c.
c. y benzoato de sodio (c. and sodium benzoate).
c. y salicilato de sodio (c. and sodium salicylate).
cafeinismo (caffeinism). Caffeine intoxication.
caja (box). Container; receptacle.
c. craneana (braincase). The cranium in its restricted sense.
c. de fractura (fracture b.).
c. de Hogness (Hogness b.).
c. de Pribnow (Pribnow b.).
c. de Skinner (Skinner b.).
c. TATA (TATA b.). Sometimes called Hogness b. or Pribnow b.
c. torácica (thoracic cage). [*compages thoracis*, NA].
cajeput, aceite de (cajeput oil, cajuput oil). A volatile oil distilled from the fresh leaves of *Cajuputi viridiflora*; a stimulant, counterirritant, and expectorant.
cajeputol, cajuputol (cajeputol, cajuputol). Cineole.
cajera de cuña (keyway). The female portion of a precision attachment.
Cal (Cal). Abbreviation for large calorie.
cal **1.** (cal). Abbreviation for small calorie. **2.** (lime). Calcium oxide; calx; an alkaline earth oxide occurring in grayish white masses (quicklime); on exposure to the atmosphere it becomes converted into calcium hydrate and calcium carbonate; direct addition of water to calcium oxide produces calcium hydrate.
c. apagada (slaked lime).
c. apagada al aire (air-slaked lime).
c. clorada (chlorinated lime). Bleaching powder obtained by the action of chlorine on calcium hydroxide; used to prepare surgical chlorinated soda solution and as a disinfectant and deodorant.
c. sulfurada (sulfurated lime). Crude calcium sulfide.
c. viva (quicklime). Unslaked lime.
cal-, cali- (kal-, kali-). Combining forms relating to potassium; sometimes improperly written as kalio-.
Calabar, poroto o fríjol de (Calabar bean). Physostigma.
calambre (cramp). **1.** A painful spasm. **2.** A professional neurosis, qualified according to the occupation of the sufferer.
c. accesorio (accessory c.). Torticollis.
c. de la afeitada (shaving c.). Keirospasm; xyrospasm.
c. por calor (heat c.'s). Myalgia thermica.
c. de camarero (waiter's c.).
c. de costurera (seamstress's c.). Sewing spasm.
c. del dactilógrafo (typist's c.).
c. de escritor (writer's c.). Dysgraphia; graphospasm; mogigraphia.
c. de fogonero (stoker's c.'s). Miner's c.'s
c. intermitente (intermittent c.). Tetany.
c. de minero (miner's c.'s). Stoker's c.'s
c. de músico (musician's c.).
c. de pianista (pianist's c.). Piano-player's c.
c. de relojero (watchmaker's c.).
c. de sastre (tailor's c.). Tailor's spasm.
c. de violinista (violinist's c.).
calamento o nébeda (catmint). Cataria.
calamina (calamine). Zinc oxide with a small amount of ferric oxide or basic zinc carbonate suitably colored with ferric oxide.
cálamo (calamus). **1.** The dried, unpeeled rhizome of *Acorus calamus* (family Araceae). **2.** A reed-shaped structure.
c. scriptorius (c. scriptorius). Arantius' ventricle.
calasia, calasis (chalasia, chalasis). Inhibition and relaxation of any previously sustained contraction of muscle, usually of a synergic group of muscles.
calcáneo **1.** (calcaneal, calcanean). Relating to the calcaneus or heel bone. **2.** (calcaneus, gen. and pl. calcanei). [*calcaneus*, NA]. Calcaneal bone; calcaneum; heel bone; os calcis; the largest of the tarsal bones.
calcaneo- (calcaneo-). Combining form relating to the calcaneus.
calcaneoapofisitis (calcaneoapophysitis). Inflammation at the posterior part of the os calcis, at the insertion of the Achilles tendon.
calcaneoastragaloide (calcaneoastragaloid). Relating to the calcaneus, or os calcis, and the talus, or astragalus.
calcaneocuboide (calcaneocuboid). Relating to the calcaneus and the cuboid bone.
calcaneodinia (calcaneodynia). Painful heel.
calcaneonavicular (calcaneonavicular). Calcaneoscaphoid; relating to the calcaneus and the navicular bone.
calcaneoscafoideo (calcaneoscaphoid). Calcaneonavicular.
calcaneotibial (calcaneotibial). Relating to the calcaneus and the tibia.
calcaneovalgo (calcaneovalgus).
calcaneovaro (calcaneovarus).
calcar (calcar). **1.** Spur. A small projection from any structure. **2.** A dull spine or projection from a bone. **3.** A horny outgrowth from the skin.
c. avis (c. avis). [*calcar avis*, NA]. Haller's unguis; hippocampus minor; Morand's spur.
c. femoral (c. femorale). Bigelow's septum.
c. del pie (c. pedis). Calx.
calcáreo (calcareous). Chalky; relating to or containing lime or calcium, or calcific material.
calcarino (calcarine). **1.** Relating to a calcar. **2.** Spur-shaped.
calcariuria (calcariuria). Excretion of calcium (lime) salts in the urine.
calcergia (calcergy). Local calcification of soft tissue occurring at the site of injection of certain chemical compounds, such as lead acetate or cerium chloride.
cálcico (calcic). Relating to lime.
calcicosis (calcicosis). Pneumoconiosis from the inhalation of limestone dust.
calcidiol (calcidiol). Calcifediol.
calcifediol (calcifediol). Calcidiol.
calcífero (calciferous). **1.** Calcophorous. Containing lime. **2.** Producing any of the salts of calcium.
calciferol (calciferol). Ergocalciferol.
calcificación (calcification). **1.** Calcareous infiltration; deposition of lime or other insoluble calcium salts. **2.** A process in which tissue or noncellular material in the body becomes hardened as the result of precipitates or larger deposits of insoluble salts of calcium (and also magnesium), especially calcium carbonate and phosphate (hydroxyapatite).
c. distrófica (dystrophic c.).
c. medial de Mönckeberg (Mönckeberg's medial c.). Mönckeberg's arteriosclerosis.
c. metastásica (metastatic c.).
c. de Mönckeberg (Mönckeberg's c.). Mönckeberg's arteriosclerosis.
c. patológica (pathologic c.).
c. de la pulpa (pulp c.). Endolith.
calcificar (calcify). To deposit or lay down calcium salts, as in the formation of bone.

calcifilaxia (calciphylaxis). A condition of induced systemic hypersensitivity in which tissues respond to appropriate challenging agents with a sudden, but sometimes evanescent, local calcification.
calcifilia (calciphilia). A condition in which the tissues manifest an unusual affinity for, and fixation of, calcium salts circulating in the blood.
calcinación (calcination). The process of calcining.
calcinar (calcine). To expel water and volatile matter by heat.
calcinosis (calcinosis). A condition characterized by the deposition of calcium salts in nodular foci in various tissues other than the parenchymatous viscera.
c. circunscripta (c. circumscripta).
c. cutánea (c. cutis). Dystrophic c.
c. distrófica (dystrophic c.). C. cutis.
c. intervertebral (c. intervertebralis).
c. reversible (reversible c.).
c. tumoral (tumoral c.).
c. universal (c. universalis).
calcio (calcium). A metallic dyad element; symbol Ca, atomic no. 20, atomic weight 40.09.
alginato de c. (c. alginate). A topical hemostatic.
aminosalicilato de c. (c. aminosalicylate).
benzoilpas de c. (c. benzoylpas).
bromuro de c. (c. bromide).
carbaspirina de c. (c. carbaspirin).
carbimida citratada de c. (citrated c. carbimide).
carbimida de c. (c. carbimide). C. cyanamide.
carbonato de c. (c. carbonate). Chalk; creta.
carbonato de c. precipitado (precipitated c. carbonate).
carburo de c. (c. carbide).
caseinato de c. (c. caseinate).
cianamida de c. (c. cyanamide). C. carbimide.
cloruro de c. (c. chloride).
edetato disódico de c. (c. disodium edetate).
estearato de c. (c. stearate). Used in the preparation of tablets.
etilenodiaminotetraacetato disódico de c. (c. disodium ethylenediaminetetraacetate).
folinato de c. (c. folinate). Leucovorin calcium.
fosfato dibásico de c. (dibasic c. phosphate). C. monohydrogen phosphate.
fosfato monohidrogenado de c. (c. monohydrogen phosphate). Dibasic c. phosphate.
fosfato secundario de c. (secondary c. phosphate). Dibasic c. phosphate.
fosfato terciario de c. (tertiary c. phosphate). Tribasic c. phosphate.
fosfato tribásico de c. (tribasic c. phosphate). Tricalcium phosphate.
glicerofosfato de c. (c. glycerophosphate).
glubionato de c. (c. glubionate).
gluceptato de c. (c. gluceptate). C. glucoheptonate.
glucoheptonato de c. (c. glucoheptonate). C. gluceptate.
gluconato de c. (c. gluconate).
grupo del c. (calcium group). The metals of the alkaline earths.
hidróxido de c. (c. hydroxide).
hipofosfito de c. (c. hypophosphite).
hipurato de c. (c. hippurate).
ipodato de c. (c. ipodate). A radiopaque medium used in cholangiography and cholecystography.
lactato de c. (c. lactate).
lactofosfato de c. (c. lactophosphate).
c. leucovorina (c. leucovorin).
levulinato de c. (c. levulinate). A hydrated c. salt of levulinic acid.
mandelato de c. (c. mandelate). C. salt of mandelic acid.
oxalato de c. (c. oxalate).
óxido de c. (c. oxide). Lime.
pantotenato de c. (c. pantothenate). The c. salt of pantothenic acid.
pantotenato racémico de c. (racemic c. pantothenate).
pentetato trisódico de c. (c. trisodium pentetate).
propionato de c. (c. propionate). The c. salt of propionic acid.
sacarato de c. (c. saccharate).
sulfato de c. (c. sulfate).
sulfito de c. (c. sulfite).
sulfuro crudo de c. (crude c. sulfide). Sulfurated lime.
yodato de c. (c. iodate).
yodobehenato de c. (c. iodobehenate).
calciol (calciol). Cholecalciferol.
calcióstato (calciostat). Rarely used term denoting a postulated mechanism by which the parathyroid hormone production is increased when serum calcium is low and decreased when it is high.
calciotraumático (calciotraumatic). Relating to the line of disturbed calcification that appears in the dentin of the incisor teeth of young rats placed on a rachitogenic diet.
calcipenia (calcipenia). A condition in which there is an insufficient amount of calcium in the tissues and fluids of the body.
calcipénico (calcipenic). Pertaining to calcipenia.
calcipexia, calcipexis (calcipexis, calcipexy). Fixation of calcium in the tissues, an occasional cause of tetany in infants.
calcipéxico (calcipexic). Related or pertaining to calcipexis.
calciprivia (calciprivia). Absence or deprivation of calcium in diet.
calciprivo (calciprivic). Deprived of calcium.
calcita (calcite). Calcspar.
calcitetrol (calcitetrol).
calcitonina (calcitonin). Thyrocalcitonin.
calcitriol (calcitriol).
calciuria (calciuria). The urinary excretion of calcium.
calcodinia (calcodynia). Painful heel.
calcóforo (calcophorous). Calciferous.
calcosferita (calcospherite). Psammoma bodies; a tiny, spheroidal, concentrically laminated body containing accretive deposits of calcium salts.
calcosis (chalcosis). Chalkitis; chronic copper poisoning.
c. del cristalino (c. lentis). Copper cataract.
cálculo **1.** (calculus, gen. and pl. calculi). Stone; a concretion formed most commonly in the passages of the biliary and urinary tracts. **2.** (stone). Calculus.
c. amigdalino (tonsillar c.). Tonsillolith.
c. de apatita (apatite c.).
c. artrítico (arthritic c.). Gouty tophus.
c. en asta de ciervo (staghorn c.). Branched c.; coral c.; dendritic c.
c. biliar **1.** (gallstone). Biliary calculus; cholelith; a concretion in the gallbladder or a bile duct. **2.** (biliary c.). Gallstone.
c. biliares opacificadores (opacifying gallstone's). G.'s becoming roentgenographically opaque after prolonged exposure to cholecystographic contrast mediums.
c. biliares silenciosos (silent gallstone's). G.'s that cause no symptoms and are discovered by x-ray examination, at the time of operation, or autopsy.
c. bronquial (bronchial c.). Broncholith.
c. cardíaco (cardiac c.). Cardiolith.
c. cerebral (cerebral c.). Encephalolith.
c. de cistina (cystine c.).
c. combinado (combination c.). Alternating c.
c. coralino (coral c.). Staghorn c.
c. por decúbito (decubitus c.).
c. dendrítico (dendritic c.). Staghorn c.
c. dentario (dental c.).
c. embolsado (pocketed c.). Encysted c.
c. enquistado (encysted c.). Pocketed c.
c. de estruvita (struvite c.).
c. faríngeo (pharyngeal c.). Pharyngolith.
c. de fibrina (fibrin c.).
c. fusible (fusible c.).
c. gástrico (gastric c.). Gastrolith.
c. hematogenético (hematogenetic c.). Serumal c.
c. hémico (hemic c.). Blood c.
c. de índigo (indigo c.).
c. intestinal (intestinal c.).
c. lagrimal (lacrimal c.). Dacryolith.
c. mamario (mammary c.).
c. de matriz (matrix c.).
c. en mora (mulberry c.).
c. nasal (nasal c.). Rhinolith.
c. nefrítico (nephritic c.). Obsolete term for renal c.
c. de oxalato (oxalate c.).
c. pancreático (pancreatic c.). Pancreatolith; pancreolith.

c. de la piel (skin stone's). Calcinosis cutis.
c. pleural (pleural c.). Pleurolith.
c. prepucial (preputial c.). Postholith; a c. occuring beneath the foreskin.
c. prostático (prostatic c.). Prostatolith.
c. de la pulpa (pulp c.). Endolith.
c. ramificado (branched c.). Staghorn c.
c. renal (renal c.). Nephrolith.
c. renal primario (primary renal c.).
c. renal secundario (secondary renal c.).
c. salival (salivary c.).
c. sanguíneo (blood c.). Hemic c.
c. serumal (serumal c.).
c. subgingival (subgingival c.). Serumal c.
c. supragingival (supragingival c.). Salivary c.
c. urinario (urinary c.). Urolith.
c. uterino (uterine c.). Hysterolith; uterolith.
c. vesical (vesical c.). Cystolith.
c. de wedelita (weddellite c.).
c. de whewelita (whewellite c.).
calculosis (calculosis). The tendency or disposition to form calculi or stones.
calefaciente (calefacient). **1.** Making warm or hot. **2.** An agent causing a sense of warmth in the part to which it is applied.
calibeato (chalybeate). **1.** Impregnated with or containing iron salts. **2.** A therapeutic agent containing iron.
calibración (calibration). The act of standardizing or calibrating an instrument or laboratory procedure.
calibrador **1.** (sizer). A cylinder of variable diameter, with rounded ends, used to measure the internal diameter of the bowel in preparation for stapling. **2.** (calibrator). A standard or reference material or substance used to standardize or calibrate an instrument or laboratory procedure. **3.** (gauge). Gage; a measuring device.
c. de Boley (Boley gauge).
c. de catéteres (catheter gauge).
c. de mordida (bite gauge). Gnathodynamometer.
c. de tensiones (strain gauge).
c. de zonas retentivas (undercut gauge).
calibrar (calibrate). **1.** To graduate or standardize any measuring instrument. **2.** To measure the diameter of a tubular structure.
calibre (caliber). The diameter of a hollow tubular structure.
calicectasia (calicectasis). Caliectasis.
calicectasia, calicectasis (calycectasis). Caliectasis.
calicectomía **1.** (calycectomy). Calicectomy. **2.** (calicectomy). Caliectomy; calycectomy; excision of a calix.
caliciforme **1.** (calyciform). Caliciform. **2.** (caliciform). Calyciform; shaped like a cup or goblet.
calicinal **1.** (caliceal). Calyceal; relating to the calix. **2.** (calyceal). Caliceal.
calicino **1.** (calycine). Calicine. **2.** (calicine). Calycine; of the nature of, or resembling a calix.
calicoplastia **1.** (calycoplasty). Calicoplasty. **2.** (calicoplasty). Calioplasty; calycoplasty; calyoplasty; plastic surgery of a calix, usually designed to increase its lumen at the infundibulum.
calicosis (chalicosis). Flint disease; pneumoconiosis caused by the inhalation of dust incident to the occupation of stone cutting.
calicotomía **1.** (calycotomy). Calicotomy. **2.** (calicotomy). Caliotomy; calycotomy; incision into a calix, usually for removal of a calculus.
calicreína (kallikrein). Kininogenase; kininogenin.
calículo **1.** (calycle). Calyculus, caliculus. **2.** (caliculus, pl. caliculi). Calycle; calyculus; a bud-shaped or cup-shaped structure, resembling the closed calyx of a flower.
c. gustativo (caliculus gustatorius). [*caliculus gustatorius*, NA]. Gustatory bud; taste bud.
c. oftálmico (caliculus ophthalmicus). Optic cup.
calidina (kallidin). Bradykininogen.
c. 10 (k. 10). Kallidin.
c. 9 (k. 9). Bradykinin.
c. I (k. I). Bradykinin.
c. II (k. II). Kallidin.
caliectasia **1.** (calyectasis). Caliectasis. **2.** (caliectasis). Calicectasis; calycectasis; calyectasis; pyelocaliectasis; dilation of the calices, usually due to obstruction or infection.
caliectomía (caliectomy). Calicectomy.
caliemia (kalemia). The presence of potassium in the blood.
californio (californium). An artificial transuranium element, symbol Cf, atomic no. 98; half-life of ^{251}Cf (the most stable known isotope) is 900 years.
caligación (caligation). Caligo.
caligo (caligo). Caligation; dimness of vision.
calinoplastia (chalinoplasty). Rarely used term for the correction of defects of the mouth and lips, especially of the corners of the mouth.
caliopenia (kaliopenia). Insufficiency of potassium in the body.
caliopénico (kaliopenic). Relating to kaliopenia.
calioplastia **1.** (calyoplasty). Calicoplasty. **2.** (calioplasty). Calicoplasty.
caliorrafia (caliorrhaphy). **1.** Suturing of a calix. **2.** Plastic surgery of a dilated or obstructed calix.
caliotomía (caliotomy). Calicotomy.
calistenia (calisthenics). Systematic practice of various exercises with the object of preserving health and increasing physical strength.
caliuresis (kaliuresis). Kaluresis.
caliurético (kaliuretic). Kaluretic.
cáliz (calix, pl. calices). [*calix* pl. *calices*, NA]. Calyx; a flower-shaped or funnel-shaped structure; specifically one of the branches or recesses of the pelvis of the kidney.
c. mayores (major calices). [*calices renales majores*, NA].
c. menores (minor calices). [*calices renales minores*, NA].
callo **1.** (corn). Clavus. **2.** (corn). A small inflammatory focus under the sole of the hoof of the horse. **3.** (callus). Callosity. **4.** (callus). A composite mass of tissue that forms at a fracture site to establish continuity between the bone ends.
c. de amianto (asbestos c.). Asbestos wart.
c. blando (soft c.). Heloma molle.
c. central (central callus). Medullary c.
c. definitivo (definitive callus). Permanent c.
c. duro (hard c.). Heloma durum.
c. envainante (ensheathing callus).
c. medular (medullary callus). Central c.
c. permanente (permanent callus). Definitive c.
c. provisional (provisional callus). Temporary c.
c. de semilla (seed c.). A papilloma or wart on the sole of the foot.
c. temporario (temporary callus). Provisional c.
callosa (callose). A 1,3-βD-glucan formed by certain enzymes from UDP-glucose.
callosidad (callosity). Callositas; callus; keratoma; poroma; tyle; tyloma.
callositas (callositas). Callosity.
calloso **1.** (callous). Relating to a callus or callosity. **2.** (callosal). Relating to the corpus callosum.
callosomarginal (callosomarginal). Relating to the corpus callosum and the gyrus cinguli; denoting the sulcus between them.
calmante (calmative). Calming, quieting.
calmodulina (calmodulin). A ubiquitous eukaryotic protein that binds calcium ions.
calomel (calomel). Mercurous chloride.
c. vegetal (vegetable c.). Podophyllum.
calor **1.** (calor). Heat, as one of the four signs of inflammation (c., rubor, tumor, dolor) enunciated by Celsus. **2.** (heat). A high temperature; the sensation produced by proximity to fire or an incandescent object, as opposed to cold. **3.** (heat). Estrus. **4.** (heat). One of the four signs of inflammation (c., rubor, tumor, dolor) enunciated by Celsus.
c. atómico (atomic heat).
c. de combustión (heat of combustion).
c. de compresión (heat of compression).
c. de conducción (conductive heat).
c. de convección (convective heat).
c. de conversión (conversive heat).
c. de cristalización (heat of crystallization).
c. de disociación (heat of dissociation).
c. erupción por (prickly heat). Miliaria rubra.
c. específico (specific heat).
c. de evaporación (heat of evaporation). H. of vaporization.
c. de formación (heat of formation).
golpe de c. (heatstroke). Heat apoplexy; heat hyperpyrexia.
c. inicial (initial heat).

c. innato (innate heat).
c. latente (latent heat).
c. molecular (molecular heat).
c. radiante (radiant heat).
c. sensible (sensible heat).
c. de solución (heat of solution).
c. de vaporización (heat of vaporization). H. of evaporation.
caloría **1.** (calory). Calorie. **2.** (calorie, calory). Calory; a unit of heat content or energy. Calorie is being replaced by joule, the SI unit equal to 0.24 calorie.
c. gramo (gram calorie). Small c.
gran c. (C, Cal) (large calorie (Cal, C)). Kilocalorie; kilogram c.
c. kilogramo (kcal) (kilogram calorie (kcal)). Large c.
c. media (mean calorie).
pequeña c. (c, cal) (small calorie (cal, c)). Gram c.
calórico (caloric). **1.** Relating to a calorie. **2.** Relating to heat.
calorífico (calorific). Producing heat.
calorigénico (calorigenic). **1.** Capable of generating heat. **2.** Thermogenetic; thermogenic; stimulating metabolic production of heat.
calorimetría (calorimetry). Measurement of the amount of heat given off by a reaction or group of reactions (as by an organism).
c. directa (direct c.).
c. indirecta (indirect c.).
calorimétrico (calorimetric). Relating to calorimetry.
calorímetro (calorimeter). An apparatus for measuring the amount of heat liberated in a chemical reaction.
c. de Benedict-Roth (Benedict-Roth c.).
c. a bomba (bomb c.).
caloritrópico (caloritropic). Relating to thermotropism.
calostración (colostration). Infantile diarrhea attributed to the action of the colostrum.
calóstrico (colostric). Relating to the colostrum.
calostro **1.** (colostrum). Foremilk; a thin white opalescent fluid, the first milk secreted at the termination of pregnancy. **2.** (foremilk). Colostrum.
calostrorrea (colostrorrhea). Abnormally profuse secretion of colostrum.
calostroso (colostrous). Containing colostrum.
calota (skullcap). Calvaria.
calquitis (chalkitis). Chalcosis.
calumba (calumba). Colomba; columbo; the dried root of *Jateorrhiza palmata* (family Menispermaceae); used as a bitter tonic.
calumbina (calumbin). Columbin; an amaroid from calumba that accounts for the bitterness of the crude drug.
caluresis (kaluresis). Kaliuresis; the increased urinary excretion of potassium.
calurético (kaluretic). Kaliuretic; relating to, causing, or characterized by kaluresis.
calusterona (calusterone). An antineoplastic agent.
calvaria o calvario (calvaria, pl. calvariae). [*calvaria,* pl. *calvariae,* NA]. Cranium cerebrale; cerebral cranium; roof of skull; skullcap; the upper domelike portion of the skull.
calvarium (calvarium). Incorrectly used for calvaria.
calvicie **1.** (baldness). Alopecia. **2.** (calvities). Alopecia.
c. congénita (congenital b.). Alopecia congenitalis.
c. de distribución masculina (male pattern b.). Alopecia hereditaria.
c. del pubis (pubic b.). Pubomadesis.
calvo (bald). Having no hair, or a decrease in the amount of hair of the scalp.
calx, gen. **calcis**, pl. **calces** (calx, gen. calcis, pl. calces). **1.** Lime. **2.** Calcar pedis; heel; the posterior rounded extremity of the foot.
calyx, pl. **calyces** (calyx, pl. calyces). Calix.
camada (litter). Brood; a group of animals of the same parents, born at the same time.
cámara **1.** (chamber). A compartment or enclosed space. **2.** (camera, pl. camerae, cameras). A closed box; especially one containing a lens, shutter, and light-sensitive film or plates for photography. **3.** (camera, pl. camerae, cameras). [*camera*, NA]. In anatomy, any chamber or cavity, such as one of the chambers of the heart, or eye.
c. acuosas (aqueous c.'s).
c. de alivio (relief c.).
c. de altitud (altitude c.). High altitude c.
c. anecoica (anechoic c.).
c. de Anger (Anger camera).
c. anterior del ojo **1.** (anterior c. of eye). Camera anterior bulbi. **2.** (camera oculi anterior). [*camera anterior bulbi*, NA].
c. contadora de Abbé-Zeiss (Abbé-Zeiss counting c.).
c. contadora de Thoma (Thoma's counting c.).
c. contadora de Zappert (Zappert counting c.).
c. de descompresión (decompression c.).
c. gamma (gamma camera).
c. de gran altitud (high altitude c.). Altitude c.
c. de Haldane (Haldane c.).
c. hiperbárica (hyperbaric c.).
c. de ionización (ionization c.).
c. mayor del ojo (camera oculi major). [*camera anterior bulbi*, NA].
c. menor del ojo (camera oculi minor). [*camera posterior bulbi*, NA].
c. posterior del ojo **1.** (posterior c. of eye). Camera posterior bulbi. **2.** (camera oculi posterior). [*camera posterior bulbi*, NA].
c. pulpar (pulp c.).
c. retiniana (retinal camera). An instrument for photographing the ocular fundus.
c. de Sandison-Clark (Sandison-Clark c.).
c. sinoauricular (sinuatrial c.).
c. vítrea del ojo **1.** (vitreous c. of eye). Camera vitrea bulbi. **2.** (vitreous camera). [*camera vitrea bulbi*, NA].
camazuleno (chamazulene). An anti-inflammatory agent.
cambendazol (cambendazole). An anthelmintic.
cambio (change). Shift; an alteration; in pathology, structural alteration of which the cause and significance is uncertain.
c. de Armanni-Ebstein (Armanni-Ebstein c.). Armanni-Ebstein kidney.
c. de Baggenstoss (Baggenstoss c.).
c. graso (fatty c.). Fatty metamorphosis.
c. hialino de Crooke (Crooke's hyaline c.). Crooke's hyaline degeneration.
c. trófico (trophic c.). Neurotrophic atrophy.
c. de vida (c. of life). Colloquialism for: 1) menopause; 2) climacteric.
cambium (cambium). **1.** The inner layer of the periosteum. **2.** A layer between the wood and bark in plants.
camecefálico, camecéfalo (chamecephalic). Chamecephalous; having a flat head; denoting a skull with a vertical index of 70 or less; similar to tapinocephalic.
camecéfalo (chamecephalous). Chamecephalic.
cameprosópico, cameprosopo (chameprosopic). Having a broad face.
camerostoma (camerostome). Ventral depression of the anterior cephalothorax of soft ticks (family Argasidae) in which the mouthparts (capitulum) lie.
camilla (litter). A stretcher or portable couch for moving the sick or injured.
camilofina (camylofine). Acamylophenine; an anticholinergic agent.
camisa (chemise). A square of gauze fastened to a catheter passed through its center; used to retain a tampon packed around the catheter inserted into a wound, such as that resulting from a perineal section.
c. de fuerza **1.** (straight jacket). Strait jacket. **2.** (straitjacket). Camisole.
camisola (camisole). Straitjacket.
campi foreli (campi foreli). Fields of Forel.
campilobacteriosis (campylobacteriosis). Infection caused by microaerophilic bacteria of the genus *Campylobacter*.
campilodactilia (campylodactyly). Camptodactyly; camptodactylia; streblodactyly.
campímetro (campimeter). A portable, hand-held type of tangent screen used to measure central visual field.
campo **1.** (drape). The cloth or materials used for such cover. **2.** (field). A definite area of plane surface, considered in relation to some specific object.
c. auditivo (auditory field).
c. de Broca (Broca's field). Broca's center.
c. de Cohnheim (Cohnheim's field). Cohnheim's area.
c. de fijación (field of fixation).

c. de Forel (field's of Forel). Campi foreli; tegmental f.'s of Forel.
c. H (H field's).
c. de individualización (individuation field).
c. libre (free field).
c. magnético (magnetic field).
c. microscópico (microscopic field).
c. nervioso (nerve field).
c. prerrúbrico (prerubral field).
c. tegmentario de Forel (tegmental field's of Forel). F.'s of Forel.
c. visual (visual field (F)).
c. de Wernicke (Wernicke's field). Wernicke's center.

camptocormia (camptocormia). Prosternation; a conversion reaction or hysterical condition in which the patient is bent completely forward and is unable to straighten up.

camptodactilia (camptodactyly, camptodactylia). Campylodactyly.

camptoespasmo (camptospasm). A nervous or hysterical forward bending of the trunk.

camptomelia (camptomelia). A skeletal dysplasia characterized by a bending of the long bones of the extremities, resulting in a permanent bowing or curvature of the affected part.

camptomélico (camptomelic). Denoting or characteristic of camptomelia.

canadina (canadine). Xanthopuccine; tetrahydroberberine; an alkaloid.

canal 1. (canal). [*canalis*, NA]. A duct or channel; a tubular structure. **2.** (channel). A furrow, gutter, or groovelike passageway.
c. alimentario (alimentary c.). Digestive tract.
c. de Arnold (Arnold's c.). Hiatus of canal of lesser petrosal nerve.
c. arquentérico (archenteric c.). Notochordal c.
c. auditivo (auditory c.). External acustic meatus.
c. auriculoventricular (atrioventricular c.).
c. auriculoventricular persistente (persistent atrioventricular c.). Endocardial cushion defect.
c. basilar (clivus, pl. clivi). [*clivus*, NA]. Blumenbach's c.; the sloping surface from the dorsum sellae to the foramen magnum composed of part of the body of the sphenoid and part of the pars basilaris of the occipital bone.
c. de Bichat (Bichat's c.). Cistern of great cerebral vein.
c. blastopórico (blastoporic c.).
c. de Braune (Braune's c.).
c. del carpo (canalis carpi). [*canalis carpi*, NA]. Carpal canal; carpal tunnel.
c. caudal (caudal c.).
c. ciliares (ciliary c.'s). Spaces of iridocorneal angle.
c. de Civinini (Civinini's c.). Iter chordae anterius.
c. de Corti (Corti's c.). Corti's tunnel.
c. de Cotugno o Cotunnius (Cotunnius' c.). Aqueduct of vestibule.
c. craneofaríngeo (craniopharyngeal c.). Pituitary diverticulum.
c. dentinarios (dentinal c.'s). Canaliculi dentales.
c. de Dorello (Dorello's c.).
c. de Dupuytren (Dupuytren's c.). Diploic vein.
c. endodérmico (endodermal c.). Primitive gut.
c. de Ferrein (Ferrein's c.). Rivus lacrimalis.
c. de Fontana (Fontana's c.). Sinus venosus sclerae.
c. ginecofórico (gynecophoric c.).
c. gubernacular (gubernacular c.).
c. de Hannover (Hannover's c.).
c. de Hering (c. of Hering). Cholangiole.
c. de Hirschfeld (Hirschfeld's c.'s). Interdental c.'s.
c. de Holmgrén-Golgi (Holmgrén-Golgi c.'s). Golgi apparatus.
c. de Hovius (c. of Hovius).
c. de Hoyer (Hoyer's c.'s). Sucquet-Hoyer c.'s.
c. de Huguier (Huguier's c.). Iter chordae anterius.
c. interdentarios (interdental c.'s). Hirschfeld's c.'s.
c. interfaciales (interfacial c.'s).
c. iónico (ion channel).
c. de irrupción (irruption c.).
c. de Jacobson (Jacobson's c.). Tympanic canaliculus.
c. de Kürsteiner (Kürsteiner's c.'s).
c. lateral (lateral c.). Accessory c.
c. de Laurer (Laurer's c.).
c. de Lauth (Lauth's c.). Sinus venosus sclerae.
c. de Leeuwenhoek (Leeuwenhoek's c.'s). Haversian c.
c. mentoniano (mental c.). Mental foramen.
c. nasolagrimal (nasolacrimal c.). [*canalis nasolacrimalis*, NA].
c. neural (neural c.). The c. within the embryonic neural tube.
c. neuroentérico (neurenteric c.).
c. notocordal (notochordal c.). Archenteric c.
c. de Nuck (c. of Nuck).
c. del parto (birth c.). Parturient c.
c. pelviano (pelvic c.).
c. pequeño del cuerda del tímpano (small c. of chorda tympani). Canaliculus of chorda tympani.
c. pericardioperitoneal (pericardioperitoneal c.).
c. de Petit (Petit's c.'s). Zonular spaces.
c. pleuropericárdicos (pleuropericardial c.'s).
c. pleuroperitoneal (pleuroperitoneal c.).
c. portales (portal c.'s).
c. regulado por voltaje (voltage-gated channel).
c. regulado por ligandos (ligand-gated channel).
c. reuniens (canalis reuniens). [*ductus reuniens*, NA].
c. de Schlemm (Schlemm's c.). Sinus venosus sclerae.
c. de Sondermann (Sondermann's c.).
c. Sucquet (Sucquet's c.'s). Sucquet-Hoyer c.
c. de Sucquet-Hoyer (Sucquet-Hoyer c.'s).
c. tarsiano (tarsal c.). Tarsal sinus.
c. temporal (temporal c.).
c. de Theile (Theile's c.). Transverse pericardial sinus.
c. timpánico (tympanic c.). Tympanic canaliculus.
c. transnexo (transnexus channel).
c. tubotimpánico (tubotympanic c.). Tubotympanic recess.
c. umbilical (canalis umbilicalis). Umbilical ring.
c. ungular (sulcus matricis unguis). Groove of nail matrix; vallecula unguis.
c. urogenital (urogenital c.). Urethra.
c. uterovaginal (uterovaginal c.).
c. vesicouretral (vesicourethral c.).
c. vestibular (vestibular c.). Scala vestibuli.
c. de Volkmann (Volkmann's c.'s).

canalicular (canalicular). Relating to a canaliculus.

canaliculitis (canaliculitis). Inflammation of the lacrimal canaliculus.

canaliculización (canaliculization). The formation of canaliculi, or small canals, in any tissue.

canalículo (canaliculus, pl. canaliculi). [*canaliculus*, NA]. A small canal or channel.
c. auricular (auricular c.). Mastoid c.
c. biliar (biliary c.). Bile capillary.
c. caroticotimpánicos (caroticotympanic canaliculi). [*canaliculi caroticotympanici*, NA].
c. coclear (cochlear c.). [*canaliculus cochleae*, NA].
c. del cuerda del tímpano (c. chordae tympani). [*canaliculus chordae tympani*, NA]. Posterior c. of chorda tymppani.
c. dentarios (canaliculi dentales). [*canaliculi dentales*, NA]. Dental tubules.
c. innominado (c. innominatus). Petrosal foramen.
c. intercelular (intercellular c.).
c. intracelular (intracellular c.).
c. lagrimal (lacrimal c.). [*canaliculus lacrimalis*, NA].
c. mastoideo (mastoid c.). [*canaliculus mastoideus*, NA]. Auricular c.
c. óseo (bone c.).
c. reuniens (c. reuniens). Uniting duct.
c. secretorio (secretory c.). Intercellular c.; intracelular c.
c. de Thiersch (Thiersch's canaliculi).
c. timpánico (tympanic c.). [*canaliculus tympanicus*, NA]. Tympanic canal.

canalis, pl. **canales** (canalis, pl. canales). [*canalis*, pl. *canales*, NA]. A canal or channel.

canalización (canalization). The formation of canals or channels in a tissue.

canamicina, sulfato de (kanamycin sulfate). An antibiotic substance derived from strains of *Streptomyces kanamycetius;* its antibacterial activity in vitro is nearly identical with that of neomycin and is active against many aerobic Gram-positive and Gram-negative bacteria.

canavanasa (canavanase). Arginase.

canceloso **1.** (cancellous). Cancellated; denoting bone that has a lattice-like or spongy structure. **2.** (cancellated). Cancellous.
cáncer (cancer). General term used to indicate malignant neoplasms, which usually are invasive, may metastasize and recur after attempted removal.
c. de agua (water c.). Obsolete term for noma.
c. por alquitrán o brea (pitch-worker's c.).
c. araña (spider c.).
c. de betel (betel c.). Buyo cheek c.
c. de buyo del carrillo (buyo cheek c.). Betel c.
c. cicatrizal (scar c.). Scar carcinoma.
c. coloidal (colloid c.). Mucinous carcinoma.
c. conyugal (conjugal c.). C. à deux occurring in man and wife.
c. en coraza o escudo (c. en cuirasse).
c. de deshollinador (chimney sweep's c.).
c. de a dos (c. à deux).
c. encefaloide (encephaloid c.). Obsolete term for medullary carcinoma.
c. epidermoide (epidermoid c.). Epidermoid carcinoma.
c. epitelial (epithelial c.).
c. familiar (familial c.). C. ocurring in blood relatives.
c. de los fumadores de pipa (pipe-smoker's c.).
c. glandular (glandular c.). Adenocarcinoma.
c. kang, kangri (kang c., kangri c.). Kangri burn carcinoma.
c. del muñón (stump c.).
c. de parafina (paraffin c.).
c. del ratón (mouse c.).
c. de los tejedores (mule-spinner's c.).
c. telangiectásico (telangiectatic c.).
c. verde (green c.). Obsolete term for chloroma.
cancericida (cancericidal). Carcinolytic.
cancerígeno (cancerigenic). Carcinogenic.
cancerización (canceration). Obsolete term for a change that results in properties and features usually associated with malignant neoplasms.
cancerocida (cancerocidal). Carcinolytic.
cancerofobia (cancerophobia). Carcinophobia; a morbid fear of acquiring a malignant growth.
canceroso (cancerous). Relating to or pertaining to a malignant neoplasm, or being afflicted with such a process.
cancriforme (cancriform). Cancroid; resembling cancer.
cancro (canker). **1.** In cats and dogs, acute inflammation of the external ear and auditory canal. **2.** In the horse, a process similar to but more advanced than thrush.
c. de agua (water c.). Noma.
cancroide (cancroid). **1.** Cancriform. **2.** Obsolete term for a malignant neoplasm that manifests a lesser degree of malignancy than that frequently observed with carcinoma or sarcoma.
cancrum, pl. **cancra** (cancrum, pl. cancra). A gangrenous, ulcerative, inflammatory lesion.
c. nasi (c. nasi). Gangrenous, necrotizing, and ulcerative rhinitis, especially in children.
c. oris (c. oris). Noma.
candela (candle). Candela.
potencia lumínica en c. (candle-power). Luminous intensity.
candela (cd) (candela (cd)). Candle; the SI unit of luminous intensity, 1 lumen per m^2.
candela-metro (candle-meter). Lux.
candelabros fávicos (favic chandeliers). Specialized fungal hyphae that are curved, branched, and antler-like in appearance, formed by the pathogens *Trichophyton schoenleinii* and *T. concentricum*.
candicans (candicans). One of the corpora albicantia.
candicidina (candicidin). A fungistatic and fungicidal polyene antibiotic agent derived from a soil actinomycete similar to *Streptomyces griseus*.
candidemia (candidemia). Presence of cells of *Candida* species in the peripheral blood.
candidiasis (candidiasis). Candidosis; moniliasis; infection with, or disease caused by, *Candida*, especially *C. albicans*.
candidosis (candidosis). Candidiasis.
canela (cinnamon). **1.** Cassia bark. **2.** Saigon c.; the dried bark of *Cinnamomum loureirii* Nees (family Lauraceae), an aromatic bark. **3.** Ceylon c.; the dried inner bark of the shoots of *Cinnamomum zeylanicum*.
c., aceite de (cinnamon oil). Cassia oil.
c. de casia (cassia c.). Chinese c.
c. de Ceilán (Ceylon c.). Cinnamon.
c. china (Chinese c.). Cassia c.
c. de Saigón (Saigon c.). Cinnamon.
canfano (camphane). Bornane.
canfeno (camphene). A terpenoid occurring in many essential oils, e.g., turpentine, camphor, citronella.
canfetamida (camphetamide). Camphotamide.
canfotamida (camphotamide). Camphetamide; an analeptic and antianginal agent.
canframina (camphramine). Camphotamide.
cangrejo (crab). A crustacean, many varieties of which are edible.
canicie (canities). A gradual dilution of pigment in hairs, producing a range of colors from normal to white, and perceived as gray.
c. circunscripta (c. circumscripta). Piebald eyelash.
c. rápida (rapid c.).
c. ungular (c. unguium). Leukonychia.
canilla de la pierna (shank). The tibia; the shin; the leg.
caniniforme (caniniform). Resembling a canine tooth.
canino (canine). **1.** Relating to a dog. **2.** Relating to the c. teeth. **3.** Dens caninus.
cannabidiol (cannabidiol). A constituent of *Cannabis*, related to cannabinol.
cannabinoides (cannabinoids). Organic substances present in *Cannabis sativa*, having a variety of pharmacologic properties.
cannabinol (cannabinol). A constituent of the resinous exudate of the pistillate flowers of *Cannabis sativa*.
cannabismo (cannabism) Poisoning by preparations of cannabis.
canrenona (canrenone). An aldosterone antagonist and diuretic.
cantal (canthal). Relating to a canthus.
cantárida (cantharis, gen. cantharidis, pl. cantharides). Russian fly; Spanish fly; a dried beetle, *Lytta (Cantharis) vesicatoria*, used as a counterirritant and vesicant.
cantaridato (cantharidate). A salt of cantharidic acid.
cantarídeo (cantharidal). Relating to or containing cantharides.
cantaridina (cantharidin). Cantharis camphor; the active principle of cantharis; the anhydride of cantharic acid.
cantectomía (canthectomy). Excision of a palpebral canthus.
cantitis (canthitis). Inflammation of a canthus.
canto (canthus, pl. canthi). The angle of the eye.
c. externo (external c.). [*angulus oculi lateralis*, NA].
c. interno (internal c.). [*angulus oculi medialis*, NA].
c. lateral (lateral c.). [*angulus oculi lateralis*, NA].
c. medial (medial c.). [*angulus oculi medialis*, NA].
cantólisis (cantholysis). Canthoplasty.
cantoplastia (canthoplasty). **1.** Cantholysis; an operation for lengthening the palpebral fissure by incision through the lateral canthus. **2.** An operation for restoration of the canthus.
cantorrafia (canthorrhaphy). Suture of the eyelids at either canthus.
cantotomía (canthotomy). Slitting of the canthus.
cánula (cannula). A tube which can be inserted into a cavity, usually by means of a trocar filling its lumen.
c. de Karmen (Karmen c.).
c. para lavado de arrastre (washout c.).
c. de Lindemann (Lindemann's c.).
c. de perfusión (perfusion c.).
canulación, canulización (cannulation, cannulization). Insertion of a cannula.
caolín (kaolin). Aluminum silicate powdered and freed from gritty particles by elutriation; used as a demulcent and adsorbent; in dentistry, used to add toughness and opacity to porcelain teeth.
caolinosis (kaolinosis). Pneumonoconiosis caused by the inhalation of clay dust.
caotrópico (chaotropic). Pertaining to chaotropism.
caotropismo (chaotropism). The property of certain substances, usually ions to distrupt the structure of water and thereby promote the solubility of nonpolar substances in polar solvents, the unfolding of proteins, etc.
CAP (CAP). Abbreviation for catabolite (gene) activator protein.
capa **1.** (coat). The outer covering or envelope of an organ or part. **2.** (coat). One of the layers of membranous or other tissues forming the wall of a canal or hollow organ. **3.** (layer). A sheet of one substance lying on another.

c. ameloblástica (ameloblastic layer). Enamel l.
c. anterior de la vaina del recto mayor del abdomen (anterior layer of rectus abdominis sheath). [*lamina anterior vaginae musculi recti abdominis*, NA].
c. bacilar (bacillary layer). L. of rods and cones.
c. basal (basal layer). Stratum basale.
c. basal de la coroides (basal layer of choroid).
c. basal de Weil (Weil's basal layer). Weil's basal zone.
c. basal del cuerpo ciliar (basal layer of ciliary body).
c. de Bechterew (layer of Bechterew). Band of Kaes-Bechterew.
c. blastodérmicas (blastodermic layer's).
c. de cambium (cambium layer).
c. cartilaginosa interna (medial cartilaginous layer). [*lamina medialis*, NA].
c. de células basales (basal cell layer). Stratum basale epidermidis.
c. de células en huso (spindle-celled layer). Fusiform l.
c. de células espinosas 1. (prickle cell layer). Stratum spinosum epidermidis. **2.** (spinous layer). Stratum spinosum epidermidis.
c. de células piramidales (pyramidal cell layer).
c. cerebral de la retina (cerebral layer of retina). [*pars optica retinae*, NA].
c. de Chievitz (Chievitz' layer).
c. circular de la membrana timpánica (circular layer of tympanic membrane). [*stratum circulare membranae tympani*, NA].
c. circulares de las túnicas musculares (circular layer's of muscular tunics).
c. citotrofoblástica (cytotrophoblastic shell).
c. clara de la epidermis (clear layer of epidermis). Stratum lucidum.
c. claustral (claustral layer).
c. columnar (columnar layer). Stratum basale epidermidis.
c. conjuntiva bulbar (conjunctival layer of bulb). Bulbar conjunctiva.
c. conjuntiva de los párpados (conjunctival layer of eyelids).
c. de conos y bastoncillos (layer of rods and cones).
c. coriocapilar (choriocapillary layer). [*lamina choroidocapillaris*, NA].
c. córnea de la epidermis 1. (corneal layer of epidermis). **2.** (horny layer of epidermis).
c. córnea de las uñas 1. (cornified layer of nail). [*stratum corneum unguis*, NA]. **2.** (horny layer of nail). [*stratum corneum unguis*, NA].
c. de la corteza cerebelosa (layer's of cerebellar cortex).
c. de la corteza cerebral (layer's of cerebral cortex).
c. cutánea de la membrana timpánica (cutaneous layer of tympanic membrane). [*stratum cutaneum membranae tympani*, NA].
c. elástica anterior (anterior elastic layer).
c. elástica de Sattler (Sattler's elastic layer). The middle l. of the choroid.
c. elástica posterior (posterior elastic layer).
c. elásticas de la córnea (elastic layer's of cornea).
c. elásticas de las arterias (elastic layer's of arteries).
c. en empalizada (palisade layer). Stratum basale epidermidis.
c. en filete (fillet layer). Stratum lemnisci.
c. en enrejado (latticed layer). A cortical cell l. in the hippocampus.
c. ependimaria (ependymal layer). Ependymal zone; ventricular l.
c. epitelial de la coroides (epithelial choroid layer). Epithelial lamina.
c. epiteliales (epithelial layer's).
c. epitriquial (epitrichial layer).
c. esclerótica (sclerotic c.). Sclera.
c. del esmalte (enamel layer). Ameloblastic l.
c. esplácnica (splanchnic layer).
c. fibrosa (fibrous layer).
c. fibrosa de Henle (Henle's fiber layer).
c. fusiforme (fusiform layer).
c. ganglionar de la corteza cerebelosa (ganglionic layer of cerebellar cortex). Piriform neuron l.
c. ganglionar de la corteza cerebral (ganglionic layer of cerebral cortex).
c. ganglionar de la retina (ganglionic layer of retina).
c. ganglionar del nervio óptico (ganglionic layer of optic nerve).
c. germinal (germ layer).
c. germinativa (germinative layer). Stratum basale epidermidis.
c. germinativa de la uña (germinative layer of nail).
c. glomerular del bulbo olfatorio (glomerular layer of olfactory bulb).
c. granular de la corteza cerebelosa (granular layer of cerebellar cortex). [*stratum granulosum cerebelli*, NA].
c. granular de la epidermis (granular layer of epidermis).
c. granular de Tomes (Tomes' granular layer).
c. granular del folículo ovárico vesicular (granular layer of a vesicular ovarian follicle).
c. granulares de la corteza cerebral (granular layer's of cerebral cortex).
c. granulares de la retina (granular layer's of retina).
c. gris del tubérculo cuadrigémino superior (gray layer of superior colliculus). [*stratum griseum colliculi superioris*, NA].
c. de Henle (Henle's layer).
c. de Huxley (Huxley's layer). Huxley's membrane; Huxley's sheath.
c. infragranular (infragranular layer).
c. intermedia (intermediate layer). Mantle l.
c. de Kölliker (Kölliker's layer). The l. of connective tissue in the iris.
c. de Langhans (Langhans' layer). Cytotrophoblast.
c. lateral (lateral layer). [*lamina lateralis*, NA].
c. lateral cartilaginosa (lateral cartilaginous layer). Lateral lamina of cartilaginous auditory tube.
c. lenta 1. (still layer). Plasma l.; Poiseuille's space; sluggish l. **2.** (sluggish layer). Still l.
c. leucocítica (buffy c.). Crusta inflammatoria; crusta phlogistica.
c. limitante anterior de la córnea (anterior limiting layer of cornea). [*lamina limitans anterior corneae*, NA].
c. limitante posterior de la córnea (posterior limiting layer of cornea). [*lamina limitans posterior corneae*, NA].
c. limitantes de la córnea (limiting layer's of cornea).
c. longitudinales de las túnicas musculares (longitudinal layer's of muscular tunics).
c. de Malpighi (malpighian layer). Malpighian stratum.
c. del manto (mantle layer). Intermediate l.; mantle zone.
c. marginal (marginal layer). Marginal zone.
c. medial (medial layer). [*lamina medialis*, NA].
c. medulares del tálamo (medullary layer's of thalamus). [*laminae medullares thalami*, NA].
c. membranosa (membranous layer). [*lamina membranacea*, NA].
c. de Meynert (Meynert's layer). Pyramidal cell l.
c. molecular (molecular layer). [*stratum moleculare*, NA].
c. molecular de la corteza cerebelosa (molecular layer of cerebellar cortex).
c. molecular de la corteza cerebral (molecular layer of cerebral cortex).
c. molecular de la retina (molecular layer of retina).
c. moleculares del bulbo olfatorio (molecular layer's of olfactory bulb).
c. multiforme (multiform layer). Fusiform l.
c. muscular de la mucosa (muscular layer of mucosa). [*lamina muscularis mucosae*, NA].
c. nerviosa de Henle (Henle's nervous layer). Entoretina.
c. neural de la retina (neural layer of retina).
c. neuroepitelial de la retina (neuroepithelial layer of retina).
c. de neuronas piriformes (layer of piriform neurons). [*stratum neuronorum piriformium*, NA].
c. de Nitabuch (Nitabuch's layer). Nitabuch's membrane.
c. nucleares de la retina (nuclear layer's of retina).
c. odontoblástica (odontoblastic layer).
c. óptica (optic layer). Stratum opticum.
c. orbitaria del hueso etmoides (orbital layer of ethmoid bone).
c. osteogénica (osteogenetic layer).
c. papilar (papillary layer). Stratum papillare corii.
c. parda (brown layer). Lamina fusca of sclera.
c. parietal (parietal layer). [*lamina parietalis*, NA].
c. perforada de la esclerótica (perforated layer of sclera).
c. de la piel (layer's of skin).
c. pigmentada del cuerpo ciliar (pigmented layer of ciliary body).

c. pigmentaria de la retina (pigmented layer of retina).
c. pigmentaria del iris (pigmented layer of iris).
c. plasmática (plasma layer). Still l.
c. plexiforme (plexiform layer). [*stratum moleculare*, NA].
c. plexiforme de la corteza cerebral (plexiform layer of cerebral cortex).
c. plexiformes de la retina (plexiform layer's of retina).
c. polimorfa (polymorphous layer). Fusiform l.
c. posterior de la vaina del recto mayor del abdomen (posterior layer of rectus abdominis sheath). [*lamina posterior vaginae musculi recti abdominis*, NA].
c. pretraqueal (pretracheal layer). [*lamina pretrachealis*, NA].
c. prevertebral (prevertebral layer). [*lamina prevertebralis*, NA].
c. profunda (deep layer). [*lamina profunda*, NA].
c. de Purkinje (Purkinje's layer). Piriform neuron l.
c. radiada de la membrana timpánica (radiate layer of tympanic membrane).
c. de Rauber (Rauber's layer).
c. reticular del corion (reticular layer of corium).
c. de la retina (layer's of retina).
c. rostral (rostral layer). Rostral lamina.
c. serosa (serous c.). Tunica serosa.
c. somática (somatic layer).
c. subendocardíaca (subendocardial layer).
c. subendotelial (subendothelial layer).
c. subpapilar (subpapillary layer). The vascular l. of the corium.
c. superficial (superficial layer). [*lamina superficialis*, NA].
c. supracoroidea (suprachoroid layer). [*lamina suprachoroidea*, NA].
c. de valor medio (half-value layer).
c. vascular (vascular layer). [*lamina vasculosa choroideae*, NA].
c. ventricular (ventricular layer). Ependymal l.
c. visceral (visceral layer). [*lamina visceralis*, NA].
c. zonal de Waldeyer (Waldeyer's zonal layer). [*fasciculus dorsolateralis*, NA].
c. zonular (zonular layer). [*stratum zonale*, NA].

capacidad (capacity). **1.** The potential cubic contents of a cavity or receptacle. **2.** Power to do.
c. aspiratoria (inspiratory c.). Complementary air.
c. buffer (buffer c.).
c. de calor, térmica (heat c., thermal c.).
c. craneal (cranial c.).
c. de difusión (diffusing c.).
c. de fijación de hierro (CFH) (iron-binding c. (IBC)).
c. de oxígeno (oxygen c.).
c. pulmonar total (CPT) (total lung c.).
c. residual (residual c.). Residual volume.
c. residual funcional (CRF) (functional residual c. (FRC)). Functional residual air.
c. respiratoria (respiratory c.). Vital c.
c. respiratoria máxima (CRM) (maximum breathing c. (MBC)).
c. térmica (thermal c.). Heat c.
c. vital (CV) (vital c. (VC).). Respiratory c.
c. vital forzada (CVF) (forced vital c. (FVC)).

capacitación (capacitation). The physiologic process whereby ejaculated spermatozoa in the female genital tract acquire the ability to fertilize ova.

capacitancia (capacitance). The quantity of electric charge that may be stored upon a body per unit electric potential; expressed in farads, abfarads, or statfarads.

capacitor (capacitor). Condenser; a device for holding a charge of electricity.

capactinas (capactins). A class of proteins capping the ends of actin filaments.

caparrosa (copperas). The impure commercial variety of ferrous sulfate.

caperuza (hood). The anterior part of the integument of soft ticks (family Argasidae).

capilar (capillary). **1.** Resembling a hair; fine; minute. **2.** Relating to a blood or lymphatic c. vessel. **3.** A capillary vessel; e.g.,blood c., lymph c.
c. arterial (arterial c.).
c. biliar (bile c.). Biliary canaliculus.
c. continuo (continuous c.).
c. fenestrado (fenestrated c.).
c. linfático (lymph c.).
c. sanguíneo (blood c.).
c. sinusoidal (sinusoidal c.). Sinusoid.
c. venoso (venous c.). A c. opening into a venule.

capilarectasia (capillarectasia). Rarely used term for dilation of the capillary blood vessels.

capilariasis (capillariasis). A parasitic disease caused by infection with species of *Capillaria*.
c. intestinal (intestinal c.).

capilaridad (capillarity). The rise of liquids in narrow tubes or through the pores of a loose material, as a result of capillary action.

capilariomotor (capillariomotor) Vasomotor, with special reference to the capillaries.

capilarioscopia (capillarioscopy). Capillaroscopy; microangioscopy.

capilaritis (capillaritis). Inflammation of a capillary or capillaries.

capilarón (capillaron). An anatomical module composed of parenchymal cells together with their blood capillaries and extracapillary fluid in a compliant capsule.

capilaropatía (capillaropathy). Microangiopathy; any disease of the capillaries.

capilaroscopia (capillaroscopy). Capillarioscopy.

capillus (capillus, gen. and pl. capilli). [*capillus*, NA]. A hair of the head.

capistración (capistration). Obsolete term for paraphimosis.

capitado (capitate). **1.** Head-shaped; having a rounded extremity. **2.** Os capitatum.

capitellum (capitellum). Capitulum humeri.

capitium (capitium). Obsolete term for bandage for the head.

capitonaje (capitonnage). Rarely used term for closure of a cyst cavity by use of sutures.

capitopedal (capitopedal). Relating to the head and the feet.

capitular (capitular). Relating to a capitulum.

capitulum, pl. capitula (capitulum, pl. capitula). **1.** [*capitulum*, NA]. Capitellum; a small head or rounded articular extremity of a bone. **2.** The bloodsucking, probing, sensing, and holdfast mouthparts of a tick, including the basal supporting structure.
c. humeri (c. humeri). [*capitulum humeri*, NA]. Capitellum; little head of humerus.

capnógrafo (capnograph). Instrument by which a continuous graph of the carbon dioxide content of expired air is obtained.

capnograma (capnogram). A continuous record of the carbon dioxide content of expired air.

caprato (caprate). A salt or ester of capric acid.

capreomicina, sulfato de (capreomycin sulfate). Sulfate salt of the cyclic peptide antibiotic obtained from *Streptomyces capreolus*, used in the treatment of tuberculosis.

caprilato (caprylate). Octanoate; a salt or ester of caprylic acid.

capriloquismo (capriloquism). Egophony.

caprina (caprin). Tridecanoylglycerol; one of the substances found in butter upon which its flavor depends.

caprino (caprine). Relating to goats; goatlike.

caprizante (caprizant). Bounding; leaping; denoting a form of pulse beat.

caproato (caproate). **1.** A salt or ester of *n*-caproic acid. **2.** USAN-approved contraction for hexanoate.

caproilato (caproylate). Hexanoate; a salt or ester of caproic acid.

caproílo (caproyl). Hexanoyl; the acyl radical of caproic acid.

capsaicina (capsaicin). Alkaloidal principle in the fruits of various species of *Capsicum*, with the same uses as capsicum.

capsicina (capsicin). A yellowish red oleoresin containing the active principle of capsicum.

cápsico (capsicum). Cayenne, African, or red pepper; the dried ripe fruit of *Capsicum frutescens* (family Solanaceae); used as a carminative, gastrointestinal stimulant, and externally as a rubefacient.

cápside (capsid).

capsómera (capsomer, capsomere). A subunit of the protein coat or capsid of a virus particle.

cápsula (capsule). **1.** [*capsula*, NA]. A fibrous tissue layer enveloping an organ or a tumor, especially if benign. **2.** A solid dosage form in which the drug is enclosed in either a hard or soft soluble container or "shell" of a suitable form of gelatin. **3.** A hyaline glycosaminoglycan sheath on the wall of a fungus cell, blastoconidium, or spore.

c. adiposa del riñón **1.** (fatty renal c.). [*capsula adiposa renis*, NA]. **2.** (adipose c.). [*capsula adiposa renis*, NA].
c. adrenal (adrenal c.). Suprarenal gland.
c. articular **1.** (articular c.). [*capsula articularis*, NA]. Joint capsule. **2.** (joint c.). [*capsula articularis*, NA].
c. articular cricoaritenoidea (cricoarytenoid articular c.). [*capsula articularis cricoarytenoidea*, NA].
c. articular cricotiroidea (cricothyroid articular c., c. articularis cricothyroidea). [*capsula articularis cricothyroidea*, NA].
c. articular fibrosa (fibrous articular c.). [*membrana fibrosa*, NA].
c. atrabiliaria (atrabiliary c.). Suprarenal gland.
c. auditiva (auditory c.). Auditory cartilage.
c. bacteriana (bacterial c.).
c. de Bonnet (Bonnet's c.).
c. de Bowman (Bowman's c.). Glomerular c.
c. bulbar (capsula bulbi). [*vagina bulbi*, NA]. Fascial sheath of eyeball.
c. cardíaca (capsula cordis). [*pericardium*, NA].
c. cartilaginosa (cartilage c.). Territorial matrix.
c. del cristalino (crystalline c.). Lens c.
c. de Crosby (Crosby c.).
c. externa (external c.). [*capsula externa*, NA]. Periclaustral lamina.
c. extrema (extreme c.). [*capsula extrema*, NA].
c. fibrosa (fibrous c.). [*capsula fibrosa*].
c. fibrosa del tiroides (fibrous c. of thyroid gland). [*capsula fibrosa glandulae thyroideae*, NA].
c. fibrosa perivascular (perivascular fibrous c.). [*capsula fibrosa perivascularis*, NA].
c. fibrosa renal (fibrous c. of kidney). [*capsula fibrosa renis*, NA].
c. de Gerota (Gerota's c.). Renal fascia.
c. de Glisson (Glisson's c.). Fibrous c. of liver.
c. del globo ocular (eye c.). Fascial sheath of eyeball.
c. glomerular (glomerular c.). [*capsula glomeruli*, NA]. Bowman's capsule; malpighian c.; Müller's capsule.
c. interna (internal c.). [*capsula interna*, NA].
c. lenticular (lenticular c.). [*capsula lentis*, NA].
c. lenticular vascular (capsula vasculosa lentis).
c. de Malpighi (malpighian c.). Glomerular c.
c. de Müller (Müller's c.). Glomerular c.
c. nasal (nasal c.).
c. óptica (optic c.).
c. ótica (otic c.).
c. prolígeras (brood c.'s).
c. radiotelemétrica (radiotelemetering c.). Radiopill.
c. seminal (seminal c.). Seminal vesicle.
c. suprarrenal (suprarenal c.). Suprarenal gland.
c. de Tenon (Tenon's c.). Fascial sheath of eyeball.

capsula, gen. y pl. **capsulae** (capsula, gen. and pl. capsulae). [*capsula*, NA]. Capsule.
capsulación (capsulation). Enclosure in a capsule.
capsular (capsular). Relating to any capsule.
capsulitis (capsulitis). Inflammation of the capsule of an organ or part, as of the liver or the lens of the eye.
c. adhesiva (adhesive c.). Frozen shoulder.
c. hepática (hepatic c.). Perihepatitis.
capsulolenticular (capsulolenticular). Referring to the lens of the eye and its capsule.
capsuloplastia (capsuloplasty). Plastic surgery of a capsule; more specifically, the capsule of a joint.
capsulorrafia (capsulorrhaphy). Suture of a tear in any capsule; specifically, suture of a joint capsule to prevent recurring dislocation of the articulation.
capsulotomía (capsulotomy). **1.** Creation of an opening through a capsule; e.g., of a scar that might form around a foreign body. **2.** Specifically, incision of the capsule of the lens in the extracapsular cataract operation.
c. renal (renal c.). Incision of the capsule of the kidney.
capsulótomo (capsulotome). Cystotome.
captación (uptake). The absorption by a tissue of some substance, food material, mineral, etc. and its permanent or temporary retention.
captodiamina (captodiamine). Captodiam; captodramin; sedative and antianxiety agent.
captodramina (captodramin). Captodiamine.
captopril (captopril). An angiotensin converting enzyme inhibitor used in the treatment of hypertension.
captura (capture). Catching and holding a particle or impulse originating elsewhere.
c. auricular (atrial c.).
c. de electrones (electron c.).
c. ventricular (ventricular c.). Capture beat.
capuchón (cap). **1.** Any anatomical structure that resembles a c. or cover. **2.** A protective covering for an incomplete tooth. **3.** The nucleotide structure found at the 5' terminus of many eukaryotic messenger RNAs.
c. acrosómico (acrosomal c.). Acrosome; head c.
c. cefálico (head c.). Acrosomal c.
c. cervical (cervical c.). A contraceptive diaphragm that fits over the cervix uteri.
c. dental (dental c.'s).
c. duodenal (duodenal c.). Duodenal bulb; pyloric c.
c. del esmalte (enamel c.). The enamel covering the crown of a tooth.
c. mentoniano (chin c.). An extraoral appliance designed to exert an upward and backward force on the mandible by applying pressure to the chin, thereby preventing forward growth.
c. metanéfrico (metanephric c.).
c. natal (cradle c.).
c. pilórico (pyloric c.). Duodenal c.
c. de rayos X de Zinn (x-ray c. of Zinn).
capullo de ron (rum-blossom). Rhinophyma.
capurida (capuride). (2-Ethyl-3-methylvaleryl)urea; formerly used as a hypnotic.
caput, gen. **capitis**, pl. **capita** (caput, gen. capitis, pl. capita). [*caput*, NA]. Head.
c. succedaneum (c. succedaneum).
caquéctico (cachectic). **1.** Relating to cachexia. **2.** A person who suffers from cachexia.
caquectina (cachectin). Tumor necrosis factor; a polypeptide hormone produced by endotoxin-activated macrophages.
caquexia (cachexia). A general weight loss and wasting occurring in the course of a chronic disease or emotional disturbance.
c. acuosa (c. aquosa). An edematous form of ancylostomiasis.
c. aftosa (c. aphthosa). Sprue.
c. estrumipriva (c. strumipriva). C. thyropriva.
c. hipofisaria **1.** (pituitary c.). Simmonds' disease. **2.** (hypophysial c.). Simmonds' disease.
c. hipofisopriva (c. hypophyseopriva).
c. palúdica (malarial c.). Chronic malaria.
c. tiroidea (c. thyroidea). C. thyropriva.
c. tiropriva (c. thyropriva). C. strumipriva; c. thyroidea.
caquinación (cachinnation). Laughter without apparent cause, often observed in schizophrenia.
cara (face). Facies; the front portion of the head; the visage including eyes, nose, mouth, forehead, cheeks, and chin; excludes ears.
c. articular (facies articularis). Articular surface; any articular surface.
c. Hipocrática (hippocratic f., f. hippocratica). Hippocratic face.
c. de luna (moon f.).
c. de máscara (masklike f.). Parkinson's facies.
c.. de pájaro (bird f.). Brachygnathia.
c. de plato (dish f.). Facies scaphoidea.
c. de sapo (frog f.).
c. de vaca (cow f.). Facies bovina.
caracol **1.** (cochlea). Cochlea. **2.** (snail). Common name for members of the class Gastropoda (phylum Mollusca).
carácter (character). Characteristic; an attribute, trait, or definite and distinct structural feature.
c. adquirido (acquired c.).
c. compuesto (compound c.).
c. dominante (dominant c.).
c. hereditario (inherited c.). Mendelian c.; unit c.
c. ligado al sexo (sex-linked c.).
c. mendeliano (mendelian c.). Inherited c.
c. recesivo (recessive c.).
c. sexuales primarios (primary sex c.'s).
c. sexuales secundarios (secondary sex c.'s).
c. unitario (unit c.). Inherited c.

carácter, armadura de (character armor). A habitual pattern of organized defenses against anxiety.
característica (characteristic). Character.
característico (characteristic). Pertaining to a character.
caracterización (characterization). The description or attributing of distinguishing traits.
 c. protésica (denture c.).
caramelo (caramel). Burnt sugar; a concentrated solution of the substance obtained by heating sugar with an alkali.
caramifeno, clorhidrato de (caramiphen hydrochloride). A synthetic spasmolytic drug; used in the treatment of diseases of the basal ganglia.
caramifeno, etanodisulfonato de (caramiphen ethanedisulfonate). An antitussive.
carateas (carate). Pinta.
carb-, carba-, carbo- (carb-, carbo-). Prefixes indicating the attachment of a group containing a carbon atom.
carbacol (carbachol). A parasympathetic stimulant used locally in the eye for the treatment of glaucoma.
carbadox (carbadox). An antibacterial agent.
carbamato (carbamate). Carbamoate; a salt or ester of carbamic acid.
 c. cinasa (c. kinase).
carbamazepina (carbamazepine). An anticonvulsant and also an analgesic especially useful in trigeminal neuralgia.
carbamida (carbamide). Urea.
carbamilación (carbamylation). Former spelling of carbamoylation.
carbamilo (carbamyl). Former spelling of carbamoyl.
carbaminohemoglobina (carbaminohemoglobin). Carbhemoglobin; carbohemoglobin.
carbamoato (carbamoate). Carbamate.
carbamoilación (carbamoylation). Transfer of the carbamoyl of carbamoyl phosphate to an amino group with elimination of inorganic phosphate.
carbamoilaspartato deshidrasa (carbamoylaspartate dehydrase). Dihydro-orotase.
carbamoilfosfato (carbamoyl phosphate). A reactive intermediate capable of transferring its carbamoyl group to an acceptor molecule.
 c. sintasa (carbamoyl-phosphate synthase). A phosphotransferase catalyzing condensation of 2 ATP, NH_3, CO_2, and H_2O to yield 2 ADP + P_i + carbamoyl phosphate.
carbamoílo (carbamoyl). Acyl radical, the transfer of which plays an important role in certain biochemical reactions.
carbamoiltransferasas (carbamoyltransferases). Transcarbamoylases.
carbamoilurea (carbamoylurea). Biuret.
carbanión (carbanion). An organic anion in which the negative charge is on a carbon atom.
carbarsona (carbarsone). An amebicide.
carbazidas (carbazides). Carbohydrazides.
carbazocromo, salicilato de (carbazochrome salicylate). Adrenochrome; monosemicarbazone-sodium salicylate complex.
carbazol (carbazole). 9-Azafluorene; diphenylenimine.
carbenicilina disódica (carbenicillin disodium). A semisynthetic extended spectrum penicillin active against a wide variety of Gram-positive and Gram-negative bacteria.
carbenio (carbenium).
carbenoxolona disódica (carbenoxolone disodium). A glucocorticoid used as an anti-inflammatory agent for the treatment of peptic ulcer.
carbetapentano, citrato de (carbetapentane citrate). It has atropine-like and local anesthetic actions.
carbidopa (carbidopa). α-Methyldopahydrazine.
carbimazol (carbimazole). 1-Methyl-2-imidazolethiol ethylcarbonate; used in the treatment of hyperthyroidism.
carbinol (carbinol). Methyl alcohol.
carbinoxamina, maleato de (carbinoxamine maleate). Paracarbinoxamine maleate; an antihistaminic agent.
carbo (carbo). Charcoal.
carbobenzoxi (Cbz, Z) (carbobenzoxy (Z, Cbz)). Benzyloxycarbonyl.
carbocación (carbocation).
carbocromeno, clorhidrato de (carbochromene hydrochloride). Chromonar hydrochloride.
carbohemoglobina **1.** (carbohemoglobin). Carbaminohemoglobin. **2.** (carbhemoglobin). Carbaminohemoglobin.
carbohidrasas (carbohydrases). Rarely used term for enzymes that hydrolyze carbohydrates
carbohidratos (carbohydrates). Class name for the aldehydic or ketonic derivative of polyhydric alcohols.
carbohidraturia (carbohydraturia). General term denoting the excretion of one or more carbohydrates in the urine.
carbohidrazidas (carbohydrazides). Carbazides.
carbolatado (carbolated). Phenolated.
carbolatar (carbolate). To carbolize.
carbolato (carbolate). Phenate.
carbolfucsina (carbol-fuchsin).
carbolizar (carbolize). To mix with or add carbolic acid (phenol).
carboluria (carboluria). The presence of phenol (carbolic acid) in the urine.
carbómero (carbomer). A polymer of acrylic acid cross-linked with a polyfunctional compound, hence, a poly (acrylic acid) or polyacrylate.
carbometría (carbometry). Carbonometry.
carbón (charcoal). Carbo; carbon obtained by heating or burning wood with restricted access of air.
 aceite de c. (oil). An inflammable liquid, of fatty consistence and unctuous feel, that is insoluble in water, soluble or insoluble in alcohol, and freely soluble in ether.
 c. activado (activated c.). Medicinal c.
 c. animal (animal c.). Animal black; bone black; bone c.
 c. de hueso **1.** (bone c.). Animal c. **2.** (bone black). Animal charcoal.
 c. de madera (wood c.). Vegetable c.
 c. medicinal (medicinal c.). Activated c.
 c. vegetal (vegetable c.). Wood c.
carbonato (carbonate). **1.** A salt of carbonic acid. **2.** The ion $CO_3^{=}$.
 c. deshidratasa (c. dehydratase). C. hydro-lyase; carbonic anhydrase.
 c. hidroliasa (c. hydro-lyase). C. dehydratase.
carbónico (carbonic). Relating to carbon.
carbonilo (carbonyl). The characteristic group of the ketones, aldehydes, and organic acids.
carbonio (carbonium). An organic cation in which the positive charge is on a carbon atom.
carbono (carbon). A nonmetallic tetravalent element, symbol C, atomic no. 6, atomic weight 12.01.
 c. anomérico (anomeric c.).
 bicloruro de c. (c. dichloride). Tetrachlorethylene.
 bisulfuro de c. (c. bisulfide). C. disulfide.
 dióxido de c. (c. dioxide). Carbonic acid; gas carbonic anhydride.
 dióxido de c. activo (active c. dioxide).
 disulfuro de c. (c. disulfide). C. bisulfide.
 monóxido de c. (c. monoxide).
 nieve de dióxido de c. (c. dioxide snow). Dry ice.
 tetracloruro de c. (c. tetrachloride). Tetrachloromethane.
carbonometría (carbonometry). Carbometry; an obsolete method for the determination of the presence and the proportion of carbon dioxide in the air or expired breath.
carbonómetro (carbonometer). An obsolete device used in carbonometry.
carbonuria (carbonuria). Rarely used term denoting the excretion of carbon dioxide or other carbon compounds in the urine.
carboprost trometamina (carboprost tromethamine). A prostaglandin used as an abortifacient and in the treatment of refractory postpartum bleeding.
carboxamida (carboxamide). Aminocarbonyl.
carboxi (carboxy-). Combining form indicating addition of CO or CO_2.
***N*-carboxianhídridos** (*N*-carboxyanhydrides). Heterocyclic derivatives of amino acids from which polypeptides may be synthesized.
carboxicatepsina (carboxycathepsin). Peptidyl dipeptidase A.
carboxidismutasa (carboxydismutase). Ribulose-bisphosphate carboxylase.
carboxihemoglobina (HbCO) (carboxyhemoglobin (HbCO)). Carbon monoxide hemoglobin; a fairly stable union of carbon monoxide with hemoglobin.

carboxihemoglobinemia (carboxyhemoglobinemia). Presence of carboxyhemoglobin in the blood, as in carbon monoxide poisoning.
carboxilación (carboxylation). Addition of CO_2 to an organic acceptor, as in photosynthesis.
carboxilasa (carboxylase). One of several carboxy-lyases, trivially named carboxylases or decarboxylases.
carboxilasa oxalosuccínica (oxalosuccinic carboxylase). Isocitrate dehydrogenase.
carboxilasa piruvicomálica (pyruvic-malic carboxylase). Malate dehydrogenase.
carboxilo (carboxyl). The characterizing group of certain organic acids; e.g., formic acid, acetic acid, etc.
carboxiltransferasas (carboxyltransferases). Transcarboxylases; enzymes transferring carboxyl groups from one compound to another.
carboximida (carboximide).
carboxipeptidasa (carboxypeptidase). A hydrolase that removes the amino acid at the free carboxyl end of a polypeptide chain.
c. ácida (acid c.). Serine c.
serina c. (serine c.). Acid c.
carboxipeptidasa A (carboxypeptidase A). Carboxypolypeptidase.
carboxipeptidasa B (carboxypeptidase B). Protaminase.
carboxipeptidasa C (carboxypeptidase C). Serine carboxypeptidase C.
carboxipeptidasa G (carboxypeptidase G). γ-Glutamil hydrolase.
carboxipolipeptidasa (carboxypolypeptidase). Carboxypeptidase A.
***N*-carboxiurea** (*N*-carboxyurea). Allophanic acid.
carbunco (carbuncle). **1.** Deep-seated pyogenic infection of the skin and subcutaneous tissues. **2.** Anthrax.
c. renal (kidney c., renal c.).
carbuncular (carbuncular). Relating to a carbuncle.
carbunculosis (carbunculosis). A condition marked by the occurrence of several carbuncles simultaneously or within a short period of time.
carburar (carburet). **1.** To enrich a gas with volatile hydrocarbons. **2.** To combine with carbon.
carburo **1.** (carburet). Archaic term for carbide. **2.** (carbide). A compound of carbon with an element more electropositive than itself.
carbutamida (carbutamide). Aminophenurobutane; an oral hypoglycemic agent.
carbuterol, clorhidrato de (carbuterol hydrochloride). A sympathomimetic drug with bronchodilatory activity.
carcasa, carcaza (carcass). The body of a dead animal.
carcino-, carcin- (carcino-, carcin-). Combining forms relating to cancer.
carcinoembrionario (carcinoembryonic). Relating to a carcinoma-associated substance present in embryonic tissue, as a c.antigen.
carcinofobia (carcinophobia). Cancerophobia.
carcinogénesis (carcinogenesis). The origin or production, or development of cancer, including carcinomas and other malignant neoplasms.
carcinogénico (carcinogenic). Cancerigenic; causing cancer.
carcinógeno (carcinogen). Any cancer-producing substance or organism.
c. completo (complete c.).
carcinoide (carcinoid). Carcinoid syndrome.
carcinolítico (carcinolytic). Cancericidal; cancerocidal; destructive to the cells of carcinoma.
carcinoma (carcinoma, pl. carcinomas, carcinomata). Any of the various types of malignant neoplasm derived from epithelial tissue in several sites.
c. acinar (acinar c.). Acinic cell adenocarcinoma.
c. acinocelular (acinic cell c.). Acinic cell adenocarcinoma.
c. acinoso (acinose c., acinous c.). Acinic cell adenocarcinoma.
c. adenoide escamocelular (adenoid squamous cell c.). Adenoacanthoma.
c. adenoide quístico (adenoid cystic c.). Cylindromatous c.
c. alveolocelular (alveolar cell c.). Bronchiolar c.
c. anaplásico (anaplastic c.).
c. anexal (adnexal c.).
c. en anillo de sello (signet-ring cell c.).
c. apocrino (apocrine c.).
c. avenocelular (oat cell c.). Small cell c.
c. basaloide (basaloid c.).
c. basiescamoso (basosquamous c.). Basisquamous c.; basal squamous cell c.
c. basocelular (basal cell c.). Basal cell epithelioma.
c. basoescamocelular (basal squamous cell c.). Basosquamous c.
c. broncogénico (bronchogenic c.).
c. bronquiolar (bronchiolar c.). Alveolar cell c.
c. bronquioloalveolar (bronchiolo-alveolar c.). Bronchiolar c.
c. de células claras del riñón (clear cell c. of kidney). Renal adenocarcinoma.
c. de células de Hürthle (Hürthle cell c.).
c. de células de transición (transitional cell c.).
c. de células grandes (large cell c.).
c. de células hepáticas (liver cell c.). Malignant hepatoma.
c. de células hepáticas fibrolaminillares (fibrolamellar liver cell c.). Oncocytic hepatocellular tumor.
c. de células pequeñas (small cell c.).
c. de células renales (renal cell c.). Renal adenocarcinoma.
c. cicatrizal (scar c.). Scar cancer.
c. cilindromatoso (cylindromatous c.). Adenoid cystic c.
c. coloidal (colloid c.). Mucinous c.
c. del conducto de Wolff (wolffian duct c.). Mesonephroma.
c. corticosuprarrenales (adrenal cortical carcinomas).
c. cutáneo (c. cutaneum).
c. ductal, de conductos (duct c., ductal c.).
c. embrionario (embryonal c.).
c. endometrioide (endometrioid c.).
c. epidermoide (epidermoid c.). Epidermoid cancer.
c. escamocelular (squamous cell c.).
c. escirro (scirrhous c.). Fibrocarcinoma.
c. foliculares (follicular carcinomas).
c. fusocelular (spindle cell c.). Sarcomatoid c.
c. gigantocelular (giant cell c.).
c. gigantocelular del tiroides (giant cell c. of thyroid gland).
c. glandular (glandular c.). Adenocarcinoma.
c. de glándulas sudoríparas (sweat gland c.).
c. epatocelular (hepatocellular c.). Malignant hepatoma.
c. in situ (c. in situ). Intraepithelial c.
c. inflamatorio (inflammatory c.).
c. intermedio (intermediate c.). Obsolete term for basosquamous c.
c. intraductal (intraductal c.).
c. intraepidérmico (intraepidermal c.).
c. intraepitelital (intraepithelial c.). C. in situ.
c. invasor (invasive c.).
c. juvenil (juvenile c.). Secretory c.
c. latente (latent c.).
c. leptomeníngeo (leptomeningeal c.). Meningeal c.
c. lobular (lobular c.).
c. lobular in situ (lobular c. in situ). Noninfiltrating lobular c.
c. lobular no infiltrativo (noninfiltrating lobular c.). Lobular c. in situ.
c. de Lucké (Lucké c.). Lucké's adenocarcinoma.
c. medular (medullary c.). Encephaloid cancer.
c. melanótico (melanotic c.). Obsolete term for melanoma.
c. meníngeo (meningeal c.). Leptomeningeal c.
c. mesometanéfrico (mesometanephric c.). Mesonephroma.
c. metaplásico (metaplastic c.).
c. metastásico (metastatic c.). Secondary c.
c. metatípico (metatypical c.). Obsolete term for basosquamous c.
c. microinvasor (microinvasive c.).
c. mixomatodes (c. myxomatodes).
c. mucinoso (mucinous c.). Colloid cancer; colloid c.
c. mucoepidermoide (mucoepidermoid c.). Mucoepidermoid tumor.
c. oculto (occult c.).
c. oncoplásico (oncoplastic c.).
c. papilar (papillary c.).
c. primario (primary c.).
c. de quemadura kangri (kangri burn c.). Kangri cancer.
c. quístico (cystic c.).

c. sarcomatoide (sarcomatoid c.). Spindle cell c.
c. secretor (secretory c.). Juvenile c.
c. secundario (secondary c.). Metastatic c.
c. simple (c. simplex).
c. tiroideo aberrante lateral (lateral aberrant thyroid c.).
c. trabecular (trabecular c.). Merkel cell tumor.
c. tubular (tubular c.).
c. V-2 (V-2 c.).
c. velloso (villous c.).
c. verrugoso (verrucous c.).
c. de Walker (Walker c.). Walker carcinosarcoma.
carcinoma ex adenoma pleomórfico (carcinoma ex pleomorphic adenoma). Carcinoma arising in a benign mixed tumor of a salivary gland, characterized by rapid enlargement and pain.
carcinomatosis (carcinomatosis). Carcinosis; a condition resulting from widespread dissemination of carcinoma in multiple sites in various organs or tissues of the body.
c. leptomeníngea (leptomeningeal c.). Meningeal carcinoma.
c. meníngea (meningeal c.). Meningeal carcinoma.
carcinomatoso (carcinomatous). Pertaining to or manifesting the characteristic properties of carcinoma.
carcinosarcoma (carcinosarcoma). A malignant neoplasm that contains elements of carcinoma and sarcoma.
c. embrionario (embryonal c.). Blastoma.
c. renal (renal c.). Obsolete term for Wilms' tumor.
c. de Walker (Walker c.). Walker carcinoma.
carcinosis (carcinosis). Carcinomatosis.
carcinostático (carcinostatic). **1.** Pertaining to an arresting or inhibitory effect on the development or progression of a carcinoma. **2.** An agent that manifests such an effect.
carcoma (carcoma). Dark red-brown or mahogany-colored granular material that occurs in human feces in tropical regions.
cardadura (carding). The procedure of placing individual sets of anterior or posterior teeth in trays lined with a wax strip.
cardíaco (cardiac). **1.** Pertaining to the heart. **2.** Pertaining to the esophageal opening of the stomach.
cardialgia (cardialgia). **1.** Obsolete term for pyrosis. **2.** Cardiodynia.
cardias (cardia). Pars cardiaca ventriculi.
c. gástrico (gastric cardia). Pars cardiaca ventriculi.
cardiataxia (cardiataxia). Extreme irregularity in the action of the heart.
cardiatelia (cardiatelia). Incomplete development of the heart.
cardiectasia (cardiectasia). Dilation of the heart.
cardiectomía (cardiectomy). Excision of the cardiac part of the stomach.
cardiectopia (cardiectopia). Abnormal placement of the heart.
cardinal (cardinal). Chief or principal; in embryology. relating to the main venous drainage.
cardio-, cardi- (cardio-, cardi-). Combining forms denoting: 1) the heart; 2) the cardia (ostium cardiacum).
cardioacelerador (cardioaccelerator). Accelerator of the heart beat.
cardioactivo (cardioactive). Influencing the heart.
cardioangiografía (cardioangiography). Angiocardiography.
cardioaórtico (cardioaortic). Relating to the heart and the aorta.
cardioarterial (cardioarterial). Relating to the heart and the arteries.
cardiocairógrafo (cardiocairograph). An instrument that synchronizes roentgen exposures of the thorax with selected phases of the cardiac cycle.
cardiocalasia (cardiochalasia). Achalasia of the cardia.
cardiocele (cardiocele). A herniation or protrusion of the heart through an opening in the diaphragm, or through a wound.
cardiocentesis (cardiocentesis). Paracentesis of the heart.
cardiocinético (cardiokinetic). Influencing the action of the heart.
cardioclasia (cardioclasia). Cardiorrhexis.
cardiodinamia (cardiodynamics). The mechanics of the heart's action, including its movement and the forces generated thereby.
cardiodinia (cardiodynia). Cardialgia; pain in the heart.
cardiodiosis (cardiodiosis). Rarely used term for maneuver to dilate the gastric cardia.
cardioesofágico (cardioesophageal). Denoting the area at the junction of the esophagus and cardiac part of the stomach.
cardiofobia (cardiophobia). Morbid fear of heart disease.
cardiofonía (cardiophony). A rarely used term for phonocardiography.
cardiófono (cardiophone). A stethoscope specially designed to aid in listening to the sounds of the heart.
cardiofrenia (cardiophrenia). Phrenocardia.
cardiogénesis (cardiogenesis). Formation of the heart in the embryo.
cardiogénico (cardiogenic). Of cardiac origin.
cardiografía (cardiography). The use of the cardiograph.
c. ultrasónica (ultrasound c.). Echocardiography.
cardiógrafo (cardiograph). An instrument for recording graphically the movements of the heart, constructed on the principle of the sphygmograph.
cardiograma (cardiogram). **1.** The graphic tracing made by the stylet of a cardiograph. **2.** Generally used for any recording derived from the heart, with such prefixes as apex-, echo-, electro-, phono-, or vector- being understood.
c. esofágico (esophageal c.).
cardiohemotrombo (cardiohemothrombus). Cardiothrombus.
cardiohepático (cardiohepatic). Relating to the heart and the liver.
cardiohepatomegalia (cardiohepatomegaly). Enlargement of both heart and liver.
cardioide (cardioid). Resembling a heart.
cardioinhibidor (cardioinhibitory). Arresting or slowing the action of the heart.
cardiolipina (cardiolipin). Acetone-insoluble antigen; heart antigen.
cardiólisis (cardiolysis). An operation for breaking up the adhesions in chronic mediastinopericarditis.
cardiolito (cardiolith). Cardiac calculus.
cardiología (cardiology). The medical specialty concerned with the diagnosis and treatment of heart disease.
cardiólogo (cardiologist). Physician specializing in cardiology.
cardiomalacia (cardiomalacia). Softening of the walls of the heart.
cardiomegalia (cardiomegaly). Macrocardia; megacardia; megalocardia; enlargement of the heart.
c. glucogénica (glycogen c.).
cardiometría (cardiometry). Measurement of the dimensions of the heart or the force of its action.
cardiomioliposis (cardiomyoliposis). Fatty degeneration of the myocardium.
cardiomiopatía (cardiomyopathy). Myocardiopathy; disease of the myocardium.
cardiomiotomía (cardiomyotomy). Esophagomyotomy.
cardiomotilidad (cardiomotility). Movements of the heart.
cardiomuscular (cardiomuscular). Pertaining to the cardiac musculature.
cardionecrosis (cardionecrosis). Necrosis of the myocardium.
cardionector (cardionector). Term sometimes used for conducting system of heart.
cardionéfrico (cardionephric). Cardiorenal.
cardioneural (cardioneural). Relating to the nervous control of the heart.
cardioneurosis (cardioneurosis). Cardiac neurosis.
cardioomentopexia (cardio-omentopexy). Operation for the attachment of omentum to the heart with the object of improving its blood supply.
cardiopaludismo (cardiopaludism). Irregularity in the heart's action due to malaria.
cardiópata (cardiopath). A sufferer from heart disease.
cardiopatía (cardiopathy). Any disease of the heart.
cardiopatía negra (cardiopathia nigra). Ayerza's syndrome.
cardiopericardiopexia (cardiopericardiopexy). An operation to increase the blood supply to the myocardium.
cardiopilórico (cardiopyloric). Relating to the cardiac and pyloric extremities of the stomach.
cardioplastia (cardioplasty). Esophagogastroplasty; an operation on the cardia of the stomach.
cardioplejía (cardioplegia). **1.** Paralysis of the heart. **2.** An elective stopping of cardiac activity temporarily by injection of chemicals, selective hypothermia, or electrical stimuli.
cardiopléjico (cardioplegic). Relating to cardioplegia.
cardioptosis (cardioptosia). Drop heart; a condition in which the heart is unduly movable and displaced downward, as distinguished from bathycardia.

cardiopulmonar (cardiopulmonary). Pneumocardial; relating to the heart and lungs.
cardioquimografía (cardiokymography). Use of a cardiokymograph.
cardioquimógrafo (cardiokymograph). Noninvasive device, placed on the chest, capable of recording anterior left ventricle segmental wall motion.
cardioquimograma (cardiokymogram). Record made by a cardiokymograph.
cardiorrafia (cardiorrhaphy). Suture of the heart wall.
cardiorrenal (cardiorenal). Cardionephric; nephrocardiac; renicardiac; relating to the heart and the kidney.
cardiorrexis (cardiorrhexis). Cardioclasia; rupture of the heart wall.
cardioscopio (cardioscope). An instrument for inspecting the interior of the living heart.
cardioselectividad (cardioselectivity). The relatively predominant cardiovascular pharmacologic effect of a drug with multipharmacologic effects.
cardioselectivo (cardioselective). Denoting or having the properties of cardioselectivity.
cardiosfigmógrafo (cardiosphygmograph). An instrument for recording graphically the movements of the heart and the radial pulse.
cardiospasmo (cardiospasm). Esophageal achalasia.
cardiosquisis (cardioschisis). Division of adhesions between the heart and the pericardium or the chest wall.
cardiotacómetro (cardiotachometer). An instrument for measuring the rapidity of the heart beat.
cardiotirotoxicosis (cardiothyrotoxicosis). Hyperthyroidism with cardiac complications.
cardiotomía (cardiotomy). **1.** Incision of the heart wall. **2.** Incision of the cardiac part of the stomach.
cardiotónico (cardiotonic). Exerting a favorable, so-called tonic, effect upon the action of the heart.
cardiotóxico (cardiotoxic). Having a deleterious effect upon the action of the heart.
cardiotrombo (cardiothrombus). Cardiohemothrombus; a clot of blood within one of the heart's chambers.
cardiovalvotomía (cardiovalvotomy). Cardiovalvulotomy.
cardiovalvulitis (cardiovalvulitis). Inflammation of the heart valves.
cardiovalvulotomía (cardiovalvulotomy). Cardiovalvotomy; an operation for the correction of valvular stenosis by cutting or excising a part of a heart valve.
cardiovascular (cardiovascular). Relating to the heart and the blood vessels or the circulation.
cardiovasculorrenal (cardiovasculorenal). Relating to the heart, arteries, and kidneys, especially as to function or disease.
cardioversión (cardioversion). Restoration of the heart's rhythm to normal by electrical countershock.
cardioversor (cardioverter). A machine used to perform cardioversion.
carditis (carditis). Inflammation of the heart.
  c. reumática (rheumatic c.).
carebaria (carebaria). Pressure or heaviness in the head.
carfenazina, maleato de (carphenazine maleate). A phenothiazine tranquilizer of the piperazine group.
carfología (carphologia, carphology). Floccillation.
carga **1.** (burden). Something that is carried. **2.** (load). A departure from normal body content, as of water, salt, or heat. **3.** (loading). Administration of a substance for the purpose of testing metabolic function.
  c. corporal (body burden). Activity of a radiopharmaceutical retained by the body at a specified time following administration.
  c. genética **1.** (genetic burden). A measurement of the cost (mainly in genetic deaths) incurred in the discharge of genetic load. **2.** (genetic load).
  c. marcapaso electrónica (electronic pacemaker load).
  c. salina (salt loading).
  c. tumoral (tumor burden).
caribi (caribi). Epidemic gangrenous proctitis.
carica (carica). Papaya.
caricia **1.** (stroking). The nonverbal fondling and nurturance accorded to infants, in order to satisfy a basic biopsychological need of all developing humans. **2.** (stroke). Gliding movement over a surface.
caries (caries). **1.** Microbial destruction or necrosis of teeth. **2.** Obsolete term for tuberculosis of bones or joints.
  c. activa (active c.).
  c. bucal (buccal c.).
  c. cementaria (cemental c.). C. of the cementum of a tooth.
  c. compuesta (compound c.).
  c. dental (dental c.). Saprodontia.
  c. dental detenida (arrested dental c.).
  c. distal (distal c.).
  c. de fisura (fissure c.).
  c. de fosa (pit c.).
  c. de fosa y fisura (pit and fissure c.).
  c. incipiente (incipient c.). Beginning c. or decay.
  c. interdentaria (interdental c.). C. between the teeth.
  c. lisa (smooth surface c.). C. initiated on the smooth surfaces of teeth.
  c. mesial (mesial c.).
  c. oclusal (occlusal c.). C. starting from the occlusal surface of a tooth.
  c. primaria (primary c.).
  c. proximal (proximal c.).
  c. por radiación (radiation c.).
  c. radicular (root c.).
  c. recurrente (recurrent c.).
  c. secundaria (secondary c.).
  c. senil (senile dental c.).
carilla (facing). A tooth-colored material (usually plastic or porcelain), used to hide the buccal or labial surface of a metal crown to give the outward appearance of a natural tooth.
carina (carina, pl. carinae). In man, a term applied or applicable to several anatomical structures forming a projecting central ridge.
  c. del fórnix (c. fornicis).
  c. de la tráquea (c. tracheae). [*carina tracheae*, NA].
  c. vaginal (c. vaginae). [*carina urethralis vaginae*, NA].
carinado (carinate). Shaped like a keel; relating to or resembling a carina.
cario- **1.** (caryo-). Karyo-. **2.** (cario-). Combining form relating to caries. **3.** (karyo-). Combining form denoting nucleus.
cariocinesis (karyokinesis). Mitosis.
cariocinético (karyokinetic). Mitotic.
cariocito (karyocyte). A young, immature normoblast.
carioclasis (karyoclasis). Karyorrhexis.
cariocroma (karyochrome). A nerve cell body having little or no Nissl substance visible but a nucleus which stains intensely.
cariófago (karyophage). An intracellular parasite that feeds on the host nucleus.
cariofilo, cariofilum (caryophyllus, caryophyllum). Clove.
cariogamia (karyogamy). Fusion of the nuclei of two cells, as occurs in fertilization or true conjugation.
cariogámico (karyogamic). Relating to or marked by karyogamy.
cariogénesis **1.** (cariogenesis). The process of producing caries; the mechanism of caries production. **2.** (karyogenesis). Formation of the nucleus of a cell.
cariogenicidad (cariogenicity). Potential for caries production.
cariogénico **1.** (karyogenic). Relating to karyogenesis; forming the nucleus. **2.** (cariogenic). Producing caries; usually said of diets.
cariogónada (karyogonad). Micronucleus.
cariograma (karyogram). Karyotype.
cariolinfa (karyolymph). Nuclear hyaloplasm; nuclear sap; nucleochylema; nucleochyme.
cariólisis (karyolysis). Apparent destruction of the nucleus of a cell by swelling and the loss of affinity of its chromatin for basic dyes.
cariolítico (karyolytic). Relating to karyolysis.
cariología (cariology). The study of dental caries and cariogenesis.
cariomicrosoma (karyomicrosome). Nucleomicrosome; one of the minute particles or granules making up the substance of the cell nucleus.
cariomitosis (karyomitosis). Mitosis.
cariomitótico (karyomitotic). Mitotic.
cariomorfismo (karyomorphism). **1.** Development of the nucleus of a cell. **2.** Denoting the nuclear shapes of the cells, especially of the leukocytes.
carion (karyon). Nucleus.

cariopicnosis (karyopyknosis). Cytologic characteristics of the superficial or cornified cells of stratified squamous epithelium in which there is shrinkage of the nuclei and condensation of the chromatin into structureless masses.
carioplasma (karyoplasm). Rarely used term for nucleoplasm.
carioplasmólisis (karyoplasmolysis). Achromatolysis.
carioplasto (karyoplast). A cell nucleus surrounded by a narrow band of cytoplasm and a plasma membrane.
cariorrexis (karyorrhexis). Karyoclasis; fragmentation of the nucleus whereby its chromatin is distributed irregularly throughout the cytoplasm; a stage of necrosis usually followed by karyolysis.
carioso (carious). Relating to or affected with caries.
cariosoma (karyosome). Chromatin nucleolus; chromocenter; false nucleolus; net knot; a mass of chromatin often found in the interphase cell nucleus representing a more condensed zone of chromatin filaments.
cariostasis (karyostasis). Interphase.
cariostático (cariostatic). Exerting an inhibitory action upon the progress of dental caries.
carioteca **1.** (caryotheca). Nuclear envelope. **2.** (karyotheca). Nuclear envelope.
cariotipo (karyotype). Idiogram; karyogram; the chromosome characteristics of an individual or of a cell line, usually presented as a systematized array of metaphase chromosomes from a photomicrograph of a single cell nucleus arranged in pairs in descending order of size and according to the position of the centromere.
cariozoico (karyozoic). Denoting a parasite inhabiting the cell nucleus of its host.
carisina (carissin). A glucoside obtained from *Carissa ovata stolonifera* of Australia; a powerful cardiac poison.
carisoprodato (carisoprodate). Carisoprodol.
carisoprodol (carisoprodol). Carisoprodate isobamate; isopropyl meprobamate; a skeletal muscle relaxant, chemically related to meprobamate.
carmalum (carmalum). A 1% solution of carmine in 10% alum water, used as a stain in histology.
carmín (carmine). Red coloring matter produced from coccinellin derived from cochineal.
c. de Schneider (Schneider's c.).
carminativo (carminative). **1.** Preventing the formation or causing the expulsion of flatus. **2.** An agent that relieves flatulence.
carminato (carminate). A red salt of carminic acid.
carminófilo (carminophil, carminophile, carminophilous). Staining readily with carmine dyes.
carmustina (carmustine). An antineoplastic agent.
carne **1.** (caro, gen. carnis, pl. carnes). The fleshy parts of the body; muscular and fatty tissues. **2.** (flesh). The meat of animals used for food. **3.** (flesh). Muscular tissue.
cárneo (carneous). Fleshy.
carnero (ram). A male sheep of breeding age.
carnicero (carnassial). Adapted for shearing flesh; denoting those teeth designed to cut flesh.
carnificación (carnification). A change in tissues, whereby they become fleshy, resembling muscular tissue.
carnitina (carnitine). B_T factor; vitamin B_T; a thyroid inhibitor found in muscle, liver, and meat extracts.
carnívoro **1.** (carnivorous). Zoophagous; flesh-eating; subsisting on animals as food. **2.** (carnivore). One of the *Carnivora*.
carnosidad (carnosity). **1.** Fleshiness. **2.** A fleshy protuberance.
carnosina (carnosine). Ignotine; inhibitine.
caro quadrata sylvii (caro quadrata sylvii). [*musculus quadratus plantae*, NA].
carotenasa (carotenase). β-Carotene 15,15'-dioxygenase.
carotenemia (carotenemia). Carotinemia; xanthemia; carotene in the blood, especially pertaining to increased quantities, which sometimes cause a pale yellow-red pigmentation of the skin that may resemble icterus.
caroteno (carotene). Carotin; a class of carotenoids, yellow-red pigments (lipochromes) widely distributed in plants and animals, notably in carrots, and closely related in structure to the xanthophylls and lycopenes and to the open chain squalene.
c. oxidasa (c. oxidase). Lipoxygenase.
β-caroteno 15,15'-dioxigenasa (β-carotene 15,15'-dioxygenase). β-Carotene cleavage enzyme; carotenase; carotinase; an enzyme converting β-carotene to retinaldehyde, adding O_2.
carotenoide (carotenoid). **1.** Carotinoid; resembling carotene; having a yellow color. **2.** One of the carotenoids.
carotenoides (carotenoids). Generic term for a class of carotenes and their oxygenated derivates (xanthophylls) consisting of 8 isoprenoid units.
carotenosis cutánea (carotenosis cutis). Aurantiasis cutis; carotinosis cutis; yellow coloration of the skin caused by an increase in carotene content.
carótico (carotic). **1.** Carotid. **2.** Stuporous.
caroticotimpánico (caroticotympanic). Relating to the carotid canal and the tympanum.
carotídeo (carotid). Carotic; pertaining to any c. structure.
carotidinia (carotidynia) Carotodynia.
carotina (carotin). Carotene.
carotinasa (carotinase). β-Carotene 15,15'-dioxygenase.
carotinemia (carotinemia). Carotenemia.
carotinoide (carotinoid). Carotenoid.
carotinosis cutánea (carotinosis cutis). Carotenosis cutis.
carotodinia (carotodynia). Carotidynia; pain caused by pressure on the carotid artery.
carpectomía (carpectomy). Exsection of a portion or all of the carpus.
carpiano (carpal). Relating to the carpus.
carpitis (carpitis). Carpal arthritis in the horse and other animals.
carpo (carpus, gen. and pl. carpi). **1.** [*carpus*, NA]. Wrist; the proximal segment of the hand. **2.** Ossa carpi.
c. curvo (c. curvus). Madelung's deformity.
carpocarpiano (carpocarpal). Mediocarpal.
carpometacarpiano (carpometacarpal). Relating to both carpus and metacarpus.
carpopedal (carpopedal). Relating to the wrist and the foot, or the hands and feet; denoting especially c. spasm.
carpoptosis, carpoptosia (carpoptosis, carpoptosia). Wrist-drop.
carragaenina (carrageenan carrageenin). Carrageen; carragheen; a polysaccharide obtained from Irish moss.
carrageen, carragheen (carrageen, carragheen). **1.** Chondrus. **2.** Carrageenan.
carrillo (cheek). Bucca; gena; mala; the side of the face forming the lateral wall of the mouth.
carta de color (color chart). An assembly of chromatic samples used in checking color vision.
cártamo (carthamus). Safflower; the dried florets of *Carthamus tinctorius* (family Compositae).
cartesiano (cartesian). Relating to Cartesius, Latinized form of Descartes.
cartilaginoide (cartilaginoid). Chondroid.
cartilaginoso (cartilaginous). Chondral; relating to or consisting of cartilage.
cartílago **1.** (cartilage). [*cartilago*, NA]. Chondrus; gristle; a connective tissue characterized by its nonvascularity and firm consistency. Nonvascular, resiliant, flexible connective tissue found primarily in joints, the walls of the thorax, and tubular structures. **2.** (gristle). Cartilage.
c. accesorio (accessory c.). A sesamoid c.
c. alar mayor (greater alar c.). [*cartilago alaris major*, NA].
c. alares menores (lesser alar c.'s). [*cartilagines alares minores*, NA].
c. alisfenoides (alisphenoid c.).
c. amarillo (yellow c.). Elastic c.
c. anular (annular c.). [*cartilago cricoidea*, NA].
c. aritenoides (arytenoid c.). [*cartilago arytenoidea*, NA].
c. articular (articular c.). [*cartilago articularis*, NA].
c. artrodial (arthrodial c.). [*cartilago articularis*, NA].
c. auditivo (auditory c.). Auditory capsule.
c. auricular (auricular c.). [*cartilago auriculae*, NA].
c. basilar (basilar c.). Fibrocartilago basalis.
c. branquiales (branchial c.'s).
c. calcificado (calcified c.).
c. celular (cellular c.).
c. ciliar (ciliary c.).

C D

c. circunferencial (circumferential c.). **1.** Acetabular labrum. **2.** Glenoid labrum.
c. conector (connecting c.). Interosseous c.; uniting c.
c. corniculado (corniculate c.). [*cartilago corniculata*, NA].
c. costal (costal c.). [*cartilago costalis*, NA].
c. costal deslizante (slipping rib c.).
c. cricoides (cricoid c.). [*cartilago cricoidea*, NA].
c. cuadrado accesorio (accessory quadrate c.). [*cartilagines alares minores*, NA].
c. cuadrangular (quadrangular c.). [*cartilago septi nasi*, NA].
c. cuneiforme (cuneiform c.). [*cartilago cuneiformis*, NA].
c. diartrodial (diarthrodial c.). [*cartilago articularis*, NA].
c. elástico (elastic c.). Yellow c.
c. ensiforme (ensiform c., ensisternum c.). Xiphoid process.
c. epifisario (epiphysial c.). [*cartilago epiphysialis*, NA].
c. epiglótico (epiglottic c.). [*cartilago epiglottica*, NA].
c. esternal (sternal c.). A costal c. of one of the true ribs.
c. falciforme (falciform c.). Medial meniscus.
c. flojo (loose c.). Floating c.
c. flotante (floating c.). Loose c.
c. hialino (hyaline c.).
c. hipsiloide (hypsiloid c.). Y c.
c. de Huschke (Huschke's c.'s).
c. innominado (innominate c.). [*cartilago cricoidea*, NA].
c. interóseo (interosseous c.). Connecting c.
c. intervertebral (intervertebral c.). Intervertebral disk.
c. intraarticular (intra-articular c.). Articular disk.
c. intratiroideo (intrathyroid c.).
c. de Jacobson (Jacobson's c.). [*cartilago vomeronasalis*, NA].
c. laríngeos, de la laringe (c.'s of larynx). [*cartilagines laryngis*, NA].
c. lateral de la nariz (lateral c. of nose). [*cartilago nasi lateralis*, NA].
c. laterales (lateral c.).
c. de Luschka (Luschka's c.).
c. mandibular (mandibular c.). Meckel's c.
c. meatal (meatal c.). [*cartilago meatus acustici*, NA].
c. del meato acústico o auditivo (c. of acoustic meatus). [*cartilago meatus acustici*, NA].
c. de Meckel (Meckel's c.). Mandibular c.
c. de Meyer (Meyer's c.'s).
c. de Morgagni (Morgagni's c.). [*cartilago cuneiformis*, NA].
c. nasales accesorios (accessory nasal c.'s). [*cartilagines nasales accessoriae*, NA].
c. orbitoesfenoidal (orbitosphenoid c.).
c. de la oreja (c. of ear). [*cartilago auriculae*, NA].
c. paracordal (parachordal c.).
c. paraseptal (paraseptal c.). [*cartilago vomeronasalis*, NA].
c. periótico (periotic c.).
c. permanente (permanent c.).
c. precursor (precursory c.). Temporary c.
c. primordial (primordial c.). C. in an early stage in its development.
c. de Reichert (Reichert's c.).
c. reticular, retiforme (reticular c., retiform c.).
c. de revestimiento (investing c.). Articular c.
c. de Santorini (Santorini's c.). [*cartilago corniculata*, NA].
c. secundario (secondary c.).
c. de Seiler (Seiler's c.).
c. semilunar (semilunar c.).
c. septal (septal c.). Nasal septal c.
c. sesamoide de la laringe (sesamoid c. of larynx). [*cartilago sesamoidea laryngis*, NA].
c. sesamoides de la nariz (sesamoid c's of nose). [*cartilagines nasales accessoriae*, NA].
c. supraaritenoides (supra-arytenoid c.). [*cartilago corniculata*, NA].
c. de tabique nasal (c. of nasal septum). [*cartilago septi nasi*, NA].
c. tarsiano (tarsal c.).
c. temporario (temporary c.). Precursory c.
c. tiroides (thyroid c.). [*cartilago thyroidea*, NA].
c. traqueales (tracheal c.'s). [*cartilagines tracheales*, NA].
c. triangular (triangular c.). Articular disc of distal radioulnar joint.
c. triquetro (triquetrous c.). **1.** Articular disc of distal radioulnar joint. **2.** Arytenoid c.
c. tritíceo (triticeal c.). [*cartilago triticea*, NA].
c. de la trompa auditiva (c. of auditory tube). [*cartilago tubae auditivae*, NA].
c. tubario (tubal c.). [*cartilago tubae auditivae*, NA].
c. del tubo faringotimpánico (c. of pharyngotympanic tube). [*cartilago tubae auditivae*, NA].
c. de unión (uniting c.). Connecting c.
c. vomerino o vomeronasal (vomerine c., vomeronasal c.). [*cartilago vomeronasalis*, NA].
c. de Weitbrecht (Weitbrecht's c.). Articular disc of acromioclavicular joint.
c. de Wrisberg (Wrisberg's c.). [*cartilago cuneiformis*, NA].
c. xifoides (xiphoid c.). Xiphoid process.
c. Y, en forma de Y (Y c., Y-shaped c.). Hypsiloid c.

cartilago, pl. **cartilagines** (cartilago, pl. cartilagines). [*cartilago*, NA]. Cartilage.

carubinosa (carubinose). Mannose.

carúncula **1.** (caruncula, pl. carunculae). [*caruncula*, NA]. Caruncle; a small, fleshy protuberance, or any structure suggesting such a shape. **2.** (caruncle). [*caruncula*, NA]. A small, fleshy protuberance, or any structure suggesting such a shape. **3.** (caruncle). In ungulates, one of about 200 specific disklike areas of the uterine endometrium that, in conjunction with the fetal cotyledon, forms a placentome of the placenta.
c. lagrimal (c. lacrimalis). [*caruncula lacrimalis*, NA].
c. mayor de Santorini (Santorini's major caruncle). Papilla duodeni major.
c. menor de Santorini (Santorini's minor caruncle). Papilla duodeni minor.
c. mirtiforme (c. myrtiformis). [*caruncula hymenalis*, NA].
c. de Morgagni (Morgagni's caruncle). Lobus medius prostatae.
c. salival (c. salivaris). [*caruncula sublingualis*, NA].
c. sublingual (c. sublingualis). [*caruncula sublingualis*, NA]. C. salivaris.
c. uretral (urethral caruncle).

carvacrol (carvacrol). An isomer of thymol that occurs in several volatile oils (marjoram, origanum, savory, and thyme).

casaminoácidos (casamino acids). Trivial term for the mixture of amino acids derived by hydrolysis of casein; used in bacterial and similar growth media.

cascada **1.** (cascade). A series of sequential interactions, as of a physiological process, which once initiated continues to the final one. **2.** (cascade). To spill over, especially rapidly. **3.** (waterfall). A term used to describe flow in vascular beds where lateral pressure tending to collapse vessels greatly exceeds venous pressure.
c. del ácido araquidónico (arachidonic acid cascade). Eicosanoids.

cáscara (cascara). C. sagrada.
c. amarga (c. amara). Honduras bark; the dried bark of a species of *Picramnia* (family Simarubaceae); used as a bitter tonic.
c. de huevo (eggshell). Testa; the calcareous envelope of a bird's egg.
c. de naranja amarga (bitter orange peel).
c. de naranja amarga fresca (bitter orange peel, fresh).
c. de naranja amarga seca (bitter orange peel, dried).
c. sagrada (c. sagrada). Cascara amara.

casco cefálico (headgear). A removable extraoral appliance used as a source of traction to apply force to the teeth and jaws.

casco neurasténico (neurasthenic helmet). A feeling of pressure over the entire cranium in certain cases of neurasthenia.

caseificación (caseation). Tyrosis; a form of coagulation necrosis in which the necrotic tissue resembles cheese.

caseína (casein). The principal protein of cow's milk and the chief constituent of cheese.
c. vegetal (plant c.). Avenin.
c. yodo, yodada (c. iodine, iodinated c.). Caseo-iodine.

caseinato (caseinate). A salt of casein.

caseinógeno (caseinogen). "Soluble" or κ-casein which, when acted upon by rennin, is converted into paracasein.

caseoyodo (caseo-iodine). Casein iodine.

caseosa (caseose). Nondescript term for product resulting from the hydrolysis or digestion of casein.

caseoso (caseous). Pertaining to or manifesting the gross and microscopic features of tissue affected by caseation.

casete (cassette). **1.** A plate or film holder for use in photography and roentgenography. **2.** A perforated holder in which tissue blocks are placed for paraffin embedding.
casia (cassia). Any herb, shrub, or tree of the genus *Cassia*.
aceite de c. (cassia oil). Cinnamon oil.
c. corteza de (cassia bark). Cinnamon.
c. fístula (cassia fistula). Purging cassia.
c. purgante (purging cassia). Cassia fistula.
casidominancia (quasidominance). False dominance.
casidominante (quasidominant). Denoting a trait in an inbred pedigree that simulates dominant inheritance.
caso (case). An instance of disease with its attendant circumstances.
c. índice (index c.). Proband.
caspa **1.** (scurf). Dandruff. **2.** (dander). A normal effluvium of animal hair or coat capable of causing allergic responses in atopic persons. **3.** (dandruff). The presence, in varying amounts, of white or gray scales in the hair of the scalp, due to the normal branny exfoliation of the epidermis; branny tetter; pityriasis capitis; pityriasis sicca; scurf; seborrhea sicca.
casquillo (ferrule). A metal band or ring used around the crown or root of a tooth.
casseriano (casserian). Relating to or described by Casser.
castaño R de Bismarck (Bismarck brown R). A diazo dye similar to Bismarck brown Y.
castaño Y de Bismarck (Bismarck brown Y). Vesuvin; a diazo dye used for staining mucin and cartilage in histologic sections, in the Papanicolaou technique for vaginal smears, and as one of Kasten's Schiff-type reagents in the PAS and Feulgen stains.
castración (castration). Huggins' operation; removal of the testicles or ovaries
c. funcional (functional c.).
castrar **1.** (castrate). To remove the testicles or the ovaries. **2.** (spay). To remove the ovaries of an animal.
cata- (cata-). Combining form meaning down.
catabasial (catabasial). Denoting a skull in which the basion is lower than the opisthion.
catabiótico (catabiotic). Used up in the carrying on of the vital processes other than growth, or in the performance of function, referring to the energy derived from food.
catabólico (catabolic). Relating to or promoting catabolism.
catabolismo (catabolism). The breaking down in the body of complex chemical compounds into simpler ones.
catabolito (catabolite). Any product of catabolism.
catacronobiología (catachronobiology). The study of the deleterious effects of time on a living system.
catacrótico (catacrotic). Denoting a pulse tracing in which the downstroke is interrupted by one or more upward waves.
catacrotismo (catacrotism). A condition of the pulse in which there are one or more secondary expansions of the artery following the main beat, producing secondary upward waves on the downstroke of the pulse tracing.
catadicrótico (catadicrotic). Denoting a pulse tracing in which there are two minor elevations interrupting the downtake.
catadicrotismo (catadicrotism). A condition of the pulse marked by two minor expansions of the artery following the main beat.
catadídimo (catadidymus). Duplicitas posterior.
catadióptrico (catadioptric). Employing both reflecting and refractive optical systems.
catafasia (cataphasia). A disorder of speech in which there is an involuntary repetition several times of the same word.
catafilaxia, catafilaxis (cataphylaxis). Seldom used term designating a deterioration in the natural defense mechanisms by which the body resists infectious disease.
catáfora (cataphora). Semicoma or somnolence interrupted by intervals of partial consciousness.
cataforesis (cataphoresis). Movement of positively charged particles (cations) in a solution or suspension toward the cathode in electrophoresis.
cataforético (cataphoretic). Relating to cataphoresis.
catagénesis (catagenesis). Involution.
catágeno (catagen). A regressing phase of the hair growth cycle during which cell proliferation ceases, the hair follicle shortens, and an anchored club hair is produced.
catalasa (catalase). A hemoprotein catalyzing the decomposition of hydrogen peroxide to water and oxygen.
catalepsia (catalepsy). Anochlesia; a morbid condition characterized by waxy rigidity of the limbs, lack of response to stimuli, slow pulse and respiration, and pale skin (a trance-like state).
cataléptico (cataleptic). Relating to, or suffering from, catalepsy.
cataleptoide (cataleptoid). Simulating or resembling catalepsy.
catálisis (catalysis). The effect that a catalyst exerts upon a chemical reaction.
c. por contacto (contact c.).
c. superficial o de superficie (surface c.).
catalítico (catalytic). Relating to or effecting catalysis.
catalizador **1.** (catalyst). Catalyzer, a substance that accelerates a chemical reaction but is not consumed or changed permanently thereby. **2.** (catalyzer). Catalyst.
c. inorgánico (inorganic c.).
c. negativo (negative c.). A c. that retards a reaction.
c. orgánico (organic c.). Enzyme.
c. positivo (positive c.).
c. de Raney (Raney c.). Raney Nickel.
catalizar (catalyze). To act as a catalyst.
catalogía (catalogia). Verbigeration
catamenia (catamenia). Menses
catamenial (catamenial). Menstrual.
catamenógeno (catamenogenic). Causing menstruation.
catamnesis (catamnesis). The medical history of a patient after an illness; the follow-up history.
catamnésico (catamnestic). Related to catamnesis.
catapasma (catapasm). A dusting powder applied to raw surfaces or ulcers.
cataplasia, cataplasis (cataplasia, cataplasis). Retrograde metamorphosis; retrogression; retromorphosis; a return to an earlier or embryonic stage.
cataplasma (cataplasm). Poultice.
catapléctico (cataplectic). **1.** Developing suddenly. **2.** Pertaining to cataplexy.
cataplexia (cataplexy). A transient attack of extreme generalized muscular weakness, often precipitated by an emotional state such as laughing heartily.
cataracta (cataracta). Cataract.
cataráctico (cataractous). Relating to a cataract.
cataratogénesis (cataractogenesis). The state of cataract formation.
cataratogénico (cataractogenic). Cataract-producing.
catarata (cataract). Cataracta; loss of transparency of the lens of the eye, or of its capsule.
c. adiposa (cataracta adiposa). Vascular cataract.
c. anular (annular c.). Disk-shaped c.; life-belt c.; umbilicated c.
c. arborescente (arborescent c.). Dendritic c.
c. atópica (atopic c.). A c. associated with atopic dermatitis.
c. axial (axial c.). A lenticular opacity in the sagittal axis of the lens.
c. axilar (axillary c.).
c. por azúcar (sugar c.).
c. azul (blue c.). Cataracta cerulea; coronary c. of bluish color.
c. blanda (soft c.).
c. capsular (capsular c.).
c. capsulolenticular (capsulolenticular c.).
c. central (central c.). Congenital c. limited to the embryonic nucleus.
c. cerúlea (cataracta cerulea). Blue cataract.
c. por cobre (copper c.). Chalcosis lentis.
c. completa (complete c.). Mature c.
c. complicada (complicated c.). Secondary c.
c. por concusión (concussion c.).
c. congénita (congenital c.). A c. present at birth.
c. coraliforme (coralliform c.).
c. coronaria (coronary c.).
c. cortical (cortical c.). Peripheral c.
c. cristalina (crystalline c.).
c. cuneiforme (cuneiform c).
c. cupuliforme (cupuliform c.). Saucer-shaped c.
c. dendrítica (dendritic c.). Arborescent c.
c. dermatógena (cataracta dermatogenes).
c. diabética (diabetic c.).

C D

c. dura (hard c.). Nuclear c.
c. eléctrica (electric c.). Cataracta electrica.
c. embrionaria (embryonic c.).
c. estacionaria (stationary c.). A c. that does not progress.
c. estrellada (stellate c.).
c. fibroide (fibroid c., fibrinous c.).
c. fibrosa (cataracta fibrosa). Vascular cataract.
c. floriforme (floriform c.).
c. de los fogoneros (furnacemen's c.). Infrared c.
c. en forma de disco (disk-shaped c.). Annular c.
c. en forma de gancho (hook-shaped c.).
c. en forma de platillo (saucer-shaped c.). Cupuliform c.
c. fusiforme (fusiform c.). Spindle c.
c. por galactosa (galactose c.).
c. glaucomatosa (glaucomatous c.).
c. gris (gray c.).
c. hipermadura (hypermature c.). Overripe c.
c. hipocalcémica (hypocalcemic c.).
c. en huso (spindle c.). Fusiform c.
c. infantil (infantile c.). A c. affecting a very young child.
c. infrarroja (infrared c.). Furnacemen's c.; glassworker's c.
c. inmadura (immature c.).
c. intumescente (intumescent c.). A c. swollen because of fluid absorption.
c. juvenil (juvenile c.). A soft c. occurring in a child or young adult.
c. laminillar (lamellar c.). Zonular c.
c. madura **1.** (mature c.). Complete c.; ripe c. **2.** (ripe c.). Mature c.
c. membranacea accreta (cataracta membranacea accreta).
c. membranosa (membranous c.).
c. miotónica (myotonic c.). C. occurring in myotonic dystrophy.
c. de Morgagni (Morgagni's c.). Sedimentary c.
c. negra **1.** (black c.). Cataracta brunescens; cataracta nigra. **2.** (cataracta brunescens). Black cataract. **3.** (cataracta nigra). Black cataract.
c. neurodérmica (cataracta neurodermatica).
c. nodular (cataracta nodiformis). An anterior dense, round concussion cataract.
c. nuclear (nuclear c.). Hard c.; a c. involving the nucleus.
c. ósea (cataracta ossea). Vascular cataract.
c. periférica (peripheral c.). Cortical c.
c. perinuclear (perinuclear c.).
c. piramidal (pyramidal c.). A cone-shaped, anterior polar c.
c. pisciforme (pisciform c.).
c. polar (polar c.).
c. progresiva (progressive c.).
c. punteada (punctate c.).
c. por radiación (radiation c.).
c. reduplicada (reduplicated c.).
c. por rubéola (rubella c.).
c. en salvavidas (life-belt c.). Annular c.
c. secundaria (secondary c.).
c. sedimentaria (sedimentary c.). Morgagni's c.
c. senil (senile c.).
c. siderótica (siderotic c.).
c. siliculosa, silicuosa (siliculose c., siliquose c.).
c. sindermatótica (syndermatotic c.).
c. subcapsular (subcapsular c.).
c. subcapsular posterior (posterior subcapsular c.). A c. involving the cortex at the posterior pole of the lens.
c. supermadura (overripe c.). Hypermature c.
c. sutural (sutural c.).
c. tetánica (tetany c.).
c. total (total c.). A c. involving the entire lens.
c. tóxica (toxic c.). A c. caused by drugs or chemicals.
c. traumática (traumatic c.).
c. umbilicada (umbilicated c.). Annular c.
c. vascular (vascular c.). Cataracta adiposa; cataracta fibrosa; cataracta ossea.
c. del vidriero (glassworker's c.). Infrared c.
c. zonular (zonular c.). Lamellar c.

cataria **1.** (cataria). Catmint; catnep; catnip; the dried flowering tops of *Nepeta cataria* (family Labiatae); an emmenagogue and antispasmodic. **2.** (catnep, catnip). Cataria.

catarral (catarrhal). Relating to or affected with catarrh.

catarrino (catarrhine). Relating to the Catarrhina.

catarro (catarrh). Simple inflammation of a mucous membrane.
c. maligno bovino (malignant c. of cattle). Malignant catarrhal fever.
c. nasal (nasal c.). Rhinitis.
c. otoñal (autumnal c.). Hay fever.
c. primaveral (vernal c.). Vernal conjunctivitis.

catarsis (catharsis). **1.** Purgation. **2.** Psychocatharsis; the release or discharge of emotional tension or anxiety by psychoanalytically guided emotional reliving of past, especially repressed, events.

catártico (cathartic). **1.** Relating to catharsis. **2.** An agent having purgative action.

catastalsis (catastalsis). A contraction wave resembling ordinary peristalsis but not preceded by a zone of inhibition.

catastáltico (catastaltic). **1.** Inhibitory, restricting, or restraining. **2.** An inhibitory or checking agent, such as an astringent or antispasmodic.

catastasis (catastasis). **1.** A condition or state. **2.** Restoration to a normal condition or a normal place.

catatermómetro (katathermometer). An alcohol-filled thermometer of specified design which is heated above ambient temperature and then allowed to cool; the time taken to cool between specified temperatures is a measure of the heat content of the environment that takes into account air movement as well as temperature.

catatonía (catatonia). A syndrome of psychomotor disturbances seen in a type of the schizophrenic disorders characterized by periods of either physical rigidity, negativism, excitement, or stupor.
c. estuporosa (stuporous c.).
c. excitada (excited c.).
c. periódica (periodic c.).

catatónico (catatonic, catatoniac). Relating to, or characterized by, catatonia.

catatricrótico (catatricrotic). Denoting a pulse tracing with three minor elevations interrupting the downstroke.

catatricrotismo (catatricrotism). A condition of the pulse marked by three minor expansions of the artery following the main beat, producing three secondary upward waves on the downstroke of the pulse tracing.

catatriquia (catatrichy). Presence of a forelock of hair that is separate or different in appearance; may be inherited.

catecasa (catechase). Catechol 1,2-dioxygenase.

catecol (catechol). **1.** Pyrocatechol. **2.** Term loosely used for catechin, which contains a pyrocatechol moiety, and as the root of catecholamines, which are pyrocatechol derivatives.
c. 1,2-dioxigenasa (catechol 1,2-dioxygenase). Catechase; pyrocatechase.
c. 2,3-dioxigenasa (catechol 2,3-dioxygenase). Metapyrocatechase.
c. metiltransferasa (c. methyltransferase).
c. oxidasa (c. oxidase). Diphenol oxidase; *o*-diphenolase.
c. oxidasa (dimerizante) (c. oxidase (dimerizing)).

catecolaminas (catecholamines). Pyrocatechols with an alkylamine side chain; examples of biochemical interest are epinephrine, norepinephrine, and dopa.

catéctico (cathectic). Pertaining to cathexis.

catecú (catechu). Gambir.
c. negro (c. nigrum). Cutch black c.

catelectrotono (catelectrotonus). The changes in excitability and conductivity in a nerve or muscle in the neighborhood of the cathode during the passage of a constant electric current.

catenoide (catenoid). **1.** Catenulate; like a chain. **2.** Surface of net zero curvature generated by the rotation of a catenary.

catenulado (catenulate). Catenoid.

catepsina (cathepsin). One of a number of proteinases and peptidases (peptide hydrolases) of animal tissues of varying specificities.

catequina (catechin). Catechinic acid; catechuic acid; cyanidol; derived from catechu, and used as an astringent in diarrhea and as a stain.

catéter (catheter). **1.** A tubular instrument to allow passage of fluid from or into a body cavity. **2.** Especially a c. designed to be passed through the urethra into the bladder to drain it of retained urine.
c. acodado (elbowed c.). C. coudé; prostatic c.
c. alado (winged c.).

c. autorretentivo (self-retaining c.).
c. biacodado (bicoudate c., c. bicoudé).
c. de Bozeman-Fritsch (Bozeman-Fritsch c.).
c. de Braasch (Braasch c.).
c. cardíaco (cardiac c.). Intracardiac c.
c. en cepillo (brush c.).
c. cónico (conical c.). A c. with a cone-shaped tip designed to dilate the ureter.
c. coudé (c. coudé). Elbowed c.
c. de doble canal (double-channel c.). Two-way c.
c. de dos vías (two-way c.). Double-channel c.
c. de Drew-Smythe (Drew-Smythe c.).
c. de Eustaquio (eustachian c.).
c. de Fogarty (Fogarty c.).
c. de Foley (Foley c.). A c. with a retaining balloon.
c. de Gouley (Gouley's c.).
c. hembra (female c.).
c. intracardíaco (intracardiac c.). Cardiac c.
c. de Malecot (Malecot c.).
c. marcapaso (pacing c.).
c. de Nélaton (Nélaton's c.). A flexible c. of red rubber.
c. permanente (indwelling c.).
c. de Pezzer (Pezzer c.). A self-retaining c. with a bulbous extremity.
c. de Phillips (Phillips' c.). A c. with a filiform guide for the urethra.
c. prostático (prostatic c.). Elbowed c.
c. de punta en balón (balloon-tip c.).
c. de punta en bellota (acorn-tipped c.).
c. de punta en espiral (spiral tip c.). A c. with a helical filiform tip.
c. de punta en oliva (olive-tipped c.).
c. de punta en silbato (whistle-tip c.).
c. de Robinson (Robinson c.).
c. de Swan-Ganz (Swan-Ganz c.).
c. venoso central (central venous c.).
c. vertebrado (vertebrated c.).

cateterismo (catheterization). Passage of a catheter.

cateterizar (catheterize). To pass a catheter.

cateteróstato (catheterostat). A stand for holding catheters.

catexis (cathexis). A conscious or unconscious attachment of psychic energy to an idea, object, or person.

catgut (catgut). An absorbable surgical suture material made from the collagenous fibers of the submucosa of certain animals; misnamed catgut (usually from sheep or cows).
c. crómico (chromic c.).
c. IKI (IKI c.).
c. plateado (silverized c.).

cathemoglobina (cathemoglobin). An artificial derivative of hemoglobin in which the globin is denatured and the iron oxidized.

catión (cation). An ion carrying a charge of positive electricity, therefore going to the negatively charged cathode.

cationes, intercambio de (cation exchange). The process by which a cation in a liquid phase exchanges with another cation present as the counter-ion of a negatively charged solid polymer (cation exchanger).

cationes, recambiador de (cation exchanger). An insoluble solid (usually a polystyrene or a polysaccharide) that has negatively charged radicals attached to it, which can attract and hold cations that pass by in a moving solution if these are more attracted to the acid groups than the counter ion present.

catiónico (cationic). Referring to positively charged ions and their properties.

cationógeno (cationogen). A substance that gives rise to positively charged ions.

catochus (catochus). The trancelike phase of catalepsy in which the patient is conscious but cannot move or speak.

catódico 1. (cathodal). Cathodic; of, pertaining to, or emanating from a cathode. 2. (cathodic). Cathodal.

cátodo (C, Ca) (cathode). Negative electrode; the negative pole of a galvanic battery or the electrode connected with it.

católisis (catholysis). Electrolysis with a cathode needle.

catóptrico (catoptric). Relating to reflected light.

caucho (caoutchouc). Rubber.

caudado (caudate). **1.** Tailed; possessing a tail. **2.** Nucleus caudatus.

caudadolenticular (caudatolenticular). Caudolenticular; relating to the nuclei caudatus and lenticularis.

caudal 1. (caudal). [*caudalis*, NA]. Pertaining to the tail. **2.** (caudad). In a direction toward the tail. **3.** (caudad). Situated nearer the tail in relation to a specific reference point; opposite of craniad.

caudocefálico (caudocephalad). In a direction from the tail toward the head.

caudolenticular (caudolenticular). Caudatolenticular.

caumestesia (caumesthesia). A sense of heat irrespective of the temperature of the air.

causa (cause). That which produces an effect or condition; that by which a morbid change or disease is brought about.
c. constitucional (constitutional c.).
c. específica (specific c.).
c. excitante (exciting c.). Procatarxis.
c. predisponente (predisposing c.).
c. próxima (proximate c.). The immediate c. that precipitates a condition.

causalgia (causalgia). Persistent severe burning sensation of the skin, usually following direct or indirect (vascular) partial injury of a sensory nerve, accompanied by cutaneous changes (temperature and sweating).

cáustico (caustic). **1.** Pyrotic. Exerting an effect resembling a burn. **2.** An agent producing this effect. **3.** Denoting a solution of a strong alkali; e.g., caustic soda, NaOH.

cauterio (cautery). An agent or device used for scarring, burning, or cutting the skin or other tissues by means of heat, cold, electric current, or caustic chemicals.
c. bipolar (bipolar c.).
c. eléctrico (electric c.). Electrocautery.
c. frío (cold c.). Cryocautery.
c. galvánico (galvanic c.). Obsolete term for electrocautery.
c. a gas (gas c.). C. by means of a measured amount of a lighted gas jet.
c. monopolar (monopolar c.).
c. químico (chemical c.). Chemocautery.
c. real (actual c.). Technocausis.

cauterización (cauterization). The act of cauterizing.

cauterizante (cauterant). **1.** Cauterizing. **2.** A cauterizing agent.

cauterizar (cauterize). To apply a cautery; to burn with a cautery.

cava (cava). Vena cava.

cavagrama (cavagram). Cavogram.

caval (caval). Relating to a vena cava.

cavascopio (cavascope). Obsolete term for celoscope.

cavéola (caveola, pl. caveolae). A small pocket, vesicle, cave or recess.

caverna (cavern). [*caverna*, NA]. An anatomical cavity with many interconnecting chambers.
c. del cuerpo esponjoso (c. of the corpus spongiosum). [*cavernae corporis spongiosi*, NA].
c. de los cuerpos cavernosos (c. of the corpora cavernosa). [*cavernae corporum cavernosorum*, NA].

caverna, pl. **cavernae** (caverna, pl. cavernae). [*caverna*, NA]. Cavern.

caverniloquia (cavernilоquy). Low pitched resonant pectoriloquy heard over a lung cavity.

cavernitis (cavernitis) Cavernositis; inflammation of the corpus cavernosum penis.
c. fibrosa (fibrous c.).

cavernoscopia (cavernoscopy). Obsolete term for celoscopy.

cavernoscopio (cavernoscope). Obsolete term for celoscope.

cavernositis (cavernositis). Cavernitis.

cavernoso (cavernous). Relating to a cavern or a cavity; containing many cavities.

cavernostomía (cavernostomy). Obsolete term for opening of any cavity to establish drainage.

cavia (cavy). Common name for *Cavia porcellus*.

cavidad (cavity). **1.** [*cavitas*, NA]. A hollow space. **2.** Lay term for the loss of tooth structure due to dental caries.
c. abdominal (abdominal c.). [*cavitas abdominalis*, NA].
c. alantoica (allantoic c.). The lumen of the allantois.
c. amniótica (amniotic c.).

c. articular (articular c.). [*cavitas articulare*, NA]. Cavum articulare.
c. axilar (axillary c.). Axilla.
c. bucal (buccal c.). Oral vestibule.
c. cefálica (head c.).
c. de clivaje (cleavage c.). Blastocele.
c. coronal (crown c.). [*cavitas coronalis*, NA].
c. corporal (body c.).
c. cotiloidea (cotyloid c.). Acetabulum.
c. craneal (cranial c.). Intracranial c.
c. del cuerpo esponjoso (c.'s of corpus spongiosum). Cavernae of corpus spongiosum.
c. de los cuerpos cavernosos (c.'s of corpora cavernosa). Cavernae of corpora cavernosa.
c. dentaria, del diente (c. of tooth). [*cavitas dentis*, NA]. Pulp c.
c. ectoplacentaria (ectoplacental c.). Epamniotic c.
c. ectotrofoblástica (ectotrophoblastic c.).
c. epamniótica (epamniotic c.). Ectoplacental c.
c. epidural (epidural c.). [*cavum epidurale*, NA]. Epidural space.
c. esplácnica (splanchnic c.). Visceral c.
c. faríngea (c. of pharynx). [*cavitas pharyngis*, NA].
c. faringonasal (pharyngonasal c.). Nasopharynx.
c. glenoidea (glenoid c.). [*cavitas glenoidalis*, NA]. Mandibular fossa.
c. infraglótica (infraglottic c.). [*cavitas infraglotticum*, NA]. Infraglottic space.
c. intracraneal (intracranial c.). Cranial c.
c. laríngea (c. of larynx). [*cavitas laryngis*, NA].
c. laríngea intermedia (intermediate laryngeal c.). Aditus glottidis superior.
c. de Meckel (Meckel's c.). Trigeminal cave.
c. medular (medullary c.). [*cavitas medullaris*, NA].
c. nasal (nasal c.). [*cavitas nasi*, NA].
c. nefrotómica (nephrotomic c.). Nephrocele.
c. del oído medio (c. of middle ear). Tympanic c.
c. oral (oral c.). [*cavitas oris*, NA]. Mouth.
c. oral propia (oral c. proper). [*cavitas oris propria*, NA].
c. orbitaria (orbital c.). Orbita.
c. del pabellón (c. of concha). [*cavum conchae*, NA].
c. pélvica (pelvic c.). [*cavitas pelvis*, NA].
c. pericárdica (pericardial c.).
c. peritoneal (peritoneal c.). [*cavitas peritonealis*, NA].
c. peritoneal mayor (greater peritoneal c.). Peritoneal c.
c. peritoneal menor (lesser peritoneal c.). Omental bursa.
c. perivisceral (perivisceral c.). Primitive perivisceral c.
c. perivisceral primitiva (primitive perivisceral c.). Perivisceral c.
c. pleural (pleural c.). [*cavitas pleuralis*, NA]. Pleural space.
c. pleuroperitoneal (pleuroperitoneal c.).
c. pulpar (pulp c.). [*cavitas dentis*, NA].
c. de Retzius (Retzius' c.). Retropubic space.
c. de segmentación (segmentation c.). Blastocele.
c. del septum pellucidum (c. of septum pellucidum). [*cavum septi pellucidi*, NA].
c. del somita (somite c.). Myocele.
c. subaracnoidea (subarachnoid c.). Subarachnoid space.
c. subdural (subdural c.). Subdural space.
c. subgerminal (subgerminal c.). Gastrocele.
c. de tensión (tension c.). An expanding lung abscess.
c. timpánica (tympanic c.). [*cavitas tympanica*, NA].
c. torácica (thoracic c.). [*cavitas thoracis*, NA].
c. del trigémino (trigeminal c.). Trigeminal cave.
c. uterina (uterine c., c. of uterus). [*cavitas uteri*, NA]. Cavity of the uterus; cavum uteri; the space within the uterus extending from the cervical canal to the opening of the uterine tubes.
c. visceral (visceral c.). Splanchnic c.
cavitación (cavitation). Formation of a cavity, as in the lung in tuberculosis.
cavitario (cavitary). **1.** Relating to a cavity or having a cavity or cavities. **2.** Denoting any animal parasite that has an enteric canal or body cavity and that lives within the host's body.
cavitas, pl. **cavitates** (cavitas, pl. cavitates). Cavity.
cavitis (cavitis). Celophlebitis.
cavografía (cavography). Venacavography.
cavograma (cavogram). Cavagram; an angiogram of a vena cava.
cavosuperficial (cavosurface). Relating to a cavity and the surface of a tooth.
cavum, pl. **cava** (cavum, pl. cava). [*cavum*, NA]. A hollow, hole, or cavity.
c. psalterii (c. psalterii). Verga's ventricle.
caza (hunting). The oscillation of a controlled variable, such as the temperature of a thermostat, around its set point.
Cb (Cb). Symbol for columbium.
Cbz (Cbz). Abbreviation for carbobenzoxy (benzyloxycarbonyl).
cc (cc, c.c.). Abbreviation for cubic centimeter.
CCNU (CCNU). Lomustine.
Cd (Cd). Symbol for cadmium.
cd (cd). Symbol for candela.
CDC (CDC). Abbreviation for Centers for Disease Control.
CDP (CDP). Abbreviation for cytidine 5'-diphosphate.
Ce (Ce). Symbol for cerium.
CEA (CEA). Abbreviation for carcinoembryonic antigen.
cebadilla (cevadilla). Sabadilla.
cebadina (cevadine). An alkaloid occurring in the seeds of *Schoenocaulon officinale (Sabadilla officinarum)*, family Liliaceae.
cebocefalia (cebocephaly). Malformation in which the features are suggestive of a monkey; there is usually a tendency toward cyclopia.
cecal (cecal). **1.** Relating to the cecum. **2.** Ending blindly or in a cul-de-sac.
cecectomía (cecectomy). Typhlectomy; excision of the cecum.
ceceo (lisping). Parasigmatism; sigmatism; mispronunciation of the sibilants s and z.
cecitis (cecitis). Typhlenteritis; typhlitis; typhloenteritis; inflammation of the cecum.
ceco-, cec- (ceco-, cec-). Combining forms denoting the cecum.
cecocolostomía (cecocolostomy). Formation of an anastomosis between cecum and colon.
cecofijación (cecofixation). Cecopexy.
cecoileostomía (cecoileostomy). Ileocecostomy.
cecopexia (cecopexy). Cecofixation; typhlopexy; typhlopexia; operative anchoring of a movable cecum.
cecoplicación (cecoplication). Operative reduction in size of a dilated cecum by the formation of folds or tucks in its wall.
cecorrafia (cecorrhaphy). Typhlorrhaphy; suture of the cecum.
cecosigmoidostomía (cecosigmoidostomy). Formation of a communication between the cecum and the sigmoid colon.
cecostomía (cecostomy). Typhlostomy; operative formation of a cecal fistula.
cecotomía (cecotomy). Typhlotomy; incision into the cecum.
cedazo (sieve). A meshed or perforated device for separating fine particles from coarser ones.
c. molecular (molecular s.).
cefaclor (cefaclor). A semisynthetic broad spectrum antibiotic derived from cephalosporin C.
cefadroxilo (cefadroxil). A semisynthetic broad spectrum antibiotic derived from cephalosporin C.
cefaelina (cephaeline). Desmethylemetine; dihydropsychotrine; an alkaloid of ipecac; an emetic and amebicide.
cefal-, cefalo- (cephal-, cephalo-). The head.
cefalalgia (cephalalgia). Headache.
c. histamínica (histaminic c.). Cluster headache.
c. de Horton (Horton's c.). Cluster headache.
cefalea (headache). Cephalalgia; cephalea; cerebralgia; encephalalgia; encephalodynia.
c. acuminada (cluster h.). Histaminic h.; Horton's cephalalgia.
c. biliosa (bilious h.). Migraine.
c. ciega (blind h.). Migraine.
c. del enfermo (sick h.). Migraine.
c. espinal (spinal h.).
c. fibrosítica (fibrositic h.).
c. histamínica (histaminic h.). Cluster h.
c. de Horton (Horton's h.). Cluster h.
c. migrañosa (migraine h.). Migraine.
c. nodular (nodular h.).
c. orgánica (organic h.).
c. refleja (reflex h.). Symptomatic h.
c. sintomática (symptomatic h.). Reflex h.
c. por tensión (tension h.).
c. por vacío (vacuum h.). H. due to closure of the frontal sinus.

c. vascular (vascular h.). Migraine.
cefaledema (cephaledema). Edema of the head.
cefalemia (cephalemia). Congestion, active or passive, of the brain.
cefalexina (cephalexin). A broad spectrum antibiotic derived from cephalosporin C.
cefalhematocele (cephalhematocele). Cephalohematocele.
cefalhematoma (cephalhematoma). Cephalohematoma.
cefálico **1.** (cephalad). In a direction toward the head. **2.** (cephalic). Cranial.
cefalina **1.** (cephalin). Kephalin; a term formerly applied to a group of phosphatidic esters resembling lecithin but containing ethanolamine or serine in the place of choline; these are now known as phosphatidylethanolamine and phosphatidylserine. **2.** (kephalin). Cephalin.
cefalinos (cephaline). Denoting members of the protozoan suborder Cephalina (order Eugregarinida), characterized by bodies divided into chambers.
cefalitis (cephalitis). Encephalitis.
cefalización (cephalization). **1.** Evolutionary tendency for important functions of the nervous system to move forward in the brain. **2.** Initiation and concentration of the growth tendency at the anterior end of the embryo.
cefalo-, cefal- (cephalo-, cephal-). Combining forms denoting the head.
cefalocaudal (cephalocaudal). Cephalocercal; relating to both head and tail, i.e., to the long axis of the body.
cefalocele (cephalocele). Encephalocele.
cefalocentesis (cephalocentesis). Passage of a hollow needle or trocar and cannula into the brain to drain or aspirate an abscess or the fluid of a hydrocephalus.
cefalocercal (cephalocercal). Cephalocaudal.
cefalocordia (cephalochord). Intracranial portion of the notochord in the embryo.
cefalodídimo (cephalodidymus). Conjoined twins fused except in the cephalic region; a variety of duplicitas anterior.
cefalodinia (cephalodynia). Headache, specifically due to rheumatism of the fibrous structure of the scalp muscle.
cefalodiprosopo (cephalodiprosopus). Asymmetrical conjoined twins with the head of the autosite carrying a reduced parasitic head.
cefalofaríngeo (cephalopharyngeus).
cefalogénesis (cephalogenesis). Formation of the head in the embryonic period.
cefalógiro (cephalogyric). Relating to circular movements of the head.
cefaloglicina (cephaloglycin). A semisynthetic broad spectrum antibiotic produced from cephalosporin C.
cefalograma (cephalogram). Cephalometric roentgenogram.
cefalohematocele (cephalohematocele). Cephalhematocele.
cefalohematoma (cephalohematoma). Cephalhematoma.
cefalohemómetro (cephalohemometer). An instrument showing the degree of intracranial blood pressure.
cefalohidrocele (cephalhydrocele). An extracranial serous cyst.
cefalomegalia (cephalomegaly). Enlargement of the head.
cefalomelo (cephalomelus). Malformed individual with an excrescence resembling a leg or arm, growing from the head.
cefalomeningitis (cephalomeningitis). Inflammation of the membranes of the brain.
cefalometría **1.** (cephalometry). Measurements on the living head, or head without removal of the soft parts. **2.** (cephalometrics). The scientific measurement of the bones of the cranium and face, utilizing a fixed, reproducible position for lateral radiographic exposure of skull and facial bones. **3.** (cephalometrics). A scientific study of the measurements of the head with relation to specific reference points.
c. ultrasónica (ultrasonic c.).
cefalómetro (cephalometer). Cephalostat; an instrument used to position the head to produce oriented, reproducible lateral and posterior-anterior headfilms.
cefalomotor (cephalomotor). Relating to movements of the head.
cefalonte (cephalont). Adult stage of a cephaline gregarine, a sporozoan parasite commonly found in arthropods and other invertebrate hosts.
cefalópago (cephalopagus). Conjoined twins with heads fused but the remainder of the bodies separate.
cefalopatía (cephalopathy). Encephalopathy.
cefalopelviano (cephalopelvic). Pertaining to the size of the fetal head in relation to the maternal pelvis.
cefalopelvimetría (cephalopelvimetry). Pelvicephalography; pelvocephalography; roentgenographic measurement of the dimensions of the pelvis and the fetal head.
cefaloridina (cephaloridine). A broad spectrum antimicrobial derived from cephalosporin C.
cefalorraquídeo (cephalorrhachidian). Relating to the head and the spine.
cefalosporina (cephalosporin). One of several antibiotic substances obtained from *Cephalosporium acremonium*, *C. salmosynnematum*, and other fungi.
c. C (c. C).
c. N (c. N). Penicillin N; synnematin B.
c. P (c. P).
cefalosporinasa (cephalosporinase). β-Lactamase.
cefalóstato (cephalostat). Cephalometer.
cefalotina (cephalothin). Chemically modified cephalosporin C, a broad spectrum antibiotic.
cefalotomía (cephalotomy). Formerly used operation of cutting into the head of the fetus.
cefalótomo (cephalotome). Instrument formerly used for cutting into the fetal head to permit its compression in cases of dystocia.
cefalotorácico (cephalothoracic). Relating to the head and the chest.
cefalotoracoiliópago (cephalothoracoiliopagus). Synadelphus.
cefalotoracópagos (cephalothoracopagus). Conjoined twins with the bodies fused in the cephalic and thoracic regions.
c. asimétricos (c. asymmetros). C. monosymmetros.
c. disimétricos (c. disymmetros).
c. monosimétricos (c. monosymmetros). C. asymmetros.
cefalotoxina (cephalotoxin). A poison, believed to be a protein, found in the salivary glands of cephalopods.
cefalotribo (cephalotribe). Forceps-like instrument, with strong blades and a screw handle, formerly used to crush the fetal head in cases of dystocia.
cefamandol (cefamandole). A semisynthetic broad spectrum antibiotic derived from cephalosporin C.
cefapirina sódica (cephapirin sodium). A semisynthetic broad spectrum antibiotic derived from cephalosporin C.
cefazolina (cefazolin). A broad spectrum cephalosporin antibiotic used to treat a wide variety of serious infections.
cefonicida disódica (cefonicid disodium). A broad spectrum long acting cephalosporin antibiotic structurally related to cefamandole.
cefoperazona sódica (cefoperazone sodium). A semisynthetic piperazine-cephalosporin antibiotic.
ceforanida (ceforanide). A broad spectrum long lasting cephalosporin antibiotic.
cefotaxima sódica (cefotaxime sodium). A broad spectrum cephalosporin antibiotic.
cefotetán disódico (cefotetan disodium). A broad spectrum cephalosporin antibiotic.
cefoxitina sódica (cefoxitin sodium). A semisynthetic antibiotic derived from cephamycin C but structurally and pharmacologically similar to the cephalosporins; used by injection.
cefradina (cephradine). A semisynthetic broad spectrum antibiotic derived from cephalosporin C.
ceftazidima sódica (ceftazidime sodium). A cephalosporin antibiotic especially effective against enterobacteria and species of *Pseudomonas*.
ceftizoxima sódica (ceftizoxime sodium). A broad spectrum cephalosporin antibiotic similar to cefotaxime sodium.
ceftriaxona disódica (ceftriaxone disodium). A semisynthetic parenteral cephalosporin antibiotic.
ceguera (blindness). **1.** Typhlosis. Loss of the sense of sight. **2.** Loss of visual appreciation of objects although visual acuity is normal. **3.** Absence of the appreciation of sensation, e.g., taste b.
c. para los colores (color b.).
c. cortical (cortical b.).
c. en destello (flash b.).
c. diurna (day b.). Hemeralopia.
c. por eclipse (eclipse b.). Eclipse amblyopia.
c. funcional (functional b.)

c. para el gusto (taste b.).
c. hereditaria canina (canine hereditary b.).
c. legal (legal b.).
c. para las letras (letter b.).
c. lunar (moon b.). Periodic ophthalmia.
c. mental (mind b.). Psychanopsia.
c. musical (music b.). Musical alexia.
c. de la nieve (snow b.).
c. nocturna (night b.). Nyctalopia.
c. para las notas (note b.). Musical alexia.
c. para los objetos (object b.). Apraxia.
c. para el olfato (smell b.). Anosmia.
c. para las palabras, textual (text b., word b.). Alexia.
c. de los ríos (river b.). Ocular onchocerciasis.
c. para los signos (sign b.). Asymbolia.
c. solar (solar b.). Eclipse amblyopia.
c. de vuelo (flight b.). Visual blackout in aviators.

ceína (zein). A prolamine present in maize.
ceja 1. (eyebrow). Supercilium. **2.** (brow). The eyebrow.
cel (cel). A unit of velocity; 1 cm per second.
celda (cell). A small closed or partly closed cavity; a compartment or hollow receptacle.
c. mastoideas (mastoid c.'s). [*cellulae mastoideae*, NA].
c. medias (middle c.'s). [*cellulae mediae*]. Middle ethmoidal sinuses.
c. neumáticas de la trompa auditiva (tubal air c.'s). [*cellulae pneumaticae tubae auditivae*, NA].
c. posteriores (posterior c.'s). [*cellulae posteriores*]. Posterior ethmoidal sinuses.
c. timpánicas (tympanic c.'s). [*cellulae tympanicae*, NA].
celdilla (cellula, gen. and pl. cellulae). **1.** Cellule; in gross anatomy, a small but macroscopic compartment. **2.** In histology, a cell.
c. del colon (cellulae coli). Haustra coli.
-cele (-cele). Suffix denoting a swelling or hernia.
celéctomo (celectome). Obsolete term for an instrument for obtaining a bit of tissue from the interior of a tumor for examination.
celenterado (coelenterate). Common name for members of the Coelenterata.
celenterón (celenteron). Gastrocele.
celeste (sky blue).
celíaco (celiac). Relating to the abdominal cavity.
celiagra (celiagra). Rarely used term for sudden painful affection of the stomach or other abdominal organs.
celícola (cellicolous). Living within cells.
celidón (chelidon). Fossa cubitalis.
celiectomía (celiectomy). Obsolete term for excision of any abdominal organ, or part of one.
celio- (celio-). Combining form denoting relationship to the abdomen.
celiocentesis (celiocentesis). Rarely used term for paracentesis of the abdomen.
celioenterotomía (celioenterotomy). Obsolete term for opening into the intestine through an incision in the abdominal wall.
celiogastrostomía (celiogastrostomy). Obsolete term for establishment of a gastric fistula through an incision in the abdominal wall.
celiogastrotomía (celiogastrotomy). Obsolete term for abdominal section with incision of the stomach.
celiohisterectomía 1. (celiohysterectomy). Abdominal hysterectomy. **2.** (celiohysterotomy). Abdominal hysterotomy.
celiomialgia (celiomyalgia). Rarely used term for pain in the abdominal muscles.
celiomiomectomía (celiomyomectomy). Abdominal myomectomy.
celiomiomotomía (celiomyomotomy). Obsolete term for incision into a myoma after abdominal incision.
celiomiositis (celiomyositis). Inflammation of the abdominal muscles.
celioparacentesis (celioparacentesis). Rarely used term for paracentesis of the abdomen.
celiopatía (celiopathy). Rarely used term for any abdominal disease.
celiorrafia (celiorrhaphy). Laparorrhaphy; suture of a wound in the abdominal wall.
celiosalpingectomía (celiosalpingectomy). Abdominal salpingectomy.
celiosalpingotomía (celiosalpingotomy). Abdominal salpingotomy.
celioscopia (celioscopy). Peritoneoscopy.
celiotomía (celiotomy). Abdominal section; laparotomy; ventrotomy; transabdominal incision into the peritoneal cavity.
c. vaginal (vaginal c.).
celis (kelis). **1.** Obsolete term for morphea. **2.** Obsolete term for keloid.
celitis (celitis). Any inflammation of the abdomen.
cella, gen. and pl. **cellae** (cella, gen. and pl. cellae). A room or cell.
c. media (c. media). Pars centralis ventriculi lateralis.
celo (rut). A period of sexual excitement in the males of certain mammals, such as deer, camels, and elephants, which occurs seasonally.
celo- (celo-). **1.** Combining form relating to the celom. **2.** Combining form meaning hernia. **3.** Combining form relating to abdomen.
celobiasa (cellobiase). β-D-Glucosidase.
celobiosa (cellobiose). Cellose; a disaccharide obtained from cellulose.
celoflebitis (celophlebitis). Cavitis; inflammation of a vena cava.
celofobia (zelophobia). Morbid fear of jealousy.
celohexosa (cellohexose). Glucose.
celoidina (celloidin). A solution of pyroxylin in ether and alcohol, used for embedding histologic specimens.
celoma 1. (coelom). Celom. **2.** (celom, celoma). The cavity between the splanchnic and somatic mesoderm in the embryo. **3.** (celom, celoma). The general body cavity in the adult.
c. extraembrionario (extraembryonic celom).
celómico (celomic). Relating to the celom, or body cavity.
celona (cellona). A cellulose bandage impregnated with plaster of Paris.
celoniquia (celonychia). Koilonychia.
celosa (cellose). Cellobiose.
celoscopia (celoscopy). Rarely used term for examination of any body cavity with an optical instrument.
celoscopio (celoscope). Rarely used term for an optical device for examining the interior of a body cavity.
celosomía 1. (celosomia). Kelosomia; congenital protrusion of the abdominal or thoracic viscera, usually with defect of the sternum and ribs as well as of the abdominal walls. **2.** (kelosomia). Celosomia.
celosquisis (celoschisis). Obsolete term for gastroschisis.
celotelio (celothelium). Obsolete term for mesothelium.
celotipia (zelotypia). Excessive zeal, carried to the point of morbidity, in the advocacy of any cause.
celotomía (celotomy). Herniotomy.
celozoico (celozoic). Inhabiting any of the cavities of the body; applied to certain parasitic protozoa, chiefly gregarines.
célula (cell). **1.** The smallest unit of living structure capable of independent existence. **2.** A container of glass, ceramic, or other solid material within which chemical reactions generating electricity take place.
c. A (A c.'s). Alpha c. of pancreas or of anterior lobe of hypophysis.
c. abovedada (dome c.).
c. absorbentes del intestino (absorptive c.'s of intestine).
c. de absorción (absorption c.).
c. ácida (acid c.). Parietal c.
c. acidófila (acidophil c.).
c. acinar (acinar c.). Acinous c.
c. acinosa (acinous c.). Acinar c.
c. acústica (acoustic c.). A hair c. of the organ of Corti.
c. adiposa (adipose c.). Fat c.
c. adventicia (adventitial c.). Pericyte.
c. aéreas (air c.'s). **1.** Alveoli pulmonis. **2.** Air-containing spaces in the skull.
c. alada (wing c.).
c. albuminosa (albuminous c.). **1.** Serous c. **2.** Zymogenic c.
c. alfa del lóbulo anterior de la hipófisis (alpha c.'s of anterior lobe of hypophysis). Acidophil c.
c. alfa del páncreas (alpha c.'s of pancreas).
c. algoide (algoid c.).
c. alveolar (alveolar c.). Pneumocyte.

c. alveolares grandes (great alveolar c.'s). Granular pneumonocytes; type II c.'s.
c. amacrina (amacrine c.).
c. ameboide (ameboid c.).
c. amniógenas (amniogenic c.'s). C. from which the amnion develops.
c. anabióticas (anabiotic c.'s).
c. anaplásica (anaplastic c.).
c. angioblásticas (angioblastic c.'s).
c. en anillo de sello (signet-ring c.'s).
c. de Anitschkow (Anitschkow c.). Cardiac histiocyte.
c. anteriores (anterior c.'s). Sinus anteriores.
c. antigenosensible (antigen-sensitive c.). Antigen-responsive c.
c. apolar (apolar c.). A neuron without processes.
c. APUD (APUD c.'s).
c. aracniforme, aracneiforme (spider c.).
c. argentafines (argentaffin c.'s).
c. argirófilas (argyrophilic c.'s).
c. asesinas (killer c.'s). K c.'s; null c.'s; T cytotoxic c.'s.
c. de Askanazy (Askanazy c.). Hürthle c.
c. de astroglia (astroglia c.). Astrocyte.
c. en avena (oat c.).
c. B (B c.). Beta c. of pancreas or of anterior lobe of hypophysis.
c. en balón (balloon c.).
c. en banda (band c.). Band neutrophil; rod nuclear c.
c. en banda de Schilling (Schilling's band c.). Band c.
c. basal (basal c.). Basilar c.; a c. of the deepest layer of stratified epithelium.
c. basaloide (basaloid c.).
c. basilar (basilar c.). Basal c.
c. basófilas de la anterohipófisis (basophil c. of anterior lobe of hypophysis). Beta c. of anterior lobe of hypophysis.
c. en bastoncito de la retina (rod c. of retina). Rod.
c. de Beale (Beale's c.).
c. de Berger (Berger c.'s). Hilus c.'s.
c. beta del páncreas (beta c. of pancreas).
c. beta, del lóbulo anterior de la hipófisis (beta c. of anterior lobe of hypophysis). Basophil c. of anterior lobe of hypophysis.
c. de Betz (Betz c.'s). Bevan-Lewis c.'s.
c. de Bevan-Lewis (Bevan-Lewis c.'s). Betz c.'s.
c. bipolar (bipolar c.).
c. bipolares enanas (midget bipolar c.'s).
c. en blanco de tiro (target c.).
c. blástica (blast c.). An immature precursor c.
c. de Boll (Boll's c.'s). Basal c.'s in the lacrimal gland.
c. de Böttcher (Böttcher's c.'s).
c. branquiales (branchial c.'s).
c. brillantes (glitter c.'s).
c. bronquiales (bronchic c.'s). Alveoli pulmonis.
c. burilada (burr c.). A crenated red blood c.
c. de Cajal (Cajal's c.). **1.** Horizontal c. of Cajal. **2.** Astrocyte.
c. caliciforme **1.** (goblet c.). Beaker; caliciform c. **2.** (caliciform c.). Goblet c.
c. en cáliz (chalice c.). Goblet c.
c. cameloide (cameloid c.). Elliptocyte.
c. en cápsula (capsule c.). Amphicyte.
c. cariocrómica (karyochrome c.).
c. cartilaginosa (cartilage c.). Chondrocyte.
c. de castración (castration c.'s, castrate c.'s). Signet-ring c.'s.
c. en cayado (stab c., staff c.). Band c.
c. centroacinar (centroacinar c.).
c. cerdosa (bristle c.). Hair c. of the inner ear.
c. en cesta (basket c.).
c. cimógena (zymogenic c.). Albuminous c.; chief c. of stomach; peptic c.
c. citomegálicas (cytomegalic c.'s).
c. citotóxica (cytotoxic c.). Suppressor c.
c. citotrofoblástica (cytotrophoblastic c.'s). Langhans' c.'s.
c. clara (clear c.).
c. de Clara (Clara c.).
c. claras del tiroides (light c.'s of thyroid). Parafollicular c.'s.
c. de Claudius (Claudius' c.'s).
c. claveteadas (hobnail c.'s).
c. clonógena (clonogenic c.).
c. colaboradoras (helper c.). Inducer c.
c. comisural (commissural c.). Heteromeric c.
c. cónica de la retina (cone c. of retina). Cone.
c. contráctiles peritubulares (peritubular contractile c.'s). Myoid c.'s.
c. en correa o faja (strap c.).
c. de Corti (Corti's c.'s). Cochlear hair c.'s.
c. cromafín (chromaffin c.).
cromocélulas de Leishman (Leishman's chrome c.'s).
c. cromófobas del lóbulo anterior de la hipófisis (chromophobe c.'s of anterior lobe of hypophysis).
c. curtidas, tanadas (tanned red c.'s). Erythrocytes subjected to mild treatment with chemicals such as tannic acid.
c. D (D c.). Delta c. of pancreas.
c. de Davidoff (Davidoff's c.'s) Paneth's granular c.'s.
c. decidual (decidual c.).
c. de Deiters (Deiters' c.'s). **1.** Phalangeal c.'s. **2.** Astrocyte.
c. delomorfas (border c.'s).
c. delta del lóbulo anterior de la hipófisis (delta c. of anterior lobe of hypophysis). A variety of c. having basophilic granules.
c. delta del páncreas (delta c. of pancreas). D c.
c. dendríticas (dendritic c.'s).
c. de Dogiel (Dogiel's c.'s).
c. de Downey (Downey c.).
c. efectora (effector c.).
c. electroforética de Tiselius (Tiselius electrophoresis c.).
c. del embarazo (pregnancy c.'s).
c. embrionaria primaria (primary embryonic c.).
c. endodérmicas (endodermal c.'s). Entodermal c.'s.
c. endotelial (endothelial c.).
c. enterocromafines (enterochromaffin c.'s). Enteroendocrine c.'s.
c. enteroendocrinas (enteroendocrine c.'s). Enterochromaffin c.'s; Kulchitsky c.'s.
c. entodérmicas (entodermal c.'s). Endodermal c.'s.
c. ependimaria (ependymal c.).
c. epidérmica (epidermic c.).
c. epitelial (epithelial c.).
c. epitelial de Golgi (Golgi epithelial c.).
c. epitelial folicular (follicular epithelial c.).
c. epitelioide (epithelioid c.).
c. epiteliorreticular (epithelial reticular c.).
c. eritroide (erythroid c.). A c. of the erythrocytic series.
c. errante (wandering c.). Ameboid c.
c. errante de Marchand (Marchand's wandering c.).
c. errante en reposo (resting wandering c.). Fixed macrophage.
c. escamosa (squamous c.).
c. escamosa alveolar (squamous alveolar c.'s). Type I c.'s.
c. del esmalte (enamel c.). Ameloblast.
c. espermática (sperm c.). Spermatozoon.
c. espinosa **1.** (prickle c.). Spine c. **2.** (spine c.). Prickle c.
c. esplénicas (splenic c.'s).
c. espumosas (foam c.'s).
c. estándar (standard c.).
c. esticocroma (stichochrome c.).
c. estrelladas de la corteza cerebral (stellate c.'s of cerebral cortex).
c. estrelladas del hígado (stellate c.'s of liver). Kupffer c.'s.
c. etmoidales (ethmoidal c.'s). [*cellullae ethmoidales*, NA].
c. de exudación (exudation c.). Exudation corpuscle.
c. falángicas (phalangeal c.'s). Deiters' c.'s.
c. de Fañanás (Fañanás c.).
c. fantasma (ghost c.).
c. fasciculada (fasciculata c.).
c. fasciculares (column c.'s).
c. feocroma (pheochrome c.). Pheochromocyte.
c. fisalífera o fisalífora (physaliphorous c.).
c. formadoras de rosetas (rosette-forming c.'s).
c. formativa simpática (sympathetic formative c.).
c. formativas (formative c.'s).
c. fotorreceptoras (photoreceptor c.'s). Rod and cone c.'s of the retina.
c. foveolares del estómago (foveolar c.'s of stomach).
c. fucsinófila (fuchsinophil c.). A c. with a special affinity for fuchsin.
c. fusiforme (spindle c.).

C D

c. fusiformes de la corteza cerebral (fusiform c.'s of cerebral cortex).
c. G (G c.'s).
c. gamma del páncreas (gamma c. of pancreas). C c.
c. ganglionar (ganglion c.). Gangliocyte.
c. ganglionares de la retina (ganglion c.'s of retina).
c. ganglionares de las raíces espinales dorsales (ganglion c.'s of dorsal spinal root).
c. de Gaucher (Gaucher c.'s).
c. gemästete (gemästete c.). Protoplasmic astrocyte.
c. gemistocítica (gemistocytic c.). Protoplasmic astrocyte.
c. germinal (germinal c.). A c. from which other c.'s are proliferated.
c. germinativa (germ c.). Sex c.
c. germinativa primordial (primordial germ c.). Gonocyte.
c. de Giannuzzi (Giannuzzi's c.'s). Serous demilunes.
c. gigante (giant c.).
c. gigante de cuerpo extraño (foreign body giant c.).
c. gigante de Touton (Touton giant c.).
c. gigantes tipo Langhans (Langhans'-type giant c.'s). Langhans' c.'s.
c. girocroma (gyrochrome c.).
c. gitter (gitter c.). Compound granule c.
c. de glía (glia c.'s).
c. globoide (globoid c.).
c. glomerular (glomerulosa c.).
c. de Golgi (Golgi's c.'s).
c. de Goormaghtigh (Goormaghtigh's c.'s). Juxtaglomerular c.'s.
c. granular de tejido conjuntivo (granule c. of connective tissue). Mast c.
c. granulares (granule c.'s).
c. granulosa (granulosa c.).
c. granulosa compuesta (compound granule c.). Gitter c.
c. granulosas de Paneth (Paneth's granular c.'s). Davidoff's c.'s.
c. grasa (fat c.). Adipocyte; adipose c.
c. de guanina (guanine c.).
c. gustativas (taste c.'s). Gustatory c.'s.
c. gustatorias (gustatory c.'s). Taste c.'s.
c. HeLa (HeLa c.'s).
c. hendida (cleaved c.).
c. hendida pequeña (small cleaved c.).
c. de Hensen (Hensen's c.).
c. heteromérica (heteromeric c.). Commissural c.
c. hija (daughter c.).
c. hiliares (hilus c.'s). Berger c.'s.
c. de Hofbauer (Hofbauer c.).
c. horizontal de Cajal (horizontal c. of Cajal). Cajal's c.
c. horizontales de la retina (horizontal c.'s of retina).
c. de Hortega (Hortega c.'s). Microglia.
c. en hoz (sickle c.). Crescent c.; drepanocyte; meniscocyte.
c. huevo (egg c.). The unfertilized ovum.
c. de Hürthle (Hürthle c.). Askanazy c.
c. en imagen de espejo (mirror-image c.).
c. de inclusión (inclusion c.). I c.
c. indiferenciada (undifferentiated c.).
c. indiferente (indifferent c.). An undifferentiated, nonspecialized c.
c. inductoras (inducer c.). Helper c.
c. inmunológicamente activada (immunologically activated c.).
c. inmunológicamente competente (immunologically competent c.).
c. de insuficiencia cardíaca (heart failure c.). Siderophore.
c. intercapilar (intercapillary c.). Mesangial c.
c. intersticiales (interstitial c.'s).
c. de irritación (irritation c.). Türk c.
c. de los islotes (islet c.).
c. de Ito (Ito c.'s).
c. juvenil (juvenile c.). Metamyelocyte.
c. K (K c.'s). Killer c.'s.
c. killer (killer c.'s). K c.'s; null c.'s; cytotoxic c.'s.
c. killer naturales (natural killer c.'s). NK c.'s.
c. de Kulchitsky (Kulchitsky c.'s). Enteroendocrine c.'s.
c. de Kupffer (Kupffer c.'s). Stellate c.'s of liver.
c. de Langerhans (Langerhans' c.'s).
c. de Langhans (Langhans' c.'s).
c. LE (LE c.). Lupus erythematosus c.'s.
c. de la lepra (lepra c.'s).
c. de Leydig (Leydig's c.'s). Interstitial c.'s.
c. linfática (lymph c.). Lymphocyte.
c. linfoide (lymphoid c.). A parenchymal c. of lymphatic tissue.
c. de Lipschütz (Lipschütz c.). Centrocyte.
c. litoral (littoral c.).
c. de Loevit (Loevit's c.). Erythroblast.
c. de lupus eritematoso (lupus erythematosus c.). LE c.
c. luteínica (luteal c., lutein c.).
c. luteínica de la teca (theca lutein c.). Paraluteal c.
c. luteínicas granulosas (granulosa lutein c.'s).
c. de macroglia (macroglia c.). Astrocyte.
c. en madeja (skein c.). Reticulocyte.
c. madre **1.** (brood c.). Mother c. **2.** (mother c.). Brood c.; metrocyte; parent c.
c. en malla o red (lacis c.).
c. de Malpighi (malpighian c.).
c. de Martinotti (Martinotti's c.).
c. de Mauthner (Mauthner's c.).
c. en media luna o semilunar (crescent c.). Sickle c.
c. medular (marrow c.).
c. mesangial (mesangial c.). Deep c.; intercapillary c.
c. mesenquimáticas (mesenchymal c.'s).
c. de mesoglia (mesoglial c.'s). Mesoglia.
c. mesotelial (mesothelial c.).
c. de Meynert (Meynert's c.'s).
c. de microglia (microglia c.'s, microglial c.'s). Microglia.
c. mieloide (myeloid c.).
c. de Mikulicz (Mikulicz' c.'s).
c. mioepitelial (myoepithelial c.).
c. mioides (myoid c.'s). Peritubular contractile c.'s.
c. mitrales (mitral c.'s).
c. monocitoide (monocytoid c.).
c. en mora (berry c.).
c. motora (motor c.).
c. mucoalbuminosas (mucoalbuminous c.'s). Mucoserous c.'s.
c. mucosa (mucous c.). A c. secreting mucus.
c. mucosa cervical (mucous neck c.).
c. mucoserosas (mucoserous c.'s). Mucoalbuminous c.'s; seromucous c.'s.
c. multipolar (multipolar c.).
c. mural (mural c.).
c. musgosa (mossy c.).
c. de Nageotte (Nageotte c.'s).
c. nerviosa (nerve c.). Neuron.
c. de Neumann (Neumann's c.'s).
c. de neurilema **1.** (neurilemma c.'s). Schwann c.'s. **2.** (neurolemma c.'s). Schwann c.'s.
c. neuroendocrinas (neuroendocrine c.).
c. neuroepiteliales (neuroepithelial c.'s). Neuroepithelium.
c. de neuroglia (neuroglia c.'s).
c. neuromuscular (neuromuscular c.).
c. neurosecretoras (neurosecretory c.'s).
c. de nevo (nevus c.). Nevocyte.
c. de Niemann-Pick (Niemann-Pick c.). Pick c.
c. NK (NK c.'s). Natural killer c.'s.
c. no clonógena (nonclonogenic c.).
c. nobles (noble c.'s).
c. nodriza (nurse c.'s). Sertoli's c.'s.
c. nuclear en bastoncito (rod nuclear c.). Band c.
c. nulas (null c.'s). Killer c.'s.
c. OKT (OKT c.'s). Ortho-Kung T c.'s.
c. de oligodendroglia (oligodendroglia c.'s).
c. de Opalski (Opalski c.).
c. en oruga (caterpillar c.). Cardiac histiocyte.
c. oscuras (dark c.'s).
c. ósea **1.** (osseous c.). Osteocyte. **2.** (bone c.). Osteocyte.
c. osteocondrógena (osteochondrogenic c.).
c. osteógena (osteogenic c.).
c. osteoprogenitora (osteoprogenitor c.). Preosteoblast.
c. ováricas foliculares (follicular ovarian c.'s).
c. oxífilas (oxyphil c.'s).
c. oxíntica (oxyntic c.). Parietal c.
c. P (P c.).

c. de Paget, pagetoides (Paget's c.'s, pagetoid c.'s).
c. parafoliculares (parafollicular c.'s). C c.; light c.'s of thyroid.
c. paraganglionares (paraganglionic c.'s).
c. paraluteínica (paraluteal c.). Theca lutein c.
c. parenquimatosa (parenchymal c.).
c. parenquimatosa del cuerpo pineal (parenchymatous c. of corpus pineale). Pinealocyte.
c. parietal (parietal c.). Acid c.; oxyntic c.
c. en penacho (tufted c.).
c. péptica (peptic c.). Zymogenic c.
c. pericapilar (pericapillary c.). Pericyte.
c. peripolar (peripolar c.).
c. peritelial (perithelial c.). Pericyte.
c. en pesario (pessary c.).
c. de Pick (Pick c.). Niemann-Pick c.
c. pigmentaria (pigment c.). A c. containing pigment granules.
c. pigmentarias de la piel (pigment c. of skin). Melanocyte.
c. pigmentarias de la retina (pigment c.'s of retina).
c. pigmentarias del iris (pigment c.'s of iris).
c. pilares (pillar c.'s). Corti's pillars; Corti's rods.
c. pilares de Corti (pillar c.'s of Corti). Pillar c.'s.
c. pilares externas (external pillar c.'s).
c. pilares internas (internal pillar c.'s).
c. pilosas (hair c.'s).
c. pilosas cocleares (cochlear hair c.'s). Corti's c.'s.
c. pilosas vestibulares (vestibular hair c.'s).
c. pineales (pineal c.'s). C.'s of the corpus pineale or pinealocyte.
c. piramidales (pyramidal c.'s).
c. de pirrol (pyrrol c., pyrrhol c.).
c. del piso (floor c.).
c. plasmática (plasma c.). Plasmacyte.
c. pluripotenciales (pluripotent c.'s).
c. polar (polar c.). Polar body.
c. policromática (polychromatic c.). Polychromatophil c.
c. policromatófila (polychromatophil c.). Polychromatic c.
c. de polvo (dust c.). Alveolar macrophage.
c. pregranulosas (pregranulosa c.'s).
c. presentadoras del antígeno (antigen-presenting c.'s (APC)).
c. primordial (primordial c.).
c. principal (chief c.). The predominant cell type of a gland.
c. principal clara del paratiroides (water-clear c. of parathyroid).
c. principal de la paratiroides (chief c. of parathyroid gland).
c. principal del cuerpo pineal (chief c. of corpus pineale). Pinealocyte.
c. principal del estómago (chief c. of stomach). Zymogenic c.
c. profunda (deep c.). Mesangial c.
c. prolactínica (prolactin c.). Mammotroph.
c. pulpar (pulpar c.).
c. de Purkinje (Purkinje's c.'s). Purkinje's corpuscles.
c. de pus (pus c.). Pus corpuscle.
c. que almacena grasa (fat-storing c.). Lipocyte.
c. radiales de Müller (Müller's radial c.'s). Müller's fibers.
c. ragiocrina (rhagiocrine c.). Macrophage.
c. de Raji (Raji c.).
c. reactiva (reactive c.). Protoplasmic astrocyte.
c. receptoras auditivas (auditory receptor c.'s).
c. receptoras olfatorias (olfactory receptor c.'s). Schultze's c.'s.
c. receptoras visuales (visual receptor c.'s).
c. recolectora (scavenger c.). Phagocyte.
c. de Reed (Reed c.'s). Reed-Sternberg c.'s.
c. de Reed-Sternberg (Reed-Sternberg c.'s). Reed c.'s; Sternberg c.'s.
c. reestructurada (restructured c.).
c. de Renshaw (Renshaw c.'s).
c. en reposo (resting c.). A quiescent c.; one not undergoing mitosis.
c. reticular (reticular c.).
c. reticular primitiva (primitive reticular c.).
c. reticuloendotelial (reticuloendothelial c.).
c. de revestimiento (lining c.). Littoral c.
c. de Rieder (Rieder c.'s).
c. de Rindfleisch (Rindfleisch's c.'s).
c. de Rolando (Rolando's c.'s).
c. de Rouget (Rouget c.). Capillary pericyte.
c. sanguínea (blood c.). Blood corpuscle.
c. sanguínea blanca (white blood c. (WBC)). Leukocyte.
c. sanguínea roja (red blood c. (rbc, RBC)). Erythrocyte.
c. sanguíneas humanas centrifugadas (packed human blood c.'s).
c. sarcogénica (sarcogenic c.). Myoblast.
c. satélite (satellite c.'s).
c. satélite del músculo esquelético (satellite c. of skeletal muscle). Sarcoplast.
c. de Schultze (Schultze's c.'s). Olfactory receptor c.'s.
c. de Schwann (Schwann c.'s). Neurilemma c.'s; neurolemma c.'s.
c. de segmentación (cleavage c.). Blastomere.
c. segmentada (segmented c.).
c. sensibilizada (sensitized c.).
c. sensible a antígenos (antigen-responsive c.). Antigen-sensitive c.
c. señuelo (decoy c.'s).
c. septal (septal c.).
c. seromucosas (seromucous c.'s). Mucoserous c.'s.
c. serosa (serous c.). Albuminous c.
c. de Sertoli (Sertoli's c.'s). Nurse c.'s.
c. seudo-Gaucher (pseudo-Gaucher c.).
c. seudounipolar (pseudounipolar c.). Unipolar neuron.
c. de seudoxantoma (pseudoxanthoma c.).
c. sexual (sex c.). Germ c.; a spermatozoon or an ovum.
c. de Sézary (Sézary c.).
c. simpaticocromafín (sympathochromaffin c.).
c. simpaticotróficas (sympathicotropic c.'s).
c. sinovial (synovial c.).
c. somáticas (somatic c.'s).
c. sombra (shadow c.'s). Smudge c.'s.
c. en sombrero mexicano (Mexican hat c.). Target c.
c. de sostén (supporting c.). Sustentacular c.
c. Sternberg (Sternberg c.'s). Reed-Sternberg c.'s.
c. de Sternberg-Reed (Sternberg-Reed c.'s). Reed-Sternberg c.'s.
c. de la superficie mucosa del estómago (surface mucous c.'s of stomach). Theca c.'s of stomach.
c. supresora (suppressor c.). Cytotoxic c.
c. sustentacular (sustentacular c.). Supporting c.
c. T (T c.). T lymphocyte.
c. T citotóxica (Tc) (T cytotoxic c. (Tc)).
c. T helper (Th) (T helper c.'s (Th)).
c. táctil (tactile c.). Touch c.
c. táctil de Merkel (Merkel's tactile c.). Meniscus tactus.
c. del tacto (touch c.). Tactile c.
c. en tarta (tart c.).
c. tecales del estómago (theca c.'s of stomach).
c. de tejido conjuntivo o conectivo (connective tissue c.).
c. tendinosas (tendon c.'s).
c. tipo I (type I c.'s). Squamous alveolar c.'s.
c. tipo II (type II c.'s). Great alveolar c.'s.
c. tiznadas (smudge c.'s). Basket c.; shadow c.'s.
c. totipotencial (totipotent c.).
c. transductora (transducer c.).
c. transductora neuroendocrina (neuroendocrine transducer c.).
c. transformada por virus (virus-transformed c.).
c. de transición (transitional c.).
c. transportadora (carrier c.). Phagocyte.
c. troncal (stem c.).
c. del túnel de Corti (tunnel c.'s). Pillar c.'s.
c. de Türk (Türk c.). Irritation c.; Türk's leukocyte.
c. de Tzanck (Tzanck c.'s).
c. unipolar (unipolar c.). Unipolar neuron.
c. vasoformativa (vasoformative c.). Angioblast.
c. velada (veil c.).
c. "vellosas" (hairy c.'s).
c. de Virchow (Virchow's c.'s).
c. vitelinas (yolk c.'s).
c. vítrea (vitreous c.). Hyalocyte.
c. de Warthin-Finkeldey (Warthin-Finkeldey c.'s).
c. wasserhelle (wasserhelle c.). Water-clear c. of parathyroid.
c. WI-38 (WI-38 c.'s).
c. en yelmo (helmet c.). A schistocyte shaped like a military helmet.

C D

c. yuxtaglomerulares (juxtaglomerular c.'s). Goormaghtigh's c.'s.
celular (cellular). **1.** Relating to, derived from, or composed of cells. **2.** Having numerous compartments or interstices.
celularidad (cellularity). The degree, quality, or condition of cells which are present.
celulasa (cellulase). Endo-1,4-β-glucase; an enzyme catalyzing the hydrolysis of 1,4-β-glucoside links in cellulose and other β-D-glucans.
celulicida (cellulicidal). Destructive to cells.
celulífugo (cellulifugal). Moving from, or extending in a direction away from, a cell or cell body.
celulilla (cellule). Cellula.
celulina (cellulin). Cellulose.
celulípeto (cellulipetal). Moving toward, or extending in a direction toward, a cell or cell body.
celulitis (cellulitis). Inflammation of cellular or connective tissue.
c. aguda del cuero cabelludo (acute scalp c.).
c. disecante (dissecting c.).
c. eosinófila (eosinophilic c.). Wells' syndrome.
c. epizoótica (epizootic c.). Equine viral arteritis.
c. flemonosa (phlegmonous c.).
c. pelviana (pelvic c.). Parametritis.
celulito (cellulite). **1.** Colloquial term for deposits of fat and other material believed to be trapped in pockets beneath the skin. **2.** Lipoedema.
celulosa (cellulose). Cellulin; a polysaccharide comprised of cellobiose residues.
acetato de c. (c. acetate).
acetato ftalato de c. (c. acetate phthalate).
carboximetil c. (carboxymethyl c.). CM-cellulose.
dietilaminoetil c. (diethylaminoethyl c.). DEAE-cellulose.
c. microcristalina (microcrystalline c.).
c. oxidada (oxidized c.).
celulosán (cellulosan). Hemicellulose.
cementación (cementation). **1.** The process of attaching parts by means of a cement. **2.** In dentistry, attaching a restoration to natural teeth by means of a cement.
cementículo (cementicle). A calcified spherical body, that may or may not represent true cementum lying free within the periodontal ligament, attached to the cementum or imbedded within it.
cementificación (cementification). Metaplastic production of cementum or cementoid within a less differentiated connective tissue.
cemento **1.** (cementum). [*cementum*, NA]. Cement; substantia ossea dentis; tooth cement. **2.** (cement). Cementum. In dentistry, a nonmetallic material used for luting, filling, or permanent or temporary restorative purposes, made by mixing components into a plastic mass which sets, or as an adherent sealer in attaching various dental restorations in or on the tooth.
c. afibrilar (afibrillar c.).
c. dental **1.** (dental cement). **2.** (tooth cement). Cementum.
c. dental compuesto (composite dental cement). Composite resin.
c. dental inorgánico (inorganic dental cement).
c. dental orgánico (organic dental cement).
c. de fosfato de cinc (zinc phosphate cement).
c. de fosfato de cobre (copper phosphate cement).
inhalación de c. (glue-sniffing). Inhalation of fumes from plastic cements.
c. intercelular (intercellular cement).
c. de óxido de cinc-eugenol modificado (modified zinc oxide-eugenol cement).
c. de óxido de cinc-eugenol no modificado (unmodified zinc oxide-eugenol cement).
c. de policarboxilato (polycarboxylate cement).
c. primario (primary c.).
c. secundario (secondary c.).
c. de silicato (silicate cement).
cementoblasto (cementoblast). One of the cells concerned with the formation of the layer of cementum on the roots of teeth.
cementoblastoma (cementoblastoma). Benign c.; true cementoma a benign odontogenic tumor of functional cementoblasts.
cementocito (cementocyte). An osteocyte-like cell with numerous processes, trapped in a lacuna in the cementum of the tooth.
cementoclasia (cementoclasia). Destruction of cementum by cementoclasts.
cementoclasto (cementoclast). One of the multinucleated giant cells, identical with osteoclasts, that are associated with the resorption of cementum.
cementodentinario (cementodentinal). Dentinocemental.
cementoma (cementoma). Nonspecific term referring to any benign cementum-producing tumor.
c. gigantiforme (gigantiform c.). Sclerotic cemental mass.
c. verdadero (true c.). Cementoblastoma.
cenestesia (cenesthesia). Coenesthesia; sixth sense, the general sense of bodily existence; the sensation caused by the functioning of the internal organs.
cenestésico (cenesthesic, cenesthetic). Relating to cenesthesia.
cenestopatía (cenesthopathy). A feeling or sense of general ill-being not related to any particular organ or part of the body.
ceniza ósea (bone ash). Tribasic calcium phosphate.
ceno- **1.** (coeno-). Combining form meaning shared in common. **2.** (ceno-). Combining form meaning shared in common. **3.** (ceno-). Combining form meaning new or fresh. **4.** (ceno-). Rarely used combining form denoting emptiness.
cenocítico **1.** (cenocytic). Coenocytic; pertaining to or having characteristics of a cenocyte. **2.** (coenocytic). Cenocytic.
cenocito **1.** (cenocyte). Coenocyte; a multinucleate cell or hypha without cross walls, characteristic of the hyphae of Zygomycetes (Phycomycetes). **2.** (coenocyte). Cenocyte.
cenogénesis (cenogenesis). Production of characters differing from those of one's ancestors.
cenosito (cenosite). Coinosite; a facultative commensal organism; one that can sustain itself apart from its usual host.
cenotropo (cenotrope). A scientifically more accurate term than the earlier "instinct", denoting the behavior pattern shown by all members of a large group having the same biologic equipment and same experience.
censor (censor). In psychoanalytic theory, the psychic barrier that prevents certain unconscious thoughts and wishes from coming to consciousness unless they are so cloaked or disguised as to be unrecognizable.
centelleador (scintillator). A substance that emits visible light when hit by a subatomic particle or x- or gamma ray.
centelleo (scintillation). **1.** A flashing or sparkling. **2.** In radiation measurement, the light produced by an ionizing event in a phosphor, as in a crystal or liquid scintillator.
centellobarrido (scintiscan). Gammagram; photoscan; scintigram; the record obtained by scintigraphy.
centellocisternografía (scinticisternography). Cisternography performed with a radiopharmaceutical and recorded with a stationary imaging device.
centellofotografía **1.** (scintiphotography). Scintography; the process of obtaining a photographic recording of the distribution of an internally administered radiopharmaceutical with the use of a stationary scintillation detector device. **2.** (scintiphotograph). The photographic display obtained by scintiphotography.
centellografía (scintigraphy). A diagnostic procedure employing intravenous injection of a radionuclide, with an affinity for the organ or tissue of interest, followed by determination of the distribution of the radioactivity by an external scintillation detector.
centellográfico (scintigraphic). Relating to or obtained by scintigraphy.
centellograma (scintigram). Scintiscan.
centellómetro (scintillometer). Scintillation counter.
entelloscanner (scintiscanner). The apparatus used to make a scintiscan.
centelloscopio (scintillascope). Scintillation counter.
centeno, tizón del (rye smut). Ergot.
centesis (centesis). Puncture, especially when used as a suffix, as in paracentesis.
centi-, c (centi-, c.). Prefix used in the SI and metric systems to signify one hundredth (10^{-2}).
centibar (centibar). One hundredth of a bar.
centígrado (C) (centigrade (C)). **1.** Consisting of 100 degrees. **2.** One hundredth of a circle, equal to 3.6° of the astronomical circle.
centigramo (centigram). One hundredth of a gram; 0.1543 grain.
centilitro (centiliter). 10 milliliters; one hundredth of a liter; 162.3 minims.

centímetro (cm) (centimeter (cm)). One hundredth of a meter; 0.3937 inch.
centímetro cúbico (cm³) (cubic centimeter (cc, c.c.)). One thousandth of a liter; 1 milliliter.
centimorgan (cM) (centimorgan (cM)).
centinormal (centinormal). One hundredth normal; denoting the concentration of a solution.
centípedo, ciempiés (centipede). A venomous predatory arthropod of the order Chilopoda, characterized by one pair of legs per leg-bearing segment.
centipoise (centipoise). One hundredth of a poise.
centraje (centrage). The condition in which the optical centers of all the reflecting and refracting surfaces of an optical system are on the same axis.
centralis (centralis). [*centralis*, NA]. Central; in the center.
centrencefálico (centrencephalic). Relating to the center of the encephalon.
centricipucio (centriciput). The central portion of the upper surface of the skull, between the occiput and the sinciput.
céntrico (centric). Pertaining to a center.
-céntrico (-centric). Combining form, in suffix position, denoting having a center (of a specific kind or number) or having a specific thing as its center (of interest, focus, etc.).
centrífuga (centrifuge). An apparatus by means of which particles in suspension in a fluid are separated by spinning the fluid, the centrifugal force throwing the particles to the periphery of the rotated vessel.
centrifugación (centrifugation). Centrifugalization; subjection to sedimentation, by means of a centrifuge, of solids suspended in a fluid.
c. por gradiente de densidad (density gradient c.).
centrifugalización (centrifugalization). Centrifugation.
centrifugar **1.** (centrifugalize). Centrifuge. **2.** (centrifuge). Centrifugalize; to submit to rapid rotary action, as in a c.
centrífugo (centrifugal). **1.** Denoting the direction of the force pulling an object outward (away) from an axis of rotation. **2.** Sometimes, by analogy, extended to describe any movement away from a center.
centrilobular (centrilobular). At or near the center of a lobule, e.g., of the liver.
centriolo (centriole). Tubular structures, 150 nm by 300 to 500 nm, with a wall having 9 triple microtubules, usually seen as paired organelles lying in the cytocentrum.
c. distal (distal c.).
c. proximal (proximal c.).
centrípeto (centripetal). **1.** Afferent. **2.** Axipetal; denoting the direction of the force pulling an object toward an axis of rotation.
centro **1.** (center). The middle point of a body; loosely, the interior of a body. A c. of any kind, specially an anatomical c. **2.** (center). A group of nerve cells governing a specific function. **3.** (core). A metal casting, usually with a post in the canal of a tooth root, designed to retain an artificial crown. **4.** (core). The central mass of necrotic tissue in a boil.
c. de la alimentación (feeding c.).
c. anospinal (anospinal c.).
c. atómico (atomic core). The nucleus plus the nonvalence electrons.
c. de Broca (Broca's c.). Broca's area; Broca's field.
c. de Budge (Budge's c.). Ciliospinal c.
c. celular (cell c.). Cytocentrum.
c. ciliospinal (ciliospinal c.). Budge's c.
c. de condrificación (chondrification c.).
c. dentario (dentary c.).
c. diafisario (diaphysial c.).
c. epiótico (epiotic c.).
c. esfenótico (sphenotic c.).
c. espiratorio (expiratory c.).
c. germinal de Flemming (germinal c. of Flemming). Reaction c.
c. del habla (speech c.'s).
c. inspiratorio (inspiratory c.).
c. de Kerckring (Kerckring's c.). Kerckring's ossicle.
c. mediano (centrum medianum). [*nucleus centromedianus*, NA].
c. medular **1.** (medullary c.). Centrum semiovale. **2.** (centrum medullare). C. semiovale.
c. motor del habla (motor speech c.). Broca's c.
c. nervioso de Willis (Willis' centrum nervosum). [*ganglia celiaca*, NA].
c. de osificación (c. of ossification). Punctum ossificationis.
c. osífico (ossific c.).
c. oval (centrum ovale). C. semiovale.
c. primario de osificación (primary c. of ossification). Punctum ossificationis primarium.
c. de reacción (reaction c.). Germinal c. of Flemming.
c. del reborde (c. of ridge).
c. respiratorio (respiratory c.).
c. de rotación (rotation c.).
c. de la saciedad (satiety c.).
c. secundario de osificación (secondary c. of ossification). Punctum ossificationis secondarium.
c. semioval **1.** (semioval c.). Centrum semiovale. **2.** (centrum semiovale). C. medullare; c. ovale.
c. semioval de Vicq d'Azyr (Vicq d'Azyr's centrum semiovale). C. semiovale.
c. sensitivo del habla (sensory speech c.). Wernicke's c.
c. tendinoso del diafragma **1.** (centrum tendineum diaphragmae). [*centrum tendineum diaphragmae*, NA]. Central tendon of diaphragm. **2.** (central tendon of diaphragm). [*centrum tendineum diaphragmae*, NA].
c. tendinoso del perineo **1.** (centrum tendineum perinei). [*centrum tendineum perinei*, NA]. Central tendon of perineum; perineal body. **2.** (central tendon of perineum). [*centrum tendineum perinei*, NA].
c. transaccional (central transactional core). The reticular activating system of the brain.
c. de una vértebra (centrum of a vertebra).
c. de Vieussens (Vieussens' centrum). C. semiovale.
c. vital (vital c.).
c. de Wernicke (Wernicke's c.). Sensory speech c.; Wernicke's area.
centro- (centro-). Combining form relating to a center.
centroblasto (centroblast). A lymphocyte with a large non-cleaved nucleus.
centrocinesia (centrokinesia). Movement excited by a stimulus of central origin.
centrocinético (centrokinetic). **1.** Relating to centrokinesia. **2.** Excitomotor.
centrocito (centrocyte). **1.** Lipschütz cell seen in lesions of lichen planus. **2.** A lymphocyte with a small cleaved nuclei.
centrolecítico (centrolecithal). Denoting an ovum in which the deutoplasm accumulates centrally.
centrómero (centromere). **1.** Kinetochore; the nonstaining primary constriction of a chromosome which is the point of attachment of the spindle fiber and to provide the mechanism of chromosome movement during cell division. **2.** Obsolete term for the neck of the spermatozoon.
centroplasma (centroplasm). The substance of the cytocentrum.
Centros para el Control de las Enfermedades (Centers for Disease Control (CDC)). The federal facility for disease eradication, epidemiology, and education headquartered in Atlanta, Georgia.
centrosfera (centrosphere). Astrocele; statosphere.
centrosoma (centrosome). Cytocentrum.
centrostáltico (centrostaltic). Relating to the center of motion.
centrum, pl. **centra** (centrum, pl. centra). [*centrum*, NA]. A center of any kind, especially an anatomical center.
cenuro (cenuris). A tapeworm bladderworm with multiple inverted scoleces attached to the inner germinative layer.
cenurosis (coenurosis). Cenurosis.
cenurosis, cenuriasis (cenurosis, cenuriasis). Coenurosis; disease produced by the presence of a cenuris cyst that, in sheep, causes a brain infection.
CEP (CEP). Abbreviation for congenital erythropoietic porphyria.
cepa (strain). A population of homogeneous organisms possessing a set of defined characters.
c. auxotróficas (auxotrophic s.'s).
c. celular (cell s.).
c. congénica (congenic s.).
c. HFR, Hfr (HFR s., Hfr s.).
c. isogénica (isogenic s.).
c. lisogénica (lysogenic s.).
c. media hipotética (CMH) (hypothetical mean s. (HMS)).

c. neotipo (neotype s.).
c. portadora (carrier s.).
c. prototróficas (prototrophic s.'s).
c. recombinante (recombinant s.).
c. de reserva (stock s.).
c. seudolisogénica (pseudolysogenic s.). Carrier s.
c. tipo (type s.).
c. tipo salvaje (wild-type s.).
cephalea (cephalea). Headache.
c. agitata, c. attonita (c. agitata, c. attonita). Violent headache sometimes occurring in influenza and in the early stages of other infectious diseases.
cepillo (brush). An instrument made of some flexible material, such as bristles, attached to a handle or to the tip of a catheter.
c. de Ayre (Ayre b.).
c. broncoscópico (bronchoscopic b.).
c. dental (denture b.). A b. used to clean removable dentures.
c. de Haidinger (Haidinger's b.'s).
c. de Kruse (Kruse's b.).
c. de pulimento (polishing b.).
c. terminal (end-brush). Telodendron.
ceptor (ceptor). Receptor.
c. de contacto (contact c.).
c. a distancia (distance c.).
c. químico (chemical c.).
-ceptor (-ceptor). Suffix meaning taker or receiver.
cera (wax). **1.** Any substance with physical properties similar to those of beeswax. **2.** Esters of high-molecular-weight fatty acids with monohydric or dihydric alcohols (aliphatic or cyclic), that are solid at room temperature.
c. de abejas (beeswax). Wax.
c. de abejas blanca (white beeswax). White wax.
c. amarilla (yellow w.).
c. animal (animal w.).
c. blanca (white w.).
c. blanqueada (bleached w.). White w.
c. del Brasil (Brazil w.). Carnauba w.
c. de carnaúba (carnauba w.). Brazil w.; palm w.
c. china (Chinese w.).
c. emulsionante (emulsifying w.).
c. de encajonamiento (boxing w.).
c. grave (grave w.). Adipocere.
c. para hueso (bone w.). Horsley's bone w.
c. para huesos de Horsley (Horsley's bone w.). Bone w.
c. del Japón (Japan w.).
c. mineral (mineral w.). **1.** Paraffin w. **2.** Ceresin.
c. de molde (inlay w.). Casting w.
c. de los oídos 1. (ear w.). Cerumen. **2.** (earwax). Cerumen.
c. de palma (palm w.). Carnauba w.
c. de parafina (paraffin w.). Mineral w.; a w. derived from petroleum.
c. de placa-base (baseplate w.).
c. térrea (earth w.). Ceresin.
c. para vaciado (casting w.).
c. vegetal (vegetable w.).
ceramida (ceramide). Generic term for a class of sphingolipid derivatives of a long chain base or sphingoid such as sphinganine or sphingosine.
dihexósido de c. (c. dihexoside).
sacárido de c. (c. saccharide). Glycosphingolipid.
ceramidasa (ceramidase). An enzyme that cleaves ceramides into sphingosine and fatty acids.
cerasina (cerasin). Kerasin.
ceratina (ceratin). Keratin.
cerato (cerate). A rarely used unctuous solid preparation, harder than an ointment, containing sufficient wax to prevent it from melting when applied to the skin.
cerato- (cerato-). For words beginning thus and not found here, see kerato-.
ceratocricoides (ceratocricoid). Keratocricoid; relating to the inferior cornua of the thyroid cartilage and to the cricoid cartilage, or the cricothyroid articulation.
ceratogloso (ceratoglossus). Musculus chondroglossus.
ceratohial (ceratohyal). Keratohyal; relating to one of the cornua of the hyoid bone.
cercaria (cercaria, pl. cercariae). The free-swimming trematode larva that emerges from its host snail.
cercenamiento (retrenchment). The cutting away of superfluous tissue.
cerclaje (cerclage). **1.** Tiring. Bringing into close opposition and binding together the ends of an obliquely fractured bone or the fragments of a broken patella by a ring or by an encircling, tightly drawn wire loop. **2.** Operation for retinal detachment. **3.** The placing of a nonabsorbable suture around an incompetent cervical os.
cercómero (cercomer). The caudal appendage of a larval cestode, the procercoid stage of pseudophyllid cestodes.
cercomónada (cercomonad). Common name for members of the genus *Cercomonas*.
cercus (cercus, gen. and pl. cerci). **1.** A stiff hairlike structure. **2.** A pair of specialized sensory appendages on the 11th abdominal segment of most insects.
cerebelina (cerebellin). A cerebellum-specific hexadecapeptide localized in the perikarya and dendrites of cerebellar Purkinje cells.
cerebelitis (cerebellitis). Inflammation of the cerebellum.
cerebelo (cerebellum, pl. cerebella). [*cerebellum*, NA]. The large posterior brain mass lying above the pons and medulla and beneath the posterior portion of the cerebrum.
cerebelo- (cerebello-). Combining form relating to the cerebellum.
cerebelobulbar (cerebellomedullary). Relating to the cerebellum and the medulla oblongata.
cerebelolenticular (cerebellolental). Relating to the cerebellum and the lens of the eye.
cerebeloolivar (cerebello-olivary). Relating to the connection of the cerebellum with the inferior olive.
cerebelopontino (cerebellopontine). Relating to the cerebellum and the pons.
cerebelorrúbrico (cerebellorubral). Relating to the connection of the cerebellum with the red nucleus.
cerebeloso (cerebellar). Relating to the cerebellum.
cerebración (cerebration). Activity of the mental processes, conscious or unconscious.
cerebral (cerebral). Relating to the cerebrum.
cerebralgia (cerebralgia). Headache.
cerebriforme (cerebriform). Resembling the external fissures and convolutions of the brain.
cerebritis (cerebritis). Nonlocalized inflammation of the brain without suppuration.
c. supurativa (suppurative c.).
cerebro (brain). That part of the central nervous system contained within the cranium.
c. abdominal (abdominal b.). Plexus celiacus.
c. aislado (cerveau isolé). An animal with its mesencephalon transected.
c. anterior (forebrain). Prosencephalon.
c. fisionado (split b.).
c. medio (midbrain). Mesencephalon.
c. posterior (hindbrain). Rhombencephalon.
c. del respirador (respirator b.).
c. visceral (visceral b.). Limbic system.
cerebro-, cerebr-, cerebri- (cerebro-, cerebr-, cerebri-). Combining forms relating to the cerebrum.
cerebrocupreína (cerebrocuprein). Cytocuprein.
cerebroespinal (cerebrospinal). Encephalorrhachidian; encephalospinal; relating to the brain and the spinal cord.
cerebrofisiología (cerebrophysiology). The physiology of the cerebrum.
cerebrogalactosa (cerebrogalactose). D-Galactose.
cerebrogalactósido (cerebrogalactoside). Cerebroside.
cerebroma (cerebroma). Encephaloma.
cerebromalacia (cerebromalacia). Encephalomalacia.
cerebromeningitis (cerebromeningitis). Meningoencephalitis.
cerebrón (cerebron). Phrenosin.
cerebropatía 1. (cerebropathia). Encephalopathy. **2.** (cerebropathy). Encephalopathy.
cerebrosa (cerebrose). D-Galactose.
cerebrosclerosis (cerebrosclerosis). Encephalosclerosis, specifically of the cerebral hemispheres.
cerebrósido (cerebroside). Cerebrogalactoside; galactolipid; galactolipin; a class of glycosphingolipid.
c. -sulfatasa (c.-sulfatase, c. sulfatidase).

cerebrosidosis (cerebrosidosis). Gaucher's disease.
cerebrosis (cerebrosis). Encephalosis.
cerebrospinante (cerebrospinant). **1.** Acting upon the cerebral nervous system, the brain and spinal cord. **2.** An agent affecting the cerebrospinal system.
cerebrosterol (cerebrosterol). A hydroxylated cholesterol found in the brain and spinal cord.
cerebrotomía (cerebrotomy). Incision of the brain substance.
cerebrotonía (cerebrotonia). A personality pattern associated with the relatively thin, ectomorphic bodily type and with predominance of intellective processes.
cerebrovascular (cerebrovascular). Relating to the blood supply to the brain, particularly with reference to pathologic changes.
cerebrum, pl. **cerebra, cerebrums** (cerebrum, pl. cerebra, cerebrums). [*cerebrum*, NA]. Originally referred to the largest portion of the brain, including practically all parts within the skull except the medulla, pons, and cerebellum; it now usually refers only to the parts derived from the telencephalon and includes mainly the cerebral hemispheres (cerebral cortex and basal ganglia).
céreo (ceraceous). Waxen.
ceresina (ceresin). Cerin; cerosin; earth wax; mineral wax.
cereza, jugo de (cherry juice). The juice expressed from the fresh ripe fruit of *Prunus cerasus*.
cerilo (ceryl). Hexacosyl; the hydrocarbon radical of ceryl alcohol (hexacosanol).
cerina (cerin). Ceresin.
cerio (cerium). A metallic element, symbol Ce, atomic no. 58, atomic weight 140.12.
oxalato de c. (c. oxalate).
cero (zero). **1.** The figure 0, indicating nothingness. **2.** In thermometry, the point from which the figures on the scale start in one or the other direction.
c. absoluto (absolute z.).
cero- (cero-). Combining form relating to wax.
ceroide (ceroid). A waxlike, golden or yellow-brown pigment first found in fibrotic livers of choline-deficient rats, and also known to be present in some of the cirrhotic livers (and certain other tissues) of human beings.
ceroplastia (ceroplasty). The manufacture of wax models of anatomical and pathologic specimens or of skin lesions.
cerosina (cerosin). Ceresin.
certificable (certifiable). **1.** That which can or must be certified; said of infectious, industrial, and other diseases that are required by law to be reported to health authorities. **2.** Denoting a person showing disordered behavior of sufficient gravity to justify involuntary mental hospitalization.
certificación (certification). **1.** The reporting to health authorities of notifiable disease. **2.** The attainment of board certification in a specialty. **3.** The court procedure by which a patient is committed to a mental institution.
certificar (certify). **1.** To report to the health authorities the occurrence of a contagious or other reportable disease. **2.** To commit a patient to a mental hospital in accordance with the laws of the state.
ceruleína (cerulein). A decapeptide with hypotensive activity; stimulates smooth muscle and increases digestive secretions; also stimulates release of insulin.
cerúleo (cerulean). Blue.
ceruloplasmina (ceruloplasmin). A blue copper-containing α-globulin of blood plasma, with a molecular weight of 150,000 and 8 atoms of copper per molecule.
cerumen (cerumen). Ear wax; the soft, brownish yellow, waxy secretion (a modified sebum) of the ceruminous glands of the external auditory meatus.
c. espesado (c. inspissatum, inspissated c.).
ceruminal (ceruminal). Relating to cerumen.
ceruminolítico (ceruminolytic). One of several substances instilled into the external auditory canal to soften wax.
ceruminoma (ceruminoma). A usually benign adenomatous tumor of ceruminous glands of the external auditory canal.
ceruminosis (ceruminosis). Excessive formation of cerumen.
ceruminoso (ceruminous). Relating to cerumen.
cerusa (ceruse). Lead carbonate.
cervical (cervical). Cervicalis; trachelian; relating to a neck, or cervix, in any sense.
c. ascendente (cervicalis ascendens).
cervicalis (cervicalis). Cervical.
cervicectomía (cervicectomy). Trachelectomy; excision of the cervix uteri.
cervicitis (cervicitis). Trachelitis; inflammation of the mucous membrane, frequently involving also the deeper structures, of the cervix uteri.
cervico- (cervico-). Combining form relating to a cervix, or neck, in any sense.
cervicobraquial (cervicobrachial). Relating to the neck and the arm.
cervicobucal (cervicobuccal). Relating to the buccal region of the neck of a premolar or molar tooth
cervicodinia (cervicodynia). Trachelodynia; neck pain.
cervicofacial (cervicofacial). Relating to the neck and the face.
cervicografía (cervicography). Technique, equivalent to colposcopy, for photographing part or all of the uterine cervix.
cervicolabial (cervicolabial). Relating to the labial region of the neck of an incisor or canine tooth
cervicolingual (cervicolingual) Relating to the lingual region of the cervix of a tooth.
cervicolinguoaxial (cervicolinguoaxial). Referring to the point angle formed by the junction of the cervical (gingival), lingual, and axial walls of a cavity.
cervicooccipital (cervico-occipital). Relating to the neck and the occiput.
cervicoplastia (cervicoplasty). Plastic surgery on the cervix uteri or on the neck.
cervicotomía (cervicotomy). Trachelotomy; incision into the cervix uteri.
cervicotorácico (cervicothoracic). Relating to the neck and thorax.
cervicovesical (cervicovesical). Relating to the cervix of the uterus and the bladder.
cervix, gen. **cervicis**, pl. **cervices** (cervix, gen. cervicis, pl. cervices). **1.** [*cervix*, NA]. Collum. **2.** Any necklike structure. **3.** [*cervix uteri*, NA].
cesárea (cesarean). Denoting a c. section, which was included under *lex cesarea*, Roman law (715 B.C.); not because performed at the birth of Julius Caesar (100 B C.).
cesio (cesium). A metallic element, symbol Cs, atomic no. 55, atomic weight 132.91.
cesta (basket). **1.** A basket-like arborization of the axon of cells in the cerebellar cortex, surrounding the cell body of Purkinje cells. **2.** Any basket-like device or structure.
c. para cálculos (stone b.).
c. fibrilar (fibrillar b.'s).
c. de flores de Bochdalek (flower basket of Bochdalek).
cestodiasis (cestodiasis). Disease caused by infection with a cestode.
cestodo, cestoide (cestode, cestoid). Common name for tapeworms of the class Cestoidea or its subclasses, Cestoda and Cestodaria.
cetaceum (cetaceum). Spermaceti.
cetal (ketal). A hydrated ketone in which both hydroxyl groups are esterified with alcohols.
cetalconio, cloruro de (cetalkonium chloride). An antibacterial agent.
cetamina (ketamine). Parenterally administered anesthetic that produces catatonia, profound analgesia, increased sympathetic activity, and little relaxation of skeletal muscles.
ceteno (ketene). A very reactive acetylating agent, used in chemical syntheses.
cetexonio, bromuro de (cethexonium bromide). An antiseptic.
cetilo (cetyl). The univalent radical of cetyl alcohol.
palmitato de c. (c. palmitate).
cetilpiridinio, cloruro de (cetylpyridinium chloride). The monohydrate of the quaternary salt of pyridine and cetyl chloride.
cetiltrimetilamonio, bromuro de (cetyltrimethylammonium bromide). Cetrimide; an odorless surface-active agent.
ceto- (keto-). Combining form denoting a compound containing a ketone group; replaced by oxo- in systematic nomenclature.
cetoácido (keto acid). Oxo acid; an acid containing a ketone group in addition to the acid group(s).
3-cetoácido-CoA transferasa (3-ketoacid-CoA transferase). 3-Oxoacid-CoA transferase.

cetoacidosis (ketoacidosis). Acidosis, as in diabetes or starvation, caused by the enhanced production of ketone bodies.
cetoaciduria (ketoaciduria). Excretion of urine having an elevated content of ketonic acids.
  c. de cadena ramificada (branched chain k.). Maple syrup urine disease.
β-cetoacil-ACP reductasa (β-ketoacyl-ACP reductase). 3-Oxoacyl-ACP reductase.
β-cetoacil-ACP sintasa (β-ketoacyl-ACP synthase). 3-Oxoacyl-ACP synthase.
β-cetoacil-CoA tiolasa (3-ketoacyl-CoA thiolase). Acetyl-CoA acyltransferase.
cetobemidona (ketobemidone). An analgesic with narcotic properties.
α-cetodescarboxilasa (α-ketodecarboxylase). Formerly, the enzyme system converting pyruvate (a 2-oxoacid) to acetyl-CoA and CO_2, with reduction of NAD^+ to NADH and the participation of lipoamide and thiamin pyrophosphate; now known to involve at least three enzymes in succession: pyruvate dehydrogenase, dihydrolipoamide acetyltransferase, and dihydrolipoamide dehydrogenase.
cetogénesis (ketogenesis). Metabolic production of ketones.
cetogénico (ketogenic). Giving rise to ketones in metabolism.
α-cetoglutárico deshidrogenasa (α-ketoglutaric dehydrogenase). 2-Oxoglutarate dehydrogenase.
cetoheptosa (ketoheptose). Heptulose; a seven-carbon sugar possessing a ketone group.
cetohexosa (ketohexose). Hexulose; a six-carbon sugar possessing a ketone group; e.g., fructose.
β-cetohidrogenasa (β-ketohydrogenase). 3-Hydroxyacyl-CoA dehydrogenase.
cetohidroxiestrina (ketohydroxyestrin). Estrone.
cetol **1.** (ketole). Indole. **2.** (ketol). A ketone that has an OH group near the CO group.
cetolítico (ketolytic). Causing the dissolution of ketone or acetone substances, referring usually to oxidation products of glucose and allied substances.
cetona (ketone). A substance with the carbonyl group linking two carbon atoms; the most important in medicine and the simplest in chemistry is dimethyl k. (acetone).
  c. aldehído mutasa (ketone-aldehyde mutase). Lactoylglutathione lyase.
cetonemia (ketonemia). The presence of recognizable concentrations of ketone bodies in the plasma.
cetónico (ketonic). Pertaining to, or possessing the characteristics of, a ketone.
cetonización (ketonization). Conversion into a ketone.
cetonuria (ketonuria). Enhanced urinary excretion of ketone bodies.
  c. de cadena ramificada (branched chain k.). Maple syrup urine disease.
cetopentosa (ketopentose). A five-carbon sugar in which carbons 2, 3, or 4 make up part of a carbonyl group; e.g., ribulose.
β-cetorreductasa (β-ketoreductase). 3-Hydroxyacyl-CoA dehydrogenase.
cetosa (ketose). A carbohydrate containing the characteristic carbonyl group of the ketones.
cetosa reductasa (ketose reductase). D-Sorbitol-6-phosphate dehydrogenase.
cetosa-1-fosfato aldolasa (ketose-1-phosphate aldolase). Fructose bisphosphate aldolase.
cetosis (ketosis). A condition characterized by the enhanced production of ketone bodies, as in diabetes mellitus or starvation.
  c. bovina (bovine k.).
17-cetosteroides (17-KS) (17-ketosteroids (17-KS)). 17-Oxosteroids; nominally, any steroid with a ketone group on C-17; commonly used to designate urinary C_{19} steroidal metabolites of androgenic and adrenocortical hormones that possess this structural feature.
β-cetotiolasa (β-ketothiolase). Acetyl-CoA acyltransferase.
cetraria (cetraria). Iceland moss; the dried plant, *Cetraria islandica* (family Parmeliaceae), a lichen, not a moss.
cetrimonio, bromuro de (cetrimonium bromide). An antiseptic.
Cf (Cf). Symbol for californium.
CG (CG). Abbreviation for chorionic gonadotropin.
CGS, cgs (CGS, cgs). Abbreviation for centimeter-gram-second.
chagoma (chagoma). The skin lesion in acute Chagas' disease.
chalaza (chalaza). **1.** Chalazion. **2.** Suspensory ligament of the yolk in a bird's egg.
chalazión (chalazion, pl. chalazia). Chalaza; meibomian cyst; tarsal cyst; a chronic inflammatory granuloma of a meibomian gland.
  c. agudo (acute c.). Hordeolum internum.
  c. en botón de camisa (collar-stud c.).
chalcona (chalcone). Benzalacetophenone; the parent compound of a series of plant pigments.
chaleco (jacket). A fixed bandage applied around the body in order to immobilize the spine.
  c. Minerva (Minerva j.).
  c. de Sayre (Sayre's j.).
chalona (chalone). Originally, a hormone that inhibits rather than stimulates; now, any one of a number of mitotic inhibitors elaborated by a tissue and active only on that type of tissue, regardless of species.
chancriforme (chancriform). Resembling chancre.
chancro (chancre). Hard c.; hard sore; hard ulcer; syphilitic ulcer; ulcus venereum; the primary lesion of syphilis.
  c. blando (soft c.). Chancroid.
  c. duro (hard c.). Chancre.
  c. esporotricótico (sporotrichositic c.).
  c. mixto (mixed c.).
  c. monorrecidivante (monorecidive c.).
  c. redux (c. redux).
  c. tularémico (tularemic c.).
chancroide (chancroid). Soft chancre; soft sore; soft ulcer; ulcus venereum; venereal sore; venereal ulcer; an infectious venereal ulcer at the site of infection by *Haemophilus ducreyi*.
chancroideo (chancroidal). Relating to or of the nature of chancroid.
chancroso (chancrous). Characterized by having a chancre.
chanfle (chamfer). A marginal finish on an extracoronal cavity preparation of a tooth which describes a curve from an axial wall to the cavosurface.
CHAP (CHAP). Cyclophosphamide, hexamethylmelamine, doxorubicin, and cisplatin, a chemotherapy regimen used in the treatment of ovarian cancer.
chapa (chappa). A disease marked by subcutaneous nodules, the size of a pigeon's egg, which break down, release a fatty looking material, and form ulcers.
charlatán (charlatan). Quack; a medical fraud claiming to cure diseases.
charlatanismo **1.** (charlatanism). Quackery; a fraudulent claim to medical knowledge; treating the sick without knowledge of medicine or authority to practice medicine. **2.** (quackery). Charlatanism.
chasquido (snap).
  c. de abertura (opening s.).
  c. de cierre (closing s.).
Ch.B. (Ch.B.). Abbreviation for Chirurgiae Baccalaureus, Bachelor of Surgery.
Ch.D. (Ch.D.). Abbreviation for Chirurgiae Doctor, Doctor of Surgery.
chi-cuadrado (chi-square). A statistical technique whereby variables are categorized to determine whether a distribution of scores is due to chance or experimental factors.
chiasma, pl. **chiasmata** (chiasma, pl. chiasmata). [*chiasma*, NA]. Chiasm. A decussation or crossing of two tracts, such as tendons or nerves.
chimpancé (chimpanzee). Generic name for *Pan panisus* and *P. troglodytes*.
chinche de la cama (bedbug). *Cimex lectularius*.
chiufa (chiufa). Kanyemba; an acute gangrenous proctitis and colitis with high fever, seen in southern Africa and South America at high altitudes; in women, the vulva and vagina may be affected.
chochera **1.** (anile). In one's dotage. **2.** (dotage). Anility; dotardness; the deterioration of previously intact mental powers, common in old age.
chondrus (chondrus). **1.** Cartilage. **2.** Carrageen; carragheen; Irish moss; pearl moss; the plant *Chondrus crispus*, *Fucus crispus*, or *Gigartina mamillosa* (family Gigartinaceae).
CHOP (CHOP). Acronym for cyclophosphamide, doxorubicin, vincristine, and prednisone, a chemotherapy regimen for treatment of lymphomas.

choque (shock).
chuta (chutta). Cancer of the roof of the mouth developing in Asians who smoke cigars with the lighted end inside the mouth.
CI (CI). Color Index (USA); Colour Index (UK).
Ci (Ci). Abbreviation for curie.
ciamemazina (cyamemazine). A sedative with antihistaminic and antispasmodic properties.
cianalcohol (cyanalcohols). Cyanohydrins.
cianamida (cyanamide). An irritating and caustic water-soluble substance.
cianato (cyanate).
cianemia (cyanemia). Obsolete term for cyanosis.
cianidenona (cyanidenon). Luteolin.
cianidol (cyanidol). Catechin.
cianmethemoglobina (cyanmethemoglobin). Cyanide methemoglobin.
ciano-, cian- (cyano-, cyan-). **1.** Combining forms meaning blue. **2.** Chemical prefix frequently used in naming compounds that contain the cyanide group, CN.
cianocobalamina (cyanocobalamin). A complex of cyanide and cobalamin, as in vitamin B_{12}.
  c. radiactiva (radioactive c.).
cianocroico (cyanochroic, cyanochrous). Cyanotic.
cianófilo **1.** (cyanophil, cyanophile). A cell or element which is differentially colored blue by a staining procedure. **2.** (cyanophilous). Readily stainable with a blue dye.
cianogénico (cyanogenic). Capable of producing hydrocyanic acid.
cianógeno (cyanogen). Ethanedinitrile.
  cloruro de c. (c. chloride).
cianohidrina (cyanohydrins). Cyanalcohols; addition compounds of HCN and aldehydes.
cianopía (cyanopia). Cyanopsia.
cianopsia (cyanopsia). Blue vision; cyanopia; a condition in which all objects appear blue.
  c. de la retina (c. retinae).
cianosado (cyanosed). Cyanotic.
cianosis (cyanosis). A dark bluish or purplish coloration of the skin and mucous membrane due to deficient oxygenation of the blood.
  c. por compresión (compression c.).
  c. enterógena (enterogenous c.).
  c. falsa (false c.).
  c. methemoglobinémica hereditaria (hereditary methemoglobinemic c.). Congenital methemoglobinemia.
  c. de la retina (c. retinae). Venous congestion of the retina.
  c. tardía (tardive c.). Cyanose tardive.
  c. tóxica (toxic c.).
cianótico (cyanotic). Cyanochroic; cyanochrous; cyanosed.
cianuria (cyanuria). The presence of blue urine.
cianuro (cyanide). The radical –CN or ion $(CN)^-$. The ion is extremely poisonous, forming hydrocyanic acid in water.
  c. methemoglobina (c. methemoglobin). Cyanmethemoglobin.
ciática (sciatica). Cotunnius disease; sciatic neuralgia.
ciático **1.** (ischiatic). Sciatic. **2.** (sciatic). Ischiadic; ischial; ischiatic; relating to or situated in the neighborhood of the ischium or hip. **3.** (sciatic). Relating to sciatica.
cib (cib.). Abbreviation for L. *cibus*, food.
cibernética (cybernetics). **1.** The comparative study of electronic calculators and the human nervous system, with intent to explain the functioning of the brain. **2.** The science of control and communication in both living and nonliving systems.
cibofobia (cibophobia). Fear of eating, or loathing for, food.
cíbrido (cybrid). A cell with cytoplasm from two different cells as a result of cell hybridization.
cicatrectomía (cicatrectomy). Excision of a scar.
cicatricotomía, cicatrisotomía (cicatricotomy, cicatrisotomy). Cutting a scar.
cicatrix, pl. **cicatrices** (cicatrix, pl. cicatrices). Scar.
cicatriz (scar). Cicatrix; the fibrous tissue replacing normal tissues destroyed by injury or disease.
  c. cerebral (brain cicatrix).
  c. en chelín (shilling s.'s).
  c. filtrante (filtering cicatrix).
  c. hipertrófica (hypertrophic s.).
  c. meningocerebral (meningocerebral cicatrix).
  c. en papel de cigarrillo (cigarette-paper s.'s). Papyraceous s.'s.
  c. papiráceas (papyraceous s.'s). Cigarette-paper s.'s.
  c. radial (radial s.).
  c. viciosa (vicious cicatrix).
cicatrización (cicatrization). **1.** The process of scar formation. **2.** The healing of a wound otherwise than by first intention.
cicatrizal (cicatricial). Relating to a scar.
cicatrizante (cicatrizant). **1.** Causing or favoring cicatrization. **2.** An agent with such action.
ciclamato (cyclamate). A salt or ester of cyclamic acid.
ciclamida (cyclamide). Glycyclamide.
ciclandelato (cyclandelate). An antispasmodic.
ciclarbamato (cyclarbamate). Cyclopentaphene.
ciclartrodial (cyclarthrodial). Relating to a cyclarthrosis.
ciclartrosis (cyclarthrosis). A joint capable of rotation.
ciclasa (cyclase). Descriptive name applied to an enzyme that forms a cyclic compound; e.g., adenylate cyclase.
ciclazocina (cyclazocine). A benzomorphan derivative with potent narcotic antagonist properties.
ciclectomía (cyclectomy). Ciliectomy; excision of a portion of the ciliary body.
ciclencefalia (cyclencephaly, cyclencephalia). Cyclocephaly; cyclocephalia; condition in a malformed fetus characterized by poor development and a varying degree of fusion of the two cerebral hemispheres.
cíclico (cyclic). **1.** Pertaining to, or characteristic of, a cycle; occurring periodically, denoting the course of the symptoms in certain diseases or disorders. **2.** In chemistry, continuous, without end, as in a ring; denoting a c. compound.
ciclicotomía (cyclicotomy). Cyclotomy.
ciclitis (cyclitis). Inflammation of the ciliary body.
  c. heterocrómica (heterochromic c.).
  c. plástica (plastic c.).
  c. purulenta (purulent c.).
ciclizina, clorhidrato de (cyclizine hydrochloride). An antihistamine agent useful in the prevention and relief of motion sickness.
ciclizina, lactato de (cyclizine lactate). An agent with the same use and action as the hydrochloride.
ciclo (cycle). **1.** A recurrent series of events. **2.** A recurring period of time. **3.** One successive compression and rarefaction of a wave, as of a sound wave.
  c. del ácido cítrico (citric acid c.). Tricarboxylic acid c.
  c. del ácido dicarboxílico (dicarboxylic acid c.).
  c. del ácido glioxílico (glyoxylic acid c.).
  c. del ácido succínico (succinic acid c.).
  c. del ácido tricarboxílico (tricarboxylic acid c.).
  c. del anhídrido carbónico, del carbono (carbon dioxide c., carbon c.).
  c. anovulatorio (anovulatory c.).
  c. cardíaco (cardiac c.).
  c. celular (cell c.).
  c. de Cori (Cori c.).
  c. endógeno (endogenous c.).
  c. estrual (estrous c.).
  c. exoeritrocítico (exoerythrocytic c.).
  c. exógeno (exogenous c.).
  c. forzado (forced c.).
  c. genésico (genesial c.).
  c. de Krebs (Krebs c.). Tricarboxylic acid c.
  c. de Krebs-Henseleit (Krebs-Henseleit c., Krebs ornithine c., Krebs urea c.). Urea c.
  c. masticatorio **1.** (chewing c.). **2.** (masticating c.'s). A complete course of movement of the mandible during a single masticatory stroke.
  c. menstrual (menstrual c.).
  c. del nitrógeno (nitrogen c.).
  c. de las ondas cerebrales (brain wave c.).
  c. de la ornitina (ornithine c.). Urea c.
  c. ovárico (ovarian c.).
  c. de oxidación de ácidos grasos (fatty acid oxidation c.).
  c. del pelo (hair c.).
  c. reproductivo (reproductive c.).
  c. restaurado (restored c.).
  c. de retorno (returning c.).
  c. por segundo (cps) (cycles per second (cps)). The number of successive compressions and rarefactions per second of a sound wave.

c. del succinato de glicina (glycine succinate c.).
c. de la urea (urea c.). Krebs-Henseleit c.; Krebs ornithine c.; Krebs urea c.
c. visual (visual c.).
c. vital (life c.).
ciclo-, cicl- (cyclo-, cycl-). **1.** Combining forms relating to a circle or cycle, or denoting association with the ciliary body. **2.** In chemistry, a combining form indicating a continuous molecule, without end.
ciclobarbital (cyclobarbital). Formerly used as a mild hypnotic and for pre- and postoperative sedation.
ciclobenzaprina, clorhidrato de (cyclobenzaprine hydrochloride). A skeletal muscle relaxant used to relieve acute muscular spasms.
ciclocefalia (cyclocephaly, cyclocephalia). Cyclencephaly.
ciclocoroiditis (cyclochoroiditis). Inflammation of the ciliary body and the choroid.
ciclocrioterapia (cyclocryotherapy). Transscleral freezing of the ciliary body in the treatment of glaucoma.
ciclocumarol (cyclocumarol). A synthetic anticoagulant compound, related to bishydroxycoumarin.
ciclodiálisis (cyclodialysis). Heine's operation; establishment of a communication between the anterior chamber and the suprachoroidal space in order to reduce intraocular pressure in glaucoma.
ciclodiatermia (cyclodiathermy). Diathermy applied to the sclera adjacent to the ciliary body in the treatment of glaucoma.
cicloducción (cycloduction). Circumduction; rotation of the upper pole of one cornea.
cicloelectrólisis (cycloelectrolysis). Electrolysis applied to the ciliary body to reduce ocular pressure.
ciclofenazina, clorhidrato de (cyclophenazine hydrochloride). A phenothiazine tranquilizing drug.
cicloforasas (cyclophorases). The group of enzymes in mitochondria which catalyze the complete oxidation of pyruvic acid to carbon dioxide and water.
cicloforia (cyclophoria). Abnormal tendency for the upper poles of each cornea to rotate inward or outward.
ciclofosfamida (cyclophosphamide). An alkylating agent with antitumor activity and uses similar to those of its parent compound, nitrogen mustard.
ciclofotocoagulación (cyclophotocoagulation). Photocoagulation of the ciliary processes to reduce the secretion of aqueous humor in glaucoma.
ciclofrenia (cyclophrenia). Obsolete term for manic-depressive psychosis.
cicloguanilo, pamoato de (cycloguanil pamoate). A long-acting antimalarial agent that prevents the growth or survival of the pre-erythrocytic and erythrocytic parasites.
ciclohexatrieno (cyclohexatriene). Benzene.
cicloheximida (cycloheximide). An antibiotic obtained from certain strains of *Streptomyces griseus*.
ciclohexitol (cyclohexitol). Inositol.
cicloide (cycloid). Suggesting cyclothymia; a term applied to a person who tends to have periods of marked swings of mood, but within normal limits.
ciclol (cyclol). A cyclic dipeptide postulated as occurring in proteins; it does occur in some of the ergot alkaloids.
ciclometicaína, sulfato de (cyclomethycaine sulfate). A topical anesthetic.
ciclonamina (cyclonamine). Ethamsylate.
cíclope (cyclops). Monoculus; monophthalmus; monops; an individual with cyclopia.
ciclopea (cyclopea). Cyclopia.
ciclopenta[*a*]fenantreno (cyclopenta[*a*]phenanthrene). Phenanthrene, to the *a* side of which a three-carbon fragment is fused.
ciclopentafeno (cyclopentaphene). Cyclarbamate.
ciclopentamina, clorhidrato de (cyclopentamine hydrochloride). A sympathomimetic amine, similar in action to ephedrine.
ciclopentano (cyclopentane). A closed ring hydrocarbon containing 5 carbon atoms, isomeric with pentene.
ciclopentiazida (cyclopenthiazide). A benzothiadiazide diuretic.
ciclopentolato, clorhidrato de (cyclopentolate hydrochloride). An anticholinergic, spasmolytic drug, used in refraction determinations; causes cycloplegia and mydriasis.
ciclópeo (cyclopean). Cyclopian.
ciclopéptido (cyclopeptide). A polypeptide lacking terminal $-NH_2$ and $-COOH$ groups by virtue of their combination to form another peptide link, forming a ring.
ciclopía (cyclopia). Cyclopea; synophthalmia; synophthalmus; a congenital defect in which the two orbits merge to form a single cavity containing one eye.
ciclopiano (cyclopian). Cyclopean; denoting or relating to cyclopia.
ciclopirox olamina (ciclopirox olamine). A broad spectrum antifungal agent.
cicloplejía (cycloplegia). Loss of power in the ciliary muscle of the eye; may be pathologic or induced.
ciclopléjico (cycloplegic). **1.** Relating to cycloplegia. **2.** A drug that paralyzes the ciliary muscle and thus the power of accommodation.
ciclopropano (cyclopropane). Trimethylene; an explosive gas of characteristic odor, used for producing general anesthesia.
cicloserina (cycloserine). Cyclic anhydride of serine amide; an antibiotic produced by strains of *Streptomyces orchidaceus* or *S. garyphalus* with a wide spectrum of antibacterial activity.
ciclosis (cyclosis). The movement of the protoplasm and contained plastids within the protozoan cell.
ciclosporina (cyclosporine). A cyclic oligopeptide immunosuppressant produced by the fungus *Tolypocladium inflatum Gams*.
ciclosporina A (cyclosporin A). Cyclosporine.
ciclotiazida (cyclothiazide). A diuretic and antihypertensive.
ciclotimia (cyclothymia). A mental disorder characterized by marked swings of mood from depression to hypomania but not to the degree that occurs in bipolar disorder.
ciclotímico (cyclothymiac, cyclothymic). Relating to cyclothymia.
ciclotomía (cyclotomy). Cyclicotomy; operation of cutting the ciliary muscle.
ciclótomo (cyclotome). A delicate knife for use in cyclotomy.
ciclotrón (cyclotron). An accelerator that produces high-speed ions (e.g., protons and deuterons) under the influence of an alternating magnetic field, for bombardment and disruption of atomic nuclei.
ciclotropía (cyclotropia). A meridional deviation around the anterior-posterior axis of one eye with respect to the other.
ciclozoonosis (cyclozoonosis). A zoonosis that requires more than one vertebrate host (but no invertebrate) for completion of the life cycle.
cicrimina, clorhidrato de (cycrimine hydrochloride). An anticholinergic drug used in the treatment of parkinsonism.
cicuta (hemlock). Conium.
cicutoxina (cicutoxin). A toxic principle present in water hemlock, *Cicuta virosa* (family Umbelliferae); pharmacologic action is similar to that of picrotoxin.
CID (DIC). Abbreviation for disseminated intravascular coagulation.
ciego **1.** (blind). Unable to see; without useful sight. **2.** (cecum, pl. ceca). [*cecum*, NA]. Blind gut; intestinum cecum; typhlon; the cul-de-sac, about 6 cm in depth, lying below the terminal ileum forming the first part of the large intestine.
c. cupular (cecum cupulare). [*cecum cupulare*, NA]. Cupular blind sac.
c. vestibular (cecum vestibulare). [*cecum vestibulare*, NA]. Vestibular blind sac.
cierre (closure). **1.** The completion of a reflex pathway. **2.** The place of coupling between stimuli in the establishment of conditioned learning.
c. de la mufla (flask c.).
c. velofaríngeo (velopharyngeal c.).
ciesis (cyesis). Obsolete term for pregnancy.
cifoescoliosis (kyphoscoliosis). Kyphosis combined with scoliosis; severe, congestive heart failure is not infrequently a complication.
cifósico (kyphotic). Relating to or suffering from kyphosis.
cifosis (kyphosis). Anterior curvature of spine a deformity of the spine characterized by extensive flexion.
cifótono (kyphotone). A brace for use in tuberculosis of the spine.
cigal (zygal). Relating to or shaped like a zygon or yoke; H-shaped.
cigapofisario (zygapophysial, zygapophyseal). Relating to a zygapophysis or articular process of a vertebra.
cigapófisis (zygapophysis, pl. zygapophyses). [*zygapophysis*, NA]. Official alternate term for processus articularis.

cigión (zygion). In cephalometrics and craniometrics, the most lateral point of the zygomatic arch.
cigo-, cig- (zygo-, zyg-). Combining forms denoting yoke, a joining.
cigodactilia (zygodactyly). Syndactyly.
cigoma (zygoma). **1.** Os zygomaticum. **2.** Arcus zygomaticus.
cigomático (zygomatic). Relating to the os zygomaticum.
cigomatico- (zygomatico-). Combining form meaning zygomatic; relating usually to the zygomatic bone.
cigomaticoauricular **1.** (zygomaticoauricular). Relating to the zygomatic bone and the auricle. **2.** (zygomaticoauricularis). Musculus auricularis anterior.
cigomaticoesfenoidal (zygomaticosphenoid). Relating to the zygomatic and sphenoid bones.
cigomaticofacial (zygomaticofacial). Relating to the zygomatic bone and the face.
cigomaticofrontal (zygomaticofrontal). Relating to the zygomatic and frontal bones.
cigomaticomaxilar **1.** (zygomaticomaxillary). Relating to the zygomatic bone and the maxilla. **2.** (zygomaxillary). Relating to the zygomatic bone and the maxilla.
cigomaticoorbitario (zygomatico-orbital). Relating to the zygomatic bone and the orbit.
cigomaticotemporal (zygomaticotemporal). Relating to the zygomatic and temporal bones.
cigomaxilar (zygomaxillare). Zygomaxillary point.
cigomicosis (zygomycosis). Mucormycosis; phycomycetosis; phycomycosis.
cigón (zygon). The short crossbar connecting the branches of a zygal fissure.
cigonema (zygonema). Zygotene.
cigopodio (zygopodium). The distal intermediate segment of the limb skeleton, i.e., radius and ulna, tibia and fibula.
cigosidad (zygosity). The nature of the zygotes from which individuals are derived; e.g., whether, with respect to a particular gene, they are homozygous or heterozygous or whether, in the case of twins, they are monozygotic or dizygotic.
cigosis (zygosis). True conjugation or sexual union of two unicellular organisms, consisting essentially in the fusion of the nuclei of the two cells.
cigosperma (zygosperm). Zygospore.
cigospora (zygospore). Zygosperm; among the Phycomycetes, a thick-walled sexual spore arising from fusion of two morphologically identical structures.
cigoteno (zygotene). Zygonema; the stage of prophase in meiosis in which precise point for point pairing of homologous chromosomes begins.
cigótico (zygotic). Pertaining to a zygote, or to zygosis.
cigoto (zygote). The diploid cell resulting from union of a sperm and an ovum.
cigotoblasto (zygotoblast). Sporozoite.
cigotómero (zygotomere). Sporoblast.
ciguatera (ciguatera). Poisoning due to the ingestion of the flesh or viscera of various marine fish of the tropical Caribbean and Pacific, such as barracuda, grouper, red snapper, amberjack, and dolphin, which contain ciguatoxin acquired through their food chain.
ciguatoxina (ciguatoxin). A marine saponin of unknown structure; the toxic substance causing ciguatera.
ciheptamida (cyheptamide). An anticonvulsant.
cilastatin sódico (cilastatin sodium). An inhibitor of the renal dipeptidase, dehydropeptidase 1.
ciliado (ciliated). Having cilia.
ciliados (ciliates). Common name for members of the *Ciliata*.
ciliar (ciliary). **1.** Relating to any cilia or hairlike processes, specifically, the eyelashes. **2.** Relating to certain of the structures of the eyeball.
ciliarotomía (ciliarotomy). Surgical division of the zona ciliaris.
ciliastático (ciliastatic). Denoting a drug or condition that slows or stops the beating of cilia (generally used with reference to respiratory mucosal cilia).
ciliectomía (ciliectomy). Cyclectomy.
cilíndrico (cylindrical). Shaped like a cylinder; referring to a cylinder.
cilindro **1.** (cast). An elongated or cylindrical mold formed in a tubular structure (e.g., renal tubule, bronchiole). **2.** (cylinder). A cylindrical lens. **3.** (cylinder). A cylindrical metal container for gases stored under high pressure.
 c. de Bence Jones (Bence Jones cylinder's).
 c. capilar (hair c.). Pseudonit.
 c. céreo (waxy c.).
 c. del coma (coma c.). Külz's cylinder.
 c. cruzados (crossed cylinder's)
 c. decidual (decidual c.).
 c. epitelial (epithelial c.).
 c. espurio (spurious c.). False c.
 c. falso (false c.). Cylindroid; mucous c.; pseudocast; spurious c.
 c. fibrinoso (fibrinous c.).
 c. granular (granular c.).
 c. graso (fatty c.).
 c. hemático (blood c.).
 c. hialino (hyaline c.).
 c. de Külz (Külz's cylinder). Coma cast.
 c. mucoso (mucous c.). False c.
 c. renal (renal c.). Tube c.
 c. en tubo (tube c.). Renal c.
 c. urinarios (urinary c.'s). C. discharged in the urine.
cilindroadenoma (cylindroadenoma). Cylindroma.
cilindroeje **1.** (cylindraxis). Axon. **2.** (axis cylinder). Obsolete term for axon.
cilindroma (cylindroma). Cylindroadenoma; a histologic type of epithelial neoplasm, frequently malignant.
cilindrosarcoma (cylindrosarcoma). Obsolete term for a sarcoma that manifests several foci of hyaline degenerative changes, such as those observed in cylindromas.
cilindruria (cylindruria). The presence of renal cylinders or casts in the urine.
cilio (cilium, pl. cilia). **1.** [*cilium*, NA]. Eyelash; one of the stiff hairs projecting from the margin of the eyelid. **2.** A motile extension of a cell surface, e.g., of certain epithelial cells, containing nine longitudinal double microtubules arranged in a peripheral ring, together with a central pair.
cilio-, cili- (cilio-, cili-). Combining forms relating to cilia or meaning ciliary, in any sense.
cilioescleral (cilioscleral). Relating to the ciliary body and the sclera.
cilioespinal (ciliospinal). Relating to the ciliary body and the spinal cord; denoting in particular the ciliospinal center.
ciliogénesis (ciliogenesis). The formation of cilia.
ciliorretiniano (cilioretinal). Pertaining to the ciliary body and the retina.
ciliotomía (ciliotomy). Surgical section of the ciliary nerves.
ciliotoxicidad (ciliotoxicity). The characteristic of a drug or condition which impairs ciliary activity (generally refers to respiratory mucosal cilia).
cilosis (cillosis). Cillo; spasmodic twitching of an eyelid.
cilosoma (cyllosoma). One-sided congenital defect of the lower abdominal wall with defective development of the corresponding leg.
cimarina (cymarin). A cardiotonic.
cimasa (zymase). Obsolete term for enzyme.
cimatismo (kymatism). Myokymia.
cimba (cymba conchae). [*cymba conchae*, NA]. The upper, smaller part of the external ear lying above the crus helicis.
cimbocefalia (cymbocephaly). Scaphocephaly.
cimbocefálico, cimbocéfalo (cymbocephalic, cymbocephalous). Relating to cymbocephaly.
cimetidina (cimetidine). A histamine analogue and antagonist used to treat peptic ulcer and hypersecretory conditions.
cimicosis (cimicosis). Lesions produced by bedbug bites of *Cimex lectularius*.
cimo-, cim- (zymo-, zym-). Combining forms denoting fermentation, enzymes.
cimodemo (zymodeme). An isoenzyme pattern, as identified by isoenzyme electrophoresis.
cimogénesis (zymogenesis). Transformation of a proenzyme (zymogen) into an active enzyme.
cimogénico (zymogenic). **1.** Zymogenous; relating to a zymogen or to zymogenesis. **2.** Causing fermentation.
cimógeno **1.** (zymogen). Proenzyme. **2.** (zymogenous). Zymogenic.
cimografía (kymography). Use of the kymograph.

cimógrafo (kymograph). An instrument for recording wavelike motions or modulation, especially for recording variations in blood pressure.
cimograma **1.** (zymogram). Strips of paper, gels, etc. in which the locations of enzymes, separated electrophoretically or by other means, are demonstrated by histochemical methods. **2.** (kymogram). The graphic curve made by a kymograph.
cimohexasa (zymohexase). Fructose-bisphosphate aldolase.
cimología (zymology). Enzymology.
cimólogo (zymologist). Enzymologist.
cimosán (zymosan). Anticomplementary factor; a glucose polymer.
cimoscopio **1.** (zymoscope). An instrument measuring CO_2 evolved and, therefore, the fermenting power of yeast. **2.** (kymoscope). An apparatus for measuring the pulse waves, or the variation in blood pressure.
cimosterol (zymosterol). 5 α-Cholesta-8,24-dien-3β-ol; an intermediate in the biosynthesis of cholesterol from lanosterol.
cinamaldehído (cinnamaldehyde). Cinnamic aldehyde; chief constituent of cinnamon oil.
cinamato (cinnamate). A salt or ester of cinnamic acid.
cinamedrina (cinnamedrine). A smooth muscle relaxant used in the treatment of menstrual cramping.
cinameína (cinnamein). Benzyl cinnamate.
cinameno (cinnamene). Styrene.
cinámico (cinnamic). Relating to cinnamon.
cinanestesia **1.** (cinanesthesia). Kinanesthesia. **2.** (kinanesthesia). Cinanesthesia; a disturbance of deep sensibility in which there is inability to perceive either direction or extent of movement, the result being ataxia.
cinanquia (cynanche). Sore throat.
cinanserina, clorhidrato de (cinanserin hydrochloride). A serotonin inhibitor.
cinantropía (cynanthropy). A delusion in which one barks and growls, imagining himself to be a dog.
cinarizina (cinnarizine). Cinnipirine; an antihistaminic.
cinasa (kinase). **1.** An enzyme catalyzing the conversion of a proenzyme to an active enzyme; e.g., enteropeptidase (enterokinase). **2.** An enzyme catalyzing the transfer of phosphate groups to form triphosphates (ATP).
cinasa II (kinase II). Peptidyl dipeptidase A.
cinc (zinc). A metallic element, symbol Zn, atomic no. 30, atomic weight 65.38; a number of salts of z. are used in medicine.
acetato de c. (z. acetate). An emetic, styptic, and astringent.
blanco de c. (z. white). Z. oxide.
caprilato de c. (z. caprylate). A topical antifungal compound.
cloruro de c. (z. chloride). Butter of zinc.
estearato de c. (z. stearate).
fenolsulfonato de c. (z. phenolsulfonate). Z. sulfocarbolate.
fosfuro de c. (z. phosphide).
gelatina de c. (z. gelatin). Z. oxide, gelatin, glycerin, and purified water.
óxido de c. (z. oxide). Flowers of zinc; z. white.
óxido de c. y eugenol (z. oxide and eugenol).
permanganato de c. (z. permanganate).
peróxido de c. (z. peroxide). Z. superoxide.
peróxido de c. medicinal (medicinal z. peroxide).
sulfato de c. (z. sulfate).
sulfocarbolato de c. (z. sulfocarbolate). Z. phenolsulfonate.
superóxido de c. (z. superoxide). Z. peroxide.
undecilenato, undecenoato de c. (z. undecylenate, z. undecenoate).
yoduro de c. (z. iodide).
cinc-65 (^{65}Zn) (zinc-65 (^{65}Zn)). A radioactive zinc isotope.
cincífero, cinquífero (zinciferous). Containing zinc.
cinclisis (cinclisis). Rapid repetition of a movement, e.g., rapidly repeated winking.
cincofeno (cinchophen). An analgesic, antipyretic, and uricosuric agent that may produce liver damage and gastric lesions.
cincoide (zincoid). Relating to or resembling zinc.
cincol (cinchol). β-Sitosterol.
cincona (cinchona). Cinchona bark; Peruvian bark; Jesuits' bark; Jesuits' bark; Peruvian bark; quina; quinaquina.
cincónico (cinchonic). Relating to cinchona.
cinconina (cinchonine). A quinoline alkaloid prepared from the bark of several species of *Cinchona;* a tonic and antimalarial agent.
cinconismo (cinchonism). Quininism.
cine- (cine-, cin-). Combining forms denoting movement, usually relating to motion pictures.
cineangiocardiografía (cineangiocardiography). Motion pictures of the passage of a contrast medium through chambers of the heart and great vessels.
cineangiografía (cineangiography). Motion pictures of the passage of a contrast medium through blood vessels.
cinefluorografía (cinefluorography). Cineradiography.
cinefluoroscopia (cinefluoroscopy). Cineradiography.
cinegastroscopia (cinegastroscopy). Motion pictures of gastroscopic observations.
cinemática **1.** (cinematics). Kinematics. **2.** (kinematics). Cinematics; in physiology, the science concerned with movements of the parts of the body.
cinematización (cinematization). Cineplastic amputation.
cinemicrofotografía (cinephotomicrography). The making of a motion picture of microscopic objects; time lapse photography is often used.
cinemómetro (kinemometer). An electromagnetic device, similar in principle to the velocity ballistocardiograph, used to measure the contraction and relaxation elicited in a tendon reflex.
cineol (cineole, cineol). Cajeputol; cajuputol; eucalyptol.
cineplastia **1.** (cineplastics). Cineplastic amputation. **2.** (kineplastics). Cineplastic amputation.
cinérea (cinerea). **1.** The gray matter of the brain and other parts of the nervous system. **2.** Obsolete term for mantle layer.
cinéreo **1.** (cinereal). Relating to the gray matter of the nervous system. **2.** (cineritious). Ashen; denoting the gray matter of the brain, spinal cord, and ganglia.
cinerradiografía (cineradiography). Cinefluorography; cinefluoroscopy; cineroentgenography; radiography of an organ in motion.
cinerroentenografía (cineroentgenography). Cineradiography.
cinesalgia (kinesalgia). Kinesialgia; pain caused by muscular movement.
cinescopio (kinescope). Obsolete instrument for determining the refraction of the eyes.
cinesi-, cinesio-, cineso- (kinesi-, kinesio-, kineso-). Combining forms relating to motion.
cinesia (kinesia). Motion sickness.
cinesímetro **1.** (kinesiometer). Kinesimeter. **2.** (kinesimeter). Kinesiometer; an instrument for measuring the extent of a movement.
cinesioneurosis (kinesioneurosis). Rarely used term for a neurosis, or functional nervous disease, marked by tics, spasms, or other motor disorders.
cinesis (kinesis). Motion. As a termination, used to denote movement or activation, particularly the kind induced by a stimulus.
cinesismografía (cineseismography). A technique for measuring movements of the body by continuous photographic recording of shaking or vibration.
cinesofobia (kinesophobia). Morbid fear of movement.
cinestesia (kinesthesia). **1.** The sense perception of movement; the muscular sense. **2.** An illusion of moving in space.
cinestésico (kinesthetic). Relating to kinesthesia.
cinestesiómetro (kinesthesiometer). An instrument for determining the degree of muscular sensation.
cinética (kinetics). The study of motion, acceleration, or rate of change.
c. química (chemical k.).
cinético (kinetic). Relating to motion or movement.
cineto- (kineto-). Combining form relating to motion.
cinetocardiógrafo (kinetocardiograph). A device for recording precordial impulses due to cardiac movement; the absolute displacement of a point on the chest wall is recorded relative to a fixed reference point above the recumbent patient.
cinetocardiograma (kinetocardiogram). Graphic recording of the vibrations of the chest wall produced by cardiac activity.
cinetocoro (kinetochore). Centromere.
cinetogénico (kinetogenic). Causing or producing motion.
cinetoplasma **1.** (cinetoplasm). Cinetoplasma, kinetoplasm. **2.** (kinetoplasm). Cinetoplasm; cinetoplasma; kinoplasm. The most contractile part of a cell. **3.** (kinetoplasm). The cytoplasm of the droplet which covers the sperm head during maturation.

cinetoplasto (kinetoplast). An intensely staining rod-, disc-, or spherical-shaped extranuclear DNA structure found in parasitic flagellates (family Trypanosomatidae) near the base of the flagellum.
cinetoscopio (kinetoscope). An apparatus for taking serial photographs to record movement.
cinetosoma (kinetosome). Basal body.
cineurografía (cineurography). Motion picture urography.
cingulado, cingular (cingulate). Relating to a cingulum.
cingulectomía (cingulectomy). Cingulotomy.
cíngulo (cingulum, gen. cinguli, pl. cingula). **1.** [*cingulum*, NA]. A structure that has the form of a belt or girdle. **2.** A well-marked fiber bundle passing longitudinally in the white matter of the gyrus cinguli (collateral gyrus).
c. dentario (c. of tooth). [*cingulum dentis*, NA].
c. de las extremidades inferiores (pelvic girdle). [*cingulum membri inferioris*, NA].
cingulotomía (cingulotomy). Cingulectomy.
cínico (cynic). Doglike, denoting a spasm of the muscles of the face as in risus caninus.
cinina (kinin). One of a number of widely differing substances having pronounced and dramatic physiological effects.
cininogenasa (kininogenase). Kallikrein.
cininogenina (kininogenin). Kallikrein.
cininógeno (kininogen). The globulin precursor of a (plasma) kinin.
cinipirina (cinnipirine). Cinnarizine.
cinocefalia (cynocephaly). Craniostenosis in which the skull slopes back from the orbits, producing a resemblance to the head of a dog.
cinocentro **1.** (cinocentrum). Cytocentrum. **2.** (kinocentrum). Cytocentrum.
cinodonto (cynodont). A tooth having one cusp or point.
cinofobia (cynophobia). Morbid fear of dogs.
cinohapto (kinohapt). An esthesiometer for applying several stimuli to the skin at different distances and frequencies.
cinomómetro (kinomometer). An instrument for measuring degree of motion.
cinoplasma (kinoplasm). Kinetoplasm.
cinoplasmático (kinoplasmic). Relating to kinoplasm (kinetoplasm).
cinoxacina (cinoxacin). A synthetic organic acid, chemically related to nalidixic acid.
cinoxato (cinoxate). An ultraviolet screen for topical application on the skin.
cinta **1.** (ribbon). A ribbon-shaped structure. **2.** (tape). A thin flat strip of fascia or tendon, or of synthetic material, used as a tie or suture.
c. adhesiva (adhesive tape).
c. de Reil (Reil's r.). Lemniscus medialis.
cintilla (band). Any ribbon-shaped or cordlike anatomical structure that encircles or binds another structure or that connects two or more parts.
c. de Maissiat (Maissiat's b.). Tractus iliotibialis.
c. olfatoria (olfactory tract). [*tractus olfactorius*, NA].
c. óptica (optic tract).
cintura **1.** (waist). The portion of the trunk between the ribs and the pelvis. **2.** (girdle). A belt; a zone.
c. cardíaca (w. of the heart).
c. escapular (shoulder girdle). [*cingulum membri superioris*, NA].
c. de Hitzig (Hitzig's girdle). Tabetic cuirass.
c. de Neptuno (Neptune's girdle).
c. pelviana (pelvic girdle). [*cingulum membri inferioris*, NA].
c. torácica (thoracic girdle). [*cingulum membri superioris*, NA].
cinurenina (kynurenine). A product of the metabolism of tryptophan, excreted in the urine in small amounts.
cinurenina 3-hidroxilasa (kynurenine 3-hydroxylase). Kynurenine 3-monooxygenase.
cinurenina 3-monooxigenasa (kynurenine 3-monooxygenase). Kynurenine 3-hydroxylase; an enzyme catalyzing addition of a 3-OH to L-kynurenine, with the aid of NADPH and O_2.
cinurenina formamidasa (kynurenine formamidase). Formamidase.
cinureninasa (kynureninase). A liver enzyme catalyzing the hydrolysis of the kynurenine side chain.
ción (cion). Archaic term for uvula.
cipridofobia (cypridophobia). Morbid fear of venereal disease or of sexual intercourse.
ciprofloxacina, clorhidrato (ciprofloxacin hydrochloride). A synthetic fluoroquinolone broad spectrum antibacterial.
ciproheptadina, clorhidrato de (cyproheptadine hydrochloride). A potent antagonist of histamine and serotonin.
ciproterona, acetato de (cyproterone acetate). A synthetic steroid capable of inhibiting the biological effects exerted by endogenous or exogenous androgenic hormones; an antiandrogen.
cirantina (cirantin). Hesperidin.
circadiano (circadian). Relating to biologic variations or rhythms with a cycle of about 24 hours.
circellus (circellus). Circle.
circhoral (circhoral). Occurring cyclically about once an hour.
circinado (circinate). Circular; ring-shaped.
circuito (circuit). The path or course of flow of cases or electric or other currents.
c. anestésico (anesthetic c.).
c. gamma (gamma loop).
c. de Granit (Granit's loop). Gamma l.
c. de memoria (memory loop)
c. de Papez (Papez c.).
c. reverberante (reverberating c.).
c. vector (vector loop).
circulación (circulation). Movements in a circle, or through a circular course, or through a course which leads back to the same point.
c. capilar (capillary c.).
c. colateral (collateral c.).
c. compensatoria (compensatory c.).
c. cruzada (cross c.).
c. embrionaria (embryonic c.).
c. enterohepática (enterohepatic c.).
c. extracorpórea (extracorporeal c.).
c. fetal (fetal c.).
c. linfática (lymph c.).
c. mayor (greater c.). Systemic c.
c. menor (lesser c.). Pulmonary c.
c. placentaria (placental c.).
c. portal (portal c.).
c. pulmonar (pulmonary c.). Lesser c.
c. sanguínea (blood c.).
c. de Servet (Servetus' c.). Obsolete eponym for the pulmonary c.
c. sistémica (systemic c.). Greater c.
circulatorio (circulatory). **1.** Relating to the circulation. **2.** Sanguiferous.
círculo (circle). **1.** Circellus. A ring-shaped structure or group of structures. **2.** A line or process with every point equidistant from the center.
c. arterial de Haller (circulus arteriosus halleri). [*circulus vasculosus nervi optici*, NA].
c. arterial del cerebro (arterial c. of cerebrum). [*circulus arteriosus cerebri*, NA].
c. arterial mayor del iris (greater arterial c. of iris). [*circulus arteriosus iridis major*, NA].
c. arterial menor del iris (lesser arterial c. of iris). [*circulus arteriosus iridis minor*, NA].
c. articular vascular (articular vascular c.). [*circulus articularis vasculosus*, NA].
c. de Carus (Carus' c.). Carus' curve.
c. cerrado (closed c.).
c. defensivo (defensive c.).
c. de Haller (Haller's c.). **1.** [*plexus venosus areolaris*, NA]. **2.** [*circulus vasculosus nervi optici*, NA]. Vascular c. of optic nerve.
c. de Huguier (Huguier's c.).
c. de menor difusión (least diffusion c.).
c. de Pagenstecher (Pagenstecher's c.).
c. de Ridley (Ridley's c.). [*sinus intercavernosi*, NA]. Intercavernous sinus.
c. semicerrado (semi-closed c.).
c. uterino de Baudelocque (Baudelocque's uterine c.). Pathologic retraction ring.

c. vascular (vascular c.). **1.** [*plexus venosus areolaris*, NA]. **2.** The c. around the mouth.
c. vascular del nervio óptico **1.** (vascular c. of optic nerve). [*circulus vasculosus nervi optici*, NA]. **2.** (Zinn's vascular c.). [*circulus vasculosus nervi optici*, NA]
c. venoso de Haller (circulus venosus halleri). [*plexus venosus areolaris*, NA].
c. venoso de la glándula mamaria (venous c. of mammary gland). [*plexus venosus areolaris*, NA].
c. venoso de Ridley (circulus venosus ridleyi). [*sinus intercavernosi*, NA].
c. venoso hipogloso **1.** (circellus venosus hypoglossi). [*plexus venosus canalis hypoglossi*, NA]. **2.** (venous plexus of hypoglossal canal). [*plexus venosus canalis hypoglossi*, NA].
c. vicioso (vicious c.).
c. de Willis (c. of Willis). [*circulus arteriosus cerebri*, NA].
c. de Zinn (circulus zinnii). [*circulus vasculosus nervi optici*, NA].

circulus, gen. y pl. **circuli** (circulus, gen. and pl. circuli). **1.** Circle; any ringlike structure. **2.** [*circulus*, NA]. A circle formed by connecting arteries, veins, or nerves.

circumaxilar (circumaxillary). Periaxillary; around the axilla.

circumbulbar (circumbulbar). Peribulbar.

circumferentia (circumferentia). [*circumferentia*, NA]. Circumference.

circun-, circum- (circum-). Prefix denoting a circular movement, or a position surrounding the part indicated by the word to which it is joined.

circunanal (circumanal). Perianal; periproctic; surrounding the anus.

circunarticular (circumarticular). Periarthric; periarticular; surrounding a joint.

circuncidar (circumcise). To perform circumcision, especially of the prepuce.

circuncisión (circumcision). **1.** Peritomy; operation to remove part or all of the prepuce. **2.** Cutting around an anatomical part (e.g., the areola of the breast).

circuncorneal (circumcorneal). Pericorneal.

circunducción (circumduction). **1.** Movement of a part, e.g., an extremity, in a circular direction. **2.** Cycloduction.

circunferencia (circumference). Circumferentia; the outer boundary, especially of a circular area.
c. articular del cúbito (articular c. of ulna). [*circumferentia articularis ulnae*, NA].
c. articular del radio (articular c. of radius). [*circumferentia articularis radii*, NA].

circunflejo (circumflex). Describing an arc of a circle; denoting several anatomical structures.

circungemal (circumgemmal). Perigemmal; surrounding a bud-like or bulblike body.

circunintestinal (circumintestinal). Perienteric.

circunlental (circumlental). Perilenticular.

circunmandibular (circummandibular). Around or about the mandible.

circunnuclear (circumnuclear). Perinuclear.

circunocular (circumocular). Periocular; periophthalmic; around the eye.

circunoral (circumoral). Perioral.

circunorbitario (circumorbital). Periorbital; around the orbit.

circunrenal (circumrenal). Perinephric.

circunscripto (circumscribed). Circumscriptus; bounded by a line; limited or confined.

circunstancialidad (circumstantiality). A disturbance in the thought process, either voluntary or involuntary, in which one gives an excessive amount of detail (circumstances) that is often tangential, elaborate, and irrelevant, to avoid making a direct statement or answer to a question.

circunvalado (circumvallate). Denoting a structure surrounded by a wall, as the c. papillae of the tongue.

circunvascular (circumvascular). Perivascular.

circunventricular (circumventricular). Around or in the area of a ventricle, as are the c. organs.

circunvolución **1.** (convolution). One of the prominent rounded elevations that form the cerebral hemispheres, each consisting of an exposed superficial portion and a portion hidden from view in the wall and floor of the sulcus. Specifically, a gyrus of the cerebral or cerebellar cortex. **2.** (gyrus, gen. and pl. gyri). [*gyrus*, NA].
c. anectante (annectent gyrus). Transitional g.
c. angular (angular gyrus). [*gyrus angularis*, NA]. Angular convolution.
c. central anterior (anterior central gyrus). [*gyrus precentralis*, NA]. Anterior central convolution.
c. central posterior (posterior central gyrus). [*gyrus postcentralis*, NA].
c. centrales (central gyri). The gyri precentralis and postcentralis.
c. cerebrales (gyri of cerebrum). [*gyri cerebri*, NA]. The gyri or convolutions of the cerebral cortex.
c. cingulada (cingulate gyrus). [*gyrus cinguli*, NA]. Cingulate convolution.
c. cortas de la ínsula (short gyri of the insula). [*gyri breves insulae*, NA].
c. del cuerpo calloso (callosal gyrus). [*gyrus cinguli*, NA]. Callosal convolution.
c. dentada (dentate gyrus). [*gyrus dentatus*, NA].
c. entrelazadas (interlocking gyri).
c. esplénica (splenial gyrus).
c. fasciolada (fasciolar gyrus). [*gyrus fasciolaris*, NA].
c. del fórnix (gyrus fornicatus).
c. frontal ascendente o cuarta frontal (ascending frontal gyrus). [*gyrus precentralis*, NA]. Ascending frontal convolution.
c. frontal inferior o tercera frontal (inferior frontal gyrus). [*gyrus frontalis inferior*, NA]. Inferior frontal convolution.
c. frontal media o segunda frontal (middle frontal gyrus). [*gyrus frontalis medius*, NA]. Middle frontal convolution.
c. frontal superior o primera frontal (superior frontal gyrus). [*gyrus frontalis superior*, NA]. Superior frontal convolution.
c. fusiforme (fusiform gyrus). [*gyrus occipitotemporalis lateralis*, NA]. G. fusiformis.
c. de Heschl (Heschl's gyri). [*gyri temporales transversi*, NA]. Transverse temporal convolutions.
c. del hipocampo (hippocampal gyrus). [*gyrus parahippocampalis*, NA]. Hippocampal convolution.
c. de la ínsula (gyri insulae). [*gyri insulae*, NA]. The gyri breves insulae and g. longus insulae.
c. larga de la ínsula (long gyrus of insula). [*gyrus longus insulae*, NA].
c. lingual (lingual gyrus). [*gyrus lingualis*, NA]; [*gyrus occipitotemporalis medialis*, NA].
c. marginal (marginal gyrus). [*gyrus frontalis superior*, NA].
c. occipital inferior (inferior occipital gyrus).
c. occipital superior (superior occipital gyrus).
c. occipitales (gyri occipital).
c. orbitaria interna (straight gyrus). [*gyrus rectus*, NA].
c. orbitarias (gyri orbital). [*gyri orbitales*, NA].
c. parahipocámpica (parahippocampal gyrus). [*gyrus parahippocampalis*, NA].
c. paraterminal (paraterminal gyrus). [*gyrus subcallosus*, NA].
c. parietal ascendente (ascending parietal gyrus). [*gyrus postcentralis*, NA]. Ascending parietal convolution.
c. parietal inferior o segunda parietal (inferior parietal gyrus). [*lobulus parietalis inferior*, NA].
c. parietal superior o primera parietal (superior parietal gyrus). [*lobulus parietalis superior*, NA].
c. piriforme anterior (anterior piriform gyrus). Prepiriform g.
c. poscentral (postcentral gyrus). [*gyrus postcentralis*, NA].
c. posrolándica (posterior central gyrus). [*gyrus postcentralis*, NA].
c. prepiriforme (prepiriform gyrus). Anterior piriform g.
c. prerrolándica (precentral gyrus). [*gyrus precentralis*, NA].
c. de Retzius (Retzius' gyrus).
c. subcallosa (subcallosal gyrus). [*gyrus subcallosus*, NA].
c. supracallosa (supracallosal gyrus). [*indusium griseum*, NA].
c. supramarginal (supramarginal gyrus). [*gyrus supramarginalis*, NA].
c. temporal inferior (inferior temporal gyrus). [*gyrus temporalis inferior*, NA]. Inferior temporal convolution.
c. temporal media (middle temporal gyrus). [*gyrus temporalis medius*, NA]. Middle temporal convolution.
c. temporal superior (superior temporal gyrus). [*gyrus temporalis superior*, NA].

c. temporales transversas (transverse temporal gyri). [*gyri temporales transversi*, NA].
c. temporooccipital externa (lateral occipitotemporal gyrus). G. fusiformis.
c. temporooccipital interna (medial occipitotemporal gyrus). [*gyrus lingualis*, NA].
c. transitiva (transitional gyrus). Annectent g.; transitional convolution.
c. transitiva profunda (deep transitional gyrus).
c. uncinada (uncinate gyrus). [*uncus*, NA].
circunvolutivo (circumvolute). Twisted around; rolled about.
cirro (cirrus, pl. cirri). A structure formed from a cluster or tuft of fused cilia, constituting one of the sensory or locomotor organs of certain ciliate protozoa.
cirrógeno (cirrhogenous, cirrhogenic). Tending to the development of cirrhosis.
cirronosis (cirrhonosus). A disease of the fetus marked anatomically by a yellow staining of the peritoneum and pleura.
cirrosis (cirrhosis). Progressive disease of the liver characterized by diffuse damage to hepatic parenchymal cells.
c. alcohólica (alcoholic c.).
c. biliar (biliary c.).
c. biliar primaria (primary biliary c.). Hanot's c.
c. de Budd (Budd's c.).
c. capsular del hígado (capsular c. of liver). Glisson's c.
c. cardíaca (cardiac c.). Cardiac liver; cyanotic atrophy of the liver.
c. colangiolítica (cholangiolitic c.).
c. congestiva (congestive c.). Cardiac c.
c. criptogénica (cryptogenic c.).
c. por estasis (stasis c.). Cardiac c.
c. de Glisson (Glisson's c.). Capsular c. of liver.
c. grasa (fatty c.).
c. de Hanot (Hanot's c.). Primary biliary c.
c. juvenil (juvenile c.). Active chronic hepatitis.
c. de Laënnec (Laënnec's c.). Portal c.
c. necrótica (necrotic c.). Postnecrotic c.
c. nutricional (nutritional c.).
c. pigmentaria (pigmentary c.).
c. portal (portal c.). Laënnec's c.
c. poshepatítica (posthepatitic c.). Active chronic hepatitis.
c. posnecrótica (postnecrotic c.). Necrotic c.
c. tóxica (toxic c.).
cirroso (cirrose, cirrous). Relating to or having cirri.
cirrótico (cirrhotic). Relating to or affected with cirrhosis.
cirsectomía (cirsectomy). Obsolete term for excision of a section of a varicose vein.
cirsocele (cirsocele). Varicocele.
cirsodesia, cirsodesis (cirsodesis). Obsolete term for ligation of varicose veins.
cirsoftalmía (cirsophthalmia). Varicose dilation of the conjunctival blood vessels.
cirsoide (cirsoid). Variciform.
cirsónfalo (cirsomphalos). Caput medusae.
cirsotomía (cirsotomy). Obsolete term for treatment of varicose veins by multiple incisions.
cirsótomo (cirsotome). Obsolete term for cutting instrument used in operating upon varicose veins.
cirtómetro (cyrtometer). Rarely used term for an instrument for determining the size and shape of the chest.
cirugía (surgery). **1.** The branch of medicine concerned with the treatment of disease, injury, and deformity by operation or manipulation. **2.** The performance or procedures of an operation.
c. ambulatoria (ambulatory s.).
c. aséptica (aseptic s.).
c. cerrada (closed s.).
c. de corazón abierto (open heart s.).
c. craneofacial (craniofacial s.).
c. estereotáctica, estereotáxica (stereotactic s., stereotaxic s.). Stereotaxy.
c. estética (esthetic s.). Cosmetic s.
c. estética o cosmética (cosmetic s.). Esthetic s.
c. de las facciones (featural s.).
c. mayor (major s.).
c. menor (minor s.).
c. oral (oral s.).
c. ortognática (orthognathic s.). Surgical orthodontics.
c. ortopédica (orthopaedic s., orthopedic s.).
c. plástica (plastic s.).
c. reconstructiva (reconstructive s.).
c. transexual (transsexual s.).
cirujano (surgeon). A physician who treats disease, injury, and deformity by operation or manipulation.
c. dental (dental s.).
c. general (surgeon-general).
c. jefe interno (house s.).
c. oral (oral s.). A dentist who specializes in oral surgery.
c. permanente (attending s.).
cis- (*cis-*). **1.** Prefix meaning on this side, on the near side; opposite of trans-. **2.** In genetics, a prefix denoting the location of two or more genes on the same chromosome of a homologous pair. **3.** In organic chemistry, a form of isomerism in which similar functional groups are attached on the same side of the plane that includes two adjacent, fixed carbon atoms.
cisa (cissa). Citta; cittosis: craving for unusual or unwholesome foods during pregnancy.
cisplatino (cisplatin). A chemotherapeutic agent with antitumor activity.
cissa (citta). Cittosis, cissa.
cistacanto (cystacanth). The fully developed larva of Acanthocephala.
cistadenocarcinoma (cystadenocarcinoma). A malignant neoplasm derived from glandular epithelium, in which cystic accumulations of retained secretions are formed.
cistadenoma (cystadenoma). Cystoadenoma.
c. papilar linfomatoso (papillary c. lymphomatosum).
cistalgia (cystalgia). Pain in a bladder, especially the urinary bladder.
cistamina (cystamine). Decarboxycystine.
cistationasa (cystathionase). Cystathionine γ-lyase.
cistationina (cystathionine). An intermediate in the conversion of methionine to cysteine.
cistationina β-liasa (cystathionine β-lyase). β-Cystathionase; cystine lyase.
cistationina γ-liasa (cystathionine γ-lyase). Cystathionase; cysteine desulfhydrase; cystine desulfhydrase; γ-cystathionase; homoserine deaminase; homoserine dehydratase.
cistationina β-sintasa (cystathionine β-synthase). Cysteine synthase; methylcysteine synthase; serine sulfhydrase.
cistationina γ-sintasa (cystathionine γ-synthase). *O*-Succinylhomoserine (thiol)-lyase.
cistationinuria (cystathioninuria). A disorder characterized by inability to metabolize cystathionine normally due to deficiency of cystathionase, with development of elevated concentrations of the amino acid in blood, tissue, and urine.
cistauquenitis (cystauchenitis). Obsolete term for cystitis colli.
cistauquenotomía (cystauchenotomy). Cystidotrachelotomy; cystotrachelotomy.
cistectasia (cystectasia, cystectasy). Dilation of the bladder.
cistectomía (cystectomy). **1.** Excision of the the urinary bladder. **2.** Excision of the gallbladder (cholecystectomy). **3.** Removal of a cyst.
c. de Bartholin (Bartholin's c.). Vulvovaginal c.
c. parcial (partial c.).
c. radical (radical c.).
c. total (total c.). Removal of the entire bladder.
c. vulvovaginal (vulvovaginal c.). Bartholin's c.
cisteína (Cys) (cysteine (Cys)). An α-amino acid found in most proteins; especially abundant in keratin.
c. desulfhidrasa (c. desulfhydrase). Cystathionine γ-lyase.
c. sintasa (c. synthase). Cystathionine β-synthase.
cisteinilo (cysteinyl). Aminoacyl radical of cysteine.
cistendesis (cystendesis). Obsolete term for suture of a wound in a bladder.
cisterna (cisterna, gen. and pl. cisternae). [*cisterna*, NA]. Cistern. Any cavity or enclosed space serving as a reservoir.
c. basal (c. basalis). [*cisterna interpeduncularis*, NA]. Interpeduncular cistern.
c. cerebelobulbar (cerebellomedullary c.). [*cisterna cerebellomedullaris*, NA].

c. crural (c. cruralis). [*cisterna interpeduncularis*, NA].
c. de la envoltura nuclear (c. of nuclear envelope). Cisterna caryothecae; perinuclear space.
c. de la fosa lateral del cerebro (c. of lateral fossa of cerebrum). [*cisterna fossae lateralis cerebri*, NA].
c. interpeduncular (interpeduncular c.). [*cisterna interpeduncularis*, NA].
c. de Pecquet (Pecquet's c.). [*cisterna chyli*, NA].
c. perilinfática (c. perilymphatica). [*spatium perilymphaticum*, NA].
c. del puente (pontine c.). Cisterna pontis.
c. quiasmática (c. of chiasm). [*cisterna chiasmatis*, NA].
c. del quilo (chyle c.). [*cisterna chyli*, NA].
c. del retículo citoplasmático (c. of cytoplasmic reticulum).
c. subaracnoideas (subarachnoidal c.'s). [*cisternae subarachnoideales*, NA].
c. subsuperficial (subsurface c.).
c. superior (c. superioris). [*cisterna venae magnae cerebri*, NA].
c. terminales (terminal cisternae).
c. de la vena cerebral magna (c. of great vein of cerebrum). Cisterna venae magnae cerebri.
cisterna, gen. y pl. **cisternae** (cisterna, gen. and pl. cisternae). An ultramicroscopic space occurring between two cell membranes.
c. ambiens (c. ambiens, ambient c.). [*cisterna venae magnae cerebri*, NA].
c. magna (c. magna). [*cisterna cerebromedularis*, NA].
cisternal (cisternal). Relating to a cisterna.
cisternografía (cisternography). The roentgenographic study of the basal cisterns of the brain after the subarachnoid introduction of an opaque or other contrast medium, or a radiopharmaceutical with a suitable detector.
c. cerebelopontina (cerebellopontine c.).
c. con radionúclidos (radionuclide c.).
cisticerco **1.** (cysticercus, pl. cysticerci). The larval form of certain *Taenia* species, typically found in muscles of mammalian intermediate hosts. **2.** (cercocystis). A specialized form of tapeworm cysticercoid larva that develops within the vertebrate host villus rather than in an invertebrate host.
cisticercoide (cysticercoid). A larval tapeworm resembling a cysticercus but having a smaller bladder, containing little or no fluid, in which scolex of the future adult tapeworm is found.
cisticercosis (cysticercosis). Disease caused by encystment of cysticercus larvae (e.g., *Taenia solium* or *T. saginata) in subcutaneous, muscle, or central nervous system tissues.*
cístico (cystic, cystous). Relating to the urinary bladder or gallbladder.
cistidoceliotomía (cystidoceliotomy). Obsolete term for an incision of the bladder through an incision in the abdominal wall.
cistidolaparotomía (cystidolaparotomy). Obsolete term for an incision into the bladder after a preliminary abdominal section.
cistidotraquelotomía (cystidotrachelotomy). Cystauchenotomy.
cistifeleotomía (cystifelleotomy). Cholecystotomy.
cistiforme (cystiform). Cystoid.
cistíforo (cystiphorous). Cystopherous.
cistígero (cystigerous). Cystopherous.
cistil-aminopeptidasa (cystyl-aminopeptidase). Oxytocinase.
cistina (cystine). Dicysteine; an oxidation product of cysteine.
c. desulfhidrasa (c. desulfhydrase). Cystathionine γ-lyase.
c. liasa (c. lyase). Cystathionine β-lyase.
***meso*-cistina** (*meso*-cystine).
cistinemia (cystinemia). The presence of cystine in the blood.
cistinilo (cystinyl). Aminoacyl radical of cystine.
cistinosis (cystinosis). Cystine storage disease; De Toni-Fanconi syndrome; Lignac-Fanconi syndrome.
cistinuria (cystinuria). Excessive urinary excretion of cystine, along with lysine, arginine, and ornithine.
c. familiar (familial c.).
cististaxis (cystistaxis). Obsolete term for oozing of blood from the mucous membrane of the bladder.
cistitis (cystitis). Inflammation of the urinary bladder.
c. cervical (c. colli). Inflammation of the neck of the bladder.
c. folicular (follicular c.).
c. glandular (c. glandularis).
c. intersticial (interstitial c.).
c. quística (c. cystica). C. glandularis with the formation of cysts.
cisto-, cisti-, cist- (cysto-, cysti-, cyst-). Combining forms relating to: 1) the bladder; 2) the cystic duct; 3) a cyst.
cistoadenoma (cystoadenoma). Cystadenoma.
cistocarcinoma (cystocarcinoma). Cystoepithelioma; a carcinoma in which cystic degeneration has occurred.
cistocele (cystocele). Colpocystocele; vesicocele; hernia of the bladder usually into the vagina and introitus.
cistocolostomía (cystocolostomy). Cholecystocolostomy.
cistocromoscopia (cystochromoscopy). Chromocystoscopy.
cistodiafanoscopia (cystodiaphanoscopy). Obsolete term for transillumination of the abdomen by means of light in the bladder.
cistodivertículo (cystodiverticulum). Vesical diverticulum.
cistoduodenostomía (cystoduodenostomy). Duodenocystostomy; drainage of a cyst into duodenum.
cistoenterocele (cystoenterocele). Hernial protrusion of portions of the bladder and of the intestine.
cistoenterostomía (cystoenterostomy). Internal drainage of pancreatic pseudocysts into some portion of the intestinal tract.
cistoepiplocele (cystoepiplocele). Hernial protrusion of portions of the bladder and of the omentum.
cistoepitelioma (cystoepithelioma). Cystocarcinoma.
cistófero (cystopherous). Cystigerous; cystiphorous; containing cysts.
cistofibroma (cystofibroma). A fibroma in which cysts or cystlike foci have formed.
cistofotografía (cystophotography). Photographing the interior of the bladder.
cistogastrostomía (cystogastrostomy). Drainage of a cyst into the stomach.
cistografía (cystography). Roentgenography of the bladder following injection of a radiopaque substance.
c. anterógrada (antegrade c.).
cistograma (cystogram). An x-ray demonstration of the bladder filled with contrast medium.
c. de evacuación (voiding c.). Cystourethrogram.
cistoide (cystoid). **1.** Cystiform; cystomorphous; bladder-like; resembling a cyst. **2.** A tumor resembling a cyst, with fluid, granular, or pulpy contents, but without a capsule.
cistolitectomía (cystolithectomy). Cystolithotomy.
cistolitiasis (cystolithiasis). Vesicolithiasis; the presence of a vesical calculus.
cistolítico (cystolithic). Relating to a vesical calculus.
cistolito (cystolith). Vesical calculus.
cistolitotomía (cystolithotomy). Vesical lithotomy; removal of a stone from the bladder through an incision in its wall.
cistoma (cystoma). A cystic tumor; a new growth containing cysts.
cistometría (cystometry). Cystometrography; a method for measurement of the pressure/volume relationship of the bladder.
cistómetro (cystometer). A device for studying bladder function by measuring capacity, sensation, intravesical pressure, and residual urine.
cistometrografía (cystometrography). Cystometry.
cistometrograma (cystometrogram). A graphic recording of urinary bladder pressure at various volumes.
cistomioma (cystomyoma). A myoma in which cysts or cystlike foci have developed.
cistomixoadenoma (cystomyxoadenoma). An adenoma in which there are cysts or cystlike foci in association with myxomatous change in the stroma.
cistomixoma (cystomyxoma). A myxoma in which cysts or cystlike foci have formed.
cistomorfo (cystomorphous). Cystoid.
cistopanendoscopia (cystopanendoscopy). Inspection of the interior of the bladder and urethra by means of specially designed endoscopes introduced in retrograde fashion through the urethra and into the bladder.
cistoparálisis (cystoparalysis). Cystoplegia.
cistopexia (cystopexy). Ventrocystorrhaphy; vesicofixation; surgical attachment of the gallbladder or of the urinary bladder to the abdominal wall or to other supporting structures.
cistopielitis (cystopyelitis). Inflammation of both the bladder and the pelvis of the kidney.
cistopielonefritis (cystopyelonephritis). Inflammation of the bladder, the pelvis of the kidney, and the kidney parenchyma.
cistoplastia (cystoplasty). Any reconstructive operation on the urinary bladder.

cistoplejía (cystoplegia). Cystoparalysis; paralysis of the bladder.
cistoproctostomía (cystoproctostomy). Vesicorectostomy.
cistoptosis (cystoptosis, cystoptosia). Prolapse of the vesical mucous membrane into the urethra.
cistorradiografía (cystoradiography). Radiography of the urinary bladder.
cistorrafia (cystorrhaphy). Suture of a wound or defect in the urinary bladder.
cistorragia (cystorrhagia). Hemorrhage from the bladder.
cistorrea (cystorrhea). A mucous discharge from the bladder.
cistorrectostomía (cystorectostomy). Vesicorectostomy.
cistosarcoma (cystosarcoma). A sarcoma in which the formation of cysts or cystlike foci has occurred.
c. filoide (c. phyllodes). Phyllodes tumor.
cistoscopia (cystoscopy). The inspection of the interior of the bladder by means of a cystoscope.
cistoscopio (cystoscope). A lighted tubular endoscope for examining the interior of the bladder.
cistospasmo (cystospasm). Bladder spasm; unintentional, painful contraction of the bladder, often without micturition.
cistostaxis (cystostaxis). Cystistaxis.
cistostomía (cystostomy). Vesicostomy; creation of an opening into the urinary bladder.
cistotomía (cystotomy). Vesicotomy; incision into urinary bladder or gallbladder.
c. suprapúbica (suprapubic c.). Epicystotomy.
cistótomo (cystotome). **1.** An instrument for incising the urinary bladder or gallbladder. **2.** Capsulotome; a surgical instrument used for incising the capsule of a lens.
cistotraquelotomía (cystotrachelotomy). Cystauchenotomy.
cistoureteritis (cystoureteritis). Inflammation of the bladder and of one or both ureters.
cistoureterografía (cystoureterography). Radiography of the bladder and one or both ureters.
cistoureterograma (cystoureterography). Radiography of the bladder and one or both ureters.
cistouretritis (cystourethritis). Inflammation of the bladder and of the urethra.
cistouretrocele (cystourethrocele). Hernia of the urinary bladder and urethra.
cistouretrografía (cystourethrography). Roentgenography of the bladder and urethra after visualization by means of a radiopaque substance.
cistouretrograma (cystourethrogram). Voiding cystogram; an x-ray image made during voiding and with the bladder and urethra filled with contrast medium to demonstrate the urethra.
cistouretroscopio (cystourethroscope). An instrument combining the uses of a cystoscope and a urethroscope.
cistoyeyunostomía (cystojejunostomy). Drainage of a cyst into the jejunum.
cistrón (cistron). The smallest functional unit of heredity.
cisura **1.** (scissura, pl. scissurae). Scissure; cleft or fissure. **2.** (fissura, pl. fissurae). [*fissura*, NA]. A deep fissure, cleft, or slit. **3.** (fissura, pl. fissurae). [*fissura*, NA]. In neuroanatomy, a particularly deep sulcus of the surface of the brain or spinal cord.
c. de Bichat (Bichat's fissure).
c. de Broca (Broca's fissure).
c. calcarina (calcarine fissure). Sulcus calcarinus.
c. callosomarginal (callosomarginal fissure). Sulcus cinguli.
c. central (central sulcus). [*sulcus centralis*, NA].
c. cerebral lateral (lateral cerebral fissure). Sulcus lateralis cerebri.
c. cerebrales (cerebral fissure's).
c. cigal (zygal fissure).
c. del cíngulo (sulcus of cingulum). [*sulcus cinguli*, NA].
c. colateral (collateral fissure). Sulcus collateralis.
c. escamotimpánica (squamotympanic fissure). [*fissura tympanosquamosa*, NA].
c. de Glaser (glaserian fissure). Fissura petrotympanica.
c. de Henle (Henle's fissure's).
c. horizontal del pulmón derecho (horizontal fissure of right lung). [*fissura horizontalis pulmonis dextri*, NA].
c. interhemisférica (great longitudinal fissure). [*fissura longitudinalis cerebri*, NA].
c. longitudinal del cerebro (longitudinal fissure of cerebrum). [*fissura longitudinalis cerebri*, NA].
c. oblicua (oblique fissure). [*fissura obliqua*, NA].
c. de Pansch (Pansch's fissure).
c. paracentral (paracentral fissure).
c. parietooccipital (parieto-occipital fissure). Sulcus parieto-occipitalis.
c. petrosquamosa (petrosquamous fissure). [*fissura petrosquamosa*, NA].
c. petrotimpánica (petrotympanic fissure). [*fissura petrotympanica*, NA].
c. poscentral (postcentral fissure).
c. poshipocámpica (posthippocampal fissure). Sulcus calcarinus.
c. poslingual (postlingual fissure).
c. pospiramidal (postpyramidal fissure).
c. posrinal (postrhinal fissure).
c. postsemilunar (postlunate fissure).
c. pulmonares (fissure's of lung).
c. de Rolando (fissure of Rolando). Sulcus centralis.
c. de Silvio (sylvian fissure, f. of Sylvius). Sulcus lateralis cerebri.
c. simiesca **1.** (ape fissure). [*sulcus lunatus cerebri*, NA]. **2.** (simian fissure). Sulcus lunatus cerebri.
c. timpanoescamosa (tympanosquamous fissure). [*fissura tympanosquamosa*, NA].
c. timpanomastoidea (tympanomastoid fissure). [*fissura tympanomastoidea*, NA].
cisvestismo (cisvestism, cisvestitism). The practice of dressing in clothes inappropriate to one's position or status.
citaféresis (cytapheresis). A procedure in which various cells can be separated from the withdrawn blood and retained, with the plasma and other formed elements retransfused into the donor.
citarabina (cytarabine). Arabinosylcytosine.
citasa (cytase). Metchnikoff's term for alexin or complement, which he held to be a digestive secretion of the leukocyte.
citauxzoonosis (cytauxzoonosis). Former name for theileriosis.
citidina (C, Cyd) (cytidine (C, Cyd)). Cytosine ribonucleoside.
c. difosfato colina (c. diphosphate choline). Cytidinediphosphocholine.
c. fosfato (c. phosphate).
citidina 5'-difosfato (CPD) (cytidine 5'-diphosphate (CDP)). An ester, at the 5' position, between cytidine and diphosphoric acid.
citidina 5'-trifosfato (CTP) (cytidine 5'-triphosphate (CTP)). An ester, at the 5' position, between cytidine and triphosphoric acid.
citidinadifosfocolina (cytidinediphosphocholine). Cytidine diphosphate choline; an intermediate in the formation of phosphatidylcholine.
cito-, cit- (cyto-, cyt-). Combining forms meaning cell.
citoanalizador (cytoanalyzer). An electronic optical machine that screens smears containing cells suspected of malignancy.
citoarquitectónico (cytoarchitectural). Pertaining to cytoarchitecture.
citoarquitectura **1.** (cytoarchitecture). Cytoarchitectonics; the arrangement of cells in a tissue. **2.** (cytoarchitectonics). Cytoarchitecture.
citobiología (cytobiology). Cytology.
citobiotaxis (cytobiotaxis). Cytoclesis.
citocalasinas (cytochalasins). A group of substances derived from molds which disaggregate the microfilaments of the cell and interfere with the division of cytoplasm, inhibit cell movement, and cause extrusion of the nucleus.
citocentro (cytocentrum). Cell center; central body; centrosome; cinocentrum; kinocentrum; microcentrum.
citocida **1.** (cytocidal). Causing the death of cells. **2.** (cytocide). An agent that is destructive to cells.
citocima (cytozyme). An obsolete term for thromboplastin.
citocina (cytokine). Generic term for nonantibody proteins, released by a certain cell population on contact with a specific antigen.
citocinesis **1.** (cytokinesis). Cytocinesis; cytodieresis. **2.** (cytocinesis). Cytokinesis.
citocisto (cytocyst). Rarely used term for the bladder-like remains of the red blood cell or tissue cell that encloses a mature schizont.
citoclasia, citoclasis (cytoclasis). Fragmentation of cells.
citoclástico (cytoclastic). Relating to cytoclasis.

citoclesis (cytoclesis). Biotaxis; cytobiotaxis; the influence of one cell on another.
citocromo (cytochrome). A class of hemoprotein whose principal biological function is electron and/or hydrogen transport by virtue of a reversible valency change of the heme iron.
citocromo a_3 (cytochrome a_3). Cytochrome *c* oxidase.
citocromo b_5 reductasa (cytochrome b_5 reductase). An enzyme catalyzing the reduction of ferricytochrome b_5 to ferrocytochrome b_5 at the expense of NADH.
citocromo c_3 hidrogenasa (cytochrome c_3 hydrogenase). A hydrogenase enzyme catalyzing reduction of ferricytochrome c_3 by H_2 to ferrocytochrome c_3.
citocromo *c* oxidasa (cytochrome *c* oxidase). Cytochrome a_3; indophenol oxidase; indophenolase.
citocromo *c* reductasa (cytochrome *c* reductase). NADH dehydrogenase.
citocromo c_2 reductasa (cytochrome c_2 reductase). NADPH-cytochrome c_2 reductase.
citocromo *cd* (cytochrome *cd*). Cytochrome oxidase (*Pseudomonas*).
citocromo oxidasa (Pseudomonas) (cytochrome oxidase (Pseudomonas)). Cytochrome *cd*; an enzyme with action identical to that of cytochrome *c* oxidase, but acting on ferrocytochrome c_2.
citocromo P-450_{scc} (cytochrome P-450_{SCC}). Cholesterol monooxygenase (side chain cleaving).
citocromo peroxidasa (cytochrome peroxidase). A hemoprotein enzyme catalyzing the reaction between H_2O_2 and ferrocytochrome *c* to yield ferricytochrome *c*.
citocromo reductasa (cytochrome reductase). NADPH-ferrihemoprotein reductase.
citocupreína (cytocuprein). Cerebrocuprein; erythrocuprein; hemocuprein; hepatocuprein.
citodiagnóstico (cytodiagnosis). Diagnosis of the type and, when feasible, the cause of a pathologic process by means of microscopic study of cells in an exudate or other form of body fluid.
citodiéresis (cytodieresis). Cytokinesis.
citoesqueleto (cytoskeleton). The tonofilaments, keratin, desmin, neurofilaments, or other intermediate filaments serving to act as supportive cytoplasmic elements to stiffen cells or to organize intracellular organelles.
citofagia (cytophagy). Devouring of other cells by phagocytes.
citófago (cytophagous). Devouring, or destructive to, cells.
citofanera (cytophanere). A radial spine seen in certain cysts of *Sarcocystis*, as in rabbit and sheep tissue cysts.
citofaringe (cytopharynx). An organelle in certain flagellates and ciliates that serves as a gullet through which food material passes from the cytostome to the cell interior.
citofiláctico (cytophylactic). Relating to cytophylaxis.
citofilaxis (cytophylaxis). Protection of cells against lytic agents.
citofilético (cytophyletic). Relating to the genealogy of a cell.
citofílico, citófilo (cytophilic). Cytotropic.
citofotometría (cytophotometry). A method of measuring the absorption of monochromatic light by stained microscopic structures (e.g., chromosomes, nuclei, whole cells) with the aid of a photoelectric cell.
c. de flujo (flow c.).
citofrotis (cytosmear). Cytologic smear.
citogén (cytogene). Plasmagene.
citogénesis (cytogenesis). The origin and development of cells.
citogenética (cytogenetics). The branch of genetics concerned with the structure and function of the cell, especially the chromosomes.
citogenetista (cytogeneticist). A specialist in cytogenetics.
citogénico (cytogenic). Relating to cytogenesis.
citógeno (cytogenous). Cell-forming.
citoglucopenia (cytoglucopenia). An intracellular deficiency of glucose.
citohialoplasma (cytohyaloplasm). Obsolete term for hyaloplasm.
citoide (cytoid). Resembling a cell.
citolema (cytolemma). Cell membrane.
citolinfa (cytolymph). Obsolete term for hyaloplasm.
citolipina (cytolipin). A glycosphingolipid, specifically a ceramide oligosaccharide.
citolisina (cytolysin). An antibody that effects partial or complete destruction of an animal cell.
citólisis (cytolysis). The dissolution of a cell.
citolisosoma (cytolysosome). Autophagic vacuole.
citolítico (cytolytic). Pertaining to cytolysis; possessing a solvent or destructive action on cells.
citología (cytology). Cellular biology; cytobiology.
c. exfoliativa (exfoliative c.).
citológico (cytologic). Relating to cytology.
citólogo (cytologist). One who specializes in cytology.
citoma (cytoma). An obsolete and undesirable general term to indicate any neoplasm composed almost entirely of neoplastic cells, with virtually no stroma or formation of histologic structures.
citomatriz (cytomatrix). Cytoplasmic matrix.
citomegálico (cytomegalic). Denoting or characterized by markedly enlarged cells.
citomegalovirus (CMV) (cytomegalovirus (CMV)). Visceral disease virus; a group of viruses in the family *Herpesviridae* infecting man and other animals.
citomembrana (cytomembrane). Cell membrane.
citómero (cytomere). The structure separating the portions of the contents of a large schizont in the course of schizogony, as in some of the sporozoans undergoing exoerythrocytic asexual division.
citometaplasia (cytometaplasia). Change of form or function of a cell, other than that related to neoplasia.
citometría (cytometry). The counting of cells, especially blood cells, using a cytometer or hemocytometer.
citómetro (cytometer). A standardized, usually ruled glass slide or small glass chamber of known volume, used in counting and measuring cells, especially blood cells.
citomicrosoma (cytomicrosome).
citomitoma (cytomitome). Obsolete term for merly used by cytologists to designate what appeared to be a fibrillar network in the cytoplasm of fixed cells.
citomorfología (cytomorphology). The study of the structure of cells.
citomorfosis (cytomorphosis). Changes that the cell undergoes during the various stages of its existence.
citón (cyton). Obsolete term for perikaryon.
citopatía (cytopathy). Any disorder of a cell or anomaly of any of its constituents.
citopático (cytopathic). Pertaining to or exhibiting cytopathy.
citopatógeno (cytopathogenic). Pertaining to an agent or substance that causes a diseased condition in cells, in contrast to histologic changes.
citopatología (cytopathology). **1.** The study of disease changes within individual cells or cell types. **2.** Exfoliative cytology.
citopatológico (cytopathologic, cytopathological). **1.** Denoting cellular changes in disease. **2.** Relating to cytopathology.
citopatólogo (cytopathologist). A physician, usually skilled in anatomical pathology, who is specially trained and experienced in cytopathology.
citopempsis (cytopempsis). Transcytosis.
citopenia (cytopenia). A reduction, i.e., hypocytosis, or a lack of cellular elements in the circulating blood.
citopigo (cytopyge). The anal orifice (cell "anus") found in certain structurally complex protozoa.
citopipeta (cytopipette). A slightly curved, blunt end pipette usually made of glass and fitted with a rubber bulb to provide gentle negative pressure for the collection of vaginal secretions for cytological examination.
citoplasma (cytoplasm). The substance of a cell, exclusive of the nucleus.
c. en vidrio esmerilado (ground-glass c.).
citoplasmático (cytoplasmic). Relating to the cytoplasm.
citoplasto (cytoplast). The living intact cytoplasm that remains following cell enucleation.
citopoyesis (cytopoiesis). Formation of cells.
citopreparación (cytopreparation). Laboratory preparation of a cellular specimen for cytologic examination.
citoquilema (cytochylema). The more fluid portion of the cytoplasm.

citoquímica (cytochemistry). Histochemistry; the study of intracellular distribution of chemicals, reaction sites, enzymes, etc.
citorrictes (cytoryctes, cytorrhyctes). Old term for inclusion bodies.
citósidos (cytosides). Ceramide disaccharides.
citosina (Cyt) (cytosine (Cyt)). A pyrimidine found in nucleic acids.
  arabinósido de c. (CA) (c. arabinoside (CA)).
  c. ribonucleósido (c. ribonucleoside). Cytidine.
citosis (cytosis). **1.** A condition in which there is more than the usual number of cells, as the c. of spinal fluid in acute leptomeningitis. **2.** Frequently used with a prefixed combining form as a means of describing certain features pertaining to cells.
citosol (cytosol). Cytoplasm exclusive of the mitochondria, and endoplasmic reticulum and other membranous components.
citosólico (cytosolic). Relating to or contained in the cytosol.
citosoma (cytosome). **1.** The cell body exclusive of the nucleus. **2.** Multilamellar body.
citostasis (cytostasis). The slowing of movement and accumulation of blood cells, especially polymorphonuclear leukocytes, in the capillaries.
citostático (cytostatic). Characterized by cytostasis.
citostoma (cytostome). The cell "mouth" of certain complex protozoa, usually with a short gullet or cytopharynx leading food into the organism.
citotáctico (cytotactic). Relating to cytotaxis.
citotaxia, citotaxis (cytotaxis, cytotaxia). The attraction (positive c.) or repulsion (negative c.) of cells for one another.
citotesis (cytothesis). The repair of injury in a cell; the restoration of cells.
citotoxicidad (cytotoxicity). The quality or state of being cytotoxic.
  c. celular dependiente de anticuerpo (antibody dependent cell-mediated c.).
  c. mediada por linfocitos (lymphocyte-mediated c.).
citotóxico (cytotoxic). Detrimental or destructive to cells.
citotoxina (cytotoxin). A specific substance, which may or may not be antibody, that inhibits or prevents the functions of cells, causes destruction of cells, or both.
citotrófico, citotrópico (cytotropic). Cytophilic; having an affinity for cells.
citotrofoblasto (cytotrophoblast). Langhans' layer.
citotropismo (cytotropism). **1.** Affinity for cells. **2.** Affinity for specific cells, especially the ability of viruses to localize in and damage specific cells.
citozoico (cytozoic). Living in a cell; denoting certain parasitic protozoa.
citozoo (cytozoon). A protozoan cell or organism.
citral (citral). An aldehyde from oils of lemon, orange, verbena, and lemon grass.
citrasa (citrase, citratase). Citrate lyase.
citratado (citrated). Containing a citrate.
citrato (citrate). A salt or ester of citric acid; used as anticoagulants because they bind calcium ions.
  c. aldolasa (c. aldolase). C. lyase.
  c. de amonio férrico (ferric ammonium citrate). Soluble ferric citrate.
  c. de amonio férrico verde (ferric ammonium citrate, green). A compound used in hypochromic anemia.
  c. férrico (ferric citrate). A compound used in anemia.
  c. ferroso (ferrous citrate). Used in iron deficiency anemia.
  c. liasa (c. lyase). Citrase; citratase; c. aldolase.
  c. sintasa (c. synthase). Citrogenase; condensing enzyme.
citridesmolasa (citridesmolase). Citrate lyase.
citrina (citrin). Vitamin P.
citrogenasa (citrogenase). Citrate synthase.
citronela (citronella). *Cymbopogon (Andropogon) nardus* (family Gramineae).
citrulina (citrulline). An amino acid formed from ornithine in the course of the urea cycle.
citrulinemia (citrullinemia). A disease of amino acid metabolism (usually classed as a type of aminoaciduria) in which citrulline concentrations in blood, urine, and cerebrospinal fluid are elevated.
citrulinuria (citrullinuria). Enhanced urinary excretion of citrulline; a manifestation of citrullinemia.
cituria (cyturia). The passage of cells in unusual numbers in the urine.
CK (CK). Abbreviation for creatine kinase.
Cl (Cl). Symbol for chlorine.
cladiosis (cladiosis). A dermatophytosis resembling sporotrichosis, caused by *Scopulariopsis blochii.*
cladosporiosis (cladosporiosis). Infection with a fungus of the genus *Cladosporium.*
  c. cerebral (cerebral c.). Cerebral chromoblastomycosis.
clamidia (chlamydia). A vernacular term used to refer to any member of the genus *Chlamydia.*
clamidial (chlamydial). Relating to or caused by any bacterium of the genus *Chlamydia.*
clamidiasis (chlamydiosis). General term for diseases caused by *Chlamydia* species.
clamoxiquina, clorhidrato de (clamoxyquin hydrochloride). An amebicide.
clamp (clamp). An instrument for compression of a structure.
  c. de Cope (Cope's c.). A c. used in excision of colon and rectum.
  c. de Crafoord (Crafoord c.).
  c. de Crile (Crile's c.).
  c. para dique de goma (rubber dam c.).
  c. de Fogarty (Fogarty c.).
  c. de Gant (Gant's c.).
  c. de Gaskell (Gaskell's c.).
  c. gingival (gingival c.).
  c. de Goldblatt (Goldblatt's c.).
  c. de Kelly (Kelly c.).
  c. de Kocher (Kocher c.).
  c. de Mikulicz (Mikulicz c.).
  c. Mogen (Mogen c.).
  c. mosquito (mosquito c.). Mosquito forceps.
  c. de Ochsner (Ochsner c.). A straight hemostat with teeth.
  c. de Payr (Payr's c.). A c. used in gastrectomy or enterectomy.
  c. de Potts (Potts' c.).
  c. de Rankin (Rankin's c.).
  c. de Willett (Willett's c.). Willett's forceps.
clapoteo o chapoteo (clapotage, clapotement). The splashing sound heard on succussion of a dilated stomach.
clarificación (clarification). Lucidification; the process of making a turbid liquid clear.
clarificador (clarificant). An agent that makes a turbid liquid clear.
clarividencia (clairvoyance). Perception of objective events (past, present, or future) not ordinarily discernible by the senses; a type of extrasensory perception.
clase (class). In biologic classification, the next division below the phylum (or subphylum) and above the order.
clasificación (classification). A systematic arrangement into classes or groups.
  c. de Adanson (adansonian c.).
  c. de Angle de las maloclusiones (Angle's c. of malocclusion).
  c. de Arneth (Arneth c.).
  c. de Black (Black's c.).
  c. de Caldwell-Moloy (Caldwell-Moloy c.).
  c. de Cummer (Cummer's c.).
  c. de Denver (Denver c.).
  c. de Dukes (Dukes c.).
  c. de fracturas epifisarias de Salter-Harris (Salter-Harris c. of epiphysial fractures).
  c. de Jansky (Jansky's c.).
  c. de Kennedy (Kennedy c.).
  c. de Kiel (Kiel c.). Lennert c.
  c. de Lancefield (Lancefield c.).
  c. de Lennert (Lennert c.). Kiel c.
  c. de Lukes-Collins (Lukes-Collins c.).
  c. multiaxial (multiaxial c.).
  c. de Rappaport (Rappaport c.).
  c. de Rye (Rye c.).
clasmatocito (clasmatocyte). Macrophage.
clasmatosis (clasmatosis). The extension of pseudopodia-like processes in unicellular organisms and blood cells by plasmolysis rather than by a true formation of pseudopodia.

clástico (clastic). Breaking up into pieces, or exhibiting a tendency so to break or divide.
clastogénico (clastogenic). Relating to the action of a clastogen.
clastógeno (clastogen). An agent capable of causing breakage of chromosomes.
clastotrix (clastothrix). Trichorrhexis nodosa.
clatratos (clathrate). A type of inclusion compound in which small molecules are trapped in the cage-like lattice of macromolecules.
clatrina (clathrin). The principal constituent of a polyhedral protein lattice that coats eukaryotic cell membranes (vesicles) and appears to be involved in protein secretion.
claudicación (claudication). Limping, usually referring to intermittent c.
c. cerebral (cerebral c.).
c. intermitente (intermittent c.). Charcot's syndrome.
claudicante, claudicatorio (claudicatory). Relating to claudication, especially intermittent claudication.
claustral (claustral). Relating to the claustrum.
claustrofobia (claustrophobia). A morbid fear of being in a confined place.
claustrofóbico (claustrophobic). Relating to or suffering from claustrophobia.
claustrum (claustrum, pl. claustra). [*claustrum*, NA]. A thin, vertically placed lamina of gray matter lying close to the outer portion of the lenticular nucleus.
clausura (clausura). Atresia.
clava (clava). Tuberculum nuclei gracilis.
claval (claval). Relating to the clava.
clavar (nailing). Act of inserting or driving a nail into the ends of a fractured bone.
clavicotomía (clavicotomy). Surgical division of the clavicle.
clavícula (clavicle). [*clavicula*, NA]. Collar bone; a doubly curved long bone that forms part of the shoulder girdle.
clavicular (clavicular). Relating to the clavicle.
clavículo (claviculus, pl. claviculi). One of the perforating collagen fibers of bone.
claviforme (clavate). Club-shaped.
clavija (peg). A cylindrical projection.
clavo **1.** (clavus, pl. clavi). Corn; heloma; a small conical callosity caused by pressure over a bony prominence, usually on a toe. **2.** (clavus, pl. clavi). A condition resulting from healing of a granuloma of the foot in yaws, in which a core falls out, leaving an erosion. **3.** (nail). A slender rod of metal, bone, or other solid substance, used in operations to asten together the divided extremities of a broken bone.
c. de Küntscher (Küntscher nail).
c. de Smith-Petersen (Smith-Petersen nail).
cleidagra, clidagra (cleidagra, clidagra). Clidagra; rarely used term for a sudden severe pain in the clavicle, resembling gout.
cleidal, clidal (cleidal, clidal). Relating to the clavicle.
cleido-, cleid- (cleido-, cleid-). Combining forms relating to the clavicle; also spelled clido-, clid-.
cleidocostal, clidocostal (cleidocostal). Clidocostal; relating to the clavicle and a rib.
cleidocraneal, clidocraneal (cleidocranial). Clidocranial; relating to the clavicle and the cranium.
-cleisis (-cleisis). Suffix meaning closure.
cleistotecio (cleistothecium). In fungi, an ascocarp that is closed, with randomly dispersed asci.
clemastina (clemastine). Meclastine; an antihistaminic.
clemizol (clemizole). An antihistaminic.
cleoide (cleoid). A dental instrument with a pointed elliptical cutting end, used in excavating cavities or carving fillings and waxes.
cleptofobia (kleptophobia). Morbid fear of stealing or of becoming a thief.
cleptolagnia (kleptolagnia). Erotic feelings induced by stealing.
cleptomanía (kleptomania). A disorder of impulse control characterized by a morbid tendency to steal.
cleptómano, cleptomaníaco (kleptomaniac). A person exhibiting kleptomania.
cleptoparásito (cleptoparasite). A parasite that develops on the prey of the parasite's host.
clic (clicking). A snapping, crepitant noise noted on excursions of the temporomandibular articulation, due to an asynchronous movement of the disk and condyle.
c. sistólico (systolic click). A sharp, clicking sound heard during cardiac systole.
clic (click). A slight sharp sound.
c. de eyección (ejection c.). A clicking ejection sound.
c. mitral (mitral c.). The opening snap of the mitral valve.
clidagra (clidagra). Cleidagra.
clidal (clidal). Cleidal.
clidinio, bromuro de (clidinium bromide). An anticholinergic.
clido-, clid- (clido-, clid-). Combining forms relating to the clavicle.
clidocostal (clidocostal). Cleidocostal.
clidocraneal (clidocranial). Cleidocranial.
clidoico (clidoic). Cleidoic.
climacofobia (climacophobia). Morbid fear of stairs or of climbing.
climaterio **1.** (climacteric). Climacterium; the period of endocrinal, somatic, and transitory psychologic changes occurring in the transition to menopause. **2.** (climacterium). Climacteric.
gran c. (grand c.).
climatología (climatology). The study of climate and its relation to disease.
climatoterapia (climatotherapy). Treatment of disease by removal of the patient to a region having a climate more favorable for recovery.
clímax (climax). **1.** The height or acme of a disease; its stage of greatest severity. **2.** Orgasm.
climógrafo (climograph). A diagram showing the effect of climate on health.
clindamicina (clindamycin). An antibacterial and antibiotic.
clínica (clinic). **1.** An institution, building, or part of a building where ambulatory patients are cared for. **2.** An institution, building, or part of a building in which medical instruction is given to students by means of demonstrations in the presence of the sick.
c. intermedia (halfway house). A facility for individuals who no longer require the complete facilities of a hospital or institution but are not yet prepared to return to their communities.
clínico **1.** (clinician). A health professional engaged in the care of patients, as distinguished from one working in other areas. **2.** (clinical). Denoting the symptoms and course of a disease, as distinguished from the laboratory findings of anatomical changes. **3.** (clinical). Relating to the bedside of a patient or to the course of his disease. **4.** (clinical). Relating to a clinic.
clinicopatológico (clinicopathologic). Pertaining to the signs and symptoms manifested by a patient, and also the results of laboratory studies, as they relate to the findings in the gross and histologic examination of tissue by means of biopsy or autopsy, or both.
clino (cline). A systematic relation between spatial distances and the frequencies of alleles.
clino- (clino-). Combining form denoting a slope (inclination or declination) or bend.
clinocefalia (clinocephaly). Saddle head.
clinocéfalo (clinocephalic, clinocephalous). Relating to clinocephaly.
clinodactilia (clinodactyly). Permanent deflection of one or more fingers.
clinografía (clinography). Graphic representation of the signs and symptoms exhibited by a patient.
clinoide (clinoid). **1.** Resembling a bed. **2.** Processus clinoideus.
clinoscopio (clinoscope). An instrument for measuring cyclophoria.
clioquinol (clioquinol). Iodochlorhydroxyquin.
clioxanida (clioxanide). An anthelmintic.
clip (clip). A fastener used to hold a part or thing together with another.
c. para heridas (wound c.).
-clisis (-clysis). Combining form, used as a suffix, denoting injection.
clisis (clysis). **1.** An infusion of fluid, usually subcutaneously, for therapeutic purposes. **2.** Formerly, a fluid enema; later, the washing out of material from any body space or cavity by fluids.
clister (clyster). An old term for enema.
clitión (clition). A craniometric point in the middle of the highest part of the clivus on the sphenoid bone.
clitoridectomía (clitoridectomy). Removal of the clitoris.
clitorídeo (clitoridean). Relating to the clitoris.

clitoriditis (clitoriditis). Clitoritis; inflammation of the clitoris.
clítoris (clitoris, pl. clitorides). [*clitoris*, NA]. Membrum muliebre; penis femineus; penis muliebris.
clitorismo (clitorism). Prolonged and usually painful erection of the clitoris; the analogue of priapism.
clitoritis (clitoritis). Clitoriditis.
clitoromegalia (clitoromegaly). An enlarged clitoris.
clitrofobia (clithrophobia). Morbid fear of being locked in.
clivus (clivus, pl. clivi). [*clivus*, NA]. A downward sloping surface.
  c. de Blumenbach (Blumenbach's c.). Clivus.
  c. ocular (c. ocularis).
cloaca (cloaca). **1.** In early embryos, the endodermally lined chamber into which the hindgut and allantois empty. **2.** In birds and monotremes, the common chamber into which open the hindgut, bladder, and genital ducts.
  c. ectodérmica (ectodermal c.). The proctodeum of the embryo.
  c. endodérmica (endodermal c.).
  c. persistente (persistent c.). Sinus urogenitalis.
cloacal (cloacal). Pertaining to the cloaca.
cloaquitis (cloacitis). An inflammation of the cloacal mucosa of fowls, with ulceration and chronic discharge.
cloasma (chloasma). Moth patch; melanoderma or melasma characterized by the occurrence of extensive brown patches of irregular shape and size on the skin of the face and elsewhere.
  c. broncíneo (c. bronzinum). Tropical mask.
clobetasol propionato (clobetasol propionate). An anti-inflammatory corticosteroid usually used in topical preparations.
clocortolona (clocortolone). An anti-inflammatory corticosteroid usually used in topical preparations.
clofazimina (clofazimine). A tuberculostatic and leprostatic agent.
clofedianol, clorhidrato de (chlophedianol hydrochloride). An antitussive agent related chemically to the antihistamines.
clofenamida (clofenamide). Monochlorphenamide; a diuretic.
clofibrato (clofibrate). Ethyl chlorophenoxyisobutyrate; an antilipemic agent.
clogestona, acetato de (clogestone acetate). A progestational agent.
clomacran fosfato (clomacran phosphate). A tranquilizer.
clomegestona, acetato de (clomegestone acetate). A progestational drug.
clomifeno, citrato de (clomiphene citrate). Chloramiphene; a pituitary gonadotropin stimulant used therapeutically to induce ovulation.
clomipramina, clorhidrato de (clomipramine hydrochloride). Chlorimipramine hydrochloride; an antidepressant.
clon (clone). A colony or group of organisms (or an individual organism), or a colony of cells derived from a single organism or cell by asexual reproduction, all having identical genetic constitution.
clonación (cloning). Transplantation of a nucleus from a somatic cell to an ovum, which then develops into an embryo.
clonal (clonal). Pertaining to a clone.
clonar (clone). To produce such a colony or individual.
clonazepam (clonazepam). An anticonvulsant drug.
clonicidad (clonicity). The state of being clonic.
clónico (clonic). Relating to or characterized by clonus; marked by alternate contraction and relaxation of muscle.
clonicotónico (clonicotonic). Both clonic and tonic; said of certain forms of muscular spasm.
clonidina, clorhidrato de (clonidine hydrochloride). An antihypertensive agent with central and peripheral actions.
clonismo (clonism). A long continued state of clonic spasms.
clonixina (clonixin). An analgesic.
clonogénico, clonógeno (clonogenic). Arising from or consisting of a clone.
clonógrafo (clonograph). An instrument for registering the movements in clonic spasm.
clonorquiasis (clonorchiasis). A disease caused by the fluke *Clonorchis sinensis*, affecting the distal bile ducts of man and other fish-eating animals.
clonorquiosis (clonorchiosis). Chlonorchiasis.
clonospasmo (clonospasm). Clonus.
clonus (clonus). Clonospasm; a form of movement marked by contractions and relaxations of a muscle, occurring in rapid succession.
  c. de apertura catódica (cathodal opening c. (CaOCl, COCl)).
  c. de los dedos del pie (toe c.). Toe reflex.
  c. de la muñeca (wrist c.).
  c. del tobillo (ankle c.).
clopamida (clopamide). A diuretic and antihypertensive agent.
clor- (chlor-, chloro-). Combining form denoting green; association with chlorine.
cloracné (chloracne). Chlorine acne; tar acne; an acne-like eruption due to prolonged contact with certain chlorinated compounds (naphthalenes and diphenyls).
clorado, clorinado (chlorinated). Having been treated with chlorine.
cloral (chloral). Anhydrous c.; trichloroacetaldehyde; a thin oily liquid with a pungent odor, formed by the action of chlorine gas on alcohol.
  c. anhidro (anhydrous c.). Chloral.
  c. betaína (c. betaine).
  hidrato de c. (c. hydrate). A hypnotic, sedative, and anticonvulsant.
***m*-cloral** (*m*-chloral). Metachloral; *p*-chloral; trichloral; a polymer of chloral obtained by prolonged contact with sulfuric acid.
***p*-cloral** (*p*-chloral). *m*-Chloral.
cloralismo (chloralism). Habitual use of chloral compounds as an intoxicant, or the symptoms caused thereby.
clorambucilo (chlorambucil). Chloraminophene; chloroambucil.
cloranfenicol (chloramphenicol). An antibiotic originally obtained from *Streptomyces Venezuelae*.
  palmitato de c. (c. palmitate). Same action and use as c.
  succinato sódico de c. (c. sodium succinate). Chloramphenicol-α-(sodium succinate).
cloramifeno (chloramiphene). Clomiphene citrate.
cloramina B (chloramine B). A nontoxic antiseptic substance used in wound irrigation as a substitute for chloramine T.
cloramina T (chloramine T). Chlorazene; a nontoxic but strong antiseptic used in the irrigation of wounds and infected cavities.
cloraminofeno (chloraminophene). Chlorambucil.
clorato (chlorate). A salt of chloric acid.
clorazanilo (chlorazanil). A diuretic.
clorazeno (chlorazene). Chloramine T.
clorazepato (clorazepate). The mono- or dipotassium salt is used as an anti-anxiety agent.
clorbenzoxamina (chlorbenzoxamine). Chlorbenzoxyethamine; an anticholinergic agent.
clorbenzoxietamina (chlorbenzoxyethamine). Chlorbenzoxamine.
clorbetamida (chlorbetamide) An amebicide.
clorbutol (chlorbutol). Chlorobutanol.
clorciclizina, clorhidrato de (chlorcyclizine hydrochloride). An antihistaminic agent.
clordano (chlordane). A chlorinated hydrocarbon used as an insecticide.
clordantoína (chlordantoin). A topical antifungal agent.
clordiazepóxido, clorhidrato de (chlordiazepoxide hydrochloride). An antianxiety agent.
cloremia (chloremia). **1.** Chlorosis. **2.** Hyperchloremia.
cloreteno, homopolímero de (chlorethene homopolymer). Polyvinyl chloride.
cloretilo (chlorethyl). Ethyl chloride.
clorfenesina (chlorphenesin). A topical antifungal agent.
  carbamato de c. (c. carbamate).
clorfenindiona (chlorphenindione). An anticoagulant related chemically to phenindione.
clorfeniramina, maleato de (chlorpheniramine maleate). An antihistamine.
clorfenoxamida (chlorphenoxamine). Used in the management of idiopathic, arteriosclerotic, and postencephalitic parkinsonism.
clorfentermina, clorhidrato de (chlorphentermine hydrochloride). A sympathomimetic amine used as an anorexiant.
clorguanida, clorhidrato de (chlorguanide hydrochloride). Chloroguanide hydrochloride.
clorhexadol (chlorhexadol). A hypnotic.
clorhexidina, clorhidrato de (chlorhexidine hydrochloride). A topical antiseptic.
clorhidrato (hydrochloride). A compound formed by the addition of a hydrochloric acid molecule to an amine or related substance.
clorhidria (chlorhydria). Hyperchlorhydria.

cloridimetría (chloridimetry). The process of determining the amount of chlorides in the blood or urine, or in other fluids.
cloridómetro (chloridometer). An apparatus for determining the amount of chlorides in blood or urine, or other fluids.
cloriduria (chloriduria). Chloruresis.
clorina (chlorin). 2,3-Dihydroporphin(e); 2,3-dihydroporphyrin; the root structure of the chlorophylls.
clorindanol (chlorindanol). A spermicide.
clorisondamina, cloruro de (chlorisondamine chloride). A quaternary ammonium compound with ganglionic blocking action similar to, but more potent than, hexamethonium and pentolinium.
clorito (chlorite). A salt of chlorous acid; the radical ClO_2^-.
clormadinona, acetato de (chlormadinone acetate). A progesterone derivative used in conjunction with estrogen as an oral contraceptive.
clormezanona (chlormezanone). A muscle relaxant and tranquilizing agent with pharmacologic actions and uses similar to those of meprobamate.
cloro (chlorine). A greenish, toxic, gaseous element; symbol Cl, atomic no. 17, atomic weight 35.46.
grupo del c. (chlorine group). The halogens.
cloroacetofenona (chloroacetophenone). A lacrimatory gas; used in training and in riot control.
cloroambucilo (chloroambucil). Chlorambucil.
cloroanemia (chloroanemia). Chlorosis.
cloroazodina (chloroazodin). A bactericidal agent used as a surgical antiseptic.
clorobutanol (chlorobutanol). A hypnotic sedative and local anesthetic.
clorocresol (chlorocresol). Used as an antiseptic and disinfectant.
clorocruorina (chlorocruorin). A greenish hemoglobin-like pigment found in certain worms.
cloroetano (chloroethane). Ethyl chloride.
cloroetileno (chloroethylene). Vinyl chloride.
clorofenol (chlorophenol). One of several substitution products obtained by the action of chlorine on phenol; used as antiseptics.
***o*-clorofenol** (*o*-chlorophenol). An antiseptic liquid, used in the treatment of lupus.
***p*-clorofenol** (*p*-chlorophenol). Parachlorophenol.
clorofenotano (chlorophenothane). Dichlorodiphenyltrichloroethane.
clorofila (chlorophyll). The phorbin derivative found in photosynthetic organisms; light-absorbing green plant pigments.
derivados hidrosolubles de c. (water-soluble c. derivatives).
c. esterasa (c. esterase). Chlorophyllase.
clorofilasa (chlorophyllase). Chlorophyll esterase.
clorofilida (chlorophyllide, chlorophyllid). That which remains of a chlorophyll molecule when the phytyl group is removed.
cloroformismo (chloroformism). Habitual chloroform inhalation, or the symptoms caused thereby.
cloroformo (chloroform). Trichloromethane; methylene trichloride.
c. acetona (acetone c.). Chlorobutanol.
cloroguanida, clorhidrato de (chloroguanide hydrochloride). Chlorguanide hydrochloride.
clorohemina (chlorohemin). Hemin.
cloroleucemia (chloroleukemia). Chloroma.
cloroma (chloroma). Chloroleukemia; chloromyeloma.
***p*-cloromercuribenzoato** (*p*-chloromercuribenzoate (PCMB, *pCMB*, p-CMB)). Organic mercury compound that reacts with —SH groups of proteins.
cloromerodrina (chlormerodrin). A mercurial diuretic chemically related to meralluride.
clorometano (chloromethane). Methyl chloride.
clorometría (chlorometry). The measurement of chlorine content, or the use of analytical techniques involving the release or titration of chlorine.
cloromieloma (chloromyeloma). Chloroma.
cloropenia (chloropenia). A deficiency in chloride.
cloropercha (chloropercha). A solution of gutta-percha in chloroform, used in dentistry as an agent to lute gutta-percha filling material to the wall of a prepared root canal.
cloropicrina (chloropicrin). Nitrochloroform.
cloropiramina (chloropyramine). An antihistaminic agent.
cloroplasto (chloroplast). A plant cell inclusion body containing chlorophyll; occurs in cells of leaves and young stems.
cloroprednisona (chloroprednisone). A topical anti-inflammatory agent.
cloroprocaína, clorhidrato de (chloroprocaine hydrochloride). A local anesthetic similar in action and use to procaine hydrochloride.
cloropsia (chloropsia). Green vision.
cloroquina (chloroquine). An antimalarial agent. It is also used for hepatic amebiasis and for certain skin diseases.
clorosis (chlorosis). Asiderotic anemia; chloremia; chloroanemia; chlorotic anemia; green sickness.
cloroso (chlorous). **1.** Relating to chlorine. **2.** Denoting compounds of chlorine in which its valence is +3.
cloroteno, citrato de (chlorothen citrate). Chloromethapyrilene citrate; an antihistaminic agent.
clorotiazida (chlorothiazide). An orally effective diuretic inhibiting renal tubular reabsorption of sodium.
c. sódica (c. sodium). C. suitable for parenteral administration.
clorótico (chlorotic). Pertaining to or having the characteristic features of chlorosis.
clorotimol (chlorothymol). Chlorthymol; monochlorothymol; an antibacterial for topical use.
clorotrianiseno (chlorotrianisene). A synthetic estrogen derived from stilbene, active by mouth.
β-clorovinildicloroarsina (β-chlorovinyldichloroarsine). Lewisite.
cloroyodado (chloriodized). Containing both chlorine and iodine.
clorprenalina, clorhidrato de (clorprenaline hydrochloride). Isoprophenamine hydrochloride; a bronchodilator.
clorproetazina, clorhidrato de (chlorproethazine hydrochloride). A skeletal muscle relaxant.
clorproguanilo, clorhidrato de (chlorproguanil hydrochloride). The 3,4-dichloro homologue of chloroguanide; used for causal prophylaxis and suppression of falciparum malaria.
clorpromazina (chlorpromazine). A phenothiazine antipsychotic agent with antiemetic, antiadrenergic, and anticholinergic actions.
c. clorhidrato (c. hydrochloride).
clorpropamida (chlorpropamide). An orally effective hypoglycemic agent related chemically and pharmacologically to tolbutamide.
clorprotixeno (chlorprothixene). An antipsychotic of the thioxanthene group.
clorquinaldol (chlorquinaldol). A keratoplastic, antibacterial, and antifungal agent used in the treatment of cutaneous bacterial and mycotic infections.
clortalidona (chlorthalidone). Diuretic and antihypertensive agent, used in steroid therapy and the treatment of edema associated with congestive heart failure, renal disease, hepatic cirrhosis, pregnancy, obesity, and premenstrual tension.
clortenoxazina (chlorthenoxazin). An antipyretic and analgesic.
clortetraciclina (chlortetracycline). An antibiotic agent; a naphthacene derivative, obtained from *Streptomyces aureofaciens*.
clortimol (chlorthymol). Chlorothymol.
cloruresis (chloruresis). Chloriduria; chloruria; the excretion of chloride in the urine.
clorurético (chloruretic). Relating to an agent that increases the excretion of chloride in the urine, or to such an effect.
cloruria (chloruria). Chloruresis.
cloruro (chloride). A compound containing chlorine, at a valence of -1, as in the salts of hydrochloric acid.
c. estánico (stannic chloride).
c. férrico (ferric chloride). An astringent and styptic.
c. ferrihem (ferriheme chloride). Hemin.
c. mercúrico (mercuric chloride). Mercury bichloride.
c. mercúrico amoniatado (ammoniated mercuric chloride c.).
c. mercurioso (mercurous chloride). Calomel.
c. de undecoilio-yodo (undecoylium chloride-iodine).
cloryodoquina (chloriodoquin). Iodochlorhydroxyquin.
clorzoxazona (chlorzoxazone). A skeletal muscle relaxant used in the treatment of painful muscle spasm due to musculoskeletal disorder of non-neurologic origin.
closilato (closylate). USAN-approved contraction for *p*-chlorobenzenesulfonate.
closiramina, aceturato de (closiramine aceturate). An antihistaminic.
clostridial (clostridial). Relating to any bacterium of the genus *Clostridium*.

clostridio (clostridium, pl. clostridia). A vernacular term used to refer to any member of the genus *Clostridium.*
clostridiopeptidasa A (clostridiopeptidase A). *Clostridium histolyticum* collagenase.
clostridiopeptidasa B (clostridiopeptidase B). Clostripain.
clostripaína (clostripain). Clostridiopeptidase B; *Clostridium histolyticum* proteinase B.
clotrimazol (clotrimazole). An antifungal agent used topically to treat a variety of fungal and yeast infections.
cloxacilina sódica (cloxacillin sodium). A penicillinase-resistant penicillin.
clozapina (clozapine). A sedative.
cm (cm). Abbreviation for centimeter.
cM (cM). Abbreviation for centimorgan.
cm^3 (cm^3). Abbreviation for cubic centimeter.
Cm (Cm). Symbol for curium.
C.M. (C.M.). Abbreviation for Chirurgiae Magister, Master in Surgery.
CM- (CM-). Symbol for carboxymethyl radical.
CM-celulosa (CM-cellulose). Carboxymethyl cellulose.
C.M.A. (C.M.A.). Abbreviation for Certified Medical Assistant.
***p*-CMB** (*p*-CMB). Abbreviation for *p*-chloromercuribenzoate.
CMH (MHC). Abbreviation for major histocompatibility complex.
CMP (CMP). Symbol for cytidine 5'-phosphate.
CMV (CMV). Abbreviation for cytomegalovirus.
cnemial (cnemial). Relating to the leg, especially to the shin.
cnemis (cnemis). The shin.
cnida, pl. **cnidae** (cnida, pl. cnidae). Nematocyst.
cnidocisto (cnidocyst). Nematocyst.
cnidosis (cnidosis). Urticaria.
cnismogénico (knismogenic). Causing a tickling sensation.
cnismolagnia (knismolagnia). Sexual gratification from the act of tickling.
C.N.M. (C.N.M.). Abbreviation for Certified Nurse Midwife.
CNS (CNS). Symbol for the thiocyanate radical, CNS$^-$.
Co (Co). Symbol for cobalt.
co-conciencia (coconsciousness). A splitting of consciousness into two streams.
CoA (CoA). Abbreviation for coenzyme A.
coacervación (coacervation). Formation of a coacervate.
coacervato (coacervate). An aggregate of colloidal particles separated out of an emulsion (coacervation) by the addition of some third component (coacervating agent).
coadaptación (coadaptation). The operation of selection jointly on two or more (usually linked) loci.
coaglutinina (coagglutinin). A substance that per se does not agglutinate an antigen, but does result in agglutination of antigen that is appropriately coated with univalent antibody.
coagulable (coagulable). Capable of being coagulated or clotted.
coagulación (coagulation). **1.** Clotting; the process of changing from a liquid to a solid, said especially of blood. **2.** Transformation of a sol into a gel or semisolid mass.
c. intravascular diseminada (CID) (disseminated intravascular c.). Hemorrhagic syndrome.
coagulante (coagulant). **1.** An agent that causes, stimulates, or accelerates coagulation, especially with reference to blood. **2.** Coagulative.
coagular **1.** (clot). To coagulate, said especially of blood. **2.** (coagulate). To convert a fluid or a substance in solution into a solid or gel. **3.** (coagulate). To clot; to curdle; to change from a liquid to a solid or gel.
coagulativo (coagulative). Coagulant; causing coagulation.
coágulo **1.** (coagulum, pl. coagula). A clot or a curd; a soft, nonrigid, insoluble mass formed when a sol undergoes coagulation. **2.** (clot). A soft, nonrigid, insoluble mass formed when a liquid gels.
c. de la agonía (agony clot).
c. ante mortem (antemortem clot).
c. "de grasa de pollo" (chicken fat clot).
c. "de jalea de grosellas" (currant jelly clot).
c. laminado (laminated clot).
c. pasivo (passive clot).
c. post mortem (postmortem clot).
c. sanguíneo (blood clot).
c. de Schede (Schede's clot).
coagulopatía (coagulopathy). A disease affecting the coagulability of the blood.
c. de consumo (consumption c.).
coalescencia (coalescence). Concrescence; fusion of originally separate parts.
coana (choana, pl. choanae). [*choana*, NA]. Isthmus pharyngonasalis; pharyngeal isthmus; posterior naris; postnaris; the opening into the nasopharynx of the nasal cavity on either side.
c. primaria, primitiva (primary c., primitive c.).
c. secundaria (secondary c.). Internal nostril.
coanado (choanate). Having a funnel, i.e., with a ring or collar.
coanal (choanal). Pertaining to a choana.
coanoflagelado (choanoflagellate). Choanomastigote.
coanoide (choanoid). Infundibuliform; funnel-shaped.
coanomastigoto (choanomastigote). Choanoflagellate; collared flagellate.
coaptación (coaptation). Joining or fitting together of two surfaces.
coaptar (coapt). To join or fit together.
coartación (coarctation). A constriction, stricture, or stenosis.
c. invertida (reversed c.).
coartado (coarctate). Pressed together.
coartar **1.** (coarct). Coarctate; to restrict or press together. **2.** (coarctate). Coarct.
coartotomía (coarctotomy). Division of a stricture.
CoAS-, CoASH (CoAS-, CoASH). Symbols for the coenzyme A radical, reduced coenzyme A.
cobalamina (cobalamin). General term for compounds containing the dimethylbenzimidazolylcobamide nucleus of vitamin B_{12}.
concentrado de c. (c. concentrate).
cobalto (cobalt). A steel-gray metallic element, symbol Co, atomic no. 27, atomic weight 58.93.
cobaltoso, cloruro (cobaltous chloride). Used in the treatment of various types of refractory anemia to improve the hematocrit, hemoglobin, and erythrocyte count.
cobamida (cobamide). The hexa-amide of cobamic acid.
cobayo (guinea pig). Cavia porcellus.
cobertura (coating). A covering; a layer of some substance spread over a surface.
cobinamida (cobinamide). The hexa-amide of cobinic acid; a part of the B_{12} vitamins (the cobalamins).
cobirinamida (cobyrinamide). Cobyric acid.
cobra (cobra). Members of the highly venomous snake genus, *Naja* (family Elapidae).
cobre (copper). A metallic element, symbol Cu, atomic no. 29, atomic weight 63.55.
acetato de c. (cupric acetate). Cupric acetate normal.
arsenito de c. **1.** (c. arsenite). Cupric arsenite. **2.** (cupric arsenite). Copper arsenite; Scheele's green.
bicloruro de c. **1.** (c. bichloride, c. chloride). C. dichloride; cupric chloride. **2.** (cupric chloride). Copper bichloride; copper chloride.
citrato de c. **1.** (c. citrate). Cupric citrate. **2.** (cupric citrate). Copper citrate.
sulfato de c. **1.** (c. sulfate, c. sulphate). Cupric sulfate. **2.** (cupric sulfate). Copper sulfate.
cobrotoxina (cobrotoxin). Cobra toxin; direct lytic factor of cobra venom; a polypeptide of 62 residues.
coca (coca). The dried leaves of *Erythroxylon coca*; the source of cocaine and several other alkaloids.
cocaína (cocaine). Benzoylmethylecgonine; an alkaloid obtained from the leaves of *Erythroxylon coca* (family Erythroxylaceae) and other species of *Erythroxylon*, or by synthesis from ecgonine or its derivatives; it has vasoconstrictor activity and psychotropic effects.
cocainización (cocainization). Production of topical anesthesia of mucous membranes by the application of cocaine.
cocarboxilasa (cocarboxylase). Thiamin pyrophosphate.
cocarcinógeno (cocarcinogen). A substance that works symbiotically with a carcinogen in the production of cancer.
coccialgia (coccyalgia). Coccygodynia.
coccicefalia (coccycephaly). A malformation in which the cephalic profile suggests a beak.
coccidial (coccidial). Relating to coccidia.
coccidinia (coccydynia). Coccygodynia.

coccidio (coccidium, pl. coccidia). Common name given to protozoan parasites (order Eucoccidiida) in which schizogony occurs within epithelial cells, generally in the intestine, but in some species in the bile ducts and kidney.
coccidioideo (coccidioidal). Referring to the disease or to the infecting organism of coccidioidomycosis.
coccidioidina (coccidioidin). A sterile solution containing the by-products of growth of *Coccidioides immitis*.
coccidioidoma (coccidioidoma). A benign localized residual granulomatous lesion or scar in a lung following primary coccidioidomycosis.
coccidioidomicosis (coccidioidomycosis). Posadas disease; an inapparent, benign, severe, or fatal systemic mycosis due to *Coccidioides immitis*.
 c. asintomática (asymptomatic c.). Latent c.
 c. diseminada (disseminate c.).
 c. extrapulmonar primaria (primary extrapulmonary c.).
 c. latente (latent c.). Asymptomatic c.
 c. primaria (primary c.). Desert fever; San Joaquin fever.
 c. secundaria (secondary c.). Coccidioidal granuloma.
coccidiosis (coccidiosis). Group name for diseases due to any species of coccidia.
coccidióstato (coccidiostat). A chemical agent generally added to animal feed to partially inhibit or delay the development of coccidiosis.
coccigalgia (coccygalgia). Coccygodynia.
coccigectomía (coccygectomy). Removal of the coccyx.
coccígeo **1.** (coccygeal). Relating to the coccyx. **2.** (coccygeus).
coccigodinia (coccygodynia). Coccyalgia; coccydynia; coccygalgia; coccyodynia; pain in the coccygeal region.
coccigotomía (coccygotomy). Operation for freeing the coccyx from its attachments.
coccinela (coccinella). Cochineal.
coccinelina (coccinellin). The coloring principle derived from cochineal.
cocciodinia (coccyodynia). Coccygodynia.
cóccix (coccyx, gen. coccygis, pl. coccyges). [*os coccygis*, NA].
cochinilla (cochineal). Coccinella; coccus; the dried female insects, *Coccus cacti*, enclosing the young larvae, or the dried female insect, *Dactylopius coccus*, containing eggs and larvae, from which coccinellin is obtained; used as a coloring agent and a stain.
cochleare (cochleare). A spoon.
cócico (coccal). Relating to cocci.
cociente (quotient). The number of times one amount is contained in another.
 c. de Ayala (Ayala's q.). Ayala's index.
 c. de crecimiento (growth q.).
 c. espinal (spinal q.). Ayala's index.
 c. de inteligencia (CI) (intelligence q. (IQ)).
 c. de lateralidad cognitiva (cognitive laterality q. (CLQ)).
 c. de logros (achievement q.).
 c. respiratorio (CR) (respiratory q. (R.Q.)). Respiratory coefficient.
 c. sanguíneo (blood q.). Color index.
cocillana (cocillana). The dried bark of *Guarea rusbyi*, a Bolivia tree, used as an expectorant in bronchitis.
cóclea (cochlea, pl. cochleae). [*cochlea*, NA]. A cone-shaped cavity in the petrous portion of the temporal bone, forming one of the divisions of the labyrinth or internal ear.
 c. membranosa (membranous c.). [*ductus cochlearis*, NA].
cocleado (cochlear). Relating to the cochlea.
coclear (cochlear). Relating to the cochlea.
cocleariforme (cochleariform). Spoon-shaped.
cocleítis (cochleitis). Cochlitis.
cocleosaculotomía (cochleosacculotomy). An operation for Ménière's disease performed through the round window to create a shunt between the cochlear duct and the saccule.
cocleovestibular (cochleovestibular). Relating to the cochlea and the vestibule of the ear.
coclitis (cochlitis). Cochleitis; inflammation of the cochlea.
coco (coccus, pl. cocci). **1.** A bacterium of round, spheroidal, or ovoid form. **2.** Cochineal.
 c. de Neisser (Neisser's c.). *Neisseria gonorrhoeae*.
 c. de Weichselbaum (Weichselbaum's c.). *Neisseria meningitidis*.
cocoa (cocoa). A powder prepared from the roasted kernels of the ripe seed of *Theobroma cacao* (family Sterculiaceae).
cocobacilar (coccobacillary). Relating to a coccobacillus.
cocobacilo (coccobacillus). A short, thick bacterial rod of the shape of an oval or slightly elongated coccus.
cocoide (coccoid). Resembling a coccus.
cóctel (cocktail). A drink that includes several ingredients or drugs.
 c. de Brompton (Brompton c.).
 c. de Filadelfia (Philadelphia c.). Rivers' c.
 c. lítico (lytic c.).
 c. de Rivers (Rivers' c.). Philadelphia c.
cocto- (cocto-). Prefix indicating boiled or modified by heat.
coctoestable (coctostabile, coctostable). Resisting the temperature of boiling water without alteration or destruction.
coctolábil (coctolabile). Subject to alteration or destruction when exposed to the temperature of boiling water.
coculina (cocculin). Picrotoxin.
codeína (codeine). Methylmorphine.
codescarboxilasa (codecarboxylase). Pyridoxal 5'-phosphate.
codeshidrogenasa I y II (codehydrogenase I, codehydrogenase II). Obsolete names for nicotinamide adenine dinucleotide and nicotinamide adenine dinucleotide phosphate, respectively.
Codex medicamentarius (Codex medicamentarius). The official title of the French Pharmacopeia.
codificación (encoding). The first stage in the memory process, followed by storage and retrieval, involving processes associated with receiving or briefly registering stimuli through one or more of the senses and modifying that information.
código (code). **1.** A set of rules, principles, or ethics. **2.** Any system devised to convey information or facilitate communication. **3.** Term used in hospitals to describe an emergency situation requiring trained members of the staff, such as a cardiopulmonary resuscitation team, or the signal to summon such a team.
 c. genético (genetic c.).
codo (elbow). **1.** Ancon; cubitus; the joint between the arm and the forearm. **2.** An angular body resembling a flexed e.
 c. con bursitis (capped e.). Shoe boil.
 c. del Little Leaguer (Little Leaguer's e.).
 c. de minero (miner's e.).
 c. de las niñeras (nursemaid's e.). Malgaigne's luxation.
 c. de tenista (tennis e.). Epicondylalgia externa.
codominante (codominant). In genetics, denoting an equal degree of dominance of two genes, both being expressed in the phenotype of the individual.
codón (codon). Triplet; a sequence of three nucleotides in a strand of DNA or RNA that provides the genetic information to code for a specific amino acid.
 c. de iniciación (initiating c.).
 c. de terminación (termination c.). Termination sequence.
coeficiente (coefficient). **1.** The expression of the amount or degree of any quality possessed by a substance, or of the degree of physical or chemical change normally occurring in that substance under stated conditions. **2.** The ratio or factor that relates a quantity observed under one set of conditions to that observed under standard conditions.
 c. de absorción (absorption c.).
 c. de absorción específica (*a*) (specific absorption c. (*a*)). Absorbancy index.
 c. de absorción lineal (linear absorption c.).
 c. de absorción molar (ε) (molar absorption c. (ε)). Molar absorbancy index.
 c. de actividad (activity c.).
 c. biológico (biological c.).
 c. de confiabilidad (reliability c.).
 c. de consanguinidad (c. of consanguinity). C. of inbreeding.
 c. de correlación (correlation c.'s).
 c. de creatinina (creatinine c.).
 c. de difusión (diffusion c.). Diffusion constant.
 c. de distribución (distribution c.). Partition c.
 c. de endogamia (c. of inbreeding). C. of consanguinity.
 c. de extinción (extinction c.). Specific absorption c.
 c. de extinción molar (molar extinction c.). Molar absorption c.
 c. de extracción (extraction c.).
 c. de fenol (phenol c.). Rideal-Walker c.
 c. de filtración (filtration c.).

c. higiénico de laboratorio (hygienic laboratory c.). Rideal-Walker c.
c. isotónico (isotonic c.).
c. letal (lethal c.).
c. de Long (Long's c.). Long's formula.
c. de parentesco (c. of kinship).
c. de partición (partition c.). Distribution c.
c. de reflexión (σ) (reflection c. (σ)).
c. de relación (c. of relationship).
c. respiratorio (respiratory c.). Respiratory quotient.
c. de Rideal-Walker (Rideal-Walker c.). Hygienic laboratory c.; phenol c.
c. de selección (s) (selection c. (s)).
c. de solubilidad de Bunsen (α) (Bunsen's solubility c. (α)).
c. de solubilidad de Ostwald (λ) (Ostwald's solubility c.(λ)).
c. de temperatura (temperature c.).
c. de ultrafiltración (ultrafiltration c.).
c. de utilización de oxígeno (oxygen utilization c.).
c. de variación (CV) (c. of variation (CV)).
c. de velocidad (velocity c.).
c. de viscosidad (c. of viscosity).
c. de viscosidad de Poiseuille (Poiseuille's viscosity c.).

coenestesia (coenesthesia). Cenesthesia.

coenzima (coenzyme). Cofactor; a substance that enhances or is necessary for the action of enzymes.
c. A (CoA) (coenzyme A (CoA)). A coenzyme containing pantothenic acid, adenosine 3'-phosphate 5'-pyrophosphate, and cysteamine.
c. A transferasas (CoA transferases). Thiaphorases; enzymes transferring CoA from acetyl-CoA or succinyl-CoA to other acyl radicals.
c. R (coenzyme R). Biotin.

coenzima Q (CoQ) (coenzyme Q (CoQ)). Quinones with isoprenoid side chains that mediate electron transfer between cytochrome *b* and cytochrome *c*.

cofactor (cofactor). **1.** Coenzyme. **2.** An atom or molecule essential for the action of a large molecule.
c. de las plaquetas (platelet c.). Factor VIII.
c. II de las plaquetas (platelet c. II). Factor IX.
c. de tromboplastina (c. of thromboplastin). Factor V.
c. del veneno de cobra (cobra venom c.). Properdin factor B.

cofermento (coferment). Obsolete term for coenzyme.

cofia (caul). **1.** Galea; veil; velum; the amnion, either as a piece of membrane capping the baby's head at birth or the whole membrane when delivered unruptured with the baby. **2.** Omentum majus.

cognición (cognition). **1.** Generic term embracing the mental activities associated with thinking, learning, and memory. **2.** Any process whereby one acquires knowledge.

cognitivo, cognoscitivo (cognitive). Pertaining to cognition.

cohesión (cohesion). The attraction between molecules or masses that holds them together.

cohoba (cohoba). A psychotomimetic hallucinogenic substance obtained from *Acacia niopo* (family Leguminosae), and other plants.

cohorte (cohort). A defined population group followed prospectively in an epidemiological study.

coilocito (koilocyte). A squamous cell, often binucleated, showing a perinuclear halo; characteristic of condyloma acuminatum.

coilocitosis (koilocytosis). Perinuclear vacuolation.

coiloniquia (koilonychia). Celonychia; spoon nail; a malformation of the nails in which the outer surface is concave; often associated with hypochromic anemia, with rare occurrence as a familial trait.

coilosternia (koilosternia). Pectus excavatum.

coinosita (coinosite). Cenosite.

coital (coital). Pertaining to coitus.

coito **1.** (coitus). Coition; copulation; pareunia; sexual intercourse; sexual union between male and female. **2.** (coition). Coitus.
c. interrumpido (c. interruptus). Onanism.
c. reservado (c. reservatus).

coitofobia (coitophobia). Morbid fear of sexual intercourse.

cojera (limp). A lame walk with a yielding step.

col, árbol de (cabbage tree). Andira.

cola **1.** (tail). [*cauda*, NA]. **2.** (cauda, pl. caudae). [*cauda*, NA]. Tail; any tail, or tail-like structure, or tapering or elongated extremity of an organ or other part. **3.** (kola). Cola; the dried cotyledons of *Cola nitida* or other species of *Cola* (family Sterculiaceae) which contains caffeine, theobromine, and a soluble principle, colatin. **4.** (end-piece). The terminal part of the tail of a spermatozoon.
c. de la circunvolución dentada (t. of dentate gyrus). Uncus band of Giacomini.
c. del epidídimo (t. of epididymis). [*cauda epididymidis*, NA].
c. equina (cauda equina). [*cauda equina*, NA].
c. estriada (cauda striati). Tail of caudate nucleus.
c. fasciae dentatae (cauda fasciae dentatae). Uncus band of Giacomini.
c. del hélix (t. of helix). [*cauda helicis*, NA].
c. de milano (dovetail). A widened portion of a cavity preparation usually established to increase the retention and resistance form.
c. del núcleo caudado (t. of caudate nucleus). [*cauda nuclei caudati*, NA].
c. del páncreas (t. of pancreas). [*cauda pancreatis*, NA].
c. de pescado (isinglass). Ichthyocolla.

colacina (collacin). Collastin; degenerated collagen.

colado (casting). **1.** A metallic object formed in a mold. **2.** The act of forming a c. in a mold.
c. centrífugo (centrifugal c.).
c. ceramometálico (ceramo-metal c.).
c. al vacío (vacuum c.). The c. of a metal in the presence of a vacuum.

colagenación (collagenation). Collagenization.

colagenasa A o I (collagenase A, collagenase I). *Clostridium histolyticum* collagenase.

colagenasa del Clostridium histolyticum (Clostridium histolyticum collagenase). Clostridiopeptidase A; collagenase A; collagenase I.

colagénico (collagenic). Collagenous.

colagenización (collagenization). **1.** Replacement of tissues or fibrin by collagen. **2.** Synthesis of collagen by fibroblasts.

colágeno (collagen). Ossein; osseine; ostein; osteine; the major protein (of the white fibers of connective tissue, cartilage, and bone.
c. tipo I (type I c.).
c. tipo II (type II c.).
c. tipo III (type III c.).
c. tipo IV (type IV c.). Less distinctly fibrillar form of c. characteristic of basement membrane

colagenolítico (collagenolytic). Causing the lysis of collagen, gelatin, and other proteins containing proline.

colagenosis (collagenosis). Collagen diseases.
c. perforante reactiva (reactive perforating c.).

colagógico (cholagogic). Cholagogue.

colagogo (cholagogue). **1.** An agent that promotes the flow of bile into the intestine, especially as a result of contraction of the gallbladder. **2.** Cholagogic; relating to such an agent or effect.

colaneresis (cholaneresis). Increase in output of cholic acid or its conjugates.

colangeítis (cholangeitis). Cholangitis.

colangiectasia (cholangiectasis). Dilation of the bile ducts, usually as a sequel to obstruction.

colangiocarcinoma (cholangiocarcinoma). An adenocarcinoma, primarily in intrahepatic bile ducts.

colangioenterostomía (cholangioenterostomy). Surgical anastomosis of bile duct to intestine.

colangiofibrosis (cholangiofibrosis). Fibrosis of the bile ducts.

colangiogastrostomía (cholangiogastrostomy). Formation of a communication between a bile duct and the stomach.

colangiografía (cholangiography). Roentgenographic examination of the bile ducts.
c. del conducto cístico (cystic duct c.).
c. percutánea (percutaneous c.).

colangiograma (cholangiogram). The roentgenographic record of the bile ducts obtained by cholangiography.

colangiolitis (cholangiolitis). Inflammation of the small bile radicles or cholangioles.

colangiolo (cholangiole). Canal of Hering; a ductule occurring between a bile canaliculus and an interlobular bile duct.

colangioma (cholangioma). A neoplasm of bile duct origin, especially within the liver.

colangiopancreatografía (cholangiopancreatography). Roentgenographic examination of the bile ducts and pancreas.
c. retrógrada endoscópica (CPRE) (endoscopic retrograde c. (ERCP)).

colangioscopia (cholangioscopy). Visual examination of bile ducts utilizing a fiberoptic endoscope.
colangiostomía (cholangiostomy). Formation of a fistula into a bile duct.
colangiotomía (cholangiotomy). Incision into a bile duct.
colangitis (cholangitis). Angiocholitis; cholangeitis; inflammation of a bile duct or the entire biliary tree.
 c. esclerosante primaria (primary sclerosing c.).
colano, 5β-colano (cholane, 5β-cholane). Parent hydrocarbon of the cholanic acids (cholic acids).
colanopoyesis (cholanopoiesis). Synthesis by the liver of cholic acid or its conjugates, or of natural bile salts.
colanopoyético (cholanopoietic). Pertaining to or promoting cholanopoiesis.
colantreno (cholanthrene). A polycyclic, somewhat carcinogenic hydrocarbon, structural parent of the highly carcinogenic 3 (or 20)-methylcholanthrene.
colapso (collapse). **1.** A condition of extreme prostration, similar to hypovolemic shock and due to the same causes. **2.** A state of profound physical depression. **3.** A falling together of the walls of a structure or the failure of a physiological system.
 c. por absorción (absorption c.).
 c. del arco dentario (c. of dental arch).
 c. circulatorio (circulatory c.).
 c. masivo (massive c.).
 c. por presión (pressure c.).
 c. pulmonar (pulmonary c.).
colar (strain). To filter; to percolate.
colascos (cholascos). Escape of bile into the free peritoneal cavity.
colastina (collastin). Collacin.
colateral (collateral). **1.** Indirect, subsidiary, or accessory to the main thing; side by side. **2.** A side branch of a nerve axon or blood vessel.
colato (cholate). A salt or ester of a cholic acid.
 c. ligasa (c. ligase).
 c. sintetasa, tioquinasa (c. synthetase, c. thiokinase). Cholate-CoA ligase.
colchicina (colchicine). An alkaloid obtained from *Colchicum autumnale* (family Liliaceae); used for gout.
cole- (chole-, chol-, cholo-). Combining forms relating to bile.
colecalciferol (cholecalciferol). Calciol; vitamin D_3.
colecistagógico (cholecystagogic). Stimulating activity of the gallbladder.
colecistagogo (cholecystagogue). A substance that stimulates activity of the gallbladder.
colecistatonía (cholecystatony). Atonia, weakness, or failure of function of the gallbladder.
colecistectasia (cholecystectasia). Rarely used term for dilation of the gallbladder.
colecistectomía (cholecystectomy). Surgical removal of the gallbladder.
colecistendisis (cholecystendysis).
colecistenterostomía (cholecystenterostomy). Enterocholecystostomy; formation of a direct communication between the gallbladder and the intestine.
colecistenterotomía (cholecystenterotomy). Enterocholecystotomy; incision of both intestine and gallbladder.
colecístico (cholecystic). Relating to the cholecyst, or gallbladder.
colecistitis (cholecystitis). Inflammation of the gallbladder.
 c. aguda (acute c.).
 c. crónica (chronic c.).
 c. enfisematosa (emphysematous c.).
 c. xantogranulomatosa (xanthogranulomatous c.).
colecisto (cholecystis). Vesica biliaris.
colecistocinasa (cholecystokinase). An enzyme catalyzing the hydrolysis of cholecystokinin.
colecistocinético (cholecystokinetic). Promoting emptying of the gallbladder.
colecistocinina (cholecystokinin). Pancreozymin.
colecistocolostomía (cholecystocolostomy). Colocholecystostomy; cystocolostomy; establishment of a communication between the gallbladder and the colon.
colecistoduodenostomía (cholecystoduodenostomy). Duodenocholecystostomy; duodenocystostomy; establishment of a direct communication between the gallbladder and the duodenum.
colecistogastrostomía (cholecystogastrostomy). Establishment of a communication between the gallbladder and the stomach.
colecistografía (cholecystography). Visualization of the gallbladder by roentgen rays after the administration of a radiopaque substance, such as sodium tetraiodophenolphthalein, or a radiopharmaceutical, such as technetium-99m, with a suitable detector.
colecistograma (cholecystogram). The roentgenographic record of the gallbladder obtained by cholecystography.
colecistoileostomía (cholecystoileostomy). Establishment of a communication between the gallbladder and the ileum.
colecistolitiasis (cholecystolithiasis). Presence of one or more gallstones in the gallbladder.
colecistolitotricia (cholecystolithotripsy). Crushing or fragmentation of a gallstone by manipulation of the unopened gallbladder.
colecistomía (cholecystomy). Cholecystotomy.
colecistopatía (cholecystopathy). Disease of the gallbladder.
colecistopexia (cholecystopexy). Suture of the gallbladder to the abdominal wall.
colecistorrafia (cholecystorrhaphy). Suture of an incised or ruptured gallbladder.
colecistosonografía (cholecystosonography). Ultrasonic examination of the gallbladder.
colecistostomía (cholecystostomy). Establishment of a fistula into the gallbladder.
colecistotomía (cholecystotomy). Cholecystomy; incision into the gallbladder.
colecistoyeyunostomía (cholecystojejunostomy). Establishment of a communication between the gallbladder and the jejunum.
colecromopoyesis (cholechromopoiesis). Synthesis of bile pigments by the liver.
colectasia (colectasia). Distention of the colon.
colectomía (colectomy). Excision of a segment or all of the colon.
coledocectomía (choledochectomy). Surgical removal of a portion of the common bile duct.
coledocendisis (choledochendysis). Choledochotomy.
coledociano (choledochal). Relating to the common bile duct.
coledociartia (choledochiarctia). Obsolete term for stenosis of the gall duct.
coledocitis (choledochitis). Inflammation of the common bile duct.
colédoco (choledoch). Ductus choledochus.
coledoco-, coledoc- (choledocho-, choledoch-). Combining forms relating to the ductus choledochus (the common bile duct).
coledococoledocostomía (choledochocholedochostomy). Operative joining of divided portions of common bile duct.
coledocoduodenostomía (choledochoduodenostomy). Formation of a communication, other than the natural one, between the common bile duct and the duodenum.
coledocoenterostomía (choledochoenterostomy). Establishment of a communication, other than the natural one, between the common bile duct and any part of the intestine.
coledocografía (choledochography). Roentgenographic examination of the bile duct after the administration of a radiopaque substance.
coledocolitiasis (choledocholithiasis). Presence of a gallstone in the common bile duct.
coledocolito (choledocholith). Stone in the common bile duct.
coledocolitotomía (choledocholithotomy). Incision of the common bile duct for the extraction of an impacted gallstone.
coledocolitotricia **1.** (choledocholithotrity). Choledocholithotripsy. **2.** (choledocholithotripsy). Choledocholithotrity; crushing or fragmentation of a gallstone in the common bile duct by manipulation without opening of the duct.
coledocoplastia (choledochoplasty). Plastic surgery of the common bile duct.
coledocorrafia (choledochorrhaphy). Suturing together the divided ends of the common bile duct.
coledocoso (choledochous). Containing or conveying bile.
coledocostomía (choledochostomy). Establishment of a fistula into the common bile duct.
coledocotomía (choledochotomy). Choledochendysis; incision into the common bile duct.
coledocoyeyunostomía (choledochojejunostomy). Anastomosis between the common bile duct and the jejunum.

coleglobina (choleglobin). Bile pigment hemoglobin; green hemoglobin; verdohemoglobin.
colehematina (cholehematin). A red pigment in the bile of herbivorous animals; derived from chlorophyll and a product of hematin oxidation.
colehemia (cholehemia). Cholemia.
coleico (choleic). Cholic.
coleítis (coleitis). Obsolete term for vaginitis.
colelitiasis (cholelithiasis). Chololithiasis; presence of concretions in the gallbladder or bile ducts.
colelito (cholelith). Gallstone.
colelitotomía (cholelithotomy). Operative removal of a gallstone.
colelitotricia (cholelithotripsy). Rarely used term for the crushing of a gallstone.
colemesis (cholemesis). Vomiting of bile.
colemia (cholemia). Cholehemia the presence of bile salts in the circulating blood.
colémico (cholemic). Relating to cholemia.
coleo- (coleo-). Combining form meaning sheath or, specifically, the vagina.
coleocele (coleocele). Colpocele.
coleoptosis (coleoptosis). Coloptosis.
coleotomía (coleotomy). **1.** Pericardiotomy. **2.** Vaginotomy.
colepatía (cholepathia). **1.** Disease of bile ducts. **2.** Irregularity in contractions of the bile ducts.
c. espástica (c. spastica).
coleperitoneo (choleperitoneum). Obsolete term for bile in the peritoneum, which may lead to bile peritonitis.
coleperitonitis (choleperitonitis). Bile peritonitis.
colepoyesis (cholepoiesis). Cholopoiesis; formation of bile.
colepoyético (cholepoietic). Relating to the formation of bile.
cólera (cholera). **1.** Formerly, a nonspecific term for a variety of gastrointestinal disturbances. **2.** Asiatic c.; an acute epidemic infectious disease caused by the bacterium *Vibrio cholerae*.
c. asiático (Asiatic c.). Cholera.
c. de las aves de corral (fowl c.).
c. infantil (c. infantum).
c. morbo (c. morbus).
c. pancreático (pancreatic c.). Obsolete term for Verner-Morrison syndrome.
c. porcino (hog c.). Swine fever; swine pest.
c. seco (c. sicca).
c. tifoideo (typhoid c.).
colerágeno (choleragen). A term suggested for a factor(s) produced during growth in vitro of the cholera vibrio and causes diarrhea.
coleraico (choleraic). Relating to cholera.
colereico (cholerheic). Denoting diarrhea produced secondary to unabsorbed bile salts.
coleresis (choleresis). The secretion of bile as opposed to the expulsion of bile by the gallbladder.
colerético (choleretic). **1.** Relating to choleresis. **2.** An agent, usually a drug, that stimulates the liver to increase output of bile.
colérico (choleric). Bilious.
coleriforme (choleriform). Choleroid; resembling cholera.
colerigénico, colerígeno (cholerigenic, cholerigenous). Causing or engendering cholera.
colerina (cholerine). A mild form of diarrhea seen during epidemics of Asiatic cholera.
colerófago (choleraphage). Bacteriophage of *Vibrio cholerae*.
coleroide (choleroid). Choleriform.
colerragia (cholerrhagia). Extensive flow of bile.
colerrágico (cholerrhagic). Referring to the flow of bile.
coles (coles). Penis.
colestano (cholestane). The parent hydrocarbon of cholesterol.
colestanol (cholestanol). Dihydrocholesterol.
colestanona (cholestanone). An isomer of coprostanone.
colestasia, colestasis (cholestasia, cholestasis). An arrest in the flow of bile.
colestático (cholestatic). Tending to diminish or stop the flow of bile.
colesteatoma (cholesteatoma). **1.** A tumor-like mass of keratinizing squamous epithelium and cholesterol in the middle ear. **2.** An epidermoid cyst arising in the central nervous system in man or animals.
colestenona (cholestenone). A dehydrocholestanone, differing from cholestanone in the presence of a double bond between carbons 4 and 5.
colesteremia (cholesteremia). Cholesterinemia; cholesterolemia; the presence of enhanced quantities of cholesterol in the blood.
colestérido (cholesteride). Obsolete term for a cholesteryl ester of a fatty acid.
colesterina (cholesterin). Cholesterol.
colesterinemia (cholesterinemia). Cholesteremia.
colesterinosis (cholesterinosis). Cholesterolosis.
c. cerebrotendinosa (cerebrotendinous c.). Cerebrotendinous xanthomatosis.
colesterinuria (cholesterinuria). Cholesteroluria.
colesterodermia (cholesteroderma). Xanthochromia.
colesterol (cholesterol). Cholesterin; the most abundant steroid in animal tissues.
colesterolemia (cholesterolemia). Cholesteremia.
colesterologénesis (cholesterologenesis). The biosynthesis of cholesterol.
colesterolosis (cholesterolosis). **1.** Cholesterinosis; cholesterosis. A condition resulting from a disturbance in metabolism of lipids, characterized by deposits of cholesterol in tissue, as in Tangier disease. **2.** Cholesterol crystals in the anterior chamber of the eye, as in aphakia with associated retinal separation.
c. extracelular (extracellular c.).
colesteroluria (cholesteroluria). Cholesterinuria; the excretion of cholesterol in the urine.
colesterosis (cholesterosis). Cholesterolosis.
c. cutánea (c. cutis). Xanthomatosis.
colestipol (colestipol). Tetraethylenepentamine polymer with 1-chloro-2,3-epoxypropane; an antilipemic drug.
coleuria (choleuria). Biliuria.
coleverdina (choleverdin). Biliverdin.
colgajo (flap). Mass or tongue of tissue for transplantation, vascularized by a pedicle or stem; specifically, a pedicle f.
c. de Abbe (Abbe f.).
c. abierto (open f.). Flat f.
c. arterial (arterial f.). Axial pattern f.
c. de avance (advancement f.). Sliding f.
c. en bandera (flag f.).
c. bilobulado (bilobed f.).
c. bipediculado (bipedicle f.). Double pedicle f.
c. en bisagra (hinged f.).
c. celulocutáneo (cellulocutaneous f.).
c. de cobertura (envelope f.).
c. compuesto (composite f., compound f.).
c. de configuración axial (axial pattern f.). Arterial f.
c. en cordel (rope f.). Tubed f.
c. cruzado (cross f.).
c. cutáneo (skin f.).
c. deltopectoral (deltopectoral f.).
c. por deslizamiento (sliding f.). Advancement f.; French f.
c. diferido (delayed f.)
c. directo (direct f.). Immediate f.
c. distante (distant f.).
c. de distribución al azar (random pattern f.).
c. doblado (turnover f.).
c. de espesor completo (full-thickness f.).
c. de espesor parcial **1.** (split-thickness f.). Partial-thickness f. **2.** (partial-thickness f.). Split-thickness f.
c. de Estlander (Estlander f.).
c. falciforme (sickle f.).
c. faríngeo (pharyngeal f.).
c. de Filatov (Filatov f.). Tubed f.
c. de Filatov-Gillies (Filatov-Gillies f.). Tubed f.
c. de French (French f.). Sliding f.
c. gingival (gingival f.).
c. inmediato (immediate f.). Direct f.
c. insular (island f.).
c. libre (free f.).
c. lingual **1.** (lingual f.). Tongue f. **2.** (tongue f.). Lingual f.
c. local (local f.). A f. transferred to an adjacent area.
c. miocutáneo (myocutanecus f., myodermal f.). Musculocutaneous f.; myodermal f.
c. mucopericondral (mucoperichondrial f.).

c. mucoperióstico (mucoperiosteal f.).
c. musculocutáneo (musculocutaneous f.). Myocutaneous f.
c. neurovascular (neurovascular f.).
c. en oruga (caterpillar f.). Waltzed f.
c. óseo (bone f.). Attached craniotomy.
c. óseo libre (free bone f.). Detached craniotomy.
c. parabiótico (parabiotic f.).
c. pediculado (pedicle f.).
c. pediculado permanente (permanent pedicle f.).
c. pediculado tubular (tubed pedicle f.).
c. de pedículo doble (double pedicle f.). Bipedicle f.
c. pericoronal (pericoronal f.).
c. plano (flat f.). Open f.
c. de rotación (rotation f.).
c. en salto (jump f.).
c. sepultado (buried f.).
c. subcutáneo (subcutaneous f.).
c. tapizado (lined f.). A f. covered with epithelium on both sides.
c. tubular (tubed f.). Filatov f.; Filatov-Gillies f.; rope f.
c. valseado (waltzed f.). Caterpillar f.

colibacilo (colibacillus, pl. colibacilli). *Escherichia coli.*

colibacilosis (colibacillosis). Diarrheal disease caused by the bacterium *Escherichia coli*. Often called enteric c.

cólica (colica). A colic artery.

colicele (cholicele). Enlargement of the gallbladder due to retained fluids.

colicina (colicin). Bacteriocin produced by strains of *Escherichia coli* and by other enterobacteria (*Shigella* and *Salmonella*) which carry the necessary plasmids.

colicinogenia (colicinogeny). The bacterial property of producing a colicin.

cólico **1.** (colic). Relating to the colon. **2.** (cholic). Choleic; relating to the bile. **3.** (colic). In young infants, paroxysms of gastrointestinal pain, with crying and irritability. **4.** (colic). Spasmodic pains in the abdomen.
c. apendicular (appendicular c.). Vermicular c.
c. biliar (biliary c.). Gallstone c.; hepatic c.
c. por cálculo biliar (gallstone c.). Biliary c.
c. por cinc (zinc c.). C. resulting from chronic zinc poisoning.
c. cúprico (copper c.).
c. de Devonshire (Devonshire c.). Lead c.
c. gástrico (gastric c.). Colicky pain associated with gastritis or peptic ulcer.
c. hepático (hepatic c.). Biliary c.
c. lácteo (milk c.). Enterotoxemia.
c. meconial (meconial c.). Abdominal pain of newborn infants.
c. menstrual (menstrual c.).
c. ovárico (ovarian c.).
c. pancreático (pancreatic c.).
c. de pintor (painter's c.). Lead c.
c. plúmbico (lead c.). Devonshire c.; painter's c.; saturnine c.
c. renal (renal c.).
c. salival (salivary c.).
c. saturnino (saturnine c.). Lead c.
c. tubárico (tubal c.).
c. uterino (uterine c.).
c. vermicular (vermicular c.). Appendicular c.

colicoide (colicky). Denoting or resembling the pain of colic.

colicoplejía (colicoplegia). Lead poisoning marked by both colic and palsy.

colicuación (colliquation). **1.** Excessive discharge of fluid. **2.** Liquidification in the process of necrosis.
c. en globo o balón (ballooning c.).
c. reticular (reticulating c.).

colicuativo (colliquative). Denoting or characteristic of colliquation.

coliculectomía (colliculectomy). Excision of the colliculus seminalis.

coliculitis (colliculitis). Verumontanitis; inflammation of the urethra in the region of the colliculus seminalis.

colículo (colliculus, pl. colliculi). [*colliculus*, NA]. A small elevation above the surrounding parts.
c. del cartílago aritenoides (c. of arytenoid cartilage). [*colliculus cartilaginis arytenoideae*, NA].
c. facial (facial c.). [*colliculus facialis*, NA]. Facial eminence.
c. inferior (inferior c.). [*colliculus inferior*, NA].
c. seminal (seminal c.). [*colliculus seminalis*, NA].
c. superior (superior c.). [*colliculus superior*, NA].
c. uretral (c. urethralis). Seminal c.

colifago (coliphage). A bacteriophage with an affinity for one or another strain of *Escherichia coli.*

coliforme (coliform). A general, ill-defined term used to denote Gram-negative, fermentative rods that inhabit the intestinal tract of man and other animals.

coligación (colligation). **1.** A combination in which the components are distinguishable from one another. **2.** The bringing of isolated events into a unified experience.

coligativo (colligative). Referring to properties of solutions that depend only on the concentration of dissolved substances and not on their nature.

colilcoenzima A (cholylcoenzyme A). A condensation product of cholic acid and coenzyme A; an intermediate in the formation of bile salts from bile acids.

colimación (collimation). The process, in x-ray, of restricting and confining the x-ray beam to a given area and, in nuclear medicine, of restricting the detection of emitted radiations from a given area of interest.

colimador (collimator). A device of high absorption coefficient material used in collimation.

colimicina (colimycin). Colistin.

colina (choline). Lipotropic factor; transmethylation factor.
c. acetilasa (c. acetylase). C. acetyltransferase.
c. acetiltransferasa (c. acetyltransferase). C. acetylase.
c. cinasa (c. kinase). C. phosphokinase.
citrato dihidrogenado de c. (c. dihydrogen citrate). A lipotropic agent.
cloruro de c. (c. chloride). A lipotropic agent.
c. esterasa I (c. esterase I). Acetylcholinesterase.
c. esterasa II (c. esterase II). Cholinesterase.
c. fosfatasa (c. phosphatase). Phospholipase D.
c. fosfocinasa (c. phosphokinase). C. Kinase.
salicilato de c. (c. salicylate).
teofilinato de c. (c. theophyllinate). Oxtriphylline.

colinafosfotransferasa (cholinephosphotransferase). An enzyme catalyzing the reaction between CDP-choline and 1,2-diacylglycerol to form phosphatidylcholine.

colinealidad (collinearity). Identity in the orderings of the corresponding elements of DNA, the RNA transcribed from it, and the amino acid translated from the RNA.

colinérgico (cholinergic). Relating to nerve cells or fibers that employ acetylcholine as their neurotransmitter.

colinéster (cholinester). An ester of choline; e.g., acetylcholine.

colinesterasa (cholinesterase). Butyrocholinesterase; butyrylcholine esterase; choline esterase II; nonspecific c.; pseudocholinesterase.
c. específica (specific c.). Acetylcholinesterase.
c. no específica (nonspecific c.). Cholinesterase.
reactivador de c. (cholinesterase reactivator). A drug that reacts directly with the alkylphosphorylated enzyme to free the active unit.
c. tipo "e" ("e"-type c.). Acetylcholinesterase.
c. tipo "s" ("s"-type c.). Cholinesterase.
c. verdadera (true c.). Acetylcholinesterase.

colinoceptivo (cholinoceptive). Referring to chemical sites in effector cells with which acetylcholine unites to exert its actions.

colinolítico (cholinolytic). Preventing the action of acetylcholine.

colinomimético (cholinomimetic). Having an action similar to that of acetylcholine, the substance liberated by cholinergic nerves.

colinorreactivo (cholinoreactive). Responding to acetylcholine and related compounds.

colinorreceptores (cholinoreceptors). Cholinergic receptors.

coliotomía (colliotomy). Obsolete term for adhesiotomy.

colipasa (colipase). A small protein in pancreatic juice that is essential for the efficient action of pancreatic lipase.

colipéptico (colypeptic). Rarely used term for retarding digestion.

coliplicación (coliplication). Coloplication.

colipuntura (colipuncture). Colocentesis.

colirio **1.** (collyrium). Originally, any preparation for the eye; now, an eyewash. **2.** (eyewash). A soothing solution used for bathing the eye.

colistimetato sódico (colistimethate sodium). Cholistine sulphomethate sodium; colistin sulfomethate sodium; pentasodium colistinmethanesulfonate; an effective antibiotic against most Gram-negative bacilli (except *Proteus*), given intramuscularly.
colistina (colistin). Colimycin; a mixture of cyclic polypeptide antibiotics from a strain of *Bacillus polymyxa;*.
sulfato de c. (c. sulfate).
sulfometato sódico de c. **1.** (c. sulfomethate sodium). Colistimethate sodium. **2.** (cholistine sulphomethate sodium). Colistimethate sodium.
colítico (kolytic). Denoting an inhibitory action.
colitis (colitis). Inflammation of the colon.
c. amebiana (amebic c.). Inflammation of the colon in amebiasis.
c. colagenosa (collagenous c.).
c. granulomatosa (granulomatous c.).
c. grave (c. gravis). Obsolete term for ulcerative c.
c. hemorrágica (hemorrhagic c.).
c. mixomembranosa (myxomembranous c.). Mucous c.
c. mucosa (mucous c.). Mucocolitis; myxomembranous c.
c. quística profunda (c. cystica profunda).
c. quística superficial (c. cystica superficialis).
c. seudomembranosa (pseudomembranous c.). Pseudomembranous enterocolitis.
c. ulcerosa (ulcerative c.).
c. urémica (uremic c.).
colitosa (colitose). A polysaccharide somatic antigen of *Salmonella* species.
collar **1.** (collar). A band, usually denoting one encircling the neck. **2.** (necklace). Term used to describe a skin rash that encircles the neck.
c. de Casal (Casal's necklace).
c. renal (renal c.). In the embryo, a ring of veins around the aorta below the origin of the superior mesenteric artery.
c. de Venus (c. of Venus).
collarete (collarette). Iris frill; the sinuous, scalloped line in the iris that divides the central pupillary zone from the peripheral ciliary zone.
c. del iris (iris frill). Collarette.
collum, pl. **colla** (collum, pl. colla). **1.** [*collum*, pl. *colla*, NA]. Cervix; neck; trachelos. **2.** The part between the shoulders or thorax and the head. **3.** A constricted or necklike portion of any organ or other anatomical structure.
colmillo (fang). **1.** A long tooth or tusk, usually a canine. **2.** The hollow tooth of a snake through which the venom is ejected.
colo- (colo-). Combining form relating to the colon.
coloboma (coloboma). Any defect, congenital, pathologic, or artificial, especially of the eye.
c. de la coroides (c. of choroid).
c. del cristalino (c. lentis).
c. de Fuchs (Fuchs' c.). Congenital conus.
c. del humor vítreo (c. of vitreous).
c. del iris (c. iridis).
c. lobular (c. lobuli). Congenital fissure of the lobule of the ear.
c. macular (macular c.).
c. del nervio óptico (c. of optic nerve).
c. palpebral (c. palpebrale).
colocentesis (colocentesis). Colipuncture; colopuncture; puncture of the colon with a trochar or scalpel to relieve distention.
colocistoplastia (colocystoplasty). Enlargement of the urinary bladder by attaching a segment of colon to it.
colocolecistostomía (colocholecystostomy). Cholecystocolostomy.
colocólico (colocolic). From colon to colon; said of a spontaneous or induced anastomosis between two parts of the colon.
colocolostomía (colocolostomy). Establishment of a communication between two noncontinuous segments of the colon.
colodión (collodion, collodium). A liquid made by dissolving pyroxylin or gun cotton in ether and alcohol.
c. con ácido salicílico (salicylic acid c.).
c. ampollante (blistering c.). Cantharidal c.
c. cantarídeo (cantharidal c.). Blistering c.
c. estíptico (styptic c.). Hemostatic c.; styptic colloid.
c. flexible (flexible c.).
c. hemostático (hemostatic c.). Styptic c.
c. vesicante (c. vesicans). Cantharidal c.
c. yodado (iodized c.).
coloenteritis (coloenteritis). Enterocolitis.
colofonia (colophony). Rosin.
colohepatopexia (colohepatopexy). Attachment of the colon to the liver by adhesions.
coloidal (colloidal). Denoting or characteristic of a colloid.
coloide (colloid). **1.** Aggregates of atoms or molecules in a finely divided state (submicroscopic), dispersed in a gaseous, liquid, or solid medium, and resisting sedimentation, diffusion, and filtration, thus differing from precipitates. **2.** Gluelike. **3.** Colloidin. **4.** The stored secretion within follicles of the thyroid gland.
c. bovino (bovine c.). Conglutinin.
c. en dispersión (dispersion c.). Dispersoid.
c. en emulsión (emulsion c.). Emulsoid.
c. estable (stable c.). Reversible c.
c. estíptico (styptic c.). Styptic collodion.
c. hidrófilo (hydrophil c., hydrophilic c.). Emulsoid.
c. hidrófobo (hydrophobic c.). Suspensoid.
c. inestable (unstable c.). Irreversible c.
c. irreversible (irreversible c.). Unstable c.
c. liófilo (lyophilic c.). Emulsoid.
c. liófobo (lyophobic c.). Suspensoid.
c. protector (protective c.).
c. reversible (reversible c.). Stable c.
c. en suspensión (suspension c.). Suspensoid.
c. tiroideo (thyroid c.).
coloidina (colloidin). Colloid.
coloidoclasia, coloidoclasis (colloidoclasia, colloidoclasis). Obsolete term for a rupture of the colloid equilibrium in the body.
coloidoclástico (colloidoclastic). Obsolete term denoting colloidoclasia.
coloidógeno (colloidogen). A substance capable of giving rise to a colloidal solution or suspension.
coloílo (choloyl). The radical of cholic acid or cholate.
colólisis (colylysis). Procedure of freeing the colon from adhesions.
cololitiasis (chololithiasis). Cholelithiasis.
cololítico (chololithic). Rarely used term relating in any way to gallstones.
cololito (chololith). Obsolete term for gallstone.
colomba (colomba). Calumba.
colon (colon). [*colon*, NA]. The division of the large intestine extending from the cecum to the rectum.
c. ascendente (ascending c.). [*colon ascendens*, NA].
c. en caño de plomo (lead-pipe c.).
c. descendente (descending c.). [*colon descendens*, NA].
c. gigante (giant c.). Megacolon.
c. ilíaco (iliac c.).
c. irritable (irritable c.).
c. pelviano (c. pelvinum). C. sigmoideum.
c. sigmoideo (sigmoid c.). [*colon sigmoideum*, NA].
c. transverso (transverse c.). [*colon transversum* NA].
colonalgia (colonalgia). Pain in the colon.
colonia (colony). **1.** A group of cells growing on a solid nutrient surface, each arising from the multiplication of an individual cell; a clone. **2.** A group of people with similar interests, living in a particular location or area.
c. esferoidal (spheroid c.).
c. filamentosa (filamentous c.).
c. de Gheel (Gheel c.).
c. H (H c.).
c. hija (daughter c.).
c. lenticular (lenticular c.).
c. lisa (smooth c.).
c. madre (mother c.).
c. mucoide (mucoid c.).
c. O (O c.).
c. rugosa (rough c.).
colónico (colonic). Relating to the colon.
colonización (colonization). **1.** Innidiation. **2.** The formation of compact population groups of the same type of microorganism. **3.** The care of certain persons, e.g., lepers, mental patients, in community groups.
c. genética (genetic c.).
colonograma (colonogram). Graphic recording of movements of the colon.

colonómetro (colonometer). A device for counting bacterial colonies.
colonopatía (colonopathy). Colopathy; any disordered condition of the colon.
colonorragia (colonorrhagia). Colorrhagia.
colonorrea (colonorrhea). Colorrhea.
colonoscopia (colonoscopy). Coloscopy; visual examination of the inner surface of the colon by means of a colonoscope.
colonoscopio (colonoscope). An elongated endoscope, usually fiberoptic.
colopatía (colopathy). Colonopathy.
colopexia (colopexy). Attachment of a portion of the colon to the abdominal wall.
colopexostomía (colopexostomy). Rarely used term for establishment of an artificial anus by creation of an opening into the colon after its fixation to the abdominal wall.
colopexotomía (colopexotomy). Rarely used term for incision into the colon after its fixation to the abdominal wall.
coloplania (choloplania). The presence of bile salts in the blood or tissues.
coloplicación (coloplication). Coliplication; reduction of the lumen of a dilated colon by making folds or tucks in its walls.
colopoyesis (cholopoiesis). Cholepoiesis.
coloproccia (coloproctia). Obsolete term for colostomy.
coloproctitis (coloproctitis). Colorectitis; proctocolitis; rectocolitis; inflammation of both colon and rectum.
coloproctostomía (coloproctostomy). Colorectostomy; establishment of a communication between the rectum and a discontinuous segment of the colon.
coloptosis, coloptosia (coloptosis, coloptosia). Coleoptosis; downward displacement, or prolapse, of the colon, especially of the transverse portion.
colopuntura (colopuncture). Colocentesis.
coloquíntida (colocynth). Bitter apple; the peeled dried fruit of *Citrullus colcynthis* (family Cucurbitaceae); a hydrogogue cathartic.
color (color). **1.** That aspect of the appearance of objects and light sources that may be specified as to hue, lightness (brightness), and saturation. **2.** That portion of the visible (370-760 nm) electromagnetic spectrum specified as to wavelength, luminosity, and purity.
c. complementarios (complementary c.'s).
c. de confusión (confusion c.'s).
c. extrínseco (extrinsic c.).
c. incidental (incidental c.).
c. intrínseco (intrinsic c.).
c. oponente (opponent c.).
c. primario (primary c.). Simple c.
c. puro (pure c.).
c. reflejado (reflected c.'s).
c. saturado (saturated c.).
c. simple (simple c.). Primary c.
c. del tono (tone c.). Timbre.
coloración (staining). **1.** The act of applying a stain. **2.** In dentistry, modification of the color of the tooth or denture base.
c. de Abbott para esporas (Abbott's stain for spores).
c. de ácido crómico-ácido fosfotúngstico de Rambourg (Rambourg's chromic acid-phosphotungstic acid stain).
c. de ácido fosfowolfrámico y hematoxilina de Mallory (Mallory's phosphotungstic acid hematoxylin stain).
c. de ácido peryódico-metenamina crómica-plata de Rambourg (Rambourg's periodic acid-chromic methenamine-silver stain).
c. de ácido peryódico-metenamina-plata de Gomori-Jones (Gomori-Jones periodic acid-methenamine-silver stain).
c. de ácido peryódico-Schiff (PAS) (periodic acid-Schiff stain (PAS)).
c. de ácido-tionina de Klinger-Ludwig para cromatina sexual (Klinger-Ludwig acid-thionin stain for sex chromatin).
c. para actinomicetos de Mallory (Mallory's stain for actinomyces).
c. para actinomicetos de Weigert (Weigert's stain for actinomyces).
c. de Ag-AS (Ag-AS stain). Silver-ammoniacal silver s.
c. de aldehído fucsina de Gomori (Gomori's aldehyde fuchsin stain).
c. alocrómica de Lillie para tejido conjuntivo (Lillie's allochrome connective tissue stain).
c. de anilina de Altmann-fucsina ácida (Altmann's anilin-acid fuchsin stain).
c. argéntica (silver stain).
c. argéntica de Fontana-Masson (Fontana-Masson silver stain).
c. de auramina O fluorescente (auramine O fluorescent stain).
c. azan de Heidenhain (Heidenhain's azan stain).
c. de azul de anilina de Mallory (Mallory's aniline blue stain).
c. para bandas C (C-banding stain).
c. para bandas cromosómicas de Giemsa (Giemsa chromosome banding stain). G-banding s.
c. para bandas de centrómeros (centromere banding stain). C-banding s.
c. para bandas G (G-banding stain).
c. para bandas Q (Q-banding stain).
c. para bandas R (R-banding stain).
c. de Bauer de ácido crómico leucofucsina (Bauer's chromic acid leucofuchsin stain).
c. de Berg (Berg's stain).
c. de Bielschowsky (Bielschowsky's stain).
c. de Biondi-Heidenhain (Biondi-Heidenhain stain).
c. de Birch-Hirschfeld (Birch-Hirschfeld stain).
c. de Bowie (Bowie's stain).
c. de Brown-Brenn (Brown-Brenn stain).
c. de Cajal para astrocitos (Cajal's astrocyte stain).
c. para calcio-magnesio-ATPasa de Wachstein-Meissel (Wachstein-Meissel stain for calcium-magnesium-ATPase).
c. de carmín de Best (Best's carmine stain).
c. cáustica de Loeffler (Loeffler's caustic stain).
c. de Ciaccio (Ciaccio's stain).
c. de cobre-PROTARGOL de Bodian (Bodian's copper-PROTARGOL stain).
c. para colágeno de Mallory (Mallory's collagen stain).
c. para cortes en plástico (plastic section stain).
c. de cristales de urato (urate crystals stain).
c. de cromalúmina hematoxilina-floxina de Gomori (Gomori's chrome alum hematoxylin-phloxine stain).
c. de cromato para plomo (chromate stain for lead).
c. de cromo alúmina hematoxilina-floxina (chrome alum hematoxylin-phloxine stain).
c. de Da Fano (Da Fano's stain).
c. de Dane (Dane's stain).
c. DAPI (DAPI stain).
c. diazoica para gránulos argentafines (diazo stain for argentaffin granules).
c. de Dieterle (Dieterle's stain).
c. para elastina de Weigert (Weigert's stain for elastin).
c. de Feulgen (Feulgen stain).
c. de Feulgen fluorescente de Kasten (Kasten's fluorescent Feulgen stain).
c. para fibras de oxitalán (oxytalan fiber stain).
c. para fibrina de Weigert (Weigert's stain for fibrin).
c. de Fink-Heimer (Fink-Heimer stain).
c. de floxina de Mallory (Mallory's phloxine stain).
c. de floxina-tartrazina de Lendrum (Lendrum's phloxine-tartrazine stain).
c. de fluorescencia más Giemsa (fluorescence plus Giemsa stain).
c. fluorescente (fluorescent stain).
c. fluorescente de Eranko (Eranko's fluorescence stain).
c. de Fontana (Fontana's stain).
c. de Fraser-Lendrum para fibrina (Fraser-Lendrum stain for fibrin).
c. de Friedländer para cápsulas (Friedländer's stain for capsules).
c. de fucsina básica-azul de metileno (basic fuchsin-methylene blue stain).
c. de galocianina-cromo alúmina de Einarson (Einarson's gallocyanin-chrome alum stain).
c. de Glenner-Lille para la hipófisis (Glenner-Lillie stain for pituitary).
c. de Golgi (Golgi's stain).
c. de Goodpasture (Goodpasture's stain).
c. de Gordon y Sweet (Gordon and Sweet stain).
c. de Gram (Gram's stain).
c. de Gridley (Gridley's stain).

c. de Gridley para hongos (Gridley's stain for fungi).
c. de hematoxilina ácida de Ehrlich (Ehrlich's acid hematoxylin stain).
c. de hematoxilina y eosina (hematoxylin and eosin stain).
c. de hematoxilina-floxina B (hematoxylin-phloxine B stain).
c. de hematoxilina-verde malaquita-fucsina básica (hematoxylin-malachite green-basic fuchsin stain).
c. de hierro coloidal de Mowry (Mowry's colloidal iron stain).
c. de hierro ferroso de Lillie (Lillie's ferrous iron stain).
c. de hierro hematoxilina de Heidenhain (Heidenhain's iron hematoxylin stain).
c. de Hirsch-Peiffer (Hirsch-Peiffer stain).
c. de Hiss (Hiss' stain).
c. de impregnación argéntica de Gomori (Gomori's silver impregnation stain).
c. para impregnación de reticulina de Foot (Foot's reticulin impregnation stain).
c. inespecífica de fosfatasa ácida de Gomori (Gomori's nonspecific acid phosphatase stain).
c. inespecífica de fosfatasa alcalina de Gomori (Gomori's nonspecific alkaline phosphatase stain).
c. de Kinyoun (Kinyoun stain).
c. de Kittrich (Kittrich's stain).
c. de Kossa (Kossa stain). von Kossa s.
c. de Lepehne-Pickworth (Lepehne-Pickworth stain).
c. de Levaditi (Levaditi stain).
c. de Lison-Dunn (Lison-Dunn stain).
c. de Loeffler (Loeffler's stain). A s. for flagella.
c. de Luna-Ishak (Luna-Ishak stain).
c. de Macchiavello (Macchiavello's stain).
c. de Maldonado-San José (Maldonado-San Jose stain).
c. de Mallory para hemofucsina (Mallory's stain for hemofuchsin).
c. de Marchi (Marchi's stain).
c. de metenamina-plata de Gomori (MPG) (Gomori's methenamine-silver stain's (GMS)).
c. de metenamina-plata de Grocott-Gomori (Grocott-Gomori methenamine-silver stain).
c. para mielina de Weigert (Weigert's stain for myelin).
modificación de Stirling de la c. de Gram (Stirling's modification of Gram's stain).
c. de mucicarmín de Mayer (Mayer's mucicarmine stain).
c. de mucihemateína de Mayer (Mayer's mucihematein stain).
c. de Nakanishi (Nakanishi's stain).
c. de Nauta (Nauta's stain).
c. de Neisser (Neisser's stain).
c. para neuroglia de del Río Hortega (Hortega's neuroglia stain).
c. para neuroglia de Weigert (Weigert's stain for neuroglia).
c. de Nicolle para cápsulas (Nicolle's stain for capsules).
c. de ninhidrina-Schiff para proteínas (ninhydrin-Schiff stain for proteins).
c. de Nissl (Nissl's stain).
c. de Noble (Noble's stain).
c. de Padykula-Herman para miosina ATPasa (Padykula-Herman stain for myosin ATPase).
c. de Paget-Eccleston (Paget-Eccleston stain).
c. de Papanicolaou (Papanicolaou stain).
c. de Pappenheim (Pappenheim's stain).
c. PAS (PAS stain). Periodic acid-Schiff s.
c. PAS fluorescente de Kasten (Kasten's fluorescent PAS stain).
c. de peroxidasa (peroxidase stain).
c. de picrotionina de Schmorl (Schmorl's picrothionin stain).
c. para pigmento palúdico (malarial pigment stain).
c. de plata amoniacal de Masson-Fontana (Masson-Fontana ammoniacal silver stain).
c. de plata de Warthin-Starry (Warthin-Starry silver stain).
c. de plata-plata amoniacal (silver-ammoniacal silver stain).
c. positiva (positive stain).
c. progresiva (progressive s.).
c. de Puchtler-Sweat para hemoglobina y hemosiderina (Puchtler-Sweat stain for hemoglobin and hemosiderin).
c. de Puchtler-Sweat para membranas basales (Puchtler-Sweat stain for basement membranes).
c. de quinacrina para bandas cromosómicas (quinacrine chromosome banding stain). Q-banding s.
c. rápida de Field (Field's rapid stain).
c. regresiva (regressive s.).
c. del rojo Congo de Bennhold (Bennhold's Congo red stain).
c. de Schaeffer-Fulton (Schaeffer-Fulton stain).
c. de Schultz (Schultz stain).
c. para tejido elástico de Verhoeff (Verhoeff's elastic tissue stain).
c. telomérica para bandeo R (telomeric R-banding stain).
c. de tioflavina T (thioflavine T stain).
c. de Tizzoni (Tizzoni's stain).
c. tricrómica de Gomori en un solo paso (Gomori's one-step trichrome stain).
c. tricrómica de Mallory (Mallory's trichrome stain).
c. tricrómica picro-Mallory (picro-Mallory trichrome stain).
c. tricromo MSB (MSB trichrome stain).
c. triple de Mallory (Mallory's triple stain). Mallory's trichrome s.
c. con tripsina para bandeo G (trypsin G-banding stain).
c. de van Ermengen (van Ermengen's stain).
c. verde de metilo-pironina (methyl green-pyronin stain).
c. vital (vital stain).
c. de von Kossa (von Kossa stain).
c. de Weigert-Gram (Weigert-Gram stain).
c. de Wilder para retículo (Wilder's stain for reticulum).
c. de Williams (Williams' stain).
c. de yodo de Mallory (Mallory's iodine stain).
c. de Ziehl-Neelsen (Ziehl-Neelsen stain).

colorante **1.** (stain). A dye used in histologic and bacteriologic technique. **2.** (dye). A stain or coloring matter; a compound consisting of chromophore and auxochrome groups attached to one or more benzene rings, its color being due to the chromophore and its dyeing affinities to the auxochrome.
c. de acetato de uranilo (uranyl acetate s.).
c. de aceto-orceína (aceto-orcein s.).
c. acídico (acidic dye's).
c. ácido (acid s.).
c. de ácido fosfotúngstico (phosphotungstic acid s.).
c. de acridina (acridine dye's).
c. de Albert (Albert's s).
c. argentafín de Masson (Masson's argentaffin s.).
c. azin (azin dye's).
c. de azocarmín (azocarmine dye's).
c. azoico (azo dye's).
c. azul de Borrell (Borrel's blue s.).
c. de azul de metilo-eosina de Mann (Mann's methyl blue-eosin s.).
c. de azul de Prusia (Prussian blue s.).
c. de azul de Prusia de Perls (Perls' Prussian blue s.).
c. azul Nilo de ácido sulfúrico de Lillie (Lillie's sulfuric acid Nile blue s.).
c. azul rápido Luxol de Klüver-Barrera (Klüver-Barrera Luxol fast blue s. in combination with cresyl violet).
c. de azur-eosina de Lillie (Lillie's azure-eosin s.).
c. básico **1.** (basic s.). **2.** (basic dye's).
c. de Becker para espiroquetas (Becker's s. for spirochetes).
c. de carbol-tionina (carbol-thionin s.).
c. de cetonimina (ketonimine dye's).
c. de hierro coloidal de Hale (Hale's colloidal iron s.).
c. de contraste (contrast s.).
c. de difenilmetano (diphenylmethane dye's).
c. diferencial (differential s.). Contrast s.
c. doble (double s.).
c. de Fouchet (Fouchet's s.).
c. de Giemsa (Giemsa s.).
c. de hemalúmina de Mayer (Mayer's hemalum s.).
c. de hematoxilina hierro de Weigert (Weigert's iron hematoxylin s.).
c. de hidróxido de plomo (lead hydroxide s.).
c. de Holmes (Holmes' s.).
c. de Hucker-Conn (Hucker-Conn s.).
c. inmunofluorescente (immunofluorescent s.).
c. intravital (intravital s.).
c. de Jenner (Jenner's s.).

c. de Kleihauer (Kleihauer's s.).
c. de Kronecker (Kronecker's s.).
c. de Laquer para hialino alcohólico (Laquer's s. for alcoholic hyalin).
c. de Lawless (Lawless' s.).
c. de Leishman (Leishman's s.).
c. de May-Grünwald (May-Grünwald s.).
c. para médula ósea de Maximow (Maximow's s. for bone marrow).
c. metacromático (metachromatic s.).
c. múltiple (multiple s.).
c. natural (natural dye's).
c. negativo (negative s.).
c. neutro (neutral s.).
c. nitro (nitro dye's).
c. nuclear (nuclear s.).
c. de Orth (Orth's s.).
c. de oxazina (oxazin dye's).
c. panóptico (panoptic s.).
c. de paracarmín (paracarmine s.).
c. de picrocarmín (picrocarmine s.).
c. de picronigrosina (picronigrosin s.).
c. plasmático (plasma s., plasmatic s., plasmic s.).
c. de proteína de plata (silver protein s.).
c. PTA (PTA s.). Phosphotungstic acid s.
c. reductor de ferricianuro férrico de Schmorl (Schmorl's ferric-ferricyanide reduction s.).
c. de rosanilina (rosanilin dye's).
c. de Roux (Roux's s.).
c. sal (salt dye). Neutral stain.
c. para sangre de Romanovsky (Romanowsky's blood s.).
c. sanguíneo tetracromo de MacNeal (MacNeal's tetrachrome blood s.).
c. selectivo (selective s.).
c. sintético (synthetic dye's).
c. supravital (supravital s.).
c. de Taenzer (Taenzer's s.).
c. de Takayama (Takayama's s.).
c. de tiazina (thiazin dye's).
c. de tinta china para cápsulas (India ink capsule s.).
c. de Toison (Toison's s.).
c. total (stains-all).
c. triácido de Ehrlich (Ehrlich's triacid s.).
c. tricromo (trichrome s.).
c. tricromo de Masson (Masson's trichrome s.).
c. de trifenilmetano (triphenylmethane dye's).
c. triple de Ehrlich (Ehrlich's triple s.).
c. triple de Flemming (Flemming's triple s.).
c. de Unna (Unna's s.).
c. de Unna-Pappenheim (Unna-Pappenheim s.).
c. de Unna-Taenzer (Unna-Taenzer s.). Taenzer's s.
c. de van Gieson (van Gieson's s.).
c. verde (green s.).
c. de violeta cristal anilina de Ehrlich (Ehrlich's aniline crystal violet s.). A s. for Gram-positive bacteria.
c. de Wright (Wright's s.).
c. del xanteno (xanthene dye's).
c. de yodo (iodine s.).
c. de Ziehl (Ziehl's s.).

colorimetría (colorimetry). A procedure for quantitative chemical analysis, based on comparison of the color developed in a solution of the test material with that in a standard solution.
colorimétrico (colorimetric). Relating to colorimetry.
colorímetro (colorimeter). Chromatometer; chromometer; an optical device for determining the color and/or intensity of the color of a liquid.
c. de Duboscq (Duboscq's c.).
colorrafia (colorrhaphy). Suture of the colon.
colorragia (colorrhagia). Colonorrhagia; an abnormal discharge from the colon.
colorrea 1. (cholorrhea). **1.** Obsolete term for an excessive secretion of bile. **2.** Colonorrhea; diarrhea thought to originate from the condition confined to or affecting chiefly the colon. **2.** (colorrhea). Cholorrhea.
colorrectal (colorectal). Relating to the colon and rectum, or to the entire large bowel.
colorrectitis (colorectitis). Coloproctitis.
colorrectostomía (colorectostomy). Coloproctostomy.
coloscopia 1. (choloscopy). Rarely used term for cholangioscopy. **2.** (coloscopy). Colonoscopy.
colosigmoidostomía (colosigmoidostomy). Establishment of an anastomosis between any other part of the colon and the sigmoid colon.
colostomía (colostomy). Establishment of an artificial cutaneous opening into the colon.
colotomía (colotomy). Incision into the colon.
colotórax (cholothorax). Bile in the pleural cavity.
Colour Index (C.I.) (Colour Index (C.I.)). A publication concerned with the chemistry of dyes, with each listed dye identified by a five-digit number.
coloxilina (colloxylin). Pyroxylin.
colp-, colpo- (colpo-, colp-). Combining forms denoting the vagina.
colpatresia (colpatresia). Vaginal atresia.
colpectasia (colpectasis, colpectasia). Distention of the vagina.
colpectomía (colpectomy). Vaginectomy.
colpitis (colpitis). Obsolete term for vaginitis.
c. micótica (c. mycotica). Vaginomycosis.
colpocele (colpocele). **1.** Coleocele; vaginocele; a hernia projecting into the vagina. **2.** Colpoptosis.
colpocistitis (colpocystitis). Obsolete term for inflammation of both vagina and bladder.
colpocistocele (colpocystocele). Cystocele.
colpocistoplastia (colpocystoplasty). Plastic surgery to repair the vesicovaginal wall.
colpocistotomía (colpocystotomy). Incision into the bladder through the vagina.
colpocistoureterotomía (colpocystoureterotomy). Incision into the ureter by way of the vagina and the bladder.
colpocleisis (colpocleisis). Operation for obliterating the lumen of the vagina.
colpodinia (colpodynia). Vaginodynia.
colpohiperplasia (colpohyperplasia). Obsolete term for a condition marked by thickening of the vaginal mucous membrane.
c. quística, enfisematosa (c. cystica, c. emphysematosa).
colpohisterectomía (colpohysterectomy). Vaginal hysterectomy.
colpohisteropexia (colpohysteropexy). Operation for fixation of the uterus performed through the vagina.
colpohisterotomía (colpohysterotomy). Vaginal hysterotomy.
colpomicosis (colpomycosis). Vaginomycosis.
colpomicroscopia (colpomicroscopy). Direct observation and study of cells in the vagina and cervix magnified in vivo, in the undisturbed tissue, by means of a colpomicroscope.
colpomicroscopio (colpomicroscope). Special microscope for direct visual examination of the cervical tissue.
colpomiomectomía (colpomyomectomy). Vaginal myomectomy.
colpopatía (colpopathy). Vaginopathy.
colpoperineoplastia (colpoperineoplasty). Vaginoperineoplasty.
colpoperineorrafia (colpoperineorrhaphy). Vaginoperineorrhaphy.
colpopexia (colpopexy). Vaginofixation.
colpoplastia (colpoplasty). Vaginoplasty.
colpopoyesis (colpopoiesis). Surgical construction of a vagina.
colpoptosis (colpoptosis, colpoptosia). Colpocele; prolapse of the vaginal walls.
colporrafia (colporrhaphy). Repair of a rupture of the vagina by excision and suturing of the edges of the tear.
colporragia (colporrhagia). A vaginal hemorrhage.
colporrectopexia (colporectopexy). Repair of a prolapsed rectum by suturing it to the wall of the vagina.
colporrexis (colporrhexis). Vaginal laceration; tearing of the vaginal wall.
colposcopia (colposcopy). Examination of vagina and cervix by means of an endoscope.
colposcopio (colposcope). Endoscopic instrument that magnifies cells of the vagina and cervix in vivo to allow direct observation and study of these tissues.
colpospasmo (colpospasm). Spasmodic contraction of the vagina.
colpóstato (colpostat). Appliance for use in the vagina, such as a radium applicator, for treatment of cancer of the cervix.

colpostenosis (colpostenosis). Narrowing of the lumen of the vagina.
colpostenotomía (colpostenotomy). Surgical correction of a colpostenosis.
colpotomía (colpotomy). Vaginotomy.
colpoureterotomía (colpoureterotomy). Incision into a ureter through the vagina.
colpoxerosis (colpoxerosis). Abnormal dryness of the vaginal mucous membrane.
columbina (columbin). Calumbin.
columbio (Cb) (columbium). Former name for niobium.
columbo (columbo). Calumba.
columela **1.** (modiolus). [*modiolus*, NA]. The central cone-shaped core of spongy bone about which turns the spiral canal of the cochlea. **2.** (columella, pl. columellae). Columnella; a column, or a small column. **3.** (columella, pl. columellae). In fungi, a sterile invagination of a sporangium.
 c. auditiva (columella auris).
 c. coclear (columella cochleae). Modiolus labii.
 c. nasal (columella nasi). The lower fleshy margin of the septum nasi.
columna (column). **1.** An anatomical part or structure in the form of a pillar or cylindrical funiculus. **2.** Vertical object (usually cylindrical), mass or formation.
 c. aferente somática especial (special somatic afferent c.).
 c. aferente somática general (general somatic afferent c.).
 c. aferente visceral o esplácnica general (general visceral c., splanchnic afferent c.).
 c. de afinidad (affinity c.). Affinity chromatography.
 c. anales (anal c.'s). [*columnae anales*, NA].
 c. anterior de la médula espinal (anterior c. of spinal cord). [*columna anterior*, NA].
 c. anterior del bulbo raquídeo (anterior c. of medulla oblongata). Pyramid of medulla oblongata.
 c. anterolateral de la médula espinal (anterolateral c. of spinal cord). Lateral funiculus.
 c. de Bertin (Bertin's c.'s). Renal c.'s.
 c. branquial eferente (branchial efferent c.).
 c. de Burdach (Burdach's c.). Cuneate fasciculus.
 c. carnosas (columnae carneae). Trabeculae carneae.
 c. celular intermediolateral de la médula espinal (intermediolateral cell c. of spinal cord). Intermediolateral nucleus.
 c. de Clarke (Clarke's c.). Thoracic nucleus.
 c. dorsal de la médula espinal (dorsal c. of spinal cord). Posterior c.
 c. eferente somática general (general somatic efferent c.).
 c. eferente visceral o esplácnica especial (special visceral c., splanchnic efferent c.). Branchial efferent c.
 c. eferente visceral o esplácnica general (general visceral c., splanchnic efferent c.).
 c. espinal (spinal c.). Vertebral c.
 c. de Goll (Goll's c.). Fasciculus gracilis.
 c. de Gowers (Gowers' c.). Anterior spinocerebellar tract.
 c. grises (gray c.'s). [*columnae griseae*, NA].
 c. lateral (lateral c. of spinal cord). [*columna lateralis*, NA].
 c. de Morgagni (Morgagni's c.'s). Anal c.'s.
 c. nasal (columna nasi). The fleshy termination of the septum nasi.
 c. posterior (posterior c. of spinal cord).
 c. rectales (rectal c.'s). Anal c.'s.
 c. renales (renal c.'s). [*columnae renales*, NA]. Bertin's c.'s.
 c. de Rolando (Rolando's c.).
 c. de Sertoli (Sertoli's c.'s).
 c. de Stilling (Stilling's c.). Thoracic nucleus.
 c. del trígono (c. of fornix). [*columna fornicis*, NA].
 c. de Türck (Türck's c.). Anterior pyramidal tract.
 c. de la vagina **1.** (vaginal c.'s). Rugal c.'s of vagina. **2.** (rugal c.'s of vagina). [*columnae rugarum*, NA]. Vaginal columns.
 c. ventral de la médula espinal (ventral c. of spinal cord). [*columna anterior*, NA].
 c. vertebral (vertebral c.). [*columna vertebralis*, NA].
columna vertebral (backbone). Columna vertebralis.
columna, gen. y pl. **columnae** (columna, gen. and pl. columnae). [*columna*, NA]. Column.
columnella, pl. **columnellae** (columnella, pl. columnellae). Columella.
colunario (collunarium). A nose wash; a nasal douche.
coluria (choluria). Biliuria.
colutorio **1.** (collutorium). Mouthwash. **2.** (collutory). Mouthwash. **3.** (mouthwash). Collutorium; collutory; a medicated liquid used for cleaning the mouth and treating diseased states of its mucous membranes.
coma (coma). A state of profound unconsciousness from which one cannot be roused
 c. carcinomatoso (c. carcinomatosum).
 c. diabético (diabetic c.) Kussmaul's c.
 c. hepático (hepatic c.).
 c. hiperosmolar hiperglucémico no cetónico (hyperosmolar hyperglycemic nonketonic c.).
 c. de Kussmaul (Kussmaul's c.). Diabetic c.
 c. metabólico (metabolic c.).
 c. tirotóxico (thyrotoxic c.).
 c. de trance (trance c.). Lethargic hypnosis.
comatoso (comatose). In a state of coma.
combinación (combination). **1.** The act of combining separate entities. **2.** The state of being so combined.
 c. binaria (binary c.).
 c. nueva (new c.).
combustible (combustible). Capable of combustion.
combustión (combustion). Burning, the rapid oxidation of any substance accompanied by the production of heat and light.
 c. espontánea (spontaneous c.).
 c. lenta (slow c.).
comedocarcinoma (comedocarcinoma). Form of carcinoma of the breast or other organ in which plugs of necrotic malignant cells may be expressed from the ducts
comedogénico (comedogenic) Tending to promote the formation of comedones.
comedón (comedo, pl. comedos, comedones). A dilated hair follicle infundibulum filled with keratin, squamae, and sebum; the primary lesion of acne vulgaris.
 c. abierto (open c.). Blackhead.
 c. cerrado (closed c.). Whitehead.
comensal (commensal). **1.** Pertaining to or characterized by commensalism. **2.** An organism participating in commensalism.
comensalismo (commensalism). A symbiotic relationship in which one species derives benefit and the other is unharmed.
 c. epizoico (epizoic c.). Phoresis.
comer (eat). **1.** To take solid food. **2.** To chew and swallow any substance as one would food. **3.** To corrode.
comes, pl. **comites** (comes, pl. comites). A blood vessel accompanying another vessel or a nerve; the veins accompanying an artery, often two in number, are called venae comitantes or venae comites.
cometierra (earth-eating). Geophagia.
comezón (itch). **1.** A peculiar irritating sensation in the skin that arouses the desire to scratch. **2.** Common name for scabies. **3.** Pruritus.
comida **1.** (meal). The food consumed at regular intervals or at a specified time. **2.** (food). That which is eaten to supply necessary nutritive elements.
 c. de Boyden (Boyden m.).
 c. de prueba (test m.)
comisura (commissure). **1.** Angle or corner of the eye, lips, or labia. **2.** A bundle of nerve fibers passing from one side to the other in the brain or spinal cord.
 c. anterior (anterior c.). [*commissura anterior*, NA].
 c. blanca (white c.). [*commissura alba*, NA].
 c. blanca anterior **1.** (commissura ventralis alba). [*commissura alba*, NA]. **2.** (anterior white c.). [*commissura alba*, NA].
 c. bulbar (c. of bulb). [*commissura bulborum*, NA].
 c. cerebral posterior (posterior cerebral c.). [*commissura posterior cerebri*, NA].
 c. cinérea (commissura cinerea). [*adhesio interthalamica*, NA].
 c. de Ganser (Ganser's c.'s). [*commissurae supraopticae*, NA].
 c. gris (commissura grisea). **1.** [*substantia intermedia centralis et lateralis*, NA]. **2.** [*adhesio interthalamica*, NA].
 c. gris anterior (commissura anterior grisea). [*substantia intermedia centralis et lateralis*, NA].
 c. gris posterior (commissura posterior grisea).
 c. de Gudden (Gudden's c.'s). [*commissurae supraopticae*, NA].

C D

c. habenular **1.** (habenular c.). [*commissura habenularum*, NA]. **2.** (c. of habenulae). [*commissura habenularum*, NA].
c. de los hemisferios cerebrales (c. of cerebral hemispheres). [*corpus callosum*, NA].
c. del hipocampo (hippocampal c.). [*commissura fornicis*, NA].
c. labial (c. of lips). [*commissura labiorum*, NA].
c. labial anterior (anterior labial c.). [*commissura labiorum anterior*, NA].
c. labial posterior (posterior labial c.). [*commissura labiorum posterior*, NA].
c. de Meynert (Meynert's c.'s). [*commissurae supraopticae*, NA].
c. palpebral externa (lateral palpebral c.). [*commissura palpebrarum lateralis*, NA].
c. palpebral interna (medial palpebral c.). [*commissura palpebrarum medialis*, NA].
c. supraópticas (supraoptic c.'s). [*commissurae supraopticae*, NA].
c. del trígono (c. of fornix). [*commissura fornicis*, NA].
c. de Wernekinck (Wernekinck's c.).

comisural (commissural). Relating to a commissure.

comisurotomía (commissurotomy). **1.** Surgical division of any commissure, fibrous band, or ring. **2.** Midline myelotomy.
c. mitral (mitral c.).

comitancia (comitance). Concomitance.

Comité Internacional de la Cruz Roja (International Committee of the Red Cross). A neutral Swiss organization serving as an intermediary between nations in armed conflict and in civil war or internal strife, to help victims receive protection and other humanitarian assistance under the Geneva Conventions in accordance with the fundamental principles of the Red Cross.

commissura, gen. y pl. **commissurae** (commissura, gen. and pl. commissurae). [*commissura*, NA]. Commissure.

comorbilidad (comorbidity). A concomitant but unrelated pathologic or disease process.

compacta (compacta). Stratum compactum.

compages thoracis (compages thoracis). [*compages thoracis*, NA]. Thoracic cage; the skeleton of the thorax consisting of the thoracic vertebrae, ribs, costal cartilages, and sternum.

comparascopio (comparascope). A microscope accessory by means of which an observer may directly compare simultaneously the findings in two microscopic preparations.

compás (calipers). An instrument used for measuring diameters.

compatibilidad (compatibility). The condition of being compatible.

compatibilización (matching). The process of making a study group and a comparison group in an epidemiological study comparable with respect to extraneous or confounding factors such as age, sex, or breed.

compatible (compatible). **1.** Capable of being mixed without undergoing destructive chemical change or exhibiting mutual antagonism. **2.** Denoting the ability of two biologic entities to exist together without nullification of, or deleterious effects on, the function of either.

compensación (compensation). **1.** A process in which a tendency for a change in a given direction is counteracted by another change so that the original change is not evident. **2.** An unconscious mechanism by which one tries to make up for fancied or real deficiencies.
c. por dosificación de genes (gene dosage c.).
c. en profundidad (depth c.).

compensatorio (compensatory). Providing compensation; making up for a deficiency or loss.

competencia (competence). **1.** The quality of being competent or capable of performing an allotted function. **2.** The normal tight closure of a cardiac valve. **3.** The ability of a group of embryonic cells to respond to an organizer. **4.** The ability of a (bacterial) cell to take up free DNA, which may lead to transformation. **5.** In psychiatry, the mental ability to distinguish right from wrong and to manage one's own affairs.
c. cardíaca (cardiac c.).
c. inmunológica (immunological c.). Immunocompetence.

competición (competition). The process by which the activity or presence of one substance interferes with, or suppresses, the activity of another substance with similar affinities.
c. antigénica (antigenic c.).

complejo (complex). **1.** An organized constellation of feelings, thoughts, perceptions, and memories which may be in part unconscious and may strongly influence associations and attitudes. **2.** In chemistry, the relatively stable combination of two or more compounds into a larger molecule without covalent binding. **3.** A structural anatomical entity made up of three or more interrelated parts.
c. aberrante (aberrant c.).
c. amigdaloide (amygdaloid c.). Corpus amygdaloideum.
c. anómalo (anomalous c.).
c. antigénico (antigenic c.).
c. antígeno-anticuerpo (antigen-antibody c.).
c. apical (apical c.).
c. de ataque de membrana (membrane attack c.).
c. auricular **1.** (auricular c.). Atrial c. **2.** (atrial c.). Auricular c.; P wave in the electrocardiogram.
c. bifásico (diphasic c.).
c. de Caín (Cain c.). Brother c.
c. de castración (castration c.). Castration anxiety.
c. de Diana (Diana c.).
c. de Edipo (Oedipus c.).
c. de Eisenmenger (Eisenmenger's c.). Eisenmenger's disease; Eisenmenger's tetralogy.
c. de Electra (Electra c.). Father c.
c. electrocardiográfico (electrocardiographic c.).
c. equifásico (equiphasic c.). Isodiphasic c.
c. de espiga y onda (spike and wave c.).
c. faríngeo caudal (caudal pharyngeal c.).
c. de femineidad (femininity c.).
c. fraternal (brother c.). Cain c.
c. de Golgi (Golgi c.). Golgi apparatus.
c. hierro-dextrán (iron-dextran c.).
c. HLA (HLA c.). The major histocompatibility c. in humans.
c. de inferioridad (inferiority c.).
c. inmunológico (immune c.).
c. isobifásico (isodiphasic c.). Equiphasic c.
c. K (K c.).
c. leucosis aviaria-sarcoma (leucemia-sarcoma) (avian leukosis-sarcoma c., avian leukemia-sarcoma c.).
c. de "madre superiora" (mother superior c.).
c. mayor de histocompatibilidad (CMH) (major histocompatibility c.).
c. de Meyenburg (Meyenburg's c.).
c. monofásico (monophasic c.).
c. de ondas cerebrales (brain wave c.).
c. paternal (father c.). Electra c.
c. de persecución (persecution c.).
c. primario (primary c.).
c. QRS (QRS c.).
c. relacionado con el SIDA (CRS) (AIDS-related c. (ARC)).
c. del Rey Lear o de Lear (Lear c.).
c. ribosoma-laminilla (ribosome-lamella c.).
c. sicca (sicca c.).
c. sinaptinémico (synaptinemal c.). Synaptonemal complex.
c. de síntomas (symptom c.).
c. de Steidele (Steidele's c.).
c. de superioridad (superiority c.).
c. Tacaribe de virus (Tacaribe c. of viruses).
c. ternario (ternary c.).
c. de transferencia de carga (charge transfer c.).
c. triple de síntomas (triple symptom c.). Behçet's syndrome.
c. de unión funcional (junctional c.).
c. VATER (VATER c.).
c. ventricular (ventricular c.). The QRST wave in the electrocardiogram.
c. de virus de leucemia felina-sarcoma (feline leukemia-sarcoma virus c.).
c. y-g (j-g c.). Juxtaglomerular c.
c. de Yocasta (Jocasta c.).
c. yuxtaglomerular (juxtaglomerular c.). Juxtaglomerular apparatus.

complementación (complementation). **1.** Functional interaction between two defective viruses permitting replication under conditions inhibitory to the single virus. **2.** Interaction between two genetic units, one or both of which are defective, permitting the organism

containing these units to function normally, whereas it could not do so if one unit were absent.
c. intergénica (intergenic c.).
c. intragénica (intragenic c.).
complementariedad (complementarity). **1.** The degree of base-pairing (A opposite U or T, G opposite C) between two sequences of DNA and/or RNA molecules. **2.** The degree of affinity, or fit, of antigen and antibody combining sites.
complemento (complement). Ehrlich's term for the thermolabile substance, normally present in serum, that is destructive to certain bacteria and other cells sensitized by a specific complement-fixing antibody. C. is a serum protein complex, the activity of which is effected by a series of interactions resulting in enzymatic cleavages and which can follow one or the other of at least two pathways.
complexión (complexion). The color, texture, and general appearance of the skin of the face.
compliance (compliance). A measure of the ease with which a structure or substance may be deformed. In medicine and physiology, usually a measure of the ease with which a hollow viscus (e.g., lung, urinary bladder, gallbladder) may be distended.
c. del corazón (c. of heart).
c. dinámica del pulmún (dynamic c. of lung).
c. específica (specific c.).
c. estática (static c.).
c. torácica (thoracic c.).
c. ventilatoria (ventilatory c.).
complicación (complication). A morbid process or event occurring during a disease which is not an essential part of the disease, although it may result from it or from independent causes.
complicado (complicated). Made complex; denoting a disease upon which a morbid process or event has been superimposed, altering symptoms and modifying its course for the worse.
cómplice (accomplice). A bacterium which accompanies the main infecting agent in a mixed infection and which influences the virulence of the main organism.
componente (component). An element forming a part of the whole.
c. A de protrombina (c. A of prothrombin). Factor V.
c. anterior de fuerza (anterior c. of force).
c. del complemento (c. of complement).
c. de fuerza (c. of force).
c. de la masticación (c.'s of mastication).
c. de la oclusión (c.'s of occlusion).
c. tromboplástico del plasma (CTP) (thromboplastic plasma c. (TPC)). Factor VIII.
c. de tromboplastina del plasma (CTP) (plasma thromboplastin c. (PTC)). Factor IX.
compos mentis (compos mentis). Of sound mind; usually used in its opposite form, *non compos mentis*.
composición (composition). In chemistry, the kinds and numbers of atoms constituting a molecule.
c. de bases (base c.).
c. para modelar (modeling c.). Modeling plastic.
comprensión (comprehension). Apperception; knowledge or understanding of an object, situation, event, or verbal statement.
compresa (compress). A pad of gauze or other material applied for local pressure.
c. graduada (graduated c.).
c. húmeda (wet c.).
compresión (compression). A squeezing together; the exertion of pressure on a body in such a way as to tend to increase its density.
c. cerebral (cerebral c.). C. of brain.
c. del cerebro (c. of brain). Cerebral c.
c. de tejidos (c. of tissue). Tissue displaceability.
compresor (compressor). **1.** A muscle, contraction of which causes compression of any structure. **2.** Compressorium; an instrument for making pressure on a part, especially on an artery to prevent loss of blood.
c. de la vena dorsal del pene (c. venae dorsalis penis). Houston's muscle.
compuesto (compound). **1.** In chemistry, a substance formed by the covalent or electrostatic union of two or more elements. **2.** In pharmacy, denoting a preparation containing several ingredients.
c. de acetona (acetone c.). Ketone body.
c. acíclico (acyclic c.). Aliphatic c.
c. por adición (addition c.).
c. alicíclico (alicyclic c.'s).
c. alifático (aliphatic c.). Acyclic c.
c. de alta energía (high energy c.'s).
c. de anillo (ring c.). Cyclic c.
c. aromático (aromatic c.).
c. de cadena abierta (open chain c.). Acyclic c.
c. de cadena cerrada (closed chain c.). Cyclic c.
c. carbamino (carbamino c.).
c. carbocíclico (carbocyclic c.).
c. cíclico (cyclic c.). Closed chain; ring c.
c. por condensación (condensation c.).
c. conjugado (conjugated c.).
c. genético (genetic c.). Compound heterozygote.
c. glucosílico (glycosyl c.).
c. heterocíclico (heterocyclic c.).
c. homocíclico (homocyclic c.).
c. de impresión (impression c.). Modeling plastic.
c. de inclusión (inclusion c.).
c. inorgánico (inorganic c.).
c. isocíclico (isocyclic c.).
c. meso- (meso c.'s).
c. metálico al vacío (void metal composite).
c. de metonio (methonium c.'s).
c. de modelar (modeling c.). Modeling plastic.
c. no polar (nonpolar c.).
c. orgánico (organic c.).
c. polar (polar c.).
compulsión (compulsion). Uncontrollable thoughts or impulses to perform an act, often repetitively, as an unconscious mechanism to avoid unacceptable ideas and desires which, by themselves, arouse anxiety.
compulsivo (compulsive). Influenced by compulsion; of a compelling and irresistible nature.
comunicable (communicable). Capable of being communicated or transmitted; said especially of disease.
comunicación (communication). **1.** An opening or connecting passage between two structures. **2.** In anatomy, a joining or connecting, said of fibrous, solid structures, e.g., tendons and nerves.
comunicante (communicans, pl. communicantes). Communicating; connecting or joining.
comunidad (community). A given segment of a society or a population.
c. biótica (biotic c.). Biocenosis.
c. terapéutica (therapeutic c.).
con- (con-). Prefix, to words of L. derivation, denoting with, together, in association; appears as com- before p, b, or m, as col- before l, and as co- before a vowel.
ConA, con A (conA, con A). Abbreviation for concanavalin A.
conación (conation). The conscious tendency to act, usually an aspect of mental process.
conalbúmina (conalbumin). Ovotransferrin; a glycoprotein containing mannose and galactose, constituting about 14% of egg white.
conanina (conanine). A steroid alkaloid.
conario (conarium). Corpus pineale.
conativo (conative). Pertaining to, or characterized by, conation.
conato (conatus). A striving toward self-preservation and self-affirmation.
concameración (concameration). A system of interconnecting cavities.
concanavalina A (conA, con A) (concanavalin A). A phytomitogen, extracted from the jack bean, that agglutinates the blood of mammals and reacts with glucosans.
concatenado (concatenate). Denoting the arrangement of a number of structure in a row like the links of a chain.
concavidad (concavity). A hollow or depression, with more or less evenly curved sides, on any surface.
cóncavo (concave). Having a depressed or hollowed surface.
concavocóncavo (concavoconcave). Biconcave.
concavoconvexo (concavoconvex). Concave on one surface and convex on the opposite surface.
concentración (concentration). **1.** A preparation made by extracting a crude drug, precipitating from the solution, and drying. **2.** Increasing the amount of solute in a given volume of solution by

evaporation of the solvent. **3.** The quantity of a substance per unit volume or weight.

c. alveolar mínima (anestésica) (minimal alveolar c.). Minimal anesthetic c.

c. anestésica mínima (minimal anesthetic c.). Minimal alveolar c.

c. de hemoglobina celular media (mean cell hemoglobin c.).

c. inhibitoria mínima (minimal inhibitory c.).

c. M (M c.).

c. molar (molar c.).

c. normal (normal c.).

concéntrico (concentric). Having a common center, such that two or more spheres, circles, or segments of circles are within one another.

concepción (conception). **1.** Concept. **2.** Act of forming a general idea or notion. **3.** Act of conceiving, or becoming pregnant; fertilization of the oocyte (ovum) by a spermatozoon.

c. imperativa (imperative c.).

concepto (concept). **1.** Conception. An abstract idea or notion. **2.** An explanatory variable or principle in a scientific system.

c. de no umbral (no-threshold c.).

c. del yo (self c.). An individual's sense of self, including self definition in the various social roles he or she enacts.

conceptual (conceptual). Relating to the formation of ideas, usually higher order abstractions, to mental conceptions.

conceptus (conceptus, pl. concepti). The product of conception, i.e., embryo and membranes.

concha (concha, pl. conchae). [*concha*, pl. *conchae*, NA]. In anatomy, a structure comparable to a shell in shape, as the auricle or pinna of the ear or a turbinated bone in the nose.

c. de la oreja (c. auriculae). [*concha auriculae*, NA]. C. of ear.

conciencia (consciousness). The state of being aware, or perceiving physical facts or mental concepts; a state of general wakefulness and responsiveness to environment.

campo de la c. (field of c.).

c. doble (double c.).

c. nublada (clouding of c.).

c. de la realidad (reality awareness).

concoideo (conchoidal). Shaped like a shell; having alternate convexities and concavities on the surface.

concomitancia (concomitance). Comitance; in esotropia, one eye accompanying the other in all excursions, as in concomitant strabismus.

concordancia (concordance). Agreement in the type of two characteristics.

concordante (concordant). Denoting or exhibiting concordance.

concoscopio (conchoscope). A form of nasal speculum.

concreción (concretion). The aggregation or formation of solid material.

c. cardíaca (concretio cordis). Internal adhesive pericarditis; synechia pericardii.

concremento (concrement). A concretion; a deposit of calcareous material in a part.

concrescencia (concrescence). **1.** Coalescence. **2.** In dentistry, the union of the roots of two adjacent teeth by cementum.

concretización (concretization). Inability to abstract with an overemphasis on specific details.

concusión (concussion). **1.** A violent shaking or jarring. **2.** Commotio; an injury of a soft structure, as the brain, resulting from a blow or violent shaking.

c. cerebral (brain c.). Commotio cerebri.

c. espinal (spinal c.). Commotio spinalis.

concusor (concussor). A hammer-like instrument for tapping the parts as a form of massage.

condensación (condensation). **1.** Making more solid or dense. **2.** The change of a gas to a liquid, or of a liquid to a solid. **3.** In psychoanalysis, an unconscious mental process in which one symbol stands for a number of others. **4.** In dentistry, the process of packing a filling material into a cavity, using such force and direction that no voids result.

condensador (condenser). **1.** An apparatus for cooling a gas to a liquid, or a liquid to a solid. **2.** In dentistry, a manual or powered instrument used for packing a plastic or unset material into a cavity of a tooth. **3.** The simple or compound lens on a microscope that is used to supply the illumination necessary for visibility of the specimen under observation. **4.** Capacitor.

c. de Abbé (Abbé's c.).

c. automático (automatic c.). Automatic plugger.

c. de campo oscuro (dark-field c.).

c. cardioide (cardioid c.). A type of dark-field c.

c. parabólico (paraboloid c.). A type of dark-field c.

condensar (condense). To pack; to increase the density of.

condición (condition). **1.** Referring to several classes of learning in the behavioristic branch of psychology. **2.** A certain response elicited by a specifiable stimulus or emitted in the presence of certain stimuli with reward of the response during prior occurrence.

condicionamiento (conditioning). The process of acquiring, developing, educating, establishing, learning, or training new responses in an individual.

c. asertivo (assertive c.). Assertive training.

c. aversivo (aversive c.). Aversive training.

c. clásico (classical c.).

c. de escape (escape c.).

c. de evitación (avoidance c.).

c. instrumental (instrumental c.).

c. operante (operant c.). Skinnerian c.

c. de orden superior (higher order c.).

c. de Pavlov (pavlovian c.). Respondent c.

c. respondiente (respondent c.). Pavlovian c.

c. de segundo orden (second-order c.).

c. de Skinner (skinnerian c.). Operant c.

c. de traza (trace c.).

condicionar (condition). To train; to undergo conditioning.

condilar (condylar). Relating to a condyle.

condilartrosis (condylarthrosis). A joint, like that of the knee, formed by condylar surfaces.

condilectomía (condylectomy). Excision of a condyle.

condilion (condylion). A point on the lateral outer or medial inner surface of the condyle of the mandible.

cóndilo (condyle). A rounded articular surface at the extremity of a bone.

c. externo (lateral c.). [*condylus lateralis*, NA].

c. del húmero (c. of humerus). [*condylus humeri*, NA].

c. interno (medial c.). [*condylus medialis*, NA].

c. del lado funcional (working side c.).

c. lateral de la tibia (lateral c. of tibia). [*condylus lateralis tibiae*, NA].

c. lateral del fémur (lateral c. of femur). [*condylus lateralis femoris*, NA].

c. mandibular (mandibular c.). [*processus condylaris*, NA].

c. medial de la tibia (medial c. of tibia). [*condylus medialis tibiae*, NA].

c. medial del fémur (medial c. of femur). [*condylus medialis femoris*, NA].

c. occipital (occipital c.). [*condylus occipitalis*, NA].

condiloide (condyloid). Relating to or resembling a condyle.

condiloma (condyloma, pl. condylomata). Verruca mollusciformis; a wartlike excrescence at the anus or vulva, or on the glans penis.

c. acuminado (c. acuminatum). Fig wart; genital wart; papilloma venereum.

c. gigante (giant c.). Buschke-Löwenstein tumor.

c. lato (c. latum). Flat c.

c. plano (flat c.).

c. puntiagudo (pointed c.). C. acuminatum.

condilomatoso (condylomatous). Relating to a condyloma.

condilotomía (condylotomy). Division, without removal, of a condyle.

condón (condom). Sheath or cover for the penis, or vagina for use in the prevention of conception or infection during coitus.

condral (chondral). Cartilaginous.

condralgia (chondralgia). Chondrodynia.

condraloplasia (chondralloplasia). Occurrence of cartilage in abnormal situations in the bony skeleton.

condrectomía (chondrectomy). Excision of cartilage.

condrificación (chondrification). Conversion into cartilage.

condrificar (chondrify). To become cartilaginous.

condrina (chondrin). Obsolete term for a gelatin-like substance obtained from cartilage by boiling.

condriosoma (chondriosome). Obsolete term for mitochondrion.
condritis (chondritis). Inflammation of cartilage.
c. costal (costal c.). Costochondritis.
condro-, condrio- (chondro-, chondrio-). Combining forms denoting: 1) cartilage or cartilaginous; 2) granular or gritty substance.
condroblasto (chondroblast). Chondroplast; a dividing cell of growing cartilage tissue.
condroblastoma (chondroblastoma). A benign tumor arising in the epiphyses of long bones, consisting of highly cellular tissue resembling fetal cartilage.
condrocalcinosis (chondrocalcinosis). Calcification of cartilage.
c. articular (articular c.).
condrocito (chondrocyte). Cartilage cell; a nondividing cartilage cell; occupies a lacuna within the cartilage matrix.
c. isógenos (isogenous c.'s).
condroclasto (chondroclast). A multinucleated cell involved in the reabsorption of calcified cartilage; morphologically identical to osteoblasts.
condrocostal (chondrocostal). Relating to the costal cartilages.
condrocráneo (chondrocranium). A cartilaginous skull; the cartilaginous parts of the developing skull.
condrodermatitis nodular crónica helical (chondrodermatitis nodularis chronica helicis). Winkler's disease.
condrodinia (chondrodynia). Chondralgia; pain in cartilage.
condrodisplasia (chondrodysplasia). Chondrodystrophy.
c. deformante hereditaria (hereditary deforming c.).
c. punteada (c. punctata). Dysplasia epiphysialis punctata.
condrodistrofia **1.** (chondrodystrophy). Chondrodysplasia; chondrodystrophia. **2.** (chondrodystrophia). Chondrodystrophy.
c. asimétrica (asymmetrical c.). Enchondromatosis.
c. calcificante congénita (chondrodystrophia calcificans congenita).
c. deformante hereditaria (hereditary deforming c.).
c. punteada congénita (chondrodystrophia congenita punctata). Conradi's disease.
c. torácica asfixiante (asphyxiating thoracic c.).
condroectodérmico (chondroectodermal). Relating to ectodermally derived cartilage; e.g., branchial cartilages that may have developed from the neural crest.
condroesqueleto (chondroskeleton). A skeleton formed of hyaline cartilage; e.g., that of the human embryo or of certain adult fishes such as the shark or ray.
condroesternal (chondrosternal). **1.** Relating to a sternal cartilage. **2.** Relating to the costal cartilages and the sternum.
condroesternoplastia (chondrosternoplasty). Surgical correction of malformations of the sternum.
condrofaríngeo (chondropharyngeus).
condrofibroma (chondrofibroma). Condromyxoid fibroma.
condrofito (chondrophyte). An abnormal cartilaginous mass that develops at the articular surface of a bone.
condrogénesis (chondrogenesis). Chondrosis; formation of cartilage.
condrogloso (chondroglossus).
condrohipoplasia (chondrohypoplasia). A mild form of achondroplasia; affected individuals survive into adult life.
condroide (chondroid). **1.** Cartilaginoid; resembling cartilage. **2.** Uncharacteristically developed cartilage, primarily cellular with a basophilic matrix and thin or nonexistent capsules.
condroitina (chondroitin). A (muco)polysaccharide (proteoglycan) present among the ground substance materials in the extracellular matrix of connective tissue.
condroitinsulfato A (chondroitin sulfate A). C. with sulfuric residues esterifying the 4-hydroxyl groups of the galactosamine residues.
condroitinsulfato B (chondroitin sulfate B). Dermatan sulfate.
condroitinsulfato C (chondroitin sulfate C). C. with sulfuric residues esterifying the 6-hydroxyl groups of the galactosamine residues.
condrólisis (chondrolysis). Disappearance of articular cartilage as the result of lysis or dissolution of the cartilage matrix and cells.
condrología (chondrology). The study of cartilage.
condroma (chondroma). A benign neoplasm derived from mesodermal cells that form cartilage.
c. extraesquelético (extraskeletal c.).
c. perióstico (periosteal c.). Juxtacortical c.
c. yuxtacortical (juxtacortical c.). Periosteal c.
condromalacia (chondromalacia). Softening of any cartilage.
c. fetal (c. fetalis).
c. generalizada (generalized c.). Relapsing polychondritis.
c. de la laringe (c. of larynx). Laryngomalacia.
c. sistémica (systemic c.). Relapsing polychondritis.
condromatosis (chondromatosis). Presence of multiple tumor-like foci of cartilage.
c. sinovial (synovial c.). Synovial osteochondromatosis.
condromatoso (chondromatous). Pertaining to or manifesting the features of a chondroma.
condrómero (chondromere). A cartilage unit of the fetal axial skeleton developing within a single metamere of the body.
condromixoma (chondromyxoma). Chondromyxoid fibroma.
condromucina (chondromucin). Chondromucoid.
condromucoide (chondromucoid). Chondromucin; chondroprotein.
condroóseo (chondro-osseous). Relating to cartilage and bone, either as a mixture of the two tissues or as a junction between the two, such as the union of a rib and its costal cartilage.
condroosteodistrofia (chondro-osteodystrophy). Osteochondrodystrophia deformans; osteochondrodystrophy; term used for a group of disorders of bone and cartilage which includes Morquio syndrome and similar conditions.
condropatía (chondropathy). Any disease of cartilage.
condroplastia (chondroplasty). Reparative or plastic surgery of cartilage.
condroplasto (chondroplast). Chondroblast.
condroporosis (chondroporosis). Condition of cartilage in which spaces appear, either normal (in the process of ossification) or pathologic.
condroproteína (chondroprotein). Chondromucoid.
condrosamina (chondrosamine). Galactosamine.
condrosarcoma (chondrosarcoma). A malignant neoplasm derived from cartilage cells, occurring most frequently in pelvic bones or near the ends of long bones, in middle-aged and old people.
condrosina (chondrosin, chondrosine). A disaccharide composed of one molecule of D-glucuronic acid and one of galactosamine (chondrosamine); a component of the chondroitins.
condrosis (chondrosis). **1.** Chondrogenesis. **2.** Obsolete term for a cartilaginous tumor.
condrosoma (chondrosome). Obsolete term for mitochondrion.
condrotomía (chondrotomy). Division of cartilage.
condrótomo (chondrotome). Cartilage knife; ecchondrotome.
condrotrófico (chondrotrophic). Influencing the nutrition and thereby the development and growth of cartilage.
condroxifoide (chondroxiphoid). Relating to the xiphoid or ensiform cartilage.
conducción (conduction). **1.** The act of transmitting or conveying certain forms of energy, such as heat, sound, or electricity, from one point to another, without evident movement in the conducting body. **2.** The transmission of stimuli of various sorts by living protoplasm.
c. acelerada (accelerated c.).
c. aérea (air c.).
c. anterior (forward c.). Anterograde c.
c. anterógrada (anterograde c.). Forward c.
c. auriculoventricular (A-V) (atrioventricular c., A-V c.).
c. en avalancha (avalanche c.).
c. decremental (decremental c.).
c. demorada (delayed c.).
c. intraauricular (intra-atrial c.).
c. intraventricular (intraventricular c.). Ventricular c.
c. nerviosa (nerve c.).
c. oculta (concealed c.).
c. ósea (bone c.). Osteophony.
c. de Purkinje (Purkinje c.).
c. retrógrada (retrograde c.). Retroconduction; ventriculoatrial c.
c. saltatoria (saltatory c.).
c. sináptica (synaptic c.).
c. supranormal (supranormal c.).
c. ventricular (ventricular c.). Intraventricular c.
c. ventricular aberrante (aberrant ventricular c.). Ventricular aberration.

c. ventriculoauricular (V-A) (ventriculoatrial c., V-A c.). Retrograde c.

conducta (behavior). **1.** Any response emitted by or elicited from an organism. **2.** Any mental or motor act or activity. **3.** Specifically, parts of a total response pattern.

c. adaptativa (adaptive b.).

c. adiente (adient b.). Appetitive b.

c. ambiente (ambient b.). Aversive b.

c. de apetencia (appetitive b.). Adient b.

c. aversiva (aversive b.). Ambient b.

c. dirigida a un fin (target b.).

c. de Hooke (hookean b.).

c. molar (molar b.).

c. molecular (molecular b.).

c. obsesiva (obsessive b.).

c. operante (operant b.).

c. pasiva-agresiva (passive-aggressive b.).

c. respondiente (respondent b.).

c. ritualista (ritualistic b.).

conductancia (conductance). **1.** A measure of conductivity; the ratio of the current flowing through a conductor to the difference in potential between the ends of the conductor. **2.** The ease with which a fluid or gas enters and flows through a conduit, air passage, or respiratory tract; the flow per unit pressure difference.

conductillo (ductule). [*ductulus*, NA]. A minute duct.

c. aberrante (aberrant d.). [*ductulus aberrans*, NA].

c. aberrante inferior (inferior aberrant d.). [*ductulus aberrans inferior*, NA]. Haller's vas aberrans.

c. aberrante superior (superior aberrant d.). [*ductulus aberrans superior*, NA]. A diverticulum from the head of the epididymis.

c. alveolar (ductulus alveolaris). [*ductulus alveolaris*, NA]. Alveolar duct.

c. biliares (biliary d.'s). [*ductuli biliferi*, NA].

c. eferente del testículo (ductulus efferens testis). [*ductulus efferens testis*, NA]. Efferent duct.

c. excretores de la glándula lagrimal (excretory d.'s of lacrimal gland). [*ductuli excretorii glandulae lacrimalis*, NA].

c. interlobulillares (interlobular d.'s). [*ductuli interlobulares*, NA].

c. prostáticos (prostatic d.'s). [*ductuli prostatici*, NA].

c. transversales epoóforos (ductuli transversi epoophoron). [*ductuli transversi epoophoron*, NA]. Transverse ductules of epoophoron.

conductista (behaviorist). An adherent of behaviorism.

conductividad (conductivity). **1.** The power of transmission or conveyance of certain forms of energy, as heat, sound, and electricity, without perceptible motion in the conducting body. **2.** The property, inherent in living protoplasm, of transmitting a state of excitation; e.g., in muscle or nerve.

c. hidráulica (hydraulic c.).

conducto 1. (duct). [*ductus*, NA]. A tubular structure giving exit to the secretion of a gland, or conducting any fluid. **2.** (conduit).

c. abdominal (abdominal canal). Inguinal c.

c. aberrante (aberrant d.). Aberrant ductule.

c. accesorio (accessory canal). Lateral c.

c. de los aductores (adductor canal). [*canalis adductorius*, NA]. Hunter's c.; subsartorial c.

c. de Alcock (Alcock's canal). Pudendal c.

c. alveolar (alveolar d.). [*ductulus alveolaris*, NA].

c. alveolares, alveolodentarios (alveolodental canal's). [*canales alveolares*, NA].

c. amniótico (amniotic d.).

c. anal (anal canal). [*canalis analis*, NA].

c. anales (anal d.'s).

c. arterial (arterial canal). [*ductus arteriosus*, NA].

c. arterioso (arterial d.). [*ductus arteriosus*, NA].

c. arterioso permeable (patent ductus arteriosus). Arterial duct.

c. de Bartholin (Bartholin's d.). [*ductus sublingualis major*, NA].

c. basifaríngeo (basipharyngeal canal). Vomerovaginal c.

c. de Bellini (Bellini's d.'s). Papillary d.'s.

c. de Bernard 1. (Bernard's canal). Ductus pancreaticus accessorius. **2.** (Bernard's d.). Accessory pancreatic d.

c. biliar (bile d., biliary d.). Gall d.

c. biliar cístico (cystic d., cystic gall d.). [*ductus cysticus*, NA].

c. biliar común (common bile d., gall d.). [*ductus choledochus*, NA]. Choledoch d.

c. biliares aberrantes (aberrant bile d.'s).

c. de Blasius (Blasius' d.). Parotid d.

c. de Botallo (Botallo's d.). Ductus arteriosus.

c. de Böttcher (Böttcher's canal). Utriculosaccular duct.

c. de Breschet (Breschet's canal's). Diploic c.'s.

c. buconeural (bucconeural d.). Craniopharyngeal d.

c. canaliculares (canalicular d.'s).

c. carotídeo 1. (carotid canal). [*canalis caroticus*, NA]. **2.** (carotid d.). [*ductus caroticus*].

c. carpiano (carpal canal). **1.** Carpal tunnel. **2.** Carpal groove.

c. centrales del caracol (central canal's of cochlea). Longitudinal c.'s of modiolus.

c. cervical (cervical d.). Cervical diverticulum.

c. de Cloquet (Cloquet's canal). Hyaloid c.

c. coclear 1. (cochlear d.). [*ductus cochlearis*, NA]. **2.** (cochlear canal). [*canalis spiralis cochleae*, NA].

c. colédoco (choledoch d.). Common bile d.

c. condíleo (condylar canal, condyloid c.). [*canalis condylaris*, NA].

c. condíleo anterior del hueso occipital (anterior condyloid canal of occipital bone). Hypoglossal c.

c. craneofaríngeo (craniopharyngeal d.). Bucconeural d.; hypophysial d.

c. crural (crural canal). [*canalis femoralis*, NA].

c. del cuello del útero (cervical canal). [*canalis cervicis uteri*, NA].

c. de Cuvier (Cuvier's d.'s).

c. deferente 1. (deferent d.). [*ductus deferens*, NA]. **2.** (deferent canal). Ductus deferens.

c. deferente vestigial (ductus deferens vestigialis). Longitudinal duct of epoophoron.

c. dental inferior (inferior dental canal). [*canalis mandibulae*, NA].

c. dentarios (dental canal's). Alveolar c.'s.

c. dentarios posteriores (alveolar canal's). [*canales alveolares*, NA].

c. derecho del lóbulo caudado (right d. of caudate lobe). [*ductus lobi caudati dexter*, NA].

c. diploicos (diploic canal's). [*canales diploici*, NA]. Breschet c.'s.

c. dorsopancreático (ductus dorsopancreaticus). Accessory pancreatic duct.

c. eferente (efferent d.). Efferent ductules of testis.

c. endolinfático (endolymphatic d.). [*ductus endolymphaticus*, NA].

c. del epéndimo (central canal). [*canalis centralis*, NA]. Syringocele.

c. del epidídimo (d. of epididymis). [*ductus epididymidis*, NA].

c. espermático (spermatic d.). Ductus deferens.

c. espinal (spinal canal). Vertebral c.

c. espiral de la columela (spiral canal of modiolus). [*canalis spiralis modioli*, NA].

c. espiral del caracol (spiral canal of cochlea). [*canalis spiralis cochleae*, NA].

c. estriado (striated d.). Salivary d.; secretory d.

c. excretor (excretory d.). [*ductus excretorius*].

c. excretor de la vesícula seminal (excretory d. of seminal vesicle). [*ductus excretorius vesiculae seminalis*, NA].

c. eyaculador (ejaculatory d.). [*ductus ejaculatorius*, NA].

c. facial (facial canal). [*canalis facialis*, NA].

c. de Falopio (fallopian canal). Facial c.

c. faríngeo (pharyngeal canal). [*canalis palatovaginalis*, NA].

c. faringobranquial (ductus pharyngobranchialis).

c. faringobranquiales (pharyngobranchial d.'s).

c. femoral (femoral canal). [*canalis femoralis*, NA].

c. frontonasal (frontonasal d.).

c. galactóforos (galactophorous canal's). [*ductus lactiferi*, NA].

c. galactóforos (galactophorous d.'s). [*ductus lactiferi*, NA]. Lactiferous d.'s.

c. de Gartner 1. (Gartner's canal). [*ductus epoophori longitudinalis*, NA]. **2.** (Gartner's d.). Longitudinal d. of epoophoron.

c. gástrico (gastric canal). [*canalis gastricus*, NA].

c. genital (genital d.). Genital tract.

c. de la glándula bulbouretral (d. of bulbourethral gland). [*ductus glandulae bulbourethralis*, NA].
c. de las glándulas de Skene (d.'s of Skene's glands). Paraurethral d.
c. gutural (guttural d.). Auditory tube.
c. de Havers (haversian canal's). Leeuwenhoek's c.
c. hemitorácico (hemithoracic d.). [*ductus hemithoracicus*].
c. de Hensen **1.** (Hensen's canal). [*ductus reuniens*, NA]. **2.** (Hensen's d.). [*ductus reuniens*, NA]. Uniting d.
c. hepático (hepatic d.).
c. hepático común (common hepatic d.). [*ductus hepaticus communis*, NA]. Hepatocystic d.
c. hepático derecho (right hepatic d.). [*ductus hepaticus dexter*, NA].
c. hepático izquierdo (left hepatic d.). [*ductus hepaticus sinister*, NA].
c. hepatocístico (hepatocystic d.). [*ductus hepaticus communis*, NA]. Common he`patic d.
c. hialoideo (hyaloid canal). [*canalis hyaloideus*, NA].
c. hipofisario (hypophysial d.). Craniopharyngeal d.
c. hipogloso (hypoglossal canal). [*canalis hypoglossalis*, NA].
c. de Hoffmann (Hoffmann's d.). Pancreatic d.
c. de Hunter (Hunter's canal). Adductor c.
c. ileal (ileal conduit). Ileal bladder; an isolated segment of ileum serving as a replacement for another tubular organ.
c. incisivo (incisive d.). [*ductus incisivus*, NA].
c. infraorbitario (infraorbital canal). [*canalis infraorbitalis*, NA].
c. inguinal (inguinal canal). [*canalis inguinalis*, NA]. Abdominal c.
c. intercalados (intercalated d.'s).
c. interlobular (interlobar d.).
c. interlobulillar (interlobular d.).
c. intralobulillar (intralobular d.).
c. izquierdo del lóbulo caudado (left d. of caudate lobe). [*ductus lobi caudati sinister*, NA].
c. lácteos (milk d.'s). Lactiferous d.'s.
c. lactíferos (lactiferous d.'s). [*ductus lactiferi*, NA]. Milk d.'s; galactophorous d.'s.
c. lagrimal (lacrimal d.). Lacrimal canaliculus.
c. linfático (lymphatic d.).
c. linfático derecho (right lymphatic d.). [*ductus lymphaticus dexter*, NA].
c. lingual (ductus lingualis).
c. longitudinal del epoóforo (longitudinal d. of epoophoron). [*ductus epoophori longitudinalis*, NA]. Gartner's canal; Gartner's d.
c. longitudinales de la columela (longitudinal canal's of modiolus). [*canales longitudinales modioli*, NA]. Central c.'s of cochlea.
c. de Lowenberg (Lowenberg's canal). Cochlear duct.
c. de Luschka (Luschka's d.'s).
c. mamarios (mammary d.'s). Lactiferous d.'s.
c. mamilares (mamillary d.'s). Lactiferous d.'s.
c. mandibular (mandibular canal). [*canalis mandibulae*, NA]. Inferior dental c.
c. medular (marrow canal). Root c. of tooth.
c. mesonéfrico (mesonephric d.). [*ductus mesonephricus*, NA]. Wolffian d.
c. metanéfrico (metanephric d.).
c. de Müller (Müller's d., müllerian d.). Paramesonephric d.
c. musculotubario (musculotubal canal). [*canalis musculotubarius*, NA].
c. nasal (nasal d.). Nasolacrimal d.
c. nasolagrimal **1.** (nasolacrimal canal). [*canalis nasolacrimalis*, NA]. **2.** (nasolacrimal d.). [*ductus nasolacrimalis*, NA].
c. néfrico (nephric d.). Pronephric d.
c. para los nervios palatinos menores (canal's for lesser palatine nerves). [*canales palatini minores*, NA].
c. nutricio (nutrient canal). [*canalis nutricius*, NA].
c. obturador (obturator canal). [*canalis obturatorius*, NA].
c. onfalomesentérico (omphalomesenteric d.).
c. óptico (optic canal). [*canalis opticus*, NA].
c. palatino anterior (incisive canal, incisor c.). [*canalis incisivus*, NA].
c. palatino posterior (greater palatine canal). [*canalis palatinus major*, NA].
c. palatovaginal (palatovaginal canal). [*canalis palatovaginalis*, NA]. Pharyngeal c.
c. pancreático (pancreatic *d.*). [*ductus pancreaticus*, NA].
c. pancreático accesorio (accessory pancreatic d.). [*ductus pancreaticus accessorius*, NA].
c. papilares (papillary d.'s). Bellini's d.'s.
c. paramesonéfrico (paramesonephric d.). [*ductus paramesonephricus*, NA]. Müller's c.; müllerian d.
c. parauretrales (paraurethral d.'s). [*ductus paraurethrales*, NA].
c. parotídeo (parotid d.). [*ductus parotideus*, NA].
c. de Pecquet (Pecquet's d.). Thoracic d.
c. perilinfático (perilymphatic d.). [*ductus perilymphaticus*, NA].
c. pilórico (pyloric canal). [*canalis pyloricus*, NA].
c. pronéfrico (pronephric d.). Nephric d.
c. prostáticos (prostatic d.'s). Prostatic ductules.
c. pterigoideo (pterygoid canal). [*canalis pterygoideus*, NA]. Vidian c.
c. pterigopalatino (pterygopalatine canal). Greater palatine c.
c. pudendo (pudendal canal). [*canalis pudendalis*, NA]. Alcock's c.
c. pulpar (pulp canal). Root c. of tooth.
c. radicular del diente (root canal of tooth). [*canalis radicis dentis*, NA].
c. raquídeo (vertebral canal). [*canalis vertebralis*, NA].
c. reuniens (ductus reuniens). [*ductus reuniens*, NA]. Canaliculus reuniens; canalis reuniens; Hensen's canal; Hensen's duct; uniting canal; uniting duct.
c. de Rivinus **1.** (Rivinus' d.'s). Minor sublinguald.'s. **2.** (Rivinus' canal's).
c. de Rosenthal (Rosenthal's canal). Cochlear c.
c. sacro (sacral canal). [*canalis sacralis*, NA].
c. salival (salivary d.). Striated d.
c. de Santorini **1.** (Santorini's canal). Accessory pancreatic duct. **2.** (Santorini's d.). Accessory pancreatic d.
c. de Schüller (Schüller's d.'s). Paraurethral d.'s.
c. secretor (secretory d.). Striated d.
c. semicirculares (semicircular canal's).
c. semicirculares (semicircular d.'s). [*ductus semicirculares*, NA].
c. semicirculares anteriores (anterior semicircular canal's). Bony semicircular c.'s.
c. semicirculares laterales (lateral semicircular canal's).
c. semicirculares óseos (bony semicircular canal's). [*canales semicirculares ossei*, NA].
c. semicirculares posteriores (posterior semicircular canal's).
c. seminal (seminal d.). Gonaduct.
c. de Stensen, de Steno (Stensen's d., Steno's d.). Parotid d.
c. de Stilling (Stilling's canal). Hyaloid c.
c. subclavio (subclavian d.). Subclavian lymphatic trunk.
c. sublingual principal (major sublingual d.). [*ductus sublingualis major*, NA]. Bartholin's d.
c. sublinguales accesorios (minor sublingual d.'s). [*ductus sublinguales minores*, NA]. Rivinus' d.'s; Walther's d.'s.
c. submaxilar **1.** (submaxillary d.). Submandibular d. **2.** (submandibular d.). [*ductus submandibularis*, NA].
c. subsartorial (subsartorial canal). Adductor c.
c. sudoríparo **1.** (sweat d.). Sudoriferous d. **2.** (sudoriferous d.). [*ductus sudoriferus*, NA].
c. testicular (testicular d.). Ductus deferens.
c. tirogloso (thyroglossal d.). [*ductus thyroglossus*].
c. tirolingual (thyrolingual d.). Thyroglossal d.
c. torácico (thoracic d.). [*ductus thoracicus*, NA].
c. torácico derecho (ductus thoracicus dexter). [*ductus thoracicus dexter*, NA]. Right lymphatic duct.
c. de unión **1.** (uniting canal). Ductus reuniens. **2.** (uniting d.). [*ductus reuniens*, NA].
c. utriculosacular (utriculosaccular d.). [*ductus utriculosaccularis*, NA].
c. de van Horne (van Horne's canal). Thoracic duct.
c. de Velpeau (Velpeau's canal). Inguinal c.
c. venoso (ductus venosus). [*ductus venosus*, NA].
c. venoso de Arantius (ductus venosus arantii). Rarely used term for d. venosus.
c. vidiano (vidian canal). Pterygoid c.
c. vitelino, vitelinointestinal (vitelline d., vitellointestinal d.).

c. vomeriano (vomerine canal). Vomerovaginal c.
c. vomerobasilar (vomerobasilar canal). Vomerorostral c.
c. vomerorrostral (vomerorostral canal). [*canalis vomerorostralis*, NA].
c. vomerovaginal (vomerovaginal canal). [*canalis vomerovaginalis*, NA].
c. de Walther **1.** (Walther's d.'s). Minor sublingual d.'s. **2.** (Walther's canals). Minor sublingual ducts.
c. de Wharton (Wharton's d.). Submandibular d.
c. de Wirsung **1.** (Wirsung's canal). Pancreatic duct. **2.** (Wirsung's d.). Pancreatic d.
c. de Wolff (wolffian d.). Mesonephric d.
c. yugular (jugular d.). Jugular lymphatic trunk.

conductor (conductor). **1.** A probe or sound with a groove along which a knife is passed in slitting open a sinus or fistula; a grooved director. **2.** Any substance possessing conductivity.

conduplicado (conduplicate). Folded upon itself lengthwise.

conduplicato corpore (conduplicato corpore). Còndition in which the fetus is doubled up on itself in shoulder presentation.

condurango (condurango). The bark of *Gonolobus condurango*, *Marsdenia condurango* (family Asclepiadaceae); an aromatic bitter and astringent.

condylus (condylus). [*condylus*, NA]. Condyle.

conecondroesternón (chonechondrosternon). Pectus excavatum.

conectinas (connectins). Collective term for the protein components of the cytoskeleton (connective tissue).

conector (connector). In dentistry, a part of a partial denture which unites its components.
c. mayor (major c.).
c. menor (minor c.).

conenina (conenine). Con-5-enine; conanine with a 5-6 double bond; precursor of conessine.

conesina (conessine). Neriine; wrightine; roquessine.

conespecífico (conspecific). Of the same species.

conessi (conessi). Kurchi bark.

conexión (connection). A union of elements or things.
c. intertendinosa (intertendineus c.'s). [*connexus intertendineus*, NA].

conexo (connexus). [*connexus*, NA]. Conexus; a connecting structure.

conexón (connexon). A complex protein assembly that traverses the lipid bilayer of the plasma membrane and forms a continuous channel with a pore diameter of approximately 1.5 nm.

confabulación (confabulation). The making of bizarre and incorrect responses, and a readiness to give a fluent but tangential answer, with no regard whatever to facts, to any question put.

confección (confection). Confectio; conserve; electuary; a pharmaceutical preparation consisting of a drug mixed with honey or syrup; a soft solid, sometimes used as an excipient for pill masses.

confectio, gen. **confectionis**, pl. **confectiones** (confectio, gen. confectionis, pl. confectiones). Confection.

conferto (confertus). Arranged closely together; coalescing.

confiabilidad (reliability). In psychology and statistics; the consistency of measurement or degree of dependability of a measuring instrument.
c. de forma equivalente (equivalent form r.).
c. interjueces (interjudge r.).
c. prueba-reprueba (test-retest r.).

confidencialidad (confidentiality). The statutorily protected right afforded specifically designated health professionals to nondisclosure of information discerned during consultation with a patient.

configuración (configuration). **1.** The general form of a body and its parts. **2.** In chemistry, the spatial arrangement of atoms in a molecule.

conflicto (conflict). Tension or stress experienced by an organism when satisfaction of a need, drive, motive, or wish is thwarted by the presence of other attractive or unattractive needs, drives, or motives.
c. de acercamiento-acercamiento (approach-approach c.).
c. de acercamiento-evitación (approach-avoidance c.).
c. de evitación-evitación (avoidance-avoidance c.).
c. de roles (role c.).

confluencia (confluence). Confluens; a flowing together; a joining of two or more streams.
c. sinusal (c. of sinuses). [*confluens sinuum*, NA]. Torcular herophili.

confluens (confluens). [*confluens*, NA]. Confluence.

confluente (confluent). **1.** Joining; running together; denoting certain skin lesions which become merged, forming a patch. **2.** Denoting a bone formed by the blending together of two originally distinct bones.

conformación (conformation). The spatial arrangement of a molecule achieved by rotation of groups about single covalent bonds, without breaking any covalent bonds.
c. en bote (boat c.).
c. de envoltura (envelope c.).

conformador (conformer). A mold, usually of plastic material, used in plastic surgical repair to maintain space in a cavity or to prevent closing by healing of an artificial or natural opening affected by neighboring surgical repair.

confrontación (confrontation). The act by the therapist, or another patient in a therapy group, of openly interpreting a patient's resistances, attitudes, feelings, or effects upon either the therapist, the group, or its member(s).

confusión **1.** (cluttering). A disturbance of fluency involving the dropping of letters or syllables by a communicatively impaired speaker. **2.** (confusion). A mental state in which reactions to environmental stimuli are inappropriate because the person is bewildered, perplexed, or unable to orientate himself.

confusional (confusional). Characterized by, or pertaining to, confusion.

congelación **1.** (freezing). Congelation; congealing, stiffening, or hardening by exposure to cold. **2.** (freezing). Congealing, stiffening, or hardening by exposure to cold. **3.** (congelation). Freezing. **4.** (congelation). Frostbite.
c. gástrica (gastric f.).
c. superficial (frostbite). Congelation; dermatitis congelationis; local tissue destruction resulting from exposure to extreme cold or contact with extremely cold objects.

congelación-desecación (freeze-drying). Lyophilization.

congénere **1.** (congener). One of two or more things of the same kind, as of animal or plant with respect to classification. **2.** (congener). One of two or more muscles with the same function. **3.** (congenerous). Having the same function; denoting certain muscles that are synergistic. **4.** (congenerous). Derived from the same source, or of a similar nature.

congénico (congenic). Relating to an inbred strain of animals produced by repeated crossing of one gene line onto another inbred (isogenic) line.

congénito (congenital). Congenitus; existing at birth.

congenitus (congenitus). Congenital.

congestión (congestion). Presence of an abnormal amount of fluid in the vessels or passages of a part or organ; especially, of blood due either to increased influx or to an obstruction to the return flow.
c. activa (active c.).
c. cerebral (brain c.). Encephalemia.
c. fisiológica (physiologic c.). Functional c.
c. funcional (functional c.). Physiologic c.
c. hipostática (hypostatic c.). Hypostasis.
c. pasiva (passive c.).
c. venosa (venous c.).

congestionado (congested). Containing an abnormal amount of blood; in a state of congestion.

congestivo (congestive). Relating to congestion.

conglobación (conglobation). An aggregation of numerous particles into one rounded mass.

conglobado (conglobate). Formed in a single rounded mass.

conglomerado (conglomerate). Composed of several parts aggregated into one mass.

conglutinación (conglutination). **1.** Adhesion. **2.** Agglutination of antigen(erythrocyte)-antibody-complement complex by normal bovine serum (and certain other colloidal materials).

conglutinante (conglutinant). Adhesive, promoting the union of a wound.

conglutinina (conglutinin). Bovine colloid; bovine serum protein that, when absorbed by erythrocyte-antibody-complement complexes, causes them to agglutinate.

congófilo (congophilic). Denoting any substance that takes a Congo red stain.

cónico (conic, conical). Resembling a cone.

conidial (conidial). Relating to a conidium.

conidio (conidium, pl. conidia). A spore of fungi borne externally in various ways.
conidióforo (conidiophore). A specialized hypha which bears conidia in fungi.
  c. tipo Phialophora (Phialophore-type c.).
conidiógeno (conidiogenous). Denoting a cell that gives rise to a conidium, e.g., a phialide.
conidium, pl. **conidia** (conidium, pl. conidia). An asexual spore of fungi borne externally in various ways.
-cónido (-conid). Suffix denoting the cusp of a tooth in the lower jaw.
coniína (coniine). Cicutine; conicine; the toxic active alkaloid of conium.
conio (conium). Hemlock.
coniocorteza (koniocortex). Regions of the cerebal cortex characterized by a particularly well developed inner granular layer (layer 4); this type of cerebral cortex is represented by the primary sensory areas 17 of the visual cortex, areas 1 to 3 of the somatic sensory cortex, and area 41 of the auditory cortex.
coniófago (coniophage). Alveolar macrophage.
coniofibrosis (coniofibrosis). Fibrosis produced by dust, especially of the lungs by inhaled dust.
coniolinfestasia (coniolymphstasis). Stasis of lymph caused by dust, presumably through the intervention of fibrosis.
coniómetro (coniometer). A device for estimating the amount of dust in the air.
coniosis (coniosis). Any disease or morbid condition caused by dust.
coniotomía (coniotomy). Cricothyrotomy.
conización (conization). Excision of a cone of tissue, e.g., mucosa of the cervix uteri.
  c. por cauterio (cautery c.).
  c. en frío (cold c.).
conjugación (conjugation). **1.** The union of two unicellular organisms or of the male and female gametes of multicellular forms followed by partition of the chromatin and the production of two new cells. **2.** Bacterial c., effected by simple contact, usually by means of specialized pili through which transfer genes and other genes of the plasmid are transferred to recipient bacteria. **3.** Sexual reproduction among protozoan ciliates. **4.** The combination, especially in the liver, of certain toxic substances formed in the intestine, drugs, or steroid hormones with glucuronic or sulfuric acid.
conjugado **1.** (conjugated). Conjugate. **2.** (conjugate). Conjugated; joined or paired. **3.** (conjugate). Conjugata.
  c. con ácido fólico (folic acid conjugate).
  c. diagonal (diagonal conjugate). Conjugata diagonalis; false c.
  c. efectivo (effective conjugate). False c.
  c. de la entrada (conjugate of inlet). Conjugata.
  c. externo (external conjugate). Baudelocque's diameter.
  c. falso (false conjugate). **1.** Diagonal c. **2.** Effective c.
  c. interno (internal conjugate). Conjugata.
  c. obstétrico (obstetric conjugate).
  c. obstétrico de la salida (obstetric conjugate of outlet).
  c. de la salida (conjugate of outlet).
  c. verdadero (true conjugate). Conjugata.
conjugante (conjugant). A member of a mating pair of organisms or gametes undergoing conjugation.
conjugasa (conjugase). γ-Glutamyl hydrolase.
conjugata (conjugata). [*conjugata*, NA]. Conjugate diameter of the pelvic inlet; distance from the promontory of the sacrum to the upper edge of the pubic symphysis.
  c. diagonal (c. diagonalis). Diagonal conjugate.
conjuntiva (conjunctiva, pl. conjunctivae). Tunica conjunctiva.
  c. bulbar (bulbar c.). [*tunica conjunctiva bulbi*, NA].
  c. palpebral (palpebral c.). [*tunica conjunctiva palpebrarum*, NA].
conjuntival (conjunctival). Relating to the conjunctiva.
conjuntiviplastia (conjunctiviplasty). Conjunctivoplasty.
conjuntivitis (conjunctivitis). Blennophthalmia; inflammation of the conjunctiva.
  c. actínica (actinic c.). Ultraviolet keratoconjunctivitis.
  c. alérgica (allergic c.). Atopic c.
  c. angular (angular c.). Diplobacillary c.; Morax-Axenfeld c.
  c. árida (c. arida). Xerophthalmia.
  c. atópica (atopic c.). Allergic c.
  c. de Béal (Béal's c.).
  c. blenorrágica (blennorrheal c.). Gonococcal c.
  c. calcárea (calcareous c.). C. petrificans; lithiasis c.
  c. catarral aguda (acute catarrhal c.). Mucopurulent c.; simple c.
  c. cicatrizal (cicatricial c.). Ocular pemphigoid.
  c. contagiosa aguda, epidémica aguda (acute contagious c.). Acute epidemic c.; Koch-Weeks c.; pinkeye.
  c. crónica (chronic c.).
  c. crupal (croupous c.).
  c. por destello de arco (arc-flash c.). Ultraviolet keratoconjunctivitis.
  c. diftérica (diphtheritic c.). Membranous c.
  c. diplobacilar (diplobacillary c.). Angular c.
  c. epidémica aguda (acute epidemic c.). Acute contagious c.
  c. flictenular (phlyctenular c.). Phlyctenular ophthalmia; scrofulous ophthalmia.
  c. folicular (follicular c.).
  c. folicular aguda (acute follicular c.).
  c. folicular crónica (chronic follicular c.).
  c. gonocócica (gonococcal c.). Blennorrheal c.
  c. granular contagiosa (contagious granular c.). Trachoma.
  c. granular o granulosa (granular c.). Trachomatous c.
  c. hemorrágica aguda (acute hemorrhagic c.).
  c. de inclusión (inclusion c.). Inclusion blennorrhea; swimming pool c.
  c. infecciosa necrótica (necrotic infectious c.). Pascheff's c.
  c. de Koch-Weeks (Koch-Weeks c.). Acute contagious c.
  c. lagrimal (lacrimal c.).
  c. larval (larval c.). C. due to imbedding of larvae in the eye.
  c. leñosa (ligneous c.).
  c. litiásica (lithiasis c.). Calcareous c.
  c. medicamentosa (c. medicamentosa).
  c. de Meibomio (meibomian c.).
  c. membranosa (membranous c.). Diphtheritic c.
  c. del molusco (molluscum c.).
  c. de Morax-Axenfeld (Morax-Axenfeld c.). Angular c.
  c. mucopurulenta (mucopurulent c.). Acute catarrhal c.
  c. de la nieve (snow c.). Ultraviolet keratoconjunctivitis.
  c. de Parinaud (Parinaud's c.).
  c. de Pascheff (Pascheff's c.). Necrotic infectious c.
  c. de la peste de las ardillas (squirrel plague c.). Tularemic c.
  c. petrificante (c. petrificans). Calcareous c.
  c. de las piscinas (swimming pool c.). Inclusion c.
  c. de las praderas (prairie c.).
  c. primaveral (spring c.). Vernal c.
  c. purulenta (purulent c.).
  c. purulenta infantil (infantile purulent c.). Ophthalmia neonatorum.
  c. química (chemical c.).
  c. seudomembranosa (pseudomembranous c.).
  c. simple (simple c.). Acute catarrhal c.
  c. del soldador (welder's c.). Ultraviolet keratoconjunctivitis
  c. toxicogénica (toxicogenic c.).
  c. tracomatosa (trachomatous c.). Granular c.
  c. tularémica, tularensis (tularemic c., c. tularensis). Squirrel plague c.
  c. vernal (vernal c.). Spring c.; spring ophthalmia.
conjuntivo (conjunctive). Joining; connecting; connective.
conjuntivodacriocistorrinostomía (conjunctivodacryocystorhinostomy). A procedure for providing lacrimal drainage when the canaliculi are closed.
conjuntivodacriocistostomía (conjunctivodacryocystostomy). **1.** A surgical procedure through the conjunctiva, which provides an opening into the lacrimal sac. **2.** The opening so produced.
conjuntivoma (conjunctivoma). A homeoplastic tumor of the conjunctiva.
conjuntivoplastia (conjunctivoplasty). Conjunctiviplasty; plastic surgery on the conjunctiva.
conjuntivorrinostomía (conjunctivorhinostomy). **1.** A surgical procedure to construct a passageway through the conjunctiva into the nasal cavity. **2.** The opening so produced.
conminución (comminution). A breaking into several pieces.
conminuto (comminuted). Broken into several pieces; denoting especially a fractured bone.
conmoción (commotio). Concussion.

c. cerebral (c. cerebri). Brain concussion.
c. espinal (c. spinalis). Spinal concussion.
connexus (connexus). [*conexus*, NA]. Conexus; a connecting structure.
c. intertendineus (c. intertendineus). [*connexus intertendineus*, NA]. Intertendineus connections.
cono (cone). **1.** Conus; a figure having a circular base with sides inclined so as to meet at a point above. **2.** Cone cell of retina.
c. antipódico (antipodal c.).
c. arterial (arterial c.). [*conus arteriosus*, NA].
c. congénito (congenital conus). Fuchs' coloboma.
c. de distracción (distraction conus).
c. elástico (elastic c.). [*conus elasticus*, NA]. Cricothyroid membrane.
c. para éter (ether c.).
c. de fertilización (fertilization c.).
c. gemelo (twin c.).
c. de gutapercha (gutta-percha c.).
c. de Haller (Haller's c.'s). [*lobuli epididymidis*, NA]; [*coni epididymidis*, NA].
c. de implantación (implantation c.). Axon hillock.
c. luminoso de Politzer (Politzer's luminous c.). Pyramid of light.
c. de luz (c. of light). Pyramid of light.
c. medular (medullary c.). [*conus medullaris*, NA].
c. miópico (myopic conus). Myopic crescent.
c. ocular (ocular c.).
c. de plata (silver c.).
c. pulmonar (pulmonary c.). [*conus arteriosus*, NA].
c. queratósicos (keratosic c.'s).
c. de la retina (retinal c.'s).
c. de supertracción (supertraction conus).
c. de la teca interna (theca interna c.).
c. vasculares **1.** (vascular c.'s). [*lobuli epididymidis*, NA]. **2.** (coni vasculosi). [*lobuli epididymidis*, NA].
-cono (-cone). Suffix denoting the cusp of a tooth in the upper jaw.
cono-l (l-cone). Long wavelength sensitive c. (red c.).
cono-m (m-cone). Middle wavelength sensitive c. (green c.).
conoide (conoid). **1.** A cone-shaped structure. **2.** Part of the apical complex characteristic of the protozoan subphylum, Apicomplexa.
c. de Sturm (Sturm's c.).
conomioidina (conomyoidin). Contractile protoplasm at the inner end of the inner segment of retinal cones.
conquinina (conquinine). Quinidine.
conquitis (conchitis). Inflammation of any concha.
consanguíneo (consanguineous). Denoting consanguinity.
consanguinidad (consanguinity). Blood relationship; kinship because of common ancestry.
consciente (conscious). **1.** Aware; having present knowledge or perception of oneself, one's acts and surroundings. **2.** Denoting something occurring with the perceptive attention of the individual, as a c. act or idea, distinguished from automatic or instinctive.
consensual (consensual). Reflex; denoting what something is by the fact of agreement between the perceiving of several persons.
consentimiento informado (informed consent). A form of agreement, usually in writing, by a patient or his legal representative to a course of medical or surgical management suggested by a physician or surgeon; based upon a full and complete discussion between patient and physician or surgeon of the potential benefits, risks, and complications of the proposed course of management, as well as a discussion of alternative courses of management.
conserva (conserve). Confection.
conservación (conservation). **1.** Preservation from loss, injury, or decay. **2.** In sensorimotor theory, the mental operation by which an individual retains the idea of an object after its removal in time or space.
c. de energía (c. of energy).
conservador (conservative). Denoting treatment by gradual, limited, or well-established procedures, as opposed to radical.
consolidación (consolidation). Solidification into a firm dense mass.
consolidante (consolidant). A substance that promotes healing or union.
constancia (constancy). The quality of being constant.
c. de color (color c.). Unchanging perception of the color of an object despite changes in lighting or viewing conditions.
c. de fijación (binding constant). Association c.
c. de los objetos (object c.). The tendency for objects to be perceived as unchanging despite variations in the positions in and conditions under which the objects are observed.
constante (constant). A quantity that, under stated conditions, does not vary with changes in the environment.
c. de Ambard (Ambard's c.).
c. de asociación (association c.). Binding c.
c. de Avogadro (Avogadro's c.). Avogadro's number.
c. de desintegración **1.** (decay c.). Disintegration c. **2.** (disintegration c.). Decay c.
c. de difusión (diffusion c.). Diffusion coefficient.
c. de disociación (K) (dissociation c. (K_d, K)).
c. de disociación de un ácido (K_a) (dissociation c. of an acid (K_a)).
c. de disociación de una base (K_b) (dissociation c. of a base (K_b)).
c. de disociación del agua (K_w) (dissociation c. of water (K_w)).
c. de equilibrio (equilibrium c.).
c. de Faraday (Faraday's c.).
c. de flotación (S_f) (flotation c. (S_f)). Negative S; Svedberg of flotation.
c. de los gases (gas c.).
c. de Michaelis, de Michaelis-Menten (K_m) (Michaelis c., Michaelis-Menten c. (K_m)).
c. newtoniana de gravitación (G) (newtonian c. of gravitation (G)).
c. de Planck (*h*) (Planck's c. (h)).
c. de radiactividad (λ) (radioactive c. (λ)). Decay c.
c. de sedimentación (sedimentation c.).
c. de tiempo (time c.).
c. de velocidad (velocity c.'s (k)). Rate c.'s.
c. de velocidad (k) (rate c.'s (k)). Velocity c; in enzymic reactions, k_1, k_2, and k_3 in the Michaelis-Menten c.
constelación (constellation). In psychiatry, all the factors that determine a particular action.
constipación (constipation). Costiveness; a condition in which bowel movements are infrequent or incomplete.
constipado (constipated). Suffering from constipation.
constipar (constipate). To cause constipation.
constitución (constitution). **1.** The physical makeup of a body. **2.** In chemistry, the number and kind of atoms in the molecule and the relation they bear to each other.
constitucional (constitutional). **1.** Relating to a body's constitution. **2.** General; relating to the system as a whole; not local.
constituyentes propios (self). In immunology, an individual's autologous cell components as contrasted with non-s., or foreign, constituents.
constricción **1.** (constriction). Binding or contraction of a part. **2.** (constriction). A subjective sensation as if the body or any part were tightly bound or squeezed. **3.** (nicking). Localized constrictions in retinal blood vessels.
c. primaria (primary c.).
c. secundaria (secondary c.).
constrictor (constrictor). **1.** Anything that binds or squeezes a part. **2.** A muscle, the action of which is to narrow a canal; a sphincter.
consulta (consultation). Meeting of two or more physicians or surgeons to evaluate the nature and progress of disease in a particular patient and to establish diagnosis, prognosis, and therapy.
consultando (consultand). In genetics, a person about whose future offspring the genetic counselor is to make predictions.
c. falso (dummy c.).
consultor (consultant). **1.** A physician or surgeon who does not take full responsibility for a patient, but acts in an advisory capacity. **2.** A member of a hospital staff who has no active service but stands ready to advise in any case, at the request of the attending physician or surgeon.
consumo (consumption). The using up of something, especially the rate at which it is used.
c. de oxígeno (oxygen c.).
consunción **1.** (consumption). Obsolete term for a wasting of the tissues of the body, usually tuberculous. **2.** (wasting). Emacia-

tion. **3.** (wasting). Obsolete term for a wasting of the tissues of the body, usually tuberculous.
c. salina (salt wasting).
consuntivo (consumptive). Relating to, or suffering from, consumption.
cont. rem. (cont. rem.). Abbreviation for L. *continuenter remedia*, continue the medicines.
contactante (contactant). Any of a heterogeneous group of allergens that elicit manifestations of induced sensitivity (hypersensitivity) by direct contact with skin or mucosa.
contacto (contact). **1.** The touching or apposition of two bodies. **2.** A person who has been exposed to a contagious disease.
c. de balance (balancing c.). Balancing occlusal surface.
c. céntrico (centric c.). Centric occlusion.
c. inicial (initial c.).
c. oclusal deflectivo (deflective occlusal c.). Cuspal interference.
c. oclusal interceptivo (interceptive occlusal c.). Deflective occlusal c.
c. prematuro (premature c.). Deflective occlusal c.
c. proximal (proximal c., proximate c.).
c. con la realidad (c. with reality).
c. de trabajo (working c.'s).
contador (counter). A device that counts.
c. automático diferencial de leucocitos (automated differential leukocyte c.).
c. de centelleo (scintillation c.). Scintillascope; scintillometer.
c. electrónico celular (electronic cell c.).
c. de Geiger-Müller (Geiger-Müller c.).
c. proporcional (proportional c.).
c. para todo el cuerpo (whole-body c.).
contagio **1.** (contagium). Contagion; the agent of an infectious disease. **2.** (contagion). Contagium. Transmission of disease by contact with the sick. **3.** (contagion). Production via suggestion or imitation of a neurosis or psychosis in several or more members of a group.
c. inmediato (immediate contagion).
c. mediato (mediate contagion).
c. psíquico (psychic contagion).
contagiosidad (contagiousness). The quality of being contagious.
contagioso (contagious). Relating to contagion; communicable or transmissible.
contaminación (contamination). **1.** The act or process of rendering inferior, impure, unsuitable, or unhealthy by association, contact, mixture, or introduction of an unwholesome or undesirable element. **2.** The element involved. **3.** Freudian term for a fusion and condensation of words.
contaminante **1.** (contaminant). An impurity. **2.** (pollutant). An undesired contaminant that results in pollution.
contaminar (contaminate). To cause or result in contamination.
contenido (content). **1.** That which is contained within something else, usually in this sense in the plural form, contents. **2.** In psychology, the form of a dream as presented to consciousness. **3.** Ambiguous usage for concentration.
c. de anhídrido carbónico (carbon dioxide c.).
c. latente (latent c.).
c. manifiesto (manifest c.).
contigüidad (contiguity). **1.** Contact without actual continuity. **2.** Occurrence of two or more objects, events, or mental impressions together in space or time.
contiguo (contiguous). Adjacent or in actual contact.
continencia (continence). **1.** Moderation, temperance, or self-restraint in respect to the appetites, especially to sexual intercourse. **2.** The ability to retain urine and/or feces until a proper time for their discharge.
continente (continent). Denoting continence.
continuado (continued). Continuous; without intermission.
continuidad (continuity). Absence of interruption, a succession of parts intimately united.
contornear (contour). In dentistry, to restore the normal outlines of a broken or otherwise misshapen tooth, or to create the external shape or form of a prosthesis.
contorno (contour). The outline of a part; the surface configuration.
c. de la aleta (flange c.). The design of the flange of a denture.
altura del c. (height of c.).
c. de las encías (gum c.). Gingival c.
c. gingival (gingival c.). Gum c.
contra- **1.** (counter-). Combining form meaning opposite, opposed, against. **2.** (contra-). Prefix signifying opposed, against.
contraabertura (counteropening). Contra-aperture; counterpuncture.
contraángulo (contra-angle). **1.** One of the double or triple angles in the shank of an instrument by means of which the cutting edge or point is brought into the axis of the handle. **2.** An extension piece added to the end of a dental handpiece which, through a set of bevel gears, changes the angle of the axis of rotation of the bur in relation to the axis of the handpiece.
contraapertura (contra-aperture). Counteropening.
contrabalanceo (counterbalancing). A procedure in behavorial research for distributing unwanted but unavoidable influences equally among the different experimental conditions or subjects.
contrabisel (contrabevel). A bevel located on the side opposite the customary side.
contracción (contraction (C)). **1.** A shortening or increase in tension. **2.** A shrinkage or reduction in size. **3.** Heart beat.
c. de abertura (opening c.).
c. de abertura anódica (anodal opening c.).
c. de abertura catódica (cathodal opening c.).
c. automática (automatic c.). Automatic beat.
c. de Braxton-Hicks (Braxton Hicks c.).
c. carpopedal (carpopedal c.). Carpopedal spasm.
c. de cierre (closing c.).
c. de cierre anódico (anodal closure c.).
c. de cierre catódico (cathodal closure c.).
c. de escape (escaped c.). Escape beat.
c. fibrilares (fibrillary c.'s).
c. de golpe delantero (front-tap c.). Gowers' c.
c. de Gowers (Gowers' c.). Front-tap c.
c. de hambre (hunger c.'s).
c. idiomuscular (idiomuscular c.). Myoedema.
c. miotática (myotatic c.).
c. paradójica (paradoxical c.)
c. posterior (after-c.).
c. postural (postural c.).
c. prematura (premature c.).
c. en reloj de arena (hourglass c.).
c. tetánica (tetanic c.).
c. tónica (tonic c.).
c. uterina (uterine c.).
c. ventricular de escape (escaped ventricular c.).
contracolorante (counterstain). A second stain of different color, having affinity for tissues, cells, or parts of cells other than those taking the primary stain.
contracondicionamiento (counterconditioning). Any of a group of specific behavior therapy techniques in which a second conditioned response (approaching to the point of touching) is instituted for the express purpose of counteracting or nullifying a previously conditioned or learned response (fear and avoidance of snakes).
contracorriente (countercurrent). **1.** Flowing in an opposite direction. **2.** A current flowing in a direction opposite to another current.
contracorriente, intercambiador de (countercurrent exchanger). A system in which heat or chemicals passively diffuse across a membrane separating two c. e. streams.
contracorriente, multiplicador de (countercurrent multiplier). A system in which energy is used to transport material across a membrane separating two c. m. tubes connected at one end to form a hairpin shape.
contráctil (contractile). Having the property of contracting.
contractilidad (contractility). The ability or property of a substance, especially of muscle, of shortening, or becoming reduced in size, or developing increased tension.
contractura (contracture). A permanent muscular contraction due to tonic spasm or fibrosis, or to loss of muscular balance, the antagonists being paralyzed.
c. de Dupuytren (Dupuytren's c.).
c. funcional (functional c.).
c. isquémica del ventrículo izquierdo (ischemic c. of the left ventricle). Myocardial rigor mortis; stone heart.
c. orgánica (organic c.).
c. de Volkmann (Volkmann's c.).

contradepresor (counterdepressant). **1.** Having a counterdepressing effect. **2.** A drug or agent that prevents or antagonizes the depressing action of another drug or agent.
contraer (contract). To acquire by contagion or infection.
contraerse (contract). To shorten; to become reduced in size; in the case of muscle, either to shorten or to undergo an increase in tension.
contraestimulante (contrastimulant). Annulling the effect of a stimulant.
contraextensión (counterextension). Countertraction.
contrafisura (contrafissura). Fracture by contrecoup.
contrafóbico (counterphobic). **1.** Denoting a state of actual preference, on the part of a phobic person, for the very situation of which he is afraid. **2.** Opposed to the phobic impulse.
contragolpe (contrecoup). Denoting the manner of a contrafissura, as in the skull, at a point opposite that at which the blow was received.
contraincisión (counterincision). A second incision adjacent to a primary incision.
contraindicación (contraindication). Any special symptom or circumstance that renders the use of a remedy or the carrying out of a procedure inadvisable, usually because of risk.
contraindicante (contraindicant). Indicating the contrary.
contrainmunoelectroforesis (counterimmunoelectrophoresis). A modification of immunoelectrophoresis in which antigen is placed in wells cut in the sheet of agar gel toward the cathode, and antiserum is placed in wells toward the anode; antigen and antibody, moving in opposite directions, form precipitates in the area between the cells where they meet in concentrations of optimal proportions.
contrainversión (counterinvestment). Anticathexis.
contrairritación (counterirritation). Revulsion; irritation or mild inflammation (redness, vesication, or pustulation) of the skin excited for the purpose of relieving an inflammation of the deeper structures.
contrairritante (counterirritant). **1.** An agent that causes irritation or a mild inflammation of the skin in order to relieve a deep-seated inflammatory process. **2.** Relating to or producing counterirritation.
contralateral (contralateral). Heterolateral.
contramatriz (counterdie). The reverse image of a die, usually made of a softer and lower fusing metal than the die.
contrapulsación (counterpulsation). A means of assisting the failing heart by automatically removing arterial blood just before and during ventricular ejection and returning it to the circulation during diastole.
contrapunción (counterpuncture). Counteropening.
contrashock **1.** (countershock). An electric shock applied to the heart to terminate a disturbance of its rhythm. **2.** (counter- shock).
contraste (contrast). A comparison in which differences are demonstrated or enhanced.
  c. simultáneo (simultaneous c.).
  c. sucesivo (successive c.).
contrato (contract). An explicit bilateral commitment by psychotherapist and patient to a defined course of action to attain the goal of the psychotherapy.
contratracción (countertraction). Counterextension.
contratransferencia (countertransference). In psychoanalysis, the analyst's transference (often unconscious) toward the patient of his emotional needs and feelings.
contratransporte (countertransport). The transport of one substance across a membrane, coupled with the simultaneous transport of another substance across the same membrane in the opposite direction.
contrectación (contrectation). **1.** Sexual foreplay prior to coition. **2.** The impulse to caress or embrace one of the opposite sex.
control (control). **1.** A control animal or experiment. **2.** The regulation of maintenance of a function, action, reflex, etc.
  c. biológico (biological c.).
  c. de calidad (quality c.).
  c. de estímulos (stimulus c.).
  c. de ganancia tiempo-variada (time-varied gain c.).
  c. idiodinámico (idiodynamic c.).
  c. de la natalidad (birth c.).
  c. propios (own c.'s).
  c. reflejo (reflex c.).
  c. sinérgico (synergic c.).
  c. social (social c.).
  c. tónico (tonic c.).
  c. vestibulo-equilibratorio (vestibulo-equilibratory c.).
controlar (control). Verify an experiment by means of another with the crucial variable omitted.
controversia (issue). A point in question or a matter of dispute.
  c. naturaleza-crianza (nature-nurture i.).
contusión **1.** (contusion). Any injury (usually caused by a blow) in which the skin is not broken. **2.** (bruise). An injury usually producing a hematoma without rupture of the skin.
  c. aérea (wind c.). Windage.
  c. cerebral (brain c.).
  c. del cuero cabelludo (scalp c.).
conular (conular). Cone-shaped.
conus, pl. **coni** (conus, pl. coni). **1.** Posterior staphyloma in myopic choroidopathy. **2.** [*conus*, NA]. Cone.
convalaria (convallaria). The flower, rhizome, and roots of *Convallaria majalis* (family Liliaceae).
convalecencia (convalescence). A period between the end of a disease and the patient's restoration to complete health.
convaleciente (convalescent). **1.** Getting well or one who is getting well. **2.** Denoting the period of convalescence.
convección (convection). Conveyance of heat in liquids or gases by movement of the heated particles.
convergencia (convergence). **1.** The tending of two or more objects toward a common point. **2.** The direction of the visual lines to a near point.
  c. acomodativa (accommodative c.).
  alcance de la c. (range of c.). Amplitude of c.
  amplitud de la c. (amplitude of c.). Range of c.
  c. negativa (negative c.).
  c. positiva (positive c.).
  punto cercano de c. (near point of c.).
  punto remoto de c. (far point of c.).
  unidad de c. (unit of c.).
convergente (convergent). Tending toward a common point.
conversión (conversion). **1.** Transmutation. **2.** Transformation of an emotion into a physical manifestation. **3.** In virology, the acquisition by bacteria of a new property associated with presence of a prophage.
convertasa (convertase). Proteases of complement that convert one component into another.
convertina (convertin). Factor VII.
convexidad (convexity). **1.** The state of being convex. **2.** A convex structure.
  c. cortical (cortical c.). Facies superolateralis cerebri.
convexo (convex). Applied to a surface that is evenly curved outward, the segment of a sphere.
  c. alto (high c.). The segment of a sphere of short radius.
  c. bajo (low c.). The segment of a sphere of long radius.
convexobasia (convexobasia). Forward bending of the occipital bone.
convexocóncavo (convexoconcave). Convex on one surface and concave on the opposite surface.
convexoconvexo (convexoconvex). Biconvex.
convolución (convolution). **1.** A coiling or rolling of an organ. **2.** Specifically, a gyrus of the cerebral or cerebellar cortex.
convoluto **1.** (convolute). Convoluted; rolled together with one part over the other; in the shape of a roll or scroll. **2.** (convoluted). Convolute.
convulsión **1.** (seizure). Convulsion; an epileptic atack. **2.** (convulsion). A violent spasm or series of jerkings of the face, trunk, or extremities. **3.** (convulsion). Seizure.
  c. clónica (clonic convulsion).
  c. coordinada (coordinate convulsion).
  c. estática (static convulsion). Saltatory pasm.
  c. por éter (ether convulsion).
  c. febril (febrile convulsion).
  c. histérica (hysterical convulsion, hysteroid c.).
  c. infantil (infantile convulsion).
  c. mímica (mimic convulsion). Facial tic.
  c. parcial **1.** (partial s.). Focal epilepsy. **2.** (partial epilepsy). Focal e.
  c. parcial compleja (complex partial s.). Psychomotor epilepsy.

c. postraumática inmediata (immediate posttraumatic convulsion).
c. psicomotora (psychomotor s.). Psychomotor epilepsy.
c. puerperal (puerperal convulsion's). Puerperal eclampsia.
c. en "salaam" (salaam convulsion's). Nodding spasm.
c. tetánica (tetanic convulsion). Tonic c.
c. tónica (tonic convulsion). Tetanic c.
c. tónico-clónica generalizada (generalized tonic-clonic s.).
c. uncinada (uncinate fit). Uncinate epilepsy.
convulsivante (convulsant). Causing convulsions.
convulsivo (convulsive). Relating to convulsions; marked by or producing convulsions.
Coomassie azul brillante R-250 (Coomassie brilliant blue R-250). A general protein stain used in electrophoresis because of its unusual sensitivity.
coordenada (coordinate). Any of the scales or magnitudes that serve to define the position of a point.
coordinación (coordination). The harmonious working together; especially of several muscles or muscle groups in the execution of complicated movements.
coordinar (coordinate). To perform the act of coordination.
coosificación (co-ossification). State of being joined by bone formation.
coosificar (co-ossify). To unite into one bone.
copa **1.** (poculum). Cup. **2.** (cup). Poculum; an excavated or cup-shaped structure, either anatomical or pathologic. **3.** (cup). Cupping glass.
c. de Diógenes **1.** (Diogenes cup). Poculum diogenis. **2.** (p. diogaenis). Diogenes cup.
c. fisiológica (physiologic cup).
c. glaucomatosa (glaucomatous cup). Glaucomatous excavation.
c. ocular (eye cup).
c. de succión perilímbica (perilimbal suction cup). A device for increasing intraocular pressure by impeding circulation and aqueous humor flow from the eye.
copaiba (copaiba). Balsam of copaiba; the oleoresin of *Copaifera officinalis* and other species of *Copaifera* (family Leguminosae).
coparafinato (coparaffinate). A mixture of water-insoluble isoparaffinic acids partially neutralized with isooctyl hydroxybenzyl-dialkyl amines.
copépodo (copepod). Any member of the order Copepoda.
copofobia (kopophobia). Morbid fear of fatigue.
copolímero (copolymer). A polymer in which two or more monomers or base units are combined.
coprecipitación (coprecipitation). Precipitation of unbound antigen along with an antigen-antibody complex.
copremesis (copremesis). Fecal vomiting.
copro- (copro-). Combining form denoting filth or dung, usually used in referring to feces.
coproanticuerpos (coproantibodies). Antibodies found in the intestine and in feces.
coprofagia (coprophagy). Scatophagy.
coprófago (coprophagous). Feeding on excrement.
coprofilia (coprophilia). **1.** Attraction of microorganisms to fecal matter. **2.** In psychiatry, a morbid attraction to, and interest in (with a sexual element), fecal matter.
coprofílico, coprófilo (coprophil, coprophilic). **1.** Denoting microorganisms occurring in fecal matter. **2.** Relating to coprophilia.
coprofobia (coprophobia). Morbid fear of defecation and feces.
coprofrasia (coprophrasia). Coprolalia.
coprolagnia (coprolagnia). A form of sexual perversion in which the thought or sight of excrement causes pleasurable sensation.
coprolalia (coprolalia). Coprophrasia; involuntary utterances of vulgar or obscene words.
coprolito (coprolith). Fecalith; stercolith; a hard mass consisting of inspissated feces.
coprología (coprology). Scatology.
coproma (coproma). Fecal tumor; fecaloma; scatoma; stercoroma.
coproplanesia (coproplanesia). Rarely used term for passage of feces through a fistula or artificial anus.
coproporfiria (coproporphyria). Presence of coproporphyrins in the urine, as in variegate porphyria.
coproporfirina (coproporphyrin). One of two porphyrin compounds found normally in feces as a decomposition product of bilirubin (hence, from hemoglobin).
coproporfirinógeno (coproporphyrinogen).
coprostano (coprostane). The parent hydrocarbon of coprosterol.
3β-coprostanol (3β-coprostanol). Coprosterol.
***epi*-coprostanol** (*epi*-coprostanol). *epi*-Coprosterol.
coprostanona (coprostanone). An oxidation product of coprosterol.
coprostasis (coprostasis). Rarely used term for fecal impaction.
coprostenol (coprostenol). Allocholesterol.
coprosterina (coprosterin). Coprosterol.
coprosterol (coprosterol). 3β-Coprostanol; coprosterin; stercorin.
***epi*-coprosterol** (*epi*-coprosterol). *epi*-Coprostanol.
coprostigmastano (coprostigmastane). The 5β isomer of stigmastane.
coprozoarios (coprozoa). Protozoa that can be cultivated in fecal matter, although not necessarily living in feces within the intestine.
coprozoico (coprozoic). Relating to coprozoa.
coptosis (coptosis). A state of perpetual fatigue.
cópula (copula). **1.** In anatomy, a narrow part connecting two structures, e.g., the body of the hyoid bone; the hypobranchial eminence. **2.** Coitus.
c. de His (His' c.). Hypobranchial eminence.
c. lingual (c. linguae). Hypobranchial eminence.
copulación (copulation). **1.** Coitus. **2.** In protozoology, conjugation between two cells that do not fuse but separate after mutual fertilization.
CoQ (CoQ). Abbreviation for coenzyme Q.
coquille (coquille). A spherical curved lens of uniform thickness.
cor, gen. **cordis** (cor, gen. cordis). [*cor*, NA]. Heart.
c. adiposum (c. adiposum). Fatty heart.
c. biloculare (c. biloculare).
c. bovinum (c. bovinum). Bucardia.
c. mobile (c. mobile). Movable heart.
c. pendulum (c. pendulum). Pendulous heart.
c. pulmonale (c. pulmonale).
c. cor triatriatum (c. triatriatum). Accessory atrium.
c. triloculare (c. triloculare). Three-chambered heart.
coracidio (coracidium). The ciliated first-stage aquatic embryo of pseudophyllid and other cestodes with aquatic cycles.
coracoacromial (coracoacromial). Acromiocoracoid; relating to the coracoid and acromial processes.
coracobraquial (coracobrachialis). Relating to the coracoid process of the scapula and the arm.
coracoclavicular (coracoclavicular). Scapuloclavicular; relating to the coracoid process and the clavicle.
coracohumeral (coracohumeral). Relating to the coracoid process and the humerus.
coracoideo, coracoides (coracoid). Shaped like a crow's beak; denoting a process of the scapula.
coralina (corallin). Aurin.
c. amarilla (yellow c.). A sodium salt of aurin.
coraza (cuirass). The anterior surface of the thorax in relation to symptoms or disease changes.
c. analgésica (analgesic c.). Tabetic c.
c. tabética (tabetic c.). Analgesic c.; Hitzig's girdle.
corazón (heart). Coeur; cor; a hollow muscular organ which receives the blood from the veins and propels it into the arteries.
c. alcorzado (icing h.). Frosted h.
c. artificial (artificial h.).
c. atigrado (tiger h.).
c. atlético (athletic h.).
c. blindado (armored h.). Panzerherz.
c. caído (drop h.). Cardioptosia.
c. de cerveza (beer h.). Beer-drinker's cardiomyopathy.
c. colgante (hanging h.). Suspended h.
c. cutáneo (skin h.). The peripheral blood vessels.
c. derecho (right h.). Hemicardia dextra.
c. escarchado (frosted h.). Icing h.
c. en forma de lágrima (teardrop h.).
c. graso (fatty h.).
c. hipoplásico (hypoplastic h.).
c. horizontal (horizontal h.).
c. intermedio (intermediate h.).
c. irritable (irritable h.). Neurocirculatory asthenia.
c. izquierdo (left h.). Hemicardia sinistra.
c. luxus (luxus h.). Combined dilation and hypertrophy of the h., especially of the left ventricle.

c. mixedematoso (myxedema h.).
c. móvil (movable h.). Cor mobile.
c. óseo (bony h.).
c. péndulo (pendulous h.). Cor pendulum.
c. de pergamino (parchment h.). Right ventricular hypoplasia.
c. de piedra (stone h.).
c. piloso (hairy h.). Fibrinous pericarditis.
c. pulmonar (pulmonary h.).
c. semihorizontal (semihorizontal h.).
c. semivertical (semivertical h.).
c. sistémico (systemic h.).
c. de soldado (soldier's h.). Neurocirculatory asthenia.
c. suspendido (suspended h.). Hanging h.
c. tabáquico (tobacco h.).
c. venoso (venous h.). The right side, including both the atrium and ventricle, of the h.
c. vertical (vertical h.).
corcova (hunchback). Nonmedical term for kyphosis or gibbus.
cord- **1.** (cord-). **2.** (chord-). Combining form meaning cord.
cordabrasión (cordabrasion). Abrasion of vocal cords to remove lesions.
cordado **1.** (chordate). An animal of the phylum *Chordata*. **2.** (cordate). Heart-shaped.
cordal (chordal). Relating to any chorda or cord, especially to the notochord.
cordamesodermo (chorda-mesoderm). That part of the protoderm of a young embryo which has the potentiality of forming notochord and mesoderm.
cordectomía (cordectomy). Excision of a part or whole of a cord.
cordial (cordial). A sweet aromatic liquor.
cordianina (cordianine). Allantoin.
cordiforme (cordiform). Heart-shaped.
cordilobiasis (cordylobiasis). African furuncular myiasis.
cordis (cordis). Of the heart.
corditis (chorditis). Inflammation of a cord; usually a vocal cord.
c. fibrinosa (c. fibrinosa).
c. nudosa, tuberosa (c. nodosa, c. tuberosa). Vocal cord nodules.
c. vocal (c. vocalis). Inflammation of the vocal cords.
c. vocal inferior (c. vocalis inferior). Chronic subglotticlaryngitis.
cordoesqueleto (chordoskeleton). The part of the embryonic skeleton that develops in conjunction with the notochord.
cordoma (chordoma). A rare solitary slowly growing neoplasm of skeletal tissue in adults, derived from persistent portions of the notochord.
cordón (cord). **1.** In histopathology, a line of tumor cells only one cell in width. **2.** In anatomy, any long ropelike structure.
c. anterior (anterior funiculus). [*funiculus anterior*, NA].
c. de Bergmann (Bergmann's c.'s). [*striae medullares ventriculi quarti*, NA].
c. de Billroth (Billroth's c.'s). Splenic c.'s.
c. condíleo (condyle c.). Condylar axis.
c. dental (dental c.).
c. dorsal (dorsal funiculus). [*funiculus posterior*, NA]. Posterior f.
c. espermático **1.** (spermatic c.). [*funiculus spermaticus*, NA]. **2.** (funiculus spermaticus). [*funiculus spermaticus*, NA]. Spermatic cord.
c. espinal (spinal c.). [*medulla spinalis*, NA].
c. esplénicos (splenic c.'s). Billroth's c.'s; red pulp c.'s.
c. ganglionar (gangliated c.). [*truncus sympathicus*, NA].
c. genital (genital c.).
c. germinales (germinal c.'s). Sex c.'s.
c. gonadales (gonadal c.'s).
c. gubernacular (gubernacular c.).
c. hepáticos (hepatic c.'s). Liver laminae as seen in sections.
c. lateral de la médula espinal (lateral funiculus of spinal cord). [*funiculus lateralis*, NA].
c. lateral del plexo braquial (lateral c. of brachial plexus). [*fasciculus lateralis plexus brachialis*, NA].
c. medial del plexo braquial (medial c. of brachial plexus). [*fasciculus medialis plexus brachialis*, NA].
c. de la médula espinal (funiculi medullae spinalis). [*funiculi medullae spinalis*, NA]. Any of the columns of the spinal cord.
c. medulares (medullary c.'s).
c. nefrogénico (nephrogenic c.).
c. oblicuo (oblique c.). [*chorda obliqua*, NA].
c. posterior (posterior funiculus). [*funiculus posterior*, NA].
c. posterior del plexo braquial (posterior c. of brachial plexus). [*fasciculus posterior plexus brachialis*, NA].
c. de la pulpa roja (red pulp c.'s). Splenic c.'s.
c. de la red (rete c.'s).
c. salterial (psalterial c.). [*stria vascularis ductus cochlearis*, NA].
c. sexuales (sex c.'s). Germinal c.'s.
c. tendinosos (tendinous c.'s). [*chordae tendineae*, NA].
c. testicular (testicular c.). [*funiculus spermaticus*, NA].
c. testiculares (testis c.'s). The germinal c.'s. of the embryonic testis.
c. umbilical **1.** (umbilical c.). [*funiculus umbilicalis*, NA]. **2.** (funiculus umbilicalis). [*funiculus umbilicalis*, NA]. Funis; umbilical cord.
c. vitelino (vitelline c.).
c. vocal (vocal c.). [*plica vocalis*, NA].
c. vocal falso (false vocal c.). [*plica vestibularis*, NA].
c. de Wilde (Wilde's c.'s). Transverse markings on the corpus callosum.
c. de Willis (Willis' c.'s). Chordae willisii.
cordopexia (cordopexy). **1.** Operative fixation of any displaced anatomical cord. **2.** Lateral fixation of one or both vocal cords to correct laryngeal stenosis.
cordotomía **1.** (chordotomy). Cordotomy. **2.** (cordotomy). Chordotomy; any operation on the spinal cord. **3.** (cordotomy). Division of tracts of the spinal cord, which may be performed percutaneously (stereotactic c.) or after laminectomy (open c.) by various techniques.
c. abierta (open cordotomy).
c. anterolateral (anterolateral cordotomy). Anterolateral tractotomy; spinothalamic c.
c. espinotalámica (spinothalamic cordotomy). Anterolateral c.
c. estereotáctica (stereotactic cordotomy).
c. del haz posterior (posterior column cordotomy).
cordura (sanity). Soundness of mind, emotions, and behavior; mental health.
core-, coreo-, coro- (core-, coreo-, coro-). Combining forms relating to the pupil.
corea (chorea). **1.** Irregular, spasmodic, involuntary movements of the limbs or facial muscles. **2.** Sydenham's c.
c. automática (automatic c.). Uncontrollable abnormal movements.
c. cardíaca (c. cordis). Cardiac irregularity related to c.
c. crónica progresiva (chronic progressive c.). Hereditary c.
c. danzante (dancing c.). Procursive c.
c. degenerativa (degenerative c.). Hereditary c.
c. dimidiata (c. dimidiata). Hemichorea.
c. eléctrica (electric c.).
c. festinante (c. festinans). Procursive c.
c. fibrilar (fibrillary c.). Morvan's c.
c. gravídica (c. gravidarum). C. occurring in pregnancy.
c. habitual (habit c.). Tic.
c. hemilateral (hemilateral c.). Hemichorea.
c. de Henoch (Henoch's c.). Spasmodic tic.
c. hereditaria (hereditary c.). Chronic progressive c.; degenerative c.
c. histérica (hysterical c.).
c. de Huntington (Huntington's c.). Hereditary c.
c. juvenil (juvenile c.). Sydenham's c.
c. laríngea (laryngeal c.).
c. mayor (c. major).
c. menor (c. minor). Sydenham's c.
c. metódica (methodical c.).
c. mimética (mimetic c.).
c. de Morvan (Morvan's c.). Fibrillary c.
c. nutans (c. nutans).
c. paralítica (paralytic c.).
c. poshemipléjica (posthemiplegic c.). Posthemiplegic athetosis.
c. procursiva (procursive c.). C. festinans; dancing c.
c. reumática (rheumatic c.). Sydenham's c.
c. rítmica (rhythmic c.).
c. rotatoria (c. rotatoria).

c. saltatoria (saltatory c.). Rhythmic dancing movements, as in procursive c.
c. senil (senile c.).
c. de Sydenham (Sydenham's c.). C. minor; juvenile c.; rheumatic c.
c. tetanoide (tetanoid c.). C. due to lenticular degeneration.
corea-acantocitosis (chorea-acanthocytosis). Familial degeneration of basal ganglia with acanthocytosis characterized by involuntary movements, acanthocytosis, and decreased or absent deep tendon reflexes.
coreal (choreal). Relating to chorea.
coreclisis (corecleisis, coreclisis). Occlusion of the pupil.
corectasia (corectasia, corectasis). Pathologic dilation of the pupil.
corectomediálisis (corectomedialysis). A peripheral iridectomy to form an artificial pupil.
corectopia (corectopia). Eccentric location of the pupil so that it is not in the center of the iris.
corediastasis (corediastasis). A dilated state of the pupil.
coreico (choreic). Relating to or of the nature of chorea.
coreiforme (choreiform). Choreoid.
corélisis (corelysis). The freeing of adhesions between the lens capsule and the iris.
coremio (coremium). A sheaf-like tuft of conidiophores.
coreo- (choreo-). Combining form relating to chorea.
coreoatetoide (choreoathetoid). Pertaining to or characterized by choreoathetosis.
coreoatetosis (choreoathetosis). Abnormal movements of body of combined choreic and athetoid pattern.
coreofrasia (choreophrasia). Continual repetition of meaningless phrases.
coreoide (choreoid). Choreiform; resembling chorea.
coreoplastia (coreoplasty). Coroplasty; the procedure to correct a deformed or occluded pupil.
corepexia (corepexy). Corepraxy.
corepraxia (corepraxy). Corepexy; an operation to provide a central pupillary opening.
corestenoma (corestenoma). A constriction of the pupil.
c. congénito (c. congenitum).
coriandro (coriander). The dried ripe fruit of *Coriandrum sativum* (family Umbelliferae).
corilofilina (corylophyline). Glucose oxidase.
corimbiforme (corymbiform). Denoting the flower-like clustering configuration of skin lesions in granulomatous diseases (e.g., syphilis, tuberculosis).
corinebacteria (corynebacterium, pl. corynebacteria). A vernacular term used to refer to any member of the genus *Corynebacterium*.
corinebacteriófago (corynebacteriophage). Any one of the bacteriophages specific for corynebacteria.
c. β (β c.). β-Phage.
corio- (chorio-). Combining form relating to any membrane, especially that which encloses the fetus.
corioadenoma (chorioadenoma). A benign neoplasm of chorion, especially with hydatidiform mole formation.
c. destructivo (c. destruens). Invasive mole.
corioalantoico (chorioallantoic). Pertaining to the chorioallantois.
corioalantoides (chorioallantois). Extraembryonic membrane formed by the fusion of the allantois with the serosa or false chorion, especially in avian embryos.
corioamnionitis (chorioamnionitis). Infection involving the chorion, amnion, and amniotic fluid.
corioangioma (chorioangioma). Benign tumor of placental blood vessels (hemangioma), usually of no clinical significance.
corioangiomatosis (chorioangiomatosis). Chorioangiosis.
corioangiosis (chorioangiosis). Chorioangiomatosis; an abnormal increase in the number of vascular channels in placental villi.
coriocapilar (choriocapillaris). Lamina choroidocapillaris.
coriocarcinoma (choriocarcinoma). Chorioepithelioma; a highly malignant neoplasm derived from placental syncytial trophoblasts and cytotrophoblasts which forms irregular sheets and cords, which are surrounded by irregular "lakes" of blood.
coriocele (choriocele). A hernia of the choroid coat of the eye through a defect in the sclera.
corioepitelioma (chorioepithelioma). Choriocarcinoma.
coriogonadotrofina (choriogonadotropin). Chorionic gonadotropin.
corioma (chorioma). Rarely used term for a benign or malignant tumor of chorionic tissue.
coriomamotropina (choriomammotropin). Human placental lactogen.
coriomeningitis (choriomeningitis). A cerebral meningitis in which there is a more or less marked cellular infiltration of the meninges.
c. linfocítica (lymphocytic c.).
corion (chorion). Chorionic sac.
c. frondoso (c. frondosum). Shaggy c.
c. hirsuto (shaggy c.). C. frondosum.
c. leve (c. laeve). Smooth c.
c. liso (smooth c.). C. laeve.
c. prevelloso (previllous c.). Primitive c.
c. primitivo (primitive c.). Previllous c.
coriónico (chorionic). Relating to the chorion.
coriorretiniano (chorioretinal). Retinochoroid; relating to the choroid coat of the eye and the retina.
coriorretinitis (chorioretinitis). Retinochoroiditis.
c. esclopetaria (c. sclopetaria).
coriorretinopatía (chorioretinopathy). A primary abnormality of the choroid with extension to the retina.
coristo (chorista). A focus of tissue that is histologically normal per se, but is not normally found in the organ or structure in which it is located.
coristoblastoma (choristoblastoma). An autonomous neoplasm composed of relatively undifferentiated cells of a choristoma.
coristoma (choristoma). A mass formed by maldevelopment of tissue of a type not normally found at that site.
corium (corium, pl. coria). [*corium*, NA]. Cutis vera; dermis.
c. coronario (c. coronae). Coronary band.
c. límbico (c. limbi). Periople.
c. parietal (c. parietis). The wall of the pododerm.
c. plantar (c. soleae). The sole of the pododerm.
c. ungular (c. ungulae). Pododerm.
coriza (coryza). Acute rhinitis.
c. alérgica (allergic c.).
corizavirus (coryzavirus). Former name for *Rhinovirus*.
córnea (cornea). [*cornea*, NA]. The transparent tissue constituting the anterior sixth of the outer wall of the eye.
c. cónica (conical c.). Keratoconus.
c. farinácea **1.** (c. farinata). Floury c. **2.** (floury c.). C. farinata.
c. plana congénita familiar (c. plana congenita familiares).
c. úrica (c. urica).
c. verticilada (c. verticillata).
corneal (corneal). Relating to the cornea.
córneo **1.** (corneous). Horny. **2.** (horny). Corneous; keratic; keratinous; keratoid; keroid; of the nature or structure of horn.
corneobléfaron (corneoblepharon). Adhesion of the eyelid margin to the cornea.
corneocito (corneocyte). The dead keratin-filled squamous cell of the stratum corneum.
corneoescleral (corneoscleral) Pertaining to the cornea and sclera.
corneoesclerótica (corneosclera). The combined cornea and sclera when considered as forming the external coat of the eyeball.
cornete **1.** (concha, pl. conchae). [*concha*, pl. *conchae*, NA]. In anatomy, a structure comparable to a shell in shape, as the auricle or pinna of the ear or a turbinated bone in the nose. **2.** (turbinate). A bone shaped like a top, especially referring to turbinated bones.
c. esfenoidales (sphenoidal conchae). [*conchae sphenoidales*, NA].
c. del etmoides (ethmoturbinals). The conchae of the ethmoid bone; the superior and middle conchae.
c. inferior (inferior c.) [*concha nasalis inferior*, NA].
c. más alto (highest c.). [*concha nasalis suprema*, NA].
c. medio (middle c.). [*concha nasalis media*, NA].
c. de Morgagni (Morgagni's c.). C. nasalis superior.
c. nasal (nasal c.). Crista ethmoidalis.
c. nasal inferior (inferior turbinated bone). [*concha nasalis inferior*, NA]. Inferior nasal concha.
c. nasal medio (middle turbinated bone). [*concha nasalis media*, NA]. Middle nasal concha.
c. nasal superior (superior turbinated bone). [*concha nasalis superior*, NA]. Superior nasal concha.

C D

c. nasal supremo (supreme c.). [*concha nasalis suprema*, NA].
c. de Santorini (Santorini's c., c. santorini). Supreme c.
c. superior (superior c.). [*concha nasalis superio*, NA].
cornezuelo del centeno (ergot). Rye smut; the resistant, overwintering stage of the parasitic ascomycetous fungus *Claviceps purpurea*, a pathogen of rye grass that transforms the seed of rye into a compact spurlike mass of fungal pseudotissue (the sclerotium) containing five or more optically isomeric pairs of alkaloids.
cornezuelo del maíz (corn-smut). Ustilago maydis.
corniculado (corniculate). **1.** Resembling a horn. **2.** Having horns or horn-shaped appendages.
cornículo (corniculum). A cornu of small size.
c. laríngeo (c. laryngis). Cartilago corniculata.
cornificación **1.** (cornification). Keratinization. **2.** (hornification). Keratinization.
cornificado (cornified). Keratinized.
cornu, gen. **cornus**, pl. **cornua** (cornu, gen. cornus, pl. cornua). [*cornu*, NA]. Horn.
cornual (cornual). Relating to a cornu.
coroidal, coroideo (choroidal). Relating to the choroid (choroidea).
coroideremia (choroideremia). Progressive choroidal atrophy; progressive tapetochoroidal dystrophy.
coroides (choroid). [*choroidea.*, NA]. The middle vascular tunic of the eye lying between the retina and the sclera.
coroiditis (choroiditis). Posterior uveitis; inflammation of the choroid.
c. anterior (anterior c.).
c. areolar (areolar c.).
c. difusa (diffuse c.).
c. diseminada (disseminated c.).
c. exudativa (exudative c.).
c. metastásica (metastatic c.).
c. multifocal (multifocal c.).
c. posterior (posterior c.).
c. proliferante (proliferative c.).
c. supurativa (suppurative c.). Purulent inflammation of the choroid.
c. yuxtapupilar (juxtapupillary c.). C. adjacent to the optic disk.
coroido- (choroido-). Combining form relating to the choroid.
coroidociclitis (choroidocyclitis). Inflammation of the choroid coat and the ciliary body.
coroidopatía (choroidopathy). Choroidosis; noninflammatory degeneration of the choroid.
c. areolar (areolar c.). Central areolar choroidal atrophy.
c. de Doyne en panal (Doyne's honeycomb c.). Drusen.
c. geográfica (geographic c.). Helicoid c.; serpiginous c.
c. guttata (guttate c.). Drusen.
c. guttata senil (senile guttate c.). Drusen.
c. helicoidal (helicoid c.). Geographic c.
c. miópica (myopic c.).
c. serosa central (central serous c.). Central angiospastic retinitis; central angiospastic retinopathy.
c. serpiginosa (serpiginous c.). Geographic c.
coroidorretinitis (choroidoretinitis). Retinochoroiditis.
coroidosis (choroidosis). Choroidopathy.
corona **1.** (crown). In dentistry, that part of a tooth that is covered with enamel, or an artificial substitute for that part. **2.** (crown). [*corona*, NA]. Corona. **3.** (corona, pl. coronae). [*corona*, NA]. Crown; any structure, normal or pathologic, resembling or suggesting a crown or a wreath.
c. acampanada (bell-shaped c.).
c. anatómica (anatomical c.). C. of tooth.
c. artificial (artificial c.).
c. de la cabeza (c. of head). [*corona capitis*, NA].
c. del casco (coronet). The line of junction between the skin and the hoof or claw.
c. ciliar (ciliary c.). [*corona ciliaris*, NA].
c. clínica (clinical c.). [*corona clinica*, NA].
c. del diente (c. of tooth). [*corona dentis*, NA]. Anatomical c.
c. funda (jacket c.).
c. del glande (corona glandis). [*corona glandis*, NA].
c. radiada (radiate c.). [*corona radiata*, NA].
c. seborreica (corona seborrheica). [*corona seborrheica*, NA].
c. venérea (corona veneris). [*corona veneris*, NA]. Crown of Venus.
c. de Zinn (Zinn's corona). Vascular circle of optic nerve.
coronad (coronad). In a direction toward any corona.
coronal (coronal). Coronalis; relating to a corona or the coronal plane.
coronale (coronale). **1.** Os frontale. **2.** One of the two most widely separated points on the coronal suture at the poles of the greatest frontal diameter.
coronalis (coronalis). Coronal.
coronamiento (crowning). **1.** Preparation of the natural crown of a tooth and covering the prepared crown with a veneer of suitable dental material. **2.** That stage of childbirth when the fetal head has negotiated the pelvic outlet and the largest diameter of the head is encircled by the vulvar ring.
coronaria (coronaria). A coronary artery, of the heart.
c. café (cafe coronary). Cafe coronaria.
coronario (coronary). **1.** Relating to or resembling a crown. **2.** Encircling; denoting various anatomical structures, e.g., nerves, blood vessels, ligaments. **3.** Specifically, denoting the c. blood vessels of the heart.
coronarismo (coronarism). **1.** Coronary insufficiency. **2.** Angina pectoris.
coronaritis (coronaritis). Inflammation of coronary artery or arteries.
coronavirus (coronavirus). Any virus of the family Coronaviridae.
coronión **1.** (coronion). Koronion; the tip of the coronoid process of the mandible; a craniometric point. **2.** (koronion). Coronion.
coronitis (coronitis). Inflammation of the coronary band of the horse's hoof, resulting in imperfect horn formation.
coronoide (coronoid). Shaped like a crow's beak; denoting certain processes and other parts of bones.
coronoidectomía (coronoidectomy). Surgical removal of the coronoid process of the mandible.
coroparelcisis (coroparelcysis). An operation for displacing the pupil to one side in cases of central corneal opacity.
coroplastia (coroplasty). Coreoplasty.
corotomía (corotomy). Iridotomy.
corporal, corpóreo (corporeal). Pertaining to the body, or to a corpus.
corporina (corporin). Obsolete term for corpus luteum hormone.
corpulencia (corpulence, corpulency). Obesity.
corpulento (corpulent). Obese.
corpus, gen. **corporis**, pl. **corpora** (corpus, gen. corporis, pl. corpora).
c. albicans (c. albicans). [*corpus albicans*, NA]. Atretic c. luteum; c. candicans.
c. candicans (c. candicans). [*corpus albicans*, NA].
corpuscular (corpuscular). Relating to a corpuscle.
corpúsculo (corpuscle). **1.** A small mass or body. **2.** A blood cell.
c. amiláceo, amiloide (amylaceous c., amyloid c.). Corpus amylaceum.
c. amniótico (amniotic c.). Corpus amylaceum.
c. articulares (articular c.'s). [*corpuscula articularia*, NA].
c. axil (axis c., axile c.). The central portion of a tactile c.
c. basal (basal c.). Basal body.
c. de Bizzozero (Bizzozero's c.). Platelet.
c. blanco (white c.). Any type of leukocyte.
c. bulboides (bulboid c.'s). [*corpuscula bulboidea*, NA].
c. de calostro (colostrum c.). Donné's c.; galactoblast.
c. de cemento (cement c.).
c. coloide (colloid c.). Corpus amylaceum.
c. concéntricos de Hassall (Hassall's concentric c.'s). Thymic c.
c. corneales (corneal c.'s). Toynbee's c.'s; Virchow's cells.
c. de Dogiel (Dogiel's c.). An encapsulated sensory nerve ending.
c. de Donné (Donné's c.). Colostrum c.
c. de Eichhorst (Eichhorst's c.'s).
c. esplénicos (splenic c.'s). [*folliculi lymphatici lienales*, NA].
c. de exudación (exudation c.). Exudation cell; inflammatory c.; plastic c.
c. fantasma **1.** (phantom c.). Achromocyte. **2.** (ghost c.). Achromocyte.
c. genitales (genital c.'s). [*corpuscula genitalia*, NA].
c. de Gluge (Gluge's c.'s).
c. de Golgi-Mazzoni (Golgi-Mazzoni c.).

c. de Grandry (Grandry's c.'s).
c. del gusto **1.** (taste c.). [*caliculus gustatorius*, NA]. **2.** (taste bud). [*caliculus gustatorius*, NA].
c. de Herbst (Herbst's c.'s).
c. inflamatorio (inflammatory c.). Exudation c.
c. de Key-Retzius (Key-Retzius c.'s).
c. laminillares (lamellated c.'s). [*corpuscula lamellosa*, NA].
c. de la leche (milk c.). One of the fat droplets in milk.
c. linfático, linfoide (lymph c., lymphatic c., lymphoid c.).
c. de Malpighi **1.** (malpighian c.). [*folliculi lymphatici lienalis*, NA]. **2.** (malpighian c.'s). [*corpusculum renis*, NA].
c. de Mazzoni (Mazzoni's c.).
c. de Meissner (Meissner's c.). [*corpusculum tactus*, NA].
c. de Merkel (Merkel's c.). [*meniscus tactus*, NA].
c. de molusco (molluscum c.). Molluscum body.
c. de Negri (Negri c.'s). Negri bodies.
c. nerviosos terminales (terminal nerve c.'s). [*corpuscula nervosa terminalia*, NA].
c. de Norris (Norris' c.'s).
c. óseo (bone c.). Osteocyte.
c. oval (oval c.). [*corpusculum tactus*, NA].
c. de Pacchioni (pacchionian c.'s). [*granulationes arachnoideales*, NA].
c. de Pacini (pacinian c.'s). [*corpuscula lamellosa*, NA].
c. en pesario (pessary c.).
c. plástico (plastic c.). Exudation c.
c. de polvo (dust c.'s). Hemoconia.
c. puente (bridge c.). Desmosome.
c. de Purkinje (Purkinje's c.'s). Purkinje's cells.
c. de pus (pus c.). Pus c.; pyocyte
c. de quilo (chyle c.).
c. de Rainey (Rainey's c.'s).
c. renal (renal c.). [*corpusculum renis*, NA].
c. reticulado (reticulated c.). Reticulocyte.
c. rojo (red c.). Erythrocyte.
c. de Ruffini (Ruffini's c.'s).
c. salival (salivary c.). One of the leukocytes present in saliva.
c. sanguíneo (blood c.). Blood cell.
c. sanguíneo rojo humano concentrado (concentrated human red blood c.).
c. de Schwalbe (Schwalbe's c.). [*caliculus gustatorius*, NA].
c. sombra (shadow c.). Achromocyte.
c. en sombrero mexicano (Mexican hat c.).
c. táctil (tactile c.). [*corpusculum tactus*, NA].
c. del tacto (touch c.). [*corpusculum tactus*, NA].
c. tercero (third c.). Platelet.
c. tímico (thymic c.). Hassall's bodies; Hassall's concentric c.'s.
c. de Toynbee (Toynbee's c.'s). Corneal c.'s.
c. de Traube (Traube's c.). Achromocyte.
c. de Tröltsch (Tröltsch's c.'s).
c. de Valentin (Valentin's c.'s).
c. de Vater (Vater's c.'s). [*corpuscula lamellosa*, NA].
c. de Vater-Pacini (Vater-Pacini c.'s). [*corpuscula lamellosa*, NA].
c. de Virchow (Virchow's c.'s). Corneal c.'s.
c. de Zimmermann (Zimmermann's c.). Platelet.

corpusculum, pl. **corpuscula** (corpusculum, pl. corpuscula). [*corpusculum*, NA]. Corpuscle.

corrección (correction). The act of reducing a fault; the elimination of an unfavorable quality.
c. espontánea de la placenta previa (spontaneous c. of placenta previa).
c. oclusal (occlusal c.).

correctivo **1.** (corrigent). Corrective. **2.** (corrective). Corrigent. Counteracting, modifying, or changing what is injurious. **3.** (corrective). A drug that modifies or corrects an undesirable or injurious effect of another drug.

corredera bicipital (bicipital groove). Sulcus intertubercularis.

correlación (correlation). **1.** The mutual or reciprocal relation of two or more items or parts. **2.** The act of bringing into such a relation.
c. producto-momento (product-moment c.).
c. rango-diferencia (rank-difference c.).

correpresor (corepressor). A molecule, usually a product of a specific enzyme pathway, that combines with inactive repressor (produced by a regulator gene) to form active repressor, which then attaches to an operator gene site and inhibits activity of the structural genes controlled by the operator.

correspondencia (correspondence). In optics, those points on each retina that have the same visual direction.
c. anómala **1.** (anomalous c.). Abnormal c. **2.** (abnormal c.). Anomalous c.
c. armoniosa (harmonious c.).
c. inarmónica (dysharmonious c.).

corriente **1.** (current). A stream or flow of fluid, air, or electricity. **2.** (stream). Flumen.
c. de acción (action c.).
c. de aire (draft, draught). A current of air in a confined space.
c. de alta frecuencia (high frequency c.). d'Arsonval ; Tesla c.
c. alterna (alternating c. (AC)). A c. that flows first in one direction, then in the other.
c. anódica (anodal c.).
c. ascendente (ascending c.). Centripetal c.
c. axial (axial c.).
c. centrífuga (centrifugal c.). Descending c.
c. centrípeta (centripetal c.). Ascending c.
c. continua (direct c.). A c. that flows in one direction.
c. de d'Arsonval (d'Arsonval c.). High frequency c.
c. de demarcación (demarcation c.). C. of injury.
c. descendent (descending c.). Centrifugal c.
c. electrotónica (electrotonic c.).
c. galvánica (galvanic c.). Galvanism.
c. lábil (labile c.).
c. de lesión (c. of injury). Demarcation c.
c. del pelo (hair stream's). Flumina pilorum.
c. de Tesla (Tesla c.). High frequency c.

corrina (corrin). The cyclic system of four pyrrole rings forming corrinoids, which are the central structure of the vitamins B_{12} and related compounds, differing from porphin (porphyrin) in that two of the pyrrole rings are directly linked (C-19 to C-1).

corroer (corrode). To cause, or to be affected by, corrosion.

corrosión (corrosion). **1.** Gradual deterioration or consummation of a substance by another, especially by biochemical or chemical reaction. **2.** The product of corroding, such as rust.

corrosivo (corrosive). **1.** Causing corrosion. **2.** An agent that produces corrosion; e.g., an acid or strong alkali.

corrugador (corrugator). A muscle that draws together the skin, causing it to wrinkle.

corte (cut). In molecular biology, a hydrolytic cleavage of two opposing phosphodiester bonds in a double-stranded nucleic acid.

cortedad de vista (shortsightedness). Myopia.

corteza **1.** (cortex, gen. corticis, pl. cortices). [*cortex*, NA]. The outer portion of an organ, such as the kidney, as distinguished from the inner, or medullary, portion. **2.** (bark). The envelope or covering of the roots, trunk, and branches of plants. **3.** (bark). Cinchona.
c. agranular (agranular c.).
c. de asociación (association c.). Association areas.
c. auditiva (auditory c.). Auditory area.
c. cerebelosa (cerebellar c.). [*cortex cerebelli*, NA].
c. cerebral (cerebral c.). [*cortex cerebri*, NA].
c. de cinchona, de los jesuítas o peruana (cinchona bark, Peruvian b., Jesuits' b.). Cinchona.
c. del cristalino (c. of lens). [*cortex lentis*, NA].
c. disgranular (dysgranular c.).
c. estriada (striate c.).
c. fetal (adrenal) (fetal adrenal c.). Androgenic zone; fetal zone; provisional c.
c. frontal (frontal c.).
c. de los ganglios linfáticos (c. of lymph node). [*cortex nodi lymphatici*, NA].
c. de las glándulas suprarrenales (adrenal c.). [*cortex glandulae suprarenalis*, NA].
c. granular (granular c.).
c. heterotípica (heterotypic c.). Allocortex.
c. homotípica (homotypic c.). Isocortex.
c. insular (insular c.). Insula.
c. de los jesuitas (Jesuits' bark). Cinchona.
c. laminada (laminated c.). Neocortex and allocortex.
c. de mírica (bayberry bark). Myrica.
c. motora (motor c.). Excitable area; motor area; Rolando's area.

c. motora suplementaria (supplementary motor c.).
c. olfatoria (olfactory c.). Piriform c.
c. orbitofrontal (orbitofrontal c.). Fronto-orbital area.
c. del ovario (c. of ovary). [*cortex ovarii*, NA].
c. paraestriada (parastriate c.).
c. periestriada (peristriate c.).
c. peruana (Peruvian bark). Cinchona.
c. piriforme (piriform c.). Olfactory c.; piriform area.
c. prefrontal (prefrontal c.).
c. premotora (premotor c.). Premotor area.
c. profunda (deep c.). Paracortex.
c. provisional (provisional c.). Fetal adrenal c.
c. renal (renal c.). [*cortex renis*, NA].
c. sensitiva (sensory c.).
c. sensitiva secundaria (secondary sensory c.).
c. somaticosensitiva, somatosensitiva (somatic sensory c., somatosensory c.). Somesthetic area.
c. suprarrenal (suprarenal c.). [*cortex glandulae suprarenalis*, NA].
c. del tallo del pelo (c. of hair shaft).
c. temporal (temporal c.). [*lobus temporalis*, NA].
c. terciaria (tertiary c.). Paracortex.
c. del timo (c. of thymus).
c. vermífuga (worm bark). Andira.
c. visual (visual c.). Visual area.
c. visual primaria (primary visual c.).
c. visual secundaria (secondary visual c.).
c. de Honduras (Honduras bark). Cascara amara.
cortical (cortical). Relating to a cortex.
corticalización (corticalization). Encephalization; telencephalization in phylogenesis, the migration of function from subcortical centers to the cortex.
corticalosteotomía (corticalosteotomy). An osteotomy through the cortex at the base of the dentoalveolar segment, which serves to weaken the resistance of the bone to the application of orthodontic forces.
corticectomía (corticectomy). Topectomy.
corticoaferente (corticoafferent). Corticipetal.
corticobulbar (corticobulbar). Corticofugal fibers projecting to the rhombencephalon.
corticocerebelo (corticocerebellum). Neocerebellum.
corticoeferente (corticoefferent). Corticifugal.
corticófugo 1. (corticifugal). Corticoefferent; corticofugal. **2.** (corticofugal). Corticifugal.
corticoide (corticoid). **1.** Having an action similar to that of a hormone of the adrenal cortex. **2.** Any substance exhibiting this action.
corticoliberina (corticoliberin). Corticotropin-releasing factor; corticotropin-releasing hormone.
corticomedial (corticomedial). Cortical and medial.
corticópeto (corticipetal). Corticoafferent.
corticosteroide (corticosteroid). A steroid produced by the adrenal cortex; a corticoid containing a steroid.
corticosterona (corticosterone). A corticosteroid that induces some deposition of glycogen in the liver, sodium conservation, and potassium excretion.
corticotalámico (corticothalamic). Pertaining to cortex and thalamus.
corticótrofo (corticotroph). A cell of the adenohypophysis that produces adrenocorticotropic hormone (ACTH).
corticotropina (corticotropin). Adrenocorticotropic hormone.
c. -hidróxido de cinc (c.-zinc hydroxide).
cortisol (cortisol). Hydrocortisone.
acetato de c. (c. acetate). Hydrocortisone acetate.
cortisona (cortisone). Glucocorticoid not normally secreted in significant quantities by the human adrenal cortex.
β-cortol **1.** (β-cortol). α-Cortol with a 20β–OH group, found in urine. **2.** (α-cortol). A reduction product of cortisone, present in the urine.
βcortolona **1.** (β-cortolone). α-Cortolone with a 20β–OH group, found in urine. **2.** (α-cortolone). A reduction product of cortisone, present in the urine.
corundum (corundum). Native crystalline aluminum oxide.
coruscación (coruscation). Rarely used psychiatric term for a subjective sensation of a flash of light before the eyes.
corvas (ham). **1.** Poples. **2.** The buttock and back part of the thigh.
cosintrofina (cosyntropin). Tetracosactide; tetracosactin; a synthetic corticotrophic agent.
cosmesis o cosmética (cosmesis). A concern in therapeutics, especially in surgical operations, for the appearance of the patient.
cosmético **1.** (cosmetic). Relating to cosmesis. **2.** (cosmetic). Relating to the use of cosmetics. **3.** (cosmetics). Composite term for a variety of camouflages applied to the skin, hair, and nails for purposes of beautifying in accordance with cultural dictates.
cósmido (cosmid). A synthetic plasmid, with circular DNA.
cosmopolita (cosmopolitan). In the biological sciences, a term denoting worldwide distribution.
cosquilleo (tickling). Denoting a peculiar itching or tingling sensation caused by excitation of surface nerves, as of the skin by light stroking.
costa, gen. y pl. **costae** (costa, gen. and pl. costae). [*costa*, NA]. Rib.
costado (side). One of the two lateral margins or surfaces of a body, midway between the front and back.
c. balanceado (balancing s.).
c. de trabajo (working s.).
costal (costal). Relating to a rib.
costalgia (costalgia). Pleurodynia.
costectomía (costectomy). Excision of a rib.
costicartílago (costicartilage). Cartilago costalis.
costiforme (costiform). Rib-shaped.
costilla (rib). Costa; one of the twenty-four elongated curved bones forming the main portion of the bony wall of the chest.
c. bicipital (bicipital r.).
c. bífida (bifid r.). One in which the body bifurcates.
c. cervical (cervical r.). [*costa cervicalis*, NA].
c. deslizada (slipping r.).
c. falsas (false r.'s). [*costae spuriae*, NA].
c. flotantes (floating r.'s). [*costae fluitantes*, NA].
c. lumbar (lumbar r.).
c. verdaderas (true r.'s). [*costae verae*, NA].
c. vertebrales (vertebral r.'s). [*costae fluitantes*, NA].
c. vertebrocondrales (vertebrochondral r.'s). [*costae spuriae*, NA].
c. vertebroesternales (vertebrosternal r.'s). [*costae verae*, NA].
costo- (costo-). Combining form relating to the ribs.
costocentral (costocentral). Costovertebral.
costoclavicular (costoclavicular). Relating to the ribs and the clavicle.
costocondral (costochondral). Relating to the costal cartilages.
costocondritis (costochondritis). Costal chondritis.
costocoracoideo (costocoracoid). Relating to the ribs and the coracoid process of the scapula.
costoescapular **1.** (costoscapular). Relating to the ribs and the scapula. **2.** (costoscapularis). Musculus serratus anterior.
costoesternal (costosternal). Pertaining to the ribs and the sternum.
costoesternoplastia (costosternoplasty). Operation to correct a malformation of the anterior chest wall.
costogénico (costogenic). Arising from a rib.
costoinferior (costoinferior). Relating to the lower ribs.
costosuperior (costosuperior). Relating to the upper ribs.
costotomía (costotomy). Division of a rib.
costótomo (costotome). An instrument, knife or shears, designed for cutting through a rib.
costotransversectomía (costotransversectomy). Excision of a proximal portion of a rib and the articulating transverse process.
costotransverso (costotransverse). Transversocostal; relating to the ribs and the transverse processes of the vertebrae articulating with them.
costovertebral (costovertebral). Costocentral; vertebrocostal.
costoxifoideo (costoxiphoid). Relating to the ribs and the xiphoid cartilage of the sternum.
costra **1.** (scall). Scald; any crusted or pustular scaly eruption or lesion of the skin or scalp, e.g., favus. **2.** (crust). Crusta. A hard outer layer or covering. A scab. **3.** (scab). A crust formed by coagulation of blood, pus, serum, or a combination of these, on the surface of an ulcer, erosion, or other type of wound.
c. flogística (crusta phlogistica). Buffy coat.

c. inflamatoria (crusta inflammatoria). Buffy coat.
c. láctea (milk s.). Crusta lactea.
c. de leche **1.** (milk crust). Crusta lactea. **2.** (crusta lactea). Milk crust; milk tetter.
c. melisérica (honeycomb s.).
cotarnina (cotarnine). An alkaloidal principle derived from narcotine by oxidation; an astringent.
cotidiano (quotidian). Daily; occurring every day.
cotiledón (cotyledon). **1.** Any cup-shaped hollow structure. **2.** In plants, a seed leaf, the first leaf to grow from a seed. **3.** A placental unit.
c. fetal (fetal c.).
c. materno (maternal c.).
cotillo (poll). The occipital region of an animal, especially the horse; high point of the head between the ears.
cótilo (cotyle). **1.** Any cup-shaped structure. **2.** Acetabulum.
cotiloide (cotyloid). **1.** Cup-shaped; cuplike. **2.** Relating to the cotyloid cavity or acetabulum.
cotinina (cotinine). One of the major detoxication products of nicotine.
cotransporte (cotransport). The transport of one substance across a membrane, coupled with the simultaneous transport of another substance across the same membrane in the same direction.
cotromboplastina (cothromboplastin). Factor VII.
couvade (couvade). A primitive custom in certain cultures in which a man develops labor pains while his wife is in labor and then submits to the same postpartum purification rites and taboos.
couvercle (couvercle). Rarely used term for an external coagulum, especially a blood clot formed extravascularly.
covalente (covalent). Denoting an interatomic bond characterized by the sharing of 2, 4, or 6 electrons.
cowdriosis (cowdriosis). Heartwater.
cowperiano (cowperian). Relating to or described by Cowper.
cowperitis (cowperitis). Inflammation of Cowper's gland.
coxa, gen. y pl. **coxae** (coxa, gen. and pl. coxae). **1.** [*os coxae*, NA]. **2.** Articulatio coxae.
c. adducta (c. adducta). C. vara.
c. flexa (c. flexa). C. vara.
c. magna (c. magna). Enlargement and deformation of the femoral head.
c. plana (c. plana). Legg-Calvé-Perthes disease.
c. valga (c. valga). Alteration of the angle made by the axis of the femoral neck to the axis of the femoral shaft.
c. vara (c. vara). C. adducta; c. flexa.
c. vara falsa (false c. vara).
c. vara luxans (c. vara luxans). C. vara with dislocation of the femoral head.
coxalgia (coxalgia). Coxodynia.
c. fugaz (c. fugax). Transient pain in the hip.
coxodinia (coxodynia). Coxalgia; pain in the hip joint.
coxofemoral (coxofemoral). Relating to the hip bone and the femur.
coxotomía (coxotomy). Obsolete term for incision into the hip joint.
coxotuberculosis (coxotuberculosis). Tuberculous hip-joint disease.
cozimasa (cozymase). Former name for nicotinamide adenine dinucleotide.
CPK (CPK). Abbreviation for creatine phosphokinase.
cps (cps). Abbreviation for cycles per second.
Cr (Cr). **1.** Symbol for chromium. **2.** Abbreviation for creatinine.
craneal, craneano (cranial). **1.** Cephalic; cranialis; relating to the cranium or head. **2.** Superior.
cráneo (skull). Cranium.
c. bífido (cranium bifidum, bifid c.). Encephalocele.
c. en campanario (steeple s.). Tower s., oxycephaly.
c. cerebral (cranium cerebrale, cerebral c.). Calvaria.
c. en hoja de trébol (cloverleaf s.).
c. en mapa (maplike s.).
c. en torre (tower s.). Steeple s.; oxycephaly.
c. visceral (cranium viscerale, visceral c.).
craneo-, crani- (cranio-, crani-). Combining forms denoting relation to the cranium.
craneoaural (cranio-aural). Relating to the skull and the ear.
craneocele (craniocele). Encephalocele.
craneocerebral (craniocerebral). Relating to the skull and the brain.
craneoclasis, craneoclastia (cranioclasia, cranioclasis). Formerly used operation for crushing of the fetal skull in cases of dystocia.
craneoclasto (cranioclast). Instrument like a strong forceps formerly used for crushing and extracting the fetal head after perforation.
craneocleidodisostosis (craniocleidodysostosis). Cleidocranial dysostosis.
craneodídimo (craniodidymus). Conjoined twins with fused bodies but with two heads.
craneoespinal (craniospinal). Craniorrhachidian; relating to the cranium and spinal column.
craneoestenosis (craniostenosis). Premature closure of cranial sutures resulting in malformation of the skull.
craneofacial (craniofacial). Relating to both the face and the cranium.
craneofaríngeo (craniopharyngeal). Relating to the skull and to the pharynx.
craneofaringioma (craniopharyngioma). Erdheim tumor; pituitary adamantinoma; Rathke's pouch tumor; suprasellar cyst.
c. papilomatoso quístico (cystic papillomatous c.).
craneofenestria (craniofenestria). Craniolacunia.
craneóforo (craniophore). An apparatus for holding a skull while its angles and diameters are measured.
craneognomia (craniognomy). Phrenology.
craneografía (craniography). The art of representing, by drawings made from measurements, the configuration of the skull and the relations of its angles and craniometric points.
craneógrafo (craniograph). An instrument for making drawings to scale of the diameters and general configuration of the skull.
craneolacunia (craniolacunia). Craniofenestria; Lückenschädel incomplete formation of the bones of the vault of the fetal skull so that there are nonossified areas in the calvaria.
craneología (craniology). The science concerned with variations in size, shape, and proportion of the cranium, especially with the variations characterizing the different races of men.
c. de Gall (Gall's c.). Phrenology.
craneomalacia (craniomalacia). Softening of the bones of the skull.
c. circunscripta (circumscribed c.). Craniotabes.
craneomeningocele (craniomeningocele). Protrusion of the meninges through a defect in the skull.
craneometría (craniometry). Measurement of the dry skull after removal of the soft parts, and study of its topography.
craneométrico (craniometric). Relating to craniometry.
craneómetro (craniometer). An instrument for measuring the diameters of the skull.
craneópago (craniopagus). Conjoined twins with fused skulls.
c. occipital (c. occipitalis). Iniopagus.
c. parasítico (c. parasiticus).
craneopatía (craniopathy). Any pathological condition of the cranial bones.
c. metabólica (metabolic c.). Morgagni's syndrome.
craneoplastia (cranioplasty). Plastic surgery of the skull.
craneopuntura (craniopuncture). Puncture of the skull.
craneorraquídeo (craniorrhachidian). Craniospinal.
craneorraquisquisis (craniorrhachischisis). Congenitally unclosed skull and spinal column.
craneosacro (craniosacral). Denoting the cranial and sacral origins of the parasympathetic division of the autonomic nervous system.
craneosclerosis (craniosclerosis). Thickening of the skull.
craneoscopia (cranioscopy). Examination of the skull in the living subject for craniometric or diagnostic purposes.
craneosinostosis (craniosynostosis). Craniostosis; premature ossification of the skull and obliteration of the sutures.
craneosquisis (cranioschisis). Congenital failure of the skull to close mid-dorsally, usually accompanied by grossly defective development of the brain.
craneostosis (craniostosis). Craniosynostosis.
craneotabes (craniotabes). Circumscribed craniomalacia; a disease marked by the presence of areas of thinning and softening in the bones of the skull, usually of syphilitic or rachitic origin.

C D

craneotimpánico (craniotympanic). Relating to the skull and the middle ear.
craneotomía (craniotomy). **1.** Opening into the skull, either by attached or detached *c.* or by trephination. **2.** Formerly used operation for perforation of the head of the fetus, removal of the contents, and compression of the empty skull, when delivery by natural means is impossible.
c. osteoplástica (osteoplastic c.). Attached c.
c. separada (detached c.). Detached cranial section.
c. unida (attached c.). Attached cranial section; osteoplastic c.
craneótomo (craniotome). Instrument formerly used for perforation and crushing of the fetal skull.
craneotonoscopia (craniotonoscopy). Auscultatory percussion of the cranium.
craneotripesis (craniotrypesis). Trephining of the skull.
craniad (craniad). Situated nearer the head in relation to a specific reference point; opposite of caudad.
cranialis (cranialis). Cranial.
cranianfitomía (craniamphitomy). A decompression operation in which the entire circumference of the calvarium is divided.
craniectomía (craniectomy). Excision of a portion of the skull, e.g., subtemporal or suboccipital.
c. lineal (linear c.). Production of an artificial cranial suture.
cranium (cranium, pl. crania). [*cranium*, NA]. Skull.
crapuloso (crapulent, crapulous). Drunken; due to alcoholic intoxication.
crassamentum (crassamentum). Old term for blood clot.
cráter (crater). The most depressed, usually central portion of an ulcer.
crateriforme (crateriform). Hollowed like a bowl or a saucer.
craterización (craterization). Saucerization.
craurosis vulvar (kraurosis vulvae). Leukokraurosis; atrophy and shrinkage of the epithelium of the vagina and vulva, often accompanied by a chronic inflammatory reaction in the deeper tissues, as in lichen sclerosus.
craw-craw (craw-craw). Kra-kra; a term applied in west Africa to a vesiculopustular skin eruption, attended with itching, which may lead to ulceration; some cases are caused by *Onchocerca*.
creatina (creatine). *N*-(Aminoiminomethyl)-*N*-methylglycine; occurs in urine, sometimes as such, but generally as creatinine, and in muscle, generally as phosphocreatine.
c. cinasa (c. kinase (CK)).
c. fosfato (c. phosphate). Phosphocreatine.
c. fosfocinasa (CPK) (c. phosphokinase (CPK)).
creatinasa (creatinase). An enzyme catalyzing the hydrolysis of creatine to sarcosine and urea.
creatinemia (creatinemia). The presence of abnormal concentrations of creatine in peripheral blood.
creatinina (Cr) (creatinine (Cr)). A component of urine and the final product of creatine catabolism.
creatininasa (creatininase). An amidohydrolase catalyzing the conversion of creatine to creatinine, with the participation of ATP.
creatinuria (creatinuria). The urinary excretion of increased amounts of creatine.
crecimiento **1.** (swarming). A progressive spreading by motile bacteria over the surface of a solid medium. **2.** (growth). The increase in size of a living being or any of its parts occurring in the process of development.
c. por acreción (accretionary growth).
c. por aposición (appositional growth).
c. auxético (auxetic growth). Intussusceptive g.
c. diferencial (differential growth).
c. intersticial (interstitial growth).
c. intusuceptivo (intussusceptive growth). Auxetic g.
c. por multiplicación (multiplicative growth).
c. nuevo (new growth). Neoplasm.
crema (cream). **1.** The upper fatty layer which forms in milk on standing or which is separated from it by centrifugalization. **2.** Any whitish viscid fluid resembling c. **3.** A semisolid emulsion of either the oil-in-water or the water-in-oil type, ordinarily intended for topical use.
c. evanescente (vanishing c.). Greaseless c.
c. sin grasa (greaseless c.). Vanishing c.
c. leucocítica (leukocyte c.). Buffy coat.
c. limpiadora (cleansing c.).
c. lubricante (lubricating c.).
cremáster (cremaster).
cremastérico (cremasteric). Relating to the cremaster.
cremnocele (cremnocele). A protrusion of intestine into the labium majus.
cremnofobia (cremnophobia). Morbid fear of precipices or steep places.
crena (crena, pl. crenae). A V-shaped cut or the space created by such a cut.
c. ani (c. ani). [*crena ani*, [NA]. Anal cleft; c. clunium; gluteal cleft.
c. clunium (c. clunium). C. ani.
crenado (crenate, crenated). Indented.
crenocito (crenocyte). A red blood cell with serrated, notched edges.
crenocitosis (crenocytosis). The presence of crenocytes in the blood.
creofagia (creophagy, creophagism). Carnivorousness; flesh-eating.
creosol (creosol). A slightly yellowish aromatic liquid distilled from guaiac or from beechwood tar.
creosota (creosote). A mixture of phenols (chiefly methyl guaiacol, guaiacol, and creosol) obtained during the distillation of wood-tar, preferably that derived from beechwood.
crepitación (crepitation). **1.** Crepitus. **2.** Crackling; the quality of a bubbling sound (rale) which resembles noise heard on rubbing hair between the fingers. **3.** Bony crepitus; the sensation felt on placing the hand over the seat of a fracture when the broken ends of the bone are moved, or over tissue, in which gas gangrene is present. **4.** Noise or vibration produced by rubbing bone or irregular cartilage surfaces together.
crepitante (crepitant). **1.** Relating to or characterized by crepitation. **2.** Denoting a bubbling noise (rale) heard in pneumonia and in certain other conditions. **3.** The sensation imparted to the palpating finger by gas or air in the subcutaneous tissues.
crépito (crepitus). **1.** Crepitation. **2.** A noisy discharge of gas from the intestine.
c. articular (articular c.). The grating of a joint.
c. óseo (bony c.). Crepitation.
crepuscular (crepuscular). Pertaining to a twilight state of consciousness.
crepúsculo (twilight). **1.** Figuratively, a faint light. **2.** Pertaining to faint or indistinct mental perception.
cresa (maggot). A fly larva or grub.
c. de la lana (wool m.). Fleece worm.
c. del queso (cheese m.). *Philopia casei*.
c. quirúrgica (surgical m.).
crescógrafo (crescograph). A device for recording the degree and rate of growth.
cresilato (cresylate). A salt of cresylic acid, or cresol.
cresol (cresol). Tricresol; hydroxytoluene; methylphenol.
***m*-cresol** (*m*-cresol). Metacresol; a local antiseptic with a higher germicidal power than phenol and less toxicity to tissues.
cresolasa (cresolase). Monophenol monooxygenase.
CREST (CREST). Acronym for calcinosis, Reynaud's phenomenon, esophageal motility disorders, sclerodactyly, and telangiectasia.
cresta (crest). **1.** Feathers on the top of a bird's head, or finrays on the top of a fish's head. **2.** A small membranous organelle characteristic of certain flagellate protozoa. **3.** A ridge, especially a bony ridge.
c. acústica (acoustic c.). [*crista ampullaris*, NA].
c. acusticofacial (acousticofacial c.).
c. alveolar (alveolar c.).
c. ampollar (ampullary c.). [*crista ampullaris*, NA].
c. arqueada **1.** (arched c.). [*crista arcuata*, NA]. **2.** (arcuate c.). [*crista arcuata*, NA].
c. articulares (articular c.'s). [*cristae sacrales intermediae*, NA].
c. basilar del conducto coclear (basilar c. of cochlear duct). [*crista basilaris ductus cochlearis*, NA].
c. del buccinador (buccinator c.). Crista buccinatoria.
c. de la cabeza costal (c. of head of rib). [*crista capitis costae*, NA].
c. cervical de la costilla (c. of neck of rib). [*crista colli costae*, NA].
c. del cornete (conchal c.). [*crista conchalis*, NA].

c. cruciforme (cruciate eminence, cruciform e.). [*eminentia cruciformis*, NA].
c. cuarta (crista quarta).
c. deltoidea (deltoid c.). [*tuberositas deltoidea*, NA].
c. dentaria (dental c.). Crista dentalis.
c. divisoria (crista dividens).
c. epicondílea lateral o externa (lateral epicondylar c.). [*crista supracondylaris lateralis*, NA].
c. epicondílea medial o interna (medial epicondylar c.). [*crista supracondylaris medialis*, NA].
c. esfenoidal (sphenoid c.). [*crista sphenoidalis*, NA].
c. esfenotemporal (infratemporal c.). [*crista infratemporalis*, NA].
c. de la espina escapular (c. of scapular spine).
c. espiral (spiral c.). [*crista spiralis*, NA].
c. etmoidal (ethmoidal c.). [*crista ethmoidalis*, NA].
c. falciforme (falciform c.). [*crista transversa*, NA].
c. fálica (crista phallica). [*crista urethralis masculinae*, NA].
c. frontal (frontal c.). [*crista frontalis*, NA].
c. ganglionar (ganglionic c.). Neural c.
c. gingival (gingival c.). Gingival margin.
c. del glúteo (gluteal c.). [*tuberositas glutea*, NA].
c. del hélix (crista helicis). [*crus helicis*, NA].
c. del hueso del pubis (pecten pubis). [*pecten ossis pubis*, NA].
c. del hueso palatino (c. of palatine bone, palatine c.). [*crista palatina*, NA].
c. ilíaca (iliac c.). [*crista iliaca*, NA].
c. incisiva (incisor c.).
c. inguinal (inguinal c.).
c. interósea (interosseous c.). [*margo interosseus*, NA].
c. intertrocantérea (intertrochanteric c.). [*crista intertrochanterica*, NA].
c. lagrimal anterior (anterior lacrimal c.). [*crista lacrimalis anterior*, NA].
c. lagrimal posterior (posterior lacrimal c.). [*crista lacrimalis posterior*, NA].
c. del lecho ungular (c.'s of nail bed). [*cristae matricis unguis*, NA].
c. marginal (marginal c.). [*crista marginalis*, NA].
c. de la matriz de la uña (of nail bed). [*crista matricis unguis*, NA].
c. medial (medial c.). [*crista medialis*, NA].
c. mitocondriales (cristae of mitochondria, cristae mitochondriales).
c. nasal (nasal c.). [*crista nasalis*, NA].
c. neural (neural c.). Ganglion ridge; ganglionic c.
c. obturatriz (obturator c.). [*crista obturatoria*, NA].
c. occipital externa (external occipital c.). [*crista occipitalis externa*, NA].
c. occipital interna (internal occipital c.). [*crista occipitalis interna*, NA].
c. palatina transversa (plica palatina transversa). [*plica palatina transversa*, NA]. Transverse palatine ridge.
c. papilares (cristae cutis). [*cristae cutis*, NA]. Epidermal ridges; skin ridges.
c. papilares (skin ridge's). Cristae cutis.
c. del promontorio (subiculum promontorii). [*subiculum promontorii*, NA]. Ponticulus promontorii, support of the promontory.
c. del pubis (pubic c.). [*crista pubica*, NA].
c. del reborde (c. of ridge).
c. sacra (sacral c.). [*crista sacralis*, NA].
c. sacra intermedia (intermediate sacral c.'s). [*cristae sacrales intermediae* NA].
c. sacra lateral (lateral sacral c.'s). [*cristae sacrales laterales* NA].
c. sacra mediana (median sacral c.). [*crista sacralis mediana*, NA].
c. sagital (sagittal c.).
c. subtroquiniana (c. of lesser tubercle). [*crista tuberculi minoris*, NA].
c. subtroquiteriana (c. of greater tubercle). [*crista tuberculi majoris*, NA].
c. del supinador (supinator c., c. of supinator muscle). [*crista musculi supinatorius*, NA].
c. supracondílea lateral (lateral supracondylar c.). [*crista supracondylaris lateralis*, NA].
c. supracondílea medial (medial supracondylar c.). [*crista supracondylaris medialis*, NA].
c. supramastoidea (supramastoid c.). [*crista supramastoidea*, NA].
c. supraventricular (supraventricular c.). [*crista supraventricularis*, NA].
c. terminal (terminal c.). [*crista terminalis*, NA].
c. tibial (tibial c.). [*margo anterior tibiae*, NA].
c. timpánica (tympanic c.). Crista tympanica.
c. transversa 1. (crista transversalis). [*crista transversalis*, NA]. **2.** (transverse c.). [*crista transversa*, NA].
c. triangular (triangular c.). [*crista triangularis*, NA].
c. trigeminal (trigeminal c.).
c. trocantérea (trochanteric c.). [*crista intertrochanterica*, NA].
c. turbinal (turbinated c.). [*crista conchalis*, NA].
c. uretral (crista urethralis femininae).
c. de la ventana redonda (c. of cochlear opening). [*crista fenestrae cochleae*, NA].
c. vestibular (vestibular c., c. of vestibule). [*crista vestibuli*, NA].

creta 1. (chalk). **2.** (creta). Calcium carbonate.
c. francesa (French c.). Talc.
c. preparada (prepared c.).

cretínico (cretinistic). Cretinous.
cretinismo (cretinism). Brissaud's infantilism; congenital myxedema; dysthyroidal infantilism; hypothyroid dwarfism; hypothyroid infantilism; infantile hypothyroidism; myxedematous infantilism.
cretino (cretin). An individual exhibiting cretinism.
cretinoide (cretinoid). Resembling a cretin; presenting symptoms similar to those of cretinism.
cretinoso (cretinous). Cretinistic; relating to cretinism or a cretin.
CRF (FRC). Abbreviation for functional residual capacity.
CRH (CRH). Abbreviation for corticotropin-releasing hormone.
crialgesia (cryalgesia). Crymodynia; pain caused by cold.
crianestesia (cryanesthesia). A loss of sensation or perception of cold.
criba (cribrum, pl. cribra). [*lamina cribrosa ossis ethmoidalis*, NA].
c. lingual (tongue crib). An appliance used to control visceral (infantile) swallowing and tongue thrusting and to encourage the mature or somatic tongue posture and function.

cribado 1. (cribrate). Cribriform. **2.** (cribration). Sifting; passing through a sieve. **3.** (cribration). The condition of being cribrate or numerously pitted or punctured. **4.** (cribrate). Cribriform.
cribiforme (cribriform). Cribrate; polyporous; sievelike; containing many perforations.
cricoaritenoideo 1. (cricoarytenoideus). **2.** (cricoarytenoid). Relating to the cricoid and arytenoid cartilages.
cricofaríngeo (cricopharyngeal). Relating to the cricoid cartilage and the pharynx; a part of the inferior constrictor muscle of the pharynx.
cricoidectomía (cricoidectomy). Excision of the cricoid cartilage.
cricoideo (cricoid). Ring-shaped; denoting the cricoid cartilage.
cricoidinia (cricoidynia). Pain in the cricoid.
cricotiroideo 1. (cricothyroid). Relating to the cricoid and thyroid cartilages. **2.** (cricothyroideus).
cricotiroidotomía (cricothyroidotomy). Cricothyrotomy.
cricotirotomía (cricothyrotomy). Coniotomy; cricothyroidotomy; inferior laryngotomy; intercricothyrotomy.
cricotomía (cricotomy). Division of the cricoid cartilage.
criestesia (cryesthesia). **1.** A subjective sensation of cold. **2.** Sensitiveness to cold.
criminología (criminology). The branch of science concerned with the physical and mental characteristics and behavior of criminals.
crimo- (crymo-). Combining form relating to cold.
crimodinia (crymodynia). Cryalgesia.
crimofiláctico (crymophylactic). Cryophylactic; resistant to cold.
crimófilo (crymophilic). Cryophilic; preferring cold.
crimoterapia (crymotherapy). Cryotherapy.
crinina (crinin). Old term for a substance that will stimulate the production of secretions by specific glands.
crinis, pl. **crines** (crinis, pl. crines). Pilus.

crinofagia (crinophagy). Disposal of excess secretory granules by lysosomes.
crinogénico, crinógeno (crinogenic). Causing secretion; stimulating a gland to increased function.
crio-, cri- (cryo-, cry-). Combining forms relating to cold.
crioanestesia (cryoanesthesia). Refrigeration anesthesia.
crioautoaglutinina (cold autoagglutinin).
criobiología (cryobiology). The study of the effects of low temperatures on living organisms.
criocauterio (cryocautery). Cold cautery any substance, such as liquid air or carbon dioxide snow, or a low temperature instrument, the application of which causes destruction of tissue by freezing.
criocirugía (cryosurgery). An operation using freezing temperature (achieved by liquid nitrogen or carbon dioxide) to destroy tissue.
crioconización (cryoconization). Freezing of a cone of endocervical tissue in vivo with a cryoprobe.
crioconservación (cryopreservation). Maintenance of the viability of excised tissues or organs at extremely low temperatures.
crioespasmo (cryospasm). Spasm produced by cold.
crioestilete (cryostylet, cryostylette). Cryoextractor.
crioextracción (cryoextraction). Removal of cataracts by the adhesion of a freezing probe to the lens.
crioextractor (cryoextractor). Cryostylet; cryostylette; an instrument, artifically cooled, for extraction of the lens by freezing contact.
criofibrinogenemia (cryofibrinogenemia). The presence in the blood of cryofibrinogens.
criofibrinógeno (cryofibrinogen). An abnormal type of fibrinogen very rarely found in human plasma.
criofiláctico (cryophylactic). Crymophylactic.
criófilo (cryophilic). Crymophilic.
criofluorano (cryofluorane). Used as a refrigerant and aerosol propellant.
criogenia (cryogenics). The science concerned with the production and effects of very low temperatures, particularly temperatures in the range of liquid helium (< 4.2 K).
criogénico (cryogenic). **1.** Denoting or characteristic of a cryogen. **2.** Relating to cryogenics.
criógeno (cryogen). A freezing substance used to produce very low temperatures.
crioglobulina (cryoglobulin). Abnormal plasma proteins (paraproteins), characterized by precipitating, gelling, or crystallizing when serum or solutions of them are cooled.
crioglobulinemia (cryoglobulinemia). The presence of abnormal quantities of cryoglobulin in the blood plasma.
criohidrato (cryohydrate). A eutectic system of a salt and water.
criohipofisectomía (cryohypophysectomy). Destruction of hypophysis by cold.
criólisis (cryolysis). Destruction by cold.
criómetro (cryometer). A device for measuring very low temperatures.
criopalidectomía (cryopallidectomy). Destruction of the globus pallidus by cold.
criopatía (cryopathy). A morbid condition in which exposure to cold is an important factor.
criopexia (cryopexy). In retinal detachment surgery, sealing the sensory retina to the pigment epithelium and choroid by a freezing probe applied to the sclera.
crioprecipitación (cryoprecipitation). The process of forming a cryoprecipitate from solution.
crioprecipitado (cryoprecipitate). Precipitate which forms when soluble material is cooled, especially with reference to the precipitate that forms in normal blood plasma which has been subjected to cold precipitation and which is rich in factor VIII.
crioprostatectomía (cryoprostatectomy). Destruction of the prostate gland by freezing, utilizing a specially designed cryoprobe.
crioproteína (cryoprotein). A protein that precipitates from solution when cooled and redissolves upon warming.
criopulvinectomía (cryopulvinectomy). Destruction of the pulvinar by cold.
crioscopia (cryoscopy). Algoscopy; the determination of the freezing point of a fluid, usually blood or urine, compared with that of distilled water.
crioscopio (cryoscope). An instrument for measuring the freezing point.
criosonda (cryoprobe). An instrument used in cryosurgery.
crióstato (cryostat). A freezing chamber.
criotalamectomía (cryothalamectomy). Destruction of the thalamus by cold.
crioterapia (cryotherapy). Crymotherapy; the use of cold in the treatment of disease.
criotolerante (cryotolerant). Tolerant of very low temperatures.
criounidad (cryounit). One of a variety of instruments, of various shapes and sizes, designed to grasp or destroy tissue with freezing cold.
cripta **1.** (crypt). Crypta. **2.** (crypta, pl. cryptae). [*crypta*, NA]. Crypt; a pitlike depression or tubular recess.
  c. amigdalina (tonsillar c.). [*crypta tonsillaris*, NA]. One of the variable number of deep recesses that extend into the palatine and pharyngeal tonsils.
  c. dentaria (dental c.). The space filled by the dental follicle.
  c. del esmalte (enamel c.). Enamel niche.
  c. del iris (c.'s of iris).
  c. de Lieberkühn (Lieberkühn's c.'s). Glandulae intestinales.
  c. lingual (lingual c.).
  c. de Morgagni (Morgagni's c.'s). Sinus anales.
  c. sinovial (synovial c.).
criptectomía (cryptectomy). Excision of a tonsillar or other crypt.
criptenamina, acetatos o tanatos de (cryptenamine acetates, cryptenamine tannates). Acetate or tannate salts of alkaloids from a nonaqueous extract of *Veratrum viride*, containing certain hypotensive alkaloids.
críptico (cryptic). Hidden; occult; larvate.
criptitis (cryptitis). Inflammation of a follicle or glandular tubule, particularly in the rectum.
cripto-, cript- (crypto-, crypt-). Combining forms relating to a crypt, or meaning hidden, obscure, without apparent cause.
criptocigo (cryptozygous). Having a narrow face as compared with the width of the cranium, so that, when the skull is viewed from above, the zygomatic arches are not visible.
criptococoma (cryptococcoma). Toruloma; an infectious granuloma.
criptococosis (cryptococcosis). Busse-Buschke disease an acute, subacute, or chronic infection by *Cryptococcus neoformans*, causing a pulmonary, disseminated, or meningeal mycosis.
criptocristalino (cryptocrystalline). Having very minute crystals.
criptodídimos (cryptodidymus). Conjoined twins, with the poorly developed parasitic twin concealed within the larger autosite.
criptoftalmía (cryptophthalmus, cryptophthalmia). Congenital absence of eyelids with the skin passing continuously from the forehead onto the cheek over a rudimentary eye.
criptogénico (cryptogenic). Of obscure, indeterminate etiology or origin, in contrast to phanerogenic.
criptolito (cryptolith). A concretion in a gland follicle.
criptomenorrea (cryptomenorrhea). Occurrence each month of the general symptoms of the menses without any flow of blood, as in cases of imperforate hymen.
criptón (krypton (Kr)). One of the inert gases, present in small amount in the atmosphere; symbol Kr, atomic no. 36, atomic weight 83.80.
criptopirrol (cryptopyrrole). One of the pyrrole derivatives obtained by the drastic reduction of heme.
criptopodia (cryptopodia). A condition of swelling of the lower part of the leg and the foot, in such a manner that there is great distortion and the sole seems to be a flattened pad.
criptorquidectomía (cryptorchidectomy). Surgical removal of an undescended testis.
criptorquidia (cryptorchism). Cryptorchidism; failure of one or both of the testis to descend.
criptorquídico (cryptorchid). Relating to or characterized by cryptorchism.
criptorquidismo (cryptorchidism). Cryptorchism.
criptorquidopexia (cryptorchidopexy). Orchiopexy.
criptosporidiosis (cryptosporidiosis). An enteric disease caused by protozoan parasites of the genus *Cryptosporidium*.
criptotia (cryptotia). A deformity, usually congenital, in which the superior portion of the auricle is hidden under the scalp.
criptoxantina (cryptoxanthin). Carotenoid yielding 1 mole of vitamin A per mole.

criptozoíto (cryptozoite). The exoerythrocyte stage of the malarial organism that develops directly from the sporozoite inoculated by the infected mosquito.
cris-, criso- (chrys-, chryso-). Combining forms meaning gold.
crisarrobina (chrysarobin). An extract of Goa powder.
crisazina (chrysazine). Danthron.
crisiasis (chrysiasis). Auriasis; aurochromoderma; chrysoderma.
crisis **1.** (crisis, pl. crises). A convulsive attack. **2.** (crisis, pl. crises). Tabetic c.; a paroxysmal pain in an organ or circumscribed region of the body occurring in the course of tabes dorsalis. **3.** (crisis, pl. crises). A sudden change, usually for the better, in the course of an acute disease, in contrast to the gradual improvement by lysis. **4.** (seizure). An attack; the sudden onset of a disease or of certain symptoms.
c. de Addison (addisonian c.). Acute adrenocortical insufficiency.
c. de adolescencia (adolescent c.).
c. adrenal o suprarrenal (adrenal c.). Acute adrenocortical insufficiency.
c. anafilactoidea (anaphylactoid c.). **1.** Anaphylactoid shock. **2.** Pseudoanaphylaxis.
c. anosognósica (anosognosic seizure). Anosognosic epilepsy.
c. de ausencia (absence seizure). Absence.
c. blástica (blast c.).
c. de Dietl (Dietl's c.). Incarceration symptom.
c. drepanocítica (sickle cell c.).
c. de la edad mediana (midlife c.).
c. febril (febrile c.).
c. gástrica (gastric c.).
c. glaucomatociclítica (glaucomatocyclitic c.).
c. de identidad (identity c.).
c. laríngea (laryngeal c.).
c. mielocítica (myelocytic c.).
c. ocular (ocular c.). Sudden and severe pain in the eyes.
c. oculógiras (oculogyric crises). .
c. psíquica (psychic seizure).
c. sanguínea (blood c.).
c. tabética (tabetic c.).
c. terapéutica (therapeutic c.).
c. tiroidea (thyrotoxic c.). Thyroid c.; thyroid storm.
c. tirotóxica (thyrotoxic c.). Thyroid c.; thyroid storm.
crisocianosis (chrysocyanosis). Pigmentation of skin due to reaction to therapeutic use of gold salts.
crisoderma (chrysoderma). Chrysiasis.
crisoidina (chrysoidin). 2,4-Diaminoazobenzene hydrochloride; a dye made from aniline.
crisol (crucible). A vessel used as a container for reactions or meltings at high temperature.
crisoterapia (chrysotherapy). Aurotherapy.
crispación (crispation). **1.** A "creepy" sensation due to slight, fibrillary muscular contractions. **2.** Retraction of a divided artery or of muscular fibers or other tissues when cut across.
crista, pl. **cristae** (crista, pl. cristae).
c. galli (c. galli). [*crista galli*, NA]. Cock's comb.
cristal (crystal). A solid of regular shape and, for a given compound, characteristic angles, formed when an element or compound solidifies slowly enough.
c. del asma (asthma c.'s). Charcot-Leyden c.'s.
c. de Böttcher (Böttcher's c.'s).
c. de Charcot-Leyden (Charcot-Leyden c.'s). Asthma c.'s; Charcot-Neumann c.'s.
c. de Charcot-Neumann, Charcot-Robin (Charcot-Neumann c.'s). Charcot-Leyden c.'s.
c. de Charcot-Robin (Charcot-Robin c.'s). Charcot-Leyden c.'s.
c. de clatrato (clathrate c.).
c. de esperma, de espermina (sperm c., spermin c.).
c. de estramonio (thorn apple c.'s).
c. de Florence (Florence's c.'s).
c. gemelos (twin c.).
c. hemático (blood c.'s). Hematoidin.
c. de hematoidina (hematoidin c.'s). Hematoidin.
c. de hidrato (hydrate c.).
c. de Leyden (Leyden's c.'s). Charcot-Leyden c.'s.
c. de Lubarsch (Lubarsch's c.'s). .
c. en mango de cuchillo (knife-rest c.).
c. del oído (ear c.'s). Statoconia.
c. en piedra de afilar (whetstone c.'s).
c. quiral (chiral c.). An enantiomorphic, dysymmetric, optically active c.
c. de Teichmann (Teichmann's c.'s). Hemin.
c. de Virchow (Virchow's c.'s).
cristalina (crystallin). A type of protein found in the lens of the eye.
c. gamma (gamma c.).
cristalino **1.** (crystalline lens). Lens. **2.** (crystalline). Relating to a crystal or crystals. **3.** (crystalline). Clear; transparent.
cristalización (crystallization). Assumption of a crystalline form when a vapor or liquid becomes solidified, or a solute precipitates from solution.
cristalofobia (crystallophobia). Hyalophobia; morbid fear of glass objects.
cristalografía (crystallography). The study of the shape and atomic structure of crystals.
cristalograma (crystallogram). A photograph produced when x-rays are diffracted by a crystal.
cristaloide (crystalloid). **1.** Resembling a crystal, or being such. **2.** A body which in solution can pass through a semipermeable membrane, as distinguished from a colloid, which cannot do so.
c. de Charcot-Böttcher (Charcot-Böttcher c.'s).
c. de Reinke (Reinke c.'s).
cristaluria (crystalluria). The excretion of crystalline materials in the urine.
criterio (criterion, pl. criteria). **1.** A standard or rule for judging; usually plural (criteria) denoting a set of standards or rules. **2.** In psychology, a standard such as school grades against which test scores on intelligence tests or other measured behaviors are validated. **3.** A list of manifestations of a disease or disorder, a certain number of which must be present to warrant diagnosis in a given patient.
c. de Spiegelberg (Spiegelberg's criteria).
crítico (critical). **1.** Denoting or of the nature of a crisis. **2.** Denoting a morbid condition in which death is possible. **3.** In sufficient quantity as to constitute a turning point.
critidia (crithidia). Former term for epimastigote.
CRL (CRL). Abbreviation for crown-rump length.
CRM (CRM). Abbreviation for cross-reacting material.
C.R.N.A. (C.R.N.A.). Abbreviation for Certified Registered Nurse Anesthetist.
CRO (CRO). Abbreviation for cathode ray oscilloscope.
crocidismo (crocidismus). Floccillation.
crocus (crocus). Saffron; the dried stigmas of *Crocus sativus* (*C. officinalis*) (family Iridaceae).
crom-, cromat-, cromato-, cromo- (chrom-, chromat-, chromato-, chromo-). Combining forms meaning color.
cromáfilo (chromaphil). Chromaffin.
cromafín (chromaffin). Chromaphil; chromatophil; chromatophile; chromophil; chromophile; pheochrome; giving a brownish yellow reaction with chromic salts.
cromafinoma (chromaffinoma). Chromaffin tumor.
cromafinopatía (chromaffinopathy). Any pathologic condition of chromaffin tissue.
cromano (chroman, chromane). Fundamental unit of the tocopherols (vitamin E).
cromanol (chromanol). Hydroxychroman; is the fundamental unit of the tocopherols (vitamin E), tocols, and tocotrienols, as well as of ubi-, toco-, and phyllochromanol.
cromático (chromatic). Of or pertaining to color or colors; produced by, or made in, a color or colors.
cromátida (chromatid). Each of the two strands formed by longitudinal duplication of a chromosome that becomes visible during prophase of mitosis or meiosis.
cromatina (chromatin). The genetic material of the nucleus, consisting of deoxyribonucleoprotein.
c. heteropicnótica (heteropyknotic c.). Heterochromatin.
c. oxífila (oxyphil c.). Oxychromatin.
c. sexual (sex c.). Barr chromatin body.
cromatinólisis (chromatinolysis). Chromatolysis.
cromatinorrexis (chromatinorrhexis). Fragmentation of the chromatin.
cromatismo (chromatism). **1.** Abnormal pigmentation. **2.** Chromatic aberration.

cromato (chromate). A salt of chromic acid.
cromatocinesis (chromatokinesis). Rearrangement of the chromatin into various forms.
cromatofilia (chromatophilia). Chromophilia.
cromatofílico, cromatófilo (chromatophil, chromatophile). Chromophilic; chromophil; chromaffin.
cromatófilo (chromatophilic). Chromatophilous, chromophilic.
cromatofobia (chromatophobia). Chromophobia.
cromatóforo (chromatophore). **1.** A colored plastid, due to the presence of chlorophyll or other pigments, found in certain forms of protozoa. **2.** A pigment-bearing phagocyte found chiefly in the skin, mucous membrane, and choroid coat of the eye, and also in melanomas. **3.** Chromophore.
cromatoforotrópico (chromatophorotropic). Denoting the attraction of chromatophores to the skin or other organs.
cromatógeno (chromatogenous). Producing color; causing pigmentation.
cromatografía (chromatography). Absorption c.; stratographic analysis; the separation of chemical substances and particles (originally plant pigments and other highly colored compounds) by differential movement through a two-phase system.
c. de absorción (absorption c.). Chromatography.
c. de afinidad (affinity c.). Affinity column.
c. bidimensional (two-dimensional c.).
c. de capa delgada (thin-layer c. (TLC)).
c. en columna (column c.).
c. gaseosa (gas c.).
c. líquido-gaseosa (gas-liquid c. (GLC)).
c. líquido-líquida (liquid-liquid c.).
c. de partición (partition c.).
c. sobre papel (paper c.).
cromatografiar (chromatograph). To perform chromatography.
cromatográfico (chromatographic). Pertaining to chromatography.
cromatograma (chromatogram). The graphic record produced by chromatography.
cromatoide (chromatoid). A refractile substance composed of chromatin, thought to be a non-glycogen food reserve contained within the cytoplasm of certain protozoa.
cromatólisis (chromatolysis). Chromatinolysis; chromolysis; tigrolysis.
c. central (central c.). Retrograde c.
c. retrógrada (retrograde c.). Central c.
c. transináptica (transsynaptic c.). Transsynaptic degeneration.
cromatolítico (chromatolytic). Relating to chromatolysis.
cromatómetro (chromatometer). Colorimeter.
cromatopéctico (chromatopectic). Chromopectic; relating to or causing chromatopexis.
cromatopexia (chromatopexis). Chromopexis; the fixation of color or staining fluid.
cromatoplasma (chromatoplasm). The part of the cytoplasm containing pigment.
cromatopsia (chromatopsia). Chromatic vision; color vision; a condition in which objects appear to be abnormally colored or tinged with color.
cromatotropismo (chromatotropism). **1.** A change of color. **2.** The phenomenon of orientation in response to color.
cromaturia (chromaturia). Abnormal coloration of the urine.
cromeno (chromene). Fundamental unit of the tocopherolquinones.
cromenol (chromenol). Hydroxychromene; is the fundamental unit of the tocopherolquinones (oxidized tocopherol) and plastochromenol-8.
cromestesia (chromesthesia). **1.** The color sense. **2.** A condition in which another sensation, such as taste or smell, is excited by the perception of color.
cromhidrosis (chromhidrosis). Chromidrosis; a rare condition characterized by the excretion of sweat containing pigment.
c. apocrina (apocrine c.).
cromidiación (chromidiation). Chromidiosis.
cromidio (chromidium, pl. chromidia). A basophilic particle or structure in the cell cytoplasm, rich in RNA, often found in specialized cells.
cromidiosis (chromidiosis). Chromidiation; an outpouring of nuclear substance and chromatin into the cell protoplasm.
cromo (chromium). A metallic element, symbol Cr, atomic no. 24, atomic weight 52.01.
c. amarillo (chrome yellow). Leipzig yellow; lemon yellow.
trióxido de c. (c. trioxide).
cromoblasto (chromoblast). An embryonic cell with the potentiality of developing into a pigment cell.
cromoblastomicosis (chromoblastomycosis). Chromomycosis.
cromocentro (chromocenter). Karyosome.
cromocistoscopia (chromocystoscopy). Cystochromoscopy.
cromocito (chromocyte). Any pigmented cell, such as a red blood corpuscle.
cromófago (chromophage). A phagocyte that destroys pigment.
cromófanos (chromophanes). The colored oil globules in the retinal cones of some animal species.
cromofilia (chromophilia). Chromatophilia; the property possessed by most cells of staining readily with appropriate dyes.
cromófilo **1.** (chromophilic, chromophilous). Chromatophil; chromatophile; chromatophilic; chromatophilous; chromophil ; chromophile. **2.** (chromophil, chromophile). Chromophilic. **3.** (chromophil, chromophile). Chromatophil; chromatophile; a cell or any histologic element that stains readily. **4.** (chromophil, chromophile). Chromaffin.
cromofobia (chromophobia). **1.** Chromatophobia. Resistance to stains on the part of cells and tissues. **2.** A morbid dislike of colors.
cromofóbico (chromophobic). Chromophobe.
cromófobo (chromophobe). Chromophobic; resistant to stains, staining with difficulty or not at all.
cromofórico (chromophoric, chromophorous). **1.** Relating to a chromophore. **2.** Producing or carrying color; denoting certain microorganisms.
cromóforo (chromophore). Chromatophore; color radical; the atomic grouping upon which the color of a substance depends.
cromofototerapia (chromophototherapy). Chromotherapy.
cromogénesis (chromogenesis). Production of coloring matter or pigment.
cromogénico (chromogenic). **1.** Denoting a chromogen. **2.** Relating to chromogenesis.
cromógeno (chromogen). **1.** A substance, itself without definite color, that may be transformed into a pigment. **2.** A microorganism that produces pigment.
c. de Porter-Silber (Porter-Silber c.'s).
cromograninas (chromogranins). Soluble proteins of chromaffin granules.
cromoisomería (chromoisomerism). Isomerism in which the isomers display different colors.
cromolín sódico (cromolyn sodium). Sodium cromoglycate disodium.
cromolipoide (chromolipid). Lipochrome.
cromólisis (chromolysis). Chromatolysis.
cromómero (chromomere). **1.** A condensed segment of a chromonema. **2.** Granulomere.
cromómetro (chromometer). Colorimeter.
cromomicocis (chromomycosis). Chromoblastomycosis.
cromona (chromone). Fundamental unit of various plant pigments and other substances.
cromonar, clorhidrato de (chromonar hydrochloride). Carbochromene hydrochloride; used as a coronary vasodilator for treatment of angina pectoris.
cromonema (chromonema, pl. chromonemata). Chromatic fiber.
cromoniquia (chromonychia). Abnormality in the color of the nails.
cromopéctico (chromopectic). Chromatopectic.
cromopexia (chromopexis). Chromatopexis.
cromoplástido (chromoplastid). A pigmented plastid, containing chlorophyll, formed in certain protozoans.
cromoproteína (chromoprotein). One of a group of conjugated proteins, consisting of a combination of pigment with a protein; e.g., hemoglobin.
cromosoma (chromosome). One of the bodies (normally 46 in man) in the cell nucleus that is the bearer of genes.
c. accesorio (accessory c.). Heterotropic c.; monosome; unpaired c.
c. acéntrico (acentric c.). Acentric fragment.
c. acrocéntrico (acrocentric c.).
c. anular (ring c.).

c. bivalente (bivalent c.). A pair of c.'s temporarily united.
c. de Christchurch (Ch[1]) (Christchurch c. (Ch[1])).
c. derivado (derivative c.). Translocation c.
c. dicéntrico (dicentric c.).
c. Filadelfia (Ph[1]) (Philadelphia c. (Ph[1])).
c. gigante (giant c.). Polytene c.; lampbrush c.
c. heterotípico (heterotypical c.). Allosome.
c. heterotrópico (heterotropic c.). Accessory c.
c. homólogos (homologous c.'s). Members of a single pair of c.'s.
c. impar o suelto (odd c.). Accessory c.
c., mapeo de (chromosome mapping). The process of determining the position of specific genes on specific chromosomes and constructing a diagram of each chromosome showing the relative positions of genes.
c. marcador X (marker X c.).
c. metacéntrico (metacentric c.).
c. no apareado (unpaired c.). Accessory c.
c. no homólogos (nonhomologous c.'s).
c. nucleolar (nucleolar c.).
c. plumulados (lampbrush c.). Giant c.; lamp-brush c.
c. politénico (polytene c.). Giant c.
c. replicativo tardío (late replicating c.).
c. sexuales (sex c.'s). Gonosome; idiochromosome.
c. submetacéntrico (submetacentric c.).
c. telocéntrico (telocentric c.).
c. de translocación (translocation c.). Derivative c.
c. W, X, Y y Z (W c., X c., Y c., Z c.).
c. X frágil (fragile X c.).

cromosómico (chromosomal). Pertaining to chromosomes.

cromoterapia (chromotherapy). Chromophototherapy; treatment of disease by colored light.

cromotóxico (chromotoxic). Caused by a toxic action on the hemoglobin, as in chromotoxic hyperchromemia, or resulting from the destruction of hemoglobin.

cromotriquia (chromotrichia). Colored or pigmented hair.

cromotriquial (chromotrichial). Pertaining to the coloring of hair.

cromótropo (chromotrope). Any of several dyes containing chromotropic acid and which have the property of changing from red to blue on afterchroming.

cromótropo 2R (chromotrope 2R). A red acid dye.

cronaxia 1. (chronaxie). Chronaxia; chronaxis; chronaxy; a measurement of excitability of nervous or muscular tissue. **2.** (chronaxia). Chronaxie. **3.** (chronaxy). Chronaxie. **4.** (chronaxis). Chronaxie.

cronaximetría (chronaximetry). The measurement of chronaxie.

cronaxímetro (chronaximeter). An instrument for measuring chronaxie.

cronicidad (chronicity). The state of being chronic.

crónico (chronic). Of long duration; denoting a disease of slow progress and long continuance.

crono- (chrono-). Combining form relating to time.

cronobiología (chronobiology). That aspect of biology concerned with the timing of biological events, especially repetitive or cyclic phenomena in individual organisms.

cronofarmacología (chronopharmacology). A branch of chronobiology concerned with the effects of drugs upon the timing of biological events and rhythms, and the relation of biological timing to the effects of drugs.

cronofobia (chronophobia). Morbid fear of the duration or immensity of time.

cronofotografía (chronophotograph). A photograph taken as one of a series for the purpose of showing successive phases of a motion.

cronognosis (chronognosis). Perception of the passage of time.

cronógrafo (chronograph). An instrument for graphic measurement and recording brief periods of time.

cronometría (chronometry). Measurement of intervals of time.
c. mental (mental c.).

cronooncología (chrono-oncology). The study of the influence of biological rhythms on neoplastic growth.

cronotaraxia (chronotaraxis). Distortion or confusion of the sense of time.

cronotrópico (chronotropic). Affecting the rate of rhythmic movements such as the heartbeat.

cronotropismo (chronotropism). Modification of the rate of a periodic movement, e.g., the heartbeat, through some external influence.
c. negativo (negative c.).
c. positivo (positive c.).

crotafión (crotaphion). The tip of the greater wing of the sphenoid bone; a point in craniometry.

crotálido (crotalid). Any member of the snake family Crotalidae.

crotalina 1. (crotalin). A protein in rattlesnake venom. **2.** (crotaline). Monocrotaline.

crotalismo (crotalism). Crotalaria poisoning.

crotamitón (crotamiton). A sarcopticide for topical use in scabies.

crotonasa (crotonase). Enoyl-CoA hydratase.

crotonil-ACP reductasa (crotonyl-ACP reductase). Enoyl-ACP reductase.

CRP (CRP). Abbreviation for cAMP receptor protein.

CRT (CRT). Abbreviation for cathode ray tube.

cruciforme (cruciate). Shaped like, or resembling, a cross.

crufomato (crufomate). A veterinary anthelmintic.

crujido de pergamino (parchment crackling). The sensation as of the crackling of stiff paper or parchment, noted on palpation of the skull in cases of craniotabes.

crúor (cruor). Coagulated blood.

crup (croup). **1.** Laryngotracheobronchitis in infants and young children caused by parainfluenza viruses 1 and 2. **2.** Any affection of the larynx in children, characterized by difficult and noisy respiration and a hoarse cough.

crupal (croupy). Having the characteristics of croup.

cruposo (croupous). Relating to croup; marked by a fibrinous exudation.

crural 1. (crural). Relating to the leg or thigh, or to any crus. **2.** (crureus). Musculus vastus intermedius.

crus (crus, gen. cruris, pl. crura). Any anatomical structure resembling a leg.
c. laterale (lateral limb). [*crus laterale*, NA].
c. mediale (medial limb). [*crus mediale*, NA].

crus, gen. **cruris**, pl. **crura** (crus, gen. cruris, pl. crura). [*crus* gen. *cruris*, pl. *crura*, NA]. The leg, the segment of the inferior limb between the knee and the ankle.

crusotomía (crusotomy). A mesencephalic pyramidal tractotomy.

crusta, pl. **crustae** (crusta, pl crustae). Crust.

crux, pl. **cruces** (crux, pl. cruces). A junction or crossing; cross.

cruz (cross). **1.** Any figure in the shape of a c. formed by two intersecting lines. **2.** C. of heart
c. del caballo (withers). The region of the back of an animal, particularly of the horse, which lies between the shoulder blades.
c. del corazón (crux of heart). Cross.
c. del pelo (hair c.'s). [*cruces pilorum*, NA].
c. de Ranvier (Ranvier's c.'s).

Cruz Roja (Red Cross). A red Geneva cross on a white background, an international sign to identify medical and other personnel caring for the sick and wounded and facilities devoted to their care in times of war.

cruza (crossbreeding). Hybridization.

cruzado (crossbreed). Hybrid.

cruzamiento 1. (cross). A method of hybridization or the hybrid so produced. **2.** (breeding). Selected mating of individuals to produce a desired strain.
prueba por c. (test c.).
c. retrógrado (back c.).
c. retrógrado doble (double back c.).

cruzar (crossbreed). To breed a hybrid.

Cs (Cs). Symbol for cesium.

CSI (CSI). Abbreviation for Calculus Surface Index.

ctonofagia (chthonophagia, chthonophagy). Rarely used terms for geophagia.

CTP (CTP). Abbreviation for cytidine 5'-triphosphate.

Cu (Cu). Symbol for copper.

cuadrado (quadrate). Having four equal sides; square.

cuadrangular (quadrangular). Having four angles.

cuadrantanopsia (quadrantanopsia). Quadrantic hemianopsia.

cuadrante (quadrant). One quarter of a circle. In anatomy, roughly circular areas are divided for descriptive purposes into q.'s.

cuadri- (quadri-). Combining form denoting four.

cuadribásico (quadribasic). Denoting an acid having four hydrogen atoms that are replaceable by atoms or radicals of a basic character.
cuádriceps (quadriceps). Having four heads.
cuadricepsplastia (quadricepsplasty). A corrective surgical procedure on the quadriceps femoris.
cuadricúspide (quadricuspid). Tetracuspid.
cuadridigitado (quadridigitate). Tetradactyl.
cuadrigeminia (quadrigeminy). Quadrigeminal rhythm.
cuadrigémino **1.** (quadrigeminus). Quadruplet. **2.** (quadrigeminal). Four-fold. **3.** (quadrigeminum). One of the corpora quadrigemina.
cuadriparesia (quadriparesis). Tetraparesis.
cuadriplejía (quadriplegia). Tetraplegia; paralysis of all four limbs.
cuadripléjico (quadriplegic). **1.** Tetraplegic. **2.** Pertaining to or afflicted with quadriplegia.
cuadripolar (quadripolar). Having four poles.
cuadrisección (quadrisection). Division into four parts.
cuadrisectar **1.** (quadrisect). Quartisect; to divide into four parts. **2.** (quartisect). Quadrisect.
cuadritubercular (quadritubercular). Having four tubercles or cusps, as a molar tooth.
cuadrivalente (quadrivalent). Tetravalent; having the combining power (valency) of four.
cuadro de lectura (reading frame). The grouping of nucleotides by threes into codons.
cuadrúpedo (quadruped). A four-footed animal.
cuajo (curd). The coagulum of milk.
cualímetro (qualimeter). An obsolete device for estimating the degree of hardness of x-rays.
cuantímetro (quantimeter). An obsolete device for determining the quantity of x-rays generated by a Crookes or Coolidge tube.
cuarentena (quarantine). **1.** A period (originally 40 days) of detention of vessels and their passengers coming from an area where an infectious disease prevails. **2.** To detain such vessels and their passengers until the incubation period of an infectious disease has passed. **3.** The isolation of a person with a known or possible contagious disease.
cuartana (quartan). Recurring every fourth day.
  c. doble (double q.).
  c. triple (triple q.).
cuartisectar (quartisect). Quadrisect.
cuarto (quart). A measure of fluid capacity; the fourth part of a gallon; the equivalent of 0.9468 liter. An imperial q. contains about 20% more than the ordinary q. or 1.1359 liters. A dry measure holding a little more than the fluid measure.
  c. imperial (imperial q.).
cuarzo (quartz). A crystalline form of silicon dioxide used in chemical apparatus and in optical and electric instruments.
cuasación (quassation). The breaking up of crude drug materials, such as bark and woody stems, into small pieces to facilitate extraction and other treatment.
cuasia (quassia). Bitterwood; a bitter tonic.
cuaternario (quaternary). **1.** Denoting a chemical compound containing four elements. **2.** Fourth in a series. **3.** Relating to organic compounds in which some central atom is attached to four functional groups.
cuatrillizo (quadruplet). Quadrigeminus; one of four children born at one birth.
cuazepam (quazepam). A benzodiazepine derivative used as a sedative and hypnotic.
cubeba (cubeb). The dried unripe, nearly full-grown fruit of *Piper cubeba* (family Piperaceae).
cubeta (cuvet, cuvette). A small container or cup in which solutions are placed for photometric analysis.
cubital **1.** (ulnar). Relating to the ulna, or to any of the structures (artery, nerve, etc.) named from it. **2.** (cubital). Relating to the elbow or to the ulna.
cúbito (cubitus, gen. and pl. cubiti). [*cubitus*, NA]. Ulna; elbow.
  c. valgo (c. valgus).
  c. varo (c. varus).
cubitocarpiano (ulnocarpal). Relating to the ulna and the carpus, or to the ulnar side of the wrist.
cubitorradial (ulnoradial). Relating to both ulna and radius; denoting the two articulations, ligaments, etc.
cubitus, gen. y pl. **cubiti** (cubitus, gen. and pl. cubiti). Elbow.
cuboide (cuboid, cuboidal). **1.** Resembling a cube in shape. **2.** Relating to the os cuboideum.
cubreobjeto (coverslip). Cover glass.
cuchara (spoon). An instrument with a handle and a small bowl- or cup-shaped extremity.
  c. afilada (sharp s.).
  c. para cataratas (cataract s.).
  c. de Daviel (Daviel's s.).
  c. de Volkmann (Volkmann's s.).
cucharada (tablespoon). A large spoon, used as a measure of the dose of a medicine, equivalent to about 4 fluidrams or 1/2 fluidounce or 15 ml.
cucharadita (teaspoon). A small spoon, holding about 1 dram (or about 5 ml) liquid; used as a measure in the dosage of fluid medicines.
cucharilla (scoop). A narrow, spoonlike instrument for extracting the contents of cavities or cysts.
cuchillo (knife, pl. knives). A cutting instrument used in surgery and dissection.
  c. de amputación (catlin, catling). A long, sharp-pointed, double-edged knife used in amputations.
  c. de Beer (Beer's k.).
  c. para cartílago (cartilage k.). Chondrotome.
  c. cauterio (cautery k.).
  c. electrodo (electrode k.).
  c. para fístulas (fistula k.). Fistulatome.
  c. de Goldman-Fox (Goldman-Fox knives).
  c. de Graefe (Graefe's k.).
  c. para hernia (hernia k.). Herniotome.
  c. de Kirkland (Kirkland k.).
  c. lenticular (lenticular k.). A scraper resembling a sharp spoon.
  c. de Liston (Liston's knives).
  c. de Merrifield (Merrifield k.).
  c. "químico" (chemical k.).
  c. para valvotomía (valvotomy k.). A k.used in mitral valvotomy.
cuello (neck). **1.** The germinative portion of an adult tapeworm which develops the segments or proglottids. **2.** Collum. **3.** In anatomy, any constricted portion.
  c. anatómico del húmero (anatomical n. of humerus). [*collum anatomicum humeri*, NA].
  c. del astrágalo (n. of talus). [*collum tali*, NA].
  c. del axón (cervix of the axon).
  c. de búfalo (buffalo n.).
  c. costal (n. of rib). [*collum costae*, NA].
  c. dental (dental n.). Cervix dentis.
  c. del diente (n. of tooth). Cervix dentis.
  c. del fascículo posterior (cervix columnae posterioris).
  c. del fémur **1.** (n. of femur). [*collum ossis femoris*, NA]. **2.** (n. of thigh bone). [*collum ossis femoris*, NA].
  c. del folículo piloso (n. of hair follicle). [*collum folliculi pili*].
  c. del glande del pene (n. of glans penis). [*collum glandis penis*, NA].
  c. del húmero (n. of humerus).
  c. de Madelung (Madelung's n.).
  c. de la mandíbula (n. of mandible). [*collum mandibulae*, NA].
  c. del martillo (n. of malleus). [*collum mallei*, NA].
  c. de la matríz (n. of womb). [*cervix uteri*, NA].
  c. membranoso (webbed n.).
  c. del omóplato (n. of scapula). [*collum scapulae*, NA].
  c. del peroné (n. of fibula). [*collum fibulae*, NA].
  c. quirúrgico del húmero (surgical n. of humerus). [*collum chirurgicum humeri*, NA].
  c. del radio (n. of radius). [*collum radii*, NA].
  c. rígido **1.** (wryneck). Torticollis. **2.** (stiff n.). Torticollis. **3.** (wry n.). Torticollis.
  c. torcido (collum distortum). Torticollis.
  c. de toro (bull n.).
  c. uterino (n. of uterus). [*cervix uteri*, NA].
  c. de la vejiga urinaria (n. of urinary bladder). [*cervix vesicae urinariae*, NA].
  c. de la vesícula biliar (n. of gallbladder). [*collum vesicae biliaris*, NA].
cuenca del ojo (eye socket). Orbita.

cuentamonedas (coin-counting). A sliding movement of the tips of the thumb and index finger, occurring in paralysis agitans.
cuerda 1. (chorda, pl. chordae). [*chorda*, NA]. In anatomy, any long ropelike structure. **2.** (string). A slender cord or cordlike structure.
c. auditivas (auditory string's).
c. dorsal (c. dorsalis). Notochord.
c. espermática (c. spermatica). Funiculus spermaticus.
c. de Ferrein (Ferrein's cord's). [*plica vocalis*, NA].
c. magna (c. magna). Tendo calcaneus.
c. oblicua (oblique cord). [*chorda obliqua*, NA].
c. del tímpano (c. tympani). [*chorda tympani*, NA]. Tympanichord; cord of tympanum.
c. vertebral (c. vertebralis). Notochord.
c. vocal inferior o verdadera (true vocal cord). [*plica vocalis*, NA].
c. vocal superior o falsa (false vocal cord). [*plica vestibularis*, NA].
c. de Weitbrecht (Weitbrecht's cord). [*chorda obliqua*, NA].
c. de Willis (chordae willisii). Willis' cords.
cuerdo (sane). Denoting sanity.
cuerno 1. (horn). [*cornu*, [NA]. Any structure resembling a horn in shape. **2.** (cornu, gen. cornus, pl. cornua). Any structure composed of horny substance. **3.** (cornu, gen. cornus, pl. cornua). [*cornu* NA]. Horn; any structure resembling a horn in shape. **4.** (horn). Any structure composed of horny substance. **5.** (horn). One of the coronal extensions of the dental pulp underlying a cusp or lobe. **6.** (horn). The major subdivisions of the lateral ventricle in the cerebral hemisphere (the frontal horn, occipital horn, and temporal horn).
c. anterior (anterior h.). [*cornu anterius*, NA].
c. cicatrizal (cicatricial h.).
c. coccígeo (coccygeal h.). [*cornu coccygeum*, NA].
c. cutáneo (cutaneous h.). Cornu cutaneum; warty h.
c. frontal (frontal eminence). Tuber frontale.
c. del hueso hioides (h.'s of hyoid bone).
c. ilíaco (iliac h.).
c. inferior (inferior h.). [*cornu inferius*, NA].
c. inferior de la abertura safena (inferior h. of saphenous opening). [*cornu inferius hiatus saphenus*, NA].
c. inferior del cartílago tiroides (inferior h. of thyroid cartilage). [*cornu inferius cartilaginis thyroideae*, NA].
c. inferior del ventrículo lateral (inferior h.). [*cornu inferius*, NA].
c. lateral (lateral h.). [*cornu laterale*, NA].
c. mayor del hueso hioides (greater h.).
c. menor (lesser h.). [*cornu minus*, NA].
c. pulpar (pulp h.).
c. del sacro (sacral h.). [*cornu sacrale*, NA].
c. sebáceo (sebaceous h.). A solid outgrowth from a sebaceous cyst.
c. superior de la abertura safena (superior h. of saphenous opening). [*cornu superius hiatus saphenus*, NA].
c. superior del cartílago tiroides (superior h. of thyroid cartilage). [*cornu superius cartilaginis thyroideae*, NA].
c. ungular (nail h.). Overgrown nail.
c. uterino, c. del útero (uterine h., h. of uterus). [*cornu uteri*, NA].
c. verrugoso (warty h.). Cutaneous h.
cuero cabelludo (scalp). The skin covering the cranium.
cuerpo 1. (body). The head, neck, trunk, and extremities. **2.** (corpus, gen. corporis, pl. corpora). [*corpus*, NA]. The human body, consisting of head, neck, trunk, and limbs. **3.** (corpus, gen. corporis, pl. corpora). Any body or mass. **4.** (body). The material part of man, as distinguished from the mind and spirit. **5.** (corpus, gen. corporis, pl. corpora). The main part of an organ or other anatomical structure, as distinguished from the caput (head) or cauda (tail). **6.** (body). The principal mass of any structure. **7.** (body). A thing; a substance.
c. de acetona (acetone b.). Ketone b.
c. adiposo de la fosa isquiorrectal (fat b. of ischiorectal fossa). [*corpus adiposum fossae ischiorectalis*, NA].
c. adiposo de la órbita (fat b. of orbit). [*corpus adiposum orbitae*, NA].
c. adiposo del carrillo (fat b. of cheek). [*corpus adiposum buccae*, NA]. Sucking cushion.
c. adiposo infrarrotuliano (infrapatellar fat b.). [*corpus adiposum infrapatellare*, NA].
c. adrenal (adrenal b.). [*glandula suprarenalis*, NA].
c. de Alder (Alder b.'s).
c. allata (corpora allata).
c. alveolar (alveolar b.). [*processus alveolaris*, NA].
c. amarillo (yellow b.). [*corpus luteum*, NA].
c. amarillo atrésico (atretic corpus luteum). [*corpus albicans*, NA].
c. de amianto (asbestos b.'s).
c. amigdalino (corpus amygdaloideum). [*corpus amygdaloideum*, NA]. Almond nucleus; amygdala.
c. amiláceo (corpus amylaceum, pl. corpora amylacea). Amniotic corpuscle; amylaceous corpuscle.
c. amilogénico (amylogenic b.). Amyloplast.
c. amiloides de la próstata (amyloid b.'s of the prostate).
c. anococcígeo (anococcygeal b.). [*ligamentum anococcygeum*, NA].
c. anococcígeo de Symington (Symington's anococcygeal b.). [*ligamentum anococcygeum*, NA].
c. anulares de Cabot (Cabot's ring b.'s).
c. aórtico (aortic b.). [*glomus aorticum*, NA].
c. de Arantio (corpus arantii). [*nodulus valvulae semilunaris*, NA].
c. de arena (sand b.'s). Psammoma b.'s.
c. de Arnold (Arnold's b.'s).
c. de arroz (rice b.).
c. de Aschoff (Aschoff b.'s). Aschoff nodules.
c. asteroide (asteroid b.).
c. del astrágalo (b. of talus). [*corpus tali*, NA].
c. atrésico (corpus atreticum). Atretic ovarian follicle.
c. de Auer (Auer b.'s). Auer rods.
c. azules de Koch (Koch's blue b.'s).
c. de Babès-Ernst (Babès-Ernst b.'s).
c. basal (basal b.). Basal corpuscle; basal granule; blepharoplast.
c. basal de Engelmann (Engelmann's basal knob's). Obsolete eponym for blepharoplast.
c. bigéminos (bigeminal b.'s). Corpora bigemina.
c. de Bollinger (Bollinger b.'s).
c. de Borrel (Borrel b.'s). Particles of fowlpox virus.
c. bronceados (brassy b.).
c. de Call-Exner (Call-Exner b.'s).
c. calloso (corpus callosum). [*corpus callosum*, NA]. Commissure of cerebral hemispheres.
c. de cáncer (cancer b.'s).
c. carotídeo (carotid b.). [*glomus caroticum*, NA].
c. cavernoso del clítoris (cavernous b. of clitoris). [*corpus cavernosum clitoridis*, NA].
c. cavernoso del pene (cavernous b. of penis). [*corpus cavernosum penis*, NA].
c. cavernosos compresibles (compressible cavernous b.'s).
c. de cebolla (onion b.'s). Obsolete term for epithelial nest.
c. cebra (zebra b.). Metachromatically staining membrane-bound granules, measuring 0.5-1 µm in diameter and containing lamellae.
c. celular (cell b.). The part of the cell containing the nucleus.
c. central (central b.). Cytocentrum.
c. cetónicos (ketone b.). Acetone b.
c. ciliar (ciliary b.). [*corpus ciliare*].
c. citoides (cytoid b.'s).
c. de Civatte (Civatte b.'s). Colloid b.'s.
c. clavicular (b. of clavicle). [*corpus claviculae*, NA].
c. del clítoris (b. of clitoris). [*corpus clitoridis*, NA].
c. coccígeo (coccygeal b.). [*corpus coccygeum*, NA].
c. coloides (colloid b.'s). Civatte b.'s.
c. concoidales (conchoidal b.'s). Schaumann b.'s.
corpora arenacea (corpora arenacea). Acervulus; brain sand; psammoma bodies.
c. costal (b. of rib). [*corpus costae*, NA].
c. de Councilman (hialino) (Councilman b., Councilman hyaline b.).
c. de criollo (creola b.'s).
c. cromafínico (chromaffin b.). Paraganglion.
c. de cromatina de Barr (Barr chromatin b.). Sex chromatin.
c. cromatínico (chromatin b.). The genetic apparatus of bacteria.

c. cuadrigémino anterior (corpus quadrigeminum anterius). Colliculus superior.
c. cuadrigémino posterior (corpus quadrigeminum posterius). Colliculus inferior.
c. cuadrigéminos (quadrigeminal b.'s). [*corpora quadrigemina*, NA].
c. del cúbito (b. of ulna). [*corpus ulnae*, NA].
c. de Deetjen (Deetjen's b.'s). Platelet.
c. de Döhle (Döhle b.'s). Döhle inclusions; leukocyte inclusions.
c. de Donovan (Donovan b.). *Calymmatobacterium inguinale*.
c. elementales (elementary b.'s).
c. del epidídimo (b. of epididymis). [*corpus epididymidis*, NA].
c. epitelial (epithelial b.). [*glandula parathyroidea*, NA].
c. esclerótico (sclerotic b.'s). Copper pennies.
c. esponjoso de la uretra femenina (corpus spongiosum urethrae muliebris).
c. esponjoso del pene (spongy b. of penis). [*corpus spongiosum penis*, NA].
c. del esternón (b. of sternum). [*corpus sterni*, NA].
c. estriado (striate b.). [*corpus striatum*, NA].
c. extraño (foreign b.).
c. de la falange (b. of phalanx). [*corpus phalangis*, NA].
c. ferruginoso (ferruginous b.'s).
c. fibroso (corpus fibrosum).
c. franjeado **1.** (corpus fimbriatum). [*fimbria hippocampi*, NA]. **2.** (fimbria hippocampi). [*fimbria hippocampi*, NA]. Corpus fimbriatum.
c. de fucsina (fuchsin b.'s). **1.** Russell b.'s. **2.** Hyaline b.'s.
c. de Gamna-Favre (Gamna-Favre b.'s).
c. de Gamna-Gandy, Gandy-Gamna (Gamna-Gandy b.'s). Gamna-Gandy nodules; Gandy-Gamna b.'s; siderotic nodules.
c. gástrico (b. of stomach). [*corpus ventriculi*, NA].
c. geniculado externo (corpus geniculatum externum). [*corpus geniculatum laterale*, NA].
c. geniculado interno (corpus geniculatum internum). [*corpus geniculatum mediale*, NA].
c. geniculado lateral (lateral geniculate b.). [*corpus geniculatum laterale*, NA].
c. geniculado medial (medial geniculate b.). [*corpus geniculatum mediale*, NA].
c. de la glándula mamaria (b. of mammary gland). [*corpus mammae*, NA].
c. de las glándulas sudoríparas (b. of sweat gland). [*corpus glandulae sudoriferae*, NA].
c. glómico (glomus b.). [*glomus*, NA].
c. de Guarnieri (Guarnieri b.'s).
c. de Halberstaedter-Prowazek (Halberstaedter-Prowazek b.'s). Trachoma b.'s.
c. de Hassall (Hassall's b.'s). Thymic corpuscle.
c. de Hassall-Henle (Hassall-Henle b.'s). Henle's warts.
c. de Heinz (Heinz b.'s). Beta substance.
c. de Heinz-Ehrlich (Heinz-Ehrlich b.). Ehrlich's inner b.
c. hematoxilínicos, hematoxifílicos (hematoxylin b.'s, hematoxyphil b.'s).
c. de Herring (Herring b.'s). Hyaline b.'s of pituitary.
c. hialinos (hyaline b.'s). Fuchsin b.'s.
c. hialinos alcohólicos (alcoholic hyaline b.'s). Mallory b.'s.
c. hialinos de la hipófisis (hyaline b.'s of pituitary). Herring b.'s.
c. hialoideo (hyaloid b.). [*corpus vitreum*, NA].
c. de Highmore (Highmore's b.). [*mediastinum testis*, NA].
c. hioideo (b. of hyoid bone). [*corpus ossis hyoidei*, NA].
c. de Howell-Jolly (Howell-Jolly b.'s). Jolly b.'s.
c. del hueso del muslo (b. of thigh bone). [*corpus ossis femoris*, NA].
c. del hueso del pubis (pubic b., b. of pubic bone). [*corpus ossis pubis*, NA].
c. del hueso esfenoides (b. of sphenoid bone). [*corpus ossis sphenoidalis*, NA].
c. del hueso hioides (b. of hyoid bone). [*corpus ossis hyoidei*, NA].
c. de hueso metacarpiano (shaft of metacarpal bone). [*corpus ossis metacarpalis*, NA]
c. del ilion (b. of ilium). [*corpus ossis ilii*, NA].
c. de inclusión (inclusion b.'s).
c. de inclusión citoplasmáticos (cytoplasmic inclusion b.'s).
c. de inclusión de la psitacosis (psittacosis inclusion b.'s).
c. de inclusión nuclear (nuclear inclusion b.'s).
c. de inclusión tipo A de Cowdry (Cowdry's type A inclusion b.'s).
c. de inclusión tipo B de Cowdry (Cowdry's type B inclusion b.'s).
c. inmune (immune b.). An early term for antibody.
c. intercarotídeo (intercarotid b.). [*glomus caroticum*, NA].
c. intermedio de Flemming (intermediate b. of Flemming). Midbody.
c. interno de Ehrlich (Ehrlich's inner b.). Heinz-Ehrlich b.
c. interrenales (interrenal b.'s). Interrenal glands.
c. del isquion (b. of ischium). [*corpus ossis ischii*, NA].
c. de Jaworski (Jaworski's b.'s).
c. de Joest (Joest b.'s).
c. de Jolly (Jolly b.'s). Howell-Jolly b.'s.
c. de Kurloff (Kurloff's b.'s).
c. de L-D (L-D b.). Leishman-Donovan b.
c. L.E. (L.E. b.).
c. de Lafora (Lafora b.).
c. de Lallemand (Lallemand's b.'s). Trousseau-Lallemand b.'s.
c. de Landolt (Landolt's b.'s).
c. de Leishman-Donovan (Leishman-Donovan b.). Amastigote; L-D b.
c. de Lewy (Lewy b.'s).
c. de Lieutaud (Lieutaud's b.). [*trigonum vesicae*, NA].
c. de Lindner (Lindner's b.'s).
c. lingual (b. of tongue). [*corpus linguae*, NA].
c. de Luse (Luse b.'s).
c. de Luys (Luys' b.). [*nucleus subthalamicus*, NA].
c. de Mallory (Mallory b.'s). Alcoholic hyalin; alcoholic hyaline b.'s.
c. de Malpighi (malpighian b.'s). [*folliculi lymphatici lienales*, NA].
c. mamilar (mamillary b.). [*corpus mamillare*, NA].
c. del maxilar inferior (b. of mandible). [*corpus mandibulae*, NA].
c. del maxilar superior (b. of maxilla). [*corpus maxillae*, NA].
c. medular del cerebelo (corpus medullare cerebelli). [*corpus medullare cerebelli*, NA].
c. metacromáticos (metachromatic b.'s).
c. de Michaelis-Gutmann (Michaelis-Gutmann b.).
c. de mielina (myelin b.). Myelin figure.
c. de Miyagawa (Miyagawa b.'s).
c. molusco (molluscum b.). Molluscum corpuscle.
c. de Mooser (Mooser b.'s).
c. multilaminar (multilamellar b.). Cytosome.
c. multivesicular (multivesicular b.'s).
c. de Negri (Negri b.'s). Negri corpuscles.
c. neuroepitelial (neuroepithelial b.).
c. neuronal (nerve cell b.).
c. de Nissl (Nissl b.'s). Nissl substance.
c. nodular (nodular b.).
c. del núcleo caudado (corpus nuclei caudati). [*corpus nuclei caudati*, NA].
c. de Odland (Odland b.). Keratinosome.
c. olivar (olivary b.). [*oliva*, NA].
c. de Pacchioni (pacchionian b.'s). [*granulationes arachnoideales*, NA].
c. pampiniforme (pampiniform b.). Epoöphoron.
c. del páncreas (b. of pancreas). [*corpus pancreatis*, NA].
c. papilar (corpus papillare). Stratum papillare corii.
c. de Pappenheimer (Pappenheimer b.'s).
c. paraaórticos (para-aortic b.'s). [*corpora para-aortica*, NA].
c. parabasal (parabasal b.).
c. paranéfrico (paranephric b.).
c. paranuclear (paranuclear b.). Astrosphere.
c. paraterminal (paraterminal b.). [*gyrus subcallosus*, NA].
c. de Paschen (Paschen b.'s).
c. del pene (b. of penis). [*corpus penis*, NA].
c. perineal (perineal b.). [*centrum tendineum perinei*, NA].
c. perineal de Savage (Savage's perineal b.). [*centrum tendineum perinei*, NA].
c. del peroné (shaft of fibula). [*corpus fibulae*, NA].
c. de Pick (Pick's b.'s).

c. **pineal** (pineal b.). [*corpus pineale*, NA].
c. **de Plimmer** (Plimmer's b.'s). Obsolete term for cancer b.'s.
c. **polar** (polar b.). Polar cell; polar globule; polocyte.
c. **pontobulbar** (corpus pontobulbare).
c. **de Prowazek** (Prowazek b.'s).
c. **de Prowazek-Greeff** (Prowazek-Greeff b.'s). Trachoma b.'s.
c. **de psamoma** (psammoma b.'s).
c. **purínico** (purine b.'s). Any purine.
c. **redondos** (corps ronds). Dyskeratotic round cells occurring in the epidermis in keratosis follicularis.
c. **remanente** (rest b.).
c. **residual** (residual b.).
c. **residual de Regaud** (residual b. of Regaud).
c. **restiforme** 1. (corpus restiforme). [*pedunculus cerebellaris inferior*, NA]. 2. (restiform b.). [*pedunculus cerebellaris inferior*, NA].
c. **de Russell** (Russell b.'s). Fuchsin b.'s.
c. **de Sandström** (Sandström's b.'s).
c. **de Schaumann** (Schaumann b.'s). Conchoidal b.'s.
c. **segmentante** (segmenting b.). Schizont.
c. **en semilla de melón** (melon-seed b.).
c. **en semiluna** (demilune b.).
c. **suelto** (loose b.).
c. **suprarrenal** (suprarenal b.). [*glandula suprarenalis*, NA].
c. **de la tibia** (b. of tibia). [*corpus tibiae*, NA].
c. **tigroides** (tigroid b.'s). Nissl substance.
c. **timpánico** (tympanic b.). Tympanic gland.
c. **tiroideo** (thyroid b.). [*glandula thyroidea*, NA].
c. **tobáceo** (tuffstone b.).
c. **del tracoma** (trachoma b.'s). Halberstaedter-Prowazek b.'s; Prowazek-Greeff b.'s.
c. **trapezoides** (trapezoid b.). [*corpus trapezoideum*, NA].
c. **del trígono** (b. of fornix). [*corpus fornicis*, NA].
c. **tritíceo** (corpus triticeum). [*cartilago triticea*, NA].
c. **de Trousseau-Lallemand** (Trousseau-Lallemand b.'s). Lallemand's b.'s.
c. **turbinado** (turbinated b.).
c. **ultimobranquial** (ultimobranchial b.).
c. **de umbral** (threshold b.). Threshold substance.
c. **ungular** (b. of nail). [*corpus unguis*, NA].
c. **uterino** (b. of uterus). [*corpus uteri*, NA].
c. **de vacuna** (vaccine b.'s).
c. **de la vejiga urinaria** (b. of urinary bladder). [*corpus vesicae urinariae*, NA].
c. **de Verocay** (Verocay b.'s).
c. **vertebral** (b. of vertebra). [*corpus vertebrae*, NA].
c. **de la vesícula biliar** (b. of gallbladder). [*corpus vesicae biliaris*, NA]; [*corpus vesicae felleae*, NA].
c. **de vidrio** (glass b.).
c. **de Virchow-Hassall** (Virchow-Hassall b.'s). Thymic corpuscle.
c. **vítreo** (vitreous b.). [*corpus vitreum*, NA].
c. **de Weibel-Palade** (Weibel-Palade b.'s).
c. **de Wolf-Orton** (Wolf-Orton b.'s).
c. **de Wolff** (wolffian b.). Mesonephros.
c. **X** (X b.). Obsolete term for Langerhans' granule.
c. **Y** (Y b.).
c. **del yunque** (b. of incus). [*corpus incudis*, NA].
c. **yuxtaglomerular** (juxtaglomerular b.). Periarterial pad.
c. **yuxtarrestiforme** (juxtarestiform b.).
c. **de Zuckerkandl** (Zuckerkandl's b.'s). [*corpora para-aortica*, NA].

cuestionario (questionnaire). A list of questions submitted orally or in writing to obtain personal information or statistically useful data.
c. **de Holmes-Rahe** (Holmes-Rahe q.).

cueva (cave). A hollow or enclosed space or cavity.

cuidado (care). In medicine and public health, a general term for the application of knowledge to the benefit of a community or individual.
c. **intensivo** (intensive c.). Management and c. of critically ill patients.
c. **médico** (medical c.).
c. **médico primario** (primary medical c.).
c. **médico secundario** (secondary medical c.).
c. **médico terciario** (tertiary medical c.).
c. **médico total** (comprehensive medical c.).
c. **posterior** (aftercare). 1. The care and treatment of a patient after an operation or during convalescence from an illness. 2. Following psychiatric hospitalization, a continuing program of rehabilitation designed to reinforce the effects of the therapy; may include partial hospitalization, day hospital, or outpatient treatment.
c. **sanitario** (health c.).

culdocentesis (culdocentesis). Aspiration of fluid from the cul-de-sac (rectouterine excavation) by puncture of the vaginal vault near the midline between the uterosacral ligaments.

culdoplastia (culdoplasty). Plastic surgery to remedy relaxation of the posterior fornix of the vagina.

culdoscopia (culdoscopy). Introduction of an endoscope through the posterior vaginal wall for viewing the rectovaginal pouch and pelvic viscera.

culdoscopio (culdoscope). Endoscopic instrument used in culdoscopy.

culdotomía (culdotomy). Cutting into the cul-de-sac of Douglas.

culebrilla (shingles). Herpes zoster.

culicida 1. (culicidal). Destructive to mosquitoes. 2. (culicide). An agent that destroys mosquitoes.

culicífugo (culicifuge). 1. Driving away gnats and mosquitoes. 2. An agent that keeps mosquitoes from biting.

culicosis (culicosis). Dermatitis caused by *Culex* mosquitoes.

culmen (culmen, pl. culmina). [*culmen*, NA]. Lobulus culminis.

culombio (Q) (coulomb (Q)). The amount of electricity delivered by a current of 1 ampere in 1 second; equal to 1/96,500 faraday.

cultivación (cultivation). Culture.

cultivo (culture). 1. Cultivation. The propagation of microorganisms on or in media of various kinds. 2. A mass of microorganisms on or in a medium.
c. **por agitación** (shake c.).
c. **con aguja** (needle c.). Stab c.
c. **en bloque colgante** (hanging-block c.).
c. **celular** (cell c.).
c. **electivo** (elective c.). Enrichment c.
c. **de enriquecimiento** (enrichment c.). Elective c.
c. **en estría** (streak c.).
c. **por frotis o extendido** (smear c.).
c. **inclinado** (slant c.). Slope c.
c. **de linfocitos mixtos** (mixed lymphocyte c.).
c. **madre** (stock c.).
c. **neotipo** (neotype c.). Neotype strain.
c. **de órganos** (organ c.).
c. **en pendiente o vertiente** (slope c.). Slant c.
c. **por picadura** (stab c.). Needle c.
c. **puro** (pure c.).
c. **sensibilizado** (sensitized c.).
c. **de tejidos** (tissue c.).
c. **tipo** (type c.).
c. **en tubo recubierto** (roll-tube c.).

culto (cult). A system of beliefs and rituals based on dogma or religious teachings.

cumaranona (coumaranone). The basis of many plant products.

cumarina 1. (coumarin). Coumaric anhydride; cumarin; a fragrant neutral principle obtained from the Tonka bean, *Dypterix odorata*, and made synthetically from salicylic aldehyde; it is used to disguise unpleasant odors. 2. (cumarin). Coumarin.

cumetarol 1. (cumetharol). Coumetarol. 2. (coumetarol). Cumetharol; an oral anticoagulant.

cumetoxaetano (cumethoxaethane). Coumetarol.

cumplimiento (compliance). The consistency and accuracy with which a patient follows the regimen prescribed by a physician or other health professional.

cumulativo (cumulative). Tending to accumulate or pile up, as with certain drugs that may have a c. effect.

cúmulo (cumulus, pl. cumuli). A collection or heap of cells.
c. **ovárico** (c. ovaricus). Rarely used term for c. oophorus.
c. **prolígero** (c. oophorus). Discus proligerus; proligerous disk.

cuna (cradle). A frame used to keep bedclothes from coming in contact with an injured patient.

cuña (wedge). A solid body having the shape of an acute-angled triangular prism.

cuneiforme **1.** (cuneate). Wedge-shaped. **2.** (cuneiform). Wedge-shaped.
cuneocuboides (cuneocuboid). Relating to the lateral cuneiform and the cuboid bones.
cuneoescafoides (cuneoscaphoid). Cuneonavicular.
cuneonavicular (cuneonavicular). Cuneoscaphoid; relating to the cuneiform and the navicular bones.
cuneus, pl. **cunei** (cuneus, pl. cunei). [*cuneus*, NA]. That region of the medial aspect of the occipital lobe of each cerebral hemisphere bounded by the parietooccipital fissure and the calcarine fissure.
cunículo (cuniculus, pl. cuniculi). The burrow of the itch mite in the epidermis.
cunilinción (cunnilinction, cunnilinctus). Cunnilingus.
cunilingus (cunnilingus). Cunnilinction; cunnilinctus; oral stimulation of the vulva or clitoris.
cunnus (cunnus). Vulva.
cúprico (cupric). Pertaining to copper, particularly to copper in the form of a doubly charged positive ion.
cupriuresis (cupriuresis). The urinary excretion of copper.
cúpula **1.** (cupula, pl. cupulae). Cupola; a cup-shaped or dome-like structure. **2.** (cupola). Cupula.
c. del caracol (c. cochleae). [*cupula cochleae*, NA].
c. de la cresta ampollar **1.** (c. cristae ampullaris). [*cupula crista ampullaris*, NA]. Cap of the ampullary crest. **2.** (cap of the ampullary crest). Cupula cristae ampullaris.
c. ocular (ocular cup). Optic c.
c. óptica (optic cup). Caliculus ophthalmicus; ocular c.
c. pleural (c. pleurae). [*cupula pleurae*, NA]. Cervical pleura.
c. del útero (fundus of uterus). [*fundus uteri*, NA].
c. vaginal (fornix vaginae). [*fornix vaginae*, NA]. F. uteri; the recess at the vault of the vagina.
cupulado (cupulate). Cupular.
cupular (cupular). **1.** Relating to a cupula. **2.** Cupulate; cupuliform; dome-shaped.
cupuliforme (cupuliform). Cupular.
cupulograma (cupulogram). A graphic representation of vestibular function relative to normal performance.
cura (cure). **1.** A restoration to health. **2.** A special method or course of treatment.
curación (healing). **1.** Restoring to health; promoting the closure of wounds and ulcers. **2.** The process of a return to health.
c. por la fe (faith h.).
c. por primera intención (h. by first intention). Primary adhesion; primary union.
c. por segunda intención (h. by second intention). Secondary adhesion; secondary union.
c. por tercera intención (h. by third intention).
curado (curing). A process by which something is prepared for use, as by heating, aging, etc.
c. dental (dental c.).
curador (healer). **1.** A physician; one who heals or cures. **2.** One who claims to cure by prayer, mysticism, new thought, or other form of suggestion.
curaje (curage). Curettage by means of the finger rather than the curet.
curanderismo (quackery). A fraudulent claim to medical knowledge; treating the sick without knowledge of medicine or authority to practice medicine.
curandero (quack). Charlatan.
curar (heal). To restore to health, especially to cause an ulcer or wound to cicatrize or unite.
curare (curare). Arrow poison; urari; an extract of various plants, especially *Strychnos toxifera*, *S. castelnaei*, *S. crevauxii*, and *Chondodendron tomentosum*.
curariforme (curariform). Denoting a drug having an action like curare.
curarimimético (curarimimetic). Having a curare-like action.
curarina (curarine). C-Curarine I; the alkaloid principle of calabash curare.
curarización (curarization). Induction of muscular relaxation or paralysis by the administration of curare or of related compounds that have the ability to block nerve impulse transmission at the myoneural junction.
curativo (curative). **1.** That which heals or cures. **2.** Tending to heal or cure.
cureta (curette). Curet; instrument in the form of a loop, ring, or scoop with sharpened edges attached to a rod-shaped handle, used for curettage.
c. de Hartmann (Hartmann's c.).
curetaje **1.** (curettage). Curetment; curettement; a scraping, usually of the interior of a cavity or tract, for the removal of new growths or other abnormal tissues, or to obtain material for tissue diagnosis. **2.** (curetment). Curettage.
c. periapical (periapical c.).
c. subgingival (subgingival c.). Apoxesis.
curie (Ci) (curie). A unit of measurement of radioactiviity, 3.70 × 10^{10} disintegrations per second (1 becquerel); 1 g of ^{226}Ra emits 1 Ci of radioactivity.
curio (curium). An element, atomic no. 96, symbol Cm.
curva (curve). **1.** A nonangular continuous bend or line. **2.** Chart; a chart or graphic representation.
c. de alineación (alignment c.).
c. anti-Monson (anti-Monson c.). Reverse c.
c. de Barnes (Barnes' c.).
c. bucal (buccal c.).
c. de Carus (Carus' c.). Carus' circle.
c. de compensación (compensating c.).
c. contorneadas (milled-in c.'s). Milled-in paths.
c. de crecimiento (growth c.).
c. de dilución de colorante (dye-dilution c.). Indicator-dilution c.
c. de dilución del indicador (indicator-dilution c.). Dye-dilution c.
c. de distribución (distribution c.). Frequency c.
c. dosis-respuesta (dose-response c.).
c. epidémica (epidemic c.).
c. de flujo-volumen (flow-volume c.).
c. de Frank-Starling (Frank-Starling c.). Starling's c.
c. de frecuencia (frequency c.). Distribution c.
c. de Friedman (Friedman c.).
c. fuerza-duración (strength-duration c.).
c. de Gauss (gaussian c.). Normal distribution.
c. inversa (reverse c.). Anti-Monson c.
c. isovolumétrica de presión-flujo (isovolume pressure-flow c.).
c. logística (logistic c.).
c. de Monson (Monson c.).
c. muscular (muscle c.). Myogram.
c. de oclusión (c. of occlusion). Occlusal curvature.
c. de Pleasure (Pleasure c.).
c. de presión intracardíaca (intracardiac pressure c.).
c. de Price-Jones (Price-Jones c.).
c. de probabilidad (probability c.).
c. del pulso (pulse c.). Sphygmogram.
c. de Spee (c. of Spee). von Spee's c.
c. de Starling (Starling's c.). Frank-Starling c.
c. de tensión (tension c.).
c. de tensión-esfuerzo (stress-strain c.).
c. de titulación de todo el cuerpo (whole-body titration c.).
c. de Traube-Hering (Traube-Hering c.'s). Traube-Hering waves.
c. de von Spee (von Spee's c.). C. of Spee.
curvatura **1.** (curvature). Curvatura; a bending or flexure. **2.** (flexure). Flexura.
c. angular (angular c.). Pott's c.; a gibbous deformity.
c. anterior (anterior c. of spine). Kyphosis.
c. espinal (spinal c.).
c. gingival (gingival c.).
c. lateral (lateral c. of spine). Scoliosis.
c. lumbar (lumbar flexure).
c. mayor del estómago (greater c. of stomach). [*curvatura ventriculi major*, NA].
c. menor del estómago (lesser c. of stomach). [*curvatura ventriculi minor*, NA].
c. mesencefálica (mesencephalic flexure). Cephalic f.
c. oclusal (occlusal c.). Curve of occlusion.
c. perineal del recto (perineal flexure of rectum). [*flexura perinealis recti*, NA].
c. posterior (backward c. of spine). Lordosis.
c. de Pott (Pott's c.). Angular c.

c. protuberancial (pontine flexure). Basicranial f.; transverse rhombencephalic f.
c. sacra del recto (sacral flexure of rectum). [*flexura sacralis recti*, NA].
c. telencefálica (telencephalic flexure). A f. appearing in the embryonic forebrain region.
curvatura, pl. **curvaturae** (curvatura, pl. curvaturae). [*curvatura*, NA]. Curvature.
cushingoide (cushingoid). Resembling the signs and symptoms of Cushing's disease or syndrome.
cuspad (cuspad). In a direction toward the cusp of a tooth.
cusparia, corteza de (cusparia bark). Angostura bark.
cuspidado (cuspidate). Cuspid.
cúspide (cusp). Cuspis; in dentistry, a conical elevation arising on the surface of a tooth from an independent calcification center.
c. anterior (anterior c.). [*cuspis anterior*, NA].
c. de Carabelli (c. of Carabelli).
c. coronal (cuspis coronae). [*cuspis coronae*, NA].
c. dentaria (c. of tooth). [*cuspis dentis*, NA]; [*cuspis coronae*, NA].
c. posterior (posterior c.). [*cuspis posterior*, NA].
c. septal (septal c.). [*cuspis septalis*, NA].
cuspídeo **1.** (cuspal). Pertaining to a cusp. **2.** (cuspid). Cuspidate; having but one cusp. **3.** (cuspid). Dens caninus.
cuspis, pl. **cuspides** (cuspis, pl. cuspides). [*cuspis*, NA]. Cusp.
cutáneo (cutaneous). Relating to the skin.
cutaneomucoso (cutaneomucosal). Mucocutaneous.
cutícula **1.** (cuticle). Cuticula. **2.** (cuticula, pl. cuticulae). [*cuticula*, NA]. Cuticle; an outer thin layer, usually horny in nature. **3.** (cuticle). The layer, chitinous in some invertebrates, which occurs on the surface of epithelial cells. **4.** (cuticula, pl. cuticulae). Epidermis. **5.** (cuticle). Epidermis.
c. adquirida, adquirida del esmalte (acquired c., acquired enamel c.).
c. dental **1.** (dental c.). Cuticula dentis. **2.** (cuticula dentis). [*cuticula dentis*, NA]. Adamantine membrane; dental cuticle; enamel cuticle.
c. del esmalte (enamel c.). Cuticula dentis.
c. de Nasmyth (Nasmyth's c.). Cuticula dentis.
c. del pelo (c. of hair). Cuticula pili.
c. pilosa (cuticula pili). Cuticle of hair.
c. poserupción (posteruption c.). Acquired pellicle.
c. de la vaina del folículo piloso **1.** (c. of root sheath). Cuticula vaginae folliculi pili. **2.** (cuticula vaginae folliculi pili). Cuticle of root sheath.
cuticularización (cuticularization). Covering an abraded area with epidermis.
cutina (cutin). A specially prepared, thin, animal membrane used as a protective covering for wounded surfaces.
cutirreacción (cutireaction). Cutaneous reaction; the inflammatory reaction in the case of a skin test in a sensitive (allergic) subject.
cutis (cutis). [*cutis*, NA]. Skin; the membranous protective covering of the body, consisting of the epidermis and corium (dermis).
c. anserina (c. anserina). Gooseflesh.
c. hiperelástico (c. hyperelastica). Ehlers-Danlos syndrome.
c. laxo (c. laxa). Dermatochalasis; loose skin; pachydermatocele.
c. marmóreo (c. marmorata).
c. romboidal de la nuca (c. rhomboidalis nuchae).
c. untuoso (c. unctuosa). Seborrhea oleosa.
c. verdadero (c. vera). Corium.
c. verticis gyrata (c. verticis gyrata).
cutisector (cutisector). **1.** Rarely used term for instrument for cutting small pieces of skin for grafting. **2.** Rarely used term for instrument used to remove a section of skin for microscopic examination.
cutización (cutization). The transition from mucous membrane to skin at the mucocutaneous margins.
CV (CV). Abbreviation for coefficient of variation; cardiovascular; closing volume.
CVA (CVA). Abbreviation for cerebrovascular accident.
CVF (FVC). Abbreviation for forced vital capacity.
CVP (CVP). Abbreviation for central venous pressure.
Cyd (Cyd). Symbol for cytidine.
cyl (cyl). Abbreviation for cylinder, or cylindrical lens.
Cys (Cys). Symbol for cysteine (half-cystine) or its mono- or diradical.
Cyt (Cyt). Symbol for cytosine.

D

D (D). **1.** Symbol for the vitamin D potency of cod liver oil; for deuterium; for dihydrouridine in nucleic acids; for diffusing capacity. **2.** In optics, abbreviation for diopter; for dexter (right). **3.** In electrodiagnosis, abbreviation for duration, the current flowing and the circuit being closed. **4.** In dental formulas, abbreviation for deciduous. **5.** As a subscript, refers to dead space.
D & C (D & C). Abbreviation for dilation and curettage.
D & E (D & E). Abbreviation for dilation and evacuation.
da (da). Symbol for deca-.
DA (DA). Abbreviation for developmental age.
dA, dAdo (dA, dAdo). Abbreviation for deoxyadenosine.
DAB (DAB). Abbreviation for 3'3-diaminobenzidine HCl; carcinogenic.
daboia, daboya (daboia, daboya). Russell's viper.
dacarbazina (DTIC) (dacarbazine (DTIC)). An antineoplastic agent used in the treatment of malignant melanoma and Hodgkin's disease.
dacriadenitis (dacryadenitis). Dacryoadenitis.
dacriagogo (dacryagogue). **1.** An agent that stimulates the lacrimal gland to secretion. **2.** Promoting the flow of tears.
dacrio-, dacri- (dacryo-, dacry-). Combining forms relating to tears, or to the lacrimal sac or duct.
dacrioadenalgia (dacryoadenalgia). Pain in one of the lacrimal glands.
dacrioadenitis (dacryoadenitis). Dacryadenitis; inflammation of the lacrimal gland.
dacrioblenorrea (dacryoblennorrhea). Dacryocystoblennorrhea; a chronic discharge of mucus from a lacrimal sac.
dacriocele (dacryocele). Dacryocystocele.
dacriocentellografía (dacryoscintigraphy). A test to determine the patency of the lacrimal system by instilling a radioactive isotope.
dacriocistalgia (dacryocystalgia). Pain in the lacrimal sac.
dacriocistectomía (dacryocystectomy). Surgical removal of the lacrimal sac.
dacriocistitis (dacryocystitis). Inflammation of the lacrimal sac.
dacriocisto (dacryocyst). Saccus lacrimalis.
dacriocistoblenorrea (dacryocystoblennorrhea). Dacryoblennorrhea.
dacriocistocele (dacryocystocele). Dacryocele; enlargement of the lacrimal sac with fluid.
dacriocistoetmoidostomía (dacryocystoethmoidostomy). Anastomosis of the lacrimal sac to the mucous membrane of the ethmoid sinus.
dacriocistograma (dacryocystogram). A radiograph or a scintigram of the lacrimal apparatus obtained for the purpose of localizing the site of obstruction.
dacriocistoptosis, dacriocistoptosia (dacryocystoptosis, dacryocystoptosia). Downward displacement of the lacrimal sac.
dacriocistorrinoestenosis (dacryocystorhinostenosis). Obstruction within the nasolacrimal duct.
dacriocistorrinostomía (dacryocystorhinostomy). Dacryorhinocystotomy; an operation providing an anastomosis between the lacrimal sac and the nasal mucosa through an opening in the lacrimal bone.
dacriocistotomía (dacryocystotomy). Incision of the lacrimal sac.
dacriocistótomo (dacryocystotome). A small knife for incising the lacrimal sac.
dacrioestenosis (dacryostenosis). Stricture of a lacrimal or nasal duct.
dacriohemorrea (dacryohemorrhea). The flow of bloody tears.
dacriolitiasis (dacryolithiasis). The formation and presence of dacryoliths.
dacriolito (dacryolith). Lacrimal calculus; ophthalmolith; tear stone; a concretion in the lacrimal apparatus.
  d. de Desmarres (Desmarres' d.'s).
dacrioma (dacryoma). **1.** Hydrops of the lacrimal sac. **2.** A tumor of the lacrimal sac.
dacrión (dacryon). The point of junction of the frontomaxillary and lacrimomaxillary sutures on the medial wall of the orbit.
dacriopiorrea (dacryopyorrhea). The discharge of tears containing leukocytes.
dacriopiosis (dacryopyosis). Suppuration in the lacrimal sac or canaliculi.
dacriops (dacryops). **1.** Excess of tears in the eye. **2.** A cyst of a duct of the lacrimal gland.
dacriorrea (dacryorrhea). An excessive secretion of tears.
dacriorrinocistotomía (dacryorhinocystotomy). Dacryocystorhinostomy.
dacriosirinx (dacryosyrinx). Lacrimal fistula.
dacriosolenitis (dacryosolenitis). Inflammation of the lacrimal or nasal duct.
dactilagra (dactylagra). Obsolete term meaning gout for the fingers.
dactilalgia (dactylalgia). Dactylodynia; pain in the fingers.
dactiledema (dactyledema). Edema of the finger.
dactilia (dactylia). Syndactyly.
dactilio (dactylium). Syndactyly.
dactilitis (dactylitis). Inflammation of one or more fingers.
  d. drepanocítica (sickle cell d.). Hand-and-foot syndrome.
dáctilo (dactyl). Digitus.
dactilo-, dactil- (dactylo-, dactyl-). Combining forms relating to the fingers, and sometimes to the toes.
dactilocampsis, dactilocampsia (dactylocampsis). Permanent flexion of the fingers.
dactilocampsodinia (dactylocampsodynia). Painful contraction of one or more fingers.
dactilodinia (dactylodynia). Dactylalgia.
dactiloespasmo (dactylospasm). Spasmodic contraction of the fingers.
dactilogriposis (dactylogryposis). Contraction of the fingers.
dactilólisis espontánea (dactylolysis spontanea). Ainhum.
dactilología (dactylology). Cheirology; chirology; the use of the finger alphabet in talking.
dactilomegalia (dactylomegaly). Megadactyly.
dactiloscopia (dactyloscopy). An examination of the markings in prints made from the fingertips; employed as a method of personal identification.
dactinomicina (dactinomycin). Actinomycin D produced by several species of *Streptomyces*; an antineoplastic antibiotic.
dactylus, pl. **dactyli** (dactylus, pl. dactyli). Digitus.
dacuronio (dacuronium). A nondepolarizing steroid neuromuscular blocking agent with more rapid onset and shorter duration of action than pancuronium
dador (donor). **1.** An atom that readily yields electrons to an acceptor. **2.** An individual from whom blood, tissue, or an organ is taken for transplantation.
  d. de hidrógeno (hydrogen d.).
  d. universal (universal d.).
dagga (dagga). Leaves of *Leonotis leonurus*, a plant found in South Africa, where it is smoked like tobacco with mild sedative effect.
dalina (dahlin). Inulin.
dalita (dahllite). Podolite; a naturally occurring calcium phosphate, similar in structure to the mineral portions of bones and teeth.
dalton (dalton). Term unofficially used to indicate a unit of mass equal to $^{1}/_{12}$ the mass of a carbon-12 atom, 1.0000 in the atomic mass scale.
daltoniano, daltónico (daltonian). **1.** Attributed to or described by John Dalton. **2.** Pertaining to daltonism.
daltonismo (daltonism). A color vision deficiency, especially deuteranomaly or deuteranopia.
DAM (DAM). Abbreviation for diacetylmonoxime.

damara (dammar). A resin resembling copal, obtained from various species of *Shorea* (family Dipterocarpaceae); used, dissolved in chloroform, for mounting microscopic specimens.
dAMP (dAMP). Abbreviation for deoxyadenylic acid.
danazol (danazol). An anterior pituitary suppressant.
DANS (DANS). Abbreviation for 1-dimethylaminonaphtalene-5-sulfonic acid; a green fluorescing compound used in immunohistochemistry to detect antigens.
dansilo (Dns, DNS) (dansyl (Dns, DNS)). A blocking agent for NH_2 groups, used in peptide synthesis.
dantrolene sódico (dantrolene sodium). A synthetic skeletal muscle relaxant which acts directly on muscle.
dantrón (danthron). An anthraquinone laxative.
danza (dance). Abnormal, histrionic movements related to brain damage.
d. hiliar (hilar d.).
d. de San Antonio, San Juan, San Vito (Saint Anthony's d., Saint John's d., Saint Vitus d.). Obsolete eponyms for Sydenham's chorea.
DAPI (DAPI). Abbreviation for 4'6-diamidino-2-pheny-lindole.2HCl, a fluorescent probe for DNA.
dapsona (dapsone). 4,4'Sulfonylbisbenzeneamine; 4,4'-sulfobisaniline; it is used in the treatment of leprosy, certain other cutaneous diseases.
dartoico, dartoideo (dartoic, dartoid). Resembling tunica dartos in its slow involuntary contractions.
dartos (dartos). Tunica dartos.
d. femenino (d. muliebris).
darwiniano (darwinian). Relating to or ascribed to Darwin.
daturina (daturine). Hyoscyamine.
daunomicina (daunomycin). Daunorubicin.
daunorrubicina (daunorubicin). Daunomycin; an antibiotic of the rhodomycin group, obtained from *Streptomyces peucetius;* used in the treatment of acute leukemia; also used in cytogenetics to produce Q-type chromosome bands.
dB, db (dB, db). Abbreviation for decibel.
D.C. (D.C.). Abbreviation for Doctor of Chiropractic.
DCI (DCI). Symbol for dichloroisoproterenol.
dCMP (dCMP). Abbreviation for deoxycytidylic acid.
D.D.S. (D.D.S.). Abbreviation for Doctor of Dental Surgery.
DDT (DDT). Abbreviation for dichlorodiphenyltrichloroethane.
DE (ED). Abbreviation for effective dose.
de- (de-). Prefix carrying often a privative or negative sense; denoting away from, cessation, without; sometimes has an intensive force.
DEAE-celulosa (DEAE-cellulose). Diethylaminoethyl cellulose.
dealbación (dealbation). The act of whitening, bleaching, or blanching.
deanol, acetamidobenzoato de (deanol acetamidobenzoate). A central nervous system stimulant.
debilidad (debility). Weakness.
debilitante (debilitant). **1.** Weakening; causing debility. **2.** Obsolete term for a quieting agent or one that subdues excitement.
debrisoquina, sulfato de (debrisoquine sulfate). An antihypertensive agent.
deca- (deca- (da)). Prefix used in the SI and metric systems to signify ten. Also spelled deka-.
decagramo (decagram). Ten grams.
decalitro (decaliter). Ten liters.
decalvante (decalvant). Removing the hair; making bald.
decametonio, bromuro de (decamethonium bromide). A synthetic nondepolarizing neuromuscular blocking agent used to produce muscular relaxation during general anesthesia.
decámetro (decameter). Ten meters.
decamina (decamine). Dequalinium acetate.
decano (decane). A paraffin hydrocarbon.
decanoína (decanoin). Caprin.
decanormal (decanormal). Rarely used term denoting the concentration of a solution 10 times that of normal.
decantación (decantation). Pouring off the clear upper portion of a fluid, leaving a sediment or precipitate.
decantar (decant). To pour off gently the upper clear portion of a fluid, leaving the sediment in the vessel.
decapitación (decapitation). Removal of a head.
decapitado (decapitate). Relating to an experimental animal with the head removed.
decapitar (decapitate). To cut off the head; specifically, to remove the head of a fetus to facilitate delivery in cases of irremediable dystocia.
deci- (deci- (d)). Prefix used in the SI and metric systems to signify one-tenth (10^{-1}).
decibel (db, dB) (decibel (dB, db)). One-tenth of a bel; unit for expressing the relative loudness of sound on a logarithmic scale.
decidua (decidua). Membrana decidua.
d. basal (d. basalis). [*decidua basalis*, NA]. D. serotina.
d. capsular (d. capsularis). [*decidua capsularis*, NA]. D. reflexa; membrana adventitia.
d. ectópica (ectopic d.).
d. esponjosa (d. spongiosa). The portion of the d. basalis attached to the myometrium.
d. menstrual (d. menstrualis).
d. parietal (d. parietalis). [*decidua parietalis*, NA]. D. vera.
d. poliposa (d. polyposa).
d. reflejada (d. reflexa). D. capsularis.
d. serotina (d. serotina). D. basalis.
d. verdadera (d. vera). D. parietalis.
deciduación (deciduation). Shedding of endometrial tissue during menstruation.
deciduado (deciduate). Relating to those mammals that shed maternal uterine tissue when expelling the placenta at birth.
decidual (decidual). Relating to the decidua.
deciduitis (deciduitis). Inflammation of the decidua.
deciduo (deciduous). **1.** Not permanent; denoting that which eventually falls off. **2.** (D) In dentistry, often used to designate the first or primary dentition.
deciduoma (deciduoma). Placentoma.
d. de Loeb (Loeb's d.).
decigramo (decigram). One-tenth of a gram.
decilitro (deciliter). One-tenth of a liter.
decímetro (decimeter). One-tenth of a meter.
decimorgan (decimorgan (dM)).
decinormal (decinormal). One-tenth of normal, denoting the concentration of a solution.
declinación (declination). A bending, sloping, or other deviation from a normal vertical position.
declinador (declinator). A retractor that holds certain structures out of the way during an operation.
declive (declive). [*declive*, NA]. Declivis; lobulus clivi; the posterior sloping portion of the monticulus of the vermis of the cerebellum.
declivis (declivis). Declive.
decocción (decoction). **1.** The process of boiling. **2.** Apozem. The pharmacopeial name for preparations made by boiling crude vegetable drugs, and then straining, in the proportion of 50 g of the drug to 1000 ml of water.
decorticación (decortication). **1.** Decortization. Removal of the cortex, or external layer, beneath the capsule from any organ or structure. **2.** An operation for removal of the residual clot and/or newly organized scar tissue that form after a hemothorax or neglected empyema.
d. cerebral (cerebral d.).
d. reversible (reversible d.).
decortización (decortization). Decortication.
decremento (decrement). **1.** Decrease. **2.** Decrease in conduction velocity at a particular point in a fiber; a result of altered properties at that point.
decrepitación (decrepitation). Crackling; the snapping of certain salts when heated.
decrudescencia (decrudescence). Abatement of the symptoms of disease.
decualinio, acetato de (dequalinium acetate). An antimicrobial agent.
decualinio, cloruro de (dequalinium chloride). An antimicrobial agent.
decubación (decubation). The final period of an infectious disease from the disappearance of the specific symptoms to complete restoration of health and the end of the infectious period.
decubital (decubital). Relating to a decubitus ulcer.
decúbito (decubitus). The position of the patient in bed; e.g., dorsal d., lateral d.
d. de Andral (Andral's d.).

decurrente (decurrent). Extending downward.
decusación (decussation). **1.** Decussatio. In general, any crossing over o intersection of parts. **2.** The intercrossing of two homonymous fiber bundles as each crosses over to the opposite side of the brain in the course of its ascent or descent through the brainstem or spinal cord.
d. de los brazos conjuntivales **1.** (d. of brachia conjunctiva). [*decussatio pedunculorum cerebellarium superiorum*, NA]. **2.** (decussatio brachii conjunctivi). [*decussatio pedunculorum cerebellarium superiorum*, NA].
d. del filete (d. of the fillet). [*decussatio lemniscorum*, NA].
d. de Forel (Forel's d.).
d. en fuente (fountain d.). Tegmental d.
d. de Held (Held's d.).
d. del lemnisco medial **1.** (d. of medial lemniscus). [*decussatio lemniscorum*, NA]. **2.** (decussatio lemniscorum). [*decussatio lemniscorum*, NA]. Decussation of medial lemniscus; d. sensoria.
d. de Meynert (Meynert's d.).
d. motora **1.** (motor d.). [*decussatio pyramidum*, NA]. **2.** (decussatio motoria). [*decussatio motoria*, NA]. Official alternate term for d. pyramidum.
d. de los nervios patéticos (decussatio nervorum trochlearium). [*decussatio nervorum trochlearium*, NA]. Decussation of trochlear nerves.
d. óptica (optic d.). Optic chiasma.
d. de los pedúnculos cerebelosos superiores (decussatio pedunculorum cerebellarium superiorum). [*decussatio pedunculorum cerebellarium superiorum*, NA]. D. brachii conjunctivi; Wernekinck's decussation.
d. piramidal, de las pirámides (pyramidal d.). [*decussatio pyramidum*, NA]. Motor decussation; d. motoria.
d. rubroespinal (rubrospinal d.).
d. sensitiva (decussatio sensoria). [*decussatio sensoria*, NA]. Official alternate term for d. lemniscorum.
d. sensitiva del bulbo raquídeo (sensory d. of medulla oblongata). [*decussatio lemniscorum*, NA].
d. tectoespinal (tectospinal d.). Dorsal tegmental d.
d. tegmentaria (decussationes tegmenti). [*decussationes tegmenti*, NA]. Collective term denoting tegmental decussations.
d. tegmentaria dorsal (dorsal tegmental d.).
d. tegmentaria ventral (ventral tegmental d.).
d. tegmentarias (tegmental d.'s). [*decussationes tegmenti*, NA].
d. de Wernekinck (Wernekinck's d.). [*decussatio pedunculorum cerebellarium superiorum*, NA].
decusado (decussate). Crossed like the arms of an X.
decusar (decussate). To cross.
decussatio, pl. **decussationes** (decussatio, pl. decussationes). [*decussatio*, NA]. Decussation.
dedo (finger). [*digitus*, NA]. One of the digits of the hand.
d. acolchado (bolster f.). Monilial infection of the nail fold.
d. anular (ring f.). [*digitus annularis*, NA]. Fourth f.
d. arácnido (spider f.). Arachnodactyly.
d. auricular (digitus auricularis). D. minimus.
d. de beisbolista (baseball f.). Drop f.; hammer f.
d. blancos (white f.'s).
d. caído (drop f.). Baseball f.
d. de cera (waxy f.'s). Acroasphyxia.
cuarto d. (fourth f.). Ring f.
d. doloroso (painful toe). Hallux dolorosus.
d. en gatillo (trigger f.). Jerk f.; lock f.; spring f.
d. gordo **1.** (hallus). Hallux. **2.** (great toe). Hallux.
d. hipocrático **1.** (clubbing). A condition affecting the fingers and toes in which proliferation of distal tissues, especially the nail-beds, results in broadening of the extremities of the digits. **2.** (hippocratic f.'s).
d. de Hong Kong (Hong Kong toe). Tinea pedis.
d. índice **1.** (forefinger). Index. **2.** (index f.). [*digitus secundus*, NA]. Index.
d. de la mano (digiti manus). [*digiti manus*, NA]. Fingers.
d. en martillo (hammer f.). Baseball f.
d. en maza (mallet f.). Baseball f.
d. medio (middle f.). [*digitus medius*, NA]. Third f.
d. membranosos (webbed f.'s).
d. meñique (fifth f.). Little f.
d. muerto (dead f.'s). Acroasphyxia.
d. en pala (spade f.'s). The coarse, thick f.'s of acromegaly or myxedema.
d. en palillo de tambor (drumstick f.'s).
d. pequeño (little f.). [*digitus quintus*, NA]. Fifth f.
d. del pie (toe). Digitus pedis; one of the digits of the feet.
d. del pie en martillo (hammer toe).
d. del pie palmados (webbed toe's).
d. del pie péndulo (toe-drop).
primer d. (first f.). Pollex.
d. en resorte (spring f.). Trigger f.
d. rígido (stiff toe). Hallux rigidus.
d. en salchicha (sausage f.'s).
segundo d. de la mano (second f.). Index.
tercer d. de la mano (third f.). Middle f.
d. trabado (lock f.). Trigger f.
d. valgus (digitus valgus). Permanent deviation of one or more fingers to the radial side.
d. varus (digitus varus). Permanent deviation of one or more fingers to the ulnar side.
dedolación (dedolation).
defecación (defecation). Motion; movement; the discharge of feces from the rectum.
defectivo (defective). Denoting or exhibiting a defect.
defecto (defect). An imperfection, malformation, dysfunction, or absence.
d. de acople (coupling d.).
d. de la almohadilla endocárdica (endocardial cushion d.). Persistent atrioventricular canal.
d. cortical fibroso (fibrous cortical d.). Nonosteogenic fibroma.
d. cortical fibroso metafisario (metaphysial fibrous cortical d.).
d. ectodérmico congénito (congenital ectodermal d.). Congenital ectodermal dysplasia.
d. de la fase luteínica (luteal phase d.). Luteal phase deficiency.
d. de organificación (organification d.).
d. de relleno (filling d.).
d. septal aórtico o aorticopulmonar (aortic septal d., aorticopulmonary septal d.).
d. septal auricular (atrial septal d.).
d. septal ventricular (ventricular septal d.).
d. del transporte de yoduro (iodide transport d.).
defensa **1.** (defense). The psychological mechanisms used to control anxiety, e.g., rationalization, projection. **2.** (guarding). A spasm of muscles to minimize motion or agitation of sites affected by injury or disease.
d. abdominal (abdominal guarding).
d. selectiva (screen d.).
deferencial (deferential). Relating to the ductus deferens.
deferente (deferent). Carrying away.
deferentectomía (deferentectomy). Vasectomy.
deferentitis (deferentitis). Vasitis; inflammation of the ductus deferens.
deferoxamina, mesilato de (deferoxamine mesylate). Desferrioxamine mesylate; an iron chelate used in the treatment of iron poisoning.
defervescencia (defervescence). Falling of an elevated temperature; abatement of fever.
deficiencia (deficiency). A lack or inadequacy of something.
d. de anticuerpo secundario (secondary antibody d.). Secondary immunodeficiency.
d. de antitripsina (antitrypsin d.).
d. familiar de lipoproteína de alta densidad (familial high density lipoprotein d.). Tangier disease.
d. de la fase luteínica (luteal phase d.). Luteal phase defect.
d. focal femoral proximal (proximal femoral focal d. (PFFD)).
d. de fosfohexosa isomerasa (phosphohexose isomerase d.).
d. de galactocinasa (galactokinase d.).
d. de glucosafosfato isomerasa (glucosephosphate isomerase d.).
d. gustativa (taste d.).
d. inmune (immune d.). Immunodeficiency.
d. inmunológica, inmune, de inmunidad (immunological d.). Immunodeficiency.
d. de LCAT (LCAT d.).
d. de longitud de arco (arch length d.).
d. mental (mental d.). Mental retardation.
d. de piruvato cinasa (pyruvate kinase d.).

d. de riboflavina (riboflavin d.).
d. de seudocolinesterasa (pseudocholinesterase d.).
d. de sulfatasa placentaria (placental sulfatase d.).
d. de yodotirosina deyodinasa (iodotyrosine deiodinase defect).
déficit (deficit). The result of temporarily using up something faster than it is being replenished.
d. de base (base d.).
d. de oxígeno (oxygen d.).
d. del pulso (pulse d.).
definición (definition). In optics, the power of a lens to give a distinct image.
deflexión (deflection). **1.** A moving to one side. **2.** In the electrocardiogram, a deviation of the curve from the isoelectric base line.
d. intrínseca (intrinsic d.).
d. intrinsicoide (intrinsicoid d.).
deflorescencia (deflorescence). Disappearance of the eruption in scarlet fever or other exanthemas.
deflujo (defluxion). **1.** Defluvium. A falling down or out, as of the hair. **2.** A flowing down or discharge of fluid.
defluvium (defluvium). Defluxion.
d. capillorum (d. capillorum). A falling (or loss) of hair.
d. unguium (d. unguium). A falling (or loss) of nails.
deformación (deformation). **1.** Deviation of form from the normal. **2.** Deformity. **3.** In rheology, the change in the physical shape of a mass by applied stress.
deformante (deforming). Causing a deviation from the normal form.
deformidad (deformity). Deformation; a deviation from the normal shape or size, resulting in disfigurement; may be congenital or acquired.
d. de Åkerlund (Åkerlund d.).
d. en aleta de foca (seal-fin d.).
d. de Arnold-Chiari (Arnold-Chiari d.). Arnold-Chiari malformation.
d. en caja de fusil o de escopeta (gunstock d.).
d. por contractura (contracture d.).
d. en cuello de cisne (swan-neck d.).
d. en dorso de tenedor (silver-fork d.).
d. en frasco de Erlenmeyer (Erlenmeyer flask d.).
d. de Haglund (Haglund's d.). Haglund's disease.
d. de Madelung (Madelung's d.). Carpus curvus.
d. en ojal (boutonnière d.).
d. en ojo de cerradura (keyhole d.).
d. en paracaídas (parachute d.). Parachute mitral valve.
d. en pinza de langosta (lobster-claw d.).
d. por reducción (reduction d.).
d. selar en J (J-sella d.).
d. en seudopinza de langosta (pseudolobster-claw d.).
d. en silbato (whistling d.).
d. de sirena (mermaid d.). Sirenomelia.
d. de Sprengel (Sprengel's d.). Scapula elevata.
d. de Whitehead (Whitehead d.).
defurfuración (defurfuration). Branny desquamation; the shedding of the epidermis in the form of fine scales.
degeneración **1.** (degeneracy). A condition marked by deterioration of mental, physical, or moral processes. **2.** (degeneration). Degeneratio. Passing from a higher to a lower level or type. **3.** (degeneration). A worsening of mental, physical, or moral qualities. **4.** (degeneration). A retrogressive pathologic change in cells or tissues.
d. adiposa (adipose degeneration). Fatty d.
d. adiposogenital (adiposogenital degeneration). Dystrophia adiposogenitalis.
d. albuminoidea, albuminosa (albuminoid degeneration, albuminous d.).
d. amiloidea (amyloid degeneration). Waxy d.
d. angiolítica (angiolithic degeneration).
d. ascendente (ascending degeneration).
d. ateromatosa (atheromatous degeneration).
d. en balón (ballooning degeneration).
d. basófila (basophilic degeneration).
d. calcárea (calcareous degeneration).
d. cárnea (carneous degeneration). Red d.
d. caseosa (caseous degeneration). Caseous necrosis.
d. cérea (waxy degeneration). Amyloid d.; Zenker's d.
d. cerebelosa primaria progresiva (primary progressive cerebellar degeneration).
d. colicuativa (colliquative degeneration).
d. coloidea (colloid degeneration).
d. combinada subaguda de la médula espinal (subacute combined degeneration of the spinal cord).
d. de conos (cone degeneration).
d. corneal marginal (marginal corneal degeneration). Terrien's marginal d.
d. corneal nodular de Salzmann (Salzmann's nodular corneal degeneration).
d. descendente (descending degeneration).
d. disciforme (disciform degeneration).
d. ectásica marginal de la córnea (ectatic marginal degeneration of cornea). Marginal corneal d.
d. elastoide (elastoid degeneration). Elastosis.
d. elastósica (elastotic degeneration). Elastosis.
d. esferular elaioide (degeneratio spherularis elaioides).
d. esponjosa (spongy degeneration). Canavan's disease; Canavan's sclerosis.
d. fascicular (fascicular degeneration). Neurogenic atrophy.
d. fibrinoide (fibrinoid degeneration, fibrinous d.).
d. fibroide o fibrosa (fibrous degeneration).
d. granular o granulosa (granular degeneration). Cloudy swelling.
d. granulovacuolar (granulovacuolar degeneration).
d. grasa (fatty degeneration). Adipose d.; steatosis.
d. gris (gray degeneration).
d. hepatolenticular (hepatolenticular degeneration). Hepatolenticular disease; Wilson's disease.
d. heredomacular (heredomacular degeneration).
d. hialina (hyaline degeneration).
d. hialina de Crooke (Crooke's hyaline degeneration).
d. hialoidea granuliforme (degeneratio hyaloidea granuliformis).
d. hialoideorretiniana (hyaloideoretinal degeneration). Wagner's disease.
d. hidrópica (hydropic degeneration). Cloudy swelling.
d. de Kuhnt-Junius (Kuhnt-Junius degeneration). Kuhnt-Junius disease.
d. lenticular progresiva (lenticular progressive degeneration). Hepatolenticular d.
d. por licuefacción (liquefaction degeneration).
d. macular (macular degeneration).
d. macular cistoidea (cystoid macular degeneration). Honeycomb macula.
d. macular de Sorsby (Sorsby's macular degeneration). Familial pseudoinflammatory macular d.
d. macular seudoinflamatoria familiar (familial pseudoinflammatory macular degeneration). Sorsby's macular d.
d. marginal de Terrien (Terrien's marginal degeneration). Marginal corneal d.
d. mielínica (myelinic degeneration).
d. miópica (myopic degeneration).
d. mixoide, mixomatosa (myxoid degeneration, myxomatous d.). Mucoid d.
d. de Mönckeberg (Mönckeberg's degeneration). Mönckeberg's arteriosclerosis.
d. mucinoidea (mucinoid degeneration).
d. mucoide (mucoid degeneration). Myxoid d.; myxomatous d.
d. mucoide medial (mucoid medial degeneration). Cystic medial necrosis.
d. neurofibrilar (neurofibrillary degeneration).
d. neuronal infantil (infantile neuronal degeneration).
d. neuronal primaria (primary neuronal degeneration). Alzheimer's disease.
d. de Nissl (Nissl degeneration).
d. olivopontocerebelosa (olivopontocerebellar degeneration). Olivopontocerebellar atrophy.
d. ortógrada (orthograde degeneration). Wallerian d.
d. parenquimatosa (parenchymatous degeneration). Cloudy swelling.
d. pigmentaria primaria de la retina (primary pigmentary degeneration of retina). Tapetoretinal d.
d. reticular (reticular degeneration).
d. retrógrada (retrograde degeneration).

d. roja (red degeneration). Carneous d.
d. secundaria (secondary degeneration). Wallerian d.
d. senil (senile degeneration). The process of involution occurring in old age.
d. seudotubular (pseudotubular degeneration).
d. tapetorretiniana (tapetoretinal degeneration).
d. transináptica (transsynaptic degeneration). Transneuronal atrophy.
d. de Türk (Türck's degeneration).
d. vacuolar (vacuolar degeneration).
d. viteliforme, vitelirruptiva **1.** (vitelliform degeneration, vitelliruptive d.). **2.** (vitelliruptive degeneration). Vitelliform d.
d. walleriana (wallerian degeneration). Orthograde d.; secondary d.
d. xerótica (xerotic degeneration).
d. de Zenker (Zenker's degeneration). Waxy d. Zenker's necrosis.
degenerado (degenerate). **1.** Below the normal or acceptable; that which has passed to a lower level. **2.** A person whose moral characteristics are considered to be below those of his society.
degenerar (degenerate). To pass to a lower level of mental, physical, or moral qualities; to fall below the normal or acceptable type or state.
degeneratio (degeneratio). Degeneration.
degenerativo (degenerative). Relating to degeneration.
deglución (deglutition). The act of swallowing.
d. somática (somatic swallow).
d. visceral (visceral swallow).
deglutir (swallow). To pass anything through the fauces, pharynx, and esophagus into the stomach; to perform deglutition.
deglutitivo (deglutitive). Relating to deglutition.
degradación (degradation). The change of a chemical compound into a less complex compound.
degustación (degustation). The act of tasting.
deshalogenasa (dehalogenase). Any enzyme removing halogen atoms from organic halides.
deshidrasa (dehydrase). Former name for dehydratase.
dehidro- (dehydro-). Prefix used in the names of those chemical compounds that differ from other and more familiar compounds in the absence of two hydrogen atoms.
dehidro-3-epiandrosterona (dehydro-3-epiandrosterone). Androstenolone; dehydroisoandrosterone; a weakly androgenic steroid.
dehidroazúcares (dehydrosugars). Anhydrosugars.
dehidrobilirrubina (dehydrobilirubin). Biliverdin.
dehidrocolato (dehydrocholate). A salt or ester of dehydrocholic acid.
7-dehidrocolesterol (7-dehydrocholesterol). Provitamin D_3.
24-dehidrocolesterol (24-dehydrocholesterol). Desmosterol.
11-dehidrocorticosterona (11-dehydrocorticosterone). Principally a metabolite of corticosterone, found in the adrenal cortex.
dehidroemetina (dehydroemetine). A synthetic derivative of emetine; used in the treatment of intestinal amebiasis.
resinato de d. (d. resinate).
dehidroisoandrosterona (dehydroisoandrosterone). Dehydro-3-epiandrosterone.
dehidropeptidasa II (dehydropeptidase II). Aminoacylase.
dehidrorretinaldehído (dehydroretinaldehyde). 3-Dehydroretinaldehyde; retinene-2; vitamin A_2 aldehyde.
dehidrorretinol (dehydroretinol). 3-Dehydroretinol; vitamin A_2.
dehidrotestosterona (dehydrotestosterone). Boldenone.
dehiscencia (dehiscence). A bursting open, splitting, or gaping along natural or sutured lines.
d. de una herida (wound d.).
d. del iris (iris d.).
d. radicular (root d.).
deiminasas (deiminases). Iminohydrolases.
delantal de las hotentotes (Hottentot apron). Velamen vulvae.
deleción (deletion). In genetics, any spontaneous elimination of part of the normal genetic complement.
d. cromosómica (chromosomal d.).
d. genética (gene d.).
d. intersticial (interstitial d.).
d. de nucleótidos (nucleotide d.). Point d.
d. puntiforme (point d.).
d. terminal (terminal d.).
deletéreo (deleterious). Injurious; noxious; harmful.
delfinina (delphinine). A toxic alkaloid, an aconine derivative.
delicado (delicate). Of feeble resisting power.
delicuescencia (deliquescence) Becoming damp or liquid by absorption of water from the atmosphere.
delicuescente (deliquescent). Denoting a solid capable of deliquescence.
delicuescer (deliquesce). To undergo deliquescence.
delimitación (delimitation). Marking off; putting bounds or limits; preventing the spread of a morbid process.
delirante (deliriant). Causing delirium.
delirio (delirium). A clouded state of consciousness and confusion, marked by difficulty in sustaining attention to stimuli, disordered thinking and memory, defective perception (illusions and hallucinations), disordered sleep-wakefulness cycles, and motor disturbances.
d. agudo (acute d.). D. of recent, rapid onset.
d. ansioso (anxious d.).
d. bajo (low d.).
d. por colapso (collapse d.).
d. musitativo, murmurante (d. mussitans, muttering d.).
d. postraumático (posttraumatic d.).
d. senil (senile d.). D. associated with senile dementia.
d. tóxico (toxic d.). D. caused by the action of a poison.
delirium (delirium). A clouded state of consciousness and confusion, marked by difficulty in sustaining attention to stimuli, disordered thinking and memory, defective perception (illusions and hallucinations), disordered sleep-wakefulness cycles, and motor disturbances.
d. cordis (d. cordis). Atrial fibrillation.
d. tremens (DT) (d. tremens (DT)).
delitescencia (delitescence). **1.** Sudden subsidence of symptoms; disappearance of a tumor or a cutaneous lesion. **2.** Period of incubation of an infectious disease.
delomorfo (delomorphous). Of definite form and shape; a term applied in the past to the parietal cells of the gastric glands.
delta (delta). **1.** Fourth letter of the Greek alphabet, Δ (capital), δ (lower case). **2.** In anatomy, a triangular surface.
d. de Galton (Galton's d.).
d. mesoescapular (d. mesoscapulae).
d. del trígono (d. fornicis). Commissura fornicis.
deltoide (deltoid). **1.** Resembling the Greek letter delta (Δ); triangular. **2.** Musculus deltoideus.
delusión (delusion). A false belief or wrong judgment held with conviction despite incontrovertible evidence to the contrary.
d. de control, de estar controlado (d. of control, d. of being controlled).
d. expansiva (expansive d.). D. of grandeur.
d. de grandeza (d. of grandeur). Expansive d.
d. de negación (d. of negation). Nihilistic d.
d. nihilista (nihilistic d.). D. of negation.
d. no sistematizada (unsystematized d.).
d. de pasividad (d. of passivity). D. of control.
d. de persecución, persecutoria (d. of persecution, persecutory d.).
d. de referencia (d. of reference). A delusional idea referring to the self.
d. sistematizada (systematized d.).
d. somática (somatic d.).
delusorio (delusional). Relating to a delusion.
demarcación (demarcation). A setting of limits; determining a boundary.
desmasculinización (demasculinizing). Depriving of male characteristics or inhibiting development of such characteristics.
dematiáceo (dematiaceous). Denoting dark conidia; used frequently to denote dark-colored fungi.
demo (deme). A local, small, highly inbred group or kinship.
demecario, bromuro de (demecarium bromide). A potent cholinesterase inhibitor used in the treatment of glaucoma and accommodative esotropia.
demeclociclina (demeclocycline). A broad-spectrum antibiotic.
demecolcina (demecolcine). An alkaloid from *Colchicum autumnale* (family Liliaceae) similar chemically to colchicine.
demencia (dementia). Amentia; a general mental deterioration due to organic or psychological factors.
d. de Alzheimer (Alzheimer's d.). Alzheimer's disease.

d. catatónica (catatonic d.). D. with catatonic symptoms.
d. por diálisis (dialysis d.). Dialysis encephalopathy syndrome.
d. epiléptica (epileptic d.).
d. hebefrénica (hebephrenic d.). D. with hebephrenic symptoms.
d. con infarto múltiple (multi-infarct d.). Vascular d.
d. paralítica (paralytic d., d. paralytica). Paresis.
d. paranoidea (d. paranoides). D. with paranoid features.
d. postraumática (posttraumatic d.).
d. precoz (d. praecox).
d. presenil (presenile d., d. presenilis).
d. primaria (primary d.).
d. secundaria (secondary d.).
d. senil (senile d.).
d. senil primaria (primary senile d.). Alzheimer's disease.
d. tóxica (toxic d.).
d. vascular (vascular d.). Multi-infarct d.

demente (demented). Suffering from dementia or loss of reason, memory, and related cognitive processes.

demetilasa (demethylase). Methyltransferase.

demi- (demi-). Prefix denoting half, lesser.

demografía (demography). The study of groups of people, their environment, their geographic distribution, and other characteristics.
d. dinámica (dynamic d.).

demoníaco (demoniac). Frenzied, fiendish, as if possessed by evil spirits.

demostrador (demonstrator). An assistant to a professor of anatomy, surgery, etc., who prepares for the lecture by dissections, collection of patients, etc.

demulcente (demulcent). **1.** Soothing; relieving irritation. **2.** An agent, such as a mucilage or oil, that soothes and relieves irritation, especially of the mucous surfaces.

denatonio, benzoato de (denatonium benzoate). An alcohol denaturant.

dendraxón (dendraxon). Obsolete term for telodendron.

dendriforme (dendriform). Arborescent; dendritic; dendroid, tree-shaped, or branching.

dendrita (dendrite). **1.** Dendritic process; dendron; neurodendrite; neurodendron; one of the two types of branching protoplasmic processes of the nerve cell (the other being the axon). **2.** A crystalline treelike structure formed during the freezing of an alloy.
d. apical (apical d.). Apical process.

dendrítico (dendritic). **1.** Dendriform. **2.** Relating to the dendrites of nerve cells.

dendrograma (dendrogram). A treelike figure used to represent graphically a hierarchy.

dendroide (dendroid). Dendriform.

dendrón (dendron). Dendrite.

dengue (dengue). A disease of tropical and subtropical regions caused by dengue virus.
d. hemorrágico (hemorrhagic d.).

dens, pl. **dentes** (dens, pl. dentes). **1.** [*dens*, pl. *dentes*, NA]. Tooth, pl. teeth. **2.** Odontoid process of epistropheus; odontoid process; a strong toothlike process projecting upward from the body of the axis, or epistropheus, around which the atlas rotates.
d. in dente (d. in dente).

densidad (density). **1.** The compactness of a substance; the ratio of mass to volume, usually expressed as g/ml (kg/m^3 in the SI system). **2.** The quantity of electricity on a given surface or in a given time per unit of volume. **3.** In radiology, a region of decreased transmission or reflectance of light.
d. de flujo (flux d.).
d. de fotones (photon d.). Count d.
d. óptica (optical d. (OD)). Absorbance.
d. de recuento (count d.). Photon d.
d. de vapor (vapor d.).

densímetro (densimeter). Densitometer.

densitometría (densitometry). A procedure utilizing a densitometer.

densitómetro (densitometer). **1.** Densimeter; an instrument for measuring the density of a fluid. **2.** An instrument for measuring, by virtue of relative turbidity, the growth of bacteria in broth. **3.** An instrument for measuring the density of components (e.g., protein fractions) separated by electrophoresis or chromatography.

dent-, denti-, dento- (dent-, denti-, dento-). Combining forms relating to the teeth.

dentado **1.** (dentatum). Nucleus dentatus cerebelli. **2.** (dentate). Notched; toothed; cogged.

dentadura (dentition). The natural teeth, as considered collectively, in the dental arch.
d. artificial (artificial d.). Denture.
d. natural (natural d.).

dental, dentario (dental). Relating to the teeth.

dentalgia (dentalgia). Toothache.

dentatectomía (dentatectomy). Surgical destruction of the dentate nucleus of the cerebellum.

dentición (teething). Odontiasis; eruption or "cutting" of the teeth, especially of the deciduous teeth.
d. decidua (deciduous dentition). Dens deciduus.
d. demorada (delayed dentition). Delayed eruption of the teeth.
d. mandibular (mandibular dentition). Arcus dentalis inferior.
d. maxilar (maxillary dentition). Arcus dentalis superior.
d. primaria (primary dentition). Dens deciduus.
d. primera (first dentition). Dens deciduus.
d. retardada (retarded dentition).
d. secundaria (secondary dentition). Dens permanens.
d. sucedánea (succedaneous dentition). Dens permanens.

denticulado (denticulate, denticulated). **1.** Finely dentated, notched, or serrated. **2.** Having small teeth.

dentículo (denticle). **1.** Endolith. **2.** A toothlike projection from a hard surface.

dentiforme (dentiform). Tooth-shaped; pegged.

dentífrico (dentifrice). Any preparation used in the cleansing of the teeth, e.g., a tooth powder, toothpaste, or tooth wash.

dentígero (dentigerous). Arising from or associated with teeth, as a d. cyst.

dentilabial (dentilabial). Relating to the teeth and lips.

dentilingual (dentilingual). Relating to the teeth and tongue.

dentina **1.** (dentin). Dentinum. **2.** (dentine). Dentinum.
d. esclerótica (sclerotic d.). Transparent d.
d. hipersensible (hypersensitive d.).
d. irregular, de la irritación (irregular d., irritation d.). Tertiary d.
d. opalescente hereditaria (hereditary opalescent d.).
d. peritubular (peritubular d.).
d. primaria (primary d.). D. which forms until the root is completed.
d. de reparación (reparative d.). Tertiary d.
d. secundaria (secondary d.).
d. terciaria (tertiary d.). Irregular d.; irritation d.; reparative.
d. transparente (transparent d.). Sclerotic d.
d. vascular (vascular d.). Vasodentin.

dentinalgia (dentinalgia). Dentinal sensitivity or pain.

dentinario (dentinal). Relating to dentin.

dentinoadamantino (dentinoenamel). Amelodentinal; relating to the dentin and enamel of teeth.

dentinocementario (dentinocemental). Cementodentinal; relating to the dentin and cementum of teeth.

dentinogénesis (dentinogenesis). The process of dentin formation in the development of teeth.
d. imperfecta (d. imperfecta). Hereditary opalescent dentin.

dentinoide (dentinoid). **1.** Resembling dentin. **2.** Dentinoma.

dentinoma (dentinoma). Dentinoid; a rare benign odontogenic tumor consisting microscopically of dysplastic dentin and strands of epithelium within a fibrous stroma.

dentinum (dentinum). [*dentinum*, NA]. Dentin; dentine; ebur dentis; substantia eburnea; the ivory forming the mass of the tooth.

dentíparo (dentiparous). Tooth-bearing.

dentoalveolar (dentoalveolar). Usually, denoting that portion of the alveolar bone immediately about the teeth; used also to denote the functional unity of teeth and alveolar bone.

dentodo (dentode). An exact reproduction of a tooth on a gnathographically mounted cast.

dentoide (dentoid). Odontoid.

dentolegal (dentolegal). Relating to both dentistry and the law.

dentoliva (dentoliva). Rarely used term for oliva.

dentosoportado (tooth-borne base).

déntulo (dentulous). Having natural teeth present in the mouth.

denudación (denudation). Deprivation of a covering or protecting layer.

denudador (stripper). An instrument used to strip a vein.

denudar (denude). To perform denudation.
deontología (deontology). A study of the field of professional etiquette and duties.
deorsumducción (deorsumduction). Infraduction; rotation of one eye downward.
dependencia (dependence). The quality or condition of lacking independence by relying upon, being influenced by, or being subservient to a person or object reflecting a particular need.
depilación (depilation). Epilation.
depilar (depilate). To remove hair by any means.
depilatorio (depilatory). **1.** Epilatory. **2.** An agent that causes the falling out of hair.
depleción (depletion). **1.** The removal of accumulated fluids or solids. **2.** A reduced state of strength from too many free discharges. **3.** Excessive loss of a constituent, usually essential, of the body, e.g., salt, water, etc.
d. de agua (water d.). Dehydration.
d. de cloruro (chloride d.). Salt d.
d. de sal (salt d.). Chloride d.
depósito (deposit). A sediment or precipitate. A pathological accumulation of inorganic material in a tissue.
d. de polvo de ladrillo (brickdust d.). A sediment of urates in the urine.
depravación **1.** (depravity). Depravation; a depraved act or the condition of being depraved. **2.** (depravation). Depravity.
depravado (depraved). Deteriorated or degenerate; corrupt.
depresión **1.** (trough). A long, narrow, shallow channel or depression. **2.** (depression). A sinking of spirits so as to constitute a clinically discernible condition. **3.** (dip). A downward inclination or slope. **4.** (depression). Reduction of the level of functioning. **5.** (depression). A hollow or sunken area.
d. agitada (agitated depression).
d. anaclítica (anaclitic depression).
d. de Couranand (Couranand's dip).
d. endógena, endogenomorfa (endogenous depression, endogenomorphic d.).
d. extendida (spreading depression).
d. gingival (gingival t.).
d. de glándulas salivales linguales (lingual salivary gland depression). Stafne bone cyst; static bone cyst.
d. de Langmuir (Langmuir t.).
d. de Pacchioni (pacchionian depression's). Foveolae granulares.
d. posimpulso (postdrive depression).
d. pterigoidea (pterygoid depression). Fovea pterygoidea.
d. reactiva (reactive depression).
d. sináptica (synaptic t.).
depresivo (depressive). **1.** Pushing down. **2.** Pertaining to or causing depression.
depresomotor (depressomotor). **1.** Retarding motor activity. **2.** An agent that slows or retards motion.
depresor **1.** (depressant). An agent that reduces nervous or functional activity, such as a sedative or anesthetic. **2.** (depressor). An instrument or device used to push certain structures out of the way during an operation or examination. **3.** (depressant). Diminishing functional tone or activity. **4.** (depressor). A muscle that flattens or lowers a part.
d. de la lengua (tongue depressor).
deprimido (depressed). **1.** Flattened from above downward. **2.** Below the normal level or the level of the surrounding parts. **3.** Below the normal functional level. **4.** Dejected; lowered in spirits.
deptropina, citrato de (deptropine citrate). Dibenzheptropine citrate; an antihistaminic agent.
depuración **1.** (depuration). Purification; removal of waste products or foul excretions. **2.** (clearance). Removal of a substance from the blood, e.g., by renal excretion, expressed in terms of the volume flow of arterial blood or plasma that would contain the amount of substance removed per unit time; measured in ml/min. **3.** (clearance). Removal of something from some place; e.g., esophageal acid c.
d. de agua libre (free water clearance).
d. de *p*-aminohipurato (p-aminohippurate clearance).
d. de creatinina (creatinine clearance).
d. de creatinina endógena (endogenous creatinine clearance).
d. de creatinina exógena (exogenous creatinine clearance).
d. de inulina (inulin clearance).
d. de isótopos (isotope clearance).
d. máxima de urea (maximum urea clearance).
d. osmolal (osmolal clearance).
d. de urea (urea clearance).
d. de urea estándar (standard urea clearance). Van Slyke's formula.
depurador (depurant). **1.** An agent or means used to effect purification. **2.** An agent that promotes the excretion and removal of waste material.
depurativo (depurative). Tending to depurate; depurant.
deradelfo (deradelphus). Conjoined twins with a single head and neck and separate bodies below the thoracic level.
deranencefalia (deranencephaly, deranencephalia). Congenital malformation in which the head is absent, although there is a rudimentary neck.
dereísmo (dereism). Mental activity in fantasy in contrast to reality.
dereístico (dereistic). Living in imagination or fantasy with thoughts that are incongruent with logic or experiences.
derencefalia **1.** (derencephaly). Derencephalia; cervical rachischisis and anencephaly, a malformation involving an open cranial vault with a rudimentary brain usually crowded back toward bifid cervical vertebrae. **2.** (derencephalia). Derencephaly.
derencefalocele (derencephalocele). In derencephaly, protrusion of the rudimentary brain through a defect in the upper cervical spinal canal.
dérico (deric). To be distinguished from enteric.
derivación **1.** (lead). The electrical connection for taking records by means of the electrocardiograph. **2.** (derivation). The source or process of an evolution. **3.** (derivation). Revulsion; the drawing of blood or the body fluids to one part to relieve congestion in another.
d. bipolar (bipolar l.).
d. directa (direct l.).
d. esofágica (esophageal l.).
d. estándar (standard l.). Indirect l.
d. indirecta (indirect l.). Standard l.
d. intracardíaca (intracardiac l.).
d. del miembro (limb l.).
d. precordiales (precordial l.'s, chest l.'s). Semidirect l.'s.
d. precordiales (chest l.'s, precordial l.'s). Semidirect l.
d. semidirectas (semidirect l.'s). Chest l.'s.
d. unipolares (unipolar l.'s).
derivado (derivative). **1.** Specifically, a chemical compound that may be produced from another compound of similar structure. **2.** Something produced by modification of something preexisting.
derivativo (derivative). Relating to or producing derivation.
derm-, derma-, dermat-, dermato-, dermo- (derm-, derma-). Combining forms signifying skin.
dermabrasión (dermabrasion). Planning; operative procedure used to remove acne scars, farmer-sailor skin, and dermal nevi.
dermagrafía (dermagraphy). Dermatographism.
dermahemia (dermahemia). Hyperemia of the skin.
dermalaxia (dermalaxia). Softening or relaxation of the skin.
dermametropatismo (dermametropathism). A system that measures the intensity and nature of certain cutaneous disorders by observing the markings made by drawing a blunt instrument across the skin.
dermamiiasis (dermamyiasis). Myiasis of the skin.
dermatalgia (dermatalgia). Dermatodynia; localized pain, usually confined to the skin.
dermatán sulfato (dermatan sulfate). Chondroitin sulfate B.
dermático **1.** (dermal). Dermatic; dermatoid; dermic; relating to the skin. **2.** (dermatic). Dermal
dermatitis (dermatitis, pl. dermatitides). Inflammation of the skin.
d. del ácaro de la rata (rat mite d.).
d. actínica (actinic d.).
d. por ambustión (d. ambustionis). D. calorica; uritis.
d. por anquilostomiasis (ancylostomiasis d.). Cutaneous ancylostomiasis.
d. artificial (d. artefacta). D. autophytica; d. factitia.
d. atópica (atopic d.) Atopic eczema.
d. atrófica (d. atrophicans).
d. autofítica (d. autophytica). D. artefacta.
d. blastomicética, blastomicótica (blastomycetic d., d. blastomycotica). A cutaneous form of blastomycosis.
d. calórica (d. calorica). D. ambustionis.

C D

d. por combustión (d. combustionis).
d. por congelación (d. congelationis). Frostbite.
d. por contacto (contact d.). Contact hypersensitivity.
d. por correas de sandalias (sandal strap d.).
d. cosmética (cosmetic d.).
d. eccematoide infecciosa (infectious eczematoid d.).
d. esquistosómica (schistosome d.). Swimmer's itch.
d. por estasis (stasis d.).
d. estival (d. aestivalis). Eczema recurring during the summer.
d. exfoliativa **1.** (d. exfoliativa). Exfoliative d. **2.** (exfoliative d.). D. exfoliativa; pityriasis rubra; Wilson's disease.
d. exfoliativa infantil o neonatal (d. exfoliativa infantum, d. exfoliativa neonatorum). Impetigo neonatorum.
d. exudativa discoide y liquenoide (exudative discoid and lichenoid d.). Sulzberger-Garbe disease.
d. ficticia (d. factitia). D. artefacta.
d. gangrenosa infantil (d. gangrenosa infantum). Disseminated cutaneous gangrene; ecthyma gangrenosum; rupia escharotica.
d. por goma de mascar (bubble gum d.).
d. herpetiforme (d. herpetiformis). D. multiformis.
d. hiemal (d. hiemalis). Frost itch; lumberman's itch.
d. lineal migrante (d. linearis migrans).
d. livedoide (livedoid d.).
d. del mango (mango d.).
d. medicamentosa (d. medicamentosa). Drug eruption.
d. multiforme (d. multiformis). D. herpetiformis.
d. por níquel (nickel d.).
d. nodular necrótica (d. nodularis necrotica). Werther's disease.
d. nudosa (d. nodosa).
d. por orugas (caterpillar d.). Caterpillar rash.
d. del pañal **1.** (napkin rash). Diaper dermatitis. **2.** (diaper d.). Ammonia rash; diaper rash; Jacquet's erythema.
d. papillaris capillitii (d. papillaris capillitii). Acne keloid.
d. papulosa del embarazo (papular d. of pregnancy).
d. pediculoides ventricosus (d. pediculoides ventricosus). Straw itch.
d. por perfumes (berloque d., berlock d.).
d. por pomada para zapatos (shoe dye d.).
d. de las praderas, de la hierba de las praderas (meadow d., meadow grass d.). Phytophlyctodermatitis.
d. primaria irritante (primary irritant d.).
d. proliferante (proliferative d.).
d. pustulosa contagiosa (contagious pustular d.). Contagious ecthyma.
d. pustulosa subcorneal (subcorneal pustular d.). Subcorneal pustular dermatosis.
d. química (chemical d.).
d. repens (d. repens). Pustulosis palmaris et plantaris.
d. por rhus (rhus d.).
d. de Schamberg (Schamberg's d.). Progressive pigmentary dermatosis.
d. seborreica (seborrheic d., d. seborrheica). Dyssebacia; seborrheic eczema; Unna's disease.
d. simple (d. simplex). Erythema simplex.
d. solar (solar d.).
d. del tintorero o lavandero (dhobie mark d.). Dhobie mark; washerman's mark.
d. tipo por contacto (contact-type d.).
d. traumática (traumatic d.).
d. del trébol o trifolio (trefoil d.). Trifoliosis.
d. vegetal (plant d.).
d. vegetante (d. vegetans). Pyoderma vegetans.
d. venenosa (d. venenata).
d. verrugosa (d. verrucosa). Chromoblastomycosis.
d. por viento (windburn). Erythema of the face due to exposure to wind.

dermatoaloplastia (dermatoalloplasty). Allografting of skin.
dermatoartritis (dermatoarthritis). Associated skin disease and arthritis.
d. lipoide (lipoid d.). A multicentric reticulohistiocytosis.
dermatoautoplastia (dermatoautoplasty). Autografting of skin taken from another part of the patient's own body.
dermatobiasis (dermatobiasis). Human botfly myiasis; infection of man and animals with larvae of the fly *Dermatobia hominis*.
dermatocalasia (dermatochalasis). Cutis laxa.
dermatocele (dermatocele). Localized atrophy or herniation of skin that may result from a neurofibroma or a congenital defect.
dermatocelulitis (dermatocellulitis). Inflammation of the skin and subcutaneous connective tissue.
dermatocisto (dermatocyst). A cyst of the skin.
dermatoconiosis (dermatoconiosis). An occupational dermatitis caused by local irritation from dust.
dermatodinia (dermatodynia). Dermatalgia.
dermatoesclerosis (dermatosclerosis). Scleroderma.
dermatoesqueleto (dermatoskeleton). Exoskeleton.
dermatofibroma (dermatofibroma). A slowly growing benign skin nodule consisting of poorly demarcated cellular fibrous tissue enclosing collapsed capillaries.
dermatofibrosarcoma protuberante (dermatofibrosarcoma protuberans). A relatively slowly growing dermal neoplasm.
d. pigmentado (pigmented d. p.). Bednar tumor; storiform neurofibroma.
dermatofibrosis lenticular diseminada (dermatofibrosis lenticularis disseminata). Asymmetric papules or discs of increased dermal elastic tissue appearing in early life; autosomal dominant inheritance.
dermatofilaxis (dermatophylaxis). Protection of the skin against potentially harmful agents; e.g., infection, excessive sunlight, noxious agents.
dermatofilosis (dermatophilosis). An infectious exudative dermatitis of cattle, sheep, goats, horses, and other animals (occasionally man) caused by *Dermatophilus congolensis*.
dermatofítide (dermatophytid). An allergic manifestation of dermatophytosis at a site distant from that of the primary fungous infection.
dermatófito (dermatophyte). A fungus that causes infections of the skin, hair, and/or nails.
dermatofitosis (dermatophytosis). An infection of the hair, skin, or nails caused by any one of the dermatophytes.
dermatofobia (dermatophobia). Morbid fear of acquiring a skin disease.
dermatófono (dermatophone). An instrument used for listening to blood flow in the skin.
dermatoglifia (dermatoglyphics). The science or study of these configurations or patterns.
dermatoglifo (dermatoglyphics). The configurations of the characteristic ridge patterns of the volar surfaces of the skin.
dermatografía (dermatography). Dermatographism.
dermatografismo (dermatographism). Autographism; dermagraphy; dermatography; dermographia; dermographism; dermography; factitious urticaria; urticaria factitia; skin writing; a form of urticaria in which whealing occurs in the site and in the configuration of application of stroking (pressure, friction) of the skin.
dermatógrafo (dermatograph). The linear wheal made in the skin in dermatographism.
dermatoheteroplastia (dermatoheteroplasty). Rarely used term for dermatoxenoplasty.
dermatohomoplastia (dermatohomoplasty). Obsolete term for dermatoalloplasty.
dermatoide (dermatoid). **1.** Dermoid; resembling skin. **2.** Dermal.
dermatólisis (dermatolysis). Dermolysis; loosening of the skin or atrophy of the skin by disease.
d. palpebral (d. palpebrarum). Blepharochalasis.
dermatología (dermatology). The branch of medicine concerned with the study of the skin.
dermatólogo (dermatologist). A physician who specializes in the diagnosis and treatment of cutaneous lesions and the related systemic diseases.
dermatoma **1.** (dermatome). Dermatomic area; the area of skin supplied by cutaneous branches from a single spinal nerve. **2.** (dermatome). Cutis plate; the dorsolateral part of an embryonic somite. **3.** (dermatoma). A circumscribed thickening or hypertrophy of the skin.
dermatomegalia (dermatomegaly). Congenital defect in which the skin hangs in folds.
dermatómero (dermatomere). A metameric area of the embryonic integument.
dermatomicosis (dermatomycosis). Fungus infection of the skin caused by dermatophytes, yeasts, and other fungi.
d. de los pies (d. pedis). Tinea pedis.

dermatomioma (dermatomyoma). Leiomyoma cutis.
dermatomiositis (dermatomyositis). A progressive condition characterized by muscular weakness with a skin rash.
dermátomo (dermatome). An instrument for cutting thin slices of skin for grafting, or excising small lesions.
d. eléctrico (electric d.).
dermatoneurosis (dermatoneurosis). Dermoneurosis; any cutaneous eruption due to emotional stimuli.
dermatonosología (dermatonosology). Dermonosology; the science of the nomenclature and classification of diseases of the skin.
dermatopatía 1. (dermatopathy). Dermatopathia; dermopathy; any disease of the skin. **2.** (dermatopathia). Dermatopathy.
d. pigmentaria reticular (dermatopathia pigmentosa reticularis). Livedo reticularis.
dermatopatología (dermatopathology). Histopathology of skin lesions.
dermatoplastia (dermatoplasty). Dermoplasty; plastic surgery of the skin, as by skin grafting.
dermatoplástico (dermatoplastic). Obsolete term relating to dermatoplasty.
dermatopolineuritis (dermatopolyneuritis). Acrodynia.
dermatorragia (dermatorrhagia). Hemorrhage from or into the skin.
d. parasitaria (d. parasitica).
dermatorrea (dermatorrhea). An excessive secretion of the sebaceous or sweat glands of the skin.
dermatorrexis (dermatorrhexis). Rupture of the skin.
dermatoscopia (dermatoscopy). Inspection of the skin, usually with the aid of a lens.
dermatosis (dermatosis, pl. dermatoses). Nonspecific term used to denote any cutaneous lesion or group of lesions, or eruptions of any type.
d. acantolítica transitoria (transient acantholytic d.). Grover's disease.
d. acarina (acarine d.).
d. ampollar crónica benigna de la niñez (benign chronic bullous d. of childhood). Linear IgA bullous disease in children.
d. dermolítica ampollar (dermolytic bullous d.). Epidermolysis bullosa dystrophica.
d. filarial (filarial d.). Sorehead.
d. liquenoide (lichenoid d.).
d. liquenoide purpúrica pigmentada (pigmented purpuric lichenoid d.). Gougerot and Blum disease.
d. medicamentosa (d. medicamentosa). Drug eruption.
d. neutrófila aguda (acute neutrophilic d.). Sweet's disease.
d. nutricional de los pollos (chick nutritional d.).
d. papulosa negra (d. papulosa nigra).
d. pigmentaria progresiva (progressive pigmentary d.).
d. precancerosa de Bowen (Bowen's precancerous d.). Bowen's disease.
d. pustulosa subcorneal (subcorneal pustular d.).
d. por radiación (radiation d.).
d. seborreica (seborrheic d.). Seborrheic dermatitis.
d. ulcerosa (ulcerative d.).
dermatoterapia (dermatotherapy). Treatment of skin diseases.
dermatotlasia (dermatothlasia). An uncontrollable impulse to pinch and bruise the skin.
dermatotrópico (dermatotropic). Dermotropic; having an affinity for the skin.
dermatoxenoplastia (dermatoxenoplasty). Xenografting of skin.
dermatozoario o dermatozoo (dermatozoon). An animal parasite of the skin.
dermatozoiasis (dermatozoiasis). Dermatozoonosis.
dermatozoonosis (dermatozoonosis). Dermatozoiasis; rarely used terms for an eruption caused by an animal parasite.
dermatrofia (dermatrophia, dermatrophy). Atrophy or thinning of the skin.
dermenquisis (dermenchysis). Subcutaneous administration of remedies.
dérmico (dermic). Dermal.
dermis (dermis). [*dermis*, NA]. Corium.
dermoabrador (dermabrader). A motor-driven device used in dermabrasion.
dermoblasto (dermoblast). One of the mesodermal cells from which the corium is developed.
dermócimo (dermocyma). Unequal conjoined twins in which the smaller parasite is buried in the integument of the autosite.
dermoesqueleto (dermoskeleton). Exoskeleton.
dermoestenosis (dermostenosis). Pathologic contraction of the skin.
dermoflebitis (dermophlebitis). Inflammation of the superficial veins and the surrounding skin.
dermografía, dermografismo (dermographia, dermographism, dermography). Dermatographism.
dermoide (dermoid). **1.** Dermatoid. **2.** Dermoid cyst.
d. de implantación (implantation d.). Epidermal cyst.
d. de inclusión (inclusion d.).
d. de secuestro (sequestration d.). Epidermal cyst.
dermoidectomía (dermoidectomy). Rarely used term for operative removal of a dermoid cyst.
dermólisis (dermolysis). Dermatolysis.
dermonecrótico (dermonecrotic). Pertaining to any application or illness which may cause necrosis of the skin.
dermoneurosis (dermoneurosis). Dermatoneurosis.
dermonosología (dermonosology). Dermatonosology.
dermopatía (dermopathy). Dermatopathy.
d. diabética (diabetic d.).
dermoplastia (dermoplasty). Dermatoplasty.
dermosifilopatía (dermosyphilopathy). Cutaneous lesions of syphilis; any syphilid.
dermostosis (dermostosis). Osteosis cutis.
dermotoxina (dermotoxin). A substance elaborated by a living agent and characterized by its ability to cause pathologic changes in skin.
dermotrópico (dermotropic). Dermatotropic.
dermovascular (dermovascular). Pertaining to the blood vessels of the skin.
derodídimo (derodidymus). Dicephalus diauchenos.
derramamiento (spill). An overflow; a scattering of fluid or finely divided matter.
d. celular (cellular s.).
derrame (effusion). **1.** The escape of fluid from the blood vessels or lymphatics into the tissues or a cavity. **2.** The fluid effused.
DES (DES). Abbreviation for diethylstilbestrol.
des- (des-). In chemistry, a prefix indicating absence of some component of the principal part of the name.
desaceleración (deceleration). **1.** The act of decelerating. **2.** The rate of decrease in velocity per unit of time.
d. inicial (early d.).
d. tardía (late d.).
d. tipo I (type I dip).
d. tipo II (type II dip).
d. variable (variable d.).
desacidificación (deacidification). The removal or neutralization of acid.
desacilasa (deacylase). A member of the subclass of hydrolases.
desacilasa (deacylase). Any catalyzing the hydrolytic cleavage of an acyl group in an ester linkage.
desacopladores (uncouplers). Uncoupling factors. Substances that allow oxidation in mitochondria to proceed without the usual concomitant phosphorylation to produce ATP.
desactivación (deactivation). The process of rendering or of becoming inactive.
desadaptación 1. (dysaptation). Dysadaptation; inability of the retina and iris to accommodate well to varying intensities of light. **2.** (dysadaptation). Dysaptation.
desaferentación (deafferentation). A loss of the sensory nerve fibers from a portion of the body.
desagregación (disaggregation). **1.** A breaking up into component parts. **2.** An inability to coordinate various sensations and failure to comprehend their mutual relations.
desalcoholización (dealcoholization). The removal of alcohol from a fluid.
desalergizar (deallergize). Desensitize.
desamidación, desamidización (deamidation, deamidization). The hydrolytic removal of an amide group.
desamidasas (deamidases). Amidohydrolases.
desamidizar 1. (deamidize). Desamidize; to perform deamidation. **2.** (desamidize). Deamidize.

desaminación, desaminización (deamination, deaminization). Removal, usually by hydrolysis, of the NH_2 group from an amino compound.
desaminasas (deaminases). Deaminating enzymes; enzymes catalyzing simple hydrolysis of C–NH_2 bonds of purines, pyrimidines, and pterins.
desaminizar (deaminize). To perform deamination.
desamparo aprendido (learned helplessness). A laboratory model of depression involving both classical (respondent) and instrumental (operant).
desarmonía (disharmony). The state of being deranged or lacking in orderliness.
d. oclusal (occlusal d.).
desarrollo (development). The act or process of natural progression in physical and psychological maturation from a previous, lower, or embryonic stage to a later, more complex, or adult stage.
d. psicosexual (psychosexual d.).
d. de por vida (life-span d.).
desarterialización (dearterialization). Changing the character of arterial blood to that of venous blood; i.e., deoxygenation of blood.
desarticulación (disarticulation). Exarticulation; amputation of a limb through a joint, without cutting of bone.
desasimilación (disassimilation). Dissimilation; destructive or retrograde metabolism.
desaturación (desaturation). The act, or the result of the act, of making something less completely saturated.
desaturar (desaturate). To produce desaturation.
desbandamiento (debanding). The removal of fixed orthodontic appliances.
desbridamiento (débridement). Excision of devitalized tissue and foreign matter from a wound.
descalcificación (decalcification). **1.** Removal of lime salts, chiefly tricalcium phosphate, from bones and teeth. **2.** Precipitation of calcium from blood as by oxalate or fluoride.
descalcificante (decalcifying). Denoting an agent, measure, or process that causes decalcification.
descalcificar (decalcify). To remove lime or calcium salts, especially from bones or teeth.
descamación (desquamation). The shedding of the cuticle in scales or of the outer layer of any surface.
d. en salvado (branny d.). Defurfuration.
descamar (desquamate). To shred, peel, or scale off.
descamativo (desquamative). Relating to or marked by desquamation.
descansar (rest). In dentistry, an extension from a prosthesis that affords vertical support for a restoration.
descanso (rest). In dentistry, an extension from a prosthesis that affords vertical support for a restoration.
descapacitación (decapacitation). Prevention of capacitation by spermatozoa, and thus of their ability to fertilize ova.
descapsulación (decapsulation). Incision and removal of a capsule or enveloping membrane.
d. del riñón (d. of kidney).
descarbonización (decarbonization). Rarely used term denoting the process of arterialization of the blood by oxygenation and the removal of carbon dioxide in the lungs.
descarboxilación (decarboxylation). A reaction involving the removal of a molecule of carbon dioxide from a carboxylic acid.
descarboxilasa (decarboxylase). Any enzyme that removes a molecule of carbon dioxide from a carboxylic group.
d. oxidativa del ácido láctico (lactic acid oxidative decarboxylase). Lactate 2-mono-oxygenase.
descarga (discharge). **1.** That which is emitted or evacuated, as an excretion or a secretion. **2.** The activation or firing of a neuron.
descarrilamiento (derailment). A symptom of a thought disorder in which one constantly gets "off the track" in his thoughts and speech; similar to loosening of association.
descemetitis (descemetitis). Inflammation of Descemet's membrane.
descemetocele (descemetocele). Hernia of Descemet's membrane through the corneal stroma.
descendens (descendens). Descending.
d. cervicalis (d. cervicalis). Radix inferior ansae cervicalis.
d. hypoglossi (d. hypoglossi). Radix superior ansae cervicalis.
descendente (descending). Descendens; running downward or toward the periphery.
descenso 1. (descensus). Descent; a falling away from a higher position. **2.** (descent). Descensus. **3.** (descent). In obstetrics, the passage of the presenting part of the fetus into and through the birth canal.
d. aberrante del testículo (d. aberrans testis).
d. paradójico del testículo (d. paradoxus testis).
d. testicular (d. testis).
d. uterino (d. uteri). Prolapse of the uterus.
d. del vientre (d. ventriculi). Gastroptosis.
descentración (decentration). Removal from the center.
descerebración (decerebration). Removal of the brain above the lower border of the corpora quadrigemina, or a complete section of the brain at this level or somewhat below.
d. incruenta o exangüe (bloodless d.).
descerebrado (decerebrate). Denoting an animal so prepared, or a patient whose brain has suffered an injury which renders him in his neurologic behavior comparable to a decerebrate animal.
descerebrar (decerebrate). To cause decerebration.
descerebrizar (decerebrize). To remove the brain.
descloruración 1. (dechloridation). Dechlorination; dechloruration; reduction of sodium chloride in the tissues and fluids of the body by reducing its intake or increasing its excretion. **2.** (dechloruration). Dechloridation.
descolar (dock). The amputation of a part of the tail of horses, sheep, or dogs.
descolesterolización (decholesterolization). Therapeutic reduction of the cholesterol concentration of the blood.
descompensación (decompensation). **1.** A failure of compensation in heart disease. **2.** The appearance or exacerbation of a mental disorder due to failure of defense mechanisms.
d. corneal (corneal d.).
descomponer (decompose). To resolve a compound into its component parts; to disintegrate.
descomponerse (decompose). To decay; to putrefy.
descomposición 1. (decomposition). Putrefaction. **2.** (rot). To decay or putrify.
d. de Barcoo (Barcoo rot). Desert sore.
d. de las pezuñas (foot rot).
descompresión (decompression). Removal of pressure.
d. cardíaca (cardiac d.). Pericardial d.
d. cerebral (cerebral d.).
d. espinal (spinal d.).
d. explosiva (explosive d.). Rapid d.
d. interna (internal d.).
d. nerviosa (nerve d.).
d. orbitaria (orbital d.).
d. pericárdica (pericardial d.). Cardiac d.
d. rápida (rapid d.). Explosive d.
d. suboccipital (suboccipital d.).
d. subtemporal (subtemporal d.).
d. trigeminal (trigeminal d.). D. of the trigeminal nerve root.
descongestionante (decongestant). **1.** Decongestive. **2.** An agent that possesses this action.
descongestivo (decongestive). Decongestant; having the property of reducing congestion.
descontaminación (decontamination). Removal or neutralization of poisonous gas or other injurious agents from the environment.
descontrol (dyscontrol). Episodes of violence, without adequate cause but assumed to be related to an epileptic discharge in the amygdala.
desdentición (dedentition). Obsolete term denoting loss of teeth.
desdiferenciación 1. (splitting). In chemistry, the cleavage of a covalent bond, fragmenting the molecule involved. **2.** (dedifferentiation). The return of parts to a more homogeneous state. **3.** (dedifferentiation). Anaplasia.
desecación 1. (exsiccation). Dehydration; the removal of water of crystallization. **2.** (desiccation). Dehydration; exsiccation; the process of being desiccated.
desecador (desiccator). **1.** Desiccant. **2.** An apparatus, such as a glass chamber containing calcium chloride, sulfuric acid, or other drying agent, in which a material is placed for drying.
d. al vacío (vacuum d.). A d. that can be evacuated.

desecante **1.** (exsiccant). Desiccant. **2.** (desiccant). Exsiccant; desiccative drying; causing or promoting dryness. **3.** (desiccant). Desiccator; an agent that absorbs moisture; a drying agent.
desecar **1.** (exsiccate). Desiccate. **2.** (desiccate). Exsiccate; to dry thoroughly; to render free from moisture.
desecativo (desiccative). Desiccant.
deseferentación (de-efferentation). A loss of the motor nerve fibers to an area of the body.
desembarazo (disengagement). **1.** The act of setting free or extricating; in childbirth, the emergence of the head from the vulva. **2.** Ascent of the presenting part from the pelvis after the inlet has been negotiated.
desembocadura **1.** (débouchement). Opening or emptying into another part. **2.** (embouchement). The opening of one blood vessel into another.
desembocar (debouch). To open or empty into another part.
desenguantamiento (degloving). **1.** Intraoral surgical exposure of the anterior mandible used in various orthognathic surgical operations such as genioplasty or mandibular alveolar surgery. **2.** Degloving injury.
desensibilización (desensitization). **1.** Ananaphylaxis. **2.** The act of removing an emotional complex.
d. heteróloga (heterologous d.).
d. homóloga (homologous d.).
d. sistemática (systematic d.). Reciprocal inhibition.
desensibilizar (desensitize). **1.** Deallergize; to reduce or remove any form of sensitivity. **2.** To effect desensitization. **3.** In dentistry, to eliminate or subdue the painful response of exposed, vital dentin to irritative agents or thermal changes.
desepicardialización (de-epicardialization). Surgical destruction of the epicardium, usually by the application of phenol, designed to promote collateral circulation to the myocardium.
desequilibrio **1.** (imbalance). Lack of equality between opposing forces. **2.** (imbalance). Lack of equality in some aspect of binocular vision. **3.** (disequilibrium). A disturbance or absence of equilibrium.
d. autónomo (autonomic i.). Vasomotor i.
d. de cromosomas sexuales (sex chromosome i.).
d. genético (genetic disequilibrium).
d. por ligadura (linkage disequilibrium).
d. oclusivo (occlusal i.).
d. simpático (sympathetic i.). Vagotonia.
d. vasomotor (vasomotor i.). Autonomic i.
deserpidina (deserpidine). Ester alkaloid isolated from *Rauwolfia canescens* (family Apocynaceae).
desexualizar (unsex). To castrate; to deprive of the gonads.
desfatigación (defatigation). Weariness, exhaustion, or extreme fatigue.
desfeminación (defemination). A weakening or loss of feminine characteristics.
desferrioxamina, mesilato de (desferrioxamine mesylate). Deferoxamine mesylate.
desfibrilación (defibrillation). The arrest of fibrillation of the cardiac muscle (atrial or ventricular) with restoration of the normal rhythm.
desfibrilador (defibrillator). **1.** Any agent or measure, e.g., an electric shock, that arrests fibrillation of the ventricular muscle and restores the normal beat. **2.** The machine designed to administer a defibrillating electric shock.
d. externo (external d.).
desfibrinación (defibrination). Removal of fibrin from the blood, usually by means of constant agitation while the blood is collected in a container with glass beads or chips.
desfloración (defloration). Deflowering; depriving of virginity.
desfluoridación (defluoridation). Removal of excess fluorides from a community water supply.
desfosforilación (dephosphorylation). Removal of a phosphoric group from a compound.
desganglionar (deganglionate). To deprive of ganglia.
desgarramiento (tear). A discontinuity in substance of a structure.
d. en asa de cubo (bucket-handle t.).
d. de Mallory-Weiss (Mallory-Weiss t.). Mallory-Weiss lesion.
desgarrar (tease). To separate the structural parts of a tissue by means of a needle, in order to prepare it for microscopic examination.
desgaste **1.** (wear). Wasting or deterioration caused by friction. **2.** (fretting). Abrasive polishing and wear of two metallic surfaces at their interface due to repetitive motion. **3.** (grinding). Abrasion.
d. occlusal (occlusal w.).
d. selectivo (selective grinding). The modification of the occlusal forms of teeth by g. according to a plan.
desgranulación (degranulation). Disappearance of cytoplasmic granules (lysosomes) from a phagocytic cell when the granules fuse with, and empty their contents into, a phagosome.
deshidratación (dehydration). **1.** Anhydration; deprivation of water. **2.** Reduction of water content. **3.** Exsiccation; desiccation.
d. absoluta (absolute d.).
d. relativa (relative d.).
d. voluntaria (voluntary d.).
deshidratar (dehydrate). To extract water from.
deshidratarse (dehydrate). To lose water.
deshidratasa (dehydratase). A subclass of lyases (hydro-lyases) that remove H and OH as H_2O from a substrate, leaving a double bond, or add a group to a double bond by the elimination of water from two substances to form a third.
deshidrogenación (dehydrogenation). Removal of a pair of hydrogen atoms from a compound by the action of enzymes (dehydrogenases) or other catalysts.
deshidrogenar (dehydrogenate). To subject to dehydrogenation.
deshidrogenasa (dehydrogenase). Class name for those enzymes that oxidize substrates by catalyzing removal of hydrogen from metabolites (hydrogen donors) and transferring it to other substances (hydrogen acceptors) which are thus reduced.
d. del ácido láctico (lactic acid dehydrogenase). Lactate dehydrogenase.
d. del ácido málico (malic acid dehydrogenase). Malate dehydrogenase.
d. aerobia (aerobic d.).
d. anaerobia (anaerobic d.).
d. éster de Robison (Robison ester d.). Glucose 6-phosphate dehydrogenase.
d. málica (malic dehydrogenase). Malate dehydrogenase.
deshipnotizar (dehypnotize). To bring out of the hypnotic state.
deshumanización (dehumanization). Loss of human characteristics; brutalization by either mental or physical means; stripping one of his self-esteem.
desimpactación (disimpaction). **1.** Separation of impaction in a fractured bone. **2.** Removal of feces, usually manually, in fecal impaction.
desinfección (disinfection). Destruction of pathogenic microorganisms or their toxins or vectors.
desinfectante (disinfectant). **1.** Capable of destroying pathogenic microorganisms or inhibiting their growth activity. **2.** An agent that possesses this property.
d. completo (complete d.).
d. incompleto (incomplete d.).
desinfectar (disinfect). To destroy pathogenic microorganisms in or on any substance or to inhibit their growth and vital activity.
desinhibición (disinhibition). Inhibition of an inhibition; removal of an inhibitory effect by a stimulus, as when a conditioned reflex has undergone extinction but is restored by some extraneous stimulus.
desinsectación, desinsectización (disinsection, disinsectization). Freeing an area from insects.
desinstitucionalización **1.** (deinstitutionalization). The discharge of institutionalized patients from a mental hospital into treatment programs in half-way houses and other community-based programs. **2.** (mainstreaming). Providing the least restrictive environment (socially, physically, and educationally) for chronically disabled individuals by introducing them into the natural environment rather than segregating them into homogeneous groups living in sheltered environments under constant supervision.
desintegración **1.** (decay). Loss of radioactivity with time; spontaneous emission of radiation or charged particles or both from an unstable nucleus. **2.** (disintegration). Disorganization of psychic and behavioral processes. **3.** (disintegration). Loss or separation of the component parts of a substance, as in catabolism or decay.

desinvaginación (disinvagination). Relieving an invagination.
desipramina, clorhidrato de (desipramine hydrochloride). Desmethylimipramine hydrochloride; norimipramine hydrochloride; an antidepressant .
deslagrimación (delacrimation). Excessive secretion of tears.
deslaminación (delamination). Division into separate layers.
deslanósido (deslanoside). Desacetyllanatoside C; a cardiotonic.
deslizamiento (glide). A smooth, or effortless, continuous movement.
d. mandibular (mandibular g.).
deslumbramiento (glare). A sensation caused by brightness within the visual field that is sufficiently greater than the luminance to which the eyes are adapted; results in annoyance, discomfort, and decreased visual performance.
d. cegador (blinding g.). Veiling g.
d. especular (specular g.). G. arising from specularly reflected light.
d. ofuscador (dazzling g.).
d. periférico (peripheral g.).
d. velador (veiling g.). Blinding g.
desmayo (blackout). **1.** Temporary loss of consciousness due to decreased blood flow to the brain. **2.** Momentary loss of consciousness as an absence.
d. visual (visual b.).
desmectasia, desmectasis (desmectasis, desmectasia). Ectasia of a ligament.
desmedular (pith). To pierce the medulla of an animal with a sharp insturment introduced at the base of the skull.
desmembrar (dismember). To amputate an arm or leg.
desmielinación, desmielinización (demyelination, demyelinization). Destruction or loss of myelin from the medullary sheath of Schwann.
desminas (desmins). α-Amino acids, usually lysine and norleucine, condensed through their sidechains rather than through their α-amino and carboxyl groups.
desmineralización (demineralization). A loss or decrease of the mineral constituents of the body or individual tissues, especially of bone.
desmitis (desmitis). Inflammation of a ligament.
desmo-, desm- (desmo-, desm-). Combining forms meaning fibrous connection or ligament.
desmocráneo (desmocranium). The mesenchymal primordium of the cranium.
desmodinia (desmodynia). Pain in a ligament.
desmógeno (desmogenous). Of connective tissue or ligamentous origin or causation.
desmografía (desmography). A description of, or treatise on, the ligaments.
desmoide (desmoid). **1.** Fibrous or ligamentous. **2.** Abdominal fibromatosis; desmoid tumor.
d. extraabdominal (extra-abdominal d.).
desmolasas (desmolases). Old and nonspecific term for enzymes catalyzing reactions other than those involving hydrolysis.
desmología (desmology). The branch of anatomy concerned with the ligaments.
desmón (desmon). An old term for complement-fixing antibody.
desmopatía (desmopathy). Any disease of the ligaments.
desmoplasia (desmoplasia). Hyperplasia of fibroblasts and disproportionate formation of fibrous connective tissue, especially in the stroma of a carcinoma.
desmoplásico (desmoplastic). **1.** Causing or forming adhesions. **2.** Causing fibrosis in the vascular stroma of a neoplasm.
desmopresina, acetato de (DDAVP) (desmopressin acetate (DDAVP)). A synthetic analog of vasopressin and an antidiuretic hormone.
desmorfinización (demorphinization). **1.** Removal of morphine from an opiate. **2.** Gradual withdrawal of morphine as a method of overcoming morphine dependence.
desmosoma (desmosome). Bridge corpuscle; macula adherens.
desmosterol (desmosterol). Postulated intermediate in cholesterol biosynthesis.
desmucosación (demucosation). Rarely used term for excision or stripping of the mucosa of any part.
desnarcotizar (denarcotize). To remove narcotic properties from an opiate; to deprive of narcotic properties.
desnaturalización (denaturation). The process of becoming denatured.
desnaturalizado (denatured). **1.** Made unnatural or changed from the normal in any of its characteristics. **2.** Adulterated, as by addition of methyl alcohol to ethyl alcohol.
desnervación (denervation). The act or process of cutting off a nerve supply by incision, excision, or local anesthesia.
desnidación (denidation). Exfoliation of the superficial portion of the mucous membrane of the uterus; stripping off of the menstrual decidua.
desnitratación (denitration). Denitrification.
desnitrificación (denitrification). Denitration. Removal of nitrogen from any material or chemical compound; especially from the soil, as by certain (denitrifying) bacteria that render the nitrogen unavailable for plant growth.
desnitrificar (denitrify). To remove nitrogen from any material or chemical compound.
desnitrogenación (denitrogenation). Elimination of nitrogen from lungs and body tissues by breathing gases devoid of nitrogen.
desnucleado (denucleated). Deprived of a nucleus.
desnutrición (malnutrition). Faulty nutrition resulting from malassimilation, poor diet, or overeating.
d. maligna (malignant m.). Kwashiorkor.
desobstruyente (deobstruent). Obsolete term for relieving or removing obstruction.
desodorante (deodorant). **1.** Eliminating or masking a smell, especially an unpleasant one. **2.** Deodorizer; an agent having such an action.
desodorizante (deodorizer). Deodorant.
desodorizar (deodorize). To use a deodorant.
desomorfina (desomorphine). Dihydrodeoxymorphine-D.
desonida (desonide). An anti-inflammatory corticosteroid used in topical preparations.
desopilativo (deoppilative). Obsolete term for deobstruent.
desorganización (disorganization). Destruction of an organ or tissue with consequent loss of function.
desorientación (disorientation). Loss of the sense of familiarity with one's surroundings time, place, and person; loss of one's bearings.
desosa (desose). Obsolete term for deoxy sugar.
desosificación (deossification). Removal of the mineral constituents of bone.
desoxi- **1.** (desoxy-). Deoxy-. **2.** (deoxy-). Prefix to chemical names of substances containing carbohydrate moieties to indicate replacement of an –OH by an H.
desoxiadenosina (dA, dAdo) (deoxyadenosine (dA, dAdo)). 2'-Deoxyribosyladenine, one of the four major nucleosides of DNA.
desoxiadrenalina (deoxyepinephrine). A sympathomimetic amine used as a vasoconstrictor.
desoxicitidina (deoxycytidine). 2'-Deoxyribosylcytosine, one of the four major nucleosides of DNA.
desoxicolato (deoxycholate). A salt or ester of deoxycholic acid.
desoxicorticosterona (deoxycorticosterone). Desoxycortone; 11-deoxycorticosterone; an adrenocortical steroid.
acetato de d. (d. acetate). Desoxycorticosterone acetate.
pivalato de d. (d. pivalate). Pivalate salt of the steroid.
desoxicortona **1.** (desoxycortone). Deoxycorticosterone. **2.** (deoxycortone). Deoxycorticosterone.
desoxidación **1.** (deoxidation). Depriving a chemical compound of its oxygen. **2.** (pickling). In dentistry, the process of cleansing metallic surfaces of the products of oxidation and other impurities by immersion in acid.
desoxidar (deoxidize). To remove oxygen from its chemical combination.
desoxiguanosina (deoxyguanosine). 2'-Deoxyribosylguanine; one of the four major nucleosides of DNA.
desoxihexosa (deoxyhexose). A hexose (6-carbon sugar) in which one OH is replaced by H.
desoximetasona (desoximetasone). An anti-inflammatory corticosteroid used in topical preparations.
desoxinucleotidiltransferasa terminal (terminal deoxynucleotidyltransferase). DNA nucleotidylexotransferase.
desoxipentosa (deoxypentose). A pentose (5-carbon sugar) in which one OH is replaced by H.
desoxirriboaldolasa (deoxyriboaldolase). Deoxyribosephosphate aldolase.

desoxirribodipirimidina fotoliasa (deoxyribodipyrimidine photolyase). Dipyrimidine photolyase.
desoxirribonucleasa (DNasa, DNAsa, DNAasa) (deoxyribonuclease (DNAse, DNAase, DNase)). Any enzyme (phosphodiesterase) hydrolyzing phosphodiester bonds in DNA.
d. ácida (acid d.).
d. del bazo (spleen d.). Former name for micrococcal endonuclease.
d. I, DNasa I (d. I, DNase I). Pancreatic d.
d. II, DNasa II (d. II, DNase II). Acid d.
d. pancreática (pancreatic d.).
d. S_1 (d. S_1). Endonuclease S_1 (*Aspergillus*).
desoxirribonucleoproteína (deoxyribonucleoprotein (DNP)). The complex of DNA and protein in which DNA is usually found upon cell disruption and isolation.
desoxirribonucleósido (deoxyribonucleoside). A nucleoside component of DNA containing 2-deoxyribose; the condensation product of deoxyribose with purines or pyrimidines.
desoxirribonucleótido (deoxyribonucleotide). A nucleotide component of DNA containing 2-deoxyribose.
desoxirribosa (deoxyribose). A deoxypentose occurring in DNA and responsible for its name.
desoxirribosafosfato aldolasa (deoxyribosephosphate aldolase). Deoxyriboaldolase.
desoxirribósido (deoxyriboside). Deoxyribose combined via its 1-O atom with a radical derived from an alcohol.
desoxirribosilo (deoxyribosyl).
desoxirribótido (deoxyribotide). Misnomer for deoxyribonucleotide or deoxynucleotide derived.
desoxivirus (deoxyvirus). DNA virus.
desozonizar (deozonize). To deprive of ozone.
despeciación (despeciation). **1.** Alteration of, or loss of species characteristics. **2.** Removal of species-specific antigenic properties from a foreign protein.
despegamiento (décollement). Rarely used term for surgical separation of tissues or organs which are adherent, either normally or pathologically.
despersonalización (depersonalization). A state in which a person loses the feeling of his own identity in relation to others in his family or peer group, or loses the feeling of his own reality.
despigmentación (depigmentation). Loss of pigment which may be partial or complete.
despiojar (delouse). To remove lice from; to free from infestation with lice; used especially of prophylaxis of louse-borne diseases.
desplazabilidad (displaceability). The capability of, or susceptibility to, displacement.
d. de tejidos (tissue d.).
desplazamiento **1.** (shift). Change. **2.** (displacement). In psychiatry, the transfer of impulses from one expression to another, as from fighting to talking. **3.** (displacement). In chemistry, a change in which one element, radical, or molecule is replaced by another, or in which one element exchanges electric charges with another by reduction or oxidation. **4.** (displacement). The adding to a fluid (particularly a gas) in an open vessel one of greater density whereby the first is expelled. **5.** (displacement). Removal from the normal location or position.
d. del afecto (affect displacement).
d. antigénico (antigenic drift). A continuous but relatively minor change with time of the antigenic nature of a virus, i.e. alteration of one or more amino acids, as in the recurrence of epidemics of influenza A at two or three year intervals.
d. axial (axis s.). Axis deviation.
d. de cloruros (chloride s.).
d. hacia la derecha (s. to the right). Deviation to the right.
d. de Doppler (Doppler s.).
d. genético (genetic drift). A change in the frequencies of genetic traits over generations.
d. hístico (tissue displacement).
d. hacia la izquierda (s. to the left). Deviation to the left.
d. mesial (mesial displacement). Mesioversion.
d. de Purkinje (Purkinje s.). Purkinje's phenomenon.
d. del umbral (threshold s.).
desplomar (de-lead). To cause the mobilization and excretion of lead deposited in the bones and other tissues, as by the administration of a chelating agent or acid salts.
despoblación (depopulation). Humane destruction of all animals on a premises during a disease eradication program.
despolarización (depolarization). The destruction, neutralization, or change in direction of polarity.
d. dendrítica (dendritic d.).
despolarizar (depolarize). To deprive of polarity.
despolimerasa (depolymerase). Name used originally, before hydrolytic action was understood, for an enzyme catalyzing the hydrolysis of a macromolecule to simpler components.
desprendimiento (detachment). **1.** A voluntary or involuntary or emotion that accompanies a feeling or sense of separation from normal associations or environment. **2.** Separation of a structure from its support.
d. disciforme de la retina (disciform d. of retina). Disciform degeneration.
d. exudativo de la retina (exudative retinal d.).
d. regmatógeno de la retina (rhegmatogenous retinal d.).
d. de la retina (retinal d., d. of retina). Detached retina; separation of the retina.
d. vítreo (vitreous d.).
despulización (depulization). Destruction of fleas which convey the plague bacillus from animals to man.
despumación (despumation). **1.** The rising of impurities to the surface of a liquid. **2.** The skimming off of impurities on the surface of a liquid.
desrealización (derealization). An alteration in one's perception of the environment such that things that are ordinarily familiar seem strange, unreal, or two-dimensional.
desrepresión (derepression). A homeostatic mechanism for regulating enzyme production in an inducible enzyme system: an inducer, usually a substrate of a specific enzyme pathway, combines with an active repressor (produced by a regulator gene) to deactivate the repressor; this results in activation of a previously repressed operator gene and activity of the structural genes controlled by the operator, followed by enzyme production.
desrotación (derotation). **1.** A turning back. **2.** In orthopedics, the correction of a rotation deformity.
destello (flicker). The visual sensation caused by stimulation of the retina by a series of intermittent light flashes occurring at a certain rate.
desternalización (desternalization). Separation of the sternum from the costal cartilages.
destetado (weanling). A young animal that has become adjusted to food other than its mother's milk.
destete (weaning). Ablactation.
destilación (distillation). Volatilization of a liquid by heat and subsequent condensation of the vapor.
d. destructiva (destructive d.). Dry d.
d. fraccionada (fractional d.).
d. molecular (molecular d.).
d. seca (dry d.). Destructive d.
destilado (distillate). The product of distillation.
destilar (distill). To extract a substance by distillation.
destiobiotina (desthiobiotin). A compound derived from biotin by the removal of the sulfur atom.
destoxicación (detoxication). **1.** Detoxification; recovery from the toxic effects of a drug. **2.** Removal of the toxic properties from a poison. **3.** Metabolic conversion of pharmacologically active principles to pharmacologically less active principles.
destoxicar (detoxicate). Detoxify; to diminish or remove the poisonous quality of any substance.
destoxificación (detoxification). Detoxication.
destoxificar (detoxify). Detoxicate.
destrudo (destrudo). Energy associated with the death or destructive instinct.
desulfhidrasas (desulfhydrases). Desulfurases; enzymes or groups of enzymes catalyzing the removal of a molecule of H_2S or substituted H_2S from a compound.
desulfinasa (desulfinase). Term sometimes applied to the enzyme removing sulfitefrom cysteinesulfinate and from sulfinylpyruvate.
desulfurasas (desulfurases) Desulfhydrases.
desvascularización (devascularization). Occlusion of all or most of the blood vessels to any part or organ.
desvenador (stripper). An instrument used to strip a vein.

desvenamiento (strip). Subcutaneous excision of a vein in its longitudinal axis, performed with a stripper.
desviación **1.** (deviance). Deviation. **2.** (deviation). A turning away or aside from the normal point or course. **3.** (deviation). An abnormality. **4.** (deviation). Deviance; in psychiatry and the behavioral sciences, a departure from an accepted norm, role, or rule. **5.** (deviation). A statistical measure representing the difference between an individual value in a set of values and the mean value in that set. **6.** (drifting). Random movement of a tooth to a position of greater stability. **7.** (drift). A gradual movement, as from an original position.
d. antigénica (antigenic drift). A continuous but relatively minor change with time of the antigenic nature of a virus, i.e. alteration of one or more amino acids, as in the recurrence of epidemics of influenza A at two or three year intervals.
d. conjugada de los ojos (conjugate deviation of the eyes).
d. hacia la derecha (deviation to the right). Shift to the right.
d. derecha del eje (right axis deviation).
d. del eje (axis deviation). Axis shift.
d. estándar (D.E., σ) (standard deviation (SD,)).
d. genética (genetic drift). A change in the frequencies of genetic traits over generations.
d. inmunológica (immune deviation). Split tolerance.
d. hacia la izquierda (deviation to the left). Shift to the left.
d. izquierda del eje (left axis deviation).
d. luteoplacentaria (luteoplacental shift).
d. oblicua o sesgada (skew deviation).
d. primaria (primary deviation).
d. secundaria (secondary deviation).
d. sexual (sexual deviation). Paraphilia; sexual perversion.
desviómetro (deviometer). A form of strabismometer.
desvitalización (devitalization). **1.** Deprivation of vitality or of vital properties. **2.** In dentistry, the process by which tooth pulp is destroyed.
desvitalizado (devitalized). Devoid of life; dead.
desvitalizar (devitalize). To deprive of vitality or of vital properties.
DET (DET). Abbreviation for diethyltryptamine.
detector (detector). The component of a laboratory instrument which detects the chemical or physical signal indicating the presence of analyte.
d. de mentiras (lie detector). Polygraph.
detener (arrest). To stop, check, or restrain.
detergente (detergent). **1.** Detersive; cleansing. **2.** A cleansing or purging agent, usually salts of long-chain aliphatic bases or acids .
d. aniónicos (anionic d.'s).
d. catiónicos (cationic d.'s).
deterioración (decay). **1.** Destruction of an organic substance by slow combustion or gradual oxidation. **2.** In dentistry, caries. **3.** In psychology, loss of information registered by the senses and processed into short-term memory. **4.** Putrefaction.
deteriorarse (decay). To deteriorate; to undergo slow combustion or putrefaction.
deterioro **1.** (deterioration). The process or condition of becoming worse. **2.** (impairment). Weakening, damage, or deterioration.
d. alcohólico (alcoholic d.).
d. auditivo (hearing impairment, hearing loss). A reduction in the ability to perceive sound; may range from slight to complete deafness.
d. mental (mental impairment). A disorder characterized by the display of an intellectual defect, as manifested by diminished cognitive, interpersonal, social, and vocational effectiveness and quantitatively evaluated by psychological examination and assessment.
d. senil (senile d.).
determinación **1.** (ascertainment). In genetic research, the method by which a person, pedigree, or cluster is brought to the attention of an investigator. **2.** (determination). A change, for the better or for the worse, in the course of a disease. **3.** (determination). The measurement or estimation of any quantity or quality in scientific or laboratory investigation. **4.** (determination). A general move toward a given point.
d. aislada (single a.).
d. completa (complete a.).
d. incompleta (incomplete a.). Truncate a.
d. del sexo (sex determination).
d. trunca (truncate a.). Incomplete a.
determinante (determinant). The factor that determines any given quality.
d. alotípicos (allotypic d.'s). Antigenic d.'s of allotypes.
d. antigénico (antigenic d.). Determinant group.
d. antigénico idiotípico (idiotypic antigenic d.). Idiotype.
d. de enfermedad (disease d.'s).
d. genético (genetic d.). Genetic marker.
d. isoalotípicos (isoallotypic d.'s).
determinismo (determinism). The proposition that all behavior is dependent on genetic and environmental influences, and independent of free will.
d. psíquico (psychic d.).
detersivo (detersive). Detergent.
detrición (detrition). A wearing away by use or friction.
detrito (detritus). Any broken-down material, carious or gangrenous matter, gravel, etc.
detrusor (detrusor). A muscle that has the action of expelling a substance.
d. urinario (d. urinae). Musculus detrusor urinae.
detumescencia (detumescence). Subsidence of a swelling.
deturgescencia (deturgescence). The mechanism by which the stroma of the cornea remains relatively dehydrated.
deuda (debt). A deficit; a liability.
d. de oxígeno (oxygen d.).
d. de oxígeno aláctico (alactic oxygen d.).
d. de oxígeno lactácido (lactacid oxygen d.).
deutencéfalo (deutencephalon). Rarely used term for diencephalon.
deuteranomalía (deuteranomaly). A form of anomalous trichromatism that appears due to a deficiency of green-sensitive retinal cones.
deuteranope (deuteranope). A person affected with deuteranopia.
deuteranopía (deuteranopia). A form of dichromatism in which there are two rather than three retinal cone pigments and complete insensitivity to middle wavelengths (green).
deuteranópico (deuteranopic). Photerythrous; pertaining to or characterized by deuteranopia.
deuterio (D) (deuterium). Hydrogen-2.
óxido de d. (d. oxide). Heavy water.
deuterio- (deuterio-). Prefix indicating "containing deuterium."
deutero-, deuto-, deut- (deutero-, deut-, deuto-). Combining forms meaning two, or second (in a series).
deuterón (deuteron). Deuton; diplon; the nucleus of hydrogen-2, composed of one neutron and one proton; it thus has the one positive charge.
deuteropatía (deuteropathy). A secondary disease or symptom.
deuteropático (deuteropathic). Relating to a deuteropathy.
deuteroplasma (deuteroplasm). Deutoplasm.
deuteroporfirina (deuteroporphyrin). A porphyrin derivative resembling the protoporphyrins except that the two vinyl side chains are replaced by hydrogen.
deuterosoma (deuterosome). Procentriole organizer.
deuterotocia (deuterotocia). Deuterotoky; a form of parthenogenesis in which the female has offspring of both sexes.
deuterotoquia (deuterotoky). Deuterotocia.
deutogénico (deutogenic). Of secondary origin following an inductive influence.
deutomerito (deutomerite). The posterior nucleated portion of an attached cephalont in a gregarine protozoan, separated by an ectoplasmic septum from the anterior portion, or protomerite.
deutón (deuton). Deuteron.
deutoplasma (deutoplasm). Deuteroplasm; the yolk of a meroblastic egg.
deutoplasmático (deutoplasmic). Relating to the deutoplasm.
deutoplasmígeno (deutoplasmigenon). That which produces or gives rise to deutoplasm.
deutoplasmólisis (deutoplasmolysis). The disintegration of deutoplasm.
DEV (DEV). Abbreviation for duck embryo origin vaccine.
devolución (devolution). A continuing process of degeneration or breaking down, in contrast to evolution.

dexametasona (dexamethasone). A synthetic analogue of cortisol; used as an anti-inflammatory agent.
dexanfetamina (dexamphetamine). Dextroamphetamine sulfate.
d. fosfato de sodio y (d. sodium phosphate).
dexbromfeniramina, maleato de (dexbrompheniramine maleate). The dextrorotatory isomer of brompheniramine; an antihistamine.
dexclorfeniramina, maleato de (dexchlorpheniramine maleate). The dextrorotatory isomer of chlorpheniramine; an antihistamine.
dexiocardia (dexiocardia). Dextrocardia.
dexpantenol (dexpanthenol). Panthenol; pantothenyl alcohol; a cholinergic agent and a dietary source of pantothenic acid.
dexter (D) (dexter (D)). [*dexter*, NA]. Located on or relating to the right side.
dextrad (dextrad). Toward the right side.
dextralidad (dextrality). Right-handedness; preference for the right hand in performing manual tasks.
dextrán (dextran). Any of several water-soluble high molecular weight glucose polymers (average MW 75,000) produced by the action of *Leuconostoc mesenteroides* on sucrose; used in isotonic sodium chloride solution for the treatment of shock, and in distilled water for the relief of the edema of nephrosis.
d. animal (animal d.). Glycogen.
d. sulfato (d. sulfate).
dextranasa (dextranase). An enzyme hydrolyzing 1,6-α-D-glucosidic linkages in dextran.
dextransacarasa (dextransucrase). A glucosyltransferase that builds polyglucoses, dextrans, or α-glucans, from sucrose, releasing D-fructose residues.
dextrasa (dextrase). Nonspecific term for the complex of enzymes that converts dextrose (glucose) into lactic acid.
dextriferrón (dextriferron). A colloidal solution of ferric hydroxide in complex with partially hydrolyzed dextrin.
dextrina (dextrin). British gum; starch gum.
dextrina 6-α-D-glucosidasa (dextrin 6-α-D-glucosidase). Amylo-1,6-glucosidase.
dextrina 6-glucosiltransferasa (dextrin 6-glucosyltransferase). Dextrin dextranase.
dextrina dextranasa (dextrin dextranase). Dextrin → dextran transglucosidase; dextrin 6-glucosyltransferase .
α-dextrina endo-1,6-α-glucosidasa (α-dextrin endo-1,6-α-glucosidase). Limit dextrinase; pullulanase.
dextrina glucosiltransferasa **1.** (dextrin glycosyltransferase). 4-α-D-glucanotransferase. **2.** (dextrin 6-glucosyltransferase). Dextrin dextranase.
dextrina transglucosilasa (dextrin transglycosylase). 4-α-D-glucanotransferase.
dextrina → dextrán transglucosidasa (dextrin → dextran transglucosidase). Dextrin dextranase.
dextrinasa (dextrinase). Any of the enzymes catalyzing the hydrolysis of dextrins.
d. límite (limit d.). α-Dextrin endo-1,6-α-glucosidase.
dextrinogénico (dextrinogenic). Capable of producing dextrin.
dextrinosis (dextrinosis). Glycogenosis.
d. límite por deficiencia de desramificación (debranching deficiency limit d.). Limit d.; type 3 glycogenosis.
dextrinuria (dextrinuria). The passage of dextrin in the urine.
dextro-, dextr- (dextro-, dextr-). **1.** Prefixes meaning right, or toward or on the right side. **2.** Chemical prefixes meaning dextrorotatory.
dextroanfetamina, fosfato de (dextroamphetamine phosphate). *d*-Amphetamine phosphate; monobasic *d*-α-methylphenethylamine phosphate.
dextroanfetamina, sulfato de (dextroamphetamine sulfate). *d*-Amphetamine sulfate; dexamphetamine; sympathomimetic and appetite depressant.
dextrocardia (dextrocardia). Dexiocardia; displacement of the heart to the right.
d. aislada (isolated d.). Type 2 d.
d. corregida (corrected d.). Dextroversion of the heart; false d.; type 3 d.
d. falsa (false d.). Corrected d.
d. secundaria (secondary d.). Type 4 d.
d. con situs inversus (d. with situs inversus). Type 1 d.
d. tipo 1 (type 1 d.). D. with situs inversus.
d. tipo 2 (type 2 d.). Isolated d.
d. tipo 3 (type 3 d.). Corrected d.
d. tipo 4 (type 4 d.). Secondary d.
dextrocardiograma (dextrocardiogram). That part of the electrocardiogram that is derived from the right ventricle.
dextrocerebral (dextrocerebral). Having a dominant right cerebral hemisphere.
dextrocicloducción (dextrocycloduction). Rotation of the upper pole of the cornea to the right.
dextroclinación (dextroclination). Dextrotorsion.
dextrocular (dextrocular). Right-eyed; indicating right ocular dominance; denoting one who prefers the right eye in monocular work, such as microscopy.
dextroducción (dextroduction). Rotation of one eye to the right.
dextrogastria (dextrogastria). Condition in which the stomach is displaced to the right; usually associated with dextrocardia.
dextrogiración (dextrogyration). A twisting to the right.
dextroglucosa (dextroglucose). Glucose.
dextrograma (dextrogram). Electrocardiographic record in an experimental animal representing spread of impulse through the right ventricle alone.
dextromanual (dextromanual). Right-handed.
dextrometorfano, bromhidrato de (dextromethorphan hydrobromide). Synthetic morphine derivative used as an antitussive agent.
dextromoramida, tartrato de (dextromoramide tartrate). A narcotic analgesic related chemically and pharmacologically to methadone.
dextroocular (right-eyed). Dextrocular.
dextropedal **1.** (right-footed). Dextropedal. **2.** (dextropedal). Right-footed; denoting one who uses the right leg in preference to the left.
dextroposición (dextroposition). Abnormal right-sided location or origin of a normally left-sided structure, e.g., origin of the aorta from the right ventricle.
d. del corazón (d. of the heart).
dextropropoxifeno, clorhidrato de (dextropropoxyphene hydrochloride). Propoxyphene hydrochloride.
dextropropoxifeno, napsilato de (dextropropoxyphene napsylate). Propoxyphene napsylate.
dextrorrotación (dextrorotation). A turning or twisting to the right.
dextrorrotatorio (dextrorotatory). Denoting dextrorotation, or certain crystals or solutions capable of so doing; as a chemical prefix, usually abbreviated, *d*-.
dextrosa (dextrose). Glucose.
dextrosinistro (dextrosinistral). In a direction from right to left.
dextrosuria (dextrosuria). Obsolete term for glycosuria.
dextrotiroxina sódica (dextrothyroxine sodium). D-Thyroxine sodium salt; an antihypercholesterolemic agent.
dextrotorsión (dextrotorsion). **1.** A twisting to the right. **2.** Dextroclination; in ophthalmology, rotation of the upper pole of both corneas to the right.
dextrotrópico (dextrotropic). Turning to the right.
dextroversión (dextroversion). **1.** Version toward the right. **2.** In ophthalmology, rotation of both eyes to the right.
d. del corazón (d. of the heart). Corrected dextrocardia.
deyección (dejection). **1.** Depression. **2.** The discharge of excrementitious matter. **3.** Dejecta; the matter so discharged.
deyecta (dejecta). Dejection.
dGMP (dGMP). Abbreviation for deoxyguanylic acid.
di(2-cloroetil)sulfuro (di(2-chloroethyl)sulfide). Mustard gas.
di- (di-). Prefix denoting two, twice. In chemistry, often used in place of bis- when not likely to be confusing; e.g., dichloro- compounds.
dia- (dia-). Prefix meaning through, throughout, completely.
diabetes (diabetes). Either d. insipidus or d. mellitus, diseases having in common the symptom polyuria; when used without qualification, refers to d. mellitus.
d. alimentaria (alimentary d.). Alimentary glycosuria.
d. por aloxano (alloxan d.).
d. bronceada (bronze d.).
d. calcinúrica (calcinuric d.). Hypercalciuria.
d. de comienzo en la adultez (adult-onset d.).

d. de comienzo en la juventud (juvenile-onset d.).
d. de comienzo en la madurez (maturity-onset d.).
d. de comienzo por crecimiento (growth-onset d.).
d. del embarazo (pregnancy d.).
d. esteroide (steroid d.).
d. floricínica (phloridzin d.).
d. de fosfato (phosphate d.).
d. frágil (brittle d.).
d. galactósica (galactose d.). Galactosemia.
d. por inanición (starvation d.).
d. inocente (d. innocens). Renal glycosuria.
d. insípida (d. insipidus).
d. insípida nefrógena (nephrogenic d. insipidus). Vasopressin-resistant d.
d. insulinopénica (insulinopenic d.).
d. intermitente (d. intermittens).
d. latente (latent d.). Chemical d.
d. lipoatrófica (lipoatrophic d.). Lipoatrophy.
d. lipógena (lipogenous d.). D. and obesity combined.
d. mellitus (d. mellitus).
d. mellitus dependiente de la insulina (DMDI) (insulin-dependent d. mellitus (IDDM)). Growth-onset d.; juvenile-onset d.; type I d.
d. mellitus no dependiente de la insulina (DMNDI) (non-insulin-dependent d. mellitus (NIDDM)).
d. metahipofisaria (metahypophysial d.).
d. de Mosler (Mosler's d.).
d. pancreática (pancreatic d.).
d. por punción (puncture d.). Piqûre d.
d. química (chemical d.). Latent d.
d. renal (renal d.). Renal glycosuria.
d. subclínica (subclinical d.).
d. por tiazida (thiazide d.).
d. tipo I (type I d.). Insulin-dependent d. mellitus.
d. tipo II (type II d.). Non-insulin-dependent d. mellitus.
d. vasopresinarresistente (vasopressin-resistant d.). Nephrogenic d. insipidus.

diabético (diabetic). **1.** Relating to or suffering from diabetes. **2.** One who suffers from diabetes.
diabetogénico (diabetogenic). Causing diabetes.
diabetógeno (diabetogenous). Caused by diabetes.
diabetología (diabetology). The field of medicine concerned with diabetes.
diacele (diacele). Ventriculus tertius.
diacepán (diazepam).
diacetato (diacetate). **1.** Acetoacetate. **2.** A compound containing two acetate residues.
diacetemia (diacetemia). A form of acidosis resulting from the presence of acetoacetic (diacetic) acid in the blood.
diacetilcolina (diacetylcholine). Succinylcholine.
diacetilmonoxima (diacetylmonoxime (DAM)). A 2-oxo-oxime that can reactivate phosphorylated acetylcholinesterase in vitro and in vivo; it penetrates the blood-brain barrier.
diacetilmorfina (diacetylmorphine). Heroin.
diacetilo (diacetyl). 2,3-Butanedione; a yellow liquid, having the pungent odor of quinone and carrying the aromas of coffee, vinegar, and other foods.
diacetonuria (diacetonuria). Diaceturia.
diaceturia (diaceturia). Diacetonuria; the urinary excretion of acetoacetic (diacetic) acid.
diácido (diacid). Denoting a substance containing two ionizable hydrogen atoms per molecule; more generally, a base capable of combining with two hydrogen ions per molecule.
diacilglicerol-lipasa (diacylglycerol lipase). Lipoprotein lipase.
diacinesis (diakinesis). Final stage of prophase in meiosis in which the chiasmata present during the diplotene stage disappear and the chromosomes continue to shorten.
diaclasia (diaclasis, diaclasia). Osteoclasis.
diacrino (diacrinous). Excreting by simple passage through a gland cell.
diacrisis (diacrisis). Diagnosis.
diacrítico (diacritic, diacritical). Distinguishing; diagnostic; allowing of distinction.
diacrónico (diachronic). Systematically observed over time.
diactínico (diactinic). Having the property of transmitting light capable of bringing about chemical reactions.
díada **1.** (dyad). The double chromosome resulting from the splitting of a tetrad during meiosis. **2.** (dyad). Diad; a pair. **3.** (dyad). In chemistry, a bivalent element. **4.** (diad). The transverse tubule and a cisterna in cardiac muscle fibers. **5.** (dyad). A pair of persons in an interactional situation.
diadérmico (diadermic). Percutaneous.
diadococinesia **1.** (diadochocinesia). Diadochokinesia. **2.** (diadochokinesia, diadochokinesis). Diadochocinesia; the normal power of alternately bringing a limb into opposite positions, as of flexion and extention or of pronation and supination.
diadococinético (diadochokinetic). Relating to diadochokinesia.
diafanoscopia (diaphanoscopy). Examination of a cavity with a diaphanoscope.
diafanoscopio (diaphanoscope). Polyscope; an instrument for illuminating the interior of a cavity to determine the translucency of its walls.
diafemétrico (diaphemetric). Relating to the determination of the degree of tactile sensibility.
diafeno, clorhidrato de (diaphen hydrochloride). 2-Diethylaminoethyl α-chlorodiphenylacetate hydrochloride; an antihistaminic agent with anticholinergic properties.
diafisario (diaphyseal). Diaphysial.
diafisectomía (diaphysectomy). Partial or complete removal of the shaft of a long bone.
diafisario (diaphysial). Diaphyseal; relating to a diaphysis.
diáfisis **1.** (diaphysis, pl. diaphyses). [*diaphysis*, NA]. The shaft of a long bone, as distinguished from the epiphyses, or extremities, and apophyses, or outgrowths. **2.** (shaft). An elongated rodlike structure, as the part of a long bone between the epiphysial extremities.
d. del fémur (shaft of femur). [*corpus ossis femoris*, NA].
d. del húmero (shaft of humerus). [*corpus humeri*, NA].
d. del radio (shaft of radius). [*corpus radii*, NA].
d. de la tibia (shaft of tibia). [*corpus tibiae*, NA].
diafisitis (diaphysitis). Inflammation of the shaft of a long bone.
diaforasa (diaphorase). Originally, a series of flavoproteins with reductase activity in mitochondria; now dihydrolipoamide dehydrogenase.
diaforesis (diaphoresis). Perspiration.
diaforético (diaphoretic). **1.** Relating to, or causing, perspiration. **2.** An agent that increases perspiration.
diafragma (diaphragm). **1.** A flexible ring covered with a dome-shaped sheet of elastic material used in the vagina to prevent pregnancy. **2.** Diaphragma. A thin disk pierced with an opening, used in a microscope, camera, or other optical instrument in order to shut out the marginal rays of light **3.** In x-ray, grid. **4.** The musculomembranous partition between the abdominal and thoracic cavities.
d. de Bucky (Bucky d.).
d. de la pelvis (pelvic d., d. of pelvis). [*diaphragma pelvis*, NA].
d. de la silla turca (d. of sella). [*diaphragma sellae*, NA].
d. urogenital (urogenital d.). [*diaphragma urogenitale*, NA].
diafragmalgia (diaphragmalgia). Diaphragmodynia; pain in the diaphragm.
diafragmático (diaphragmatic). Relating to a diaphragm.
diafragmatocele (diaphragmatocele). Rarely used term for diaphragmatic hernia.
diafragmodinia (diaphragmodynia). Diaphragmalgia.
diagnosticador (diagnostician). One who is skilled in making diagnoses; formerly, a name for specialists in internal medicine.
diagnosticar (diagnose). To make a diagnosis.
diagnóstico **1.** (diagnostic). Relating to or aiding in diagnosis. **2.** (diagnosis). Diacrisis; the determination of the nature of a disease.
d. antenatal (antenatal diagnosis). Prenatal d.
d. clínico (clinical diagnosis).
d. diferencial (differential diagnosis). Differentiation.
d. equivocado (misdiagnosis). A wrong or mistaken diagnosis.
d. por exclusión (diagnosis by exclusion).
d. físico (physical diagnosis).
d. de laboratorio (laboratory diagnosis).
d. neonatal (neonatal diagnosis).
d. patológico (pathologic diagnosis).
d. prenatal (prenatal diagnosis). Antenatal d.
dial (dial). A clock face or instrument resembling a clock face.
d. astigmático (astigmatic d.).

dialilo (diallyl). A compound containing two allyl groups.
diálisis (dialysis). Diffusion; a form of filtration to separate crystalloid from colloid substances.
d. por equilibrio (equilibrium d.).
d. extracorpórea (extracorporeal d.). Hemodialysis performed through an apparatus outside the body.
d. peritoneal (peritoneal d.).
d. retiniana (d. retinae). Retinodialysis.
dialización (dialysance). The number of milliliters of blood completely cleared of any substance by an artificial kidney or by peritoneal dialysis in a unit of time.
dializado (dialysate). Diffusate; that part of a mixture that passes through a dialyzing membrane.
dializador (dialyzer). The apparatus for performing dialysis; a membrane used in dialysis.
dializar (dialyze). To perform dialysis; to separate a substance from a solution by means of dialysis.
diamagnético (diamagnetic). Having the property of diamagnetism.
diamagnetismo (diamagnetism). The property of zero magnetic movement, given by molecules in which all electrons are paired.
diamelia (di-amelia). Absence of two limbs.
diámetro (diameter). **1.** A straight line connecting two opposite points on the surface of a more or less spherical or cylindrical body. **2.** The distance measured along such a line.
d. anteroposterior del estrecho inferior de la pelvis (anteroposterior d. of the pelvic inlet). Conjugata.
d. de Baudelocque (Baudelocque's d.). External conjugate.
d. biparietal (biparietal d.).
d. bucolingual (buccolingual d.).
d. cigomático (zygomatic d.).
d. conjugado del estrecho inferior de la pelvis (conjugate d. of the pelvic inlet). Conjugata.
d. mediano (d. medianus). Conjugata.
d. oblicuo del estrecho superior de la pelvis **1.** (d. obliqua). [*diameter obliqua*, NA]. Oblique d. **2.** (oblique d.). D. obliqua.
d. occipitofrontal (occipitofrontal d.).
d. occipitomentoniano (occipitomental d.).
d. sagital posterior (posterior sagittal d.).
d. suboccipitobregmático (suboccipitobregmatic d.).
d. total de fin de diástole (total end-diastolic d. (TEDD)).
d. total de fin de sístole (total end-systolic d. (TESD)).
d. transverso del estrecho inferior de la pelvis **1.** (d. transversa). [*diameter transversa*, NA]. Transverse d. **2.** (transverse d.). D. transversa.
d. traquelobregmático (trachelobregmatic d.).
diamida (diamide). A compound containing two amide groups.
diamidinas (diamidines). A group of compounds containing two amidine groups; e.g., stilbamidine, propamidine.
diamina (diamine). An organic compound containing two amine groups per molecule; e.g., ethylenediamine.
d. oxidasa (d. oxidase).
diamino oxihidrasa (diamino oxyhydrase). Amine oxidase (copper-containing).
diamniótico (diamniotic). Exhibiting two amniotic sacs.
diamtazol, biclorhidrato de (diamthazole dihydrochloride). Dimazole dihydrochloride; an antifungal agent for topical use.
diandria (diandry, diandria). The phenomenon in which a single ovum is fertilized by a diploid sperm and hence produces a triploid fetus.
dianoético (dianoetic). Of or pertaining to reason or other intellectual functions.
diapausa (diapause). A period of biological quiescence or dormancy; an interval in which development is arrested or greatly slowed.
d. embrionaria (embryonic d.). A d. in the course of embryogenesis.
diapédesis (diapedesis). Migration; the passage of blood, or any of its formed elements, through the intact walls of blood vessels.
diaphragma, pl. **diaphragmata** (diaphragma, pl. diaphragmata). [*diaphragma*, NA]. Diaphragm.
diapiresis (diapiresis). Passage of colloidal or other small particles of suspended matter through the unruptured walls of the blood vessels.
diaplacentario (diaplacental). Passing through or "across" the placenta.
diaplasis (diaplasis). Diorthosis; obsolete term for setting of a fracture or reduction of a dislocation.
diaplástico (diaplastic). Pertaining to diaplasis.
diaplexo (diaplexus). Rarely used term for *plexus* choroideus ventriculi tertii.
diapnoico, diapnótico (diapnoic, diapnotic). **1.** Relating to, or causing perspiration, especially insensible perspiration. **2.** A mild sudorific.
diapófisis (diapophysis). A transverse process of a thoracic vertebra or the portion of a cervical or lumber vertebra homologous thereto.
diarrea (diarrhea). An abnormally frequent discharge of semisolid or fluid fecal matter from the bowel.
d. alba (d. alba). Pullorum disease.
d. blanca (white d.). Pullorum disease.
d. bovina virósica (bovine virus d.). Mucosal disease.
d. de Cochinchina (Cochin China d.). Tropical sprue.
d. coleraica (choleraic d.). Summer d.
d. colicuativa (colliquative d.).
d. disentérica (dysenteric d.). D. in bacillary or amebic dysentery.
d. estival (summer d.). Choleraic d.
d. gastrógena (gastrogenous d.).
d. grasa (fatty d.). Pimelorrhea.
d. lientérica (lienteric d.).
d. matinal (morning d.).
d. mucosa (mucous d.). D. with the presence of considerable mucus in the stools.
d. nocturna (nocturnal d.).
d. pancreatógena (pancreatogenous d.).
d. serosa (serous d.). D. characterized by watery stools.
d. tropical (tropical d.). Tropical sprue.
d. del viajero (traveler's d.).
diarreico (diarrheal, diarrheic). Relating to diarrhea.
diarticular (diarticular). Diarthric.
diártrico (diarthric). Biarticular; diarticular; relating to two joints.
diartrosis (diarthrosis, pl. diarthroses). [*articulatio synovialis*, NA].
diascopia (diascopy). Examination of superficial skin lesions with a diascope.
diascopio (diascope). A flat glass plate through which one can examine superficial skin lesions by means of pressure.
diasquisis (diaschisis). A sudden inhibition of function produced by an acute focal disturbance in a portion of the brain at a distance from the original seat of injury, but anatomically connected with it through fiber tracts.
diastalsis (diastalsis). The type of peristalsis in which a region of inhibition precedes the wave of contraction, as seen in the intestinal tract.
diastáltico (diastaltic). Pertaining to diastalsis.
diastasa (diastase). A mixture, obtained from malt and containing amylolytic enzymes (principally α- and β-amylases), that converts starch into dextrin and maltose.
diastasis (diastasis). **1.** Divarication; any simple separation of normally joined parts. **2.** The latter part of diastole.
d. de los rectos (d. recti).
diastasuria (diastasuria). Amylasuria.
diastático (diastatic). Relating to a diastasis.
diastema (diastema, pl. diastemata). **1.** Fissure or abnormal opening in any part, especially if congenital. **2.** [*diastema*, NA]. Space between two adjacent teeth in the same dental arch. **3.** Cleft or space between the maxillary lateral incisor and canine teeth, into which the lower canine is received when the jaws are closed.
diastematocrania (diastematocrania). Congenital sagittal fissure of the skull.
diastematomielia (diastematomyelia). Complete or incomplete sagittal division of spinal cord by osseous or fibrocartilaginous septum.
diáster (diaster). Amphiaster.
diastereoisómeros (diastereoisomers). Optically active isomers that are not enantiomorphs (mirror images); e.g., glucose and galactose.
diastésico (diathetic). Relating to a diathesis.
diástole (diastole). The dilation of the heart cavities, during which they fill with blood.

d. cardíaca (cardiac d.). Diastole of the heart.
d. gástrica (gastric d.).
d. tardía (late d.). Presystole.
diastólico (diastolic). Relating to diastole.
d. final (end-diastolic). **1.** Occurring at the end of diastole, immediately before the next systole, as in end-diastolic pressure. **2.** Interrupting the final moments of diastole.
diastrofismo (diastrophism). Distortion that occurs in objects as a result of bending.
diataxia (diataxia). Ataxia affecting both sides of the body.
d. cerebral (cerebral d.). The ataxic type of cerebral birth palsy.
diatela (diatela). Rarely used term for tela choroidea ventriculi tertii.
diatermancia (diathermancy). The condition of being diathermic.
diatérmano (diathermanous). Transcalent; permeable by heat rays.
diatermia (diathermy). Transthermia; local elevation of temperature within the tissues, produced by high frequency current, ultrasonic waves, or microwave radiation.
d. médica (medical d.). Thermopenetration.
d. de onda corta (short wave d.).
d. quirúrgica (surgical d.). Diathermocoagulation.
diatérmico **1.** (diathermal). Diathermic. **2.** (diathermic). Diathermal; relating to, characterized by, or affected by diathermy.
diatermocoagulación (diathermocoagulation). Surgical diathermy.
diátesis (diathesis). The constitutional or inborn state disposing to a disease, group of diseases, or metabolic or structural anomaly.
d. contractural (contractural d.).
d. espasmódica (spasmodic d.).
d. espasmofílica (spasmophilic d.).
d. gotosa (gouty d.).
d. hemorrágica (hemorrhagic d.).
d. quística (cystic d.).
diatomáceo (diatomaceous). Pertaining to diatoms or their fossil remains.
diatomea (diatom). An individual of microscopic unicellular algae, the shells of which compose a sedimentary infusorial earth.
diatómico (diatomic). **1.** Denoting a compound with a molecule made up of two atoms. **2.** Denoting any ion or atomic grouping composed of two atoms only.
diatórico (diatoric). **1.** The vertical cylindric aperture formed in the base of artificial porcelain teeth and extending into the body of the tooth, serving as a mechanical means of attaching the tooth to the denture base. **2.** Denoting teeth that contain a d.
diatrizoato sódico (diatrizoate sodium).
diazepam (diazepam). A skeletal muscle relaxant, sedative, and antianxiety agent; also used as an anticonvulsant, particularly in the treatment of status epilepticus.
diazinas (diazines). A group of synthetic tuberculostatic drugs, such as pyrazine carboxamide and pyridazine-3-carboxamide.
diazo- (diazo-). Prefix denoting a compound containing the ≡C—N=N—X grouping, where X is not carbon (except for CN), or the grouping N_2 attached by one atom to carbon.
diazotizar (diazotize). To introduce the diazo group into a chemical compound, usually through the treatment of an amine with nitrous acid.
diazóxido (diazoxide). An antihypertensive agent.
dibásico (dibasic). Bibasic; having two replaceable hydrogen atoms, denoting an acid with two ionizable hydrogen atoms.
dibenzepina, clorhidrato de (dibenzepin hydrochloride). An antidepressant.
dibenzoheptropina, citrato de (dibenzheptropine citrate). Deptropine citrate.
dibenzopiridina (dibenzopyridine). Acridine.
dibenzotiazina (dibenzothiazine). Phenothiazine.
dibenzotiona (dibenzthione). Sulbentine; an antifungal antiseptic.
dibromopropamidina, isetionato de (dibromopropamidine isethionate). An antiseptic.
dibromsalan (dibromsalan). 4';5-Dibromosalicylanilide; a disinfectant.
dibucaína, clorhidrato de (dibucaine hydrochloride). A potent local anesthetic (surface and spinal anesthesia).
dibutil ftalato (dibutyl phthalate). *n*-Butyl phthalate; di-*n*-butyl ester of benzene-*o*-dicarboxylic acid; an insect repellent.
dibutolina, sulfato de (dibutoline sulfate). Dibutyl urethane of dimethylethyl-β-hydroxyethylammonium sulfate; an anticholinergic agent used as a mydriatic, a cycloplegic, and a gastrointestinal antispasmodic.
dicacodilo (dicacodyl). Cacodyl.
dicéfalo **1.** (dicephalous). Having two heads. **2.** (dicephalus). Bicephalus; diplocephalus; symmetrical conjoined twins with two separate heads.
d. diauchenos (dicephalus diauchenos). Derodidymus; a d. with separate necks.
d. dipus dibrachius (dicephalus dipus dibrachius).
d. dipus tetrabrachius (dicephalus dipus tetrabrachius).
d. dipus tribrachius (dicephalus dipus tribrachius).
d. dipygus (dicephalus dipygus). A d. with a double body below the umbilicus.
d. monauchenos (dicephalus monauchenos).
dicelo (dicelous). Having two cavities or excavations on opposite surfaces.
dicéntrico (dicentric). Having two centromeres.
dicetohidrindilideno-dicetohidrindamina (diketohydrindylidene-diketohydrindamine). The colored product formed in the reaction of an α-amino acid and ninhydrin (triketohydrindene hydrate); a reaction used in the quantitative assay of α-amino acids.
dicetona (diketone). A molecule containing two carbonyl groups; e.g., acetylacetone.
dicetopiperazinas (diketopiperazines). A class of organic compounds with a closed ring structure formed from two α-amino acids by the joining of the α-amino group of each to the carboxyl group of the other, with the loss of two molecules of water.
diciclomina, clorhidrato de (dicyclomine hydrochloride). An anticholinergic agent.
dicigótico (dizygotic, dizygous). Relating to twins derived from two separate zygotes.
dicisteína (dicysteine). Cystine.
diclonina, clorhidrato de (dyclonine hydrochloride). A topical local anesthetic.
dicloralfenazona (dichloralphenazone). Dichloralantipyrine; a complex of chloral hydrate and phenazone; a sedative and hypnotic.
dicloramina-T (dichloramine-T). *p*-Toluenesulfonic acid dichloramide; used as an antiseptic in surgical dressings.
diclorfenamida (dichlorphenamide). A carbonic anhydrase inhibitor with actions similar to those of acetazolamide.
diclorisona (dichlorisone). A topical antipruritic agent.
diclorisoproterenol (dichlorisoproterenol). Dichloroisoproterenol.
diclorobenceno (dichlorobenzene). An insecticide used chiefly as a moth repellent.
diclorodifeniltricloroetano (DDT) (dichlorodiphenyltrichloroethane (DDT)). Chlorophenothane; dicophane; an insecticide that came into prominence during and after World War II; general usage is now widely discouraged because of the toxicity that results from the environmental persistence of this agent.
diclorodifluorometano (dichlorodifluoromethane). An easily liquefiable gas used as a refrigerant and aerosol propellant.
diclorofenarsina, clorhidrato de (dichlorophenarsine hydrochloride). (3-Amino-4-hydroxyphenyl)dichloroarisine hydrochloride, formerly used as an arsenical antisyphilitic.
diclorofeno (dichlorophen). 2,2'-Dihydroxy-5,5'methylenebix (4-chlorophenol); used topically as a fungicide and bactericide, and internally in the treatment of infections by tapeworms of man and domestic animals.
2,6-diclorofenol-indofenol (2,6-dichlorophenol-indophenol). Misnomer for 2,6-dichloroindophenol.
diclorohidrina (dichlorohydrin). Dichloroisopropyl alcohol; a colorless, odorless fluid prepared by heating anhydrous glycerin with sulfur monochloride; a solvent of resins.
2,6-dicloroindofenol (2,6-dichloroindophenol). A reagent for the chemical assay of ascorbic acid which depends upon the reducing properties of the latter.
dicloroisoproterenol (dichloroisoproterenol (DCI)). Dichlorisoproterenol; the congener of the adrenergic beta receptor stimulant, isoproterenol; it blocks the responses, involving beta receptors, to epinephrine and other sympathomimetic drugs.

diclorovos (dichlorovos). Dichlorvos.
dicloruro (dichloride). Bichloride; a compound with a molecule containing two atoms of chlorine to one of another element.
diclorvos (dichlorvos). Dichlorovos; phosphoric acid 2,2-dichlorovinyl dimethyl phosphate; an anthelmintic in veterinary and human medicine.
dicloxacilina sódica (dicloxacillin sodium). A semisynthetic penicillin resistant to penicillinase.
dicofano (dicophane). Dichlorodiphenyltrichloroethane.
dicoria (dicoria). Diplocoria.
dicoriónico (dichorial, dichorionic). Showing evidence of two chorions.
dicótico (dichotic). Dichotomous.
dicotomía (dichotomy). Division into two parts.
dicótomo (dichotomous). Dichotic; denoting or characterized by dichotomy.
dicrocoeliosis (dicrocoeliosis). Infection of animals and rarely man with trematodes of the genus *Dicrocoelium*.
dicroico (dichroic). Relating to dichroism.
dicroísmo (dichroism). The property of seeming to be differently colored when viewed from emitted light and from transmitted light.
d. circular (circular d.).
dicrómata (dichromat). An individual with dichromatism.
dicromático (dichromatic). **1.** Having or exhibiting two colors. **2.** Relating to dichromatism.
dicromatismo (dichromatism). **1.** The state of being dichromatic. **2.** Dichromatopsia; dyschromatopsia; the abnormality of color vision in which only two of the three retinal cone pigments are present, as in protanopia, deuteranopia, and tritanopia.
dicromato (dichromate). Bichromate.
dicromatopsia (dichromatopsia). Dichromatism.
dicrómico (dichromic). Having, or relating to, two colors.
dicromófilo (dichromophil, dichromophile). Taking a double stain; denoting a tissue or cell taking both acid and basic dyes in different parts.
dicrótico (dicrotic). Relating to dicrotism.
dicrotismo (dicrotism). That form of the pulse in which a double beat can be felt at the wrist for each beat of the heart; due to accentuation of the dicrotic wave.
dictioma (dictyoma). Embryonal medulloepithelioma.
dictioteno (dictyotene). The state of meiosis at which the oocyte is arrested during the period from late fetal life until ovulation.
dicumarol (dicumarol). Bishydroxycoumarin; an anticoagulant that inhibits the formation of prothrombin in the liver.
didáctico (didactic). Instructive; denoting medical teaching by lectures or textbooks, as distinguished from clinical demonstrations with patients or laboratory exercises.
didactilismo (didactylism). Congenital condition of having two fingers on a hand or two toes on a foot.
didélfico, didelfo (didelphic). Having or relating to a double uterus.
didim-, didimo- (didym-, didymo-). Combining forms denoting relationship to the didymus, testis.
-dídimo (-didymus). Termination denoting a conjoined twin with the first element of the complete word designating unfused parts.
dídimo (didymus). Testis.
didrogesterona (dydrogesterone). A synthetic steroid, derived from retroprogesterone, with progestational effects.
diecio (diecious). Denoting animals or plants that are sexually distinct, the individuals being of one or the other sex.
diel (diel). Term frequently used synonymously with diurnal or circadian.
dieldrín (dieldrin). A chlorinated hydrocarbon used as an insecticide; may cause toxic effects in persons and animals exposed to its action through skin contact, inhalation, or food contamination.
dielectrografía (dielectrography). Impedance plethysmography.
dielectrólisis (dielectrolysis). Electrophoresis.
diencéfalo (diencephalon, pl. diencephala). [*diencephalon*, NA]. That part of the prosencephalon composed of the epithalamus, the dorsal thalamus, subthalamus, and hypothalamus.
diencefalohipofisario (diencephalohypophysial). Relating to the diencephalon and hypophysis.
dienesterol (dienestrol). An estrogenic agent.
diente (tooth, pl. teeth). One of the hard conical structures set in the alveoli of the upper and lower jaws, used in mastication and assisting in articulation.
d. de acrílico (acrylic resin t.). A t. made of acrylic resin.
d. anatómicos (anatomic teeth).
d. no anatómicos (nonanatomic teeth).
d. angular (dens angularis). D. caninus.
d. anquilosado (ankylosed t.).
d. anteriores (anterior teeth).
d. auditivos (auditory teeth). [*dentes acustici*, NA].
d. auditivos de Corti (Corti's auditory teeth). Auditory teeth.
d. auditivos de Huschke (Huschke's auditory teeth). Auditory teeth.
d. bicúspide (bicuspid t.). Premolar t.
d. caducos (deciduous t.). [*dens deciduus*, NA].
d. canino (canine t.). [*dens caninus*, NA].
d. carnicero (carnassial t.).
d. en clavija (pegged t.).
d. con corona acampanada (bell-crowned). Denoting a tooth the crown of which has a cross-sectional diameter much greater than that of the neck.
d. cortantes (cutting teeth).
d. de crecimiento perpetuo o persistente (perpetually growing t., persistently growing t.).
d. cuspidado (cuspid t., cuspidate t.). Canine t.
d. sin cúspides (cuspless t.).
d. despulpado (pulpless t.). A t. with a nonvital o necrotic pulp, or one from which the pulp has been extirpated.
d. en destornillador (screwdriver teeth). Hutchinson's teeth.
d. desvitalizado (devitalized t.).
enfilado de d. (tooth arrangement).
d. no erupcionado (unerupted t.).
d. esclerótico (sclerotic teeth).
d. espaciados (spaced teeth).
d. estomacal (stomach t.). One of the lower canine teeth.
d. extruido (extruded teeth).
d. fantasma (ghost t.).
d. fluorados (fluoridated teeth).
d. fusionados (fused teeth).
d. geminados (geminated teeth).
d. de grado cero (zero degree teeth).
d. de Horner (Horner's teeth).
d. de Hutchinson (Hutchinson's teeth).
d. impactado (impacted t.).
d. incisivo (incisor t.). [*dens incisivus*, NA].
d. con inserción de metal (metal insert teeth).
d. del juicio (wisdom t.). Third molar.
d. de leche **1.** (dens lacteus). D. deciduus. **2.** (milk t.). Deciduous t.
d. de lobo (wolf t.).
d. manchado (mottled t.).
d. de la mejilla (cheek t.). Molar t.
d. migratorios (migrating teeth).
d. molar (molar t.). [*dens molaris*, NA].
d. en mordida cruzada (crossbite teeth).
d. muerto (dead t.). A misnomer for pulpless t.
d. con muescas (notched teeth). Hutchinson's teeth.
d. multicúspide (multicuspid t.). Molar t.
d. natal (natal t.). A predeciduous supernumerary t. present at birth.
d. neonatal (neonatal t.). A t. erupting up to 30 days after birth.
d. del ojo (eye t.). Canine t.
d. orales (oral teeth). Anterior teeth.
d. permanente (permanent t.). [*dens permanens*, NA].
d. plásticos (plastic teeth). Artificial teeth constructed of synthetic resins.
d. en posición normal (normally posed t.).
d. posteriores **1.** (back teeth). **2.** (posterior teeth).
d. premolar (premolar t.). [*dens premolaris*, NA]. Bicuspid t.
d. primario (primary t.). Deciduous t.
d. protruido (protruding teeth).
d. salido o prominente (buck t.). An anterior t. in labioversion.
d. secundario (second t.). Permanent t.
d. serotino (dens serotinus). [*dens serotinus*, NA]. D. sapientae; wisdom tooth.
d. sifilíticos (syphilitic teeth). Hutchinson's teeth.
d. sucedáneo (succedaneous t.). Permanent t.
d. temporario (temporary t.). Deciduous t.

triangularidad de los d. (triangularity of the teeth).
d. tricúspide (tricuspid t.). A t. having a crown with three cusps.
d. en tubo (tube teeth).
d. de Turner (Turner's t.).
d. verde (green t.).
d. vital (vital t.). A t. with a living pulp.
d. no vital (nonvital t.).
diéresis (dieresis). Solution of continuity.
dierético (dieretic). **1.** Relating to dieresis. **2.** Dividing; ulcerating; corroding.
diesterasa (diesterase).
diestro **1.** (diestrus). A period of sexual quiescence intervening between two periods of estrus. **2.** (dextral). Right-handed.
diestrual (diestrous). Pertaining to diestrus.
dieta (diet). **1.** Food and drink in general. **2.** A prescribed course of eating and drinking in which the amount and kind of food, as well as the times at which it is to be taken, are regulated for therapeutic purposes. **3.** Reduction of caloric intake so as to lose weight.
d. de bajas calorías (low calorie d.).
d. basal (basal d.).
d. básica (basic d.). Alkaline-ash d.
d. blanda **1.** (soft d.). A normal diet limited to soft foods for those who have difficulty chewing or swallowing. **2.** (bland d.).
d. de cenizas ácidas (acid-ash d.).
d. de cenizas alcalinas (alkaline-ash d.). Basic d.
d. cetogénica (ketogenic d.).
d. diabética (diabetic d.).
d. por eliminación (elimination d.).
d. de Giordano-Giovannetti (Giordano-Giovannetti d.).
d. para gotosos (gout d.).
d. líquida clara (clear liquid d.).
d. líquida completa (full liquid d.).
d. macrobiótica (macrobiotic d.).
d. pobre en grasas (low fat d.).
d. de provocación (challenge d.).
d. reductora (reducing d.).
d. con restricción de purina (purine-restricted d.).
d. rica en calorías (high calorie d.).
d. rica en grasas (high fat d.).
d. de Sippy (Sippy d.).
d. suave (smooth d.).
dietadiona (diethadione). An analeptic.
dietanolamina (diethanolamine). Diethylolamine bis(hydroxyethyl)amine; 2,2'-iminodiethanol; used as an emulsifier and as a dispersing agent in cosmetics and pharmaceuticals.
acetato de d. (d. acetate). Iodopyracet.
dietario (dietary). Relating to the diet.
dietazina (diethazine). An anticholinergic agent.
dietética (dietetics). The practical application of diet in the prophylaxis and treatment of disease.
dietético (dietetic). **1.** Relating to the diet. **2.** Descriptive of food that, naturally or through processing, has a low caloric content.
dietilcarbamazina, citrato de (diethylcarbamazine citrate). An effective microfilaricide, although relatively ineffective against the adult filariae.
1,4-dietileno, dióxido de (1,4-diethylene dioxide). Dioxane.
dietilenodiamina (diethylenediamine). Piperazine.
dietilestilbestrol (diethylstilbestrol (DES)). Stilbestrol; a synthetic crystalline compound, not a steroid, possessing estrogenic activity when given orally or by injection.
dietilmalonilurea (diethylmalonylurea). Barbital.
dietilo (diethyl). A compound containing two ethyl radicals.
dietilolamina (diethylolamine). Diethanolamine.
dietilpropión, clorhidrato de (diethylpropion hydrochloride). A sympathomimetic amine related chemically to amphetamine, used as an anorectic.
dietiltoluamida (diethyltoluamide). *m*-Delphene; *N,N*-diethyl-*m*-toluamide; an insect repellent.
dietiltriptamina (DET) (diethyltryptamine (DET)). *N,N*-Diethyltryptamine; a hallucinogenic agent similar to dimethyltryptamine.
dietista (dietitian). An expert in dietetics.
dietogenética (dietogenetics). The biologic field concerned with the interrelationship between genotype, diet, and various food requirements.
difalia (diphallus). Bifid penis; double penis; a rare congenital anomaly in which the penises may be symmetrical, or placed one above the other.
difarnesilo, grupo (difarnesyl group). A 30-carbon open chain hexaisoprenoid hydrocarbon radical occurring as a side chain in vitamin K_2.
difásico (diphasic). Occurring in or characterized by two phases or stages.
difemanil metilsulfato (diphemanil methylsulfate). An anticholinergic agent.
difemetoxidina (diphemethoxidine). 2-(Diphenylmethyl)-1-piperidineethanol; an anorexigenic drug.
difenadiona (diphenadione). 2-Diphenylacetyl-1,3-indandione; an orally effective anticoagulant with actions and uses similar to those of bishydroxycoumarin.
difenano (diphenan). *p*-Benzylphenylcarbamate; used as a vermicide in oxyuriasis.
difenhidramina, clorhidrato de (diphenhydramine hydrochloride). An antihistaminic.
difenidol (diphenidol). α,α-Diphenyl-1-piperidinebutanol; an antiemetic.
difenil- (diphenyl-). Prefix indicating two independent phenyl groups attached to a third atom or radical, as in diphenylamine.
difenilclorarsina (diphenylchlorarsine). A sternutator, inhalation of which causes violent sneezing, cough, salivation, headache, and retrosternal pain; a common vomiting agent used in mob and riot control.
difenilenoimina (diphenylenimine). Carbazole.
5,5-difenilhidantoína (5,5-diphenylhydantoin). Phenytoin.
2,5-difeniloxazol (PPO) (2,5-diphenyloxazole (PPO)). A scintillator used in radioactivity measurements by scintillation counting.
difenilpiralina, clorhidrato de (diphenylpyraline hydrochloride). An antihistaminic similar in action and use to diphenhydramine.
***p*-difenol oxidasa** (*p*-diphenol oxidase). Catechol oxidase.
***o*-difenolasa** (*o*-diphenolase). Catechol oxidase.
difenoxilato, clorhidrato de (diphenoxylate hydrochloride). An antidiarrheal agent, chemically related to meperidine, that inhibits rhythmic contraction of smooth muscle; it has some addiction liability.
difenoxina (difenoxin). Difenoxylic acid; an antidiarrheal agent with actions similar to those of diphenoxylate.
diferencia (difference). The magnitude or degree by which one quality or quantity differs from another of the same kind.
d. arteriovenosa de dióxido de carbono (arteriovenous carbon dioxide d.).
d. arteriovenosa de oxígeno (arteriovenous oxygen d.).
d. cationes-aniones (cation-anion d.). Anion gap.
d. error estándar de (standard error of d.).
d. individuales (individual d.'s).
d. luminosa (light d.).
d. de oxígeno alveolar-arterial (alveolar-arterial oxygen d.).
diferenciación (differentiation). **1.** Specialization; the acquisition or possession of one or more characteristic or function different from that of the original type. **2.** Differential diagnosis. **3.** Partial removal of a stain from a histologic section to accentuate the staining differences of tissue components.
d. correlativa (correlative d.).
d. ecocardiográfica (echocardiographic d.).
d. invisible (invisible d.). Chemodifferentiation.
diferenciado (differentiated). Having a different character or function from the surrounding structures or from the original type; said of tissues, cells, or portions of the cytoplasm.
diferencial (differential). Relating to, or characterized by, a difference; distinguishing.
d. de umbral (threshold d.). Differential threshold.
difilina (dyphylline). 7-(2,3-Dihydroxypropyl) theophylline; exhibits characteristic peripheral vasodilator and bronchodilator actions of other theophylline compounds.
difilobotriasis (diphyllobothriasis). Bothriocephaliasis; infection with the cestode *Diphyllobothrium latum.*
difiodonte (diphyodont). Possessing two sets of teeth, as occurs in man and most mammals.
diflorasona, diacetato (diflorasone diacetate). An anti-inflammatory corticosteroid used in topical preparations.

diflucortolona (diflucortolone). A synthetic glucocorticoid steroid analog.
difluencia (diffluence). The process of becoming fluid.
diflunisal (diflunisal). A salicyclic acid derivative with anti-inflammatory, analgesic, and antipyretic actions.
2,3-difosfoglicerato (2,3-diphosphoglycerate). An intermediate in the Rapoport-Luebering shunt, formed between 1,3-diphosphoglycerate and 3-phosphoglycerate; an important regulator of the affinity of hemoglobin for oxygen.
1,3-difosfoglicerato (1,3-diphosphoglycerate). An intermediate in glycolysis which reacts with ADP to generate ATP and 3-phosphoglycerate.
difosfopiridina, nucleótido de (DPN) (diphosphopyridine nucleotide (DPN)). Former name for nicotinamide adenine dinucleotide.
difosfotiamina (diphosphothiamin). Thiamin pyrophosphate.
difosgeno (diphosgene). Trichloromethyl chloroformate; a poison gas used in World War I.
difracción (diffraction). Deflection of the rays of light from a straight line in passing by the edge of an opaque body.
d., rejilla de (diffraction grating).
difteria (diphtheria). Diphtheritis; a specific infectious disease due to *Corynebacterium diphtheriae* and its highly potent toxin.
d. aviaria (avian d.). Fowl d.
d. aviaria (de las aves) (fowl d.). Avian d.
d. cutánea (cutaneous d.).
d. falsa (false d.). Diphtheroid.
d. de los terneros (calf d.).
diftérico (diphtherial, diphtheritic). Relating to diphtheria, or the membranous exudate characteristic of this disease.
difteritis (diphtheritis). Diphtheria.
difteroide (diphtheroid). **1.** Epstein's disease; false diphtheria; pseudodiphtheria; one of a group of local infections suggesting diphtheria, but caused by microorganisms other than *Corynebacterium diphtheriae*. **2.** Any microorganism resembling *Corynebacterium diphtheriae*.
difterotoxina (diphtherotoxin). The toxin of diphtheria.
difunto (corpse). Cadaver.
difusado (diffusate). Dialysate.
difusible (diffusible). Capable of diffusing.
difusión (diffusion). **1.** The random movement of molecules or ions or small particles in solution or suspension under the influence of brownian (thermal) motion toward a uniform distribution throughout the available volume. **2.** Dialysis.
d. de geles (gel d.).
difuso (diffuse). Disseminated; spread about; not restricted.
digamético (digametic). Heterogametic.
digástrico (digastric). **1.** Digastricus. Biventral; having two bellies. **2.** Relating to the d. muscle; denoting a fossa or groove with which it is in relation and a nerve supplying its posterior belly.
digenesia (digenesis). Reproduction in distinctive patterns in alternate generations, as seen in the nonsexual (invertebrate) and the sexual (vertebrate) cycles of digenetic trematode parasites.
digenético (digenetic). **1.** Heteroxenous; pertaining to or characterized by digenesis. **2.** Pertaining to the digenetic fluke.
digerir (digest). **1.** To soften by moisture and heat. **2.** To hydrolyze or break up into simpler chemical compounds by means of hydrolyzing enzymes or chemical action, as in the action of the secretions of the alimentary tract upon food.
digesta (digest). The materials resulting from digestion or hydrolysis.
digestión (digestion). **1.** The process of making a digest. **2.** The process whereby ingested food is converted into material suitable for assimilation for synthesis of tissues or liberation of energy.
d. gástrica (gastric d.). Peptic d.
d. intercelular (intercellular d.).
d. intestinal (intestinal d.).
d. intracelular (intracellular d.).
d. pancreática (pancreatic d.).
d. péptica (peptic d.). Gastric d.
d. primaria (primary d.). D. in the alimentary tract.
d. salival (salivary d.).
d. secundaria (secondary d.).
digestivo **1.** (digestant). Aiding digestion. **2.** (digestive). Relating to digestion. **3.** (digestive). Digestant. **4.** (digestant). Digestive; an agent that favors or assists the process of digestion.
digina (digin). Gitogenin.
diginia (digyny, digynia). Fertilization of a diploid ovum by a sperm, which results in a triploid zygote.
digitación (digitation). A process resembling a finger.
d. del hipocampo (digitationes hippocampi). Pes hippocampi.
digitado (digitate). Marked by a number of finger-like processes or impressions.
digital **1.** (digitalis). The dried leaf of *Digitalis purpurea* dispensed as powdered d. (prepared d.) when d. is prescribed as a cardiotonic in the treatment of congestive heart failure and other cardiac disorders. **2.** (digital). Relating to or resembling a digit or digits or an impression made by them.
digitalgia parestésica (digitalgia paresthetica). A sensory neuropathy of one or more fingers or toes, of unknown cause, that spontaneously recedes in a few months.
digitalina (digitalin). A standardized mixture of digitalis glycosides used as a cardiotonic.
d. cristalina (crystalline d.). Digitoxin.
digitalismo (digitalism). The symptoms caused by digitalis poisoning or overdosage.
digitalización (digitalization). Administration of digitalis by any one of a number of schedules until sufficient amounts are present in the body to produce the desired therapeutic effects.
digitígrado (digitigrade). Animals whose weight is borne on the digits only, such as the dog and cat.
digitina (digitin). Digitonin.
dígito (digit). Digitus.
d. claviformes (clubbed d.'s).
digitonina (digitonin). **1.** Digitin. A steroid glycoside obtained from *Digitalis purpurea* that has no cardiac action; used as a reagent in the determination of plasma cholesterol and steroids having a 3-hydroxyl group in beta configuration. **2.** A mixture of four different steroids found in the seeds of *Digitalis purpurea;* a strong hemolytic poison.
digitoxicidad (digitoxicity). Colloquialism for digitalis toxicity.
digitoxina (digitoxin). Crystalline digitalin; a secondary cardioactive glycoside obtained from the leaves of *Digitalis purpurea..*
digitus, pl. **digiti** (digitus, pl. digiti). [*digitus*, NA]. Dactyl; dactylus; digit; a finger or toe.
d. primus (d. primus). [*digitus primus*, NA]. Pollex.
d. quintus (d. quintus). [*digitus quintus*, NA]. D. minimus.
d. secundus (d. secundus). [*digitus secundus*, NA]. Index.
d. tertius (d. tertius). [*digitus tertius*, NA]. D. medius.
diglicérido-lipasa (diglyceride lipase). Lipoprotein lipase.
diglosia (diglossia). A developmental condition that results in a longitudinal split in the tongue.
diglucocol, yodhidrato de yodo (diglycocoll hydroiodide-iodine). Two moles of diglycocoll hydroiodide combined with two atomic weights of iodine; an antibacterial agent used in tablet form to disinfect drinking water.
dignato (dignathus). Augnathus; a malformed fetus with a double mandible.
digoxina (digoxin). A cardioactive steroid glycoside obtained from *Digitalis lanata*.
diheterocigoto (diheterozygote). An individual heterozygous for two different gene pairs at two different loci.
dihíbrido (dihybrid). The offspring of parents differing in two characters.
dihidralazina (dihydralazine). 1,4-Dihydrazinophthalazine; an antihypertensive agent.
dihidrato (dihydrate). A compound with two molecules of water of crystallization.
dihidrazona (dihydrazone). Osazone.
dihidro- (dihydro-). Prefix indicating the addition of two hydrogen atoms.
dihidrocodeína, tartrato de (dihydrocodeine tartrate). An analgesic derivative of codeine, about one-sixth as potent as morphine; a narcotic antitussive.
dihidrocodeinona (dihydrocodeinone). Hydrocodone.
dihidrocolesterol (dihydrocholesterol). Cholesterol.

4,5 α-dihidrocortisol (4,5α-dihydrocortisol). Hydrallostane.
dihidrocortisona (dihydrocortisone). A metabolite of cortisone, reduced at the 4,5 double bond.
dihidroergocornina (dihydroergocornine). An ergot alkaloid derivative prepared by the hydrogenation of ergocornine and less toxic than the latter.
dihidroergocriptina (dihydroergocryptine). An ergot alkaloid derivative prepared by the hydrogenation of ergocryptine and less toxic than the latter.
dihidroergocristina (dihydroergocristine). An ergot alkaloid derivative prepared by the hydrogenation of ergocristine and less toxic than the latter.
dihidroergotamina (dihydroergotamine). An ergot alkaloid derivative prepared by the hydrogenation of ergotamine; used in the treatment of migraine; less toxic and less oxytocic than ergotamine.
dihidroergotoxina, mesilato de (dihydroergotoxine mesylate). A mixture of dihydroergocornine methanesulfate, dihydroergocristine methanesulfate, and dihydroergocryptine methane sulfate; used as an α-adrenergic blocking agent for relief of cardiovascular insufficiency.
dihidroestreptomicina (dihydrostreptomycin). An antibiotic similar in action to streptomycin but with a higher risk of ototoxicity.
dihidrofolato reductasa (dihydrofolate reductase). Tetrahydrofolate dehydrogenase; an enzyme oxidizing tetrahydrofolate to dihydrofolate with $NADP^+$.
dihidrolipoamida acetiltransferasa (dihydrolipoamide acetyltransferase). Lipoate acetyltransferase; thioltransacetylase A.
dihidrolipoamida deshidrogenasa (dihydrolipoamide dehydrogenase). Coenzyme factor; lipoamide dehydrogenase; lipoamide reductase (NADH); lipoyl dehydrogenase; an enzyme oxidizing dihydrolipoamide at the expense of NAD^+.
dihidromorfinona, clorhidrato de (dihydromorphinone hydrochloride). Hydromorphone hydrochloride.
dihidroorotasa (dihydro-orotase). Carbamoylaspartate dehydrase; an enzyme catalyzing ring closure of *N*-carbamoyl-L-aspartate to form L-5,6-dihydroorotate.
dihidroorotato (dihydro-orotate). An intermediate in the biosynthesis of pyrimidines.
dihidrotaquisterol (dihydrotachysterol).
dihidrotestosterona (dihydrotestosterone). Stanolone.
dihidrouracilo (dihydrouracil). 5,6-Dihydrouracil; a reduction product of uracil and one of the intermediates of uracil catabolism.
dihidrouridina (D) (dihydrouridine). Uridine in which the 5,6-double bond has been saturated by addition of two hydrogen atoms.
dihidroxi- (dihydroxy-). Prefix denoting addition of two hydroxyl groups; as a suffix, becomes -diol.
dihidroxiacetona (dihydroxyacetone). Glyceroketone; glycerone; glycerulose; 1,3-dihydroxy-2-propanone; the simplest ketose.
dihidroxialuminio, aminoacetato de (dihydroxyaluminum aminoacetate). Basic aluminum glycinate; a basic aluminum salt of aminoacetic acid containing small amounts of aluminum hydroxide and aminoacetic acid; used as an antacid in hyperchlorhydria and peptic ulcer.
dihidroxialuminio, carbonato sódico de (dihydroxyaluminum sodium carbonate). Aluminum sodium carbonate hydroxide; a gastric antacid.
3,4-dihidroxifenilalanina (3,4-dihydroxyphenylalanine). Dopa.
diisopromina (diisopromine). Disopromine; *N,N*-diisopropyl-3,3-diphenylpropylamine; a cholagogue.
diisopropilo, fluorofosfato de (diisopropyl fluorophosphate). Isoflurophate.
dil. (dil.). Abbreviation for L. *dilue*, dilute, or L. *dilutus*, diluted.
dilaceración (dilaceration). **1.** Discission of a cataractous lens. **2.** Displacement of some portion of a developing tooth which is then further developed in its new relation, resulting in a tooth with sharply angulated root(s).
dilatación **1.** (dilatation). Dilation. **2.** (dilation). Dilatation. Physiologic or artificial enlargement of a hollow structure or opening. **3.** (dilation). The act of stretching or enlarging an opening or the lumen of a hollow structure.
d. uretral (urethral dilation).
dilatación y curetaje (D & C) (dilation and curettage (D & C)). Dilation of the cervix and curettement of the endometrium.
dilatación y evacuación (D & E) (dilation and evacuation (D & E)). Dilation of the cervix and removal of the early products of conception.
dilatador **1.** (dilatator). Dilator. **2.** (dilator). Dilatator. An instrument designed for enlarging a hollow structure or opening. **3.** (dilator). A muscle that pulls open an orifice. **4.** (dilator). A substance that causes dilation or enlargement of an opening or the lumen of a hollow structure.
d. de Goodell (Goodell's dilator). Obsolete term for a uterine d. used for dilating the cervix.
d. de Hanks (Hanks dilator's). Uterine d.'s of solid metal construction.
d. de Hegar (Hegar's dilator's).
d. hidrostático (hydrostatic dilator).
d. del iris (dilator iridis). Musculus dilator pupillae.
d. de Kollmann (Kollmann's dilator).
d. de Plummer (Plummer's dilator). Plummer's bag.
d. de la pupila (dilator of pupil). Musculus dilator pupillae.
d. de la trompa (dilator tubae). Musculus tensor veli palatini.
d. de Tubbs (Tubbs' dilator).
d. de Walther (Walther's dilator).
dilatancia (dilatancy). An increasing viscosity with increasing rate of shear accompanied by volumetric expansion.
dildo (dildo). Dildoe; an artificial penis; an object having the approximate shape and size of an erect penis, and commonly made of wood, plastic, or rubber; utilized for sexual pleasure.
diloxanida, furoato de (diloxanide furoate). An amebicide used in the treatment of dysentery.
diltiazem, clorhidrato de (diltiazem hydrochloride). A calcium channel blocking agent used as a coronary vasodilator.
dilución (dilution). **1.** The act of being diluted. **2.** A diluted solution or mixture. **3.** In microbiologic techniques, a method for counting the number of viable cells in a suspension.
diluido (dilute). Diluted; denoting a solution or mixture so effected.
diluir (dilute). To reduce a solution or mixture in concentration, strength, quality, or purity.
diluyente (diluent). **1.** Diluting; denoting that which dilutes. **2.** An agent that dilutes a solution or mixture.
DIM (M.I.D.). Abbreviation for minimal infecting dose.
dimazol, diclorhidrato de (dimazole dihydrochloride). Diamthazole dihydrochloride.
dimazon (dimazon). 4-*o*-Tolylazo-*o*-diacetotoluide; an azo compound occurring in red crystals; used with petrolatum as an ointment to stimulate epithelial cell proliferation and thus promote the healing of superficial wounds.
dimelia (dimelia). Congenital duplication of the whole or a part of a limb.
dimenhidrinato (dimenhydrinate). An amine salt of a theophyllinic acid; an antihistaminic, antinauseant, and antiemetic; used for motion sickness.
dimensión (dimension). Scope, size, magnitude; denoting, in the plural, linear measurements of length, width, and height.
d. bucolingual (buccolingual d.).
d. vertical (vertical d.). Vertical opening.
d. vertical oclusal (occlusal vertical d.).
d. vertical en reposo (rest vertical d.).
dimercaprol (dimercaprol). Antilewisite; British anti-Lewisite; 2,3-dimercaptopropanol; a chelating agent, developed as an antidote for lewisite and other arsenical poisons.
dimercurión (dimercurion). The mercuric ion, Hg^{2+}.
dimérico **1.** (dimeric). Having the characteristics of a dimer. **2.** (dimerous). Consisting of two parts.
dímero (dimer). A compound or unit produced by the combination of two like molecules.
d. de timina (thymine d.).
dimetacrina, tartrato de (dimetacrine tartrate). An antidepressant.
dimeticona (dimethicone). A silicone oil consisting of dimethylsiloxane polymers, usually incorporated into a petrolatum base or a nongreasy preparation and used for the protection of normal skin against various, chiefly industrial, skin irritants; may also be used to prevent diaper dermatitis.
dimetil *d*-tubocurarina (dimethyl *d*-tubocurarine). Metocurine iodide.

dimetil ftalato (dimethyl phthalate). An insect repellent.
dimetil sulfóxido (dimethyl sulfoxide (DMSO)). Methyl sulfoxide; a penetrating solvent, enhancing absorption of therapeutic agents from the skin; an industrial solvent that has been proposed as an effective analgesic and anti-inflammatory agent in arthritis and bursitis.
dimetil tubocurarina, cloruro de (dimethyl tubocurarine chloride). Dimethyl ether of *d*-tubocurarine chloride; a skeletal muscle relaxant.
dimetil tubocurarina, yoduro de (dimethyl tubocurarine iodide). Metocurine iodide.
dimetil-1-carbometoxi-1-propen-2-il fosfato (dimethyl-1-carbomethoxy-1-propen-2-yl phosphate). An organic phosphorus compound used as a systemic poison for the extermination of such pests as mites, aphids, and houseflies.
dimetilaminoazobenceno (dimethylaminoazobenzene). Butter yellow.
dimetilbenceno (dimethylbenzene). Xylol.
dimetilcarbinol (dimethylcarbinol). Isopropyl alcohol.
dimetilcetona (dimethyl ketone). Acetone.
β,β-dimetilcisteína (β,β-dimethylcysteine). Penicillamine.
dimetiletilcarbinolcloral (dimethylethylcarbinolchloral). Amylene chloral.
dimetiletilcarbinol (dimethylethylcarbinol). Amylene hydrate.
dimetilfenilpiperazinio (DMPP) (dimethylphenylpiperazinium (DMPP)). A highly selective stimulant of autonomic ganglionic cells; used experimentally.
dimetilfenol (dimethylphenol). Xylenol.
dimetilpiperazina, tartrato de (dimethylpiperazine tartrate). A diuretic, also used as a uric acid solvent.
***N,N*-dimetiltriptamina (DMT)** (*N,N*-dimethyltryptamine (DMT)). A psychotomimetic agent present in several South American snuffs (e.g., cohoba snuff) and in the leaves of *Prestonia amazonica* (family Apocynaceae).
dimetindeno, maleato de (dimethindene maleate). An antihistamine also used as an antipruritic.
dimetisoquina, clorhidrato de (dimethisoquin hydrochloride). An active surface anesthetic used to relieve itching and pain.
dimetisterona (dimethisterone). A modified testosterone or ethisterone; an orally effective synthetic progestin used alone or in combination with ethynyl estradiol as a contraceptive agent.
dimetotiazina, mesilato de (dimethothiazine mesylate). Fonazine mesylate.
dimetoxanato, clorhidrato de (dimethoxanate hydrochloride). A non-narcotic antitussive agent, less effective than codeine.
2,5-dimetoxi-4-metilanfetamina (DOM) (2,5-dimethoxy-4-methylamphetamine (DOM)). An hallucinogenic agent chemically related to amphetamine and mescaline, a drug of abuse.
dimetría (dimetria). Obsolete term for uterus didelphys.
dimidiar (dimidiate). To divide or be divided into halves.
-dimo (-dymus). **1.** Suffix to be combined with number roots; e.g., didymus, tridymus, tetradymus. **2.** Occasionally used shortened form for -didymus.
dimórfico (dimorphic). Dimorphous; in fungi, a term referring to growth and reproduction in either the mold or yeast form.
dimorfismo (dimorphism). Existence in two shapes or forms; denoting a difference of crystal form exhibited by the same substance, or a difference in form or outward appearance between individuals of the same species.
  d. sexual (sexual d.).
dimorfo (dimorphous). Dimorphic; having the property of dimorphism.
dimorfolamina (dimorpholamine). An analeptic.
dina (dyne). The unit of force in the CGS system, replaced in the SI system by the newton (1 newton = 10^5 dynes), that gives a body of 1 g mass an acceleration of 1 cm/sec^2; expressed as F (dynes) = m (grams) × a (cm/sec^2).
dinámica (dynamics). **1.** The science of motion in response to forces. **2.** In psychiatry, the determination of how emotional and mental disorders develop. **3.** In the behavioral sciences, any of the numerous intrapersonal and interpersonal influences or phenomena associated with personality development and interpersonal processes.
  d. de grupo (group d.).
dinamo- (dynamo-). Combining form relating to force or energy.
dinamogénesis (dynamogenesis). Dynamogeny; the production of force, especially of muscular or nervous energy.
dinamogenia (dynamogeny). Dynamogenesis.
dinamogénico (dynamogenic). Producing power or force, especially nervous or muscular power or activity.
dinamógrafo (dynamograph). An instrument for recording the degree of muscular power.
dinamómetro (dynamometer). Ergometer; an instrument for measuring the degree of muscular power.
dinamoscopia (dynamoscopy). Auscultation of a contracting muscle.
dinamoscopio (dynamoscope). A modified stethoscope for auscultation of the muscles.
dinatermo (dynatherm). An apparatus for inducing diathermy.
dineína (dynein). A protein associated with motile structures, exhibiting adenosine triphosphatase activity; it forms "arms" on the outer tubules of cilia and flagella.
dinérico (dineric). Denoting the interface between two mutually immiscible liquids (e.g., oil and water) in the same container.
4,6-dinitro-*o*-cresol (4,6-dinitro-*o*-cresol). An insecticide used against mites in the form of a spray or dust; also used as a weed killer.
dinitrocelulosa (dinitrocellulose). Pyroxylin.
2,4-dinitrofenol (DNP, Dnp) (2,4-dinitrophenol (DNP, Dnp)). A toxic dye, chemically related to trinitrophenol (picric acid), used in biochemical studies of oxidative processes; it is also a metabolic stimulant.
dinitrógeno, monóxido de (dinitrogen monoxide). Nitrous oxide.
dinoflagelado (dinoflagellate). A plantlike flagellate of the subclass Phytomastigophorea, some species of which produce a potent neurotoxin that may cause severe food intoxication following ingestion of parasitized shellfish.
dinoprost (dinoprost). Prostaglandin $F_{2\alpha}$; an oxytocic agent.
  d. trometamina (d. tromethamine). Prostaglandin $F_{2\alpha}$ tromethamine.
dinoprostona (dinoprostone). Prostaglandin E_2; an oxytocic agent used as an abortifacient.
dinormocitosis (dinormocytosis). Obsolete term for isonormocytosis.
dioctil sulfosuccinato de calcio (dioctyl calcium sulfosuccinate). Docusate calcium.
dioctil sulfosuccinato de sodio (dioctyl sodium sulfosuccinate). Docusate sodium.
dioctofimiasis (dioctophymiasis). Infection of animals and rarely man with the giant kidney worm, *Dioctophyma renale*.
diodona (diodone). Iodopyracet.
diodoquina (diodoquin). Diiodohydroxyquin.
-diol (-diol). Suffix form of the prefix dihydroxy-.
diolamina (diolamine). USAN-approved contraction for diethanolamine.
dioptría (D) (diopter). The unit of refracting power of lenses, denoting the reciprocal of the focal length expressed in meters.
  d. prismática (d.p.) (prism d.).
dióptrica (dioptrics). The branch of optics concerned with the refraction of light.
dióptrico (dioptric). **1.** Relating to dioptrics. **2.** For refractive. **3.** For diopter.
diortosis (diorthosis). Diaplasis.
diosa (diose). Glycolaldehyde.
diosgenina (diosgenin). A sapogenin derived from the saponins dioscin and trillin found in the roots of plants such as the yam; its steroid portion serves as a source from which pregnenolone and progesterone can be prepared.
diovular (diovular). Binovular, biovular; relating to two ova.
diovulatorio (diovulatory). Releasing two ova in one ovarian cycle.
dioxano (dioxane). 1,4-Dioxane; 1,4-diethylene dioxide; a colorless liquid used as a solvent for cellulose esters and in histology as a drying agent.
dioxibenzona (dioxybenzone). 2,2'-Dihydroxy-4-methoxybenzophenone; an ultraviolet screen for topical application to the skin.
dióxido (dioxide). A molecule containing two atoms of oxygen; e.g., carbon dioxide, CO_2.
dioxigenasa (dioxygenase). An oxidoreductase that incorporates two atoms of oxygen (from one molecule of O_2) into the (reduced) substrate.

dioxina (dioxin). **1.** A ring consisting of two oxygen atoms, four CH groups, and two double bonds. **2.** Abbreviation for dibenzo[*b,e*][1,4]dioxin. **3.** A contaminant in the herbicide, 2,4,5-T; it is potentially toxic, teratogenic, and carcinogenic.
DIP (D.I.P.). Abbreviation for desquamative interstitial pneumonia.
dipeptidasa (dipeptidase). A hydrolase catalyzing the hydrolysis of a dipeptide to its constituent amino acids.
d. metionil (methionyl d.).
dipeptidil carboxipeptidasa (dipeptidyl carboxypeptidase). Peptidyl dipeptidase A.
dipeptidil peptidasa (dipeptidyl peptidase). A hydrolase occurring in two forms: dipeptidyl peptidase I, dipeptidyl transferase, cleaving dipeptides from polypeptides; dipeptidyl peptidase II, with properties similar to those of I.
dipeptidiltransferasa (dipeptidyl transferase). Dipeptidyl peptidase.
dipéptido (dipeptide). A combination of two amino acids by means of a peptide (–CO–NH–) link.
diperodón, clorhidrato de (diperodon hydrochloride). A local anesthetic used topically on various mucous membranes and for ocular operations.
dipigo (dipygus). Conjoined twins with the head and thorax completely merged, and the pelvis and lower extremities duplicated; when the duplications of the lower parts are symmetrical, usually called duplicitas posterior.
dipilidiasis (dipylidiasis). Infection of carnivores and man with the cestode *Dipylidium caninum.*
dipipanona (dipipanone). A narcotic congener of methadone, less potent than methadone.
dipiproverina (dipiproverine). An intestinal antispasmodic.
dipiridamol (dipyridamole). A coronary vasodilator that also reduces platelet aggregation.
dipirimidina fotoliasa (dipyrimidine photolyase). Deoxyribodipyrimidine photolyase.
dipirina (dipyrine). Aminopyrine.
dipirona (dipyrone). Methampyrone; an analgesic, anti-inflammatory, and antipyretic agent rarely used because of a high incidence of agranulocytosis.
diplejía (diplegia). Double hemiplegia; paralysis of corresponding parts on both sides of the body.
d. espástica (spastic d.). Erb-Charcot disease; Little's disease; spastic spinal paralysis.
d. facial (facial d.). Paralysis of both sides of the face.
d. facial congénita (congenital facial d.). Möbius' syndrome.
d. infantil (infantile d.). Birth palsy.
d. masticatoria (masticatory d.).
diplo- (diplo-). Combining form meaning double or twofold.
diploacusia (diplacusis). A difference of perception of sound by the two ears, either in time or in pitch, so that one sound is heard as two.
d. biaural (d. binauralis).
d. disarmónica (d. dysharmonica).
d. ecoica (d. echoica).
d. monoaural (d. monauralis).
diploalbuminuria (diploalbuminuria). The coexistence of nephritic, or pathologic, and nonnephritic, or physiologic, albuminuria.
diplobacilo (diplobacillus). Two rod-shaped bacterial cells linked end to end.
d. de Morax-Axenfeld (Morax-Axenfeld d.). *Moraxella lacunata.*
diplobacterias (diplobacteria). Bacterial cells linked together in pairs.
diploblástico (diploblastic). Formed of two germ layers.
diplocardia (diplocardia). A condition in which the two lateral halves of the heart are separated to varying degrees by a central fissure.
diplocarion (diplokaryon). A cell nucleus containing twice the normal diploid number of chromosomes; i.e., a tetraploid nucleus.
diplocéfalo (diplocephalus). Dicephalus.
diplococemia (diplococcemia). The presence of diplococci in the blood; used especially in referring to *Neisseria meningitidis* (meningococci) in circulating blood.
diplococina (diplococcin). An antibiotic crystalline substance isolated from cultures of lactic acid-producing cocci present in milk active against lactobacilli and certain Gram-positive cocci, but inactive against Gram-negative bacteria.
diplococo (diplococcus, pl. diplococci). **1.** Spherical or ovoid bacterial cells joined together in pairs. **2.** Common name of any organism belonging to the bacterial genus *Diplococcus.*
diplococoide (diplococcoid). Resembling a diplococcus.
diplocoria (diplocoria). Dicoria; discoria; the occurrence of two pupils in the eye.
diploe (diploë). [*diploë*, NA]. The central layer of spongy bone between the two layers of compact bone, outer and inner plates, or tables, of the flat cranial bones.
diplogénesis (diplogenesis). Production of a double fetus or of one with some parts doubled.
diploico (diploic). Relating to the diploë.
diploide (diploid). Denoting the state of a cell containing twice the normal gametic number of chromosomes, one member of each chromosome pair derived from the father and one from the mother; the normal chromosome complement of somatic cells (in man, 46 chromosomes).
diplomelituria (diplomelituria). The occurrence of diabetic and nondiabetic glycosuria in the same individual.
diplomielia (diplomyelia). Complete or incomplete doubling of the spinal cord that may be accompanied by a bony septum of the vertebral canal.
diplón (diplon). Deuteron.
diplonema (diplonema). The doubled form of the chromosome strand visible at the diplotene stage of meiosis.
diploneural (diploneural). Supplied by two nerves from different sources, said of certain muscles.
diplópago (diplopagus). General term for conjoined twins, each with fairly complete bodies, although one or more internal organs may be in common.
diplopía (diplopia). Double vision; the condition in which a single object is perceived as two objects.
d. cruzada (crossed d.). Heteronymous d.
d. directa (direct d.). Homonymous d.
d. heterónima (heteronymous d.). Crossed d.
d. homónima (homonymous d.). Direct d.
d. monocular (monocular d.). Monodiplopia.
d. simple (simple d.). Homonymous d.
diplopodia (diplopodia). Duplication of digits of the foot.
diploqueiria, diploquiria (diplocheiria, diplochiria). Dicheiria.
diplosoma (diplosome). Paired allosome; the pair of centrioles of mammalian cells.
diplosomía (diplosomia). Condition in which twins, seemingly functionally independent, are joined at one or more points.
diploteno (diplotene). The late stage of prophase in meiosis in which the paired homologous chromosomes begin to repel each other and move apart, but are usually held together by regions of crossing or intertwining called chiasmata.
diploteratología (diploteratology). The division of teratology concerned with conjoined twins.
dipodia (dipodia). **1.** A developmental anomaly involving complete or incomplete duplication of a foot. **2.** In conjoined twins and sirenomyelia, a degree of fusion leaving two feet evident.
dipolo (dipole). Doublet; a pair of separated electrical charges, one positive and one negative.
dipropiltriptamina (DPT) (dipropyltryptamine (DPT)). *N,N*-Dipropyltryptamine; a hallucinogenic agent similar to dimethyltryptamine.
diprosopo (diprosopus). Conjoined twins with almost complete fusion of the bodies but duplication of the face or a part of it.
dipsesis (dipsesis). Dipsosis; morbid thirst; an abnormal or excessive thirst, or a craving for unusual forms of drink.
dipsógeno (dipsogen). A thirst-provoking agent.
dipsomanía (dipsomania). A recurring compulsion to drink alcoholic beverages to excess.
dipsosis (dipsosis). Dipsesis.
dipsoterapia (dipsotherapy). Treatment of certain diseases by abstention, as far as possible, from liquids.
diptérico (dipterous). Relating to or characteristic of the order Diptera.
díptero (dipteran). Denoting insects of the order Diptera.

dipvefrina, clorhidrato de (dipivefrin hydrochloride). An adrenergic epinephrine prodrug used in drop form in initial therapy for control of intraocular pressure in chronic open-angle glaucoma.
dique (dam). **1.** Any barrier to the flow of fluid. **2.** In surgery and dentistry, a sheet of thin rubber arranged so as to shut off the part operated upon from the access of fluid.
d. de goma (rubber d.).
d. posterior (post d.). Posterior palatal seal.
diqueilia (dicheilia, dichilia). A lip appearing to be double because of the presence of an abnormal fold.
diqueiria (dicheiria, dichiria). Diplocheiria; diplochiria; complete or incomplete duplication of the digits of the hand.
director (director). **1.** Staff; a smoothly grooved instrument used with a knife to limit the incision of tissues. **2.** The head of a service or specialty division.
dirigación (dirigation). Development of voluntary control over functions that are ordinarily involuntary.
dirigomotor (dirigomotor). Directing muscular movement.
dirofilariasis (dirofilariasis). Infection of animals and rarely man with nematodes of the genus *Dirofilaria*.
dis- (dis-). Prefix having the same force as the original Latin preposition.
disacárido (disaccharide). Bioside; a condensation product of two monosaccharides by elimination of water (usually between an alcoholic OH and a hemiacetal OH); e.g., sucrose.
disacusia (dysacusis). **1.** Dysacousia; dysacusia; any impairment of hearing that is not primarily a lessening of the ability to perceive sound. **2.** Pain or discomfort in the ear from exposure to sound.
disacusis (dysacousia, dysacusia). Dysacusis.
disafia (dysaphia). Impairment of the sense of touch.
disáfico (dysaphic). Relating to impaired tactile sensibility.
disantigrafia (dysantigraphia). A form of agraphia in which the subject is unable to copy written or printed matter.
disarteriotonía (dysarteriotony). Abnormal blood pressure, either too high or too low.
disartria (dysarthria). Dysarthrosis; a disturbance of speech and language due to emotional stress, to brain injury, or to paralysis, incoordination, or spasticity of the muscles used for speaking.
d. literal (d. literalis). Seldom used term for stammering.
d. silábica espasmódica (d. syllabaris spasmodica).
disártrico (dysarthric). Relating to dysarthria.
disartrosis (dysarthrosis). **1.** Dysarthria. **2.** Malformation of a joint. **3.** A false joint.
disasociación (disassociation). Dissociation.
disautonomía (dysautonomia). Abnormal functioning of the autonomic nervous system.
d. familiar (familial d.). Riley-Day syndrome.
disbarismo (dysbarism). General term for the symptom complex resulting from exposure to decreased or changing barometric pressure, including all physiologic effects resulting from such changes with the exception of hypoxia, and including the effects of rapid decompression.
disbasia (dysbasia). **1.** Difficulty in walking. **2.** The difficult or distorted walking that occurs in persons with certain mental disorders.
d. angiosclerótica, angioespástica (d. angiosclerotica, d. angiospastica).
d. lordótica progresiva (d. lordotica progressiva).
disbolismo (dysbolism). Abnormal, but not necessarily morbid, metabolism, as in alkaptonuria.
disbulia (dysbulia). Weakness and uncertainty of volition.
disbúlico (dysbulic). Relating to, or characterized by, dysbulia.
discalculia (dyscalculia). Difficulty in performing simple mathematical problems; commonly seen in parietal lobe lesions.
discapacitación (disability). **1.** An impairment or defect of one or more organs or members. **2.** Impairment or loss of function(s) severe enough to be a handicap.
d. para el aprendizaje (learning d.).
d. por desarrollo (developmental d.). A category of cognitive, emotional, or physically handicapping conditions that appear in infancy or childhood and are related directly to abnormal sensory or motor development, maturation, or function.
discariosis (dyskaryosis). Abnormal maturation seen in exfoliated cells which have normal cytoplasm but hyperchromatic nuclei, or irregular chromatin distribution; may be followed by the development of a malignant neoplasm.
discariótico (dyskaryotic). Pertaining to or characterized by dyskaryosis.
discectomía (discectomy). Discotomy; excision, in part or whole, of an intervertebral disk.
discefalia **1.** (dyscephaly). Dyscephalia. **2.** (dyscephalia). Dyscephaly; malformation of the head and face.
d. mandibulo-oculofacial (dyscephalia mandibulo-oculofacialis). Hallermann-Streiff syndrome.
discernimiento (insight). Self-understanding as to the motives and reasons behind one's own actions or those of another's.
disciforme (disciform). Disk-shaped.
discinesia **1.** (dyscinesia). Dyskinesia. **2.** (dyskinesia). Dyscinesia; difficulty in performing voluntary movements.
d. algera (dyskinesia algera).
d. biliar (biliary dyskinesia).
d. extrapiramidales (extrapyramidal dyskinesia's).
d. intermitente (dyskinesia intermittens).
d. oral tardía (tardive dyskinesia).
d. traqueobronquial (tracheobronchial dyskinesia).
discinético (dyskinetic). Denoting or characteristic of dyskinesia.
discisión (discission). **1.** Incision or cutting through a part. **2.** In ophthalmology, opening of the capsule and breaking up of the cortex of the lens with a needle knife or laser.
discitis (discitis). Diskitis; nonbacterial inflammation of an intervertebral disk or disk space.
disclinación (disclination). Obsolete term for extorsion.
disco (disk). **1.** Discus. **2.** In dentistry, a circular piece of thin paper or other material, coated with an abrasive substance, used for cutting and polishing teeth and fillings. **3.** Lamella.
d. A (A d.'s). A bands.
d. anisotrópicos (anisotropic d.'s). A bands.
d. articular (articular d.). [*discus articularis*, NA].
d. articular acromioclavicular (acromioclavicular d.). Articular disk of acromioclavicular joint. Weitbrecht's cartilage.
d. articular esternoclavicular (sternoclavicular d., sternoclavicular articular d.). [*discus articularis sternoclavicularis*, NA].
d. articular radiocubital (radioulnar d., radioulnar articular d.). [*discus articularis radioulnaris*, NA].
d. articular temporomandibular (temporomandibular articular d.). [*discus articularis temporomandibularis*, NA].
d. de los bastoncitos (rod d.'s).
d. blastodérmico (blastodermic d.).
d. de Bowman (Bowman's d.'s).
d. de Burlew (Burlew d.). Burlew wheel.
d. ciliar (ciliary d.). Orbiculus ciliaris.
d. cónicos (cone d.'s).
d. de diamante (diamond d.).
d. embrionario (embryonic d.). Germinal d.
d. de esmeril (emery d.'s).
d. estenopeico, estenopaico (stenopeic d., stenopaic d.).
d. estroboscópico (stroboscopic d.).
d. germinativo (germinal d., germ d.). Embryonic d.
d. H (H d.). H band.
d. de Hensen (Hensen's d.). H band.
d. herniado (herniated d.). Protruded d.; ruptured d.
d. I (I d.). I band.
d. intercalado (intercalated d.).
d. intermedio (intermediate d.). Z line.
d. interpúbico (interpubic d.). [*discus interpubicus*, NA].
d. intervertebral (intervertebral d.). [*discus intervertebralis*, NA].
d. isotrópico (isotropic d.). I band.
d. lentiforme (discus lentiformis).
d. mandibular (mandibular d.). Articular d. of temporomandibular joint.
d. de Newton (Newton's d.).
d. obstruido (choked d.). Papilledema.
d. óptico (optic d.). [*discus nervi optici*, NA].
d. de papel de lija (sandpaper d.'s).
d. del pelo (hair d.).
d. de Plácido da Costa (Placido da Costa's d.). Keratoscope.
d. prolígero **1.** (proligerous d.). Cumulus oophorus. **2.** (discus proligerus). Cumulus oophorus.

C D

d. protruido (protruded d.). Herniated d.
d. Q (Q d.'s). A bands.
d. de Ranvier (Ranvier's d.'s).
d. roto (ruptured d.). Herniated d.
d. sacrococcígeo (sacrococcygeal d.).
d. sanguíneo (blood d.). Platelet.
d. de sepia (cuttlefish d.).
d. táctil (tactile d.). Tactile meniscus.
d. táctil de Merkel (Merkel's tactile d.). Tactile meniscus.
d. transversal (transverse d.).
d. triangular de la muñeca (triangular d. of wrist). [*discus articularis radioulnaris*, NA].
d. Z (Z d.). Z line.

disco-, disc- (disco-, disc-). Combining forms indicating relation to, or similarity to, a disk.
discoblástico (discoblastic). Denoting a discoblastula.
discoblástula (discoblastula). A blastula of the type produced by the meroblastic discoidal cleavage of a large-yolked ovum.
discogástrula (discogastrula). A gastrula of the type formed after the discoidal cleavage of a large-yolked ovum.
discogénico (discogenic). Denoting a disorder originating in or from an intervertebral disk.
discografía (discography). Radiographic visualization of intervertebral disk space by injection of contrast media.
discograma (discogram). The graphic record, usually roentgenographic, of discography.
discoide (discoid). **1.** Resembling a disk. **2.** In dentistry, an excavating or carving instrument having a circular blade with a cutting edge around the periphery.
discoimesis (dyscoimesis). A form of insomnia marked by difficulty or delay in falling asleep.
discoloración (stain). A discoloration.
discondrogénesis (dyschondrogenesis). Abnormal development of cartilage.
discondroplasia (dyschondroplasia). Enchondromatosis.
d. con hemangiomas (d. with hemangiomas). Maffucci's syndrome.
discondrosteosis (dyschondrosteosis). Leri-Weill disease; Leri's pleonosteosis; a bone dysplasia characterized by bowing of the radius, dorsal dislocation of the distal ulna and proximal carpal bones, and mesomelic dwarfism.
discopatía (discopathy). Disease of a disk, particularly of an invertebral disk.
d. cervical traumática (traumatic cervical d.).
discoplacenta (discoplacenta). A placenta of discoid shape.
discordancia **1.** (discordance). Dissociation of two characteristics in the members of a sample from a population; used as a measure of dependence. **2.** (derangement). A disturbance of the regular order or arrangement.
d. interna de Hey (Hey's internal derangement). Dislocation of the semilunar cartilages of the knee joint.
discoria **1.** (discoria). Diplocoria. **2.** (dyscoria). Abnormality in the shape of the pupil.
discotomía (discotomy). Discectomy.
discrasia (dyscrasia). **1.** A morbid general state resulting from the presence of abnormal material in the blood, usually applied to diseases affecting blood cells or platelets. **2.** Old term indicating disease.
d. sanguínea (blood d.). A diseased state of the blood.
discrásico (dyscrasic, dyscratic). Pertaining to or affected with dyscrasia.
discreto (discrete). Separate; distinct; not joined to or incorporated with another; denoting especially certain lesions of the skin.
discriminación (discrimination). In conditioning, responding differentially, as when an organism makes one response to a reinforced stimulus and a different response to an unreinforced stimulus.
discroia, discroa (dyschroia, dyschroa). A bad complexion; discoloration of the skin.
discromatopsia (dyschromatopsia). Dichromatism.
discromatosis (dyschromatosis). An asymptomatic anomaly of pigmentation occurring among the Japanese; may be localized or diffuse.
discromía (dyschromia). Any abnormality in the color of the skin.
discronación (dischronation). A disturbance in the consciousness of time.
discus, pl. **disci** (discus, pl. disci). [*discus*, NA]. Disk; any approximately flat circular surface.
discusivo (discussive). Discutient.
disdiaclasto (disdiaclast). A doubly refractive element in striated muscular tissue.
disdiadococinesia (dysdiadochokinesia, dysdiadochocinesia). Impairment of the ability to perform rapidly alternating movements.
disebacia (dyssebacia). Seborrheic dermatitis.
disecar **1.** (exsect). Rarely used term for excise. **2.** (dissect). To cut apart or separate the tissues of the body for study. **3.** (dissect). In an operation, to separate the different structures along natural lines by dividing the connective tissue framework.
disección (dissection). Anatomy; necrotomy; the act of dissecting.
disembrioma (dysembryoma). A teratoid tumor with its tissues showing more irregular arrangement than the typical embryoma.
disembrioplasia (dysembryoplasia). Prenatal malformation.
disemia (dysemia). Any abnormal condition or disease of the blood.
diseminado (disseminated). Widely scattered throughout an organ, tissue, or the body.
disencefalia esplacnoquística (dysencephalia splanchnocystica). Meckel-Gruber syndrome; a malformation syndrome, lethal in the perinatal period, and characterized by intrauterine growth retardation, sloping forehead, occipital exencephalocele, ocular anomalies, cleft palate, polydactyly, polycystic kidney, and other malformations.
diseneia (dyseneia). Defective articulation secondary to deafness.
disentería (dysentery). A disease marked by frequent watery stools, often with blood and mucus, and characterized clinically by pain, tenesmus, fever, and dehydration.
d. amebiana (amebic d.).
d. bacilar (bacillary d.). Japanese d.
d. balantidiana (balantidial d.).
d. bilharziana (bilharzial d.).
d. bovina crónica (chronic d. of cattle). Johne's disease.
d. de los corderos (lamb d.).
d. espirilar (spirillar d.).
d. fulminante (fulminating d.). Malignant d.
d. helmíntica (helminthic d.).
d. invernal del ganado (winter d. of cattle). A specific, highly contagious and severe disease of unknown origin.
d. japonesa (Japanese d.). Bacillary d.
d. maligna (malignant d.). Fulminating d.
d. porcina (swine d.).
d. de Sonne (Sonne d.).
d. viral (viral d.).
disentérico (dysenteric). Relating to or suffering from dysentery.
disepimiento (dissepiment). A separating tissue, partition, or septum.
diseretismo (dyserethism). A condition of slow response to stimuli.
disergia (dysergia). Lack of harmonious action between the muscles concerned in executing any definite voluntary movement.
disespondilismo (dysspondylism). An abnormality of development of the spine or vertebral column.
disestasia (dysstasia). Difficulty in standing.
disestático (dysstatic). Marked by difficulty in standing.
disestesia (dysesthesia). **1.** Impairment of sensation short of anesthesia. **2.** A condition in which a disagreeable sensation is produced by ordinary stimuli.
disfagia (dysphagia, dysphagy). Aglutition; aphagia; difficulty in swallowing.
d. lusoria (d. lusoria).
d. nerviosa (d. nervosa, nervous d.). Esophagism.
d. sideropénica (sideropenic d.). Plummer-Vinson syndrome.
d. valecular (vallecular d.). Barclay-Baron disease.
disfagocitosis (dysphagocytosis). Disordered phagocytosis, especially failure of cells to ingest and digest bacteria.
d. congénita (congenital d.). Chronic granulomatous disease.
disfasia (dysphasia). Dysphrasia; lack of coordination in speech, and failure to arrange words in an understandable way.
disfemia (dysphemia). Disordered phonation, articulation, or hearing due to emotional or mental deficits.
disfibrinogenemia (dysfibrinogenemia). A familial disorder of qualitatively abnormal fibrinogens of various types.

disfilaxia (dysphylaxia). A form of insomnia marked by awakening too early.
disfonía (dysphonia). Difficulty or pain in speaking.
d. de las cuerdas vocales falsas (d. plicae ventricularis).
d. espástica (d. spastica). Phonic spasm.
d. de la pubertad (d. puberum).
disforia (dysphoria). A mood of general dissatisfaction, restlessness, depression, and anxiety; a feeling of unpleasantness or discomfort.
disfrasia (dysphrasia). Dysphasia.
disfunción (dysfunction). Difficult or abnormal function.
d. de la articulación temporomandibular (temporomandibular joint d.).
d. cerebral mínima (minimal brain d.).
d. dentaria (dental d.).
d. hepática constitucional (constitutional hepatic d.).
d. muscular papilar (papillary muscle d.).
d. psicosexual, sexual (psychosexual d., sexual d.).
disgammaglobulinemia (dysgammaglobulinemia). An immunoglobulin abnormality, especially a disturbance of the percentage distribution of γ-globulins.
disgenesia (dysgenesis). Defective embryonic development.
d. gonadal (gonadal d.).
d. mesodérmica iridocorneal (iridocorneal mesodermal d.).
d. testicular (testicular d.).
d. de los túbulos seminíferos (seminiferous tubule d.).
disgénico (dysgenic). Applying to factors that have a detrimental effect upon hereditary qualities, physical or mental.
disgerminoma (dysgerminoma). Disgerminoma; a rare malignant neoplasm of the ovary (counterpart of seminoma of the testis), composed of undifferentiated gonadal germinal cells and occurring more frequently in patients less than 20 years of age.
disgeusia (dysgeusia). Impairment or perversion of the gustatory sense.
disgnatia (dysgnathia). Any abnormality that extends beyond the teeth and includes the maxilla or mandible, or both.
disgnático (dysgnathic). Pertaining to or characterized by abnormality of the maxilla and mandible.
disgnosia (dysgnosia). Any cognitive disorder, i.e., any mental illness.
disgónico (dysgonic). A term used to indicate that the growth of a bacterial culture is slow and relatively poor.
disgrafia (dysgraphia). **1.** Difficulty in writing. **2.** Writer's cramp.
dishematopoyesis (dyshematopoiesis). Dyshemopoiesis; defective formation of the blood.
dishematopoyético (dyshematopoietic). Dyshemopoietic; pertaining to or characterized by dyshematopoiesis.
dishemopoyesis (dyshemopoiesis). Dyshematopoiesis.
dishemopoyético (dyshemopoietic). Dyshematopoietic.
dishidria (dyshidria). Dyshidrosis.
dishidrosis (dyshidrosis). Cheiropompholyx; chiropompholyx; chiropompholyx; dyshidria; dysidria; dysidrosis; pompholyx; a vesicular or vesicopustular eruption that occurs primarily on the hands and feet; the lesions spread peripherally but have a tendency to central clearing.
disidria (dysidria). Dyshidrosis.
disidrosis (dysidrosis). Dyshidrosis.
disilabia **1.** (syllable-stumbling). Dyssyllabia; a form of stuttering. **2.** (dyssyllabia). Syllable-stumbling.
disimetría (dissymmetry). Absence of symmetry.
disimilación (dissimilation). Disassimilation.
disimulo (dissimulation). Concealment of the truth about a situation, especially about a state of health or during a mental status examination, as by a malingerer or someone with a factitious disorder.
disinergia (dyssynergia). Ataxia.
d. cerebelosa progresiva (d. cerebellaris progressiva). Hunt's syndrome.
d. detrusor-esfínter (detrusor sphincter d.).
d. mioclónica cerebelosa (d. cerebellaris myoclonica).
dislalia (dyslalia). Disorder of articulation due to structural abnormalities of the articulatory organs or impaired hearing.
dislexia (dyslexia). Incomplete alexia; a level of reading ability markedly below that expected on the basis of the individual's level of overall intelligence or ability in skills.
disléxico (dyslexic). Relating to, or characterized by, dyslexia.
dislipidosis (dyslipidosis). Rarely used term for an inborn disorder of lipid metabolism.
dislocación **1.** (dislocatio). Dislocation. **2.** (dislocation). Dislocatio; luxation; displacement of an organ or any part; specifically a disturbance or disarrangement of the normal relation of the bones entering into the formation of a joint.
dislocar (dislocate). To luxate; to put out of joint.
dislogia (dyslogia). **1.** Impairment of speech as the result of a brain lesion. **2.** Impairment of the reasoning faculty.
dismadurez (dysmaturity). Syndrome of an infant born with relative absence of subcutaneous fat, wrinkling of the skin, prominent finger and toe nails, and meconium staining of the infant's skin and of the placental membranes; often associated with postmaturity or placental insufficiency.
dismaduro (dysmature). **1.** Denoting faulty development or ripening; often connoting structural and/or functional abnormalities. **2.** In obstetrics, denoting an infant whose birth weight is inappropriately low for its gestational age.
dismasesis (dysmasesis). Difficulty in mastication.
dismegalopsia (dysmegalopsia). Difficulty in perception of the size of objects; an abnormality in which objects appear larger than they are.
dismelia (dysmelia). Congenital abnormality characterized by missing or foreshortened extremities, sometimes with associated spine abnormalities; caused by metabolic disturbance at the time of primordial limb development.
dismenorrea (dysmenorrhea). Menorrhalgia; difficult and painful menstruation.
d. esencial (essential d.). Primary d.
d. espasmódica (spasmodic d.).
d. funcional (functional d.). Primary d.
d. intrínseca (intrinsic d.). Primary d.
d. mecánica (mechanical d.). Obstructive d.
d. membranosa (membranous d.).
d. obstructiva (obstructive d.). Mechanical d.
d. ovárica (ovarian d.).
d. primaria (primary d.). Essential d.; functional d.; intrinsic d.
d. secundaria (secondary d.).
d. tubaria (tubal d.).
d. uretérica (ureteric d.).
d. uterina (uterine d.).
d. vaginal (vaginal d.).
dismetría **1.** (past-pointing). Dysmetria. **2.** (dysmetria). A form of dysergia in which the subject is unable to arrest a muscular movement at the desired point.
d. ocular (ocular dysmetria).
dismielinación (dysmyelination). Improper laying down or breakdown of a myelin sheath of a nerve fiber, caused by abnormal myelin metabolism.
dismimia (dysmimia). Obsolete term for an impairment of expression by gestures or of imitation.
dismiotonía (dysmyotonia). Abnormal muscular tonicity (either hyper- or hypo-).
dismnesia (dysmnesia). Obsolete term for a naturally poor or an impaired memory.
dismorfia (dysmorphia). Dysmorphism.
d. mandibulo-oculofacial (mandibulo-oculofacial d.).
dismorfismo (dysmorphism). Dysmorphia; abnormality of shape.
dismorfofobia (dysmorphophobia). Preoccupation with some imagined defect in physical appearance which is out of proportion to any actual deformity that may exist.
dismorfogénesis (dysmorphogenesis). The process of abnormal tissue formation.
dismorfología (dysmorphology). General term for the study of, or the subject of, abnormal development of tissue form.
dismutación (dismutation). A reaction involving a single substance but producing two products; e.g., two molecules of acetaldehyde may react, producing an oxidation product (acetic acid) and a reduction product (ethyl alcohol).
dismutasa (dismutase). Generic name for enzymes catalyzing the reaction of two identical molecules to produce two molecules in differing states of oxidation (e.g., superoxide dismutase) or of phosphorylation (e.g., glucose 1-phosphate phosphodismutase).

disnea (dyspnea). Shortness of breath, a subjective difficulty or distress in breathing, usually associated with disease of the heart or lungs.
  d. nocturna paroxística (paroxysmal nocturnal d.).
  d. de Traube (Traube's d.).
disneico (dyspneic). "Out of breath; " relating to or suffering from dyspnea.
disnistaxis (dysnystaxis). Light sleep; a condition of half sleep.
disociación (dissociation). **1.** Disassociation; separation, or a dissolution of relations. **2.** The change of a complex chemical compound into a simpler one by any lytic reaction or by ionization. **3.** An unconscious process by which a group of mental processes is separated from the rest of the thinking processes, resulting in an independent functioning of these processes and a loss of the usual relationships.
  d. albuminocitológica (albuminocytologic d.).
  d. auricular (atrial d.).
  d. auriculoventricular (A-V) (atrioventricular d., A-V d.).
  d. auriculoventricular (A-V) completa (complete atrioventricular d., complete A-V d.).
  d. auriculoventricular (A-V) incompleta (incomplete atrioventricular d., incomplete A-V *d.*).
  d. electromecánica (electromechanical d.).
  d. de interferencia (interference d.).
  d. isorrítmica (isorhythmic d.).
  d. longitudinal (longitudinal d.).
  d. siringomiélica (syringomyelic d.).
  d. del sueño (sleep d.). Sleep paralysis.
  d. tabética (tabetic d.).
disodontiasis (dysodontiasis). Difficulty or irregularity in the eruption of the teeth.
disolvente (discutient). **1.** Discussive. Scattering or dispersing a pathologic accumulation. **2.** An agent that causes the dispersal of a tumor or pathologic collection of any sort.
disolver (dissolve). To change or cause to change from a solid to a dispersed form by immersion in a fluid of suitable properties.
disomía (disomy). The state of an individual or cell having two members of a pair of homologous chromosomes; the normal state in man, in contrast to monosomy and trisomy.
disómico (disomic). Relating to disomy.
disomnia (dyssomnia). Disturbance of normal sleep or rhythm pattern.
disonancia (dissonance). In social psychology and attitude theory, an aversive state which arises when an individual is minimally aware of inconsistency or conflict within himself.
disontogénesis, disontogenia (dysontogenesis). Defective development of the individual.
disontogenético, disontogénico (dysontogenetic). Characterized by dysontogenesis.
disopiramida (disopyramide). An antiarrhythmic drug.
dispromina (disopromine). Diisopromine.
disorexia (dysorexia). Diminished or perverted appetite.
disosmia (dysosmia). Impaired sense of smell.
disosteogénesis (dysosteogenesis). Dysostosis; defective bone formation.
disostosis (dysostosis). Dysosteogenesis.
  d. acrofacial (acrofacial d.). Acrofacial syndrome.
  d. cleidocraneal (cleidocranial d., clidocranial d.). Craniocleidodysostosis.
  d. craneofacial (craniofacial d.). Crouzon's disease.
  d. mandibuloacral (mandibuloacral d.).
  d. maxilofacial (mandibulofacial d.). Mandibulofacial dysplasia.
  d. metafisaria (metaphysial d.).
  d. múltiple (d. multiplex). Hurler's syndrome.
  d. orodigitofacial (orodigitofacial d.). OFD syndrome.
  d. otomandibular (otomandibular d.). Otomandibular syndrome.
  d. periférica (peripheral d.).
dispalia (dyspallia). Developmental distortion of the brain mantle.
dispar (disparate). Unequal; not alike.
dispareunia (dyspareunia). Occurrence of pain during sexual intercourse.
disparidad (disparity). The condition of being disparate.
  d. conjugada (conjugate d.).
  d. de fijación (fixation d.).
  d. retinal (retinal d.).
dispensar (dispense). To give out medicine and other necessities to the sick; to fill a medical prescription.
dispensario (dispensary). **1.** A physician's office, especially the office of one who dispenses his own medicines. **2.** The office of a hospital pharmacist, where medicines are given out on the physicians' orders. **3.** An outpatient department of a hospital.
dispensatorio (dispensatory). A work originally intended as a commentary on the Pharmacopeia, but now more of a supplement to that work.
dispepsia (dyspepsia). Gastric indigestion; impaired gastric function or "upset stomach" due to some disorder of the stomach; characterized by epigastric pain, sometimes burning, nausea, and gaseous eructation.
  d. ácida (acid d.). D. associated with excess gastric acidity.
  d. por adherencia (adhesion d.).
  d. atónica (atonic d.). Functional d.
  d. fermentativa (fermentative d.).
  d. flatulenta (flatulent d.).
  d. funcional (functional d.). **1.** Atonic d. **2.** Nervous d.
  d. nerviosa (nervous d.). Functional d.
  d. refleja (reflex d.).
dispéptico (dyspeptic). Relating to or suffering from dyspepsia.
dispermia (dispermy, dispermia). Entrance of two sperms into one ovum.
dispersar (disperse). To dissipate, to cause disappearance of, to scatter, to dilute.
dispersidad (dispersity). The extent to which the dimensions of particles have been reduced in colloid formation.
dispersión **1.** (dispersal). Dispersion. **2.** (scatter). A change in direction of a photon or subatomic particle, as the result of a collision or interaction. **3.** (dispersion). Dispersal; the act of dispersing or of being dispersed. **4.** (dispersion). Incorporation of the particles of one substance into the mass of another, including solutions, suspensions, and colloidal dispersions (solutions). **5.** (dispersion). Specifically, what is usually called a colloidal solution.
  d. coloidal (colloidal dispersion). Colloidal solution.
  d. grosera (coarse dispersion). Suspension.
  d. molecular (molecular dispersion).
  d. óptica rotatoria (DOR) (optical rotatory dispersion (ORD)).
  d. temporal (temporal dispersion).
dispersoide (dispersoid). Dispersion colloid; molecular dispersed solution; a colloidal solution in which the dispersed phase can be concentrated by centrifugation.
dispersonalización (depersonalization). A state in which a person loses the feeling of his own identity in relation to others in his family or peer group, or loses the feeling of his own reality.
dispigmentación (dyspigmentation). Any abnormality in the formation or distribution of pigment, especially in the skin.
dispinealismo (dyspinealism). Obsolete term for the syndrome supposed to result from the deficiency of pineal gland secretion.
dispirema (dispireme). The double chromatin skein in the telophase of mitosis.
dispituitarismo (dyspituitarism). The complex of phenomena due to excessive or deficient secretion by the pituitary gland.
displasia (dysplasia). Abnormal tissue development.
  d. anterofacial, anteroposterior, anteroposterior facial (anterofacial d., anteroposterior facial d., anteroposterior d.).
  d. auriculodigital (atriodigital d.). Holt-Oram syndrome.
  d. broncopulmonar (bronchopulmonary d.).
  d. cemental periapical o fibrosa (periapical cemental d.).
  d. cerebral (cerebral d.). Abnormal development of the telencephalon.
  d. cervical (cervical d.).
  d. cleidocraneal, clidocraneal (cleidocranial d., clidocranial d.). Cleidocranial dysostosis.
  d. condroectodérmica (chondroectodermal d.).
  d. craneocarpotarsiana (craniocarpotarsal d.).
  d. craneodiafisaria (craniodiaphysial d.).
  d. craneometafisaria (craniometaphysial d.).
  d. de la dentina (dentin d.).
  d. diafisaria (diaphysial d.). Engelmann's disease.
  d. ectodérmica (ectodermal d.).
  d. ectodérmica anhidrótica (anhidrotic ectodermal d.).
  d. ectodérmica congénita (congenital ectodermal d.).
  d. ectodérmica hidrótica (hidrotic ectodermal d.).

d. ectodérmica hipohidrótica (hypohidrotic ectodermal d.).
d. encefalooftálmica (encephalo-ophthalmic d.).
d. epifisaria hemimelia (d. epiphysialis hemimelia). Tarsomegaly.
d. epifisaria múltiple (multiple epiphysial d., d. epiphysialis multiplex).
d. epifisaria punteada (d. epiphysialis punctata).
d. epitelial (epithelial d.).
d. del esmalte (enamel d.). Amelogenesis imperfecta.
d. espondiloepifisaria (spondyloepiphysial d.).
d. espondiloepifisaria seudoacondroplásica (pseudoachondroplastic spondyloepiphysial d.).
d. faciodigitogenital (faciodigitogenital d.). Aarskog-Scott syndrome.
d. familiar de pliegues blancos (familial white folded d.). White sponge nevus.
d. fibromuscular (fibromuscular d.).
d. fibrosa familiar de los maxilares (familial fibrous d. of jaws). Cherubism.
d. fibrosa monostótica (monostotic fibrous d.).
d. fibrosa ósea (fibrous d. of bone).
d. fibrosa poliostótica (polyostotic fibrous d.).
d. mamaria (mammary d.). Obsolete term for fibrocystic disease of the breast.
d. maxilofacial (mandibulofacial d.). Mandibulofacial dysostosis.
d. metafisaria (metaphysial d.).
d. de Mondini (Mondini d.).
d. mucoepitelial (mucoepithelial d.).
d. oculoauriculovertebral (oculoauriculovertebral d., OAV d.).
d. oculodentodigital (oculodentodigital d., ODD d.).
d. oculovertebral (oculovertebral d.).
d. odontogénica (odontogenic d.). Odontodysplasia.
d. oftalmomandibulomélica (OMM) (ophthalmomandibulomelic d., OMM d.).
d. ósea florida o cemental (florid osseous d., cemental d.).
d. renal-retiniana hereditaria (hereditary renal-retinal d.).
d. retiniana (retinal d.).
d. septoóptica (septo-optic d.). de Morsier's syndrome.
d. tímica linfopénica (lymphopenic thymic d.). Obsolete term for thymic alymphoplasia.
d. torácica asfixiante (asphyxiating thoracic d.).
d. ventriculorradial (ventriculoradial d.).
displásico (dysplastic). Pertaining to or marked by dysplasia.
disposición (set). A readiness to perceive or to respond in some way; an attitude which facilitates or predetermines an outcome.
dispositivo (device). An appliance, usually mechanical, designed to perform a specific function.
d. anticonceptivo (contraceptive d.).
d. de apoyo central (central-bearing d.).
d. intraaórtico en balón (intra-aortic balloon d.).
d. intrauterino (DIU), intrauterino anticonceptivo (DIUA) (intrauterine d.'s (IUD)). Intrauterine contraceptive d.
d. trazador de apoyo central (central-bearing tracing d.).
dispraxia (dyspraxia). Impaired or painful functioning in any organ.
disprosio (dysprosium). A metallic element of the lanthanide (rare earth) series, symbol Dy, atomic No. 66, atomic weight 162.50.
disproteinemia (dysproteinemia). An abnormality in plasma proteins, usually in immunoglobulins.
disproteinémico (dysproteinemic). Relating to dysproteinemia.
disqueratoma (dyskeratoma). A skin tumor exhibiting dyskeratosis.
d. verrugoso (warty d.). Isolated dyskeratosis follicularis.
disqueratósico (dyskeratotic). Relating to or characterized by dyskeratosis.
disqueratosis (dyskeratosis). **1.** Premature keratinization of epithelial cells that have not reached the keratinizing surface layer. **2.** Epidermalization of the conjunctival and corneal epithelium. **3.** A disorder of keratinization.
d. benigna (benign d.).
d. congénita (d. congenita).
d. folicular aislada (isolated d. follicularis).
d. intraepitelial (intraepithelial d.).
d. maligna (malignant d.).
disquecia (dyschezia). Difficulty in defecation.
disquiria (dyscheiria, dyschiria). Dyschiria; a disorder of sensibility in which, although there is no apparent loss of sensation, the patient is unable to tell which side of the body has been touched (acheiria), or refers it to the wrong side (allocheiria), or to both sides (syncheiria).
disquirial (dyscheiral, dyschiral). Relating to dyscheiria.
disquitis (diskitis). Discitis.
disrafismo (dysraphism, dysraphia). Defective fusion, especially of the neural folds, resulting in status dysraphicus.
disritmia (dysrhythmia). Defective rhythm.
d. cardíaca (cardiac d.).
d. cerebral paroxística (paroxysmal cerebral d.).
d. electroencefalográfica (electroencephalographic d.).
distal (distal). **1.** Distalis. Situated away from the center of the body, or from the point of origin; specifically applied to the extremity or distant part of a limb or organ. **2.** In dentistry, away from the median sagittal plane of the face, following the curvature of the dental arch.
distalis (distalis). [*distalis*, NA]. Distal.
distancia (distance). The measure of space between two objects.
d. focal (focal d.). The d. from the center of a lens to its focus.
d. grande interarcos (large interarch d.). Open bite.
d. infinita (infinite d.). Infinity: the limit of distant vision.
d. interarcos (interarch d.).
d. interarcos reducida (reduced interarch d.).
d. interoclusal **1.** (interocclusal clearance). Freeway space. **2.** (interocclusal d.).
d. interrebordes (interridge d.). Interarch d.
d. del mapa (map distance). The degree of separation of two loci on a linkage map.
d. oclusal (occlusal clearance). A condition in which the opposing occlusal surfaces may glide over one another without any interfering projection.
d. pequeña interarcos (small interarch d.). Close bite.
d. pupilar (pupillary d.).
d. sociométrica (sociometric d.).
distaxia (dystaxia). A mild degree of ataxia.
distelefalangia (dystelephalangy). Bowing of the distal phalanx of the little finger.
distender (strain). To injure by overuse or improper use.
distensibilidad (distensibility). The capability of being distended or stretched.
distensión **1.** (strain). The change in shape that a body undergoes when acted upon by an external force. **2.** (strain). Injury resulting from s. or overuse. **3.** (distention, distension). The act or state of being distended or stretched.
d. ocular (eyestrain). Asthenopia.
distimia (dysthymia). Any disorder of mood.
distímico (dysthymic). Relating to dysthymia.
distiquia, distiquiasis (distichia, distichiasis). A congenital, abnormal, accessory row of eyelashes.
d. adquirida (acquired d.).
distobucal (distobuccal). Relating to the distal and buccal surfaces of a tooth; denoting the angle formed by their junction.
distobucooclusal (distobucco-occlusal). Relating to the distal, buccal, and occlusal surfaces of a bicuspid or molar tooth; denoting especially the angle formed by the junction of these surfaces.
distobucopulpar (distobuccopulpal). Relating to the point (trihedral) angle formed by the junction of a distal, buccal, and pulpal wall of a cavity.
distocervical (distocervical). Relating to the line angle formed by the junction of the distal and cervical (gingival) walls of a class V cavity.
distocia (dystocia). Difficult childbirth.
d. fetal (fetal d.). D. due to an abnormality of the fetus.
d. materna (maternal d.).
d. placentaria (placental d.).
distocolocación (distoplacement). Distoversion.
distogingival (distogingival). Relating to the junction of the distal surface with the gingival line of a tooth.
distoincisal (distoincisal). Relating to the line (dihedral) angle formed by the junction of the distal and incisal walls of a class V cavity in an anterior tooth.
distolabial (distolabial). Relating to the distal and labial surfaces of a tooth; denoting the angle formed by their junction.

distolabiopulpar (distolabiopulpal). Relating to the point (trihedral) angle formed by the junction of distal, labial and pulpal walls of the incisal part of a class IV (mesioincisal) cavity.
distolingual (distolingual). Relating to the distal and lingual surfaces of a tooth; denoting the angle formed by their junction.
distolinguooclusal (distolinguo-occlusal). Relating to the distal, lingual, and occlusal surfaces of a bicuspid or molar tooth; denoting especially the angle formed by the junction of these surfaces.
distomiasis, distomatosis (distomiasis, distomatosis). Presence in any of the organs or tissues of digenetic flukes formerly classified as Distoma or Distomum; in general, infection by any parasitic trematode or fluke.
d. hémica (hemic d.). Schistosomiasis.
d. pulmonar (pulmonary d.). Paragonimiasis.
distomolar (distomolar). A supernumerary tooth located in the region posterior to the third molar tooth.
distonía (dystonia). A state of abnormal (either hypo- or hyper-) tonicity in any of the tissues.
d. lenticular (d. lenticularis).
d. muscular deformante (d. musculorum deformans). Torsion d.
d. por torsión (torsion d.). D. musculorum deformans.
distónico (dystonic). Pertaining to dystonia.
distooclusal (distoclusal). **1.** Disto-occlusal. Relating to or characterized by distoclusion. **2.** Denoting a compound cavity or restoration involving the distal and occlusal surfaces of a tooth. **3.** Denoting the line angle formed by the distal and occlusal walls of a class V cavity.
distooclusión **1.** (disto-occlusion). Distal occlusion. **2.** (distoclusion). Distal occlusion; a malocclusion in which the mandibular arch articulates with the maxillary arch in a position distal to normal.
distopia (dystopia). Allotopia; malposition; faulty or abnormal position of a part or organ.
d. de los cantos (d. canthorum). Waardenburg syndrome.
distópico (dystopic). Pertaining to, or characterized by, dystopia.
distopulpar (distopulpal). Relating to the line (dihedral) angle formed by the junction of the distal and pulpal walls of a cavity.
distorsión (distortion). **1.** In psychiatry, a defense mechanism that helps to repress or disguise unacceptable thoughts. **2.** In dental impressions, the permanent deformation of the impression material after the registration of an imprint. **3.** A twisting out of normal shape or form.
d. paratáxica (parataxic d.).
distoversión (distoversion). Distoplacement; malposition of a tooth distal to normal, in a posterior direction following the curvature of the dental arch.
distracción (distraction). **1.** Difficulty or impossibility of concentration or fixation of the mind. **2.** Extension of a limb to separate bony fragments or joint surfaces.
distractibilidad (distractibility). A disorder of attention in which the mind is easily diverted by inconsequential occurrences; seen in mania and attention deficit disorder.
distrés (distress). Mental or physical suffering or anguish.
distribución (distribution). **1.** The passage of the branches of arteries or nerves to the tissues and organs. **2.** The area in which the branches of an artery or a nerve terminate, or the area supplied by such an artery or nerve. **3.** The relative numbers of individuals in each of various categories or populations such as in different age, sex, or occupational samples.
d. binomial (binomial d.).
d. por contracorriente (countercurrent d.).
d. epidemiológica (epidemiological d.).
d. exponencial (exponential d.).
d. de frecuencia (frequency d.).
d. de Gauss (gaussian d.). Normal d.
d. normal (normal d.). Gaussian curve; gaussian d.
d. de Poisson (Poisson d.).
distribuidor (spreader). An instrument used to distribute a substance over a surface or area.
d. para conductos radiculares (root canal s.).
d. de gutapercha (gutta-percha s.).
distriquia (distrix). Splitting of the hairs at their ends.
distriquiasis (districhiasis). Growth of two hairs in a single follicle.
distrofia **1.** (dystrophy). Dystrophia; progressive changes that may result from defective nutrition of a tissue or organ. **2.** (dystrophia). Dystrophy.
d. adiposogenital (dystrophia adiposogenitalis). Adiposogenital degeneration.
d. anular de la córnea (ring-like corneal d.).
d. de Barnes (Barnes' d.).
d. brevicollis (dystrophia brevicollis).
d. corneal (corneal d.).
d. corneal de Groenouw (Groenouw's corneal d.).
d. craneocarpotarsiana (craniocarpotarsal d.).
d. de Duchenne (Duchenne's d.). Pseudohypertrophic muscular d.
d. endotelial de la córnea (endothelial d. of cornea).
d. en enrejado de la córnea (lattice corneal d.).
d. epitelial (epithelial d.).
d. epitelial de Fuchs (Fuchs' epithelial d.).
d. epitelial juvenil (juvenile epithelial d.). Meesman d.
d. epitelial microquística (microcystic epithelial d.).
d. de Favre (Favre's d.). Vitreo-tapetoretinal d.
d. en gotera de la córnea (gutter d. of cornea). Keratoleptynsis.
d. como impresiones digitales (fingerprint d.).
d. de Landouzy-Dejerine (Landouzy-Dejerine d.). Facioscapulohumeral muscular d.
d. manchada de la córnea (fleck d. of cornea).
d. mapa-puntos-impresiones digitales (map-dot-fingerprint d.).
d. de Meesman (Meesman d.). Juvenile epithelial d.
d. miotónica (myotonic d.,). Dystrophia myotonica; Steinert's disease.
d. muscular (muscular d.). Myodystrophy; myodystrophia.
d. muscular de las cinturas de las extremidades (limb-girdle muscular d.). Leyden-Möbius muscular d.; pelvofemoral muscular d.
d. muscular de Leyden-Möbius (Leyden-Möbius muscular d.). Limb-girdle muscular d.
d. muscular facioescapulohumeral (facioscapulohumeral muscular d.). Facioscapulohumeral atrophy; Landouzy-Dejerine d.
d. muscular infantil (childhood muscular d.). Pseudohypertrophic muscular d.
d. muscular pelvifemoral (pelvofemoral muscular d.). Limb-girdle muscular d.
d. muscular progresiva (progressive muscular d.). Erb's atrophy.
d. muscular seudohipertrófica (pseudohypertrophic muscular d.).
d. muscular seudohipertrófica adulta (adult pseudohypertrophic muscular d.). Becker type tardive muscular d.
d. muscular tardía tipo Becker (Becker type tardive muscular d.). Adult pseudohypertrophic muscular d.
d. neuroaxonal juvenil (infantile neuroaxonal d.). Seitelberger's disease.
d. refleja simpática (sympathetic reflex d.).
d. reticular de la córnea (reticular d. of cornea).
d. tapetocoroidea progresiva (progressive tapetochoroidal d.).
d. torácico-pélvico-falángica (thoracic-pelvic-phalangeal d.).
d. ungular (dystrophia unguium). Dystrophy of the nails.
d. de las veinte uñas (twenty-nail d.).
d. vítreo-tapeto-retiniana (vitreo-tapetoretinal d.). Favre's d.
distrófico (dystrophic). Relating to dystrophy.
distrofoneurosis (dystrophoneurosis). Any nervous disease associated with faulty nutrition.
distropia (dystropy). Abnormal or eccentric behavior.
disulfamida (disulfamide). 5-Chlorotoluene-2,4-disulfonamide; a diuretic.
disulfato (disulfate). A molecule containing two sulfates.
disulfiram (disulfiram). An antioxidant that interferes with the normal metabolic degradation of alcohol in the body. Used in the treatment of chronic alcoholism.
disulfuro (disulfide). **1.** A molecule containing two atoms of sulfur to one of the reference element. **2.** A compound containing the –S–S–group, e.g. cystine.
disuria **1.** (dysury). Dysuria. **2.** (dysuria). Dysury; difficulty or pain in urination.
disúrico (dysuric). Relating to or suffering from dysuria.

disversión (dysversion). A turning in any direction, less than inversion; particularly d. of the optic nerve head (situs inversus of the optic disk).
disyugados (disjugate). Not paired in action or joined together; the opposite of conjugate.
disyunción (disjunction). Separation of pairs of chromosomes at the anaphase stage of cell division.
diterpenos (diterpenes). Hydrocarbons or their derivatives containing 4 isoprene units, hence containing 20 carbon atoms and 4 branched methyl groups; e.g. vitamin A, retinene.
ditiazanina, yoduro de (dithiazanine iodide). A broad spectrum anthelmintic, effective against *Strongyloides*.
ditranol (dithranol). Anthralin.
DIU (IUD). Abbreviation for intrauterine devices.
DIUA (IUCD). Abbreviation for intrauterine contraceptive devices.
diuresis (diuresis). Excretion of urine; commonly denotes production of unusually large volumes of urine.
d. acuosa (water d.).
d. alcohólica (alcohol d.).
d. osmótica (osmotic d.).
diurético (diuretic). **1.** Promoting the excretion of urine. **2.** An agent that increases the amount of urine excreted.
d. del asa (loop d.).
d. cardíaco (cardiac d.).
d. directo (direct d.).
d. indirecto (indirect d.).
diurno (diurnal). **1.** Pertaining to the daylight hours; opposite of nocturnal. **2.** Repeating once each 24 hours, e.g. a d. variation or a d. rhythm.
diúrnula (diurnule). A pill, tablet, or capsule containing the maximum daily dose of a drug.
divagación (divagation). Rarely used term for rambling speech or thought.
divalencia (divalence, divalency). Bivalence.
divalente (divalent). Bivalent.
divalproex sódico (divalproex sodium). An anticonvulsant used in petit mal and related seizure disorders.
divaricación (divarication). Diastasis.
divergencia (divergence). **1.** A moving or spreading apart or in different directions. **2.** The spreading of branches of the neuron to form synapses with several other neurons.
divergente (divergent). Moving in different directions; radiating.
diverticular (diverticular). Relating to a diverticulum.
diverticulectomía (diverticulectomy). Excision of a diverticulum.
diverticulitis (diverticulitis). Inflammation of a diverticulum.
divertículo (diverticulum, pl. diverticula). [*diverticulum*, NA]. A pouch or sac opening from a tubular or saccular organ, such as the gut or bladder.
d. alantoentérico (allantoenteric d.). Allantoic d.
d. alantoico (allantoic d.). Allantoenteric d.
d. de la ampolla del conducto deferente (diverticula of ampulla of ductus deferens). [*diverticula ampullae ductus deferentis*, NA].
d. cervical (cervical d.).
d. duodenal (duodenal d.).
d. epifrénico (epiphrenic d.).
d. falso (false d.).
d. faringoesofágico (pharyngoesophageal d.). Hypopharyngeal d.; Zenker's d.
d. de Heister (Heister's d.).
d. hipofaríngeo (hypopharyngeal d.). Pharyngoesophageal d.
d. hipofisario (pituitary d.). Hypophyseal pouch; Rathke's d.; Rathke's pouch.
d. de Meckel (Meckel's d.).
d. metanéfrico (metanephric d.).
d. de Nuck (Nuck's d.). Processus vaginalis of peritoneum.
d. pancreáticos (pancreatic diverticula).
d. de Pertik (Pertik's d.). An abnormally deep recessus pharyngeus.
d. de pulsión (pulsion d.).
d. de Rathke (Rathke's d.). Pituitary d.
d. tiroideo, tirogloso (thyroid d., thyroglossal d.).
d. por tracción (traction d.).
d. uretral (urethral d.).
d. ventricular (ventricular d.).
d. verdadero (true d.).
d. vesical (vesical d.). A d. of the bladder wall.
d. de Zenker (Zenker's d.). Pharyngoesophageal d.
diverticuloma (diverticuloma). Development of a granulomatous mass in the wall of the colon.
diverticulopexia (diverticulopexy). A plastic operation to obliterate a diverticulum.
diverticulosis (diverticulosis). Presence of a number of diverticula of the intestine, common in middle age.
divicina (divicine). A base with alkaloidal properties present in *Lathyrus sativus* which is responsible, in part at least, for the latter's poisonous action.
éter diviníllico (divinyl ether). Vinyl ether; a volatile liquid, the vapor of which produces rapid induction of general anesthesia.
división (division). A separating into two or more parts.
d. conjugada (conjugate d.).
d. por ecuación (equation d.).
d. meiótica (meiotic d.). Meiosis.
d. mitótica (mitotic d.). Mitosis.
d. multiplicativa (multiplicative d.).
d. nuclear de Remak (Remak's nuclear d.). Amitosis.
d. nuclear directa (direct nuclear d.). Amitosis.
d. nuclear indirecta (indirect nuclear d.). Mitosis.
d. primaria anterior (anterior primary d.).
d. primaria posterior (posterior primary d.).
d. por reducción (reduction d.).
d. por segmentación (cleavage d.).
divisoria de aguas (watershed). **1.** The area of marginal blood flow at the extreme periphery of a vascular bed. **2.** Slopes in the abdominal cavity formed by projections of the lumbar vertebrae and the pelvic brim which determine the direction in which a free effusion will gravitate when the body is in a supine position.
divulsión (divulsion). **1.** Removal of a part by tearing. **2.** Forcible dilation of the walls of a cavity or canal.
divulsor (divulsor). An instrument for forcible dilation of the urethra or other canal or cavity.
dixiracina (dixyrazine). A phenothiazine compound used as an antipsychotic.
diyodo- (diiodo-). Prefix indicating two atoms of iodine.
diyodohidroxiquina (diiodohydroxyquin). An antiprotozoal agent, used in the treatment of intestinal amebiasis.
diyodopiramina (diiodopyramine). A radiopaque compound used in salpingography.
diyoduro (diiodide). A compound containing two atoms of iodine per molecule.
DL (LD). Abbreviation for lethal dose.
DL- (DL-). Prefix (in small capital letters) denoting a substance consisting of equal quantities of the two enantiomorphs, D and L.
DLM, dlm (MLD, mld). Abbreviation for minimal lethal dose.
dM (dM). Symbol for decimorgan.
DMC (DMC). Abbreviation for *p,p'*,-dichlorodiphenyl methyl carbinol.
D.M.D. (D.M.D.). Abbreviation for Doctor of Dental Medicine.
DMP (MPD). Abbreviation for maximal permissible dose.
DMPP (DMPP). Abbreviation for dimethylphenylpiperazinium.
DMSO (DMSO). Abbreviation for dimethyl sulfoxide.
DMT (DMT). Abbreviation for *N,N*-dimethyltryptamine.
DNA (DNA). Abbreviation for deoxyribonucleic acid.
D. competitivo (competitor DNA).
D. complementario (cDNA) (complementary DNA).
D. ligasa (DNA ligase).
D. nucleotidilexotransferasa (DNA nucleotidylexotransferase). Terminal addition enzyme.
D. palindrómico (palindromic DNA). A segment of DNA in which the sequence is simmetrical about its midpoint.
D. polimerasa (DNA polymerase).
D. recombinante (recombinant DNA). DNA resulting from the insertion into the chain of a sequence not originally present in that chain.
D. repetitivo (repetitive DNA).
D. satélite (satellite DNA).
D. sin sentido (antisense DNA).
DNAc (cDNA). Abbreviation for complementary DNA.

DNAsa, DNAasa, DNasa (DNAse, DNAase, DNase). Abbreviations for deoxyribonuclease.
Dnp (Dnp). Abbreviation for 2,4-dinitrophenol.
DNP (DNP). **1.** Abbreviation for 2,4-dinitrophenol. **2.** Abbreviation for deoxyribonucleoprotein.
Dns, DNS (Dns, DNS). Abbreviations for dansyl.
D.O. (D.O.). Abbreviation for Doctor of Osteopathy.
DO (OD). Abbreviation of optical density
doblete (doublet). **1.** A combination of two lenses designed to correct the chromatic and spherical aberration. **2.** Dipole.
  d. de Wollaston (Wollaston's d.).
dobutamina (dobutamine). A cardiotonic agent.
DOC (DOC). Abbreviation for deoxycorticosterone; deoxycholate.
doctor (doctor). **1.** A title conferred by a university on one who has followed a prescribed course of study, or given as a title of distinction. **2.** A physician, especially one upon whom has been conferred the degree of M.D. by a university or medical school.
doctrina (doctrine). A particular system of principles taught or advocated.
  d. de Arrhenius (Arrhenius d.). Arrhenius law.
  d. humoral (humoral d.). Fluidism; humoralism; humorism.
  d. de Monro (Monro's d.). Monro-Kellie d.
  d. de Monro-Kellie (Monro-Kellie d.). Monro's d.
docusato cálcico (docusate calcium). Dioctyl calcium sulfosuccinate; a surface-active agent used in the treatment of constipation as a nonlaxative fecal softener.
docusato sódico (docusate sodium). Dioctyl sodium sulfosuccinate; a surface-active agent used as a dispersing agent in topically applied preparations.
dodecano (dodecane). A straight, unbranched, saturated hydrocarbon containing 12 carbon atoms.
dodecarbonio, cloruro de (dodecarbonium chloride). An antiseptic.
dodecilo (dodecyl). The radical of dodecane.
  d. galato (d. gallate). An antioxidant.
  d. sulfato (d. sulfate).
dogmático (dogmatic).
dogmatista (dogmatist). A follower of the dogmatic school.
dol (dol). A unit measure of pain.
dolencia (ache). A pain of less than severe intensity that persists for a long time.
  d. gástrica (stomach a.). Gastralgia; gastrodynia.
  d. ósea (bone a.). A dull pain in the bones, often severe.
dolico- (dolicho-). Combining form meaning long.
dolicocefalia, dolicocefalismo (dolichocephaly, dolichocephalism). The condition of being dolichocephalic.
dolicocéfalo, dolicocefálico (dolichocephalic, dolichocephalous). Dolichocranial; having a disproportionately long head; denoting a skull with a cephalic index below 75.
dolicocolon (dolichocolon). A colon of abnormal length.
dolicocraneal (dolichocranial). Dolichocephalic.
dolicofacial (dolichofacial). Dolichoprosopic.
dolicol (dolichol). Polyisoprenes in which the terminal member is saturated and oxidized to an alcohol, usually phosphorylated and often glycosylated.
dolicopélico, dolicopélvico (dolichopellic, dolichopelvic). Having a disproportionately long pelvis.
dolicoprosópico, dolicoprosopo (dolichoprosopic, dolichoprosopous). Dolichofacial; having a disproportionately long face.
dolicostenomelia (dolichostenomelia). Arachnodactyly.
dolicouránico, dolicuránico (dolichouranic, dolichuranic). Having a long palate, with a palatal index below 110.
dolor **1.** (pain). An unpleasant sensation associated with actual or potential tissue damage, and mediated by specific nerve fibers. **2.** (dolor). Pain, as one of the four signs of inflammation (d., calor, rubor, tumor) enunciated by Celsus.
  d. "para abajo" (bearing-down p.).
  d. del alma (soul p.). Psychalgia.
  d. de cabeza (headache). Cephalalgia; cephalea; cerebralgia; encephalalgia; encephalodynia.
  d. capitis (dolor capitis). Headache.
  d. en cinturón (girdle p.).
  d. del crecimiento (growing p.'s).
  d. de dientes (toothache). Dentalgia; odontalgia; odontodynia.
  d. expulsivos (expulsive p.'s).
  d. de extremidad fantasma (phantom limb p.).
  d. falsos (false p.'s).
  d. por hambre (hunger p.).
  d. heterotópico (heterotopic p.). Referred p.
  d. homotópico (homotopic p.).
  d. intermenstrual (intermenstrual p.).
  d. intratable (intractable p.).
  d. medio (middle p.). Mittelschmerz.
  d. de la mente (mind p.). Psychalgia.
  d. nervioso (nerve p.). Neuralgia.
  d. nocturno (night p.). Nyctalgia.
  d. de oídos (earache). Otalgia; otodynia; pain in the ear.
  d. orgánico (organic p.). Pain caused by an organic lesion.
  d. del parto (labor p.'s). Parodynia.
  d. psicogénico (psychogenic p.). Psychalgia
  d. referido (referred p.). Heterotopic p.; synalgia; telalgia.
  d. en reposo (rest p.).
  d. en sueños (dream p.). Hypnalgia.
  d. traqueal (tracheal p.). Trachealgia.
dolorífico (dolorific). Pain-producing.
dolorimetría (dolorimetry). The measurement of pain.
dolorología (dolorology). The study and treatment of pain.
doloroso a la presión (tender). Sensitive or painful as a result of pressure or contact which is not sufficient to cause discomfort in normal tissues.
DOM (DOM). Abbreviation for 2,5-dimethoxy-4-methylamphetamine.
domiciliados (domiciliated). A state of close association of an organism within human abodes or activities, such that partial domestication results, leading to the organism's dependence on continued association with the human environment.
domifeno, bromuro de (domiphen bromide). An antiseptic.
dominancia (dominance). The state of being dominant.
  d. falsa (false d.). Quasidominance.
  d. de genes (d. of genes).
  d. genética (genetic d.).
dominante (dominant). **1.** Ruling or controlling. **2.** In genetics, denoting an allele possessed by one of the parents of a hybrid which is expressed in the latter to the exclusion of a contrasting allele (the recessive) from the other parent.
dominios (domains). Homologous units of approximately 110 to 120 amino acids each which comprise the light and heavy chains of the immunoglobulin molecule and which serve specific functions.
Don Juan (Don Juan). In psychiatry, a term used to denote males with compulsive sexual or romantic overactivity, usually with a succession of female partners.
donante (donor). An individual from whom blood, tissue, or an organ is taken for transplantation.
donovanosis (donovanosis). Granuloma inguinale, caused by *Calymmatobacterium granulomatis*, which is observed intracellularly (in macrophages in the lesion) as Donovan bodies.
dopa, Dopa, DOPA (dopa, DOPA, Dopa). An intermediate in the catabolism of phenylalanine and tyrosine, and in the biosynthesis of norepinephrine, epinephrine, and melanin.
  d. descarboxilada (decarboxylated d.). Dopamine.
  d. descarboxilasa (d. decarboxylase).
  d. oxidasa (d. oxidase).
  d. quinona (d. quinone).
L-dopa (L-dopa). Levodopa.
dopamina (dopamine). 3-Hydroxytyramine; decarboxylated dopa; an intermediate in tyrosine metabolism and precursor of norepinephrine and epinephrine.
  clorhidrato de d. (d. hydrochloride).
  d. β-hidroxilasa (dopamine β-hydroxylase). Dopamine β-monooxygenase.
  d. β-monooxigenasa (dopamine β-monooxygenase).
dopaminérgico (dopaminergic). Relating to nerve cells or fibers that employ dopamine as their neurotransmitter.
dopar (dope). To administrate any drug, either stimulationg or depressing.
dorafobia (doraphobia). Morbid fear of touching the skin or fur of animals.
dornasa (dornase). Obsolete contraction of deoxyribonuclease.
  d. pancreática (pancreatic d.).

doromanía (doromania). An abnormal desire to give presents.
dorsal (dorsal). **1.** Tergal; pertaining to the back or any dorsum. **2.** In human anatomy, posterior. **3.** In veterinary anatomy, pertaining to the back or upper surface of an animal.
dorsalgia **1.** (backache). Nonspecific term used to describe back pain; generally refers to pain below the cervical level. **2.** (dorsalgia). Dorsodynia; pain in the upper back.
dorsalis (dorsalis). [*dorsalis*, NA]. Posterior.
dorsiescapular (dorsiscapular). Relating to the dorsal surface of the scapula.
dorsiespinal (dorsispinal). Relating to the vertebral column, especially to its dorsal aspect.
dorsiflexión (dorsiflexion). Turning upward of the foot or toes or of the hand or fingers.
dorso **1.** (back). Posterior aspect of trunk, below neck and above buttocks. **2.** (dorsum, gen. dorsi, pl. dorsa). [*dorsum*, NA]. The upper or posterior surface, or the back, of any part.
d. del efipión (dorsum ephipii). D. sellae.
d. escapular (dorsum scapulae).
d. de la lengua (dorsum linguae). [*dorsum linguae*, NA]. The back of the tongue.
d. de la mano (dorsum manus). [*dorsum manus*, NA]. The back of the hand.
d. de la nariz (dorsum nasi). [*dorsum nasi*, NA].
d. del pene (dorsum penis). [*dorsum penis*, NA].
d. del pie (dorsum pedis). [*dorsum pedis*, NA].
d. de la silla turca (dorsum sellae). [*dorsum sellae*, NA]. D. ephipii.
dorsoabdominal (dorsabdominal). Relating to the back and the abdomen.
dorsocefálico (dorsocephalad). Toward the occiput, or back of the head.
dorsodinia (dorsodynia). Dorsalgia.
dorsolateral (dorsolateral). Relating to the back and the side.
dorsolumbar (dorsolumbar). Referring to the back in the region of the lower thoracic and upper lumbar vertebrae.
dosificación (dosage). **1.** The giving of medicine or other therapeutic agent in prescribed amounts. **2.** The determination of the proper dose of a remedy.
dosimetría (dosimetry). The accurate determination of dosage.
d. de rayos X (x-ray d.). Roentgenometry.
d. por termoluminiscencia (thermoluminescence d.).
dosis (dose). The quantity of a drug or other remedy to be taken or applied all at one time or in fractional amounts within a given period.
d. absorbida (absorbed d.).
d. acumulativa (cumulative d.).
d. aérea (air d.).
d. de ataque (loading d.). Initial d.
d. curativa (curative d. (CD, CD^{50})). Therapeutic d.
d. cutánea (skin d.).
d. de depilación (epilation d.).
d. diaria (daily d.).
d. dividida (divided d.). Fractional d.
d. efectiva (DE) (effective d. (ED)).
d. equianalgésica (equianalgesic d.).
d. eritema (erythema d.).
d. fraccionada (fractional d.). Divided d.
d. inicial (initial d.). Loading d.
d. L (L d.'s). A group of terms that indicate the relative activity or potency of diphtheria toxin.
d. letal (DL) (lethal d. (LD)).
d. letal mínima (DLM) (minimal lethal d. (MLD, mld)).
d. Lf (Lf d., L_f d.). The limes flocculation d. of diphtheria toxin.
d. Lo (Lo d., L_o d.). The limes nul d. of diphtheria toxin.
d. Lr (Lr d., L_r d.). The limes reacting d. of diphtheria toxin.
d. de mantenimiento (maintenance d.).
d. máxima (maximal d.).
d. máxima permisible (DMP) (maximal permissible d. (MPD)).
d. mínima (minimal d.).
d. mínima infecciosa (DMI) (minimal infecting d. (MID)).
d. mínima reactiva (DMR) (minimal reacting d. (MRD, mrd)).
d. óptima (optimum d.).
d. preventiva (preventive d.).
d. profunda (depth d.).
d. de refuerzo (booster d.).
d. de salida (exit d.).
d. sensibilizante (sensitizing d.).
d. de shock (shocking d.).
d. terapéutica (therapeutic d.). Curative d.
d. de tolerancia (tolerance d.).
doxapram, clorhidrato de (doxapram hydrochloride). A central nervous system stimulant, advocated but infrequently used as a respiratory stimulant in anesthesia.
doxepina, clorhidrato de (doxepin hydrochloride). An antidepressant and antianxiety agent.
doxiciclina (doxycycline). An antibiotic.
doxilamina, succinato de (doxylamine succinate). An antihistaminic.
doxorrubicina (doxorubicin). Adriamycin; an antineoplastic antibiotic isolated from *Streptomyces peucetius*..
D.P. (D.P.). Abbreviation for Doctor of Podiatry.
D.P.H. (D.P.H.). Abbreviation for Department of Public Health; Doctor of Public Health.
DPN (DPN). Abbreviation for diphosphopyridine nucleotide.
DPN⁺ (DPN^+). Abbreviation for oxidized diphosphopyridine nucleotide.
DPNasa (DPNase). NAD^+ nucleosidase.
DPNH (DPNH). Abbreviation for reduced diphosphopyridine nucleotide.
DPT (DPT). Abbreviation for dipropyltryptamine.
dr (dr). Abbreviation for dram.
dracma **1.** (dram (dr)). Drachm; a unit of weight: 1/8 oz.; 60 gr, apothecaries' weight; 1/16 oz. avoirdupois weight. **2.** (drachm). Dram.
dracontiasis (dracontiasis). Dracunculiasis; dracunculosis; infection with *Dracunculus medinensis*.
dracunculiasis, dracunculosis (dracunculiasis, dracunculosis). Dracontiasis.
drapetomanía (drapetomania). An uncontrollable desire to run away from home.
dren (drain). A device, usually in the shape of a tube or wick, for removing fluid as it collects in a cavity, especially a wound cavity.
d. de Mikulicz (Mikulicz' d.)
d. de Penrose (Penrose d.).
d. de Wangensteen (Wangensteen drainage).
drenaje (drainage). Continuous withdrawal of fluids from a wound or other cavity.
d. hacia abajo (downward d.). Dependent d.
d. abierto (open d.). D. allowing air to enter.
d. capilar (capillary d.).
d. cerrado (closed d.).
d. en cigarrillo (cigarette drain).
d. por contraabertura o transfixión (stab drain).
d. dependiente (dependent d.). Downward d.
d. por infusión-aspiración (infusion-aspiration d.). Drip-suck irrigation.
d. periódico (tidal d.).
d. postural (postural d.).
d. por succión **1.** (suction d.). Closed drainage of a cavity, with a suction apparatus attached to the drainage tube. **2.** (sump drain).
d. total (through d.).
drenar (drain). To draw off fluid from a cavity as it forms.
drepanidio (drepanidium). A young sickle-shaped or crescentic form of a gregarine.
drepanocitemia **1.** (sicklemia). Presence of sickle- or crescent-shaped erythrocytes in peripheral blood; seen in sickle cell anemia and sickle cell trait. **2.** (drepanocythemia). Obsolete term for sickle cell anemia.
drepanocítico (drepanocytic). Relating to or resembling a sickle cell.
drepanocito (drepanocyte). Sickle cell.
drepanocitosis **1.** (sickling). Production of sickle-shaped erythrocytes in the circulation. **2.** (drepanocytosis). Obsolete term for sickle cell anemia.
DRM, drm (MRD, mrd). Abbreviation for minimal reacting dose.
droga (drug). **1.** General term for any substance, stimulating or depressing, that can be habituating or addictive, especially a nar-

cotic. **2.** Therapeutic agent; any substance, other than food, used in the prevention, diagnosis, alleviation, treatment, or cure of disease.
d. cruda (crude d.).
d., interacciones entre (drug interactions). The pharmacological result of drugs interacting with themselves or other substances.
drogar (drug). To administer or take a d., usually implying an overly large quantity or a narcotic.
drogarresistente (drug-fast). Pertaining to microorganisms that resist or become tolerant to an antibacterial agent.
drómico (dromic). Orthodromic.
dromógrafo (dromograph). An instrument for recording the rapidity of the blood circulation.
dromomanía (dromomania). An uncontrollable impulse to wander or travel.
dromostalona, propionato de (dromostanolone propionate). An antineoplastic agent.
dromotrópico (dromotropic). Influencing the velocity of conduction of excitation, as in nerve or cardiac muscle fibers.
d. negativo (negatively d.). Acting to diminish conduction velocity.
d. positivo (positively d.). Acting to increase conduction velocity.
dronabinol (dronabinol). The principal psychoactive substance present in *Cannabis sativa*, used therapeutically as an antinauseant to control the nausea and vomiting associated with cancer chemotherapy.
dropacismo (dropacism). Epilation of hair by use of wax or plaster.
droperidol (droperidol). A butyrophenone drug used in neuroleptanalgesia and preanesthetic medication.
Dr.P.H. (Dr.P.H.). Abbreviation of Doctor of Public Health.
drusa (drusen). Doyne's honeycomb choroidopathy; guttate choroidopathy; senile guttate choroidopathy; Tay's disease; hyaline or colloid bodies that contain sialomucin and cerebroside and are located in degenerated retinal pigment cells.
d. gigantes (giant d.).
d. del nervio óptico (optic nerve d.).
d. de la papila óptica (d. of optic disk).
DT (DT). Abbreviation for delirium tremens; duration tetany.
dT (dT). Abbreviation for thymidine.
DT-diaforasa (DT-diaphorase). NADPH dehydrogenase (quinone).
dTDP (dTDP). Abbreviation for thymidine 5'-diphosphate.
dThd (dThd). Abbreviation for deoxythymidine.
DTIC (DTIC). Abbreviation for dacarbazine.
dTMP (dTMP). Abbreviation for deoxythymidylic acid.
DTP (DTP). Abbreviation for distal tingling on percussion; diphtheria, tetanus toxoids, and pertussis vaccine.
DTPA (DTPA). Abbreviation for diethylenetriamine pentaacetic acid.
dTTP (dTTP). Abbreviation for thymidine 5'-triphosphate.
dualismo (dualism). **1.** In chemistry, a theory advanced by Berzelius that every compound, no matter how many elements enter into it, is composed of two parts, one electrically negative, the other positive. **2.** In hematology, the concept that blood cells have two origins, i.e. lymphogenous or myelogenous. **3.** The theory that the mind and body are two distinct systems, independent and different in nature.
duboisina (duboisine). An alkaloid obtained from the leaves of *Duboisia myoporoides* (family Solanaceae).
ducción (duction). **1.** The act of leading, bringing, conducting. **2.** In ophthalmology, ocular rotations with reference to one eye; usually additionally designating direction of movement of the eye.
d. F (F d.). Sexduction.
d. forzada (forced d.). Passive d.
d. pasiva (passive d.). Forced d.
ducha (douche). **1.** A current of water, gas, or vapor directed against a surface or projected into a cavity. **2.** An instrument for giving a d.
ductal (ductal). Relating to a duct.
dúctil (ductile). Denoting the property of a material that allows it to be bent, drawn out (as a wire), or otherwise deformed without breaking.
ductulus, pl. **ductuli** (ductulus, pl. ductuli). [*ductulus*, NA]. Ductule; a minute duct.
ductus, gen. y pl. **ductus** (ductus, gen. and pl. ductus). [*ductus*, NA]. Duct.
dulcina (dulcin). *p*-Phenetol carbamide; 4-ethoxyphenylurea; has been used as a substitute for sugar, being 200 times as sweet as cane sugar.
dulcita, dulcitol, dulcosa (dulcite, dulcitol, dulcose). Galactitol.
dumas (dumas). Foot yaws.
duocrinina (duocrinin). A postulated gastrointestinal hormone that is liberated by the contact of gastric contents with the intestine and that stimulates the secretory activity of the duodenal glands (Brunner's glands).
duodenal (duodenal). Relating to the duodenum.
duodenitis (duodenitis). Inflammation of the duodenum.
duodeno (duodenum, gen. duodeni, pl. duodena). [*duodenum*, NA]. The first division of the small intestine, about 25 cm or 12 fingerbreadths (hence the name) in length.
duodeno- (duodeno-). Combining form relating to the duodenum.
duodenocistostomía (duodenocystostomy). **1.** Cholecystoduodenostomy. **2.** Cystoduodenostomy.
duodenocolangitis (duodenocholangitis). Inflammation of the duodenum and common bile duct.
duodenocolecistostomía (duodenocholecystostomy). Cholecystoduodenostomy.
duodenocoledocotomía (duodenocholedochotomy). Incision into the common bile duct and the adjacent portion of the duodenum.
duodenoctomía (duodenectomy). Excision of the duodenum.
duodenoenterostomía (duodenoenterostomy). Establishment of communication between the duodenum and another part of the intestinal tract.
duodenólisis (duodenolysis). Incision of adhesions to the duodenum.
duodenorrafia (duodenorrhaphy). Suture of a tear or incision in the duodenum.
duodenoscopia (duodenoscopy). Inspection of the interior of the duodenum through an endoscope.
duodenostomía (duodenostomy). Establishment of a fistula into the duodenum.
duodenotomía (duodenotomy). Incision of the duodenum.
duodenoyeyunostomía (duodenojejunostomy). Operative formation of an artificial communication between the duodenum and the jejunum.
duovirus (duovirus). Rotavirus.
duplicación (duplication). **1.** A doubling. **2.** The inclusion of two copies of the same genetic material in a genome.
d. de cromosomas (d. of chromosomes).
duplicidad (duplicitas). Doubling of a part.
d. anterior (d. anterior). Anadidymus.
d. posterior (d. posterior). Catadidymus; ileadelphus; iliadelphus.
dura (dura). Dura mater.
duración (duration). A continuous period of time.
d. del pulso (pulse d.).
d. de semiamplitud del pulso (half amplitude pulse d.).
dural **1.** (duramatral). Dural. **2.** (dural). Duramatral; relating to the dura mater.
duraluminio (duralumin). An alloy of aluminum slightly heavier than this metal but nearly as strong as steel and noncorrodible.
duramadre (dura mater). Dura; pachymeninx (as distinguished from leptomeninx, the combined pia mater and arachnoidea); a tough, fibrous membrane forming the outer envelope of the brain (the d. m. encephali) and the spinal cord (the d. m. spinalis).
d. del cerebro (d. m. of the brain). [*dura mater encephali*, NA].
d. encefálica (d. m. encephali). [*dura mater encephali*, NA]. D. m. of the brain.
d. espinal (d. m. spinalis). [*dura mater spinalis*, NA]. D. m. of spinal cord.
d. de la médula espinal (d. m. of spinal cord). D. m. spinalis.
duraplastia (duraplasty). A plastic or reconstructive operation on the dura mater.
dureza (hardness). The degree of firmness of a solid, as determined by its resistance to deformation, scratching, or abrasion.
d. de indentación (indentation h.).
durina (dourine). Equine syphilis.
D.V.M. (D.V.M.). Abbreviation for Doctor of Veterinary Medicine.
Dy (Dy). Symbol for dysprosium.

E

E (E). **1.** Symbol for exa-; extraction ratio. **2.** As a subscript, refers to expired gas.
EAE (EAE). Abbreviation for experimental allergic encephalitis.
ebonación (ebonation). Removal of loose fragments of bone from a wound.
ebriedad (inebriety). Habitual indulgence in alcoholic beverages in excessive amounts.
e. de sueño (sleep drunkenness). Somnolentia.
ebullismo (ebullism). Formation of water vapor bubbles in the tissues brought on by an extreme reduction in barometric pressure; occurs if the body is exposed to pressures which are found above an altitude of 63,000 feet.
ebur (ebur). A tissue resembling ivory in outward appearance or structure.
e. dentis (e. dentis). Dentinum.
eburnación (eburnation). Bone sclerosis; a change in exposed subchondral bone in degenerative joint disease in which it is converted into a dense substance with a smooth surface like ivory.
e. de la dentina (e. of dentin).
ebúrneo (eburneous). Resembling ivory, especially in color.
eburnitis (eburnitis). Increased density and hardness of dentin, which may occur after the dentin is exposed.
EBV (EBV). Abbreviation for Epstein-Barr virus.
EC (EC). Abbreviation for Enzyme Commission of the International Union of Biochemistry.
ec- (ec-). Prefix fr. G. preposition meaning out of, away from.
eca- (eka-). Prefix used to denote an undiscovered or just discovered element in the periodic system before a proper and official name is assigned by authorities; e.g., eka-osmium, now plutonium.
ecaudado (ecaudate). Tailless.
ecbolina (ecboline). Ergotoxine.
eccema (eczema). Generic term for acute or chronic inflammatory conditions of the skin.
e. agrietado (e. craquelé). Winter e.
e. alérgico (allergic e.).
e. atópico (atopic e.). Atopic dermatitis.
e. crónico (chronic e.). Lichenoid e.
e. depilatorio (e. epilans). E. with hair loss.
e. diabético (e. diabetico'rum). E. occurring in diabetes.
e. eritematosa (e. erythematosum).
e. escamoso (e. squamosum). A form of dry, scaly e.
e. por estasis (stasis e.).
e. facial (facial e.).
e. flexural (flexural e.).
e. herpético (e. herpeticum). Kaposi's varicelliform eruption.
e. hipertrófico (e. hypertrophicum).
e. infantil (infantile e.).
e. intertriginoso (e. intertrigo). .
e. invernal (winter e.). E. craquelé.
e. liquenoide (lichenoid e.). Chronic e.
e. madidans (e. madidans). Humid tetter; moist tetter; weeping e.; wet tetter.
e. de las manos (hand e.).
e. marginado (e. marginatum). Tinea cruris.
e. numular (e. nummulare).
e. de los panaderos (baker's e.).
e. papuloso (e. papulosum).
e. parasitario (e. parasiticum).
e. pustuloso (e. pustulosum). Impetigo eczematodes.
e. rezumante (weeping e.). E. madidans.
e. rojo (e. rubrum).
e. seborreico (seborrheic e.). Seborrheic dermatitis.
e. tilótico (e. tyloticum).
e. tropical (tropical e.).
e. vacunal (e. vaccinatum).
e. varicoso (varicose e.).
e. verrugoso (e. verrucosum). E. with hyperkeratosis.
e. vesiculoso (e. vesiculosum).
eccematización (eczematization). **1.** Formation of an eruption resembling eczema. **2.** Occurrence of eczema secondary to a preexisting dermatosis.
eccematoide (eczematoid). Resembling eczema in appearance.
eccematoso (eczematous). Marked by or resembling eczema.
ecciesis (eccyesis). Ectopic pregnancy.
ecdémico (ecdemic). Denoting a disease brought into a region from without.
ecdisiasmo (ecdysiasm). A morbid tendency to undress to produce sexual desire in others.
ecdisis (ecdysis). Desquamation, sloughing, or molting as a necessary phenomenon to permit growth in arthropods and skin renewal in amphibians and reptiles.
ECF-A (ECF-A). Abbreviation for eosinophil chemotactic factor of anaphylaxis.
ecfima (ecphyma). A warty growth or protuberance.
ecforia (ecphoria). The recall of memory.
ecforizar (ecphorize). To revive a memory.
ECG (ECG). Abbreviation for electrocardiogram.
ecgonina (ecgonine). The important part of the cocaine molecule.
eclabio (eclabium). Eversion of a lip.
eclampsia (eclampsia). Occurrence of one or more convulsions, not attributable to other cerebral conditions such as epilepsy or cerebral hemorrhage, in a patient with preeclampsia.
e. puerperal (puerperal e.). Puerperal convulsions.
e. superpuesta (superimposed e.). Superimposed preeclampsia.
eclámpsico, eclámptico (eclamptic). Relating to eclampsia.
eclamptogénico, eclamptógeno (eclamptogenic, eclamptogenous). Causing eclampsia.
eclecticismo (eclecticism). **1.** A now defunct system of medicine that advocated use of indigenous plants to effect specific cures of certain signs and symptoms. **2.** A system of medicine practiced by ancient Greek and Roman physicians who were not affiliated with a medical sect but who adopted the practice and teachings which they considered best from other systems.
ecléctico (eclectic). Picking out from different sources what appears to be the best.
ecmnesia (ecmnesia). Obsolete term for a loss of memory for recent events.
eco (echo). A reverberating sound sometimes heard in auscultation of the chest.
e. auricular (atrial e.)
libre de e. (echo-free). Sonolucent.
e. del nodo sinoauricular (nodus sinuatrialis e.).
eco- (eco-). Combining form denoting relationship to environment.
ecoacusia (echoacousia). A subjective disturbance of hearing in which a sound appears to be repeated.
ecoaortografía (echoaortography). Application of ultrasound techniques to the diagnosis and study of the aorta, particularly the abdominal aorta.
ecocardiografía (echocardiography). Ultrasound cardiography; the use of ultrasound in the investigation of the heart and great vessels and diagnosis of cardiovascular lesions, especially mitral disease, pericardial effusion, and abdominal aortic aneurysm.
e. bidimensional (two-dimensional e.). Cross-sectional e.
e. Doppler (Doppler e.).
e. de sección transversal (cross-sectional e.). Two-dimensional e.
ecocardiograma (echocardiogram). The ultrasonic record obtained by echocardiography.
ecocinesis, ecocinesia (echokinesis, echokinesia). Echopraxia.

ecoencefalografía (echoencephalography). The use of reflected ultrasound in the diagnosis of intracranial processes.
ecoespecies (ecospecies). Two or more populations of a species isolated by ecological barriers, theoretically able to exchange genes and interbreed, but partially separated from one another by differences in habitat or behavior.
ecofobia (ecophobia). Obsolete term for a morbid fear of one's home surroundings.
ecofonía (echophony, echophonia). A duplication of the voice sound occasionally heard in auscultation of the chest.
ecofotonía (echophotony). The mental association of sound tones with particular colors.
ecofrasia (echophrasia). Echolalia.
ecogénico (echogenic). Containing internal interfaces which reflect high frequency sound waves.
ecografía (echography). Ultrasonography.
ecografia (echographia). A form of agraphia in which one cannot write spontaneously, but can write from dictation or copy.
ecografiar (echograph). Ultrasonograph.
ecógrafo (echographer). Ultrasonographer.
ecograma (echogram). Ultrasonic display of reflection techniques appropriate for any field of application, but applied especially to the heart; e.g., echocardiogram.
ecoide (ecoid). The framework of a red blood cell.
ecolalia (echolalia). Involuntary repetition of a word or sentence just spoken by another person.
ecolocación (echolocation). Term applied to the method by which bats direct their flight and avoid solid objects.
ecología (ecology). Bioecology; bionomics; the branch of biology concerned with the total complex of interrelationships among living organisms.
e. humana (human e.).
ecomanía (ecomania). Obsolete term for a syndrome of domineering behavior at home and humility toward persons in authority.
ecomatismo (echomatism). Echopraxia.
ecomimia (echomimia). Echopathy.
ecomotismo (echomotism). Echopraxia.
econazol (econazole). A broad spectrum antifungal agent used in the treatment of tinea pedis and related fungal infections.
economía (economy). The system; the body regarded as an aggregate of functioning organs.
ecopatía (echopathy). Echomimia; a form of psychopathology, usually associated with schizophrenia, in which the words (echolalia) or actions (echopraxia) of another are imitated and repeated.
ecopraxia (echopraxia). Echokinesis; echokinesia; echomatism; echomotism; involuntary imitation of movements made by another.
ecoscopio (echoscope). Instrument for displaying echoes by means of ultrasonic pulses on an oscilloscope to demonstrate structures lying at depths within the body.
ecosistema (ecosystem). Ecological system; a biocenosis (biotic community) and its biotope.
e. parásito-huésped (parasite-host e.). Parasitocenose.
ecotaxis (ecotaxis). Migration of lymphocytes "homing" from the thymus and bone marrow into tissues possessing an appropriate microenvironment.
ecotiofato, yoduro de (echothiophate iodide). A cholinesterase inhibitor, used in the treatment of glaucoma.
ecovirus (echovirus). ECHO virus.
ecrino (eccrine). **1.** Exocrin. **2.** Denoting the flow of sweat.
ecrinología (eccrinology). The branch of physiology and of anatomy concerned with the secretions and the secreting (exocrine) glands.
ecrisis (eccrisis). **1.** The removal of waste products. **2.** Any waste product; excrement.
ecrítico (eccritic). **1.** Promoting the expulsion of waste matters. **2.** An agent that promotes excretion.
ectacolia (ectacolia). Obsolete term for colectasia.
ectal (ectal). Outer; external.
ectasia, ectasis (ectasia, ectasis). Dilation of a tubular structure.
e. arterial difusa (diffuse arterial e.).
e. cardíaca (e. cordis). Dilation of the heart.
e. de conductos mamarios (mammary duct e.).
e. corneal (corneal e.). Anterior herniation of the cornea.
e. escleral (scleral e.). Sclerectasia.
e. hipostásica (hypostatic e.).
e. papilar (papillary e.). Obsolete term for senile hemangioma.
e. paradójica del vientre (e. ventriculi paradoxa). Hourglass stomach.
e. senil (senile e.). Obsolete term for senile hemangioma.
-ectasia, -ectasis (-ectasia, -ectasis). Combining forms in suffix position used to denote dilation or expansion.
ectático (ectatic). Relating to, or marked by, ectasis.
ectental (ectental). Ectoental; relating to both ectoderm and endoderm; denoting the line where these two layers join.
ECTEOLA-celulosa (ECTEOLA-cellulose). Cellulose treated with epichlorhydrin and triethanolamine to add tertiary amine groups to the cellulose and convert it to an anion-exchange material.
ectetmoides (ectethmoid). Labyrinthus ethmoidalis.
ectilurea (ectylurea). A mild sedative used in the treatment of nervous tension and anxiety.
ectima (ecthyma). A pyogenic infection of the skin due to staphylococci or streptococci and characterized by adherent crusts beneath which ulceration occurs.
e. contagioso (contagious e.). Contagious pustular dermatitis; orf.
e. gangrenoso (e. gangrenosum). Dermatitis gangrenosa infantum.
ectimatiforme, ectimiforme (ecthymatiform, ecthymiform). Resembling ecthyma.
ectipo (ectype). Extreme somatotype, such as ectomorph (longitype) or endomorph (brachytype).
ectiris (ectiris). The outer layer of the iris.
ecto-, ect- (ecto-, ect-). Combining forms denoting outer, on the outside.
ectoantígeno (ectoantigen). Exoantigen.
ectoblasto (ectoblast). **1.** Ectoderm. **2.** As used by some experimental embryologists, the original outer cell layer from which the primary germ layers are formed.
ectocardia (ectocardia). Exocardia; congenital displacement of the heart.
ectocardíaco (ectocardiac, ectocardial). Relating to ectocardia.
ectocervical (ectocervical). Pertaining to the pars vaginalis of the cervix uteri lined with stratified squamous epithelium.
ectocórnea (ectocornea). The outer layer of the cornea.
ectocoroides (ectochoroidea). Lamina suprachoroidea.
ectocrino (ectocrine). **1.** Relating to substances, either synthesized or arising by decomposition of organisms, that affect plant life. **2.** A compound with ectocrine properties. **3.** An ectohormone.
e. ecológico (ecological e.).
ectodermal (ectodermal). Ectodermic; relating to the ectoderm.
ectodermatosis (ectodermatosis). Ectodermosis.
ectodérmico (ectodermic). Ectodermal.
ectodermo (ectoderm). Ectoblasto; the outer layer of cells in the embryo, after establishment of the three primary germ layers (ectoderm, mesoderm, endoderm).
e. epitelial (epithelial e.). Superficial e.
e. superficial (superficial e.). Epithelial e.
ectodermosis (ectodermosis). Ectodermatosis; a disorder of any organ or tissue developed from the ectoderm.
e. erosiva pluriorificial (e. erosiva pluriorificialis).
ectoental (ectoental). Ectental.
ectoenzima (ectoenzyme). An enzyme that is excreted externally and that acts outside the organism.
ectoetmoides (ectoethmoid). Labyrinthus ethmoidalis.
ectófito (ectophyte). A plant parasite of the skin.
ectógeno (ectogenous). Exogenous.
ectoglobular (ectoglobular). Not within a globular body; specifically not within a red blood cell.
ectohormona (ectohormone). A parahormonal chemical mediator of ecological significance.
ectomeninge (ectomeninx). A primitive condensation of mesenchyme surrounding the embryonic brain.
ectómera (ectomere). One of the blastomeres involved in formation of ectoderm.
ectomerogonia (ectomerogony). The production of merozoites in the asexual reproduction of sporozoan parasites at the surface of schizonts and of blastophores, or by infolding into the schizont.
ectomesénquima (ectomesenchyme). Mesectoderm.

-ectomía (-ectomy). Combining form used as a suffix to denote removal of any anatomical structure.
ectomórfico (ectomorphic). Relating to ectomorph.
ectomorfo (ectomorph). Longitype.
ectópago (ectopagus). Conjoined twins in which the bodies are joined laterally.
ectoparasiticida (ectoparasiticide). An agent that is applied directly to the host to kill ectoparasites.
ectoparasitismo (ectoparasitism). Infestation.
ectoparásito (ectoparasite). A parasite that lives on the surface of the host body.
ectoperitonitis (ectoperitonitis). Inflammation beginning in the deeper layer of the peritoneum which is next to the viscera or the abdominal wall.
ectopia **1.** (ectopia). Ectopy; heterotopia; congenital displacement of any organ or part of the body. **2.** (ectopy). Ectopia.
e. cardíaca (e. cordis).
e. de la cloaca (e. cloacae). Exstrophy of the cloaca.
e. congénita de la pupila (e. pupillae congenita).
e. del cristalino (e. lentis). Displacement of the lens of the eye.
e. macular (e. maculae). Heterotropia maculae.
e. renal (e. renis). Displacement of the kidney.
e. testicular (e. testis). Ectopic testis; parorchidium.
e. vesical (e. vesicae). Exstrophy of the bladder.
ectópico (ectopic). Aberrant; heterotopic; out of place.
ectoplacentario (ectoplacental). **1.** Outside, beyond, or surrounding the placenta. **2.** In rodents, referring to the actively growing part of the trophoblast involved in the formation of the placenta.
ectoplasma (ectoplasm). Exoplasm; the peripheral, more viscous cytoplasm of a cell.
ectoplásmico, ectoplasmático (ectoplasmatic, ektoplasmic, ektoplastic). Relating to the ectoplasm.
ectoquiste (ectocyst). The outer layer of a hydatid cyst.
ectorretina (ectoretina). Stratum pigmenti retinae.
ectosarco (ectosarc). The outer membrane, or ectoplasm, of a protozoon.
ectoscopia (ectoscopy). An obsolete method of diagnosis of disease of any of the internal organs by a study of movements of the abdominal wall or thorax caused by phonation.
ectóstico (ectosteal). Relating to the external surface of a bone.
ectostosis (ectostosis). Ossification in cartilage beneath the perichondrium, or formation of bone beneath the periosteum.
ectotoxina (ectotoxin). Exotoxin.
ectotrix (ectothrix). A sheath of macroconidia on the outside of a hair as well as mycelium within the hair shaft.
ectozoario (ectozoon). An animal parasite living on the surface of the body.
ectro- (ectro-). Combining form denoting congenital absence of a part.
ectrodactilia, ectrodactilismo (ectrodactyly, ectrodactylia, ectrodactylism). Congenital absence of one or more fingers or toes.
ectrogenia (ectrogeny). Congenital absence of any part.
ectrogénico (ectrogenic). Relating to ectrogeny.
ectromelia (ectromelia). **1.** Congenital absence of one or more limbs. **2.** Mousepox.
ectromélico (ectromelic). Pertaining to, or characterized by, ectromelia.
ectropión (ectropion, ectropium). A rolling outward of the margin of a part, e.g., of an eyelid.
e. atónico (atonic e.). Flaccid e.; paralytic e.
e. cicatrizal (cicatricial e.).
e. espástico (spastic e.).
e. fláccido (flaccid e.). Atonic e.
e. paralítico (paralytic e.). Atonic e.
e. uveal (e. uveae). Iridectropium.
ectropodia (ectropody). Total or partial absence of a foot.
ectroqueiria, ectroquiria (ectrocheiry, ectrochiry). Total or partial absence of a hand.
ectrosindactilia (ectrosyndactyly). Congenital deformity marked by the absence of one or more digits and the fusion of others.
ectrótico (ectrotic). Obsolete term for abortive.
ecuación (equation). A statement expressing the equality of two things, usually with the use of mathematical or chemical symbols.
e. de Arrhenius (Arrhenius e.).
e. de Bohr (Bohr's e.).
e. de campo constante (constant field e.). Goldman e.
e. de Einthoven (Einthoven's e.). Einthoven's e.
e. gaseosa alveolar (alveolar gas e.).
e. de Gibbs-Helmholtz (Gibbs-Helmholtz e.).
e. de Goldman (Goldman e.). Constant field e.
e. de Goldman-Hodgkin-Katz (GHK) (Goldman-Hodgkin-Katz e., GHK e.). Goldman e.
e. de Hasselbalch (Hasselbalch's e.). Henderson-Hasselbalch e.
e. de Henderson-Hasselbalch (Henderson-Hasselbalch e.). Hasselbalch's e.
e. de Hill (Hill's e.).
e. de Hüfner (Hüfner's e.).
e. de Lineweaver-Burk (Lineweaver-Burk e.).
e. de Michaelis-Menten (Michaelis-Menten e.).
e. de Nernst (Nernst's e.).
e. personal (personal e.).
e. química (chemical e.).
e. de Rayleigh (Rayleigh e.). Rayleigh test.
ecuador (equator). [Mediev. L. *aequator,* fr. L. *aequo,* to make equal] [NA]. A line encircling a globular body, equidistant at all points from the two poles.
e. del cristalino (e. of lens). [*equator lentis*, NA].
e. del globo del ojo (e. of eyeball). [*equator bulbi oculi*, NA].
ecuatorial (equatorial). Situated, like the earth's equator, equidistant from each end.
ecuresis (ecuresis). A condition in which urinary excretion and intake of water act to produce an absolute dehydration of the body.
edad (age). **1.** One of the periods into which human life is divided. **2.** The period that has elapsed since birth.
e. anatómica (anatomical a.). Physical a.
e. basal (basal a.). Highest mental a.; level of the Stanford-Binet intelligence scale at which all items are passed.
e. de Binet (Binet a.).
e. cronológica (chronologic a.).
e. emocional (emotional a.).
e. evolutiva (developmental a.).
e. fértil (childbearing a.).
e. fetal (fetal a.). Developmental a.
e. física (physical a.). Anatomical a.
e. fisiológica (physiologic a.). A. estimated in terms of function.
e. gestacional (gestational a.).
e. mental (mental a.).
e. ósea (bone a.).
e. de realización (achievement a.).
edatamilo (edathamil). Ethylenediaminetetraacetic acid.
EDB (EDB). Abbreviation for ethylene dibromide.
edea (edea). The external genitals.
edema (edema). An accumulation of an excessive amount of watery fluid in cells, tissues, or serous cavities.
e. ampollar (bullous e.).
e. ampollar de la vejiga (bullous e. vesicae).
e. angioneurótico (angioneurotic e.). Angioedema.
e. angioneurótico hereditario (hereditary angioneurotic e.).
e. azul (blue e.).
e. de Berlin (Berlin's e.).
e. de Calabar (Calabar swelling). Loiasis.
e. por calor (heat e.).
e. caquéctico (cachectic e.). Marantic e.
e. cardíaco (cardiac e.).
e. cerebral (cerebral e.). Brain e.
e. del cerebro (brain e.). Cerebral e.
e. circunscripto (circumscribed e.). Angioneurotic e.
e. por declive (dependent e.).
e. depresible (pitting e.).
e. del disco óptico (e. of the optic disk). Papilledema.
e. fugitivo (fugitive swelling). Loiasis.
e. gestacional (gestational e.).
e. de glotis (e. glottidis). E. of the larynx.
e. por hambre (hunger swelling).
e. hidrémico (hydremic e.).
e. inflamatorio (inflammatory e.).
e. linfático (lymphatic e.). Leukophlegmasia.
e. macular cistoide (cystoid macular e.).
e. maligno (malignant e.).
e. marántico (marantic e.). Cachectic e.

E F G

e. menstrual (menstrual e.).
e. neonatal (e. neonatorum).
e. no inflamatorio (noninflammatory e.).
e. nutricional (nutritional e.).
e. pardo (brown e.).
e. periódico (periodic e.). Angioneurotic e.
e. premenstrual (premenstrual e.).
e. pulmonar (pulmonary e.).
e. de Quincke (Quincke's e.). Angioneurotic e.
e. salino (salt e.). E. from excessive intake or retention of sodium chloride.
e. sólido (solid e.).
e. Yangtze (Yangtze e.). Gnathostomiasis.
edematización (edematization). Making edematous.
edematoso (edematous). Marked by edema.
edentado **1.** (edentate). Edentulous. **2.** (edentulous). Edentate; toothless, having lost the natural teeth.
edestina (edestin). A globulin derived from the castor oil bean, hemp seed, and other seeds.
edetato (edetate). USAN-approved contraction for ethylenediaminetetraacetate, the anion of ethylenediaminetetraacetic acid.
edipismo (oedipism). **1.** Self-infliction of injury to the eyes, usually an attempt at evulsion. **2.** Manifestation of the Oedipus complex.
edisilato (edisylate). USAN-approved contraction for 1,2-ethanedisulfonate, $^{-}O_3S(CH_2)_2SO_3^{-}$.
edrofonio, cloruro de (edrophonium chloride). A competitive antagonist of skeletal muscle relaxants.
EDTA (EDTA). Abbreviation for ethylenediaminetetraacetic acid.
educto (educt). An extract.
edulcorante (edulcorant). Sweetening.
edulcorar (edulcorate). To sweeten or render less acrid.
EEG (EEG). Abbreviation for electroencephalogram.
EEV (VEE). Abbreviation for Venezuelan equine encephalomyelitis.
efapsis (ephapse). A place where two or more nerve cell processes (axons, dendrites) touch without forming a typical synaptic contact.
efáptico (ephaptic). Relating to an ephapse.
efebiatría (ephebiatrics). Adolescent medicine.
efébico (ephebic). Rarely used term relating to the period of puberty or to a youth.
efebología (ephebology). Rarely used term for the study of the morphologic and other changes incidental to puberty.
efecto (effect). The result or consequence of an action.
e. abscopal (abscopal e.).
e. acumulativo (cumulative e.). Cumulative action.
e. aditivo (additive e.).
e. de Arias-Stella (Arias-Stella e.). Arias-Stella phenomenon.
e. autocinético (autokinetic e.).
e. de Bernoulli (Bernoulli e.).
e. Bohr (Bohr e.).
e. citopático (cytopathic e.).
e. de Compton (Compton e.).
e. de Cotton (Cotton e.).
e. de Crabtree (Crabtree e.).
e. de Cushing (Cushing e.). Cushing phenomenon.
e. Doppler (Doppler e.). Doppler phenomenon.
e. de dosificación genética (gene dosage e.).
e. electrofónico (electrophonic e.).
e. del experimentador (experimenter e.'s).
e. de Fahraeus-Lindqvist (Fahraeus-Lindqvist e.).
e. de Fenn (Fenn e.).
e. fotéxico (photechic e.). Russell e.
e. fotoeléctrico (photoelectric e.).
e. fundador (founder e.).
e. Haldane (Haldane e.).
e. de navaja (clasp-knife e.). Clasp-knife spasticity.
e. de Orbeli (Orbeli e.).
e. oxígeno (oxygen e.).
e. de Pasteur (Pasteur's e.).
e. de posición (position e.).
e. posterior (aftereffect). A physical, physiologic, psychologic, or emotional effect that continues after removal of the stimulus.
e. de Raman (Raman e.).
e. Rivero-Carvallo (Rivero-Carvallo e.).
e. de Russell (Russell e.). Photechic e.
e. secundario (side effect).
e. del segundo gas (second gas e.).
e. sigma (sigma e.). Fahraeus-Lindqvist e.
e. de Somogyi (Somogyi e.).
e. de Staub-Traugott (Staub-Traugott e.).
e. de Stiles-Crawford (Stiles-Crawford e.).
e. Venturi (Venturi e.).
e. de Vulpian (Vulpian's e.).
e. de Wedensky (Wedensky e.).
e. de Wolff-Chaikoff (Wolff-Chaikoff e.). Wolff-Chaikoff block.
e. de Zeeman (Zeeman e.).
efector (effector). **1.** C. Sherrington's term for a peripheral tissue that receives nerve impulses and reacts by contraction, secretion, or a discharge of electricity. **2.** A small metabolic molecule that by combining with a repressor gene depresses the activity of an operon. **3.** A small molecule that binds to a protein and, in so doing, alters the activity of that protein. **4.** A substance, technique, procedure, or individual that causes an effect.
efedrina (ephedrine). An adrenergic (sympathomimetic) agent with actions similar to those of epinephrine.
efelis, pl. **efélides** (ephelis, pl. ephelides). Freckle.
efeminación (effemination). Acquisition of feminine characteristics, either physiologically as part of female maturation, or pathologically by individuals of either sex.
eferente (efferent). Conducting (fluid or a nerve impulse) outward from a given organ or part thereof.
e. gamma (gamma e.).
efervescente (effervescent). **1.** Boiling; bubbling; effervescing. **2.** Causing to effervesce, as an e. powder. **3.** Tending to effervesce when freed from pressure, as an e. solution.
efervescer (effervesce). To boil up or form bubbles rising to the surface of a fluid in large numbers.
eficiencia (efficiency). **1.** The production of the desired effects or results with minimum waste of time, effort, or skill. **2.** A measure of effectiveness.
e. visual (visual e.).
eflorecer (effloresce). To become powdery by losing the water of crystallization on exposure to a dry atmosphere.
eflorescente (efflorescent). Denoting a crystalline body that gradually changes to a powder by losing its water of crystallization on exposure to a dry atmosphere.
eflornitina, clorhidrato de (eflornithine hydrochloride). An antineoplastic and antiprotozoal orphan drug used in the treatment of *Pneumocystis carinii* pneumonia in AIDS and of *Trypanosoma brucei gambiense* sleeping sickness.
efluvio (effluvium, pl. effluvia). **1.** A shedding, especially of hair. **2.** Obsolete term for an exhalation, especially one of bad odor or injurious influence.
e. telógeno (telogen e.).
egersis (egersis). Extremely alert wakefulness.
egílope o egilops (egilops). Obsolete term for a swelling, abscess, or fistula at the inner canthus of the eye.
eglándulo (eglandulous). Without glands.
ego (ego). In psychoanalysis, one of the three components of the psychic apparatus in the freudian structural framework, the other two being the id and superego.
ego-alienado (ego-alien). Ego-dystonic.
egobroncofonía (egobronchophony). Egophony with bronchophony.
egocéntrico (egocentric). Egotropic; marked by extreme concentration of attention upon oneself, i.e., self-centered.
egocentrismo (egocentricity). The condition of being egocentric.
egodistónico (ego-dystonic). Ego-alien; repugnant to or at variance with the aims of the ego.
egofonía (egophony). Capriloquism; tragophonia; tragophony; a peculiar broken quality of the voice sounds, like the bleating of a goat, heard about the upper level of the fluid in cases of pleurisy with effusion.
egofónico (egophonic). Relating to egophony.
egomanía (egomania). Extreme self-centeredness, self-appreciation or self-content.
egosintónico (ego-syntonic). Acceptable to the aims of the ego.
egotrópico (egotropic). Egocentric.

ehrliquiosis (ehrlichiosis). Infection with parasitic leukocytic rickettsiae of the genus *Ehrlichia*.
e. canina (canine e.). Tropical canine pancytopenia.
e. monocítica equina (equine monocytic e.). Potomac horse fever.
eiconómetro (eikonometer, eiconometer). **1.** An instrument for determining the magnifying power of a microscope, or the size of a microscopic object. **2.** An instrument for determining the degree of aniseikonia.
eicosanoides (eicosanoids). Arachidonic acid cascade; the physiologically active substances derived from arachidonic acid, i.e., the prostaglandins, leukotrienes, and thromboxanes.
eidético (eidetic). **1.** Relating to the power of visualization of and memory for objects previously seen which reaches its height in children aged 8 to 10. **2.** A person possessing this power to a high degree.
eidoptometría (eidoptometry). Obsolete term for measurement of the acuteness of form vision.
eiloide (eiloid). Resembling a coil or roll.
einstein (einstein). A unit of energy equal to 1 mol quantum, hence to 6.02×10^{23} quanta.
einstenio (einsteinium (Es)). An artificially prepared transuranium element, atomic no. 99, atomic symbol Es (formerly E).
EIP (PID). Abbreviation for pelvic inflammatory disease.
eisódico (eisodic). Rarely used term for afferent.
eje (axis). **1.** A straight line passing through a spherical body between its two poles. **2.** The central line of the body or any of its parts. **3.** The vertebral column. **4.** The central nervous system. **5.** An artery that divides, immediately upon its origin, into a number of branches.
e. de abertura (opening a.).
e. basibregmático (basibregmatic a.).
e. basicraneal (basicranial a.).
e. basifacial (basifacial a.). Facial a.
e. biauricular (biauricular a.). A straight line joining the two auricularia.
e. cefalocaudal (cephalocaudal a.). Long a. of body.
e. celíaco (celiac a.). Truncus celiacus.
e. cerebroespinal (cerebrospinal a.). Encephalomyelonic a.; neural a.
e. condíleo (condylar a.). Condyle cord.
e. conjugado (conjugate a.). Conjugata.
e. craneofacial (craniofacial a.).
e. del cristalino (a. of lens). [*axis lentis*, NA].
e. eléctrico (electrical a.).
e. eléctrico instantáneo (instantaneous electrical a.).
e. eléctrico medio (mean electrical a.).
e. embrionario (embryonic a.).
e. encefalomielónico (encephalomyelonic a.). Cerebrospinal a.
e. externo del ojo (external a. of eye). [*axis bulbi externus*, NA].
e. facial (facial a.). Basifacial a.
e. frontal (frontal a.).
e. en gozne (hinge a.). Transverse horizontal a.
e. horizontal tranverso (transverse horizontal a.). Hinge a.; mandibular a.
e. interno del ojo (internal a. of eye). [*axis bulbi internus*, NA].
e. longitudinal (long a.).
e. longitudinal del cuerpo (long a. of body). Cephalocaudal a.
e. mandibular (mandibular a.). Transverse horizontal a.
e. neural (neural a.). Cerebrospinal a.
e. neutro de un haz recto (neutral a. of straight beam). The a. perpendicular to the plane of loading of a beam.
e. normal (normal a.).
e. óptico (optic a.). [*axis opticus* NA].
e. óptico principal (principal optic a.).
e. orbitario (orbital a.).
e. pélvico (pelvic a.). [*axis pelvis*, NA].
e. pupilar (pupillary a.).
e. de rotación (rotational a.). Fulcrum line.
e. sagital (sagittal a.).
e. secundario (secondary a.).
e. de simetría (a. of symmetry).
e. tiroideo (thyroid a.). Truncus thyrocervicalis.
e. torácico (thoracic a.).
e. transporiónico (transporionic a.).
e. vertical (vertical a.).
e. visual (visual a.).
ejercicio (exercise). **1.** *Active:* bodily exertion for the sake of restoring the organs and functions to a healthy state or keeping them healthy. **2.** *Passive:* motion of limbs without effort by the patient.
e. isométrico (isometric e.).
e. de Kegel (Kegel's e.'s).
EKG (EKG). Abbreviation for electrocardiogram.
ekiri (ekiri). An acute, toxic form of dysentery of infants seen in Japan and due to *Shigella sonnei*.
elaboración (elaboration). The process of working out in detail by labor and study.
e. secundaria (secondary e.).
elación (elation). The feeling or expression of excitement or gaiety; if prolonged and inappropriate, a characteristic of mania.
elaiopatía (elaiopathia) Eleopathy.
elápido (elapid). Any member of the snake family Elapidae.
elasmobranquio (elasmobranch). Cartilaginous fish of the class Chondrichthyes that have platelike gills, with each gill slit opening independently on the body surface.
elastancia (elastance). A measure of the tendency of a structure to return to its original form after removal of a deforming force.
elastasa (elastase). Former name for a serine proteinase hydrolyzing elastin.
elástica (elastica). **1.** The elastic layer in the wall of an artery. **2.** Elastic tissue.
elasticidad (elasticity). The quality or condition of being elastic.
e. física del músculo (physical e. of muscle).
e. fisiológica del músculo (physiologic e. of muscle).
e. total del músculo (total e. of muscle).
elasticina (elasticin). Elastin.
elástico (elastic). **1.** Having the property of returning to the original shape after being compressed, bent, or otherwise distorted. **2.** A rubber or plastic band used in orthodontics as either a primary or adjunctive source of force to move teeth.
e. (goma) intermaxilar (intermaxillary e.).
e. (goma) vertical (vertical e.).
elastina (elastin). A yellow elastic fibrous mucoprotein that is the major connective tissue protein of elastic structures.
elastofibroma (elastofibroma). A nonencapsulated slow-growing mass of poorly cellular, collagenous, fibrous tissue and elastic tissue.
elastoidina (elastoidin). A complex collagen.
elastoma (elastoma). Pseudoxanthoma elasticum.
e. juvenil (juvenile e.).
e. de Miescher (Miescher's e.).
elastómetro (elastometer). A device for measuring the elasticity of any body or of the animal tissues.
elastomucina (elastomucin). The mucoprotein of connective tissue; e.g., elastin.
elastorrexis (elastorrhexis). Fragmentation of elastic tissue.
elastosis (elastosis). **1.** Degenerative change in elastic tissue. **2.** Degeneration of collagen fibers, with altered staining properties resembling elastic tissue.
e. conglomerada coloidal (e. colloidalis conglomerata). Colloid acne.
e. distrófica (e. dystrophica).
e. serpiginosa perforante (e. perforans serpiginosa).
e. solar (solar e.).
eleborina (helleborin). A toxic glycoside from *Veratrum viride* (green hellebore); a narcotic.
eleborismo (helleborism). A condition resulting from poisoning by *Veratrum* (hellebore).
eléboro (hellebore). Black hellebore; the dried rhizome and roots of *Helleborus niger* (family Ranunculaceae).
electro- (electro-). Prefix denoting electric or electricity.
electroanalgesia (electroanalgesia). Analgesia induced by the passage of an electric current.
electroanálisis (electroanalysis). Quantitative analysis of metals by electrolysis.
electroanestesia (electroanesthesia). Anesthesia produced by an electric current.
electroaxonografía (electroaxonography). Axonography.
electrobasografía (electrobasography). The graphic process by which an electrobasograph is made.

electrobasógrafo (electrobasograph). An apparatus for recording gait.
electrobioscopia (electrobioscopy). Use of electricity as a means of determining whether life is present or not.
electrocardiofonografía (electrocardiophonography). Method of electrically recording the heart sounds.
electrocardiofonograma (electrocardiophonogram). The record obtained by electrocardiophonography.
electrocardiografía (electrocardiography). **1.** A method of recording electrical currents traversing the heart muscle just prior to each heart beat. **2.** The study and interpretation of electrocardiograms.
  e. fetal (fetal e.).
electrocardiógrafo (electrocardiograph). An instrument for recording the potential of the electrical currents that traverse the heart and initiate its contraction.
electrocardiograma (ECG) (electrocardiogram (ECG, EKG)). Graphic record of the heart's action currents obtained with the electrocardiograph.
  e. unipolar (unipolar e.).
electrocauterio (electrocautery). **1.** Electric cautery. **2.** A metal cauterizing instrument heated by an electric current.
electrocauterización (electrocauterization). Cauterization by passage of high frequency current through tissue or by metal that has been electrically heated.
electrocirugía (electrosurgery). Electrotomy; division of tissues by high frequency current applied locally with a metal instrument or needle.
electrocistografía (electrocystography). Recording of electric currents or changes in electric potential from the urinary bladder.
electrocoagulación (electrocoagulation). Coagulation produced by an electrocautery.
electrococleografía (electrocochleography). A measurement of the electrical potentials generated in the inner ear as a result of sound stimulation.
electrococleograma (electrocochleogram). The record obtained by electrocochleography.
electrocolecistectomía (electrocholecystectomy). Rarely used term for removal of the gallbladder by electrosurgery.
electrocolecistocausis (electrocholecystocausis). Rarely used term for cauterization of gallbladder mucosa by electrosurgery.
electrocontractilidad (electrocontractility). The power of contraction of muscular tissue in response to an electrical stimulus.
electroconvulsivo (electroconvulsive). Denoting a convulsive response to an electrical stimulus.
electrocorticografía (electrocorticography). The technique of surveying the electrical activity of the cerebral cortex.
electrocorticograma (electrocorticogram). A record of electrical activity derived from the cerebral cortex.
electrocución (electrocution). Electrothanasia; death caused by electricity.
electrocutar (electrocute). To cause death by the passage of an electric current through the body.
electrodermátomo (electrodermatome). Any dermatome powered by electricity.
electrodérmico (electrodermal). Pertaining to electric properties of the skin.
electrodesecación (electrodesiccation). Destruction of lesions or sealing off of blood vessels (usually of the skin, but also of surfaces of mucous membrane) by monopolar high frequency electric current.
electrodiagnóstico (electrodiagnosis). Determination of the nature of a disease through observation of changes in electrical activity.
electrodiálisis (electrodialysis). In an electric field, the removal of ions from larger molecules and particles.
electrodo (electrode). **1.** One of the two extremities of an electric circuit; one of the two poles of an electric battery or of the end of the conductors connected thereto. **2.** An electrical terminal specialized for a particular electrochemical reaction.
  e. activo (active e.). Exciting e.; localizing e.; therapeutic e.
  e. de calomel (calomel e.).
  e. de Clark (Clark e.).
  e. de dióxido de carbono (carbon dioxide e.). Severinghaus e.
  e. dispersante (dispersing e.). Indifferent e.
  e. excitador (exciting e.). Active e.
  e. explorador (exploring e.).
  e. de hidrógeno (hydrogen e.).
  e. indiferente (indifferent e.). Dispersing e.; silent e.
  e. ion-selectivo (ion-selective e.'s).
  e. localizador (localizing e.). Active e.
  e. negativo (negative e.). Cathode.
  e. de oxidación-reducción (oxidation-reduction e.). Redox e.
  e. de oxígeno (oxygen e.). Redox e.
  e. positivo (positive e.). Anode.
  e. de quinhidrona (quinhydrone e.).
  e. redox (redox e.). Oxidation-reduction e.
  e. de referencia (reference e.).
  e. de Severinghaus (Severinghaus e.). Carbon dioxide e.
  e. silencioso (silent e.). Indifferent e.
  e. terapéutico (therapeutic e.). Active e.
  e. terminal central (central terminal e.).
  e. de vidrio (glass e.).
electroencefalografía (electroencephalography). Registration of the electrical potentials recorded by an electroencephalograph.
electroencefalógrafo (electroencephalograph). An apparatus consisting of amplifiers and a system for recording the electric potentials of the brain derived from electrodes attached to the scalp.
electroencefalograma (EEG) (electroencephalogram (EEG)). The record obtained by means of the electroencephalograph.
  e. isoeléctrico, plano (flat e., isoelectric e.). Electrocerebral silence.
electroendósmosis (electroendosmosis). Endosmosis produced by means of an electric field.
electroescisión (electroscission). Division of tissues by means of an electrocautery knife.
electroespectrografía (electrospectrography). The recording, study, and interpretation of electroencephalographic wave patterns.
electroespinografía (electrospinography). The recording of spontaneous electrical activity of the spinal cord.
electroespinograma (electrospinogram). The record obtained by electrospinography.
electroestenólisis (electrostenolysis). The precipitation of metals in membrane pores in the course of electrolysis.
electroestetógrafo (electrostethograph). Electrical instrument that amplifies or records the respiratory and cardiac sounds of the chest.
electroferograma (electropherogram). Electrophoretogram; ionogram; the densitometric or colorimetric pattern obtained from filter paper or similar porous strips on which substances have been separated by electrophoresis.
electrofílico (electrophilic). Electrophil.
electrófilo (electrophil, electrophile). **1.** The electron-attracting atom or agent in an organic reaction. **2.** Electrophilic; relating to an electrophil.
electrofisiología (electrophysiology). The branch of science concerned with electrical phenomena that are associated with physiologic processes.
electrofobia (electrophobia). Morbid fear of electricity.
electroforesis (electrophoresis). Ionophoresis; the movement of particles in an electric field toward one or other electric pole, anode, or cathode.
  e. en capas delgadas (thin-layer e. (TLE)).
  e. de disco (disc e.).
  e. en gel (gel e.).
  e. de isoenzimas (isoenzyme e.).
  e. de lipoproteínas (lipoprotein e.).
electroforético (electrophoretic). Ionophoretic relating to electrophoresis.
electroforetograma (electrophoretogram). Electropherogram.
electrofototerapia (electrophototherapy). Phototherapy in which the source of the rays is the electric light.
electrofrénico (electrophrenic). Denoting electrical stimulation of the phrenic nerve.
electrogastrografía (electrogastrography). The recording of the electrical phenomena associated with gastric secretion and motility.
electrogastrógrafo (electrogastrograph). An instrument used in electrogastrography.
electrogastrograma (electrogastrogram). The record obtained with the electrogastrograph.

electrograma (electrogram). **1.** Any record on paper or film made by an electrical event. **2.** In electrophysiology, a recording taken directly from the surface by unipolar or bipolar leads.
  e. del haz de His (His bundle e.).
electrohemostasia (electrohemostasis). Arrest of hemorrhage by means of an electrocautery.
electrohisterógrafo (electrohysterograph). Instrument that records uterine electrical activity.
electroimán (electromagnet). A bar of soft iron rendered magnetic by an electric current encircling it.
electroinmunodifusión (electroimmunodiffusion). An immunochemical method that combines electrophoretic separation with immunodiffusion by incorporating antibody into the support medium.
electrólisis (electrolysis). **1.** Decomposition of a salt or other chemical compound by means of an electric current. **2.** Destruction of certain of the body tissues (e.g., hair) by means of galvanic electricity.
electrolítico (electrolytic). Referring to or caused by electrolysis.
electrólito (electrolyte). Any compound that, in solution, conducts electricity and is decomposed (electrolyzed) by it; an ionizable substance in solution.
  e. anfótero (amphoteric e.). Ampholyte.
electrolizador (electrolyzer). An obsolete apparatus for the treatment of strictures, fibromas, etc., by electrolysis.
electrolizar (electrolyze). To decompose chemically by means of an electric current.
electromasaje (electromassage). Massage combined with the application of electricity.
electromicción (electromicturation). Electrical stimulation of the conus medullaris to empty the urinary bladder of paraplegics.
electromiografía (electromyography). A method of recording the electrical currents generated in an active muscle.
electromiógrafo (electromyograph). An instrument for recording electrical currents generated in an active muscle.
electromiograma (electromyogram (EMG)). A graphic representation of the electric currents associated with muscular action.
electromorfo (electromorph). A mutant form of a protein, phenotypically distinguished by its electrophoretic mobility.
electrón (electron). One of the negatively charged subatomic particles that are distributed about the positive nucleus and with it constitute the atom.
  e. de Auger (Auger e.).
  e. de conversión (conversion e.). An internal conversion e.
  e. de conversión interna (internal conversion e.).
  e. de emisión (emission e.).
  e. positivo (positive e.). Positron.
  e. de valencia (valence e.).
electrón-voltio (eV, ev) (electron-volt (eV, ev)). The energy imparted to an electron by a potential of 1 volt.
electronarcosis (electronarcosis). Production of insensibility to pain by the use of electrical current.
electronegativo (electronegative). Relating to or charged with negative electricity.
electroneumógrafo (electropneumograph). An electric apparatus used for recording breathing.
electroneurografía (electroneurography). A method of recording the electrical changes and nerve conduction velocities associated with the passing of impulses along peripheral nerves.
electroneurólisis (electroneurolysis). Destruction of nerve tissue by electricity.
electroneuromiografía (electroneuromyography). A method of measuring changes in a peripheral nerve by combining electromyography of a muscle with electrical stimulation of the nerve trunk carrying fibers to and from the muscle.
electrónico (electronic). **1.** Pertaining to electrons. **2.** Denoting devices or systems utilizing the flow of electrons in a vacuum, gas, or semiconductor.
electronistagmografía (electronystagmography (ENG)). A method of nystagmography based on electro-oculography.
electrooculografía (electro-oculography). Oculography in which electrodes placed on the skin adjacent to the eyes measure changes in standing potential between the front and back of the eyeball as the eyes move.
electrooculograma (electro-oculogram). A record on paper or film of electric currents in electro-oculography.
electroolfatograma (EOG) (electro-olfactogram). Osmogram; an electronegative wave of potential occurring on the surface of the olfactory epithelium in response to stimulation by an odor.
electroósmosis (electro-osmosis). The diffusion of a substance through a membrane in an electric field.
electropatología (electropathology). The study of pathologic conditions in their relation to electrical reactions.
electropositivo (electropositive). Relating to or charged with positive electricity.
electropuntura (electropuncture). Passage of an electrical current through needle electrodes piercing the tissues.
electroquímico (electrochemical). Denoting chemical reactions involving electricity, and the mechanisms involved.
electroquimografía (electrokymography). **1.** Registration of the movements of the heart and great vessels by means of the electrokymograph. **2.** The science and technique of interpreting electrokymograms.
electroquimógrafo (electrokymograph). An apparatus for recording, from changes in the x-ray silhouette, the movements of the heart and great vessels.
electroquimograma (electrokymogram (EKY)). Graphic record of the heart's movements produced by the electrokymograph.
electrorradiología (electroradiology). The use of electricity and x-ray in treatment.
electrorradiómetro (electroradiometer). A modified electroscope designed for the differentiation of radiant energy.
electrorretinografía (electroretinography). The recording and study of the retinal action currents.
electrorretinograma (ERG) (electroretinogram (ERG)). A record of the retinal action currents produced in the retina by an adequate light stimulus.
electroscopio (electroscope). An instrument for the detection of electrical charges or gaseous ions.
electroshock (electroshock).
electrosol (electrosol). Colloidal metal.
electrostricción (electrostriction). The contraction in volume in a protein solution during proteolysis due to the formation of new charged groups.
electrotanasia (electrothanasia). Electrocution.
electrotaxis (electrotaxis). Electrotropism; galvanotaxis; galvanotropism; reaction of plant or animal protoplasm to either an anode or a cathode.
  e. negativa (negative e.).
  e. positiva (positive e.).
electroterapéutica, electroterapia (electrotherapeutics, electrotherapy). Use of electricity in the treatment of disease.
electrotermo (electrotherm). A flexible sheet of resistance coils used for applying heat to the surface of the body.
electrotomía (electrotomy). Electrosurgery.
electrótomo (electrotome). An electric scalpel.
electrotónico (electrotonic). Relating to electrotonus.
electrotono (electrotonus). Changes in excitability and conductivity in a nerve or muscle cell caused by the passage of a constant electric current.
electrotropismo (electrotropism). Electrotaxis.
electuario (electuary). Confection.
eledoisina (eledoisin). An undecapeptide toxin that is formed in the venom gland of cephalopods of the genus *Eledone*.
elefantiásico (elephantiac, elephantiasic). Relating to elephantiasis.
elefantiasis (elephantiasis). Barbados leg; mal de Cayenne; mal de San Lazaro; Malabar leprosy.
  e. angiomatosa congénita (e. congenita angiomatosa).
  e. congénita (congenital e.)
  e. escrotal (e. scroti) Chyloderma; parasitic chylocele.
  e. gingival (gingival e.). A fibrous hyperplasia of the gingiva.
  e. neuromatosa (e. neuromatosa).
  e. nevoide (nevoid e.).
  e. nostras (e. nostras).
  e. telangiectoide (e. telangiectodes).
  e. vulvar (e. vulvae) Chronic hypertrophic vulvitis.
eleidina (eleidin). A refractile and weakly staining keratin.
elemento (element). **1.** A substance composed of atoms of only one kind, and that can lose its chemical properties only by union with some other e. **2.** An indivisible structure or entity. **3.** A functional

entity, frequently exogenous, within a bacterium, such as an extrachromosomal e.
e. actínido (actinide e.'s). Actinides.
e. anatómico (anatomical e.). Morphologic e.
e. anfótero (amphoteric e.).
e. electronegativo (electronegative e.).
e. electropositivo (electropositive e.).
e. extracromosómico, genético extracromosómico (extrachromosomal e., extrachromosomal genetic e.). Plasmid.
e. lábiles (labile e.'s).
e. morfológico (morphologic e.). Anatomical e.
e. neutro (neutral e.).
e. noble (noble e.). Noble metal.
e. pictórico (picture e.).
e. tierras alcalinas (alkaline earth e.'s).
e. tierras raras (rare earth e.'s). Lanthanides.
e. transposable (transposable e.). A transposon.
e. vestigiales (trace e.'s).
e. de volumen (volume e.). .
eleo- (eleo-). Combining form relating to oil.
eleoma (eleoma). Lipogranuloma.
eleómetro (eleometer). Oleometer.
eleopatía (eleopathy). Elaiopathia; a rare condition in which there is boggy swelling of the joints.
eleoterapia (eleotherapy). Oleotherapy.
eleotórax (eleothorax). Oleothorax.
eleuteromanía (eleutheromania). Rarely used term for an excessive passion for freedom.
elevación (elevation). A raised place.
elevador (elevator). **1.** An instrument for prying up a sunken part, as the depressed fragment of bone in fracture of the skull, or for elevating tissues. **2.** Dental lever.
e. perióstico (periosteal e.). Rugine.
e. a tornillo (screw e.).
elevador de estrés (stress riser). A mechanical defect, such as a hole, in bone or other materials that concentrates stress in the area.
eliminación (elimination). Expulsion; removal of waste material from the body; the getting rid of anything.
e. de dióxido de carbono (carbon dioxide e.).
eliminante, eliminador (eliminant). **1.** An evacuant that promotes excretion or the removal of waste. **2.** An agent that increases excretion.
elinguación (elinguation). Glossectomy.
elinina (elinin). A lipoprotein fraction of red blood cells that contains the Rh and A and B factors.
elipse (ellipsis). Omission of words or ideas, leaving the whole to be completed by the reader or listener.
elipsoide (ellipsoid). **1.** Sheath of Schweigger-Seidel. **2.** The outer end of the inner segment of the retinal rods and cones. **3.** Having the shape of an ellipse or oval.
eliptocito (elliptocyte). Cameloid cell; ovalocyte; an elliptical red blood corpuscle.
eliptocitosis (elliptocytosis). Ovalocytosis; a relatively rare hereditary abnormality of hemopoiesis .
ELISA (ELISA). Abbreviation for enzyme-linked immunosorbent assay.
elitro- (elytro-). Obsolete combining form denoting the vagina.
elixir (elixir). A clear, sweetened, hydroalcoholic liquid intended for oral use; e.'s contain flavoring substances and are used either as vehicles or for the therapeutic effect of the active medicinal agents.
elongación (elongation). **1.** The increase in the gauge length measured after fracture in tension within the gauge length, expressed in percentage of original gauge length. **2.** The lengthening of a macromolecule.
elución (elution). **1.** Elutriation. **2.** The separation, by washing, of one solid from another. **3.** The removal, by means of a suitable solvent, of one material from another that is insoluble in that solvent. **4.** The removal of antibodies absorbed onto the erythrocyte surface.
eluente **1.** (eluant). Eluent. **2.** (eluent). Eluant; the liquid used in the process of elution.
eluido (eluate). The material separated out by elution.
eluir (elute). Elutriate; to perform or accomplish an elution.
elutriación (elutriation). Elution.
elutriar (elutriate). Elute.
emaciación (emaciation). Wasting; becoming abnormally thin from extreme loss of flesh.
emaculación (emaculation). Removal of spots or other blemishes from the skin.
emanación (emanation). **1.** Any substance that flows out or is emitted from a source or origin. **2.** The radiation from a radioactive element.
e. de actinio (actinium e.). Radon-219. .
e. de radio (radium e.). Radon-222.
e. de torio (thorium e.). Radon-220.
emanatorio (emanatorium). An institution where, formerly, radiation treatment now considered dangerous (using radioactive waters and the inhalation of radium emanations), was administered.
emancipación (emancipation). In embryology, delimitation of a specific area in an organ-forming field, giving definite shape and limits to the organ primordium.
emanón (emanon). Archaic term once used to denote all radon isotopes collectively.
emanoterapia (emanotherapy). Treatment of various diseases by means of radium emanation (radon), or other emanation.
emarginación (emargination). Incisura.
emarginado (emarginate). Notched; nicked; with broken margin.
emasculación (emasculation). Eviration; castration of the male by removal of the testis and/or penis.
embalsamar (embalm). To treat a dead body with balsams or other chemicals to preserve it from decay.
embarazada (pregnant). Gravid; denoting a gestating female.
embarazo (pregnancy). Fetation; gravidism; graviditas.
e. abdominal (abdominal p.). Abdominocyesis; intraperitoneal p.
e. abdominal secundario (secondary abdominal p.).
e. ampollar (ampullar p.).
e. bigémino (bigeminal p.). Twin p.
e. cervical (cervical p.).
e. combinado (combined p.). Coexisting uterine and ectopic p.
e. compuesto (compound p.).
e. cornual (cornual p.).
e. ectópico (ectopic p.). Eccyesis; extrauterine p.; metacyesis.
e. ectópico abortado (aborted ectopic p.). Tubal abortion.
e. espurio (spurious p.). False p.
e. extraamniótico (extraamniotic p.). Graviditas examnialis.
e. extracorial (extrachorial p.). Graviditas exochorialis.
e. extramembranoso (extramembranous p.).
e. extrauterino (extrauterine p.). Ectopic p.
e. falopiano (fallopian p.). Tubal p.
e. falso (false p.). Pseudocyesis; pseudopregnancy; spurious p.
e. fantasma (phantom p.). Obsolete term for false p.
e. gemelar (twin p.). Bigeminal p.
e. heterotópico (heterotopic p.). A p. not in the uterine cavity.
e. hidatídico (hydatid p.).
e. intersticial (interstitial p.). Intramural p.
e. intraligamentario (intraligamentary p.).
e. intramural (intramural p.). Interstitial p.; tubouterine p.
e. intraperitoneal (intraperitoneal p.). Abdominal p.
e. mesométrico (mesometric p.).
e. molar (molar p.).
e. múltiple (multiple p.). Plural p.
e. mural (mural p.). P. in uterine muscular wall.
e. ovárico (ovarian p.). Oocyesis; ovariocyesis.
e. ovaricoabdominal (ovarioabdominal p.).
e. plural (plural p.). Multiple p.
e. tubario (tubal p.). Fallopian p.; salpingocyesis.
e. tuboabdominal (tuboabdominal p.).
e. tuboovárico (tubo-ovarian p.).
e. tubouterino (tubouterine p.). Intramural p.
e. uterino (uterine p.). Development of fetus within the uterus.
e. uteroabdominal (uteroabdominal p.).
embelia (embelin). The active principle from the dried fruit of *Embelia ribes* and *E. robusta* (family Myrsinaceae).
embolalia (embolalia). Embololalia.
embolectomía (embolectomy). Removal of an embolus.
embolemia (embolemia). The presence of septic emboli in the circulating blood.
embolia **1.** (embolism). Obstruction or occlusion of a vessel by an embolus. **2.** (emboly). Embole. **3.** (embole). Embolia; emboly; formation of the gastrula by invagination. **4.** (embolia). Embole.

e. aérea (air e.). Aeremia; gas e.
e. por ateroma (atheroma e.). Cholesterol e.
e. blanda (bland e.). E. by simple nonseptic material.
e. cabalgante (riding e.). Straddling e.
e. celular (cellular e.).
e. por colesterol (cholesterol e.). Atheroembolism; atheroma e.
e. cruzada (crossed e.). Paradoxical e.
e. directa (direct e.).
e. por fibras de algodón (cotton-fiber e.).
e. gaseosa (gas e.). Air e.
e. grasa (fat e.). Oil e.
e. hematógena (hematogenous e.). E. occurring in a blood vessel.
e. a horcajadas (straddling e.). Riding e.
e. infecciosa (infective e.). Pyemic e.
e. linfática, linfógena (lymph e., lymphogenous e.).
e. del líquido amniótico (amniotic fluid e.).
e. miliar (miliary e.). Multiple e.
e. múltiple (multiple e.).
e. obturante (obturating e.).
e. oleosa (oil e.). Fat e.
e. en pantalón (pantaloon e.). Saddle e.
e. paradójica (paradoxical e.). Crossed e.
e. piémica (pyemic e.). Infective e.
e. pulmonar (pulmonary e.).
e. retiniana (retinal e.). E. of an artery of the retina.
e. retrógrada (retrograde e.). Venous e.
e. en silla de montar (saddle e.). Pantaloon e.
e. tumoral (tumor e.).
e. venosa (venous e.). Retrograde e.

embólico (embolic). Relating to an embolus or to embolism.
emboliforme (emboliform). Shaped like an embolus.
embolización (embolization). Therapeutic introduction of various substances into the circulation to occlude vessels, either to arrest or prevent hemorrhaging or to devitalize a structure or organ by occluding its blood supply.
émbolo (embolus, pl. emboli). A plug, composed of a detached thrombus or vegetation, mass of bacteria, or other foreign body, occluding a vessel.
é. de catéter (catheter e.).
embolofasia (embolophasia). Embololalia.
embolofrasia (embolophrasia). Embololalia.
embololalia (embololalia). Embolalia; embolophasia; embolophrasia; interjection of meaningless words into a sentence when speaking.
embolomicótico (embolomycotic). Relating to or caused by an fungal infective embolus.
embolsar (pocket). To enclose within a confined space, as the stump of the pedicle of an ovarian or other abdominal tumor between the lips of the external wound.
embotar (obtund). To dull or blunt, especially to blunt sensation or deaden pain.
embriaguez de la profundidad (rapture of the deep).
embriatría, embriátrica (embryatrics). Rarely used term for fetology.
embrio-, embri- (embryo-, embry-). Combining forms relating to the embryo.
embrioblasto (embryoblast). Inner cell mass; the cells at the embryonic pole of the blastocyst concerned with formation of the body of the embryo per se.
embriocardia (embryocardia). Pendulum rhythm; tic-tac rhythm; tic-tac sounds; a condition in which the cadence of the heart sounds resembles that of the fetus.
e. yugular (jugular e.). Atrial flutter.
embrióforo (embryophore). A membrane or wall around the hexacanth embryo of tapeworms.
embriogénesis (embryogenesis). That phase of prenatal development involved in establishment of the characteristic configuration of the embryonic body.
embriogenia (embryogeny). The origin and growth of the embryo.
embriogénico, embriogenético (embryogenic, embryogenetic). Producing an embryo; relating to the formation of an embryo.
embrioide (embryoid). Embryonoid.
embriología (embryology). Science of the origin and development of the organism from fertilization of the ovum to extrauterine or extraovular life.
embriólogo (embryologist). One who specializes in embryology.
embrioma (embryoma). Embryonal tumor.
e. del riñón (e. of the kidney). Wilms' tumor.
embriomorfo (embryomorphous). **1.** Relating to the formation and structure of the embryo. **2.** Applied to structures or tissues in the body similar to those in the embryo, or embryonal rests.
embrión (embryo). **1.** An organism in the early stages of development. **2.** In man, the developing organism from conception until approximately the end of the second month. **3.** A primordial plant within a seed.
e. heterogamético (heterogametic e.).
e. hexacanto (hexacanth e.). Oncosphere e.
e. homogamético (homogametic e.).
e. oncosférico (oncosphere e.). Hexacanth e.
e. presomita (presomite e.).
e. prevelloso (previllous e.).
embrionado (embryonate). **1.** Embryonal. **2.** Containing an embryo.
embrionario (embryonal). Embryonate; relating to an embryo.
embrionia (embryony). The condition of being an embryo.
embriónico (embryonic). Of, pertaining to, or in the condition of an embryo.
embrioniforme (embryoniform). Embryonoid.
embrionización (embryonization). Reversion of a cell or tissue to an embryonic form.
embrionoide (embryonoid). Embryoid; embryoniform; resembling an embryo or a fetus.
embriopatía (embryopathy). Fetopathy; a morbid condition in the embryo or fetus.
embrioplástico (embryoplastic). **1.** Producing an embryo. **2.** Relating to the formation of an embryo.
embrioscopio (embryoscope). An instrument for examining the embryos in hens' eggs at different stages of development.
embriotomía (embryotomy). Any mutilating operation on the fetus to make possible its removal when delivery is impossible by natural means.
embriotoxicidad (embryotoxicity). Injury to the embryo, which may result in death or abnormal development of a part, due to substances that enter the maternal and placental circulation.
embriotoxon (embryotoxon). Congenital opacity of the periphery of the cornea.
e. anterior (anterior e.). Arcus cornealis.
e. posterior (posterior e.).
embriotrofia (embryotrophy). The nutrition of the embryo.
embriotrófico (embryotrophic). Relating to any process or agency involved in the nourishment of the embryo.
embriotrofo (embryotroph). **1.** Histotroph; nutritive material supplied to the embryo during development. **2.** In the implantation stages of deciduate placental mammals, fluid adjacent to the blastodermic vesicle.
embrocación (embrocation). Rarely used term for liniment or for the application of a liniment.
embudo (funnel). **1.** A hollow conical vessel with a tube of variable length proceeding from its apex, used in pouring fluids from one container to another, in filtering, etc. **2.** In anatomy, an infundibulum.
e. de Buchner (Buchner f.).
e. de Martegiani (Martegiani's f.). Martegiani's area.
e. pial (pial f.).
emedular (emedullate). To extract any marrow or pith.
emeiocitosis (emeiocytosis). Exocytosis.
emenagógico (emmenagogic). Relating to or acting as an emmenagogue.
emenagogo (emmenagogue). Hemagogue; an agent that induces or increases menstrual flow.
emenia (emmenia). Menses.
eménico (emmenic). Menstrual.
emeniopatía (emmeniopathy). Any disorder of menstruation.
emenología (emmenology). Obsolte term for the branch of medicine concerned with the physiology and pathology of menstruation.
emergencia (emergency). An unexpected development or happening.

emergente (emergent). **1.** Arising suddenly and unexpectedly, calling for quick judgment and prompt action. **2.** Coming out; leaving a cavity or other part.
emesis (emesis). Vomiting. Also used as a combining form in a suffix position.
emético (emetic). **1.** Vomitive. **2.** Relating to or causing vomiting. **3.** Vomitory; an agent that causes vomiting.
emetina (emetine). Cephaeline methyl ether; the principal alkaloid of ipecac, used as an emetic.
emetocatártico (emetocathartic). Both emetic and cathartic.
emetropía (emmetropia). The state of refraction of the eye in which parallel rays, when the eye is at rest, are focused exactly on the retina.
emetrópico (emmetropic). Pertaining to or characterized by emmetropia.
emetropización (emmetropization). The process by which the refraction of the anterior ocular segment and the axial length of the eye tend to balance each other to produce emmetropia.
EMG (EMG). Abbreviation for electromyogram.
-emia (-emia). Suffix meaning blood.
emicción (emiction). Rarely used term for urination.
emigración (emigration). The passage of white blood cells through the endothelium and wall of small blood vessels.
emilcamato (emylcamate). A mild sedative, used to control tension and anxiety and to relieve pain and muscular spasm.
eminencia (eminence). [*eminentia*, NA]. A circumscribed area raised above the general level of the surrounding surface, particularly on a bone surface.
  e. abducente (eminentia abducentis). Facial colliculus.
  e. arqueada (arcuate e.). [*eminentia arcuata*, NA].
  e. articular (articular e.). [*eminentia articularis*, NA]. Articular tubercle.
  e. del canal del hélix (e. of scapha). [*eminentia scaphae*, NA].
  e. canina (canine e.). Canine prominence.
  e. colateral (collateral e.). [*eminentia collateralis*, NA].
  e. de la concha (e. of concha). [*eminentia conchae*, NA].
  e. cruciforme (cruciate e., cruciform e.). [*eminentia cruciformis*, NA].
  e. cubital de la muñeca (ulnar e. of wrist). [*eminentia carpi ulnaris*, NA].
  e. deltoidea (deltoid e.). Tuberositas deltoidea.
  e. de Doyère (Doyère's e.).
  e. facial (facial e.). Colliculus facialis.
  e. de la fosa triangular (e. of triangular fossa). [*eminentia fossae triangularis*, NA].
  e. frontal (frontal e.). Tuber frontale.
  e. frontonasal (frontonasal elevation). Frontonasal process.
  e. genital (genital e.).
  e. hipobranquial (hypobranchial e.). Copula linguae; His' copula.
  e. hipoglosa (hypoglossal e.). Trigonum nervi hypoglossi.
  e. hipotenar (hypothenar e.). Hypothenar.
  e. ileocecal (ileocecal e.). Valva ileocecalis.
  e. iliopectínea (iliopectineal e.). Iliopubic e.
  e. iliopúbica (iliopubic e.). [*eminentia iliopubica*, NA].
  e. intercondilar, intercondílea (intercondylar e., intercondyloid e.). [*eminentia intercondylaris*, NA].
  e. maxilar (maxillary e.). Tuber maxillae.
  e. medial (medial e.). [*eminentia medialis*, NA]. E. teres.
  e. mediana (median e.).
  e. nasal lateral (lateral nasal elevation). Lateral nasal fold; lateral nasal process.
  e. nasal medial (medial nasal elevation). Medial nasal fold; medial nasal process.
  e. olivar (olivary e.). Oliva.
  e. orbitaria (orbital e.). Orbital tubercle.
  e. parietal (parietal e.). Tuber parietale.
  e. piramidal (pyramidal e.). [*eminentia pyramidalis*, NA].
  e. del prosencéfalo (forebrain e.). Frontonasal elevation.
  e. radial de la muñeca (radial e. of wrist). [*eminentia carpi radialis*, NA].
  e. redonda (round e.). [*eminentia medialis*, NA].
  e. restiforme (restiform e.).
  e. seminal (seminal hillock). Colliculus seminalis.
  e. de la sínfisis mentoniana (eminentia symphysis). Mental tubercle.
  e. táctiles (tactile elevation's). Toruli tactiles.
  e. tenar (thenar e.). Thenar.
  e. tiroidea (thyroid e.). Prominentia laryngea.
eminentia, pl. **eminentiae** (eminentia, pl. eminentiae). [*eminentia*, NA]. Eminence.
emiocitosis (emiocytosis). Exocytosis.
emisaria (emissarium). Vena emissaria.
  e. condiloidea (e. condyloideum). Vena emissaria condylaris.
  e. mastoidea (e. mastoideum). Vena emissaria mastoidea.
  e. occipital (e. occipitale). Vena emissaria occipitalis.
  e. parietal (e. parietale). Vena emissaria parietalis.
emisario (emissary). **1.** Relating to, or providing, an outlet or drain. **2.** Vena emissaria.
emisión (emission). A discharge; referring usually to a seminal discharge occurring during sleep (nocturnal e.).
emisividad (emissivity). The giving off of heat rays.
EMIT (EMIT). Abbreviation for enzyme-multiplied immunoassay.
emoción (emotion). A strong feeling, aroused mental state, or intense state of drive or unrest directed toward a definite object and evidenced in both behavior and in psychologic changes, with accompanying autonomic nervous system manifestations.
emocional (emotional). Relating to or marked by an emotion.
emodina (emodin). Archin; frangulic acid.
emoliente (emollient). Malactic; soothing to the skin or mucous membrane.
emotiovascular (emotiovascular). Relating to the vascular changes, such as pallor and blushing, caused by emotions of various kinds.
empacador (packer). **1.** An instrument for tamponing. **2.** Plugger.
empacamiento (packing). Filling a natural cavity, a wound, or a mold with some material.
  e. protésico (denture p.).
empacar (pack). **1.** To fill, stuff, or tampon. **2.** To enwrap or envelop the body in a sheet, blanket, or other covering. **3.** To apply a dressing or covering to a surgical site.
empalizada (palisade). In pathology, a row of elongated nuclei parallel to each other.
empalme (splicing). **1.** Gene splicing; attachment of one DNA molecule to another. **2.** RNA splicing; removal of introns from mRNA precursors.
empasmo (empasm, empasma). A dusting powder.
empatía (empathy). **1.** The intellectual and occasionally emotional sensing and identification with another person's mental and emotional states.. **2.** The anthropomorphization or humanizing of objects and the feeling of oneself as being in and part of them.
  e. generativa (generative e.).
empático (empathic). Relating to or marked by empathy.
empatizar (empathize). To feel empathy in relation to another person; to put oneself in another's place.
empeine (instep). The arch, or highest part of the dorsum of the foot.
emperipolesis (emperipolesis). Active penetration of one cell by another, which remains intact.
empiema (empyema). Pus in a body cavity; when used without qualification, refers specifically to pyothorax.
  e. articular (e. articuli). Obsolete term for suppurative arthritis.
  e. benigno (e. benignum). Latent e.
  e. latente (latent e.). E. benignum.
  e. loculado (loculated e.).
  e. mastoideo (mastoid e.). Mastoiditis.
  e. de necesidad (e. necessitatis).
  e. del pericardio (e. of the pericardium). Pyopericardium.
  e. pulsátil (pulsating e.).
empiémico (empyemic). Relating to empyema.
empiesis (empyesis). A pustular eruption.
empiocele (empyocele). A suppurating hydrocele; a collection of pus in the scrotum.
empireuma (empyreuma). Characteristic odor given off by organic substances when charred or subjected to destructive distillation in closed vessels.
empírico **1.** (empirical). Empiric; founded on practical experience but not proved scientifically. **2.** (empiric). Empirical. **3.** (empiric). A member of a school of Graeco-Roman physicians, who placed their confidence in and their practice purely on experience.

empirismo (empiricism). A looking to experience as a guide to practice or to the therapeutic use of any remedy.
emprostótonos (emprosthotonos). Tetanus anticus; a tetanic contraction of the flexor muscles, curving the back with concavity forward.
empuñamiento (grip). Grasp.
emu (emu). Abbreviation for electromagnetic unit.
emulgente (emulgent). Denoting a straining, extracting, or purifying process.
emulsina (emulsin). A preparation, derived from almonds, that contains β-glucosidase.
emulsión (emulsion). A system containing two immiscible liquids in which one is dispersed, in the form of very small globules (internal phase), throughout the other (external phase).
emulsionante (emulsifier). An agent, such as gum arabic or the yolk of an egg, used to make an emulsion of a fixed oil.
emulsionar (emulsify). To make in the form of an emulsion.
emulsivo (emulsive). **1.** Denoting a substance that can be made into an emulsion. **2.** Denoting a substance, such as a mucilage, by which a fat or resin can be emulsified. **3.** Making soft or pliant. **4.** Yielding a fixed oil on pressure.
emulsoide (emulsoid). Emulsion colloid; hydrophil colloid; hydrophilic colloid; lyophilic colloid.
emuresis (emuresis). A condition in which urinary excretion and intake of water act to produce an absolute hydration of the body.
enalaprilo, maleato de (enalapril maleate). An angiotensin converting enzyme inhibitor used as an anti-hypertensive agent.
enamelogénesis (enamelogenesis). Amelogenesis.
  e. imperfecta (e. imperfecta). Amelogenesis imperfecta.
enameloma (enameloma). Enamel nodule; enamel pearl.
enamelum (enamelum). [*enamelum*, NA]. Enamel; substantia adamantina; the hard glistening substance covering the exposed portion of the tooth.
enanismo **1.** (dwarfism). Dwarfishness; nanism; the condition of being abnormally undersized. **2.** (nanism). Dwarfism. **3.** (dwarfishness). Dwarfism.
  e. acondroplásico (achondroplastic d.).
  e. acromélico (acromelic d.). Acromelia.
  e. aórtico (aortic d.).
  e. asexual (asexual d.).
  e. ateliótico (ateliotic d.). Idiopathic d.
  e. camptomélico (camptomelic d.).
  e. condrodistrófico (chondrodystrophic d.).
  e. diastrófico (diastrophic d.).
  e. fisiológico (physiologic d.). Primordial d.; true d.
  e. focomélico (phocomelic d.).
  e. de Fröhlich (Fröhlich's d.). D. with Fröhlich's syndrome.
  e. hipofisario (pituitary d.). Lorain-Lévi d.
  e. hipotiroideo (hypothyroid d.). Cretinism.
  e. idiopático (idiopathic d.). Ateliotic d.
  e. infantil (infantile d.). Infantilism.
  e. de Lorain-Lévi (Lorain-Lévi d.). Pituitary d.
  e. mesomélico (mesomelic d.).
  e. metatrófico (metatropic d.).
  e. micromélico (micromelic d.).
  e. mortal (lethal d.). D. leading to intrauterine or neonatal death.
  e. de nariz respingada (snub-nose d.). Dominantly inherited Lévi's disease.
  e. polidistrófico (polydystrophic d.). Maroteaux-Lamy syndrome.
  e. primordial (primordial d.). Physiologic d.
  e. de Seckel (Seckel d.). Seckel syndrome.
  e. senil (senile d.).
  e. sexual (sexual d.). D. with normal sexual development.
  e. de Silver-Russell (Silver-Russell d.). Silver-Russell syndrome.
  e. tanatofórico (thanatophoric d.).
  e. tipo Laron (Laron type d.).
  e. verdadero (true d.). Physiologic d.
enano **1.** (nanus). Dwarf. **2.** (dwarf). Nanus; an abnormally undersized person.
enantal **1.** (oenanthal). Heptanal. **2.** (enanthal). Heptanal.
enantato (enanthate). USAN-approved contraction for heptanoate.
enantema (enanthem, enanthema). A mucous membrane eruption, especially one occurring in connection with one of the exanthemas.
enantematoso (enanthematous). Relating to an enanthem.
enantesis (enanthesis). The skin eruption of a general disease, such as scarlatina or typhoid fever.
enantio- (enantio-). Combining form meaning opposite, opposed, or opposing.
enantiomérico (enantiomeric). Pertaining to enantiomerism.
enantiomerismo (enantiomerism). In chemistry, isomerism in which the molecules in their configuration are related to one another like an object and its mirror image (enantiomers).
enantiómero (enantiomer). Antimer; optical antipode; one of a pair of molecules that are mirror images of each other.
enantiomórfico (enantiomorphic). Enantiomorphous; relating to two objects, each of which is the mirror image of the other.
enantiomorfismo (enantiomorphism). The relation of two objects similar in form but not superposable, as an object and its mirror image.
enantiomorfo **1.** (enantiomorphous). Enantiomorphic. **2.** (enantiomorph). An enantiomer in crystal form.
enartrodial (enarthrodial). Relating to an enarthrosis.
enartrosis (enarthrosis). Articulatio spheroidea.
encadenamiento (chaining). Learning related behaviors in a series in which each response serves as a stimulus for the next response.
encadenante (catenating). Occurring in a chain or series.
encainida, clorhidrato de (encainide hydrochloride). An antiarrhythmic.
encajamiento (engagement). In obstetrics, the mechanism by which the biparietal diameter of the fetal head enters the plane of the inlet.
encajonamiento (boxing). In dentistry, the building up of vertical walls, usually in wax, around a dental impression after beading, to produce the desired size and form of the dental cast, and to preserve certain landmarks of the impression.
encandilamiento (dazzling). The consequence of illumination too intense for adaptation by the eye.
encantis, encantoma (encanthis). Obsolete term for a minute tumor or excrescence at the inner angle of the eye.
encapsulación (encapsulation). Enclosure in a capsule or sheath.
encapsulado **1.** (encapsuled). Encapsulated. **2.** (encapsulated). Encapsuled; enclosed in a capsule or sheath.
encarcelado (incarcerated). Confined; imprisoned; trapped.
encarditis (encarditis). Endocarditis.
encarnante (incarnant). Incarnative; promoting or accelerating the granulation of a wound.
encarnativo (incarnative). Incarnant.
encatarrafia **1.** (encatarrafia). Obsolete term for the artificial implantation of an organ or tissue in a part where it does not naturally occur. **2.** (encatarrhaphy). Opsolete term for the artificial implantation of an organ or tissue in a part where it does not naturally occur.
encefalalgia (encephalalgia). Headache.
encefalatrofia (encephalatrophy). Atrophy of the brain.
encefalatrófico (encephalatrophic). Relating to encephalatrophy.
encefalauxia (encephalauxe). Hypertrophy of the brain.
encefalemia (encephalemia). Brain congestion.
encefálico (encephalic). Relating to the brain, or to the structures within the cranium.
encefalinas (enkephalins). Pentapeptide endorphins, found in many parts of the brain, that bind to specific receptor sites.
encefalinérgico (enkephalinergic). Relating to nerve cells or fibers that employ an enkephalin as their neurotransmitter.
encefalítico (encephalitic). Relating to encephalitis.
encefalitis (encephalitis, pl. encephalitides). Cephalitis; inflammation of the brain.
  e. alérgica experimental (experimental allergic e. (EAE).).
  e. australiana X (Australian X e.). Murray Valley e.
  e. por bunyavirus (bunyavirus e.). California e.
  e. de California (California e.). Bunyavirus e.
  e. por Coxsackie (Coxsackie e.).
  e. por cuerpos de inclusión (inclusion body e.). Dawson's e.
  e. de Dawson (Dawson's e.). Inclusion body e.
  e. epidémica (epidemic e.). **1.** von Economo's disease. **2.** Japanese B e.
  e. equina (equine e.). Equine encephalomyelitis.
  e. hemorrágica (e. hemorrhagica). Acute hemorrhagic e.
  e. hemorrágica aguda (acute hemorrhagic e.). E. hemorrhagica.

E F G

e. herpética (herpes e.). E. caused by the herpes simplex virus.
e. hiperérgica (hyperergic e.).
e. Ilhéus (Ilhéus e.).
e. japonesa B (Japanese B e.). E. japonica; Russian autumn e.
e. japónica (e. japonica). Japanese B e.
e. del leñador (woodcutter's e.).
e. letárgica (e. lethargica). von Economo's disease.
e. Mengo (Mengo e.).
e. de Murray Valley (Murray Valley e.). Australian X disease; Australian X e.
e. necrosante (necrotizing e.).
e. necrosante aguda (acute necrotizing e.).
e. neonatal (e. neonatorum).
e. periaxial concéntrica (e. periaxialis concentrica).
e. periaxial difusa (e. periaxialis diffusa). Adrenoleukodystrophy.
e. piogénica (e. pyogenica). Purulent e.; suppurative e.
e. por plomo (lead e.). Lead encephalopathy.
e. posvacunal (postvaccinal e.).
e. de Powassan (Powassan e.).
e. purulenta (purulent e.). E. pyogenica.
e. rusa del lejano oriente (Far East Russian e.).
e. rusa otoñal (Russian autumn e.). Japanese B e.
e. rusa transmitida por garrapatas (Russian tick-borne e.).
e. rusa vernoestival (subtipo occidental) (Russian spring-summer e. (Western subtype)). Tick-borne e. (Central European subtype).
e. rusa vernoestival (subtipo oriental) (Russian spring-summer e. (Eastern subtype).). Tick-borne e. (Eastern subtype).
e. secundaria (secondary e.).
e. subaguda por cuerpos de inclusión (subacute inclusion body e.). Inclusion body e.
e. subcortical crónica (e. subcorticalis chronica). Binswanger's disease.
e. supurativa (suppurative e.). E. pyogenica.
e. transmitida por garrapatas (subtipo centroeuropeo) (tick-borne e. (Central European subtype)). Biundulant meningoencephalitis.
e. transmitida por garrapatas (subtipo oriental) (tick-borne e. (Eastern subtype)).
e. de la varicela (varicella e.).
e. vernal (vernal e.). Tick-borne e. (Eastern subtype).
e. de la zarigüeya (opossum e.).
e. del zorro (fox e.).

encefalitogénico (encephalitogenic). Producing encephalitis; typically by hypersensitivity mechanisms.

encefalitógeno (encephalitogen). An agent which evokes encephalitis, particularly with reference to the antigen which produces experimental allergic encephalomyelitis.

encefalización (encephalization). Corticalization.

encéfalo (encephalon, pl. encephala). [*encephalon*, NA]. That portion of the cerebrospinal axis contained within the cranium, comprised of the prosencephalon, mesencephalon, and rhombencephalon.
e. aislado (encéphale isolé).

encefalo-, encefal- (encephalo-, encephal-). Combining forms indicating the brain or some relationship thereto.

encefalocele (encephalocele). Cephalocele; craniocele; cranium bifidum; bifid cranium; a congenital gap in the skull with herniation of brain substance.

encefalodinia (encephalodynia). Headache.

encefalodisplasia (encephalodysplasia). Any congenital abnormality of the brain.

encefalografía (encephalography). Graphic representation of the brain, usually by roentgenograms.
e. gamma (gamma e.).

encefalograma (encephalogram). The record obtained by encephalography.

encefaloide (encephaloid). Resembling brain substance.

encefalolito (encephalolith). Cerebral calculus; a concretion in the brain or one of its ventricles.

encefalología (encephalology). The branch of medicine dealing with the brain in all its relations.

encefaloma (encephaloma). Cerebroma; herniation of brain substance.

encefalomalacia (encephalomalacia). Cerebromalacia; infarction of brain tissue, usually caused by vascular insufficiency.
e. nutricional del pollo (nutritional e. of chicks).

encefalomeningitis (encephalomeningitis). Meningoencephalitis.

encefalomeningocele (encephalomeningocele). Meningoencephalocele.

encefalomeningopatía (encephalomeningopathy). Meningoencephalopathy.

encefalómero (encephalomere). A neuromere.

encefalómetro (encephalometer). An apparatus for indicating on the skull the location of the cortical centers.

encefalomielitis (encephalomyelitis). Acute inflammation of the brain and spinal cord.
e. alérgica experimental (experimental allergic e.).
e. bovina esporádica (bovine sporadic e.). Buss disease.
e. diseminada aguda (acute disseminated e.).
e. enzoótica (enzootic e.). Borna disease.
e. equina (equine e.).
e. equina del este (eastern equine e. (EEE)).
e. equina del oeste (western equine e. (WEE)).
e. equina venezolana (Venezuelan equine e. (VEE).).
e. granulomatosa (granulomatous e.).
e. infecciosa de las aves (avian infectious e.).
e. miálgica benigna (benign myalgic e.). Epidemic neuromyasthenia.
e. miálgica epidémica (epidemic myalgic e.).
e. porcina infecciosa (infectious porcine e.).
e. del ratón (mouse e.). Theiler's disease.
e. virósica (virus e.). An acute e. due to a neurotropic virus.
e. zoster (zoster e.).

encefalomielocele (encephalomyelocele). Congenital defect in the occipital region with herniation of the meninges, medulla, and spinal cord.

encefalomieloneuropatía (encephalomyeloneuropathy). A disease involving the brain, spinal cord, and peripheral nerves.
e. inespecífica (nonspecific e.).

encefalomielopatía (encephalomyelopathy). Any disease of both brain and spinal cord.
e. carcinomatosa (carcinomatous e.). Paracarcinomatous e.
e. miálgica epidémica (epidemic myalgic e.).
e. necrosante (necrotizing e.). Leigh's disease.
e. paracarcinomatosa (paracarcinomatous e.). Carcinomatous e.

encefalomielorradiculitis (encephalomyeloradiculitis). Inflammation involving the brain, spinal cord, and peripheral nerves.

encefalomielorradiculopatía (encephalomyeloradiculopathy). A disease process involving the brain, spinal cord, and spinal roots.

encefalomiocarditis (encephalomyocarditis). Associated encephalitis and myocarditis.

encefalonarcosis (encephalonarcosis). Stupor or coma from brain disease.

encefalopatía **1.** (encephalopathy). Cerebropathia; cerebropathy; encephalopathia; any disease of the brain. **2.** (encephalopathia). Encephalopathy.
e. de Addison (encephalopathia addisonia).
e. arteriosclerótica subcortical (subcortical arteriosclerotic e.).
e. por bilirrubina (bilirubin e.).
e. de Binswanger (Binswanger's e.). Binswanger's disease.
e. desmielinizante (demyelinating e.). Progressive subcortical e.
e. espongiforme (spongiform e.).
e. espongiforme subaguda (subacute spongiform e.).
e. familiar (familial e.).
e. hepática (hepatic e.). Portal-systemic e.
e. hipernatrémica (hypernatremic e.).
e. hipertensiva (hypertensive e.).
e. metabólica (metabolic e.).
e. palindrómica (palindromic e.). Recurrent e.
e. pancreática (pancreatic e.).
e. por plomo (lead e.). Lead encephalitis; saturnine e.
e. portal sistémica (portal-systemic e.). Hepatic e.
e. recurrente (recurrent e.). Palindromic e.
e. saturnina (saturnine e.). Lead e.
e. subcortical progresiva (progressive subcortical e.). Demyelinating e.
e. tirotóxica (thyrotoxic e.).

e. transmisible del visón (transmissible e. of mink).
e. traumática (traumatic e.).
e. traumática progresiva (traumatic progressive e.).
e. de Wernicke (Wernicke's e.). Wernicke's syndrome.
e. de Wernicke-Korsakoff (Wernicke-Korsakoff e.).
encefalopiosis (encephalopyosis). Purulent inflammation of the brain.
encefalopsia (encephalopsy). The association of special colors with words or other sensory data.
encefalorragia (encephalorrhagia). Cerebral hemorrhage.
encefalorraquídeo (encephalorrhachidian). Cerebrospinal.
encefalosclerosis (encephalosclerosis). A sclerosis, or hardening, of the brain.
encefaloscopia (encephaloscopy). Examination of the brain or the cavity of a cerebral abscess by direct inspection.
encefaloscopio (encephaloscope). Any instrument used to view the interior of a brain abscess or other cerebral cavity through an opening in the skull.
encefalosis (encephalosis). Cerebrosis; any organic disease of the brain.
encefalospinal (encephalospinal). Cerebrospinal.
encefalosquisis (encephaloschisis). Developmental failure of closure of the rostral part of the neural tube.
encefalotlipsis (encephalothlipsis). Compression of the brain.
encefalotomía (encephalotomy). Dissection or incision of the brain.
encefalótomo (encephalotome). An instrument for use in performing encephalotomy.
encelitis (encelitis, enceliitis). Inflammation of any of the abdominal viscera.
encendido (kindling). Long-lasting epileptogenic changes induced by daily subthreshold electrical brain stimulation without apparent neuronal damage.
encerado **1.** (cerecloth). Gauze or cheese cloth impregnated with wax containing an antiseptic; used in surgical dressings. **2.** (waxing, waxing-up). The contouring of a pattern in wax.
encía **1.** (gingiva, gen. and pl. gingivae). [*gingiva*, NA]. Gum; the dense fibrous tissue, covered by mucous membrane, that envelops the alveolar processes of the upper and lower jaws and surrounds the necks of the teeth. **2.** (gum). Gingiva.
e. adherida (attached g.).
e. alveolar (alveolar g.). Gingival tissue applied to the alveolar bone.
e. bucal (buccal g.).
e. labial (labial g.).
e. libre (free g.).
e. lingual (lingual g.).
e. septal (septal g.).
encigótico (enzygotic). Derived from a single fertilized ovum; denoting twins so derived.
enclavamiento (rabbeting). Making congruous stepwise cuts on apposing bone surfaces for stability after impaction.
enclave (enclave). An enclosure; a detached mass of tissue enclosed in tissue of another kind; seen especially in the case of isolated masses of gland tissue detached from the main gland.
encondral (enchondral). Intracartilaginous.
encondroma (enchondroma). A benign cartilaginous growth starting within the medullary cavity of a bone originally formed from cartilage.
encondromatosis (enchondromatosis). Asymmetrical chondrodystrophy; dyschondroplasia; Ollier's disease.
encondromatoso (enchondromatous). Relating to or having the elements of enchondroma.
encondrosarcoma (enchondrosarcoma). Obsolete term for a malignant neoplasm of cartilage cells derived from an enchondroma, as may occur in enchondromatosis.
encopresis (encopresis). Involuntary passage of feces.
encordamiento (chordee). Penis lunatus; painful erection of the penis in gonorrhea or Peyronie's disease.
encostradura (incrustation). **1.** Formation of a crust or a scab. **2.** A coating of some adventitious material or an exudate; a scab.
encraneal (encranial). Endocranial.
encráneo (encranius). In conjoined twins, a form of fetal inclusion in which the smaller parasite lies partly or wholly within the cranial cavity of the larger autosite.
encrucijada (crossway). The crossing of two nerve paths.
e. sensitiva (sensory c.).
encu (encu). Acronym for *e*quivalent *n*ormal *c*hild *u*nit.
endangitis (endangiitis, endangeitis). Endoangiitis; endovasculitis; inflammation of the intima of a blood vessel.
e. obliterante (e. obliterans).
endaortitis (endaortitis). Endo-aortitis; inflammation of the intima of the aorta.
endarterectomía (endarterectomy). Excision of diseased endothelial lining of an artery and also of occluding atheromatous deposits, so as to leave a smooth lining.
e. carotídea (carotid e.).
e. coronaria (coronary e.).
e. proliferante (endarteritis proliferans, proliferating e.).
endarteritis (endarteritis). Endoarteritis; inflammation of the intima of an artery.
e. bacteriana (bacterial e.).
e. deformante (e. deformans).
e. obliterante (e. obliterans). Obliterating e.
endaural (endaural). Within the ear.
endemia (endemia). Rarely used term for an endemic disease.
endémico (endemic). **1.** Present in a community or among a group of people; said of a disease prevailing continually in a region. **2.** Enzootic.
endemoepidémico (endemoepidemic). Denoting a temporary large increase in the number of cases of an endemic disease.
enderezamiento (redressment). Correction of a deformity; putting a part straight.
e. forzado (redressement forcé).
endergónico (endergonic). Referring to a chemical reaction that takes place with absorption of energy from its surroundings.
endermático, endérmico (endermic, endermatic). In or through the skin.
endermismo (endermism). Treatment with endermic medication.
endermosis (endermosis). Any eruptive disease of the mucous membrane.
endima (endyma). Ependyma.
endo-, end- (endo-, end-). Prefixes indicating within, inner, absorbing, containing.
endoabdominal (endoabdominal). Within the abdomen.
endoaneurismoplastia (endoaneurysmoplasty). Aneurysmoplasty.
endoaneurismorrafia (endoaneurysmorrhaphy). Aneurysmoplasty.
endoangitis (endoangiitis). Endangiitis.
endoaortitis (endo-aortitis). Endaortitis.
endoapendicitis (endoappendicitis). Simple catarrhal inflammation, limited more or less strictly to the mucosal surface of the vermiform appendix.
endoarteritis (endoarteritis). Endarteritis.
endoauscultación (endoauscultation). Auscultation of the thoracic organs, especially the heart, by means of a stethoscopic tube passed into the esophagus or into the heart.
endobasión (endobasion). A cephalometric and craniometric point located in the midline at the most posterior point of the anterior border of the foramen magnum on the contour of the foramen.
endobiótico (endobiotic). Living as a parasite within the host.
endoblasto (endoblast). Entoblast; a potential endoderm.
endobronquial (endobronchial). Intrabronchial.
endocardíaco (endocardiac). Intracardiac.
endocárdico (endocardial). Relating to the endocardium.
endocardio (endocardium, pl. endocardia). [*endocardium*, NA]. The innermost tunic of the heart, which includes endothelium and subendothelial connective tissue.
endocardiografía (endocardiography). Electrocardiography with the exploring electrode within the chambers of the heart.
endocardítico (endocarditic). Relating to endocarditis.
endocarditis (endocarditis). Encarditis; inflammation of the endocardium.
e. abacteriana trombótica (abacterial thrombotic e.).
e. bacteriana (bacterial e.).
e. bacteriana aguda (acute bacterial e.).
e. bacteriana subaguda (subacute bacterial e. (SBE)).
e. bacteriana, fase libre de bacterias de la (bacteria-free stage of bacterial e.).

e. caquéctica (cachectic e.). Nonbacterial thrombotic e.
e. constrictiva (constrictive e.).
e. cordal (e. chordalis).
e. infecciosa (infectious e., infective e.).
e. de Libman-Sacks (Libman-Sacks e.).
e. de Löffler, fibroplástica de Löffler (Löffler's e., Löffler's fibroplastic e.). Löffler's disease; Löffler's syndrome.
e. maligna (malignant e.). Septic e.
e. marántica (marantic e.).
e. mural (mural e.).
e. parietal aislada (isolated parietal e.).
e. poliposa (polypous e.).
e. reumática (rheumatic e.).
e. séptica (septic e.). Malignant e.
e. terminal (terminal e.). Nonbacterial thrombotic e.
e. trombótica no bacteriana (nonbacterial thrombotic e.).
e. valvular (valvular e.).
e. vegetativa, verrugosa (vegetative e., verrucous e.).
e. verrugosa atípica (atypical verrucous e.). Libman-Sacks e.
e. verrugosa no bacteriana (nonbacterial verrucous e.).

endocelíaco (endoceliac). Within one of the body cavities.
endocervical (endocervical). **1.** Intracervical; within any cervix, specifically within the cervix uteri. **2.** Relating to the endocervix.
endocervicitis (endocervicitis). Endotrachelitis; inflammation of the mucous membrane of the cervix uteri.
endocérvix (endocervix). The mucous membrane of the cervical canal.
endocíclico (endocyclic). Within a cycle or ring.
endócimo (endocyma). A teratoma (sometimes identifiable as an included parasitic twin), which develops in a visceral location.
endocistitis (endocystitis). Inflammation of the mucous membrane of the bladder.
endocitosis (endocytosis). The process, including pinocytosis and phagocytosis, whereby materials are taken into a cell by the invagination of the plasma membrane, which it breaks off as a boundary membrane of the part engulfed.
endocolitis (endocolitis). Simple catarrhal inflammation of the colon.
endocolpitis (endocolpitis). Inflammation of the vaginal mucous membrane.
endocondral (endochondral). Intracartilaginous.
endocraneal (endocranial). **1.** Encranial; entocranial. Within the cranium. **2.** Relating to the endocranium.
endocráneo (endocranium). Entocranium; the lining membrane of the cranium, or dura mater of the brain.
endocría (inbreeding). Mating between organisms that are genetically more closely related than organisms selected at random from the population.
endocriado (inbred). Denoting populations (groups, genetic lines, etc.) derived from small sets of ancestors.
endocrino (endocrine). **1.** Secreting internally, most commonly into the systemic circulation; of or pertaining to such secretion. **2.** The internal or hormonal secretion of a ductless gland. **3.** Denoting a gland that furnishes an internal secretion.
endocrinología (endocrinology). The science and medical specialty concerned with the internal or hormonal secretions and their physiologic and pathologic relations.
endocrinólogo (endocrinologist). One who specializes in endocrinology.
endocrinoma (endocrinoma). A tumor with endocrine tissue that retains the function of the parent organ, usually to an excessive degree.
e. múltiple (multiple e.). Familial endocrine adenomatosis, type 1.

endocrinopatía (endocrinopathy). A disorder in the function of an endocrine gland and the consequences thereof.
e. múltiple (multiple e.). Familial endocrine adenomatosis, type 1.

endocrinopático (endocrinopathic). Relating to or suffering from an endocrinopathy.
endocrinoterapia (endocrinotherapy). Treatment of disease by the administration of extracts of endocrine glands.
endodermo (endoderm). Entoderm; hypoblast.
endodiascopia (endodiascopy). X-ray visualization by means of an endodiascope.
endodiascopio (endodiascope). An x-ray tube that may be placed within a cavity of the body.
endodiocito (endodyocyte). **1.** A trophozoite formed by endodyogeny. **2.** Merozoite.
endodiogenia (endodyogeny). A process of asexual development seen among certain coccidia, in which no separate nuclear division occurs; the two daughters develop internally within the parent, without nuclear conjugation.
endodoncia 1. (endodontics). Endodontia; endodontology; a field of dentistry concerned with the biology and pathology of the dental pulp and periapical tissues. **2.** (endodontia). Endodontics.
endodoncista (endodontist). Endodontologist; one who specializes in the practice of endodontics.
endodontología (endodontology). Endodontics.
endodontólogo (endodontologist). Endodontist.
endoenteritis (endoenteritis). Inflammation of the intestinal mucous membrane.
endoenzima (endoenzyme). Intracellular enzyme.
endoesofagitis (endoesophagitis). Inflammation of the internal lining of the esophagus.
endoesqueleto (endoskeleton). The internal bony framework of the body; the skeleton in its usual context as distinguished from exoskeleton.
endofaradismo (endofaradism). Application of an alternating electric current to the interior of any cavity of the body.
endofítico (endophytic). **1.** Pertaining to an endophyte. **2.** Referring to an infiltrative, invasive tumor.
endófito (endophyte). A plant parasite living within another organism.
endoflebitis (endophlebitis). Inflammation of the intima of a vein.
endoftalmitis (endophthalmitis). Inflammation of the tissues of the eyeball.
e. facoanafiláctica (e. phacoanaphylactica).
e. granulomatosa (granulomatous e.).
e. oftalmía nudosa (e. ophthalmia nodosa).

endogalvanismo (endogalvanism). Application of a direct electric current to the interior of any cavity of the body.
endogamia (endogamy). Reproduction by conjugation between sister cells, the descendants of one original cell.
endogástrico (endogastric). Within the stomach.
endogastritis (endogastritis). Inflammation of the mucous membrane of the stomach.
endogénico (endogenic). Endogenous.
endógeno (endogenous). Endogenic; originating or produced within the organism or one of its parts.
endogenota (endogenote). In microbial genetics, the recipient cells genome.
endoglobular (endoglobular, endoglobar). Within a globular body; specifically, within a red blood cell.
endognatión (endognathion). The medial of the two segments constituting the incisive bone.
endoherniotomía (endoherniotomy). An obsolete procedure for closure, by sutures, of the interior lining of a hernial sac.
endointoxicación (endointoxication). Poisoning by an endogenous toxin.
endolaríngeo (endolaryngeal). Within the larynx.
endolinfa 1. (endolympha). [*endolympha*, NA]. Endolymph; Scarpa's fluid; Scarpa's liquor; the fluid contained within the membranous labyrinth of the inner ear. **2.** (endolymph). Endolympha.
endolinfático, endolínfico (endolymphic). Relating to the endolymph.
endolito (endolith). Denticle; a calcified body found in the pulp chamber of a tooth.
endomeninge (endomeninx). Inner membrane surrounding the embryonic neural tube; involved in the formation of the leptomeninges.
endomerogonia (endomerogony). Production of merozoites in the asexual reproduction of sporozoan protozoa.
endometrial (endometrial). Relating to or composed of endometrium.
endometrio (endometrium, pl. endometria). [*endometrium*, NA]. Tunica mucosa uteri.
e. en queso suizo (Swiss cheese e.).

endometrioide (endometrioid). Microscopically resembling endometrial tissue.

endometrioma (endometrioma). Circumscribed mass of ectopic endometrial tissue in endometriosis.
endometriosis (endometriosis). Ectopic occurrence of endometrial tissue, frequently forming cysts containing altered blood.
endometritis (endometritis). Inflammation of the endometrium.
e. decidual (decidual e.).
e. disecante (e. dissecans).
endometrópico (endometropic). Denoting an external stimulus capable of producing a response of the uterus, specifically the endometrium.
endomiocárdico (endomyocardial). Relating to the endocardium and the myocardium.
endomiocarditis (endomyocarditis). Inflammation of both endocardium and myocardium.
endomiometritis (endomyometritis). Sepsis involving the tissues of the uterus.
endomisio (endomysium). The fine connective tissue sheath surrounding a muscle fiber.
endomitosis (endomitosis). Endopolyploidy.
endomórfico (endomorphic). Relating to, or having the characteristics of, an endomorph.
endomorfo (endomorph). Brachytype; a constitutional body type or build, in which tissues that originated in the endoderm prevail.
endomotorsonda (endomotorsonde). Radiotelemetering capsule for studying the interior of the gastrointestinal tract.
endoneurio (endoneurium). The delicate connective tissue enveloping individual nerve fibers within a peripheral nerve.
endoneuritis (endoneuritis). Inflammation of the endoneurium.
endonucleasa (endonuclease). A nuclease (phosphodiesterase) that cleaves polynucleotides at interior bonds.
e. esplénica (spleen e.). Micrococcal e.
e. microcócica (micrococcal e.).
e. nuclear (nucleate e.). Endonuclease (*Serratia marcescens*).
e. nuclear monocatenaria (single-stranded nucleate e.).
e. de restricción (restriction e.). Restriction enzyme.
endonucléolo (endonucleolus). A minute unstainable spot near the center of a nucleolus.
endoparasitismo (endoparasitism). Infection.
endoparásito (endoparasite). A parasite living within the body of its host.
endopeptidasa (endopeptidase). An enzyme catalyzing the hydrolysis of a peptide chain at points well within the chain, not near termini; e.g., pepsin, trypsin.
endoperiarteritis (endoperiarteritis). Panarteritis.
endopericardíaco (endopericardiac). Intrapericardiac.
endopericarditis (endopericarditis). Simultaneous inflammation of the endocardium and pericardium.
endoperimiocarditis (endoperimyocarditis). Perimyoendocarditis; simultaneous inflammation of the heart muscle and of the endocardium and pericardium.
endoperineuritis (endoperineuritis). Inflammation of both endoneurium and perineurium.
endoperitonitis (endoperitonitis). Superficial inflammation of the peritoneum.
endoperóxido (endoperoxide). A peroxide (–O–O–) group that bridges two atoms that are both parts of a larger molecule.
endoplasma (endoplasm). Entoplasm; the inner or medullary part of the cytoplasm, as opposed to the ectoplasm, containing the cell organelles.
endoplasmático (endoplastic). Relating to the endoplasm.
endoplasto (endoplast). Former name for endosome.
endopoligenia (endopolygeny). Asexual reproduction in which more than two offspring are formed within the parent organism and in which two or possibly more nuclear divisions occur before merozoite formation begins.
endopoliploide (endopolyploid). Relating to endopolyploidy.
endopoliploidia (endopolyploidy). Endomitosis; the process or state of duplication of the chromosomes without accompanying spindle formation or cytokinesis, resulting in a polyploid nucleus.
endoquiste (endocyst). The inner layer of a hydatid cyst.
endorfinas (endorphins). Opioid peptides originally isolated from the brain but now found in many parts of the body.
endorfinérgico (endorphinergic). Relating to nerve cells or fibers that employ an endorphin as their neurotransmitter.
endorradiografía (endoradiography). Study of organs or cavities by use of x-ray and a radiopaque substance.
endorraquis (endorrhachis). Dura mater spinalis.
endorreduplicación (endoreduplication). A form of polyploidy or polysomy characterized by a redoubling of chromosomes, giving rise to four-stranded chromosomes at prophase and metaphase.
endosalpingiosis (endosalpingiosis). Aberrant mucous membrane in the ovary or elsewhere.
endosalpingitis (endosalpingitis). Inflammation of the lining membrane of the eustachian or the fallopian tube.
endosarco (endosarc). Entosarc; the endoplasm of a protozoan.
endoscopia (endoscopy). Examination of the interior of a canal or hollow viscus by means of a special instrument, such as an endoscope.
endoscopio (endoscope). An instrument for the examination of the interior of a canal or hollow viscus.
endoscopista (endoscopist). A specialist trained in the use of an endoscope.
endósmosis (endosmosis). Obsolete term for osmosis in a direction toward the interior of a cell or a cavity.
endosoma (endosome). A more or less central body in the vesicular nucleus of certain Feulgen-negative (DNA-), with the chromatin (DNA+). lying between the nuclear membrane and the e.
endosonoscopia (endosonoscopy). A sonographic study carried out by transducers inserted into the body as miniature probes in the urethra, bladder, or rectum.
endospora (endospore). **1.** A resistant body formed within the vegetative cells of some bacteria, particularly those belonging to the genera *Bacillus* and *Clostridium*. **2.** A fungus spore borne within a cell or within the tubular end of a sporophore.
endosteítis, endostitis (endosteitis, endostitis). Central osteitis; perimyelitis; inflammation of the endosteum or of the medullary cavity of a bone.
endosteoma (endosteoma). Endostoma; a benign neoplasm of bone tissue in the medullary cavity of a bone.
endostetoscopio (endostethoscope). A stethoscopic tube used in endoausculation.
endóstico (endosteal). Relating to the endosteum.
endostio (endosteum). [*endosteum*, NA]. Medullary membrane; perimyelis; a layer of cells lining the inner surface of bone in the central medullary cavity.
endostoma (endostoma). Endosteoma.
endotelial (endothelial). Relating to the endothelium.
endotelio (endothelium, pl. endothelia). A layer of flat cells lining especially blood and lymphatic vessels and the heart.
e. de la cámara anterior (e. of anterior chamber). [*endothelium camerae anterioris*, NA].
endoteliocito (endotheliocyte). Endothelial leukocyte.
endotelioide (endothelioid). Resembling endothelium.
endotelioma (endothelioma). Generic term for a group of neoplasms, particularly benign tumors, derived from the endothelial tissue of blood vessels or lymphatic channels.
endoteliosis (endotheliosis). Proliferation of endothelium.
endotendón (endotendineum). The fine connective tissue surrounding secondary fascicles of a tendon.
endotérmico (endothermic). Denoting a chemical reaction during which heat is absorbed.
endotoxemia (endotoxemia). Presence in the blood of endotoxins.
endotóxico (endotoxic). Denoting an endotoxin.
endotoxicosis (endotoxicosis). Poisoning by an endotoxin.
endotoxina (endotoxin). **1.** Intracellular toxin. **2.** A bacterial toxin not freely liberated into the surrounding medium. **3.** The complex phospholipid-polysaccharide macromolecules which form an integral part of the cell wall of a variety of strains of Gram-negative bacteria.
endotraqueal (endotracheal). Within the trachea.
endotraquelitis (endotrachelitis). Endocervicitis.
endotrix (endothrix). A trichophyton (notably *Trichophyton violaceum* and *T. tonsurans*), whose arthroconidia and, occasionally, mycelia characteristically invade the interior of the hair shaft.
endovacunación (endovaccination). Oral administration of vaccines.
endovasculitis (endovasculitis). Endangiitis.
e. hemorrágica (hemorrhagic e.).
endovenoso (endovenous). Intravenous.

E F G

E.N.E. (E.N.E.). Abbreviation for ethylnorepinephrine.
enediol (enediol). A special case of enolization.
enema (enema). A rectal injection for clearing out the bowel, or administering drugs or food.
e. alto (high e.). Enteroclysis.
e. analéptico (analeptic e.).
e. de bario (barium e.). A type of contrast enema.
e. ciego (blind e.).
e. de contraste (contrast e.). E. using barium or another contrast medium.
e. de doble contraste (double contrast e.).
e. para flato (flatus e.).
e. jabonoso (soapsuds e.).
e. nutriente (nutrient e.). A rectal injection of predigested food.
e. de retención de aceite (oil retention e.).
e. de trementina (turpentine e.).
enemador (enemator). An appliance used to give an enema.
enemiasis (enemiasis). The use of enemas.
energética (energetics). The study of the energy changes involved in physical and chemical changes.
energía (energy). Dynamic force; the capacity to do work, taking the forms of kinetic e., potential e. chemical e. electrical e., etc.
e. de activación (e. of activation).
e. cinética (kinetic e.). The e. of motion.
e. de fijación (binding e.). Fusion e.
e. de fusión (fusion e.). Binding e.
e. latente (latent e.). Potential e.
e. libre (free e.).
e. libre de Gibbs (Gibbs free e. (G)).
e. nuclear (nuclear e.).
e. nutricional (nutritional e.). Trophodynamics.
e. de posición (e. of position). Potential e.
e. potencial (potential e.). E. of position; latent e.
e. psíquica (psychic e.). Psychic force.
e. química (chemical e.).
e. radiante (radiant e.).
e. solar (solar e.). E. derived from sunlight.
e. total (total e.). The sum of kinetic and potential e.'s.
energómetro (energometer). An apparatus for measuring blood pressure.
enervación (enervation). Failure of nerve force; weakening.
enfermedad **1.** (disease). A morbid entity characterized usually by at least two of these criteria: recognized etiologic agent(s), identifiable group of signs and symptoms, or consistent anatomical alterations. **2.** (sickness). Disease. **3.** (infirmity). A weakness; an abnormal, more or less disabling, condition of mind or body. **4.** (illness). Disease. **5.** (disease). Illness; morbus; sickness; an interruption, cessation, or disorder of body functions, systems, or organs.
e. aaa (aaa d.). Endemic anemia of ancient Egypt, ascribed in the Papyrus Ebers to intestinal infestation with ancylostoma; now called ancylostomiasis.
e. de Acosta (Acosta's d.). Altitude sickness.
e. de Adams-Stokes (Adams-Stokes d.). Adams-Stokes syndrome.
e. de adaptación (adaptation d.'s).
e. de Addison (Addison's d.). Chronic adrenocortical insufficiency.
e. de Addison-Biermer (Addison-Biermer d.). Pernicious anemia.
e. adenoidea (adenoid d.).
e. del aire (air sickness).
e. akamushi (akamushi d.). Tsutsugamushi d.
e. de Akureyri (Akureyri d.). Epidemic neuromyasthenia.
e. de los albañiles (stone-mason's d.). Silicosis.
e. de Albers-Schönberg (Albers-Schönberg d.). Osteopetrosis.
e. de Albert (Albert's d.). Swediauer's d.
e. de Albright (Albright's d.). McCune-Albright syndrome.
e. alcalina (alkali d.).
e. aleutiana del visón (Aleutian d. of mink).
e. de Alexander (Alexander's d.).
e. por almacenamiento (storage d.).
e. por almacenamiento de cistina (cystine storage d.). Cystinosis.
e. por almacenamiento de ésteres de colesterol (cholesterol ester storage d.). Wolman's d.
e. por almacenamiento de glucógeno (glycogen-storage d.).
e. por almacenamiento de hierro (iron-storage d.).
e. de Almeida (Almeida's d.). Paracoccidioidomycosis.
e. de almohadilla dura (hard pad d.).
e. de Alpers (Alpers d.). Poliodystrophia cerebri progressiva infantalis.
e. de las alturas (altitude sickness). Acosta's disease; mountain s.
e. de Alzheimer (Alzheimer's d.). Alzheimer's dementia.
e. amarilla (yellow d.). Xanthochromia.
e. ampollar de IgA lineal en niños (linear IgA bullous d. in children). Benign chronic bullous dermatosis of childhood.
e. anartrítica reumatoidea (anarthritic rheumatoid d.).
e. de Anders (Anders' d.). Adiposis dolorosa.
e. de Andersen (Andersen's d.). Type 4 glycogenosis.
e. aortoilíaca oclusiva (aortoiliac occlusive d.).
e. de Aran-Duchenne (Aran-Duchenne d.). Progressive muscular atrophy.
e. por arañazo de gato (cat-scratch d.). Benign inoculation lymphoreticulosis.
e. articular (joint ill). Joint evil.
e. articular degenerativa (degenerative joint d.). Osteoarthritis.
e. de Aujeszky (Aujeszky's d.). Pseudorabies.
e. autoinmune (autoimmune d.).
e. autoinmunes sistémicas (systemic autoimmune d.'s).
e. de los aviadores (aviator's d.).
e. de Ayerza (Ayerza's d.). Ayerza's syndrome.
e. de las Azores (Azorean d.). Machado-Joseph d.
e. de las Azores-portuguesa (Portuguese-Azorean d.).
e. azul (blue d.). Rocky Mountain spotted fever.
e. de Baelz (Baelz' d.). Cheilitis glandularis.
e. de Ballet (Ballet's d.). Ophthalmoplegia externa.
e. de Baló (Baló's d.). Encephalitis periaxialis concentrica.
e. de Bamberger (Bamberger's d.).
e. de Bamberger-Marie (Bamberger-Marie d.).
e. de Bang (Bang's d.). Bovine brucellosis.
e. de Bannister (Bannister's d.). Angioneurotic edema.
e. de Banti (Banti's d.). Banti's syndrome.
e. de Barclay-Baron (Barclay-Baron d.). Vallecular dysphagia.
e. de Barlow (Barlow's d.). Infantile scurvy.
e. de Barraquer (Barraquer's d.). Progressive lipodystrophy.
e. de Basedow (Basedow's d.). Graves' d.
e. de Batten-Mayou (Batten-Mayou d.).
e. de Bayle (Bayle's d.). Paresis.
e. de Bazin (Bazin's d.). Erythema induratum.
e. de Bechterew (Bechterew's d.). Spondylitis deformans.
e. de Becker (Becker's d.).
e. de Begbie (Begbie's d.). Localized chorea.
e. de Béguez César (Béguez César d.).
e. de Behçet (Behçet's d.). Behçet's syndrome.
e. de Behr (Behr's d.). Behr's syndrome.
e. de Benson (Benson's d.). Asteroid hyalosis.
e. de Bernhardt (Bernhardt's d.). Meralgia paraesthetica.
e. de Besnier-Boeck-Schaumann (Besnier-Boeck-Schaumann d.). Sarcoidosis.
e. de Best (Best's d.).
e. de Bielschowsky (Bielschowsky's d.).
e. de Biermer (Biermer's d.). Pernicious anemia.
e. de Binswanger (Binswanger's d.). Binswanger's encephalopathy.
e. de Bloch-Sulzberger (Bloch-Sulzberger d.). Incontinentia pigmenti.
e. de Blocq (Blocq's d.). Astasia-abasia.
e. de Blount (Blount's d.). Blount-Barber d.
e. de Blount-Barber (Blount-Barber d.). Blount's d.
e. de Boeck (Boeck's d.). Sarcoidosis.
e. boqueante o jadeante (gasping d.). Infectious avian bronchitis.
e. de Borna (Borna d.).
e. de Bornholm (Bornholm d.). Epidemic pleurodynia.
e. de Bouchard (Bouchard's d.). Myopathic dilation of the stomach.
e. de Bouillaud (Bouillaud's d.). Obsolete eponym for acute rheumatic fever with carditis.
e. de Bourneville (Bourneville's d.). Tuberous sclerosis.

e. de Bourneville- Pringle (Bourneville-Pringle d.).
e. bovina X (X d. of cattle). Bovine hyperkeratosis.
e. de Bowen (Bowen's d.). Bowen's precancerous dermatosis.
e. de Brailsford-Morquio (Brailsford-Morquio d.). Morquio's syndrome.
e. de Breda (Breda's d.). Espundia.
e. de Bright (Bright's d.).
e. de Brill (Brill's d.). Brill-Zinsser d.
e. de Brill-Symmers (Brill-Symmers d.). Obsolete term for nodular lymphoma.
e. de Brill-Zinsser (Brill-Zinsser d.). Brill's d.
e. de Brissaud (Brissaud's d.). Tic.
e. de Brocq (Brocq's d.). A variety of parapsoriasis.
e. de Brodie (Brodie's d.).
e. bronceada (bronzed d.).
e. de Brooke (Brooke's d.).
e. de Bruck (Bruck's d.).
e. de Brushfield-Wyatt (Brushfield-Wyatt d.). Nevoid amentia.
e. de Bruton (Bruton's d.). X-linked hypogammaglobulinemia.
e. de Buerger (Buerger's d.). Thromboangiitis obliterans.
e. de Bury (Bury's d.). Erythema elevatum diutinum.
e. de Buschke (Buschke's d.).
e. de Busquet (Busquet's d.).
e. de Buss (Buss d.). Bovine sporadic encephalomyelitis.
e. de Busse-Buschke (Busse-Buschke d.). Cryptococcosis.
e. de Byler (Byler d.).
e. de cabello ensortijado (kinky-hair d.). Menkes' syndrome.
e. de cadena L (L-chain d.). Bence Jones myeloma.
e. de cadena pesada (heavy chain d.).
e. de cadenas pesadas α (α-heavy-chain d.).
e. de cadenas pesadas γ (γ-heavy-chain d.).
e. de cadenas pesadas μ (μ-heavy-chain d.).
e. de cadera quieta (quiet hip d.). Legg-Calvé-Perthes d.
e. de cadera senil (senile hip d.). Malum coxae senile.
e. de Caffey (Caffey's d.). Infantile cortical hyperostosis.
e. de la caída (falling sickness). Epilepsy.
e. de los cajones (caisson d.).
e. de Calvé-Perthes (Calvé-Perthes d.). Legg-Calvé-Perthes d.
e. con cambios mínimos (minimal-change d.). Lipoid nephrosis.
e. de Canavan (Canavan's d.). Spongy degeneration.
e. cardíaca reumática (rheumatic heart d.).
e. de los cardadores de lana (wool-sorters' d.). Pulmonary anthrax.
e. de Caroli (Caroli's d.).
e. de Carrión (Carrión's d.). Oroya fever.
e. de Castleman (Castleman's d.). Benign giant lymph node hyperplasia.
e. cegadora (blinding d.). Onchocerciasis.
e. celíaca (celiac d.). Gluten enteropathy.
e. de células de inclusión (inclusion cell d.). Mucolipidosis II.
e. de células I (I-cell d.). Mucolipidosis II.
e. del cerdo grasiento (greasy pig d.).
e. cerebrovascular (cerebrovascular d.).
e. de Chagas (Chagas' d.). South American trypanosomiasis.
e. de Chagas-Cruz (Chagas-Cruz d.). South American trypanosomiasis.
e. de Charcot (Charcot's d.). Amyotrophic lateral sclerosis.
e. de Charcot-Marie-Tooth (Charcot-Marie-Tooth d.).
e. de Charlouis (Charlouis' d.). Yaws.
e. de Cheadle (Cheadle's d.). Infantile scurvy.
e. de Chédiak-Higashi (Chédiak-Higashi d.).
e. de Chiari (Chiari's d.). Chiari's syndrome.
e. de Christensen-Krabbe (Christensen-Krabbe d.).
e. de Christian (Christian's d.).
e. Christmas (Christmas d.). Hemophilia B.
e. de los círculos (circling d.). Listeriosis in sheep.
e. por citomegalovirus (cytomegalovirus d.). Cytomegalic inclusion d.
e. de Civatte (Civatte's d.). Poikiloderma of Civatte.
e. de Coats (Coats' d.). Exudative retinitis.
e. de Cockayne (Cockayne's d.). Cockayne's syndrome.
e. colágenas o colagenovasculares (collagen d.'s, collagen-vascular d.'s).
e. comunicable (communicable d.).
e. de comunicación obligatoria (reportable d.). Notifiable d.
e. de Concato (Concato's d.). Polyserositis.
e. de Conradi (Conradi's d.). Chondrodystrophia congenita punctata.
e. constitucional (constitutional d.).
e. contagiosa (contagious d.).
e. del cordero rígido (stiff lamb d.).
e. de Cori (Cori's d.). Type 3 glycogenosis.
e. de corredor de ganado (corridor d.).
e. de Corrigan (Corrigan's d.). Aortic regurgitation.
e. de corteza de alerce (maple bark d.).
e. de Cotunnius (Cotunnius d.). Sciatica.
e. de Cowden (Cowden's d.). Multiple hamartoma syndrome.
e. de cresta azul de las gallinas (bluecomb d. of chickens).
e. de cresta azul de los pavos (bluecomb d. of turkeys).
e. de Creutzfeldt-Jakob (Creutzfeldt-Jakob d.).
e. de los criadores de pájaros (bird-breeder's d.).
e. de Crigler-Najjar (Crigler-Najjar d.). Crigler-Najjar syndrome.
e. de Crocq (Crocq's d.). Acrocyanosis.
e. de Crohn (Crohn's d.). Regional enteritis.
e. crónica de la montaña (chronic mountain sickness). Altitude erythremia.
e. de Crouzon (Crouzon's d.). Craniofacial dysostosis.
e. de Cruveilhier (Cruveilhier's d.). Progressive muscular atrophy.
e. de Cruveilhier-Baumgarten (Cruveilhier-Baumgarten d.).
e. de Csillag (Csillag's d.). Chronic atrophic and lichenoid dermatitis.
cuarta e. (fourth d.). Dukes' d.; Filatov's d.; scarlatinoid.
e. de cuerpos de inclusión (inclusion body d.).
e. de cuerpos de Lafora (Lafora body d., Lafora's d.).
e. de Curschmann (Curschmann's d.). Frosted liver.
e. de Cushing (Cushing's d.).
e. de Daae (Daae's d.). Epidemic pleurodynia.
e. de Danielssen (Danielssen's d.). Anesthetic leprosy.
e. de Danielssen-Boeck (Danielssen-Boeck d.). Anesthetic leprosy.
e. danzante (dancing d.). Procursive chorea.
e. de Darier (Darier's d.). Keratosis follicularis.
e. de Darling (Darling's d.). Histoplasmosis.
e. de Davies (Davies' d.). Endomyocardial fibrosis.
e. por deficiencia (deficiency d.).
e. por deficiencia de anticuerpos (antibody deficiency d.).
e. de Degos (Degos' d.). Malignant atrophic papulosis.
e. de Dejerine (Dejerine's d.). Hereditary hypertrophic neuropathy.
e. de Dejerine-Sottas (Dejerine-Sottas d.). Hereditary hypertrophic neuropathy.
e. por depósito de lípidos neutros (neutral lipid storage *d.*).
e. con depósitos densos (dense-deposit d.).
e. de Dercum (Dercum's d.). Adiposis dolorosa.
e. por descompresión 1. (bends). Decompression sickness. **2.** (decompression sickness). **3.** (decompression d.). Decompression sickness.
e. desmielinizante (demyelinating d.).
e. de Deutschländer (Deutschländer's d.).
e. de Devic (Devic's d.). Neuromyelitis optica.
e. de Di Guglielmo (Di Guglielmo's d.).
e. dinámica (dynamic d.). Functional disorder.
e. de Donohue (Donohue's d.). Leprechaunism.
e. drepanocítica (sickle cell d.). Sickle cell anemia.
e. de Dubini (Dubini's d.). Electric chorea.
e. de Dubois (Dubois' d.). Dubois' abscesses.
e. de Duchenne (Duchenne's d.).
e. de Duchenne-Aran (Duchenne-Aran d.).
e. de Duhring (Duhring's d.). Dermatitis herpetiformis.
e. de Dukes (Dukes' d.). Fourth d.
e. de Duncan (Duncan's d.).
e. de Duplay (Duplay's d.). Subacromial bursitis.
e. de Duroziez (Duroziez' d.).
e. de Dutton (Dutton's d.). Dutton's relapsing fever.
e. de Eales (Eales' d.).
e. de Ebstein (Ebstein's d.). Ebstein's anomaly.
e. de edema porcino (swine edema d.).
e. de Eisenmenger (Eisenmenger's d.). Eisenmenger's complex.

e. **emocional** (emotional d.).
e. **de Engelmann** (Engelmann's d.). Diaphysial dysplasia.
e. **de Epstein** (Epstein's d.). Diphtheroid.
e. **equina africana** (African horse sickness).
e. **de Erb** (Erb's d.). Progressive bulbar paralysis.
e. **de Erb-Charcot** (Erb-Charcot d.). Spastic diplegia.
e. **de Erdheim** (Erdheim d.). Cystic medial necrosis.
e. **escleroquística del ovario** (sclerocystic d. of the ovary).
e. **específica** (specific d.).
e. **de Eulenburg** (Eulenburg's d.). Congenital paramyotonia.
e. **exantemática** (exanthematous d.).
e. **extramamaria de Paget** (extramammary Paget d.). Paget's d.
e. **extrapiramidal** (extrapyramidal d.).
e. **de Fabry** (Fabry's d.). Angiokeratoma corporis diffusum.
e. **de Fahr** (Fahr's d.).
e. **de Farber** (Farber's d.). Disseminated lipogranulomatosis.
e. **febril sistémica** (systemic febrile d.'s).
e. **de Feer** (Feer's d.). Selter's d.
e. **femoropoplítea oclusiva** (femoropopliteal occlusive d.).
e. **de Fenwick** (Fenwick's d.). Idiopathic gastric atrophy.
e. **fibroquística de la mama** (fibrocystic d. of the breast).
e. **fibroquística del páncreas** (fibrocystic d. of the pancreas). Cystic fibrosis.
e. **de Filatov** (Filatov's d.). Fourth d.
e. **de Flatau-Schilder** (Flatau-Schilder d.). Adrenoleukodystrophy.
e. **de Flegel** (Flegel's d.). Hyperkeratosis lenticularis perstans.
e. **de Folling** (Folling's d.). Phenylketonuria.
e. **de Forbes** (Forbes' d.). Type 3 glycogenosis.
e. **de Fordyce** (Fordyce's d.). Fordyce's spots.
e. **de Forrestier** (Forestier's d.). Diffuse idiopathic skeletal hyperostosis.
e. **de Fothergill** (Fothergill's d.).
e. **de Fournier** (Fournier's d.). Fournier's gangrene.
e. **de Fox-Fordyce** (Fox-Fordyce d.). Apocrine miliaria.
e. **de Franklin** (Franklin's d.). γ-Heavy-chain d.
e. **de Freiberg** (Freiberg's d.).
e. **de Friedmann** (Friedmann's d.). Narcolepsy.
e. **de Friedreich** (Friedreich's d.). Myoclonus multiplex.
e. **de Friend** (Friend d.).
e. **de Fuerstner** (Fuerstner's d.).
e. **funcional** 1. (functional d.). Functional disorder. **2.** (functional illness). Functional disorder.
e. **fusoespiroquetal** (fusospirochetal d.).
e. **de Gairdner** (Gairdner's d.). Angina pectoris sine dolore.
e. **de Gamna** (Gamna's d.).
e. **de Gandy-Nanta** (Gandy-Nanta d.).
e. **de las garrapatas** (garapata d.).
e. **de Garré** (Garré's d.). Sclerosing osteitis.
e. **de Gaucher** (Gaucher's d.). Familial splenic anemia.
e. **de Gerhardt** (Gerhardt's d.). Erythromelalgia.
e. **de Gerlier** (Gerlier's d.). Epidemic vertigo.
e. **de Gierke** (Gierke's d.). Type 1 glycogenosis.
e. **de Gilbert** (Gilbert's d.). Familial nonhemolytic jaundice.
e. **de Gilchrist** (Gilchrist's d.). Blastomycosis.
e. **de Gilles de la Tourette** (Gilles de la Tourette's d.).
e. **de Glanzmann** (Glanzmann's d.). Glanzmann's thrombasthenia.
e. **de Goldflam** (Goldflam d.). Myasthenia gravis.
e. **de Gorham** (Gorham's d.). Disappearing bone d.
e. **de Gougerot y Blum** (Gougerot and Blum d.).
e. **de Gougerot-Ruiter** (Gougerot-Ruiter d.). Cutaneous vasculitis.
e. **de Gougerot-Sjögren** (Gougerot-Sjögren d.).
e. **de Gowers** (Gowers d.).
e. **de Graefe** (Graefe's d.). Ophthalmoplegia progressiva.
e. **granulomatosa** (granulomatous d.). Chronic granulomatous d.
e. **granulomatosa crónica** (chronic granulomatous d.).
e. **de Graves** (Graves' d.). Basedow's d.; Parry's d.
e. **de Greenfield** (Greenfield's d.).
e. **de Greenhow** (Greenhow's d.). Parasitic melanoderma.
e. **de Griesinger** (Griesinger's d.). Bilious typhoid of Griesinger.
e. **de Grover** (Grover's d.). Transient acantholytic dermatosis.
e. **de Guinon** (Guinon's d.). Gilles de la Tourette's syndrome.
e. **de Gumboro** (Gumboro d.). Infectious bursal d.
e. **de Günther** (Günther's d.).
e. **del gusano de arena** (sandworm d.).
e. **del gusano del arenque** (herring-worm d.). Anisakiasis.
e. **H** (H d.). Hartnup d.
e. **de Haff** (Haff d.).
e. **de Haglund** (Haglund's d.). Haglund's deformity.
e. **de Hailey y Hailey** (Hailey and Hailey d.).
e. **de Hallervorden-Spatz** (Hallervorden-Spatz d.).
e. **de Hallopeau** (Hallopeau's d.).
e. **de Hamman** (Hamman's d.). Hamman's syndrome.
e. **de Hammond** (Hammond's d.). Athetosis.
e. **de Hand-Schüller-Christian** (Hand-Schüller-Christian d.).
e. **de Hansen** (Hansen's d.). Leprosy.
e. **de Harada** (Harada's d.). Harada's syndrome.
e. **de la harina de maíz** (cornmeal d.).
e. **de Hartnup** (Hartnup d.). H d.; Hartnup disorder.
e. **de Hashimoto** (Hashimoto's d.). Hashimoto's thyroiditis.
e. **de Hebra** (Hebra's d.).
e. **de Heck** (Heck's d.). Focal epithelial hyperplasia.
e. **Heerfordt** (Heerfordt's d.). Uveoparotid fever.
e. **de hemoaglutininas frías** (cold hemagglutinin d.).
e. **de hemoglobina C** (hemoglobin C d.).
e. **de hemoglobina H** (hemoglobin H d.).
e. **hemolítica ABO del recién nacido** (ABO hemolytic d. of the newborn).
e. **hemolítica del recién nacido** (hemolytic d. of newborn).
e. **hemorrágica del ciervo** (hemorrhagic d. of deer).
e. **hemorrágica del recién nacido** (hemorrhagic d. of the newborn).
e. **hepática crónica activa** (chronic active liver d.). Chronic hepatitis.
e. **hepatolenticular** (hepatolenticular d.).
e. **hereditaria dominante de Lévi** (dominantly inherited Lévi's d.). Snub-nose dwarfism.
e. **de Hers** (Hers' d.). Type 6 glycogenosis.
e. **hidatídica** (hydatid d.).
e. **de hierba loca** (locoweed d.). Loco.
e. **de hígado grande** (big liver d.).
e. **hipertensiva crónica** (chronic hypertensive d.).
e. **de Hippel** (Hippel's d.). Lindau's d.
e. **de Hippel-Lindau** (Hippel-Lindau disease). Lindau's d.
e. **de Hirschsprung** (Hirschsprung's d.). Congenital megacolon.
e. **de histiocitos azul marino** (sea-blue histiocyte d.).
e. **de Hjärre** (Hjärre's d.). Coli granuloma.
e. **de Hodgkin** (Hodgkin's d.).
e. **de Hodgson** (Hodgson's d.).
e. **de Hoppe-Goldflam** (Hoppe-Goldflam d.). Myasthenia gravis.
e. **de hueso de mármol** (marble bone d.). Osteopetrosis.
e. **de hueso desaparecido** (disappearing bone d.). Gorham's d.
e. **de Huntington** (Huntington's d.). Hereditary chorea.
e. **de Hurler** (Hurler's d.). Hurler's syndrome.
e. **de Hutchinson-Gilford** (Hutchinson-Gilford d.). Progeria.
e. **de Hyde** (Hyde's d.). Prurigo nodularis.
e. **idiopática de Bamberger-Marie** (idiopathic Bamberger-Marie d.).
e. **de inclusión citomegálica** (cytomegalic inclusion d.).
e. **india** (Indian sickness). Epidemic gangrenous proctitis.
e. **inducida por fármacos** (drug-induced d.).
e. **industrial** (industrial d.).
e. **infecciosa** (infectious d., infective d.).
e. **infecciosa de la bursa** (infectious bursal d.). Gumboro d.
e. **inflamatoria de la pelvis** (pelvic inflammatory d. (PID)).
e. **inglesa** (English d.). Obsolete term for rickets.
e. **de injerto versus huésped** (graft versus host d.).
e. **de inmunocomplejos** (immune complex d.).
e. **inmunoproliferativa del intestino delgado** (immunoproliferative small intestinal d.). Mediterranean lymphoma.
e. **intersticial** (interstitial d.).
e. **de Islandia** (Iceland d.). Epidemic neuromyasthenia.
e. **de las islas** (island d.). Tsutsugamushi d.
e. **Itai-Itai** (Itai-Itai d.).
e. **IVH** (GVH d.). Graft versus host d.
e. **de Jaffe-Lichtenstein** (Jaffe-Lichtenstein d.). Obsolete term for fibrous dysplasia of bone.
e. **de Jakob-Creutzfeldt** (Jakob-Creutzfeldt d.).

e. de Jansky-Bielschowsky (Jansky-Bielschowsky d.).
e. de Jembrana (Jembrana d.).
e. de Jensen (Jensen's d.). Retinochoroiditis juxtapapillaris.
e. de Johne (Johne's d.).
e. de Jüngling (Jüngling's d.). Osteitis tuberculosa multiplex cystica.
e. de Kashin-Bek (Kashin-Bek d.).
e. de Katayama (Katayama d.). Schistosomiasis japonica.
e. de Kawasaki (Kawasaki d.).
e. de Kienböck (Kienböck's d.). Lunatomalacia.
e. de Kimmelstiel-Wilson (Kimmelstiel-Wilson d.).
e. de Kimura (Kimura's d.).
e. de Klippel (Klippel's d.). Arthritic general pseudoparalysis.
e. de Köhler (Köhler's d.).
e. de Köhlmeier-Degos (Köhlmeier-Degos d.).
e. de Krabbe (Krabbe's d.). Globoid cell leukodystrophy.
e. de Kufs (Kufs d.). Cerebral sphingolipidosis adult type.
e. de Kugelberg-Welander (Kugelberg-Welander d.).
e. de Kuhnt-Junius (Kuhnt-Junius d.).
e. de Kussmaul (Kussmaul's d.). Polyarteritis nodosa.
e. de Kyasanur (Kyasanur Forest d.).
e. de Kyrle (Kyrle's d.). Hyperkeratosis follicularis et parafollicularis.
e. láctea o de la leche (milk sickness). Lactimorbus.
e. de Lane (Lane's d.). Erythema palmare hereditarium.
e. de Larrey-Weil (Larrey-Weil d.). Weil's d.
e. de Lasègue (Lasègue's d.). Obsolete eponym for delusions of persecution.
e. de Legg-Calvé-Perthes, de Legg-Perthes o de Legg (Legg-Calvé-Perthes d., Legg's d., Legg-Perthes d.).
e. de los legionarios (Legionnaires' d.).
e. de Leigh (Leigh's d.). Necrotizing encephalomyelopathy.
e. de Leiner (Leiner's d.). Erythroderma desquamativum.
e. de Lenègre (Lenègre's d.). Lenègre's syndrome.
e. de lengua negra (black-tongue d.).
e. de Leri-Weill (Leri-Weill d.). Dyschondrosteosis.
e. de Letterer-Siwe (Letterer-Siwe d.). Nonlipid histiocytosis.
e. de Lev (Lev's d.). Lev's syndrome.
e. de Lewandowski-Lutz (Lewandowski-Lutz d.).
e. de Lhermitte-Duclos (Lhermitte-Duclos d.).
e. de Lindau (Lindau's d.). Hippel's d.; Hippel-Lindau d.
e. lisosomal (lysosomal d.).
e. de Little (Little's d.). Spastic diplegia.
e. de Lobo (Lobo's d.). Lobomycosis.
e. de Löffler (Löffler's d.). Löffler's endocarditis.
e. de Lorain (Lorain's d.). Idiopathic infantilism.
e. del loro (parrot d.). Psittacosis.
e. de Luft (Luft's d.).
e. del lunes por la mañana (Monday morning sickness).
e. de Lutz-Splendore-Almeida (Lutz-Splendore-Almeida d.). Paracoccidioidomycosis.
e. de Lyell (Lyell's d.). Staphylococcal scalded skin syndrome.
e. de Lyme (Lyme d.).
e. de Machado-Joseph (Machado-Joseph d.). Azorean d.
e. de Madelung (Madelung's d.). Multiple symmetric lipomatosis.
e. de Majocchi (Majocchi's d.). Purpura annularis telangiectodes.
e. de Malherbe (Malherbe's d.). Pilomatrixoma.
e. manchada (spotted sickness). Pinta.
e. de manchas blancas (white spot d.). Morphea guttata.
e. de los manipuladores de aves de corral (poultry handler's d.).
e. de manos, pies y boca (hand-foot-and-mouth d.).
e. de Manson (Manson's d.). Schistosomiasis mansoni.
e. de Marchiafava-Bignami (Marchiafava-Bignami d.).
e. de Marek (Marek's d.).
e. de Marfan (Marfan's d.). Marfan's syndrome.
e. de margarina (margarine d.).
e. de Marie-Strümpell (Marie-Strümpell d.). Ankylosing spondylitis.
e. de Marion (Marion's d.).
e. de Martin (Martin's d.).
e. matinal (morning sickness). Nausea gravidarum.
e. de los matorrales (bush sickness).
e. de McArdle (McArdle's d.). Type 5 glycogenosis.
e. de McArdle-Schmid-Pearson (McArdle-Schmid-Pearson d.). Type 5 glycogenosis.
e. mediterránea-hemoglobina E (Mediterranean-hemoglobin E d.).
e. de Meige (Meige's d.).
e. de membrana hialina del recién nacido (hyaline membrane d. of the newborn). Respiratory distress syndrome of the newborn.
e. de Ménétrier (Ménétrier's d.). Hypertrophic gastritis.
e. de Ménière (Ménière's d.). Auditory vertigo.
e. mental **1.** (mental d.). A broadly inclusive term, denoting one or all of the following a) a d. of the brain, with predominant behavioral symptoms, as in paresis or acute alcoholism; b) a d. of the "mind"or personality, evidenced by abnormal behavior, as in hysteria or schizophrenia. **2.** (mental illness).
e. de Merzbacher-Pelizaeus (Merzbacher-Pelizaeus d.).
e. de Meyenburg (Meyenburg's d.). Relapsing polychondritis.
e. de Meyer (Meyer's d.). Adenoids.
e. mianeh (mianeh d.). Persian relapsing fever.
e. de Mibelli (Mibelli's d.). Porokeratosis.
e. micrometastásica (micrometastatic d.).
e. microquística de la médula renal (microcystic d. of renal medulla). Cystic d. of renal medulla.
e. de Mikulicz (Mikulicz' d.).
e. de Milian (Milian's d.). Ninth-day erythema.
e. de Milroy (Milroy's d.). Nonne-Milroy d.
e. de Milton (Milton's d.). Angioneurotic edema.
e. de Minamata (Minamata d.).
e. de los mineros (miner's d.).
e. de Mitchell (Mitchell's d.). Erythromelalgia.
e. mixta del tejido conjuntivo (mixed connective-tissue d.).
e. de Möbius (Möbius d.).
e. molecular (molecular d.).
e. de Mondor (Mondor's d.).
e. de Monge (Monge's d.). Chronic mountain sickness.
e. de la montaña (mountain sickness). Altitude s.
e. por mordedura de gato (cat-bite d.).
e. de Morgagni (Morgagni's d.). Adams-Stokes syndrome.
e. de Morquio (Morquio's d.). Morquio's syndrome.
e. de Morquio-Ullrich (Morquio-Ullrich d.). Morquio's syndrome.
e. de Morvan (Morvan's d.). Syringomyelia.
e. de la mosca (tábano) del ciervo (deer-fly d.). Tularemia.
e. de Moschcowitz (Moschcowitz' d.).
e. del movimiento (motion sickness). Kinesia.
e. moyamoya (moyamoya d.).
e. de Mucha-Habermann (Mucha-Habermann d.).
e. de las mucosas (mucosal d.). Bovine virus diarrhea.
e. multifocal (multicore d.).
e. del músculo blanco (white muscle d.).
e. navicular (navicular d.). Navicularthritis.
e. de Neftel (Neftel's d.).
e. negra **1.** (black sickness). **2.** (black d.).
e. de Neumann (Neumann's d.). Pemphigus vegetans.
e. de las neuronas motoras (motor neuron d.).
e. de Newcastle (Newcastle d.). Ranikhet d.
e. de Nicolas-Favre (Nicolas-Favre d.). Venereal lymphogranuloma.
e. de Niemann-Pick (Niemann-Pick d.). Sphingomyelin lipidosis.
e. nodular (nodular d.). Oesophagostomiasis.
e. de Nonne-Milroy (Nonne-Milroy d.). Milroy's d.
e. de Norrie (Norrie's d.). Atrophia bulborum hereditaria.
e. notificable (notifiable d.). Reportable d.
e. del núcleo central (central core d.).
e. nula (nil d.). Lipoid nephrosis.
e. ocupacional (occupational d.).
e. de Oguchi (Oguchi's d.).
e. de los ojos saltones (bulging eye d.). **1.** Gedoelstiosis. **2.** Gedoelstiosis.
e. de Ollier (Ollier's d.). Enchondromatosis.
e. de Oppenheim (Oppenheim's d.). Amyotonia congenita.
e. orgánica (organic d.).
e. de la orina con olor a maltería (oasthouse urine d.).
e. de la orina en jarabe de arce (maple syrup urine d.).
e. de Ormond (Ormond's d.). Idiopathic retroperitoneal fibrosis.

e. ósea de Recklinghausen (Recklinghausen's d. of bone).
e. de Osgood-Schlatter (Osgood-Schlatter d.).
e. de Osler (Osler's d.).
e. de Osler-Vaquez (Osler-Vaquez d.). Erythremia.
e. de Otto (Otto's d.). Arthrokatadysis; Otto pelvis.
e. de las ovejas de Nairobi (Nairobi sheep d.).
e. ovina de la preñez (pregnancy d. of sheep). Lambing paralysis.
e. de Owren (Owren's d.). Parahemophilia.
e. de Paas (Paas' d.).
e. de Paget (Paget's d.).
e. de Panner (Panner's d.).
e. parasitaria (parasitic d.).
e. de la parición de corderos (lambing sickness). Pregnancy disease of sheep.
e. de Parkinson (Parkinson's d.). Parkinsonism.
e. de Parrot (Parrot's d.).
e. de Parry (Parry's d.). Graves' d.
e. por parvovirus canino (canine parvovirus d.).
e. de Pauzat (Pauzat's d.).
e. de Pavy (Pavy's d.). Cyclic or recurrent physiologic albuminuria.
e. de Paxton (Paxton's d.). Trichomycosis axillaris.
e. del pecho (brisket d.).
e. de pedernal (flint d.). Chalicosis.
e. de Pel-Ebstein (Pel-Ebstein d.). Pel-Ebstein fever.
e. de Pelizaeus-Merzbacher (Pelizaeus-Merzbacher d.).
e. de Pellegrini, de Pellegrini-Stieda (Pellegrini's d., Pellegrini-Stieda d.).
e. periódica (periodic d.).
e. perna (perna d.).
e. del perro (dog d.). Phlebotomus fever.
e. de Perthes (Perthes d.). Legg-Calvé-Perthes d.
e. de Pette-Döring (Pette-Döring d.). Nodular panencephalitis.
e. de Peyronie (Peyronie's d.). Penile fibromatosis; van Buren's d.
e. de pezuñas y boca (hoof-and-mouth d.).
e. de Pick (Pick's d.).
e. del pie de Dupuytren (Dupuytren's d. of the foot). Plantar fibromatosis.
e. de pie y boca (foot-and-mouth d. (FMD)). Aftosa; apthovirus; contagious aphthae.
e. de piel aterronada (lumpy skin d.).
e. de piel en rombos (diamond skin d.).
e. de la piel endurecida **1.** (hidebound d.). Scleroderma (usually applied to extensive involvement). **2.** (skinbound d.).
e. de Plummer (Plummer's d.).
e. poliquística de los riñones (polycystic d. of kidneys).
e. poliquística del hígado (polycystic liver d.).
e. "del pollo loco" (crazy chick d.).
e. de los pollos (pullorum d.). Diarrhea alba; white diarrhea.
e. de Pompe (Pompe's d.). Type 2 glycogenosis.
e. de los porquerizos (swineherd's d.).
e. de Posadas (Posadas d.). Coccidioidomycosis.
e. de Pott (Pott's d.). Tuberculous spondylitis.
e. de Potter (Potter's d.). Potter's facies.
e. primaria (primary d.).
e. de Pringle (Pringle's d.). Adenoma sebaceum.
e. de Profichet (Profichet's d.).
e. pulmonar obstructiva crónica (EPOC) (chronic obstructive pulmonary d. (COPD)).
e. sin pulso (pulseless d.). Takayasu's d.; Takayasu's syndrome.
e. de Purtscher (Purtscher's d.).
e. de los que trabajan con perlas (pearl-worker's d.).
e. de de Quervain (de Quervain's d.).
e. de Quincke (Quincke's d.). Angioneurotic edema.
e. de Quinquaud (Quinquaud's d.). Folliculitis decalvans.
quinta e. (fifth d.). Erythema infectiosum.
e. quística de la mama (cystic d. of the breast).
e. quística de la médula renal (cystic d. of renal medulla).
e. por radiaciones (radiation sickness).
e. de Ranikhet (Ranikhet d.).
e. de Rayer (Rayer's d.). Biliary xanthomatosis.
e. de Raynaud (Raynaud's d.). Raynaud's syndrome.
e. de Recklinghausen (Recklinghausen's d.). Neurofibromatosis.
e. de Refsum (Refsum's d.). Heredopathia atactica polyneuritiformis.
e. de Reiter (Reiter's d.). Reiter's syndrome.
e. de Rendu-Osler-Weber (Rendu-Osler-Weber d.).
e. respiratoria crónica (chronic respiratory d., (CRD)).
e. reumática (rheumatic d.).
e. reumatoidea (rheumatoid d.). Rheumatoid arthritis.
e. rhesus (rhesus d.).
e. de Riedel (Riedel's d.). Riedel's thyroiditis.
e. de Riga-Fede (Riga-Fede d.).
e. del riñón pulposo (pulpy kidney d.). Enterotoxemia.
e. de la risa **1.** (laughing sickness). **2.** (laughing d.). A disabling state of hypnosis or narcosis induced by witch doctors and characterized by involuntary laughing. **3.** (laughing d.). The compulsive mirthless laughter of schizophrenics.
e. de Ritter (Ritter's d.).
e. de Robinson (Robinson's d.).
e. de Robles (Robles' d.). Ocular onchocerciasis.
e. de Roger (Roger's d.). Maladie de Roger.
e. de Rokitansky (Rokitansky's d.).
e. de Romberg (Romberg's d.). Facial hemiatrophy.
e. rosada (pink d.). Acrodynia.
e. de Rosenbach (Rosenbach's d.).
e. de Roth (Roth's d.). Meralgia paraesthetica.
e. de Roth-Bernhardt (Roth-Bernhardt d.). Meralgia paraesthetica.
e. de Rougnon-Heberden (Rougnon-Heberden d.). Angina pectoris.
e. de Roussy-Lévy (Roussy-Lévy d.). Roussy-Lévy syndrome.
e. de Rubarth (Rubarth's d.). Infectious canine hepatitis.
e. de Rust (Rust's d.). Malum vertebrale suboccipitale; spondylarthrocace.
e. del salmón (salmon d.). Salmon poisoning.
e. saltarina de Maine (jumper d., jumper d. of Maine).
e. de Sandhoff (Sandhoff's d.).
e. de Schamberg (Schamberg's d.).
e. de Schaumberg (Schaumberg's d.). Adrenoleukodystrophy.
e. de Schenck (Schenck's d.). Sporotrichosis.
e. de Scheuermann (Scheuermann's d.).
e. de Schilder (Schilder's d.). Adrenoleukodystrophy.
e. de Schlatter, de Schlatter-Osgood (Schlatter's d., Schlatter-Osgood d.). Osgood-Schlatter d.
e. de Scholz (Scholz' d.).
e. de Schönlein (Schönlein's d.). Henoch-Schönlein purpura.
e. de Schottmüller (Schottmüller's d.). Paratyphoid fever.
e. de Schüller (Schüller's d.). Hand-Schüller-Christian d.
e. secundaria (secondary d.).
e. de Seitelberger (Seitelberger's d.). Infantile neuroaxonal dystrophy.
e. de Selter (Selter's d.). Feer's d.
e. de Senear-Usher (Senear-Usher d.). Pemphigus erythematosus.
sexta e. (sixth d.). Exanthema subitum.
sexta e. venérea (sixth venereal d.). Venereal lymphogranuloma.
e. de Shaver (Shaver's d.). Bauxite pneumoconiosis.
e. shimamushi (shimamushi d.). Tsutsugamushi d.
e. de Siemerling-Creutzfeldt (Siemerling-Creutzfeldt d.). Adrenoleukodystrophy.
e. de los silos (silo-filler's d.).
e. de Simmonds (Simmonds' d.). Hypophysial cachexia.
e. de Simon (Simons' *d.*). Progressive lipodystrophy.
e. de sistemas combinados (combined system d.).
e. de Sjögren (Sjögren's d.). Sjögren's syndrome.
e. de Sneddon-Wilkinson (Sneddon-Wilkinson d.).
e. sociales (social d.'s).
e. de Spielmeyer-Sjögren (Spielmeyer-Sjögren d.).
e. de Spielmeyer-Stock (Spielmeyer-Stock d.).
e. de Spielmeyer-Vogt (Spielmeyer-Vogt d.).
e. de Stargardt (Stargardt's d.).
e. de Steele-Richardson-Olszewski (Steele-Richardson-Olszewski d.). Steele-Richardson-Olszewski syndrome.
e. de Steinert (Steinert's d.). Myotonic dystrophy.
e. de Sticker (Sticker's d.). Erythema infectiosum.
e. de Still (Still's d.).

e. de Stokes-Adams (Stokes-Adams d.). Adams-Stokes syndrome.
e. de Strümpell (Strümpell's d.).
e. de Strümpell-Marie (Strümpell-Marie d.).
e. de Strümpell-Westphal (Strümpell-Westphal d.). Pseudosclerosis.
e. de Sturge (Sturge's d.). Sturge-Weber syndrome.
e. de Sturge-Weber (Sturge-Weber d.). Sturge-Weber syndrome.
e. de Stuttgart (Stuttgart d.).
e. sudorosa (sweating sickness).
e. del sueño (sleeping sickness).
e. del sueño africana (African sleeping sickness).
e. del sueño africana aguda (acute African sleeping sickness).
e. del sueño africana crónica (chronic African sleeping sickness).
e. del sueño del este de África (East African sleeping sickness).
e. del sueño del oeste de África (West African sleeping sickness).
e. del suero **1.** (serum sickness). Serum disease. **2.** (serum d.). Serum sickness.
e. de Sulzberger-Garbe (Sulzberger-Garbe d.).
e. de Sutton (Sutton's d.).
e. de Swediauer (Swediauer's d.). Albert's d.
e. de Sweet (Sweet's d.). Acute neutrophilic dermatosis.
e. de Swift (Swift's d.). Acrodynia.
e. de Sydenham (Sydenham's d.). Sydenham's chorea.
e. de Sylvest (Sylvest's d.). Epidemic pleurodynia.
e. de Takahara (Takahara's d.). Acatalasia.
e. de Takayasu (Takayasu's d.). Pulseless d.
e. de talasemia drepanocítica (sickle cell-thalassemia d.).
e. de Talma (Talma's d.). Myotonia acquisita.
e. de Tánger (Tangier d.).
e. de Taussig-Bing (Taussig-Bing d.). Taussig-Bing syndrome.
e. de Tay (Tay's d.).
e. de Tay-Sachs (Tay-Sachs d.).
e. de Taylor (Taylor's d.). Diffuse idiopathic cutaneous atrophy.
e. del tejido conjuntivo (connective-tissue d.'s).
e. del tendón desprendido (slipped tendon d.).
tercera e. (third d.). Rubella.
e. terrestre (car sickness). Motion s.
e. de Teschen (Teschen d.).
e. de Theiler (Theiler's d.).
e. de Thomsen (Thomsen's d.). Myotonia congenita.
e. de Thornwaldt (Thornwaldt's d.).
e. de Thygeson (Thygeson's d.). Superficial punctate keratitis.
e. tirocardíaca (thyrocardiac d.).
e. de Tommaselli (Tommaselli's d.).
e. de Tornwaldt (Tornwaldt's d.).
e. de Tourette (Tourette's d.). Gilles de la Tourette's syndrome.
e. de los trabajadores de fábricas de papel (paper mill worker's d.).
e. de transmisión sexual (ETS) (sexually transmitted d. (STD)).
e. del trapero (rag-sorter's d.). Pulmonary anthrax.
e. del trébol (clover d.). Trifoliosis.
e. del trébol dulce (sweet clover d.).
e. tsutsugamushi (tsutsugamushi d.). Akamushi d.
e. en túnel (tunnel d.). Ancylostomiasis.
e. de uncinarias (hookworm d.).
e. de Underwood (Underwood's d.). Sclerema neonatorum.
e. de Unna (Unna's d.). Seborrheic dermatitis.
e. de Unverricht (Unverricht's d.).
e. de Urbach-Wiethe (Urbach-Wiethe d.). Lipid proteinosis.
e. del vagabundo (vagabond's d.). Parasitic melanoderma.
e. del vago (vagrant's d.). Parasitic melanoderma.
e. de van Bogaert (van Bogaert's d.).
e. de van Buren (van Buren's d.). Peyronie's d.
e. de Vaquez (Vaquez' d.). Erythremia.
e. venérea (venereal d.).
e. venooclusiva del hígado (veno-occlusive d. of the liver).
e. verde (green sickness). Chlorosis.
e. vesiculosa de los cerdos (swine vesicular d.).
e. de Vidal (Vidal's d.). Lichen simplex.
e. de Vincent (Vincent's d.). Necrotizing ulcerative gingivitis.
e. de Virchow (Virchow's d.).
e. virósica de las glándulas salivales (salivary gland virus d.).
e. por virus lentos (slow virus d.).
e. por virus de Marburg (Marburg virus d.).
e. por virus X (virus X d.).
e. de Vogt-Spielmeyer (Vogt-Spielmeyer d.).
e. de Voltolini (Voltolini's d.).
e. del vómito de Jamaica (Jamaican vomiting sickness). Ackee poisoning.
e. de von Economo (von Economo's d.). Encephalitis lethargica.
e. de von Gierke (von Gierke's d.). Type 1 glycogenosis.
e. de von Hippel-Lindau (von Hippel-Lindau d.). Lindau's d.
e. de von Meyenburg (von Meyenburg's d.). Relapsing polychondritis.
e. de von Recklinghausen (von Recklinghausen's d.). Neurofibromatosis.
e. de von Willebrand (von Willebrand's d.).
e. de Voorhoeve (Voorhoeve's d.). Osteopathia striata.
e. de Wagner (Wagner's d.). Hyaloideoretinal degeneration.
e. de Wardrop (Wardrop's d.). Onychia maligna.
e. de Weber-Christian (Weber-Christian d.).
e. de Wegner (Wegner's d.). Syphilitic osteochondritis.
e. de Weil (Weil's d.). Infectious icterus; Larrey-Weil d.
e. de Werdnig-Hoffmann (Werdnig-Hoffmann d.).
e. de Werlhof (Werlhof's d.). Obsolete term for idiopathic thrombocytopenic purpura.
e. de Wernicke (Wernicke's d.). Wernicke's syndrome.
e. de Werther (Werther's d.). Dermatitis nodularis necrotica.
e. de Wesselsbron (Wesselsbron d.). Wesselsbron fever.
e. de Westphal (Westphal's d.). Pseudosclerosis.
e. de Whipple (Whipple's d.).
e. de Whitmore (Whitmore's d.). Melioidosis.
e. de Wilkie (Wilkie's d.). Superior mesenteric artery syndrome.
e. de Wilson (Wilson's d.).
e. de Winiwarter-Buerger (Winiwarter-Buerger d.).
e. de Winkelman (Winkelman's d.).
e. de Winkler (Winkler's d.).
e. de Wohlfart-Kugelberg-Welander (Wohlfart-Kugelberg-Welander d.). Juvenile muscular atrophy.
e. de Wolman (Wolman's d.).
e. de Woringer-Kolopp (Woringer-Kolopp d.).
e. X australiana (Australian X d.). Murray Valley encephalitis.
e. de yeso de París (plaster of Paris d.).
e. de Ziehen-Oppenheim (Ziehen-Oppenheim d.).

enfermera (nurse). One who is trained in the scientific basis of nursing under defined standards of education and is concerned with the diagnosis and treatment of human responses to actual or potential health problems.
e. anestesista (nurse anesthetist).
e. a cargo (charge n.). Head n.; a n. in charge of a hospital patient-care unit.
e. diplomada (registered n. (R.N.)).
e. especializada en clínica (clinical n. specialist).
e. jefe (head n.). A n. supervising the nursing staff in a hospital.
e. privada (private duty n.).
e. quirúrgica (scrub n.).
e. en salud de la comunidad (community health n.).
e. de salud pública (public health n.).
e. visitadora (visiting n.).

enfermería **1.** (nursing). The scientific care of the sick by a professional nurse. **2.** (infirmary). A clinic or small hospital, especially in a school or college.

enfermizo (infirm). Weak or feeble because of old age or disease.

enfermo (sick). Unwell; suffering from disease.

enfilado (set-up). **1.** The arrangement of teeth on a trial denture base. **2.** A procedure in dental case analysis involving cutting off and repositioning of teeth in the desired positions on a plaster cast.

enfisema (emphysema). **1.** Presence of air in the interstices of the connective tissue of a part. **2.** Pulmonary e.; increase beyond the normal in the size of air spaces distal to the terminal bronchiole, with destructive changes in their walls and reduction in their number.
e. centrilobulillar (centrilobular e.). Centri-acinar e.
e. centroacinar (centri-acinar e.). Centrilobular e.
e. compensador (compensating e., compensatory e.).
e. cutáneo (cutaneous e.). Subcutaneous e.
e. difuso (diffuse e.). Panlobular e.
e. familiar (familial e.).
e. gangrenoso (gangrenous e.). Gas gangrene.

e. generalizado (generalized e.). Panlobular e.
e. interlobulillar (interlobular e.).
e. intersticial (interstitial e.).
e. intestinal (intestinal e.). Pneumatosis cystoides intestinalis.
e. mediastínico (mediastinal e.).
e. panacinar (panacinar e.). Panlobular e.
e. panlobulillar (panlobular e.). Diffuse e.; generalized e.; panacinar e.
e. paraseptal (paraseptal e.).
e. pulmonar (pulmonary e.). Emphysema.
e. quirúrgico (surgical e.).
e. senil (senile e.).
e. subcutáneo (subcutaneous e.). Aerodermectasia; cutaneous e.
e. subgaleal (subgaleal e.). Extracranial pneumatocele.
enfisematoso (emphysematous). Relating to or affected with emphysema.
enflisis (emphlysis). A vesicular eruption, such as pemphigus.
enflurano (enflurane). A potent volatile inhalation anesthetic that is nonflammable and nonexplosive.
enfráctico (emphractic). Relating to emphraxis.
enfraxis (emphraxis). **1.** A clogging or obstruction of the mouth of the sweat gland. **2.** An impaction.
ENG (ENG). Abbreviation for electronystagmography.
engastrio (engastrius). Unequal conjoined twins in which the smaller parasite is wholly or partly within the abdomen of the larger autosite.
englobamiento (englobement). The process of inclusion by a spheroidal body, such as by a phagocyte.
englobar (englobe). To take in by a spheroidal body; said of the ingestion of bacteria and other foreign bodies by the phagocytes.
engrafia (engraphia). The formation of engrams.
engrama (engram). In the mnemic hypothesis, a physical habit or memory trace made on the protoplasm of an organism by the repetition of stimuli.
engrapado (stapling). Use of a stapling device that unites two tissues, such as the two ends of bowel, by applying a row or circle of staples.
e. gástrico (gastric s.).
enhematospora, enhemospora (enhematospore, enhemospore). Obsolete terms for merozoite.
enlace (bond). In chemistry, the force holding two neighboring atoms in place and resisting their separation.
e. de acilmercaptano (acylmercaptan b.).
e. doble (double b.).
e. dobles conjugados (conjugated double b.'s).
e. fosfato de alta energía (high energy phosphate b.).
e. intercelulares (intercellular bridge's). Cell b.'s; cytoplasmic b.'s.
e. peptídico **1.** (peptide b.). The common link (-CO-NH-) between amino acids in proteins. **2.** (peptide bridge).
e. triple (triple b.).
e. único (single b.).
enlodar (lute). To seal or fasten with wax or cement.
enmascarado (masked). Concealed.
enmascaramiento (masking). **1.** The use of noise of any kind to interfere with the audibility of another sound. **2.** The hiding of smaller rhythms in the brain wave record by larger and slower ones whose wave form they distort. **3.** In dentistry, an opaque covering used to camouflage the metal parts of a prosthesis.
-eno (-ene). Suffix applied to a chemical name indicating the presence of a carbon-carbon double bond.
enoftalmía **1.** (enophthalmia). Enophthalmos. **2.** (enophthalmos). Enophthalmia; recession of the eyeball within the orbit.
-enoico (-enoic). Suffix indicating an unsaturated acid.
enoíl hidrasa (enoyl hydrase). Enoyl-CoA hydratase.
enoíl-ACP reductasa (enoyl-ACP reductase). Crotonyl-ACP reductase; an enzyme catalyzing hydrogenation of acyl-ACP complexes to 2,3-dehydroacyl-ACP's, with NAD^+ as hydrogen acceptor; important in fatty acid metabolism.
enoíl-CoA hidratasa (enoyl-CoA hydratase). Crotonase; enoyl hydrase.
2-enoíl-CoA reductasa (2-enoyl-CoA reductase). Acyl-CoA dehydrogenase ($NADP^+$).
enoílo (enoyl). The acyl radical of an unsaturated aliphatic acid.
enol (enol). A compound possessing a hydroxyl group (alcohol) attached to a doubly bonded (ethylenic) carbon atom.
enolasa (enolase). Phosphopyruvate hydratase.
enolización (enolization). Conversion of a keto to an enol form.
enolpiruvato (enol pyruvate). The form of pyruvate encountered in the biologically important phospho enol pyruvate (enol pyruvate phosphate), not in the free form.
enorgánico (enorganic). Rarely used term denoting that which occurs as an innate characteristic of an organism.
enosimanía (enosimania). Rarely used term for the obsessive belief of having committed an unpardonable offense.
enostosis (enostosis). A mass of proliferating bone tissue within a bone.
enquistado (encysted). Encapsulated by a membranous bag.
enquistamiento (encystment). The condition of being or becoming encysted.
enranciarse (rancidify). To make o become rancid.
enrejado (lattice). A regular arrangement of units into an array such that a plane passing through two units of a particular type or in a particular interrelationship will pass through an indefinite number of such units; e.g., the atom arrangement in a crystal.
ensalada de palabras (word salad). A jumble of meaningless and unrelated words emitted by persons with certain kinds of schizophrenia.
ensanchador (reamer). A rotating finishing or drilling tool used to shape or enlarge a hole.
e. de costillas (rib spreader).
e. intramedular (intramedullary r.).
e. a motor (engine r.).
ensayo (assay). Test of purity; trial.
e. de Ames (Ames a.). Ames test.
e. clonogénico (clonogenic a.).
e. de doble anticuerpo en sandwich (double antibody sandwich a.).
e. de Grunstein-Hogness (Grunstein-Hogness a.).
e. indirecto (indirect a.).
e. de inmunoadsorción ligado a enzimas (ELISA) (enzyme-linked immunosorbent a. (ELISA)).
e. inmunoquímico (immunochemical a.). Immunoassay.
e. inmunorradiométrico (immunoradiometric a.).
e. radioinmune de célula Raji (Raji cell radioimmune a.).
e. de radiorreceptores (radioreceptor a.).
e. por unión del complemento (complement binding a.).
e. de unión por competencia (competitive binding a.). Displacement analysis; saturation analysis.
ensiforme (ensiform). Xiphoid.
ensisternum (ensisternum). Processus xiphoideus.
enstrofia (enstrophe). Entropion.
ensu (ensu). Acronym for *e*quivalent *n*ormal *s*on *u*nit.
ental (ental). Relating to the interior; inside.
entalpía (enthalpy). Heat content, symbolized as *H*.
entamebiasis (entamebiasis). Infection with *Entamoeba histolytica*.
entasia, entasis (entasia, entasis). Tonic spasm.
entático (entatic). **1.** Pertaining to entasia. **2.** Rarely used synonym of aphrodisiac.
enteral (enteral). Within, or by way of, the intestine or gastrointestinal tract, especially as distinguished from parenteral.
enteralgia (enteralgia). Enterdynia; enterodynia; severe abdominal pain accompanying spasm of the bowel.
enteramina (enteramine). Serotonin.
enterdinia (enterdynia). Enteralgia.
enterectasis (enterectasis). Dilation of the bowel.
enterectomía (enterectomy). Resection of a segment of the intestine.
enterelcosis (enterelcosis). Ulceration of the bowel.
entérico (enteric). Relating to the intestine.
enteritis (enteritis). Inflammation of the intestine, especially of the small intestine.
e. anafiláctica (e. anaphylactica).
e. cicatrizante crónica (chronic cicatrizing e.). Regional e.
e. diftérica (diphtheritic e.).
e. felina infecciosa (feline infectious e.).
e. flemonosa (phlegmonous e.).
e. granulomatosa (granulomatous e.). Regional e.

e. mucomembranosa (mucomembranous e.). Mucoenteritis.
e. necrosante (e. necroticans).
e. poliposa (e. polyposa). E. associated with polyp formation.
e. regional (regional e.). Chronic cicatrizing e.; Crohn's disease; distal ileitis.
e. seudomembranosa (pseudomembranous e.). Pseudomembranous enterocolitis.
e. transmisible (transmissible e.).
e. tuberculosa (tuberculous e.).
e. del visón (e. of mink).
entero (entire). Having a smoothly continuous edge or border without indentations or projections; denoting a margin, as of a bacterial colony.
entero-, enter- (entero-, enter-). Combining forms relating to the intestines.
enteroanastomosis (enteroanastomosis). Enteroenterostomy.
enteroantelona (enteroanthelone). Enterogastrone.
enteroapocleisis (enteroapocleisis). Obsolete term for exclusion of a segment of the intestine by forming an anastomosis between the parts above and below.
enterobacteria (enterobacterium, pl. enterobacteria). A member of the family Enterobacteriaceae.
enterobiasis (enterobiasis). Infection with *Enterobius vermicularis*, the human pinworm.
enterobrosis, enterobrosia (enterobrosis, enterobrosia). Obsolete term for perforation of the intestine.
enterocele (enterocele). **1.** A hernial protrusion through a defect in the rectovaginal or vesicovaginal pouch. **2.** Cavitas abdominalis. **3.** An intestinal hernia.
e. parcial (partial e.). Parietal hernia.
enterocentesis (enterocentesis). Puncture of the intestine with a hollow needle (trocar and cannula) to withdraw substances.
enterocinasa (enterokinase). Enteropeptidase.
enterocinesis (enterokinesis). Muscular contraction of the alimentary canal.
enterocinético (enterokinetic). Relating to, or producing, enterokinesis.
enterocistocele (enterocystocele). A hernia of both intestine and bladder wall.
enterocistoma (enterocystoma). Enterocyst.
enterocleisis (enterocleisis). Occlusion of the lumen of the alimentary canal.
e. del epiplón (omental e.).
enteroclisis (enteroclysis). High enema.
enterococo (enterococcus, pl. enterococci). A streptococcus which inhabits the intestinal tract.
enterocolecistostomía (enterocholecystostomy). Cholecystenterostomy.
enterocolecistotomía (enterocholecystotomy). Cholecystenterotomy.
enterocolitis (enterocolitis). Coloenteritis; inflammation of the mucous membrane of a greater or lesser extent of both small and large intestines.
e. antibiótica (antibiotic e.).
e. necrosante (necrotizing e.).
e. regional (regional e.).
e. seudomembranosa (pseudomembranous e.).
enterocolostomía (enterocolostomy). Establishment of an artificial opening between the small intestine and the colon.
enterodinia (enterodynia). Enteralgia.
enteroenterostomía (enteroenterostomy). Enteroanastomosis; intestinal anastomosis; establishment of a new communication between two segments of intestine.
enteroespasmo (enterospasm). Increased, irregular, and painful peristalsis.
enteroestenosis (enterostenosis). Narrowing of the lumen of the intestine.
enterogastritis (enterogastritis). Gastroenteritis.
enterogastrona (enterogastrone). Anthelone E; enteroanthelone; a hormone, obtained from intestinal mucosa, that inhibits gastric secretion and motility.
enterógeno (enterogenous). Of intestinal origin.
enterografía (enterography). The making of a graphic record delineating the intestinal muscular activity.
enterógrafo (enterograph). An instrument designed for use in enterography.
enterohepatitis (enterohepatitis). Inflammation of both the intestine and the liver.
e. infecciosa (infectious e.). Histomoniasis.
enterohepatocele (enterohepatocele). Congenital umbilical hernia containing intestine and liver.
enteroides (enteroidea). Fevers due to infection caused by any of the intestinal bacteria.
enterólisis (enterolysis). Division of intestinal adhesions.
enterolitiasis (enterolithiasis). Presence of calculi in the intestine.
enterolito (enterolith). An intestinal calculus formed of layers of soaps and earthy phosphates surrounding a nucleus of some hard body.
enterología (enterology). The branch of medical science concerned especially with the intestinal tract.
enteromegalia (enteromegaly, enteromegalia). Megaloenteron.
enteromenia (enteromenia). Vicarious menstruation in the intestine.
enteromerocele (enteromerocele). Rarely used term for femoral hernia.
enterómetro (enterometer). An instrument used in measuring the diameter of the intestine.
enteromicosis (enteromycosis). An intestinal disease of fungal origin.
enteronitis (enteronitis). Obsolete term for enteritis.
enteroparesia (enteroparesis). A state of diminished or absent peristalsis with flaccidity of the muscles of the intestinal walls.
enteropatía (enteropathy). An intestinal disease.
e. por gluten (gluten e.). Celiac disease.
e. con pérdida de proteínas (protein-losing e.).
enteropatógeno **1.** (enteropathogenic). Capable of producing disease in the intestinal tract. **2.** (enteropathogen). An organism capable of producing disease in the intestinal tract.
enteropeptidasa (enteropeptidase). Enterokinase; an intestinal proteolytic enzyme from the duodenal mucosa that converts trypsinogen into trypsin.
enteropexia (enteropexy). Fixation of a segment of the intestine to the abdominal wall.
enteroplastia (enteroplasty). Plastic surgery of the intestine.
enteroplejía (enteroplegia). Rarely used term for adynamic ileus.
enteroplex (enteroplex). Obsolete term for an instrument for use in effecting union of the divided ends of the intestine.
enteroplexia (enteroplexy). Obsolete term for joining the divided ends of the intestine.
enteroproctia (enteroproctia). Rarely used term for the presence of an artifical anus, as by a colostomy.
enteroptósico (enteroptotic). Relating to or suffering from enteroptosis.
enteroptosis, enteroptosia (enteroptosis, enteroptosia). Abnormal descent of the intestines in the abdominal cavity, usually associated with falling of the other viscera.
enteroquiste (enterocyst). Enterocystoma; a cyst of the wall of the intestine.
enterorrafia (enterorrhaphy). Suture of the intestine.
enterorragia (enterorrhagia) Bleeding within the intestinal tract.
enterorrenal (enterorenal). Relating to both the intestines and the kidneys.
enterorrexia (enterorrhexis) Rarely used term for rupture of the gut or bowel.
enteroscopio (enteroscope). A speculum for inspecting the inside of the intestine in operative cases.
enterosepsis (enterosepsis). Sepsis occurring in or derived from the alimentary canal.
enterostasis (enterostasis). Intestinal stasis; a retardation or arrest of the passage of the intestinal contents.
enterostaxis (enterostaxis). Obsolete term for oozing of blood from the mucous membrane of the intestine.
enterostomía (enterostomy). An artificial anus or fistula into the intestine through the abdominal wall.
e. doble (double e.).
enterotomía (enterotomy). Incision into the intestine.
enterótomo (enterotome). An instrument for incising the intestine, especially in the creation of an artificial anus.
enterotoxemia (enterotoxemia). Milk colic; pulpy kidney disease.

enterotoxicación (enterotoxication). Autointoxication.
enterotoxigénico (enterotoxigenic). Denoting an organism containing or producing a toxin specific for cells of the intestinal mucosa.
enterotoxina (enterotoxin). Intestinotoxin; a cytotoxin specific for the cells of the intestinal mucosa.
e. citotónica (cytotonic e.).
e. de Escherichia coli (Escherichia coli e.).
e. estafilocócica (staphylococcal e.).
enterotoxismo (enterotoxism). Autointoxication.
enterotrópico (enterotropic). Attracted by or affecting the intestine.
enterozoico (enterozoic). Relating to an enterozoon.
enterozoo (enterozoon). An animal parasite in the intestine.
entésico (enthetic). **1.** Rarely used term denoting enthesis. **2.** Exogenous.
entesis (enthesis). Rarely used term for the insertion of synthetic or other inorganic material to replace lost tissue.
entesitis (enthesitis). Traumatic disease occurring at the insertion of muscles.
entesopatía (enthesopathy). A disease process occurring at the site of insertion of muscle tendons and ligaments into bones or joint capsules.
entesopático (enthesopathic). Denoting or characteristic of enthesopathy.
entidad (entity). An independent thing; that which contains in itself all the conditions essential to individuality; that which forms of itself a complete whole.
entipia (entypy). The condition in an early mammalian embryo in which the endoderm covers the embryonic and amniotic ectoderm.
entlasis (enthlasis). Depressed fracture of the skull.
ento-, ent- (ento-, ent-). Prefixes meaning inner, or within.
entoblasto (entoblast). Endoblast.
entocele (entocele). An internal hernia.
entoconidio (entoconid). The inner posterior cusp of a mandibular molar tooth.
entocono (entocone). The mesiolingual cusp of a maxillary molar tooth.
entocórnea (entocornea). Lamina limitans posterior corneae.
entocoroides (entochoroidea). Lamina choroidocapillaris.
entocraneal (entocranial). Endocranial.
entocráneo (entocranium). Endocranium.
entodermo (entoderm). Endoderm.
entomión (entomion). The tip of the mastoid angle of the parietal bone.
entomofobia (entomophobia). Morbid fear of insects.
entomoftoramicosis (entomophthoramycosis). Rhinomucormycosis; rhinophycomycosis.
e. basidiobolae (e. basidiobolae). A subcutaneous zygomicosis due to the fungus *Basidiobolus haptosporus*.
e. conidiobolae (e. conidiobolae). A zygomicosis caused by *Conidiobolus coronatus* or *Entomophthora coronata*.
entomología (entomology). The science concerned with the study of insects.
entonación (toning). The replacing of a silver deposit with one of gold in an impregnated histologic section, by treatment with a solution of gold chloride.
entonador (toner). A solution used in toning.
entópico (entopic). Placed within; occurring or situated in the normal place; opposed to ectopic.
entoplasma (entoplasm). Endoplasm.
entóptico (entoptic). Within the eyeball.
entorretina (entoretina). Henle's nervous layer.
entosarca (entosarc). Endosarc.
entozoario (entozoal). Relating to entozoa.
entozoo, entozoario (entozoon, pl. entozoa). An animal parasite whose habitat is any of the internal organs or tissues.
entrada (inlet). A passage leading into a cavity.
e. pélvica (pelvic i.). Apertura pelvis superior.
entrañas (entrails). The viscera of an animal.
entrecruzamiento de genes (crossing-over, crossover). Reciprocal exchange of material between two paired chromosomes during meiosis.
e. desigual (uneven c.-o., unequal c.-o.).
e. somático (somatic c.-o.).
entrenamiento (training). An organized system of education, instruction, or discipline.
e. asertivo (assertive t.). Assertive conditioning.
e. aversivo (aversive t.). Aversive conditioning.
e. de hábitos sanitarios (toilet t.).
entrenar (train). To increase the virulence of bacteria by successive inoculations in animals.
entretejido (knitting). Nonmedical term denoting the process of union of the fragments of a broken bone or of the edges of a wound.
entropía (entropy). That fraction of heat (energy) content not available for the performance of work.
entropión (entropion, entropium). **1.** Inversion or turning inward of a part. **2.** Enstrophe; the infolding of the margin of an eyelid.
e. atónico (atonic e.).
e. cicatrizal (cicatricial e.).
e. espástico (spastic e.).
entropionizar (entropionize). To invert a part.
entuertos (afterpains). Painful cramplike contractions of the uterus occurring after childbirth.
entumecimiento (numbness). Absence of perception of tactile, thermal, or noxious stimuli.
e. al despertar (waking n.). Night palsy.
enturbiamiento (turbidity). The quality of being turbid, of losing transparency because of sediment or insoluble matter.
enucleación (enucleation). **1.** Removal of an entire structure (such as an eyeball or tumor), without rupture. **2.** Removal or destruction of the nucleus of a cell.
enuclear (enucleate). To remove entirely; to shell like a nut.
enuresis (enuresis). Involuntary loss of urine.
e. nocturna (nocturnal e.). Bed-wetting; incontinence during sleep.
envainado (insheathed). Enclosed in a sheath or capsule.
envainar (vaginate). To ensheathe; to enclose in a sheath.
envejecer (age). **1.** To grow old; to gradually develop changes in structure which are not due to preventable disease or trauma and which are associated with decreased functional capacity and an increased probability of death. **2.** In dentistry, to heat an alloy for amalgam so as to make it set more slowly, increase strength, reduce flow, and have a stable shelf life; aging occurs by relieving internal strains. **3.** To cause artificially the appearance characteristic of one who has lived long or of a thing that has existed for a long time.
envejecimiento (aging). **1.** The process of growing old, especially by failure of replacement of cells in sufficient number to maintain full functional capacity; particularly affects cells (e.g., neurons) incapable of mitotic division. **2.** The gradual deterioration of a mature organism resulting from time-dependent, irreversible changes in structure that are intrinsic to the particular species, and which eventually lead to decreased ability to cope with the stresses of the environment, thereby increasing the probability of death.
e. clonal (clonal a.).
envenenación (envenomation). The act of injecting a poisonous material (venom) by sting, spine, bite, or other venom apparatus.
envenenamiento (poisoning). **1.** Intoxication. The administering of poison. **2.** The state of being poisoned.
e. por ackee (ackee p.). Jamaican vomiting sickness.
e. alimentario (food p.).
e. alimentario bacteriano (bacterial food p.).
e. alimentario por estafilococos (Staphylococcus food p.).
e. alimentario por salmonellas (Salmonella food p.).
e. por bisulfuro de carbono (carbon disulfide p.).
e. por cianuro (cyanide p.).
e. por crotalaria (crotalaria p.). Crotalism.
e. por Datura (Datura p.).
e. escombroide (scombroid p.).
e. por fescue (fescue p.). Fescue foot.
e. por helechos (bracken p.).
e. por hongos (mushroom p.).
e. por jenghol (djenkol p.).
e. por lechuguilla (lecheguilla p.).
e. por mercurio (mercury p.). Hydrargyria; hydrargyrism; mercurialism.
e. por monóxido de carbono (carbon monoxide p.).
e. por oxígeno (oxygen p.). Oxygen toxicity.
e. por palomas de arcilla (clay pigeon p.). Pitch p.
e. por pastura de trigo (wheat pasture p.). Grass tetany.

e. por pez (pitch p.).
e. por plata (silver p.). Argyria.
e. por plomo (lead p.). Plumbism; saturnism.
e. por sal (salt p.).
e. por salmón (salmon p.). Salmon disease.
e. de la sangre (blood p.).
e. por selenio (selenium p.).
e. sistémico (systemic p.). Toxicosis.
e. por talio (thallium p.).
e. tetraetílico (tetraethyl p.).
e. por trébol dulce (sweet clover p.).
e. por trementina (turpentine p.). Terebinthinism.

envidia (envy). One's feeling of discontent or jealousy resulting from comparison with another person.
e. del pene (penis e.).

envoltura (envelope). In anatomy, a structure that encloses or covers.
e. caliente (hot pack).
e. del corneocito (corneocyte e.). Subplasmalemmal dense zone.
e. en frío (cold pack).
e. nuclear (nuclear e.). Caryotheca; karyotheca; nuclear membrane.
e. virósica (viral e.).

envolver (infold). To inclose within a fold, as in "infolding" an ulcer of the stomach, in which the walls on either side of the lesion are brought together and sutured.

enyesado (cast). Rigid encasement of a part, as with plaster or a plastic, for purposes of immobilization.
e. en halo, molde en halo (halo c.). A c. applied to the shoulders in which metal bars are set that extend over the head to a halo, from which traction may be applied to the head by means of tongs or a halter.

enzima (enzyme). Organic catalyst.
e. activadora de acetilo (acetyl-activating e.). Acetate-CoA ligase.
e. activadora de acilo (acyl-activating e.).
e. activadora de metionina (methionine-activating e.).
e. activadora de pantoato (pantoate-activating e.).
e. adaptativa (adaptive e.). Induced e.
e. de adición terminal (terminal addition e.).
e. antigua amarilla (old yellow e.). NADPH dehydrogenase.
e. antigua amarilla de Warburg (Warburg's old yellow e.).
e. autolítica (autolytic e.).
e. condensadora de malato (malate-condensing e.). Malate synthase.
e. condensante (condensing e.). Citrate synthase.
e. convertidora de angiotensina (angiotensin-converting e.).
e. D (D e.). 4-αD-Glucanotransferase.
e. desamidizantes (deamidizing e.'s). Amidohydrolases.
e. desaminantes (deaminating e.'s). Deaminases.
e. desproporcionante (disproportionating e.).
e. desramificadoras (debranching e.'s). Debranching factors.
e. divisora de β-caroteno (β-carotene cleavage e.).
e. divisora de la fosforilasa (phosphorylase-rupturing e.).
e. divisoras (splitting e.'s).
e. extracelular (extracellular e.). Exoenzyme; lyoenzyme.
e. fotorreactivante (photoreactivating e. (PR e.)).
e. hidrolizantes (hydrolyzing e.'s). Hydrolases.
e. inducida, inducible (induced e., inducible e.). Adaptive e.
e. intracelular (intracellular e.). Endoenzyme.
e. málica (malic e.). Malate dehydrogenase.
e. nueva amarilla (new yellow e.). D-Amino-acid oxidase.
e. P (P e.). Phosphorylase.
e. PR (PR e.). Abbreviation for phosphorylase-rupturing e.; photoreactivating e.
e. Q (Q e.). 1,4-α-Glucan bramching e. in plants.
e. R (R e.). α-Dextrin endo-1,6-α-glucosidase.
e. ramificadora (branching e.). 1,4-α-Glucan branching enzyme.
e. reductora (reducing e.). Reductase.
e. reprimible (repressible e.).
e. respiratoria (respiratory e.).
e. respiratoria de Warburg (Warburg's respiratory e.).
e. de restricción (restriction e.). Restriction endonuclease.
e. de Schardinger (Schardinger e.). Xanthine oxidase.
e. T (T e.). 1,4-α-D-Glucan 6-αD-glucosyltransferase.
e. de transferencia (transferring e.'s). Transferases.

Enzimas, Comisión de (Enzyme Commission).

enzimático (enzymatic). Enzymic; relating to an enzyme.

enzímico (enzymic). Enzymatic.

enzimólisis (enzymolysis). **1.** The splitting or cleavage of a substance into smaller parts by means of enzymatic action. **2.** Lysis by the action of an enzyme.

enzimología (enzymology). Zymology; the branch of chemistry concerned with the properties and actions of enzymes.

enzimólogo (enzymologist). Zymologist; a specialist in enzymology.

enzimopatía (enzymopathy). Any disturbance of enzyme function, including genetic deficiency of specific enzymes.

enzimosis (enzymosis). Obsolete term for fermentation (enzymic digestion).

enzoótico (enzootic). Endemic; denoting a disease of animals which is indigenous to a certain locality.

EOG (EOG). Abbreviation for electro-oculography; electro-olfactogram.

eosina (eosin). A derivative of fluorescein used as a fluorescent acid dye for cytoplasmic stains.
e. amarillenta (e. yellowish). E. y.
e. B (e. B).
e. I azulada (e. I bluish). E. B.
e. soluble en alcohol (alcohol-soluble e.). Ethyl eosin.
e. y, Y (e. y, e. Y). E. yellowish.

eosinocito (eosinocyte). Eosinophilic leukocyte.

eosinofilia (eosinophilia). Eosinophilic leukocytosis.
e. pulmonar simple (simple pulmonary e.). Löffler's syndrome.
e. tropical (tropical e.).

eosinofílico (eosinophilic). Staining readily with eosin dyes.

eosinófilo (eosinophil, eosinophile). Eosinophilic leukocyte.

eosinofiluria (eosinophiluria). Presence of eosinophils in the urine.

eosinopenia (eosinopenia). Hypoeosinophilia; the presence of eosinophils in an abnormally small number in the peripheral bloodstream.

eosinotáctico (eosinotactic). Exerting a force of attraction or repulsion on eosinophile cells.

eosinotaxis (eosinotaxis). Movement of eosinophils with reference to a stimulus which attracts or repels them.

eosofobia (eosophobia). Morbid dread of the dawn.

epactal (epactal). Supernumerary.

epamniótico (epamniotic). Upon or above the amnion.

eparsalgia (eparsalgia). Epersalgia; pain and soreness from overuse or unaccustomed use of a part, as a joint or muscle.

eparterial (eparterial). Upon or over an artery.

epaxial (epaxial). Above or behind any axis, such as the spinal axis or the axis of a limb.

ependimal (ependymal). Relating to the ependyma.

ependimitis (ependymitis). Inflammation of the ependyma.

epéndimo (ependyma). [*ependyma*, NA]. Endyma; the cellular membrane lining the central canal of the spinal cord and the brain ventricles.

ependimoblasto (ependymoblast). An embryonic ependymal cell.

ependimoblastoma (ependymoblastoma). A glial neoplasm of the central nervous system, occurring typically in childhood.

ependimocito (ependymocyte). An ependymal cell.

ependimoma (ependymoma). A glioma derived from relatively undifferentiated ependymal cells.
e. mixopapilar (myxopapillary e.).

eperitrozoonosis (eperythrozoonosis). Infection with any species of *Eperythrozoon*.

epersalgia (epersalgia). Eparsalgia.

epiandrosterona (epiandrosterone). Isoandrosterone.

epiblástico (epiblastic). Relating to epiblast.

epiblasto (epiblast). A potential ectoderm.

epibléfaron (epiblepharon). A congenital horizontal skin fold near the margin of the eyelid.

epibolia (epiboly, epibole). **1.** A process involved in gastrulation of telolecithal eggs in which, as a result of differential growth, some of the cells of the protoderm move over the surface toward

E F G

the lips of the blastopore. **2.** Growth of epithelium in an organ culture to surround the underlying mesenchymal tissue.
epibulbar (epibulbar). Upon a bulb of any kind; specifically, upon the eyeball.
epicanto (epicanthus). Plica palpebronasalis.
e. invertido (e. inversus).
e. palpebral (e. palpebralis).
e. supraciliar (e. supraciliaris).
e. tarsal (e. tarsalis).
epicardial (epicardial). Relating to the epicardia.
epicardias (epicardia). The portion of the esophagus from where it passes through the diaphragm to the stomach.
epicárdico (epicardial). Relating to the epicardium.
epicardio (epicardium). [*epicardium*, NA]. Lamina visceralis.
epicistitis (epicystitis). Inflammation of the cellular tissue around the bladder.
epicistotomía (epicystotomy). Suprapubic cystotomy.
epicito (epicyte). A cell membrane, especially of protozoa; the external layer of cytoplasm in gregarines.
epicomo (epicomus). Unequal conjoined twins in which the smaller parasite is joined to the larger autosite at the occiput.
epicondilalgia (epicondylalgia). Pain in an epicondyle of the humerus or in the tendons or muscles originating therefrom.
e. externa (e. externa). Tennis elbow.
epicondilar (epicondylic). Epicondylian; relating to an epicondyle or to the part above a condyle.
epicondíleo (epicondylian). Epicondylic.
epicondilitis (epicondylitis). Infection or inflammation of an epicondyle.
e. humeral lateral (lateral humeral e.). Tennis elbow.
epicóndilo (epicondyle). A projection from a long bone near the articular extremity above or upon the condyle.
e. lateral (lateral e.). [*epicondylus lateralis*, NA].
e. lateral del fémur (lateral e. of femur). [*epicondylus lateralis ossis femoris*, NA].
e. lateral del húmero (lateral e. of humerus). [*epicondylus lateralis humeri*, NA].
e. medial (medial e.). [*epicondylus mediale*, NA].
e. medial del fémur (medial e. of femur). [*epicondylus medialis ossis femoris*, NA].
e. medial del húmero (medial e. of humerus). [*epicondylus medialis humeri*, NA].
epicondylus, pl. **epicondyli** (epicondylus, pl. epicondyli). [*epicondylus*, NA]. Epicondyle.
epicoracoideo (epicoracoid). Upon or above the coracoid process.
epicordal (epichordal). On the dorsal side of the notochord.
epicorneoescleritis (epicorneascleritis). A superficial transient inflammatory infection of the cornea and sclera.
epicráneo (epicranium). The muscle, aponeurosis, and skin covering the cranium.
epicrisis (epicrisis). A secondary crisis; a crisis terminating a recrudescence of morbid symptoms following a primary crisis.
epicrítico (epicritic). That aspect of somatic sensation which permits the discrimination and the topographical localization of the finer degrees of touch and temperature stimuli.
epidemia (epidemic). **1.** A disease whose frequency of occurrence is in excess of the expected frequency in a population during a given time interval. **2.** A temporary increase in number of cases of an endemic disease.
e. puntual (point e.).
epidemicidad (epidemicity). The state of prevailing disease in epidemic form.
epidemiografía (epidemiography). A descriptive treatise of epidemic diseases or of any particular epidemic.
epidemiología (epidemiology). The study of the relationships between the various factors that determine the frequency and distribution of diseases in human and other animal populations.
epidemiólogo (epidemiologist). One who specializes in epidemiology.
epidermal, epidermático (epidermal, epidermatic). Epidermic; relating to the epidermis.
epidermalización (epidermalization). Squamous metaplasia.
epidermatoplastia (epidermatoplasty). Rarely used term for skin grafting by means of strips or small patches of epidermis with the underlying outer layer of the corium.
epidérmico (epidermic). Epidermal.
epidermidosis (epidermidosis). Epidermosis.
epidermis (epidermis, pl. epidermides). [*epidermis*, NA]. Cuticle; cuticula; epiderm; epiderma; the superficial epithelial portion of the skin (cutis).
epidermitis (epidermitis). Inflammation of the epidermis or superficial layers of the skin.
epidermización (epidermization). **1.** Rarely used term for skin grafting. **2.** Rarely used term for the covering of an area with epidermis.
epidermo, epiderma (epiderm, epiderma). Epidermis.
epidermodisplasia (epidermodysplasia). Faulty growth or development of the epidermis.
e. verruciforme (e. verruciformis).
epidermoide (epidermoid). **1.** Resembling epidermis. **2.** A cholesteatoma or other cystic tumor arising from aberrant epidermic cells.
epidermólisis (epidermolysis). A condition in which the epidermis is loosely attached to the corium, readily exfoliating or forming blisters.
e. ampollar (e. bullosa).
e. ampollar distrófica (e. bullosa dystrophica). Dermolytic bullous dermatosis.
e. ampollar mortal (e. bullosa lethalis). Herlitz syndrome.
e. ampollar simple (e. bullosa simplex).
epidermosis (epidermosis). Epidermidosis; a skin disease affecting only the epidermis.
epidermotropismo (epidermotropism). Movement towards the epidermis, as in the migration of T lymphocytes into the epidermis in mycosis fungoides.
epidiálisis (epidialysis). Dehiscence of the pigmentary layer of the iris.
epidiascopio (epidiascope). A projector by which images are reflected by a mirror through a lens, or lenses, onto a screen, using reflected light for opaque objects and transmitted light for translucent or transparent ones.
epididimal (epididymal). Relating to the epididymis.
epididimectomía (epididymectomy). Operative removal of the epididymis.
epididimisoplastia (epididymoplasty). Surgical repair of the epididymis.
epididimitis (epididymitis). Inflammation of the epididymis.
epidídimo (epididymis, gen. epididymidis, pl. epididymides). [*epididymis*, NA]. Parorchis; an elongated structure connected to the posterior surface of the testis.
epididimoorquitis (epididymo-orchitis). Simultaneous inflammation of both epididymis and testis.
epididimoplastia (epididymoplasty). Surgical repair of the epididymis.
epididimotomía (epididymotomy). Incision into the epididymis.
epididimovasectomía (epididymovasectomy). Surgical removal of the epididymis and vas deferens.
epididimovasostomía (epididymovasostomy). Surgical anastomosis of the vas deferens to the epididymis.
epidural (epidural). Peridural; upon (or outside) the dura mater.
epidurografía (epidurography). Radiographic visualization of the epidural space following the regional instillation of a radiopaque contrast medium.
epiescleral, epiesclerótico (episcleral). **1.** Upon de sclera. **2.** Relating to the episclera.
epiescleritis (episcleritis). Inflammation of the episcleral connective tissue.
e. multinodular (e. multinodularis).
e. nodular (nodular e.).
e. periódica fugaz (e. periodica fugax). Hot eye; subconjunctivitis.
epiesclerótica (episclera). The connective tissue between the sclera and the conjunctiva.
epiespinal (epispinal). Upon the vertebral column or spinal cord, or upon any structure resembling a spine.
epiesplenitis (episplenitis). Inflammation of the capsule of the spleen.
epiesternal (episternal). **1.** Over or on the sternum. **2.** Relating to the episternum.
epiesternón (episternum). Manubrium sterni.

epiestriol (epiestriol).
epifaringe (epipharynx). Pars nasalis pharyngis.
epifascial (epifascial). Upon the surface of a fascia.
epifenómeno (epiphenomenon). A symptom appearing during the course of a disease, not of usual occurrence, and not necessarily associated with the disease.
epifisario (epiphysial, epiphyseal). Relating to an epiphysis.
epifisiodesia (epiphysiodesis). **1.** Premature union of the epiphysis with the diaphysis, resulting in cessation of growth. **2.** An operative procedure which partially or totally destroys an epiphysis and may incorporate a bone graft to produce fusion of the epiphysis or premature cessation of its growth; generally undertaken to equalize leg length.
epifisiólisis (epiphysiolysis). Loosening or separation, either partial or complete, of an epiphysis from the shaft of a bone.
epifisiopatía (epiphysiopathy). Any disorder of an epiphysis of the long bones.
epífisis (epiphysis, pl. epiphyses). **1.** [*epiphysis*, pl. *epiphyses*, NA]. A part of a long bone developed from a center of ossification distinct from that of the shaft and separated at first from the latter by a layer of cartilage. **2.** E. cerebri.
e. atavística (atavistic e.).
e. cerebral (e. cerebri). Corpus pineale.
e. por presión (pressure e.).
e. punteada (stippled e.). Dysplasia epiphysialis punctata.
e. por tracción (traction e.).
epifisitis (epiphysitis). Inflammation of an epiphysis.
epífora (epiphora). Tearing; watery eye; an overflow of tears upon the cheek, due to imperfect drainage by the tear-conducting passages.
e. atónica (atonic e.).
epifrénico (epiphrenic, epiphrenal). Upon or above the diaphragm.
epigastralgia (epigastralgia). Pain in the epigastric region.
epigástrico (epigastric). Relating to the epigastrium.
epigastrio **1.** (epigastrium). [*epigastrium*, NA]. Regio epigastrica. **2.** (epigastrius). Unequal conjoined twins in which the smaller parasite is attached to the larger autosite in the epigastric region.
epigastrocele (epigastrocele). Obsolete term for a hernia in the epigastric region.
epigénesis (epigenesis). **1.** Development of offspring as a result of the union of the ovum and sperm. **2.** Regulation of the expression of gene activity without alteration of genetic structure.
epigenético (epigenetic). Relating to epigenesis.
epiglótico, epiglotídeo (epiglottic, epiglottidean). Relating to the epiglottis.
epiglotidectomía (epiglottidectomy). Excision of the epiglottis.
epiglotiditis (epiglottiditis). Epiglottitis.
epiglotis (epiglottis). [*epiglottis*, NA]. A leaf-shaped plate of elastic cartilage, covered with mucous membrane, at the root of the tongue, which serves as a diverter valve over the superior aperture of the larynx during the act of swallowing.
epiglotitis (epiglottitis). Epiglottiditis; inflammation of the epiglottis, which may cause respiratory obstruction, especially in children.
epignato (epignathus). Unequal conjoined twins in which the smaller, incomplete parasite is attached to the larger autosite at the lower jaw.
epihial (epihyal). Above the hyoid arch.
epihioideo (epihyoid). Upon the hyoid bone.
epilación (epilation). Depilation; the act or result of removing hair.
epilaminillar (epilamellar). Upon or above a basement membrane.
epilar (epilate). To extract a hair; to remove the hair from a part by forcible extraction, electrolysis, or loosening at the root by chemical means.
epilatorio (epilatory). Depilatory; psilotic; having the property of removing hair; relating to epilation.
epilema (epilemma). The connective tissue sheath of nerve fibers near their termination.
epilepidoma (epilepidoma). A tumor resulting from hyperplasia of tissue derived from the true epiblast.
epilepsia **1.** (epilepsy). Convulsive state; epilepsia; falling sickness; fit; status convulsivus. **2.** (epilepsia). Epilepsy.
e. acinética (akinetic e.).
e. activada (activated e.).
e. anosognósica (anosognosic e.).
e. astática mioclónica (myoclonic astatic e.).
e. atónica (atonic e.). E. characterized by loss of muscular tone.
e. audiogénica (audiogenic e.).
e. automática (automatic e.). Psychomotor e.
e. autónoma (autonomic e.). Diencephalic e.; vasomotor e.; vasovagal e.
e. centroencefálica (centrencephalic e.).
e. por comida (eating e.).
e. cortical (cortical e.). Focal e.
e. demorada (late e.). Tardy e.; e. beginning in middle age.
e. diencefálica (diencephalic e.). Autonomic e.
e. enmascarada (masked e.).
e. focal (focal e.). Cortical e.; local e.; partial e.
e. fotogénica (photogenic e.). A form of reflex e. precipitated by light.
e. de grand mal (grand mal e.). Generalized tonic-clonic e.
e. idiopática (idiopathic e.).
e. jacksoniana (jacksonian e.).
e. de Kojewnikoff (Kojewnikoff's e.). Epilepsia partialis continua.
e. laríngea (laryngeal e.). A form of reflex e. precipitated by coughing.
e. del lóbulo temporal (temporal lobe e.). Psychomotor e.
e. local (local e.). Focal e.
e. matutina (matutinal e.). A form of e. which occurs on awakening.
e. mayor (major e.). Generalized tonic-clonic e.
e. mioclónica (myoclonus e.)
e. mioclónica juvenil (juvenile myoclonic e.).
e. nocturna (nocturnal e.).
e. nutatoria (epilepsia nutans).
e. parcial (partial e.). Focal e.
e. parcial continua (epilepsia partialis continua). Kojewnikoff's epilepsy.
e. de petit mal (petit mal e.). Absence.
e. postraumática (posttraumatic e.).
e. postraumática precoz (early posttraumatic e.).
e. precipitada compleja (complex precipitated e.).
e. precipitada sensorial (sensory precipitated e.). Reflex e.
e. primaria generalizada (primary generalized e.).
e. procursiva (procursive e.)
e. psicomotora (psychomotor e.). Automatic e.
e. refleja (reflex e.). Sensory precipitated e.
e. rolándica (rolandic e.).
e. secundaria generalizada (secondary generalized e.).
e. sensible a un patrón (pattern sensitive e.).
e. sensitiva (sensory e.).
e. sintomática (symptomatic e.).
e. por sobresalto (startle e.).
e. del sonámbulo (somnambulic e.).
e. del sueño (sleep e.). Incorrect term for narcolepsy.
e. tardía (tardy e.). Late e.
e. tónica (tonic e.). An attack in which the body is rigid.
e. tónico-clónica generalizada (generalized tonic-clonic e.).
e. en tornado (tornado e.). A type of focal e. with an aura of severe vertigo and a feeling of being drawn up into space.
e. uncinada (uncinate e.). Uncinate attack; uncinate fit.
e. vasomotora (vasomotor e.). Autonomic e.
e. vasovagal (vasovagal e.). Autonomic e.
e. visceral (visceral e.).
epiléptico (epileptic). Relating to, characterized by, or suffering from epilepsy.
epileptiforme (epileptiform). Epileptoid.
epileptogénico, epileptógeno (epileptogenic, epileptogenous). Causing epilepsy.
epileptoide (epileptoid). Epileptiform; resembling epilepsy.
epiloia (epiloia). Tuberous sclerosis.
epimandibular (epimandibular). Upon the lower jaw.
epimastical (epimastical). Increasing steadily until an acme is reached, then declining: said of a fever.
epimastigoto (epimastigote). Term replacing "crithidial stage," to avoid confusion with the insect-parasitizing flagellates of the genus *Crithidia*.

epimenorragia (epimenorrhagia). Too prolonged and too profuse menstruation occurring at any time, but most frequently at the beginning and end of menstrual life.
epimenorrea (epimenorrhea). Too frequent menstruation, occurring at any time, but particularly at the beginning and end of menstrual life.
epímera (epimer). One of two molecules differing only in the spatial arrangement about a single carbon atom.
epimerasa (epimerase). A class of enzymes catalyzing epimeric changes.
epimerito (epimerite). The hooklike anchoring structure at the anterior end of a cephaline gregarine sporozoan.
epímero 1. (epimere). The dorsal part of the myotome. **2.** (epimer). One of two molecules differing only in the spatial arrangement about a single carbon atom.
epimicroscopio (epimicroscope). Opaque microscope; a microscope with a condenser built around the objective; used for the investigation of opaque, or only slightly translucent, minute specimens.
epimisio (epimysium). Perimysium externum; the fibrous connective tissue envelope surrounding a skeletal muscle.
epimisiotomía (epimysiotomy). Incision of the sheath of a muscle.
epimorfosis (epimorphosis). Regeneration of a part of an organism by growth at the cut surface.
epinefrina (epinephrine). Adrenaline; a catecholamine that is the chief neurohormone of the adrenal medulla of most species.
epinefros (epinephros). Glandula suprarenalis.
epineural 1. (epineural). On a neural arch of a vertebra. **2.** (epineurial). Relating to the epineurium.
epineurio (epineurium). The connective tissue encapsulating a nerve trunk and binding together the fascicles.
epinósico (epinosic). Relating to epinosis.
epinosis (epinosis). An imaginary feeling of illness following a real illness.
epioniquio (epionychium). Eponychium.
epiótico (epiotic). One of the components of the otic capsule of some vertebrates.
epipástico (epipastic). **1.** Usable as a dusting powder. **2.** A dusting powder.
epipericárdico (epipericardial). Upon or about the pericardium.
epipial (epipial). On the pia mater.
epípigo (epipygus). Unequal conjoined twins in which the smaller, incomplete parasite is attached to the buttock of the larger autosite.
epiplo- (epiplo-). Combining form relating to the omentum.
epiplocele (epiplocele). Rarely used term for hernia of the omentum.
epiploico (epiploic). Omental.
epiplón 1. (omentum, pl. omenta). [*omentum*, NA]. A fold of peritoneum passing from the stomach to another abdominal organ. **2.** (epiploon). Omentum majus.
e. gastrocólico (gastrocolic o.). [*omentum majus*, NA].
e. gastroesplénico (gastrosplenic o.). Ligamentum gastrosplenicum.
e. gastrohepático (gastrohepatic o.). [*omentum minus*, NA].
e. mayor (greater o.). [*omentum majus*, NA].
e. menor (lesser o.). [*omentum minus*, NA].
epiplopexia (epiplopexy). Obsolete synonym of omentopexy.
epiptérico (epipteric). In the neighborhood of the pterion.
epiqueratofaquia (epikeratophakia). Epikeratophakic keratoplasty.
epiqueratoprótesis (epikeratoprosthesis). A contact lens attached to the corneal stroma to replace the epithelium.
D-epiramnosa (D-epirhamnose). Quinovose.
episio- (episio-). Combining form relating to the vulva.
episioperineorrafia (episioperineorrhaphy). Repair of an incised or a ruptured perineum and lacerated vulva or repair of a surgical incision of the vulva and perineum; made for obstetrical purposes.
episioplastia (episioplasty). Plastic surgery of the vulva.
episiorrafia (episiorrhaphy). Repair of a lacerated vulva or an episiotomy.
episiostenosis (episiostenosis). Narrowing of the vulvar orifice.
episiotomía (episiotomy). Surgical incision of the vulva to prevent laceration at the time of delivery or to facilitate vaginal surgery.
episoma (episome). An extrachromosomal element (plasmid) that may either integrate into the bacterial chromosome of the host or replicate and function stably when physically separated from the chromosome.
e. que transfiere resistencia (resistance-transferring e.).
epispadia, epispadias (epispadias). A malformation in which the urethra opens on the dorsum of the penis.
epispástico (epispastic). Vesicant.
epistasia (epistasy). Epistasis.
epistasis o epistasia (epistasis). **1.** Epistasy. The formation of a pellicle or scum on the surface of a liquid, especially as on standing urine. **2.** A form of gene interaction whereby one gene masks or interferes with the phenotypic expression of one or more genes at other loci.
epistático (epistatic). Relating to epistasis.
epistaxis 1. (epistaxis). Nasal hemorrhage; nosebleed; profuse bleeding from the nose. **2.** (nosebleed). Epistaxis.
e. renal (renal e.). Hematuria occurring without a detectable lesion.
epistemofilia (epistemophilia). Love, especially excessive, of knowledge.
epístrofe (epistropheus). Axis.
epitálamo (epithalamus). [*epithalamus*, NA]. A small dorsomedial area of the thalamus corresponding to the habenula and its associated structures, the stria medullaris and the pineal body.
epitalaxia (epithalaxia). Shedding of any surface epithelium, but especially of that lining the intestine.
epitarso (epitarsus). A fold of conjunctiva arising on the tarsal surface of the lid and losing itself in the skin close to the medial angle of the eye.
epitaxia (epitaxy). The growth of one crystal in one or more specific orientations on the substrate of another kind of crystal.
epitelial (epithelial). Relating to or consisting of epithelium.
epitelio (epithelium). The purely cellular avascular layer covering all the free surfaces, cutaneous, mucous, and serous, including the glands and other structures derived therefrom.
e. anterior de la córnea (anterior e. of cornea). [*epithelium anterius corneae*, NA].
e. de Barrett (Barrett's e.).
e. ciliado (ciliated e.).
e. cilíndrico (cylindrical e.). Columnar e.
e. columnar (columnar e.). Cylindrical e.
e. columnar ciliado estratificado (stratified ciliated columnar e.).
e. de los conductos semicirculares (epithelium ductus semicircularis). [*epithelium ductus semicircularis*, NA].
e. crevicular (crevicular e.). Sulcular e.
e. del cristalino (e. of lens). [*epithelium lentis*, NA].
e. cúbico (cuboidal e.).
e. escamoso estratificado (stratified squamous e.).
e. escamoso simple (simple squamous e.).
e. del esmalte (enamel e.). Reduced e.
e. estratificado (stratified e.). Laminated e.
e. externo dental o del esmalte (external dental e., external enamel e.).
e. germinativo (germinal e.).
e. gingival (gingival e.).
e. glandular (glandular e.). E. composed of secretory cells.
e. interno dental o del esmalte (inner dental e., inner enamel e.).
e. laminado (laminated e.). Stratified e.
e. mesenquimático (mesenchymal e.).
e. muscular (muscle e.). Myoepithelium.
e. olfatorio (olfactory e.).
e. pavimentoso (pavement e.). Simple squamous e.
e. pigmentario (pigment e.).
e. reducido del esmalte (reduced enamel e.). Enamel e.
e. respiratorio (respiratory e.).
e. seminífero (seminiferous e.).
e. seudoestratificado (pseudostratified e.).
e. simple (simple e.). An e. having one layer of cells.
e. sulcular (sulcular e.). Crevicular e.
e. superficial (surface e.).
e. de transición (transitional e.).
e. de unión (junctional e.). Epithelial attachment.
epiteliocito (epitheliocyte). An in vitro tissue culture epithelial cell.
epiteliofibrilla (epitheliofibril). Tonofibril.

epitelioglandular (epithelioglandular). Relating to glandular epithelium.
epitelioide (epithelioid). Resembling or having some of the characteristics of epithelium.
epiteliolítico (epitheliolytic). Destructive to epithelium.
epitelioma (epithelioma). **1.** An epithelial neoplasm or hamartoma of the skin. **2.** A carcinoma of the skin derived from squamous, basal, or adnexal cells.
e. adenoide quístico (e. adenoides cysticum). Trichoepithelioma.
e. calcificante de Malherbe (Malherbe's calcifying e.). Pilomatrixoma.
e. de células basales o basocelular (basal cell e.). Basal cell carcinoma.
e. ciliar maligno (malignant ciliary e.). Adult medulloepithelioma.
e. contagioso (e. contagiosum). Fowlpox.
e. coriónico (chorionic e.). Obsolete term for choriocarcinoma.
e. cuniculado (e. cuniculatum).
e. escamoso múltiple autocurable (multiple self-healing squamous e.).
e. intraepidérmico tipo Borst-Jadassohn (Borst-Jadassohn type intraepidermal e.). Intraepithelial acanthoma.
e. sebáceo (sebaceous e.).
epiteliomatoso (epitheliomatous). Pertaining to epithelioma.
epiteliopatía (epitheliopathy). Disease involving epithelium.
e. pigmentaria (pigment e.).
epiteliosis (epitheliosis). Proliferation of epithelial cells, as seen in ducts of the breast in fibrocystic disease.
epitelito (epithelite). A skin lesion resulting from excessive irradiation.
epitelización **1.** (epithelialization). Epithelization; formation of epithelium over a denuded surface. **2.** (epithelization). Epithelialization.
epitema (epithem). An external application, such as a poultice, but not a plaster or ointment.
epitendineum (epitendineum). Epitenon; the white fibrous sheath surrounding a tendon.
epitenón (epitenon). Epitendineum.
epitesis (epithesis). **1.** Orthopedic correction of a deformed extremity. **2.** A splint or other apparatus applied to an extremity.
17-epitestosterona (17-epitestosterone). A biologically inactive steroid found in testes and ovaries.
epíteto (epithet). Characterizing term or name.
e. específico (specific e.).
epithelium, pl. **epithelia** (epithelium, pl. epithelia). [*epithelium*, NA].
epitiazida (epithiazide). A diuretic.
epitimpánico (epitympanic). Above, or in the upper part of, the tympanic cavity or membrane.
epitímpano (epitympanum). Recessus epitympanicus.
epítope (epitope). The simplest form of an antigenic determinant, on a complex antigenic molecule, which can combine with antibody or T cell receptor.
epitoxoide (epitoxoid). A toxoid that has less affinity for specific antitoxin than that manifested by the toxin.
epitriquial (epitrichial). Relating to the epitrichium.
epitriquio (epitrichium). Periderm.
epitróclea (epitrochlea). Epicondylus medialis humeri.
epitroclear (epitrochlear). Relating to the epitrochlea.
epituberculosis (epituberculosis). The occurrence of glandular swelling or pulmonary infiltration in the area of a focus of pulmonary tuberculosis or of enlarged bronchial glands.
epizoario (epizoon, pl. epizoa). An animal parasite living on the body surface.
epizoico (epizoic). Living as a parasite on the skin surface.
epizoología (epizoology). Epizootiology.
epizoótico (epizootic). **1.** Denoting a disease of animals which is attacking a large number of animals simultaneously. **2.** The temporal pattern of occurrence of a disease in a population of animals where the disease frequency is clearly in excess of the expected frequency during a given time interval.
epizootiología (epizootiology). Epizoology; epidemiology of disease in animal populations.
EPOC (COPD). Abbreviation for chronic obstructive pulmonary disease.
eponímico (eponymic). **1.** Relating to an eponym. **2.** An eponym.
epónimo (eponym). The name of a disease, structure, operation, or procedure, usually derived from the name of the person who discovered or described it first.
eponiquia (eponychia). Infection involving the proximal nail fold.
eponiquio (eponychium). **1.** Epionychium. The condensed eleidin-rich areas of the epidermis preceding the formation of the nail in the embryo. **2.** [*eponychium*, NA]. Nail skin; perionychium; the epidermis forming the ungual wall behind and at the sides of the nail. **3.** The thin skin adherent to the nail at its proximal portion.
epooforectomía (epoophorectomy). Removal of the epoophoron.
epoóforo (epoöphoron). [*epoöphoron*, NA]. Organ of Rosenmüller; pampiniform body; a collection of rudimentary tubules in the mesosalpinx between the ovary and the uterine tube.
epoprostenol, epoprostenol sódico (epoprostenol, epoprostenol sodium). Prostacyclin.
epoxi (epoxy). Chemical term describing an oxygen atom bound to two linked carbon atoms.
épsilon (epsilon). Fifth letter of the Greek alphabet, ε.
épulis (epulis). A nonspecific exophytic gingival mass.
é. congénito del recién nacido (congenital e. of newborn).
é. del embarazo (e. gravidarum).
é. fisurado (e. fissuratum). Inflammatory fibrous hyperplasia.
é. gigantocelular (giant cell e.). Giant cell granuloma.
é. pigmentado (pigmented e.). Melanotic neuroectodermal tumor.
epuloide (epuloid). A gingival mass that resembles an epulis.
equeosis (echeosis). Rarely used term for a mental disturbance caused by continuous disturbing noises.
equiaxial (equiaxial). Having axes of equal length.
equicalórico (equicaloric). Equal in heat value.
equilenina (equilenin). An estrogenic steroid isolated from pregnant mare's urine.
equilibración (equilibration). **1.** The act of maintaining an equilibrium or balance. **2.** The act of exposing a liquid, e.g., blood or plasma, to a gas at a certain partial pressure until the partial pressures of the gas within and without the liquid are equal. **3.** In dentistry, modification of occlusal forms of the teeth by grinding, with the intent of equalizing occlusal stress.
equilibrio **1.** (balance). The normal state of action and reaction between two or more parts or organs of the body. **2.** (balance). Quantities, concentrations, and proportionate amounts of bodily constituents. **3.** (equilibrium). The condition of being evenly balanced; a state of repose between two or more antagonistic forces that exactly counteract each other. **4.** (equilibrium). Dynamic e.; in chemistry, a state of apparent repose created by two reactions proceeding in opposite directions at equal speed.
e. ácido-base **1.** (acid-base b.). Acid-base equilibrium. **2.** (acid-base equilibrium). Acid-base balance.
e. de acople arbitrario (random mating equilibrium). Hardy-Weinberg e.
e. dinámico (dynamic equilibrium).
e. de Donnan (Donnan equilibrium). Gibbs-Donnan e.
e. estable (stable equilibrium).
e. fisiológico (physiologic equilibrium). Nutritive e.
e. genético (genetic equilibrium).
e. génico (genic b.). Balance theory of sex.
e. de Gibbs-Donnan (Gibbs-Donnan equilibrium). Donnan e.
e. de Hardy-Weinberg (Hardy-Weinberg equilibrium).
e. homeostático (homeostatic equilibrium).
e. inestable (unstable equilibrium).
e. de nitrógeno (nitrogenous equilibrium).
e. nutritivo (nutritive equilibrium). Physiologic e.
e. oclusal (occlusal b.).
e. radiactivo (radioactive equilibrium).
equilina (equilin). An estrogenic steroid occurring in the urine of pregnant mares.
equimolar (equimolar). Containing an equal number of moles or having the same molarity, as in two or more substances.
equimolecular (equimolecular). Containing an equal number of molecules, as in two or more solutions.
equimoma (ecchymoma). A slight hematoma following a bruise.
equimosado (ecchymosed). Characterized by or affected with ecchymosis.

equimosis (ecchymosis, pl. ecchymoses). A purplish patch caused by extravasation of blood into the skin, differing from petechiae only in size.
e. de Tardieu (Tardieu's ecchymoses). Tardieu's petechiae; Tardieu's spots.
equimótico (ecchymotic). Relating to an ecchymosis.
equinado (echinate). Echinulate.
equino (equine). Relating to, derived from, or resembling the horse, mule, ass, etc.
equino-, equin- (echino-, echin-). Combining forms meaning prickly or spiny.
equinocito (echinocyte). A crenated red blood cell.
equinococosis (echinococcosis). Infection with *Echinococcus;* larval infection is called hydatid disease.
equinodermo (echinoderm). A member of the phylum Echinodermata.
equinosis (echinosis). A condition in which the red blood cells have lost their smooth outlines, resembling an echinus or sea urchin.
equinostomiasis (echinostomiasis). Infection of birds and mammals, including man, with trematodes of the genus *Echinostoma*.
equinovalgo (equinovalgus). Talipes equinovalgus.
equinovaro (equinovarus). Talipes equinovarus.
equinulado (echinulate). Echinate; prickly or spinous.
equisetosis (equisetosis). A toxicosis in horses caused by eating horsetail (*Equisetum arvense*).
equitóxico (equitoxic). Of equivalent toxicity.
equivalencia (equivalence, equivalency). The property of an element or radical of combining with or displacing, in definite and fixed proportion, another element or radical in a compound.
equivalente (equivalent). **1.** Equal in any respect. **2.** That which is equal in size, weight, force, or any other quality to something else.
e. de almidón (starch e.).
e. de combustión (combustion e.).
e. gramo (gram e.). Combining weight; equivalent weight.
e. Joule (J) (Joule's e.). The dynamic e. of heat.
e. letal (lethal e.).
e. metabólico (metabolic e.).
e. de nitrógeno (nitrogen e.).
e. de oro (gold e.). Gold number.
e. tóxico (toxic e.).
Er (Er). Symbol for erbium.
erasión (erasion). Obsolete term for the scraping away of tissue, especially of bone.
erbio (erbium). A rare earth (lanthanide) element, symbol Er, atomic no. 68, atomic weight 167.26.
ERC (CRD). Abbreviation for chronic respiratory disease.
ercalcidiol (ercalcidiol). 25-Hydroxyergocalciferol.
ercalciol (ercalciol). Ergocalciferol.
ercalcitriol (ercalcitriol). 1,25-Dihydroxyergocalciferol.
erección (erection). The condition of erectile tissue when filled with blood, which then becomes hard and unyielding.
eréctil (erectile). Capable of erection.
erector (erector). **1.** One who or that which raises or makes erect. **2.** Denoting specifically certain muscles having such action.
eremofilia (eremophilia). Morbid desire to be alone.
eremofobia (eremophobia). Morbid fear of deserted places or of solitude.
eretísmico, erestístico, eretítico (erethismic, erethistic, erethitic). Excited; marked by or causing erethism; irritable.
eretismo (erethism). An abnormal state of excitement or irritation, either general or local.
ereutofobia (ereuthophobia). Morbid fear of blushing.
ERG (ERG). Abbreviation for electroretinogram.
ergasia (ergasia). **1.** Any form of activity, especially mental. **2.** The total of functions and reactions of an individual.
ergasiofobia (ergasiophobia). Aversion to work of any kind.
ergasiomanía (ergasiomania). Morbid or obsessive need to work.
ergastenia (ergasthenia). Rarely used term for debility or any morbid symptoms due to overexertion.
ergastoplasma (ergastoplasm). Granular endoplasmic reticulum.
ergina **1.** (ergine). Lysergic acid amide. **2.** (ergin). A hypothetical substance in the blood or tissue fluids presumed to lead to the allergic phenomenon, as a result of the union of the e. with allergen.
ergio (erg). The unit of work in the CGS system.
ergo- (ergo-). Combining form relating to work.
ergobasina (ergobasine). Ergonovine.
ergocalciferol (ergocalciferol). Calciferol; ercalciol; viosterol; vitamin D_2; activated ergosterol, the vitamin D of plant origin.
ergocornina (ergocornine). An alkaloid isolated from ergot.
ergocriptina (ergocryptine). An alkaloid isolated from ergot.
ergocristina (ergocristine). An alkaloid isolated from ergot.
ergodinamógrafo (ergodynamograph). An instrument for recording both the degree of muscular force and the amount of the work accomplished by muscular contraction.
ergoestesiógrafo (ergoesthesiograph). An apparatus for recording graphically muscular aptness as shown in the ability to counterbalance variable resistances.
ergogénico (ergogenic). Tending to increase work.
ergográfico (ergographic). Relating to the ergograph and the record made by it.
ergógrafo (ergograph). An instrument for recording the amount of work done by muscular contractions, or the amplitude of contraction.
e. de Mosso (Mosso's e.).
ergometrina (ergometrine). Ergonovine.
maleato de e. (e. maleate). Ergonovine maleate.
ergómetro (ergometer). Dynamometer.
ergonomía (ergonomics). A branch of ecology concerned with human factors in the design and operations of machines and the physical environment.
ergonovina (ergonovine). Ergobasine; ergometrine; ergostetrine; an alkaloid from ergot.
maleato de e. (e. maleate). Ergometrine maleate.
ergosina (ergosine). An alkaloid from ergot with actions similar to those of ergotamine.
ergóstato (ergostat). A form of machine for exercising the muscles.
ergosterina (ergosterin). Ergosterol.
ergosterol (ergosterol). Ergosterin.
ergostetrina (ergostetrine). Ergonovine.
ergotamina (ergotamine). An alkaloid from ergot, used for the relief of migraine.
ergotaminina (ergotaminine). An isomer of ergotamine but practically inert.
ergoterapia (ergotherapy). Treatment of disease by muscular exercise.
ergotioneína (ergothioneine). Thiolhistidylbetaine; thioneine; thiohistidylbetaine.
ergotismo (ergotism). Poisoning by a toxic substance contained in the sclerotia of the fungus, *Claviceps purpura*.
ergotoxina (ergotoxine). Ecboline; a mixture of alkaloids obtained from ergot, consisting of 1:1:1 ergocristine, ergocornine and ergocryptine.
ergotrópico (ergotropic). This term denotes those mechanisms and the functional status of the nervous system that favor the organism's capacity to expend energy.
eriodiction (eriodictyon). Mountain balm; yerba santa; the dried leaves of *Eriodictyon californicum* (family Hydrophyllaceae).
erisífaco (erisophake). A surgical instrument designed to hold the lens by suction in cataract extraction.
erisipela (erysipelas). Rose; a specific, acute, cutaneous inflammatory disease caused by a hemolytic streptococcus.
e. ambulante (ambulant e.). E. migrans.
e. del cerdo (swine e.).
e. de la costa (coastal e.). Onchocerciasis.
e. errante (wandering e.). E. migrans.
e. flemonosa (phlegmonous e.).
e. interna (e. internum).
e. migratoria (e. migrans). Ambulant e.; wandering e.
e. perstans facial (e. perstans faciei).
e. pustulosa (e. pustulosum).
e. quirúrgica (surgical e.).
e. verrugosa (e. verrucosum).
erisipelatoso (erysipelatous). Relating to erysipelas.
erisipeloide (erysipeloid). Crab hand; pseudoerysipelas; Rosenbach's disease.
erisipelotoxina (erysipelotoxin). A toxin produced by types of *Streptococcus pyogenes* (group A hemolytic streptococci).
erisófaco (erisophake). A surgical instrument designed to hold the lens by suction in cataract extraction.
eritema (erythema). Inflammatory redness of the skin.

e. ab igne (e. ab igne). E. caloricum.
e. acrodínico (acrodynic e.). Acrodynia.
e. ampollar (e. bullosum).
e. anular (e. annulare). Rounded or ringed lesions.
e. anular centrífugo (e. annulare centrifugum). E. figuratum perstans.
e. anular reumático (e. annulare rheumaticum).
e. artrítico epidémico (e. arthriticum epidemicum). Haverhill fever.
e. calórico (e. caloricum). E. ab igne; toasted shins.
e. circinado (e. circinatum).
e. discrómico perstans (e. dyschromicum perstans).
e. elevatum diutinum (e. elevatum diutinum). Bury's disease.
e. escarlatiniforme, escarlatinoide (scarlatiniform e., e. scarlatinoides).
e. exfoliativo (e. exfoliativa). Keratolysis exfoliativa.
e. exudativo hemorrágico (hemorrhagic exudative e.). Henoch-Schönlein purpura.
e. figurado perstans (e. figuratum perstans). E. annulare centrifugum.
e. fugaz (e. fugax).
e. gyratum (e. gyratum).
e. indurado (e. induratum). Bazin's disease.
e. infeccioso (e. infectiosum). Fifth disease; Sticker's disease.
e. intertrigo (e. intertrigo).
e. iris (e. iris). Herpes iris.
e. de Jacquet (Jacquet's e.). Diaper dermatitis.
e. leproso nudoso (e. nodosum leprosum).
e. macular (macular e.). Roseola.
e. marginado (e. marginatum).
e. migratorio (e. migrans, e. migrans linguae). Geographic tongue.
e. migratorio crónico (e. chronicum migrans).
e. migratorio de la lengua (e. migrans, e. migrans linguae). Geographic tongue.
e. migratorio necrolítico (necrolytic migratory e.).
e. de Milian (Milian's e.). Ninth-day e.
e. multiforme (e. multiforme). E. polymorphe; Hebra's disease; herpes iris.
e. multiforme ampollar (e. multiforme bullosum). Stevens-Johnson syndrome.
e. multiforme exudativo (e. multiforme exudativum). Stevens-Johnson syndrome.
e. neonatal (e. neonatorum). E. toxicum neonatorum.
e. del noveno día (ninth-day e.). Milian's disease; Milian's e.
e. nudoso (e. nodosum). Nodal fever.
e. nudoso migratorio (e. nodosum migrans). Subacute migratory panniculitis.
e. palmar hereditario (e. palmare hereditarium). Lane's disease.
e. papuloso (e. papulatum). The papular form of e. multiforme.
e. paratrimma (e. paratrimma).
e. pernio (e. pernio). Chilblain.
e. persistente (e. perstans).
e. polimorfo (e. polymorphe). E. multiforme.
e. queratoide (e. keratodes). Keratodermia with an erythematous border.
e. simple o simplex (e. simplex). Dermatitis simplex.
e. sintomático (symptomatic e.).
e. solar **1.** (e. solare). Sunburn. **2.** (sunburn). Erythema solare; erythema caused by exposure to critical amounts of ultraviolet light, usually within the range of 2600 to 3200 Å.
e. tóxico (e. toxicum).
e. tóxico neonatal (e. toxicum neonatorum). E. neonatorum.
e. tuberculatum (e. tuberculatum).

eritematoso (erythematous). Relating to or marked by erythema.
eritematovesicular (erythematovesicular). Denoting a condition characterized by edema, erythema, and vesiculation, as in allergic contact dermatitis.
eritermalgia (erythermalgia). Erythromelalgia.
eritralgia (erythralgia). Painful redness of the skin.
eritrasma (erythrasma). An eruption of reddish brown patches, in the axillae and groins especially, due to the presence of *Corynebacterium minutissimum*.
eritredema (erythredema). Acrodynia.
eritremia (erythremia). Osler's disease; Osler-Vaquez disease; polycythemia rubra; polycythemia rubra vera; polycythemia vera; Vaquez' disease; a chronic form of polycythemia of unknown cause.
e. de altura (altitude e.). Chronic mountain sickness.
eritrismo (erythrism). Redness of the hair with a ruddy, freckled complexion.
eritrístico (erythristic). Rufous; relating to or marked by erythrism; having a ruddy complexion and reddish hair.
eritrita (erythrite). Erythritol.
eritritilo, tetranitrato de (erythrityl tetranitrate). Erythrol tetranitrate; a vasodilator used in angina pectoris and hypertension.
eritritol (erythritol). Erythrite; erythrol; a coronary vasodilator.
eritro-, eritr- (erythro-, erythr-). **1.** Combining forms meaning red. **2.** Prefixes indicating the structure of erythrose in a larger sugar.
eritroblastemia (erythroblastemia). The presence of nucleated red cells in the peripheral blood.
eritroblasto (erythroblast). Erythrocytoblast; Loevit's cell; a term denoting all forms of human red blood cells containing a nucleus, both pathologic (i.e., megaloblastic) and normal (e.g., normoblastic).
eritroblastopenia (erythroblastopenia). A primary deficiency of erythroblasts in bone marrow, seen in aplastic anemia.
eritroblastósico (erythroblastotic). Pertaining to erythroblastosis, especially erythroblastosis fetalis.
eritroblastosis (erythroblastosis). The presence of erythroblasts in considerable number in the blood.
e. de las aves de corral (fowl e.). Avian e.
e. aviaria (avian e.). Fowl e.
e. fetal (e. fetal, e. fetalis). Hemolytic anemia of newborn.
eritrocatálisis (erythrocatalysis). Phagocytosis of the red blood cells.
eritrocianosis (erythrocyanosis). A condition seen in children, girls, and women particularly, in which exposure of the limbs to cold causes them to become swollen and dusky red.
eritrocinética (erythrokinetics). A consideration of the kinetics of erythrocytes from their generation to destruction.
eritrocitemia (erythrocythemia). Polycythemia.
eritrocítico (erythrocytic). Pertaining to an erythrocyte.
eritrocito (erythrocyte). Red blood cell; red corpuscle; a mature red blood cell.
eritrocitoblasto (erythrocytoblast). Erythroblast.
eritrocitolisina (erythrocytolysin). Hemolysin.
eritrocitólisis (erythrocytolysis). Hemolysis.
eritrocitómetro (erythrocytometer). An instrument for counting the red blood cells.
eritrocitopenia (erythrocytopenia). Erythropenia.
eritrocitopoyesis (erythrocytopoiesis). Erythropoiesis.
eritrocitorrexia (erythrocytorrhexis). Erythrorrhexis.
eritrocitosis (erythrocytosis). Polycythemia, especially that which occurs in response to some known stimulus.
eritrocitosquisis (erythrocytoschisis). A breaking up of the red blood cells into small particles that morphologically resemble platelets.
eritrocituria (erythrocyturia). Red blood cells in urine.
eritroclasia (erythroclasis). Fragmentation of the red blood cells.
eritroclástico (erythroclastic). Pertaining to erythroclasis; destructive to red blood cells.
eritrocromía (erythrochromia). A red coloration or staining.
eritrocupreína (erythrocuprein). Cytocuprein.
eritrodegenerativo (erythrodegenerative). Pertaining to or characterized by degeneration of the red blood cells.
eritrodermatitis (erythrodermatitis). Erythroderma.
eritrodermia (erythroderma). Erythrodermatitis; a nonspecific designation for intense and usually widespread reddening of the skin.
e. descamativa (e. desquamativum). Leiner's disease.
e. exfoliativa (e. exfoliativa). Keratolysis exfoliativa.
e. ictiosiforme (ichthyosiform e.). Congenital ichthyosiform e.
e. ictiosiforme congénita (congenital ichthyosiform e.). Ichthyosiform e.
e. maculopapulosa (maculopapular e.). Lichen variegatus; pityriasis lichenoides.
e. psoriática (e. psoriaticum).
e. de Sézary (Sézary e.). Sézary syndrome.

eritrodoncia (erythrodontia). Reddish discoloration of the teeth, as may occur in porphyria.
eritrofagia (erythrophagia). Phagocytic destruction of red blood cells.
eritrofagocitosis (erythrophagocytosis). Phagocytosis of erythrocytes.
eritrofílico (erythrophilic). Erythrophil.
eritrófilo (erythrophil). Erythrophilic; staining readily with red dyes.
eritróforo (erythrophore). Allophore; a chromatophore containing granules of a red or brown pigment.
eritrogénesis imperfecta (erythrogenesis imperfecta). Congenital hypoplastic anemia.
eritrogénico (erythrogenic). **1.** Producing red, as causing an eruption or a red color sensation. **2.** Pertaining to the formation of red blood cells.
eritrogonio (erythrogonium, pl. erythrogonia). The precursor of an erythrocyte; occasionally refers to the erythropoietic tissue as a whole.
eritroide (erythroid). Reddish in color.
eritrol (erythrol). Erythritol.
  tetranitrato de e. (e. tetranitrate). Erythrityl tetranitrate.
eritroleucemia (erythroleukemia). Simultaneous neoplastic proliferation of erythroblastic and leukoblastic tissues.
eritroleucosis (erythroleukosis). A condition resembling leukemia in which the erythropoietic tissue is affected in addition to the leukopoietic tissue.
eritrolisina (erythrolysin). Hemolysin.
eritrólisis (erythrolysis). Hemolysis.
eritromelalgia (erythromelalgia). Erythermalgia; Gerhardt's disease; Mitchell's disease; red neuralgia; rodonalgia; paroxysmal throbbing and burning pain in the skin, affecting one or both legs and feet, accompanied by a dusky mottled redness of the parts.
eritromelia (erythromelia). Diffuse idiopathic erythema and atrophy of the skin of the lower limbs.
eritromicina (erythromycin). An antibiotic agent obtained from cultures of a strain of *Streptomyces erythraeus*.
eritrón (erythron). The total mass of circulating red blood cells, and that part of the hematopoietic tissue from which they are derived.
eritroneocitosis (erythroneocytosis). The presence in the peripheral circulation of regenerative forms of red blood cells.
eritropenia (erythropenia). Erythrocytopenia; deficiency in the number of red blood cells.
eritropicnosis (erythropyknosis). Alteration of red blood cells to develop the so-called "brassy bodies," under the influence of the malarial parasite.
eritroplaquia (erythroplakia). A red velvety plaque-like lesion of mucous membrane which often represents malignant change.
eritroplasia (erythroplasia). Erythema and dysplasia of the epithelium.
  e. de Queyrat (e. of Queyrat). Carcinoma in situ of the glans penis.
  e. de Zoon (Zoon's e.). Balanitis of Zoon.
eritropoyesis (erythropoiesis). Erythrocytopoiesis; the formation of red blood cells.
eritropoyético (erythropoietic). Pertaining to or characterized by erythropoiesis.
eritropoyetina (erythropoietin). Erythropoietic hormone; hematopoietin; hemopoietin.
eritroprosopalgia (erythroprosopalgia). A disorder similar to erythromelalgia, but with the pain and redness occurring in the face.
eritropsia (erythropsia). Red vision; an abnormality of vision in which all objects appear to be tinged with red.
eritroqueratodermia (erythrokeratoderma). The association of erythoderma and hyperkeratosis, which may be symptomatic at sites of chronic injury or inherited.
  e. variable (e. variabilis). Keratosis rubra figurata.
eritrorrexia (erythrorrhexis). Erythrocytorrhexis.
eritrosa (erythrose). A tetrose isomeric with threose.
eritrosina B (erythrosin B). Tetraiodofluorescein; a fluorescent red acid dye.
eritroxilina (erythroxyline). Name given to cocaine by its discoverer, Gaedeke, in 1855.
eritrulosa (erythrulose). The 2-keto analog of erythrose.
eritruria (erythruria). The passage of red urine.
erógeno (erogenous). Capable of producing sexual excitement when stimulated.
eros (eros). In psychoanalysis, the life principle representing all instinctual tendencies toward procreation and life.
erosión (erosion). **1.** A wearing away or a state of being worn away, as by friction or pressure. **2.** A shallow ulcer; in the stomach and intestine, an ulcer limited to the mucosa, with no penetration of the muscularis mucosa. **3.** Odontolysis; the wearing away of a tooth by chemical action.
  e. corneal recurrente (recurrent corneal e.).
  e. de Dieulafoy (Dieulafoy's e.).
erosionar (erode). **1.** To cause, or to be affected by, erosion. **2.** To remove by ulceration.
erosivo (erosive). **1.** Having the property of eroding or wearing away. **2.** An eroding agent.
erótico (erotic). Lustful; relating to sexual passion; having the quality to produce sexual arousal.
erotismo (erotism). Eroticism; a condition of sexual excitement.
  e. anal (anal e.).
erotización (erotization). Libidinization; the act of sexual arousal or the state of being sexually excited.
erotofobia (erotophobia). Morbid aversion to the thought of sexual love and to its physical expression.
erotogénesis (erotogenesis). The origin or genesis of sexual impulses.
erotógeno, erotogénico (erotogenic). Capable of causing sexual excitement or arousal.
erotomanía (erotomania). Excessive or morbid inclination to erotic thoughts and behavior.
erotopatía (erotopathy). Any abnormality of the sexual impulse.
erotopático (erotopathic). Relating to erotopathy.
errático (erratic). **1.** Eccentric. **2.** Denoting symptoms that vary in intensity, frequency, or location.
error (error). **1.** A defect in structure or function. **2.** In biostatistics: 1) a mistaken decision; 2) the difference between the true value and the observed value of a variate.
  e. congénitos del metabolismo (inborn e.'s of metabolism).
ertacalciol (ertacalciol).
erubescencia (erubescence). A reddening of the skin.
erubescente (erubescent). Denoting reddening of the skin.
eructo (ructus). Eructation.
eructo, eructación (eructation). Belching; ructus; the voiding of gas or of a small quantity of acid fluid from the stomach through the mouth.
erupción (eruption). **1.** A breaking out, especially the appearance of lesions on the skin. **2.** A rapidly developing dermatosis of the skin or mucous membranes. **3.** The passage of a tooth through the alveolar process and perforation of the gums.
  e. acelerada (accelerated e.).
  e. clínica (clinical e.).
  e. continua (continuous e.).
  e. demorada (delayed e.).
  e. por drogas (drug e.). Dermatitis medicamentosa; dermatosis medicamentosa; drug rash.
  e. fija por drogas (fixed drug e.).
  e. fingida (feigned e.). Dermatitis artefacta.
  e. luminosa polimorfa (polymorphic light e.).
  e. en mariposa (butterfly e.).
  e. medicinal (medicinal e.). Drug e.
  e. pasiva (passive e.).
  e. quirúrgica (surgical e.).
  e. reptante (creeping e.). Cutaneous larva migrans.
  e. sérica (serum e.).
  e. del Valle de Murray (Murray Valley rash). Epidemic polyarthritis.
  e. variceliforme de Kaposi (Kaposi's varicelliform e.). Eczema herpeticum.
  e. por yodo (iodine e.).
eruptivo (eruptive). Characterized by eruption.
ES (ESR). Abbreviation for erythrocyte sedimentation rate; electron spin resonance.
Es (Es). Symbol for einsteinium.
escabicida **1.** (scabicidal). Destructive to itch mites. **2.** (scabicide). Scabieticide; an agent lethal to itch mites.
escabieticida (scabieticide). Scabicide.

escabrosidades (scabrities). Roughness of the skin.
e. ungulares (s. unguium). Thickening and distortion of the nails.
escafo- (scapho-). Combining form denoting scapha or scaphoid.
escafocefalia (scaphocephaly). Symbocephaly; scaphocephalism; tectocephaly; a form of craniosynostosis presenting a long, narrow head.
escafocefálico (scaphocephalic). Scaphocephalous; tectocephalic; denoting or relating to scaphocephaly.
escafocefalismo (scaphocephalism). Scaphocephaly.
escafocéfalo (scaphocephalous). Scaphocephalic.
escafohidrocefalia (scaphohydrocephalus, scaphohydrocephaly). Occurrence of hydrocephalus in a scaphocephalic individual.
escafoide (scaphoid). Navicular boat-shaped; hollowed.
escala (scale). **1.** A strip of metal, glass, or other substance, marked off in lines, for measuring. **2.** A standarized test formeasuring psychologgical, personality, or behavioral characteristics.
e. absoluta (absolute s.). Obsolete term for Kelvin s.
e. de Ångström (Ångström s.).
e. de Baumé (Baumé s.).
e. de Bayley del Desarrollo del Lactante (Bayley s.'s of Infant Development).
e. de Benois (Benois s.).
e. de Binet (Binet s.). A measure of intelligence designed for both children and adults.
e. de Binet-Simon (Binet-Simon s.).
e. de Celsius (Celsius s.). Centigrade s.
e. centígrada (centigrade s.). Celsius s.
e. de Charrière (Charrière s.). French s.
e. de coma (coma s.).
e. de conducta adaptativa (adaptive behavior s.'s).
e. de dureza (hardness s.). Mohs s.
e. de Fahrenheit (Fahrenheit s.).
e. francesa (Fr) (French s. (Fr)). Charrière s.
e. de Gaffky (Gaffky s.). Gaffky table.
e. gris (gray s.).
e. homígrada (homigrade s.).
e. de inteligencia de Stanford-Binet (Stanford-Binet intelligence s.).
e. de inteligencia de Wechsler (Wechsler intelligence s.'s).
e. Internacional de Leiter para el Desempeño (Leiter International Performance S.).
e. de intervalos (interval s.).
e. de Karnofsky (Karnofsky s.).
e. de Kelvin (Kelvin s.).
e. de Madurez Mental de Columbia (Columbia Mental Maturity s.).
e. de masculinidad-femineidad (masculinity-femininity s.).
e. de Mohs (Mohs s.). Hardness s.
e. de pH (pH s.). Sörensen s.
e. de Rankine (Rankine s.).
e. Réaumur (Réaumur s.).
e. de relaciones (ratio s.).
e. de secuencias (sequence ladder).
e. Shipley-Hartford (Shipley-Hartford s.).
e. Sörensen (Sörensen s.). pH s.
e. de Wechsler-Bellevue (Wechsler-Bellevue s.).
escalador (scaler). A device for counting electrical impulses, as in the assay of radioactive materials.
escaldadura (scald). The lesion resulting from such contact.
escaldar (scald). To burn by contact with a hot liquid or steam.
escalenectomía (scalenectomy). Resection of the scalene muscles.
escaleno (scalene). **1.** Having sides of unequal length, said of a triangle so formed. **2.** One of several muscles so named.
escalenotomía (scalenotomy). Division or section of the anterior scalene muscle.
escalofrío (chill). **1.** A sensation of cold. **2.** Rigor; a feeling of cold with shivering and pallor, accompanied by an elevation of temperature in the interior of the body.
escalón **1.** (shelf). In anatomy, a structure resembling a shelf. **2.** (ledge). In anatomy, a structure resembling a ledge. **3.** (step). In dentistry, a dove-tailed or similarly shaped projection of a cavity prepared in a tooth into a surface perpendicular to the main part of the cavity for the purpose of preventing displacement of the restoration (filling) by the force of mastication. **4.** (step). A change in direction resembling a stair-step in a line, a surface, or the construction of a solid body.
e. de Blumer (Blumer's s.). Rectal s.
e. dental **1.** (dental s.). Dental ledge. **2.** (dental ledge).
e. del esmalte (enamel ledge). Dental l.
e. de Krönig (Kronig's step's).
e. nasal de Roenne (Roenne's nasal step).
e. palatino (palatal s.).
e. rectal (rectal s.). Blumer's s.
e. vocal (vocal s.). Plica vocalis.
escalpelo (scalpel). A knife used in surgical dissection.
e. plasmático (plasma s.).
escalpriforme (scalpriform). Chisel-shaped.
escalpro (scalprum). **1.** A large strong scalpel. **2.** Raspatory.
escama **1.** (scale). Squama. **2.** (squame). Squama. **3.** (squama, pl. squamae). Scale; squame. A thin plate of bone. **4.** (squama, pl. squamae). An epidermic scale.
e. del frontal (squama frontalis). [*squama frontalis*, NA]. Frontal s.
e. del occipital (squama occipitalis). [*squama occipitalis*, NA]. Occipital s.
e. del temporal (squama temporalis). Temporal s.
escamado (squamate). Squamous.
escamización, escamatización (squamatization). Transformation of other types of cells into squamous cells.
escamo- (squamo-). Combining form denoting squama, squamous.
escamocelular (squamocellular). Relating to or having squamous epithelium.
escamocigomático (squamozygomatic). Relating to the squama and the zygomatic process of the temporal bone.
escamocolumnar (squamocolumnar). Pertaining to the junction between a stratified squamous epithelial surface and one lined by columnar epithelium; e.g., the cardia of the stomach or anus.
escamoesfenoidal (squamosphenoid). Sphenosquamosal; relating to the sphenoid bone and the squama of the temporal bone.
escamofrontal (squamofrontal). Relating to the squama frontalis.
escamomastoideo (squamomastoid). Relating to the squamous and petrous portions of the temporal bone.
escamonea (scammony). The plant, *Convolvulus scammonia* (family Convolvulaceae), the dried root of which contains a cathartic resin.
escamooccipital (squamo-occipital). Relating to the squamous portion of the occipital bone, developing partly in membrane and partly in cartilage.
escamoparietal (squamoparietal). Relating to the parietal bone and the squamous portion of the temporal bone.
escamopetroso (squamopetrosal). Petrosquamosal.
escamoso **1.** (scaly). Squamous. **2.** (squamous). Scaly; squamate; relating to or covered with scales.
escamotemporal (squamotemporal). Relating to the pars squamosa ossis temporalis.
escandio (scandium (Sc)). A metallic element, symbol Sc, atomic no. 21, atomic weight 44.96.
escáner (scanner). A device or instrument that scans.
escansorio (scansorius).
escape (escape). Term used to describe the situation when a higher pacemaker defaults or A-V conduction fails and a lower pacemaker assumes the function of pacemaking for one or more beats.
e. nodal (nodal e.). E. with the A-V node as pacemaker.
e. ventricular (ventricular e.).
escápula **1.** (scapula, gen. and pl. scapulae). [*scapula*, NA]. Blade bone; shoulder blade. **2.** (shoulder blade). Scapula.
e. alada (winged s.). S.alata.
e. alata (s. alata). Winged s.
e. elevada (s. elevata). Sprengel's deformity.
e. escafoide (scaphoid s.).
escapulalgia (scapulalgia). Scapulodynia; rarely used term meaning pain in the shoulder blades.
escapular (scapular). Relating to the scapula.
escapulario (scapulary). A form of brace or suspender for keeping a belt or body bandage in place.

escapulectomía (scapulectomy). Excision of the scapula.
escapulo- (scapulo-). Combining form denoting scapula or scapular.
escapuloclavicular (scapuloclavicular). **1.** Acromioclavicular. **2.** Coracoclavicular.
escapulodinia (scapulodynia). Scapulalgia.
escapulohumeral (scapulohumeral). Relating to both scapula and humerus.
escapulopexia (scapulopexy). Operative fixation of the scapula to the chest wall or to the spinous process of the vertebrae.
escara (eschar). A thick, coagulated crust or slough which develops following a thermal burn or chemical or physical cauterization of the skin.
escarcha (frost). A deposit resembling that of frozen vapor or dew.
e. de urea, urémica (urea f., uremic f.). Uridrosis crystallina.
escariador (broach). A dental instrument for removing the pulp of a tooth or exploring the canal.
escarificación (scarification). The making of a number of superficial incisions in the skin.
escarificador (scarificator). An instrument for scarification, consisting of a number of concealed spring-projected cutting blades, set near together, that make superficial incisions in the skin.
escarificar (scarify). To produce scarification.
escarlata (scarlet). Denoting a bright red color tending toward orange.
escarlatina (scarlatina). Scarlet fever; an acute exanthematous disease, caused by infection with streptococcal organisms producing erythrogenic toxin.
e. anginosa (anginose s., s. anginosa). Fothergill's disease.
e. hemorrágica (s. hemorrhagica).
e. latente (s. latens, latent s.).
e. maligna (s. maligna).
e. reumática (s. rheumatica). Dengue.
e. simple (s. simplex). A mild form of the disease.
escarlatinela (scarlatinella). Fourth disease.
escarlatínico (scarlatinal). Relating to scarlatina.
escarlatiniforme (scarlatiniform). Scarlatinoid; resembling scarlatina, denoting a rash.
escarlatinoide (scarlatinoid). **1.** Scarlatiniform. **2.** Fourth disease.
escarótico (escharotic). Caustic or corrosive.
escarotomía (escharotomy). Surgical incision in an eschar to lessen constriction, as might be done following a burn.
escatemia (scatemia). Autointoxication.
escato- (scato-). Combining form denoting feces.
escatofagia (scatophagy). Coprophagy; rhypophagy; the eating of excrement.
escatol (skatole). 3-Methyl-1*H*-indole, formed in the intestine by the bacterial decomposition of tryptophan and found in fecal matter, to which it imparts its characteristic odor.
escatología (scatology). **1.** Coprology; the scientific study and analysis of feces, for physiologic and diagnostic purposes. **2.** The study relating to the psychiatric aspects of excrement or excremental (anal) function.
escatológico (scatologic). Pertaining to scatology.
escatoma (scatoma). Coproma.
escatoscopia (scatoscopy). Examination of the feces for purposes of diagnosis.
escatoxilo (skatoxyl). 3-Hydroxymethylindole, formed in the intestine by the oxidation of skatole.
escátula (scatula). A square pillbox.
escelalgia (scelalgia). Pain in the leg.
escelotirbe (scelotyrbe). Spastic paralysis of the legs.
escena arquetípica (primal scene). In psychoanalysis, the actual or fantasied observation by a child of sexual intercourse, particularly between the parents.
escena retrospectiva (flashback). An involuntary recurrence of some aspect of a hallucinatory experience or perceptual distortion occurring some time after taking the hallucinogen that produced the original effect and without subsequent ingestion of the substance.
escíbalo (scybalum, pl. scybala). A hard round mass of inspissated feces.
escibaloso (scybalous). Relating to scybala.
escififorme (scyphiform). Scyphoid.
escifoide (scyphoid). Scyphiform; cup-shaped.
escila (squill). Scilla; the cut and dried fleshy inner scales of the bulb of the white variety of *Urginea maritima* (Mediterranean s.), or of *U. indica* (Indian s.) (family Liliaceae).
escilareno (scillaren). A mixture of glycosides, possessing digitalis-like actions, present in squill.
escintigrafía (scintography). Scintiphotography.
esciosofía (sciosophy). Rarely used term for a system of beliefs that are claimed to be facts but are not supported by scientific data.
escirrencantis (scirrhencanthis). An indurated tumor of the lacrimal gland.
escirro (scirrhus). Obsolete term for any fibrous indurated area, especially an indurated carcinoma.
escirrosidad (scirrhosity). A scirrhous state or hardness of a tumor.
escirroso (scirrhous). Hard; relating to a scirrhus.
escisión **1.** (scission). A separation, division, or splitting, as in fission. **2.** (scissura, pl. scissurae). A splitting.
e. de los pelos (scissura pilorum). Schizotrichia.
escisiparidad (scissiparity). Schizogenesis.
escleradenitis (scleradenitis). Inflammatory induration of a gland.
escleral (scleral). Sclerotic; relating to the sclera.
escleratógeno (scleratogenous). Sclerogenous.
esclerectasia (sclerectasia). Scleral ectasia; localized bulging of the sclera lined with uveal tissue.
e. parcial (partial s.).
e. total (total s.).
esclerectoiridectomía (sclerectoiridectomy). A combined sclerectomy and iridectomy used in glaucoma to form a filtering cicatrix.
esclerectoiridodiálisis (sclerectoiridodialysis). A combined operation of sclerectomy and iridodialysis for the relief of glaucoma.
esclerectomía (sclerectomy). **1.** Excision of a portion of the sclera. **2.** Removal of the fibrous adhesions formed in chronic otitis media.
escleredema (scleredema). Hard nonpitting edema of the skin, giving a waxy appearance and no sharp demarcation.
e. adulto (s. adultorum). Buschke's disease.
esclerema (sclerema). Induration of subcutaneous fat.
e. adiposo (s. adiposum). S. neonatorum.
e. neonatal (s. neonatorum). S. adiposum; subcutaneous fat necrosis of newborn.
esclerencefalia (sclerencephaly, sclerencephalia). Sclerosis and shrinkage of the brain substance.
escleriasis (scleriasis). A diffuse, symmetrical scleroderma.
escleritis (scleritis). Leucitis; inflammation of the sclera.
e. anterior (anterior s.).
e. anular (annular s.).
e. gelatinosa (brawny s., gelatinous s.).
e. maligna (malignant s.).
e. necrosante (necrotizing s.).
e. nodular (nodular s.).
e. posterior (posterior s.).
e. profunda (deep s.).
esclero-, escler- (sclero-, scler-). Combining forms denoting hardness (induration), sclerosis, relationship to the sclera.
esclero-ooforitis (sclero-oophoritis). Inflammatory induration of the ovary.
escleroatrofia (scleroatrophy). Sclerotylosis.
escleroblastema (scleroblastema). The embryonic tissue entering into the formation of bone.
esclerocio (sclerotium, pl. sclerotia). **1.** In fungi, a variably sized resting body composed of a hardened mass of hyphae. **2.** The hardened resting condition of the plasmodium of Myxomycetes.
escleroconjuntival (scleroconjunctival). Relating to the sclera and the conjunctiva.
esclerocórnea (sclerocornea). **1.** The cornea and sclera regarded as forming together the hard outer coat of the eye, the tunica fibrosa bulbi. **2.** A congenital anomaly in which the whole or part of the cornea is opaque and resembles the sclera.
esclerocoroideo (sclerochoroidal). Relating to both the sclera and the choroid.
esclerocoroiditis (sclerochoroiditis). Scleroticochoroiditis; inflammation of the sclera and choroid.
e. anterior (s. anterior).
e. posterior (s. posterior). Posterior staphyloma.

esclerodactilia (sclerodactyly, sclerodactylia). Acrosclerosis.
esclerodermatitis (sclerodermatitis). Inflammation and thickening of the skin.
esclerodermatoso (sclerodermatous). Marked by, or resembling, scleroderma.
esclerodermia (scleroderma). Dermatosclerosis; sclerosis corii; sclerosis cutanea.
  e. localizada (localized s.). Morphea.
escleroestenosis (sclerostenosis). Induration and contraction of the tissues.
escleroftalmía (sclerophthalmia). A congenital abnormality in which the normally transparent cornea resembles the opaque sclera.
esclerógeno, esclerogénico (sclerogenous, sclerogenic). Scleratogenous; producing hard or sclerotic tissue.
escleroide (scleroid). Sclerosal; sclerous; indurated or sclerotic, of unusually firm texture, leathery, or of scar-like texture.
escleroiritis (scleroiritis). Inflammation of both sclera and iris.
escleroiritomía (scleriritomy). An incision into the iris and sclera.
escleroma (scleroma). A circumscribed indurated focus of granulation tissue in the skin or mucous membrane.
  e. respiratorio (respiratory s.).
escleromalacia (scleromalacia). Degenerative thinning of the sclera, occurring in persons with rheumatoid arthritis and other collagen disorders.
esclerómero (scleromere). Any metamere of the skeleton, such as a vertebral segment.
esclerómetro (sclerometer). A device for determining the density or hardness of any substance.
escleromixedema (scleromyxedema). Arndt-Gottron syndrome; lichen myxedematosus with diffuse thickening of the skin underlying the papules.
escleroniquia (scleronychia). Induration and thickening of the nails.
escleroplastia (scleroplasty). Plastic surgery of the sclera.
escleroproteína (scleroprotein). Albuminoid.
escleroqueratitis (sclerokeratitis). Inflammation of the sclera and cornea.
escleroqueratoiritis (sclerokeratoiritis). Inflammation of sclera, cornea, and iris.
esclerosal (sclerosal). Scleroid.
esclerosante (sclerosant). An injectable irritant used to treat varices by producing thrombi in them.
esclerosar (sclerose). To harden; to undergo sclerosis.
esclerosis (sclerosis, pl. scleroses). **1.** Induration. **2.** In neuropathy, induration of nervous and other structures by a hyperplasia of the interstitial fibrous or glial connective tissue.
  e. de Alzheimer (Alzheimer's s.).
  e. arterial (arterial s.). Arteriosclerosis.
  e. arteriocapilar (arteriocapillary s.).
  e. arteriolar (arteriolar s.). Arteriolosclerosis.
  e. de Canavan (Canavan's s.). Spongy degeneration.
  e. combinada (combined s.).
  e. coriónica (s. corii). Scleroderma.
  e. coroidal areolar central (central areolar choroidal s.).
  e. cortical laminar (laminar cortical s.).
  e. cutánea (s. cutanea). Scleroderma.
  e. diseminada (disseminated s.). Multiple s.
  e. endocárdica (endocardial s.). Endocardial fibroelastosis.
  e. espinal lateral (lateral spinal s.).
  e. espinal posterior (posterior spinal s.). Tabes dorsalis.
  e. familiar infantil difusa (diffuse infantile familial s.). Globoid cell leukodystrophy.
  e. fisiológica (physiologic s.). Menstrual s.; ovulational s.
  e. focal (focal s.). Multiple s.
  e. glomerular (glomerular s.). Glomerulosclerosis.
  e. hipercalcémica idiopática infantil (idiopathic hypercalcemic s. of infants).
  e. hipocámpica (hippocampal s.).
  e. insular (insular s.). Multiple s.
  e. lateral amiotrófica (amyotrophic lateral s. (ALS)).
  e. lobular (lobar s.).
  e. del manto (mantle s.).
  e. menstrual (menstrual s.). Physiologic s.
  e. de Mönckeberg (Mönckeberg's s.).
  e. múltiple (EM) (multiple s. (MS)).
  e. nodular (nodular s.). Atherosclerosis.
  e. nuclear (nuclear s.).
  e. ósea (bone s.). Eburnation.
  e. ovulatoria (ovulational s.). Physiologic s.
  e. posterior (posterior s.). Tabes dorsalis.
  e. sistémica progresiva (progressive systemic s.). Scleroderma.
  e. de la sustancia blanca (s. of white matter). Leukodystrophy.
  e. tuberosa (tuberous s.). Bourneville's disease; epiloia.
  e. unicelular (unicellular s.).
  e. vascular (vascular s.). Arteriosclerosis.
escleroso **1.** (sclerous). Scleroid. **2.** (sclerosal). Scleroid.
esclerostomía (sclerostomy). Surgical perforation of the sclera, as for the relief of glaucoma.
escleroterapia (sclerotherapy). Sclerosing therapy; treatment involving the injection of a sclerosing solution into vessels or tissues.
esclerótica (sclerotica). Sclera.
  e. azul (blue sclera).
esclerótico (sclerotic). **1.** Relating to or characterized by sclerosis. **2.** Scleral.
esclerotico-coroiditis (scleroticochoroiditis). Sclerochoroiditis.
esclerotilosis (sclerotylosis). Scleroatrophy; atrophic fibrosis of the skin, hypoplasia of the nails, and palmoplantar keratoderma.
esclerotoma (sclerotome). The group of mesenchymal cells emerging from the ventromesial part of a mesodermic somite and migrating toward the notochord.
esclerotomía (sclerotomy). An incision through the sclera.
  e. anterior (anterior s.). Incision into the anterior chamber of the eye.
  e. posterior (posterior s.)
esclerótomo (sclerotome). A knife used in sclerotomy.
esclerotriquia (sclerotrichia). Sclerothrix.
esclerotrix (sclerothrix). Sclerotrichia; induration and brittleness of the hair.
esclusa (sluice). Waterfall.
escobillón (écouvillon). A brush with firm bristles for freshening sores or abrading the interior of a cavity.
escódico (skodaic). Relating to Skoda.
escoleciasis (scoleciasis). Infection of the intestine by larvae of lepidopterans (moths and butterflies).
escoleciforme (scoleciform). Scolecoid.
escolecoide (scolecoid). **1.** Scoleciform. Resembling a tapeworm scolex. **2.** Wormlike.
escolecología (scolecology). Helminthology.
escólex (scolex, pl. scoleces, scolices). The head or anterior end of a tapeworm attached by suckers, and frequently by rostellar hooks, to the wall of the intestine.
escoliocifosis (scoliokyphosis). Lateral and posterior curvature of the spine.
escoliómetro (scoliometer). An instrument for measuring curves, especially those in lateral curvature of the spine.
escoliosis (scoliosis). Lateral curvature of spine; rachioscoliosis.
  e. ciática (sciatic s.).
  e. coxítica (coxitic s.).
  e. empiémica (empyemic s.).
  e. estática (static s.).
  e. por hábito (habit s.).
  e. miopática (myopathic s.).
  e. ocular, oftálmica (ocular s., ophthalmic s.).
  e. osteopática (osteopathic s.).
  e. paralítica (paralytic s.).
  e. raquítica (rachitic s.). S. occurring as a result of rickets.
escoliótico (scoliotic). Relating to or suffering from scoliosis.
escoliótono (scoliotone). An apparatus for stretching the spine and reducing the curve in scoliosis.
escopina (scopine). Scopolamine less the tropic acid side chain, i.e., 6,7-epoxytropine, or 6,7-epoxy-3-hydroxytropane.
escoplo (chisel). A single beveled end-cutting blade with a straight or angled shank used with a thrust along the axis of the handle for cutting or splitting dentin and enamel.
  e. biangulado (binangle c.).
escopofilia (scopophilia). Voyeurism.
escopofobia (scopophobia). Morbid dread of being stared at.
escopolamina (scopolamine). Hyoscine; scopine tropate.
  bromhidrato de e. (s. hydrobromide). Hyoscine hydrobromide.

metilbromuro de e. (s. methylbromide).
escopolia (scopolia). The dried rhizome and roots of *Scopolia carniolica* (family Solanaceae), a herb of Austria and neighboring countries of Europe.
e. japonica (s. japonica). Japanese belladonna.
escopolina (scopoline). A decomposition product of scopolamine, and an isomer of scopine, in that the expoxy and hydroxyl groups are in different locations.
escopómetro (scopometer). A device for determining the density of a precipitate by the degree of translucency of a fluid containing it.
escopomorfinismo (scopomorphinism). Associated chronic addiction to scopolamine and morphine.
escorbútico (scorbutic). Relating to, suffering from, or resembling scurvy (scorbutus).
escorbutigénico (scorbutigenic). Scurvy-producing.
escorbuto (scurvy). Scorbutus; sea s.; a disease marked by inanition, debility, anemia, edema of the dependent parts, a spongy condition, sometimes with ulceration, of the gums, and hemorrhages into the skin and from the mucous membranes.
e. alpino (Alpine s.). Pellagra.
e. infantil (infantile s.). Barlow's disease; Cheadle's disease.
e. marítimo (sea s.). Scurvy.
e. terrestre (land s.). Idiopathic thrombocytopenic purpura.
escorcina, escorcinol (escorcin, escorcinol). A brown powder derived from esculetin; used for the detection of defects in the cornea and conjunctiva, which it marks by a red coloration.
escordinema (scordinema). Heaviness of the head with yawning and stretching, occurring as a prodrome of an infectious disease.
escorpión (scorpion). A member of the order Scorpionida.
escotado (notched). Emarginate.
escotadura (notch). Incisura.
e. antegoníaca (antegonial n.).
e. aórtica (aortic n.).
e. auricular (auricular n.). [*incisura anterior auris*, NA]; [*incisura terminalis auris*, NA].
e. craneofacial (craniofacial n.).
e. dicrótica (dicrotic n.).
e. hamular (hamular n.).
e. de Kernohan (Kernohan's n.).
e. parotídea (parotid n.).
e. pterigomaxilar (pterygomaxillary n.). Hamular n.
e. semilunar de Hutchinson (Hutchinson's crescentic n.).
escoto- (scoto-). Combining form denoting darkness.
escotocromógenos (scotochromogens). Group II mycobacteria.
escotofilia (scotophilia). Nyctophilia.
escotofobia (scotophobia). Nyctophobia.
escotografía (scotograph). An impression made on a photographic film by a radioactive substance without the intervention of any opaque object other than the screen of the film.
escotógrafo (scotograph). An appliance for aiding one to write in straight lines in the dark or for aiding the blind to write.
escotoma (scotoma, pl. scotomata). **1.** An isolated area of varying size and shape, within the visual field, in which vision is absent or depressed. **2.** A blind spot in psychological awareness.
e. absoluto (absolute s.). A s. in which there is no perception of light.
e. anular **1.** (ring s.). **2.** (annular s.). A circular s. surrounding the center of the field of vision.
e. arqueado (arcuate s.).
e. de Bjerrum (Bjerrum's s.). Bjerrum's sign; sickle s.
e. cecocentral (cecocentral s.).
e. centelleante (scintillating s.). Flittering s.
e. central (central s.). A s. involving the fixation point.
e. de color (color s.).
e. cuadrántico (quadrantic s.).
e. falciforme (sickle s.). Bjerrum's s.
e. fisiológico (physiologic s.). Blind spot.
e. fluctuante (flittering s.). Scintillating s.
e. glaucomatoso de haces de fibras nerviosas (glaucomatous nerve-fiber bundle s.).
e. hemianópico (hemianopic s.).
e. insular (insular s.).
e. mental (mental s.).
e. negativo (negative s.).
e. paracentral (paracentral s.). A s. adjacent to the fixation point.
e. pericentral (pericentral s.).
e. periférico (peripheral s.).
e. positivo (positive s.).
e. relativo (relative s.).
e. de Seidel (Seidel's s.). A form of Bjerrum's s.
e. zonular (zonular s.).
escotomatoso (scotomatous). Relating to scotoma.
escotometría (scotometry). The plotting and measuring of a scotoma.
escotómetro (scotometer). An instrument for determining the size, shape, and intensity of a scotoma.
escotopía (scotopia). Scotopic vision.
escotópico (scotopic). Referring to low illumination to which the eye is dark-adapted.
escotopsina (scotopsin). The protein moiety of the pigment in the rods of the retina.
escotoscopia (scotoscopy). Retinoscopy.
escritura "en espejo" (mirror-writing). Retrography; writing backward, from right to left.
escrobiculado (scrobiculate). Pitted; marked with minute depressions.
escrófula (scrofula). Obsolete term for cervical tuberculous lymphadenitis.
escrofulodermia (scrofuloderma). Cutaneous tuberculosis.
e. gomosa (s. gummosa). A deep cutaneous tuberculous lesion.
e. papulosa (papular s.). Papular tuberculid.
e. tuberculosa (tuberculous s.). Scrofulotuberculosis; ulcerative s.
e. ulcerosa (ulcerative s.). Tuberculous s.
e. verrugosa (verrucous s.). Tuberculosis cutis verrucosa.
escrofuloso (scrofulous). Relating to or suffering from scrofula.
escrofulotuberculosis (scrofulotuberculosis). Tuberculous scrofuloderma.
escrotal (scrotal). Oscheal; relating to the scrotum.
escrotectomía (scrotectomy). Removal of all or part of scrotum.
escrotiforme (scrotiform). Having the shape or form of a scrotum.
escrotitis (scrotitis). Inflammation of the scrotum.
escroto (scrotum, pl. scrota, scrotums). [L.] [NA]. Bursula testium.
e. linfático (lymph s.). Elephantiasis scroti.
e. "en regadera" (watering-can s.).
escrotocele (scrotocele). Obsolete term for scrotal hernia.
escrotoplastia (scrotoplasty). Oscheoplasty; surgical reconstruction of the scrotum.
escrúpulo (scruple). An apothecaries' weight of 20 grains or one-third of a dram.
escualeno (squalene). Spinacene; a hexaisoprenoid (triterpenoid) hydrocarbon found in shark oil and in some plants; intermediate in the biosynthesis of cholesterol.
escudo **1.** (scute). Scutum; in ixodid (hard) ticks, a plate that largely or entirely covers the dorsum of the male and forms an anterior shield behind the capitulum of the female or immature ticks. **2.** (shield). A protecting screen; lead sheet for protecting the operator and patient from x-rays. **3.** (escutcheon). The region of the skin in quadrupeds (usually cattle) between the hind legs above the udder and below the anus.
e. embrionario (embryonic shield).
e. de estrés (stress shielding). Osteopenia occurring in bone as the result of removal of normal stress from the bone by an implant.
e. orales (oral shield's).
e. para el pezón (nipple shield).
e. timpático (tympanic s.).
escuela (school). A set of beliefs, teachings, methods, etc.
e. biométrica (biometrical s.).
e. dinámica (dynamic s.).
e. dogmática (dogmatic s.).
e. hipocrática (hippocratic s.).
e. iatromatemática (iatromathematical s.). Mechanistic s.
e. mecanística (mechanistic s.). Iatromathematical s.
esculente (esculent). Edible; fit for eating.
esculina **1.** (aesculin). Esculin. **2.** (esculin). Aesculin; bicolorin; enallachrome; esculoside; polychrome.
escutado (scutate). Scutiform.
escutiforme (scutiform). Scutate; shield-shaped.
escutular (scutular). Relating to a scutulum.

escútulo (scutulum, pl. scutula). A yellow saucer-shaped crust, the characteristic lesion of favus, consisting of a mass of hyphae and spores.
esencia (essence). **1.** The true characteristic or substance of a body. **2.** An element. **3.** A fluid extract. **4.** An alcoholic solution, or spirit, of the volatile oil of a plant. **5.** . Any volatile substance responsible for odor or taste of the organism (usually a plant) producing it.
  e. de cáscara de naranja amarga (bitter orange peel oil).
  e. de hoja de cedro (cedar leaf oil). *Thuja* oil.
  e. de nuez moscada exprimida (nutmeg oil). Myristica oil.
  e. de pimienta (pimenta oil). Allspice oil; comprises 3 to 4.5% of the dried fruit.
  e. de pino (pine oil).
  e. de romero (rosemary oil). The volatile oil distilled from the fresh flowering tops of *Rosmarinus officinalis*.
  e. de sándalo (sandalwood oil). Santal oil.
  e. de trementina (turpentine oil). Turpentine spirit.
  e. de trementina rectificada (rectified turpentine oil).
esencial (essential). **1.** Necessary, indispensable. **2.** Characteristic of. **3.** Determining. **4.** Of unknown etiology. **5.** . Relating to an essence.
eseridina (eseridine). Eserine aminoxide; eserine oxide.
eserina (eserine). Physostigmine.
  aminóxido de e. (e. aminoxide). Eseridine.
  óxido de e. (e. oxide). Eseridine.
  salicilato de e. (e. salicylate). Physostigmine salicylate.
esfacelación (sphacelation). **1.** The process of becoming gangrenous or necrotic. **2.** Gangrene or necrosis.
esfacelado (sphacelous). Sloughing, gangrenous, or necrotic.
esfacelar (sphacelate). To become gangrenous or necrotic.
esfacelismo (sphacelism). The condition manifested by a sphacelus.
esfacelo **1.** (sphacelus). A mass of sloughing, gangrenous, or necrotic matter. **2.** (slough). Necrosed tissue separated from the living structure.
esfacelodermia (sphaceloderma). Gangrene of the skin.
esfenetmoide (sphenethmoid). Sphenoethmoid.
esfenión (sphenion). The tip of the sphenoidal angle of the parietal bone; a craniometric point.
esfeno- (spheno-). Combining form denoting wedge, wedge-shaped, the sphenoid bone.
esfenobasilar (sphenobasilar). Spheno-occipital; sphenoccipital; relating to the sphenoid bone and the basilar process of the occipital bone.
esfenocefalia (sphenocephaly). Condition characterized by a deformation of the skull giving it a wedge-shaped appearance.
esfenocigomático (sphenozygomatic). Sphenomalar; relating to the sphenoid and the zygomatic bones.
esfenoescamoso (sphenosquamosal). Squamosphenoid.
esfenoetmoidal (sphenoethmoid). Sphenethmoid; relating to the sphenoid and ethmoid bones.
esfenofrontal (sphenofrontal). Relating to the sphenoid and frontal bones.
esfenoidal (sphenoid, sphenoidal). **1.** Relating to the sphenoid bone. **2.** Wedge-shaped.
esfenoiditis (sphenoiditis). **1.** Inflammation of the sphenoid sinus. **2.** Necrosis of the sphenoid bone.
esfenoidostomía (sphenoidostomy). An operative opening made in the anterior wall of the sphenoid sinus.
esfenoidotomía (sphenoidotomy). Any operation on the sphenoid bone or sinus.
esfenomalar (sphenomalar). Sphenozygomatic.
esfenomaxilar (sphenomaxillary). Relating to the sphenoid bone and the maxilla.
esfenooccipital (spheno-occipital). Sphenobasilar.
esfenoorbital (sphenorbital). Denoting the portions of the sphenoid bone contributing to the orbits.
esfenopalatino (sphenopalatine). Relating to the sphenoid and the palatine bones.
esfenoparietal (sphenoparietal). Relating to the sphenoid and the parietal bones.
esfenopetroso (sphenopetrosal). Relating to the sphenoid bone and the petrous portion of the temporal bone.
esfenosalpingoestafilino (sphenosalpingostaphylinus).
esfenotemporal (sphenotemporal). Relating to the sphenoid and the temporal bones.
esfenótico (sphenotic). Relating to the sphenoid bone and the bony case of the ear.
esfenoturbinal (sphenoturbinal). Denoting the concha sphenoidalis.
esfenovomerino (sphenovomerine). Relating to the sphenoid bone and the vomer.
esfera (sphere). A ball or globular body.
  e. de atracción (attraction s.). Astrosphere.
  e. de Morgagni (Morgagni's s.'s). Morgagni's globules.
esferestesia (spheresthesia). Globus hystericus.
esférico (spherical). Pertaining to, or shaped like, a sphere.
esfero- (sphero-). Combining form denoting spherical, a sphere.
esferocilindro (spherocylinder). Spherocylindrical lens.
esferocito (spherocyte). A small, spherical red blood cell.
esferocitosis (spherocytosis). Presence of sphere-shaped red blood cells in the blood.
  e. hereditaria (hereditary s.).
esferofaquia (spherophakia). A congenital bilateral aberration in which the lenses are small and spherical.
esferoide, esferoidal (spheroid, spheroidal). Shaped like a sphere.
esferómetro (spherometer). An instrument to determine the curvature of a sphere or a spherical lens.
esferoplasto (spheroplast). A bacterial cell from which the rigid cell wall has been incompletely removed.
esferoprisma (spheroprism). A spherical lens decentered to produce a prismatic effect, or a combined spherical lens and prism.
esferospermia (spherospermia). Spheroid spermatozoa lacking an elongated tail.
esférula (spherule). **1.** A small spherical structure. **2.** A sporangial-like structure filled with endospores at maturity.
esfígmico (sphygmic). Relating to the pulse.
esfigmo-, esfigm- (sphygmo-, sphygm-). Combining forms denoting pulse.
esfigmocardiógrafo (sphygmocardiograph). phygmocardioscope; a polygraph recording both the heartbeat and the radial pulse.
esfigmocardioscopio (sphygmocardioscope). Sphygmocardiograph.
esfigmocronógrafo (sphygmochronograph). A modified sphygmograph that represents graphically the time relations between the beat of the heart and the pulse; one recording the character of the pulse as well as its rapidity.
esfigmófono (sphygmophone). An instrument by which a sound is produced with each beat of the pulse.
esfigmografía (sphygmography). Use of the sphygmograph in recording the character of the pulse.
esfigmográfico (sphygmographic). Relating to or made by a sphygmograph; denoting the s. tracing, or sphygmogram.
esfigmógrafo (sphygmograph). An instrument consisting of a lever, the short end of which rests on the radial artery at the wrist, its long end being provided with a stylet which records on a moving ribbon of smoked paper the excursions of the pulse.
esfigmograma (sphygmogram). The graphic curve made by a sphygmograph.
esfigmoide (sphygmoid). Pulselike; resembling the pulse.
esfigmomanometría (sphygmomanometry). Determination of the blood pressure by means of a sphygmomanometer.
esfigmomanómetro (sphygmomanometer). Sphygmometer; an instrument for measuring arterial blood pressure.
  e. de Mosso (Mosso's s.).
  e. de Rogers (Rogers' s.).
esfigmómetro (sphygmometer) Sphygmomanometer.
esfigmometroscopio (sphygmometroscope). An instrument for auscultating the pulse.
esfigmooscilómetro (sphygmo-oscillometer). An instrument resembling an aneroid sphygmomanometer used in the measurement of the systolic and diastolic blood pressure.
esfigmopalpación (sphygmopalpation). Feeling the pulse.
esfigmoscopia (sphygmoscopy). Examination of the pulse.
esfigmoscopio (sphygmoscope). An instrument by which the pulse beats are made visible by causing fluid to rise in a glass tube, by means of a mirror projecting a beam of light, or simply by a moving lever as in the sphygmograph.

e. **de Bishop** (Bishop's s.).
esfigmosístole (sphygmosystole). That segment of the pulse wave corresponding to the cardiac systole.
esfigmotonógrafo (sphygmotonograph). An instrument for recording graphically both the pulse and the blood pressure.
esfigmotonómetro (sphygmotonometer). An instrument, like the sphygmotonograph, for determining the degree of blood pressure.
esfigmoviscosimetría (sphygmoviscosimetry). Measurement of the pressure and the viscosity of the blood.
esfinganina (sphinganine). Dihydrosphingosine; a constituent of the sphingolipids.
(*4E*)-esfingenina ((*4E*)-sphingenine). Sphingosine.
esfingol (sphingol). Sphingosine.
esfingolípido (sphingolipid). Any lipid containing a long chain base like that of sphingosine; a constituent of nerve tissue.
esfingolipidosis (sphingolipidosis). Sphingolipodystrophy; collective designation for a variety of diseases characterized by abnormal sphingolipid metabolism.
e. cerebral (cerebral s.). Cerebral lipidosis.
esfingolipodistrofia (sphingolipodystrophy). Sphingolipidosis.
esfingomielina fosfodiesterasa (sphingomyelin phosphodiesterase). Sphingomyelinase; an enzyme catalyzing hydrolysis of sphingomyelin to ceramide and phosphocholine.
esfingomielinas (sphingomyelins). Phosphosphingosides.
esfingomielinasa (sphingomyelinase). Sphingomyelin phosphodiesterase.
esfingosina (sphingosine). The principal long-chain base found in sphingolipids.
esfínter (sphincter). Musculus sphincter.
e. anal (s. ani, anal s.).
e. anatómico (anatomical s.).
e. angular (s. angularis, angular s.).
e. del ángulo hepático del colon (s. of hepatic flexure of colon).
e. antral **1.** (antral s.). S. antri. **2.** (s. antri). Antral s.; s. intermedius; s. of antrum; s. of gastric antrum.
e. del antro (s. of antrum). S. antri.
e. del antro gástrico (s. of gastric antrum). S. antri.
e. anular (annular s.).
e. artificial (artificial s.).
e. basal (basal s.). Sphincteroid tract of ileum.
e. bicanalicular (bicanalicular s.).
e. de Boyden (Boyden's s.). Musculus sphincter ductus choledochi.
e. canalicular (canalicular s.).
e. del colécodo (s. of common bile duct). Musculus sphincter ductus choledochi.
e. coledociano (choledochal s.). Musculus sphincter ductus choledochi.
e. cólico (colic s.). One of the s.'s of the colon.
e. constrictor del cardias (s. constrictor cardiae).
e. duodenal (duodenal s.).
e. duodenoyeyunal (duodenojejunal s.).
e. extrínseco (extrinsic s.).
e. fisiológico (physiological s.). Functional s.
e. funcional (functional s.). Physiological s.
e. de Glisson (Glisson's s.). Musculus sphincter ampullae hepatopancreaticae.
e. de Hyrtl (Hyrtl's s.).
e. ileal (ileal s.). Ileocecocolic s.
e. ileocecocólico (ileocecocolic s.). Ileal s.
e. iliopélvico (iliopelvic s.). Midsigmoid s.
e. intermedio (s. intermedius). S. antri.
e. intrínseco (intrinsic s.).
e. macroscópico (macroscopic s.). A s. visible to the naked eye.
e. marginal (marginal s.). Ileal s.
e. mesocólico (mediocolic s.).
e. mesosigmoideo (midsigmoid s.). Iliopelvic s.
e. microscópico (microscopic s.).
e. miovascular (myovascular s.).
e. miovenoso (myovenous s.).
e. muscular estriado (striated muscular s.). Rhabdosphincter.
e. muscular liso (smooth muscular s.). Lissosphincter.
e. de Nélaton (Nélaton's s.). Nélaton's fibers.
e. de O'Beirne (O'Beirne's s.). Pelvirectal s.; rectosigmoid s.
e. ocular (s. oculi). Musculus orbicularis oculi.
e. de Oddi (Oddi's s.). Musculus sphincter ampullae hepatopancreaticae.
e. oral (s. oris). Musculus orbicularis oris.
e. ostial (ostial s.).
e. pancreático (pancreatic s.).
e. patológico (pathologic s.).
e. pelvirrectal (pelvirectal s.). O'Beirne's s.
e. pilórico (pyloric s.). Musculus sphincter pylori.
e. pospilórico (postpyloric s.).
e. prepapilar (prepapillary s.).
e. prepilórico (prepyloric s.).
primer e. duodenal (first duodenal s.).
e. pupilar (s. pupillae). Musculus sphincter pupillae.
e. radiológico (radiological s.). Physiological s.
e. rectosigmoideo (rectosigmoid s.). O'Beirne's s.
e. segmentario (segmental s.).
tercer e. anal (s. ani tertius).
e. de la tercera porción del duodeno (s. of third portion of duodenum).
e. transverso mesogástrico (midgastric transverse s.).
e. unicanalicular (unicanalicular s.).
e. uretral (s. urethrae). Musculus sphincter urethrae.
e. vaginal (s. vaginae). Musculus bulbospongiosus.
e. de Varolio (Varolius' s.). Operculum ilei.
e. vesical (s. vesicae). Musculus sphincter vesicae.
e. de la vesícula biliar (s. vesicae felleae).
esfinteral, esfintérico (sphincteral). Sphincterial; sphincteric; relating to a sphincter.
esfinteralgia (sphincteralgia). Pain in the sphincter ani muscles.
esfinterectomía (sphincterectomy). **1.** Excision of a portion of the pupillary border of the iris. **2.** Dissecting away any sphincter muscle.
esfinteriano (sphincterial). Sphincteric, sphincteral.
esfinterismo (sphincterismus). Spasmodic contraction of the sphincter ani muscles.
esfinteritis (sphincteritis). Inflammation of any sphincter.
esfinteroide (sphincteroid). Denoting similarity to a musculus sphincter.
esfinterólisis (sphincterolysis). An operation for freeing the iris from the cornea in anterior synechia involving only the pupillary border.
esfinteroplastia (sphincteroplasty). Plastic surgery of any sphincter muscle.
esfinteroscopia (sphincteroscopy). Visual examination of a sphincter.
esfinteroscopio (sphincteroscope). A speculum to facilitate inspection of the internal sphincter ani muscle.
esfinterotomía (sphincterotomy). Incision or division of a sphincter muscle.
e. transduodenal (transduodenal s.). Division of Oddi's sphincter.
e. uretral (urethral s.).
esfinterótomo (sphincterotome). An instrument for incising a sphincter.
esfirectomía (sphyrectomy). Seldom used term for exsection of the malleus.
esfirotomía (sphyrotomy). Seldom used term for malleotomy.
esfuerzo (effort). Deliberate exertion of physical or mental power.
e. distribuido (distributed e.).
esguince (sprain). Stremma.
esilato (esylate). USAN-approved contraction for ethanesulfonate.
-esis (-esis). Suffix meaning condition, action, or process.
esmalte (enamel). Enamelum.
e. enano (dwarfed e.). Nanoid e.
e. enanoide (nanoid e.). Dwarfed e.; a condition of abnormal thinness of the e.
e. moteado (mottled e.).
e. con remolinos (whorled e.).
esmegma (smegma). A foul-smelling pasty accumulation of desquamated epidermal cells and sebum that has collected in moist areas of the genitalia.
e. del clítoris (s. clitoridis).
e. del prepucio (s. preputii). Sebum preputiale.
esmegmolito (smegmalith). A calcareous concretion in the smegma.

esmeril (emery). An abrasive containing aluminum oxide and iron.
esmolol, clorhidrato (esmolol hydrochloride). A β-adrenergic blocking agent used to treat supraventricular tachycardia and non-compensatory tachycardia.
esodesviación (esodeviation). Esophoria; esotropia.
esódico (esodic). Afferent.
esoetmoiditis (esoethmoiditis). Obsolete term for inflammation of the lining membrane of the ethmoid cells.
esofagalgia (esophagalgia). Esophagodynia; pain in the esophagus.
esofagectasis, esofagectasia (esophagectasis, esophagectasia). Dilation of the esophagus.
esofagectomía (esophagectomy). Excision of any part of the esophagus.
e. transhiatal (transhiatal e.).
e. transtorácica (transthoracic e.).
esofágico (esophageal). Relating to the esophagus.
esofagismo (esophagism). Dysphagia nervosa; nervous dysphagia; esophageal spasm causing dysphagia.
esofagitis (esophagitis). Inflammation of the esophagus.
e. de reflujo, péptica (reflux e., peptic e.).
esófago (esophagus, pl. esophagi). [*esophagus*, NA]. The portion of the digestive canal between the pharynx and stomach.
e. de Barrett (Barrett e.). Barrett syndrome.
esofagocardioplastia (esophagocardioplasty). Plastic surgery of the esophagus and cardiac end of the stomach.
esofagocele (esophagocele). Protrusion of the mucous membrane of the esophagus through a tear in the muscular coat.
esofagodinia (esophagodynia). Esophagalgia.
esofagoenterostomía (esophagoenterostomy). Surgical formation of a direct communication between the esophagus and intestine.
esofagoespasmo (esophagospasm). Spasm of the walls of the esophagus.
esofagoestenosis (esophagostenosis). Stricture or a general narrowing of the esophagus.
esofagofibroscopio (esophagofiberscope). A flexible instrument for examination of the esophagus.
esofagogastrectomía (esophagogastrectomy). Removal of a portion of the lower esophagus and proximal stomach for treatment of neoplasms or strictures of those organs.
esofagogastroanastomosis (esophagogastroanastomosis). Esophagogastrostomy.
esofagogastromiotomía (esophagogastromyotomy). Esophagomyotomy.
esofagogastroplastia (esophagogastroplasty). Cardioplasty.
esofagogastrostomía (esophagogastrostomy). Esophagogastroanastomosis; gastroesophagostomy; anastomosis of esophagus to stomach, usually following esophagogastrectomy.
esofagografía (esophagography). Roentgenography of the esophagus using swallowed radiopaque contrast media; the technique of obtaining an esophagogram.
esofagograma (esophagogram). A roentgenogram of the esophagus.
esofagomalacia (esophagomalacia). Softening of the walls of the esophagus.
esofagomicosis (esophagomycosis). A fungous infection of the esophagus.
esofagomiotomía (esophagomyotomy). Cardiomyotomy; esophagogastromyotomy.
esofagoplastia (esophagoplasty). Plastic surgery of the wall of the esophagus.
esofagoplicación (esophagoplication). Reduction in size of a dilated esophagus or of a pouch in it by making longitudinal folds or tucks in its wall.
esofagoptosis (esophagoptosis, esophagoptosia). Relaxation and downward displacement of the walls of the esophagus.
esofagoscopia (esophagoscopy). Inspection of the interior of the esophagus by means of an endoscope.
esofagoscopio (esophagoscope). An endoscope for inspecting the interior of the esophagus.
esofagostomía (esophagostomy). Surgical formation of an opening directly into the esophagus from without.
esofagostomiasis 1. (oesophagostomiasis). Esophagostomiasis infection with nematode parasites of the genus *Oesophagostomum*. **2.** (esophagostomiasis). Oesophagostomiasis.
esofagotomía (esophagotomy). An incision through the wall of the esophagus.
esoforia (esophoria). Esodeviation; a tendency for the eyes to turn inward, prevented by binocular vision.
esofórico (esophoric). Relating to or marked by esophoria.
esogastritis (esogastritis). Obsolete term for catarrhal inflammation of the mucous membrane of the stomach.
esosfenoiditis (esosphenoiditis). Obsolete term for osteomyelitis of the sphenoid bone.
esotropía (esotropia). Convergent squint; convergent strabismus; esodeviation.
e. acomodativa no refractiva (nonrefractive accommodative e.).
e. acomodativa refractiva (refractive accommodative e.).
e. básica (basic e.). Nonaccommodative e.
e. cíclica (cyclic e.). Alternate day strabismus.
e. consecutiva (consecutive e.).
e. mixta (mixed e.).
e. no acomodativa (nonaccommodative e.). Basic e.
esotrópico (esotropic). Relating to or marked by esotropia.
espacial (spatial). Relating to space or a space.
espacio (space). Spatium; any demarcated portion of the body.
e. del ángulo iridocorneal (s.'s of iridocorneal angle). [*spatia anguli iridocornealis*, NA].
e. antecubital (antecubital s.). [*fossa cubitalis*, NA].
e. apical (apical s.).
e. axilar (axillary s.). [*fossa axillaris*, NA].
e. de Berger (Berger's s.).
e. de Bogros (Bogros' s.). Retroinguinal s.
e. de Böttcher (Böttcher's s.). [*saccus endolymphaticus*, NA].
e. de Bowman (Bowman's s.). Capsular s.
e. de Burns (Burns' s.). Suprasternal s.
e. capsular (capsular s.) Bowman's s.; filtration s.
e. cartilaginoso (cartilage s.). Cartilage lacuna.
e. de Chassaignac (Chassaignac's s.).
e. de Cloquet (Cloquet's s.).
e. de Colles (Colles' s.). [*spatium perinei superficiale*, NA].
e. corneal (corneal s.).
e. de Cotunnius (Cotunnius' s.). [*saccus endolymphaticus*, NA].
e. de desviación (leeway s.).
e. de Disse (Disse's s.). Perisinusoidal s.
e. de Donders (s. of Donders).
e. epidural (epidural s.) [*cavum epidurale*, NA].
e. epiescleral (episcleral s.). [*spatium episclerale*, NA].
e. epitimpánico (epitympanic s.). [*recessus epitympanicus*, NA].
e. faríngeo (pharyngeal s.).
e. faringomaxilar (pharyngomaxillary s.). Parapharyngeal s.
e. de filtración (filtration s.). Capsular s.
e. de Fontana (Fontana's s.'s). [*spatia anguli iridocornealis*, NA].
e. gingival (gingival s.). [*sulcus gingivalis*, NA].
e. de Havers (haversian s.'s).
e. de Henke (Henke's s.).
e. infraglótico (infraglottic s.). [*cavitas infraglotticum*, NA].
e. interalveolar (interalveolar s.). Interarch distance.
e. intercostal (intercostal s.). [*spatium intercostale*, NA].
e. interfascial (interfascial s.). [*spatium episclerale*, NA].
e. interglobular (interglobular s.). [*spatium interglobulare*, NA].
e. interglobular de Owen (interglobular s. of Owen). [*spatium interglobulare*, NA].
e. intermetacarpianos (spatia interossea metacarpi). [*spatia interossea metacarpi*, NA]. The spaces between the metacarpal bones in the hand.
e. intermetatarsianos (spatia interossea metatarsi). [*spatia interossea metatarsi*, NA]. The spaces between the metatarsal bones in the foot.
e. interoclusal en reposo (interocclusal rest s.).
e. interpleural (interpleural s.). [*mediastinum*, NA].
e. interproximal (interproximal s.).
e. interradicular (interradicular s.).
e. interseptovalvular (interseptovalvular s.).
e. intervaginal del bulbo ocular (spatium intervaginale bulbi oculi). [*spatium episclerale*, NA].
e. intervaginales del nervio óptico (intersheath s.'s of optic nerve). [*spatia intervaginalia nervi optici*, NA].
e. intervelloso (intervillous s. s).

e. intrarretiniano (intraretinal s.).
e. de Kiernan (Kiernan's s.). Interlobular s. in the liver.
e. de Kretschmann (Kretschmann's s.).
e. de Kuhnt (Kuhnt's s.'s).
e. laterofaríngeo (lateral pharyngeal s.). [*spatium lateropharyngeum*, NA].
e. libre (freeway s.). Interocclusal distance; interocclusal gap.
e. linfático (lymph s.). A s., in tissue or a vessel, filled with lymph.
e. de Magendie (Magendie's s.'s).
e. de Malacarne (Malacarne's s.). [*substantia perforata posterior*, NA].
e. de Meckel (Meckel's s.). [*cavum trigeminale*, NA].
e. mediastínico (mediastinal s.). [*mediastinum*, NA].
e. medular (medullary s.).
e. de Mohrenheim (Mohrenheim's s.). [*fossa infraclavicularis*, NA].
e. muerto (dead s.).
e. muerto alveolar (alveolar dead s.).
e. muerto anatómico (anatomical dead s.).
e. muerto fisiológico (V_D) (physiologic dead s. (V_D)).
e. muerto respiratorio (respiratory dead s.).
e. neumático (pneumatic s.). Any one of the paranasal sinuses.
e. de Nuel (Nuel's s.).
e. palmar (palmar s.).
e. parafaríngeo (parapharyngeal s.). Pharyngomaxillary s.
e. de Parona (Parona's s.).
e. perforado (perforated s.). [*substantia perforata anterior*, NA; *substantia perforata posterior*, NA].
e. pericoroideo (perichoroid s.). [*spatium perichoroideale*, NA].
e. perifaríngeo (peripharyngeal s.). [*spatium peripharyngeum*, NA].
e. perilinfático (perilymphatic s.). [*spatium perilymphaticum*, NA].
e. perineal profundo (deep perineal s.). [*spatium perinei profundum*, NA].
e. perinuclear (perinuclear s.). [*cisterna caryothecae*, NA].
e. periportal de Mall (periportal s. of Mall).
e. perisinusoidal (perisinusoidal s.). Disse's s.
e. perivascular de His (His' perivascular s.). Virchow-Robin s.
e. perivitelino (perivitelline s.).
e. personal (personal s.).
e. plantar (plantar s.).
e. pleural (pleural s.). [*cavitas pleuralis*, NA].
e. de Poiseuille (Poiseuille's s.). Still layer.
e. poplíteo (popliteal s.). [*fossa poplitea*, NA].
e. posfaríngeo (postpharyngeal s.). [*spatium retropharyngeum*, NA].
e. protésico (denture s.).
e. de Proust (Proust's s.). [*excavatio rectovesicalis*, NA].
e. de Prussak (Prussak's s.). [*recessus membranae tympani superior*, NA].
e. pterigomandibular (pterygomandibular s.).
e. retrofaríngeo (retropharyngeal s.). [*spatium retropharyngeum*, NA].
e. retroinguinal (retroinguinal s.). Bogros' s.
e. retromilohioideo (retromylohyoid s.).
e. retroperitoneal (retroperitoneal s.). [*spatium retroperitoneale*, NA].
e. retropúbico (retropubic s.). [*spatium retropubicum*, NA].
e. de Retzius (Retzius' s.). [*spatium retropubicum*, NA].
e. de Schwalbe (Schwalbe's s.'s). [*spatia intervaginalia nervi optici*, NA].
e. subaracnoideo (subarachnoid s.). [*cavum subarachnoidea*, NA].
e. subcorial (subchorial s.).
e. subdural (subdural s.). [*spatium subdurale*, NA].
e. subfrénicos (subphrenic recess's). [*recessus subphrenici*, NA].
e. subgingival (subgingival s.). [*sulcus gingivalis*, NA].
e. supraesternal (suprasternal s.). Burns' s.
e. suprahepáticos (suprahepatic s.'s). [*recessus subphrenici*, NA].
e. de Tarin (Tarin's s.). [*cisterna interpeduncularis*, NA].
e. tenar (thenar s.). Palmar s.
e. de Tenon (Tenon's s.). [*spatium episclerale*, NA].
e. de Traube (Traube's s.).
e. triangular de Trautmann (Trautmann's triangular s.).
e. de Virchow-Robin (Virchow-Robin s.). His' perivascular s.
e. de Waldeyer (Waldeyer's s.). Waldeyer's sheath.
e. de Westberg (Westberg's s.).
e. zonulares (zonular s.'s). [*spatia zonularia*, NA].

espagírico (spagyric). Relating to the paracelsian or alchemical system of medicine, which stressed the treatment of disease by various types of chemical substances.

espagirista (spagyrist). A physician of the 16th century, a follower of the teachings of Paracelsus who believed in the essential importance of chemical or alchemical knowledge in the understanding and treatment of disease.

espalda (back).
e. curvada juvenil (adolescent round b.). Scheuermann's disease.
e. hueca (hollow b.). Lordosis.
e. rígida o de palo (poker b.). Spondylitis deformans.
e. en silla de montar (saddle b.). Lordosis.

esparaván (spavin). A disease of the tarsal joints of the horse.
e. por atrapamiento (bog s.).
e. óseo (bone s.).
e. sanguíneo (blood s.).

esparcido (effuse). Thin and widely spread; denoting the surface character of a bacterial culture.

espargano (sparganum). Originally described as a genus, but now restricted to the plerocercoid stage of certain tapeworms.

esparganoma (sparganoma). A localized mass resulting from sparganosis.

esparganosis (sparganosis). Infection with the plerocercoid or sparganum of a pseudophyllidean tapeworm, usually in a dermal sore resulting from application of infected flesh as a poultice.
e. ocular (ocular s.).

esparteína (sparteine). Lupinidine; *l*-sparteine; an alkaloid obtained from scoparius, *Cytisus scoparius* and *Lupinus luteus*.

espasmo (spasm). **1.** An involuntary muscular contraction. **2.** Muscle s.; increased muscular tension and shortness that cannot be released voluntarily and that prevent lengthening of the muscles involved.
e. de acomodación (s. of accommodation).
e. afectivos (affect s.'s).
e. agitante (spasmus agitans). Parkinsonism.
e. anorrectal (anorectal s.). Proctalgia fugax.
e. de Bell (Bell's s.). Facial tic.
e. de cabeceo (nodding s.). Salaam s.
e. cadavérico (cadaveric s.).
e. canino (canine s.). Risus caninus.
e. carpopedal (carpopedal s.). Carpopedal contraction.
e. cínico (cynic s.). Risus caninus.
e. clónico (clonic s.).
e. coordinado (spasmus coordinatus).
e. de las costureras (sewing s.). Seamstress's cramp.
e. danzante (dancing s.). Saltatory s.
e. dentarios (tooth s.'s).
e. diafragmático transitorio epidémico (epidemic transient diaphragmatic s.). Epidemic pleurodynia.
e. facial (facial s.). Facial tic.
e. fonatorio (phonic s.). Dysphonia spastica.
e. funcional (functional s.).
e. glótico (spasmus glottidis). Laryngismus stridulus.
e. de guiños (winking s.). Nictitating s.
e. habitual (habit s.). Tic.
e. histriónico (histrionic s.). Facial tic.
e. infantil (infantile s.).
e. intencional (intention s.).
e. masticatorio (masticatory s.).
e. mímico (mimic s.). Facial tic.
e. móvil (mobile s.).
e. muscular **1.** (twitch). A momentary spasmodic contraction of a muscle fiber. **2.** (muscle s.). Spasm.
e. nictitante (nictitating s.). Winking s.
e. nutans (spasmus nutans).
e. ocupacional, profesional (occupational s., professional s.).
e. retrocólico (retrocollic s.).
e. rotatorio (rotatory s.). Spasmodic torticollis.
e. saltatorio (saltatory s.). Gowers disease.

e. salutatorio (salaam s.). Nodding s.
e. de los sastres (tailor's s.). Tailor's cramp.
e. sinclónico (synclonic s.). Clonic s. of two or more muscles.
e. tónico (tonic s.). Entasia; entasis.
e. tonicoclónico (tonoclonic s.).
e. de torsión (torsion s.).
e. de torsión progresiva (progressive torsion s.).
e. vasomotor (vasomotor s.).

espasmo- (spasmo-). Combining form denoting spasm.

espasmódico (spasmodic). Relating to or marked by spasm.

espasmofilia (spasmophilia). Spasmophilic diathesis.

espasmofílico (spasmophilic). Relating to spasmophilic diathesis.

espasmogénico (spasmogenic). Causing spasms.

espasmógeno (spasmogen). A substance causing contraction of smooth muscle; e.g., histamine.

espasmoligmo (spasmolygmus). **1.** Spasmodic sobbing. **2.** Spasmodic hiccup.

espasmólisis (spasmolysis). The arrest of a spasm or convulsion.

espasmolítico (spasmolytic). **1.** Relating to spasmolysis. **2.** Denoting a chemical agent that relieves smooth muscle spasms.

espasmología (spasmology). Study of the nature, causation, and means of relief of spasms.

espasmus (spasmus).

espasticidad (spasticity). A state of increased muscular tone with exaggeration of the tendon reflexes.
e. de mirada conjugada (s. of conjugate gaze).
e. en navaja (clasp-knife s.).

espástico (spastic). **1.** Hypertonic. **2.** Relating to spasm or to spasticity.

espato calizo (calcspar). Calcite.

espátula (spatula). A flat blade, like a knife blade but without a sharp edge, used in pharmacy for spreading plasters and ointments.
e. de Roux (Roux s.).

espatulación (spatulation). Manipulation of material with a spatula.

espatulado (spatulate, spatulated). Shaped like a spatula.

espatular **1.** (splay). To lay open the end of a tubular structure by making a longitudinal incision to increase its potential diameter. **2.** (spatulate, spatulated). To manipulate or mix with a spatula. **3.** (spatulate, spatulated). To incise the cut end of a tubular structure longitudinally and splay it open, to allow creation of an elliptical anastomosis.

especia (species, pl. species). A class of pharmaceutical preparations consisting of a mixture of dried plants, not pulverized, but in sufficiently fine division to be conveniently used in the making of extemporaneous decoctions or infusions, as a tea.

especiación (speciation). The evolutionary process by which new species of animals or plants are formed from preexisting species.

especialidad (specialty). The particular subject area or branch of medical science to which one devotes professional attention.

especialista (specialist). One who devotes professional attention to a particular specialty or subject area.

especialización (specialization). **1.** Professional attention limited to a particular specialty or subject area for study, research, and/or treatment. **2.** Differentiation.

especializar (specialize). To engage in specialization.

especie (species, pl. species). A group of organisms which generally bear a close resemblance to one another in the more essential features of their organization, and with sexual forms which produce fertile progeny.
e. tipo (type s.).

especie-específico (species-specific). Characteristic of a given species; serum that is produced by the injection of immunogens into an animal, and that acts only upon the cells, protein, etc., of a member of the same species as that from which the original antigen was obtained.

especificidad (specificity). **1.** The condition or state of being specific, of having a fixed relation to a single cause or to a definite result. **2.** In clinical pathology and medical screening, the proportion of individuals with negative test results for the disease that the test is intended to reveal.
e. diagnóstica (diagnostic s.).
e. relativa (relative s.).

específico (specific). **1.** Relating to a species. **2.** Relating to an individual infectious disease, one caused by a special microorganism. **3.** A remedy having a definite therapeutic action in relation to a particular disease or symptom.

especilo (specillum, pl. specilla). A probe or small sound.

espectinomicina, clorhidrato de (spectinomycin hydrochloride). Actinospectacin; an antibacterial agent.

espectral (spectral). Relating to a spectrum.

espectrina (spectrin). A filamentous contractile protein that together with actin and other cytoskeleton proteins forms a network that gives the red blood cell membrane its shape and flexibility.

espectro (spectrum, pl. spectra, spectrums). **1.** The range of colors presented when white light is resolved into its constituent colors by being passed through a prism or through a diffraction grating. **2.** Figuratively, the pathogenic microorganisms against which an antibiotic or other antibacterial agent is active. **3.** The plot of intensity vs. wavelength of light emitted or absorbed by a substance.
e. de absorción (absorption s.).
e. amplio e. **1.** (broad-spectrum). **2.** (wide s.). **3.** (broad s.).
e. antimicrobiano (antimicrobial s.). Spectrum.
e. de color (color s.). Chromatic s.
e. continuo (continuous s.). A s. in which there are no absorption bands or lines.
e. cromático (chromatic s.). Color s.
e. de excitación (excitation s.).
e. de fluorescencia (fluorescence s.).
e. de fortificación (fortification s.). Fortification figures.
e. infrarrojo (infrared s.). Thermal s.
e. invisible (invisible s.).
e. de Raman (Raman s.).
e. térmico (thermal s.). Infrared s.
e. de toxinas (toxin s.).
e. visible (visible s.).

espectro- (spectro-). Combining form denoting a spectrum.

espectrocolorímetro (spectrocolorimeter). A colorimeter using a source of light from a selected portion of the spectrum, i.e., of a selected wavelength.

espectrofluorómetro (spectrofluorometer). An instrument for measuring the intensity and quality of fluorescence.

espectrofobia (spectrophobia). Morbid fear of mirrors or of one's mirrored image.

espectrofotofluorimetría (spectrophotofluorimetry). Measurement of the intensity and quality of fluorescence by means of a spectrophotometer.

espectrofotometría (spectrophotometry). Analysis by means of a spectrophotometer.
e. por absorción atómica (atomic absorption s.).
e. por emisión de llama (flame emission s.).

espectrofotómetro (spectrophotometer). An instrument for measuring the intensity of light of a definite wavelength transmitted by a substance or a solution, giving a quantitative measure of the amount of material in the solution absorbing the light.

espectrografía (spectrography). The procedure of photographing or tracing a spectrum.

espectrógrafo (spectrograph). An instrument used in spectography.
e. de masa (mass s.).

espectrograma (spectrogram). A graphic representation of a spectrum.

espectrometría (spectrometry). The procedure of observing and measuring the wavelengths of light or other electromagnetic emissions.
e. clínica (clinical s.). Biospectrometry.

espectrómetro (spectrometer). An instrument for determining the wavelength or energy of light or other electromagnetic emission.

espectropolarímetro (spectropolarimeter). An instrument for measuring the rotation of light of specific wavelength upon passage through a solution or translucent solid.

espectroquímica (spectrochemistry). The study of chemical substances and their identification by means of spectroscopy, i.e., by light emitted or absorbed.

espectroscopia (spectroscopy). Observation and study of spectra of absorbed or emitted light by means of a spectroscope.
e. clínica (clinical s.). Biospectroscopy.
e. infrarroja (infrared s.).

espectroscópico (spectroscopic). Relating to or performed by means of a spectroscope.

espectroscopio (spectroscope). An instrument for resolving light from any luminous body into its spectrum, and for the analysis of the spectrum so formed.
e. de visión directa (direct vision s.).
espéculo (speculum, pl. specula). An instrument for enlarging the opening of any canal or cavity in order to facilitate inspection of its interior.
e. bivalvo (bivalve s.).
e. de Cooke (Cooke's s.).
e. graduado o con tope (stop-s.).
e. ocular (eye s.). Blepharostat.
e. de Pedersen (Pedersen's s.).
e. en pico de pato (duckbill s.).
e. rectal de Kelly (Kelly's rectal s.).
espejo (mirror). A polished surface reflecting the rays of light from objects in front of it.
e. bucal (mouth m.).
e. cóncavo (concave m.).
e. convexo (convex m.).
e. frontal (head m.).
e. de van Helmont (van Helmont's m.).
espelencefalia (spelencephaly). Porencephaly.
esperma (sperm). [*sperma*, NA]. Semen.
e. de ballena (spermaceti). Cetaceum.
esperma-, espermato-, espermo- (sperma-, spermato-, spermo-). Combining forms denoting semen or spermatozoa.
espermaglutinación (spermagglutination). Agglutination of spermatozoa.
espermáster (sperm-aster). Cytocentrum with astral rays in the cytoplasm of an inseminated ovum.
espermático (spermatic). Relating to the sperm or semen.
espermátide (spermatid). A cell in a late stage of the development of the spermatozoon.
espermatina (spermatin). Name proposed for an albuminoid in the seminal fluid.
espermatoblasto (spermatoblast). Spermatogonium.
espermatocele (spermatocele). Cyst of the epididymis containing spermatozoa.
espermatocida (spermatocidal, spermatocide). Spermicidal; destructive to spermatozoa.
espermatocisto (spermatocyst). Obsolete term for vesicula seminalis; spermatocele.
espermatocítico (spermatocytal). Relating to spermatocytes.
espermatocito (spermatocyte). Parent cell of a spermatid, derived by mitotic division from a spermatogonium.
e. primario (primary s.).
e. secundario (secondary s.).
espermatocitogénesis (spermatocytogenesis). Spermatogenesis.
espermatofobia (spermatophobia). Morbid fear of spermatorrhea or loss of semen.
espermatóforo (spermatophore). A capsule containing spermatozoa.
espermatogénesis (spermatogenesis). Spermatocytogenesis; spermatogeny; the entire process by which spermatogonial stem cells divide and differentiate into spermatozoa.
espermatogenético (spermatogenetic). Spermatogenic.
espermatogenia (spermatogeny). Spermatogenesis.
espermatogénico (spermatogenic). Spermatogenetic; spermatogenous; spermatopoietic; relating to spermatogenesis.
espermatógeno (spermatogenous). Spermatogenic.
espermatogonio (spermatogonium). Spermatoblast; spermatogone.
espermatogono (spermatogone). Spermatogonium.
espermatoide (spermatoid). Resembling a sperm or sperm tail.
espermatolisina (spermatolysin). A specific lysin (antibody) formed in response to the repeated injection of spermatozoa.
espermatólisis (spermatolysis). Spermolysis; destruction, with dissolution, of the spermatozoa.
espermatolítico (spermatolytic). Relating to spermatolysis.
espermatología (spermatology). The branch of histology, physiology, and embryology concerned with sperm and/or seminal secretion.
espermatopoyético (spermatopoietic). **1.** Spermatogenic. **2.** Secreting semen.
espermatorrea (spermatorrhea). An involuntary discharge of semen, without orgasm.
espermatoxina (spermatoxin). Spermotoxin; a cytotoxic antibody specific for spermatozoa.
espermatozoico (spermatozoal). Spermatozoan; relating to spermatozoa.
espermatozoide, espermatozoo (spermatozoon, pl. spermatozoa). Sperm cell; sperm, the male gamete or sex cell.
espermaturia (spermaturia). Semenuria.
espermicida (spermicidal, spermicide). Spermatocidal.
espermidina (spermidine). A polyamine found with spermine in a wide variety of organisms and tissues.
espermiducto (spermiduct). **1.** Ductus deferens. **2.** Ductus ejaculatorius.
espermina (spermine). Gerontine; musculamine; neuridine.
espermio (spermium, pl. spermia). H.W.G. Waldeyer's term for the mature male germ cell or spermatozoon.
espermiogénesis (spermiogenesis). That segment of spermatogenesis during which immature spermatids become spermatozoa.
espermismo (spermism). The belief by preformationists that the male sex cell (sperm) contains a miniature preformed body called the homunculus.
espermista (spermist). A preformationist who believed in the concept of spermism.
espermólisis (spermolysis). Spermatolysis.
espermolito (spermolith). A concretion in the ductus deferens.
espermotoxina (spermotoxin). Spermatoxin.
espesador (inspissator). An apparatus for evaporating fluids.
espesamiento **1.** (spissitude). The state of being inspissated; the condition of a fluid thickened almost to a solid by evaporation or inspissation. **2.** (inspissation). The act of thickening or condensing, as by evaporation or absorption of fluid. **3.** (inspissation). An increased thickening or diminished fluidity.
espesar (inspissate). To perform or undergo inspissation.
espesor (thickness). **1.** The measure of the depth of something, as opposed to its length or width. **2.** A layer or stratum.
e. de Breslow (Breslow's t.).
espícula (spicule). A small needle-shaped body.
espicular (spicular). Relating to or having spicules.
espiga **1.** (spike). A brief electrical event of 3 to 25 msec that gives the appearance in the electroencephalogram of a rising and falling vertical line. **2.** (post). In dentistry, a dowel or pin inserted into the root canal of a natural tooth as an attachment for an artificial crown.
espigueliano (spigelian). Relating to or described by Spigelius.
espilo (spilus). Nevus.
espiloma (spiloma). Nevus.
espiloplaxia (spiloplaxia). A red spot observed in leprosy or pellagra.
espina **1.** (spine). [*spina*, NA]. A short sharp process of bone; a spinous process. **2.** (spine). The bar or stay in a horse's hoof. **3.** (spine). [*columna vertebralis*, NA]. **4.** (thorn). In anatomy, a thornlike or spinous structure.
e. alar (alar s.). [*spina ossis sphenoidalis*, NA].
e. angular (angular s.). [*spina ossis sphenoidalis*, NA].
e. bífida (spina bifida). Hydrocele spinalis; schistorrhachis.
e. bífida abierta (spina bifida aperta). S. bifida manifesta.
e. bífida manifiesta (spina bifida manifesta). S. bifida aperta.
e. bífida oculta (spina bifida occulta).
e. bífida quística (spina bifida cystica).
e. ciática (sciatic s.). [*spina ischiadica*, NA].
e. de Civinini (Civinini's process). Processus pterygospinosus.
e. dendríticas **1.** (dendritic thorn's). Dendritic spines. **2.** (dendritic s.'s). Gemmule.
e. dividida (cleft s.). Spondyloschisis.
e. dorsal (dorsal s.). [*columna vertebralis*, NA].
e. dorsal rígida (poker s., stiff s.).
e. dorsal torácica (thoracic s.).
e. escapular (s. of scapula). [*spina scapulae*, NA].
e. del esfenoides (sphenoidal s.). [*spina ossis sphenoidalis*, NA].
e. frontal (spina frontalis). [*spina nasalis ossis frontalis*, NA].
e. del hélix (s. of helix). [*spina helicis*, NA].
e. hemal (hemal s.).
e. de Henle (Henle's s.). [*spina suprameatica*, NA].
e. ilíaca (iliac s.).

e. ilíaca anteroinferior (anterior inferior iliac s.). [*spina iliaca anterior inferior*, NA].
e. ilíaca anterosuperior (anterior superior iliac s.). [*spina iliaca anterior superior*, NA].
e. ilíaca posteroinferior (posterior inferior iliac s.). [*spina iliaca posterior inferior*, NA].
e. ilíaca posterosuperior (posterior superior iliac s.). [*spina iliaca posterior superior*, NA].
e. isquiática (ischiadic s.). [*spina ischiadica*, NA].
e. del meato 1. (meatal s.). [*spina suprameatica*, NA]. **2.** (spina meatus). [*spina suprameatica*, NA].
e. mentoniana (mental s.). [*spina mentalis*, NA].
e. nasal anterior (anterior nasal s.). [*spina nasalis anterior*, NA].
e. nasal del frontal (nasal s. of frontal bone). [*spina nasalis ossis frontalis*, NA].
e. nasal posterior (posterior nasal s.). [*spina nasalis posterior*, NA].
e. neural (neural s.).
e. palatina posterior (posterior palatine s.). [*spina nasalis posterior*, NA].
e. palatinas (palatine s.'s). [*spinae palatinae*, NA].
e. del pene 1. (penis thorn's). Penis spines. **2.** (penis s.'s).
e. peronea (spina peronealis). [*trochlea peronealis*, NA].
e. del pie (spina pedis). A hard or soft corn.
e. del pubis 1. (pubic s.). [*tuberculum pubicum*, NA]. **2.** (spina pubis). [*tuberculum pubicum*, NA].
e. de Spix (Spix's s.). [*lingula mandibulae*, NA].
e. suprameática (suprameatal s.). [*spina suprameatica*, NA].
e. timpánica mayor (greater tympanic s.). [*spina tympanica major*, NA].
e. timpánica menor (lesser tympanic s.). [*spina tympanica minor*, NA].
e. troclear (trochlear s.). [*spina trochlearis*, NA].
e. ventosa (spina ventosa).

espinaceno (spinacene). Squalene.
espinado (spinate). Spined; having spines.
espinal (spinal). **1.** Rachial; rachidial; rachidian; spinalis. Relating to any spine or spinous process. **2.** Relating to the vertebral column.
espinante (spinant). An agent increasing the reflex irritability of the spinal cord.
espinífugo (spinifugal). Conducting in a direction away from the spinal cord.
espinilla (shin). Anticnemion; the anterior portion of the leg.
e. dolorosas (sore s.'s).
e. en férula (shin-splints).
e. en sable (saber s.).
e. tostadas (toasted s.'s). Erythema caloricum.
espinípeto (spinipetal). Conducting in a direction toward the spinal cord.
espino-, espin- (spino-, spin-). Combining forms denoting: 1) The spine; 2) Spinous.
espinobulbar (spinobulbar). Bulbospinal.
espinocerebelo (spinocerebellum). Paleocerebellum.
espinocolicular (spinocollicular). Spinotectal.
espinocostal (spinocostalis). The superior and inferior serratus posterior muscles regarded as one.
espinogalvanización (spinogalvanization). Application of the constant electrical current to the spinal cord.
espinoglenoideo (spinoglenoid). Relating to the spine and the glenoid cavity of the scapula.
espinomuscular (spinomuscular). Relating to the spinal cord and the muscles supplied by the spinal nerves.
espinoneural (spinoneural). Relating to the spinal cord and the nerves given off from it.
espinoso 1. (spinose). Spinous. **2.** (spinous). Spino-; spin-; spinose. Relating to, shaped like, or having a spine or spines.
espinotectal (spinotectal). Spinocollicular; passing upward from the spinal cord to the tectum.
espinotransverso (spinotransversarius). The splenius and obliquus capitis major muscles regarded as one.
espintaricón (spintharicon). A spark chamber device used to record the distribution of low energy emissions from radiopharmaceuticals administered internally.
espintariscopio (spinthariscope). Scintillation counter.
espiperona (spiperone). An antipsychotic.
espira (whorl). **1.** Vortex cordis. **2.** A turn of the spiral cochlea of the ear.
e. coccígea (coccygeal w.). Vortex coccygeus.
e. digital (digital w.). Whorl.
espiración (expiration). Exhalation.
espiráculo (spiracle). An aperture for breathing in arthropods and in sharks and related fishes.
espiradenitis (spiradenitis). Hidradenitis suppurativa.
espiradenoma (spiradenoma). A benign tumor of sweat glands.
e. ecrino (eccrine s.).
espiral (spiral). **1.** Coiled; winding around a center like a watch spring; winding and ascending like a wire spring. **2.** A structure in the shape of a coil.
e. de Curschmann (Curschmann's s.'s).
e. de Tillaux (s. of Tillaux).
espiralado (whorled). Marked by or arranged in whorls.
espiramicina (spiramycin). An antibiotic substance (almost identical to leucomycin) produced by *Streptomyces ambofaciens*.
espirar (expire). Exhale.
espiratorio (expiratory). Relating to expiration.
espirema (spirem, spireme). Term formerly applied to the first stage of mitosis (prophase) when extended chromosome filaments have the appearance of a loose ball of yarn.
espirilar (spirillar). S-shaped; referring to a bacterial cell with an S shape.
espirilicida (spirillicidal). Destructive to spirilla or spirochetes.
espirilo (spirillum, pl. spirilla). A member of the genus *Spirillum*.
e. de Obermeier (Obermeier's s.). *Borrelia recurrentis*.
e. de Vincent (Vincent's s.).
espirilosis (spirillosis). Any disease caused by the presence of spirilla in the blood or tissues.
espíritu (spirit). **1.** Spiritus. An alcoholic liquor stronger than wine, obtained by distillation. **2.** Any distilled liquid. **3.** An alcoholic or hydroalcoholic solution of volatile substances.
e. ardientes (ardent s.'s). Brandy, whiskey, and other forms of distilled alcoholic liquors.
e. de madera (wood s.). Methyl alcohol.
e. metilado industrial, metilado (industrial methylated s., methylated s.). Denatured alcohol.
e. piroleñoso, piroxílico (pyroligneous s., pyroxylic s.). Methyl alcohol.
e. de prueba (proof s.).
e. rectificado (rectified s.). Alcohol.
e. de trementina (turpentine spirit). Turpentine oil.
e. de vino (wine s.). Alcohol.
e. vitales (vital s.'s).
espirituoso (spirituous). Containing alcohol in large amount.
espiro-, espir- (spiro-, spir-). **1.** Combining forms denoting a coil or coil-shaped. **2.** Combining forms denoting breathing.
espiro-índice (spiro-index). Vital capacity divided by the height of the individual.
espirógrafo (spirograph). A device for representing graphically the depth and rapidity of respiratory movements.
espirograma (spirogram). The tracing made by the spirograph.
espirometría (spirometry). Making pulmonary measurements with a spirometer.
espirómetro (spirometer). A gasometer used for measuring respiratory gases.
e. compensado por una cadena (chain-compensated s.).
e. en cuña (wedge s.).
e. de Krogh (Krogh s.).
e. de Tissot (Tissot s.).
espironolactona (spironolactone). A diuretic agent that blocks the renal tubular actions of aldosterone.
espiroqueta (spirochete). A vernacular term used to refer to any member of the genus *Spirochaeta*.
espiroquetal (spirochetal). Relating to spirochetes, especially to infection with such organisms.
espiroquetemia (spirochetemia). Presence of spirochetes in the blood.
espiroqueticida (spirocheticide). An agent destructive to spirochetes.
espiroquetólisis (spirochetolysis). Destruction of spirochetes, as by chemotherapy or by specific antibodies.

E F G

espiroquetósico (spirochetotic). Relating to or marked by spirochetosis.
espiroquetosis (spirochetosis). Any disease caused by a spirochete.
e. de las aves (avian s.).
e. broncopulmonar (bronchopulmonary s.). Hemorrhagic bronchitis.
espiroscopio (spiroscope). A device for measuring the air capacity of the lungs.
espirostano (spirostan). A 16,22; 22,26-diepoxycholestane.
espiruroide (spiruroid). Common name for a member of the superfamily Spiruroidea.
esplacnapofisario (splanchnapophysial, splanchnapophyseal). Relating to a splanchnapophysis.
esplacnapófisis (splanchnapophysis). An apophysis of the typical vertebra, on the side opposite to the neural apophysis, and enclosing any viscera.
esplacnenfraxis (splanchnemphraxis). Obsolete term for intestinal obstruction.
esplacnestesia (splanchnesthesia). Visceral sense.
esplacnicectomía (splanchnicectomy). Resection of the splanchnic nerves and usually of the celiac ganglion as well.
esplácnico (splanchnic). Visceral.
esplacnicotomía (splanchnicotomy). Section of a splanchnic nerve or nerves.
esplacno-, esplacn-, esplacni- (splanchno-, splanchn-, splanchni-). Combining forms denoting the viscera.
esplacnocele (splanchnocele). **1.** The primitive body cavity or celom in the embryo. **2.** Hernia of any of the abdominal viscera.
esplacnocráneo (splanchnocranium). Viscerocranium.
esplacnodiastasis (splanchnodiastasis). Obsolete term for splanchnectopia.
esplacnoesquelético (splanchnoskeletal). Visceroskeletal.
esplacnoesqueleto (splanchnoskeleton). Visceroskeleton.
esplacnografía (splanchnography). A treatise on or description of the viscera.
esplacnolito (splanchnolith). An intestinal calculus.
esplacnología (splanchnology). Splanchnologia; the branch of medical science dealing with the viscera.
esplacnomegalia (splanchnomegaly). Visceromegaly.
esplacnomicria (splanchnomicria). Condition in which the splanchnic organs are of smaller than normal size.
esplacnopatía (splanchnopathy). Any disease of the abdominal viscera.
esplacnopleura (splanchnopleure). The embryonic layer formed by association of the visceral layer of the lateral mesoderm with the endoderm.
esplacnopleural (splanchnopleural). Splanchnopleuric.
esplacnopléurico (splanchnopleuric). Splanchnopleural; relating to the splanchnopleure.
esplacnoptosis, esplacnoptosia (splanchnoptosis, splanchnoptosia). Visceroptosis.
esplacnosclerosis (splanchnosclerosis). Hardening, through connective tissue overgrowth, of any of the viscera.
esplacnosomático (splanchnosomatic). Viscerosomatic.
esplacnotomía (splanchnotomy). Dissection of the viscera by incision.
esplacnotopia (splanchnectopia). Displacement of any of the viscera.
esplacnotribo (splanchnotribe). An instrument resembling a large angiotribe used for occluding the intestine temporarily, prior to resection.
esplenalgia (splenalgia). Splenodynia; a painful condition of the spleen.
esplenaxia (splenauxe). Splenomegaly.
esplenectomía (splenectomy). Removal of the spleen.
esplenectopia (splenectopia, splenectopy). **1.** Displacement of the spleen, as in a floating spleen. **2.** The presence of rests of splenic tissue, usually in the region of the spleen.
esplenelcosis (splenelcosis). Abscess of the spleen.
esplenenfraxis (splenemphraxis). Congestion of the spleen.
espleneólo (spleneolus). Splen accessorius.
esplenético (splenetic). **1.** Splenic. **2.** Suffering from chronic disease of the spleen. **3.** Fretfully surly.
esplénico (splenic). Lienal; splenetic; relating to the spleen.
espleniforme (spleniform). Splenoid.
esplenio (splenium, pl. splenia). **1.** [*splenium*, pl. *splenia*, NA]. A structure resembling a bandaged part. **2.** A compress or bandage.
e. del cuerpo calloso (s. corporis callosi). [*splenium corporis callosi*, NA]. Tuber corporis callosi.
espleniserrato (spleniserrate). Relating to the splenius and serratus muscles.
esplenitis (splenitis). Inflammation of the spleen.
espleno-, esplen- (spleno-, splen-). Combining forms denoting the spleen.
esplenocele (splenocele). **1.** Splenoma. **2.** A splenic hernia.
esplenocleisis (splenocleisis). Inducing the formation of new fibrous tissue on the surface of the spleen by friction or wrapping with gauze.
esplenocólico (splenocolic). Relating to the spleen and the colon.
esplenodinia (splenodynia). Splenalgia.
esplenofrénico (splenophrenic). Relating to the spleen and the diaphragm.
esplenografía (splenography). Splenic venography.
esplenohepatomegalia (splenohepatomegaly, splenohepatomegalia). Enlargement of both spleen and liver.
esplenoide (splenoid). Spleniform; resembling the spleen.
esplenolinfático (splenolymphatic). Relating to the spleen and the lymph nodes.
esplenoma (splenoma). Splenoncus; general nonspecific term for an enlarged spleen.
esplenomalacia (splenomalacia). Softening of the spleen.
esplenomedular (splenomedullary). Splenomyelogenous.
esplenomegalia (splenomegaly, splenomegalia). Megalosplenia; splenauxe; enlargement of the spleen.
e. congestiva (congestive s.).
e. egipcia (Egyptian s.).
e. hemolítica (hemolytic s.).
e. palúdica hiperreactiva (hyperreactive malarious s.).
e. tropical (tropical s.). Visceral leishmaniasis.
esplenomielógeno (splenomyelogenous). Lienomedullary; lienomyelogenous; splenomedullary; originating in the spleen and bone marrow.
esplenomielomalacia (splenomyelomalacia). Pathologic softening of the spleen and bone marrow.
esplenonco (splenoncus). Splenoma.
esplenonéfrico (splenonephric). Lienorenal.
esplenopancreático (splenopancreatic). Lienopancreatic; relating to the spleen and the pancreas.
esplenopatía (splenopathy). Any disease of the spleen.
esplenopexia (splenopexy, splenopexia). Splenorrhaphy; suturing in place an ectopic or floating spleen.
esplenoportografía (splenoportography). Introduction of radiopaque material into the spleen to obtain an X-ray visualization of the portal vessel of the portal circulation.
esplenoportograma (splenoportogram). X-ray demonstration of the outline of the portal vascular bed obtained by injection of radiopaque material into the spleen.
esplenoptosis, esplenoptosia (splenoptosis, splenoptosia). Downward displacement of the spleen, as in a floating spleen.
esplenorrafia (splenorrhaphy). **1.** Suturing a ruptured spleen. **2.** Splenopexy.
esplenorragia (splenorrhagia). Hemorrhage from a ruptured spleen.
esplenorrenal (splenorenal). Lienorenal.
esplenotomía (splenotomy). **1.** Anatomy or dissection of the spleen. **2.** Surgical incision of the spleen.
esplenotoxina (splenotoxin). A cytotoxin specific for cells of the spleen.
esplénulo **1.** (splenule). Splen accessorius. **2.** (spleniculus). Splen accessorius.
esplenúnculo (splenunculus, pl. splenunculi). Splen accessorius.
espodóforo (spodophorous). Removing or carrying off waste materials from the body.
espodógeno (spodogenous). Caused by waste material.
espodografía (spodography). Microincineration.
espodograma (spodogram). The pattern of ash residue formed by microincineration of a minute tissue specimen, usually a thin section.
espolón **1.** (spur). Calcar. **2.** (dew claw). A rudimentary digit, not reaching the ground, on the feet of many quadrupeds.

e. escleral (scleral s.). Scleral roll.
e. de Fuchs (Fuchs' s.).
e. de Grunert (Grunert's s.).
e. de Michel (Michel's s.).
e. de Morand (Morand's s.). Calcar avis.
e. vascular (vascular s.).
espondilalgia (spondylalgia). Pain in the spine.
espondilartrocace (spondylarthrocace). **1.** Tuberculous spondylitis. **2.** Rust's disease.
espondilítico (spondylitic). Relating to spondylitis.
espondilitis (spondylitis). Inflammation of one or more of the vertebrae.
e. anquilosante (ankylosing s.).
e. deformante (s. deformans). Poker back.
e. de Kümmell (Kümmell's s.).
e. reumatoidea (rheumatoid s.). Ankylosing s.
e. tuberculosa (tuberculous s.).
espondilo-, espondil- (spondylo-, spondyl-). Combining forms denoting the vertebrae.
espondiloartritis (spondylarthritis). Inflammation of the intervertebral articulations.
espondilocace (spondylocace). Spondylarthrocace.
espondilólisis (spondylolysis). Degeneration of the articulating part of a vertebra.
espondilolistésico (spondylolisthetic). Relating to or marked by spondylolisthesis.
espondilolistesis (spondylolisthesis). Sacrolisthesis; spondyloptosis.
espondilomalacia (spondylomalacia). Softening of vertebrae with multiple collapsed vertebral bodies.
espondilopatía (spondylopathy). Rachiopathy; any disease of the vertebrae or spinal column.
espondilopiosis (spondylopyosis). Suppurative inflammation of one or more of the vertebral bodies.
espondiloptosis (spondyloptosis). Spondylolisthesis.
espondilosindesis (spondylosyndesis). Spinal fusion.
espondilosis (spondylosis). Ankylosis of the vertebra; often applied nonspecifically to any lesion of the spine of a degenerative nature.
e. cervical (cervical s.).
e. hiperostótica (hyperostotic s.).
espondiloso (spondylous). Relating to a vertebra.
espondilosquisis (spondyloschisis). Cleft spine; rachischisis; congenital fissure of one or more of the vertebral arches.
espondilotomía (spondylotomy). Laminectomy.
espondilotorácico (spondylothoracic). Relating to the vertebra and the thorax.
espongiforme (spongiform). Spongy.
espongio- (spongio-). Combining form denoting sponge, spongelike, spongy.
espongioblasto (spongioblast). A neuroepithelial, filiform ependyma cell extending across the entire thickness of the wall of the brain or spinal cord, i.e., from the internal to the external limiting membrane.
espongioblastoma (spongioblastoma). A glioma consisting of cells that resemble the embryonic spongioblasts, occurring normally around the neural canal of the human embryo.
espongiocito (spongiocyte). **1.** A neuroglial cell. **2.** A cell in the zona fasciculata of the adrenal.
espongioide (spongioid). Spongy.
espongiosis (spongiosis). Intercellular edema of the epidermis.
espongiositis (spongiositis). Inflammation of the corpus spongiosum, or corpus cavernosum urethrae.
esponja (sponge). **1.** Spongia. Absorbent material used to absorb fluids. **2.** A member of the phylum Porifera.
e. absorbible de gelatina (absorbable gelatin s.).
e. anticonceptiva (contraceptive s.).
e. de Bernays (Bernays' s.).
e. broncoscópica (bronchoscopic s.).
e. comprimida (compressed s.).
esponjoso (spongiose, spongy). Resembling or characteristic of a sponge.
espontáneo (spontaneous). Without apparent cause; said of disease processes or remissions.
espora (spore). **1.** The asexual or sexual reproductive body of fungi or sporozoan protozoa. **2.** A cell of a plant lower in organization than the seed-bearing spermatophytic plants. **3.** A resistant form of certain species of bacteria. **4.** The highly modified reproductive body of certain protozoa, as in the phyla Microspora and Myxozoa.
e. negra (black s.).
esporádico (sporadic). Occurring singly, not grouped; neither epidemic nor endemic.
esporadina (sporadin). Gamont stage of a gregarine parasite after it has lost its epimerite or mucron.
esporangio (sporangium, pl. sporangia). A cell within a fungus, in which asexual spores are borne by progressive cleavage.
esporangióforo (sporangiophore). In fungi, a specialized hypha that bears a sporangium at its tip.
esporicida **1.** (sporicide). An agent that kills spores. **2.** (sporicidal). Lethal to spores.
esporidio (sporidium, pl. sporidia). A protozoan spore; an embryonic protozoan organism.
esporo-, espori-, espor- (sporo-, spori-, spor-). Combining forms denoting seed, spore.
esporoaglutinación (sporoagglutination). A diagnostic method in relation to the mycoses, based upon the fact that the blood of patients with diseases caused by fungi contains specific agglutinins that cause clumping of the spores of these organisms.
esporoblasto (sporoblast). Zygotomere; an early stage in the development of a sporocyst prior to differentiation of the sporozoites.
esporocisto (sporocyst). **1.** A larval form of digenetic trematode that develops in the body of its molluscan intermediate host, usually a snail. **2.** A secondary cyst that develops within the oocyst of Coccidia.
esporodoquio (sporodochium). In fungi, a cushion-shaped stroma covered with conidiophores.
esporóforo (sporophore). Any specialized hyphae in fungi that give rise to spores.
esporogénesis (sporogenesis). Sporogony.
esporogenia (sporogeny). Sporogony.
esporógeno (sporogenous). Relating to or involved in sporogony.
esporogonia (sporogony). Sporogenesis; sporogeny; the formation of sporozoites in sporozoan protozoa.
esporonte (sporont). The zygote stage within the oocyst wall in the life cycle of coccidia.
esporoplasma (sporoplasm). The protoplasm of a spore.
esporoteca (sporotheca). The envelope enclosing the minute spores of certain Sporozoa.
esporotricosis (sporotrichosis). A chronic subcutaneous mycosis spread by way of the lymphatics and caused by *Sporothrix schenckii*.
esporozoario (sporozoan, sporozoon). Sporozoon; an individual organism of the class Sporozoea.
esporozoíto (sporozoite). Germinal rod; zoite; zygotoblast one of the minute elongated bodies resulting from the repeated division of the oocyst during sporogony.
esporozoo (sporozoan, sporozoon). **1.** Sporozoon; an individual organism of the class Sporozoea. **2.** Relating to the Sporozoea.
esporozooide (sporozooid). Obsolete term for a falciform figure seen in certain cancerous tumors, formerly regarded by some as a sporozoan spore or sporozoite.
espórula (sporule). A spore; a small spore.
esporulación (sporulation). Multiple fission.
esporular (sporular). Relating to a spore or sporule.
esprue (sprue). Cachexia aphthosa; primary intestinal malabsorption with steatorrhea.
e. no tropical (nontropical s.).
e. tropical (tropical s.). Cochin China diarrhea; tropical diarrhea.
espuela de caballero (larkspur). Delphinium ajacis.
espuma **1.** (scum). A film of insoluble material that rises to the surface of a liquid. **2.** (foam). Masses of small bubbles on the surface of a liquid. **3.** (foam). Masses of air cells in a solid or semisolid, as in f. rubber.
e. de fibrina humana (human fibrin foam).
espundia (espundia). Breda's disease; bubas braziliana, a type of American leishmaniasis caused by *Leishmania braziliensis*.
espurio (spurious). False; not genuine.
esputo (sputum, pl. sputa). **1.** Expectorated matter, especially mucus or mucopurulent matter expectorated in diseases of the air passages. **2.** An individual mass of such matter.
e. aeruginoso (s. aerogenosum). Green s.
e. globular (globular s.). Nummular s.
e. herrumbroso (rusty s.).

e. en jugo de ciruela (prune-juice s.).
e. numular (nummular s.). Globular s.
e. verde (green s.). S. aerogenosum.
esqueletal, esquelético (skeletal). Relating to the skeleton.
esqueleto (skeleton). **1.** The bony framework of the body in vertebrates or the hard outer envelope of insects. **2.** All the dry parts remaining after the destruction and removal of the soft parts. **3.** All the bones of the body taken collectively.
e. apendicular (appendicular s.). [*skeleton appendiculare*, NA].
e. del arco de las branquias (gill arch s.).
e. articulado (articulated s.).
e. axial (axial s.). [*skeleton axiale*, NA].
e. cardíaco (cardiac s.).
e. de la extremidad inferior libre (s. of free inferior limb).
e. de la extremidad superior libre (s. of free superior limb).
e. maxilar (jaw s.). Viscerocranium.
e. visceral (visceral s.). Visceroskeleton.
esqueletología (skeletology). The branch of anatomy and of mechanics dealing with the skeleton.
esquema 1. (scheme). Schema. **2.** (schema, pl. schemata). Scheme; a plan, outline, or arrangement. **3.** (schema, pl. schemata). In sensorimotor theory, the organized unit of cognitive experience.
e. corporal (body schema). Body image.
e. oclusal (occlusal s.). Occlusal system.
e. de refuerzo (schedule's of reinforcement).
esquemático (schematic). Made after a definite type of formula; representing in general, but not with absolute exactness.
esquematógrafo (schematograph). An instrument for making a tracing in reduced size of the outline of the body.
esqueneoscopio (skeneoscope). A form of endoscope for inspecting Skene's glands.
esquenitis (skeneitis, skenitis). Inflammation of Skene's glands.
esquia- (skia-). Combining form denoting shadow; in radiology, superseded by radio-.
esquiascopia (skiascopy). Retinoscopy.
esquiascotometría (skiascotometry). A method of plotting scotomas in the visual field by using an adaptation of the Goldmann perimeter.
esquinancia (esquinancea). Sense of suffocation caused by an inflammatory swelling in the throat, as in suppurative tonsillitis or pharyngitis.
esquindilesis (schindylesis). [*schindylesis*, NA]. Schindyletic joint; wedge-and-groove joint; wedge-and-groove suture.
esquisto- (schisto-). Combining form denoting split or cleft.
esquistocelia (schistocelia). Congenital fissure of the abdominal wall.
esquistocistis (schistocystis). Fissure of the bladder.
esquistocito (schistocyte). Schizocyte; a variety of poikilocyte that owes its abnormal shape to fragmentation occurring as the cell flows through damaged small vessels.
esquistocitosis (schistocytosis). Schizocytosis; the occurrence of many schistocytes in the blood.
esquistocormia (schistocormia). Schistosomia; congenital cleft of the trunk, the lower extremities of the fetus usually being imperfectly developed.
esquistoglosia (schistoglossia). Congenital fissure or cleft of the tongue.
esquistorraquis (schistorrhachis). Spina bifida.
esquistosoma (schistosome). Common name for a member of the genus *Schistosoma*.
esquistosomía (schistosomia). Schistocormia.
esquistosomiasis (schistosomiasis). Bilharziasis; bilharziosis; hemic distomiasis; infection with a species of *Schistosoma*.
e. asiática (Asiatic s.). S. japonica.
e. ectópica (ectopic s.).
e. haematobium (s. haematobium).
e. intestinal (intestinal s.). S. mansoni.
e. japonesa (s. japonica, Japanese s.). Asiatic s.; Oriental s.
e. de Manson (Manson's s.). S. mansoni.
e. del Mekong (s. mekongi).
e. oriental (Oriental s.). S. japonica.
e. urinaria (urinary s.). S. haematobium.
e. vesical (bladder s.). S. haematobium.
esquistosómula (schistosomulum, pl. schistosomula). The stage in the life cycle of a blood fluke of the genus *Schistosoma* immediately after penetration of the skin as a cercaria.
esquistosternia (schistosternia). Congenital cleft of the sternum.
esquistotórax (schistothorax). Congenital cleft of the chest wall.
esquizamnios (schizamnion). An amnion developing, as in the human embryo, by the formation of a cavity within the inner cell mass.
esquizaxón (schizaxon). An axon divided into two branches.
esquizencefalia (schizencephaly). Abnormal divisions or clefts of the brain substance.
esquizo-, esquiz- (schizo-, schiz-). Combining forms denoting split, cleft, division.
esquizoafectivo (schizo-affective). Having an admixture of symptoms suggestive of both schizophrenia and affective (mood) disorder.
esquizocito (schizocyte). Schistocyte.
esquizocitosis (schizocytosis). Schistocytosis.
esquizofasia (schizophasia). The disordered speech (word salad) of the schizophrenic individual.
esquizofrenia (schizophrenia). Parergasia; a common type of psychosis.
e. ambulatoria (ambulatory s.).
e. catatónica (catatonic s.).
e. desorganizada (disorganized s.). Hebephrenic s.
e. hebefrénica (hebephrenic s.). Disorganized s.
e. latente (latent s.).
e. paranoide (paranoid s.).
e. procesal (process s.).
e. reactiva (reactive s.).
e. residual (residual s.).
e. seudoneurótica (pseudoneurotic s.).
e. simple (simple s.).
esquizofrénico (schizophrenic). Relating to, characteristic of, or suffering from one of the schizophrenias.
esquizogénesis (schizogenesis). Fissiparity; scissiparity; origin by fission.
esquizogiria (schizogyria). Deformity of the cerebral convolutions marked by occasional interruptions of their continuity.
esquizogonia (schizogony). Agamocytogeny; multiple fission in which the nucleus first divides and then the cell divides into as many parts as there are nuclei.
esquizoide (schizoid). Socially isolated, withdrawn, having few (if any) friends or social relationships.
esquizoidismo (schizoidism). A schizoid state; the manifestation of schizoid tendencies.
esquizomicético (schizomycetic). Relating to or caused by fission fungi (bacteria).
esquizomiceto (schizomycete). A member of the class Schizomycetes; a bacterium.
esquizomicosis (schizomycosis). Any schizomycetic or bacterial disease.
esquizoniquia (schizonychia). Splitting of the nails.
esquizonte (schizont). Agamont; segmenting body; a sporozoan trophozoite (vegetative form) that reproduces by schizogony.
esquizonticida (schizonticide). An agent that kills schizonts.
esquizotemia (schizothemia). Rarely used term for repeated interruptions in a conversation by the speaker introducing other topics.
esquizotonía (schizotonia). Division of the distribution of tone in the muscles.
esquizotriquia (schizotrichia). Scissura pilorum; a splitting of the hairs at their ends.
esquizozoíto (schizozoite). A merozoite prior to schizogony, as in the exoerythrocytic phase of the development of the *Plasmodium* agent after sporozoite invasion of the hepatocyte and before multiple division.
estabilato (stabilate). A sample of organisms preserved alive on a single occasion.
estabilidad (stability). The condition of being stable or resistant to change.
e. dimensional (dimensional s.).
e. endémica (endemic s.). Enzootic s.
e. enzoótica (enzootic s.). Endemic s.
e. de una prótesis (denture s.).
e. de suspensión (suspension s.). A very slow sedimentation rate.

estabilímetro (stabilimeter). An instrument to measure the sway of the body when standing with feet together and usually with eyes closed.
estabilización (stabilization). **1.** The accomplishment of a stable state. **2.** Denture stability.
estabilizador (stabilizer). **1.** That which renders something else more stable. **2.** An agent that retards the effect of an accelerator, thus preserving a chemical equilibrium. **3.** A part possessing the quality of rigidity or creating rigidity when added to another part.
e. endodóntico (endodontic s.).
estable **1.** (stabile). Steady; fixed. **2.** (stable). Steady; not varying; resistant to change.
estacbotriotoxicosis (stachybotryotoxicosis). A type of mycotoxicosis seen in horses and cattle following ingestion of hay and fodder overgrown by the fungus *Stachybotrys atra*.
estación (season). A particular phase of some slow cyclic phenomenon, especially the annual weather cycle.
e. de acoplamiento (mating s.).
estactómetro (stactometer). Stalagmometer.
estadificación (staging). The determination or classification of distinct phases or periods in the course of a disease or pathological process.
e. de Jewett y Strong (Jewett and Strong s.).
e. TNM (TNM s.).
estadio (stage). A period in the course of a disease.
e. de Arneth (Arneth s.'s).
e. defervescente (defervescent s.).
e. exoeritrocitario (exoerythrocytic s.).
e. de Tanner (Tanner s.).
e. terminal (end s.).
e. tumoral (tumor s.).
estadiómetro (stadiometer). An instrument for measuring standing or sitting height.
estadística (statistics). A collection of numerical values, items of information, or other facts which are numerically grouped into definite classes and subject to analysis, particularly analysis of the probability that the resulting empirical findings are due to chance.
e. descriptiva (descriptive s.).
e. inferencial (inferential s.).
e. vital (vital s.).
estado **1.** (status). A state or condition. **2.** (state). A condition, situation, or status.
e. activado (activated state). Excited s.
e. anginoso (s. anginosus).
e. de ansiedad (anxiety tension state). Anxiety disorder.
e. apálico (apallic state). Apallic syndrome.
e. artrítico (s. arthriticus). Obsolete term for gouty diathesis or predisposition.
e. asmático (s. asthmaticus). A condition of severe, prolonged asthma.
e. de ausencia (absent state). Dreamy s.
e. basal (ground state).
e. colérico (s. choleraicus).
e. convulsivo **1.** (s. convulsivus). Epilepsy. **2.** (convulsive state). Epilepsy.
e. coreico (s. choreicus).
e. crepuscular (twilight state).
e. criboso (s. cribrosus).
e. crítico (s. criticus).
e. desmielinizado (s. dysmyelinisatus).
e. disráfico (s. dysraphicus).
e. de ego (yo) múltiple (multiple ego state's).
e. de ensoñación (dreamy state).
e. epiléptico (s. epilepticus).
e. esponjoso (s. spongiosus).
e. estable (steady state).
e. estornutatorio (s. sternuens). A state of continual sneezing.
e. eunucoide (eunuchoid state).
e. excitado (excited state). Activated s.
e. excitador central (central excitatory state).
e. excitador local (local excitatory state).
e. hemicraneal (s. hemicranicus).
e. hipnótico **1.** (s. hypnoticus). Hypnosis. **2.** (hypnotic state). Hypnosis.
e. hipometabólico (hypometabolic state).
e. imperfecto (imperfect state).
e. lacunar (s. lacunaris).
e. linfático (s. lymphaticus). S. thymicolymphaticus.
e. marmóreo (s. marmoratus).
e. nervioso (s. nervosus). S. typhosus.
e. perfecto (perfect state).
e. de portador (carrier state).
e. presente o actual (s. praesens).
e. de rapto (s. raptus). Ecstasy.
e. refractario (refractory state).
e. singulete (singlet state).
e. tifoso (s. typhosus). S. nervosus; an erethistic or typhoidal state.
e. tímico (s. thymicus). S. thymicolymphaticus.
e. timicolinfático (s. thymicolymphaticus). S. lymphaticus; s. thymicus.
e. triplete (triplet state).
e. vertiginoso (s. vertiginosus). Chronic vertigo.
estafilagra (staphylagra). A forceps for holding the uvula.
estafilectomía (staphylectomy). Uvulectomy.
estafiledema (staphyledema). Edema of the uvula.
estafilino (staphyline). Botryoid.
estafilión (staphylion). The midpoint of the posterior edge of the hard palate; a craniometric point.
estafilo-, estafil- (staphylo-, staphyl-). Combining forms denoting resemblance to a grape or a bunch of grapes.
estafilocinasa (staphylokinase). A microbial metalloenzyme from *Staphylococcus aureus*, with action similar to that of urokinase and streptokinase.
estafilococemia (staphylococcemia). Staphylohemia; the presence of staphylococci in the circulating blood.
estafilococia (staphylococcia). Any staphylococcic infection.
estafilocócico **1.** (staphylococcal). Relating to or caused by any organism of the genus *Staphylococcus*. **2.** (staphylococcic). Relating to or caused by any species of *Staphylococcus*.
estafilococo (staphylococcus, pl. staphylococci). A vernacular term used to refer to any member of the genus *Staphylococcus*.
estafilococolisina (staphylococcolysin). Staphylolysin.
estafilococólisis (staphylococcolysis). Lysis or destruction of staphylococci.
estafilococosis (staphylococcosis, pl. staphylococcoses). Infection by species of the bacterium *Staphylococcus*.
estafilodermatitis (staphylodermatitis). Inflammation of the skin due to the action of staphylococci.
estafilodermia (staphyloderma). Pyoderma due to staphylococci.
estafilodiálisis (staphylodialysis). Uvuloptosis.
estafilofaringorrafia (staphylopharyngorrhaphy). Palatopharyngorrhaphy; surgical repair of defects in the uvula or soft palate and the pharynx.
estafilohemia (staphylohemia). Staphylococcemia.
estafilohemolisina (staphylohemolysin). A mixture of hemolysins (α, β, γ, and δ), included in staphylococcal exotoxin.
estafilolisina (staphylolysin). **1.** Staphylococcolysin. A hemolysin elaborated by a staphylococcus. **2.** An antibody causing lysis of staphylococci.
estafiloma (staphyloma). A bulging of the cornea or sclera containing uveal tissue.
e. anterior (anterior s.). Corneal s.
e. anular (annular s.).
e. ciliar (ciliary s.). Scleral s. occurring in the region of the ciliary body.
e. corneal (corneal s.). Anterior s.
e. ecuatorial (equatorial s.) Scleral s.
e. escleral (scleral s.). Equatorial s.
e. intercalar (intercalary s.).
e. posterior (posterior s.). Scarpa's s.; sclerochoroiditis posterior.
e. de Scarpa (Scarpa's s.). Posterior s.
e. uveal (uveal s.).
estafilomatoso (staphylomatous). Relating to or marked by staphyloma.
estafilonco (staphyloncus). A tumor or swelling of the uvula.
estafiloplastia (staphyloplasty). Palatoplasty.
estafiloplejía (staphyloplegia). Palatoplegia.
estafiloptosis (staphyloptosis). Uvuloptosis.
estafilorrafia (staphylorrhaphy). Palatorrhaphy.

estafilosquisis (staphyloschisis). Bifid uvula with or without cleft of soft palate.
estafilotomía (staphylotomy). **1.** Uvulotomy. **2.** Excision of a staphyloma.
estafilótomo (staphylotome). Uvulotome.
estafilotoxina (staphylotoxin). The toxin elaborated by any species of *Staphylococcus*.
estalagmómetro (stalagmometer). Stactometer; an instrument for determining exactly the number of drops in a given quantity of liquid.
estallido **1.** (burst). A sudden increase in activity. **2.** (spallation). Fragmentation. **3.** (spallation). Nuclear reaction in which nuclei, on being bombarded by high energy particles, liberate a number of protons and alpha particles.
 e. respiratorio (respiratory b.). The marked metabolic increase that occurs in a phagocyte following ingestion of particles.
estáltico (staltic). Styptic.
estampar (swage). **1.** To fuse suture thread to suture needles. **2.** To shape metal by hammering or adapting it onto a die, often by using a counterdie.
estancamiento (stagnation). Retardation or cessation of flow of blood in the vessels, as in passive congestion; accumulation in any part of a normally circulating fluid.
estandarización (standardization). **1.** The making of a solution of definite strength so that it may be used for comparison and in tests. **2.** Making any drug or other preparation conform to the type or standard.
 e. de una prueba (s. of a test).
estánico (stannic). Relating to tin, especially when in combination in its higher valency.
estannoso (stannous). Relating to tin, especially when in combination in its lower valency.
estaño **1.** (stannum). Tin. **2.** (tin). Stannum; a metallic element, symbol Sn, atomic no. 50, atomic weight 118.69.
 e. 113 (^{113}Sn) (tin-113 (^{113}Sn)).
 papel de e. (tinfoil). **1.** Tin rolled into extremely thin sheets. **2.** A base metal foil used as a separating material, as between the cast and denture base material during flasking and curing procedures.
estanolona (stanolone). Dihydrotestosterone; an androgen with the same actions and uses as testosterone.
estanozolol (stanozolol). Androstanozole; a semisynthetic, orally effective anabolic agent.
estapedectomía (stapedectomy). Operation to remove the stapes footplate in whole or part.
estapedial (stapedial). Relating to the stapes.
estapedio (stapedius, pl. stapedii). Musculus stapedius.
estapediotenotomía (stapediotenotomy). Division of the tendon of the stapedius muscle.
estapediovestibular (stapediovestibular). Relating to the stapes and the vestibule of the ear.
estaquidrina (stachydrine). The betaine of proline found in alfalfa, chrysanthemum, and citrus plants.
estaquiosa (stachyose). A raffinosegalactopyranoside; a tetrasaccharide that yields glucose, fructose, and 2 moles of galactose upon hydrolysis.
estasimorfia (stasimorphia). Deformity due to arrested development.
estasis (stasis, pl. stases). Stagnation of the blood or other fluids.
 e. intestinal (intestinal s.). Enterostasis.
 e. papilar (papillary s.). Papilledema.
 e. por presión (pressure s.). Traumatic asphyxia.
estat- (stat-). Prefix applied to electrical units in the cgs-electrostatic system to distinguish them from units in the cgs-electromagnetic system (prefix ab-) and those in the metric system or SI system (no prefix).
estatamperio (statampere). The electrostatic unit of current.
estatculombio (statcoulomb). The electrostatic unit of charge.
estatfaradio (statfarad). The electrostatic unit of capacitance.
estathenrio (stathenry). Electrostatic unit of inductance.
estatmocinesis (stathmokinesis). Condition of arrested mitosis after treatment with an agent, such as colchicine, which effectively alters the mitotic spindle to prevent typical rearrangement of the chromosomes preceding cell division.
estatoacústico (statoacoustic). Vestibulocochlear; relating to equilibrium and hearing.
estatocinesis (statokinetics). The adjustment made by the body in motion to maintain stable equilibrium.
estatocinético (statokinetic). Pertaining to statokinetics.
estatoconias (statoconia, gen. statoconium). [*statoconia*, NA]. Ear crystals; otoconia; otoliths; otolites; sagitta; statoliths.
estatolitos (statoliths). Statoconia.
estatómetro (statometer). Exophthalmometer.
estatósfera (statosphere). Centrosphere.
estatura (stature). The height of a person.
estatuvolente (statuvolent). Relating to or capable of statuvolence.
estatuvolición (statuvolence). Autohypnosis.
estatvoltio (statvolt). The electrostatic unit of potential or electromotive force, equal to 300 volts.
estaurión (staurion). A craniometric point at the intersection of the median and transverse palatine sutures.
estauroplejía (stauroplegia). Alternating hemiplegia.
esteapsina (steapsin). Triacylglycerol lipase.
estearal (stearal). Stearaldehyde; octadecanal(dehyde); the aldehyde of stearic acid.
estearato (stearate). A salt of stearic acid.
estearina (stearin). Tristearin; tristearoylglycerol.
estearo-, estear- (stearo-, stear-). Combining forms denoting fat.
estearrea (stearrhea). Steatorrhea.
esteatita (steatite). Talc in the form of a mass.
esteatitis (steatitis). **1.** Inflammation of adipose tissue. **2.** A disease of young mink characterized by a brownish yellow discoloration of the adipose tissues.
esteato- (steato-). Combining form denoting fat.
esteatocistoma (steatocystoma). **1.** A cyst with sebaceous gland cells in its wall. **2.** Pilar cyst.
 e. múltiple (s. multiplex).
esteatogénesis (steatogenesis). Biosynthesis of lipids.
esteatólisis (steatolysis). The hydrolysis or emulsion of fat in the process of digestion.
esteatolítico (steatolytic). Relating to steatolysis.
esteatonecrosis (steatonecrosis). Fat necrosis.
esteatopigia (steatopyga, steatopygia). Excessive accumulation of fat on the buttocks.
esteatópigo (steatopygous). Having excessively fat buttocks.
esteatorrea (steatorrhea). Stearrhea; passage of fat in large amounts in the feces.
 e. biliar (biliary s.).
 e. intestinal (intestinal s.).
 e. pancreática (pancreatic s.).
esteatosis (steatosis). **1.** Adiposis. **2.** Fatty degeneration.
 e. cardíaca (s. cordis). Fatty degeneration of the heart.
 e. hepática (hepatic s.). Fatty liver.
esteatozoo (steatozoon). Common name for *Demodex folliculorum*.
estefanial (stephanial). Pertaining to the stephanion.
estefanión (stephanion). A craniometric point where the coronal suture intersects the inferior temporal line.
estegnosis (stegnosis). **1.** A stoppage of any of the secretions or excretions. **2.** A constriction or stenosis.
estegnótico (stegnotic). Astringent or constipating.
estelectomía (stellectomy). Stellate ganglionectomy.
estélula (stellula, pl. stellulae). A small star or star-shaped figure.
 e. vasculares (stellulae vasculosae). Stellulae winslowii.
 e. de Verheyen (stellulae verheyenii). Venulae stellatae.
 e. de Winslow (stellulae winslowii). Stellulae vasculosae; Winslow's stars.
estematología (esthematology). The science concerned with the senses and sense organs.
estenia (sthenia). A condition of activity and apparent force, as in an acute sthenic fever.
esténico (sthenic). Active; marked by sthenia.
estenión (stenion). The termination in either temporal fossa of the shortest transverse diameter of the skull; a craniometric point.
esteno- **1.** (stheno-). Combining form denoting strength, force, power. **2.** (steno-). Combining form denoting narrowness or constriction.
estenobregmático (stenobregmatic). Denoting a skull narrow anteriorly, at the part where the bregma is.
estenocardia (stenocardia). Angina pectoris.

estenocefalia **1.** (stenocephalia). Stenocephaly. **2.** (stenocephaly). Stenocephalia; marked narrowness of the head.
estenocéfalo, estenocefálico (stenocephalous, stenocephalic). Pertaining to, or characterized by, stenocephaly.
estenocompresor (stenocompressor). An instrument for compressing the ducts of the parotid glands (Stensen's duct) in order to keep back the saliva during dental operations.
estenocoria (stenochoria). Abnormal contraction of any canal or orifice, especially of the lacrimal ducts.
estenocrotafia (stenocrotaphy, stenocrotaphia). Narrowness of the skull in the temporal region.
estenoestenosis (stenostenosis). Stricture of the parotid duct (Steno's or Stensen's duct).
estenometría (sthenometry). The measurement of muscular strength.
estenómetro (sthenometer). An instrument for measuring muscular strength.
estenopeico, estenopaico (stenopeic, stenopaic). Provided with a narrow opening or slit.
estenosado (stenosed). Narrowed; contracted: strictured.
estenosis (stenosis, pl. stenoses). A stricture of any canal; especially, a narrowing of one of the cardiac valves.
e. aórtica (aortic s.).
e. aórtica doble (double aortic s.).
e. aórtica nodular calcificada (calcific nodular aortic s.).
e. coronaria ostial (coronary ostial s.).
e. de Dittrich (Dittrich's s.). Infundibular s.
e. infundibular (infundibular s.). Dittrich's s.
e. laríngea (laryngeal s.).
e. mitral (mitral s.).
e. mitral en boca de pez (fish-mouth mitral s.). Extreme mitral s.
e. en ojal (buttonhole s.).
e. pilórica (pyloric s.).
e. pilórica congénita (congenital pyloric s.). Hypertrophic pyloric s.
e. pilórica hipertrófica (hypertrophic pyloric s.).
e. pulmonar (pulmonary s.).
e. subaórtica (subaortic s.).
e. subaórtica hipertrófica idiopática (idiopathic hypertrophic subaortic s.). Muscular subaortic s.
e. subaórtica muscular (muscular subaortic s.).
e. subvalvular (subvalvar s.). Subaortic s.
e. supravalvular (supravalvar s.).
e. tricuspídea (tricuspid s.).
estenostomía (stenostomia). Narrowness of the oral cavity.
estenotermo (stenothermal). Thermostable through a small range; able to withstand only slight changes in temperature.
estenótico **1.** (stenosal). Stenotic. **2.** (stenotic). Stenosal; narrowed; affected with stenosis.
estenotórax (stenothorax). A narrow contracted chest.
estenoxeno (stenoxenous). Denoting a parasite with a narrow host range.
estepaje (steppage). The peculiar, high steppage gait of sufferers from neuritis of the peroneal nerve and from tabes dorsalis.
estequiología (stoichiology). The science concerned with the elements or principles in any branch of knowledge, especially in chemistry, cytology, or histology.
estequiometría (stoichiometry). Determination of the relative quantities of the substances concerned in any chemical reaction, with the laws of definite proportions in chemistry.
estequiométrico (stoichiometric). Pertaining to stoichiometry.
éster (ester). An organic compound containing the grouping, –X(0)–O–R (*X* = carbon, sulfur, phosphorus, etc.; *R* = radical of an alcohol), formed by the elimination of H_2O between the –OH of an acid group and the –OH of an alcohol group.
é. de Cori (Cori e.). Glucose 1-phosphate.
é. de Embden (Embden e.). Hexose phosphate.
é. de Harden-Young (Harden-Young e.). Fructose 1,6-bisphosphate.
é. de Robison, de Robison-Embden (Robison e., Robison-Embden e.). D-Glucose 6-phosphate.
esteraldehído (stearaldehyde). Stearal.
esterano (sterane). The hypothetical parent molecule for any steroid hormone.
esterasa (esterase). A generic term for enzymes that catalyze the hydrolysis of esters.
e. C1 (C1 e.). The activated first component of complement (C1).
esterco- (sterco-). Combining form denoting feces.
estercobilina (stercobilin). A brown degradation product of hemoglobin, present in the feces.
***l*-estercobilinógeno** (*l*-stercobilinogen). Reduction product of *l*-urobilinogen, precursor of *l*-stercobilin in the final stages of bilirubin metabolism.
estercolito (stercolith). Coprolith.
estercoráceo (stercoraceous). Stercoral; stercorous; relating to or containing feces.
estercoral (stercoral). Stercoraceus.
estercorina (stercorin). Coprosterol.
estercoroma (stercoroma). Coproma.
estercoroso (stercorous). Stercoraceous.
estéreo (stere). A measure of capacity; equivalent to a cubic meter or a kiloliter.
estereo- (stereo-). **1.** Combining form denoting a solid, or a solid condition or state. **2.** Prefix denoting spatial qualities, three-dimensionality.
estereoagnosis (stereoagnosis). Astereognosis.
estereoanestesia (stereoanesthesia). Astereognosis.
estereoartrólisis (stereoarthrolysis). Production of a new joint with mobility in cases of bony ankylosis.
estereocampímetro (stereocampimeter). An apparatus for studying the central visual fields.
estereocilio (stereocilium, pl. stereocilia). A nonmotile cilium or long microvillus.
estereocinefluorografía (stereocinefluorography). Motion picture recording of x-ray images obtained by stereoscopic fluoroscopy; three-dimensional views are obtained.
estereocolpograma (stereocolpogram). Picture taken with the stereocolposcope.
estereocolposcopio (stereocolposcope). Instrument that provides the observer with a magnified three-dimensional gross inspection of the vagina and cervix.
estereoelectroencefalografía (stereoelectroencephalography). Recording of electrical activity in three planes of the brain, i.e., with surface and depth electrodes.
estereoencefalometría (stereoencephalometry). The localization of brain structures by use of three-dimensional coordinates.
estereoencefalotomía (stereoencephalotomy). Stereotaxy.
estereoespecífico (stereospecific). As applied to a reaction, denoting a process in which stereoisomerically different starting materials give rise to stereoisomerically different products.
estereoforómetro (stereophorometer). A phorometer with a stereoscopic attachment.
estereoforoscopio (stereophoroscope). Obsolete term for a stereoscope producing images having apparent motion.
estereofotomicrografía (stereophotomicrograph). A stereoscopic photomicrograph which, when viewed with a stereoscope, appears three-dimensional.
estereognosis (stereognosis). The appreciation of the form of an object by means of touch.
estereognóstico (stereognostic). Relating to stereognosis.
estereógrafo (stereograph). A stereoscopic x-ray apparatus.
estereograma (stereogram). A stereoscopic x-ray image.
estereoisomérico (stereoisomeric). Relating to stereoisomerism.
estereoisomerismo (stereoisomerism). Stereochemical isomerism; molecular asymmetry.
estereoisómero (stereoisomer). A molecule containing the same number and kind of atom groupings as another but in a different arrangement in space, by virtue of which it exhibits different properties.
estereología (stereology). A study of the three-dimensional aspects of a cell or microscopic structure.
estereometría (stereometry). **1.** Measurement of a solid object or the cubic capacity of a vessel. **2.** Determination of the specific gravity of a liquid.
estereómetro (stereometer). An instrument used in stereometry.
estereoortóptero (stereo-orthopter). A type of stereoscope used in visual training.
estereopantoscopio (stereophantoscope). A stereophoroscope with rotating disks of different colors instead of pictures.

E F G

estereopatía (stereopathy). Persistent stereotyped thinking.
estereopsis (stereopsis). Stereoscopic vision.
estereoquímica (stereochemistry). The branch of chemistry concerned with the spatial three-dimensional relations of atoms in molecules, i.e., the positions the atoms in a compound bear in relation to one another in space.
estereoquímico (stereochemical). Relating to stereochemistry.
estereorradián (steradian). The unit of solid angle; the solid angle that encloses an area on the surface of a sphere equivalent to the square of the radius of the sphere.
estereorradiografía (stereoradiography). Stereoroentgenography.
estereorroentgenografía (stereoroentgenography). Stereoradiography; the utilization of x-ray images made from two slightly different positions to obtain a three-dimensional effect.
estereoscopia (stereoscopy). An optical technique by which two images of the same object are blended into one, giving a three-dimensional appearance to the single image.
estereoscópico (stereoscopic). Relating to a stereoscope, or giving the appearance of three dimensions.
estereoscopio (stereoscope). An instrument producing two horizontally separated images of the same object, providing a single image with an appearance of depth.
estereoselectivo (stereoselective). As applied to a reaction, denoting a process in which of two or more possible stereoisomeric products only one predominates; a s. process is not necessarily stereospecific.
estereotáctico (stereotactic, stereotaxic). Relating to stereotaxis or stereotaxy.
estereotaxia (stereotaxy). Stereoencephalotomy; stereotactic surgery; stereotaxic surgery.
estereotáxico (stereotactic, stereotaxic). Relating to stereotaxis or stereotaxy.
estereotaxis (stereotaxis). **1.** Three-dimensional arrangement. **2.** Stereotropism, but applied more exactly where the organism as a whole, rather than a part only, reacts. **3.** Stereotaxy.
estereotipia (stereotypy). **1.** Maintenance of one attitude for a long period. **2.** Constant repetition of certain meaningless gestures or movements.
  e. oral (oral s.). Verbigeration.
estereotrópico (stereotropic). Relating to or exhibiting stereotropism.
estereotropismo (stereotropism). Growth or movement of a plant or animal toward or away from a solid body.
estérico (steric). Pertaining to stereochemistry.
estérido (sterid). Steroid.
esterificación (esterification). The process of forming an ester.
esterigma (sterigma, pl. sterigmata). A slender, pointed structure arising from a basidium upon which a basidiospore will develop.
estéril (sterile). Relating to or characterized by sterility.
esterilidad (sterility). **1.** The incapability of fertilization or reproduction. **2.** Condition of being aseptic, or free from all living microorganisms and their spores.
  e. absoluta (absolute s.).
  e. adolescente (adolescent s.).
  e. aspermatogénica (aspermatogenic s.).
  e. dispermatogénica (dysspermatogenic s.).
  e. femenina (female s.).
  e. masculina (male s.).
  e. normoespermatogénica (normospermatogenic s.).
  e. relativa (relative s.). Infertility.
  e. de un solo hijo (one-child s.).
esterilización (sterilization). **1.** The act or process by which an individual is rendered incapable of fertilization or reproduction. **2.** The destruction of all microorganisms in or about an object.
  e. discontinua (discontinuous s.). Fractional s.
  e. fraccional (fractional s.). Tyndallization.
  e. intermitente (intermittent s.). Fractional s.
esterilizador (sterilizer). An apparatus for rendering objects sterile.
  e. de perlas de vidrio (glass bead s.).
  e. de sal caliente (hot salt s.).
esterilizar (sterilize). To produce sterility.
esternal (sternal). Relating to the sternum.
esternalgia (sternalgia). Sternodynia; pain in the sternum or the sternal region.
esternebra (sternebra, pl. sternebrae). One of the four segments of the primordial sternum of the embryo by the fusion of which the body of the adult sternum is formed.
esterno-, estern- (sterno-, stern-). Combining forms denoting the sternum.
esternoclavicular (sternoclavicular, sternoclavicularis). Relating to the sternum and the clavicle.
esternocleidal (sternocleidal). Relating to the sternum and the clavicle.
esternocleidomastoideo (sternocleidomastoid, sternocleidomastoideus). Relating to sternum, clavicle, and mastoid process.
esternocondroescapular (sternochondroscapularis).
esternocostal (sternocostal). Relating to the sternum and the ribs.
esternodinia (sternodynia). Sternalgia.
esternofascial (sternofascialis).
esternogloso (sternoglossal). Denoting muscular fibers which occasionally pass from the sternohyoid muscle to join the hyoglossal muscle.
esternohioideo (sternohyoideus).
esternoide (sternoid). Resembling the sternum.
esternomastoideo (sternomastoid). Relating to the sternum and the mastoid process of the temporal bone; applied to the musculus sternocleidomastoideus.
esternón (sternum, gen. sterni, pl. sterna). [*sternum*, NA]. A long flat bone, articulating with the cartilages of the first seven ribs and with the clavicle, forming the middle part of the anterior wall of the thorax.
esternopagia (sternopagia). Condition shown by conjoined twins united at the sterna or more extensively at the ventral walls of the chest.
esternopericárdico (sternopericardial). Relating to the sternum and the pericardium.
esternosquisis (sternoschisis). Congenital cleft of the sternum.
esternotiroideo (sternothyroideus).
esternotomía (sternotomy). Incision into or through the sternum.
esternotraqueal (sternotracheal). Relating to the sternum and the trachea.
esternotripesis (sternotrypesis). Trephining of the sternum.
esternovertebral (sternovertebral). Vertebrosternal; relating to the sternum and the vertebrae.
esteroidal (steroidal). Steroid.
esteroide (steroid). **1.** Steroidal; pertaining to the steroids. **2.** Steroid. **3.** Generic designation for compounds closely related in structure to the steroids. **4.** Jargon for a compound having biological actions similar to a steroid hormone.
  e. hidroxilasas (s. hydroxylases). S. monooxygenases.
  e. monooxigenasas (s. monooxygenases). S. hydroxylases.
esteroides (steroids). A large family of chemical substances, comprising many hormones, vitamin D, body constituents, and drugs, each containing the tetracyclic cyclopenta(α)phenanthrene skeleton.
esteroidogénesis (steroidogenesis). The formation of steroids.
esterol (sterol). A steroid of 27 or more carbon atoms with one OH (alcohol) group.
estertor **1.** (rale). Ambiguous term for an added sound heard on auscultation of breath sounds; used by some to denote rhonchus and by others for crepitation. **2.** (stertor). A noisy inspiration occurring in coma or deep sleep, sometimes due to obstruction of the larynx or upper airways.
  e. anfórico (amphoric r.).
  e. atelectásico (atelectatic r.).
  e. burbujeante (bubbling r.).
  e. cavernoso (cavernous r.). Cavernous rhonchus.
  e. de chasquido (clicking r.).
  e. en cloqueo de gallina (hen-cluck stertor).
  e. consonante (consonating r.).
  e. crepitante (crepitant r.). Vesicular r.
  e. de gorgoteo (gurgling r.).
  e. gutural (guttural r.).
  e. húmedo (moist r.).
  e. metálico (metallic r.).
  e. mortal o de agonía (death-rattle). A respiratory gurgling in the throat of a dying person.
  e. mucoso (mucous r.).

e. palpable (palpable r.).
e. seco (dry r.).
e. sibilante (sibilant r.). Whistling r.
e. de silbido (whistling r.). Sibilant r.
e. de Skoda (Skoda's r.).
e. sonoro (sonorous r.).
e. subcrepitante (subcrepitant r.).
e. vesicular (vesicular r.). Crepitant r.

estertoroso (stertorous). Relating to or characterized by stertor or snoring.
estesia (esthesia). **1.** Perception. **2.** Sensitivity.
estésico (esthesic). Relating to the mental perception of the existence of any part of the body.
estesio- (esthesio-). Combining form relating to sensation or perception.
estesiódico (esthesiodic). Esthesodic; conveying sensory impressions.
estesiofisiología (esthesiophysiology). The physiology of sensation and the sense organs.
estesiogénesis (esthesiogenesis). The production of sensation, especially of nervous erethism.
estesiogénico (esthesiogenic). Producing a sensation.
estesiografía (esthesiography). **1.** A description of the organs of sense and of the mechanism of sensation. **2.** Mapping out on the skin the areas of tactile and other forms of sensibility.
estesiología (esthesiology). The science concerned with sensory phenomena.
estesiometría (esthesiometry). Measurement of the degree of tactile or other sensibility.
estesiómetro (esthesiometer). Tactometer; an instrument for determining the state of tactile and other forms of sensibility.
estesioneuroblastoma (esthesioneuroblastoma). A neoplasm of immature, poorly differentiated neuronal cells believed to arise from spinal or cranial ganglia.
e. olfatorio (olfactory e.). Olfactory neuroblastoma.

estesioneurocitoma (esthesioneurocytoma). A neoplasm composed of nearly mature neuron-like cells believed to arise from a spinal or cranial ganglia.
estesioneurosis (esthesioneurosis). Esthesionosus; any sensory neurosis; e.g., anesthesia, hyperesthesia, paresthesia.
estesionosis (esthesionosus). Esthesioneurosis.
estesioscopia (esthesioscopy). Examination into the degree and extent of tactile and other forms of sensibility.
estesódico (esthesodic). Esthesiodic.
estetalgia (stethalgia). Pain in the chest.
estetarteritis (stetharteritis). Inflammation of the aorta or other arteries in the chest.
estetendoscopio (stethendoscope). An obsolete fluoroscope for examination of the chest.
estética (esthetics). The branch of philosophy concerned with art and beauty, especially with the components thereof.
e. dental (denture e.).

estético (esthetic). **1.** Pertaining to the sensations. **2.** Pertaining to esthetics (i.e., beauty).
esteto-, estet- (stetho-, steth-). Combining forms denoting the chest.
estetocirtógrafo (stethocyrtograph). Stethokyrtograph; an apparatus for measuring and recording the curvatures of the thorax.
estetocirtómetro (stethocyrtometer). An instrument for measuring curvature or deformity of the vertebral column in kyphosis.
estetoespasmo (stethospasm). Spasm of the chest.
estetogoniómetro (stethogoniometer). An apparatus for measuring the curvatures of the thorax.
estetógrafo (stethograph). An apparatus for recording the respiratory movements of the chest.
estetomitis, estetomiositis (stethomyitis, stethomyositis). Inflammation of the muscles of the chest wall.
estetoparálisis (stethoparalysis). Paralysis of the respiratory muscles.
estetoscopia (stethoscopy). **1.** Examination of the chest by means of auscultation, either mediate or immediate, and percussion. **2.** Mediate auscultation with the stethoscope.
estetoscópico (stethoscopic). **1.** Relating to or effected by means of a stethoscope. **2.** Relating to an examination of the chest.
estetoscopio (stethoscope). An instrument for aid in hearing the respiratory and cardiac sounds in the chest.
e. binaural (binaural s.).
e. diferencial (differential s.).
e. tipo Bowles (Bowles type s.).

estibamina glucósido (stibamine glucoside). A pentavalent antimony compound; has been used in leishmaniasis (kala azar) and certain other tropical diseases, but is no longer marketed.
estibenilo (stibenyl). The first pentavalent antimonial used in the treatment of leishmaniasis (kala azar).
estibiación (stibiation). Impregnation with antimony.
estibiado (stibiated). Impregnated with or containing antimony.
estibialismo (stibialism). Chronic antimonial poisoning.
estibio (stibium). Antimony.
estibocaptato (stibocaptate). Antimony dimercaptosuccinate.
estibofeno (stibophen). An organic trivalent antimony compound, used in the treatment of schistosomiasis, filariasis, leishmaniasis, and lymphogranuloma inguinale.
estibogluconato sódico (stibogluconate sodium). **1.** Antimony sodium gluconate, used in the treatment of all types of leishmaniasis. **2.** Sodium antimonylgluconate; used in the treatment of schistosomiasis.
estibonio (stibonium). The hypothetical radical, SbH_4^+, analogous to ammonium.
esticocromo (stichochrome). Denoting a nerve cell in which the chromophil substance, or stainable material, is arranged in roughly parallel rows or lines.
estigma (stigma, pl. stigmas, stigmata). **1.** Visible evidence of a disease. **2.** Follicular s. **3.** Any spot or blemish on the skin. **4.** A bleeding spot on the skin which is considered a manifestation of conversion hysteria. **5.** The orange pigmented eyespot of certain chlorophyll-bearing protozoa. **6.** A mark of shame or discredit.
e. folicular (follicular s.). Macula pellucida; stigma.
e. de maíz (cornsilk). Zea.
e. de Malpighi (malpighian stigmas).
e. ventricular (s. ventriculi).

estigmastano (stigmastane). Sitostane; the parent substance of sitosterol.
estigmático (stigmatic). Relating to or marked by a stigma.
estigmatismo (stigmatism). Stigmatization; the condition of having a stigma.
estigmatización (stigmatization). **1.** Stigmatism. **2.** Production of stigmas, especially of a hysterical nature. **3.** Debasement of a person by attributing a negatively toned characteristic or other stigma to him.
estigmatómetro (stigmatometer). Astigmatometer.
estilbamidina (stilbamidine). A compound used in the treatment of leishmaniasis (kala azar), in infections due to *Blastomyces dermatitidis*, etc.
estilbazio, yoduro de (stilbazium iodide). An anthelmintic.
estilbeno (stilbene). An unsaturated hydrocarbon, the nucleus of stilbestrol and other synthetic estrogenic compounds.
estilbestrol (stilbestrol). Diethylstilbestrol.
estilete 1. (style, stylet, stylette). Style; stylus. A flexible metallic rod inserted in the lumen of a flexible catheter to stiffen it and give it form during its passage. **2.** (stilet, stilette). **3.** (style, stylet, stylette). A slender probe.
e. endotraqueal (endotracheal s.).

estiliforme (styliform). Styloid.
estilo de vida (life-style). The general behavior pattern of an individual as expressed by his/her consistent attitudes, motives, manner of coping, and day-to-day behaviors.
estilo- (stylo-). Prefix denoting styloid; specifically, the styloid process of the temporal bone.
estiloauricular (styloauricularis).
estiloestafilino (stylostaphyline). Relating to the styloid process of the temporal bone and the uvula.
estilofaríngeo (stylopharyngeus).
estilogloso (styloglossus). Relating to the styloid process and the tongue.
estilohioideo 1. (stylohyal). Stylohyoid; relating to the styloid process of the temporal bone and to the hyoid bone. **2.** (stylohyoid). Stylohyal. **3.** (stylohyoid). Relating to the musculus stylohyoideus.
estiloide (styloid). Styliform; peg-shaped; denoting one of several slender bony processes.
estiloiditis (styloiditis). Inflammation of a styloid process.
estilolaríngeo (stylolaryngeus).

E F G

estilomandibular (stylomandibular). Stylomaxillary; relating to the styloid process of the temporal bone and the mandible.
estilomastoideo (stylomastoid). Relating to the styloid and the mastoid processes of the temporal bone.
estilomaxilar (stylomaxillary). Stylomandibular.
estilopodio (stylopodium). The proximal intermediate segment of the limb skeleton, the humerus and the femur, in the embryo.
estilosteófito (stylosteophyte). A peg-shaped bony outgrowth.
estimulación (stimulation). **1.** Arousal of the body or any of its parts or organs to increased functional activity. **2.** The condition of being stimulated. **3.** In neurophysiology, the application of a stimulus to a responsive structure.
  e. de los fascículos dorsales (dorsal column s.).
  e. fótica (photic s.).
  e. Ganzfeld (Ganzfeld s.).
  e. percutánea (percutaneous s.).
  e. tiroideo de acción prolongada (long-acting thyroid stimulator (LATS)).
estimulador (stimulator). Stimulant.
estimulante (stimulant). **1.** Excitant. Stimulating; exciting to action. **2.** Excitor; stimulator.
  e. difusible (diffusible s.).
  e. general (general s.). A s. that affects the entire body.
  e. local (local s.).
estímulo (stimulus, pl. stimuli). **1.** A stimulant. **2.** That which can elicit or evoke action (response).
  e. adecuado (adequate s.).
  e. condicionado (conditioned s.).
  e. discriminante (discriminant s.).
  e. heterólogo (heterologous s.).
  e. homólogo (homologous s.).
  e. inadecuado (inadequate s.). Subliminal s.; subthreshold s.
  e. liminal (liminal s.). Threshold s.
  e. máximo (maximal s.).
  e. no condicionado (unconditioned s.).
  e. de onda cuadrada (square wave stimuli).
  e. subliminal (subliminal s.). Inadequate s.
  e. subumbral (subthreshold s.). Inadequate s.
  e. supramáximo (supramaximal s.).
  e. "tren de cuatro" (train-of-four s.).
  e. de umbral (threshold s.). Liminal s.
estiómeno (esthiomene). Obsolete term for an ulcerative lesion of the vulva surrounded by fibrous induration and edema, associated with lymphogranuloma inguinale.
estiomenoso (esthiomenous). Obsolete term for corroding, ulcerating, or phagedenic.
estipa (stype). A tampon.
estíptico (styptic). **1.** Staltic. Having an astringent or hemostatic effect. **2.** Hemostyptic an astringent hemostatic agent used topically to stop bleeding.
estiramato (styramate). An effective skeletal muscle relaxant with a relatively long duration of action.
estireno (styrene). Cinnamene; styrol; vinylbenzene; the monomer from which polystyrenes, plastics, and synthetic rubber are made.
estirol (styrol). Styrene.
estirona (styrone). Cinnamic alcohol; obtained from storax by distillation with potassium hydroxide.
estirpe (kindred). An aggregate of genetically related persons; distinguished from pedigree, which is a stylized representation of a k.
estivación (estivation). Living through the summer in a quiescent, torpid state.
estival **1.** (aestival). Estival. **2.** (estival). Aestival; relating to or occurring in the summer.
estivootoñal (estivoautumnal). Relating to or occurring in summer and autumn.
estolón (stolon). A runner or connective aerial hypha that forms a cluster of rhizoids when it touches the substrate, and then sends out other runners to produce the aerial mycelium and sporangiosphores typical of *Rhizopus*.
estoma (stoma, pl. stomas, stomata). **1.** A minute opening or pore. **2.** An artificial opening between two cavities or canals, or between such and the surface of the body.
  e. en asa (loop s.).
  e. de Fuchs (Fuchs' stomas).
estomacal (stomachal). Stomachic; relating to the stomach.
estomacalgia (stomachalgia). Obsolete term for stomachache.
estomacodinia (stomachodynia). Obsolete term for stomachache.
estómago (stomach). Gaster; ventriculus; a large irregularly piriform sac between the esophagus and the small intestine, lying just beneath the diaphragm.
  e. en billetera (wallet s.).
  e. bilocular (bilocular s.). Hourglass s.
  e. en bolsa de cuero (leather-bottle s.). Sclerotic s.
  e. en cascada (cascade s.).
  e. esclerótico (sclerotic s.). Leather-bottle s.
  e. en miniatura (miniature s.). Pavlov pouch.
  e. de Pavlov (Pavlov s.). Pavlov pouch.
  e. en polvo (powdered s.).
  e. en reloj de arena (hourglass s.). Bilocular s.
  e. torácico (thoracic s.).
  e. en trampa de agua (water-trap s.). Drain-trap s.
  e. en trampa de drenaje (drain-trap s.). Water-trap s.
  e. trífido (trifid s.).
estomal (stomal). Relating to a stoma.
estomáquico (stomachic). **1.** Stomachal. **2.** An agent that improves appetite and digestion.
estomatal (stomatal). Relating to a stoma.
estomatalgia (stomatalgia). Stomatodynia; pain in the mouth.
estomático (stomatic). Relating to the mouth; oral.
estomatitis (stomatitis). Inflammation of the mucous membrane of the mouth.
  e. aftoampollar (aphthobullous s.).
  e. aftosa (aphthous s.). Aphtha.
  e. aftosa recurrente (recurrent aphthous s.). Aphtha.
  e. de agua (water canker). Noma.
  e. angular (angular s.). Angulus infectiosus.
  e. gangrenosa (gangrenous s.).
  e. gonocócica (gonococcal s.).
  e. herpética primaria (primary herpetic s.).
  e. herpética recurrente (recurrent herpetic s.).
  e. medicamentosa (s. medicamentosa).
  e. mercurial (mercurial s.).
  e. papulosa (s. papulosa). Bovine papular s.
  e. papulosa bovina (bovine papular s.).
  e. por plomo (lead s.).
  e. ulcerosa **1.** (canker sore's). Aphtha. **2.** (ulcerative s.). Aphtha.
  e. ulcerosa recurrente (recurrent ulcerative s.). Aphtha.
  e. venenosa (s. venenata).
  e. vesicular (vesicular s.).
estomato-, estom-, estomat- (stomato-, stom-, stomat-). Combining forms denoting mouth.
estomatocatarsis (stomatocatharsis). Disinfection of the oral cavity.
estomatocito (stomatocyte). A red blood cell that exhibits a slit or mouth-shaped pallor rather than a central one on air-dried smears; e.g., Rh null cells.
estomatocitosis (stomatocytosis). A hereditary deformation of red blood cells, which are swollen and cup-shaped, causing congenital hemolytic anemia.
estomatodeo (stomatodeum). Stomodeum.
estomatodinia (stomatodynia). Stomatalgia.
estomatodisodia (stomatodysodia). Halitosis.
estomatognático (stomatognathic). Pertaining to the physiology of the mouth.
estomatología (stomatology). The study of the structures, functions, and diseases of the mouth.
estomatológico (stomatologic). Relating to stomatology.
estomatólogo (stomatologist). A specialist in diseases of oral cavity, membranes, and tissues.
estomatomalacia (stomatomalacia). Pathologic softening of any of the structures of the mouth.
estomatomía (stomatomy). Stomatotomy.
estomatomicosis (stomatomycosis). Disease of the mouth due to the presence of a fungus.
estomatonecrosis (stomatonecrosis). Noma.
estomatonoma (stomatonoma). Noma.
estomatopatía (stomatopathy). Stomatosis; any disease of the oral cavity.
estomatoplastia (stomatoplasty). Plastic surgery of the mouth.

estomatoplástico (stomatoplastic). Relating to stomatoplasty.
estomatorragia (stomatorrhagia). Bleeding from the gums or other part of the oral cavity.
estomatoscopio (stomatoscope). An apparatus for illuminating the interior of the mouth to facilitate examination.
estomatosis (stomatosis). Stomatopathy.
estomatotomía (stomatotomy). Stomatomy; surgical incision of the cervix uteri to facilitate labor.
estomión (stomion). The median point of the oral slit when the lips are closed.
estomocéfalo (stomocephalus). Malformed individual with undeveloped jaw and a snoutlike mouth.
estomodeal (stomodeal). Relating to a stomodeum.
estomodeo (stomodeum). **1.** Stomatodeum; a midline ectodermal depression ventral to the embryonic brain and surrounded by the mandibular arch. **2.** The anterior portion of the insect alimentary canal.
estoraque (storax). Styrax; a liquid balsam obtained from the wood and inner bark of *Liquidamber orientalis*, or *L. styraciflua* (family Hamamelidaceae).
estoriforme (storiform). Having a cartwheel pattern, as of spindle cells with elongated nuclei radiating from a center.
estornudar (sneeze). To expel air from the nose and mouth by an involuntary spasmodic contraction of the muscles of expiration.
estornudo (sneeze). An act of sneezing; a reflex excited by an irritation of the mucous membrane of the nose or, sometimes, by a bright light striking the eye.
estornutación (sternutation). The act of sneezing.
estornutatorio (sternutatory). **1.** Ptarmic. Causing sneezing. **2.** An agent that provokes sneezing.
estrabísmico (strabismal, strabismic). Relating to or affected with strabismus.
estrabismo **1.** (strabismus). Crossed eyes; heterotropia; heterotropy; squint; a manifest lack of parallelism of the visual axes of the eyes. **2.** (cross-eye). Alternative spelling for crossed eyes.
e. acomodativo (accommodative s.).
e. alternado (alternating s.).
e. cíclico (cyclic s.).
e. cinético (kinetic s.).
e. concomitante (concomitant s.).
e. convergente (convergent s.). Esotropia.
e. deorsum vergens (s. deorsum vergens). Hypotropia.
e. en días alternados (alternate day s.). Cyclic esotropia.
e. divergente (divergent s.). Exotropia.
e. externo (external s.). Exotropia.
e. incomitante (incomitant s.). Paralytic s.
e. interno (internal s.). Esotropia.
e. manifiesto (manifest s.).
e. mecánico (mechanical s.).
e. monocular (monocular s.).
e. paralítico (paralytic s.). Incomitant s.
e. sursum vergens (s. sursum vergens). Hypertropia.
e. vertical (vertical s.).
estrabismómetro (strabismometer). Strabometer; an obsolete instrument having a plate with the upper margin curved, to conform with the lower lid, and marked in millimeters or fractions of an inch, used to measure the lateral deviation in strabismus.
estrabómetro (strabometer). Strabismometer.
estrabotomía (strabotomy). Obsolete term for division of one or more of the ocular muscles or their tendons for the correction of squint.
estrabótomo (strabotome). An obsolete knife for use in performing strabotomy.
estradiol (estradiol). The most potent naturally occurring estrogen in mammals.
benzoato de e. (e. benzoate).
cipionato de e. (e. cypionate).
dipropionato de e. (e. dipropionate).
etinil e. (ethinyl e.).
undecilato de e. (e. undecylate).
e. valerato de (e. valerate).
estramonio **1.** (thorn apple). *Datura stramonium*. **2.** (stramonium). The dried leaves and flowering or fruiting tops with branches of *Datura stramonium* or *D. tatula* (family Solanaceae).
estramustina, fosfato sódico (estramustine phosphate sodium). An antineoplastic agent that combines the actions of estrogen and nitrogen mustard in the treatment of carcinoma of the prostate.
estrangalestesia (strangalesthesia). Zonesthesia.
estrangulación (strangulation). The act of strangulating or the condition of being strangulated, in any sense.
estrangulado (strangulated). Constricted so as to prevent sufficient passage of air, as through the trachea, or to cut off venous return and/or arterial airflow, as in the case of a hernia.
estrangular (strangle). To suffocate; to choke; to compress the trachea so as to prevent sufficient passage of air.
estranguria (strangury). Difficulty in micturition, the urine being passed drop by drop with pain and tenesmus.
estrano (estrane). Hypothetical parent hydrocarbon of the (steroid) estrogenic compounds whose names begin with "estr-" (estradiol, estrone, estriol).
estratificación (stratification). An arrangement in the form of layers or strata.
estratificado (stratified). Arranged in the form of layers or strata.
estratigrafía (stratigraphy). Tomography.
estrato (stratum, gen. strati, pl. strata). One of the layers of differentiated tissue, the aggregate of which forms any given structure, such as the retina or the skin. See also lamina; layer.
e. aculeato (s. aculeatum). Obsolete term for s. spinosum.
e. albo profundo (s. album profundum).
e. basal (s. basale).
e. basal de la epidermis (s. basale epidermidis). S. germinativum.
e. de células ganglionares (s. gangliosum cerebelli). Piriform neuron layer.
e. cerebral de la retina (s. cerebrale retinae).
e. cilíndrico (s. cylindricum). S. basale epidermidis.
e. cinéreo del colículo superior (s. cinereum colliculi superioris).
e. circular de la membrana timpánica (circular layer of tympanic membrane). [*stratum circulare membranae tympani*].
e. circular de la túnica muscular del colon (s. circulare tunicae muscularis coli). [*stratum circulare tunicae muscularis coli*, NA]. Layer of the muscular tunic of the colon.
e. circular de la túnica muscular del estómago (s. circulare tunicae muscularis ventriculi). [*stratum circulare tunicae muscularis ventriculi*, NA]. Circular layer of the muscular tunic of the stomach.
e. circular de la túnica muscular del intestino delgado (s. circulare tunicae muscularis intestini tenuis). [*stratum circulare tunicae muscularis intestini tenuis*, NA]. Circular layer of the muscular tunic of the small intestine.
e. circular de la túnica muscular del recto (s. circulare tunicae muscularis recti). [*stratum circulare tunicae muscularis recti*, NA]. Circular layer of the muscular tunic of the rectum.
e. compacto (s. compactum). Compacta.
e. córneo de la epidermis (s. corneum epidermidis).
e. córneo de la uña (s. corneum unguis).
e. cutáneo de la membrana timpánica (cutaneous layer of tympanic membrane). [*stratum cutaneum membranae tympani*, NA].
e. desunido (s. disjunctum).
e. espinoso de la epidermis (s. spinosum epidermidis).
e. esponjoso (s. spongiosum).
e. fibroso (s. fibrosum). [*stratum fibrosum*, NA]. Fibrous membrane.
e. funcional (s. functionale).
e. ganglionar de la retina (s. ganglionare retinae).
e. ganglionar del cerebelo (s. gangliosum cerebelli). Piriform neuron layer.
e. ganglionar del nervio óptico (s. ganglionare nervi optici).
e. germinativo (s. germinativum). S. basale epidermidis.
e. germinativo de la uña (s. germinativum unguis).
e. granuloso de la epidermis (granular layer of epidermis).
e. granuloso de un folículo ovárico vesicular (s. granulosum folliculi ovarici vesiculosi).
e. granuloso del cerebelo (granular layer of cerebellar cortex). [*stratum granulosum cerebelli*, NA].
e. granuloso del ovario (s. granulosum ovarii).
e. gris del colículo superior (gray layer of superior colliculus). [*stratum griseum colliculi superioris*, NA].
e. gris medio (s. griseum medium).
e. gris profundo (s. griseum profundum).
e. gris superficial (s. griseum superficiale).
e. interolivar del lemnisco (s. interolivare lemnisci).

e. del lemnisco (s. lemnisci).
e. longitudinal de la túnica muscular del colon (s. longitudinale tunicae muscularis coli). [*stratum longitudinale tunicae muscularis coli*, NA]. Longitudinal layer of the muscular tunic of the colon.
e. longitudinal de la túnica muscular del estómago (s. longitudinale tunicae muscularis ventriculi). [*stratum longitudinale tunicae muscularis ventriculi*, NA]. Longitudinal layer of the muscular tunic of the stomach.
e. longitudinal de la túnica muscular del intestino delgado (s. longitudinale tunicae muscularis intestini tenuis). [*stratum longitudinale tunicae muscularis intestini tenuis*, NA]. Longitudinal layer of the muscular tunic of the small intestine.
e. longitudinal de la túnica muscular del recto (s. longitudinale tunicae muscularis recti). [*stratum longitudinale tunicae muscularis recti*, NA]. Longitudinal layer of the muscular tunic of the rectum.
e. lúcido (s. lucidum). Clear layer of epidermis.
e. de Malpighi (malpighian s.). Malpighian layer; malpighian rete.
e. molecular (s. moleculare). Molecular layer; plexiform layer.
e. molecular del cerebelo (molecular layer of cerebellar cortex).
e. molecular de la retina (s. moleculare retinae).
e. neuroepitelial de la retina (s. neuroepitheliale retinae).
e. neuronal piriforme (s. neuronorum piriformium). Layer of piriform neurons.
e. nuclear exterior de la retina (s. nucleare externum retinae).
e. nuclear externo e interno de la retina (s. nucleare externum et internum retinae). Nuclear layers of retina.
e. nuclear interior de la retina (s. nucleare internum retinae).
e. óptico (s. opticum). Optic layer.
e. papilar del corion (s. papillare corii).
e. pigmentado del bulbo (s. pigmenti bulbi).
e. pigmentado del cuerpo ciliar (s. pigmenti corporis ciliaris).
e. pigmentado del iris (s. pigmenti iridis).
e. pigmentado de la retina (s. pigmenti retinae).
e. plexiforme externo e interno de la retina (s. plexiforme externum et internum retinae). Plexiform layers of retina.
e. radiado de la membrana timpánica (s. radiatum membranae tympani). Radiate layer of tympanic membrane.
e. reticular del corion (s. reticulare corii).
e. reticular del cutis (s. reticulare cutis). S. reticulare corii.
e. sinovial (s. synoviale). [*stratum synoviale*, NA]. Membrana synovialis.
e. subcutáneo (s. subcutaneum). Tela subcutanea.
e. zonal (zonular layer). [*stratum zonale*, NA].

estratrieno (estratriene). The hypothetical triply-unsaturated estrane that is the nucleus of most naturally occurring estrogenic steroids in animals.
estreblodactilia (streblodactyly). Campylodactyly.
estrechez (stricture). A circumscribed narrowing or stenosis of a hollow structure, usually consisting of cicatricial contracture or deposition of abnormal tissue.
e. anastomótica (anastomotic s.).
e. anular (annular s.).
e. en brida (bridle s.).
e. contráctil (contractile s.). Recurrent s.
e. espasmódica (spasmodic s.).
e. funcional (functional s.). Spasmodic s.
e. de Hunner (Hunner's s.).
e. orgánica (organic s.). Permanent s.
e. permanente (permanent s.). Organic s.
e. recurrente (recurrent s.). Contractile s.
e. temporaria (temporary s.). Spasmodic s.
e. uretral (urethral s.).

estrecho (strait). A narrow passageway. Inferior s., apertura pelvis inferior; superior s., apertura pelvis superior.
estrefosimbolia (strephosymbolia). **1.** Generally, the perception of objects reversed as if in a mirror. **2.** Specifically, difficulty in distinguishing written or printed letters that extend in opposite directions but are otherwise similar, such as *p* and *d*, or related kinds of mirror reversal.
estrella (star). Any star-shaped structure.
e. del cristalino (lens s.'s). **1.** Radii lentis. **2.** Congenital cataracts with opacities along the suture lines of the lens.
e. hija (daughter s.). Polar s.; one of the figures forming the diaster.
e. materna (mother s.). Monaster.
e. polar (polar s.). Daughter s.
e. venosa (venous s.).
e. de Verheyen (Verheyen's s.'s). Venulae stellatae.
e. de Winslow (Winslow's s.'s). Stellulae winslowii.

estrellado (stellate). Star-shaped.
estrema (stremma). Sprain.
estremecerse (shiver). To shake or tremble.
estremecimiento **1.** (shudder). A convulsive or involuntary tremor. **2.** (shiver). To shake or tremble.
e. carotídeo (carotid s.).

estreñido (costive). Pertaining to or causing constipation.
estreñimiento (costiveness). Constipation.
estrépito (strepitus). Rarely used term for a noise, usually an auscultatory sound.
estrepticemia (strepticemia). Streptococcemia.
estrepto- (strepto-). Combining form denoting curved or twisted, usually relating to organisms thus described.
estreptobiosa (streptobiose). Old term for streptose.
estreptobiosamina (streptobiosamine). A methylamino disaccharide (streptose + *N*-methyl-L-glucosamine); with streptidine, it forms streptomycin.
estreptocerciasis (streptocerciasis). Infection of man and higher primates with the nematode *Dipetalonema streptocerca*.
estreptocinasa (SK) (streptokinase (SK)). Plasminokinase; streptococcal fibrinolysin.
estreptocinasa-estreptodornasa (streptokinase-streptodornase). A purified mixture containing streptokinase, streptodornase, and other proteolytic enzymes; used by topical application or by injection into body cavities to remove clotted blood and fibrinous and purulent accumulations of exudate.
estreptococemia (streptococcemia). Strepticemia; streptosepticemia; the presence of streptococci in the blood.
estreptocócico **1.** (streptococcic). Relating to or caused by any organism of the genus *Streptococcus*. **2.** (streptococcal). Relating to or caused by any organism of the genus *Streptococcus*.
estreptococo (streptococcus, pl. streptococci). A term used to refer to any member of the genus *Streptococcus*.
e. β-hemolítico (β-hemolytic streptococci). Hemolytic streptococci.
e. hemolíticos (hemolytic streptococci). β-hemolytic streptococci.

estreptococosis (streptococcosis). Any streptococcal infection.
estreptodermatitis (streptodermatitis). Inflammation of the skin caused by the action of streptococci.
estreptodermia (streptoderma). Pyoderma due to streptococci.
estreptodornasa (SD) (streptodornase (SD)). A "dornase" (deoxyribonuclease) obtained from streptococci.
estreptofuranosa (streptofuranose). Streptose.
estreptolisina (streptolysin). A hemolysin produced by streptococci.
e. O (s. O). A hemolysin that is produced by β-hemolytic streptococci and is hemolytically active only in the reduced state.

estreptomiceto (streptomycete). A term used to refer to a member of the genus *Streptomyces*.
estreptomicina, estreptomicina A (streptomycin, streptomycin A). An antibiotic agent obtained from *Streptomyces griseus* that is active against the tubercle bacillus and a large number of Gram-positive and Gram-negative bacteria.
estreptomicosis (streptomycosis). Old term for streptococcemia.
estreptonivicina (streptonivicin). Novobiocin.
estreptosa (streptose). Streptofuranose; a component of streptobiosamine, hence of streptomycin.
estreptosepticemia (streptosepticemia). Streptococcemia.
estreptotricosis **1.** (streptotrichosis). Streptothrichosis. **2.** (streptothrichosis). Streptotrichiasis; streptotrichosis; an infectious disease originally attributed to any of a variety of species of the now obsolete genus *Streptothrix*.
estreptotriquiasis (streptotrichiasis). Streptothrichosis.
estreptozocina (streptozocin). An antineoplastic agent used in the treatment of mestatic islet-cell carcinoma of the pancreas.
estrés (stress). **1.** Reactions of the body to forces of a deleterious nature, infections, and various abnormal states that tend to disturb its

normal physiologic equilibrium (homeostasis). **2.** The resisting force set up in a body as a result of an externally applied force. **3.** In dentistry, the forces set up in teeth, their supporting structures, and structures restoring or replacing teeth as a result of the force of mastication. **4.** The force or pressure applied or exerted between portions of a body or bodies. **5.** In rheology, the force in a material transmitted per unit area to adjacent layers. **6.** In psychology, a physical or psychological stimulus which, when impinging upon an individual, produces psychological strain or disequilibrium.
e. de corte (shear s.).
e. de rendimiento (yield s.).
e. tensil (tensile s.).
e. de la vida (life s.).
estría (stria, gen. and pl. striae). Striation; a stripe, band, streak, or line, distinguished by color, texture, depression, or elevation from the tissue in which it is found.
e. acústicas (acoustic striae). [*striae medullares ventriculi quarti*, NA].
e. atróficas (striae atrophicae). Striae cutis distensae.
e. auditivas (auditory striae). [*striae medullares ventriculi quarti*, NA].
e. ciliares (striae ciliares).
e. cutáneas distendidas (striae cutis distensae).
e. del embarazo (striae gravidarum).
e. espinosa (s. spinosa). Lucas' groove; sulcus spinosus.
e. del fórnix (s. fornicis). [*stria medullaris thalami*, NA].
e. de Gennari (Gennari's s.). Line of Gennari.
e. gonadal (gonadal streak).
e. de Knapp (Knapp's striae). Angioid streaks.
e. de Lancisi (striae lancisi).
e. de Langhans (Langhans' s.).
e. longitudinal lateral (lateral longitudinal s.). [*stria longitudinalis lateralis*, NA].
e. longitudinal medial (medial longitudinal s.). [*stria longitudinalis medialis*, NA].
e. malear (mallear stripe). [*stria mallearis*, NA].
e. medular del tálamo (medullary s. of the thalamus). [*stria medullaris thalami*, NA].
e. medulares del cuarto ventrículo (medullary striae of the fourth ventricle). [*striae medullares ventriculi quarti*, NA].
e. nasal transversa (s. nasi transversa). Transverse nasal groove.
e. de Nitabuch (Nitabuch's s.). Nitabuch's membrane.
e. olfatorias (olfactory striae). [*striae olfactoriae*, NA].
e. paralelas (striae parallelae). Retzius' striae.
e. pardas (brown striae). Retzius' striae.
e. de la retina (striae retinae).
e. de Retzius (Retzius' striae). Brown striae; striae parallelae.
e. de Rohr (Rohr's s.).
e. tecta (s. tecta). [*stria longitudinalis lateralis*, NA].
e. del tercer ventrículo (s. ventriculi tertii). [*stria medullaris thalami*, NA].
e. terminal (terminal s.). [*stria terminalis*, NA].
e. terminal del tálamo (tenia thalami). [*tenia thalami*, NA]. T. ventriculi tertii; thalamic t.
e. vascular del conducto coclear (s. vascularis ductus cochlearis). [*stria vascularis ductus cochlearis*, NA]. Psalterial cord; vascular stripe.
e. de Wickham (Wickham's striae).
e. de Zahn (striae of Zahn). Lines of Zahn.
estriación (striation). **1.** Stria. **2.** A striate appearance. **3.** The act of streaking or making striae.
e. basales (basal s.'s).
e. tigroide, gatuna (tigroid s., tabby cat s.).
estriado **1.** (striate, striated). Striped; marked by striae. **2.** (striatum). Collective name for the caudate nucleus and putamen which together with the globus pallidus or pallidum form the corpus striatum.
estriatal (striatal). Relating to the corpus striatum.
estriatonigro (striatonigral). Referring to the efferent connection of the striatum with the substantia nigra.
estribo **1.** (stirrup). Stapes. **2.** (stapes, pl. stapes, stapedes). [*stapes*, NA]. Stirrup; the smallest of the three auditory ossicles.
estricnina (strychnine). An alkaloid from *Strychnos nux-vomica;* capable of producing acute or chronic poisoning of man or animals.
estricnismo (strychninism). Chronic strychnine poisoning, the symptoms being those that arise from central nervous system stimulation.
estricturotomía (stricturotomy). Surgical opening or division of a stricture.
estricturótomo (stricturotome). A stricture knife; an instrument for use in dividing a stricture.
estridente (strident). Creaking; grating; harsh-sounding.
estridor **1.** (stridor). A high-pitched, noisy respiration, like the blowing of the wind. **2.** (honk). Sometimes specifically used to denote a sound of laryngeal origin which is often due to redundant vocal cords vibrating in a forced expiration.
e. congénito (congenital s.). Laryngeal s.
e. convulsivo (whoop). The sonorous inspiration in pertussis with which the paroxysm of coughing terminates.
e. dentario (s. dentium). Grinding of the teeth.
e. espiratorio (expiratory s.).
e. inspiratorio (inspiratory s.).
e. laríngeo (laryngeal s.). Congenital s.
e. serrático (s. serraticus). A rough grating like the sound of a saw.
e. sistólico (systolic whoop). Systolic honk.
estriduloso (stridulous). Having a shrill or creaking sound.
estrina (estrin). Estrogen.
estriol (estriol). Folliculin hydrate; trihydroxyestrin; an estrogenic metabolite of estradiol.
estro (estrus). Heat; that portion or phase of the sexual cycle of female animals characterized by willingness to permit coitus.
e. posparto (postpartum e.).
estróbilo (strobila, pl. strobilae). A chain of segments, less the scolex and unsegmented neck portion, of a tapeworm.
estrobiloide (strobiloid). Resembling a chain of segments of a tapeworm.
estroboscópico (stroboscopic). Pertaining to the illusion of motion, retarded or accelerated, produced by visual images observed intermittently in rapid succession.
estroboscopio (stroboscope). An electronic instrument that produces intermittent light flashes of controlled frequency; used to influence electrical activity of the cerebral cortex.
estrodienol (estrodienol). Dienestrol.
estrofantina (strophanthin). A glycoside or mixture of glycosides from *Strophanthus kombé;* a cardiac tonic, like ouabain.
estrofocefalia (strophocephaly). Condition characterized by a congenitally distorted head and face, in which there is a tendency toward cyclopia and malformation of the oral region.
estrofosomía (strophosomia). Severe form of a congenital ventral fissure, extremely rare in humans.
estrófulo (strophulus). Miliaria rubra.
e. cándido (s. candidus).
e. intertinto, pruriginoso (s. intertinctus, s. pruriginosus).
estrogénico (estrogenic). **1.** Causing estrus in animals. **2.** Having an action similar to that of an estrogen.
estrógeno (estrogen). Estrin; generic term for any substance, natural or synthetic, that exerts biological effects characteristic of estrogenic hormones such as estradiol.
e. conjugado (conjugated e.).
e. esterificados (esterified e.'s).
estroma (stroma, pl. stromata). [*stroma*, NA]. The framework, usually of connective tissue, of an organ, gland, or other structure.
e. de la glándula tiroides (s. of thyroid gland). [*stroma glandulae thyroideae*, NA].
e. del iris (s. of iris). [*stroma iridis*, NA].
e. linfática (lymphatic s.).
e. del ovario (s. of ovary). [*stroma ovarii*, NA].
e. de Rollet (Rollet's s.). The colorless s. of the red blood cells.
e. vítrea (s. of vitreous) [*stroma vitreum*, NA].
estromal (stromal, stromic). Stromatic; relating to the stroma of an organ or other structure.
estromatina (stromatin). An insoluble protein in the stroma of erythrocytes.
estromatólisis (stromatolysis). Destruction of the enveloping membrane of a bacterial or other cell, the cell body not being affected.
estromatosis (stromatosis). Endometrial stromal sarcoma.
estrona (estrone). Follicular hormone; folliculin; ketohydroxyestrin.

estroncio (strontium (Sr)). A metallic element, symbol Sr, atomic no. 38, atomic weight 87.62.
estróngilo (strongyle). Common name for members of the family Strongylidae.
estrongiloidiasis, estrongiloidiosis (strongyloidiasis, strongyloidosis). Infection with nematodes of the genus *Strongyloides*, considered to be a parthenogenetic female.
estrongilosis (strongylosis). Disease caused by infection with a species of the nematode *Strongylus*.
estrual **1.** (estrous). Estrual; pertaining to estrus. **2.** (estrual). Estrous.
estructura (structure). **1.** The arrangement of the details of a part; the manner of formation of a part. **2.** In chemistry, the specific connections of the atoms in a given molecule.
 e. cristalina (crystal s.).
 e. fina (fine s.). Ultrastructure.
 e. de gel (gel s.).
 e. mental (mental s.). Mental apparatus.
 e. en montón o cerdas de cepillo (brush heap s.).
 e. de soporte protésico (denture-supporting s.'s).
 e. tuborreticular (tuboreticular s.).
estructural (structural). Atomical; relating to the structure of a part; having a structure.
estructuralismo (structuralism). A branch of psychology interested in the basic structure and elements of consciousness.
estruma (struma, pl. strumae). **1.** Goiter. **2.** Formerly, any enlargement of a tissue.
 e. aberrante (s. aberrata). Aberrant goiter.
 e. coloidal (s. colloides). Colloid goiter.
 e. de Hashimoto (Hashimoto's s.). Hashimoto's thyroiditis.
 e. leñoso (ligneous s.). Riedel's thyroiditis.
 e. linfomatoso (s. lymphomatosa). Hashimoto's thyroiditis.
 e. maligno (s. maligna). Obsolete term for cancer of the thyroid gland.
 e. medicamentoso (s. medicamentosa).
 e. ovárico (s. ovarii).
 e. de Riedel (Riedel's s.). Riedel's thyroiditis.
estrumectomía (strumectomy). Surgical removal of all or a portion of a goitrous tumor.
 e. mediana (median s.).
estrumiforme (strumiform). Resembling a goiter.
estrumitis (strumitis). Inflammation, with swelling, of the thyroid gland.
estrumoso (strumous). Denoting or characteristic of a struma.
estuche (case). A box or container.
 e. de prueba (trial c.). In refraction, a box containing lenses for testing.
estudio (study). Research, detailed examination, and/or analysis of an organism, object, or phenomena.
 e. ciego (blind s.).
 e. de cohorte (cohort s.).
 e. de control de casos (case-control s.).
 e. diacrónico (diachronic s.). Longitudinal s.
 e. doble ciego (double blind s.).
 e. longitudinal (longitudinal s.). Diachronic s.
 e. multivariados (multivariate s.'s).
 e. sincrónico (synchronic s.). Cross-sectional s.
 e. transversal (cross-sectional s.). Synchronic s.
estupefaciente (stupefacient, stupefactive). Causing stupor.
estupor (stupor). A state of impaired consciousness in which the individual shows a marked diminution in reactivity to environmental stimuli.
 e. benigno (benign s.). Depressive s.
 e. catatónico (catatonic s.). S. associated with catatonia.
 e. depresivo (depressive s.). Benign s.
 e. maligno (malignant s.).
estuporoso (stuporous). Carotic; relating to or marked by stupor.
etacridina, lactato de (ethacridine lactate). Acrinol lactate; an antiseptic for treatment of wounds.
etacrinato sódico (ethacrynate sodium). Sodium salt of ethacrynic acid for parenteral use.
etadiona (ethadione). An anticonvulsant.
etafedrina, clorhidrato de (etafedrine hydrochloride). A sympathomimetic drug for treatment of bronchial asthma.
etafenona (etafenone). A coronary vasodilator.
etaldehído (ethaldehyde). Acetaldehyde.
etambutol, clorhidrato de (ethambutol hydrochloride). A tuberculostatic, effective against organisms resistant to other tuberculostatic drugs.
etamivan (ethamivan). A central nervous system stimulant and analeptic.
etamoxitrifetol (ethamoxytriphetol). The prototype antiestrogen that inhibits the effects of estrogen to its specific cellular receptors.
etamsilato (ethamsylate). Cyclonamine; a hemostatic agent.
etanal (ethanal). Acetaldehyde.
etano (ethane). A constituent of natural and "bottled" gases.
etanodial (ethanedial). Glyoxal.
etanodiamina (ethanediamine). Ethylenediamine.
etanodinitrilo (ethanedinitrile). Cyanogen.
etanol (ethanol). Alcohol.
etanolamina (ethanolamine). β-Hydroxyethylamine; colamine.
etanolaminofosfotransferasa (ethanolaminephosphotransferase). Phosphorylethanolamine glyceridetransferase.
etaverina, clorhidrato de (ethaverine hydrochloride). Ethylpapaverine hydrochloride; a smooth muscle relaxant.
etclorvinol (ethchlorvynol). A hypnotic and anticonvulsant.
etenilbenceno (ethenylbenzene). Styrene.
etenileno (ethenylene). Vinylene.
etenilo (ethenyl). Vinyl.
eteno (ethene). Ethylene.
éter (ether). Any organic compound in which two carbon atoms are independently linked to a common oxygen atom.
 é. anestésico (anesthetic e.).
 é. dietílico (diethyl ether). Ethyl ether; ethyl oxide; sulfuric ether.
 é. etílico (ethyl ether). Diethyl ether.
 é. etilvinílico (ethylvinyl ether). Vinylethyl ether.
 é. solvente (solvent e.).
 é. sulfúrico (sulfuric ether). Diethyl ether.
 é. viniletílico (vinylethyl ether). Ethylvinyl ether.
 é. vinílico (vinyl ether). Divinyl ether.
 é. xilostíptico (xylostyptic e.). Styptic collodion.
etéreo (ethereal). Relating to or containing ether.
eterificación (etherification). Conversion of an alcohol into an ether.
eterización (etherization). Administration of diethyl ether to produce anesthesia.
etiano (etiane). The 5β isomer of androstane.
etiazida (ethiazide). A diuretic.
ética (ethics). The discipline concerned with morality and moral obligations as they relate to personal and professional conduct.
 é. médica (medical e.).
ético (ethical). Relating to ethics; in conformity with the rules governing personal and professional conduct.
etideno (ethidene). Ethylidene.
etidio, bromuro de (ethidium bromide). A sensitive fluorochrome that binds to DNA; used in cytochemistry and electrophoresis.
etidocaína (etidocaine). A local anesthetic.
etidronato disódico (etidronate disodium). A drug that affects bone resorption.
etilato (ethylate). A compound in which the hydrogen of the hydroxyl group of ethanol is replaced by a metallic atom.
etilbenztropina (ethylbenztropine). An anticholinergic agent.
etilcelulosa (ethylcellulose). An ethyl ether of cellulose, used as a tablet binder.
etilefrina, clorhidrato de (etilefrine hydrochloride). Ethylphenylephrine hydrochloride; a sympathomimetic amine vasopressor agent.
etilenglicol (ethylene glycol).
etileno (ethylene). Ethene; olefiant gas; an inhalation anesthetic, now infrequently used.
 dibromuro de e. (e. dibromide (EDB)).
 óxido de e. (e. oxide).
 tetracloruro de e. (e. tetrachloride). Tetrachlorethylene.
etilenodiamina (ethylenediamine). Ethanediamine; a volatile colorless liquid of ammoniacal odor and caustic taste.
etilestibamina (ethylstibamine). A synthetic organic compound of antimony; used in the treatment of several protozoal diseases, and for the relief of pain in multiple myeloma.
etilestrenol (ethylestrenol). A semisynthetic orally effective anabolic steroid.

etilfenacemida (ethylphenacemide). An anticonvulsant.
etilfenilefrina, clorhidrato de (ethylphenylephrine hydrochloride). Etilefrine hydrochloride.
etilideno (ethylidene). Ethidene; the radical $CH_3CH=$.
etilidina (ethylidyne). The radical $CH_3C\equiv$.
etilisobutrazina (ethylisobutrazine). Etymemazine.
etilmorfina, clorhidrato de (ethylmorphine hydrochloride). The ethyl ether of morphine; an antispasmodic, antitussive, and analgesic.
etilnoradrenalina (ethylnorepinephrine (E.N.E., E.N.S.)). A sympathomimetic, used in asthma; it does not raise the blood pressure.
etilo (ethyl). The hydrocarbon radical, $CH_3CH_2–$.
aminobenzoato de e. (e. aminobenzoate). Benzocaine.
biscumacetato de e. (e. biscoumacetate).
butirato de e. (e. butyrate).
carbamato de e. (e. carbamate). Urethan.
cloruro de e. (e. chloride). Chlorethyl; chloroethane.
e. eosina (ethyl eosin).
formato de e. (e. formate).
oleato de e. (e. oleate).
óxido de e. (e. oxide). Diethyl ether.
salicilato de e. (e. salicylate).
etilpapaverina, clorhidrato (ethylpapaverine hydrochloride). Ethaverine hydrochloride.
etilparabeno (ethylparaben). Ethyl *p*-hydroxybenzoate; an antifungal preservative.
etimemazina (etymemazine). Ethotrimeprazine; ethylisobutrazine; an antihistaminic.
etinamato (ethinamate). A mild central nervous system depressant used for induction of sleep in simple insomnia and as a daytime sedative.
etindrona (ethindrone). Ethisterone.
etinilestradiol (ethinyl estradiol).
etinilestrenol (ethinylestrenol). Lynestrenol.
etinilo **1.** (ethinyl). Ethynyl. **2.** (ethynyl). Acetenyl; ethinyl; the monovalent radical $HC\equiv C–$.
tricloruro de e. (e. trichloride). Trichloroethylene.
etinodiol (ethynodiol). A semisynthetic orally effective steroid with biological effects that largely resemble those of progesterone.
diacetato de e. (e. diacetate).
etio- (etio-). **1.** Prefix used with (for example) cholane to indicate replacement of the C-17 side chain by H. **2.** Combining form meaning cause.
etioalocolano (etioallocholane). The 5α isomer of androstane.
etiocolano (etiocholane). The 5β isomer of androstane.
etiocolanolona (etiocholanolone). A metabolite of adrenocortical and testicular hormones.
etiogénico (etiogenic). Of a causal nature.
etiolación (etiolation). **1.** Paleness or pallor resulting from absence of light, as in persons confined because of illness or imprisonment, or in plants bleached by being deprived of light. **2.** The process of blanching, bleaching, or making pale by withholding light.
etiolado (etiolated). Subjected to, or characterized by, etiolation.
etiología (etiology). The science and study of the causes of disease and their mode of operation.
etiológico (etiologic). Relating to etiology.
etionamida (ethionamide). A drug used in the treatment of pulmonary tuberculosis.
etionina (ethionine). A methionine analogue and antagonist.
etiopático (etiopathic). Relating to specific lesions concerned with the cause of a disease.
etioporfirina (etioporphyrin). A porphyrin derivative characterized by the presence on each of the four pyrrole rings of one methyl group and one ethyl group; four isomeric forms are thus possible.
etiotrópico (etiotropic). Directed against the cause.
etisterona (ethisterone). Ethindrone; pregneninolone.
etamsilato (etamsylate). Ethamsylate.
etmo- (ethmo-). Combining form denoting ethmoid; the ethmoid bone.
etmocraneal (ethmocranial). Relating to the ethmoid bone and the cranium as a whole.
etmoesfenoidal (ethmosphenoid). Relating to the ethmoid and sphenoid bones.
etmofrontal (ethmofrontal). Relating to the ethmoid and the frontal bones.
etmoidal **1.** (ethmoidal). Ethmoid. **2.** (ethmoidale). A cephalometric point in the anterior cranial fossa located at the lowest sagittal point of the cribriform plate of the ethmoid bone.
etmoide (ethmoid). Relating to the e. bone, os ethmoidale.
etmoidectomía (ethmoidectomy). Removal of all or part of the mucosal lining and bony partitions between the ethmoid sinuses.
etmoideo (ethmoid). Ethmo-; ethmoidal. Resembling a sieve.
etmoiditis (ethmoiditis). Inflammation of the ethmoid sinuses.
etmolagrimal (ethmolacrimal). Relating to the ethmoid and the lacrimal bones.
etmomaxilar (ethmomaxillary). Relating to the ethmoid and the maxillary bones.
etmonasal (ethmonasal). Relating to the ethmoid and the nasal bones.
etmopalatino (ethmopalatal). Relating to the ethmoid and the palate bones.
etmovomerino (ethmovomerine). Relating to the ethmoid bone and the vomer.
etnocentrismo (ethnocentrism). The tendency to evaluate other groups according to the values and standards of one's own ethnic group, especially with the conviction that one's own ethnic group is superior to the other groups.
etofarmacología (ethopharmacology). The study of drug effects on behavior, relying on observation and description of species-specific elements.
etoheptazina, citrato de (ethoheptazine citrate). An analgesic.
etohexadiol (ethohexadiol). Octylene glycol; used as an insect repellant, in compound dimethyl phthalate solution.
etología (ethology). The study of animal behavior.
etólogo (ethologist). A specialist in ethology.
etomidato (etomidate). A potent intravenous depressant used for induction of general anesthesia.
etomoxano (ethomoxane). An antianxiety agent.
etopósido (etoposide). A semisynthetic derivative of podophyllotoxin.
etopropazina, clorhidrato de (ethopropazine hydrochloride). Profenamine hydrochloride: an anticholinergic agent with some antihistaminic and ganglionic blocking activity.
etorfina (etorphine). A narcotic analgesic.
etosuximida (ethosuximide). An anticonvulsant used in the control of petit mal epilepsy.
etotoína (ethotoin). An anticonvulsant used in the treatment of grand mal epilepsy.
etotrimeprazina (ethotrimeprazine). Etymemazine.
etoxazeno, clorhidrato de (ethoxazene hydrochloride). An azo compound used as a urinary antiseptic.
etoxi (ethoxy). The monovalent radical, $CH_3CH_2O–$.
etoxibutamoxano (ethoxybutamoxane). Ethomoxane.
etoxizolamida (ethoxyzolamide). A diuretic related chemically and pharmacologically to acetazolamide.
etozolina (etozolin). A diuretic.
etretinato (etretinate). A retinoid used in the treatment of severe recalcitrant psoriasis.
ETS (STD). Abbreviation for sexually transmitted disease.
Eu (Eu). Symbol for europium.
eu- (eu-). G. particle, used as a prefix, meaning good, well, often in the sense of normal.
eualelos (eualleles). Genes that have undergone different nucleotide substitutions at the same position.
eubiótica (eubiotics). The science of hygienic living.
eubolismo (eubolism). Obsolete word for normal body metabolism.
eucaína (eucaine). A local anesthetic for topical anesthesia.
eucalipto (eucalyptus). The dried leaves of *Eucalyptus globulus* (family Myrtaceae), the blue gum or Australian fever tree.
aceite de e. (e. oil).
eucaliptol (eucalyptol). Cineole.
eucapnia (eucapnia). A state in which the arterial carbon dioxide pressure is optimal.
eucariota **1.** (eucaryote). Eukaryote. **2.** (eukaryote). Eucaryote; a cell containing a membrane-bound nucleus with chromosomes of DNA, RNA, and proteins. **3.** (eukaryote). Common name for members of the Eukariotae.

eucariótico **1.** (eucaryotic). Eukaryotic. **2.** (eukaryotic). Eucaryotic; pertaining to or characteristic of a eukaryote.
eucasina (eucasin). Ammonium caseinate prepared by passing ammonia gas over finely powdered dry casein.
eucatropina, clorhidrato de (eucatropine hydrochloride). A mydriatic.
eucinesia (eukinesia). Normal movement.
euclorhidria (euchlorhydria). A condition in which free hydrochloric acid exists in normal amount in the gastric juice.
eucolia (eucholia). A normal state of the bile as regards quantity and quality.
eucorticalismo (eucorticalism). Normal functioning of the adrenal cortex.
eucrasia (eucrasia). **1.** Obsolete term for homeostasis. **2.** A condition of reduced susceptibility to the adverse effects of certain drugs, articles of diet, etc.
eucromático (euchromatic). **1.** Orthochromatic. **2.** Characteristic of euchromatin.
eucromatina (euchromatin). The parts of chromosomes which, during interphase, are uncoiled dispersed threads and not stained by ordinary dyes.
eucromosoma (euchromosome). Autosome.
eucupina (eucupine). Euprocin hydrochloride.
eudemonia (eudemonia). A feeling of well-being or happiness.
eudiaforesis (eudiaphoresis). Normal free sweating.
eudipsia (eudipsia). Ordinary mild thirst.
eufenia (euphenics). Modification of the internal or external environment of an individual so as to prevent or modify the phenotypic expression of a genetic defect, without modifying the genotype.
euforético (euphoretic). Euphoriant.
euforia (euphoria). A feeling of well-being, commonly exaggerated and not necessarily well founded.
euforígeno (euphoriant). **1.** Euphoretic. Having the capability to produce a sense of well-being. **2.** An agent with such a capability.
eugenesia (eugenics). Aristogenics.
eugénico (eugenic). Relating to eugenics.
eugenismo (eugenism). "The aggregate of the most favorable conditions for healthy and happy existence" (Galton).
eugenol (eugenol). Eugenic acid; obtained from oil of cloves.
euglobulina (euglobulin). That fraction of the serum globulin less soluble in $(NH_4)_2SO_4$ solution than the pseudoglobulin fraction.
euglucemia (euglycemia). Normoglycemia; a normal blood glucose concentration.
euglucémico (euglycemic). Normoglycemic; denoting, characteristic of, or promoting euglycemia.
eugnatia (eugnathia). Eugnathic anomaly; an abnormality that is limited to the teeth and their immediate alveolar supports.
eugnosia (eugnosia). Normal ability to synthesize sensory stimuli.
eugónico (eugonic). A term used to indicate that the growth of a bacterial culture is rapid and relatively luxuriant.
euhidratación (euhydration). Normal state of body water content.
eumelanina (eumelanin). The most abundant type of human melanin, found in brown and black skin and hair.
eumelanosoma (eumelanosome). Melanosome.
eumetría (eumetria). Graduation of the strength of nerve impulses to match the need.
eumicetos (eumycetes). The true fungi.
eumorfismo (eumorphism). Preservation of the natural form of a cell.
eunoia (eunoia). Rarely used term denoting a normal mental state.
eunuco (eunuch). An individual whose testes have been removed or have never developed.
eunucoide (eunuchoid). Resembling, or having the general characteristics of, a eunuch.
eunucoidismo (eunuchoidism). Eunuchism; male hypogonadism; a state in which testes are present but fail to function normally.
  e. hipergonadotrópico (hypergonadotropic e.).
  e. hipogonadotrópico (hypogonadotropic e.).
eunuquismo (eunuchism). **1.** The state of being a eunuch; absence of the testes with consequent lack of reproductive and sexual function and of development of secondary sex characteristics. **2.** Eunuchoidism.
euosmia (euosmia). **1.** A pleasant odor. **2.** Normal olfaction.
eupancreatismo (eupancreatism). The state of normal pancreatic digestive function.
euparal (euparal). A medium for mounting histologic specimens, composed of sandarac, eucalyptol, paraldehyde, camphor, and phenyl salicylate.
eupaverina (eupaverin). A smooth muscle relaxant.
eupepsia (eupepsia). Good digestion.
eupéptico (eupeptic). Digesting well; having a good digestion.
euplasia (euplasia). The state of cells or tissue which is normal or typical for that particular type.
euplásico (euplastic). **1.** Relating to euplasia. **2.** Healing readily and well.
euploide (euploid). Relating to euploidy.
euploidia (euploidy). The state of a cell whose number of chromosomes is an exact multiple of the haploid number normal for the species.
eupnea (eupnea). Easy, free respiration; the type observed in a normal individual under resting conditions.
eupraxia (eupraxia). Normal ability to perform coordinated movements.
euprocina, clorhidrato de (euprocin hydrochloride). A derivative of quinine used as an antiseptic and local anesthetic.
euqueratina (eukeratin). Hard keratin present in hair, wool, horn, nails, etc.
euri- (eury-). Combining form meaning wide or broad.
euricefálico, euricéfalo (eurycephalic, eurycephalous). Having an abnormally broad head.
eurignático (eurygnathic). Eurygnathous; having a wide jaw.
eurignatismo (eurygnathism). The condition of having a wide jaw.
eurignato (eurygnathous). Eurygnathic.
eurión (euryon). The extremity, on either side, of the greatest transverse diameter of the head.
euriopía (euryopia). A wide intraocular distance.
eurisomático (eurysomatic). Having a thick-set body.
euritmia (eurhythmia). Harmonious body relationships of the separate organs.
europio (europium). An element of the rare earth (lanthanide) group, symbol Eu, atomic no. 63, atomic weight 151.96.
euscopio (euscope). An instrument for showing on a screen an enlarged image from a microscope.
eusístole (eusystole). A condition in which the cardiac systole is normal in force and time.
eusistólico (eusystolic). Relating to eusystole.
eustaquitis (eustachitis). Inflammation of the mucous membrane of the eustachian tube.
eustenia (eusthenia). Normal strength.
eutanasia (euthanasia). **1.** A quiet, painless death. **2.** The intentional putting to death of a person with an incurable or painful disease.
eutéctico (eutectic). **1.** Easily melted. **2.** The alloy that freezes at a constant temperature; the lowest of the series.
eutelegenesia (eutelegenesis). Artificial insemination by semen from a donor selected because of certain desirable characteristics for the development of superior offspring.
eutenia (euthenics). The science concerned with establishing optimum living conditions for plants, animals, or humans, especially through proper provisioning and environment.
euterapéutico (eutherapeutic). Having excellent curative properties.
eutérmico (euthermic). At an optimal temperature.
eutimia (euthymia). Joyfulness; mental peace and tranquility.
eutímico (euthymic). Relating to, or characterized by, euthymia.
eutiroidismo (euthyroidism). A condition in which the thyroid gland is functioning normally, its secretion being of proper amount and constitution.
eutiscopia (euthyscopy). Examination with the euthyscope.
eutiscopio (euthyscope). A modified ophthalmoscope with which the site of excentric fixation may be dazzled by a bright light while the true fovea is simultaneously shielded by an opaque disk.
eutónico (eutonic). Normotonic.
eutricosis (eutrichosis). A normal growth of healthy hair.
eutrofia **1.** (eutrophy). Eutrophia. **2.** (eutrophia). Eutrophy; a state of normal nourishment and growth.
eutrófico (eutrophic). Relating to, characterized by, or promoting eutrophia.

euvolia (euvolia). Normal water content or volume of a given compartment; e.g., extracellular e.
eV, ev (eV, ev). Abbreviation for electron-volt.
evacuación (evacuation). **1.** Removal of waste material, especially from the bowels by defecation. **2.** Stool. **3.** Removal of air from a closed vessel; production of a vacuum.
evacuador (evacuator). A mechanical evacuant; an instrument for the removal of fluid or small particles from a body cavity, or of impacted feces from the rectum.
e. de Ellik (Ellik e.).
evacuante (evacuant). **1.** Promoting an excretion, especially of the bowels. **2.** An agent that increases excretion, especially a cathartic.
evacuar **1.** (void). To evacuate urine or feces. **2.** (evacuate). To accomplish evacuation.
evaginación (evagination). Protrusion of some part or organ from its normal position.
evanescente (evanescent). Of short duration.
evaporación (evaporation). **1.** Volatilization. **2.** A change from liquid to vapor form. **3.** Loss of volume of a liquid by conversion into vapor.
evaporar (evaporate). Volatilize; to cause or undergo evaporation.
evasión (evasion). The act of escaping, avoiding, or feigning.
e. macular (macular e.). Horror fusionis.
eventración (eventration). Evisceration; protrusion of omentum and/or intestine through an opening in the abdominal wall.
e. del diafragma (e. of the diaphragm).
eversión (eversion). A turning outward, as of the eyelid or foot.
evertir (evert). To turn outward.
eviración (eviration). **1.** Emasculation. **2.** Loss or absence of the masculine. **3.** Delusional belief of a man that he has become a woman.
evisceración (evisceration). **1.** Exenteration. **2.** Removal of the contents of the eyeball, leaving the sclera and sometimes the cornea. **3.** Eventration.
evisceroneurotomía (evisceroneurotomy). Evisceration of the eye with division of the optic nerve.
evocación (evocation). Induction of a particular tissue produced by the action of an evocator during embryogenesis.
evocador (evocator). The substance discharged from an organizer; a factor in the control of morphogenesis in the early embryo.
evolución (evolution). A continuing process of change from one state, condition or form to another.
e. bátmica (bathmic e.). Orthogenic e.
e. biológica (biologic e.). Organic e.
e. convergente (convergent e.).
e. emergente (emergent e.).
e. espontánea (spontaneous e.).
e. espontánea de Denman (Denman's spontaneous e.).
e. espontánea de Douglas (Douglas' spontaneous e.).
e. orgánica (organic e.). Biologic e.
e. ortogénica (orthogenic e.). Bathmic e.
e. saltatoria (saltatory e.).
evulsión (evulsion). A forcible pulling out or extraction.
ex- (ex-). Prefix denoting out of, from, away from.
exa- (E) (exa- (E)). Prefix used in the SI and metric systems to signify one quintillion (10^{18}).
exacerbación (exacerbation). An increase in the severity of a disease or any of its signs or symptoms.
examen (examination). Any investigation or inspection made for the purpose of diagnosis.
e. citológico (cytologic e.).
e. físico (physical e.).
e. de Papanicolaou (Papanicolaou e.).
e. post mortem (postmortem e.). Autopsy
examinador (examiner). One who performs an examination.
e. médico (medical e.).
exangüe **1.** (bloodless). Without blood. **2.** (exsanguine). Exsanguinate; deprived of blood.
exanguinación (exsanguination). Removal of blood; making exsanguine.
exanguinado (exsanguinate). Exsanguine.
exanguinar (exsanguinate). To remove or withdraw the circulating blood; to make bloodless.
exantema **1.** (exanthema). Exanthem; a skin eruption occurring as a symptom of an acute viral or coccal disease, as in scarlet fever or measles. **2.** (exanthem). Exanthema.
e. arthrosia (exanthesis arthrosia). Dengue.
e. de Boston (Boston e.).
e. epidémico (epidemic e.). Epidemic polyarthritis.
e. queratoide (keratoid e.).
e. súbito (e. subitum). Pseudorubella; roseola infantilis; sixth disease.
e. vesiculoso o vesicular (vesicular e.).
exantematoso (exanthematous) Relating to an exanthema.
exantesis (exanthesis). **1.** A rash or exanthem. **2.** The coming out of a rash or eruption.
exantrópico (exanthropic). Originating outside of the human body.
exantropo (exanthrope). An external cause of disease, one not originating in the body.
exarteritis (exarteritis). Periarteritis.
exarticulación (exarticulation). Disarticulation.
excalación (excalation). Absence, suppression, or failure of development of one of a series of things, as of a digit.
excavación (excavation). **1.** [*excavatio*, NA]. Natural cavity, pouch, or recess. **2.** A cavity formed artificially or as the result of a pathologic process.
e. atrófica (atrophic e.).
e. del disco óptico (e. of optic disk). [*excavatio disci*, NA].
e. fisiológica (physiologic e.). E. of optic disk.
e. glaucomatosa (glaucomatous e.). Glaucomatous cup.
e. papilar (excavatio papillae). E. of optic disk.
e. rectouterina **1.** (excavatio rectouterina). [*excavatio rectouterina*, NA]. Douglas' pouch. **2.** (rectouterine pouch). Excavatio rectouterina.
e. rectovesical **1.** (excavatio rectovesicalis). [*excavatio rectovesicalis*, NA]. Proust's space. **2.** (rectovesical pouch). Excavatio rectovesicalis.
e. vesicouterina (excavatio vesicouterina). [*excavatio vesicouterina*, NA].
excavador (excavator). **1.** An instrument like a large sharp spoon or scoop, used in scraping out pathologic tissue. **2.** In dentistry, an instrument, generally a small spoon or curette, for cleaning out and shaping a carious cavity preparatory to filling.
e. en azada (hoe e.).
e. en hachita (hatchet e.).
excavatio (excavatio). [*excavatio*, NA]. Excavation.
excementosis (excementosis). A nodular outgrowth of cementum on the root surface of a tooth.
excéntrico (eccentric, excentric). **1.** Erratic; abnormal or peculiar in ideas or behavior. **2.** Proceeding from a center. **3.** Peripheral.
excentrocondroplasia (eccentrochondroplasia). Abnormal epiphysial development from eccentric centers of ossification.
excentropiesis (eccentropiesis). Pressure exerted from within outward.
exceso (excess). That which is more than the usual or specified amount.
e. de anticuerpos (antibody e.).
e. de antígeno (antigen e.).
e. de base (base e.).
e. de base negativo (negative base e.).
e. de convergencia (convergence e.).
excicloducción (excycloduction). Rotation of the upper pole of one cornea outward.
excicloforia (excyclophoria). The tendency toward outward rotation of the upper pole of the cornea, prevented by visual fusional impulses.
exciclovergencia (excyclovergence). Rotation of the upper pole of each cornea outwards.
exciesis (eccyesis). Ectopic pregnancy.
excipiente (excipient). A more or less inert substance added in a prescription as a diluent or vehicle or to give form or consistency when the remedy is given in pill form.
excisión (excision). **1.** Exeresis. Resection; the act of cutting out; the surgical removal of part or all of a structure or organ. **2.** In molecular biology, a recombination event in which a genetic element is removed.

excitabilidad (excitability). Having the capability of being excitable.
 e. supranormal (supranormal e.).
excitable (excitable). **1.** Capable of quick response to a stimulus. **2.** In neurophysiology, referring to a tissue, cell, or membrane capable of undergoing excitation in response to an adequate stimulus.
excitación **1.** (excitation). In neurophysiology, the complete all-or-none response of a nerve or muscle to an adequate stimulus. **2.** (excitement). An emotional state sometimes characterized by its potential for impulsive or poorly controlled activity. **3.** (excitation). The act of increasing the rapidity or intensity of the physical or mental processes.
 e. catatónica (catatonic excitement). An excited catatonic state seen in one of the schizophrenic disorders.
 e. maníaca (manic excitement).
excitador (excitor). Stimulant.
excitante (excitant). Stimulant.
excitatorio (excitatory). Tending to produce excitation.
excitoglandular (excitoglandular). Increasing the secretory activity of a gland.
excitometabólico (excitometabolic). Increasing the activity of the metabolic processes.
excitomotor (excitomotor). Centrokinetic; causing or jncreasing the rapidity of motion.
excitomuscular (excitomuscular). Causing muscular activity.
excitosecretor (excitosecretory). Stimulating to secretion.
excitovascular (excitovascular). Increasing the activity of the circulation.
exclave (exclave). An outlying, detached portion of a gland or other part; an accessory gland.
exclusión (exclusion). A shutting out; disconnection from the main portion.
 e. alélica (allelic e.).
 e. de Devine (Devine e.).
 e. de la pupila (e. of pupil). Seclusion of pupil.
excondroma (ecchondroma). **1.** A cartilaginous neoplasm arising as an overgrowth from normally situated cartilage. **2.** An enchondroma which has burst through the shaft of a bone and become pedunculated.
excondrosis (ecchondrosis). Ecchondroma.
 e. fisaliforme, fisalifora (e. physaliformis, e. physaliphora).
excondrótomo (ecchondrotome). Chondrotome.
exconjugante (exconjugant). A member of a conjugating pair of protozoan ciliates after separation and prior to the subsequent mitotic division of each of the e.'s.
excoriación (excoriation). A scratch mark; a linear break in the skin surface, usually covered with blood or serous crusts.
 e. neurótica (neurotic e.).
excoriar **1.** (chafe). To cause irritation of the skin by friction. **2.** (excoriate). To scratch or otherwise denude the skin by physical means.
excrecencia (excrescence). Any outgrowth from a surface.
excreción (excretion). **1.** The process whereby the undigested residue of food and the waste products of metabolism are eliminated. **2.** Excreta; the product of a tissue or organ that is material to be passed out of the body.
excrementicio (excrementitious). Relating to any excrement.
excremento **1.** (egesta). Unabsorbed food residues that are discharged from the digestive tract. **2.** (excrement). Waste matter or any excretion cast out of the body; e.g., feces.
excreta **1.** (output). The quantity produced, ejected, or excreted of a specific entity in a specified period of time or per unit time; the opposite of intake or input. **2.** (excreta). Excretion.
excretar (excrete). To separate from the blood and cast out; to perform excretion.
excretor (excretory). Relating to excretion.
excursión (excursion). Any movement from one point to another, usually with the implied idea of returning again to the original position.
 e. lateral (lateral e.).
 e. protrusiva (protrusive e.).
exemia (exemia). A condition, as in shock, in which a considerable portion of the blood is removed from the main circulation but remains within blood vessels in certain areas where it is stagnant.
exencefalia **1.** (exencephalia). Exencephaly. **2.** (exencephaly). Exencephalia; condition in which the skull is defective with the brain exposed or extruding.
exencefálico (exencephalic). Exencephalous; relating to exencephaly.
exencéfalo (exencephalous). Exencephalic.
exencefalocele (exencephalocele). Herniation of the brain.
exenteración (exenteration). Evisceration; removal of internal organs and tissues, usually radical removal of the contents of a body cavity.
 e. orbitaria (orbital e.). Removal of the entire contents of the orbit.
 e. pélvica (pelvic e.).
 e. pélvica anterior (anterior pelvic e.).
 e. pélvica posterior (posterior pelvic e.).
 e. pélvica total (total pelvic e.). Brunschwig's operation.
exenteritis (exenteritis). Inflammation of the peritoneal covering of the intestine.
exéresis (exeresis). Excision.
exergónico (exergonic). Referring to a chemical reaction that takes place with release of energy to its surroundings.
exflagelación (exflagellation). Polymitus; the extrusion of rapidly waving flagellum-like microgametes from microgametocytes.
exfoliación (exfoliation). **1.** Detachment and shedding of superficial cells of an epithelium or from any tissue surface. **2.** Scaling or desquamation of the horny layer of epidermis. **3.** Loss of deciduous teeth following physiological loss of root structure. **4.** Extrusion of permanent teeth as a result of disease or loss of their antagonists.
 e. del cristalino (e. of lens).
exfoliativo (exfoliative). Marked by exfoliation, desquamation, or profuse scaling.
exhalación (exhalation). **1.** Expiration; breathing out. **2.** The giving forth of gas or vapor. **3.** Any exhaled or emitted gas or vapor.
exhalar (exhale). **1.** Expire; to breathe out. **2.** To emit a gas or vapor or odor.
exhibicionismo (exhibitionism). A morbid compulsion to expose a part of the body, especially the genitals.
exhibicionista (exhibitionist). One who engages in exhibitionism.
exhilarante (exhilarant). Mentally stimulating.
exigente (fastidious). In bacteriology, having complex nutritional requirements.
existencial (existential). Pertaining to a branch of philosophy, existentialism, concerned with the search for the meaning of one's one existence.
exitus (exitus). An exit or outlet.
exo- (exo-). Prefix meaning exterior, external, or outward.
exo-1,4-α-D-glucosidasa (exo-1,4-α-D-glucosidase). Acid maltase; amyloglucosidase; γ-amylase; glucoamylase.
exoantígeno (exoantigen). Ectoantigen.
exocardia (exocardia). Ectocardia.
exocíclico (exocyclic). Relating to atoms or groups attached to a cyclic structure but not themselves cyclic.
exocitosis (exocytosis). **1.** The appearance of migrating inflammatory cells in the epidermis. **2.** Emeiocytosis; emiocytosis; the process whereby secretory granules or droplets are released from a cell.
exocrino (exocrine). **1.** Denoting glandular secretion delivered to an apical or lumenal surface. **2.** Denoting a gland that secretes outwardly through excretory ducts.
exodesviación (exodeviation). **1.** Exophoria. **2.** Exotropia.
exodoncia (exodontia). The branch of dental practice concerned with the extraction of teeth.
exodontista (exodontist). One who specializes in the extraction of teeth.
exoenzima (exoenzyme). Extracellular enzyme.
exoesqueleto (exoskeleton). **1.** Dermatoskeleton; dermoskeleton. **2.** Outer chitinous envelope of an insect, or the chitinous or calcareous covering of certain Crustacea and other invertebrates.
exofítico (exophytic). **1.** Pertaining to an exophyte. **2.** Denoting a neoplasm or lesion that grows outward from an epithelial surface.
exófito (exophyte). An exterior or external plant parasite.

exoforia (exophoria). Exodeviation; tendency of the eyes to deviate outward when fusion is suspended.
exofórico (exophoric). Relating to exophoria.
exoftalmía (exophthalmos, exophthalmus). Protrusion of one or both eyeballs.
  e. endocrina (endocrine e.). E. associated with thyroid gland disorders.
  e. maligna (malignant e.).
exoftálmico (exophthalmic). Relating to exophthalmos; marked by prominence of the eyeball.
exoftalmómetro (exophthalmometer). An instrument to measure the distance between the anterior pole of the eye and a fixed reference point, often the zygomatic bone.
exogamia (exogamy). Sexual reproduction by means of conjugation of two gametes of different ancestry, as in certain protozoan species.
exogástrula (exogastrula). An abnormal embryo in which the primitive gut has been everted.
exogenético (exogenetic). Exogenous.
exógeno (exogenous). Ectogenous; enthetic; exogenetic; originating or produced outside of the organism.
exogenoto (exogenote). In microbial genetics, the fragment of genetic material that has been transferred from a donor to the recipient and is homologous for a region of the recipient's original genome (endogenote). producing in the homologous region a condition analogous to diploidy.
exómetro (exometer). A device for recording the fluorescence of x-ray as compared to candle power.
exón (exon). A portion of a DNA that codes for a section of the mature messenger RNA from that DNA, and is therefore expressed "translated" into protein) at the ribosome.
exón, mezcla (exon shuffle). The variation in the patterns by which RNA may produce diverse sets of exons from a single gene.
exónfalo (exomphalos). **1.** Exumbilication; protrusion of the umbilicus. **2.** Umbilical hernia. **3.** Omphalocele.
exonucleasa (exonuclease). A nuclease that releases one nucleotide at a time, serially, beginning at one end of a polynucleotide (nucleic acid).
exopalanca (exolever). A modified elevator for the extraction of tooth roots.
exopeptidasa (exopeptidase). An enzyme that catalyzes the hydrolysis of the terminal amino acid of a peptide chain.
exoplasma (exoplasm). Ectoplasm.
exoserosis (exoserosis). Serous exudation from the skin surface, as in eczema or abrasions.
exósmosis (exosmosis). Obsolete term for osmosis from within outward, as from the interior of a blood vessel.
exospora (exospore). An exogenous spore, not encased in a sporangium.
exosporio (exosporium). The outer envelope of a spore.
exostectomía (exostectomy). Exostosectomy; removal of an exostosis.
exostosectomía (exostosectomy). Exostectomy.
exostosis (exostosis, pl. exostoses). Hyperostosis; a cartilage-capped bony projection arising from any bone that develops from cartilage.
  e. bursata (e. bursata).
  e. cartilaginosa (e. cartilaginea).
  e. diafisaria yuxtaepifisaria (diaphysial juxtaepiphysial e.). Hereditary multiple exostoses.
  e. ebúrnea (ivory e.).
  e. múltiple (multiple e.). Hereditary multiple exostoses.
  e. múltiple hereditaria (hereditary multiple exostoses). Diaphysial aclasis.
  e. osteocartilaginosa solitaria (solitary osteocartilaginous e.). Osteochondroma.
exotérico (exoteric). Of external origin; arising outside the organism.
exotérmico (exothermic). **1.** Denoting a chemical reaction during which heat is emitted. **2.** Relating to the external warmth of the body.
exotóxico (exotoxic). **1.** Relating to an exotoxin. **2.** Relating to the introduction of an exogenous poison or toxin.
exotoxina (exotoxin). Ectotoxin; extracellular toxin; a specific, soluble, antigenic, usually heat labile, injurious substance elaborated by certain Gram-positive or Gram-negative bacteria.
exotropía (exotropia). Divergent squint; divergent strabismus; exodeviation; external squint; external strabismus.
  e. básica (basic e.).
  e. por exceso de divergencia (divergence excess e.).
  e. por insuficiencia de divergencia (divergence insufficiency e.).
expansión (expansion). **1.** An increase in size as of chest or lungs. **2.** The spreading out of any structure, as a tendon. **3.** An expanse; a wide area.
  e. de cera (wax e.).
  e. de fraguado (setting e.).
  e. higroscópica (hygroscopic e.)
  e. perceptual (perceptual e.).
expansividad (expansiveness). A state of optimism, loquacity, and reactivity.
expectoración **1.** (expectoration). Mucus and other fluids formed in the air passages and upper food passages, and expelled by coughing. **2.** (expectoration). The act of spitting. **3.** (spitting). Expectoration.
  e. en jugo de ciruela (prune-juice e.). Prune-juice sputum.
expectorante (expectorant). **1.** Promoting secretion from the mucous membrane of the air passages or facilitating its expulsion. **2.** An agent that increases bronchial secretion and facilitates its expulsion.
expectorar (expectorate). To spit; to eject saliva, mucus, or other fluid from the mouth.
experiencia (experience). The feeling of emotions and sensations, as opposed to thinking.
  e. emocional correctiva (corrective emotional e.).
experimento (experiment). A test or trial.
  e. de control (control e.).
  e. doble ciego (double blind e.).
  e. doble enmascarado (double-masked e.).
  e. factoriales (factorial e.'s).
  e. hertzianos (hertzian e.'s).
  e. de Mariotte (Mariotte's e.).
  e. de Nussbaum (Nussbaum's e.).
  e. de reacción retardada (delayed reaction e.).
  e. de Scheiner (Scheiner's e.).
  e. de Stensen (Stensen's e.).
  e. de Toynbee (Toynbee's e.).
  e. de Weber (Weber's e.).
expirar (expire). To die.
explantación (explantation). The act of transferring an explant.
explante (explant). Living tissue transferred from an organism to an artificial medium for culture.
exploración (exploration). An active examination, usually involving endoscopy or a surgical procedure, to ascertain conditions present as an aid in diagnosis.
explorador **1.** (searcher). A form of sound used to determine the presence of a calculus in the bladder. **2.** (explorer). A sharp pointed probe used to investigate natural or restored tooth surfaces.
exploratorio (exploratory). Relating to, or with a view to, exploration.
explosión (explosion). A sudden and violent increase in volume accompanied by noise and release of energy.
exponente hidrógeno (hydrogen exponent). The logarithm of the hydrogen ion concentration in blood or other fluid.
exponer (expose). To perform or undergo exposure.
exposición (exposure). A displaying, revealing, exhibiting, or making accessible.
expresión (expression). **1.** Squeezing out; expelling by pressure. **2.** Facies; mobility of the features giving a particular emotional significance to the face. **3.** Any act by an individual.
expresividad (expressivity). In clinical genetics, the form in which a penetrant gene is manifested.
exprimir (express). To press or squeeze out.
expulsivo (expulsive). Tending to expel.
exquisito (exquisite). Extremely intense, keen, sharp.
exquistación (excystation). Removal from a cyst; denoting the action of certain encysted organisms in escaping from their envelope.
exsomatizar (exsomatize). To remove from the body.
exsorción (exsorption). Movement of substances from the blood into the lumen of the gut.
éxtasis (ecstasy). Status raptus; mental exaltation, with some degree of sensory anesthesia and a rapturous expression.
extático (ecstatic). Relating to or marked by ecstasy.
extender (extend). To straighten a limb, to diminish or extinguish the angle formed by flexion.

extensión (extension). **1.** The act of bringing the distal portion of a joint in continuity with the long axis of the proximal portion. **2.** A pulling or dragging force exerted on a limb in a distal direction. **3.** Obsolete term for traction.
e. de Buck (Buck's e.). Buck's traction.
e. del clavo (nail e.).
e. esquelética (skeletal e.). Skeletal traction.
e. de rebordes (ridge e.).
extensor (extensor). [*extensor*, NA]. A muscle the contraction of which tends to straighten a limb.
exterior (exterior). Outside; external.
exteriorizar (exteriorize). **1.** To direct a patient's interests, thoughts, or feelings into a channel leading outside himself, to some definite aim or object. **2.** To expose an organ for observation, or for purposes of physiologic experiment.
externo 1. (extern). An advanced student or recent graduate who assists in the medical or surgical care of hospital patients; formerly, one who lived outside of the institution. **2.** (external). Externus; on the outside or farther from the center.
externus (externus). External.
exteroceptivo (exteroceptive). Relating to the exteroceptors.
exteroceptor (exteroceptor). One of the peripheral end organs of the afferent nerves in the skin or mucous membrane, which respond to stimulation by external agents.
exterofectivo (exterofective). Pertaining to the response of the nervous system to external stimuli.
extima (extima). Rarely used term for the adventitia of a blood vessel.
extinción 1. (quenching). The process of extinguishing, removing, or diminishing a physical property such as heat or light. **2.** (quenching). In beta liquid scintillation counting, the shifting of the energy spectrum from a true to a lower energy **3.** (extinction). Absorbance. **4.** (extinction). In behavior modification classical or operant conditioning, a progressive decrease in the frequency of a response that is not positively reinforced; the withdrawal of reinforcers known to maintain an undesirable behavior.
e. específica (specific extinction). Specific absorption coefficient.
e. por fluorescencia (fluorescence q.).
e. visual (visual extinction). Pseudo-hemianopsia.
extinguir (extinguish). **1.** To abolish; to quench, as a flame; to cause loss of identity; to destroy. **2.** In psychology, to progressively abolish a previously conditioned response.
extirpación (extirpation). Partial or complete removal of an organ or diseased tissue.
extirpar (excise). To cut out.
extorsión (extorsion). **1.** Outward rotation of a limb or of an organ. **2.** Conjugate rotation of the upper poles of each cornea outward.
extorsor (extortor). An outward rotator.
extra- (extra-). L. preposition, used as a prefix, meaning without, outside of.
extraarticular (extra-articular). Outside of a joint.
extrabucal (extrabuccal). Outside or not part of the cheek.
extrabulbar (extrabulbar). Outside of or unrelated to any bulb, such as the bulb of the urethra, or the medulla oblongata.
extracalicinal (extracaliceal). Outside of a calix.
extracapsular (extracapsular). Outside of the capsule of a joint.
extracarpiano (extracarpal). **1.** Outside of, having no relation to, the carpus. **2.** On the outer side of the carpus.
extracción (extraction). **1.** Luxation and removal of a tooth from its alveolus. **2.** Partitioning of material (solute) into a solvent. **3.** The active portion of a drug; the making of an extract. **4.** Surgical removal by pulling out. **5.** Removal of the fetus from the uterus or vagina at or near the end of pregnancy. **6.** Removal by suction of the product of conception before a menstrual period has been missed.
e. de nalgas (breech e.). Obstetrical e. of the baby by the buttocks.
e. con piridina de Baker (Baker's pyridine e.).
e. podálica (podalic e.). Obstetrical e. of the baby by the feet.
e. seriada (serial e.).
extracelular (extracellular). Outside of the cells.
extracístico (extracystic). Outside of, or unrelated to, the gallbladder or urinary bladder or any cystic tumor.
extracorpóreo (extracorporeal). Outside of, or unrelated to, the body or any anatomical "corpus.".
extracorpuscular (extracorpuscular). Outside of the corpuscles, especially the blood corpuscles.
extracraneal (extracranial). Outside of the cranial cavity.
extracromosómico (extrachromosomal). Outside of, or separated from, a chromosome (usually bacterial).
extractante (extractant). An agent used to isolate or extract a substance from a mixture or combination of substances, from the tissues, or from a crude drug.
extractivos (extractives). Substances present in vegetable or animal tissue that can be separated by successive treatment with solvents and recovered by evaporation of the solution.
extracto (extract). A concentrated preparation of a drug.
e. alcohólico (alcoholic e.).
e. alergénico, alérgico (allergenic e.). Allergic e.
e. alérgico (allergic e.). Allergenic e.
e. de Buchner (Buchner e.).
e. equivalente (equivalent e.). Valoid.
e. hidroalcohólico (hydroalcoholic e.).
e. líquido 1. (liquid e.). **2.** (fluid e.).
e. de polen (pollen e.).
extractor (extractor). Instrument for use in drawing or pulling out any natural part, as a tooth, or a foreign body.
e. al vacío (vacuum e.).
extradural (extradural). **1.** On the outer side of the dura mater. **2.** Unconnected with the dura mater.
extraembrionario (extraembryonic). Outside the embryonic body; e.g., those membranes involved with the embryo's protection and nutrition which are discarded at birth without being incorporated in its body.
extraepifisario (extraepiphysial). Not relating to, or connected with, an epiphysis.
extraer (extract). **1.** To remove part of a mixture with a solvent. **2.** To perform extraction.
extrafisiológico (extraphysiologic). Outside of the domain of physiology; more than physiologic, therefore pathologic.
extragenital (extragenital). Outside of, away from, or unrelated to, the genital organs.
extrahepático (extrahepatic). Outside of, or unrelated to, the liver.
extraligamentoso (extraligamentous). Outside of, or unconnected with, a ligament.
extramaléolo (extramalleolus). Malleolus lateralis.
extramedular (extramedullary). Outside of, or unrelated to, any medulla.
extramural (extramural). Outside, not in the substance, of the wall of a part.
extraño (extraneous). Outside of the organism and not belonging to it.
extranuclear (extranuclear). Located outside of, or not involving, a cell nucleus.
extraocular (extraocular). Adjacent to but outside the eyeball.
extraoral (extraoral). Outside of the oral cavity; external to the oral cavity.
extraovular (extraovular). Outside the egg.
extrapapilar (extrapapillary). Unconnected with any papillary structure.
extraparenquimático (extraparenchymal). Unrelated to the parenchyma of an organ.
extraperineal (extraperineal). Not connected with the perineum.
extraperióstico (extraperiosteal). Not connected with, or unrelated to, the periosteum.
extraperitoneal (extraperitoneal). Outside of the peritoneal cavity.
extrapiramidal (extrapyramidal). Other than the pyramidal tract.
extraplacentario (extraplacental). Unrelated to the placenta.
extraprostático (extraprostatic). Outside of, or independent of, the prostate.
extraprostatitis (extraprostatitis). Paraprostatitis.
extrapulmonar (extrapulmonary). Outside of, or having no relation to, the lungs.
extrasensorial (extrasensory). Outside or beyond the ordinary senses, not limited to the senses, as in extrasensory perception.
extraseroso (extraserous). Outside of a serous cavity.
extrasístole 1. (extrasystole). Premature beat; premature systole; an ectopic, usually premature, contraction of the heart. **2.** (extra- systole).

e. auricular **1.** (atrial e.). Auricular e. **2.** (auricular e.). Atrial e.
e. auriculoventricular (A-V) (atrioventricular e., A-V e.).
e. infranodal (infranodal e.). Ventricular e.
e. interpolada (interpolated e.).
e. mesonodal (midnodal e.).
e. nodal (nodal e.). Atrioventricular nodal e.
e. nodal auriculoventricular (A-V) (atrioventricular nodal e.). A-V nodal e.
e. nodal inferior (lower nodal e.).
e. nodal superior (upper nodal e.).
e. de retorno (return e.).
e. supraventricular (supraventricular e.).
e. de la unión (junctional e.). Atrioventricular e.
e. ventricular (ventricular e.). Infranodal e.

extrasomático (extrasomatic). Outside of, or unrelated to, the body.

extratarsal (extratarsal). **1.** Outside of, having no relation to, the tarsus. **2.** On the outer side of the tarsus.

extratraqueal (extratracheal). Outside of the trachea.

extratubario (extratubal). Outside of any tube; specifically, not in the auditory (eustachian) or uterine (fallopian) tubes.

extrauterino (extrauterine). Outside of the uterus.

extravaginal (extravaginal). Outside of the vagina.

extravasación (extravasation). **1.** The act of extravasating. **2.** Extravasate.

extravasado (extravasate). Extravasation; suffusion; the substance thus exuded.

extravasar (extravasate). To exude from or pass out of a vessel into the tissues.

extravascular (extravascular). Outside of the blood vessels or lymphatics or of any special blood vessel.

extraventricular (extraventricular). Outside of any ventricle, especially of one of the ventricles of the heart.

extraversión (extraversion). Extroversion.

extravisual (extravisual). Outside the field of vision, or beyond the visible spectrum.

extrayección (extrajection). Attributing or projecting one's own psychic process to another person.

extremidad **1.** (extremity). [*extremitas*, NA]. One of the ends of an elongated or pointed structure. Incorrectly used to mean limb. **2.** (limb). An extremity; a member; an arm or leg.
e. acromial o externa de la clavícula (acromial e. of clavicle). [*extremitas acromialis claviculae*, NA].
e. esternal o interna de la clavícula (sternal e. of clavicle). [*extremitas sternalis claviculae*, NA].
e. inferior (lower e.). [*membrum inferius*, NA].
e. superior (upper e.). [*membrum superius*, NA].
e. tubárica (tubal e.). [*extremitas tubaria*, NA].
e. uterina (uterine e.). [*extremitas uterina*, NA].

extremitas (extremitas). [*extremitas*, NA]. Extremity; one of the ends of an elongated or pointed structure. Incorrectly used to mean limb.

extremo (end). An extremity, or the most remote point of an extremity.
e. anterior (anterior extremity). [*extremitas anterior*, NA].
e. anterior del núcleo caudado (anterior extremity of caudate nucleus). Caput nuclei caudati.
e. distal (distal e.). Heel; the posterior extremity of a dental appliance.
e. inferior (inferior extremity). [*extremitas inferior*, NA].
e. posterior (posterior extremity). [*extremitas posterior*, NA].
e. superior (superior extremity). [*extremitas superior*, NA].
e. superior del peroné (upper extremity of fibula). Caput fibulae.

extrínseco (extrinsic). Originating outside of the part where found or upon which it acts; denoting especially a muscle.

extrofia **1.** (ecstrophe). Exstrophy. **2.** (exstrophy). Ecstrophe; congenital eversion of a hollow organ.
e. de la cloaca (exstrophy of the cloaca). Ectopia cloacae.
e. de la vejiga (exstrophy of the bladder). Ectopia vesicae.

extrogastrulación (extrogastrulation). Evagination during gastrulation, of the primitive gut material instead of the normal invagination, as the result of some environmental or experimental manipulation of the developing embryo or its environment.

extrospección (extrospection). Constant examination of the skin because of fear of parasites or dirt

extroversión (extroversion). **1.** Extraversion. **2.** A turning outward. **3.** A trait involving social intercourse, as practiced by an extrovert.

extrovertido (extrovert). A gregarious person whose chief interests lie outside himself, and who is socially self-confident and involved in the affairs of others.

extruir (extrude). To thrust, force, or press out.

extrusión (extrusion). **1.** A thrusting or forcing out of a normal position. **2.** The overeruption or migration of a tooth beyond its normal occlusal position.
e. de un diente (e. of a tooth).

extubación (extubation). Removal of a tube from an organ, structure, or orifice.

extubar (extubate). To accomplish extubation.

exuberante (exuberant) Denoting excessive proliferation or growth, as of a tissue or granulation.

exudación (exudation). **1.** The act or process of exuding. **2.** Exudate.

exudado (exudate). Exudation; any fluid that has exuded out of a tissue or its capillaries.

exudar (exude). In general, to ooze or pass gradually out of a body structure or tissue.

exudativo (exudative). Relating to the process of exudation or to an exudate.

exulcerante (exulcerans). Ulcerating.

exumbilicación (exumbilication). **1.** Exomphalos. **2.** Umbilical hernia. **3.** Omphalocele.

exutorio (issue). **1.** A discharge of pus, blood, or other matter. **2.** A suppurating or discharging sore, acting as a counterirritant, sometimes maintained by the presence of a foreign body in the tissues; once regarded as a means of escape for peccant humors.

exuvios (exuviae). Obsolete term for any cast off parts, as desquamated epidermis.

eyaculación **1.** (ejaculatio). Ejaculation. **2.** (ejaculation). Ejaculatio; emission of seminal fluid.
e. deficiente (e. deficiens). Absence of ejaculation.
e. precoz (e. praecox). Premature ejaculation.
e. prematura (premature ejaculation). Ejaculatio praecox; prospermia.
e. retardada (e. retardata). Unusually delayed ejaculation.

eyaculado (ejaculate). Semen expelled in ejaculation.

eyacular (ejaculate). To expel suddenly, as of semen.

eyaculatorio (ejaculatory). Relating to an ejaculation.

eyección (ejection). **1.** The act of driving or throwing out by physical force from within. **2.** Ejecta; that which is ejected.

eyecta (ejecta). Ejection.

eyector (ejector). A device used for forcibly expelling (ejecting) a substance.
e. de saliva (saliva e.). Dental pump; saliva pump.

F

F (F). Symbol for fractional concentration, followed by subscripts indicating location and chemical species; Fahrenheit; faraday; fluorine; force.
f (f). Symbol for femto-; respiratory frequency.
F.A.A.N. (F.A.A.N.). Abbreviation for Fellow of the American Academy of Nursing.
fabela (fabella). A sesamoid bone in the tendon of the lateral head of the gastrocnemius muscle.
fabismo (fabism). Favism.
fabricación (fabrication). Fabulation; telling false tales as true.
fabulación (fabulation). Fabrication.
F.A.C.C.P. (F.A.C.C.P.). Abbreviation for Fellow of the American College of Chest Physicians.
F.A.C.D. (F.A.C.D.). Abbreviation for Fellow of the American College of Dentists.
faceta (facet, facette). **1.** A small smooth area on a bone or other firm structure. **2.** A worn spot on a tooth, produced by chewing or grinding.
f. clavicular (clavicular f.). Incisura clavicularis.
f. corneal (corneal f.).
f. de Lenoir (Lenoir's f.). The medial articular surface of the patella.
f. trabadas (locked f.'s). Dislocation of articular processes.
facetectomía (facetectomy). Excision of a facet.
facial (facial). Facialis; relating to the face.
facialis (facialis). [*facialis*, NA]. Facial.
-faciente (-facient). Suffix meaning one who or that which brings about.
facies (facies, pl. facies). **1.** [*facies*, NA]. Face. **2.** [*facies*, NA]. Surface. **3.** [*facies*, NA]. Expression.
f. adenoide (adenoid f.).
f. antonina (f. antonina).
f. aórtica (aortic f.).
f. bovina (f. bovina). Cow face.
f. de Corvisart (Corvisart's f.).
f. dolorosa (f. dolorosa).
f. de duende (elfin f.).
f. escafoidea (f. scaphoidea). Dish face.
f. hurloide (hurloid f.).
f. de Hutchinson (Hutchinson's f.).
f. leonina (leonine f.). Leontiasis.
f. miasténica (myasthenic f.).
f. miopática (myopathic f.).
f. mitral (mitral f.).
f. de Parkinson (Parkinson's f.). Masklike face.
f. de Potter (Potter's f.).
f. querúbica (cherubic f.).
f. de sabueso (hound-dog f.).
facilitación (facilitation). Enhancement or reinforcement of a reflex or other nervous activity by the arrival at the reflex center of other excitatory impulses.
f. de Wedensky (Wedensky f.).
facio- (facio-). Combining form relating to the face.
faciocefalalgia (faciocephalalgia). Neuralgic pain in the face.
faciolingual (faciolingual). Relating to the face and the tongue.
facioplastia (facioplasty). Plastic surgery involving the face.
facioplejía (facioplegia). Facial palsy.
faco- (phaco-). Combining form meaning lens-shaped, or relating to a lens.
facoanafilaxia (phacoanaphylaxis). Hypersensitivity to protein of the lens of the eye.
facocele (phacocele). Hernia of the lens of the eye.
facocistectomía (phacocystectomy). Surgical removal of a portion of the capsule of the lens of the eye.
facocisto (phacocyst). Capsula lentis.
facodonesis (phacodonesis). Tremulousness of the lens of the eye.
facoemulsificación (phacoemulsification). A method of emulsifying and aspirating a cataract with a low frequency ultrasonic needle.
facoerisis (phacoerysis). Extraction of the lens of the eye by means of a suction cup called the erysophake.
facofragmentación (phacofragmentation). Rupture and aspiration of the lens.
F.A.C.O.G. (F.A.C.O.G.). Abbreviation for Fellow of the American College of Obstetricians and Gynecologists.
facoide (phacoid). Of lentil shape.
facólisis (phacolysis). Operative breaking down and removal of the lens.
facolítico (phacolytic). Characterized by or referring to phacolysis.
facoma **1.** (phakoma). Phacoma. **2.** (phacoma). Phakoma; a hamartoma found in phacomatosis.
facomalacia (phacomalacia). Softening of the lens, as may occur in hypermature cataract.
facomatosis **1.** (phakomatosis). Phacomatosis. **2.** (phacomatosis). Phakomatosis; a generic term for a group of hereditary diseases characterized by hamartomas involving multiple tissues.
facometacoresis (phacometachoresis). Obsolete term for luxation or subluxation of lens.
facómetro (phacometer). Obsolete term for lensometer.
facoscopio (phacoscope). An instrument in the form of a dark chamber for observing the changes in the lens during accommodation.
F.A.C.R. (F.A.C.R.). Abbreviation for Fellow of the American College of Radiologists; Fellow of the American College of Radiology.
F.A.C.S. (F.A.C.S.). Abbreviation for Fellow of the American College of Surgeons.
F.A.C.S.M. (F.A.C.S.M.). Abbreviation for Fellow of the American College of Sports Medicine.
facticio (factitious). Artificial; self-induced; not natural.
factor (factor). **1.** One of the contributing causes in any action. **2.** One of the components that by multiplication makes up a number or expression. **3.** Gene. **4.** A vitamin or other essential element.
f. A antihemofílico (antihemophilic f. A (AHF)).
f. A de la properdina (properdin f. A).
f. acelerador (accelerator f.). F. V.
f. de aclaramiento (clearing f.'s).
f. de acoplamiento (coupling f.'s).
f. activador del osteoclasto (osteoclast activating f.).
f. de actividad plaquetaria (platelet-activating f. (PAF)). Platelet-aggregating f.
f. de agregación plaquetaria, de actividad plaquetaria (platelet-aggregating f. (PAF)). Platelet-activating f.
f. alimentarios esenciales (essential food f.'s).
f. de angiogénesis (angiogenesis f.).
f. angiogénico tumoral (tumor angiogenic f. (TAF)).
f. antagonizante de la insulina (insulin-antagonizing f.). Glycotropic f.
f. anti-lengua negra (anti-black-tongue f.). Nicotinic acid.
f. antialopecia (antialopecia f.). Inositol.
f. antialopecia del ratón (mouse antialopecia f.). Inositol.
f. antianemia perniciosa (antipernicious anemia f. (APA)). Vitamin B_{12}.
f. antiberiberi (antiberiberi f.). Thiamin.
f. anticomplementario (anticomplementary f.). Zymosan.
f. antiesterilidad (antisterility f.). Vitamin E.
f. antihemofílico humano (human antihemophilic f.). Antihemophilic globulin; human antihemophilic fraction.
f. antihemorrágico (antihemorrhagic f.). Vitamin K.
f. antineurítico (antineuritic f.). Thiamin.
f. antinuclear (antinuclear f. (ANF)).

f. antipelagra (antipellagra f.). Nicotinic acid.
f. B antihemofílico (antihemophilic f. B).
f. B de la properdina (properdin f. B). C3 proactivator; cobra venom cofactor.
f. B de la tromboplastina plasmática (plasma thromboplastin f. B).
f. bacteriocina (bacteriocin f.'s). Bacteriocinogenic plasmids.
f. bifidus (bifidus f.).
f. bióticos (biotic f.'s).
f. CAMP (CAMP f.).
f. Christmas (Christmas f.).
f. citrovorum (citrovorum f. (CF)). Folinic acid.
f. de coagulación 1. (clotting f.). Coagulation f. **2.** (coagulation f.). Clotting f.
f. coenzima (coenzyme f.). Dihydrolipoamide dehydrogenase.
f. de conversión de las protrombinas plasmáticas (plasmin prothrombins conversion f. (PPCF)).
f. de crecimiento de tipo insulina (insulin-like growth f. (IGF)). Somatomedin.
f. de crecimiento derivado de plaquetas (platelet-derived growth f.).
f. de crecimiento epidérmico (epidermal growth f.).
f. de crecimiento nervioso (nerve growth f. (NGF).).
f. D de la properdina (properdin f. D). C3 proactivator convertase.
f. depresor del miocardio (myocardial depressant f. (MDF)).
f. de desacoplamiento (uncoupling f.'s). Uncouplers.
f. de descapacitación (decapacitation f.).
f. de desramificación (debranching f.'s). Debranching enzymes.
f. diabetogénico (diabetogenic f.).
f. de difusión (diffusing f.). Hyaluronidase.
f. de diseminación (spreading f.). Hyaluronidase.
f. E de la properdina (properdin f. E).
f. eluido de la levadura (Y f., yeast eluate f.). Obsolete terms for pyridoxine.
f. eosinofílico quimiotáctico de la anafilaxis (eosinophil chemotactic f. of anaphylaxis).
f. estabilizador de la fibrina (fibrin-stabilizing f.).
f. estable (stable f.).
f. extrínseco (extrinsic f.). Dietary vitamin B_{12}.
f. de fermentación Lactobacillus casei (fermentation Lactobacillus casei f.). Pteropterin.
f. de fertilidad (fertility f.). F. plasmid.
f. de fijación de complemento tirotóxico (thyrotoxic complement-fixation f.).
f. de filtración (filtrate f.).
f. de filtrado hepático (liver filtrate f.).
f. galactagogo (galactagogue f.).
f. galactopoyético (galactopoietic f.). Prolactin.
f. glucogenolítico hiperglucémico (hyperglycemic-glycogenolytic f. (HGF)). Glucagon.
f. glucotrópico (glycotropic f.). Insulin-antagonizing f.
f. Hageman (Hageman f.). F. XII.
f. hístico plaquetario (platelet tissue f.). Thromboplastin.
f. de inducción de la resistencia (resistance-inducing f. (RIF)).
f. de inhibición (inhibition f.). Migration-inhibitory f.
f. de inhibición de la liberación de somatotrofina (somatotropin release-inhibiting f. (SRIF)). Somatostatin.
f. de inhibición de la prolactina (prolactin inhibiting f. (PIF)). Prolactostatin.
f. inhibitorio de la migración (migration-inhibitory f. (MIF)). Inhibition f.
f. de iniciación (initiation f. (IF)).
f. intrínseco (intrinsic f. (IF)). Castle's intrinsic f.
f. intrínseco de Castle (Castle's intrinsic f.). Intrinsic f.
f. lábil (labile f.). F. V.
f. lábil plasma (plasma labile f.). F. V.
f. lactogénico (lactogenic f.). Prolactin.
f. de la leche (milk f.). Mammary tumor virus of mice.
f. de la leche de Bittner (Bittner's milk f.).
f. letal (lethal f.).
f. leucopénico (leukopenic f.).
f. de liberación (releasing f. (RF)). Releasing hormone.
f. de liberación de corticotropina (corticotropin-releasing f. (CRF)). Corticoliberin.
f. de liberación de gonadotropina (gonadotropin-releasing f.). Gonadoliberin.
f. de liberación de hormona de crecimiento (growth hormone-releasing f. (GHRF, GH-RF)). Somatoliberin.
f. de liberación de hormona estimulante de los folículos (follicle-stimulating hormone-releasing f. (FRF, FSH-RF)). Folliberin.
f. de liberación de hormona estimulante del tiroides (thyroid-stimulating hormone-releasing f. (TSH-RF)). Thyroliberin.
f. de liberación de hormona luteinizante (luteinizing hormone-releasing f. (LH-RF, LRF)).
f. de liberación de hormona luteinizante/hormona estimulante de los folículos (luteinizing hormone/follicle-stimulating hormone-releasing f. (LH/FSH-RF)). Gonadoliberin.
f. de liberación de prolactina (prolactin releasing f. (PRF)). Prolactoliberin.
f. de liberación de somatotropina (somatotropin-releasing f. (SRF)). Somatoliberin.
f. de liberación de tirotropina (thyrotropin-releasing f. (TRF)).
f. linfopoyético tímico (thymic lymphopoietic f.). Thymin; thymopoietin.
f. lipotrópico (lipotropic f.). Choline.
f. lítico directo del veneno de cobra (direct lytic f. of cobra venom). Cobrotoxin.
f. de maduración (maturation f.). Vitamin B_{12}.
f. de maduración eritrocítica (erythrocyte maturation f.). Vitamin B_{12}.
f. mamotrófico (mammotropic f.). Prolactin.
f. natriurético auricular (atrial natriuretic f.). Atriopeptin.
f. de necrosis tumoral (tumor necrosis f.). Cachectin.
f. nefrítico (nephritic f.).
f. de oxidación del piruvato (pyruvate oxidation f.). Lipoic acid.
f. de permeabilidad capilar (capillary permeability f.). Vitamin P.
f. de permeabilidad de Duran-Reynals, de diseminación de Duran-Reynals (Duran-Reynals permeability f., Duran-Reynals spreading f.). Hyaluronidase.
f. de permeabilidad ganglionar (lymph node permeability f. (LNPF)).
f. de peso suprarrenal (adrenal weight f.).
f. plaquetario 3 (platelet f. 3).
f. de prevención de la pelagra (pellagra-preventing (P-P) f.). Nicotinic acid.
f. de promoción de la leucocitosis (leukocytosis-promoting f.).
f. de protección solar (sun protection f. (SPF)).
f. proteína (protein f.).
f. de proteína animal (animal protein f. (APF)). Vitamin B_{12}.
f. quimiotáctico del complemento (complement chemotactic f.).
f. de ramificación (branching f.).
f. de reacción lenta de la anafilaxia (slow-reacting f. of anaphylaxis (SRF-A)). Slow-reacting substance of anaphylaxis.
f. de reconocimiento (recognition f.'s).
f. de reemplazo del acetato (acetate replacement f.). Lipoic acid.
f. de regresión mülleriana, de inhibición de los conductos de Müller (müllerian regression f., müllerian duct inhibitory f.).
f. de relajación (relaxation f.).
f. de resistencia (resistance f.'s). Resistance plasmids.
f. reumatoideo (rheumatoid f.'s (RF)).
f. de riesgo (risk f.).
f. sanguíneo (blood f.).
f. secretor (secretor f.).
f. sexual (sex f.). F. plasmid.
f. SLR (SLR f., Streptococcus lactis R f.). Rhizopterin.
f. Stuart, Stuart-Prower (Stuart f., Stuart-Prower f.).
f. de sulfatación (sulfation f.). Somatomedin.
f. de transferencia (transfer f.).
f. de transferencia de la resistencia (resistance-transfer f.).
f. de transformación (transforming f.).
f. de transmetilación (transmethylation f.). Choline.
f. de la tromboplastina plasmática (plasma thromboplastin f. (PTF)).
f. del veneno de cobra (cobra venom f.).
f. de vidrio (glass f.). F. XII.
f. von Willebrand (von Willebrand f.). F. VIIIR.
factorial (factorial). **1.** Pertaining to a statistical factor or factors. **2.** Of an integer, that integer multiplied by each smaller integer in succession down to one.

facultad (faculty). A natural or specialized power of a living organism.
facultativo (facultative). Able to live under more than one specific set of environmental conditions; possessing an alternative pathway.
FAD (FAD). Abbreviation for flavin adenine dinucleotide.
fagedena (phagedena). An ulcer that rapidly spreads peripherally, destroying the tissues as it increases in size.
f. esfacelante (sloughing p.). Decubitus ulcer.
f. gangrenosa (p. gangrenosa). Severe gangrene with sloughing.
f. nosocomial (p. nosocomialis).
f. tropical (p. tropica).
fagedénico (phagedenic). Relating to or having the characteristics of phagedena.
-fagia, -fago (-phage, -phagia, -phagy). Combining forms, used in the suffix position, meaning eating or devouring.
fago (phage). Bacteriophage.
f. defectuoso (defective p.). Defective bacteriophage.
fago- (phago-). Combining form, used in the prefix position, denoting eating, devouring.
fagocitar (phagocytose). Phagocytize; to perform phagocytosis, denoting the action of phagocytic cells.
fagocítico (phagocytic). Relating to phagocytes or phagocytosis.
fagocitina (phagocytin). A very labile bactericidal substance that may be isolated from polymorphonuclear leukocytes.
fagocito (phagocyte). Scavenger cell; a cell possessing the property of ingesting bacteria, foreign particles, and other cells.
fagocitoblasto (phagocytoblast). A primitive cell developing into a phagocyte.
fagocitólisis (phagocytolysis). **1.** Phagolysis; destruction of phagocytes, or leukocytes, occurring in the process of blood coagulation or as the result of the introduction of certain antagonistic foreign substances into the body. **2.** A spontaneous breaking down of the phagocytes, preliminary (according to Metchnikoff) to the liberation of cytase, or complement.
fagocitolítico (phagocytolytic). Phagolytic; relating to phagocytolysis.
fagocitosis (phagocytosis). The process of ingestion and digestion by cells of solid substances.
f. espontánea (spontaneous p.).
f. inducida (induced p.).
fagodinamómetro (phagodynamometer). A device for measuring the force required to chew various foods.
fagofobia (phagophobia). Morbid fear of eating.
fagólisis (phagolysis). Phagocytolysis.
fagolisosoma (phagolysosome). A body formed by union of a phagosome or ingested particle with a lysosome having hydrolytic enzymes.
fagolítico (phagolytic). Phagocytolytic.
fagomanía (phagomania). Rarely used term for a morbid desire to eat.
fagopirismo (fagopyrism). Photosensitization, mainly in cattle and sheep, caused by ingestion of buckwheat (*Fagopyrum esculentum*).
fagosoma (phagosome). A vesicle that forms around a particle (bacterial or other) within the phagocyte that engulfed it.
fagotipo (phagotype). In microbiology, a subdivision of a species distinguished from other strains therein by sensitivity to a certain bacteriophage or set of bacteriophages.
faja T (T-binder). T-bandage.
fal-, fali-, falo- (phall-, phalli-, phallo-). Combining forms denoting the penis.
falacrosis (phalacrosis). Obsolete term for alopecia.
falalgia (phallalgia). Phallodynia.
falange (phalanx, gen. phalangis, pl. phalanges). **1.** [*phalanx*, NA]. One of the long bones of the digits. **2.** One of a number of cuticular plates, arranged in several rows, on the surface of the spiral organ (of Corti).
f. en penacho (tufted p.).
f. ungular (ungual p.).
falangectomía (phalangectomy). Excision of one or more of the phalanges of hand or foot.
falángico (phalangeal). Relating to a phalanx.
falcado (falcate). Falciform.
falcial (falcial). Falcine; relating to the falx cerebelli or falx cerebri.
falciforme (falciform). Falcate; having a crescentic or sickle shape.
falcino (falcine). Falcial.
falcula (falcula). Falx cerebelli.
falcular (falcular). **1.** Resembling a sickle or falx. **2.** Relating to the falx cerebelli or cerebri.
falectomía (phallectomy). Penectomy; surgical removal of the penis.
falicismo (phallicism). Phallism worship of the male genitalia.
fálico (phallic). Relating to the penis.
faliforme (phalliform). Phalloid
falismo (phallism). Phallicism.
falitis (phallitis). Penitis.
falla (failure). The state of insufficiency or nonperformance.
f. de bombeo (pump f.). Power f.
f. cardíaca (cardiac f.). Heart f.
f. cardíaca congestiva (congestive heart f.). Heart f.
f. congestiva (congestive f.). Heart failure.
f. coronaria (coronary f). Acute coronary insufficiency.
f. eléctrica (electrical f.).
f. de gasto alto (high output f.).
f. de gasto bajo (low output f.).
f. del marcapaso (pacemaker f.).
f. de potencia (power f.). Pump f.
f. secundaria (secondary f.).
f. ventricular derecha (right ventricular f.).
f. ventricular izquierda (left ventricular f.).
falo (phallus, pl. phalli). Penis.
falocampsia (phallocampsis). Curvature of the erect penis.
falocripsis (phallocrypsis). Dislocation and retraction of the penis.
falodinia (phallodynia). Phallalgia; pain in the penis.
faloide (phalloid). Phalliform; resembling in shape a penis.
faloidina (phalloidin). Best known of the toxic cyclic peptides produced by the poisonous mushroom, *Amanita phalloides*.
falolisina (phallolysin). A glycoprotein that is the heat-sensitive (destroyed in cooking) toxin of the mushroom *Amanita phalloides*.
falonco (phalloncus). A tumor or swelling of the penis.
faloplastia (phalloplasty). Surgical reconstruction of the penis.
falorragia (phallorrhagia). Obsolete term for hemorrhage of the penis.
falorrea (phallorrhea). Discharge from the penis.
falotomía (phallotomy). Penotomy; surgical incision into the penis.
falsificación (falsification). The deliberate act of misrepresentation so as to deceive.
f. retrospectiva (retrospective f.).
falsonegativo (false negative). A test result which erroneously excludes an individual from a specific diagnostic or reference group, due particularly to insufficiently exact methods of testing.
falsopositivo (false positive). A test result which erroneously assigns an individual to a specific diagnostic or reference group, due particularly to insufficiently exact methods of testing.
falx, pl. **falces** (falx, pl. falces). [*falx*, pl. *falces*, NA]. A sickle-shaped structure.
f. aponeurotica (f. aponeurotica). F. inguinalis.
f. cerebelli (f. cerebelli). [*falx cerebelli*, NA].
f. cerebri (f. cerebri). [*falx cerebri*, NA].
f. septi (f. septi).
familia (family). **1.** A group of blood relatives, or, more strictly, the parents and their children. **2.** In biologic classification, a division between the order and the tribe or genus.
f. de cáncer (cancer f.).
f. nuclear (nuclear f.).
familiar (familial). Affecting several members of the same family, usually within a single sibship: commonly but incorrectly used to mean genetic.
famotidina (famotidine). A histamine H_2 antagonist used in the treatment of duodenal ulcers.
famotina, clorhidrato de (famotine hydrochloride). An antiviral agent.
fancona (phanquone). 4,7-Phenanthroline-5,6-dione; an amebicide.
fanero- (phanero-). Combining form meaning visible, manifest.

fanerogénico (phanerogenic). Denoting a disease the etiology of which is manifest.
faneromanía (phaneromania). Rarely used term for constant preoccupation with some external part, as plucking the beard, pulling the lobe of the ear, picking at a pimple, etc.
faneroscopio (phaneroscope). A lens used to concentrate the light from a lamp upon the skin, to facilitate examination of lesions of the skin and subcutaneous tissues.
fanerosis (phanerosis). The act or process of becoming visible.
 f. grasa (fatty p.).
fanerozoíto (phanerozoite). An exoerythrocytic tissue stage of malaria infection other than the primary exoerythrocytic stages (cryptozoite and metacryptozoite generations).
fango (fango). Mud from the Battaglio thermal springs in Italy, applied externally in the treatment of rheumatism and other diseases of the joints and muscles.
fantasía (fantasy). Phantasia; imagery that is more or less coherent, as in dreams and daydreams, yet unrestricted by reality.
fantasma 1. (phantasm). Phantom; the mental imagery produced by fantasy. **2.** (phantom). A model, especially a transparent one, of the human body or any of its parts. **3.** (phantom). Phantasm; the mental imagery produced by fantasy. **4.** (phantom). In radiology, a mechanical or computer-originated model for predicting irradiation dosage deep in the body.
 f. de Schultze (Schultze's phantom).
fantasmagoría (phantasmagoria). A fantastic sequence of haphazardly associative imagery.
fantasmatomoria (phantasmatomoria). Dementia with childish fantasies.
fantasmología (phantasmology). The study of spiritualistic manifestations and of apparitions.
fantasmoscopia (phantasmoscopia, phantasmoscopy). The delusion of seeing phantoms.
fantoche (dummy). Pontic.
faraday (F) (faraday (F)). 96,500 coulombs, the amount of electricity required to reduce one equivalent of (e.g.,) silver ion.
farádico 1. (faradaic). Faradic. **2.** (faradic). Faradaic; relating to induced electricity.
faradio (farad). A practical unit of electrical capacity; the capacity of a condenser having a charge of 1 coulomb under an electromotive force of 1 volt.
faradismo (faradism). Faradic (induction) electricity.
 f. surgente (surging f.).
faradización (faradization). Therapeutic application of the faradic (induced) electrical current.
faradocontractilidad (faradocontractility). Contractility of muscles under the stimulus of a faradic (induced) electric current.
faradomuscular (faradomuscular). Denoting the effect of applying a faradic (induced) electric current directly to a muscle.
faradopalpación (faradopalpation). Esthesiometry by means of a sharp-pointed electrode through which a feeble alternating current passes to an indifferent electrode.
faradoterapia (faradotherapy). Treatment of disease or paralysis by means of faradic (induced) electric current.
fardel, fardo (fardel). The total measurable penalty that is incurred as a result of the occurrence of a genetic disease in an individual.
farfara (farfara). The dried leaves of *Tussilago farfara* (family Compositae).
farina (farina). Flour or meal, as prepared from cereal grains such as *Avena sativa* or *Triticum sativum*.
farináceo (farinaceous). **1.** Relating to farina or flour. **2.** Starchy.
faringalgia (pharyngalgia). Pharyngodynia; pain in the pharynx.
faringe (pharynx, gen. pharyngis, pl. pharynges). [*pharinx,* NA]. The upper expanded portion of the digestive tube, between the esophagus below and the mouth and nasal cavities above and in front.
 f. laríngea (laryngeal p.). Pars laryngea pharyngis.
 f. nasal (nasal p.). Pars nasalis pharyngis.
 f. oral (oral p.). Pars oralis pharyngis.
faringectomía (pharyngectomy). Excision of a part of the pharynx.
faringenfraxis (pharyngemphraxis). Pharyngeal obstruction.
faríngeo (pharyngeal). Pharyngeus; relating to the pharynx.
faringismo (pharyngismus). Pharyngospasm; spasm of the muscles of the pharynx.
faringítico (pharyngitic). Relating to pharyngitis.
faringitis (pharyngitis). Inflammation of the mucous membrane and underlying parts of the pharynx.
 f. atrófica (atrophic p.). P. sicca.
 f. cruposa (croupous p.).
 f. folicular (follicular p.). Granular p.
 f. gangrenosa (gangrenous p.). Putrid throat.
 f. glandular (glandular p.). Granular p.
 f. granular (granular p.). Follicular p.; glandular p.
 f. herpética (p. herpetica).
 f. hipertrófica lateral (p. hypertrophica lateralis).
 f. linfonodular aguda (acute lymphonodular p.).
 f. membranosa (membranous p.).
 f. seca (p. sicca). Atrophic p.
 f. ulceromembranosa (ulceromembranous p.).
 f. ulcerosa (ulcerative p.).
faringo-, faring- (pharyngo-, pharyng-). Combining forms denoting the pharynx.
faringoamigdalitis (pharyngotonsillitis). Inflammation of the pharynx and tonsils.
faringobucal (pharyngo-oral). Relating to the pharynx and the mouth.
faringocele (pharyngocele). A diverticulum from the pharynx.
faringodinia (pharyngodynia). Pharyngalgia.
faringoepiglótico (pharyngoepiglottic, pharyngoepiglottidean). Relating to the pharynx and the epiglottis.
faringoesofágico (pharyngoesophageal). Relating to the pharynx and the esophagus.
faringoesofagoplastia (pharyngoesophagoplasty). Plastic surgery of the pharynx and esophagus.
faringoespasmo (pharyngospasm). Pharyngismus.
faringoestenosis (pharyngostenosis). Stricture of the pharynx.
faringogloso (pharyngoglossal). Relating to the pharynx and the tongue.
faringolaríngeo (pharyngolaryngeal). Relating to both the pharynx and the larynx.
faringolaringitis (pharyngolaryngitis). Inflammation of both the pharynx and the larynx.
faringolito (pharyngolith). Pharyngeal calculus; a concretion in the pharynx.
faringología (pharyngology). The medical science concerned with the study, diagnosis, and treatment of the pharynx.
faringomaxilar (pharyngomaxillary). Relating to the pharynx and the maxilla.
faringomicosis (pharyngomycosis). Invasion of the mucous membrane of the pharynx by fungi.
faringonasal (pharyngonasal). Relating to the pharynx and the nasal cavity.
faringopalatino (pharyngopalatine). Relating to the pharynx and the palate.
faringopatía (pharyngopathy, pharyngopathia). Any disease of the pharynx.
faringoperístole (pharyngoperistole). Narrowing of the lumen of the pharynx.
faringoplastia (pharyngoplasty). Plastic surgery of the pharynx.
faringoplejía (pharyngoplegia). Paralysis of the muscles of the pharynx.
faringoqueratosis (pharyngokeratosis). Obsolete term for a thickening of the lining of the lymphoid follicles of the pharynx.
faringorrinitis (pharyngorhinitis). Inflammation of the rhinopharynx, or of the mucous membrane of the pharynx and the nasal fossae.
faringorrinoscopia (pharyngorhinoscopy). Inspection of the rhinopharynx and posterior nares by means of the rhinoscopic mirror.
faringoscleroma (pharyngoscleroma). A scleroma, or indurated patch, in the mucous membrane of the pharynx.
faringoscopia (pharyngoscopy). Inspection and examination of the pharynx.
faringoscopio (pharyngoscope). An instrument like a laryngoscope, used for inspection of the mucous membrane of the pharynx.
faringotifoidea (pharyngotyphoid). Typhoid fever in which a sore throat is prominent among the initial symptoms.

faringotomía (pharyngotomy). Any cutting operation upon the pharynx either from without or from within.
faringoxerosis (pharyngoxerosis). Dryness of the pharyngeal mucous membrane.
farmacéutico **1.** (pharmacal). Pharmaceutic. **2.** (pharmaceutist, pharmacist). Pharmacist. **3.** (pharmaceutic, pharmaceutical). Pharmacal; relating to pharmacy or to pharmaceutics.
farmacia (pharmacy, pharmaceutics). **1.** The science of pharmaceutical systems. **2.** Pharmaceutics; the practice of preparing and dispensing drugs. **3.** A drugstore.
f. clínica (clinical p.).
fármaco (drug). Therapeutic agent; any substance, other than food, used in the prevention, diagnosis, alleviation, treatment, or cure of disease.
f. catalogado (scheduled d.).
f. huérfanos (orphan d.'s).
f. recreativo (recreational d.).
farmaco- (pharmaco-). Combining form relating to drugs.
farmacocinética (pharmacokinetics). Movements of drugs within biological systems, as affected by uptake, distribution, binding, elimination, and biotransformation; particularly the rates of such movements.
farmacocinético (pharmacokinetic). Relating to the disposition of drugs in the body.
farmacodiagnóstico (pharmacodiagnosis). Use of drugs in diagnosis.
farmacodinamia (pharmacodynamics). The study of uptake, movement, binding, and interactions of pharmacologically active molecules at their tissue site(s) of action.
farmacodinámico (pharmacodynamic). Relating to drug action.
farmacoendocrinología (pharmacoendocrinology). The pharmacology of endocrine function.
farmacofilia (pharmacophilia). Morbid fondness for taking drugs.
farmacofobia (pharmacophobia). Morbid fear of taking drugs.
farmacogenética (pharmacogenetics). The study of genetically determined variations in responses to drugs in man or in laboratory organisms.
farmacognosia (pharmacognosy). Pharmaceutical biology; a branch of pharmacology concerned with the physical characteristics and botanical and animal sources of crude drugs.
farmacognosista (pharmacognosist). One skilled in pharmacognosy.
farmacografía (pharmacography). A treatise on or description of drugs.
farmacología (pharmacology). The science concerned with drugs, their sources, appearance, chemistry, actions, and uses.
f. bioquímica (biochemical p.).
f. clínica (clinical p.).
f. marina (marine p.).
farmacológico (pharmacologic, pharmacological). Relating to pharmacology or to the composition, properties, and actions of drugs.
farmacólogo (pharmacologist). A specialist in pharmacology.
f. clínico (clinical p.).
farmacomanía (pharmacomania). Morbid impulse to take drugs.
farmacopea (pharmacopeia, pharmacopoeia). A work containing monographs of therapeutic agents, standards for their strength and purity, and their formulations.
farmacopedia (pharmacopedics, pharmacopedia). The teaching of pharmacy and pharmacodynamics.
farmacopeico (pharmacopeial). Relating to the Pharmacopeia; denoting a drug in the list of the Pharmacopeia.
farmacopsicosis (pharmacopsychosis). Rarely used term for a psychosis causally related to taking a drug.
farmacoquímica (pharmacochemistry). Pharmaceutical chemistry.
farmacoterapia (pharmacotherapy). Treatment of disease by means of drugs.
β-farneseno **1.** (β-farnesene). One of the two isomers (*trans*) that occurs in the alarm phermone of some aphids and also in various essential oils. **2.** (α-farnesene). A straight open-chain hydrocarbon built up of three isoprene units.
farnesol (farnesol). Farnesene alcohol.
fascia (fascia, pl. fasciae). [*fascia*, NA]. A sheet of fibrous tissue that envelops the body beneath the skin; it also encloses muscles and groups of muscles, and separates their several layers or groups.
f. de Abernethy (Abernethy's f.).
f. adherens (f. adherens).
f. anal (anal f.). Inferior f. of pelvic diaphragm.
f. ancha (broad f.). F. lata.
f. antebraquial (antebrachial f.). [*fascia antebrachii*, NA].
f. del antebrazo (f. of forearm). Antebrachial f.
f. axilar (axillary f.). [*fascia axillaris*, NA].
f. bicipital (bicipital f.). Bicipital aponeurosis.
f. braquial (brachial f.). [*fascia brachii*, NA].
f. de Buck (Buck's f.). Deep f. of penis.
f. bucofaríngea (buccopharyngeal f.). [*fascia buccopharyngea*, NA].
f. bulbi (f. bulbi). Fascial sheath of eyeball.
f. de Camper (Camper's f.).
f. cervical (cervical f.). Deep f. of neck.
f. cervical media (middle cervical f.). Pretracheal f.
f. cinérea (f. cinerea). Fasciolar gyrus.
f. clavipectoral (clavipectoral f.). [*fascia clavipectoralis*, NA].
f. del clítoris (f. of clitoris). [*fascia clitoridis*, NA].
f. de Colles (Colles' f.). Superficial f. of perineum.
f. de Cooper (Cooper's f.). Cremasteric f.
f. cremastérica (f. cremasterica). [*fascia cremasterica*, NA]. Cooper's f.; cremasteric f.
f. cribiforme (cribriform f.). [*fascia cribrosa*, NA], Hesselbach's f.
f. crural (f. cruris). [*fascia cruris*, NA]. Deep f. of leg; f. of leg.
f. de Cruveilhier (Cruveilhier's f.). Superficial f. of perineum.
f. del cuello (f. of neck). [*fascia cervicalis*, NA].
f. dentada (dentate f.). Gyrus dentatus.
f. dentada del hipocampo (f. dentata hippocampi). Gyrus dentatus.
f. dorsal superficial de la mano (dorsal f. of hand). [*fascia dorsalis manus*, NA].
f. dorsal superficial del pie (dorsal f. of foot). [*fascia dorsalis pedis*, NA].
f. de Dupuytren (Dupuytren's f.). Palmar aponeurosis.
f. endopélvica (endopelvic f.). Visceral pelvic f.
f. endotorácica (endothoracic f.). [*fascia endothoracica*, NA].
f. espermática externa (external spermatic f.). [*fascia spermatica externa*, NA].
f. espermática interna (internal spermatic f.). [*fascia spermatica interna*, NA]. Infundibuliform f.
f. extraperitoneal (extraperitoneal f.). Subperitoneal f.
f. faríngea (pharyngobasilar f.). [*fascia pharyngobasilaris*, NA].
f. frenicopleural (phrenicopleural f.). [*fascia phrenicopleuralis*, NA].
f. de Gerota (Gerota's f.). Renal f.
f. de Godman (Godman's f.).
f. de Hesselbach (Hesselbach's f.). Cribriform f.
f. ilíaca (iliac f.). [*fascia iliaca*, NA].
f. iliopectínea (iliopectineal f.).
f. inferior del diafragma pélvico (inferior f. of pelvic diaphragm). [*fascia diaphragmatis pelvis inferior*, NA]. Anal f.
f. inferior del diafragma urogenital (inferior f. of urogenital diaphragm). [*fascia diaphragmatis urogenitalis inferior*, NA]. Membrana perinei.
f. infraespinosa (infraspinatus f., f. infraspinata).
f. infundibuliforme (infundibuliform f.). Internal spermatic f.
f. intercolumnares (intercolumnar fasciae). Intercrural fibers.
f. interósea (interosseous f.).
f. lagrimal (lacrimal f.).
f. lata (f. lata). [*fascia lata*, NA]. Broad f.
f. lumbar (thoracolumbar f.). [*fascia thoracolumbalis*, NA].
f. lumbodorsal (lumbodorsal f.). Thoracolumbar f.
f. masetérica (masseteric f.). [*fascia masseterica*, NA].
f. muscular del músculo extraocular (muscular f. of extraocular muscle). Fascial sheaths of extraocular muscles.
f. de los músculos extraoculares (f. of extraocular muscles). [*fascia muscularis musculorum bulbi*, NA].
f. de la nuca (nuchal f.). [*fascia nuchae*, NA].
f. del obturador (obturator f.). [*fascia obturatoria*, NA].

f. obturatriz (f. obturatoria). [*fascia obturatoria*, NA]. Obturator f.
f. orbitarias (orbital fasciae). [*fasciae orbitales*, NA].
f. palmar (palmar f.). Palmar aponeurosis.
f. parotídea (parotid f.). [*fascia parotidea*, NA].
f. parotideomasetérica (f. parotideomasseterica).
f. pectoral (pectoral f.). [*fascia pectoralis*, NA].
f. de la pelvis (f. pelvis). [*fascia pelvis*, NA].
f. del pene (f. of penis). [*fascia penis*, NA].
f. perirrenal (perirenal f.). Renal f.
f. de la pierna (f. of leg). [*fascia cruris*, NA].
f. plantar (plantar f.). Plantar aponeurosis.
f. poplítea (popliteal f.). The f. that covers the popliteal fossa.
f. de Porter (Porter's f.). Pretracheal f.
f. pretraqueal (pretracheal f.). [*lamina pretrachealis*, NA]. Pretracheal layer.
f. prevertebral (prevertebral f.). [*lamina prevertebralis*, NA]. Prevertebral layer.
f. prevesical umbilical (umbilical prevesical f.).
f. profunda (deep f.). [*fascia profunda*, NA].
f. profunda de la pierna (deep f. of leg). Crural f.
f. profunda del antebrazo (deep f. of forearm). Antebrachial f.
f. profunda del brazo (deep f. of arm). F. brachii.
f. profunda del pene (deep f. of penis). Buck's f.
f. de la próstata (f. of prostate). [*fascia prostatae*, NA].
f. rectovesical (rectovesical f.). Rectovesical septum.
f. renal (renal f.). [*fascia renalis*, NA]. Gerota's f.; perirenal f.
f. de Scarpa (Scarpa's f.).
f. semilunar (semilunar f.). Bicipital aponeurosis.
f. de Sibson (Sibson's f.). Suprapleural membrane.
f. subperitoneal (subperitoneal f.). [*fascia subperitonealis*, NA].
f. superficial (superficial f.). [*fascia superficiales*, NA]. Tela subcutanea.
f. superficial del perineo (superficial f. of perineum). [*fascia perinei superficialis*, NA].
f. superior del diafragma pélvico (superior f. of pelvic diaphragm). [*fascia diaphragmatis pelvis superior*, NA].
f. superior del diafragma urogenital (superior f. of urogenital diaphragm). [*fascia diaphragmatis urogenitalis superior*].
f. temporal (temporal f.). [*fascia temporalis*, NA].
f. de Toldt (Toldt's f.).
f. transversal (f. transversalis). [*fascia transversalis*, NA].
f. de Treitz (Treitz's f.). F. behind the head of the pancreas.
f. triangular (triangular f.). Reflected inguinal ligament.
f. triangular del abdomen (f. triangularis abdominis). Reflected inguinal ligament.
f. de Tyrrell (Tyrrell's f.). Rectovesical septum.
f. umbilicovesical (umbilicovesical f.).
f. de Zuckerkandl (Zuckerkandl's f.).

fascial (fascial). Relating to any fascia.

fasciculación (fasciculation). **1.** An arrangement in the form of fasciculi. **2.** Involuntary contractions, or twitchings, of groups (fasciculi) of muscle fibers.

fasciculado (fasciculate, fasciculated). Fascicular.

fascicular (fascicular). Fasciculate; fasciculated; relating to a fasciculus; arranged in the form of a bundle or collection of rods.

fascículo 1. (fasciculus, gen. and pl. fasciculi). [*fasciculus*, NA]. Fascicle; a band or bundle of fibers, usually of muscle or nerve fibers; a nerve fiber tract. **2.** (fascicle). [*fasciculus*, NA]. A band or bundle of fibers, usually of muscle or nerve fibers. **3.** (bundle). [*fasciculus*, NA]. A structure composed of a group of fibers, muscular or nervous; a fasciculus.
f. aberrantes (aberrant bundle's).
f. accesorio de Gantzer (Gantzer's accessory bundle).
f. anterior propio 1. (anterior ground bundle). [*fasciculus anterior proprius*]. **2.** (f. anterior proprius). Anterior ground bundle.
f. en anzuelo de Russell (hooked bundle of Russell). Uncinate b. of Russell.
f. de Arnold (Arnold's bundle). Temporopontine tract.
f. arqueado (arcuate f.). **1.** Superior longitudinal f. **2.** Uncinate f.
f. auriculoventricular 1. (atrioventricular bundle). [*fasciculus atrioventricularis*, NA]. **2.** (f. atrioventricularis). Atrioventricular bundle.
f. de Bachmann (Bachmann's bundle).
f. de Burdach (Burdach's f.). Cuneate f.
f. calcarino (calcarine f.).
f. circumolivar de las pirámides (f. circumolivaris pyramidis).
f. en coma de Schultze (comma bundle of Schultze). Semilunar f.
f. corticoespinal anterior (f. corticospinalis anterior). Anterior pyramidal tract.
f. corticoespinal lateral (f. corticospinalis lateralis). Lateral pyramidal tract.
f. cuneiforme 1. (wedge-shaped f.). Cuneate f. **2.** (cuneate f.). [*fasciculus cuneatus*, NA].
f. delgado (slender f.). [*fasciculus gracilis*, NA].
f. dorsolateral (dorsolateral f.). [*fasciculus dorsolateralis*, NA].
f. externo del plexo braquial (lateral cord of brachial plexus). [*fasciculus lateralis plexus brachialis*, NA].
f. de Flechsig (Flechsig's fasciculi). F. anterior proprius and f. lateralis proprius.
f. de Foville (Foville's f.). Terminal stria.
f. frontooccipital (fronto-occipital f.). Occipitofrontal f.
f. grácil (gracile f.). [*fasciculus gracilis*, NA]. Goll's column; slender f.
f. de Held (Held's bundle). Tectospinal tract.
f. de Helie (Helie's bundle).
f. de Helweg (Helweg's bundle). Olivospinal tract.
f. de His 1. (His' band). Truncus atrioventricularis. **2.** (His' bundle, b. of His). Atrioventricular b.
f. interfascicular (interfascicular f.). [*fasciculus interfascicularis*, NA]. Official alternate term for semilunar f.
f. interno del plexo braquial (medial cord of brachial plexus). [*fasciculus medialis plexus brachialis*, NA].
f. intersegmentarios (intersegmental fasciculi). Fasciculi proprii.
f. de Keith (Keith's bundle). Atrioventricular b.
f. de Kent (Kent's bundle). Atrioventricular b.
f. de Kent-His (Kent-His bundle). Atrioventricular b.
f. lateral del plexo braquial (f. lateralis plexus brachialis). [*fasciculus lateralis plexus brachialis*, NA]. Lateral cord of brachial plexus.
f. lateral propio (f. lateralis proprius).
f. lenticular (f. lenticularis). Lenticular f.
f. Lissauer 1. (Lissauer's f.). Dorsolateral f. **2.** (Lissauer's bundle). Dorsolateral fasciculus.
f. de Loewenthal (Loewenthal's bundle). Tectospinal tract.
f. longitudinal dorsal (dorsal longitudinal f.). [*fasciculus longitudinalis dorsalis*, NA].
f. longitudinal inferior (inferior longitudinal f.). [*fasciculus longitudinalis inferior*, NA].
f. longitudinal medial 1. (medial longitudinal f.). [*medial longitudinal fasciculus*, NA]. Collier's tract. **2.** (medial longitudinal bundle). [*fasciculus longitudinalis medialis*, NA].
f. longitudinal posterior (posterior longitudinal bundle). Medial longitudinal fasciculus.
f. longitudinal superior (superior longitudinal f.). [*fasciculus longitudinalis superior*, NA]. Arcuate f.
f. longitudinales de la protuberancia (fasciculi longitudinales pontis). Longitudinal pontine fasciculi.
f. macular (f. macularis). Macular f.
f. mamilotalámico (mamillothalamic f.). [*fasciculus mamillothalamicus*, NA]. Mamillothalamic tract; Vicq d'Azyr bundle.
f. mamilotegmentario (mamillotegmental f.). [*fasciculus mamillotegmentalis*, NA].
f. marginal (f. marginalis). Dorsolateral f.
f. medial del plexo braquial (f. medialis plexus brachialis). [*fasciculus medialis plexus brachialis*, NA]. Medial cord of brachial plexus.
f. de Meynert (Meynert's f.). Retroflex f.
f. de Monakow (Monakow's bundle). Rubrospinal tract.
f. muscular (muscle fascicle).
f. nervioso (nerve fascicle).
f. oblicuo de la protuberancia 1. (oblique bundle of pons). [*fasciculus obliquus pontis*]. **2.** (f. obliquus pontis). Oblique bundle of pons.
f. occipitofrontal (occipitofrontal f.). [*fasciculus occipitofrontalis*, NA].
f. olfatorio (olfactory bundle). A fiber system, described by Zuckerkandl, descending from the transparent septum in front of

the anterior commissure toward the base of the forebrain; it bears no special relation to the sense of smell.
f. olivococlear (olivocochlear bundle).
f. oval (oval f.).
f. pedunculomamilar (f. pedunculomamillaris). Peduncle of mamillary body.
f. perpendicular (perpendicular f.).
f. de Pick (Pick's bundle).
f. piramidal anterior (f. pyramidalis anterior). Anterior pyramidal tract.
f. piramidal lateral (f. pyramidalis lateralis). Lateral pyramidal tract.
f. posterior del plexo braquial (f. posterior plexus brachialis). [*fasciculus posterior plexus brachialis*, NA]. Posterior cord of brachial plexus.
f. precomisural (precommissural bundle). Olfactory b.
f. predorsal (predorsal bundle). Tectospinal tract.
f. propios de Flechsig (Flechsig's ground bundle's). Fasciculus anterior proprius and fasciculus lateralis proprius.
f. propio lateral (lateral ground bundle).
f. propios **1.** (ground bundle's). **2.** (proper fasciculi). [*fasciculi proprii*, NA].
f. prosencefálico medial (medial forebrain bundle).
f. protuberanciales longitudinales (longitudinal pontine bundle's). Longitudinal pontine fasciculi.
f. redondo (f. rotundus). Solitary tract.
f. respiratorio de Gierke (Gierke's respiratory bundle). Solitary tract.
f. respiratorio de Krause (Krause's respiratory bundle). Solitary tract.
f. retroflejo (retroflex f.). [*fasciculus retroflexus*, NA].
f. retroflejo de Meynert (Meynert's retroflex bundle). Retroflex fasciculus.
f. rubrorreticulares (fasciculi rubroreticulares). [*fasciculi rubroreticulares*, NA].
f. de Schütz (Schütz' bundle). Dorsal longitudinal fasciculus.
f. semilunar (semilunar f.). [*fasciculus semilunaris*, NA].
f. septomarginal (septomarginal f.). [*fasciculus septomarginalis*, NA].
f. solitario **1.** (solitary bundle). Solitary tract. **2.** (f. solitarius). Solitary tract.
f. subcalloso (subcallosal f.). [*fasciculus subcallosus*, NA].
f. talámico (f. thalamicus).
f. talamomamilar (f. thalamomamillaris). Mamillothalamic f.
f. tegmentario central (central tegmental f.). Central tegmental tract.
f. tendinoso (tendon bundle).
f. transversos (transverse fasciculi). [*fasciculi transversi*, NA].
f. de Türck (Türck's bundle). Anterior pyramidal tract.
f. unciforme (unciform f., f. uncinatus). [*fasciculus uncinatus*, NA]. Arcuate f.; hooked f.
f. unciforme de Russell **1.** (uncinate f. of Russell). **2.** (uncinate bundle of Russell). Hooked b. of Russell; uncinate fasciculus of Russell.
f. de Vicq d'Azyr (Vicq d'Azyr's bundle). Mamillothalamic fasciculus.
fasciectomía (fasciectomy). Excision of strips of fascia.
fascio- (fascio-). Combining form denoting a fascia.
fasciodesis (fasciodesis). Surgical attachment of a fascia to another fascia or a tendon.
fasciola, pl. **fasciolae** (fasciola, pl. fasciolae). A small band or group of fibers.
f. cinérea (f. cinerea). Gyrus fasciolaris.
fasciolar (fasciolar). Relating to the gyrus fasciolaris.
fascioliasis (fascioliasis). Infection with a species of *Fasciola*.
fasciólido (fasciolid). A member of the family Fasiolidae.
fasciolopsiasis (fasciolopsiasis). Parasitization by any of the flukes of the genus *Fasciolopsis*.
fascioplastia (fascioplasty). Plastic surgery of a fascia.
fasciorrafia (fasciorrhaphy). Aponeurorrhaphy; suture of a fascia or aponeurosis.
fasciotomía (fasciotomy). Incision through a fascia.
fascitis **1.** (fascitis). Fasciitis. **2.** (fasciitis). Fascitis; inflammation in fascia. **3.** (fasciitis). Reactive proliferation of fibroblasts in fascia.
f. eosinofílica (eosinophilic fasciitis). Shulman's syndrome.
f. necrosante (necrotizing fasciitis).
f. nodular (nodular fasciitis). Pseudosarcomatous f.
f. paróstica (parosteal fasciitis).
f. proliferativa (proliferative fasciitis).
f. seudosarcomatosa (pseudosarcomatous fasciitis). Nodular f.
fase **1.** (stage). A particular step, phase, or position in a developmental process. **2.** (phase). A stage in the course of change or development. **3.** (phase). A particular part of a recurring time-pattern or wave-form. **4.** (phase). The time relationship between two or more events. **5.** (phase). A homogeneous, physically distinct, and separable portion of a heterogeneous system.
f. de acoplamiento (coupling phase).
f. acuosa (aqueous phase).
f. álgida (algid s.). The s. of collapse in cholera.
f. anal (anal phase).
f. cis (cis phase).
f. continua (continuous phase). External p.
f. de crecimiento radial (radial growth phase).
f. de crecimiento vertical (vertical growth phase).
f. demorada (lag phase).
f. discontinua (discontinuous phase). Internal p.
f. dispersa (dispersed phase). Internal p.
f. de dispersión (dispersion phase). External p.
f. de eclipse (eclipse phase). Eclipse period.
f. edípica (oedipal phase). Oedipal period.
f. eruptiva (eruptive phase).
f. estacionaria (stationary phase).
f. externa (external phase). Continuous p.; dispersion p.
f. fálica (phallic phase).
f. Gap_1 (Gap_1 phase). Gap_1 period.
f. Gap_2 (Gap_2 phase). Gap_2 period.
f. genital (genital phase).
f. imperfecta (imperfect s.).
f. interna (internal phase). Discontinuous p.; dispersed p.
f. intuitiva (intuitive s.).
f. de latencia (latency phase). Latency period.
f. logarítmica (logarithmic phase).
f. luteínica (luteal phase).
f. M (M phase). Mitotic period.
f. meiótica (meiotic phase). Reduction p.
f. negativa (negative phase).
f. oral (oral phase).
f. perfecta (perfect s.).
f. positiva (positive phase).
f. posmeiótica (postmeiotic phase). Postreduction p.
f. posmitótica (postmitotic phase). Gap_1 period.
f. posreducción (postreduction phase). Postmeiotic p.
f. preconceptual (preconceptual s.).
f. preedípica (pre-oedipal phase).
f. pregenital (pregenital phase).
f. premeiótica (premeiotic phase). Prereduction p.
f. premitótica (premitotic phase). Gap_2 period.
f. de prerreducción (prereduction phase). Premeiotic p.
f. de recuperación supernormal (supernormal recovery phase).
f. de reducción (reduction phase). Meiotic p.
f. sináptica (synaptic phase). Synapsis.
f. trans (trans phase).
f. tripanosómica (trypanosome s.).
f. vulnerable (vulnerable phase).
fasmídeo (phasmid). Common name for a member of the class Phasmidia, now Secernentasida.
fásmido (phasmid). One of a pair of caudal chemoreceptors seen in nematodes of the class Secernentasida (Phasmidia).
fasmofobia (phasmophobia). Morbid fear of ghosts.
fastidium cibi (fastidium cibi). Rarely used term for fickle or finicky appetite, caused by distaste for food.
fastigium (fastigium). **1.** Apex of the roof of the fourth ventricle of the brain, an angle formed by the anterior and posterior medullary vela. **2.** The acme or period of full development of a disease.
fatal (fatal). Pertaining to or causing death.
fatalidad (fatality). A condition, disease, or disaster ending in death.
fatiga (fatigue). **1.** That state, following a period of mental or bodily activity, characterized by a lessened capacity for work and

reduced efficiency of accomplishment, usually accompanied by a feeling of weariness, sleepines, or irritability. **2.** Sensation of boredom and lassitude.

f. auditiva (auditory f.).

f. de las batallas (battle f.). Shell shock.

f. funcional vocal (functional vocal f.). Phonasthenia.

fatigable (fatigable). Tiring on very slight exertion.

fatnorragia (phatnorrhagia). Hemorrhage from a dental alveolus.

fauces, gen. **faucium** (fauces, gen. faucium). [*fauces*, NA]. The space between the cavity of the mouth and the pharynx.

faucial (faucial). Relating to the fauces.

faucitis (faucitis). Inflammation of the fauces.

fauna (fauna). The animal forms of a continent, district, locality, or habitat.

faveolado (faveolate). Pitted.

fávide (favid). An allergic reaction in the skin observed in patients who have favus.

favismo (favism). Fabism; an acute condition seen chiefly in Italy, following the ingestion of certain species of beans, or inhalation of the pollen of its flowers.

favo (favus). Crusted ringworm; honeycomb ringworm; honeycomb tetter; tinea favosa.

F.C.A.P. **1.** (F.C.A.P.). Abbreviation for Fellow of the College of American Pathologists. **2.** (F.A.C.P.). Abbreviation for Fellow of the American College of Physicians, or of Prosthodontists.

FDA (FDA). Abbreviation for Food and Drug Administration of the United States Department of Health and Human Services.

FDNB (FDNB). Abbreviation for fluoro-2,4-dinitrobenzene.

febrícula (febricula). A simple continued fever; a mild fever of short duration, of indefinite origin, and without any distinctive pathology.

febrifaciente **1.** (febricant). Febrifacient. **2.** (febrifacient). Febricant; febriferous; febrific; causing or favoring the development of fever. **3.** (febrifacient). Anything that produces fever.

febrífero (febriferous). Febrifacient.

febrífico (febrific). Febrifacient.

febrífugo **1.** (febrifugal). Antipyretic. **2.** (febrifuge). Antipyretic.

febril (febrile). Feverish; pyrectic; pyretic; denoting or relating to fever.

fecal (fecal). Relating to feces.

fecalito (fecalith). Coprolith.

fecaloide (fecaloid). Resembling feces.

fecaloma (fecaloma). Coproma.

fecaluria (fecaluria). The commingling of feces with urine passed from the urethra in persons with a fistula connecting the intestinal tract and bladder.

feculento (feculent). Foul.

fecundación (fecundation). The act of rendering fertile.

fecundar (fecundate). To impregnate; to make fertile.

fecundidad (fecundity). Pronounced fertility; capability of repeated fertilization.

fecundo (fecund). Fertile.

FEF (FEF). Abbreviation for forced expiratory flow.

felación (fellation). Fellatio.

felino (feline). Pertaining or relating to cats.

felipresina (felypressin). Octapressin; lysine vasopressin with phenylalanine at position 2.

fellatio (fellatio). Fellation; fellatorism; irrumation; oral stimulation of the penis; a type of oral-genital sexual activity.

fellatrix (fellatrix). A female who takes the oral part in fellatio.

FeLV (FeLV). Abbreviation for feline leukemia virus.

feminización (feminization). Development of female characteristics by a male.

f. testicular (testicular f.).

femoral (femoral). Relating to the femur or thigh.

femorocele (femorocele). Femoral hernia.

femorotibial (femorotibial). Relating to the femur and the tibia.

femto-(f) (femto- (f)). Prefix used in the SI and metric systems to signify one-quadrillionth (10^{-15}).

fémur (femur, gen. femoris, pl. femora). **1.** [*femur,* NA]. The thigh. **2.** [*os femoris,* NA].

fen-, feno- (phen-, pheno-). **1.** Combining form denoting appearance. **2.** In chemistry, combining form denoting derivation from benzene (phenyl-).

fenacaína, clorhidrato de (phenacaine hydrochloride). A potent local surface anesthetic used in ophthalmology.

fenacemida (phenacemide). Phenylacetylurea; an anticonvulsant used in the treatment of epilepsy.

fenacetina (phenacetin). Acetophenetidin; *p*-acetaminophenetide; an analgesic and antipyretic.

fenaciclamina (phenacyclamine). Phenetamine.

fenacridano, cloruro de (phenacridane chloride). Topical antiseptic.

fenadoxona, clorhidrato de (phenadoxone hydrochloride). Heptazone hydrochloride; an analgesic and hypnotic.

fenaglicodol (phenaglycodol). A central nervous system depressant used in the treatment of anxiety and simple neuroses.

fenantreno (phenanthrene). A compound isomeric with anthracene, derived from coal tar.

fenarsenamina (phenarsenamine). Arsphenamine.

fenarsona, sulfoxilato de (phenarsone sulfoxylate). A pentavalent arsenical used in trichomonal vaginitis.

fenato (phenate). Carbolate; a salt or ester of phenol (carbolic acid).

fenazacilina (phenazacillin). Hetacillin.

fenazocina (phenazocine). A potent analgesic when given intramuscularly or intravenously, less effective orally.

fenazolina, clorhidrato de (phenazoline hydrochloride). Antazoline hydrochloride.

fenazopiridina, clorhidrato de (phenazopyridine hydrochloride). A urinary antiseptic and anesthetic.

fencamina (fencamine). A central nervous system stimulant.

fenciclidina (phencyclidine (PCP)). A substance of abuse, used for its hallucinogenic properties, which can produce profound psychological and behavioral disturbances.

fenclonina (fenclonine). A serotonin inhibitor.

fendimetrazina, tartrato de (phendimetrazine tartrate). An anorexic agent.

fenelzina, sulfato de (phenelzine sulfate). (2-Phenethyl) hydrazine sulfate; a monoamine oxidase inhibitor used as an antidepressant.

fenestra, pl. **fenestrae** (fenestra, pl. fenestrae). [*fenestra*, NA]. Window.

fenestración (fenestration). **1.** The presence of openings or fenestrae in a part. **2.** In dentistry, a surgical perforation of the mucoperiosteum and alveolar process to expose the root tip of a tooth to permit drainage of tissue exudate.

f. traqueal (tracheal f.).

fenestrado (fenestrated). Having fenestrae or window-like openings.

fenetamina (phenetamine). Phenacyclamine; an intestinal antispasmodic.

fenetarbital (phenetharbital). An anticonvulsant agent.

feneticilina potasio (phenethicillin potassium). Penicillin B.

fenetilina, clorhidrato de (fenethylline hydrochloride). An analeptic.

fenetsal (phenetsal). Acetaminosalol.

feneturida (pheneturide). Phenylethylacetylurea; an antiepileptic similar in action to phenacemide.

fenfluramina, clorhidrato de (fenfluramine hydrochloride). An anorexigenic agent.

fenformina, clorhidrato de (phenformin hydrochloride). An oral hypoglycemic agent no longer used in the U.S.

fenglutarimida, clorhidrato de (phenglutarimide hydrochloride). An antihistaminic used to decrease or prevent motion sickness, and to control Ménière's disease and vomiting.

fengofobia (phengophobia). Morbid fear of daylight.

fenicarbazida (phenicarbazide). An antipyretic.

fenilacetilurea (phenylacetylurea). Phenacemide.

fenilalanina (phenylalanine (Phe)). One of the common amino acids in proteins.

f. 4-hidroxilasa (phenylalanine 4-hydroxylase). Phenylalanine 4-mono-oxygenase.

f. 4-monooxigenasa (phenylalanine 4-monooxygenase).

fenilalaninasa (phenylalaninase). Phenylalanine 4- monooxygenase.

fenilamina (phenylamine). Aniline.

fenilbenceno (phenylbenzene). Biphenyl.

fenilbutazona (phenylbutazone). An analgesic, antipyretic, anti-inflammatory, and uricosuric agent.

fenilcarbinol (phenylcarbinol). Benzyl alcohol.
fenilcetonuria (phenylketonuria (PKU)). Congenital deficiency of phenylalanine 4-monooxygenase causing inadequate formation of L-tyrosine, elevation of serum L-phenylalanine, urinary excretion of phenylpyruvic acid and other derivatives, and accumulation of phenylalanine and its metabolites.
fenilefrina, clorhidrato de (phenylephrine hydrochloride). A sympathomimetic amine; a powerful vasoconstrictor, used as a nasal decongestant and mydriatic.
feniletilmalonilurea (phenylethylmalonylurea). Phenobarbital.
fenilindanediona (phenylindanedione). Phenindione.
fenilisotiocianato (phenylisothiocyanate (PITC, PhNCS)). Edman's reagent.
fenilo (phenyl (Ph)). The univalent radical of benzene.
  aminosalicilato de f. (p. aminosalicylate).
  salicilato de f. (p. salicylate).
fenilpiperona (phenylpiperone). Dipipanone.
fenilpropanolamina (phenylpropanolamine). A sympathomimetic amine, used as a nasal decongestant and bronchodilator.
feniltiocarbamida (phenylthiocarbamide). Phenylthiourea.
feniltiocarbamoílo (phenylthiocarbamoyl (PTC)).
feniltiohidantoína (phenylthiohydantoin (PTH)). The compound formed from an amino acid in the Edman method of protein degradation.
feniltiourea (phenylthiourea). Phenylthiocarbamide; a substance that tastes bitter to some persons but is tasteless to others.
feniltoloxamina (phenyltoloxamine). An antihistaminic.
feniltrimetilamonio (phenyltrimethylammonium (PTMA)). A highly selective stimulant of the motor endplates of skeletal muscle.
fenindamina, tartrato de (phenindamine tartrate). An antihistaminic.
fenindiona (phenindione). Phenylindanedione; a synthetic anticoagulant with action and uses similar to those of bishydroxycoumarin.
feniramidol, clorhidrato de (phenyramidol hydrochloride). An analgesic and a muscle relaxant.
feniramina, maleato de (pheniramine maleate). An antihistaminic.
fenitoína (phenytoin). Diphenylhydantoin; an anticonvulsant used in the treatment of grand mal epilepsy.
fenmetilol (phenmethylol). Benzyl alcohol.
fenmetrazina, clorhidrato de (phenmetrazine hydrochloride). An anorexic agent.
fenobarbital (phenobarbital). Phenylethylmalonylurea; a long-acting oral or parenteral sedative and hypnotic.
fenobutiodil (phenobutiodil). A radiographic contrast medium for cholecystography.
fenocigo (phenozygous). Having a narrow cranium as compared with the width of the face, so that when the skull is viewed from above, the zygomatic arches are visible.
fenocopia (phenocopy). **1.** An individual with clinical or laboratory characteristics that would ordinarily assign him to a specific phenotype with respect to genetic abnormality, but whose characteristics are of environmental rather than genetic etiology. **2.** A condition of environmental etiology that mimics a condition usually of genetic etiology.
fenodesviado (phenodeviant). An individual with a phenotype significantly different from that of the population to which it belongs.
fenodina (phenodin). Hematin.
fenogreco (fenugreek). *Trigonella faenumgraecum* (family Leguminosae); an annual plant indigenous to western Asia.
fenol (phenol). Carbolic acid; phenic acid; phenyl alcohol.
  f. alcanforado (camphorated p.).
  f. licuado (liquefied p.).
  f. oxidasa (p. oxidase). Laccase.
fenolado (phenolated). Carbolated; impregnated or mixed with phenol.
fenolasa (phenolase). Laccase.
fenolemia (phenolemia). The presence of phenols in the blood.
fenolftaleína (phenolphthalein). Obtained by the action of phenol on phthalic anhydride.
fenología (phenology). The study of the biological rhythms of plants and animals, particularly those rhythms showing seasonal variation.
fenolsulfonftaleína (phenolsulfonphthalein (PSP)). Phenol red.
fenoluria (phenoluria). The excretion of phenols in the urine.
fenómeno (phenomenon, pl. phenomena). **1.** A symptom; an occurrence of any sort, whether ordinary or extraordinary, in relation to a disease. **2.** Any unusual fact or occurrence.
  f. de adherencia de eritrocitos (erythrocyte adherence p.).
  f. de adherencia de glóbulos rojos (red cell adherence p.).
  f. de adhesión (adhesion p.). Immune adherence p.
  f. de aflujo acuoso (aqueous influx p.). Ascher's aqueous influx p.
  f. de aflujo acuoso de Ascher (Ascher's aqueous influx p.).
  f. AFORMED (AFORMED p.).
  f. del amanecer (dawn p.).
  f. Anrep (Anrep p.).
  f. de Arias-Stella (Arias-Stella p.). Arias-Stella effect; Arias-Stella reaction.
  f. de Arthus (Arthus p.). Arthus reaction.
  f. de Aschner (Aschner's p.). Oculocardiac reflex.
  f. de Ashley (Ashley's p.). Oculocardiac reflex.
  f. de Ashman (Ashman's p.).
  f. de Aubert (Aubert's p.).
  f. autoscópico (autoscopic p.).
  f. de Babinski (Babinski's p.). Babinski's sign.
  f. de Bell (Bell's p.).
  f. Bombay (Bombay p.).
  f. de Bordet-Gengou (Bordet-Gengou p.).
  f. del brazo (arm p.). Pool's p.
  f. de Brücke-Bartley (Brücke-Bartley p.).
  f. de la cadera (hip p.). Joffroy's reflex.
  f. de Capgras (Capgras' p.). Capgras' syndrome.
  f. de caza (hunting p.). Hunting reaction.
  f. cervicolumbar (cervicolumbar p.).
  f. de constancia (constancy p.).
  f. de Cushing (Cushing p.). Cushing effect; Cushing response.
  f. de d'Herelle (d'Herelle p.). Twort-d'Herelle p.
  f. de Danysz (Danysz p.).
  f. de Debré (Debré p.).
  f. de "declamping" (declamping p.). Declamping shock.
  f. del dedo (finger p.). Gordon's sign.
  f. de los dedos del pie (toe p.). Babinski's sign.
  f. de "déjà vu" (déjà vu p.).
  f. de Déjérine-Lichtheim (Déjérine-Lichtheim p.). Lichtheim's sign.
  f. de Denys-Leclef (Denys-Leclef p.).
  f. del diafragma (diaphragm p.). Litten's p.; phrenic p.
  f. en dirección errada (misdirection p.). Aberrant regeneration.
  f. de Donath-Landsteiner (Donath-Landsteiner p.).
  f. de Doppler (Doppler p.). Doppler effect.
  f. de Duckworth (Duckworth's p.).
  f. de Ehret (Ehret's p.).
  f. de Ehrlich (Ehrlich's p.).
  f. de la escalera (staircase p.).
  f. de escape (escape p.).
  f. del facial (facialis p.).
  f. de fermentación simbiótica (symbiotic fermentation p.).
  f. fi (phi p.).
  f. de flexión de cadera (hip-flexion p.).
  f. frénico (phrenic p.). Diaphragm p.
  f. frénico cruzado (crossed phrenic p.).
  f. de Friedreich (Friedreich's p.).
  f. de Gallavardin (Gallavardin's p.).
  f. generalizado de Shwartzman (generalized Shwartzman p.).
  f. de Gengou (Gengou p.). An extension of the Bordet-Gengou p.
  f. de "gestalt" (gestalt p.).
  f. de Goldblatt (Goldblatt p.). Goldblatt's hypertension.
  f. de Grasset (Grasset's p.). Grasset-Gaussel p.
  f. de Grasset-Gaussel (Grasset-Gaussel p.). Grasset's p.
  f. de guiño del maxilar (jaw-winking p.).
  f. de Gunn (Gunn p.). Jaw-winking syndrome.
  f. de Hamburger (Hamburger's p.). Chloride shift.
  f. de Hill (Hill's p.). Hill's sign.
  f. de Hoffmann (Hoffmann's p.).
  f. de Houssay (Houssay p.). Houssay animal.
  f. de inmunoadherencia (immune adherence p.). Adhesion p.
  f. del intervalo (gap p.).
  f. de Jod-Basedow (Jod-Basedow p.).

E F G

f. de Köbner (Köbner's p.). Isomorphic response.
f. de Koch (Koch's p.).
f. de Kohnstamm (Kohnstamm's p.). After-movement.
f. de Kühne (Kühne's p.).
f. LE (LE p.).
f. de Leichtenstern (Leichtenstern's p.). Leichtenstern's sign.
f. leproso de Lucio (Lucio's leprosy p.). Lucio's leprosy.
f. de liberación (release p.).
f. lingual (tongue p.). Schultze's sign.
f. de Litten (Litten's p.). Diaphragm p.
f. manual de Déjérine (Déjérine's hand p.). Déjérine's reflex.
f. de Marcus Gunn (Marcus Gunn p.).
f. de Mitzuo (Mitzuo's p.).
f. de Negro (Negro's p.). Cogwheel p.
f. de no reflujo (no reflow p.).
f. "on-off" (on-off p.).
f. del orbicular (orbicularis p.).
f. paradójico del diafragma (paradoxical diaphragm p.).
f. paradójico de Hunt (Hunt's paradoxical p.).
f. peroneo (peroneal p.).
f. de Pfeiffer (Pfeiffer's p.).
f. de la pierna (leg p.). Pool's p.
f. de Pool (Pool's p.).
f. psi (psi p.). A p. that includes both psychokinesis and extrasensory perception.
f. pupilar de Galassi (Galassi's pupillary p.).
f. pupilar paradójico (paradoxical pupillary p.).
f. de Purkinje (Purkinje's p.). Purkinje shift.
f. de "quellung" (quellung p.). Neufeld capsular swelling.
f. R-sobre-T (R-on-T p.).
f. radial (radial p.).
f. de Raynaud (Raynaud's p.).
f. de re-entrada (reentry p.).
f. de rebote (rebound p.).
f. de recoagulación (reclotting p.). Thixotropy.
f. de Ritter-Rollet (Ritter-Rollet p.).
f. del "robo" (steal p.).
f. de la rodilla (knee p.). Patellar reflex.
f. de la rueda dentada (cogwheel p.). Negro's p.
f. de Rust (Rust's p.).
f. de Sanarelli (Sanarelli p.). Generalized Shwartzman p.
f. de Sanarelli-Swartzman (Sanarelli-Shwartzman p.).
f. de Schellong-Strisower (Schellong-Strisower p.).
f. de Schiff-Sherrington (Schiff-Sherrington p.).
f. de Schüller (Schüller's p.).
f. de Schultz-Charlton (Schultz-Charlton p.).
f. de la seda tornasolada (shot-silk p.). Shot-silk retina.
f. de separación, de alejamiento (breakoff p., breakaway p.).
f. seudo-Graefe (pseudo-Graefe's p.).
f. de Sherrington (Sherrington p.).
f. de Shwartzman (Shwartzman p.). Shwartzman reaction.
f. de Somogyi (Somogyi p.). Somogyi effect.
f. de Soret (Soret's p.).
f. de Splendore-Hoeppli (Splendore-Hoeppli p.).
f. de Strassman (Strassman's p.).
f. de Strümpell (Strümpell's p.). Tibial p.
f. de Theobald Smith (Theobald Smith's p.).
f. tibial (tibial p.). Strümpell's p.
f. de Tournay (Tournay's p.). Tournay sign.
f. de Twort (Twort p.). Twort-d'Herelle p.
f. de Twort-d'Herelle (Twort-d'Herelle p.). Twort p.
f. de Tyndall (Tyndall p.).
f. venoso de Gärtner (Gärtner's vein p.).
f. de Wenckebach (Wenckebach p.).
f. de Westphal (Westphal's p.). Erb-Westphal sign.
f. de Westphal-Piltz (Westphal-Piltz p.).
f. de Wever-Bray (Wever-Bray p.).
f. de zambullida o inmersión (dip p.).

fenomenología (phenomenology). **1.** The systematic description and classification of phenomena without attempt at explanation or interpretation. **2.** The study of human experiences, irrespective of objective-subjective distinctions.

fenoperidina (phenoperidine). An analgesic.

fenoprofeno cálcico (fenoprofen calcium). An anti-inflammatory analgesic used in the treatment of rheumatoid arthritis.

fenotiazina (phenothiazine). Dibenzothiazine; thiodiphenylamine; a compound formerly used extensively for the treatment of intestinal nematodes in animals.

fenotípico (phenotypic). Relating to phenotype.

fenotipo (phenotype). Manifestation of a genotype or the combined manifestation of several different genotypes.

fenoxazina (phenoxazine). Phenothiazine in which S is replaced by O.

fenoxazona (phenoxazone).

fenoxibenzamina, clorhidrato de (phenoxybenzamine hydrochloride). A potent adrenergic (α-receptor) blocking agent of the β-haloalkylamines.

2-fenoxietanol (2-phenoxyethanol). An antibacterial agent used in the topical treatment of wound infections.

α-fenoxietilpenicilina potásica (α-phenoxyethylpenicillin potassium). Phenethicillin potassium.

fenoximetilpenicilina (phenoxymethylpenicillin). Penicillin V.

α-fenoxipropilpenicilina potásica (α-phenoxypropylpenicillin potassium). Propicillin.

fenpentermina, tartrato de (phenpentermine tartrate). α,α,β-Trimethylphenethylamine; an anorexigenic agent.

fenpipramida (fenpipramide). An antispasmodic.

fenprobamato (phenprobamate). Proformiphen; 3-phenylpropyl carbamate; a skeletal muscle relaxant with antianxiety action.

fenprocumon (phenprocoumon). A long-acting orally effective anticoagulant.

fenpropionato (phenpropionate). USAN-approved contraction for 3-phenylpropionate.

fensuximida (phensuximide). An anticonvulsant drug used in the treatment of petit mal epilepsy.

fentanilo, citrato de (fentanyl citrate). A narcotic analgesic used as a supplementary analgesic in general anesthesia.

fentermina (phentermine). An anorexic agent.

fenticlor (fenticlor). A topical anti-infective agent.

fentolamina, clorhidrato de (phentolamine hydrochloride). An adrenergic (α-receptor) blocking agent.

fentolamina, mesilato de (phentolamine mesylate). Phentolamine methanesulfonate; the same actions as phentolamine hydrochloride, for intravenous use only.

feo- (pheo-). **1.** Prefix denoting the same substituents on a phorbin or phorbide (porphyrin) residue as are present in chlorophyll, excluding any ester residues and Mg. **2.** Combining form meaning dusky, gray, or dun.

feocromo (pheochrome). **1.** Chromaffin. **2.** Staining darkly with chromic salts.

feocromoblasto (pheochromoblast). A primitive chromaffin cell which, with sympathetoblasts, enters into the formation of the adrenal gland.

feocromoblastoma (pheochromoblastoma). Obsolete term for pheochromocytoma.

feocromocito (pheochromocyte). Pheochrome cell; a chromaffin cell of a sympathetic paraganglion, medulla of an adrenal gland, or of a pheochromocytoma.

feocromocitoma (pheochromocytoma). A functional chromaffinoma, usually benign, derived from cells in the adrenal medullary tissue and characterized by the secretion of catecholamines.

feofitina (pheophytin). Pheophorbide with a phytyl ester on the C-17 propionic residue; chlorophyll less its magnesium atom.

feoforbida (pheophorbide). Phorbin with all the side-chains found in chlorophylls *a* and *b* but lacking the phythyl group.

feoforbina (pheophorbin). A chlorophyllide; that which remains of a chlorophyll molecule when the magnesium atom has been removed and the phytyl and methyl esters hydrolyzed to the free acids.

feohifomicosis (phaeohyphomycosis). A group of superficial and deep infections caused by dematiaceous fungi that form hyphae and yeastlike cells in tissue.

feomelanina (pheomelanin). A type of melanin found in red hair.

feomelanogénesis (pheomelanogenesis). The formation of pheomelanin by living cells.

feomelanosoma (pheomelanosome). A spherical melanosome of pheomelanin in red hair.

féresis (pheresis). A procedure in which blood is removed from a donor, separated, and a portion retained, with the remainder returned to the donor.

fermentable (fermentable). Capable of undergoing fermentation.
fermentación (fermentation). **1.** A chemical change induced in a complex organic compound by the action of an enzyme, whereby the substance is split into simpler compounds. **2.** In bacteriology, the anaerobic dissimilation of substrates with the production of energy and reduced compounds.
f. acética, acetosa (acetic f., acetous f.).
f. del ácido láctico (lactic acid f.).
f. amílica (amylic f.).
fermentar (ferment). To cause or to undergo fermentation.
fermentativo (fermentative). Causing or having the ability to cause fermentation.
fermento (ferment). To cause or to undergo fermentation.
fermio (fermium). Radioactive element, artificially prepared in 1955, atomic symbol Fm, atomic no. 100.
feromonas (pheromone). A type of ectohormone secreted by an individual and perceived by a second individual of the same species, thereby producing a change in the sexual or social behavior of that individual.
ferratina (ferratin). Sodium iron albuminate; a hematinic.
ferredoxinas (ferredoxins). Proteins containing iron and (labile) sulfur in equal amounts, displaying electron-carrier activity but no classical enzyme function.
ferri- (ferri-). Prefix designating the presence of a ferric ion in a compound.
ferricianuro (ferricyanide).
ferricitocromo (ferricytochrome). A cytochrome containing oxidized (ferric) iron.
férrico (ferric). Relating to iron, especially denoting a salt containing iron in its higher (triad) valence, Fe^{3+}.
ferrihem (ferriheme). Hematin.
ferrihemoglobina (ferrihemoglobin). Methemoglobin.
ferriporfirina (ferriporphyrin). The compound formed between a ferric ion and a porphyrin; e.g., ferriprotoporphyrin (hemin).
cloruro de f. (f. chloride). Hemin.
ferriprotoporfirina (ferriprotoporphyrin). Hemin.
ferritina (ferritin). An iron protein complex, containing up to 23% iron, formed by the union of ferric iron with apoferritin.
ferro- (ferro-). Prefix designating the presence of metallic iron or of the divalent ion Fe^{2+}.
ferrocianógeno (ferrocyanogen). Ferrocyanide.
ferrocianuro (ferrocyanide). Ferrocyanogen; a compound containing the anion .
ferrocinética (ferrokinetics). The study of iron metabolism using radioactive iron.
ferrocitocromo (ferrocytochrome). A cytochrome containing reduced (ferrous) iron.
ferrocolinato (ferrocholinate). Iron choline citrate chelate, used for oral administration in the treatment and prevention of iron deficiency anemias.
ferrohem (ferroheme). Heme.
ferroporfirina (ferroporphyrin). The compound formed between a ferrous ion and a porphyrin; e.g., ferroprotoporphyrin (heme).
ferroproteínas (ferroproteins). Proteins containing iron in a prosthetic group; e.g., heme, cytochrome.
ferroprotoporfirina (ferroprotoporphyrin). Heme.
ferroquelatasa (ferrochelatase). A lyase that catalyzes the acid hydrolysis of heme, forming protoporphyrin and free ferrous iron.
ferroso (ferrous). Relating to iron, especially denoting a salt containing iron in its lowest valence state, Fe^{2+}.
ferrosoférrico (ferrosoferric). Denoting a combination of a ferrous compound with a ferric compound.
ferroterapia (ferrotherapy). Therapeutic use of iron.
ferruginación (ferrugination). Deposition of ferric salts in the walls of small blood vessels, typically within the basal ganglia and cerebellum.
ferruginoso (ferruginous). **1.** Iron-bearing; associated with or containing iron. **2.** Of the color of iron rust.
fértil (fertile). **1.** Fecund; fruitful; capable of conceiving and bearing young. **2.** Impregnated; fertilized.
fertilicina (fertilizin). An acid polysaccharide-amino acid complex associated with the female gamete membrane of several organisms.
fertilidad (fertility). The state of being fertile.
fertilización (fertilization). The process beginning with penetration of the secondary oocyte by the spermatozoon and completed by fusion of the male and female pronuclei.
f. in vitro (in vitro f.).
f. in vivo (in vivo f.).
férula (splint). **1.** An appliance for preventing movement of a joint or for the fixation of displaced or movable parts. **2.** The s. bone, or fibula.
f. activa (active s.). Dynamic s.
f. en aeroplano (airplane s.).
f. de alambre (wire s.).
f. de alambre de Cramer (Cramer wire s.).
f. en almohada de Frejka (Frejka pillow s.).
f. en ancla (anchor s.).
f. de Anderson (Anderson s.).
f. balcánica (Balkan s.'s). Balkan frame.
f. cementada por grabado en ácido (acid etch cemented s.).
f. de coaptación (coaptation s.).
f. de contacto (contact s.).
f. de Denis Browne (Denis Browne s.).
f. dental (cap s.).
f. dinámica (dynamic s.). Active s.; functional s.
f. dorsal o posterior (backboard s.).
f. escalonada o en escalera (ladder s.). Cramer wire s.
f. de Essig (Essig s.).
f. funcional (functional s.).
f. de Gunning (Gunning s.).
f. de Hodgen (Hodgen s.).
f. inflable (inflatable s.). Air s.
f. interdentaria (interdental s.).
f. invertida de Kingsley (reverse Kingsley s.). Kingsley s.
f. de Kingsley (Kingsley s.). Reverse Kingsley s.
f. labial o vestibular (labial s.).
f. lingual o palatina (lingual s.).
f. de Liston (Liston's s.).
f. neumática (air s.).
f. quirúrgica (surgical s.).
f. de Stader (Stader s.).
f. de Taylor (Taylor's s.). Taylor's back brace.
f. de Thomas (Thomas s.).
f. de Tobruk (Tobruk s.).
f. de yeso (plaster s.).
ferulización (splinting). **1.** Application of a splint or treatment using a splint. **2.** In dentistry, the joining of two or more teeth into a rigid unit by means of fixed or removable restorations or applicances. **3.** Stiffening of a body part to avoid pain caused by movement of the part.
festinación (festination). The peculiar acceleration of a shuffling gait noted in parkinsonism and some other nervous affections.
festinante (festinant). Rapid; hastening; accelerating.
festón (festoon). **1.** A carving in the base material of a denture that simulates the contours of the natural tissue that is being replaced by the denture. **2.** A distinguishing characteristic of certain hard tick species, consisting of small rectangular areas separated by grooves along the posterior margin of the dorsum of both males and females.
f. gingival (gingival f.). An arcuate enlargement of the marginal gingiva.
festoneado 1. (scalloping). A series of indentations or erosions on a normally smooth margin of a structure. **2.** (festooning). Undulating, like the pattern of dermal papillae beneath a subepidermal blister.
FET (FET). Abbreviation for forced expiratory time.
fetación (fetation). Pregnancy.
fetal (fetal). Relating to a fetus.
fetal reticularis (fetal reticularis). Term sometimes used as a synonym for: fetal adrenal cortex; androgenic zone; X zone.
fetalismo (fetalism). Presence of certain fetal structures or characteristics in the body after birth.
fetiche (fetish). An inanimate object or nonsexual body part that is regarded as endowed with magic or erotic qualities.
fetichismo (fetishism). The act of worshipping or using for sexual arousal and gratification that which is regarded as a fetish.
feticida (feticide). Destruction of the embryo or fetus in the uterus.
fétido (fetid). Foul-smelling.

feto (fetus, pl. fetuses). **1.** The unborn young of a viviparous animal after it has taken form in the uterus. **2.** [*fetus*, NA]. In humans, the product of conception from the end of the eighth week to the moment of birth.
f. arlequín (harlequin f.). Ichthyosis fetalis.
f. en feto (f. in fetu).
f. papiráceo (f. papyraceus).
f. retenido (impacted f.).
fetoglobulinas (fetoglobulins). One of a number of proteins found in fetal blood of unknown function.
fetografía (fetography). Radiography of the fetus in utero, using a water soluble medium.
fetología (fetology). Fetal medicine.
fetometría (fetometry). Estimation of the size of the fetus, especially of its head, prior to delivery.
fetopatía (fetopathy). Embryopathy.
f. diabética (diabetic f.).
fetoplacentario (fetoplacental). Relating to the fetus and its placenta.
fetoproteínas (fetoproteins). Fetal proteins found in small amounts in adults.
fetoscopia (fetoscopy). Use of a fiberoptic endoscope to view the fetus and the fetal surface of the placenta transabdominally.
fetoscopio (fetoscope). A fiberoptic endoscope used in fetology.
fetotoxicidad (fetotoxicity). Injury to the fetus, that may result in death or retardation of growth or development, due to a substance that enters the maternal and placental circulation.
FEV (FEV). Abbreviation for forced expiratory volume.
FF (FF). Abbreviation for filtration fraction.
fial (phial). Vial.
fiálide (phialide). In fungi, a conidiogenous cell in which the meristematic end remains unchanged as successive conidia are extruded out to form chains.
fialoconidio (phialoconidium, pl. phialoconidia). A conidium produced by a phialide.
fibra (fiber). **1.** Fibra; fibrea; slender thread or filament. **2.** Extracellular filamentous structures. **3.** The nerve cell axon with its glial envelope. **4.** Elongated, hence threadlike cells such as muscle cells.
f. aceleradoras (accelerator f.'s). Augmentor f.'s.
f. adrenérgicas (adrenergic f.'s).
f. aferentes (afferent f.'s).
f. alfa (alpha f.'s).
f. amarillas (yellow f.'s). Elastic f.'s.
f. amielínicas (unmyelinated f.'s). Gray f.'s; nonmedullated f.'s; Remak's f.'s.
f. anastomosantes, anastomóticas (anastomosing f.'s, anastomotic f.'s).
f. arciformes (arcuate f.'s). [*fibrae arquatae cerebri*, NA].
f. arciformes externas (external arcuate f.'s). [*fibrae arcuatae externae*, NA].
f. arciformes internas (internal arcuate f.'s). [*fibrae arcuatae internae*, NA].
f. argirófilas (argyrophilic f.'s).
f. de asociación (association f.'s). Endogenous f.'s; intrinsic f.'s.
f. astrales (astral f.'s).
f. aumentadoras (augmentor f.'s). Accelerator f.'s.
f. B (B f.'s). Myelinated f. autonomic nerves.
f. de bastones (rod f.).
f. de Bergmann (Bergmann's f.'s).
f. beta (beta f.'s).
f. blanca (white f.).
f. de la bolsa nuclear (nuclear bag f.).
f. de la cadena nuclear (nuclear chain f.).
f. circulares (circular f.'s). [*fibrae circulares*, NA]; Müller's f.
f. colágenas, colagenosas (collagen f., collagenous f.). White f.
f. colinérgicas (cholinergic f.'s).
f. comisurales (commissural f.'s).
f. de conos (cone f.). A part of the cone cell of the retina.
f. corticobulbares (corticobulbar f.'s).
f. corticoespinales (corticospinal f.'s). [*fibrae corticospinales*, NA].
f. corticonucleares (corticonuclear f.'s). [*fibrae corticonucleares*, NA].
f. corticoprotuberanciales (corticopontine f.'s). [*fibrae corticopontinae*, NA].
f. corticorreticulares (corticoreticular f.'s). [*fibrae corticoreticulares*, NA].
f. del cristalino (f.'s of lens). [*fibrae lentis*, NA].
f. cromática (chromatic f.). Chromonema.
f. dentinales (dentinal f.'s, dental f.'s). Tomes' f.'s.
f. depresoras (depressor f.'s).
f. dietaria (dietary f.).
f. elásticas (elastic f.'s). Yellow f.'s.
f. endógenas (endogenous f.'s). Association f.'s.
f. del esmalte (enamel f.'s). [*prismata adamantina*, NA].
f. exógenas (exogenous f.'s).
f. fusiforme (spindle f.).
f. gamma (gamma f.'s).
f. de Gerdy (Gerdy's f.'s). [*ligamentum metacarpeum transversum superficiale*, NA].
f. de Gratiolet (Gratiolet's f.'s). [*radiatio optica*, NA].
f. grises (gray f.'s). Unmyelinated f.'s.
f. inhibitorias (inhibitory f.'s).
f. intercolumnares (intercolumnar f.'s). [*fibrae intercrurales*, NA].
f. intercrurales (intercrural f.'s). [*fibrae intercrurales*, NA].
f. intrafusales (intrafusal f.'s).
f. intrínsecas (intrinsic f.'s). Association f.'s.
f. de James (James f.'s). James tracts.
f. de Korff (Korff's f.'s).
f. de Kühne (Kühne's f.).
f. de Mahaim (Mahaim f.'s).
f. meridionales (meridional f.'s). [*fibrae meridionales*, NA].
f. motoras (motor f.'s).
f. de Müller (Müller's f.'s). [*fibrae circulares*, NA].
f. musculares estriadas (skeletal muscle f.'s).
f. musgosas (mossy f.'s).
f. de Nélaton (Nélaton's f.'s). Nélaton's sphincter.
f. nerviosa (nerve f.).
f. nerviosa mielínica (myelinated nerve f.). Medullated nerve f.
f. nerviosas meduladas (medullated nerve f.). Myelinated nerve f.
f. no meduladas (nonmedullated f.'s). Unmyelinated f.'s.
f. oblicuas del estómago (oblique f.'s of stomach). [*fibrae obliquae ventriculi*, NA].
f. osteocolagenosas (osteocollagenous f.'s).
f. osteogénicas (osteogenetic f.'s).
f. pectinadas (pectinate f.'s). [*musculi pectinati*, NA].
f. perforantes (perforating f.'s). Sharpey's f.'s.
f. periventriculares (periventricular f.'s). [*fibrae periventriculares*, NA].
f. pilomotoras (pilomotor f.'s).
f. piramidales (pyramidal f.'s). [*fibrae pyramidales*, NA].
f. precolágenas (precollagenous f.'s). Immature, argyrophilic f.'s.
f. presoras (pressor f.'s).
f. de proyección (projection f.'s).
f. de Prussak (Prussak's f.'s).
f. de Purkinje (Purkinje's f.'s).
f. de Reissner (Reissner's f.).
f. de Remak (Remak's f.'s). Unmyelinated f.'s.
f. reticulares (reticular f.'s).
f. de Retzius (Retzius' f.'s). Stiff f.'s in Deiters' cells.
f. roja (red f.'s).
f. de Rosenthal (Rosenthal f.).
f. de Sappey (Sappey's f.'s).
f. de Sharpey (Sharpey's f.'s). Perforating f.'s.
f. sudomotoras (sudomotor f.'s).
f. sustentaculares de la retina (sustentacular f.'s of retina). Müller's f.'s.
f. tautoméricas (tautomeric f.'s).
f. de Tomes (Tomes' f.'s). Dentinal f.'s.
f. transeptales (transseptal f.'s).
f. transversas de la protuberancia (transverse f.'s of pons). [*fibrae pontis transversae*, NA].
f. trepadoras (climbing f.'s).
f. de Weitbrecht (Weitbrecht's f.'s). [*retinaculum capsulae articularis coxae*, NA].
f. zonulares (zonular f.'s). [*fibrae zonulares*, NA].
fibra, pl. **fibrae** (fibra, pl. fibrae). [*fibra*, NA]. Fiber.
fibremia (fibremia). Inosemia; presence of formed fibrin in the blood, causing thrombosis or embolism.

fibrilación (fibrillation). **1.** The formation of fibrils. **2.** Exceedingly rapid contractions or twitching of muscular fibrils, but not of the muscle as a whole. **3.** Vermicular twitching, usually slow, of individual muscular fibers.
f. auricular (atrial f., auricular f.). Ataxia cordis; delirium cordis.
f. ventricular (ventricular f.).
fibrilar **1.** (fibrillate). To be in a state of fibrillation. **2.** (fibrillar, fibrillary). Filar; relating to a fibril. **3.** (fibrillar, fibrillary). Denoting the fine rapid contractions or twitchings of fibers or of small groups of fibers in skeletal or cardiac muscle. **4.** (fibrillate). Fibrillated.
fibrilla (fibril). Fibrilla; a minute fiber or component of a fiber.
f. de colágeno (collagen f.'s). Unit f.'s.
f. muscular (muscular f.). Myofibril.
f. subpelicular (subpellicular f.). Subpellicular microtubule.
f. unidad de (unit f.'s). Collagen f.'s.
fibrilla, pl. **fibrillae** (fibrilla, pl. fibrillae). Fibril.
fibrilogénesis (fibrillogenesis). The development of fine fibrils (as seen with the electron microscope) normally present in collagenous fibers of connective tissue.
fibrina (fibrin). An elastic filamentous protein derived from fibrinogen by the action of thrombin, which releases fibrinopeptides A and B from fibrinogen in coagulation of the blood.
fibrinasa (fibrinase). **1.** Former term for factor XIII. **2.** Plasmin.
fibrino- (fibrino-). Combining form relating to fibrin.
fibrinocelular (fibrinocellular). Composed of fibrin and cells, as in certain types of exudates resulting from acute inflammation.
fibrinocinasa (fibrinokinase). Fibrinolysokinase; now called plasminogen activator.
fibrinogenasa (fibrinogenase). Thrombin.
fibrinogenemia (fibrinogenemia). Hyperfibrinogenemia.
fibrinogénesis (fibrinogenesis). Formation or production of fibrin.
fibrinogénico, fibrinogenoso (fibrinogenic, fibrinogenous). **1.** Pertaining to fibrinogen. **2.** Producing fibrin.
fibrinógeno (fibrinogen). A globulin of the blood plasma that is converted into fibrin by the action of thrombin in the presence of ionized calcium to produce coagulation of the blood.
f. humano (human f.).
fibrinogenólisis (fibrinogenolysis). The inactivation or dissolution of fibrinogen in the blood.
fibrinogenopenia (fibrinogenopenia). A concentration of fibrinogen in the blood that is less than the normal.
fibrinoide (fibrinoid). **1.** Resembling fibrin. **2.** A deeply or brilliantly acidophilic, homogeneous, refractile, proteinaceous material that is frequently formed in the walls of blood vessels and in connective tissue of patients with such diseases as disseminated lupus erythematosus and other conditions.
fibrinolisina (fibrinolysin). Plasmin.
f. estreptocócica (streptococcal f.). Streptokinase.
fibrinólisis (fibrinolysis). Hydrolysis of fibrin.
fibrinolisocinasa (fibrinolysokinase). Fibrinokinase.
fibrinolítico (fibrinolytic). Denoting, characterized by, or causing fibrinolysis.
fibrinopéptido (fibrinopeptide). One of two peptides (A and B) released from fibrinogen by the action of thrombin to form fibrin.
fibrinopurulento (fibrinopurulent). Pertaining to pus or suppurative exudate that contains a relatively large amount of fibrin.
fibrinoscopia (fibrinoscopy). The chemical and physical examination of the fibrin of exudates, blood clots, etc.
fibrinoso (fibrinous). Pertaining to or composed of fibrin.
fibrinuria (fibrinuria). The passage of urine that contains fibrin.
fibro-, fibr- (fibro-, fibr-). Combining forms denoting fiber.
fibroadenoma (fibroadenoma). Fibroid adenoma; adenoma fibrosum; a benign breast neoplasm.
f. gigante (giant f.).
f. intracanalicular (intracanalicular f.).
f. pericanalicular (pericanalicular f.).
fibroadiposo (fibroadipose). Fibrofatty; relating to or containing both fibrous and fatty structures.
fibroareolar (fibroareolar). Denoting connective tissue that is both fibrous and areolar in character.
fibroblástico (fibroblastic). Relating to fibroblasts.
fibroblasto (fibroblast). A stellate or spindle-shaped cell with cytoplasmic processes present in connective tissue, capable of forming collagen fibers.
fibrocarcinoma (fibrocarcinoma). Scirrhous carcinoma.
fibrocartilaginoso (fibrocartilaginous). Relating to or composed of fibrocartilage.
fibrocartílago **1.** (fibrocartilage). Fibrocartilago; a variety of cartilage that contains visible type I collagen fibers. **2.** (fibrocartilago). Fibrocartilage.
f. basalis (fibrocartilago basalis). Basilar cartilage.
f. circunferencial (circumferential f.).
f. estratiforme (stratiform f.).
f. interarticular (interarticular f.). [*discus articularis*, NA].
f. interarticularis (fibrocartilago interarticularis). [*discus articularis*, NA].
f. intervertebralis (fibrocartilago intervertebralis). [*discus intervertebralis*, NA].
f. semilunar (semilunar f.).
f. semilunar externo (external semilunar f.). Meniscus lateralis.
f. semilunar interno de la articulación de la rodilla (internal semilunar f. of knee joint). Meniscus medialis.
fibrocelular (fibrocellular). Both fibrous and cellular.
fibrocistoma (fibrocystoma). A benign neoplasm, usually derived from glandular epithelium, characterized by cysts within a conspicuous fibrous stroma.
fibrocito (fibrocyte). Designation sometimes applied to an inactive fibroblast.
fibrocondritis (fibrochondritis). Inflammation of a fibrocartilage.
fibrocondroma (fibrochondroma). A benign neoplasm of cartilaginous tissue, in which there is a relatively unusual amount of fibrous stroma.
fibrocongestivo (fibrocongestive). Term sometimes used to indicate the general condition of an organ or tissue in which persistent congestion has resulted in necrosis of cells and replacement with connective tissue.
fibrodisplasia (fibrodysplasia). Abnormal development of fibrous connective tissue.
f. osificante progresiva (f. ossificans progressiva).
fibroelástico (fibroelastic). Composed of collagen and elastic fibers.
fibroelastosis (fibroelastosis). Excessive proliferation of collagenous and elastic fibrous tissue.
f. endocárdica, endomiocárdica (endocardial f., endomyocardial f.).
fibroencondroma (fibroenchondroma). An enchondroma in which the neoplastic cartilage cells are situated within an abundant fibrous stroma.
fibroepitelioma (fibroepithelioma). A skin tumor composed of fibrous tissue intersected by thin anastomosing bands of basal cells of the epidermis.
fibrofoliculoma (fibrofolliculoma). Neoplastic proliferation of the fibrous sheath of the hair follicle, with solid extensions of the epithelium of the follicular infundibulum.
fibrogénesis (fibrogenesis). The production or development of fibers.
fibrogliosis (fibrogliosis). A cellular reaction within the brain, usually in response to a penetrating injury, in which both astrocytes and fibroblasts participate and which culminates in a fibrous and glial scar.
fibrograso (fibrofatty). Fibroadipose.
fibroide (fibroid). **1.** Resembling or composed of fibers or fibrous tissue. **2.** Old term for certain types of leiomyoma. **3.** Fibroleiomyoma.
fibroidectomía (fibroidectomy). Fibromectomy; removal of a fibroid tumor.
fibroína (fibroin). A white insoluble protein forming the primary constituent (70%) of cobweb and silk.
fibroleiomioma (fibroleiomyoma). Leiomyofibroma.
fibrolipoma (fibrolipoma). Lipoma fibrosum; a lipoma with an abundant stroma of fibrous tissue.
fibroma (fibroma). A benign neoplasm derived from fibrous connective tissue.
f. ameloblástico (ameloblastic f.).
f. aponeurótico (aponeurotic f.).
f. blando (f. molle). Skin tag.

f. blando del embarazo (f. molle gravidarum). Molluscum fibrosum gravidarum.
f. cementante central (central cementifying f.).
f. concéntrico (concentric f.).
f. condromixoide (chondromyxoid f.). Chondrofibroma; chondromyxoma.
f. del conejo (rabbit f.). Shope f.
f. desmoplásico (desmoplastic f.).
f. digital recurrente de la infancia (recurring digital f.'s of childhood). Infantile digital fibromatosis.
f. gigantocelular (giant cell f.).
f. por irritación (irritation f.).
f. mixomatodes (f. myxomatodes). Myxofibroma.
f. no osificante (nonossifying f.).
f. no osteogénico (nonosteogenic f.). Fibrous cortical defect.
f. osificante central (central ossifying f.).
f. periférico osificante, odontogénico, cementante (peripheral ossifying f.).
f. periungular (periungual f.). Koenen's tumor.
f. senil (senile f.). Skin tag.
f. de Shope (Shope f.). Rabbit f.
f. telangiectásico (telangiectatic f.). Angiofibroma.
fibromatoide (fibromatoid). A focus, nodule, or mass (of proliferating fibroblasts) that resembles a fibroma but is not regarded as neoplastic.
fibromatosis (fibromatosis). **1.** A condition characterized by the occurrence of multiple fibromas, with a relatively large distribution. **2.** Abnormal hyperplasia of fibrous tissue.
f. abdominal (abdominal f.). Desmoid.
f. cervical (f. colli). Congenital torticollis.
f. digital infantil (infantile digital f.).
f. generalizada congénita (congenital generalized f.).
f. hialina juvenil (juvenile hyalin f.). Systemic hyalinosis.
f. infantil agresiva (aggressive infantile f.).
f. palmar (palmar f.).
f. palmoplantar juvenil (juvenile palmo-plantar f.).
f. peniana (penile f.). Peyronie's disease.
f. plantar (plantar f.). Dupuytren's disease of the foot.
fibromatoso (fibromatous). Pertaining to, or of the nature of, a fibroma.
fibromectomía (fibromectomy). Fibroidectomy.
fibromiectomía (fibromyectomy). Excision of a fibromyoma.
fibromioma (fibromyoma). A leiomyoma that contains a relatively abundant amount of fibrous tissue.
fibromiositis (fibromyositis). Chronic inflammation of a muscle with an overgrowth, or hyperplasia, of the connective tissue.
fibromixoma (fibromyxoma). A myxoma that contains a relatively abundant amount of mature fibroblasts and connective tissue.
fibromuscular (fibromuscular). Both fibrous and muscular; relating to both fibrous and muscular tissues.
fibronectina (fibronectin). A fibrous-linking glycoprotein widely distributed in connective tissue and basement membranes.
f. plasmática (plasma f.).
fibroneuroma (fibroneuroma). Neurofibroma.
fibroóptica (fiberoptics). An optical system whereby the image is conveyed by a compact bundle of small diameter, flexible, glass or plastic fibers.
fibroóptico (fiberoptic). Pertaining to fiberoptics.
fibroosteoma (fibro-osteoma). An osteoma in which the neoplastic bone-forming cells are situated within a relatively abundant stroma of fibrous tissue.
fibropapiloma (fibropapilloma). A papilloma characterized by a conspicuous amount of fibrous connective tissue at the base and forming the cores upon which the neoplastic epithelial cells are massed.
fibroplaca (fibroplate). Articular disk.
fibroplasia (fibroplasia). Production of fibrous tissue.
f. retrolenticular (retrolental f.). Retinopathy of prematurity.
fibroplástico (fibroplastic). Producing fibrous tissue.
fibropólipo (fibropolypus). A polypus composed chiefly of fibrous tissue.
fibropsamoma (fibropsammoma). A psammoma that has an unusually abundant, dense stroma of fibrous tissue.
fibroqueratoma (fibrokeratoma). A keratotic cutaneous polyp containing abundant connective tissue.
fibroquiste (fibrocyst). Any cystic lesion circumscribed by or situated within a conspicuous amount of fibrous connective tissue.
fibroquístico (fibrocystic). Pertaining to or characterized by the presence of fibrocysts.
fibrorreticulado (fibroreticulate). Relating to or consisting of a network of fibrous tissue.
fibrosarcoma (fibrosarcoma). A malignant neoplasm derived from deep fibrous tissue, characterized by bundles of immature proliferating fibroblasts.
f. ameloblástico (ameloblastic f.). Ameloblastic sarcoma.
f. infantil (infantile f.).
f. L Earle (Earle L f.).
fibroscopio (fiberscope). An optical instrument that transmits images through a flexible bundle of glass or plastic fibers.
fibroseroso (fibroserous). Composed of fibrous tissue with a serous surface; denoting any serous membrane.
fibrosis (fibrosis). Formation of fibrous tissue as a reparative or reactive process.
f. en boquilla (pipestem f.). Symmers' clay pipestem f.
f. endomiocárdica (endomyocardial f.). Endocardial fibroelastosis.
f. leptomeníngea (leptomeningeal f.).
f. mediastinal (mediastinal f.). Idiopathic fibrous mediastinitis.
f. pericentral (pericentral f.).
f. perimuscular (perimuscular f.). Subadventitial f.
f. quística del páncreas (cystic f., cystic f. of the pancreas).
f. retroperitoneal idiopática (idiopathic retroperitoneal f.).
f. subadventicia (subadventitial f.). Perimuscular f.
f. subepidérmica nodular (nodular subepidermal f.).
f. de sustitución (replacement f.).
f. de Symmers (Symmers' clay pipestem f., Symmers' f.). Pipestem f.
fibrositis (fibrositis). **1.** Inflammation of fibrous tissue. **2.** Muscular rheumatism.
f. cervical (cervical f.). Posttraumatic neck syndrome.
fibroso (fibrous). Composed of or containing fibroblasts, and also the fibrils and fibers of connective tissue formed by such cells.
fibrótico (fibrotic). Pertaining to or characterized by fibrosis.
fibrotórax (fibrothorax). Fibrosis of the pleural space.
fibroxantoma (fibroxanthoma).
f. atípico (atypical f.).
fibular (fibular). Fibularis; relating to the fibula.
fibularis (fibularis). [*fibularis*, NA]. Fibular.
fibulocalcáneo (fibulocalcaneal). Relating to the fibula and the calcaneus.
ficina (ficin). A proteolytic enzyme isolated from figs (*Ficus carica, globata*, and *doliaria*).
fico- (phyco-). Combining form denoting seaweed.
ficobilinas (phycobilins). Noncyclic tetrapyrroles, similar to bilirubin and urobilinogen, found in chloroplasts of certain algae.
ficocianina (phycocyanin). A blue chromoprotein found in certain algae.
ficocromo (phycochrome). A bluish green coloring matter from certain algae; a phycobilin.
ficoeritrina (phycoerythrin). A red chromoprotein found in red algae.
ficomicetosis (phycomycetosis). Zygomycosis.
ficomicosis (phycomycosis). Zygomycosis.
ficosis (ficosis). Sycosis.
fiebre (fever). **1.** Febris; pyrexia; a bodily temperature above the normal of 98.6°F (37°C). **2.** A disease in which there is an elevation of the body temperature above the normal.
f. por absorción (absorption f.).
f. de aclimatación (acclimating f.).
f. de Aden (Aden f.). Dengue.
f. aftosa (aphthous f.). Foot-and-mouth disease.
f. del agua negra (blackwater f.).
f. de las aguas rojas (redwater f.). Bovine babesiosis.
f. álgida perniciosa (algid pernicious f.).
f. de las algodonerías (cotton-mill f.). Byssinosis.
f. alimentaria (food f.).
f. amarilla (yellow f.).
f. amarilla de la jungla (jungle yellow f.).
f. ampollosa (bullous f.). Pemphigus acutus.
f. por arañazo de gato (cat-scratch f.).

f. ardiente (ardent f.). Heat apoplexy.
f. de los arrozales (ricefield f.).
f. aséptica (aseptic f.).
f. Assam (Assam f.). Visceral leishmaniasis.
f. azul (blue f.). Rocky Mountain spotted f.
f. baja (low f.).
f. de los barcos (ship f.). Typhus.
f. biliosa de los caballos (biliary f. of horses). Equine babesiosis.
f. biliosa de los perros (biliary f. of dogs).
f. biliosa equina (equine biliary f.). Equine babesiosis.
f. biliosa hematúrica (hematuric bilious f.).
f. biliosa remitente (bilious remittent f.).
f. botonosa (boutonneuse f.).
f. bouquet (bouquet f.). Dengue.
f. Bunyamwera (Bunyamwera f.).
f. Burdwan (Burdwan f.). Visceral leishmaniasis.
f. Bwamba (Bwamba f.).
f. del campo **1.** (camp f.). Typhus. **2.** (field f.). Canefield f.
f. canícola (canicola f.).
f. caquéctica (cachectic f.). Visceral leishmaniasis.
f. de los caracoles (snail f.). Schistosomiasis.
f. de la cárcel (jail f.). Typhus.
f. de Carter (Carter's f.).
f. catarral (catarrhal f.).
f. catarral maligna (malignant catarrhal f.).
f. por catéter (catheter f.). Urinary f.
f. cerebroespinal (cerebrospinal f.). Meningococcal meningitis.
f. del cieno (mud f.).
f. de los cinco días (five-day f.). Trench f.
f. de los conejos (rabbit f.). Tularemia.
f. continua (continued f.).
f. de la Costa Este (East Coast f.).
f. cotidiana (quotidian f.). Quotidian malaria.
f. cotidiana doble (double quotidian f.).
f. cuartana (quartan f.). Malariae malaria.
f. dandy (dandy f.). Dengue.
f. dengue (date f.). Dengue.
f. dengue, hemorrágica dengue (dengue f., dengue hemorrhagic f.). Dengue.
f. por desecación (exsiccation f.). Thirst f.
f. por deshidratación (dehydration f.). Thirst f.
f. del desierto (desert f.). Primary coccidioidomycosis.
f. digestiva (digestive f.).
f. dum-dum (Dumdum f.). Visceral leishmaniasis.
f. efímera (ephemeral f.). A febrile episode lasting no more than a day or two.
f. efímera bovina (bovine ephemeral f.). Ephemeral f. of cattle.
f. efímera del ganado (ephemeral f. of cattle). Bovine ephemeral f.
f. elefantoide (elephantoid f.).
f. entérica (enteric f.).
f. entericoide (entericoid f.).
f. epimástica (epimastical f.).
f. equina del Potomac (Potomac horse f.). Equine monocytic ehrlichiosis.
f. eruptiva (eruptive f.). Tick typhus.
f. escarlata (scarlet f.). Scarlatina.
f. escarlata en miniatura (miniature scarlet f.).
f. esencial (essential f.). F. without known infectious disease.
f. espirilada (spirillum f.). Relapsing f.
f. esteroide (steroid f.).
f. estivootoñal (aestivoautumnal f.). Falciparum malaria.
f. exantemática (exanthematous f.). Fever associated with an exanthem.
f. exantemática del Mediterráneo (Mediterranean exanthematous f.).
f. falciparum (falciparum f.). Falciparum malaria.
f. faringoconjuntival (pharyngoconjunctival f.).
f. por fatiga (fatigue f.).
f. por flebótomos **1.** (sandfly f.). Phlebotomus f. **2.** (phlebotomus f.). Pappataci f.; Pym's f.; three-day f.
f. fluvial japonesa (Japanese river f.). Tsutsugamushi disease.
f. de Fort Bragg (Fort Bragg f.). Pretibial f.
f. de Gambia (Gambian f.).
f. ganglionar (glandular f.). Infectious mononucleosis.
f. por garrapatas (tick f.).
f. por garrapatas de Colorado (Colorado tick f.). Tick f.
f. por garrapatas de Europa Central (Central European tick-borne f.). Tick-borne encephalitis (Central European subtype).
f. por garrapatas de North Queensland (North Queensland tick f.).
f. del hambre (famine f.) Relapsing f.
f. de Haverhill (Haverhill f.). Erythema arthriticum epidemicum.
f. hemoglobinúrica (hemoglobinuric f.). Malarial hemoglobinuria.
f. hemorrágica (hemorrhagic f.).
f. hemorrágica africana (African hemorrhagic f.).
f. hemorrágica argentina (Argentinian hemorrhagic f.).
f. hemorrágica boliviana (Bolivian hemorrhagic f.).
f. hemorrágica del ciervo (deer hemorrhagic f.).
f. hemorrágica del Congo y Crimea (Crimean-Congo hemorrhagic f.).
f. hemorrágica coreana (Korean hemorrhagic f.).
f. hemorrágica Ebola (Ebola hemorrhagic f.). Viral hemorrhagic f.
f. hemorrágica epidémica (epidemic hemorrhagic f.).
f. hemorrágica manchuriana (Manchurian hemorrhagic f.). Korean hemorrhagic f.
f. hemorrágica de Omsk (Omsk hemorrhagic f.).
f. hemorrágica con síndrome renal (hemorrhagic f. with renal syndrome). Epidemic hemorrhagic f.
f. hemorrágica de Uzbekistán (Uzbekistan hemorrhagic f.).
f. hemorrágica viral (viral hemorrhagic f.). Ebola hemorrhagic f.
f. del heno (hay f.). Autumnal catarrh; rhinitis nervosa.
f. hepática intermitente (hepatic intermittent f.).
f. de las heridas (wound f.). Traumatic f.
f. herpética (herpetic f.).
f. de los hilanderos (mill f.). Byssinosis.
f. hospitalaria (hospital f.). Classical epidemic typhus.
f. Ilheus (Ilhéus f.).
f. por inanición (inanition f.). Thirst f.
f. intermitente de Charcot (Charcot's intermittent f.).
f. de las inundaciones **1.** (flood f.). Tsutsugamushi disease. **2.** (inundation f.). Tsutsugamushi disease.
f. de las islas (island f.). Tsutsugamushi disease.
f. de la jungla (jungle f.). Malaria.
f. kedani (kedani f.). Tsutsugamushi disease.
f. Kinkiang (Kinkiang f.). Schistosomiasis japonica.
f. láctea difásica (diphasic milk f.).
f. Lassa (Lassa f.). Lassa hemorrhagic f.
f. hemorrágica Lassa (Lassa hemorrhagic f.). Lassa f.
f. del laurel (laurel f.).
f. de la leche (milk f.).
f. lenta (slow f.). A continued f.of long duration.
f. de los loros (parrot f.). Psittacosis.
f. maligna terciana (malignant tertian f.). Falciparum malaria.
f. de Malta (Malta f.). Brucellosis.
f. manchada (spotted f.).
f. manchada mexicana (Mexican spotted f.).
f. manchada de las Montañas Rocosas (Rocky Mountain spotted f.). Black f.; blue f.; tick f.
f. de Manchuria (Manchurian f.).
f. de Marsella (Marseilles f.). Tick typhus.
f. mediterránea familiar (familial Mediterranean f.).
f. del Mediterráneo (Mediterranean f.).
f. meningotifoidea (meningotyphoid f.).
f. mianeh (mianeh f.). Persian relapsing f.
f. miliar (miliary f.).
f. monoléptica (monoleptic f.).
f. por mordedura de gato (cat-bite f.).
f. por mordedura de rata (rat-bite f.). Sodoku; sokosho.
f. de las moscas de los ciervos (deer-fly f.). Tularemia.
f. Mossman (Mossman f.).
f. mumu (mumu f.). Samoan term for elephantoid f.
f. nanukayami (nanukayami f.).
f. de la navegación (shipping f.).
f. negra (black f.). Rocky Mountain spotted f.
f. nodal (nodal f.). Erythema nodosum.
f. de O'nyong-nyong (O'nyong-nyong f.).

f. del oeste de áfrica (West African f.). Malarial hemoglobinuria.
f. del oeste del Nilo (West Nile f.).
f. ondulante (undulant f.). Brucellosis.
f. de Oroya (Oroya f.). Carrión's disease.
f. otoñal (autumn f.).
f. palúdica **1.** (malarial f.). **2.** (paludal f.). Malaria.
f. palúdica intermitente (intermittent malarial f.).
f. palúdica remitente (remittent malarial f.).
f. de los pantanos **1.** (marsh f., swamp f.). Malaria. **2.** (swamp f.). Equine infectious anemia.
f. papataci (pappataci f.). Phlebotomus f.
f. papulosa (papular f.).
f. paratifoidea (paratyphoid f.). Paratyphoid; Schottmüller's disease.
f. parentérica (parenteric f.).
f. de Pel-Ebstein (Pel-Ebstein f.). Pel-Ebstein disease.
f. persa recurrente (Persian relapsing f.). Mianeh disease; mianeh f.
f. petequial (petechial f.). Purpura hemorrhagica.
f. piógena (pyogenic f.). Pyemia.
f. polca (polka f.). Dengue.
f. poliléptica (polyleptic f.).
f. porcina (swine f.). Hog cholera.
f. porcina africana (African swine f.).
f. pretibial (pretibial f.). Fort Bragg f.
f. por proteínas (protein f.).
f. puerperal **1.** (childbed f.). Puerperal f. **2.** (puerperal f.). Childbed f.; puerperal sepsis.
f. de Pym (Pym's f.). Phlebotomus f.
f. Q (Q f.).
f. quebrantahuesos (breakbone f.). Dengue.
f. quintana (quintan f.). Trench f.
f. recurrente **1.** (recurrent f.). Relapsing f. **2.** (relapsing f.). Recurrent f.; spirillum f.
f. recurrente de Dutton (Dutton's relapsing f.). Dutton's disease.
f. reumática (rheumatic f.).
f. del río Ross (Ross River f.). Epidemic polyarthritis.
f. roja del Congo (Congolian red f.). Murine typhus.
f. roja, roja del Congo (red f., red f. of the Congo). Murine typhus
f. romana (Roman f.).
f. sakushu (sakushu f.). Hasamiyami.
f. por sal (salt f.).
f. de San Joaquín (San Joaquin f.). Primary coccidioidomycosis.
f. de San Pablo (São Paulo f.).
f. sedienta (thirst f.). Dehydration f.; exsiccation f.
f. Sennetsu (Sennetsu f.).
f. séptica (septic f.). Septicemia.
f. de los siete días (seven-day f.).
f. sifilítica (syphilitic f.).
f. Sindbis (Sindbis f.).
f. sintomática (symptomatic f.). Traumatic f.
f. solar (solar f.). **1.** Dengue. **2.** Sunstroke.
f. sudafricana por garrapatas (South African tick-bite f.).
f. terapéutica (therapeutic f.).
f. terciana (tertian f.). Vivax malaria.
f. térmica (thermic f.). Heatstroke.
f. de Texas (Texas f.). Bovine babesiosis.
f. tifoidea (typhoid f.). Abdominal typhoid; enteric f.; typhoid.
f. tifus recrudescente (recrudescent typhus f.).
f. de tipo indiferenciado (undifferentiated type f.).
f. Tobia (Tobia f.). Rocky Mountain spotted f.
f. traumática (traumatic f.). Symptomatic f.; wound f.
f. de los tres días (three-day f.). Phlebotomus f.
f. de las trincheras (trench f.). Five-day f.; quintan f.
f. tripanosómica (trypanosome f.).
f. tsutsugamushi (tsutsugamushi f.). Tsutsugamushi disease.
f. uretral (urethral f.). Urinary f.
f. urinaria (urinary f.). Catheter f.; urethral f.
f. urticada (urticarial f.). Schistosomiasis japonica.
f. uveoparotídea (uveoparotid f.). Heerfordt's disease.
f. del valle (valley f.). Primary coccidioidomycosis.
f. del valle de Pahvant (Pahvant Valley f.). Tularemia.
f. del valle del Rift (Rift Valley f.).
f. del valle de Yangtze (Yangtze Valley f.). Schistosomiasis japonica.
f. por vapores de metal (metal fume f.).
f. por vapores de polímeros (polymer fume f.).
f. vivax (vivax f.). Vivax malaria.
f. de Wesselsbron (Wesselsbron f.). Wesselsbron disease.
f. Zika (Zika f.).

FIGLU (FIGLU). Abbreviation for formiminoglutamic acid.

figogaláctico (phygogalactic). Lactifuge.

figura (figure). **1.** A form or shape. **2.** A person representing the essential aspects of a particular role.
f. autoritaria (authority f.).
f. y fondo (figure and ground).
f. de fortificación (fortification f.'s). Fortification spectrum.
f. en llama (flame f.).
f. de mielina (myelin f.). Myelin body.
f. mitótica (mitotic f.).
f. de Purkinje (Purkinje's f.'s).

figuratus (figuratus). Figured; a term descriptive of certain skin lesions.

fijación (fixation). **1.** The condition of being firmly attached or set. **2.** Fixing; in histology, the rapid killing of tissue elements and their preservation and hardening to retain the same relations they had in the living body. **3.** In chemistry, the conversion of a gas into solid or liquid form by chemical reactions. **4.** In psychoanalysis, the quality of being firmly attached to a particular person or object or period in one's development. **5.** In physiological optics, the coordinated positioning and accommodation of both eyes.
f. con bandas elásticas (elastic band f.).
f. bifoveal (bifoveal f.). Binocular f.
f. binocular (binocular f.). Bifoveal f.
f. circunalveolar (circumalveolar f.).
f. circuncigomática (circumzygomatic f.).
f. circunmandibular (circummandibular f.).
f. del complemento (complement f.).
f. por compresión con placa (compression plating). A technique for internal fixation of fractures in which plates and screws are applied so as to produce compression of the line of fracture.
f. craneofacial (craniofacial f.).
f. cruzada (crossed f.).
f. excéntrica (eccentric f.).
f. externa (external f.).
f. externa con pernos (external pin f.).
f. externa con pernos bifásica (external pin f., biphase).
f. freudiana (freudian f.).
f. genética (genetic f.).
f. intermaxilar (intermaxillary f.). Mandibulomaxillary f.; maxillomandibular f.
f. interna (internal f.). Intraosseous f.
f. intraósea (intraosseous f.). Internal f.
f. mandibulomaxilar (mandibulomaxillary f.). Intermaxillary f.
f. maxilomandibular (maxillomandibular f.). Intermaxillary f.
f. nasomandibular (nasomandibular f.).

fijado (bound). Denoting a substance, such as iodine, phosphorus, calcium, morphine, that is not in readily soluble form but exists in combination with a colloid, especially protein.

fijador **1.** (fixator). A device providing rigid immobilization through external skeletal fixation by means of rods (f.'s) attached to pins which are placed in or through the bone. **2.** (fixative). A substance used for the preservation of gross and histologic specimens of tissue, or individual cells. **3.** (fixative). Serving to fix, bind, or make firm or stable.
f. de acetona (acetone fixative).
f. de ácido ósmico (osmic acid fixative).
f. de Altmann (Altmann's fixative).
f. de Bouin (Bouin's fixative).
f. de Carnoy (Carnoy's fixative).
f. de Champy (Champy's fixative).
f. de Flemming (Flemming's fixative).
f. de formaldehído (formaldehyde fixative).
f. de formol-calcio (formol-calcium fixative).
f. de formol-Müller (formol-Müller fixative).
f. de formol neutro buffer (neutral buffered formalin fixative).
f. de formol-salina (formol-saline fixative).
f. de formol-Zenker (formol-Zenker fixative).
f. glutaraldehído (glutaraldehyde fixative).
f. de Helly (Helly's fixative).

f. de Hermann (Hermann's fixative).
f. de Kaiserling (Kaiserling's fixative).
f. de Luft de permanganato de potasio (Luft's potassium permanganate fixative).
f. de Marchi (Marchi's fixative).
f. metanol (methanol fixative).
f. de Müller (Müller's fixative).
f. de Newcomer (Newcomer's fixative).
f. de Orth (Orth's fixative).
f. osmiobicromato de Golgi (Golgi's osmiobichromate fixative).
f. de Park-Williams (Park-Williams fixative).
f. de picroformol (picroformol fixative).
f. de Regaud (Regaud's fixative).
f. de Schaudinn (Schaudinn's fixative).
f. de Thoma (Thoma's fixative).
f. de Zenker (Zenker's fixative).

filacagogo (phylacagogic). Stimulating the production of protective antibodies.

filagrina (filaggrin). A major protein of the keratohyalin granule, composed of histadine, lysine, and arginine (stratum corneum basic proteins).

filamen (filamen). A high-molecular-weight, actin-binding protein that is part of the intracellular filamentous structure of fibroblastic cells.

filamento (filament). In bacteriology, a fine threadlike form, unsegmented or segmented without constrictions.
f. de actina (actin f.).
f. axial (axial f.). Axoneme.
f. de citoqueratina (cytokeratin f.'s). Keratin f.'s.
f. espermático (spermatic f.). Spermatozoon.
f. intermedios (intermediate f.'s).
f. de miosina (myosin f.).
f. parabasal (parabasal f.).
f. de queratina (keratin f.'s). Cytokeratin f.'s.
f. radicular (root f.'s). [*fila radicularia*, NA].

filamentoso (filamentous). **1.** Filaceous; filar. Filiform; threadlike in structure. **2.** Composed of filaments or threadlike structures.

filamentum, pl. **filamenta** (filamentum, pl. filamenta). Filament; a fibril, fine fiber, or threadlike structure.

filar (filar). **1.** Fibrillar. **2.** Filamentous.

filaria (filaria, pl. filariae). Common name for nematodes of the family Onchocercidae, which live as adults in the blood, tissue fluids, tissues, or body cavities of many vertebrates.

filarial (filarial). Pertaining to a filaria (or filariae), including the microfilaria stage.

filariasis (filariasis). Presence of filariae in the tissues of the body, or in blood (microfilaremia) or tissue fluids (microfilariasis).
f. de Brancroft (bancroftian f.).
f. periódica (periodic f.).

filaricida **1.** (filaricidal). Fatal to filariae. **2.** (filaricide). An agent that kills filariae.

filariforme (filariform). **1.** Resembling filariae or other types of small nematode worms. **2.** Thin or hairlike.

filaxis (phylaxis). Protection against infection.

filete (fillet). Lemniscus.
f. lateral (lateral f.). [*lemniscus lateralis*, NA].
f. medial (medial f.). [*lemniscus medialis*, NA].

filético (phyletic). Denoting the mode of evolution characterized by sequential changes in a single line of descent without branching of lines.

filial (filial). Denoting the relationship of offspring to parents.

filiatra (philiater). Rarely used term for one interested in the study of medicine.

filiforme (filiform). **1.** Filamentous. **2.** In bacteriology, denoting an even growth along the line of inoculation, either stroke or stab.

filioparental (filioparental). Pertaining to a child-parent relationship.

filipunción (filipuncture). Treatment of an aneurysm by the insertion of a coil of slender wire to induce coagulation.

filo (phylum, pl. phyla). A taxonomic division below the kingdom and above the class.

-filo, -fílico, -filia (-phil, -phile, -philic, -philia). Combining forms, used in the suffix position, to denote affinity for, or craving for.

filo- **1.** (phylo-). Combining form denoting tribe, race, or phylum. **2.** (philo-). Combining form, used in the prefix position, to denote affinity or craving for. **3.** (phyllo-). Combining form denoting leaf.

filoanálisis (phyloanalysis). **1.** The study of bioracial origins. **2.** A rarely used term for a method of investigating individual and collective behavioral disorders putatively arising from impaired tensional processes.

filocromanol (phyllochromanol) The chroman form of reduced phylloquinone.

filocromenol (K-el) (phyllochromenol (K-el)). The chromenol form of phylloquinone.

filodo (phyllode). A flattened leaflike petiole; applied to any structure resembling a leaf.

filoeritrina (phylloerythrin). Phytoporphyrin.

filogénesis (phylogenesis). Phylogeny.

filogenético, filogénico (phylogenetic, phylogenic). Relating to phylogenesis.

filogenia (phylogeny). Phylogenesis; the evolutionary development of a species, as distinguished from ontogeny, development of the individual.

filomimesia (philomimesia). Rarely used term for a morbid impulse to imitate or mimic.

filopirrol (phyllopyrrole). 3-Ethyl-2,4,5-trimethylpyrrole; a pyrrole derivative obtained by the reduction of chlorophyll.

filopodium, pl. **filopodia** (filopodium, pl. filopodia). A slender filamentous pseudopodium of certain free-living amebae.

filoporfirina (phylloporphyrin). A porphyrin derived from chlorophyll.

filopresión (filopressure). Temporary pressure on a blood vessel by a ligature, which is removed when the flow of blood has ceased.

filoprogenitivo (philoprogenitive). **1.** Procreative, producing offspring. **2.** In psychiatry, manifesting an erotic or abnormal love for children.

filoquinona (phylloquinone). Phytomenadione; phytonadione; vitamin K_1.
f. reductasa (p. reductase). NADPH dehydrogenase (quinone).

filovaricosis (filovaricosis). A series of swellings along the course of the axon of a nerve fiber.

filtrable (filtrable). Filterable; Capable of passing a filter.

filtración (filtration). **1.** Percolation. The process of passing a liquid or gas through a filter. **2.** In radiology, the process of attenuating a radioactive or electromagnetic beam by interposing some absorber, between the source and the target.
f. por gel (gel f.).

filtrado (filtrate). That which has passed through a filter.

filtrar (filter). To use or to subject to the action of a f.

filtro (filter). **1.** A radiolucent screen, used in both diagnostic and therapeutic radiology, that permits the passage of certain rays and inhibits the passage of others. **2.** A device used in spectrophotometric analysis to isolate a segment of the spectrum. **3.** Filtrum; a porous substance through which a liquid or gas is passed in order to separate it from contained particulate matter or impurities.

filtrum (filtrum). Filter.
f. ventriculi (f. ventriculi). Merkel's f. ventriculi.
f. ventriculi de Merkel (Merkel's f. ventriculi). F. ventriculi.

filum, pl. **fila** (filum, pl. fila). [*filum*, NA]. A structure of filamentous or threadlike appearance.
fila olfactoria (fila olfactoria). Nervi olfactorii.
fila radicularia (fila radicularia). [*fila radicularia*, NA]. Root filaments.
f. terminale (f. terminale). [*filum terminale*, NA]. Nervus impar; terminal f.; terminal thread.

fima (phyma). A nodule or small rounded tumor of the skin.

fimatoide (phymatoid). Resembling a neoplasm.

fimatorrisina (phymatorrhysin). A variety of melanin obtained from certain melanotic neoplasms, and from hair and other heavily pigmented parts.

fimatosis (phymatosis). The growth or the presence of phymas or small nodules in the skin.

fimbria (fimbria, pl. fimbriae). **1.** [*fimbria*, NA]. Fringe; any fringelike structure. **2.** Pilus.

fimbriado (fimbriate). Fimbriated, having fimbriae.

fimbriectomía (fimbriectomy). Excision of fimbriae.

fimbriocele (fimbriocele). Hernia of the corpus fimbriatum of the oviduct.

fimbrioplastia (fimbrioplasty). Corrective operation upon the tubal fimbriae.
fimosis (phimosis, pl. phimoses). Narrowness of the opening of the prepuce, preventing its being drawn back over the glans.
f. vaginal (p. vaginalis). Narrowness of the vagina.
fimótico (phimotic). Pertaining to phimosis.
firme (fast). Durable; resistant to change; applied to stained microorganisms which cannot be decolorized.
fisalífero (physaliferous). Physaliphorous.
fisaliforme (physaliform). Like a bubble or small bleb.
fisalíforo **1.** (physaliphore). A mother cell, or giant cell containing a large vacuole, in a malignant growth. **2.** (physaliphorous). Physaliferous; having bubbles or vacuoles.
fisalis (physalis). A vacuole in a giant cell found in certain malignant neoplasms, such as chordoma.
fisalopteriasis (physalopteriasis). Infection of animals and man with nematodes of the genus *Physaloptera*.
fisario, fiseal (physeal). Pertaining to the physis, or growth cartilage area, separating the metaphysis and the epiphysis.
fisiatra (physiatrist). A physician who specializes in physical medicine.
fisiatría **1.** (physiatry). Physical medicine. **2.** (physiatrics). Rehabilitation management. **3.** (physiatrics). Old term for physical therapy.
física (physics). The branch of science concerned with the phenomena of matter, with the changes that matter undergoes without losing its ichemical identity.
físico **1.** (physical). Relating to the body, as distinguished from the mind. **2.** (physique). Biotype; constitutional type; the physical or bodily structure.
fisicoquímico (physicochemical). Relating to the field of physical chemistry.
fisio-, fisi- (physio-, physi-). Combining forms denoting physical (physiologic) or natural (relating to physics).
fisiogénico (physiogenic). Related to or caused by physiologic activity.
fisiognosis (physiognosis). Diagnosis of disease based upon a study of the facial appearance or bodily habitus.
fisiología (physiology). The science concerned with the normal vital processes of animal and vegetable organisms.
f. comparada (comparative p.).
f. evolutiva (developmental p.).
f. general (general p.).
f. humana (hominal p.).
f. patológica (pathologic p.). Physiopathology.
fisiológico (physiologic, physiological). **1.** Relating to physiology. **2.** Normal, as opposed to pathologic. **3.** Denoting something that is apparent from its functional effects rather than from its anatomical structure. **4.** Denoting a dose or the effects of such a dose that is within the range of concentrations or potencies that would occur naturally.
fisiologicoanatómico (physiologicoanatomical). Relating to both physiology and anatomy.
fisiólogo (physiologist). A specialist in physiology.
fisiomédico (physiomedical). Denoting the use of physical rather than medicinal measures in the treatment of disease.
fisión (fission). **1.** The act of splitting. **2.** Splitting of the nucleus of an atom.
f. binaria (binary f.).
f. múltiple (multiple f.). Sporulation.
f. simple (simple f.).
f. por yemas (bud f.). Gemmation.
fisionomía (physiognomy). **1.** The physical appearance of one's face, countenance or habitus, especially regarded as an indication of character. **2.** Estimation of one's character and mental qualities by a study of the face and general bodily carriage and other external bodily features.
fisiopatología **1.** (physiopathology). Pathologic physiology. **2.** (pathophysiology). Derangement of function seen in disease; alteration in function as distinguished from structural defects.
fisiopatológico (physiopathologic). Relating to pathologic physiology.
fisiopirexia (physiopyrexia). Fever produced by a physical agent.
fisiopsíquico (physiopsychic). Pertaining to both mind and body.
fisioterapeuta (physiotherapist). A physical therapist.
fisioterapéutico (physiotherapeutic). Pertaining to physical therapy.
fisioterapia (physiotherapy). Physical therapy.
f. oral (oral p.).
fisiparidad (fissiparity). Schizogenesis.
fisíparo (fissiparous). Reproducing or propagating by fission.
fisis (physis). A term sometimes used in referring to the cartilago epiphysialis.
fiso- (physo-). Combining form denoting: 1)Tendency to swell or inflate; 2) Relation to air or gas.
fisocefalia (physocephaly). Swelling of the head resulting from introduction of air into the subcutaneous tissues.
fisocele (physocele). **1.** A circumscribed swelling due to the presence of gas. **2.** A hernial sac distended with gas.
fisómetra (physometra). Uterine tympanites; distention of the uterine cavity with air or gas.
fisopiosálpinx (physopyosalpinx). Pyosalpinx accompanied by a formation of gas in a fallopian tube.
fisostigma (physostigma). Calabar bean; ordeal bean the dried seed of *Physostigma venenosum* (family Leguminosae).
fisostigmina (physostigmine). Eserine; an alkaloid of physostigma; it is a reversible inhibitor of the cholinesterases, and prevents destruction of acetylcholine.
salicilato de f. (p. salicylate). Eserine salicylate.
fístula (fistula, pl. fistulae, fistulas). An abnormal passage from one epithelialized surface, to another epithelialized surface.
f. abdominal (abdominal f.).
f. anal (anal f.). A f. opening at or near the anus.
f. anfibólica (amphibolic f., amphibolous f.).
f. arteriovenosa (arteriovenous f.).
f. auris congenita (f. auris congenita).
f. biliar (biliary f.). A f. leading to some portion of the biliary tract.
f. bimucosa (f. bimucosa).
f. branquial (branchial f.).
f. de Brescia-Cimino (Brescia-Cimino f.).
f. broncoesofágica (bronchoesophageal f.).
f. broncopleural (bronchopleural f.).
f. carotídeo-cavernosa (carotid-cavernous f.).
f. cervical (cervical f.).
f. ciega (blind f.). Incomplete f.
f. coccígea (coccygeal f.).
f. colecistoduodenal (cholecystoduodenal f.).
f. colocutánea (colocutaneous f.). A f. between the colon and the skin.
f. coloileal (coloileal f.). A f. between the colon and the ileum.
f. colónica (colonic f.).
f. colovaginal (colovaginal f.). A f. between colon and vagina.
f. colovesical (colovesical f.). Vesicocolic f.; a f. between colon and urinary bladder.
f. completa (complete f.). A f. that is open at both ends.
f. congénita del cuello (f. colli congenita).
f. craneosinusal (craniosinus f.).
f. dental (dental f.). Gingival f.
f. duodenal (duodenal f.).
f. de Eck (Eck f.).
f. de Eck invertida (reverse Eck f.).
f. enterocutánea (enterocutaneous f.).
f. enterovaginal (enterovaginal f.).
f. enterovesical (enterovesical f.).
f. espermática (spermatic f.).
f. estercorácea (stercoral f.). Intestinal f.
f. etmoidolagrimal (ethmoidal-lacrimal f.). Internal lacrimal f.
f. externa (external f.). A f. between a hollow viscus and the skin.
f. faríngea (pharyngeal f.). A form of f. colli congenita.
f. fecal (fecal f.). Intestinal f.
f. gástrica (gastric f.).
f. gastrocólica (gastrocolic f.).
f. gastrocutánea (gastrocutaneous f.). A f. between the stomach and the skin.
f. gastroduodenal (gastroduodenal f.).
f. gastrointestinal (gastrointestinal f.).
f. genitourinaria (genitourinary f.). Urogenital f.
f. gingival (gingival f.). Dental f.
f. hepática (hepatic f.). A f. leading to the liver.

f. **hepatopleural** (hepatopleural f.).
f. **en herradura** (horseshoe f.).
f. **histeroperitoneal** (metroperitoneal f.). Uteroperitoneal f.
f. **incompleta** (incomplete f.). Blind f.
f. **interna** (internal f.). A f. between hollow viscera.
f. **intestinal** (intestinal f.). Fecal f.
f. **láctea** (lacteal f.). Mammary f.
f. **lagrimal** (lacrimal f., f. lacrimalis). Dacryosyrinx.
f. **lagrimal interna** (internal lacrimal f.). Ethmoidal-lacrimal f.
f. **linfática** (lymphatic f.).
f. **mamaria** (mammary f.). Lacteal f.
f. **de Mann-Bollman** (Mann-Bollman f.).
f. **oroantral** (oroantral f.).
f. **orofacial** (orofacial f.).
f. **oronasal** (oronasal f.).
f. **parietal** (parietal f.). Thoracic f.
f. **perineovaginal** (perineovaginal f.).
f. **pilonidal** (pilonidal f.). Pilonidal sinus.
f. **pulmonar** (pulmonary f.). A parietal f. communicating with the lung.
f. **rectolabial** (rectolabial f.). Rectovulvar f.
f. **rectouretral** (rectourethral f.). A f. connecting the rectum and the urethra.
f. **rectovaginal** (rectovaginal f.).
f. **rectovesical** (rectovesical f.).
f. **rectovestibular** (rectovestibular f.).
f. **rectovulvar** (rectovulvar f.). Rectolabial f.
f. **salival** (salivary f.).
f. **sigmoidovesical** (sigmoidovesical f.).
f. **de Thiry** (Thiry's f.).
f. **de Thiry-Vella** (Thiry-Vella f.). Vella's f.
f. **torácica** (thoracic f.). Parietal f.
f. **traqueal** (tracheal f.). A form of f. colli congenita.
f. **traqueobiliar** (tracheobiliary f.).
f. **traqueoesofágica** (tracheoesophageal f.).
f. **umbilical** (umbilical f.). A f. of intestine or urachus at the umbilicus.
f. **uracal** (urachal f.). A f. connecting the urachus with a hollow organ.
f. **ureterocutánea** (ureterocutaneous f.). A f. between the ureter and the skin.
f. **uretrovaginal** (urethrovaginal f.). A f. between the urethra and the vagina.
f. **urinaria** (urinary f.).
f. **urogenital** (urogenital f.). Genitourinary f.
f. **uteroperitoneal** (uteroperitoneal f.). Metroperitoneal f.
f. **de Vella** (Vella's f.). Thiry-Vella f.
f. **vesical** (vesical f.). A f. from the urinary bladder.
f. **vesicocólica** (vesicocolic f.). Colovesical f.
f. **vesicocutánea** (vesicocutaneous f.). A f. between the bladder and the skin.
f. **vesicointestinal** (vesicointestinal f.).
f. **vesicouterina** (vesicouterine f.). A f. between the bladder and the uterus.
f. **vesicovaginal** (vesicovaginal f.). F. between the bladder and the vagina.
f. **vesicovaginorrectal** (vesicovaginorectal f.).
f. **vitelina** (vitelline f.).

fistulectomía (fistulectomy). Syringectomy; excision of a fistula.

fistulización (fistulation, fistulization). Formation of a fistula in a part; becoming fistulous.

fistuloenterostomía (fistuloenterostomy). An operation connecting a fistula with the intestine.

fistuloso (fistulous). Relating to or containing a fistula.

fistulotomía (fistulotomy). Syringotomy; incision or surgical enlargement of a fistula.

fistulótomo (fistulatome). Fistula knife; syringotome.

fisura (fissure). **1.** [*fissura*, NA]. A deep furrow, cleft, or slit. **2.** In dentistry, a developmental break or fault in the tooth enamel.
f. **abdominal** (abdominal f.).
f. **de Ammon** (Ammon's f.).
f. **anal** (anal f.).
f. **antitragohelicina** (antitragohelicine f.). [*fissura antitragohelicina*, NA].
f. **auricular** (auricular f.). [*fissura tympanomastoidea*, NA].
f. **branquial** (branchial f.). A persistent branchial cleft.
f. **coroidea** **1.** (choroid f.). [*fissura choroidea*, NA]. **2.** (fissura choroidea). [*fissura choroidea*, NA]. Choroid fissure. **3.** (fissura choroidea). Optic fissure.
f. **decidual** (decidual f.) A cleft in the decidua basalis or placenta.
f. **de Duverney** (Duverney's f.'s). Incisurae cartilaginis meatus acustici externi.
f. **Ecker** (Ecker's f.). Fissura petro-occipitalis.
f. **esfenoidal** (sphenoidal f.). Fissura orbitalis superior.
f. **esfenomaxilar** (sphenomaxillary f.). Fissura orbitalis inferior.
f. **esfenopetrosa** (sphenopetrosal f.). [*fissura sphenopetrosa*, NA].
f. **del esmalte** (enamel f.).
f. **facial** (facial cleft). Prosopoanoschisis.
f. **facial oblicua** (oblique facial cleft). Prosoposchisis.
f. **gingival** (gingival cleft).
f. **hepáticas** (f.'s of liver).
f. **del ligamento redondo** **1.** (f. for ligamentum teres). [*fissura ligamenti teretis*, NA]. **2.** (f. of round ligament). [*fissura ligamenti teretis*, NA].
f. **del ligamento venoso** (f. of venous ligament). [*fissura ligamenti venosi*, NA].
f. **linguogingival** (linguogingival f.).
f. **óptica** (optic f.). Choroid f.; fissura choroidea.
f. **oral** (oral f.). Rima oris.
f. **orbitaria inferior** (inferior orbital f.). [*fissura orbitalis inferior*, NA].
f. **orbitaria superior** (superior orbital f.). [*fissura orbitalis superior*, NA].
f. **palpebral** (palpebral f.). Rima palpebrarum.
f. **petrooccipitalis** (petro-occipital f.). [*fissura petro-occipitalis*, NA].
f. **del pie** (toe-crack).
f. **portal** (portal f.). Porta hepatis.
f. **pterigoidea** (pterygoid f.). Incisura pterygoidea.
f. **pterigomaxilar** (pterygomaxillary f.). [*fissura pterygomaxillaris*, NA].
f. **pudendi** (fissura pudendi). Rima pudendi.
f. **sagital derecha** (right sagittal f.).
f. **sagital izquierda** (left sagittal f.).
f. **de Santorini** (Santorini's f.'s). Incisurae cartilaginis meatus acustici externi.
f. **umbilical** (umbilical f.). F. of the round ligament.
f. **vestibular de la cóclea** (vestibular f. of cochlea).

fisuración (fissuration). State of being fissured.

fisural (fissural). Relating to a fissure.

fitanato (phytanate). The anion of phytanic acid.

fitanato α-oxidasa (phytanate α-oxidase). An enzyme that oxidizes phytanic acid, removing the carboxyl group.

6-fitasa (6-phytase). Phytate 6-phosphate; an enzyme hydrolyzing phytic acid, removing the 6-phosphoric group.

fitato (phytate). A salt or ester of phytic acid.

fitilo (phytyl). The radical found in phylloquinone (vitamin K_1).

fitina (phytin). The calcium magnesium salt of phytic acid.

fito-, fit- (phyto-, phyt-). Combining forms denoting plants.

fitoaglutinina (phytoagglutinin). A lectin that causes agglutination of erythrocytes or of leukocytes.

fitobezoar (phytobezoar). Food ball; a gastric concretion formed of vegetable fibers, with the seeds and skins of fruits, and sometimes starch granules and fat globules.

fitocolesterol (phytocholesterol). Phytosterol.

fitodermatitis (phytodermatitis). Dermatitis caused by various mechanisms in skin sites previously exposed to plants.

fitoestearina (phytostearin). Phytosterol.

fitófago (phytophagous). Plant-eating; vegetarian.

fitoflictodermatitis (phytophlyctodermatitis). Meadow dermatitis.

fitoflueno (phytofluene). Dodecahydrolycopene; a possible colorless precursor of the plant carotenoids.

fitofotodermatitis (phytophotodermatitis). Phytodermatitis resulting from photosensitization.

fitohemaglutinina (phytohemagglutinin (PHA)). Phytolectin; a phytomitogen from plants that agglutinates red blood cells.

fitoide (phytoid). Resembling a plant; denoting an animal having many of the biologic characteristics of a vegetable.
fitol (phytol). Phytyl alcohol.
fitolectina (phytolectin). Phytohemagglutinin.
fitomenadiona (phytomenadione). Phylloquinone.
fitomitógeno (phytomitogen). A mitogenic lectin causing lymphocyte transformation accompanied by mitotic proliferation of the resulting blast cells identical to that produced by antigenic stimulation.
fitonadiona (phytonadione). Phylloquinone.
fitoneumoconiosis (phytopneumoconiosis). A chronic fibrous reaction in the lungs due to the inhalation of dust particles of vegetable origin.
fitoporfirina (phytoporphyrin). Phylloerythrin; a porphyrin similar to the pheophorbide of the chlorophylls but with the vinyl group replaced by an ethyl group, with no methoxycarbonyl group, and minus two hydrogen atoms, producing one more double bond in ring D.
fitoquímica (phytochemistry). The biochemical study of plants; concerned with the identification, biosynthesis, and metabolism of chemical constituents of plants.
fitosfingosina (phytosphingosine). A sphingosine derivative isolated from various plants.
fitosterina (phytosterin). Phytosterol.
fitosterol (phytosterol). Phytocholesterol; phytostearin; phytosterin; generic term for the sterols of plants.
fitotóxico (phytotoxic). **1.** Poisonous to plant life. **2.** Pertaining to a phytotoxin.
fitotoxina (phytotoxin). Plant toxin.
fitotricobezoar (phytotrichobezoar). Trichophytobezoar.
flaccidez (flaccidity). The condition or state of being flaccid.
fláccido (flaccid). Relaxed, flabby, or without tone.
flagelación (flagellation). Whipping either one's self or another as a means of arousing or heightening sexual feeling.
flagelado **1.** (flagellated). Possessing one or more flagella. **2.** (flagellate). Possessing one or more flagella. **3.** (flagellate). Common name for a member of the class Mastigophora.
  f. en virola (collared flagellate). Choanomastigote.
flagelar (flagellar). Relating to a flagellum or to the extremity of a protozoan.
flagelina (flagellin). A protein containing the amino acid, ε-*N* methyllysine; found in the flagella of bacteria.
flagelo (flagellum, pl. flagella). A whiplike locomotory organelle of constant structural arrangment consisting of nine double peripheral microtubules and two single central microtubules.
flagelosis (flagellosis). Infection with flagellated protozoa in the intestinal or genital tract, e.g., trichomoniasis.
flanco (flank). Latus.
flarímetro (flarimeter). Obsolete device for use in evaluating cardiopulmonary fitness.
flato (flatus). Gas or air in the gastrointestinal tract which may be expelled through the anus.
  f. vaginal (f. vaginalis). Expulsion of gas from the vagina.
flatulencia (flatulence). Presence of an excessive amount of gas in the stomach and intestines.
flatulento (flatulent). Relating to or suffering from flatulence.
flavedo (flavedo). Yellowness or sallowness of the skin.
flavina (flavin, flavine). **1.** Riboflavin. **2.** A yellow acridine dye, preparations of which are used as antiseptics.
  f. adenina dinucleótido (FAD) (f. adenine dinucleotide (FAD)).
  f. mononucleótido (FMN) (f. mononucleotide (FMN)). Riboflavin 5'-phosphate.
flavocinasa (flavokinase). Riboflavin kinase.
flavoenzima (flavoenzyme). Any enzyme that possesses a flavin nucleotide as coenzyme.
flavona (flavone). A plant pigment that is the basis of the flavonoids.
flavonoides (flavonoids). Substances of plant origin containing flavone in various combinations and with varying biological activities.
flavonol (flavonol). Reduced flavone.
flavoproteína (flavoprotein). A compound protein (enzyme) possessing a flavin as prosthetic group.
flavoxato, clorhidrato de (flavoxate hydrochloride). A smooth muscle relaxant for the urinary tract.
flavus (flavus). Latin for yellow.
flebalgia (phlebalgia). Pain originating in a vein.
flebarteriectasia (phlebarteriectasia). Vasodilation.
flebectasia (phlebectasia). Venectasia; vasodilation of the veins.
flebectomía (phlebectomy). Venectomy; excision of a segment of a vein, performed sometimes for the cure of varicose veins.
flebectopia (phlebectopia, phlebectopy). Dislocation or abnormal course of a vein.
flebenfraxis (phlebemphraxis). Obsolete term for a venous thrombosis.
flebeurismo (phlebeurysm). Pathologic dilation (varix) of a vein.
flebismo (phlebismus). Rarely used term for venous congestion and phlebectasia.
flebítico (phlebitic). Relating to phlebitis.
flebitis (phlebitis). Inflammation of a vein.
  f. adherente (adhesive p.).
  f. nodular necrosante (p. nodularis necrotisans).
  f. puerperal (puerperal p.). Phlegmasia alba dolens.
  f. séptica (septic p.).
  f. sinusal (sinus p.). Inflammation of a cerebral sinus.
flebo-, fleb- (phlebo-, phleb-). Combining forms denoting vein.
fleboclisis (phleboclysis). Venoclysis; intravenous injection of an isotonic solution of dextrose or other substances in quantity.
  f. por goteo (drip p.).
flebodinamia (phlebodynamics). Laws and principles governing blood pressures and flow within the venous circulation.
flebosclerosis (phlebosclerosis). Venofibrosis; venosclerosis; fibrous hardening of the walls of the veins.
flebostenosis (phlebostenosis). Narrowing of the lumen of a vein from any cause.
fleboestrepsis (phlebostrepsis). Obsolete term for twisting the cut or torn end of a vein to arrest hemorrhage.
fleboflebostomía (phlebophlebostomy). Venovenostomy.
flebografía (phlebography). **1.** The recording of the venous pulse. **2.** Venography.
flebógrafo (phlebograph). A venous sphygmograph; an instrument for making a tracing of the venous pulse.
flebograma (phlebogram). Venogram; a tracing of the jugular venous pulse.
fleboide (phleboid). **1.** Resembling a vein. **2.** Venous. **3.** Containing many veins.
flebolitiasis (phlebolithiasis). The formation of phleboliths.
flebolito (phlebolite, phlebolith). Phlebolite; vein stone; a calcareous deposit in a venous wall or thrombus.
flebología (phlebology). The branch of medical science concerned with the anatomy and diseases of the veins.
flebomanómetro (phlebomanometer). A manometer for measuring venous blood pressure.
flebometritis (phlebometritis). Inflammation of the uterine veins.
flebomiomatosis (phlebomyomatosis). Thickening of the walls of a vein by an overgrowth of muscular fibers arranged irregularly, intersecting each other without any definite relation to the axis of the vessel.
fleboplastia (phleboplasty). Repair of a vein.
fleborrafia (phleborrhaphy). Suture of a vein.
fleborragia (phleborrhagia). Obsolete term for venous hemorrhage.
fleborrexis (phleborrhexis). Obsolete term for rupture of a vein.
flebostasis (phlebostasis). **1.** Abnormally slow motion of blood in veins. **2.** Bloodless phlebotomy; treatment of congestive heart failure by compressing proximal veins of the extremities with tourniquets.
flebotomía (phlebotomy). Venesection; venotomy; incision into a vein for the purpose of drawing blood.
  f. sin sangre (bloodless p.). Phlebostasis.
flebotómico, flebótomo (phlebotomine). Relating to sand flies of the genus *Phlebotomus*.
flebotomista (phlebotomist). An individual trained and skilled in phlebotomy.
flebotrombosis (phlebothrombosis). Thrombosis, or clotting, in a vein without primary inflammation.
flecainida, acetato de (flecainide acetate). A member of the membrane-stabilizing group of antiarrhythmics, with local anesthetic activity, used in the treatment of ventricular arrhythmias.

flegmasia (phlegmasia). Obsolete term for inflammation, especially when acute and severe.
f. alba dolens (p. alba dolens). Milk leg; white leg.
f. celulítica (cellulitic p.). P. dolens.
f. cerulea dolens (p. cerulea dolens).
f. dolens (p. dolens). Cellulitic p.
f. malabárica (p. malabarica). Elephantiasis.
f. trombótica (thrombotic p.). P. alba dolens.
flema (phlegm). **1.** Abnormal amounts of mucus, especially as expectorated from the mouth. **2.** One of the four humors of the body, according to the ancient Greek humoral doctrine.
flemático (phlegmatic). Relating to the heavy one of the four ancient Greek humor, and therefore calm, apathetic, unexcitable.
flemón (phlegmon). Obsolete term for an acute suppurative inflammation of the subcutaneous connective tissue.
f. difuso (diffuse p.).
f. enfisematoso (emphysematous p.). Gas gangrene.
f. gaseoso (gas p.). Gas gangrene.
flemonoso (phlegmonous). Denoting phlegmon.
flexibilitas cerea (flexibilitas cerea). The rigidity of catalepsy which may be overcome by slight external force, but which returns at once, holding the limb firmly in the new position.
flexímetro (fleximeter). Goniometer.
flexión **1.** (flection). Flexion. **2.** (flexion). Flection. The act of flexing or bending; bending of the spine so that the concavity of the curve looks forward. **3.** (flexion). The condition of being flexed or bent.
f. caudal (caudal flexure). Sacral f.
f. cefálica (cephalic flexure). Cerebral f.; cranial f.; mesencephalic f.
f. cerebral (cerebral flexure). Cephalic f.
f. cervical (cervical flexure).
f. craneal (cranial flexure). Cephalic f.
f. dorsal (dorsal flexure). A f. in the mid-dorsal region in the embryo.
f. palmar (palmar flexion).
f. plantar (plantar flexion).
f. sacra (sacral flexure). Caudal f.
flexionar (flex). To bend; to move a joint in such a direction as to approximate the two parts which it connects.
flexor (flexor). A muscle the action of which is to flex a joint.
flexura (flexure). Flexura.
f. basicraneal (basicranial f.). Pontine f.
f. protuberancial (pontine f.). Basicranial f.; transverse rhombencephalic f.
f. rombencefálica transversa (transverse rhombencephalic f.). Pontine f.
flexura, pl. **flexurae** (flexura, pl. flexurae). [*flexura*, NA]. Flexure; a bend, as in an organ or structure.
flexural (flexural). Relating to a flexure.
flicks (flicks). Flick movements; rapid, involuntary fixation movements of the eye of 5 to 10 minutes of arc.
flictena (phlyctena, pl. phlyctenae). A small vesicle, especially one of a number of small blisters following a first degree burn.
flictenar (phlyctenar). Phlyctenous; relating to or marked by the presence of phlyctenae.
flictenoide (phlyctenoid). Resembling a phlyctena.
flictenosis (phlyctenosis). The occurrence of phlyctenae; a disease marked by a phlyctenar eruption.
flictenoso (phlyctenous). Phlyctenar.
flicténula **1.** (phlyctenule). Phlyctenula. **2.** (phlyctenula, pl. phlyctenulae). Phlyctenule; a small red nodule of lymphoid cells, with ulcerated apex, occurring in the conjunctiva.
flictenular (phlyctenular). Relating to a phlyctenula.
flictenulosis (phlyctenulosis). A nodular hypersensitive affection of corneal and conjunctival epithelium due to endogenous toxin.
floc (floc). A colloquial term for the product of a flocculation.
flocculus, pl. **flocculi** (flocculus, pl. flocculi). **1.** Floccule; a tuft or shred of cotton or wool or anything resembling it. **2.** [*flocculus*, NA]. A small lobe of the cerebellum at the posterior border of the brachium pontis anterior to the lobulus biventer.
flocilación (floccillation). Carphologia; carphology; crocidismus; an aimless plucking at the bedclothes, as if one were picking off threads or tufts of cotton.
flocoso (floccose). In bacteriology, applied to a growth of short, curving filaments or chains closely but irregularly disposed.
floculable (flocculable). Capable of undergoing flocculation.
floculación (flocculation). Flocculence; precipitation from solution in the form of fleecy masses; the process of becoming flocculent.
flocular **1.** (floccular). Relating to a flocculus of any sort; specifically to the flocculus of the cerebellum. **2.** (flocculate). To become flocculent.
floculencia (flocculence). Flocculation.
floculento (flocculent). **1.** Resembling tufts of cotton or wool; denoting a fluid, such as the urine, containing numerous shreds or fluffy particles of gray-white or white mucus or other material. **2.** In bacteriology, denoting a fluid culture in which there are numerous colonies either floating in the fluid medium or loosely deposited at the bottom.
flóculo (floccule). **1.** Floccule; a tuft or shred of cotton or wool or anything resembling it. **2.** [*flocculus*, NA]. A small lobe of the cerebellum at the posterior border of the brachium pontis anterior to the lobulus biventer.
f. accesorio (accessory f.).
floculonodular (flocculonodular).
flogistón (phlogiston). A hypothetical substance of negative mass that, according to the theory of Stahl was given off by a substance when it underwent combustion.
flogocito (phlogocyte). Obsolete term for one of a number of cells present in the tissues during the course of an inflammation.
flogocitosis (phlogocytosis). Obsolete term for a blood state in which there are many phlogocytes in the peripheral circulation.
flogógeno, flogogénico (phlogogenic, phlogogenous). Obsolete term for exciting inflammation.
flogosina (phlogosin). A substance, isolated from cultures of pus-producing cocci, injections of sterilized solutions of which will excite suppuration.
flogoterapia (phlogotherapy). Nonspecific therapy.
flora (flora). **1.** Plant life, usually of a certain locality or district. **2.** Microbial associates.
florantirona (florantyrone). A compound that increases the volume of bile without increasing the quantity of bile solids or stimulating evacuation of the gallbladder.
flores (flowers). A mineral substance in a powdery state after sublimation.
f. de antimonio (f. of antimony). Antimony trioxide.
f. de azufre (f. of sulfur). Sublimed sulfur.
f. de benzoína (f. of benzoin). Benzoic acid.
f. de cinc (f. of zinc). Zinc oxide.
florido (florid). Of a bright red color; denoting certain cutaneous lesions.
floroglucina, floroglucinol, floroglucol (phloroglucin, phloroglucinol, phloroglucol). An isomer of pyrogallol, obtained from resorcinol by fusion with caustic soda.
flotación (flotation). A process for separating solids by their tendency to float upon or sink into a liquid.
flotador (floater). An object in the field of vision that originates in the vitreous body.
flotante (floating). **1.** Free or unattached. **2.** Unduly movable; out of the normal position; denoting an occasional abnormal condition of certain organs, such as the kidneys, liver, spleen, etc.
floxina (phloxine). A red acid dye used as a cytoplasmic stain in histology.
floxuridina (floxuridine). The deoxynucleoside of fluorouracil; an antineoplastic agent.
fluanisona (fluanisone). Haloanisone; an antianxiety agent.
flucitosina (flucytosine). 5-Fluorocytosine; an antifungal drug for the treatment of cryptococcosis.
flucrilato (flucrylate). A tissue adhesive used in surgery.
fluctuación (fluctuation). **1.** The act of fluctuating. **2.** A wavelike motion felt on palpating a cavity with nonrigid walls, especially one containing fluid.
fluctuar (fluctuate). **1.** To move in waves. **2.** To vary, to change from time to time, as in referring to any quantity or quality.
fludrocortisona, acetato de (fludrocortisone acetate). A mineralocorticoid too potent for systemic use except in cases of adrenocortical insufficiency; otherwise used only topically.

flufenazina (fluphenazine). A phenothiazine-piperazine compound; a tranquilizer.
clorhidrato de f. (f. hydrochloride).
enantato de f. (f. enanthate).
fluidextracto (fluidextract). Liquid extract.
fluidez (fluidity). The reciprocal of viscosity; unit: rhe = poise^{-1}.
fluidificar (thinning). Causing a decrease in viscosity by chemical means, as by the addition of a solvent, or by mechanical means, as in shear t.
f. por corte (shear t.).
fluidismo (fluidism). Humoral doctrine.
fluidogliceratos (fluidglycerates). Pharmaceutical preparations, formerly official in the NF, containing approximately 50% by volume of glycerin but no alcohol, and of the same drug strength as fluidextracts.
flujo (flow). **1.** To bleed from the uterus less profusely than in flooding. **2.** The menstrual discharge. **3.** Movement of a fluid or gas; specifically, the volume of fluid or gas passing a given point per unit of time. **4.** In rheology, a permanent deformation of a body which proceeds with time.
f. Bingham (Bingham f.).
f. por deslizamiento (shear f.).
f. espiratorio forzado (forced expiratory f. (FEF)).
f. espiratorio máximo (peak expiratory f.).
f. genético (gene f.).
f. laminar (laminar f.).
f. newtoniano (newtonian f.).
f. plasmático renal efectivo (effective renal plasma f. (ERPF)).
f. sanguíneo renal efectivo (effective renal blood f. (ERBF)).
f. unidireccional (unidirectional flux).
flujómetro (flowmeter). A device for measuring velocity or volume of flow of liquids or gases.
f. electromagnético (electromagnetic f.).
flumen, pl. **flumina** (flumen, pl. flumina). Stream; a flowing, or stream.
f. flumina pilorum (flumina pilorum). [*flumina pilorum*, NA]. Hair streams.
flumetasona (flumethasone). A synthetic corticosteroid; the 21-pivalate salt and acetate are also available.
flumetiazida (flumethiazide). An orally effective diuretic agent, related chemically to chlorothiazide and with similar pharmacologic actions and uses.
flunisolida (flunisolide). An anti-inflammatory corticosteroid used intranasally or by inhalation in the treatment of allergies and asthma.
fluo- (fluo-). **1.** Combining form denoting flow. **2.** Prefix often used to denote fluorine in the generic names of drugs.
fluocinolona, acetonida de (fluocinolone acetonide). A fluorinated corticosteroid for topical use in the treatment of selected dermatoses.
fluocinonida (fluocinonide). An anti-inflammatory corticosteroid used in topical preparations.
fluocortolona (fluocortolone). A glucocorticoid used as an anti-inflammatory agent.
caproato de f. (f. caproate). F. hexanoate.
hexanoato de f. (f. hexanoate). F. caproate.
pivalato de f. (f. pivalate). Ester of f. used topically.
flúor (fluorine). A gaseous chemical element, symbol F, atomic no. 9, atomic weight 19.00.
fluor-, fluoro- (fluor-, fluoro-). Prefixes denoting fluorine.
fluoración (fluoridation). Addition of fluorides to a community water supply, usually 1 ppm, to reduce incidence of dental decay.
9*H*-fluoreno (9*H*-fluorene). Diphenylenemethane.
fluoresceína (fluorescein). Resorcinolphthalein.
isotiocianato de f. (f. isothiocyanate).
f. sódica (f. sodium). Resorcinolphthalein sodium.
fluorescencia (fluorescence). Emission of a longer wavelength radiation by a substance as a consequence of absorption of energy from a shorter wavelength radiation, continuing only as long as the stimulus is present.
fluorescente (fluorescent). Possessing the quality of fluorescence.
fluorescina (fluorescin). Reduced fluorescein, with similar uses as fluorescein.
fluoridización (fluoridization). Therapeutic use of fluorides to reduce the incidence of dental decay.
fluoroapatita (fluorapatite). A naturally occurring fluorophosphate of calcium.
fluorocito (fluorocyte). Term used occasionally for a reticulocyte that exhibits fluorescence.
9α-fluorocortisol (9α-fluorocortisol). Fludrocortisone acetate.
fluorocromación (fluorochroming). **1.** Tagging or "labeling" of antibody with a fluorescent dye so that it may be observed with a microscope (using ultraviolet light). **2.** Microscopic detection of cellular and tissue chemical components with the aid of fluorochromes bound to these components.
fluorocromo (fluorochrome). Any fluorescent dye used to stain tissues and cells for examination by fluorescence microscopy.
fluoro-2,4-dinitrobenceno (FDNB) (fluoro-2,4-dinitrobenzene (FDNB)). Sanger's reagent; used to combine with the free NH_2 group of the NH_2-terminal amino acid residue in a peptide, thus marking this residue.
fluorofotometría (fluorophotometry). Photomultiplier tube measurement of fluorescence emitted from the interior of the eye after intravenous administration of fluorescein.
fluorografía (fluorography). Photofluorography.
9α-fluorohidrocortisona, acetato de (9α-fluorohydrocortisone acetate). Fludrocortisone acetate.
fluorometolona (fluorometholone). A glucocorticoid for topical use.
fluorometría (fluorometry). An analytic method for determining fluorescent compounds, using a beam of ultraviolet light which excites the compounds and causes them to emit visible light.
fluorómetro (fluorometer). A device employing an ultraviolet source, monochromators for selection of wavelength, and a detector of visible light.
fluororradiografía (fluororoentgenography). Photofluorography.
fluoroscopia (fluoroscopy). Roentgenoscopy; examination of the tissues and deep structures of the body by x-ray, using the fluoroscope.
fluoroscópico (fluoroscopic). Relating to or effected by means of fluoroscopy.
fluoroscopio (fluoroscope). Roentgenoscope; an apparatus for rendering visible the shadows of the x-rays which, after passing through the body under examination, are projected on a surface containing a fluorescent material such as calcium tungstate.
fluorosis (fluorosis). **1.** A condition caused by an excessive intake of fluorides. **2.** Chronic poisoning of livestock with fluorides.
f. endémica crónica (chronic endemic f.).
fluorouracilo (fluorouracil). An antineoplastic effective in the treatment of some carcinomas.
fluoruro (fluoride). A compound of fluorine with a metal, a nonmetal, or an organic radical; the anion of fluorine.
f. estañoso (stannous fluoride).
f. número de (fluoride number).
fluoxetina, clorhidrato de (fluoxetine hydrochloride). Benzenepropanamine; an oral antidepressant.
fluoximesterona (fluoxymesterone). An orally effective synthetic halogenated steroid.
flupentixol (flupentixol). A neuroleptic.
fluperolona, acetato de (fluperolone acetate). A synthetic corticosteroid used as an anti-inflammatory agent.
fluprednisolona (fluprednisolone). A glucocorticoid with anti-inflammatory activity and toxicity similar to those of cortisol.
flurandrenolida (flurandrenolide). An anti-inflammatory glucocorticoid used in topical preparations.
flurazepam, cloridrato de (flurazepam hydrochloride). An oral hypnotic and sedative.
flurbiprofeno (flurbiprofen). A nonsteroidal anti-inflammatory agent with analgesic, anti-inflammatory, and antipyretic actions.
flurogestona, acetato de (flurogestone acetate). A progestational agent.
flurotilo (flurothyl). A convulsant, administered by inhalation for the same indications as electroconvulsive therapy.
fluroxeno (fluroxene). A volatile, halogenated inhalation anesthetic.
flux (flux). The discharge of a fluid material in large amount from a cavity or surface of the body.
Fm (Fm). Symbol for fermium.
FMN (FMN). Abbreviaton for flavin mononucleotide.

fobantropía (phobanthropy). Anthropophobia.
fobia (phobia). Any objectively unfounded morbid dread or fear that arouses a state of panic.
f. a las abejas (bees p.). Apiphobia, melissophobia.
f. al acto sexual (sexual intercourse p.). Coitophobia, cypridophobia.
f. al agua (water p.). Aquaphobia.
f. a los alimentos (food p.). Cibophobia.
f. a las alturas (heights p.). Acrophobia.
f. al amanecer (dawn p.). Eosophobia.
f. a los animales (animals p.). Zoophobia.
f. a las arañas (spiders p.). Arachnephobia.
f. a atragantarse (choking p.). Pnigophobia.
f. a las bebidas alcohólicas, al alcoholismo (alcoholism). Alcoholophobia.
f. a los bosques (forests p.). Hylephobia.
f. a los cadáveres (corpes p.). Necrophobia.
f. al calor (heat p.). Thermophobia.
f. al cáncer (cancer p.). Cancerophobia, carcinophobia.
f. a los celos (jealousy p.). Zelophobia.
f. a los colores (colors p.). Chromatophobia, chromophobia.
f. a comer (eating p.). Phagophobia.
f. a las corrientes de aire (drafts p.). Aerophobia, anemophobia.
f. a cruzar un puente (crossing a bridge p.). Gephyrophobia.
f. al descuido u omisión de algún deber (neglect or omision of duty p.). Paralipophobia.
f. a la desnudez (nakedness p.). Gymnophobia.
f. al desorden (disorder p.). Ataxiophobia.
f. a los dientes (teeth p.). Odontophobia.
f. a Dios (God p.). Theophobia.
f. al dolor (pain p.). Algophobia.
f. a las drogas (drugs p.). Pharmacophobia.
f. a la electricidad (electricity p.). Electrophobia.
f. al embarazo (pregnancy p.). Maieusiophobia.
f. al encierro (confinement p.). Claustrophobia.
f. a la enfermedad (disease p.). Nosophobia, pathophobia.
f. a la enfermedad cardíaca (heart disease p.). Cardiophobia.
f. a la enfermedad rectal (rectal disease p.).
f. a las enfermedades de la piel (skin diseases p.). Dermatophobia.
f. a las enfermedades venéreas (venereal disease p.). Cypridophobia, venereophobia.
f. al envenenamiento (poisoning p.). Toxicophobia, iophobia.
f. al error (error p.). Harmatophobia.
f. a las escaleras (stairs p.). Climacophobia.
f. a la escritura (writing p.). Graphophobia.
f. a la escuela (school p.).
f. a los espacios abiertos (open spaces p.). Agoraphobia.
f. a los espacios cerrados (enclosed space p.). Claustrophobia.
f. a los espejos (mirrors p.). Spectrophobia.
f. a estar sucio (being dirty p.). Automysophobia.
f. al excremento (excrement p.). Coprophobia.
f. a los extraños (strangers p.). Xenophobia.
f. a la falta de higiene (uncleanliness). Automysophobia.
f. a los fantasmas (ghosts p.). Phasmophobia.
f. a la fatiga (fatigue p.). Ponophobia, kopophobia.
f. a la fiebre (fever p.). Pyrexiophobia.
f. a las fobias (phobias p.). Phobophobia.
f. al frío (cold p.). Psychrophobia.
f. al fuego (fire p.). Pyrophobia.
f. a los gatos (cats p.). Ailurophobia.
f. a los gérmenes (gerns p.). Microphobia.
f. a los gusanos (worms p.). Helminthophobia.
f. a hablar (speaking p.). Laliophobia.
f. a los hombres (men p.). Androphobia.
f. a la humedad **1.** (dampness). Hygrophobia. **2.** (moisture p.). Hygrophobia.
f. a las ideas (ideas p.). Ideophobia.
f. a la infección (infection p.). Molysmophobia.
f. a los insectos (insects p.). Entomophobia.
f. a los ladrones (robbers p.). Harpaxophobia.
f. a la lluvia (rain p.). Ombrophobia.
f. a los lugares (places p.). Topophobia.
f. a los lugares desérticos (deserted places p.). Eremophobia.
f. a los lugares profundos (deep places p.). Bathophobia.
f. a la luz (light p.). Photophobia.
f. a la luz del día (daylight p.). Phengophobia.
f. a las máquinas (machineru p.). Mechanophobia.
f. al mar (sea p.). Thalassophobia.
f. a la marcha (walking). Basiphobia.
f. al matrimonio (marriage p.). Gamophobia.
f. a los microorganismos (microorganisms p.). Microphobia.
f. a los misiles (missiles p.). Ballistophobia.
f. a los movimientos (movements p.). Kinesophobia.
f. a muchas cosas (many thing p.). Polyphobia.
f. a la muerte (death p.). Thanatophobia.
f. a las mujeres (women p.). Gynefobia.
f. a las multitudes (crowds p.). Ochlophobia.
f. a las muñecas (dolls p.). Pediophobia.
f. al nacimiento de un feto malformado (birth of malformed fetus p.). Teratophobia.
f. a los niños (children p.). Pediophobia.
f. a la noche (night p.). Nyctophobia.
f. a los nombres (names p.). Nomatophobia, onomatophobia.
f. a las novedades (novelty p.) Neophobia.
f. al número 13 (thirteen p.). Triskaideikaphobia.
f. a los objetos de metal (metal objects p.). Metallophobia.
f. a objetos filosos (sharp objects p.). Belonephobia.
f. a los objetos pequeños (minute objects p.). Microphobia.
f. a objetos puntiagudos (pointed objects p.). Aichmophobia.
f. a objetos religiosos o sagrados (religious or sacred objects p.). Hierophobia.
f. a los olores (odors p.). Olfactophobia, osmophobia, osphesiophobia, bromidrosiphobia.
f. a la oscuridad (darkness p.). Nyctophobia.
f. a los parásitos (parasites p.) Parasitophobia.
f. al parto (childbirth p.). Tocophobia.
f. al pecado (sin p.). Hamartophobia.
f. a los pecadores (sinning p.). Pecattiphobia.
f. a los peces (fish p.). Ichthyophobia.
f. al pelo (hair p.). Trichophobia, trichopathophobia.
f. a la pérdida de semen (semen, loss of). Spermatophobia.
f. a los perros (dogs p.). Cynophobia.
f. a la piel de los animales (skin of animals p.). Doraphobia.
f. a las pieles (fur p.). Doraphobia.
f. a los piojos (lice p.). Pediculophobia, phthiriophobia.
f. al placer (pleasure p.) Hedonophobia.
f. a la pobreza (poverty p.). Peniaphobia.
f. a los precipicios (precipices p.). Cremnophobia.
f. al prurito (itching p.). Acarophobia.
f. a quedar encerrado (being locked in p.). Clithrophobia.
f. a la radiación (radiation). Radiophobia.
f. a los rayos y relámpagos (lightning p.). Astrapophobia, keraunophobia.
f. al resplandor (glare of light p.). Photaugsphobia.
f. a la responsabilidad (responsibility p.). Hypengyophobia.
f. a los ríos (rivers p.). Potamophobia.
f. a robar (stealing p.). Kleptophobia.
f. a la sangre o a sangrar (blood or bleeding p.). Hemophobia.
f. a ser enterrado vivo (being buried alive p.). Taphpophobia.
f. a ser golpeado (being beaten p.). Rhabdophobia.
f. a ser mirado fijamente (being stared at p.). Scopophobia.
f. a los seres humanos (human companionship p.). Anthropophobia.
f. a las serpientes (snakes p.). Ophidiophobia.
f. a sí mismo (self p.). Autophobia.
f. al sol (sun p.). Heliophobia.
f. a la soledad (solitude p.). Eremophobia, autophobia, monophobia.
f. a los sonidos (sounds p.). Acousticophobia, phonophobia.
f. a sonrojarse (blushing p.). Ereuthophobia.
f. a la suciedad **1.** (filth). Rhypophobia. **2.** (dirt p.). Mysophobia, rypophobia.
f. al sueño (sleep p.). Hypnophobia.
f. a tartamudear (stuttering p.). Laliophobia.
f. a los temblores (trembling p.). Tremophobia.
f. al tiempo (time p.). Chronophobia.
f. a tocar o ser tocado (toughing or being touched p.). Aphephobia, haphephobia.

f. a todo (everything p.). Panphobia.
f. al trabajo (work p.). Ergasiophobia.
f. a trepar (climbing p.). Climacophobia.
f. al trueno (thunder p.). Keraunophobia, tonitrophobia, brontophobia.
f. a los tumores malignos (malignancy p.). Cancerophobia, carcinophobia.
f. a la vacunación (vaccination p.). Vaccinophobia.
f. a los vehículos (vehicles p.). Amaxophobia, hamaxophobia.
f. a los viajes (traveling p.). Hodophobia.
f. al vidrio (glass p.). Crystallophobia, hyalophobia.
f. al viento (wind p.). Anemophobia.
f. a las voces (voices p.). Phonophobia.
f. a volver a casa (home, returning to). Nostophobia.
fóbico (phobic). Pertaining to or characterized by phobia.
fobofobia (phobophobia). Morbid dread of developing some phobia.
focal (focal). **1.** Denoting a focus. **2.** Relating to a localized area.
focímetro (focimeter). Lensometer.
foco (focus). **1.** The point at which the light rays meet after passing through a convex lens. **2.** The center, or the starting point, of a disease process.
f. conjugados (conjugate foci).
f. de Ghon (Ghon's focus). Ghon's tubercle.
f. natural de infección (natural focus of infection).
f. principal (principal focus).
f. real (real focus). The point of meeting of convergent rays.
f. virtual (virtual focus).
focomelia (phocomelia, phocomely). Defective development of arms or legs, or both, so that the hands and feet are attached close to the body, resembling the flippers of a seal.
focus, pl. **foci** (focus, pl. foci). [*focus*, NA].
fogo selvagem (fogo selvagem). Brazilian pemphigus.
folacina (folacin). Folic acid or any derivative thereof that has the biological (vitamin) activity of folic acid.
folato (folate). A salt or ester of folic acid.
folcodina (pholcodine). A narcotic with little or no analgesic or europhorigenic activity, used mainly as an antitussive.
foledrina (pholedrine). A sympathomimetic agent for the treatment of shock.
foliáceo (foliaceous). Foliate.
foliado (foliate). Foliaceous; foliar; foliose; pertaining to or resembling a leaf or leaflet.
foliar (foliar). Foliate.
foliberina (folliberin). Follicle-stimulating hormone-releasing factor.
folicular (follicular). Relating to a follicle or follicles.
foliculina (folliculin). Estrone.
f. hidrato de (f. hydrate). Estriol.
foliculitis (folliculitis). An inflammatory reaction in hair follicles; the lesions may be papules or pustules.
f. abscedens et suffodiens (f. abscedens et suffodiens).
f. de la barba (f. barbae). Tinea barbae.
f. decalvante (f. decalvans). Acne decalvans; alopecia follicularis.
f. externa (f. externa). Blepharitis follicularis.
f. interna (f. interna). Blepharitis follicularis.
f. perforante (perforating f.).
f. perforante de la nariz (f. nares perforans).
f. pustulosa eosinofílica (eosinophilic pustular f.).
f. queloidea (f. keloidalis). Acne keloid.
f. uleritematosa reticulada (f. ulerythematosa reticulata).
folículo (follicle). **1.** [*folliculus*, NA]. A more or less spherical mass of cells usually containing a cavity. **2.** A crypt or minute cul-de-sac or lacuna, such as the depression in the skin from which the hair emerges.
f. dental (dental f.).
f. gástricos (gastric f.'s). [*glandulae gastricae*, NA].
f. de la glándula tiroides (f.'s of thyroid gland). [*folliculi glandulae thyroideae*, NA].
f. de de Graaf (graafian f.). Vesicular ovarian f.
f. intestinales (intestinal f.'s). [*glandulae intestinales*, NA].
f. de Lieberkühn (Lieberkühn's f.'s). [*glandulae intestinales*, NA].
f. linfático 1. (lymph nodule). [*folliculus lymphaticus*, NA]. **2.** (lymph f., lymphatic f.). Lymph nodule.
f. linfáticos agregados (aggregated lymphatic f.'s). [*folliculi lymphatici aggregati*, NA]. Aggregated lymphatic nodules.
f. linfáticos agregados del apéndice vermiforme (folliculi lymphatici aggregati appendicis vermiformis). [*folliculi lymphatici aggregati appendicis vermiformis*, NA].
f. linfáticos de la laringe (lymphatic f.'s of larynx). Folliculi lymphatici laryngei. Laryngeal tonsils.
f. linfáticos del recto (lymphatic f.'s of rectum). Folliculi lymphatici recti.
f. linfáticos esplénicos 1. (splenic lymph f.'s). [*folliculi lymphatici lienales*, NA]. Splenic corpuscles **2.** (splenic lymph nodule's). [*folliculi lymphatici lienales*, NA].
f. linfáticos gástricos (gastric lymphatic f.).
f. linguales (lingual f.'s). Lenticular papillae.
f. de Montgomery (Montgomery's f.'s). [*glandulae areolares*, NA].
f. de Naboth (nabothian f.). Nabothian cyst.
f. ovárico (ovarian f.).
f. ovárico anovulado (anovular ovarian f.).
f. ovárico atrésico (atretic ovarian f.). Corpus atreticum.
f. ovárico en crecimiento (growing ovarian f.).
f. ovárico maduro (mature ovarian f.).
f. ovárico poliovular (polyovular ovarian f.).
f. ovárico primario (primary ovarian f.). [*folliculus ovaricus primarius*, NA].
f. ovárico primordial (primordial ovarian f.).
f. ovárico vesicular (vesicular ovarian f.). [*folliculus ovaricus vesiculosus*, NA]. Graafian or secondary f.
f. piloso (hair f.). [*folliculus pili*, NA].
f. sebáceos (sebaceous f.'s). [*glandulae sebaceae*, NA].
f. secundario (secondary f.). Vesicular ovarian f.
f. solitarios (solitary f.'s). [*follicull lymphatici solitarii*, NA].
foliculoma (folliculoma). **1.** Granulosa cell tumor. **2.** Cystic enlargement of a graafian follicle.
foliculosis (folliculosis). Presence of lymph follicles in abnormally great numbers.
folinato (folinate). A salt or ester of folinic acid.
folioso (foliose). Foliate.
folitropina (follitropin). Follicle-stimulating hormone; follicle-stimulating principle; gametokinetic hormone.
folium, pl. **folia** (folium, pl. folia). [*folium*, NA]. A broad, thin, leaflike structure.
f. cerebelli (folia cerebelli). [*folia cerebelli*, NA].
f. linguae (folia linguae). Papillae foliatae.
f. vermis (f. vermis). [*folium vermis*, NA].
folliclis (folliclis). Obsolete term for lupus miliaris disseminatus faciei.
folliculus, pl. **folliculi** (folliculus, pl. folliculi). [*folliculus*, NA]. Follicle.
fomentación (fomentation). **1.** A warm application. **2.** Application of warmth and moisture in the treatment of disease.
fomento (stupe). A compress or cloth wrung out of hot water, usually impregnated with turpentine or other irritant, applied to the surface to produce counterirritation.
fomes, pl. **fomites** (fomes, pl. fomites). Fomite; objects, such as clothing, towels, and utensils that possibly harbor the disease agent and are capable of transmiting it; usually used in the plural.
fómite (fomite). Fomes.
fonación (phonation). The utterance of sounds by means of vocal cords.
fonacoscopia (phonacoscopy). Examination of the chest by means of the phonacoscope.
fonacoscopio (phonacoscope). An instrument for increasing the intensity of the percussion note or of the voice sounds.
fonal (phonal). Relating to sound or to the voice.
fonastenia (phonasthenia). Functional vocal fatigue; difficult or abnormal voice production, the enunciation being too high, too loud, or too hard.
fonatorio (phonatory). Relating to phonation.
fonautógrafo (phonautograph). An instrument for registering the vibrations of the voice or any other sound.
fonazina, mesilato de (fonazine mesylate). Dimethothiazine mesylate; a serotonin inhibitor.

fondo (fundus). [*fundus*, NA].Bas-fond; the bottom or lowest part of a sac or hollow organ; that part farthest removed from the opening or exit; occasionally a broad cul-de-sac.
f. albipunctatus (f. albipunctatus).
f. del conducto auditivo interno (f. of internal acoustic (auditory) meatus). [*fundus meatus acustici interni*, NA].
f. diabético (f. diabeticus).
f. del estómago (f. of stomach). [*fundus ventriculi*, NA].
f. flavimaculatus (f. flavimaculatus).
f. en leopardo (leopard f.). Tessellated f.
f. del meato acústico (auditivo) interno (f. of internal acoustic (auditory) meatus). [*fundus meatus acustici interni*, NA].
f. en mosaico (tessellated f.). F. tigré; leopard f.; tigroid f.
f. de ojo (f. oculi).
f. policitémico (f. polycythemicus).
f. de saco (cul-de-sac). A blind pouch or tubular cavity closed at one end; cecum.
f. de saco conjuntival (conjunctival cul-de-sac). [*fornix conjunctivae*, NA].
f. de saco de Douglas (Douglas' cul-de-sac). Excavatio rectouterina.
f. de saco de Gruber (Gruber's cul-de-sac).
f. de saco mayor (greater cul-de-sac). Fundus ventriculi.
f. de saco menor (lesser cul-de-sac). Antrum pyloricum.
f. en sal y pimienta (pepper and salt f.).
f. tigroide (tigroid f.). Tessellated f.
f. timpánico (f. tympani). [*paries jugularis cavi tympani*, NA].
f. del útero (f. of uterus). [*fundus uteri*, NA].
f. de la vejiga (f. of urinary bladder). [*fundus vesicae urinariae*, NA].
f. vesical (f. of urinary bladder). [*fundus vesicae urinariae*, NA].
f. de la vesícula biliar (f. of gallbladder). [*fundus vesicae felleae*, NA].
fondo de ojo (eyegrounds). The fundus of the eye as seen with the ophthalmoscope.
fonema (phoneme). The smallest sound unit which, in terms of the phonetic sequences of sound, controls meaning.
fonémico (phonemic). Pertaining to or having the characteristics of a phoneme.
fonendoscopio (phonendoscope). A stethoscope which intensifies the auscultatory sounds by means of two parallel resonating plates.
fonética (phonetics). Phonology; the science of speech and of pronunciation.
fonético (phonetic). Relating to speech or to the voice.
foniatría (phoniatrics). The study of speech habits; the science of speech.
fónico (phonic). Relating to sound or to the voice.
fonismo (phonism). Auditory synesthesia.
fono-, fon- (phono-, phon-). Combining forms denoting sound, speech, or voice sounds.
fonoangiografía (phonoangiography). Recording and analysis of the audible frequency-intensity components of the bruit of turbulent arterial blood flow through an atherosclerotic stenotic lesion.
fonocardiografía (phonocardiography). **1.** Recording of the heart sounds with a phonocardiograph. **2.** The science of interpreting phonocardiograms.
fonocardiógrafo (phonocardiograph). An instrument, utilizing a microphone, amplifier, and filter, for graphically recording the heart sounds, which are displayed on an oscilloscope or tracing.
f. espectral (spectral p.).
f. estetoscópico (stethoscopic p.).
f. lineal (linear p.).
f. logarítmico (logarithmic p.).
fonocardiograma (phonocardiogram). A record of the heart sounds made by means of a phonocardiograph.
fonocatéter (phonocatheter). A cardiac catheter with diminutive microphone housed in its tip, for recording sounds and murmurs from within the heart and great vessels.
fonofobia (phonophobia). Morbid fear of one's own voice, or of any sound.
fonóforo (phonophore). A form of binaural stethoscope with a bell-shaped chest piece into which project the recurved extremities of the sound tubes.
fonofotografía (phonophotography). The recording on a moving photographic plate of the movements imparted to a diaphragm by sound waves.
fonograma (phonogram). A graphic curve depicting the duration and intensity of a sound.
fonología (phonology). Phonetics.
fonomanía (phonomania). Rarely used term for a homicidal mania.
fonómetro (phonometer). An instrument for measuring the pitch and intensity of sounds.
fonomioclono (phonomyoclonus). A condition in which fibrillary muscular contractions are present, as evidenced by the sound heard on auscultation, even though not visible.
fonomiografía (phonomyography). The recording of the varying sounds made by contracting muscular tissue.
fonopatía (phonopathy). Any disease of the vocal organs affecting speech.
fonopsia (phonopsia). A condition in which the hearing of certain sounds gives rise to a subjective sensation of color.
fonorreceptor (phonoreceptor). A receptor for sound stimuli.
fonorrenograma (phonorenogram). A sound tracing of the renal arterial pulse recorded by means of a phonocatheter placed in the renal pelvis.
fonoscopia (phonoscopy). The recording made by a phonoscope.
fonoscopio (phonoscope). An instrument for recording ausculatory percussion.
fontanela (fontanel, fontanelle). [*fonticulus*, NA]. One of several membranous intervals at the angles of the cranial bones in the infant.
f. anterior (anterior f.). [*fonticulus anterior*, NA].
f. anterolateral (anterolateral f.). [*fonticulus sphenoidalis*, NA]; [*fonticulus anterolateralis*, NA]. Sphenoidal f.
f. bregmática (bregmatic f.). [*fonticulus anterior*, NA]. Anterior f.
f. de Casser (Casser's f.). [*fonticulus mastoideus*, NA]. Mastoid f.
f. craneales (cranial f.'s). [*fonticuli cranii*, NA].
f. esfenoidal (sphenoidal f.). [*fonticulus sphenoidalis*, NA].
f. frontal (frontal f.). [*fonticulus anterior*, NA]. Anterior f.
f. de Gerdy (Gerdy's f.). Sagittal f.
f. lateral anterior (anterolateral f.). [*fonticulus sphenoidalis*, NA]; [*fonticulus anterolateralis*, NA].
f. lateral posterior (posterolateral f.). [*fonticulus posterolateralis*, NA]; [*fonticulus mastoideus*, NA].
f. mastoidea (mastoid f.). [*fonticulus mastoideus*, NA].
f. occipital (occipital f.). [*fonticulus posterior*, NA]. Posterior f.
f. posterior (posterior f.). [*fonticulus posterior*, NA]. Occipital f.
f. sagital (sagittal f.). Gerdy's f.
fonticulus, pl. **fonticuli** (fonticulus, pl. fonticuli). [*fonticulus*, NA]. Fontanel; fontanelle.
foramen, pl. **foramina** (foramen, pl. foramina). [*foramen*, pl. *foramina*, NA]. Trema; an aperture or perforation through a bone or a membranous structure.
foraminífero (foraminiferous). **1.** Possessing openings or foramina. **2.** Relating to the Foraminifera.
foraminotomía (foraminotomy). An operation upon an aperture, usually to open it, e.g., surgical enlargement of the intervertebral foramen.
foraminulum, pl. **foraminula** (foraminulum, pl. foraminula). A very minute foramen.
forbida (phorbide). Phorbin with the various side chains that are characteristic of the chlorophylls but lacking the phytyl ester.
forbina (phorbin). The parent hydrocarbon of chlorophyll.
forbol (phorbol). The parent alcohol of the cocarcinogens, which are 12,13 (9,9a) diesters of p. found in croton oil.
fórceps (forceps). [*forceps*, NA]. Bands of white fibers in the brain, f. major and f. minor.
f. de Allis (Allis f.).
f. anterior (f. anterior). F. minor.
f. de Barton (Barton's f.).
f. Chamberlen (Chamberlen f.).
f. de Kjelland (Kjelland's f.).
f. de Levret (Levret's f.).
f. mayor (f. major). [*forceps maior*, NA]. F. posterior.
f. menor (f. minor). [*forceps minor*, NA]. F. anterior.
f. no fenestrado (nonfenestrated f.).

E F G

f. obstétrico (obstetrical f.).
f. de Piper (Piper's f.).
f. posterior (f. posterior). F. major.
f. de Simpson (Simpson's f.). An obstetrical f.
f. de Tarnier (Tarnier's f.). A type of axis-traction f.
f. de tracción axial (axis-traction f.).
f. de Tucker-McLean (Tucker-McLean f.). A type of axis-traction f.
forcipresión (forcipressure). A method of arresting hemorrhage by compressing a blood vessel with forceps.
forense (forensic). Pertaining or applicable to personal injury, murder, and other legal proceedings.
foresia (phoresy). Phoresis.
foresis (phoresis). **1.** Electrophoresis. **2.** Epizoic commensalism; phoresy.
foria (phoria). The relative directions assumed by the eyes during binocular fixation of a given object in the absence of an adequate fusion stimulus.
forma (form). Shape; mold.
f. accolé (accolé f.'s). Appliqué f.'s.
f. appliqué (appliqué f.'s). Accolé f.'s.
f. arqueada (arch f.).
f. de bote (boat f.).
f. cérea (wax f.). Wax pattern.
f. de contorno (outline f.).
f. de conveniencia (convenience f.).
f. dental (tooth f.).
f. de diente posterior (posterior tooth f.).
f. de extensión (extension f.).
f. facial (face f.).
f. frustra (forme frustre, pl. formes frustres).
f. de hoz (sickle f.). Malarial crescent.
f. de involución (involution f.).
f. L (L f.).
f. en media silla (half-chair f.).
f. oclusal (occlusal f.). Occlusal pattern.
f. de onda (wave f.). Waveshape.
f. de preparación cavitaria (cavity preparation f.).
f. replicativa (replicative f. (RF)).
f. de resistencia (resistance f.).
f. de retención (retention f.).
f. retorcida (twist f.).
f. sesgada (skew f.).
f. de silla (chair f.).
formación (formation). **1.** [*formatio*, pl. *formationes*, NA]. **2.** That which is formed. **3.** The act of giving form and shape.
f. del concepto (concept f.).
f. de la personalidad (personality f.).
f. de reacción (reaction f.).
f. reticular (reticular f.). [*formatio reticularis*, NA].
f. de rouleaux (rouleaux f.). Pseudoagglutination.
f. de síntomas (symptom f.). Symptom substitution.
formador de crisol (sprue-former). The base to which the sprue is attached while the wax pattern is being invested in a refractory investment in a casting flask; it is sometimes referred to as a crucible-former.
formador de masa (bulkage). Anything, such as agar, that increases the bulk of material in the intestine, thereby stimulating peristalsis.
formaldehído (formaldehyde). Formic aldehyde; methyl aldehyde.
formalina (formalin). Formol; a 37% aqueous solution of formaldehyde.
formalinizar (formalinize). To add formalin solution to inactivate vaccines without destroying their immunizing power.
formamidasa (formamidase). Formylase; kynurenine formamidase.
formatio, pl. **formationes** (formatio, pl. formationes). [*formatio*, pl. *formationes*, NA]. Formation; a formation; a structure of definite shape or cellular arrangement.
f. hippocampalis (f. hippocampalis). [*formatio hippocampalis*, NA]. Hippocampal formation.
formato (formate). A salt or ester of formic acid.
formazán (formazan). A water-insoluble colored compound; formed by reduction of a tetrazolium salt in the histochemical demonstration of oxidative enzymes.
-forme (-form). Suffix denoting in the form or shape of; equivalent to -oid.
formicación (formication). A form of paresthesia or tactile hallucination in which one feels a sensation as of small insects creeping under the skin.
fórmico (formic). Relating to ants.
formilasa (formylase). Formamidase.
formilmetionina (formylmethionine). Methionine acylated on the NH_2 group by a formyl (–CHO) group.
formilo (formyl). The radical, H-CO–.
f. activo (active f.).
formilquinurenina (formylkynurenine). The product of the oxidative cleavage of the indole ring in tryptophan; the intermediate first formed in tryptophan catabolism.
formocresol (formocresol). An aqueous solution containing cresol, formaldehyde, and glycerine, used in vital primary teeth needing coronal pulpotomy.
formol (formol). Formalin.
formosulfatiazol (formosulfathiazole). N^1-(2-Thiazolyl)sulfanilamide; condensation product with formaldehyde.
fórmula (formula, pl. formulas, formulae). **1.** A recipe or prescription containing directions for the compounding of a medicinal preparation. **2.** In chemistry, a symbol or collection of symbols expressing the number of atoms of the element or elements forming one molecule of a substance. **3.** An expression by symbols and numbers of the normal order or arrangement of parts or structures.
f. de Arneth (Arneth f.).
f. de Bazett (Bazett's f.).
f. de Bernhardt (Bernhardt's f.).
f. de Black (Black's f.).
f. de Broca (Broca's f.).
f. de Christison (Christison's f.). Häser's f.
f. conformacional y perspectiva de Haworth (Haworth perspective and conformational f.'s).
f. constitucional (constitutional f.). Structural f.
f. de Demoivre (Demoivre's f.). An obsolete f. for calculating life expectancy.
f. dental (dental f.).
f. de Dreyer (Dreyer's f.).
f. de DuBois (DuBois' f.).
f. eléctrica (electrical f.).
f. empírica (empirical f.). Molecular f.
f. espacial (spatial f.). Stereochemical f.
f. estereoquímica (stereochemical f.). Spatial f.
f. estructural (structural f.). Constitutional f.; graphic f.
f. de Flesch (Flesch f.).
f. de Florschütz (Florschütz' f.).
f. Gorlin (Gorlin f.).
f. gráfica (graphic f.). Structural f.
f. de Häser (Häser's f.). Christison's f.; Trapp's f.
f. de Long (Long's f.). Long's coefficient.
f. de Mall (Mall's f.).
f. de Meeh (Meeh f.). Meeh-Dubois f.
f. de Meeh-DuBois (Meeh-Dubois f.). Meeh f.
f. molecular (molecular f.). Empirical f.
f. oficial (official f.).
f. de Pignet (Pignet's f.).
f. de Poisson-Pearson (Poisson-Pearson f.).
f. de proyección de Fischer (Fischer's projection f.'s).
f. química (chemical f.). A statement of the structure of a molecule expressed in chemical symbols.
f. racional (rational f.).
f. de Ranke (Ranke's f.).
f. de Reuss (Reuss' f.).
f. de Runeberg (Runeberg's f.).
f. de Trapp, de Trapp-Häser (Trapp's f., Trapp-Häser f.).
f. de Van Slyke (Van Slyke's f.). Standard urea clearance.
f. vertebral (vertebral f.).
formulario (formulary). A collection of formulas for the compounding of medicinal preparations.
f. hospitalario (hospital f.).
fornicación (fornication). Sexual intercourse, especially between unmarried partners.
fornicar (fornicate). To commit sexual intercourse or fornication.

fórnix (fornix, gen. fornicis, pl. fornices). **1.** [*fornix,* NA]. In general, an arch-shaped structure. **2.** [*fornix,* NA]. Trigonum cerebrale.
f. conjuntival **1.** (conjunctival cul-de-sac). [*fornix conjunctivae,* NA]. **2.** (f. conjunctivae). [*fornix conjunctivae,* NA]. Conjunctival cul-de-sac.
f. de la faringe (f. pharyngis). [*fornix pharyngis,* NA].
f. del saco lagrimal (f. lacrimal sac). [*fornix sacci lacrimalis,* NA].
f. transverso (transverse f.). [*commissura fornicis,* NA].
f. del útero (f. uteri). [*fornix vaginae,* NA].
foro-, for- (phoro-, phor-). Combining forms denoting carrying or bearing, a carrier or bearer, or phoria.
forómetro (phorometer). Originally, an apparatus to test oculomotor balance; now usually used as a synonym for phoro-optometer.
forooptómetro (phoro-optometer). An instrument for determining the oculomotor balance and refractive states of the eyes.
forópteto (phoropter). A device containing different lenses that is used for refraction of the eye.
foroscopio (phoroscope). An instrument for reproducing an image, as a photograph, from a distance.
forozoo (phorozoon). The nonsexual stage in the life history of an animal that passes through several phases in its life cycle.
forzar (strain). To make an effort to the limit of one's strength.
fos- (phos-). Combined form denoting light.
fosa **1.** (fossa, gen. and pl. fossae). [*fossa,* NA]. A depression usually more or less longitudinal in shape below the level of the surface of a part. **2.** (pit). A sharp-pointed depression in the enamel surface of a tooth.
f. acetabular (acetabular f.). [*fossa acetabuli,* NA].
f. adiposa (adipose fossae).
f. amigdalina (amygdaloid f.). [*fossa tonsillaris,* NA].
f. anal (anal pit). Proctodeum.
f. ancónea (anconal f.). [*fossa olecrani,* NA]. F. olecranon.
f. del antehélix (f. of anthelix). [*fossa anthelicis,* NA].
f. articular de la cabeza del radio (articular f. of head of radius).
f. articular del hueso temporal (articular f. of temporal bone). [*fossa mandibularis,* NA].
f. articular inferior del atlas (inferior articular pit of atlas). [*facies articularis inferior atlantis,* NA].
f. articular superior del atlas (superior articular pit of atlas). [*fascies articularis superior atlantis,* NA].
f. auditivas (auditory pit's).
f. axilar (axillary f.). [*fossa axillaris,* NA].
f. de Bichat (Bichat's f.). [*fossa pterygopalatina,* NA].
f. de Biesiadecki (Biesiadecki's f.). Iliacosubfascial f.
f. de Broesike (Broesike's f.). Parajejunal f.
f. bucal (buccal pit).
f. de la cabeza del fémur (pit of head of femur). [*fovea capitis ossis femoris,* NA].
f. canina (canine f.). [*fossa canina,* NA].
f. carotídea (f. carotica). [*trigonum caroticum,* NA].
f. central (central pit). [*fovea centralis retinae,* NA].
f. cerebral lateral (lateral cerebral f.). [*fossa lateralis cerebri,* NA].
f. de Claudius (Claudius' f.). [*fossa ovarica,* NA]. Ovarian f.
f. condiloidea (condylar f.). [*fossa condylaris,* NA].
f. del conducto venoso (f. ductus venosi). [*fossa ductus venosi,* NA].
f. coronoidea (coronoid f.). [*fossa coronoidea,* NA].
f. costal de la apófisis transversa (costal pit of transverse process). [*fovea costalis processus transversus,* NA].
f. costal inferior (inferior costal pit). [*fovea costalis inferior,* NA].
f. costal superior (superior costal pit). [*fovea costalis superior,* NA].
f. craneal anterior (anterior cranial f.). [*fossa cranii anterior,* NA].
f. craneal media (middle cranial f.). [*fossa cranii media,* NA].
f. craneal posterior (posterior cranial f.). [*fossa cranii posterior,* NA].
f. del cristalino (lens pit's).
f. crural (crural f.). Fovea femoralis.
f. de Cruveilhier (Cruveilhier's f.). [*fossa scaphoidea,* NA].
f. cubital (cubital f.). [*fossa cubitalis,* NA].
f. digástrica (digastric f.). [*fossa digastrica,* NA].
f. digital (digital f.). **1.** [*fossa trochanterica,* NA]. **2.** [*fossa malleoli lateralis,* NA].
f. duodenal inferior (inferior duodenal f.). [*recessus duodenalis inferior,* NA].
f. duodenal superior (superior duodenal f.). [*recessus duodenalis superior,* NA].
f. duodenales (duodenal fossae). [*recessus duodenalis,* NA].
f. duodenoyeyunal (duodenojejunal f.). [*recessus duodenalis superior,* NA].
f. epigástrica (epigastric f.). F. epigastrica; scrobiculus cordis.
f. escafoidea (scaphoid f.). [*fossa scaphoidea,* NA].
f. esfenomaxilar (sphenomaxillary f.). [*fossa pterygopalatina,* NA].
f. del estómago (pit of stomach). Epigastric fossa.
f. femoral (femoral f.). Fovea femoralis.
f. flocular (floccular f.). [*fossa subarcuata,* NA].
f. gástrica (gastric pit). [*foveola gastrica,* NA].
f. de la glándula lagrimal (f. of lacrimal gland). [*fossa glandulae lacrimalis,* NA].
f. glenoidea (glenoid f.). **1.** [*cavitas glenoidalis,* NA]. **2.** [*fossa mandibularis,* NA].
f. granulares (granular pit's). [*foveolae granulares,* NA].
f. de Gruber-Landzert (Gruber-Landzert f.). [*recessus duodenalis inferior,* NA].
f. hialoidea (hyaloid f.). [*fossa hyaloidea,* NA].
f. hioidea de Gerdy (Gerdy's hyoid f.). [*trigonum caroticum,* NA].
f. hipofisaria (hypophysial f.). [*fossa hypophysialis,* NA].
f. ilíaca (iliac f.). [*fossa iliaca,* NA].
f. iliacosubfascial (iliacosubfascial f.). Biesiadecki's f.
f. iliopectínea (iliopectineal f.).
f. incisiva (incisive f.). [*foramen incisiva,* NA].
f. infraclavicular (infraclavicular f.). [*fossa infraclavicularis,* NA].
f. infraduodenal (infraduodenal f.). [*recessus retroduodenalis,* NA].
f. infraespinosa (infraspinous f.). [*foramen infraspinata,* NA].
f. infratemporal (infratemporal f.). [*fossa infratemporalis,* NA].
f. inguinal (inguinal f.).
f. inguinal lateral (lateral inguinal f.). [*fossa lateralis inguinalis,* NA].
f. inguinal medial (medial inguinal f.). [*fossa inguinalis medialis,* NA].
f. innominada (innominate f.).
f. intercondílea (intercondylar f.). [*fossa intercondylaris,* NA].
f. intercondiloidea (intercondyloid f., intercondylic f.). [*fossa infratemporalis,* NA].
f. intermesocólica transversa (f. intermesocolica transversa).
f. interpeduncular (interpeduncular f.). [*fossa interpeduncularis,* NA].
f. intrabulbar (intrabulbar f.).
f. del iris (iris pit's).
f. isquiorrectal (ischiorectal f.). [*fossa ischiorectalis,* NA].
f. de Jobert de Lamballe (Jobert de Lamballe's f.).
f. de Jonnesco (Jonnesco's f.). [*recessus duodenalis superior,* NA].
f. lagrimal (lacrimal f.). [*fossa glandulae lacrimalis,* NA].
f. de Landzert (Landzert's f.).
f. lateral del cerebro (lateral f. of brain). [*fossa lateralis cerebri,* NA].
f. lenticular (lenticular f.). [*fossa hyaloidea,* NA].
f. del maléolo externo (f. of lateral malleolus). [*fossa malleoli lateralis,* NA].
f. de Malgaigne (Malgaigne's f.). [*trigonum caroticum,* NA].
f. malleoli fibulae (f. malleoli fibulae). [*fossa malleoli lateralis,* NA].
f. mandibular (mandibular f.). [*fossa mandibularis,* NA].
f. mastoidea (mastoid f., f. mastoidea). [*foveola suprameatica,* NA].
f. de Merkel (Merkel's f.).
f. mesentericoparietal (mesentericoparietal f.). Parajejunal f.
f. milohioidea (mylohyoid f.). [*sulcus mylohyoideus,* NA].
f. de Mohrenheim (Mohrenheim's f.). [*fossa infraclavicularis,* NA].

f. de Morgagni (Morgagni's f.). [*fossa navicularis urethrae*, NA].
f. nasales (nasal pit's). Olfactory p.'s.
f. navicular de Cruveilhier (f. navicularis cruveilhier). [*fossa scaphoidea*, NA].
f. navicular del oído (f. navicularis auris). Scapha.
f. navicular de la oreja (f. navicularis auriculae). [*fossa triangularis*, NA].
f. navicular de la uretra (navicular f. of urethra). [*fossa navicularis urethrae*, NA].
f. navicular de la vagina (f. navicularis vestibulae vaginae). [*fossa vestibuli vaginae*, NA].
f. oblonga del cartílago aritenoides (oblong pit of arytenoid cartilage). [*fovea oblonga cartilaginis arytenoideae*, NA].
f. olecraneana (olecranon f.). [*fossa olecrani*, NA].
f. olfatorias (olfactory pit's). Nasal p.'s.
f. oval (oval f.). [*fossa ovalis*, NA].
f. ovárica (ovarian f.). [*fossa ovarica*, NA].
f. paraduodenal (paraduodenal f.). [*recessus paraduodenalis*, NA].
f. pararrectal (pararectal f.).
f. paravesical (paravesical f.). [*fossa paravesicalis*, NA].
f. parayeyunal (parajejunal f.). Broesike's f.; f. parajejunalis; mesentericoparietal f.
f. patelar del vítreo (patellar f. of vitreous). [*fossa hyaloidea*, NA].
f. pequeña de la ventana oval (little f. of the vestibular (round) window). [*fossula fenestrae vestibuli*, NA].
f. pequeña de la ventana redonda (little f. of the cochlear window). [*fossula fenestrae cochleae*, NA].
f. peritoneales (peritoneal fossas).
f. petrosa (petrosal f.). [*fossula petrosa*, NA].
f. piriforme (piriform f.). [*recessus piriformis*, NA].
f. pituitaria (pituitary f.). [*fossa hypophysialis*, NA].
f. poplítea (popliteal f.). [*fossa poplitea*, NA].
f. posnatal del recién nacido (postnatal pit of the newborn). [*fovea coccygis*, NA].
f. primitiva (primitive pit).
f. provesical (f. provesicalis). Hartmann's pouch.
f. pterigoidea (pterygoid f.). [*fossa pterygoidea*, NA].
f. pterigomaxilar (pterygomaxillary f.). [*fossa pterygopalatina*, NA].
f. pterigopalatina (pterygopalatine f.). [*fossa pterigopalatina*, NA].
f. radial (radial f.). [*fossa radialis*, NA].
f. retroduodenal (retroduodenal f.). [*recessus retroduodenalis*, NA].
f. retromandibular (retromandibular f.).
f. retromolar (retromolar f.).
f. romboidea (rhomboid f.). [*fossa rhomboidea*, NA].
f. de Rosenmüller (Rosenmüller's f.). [*recessus pharyngeus*, NA].
f. del saco lagrimal (f. of lacrimal sac). [*fossa sacci lacrimalis*, NA].
f. scarpiana mayor (f. scarpae major). [*trigonum femorale*, NA].
f. sigmoidea (sigmoid f.). [*sulcus sinus sigmoidei*, NA].
f. de Silvio (f. of Sylvius). [*fossa lateralis cerebri*, NA].
f. subarcuata (subarcuate f.). [*fossa subarcuata*, NA].
f. subcecal (subcecal f.). Treitz's f.
f. subescapular (subscapular f.). [*fossa subscapularis*, NA].
f. subhepática (subhepatic recess). [*recessus subhepaticus*, NA].
f. subinguinal (subinguinal f.).
f. sublingual (sublingual f.). [*fovea sublingualis*, NA].
f. submandibular (submandibular f.). [*fovea submandibularis*, NA].
f. submaxilar (submaxillary f.). [*fovea submandibularis*, NA].
f. supraclavicular mayor (greater supraclavicular f.). [*fossa supraclavicularis major*, NA]; [*trigonum omoclaviculare*, NA].
f. supraclavicular menor (lesser supraclavicular f.). [*fossa supraclavicularis minor*, NA].
f. supraespinosa (supraspinous f.). [*fossa supraspinata*, NA].
f. supramastoidea (supramastoid f.). [*foveola suprameatica*, NA].
f. suprameática (suprameatal pit). [*foveola suprameatica*, NA].
f. supratonsilar (supratonsillar f.). [*fossa supratonsillaris*, NA].
f. supravesical (supravesical f.). [*fossa supravesicalis*, NA].
f. temporal (temporal f.). [*fossa temporalis*, NA].
f. terminal de la uretra (f. terminalis urethrae). [*fossa navicularis urethrae*, NA].
f. tonsilar (tonsillar f.). [*fossa tonsillaris*, NA].
f. de Treitz (Treitz's f.). Subcecal f.
f. triangular (triangular f.). [*fossa triangularis*, NA].
f. trocantérea (trochanteric f.). [*fossa trochanterica*, NA].
f. troclear 1. (trochlear f.). [*fovea trochlearis*, NA]. **2.** (trochlear pit). [*fovea trochlearis*, NA].
f. umbilical (umbilical f.). [*fissura ligamenti teretis*, NA].
f. de Velpeau (Velpeau's f.). [*fossa ischiorectalis*, NA].
f. de la vena cava (sulcus for vena cava). [*sulcus vena cavae*, NA].
f. de la vena umbilical (f. venae umbilicalis). [*fissura ligamenti teretis*, NA].
f. venosa (f. venosa). [*recessus paraduodenalis*, NA].
f. vermiana (vermian f.).
f. de la vesícula biliar (gallbladder f.). [*fossae vesicae felleae*, NA].
f. vestibular (vestibular f.). [*fossa vestibuli vaginae*, NA].
f. del vestíbulo vaginal (f. of vestibule of vagina). [*fossa vestibuli vaginae*, NA].
f. de Waldeyer (Waldeyer's fossae).
f. yugular (jugular f.). [*fossa jugularis*, NA].
f. del yunque (incudal f.). [*fossa incudis*, NA].

foscarnet (foscarnet). Trisodium phosphonoformate; a pyrophosphate analogue used to treat herpes simplex infections.
foseta (fossula, pl. fossulae). [*fossula*,NA]. Fossette; a small fossa.
fosf-, fosfo-, fosfor-, fosforo- (phosph-, phospho-, phosphor-, phosphoro-). Prefixes indicating the presence of phosphorus in a compound.
fosfagénico (phosphagenic). Phosphate-producing.
fosfágeno (phosphagen). Phosphocreatine.
fosfamidasa (phosphamidase). Phosphoamidase.
fosfastat (phosphastat). A conceptual mechanism whereby the parathyroid hormone is increased when the levels of phosphorus rise to an above-normal level.
fosfatado (phosphated). Containing phosphates.
fosfatasa (phosphatase). Any of a group of enzymes that liberate inorganic phosphate from phosphoric esters.
f. ácida (acid p.).
f. alcalina (alkaline p.).
fosfatemia (phosphatemia). An abnormally high concentration of inorganic phosphates in the blood.
fosfático (phosphatic). Relating to or containing phosphates.
fosfatidal (phosphatidal). Older trivial name for alk-1-enylglycerophospholipid.
fosfatidasa (phosphatidase). Phospholipase A_2.
fosfatidato (phosphatidate). A salt or ester of a phosphatidic acid.
fosfatidilcolina (phosphatidylcholine (PtdCho)). The condensation product of a phosphatidic acid and choline.
fosfatidiletanolamina (phosphatidylethanolamine (PtdEth)). The condensation product of a phosphatidic acid and ethanolamine.
fosfatidilglicerol (phosphatidylglycerol). A phosphatidic acid in which a second glycerol molecule replaces the usual choline, or ethanolamine or serine.
fosfatidilinositol (phosphatidylinositol (PtdIns)). Phosphoinositide; a phosphatidic acid combined with inositol.
fosfatidilo (phosphatidyl (Ptd)). The radical of a phosphatidic acid; e.g., phosphatidylcholine.
fosfatidilserina (phosphatidylserine (PtdSer)). The condensation product of phosphatidic acid and serine.
fosfátido (phosphatide). Former name for 1) phosphatidic acid and 2) phosphatidate.
fosfatidolipasa (phosphatidolipase). Phospholipase A_2.
fosfato (phosphate). A salt or ester of phosphoric acid.
f. de alta energía (high energy p.'s). Energy-rich p.'s.
f. cíclico (cyclic p.). Adenosine 3',5'-cyclic phosphate.
f. dihidrogenado (dihydrogen p.).
f. disódico (disodium p.).
f. férrico (ferric phosphate). A compound used as a feed and as a food supplement.
f. férrico soluble (soluble ferric phosphate). F. p. with sodium citrate.

f. monopotásico (monopotassium p.).
f. monosódico (monosodium p.).
f. normal (normal p.).
f. orgánico (organic p.).
f. óseo (bone p.). Tribasic calcium phosphate.
f. ricos en energía (energy-rich p.'s). High energy p.'s
f. tricálcico (tricalcium phosphate). Tribasic calcium phosphate.
f. triple (triple p.).

fosfato acetiltransferasa (phosphate acetyltransferase). Phosphoacylase; phosphotransacetylase.

fosfaturia (phosphaturia). Phosphoruria; phosphuria; excessive excretion of phosphates in the urine.

fosfeno (phosphene). Sensation of light produced by mechanical or electrical stimulation of the peripheral or central optic pathway of the nervous system.
f. de acomodación (accommodation p.).

fosfina (phosphine). Hydrogen phosphide; phosphureted hydrogen; a colorless poisonous war gas with a characteristic garlic-like odor.

fosfínico- (phosphinico-). Prefix indicating symmetrically doubly substituted phosphinic acid.

fosfito (phosphite). A salt of phosphorous acid.

fosfo- (phospho-). Prefix for *O*-phosphono-, which may replace the suffix phosphate.

5-fosfo-α-D-ribosil pirofosfato (5-phospho-α-D-ribosyl pyrophosphate (PRPP)). 5-Phosphoribosyl diphosphate; ribose carrying a phosphate group on ribose carbon-5 and a pyrophosphate group on ribose carbon-1.

fosfoacilasa (phosphoacylase). Phosphate acetyltransferase.

fosfoamidas (phosphoamides). Amides of phosphoric acid (phosphoramidic acids) and their salts or esters (phosphoramidates), of the general formula $(HO)_2P(O)–NH_2$; e.g., creatine phosphate.

fosfoamidasa (phosphoamidase). Phosphamidase; an enzyme catalyzing the hydrolysis of phosphorus-nitrogen bonds, notably the hydrolysis of phosphocreatine to creatine and phosphoric acid.

fosfoarginina (phosphoarginine). Arginine phosphate.

fosfoazúcar (phosphosugar). A phosphorylated saccharide.

fosfocinasa (phosphokinase). A phosphotransferase or a kinase.

fosfocolina (phosphocholine). Phosphorylcholine; choline *O*-phosphate.

fosfocreatina (phosphocreatine). Creatine phosphate; phosphagen; a compound of creatine (through its NH_2 group) with phosphoric acid.

fosfodiéster (phosphodiester). A diesterified orthophosphoric acid, as in the nucleic acids.
f. hidrolasas (p. hydrolases). Phosphodiesterases.

fosfodiesterasas (phosphodiesterases). Phosphodiester hydrolases; enzymes cleaving phosphodiester bonds.
f. del bazo (spleen p.). Micrococcal endonuclease.

fosfodismutasa (phosphodismutase). Phosphomutase.

1-fosfofructaldolasa (1-phosphofructaldolase). Fructose-bisphosphate aldolase.

6-fosfofructocinasa (6-phosphofructokinase). Phosphohexokinase; an enzyme that catalyzes the phosphorylation of fructose 6-phosphate by ATP or UTP, etc., to fructose 1,6-bisphosphate.

1-fosfofructocinasa (1-phosphofructokinase). Fructose-1-phosphate kinase; an enzyme catalyzing phosphorylation of fructose 1-phosphate by ATP, etc., to fructose 1,6-bisphosphate.

fosfogalactoisomerasa (phosphogalactoisomerase). UDP glucose–hexose-1-phosphate uridylyltransferase.

fosfogliceracetales (phosphoglyceracetals). Plasmalogens.

fosfogliceratocinasa (phosphoglycerate kinase). An enzyme catalyzing the formation of 3-phosphoglyceroyl phosphate from 3-phosphoglyceric acid and ATP.

fosfoglicéridos (phosphoglycerides). Acylglycerol and diacylglycerol phosphates.

fosfogliceromutasa (phosphoglyceromutase). An isomerizing enzyme catalyzing the interconversion of 2-phosphoglyceric acid and 3-phosphoglyceric acid with 2,3-diphosphoglyceric acid present.

fosfoglucocinasa (phosphoglucokinase). Glucose 1-phosphate kinase; an enzyme that, in the presence of ATP, catalyzes the phosphorylation of glucose 1-phosphate to glucose 1,6-bisphosphate.

fosfoglucomutasa (phosphoglucomutase). Glucose phosphomutase.

fosfogluconato deshidrogenasa (phosphogluconate dehydrogenase). 6-Phosphogluconic dehydrogenase.

6-fosfogluconolactonasa (6-phosphogluconolactonase). A hydrolase that catalyzes conversion of 6-phosphogluconolactone to 6-phosphogluconate.

fosfohexocinasa (phosphohexokinase). 6-Phosphofructokinase.

fosfohexomutasa (phosphohexomutase). Glucosephosphate isomerase.

fosfohexosa isomerasa (phosphohexose isomerase). Glucosephosphate isomerase.

fosfohidrolasas (phosphohydrolases). Phosphoric monoester hydrolases; enzymes cleaving phosphoric acid (as orthophosphate) from its esters.

fosfoinosítido (phosphoinositide). Phosphatidylinositol.

fosfolipasa (phospholipase). Lecithinase; an enzyme that catalyzes the hydrolysis of a phospholipid.

fosfolípido (phospholipid). A lipid containing phosphorus, thus including the lecithins and other phosphatidic acids, sphingomyelin, and plasmalogens.

fosfomutasa (phosphomutase). Phosphodismutase; one of a number of enzymes (mutases) that apparently catalyze intramolecular transfer because the donor is regenerated.

fosfonecrosis (phosphonecrosis). Necrosis of the osseous tissue of the jaw, as a result of poisoning by inhalation of phosphorus fumes, occurring especially in persons who work with the element.

fosfonio (phosphonium). The radical, $(PR_4)^+$.

***O*-fosfono-** (*O*-phosphono-). Prefix indicating a phosphonic acid radical attached through an oxygen atom, hence a phosphoric ester.

fosfopentosa isomerasa (phosphopentose isomerase). Ribose-5-phosphate isomerase.

fosfopiruvato hidratasa (phosphopyruvate hydratase). Enolase.

fosfoproteína (phosphoprotein). A protein containing phosphoric groups attached directly to the side chains of some of its constituent amino acids.

fosfor (phosphor). A chemical substance that transforms incident electromagnetic or radioactive energy into light.

fosforado (phosphorated). Forming a compound with phosphorus.

fosforescencia (phosphorescence). The quality or property of emitting light without active combustion or the production of heat, generally as the result of prior exposure to radiation, which persists after the inciting cause is removed.

fosforescente (phosphorescent). Having the property of phosphorescence.

fosforhidrosis (phosphorhidrosis). Phosphoridrosis; the excretion of luminous sweat.

fosforidrosis (phosphoridrosis). Phosphorhidrosis.

fosforil- (phosphoryl-). Prefix incorrectly used to signify a phosphate (e.g., phosphorylcholine) in place of the correct *O*- phosphono-.

fosforilación (phosphorylation). Addition of phosphate to an organic compound, such as glucose to produce glucose monophosphate, through the action of a phosphotransferase (phosphorylase) or kinase.
f. oxidativa (oxidative p.).

fosforilasa (phosphorylase). An enzyme cleaving poly(1,4-α-D-glucosyl) to α-D-glucosyl phosphate with inorganic phosphate.
f. fosfatasa (p. phosphatase).

fosforilasas (phosphorylases). General term for enzymes transferring an inorganic phosphate group to some organic acceptor, hence belonging to the transferases.
f. de nucleósidos (nucleoside p.).

fosforilcolina (phosphorylcholine). Phosphocholine.

fosforiletanolamina gliceridotransferasa (phosphorylethanolamine glyceridetransferase). Ethanolaminephosphotransferase.

fosforilo (phosphoryl).

fosforismo (phosphorism). Chronic poisoning with phosphorus.

fosforizado (phosphorized). Containing phosphorus.

fósforo (phosphorus (P)). A nonmetallic chemical element, symbol P, atomic no. 15, atomic weight 30.975.
f. amorfo, rojo (amorphous p., red p.).
pentóxido de f. (p. pentoxide).

fosforólisis (phosphorolysis). Phosphoroclastic cleavage; a reaction analogous to hydrolysis except that the elements of phosphoric acid, rather than of water, are added in the course of splitting a bond.

fosforoso (phosphorous). **1.** Relating to, containing, or resembling phosphorus. **2.** Referring to phosphorus in its lower (+3) valence state.
fosforriboisomerasa (phosphoriboisomerase). Ribose-5-phosphate isomerase.
fosforribosilglicinaamida-sintetasa (phosphoribosylglycineamide synthetase). Glycinamide ribonucleotide synthetase; an enzyme that adds glycine to ribosylamine 5-phosphate and cleaves ATP to ADP in the course of purine biosynthesis.
fosforribosiltransferasa (phosphoribosyltransferase). One of a group of enzymes that transfers ribose 5-phosphate from 5-phospho-A-D-ribosyl pyrophosphate to a purine, pyrimidine, or pyridine acceptor, forming a 5'-nucleotide and inorganic pyrophosphate.
fosforribulocinasa (phosphoribulokinase). An enzyme that, in the presence of ATP, catalyzes the phosphorylation of ribulose 5-phosphate to ribulose 1,5-bisphosphate.
fosforribulosa epimerasa (phosphoribulose epimerase). Ribulose-phosphate 3-epimerase.
fosforuria (phosphoruria). Phosphaturia.
***O^3*-fosfoserina** (*O^3*-phosphoserine). The phosphoric ester of serine.
fosfosfingósidos (phosphosphingosides). Sphingomyelins.
fosfotransacetilasa (phosphotransacetylase). Phosphate acetyltransferase.
fosfotransferasas (phosphotransferases). Transphosphatase; a subclass of transferases transferring phosphorus-containing groups.
fosfotriosa isomerasa (phosphotriose isomerase). Triosephosphate isomerase.
fosfuria (phosphuria). Phosphaturia.
fosfuro (phosphide). A compound of phosphorus with valence -3.
fosgeno (phosgene). Carbonyl chloride; a colorless liquid below 8ºC, but an extremely poisonous gas at ordinary temperatures.
fosita (fossette). **1.** [*fossula*, NA]. **2.** A deep corneal ulcer of small diameter.
f. amigdalinas (tonsillar fossulae). [*fossulae tonsillaris*, NA].
f. anterior (fovea anterior). [*fovea superior*, NA].
f. articular de la cabeza del radio (articular pit of head of radius). [*fovea articularis capitis radii*, NA].
f. articular inferior del atlas (inferior articular pit of atlas). [*fovea articularis inferior atlantis*, NA].
f. de la cabeza femoral (pit of head of femur). [*fovea capitis ossis femoris*, NA].
f. cardial (fovea cardiaca).
f. coccígea (coccygeal foveola). [*foveola coccygea*, NA].
f. costal inferior (inferior costal pit). [*fovea costalis inferior*, NA].
f. costal superior (superior costal pit). [*fovea costalis superior*, NA].
f. costal transversa (costal pit of transverse process). [*fovea costalis processus transversus*, NA].
f. para el diente del atlas (pit for dens of atlas). [*fovea dentis atlantis*, NA].
f. elíptica (elliptical recess). [*recessus ellipticus*, NA].
f. esférica (spherical recess). [*recessus sphericus*, NA].
f. etmoidal (fovea ethmoidalis).
f. femoral (femoral fossa). Fovea femoralis.
f. gástrica (gastric pit). [*foveola gastrica*, NA].
f. granulares (granular pit's). [*foveolae granulares*, NA].
f. hemielíptica (fovea hemielliptica). [*recessus ellipticus*, NA].
f. hemisférica (fovea hemispherica). [*recessus sphericus*, NA].
f. ileocecal inferior (inferior ileocecal recess). [*recessus ileocecalis inferior*, NA].
f. ileocecal superior (superior ileocecal recess). [*recessus ileocecalis superior*, NA].
f. inferior (fovea inferior). [*fovea inferior*, NA].
f. inguinal interna (fovea inguinalis interna). [*fossa inguinalis medialis*, NA].
f. de Mantoux (Mantoux pit).
f. de Morgagni (Morgagni's fovea). [*fossa inguinalis medialis*, NA].
f. oblonga del cartílago aritenoides (oblong pit of arytenoid cartilage). [*fovea oblonga cartilaginis arytenoideae*, NA].
f. ocular (foveola ocularis).
f. papilar (foveola papillaris).
f. paraduodenal (paraduodenal fossa). [*recessus paraduodenalis*, NA].
f. petrosa (petrosal fossa). [*fossula petrosa*, NA].
f. pterigoidea (pterygoid pit). [*fovea pterygoidea*, NA].
f. rotunda (fossula rotunda). [*fossula fenestrae cochleae*, NA].
f. sublingual (sublingual pit). [*fovea sublingualis*, NA].
f. submaxilar (fovea submaxillaris). [*fovea submandibularis*, NA].
f. superior (fovea superior). [*fovea superior*, NA]. F. anterior.
f. suprameática (suprameatal pit). [*foveola suprameatica*, NA].
f. supravesicular (fovea supravesicalis). [*fossa supravesicalis*, NA].
f. triangular del cartílago aritenoides (triangular pit of arytenoid cartilage). [*fovea triangularis cartilaginis arytenoideae*, NA].
f. troclear (trochlear pit). [*fovea trochlearis*, NA].
f. de las uñas (nail pit's).
f. de la ventana coclear (fossula fenestrae cochleae). [*fossula fenestrae cochleae*, NA]. F. rotunda.
f. de la ventana oval (fossula fenestrae vestibuli). [*fossula fenestrae vestibuli*, NA]. Huguier's sinus; little fossa of the vestibular window.
f. de la ventana redonda (little fossa of the cochlear window). [*fossula fenestrae cochleae*, NA].
fossula, pl. **fossulae** (fossula, pl. fossulae). A minor fissure or slight depression on the surface of the cerebrum.
fosulado (fossulate). Grooved; containing a fossula or small fossa; hollowed out.
fosvitina (phosvitin). A phosphated protein constituting about 7% of the protein of egg yolk.
fot (phot). A unit of illumination; 1 p. equals 1 lumen/cm^2 of surface.
fotalgia (photalgia). Photodynia; pain caused by light; an extreme degree of photophobia.
fotaugiafobia (photaugiaphobia). Morbid fear of, or overreaction to, a glare of light.
fotequia (photechy). The law that an irradiated body produces the same effects as the source of the radiation itself.
foteritro (photerythrous). Deuteranopic.
fotestesia (photesthesia). Perception of light.
fótico (photic). Relating to light.
fotismo (photism). Pseudophotesthesia; production of a sensation of light or color by a stimulus to another sense organ, such as of hearing, taste, or touch.
foto-, fot- (photo-, phot-). Combining forms relating to light. In some old terms relating to x-rays, this element has been replaced by radio-.
fotoactínico (photoactinic). Relating to radiation producing both luminous and chemical effects.
fotoalergia (photoallergy).
fotoautotrófico (photoautotrophic). Pertaining to a photoautotroph.
fotoautotrofo (photoautotroph). An organism that depends solely on light for its energy and principally on carbon dioxide for its carbon.
fotobacteria (photobacterium, pl. photobacteria). A vernacular term used to refer to any member of the genus *Photobacterium*.
fotobiología (photobiology). The study of the effects of light upon plants and animals.
fotobiótico (photobiotic). Living or flourishing only in the light.
fotocatalizador (photocatalyst). A substance that helps bring about a light-catalyzed reaction; e.g., chlorophyll.
fotocentelleo (photoscan). Scintiscan.
fotoceptor (photoceptor). Photoreceptor.
fotocinesis (photokinesis). Alteration of random movements of motile organisms in response to light.
fotocinética (photokinetics). The changes in rate of a chemical reaction in response to light.
fotocinético (photokinetic). **1.** Pertaining to photokinesis. **2.** Pertaining to photokinetics.
fotocoagulación (photocoagulation). A method by which a beam of electromagnetic energy is directed to a desired tissue under visual control.
fotocoagulador (photocoagulator). The apparatus used in photocoagulation.
f. de arco de xenón (xenon-arc p.).
f. de láser (laser p.). A high-energy source of electromagnetic radiation.

fotocromógenos (photochromogens). Group I mycobacteria.
fotodermatitis (photodermatitis). Dermatitis caused or elicited by exposure to ultraviolet light.
fotodinámico (photodynamic). Relating to the energy or force exerted by light.
fotodinia (photodynia). Photalgia.
fotodisforia (photodysphoria). Extreme photophobia.
fotodistribución (photodistribution). Areas on the skin that receive the greatest amount of exposure to sunlight, and which are involved in eruptions due to photosensitivity.
fotodromia (photodromy). In the induced or spontaneous clarification of certain suspensions, the settlement of particles on the side nearest the light or on the dark side.
fotoeléctrico (photoelectric). Denoting electronic or electric effects produced by the action of light.
fotoelectrómetro (photoelectrometer). A device employing a photoelectric cell for measuring the concentration of substances in solution.
fotoelectrón (photoelectron). An electron freed by the action of light.
fotoeritema (photoerythema). Erythema caused by exposure to light.
fotoestable (photostable). Not subject to change upon exposure to light.
fotoestético (photoesthetic). Sensitive to light.
fotoestetoscopio (photostethoscope). Device that converts sound into flashes of light.
fotoestrés (photostress). Exposure to intense illumination.
fotofluorografía (photofluorography). Fluorography; fluororoentgenography; recording of fluoroscopic views by conventional photography.
fotofobia (photophobia). **1.** Abnormal sensitivity to light, especially of the eyes. **2.** Morbid dread and avoidance of light.
fotofóbico (photophobic). Relating to or suffering from photophobia.
fotóforo (photophore). **1.** A lamp with reflector used in laryngoscopy and in the examination of other internal parts of the body. **2.** In bacteriology, the organ producing intracellular bioluminescence in certain organisms.
fotofosforilación (photophosphorylation). Formation of ATP as a result of absorption of light by chloroplast material.
fotoftalmía (photophthalmia). Keratoconjunctivitis caused by ultraviolet energy, as in snow blindness, exposure to an ultraviolet lamp, arc welding, etc.
fotogastroscopio (photogastroscope). An instrument for taking photographs of the interior of the stomach.
fotogénesis (photogenesis). Production of light, as by bacteria, insects, or phosphorescence.
fotogénico (photogenic, photogenous). Denoting or capable of photogenesis.
fotógeno (photogen). A microorganism that produces luminescence.
fotohemotacómetro (photohemotachometer). An appliance for recording photographically the rapidity of the blood current.
fotoheterotrófico (photoheterotrophic). Pertaining to a photoheterotroph.
fotoheterotrofo (photoheterotroph). An organism that depends on light for most of its energy and principally on organic compounds for its carbon.
fotoinactivación (photoinactivation). Inactivation by light.
fotoliasa (photolyase).
fotólisis (photolysis). Decomposition of a chemical compound by the action of light.
fotolítico (photolytic). Pertaining to photolysis.
fotolito (photolyte). Any product of decomposition by light.
fotología (photology). The science of light production and energy, especially in its therapeutic application.
fotoluminiscente (photoluminescent). Having the ability to become luminescent upon exposure to visible light.
fotomacrografía (photomacrography). A technique for investigating and recording conditions and procedures involving small objects which ordinarily would be inspected through a loupe rather than a microscope.
fotomanía (photomania). Morbid or exaggerated desire for light.
fotometría (photometry). The measurement of the intensity of light.
fotómetro (photometer). An instrument designed to measure the intensity of light or to determine the light threshold.
f. de centelleo (flicker p.).
f. de llama (flame p.).
fotomicrografía **1.** (photomicrography). Micrography; the production of a photomicrograph. **2.** (photomicrograph). Micrograph; an enlarged photograph of an object viewed with a microscope, as distinguished from microphotograph.
fotomicrógrafo (photomicrograph). Micrograph; an enlarged photograph of an object viewed with a microscope, as distinguished from microphotograph.
fotomioclono (photomyoclonus). Clonic spasms of muscles in response to visual stimuli.
f. hereditario (hereditary p.).
fotón (photon). **1.** Troland. **2.** In physics, a corpuscle of energy or particle of light; a quantum of light.
fotoncia (photoncia). Any swelling resulting from the intense action of light.
fotonosis (photonosus). Photopathy; any disease caused by excessive exposure to, or unusual intensity of, light, or resulting from phototoxicity or photoallergy.
fotopatía (photopathy). Photonosus.
fotoperceptivo (photoperceptive). Capable of both receiving and perceiving light.
fotoperiodicidad (photoperiodism). The periodic (seasonal or diurnal) activities, behavior, or changes in plants or animals brought about by the action of light.
fotopía (photopía). Photopic vision.
fotópico (photopic). Pertaining to photopic vision.
fotopsia (photopsia, photopsy). Photopsy a subjective sensation of lights, sparks, or colors due to electrical or mechanical stimulation of the ocular system.
fotopsina (photopsin). The protein moiety (opsin) of the pigment (iodopsin) in the cones of the retina.
fotoptarmosis (photoptarmosis). Reflex sneezing that occurs when bright light stimulates the retina.
fotoptometría (photoptometry). Determination of the light threshold.
fotoquímica (photochemistry). The branch of chemistry concerned with the chemical changes caused by or involving light.
fotoquímico (photochemical). Denoting chemical changes caused by or involving light.
fotoquimioterapia (photochemotherapy). Photoradiation.
fotoquimógrafo (photokymograph). A device for moving film at a constant speed so that a continuous record of a physiologic event may be obtained, as by a beam of light shining on the film.
fotorradiación (photoradiation). Photochemotherapy; treatment of cancer by intravenous injection of a photosensitizing agent followed by exposure to visible light.
fotorreacción (photoreaction). A reaction caused or affected by light.
fotorreactivación (photoreactivation). Activation by light of something or of some process previously inactive or inactivated.
fotorreceptivo (photoreceptive). Functioning as a photoreceptor.
fotorreceptor (photoreceptor). Fhotoceptor; a receptor that is sensitive to light.
fotorretinitis (photoretinitis).
fotorretinopatía (photoretinopathy). Electric retinopathy; solar retinopathy a macular burn from excessive exposure to sunlight or other intense light (e.g., the flash of a short circuit).
fotosensibilización (photosensitization). **1.** Sensitization of the skin to light, usually due to the action of certain drugs, plants, or other substances. **2.** Photodynamic sensitization.
fotosensor (photosensor). A device designed to respond to light and to transmit resulting impulses for interpretation, movement, or operating control.
fotosíntesis (photosynthesis). The compounding or building up of chemical substances under the influence of light.
fototaxis (phototaxis). Reaction of living protoplasm to the stimulus of light, involving bodily motion of the whole organism toward or away from the stimulus.
fototerapia (phototherapy). Light treatment; Lucotherapy; treatment of disease by means of light rays.
fototérmico (photothermal). Relating to radiant heat.
fototono (phototonus). Sensitivity to light.

fototóxico (phototoxic). Relating to, characterized by, or causing phototoxis.
fototoxis (phototoxis). The condition resulting from an overexposure to ultraviolet light, or from the combination of exposure to certain wavelengths of light and a phototoxic substance.
fototropismo (phototropism). Movement of a part of an organism toward or away from the stimulus of light.
foturia (photuria). The passage of phosphorescent urine.
fovea, pl. **foveae** (fovea, pl. foveae). [*fovea*, NA]. A cup-shaped depression or pit.
f. central de la retina (central pit). [*fovea centralis retinae*, NA].
f. dentis atlantis (pit for dens of atlas). [*fovea dentis atlantis*, NA].
foveación (foveation). Pitted scar formation, as in smallpox, chickenpox, or vaccinia.
foveado (foveate, foveated). Pitted; having foveas or depressions on the surface.
fovéola (foveola, pl. foveolae). [*foveola*, NA]. A minute fovea or pit.
foveolado (foveolate). Having minute pits (foveolae) or small depressions on the surface.
foveolar (foveolar). Pertaining to a foveola.
Fr (Fr). **1.** Symbol for francium. **2.** Abbreviation for French scale.
fracción (fraction). **1.** The quotient of two quantities. **2.** An aliquot portion or any portion.
f. amorfa de la corteza suprarrenal (amorphous f. of adrenal cortex).
f. antihemofílica humana (human antihemophilic f.). Human antihemophilic factor.
f. de eyección (sistólica) (ejection f., ejection f. systolic).
f. de filtración (FF) (filtration f. (FF)).
f. molar (mole f.).
f. del plasma (blood plasma f.'s).
f. proteica del plasma humano desecado (dried human plasma protein f.). Freeze-dried human plasma protein f.
f. de proteínas plasmáticas humanas (human plasma protein f.).
f. de recombinación (recombination f.).
f. de regurgitación (regurgitant f.).
fraccionamiento (fractionation). The protraction of a total therapeutic radiation dose over a period of time, ordinarily days or weeks, in order to minimize untoward radiation effects on normal contiguous tissue.
fractura (fracture). A break, especially the breaking of a bone or cartilage.
f. abierta (open f.). Compound f.
f. abierta de cráneo (open skull f.). Compound skull f.
f. apofisaria (apophysial f.). Separation of apophysis from bone.
f. por arrancamiento (strain f.).
f. articular (articular f.).
f. astillada (splintered f.).
f. por avulsión (avulsion f.).
f. de Barton (Barton's f.).
f. de la base del cráneo (basal skull f.).
f. de Bennett (Bennett's f.).
f. del boxeador (boxer's f.). F. of first metacarpal bone.
f. en canaleta (gutter f.).
f. capilar **1.** (hairline f.). **2.** (capillary f.). Hairline f.; a f. without separation of fragments.
f. centinela de la apófisis espinosa (sentinel spinous process f.).
f. cerrada (closed f.). Simple f.
f. de Chance (Chance f.).
f. de Colles (Colles' f.).
f. complicada (complicated f.).
f. compuesta (compound f.). Open f.
f. conminuta (comminuted f.).
f. por contragolpe (f. by contrecoup). Contrafissura.
f. de cráneo (skull f.).
f. de cráneo cerrada (closed skull f.). Simple skull f.
f. de cráneo compuesta (compound skull f.). Open skull f.
f. de cráneo conminuta (comminuted skull f.).
f. de cráneo deprimida (depressed skull f.). Depressed f.
f. de cráneo diastásica (diastatic skull f.).
f. de cráneo lineal (linear skull f.).
f. de cráneo simple (simple skull f.). Closed skull f.
f. en crecimiento (growing f.).
f. curva (bending f.).
f. dentada (dentate f.).
f. deprimida (depressed f.). Depressed skull f.
f. desplazada de cráneo (expressed skull f.).
f. directa (direct f.).
f. discrásica (dyscrasic f.).
f. con disyunción craneofacial (craniofacial dysjunction f.). Le Fort III f.
f. doble (double f.). Segmental f.
f. de Dupuytren (Dupuytren's f.).
f. epifisaria (epiphysial f.).
f. por esguince (sprain f.).
f. en espiral (spiral f.).
f. espontánea (spontaneous f.).
f. estable (stable f.).
f. por estallido (blow-out f.).
f. estrellada (stellate f.).
f. estrellada de cráneo (stellate skull f.). A multiple radiating linear f.
f. extracapsular (extracapsular f.).
f. por fatiga (fatigue f.).
f. fetal (fetal f.). Intrauterine f.
f. fisurada (fissured f.). Linear f.
f. de Galeazzi (Galeazzi's f.).
f. de Gosselin (Gosselin's f.).
f. de Guérin (Guérin's f.). Horizontal f.; Le Fort I f.
f. horizontal (horizontal f.). Guérin's f.
f. impactada (impacted f.).
f. incompleta (incomplete f.).
f. indirecta (indirect f.).
f. inestable (unstable f.).
f. intraarticular (intra-articular f.).
f. intracapsular (intracapsular f.).
f. intraperióstica (intraperiosteal f.).
f. intrauterina (intrauterine f.). Fetal f.
f. en laguna (pond f.). A circular depressed skull f.
f. de Le Fort I (Le Fort I f.). Guérin's f.
f. de Le Fort II (Le Fort II f.). Pyramidal f.
f. de Le Fort III (Le Fort III f.). Craniofacial dysjunction f.
f. lineal (linear f.). Fissured f.
f. longitudinal (longitudinal f.).
f. por luxación (dislocation f.).
f. de la marcha (march f.). Deutschländer's disease.
f. de Monteggia (Monteggia's f.).
f. múltiple (multiple f.).
f. neurogénica (neurogenic f.).
f. no unida (ununited f.).
f. oblicua (oblique f.).
f. oculta (occult f.).
f. en paila (dishpan f.).
f. del parto (birth f.).
f. patológica (pathologic f.).
f. pertrocantérea (pertrochanteric f.).
f. en ping-pong (ping-pong f.).
f. piramidal (pyramidal f.). Le Fort II f.
f. por plegamiento (folding f.). Torus f.
f. de Pott (Pott's f.).
f. de de Quervain (de Quervain's f.).
f. segmentaria (segmental f.). Double f.
f. de Shepherd (Shepherd's f.).
f. simple (simple f.). Closed f.
f. de Skillern (Skillern's f.).
f. de Smith (Smith's f.). Reversed Colles' f.
f. en sombrero hongo (derby hat f.).
f. subcapital (subcapital f.).
f. subperióstica (subperiosteal f.).
f. supracondílea (supracondylar f.).
f. en tallo verde (greenstick f.).
f. en tenedor (silver-fork f.).
f. por tensión (stress f.).
f. por torsión (torsion f.). A f. resulting from twisting of the limb.
f. torus (torus f.). Folding f.
f. por tos (cough f.).
f. transcervical (transcervical f.). A f. through the neck of the femur.

f. transcondílea (transcondylar f.).
f. transversa (transverse f.).
f. transversa facial (transverse facial f.). Craniofacial dysjunction f.
f. trimaleolar (trimalleolar f.).
f. del verdugo (hangman's f.).
f. de Wagstaffe (Wagstaffe's f.).
fragilidad (fragility). Fragilitas; brittleness; liability to break, burst, or disintegrate.
f. de la sangre (f. of the blood). Fragilitas sanguinis.
fragilitas (fragilitas). Fragility.
f. crinium (f. crinium). Brittleness of the hair.
f. ossium (f. ossium). Obsolete term for osteogenesis imperfecta.
f. sanguinis (f. sanguinis). Fragility of the blood.
fragilocito (fragilocyte). A red blood cell that is unusually fragile when subjected to a hypotonic salt solution.
fragilocitosis (fragilocytosis). A condition of the blood in which the red blood cells are abnormally fragile.
fragmentación (fragmentation). Spallation; the breaking of an entity into smaller parts.
f. del miocardio (f. of the myocardium).
fragmento (fragment). A small part broken from a larger entity.
f. acéntrico (acentric f.). Acentric chromosome.
f. de un carbono (one-carbon f.).
f. de dos carbonos (two-carbon f.).
f. Fab (Fab f.). Fab piece.
f. Fc (Fc f.). Fc piece.
f. en mariposa (butterfly f.).
fragmoplasto (phragmoplast). Barrel-shaped enlargement of the spindle associated with formation of the new cell membrane during telophase in plant cells.
fraguado (setting). Hardening, as of amalgam.
frambesia **1.** (yaws). An infectious tropical disease caused by *Treponema pertenue* and characterized by the development of crusted granulomatous ulcers on the extremities. **2.** (frambesia). Yaws.
f. de los bosques (bosch y.). Pian bois.
f. del cangrejo (crab y.). Foot y.
f. madre (mother yaw). Buba madre; frambesioma; mamanpian; protopianoma.
f. de maíz (guinea corn y.).
f. del pie (foot y.). Crab y.; dumas; tubba.
f. de la selva (forest y.). Pian bois.
f. tiñosa (ringworm y.).
frambesiforme (frambesiform). Resembling the lesion of frambesia.
frambesioma (frambesioma). Mother yaw.
francio (francium). Symbol Fr; radioactive element of the alkali metal series; atomic no. 87.
franco (frank). Unmistakable; manifest; clinically evident.
frángula (frangula). The bark of *Rhamnus frangula* (family Rhamnaceae); a laxative or cathartic.
frangulina (frangulin). Rhamnoxanthin; a glycoside from frangula; has been used as a purgative.
franja (fringe). Fimbria.
f. cervical (cervical f.).
f. costal (costal f.). Zona corona.
f. de Mees (Mees' stripe's). Mees' lines.
f. ovárica (fimbria ovarica). [*fimbria ovarica*, NA].
f. de Richard (Richard's f.'s). Fimbriae tubae uterinae.
f. sinovial (synovial f.). Villi synoviales.
f. de la trompa uterina (fimbriae of uterine tube). [*fimbriae tubae uterinae* NA].
franklínico (franklinic). Denoting static or frictional electricity.
frasco (bottle). A container for liquids.
f. lavador (wash-b.).
f. de Mariotte (Mariotte b.).
F.R.C.P. (F.R.C.P.). Abbreviation for Fellow of the Royal College of Physicians (of England).
F.R.C.P.(C) (F.R.C.P.(C)). Abbreviation for Fellow of the Royal College of Physicians (Canada).
F.R.C.P.(E), (F.R.C.P.(E), F.R.C.P. (Edin)). Abbreviation for Fellow of the Royal College of Physicians (Edinburgh).
F.R.C.P.(I) (F.R.C.P.(I)). Abbreviation for Fellow of the Royal College of Physicians (Ireland).
F.R.C.S. (F.R.C.S.). Abbreviation for Fellow of the Royal College of Surgeons (of England).
F.R.C.S.(C) (F.R.C.S.(C)). Abbreviation for Fellow of the Royal College of Surgeons (Canada).
F.R.C.S.(E) (F.R.C.S.(E), F.R.C S. (Edin)). Abbreviation for Fellow of the Royal College of Surgeons (Edinburgh).
F.R.C.S.(I) (F.R.C.S.(I)). Abbreviation for Fellow of the Royal College of Surgeons (Ireland).
frecuencia (frequency). The number of regular recurrences in a given time, e.g., heartbeats, sound vibrations.
f. cardíaca (heart rate). R. of the heart's beats, recorded as the number of beats per minute.
f. cardíaca fetal (fetal heart rate).
f. cardíaca fetal basal (baseline fetal heart rate).
f. crítica (critical rate).
f. dominante (dominant f.).
f. fundamental (fundamental f.).
f. de fusión crítica de destellos (critical flicker fusion f.).
f. genética (gene f.).
f. de micción (f. of micturition).
f. del pulso (pulse rate).
f. de repetición (repetition rate). The number of pulses per minute.
f. respiratoria **1.** (respiratory f.). The number of breaths per minute. **2.** (respiration rate). Frequency of breathing.
frémito **1.** (fremitus). A vibration imparted to the hand resting on the chest or other part of the body **2.** (thrill). A vibration accompanying a cardiac or vascular murmur that can be felt on palpation.
f. bronquial (bronchial f.).
f. diastólico (diastolic thrill).
f. hidatídico **1.** (hydatid thrill). Blatin's syndrome; hydatid fremitus. **2.** (hydatid f.). Hydatid thrill.
f. pericárdico (pericardial f.).
f. pleural (pleural f.).
f. presistólico (presystolic thrill).
f. rónquico (rhonchal f.).
f. sistólico (systolic thrill).
f. subjetivo (subjective f.).
f. táctil (tactile f.).
f. tusígeno (tussive f.).
f. vocal (vocal f.).
fren (phren). **1.** Diaphragma. **2.** The mind.
frenalgia (phrenalgia). **1.** Psychalgia. **2.** Pain in the diaphragm.
frenectomía **1.** (phrenectomy). Phrenicectomy. **2.** (frenectomy). Removal of any frenum.
frenenfraxis (phrenemphraxis). Phreniclasia.
frenesí (frenzy). Extreme mental or emotional excitement.
frenético (phrenetic). **1.** Frenzied; maniacal. **2.** An individual exhibiting such behavior.
-frenia (-phrenia). Suffix denoting diaphragm or mind.
frenicectomía (phrenicectomy). Phrenectomy; phreniconeurectomy; exsection of a portion of the phrenic nerve, to prevent reunion such as may follow phrenicotomy.
freniclasia (phreniclasia). Phrenemphraxis; phrenicotripsy; crushing of a section of the phrenic nerve to produce a temporary paralysis of the diaphragm.
frénico (phrenic). **1.** Relating to the diaphragm. **2.** Relating to the mind.
frenicoexéresis (phrenicoexeresis). Phrenicectomy.
freniconeurectomía (phreniconeurectomy). Phrenicectomy.
frenicotomía (phrenicotomy). Section of the phrenic nerve in order to induce unilateral paralysis of the diaphragm, which is then pushed up by the abdominal viscera and exerts compression upon a diseased lung.
frenicotripsia (phrenicotripsy). Phreniclasia.
frenillo (frenulum). [*frenulum*, NA]. Habenula; a small frenum or bridle.
f. del cerebelo (f. cerebelli). [*frenulum veli medullaris superius*, NA].
f. del clítoris (f. of clitoris). [*frenulum clitoridis*, NA].
f. de la epiglotis (f. epiglottidis). [*plica glossoepiglottica mediana*, NA].
f. de Giacomini (f. of Giacomini). Uncus band of Giacomini.
f. del labio inferior, del labio superior (f. of lower lip, f. of upper lip). [*frenulum labii inferioris, frenulum labii superioris*, NA].

f. de los labios menores (f. labiorum minorum). [*frenulum labiorum pudendi*, NA].
f. de los labios pudendos (f. of pudendal lips). [*frenulum labiorum pudendi*, NA].
f. de la lengua (f. of tongue). [*frenulum linguae*, NA].
f. de M'Dowel (f. of M'Dowel).
f. de Morgagni (f. of Morgagni). [*frenulum valvae ileocecalis*, NA]. Frenum of Morgagni.
f. del prepucio (f. of prepuce). [*frenulum preputii*, NA].
f. del prepucio del clítoris (f. preputii clitoridis). [*frenulum clitoridis*, NA].
f. pudendos (f. pudendi). [*frenulum labiorum pudendi*, NA].
f. sinovial (synovial frenula). [*vincula tendinum*, NA].
f. de la válvula ileocecal (f. of ileocecal valve). [*frenulum valvae ileocecalis*, NA].
f. del velo medular superior (f. of superior medullary velum). [*frenulum veli medullaris superius*, NA].

freno (frenum, pl. frena, frenums). **1.** Bridle; a narrow reflection or fold of mucous membrane passing from a more fixed to a movable part, serving to check undue movement of the part. **2.** Any anatomical structure resembling such a fold.

freno-, fren-, freni-, frenico- (phreno-, phreni-, phrenico-). Combining forms denoting diaphragm, mind, or phrenic.

frenocardia (phrenocardia). Cardiophrenia; precordial pain and dyspnea of psychogenic origin, often a symptom of anxiety neurosis.

frenocólico (phrenocolic). Relating to the diaphragm and the colon.

frenocolopexia (phrenocolopexy). An obsolete procedure involving suture of a displaced or prolapsed transverse colon to the diaphragm.

frenoespasmo (phrenospasm). Esophageal achalasia.

frenoesplénico (phrenosplenic). Relating to the diaphragm and the spleen.

frenogástrico (phrenogastric). Relating to the diaphragm and the stomach.

frenoglótico (phrenoglottic). Relating to the diaphragm and the glottis.

frenógrafo (phrenograph). An instrument for recording graphically the movements of the diaphragm.

frenohepático (phrenohepatic). Relating to the diaphragm and the liver.

frenología (phrenology). Gall's craniology; an obsolete doctrine that each of the mental faculties is located in a definite part of the cerebral cortex, the size of which part varies in a direct ratio with the development and strength of the corresponding faculty.

frenólogo (phrenologist). One who claims to be able to diagnose mental and behavioral characteristics by a study of the external configuration of the skull.

frenoplastia (frenoplasty). Correction of an abnormally attached frenum by surgically repositioning it.

frenoplejía (phrenoplegia). Paralysis of the diaphragm.

frenoptosis (phrenoptosia). An abnormal sinking down of the diaphragm.

frenosina (phrenosin). Cerebron; a cerebroside abundant in white matter of the brain, composed of cerebronic acid, galactose, and sphingosine.

frenotomía (frenotomy). Division of any frenum or frenulum, especially that of the tongue.

frenotrópico (phrenotropic). Affecting or working through the mind or brain.

frente **1.** (brow). Frons, gen. frontis. **2.** (forehead). Frons.
f. olímpica (olympian forehead).

fresa **1.** (bur). A rotary cutting instrument, used in dentistry, consisting of a small metal shaft and a head designed in various shapes. **2.** (fraise). A burr in the shape of a hemispherical button with cutting edges, used to enlarge a trephine opening in the skull or to cut osteoplastic flaps.
f. con borde cortante (end-cutting b.). A b. with blades only on its end.
f. en cono invertido (inverted cone b.). A rotary cutting instrument in the shape of a truncated cone with the smaller end attached to the shaft.
f. de corte transversal (cross-cut b.). A b. with blades located at right angles to its long axis.
f. para fisuras (fissure b.). A cylindrical or tapered rotary cutting tool intended for extending or widening fissures in a tooth.
f. redonda (round b.). A dental b. with the cutting blades spherically arranged.
f. de terminación (finishing b.). A b. with numerous fine cutting blades placed close together; used to contour metallic restorations.

freudiano (freudian). Relating to or described by Freud.

FRF (FRF). Abbreviation for follicle-stimulating hormone-releasing factor.

friable (friable). **1.** Easily reduced to powder. **2.** In bacteriology, denoting a dry and brittle culture falling into powder when touched or shaken.

fricativo (fricative). Speech sound made by forcing the air stream through a narrow orifice.

fricción (friction). **1.** The act of rubbing the surface of an object against that of another. **2.** The force required for relative motion of two bodies that are in contact.
f. dinámica (dynamic f.).
f. estática (static f.). Starting f.
f. de iniciación (starting f.). Static f.

frictopático (phrictopathic). Relating to a peculiar sensation, accompanied by shuddering, provoked by stimulation of a hysterical anesthetic area during the process of recovery.

frigidez (frigidity). **1.** Impotence in the female. **2.** The state of being frigid; female sexual inadequacy.

frígido (frigid). **1.** Cold. **2.** Temperamentally, especially sexually, cold or irresponsive.

frigorífico (frigorific). Producing cold.

frigorismo (frigorism). Cryopathy.

frinoderma (phrynoderma). Toad skin; a follicular hyperkeratotic eruption thought to be due to deficiency of vitamin A.

frinolisina (phrynolysin). The poison of the fire-toad (*Bombinator igneus*).

frío (cold). Frigid. A low temperature; the sensation produced by a temperature notably below an accustomed norm or a comfortable level.

frito (frit). **1.** The material from which the glaze for artificial teeth is made. **2.** A powdered pigment material used in coloring the porcelain of artificial teeth.

frons, frontis (frons, gen. frontis). [*frons*, NA]. Brow; forehead; the part of the face between the eyebrows and the hairy scalp.

frontal (frontal). **1.** In front; relating to the anterior part of a body. **2.** Frontalis.

frontalis (frontalis). [*frontalis*, NA]. Frontal; referring to the frontal (coronal) plane or to the frontal bone or forehead.

frontocigomático (frontozygomatic). Frontomalar; relating to the frontal and zygomatic bones.

frontomalar (frontomalar). Frontozygomatic.

frontomaxilar (frontomaxillary). Relating to the frontal and the maxillary bones.

frontonasal (frontonasal). Relating to the frontal and the nasal bones.

frontooccipital (fronto-occipital). Relating to the frontal and the occipital bones, or to the forehead and the occiput.

frontoparietal (frontoparietal). Relating to the frontal and the parietal bones.

frontotemporal **1.** (frontotemporale). A craniometric point located at the most anterior point of the temporal line on the frontal bone. **2.** (frontotemporal). Relating to the frontal and the temporal bones.

frotis (smear). A thin specimen for examination; it is usually prepared by spreading material uniformly onto a glass slide, fixing it, and staining it before examination.
f. broncoscópico (bronchoscopic s.).
f. bucal (buccal s.).
f. cervical (cervical s.).
f. citológico (cytologic s.).
f. citológico FGT (FGT cytologic s.). Female genital tract s.
f. colónico (colonic s.).
f. duodenal (duodenal s.).
f. ectocervical (ectocervical s.).
f. endocervical (endocervical s.).
f. endometrial (endometrial s.).
f. esofágico (esophageal s.).

f. de esputo (sputum s.).
f. del fondo de saco (cul-de-sac s.).
f. gástrico (gastric s.).
f. oral (oral s.).
f. pancervical (pancervical s.).
f. de Pap, de Papanicolaou (Pap s.). Papanicolaou s.
f. de Papanicolaou (Papanicolaou s.). Pap s.
f. de la pared vaginal lateral (lateral vaginal wall s.).
f. rápido (fast s.).
f. del tracto alimentario (alimentary tract s.).
f. del tracto respiratorio inferior (lower respiratory tract s.).
f. urinario (urinary s.).
f. vaginal (vaginal s.).
f. VCE (VCE s.).

Fru (Fru). Symbol for fructose.

fructo- (fructo-). Prefix indicating the fructose configuration.

fructocinasa (fructokinase). A liver enzyme that catalyzes the reaction of ATP and D-fructose to form fructose 6-phosphate.

fructofuranosa (fructofuranose). D-Fructose in furanose form.

β-fructofuranosidasa (β-fructofuranosidase). Invertase; invertin; saccharase; β-*h*-fructosidase.

fructosa (Fru) (fructose (Fru)). Fruit sugar; levoglucose; levulose; D-arabino-2-hexulose; a 2-ketohexose.

fructosa bifosfato aldolasa (fructose-bisphosphate aldolase). 1-Phosphofructaldolase; fructose-diphosphate aldolase; zymohexase.

fructosa difosfato aldosasa (fructose-diphosphate aldolase). Fructose-bisphosphate aldolase.

fructosa férrica (ferric fructose). A potassium-iron-fructose used as a hematinic drug.

fructosabifosfatasa (fructose-bisphosphatase). Hexosebisphosphatase; a hydrolase that catalyses conversion of fructose 1,6-bisphosphate to fructose 6-phosphate in gluconeogenesis.

fructosano (fructosan). A polysaccharide of fructose (e.g., inulin) containing small amounts of other sugars.

fructosemia (fructosemia). Levulosemia; presence of fructose in the circulating blood.

fructósido (fructoside). Fructose in –C–O– linkage where the –C–O– group is the original 2 group of the fructose.

fructosil- (fructosyl-). Prefix indicating fructose in –C–R– (not –C–O–R–) linkage through its carbon-2 (R usually C).

fructosuria (fructosuria). Levulosuria; excretion of fructose in the urine.
f. esencial (essential f.).

frusemida (frusemide). Furosemide.

frustración (frustration). A psychologic or psychiatric term indicating the thwarting of or inability to gratify a desire or to satisfy an urge or need.

FSH (FSH). Abbreviation for follicle-stimulating hormone.

FSH-RF (FSH-RF). Abbreviation for follicle-stimulating hormone-releasing factor.

FSH-RH (FSH-RH). Abbreviation for follicle-stimulating hormone-releasing hormone.

ft (ft.). Abbreviation for *fiat*, let it be done (made).

ftaleína (phthalein). One of a group of highly colored compounds based on triphenylmethyl.

ftalilo (phthalyl). The monoacyl radical of phthalic acid.

ftalilsulfacetamida (phthalylsulfacetamide). A sulfonamide used in the treatment of enteric infections.

ftalilsulfatiazol (phthalylsulfathiazole). A sulfonamide used in the treatment of enteric infections.

ftaloílo (phthaloyl). The diacyl radical of phthalic acid.

FTI (FTI). Abbreviation for free thyroxine index.

ftinoide (phthinoid). Obsolete term for wasting; consumptive; relating to or resembling phthisis.

ftiriofobia (phthiriophobia). Pediculophobia.

fucosa (fucose). Rhodeose; 6-deoxygalactose; a methylpentose.

fucosidosis (fucosidosis). A metabolic storage disease characterized by accumulation of fucose-containing glycolipids and deficiency of the enzyme α-fucosidase.

fucsina (fuchsin). A nonspecific term referring to any of several red rosanilin dyes used as stains in histology and bacteriology.
f. ácida (acid f.). Rubin S.
f. aldehído (aldehyde f.).
f. anilina (aniline f.).
f. básica (basic f.). Diamond f.
f. diamante (diamond f.). Basic f.
f. fenolada (carbol f.).

fucsinofilia (fuchsinophilia). The property of staining readily with fuchsin.

fucsinofílico (fuchsinophilic). Fuchsinophil.

fucsinófilo (fuchsinophil). **1.** Fuchsinophilic; staining readily with fuchsin dyes. **2.** A cell or histologic element that stains readily with fuchsin.

FUDR (FUDR). Abbreviation for fluorodeoxyuridine.

fuego salvaje (wildfire). Fogo selvagem.

fuera de fase (out of phase). Not in phase, moving in opposite directions at the same time; 180° out of phase; a possible characteristic of two simultaneous oscillations of similar frequency.

fuerza **1.** (force (F)). That which tends to produce motion in a body. **2.** (strength). The quality of being strong or powerful. **3.** (strength). The degree of intensity.
f. animal (animal f.). Muscular power.
f. asociativa (associative strength).
f. compresiva (compressive strength).
f. de corte (shear). The distortion of a body by two oppositely directed parallel forces.
f. de deformación (yield strength).
f. dinámica (dynamic f.). Energy.
f. electromotriz (electromotive f. (EMF)).
f. G (G f.). Inertial f. produced by accelerations or gravity.
f. iónica (ionic strength).
f. de Londres (London f.'s).
f. de masticación (f. of mastication). Biting strength; masticatory f.
f. masticatoria **1.** (masticatory f.). F. of mastication. **2.** (chewing f.).
f. de mordida (biting strength). Force of mastication.
f. nerviosa (nerve f., nervous f.)
f. oclusal (occlusal f.).
f. psíquica (psychic f.). Psychic energy.
f. recíprocas (reciprocal f.'s).
f. de reserva (reserve f.).
f. tensil (tensile strength).
f. de van der Waals (van der Waals' f.'s).
f. vital (vital f.).

fuga (fugue). A condition in which an individual suddenly abandons a present activity or lifestyle and starts a new and different one for a period of time, often in a different city.

fugacidad (fugacity). The tendency of the molecules in a fluid, as a result of all forces acting on them, to leave a given site in the body; the escaping tendency of a fluid, as in diffusion, evaporation, etc.

fugitivo (fugitive). **1.** Temporary; transient. **2.** Fleeting; denoting certain inconstant symptoms.

-fugo **1.** (-fugal). Suffix denoting movement away from the part indicated by the main portion of the word. **2.** (-fuge). Suffix meaning flight, denoting the place from which flight takes place or that which is put to flight.

fugutoxina (fugutoxin). The potent poison derived from the ovaries and skin of the Pacific pufferfish.

fulcro (fulcrum, pl. fulcra, fulcrums). A support or the point thereon on which a lever turns.

fulguración (fulguration). Destruction of tissue by means of a high-frequency electric current.

fulgurante **1.** (fulgurant). Fulgurating; sharp and piercing. **2.** (fulgurating). Fulgurant; relating to fulguration.

fulminante **1.** (fulminating). Running a speedy course, with rapid worsening. **2.** (fulminant). Occurring suddenly, with lightning-like rapidity, and with great intensity or severity.

fumante (fuming). Giving forth a visible vapor; a property of concentrated nitric, sulfuric, and hydrochloric acids, and certain other substances.

fumarasa (fumarase). Fumarate hydratase.

fumarato ferroso (ferrous fumarate). Iron fumarate, a hematinic.

fumarato hidratasa (fumarate hydratase). An enzyme catalyzing the interconversion of fumaric acid and malic acid.

fumarato reductasa (fumarate reductase). Succinate dehydrogenase.

fumarato reductasa (NADH) (fumarate reductase (NADH)). An oxidoreductase catalyzing the reduction of fumarate to succinate.

fumárico hidrogenasa (fumaric hydrogenase). Succinate dehydrogenase.

E F G

fumaricoaminasa (fumaric aminase). Aspartate ammonia-lyase.
fumigación (fumigation). The act of fumigating; the use of a fumigant.
fumigante (fumigant). Any vaporous substance used as a disinfectant or pesticide.
fumigar (fumigate). To expose to the action of smoke or of fumes of any kind as a means of disinfection or eradication.
función (function). **1.** The general properties of any substance, according to which it may be grouped among acids, bases, alcohols, esters, etc. **2.** The special action or physiologic property of an organ or other part of the body. **3.** A particular reactive grouping in a molecule.
  f. alomérica (allomeric f.).
  corrector de la f. (function corrector). A removable orthodontic appliance.
  f. de despertar (arousal f.).
  f. discriminante (discriminant f.).
  f. isomérica (isomeric f.).
  f. de mapeo (mapping function). In linkage analysis, a formula that converts the recombination fraction (on the probability scale) into map distance (in morgans).
  f. de transferencia de modulación (modulation transfer f. (MTF)).
  f. de transporte auricular (atrial transport f.).
funcional (functional). **1.** Relating to a function. **2.** Not organic in origin; denoting a disorder with no known or detectable organic basis to explain the symptoms.
funcionalismo (functionalism). A branch of psychology concerned with the function of mental processes in man and animals, especially the role of the mind, intellect, emotions, and behavior in an individual's adaptation to his environment.
functio laesa (functio laesa). Loss of function; a fifth sign of inflammation added by Galen to those enunciated by Celsus (rubor, tumor, calor, and dolor).
funda (jacket). In dentistry, a term commonly used in reference to an artificial crown composed of fired porcelain or acrylic resin.
  f. de oro (gold casting). A c. made of gold, usually formed to represent and replace lost tooth structure.
fundación (foundation). A base; a supporting structure.
  f. dental (denture f.). Basal seat.
fundador (founder). A person who contributes to the initial genetic structure of a population.
fundamento (fundament). A foundation.
fundectomía (fundectomy). Fundusectomy.
fúndico (fundic). Relating to a fundus.
fundiforme (fundiform). Looped; sling-shaped.
fundoplicación (fundoplication). Nissen's operation; suture of the fundus of the stomach around the esophagus to prevent reflux in repair of hiatal hernia.
fundoscopio (funduscope). Ophthalmoscope.
fundusectomía (fundusectomy). Fundectomy; excision of the fundus of an organ.
fungal (fungal). Fungous.
fungemia (fungemia). Fungal infection disseminated by way of the bloodstream.
fungicida **1.** (fungicidal). Having a killing action on fungi. **2.** (fungicide). Mycocide; any substance that has a destructive killing action upon fungi.
fungicidina (fungicidin). Nystatin.
fungiforme (fungiform). Fungilliform; shaped like a fungus or mushroom.
fungiliforme (fungilliform). Fungiform.
fungistático (fungistatic). Mycostatic; having an inhibiting action upon the growth of fungi.
fungitoxicidad (fungitoxicity). The property of being fungitoxic.
fungitóxico (fungitoxic). Poisonous or in any way deleterious to the growth of fungi.
fungoide (fungoid). Resembling a fungus; denoting an exuberant morbid growth on the surface of the body.
fungosidad (fungosity). A fungoid growth.
fungoso (fungous). Fungal; relating to a fungus.
fúnico (funic). Funicular; relating to the funis, or umbilical cord.
funicular (funicular). **1.** Relating to a funiculus. **2.** Funic.
funiculitis (funiculitis). **1.** Inflammation of a funiculus, especially of the spermatic cord. **2.** Inflammation of that portion of a spinal nerve that lies within the intervertebral canal.
  f. endémica (endemic f.). Filarial f.
  f. filariásica (filarial f.). Endemic f.
funículo **1.** (funicle). [*funiculus*, NA]. A small, cordlike structure composed of several to many longitudinally oriented fibers, vessels, ducts, or combinations thereof. **2.** (funiculus, pl. funiculi). [*funiculus*, pl. *funiculi* , NA]. Funicle.
  f. amnii (funiculus amnii). Amniotic cord found in several domestic animals.
  f. cuneiforme (cuneate funiculus). [*fasciculus cuneatus*, NA].
  f. gracilis (funiculus gracilis). [*fasciculus gracilis*, NA].
  f. separans (funiculus separans). An oblique ridge in the floor of the fourth ventricle.
  f. solitarius (funiculus solitarius). [*tractus solitarius*, NA]. Solitary tract.
  f. teres (funiculus teres). [*eminentia medialis*, NA]. Medial eminence.
funiculopexia (funiculopexy). Suturing of the spermatic cord to the surrounding tissue in the correction of an undescended testicle.
funiforme (funiform). Ropelike.
funis (funis). **1.** Funiculus umbilicalis. **2.** A cordlike structure.
FUO (FUO). Abbreviation for fever of unknown origin.
furaltadona (furaltadone). Furmethonol; nitrofurmethone; a complex morpholino-furfuryl-oxazolidone; an antibacterial agent.
furano (furan). A cyclic compound found, usually in saturated form, in those sugars with an oxygen bridge between carbon atoms 1 and 4, or 2 and 5, or 3 and 7, for which reason they are known as furanoses.
furanosa (furanose). A saccharide unit or molecule containing the furan grouping.
furazolidona (furazolidone). A compound with antibacterial and antiprotozoal activity against enteric organisms.
furcación (furcation). **1.** A forking, or a forklike part or branch. **2.** In dental histology, the region of a multirooted tooth at which the roots divide.
fúrcula (furcula). **1.** The fused clavicles which form V-shaped bone (wishbone) of the bird's skeleton. **2.** In the embryo, an inverted U-shaped elevation that appears on the ventral wall of the pharynx, being formed by the two linear ridges and the caudal part of the hypobranchial eminence.
fúrfura (furfur, pl. furfures). An epidermal scale; e.g., dandruff.
furfuráceo (furfuraceous). Pityroid, branny, or composed of small scales; denoting a form of desquamation.
furfural (furfural). A colorless, aromatic, irritating fluid obtained in the distillation of bran with dilute sulfuric acid.
furfurilo (furfuryl). The monovalent radical derived from f. alcohol by loss of the OH group.
furfurol (furfurol). Misnomer for furfural and furfuryl alcohol.
furor epilepticus (furor epilepticus). Attacks of anger to which epileptic individuals are occasionally subject, occurring without apparent provocation and without disturbance of consciousness.
furosemida (furosemide). Frusemide; a diuretic.
furuncular (furuncular). Furunculous; relating to a furuncle.
furúnculo **1.** (furuncle). Boil; furunculus; a localized pyogenic infection originating in a hair follicle. **2.** (boil). Furuncle.
  f. de agua salada (salt water boil's). Furuncles on hands and forearms of fishermen.
  f. ciego (blind boil). A furuncle that does not have a fluctuant central point; it appears as a dull red painful papule.
  f. de Delhi, de Jericó (date boil, Delhi b., Jericho b.). The lesion occurring in cutaneous leishmaniasis.
  f. de Madura (Madura boil). Mycetoma.
  f. tropical (tropical boil). The lesion occurring in cutaneous leishmaniasis.
furunculoide (furunculoid). Resembling a furuncle.
furunculosis (furunculosis). A condition marked by the presence of furuncles.
  f. oriental (f. orientalis). The lesion occurring in cutaneous leishmaniasis.
furunculoso (furunculous). Furuncular.
furunculus, pl. **furunculi** (furunculus, pl. furunculi). Furuncle.
fusidato sódico (fusidate sodium). Sodium fusidate; the sodium salt of fusidic acid; has antibacterial properties.

fusiforme (fusiform). Spindle-shaped; tapering at both ends.
fusimotor (fusimotor). Pertaining to the efferent innervation of intrafusal muscle fibers by gamma motor neurons.
fusión (fusion). **1.** Liquefaction, as by melting by heat. **2.** Union, as by joining together. **3.** The blending of slightly different images from each eye into a single perception. **4.** The joining of two or more adjacent teeth during their development by a dentinal union.
f. celular (cell f.).
f. céntrica (centric f.). Robertsonian translocation.
f. de destello (flicker f.).
f. espinal (spinal f., spine f.). Spondylosyndesis; vertebral f.
f. nuclear (nuclear f.).
f. vertebral (vertebral f.). Spinal f.
fusocelular (fusocellular). Spindle-celled.
fusoespiroquetósico (fusospirochetal). Referring to the associated fusiform and spirochetal organisms such as those found in the lesions of Vincent's angina.
fustete (fustic). A complex of natural dyes derived from certain West Indian, Central, and South American trees, *Rhus cotinus* and *Chlorophora tinctoria*.
fustigación (fustigation). A form of massage consisting in beating the surface with light rods.

G

G 1. (G). Abbeviation or symbol for newtonian constant of gravitation or gravitational unit; gap; gauss; giga-; glucose, as in UPDG; guanosine, as in GDP. **2.** (*G*). Symbol for Gibbs free energy.
g (g). Symbol for gram.
GABA (GABA). Abbreviation for γ-aminobutyric acid.
gabinete (cabinet). A box or small chamber.
  g. neumático (pneumatic c.).
  g. de Sauerbruch (Sauerbruch's c.).
gadolinio (gadolinium (Gd)). An element of the lanthanide group, symbol Gd, atomic no. 64, atomic weight 157.25.
gafedad (griffin claw). Clawhand.
Gal (Gal). Symbol for galactose.
galactacrasia (galactacrasia). Abnormal composition of mother's milk.
galactagogo (galactagogue). An agent that promotes the secretion and flow of milk.
galactanos (galactans). Galactosans; polymers of galactose occurring naturally, along with galacturonans and arabans, in pectins.
galáctico (galactic). Pertaining to milk; promoting the flow of milk.
galacto-, galact- (galacto-, galact-). Combining forms indicating milk.
galactoblasto (galactoblast). Colostrum corpuscle.
galactobólico (galactobolic). Obsolete term for causing the release or ejection of milk from the breast.
galactocele (galactocele). Lactocele; retention cyst caused by occlusion of a lactiferous duct.
galactocimasa (galactozymase). Obsolete term for an amylase in milk.
galactocinasa (galactokinase). An enzyme (phosphotransferase) that, in the presence of ATP, catalyzes the phosphorylation of galactose to galactose 1-phosphate.
galactófago (galactophagous). Subsisting on milk.
galactoforitis (galactophoritis). Inflammation of the milk ducts.
galactóforo 1. (galactophorous). Conveying milk. **2.** (galactophore). Ductus lactiferi.
galactógeno (galactogen). A polysaccharide containing galactose in various forms.
galactohidrosis (galactidrosis). Sweating of a milky fluid.
galactolípido (galactolipid). Galactolipin, cerebroside.
galactolipina (galactolipid). Galactolipin, cerebroside.
galactómetro (galactometer). Lactometer; a form of hydrometer for determining the specific gravity of milk as an indication of its fat content.
galactopiranosa (galactopyranose). D-Galactose in pyranose form.
galactopoyesis (galactopoiesis). Milk production.
galactopoyético (galactopoietic). Pertaining to galactopoiesis.
galactorrea (galactorrhea). Incontinence of milk; lactorrhea.
galactosa (Gal) (galactose (Gal)). Brain sugar; cerebrogalactose; cerebrosen.
galactosa-1-fosfato uridililtransferasa (galactose-1-phosphate uridylyltransferase). An enzyme catalyzing the reaction of UTP and α-D-galactose 1-phosphate to form UDPgalactose.
galactosamina (galactosamine). Chondrosamine.
galactosaminoglucano (galactosaminoglycan).
galactosano (galactosans). Galactans.
galactoscopio (galactoscope). Lactoscope; an instrument for judging of the richness and purity of milk by the translucency of a thin layer.
galactosemia (galactosemia). An inborn error of galactose metabolism due to congenital deficiency of the enzyme galactosyl-1-phosphate uridyltransferase.
β-D-galactosidasa 1. (β-D-galactosidase). Lactase; a sugar-splitting enzyme that catalyzes the hydrolysis of lactose into glucose and galactose, and that of other β-D-galactosides. **2.** (α-D-galactosidase). Melibiase; an enzyme catalyzing the hydrolysis of α-D-galactosides to D-galactose.
galactósido (galactoside). A compound in which the H of the OH group on carbon-1 of galactose is replaced by an organic radical.
galactosilo (galactosyl). A compound in which the -OH attached to carbon-1 of galactose is replaced by an organic radical.
galactosis (galactosis). Formation of milk by the lacteal glands.
galactosuria (galactosuria). The excretion of galactose in the urine.
galactoterapia (galactotherapy). Lactotherapy; treatment of disease by means of an exclusive or nearly exclusive milk diet.
galactowaldenasa (galactowaldenase). UDPglucose 4-epimerase.
galacturonano (galacturonan). A polysaccharide that yields galacturonic acid on hydrolysis.
galacturonosa (galacturonose). Galacturonic acid.
galamina, trietiyoduro de (gallamine triethiodide). A triple quaternary ammonium compound with action comparable to that of tubocurarine to produce relaxation during surgical operations.
galanga (galangal, galanga). Chinese ginger; the rhizome of *Alpinia offcinarum* (family Zingiberaceae); an aromatic stimulant and carminative.
galea (galea). **1.** [*galea*, NA]. A structure shaped like a helmet. **2.** G. aponeurotica. **3.** A form of bandage covering the head. **4.** Caul.
  g. aponeurótica (g. aponeurotica). [*galea aponeurotica*, NA]. Aponeurosis epicranialis; epicranial aponeurosis.
galeatomía (galeatomy). Incision of the galea aponeurotica.
galeína (gallein). Pyrogallolphthalein; structurally related to fluorescein and used as an indicator.
galena (galena). Lead sulfide.
galenicales (galenicals). **1.** Herbs and other vegetable drugs, as distinguished from the mineral or chemical remedies. **2.** Crude drugs and the tinctures, decoctions, and other preparations made from them, as distinguished from the alkaloids and other active principles. **3.** Remedies prepared according to an official formula.
galénico (galenic). Relating to Galen or to his theories.
galio (gallium (Ga)). A rare metal, symbol Ga, atomic no. 31, atomic weight 69.7.
galla (galla). Nutgall.
gallináceo (gallinaceous). Pertaining to the order Galliformes.
galocianina (gallocyanin). Gallocyanine; a blue phenoxazin dye.
galón (gallon). A measure of U.S. liquid capacity containing 4 quarts (231 cubic inches); it is the equivalent of 3.785412 liters.
galope (gallop). A triple cadence to the heart sounds at rates of 100 beats per minute or more, due to an abnormal third or fourth heart sound being heard in addition to the first and second sounds.
  g. auricular (atrial g.). Presystolic g.
  g. presistólico (presystolic g.). Atrial g.
  g. protodiastólico (protodiastolic g.).
  g. sistólico (systolic g.).
  g. de sumación (summation g.).
galtoniano (galtonian). Attributed to or described by Sir Francis Galton.
galvánico (galvanic). Voltaic; pertaining to galvanism.
galvanismo (galvanism). **1.** Voltaism. Direct current electricity produced by chemical action. **2.** Oral manifestations of direct current electricity, characterized by pain or development of small areas of leukoplakia.
galvanización (galvanization). Application of direct current (galvanic) electricity, as in galvanizing (electroplating).
galvano- (galvano-). Prefix meaning electrical, denoting primarily direct current.
galvanocauterio (galvanocautery). A form of electrocautery using a wire heated by a galvanic current.
galvanocirugía (galvanosurgery). An operation in which direct electric current is utilized.

galvanocontractilidad (galvanocontractility). The capability of a muscle of contracting under the stimulus of a galvanic (direct) current.
galvanofaradización (galvanofaradization). Simultaneous application of a galvanic and a faradic current.
galvanómetro (galvanometer). An instrument for measuring the strength of an electric current.
g. de d'Arsonval (d'Arsonval g.).
galvanomuscular (galvanomuscular). Denoting the effect of the application of a galvanic (direct) current to a muscle.
galvanopalpación (galvanopalpation). Esthesiometry by means of a sharp-pointed electrode through which a feeble direct current passes to the cathode applied to an indifferent part.
galvanoscopio (galvanoscope). An instrument for detecting the presence of a galvanic current.
galvanotaxis (galvanotaxis). Electrotaxis.
galvanoterapia (galvanotherapy). Treatment of disease by application of direct (galvanic) current.
galvanotono (galvanotonus). **1.** Electrotonus. **2.** Tonic muscular contraction in response to a galvanic stimulus.
galvanotropismo (galvanotropism). Electrotaxis.
gamabufagina (gamabufagin). Gamabufotalin.
gamabufogenina (gamabufogenin). Gamabufotalin.
gamabufotalina (gamabufotalin). A trihydroxybufadienolide, present in the venoms of toads (family Bufonidae), which chemically and pharmacologically resembles digitalis.
gambir (gambir). Catechu; an extract from the leaves of *Uncaria* (*Ourouparia*) gambir (family Rubiaceae); used as an astringent.
gametangio (gametangium). A structure in which gametes are produced.
gameto (gamete). **1.** One of two cells undergoing karyogamy. **2.** Any germ cell, whether ovum, spermatozoon, or pollen cell.
g. unido (joint g.). The set of (nonallelic) genes inherited in a single germinal cell.
gameto- (gameto-). Combining form relating to a gamete.
gametocida (gametocide). An agent destructive of gametes, specifically the malarial gametocytes.
gametocinético (gametokinetic). Moving toward, or causing, karyogamy or true conjugation.
gametocito (gametocyte). Gamont; a cell capable of dividing to produce gametes.
gametofagia (gametophagia). Gamophagia; the disappearance of the male or female element in zygosis.
gametogénesis (gametogenesis). The process of formation and development of gametes.
gametogonia 1. (gametogonia). Gametogony. **2.** (gametogony). Gametogonia; gamogony; a stage in the sexual cycle of sporozoans in which gametes are formed, often by schizogony.
gametoide (gametoid). Pertaining to certain biologic features that resemble those characteristic of gametes or reproductive cells.
gametoquiste (gametocyst). A cyst formed around a pair of united gregarine gamonts in which gametes are produced.
gámico (gamic). Relating to or derived from sexual union; usually used as a suffix.
gamma (gamma). Third letter of the Greek alphabet, γ.
gamma-benceno, hexacloruro de (gamma-benzene hexachloride). Lindane.
gammacismo (gammacism). Mispronunciation of, or trouble articulating, the "g" sound.
gammagrama (gammagram). Scintiscan.
gammapatía (gammopathy). A primary disturbance in immunoglobulin synthesis (γ-globulin).
g. biclonal (biclonal g.).
g. monoclonal (monoclonal g.).
gamofagia (gamophagia). Gametophagia.
gamofobia (gamophobia). Morbid fear of marriage.
gamogénesis (gamogenesis). Sexual reproduction.
gamogonia (gamogony). Gametogony.
gamonte (gamont). Gametocyte.
ganancia (gain). Profit; advantage.
g. de compensación de tiempo (time compensation g. (TCG)).
g. primaria (primary g.).
g. secundaria (secondary g.).
g. tiempo-variada (time-varied g. (TVG)).
gancho (hook). **1.** A hooklike structure. **2.** An instrument curved or bent near its tip, used for fixation of a part or traction.
g. de la apófisis pterigoides (pterygoid hamulus). [*hamulus pterygoideus*, NA].
g. en barra (bar clasp). Roach c.
g. calvárico (calvarial h.).
g. circunferencial (circumferential clasp).
g. coclear (hamulus cochleae). [*hamulus laminae spiralis*, NA].
g. continuo (continuous clasp). Continuous bar retainer.
g. deslizable (sliding h.).
g. para estrabismo (squint h.).
g. extendido (extended clasp).
g. del hueso ganchoso (h. of hamate bone). [*hamulus ossis hamati*, NA].
g. de la lámina espiral (h. of spiral lamina). [*hamulus laminae spiralis*, NA].
g. palatino (palate h.).
g. de Roach (Roach clasp). Bar c.
g. para traqueotomía (tracheotomy h.).
g. del unguis (lacrimal hamulus). [*hamulus lacrimalis*, NA].
ganciclovir (ganciclovir). An antiviral agent used in the treatment of opportunistic cytomegalovirus infections.
ganga (ganga). An extract of the flowers of *Cannabis sativa* (Indian hemp or hashish) which grows in India, Persia, and Arabia.
gangliado (gangliate). Gangliated, ganglionated, having ganglia.
ganglial (ganglial). Ganglionic.
gangliectomía (gangliectomy). Ganglionectomy.
gangliforme (gangliform). Ganglioform; having the form or appearance of a ganglion.
ganglio 1. (ganglion, pl. ganglia, ganglions). [*ganglion*, NA]. Nerve g.; neural g.; an aggregation of nerve cell bodies located in the peripheral nervous system. **2.** (node).
g. aberrante (aberrant g.).
g. de Acrel (Acrel's g.).
g. acusticofacial (acousticofacial g.).
g. de Andersch (Andersch's g.). [*ganglion inferius nervi glossopharyngei*, NA].
g. aorticorrenales (aorticorenal ganglia). [*ganglia aorticorenalia*, NA].
g. de Arnold (Arnold's g.). [*ganglion oticum*, NA].
g. auditivo (auditory g.). [*ganglion spirale cochleae*, NA]. Corti's g; spiral g. of cochlea.
g. de Auerbach (Auerbach's ganglia). [*plexus myentericus*, NA]. Auerbach's plexus.
g. auricular (auricular g.). [*ganglion oticum*, NA].
g. autónomos (autonomic ganglia). Visceral ganglia.
g. basales (basal ganglia).
g. de Bezold (Bezold's g.).
g. de Bochdalek (Bochdalek's g.).
g. de Bock (Bock's g.). Carotid g.
g. de Böttcher (Böttcher's g.).
g. cardíacos (cardiac ganglia). [*ganglia cardiaca*, NA]. Wrisberg's g.
g. carotídeo (carotid g.). Bock's g; Laumonier's g.
g. celíacos (celiac ganglia). [*ganglia celiaca*, NA]. Semilunar g.; solar ganglia.
g. cervical inferior (inferior cervical g.). [*ganglion cervicothoracicum*, NA]. Cervicothoracic g.
g. cervical medio (middle cervical g.). [*ganglion cervicale medium*, NA].
g. cervical superior (superior cervical g.). [*ganglion cervicale superius*, NA].
g. cervicotorácico (cervicothoracic g.). [*ganglion cervicothoracicum*, NA]. G. cervicale inferius.
g. ciliar (ciliary g.). [*ganglion ciliare*, NA]. Lenticular g.
g. coccígeo (coccygeal g.). [*ganglion impar*, NA]. Walther's g.
g. de Corti (Corti's g.). [*ganglion spirale cochleae*, NA]. Spiral g. of cochlea.
g. difuso (diffuse g.).
g. de Ehrenritter (Ehrenritter's g.). G. superius nervi glossopharyngei.
g. esfenopalatino (sphenopalatine g.). [*ganglion pterygopalatinum*, NA]. Pterygopalatine g.

g. espinal (spinal g.). [*ganglion spinale*, NA].
g. espiral del caracol (spiral g. of cochlea). [*ganglion spirale cochleae*, NA]. Corti's g.
g. esplácnico (splanchnic g.). [*ganglion splanchnicum*, NA].
g. estrellado (stellate g.). [*ganglion stellatum*, NA]; [*ganglion cervicothoracicum*, NA].
g. extracraneal (g. extracraniale). G. inferius nervi glossopharyngei.
g. de Frankenhäuser (Frankenhäuser's g.). [*plexus uterovaginalis*, NA].
g. frénicos (phrenic ganglia). [*ganglia phrenica*, NA].
g. de Froriep (Froriep's g.).
g. de Gasser (gasserian g.). [*ganglion trigeminale*, NA]. G. trigeminale.
g. geniculado (geniculate g.). [*ganglion geniculi*, NA].
g. de Gudden (Gudden's g.). [*nucleus interpeduncularis*, NA]. Interpeduncular ganglion.
g. habenular (g. habenulae). [*nucleus habenulae*, NA].
g. hipogástricos (hypogastric ganglia). [*ganglia pelvina*, NA].
g. impar (g. impar). [*ganglion impar*, NA]. Coccygeal g.
g. inferior del nervio glosofaríngeo (inferior g. of glossopharyngeal nerve). [*ganglion inferius nervi glossopharyngei*, NA].
g. inferior del nervio vago (inferior g. of vagus). [*ganglion inferius nervi vagi*, NA].
g. intercrural (intercrural g.). [*nucleus interpeduncularis*, NA].
g. intermedios (intermediate ganglia). [*ganglia intermedia*, NA].
g. interpeduncular (interpeduncular g.). [*nucleus interpeduncularis*, NA].
g. intervertebral (intervertebral g.). [*ganglion spinale*, NA]. Spinal g.
g. intracraneal (intracranial g.). [*ganglion superius nervi glossopharyngei*, NA]. Superior g. of glossopharyngeal nerve.
g. del istmo (g. isthmi). [*nucleus interpeduncularis*, NA]. Interpeduncular g.
g. de la raíz dorsal (dorsal root g.). [*ganglion spinale*, NA]. Intervertebral g.; spinal g.
g. de Laumonier (Laumonier's g.). Carotid g.
g. de Lee (Lee's g.). [*plexus uterovaginalis*, NA]. Uterovaginal plexus.
g. lenticular (lenticular g.). [*ganglion ciliare*, NA]. Ciliary g.
g. linfático (lymph node). [*lymphonodus*, NA].
g. linfático braquial (brachial lymph node's). [*lymphonodi brachiales*, NA].
g. linfático broncopulmonar (bronchopulmonary lymph node's). [*lymphonodi bronchopulmonales*, NA].
g. linfático centinela (sentinel gland).
g. linfático del arco de la ácigos (lymph node of azygos arch). [*lymphonodus arcus vena azygos*, NA].
g. linfático del ligamento arterioso (node of ligamentum arteriosum). [*nodus ligamentis arteriosi*, NA].
g. linfáticos del nervio espinal accesorio (accessory nerve lymph node's). Companion lymph n.'s of accessory nerve.
g. linfático delfiano (delphian node).
g. linfático foraminal (foraminal node). [*nodus foraminis*, [NA].
g. linfático mastoideo (mastoid lymph node's). [*lymphonodi mastoidei*, NA].
g. linfático rectal medio (middle rectal node). [*nodus rectalis media*, NA].
g. linfático suprapilórico (suprapyloric node). [*nodus suprapyloricus*, NA].
g. linfáticos axilares (axillary lymph node's). [*lymphonodi axillares*, NA].
g. linfáticos celíacos (celiac lymph node's). [*lymphonodi coeliaci*, NA].
g. linfáticos mesentéricos (mesenteric lymph node's). [*lymphonodi mesenterici*, NA].
g. linfáticos pectorales (pectoral lymph node's). [*lymphonodi interpectorales*, NA].
g. linfáticos pulmonares (pulmonary lymph node's). [*lymphonodi pulmonales*, NA].
g. linfáticos retropilóricos (retropyloric node's). [*nodi retropylorici*, NA].
g. linfáticos subpilóricos (subpyloric node). [*nodi subpylorici*, NA].
g. de Lobstein (Lobstein's g.). [*ganglion splanchnicum*, NA]. Splanchnic g.
g. de Ludwig (Ludwig's g.).
g. lumbares (lumbar ganglia). [*ganglia lumbalia*, NA].
g. de Meckel (Meckel's g.). [*ganglion pterygopalatinum*, NA]. Pterygopalatine g.
g. mesentérico inferior (inferior mesenteric g.). [*ganglion mesentericum inferius*, NA].
g. mesentérico superior (superior mesenteric g.). [*ganglion mesentericum superius*, NA].
g. nasal (nasal g.). [*ganglion pterygopalatinum*, NA].
g. del nervio facial (g. of facial nerve). [*ganglion geniculi*, NA].
g. del nervio intermedio (g. of intermediate nerve). [*ganglion geniculi*, NA]. Geniculate g.
g. nervioso, neural (nerve g., neural g.). [*ganglion*, NA].
g. nudoso (nodose g.). [*ganglion inferius nervi vagi*, NA].
g. ótico (otic g.). [*ganglion oticum*, NA]. Arnold's g; auricular g.
g. parasimpáticos (parasympathetic ganglia).
g. paravertebrales (paravertebral ganglia). [*ganglia trunci sympathetici*, NA].
g. pelvianos (pelvic ganglia). [*ganglia pelvina*, NA]. Hypogastric ganglia.
g. perióstico (periosteal g.).
g. petroso (petrosal g., petrous g.). [*ganglion inferius nervi glossopharyngei*, NA].
g. de los plexos autónomos (ganglia of autonomic plexuses). [*ganglia plexuum autonomicorum*, NA].
g. de Poirier (Poirier's gland).
g. prevertebrales (prevertebral ganglia).
g. pterigopalatino (pterygopalatine g.). [*ganglion pterygopalatinum*, NA]. Sphenopalatine g; nasal g; Meckel's g.
g. de Remak (Remak's ganglia).
g. renales (renal ganglia). [*ganglia renalia*, NA].
g. de Ribes (Ribes' g.).
g. de Rosenmüller (Rosenmüller's node). N. of Cloquet.
g. sacros (sacral ganglia). [*ganglia sacralia*, NA].
g. de Scarpa (Scarpa's g.). Vestibular g.
g. de Schacher (Schacher's g.). [*ganglion ciliare*, NA]. Ciliar g.
g. semilunar (semilunar g.). **1.** [*ganglion trigeminale*, NA]. Trigeminal g. **2.** [*ganglia celiaca*, NA]. Celiac ganglia.
g. sensitivo (sensory g.). A cluster of primary sensory neurons forming a usually visible swelling in the course of a peripheral nerve or its dorsal root.
g. simpáticos (sympathetic ganglia).
g. de Soemmering (Soemmering's g.). [*substantia nigra*, NA].
g. solares (solar ganglia). [*ganglia celiaca*, NA]. Celiac g.
g. sublingual (sublingual g.). G. sublinguale.
g. submandibular (submandibular g.). [*ganglion submandibulare*, NA].
g. submaxilar (submaxillary g.). [*ganglion submandibulare*, NA].
g. superior del nervio glosofaríngeo (superior g. of glossopharyngeal nerve). [*ganglion superius nervi glossopharyngei*, NA].
g. superior del nervio vago (superior g. of the vagus nerve). [*ganglion superius nervi vagi*, NA].
g. terminal (terminal g.). [*ganglion terminale*, NA].
g. timpático (tympanic g.). [*ganglion tympanicum*, NA].
g. torácicos (thoracic ganglia). [*ganglia thoracica*, NA].
g. del trigémino (trigeminal g.). [*ganglion trigeminale*, NA].
g. de Troisier (Troisier's g.). Troisier's node.
g. del tronco del vago (g. of trunk of vagus). [*ganglion inferius nervi vagi*, NA].
g. del tronco simpático (ganglia of sympathetic trunk). [*ganglia trunci sympathici*, NA].
g. de Valentin (Valentin's g.). A g. on the superior alveolar nerve.
g. vertebral (vertebral g.). [*ganglion vertebrale*, NA].
g. vestibular (vestibular g.). [*ganglion vestibulare*, NA].
g. de Vieussens (Vieussens' g.). [*plexus celiacus*, NA].

g. de Walther (Walther's g.). [*ganglion impar*, NA].
g. de Wrisberg (Wrisberg's ganglia). [*ganglia cardiaca*, NA]. Cardiac ganglia.
g. yugular (jugular g.). **1.** [*ganglion superius nervi vagi*, NA]. Superior g. of the vagus nerve. **2.** [*ganglion superius nervi glossopharyngei*, NA]. Superior g. of glossopharyngeal nerve.
ganglioblasto (ganglioblast). An embryonic cell from which develop ganglion cells.
gangliocito (gangliocyte). Ganglion cell.
gangliocitoma (gangliocytoma). Ganglioneuroma.
ganglioforme (ganglioform). Gangliform.
ganglioglioma (ganglioglioma). Central ganglioneuroma.
gangliólisis (gangliolysis). The dissolution or breaking up of a ganglion.
g. percutánea por radiofrecuencia (percutaneous radiofrequency g.).
ganglioma (ganglioma). Ganglioneuroma.
ganglión (ganglion, pl. ganglia, ganglions). A cyst containing mucopolysaccharide-rich fluid within fibrous tissue or, occasionally, muscle or a semilunar cartilage.
ganglionado (ganglionated). Gangliate.
ganglionar (ganglionic). Ganglial; relating to a ganglion.
ganglionectomía (ganglionectomy). Gangliectomy; excision of a ganglion.
ganglioneuroma (ganglioneuroma). Gangliocytoma; ganglioma; neurocytoma; a bening neoplasia composed of mature ganglionic neurons, within an stroma of neurofibrils and collagenous fibers.
g. central (central g.). Ganglioglioma.
g. en pesa de gimnasia (dumbbell g.).
ganglioneuromatosis (ganglioneuromatosis). The condition of having many widespread ganglioneuromas.
ganglionitis (ganglionitis). **1.** Gangliitis. Inflammation of a lymphatic ganglion. **2.** Inflammation of a nerve ganglion.
ganglionostomía (ganglionostomy). Making an opening into a ganglion.
gangliopléjico (ganglioplegic). A pharmacologic compound that paralyzes an autonomic ganglion, usually for a relatively short period of time.
gangliósido (ganglioside). A glycosphingolipid chemically similar to cerebrosides but containing one or more sialic acid residues.
gangliosidosis (gangliosidosis). Ganglioside lipidosis.
g. G_{M1} **1.** (G_{M1} g.). Generalized g. **2.** (G_{M2} g.). Cerebral sphyngolipidosis, infantile type.
g. generalizada (generalized g.). G_{M1} g.
ganglitis (gangliitis). Ganglionitis.
gangosa (gangosa). Rhinopharyngitis mutilans; a destructive ulceration beginning on the soft palate and extending thence to the hard palate, nasopharynx, and nose, resulting in mutilating cicatrices.
gangrena (gangrene). Mortification; necrosis due to obstruction, loss, or diminution of blood supply.
g. arteriosclerótica (arteriosclerotic g.).
g. blanca (white g.). Leukonecrosis.
g. caliente (hot g.). G. following inflammation of the part.
g. cutánea (cutaneous g.).
g. cutánea diseminada (disseminated cutaneous g.). Dermatitis gangrenosa infantum.
g. por decúbito (decubital g.). Decubitus ulcer.
g. diabética (diabetic g.).
g. embólica (embolic g.).
g. enfisematosa (emphysematous g.). Gas g.
g. espontánea del recién nacido (spontaneous g. of newborn).
g. por estasis (static g.). Venous g.
g. de Fournier (Fournier's g.). Fournier's disease.
g. fría (cold g.). Dry g.
g. gaseosa (gas g.). Emphysematous g.; clostridial myonecrosis.
g. hemorrágica (hemorrhagic g.).
g. de hospital (hospital g.). Decubitus ulcer.
g. húmeda (wet g.).
g. nosocomial (nosocomial g.). Decubitus ulcer.
g. de Pott (Pott's g.). Senile g.
g. presenil espontánea (presenile spontaneous g.).
g. por presión (pressure g.). Decubitus ulcer.
g. seca (dry g.). Cold g.
g. senil (senile g.). Pott's g.
g. simétrica (symmetrical g.).
g. sinérgica bacteriana progresiva (progressive bacterial synergistic g.).
g. sinérgica de Meleney (Meleney's g.). Meleney's ulcer.
g. trófica (trophic g.).
g. trombótica (thrombotic g.).
g. venosa (venous g.). Static g.
gangrenoso (gangrenous). Mortified; relating to or affected with gangrene.
gap (gap). A period in the cell cycle.
g. 1 (G_1) (g. 1 (G_1)).
g. 2 (G_2) (g. 2 (G_2)).
garganta (throat). **1.** Gullet; the fauces and pharynx. **2.** Jugulum; the anterior aspect of the neck. **3.** Any narrowed entrance into a hollow part.
g. dolorida (sore t.). Cynanche; synanche.
g. dolorida séptica (septic sore t.).
g. pútrida (putrid t.). Gangrenous pharyngitis.
gargarismo (gargle). A medicated fluid used for gargling; a throat wash.
gargarizar (gargle). To rinse the fauces with fluid in the mouth through which expired breath is forced to produce a bubbling effect while the head is held far back.
gargolismo, gargoilismo (gargoylism). Old term denoting the gargoyle-like facies and related characteristics of Hurler's syndrome and Hunter's syndrome.
garra **1.** (claw). A sharp, slender, usually curved nail on the paw of an animal. **2.** (talon). The caudally directed digit of the foot, particularly of a bird of prey.
garrapata (tick). An acarine of the families Ixodidae (hard t.'s) or Argasidae (soft t.'s), which contain many bloosucking species that are important pests of man and domestic birds and mammals.
gas (gas). **1.** A thin fluid, like air, capable of indefinite expansion but convertible by compression and cold into a liquid and, eventually, a solid. **2.** In clinical practice, a liquid entirely in its vapor phase at one atmosphere of pressure because ambient temperature is above its boiling point.
g. de ácido carbónico (carbonic acid g.). Carbon dioxide.
g. de agua (water g.).
g. de las alcantarillas (sewer g.).
g. alveolar (alveolar g.). Alveolar air.
g. alveolar ideal (ideal alveolar g.).
g. anestésico (anesthetic g.).
g. aspirado (inspired g. (I)).
g. espirado (expired g.).
g. espirado mixto (mixed expired g.).
g. estornutatorio (sneezing g.). Sternutator.
g. hemolítico (hemolytic g.).
g. hilarante (laughing g.). Nitrous oxide.
g. inertes (inert g.'s). Noble g.
intoxicación por g. (gassing).
g. lacrimógeno (tear g.).
g. de mostaza (mustard g.). Sulfur mustard.
g. nobles (noble g.'s). Inert g.
g. olefiante (olefiant g.). Ethylene.
g. de los pantanos (marsh g.). Methane.
g. sanguíneos (blood g.'s).
g. sofocante (suffocating g.).
g. vesicante (vesicating g.).
g. vomitivo (vomiting g.).
gasa (gauze). A bleached cotton cloth of plain weave, used for dressings, bandages, and absorbent sponges.
gaseoso (gaseous). Of the nature of gas.
gasometría (gasometry). Measurement of gases; determination of the relative proportion of gases in a mixture.
gasométrico (gasometric). Relating to gasometry.
gasómetro (gasometer). A calibrated instrument or vessel for measuring the volumes of gases.
gasseriano (gasserian). Relating to or described by Johann L. Gasser.
gaster (gaster). [*gaster*, NA]. Stomach.
gasto (output). The amount of a substance produced or eliminated in a period of time.
g. cardíaco (cardiac o.). Minute o.
g. sistólico (stroke o.). Stroke volume.
gastradenitis (gastradenitis). Gastroadenitis; inflammation of the glands of the stomach.

gastralgia (gastralgia). Stomach ache.
gastrectasis, gastrectasia (gastrectasis, gastrectasia). Dilation of the stomach.
gastrectomía (gastrectomy). Excision of a part or all of the stomach.
g. de Pólya (Pólya g.). Pólya's operation.
gástrico (gastric). Relating to the stomach.
gastricsina (gastricsin). Former term for a human peptidase now termed pepsin C.
gastricus (gastricus). [*gastricus*, NA]. Gastric.
gastrinas (gastrins). Hormones secreted in the pyloric-antral mucosa of the mammalian stomach that stimulate secretion of HCl by the parietal cells of the gastric glands.
gastrinoma (gastrinoma). A gastrin-secreting tumor associated with the Zollinger-Ellison syndrome.
gastritis (gastritis). Inflammation, especially mucosal, of the stomach.
g. atrófica (atrophic g.).
g. catarral (catarrhal g.).
g. esclerótica (sclerotic g.).
g. exfoliativa (exfoliative g.).
g. fibroplástica (g. fibroplastica).
g. flemonosa (phlegmonous g.).
g. hipertrófica (hypertrophic g.). Ménétrier's disease.
g. intersticial (interstitial g.).
g. poliposa (polypous g.).
g. poliposa quística (g. cystica polyposa).
g. seudomembranosa (pseudomembranous g.).
g. traumática (traumatic g.).
gastro-, gastr- (gastro-, gastr-). Combining forms denoting the stomach.
gastroacéfalo (gastroacephalus). Unequal conjoined twins in which an acephalous parasite is attached to the abdomen of the autosite.
gastroadenitis (gastroadenitis). Gastradenitis.
gastroalbumorrea (gastroalbumorrhea). Loss of albumin into the stomach.
gastroamorfo (gastroamorphus). An included amorphous parasitic twin within the abdomen of the autosite.
gastroanastomosis (gastroanastomosis). Gastrogastrostomy; anastomosis of the cardiac and antral segments of the stomach, for relief from marked hour-glass contraction of the stomach.
gastroatonía (gastroatonia). Obsolete term for loss of tone in the stomach musculature.
gastroblenorrea (gastroblennorrhea). Excessive proliferation of mucus by the stomach.
gastrocardíaco (gastrocardiac). Relating to both the stomach and the heart.
gastrocele (gastrocele). **1.** Archenteron; celenteron; subgerminal cavity; the primitive cavity formed by the invagination of the blastula. **2.** Hernia of a portion of the stomach.
gastrocinesiógrafo (gastrokinesograph). Gastrograph.
gastrocnemio (gastrocnemius). Musculus gastrocnemius.
gastrocólico (gastrocolic). Relating to the stomach and the colon.
gastrocolitis (gastrocolitis). Inflammation of both stomach and colon.
gastrocoloptosis (gastrocoloptosis). Displacement downward of stomach and colon.
gastrocolostomía (gastrocolostomy). Establishment of a communication between stomach and colon.
gastrocronorrea (gastrochronorrhea). Excessive continuous gastric secretion.
gastrodiálisis (gastrodialysis). Dialysis across the mucous membrane of the stomach.
gastrodinia (gastrodynia). Stomach ache.
gastroduodenal (gastroduodenal). Relating to the stomach and duodenum.
gastroduodenitis (gastroduodenitis). Inflammation of both stomach and duodenum.
gastroduodenoscopia (gastroduodenoscopy). Visualization of the interior of the stomach and duodenum by a gastroscope.
gastroduodenostomía (gastroduodenostomy). Establishment of a communication between the stomach and the duodenum.
gastroentérico (gastroenteric). Gastrointestinal.
gastroenteritis (gastroenteritis). Enterogastritis; inflammation of the mucous membrane of both stomach and intestine.
g. contagiosa del cerdo (transmissible g. of swine). Porcine transmissible g.
g. infantil (infantile g.). Endemic nonbacterial infantile g.
g. infantil no bacteriana endémica (endemic nonbacterial infantile g.).
g. infecciosa no bacteriana aguda (acute infectious nonbacterial g.).
g. no bacteriana epidémica (epidemic nonbacterial g.).
g. porcina contagiosa (porcine transmissible g.).
g. viral (viral g.).
gastroenteroanastomosis (gastroenteroanastomosis). Gastroenterostomy.
gastroenterocolitis (gastroenterocolitis). Inflammatory disease involving the stomach and intestines.
gastroenterocolostomía (gastroenterocolostomy). Formation of direct communication between the stomach and the large and small intestines.
gastroenterología (gastroenterology). The medical specialty concerned with the function and disorders of the alimentary tract, liver, and pancreas.
gastroenterólogo (gastroenterologist). A specialist in gastroenterology.
gastroenteropatía (gastroenteropathy). Any disorder of the alimentary canal.
gastroenteroplastia (gastroenteroplasty). Operative repair of defects in the stomach and intestine.
gastroenteroptosis (gastroenteroptosis). Downward displacement of the stomach and a portion of the intestine.
gastroenterostomía (gastroenterostomy). Gastroenteroanastomosis; establishment of a new opening between the stomach and the intestine, either anterior or posterior to the transverse colon.
gastroenterotomía (gastroenterotomy). Section into both stomach and intestine.
gastroepiploico (gastroepiploic). Relating to the stomach and the greater omentum (epiploon).
gastroesofágico (gastroesophageal). Relating to both stomach and esophagus.
gastroesofagitis (gastroesophagitis). Inflammation of the stomach and esophagus.
gastroesofagostomía (gastroesophagostomy). Esophagogastrostomy.
gastroespasmo (gastrospasm). Spasmodic contraction of the walls of the stomach.
gastroesplénico (gastrosplenic). Gastrolienal; relating to the stomach and the spleen.
gastroestenosis (gastrostenosis). Diminution in size of the cavity of the stomach.
gastrofrénico (gastrophrenic). Relating to the stomach and the diaphragm.
gastrogastrostomía (gastrogastrostomy). Gastroanastomosis.
gastrogavaje (gastrogavage). Gavage.
gastrogénico (gastrogenic). Deriving from or caused by the stomach.
gastrógrafo (gastrograph). Gastrokinesograph; an instrument for recording graphically the movements of the stomach.
gastrohepático (gastrohepatic). Relating to the stomach and the liver.
gastrohidrorrea (gastrohydrorrhea). Excretion into the stomach of a large amount of watery fluid containing neither hydrochloric acid, chymosin nor pepsin ferments.
gastroileítis (gastroileitis). Inflammation of the alimentary canal in which the stomach and ileum are primarily involved.
gastroileostomía (gastroileostomy). A surgical joining of stomach to ileum; a technical error in which the ileum instead of jejunum is selected for the site of a gastrojejunostomy.
gastrointestinal (GI) (gastrointestinal (GI)). Gastroenteric; relating to the stomach and intestines.
gastrolavado (gastrolavage). Lavage of the stomach.
gastrolienal (gastrolienal). Gastrosplenic.
gastrólisis (gastrolysis). Division of perigastric adhesions.
gastrolitiasis (gastrolithiasis). Presence of one or more calculi in the stomach.
gastrolito (gastrolith). Gastric calculus a concretion in the stomach.

gastrología (gastrology). The branch of medicine concerned with the stomach and its diseases.
gastrólogo (gastrologist). A specialist in gastrology.
gastromalacia (gastromalacia). Softening of the walls of the stomach.
gastromegalia (gastromegaly). **1.** Enlargement of the abdomen. **2.** Enlargement of the stomach.
gastromelo (gastromelus). A condition in which an individual has a supernumerary limb attached to the abdomen.
gastromixorrea (gastromyxorrhea). Myxorrhea gastrica; excessive secretion of mucus in the stomach.
gastronesteostomía (gastronesteostomy). Gastrojejunostomy.
gastroneumónico (gastropneumonic). Pneumogastric.
gastrópago (gastropagus). Conjoined twins united at the abdomen.
gastroparálisis (gastroparalysis). Paralysis of the muscular coat of the stomach.
gastroparásito (gastroparasitus). Unequal conjoined twins in which the incomplete parasite is attached to, or within, the abdomen of the autosite.
gastroparesis (gastroparesis). A slight degree of gastroparalysis.
g. diabética (g. diabeticorum).
gastropatía (gastropathy). Any disease of the stomach.
g. hipertrófica hipersecretoria (hypertrophic hypersecretory g.).
gastropático (gastropathic). Denoting gastropathy.
gastropexia (gastropexy). Attachment of the stomach to the abdominal wall or diaphragm.
gastropilorectomía (gastropylorectomy). Pylorectomy.
gastropilórico (gastropyloric). Relating to the stomach as a whole and to the pylorus.
gastroplastia (gastroplasty). Operative treatment of a defect in the stomach or lower esophagus which utilizes the stomach wall for the reconstruction.
g. en banda vertical (vertical banded g.).
g. de Collis (Collis g.).
gastroplicación (gastroplication). Gastroptyxis; gastrorrhaphy; stomach reefing; an operation for reducing the size of the stomach by suturing a longitudinal fold with the peritoneal surfaces in apposition.
gastrópodo (gastropod). Common name for members of the class Gastropoda.
gastroptixis (gastroptyxis). Gastroplication.
gastroptosis, gastroptosia (gastroptosis, gastroptosia). Bathygastry; descensus ventriculi; ventroptosis; ventroptosia; downward displacement of the stomach.
gastropulmonar (gastropulmonary). Pneumogastric.
gastrorrafia (gastrorrhaphy). **1.** Suture of a perforation of the stomach. **2.** Gastroplication.
gastrorragia (gastrorrhagia). Gastric hemorrhage; hemorrhage from the stomach.
gastrorrea (gastrorrhea). Excessive secretion of gastric juice or of mucus (gastromyxorrhea) by the stomach.
gastrorrexis (gastrorrhexis). A tear or bursting of the stomach.
gastroscopia (gastroscopy). Inspection of the inner surface of the stomach through an endoscope.
gastroscópico (gastroscopic). Relating to gastroscopy.
gastroscopio (gastroscope). An endoscope for inspecting the inner surface of the stomach.
gastrosquisis (gastroschisis). A defect in the abdominal wall resulting from rupture of the amniotic membrane during physiological gut-loop herniation or later due to delayed umbilical ring closure.
gastrostaxis (gastrostaxis). Rarely used term for oozing of blood from the mucous membrane of the stomach.
gastrogavaje (gastrogavage). Gavage.
gastrolavado (gastrolavage). Lavage of the stomach through a gastric fistula.
gastrostomía (gastrostomy). Establishment of a new opening into the stomach.
gastrotomía (gastrotomy). Incision into the stomach.
gastrótomo (gastrotome). A knife for incising the stomach.
gastrotonometría (gastrotonometry). The measurement of intragastric pressure.
gastrotonómetro (gastrotonometer). An apparatus used in gastrotonometry.
gastrotoracópago (gastrothoracopagus). Conjoined twins united at thorax and abdomen.
gastrotóxico (gastrotoxic). Poisonous to the stomach.
gastrotoxina (gastrotoxin). A cytotoxin specific for the cells of the mucous membrane of the stomach.
gastrotrópico (gastrotropic). Affecting the stomach.
gastroxia (gastroxia). Gastroxynsis.
gastroxinsis (gastroxynsis). Gastroxia; intermittent excessive secretion of the gastric juice.
gastroyeyunocólico (gastrojejunocolic). Referring to the stomach, jejunum, and colon.
gastroyeyunostomía (gastrojejunostomy). Gastronesteostomy; establishment of a direct communication between the stomach and the jejunum.
gástrula (gastrula). The embryo in the stage of development following the blastula.
gastrulación (gastrulation). Transformation of the blastula into the gastrula; the development and invagination of the embryonic germ layers.
gatillo (trigger). Term describing a system in which a relatively small input turns on a relatively large output, the magnitude of which is unrelated to the magnitude of the input.
gaulterina (gaultherin). A glycoside from the bark of several species of *Betula* (birch).
gauss (gauss (G)). A unit of magnetic field intensity, equal to $^{-4}$T.
gaussiano (gaussian). Relating to or described by Johann K.F. Gauss.
gavaje (gavage). **1.** Gastrogavage; gastrostogavage; forced feeding by stomach tube. **2.** Therapeutic use of a high-potency diet.
gay (gay). **1.** A homosexual, especially male. **2.** Denoting a homosexual individual or the male homosexual lifestyle.
gaznate (gullet). Throat.
GDP (GDP). Abbreviation for guanosine 5'-diphosphate.
GDPmanosa fosforilasa (GDPmannose phosphorylase). Mannose-1-phosphate guanylyltransferase (GDP).
gedoelstiosis (gedoelstiosis). Bulging eye disease: infection of herbivores and rarely man with larvae of flies of the genus *Gedoelstia*, causing ophthalmomyiasis in man.
gefirofobia (gephyrophobia). Fear of crossing a bridge.
gel (gel). Gelatum; a jelly, or the solid or semisolid phase of a colloidal solution.
g. coloidal (colloidal g.).
g. farmacopeico (pharmacopeial g.).
gelación (gelation). In colloidal chemistry, the transformation of a sol into a gel.
gelar (gelate). Gelatinize.
gelasmo, gelasma (gelasmus). Rarely used term for spasmodic, hysterical laughter.
gelatina (gelatin). A derived protein formed from the collagen of tissues by boiling in water; it swells up when put in cold water, but dissolves only in hot water.
g. glicerinada (glycerinated g.). Glycerin jelly; glycerogelatin.
g. de musgo de Irlanda (Irish moss g.).
g. vegetal (vegetable g.).
gelatinífero (gelatiniferous). Producing or containing gelatin.
gelatinización (gelatinization). Conversion into gelatin or a substance resembling it.
gelatinizar (gelatinize). **1.** Gelate; to convert into gelatin. **2.** To become gelatinous.
gelatinoide (gelatinoid). Gelatinous.
gelatinoso (gelatinous). **1.** Pertaining to or characteristic of gelatin. **2.** Gelatinoid; jelly-like or resembling gelatin.
gelatum (gelatum). Gel.
gelificar (gel). To form a g. or jelly; to convert a sol into a g.
gelosis (gelosis). An extremely firm mass in tissue (especially in a muscle), with a consistency resembling that of frozen tissue.
gelotripsia (gelotripsy). Nerve-point massage; rubbing away an indurated swelling or tender point in neuralgia and myalgia.
gelsemina (gelsemine). A crystallizable alkaloid derived from gelsemium; a mydriatic and central nervous system stimulant.
gem- (gem-). Prefix denoting twin substitutions on a single atom.
gema (gemma). Any budlike or bulblike body, especially a taste bud or end bulb.

gemación (gemmation). Bud fission; budding; a form of fission in which the parent cell does not divide, but puts out a small budlike process (daughter cell) with its proportionate amount of chromatin; the daughter cell then separates to begin independent existence.
gemelípara (gemellipara). Obsolete term for a woman who has given birth to twins.
gemelización (twinning). Production of equivalent structures by division; the tendency of divided parts to assume symmetrical relations.
gemelo **1.** (twin). Double; growing in pairs. **2.** (twin). One of two children born at one birth. **3.** (gemellus). Musculus gemellus inferior; musculus gemellus superior.
g. alantoidoangiópagos (allantoidoangiopagous t.'s).
g. biovulares (diovular t.'s). Dizygotic t.'s.
g. dicigóticos (dizygotic t.'s). T.'s derived from two separate zygotes.
g. dicoriales (dichorial t.'s). Dizygotic t.'s.
g. encigóticos (enzygotic t.'s). Monozygotic t.'s.
g. fraternos (fraternal t.'s). Dizygotic t.'s.
g. heterólogos (heterologous t.'s). Dizygotic t.'s.
g. idénticos (identical t.'s). Monozygotic t.'s.
g. monoamnióticos (monoamniotic t.'s).
g. monocigóticos (monozygotic t.'s).
g. monocoriales (monochorial t.'s). Monozygotic t.'s.
g. monoovulares (monovular t.'s). Monozygotic t.'s.
g. onfaloangiópagos (omphaloangiopagous t.'s).
g. parásito (parasitic t.).
g. parásito placentario (placental parasitic t.). Omphalosite.
g. policigóticos (polyzygotic t.'s).
g. siameses (Siamese t.'s).
g. unidos (conjoined t.'s).
g. unidos desiguales o asimétricos (conjoined unequal t.'s, conjoined asymmetrical t.'s).
g. unidos iguales o simétricos (conjoined equal t.'s, conjoined symmetrical t.'s).
g. unidos incompletos (incomplete conjoined t.'s).
g. uniovulares (uniovular t.'s). Monozygotic t.'s.
gemelología (gemellology). The study of twins and the phenomenology of twinning.
gemfibrozil (gemfibrozil). An antihyperlipidemic agent used in the treatment of hypertriglyceridemia.
geminación (gemination). Embryologic partial division of a primordium.
geminado (geminate). Occurring in pairs.
geminoso (geminous). Relating to gemination.
gemistocito (gemistocyte). Protoplasmic astrocyte.
gemistocitoma (gemistocytoma). Protoplasmic astrocytoma.
gémula (gemmule). **1.** A small bud that projects from the parent cell, and finally becomes detached, forming a cell of a new generation. **2.** Dendritic spines. **3.** Hypothetical particles which, according to Darwin's theory of inheritance, were transferred from the body cells to germ cells of the parent organism.
g. de Hoboken (Hoboken's g.'s). Hoboken's nodules.
gen (gene). Factor; a functional unit of heredity.
g. alélico (allelic g.).
g. autosómico (autosomal g.).
biblioteca de g. (gene library). A random assembly of cloned DNA fragments inside of a vector which may or may not contain all the genetic information of a species.
g. codominante (condominant g.).
g. de control (control g.).
g. dividido (split g.).
g. dominante (dominant g.).
empalme de g. (gene splicing). Splicing.
g. estructural (structural g.).
g. H (H g.). Histocompatibility g.
g. de histocompatibilidad (histocompatibility g.). H g.
g. holándrico (holandric g.). Y-linked g.
g. de inmunorrespuesta (immune response g.'s).
g. Ir (Ir g.'s). Immune response g.'s
g. letal (lethal g.).
g. ligado a X (X-linked g.). A g. located on an X chromosome.
g. ligado a Y (Y-linked g.). Holandric g.; a g. located on a Y chromosome.
g. ligado al sexo (sex-linked g.).
g. mímicos (mimic g.'s).
g. mitocondrial (mitochondrial g.).
g. modificador (modifier g.).
g. mutante (mutant g.).
g. operador (operator g.).
g. penetrante (penetrant g.).
g. pleiotrópico (pleiotropic g.). Polyphenic g.
g. polifénico (polyphenic g.). Pleiotropic g.
g. recesivo (recessive g.).
g. regulador (regulator g.).
g. represor (repressor g.).
g. saltarín (jumping g.). A g. associated with transposable elements.
g. supresor (suppressor g.).
g. de transferencia (transfer g.'s).
g. transformador (transforming g.). Oncogene.
gen-, -gen(o) (gen-). **1.** Combining form, used as a prefix or suffix, meaning "producing" or "coming to be." **2.** Suffix denoting "precursor of".
gena (gena). Cheek.
genal (genal). Relating to the gena, or cheek.
genciana (gentian). Gentian root. the dried rhizome and roots of *Gentiana lutea* (family Gentianaceae).
gencianófilo (gentianophil, gentianophile). Gentianophilous; staining readily with gentian violet.
gencianófobo (gentianophobic). Not taking a gentian violet stain, or taking it poorly.
genealogía (genealogy). The history of the descent of a person or family.
generación (generation). **1.** Reproduction. **2.** A stage in succession of descent; e.g., father, son, and grandson are three g.'s.
g. asexual, no sexual (asexual g., nonsexual g.). Reproduction by fission, gemmation, or in any other way without union of the male and female cell, or conjugation.
g. espontánea (spontaneous g.). Heterogenesis.
g. filial (filial g. (F)).
g. parental (P_1) (parental g. (P_1)).
g. saltada (skipped g.).
g. sexual (sexual g.).
g. virgen (virgin g.). Parthenogenesis.
generador (generator). An apparatus for conversion of chemical, mechanical, atomic, or other forms of energy into electricity.
g. de aerosoles (aerosol g.).
g. de pulso (pulse g.).
g. de pulso de demanda (demand pulse g.).
g. de pulso desencadenado auricular (atrial triggered pulse g.).
g. de pulso desencadenado ventricular (ventricular triggered pulse g.).
g. de pulso de frecuencia fija (fixed rate pulse g.).
g. de pulso inhibido ventricular (ventricular inhibited pulse g.).
g. de pulso sincrónico ventricular (ventricular synchronous pulse g.).
g. de pulso standby (standby pulse g.).
g. de pulsos asincrónicos (asynchronous pulse g.).
g. de pulsos sincrónicos auriculares (atrial synchronous pulse g.).
g. de radionúclidos (radionuclide g.).
generalización (generalization). **1.** The rendering or becoming general, diffuse, or widespread. **2.** The reasoning by which a basic conclusion is reached which applies to different items, each having some common factor.
g. de estímulos (stimulus g.).
generalizado (generalized). Involving the whole of an organ, as when an epileptic seizure involves all parts of the brain.
generar (generate). **1.** To produce. **2.** To procreate.
generativo (generative). Relating to generation.
genérico (generic). **1.** Relating to or denoting a genus. **2.** General. **3.** Characteristic or distinctive.
género **1.** (gender). The sex of assignment by oneself or those who raise the individual. **2.** (genus, pl. genera). In natural history classification, the division between the family, or tribe, and the species.
genesíaco (genesial). Relating to generation.
genesiología (genesiology). The branch of science concerned with generation or reproduction.

génesis (genesis). An origin or beginning process; also used as combining form in suffix position.
genética (genetics). The branch of science concerned with heredity.
  g. bioquímica (biochemical g.).
  g. de células somáticas (somatic cell g.).
  g. clínica (clinical g.).
  g. de la conducta (behavior g.).
  g. cuantitativa (quantitative g.).
  g. estadística (statistical g.).
  g. galtoniana (galtonian g.).
  g. humana (human g.).
  g. matemática (mathematical g.).
  g. médica (medical g.).
  g. mendeliana (mendelian g.).
  g. microbiana (microbial g.).
  g. molecular (molecular g.).
  g. poblacional (population g.).
  g. de trasplantes (transplantation g.).
genético (genetic). Relating to 1) genetics; 2) ontogeny.
genetista (geneticist). A specialist in genetics.
genetotrófico (genetotrophic). Relating to inherited individual distinctions in nutritional requirements.
geniano (genial, genian). Mental.
geniantro (genyantrum). Sinus maxillaris.
-génico (-genic). Suffix denoting producing or forming, produced or formed by.
geniculado **1.** (geniculated). Geniculate. **2.** (geniculate). Geniculated; bent like a knee. **3.** (geniculate). Referring to the geniculum of the facial nerve, denoting the ganglion there present. **4.** (geniculate). Denoting the corpus geniculatum laterale or mediale.
genicular (genicular). Commonly used to mean genual.
genículo (geniculum, pl. genicula). **1.** [*geniculum,* NA]. A small genu or angular kneelike structure. **2.** A knotlike structure.
  g. del conducto facial (g. of facial canal). [*geniculum canalis facialis,* NA].
  g. del nervio facial (g. of facial nerve). *geniculum nervi facialis,* NA].
geniculum, pl. **genicula** (geniculum, pl. genicula).
-genina (-genin). Suffix used to denote the basic steroid unit of the toxic substance, usually a steroid glycoside.
genio (genius). **1.** Markedly superior intellectual or artistic abilities or exceptional creative power. **2.** A person so endowed.
  g. epidémico (genius epidemicus).
geniogloso (genioglossus). Musculus genioglossus.
geniohioideo **1.** (geniohyoid). Musculus geniohyoideus. **2.** (geniohyoideus). Musculus geniohyoideus.
genión (genion). The tip of the mental spine, a point in craniometry.
genioplastia (genioplasty). Mentoplasty.
genital (genital). **1.** Relating to reproduction or generation. **2.** Relating to the primary female or male sex organs or genitals. **3.** Relating to or characterized by genitality.
  g. externos (external genitalia).
  g. externos ambiguos (ambiguous external genitalia).
genitales **1.** (genitals). Organa genitalia. **2.** (genitalia). Organa genitalia.
genitalidad (genitality). In psychoanalysis, a term referring to the genital components of sexuality (i.e., the penis and vagina), as opposed, for example, to orality and anality.
genitocrural (genitocrural). Genitofemoral.
genitofemoral (genitofemoral). Genitocrural; relating to the genitalia and the thigh; denoting the g. nerve.
genitourinario (GU) (genitourinary (GU)). Urinogenital; urinosexual; urogenital; relating to the organs of reproduction and urination.
-geno (-gen). In chemistry, used as a suffix to indicate "precursor of".
genocopia (genocopy). A genotype at one locus that produces a phenotype which simulates that produced by another genotype.
genodermatología (genodermatology). Study of the hereditary aspects of cutaneous disorders.
genodermatosis (genodermatosis). A skin condition of genetic origin.
genoespecie (genospecies). A group of organisms in which interbreeding is possible.
genoma (genome). **1.** A complete set of chromosomes derived from one parent, the haploid number of a gamete. **2.** The total gene complement of a set of chromosomes.
genómico (genomic). Relating to a genome.
genotípico (genotypical). Relating to the genotype.
genotipo (genotype). The genetic constitution of an individual.
genoto (genote). In microbial genetics, an element of recombination when one of the pair is not a complete chromosome.
  g. F (F-genoto) (F g., F-genote.). F' plasmid.
genotóxico (genotoxic). Denoting a substance that is damaging to DNA and thereby may cause mutation or cancer.
gentamicina (gentamicin, gentamycin). A broad spectrum antibiotic complex, obtained from *Micromonospora purpurea* and *M. echinospora*, that inhibits the growth of both Gram-positive and Gram-negative bacteria; the sulfate salt is used medicinally.
gentiobiasa (gentiobiase). βD-Glucosidase.
genu, gen. **genus**, pl. **genua** (genu, gen. genus, pl. genua). [*genu*, NA]. Knee; the place of articulation between the thigh and the leg.
  g. recurvatum (g. recurvatum). Back-knee hyperextension of the knee, the lower extremity having a forward curvature.
  g. valgum (g. valgum). Knock-knee; tibia valga; a deformity marked by abduction of the leg in relation to the thigh.
  g. varum (g. varum). Bandy-leg; bowleg; tibia vara; an outward bowing of the legs.
genual (genual). Relating to the knee.
geo- (geo-). Combining form relating to the earth, or to soil.
geoda (geode). A cystlike space (or spaces) with or without an epithelial lining, observed radiologically in subarticular bone, usually in arthritic disorders.
geofagia, geofagismo (geophagia, geophagism, geophagy). Dirt-eating; earth-eating; the practice of eating dirt or clay.
geófilo (geophilic). Soil seeking or soil preferring; designates preference of a parasite for soil rather than a human or animal host.
geomedicina (geomedicine). Nosochthonography; nosogeography; the science concerned with the influence of climatic and environmental conditions on health and disease.
geopatología (geopathology). The study of disease in relation to regions, climates, and other environmental influences.
geotaxis (geotaxis). Geotropism; a form of positive barotaxis in which there is a tendency to growth or movement toward or into the earth.
geotricosis (geotrichosis). A systemic mycosis allegedly caused by *Geotrichum candidum.*
geotropismo (geotropism). Geotaxis.
geratología (geratology). Gerontology.
geriatría (geriatrics). The branch of medicine concerned with the medical problems and care of old people.
  g. dental (dental g.). Gerodontics; gerodontology.
geriátrico (geriatric). Relating to old age or to geriatrics.
germanio (germanium (Ge)). A metallic element, symbol Ge, atomic no. 32, atomic weight 72.59.
germen (germ). **1.** A microbe; a microorganism. **2.** A primordium; the earliest trace of a structure within an embryo.
  g. dental (dental g.). Tooth g.
  g. dental de reserva (reserve tooth g.).
  g. del diente (tooth g.).
  g. del esmalte (enamel g.). The enamel organ of a developing tooth.
germicida **1.** (germicidal). Germicide. **2.** (germicide). Germicidal; destructive to germs or microbes. **3.** (germicide). An agent with this action.
germinal (germinal). Relating to a germ or, in botany, to germination.
germinoma (germinoma). A neoplasm of the germinal tissue of gonads, mediastinum, or pineal region.
gero-, geront-, geronto- (gero-, geront-, geronto-). Combining forms denoting old age.
gerodermia (geroderma). **1.** The atrophic skin of the aged. **2.** Any condition in which the skin is thinned and wrinkled, resembling the integument of old age.
gerodoncia, gerodontología (gerodontics, gerodontology). Dental geriatrics.

geromarasmo (geromarasmus). Senile atrophy.
geromorfismo (geromorphism). Obsolete term for a condition of premature senility.
gerόntico (gerontal). Relating to old age.
gerontina (gerontine). Spermine.
gerontofilia (gerontophilia). Morbid love for old persons.
gerontofobia (gerontophobia). Morbid fear of old persons.
gerontología (gerontology). Geratology; the scientific study of the process and problems of aging.
gerontólogo (gerontologist). One who specializes in gerontology.
gerontoterapéutica (gerontotherapeutics). The science concerned with treatment of the aged.
gerontoterapia (gerontotherapy). Geriatric therapy: treatment of disease in the aged.
gerontoxon (gerontoxon). Arcus cornealis.
gestación (gestation). Pregnancy.
gestágeno **1.** (gestagen). Inclusive term used to denote any one of several gestagenic substances, which are usually steroid hormones. **2.** (gestagenic). Inducing progestational effects in the uterus.
Gestalt (gestalt). A perceived entity so integrated as to constitute a functional unit with properties not derivable from its parts.
gestaltismo (gestaltism). The theory in psychology that the objects of mind come as complete forms or configurations which cannot be split into parts.
gesto (gesture). **1.** Any movement expressive of an idea, opinion, or emotion. **2.** An act.
g. suicida (suicide g.).
gestosis (gestosis, pl. gestoses). Any disorder of pregnancy.
GH (GH). Abbreviation for growth hormone.
ghee (ghee). A clarified butter in India made from cow or buffalo milk that has been coagulated before churning; used as an emollient, a dressing for wounds, and a food.
GHRF, GH-RF (GHRF, GH-RF). Abbreviation for growth hormone-releasing factor.
GHRH, GH-RH (GHRH, GH-RH). Abbreviation for growth hormone-releasing hormone.
giardiasis (giardiasis). Lambliasis; infection with the protozoan parasite *Giardia; Giardia lamblia* may cause diarrhea, dyspepsia, and occasionally malabsorption in man.
g. de la chinchilla (chinchilla g.).
giba **1.** (gibbus). Extreme kyphosis, hump, or hunch. **2.** (hump). A rounded protuberance or bulge.
g. de Hampton (Hampton hump).
gibón (gibbon). A genus of anthropoid apes, *Hylobates*, of the superfamily Hominoidea.
giboso (gibbous). Humped; humpbacked; denoting a sharp angle in the flexion of the spine.
giga- (G) (giga- (G)). Prefix used in the SI and metric systems to signify one billion (10^9).
gigantismo **1.** (giantism). Gigantism. **2.** (gigantism). Giantism; gigantosoma; hypersomia; somatomegaly; a condition of abnormal size or overgrowth of the entire body or of any of its parts.
g. acromegálico (acromegalic gigantism).
g. cerebral (cerebral gigantism).
g. eunucoide (eunuchoid gigantism).
g. hipofisario (pituitary gigantism).
g. primordial (primordial gigantism).
giganto- (giganto-). Combining form meaning huge, or gigantic.
gigantomastia (gigantomastia). Massive hypertrophy of the breast.
gigantosoma (gigantosoma). Gigantism.
gilbert o gilbertio (gilbert). The unit of magnetomotive force or magnetic potential.
gimnasia (gymnastics). Muscular exercise, performed indoors, as distinguished from athletics, and usually by means of special apparatus.
g. sueca (Swedish g.). Swedish movements.
gimnocito (gymnocyte). Obsolete term referring to a cell without a limiting membrane.
gimnofobia (gymnophobia). Morbid dread of the sight of a naked person or of an uncovered part of the body.
gin-, gine-, gineco-, gino- (gyn-, gyne-, gyneco-, gyno-). Combining forms denoting relationship to a woman.
ginandrismo (gynandrism). A developmental abnormality characterized by hypertrophy of the clitoris and union of the labia majora, simulating in appearance the penis and scrotum.
ginandroblastoma (gynandroblastoma). **1.** Arrhenoblastoma. **2.** A rare variety of arrhenoblastoma of the ovary, containing granulosa or theca cell elements and producing simultaneous androgenic and estrogenic effects
ginandroide (gynandroid). An individual exhibiting gynandrism.
ginandromorfismo (gynandromorphism). An abnormal combination of male and female characteristics.
ginandromorfo (gynandromorphous). Having both male and female characteristics.
ginatresia (gynatresia). Occlusion of some part of the female genital tract, especially occlusion of the vagina by a thick membrane.
Ginebra, Convención de (Geneva Convention). An international agreement formed at meetings in Geneva, Switzerland, in 1864 and 1906, relating (among medical subjects) to the safeguarding of the wounded in battle, of those having the care of them, and of the buildings in which they are being treated.
ginécico (gynecic). Pertaining to or associated with women.
ginecogénico (gynecogenic). **1.** Giving birth predominantly to females. **2.** Obsolete term meaning productive of female characteristics.
ginecografía (gynecography). Hysterosalpingography.
ginecoide (gynecoid). Resembling a woman in form and structure.
ginecología (gynecology (GYN)). The medical specialty concerned with diseases of the female genital tract, as well as endocrinology and reproductive physiology of the female.
ginecológico (gynecologic, gynecological). Relating to gynecology.
ginecólogo (gynecologist). A physician specializing in gynecology.
ginecomanía (gynecomania). Morbid or excessive desire for women.
ginecomastia (gynecomastia, gynecomasty). Excessive development of the male mammary glands, due mainly to ductal proliferation with periductal edema.
ginefobia (gynephobia). Morbid fear of women or of the female sex.
gingival (gingival). Relating to the gums.
gingivectomía (gingivectomy). Gum resection; surgical resection of unsupported gingival tissue.
gingivitis (gingivitis). Inflammation of the gingiva as a response to bacterial plaque on adjacent teeth.
g. descamativa crónica (chronic desquamative g.). Gingivosis.
g. diabética (diabetic g.).
g. por difenilhidantoína (diphenylhydantoin g.).
g. fusoespirilar (fusospirochetal g.). Necrotizing ulcerative g.
g. hiperplásica (hyperplastic g.).
g. hormonal (hormonal g.).
g. leucémica hiperplásica (leukemic hyperplastic g.).
g. marginal (marginal g.).
g. necrosante aguda (acute necrotizing g. (ANUG)).
g. proliferativa (proliferative g.).
g. supurante (suppurative g.).
g. ulceromembranosa (ulceromembranous g.). Necrotizing ulcerative g.
g. ulcerosa necrosante (necrotizing ulcerative g. (NUG)). Vincent's disease.
gingivo- (gingivo-). Combining form relating to the gingivae.
gingivoaxial (gingivoaxial). Pertaining to the line angle formed by the gingival and axial walls of a cavity.
gingivoestomatitis (gingivostomatitis). Inflammation of the gingiva and other oral mucous membranes.
gingivoglositis (gingivoglossitis). Inflammation of both the tongue and gingival tissues.
gingivolabial (gingivolabial). Referring to the line angle formed by the junction of the gingival and labial walls of a (class III or IV) cavity.
gingivolinguoaxial (gingivolinguoaxial). Referring to the point angle formed by the gingival, lingual, and axial walls of a cavity.

gingivoóseo (gingivo-osseous). Referring to the gingiva and its underlying bone.
gingivoplastia (gingivoplasty). A surgical procedure that reshapes and recontours the gingival tissue in order to attain esthetic, physiologic, and functional form.
gingivosis (gingivosis). Chronic desquamative gingivitis.
gingliforme (ginglyform). Ginglymoid.
gínglimo (ginglymus). [*ginglymos*, NA]. Ginglymoid joint; hinge joint.
g. helicoidal (helicoid g.). Articulatio trochoidea.
g. lateral (lateral g.). Articulatio trochoidea.
ginglimoartrodial (ginglymoarthrodial). Denoting a joint having the form of both ginglymus and arthrodia, or hinge joint and sliding joint.
ginglimoide (ginglymoid). Ginglyform; relating to or resembling a hinge joint.
giniatría 1. (gyniatry). Gyniatrics. **2.** (gyniatrics). Gyniatry; treatment of the diseases of women.
ginogénesis (gynogenesis). Egg development activated by a spermatozoon, but to which the male gamete contributes no genetic material.
ginopatía (gynopathy). Any disease peculiar to women.
ginoplastia (gynoplasty, gynoplastics). Reparative or plastic surgery of the female genital organs.
ginseng (ginseng). The roots of several species of *Panax* (family Araliaceae), esteemed as of great medicinal virtue by the Chinese, but not often used in western medicine.
GIP (GIP). Abbreviation for gastric inhibitory polypeptide.
girado (gyrate). Of a convoluted or ring shape.
girar (turn). To revolve or cause to revolve; specifically, to change the position of the fetus within the uterus to convert a malpresentation into a presentation permitting normal delivery.
girectomía (gyrectomy). Excision of a cerebral gyrus.
g. frontal (frontal g.). Topectomy.
girencéfalo (gyrencephalic). Denoting brains, such as that of man, in which the cerebral cortex has convolutions.
giro (gyration). **1.** A circular motion or revolution. **2.** Arrangement of convolutions or gyri in the cerebral cortex.
girocroma (gyrochrome). Denoting a nerve cell in which the chromophil substance is arranged roughly in rings.
giroespasmo (gyrospasm). Spasmodic rotary movements of the head.
girosis (gyrosa). Sham-movement vertigo.
giroso (gyrose). Marked by irregular curved lines like the surface of a cerebral hemisphere.
gitagismo (githagism). A disease similar to lathyrism, believed to be due to poisoning by seeds of the corn cockle, *Lychnis githago*.
gitalina (gitalin). An extract of *Digitalis purpurea* containing a mixture of glycosides and aglycons, with action and uses similar to those of digitalis.
gitogenina (gitogenin). Digin; the genin of gitonin; a cardiotonic agent.
gitonina (gitonin). A gitogenin tetraglycoside composed of two galactoses, one glucose, and one xylose.
gitoxina (gitoxin). Anhydrogitalin; bigitalin; pseudodigitoxin.
gitterzelle (gitterzelle). Compound granule cell.
glabela (glabella). **1.** Intercilium. A smooth prominence, most marked in the male, on the frontal bone above the root of the nose. **2.** Mesophryon; the most forward projecting point of the forehead in the midline at the level of the supraorbital ridges.
glabro (glabrous, glabrate). Smooth or hairless.
gladiado (gladiate). Xiphoid.
gladiolo (gladiolus). Corpus sterni.
glafenina (glaphenine). An anti-inflammatory agent with analgesic properties.
glande (glans, pl. glandes). [*glans*, NA]. A conical acorn-shaped structure.
g. del clítoris (g. clitoridis). [*glans clitoridis*, NA].
g. del pene (g. penis). [*glans penis*, NA]. Balanus.
glandilema (glandilemma). The capsule of a gland.
glándula (gland). [*glandula*, NA]. An organized aggregation of cells functioning as a secretory or excretory organ.
g. accesoria (accessory g.).
g. ácida (acid g.). Oxyntic g.
g. acinosa (acinous g.).
g. acinotubular (acinotubular g.). Tubuloacinar g.
g. admaxilar (admaxillary g.). [*glandula parotidea accessoria*, NA].
g. adrenal (adrenal g.). [*glandula suprarenalis*, NA].
g. agminadas (agminate g.'s, agminated g.'s). [*folliculi lymphatici aggregati*, NA].
g. agregadas (aggregate g.'s). [*folliculi lymphatici aggregati*, NA].
g. de Albarrán (Albarran's g.'s). Albarran y Dominguez' tubules.
g. albuminosa (albuminous g.).
g. alveolar (alveolar g.).
g. anal (anal g.).
g. apical (apical g.). [*glandula lingualis anterior*, NA].
g. apocrina (apocrine g.).
g. areolares (areolar g.'s). [*glandulae areolares*, NA].
g. aritenoideas (arytenoid g.'s). [*glandulae laryngeae*, NA].
g. arteriococcígea (arteriococcygeal g.). [*corpus coccygeum*, NA].
g. de Aselli (Aselli's g.).
g. atrabiliaria (glandula atrabiliaris). G. suprarenalis.
g. de Bartholin (Bartholin's g.). [*glandula vestibularis major*, NA].
g. basilar (glandula basilaris). Hypophysis.
g. de Bauhin (Bauhin's g.). [*glandula lingualis anterior*, NA]. Anterior lingual g.
g. de Baumgarten (Baumgarten's g.'s). Henle's g.
g. de Blandin (Blandin's g.). [*glandula lingualis anterior*, NA].
g. de la boca (g.'s of mouth). [*glandulae oris*, NA].
g. de Boerhaave (Boerhaave's g.'s). [*glandulae sudoriferae*, NA].
g. de Bowman (Bowman's g.).
g. bronchiales (bronchial g.'s). Bronchopulmonary lymph nodes.
g. bronquiales (bronchial g.'s). [*glandulae bronchiales*, NA].
g. de Bruch (Bruch's g.'s). Trachoma g.
g. de Brunner (Brunner's g.'s). [*glandulae duodenales*, NA].
g. bucales (buccal g.'s). [*glandulae buccales*, NA].
g. del buche (crop g.).
g. bulbouretral (bulbourethral g.). [*glandula bulbourethralis*, NA].
g. cardial (cardiac g.).
g. cardiales del esófago (cardiac g.'s of esophagus).
g. celíacas (celiac g.'s). [*lymphonodi coeliaci*, NA].
g. ceruminosas (ceruminous g.'s). [*glandulae ceruminosae*, NA].
g. cervicales (cervical g.'s). **1.** Anterior and lateral cervical lymph nodes. **2.** [*glandulae cervicale uteri*, NA]. Cervical glands of uterus.
g. cervicales del útero (cervical g.'s of uterus). [*glandulae cervicales uteri*, NA].
g. de Ciaccio (Ciaccio's g.'s). [*glandulae lacrimales accessoriae*, NA].
g. ciliares (ciliary g.'s). [*glandulae ciliares*, NA].
g. circumanales (circumanal g.'s). [*glandulae circumanales*, NA].
g. císticas de Luschka (Luschka's cystic g.'s). [*glandulae mucosae biliosae*, NA].
g. coccígea (coccygeal g.). [*corpus coccygeum*, NA].
g. compuesta (compound g.).
g. sin conducto (ductless g.'s). [*glandula sine ductibus*, NA].
g. conjuntivales (conjunctival g.'s). [*glandulae conjuctivales*, NA].
g. contorneada (convoluted g.). Coil g.
g. de Cowper (Cowper's g.). [*glandula bulbourethralis*, NA].
g. cutáneas (g. of skin). [*glandulae cutis*, NA].
g. cutáneas (glandulae cutis). [*glandulae cutis*, NA]. Any of the glands of the skin.
g. duodenales (duodenal g.'s). [*glandulae duodenales*, NA].
g. de Duverney (Duverney's g.). [*glandula vestibularis major*, NA]. Greater vestibular g.
g. de Ebner (Ebner's g.'s).
g. ecdisiales (ecdysial g.'s). Peritracheal g.'s; prothoracic g.'s; thoracic g.'s
g. ecrina (eccrine g.).
g. efectora (target g.).
g. de Eglis (Eglis' g.'s).
g. endocrina (endocrine g.'s). [*glandulae endocrinae*, NA].

g. enroscada (coil g.). Convoluted g.
g. esofágicas (esophageal g.'s). [*glandulae esophageae,* NA].
g. excretoria (excretory g.).
g. exocrina (exocrine g.).
g. faríngeas (pharyngeal g.'s). [*glandulae pharyngeae,* NA].
g. folicular (follicular g.). A g. consisting of follicles.
g. fúndicas (fundus g.'s). [*glandulae gastricae,* NA].
g. de Galeati (Galeati's g.'s). [*glandulae intestinales,* NA].
g. gástricas (gastric g.'s). [*glandulae gastricae,* NA].
g. de Gay (Gay's g.'s). [*glandulae circumanales,* NA].
g. genianas (genal g.'s). [*glandulae buccales,* NA].
g. genitales (genital g.). **1.** Testis. **2.** Ovary.
g. de Gley (Gley's g.'s).
g. glomerulares (coil g.). Convoluted g.
g. glomiformes (glandulae glomiformes). [*glandulae glomiformes,* NA].
g. de Guérin (Guérin's g.'s). [*glandulae urethrales femininae,* NA]. Paraurethral glands; Skene's glands.
g. de Harder (Harder's g., harderian g.).
g. de Havers (Havers' g.'s). Synovial g.'s
g. hemal (hemal g.). Hemal node.
g. hematopoyética (hematopoietic g.).
g. hemolinfática (hemolymph g.). Hemal node.
g. de Henle (Henle's g.'s). Baumgarten's g.'s.
g. hibernante (hibernating g.). Brown fat.
g. holocrina (holocrine g.).
g. inguinales (inguinal g.'s).
g. interescapular (interscapular g.). Brown fat.
g. interrenal (interrenal g.'s). Interrenal bodies.
g. intersticial (interstitial g.).
g. intestinales (intestinal g.'s). [*glandulae intestinalis,* NA].
g. intraepiteliales (intraepithelial g.'s).
g. de Knoll (Knoll's g.'s).
g. de Krause (Krause's g.'s). **1.** [*glandula lacrimales accessoriae,* NA]. **2.** G.'s in the mucous membrane of the tympanic cavity.
g. labiales (labial g.'s). [*glandulae labiales,* NA].
g. láctea (milk g.). [*glandula mammaria,* NA].
g. lactífera (lactiferous g.). [*glandula mammaria,* NA].
g. lagrimal (lacrimal g.). [*glandula lacrimalis,* NA].
g. lagrimales accesorias (accessory lacrimal g.'s). [*glandulae lacrimales accessoriae,* NA].
g. laríngeas (laryngeal g.'s). [*glandulae laryngeae,* NA].
g. de Lieberkühn (Lieberkühn's g.'s). [*glandulae intestinales,* NA].
g. limpiadora (preen g.). Uropygial g.
g. linfática (lymph g.). [*lymphonodus,* NA].
g. lingual anterior (anterior lingual g.). [*glandula lingualis anterior,* NA]. Apical g; Bauhin's g.
g. de Littré (Littré's g.'s). [*glandulae urethrales masculinae,* NA].
g. de Luschka (Luschka's g.).
g. maestra (master g.). Hypophysis.
g. de Malpighi (malpighian g.'s). [*folliculi lymphatici lienales,* NA]. Splenic lymph follicles.
g. mamaria (mammary g.). [*glandula mammaria,* NA].
g. maxilar (maxillary g.). [*glandula submandibularis,* NA].
g. medulolinfática (marrow-lymph g.).
g. de Meibomio (meibomian g.'s). [*glandulae tarsales,* NA].
g. merocrina (merocrine g.).
g. de Méry (Méry's g.). [*glandula bulbourethralis,* NA].
g. metrial (metrial g.).
g. mixta (mixed g.).
g. molares (molar g.'s). [*glandulae molares,* NA].
g. de Moll (Moll's g.'s). [*glandulae ciliares,* NA].
g. de Montgomery (Montgomery's g.'s). [*glandulae areolares,* NA].
g. mucilaginosa (mucilaginous g.).
g. mucípara (muciparous g.). [*glandula mucosa,* NA].
g. mucosa (mucous g.). [*glandula mucosa,* NA].
g. de la mucosa biliar (g.'s of biliary mucosa). [*glandulae mucosae biliosae,* NA].
g. mucosas de la trompa auditiva (mucous g.'s of auditory tube). [*glandulae tubariae,* NA].
g. nasales (nasal g.'s). [*glandulae nasales,* NA].
g. de Nuhn (Nuhn's g.). [*glandula lingualis anterior,* NA].
g. odoríficas (odoriferous g.).
g. oleosa (oil g.'s). **1.** [*glandulc sebaceae,* NA]. **2.** Uropygial g.
g. olfatorias (olfactory g.'s). [*glandulae olfactoriae,* NA].
g. de olor (scent g.'s).
g. orales (g.'s of mouth). [*glandulae oris,* NA].
g. oxíntica (oxyntic g.). Acid g.
g. de Pacchioni (pacchionian g.'s). Granulationes arachnoideales.
g. palatinas (palatine g.'s). [*glandulae palatinae,* NA].
g. palpebrales (palpebral g.'s). [*glandulae tarsales,* NA].
g. paratiroides (parathyroid g.). [*glandulae parathyroidea,* NA]
g. parauretrales (paraurethral g.'s). [*glandulae urethrales femininae,* NA].
g. parótida (parotid g.). [*glandula parotidea,* NA].
g. parótida accesoria (accessory parotid g.). [*glandula parotidea accessoria,* NA].
g. péptica (peptic g.). A pepsin-secreting g.
g. peritraqueales (peritracheal g.'s). Ecdysial g.'s
g. de Peyer (Peyer's g.'s). [*folliculi lymphatici aggregati,* NA].
g. de Philip (Philip's g.'s).
g. pilóricas (pyloric g.'s). [*glandulae pyloricae,* NA].
g. pilosa (pileous g.). A sebaceous g. emptying into the hair follicle.
g. pineal (pineal g.). [*corpus pineale,* NA].
g. pituitaria (pituitary g.). Hypophysis.
g. prehioidea (prehyoid g.). [*glandula thyroidea accessoria,* NA].
g. prepuciales (preputial g.'s). [*glandulae preputiales,* NA].
g. propias (glandulae propriae). [*glandulae propriae,* NA].
g. prostática (prostate g.). Prostata.
g. protorácicas (prothoracic g.'s). Ecdysial g.
g. racemosa (racemose g.).
g. de Rivinus (Rivinus' g.). [*glandula sublingualis,* NA].
g. de Rosenmüller (Rosenmüller's g.). Node of Cloquet.
g. sacular (saccular g.). A single alveolar g.
g. salival del abdomen (salivary g. of abdomen). Pancreas.
g. salival externa (external salivary g.). [*glandula parotidea,* NA].
g. salival interna (internal salivary g.).
g. salivales (salivary g.). [*glandula salivaria,* NA].
g. salivales mayores (major salivary g.'s).
g. salivales menores (minor salivary g.'s).
g. sebáceas (sebaceous g.'s). [*glandulae sebaceae,* NA].
g. de secreción interna (g.'s of internal secretion). [*glandulae endocrinae,* NA].
g. seminal (seminal g.). [*vesicula seminalis,* NA]; [*glandula seminalis,* NA].
g. seromucosa (seromucous g.). [*glandula seromucosa,* NA].
g. serosa (serous g.). [*glandula serosa,* NA].
g. de Serres (Serres' g.'s).
g. sexuales (sexual g.).
g. sinoviales (synovial g.'s). Havers' g.'s
g. de Skene (Skene's g.'s). [*glandulae urethrales femininae,* NA].
g. solitarias (solitary g.'s). [*folliculi lymphatici solitarii,* NA].
g. sublingual (sublingual g.). [*glandula sublingualis,* NA].
g. submandibular (submandibular g.). [*glandula submandibularis,* NA].
g. submaxilar (submaxillary g.). [*glandula submandibularis,* NA].
g. de la sudación (sweat g.'s). [*glandulae sudoriferae,* NA].
g. sudorípara axilar (axillary sweat g.'s). [*glandula sudoriferae,* NA].
g. sudoríparas (sudoriferous g.'s). [*glandulae sudoriferae,* NA].
g. suprahioidea (suprahyoid g.). [*glandula thyroidea accessoria,* NA].
g. suprarrenal (suprarenal g.). [*glandula suprarenalis,* NA].
g. suprarrenales accesorias (accessory suprarenal g.'s). [*glandulae suprarenales accessoriae,* NA].
g. de Suzanne (Suzanne's g.).
g. tarsales (tarsal g.'s). [*glandulae tarsales,* NA].
g. de Terson (Terson's g.'s). [*glandulae conjunctivales,* NA].
g. de Theile (Theile's g.'s). [*glandulae mucosae biliosae,* NA].
g. de Tiedemann (Tiedemann's g.). [*glandula vestibularis major,* NA].
g. tímica (thymus g.). [*thymus,* NA].

g. timpánica (tympanic g.). Tympanic body.
g. tiroides (thyroid g.). [*glandula thyroidea,* NA].
g. tiroides accesoria (accessory thyroid g.). [*glandula thyroidea accessoria,* NA].
g. torácicas (thoracic g.'s). Ecdysial g.'s
g. de tracoma (trachoma g.'s). Bruch's g.'s
g. de la transpiración (perspiratory g.'s). [*glandulae sudoriferae,* NA].
g. traqueales (tracheal g.'s). [*glandulae tracheales,* NA].
g. de la trompa auditiva (g.'s of auditory tube). [*glandulae tubariae,* NA].
g. de la trompa de Eustaquio (g.'s of eustachian tube). [*glandulae tubariae,* NA].
g. tubáricas (g.'s of eustachian tube). [*glandulae tubariae,* NA].
g. tubular (tubular g.).
g. tubuloacinosa (tubuloacinar g.). Acinotubular g.
g. tubuloalveolar (tubuloalveolar g.).
g. de Tyson (Tyson's g.'s). [*glandulae preputiales,* NA].
g. unicelular (unicellular g.).
g. uretrales (urethral g.'s). [*glandulae urethrales,* NA].
g. uropigia (uropygial g.). Oil g.; preen g.
g. uterinas (uterine g.'s). [*glandulae uterinae,* NA].
g. vaginal (vaginal g.).
g. vascular (vascular g.). Hemal node.
g. ventrales (ventral g.'s). Ecdysial g.'s
g. vesical (vesical g.).
g. vestibular mayor (greater vestibular g.). [*glandula vestibularis major,* NA]. Bartholin's gland; Duverney's gland; Tiedemann's gland; vulvovaginal gland.
g. vestibulares (vestibular g.'s).
g. vestibulares menores (lesser vestibular g.'s). [*glandulae vestibulares minores,* NA].
g. vulvovaginal (vulvovaginal g.). [*glandula vestibular major,* NA].
g. de Waldeyer (Waldeyer's g.'s).
g. de Wasmann (Wasmann's g.'s). [*glandulae gastricae,* NA].
g. de Weber (Weber's g.'s).
g. de Wepfer (Wepfer's g.'s). [*glandulae duodenales,* NA].
g. de Wölfler (Wölfler's g.). [*glandula thyroidea accessoria,* NA].
g. de Wolfring (Wolfring's g.'s).
g. yugular (jugular g.). Signal node.
g. de Zeis (Zeis' g.'s).

glandula, pl. **glandulae** (glandula, pl. glandulae). [*glandula,* NA]. A glandule or small gland.
glandular 1. (glandulous). Glandular. **2.** (glandular). Glandulous; relating to a gland.
glandulita, glandulilla (glandule). A small gland.
glarómetro (glarometer). An instrument that measures sensitivity to central glare from the headlights of an approaching vehicle.
glaseriano (glaserian). Relating to or described by Johann H. Glaser.
glaucoma (glaucoma). A disease of the eye characterized by increased intraocular pressure, excavation, and atrophy of the optic nerve; produces defects in the field of vision.
g. absoluto (absolute g.). The final stage of blindness in g.
g. afáquico (aphakic g.). G. following cataract removal.
g. agudo (acute g.). Angle-closure g.
g. de ángulo abierto (open-angle g.). Chronic g.; compensated g.; simple g.
g. de ángulo cerrado (closed-angle g.). Angle-closure g.
g. de ángulo estrecho (narrow-angle g.). Angle-closure g.
g. de baja tensión (low tension g.).
g. con bloqueo pupilar (pupillary block g.).
g. capsular (capsular g.).
g. capsular seudoexfoliativo (pseudoexfoliative capsular g.).
g. de células fantasmas (ghost cell g.).
g. de cierre de ángulo (angle-closure g.). Closed-angle g.
g. combinado (combined g.).
g. compensado (compensated g.). Open-angle g.
g. congénito (congenital g.). Buphthalmos.
g. crónico (chronic g.). Open-angle g.
g. de Donders (Donders' g.).
g. facógeno (phacogenic g.). Phacomorphic g.
g. facolítico (phacolytic g.).
g. facomórfico (phacomorphic g.). Phacogenic g.
g. fulminante (g. fulminans).
g. hemorrágico (hemorrhagic g.).
g. por hipersecreción (hypersecretion g.).
g. inducido por α-quimotripsina (α-chymotrypsin-induced g.).
g. inducido por corticosteroides (corticosteroid-induced g.).
g. maligno (malignant g.).
g. neovascular (neovascular g.). G. occurring in rubeosis iridis.
g. pigmentario (pigmentary g.).
g. secundario (secondary g.).
g. simple, simplex (simple g., g. simplex). Open-angle g.

glaucomatociclítico (glaucomatocyclitic). Denoting increased intraocular pressure associated with evidences of cyclitis.
glaucomatoso (glaucomatous). Relating to glaucoma.
glaucosuria (glaucosuria). Obsolete term for indicanuria.
GLC (GLC). Abbreviation for gas-liquid chromatography.
Glc, GlcA, GlcN, GlcNAc, GlcUA (Glc, GlcA, GlcN, GlcNAc, GlcUA.). Symbols for the radicals of glucose, gluconic acid, glucosamine, *N*-acetylglucosamine, and glucuronic acid.
glenohumeral (glenohumeral). Relating to the glenoid cavity and the humerus.
glenoideo (glenoid). Resembling a socket; denoting the articular depression of the scapula entering into the formation of the shoulder joint.
glia (glia). Neuroglia.
gliadina (gliadin). A class of protein, separable from wheat and rye glutens.
glial (glial). Pertaining to glia or neuroglia.
gliburida (glyburide). Glybenzycydamide; an oral hypoglycemic drug.
glical (glycal). Glucal; an unsaturated sugar derivative in which the adjacent hydroxyl groups are removed.
glicano (glycan). Polysaccharide.
gliceraldehído (glyceraldehyde). Glyceric aldehyde; glycerose.
gliceraldehído 3-fosfato (glyceraldehyde 3-phosphate). An intermediate in the glycolytic breakdown of glucose.
gliceridasas (glyceridases). General term for enzymes catalyzing the hydrolysis of glycerol esters (glycerides).
glicérido (glyceride). An ester of glycerol.
g. mixtos (mixed g.'s).
glicerilo (glyceryl). The trivalent radical of glycerol.
g. alcohol (g. alcohol). Glycerol.
g. borato (g. borate). Boroglycerin.
g. éter (g. ether). Glycerol ether.
guayacolato de g. (g. guaiacolate). Guaifenesin.
monoestearato de g. (g. monostearate).
triacetato de g. (g. triacetate). Triacetin.
tributirato de g. (g. tributyrate). Tributyrin.
tricaprato de g. (g. tricaprate). Caprin.
trinitrato de g. (g. trinitrate). Nitroglycerin.
glicerina (glycerin). Glycerol.
glicerito (glycerite). **1.** Glycerol. **2.** A pharmaceutical preparation made by triturating the active medicinal substance with glycerol.
g. de ácido tánico (tannic acid g.).
g. de almidón (starch g.).
glicerocetona (glyceroketone). Dihydroxyacetone.
glicerocinasa (glycerokinase). Glycerol kinase.
glicerofosfato (glycerophosphate). Glycerol phosphate.
g. férrico (ferric glycerophosphate). A tonic and a source of iron.
glicerofosfocolina (glycerophosphocholine). Glycerophosphorylcholine.
glicerofosforilcolina (glycerophosphorylcholine). Glycerophosphocholine.
glicerogelatina (glycerogelatin). Glycerinated gelatin.
glicerol (glycerol). 1,2,3-Propanetriol; glycerin; glycerite; glyceryl alcohol; a sweet oily fluid obtained by the saponification of fats and fixed oils.
g. cinasa (g. kinase). Glycerokinase.
g. fosfato de (g. phosphate). Glycerophosphate.
g. yodado (iodinated g.).
glicerol-3-fosfato deshidrogenasa (NAD⁺) (glycerol-3-phosphate dehydrogenase (NAD⁺)). α-Glycerol phosphate dehydrogenase; 3-phosphoglycerol dehydrogenase.
glicerona (Grn) (glycerone (Grn)). Dihydroxyacetone.
glicerosa (glycerose). Glyceraldehyde.

glicerulosa (glycerulose). Dihydroxyacetone.
glicilamida (glycyclamide). Cyclamide; tolcyclamide; tolhexamide; an oral hypoglycemic agent.
glicilo (Gly) (glycyl (Gly)). The acyl radical of glycine.
g. betaína (g. betaine). Betaine.
glicina (Gly) (glycine (Gly)). Glycocin; glycocoll; the simplest amino acid in proteins.
g. amidinotransferasa (g. amidinotransferase).
g. betaína (g. betaine). Betaine.
g. deshidrogenasa (g. dehydrogenases).
g. transamidinasa (g. transamidinase). G. amidinotransferase.
glicinato (glycinate). A salt of glycine.
glicinemia (glycinemia). Hyperglycinuria with hyperglycinemia.
glicinoamida, ribonucleótido de (glycineamide ribonucleotide). An intermediate in purine biosynthesis, in which the amide N of glycineamide is linked to the C-1 of a ribosyl moiety.
glicinuria (glycinuria). The excretion of glycine in the urine.
g. familiar (familial g.).
glicirriza (glycyrrhiza). Licorice; liquorice; the dried rhizome and root of *Glycyrrhiza glabra* (family Leguminoseae) and allied species.
glico- (glyco-). Combining form denoting relationship to sugars or to glycine.
glicobiarsol (glycobiarsol). A pentavalent arsenical containing bismuth; used in the treatment of milder forms of intestinal amebiasis.
glicociamina (glycocyamine). Glucocyamine; 2-guanidinoacetic acid.
glicocina (glycocin). Glycine.
glicocola (glycocoll). Glycine.
glicocolato (glycocholate). A salt or ester of glycocholic acid.
g. de sodio (g. sodium).
glicocorticoide (glycocorticoid). Glucocorticoid.
glicogelatina (glycogelatin). Glycerinated gelatin.
glicogénesis (glycogenesis). Formation of glycogen from glucose by means of glycogen synthase and dextrin dextranase.
glicogenético, glicogénico (glycogenetic). Glycogenous; glycogenic; relating to glycogenesis.
glicol (glycol). **1.** A compound containing adjacent alcohol groups. **2.** Ethylene g., the simplest g.
glicolaldehído (glycolaldehyde). Biose; diose.
glicolaldehidotransferasa (glycolaldehydetransferase). Transketolase.
glicoleucina (glycoleucine). Norleucine.
glicolilurea (glycolylurea). Hydantoin.
glicólisis (glycolysis). Glucolysis.
glicopéptido (glycopeptide). A compound containing sugar(s) linked to amino acids (or peptides).
glicoproteína (glycoprotein). **1.** One of a group of protein-carbohydrate compounds (conjugated proteins). **2.** Sometimes restricted to proteins containing small amounts of carbohydrate.
β-glicoproteína rica en glicina (glycine-rich β-glycoprotein). Properdin factor B.
glicósido (glycoside). Condensation product of a sugar with any other radical.
glicosiltransferasa (glycosyltransferase). Transglycosylase; any enzyme transferring glycosyl groups from one compound to another.
glicuronato (glycuronate). A salt or ester of a glyuronic acid.
glicuronidasa (glycuronidase). β-D-Glucuronidase.
glicurónido (glycuronide). A glycoside of a uronic acid.
glio- (glio-). Combining form meaning glue or gluelike, relating specifically to the neuroglia.
glioblasto (glioblast). An early neural cell developing, like the neuroblast, from the early ependymal cell of the neural tube.
glioblastoma (glioblastoma). Grade IV astrocytoma; a glioma consisting chiefly of undifferentiated anaplastic cells that are precursors of astrocytes and that vary greatly in size, shape, and staining reactions.
glioblastosis cerebral (glioblastosis cerebri). Aastrocytosis cerebri a diffuse intracranial neoplasm of astrocytic origin.
gliocito (gliacyte). A neuroglia cell.
glioma (glioma). Any neoplasm derived from one of the various types of cells that form the interstitial tissue of the brain, spinal cord, pineal gland, posterior pituitary gland, and retina.
g. gigantocelular (gigantocellular g.).
g. de la médula espinal (g. of the spinal cord).
g. mixto (mixed g.). Astroependymoma.
g. nasal (nasal g.).
g. del quiasma óptico (g. of optic chiasm).
g. telangiectásico, telangiectodes (telangiectatic g., g. telangiectodes).
gliomatosis (gliomatosis). Neurogliomatosis; neoplastic growth of neuroglial cells in the brain or spinal cord.
gliomatoso (gliomatous). Pertaining to or characterized by a glioma.
gliomixoma (gliomyxoma). A myxoma that contains a considerable amount of proliferating glial cells and fibers.
glioneuroma (glioneuroma). A ganglioneuroma derived from neurons, with numerous glial cells and fibers in the matrix.
gliosarcoma (gliosarcoma). A glioma consisting of immature, undifferentiated, pleomorphic, spindle-shaped cells with relatively large, hyperchromatic, frequently bizarre nuclei and poorly formed fibrillary processes.
gliosis (gliosis). Overgrowth of the neuroglia.
g. isomorfa (isomorphous g.).
g. piloide (piloid g.).
g. uterina (g. uteri).
glioxal (glyoxal). Ethanedial; oxalaldehyde.
glioxalasa (glyoxalase). Enzymes, lactoylglutathione lyase (g. I) or hydroxyacylglutathione hydrolase (g. II), in red cells and other tissues.
glioxalato transacetilasa (glyoxylate transacetylase). **1.** Acetyltransferase. **2.** Malate synthase.
glioxalina (glyoxaline). Imidazole.
glioxildiureida (glyoxyldiureide). Allantoin.
glipizida (glipizide). An oral sulfonylurea.
glisobuzol (glysobuzole). Isobuzole.
glisonitis (glissonitis). Inflammation of Glisson's capsule, or the connective tissue surrounding the portal vein and the hepatic artery and bile ducts.
Gln (Gln). Symbol for glutamine or its acyl radical, glutaminyl.
global (global). The complete, generalized, overall, or total aspect.
globina (globin). Hematohiston; the protein of hemoglobin.
globo (globe). Globus.
g. histérico (globus hystericus). Spheresthesia.
g. mayor (globus major). Caput epididymidis.
g. menor (globus minor). Cauda epididymidis.
g. del ojo (g. of eye). Bulbus oculi.
g. pálido **1.** (globus pallidus). [*globus pallidus*, NA]. **2.** (pale g.). [*globus pallidus*, NA].
globósido (globoside). A glycosphingolipid; specifically, a ceramide tetrasaccharide (tetraglycosylceramide), isolated from kidney and erythrocytes.
globulífero (globuliferous). Containing globules or corpuscles, especially red blood cells.
globulina (globulin). Name for a family of proteins precipitated from plasma (or serum) by half-saturation with ammonium sulfate.
g. aceleradora (GAc, g-ac) (accelerator g. (AcG, ac-g)). Accelerin.
g. aceleradora del plasma (plasma accelerator g.). Factor V.
g. aceleradora del suero (serum accelerator g.).
g. antihemofílica (antihemophilic g. (AHG)).
g. antihemofílica A (antihemophilic g. A). Factor VIII.
g. antihemofílica B (antihemophilic g. B). Factor IX.
g. antihumana (antihuman g.). Coombs' serum.
g. antizoster (zoster immune g.).
g. fijadora de corticosteroides (corticosteroid-binding g. (CBG)). Transcortin.
g. fijadora de tiroxina (thyroxine-binding g. (TBG)). Thyroxine-binding protein.
g. gamma humana (human gamma g.). Human normal immunoglobulin.
g. inmune específica (humana) (specific immune g. (human)).
g. inmune de poliomielitis (humana) (poliomyelitis immune g. (human)). Poliomyelitis immunoglobulin.
g. inmune de la rabia (humana) (rabies immune g. (human)). Rabies immunoglobulin.
g. inmune $Rh_0(D)$ ($Rh_0(D)$ immune g.). Anti-D immunoglobulin; $Rh_0(D)$ immunoglobulin.
g. inmune del sarampión (humana) (measles immune g. (human)). Measles immunoglobulin.

E F G

g. inmune sérica (humana) (immune serum g. (human)).
g. inmune del tétanos (tetanus immune g.). Tetanus immunoglobulin.
g. inmune de la tos ferina (pertussis) (pertussis immune g.). Pertussis immunoglobulin.
g. inmune de la varicela (humana) (chickenpox immune g. (human)). Chickenpox immunoglobulin.
globulinuria (globulinuria). The excretion of globulin in the urine, usually, if not always, in association with serum albumin.
glóbulo (globule). **1.** Globulus. A small spherical body of any kind. **2.** A fat droplet in milk.
g. de dentina (dentin g.).
g. de Morgagni (Morgagni's g.'s). Morgagni's spheres.
g. polar (polar g.). Polar body.
globulus (globulus). Globule.
globus, pl. **globi** (globus, pl. globi). [*globus*, NA]. Globe. A round body; ball.
glomangioma (glomangioma). Glomus tumor.
glomangiosis (glomangiosis). The occurrence of multiple complexes of small vascular channels.
g. pulmonar (pulmonary g.).
glomectomía (glomectomy). Excision of a glomus tumor.
glomerular (glomerular). Glomerulose; relating to or affecting a glomerulus or the glomeruli.
glomerulitis (glomerulitis). Inflammation of a glomerulus, specifically of the renal glomeruli, as in glomerulonephritis.
glomérulo **1.** (glomerule). Glomerulus. **2.** (glomerulus, pl. glomeruli). [*glomerulus*, NA]. Glomerule. A plexus of capillaries. **3.** (glomerulus, pl. glomeruli). [*glomerulus*, NA]. Malpighian g.; malpighian tuft. **4.** (glomerulus, pl. glomeruli). The twisted secretory portion of a sweat gland. **5.** (glomerulus, pl. glomeruli). A cluster of dendritic ramifications and axon terminals forming a complex synaptic relationship.
g. de Malpighi (malpighian glomerulus). Glomerulus.
g. del mesonefros (glomerulus of mesonephros).
g. olfatorio (olfactory glomerulus).
g. del pronefros (glomerulus of pronephros).
glomerulonefritis (glomerulonephritis). Glomerular nephritis; renal disease characterized by bilateral inflammatory changes in glomeruli which are not the result of infection of the kidneys.
g. aguda (acute g.). Acute hemorrhagic g.; acute post-streptococcal g.
g. antimembrana basal (anti-basement membrane g.).
g. crónica (chronic g.). Chronic nephritis.
g. difusa (diffuse g.).
g. de Ellis tipo 1 (Ellis type 1 g.).
g. de Ellis tipo 2 (Ellis type 2 g.).
g. embólica focal (focal embolic g.).
g. exudativa (exudative g.).
g. focal (focal g.). Berger's focal g.; focal nephritis; IgA nephropathy.
g. focal de Berger (Berger's focal g.). Focal g.
g. hemorrágica aguda (acute hemorrhagic g.). Acute g.
g. hipocomplementémica (hypocomplementemic g.). Membranoproliferative g.
g. lobular (lobular g.). Membranoproliferative g.
g. local (local g.). Segmental g.
g. membranoproliferativa (membranoproliferative g.).
g. membranosa (membranous g.).
g. mesangiocapilar (mesangiocapillary g.). Membranoproliferative g.
g. posestreptocócica aguda (acute post-streptococcal g.). Acute g.
g. de progresión rápida (rapidly progressive g.).
g. proliferativa (proliferative g.).
g. proliferativa mesangial (mesangial proliferative g.).
g. segmentaria (segmental g.). Local g.
g. semilunar aguda (acute crescentic g.). Rapidly progressive g.
g. subaguda (subacute g.). Subacute nephritis.
glomerulopatía (glomerulopathy). Glomerular disease of any type.
g. esclerosante focal (focal sclerosing g.).
glomerulosclerosis (glomerulosclerosis). Glomerular sclerosis; hyaline deposits or scarring within the renal glomeruli.
g. diabética (diabetic g.). Intercapillary g.
g. intercapilar (intercapillary g.). Diabetic g.
g. segmentada focal (focal segmental g.).
glomeruloso (glomerulose). Glomerular.
glómico (glomal). Relating to or involving a glomus.
glomo (glome). **1.** A small globular body. **2.** Glomus body; a highly organized arteriolovenular anastomosis forming a tiny nodular focus.
g. aórtico (glomus aorticum). Aortic body; corpus aorticum.
g. carotídeo **1.** (nodulus caroticus). [*glomus caroticum*, NA]. **2.** (glomus caroticum). [*glomus choroideum*, NA]. Carotid body; intercarotid body. **3.** (carotid body). [*glomus caroticum*, NA].
g. coccígeo (glomus coccygeum). Corpus coccygeum.
g. coroideo (choroid glomus). [*glomus choroideum*, NA].
g. intravagal (glomus intravagale).
g. pulmonar (glomus pulmonale).
g. yugular (glomus jugulare).
glomus, pl. **glomera** (glomus, pl. glomera). **1.** [*glomus*, NA]. A small globular body. **2.** [*glomus*, NA]. Glomus body; glome.
glonoína (glonoin). Nitroglycerin.
glosagra (glossagra). Glossalgia of gouty origin.
glosal (glossal). Lingual.
glosalgia (glossalgia). Glossodynia.
glosectomía (glossectomy). Elinguation; glossosteresis; lingulectomy; excision or amputation of the tongue.
glositis (glossitis). Inflammation of the tongue.
g. areata exfoliativa (g. areata exfoliativa). Geographic tongue.
g. atrófica (atrophic g.). Bald tongue.
g. desecante (g. desiccans).
g. de Hunter (Hunter's g.).
g. migratoria benigna (benign migratory g.). Geographic tongue.
g. de Moeller (Moeller's g.).
g. romboidal mediana (median rhomboid g.).
gloso-, glos- (glosso-, gloss-). Combining forms relating to the tongue.
glosocele (glossocele). Protrusion of the tongue from the mouth, owing to its excessive size.
glosocinestésico **1.** (glossokinesthetic). Glossocinesthetic; denoting the subjective sensation of the movements of the tongue. **2.** (glossocinesthetic). Glossokinesthetic.
glosodinamómetro (glossodynamometer). An apparatus for estimating the contractile force of the tongue muscles.
glosodinia (glossodynia). Glossalgia; glossopyrosis; a condition characterized by painful tongue.
glosodiniotropismo (glossodyniotropism). Apparent satisfaction from subjecting the tongue to a pain-inducing dental fault.
glosodontotropismo (glossodontotropism). A manifestation of tension or anxiety in which the tongue is attracted to the teeth or to dental faults.
glosoepiglótico (glossoepiglottic, glossoepiglottidean). Relating to the tongue and the epiglottis.
glosoespasmo (glossospasm). Spasmodic contraction of the tongue.
glosoestéresis (glossosteresis). Glossectomy.
glosofaríngeo **1.** (glossopharyngeal). Relating to the tongue and the pharynx. **2.** (glossopharyngeus). Musculus g.
glosógrafo (glossograph). An instrument for recording the movements of the tongue in speaking.
glosohial (glossohyal). Hyoglossal.
glosolalia (glossolalia). Rarely used term for unintelligible jargon or babbling.
glosolisis (glossolysis). Glossoplegia; paralysis of the tongue.
glosología (glossology). Glottology; the branch of medical science concerned with the tongue and its diseases.
glosonco (glossoncus). Any swelling involving the tongue, including neoplasms.
glosopalatino (glossopalatinus). Musculus palatoglossus.
glosopatía (glossopathy). A disease of the tongue.
glosopirosis (glossopyrosis). Glossodynia.
glosoplastia (glossoplasty). Plastic surgery of the tongue.
glosoplejía (glossoplegia). Glossolysis.
glosoptosis, glosoptosia (glossoptosis, glossoptosia). Downward displacement of the tongue.
glosorrafia (glossorrhaphy). Suture of a wound of the tongue.
glososcopia (glossoscopy). Examination of the tongue.

glosotomía (glossotomy). Any cutting operation on the tongue.
glosotriquia (glossotrichia). Hairy tongue.
glossa (glossa). Lingua.
glótico 1. (glottal). Relating to the glottis. **2.** (glottic). Relating to the tongue or the glottis.
glotidoespasmo (glottidospasm). Laryngospasm.
glotis (glottis, pl. glottides). [*glottis*, NA]. The vocal apparatus of the larynx.
g. espuria (g. spuria). Rima vestibuli.
g. falsa (false g.). Rima vestibuli.
g. respiratoria (g. respiratoria).
g. vera (g. vera). Rima glottidis.
g. verdadera o vera (true g.). Rima glottidis.
g. vocal (g. vocalis). Pars intermembranacea rimae glottidis.
glotitis (glottitis). Inflammation of the glottic portion of the larynx.
glotología (glottology). Glossology.
Glu (Glu). Symbol for glutamic acid or its acyl radical, glutamyl.
glucación (glycation). The nonenzymic reaction that forms a glycate.
glucagón (glucagon). HG factor; hyperglycemic-glycogenolytic factor; pancreatic hyperglycemic hormone.
g. intestinal (gut g.).
glucagonoma (glucagonoma). A glucagon-secreting tumor, usually derived from pancreatic islet cells.
glucal 1. (glucal). Glycal. **2.** (glycal). Glucal; an unsaturated sugar derivative in which the adjacent hydroxyl groups are removed.
glucano (glucan). A polyglucose.
1,4-α-glucano, enzima ramificante de (1,4-α-glucan branching enzyme). α-Glucan branching glycosyltransferase; amylo-(1,4→1,6)-transglucosidase; amylo-(1,4→1,6)-transglucosylase.
α-glucano fosforilasa (α-glucan phosphorylase). Phosphorylase.
α-glucano glucosiltransferasa ramificante (α-glucan branching glycosyltransferase). 1,4-α-Glucan branching enzyme.
1,4-α-D-glucano 6-α-D-glucosiltransferasa (1,4-αD-glucan 6-α-D-glucosyltransferase). Oligoglucan-branching glycosyltransferase.
glucanohidrolasas (glycanohydrolases). Hydrolases acting on glycans; e.g., chitinase, hyaluronoglucosidase.
4-α-D-glucanotransferasa (4-α-D-glucanotransferase). Dextrin transglycosylase or glycosyltransferase; D enzyme; disproportionating enzyme; amylomaltase.
glucasas (glucases). Obsolete term for enzymes cleaving starch to glucose.
glucato (glycate). The product of the nonenzymic reaction between a sugar and the free amino group(s) of proteins.
glucemia 1. (glycemia). The presence of glucose in the blood. **2.** (glucemia). Obsolete term for glycemia.
gluceptato (gluceptate). USAN-approved contraction for glucoheptonate.
glúcido (glucide). Obsolete term at one time suggested to embrace the carbohydrates and the glucosides; modern equivalent is saccharide.
glucíforo (gluciphore). Term coined for chemical groups believed to be responsible for sweet taste.
glucinio (glucinium). Former name for beryllium.
gluco- (gluco-). Combining form denoting relationship to glucose.
glucoamilasa (glucoamylase). Exo-1,4-α-D-glucosidase.
glucocáliz (glycocalyx). A PAS-positive filamentous coating on the apical surface of certain epithelial cells.
glucocerebrósido (glucocerebroside). Glucosylceramide.
glucociamina (glucocyamine). Glycocyamine.
glucocinasa (glucokinase). A hexokinase or phosphotransferase that catalyzes the conversion of glucose to glucose 6-phosphate by ATP.
glucocinético (glucokinetic). Tending to mobilize glucose.
glucocoide (glucocoid). Obsolete term for glucocorticoid.
glucocorticoide (glucocorticoid). **1.** Glycocorticoid. Any steroid-like compound capable of significantly influencing intermediary metabolism, and of exerting a clinically useful anti-inflammatory effect. **2.** Denoting this type of biological activity.
glucocorticotrófico (glucocorticotrophic). Denoting a principle of the anterior hypophysis that stimulates the production of glucocorticoid hormones of the adrenal cortex.
glucoesfingolípido (glycosphingolipid). Ceramide saccharide; glycolipid.
glucofilia (glycophilia). A condition in which there is a distinct tendency to develop hyperglycemia, even after the ingestion of a relatively small quantity of glucose.
glucofuranosa (glucofuranose). D-Glucose in furanose form.
glucogenasa (glycogenase). α-Amylase; β-amylase.
glucogénesis (glucogenesis). Formation of glucose.
glucogenia (glucogenesis). Formation of glucose.
glucogénico 1. (glycogenous). Glycogenetic. **2.** (glucogenic). Giving rise to or producing glucose.
glucógeno (glycogen). Animal dextran; animal starch; hepatin; liver starch; zoamylin.
g. fosforilasa (g. phosphorylase). Phosphorylase.
g. sintasa (almidón) (g. synthase, g. starch synthase).
glucogenólisis (glycogenolysis). The hydrolysis of glycogen to glucose.
glucogenosis (glycogenosis). Dextrinosis; glycogen-storage disease.
g. por deficiencia de hepatofosforilasa (hepatophosphorylase deficiency g.). Type 6 g.
g. por deficiencia de miofosforilasa (myophosphorylase deficiency g.). Type 5 g.
g. generalizada (generalized g.). Type 2 g.
g. hepatorrenal de glucosa 6-fosfatasa (glucose 6-phosphatase hepatorenal g.). Type 1 g.
g. tipo 1 (type 1 g.). von Gierke's disease.
g. tipo 2 (type 2 g.). Generalized g.; Pompe's disease.
g. tipo 3 (type 3 g.). Cori's disease; limit dextrinosis; Forbes' disease.
g. tipo 4 (type 4 g.). Andersen's disease.
g. tipo 5 (type 5 g.). McArdle's disease.
g. tipo 6 (type 6 g.). Hepatophosphorylase deficiency g.
glucogeusia (glycogeusia). A subjective sweet taste.
glucoglicinuria (glycoglycinuria). A metabolic disorder characterized by glucosuria and hyperglycinuria.
glucohemia (glucohemia). Obsolete term for glycemia.
glucoinvertasa (glucoinvertase). α-D-Glucosidase.
glucolilo (glycolyl). The acyl radical of glycolic acid, replacing acetyl in some sialic acids.
glucolípido (glycolipid). Glycosphingolipid.
glucolípidos (glucolipids). Glycosphingolipids that contain glucose.
glucólisis (glucolysis). Glycolysis.
glucolítico (glycolytic). Relating to glycolysis.
gluconato ferroso (ferrous gluconate). A compound used in the treatment of anemia.
gluconeogénesis 1. (gluconeogenesis). Glyconeogenesis. **2.** (glyconeogenesis). Gluconeogenesis; the formation of glycogen from noncarbohydrates, such as protein or fat, by conversion of the latter to glucose.
gluconolactonasa (gluconolactonase). An enzyme catalyzing the hydrolysis of gluconolactone to gluconic acid.
glucopenia 1. (glucopenia). Hypoglycemia. **2.** (glycopenia). A deficiency of any or all sugars in an organ or tissue.
glucopiranosa (glucopyranose). D-Glucose in its pyranose form.
glucopirrolato (glycopyrrolate). A parasympatholytic compound used as premedication prior to general anesthesia, as an antagonist to the bradycardic effects of neostigmine.
glucoproteína (glucoprotein). A glycoprotein in which the sugar is glucose.
glucoproteína α_1 ácida (α-acid glycoprotein). Orosomucoid.
glucoptialismo (glycoptyalism). Glycosialia.
glucorraquia (glycorrhachia). Presence of sugar in the cerebrospinal fluid.
glucorrea (glycorrhea). A discharge of sugar from the body, as in glucosuria, especially in unusually large quantities.
glucosa (glucose (G)). D-Glucose; blood sugar; cellohexose; corn sugar; dextroglucose; dextrose; grape sugar; starch sugar.
g. deshidrogenasa (g. dehydrogenase).
g. fosfomutasa (g. phosphomutase). Phosphoglucomutase.
g. líquida (liquid g.).
g. oxidasa (g. oxidase). Corylophyline; g. oxyhydrase.
g. oxihidrasa (g. oxyhydrase). G. oxidase.
glucosa 1-fosfato cinasa (glucose 1-phosphate kinase). Phosphoglucokinase.

E F G

glucosa 1-fosfato fosfodismutasa (glucose 1-phosphate phosphodismutase). A phosphotransferase catalyzing the transfer of a phosphate residue from one glucose-1-phosphate to another, yielding glucose 1,6-bisphosphate.
glucosa 6-fosfatasa (glucose 6-phosphatase). A liver enzyme catalyzing the hydrolysis of glucose 6-phosphate to glucose and inorganic phosphate.
glucosa 6-fosfato deshidrogenasa (glucose 6-phosphate dehydrogenase). Robison ester dehydrogenase.
glucosafosfato isomerasa (glucosephosphate isomerase). Hexosephosphate isomerase; phosphohexomutase; phosphohexose isomerase; an enzyme that catalyzes the interconversion of fructose 6-phosphate and glucose 6-phosphate.
glucosamina (glucosamine). Chitosamine; an amino sugar found in chitin, cell membranes, and mucopolysaccharides generally; used as a pharmaceutic aid.
glucosaminoglucano (glycosaminoglycan).
glucosanos (glucosans). Polysaccharides yielding glucose upon hydrolysis; e.g., cellulose, glycogen, starch, dextrins.
glucosecretorio (glycosecretory). Causing or involved in the secretion of glycogen.
glucosialia (glycosialia). Glycoptyalism; the presence of sugar in the saliva.
glucosialorrea (glycosialorrhea). An excessive secretion of saliva that contains sugar.
glucosidasas (glucosidases). Enzymes that hydrolyze glucosides.
***N*-glucósido** (*N*-glycoside). Misnomer for glycosyl.
glucósido (glucoside). A glycoside of glucose.
glucosilación (glycosylation). Formation of linkages with glycosyl groups.
glucosilceramida (glucosylceramide). Glucocerebroside.
glucosilo 1. (glycosyl). The radical resulting from detachment of the OH of the hemiacetal of a saccharide. **2.** (glucosyl). The radical of glucose that has lost its hemiacetal (C-1) OH.
glucosiltransferasa (glucosyltransferase). Transglucosylase; any enzyme transferring glucosyl groups from one compound to another.
glucosiltransferasa ramificadora de oligoglucano (oligoglucan-branching glycosyltransferase). 1,4-α-D-glucan-6-α-glucosyltransferase.
glucosona (glucosone). A 2-dehydrogenation (2-keto) product of glucose.
glucostático (glycostatic). Indicating the property of certain extracts of the anterior hypophysis that permits the body to maintain its glycogen stores in muscle, liver, and other tissues.
glucosulfona sódica (glucosulfone sodium). A chemotherapeutic agent used in the treatment of leprosy.
glucosuria 1. (glucosuria). Glycosuria; glycuresis; the urinary excretion of glucose, usually in enhanced quantities. **2.** (glycosuria). Glucosuria; glycuresis; urinary excretion of carbohydrates.
g. alimentaria (alimentary glycosuria). Alimentary diabetes; digestive g.
g. benigna (benign glycosuria).
g. digestiva (digestive glycosuria). Alimentary g.
g. por floridzina, por florizina (phloridzin glycosuria, phlorizin g.).
g. normoglucémica (normoglycemic glycosuria). Renal g.
g. patológica (pathologic glycosuria).
g. renal (renal glycosuria). Diabetes innocens; normoglycemic g.; renal diabetes.
glucotrópico, glucotrófico (glycotropic, glycotrophic). Pertaining to a principle in extracts of the anterior lobe of the pituitary that antagonizes the action of insulin and causes hyperglycemia.
glucuresis (glycuresis). Glucosuria; glycosuria.
glucurona (glucurone). D-Glucuronolactone.
glucuronasa (glycuronose). Glycuronic acid.
glucuronato (glucuronate). A salt or ester of glucuronic acid.
β-D-glucuronidasa (β-D-glucuronidase). Glusulase; glycuronidase.
glucurónido (glucuronide). A glycoside of glucuronic acid.
D-glucuronolactona (D-glucuronolactone). Glucurone.
glucuronosa (glucuronose). Glucuronic acid.
glucuronosiltransferasa (glucuronosyltransferase). Any of a family of enzymes that transfer glucuronate to the acceptor named, forming glucuronosides.
glucuronuria (glycuronuria). The presence of glucuronic acid in the urine.
glusulasa (glusulase). β-D-Glucuronidase.
glutamato (glutamate). A salt or ester of glutamic acid.
g. acetiltransferasa (g. acetyltransferase). Ornithine acetyltransferase.
g. descarboxilasa (g. decarboxylase). Aspartate 1-decarboxylase.
g. deshidrogenasas (g. dehydrogenases). Glutamic acid dehydrogenases.
γ-glutamato (glutamato γ-) carboxipeptidasa (γ-glutamate (glutamate γ-) carboxypeptidase). γ-Glutamyl hydrolase
glutamato monosódico (monosodium glutamate). The monosodium salt of the naturally occurring L form of glutamic acid.
γ-glutamil hidrolasa (γ-glutamyl hydrolase). Carboxypeptidase G; conjugase; γ-glutamate (glutamate γ-) carboxypeptidase.
glutamilo (Glu) (glutamyl (Glu)). The radical of glutamic acid from which either the α- or the δ-hydroxyl group has been removed.
g. transpeptidasa (g. transpeptidase). γ-Glutamyltransferase.
γ-glutamiltransferasa (γ-glutamyltransferase). Glutamyl transpeptidase.
glutamina (Gln) (glutamine (Gln)). Glutaminic acid.
g. sintetasa (g. synthetase).
glutaminasa (glutaminase). An enzyme in kidney and other tissues that catalyzes the breakdown of glutamine to ammonia and glutamic acid.
glutaminilo (Gln) (glutaminyl (Gln)). The acyl radical of glutamine.
glutamoílo (glutamoyl). The radical of glutamic acid from which both α- and δ-hydroxyl groups have been removed.
glutaral (glutaral). Glutaraldehyde.
glutaraldehído (glutaraldehyde). Glutaral; pentanedial.
glutaril-CoA sintetasa (glutaryl-CoA synthetase). An enzyme similar to acyl-CoA synthetase, but which splits ATP, GTP, or ITP to the diphosphate in acting on glutarate.
glutatión (glutathione). A tripeptide of glycine, cystine, and glutamic acid.
g. oxidado (GSSG) (oxidized g. (GSSG)).
g. reducido (GSH) (reduced g. (GSH)).
g. reductasa (g. reductase).
glutelinas (glutelins). A class of simple proteins occurring in the seeds of grain; soluble in dilute acids and alkalies, but not in neutral solutions.
gluten (gluten). Wheat gum; the insoluble protein; a mixture of gliadin, glutenin, and other proteins.
glutenina (glutenin). A glutelin in wheat.
glúteo 1. (gluteal). Relating to the buttocks. **2.** (gluteus). Musculus g.
gluteofemoral (gluteofemoral). Relating to the buttock and the thigh.
gluteoinguinal (gluteoinguinal). Relating to the buttock and the groin.
glutetimida (glutethimide). 2-Ethyl-2-phenylglutarimide; a central nervous system depressant.
glutinoide (glutinoid). Albuminoid.
glutinoso (glutinous). Sticky.
glutitis (glutitis). Inflammation of the muscles of the buttock.
Glx (Glx). Symbol for glutamyl (Glu) and/or glutaminyl (Gln) to denote uncertainty between them.
Gly (Gly). Symbol for glycine or its acyl radical, glycyl.
GMP (GMP). Abbreviation for guanylic acid.
GMS (GMS). Abbreviation for Gomori's methenamine-silver stain.
gnático (gnathic). Relating to the jaw or alveolar process.
gnatión (gnathion). [*gnathion*, NA]. mandible in the midline.
gnato-, gnat- (gnatho-, gnath-). Combining forms relating to the jaw.
gnatocéfalo (gnathocephalus). A fetal malformation with little of the head formed except the jaws.
gnatodinámica (gnathodynamics). The study of the relationship of the magnitude and direction of the forces developed by and upon the components of the masticatory system during function.
gnatodinamómetro (gnathodynamometer). Bite gauge; occlusometer; a device for measuring biting pressure.

gnatografía (gnathography). The recording of the action of the masticatory apparatus in function.
gnatología (gnathology). The science of the masticatory system, including physiology, functional disturbances, and treatment.
gnatológico (gnathological). Pertaining to gnathodynamics.
gnatopalatosquisis (gnathopalatoschisis). Clefts of prepalate and palate.
gnatoplastia (gnathoplasty). Plastic surgery of the jaw.
gnatosquisis (gnathoschisis). Alveoloschisis.
gnatostática (gnathostatics). In orthodontic diagnosis, a technical procedure for orienting the dentition to certain cranial landmarks.
gnatostomiasis (gnathostomiasis). Yangtze edema; a migrating edema, or creeping eruption, caused by cutaneous infection by larvae of *Gnathostoma spinigerum*.
gnoscopina (gnoscopine). α-Gnoscopine; *dl*-narcotine; an opium alkaloid, obtained by racemization of noscapine; an antitussive.
gnosia (gnosia). The perceptive faculty enabling one to recognize the form and the nature of persons and things.
gnotobiología (gnotobiology). The study of animals in the absence of contaminating microorganisms; i.e., of "germ-free" animals.
gnotobiota (gnotobiota). Living colonies or species, assembled from pure isolates.
gnotobiótico (gnotobiotic). Denoting germ-free or formerly germ-free organisms in which the composition of any associated microbial flora, if present, is fully defined.
gnotobioto (gnotobiote). An individual organism from a group assembled from pure isolates (gnotobiota).
GnRH (GnRH). Abbreviation for gonadotropin-releasing hormone.
golgiocinesis (golgiokinesis). In mitosis, the process of division of the Golgi apparatus and its distribution to the two daughter cells.
golpe (knock). **1.** Colloquialism for a blow, especially a blow to the head. **2.** A sound simulating that of a blow or rap.
  g. pericárdico (pericardial k.). An early diastolic sound analogous to the normal third heart sound, but occurring somewhat earlier, due to rapid ventricular filling being abruptly halted by the restricting pericardium.
  g. de sol (sunstroke). Heliosis; ictus solis; insolation.
golpeteo (tapping). **1. 2.** A massage movement consisting in striking with the side of the hand, usually with partly flexed fingers.
goma **1.** (gumma, pl. gummata, gummas). Gummatous syphilid; nodular syphilid; syphiloma. **2.** (gum). The dried exuded sap from a number of trees and shrubs, forming an amorphous brittle mass; it usually forms a mucilaginous solution in water.
  g. de algarrobo (locust gum). Algaroba.
  g. de almidón (starch gum). Dextrin.
  g. arábiga (gum arabic). Acacia.
  g. de Bassora (Bassora gum).
  g. benjamina, benzoína (gum benjamin, g. benzoin). Benzoin.
  g. británica (British gum). Dextrin.
  g. esterculia (sterculia gum). Karaya g.
  g. de eucalipto (eucalyptus gum). Red g.
  g. ghatti (ghatti gum). Indian g.
  g. guar (guar gum).
  g. de guayaco (guaiac gum). Guaiac.
  g. india (Indian gum). Ghatti g.
  g. karaya (karaya gum). Sterculia g.
  g. laca (shellac). Lacca; a resinous excretion of an insect, *Laccifer (Tachardia) lacca* (family Coccidae).
  g. de opio (gum opium). Opium.
  g. roja (red gum). Eucalyptus g.
  g. de Senegal (senegal gum). The g. of *Acacia senegal*.
  g. de trigo (wheat gum). Gluten.
gomatoso (gummatous). Syphilomatous; pertaining to or characterized by the features of a gumma.
gomenol (gomenol). Oleogomenol; an ethereal oil obtained from a plant, *Melaleuca viridiflora*.
gomitoli (gomitoli). Intricately coiled and looped capillary vessels present largely in the upper infundibular stem of the stalk of the pituitary gland.
gomoso (gummy). **1.** Resembling or of the consistency of gum. **2.** Pertaining to the gross consistency of or resembling a gumma.
gónada (gonad). An organ that produces sex cells; a testis or an ovary.
  g. estriadas (streak g.). Gonadal streak.
  g. femenina (female g.). Ovary.
  g. indiferente (indifferent g.).
  g. masculina (male g.). Testis.
gonadal (gonadal). Relating to a gonad.
gonadectomía (gonadectomy). Excision of ovary or testis.
gonado-, gonad- (gonado-, gonad-). Combining forms relating to the gonads.
gonadocrinas (gonadocrins). Peptides which stimulate release of both follicle-stimulating hormone and luteinizing hormone from the pituitary.
gonadoliberina (gonadoliberin). **1.** Gonadotropin-releasing factor; gonadotropin-releasing hormone. **2.** Luteinizing hormone/follicle-stimulating hormone-releasing factor.
gonadopatía (gonadopathy). Disease affecting the gonads.
gonadorrelina, clorhidrato de (gonadorelin hydrochloride). A gonadotropin releasing hormone.
gonadotrófico (gonadotrophic). Gonadotropic.
gonadotrofina (gonadotrophin). Gonadotropin.
gonadotrofo (gonadotroph). A endocrine cell of the adenohypophysis that affects certain cells of the ovary or testis.
gonadotrópico (gonadotropic). **1.** Gonadotrophic; descriptive of or relating to the actions of a gonadotropin. **2.** Promoting the growth and/or function of the gonads.
gonadotropina (gonadotropin). Gonadotrophin; gonadotropic hormone; a hormone capable of promoting gonadal growth and function.
  g. anterohipofisaria (anterior pituitary g.). Pituitary gonadotropic hormone.
  g. coriónica (CG) (chorionic g. (CG)). Choriogonadotropin; chorionic gonadotropic hormone.
  g. coriónica humana (HCG) (human chorionic g. (HCG, hCG)).
  g. equina (equine g.).
  g. menopáusica humana (HMG) (human menopausal g. (HMG, hMG)).
  g. del suero de yeguas preñadas (PMSG) (pregnant mare's serum g. (PMSG)). Equine g.
gonaducto (gonaduct). **1.** Seminal duct. **2.** Tuba uterina.
gonalgia (gonalgia). Pain in the knee.
gonangiectomía (gonangiectomy). Obsolete term for vasectomy.
gonano (gonane). The hypothetical parent hydrocarbon molecule of gonadal steroid hormones.
gonartritis (gonarthritis) Inflammation of the knee joint.
gonartrotomía (gonarthrotomy). Incision into the knee joint.
gonatagra (gonatagra). Obsolete term for gout in the knee.
gonatocele (gonatocele). Obsolete term for tumor of the knee.
gonecisto (gonecyst, gonecystis). Vesicula seminalis.
gonecistolito (gonecystolith). Obsolete term for a concretion or calculus in a seminal vesicle.
gonfosis (gomphosis). [*gomphosis,* NA]. Articulatio dentoalveolaris; dentoalveolar joint; gompholic joint; peg-and-socket articulation.
gongilonemiasis (gongylonemiasis). Infection of animals and rarely man with nematodes of the genus *Gongylonema*.
goniacampsia (gonycampsis). Ankylosis or any abnormal curvature of the knee.
gonio- (gonio-). Combining form meaning angle.
goniocraniometría (goniocraniometry). Measurement of the angles of the cranium.
goniodisgenesia (goniodysgenesis). Developmental aberration of the anterior ocular segment.
gonioma (gonioma). Former term for a malignant neoplasm of the testis thought to be derived from the first stages of spermatogenetic cells.
goniómetro (goniometer). **1.** An instrument for measuring angles, as of crystals. **2.** An appliance for the static test of labyrinthine disease, which consists of a plank, one end of which may be raised to any desired height. **3.** Arthrometer; fleximeter; pronometer; a calibrated device designed to measure the arc or range of motion of a joint.
gonión (gonion, pl. gonia). [*gonion,* NA]. The lowest posterior and most outward point of the angle of the mandible.
goniopunción (goniopuncture). An operation for congenital glaucoma in which a puncture is made in the filtration angle of the anterior chamber.

gonioscopia (gonioscopy). Examination of the angle of the anterior chamber of the eye with a gonioscope or with a contact prism lens.
gonioscopio (gonioscope). A lens designed to study the angle of the anterior chamber of the eye.
goniosinequia (goniosynechia). Peripheral anterior synechia .
goniospasis (goniospasis). A procedure to relieve glaucoma in which traction is exerted on the angle of the anterior chamber of the eye by means of a wire passed through the iris.
goniotomía (goniotomy). Surgical opening of the trabecular meshwork in congenital glaucoma.
goniscopia (gonioscopy). Examination of the angle of the anterior chamber of the eye with a gonioscope or with a contact prism lens.
gonitis (gonitis). Obsolete term for inflammation of the knee.
gonoblenorrea (gonoblennorrhea). Obsolete term for gonorrhea.
gonocele (gonocele). A cystic lesion of the epididymis or rete testis, resulting from obstruction and containing secretions from the testis.
gonocida (gonocide). Gonococcicide; destructive to the gonococcus.
gonocito (gonocyte). Primordial germ cell.
gonococemia (gonococcemia). Gonohemia; the presence of gonococci in the circulating blood.
gonococicida (gonococcicide). Gonocide.
gonocócico 1. (gonococcic). Gonococcal. 2. (gonococcal). Gonococcic; relating to the gonococcus.
gonococo (gonococcus, pl. gonococci). *Neisseria gonorrhoeae*.
gonocorismo (gonochorism, gonochorismus). Normal gonadal differentiation appropriate to the sex.
gonófago (gonophage). A gonocidal bacteriophage.
gonóforo (gonophore, gonophorus). Any structure serving to store up or conduct the sexual cells.
gonohemia (gonohemia). Gonococcemia.
gonomeria (gonomery). A condition in which paternal and maternal chromosomes remain in two distinct groups in the zygote.
gonoopsonina (gono-opsonin). A specific gonococcal opsonin.
gonorrea (gonorrhea). A contagious catarrhal inflammation of the genital mucous membrane, transmitted chiefly by coitus and due to *Neisseria gonorrhoeae*.
gonorreico (gonorrheal). Relating to gonorrhea.
gonosoma (gonosome). Sex chromosome.
gonotilo (gonotyl). A sucker-like structure enclosing the genital pore of flukes of the family Heterophyidae.
gonotoxemia (gonotoxemia). Toxic condition resulting from the hematogenous dissemination of gonococci and the effects of the absorbed endotoxin.
gonotoxina (gonotoxin). The endotoxin elaborated by the gonococcus, *Neisseria gonorrhoeae*.
gorgojo (grub). Wormlike larva or maggot of certain insects, particularly in the orders Coleoptera, Diptera, and Hymenoptera, and the genus *Hypoderma*.
gorjerete (gorget). A director or guide with wide groove for use in lithotomy.
  g. sonda (probe g.). A g. with a probe-pointed tip.
gorondú (gorondou). Goundou.
gorro (cap). Any anatomical structure that resembles a c. or cover.
  g. frigio (phrygian c.).
gosipina (gossypine). Obsolete name for choline.
gosipol (gossypol). A toxic principle isolated from the seed of the cotton plant (*Gossypium*) which reduces sperm count.
gosiposa (gossypose). Raffinose.
GOT (GOT). Abbreviation for glutamic-oxaloacetic transaminase.
gota 1. (drop). A liquid globule. 2. (drop). A volume of liquid regarded as a unit of dosage, equivalent in the case of water to about 1 minim. 3. (gout). Arthritis nodosa; arthritis uratica. 4. (gutta (gt.), pl. guttae (gtt.)). A drop.
  g. abarticular (abarticular gout). G. involving structures other than the joints.
  g. articular (articular gout).
  g. cálcica (calcium gout). Pseudogout.
  g. colgante (hanging d.).
  g. enmascarada (masked gout). Latent g.
  g. estomacales (stomach d.).
  intervalo de g. (interval gout).
  g. "knock-out" (knock-out d.).
  g. latente (latent gout). Masked g.
  g. militar (gleet). Medorrhea; obsolete term for a slight chronic discharge of thin mucus from the urethra, following gonorrhea.
  g. para los ojos (eye d.). Ophthalmic solution.
  g. por plomo (lead gout). Saturnine g.
  g. retrocedente (retrocedent gout).
  g. saturnina (saturnine gout). Lead g.
  g. secundaria (secondary gout).
  g. tofácea (tophaceous gout).
gotear 1. (dribble). To drool, slaver, drivel; to fall in drops, as the urine from a distended bladder. 2. (drip). To flow a drop at a time.
goteo (drip). A flowing in drops.
  g. intravenoso (intravenous d.).
  g. de leche alcalina (alkaline milk d.).
  g. de Murphy (Murphy d.). Proctoclysis.
  g. posnasal (postnasal d.).
gotero (dropper). Instillator.
gotoso (gouty). Relating to or characteristic of gout.
GPI (GPI). Abbreviation for Gingival-Periodontal Index.
GPT (GPT). Abbreviation for glutamic-pyruvic transaminase.
gr (gr). Abbreviation for grain.
gracilis (gracilis). Slender; denoting a thin or slender structure.
grad. (grad.). Abbreviation for L. *gradatim*, by degrees, gradually.
gradiente (gradient). Rate of change of temperature, pressure, or other variable as a function of distance, time, etc.
  g. auriculoventricular (atrioventricular g.).
  g. de concentración (concentration g.). Density g.
  g. de densidad (density g.). Concentration g.
  g. electroquímico (electrochemical g.).
  g. mitral (mitral g.).
  g. sistólico (systolic g.).
  g. ventricular (ventricular g.).
grado 1. (degree). One of the divisions on the scale of a measuring instrument such as the thermometer, barometer, etc. 2. (degree). The 360th part of the circumference of a circle. 3. (degree). A position or rank within a graded series. 4. (degree). A position or rank within a graded series. 5. (grade). In exercise testing, the measurement of a vertical rise or fall as a percent of the horizontal distance travelled. 6. (grade). A rank, division, or level on the scale of a value system. 7. (grade). In cancer pathology, a classification of the degree of malignancy or differentation of tumor tissue.
  g. de libertad (d.'s of freedom).
  g. tumoral de Gleason (Gleason's tumor grade).
graduado (graduated). 1. Marked by lines or in other ways to denote capacity, degrees, percentages, etc. 2. Divided or arranged in levels, grades, or successive steps.
grafanestesia (graphanesthesia). Tactual inability to recognize figures or letters written on the skin; may be due to spinal cord or brain disease.
grafestesia (graphesthesia). Tactual ability to recognize writing on the skin.
-grafía (-graphy). Suffix denoting a writing or description.
graficación (charting). Clinical recording; making a record in tabular or graph form of the progress of a patient's condition.
gráfico 1. (graph). A tracing denoting varying values of temperatures, urinary output, etc.; more generally, any geometric or pictorial representation of measurements. 2. (chart). In optics, symbols of graduated size for measuring visual acuity, or test types for determining far or near vision. 3. (chart). Curve. 4. (chart). A recording of clinical data relating to a patient's case.
  g. de Amsler (Amsler's chart).
  g. de control de calidad (quality control chart).
  g. de Walker (Walker's chart).
grafito (graphite). Black lead; plumbago; a crystallizable soft black form of carbon.
-grafo 1. (graph). Suffix designating the instrument that makes the recording. 2. (-graph). Something written, as in monograph, radiograph.
grafo- (grapho-). Combining form denoting a writing or description.
grafoespasmo (graphospasm). Writer's cramp.
grafofobia (graphophobia). Morbid fear of writing.
grafología (graphology). The study of handwriting as an indication of temperament or personality.
grafomanía (graphomania). Morbid and excessive impulse to write.

grafomotor (graphomotor). Relating to the movements used in writing.
grafopatología (graphopathology). Interpretation of personality disorders from a study of handwriting.
graforrea (graphorrhea). Rarely used term for the writing of long lists of meaningless words.
-grama (-gram). Suffix denoting a recording, usually by an instrument.
gramicidina (gramicidin). One of a group of polypeptides produced by *Bacillus brevis* that are primarily bacteriostatic in action against gram-positive cocci and bacilli.
gramnegativo (Gram-negative).
gramo (g) (gram (g, gm)). A unit of weight in the metric or centesimal system, the equivalent of 15.432 grains.
gramo-centímetro (gram-centimeter). The energy exerted, or work done, when a mass of 1 g is raised a height of 1 cm.
gramo-ion (gram-ion). The weight in grams of an ion that is equal to the sum of the atomic weights of the atoms making up the ion.
gramo-metro (gram-meter). A unit of energy equal to 100 gram-centimeters.
gramo-molécula (gram-molecule). The amount of a substance with a mass in grams equal to its molecular weight.
grampositivo (Gram-positive).
gran mal (grand mal). Generalized tonic-clonic epilepsy.
grana (grana). Bodies within the chloroplasts of plant cells that contain layers composed of chlorophyll and phospholipids.
granada (granatum). Pomegranate.
grandioso (grandiose). Pertaining to feelings of great importance, expansiveness, or delusions of grandeur.
granito (pimple). A papule or small pustule; usually meant to denote a lesion of acne.
grano (gr) (grain (gr)). A unit of weight, 1/60 dram, 1/437.5 avoirdupois ounce, 1/480 Troy ounce, 1/5760 Troy pound, 1/7000 avoirdupois pound; the equivalent of 0.0648 g.
grano (grain). **1.** Cereal plants, such as corn, wheat or rye. **2.** A seed of one of these cereals.
3. A minute, hard particle of any substance, as of sand.
granos (grains). Hyaline bodies within the horny layer of the epidermis, found in keratosis follicularis.
granulación (granulation). **1.** Granulatio. Formation into grains or granules; the state of being granular. **2.** A granular mass in or on the surface of any organ or membrane; or one of the individual granules forming the mass. **3.** The formation of minute, rounded, fleshy connective tissue projections on the surface of a wound, ulcer, or inflamed tissue surface in the process of healing. **4.** In pharmacy, the formation of crystals by constant agitation of a supersaturated solution of a salt.
  g. aracnoideas (arachnoidal g.'s). [*granulationes arachnoideales,* NA].
  g. de Pacchioni (pacchionian g.'s). [*granulationes arachnoideales,* NA].
granular (granular). **1.** Composed of or resembling granules or granulations. **2.** Particles with strong affinity for nuclear stains, seen in many bacterial species.
granulatio, pl. **granulationes** (granulatio, pl. granulationes). Granulation.
gránulo (granule). **1.** A grain-like particle; a granulation; a minute discrete mass. **2.** A very small pill, containing a drug to be given in small dose. **3.** A colony of the bacterium or fungus causing a disease or simply colonizing the tissues of the patient.
  g. acidófilo (acidophil g.). Oxyphil g.
  g. acrosómico (acrosomal g.).
  g. alfa (alpha g.).
  g. de Altmann (Altmann's g.). **1.** Fuchsinophil g. **2.** Mitochondrion.
  g. anfófilo (amphophil g.).
  g. argentafín (argentaffin g.'s).
  g. azurófilo (azurophil g.). Kappa g.
  g. basal (basal g.). Basal body.
  g. basófilo (basophil g.).
  g. de un bastoncito (rod g.).
  g. beta (beta g.). A g. of a beta cell.
  g. de Birbeck (Birbeck's g.). Langerhans' g.
  g. de Bollinger (Bollinger g.'s).
  g. de un cono (cone g.).
  g. cromático (chromatic g.). Chromophil g.
  g. cromófilo (chromophil g.).
  g. cromófobos (chromophobe g.'s).
  g. de Crooke (Crooke's g.'s).
  g. delta (delta g.). A g. of a delta cell.
  g. elemental (elementary g.). A particle of blood dust, or hemoconia.
  g. eosinófilo (eosinophil g.). A g. that stains with eosin.
  g. específicos de Bensley (Bensley's specific g.'s).
  g. de Fordyce (Fordyce's g.'s). Fordyce's spots.
  g. fucsinófilo (fuchsinophil g.) Altmann's g.
  g. de glucógeno (glycogen g.).
  g. kappa (kappa g.). Azurophil g.
  g. lamelar (lamellar g.). Keratinosome.
  g. de Langerhans (Langerhans' g.). Birbeck's g.
  g. de Langley (Langley's g.'s). G.'s in serous secreting cells.
  g. metacromáticos (metachromatic g.'s).
  g. de mucinógeno (mucinogen g.'s).
  g. de Neusser (Neusser's g.'s).
  g. neutrófilo (neutrophil g.).
  g. de Nissl (Nissl g.'s). Nissl substance.
  g. oxífilo (oxyphil g.). Acidophil g.
  g. de Palade (Palade g.). Ribosome.
  g. proacrosómicos (proacrosomal g.'s).
  g. de prosecreción (prosecretion g.'s).
  g. queratohialinos (keratohyalin g.'s).
  g. de revestimiento de membrana (membrane-coating g.). Keratinosome.
  g. de Schüffner (Schüffner's g.'s). Schüffner's dots.
  g. secretorio (secretory g.).
  g. seminal (seminal g.).
  g. de volutina (volutin g.'s). Volutin.
  g. yodófilo (iodophil g.)
  g. yuxtaglomerulares (juxtaglomerular g.'s).
  g. de Zimmermann (Zimmermann's g.). Platelet.
granulo- (granulo-). Combining form meaning granular, or denoting relationship to granules.
granuloblasto (granuloblast). Rarely used term for an immature hematopoietic cell capable of giving rise to granulocytes.
granuloblastosis (granuloblastosis). A leukemic form of leukosis in the chicken characterized by an increase of immature, granular blood cells in the circulating blood.
granulocito (granulocyte). A mature granular leukocyte.
  g. inmaduro (immature g.).
granulocitopenia (granulocytopenia). Granulopenia; hypogranulocytosis; less than the normal number of granular leukocytes in the blood.
granulocitopoyesis (granulocytopoiesis). Granulopoiesis.
granulocitopoyético (granulocytopoietic). Granulopoietic.
granulocitosis (granulocytosis). A condition characterized by more than the normal number of granulocytes in the circulating blood or in the tissues.
granuloma (granuloma). Indefinite term applied to nodular inflammatory lesions, usually small or granular, firm, persistent, and containing compactly grouped mononuclear phagocytes.
  g. actínico (actinic g.).
  g. amebiano (amebic g.). Ameboma.
  g. anular (g. annulare). Lichen annularis.
  g. apical (apical g.). Periapical g.
  g. por berilio (beryllium g.).
  g. bilharzial (bilharzial g.). Schistosome g.
  g. de células gigantes (giant cell g.). Giant cell epulis.
  g. de células gigantes reparador (reparative giant cell g.).
  g. de circonio (zirconium g.).
  g. coccidioideo (coccidioidal g.). Secondary coccidioidomycosis.
  g. coli (coli g.). Hjärre's disease.
  g. por cuerpo extraño (foreign body g.).
  g. dentario (dental g.). Periapical g.
  g. del embarazo (g. gravidarum). Pregnancy tumor.
  g. endémico (g. endemicum).
  g. eosinófilo (eosinophilic g.).
  g. de erizo de mar (sea urchin g.).
  g. esquistosómico (schistosome g.). Bilharzial g.
  g. facial (g. faciale).
  g. gangrenoso (g. gangrenescens). Lethal midline g.

E F G

g. infeccioso (infectious g.).
g. inguinal (g. inguinale). G. pudendi; g. venereum; pudendal ulcer.
g. inguinal tropical (g. inguinale tropicum). Groin ulcer.
g. laríngeo (laryngeal g.).
g. lipofágico (lipophagic g.).
g. lipoide (lipoid g.).
g. de Majocchi (Majocchi g.'s).
g. maligno (malignant g.). Lethal midline g.
g. mortal de la línea media (lethal midline g.). G. gangrenescens; malignant g.
g. multiforme (g. multiforme).
g. oleoso (oily g.).
g. paracoccidioideo (paracoccidioidal g.). Paracoccidioidomycosis.
g. parasitario (parasitic g.).
g. periapical (periapical g.). Apical g.; dental g.; root end g.
g. piógeno, piogénico (pyogenic g., g. pyogenicum). G. telangiectaticum.
g. de piscina (swimming pool g.).
g. pudendo (g. pudendi). G. inguinale.
g. pudendo ulceroso (ulcerating g. of pudenda). G. inguinale.
g. radicular (root end g.). Periapical g.
g. reticulohistiocítico (reticulohistiocytic g.). Obsolete term for reticulohistiocytoma.
g. sarcoide (sarcoidal g.).
g. de silicio (silicon g.).
g. telangiectásico (g. telangiectaticum). Pyogenic g.
g. tropical (g. tropicum). Yaws.
g. venéreo (g. venereum). G. inguinale.
g. venéreo canino (canine venereal g.). Transmissible venereal tumor.

granulomatosis (granulomatosis). Any condition characterized by multiple granulomas.
g. alérgica (allergic g.). Churg-Strauss syndrome.
g. broncocéntrica (bronchocentric g.).
g. disciforme crónica y progresiva (g. disciformis chronica et progressiva). Miescher's g.
g. intestinal lipofágica (lipophagic intestinal g.). Obsolete term for Whipple's disease.
g. linfomatoidea (lymphomatoid g.). Polymorphic reticulosis.
g. lipoide, lipídica (lipid g., lipoid g.). Xanthomatosis.
g. de Miescher (Miescher's g.). G. disciformis chronica et progressiva.
g. siderótica (g. siderotica).
g. de Wegener (Wegener's g.).

granulomatoso (granulomatous). Having the characteristics of a granuloma.

granulómero (granulomere). Chromomere; the central part of a blood platelet.

granulopenia (granulopenia). Granulocytopenia.

granuloplasma (granuloplasm). The inner substance of an ameba, or other unicellular organism, within the ectoplasm and surrounding the nucleus.

granuloplástico (granuloplastic). Forming granules.

granulopoyesis (granulopoiesis). Granulocytopoiesis; production of granulocytes.

granulopoyético (granulopoietic). Granulocytopoietic; pertaining to granulopoiesis.

granulosa (granulosa). Stratum granulosum folliculi ovarici vesiculosi.

granulosidad (granulosity). Granulosis.

granulosis (granulosis). Granulosity; a mass of minute granules of any character.
g. nasal roja (g. rubra nasi).

grasa 1. (fat). A greasy, soft-solid material, found in animal tissues and many plants, composed of a mixture of glycerol esters; together with oils they comprise the homolipids. **2.** (lard). Adeps. **3.** (fat). Adipose tissue.
g. blanca (white f.). **1.** Adipose tissue. **2.** Unilocular f.
g. desdoblada (split f.).
g. insaturada (unsaturated f.).
g. de lana (wool fat). The purified, anhydrous, fatlike substance obtained from the wool of sheep.
g. multilocular (multilocular f.). Brown f.
g. neutra (neutral f.). A triester of fatty acids and glycerol.
g. omental (caul f.). The f. contained in the caul.
g. parda (brown f.). Hibernating gland; interscapular gland; interscapular hibernoma.
g. saturada (saturated f.).
g. unilocular (unilocular f.). White f.

graso (fatty). Oily or greasy; relating in any sense to fat.

grave (grave). Denoting symptoms of a serious or dangerous character.

gravedad (gravity). The attraction toward the earth that makes any mass exert downward force or have weight.
g. cero 1. (zerogravity). **2.** (zero-g.).

gravela (gravel). Urocheras; uropsammus; small concretions, usually of uric acid, calcium oxalate, or phosphates, formed in the kidney and passed through the ureter, bladder, and urethra.

grávida 1. (gravid). Pregnant. **2.** (gravida). A pregnant woman.

gravidez (gravidity). Number of pregnancies.

gravídico (gravidic). Relating to pregnancy or a pregnant woman.

gravidismo (gravidism). Pregnancy.

graviditas (graviditas). Pregnancy.
g. examnialis (g. examnialis). Extraamniotic pregnancy.
g. exochorialis (g. exochorialis). Extrachorial pregnancy.

gravimétrico (gravimetric). Relating to or determined by weight.

gravímetro (gravimeter). Hydrometer.

gravirreceptores (gravireceptors). Highly specialized receptor organs and nerve endings in the inner ear, joints, tendons, and muscles that give the brain information about body position, equilibrium, direction of gravitational forces, and the sensation of "down" or "up."

gravitación (gravitation). The force of attraction between any two bodies in the universe, varying directly as the product of their masses and inversely as the square of the distance between their centers.

gray (Gy) (gray (Gy)). Griseus; the SI unit of absorbed dose of ionizing radiation, equivalent to one joule per kilogram of tissue; 1 Gy = 100 rad.

graznido (honk). In medical terms, a sound that can be likened to the call of a goose.
g. sistólico (systolic h.). Systolic whoop.

grefótomo (greffotome). An instrument for slicing off bits of epidermis to use in grafting.

gregaloide (gregaloid). Denoting a loose colony of protozoa formed by the chance union of independent cells, especially among sarcodines with pseudopodial adherence.

gregarina (gregarine). A member of the subclass Gregarinia.

gregarinosis (gregarinosis). A disease due to the presence of gregarines.

gresión (gression). Displacement of a tooth backward.

grilla (grid). **1.** A chart with horizontal and perpendicular lines for plotting curves. **2.** In x-ray imaging, a device formed of lead strips for preventing scattered radiation from reaching the x-ray film.
g. de Wetzel (Wetzel g.).

grindelia (grindelia). The dried leaves and flowering tops of *G. camporum*, *G. humilius*, and *G. squarrosa* (family Compositae); used as an expectorant.

griocromo (gryochrome). A term applied by Nissl to nerve cells in which the stainable portion is present in the form of minute granules without definite arrangement.

gripe 1. (influenza). Flu; grip; grippe; an acute infectious respiratory disease, caused by influenza viruses, which are found in the family *Orthomyxoviridae*, in which the inhaled virus attacks the respiratory epithelial cells of susceptible persons and produces a catarrhal inflammation. **2.** (flu). Influenza. **3.** (grip). Influenza.
g. asiática (Asian i.).
g. de las aves (avian i.). Fowl plague.
g. del diablo (devil's grip). Epidemic pleurodynia.
g. endémica (endemic i.). I. nostras.
g. equina (equine i.).
g. española (Spanish i.).
g. de Hong Kong (Hong Kong i.).
g. nostras (i. nostras). Endemic i.
g. porcina (swine i.).

griposis (gryposis). An abnormal curvature.
g. ungueal (g. unguium). Onychogryposis.

griseofulvina (griseofulvin). A fungistatic antibiotic produced by *Penicillium griseofulvin* and *P. patulum*.

griseus (griseus). Gray.
grisú (firedamp). Methane or other light hydrocarbons forming an explosive mixture when mixed with 7 or 8 volumes of air.
grito de socorro (cry for help). Telephone calls, notes left in conspicuous places, and other behaviors which communicate extreme distress and potential suicide.
gm (gm). Former abbreviation for gram.
grumoso (grumous). Thick and lumpy, as clotting blood.
grupo (group). **1.** A number of similar or related objects. **2.** In chemistry, a radical.
g. caracterizador (characterizing g.).
g. citófilo (cytophil g.).
g. de control (control g.).
g. determinante (determinant g.). Antigenic determinant.
g. emparejados (matched g.'s).
g. de encuentro (encounter g.).
g. de entrenamiento (training g. (T g.)).
g. de entrenamiento de la sensibilidad (sensitivity training g.).
g. experimental (experimental g.). Task-oriented g.
g. funcional (functional g.).
g. de ligamiento (linkage g.).
g. parciales (partial g.'s).
g. prostético (prosthetic g.).
g. sanguíneo (blood group). A system of genetically determined antigens or agglutinogens located on the surface of the erythrocyte. Often used as synonymous with blood type.'s.
g. de síntomas (symptom g.). **1.** Syndrome. **2.** Complex.
g. de tareas (task-oriented g.). Experimental g.
g. de tejido conjuntivo (connective tissue g.).
g. terapéutico (therapeutic g.).
grupo cetol (ketole group). Carbon 1 and 2 of a 2-ketose; transketolation from D-xylose 5'-phosphate to C-1 of aldoses is important in various metabolic pathways involving carbohydrates.
Grupo de diagnósticos relacionados (GDR) (diagnosis-related group (DRG)). A classification of patients by diagnosis or surgical procedure (sometimes including age) into major diagnostic categories (each containing specific diseases, disorders, or procedures) for the purpose of determining reimbursement of hospitalization costs, based on the premise that treatment of similar medical diagnoses would generate similar costs.
GSH (GSH). Abbreviation for reduced glutathione.
GSR (GSR). Abbreviation for galvanic skin response.
GSSG (GSSG). Abbreviation for oxidized glutathione.
gt (gt.). Abbreviation for gutta.
GTP (GTP). Abbreviation for guanosine 5'-triphosphate.
GU (GU). Abbreviation for genitourinary.
guaifenesina (guaifenesin). Glyceryl guaiacolate; an expectorant that reduces the viscosity of sputum.
guanabenz, acetato de (guanabenz acetate). A centrally acting antiadrenergic antihypertensive.
guanaclina, sulfato de (guanacline sulfate). Cyclazenin sulfate; an antihypertensive.
guanadrel, sulfato de (guanadrel sulfate). An antihypertensive drug.
guanasa (guanase). Guanine deaminase.
guanazol (guanazole). 8-Azaguanine.
guanetidina, sulfato de (guanethidine sulfate). A potent antihypertensive agent.
guanidina (guanidine). A strongly basic compound, usually found (in some plants and lower animals) as the hydrochloride.
guanidinoacetato metiltransferasa (guanidinoacetate methyltransferase). The enzyme catalyzing the transfer of a methyl group from *S*-adenosylmethionine ("active methionine") to guanidinoacetate (glycocyamine), forming creatine.
guanilato ciclasa (guanylate cyclase). Guanyl cyclase; guanylyl cyclase; analogous to adenylate (adenylyl) cyclase.
guanililo (guanylyl). The radical of guanylic acid.
g. ciclasa (g. cyclase). Guanylate cyclase.
guanilo (guanyl). The radical of guanine.
g. ciclasa (g. cyclase). Guanylate cyclase.
guanilorribonucleasa (guanyloribonuclease). RNase T_1.
guanina (guanine). 2-Amino-6-oxypurine; one of the two major purines (the other being adenine) occurring in all nucleic acids.
g. aminasa (g. aminase). G. deaminase.
g. desaminasa (g. deaminase). Guanase.
desoxirribonucleótido de g. (g. deoxyribonucleotide). Deoxyguanylic acid.
ribonucleótido de g. (g. ribonucleotide). Guanylic acid.
guanoclor, sulfato de (guanochlor sulfate). An α-adrenergic blocking agent for the treatment of essential hypertension.
guanóforos (guanophores). Cells in the skin of some cold-blooded vertebrates (particularly fishes) which contain granules composed of guanine and give the creatures a metallic (gold or silver) luster.
guanosina (Guo) (guanosine (G, Guo)). A major constituent of RNA and of guanine nucleotides.
guanosina 5'-difosfato de (GDP) (guanosine 5'-diphosphate (GDP)). Guanosine esterfied at its 5' position with diphosphoric acid.
guanosina 5'-fosfato de (guanosine 5'-phosphate). Guanylic acid.
guanosina, 5'-trifosfato de (GTP) (guanosine 5'-triphosphate (GTP)). An immediate precursor of guanine nucleotides in RNA; similar to ATP.
guanoxano, sulfato de (guanoxan sulfate). An antihypertensive agent.
guantelete (gauntlet). A glove.
guaraná (guarana). A dried paste of the crushed seeds of *Paullinia cupana* (family Sapindaceae), a vine extensively cultivated in Brazil.
guaranina (guaranine). Caffeine.
guardaboca (mouth guard). A pliable plastic device, adapted to cover the maxillary teeth, which is worn to reduce potential injury to oral structures during participation in contact sports.
guata (wadding). Carded cotton or wool in sheets, used for surgical dressings.
guayacina (guaiacin). Guaiac saponin, a constituent of guaiac used as a reagent for oxidases, with which it gives a blue color.
guayaco, guayacán (guaiac). Guaiac gum; the resin of *Guiacum officinale* or *G. sanctum* (family Zygophyllaceae); a nauseant, diaphoretic, stimulant, and reagent in testing for occult blood.
guayacol (guaiacol). *o*-Methoxyphenol; methylcatechol; catecholmonomethyl ether; an expectorant and intestinal disinfectant.
éter glicerilo de g. (g. glyceryl ether). Guaifenesin.
fosfato de g. (g. phosphate). Phosphoric guaiacyl ether.
gubernáculo (gubernaculum). A fibrous cord connnecting two structures.
g. dental (g. dentis).
g. de Hunter (Hunter's g.).
g. testicular (g. testis). [*gubernaculum testis*, NA].
gubia (gouge). A strong curved chisel used in operation on bone.
guía **1.** (guideline). A marking in the form of a line that serves as a guide or reference. **2.** (guide). Any device or instrument by which another is led into its proper course. **3.** (guidance). The act of guiding.
g. anterior (anterior guide). Incisal g.
g. de catéter (catheter guide).
g. condílea **1.** (condylar guide). Condylar guidance. **2.** (condylar guidance). Condylar guide.
g. de Cummer (Cummer's g.). Survey line.
g. de ganchos (clasp g.). Survey line.
g. incisal **1.** (incisal guide). Anterior g. **2.** (incisal guidance). Incisal path.
g. de molde (mold guide).
guiar (guide). To lead in a set course.
guillotina (guillotine). An instrument in the shape of a metal ring through which runs a sliding knifeblade, used in cutting off an enlarged tonsil.
guiñar (wink). To close and open the eyes rapidly; an involuntary act by which the tears are spread over the conjunctiva, keeping it moist.
guiño (wink). To close and open the eyes rapidly; an involuntary act by which the tears are spread over the conjunctiva, keeping it moist.
L-gulonolactona (L-gulonolactone). Dihydroascorbic acid; the immediate precursor of ascorbic acid in those animals capable of ascorbic acid biosynthesis.
gulosa (gulose). One of the eight pairs (D and L) of aldoses.
gundú (goundou). Anákhré; dog nose; gorondou; henpuye; a disease, endemic in West Africa, characterized by exostoses from the nasal processes of the maxillary bones.
Guo (Guo). Symbol for guanosine.

gurma (strangles). An acute infectious disease in the horse, marked by mucopurulent nasal catarrh and edematous and hemorrhagic nasal and pharyngeal respiratory passages with enlargement and suppuration of associated lymph nodes.
gurney (gurney). A stretcher or cot with wheels used to transport hospital patients.
gusano (worm). **1.** In anatomy, any structure resembling a w., e.g., the midline part of the cerebellum. **2.** Lyssa. **3.** Term used to designate any member of the separate phyla Annelida (the segmented or true w.'s), the Nematoda (roundworms), and the Platyhelminthes (flatworms).
  g. de la arena (sandworm).
  g. caddis (caddis w.).
  g. cardíaco (heartworm). *Dirofilaria immitis.*
  g. filiforme (threadworm).
  g. de la harina (meal w.).
  g. látigo (whipworm). *Trichuris trichiura.*
  g. ocular de Manson (Manson's eye w.). *Oxyspirura mansoni.*
  g. plano (flatworm). A member of the phylum Platyhelminthes, including the parasitic tapeworms and flukes.
  g. de los pulmones (lungworms).
  g. tornillo (screw-worm).
gustación (gustation). **2.** The act of tasting. **3.** The sense of taste.
gustar (taste). To perceive through the medium of the gustatory nerves
gustativo (gustatory). Relating to gustation, or taste.
gusto (taste). The sensation produced by a suitable stimulus applied to the gustatory nerve endings in the tongue.
  g. coloreado (color t.). Pseudogeusesthesia.
  g. de Franklin (franklinic t.). Voltaic t.
  resabio del g. (aftertaste). A taste persisting after contact of the tongue with the sapid substance has ceased.
  g. voltaico (voltaic t.). Franklinic t.
gut (gut). Abbreviated term for catgut.
gutapercha (gutta-percha). The coagulated, purified, dried, milky juice of trees of the genera *Palaguium* and *Payena* (family Sapotaceae); used as a filling material in dentistry.
gutta (gutta (gt.), pl. guttae (gtt.)). A drop.
  g. serena (g. serena). Amaurosis.
guttat. (guttat.). Abbreviation for L. *guttatim*, drop by drop.
guttata (guttate). Of the shape of, or resembling, a drop, characterizing certain cutaneous lesions.
gutural (guttural). Relating to the throat.
guturotetania (gutturotetany). Laryngeal spasm causing a temporary stutter.
Gy (Gy). Abbreviation for gray.
GYN (GYN). Abbreviation for gynecology.
gyrus, gen. y pl. **gyri** (gyrus, gen. and pl. gyri). Convolution.

H

H (*H*). Symbol for enthalpy.
h (h). Symbol for hecto-.
h (*h*). Symbol for Planck›s constant.
h.s. (h.s.). Abbreviation for L. *hora somni*, before sleep, at bedtime.
H_2Q (H_2Q). Symbol for ubiquinol.
Ha (Ha). Symbol proposed for hahnium.
HAA (HAA). Abbreviation for hepatitis-associated antigen.
haba de Calabar (ordeal bean). Physostigma.
habena (habena, pl. habenae). **1.** A frenum or restricting fibrous band. **2.** A restraining bandage. **3.** Habenula.
habenal, habenar (habenal, habenar). Relating to a habena.
habénula (habenula, pl. habenulae). **1.** [*habenula*, NA]. Frenulum. **2.** [*habenula*, NA]. Habena; in neuroanatomy, the term refers exclusively to a circumscript cell mass in the dorsomedial thalamus.
  h. del ciego (h. of cecum).
  h. de Haller (Haller's h.). Scarpa's h.
  h. perforada (habenulae perforata). Foramina nervosa.
  h. pineal (pineal h.). The peduncle or stalk of the pineal gland.
  h. de Scarpa (Scarpa's h.). Haller's h.
  h. uretral (h. urethralis).
habenular (habenular). Relating to a habenula, especially the stalk of the pineal body.
habilidad (ability). The physical, mental, or legal competence to function.
hábito **1.** (habitus). The physical characteristics of a person. **2.** (habit). An act, behavioral response, or custom established in one's repertoire by frequent repetition of the same act. **3.** (habit). A basic variable in the study of conditioning and learning used to designate a new learned response.
  h. fetal (fetal h.). Fetal attitude.
  h. grácil (gracile h.). A frail, underweight appearance, characteristic of the child with an atrial septal defect.
habituación (habituation). **1.** The process of forming a habit. **2.** The method by which the nervous system reduces or inhibits responsiveness during repeated stimulation.
habla (speech). Talk; the use of the voice in conveying ideas.
  h. arrastrada (slurring s.).
  h. cerebelosa (cerebellar s.).
  h. ecolálica (echo s.). Echolalia.
  h. entrecortada **1.** (scamping s.). Clipped s. **2.** (clipped s.). Scamping s.
  h. escandida (scanning s.).
  h. esofágica (esophageal s.).
  h. espástica (spastic s.).
  h. en espejo (mirror s.).
  h. explosiva (explosive s.). Logospasm.
  h. del helio (helium s.).
  h. silábica (syllabic s.). Staccato s.
  h. en staccato (staccato s.). Syllabic s.
  h. subvocal (subvocal s.).
habromanía (habromania). Rarely used term for a morbid impulse toward gaiety.
habronemiasis (habronemiasis). Infection of horses with any nematodes of the genus *Habronema*.
  h. cutánea (cutaneous h.). Summer sores.
hachís (hashish). A form of cannabis that consists largely of resin from the flowering tops and sprouts of cultivated female plants.
hachita (hatchet). A dental instrument with an end cutting blade set at an angle to the axis of the handle.
hafalgesia (haphalgesia). Pitres' sign; pain or an extremely disagreeable sensation caused by the merest touch.
hafefobia (haphephobia). Aphephobia; a morbid dislike or fear of being touched.
hafnio (hafnium (Hf)). A rare chemical element, symbol Hf, atomic no. 72, atomic weight 178.50.
hagioterapia (hagiotherapy). Treatment of the sick by contact with relics of the saints, visits to shrines, and other religious observances.
hahnemaniano (hahnemannian). Relating to homeopathy as taught by Hahnemann.
hahnio (Ha) (hahnium). Name proposed for the artificially made element 105.
halacromo (hallachrome). A quinone intermediate, derived from dopa.
halazepam (halazepam). A benzodiazepine used in the management of anxiety disorders and for short-term relief of symptoms of anxiety.
halazona (halazone). A chloramine used for the sterilization of drinking water.
halcinonida (halcinonide). An anti-inflammatory corticosteroid used in topical preparations.
haletazol (halethazole). An antiseptic with antifungal properties.
halifagia (haliphagia). Ingestion of an excessive quantity of a salt or salts, especially of sodium chloride, calcium, magnesium, or potassium salts, or of sodium bicarbonate.
halistéresis (halisteresis). Halosteresis; a deficiency of lime salts in the bones.
halisterético (halisteretic). Relating to or marked by halisteresis.
hálito (halitus). Any exhalation, as of a breath or vapor.
halitosis (halitosis). Fetor oris; ozostomia; stomatodysodia; a foul odor from the mouth.
hallux (hallux, pl. halluces). [*hallux*, NA]. Great toe; hallex; hallus; pollex pedis; the great toe; the first digit of the foot.
  h. dolorosus (h. dolorosus). Painful toe.
  h. extensus (h. extensus).
  h. flexus (h. flexus). Hammer toe involving the first toe.
  h. malleus (h. malleus). Hammer toe involving the first toe.
  h. rigidus (h. rigidus). Stiff toe.
  h. valgus (h. valgus).
  h. varus (h. varus).
halo **1.** (halation). Blurring of the visual image by glare. **2.** (halo). A reddish yellow ring surrounding the optic disk. **3.** (halo). An annular flare of light surrounding a luminous body. **4.** (halo). Areola. **5.** (halo). A circular metal band used in a h. cast.
  h. anémico (anemic halo).
  h. glaucomatoso (glaucomatous halo).
  h. senil (senile halo).
haloanisona (haloanisone). Fluanisone.
halodermia (halodermia). Dermatosis caused by ingestion or injection of halogens, most notably bromides and iodides.
halofílico (halophilic). Requiring a high concentration of salt for growth.
halófilo (halophil, halophile). A microorganism whose growth is enhanced by or dependent on a high salt concentration.
halogenación (halogenation). Incorporation of one or more halogen atoms into a molecule.
halógeno (halogen). One of the chlorine group (fluorine, chlorine, bromine, iodine, astatine) of elements.
halómetro (halometer). An instrument used to measure the diffraction halo of a red blood cell.
haloperidol (haloperidol). A butyrophenone used as an antipsychotic; also used in Huntington's chorea and Gilles de la Tourette's disease.
haloprogina (haloprogin). An antifungal agent.
halostéresis (halosteresis). Halisteresis.
halotano (halothane). A widely used potent nonflammable and nonexplosive inhalation anesthetic with rapid onset and reversal.
haluro (halide). A salt of a halogen.
halzoun (halzoun). Local name of a buccopharyngeal infection occurring in Lebanon, probably caused by pentastomid larvae of the dog tongue worm, *Linguatula serrata*.

hamamélis (hamamelis). Witch hazel; a shrub or small tree, *Hamamelis virginiana* (family Harmarmelidaceae).
hamartia (hamartia). A localized developmental disturbance characterized by abnormal arrangement and/or combinations of the tissues normally present in the area.
hamartoblastoma (hamartoblastoma). A malignant neoplasm of undifferentiated anaplastic cells thought to be derived from a hamartoma.
hamartocondromatosis (hamartochondromatosis). Neoplasm-like foci of cartilaginous tissue in sites where cartilage is a normal constituent, but in which the growth of cartilage cells is out of proportion to the other elements of the organ.
hamartofobia (hamartophobia). Morbid fear of error or sin.
hamartoma (hamartoma). A focal malformation that resembles a neoplasm, but results from faulty development in an organ.
h. fibroso del lactante (fibrous h. of infancy).
h. pulmonar (pulmonary h.). Adenochondroma.
hamartomatoso (hamartomatous). Relating to hamartoma.
hamatum (hamatum). Os hamatum.
hamaxofobia (hamaxophobia). Amaxophobia.
hambre (hunger). **1.** A desire or need for food. **2.** Any appetite, strong desire, or craving.
h. de afecto (affect h.).
h. de narcóticos (narcotic h.). The physiological craving for narcotics.
hámster (hamster). Any of four genera (subfamily Cricetinae, family Muridae) of small rodents widely used in research and as pets.
hamular (hamular). Hook-shaped; unciform.
hamulus, gen. y pl. **hamuli** (hamulus, gen. and pl. hamuli). [*hamulus*, gen. and pl. *hamuli*, NA]. Any hooklike structure.
handicap (handicap). A physical, mental, or emotional condition that interferes with an individual's normal functioning.
HANE (HANE). Acronym for hereditary angioneurotic edema.
hapaloniquia (hapalonychia). Egg shell nail; thinning of nails resulting in bending and breaking of the free edge, with longitudinal fissures.
haplo- (haplo-). Combining form meaning simple or single.
haplodonte (haplodont). Having molar teeth with simple crowns, i.e., simple conical teeth without ridges or tubercles.
haploide (haploid). Monoploid; denoting the number of chromosomes in sperm or ova, which is half the number in somatic (diploid) cells.
haplología (haplology). The omission of syllables because of excessive speed of utterance.
haploproteína (haploprotein). The functional complex between an apoprotein and the prosthetic group that together are responsible for biological activity.
haploscópico (haploscopic). Relating to a haploscope.
haploscopio (haploscope). An instrument for presenting separate views to each eye so that they may be seen as one.
h. en espejo (mirror h.).
haplotipo (haplotype). **1.** The genetic constitution of an individual with respect to one member of a pair of allelic genes. **2.** In immunogenetics, that portion of the phenotype determined by closely linked genes inherited as a unit from one parent.
hapteno (hapten). Incomplete antigen; partial antigen; an antigen that is incapable, alone, of causing the production of antibodies.
h. conjugado (conjugated h.).
háptica (haptics). The science concerned with the tactile sense.
haptodisforia (haptodysphoria). An unpleasant sensation derived from touching certain objects.
haptoglobina (haptoglobin). A group of α_2-globulins in human serum, so called because of their ability to combine with hemoglobin.
haptómetro (haptometer). Instrument for measuring sensitivity to touch.
harmalina (harmaline). Harmidine; an amine oxidase inhibitor and a central nervous system stimulant.
harmidina (harmidine). Harmaline.
harmina (harmine). Banisterine; leucoharmine; telepathine; a central nervous system stimulant and potent monoamine oxidase inhibitor.
harmonia (harmonia). Sutura plana.
harpaxofobia (harpaxophobia). Morbid fear of robbers.
hasamiyami (hasamiyami). Akiyami; autumn fever; sakushu fever; seven-day fever; a fever occurring in Japan in the autumn.
haustorio (haustorium, pl. haustoria). An organ for the absorption of nutriment.
haustración (haustration). **1.** The process of formation of a haustrum. **2.** An increase in prominence of the haustra.
haustral (haustral). Relating to a haustrum.
haustro (haustrum, pl. haustra). One of a series of saccules or pouches, so-called because of a fancied resemblance to the buckets on a water wheel.
h. del colon (haustra coli). [*haustra coli*, NA].
HAV (HAV). Abbreviation for hepatitis A virus.
haversiano (haversian). Relating to Clopton Havers and the various osseous structures described by him.
hawkinsina (hawkinsin). A sulfur-containing amino acid present in the urine in patients with hawkinsinuria.
hawkinsinuria (hawkinsinuria). A rare metabolic disease manifested in infancy by a failure to thrive, acidosis, and presence of hawkinsin in the urine.
Hb (Hb). Abbreviation for hemoglobin.
HB_cAb (HB_cAb). Abbreviation for antibody to the hepatitis B core antigen.
HB_eAb (HB_eAb). Abbreviation for antibody to the hepatitis B e antigen.
HB_sAb (HB_sAb). Abbreviation for antibody to the hepatitis B surface antigen.
HB_eAg (HB_eAg). Abbreviation for hepatitis B e antigen.
HB_cAg (HB_cAg). Abbreviation for hepatitis B core antigen.
HB_sAg (HB_sAg). Abbreviation for hepatitis B surface antigen.
Hb AS (Hb AS). Abbreviation indicating heterozygosity for hemoglobin A and hemoglobin S, the sickle cell trait.
HbCO (HbCO). Abbreviation for carboxyhemoglobin.
HbO_2 (HbO_2). Abbreviation for oxyhemoglobin.
Hb S (Hb S). Abbreviation for sickle cell hemoglobin.
HBV (HBV). Abbreviation for hepatitis B virus.
HCG, hCG (HCG, hCG). Abbreviation for human chorionic gonadotropin.
HCM (MCH). Abbreviation for mean corpuscular hemoglobin.
HCS (HCS). Abbreviation for human chorionic somatomammotropic hormone; human chorionic somatomammotropin.
h.d. (h.d.). Abbreviation for L. *hora decubitus*, at bedtime.
HDL (HDL). Abbreviation for high density lipoprotein.
HDV (HDV). Abbreviation for hepatitis delta virus.
He (He). Symbol for helium.
hebefrenia (hebephrenia). A schizophrenic syndrome characterized by shallow and inappropriate affect, giggling, and silly, regressive behavior and mannerisms.
hebefrénico (hebephrenic). Relating to or characterized by hebephrenia.
hebético (hebetic). Pertaining to youth.
hebetud (hebetude). Moria.
hebiatría (hebiatrics). Adolescent medicine.
hebra (strand). In microbiology, a filamentous or threadlike structure.
h. complementaria (complementary s., minus s.).
h. virósica (viral s., plus s.).
hecateromérico (hecateromeric). Hecatomeral; hecatomeric; denoting a spinal neuron whose axon divides and gives off processes to both sides of the cord.
hecatomeral, hecatomérico (hecatomeral, hecatomeric). Hecateromeric.
heces **1.** (feces). Stercus; the matter discharged from the bowel during defecation, consisting of the undigested residue of the food, epithelium, the intestinal mucus, bacteria, and waste material from the food. **2.** (stool). Motion; movement. A discharging of the bowels.
h. en agua de arroz (rice-water stool).
h. de espinaca (spinach stool's).
h. mantecosas (butter stool's). Fatty s.'s, occurring especially in steatorrhea.
h. de Trélat (Trélat's stool's).
héctico (hectic). Denoting a daily afternoon rise of temperature, accompanied by a flush on the cheeks, occurring in active tuberculosis and other infections.
hecto- (h) (hecto-). Prefix used in the SI and metric systems to signify one hundred (10^2).

hectogramo (hectogram). One hundred grams, the equivalent of 1543.7 grains.
hectolitro (hectoliter). One hundred liters, the equivalent of 105.7 quarts or 26.4 American (22 imperial) gallons.
hedeoma (hedeoma).
hederiforme (hederiform). Ivy-shaped; a term used for certain sensory endings in the skin.
hedonofobia (hedonophobia). Morbid fear of pleasure.
hedrocele (hedrocele). Prolapse of the intestine through the anus.
helcomenia (helcomenia). Occurrence of ulcers at the time of a menstruation.
helcoplastia (helcoplasty). Obsolete term for plastic surgery of ulcers.
helecho, cristalización en (ferning). A term used to describe the pattern of arborization produced by cervical mucus, secreted at midcycle, upon crystallization, which resembles somewhat a fern or a palm leaf.
heliantina (helianthine). Methyl orange.
helical (helical). **1.** Helicin; relating to a helix. **2.** Helicoid.
hélice (helix). A line in the shape of a coil (or a spring, or the threads on a bolt), each point being equidistant from a straight line that is the axis of the cylinder in which each point of the h. lies.
h. alfa (α h.). Pauling-Corey h.
h. de DNA (DNA h.). Watson-Crick h.
h. doble (double h.). Watson-Crick h.
h. gemela (twin h.). Watson-Crick h.
h. de Pauling-Corey (Pauling-Corey h.). α h.
h. de Watson-Crick (Watson-Crick h.). DNA h.; double h.; twin h.
helicino (helicine). **1.** Coiled. **2.** Helical.
helicoide, helicoidal (helicoid). Helical; resembling a helix.
helicopodia (helicopodia). Helicopod gait.
helicotrema (helicotrema). [*helicotrema*, NA]. Breschet's hiatus; Scarpa's hiatus; a semilunar opening at the apex of the cochlea through which the scala vestibuli and the scala tympani of the cochlea communicate with one another.
heliencefalitis (heliencephalitis). Inflammation of the brain following sunstroke.
helio (helium). A gaseous element; symbol He, atomic no. 2, atomic weight 4.0026; used as a diluent of medicinal gases.
helio- (helio-). Combining form relating to the sun.
helioaeroterapia (helioaerotherapy). Treatment of disease by exposure to sunshine and fresh air.
heliofobia (heliophobia). Morbid fear of exposure to the sun's rays.
heliopatía (heliopathy). Injury from exposure to sunlight.
heliosis (heliosis). Sunstroke.
heliotaxis (heliotaxis). Heliotropism; a form of phototaxis, and perhaps of thermotaxis, in which there is a tendency to growth or movement toward or away from the sun or the sunlight.
heliotropismo (heliotropism). Heliotaxis.
heliotropo de jardín (vandal root). Valerian.
hélices (helix). [*helix*, NA]. The margin of the auricle; a folded rim of cartilage forming the upper part of the anterior, the superior, and the greater part of the posterior edges of the auricle.
helmintagogo (helminthagogue). Anthelmintic.
helmintemesis (helminthemesis). The vomiting or expulsion through the mouth of intestinal worms.
helmintiasis (helminthiasis). Helminthism; invermination; the condition of having intestinal vermiform parasites.
helmíntico (helmintic). Anthelmintic.
helmínticos (helminthic). Anthelmintic.
helmintismo (helminthism). Helminthiasis.
helminto (helminth). An intestinal vermiform parasite, primarily nematodes, cestodes, trematodes, and acanthocephalans.
helmintofobia (helminthophobia). Morbid fear of worms.
helmintoide (helminthoid). Wormlike.
helmintología (helminthology). Scolecology; the branch of science concerned with worms.
helmintoma (helminthoma). A discrete nodule of granulomatous inflammation (including the healed stage) caused by a helminth or its products, so termed on the basis of certain gross resemblances to a neoplasm.
heloma (heloma). Clavus.
h. blando (h. molle). Soft corn.
h. duro (h. durum). Hard corn.
helosis (helosis). Rarely used term denoting the condition of having corns.
helotomía (helotomy). Surgical treatment of corns.
hem (heme). Ferroheme; ferroprotoporphyrin; protoheme.
hem-, hema- (hem-, hema-). Combining forms meaning blood.
hemacitómetro (hemacytometer). Hemocytometer.
hemacitozoo (hemacytozoon). Hemocytozoon.
hemacromatosis (hemachromatosis). Hemochromatosis.
hemacromo (hemachrome). The coloring matter of the blood, hemoglobin or hematin.
hemacrosis (hemachrosis). An intensified redness of the blood.
hemadinamómetro (hemadynamometer). Hemodynamometer.
hemadoestenodis (hemadostenosis). Contraction of the arteries.
hemadrómetro (hemadrometer). Hemodromometer.
hemadromógrafo (hemadromograph). Hemodromograph.
hemadromómetro (hemadromometer). Hemodromometer.
hemadsorción (hemadsorption). A phenomenon manifested by an agent or substance adhering to or being adsorbed on the surface of a red blood cell.
hemafaciente (hemafacient). Hemopoietic.
hemafeico (hemapheic). Pertaining to or containing hemaphein.
hemafeína (hemaphein). A brown pathologic pigment derived from hemoglobin.
hemafeísmo (hemapheism). The presence of hemaphein in the blood plasma and urine.
hemaglutinación (hemagglutination). Hemoagglutination; the agglutination of red blood cells.
h. pasiva (passive h.). Indirect hemagglutination test.
h. pasiva inversa (reverse passive h.).
h. virósica (viral h.).
hemaglutinina (hemagglutinin). Hemoagglutinin; a substance, antibody or other, that causes hemagglutination.
hemagógico (hemagogic). Promoting a flow of blood.
hemagogo (hemagogue). **1.** An agent that promotes a flow of blood. **2.** Emmenagogue.
hemal (hemal). **1.** Relating to the blood or blood vessels. **2.** Referring to the ventral side of the vertebral bodies or their precursors, where the heart and great vessels are located, as opposed to neural.
hemalumbre (hemalum). A solution of hematoxylin and alum used as a nuclear stain in histology.
hemamebiasis (hemamebiasis). Any infection with ameboid forms of parasites in red blood cells.
hemanálisis (hemanalysis). Analysis of the blood; an examination of blood, especially with reference to chemical methods.
hemangiectasis, hemangiectasia (hemangiectasis, hemangiectasia). Dilation of blood vessels.
hemangio- (hemangio-). Combining form relating to the blood vessels.
hemangioblasto (hemangioblast). A primitive embryonic cell of mesodermal origin producing cells from which are derived vascular endothelium, reticuloendothelial elements, and blood-forming cells of all types.
hemangioblastoma (hemangioblastoma). Angioblastoma; Lindau's tumor; a benign cerebellar neoplasm composed of capillary vessel-forming endothelial cells.
hemangioendotelioblastoma (hemangioendothelioblastoma). Hemangioendothelioma in which the endothelial cells seem to be especially immature forms.
hemangioendotelioma (hemangioendothelioma). Hemendothelioma; a neoplasm derived from blood vessels.
h. tuberoso múltiple (h. tuberosum multiplex).
hemangiofibroma (hemangiofibroma). A hemangioma with an abundant fibrous tissue framework.
h. juvenil (juvenile h.) Juvenile angiofibroma.
hemangioma (hemangioma). A congenital anomaly, in which a proliferation of vascular endothelium leads to a mass that resembles neoplastic tissue.
h. arterial (arterial h.) Capillary h.
h. capilar (capillary h.). Arterial h.; h. congenitalle; h. simplex.
h. cavernoso (cavernous h.). Cavernous angioma; nevus cavernosus.
h. congénito (h. congenitalle). Capillary h.
h. esclerosante (sclerosing h.).
h. plano extenso (h. planum extensum).

h. racemoso (racemose h.). Cirsoid aneurysm.
h. senil (senile h.). Cherry angioma; ruby spots.
h. simple (h. simplex). Capillary h.
h. verrugoso (verrucous h.).
hemangiomatosis (hemangiomatosis). A condition in which there are numerous hemangiomas.
hemangiopericitoma (hemangiopericytoma). An uncommon vascular, usually benign, neoplasm.
hemangiosarcoma (hemangiosarcoma). A rare malignant neoplasm.
hemartron, hemartros (hemarthron, hemarthros). Hemarthrosis.
hemartrosis (hemarthrosis). Hemarthron; hemarthros; blood in a joint.
hemastroncio (hemastrontium). A stain made by adding strontium chloride to a solution of hematein and aluminum chloride in citric acid and alcohol; used in histology.
hemat- (hemat-). Combining form meaning blood.
hematacómetro (hematachometer). Hemotachometer.
hematapostema (hematapostema). An abscess into which blood has effused.
hemateína (hematein). An oxidation product of hematoxylin.
h. ácida de Baker (Bakers acid h.).
hematemesis (hematemesis). Vomitus cruentes; vomiting of blood.
hematencéfalo (hematencephalon). Cerebral hemorrhage.
hematerapia (hematherapy). Hemotherapy.
hematérmico (hemathermal). Homeothermic.
hematermo **1.** (hemathermous). Homeothermic. **2.** (hematherm). Homeotherm.
hemathidrosis (hemathidrosis). Hematidrosis.
hemático (hematic). **1.** Hemic; relating to blood. **2.** Hematinic h.
hemátide (hematid). **1.** A red blood cell. **2.** Infrequently used as a term for a cutaneous eruption presumed to be caused by a substance in the circulating blood.
hematidrosis (hematidrosis). Hemathidrosis; hemidrosis; sudor sanguineus; excretion of blood or blood pigment in the sweat; an extremely rare disorder.
hematímetro (hematimeter). Hemocytometer.
hematina (hematin). Ferriheme; hematosin; hydroxyhemin; oxyheme; oxyhemochromogen; phenodin.
cloruro de h. (h. chloride). Hemin.
h. reducida (reduced h.). Heme.
hematinemia (hematinemia). The presence of heme in the circulating blood.
hematínico (hematinic). **1.** Hematonic. Improving the condition of the blood. **2.** Hematic; an agent that improves the quality of blood by increasing the number of erythrocytes and/or the hemoglobin concentration.
hemato- (hemato-). Combining form meaning blood.
hematobilia (hematobilia). Hemobilia.
hematobio (hematobium). Any microorganism that is parasitic in the blood, especially an animal form or hemozoon.
hematoblasto (hematoblast). A primitive, undifferentiated form of blood cell from which erythroblasts, lymphoblasts, myeloblasts, and other immature blood cells are derived.
h. de Hayem (Hayem's h.). Platelet.
hematocefalia (hematocephaly). Intracranial effusion of blood, commonly in a fetus.
hematocele (hematocele). **1.** Hemorrhagic cyst. **2.** Effusion of blood into a canal or a cavity of the body. **3.** Swelling due to effusion of blood into the tunica vaginalis testis.
h. pélvico (pelvic h.). Intraperitoneal effusion of blood into the pelvis.
h. pudendo (pudendal h.). Effusion of blood into the labium majus.
hematocelia (hematocelia). Obsolete term for hematocele.
hematocistis (hematocystis). An effusion of blood into the bladder.
hematocisto, hematoquiste (hematocyst). Hemorrhagic cyst.
hematocito (hematocyte). Hemocyte.
hematocitoblasto (hematocytoblast). Hemocytoblast.
hematocitólisis (hematocytolysis). Hemocytolysis.
hematocitómetro (hematocytometer). Hemocytometer.
hematocitozoo (hematocytozoon). Hemocytozoon.
hematocituria (hematocyturia). Presence of red blood cells in the urine; true hematuria as distinguished from hemoglobinuria.
hematoclorina (hematochlorin). A green coloring matter derived from hemoglobin obtained from the placenta.
hematocolpómetra (hematocolpometra). Accumulation of blood in the uterus and vagina resulting from an imperforate hymen or other lower vaginal obstruction.
hematocolpos (hematocolpos). Retained menstruation; an accumulation of menstrual blood in the vagina in consequence of imperforate hymen or other obstruction.
hematocrial (hematocryal). Poikilothermic.
hematócrito (hematocrit). **1.** Percentage of the volume of a blood sample occupied by cells, as determined by a h. **2.** Obsolete term for a centrifuge or device for separating the cells and other particulate elements of the blood from the plasma.
hematodiscrasia (hematodyscrasia). Hemodyscrasia.
hematodistrofia (hematodystrophy). Hemodystrophy.
hematoespectroscopia (hematospectroscopy). Examination of the blood by means of a spectroscope.
hematoespectroscopio (hematospectroscope). A spectroscope especially adapted to examination of the blood.
hematoespermatocele (hematospermatocele). A spermatocele that contains blood.
hematoespermia (hematospermia). Hemospermia.
hematofagia (hematophagia). Hemophagia; living on the blood of another animal, as does the vampire bat or a leech.
hematófago (hematophagous, hematophagus). Subsisting on blood.
hematofilia (hematophilia). Obsolete term for hemophilia.
hematogénesis (hematogenesis). Hemopoiesis.
hematogénico, hematógeno (hematogenic, hematogenous). **1.** Hemopoietic. **2.** Pertaining to anything produced from, derived from, or transported by the blood.
hematohistioblasto (hematohistioblast). Hemohistioblast.
hematohistona (hematohiston). Globin.
hematoide (hematoid). Resembling blood.
hematoidina (hematoidin). A pigment derived from hemoglobin which contains no iron but is closely related to or similar to bilirubin.
hematolinfangioma (hematolymphangioma). A congenital anomaly consisting of numerous, closely packed, variably sized lymphatic vessels and larger channels, in association with a moderate number of blood vessels of a similar type.
hematólisis (hematolysis). Hemolysis.
hematolítico (hematolytic). Hemolytic.
hematología (hematology). Hemology; the medical specialty that pertains to the anatomy, physiology, pathology, symptomatology, and therapeutics related to the blood and blood-forming tissues.
hematólogo (hematologist). A physician trained and experienced in hematology.
hematoma (hematoma). A localized mass of extravasated blood that is relatively or completely confined within an organ or tissue, a space, or a potential space.
h. auricular (h. auris). Othematoma.
h. del cuerpo amarillo (corpus luteum h.). Corpus hemorrhagicum.
h. epidural (epidural h.). Extradural hemorrhage.
h. intracraneal (intracranial h.).
h. intramural (intramural h.).
h. subdural (subdural h.). Subdural hemorrhage.
hematomanómetro (hematomanometer). Hemomanometer.
hematómetra (hematometra). Hemometra; a collection or retention of blood in the uterine cavity.
hematometría (hematometry). Hemometry; examination of the blood in order to determine any or all of the following: 1) the total number, types, and relative proportions of various blood cells; 2) the number or proportion of other formed elements; 3) the percentage of hemoglobin.
hematomielia (hematomyelia). Hematorrhachis interna; myelapoplexy; myelorrhagia; hemorrhage into the substance of the spinal cord.
hematomieloporo (hematomyelopore). Formation of porosities in the spinal cord as a result of hemorrhages.
hematonfalocele (hematomphalocele). Umbilical hernia into which an effusion of blood has taken place.

hematónico (hematonic). Hematinic.
hematopatía (hematopathy). Hemopathy.
hematopatología (hematopathology). Hemopathology; the division of pathology concerned with diseases of the blood and of hemopoietic and lymphoid tissues.
hematopenia (hematopenia). Deficiency of blood, including hypocytosis or cytopenia.
hematoplásico (hematoplastic). Hemopoietic.
hematoporfiria (hematoporphyria). Obsolete term for any disorder of porphyrin metabolism, regardless of the cause.
hematoporfirina (hematoporphyrin). Hemoporphyrin; a dark red, almost purple, porphyrin resulting from the decomposition of hemoglobin.
hematoporfirinemia (hematoporphyrinemia). Older term used to designate the occurrence of hematoporphyrin in the circulating blood.
hematoporfirinuria (hematoporphyrinuria). Older term used to designate enhanced urinary excretion of porphyrins.
hematopoyesis (hematopoiesis). Hemopoiesis.
hematopoyético (hematopoietic). Hemopoietic.
hematopoyetina (hematopoietin). Erythropoietin.
hematopsia (hematopsia). Hemorrhage into the eye.
hematoquecia, hematoquezia (hematochezia). Passage of bloody stools, in contradistinction to melena, or tarry stools.
hematoquiluria (hematochyluria). Presence of blood as well as chyle in the urine.
hematórax (hemathorax). Hemothorax.
hematorraquia (hematorrhachis). Hemorrhachis; spinal apoplexy; a spinal hemorrhage.
  h. externa (h. externa). Extradural h.; subdural h.
  h. extradural (extradural h.). H. externa.
  h. interna (h. interna). Hematomyelia.
  h. subdural (subdural h.). H. externa.
hematosálpinx (hematosalpinx). Hemosalpinx; collection of blood in a tube, often associated with a tubal pregnancy.
hematosepsis (hematosepsis). Septicemia.
hematosina (hematosin). Hematin.
hematosis (hematosis). **1.** Hemopoiesis. **2.** Oxygenation of the venous blood in the lungs.
hematostático (hematostatic). **1.** Hemostatic. **2.** Due to stagnation or arrest of blood in the vessels of the part.
hematostaxis (hematostaxis). Spontaneous bleeding due to a disease of the blood.
hematosteón (hematosteon). Bleeding in the medullary cavity of a bone.
hematotérmico (hematothermal). Homeothermic.
hematotímpano (hematotympanum). Hemotympanum.
hematotóxico (hematotoxic). Hemotoxic.
hematotoxina (hematotoxin). Hemotoxin.
hematotraquelo (hematotrachelos). Obsolete term for distention of the cervix uteri with accumulated blood.
hematotrópico (hematotropic). Hemotropic.
hematóxico (hematoxic). Hemotoxic.
hematoxilina (hematoxylin). A dark yellow or orange crystalline compound, containing the coloring matter of *Haematoxylon campechianum* (logwood).
  h. ácida fosfotúngstica (phosphotungstic acid h. (PTAH)).
  h. de Boehmer (Boehmer's h.).
  h. de Delafield (Delafield's h.).
  h. férrica (iron h.).
  h. de Harris (Harris' h.).
hematoxina (hematoxin). Hemotoxin.
hematozoico (hematozoic). Hemozoic.
hematozoo (hematozoon). Hemozoon.
hematuresis (hematuresis). Hematuria, especially with reference to unusually large amounts of blood in urine.
hematuria (hematuria). Any condition in which the urine contains blood or red blood cells.
  h. angioneurótica (angioneurotic h.).
  h. dolorosa (painful h.).
  h. egipcia (Egyptian h.). Schistosomiasis haematobium.
  h. endémica (endemic h.). Schistosomiasis haematobium.
  h. falsa (false h.). Pseudohematuria.
  h. indolora (painless h.).
  h. inicial (initial h.).
  h. macroscópica (gross h.).
  h. microscópica (microscopic h.).
  h. renal (renal h.).
  h. terminal (terminal h.).
  h. total (total h.).
  h. uretral (urethral h.).
  h. vesical (vesical h.).
hembra (female). In zoology, denoting the sex that bears the young or the sexual cell which develops into a new organism.
  h. genética (genetic f.). An individual with a normal female karyotype.
  h. XO (XO f.). The genetic f. in Turner's syndrome.
  h. XXX (XXX f.). Triple X syndrome.
hemelitrómetra (hemelytrometra). Obsolete term for hematocolpometra.
hemendotelioma (hemendothelioma). Hemangioendothelioma.
hemeralopía (hemeralopia). Day blindness; hemeranopia; night sight; inability to see as distinctly in a bright light as in reduced illumination.
hemeranopía (hemeranopia). Hemeralopia.
hemeritrinas (hemerythrins). Iron-containing, oxygen-binding proteins in some worms, with molecular weights approximately that of hemoglobin.
hemi- (hemi-). Prefix signifying one-half; corresponds to Latin *semi-*.
hemiacardio (hemiacardius). One of twin fetuses, in which only a part of the circulation is effected by its own heart, the rest by the heart of the other twin.
hemiacetal (hemiacetal). A hydrated aldehyde, in which one of the hydroxyl groups is esterified with an alcohol, yielding RCH(OH)OR.
hemiacrosomía (hemiacrosomia). A congenital form of hemihypertrophy of an extremity.
hemiageusia (hemiageusia). Hemiageustia; hemigeusia; loss of taste from one side of the tongue.
hemiageustia (hemiageustia). Hemiageusia.
hemialgia (hemialgia). Pain affecting one entire half of the body.
hemiamiostenia (hemiamyosthenia). Hemiparesis.
hemianalgesia (hemianalgesia) Analgesia affecting one side of the body.
hemianencefalia (hemianencephaly). Anencephaly on one side only, or involving one side much more extensively than the other.
hemianestesia (hemianesthesia). Unilateral anesthesia; anesthesia on one side of the body.
  h. alternada (alternate h.). Crossed h.
  h. cruzada (crossed h.). Alternate h.
hemianopía (hemianopia). Hemianopsia.
hemianopsia (hemianopsia). Hemianopia; loss of vision for one half of the visual field of one or both eyes.
  h. absoluta (absolute h.).
  h. de altura (altitudinal h.).
  h. bilateral (bilateral h.). Binocular h.; h. affecting both eyes.
  h. binasal (binasal h.).
  h. binocular (binocular h.). Bilateral h.
  h. bitemporal (bitemporal h.).
  h. congruente (congruous h.).
  h. cruzada (crossed h.). Heteronymous h.
  h. cuadrántica (quadrantic h.). Quadrantanopsia.
  h. heterónima (heteronymous h.). Crossed h.
  h. homónima (homonymous h.).
  h. incongruente (incongruous h.).
  h. parcial o incompleta (incomplete h.).
  h. relativa (relative h.).
  h. seudo (pseudo-h.). Visual extinction.
  h. total (complete h.).
  h. unilateral, uniocular (unilateral h., uniocular h.).
hemianóptico (hemianoptic). Pertaining to hemianopsia.
hemianosmia (hemianosmia). Loss of the sense of smell on one side.
hemiaplasia (hemiaplasia). Absence of one lobe of a bilobed organ.
hemiapraxia (hemiapraxia). Apraxia affecting one side of the body.
hemiartroplastia (hemi-arthroplasty). Arthroplasty in which one joint surface is replaced with artificial material, usually metal.

hemiasinergia (hemiasynergia). Asynergia affecting one side of the body.
hemiataxia (hemiataxia). Ataxia affecting one side of the body.
hemiatetosis (hemiathetosis). Athetosis affecting one hand, or one hand and foot, only.
hemiatrofia (hemiatrophy). Atrophy of one lateral half of a part or of an organ, as the face or tongue.
h. facial (facial h.). Facial trophoneurosis; Romberg's disease.
h. lingual progresiva (progressive lingual h.). Lingual trophoneurosis.
hemibalismo (hemiballism, hemiballismus). Violent writhing and choreic movements involving one side of the body, usually related to damage to the subthalamic nucleus of the opposite side of the brain.
hemibloqueo (hemiblock). Arrest of the impulse in one of the two main divisions of the left branch of the bundle of His.
hemicardia (hemicardia). **1.** Either lateral half, including atrium and ventricle, of the heart. **2.** A congenital malformation of the heart in which only two of the usual four chambers are formed.
h. derecha (h. dextra). Right heart.
h. izquierda (h. sinistra). Left heart.
hemicarion (hemikaryon). A cell nucleus containing the haploid number of chromosomes.
hemicefalalgia (hemicephalalgia). Hemicrania; the unilateral headache characteristic of typical migraine.
hemicefalia (hemicephalia). Partial anencephaly; congenital failure of the cerebrum to develop normally.
hemicelulosa (hemicellulose). Cellulosan; plant cell-wall polysaccharides closely associated with cellulose.
hemicentro (hemicentrum). One of the two lateral halves of the body of the vertebra.
hemicerebro (hemicerebrum). A cerebral hemisphere.
hemicetal (hemiketal). A hydrated ketone, in which one of the hydroxyl groups is esterified with an alcohol (in a ketal, both hydroxyl groups are so esterified).
hemicigosidad (hemizygosity). The state of being hemizygous.
hemicigótico **1.** (hemizygotic). Hemizygous. **2.** (hemizygous). Hemizygotic; having unpaired genes in an otherwise diploid cell.
hemicigoto (hemizygote). An individual hemizygous with respect to one or more specified genes.
hémico (hemic). Hematic.
hemicolectomía (hemicolectomy). Removal of the right or left side of the colon.
hemicorea (hemichorea). Chorea dimidiata; hemilateral chorea; chorea involving the muscles on one side only.
hemicorporectomía (hemicorporectomy). Surgical removal of the lower half of the body, including the lower extremities, bony pelvis, genitalia, and various of the pelvic contents including the lower part of the rectum to the anus.
hemicrania (hemicrania). **1.** Migraine. **2.** Hemicephalalgia.
hemicraniectomía (hemicraniectomy). Hemicraniotomy.
hemicraniosis (hemicraniosis). Enlargement of one side of the cranium.
hemicraniotomía (hemicraniotomy). Hemicraniectomy; separation and reflection of the greater part or all of one half of the cranium, as a preliminary to an operation upon the brain.
hemicromosoma (hemichromosome). A lateral half of a chromosome.
hemidesmosomas (hemidesmosomes). Half desmosomes that occur on the basal surface of the stratum basalis of stratified squamous epithelium.
hemidiaforesis (hemidiaphoresis). Hemidrosis; hemihidrosis; diaphoresis, or sweating, on one side of the body.
hemidisestesia (hemidysesthesia). Dysesthesia affecting one side of the body.
hemidistrofia (hemidystrophy). Underdevelopment of one lateral half of the body.
hemidrosis (hemidrosis). **1.** Hematidrosis. **2.** Hemidiaphoresis.
hemiectromelia (hemiectromelia). Defective development of the limbs on one side of the body.
hemiepilepsia (hemiepilepsy). Unilateral convulsive movements.
hemiespasmo (hemispasm). A spasm affecting one or more muscles of one side of the face or body.
hemifacial (hemifacial). Pertaining to one side of the face.
hemigastrectomía (hemigastrectomy). Excision of the distal one-half of the stomach.
hemigeusia (hemigeusia). Hemiageusia.
hemiglobina (hemiglobin). Obsolete term for methemoglobin.
hemiglosa (hemiglossal). Hemilingual.
hemiglosectomía (hemiglossectomy). Surgical removal of one-half of the tongue.
hemiglositis (hemiglossitis). A vesicular eruption on one side of the tongue and the corresponding inner surface of the cheek, probably herpetic.
hemignatia (hemignathia). Defective development of one side of the mandible.
hemihepatectomía (hemihepatectomy). Surgical removal of one-half or a lobe of the liver.
hemihidranencefalia (hemihydranencephaly). A unilateral form of hydranencephaly.
hemihidrosis (hemihidrosis). Hemidiaphoresis.
hemihipalgesia (hemihypalgesia). Hypalgesia affecting one side of the body.
hemihiperestesia (hemihyperesthesia). Hyperesthesia, or increased tactile and painful sensibility, affecting one side of the body.
hemihiperidrosis (hemihyperhidrosis, hemihyperidrosis). Excessive sweating confined to one side of the body.
hemihipertonía (hemihypertonia). Hemitonia; exaggerated muscular tonicity on one side of the body.
hemihipertrofia (hemihypertrophy). Muscular or osseous hypertrophy of one side of the face or body.
hemihipestesia (hemihypesthesia). Hemihypoesthesia; diminished sensibility in one side of the body.
hemihipoestesia (hemihypoesthesia). Hemihypesthesia.
hemihipotonía (hemihypotonia). Partial loss of muscular tonicity on one side of the body.
hemilaminectomía (hemilaminectomy). Removal of a portion of a vertebral lamina, usually performed for exploration of, access to, or decompression of the intraspinal contents.
hemilaringectomía (hemilaryngectomy). Excision of one lateral half of the larynx.
hemilateral (hemilateral). Relating to one lateral half.
hemilesión (hemilesion). A unilateral lesion.
hemilingual (hemilingual). Hemiglossal relating to one lateral half of the tongue.
hemimacroglosia (hemimacroglossia). Enlargement of half the tongue.
hemimandibulectomía (hemimandibulectomy). Resection of one-half of the mandible.
hemimetábolo (hemimetabolous). Pertaining to a member of the series of insect orders, the Hemimetabola, in which simple or incomplete metamorphosis is found.
hemina (hemin). The chloride of heme in which Fe^{2+} has become Fe^{3+}.
hemiopalgia (hemiopalgia). Pain in one eye, usually accompanied by hemicrania.
hemípago (hemipagus). Conjoined twins united laterally at the thorax, or at the thorax and neck, and sometimes also at the jaws.
hemiparanestesia (hemiparanesthesia). Anesthesia of one lower extremity, or of the lower part of one side of the body.
hemiparaplejía (hemiparaplegia). Paralysis of one leg.
hemiparesia (hemiparesis). Hemiamyosthenia; slight paralysis affecting one side of the body.
hemipelvectomía (hemipelvectomy). Hindquarter amputation; interilioabdominal amputation; interpelviabdominal amputation; Jaboulay's amputation; amputation of an entire leg together with the os coxae.
hemiplejía (hemiplegia). Paralysis of one side of the body.
h. alternada (alternating h.). Crossed h.; crossed paralysis; stauroplegia.
h. contralateral (contralateral h.).
h. cruzada (crossed h.). Alternating h.
h. doble (double h.). Diplegia.
h. espástica (spastic h.).
h. facial (facial h.).
h. de Gubler (Gubler's h.). Gubler's syndrome.
h. infantil (infantile h.). Birth palsy.
hemipléjico (hemiplegic). Relating to hemiplegia.
hemisección (hemisection). Surgical removal of a root of a multirooted tooth and its related coronal portion.

hemisensorial (hemisensory). Loss of sensation on one side of the body.
hemiseptum (hemiseptum). A lateral half of any septum.
hemisferectomía (hemispherectomy). Excision of one cerebral hemisphere.
hemisferio **1.** (hemisphere). [*hemispherium,* NA]. Half of a spherical structure. **2.** (hemispherium). Cerebral hemisphere; h. cerebri. **3.** (hemispherium). Cerebellar hemisphere; h. cerebelli.
h. del bulbo de la uretra (hemispherium bulbi urethrae).
h. cerebeloso (cerebellar h.). [*hemispherium cerebelli,* NA].
h. cerebral (cerebral h.). [*hemispherium cerebri,* NA].
h. dominante (dominant h.).
hemisíndrome (hemisyndrome). A condition in which one-half of the body is atrophied or hypertrophied.
hemisístole (hemisystole). Systole alternans; contraction of the left ventricle following every second atrial contraction only, so that there is but one pulse beat to every two heart beats.
hemistrumectomía (hemistrumectomy). Rarely used term for excision of approximately one-half of a goiter.
hemitemblor (hemitremor). Tremor affecting the muscles of one side of the body.
hemitermoanestesia (hemithermoanesthesia). Loss of sensibility to heat and cold affecting one side of the body.
hemiterpeno (hemiterpene). Isoprene.
hemitonía (hemitonia). Hemihypertonia.
hemitórax (hemithorax). One side of the thorax.
hemivértebra (hemivertebra). A congenital defect of the spine in which one side of a vertebra fails to develop completely.
hemo- (hemo-). Combining form signifying blood.
hemoaglutinación (hemoagglutination). Hemagglutination.
hemoaglutinina (hemoagglutinin). Hemagglutinin.
hemoantitoxina (hemoantitoxin). An antibody that neutralizes the effects of a hemotoxin, such as the hemolytic material in cobra venom.
hemobilia (hemobilia). Hematobilia; bleeding into the biliary passages, usually as a result of hepatic trauma or a neoplasm in the liver or biliary tract.
hemoblasto (hemoblast). Hemocytoblast.
h. linfoide de Pappenheim (lymphoid h. of Pappenheim).
hemoblastosis (hemoblastosis). A proliferative condition of the hematopoietic tissues in general.
hemocatarsis (hemocatharsis). Cleansing the blood.
hemocatéresis (hemocatheresis). Destruction of the blood cells, especially of erythrocytes (hemocytocatheresis).
hemocaterético (hemocatheretic). Pertaining to or characterized by hemocatheresis.
hemocele (hemocele). The system of blood-containing spaces pervading the body in arthropods.
hemocianina (hemocyanin). An oxygen-carrying pigment (molecular weights between 0.5 and 10×10^6) of lower sea animals; copper is an essential component, but it contains no heme.
hemocito (hemocyte). Hematocyte; any cell or formed element of the blood.
hemocitoblasto (hemocytoblast). Hematocytoblast; hemoblast.
hemocitocatéresis (hemocytocatheresis). Hemolysis, or other type of destruction of red blood cells.
hemocitólisis (hemocytolysis). Hematocytolysis; the dissolution of blood cells, including hemolysis.
hemocitometría (hemocytometry). The counting of red blood cells.
hemocitómetro (hemocytometer). Hemacytometer; hematimeter; hematocytometer; an apparatus for estimating the number of blood cells in a quantitatively measured volume of blood.
hemocitotripsia (hemocytotripsis). Fragmentation or disintegration of blood cells by means of mechanical trauma, e.g., compression between hard surfaces.
hemocitozoo (hemocytozoon). Hemacytozoon; hematocytozoon; a protozoon parasite of the blood cells.
hemoclasis, hemoclasia (hemoclasis, hemoclasia). Rupture, dissolution (hemolysis), or other type of destruction of red blood cells.
hemoclástico (hemoclastic). Pertaining to hemoclasis.
hemocolecistitis (hemocholecystitis). Hemorrhagic cholecystitis.
hemocolecisto (hemocholecyst). **1.** Obsolete term for a cyst containing blood and bile. **2.** Obsolete term for nontraumatic hemorrhage or old blood accumulated in the gallbladder.
hemoconcentración (hemoconcentration). Decrease in the volume of plasma in relation to the number of red blood cells.
hemoconia (hemoconia). Blood dust; blood motes; dust corpuscles; small refractive particles in the circulating blood.
hemoconiosis (hemoconiosis). A condition in which there is an abnormal amount of hemoconia in the blood.
hemocrioscopia (hemocryoscopy). Determination of the freezing point of blood.
hemocromatosis (hemochromatosis). Hemachromatosis; a disorder of iron metabolism.
h. exógena (exogenous h.).
h. hereditaria, idiopática (hereditary h., idiopathic h.). Primary h.
h. primaria (primary h.). Hereditary h.; idiopathic h.
h. secundaria (secondary h.).
hemocromo (hemochrome). Hemochromogen.
hemocromógeno (hemochromogen). Hemochrome.
hemocupreína (hemocuprein). Cytocuprein.
hemodiagnóstico (hemodiagnosis). Diagnosis by means of examination of the blood.
hemodiálisis (hemodialysis). Dialysis of soluble substances and water from the blood by diffusion through a semipermeable membrane.
hemodializador (hemodialyzer). Artificial kidney; a machine for hemodialysis in acute or chronic renal failure.
h. de ultrafiltración (ultrafiltration h.).
hemodiastasa (hemodiastase). Blood amylase.
hemodilución (hemodilution). Increase in the volume of plasma in relation to red blood cells.
hemodinámica (hemodynamics). The study of the dynamics of the blood circulation.
hemodinámico (hemodynamic). Relating to the physical aspects of the blood circulation.
hemodinamómetro (hemodynamometer). Hemadynamometer; an instrument for determining the blood pressure.
hemodiscrasia (hemodyscrasia). Hematodyscrasia; any abnormal condition or disorder of the blood and hemopoietic tissue, used especially with reference to those resulting in changes in the formed elements.
hemodistrofia (hemodystrophy). Hematodystrophy; any disease or abnormal condition of the blood and hemopoietic tissues, exclusive of simple transitory changes.
hemodromógrafo (hemodromograph). Hemadromograph.
hemodromómetro (hemodromometer). Hemadrometer; hemadromometer.
hemofagia (hemophagia). Hematophagia.
hemofagocitosis (hemophagocytosis). The process of engulfment (and usually destruction) of blood cells by the various types of phagocytic cells.
hemofilia (hemophilia). Angiostaxis; an inherited disorder of blood coagulation characterized by a permanent tendency to hemorrhages, spontaneous or traumatic, due to a defect in the blood coagulating mechanism.
h. renal (renal h.). Obsolete term for renal epistaxis.
h. vascular (vascular h.). von Willebrand's disease.
hemofílico **1.** (hemophiliac). A person suffering from hemophilia. **2.** (hemophilic). Relating to hemophilia.
hemófilo (hemophil, hemophile). A microorganism growing preferably in media containing blood.
hemofiltración (hemofiltration). A process, similar to hemodialysis, by which blood is dialyzed using ultrafiltration and simultaneous reinfusion of physiologic saline solution.
hemoflagelados (hemoflagellates). Protozoan flagellates in the family Trypanosomatidae that are parasitic in the blood of many species of domestic and wild animals and birds, and of man.
hemofobia (hemophobia). Morbid fear of blood or of bleeding.
hemoforesis (hemophoresis). Blood convection or irrigation of tissues.
hemoftalmía (hemophthalmia, hemophthalmus). A blood-filled eye.
hemofuscina (hemofuscin). A brown pigment derived from hemoglobin which occurs in urine occasionally along with hemosiderin.
hemogénesis (hemogenesis). Hemopoiesis.

hemógeno, hemogénico (hemogenic). Hemopoietic.
hemoglobina (Hb) (hemoglobin (Hb)). The red respiratory protein of erythrocytes, consisting of approximately 6% heme and 94% globin, with a molecular weight of 68,000.
h. aberrante (aberrant h.).
h. de Bart (h. Bart's).
h. celular media (mean cell h. (MCH)). The h. content of the average red cell.
h. Chesapeake (h. Chesapeake).
h. drepanocítica (Hb S) (sickle cell h. (Hb S)).
persistencia hereditaria de h. F (h. F (hereditary persistence of)).
h. fetal (fetal h.). H. F.
h. glucosilada (glycosylated h.).
h. Gower-1 (h. Gower-1).
h. Gower-2 (h. Gower-2).
h. inestables (unstable h.'s).
h. $J_{Capetown}$ (h. $J_{Capetown}$). An abnormal Hb with a single alpha chain substitution.
h. Kansas (h. Kansas).
h. Lepore (h. Lepore).
h. de monóxido de carbono (carbon monoxide h.). Carboxyhemoglobin.
h. muscular (muscle h.). Myoglobin.
h. oxigenada (oxygenated h.). Oxyhemoglobin.
h. de pigmentos biliares (bile pigment h.). Choleglobin.
h. Rainier (h. Rainier).
h. reducida (reduced h.).
h. variante (variant h.). A harmless mutant form of Hb.
h. verde (green h.). Choleglobin.
h. Yakima (h. Yakima).
hemoglobinemia (hemoglobinemia). The presence of free hemoglobin in the blood plasma, as when intravascular hemolysis occurs.
h. paralítica (h. paralytica). Azoturia of horses.
h. puerperal (puerperal h.). Postparturient hemoglobinuria.
hemoglobinocolia (hemoglobinocholia). The presence of hemoglobin in the bile.
hemoglobinófilo (hemoglobinophilic). Denoting certain microorganisms that cannot be cultured except in the presence of hemoglobin.
hemoglobinólisis (hemoglobinolysis). Hemoglobinopepsia; destruction or chemical splitting of hemoglobin.
hemoglobinopatía (hemoglobinopathy). A disorder or disease caused by or associated with the presence of hemoglobins in the blood.
hemoglobinopepsia (hemoglobinopepsia). Hemoglobinolysis.
hemoglobinuria (hemoglobinuria). The presence of hemoglobin in the urine.
h. bovina (bovine h.). Bovine babesiosis.
h. epidémica (epidemic h.).
h. de la marcha (march h.).
h. nocturna paroxística (paroxysmal nocturnal h.).
h. palúdica (malarial h.). Hemoglobinuric fever; West African fever.
h. posparto (postparturient h.). Puerperal hemoglobinemia; puerperal h.
h. puerperal (puerperal h.). Postparturient h.
h. tóxica (toxic h.).
hemoglobinúrico (hemoglobinuric). Relating to or marked by hemoglobinuria.
hemograma (hemogram). A complete detailed record of the findings in a thorough examination of the blood.
hemohistioblasto (hemohistioblast). Hematohistioblast; a primitive mesenchymal cell believed to be capable of developing into all types of blood cells, including monocytes, and into histiocytes.
hemolaminilla (hemolamella). Platelet.
hemoleucocito (hemoleukocyte). Obsolete term for leukocyte.
hemolinfa (hemolymph). **1.** The blood and lymph, in the sense of a "circulating tissue." **2.** The nutrient fluid of certain invertebrates.
hemolipasa (hemolipase). Blood lipase.
hemolisado (hemolysate). Preparation resulting from the lysis of erythrocytes.
hemolisina (hemolysin). Erythrocytolysin; erythrolysin; any substance elaborated by a living agent and capable of causing lysis of red blood cells and liberation of their hemoglobin.
h. bacteriana (bacterial h.).
h. caliente-fría (warm-cold h.).
h. específica (specific h.).
h. fría (cold h.). Donath-Landsteiner cold autoantibody.
h. heterófila (heterophil h.).
h. inmune (immune h.).
h. natural (natural h.).
hemolisinógeno (hemolysinogen). The antigenic material in red blood cells that stimulates the formation of hemolysin.
hemólisis (hemolysis). Erythrocytolysis; erythrolysis; hematolysis; alteration, dissolution, or destruction of red blood cells.
h. biológica (biologic h.).
h. condicionada (conditioned h.). Immune h.
h. inmune (immune h.). Conditioned h.
h. venenosa (venom h.).
h. viridans (viridans h.).
hemolítico (hemolytic). Hematolytic; hemotoxic; destructive to blood cells, resulting in liberation of hemoglobin.
hemolito (hemolith). A concretion in the wall of a blood vessel.
hemolización (hemolyzation). The production or occurrence of hemolysis.
hemolizar (hemolyze). To produce hemolysis or liberation of the hemoglobin from red blood cells.
hemología (hemology). Hematology.
hemomanómetro (hemomanometer). Hematomanometer; a manometer constructed and calibrated in such a manner that it is suitable for determining blood pressure.
hemomediastino (hemomediastinum). Blood in the mediastinum.
hemómetra (hemometra). Hematometra.
hemometría (hemometry). Hematometry.
hemoncosis (hemonchosis). Infection of sheep or other ruminants with the nematode *Haemonchus contortus*.
hemonefrosis (hemonephrosis). Obsolete term for blood in the pelvis of the kidney.
hemoneumopericardio (hemopneumopericardium). Pneumohemopericardium; the occurrence of blood and air in the pericardium.
hemoneumotórax (hemopneumothorax). Pneumohemothorax; accumulation of air and blood in the pleural cavity.
hemopatía (hemopathy). Hematopathy; any abnormal condition or disease of the blood or hemopoietic tissues.
hemopatología (hemopathology). Hematopathology.
hemoperfusión (hemoperfusion). Passage of blood through columns of adsorptive material, such as activated charcoal, to remove toxic substances from the blood.
hemopericardio (hemopericardium). Blood in the pericardial sac.
hemoperitoneo (hemoperitoneum). Blood in the peritoneal cavity.
hemopexina (hemopexin). A serum protein related to β-globulins, with molecular weight around 57,000, containing 22% carbohydrate.
hemopielectasis, hemopielectasia (hemopyelectasis, hemopyelectasia). Dilation of the pelvis of the kidney with blood and urine.
hemoplasia (hemoplasty). Formation or elaboration of blood by the hemopoietic tissues.
hemoplásico (hemoplastic). Hemopoietic.
hemoporfirina (hemoporphyrin). Hematoporphyrin.
hemopoyesis (hemopoiesis). Hematogenesis; hematopoiesis; hematosis; hemogenesis; sanguification; the process of formation and development of the various types of blood cells and other formed elements.
hemopoyético (hemopoietic). Hemafacient; hematogenic; hematogenous; hematoplastic; hematopoietic; hemogenic; hemoplastic; sanguifacient; pertaining to or related to the formation of blood cells.
hemopoyetina (hemopoietin). Erythropoietin.
hemoprecipitina (hemoprecipitin). An antibody that combines with and precipitates soluble antigenic material from erythrocytes.
hemoproteína (hemoprotein). Protein linked to a metal-porphyrin compound.
hemoptisis (hemoptysis). The spitting of blood derived from the lungs or bronchial tubes as a result of pulmonary or bronchial hemorrhage.
h. cardíaca (cardiac h.).
h. endémica (endemic h.). Parasitic h.
h. parasitaria (parasitic h.). Endemic h.
hemorrágeno, hemorragénico (hemorrhagenic). Causing hemorrhage.
hemorragia (hemorrhage). An escape of blood through ruptured or unruptured vessel walls.
h. en astilla (splinter h.).

h. cerebral (cerebral h.). Encephalorrhagia; hematencephalon.
h. extradural (extradural h.). Epidural hematoma.
h. gástrica (gastric h.). Gastrorrhagia.
h. inevitable (unavoidable h.).
h. intermedia (intermediate h.). H. that is recurrent.
h. interna (internal h.). Concealed h.
h. intestinal (intestinal h.). Enterorrhagia.
h. intracerebral (intracerebral h.). Cerebral h.
h. intracraneal (intracranial h.).
h. intraparto (intrapartum h.).
h. intraventricular (intraventricular h.).
h. nasal (nasal h.). Epistaxis.
h. oculta (concealed h.). Internal h.
h. parenquimatosa (parenchymatous h.).
h. petequial (petechial h.). Punctate h.
h. pontina (pontine h.).
h. posparto (postpartum h.).
h. primaria (primary h.).
h. puntiforme (punctate h.). Petechial h.
h. renal (renal h.).
h. por rhexis (h. per rhexis).
h. secundaria (secondary h.).
h. serosa (serous h.).
h. siringomiélica (syringomyelic h.).
h. subaracnoidea (subarachnoid h.).
h. subdural (subdural h.). Subdural hematoma.
h. subgaleal (subgaleal h.).
h. del tronco encefálico (brainstem h.).

hemorrágico (hemorrhagic). Relating to or marked by hemorrhage.

hemorraginas (hemorrhagins). A group of toxins found in certain venoms and poisonous material from some plants, e.g., rattlesnake venom and ricin.

hemorragíparo (hemorrhagiparous). Obsolete term for hemorrhagenic.

hemorraquis (hemorrhachis). Hematorrhachis.

hemorrea (hemorrhea). Obsolete term for hemorrhage.

hemorreología (hemorheology). The science of the flow of blood, especially in terms of blood viscosity and red cell deformation in the microcirculation.

hemorrepelente (hemorepellant). **1.** A substance or surface that discourages the adherence of blood. **2.** Having such an action.

hemorroidal (hemorrhoidal). **1.** Relating to hemorrhoids. **2.** Applied to certain arteries and veins supplying the region of the rectum and anus.

hemorroide 1. (hemorrhoid). Denoting one of the tumors or varices constituting hemorrhoids. **2.** (hemorrhoids). Piles; a varicose condition of the external hemorrhoidal veins causing painful swellings at the anus.
h. cutánea (cutaneous hemorrhoids).
h. externas (external hemorrhoids).
h. interna (internal hemorrhoids).

hemorroidectomía (hemorrhoidectomy). Surgical removal of hemorrhoids.

hemosálpinx (hemosalpinx). Hematosalpinx.

hemosialemesis (hemosialemesis). Vomiting of blood and saliva.

hemosiderina (hemosiderin). A golden yellow or yellow-brown insoluble protein produced by phagocytic digestion of hematin.

hemosiderosis (hemosiderosis). Accumulation of hemosiderin in tissue.
h. nutricional (nutritional h.).
h. pulmonar (pulmonary h.).
h. pulmonar idiopática (idiopathic pulmonary h.).

hemospermia (hemospermia). Hematospermia; the presence of blood in the seminal fluid.
h. espuria (h. spuria). H. occurring in the prostatic urethra.
h. verdadera (h. vera).

hemosporidio (hemosporidium). A blood parasite of the order Haemosporidia.

hemosporinas (hemosporines). Common term for members of the order Haemosporidia.

hemostasia (hemostasia, hemostasis). **1.** Hemostasia. The arrest of bleeding. **2.** The arrest of circulation in a part. **3.** Stagnation of blood.

hemostático (hemostatic). **1.** Hematostatic. Arresting the flow of blood within the vessels. **2.** Antihemorrhagic.

hemóstato (hemostat). **1.** Any agent that arrests, chemically or mechanically, the flow of blood from an open vessel. **2.** An instrument for arresting hemorrhage by compression of the bleeding vessel.

hemostíptico (hemostyptic). Styptic.

hemotacómetro (hemotachometer). Hematachometer; an instrument for measuring the rapidity of the flow of blood in the arteries.

hemoterapia 1. (hemotherapy). Hemotherapeutics; hematherapy; treatment of disease by the use of blood or blood derivatives, as in transfusion. **2.** (hemotherapy, hemotherapeutics). Hematherapy; treatment of disease by the use of blood or blood derivatives, as in transfusion.

hemotimia (hemothymia). A passion for blood; a morbid impulse to commit murder.

hemotímpano (hemotympanum). Hematotympanum; the presence of blood in the middle ear.

hemotisis (hemophthisis). Anemia resulting from abnormal degeneration or destruction, or a deficiency in the formation of red blood cells.

hemotórax (hemothorax). Hemathorax; blood in the pleural cavity.

hemotóxico (hemotoxic). **1.** Hematotoxic; hematoxic. Causing blood poisoning. **2.** Hemolytic.

hemotoxina (hemotoxin). Hematotoxin; hematoxin; any substance that causes destruction of red blood cells, including various hemolysins.
h. de cobra (cobra h.).

hemotrofo (hemotroph, hemotrophe). The materials supplied to the embryos of placental mammals through the maternal bloodstream.

hemotrópico (hemotropic). Hematotropic; pertaining to the mechanism by which a substance in or on blood cells, especially the erythrocytes, attracts phagocytic cells.

hemozoico (hemozoic). Hematozoic; parasitic in the blood of vertebrates; denoting certain protozoa.

hemozoo (hemozoon). Hematozoon; a blood-dwelling parasitic animal.

HEMPAS (HEMPAS). Abbreviation for hereditary erythroblastic multinuclearity associated with positive acidified serum.

hemuresis (hemuresis). Obsolete term for hematuria.

hendedor (cleaver). A heavy knife for cutting or chopping.
h. de esmalte (enamel c.).

hendidura 1. (cleft). A fissure. **2.** (slit). A long, narrow opening, incision, or aperture.
h. anal (anal c.). Crena ani.
h. branquiales (branchial c.'s). Gill c.
h. de las branquias (gill c.'s). Branchial c.
h. bucal (rima oris). [*rima oris*, NA]. Oral fissure.
h. de colesterol (cholesterol c.). A space caused by the dissolving out of cholesterol crystals in sections of tissue embedded in paraffin.
h. glótica (rima glottidis). [*rima glottidis*, NA]. Glottis vera; r. vocalis; true glottis.
h. glútea (gluteal c.). Crena ani.
h. hiobranquial (hyobranchial c.).
h. hiomandibular (hyomandibular c.). First visceral c.
h. interneuroméricas (interneuromeric c.'s).
h. de Larrey (Larrey's c.). Trigonum sternocostale.
h. de Maurer (Maurer's c.'s). Maurer's dots.
h. natal (natal c.). Crena ani.
h. palpebral (rima palpebrarum). [*rima palpebrarum*, NA]. Palpebral fissure.
primera h. visceral (first visceral c.). Hyomandibular c.
h. pudenda (pudendal slit). [*rima pudendi*, NA].
h. residual (residual c.). Residual lumen.
h. respiratoriz (rima respiratoria). R. vestibuli.
h. de Schmidt-Lanterman (Schmidt-Lanterman's c.'s). Schmidt-Lanterman's incisures.
h. sináptica (synaptic c.).
h. urogenital (urogenital c.). Rima pudendi.
h. del vestíbulo de la laringe (rima vestibuli). [*rima vestibuli*, NA]. False glottis; r. respiratoria.

H I J

h. visceral (visceral c.). Any c. between two branchial (visceral) arches in the embryo.
h. vocal (rima vocalis). R. glottidis.
h. vulvar **1.** (vulvar slit). [*rima pudendi*, NA]. **2.** (rima pudendi). [*rima pudendi*, NA]. Fissura pudendi; r. vulvae. **3.** (rima vulvae). [*rima pudendi*, NA].
henna (henna). The leaves of Egyptian privet, *Lawsonia inermis*; used as a cosmetic and hair dye.
henpuye (henpuye). Goundou.
henrio (H) (henry (H)). The unit of electrical inductance, when 1 volt is induced by a change in current of 1 ampere/sec.
hepar, gen. **hepatis** (hepar, gen. hepatis). [*hepar*, NA]. Liver.
h. lobatum (h. lobatum). A fissured liver, from the scars of healed syphilitic gummas.
heparansulfato (heparan sulfate). Heparitin sulfate.
heparina (heparin). Heparinic acid; an anticoagulant principle that is a component of various tissues (especially liver and lung) and mast cells in man and several mammalian species.
h. eliminasa (h. eliminase). H. lyase.
h. liasa (h. lyase). H. eliminase; heparinase.
h. sódica (h. sodium).
heparinasa (heparinase). Heparin lyase.
heparinemia (heparinemia). The presence of demonstrable levels of heparin in the circulating blood.
heparinizar (heparinize). To perform therapeutic administration of heparin.
heparitinsulfato (heparitin sulfate). Heparan sulfate.
hepat-, hepatico-, hepato- (hepat-, hepatico-, hepato-). Combining forms denoting the liver.
hepatalgia (hepatalgia). Hepatodynia; pain in the liver.
hepatectomía (hepatectomy). Removal of the liver, whole or in part.
hepático (hepatic). Relating to the liver.
hepaticodocotomía (hepaticodochotomy). Combined hepaticotomy and choledochotomy.
hepaticoduodenostomía (hepaticoduodenostomy). Hepatoduodenostomy; establishment of a communication between the hepatic ducts and the duodenum.
hepaticoenterostomía (hepaticoenterostomy). Hepatocholangioenterostomy; establishment of a communication between the hepatic ducts and the intestine.
hepaticogastrostomía (hepaticogastrostomy). Establishment of a communication between the hepatic duct and the stomach.
hepaticolitotomía (hepaticolithotomy). Removal of a stone from a hepatic duct.
hepaticolitotricia (hepaticolithotripsy). The crushing or fragmentation of a biliary calculus in the hepatic duct.
hepaticopulmonar (hepaticopulmonary). Hepatopneumonic.
hepaticostomía (hepaticostomy). Establishment of an opening into the hepatic duct.
hepaticotomía (hepaticotomy). Incision into the hepatic duct.
hepatina (hepatin). Glycogen.
hepatítico (hepatitic). Relating to hepatitis.
hepatitis (hepatitis). Inflammation of the liver; usually from a viral infection, but sometimes from toxic agents.
h. A (h. A). Viral h. type A.
h. B (h. B). Viral h. type B.
h. C (h. C). Viral h. type C.
h. canina infecciosa (infectious canine h.). H. contagiosa canis.
h. de células gigantes (giant cell h.). Neonatal h.
h. de células plasmáticas (plasma cell h.). Lupoid h.
h. colangiolítica (cholangiolitic h.).
h. colestásica (cholestatic h.).
h. contagiosa canina (h. contagiosa canis). Infectious canine h.
h. de corta incubación (short incubation h.). Viral h. type A.
h. crónica (chronic h.). Chronic active liver disease.
h. crónica activa (active chronic h.). Juvenile cirrhosis; posthepatitic cirrhosis; subacute h.
h. crónica persistente (persistent chronic h.).
h. D (h. D). Viral h. type D.
h. delta (delta h.). Viral h. type D.
h. E (h. E). Viral h. type E.
h. epidémica (epidemic h.). Viral h. type A.
h. externa (h. externa). Perihepatitis.
h. por halotano (halothane h.).
h. inducida por fármacos (drug-induced h.).
h. infecciosa (infectious h. (IH)). Viral h. type A.
h. infecciosa necrótica de las ovejas (infectious necrotic h. of sheep).
h. intersticial crónica (chronic interstitial h.).
h. de larga incubación (long incubation h.). Viral h. type B.
h. lupoide (lupoid h.). Plasma cell h.
h. murina (murine h.). Mouse h.
h. NANB (NANB h.). Non-A, non-B h.
h. neonatal (neonatal h.). Giant cell h.
h. no A, no B (non-A, non-B h.). NANB h.
h. parenquimatosa aguda (acute parenchymatous h.).
h. con peliosis (peliosis h.).
h. del ratón, murina (mouse h., murine h.).
h. sérica (serum h. (SH)). Viral h. type B.
h. sérica equina (equine serum h.). Theiler's disease.
h. subaguda (subacute h.). Active chronic h.
h. supurada (suppurative h.). H. with abscess formation.
h. por transfusión (transfusion h.). Viral h. type B.
h. viral (viral h.). Virus h.
h. viral anictérica (anicteric virus h.).
h. viral de los patos (virus h. of ducks).
h. viral de tipo A (viral h. type A). Epidemic h.; h. A; infectious h.
h. viral de tipo B (viral h. type B). Serum h.; transfusion h.; virus B h.
h. viral de tipo C (viral h. type C). H. C.
h. viral de tipo D (viral h. type D). Delta h.
h. viral de tipo E (viral h. type E). H. E.
h. por virus (virus h.). Viral h.
h. por virus A (virus A h.). Viral h. type A.
h. por virus B (virus B h.). Viral h. type B.
hepatización (hepatization). Conversion of a loose tissue into a firm mass like the substance of the liver macroscopically.
h. amarilla (yellow h.).
h. gris (gray h.).
h. roja (red h.).
hepatoblastoma (hepatoblastoma). A malignant neoplasm occurring in young children, primarily in the liver.
hepatocarcinoma (hepatocarcinoma). Malignant hepatoma.
hepatocele (hepatocele). Protrusion of part of the liver through the abdominal wall or the diaphragm.
hepatocístico (hepatocystic). Relating to the gallbladder, or to both liver and gallbladder.
hepatocito (hepatocyte). A parenchymal liver cell.
hepatocolangioenterostomía (hepatocholangioenterostomy). Hepaticoenterostomy.
hepatocolangiostomía (hepatocholangiostomy). Creation of an opening into the common bile duct to establish drainage.
hepatocolangioyeyunostomía (hepatocholangiojejunostomy). Union of the hepatic duct to the jejunum.
hepatocolangitis (hepatocholangitis). Inflammation of the liver and biliary tree.
hepatocupreína (hepatocuprein). Cytocuprein.
hepatodinia (hepatodynia). Hepatalgia.
hepatodisentería (hepatodysentery). Dysentery associated with liver disease.
hepatoduodenostomía (hepatoduodenostomy). Hepaticoduodenostomy.
hepatoentérico (hepatoenteric). Relating to the liver and the intestine.
hepatoesplenitis (hepatosplenitis). Inflammation of the liver and spleen.
hepatoesplenografía (hepatosplenography). Hepatolienography; the use of a contrast medium to outline or depict the liver and spleen roentgenographically.
hepatoesplenomegalia (hepatosplenomegaly). Hepatolienomegaly; enlargement of the liver and spleen.
hepatoesplenopatía (hepatosplenopathy). Disease of the liver and spleen.
hepatofima (hepatophyma). Rounded or nodular tumor of the liver.
hepatófugo (hepatofugal). Away from the liver, usually referring to portal blood flow.
hepatogástrico (hepatogastric). Relating to the liver and the stomach.

hepatogénico, hepatógeno (hepatogenic, hepatogenous). Of hepatic origin; formed in the liver.
hepatografía (hepatography). Roentgenography of the liver.
hepatohemia (hepatohemia). Rarely used term for congestion of the liver.
hepatoide (hepatoid). Resembling or like the liver.
hepatolienografía (hepatolienography). Hepatosplenography.
hepatolienomegalia (hepatolienomegaly). Hepatosplenomegaly.
hepatolisina (hepatolysin). A cytolysin that destroys parenchymal cells of the liver.
hepatolitectomía (hepatolithectomy). Removal of a calculus from the liver.
hepatolitiasis (hepatolithiasis). Presence of calculi in the liver.
hepatolito (hepatolith). A concretion in the liver.
hepatología (hepatology). The branch of medicine concerned with diseases of the liver.
hepatólogo (hepatologist). A specialist in hepatology.
hepatoma (hepatoma).
h. maligno (malignant h.). Hepatocarcinoma; hepatocellular carcinoma.
hepatomalacia (hepatomalacia). Softening of the liver.
hepatomegalia (hepatomegaly, hepatomegalia). Megalohepatia; enlargement of the liver.
hepatomelanosis (hepatomelanosis). Heavy pigmentation of the liver.
hepatonecrosis (hepatonecrosis). Death of liver cells.
hepatonéfrico (hepatonephric). Hepatorenal.
hepatonefromegalia (hepatonephromegaly). Enlargement of both liver and kidney or kidneys.
hepatoneumónico (hepatopneumonic). Hepaticopulmonary; hepatopulmonary; relating to the liver and the lungs.
hepatónfalo (hepatomphalos). Hepatomphalocele.
hepatonfalocele (hepatomphalocele). Hepatomphalos; umbilical hernia with involvement of the liver.
hepatopatía (hepatopathy). Disease of the liver.
hepatopático (hepatopathic). Damaging the liver.
hepatoperitonitis (hepatoperitonitis). Perihepatitis.
hepatópeto (hepatopetal). Toward the liver, usually referring to the normal direction of portal blood flow.
hepatopexia (hepatopexy). Anchoring of the liver to the abdominal wall.
hepatoportal (hepatoportal). Relating to the portal system of the liver.
hepatoptosis (hepatoptosis). Wandering liver; a downward displacement of the liver.
hepatopulmonar (hepatopulmonary). Hepatopneumonic.
hepatorrafia (hepatorrhaphy). Suture of a wound of the liver.
hepatorragia (hepatorrhagia). Hemorrhage into or from the liver.
hepatorrea (hepatorrhea). Obsolete term for cholorrhea.
hepatorrenal (hepatorenal). Hepatonephric; relating to the liver and the kidney.
hepatorrexis (hepatorrhexis). Rupture of the liver.
hepatoscopia (hepatoscopy). Examination of the liver.
hepatostomía (hepatostomy). Establishment of a fissure into the liver.
hepatoterapia (hepatotherapy). **1.** Treatment of disease of the liver. **2.** Therapeutic use of liver extract or of the raw substance of the liver.
hepatotomía (hepatotomy). Incision into the liver.
hepatotoxemia (hepatotoxemia). Autointoxication assumed to be due to improper functioning of the liver.
hepatotóxico (hepatotoxic). Relating to an agent that damages the liver, or pertaining to any such action.
hepatotoxina (hepatotoxin). A toxin that is destructive to parenchymal cells of the liver.
hepatotrofia (hepatatrophia, hepatatrophy). Atrophy of the liver.
hepatoyugularómetro (hepatojugularometer). An apparatus for the quantitative control and measurement of the pressure and force applied over the liver to test the hepatojugular reflux.
hepta- (hepta-). Prefix denoting seven.
heptabarbital (heptabarbital). A short-acting barbiturate that produces sedation, hypnosis, or anesthesia, depending upon the dose administered.
heptada (heptad). A septivalent chemical element or radical.
heptaminol (heptaminol). 6-Amino-2-methyl-2-heptanol; a sympathomimetic, vasoconstrictor, and cardiotonic.
heptanal (heptanal). Enanthal; oenanthal; heptaldehyde.
heptazona, clorhidrato de (heptazone hydrochloride). Phenadoxone hydrochloride.
heptosa (heptose). A sugar with 7 carbon atoms in its molecule.
heptulosa (heptulose). Ketoheptose.
herbívoro (herbivorous). Feeding on plants.
heredado (inherited). Inborn.
hereditario (hereditary) Derived from ancestry; transmitted from parent to offspring; obtained by inheritance.
heredo- (heredo-). Prefix denoting heredity.
heredoataxia (heredoataxia). Hereditary spinal ataxia.
heredofamiliar (heredofamilial). Obsolete term denoting an inherited condition present in more than one member of a family.
heredopatía atáxica polineuritiforme (heredopathia atactica polyneuritiformis). Refsum's disease.
herencia **1.** (inheritance). Characters or qualities that are transmitted from parent to offspring. **2.** (heritage). The total of all the inherited characters. **3.** (inheritance). That which is inherited. **4.** (inheritance). The act of inheriting. **5.** (heritability). In intelligence or personality testing, a statistical term used to denote the extent of variance of an individuals total score or response which is attributable to a presumed genetic component. **6.** (heredity). The transmission of characters from parent to offspring. **7.** (heritability). In genetics, a statistical term used to denote the proportion of phenotypic variance due to variance in genotypes.
h. alternativa (alternative i.).
h. citoplasmática (cytoplasmic i.). Extranuclear i.
h. codominante (codominant i.).
h. colateral (collateral i.).
h. dominante (dominant i.).
h. extracromosómica (extrachromosomal i.).
h. extranuclear (extranuclear i.). Cytoplasmic i.
h. galtoniana (galtonian i.). Polygenic i.
h. holándrica (holandric i.). Y-linked i.
h. hologínica (hologynic i.).
h. homócrona (homochronous i.).
h. influida por el sexo (sex-influenced i.).
h. ligada al cromosoma X (X-linked i.).
h. ligada al cromosoma Y (Y-linked i.). Holandric i.
h. ligada al sexo (sex-linked i.).
h. limitada por el sexo (sex-limited i.).
h. materna (maternal i.).
h. mendeliana (mendelian i.). Alternative i.
h. mezclada (blending i.).
h. en mosaico (mosaic i.).
h. multifactorial (multifactorial i.).
h. poligénica (polygenic i.). Galtonian i.
h. recesiva (recessive i.).
herida (wound). **1.** Trauma to any of the tissues of the body, especially that caused by physical means and with interruption of continuity. **2.** A surgical incision.
h. abierta (open w.).
h. abrasiva (abraded w.). Abrasion.
h. acanalada (crease w.). Gutter w.
h. de arma blanca (stab w.).
h. por arma de fuego (gunshot w.).
h. con aspiración (sucking w.). Open pneumothorax.
h. avulsa (avulsed w.).
h. contusa, no penetrante (nonpenetrating w.).
h. en gotiera (gutter w.). Crease w.; glancing w.
h. incisa (incised w.). A clean cut, as by a sharp instrument.
h. penetrante (penetrating w.).
h. perforante (perforating w.).
h. punzante (puncture w.).
h. de refilón (glancing w.). Gutter w.
h. en sedal (seton w.).
h. soplante (blowing w.). Open pneumothorax.
h. tangencial (tangential w.).
h. traumatopneica (traumatopneic w.). Open pneumothorax.
hermafrodita (hermaphrodite). An individual with hermaphroditism.

H
I
J

hermafroditismo **1.** (hermaphrodism). Hermaphroditism. **2.** (hermaphroditism). Hermaphrodism; the presence in one individual of both ovarian and testicular tissue; i.e., true h.
h. bilateral (bilateral hermaphroditism). True h. with ovotestis on both sides.
h. externo (lateral hermaphroditism). Dimidiate h.
h. falso (false hermaphroditism). Pseudohermaphroditism.
h. femenino (female hermaphroditism).
h. masculino (male hermaphroditism).
h. partido (dimidiate hermaphroditism). Lateral h.
h. suprarrenal (adrenal hermaphroditism).
h. transverso (transverse hermaphroditism).
h. unilateral (unilateral hermaphroditism).
h. verdadero (true hermaphroditism).
hermana (sister). **1.** The title of a head nurse in a public hospital or in a ward or the operating room of a hospital. **2.** Any registered nurse in private practice.
hermandad (sibship). **1.** The reciprocal state between individuals who have the same pair of parents. **2.** All progeny of one pair of parents.
hermano **1.** (sibling). One of two or more children of the same parents. **2.** (sib). A member of a sibship.
hermético (hermetic). Airtight; denoting a vessel closed or sealed in such a way that air can neither enter it nor issue from it.
hernia (hernia). Rupture; protrusion of a part or structure through the tissues normally containing it.
h. abdominal (abdominal h.). Laparocele.
h. anteroexterna (lateral ventral h.). Spigelian h.
h. de asa doble (double loop h.). "w" h.
h. de Barth (Barth's h.).
h. de Béclard (Béclard's h.).
h. de Bochdalek (Bochdalek's h.). Congenital diaphragmatic h.
h. cecal (cecal h.). A h. containing cecum.
h. cerebral (cerebral h.).
h. ciática (sciatic h.). Gluteal h.; ischiocele.
h. de Cloquet (Cloquet's h.).
h. completa (complete h.).
h. de Cooper (Cooper's h.). Bilocular femoral h.; Hey's h.
h. crural (crural h.). Femoral h.
h. deslizada (slipped h.). Sliding h.
h. deslizante (sliding h.). Extrasaccular h.; parasaccular h.; slipped h.
h. diafragmática (diaphragmatic h.).
h. diafragmática congénita (congenital diaphragmatic h.). Bochdalek's h.
h. en doble saco (h. en bissac). Properitoneal inguinal h.
h. duodenoyeyunal (duodenojejunal h.). Retroperitoneal h.; Treitz' h.
h. del elevador (levator h.). Perineal h.
h. epigástrica (epigastric h.).
h. escrotal (scrotal h.). Oschecele; scrotocele.
h. estrangulada (strangulated h.).
h. extrasacular (extrasaccular h.). Sliding h.
h. fascial (fascial h.).
h. femoral (femoral h.). Crural h.; femorocele.
h. femoral bilocular (bilocular femoral h.). Cooper's h.
h. gastroesofágica (gastroesophageal h.). A hiatal h. into the thorax.
h. glútea (gluteal h.). Sciatic h.
h. grasa (fatty h.). Pannicular h.
h. de Hesselbach (Hesselbach's h.).
h. de Hey (Hey's h.). Cooper's h.
h. hiatal deslizante (sliding hiatal h.).
h. hiatal esofágica deslizante (sliding esophageal hiatal h.).
h. hiatal, del hiato (hiatal h., hiatus h.).
h. de Holthouse (Holthouse's h.).
h. iliacosubfascial (iliacosubfascial h.).
h. incarcerada (incarcerated h.). Irreducible h.
h. incisional (incisional h.).
h. infantil (infantile h.).
h. inguinal (inguinal h.). A h. at the inguinal region.
h. inguinal directa (direct inguinal h.).
h. inguinal indirecta (indirect inguinal h.).
h. inguinal properitoneal (properitoneal inguinal h.). H. en bissac.
h. inguinocrural, inguinofemoral (inguinocrural h., inguinofemoral h.).
h. inguinoescrotal (inguinoscrotal h.).
h. inguinolabial (inguinolabial h.).
h. inguinosuperficial (inguinosuperficial h.).
h. intersigmoidea (intersigmoid h.).
h. intersticial (interstitial h.).
h. intraepiploica (intraepiploic h.).
h. intrailíaca (intrailiac h.).
h. intrapelviana (intrapelvic h.).
h. irreductible (irreducible h.). Incarcerated h.
h. isquiática (ischiatic h.). A h. through the sacrosciatic foramen.
h. deKrönlein (Krönlein's h.). Properitoneal inguinal h.
h. labial (labial h.). H. through the canal of Nuck.
h. de Laugier (Laugier's h.).
h. del ligamento ancho uterino (h. of the broad ligament of the uterus).
h. de Littré (Littré's h.).
h. lumbar (lumbar h.).
h. de Malgaigne (Malgaigne's h.).
h. meníngea (meningeal h.).
h. mesentérica (mesenteric h.).
h. del obturador (obturator h.). H. through the obturator foramen.
h. oculta (concealed h.).
h. orbitaria (orbital h.).
h. panicular (pannicular h.). Fatty h.
h. paraesofágica (paraesophageal h.).
h. paraperitoneal (paraperitoneal h.).
h. parasacular (parasaccular h.). Sliding h.
h. parasternal (parasternal h.). Morgagni's foramen.
h. parietal (parietal h.). Littré's h.; partial enterocele; Richter's h.
h. perineal (perineal h.). Levator h.; pudendal h.
h. de Petit (Petit's h.). Lumbar h., occurring in Petit's triangle.
h. prevesical (antevesical h.).
h. pudenda (pudendal h.). Perineal h.
h. reductible (reducible h.).
h. retrógrada (retrograde h.).
h. retroperitoneal (retroperitoneal h.). Duodenojejunal h.
h. retropubiana (retropubic h.).
h. retrosternal (retrosternal h.).
h. de Richter (Richter's h.). Parietal h.
h. de Rokitansky (Rokitansky's h.).
h. seca (dry h.). A h. with adherent sac and contents.
h. sinovial (synovial h.).
h. de Spigel (spigelian h.). Lateral ventral g.
h. de Treitz (Treitz' h.). Duodenojejunal h.
h. umbilical (umbilical h.). Exomphalos; exumbilication.
h. vaginal posterior (posterior vaginal h.).
h. de Velpeau (Velpeau's h.).
h. ventral (ventral h.). An abdominal incisional h.
h. vesiculosa (vesicle h.).
h. del vítreo (vitreous h.).
h. en "w" ("w" h.). Double loop h.
herniación (herniation). Formation of a protrusion.
h. del cíngulo (cingulate h.).
h. esfenoidal (sphenoidal h.).
h. foraminal (foraminal h.). Tonsillar h.
h. subfalcial (subfalcial h.). H. beneath the falx cerebri.
h. tonsilar (tonsillar h.). Foraminal h.
h. transtentorial (transtentorial h.).
h. transtentorial caudal (caudal transtentorial h.). Uncal h.
h. transtentorial rostral (rostral transtentorial h.).
h. uncal (uncal h.). Caudal transtentorial h.
herniado (herniated). Denoting any structure protruded through a hernial opening.
herniario (hernial). Relating to hernia.
hernio- (hernio-). Combining form relating to hernia.
hernioenterotomía (hernioenterotomy). Incision of the intestine following the reduction of a hernia.
herniografía (herniography). Radiographic examination of a hernia following injection of a contrast medium into the hernial sac.
hernioide (hernioid). Resembling hernia.
herniolaparotomía (herniolaparotomy). Laparotomy for correction of hernia.

hernioplastia (hernioplasty). Herniorrhaphy.
herniopunción (herniopuncture). Insertion of a hollow needle into a hernia in order to reduce the size of the tumor by withdrawing gas or liquid.
herniorrafia (herniorrhaphy). Hernioplasty; surgical repair of a hernia.
herniotomía (herniotomy). Celotomy surgical division of the constriction or strangulation of a hernia, often followed by herniorrhaphy.
  h. de Petit (Petit's h.). H. without incision into the sac.
herniótomo (herniotome). Hernia knife.
  h. de Cooper (Cooper's h.).
heroico (heroic). Denoting an aggressive, daring procedure which in itself may endanger the patient but which also has a possibility of being successful, whereas lesser action would result in failure.
heroína (heroin). Diacetylmorphine; an alkaloid prepared from morphine by acetylation.
herpangina (herpangina). A disease caused by types of coxsackievirus.
herpes (herpes). Serpigo; an eruption of groups of deep-seated vesicles on erythematous bases.
  h. catarral (h. catarrhalis). H. simplex.
  h. circinado ampolloso (h. circinatus bullosus). Dermatitis herpetiformis.
  h. corneal (h. corneae). Herpetic keratitis.
  h. descamativo (h. desquamans). Tinea imbricata.
  h. digital (h. digitalis). H. simplex.
  h. facial (h. facialis). H. simplex.
  h. febril (h. febrilis). H. simplex.
  h. generalizado (h. generalisatus). Generalized h. simplex virus infection.
  h. genital (h. genitalis, genital h.). H. simplex.
  h. gestacional (h. gestationis). Hydroa gestationis.
  h. del iris (h. iris). **1.** Erythema iris. **2.** Erythema multiforme.
  h. labial (h. labialis). H. simplex.
  h. neonatal (neonatal h.).
  h. simple (h. simplex). H. catarrhalis; h. facialis; h. febrilis.
  h. traumático (traumatic h.).
  h. zoster (h. zoster). Shingles; zona ignea; zona serpiginosa; zona.
  h. zoster oftálmico (h. zoster ophthalmicus).
  h. zoster variceloso (h. zoster varicellosus).
herpesvirus (herpesvirus). A virus of the genus *Herpesvirus* (family *Herpesviridae*), divided into two types (1 and 2).
herpético (herpetic). **1.** Relating to or characterized by herpes. **2.** Relating to or caused by a herpetovirus or herpesvirus.
herpetiforme (herpetiform). Resembling herpes.
herpetovirus (herpetovirus). Any virus belonging to the family Herpetoviridae.
  h. canino (canine h.).
  h. caprino (caprine h.).
hersaje (hersage). Separating the individual fibers of a nerve trunk.
hertz (Hz) (hertz (Hz)). A unit of frequency equivalent to 1 cycle per second.
hertziano (hertzian). Attributed to or described by Heinrich R. Hertz.
herzstoss (herzstoss). Cardiac systole characterized by a massive diffuse precordial heave without any definite point of maximal impulse.
hesitación (hesitancy). An involuntary delay or inability in starting the urinary stream.
hesperetina (hesperetin). A flavone aglycon of hesperidin.
hesperidina (hesperidin). Cirantin; hesperetin 7-rutinoside.
hetacilina (hetacillin). Phenazacillin; a semisynthetic penicillin compound with antimicrobial properties.
heteradelfo (heteradelphus). Unequal conjoined twins in which the smaller incomplete parasite is attached to the larger, more nearly normal autosite.
heteralo (heteralius). Unequal conjoined twins in which the parasite appears as little more than an excrescence on the autosite.
heteráquido (heterakid). Common name for members of the family Heterakidae.
heteraxial (heteraxial). Having mutually perpendicular axes of unequal length.
heterecio (heterecious). Metoxenous; having more than one host.
heterecismo (heterecism). Metoxeny; the occurrence, in a parasite, of two cycles of development passed in two different hosts.
heterestesia (heteresthesia). A change occurring in the degree (either plus or minus) of the sensory response to a cutaneous stimulus as the latter crosses a certain line on the surface.
hetero-, heter- (hetero-, heter-). Combining forms meaning other, or different.
heteroaglutinina (heteroagglutinin). A form of hemagglutinin, one that agglutinates the red blood cells of species other than that in which the h. occurs.
heteroalelos (heteroalleles). Genes that have undergone mutation at different nucleotide positions.
heteroanticuerpo (heteroantibody). Antibody that is heterologous with respect to antigen, in contradistinction to isoantibody.
heteroantisuero (heteroantiserum). Antiserum developed in one animal species against antigens or cells of another species.
heteroátomo (heteroatom). An atom, other than carbon, located in the ring structure of an organic compound, as the N in pyridines or pyrimidines (heterocyclic compounds).
heteroblástico (heteroblastic). Developing from more than a single type of tissue.
heterocarion (heterokaryon). Genetically different nuclei in a common cytoplasm.
heterocariótico (heterokaryotic). Exhibiting the properties of a heterokaryon.
heterocéfalo (heterocephalus). Conjoined twins with heads of unequal size.
heterocelular (heterocellular). Formed of cells of different kinds.
heterocéntrico (heterocentric). **1.** Having different centers; said of rays that do not meet at a common focus. **2.** Allocentric.
heterocigosidad, heterocigosis (heterozygosity, heterozygosis). The state of being heterozygous.
heterocigótico (heterozygous). Having different allelic genes at one or more paired loci in homologous chromosomes.
  h. doble (doubly h.).
heterocigoto (heterozygote). A heterozygous individual.
  h. compuesto (compound h.). Genetic compound.
  h. manifiesto (manifesting h.) Manifesting carrier.
heterocinesia (heterokinesia). Heterokinesis; executing movements the reverse of those one is told to make.
heterocinesis (heterokinesis). **1.** Differential distribution of X and Y chromosomes during meiotic cell division. **2.** Heterokinesia.
heterocitotrópico (heterocytotropic). Having an affinity for cells of a different species.
heterocládico (heterocladic). Denoting an anastomosis between branches of different arterial trunks, as distinguished from homocladic.
heterocrino (heterocrine). Denoting the secretion of two or more kinds of material.
heterocrisis (heterocrisis). Rarely used term for an irregular crisis, one occurring at an abnormal time or with unusual symptoms.
heterocromático (heterochromatic). Characteristic of heterochromatin.
heterocromatina (heterochromatin). Heteropyknotic chromatin; the part of the chromonema that remains tightly coiled and condensed during interphase and thus stains readily.
  h. constitutiva (constitutive h.).
  h. facultativa (facultative h.).
  h. rica en satélite (satellite-rich h.).
heterocromía (heterochromia). A difference in coloration in two structures or two parts of the same structure which are normally alike in color.
  h. atrófica (atrophic h.).
  h. binocular (binocular h.).
  h. del iris (h. iridis, h. of iris).
  h. monocular (monocular h.). A variegated iris.
  h. simpática (sympathetic h.).
  h. simple (simple h.).
heterocromo (heterochromous). Having an abnormal difference in coloration.
heterocromosoma (heterochromosome). Allosome.
heterocronía (heterochronia). Origin or development of tissues or organs at an unusual time or out of the regular sequence.

heterocrónico (heterochronic, heterochronous). Heterochronous.
heterócrono (heterochron). Having varying chronaxies.
heterodérmico (heterodermic). Denoting skin grafting in which the grafts are taken from the skin of an animal of another species (dermatoheteroplasty).
heterodídimo (heterodymus). Unequal conjoined twins in which the incomplete parasite, consisting of head and neck and, to some extent, thorax, is attached to the anterior surface of the autosite.
heterodisperso (heterodisperse). Of varying size; describing aerosols whose particles are not uniform in size.
heterodonto (heterodont). Having teeth of varying shapes, such as those of humans and the majority of mammals, in contrast to homodont.
heteródromo (heterodromous). Moving in the opposite direction.
heteroduplex (heteroduplex). A DNA molecule, the two constitutive strands of which are derived from distinct sources and hence are likely to be somewhat mismatched.
heteroerótico (heteroerotic). Alloerotic.
heteroerotismo (heteroerotism). Alloerotism.
heteroespecífico (heterospecific). Heterologous, as pertains to grafts.
heterofagia (heterophagy). Digestion within a cell of an exogenous substance phagocytosed from the cell's environment.
heterofasia (heterophasia). Heterolalia.
heterofemia (heterophemia, heterophemy). Heterolalia.
heterofiasis (heterophyiasis). Heterophyidiasis; infection with a heterophyid trematode, particularly *Heterophyes heterophyes*.
heterofidiasis (heterophyidiasis). Heterophyiasis.
heterófido (heterophyid). Common name for a member of the family Heterophyidae.
heterófilo (heterophil, heterophile). **1.** The neutrophilic leukocyte in man. **2.** Pertaining to heterogenetic antigens occurring in different species or to antibodies directed against such antigens.
heterofonía (heterophonia). **1.** Heterophthongia. The change of voice at puberty. **2.** Any abnormality in the voice sounds.
heteroforia (heterophoria). A tendency for deviation of the eyes from parallelism, prevented by binocular vision.
heteroftalmía (heterophthalmus). Allophthalmia; a difference in the appearance of the two eyes, usually due to heterochromia iridis.
heteroftongia (heterophthongia). Heterophonia.
heterogamético (heterogametic). Digametic: relating to production of gametes of contrasting types with respect to sex chromosomes.
heterogamia (heterogamy). **1.** Conjugation of unlike gametes. **2.** Bearing different types of flowers. **3.** Reproduction by indirect methods of pollination.
heterógamo (heterogamous). Relating to heterogamy.
heterogeneidad (heterogeneity). Heterogeneous state or quality.
h. genética (genetic h.).
heterogéneo **1.** (heterogenous). Of foreign origin; commonly confused with heterogeneous. **2.** (heterogeneous). Composed of parts having various and dissimilar characteristics or properties.
heterogénesis (heterogenesis). Spontaneous generation.
heterogenético (heterogenetic). Relating to heterogenesis.
heterogénico (heterogenic, heterogeneic). Pertaining to different gene constitutions, especially with respect to different species.
heterogenoto (heterogenote). In microbial genetics, an organism that contains an exogenous piece of genetic material that differs somewhat from the corresponding region of its own original genome.
heterohipnosis (heterohypnosis). Hypnosis induced by or in another, as opposed to autohypnosis.
heteroinjerto (heterograft). Xenograft.
heterolalia (heterolalia). Heterophasia; heterophemia; heterophemy; the habitual substitution of meaningless or inappropriate words for those intended; a form of aphasia.
heterolateral (heterolateral). Contralateral.
heterolípidos (heterolipids). Compound lipids; lipids containing N and P atoms.
heterolisina (heterolysin). A lysin that is formed in one species of animal and manifests lytic activity on the cells of a different species.
heterólisis (heterolysis). Dissolution or digestion of cells or protein components from one species by a lytic agent from a different species.
heteroliteral (heteroliteral). Relating to stammering or the substitution of one letter for another in the pronunciation of certain words.
heterolítico (heterolytic). Pertaining to heterolysis or to the effect of a heterolysin.
heterología (heterology). A departure from the normal in structure, arrangement, or mode or time of development.
heterólogo (heterologous). **1.** Pertaining to cytologic or histologic elements occurring where they are not normally found. **2.** Derived from an animal of a different species.
heteromastigoto (heteromastigote). A flagellate having two flagella, one anterior and one posterior.
heteromeral (heteromeral). Heteromeric.
heteromérico (heteromeric). **1.** Having a different chemical composition. **2.** Heteromeral; heteromerous; denoting spinal neurons that have processes passing over to the opposite side of the cord.
heterómero (heteromerous). Heteromeric.
heterometábolo (heterometabolous). Pertaining to a member of the Heterometabola, a superorder sometimes used for a series of insect orders in which incomplete metamorphosis is found.
heterometaplasia (heterometaplasia). Tissue transformation resulting in production of a tissue foreign to the part where produced.
heterométrico (heterometric). Involving or depending upon a change in size.
heterometropía (heterometropia). A condition in which the refraction is different in the two eyes.
heteromorfismo (heteromorphism). In cytogenetics, a difference in shape or size between the two members of a pair of metaphase chromosomes.
heteromorfo (heteromorphous). Differing from the normal type.
heteromorfosis (heteromorphosis). **1.** Development of one tissue from a tissue of another kind or type. **2.** Embryonic development of tissue or an organ inappropriate to its site.
heterónimo (heteronymous). Having different names or expressed in different terms.
heteronomía (heteronomy). The condition or state of being heteronomous.
heterónomo (heteronomous). **1.** Different from the type; abnormal. **2.** Subject to the direction or control of another; not self-governing.
heteronuclear (heteronuclear). Denoting a heterokaryon that has lost some of the nuclear material from which the cell line was originally constituted.
heteroosteoplastia (hetero-osteoplasty). Bone transplantation from one species to another.
heterópago (heteropagus). Unequal conjoined twins in which the imperfectly developed parasite is attached to the ventral portion of the autosite.
heteropatía (heteropathy). **1.** Abnormal sensitivity to stimuli. **2.** Allopathy.
heteropicnosis (heteropyknosis). Any state of variable density or condensation, usually referring to differences in degree of density between different chromosomes or between different regions of the same chromosome.
heteropicnótico (heteropyknotic). Relating to or characterized by heteropyknosis.
heteroplasia (heteroplasia). **1.** Alloplasia. Development of cytologic and histologic elements that are not normal for the organ or part in question. **2.** Malposition of tissue or a part that is otherwise normal.
heteroplastia (heteroplasty). **1.** Heterotransplantation. **2.** Formerly, transplantation of any graft other than an autograft.
heteroplástico (heteroplastic). **1.** Pertaining to or manifesting heteroplasia. **2.** Relating to heteroplasty.
heteroplástido (heteroplastid). The graft in heteroplasty.
heteroploide (heteroploid). Relating to heteroploidy.
heteroploidia (heteroploidy). The state of a cell possessing some number of haploid sets other than the normal diploid number (in man, 46).
heteropolisacárido (heteropolysaccharide). A polysaccharide composed of two or more different types of monosaccharides.
heteroproteosa (heteroproteose). Primary proteose.
heteropsicológico (heteropsychologic). Relating to ideas developed from without or derived from another's consciousness.

heteroqueratoplastia (heterokeratoplasty). Keratoplasty in which the cornea from one species of animal is grafted to the eye of another species.
heteróquiro (heterocheiral, heterochiral). Relating to or referred to the other hand.
heterosacárido (heterosaccharide). A glycoside in which a sugar group is attached to a nonsugar group; e.g., amygdalin.
heterosexual (heterosexual). **1.** Relating to or characteristic of heterosexuality. **2.** A person whose sexual orientation is toward persons of the opposite sex.
heterosexualidad (heterosexuality). Erotic attraction, predisposition, or activity, including sexual congress between persons of the opposite sex.
heterosis (heterosis). The beneficial effect of crossing (hybridization) upon growth, vigor, and physical or mental qualities in a strain of plants or in animal stock, as measured by the mid-parent mean and F_1.
heterosoma (heterosome). In genetics, the chromosome pair that is different in the two sexes.
heterosugestión (heterosuggestion). Hypnotic suggestion received from another person; opposed to autosuggestion.
heterotálico (heterothallic). In fungi, denoting a kind of sexual reproduction in which a sexual spore is produced only by fusion with a nucleus of another mating type.
heterotaxia 1. (heterotaxia). Heterotaxis; heterotaxy; abnormal arrangement of organs or parts of the body in relation to each other. **2.** (heterotaxis, heterotaxy). Heterotaxia.
h. cardíaca (cardiac h.).
heterotáxico (heterotaxic). Abnormally placed or arranged.
heterotérmico (heterothermic). Having partial regulation of body temperature; between poikilothermic and homeothermic.
heterotermo (heterotherm). A heterothermic animal.
heterótico (heterotic). Relating to heterosis.
heterotípico (heterotypic). Of a different or unusual type or form.
heterotonía (heterotonia). Abnormality or variation in tension or tonus.
heterotopia (heterotopia). **1.** Ectopia. **2.** In neuropathology, displacement of gray matter, typically into the deep cerebral white matter.
heterotópico (heterotopic). **1.** Ectopic. **2.** Relating to heterotopia.
heterótopo (heterotopous). Heterotopic, especially in reference to teratomas composed of tissues that are out of place in the region where found.
heterotrasplante (heterotransplantation). Heteroplasty; transfer of a heterograft (xenograft).
heterotricosis (heterotrichosis). A condition characterized by hair growth of variegated color.
heterotrófico (heterotrophic). Relating to a heterotroph.
heterótrofo (heterotroph). A microorganism that obtains its carbon, as well as its energy, from organic compounds.
heterotropía (heterotropia, heterotropy). Strabismus.
h. macular (h. maculae). Ectopia maculae.
heteroxantina (heteroxanthine). 7-Methylxanthine.
heteroxeno (heteroxenous). Digenetic.
heterozoico (heterozoic). Relating to another animal or another species of animal.
hexa-, hex- (hexa-, hex-). Prefixes meaning six.
hexabiona (hexabione). Obsolete term for pyridoxine.
hexacanto (hexacanth). Oncosphere; the motile six-hooked first-stage larva of cyclophyllidean cestodes.
hexacarbacolina, bromuro de (hexacarbacholine bromide). A neuromuscular blocking agent with depolarizing and nondepolarizing actions.
hexaclorociclohexano (hexachlorocyclohexane). Lindane.
hexaclorofano (hexachlorophane). Hexachlorophene.
hexaclorofeno (hexachlorophene). Hexachlorophane; an antibacterial; used in soaps and detergents to inhibit bacterial growth.
hexacosanol (hexacosanol). Ceryl.
hexacosilo (hexacosyl). Ceryl.
hexadactilia, hexadactilismo (hexadactyly, hexadactylism). The presence of six fingers or six toes on one or both hands or feet.
l-hexadecanol (1-hexadecanol). Cetyl alcohol.
hexadifano (hexadiphane). Prozapine.
hexafluorenio, bromuro de (hexafluorenium bromide). A potentiator for succinylcholine in anesthesiology by producing a mild nondepolarizing neuromuscular blockade.
hexámero (hexamer).
hexametona, bromuro de (hexamethone bromide). Hexamethonium chloride.
hexametonio, cloruro de (hexamethonium chloride). Hexamethone bromide; a ganglionic blocking agent used in the treatment of hypertension.
hexamida cobirínica (cobyrinic hexa-amide). Cobyric acid.
hexamidina, isotionato de (hexamidine isethionate). A topical antiseptic.
hexamina (hexamine). Methenamine.
hexamitiasis (hexamitiasis). An infectious catarrhal enteritis of turkeys, quail, Chukkar partridges, and other gallinaceous birds caused by *Hexamita meleagridis* and manifested as diarrhea.
hexano (hexane). A saturated hydrocarbon of the paraffin series.
hexanoato (hexanoate). Caproylate.
hexanoílo (hexanoyl). Caproyl.
hexaploidia (hexaploidy).
hexavalente (sexivalent). Having a valence of six.
hexestrol (hexestrol). Dihydrodiethylstilbestrol; a synthetic compound with estrogenic activity.
hexetidina (hexetidine). A local anti-infective agent used in the treatment of vaginitis and cervicitis due to fungal and protozoan organisms.
hexilcaína, clorhidrato de (hexylcaine hydrochloride). A local anesthetic agent suitable for surface application, infiltration, or nerve block.
hexilo (hexyl). The radical of hexane.
hexilresorcinol (hexylresorcinol). A broad spectrum anthelmintic.
hexitol (hexitol). The polyol (sugar alcohol) obtained on the reduction of a hexose.
hexobarbital sódico (hexobarbital sodium). A barbiturate sedative and hypnotic of short duration.
hexobendina (hexobendine). A coronary and cerebral vasodilator.
hexociclio, metilsulfato de (hexocyclium methylsulfate). An anticholinergic agent.
hexocinasa (hexokinase). A phosphotransferase which catalyzes the phosphorylation of glucose and other hexoses to form hexose 6-phosphate.
hexona (hexon). A hexagonal capsomere (hexamer unit) of adenovirus capsids.
hexosa (hexose). A monosaccharide containing six carbon atoms in the molecule.
hexosa fosfatasa (hexose phosphatase). An enzyme catalyzing the hydrolysis of a hexose phosphate to a hexose.
hexosa-1-fosfato uridililtransferasa (hexose-1-phosphate uridylyltransferase). UDPglucose-hexose-1-phosphate uridylyltransferase.
hexosabifosfatasa, hexosadifosfatasa (hexosebisphosphatase, hexosediphosphatase). Fructose-bisphosphatase.
hexosafosfato isomerasa (hexosephosphate isomerase). Glucosephosphate isomerase.
hexosamina (hexosamine). The amine derivative of a hexose; e.g., glucosamine.
hexosaminidasa (hexosaminidase). General term for enzymes cleaving *N*-acetylhexose (glucose or galactose) residues from ganglioside-like oligosaccharides.
hexosanos (hexosans). Polyhexoses; polysaccharides which, on hydrolysis, yield hexoses.
hexulosa (hexulose). Ketohexose.
Hf (Hf). Symbol for hafnium.
Hg (Hg). Symbol for mercury (hydrargyrum).
HGF (HGF). Abbreviation for hyperglycemic-glycogenolytic factor.
HGH (HGH). Abbreviation for human growth hormone.
hialina (hyalin). A clear, eosinophilic, homogeneous substance occurring in degeneration.
h. alcóholica (alcoholic h.). Mallory bodies.
hialinización (hyalinization). The formation of hyalin.
hialino (hyaline). Hyaloid; of a glassy, homogeneous, translucent appearance.

hialinosis (hyalinosis). Hyaline degeneration, especially that of relatively extensive degree.
h. sistémica (systemic h.). Juvenile hyalin fibromatosis.
hialinuria (hyalinuria). The excretion of hyalin or casts of hyaline material in the urine.
hialitis (hyalitis). Vitreitis.
h. supurada (suppurative h.).
hialo-, hial- (hyalo-, hyal-). Combining forms meaning glassy, or relating to hyalin.
hialocito (hyalocyte). Vitreous cell.
hialofagia (hyalophagia, hyalophagy). The eating or chewing of glass.
hialofobia (hyalophobia). Crystallophobia; morbid fear of glass objects.
hialógenos (hyalogens). Substances similar to mucoids that are found in many animal structures (e.g., cartilage, vitreous humor, hydatid cysts) and yield sugars on hydrolysis.
hialohifomicosis (hyalohyphomycosis). An infection caused by a fungus with hyaline (colorless) mycelium.
hialoide (hyaloid). Hyaline.
hialómero (hyalomere). The clear periphery of a blood platelet.
hialoplasma (hyaloplasm, hyaloplasma). The protoplasmic fluid substance of a cell.
h. nuclear (nuclear h.). Karyolymph.
hialoserositis (hyaloserositis). Inflammation of a serous membrane with a fibrinous exudate that eventually becomes hyalinized, resulting in a relatively thick, dense, opaque, glistening, white or gray-white coating.
hialosis (hyalosis). Degenerative changes in the corpus vitreum.
h. asteroide (asteroid h.). Benson's disease.
h. punteada (punctate h.).
hialosoma (hyalosome). An oval or round structure within a cell nucleus that stains faintly but otherwise resembles a nucleolus.
hialurato (hyalurate). Hyaluronate.
hialuronato (hyaluronate). Hyalurate; a salt or ester of hyaluronic acid.
h. liasa (h. lyase). Hyaluronic lyase.
hialurónico liasa (hyaluronic lyase). Hyaluronate lyase.
hialuronidasa (hyaluronidase). **1.** Term used loosely for hyaluronate lyase, hyaluronoglucosaminidase, and hyaluronoglucuronidase. **2.** A soluble enzyme product prepared from mammalian testes.
hialuronoglucosaminidasa (hyaluronoglucosaminidase). An enzyme hydrolyzing 1,4 linkages in hyaluronates.
hialuronoglucuronidasa (hyaluronoglucuronidase). An enzyme hydrolyzing 1,3 linkages in hyaluronates.
hiatal (hiatal). Relating to a hiatus.
hiato (hiatus, pl. hiatus). [*hiatus*, NA]. An aperture, opening, or foramen.
h. adductorius (h. adductorius). [*hiatus adductorius*, NA]. An alternate term for h. tendineus.
h. aórtico (h. aorticus). [*hiatus aorticus*, NA]. Aortic foramen.
h. de Breschet (Breschet's h.). Helicotrema.
h. del canal del facial (h. canalis facialis). [*hiatus canalis nervi petrosi majoris*, NA].
h. del canal del nervio petroso mayor (h. of canal for greater petrosal nerve). [*hiatus canalis nervi petrosi majoris*, NA].
h. del canal del nervio petroso menor (h. of canal of lesser petrosal nerve). [*hiatus canalis nervi petrosi minoris*, NA].
h. esofágico (h. esophageus). [*hiatus esophageus*, NA]. Esophageal opening.
h. etmoidal (h. ethmoidalis). H. semilunaris.
h. de Falopio (fallopian h.). [*hiatus canalis nervi petrosi majoris*, NA].
h. maxilar (maxillary h.). [*hiatus maxillaris*, NA].
h. pleuropericárdico (pleuropericardial h.).
h. pleuroperitoneal (pleuroperitoneal h.). Bochdalek's foramen.
h. del sacro (sacral h.). [*hiatus sacralis*, NA].
h. sacro total (h. totalis sacralis).
h. safeno (h. saphenus). [*hiatus saphenus*, NA]. Fossa ovalis; saphenous opening.
h. de Scarpa (Scarpa's h.). Helicotrema.
h. semilunar (semilunar h.). [*hiatus semilunaris*, NA].
h. subarcuato (h. subarcuatus). Fossa subarcuata.
h. tendinoso (h. tendineus). [*hiatus tendineus*, NA]. Tendinous opening; h. adductorius.
hibaroxia (hybaroxia). Oxygen therapy with pressures greater than 1 atmosphere or ambient oxygen pressure applied to the entire body in a chamber or room.
hibenzato (hybenzate). USAN-approved contraction for *o*-(4-hydroxybenzoyl) benzoate.
hibernación (hibernation). Winter sleep; a torpid condition in which certain animals pass the cold months.
h. artificial (artificial h.).
hibernoma (hibernoma). A rare type of benign neoplasm in human beings, consisting of brown fat that resembles the fat in certain hibernating animals.
h. interescapular (interscapular h.). Brown fat.
hibridación (hybridization). **1.** Crossbreeding; the process of breeding a hybrid. **2.** Crossing over between related but nonallelic genes **3.** The specific reassociation of complementary strands of polynucleic acids.
h. celular (cell h.).
h. de células somáticas (somatic cell h.). Production of a heterokaryon.
h. cruzada (cross h.).
h. de DNA (DNA h.).
hibridismo (hybridism). The state of being hybrid.
híbrido (hybrid). **1.** Crossbreed; an individual (plant or animal) whose parents are different varieties of the same species or belong to different but closely allied species. **2.** Fused tissue culture cells, as in a hybridoma.
h. SV40-adenovirus (SV40-adenovirus h.).
hibridoma (hybridoma). A tumor of hybrid cells used in the in vitro production of specific monoclonal antibodies.
hicantona (hycanthone). An antischistosomal drug.
hiclato (hyclate). USAN-approved contraction for monohydrochloride hemiethanolate hemihydrate.
hidantoína (hydantoin). Glycolylurea; derived from urea or from allantoin.
hidantoinato (hydantoinate). A salt of hydantoin.
hidátide (hydatid). **1.** Hydatid cyst. **2.** A vesicular structure resembling an *Echinococcus* cyst.
h. de Morgagni (Morgagni's h.). Appendix vesiculosa.
h. no pedunculada (nonpedunculated h.). Appendix testis.
h. pedunculada (pedunculated h.). Appendix epididymidis.
h. sésil (sessile h.). Appendix testis.
h. con tallo (stalked h.). Appendix vesiculosa.
hidatidiforme (hydatidiform). Having the form or appearance of a hydatid.
hidatidocele (hydatidocele). A cystic mass composed of one or more hydatids formed in the scrotum.
hidatidoma (hydatidoma). A benign neoplasm in which there is prominent formation of hydatids.
hidatidosis (hydatidosis). The morbid state caused by the presence of hydatid cysts.
hidatidostomía (hydatidostomy). Surgical evacuation of a hydatid cyst.
hidatoide (hydatoid). **1.** The aqueous humor. **2.** The hyaloid membrane. **3.** Relating to the aqueous humor. **4.** Watery or resembling water.
hidracetina (hydracetin). Pure form of acetylphenylhydrazine.
hidradenitis **1.** (hydradenitis). Hidradenitis. **2.** (hidradenitis). Hidrosadenitis; hydradenitis; inflammation of the sweat glands; more specifically, of the apocrine glands.
h. axilar de Verneuil (hidradenitis axillaris of Verneuil). An axillary abscess.
h. supurada (hidradenitis suppurativa). Spiradenitis.
hidradenoma **1.** (hydradenoma). Hidradenoma. **2.** (hidradenoma). Hydradenoma; a benign neoplasm derived from epithelial cells of sweat glands.
h. de células claras (clear cell hidradenoma). Eccrine acrospiroma.
h. nodular (nodular hidradenoma). Eccrine acrospiroma.
h. papilar (papillary hidradenoma). Apocrine adenoma.
hidragogo (hydragogue). Producing a discharge of watery fluid.
hidralazina, clorhidrato (hydralazine hydrochloride). A vasodilating antihypertensive agent.
hidralostano (hydrallostane). A metabolite of cortisole, reduced at the 4,5 double bond.

hidramina (hydramine). Rarely used contraction of hydroxylamine.
hidramitrazina, tartrato de (hydramitrazine tartrate). An intestinal antispasmodic.
hidramnios (hydramnion, hydramnios). Presence of an excessive amount of amniotic fluid.
hidranencefalia (hydranencephaly). A fluid-filled cavity; congenital absence of cerebral hemispheres.
hidrargiria (hydrargyria, hydrargyrism). Mercury poisoning.
hidrargirio (hydrargyrum). Mercury.
hidrartródico (hydrarthrodial). Relating to hydrarthrosis.
hidrartrosis **1.** (hydrarthrus). Hydrarthrosis. **2.** (hydrarthron). Hydrarthrosis. **3.** (hydrarthrosis). Hydrarthron; hydrarthrus; hydrops articuli; effusion of a serous fluid into a joint cavity.
h. intermitente (intermittent hydrarthrosis).
hidrasa (hydrase). Former name for hydratase.
hidrastina (hydrastine). An alkaloid of hydrastis; an isoquinoline chemically related to narcotine.
hidrastinina (hydrastinine). A semisynthetic alkaloid prepared from hydrastine.
hidrastis (hydrastis). Golden seal; jaundice root; yellow root; the dried rhizome of *Hydrastis canadensis* (family Ranunculaceae), a native of the eastern U.S.
hidratación (hydration). **1.** Chemically, the addition of water. **2.** Clinically, the taking in of water.
h. absoluta (absolute h.).
hidratado (hydrated). Hydrous; combined with water, forming a hydrate.
hidratasa (hydratase). Trivial name applied, together with dehydratase, to certain hydro-lyases catalyzing hydration-dehydration.
hidrato (hydrate). An aqueous solvate (in older terminology, a hydroxide); a compound crystallizing with one or more molecules of water.
hidrazida (hydrazide). An organic compound of the general formula RCO–$NHNH_2$; an acyl derivative of hydrazine.
hidrazina (hydrazine). $H_2N–NH_2$, from which phenylhydrazine and similar products are derived.
hidrazinólisis (hydrazinolysis). Cleavage of chemical bonds by hydrazine.
hidrazona (hydrazone). A substance derived from aldehydes and ketones by reaction with hydrazine or a hydrazine derivative.
hidremia (hydremia). Dilution anemia; polyplasmia; a condition in which the blood volume is increased as a result of an increase in the water content of plasma.
hidrencéfalo (hydrencephalus). Rarely used term for internal hydrocephalus.
hidrencefalocele (hydrencephalocele). Hydrocephalocele; hydroencephalocele; protrusion, through a cleft in the skull, of brain substance expanded into a sac containing fluid.
hidrencefalomeningocele (hydrencephalomeningocele). Protrusion, through a defect in the skull, of a sac containing meninges, brain substance, and cerebrospinal fluid.
hidriático (hydriatric, hydriatic). Hydrotherapeutic; relating to the obsolete use of water to treat or cure disease.
hídrico (hydric). Relating to hydrogen in chemical combination.
hidrindantina (hydrindantin). The reduced form of ninhydrin.
hidro-, hidr- **1.** (hydro-, hydr-). Combining forms denoting water or association with water; hydrogen. **2.** (hidro-, hidr-). Combining forms relating to sweat or sweat glands.
hidroa **1.** (hidroa). Hydroa. **2.** (hydroa). Hidroa; any bullous eruption.
h. estival (hydroa aestivale). H. vacciniforme.
h. febril (hydroa febrile). Herpes simplex.
h. gestacional (hydroa gestationis). Herpes gestationis.
h. herpetiforme (hydroa herpetiforme). Dermatitis herpetiformis.
h. de los niños (hydroa puerorum). H. vacciniforme.
h. vacciniforme (hydroa vacciniforme). H. aestivale.
h. vesiculosa (hydroa vesiculosum).
hidroadipsia (hydroadipsia). Absence of thirst for water.
hidroapéndice (hydroappendix). Distention of the vermiform appendix with a serous fluid.
hidrobilirrubina (hydrobilirubin). A dark brown-red pigment that may be formed when bilirubin is reduced.
hidrobléfaron (hydroblepharon). Edematous swelling of the eyelid.
hidrobromato (hydrobromate). A salt of hydrobromic acid.
hidrocalicosis (hydrocalycosis). A usually symptomless anomaly of the renal calix that is dilated from obstruction of the infundibulum.
hidrocarburo (hydrocarbon). A compound containing only hydrogen and carbon.
h. de Diels (Diels h.).
h. saturado (saturated h.).
hidrocefalia **1.** (hydrocephaly). Hydrocephalus. **2.** (hydrocephalus). Hydrocephaly; a condition marked by an excessive accumulation of fluid dilating the cerebral ventricles, thinning brain tissues, and causing separation of cranial bones. **3.** (hydrocephalus). In infants, an accumulation of fluid in the subarachnoid or subdural space.
h. de compartimiento doble (double compartment hydrocephalus).
h. comunicante (communicating hydrocephalus).
h. congénita (congenital hydrocephalus). Primary h.
h. ex vacuo (hydrocephalus ex vacuo). H. due to loss or atrophy of brain tissue.
h. externa (external hydrocephalus).
h. interna (internal hydrocephalus). Whytt's disease.
h. no comunicante (noncommunicating hydrocephalus). Obstructive h.
h. obstructiva (obstructive hydrocephalus). Noncommunicating h.
h. oculta (occult hydrocephalus). Normal pressure h.
h. ótica (otitic hydrocephalus).
h. posmeningítica (postmeningitic hydrocephalus).
h. postraumática (posttraumatic hydrocephalus).
h. a presión normal (normal pressure hydrocephalus). Occult h.
h. primaria (primary hydrocephalus). Congenital h.
h. secundaria (secondary hydrocephalus).
h. tóxica (toxic hydrocephalus).
h. trombótica (thrombotic hydrocephalus).
hidrocefálico (hydrocephalic) Relating to or suffering from hydrocephalus.
hidrocefalocele (hydrocephalocele). Hydrencephalocele.
hidrocefaloide (hydrocephaloid). **1.** Resembling hydrocephalus. **2.** A condition in infants suffering from diarrhea or other debilitating disease, in which there are general symptoms resembling those of hydrocephalus without any abnormal accumulation of cerebrospinal fluid.
hidrocele (hydrocele). A collection of serous fluid in a sacculated cavity.
h. cervical **1.** (h. colli). Cervical h. **2.** (cervical h.). H. colli.
h. congénito (congenital h.).
h. de Dupuytren (Dupuytren's h.).
h. espinal (h. spinalis). Spina bifida.
h. femenino **1.** (h. muliebris). H. feminae. **2.** (h. feminae). H. muliebris; Nuck's h.
h. filariásico (filarial h.).
h. funicular (funicular h.).
h. de Nuck (Nuck's h.). H. feminae.
hidrocelectomía (hydrocelectomy). Excision of a hydrocele.
hidrocianismo (hydrocyanism). Poisoning with hydrocyanic acid.
hidrocinética (hydrokinetics). That branch of kinetics concerned with fluids in motion.
hidrocinético (hydrokinetic). Pertaining to the motion of fluids and the forces giving rise to such motion.
hidrocirsocele (hydrocirsocele). Obsolete term for hydrocele complicated with varicocele.
hidrocistoma **1.** (hidrocystoma). Hydrocystoma; syringocystoma; a cystic form of hidradenoma, usually apocrine. **2.** (hydrocystoma). An eruption of deeply seated vesicles, due to retention of fluid in the sweat follicles.
hidroclorotiazida (hydrochlorothiazide). A potent orally effective diuretic and antihypertensive agent related to chlorothiazide.
hidrocodona (hydrocodone). Dihydrocodeinone; a weak analgesic derivative of codeine used principally as an antitussive.
hidrocolecisto (hydrocholecystis). Rarely used term for an effusion of serous fluid into the gallbladder.
hidrocoleresis (hydrocholeresis). Increased output of a watery bile of low specific gravity, viscosity, and solid content.
hidrocolerético (hydrocholeretic). Pertaining to hydrocholeresis.

hidrocoloide (hydrocolloid). A gelatinous colloid in unstable equilibrium with its contained water.
h. irreversible (irreversible h.).
h. reversible (reversible h.).
hidrocolpocele, hidrocolpos (hydrocolpocele, hydrocolpos). Accumulation of mucus or other nonsanguineous fluid in the vagina.
hidrocortamato, clorhidrato de (hydrocortamate hydrochloride). An ester-salt of hydrocortisone, used topically in the treatment of acute and chronic dermatoses.
hidrocortisona (hydrocortisone). Cortisol; a steroid hormone secreted by the adrenal cortex and the most potent of the naturally occurring glucocorticoids.
acetato de h. (h. acetate). Cortisol acetate.
h. ciclopentilpropionato (h. cyclopentylpropionate).
cipionato de h. (h. cypionate).
fosfato sódico de h. (h. sodium phosphate).
h. hidrógeno succinato (h. hydrogen succinate).
succinato sódico de h. (h. sodium succinate).
hidrocotarnina (hydrocotarnine). An alkaloidal principle derived from cotarnine; it is the basic hydrolytic product of narcotine.
hidrocupreína (hydrocupreine). 10,11-Dihydro-6'-hydroxycinchonan-9-ol; its 6' ethers are used as antiseptics.
hidrodinámica (hydrodynamics). The branch of physics concerned with the flow of liquids.
hidrodipsia (hydrodipsia). Water thirst, a characteristic of animals that ordinarily drink water.
hidrodipsomanía (hydrodipsomania). Periodic episodes of uncontrollable thirst, occasionally found in epileptic patients.
hidrodiuresis (hydrodiuresis). Diuresis effected by water.
hidroencefalocele (hydroencephalocele). Hydrencephalocele.
hidroesfigmógrafo (hydrosphygmograph). A sphygmograph in which the pulse beat is transmitted to the recorder through a column of water.
hidrofilia (hydrophilia). A tendency of the blood and tissues to absorb fluid.
hidrofílico (hydrophilic). Hydrophil; hydrophile; hydrophilous; denoting the property of attracting or associating with water molecules.
hidrófilo **1.** (hydrophil, hydrophile). Hydrophilic. **2.** (hydrophilous). Hydrophilic.
hidroflumetiazida (hydroflumethiazide). A diuretic and antihypertensive agent.
hidrofobia (hydrophobia). Rabies in humans; a coinage based on exaggerated folklore depictions.
hidrofóbico (hydrophobic). **1.** Apolar. **2.** Relating to or suffering from hydrophobia. **3.** Lacking an affinity for water molecules.
hidroforógrafo (hydrophorograph). Rarely used term for an instrument for recording the flow or pressure of a fluid.
hidroftalmía (hydrophthalmia, hydrophthalmos, hydrophthalmus). Bupthalmia.
hidrogel (hydrogel). A colloid in which the particles are in the external or dispersion phase and water in the internal or dispersed phase.
hidrogenación (hydrogenation). Addition of hydrogen to a compound, especially to an unsaturated fat or fatty acid.
hidrogenasa (hydrogenase). Hydrogenlyase; any enzyme that removes molecular hydrogen (H_2) from NADH or adds it to ferricytochrome or to ferredoxin.
hidrogenliasa (hydrogenlyase). Hydrogenase.
hidrógeno (hydrogen (H)). Hydro; a gaseous element, symbol H, atomic no. 1, atomic weight 1.0079.
h. activado (activated h.).
h. arsenuriado (arseniureted h.). Arsine.
bromuro de h. (h. bromide).
h. cianuro (h. cyanide). Hydrocyanic acid.
cloruro de h. (h. chloride).
h. deshidrogenasa (h. dehydrogenase).
dióxido de h. (h. dioxide). H. peroxide.
h. fosforado (phosphureted h.). Phosphine.
fosfuro de h. (h. phosphide). Phosphine.
peróxido de h. (h. peroxide). H. dioxide; hydroperoxide.
h. pesado (heavy h.). Hydrogen-2.
h. sulfurado (sulfureted h.). H. sulfide.
sulfuro de h. (h. sulfide). Sulfureted h.
hidrolaberinto (hydrolabyrinth). Hydrops labyrinthi; excess of endolymph in the inner ear.
hidrolábil (hydrolabile). Unstable in the presence of water.
hidrolabilidad (hydrolability). A state in which the fluid in the tissues readily changes in amount.
hidrolasas (hydrolases). Hydrolyzing enzymes.
hidroliasas (hydro-lyases). A class of lyases comprising enzymes removing H and OH as water, leading to formation of new double bonds within the affected molecule.
hidrolinfa (hydrolymph). The circulating fluid in many of the invertebrates.
hidrolisado (hydrolysate). A solution containing the products of hydrolysis.
hidrólisis (hydrolysis). Hydrolytic cleavage; a chemical process whereby a compound is cleaved into two or more simpler compounds with the uptake of the H and OH parts of a water molecule on either side of the chemical bond cleaved.
hidrolítico (hydrolytic). Referring to or causing hydrolysis.
hidrolizar (hydrolyze). To subject to hydrolysis.
hidroma (hydroma). Hygroma.
hidromasaje (hydromassage). Massage produced by streams of water.
hidromeiosis (hidromeiosis). A decline in the rate of sweating during exposure to heat, especially that from warm baths.
hidromeningocele (hydromeningocele). Protrusion of the meninges of brain or spinal cord through a defect in the bony wall.
hidrómetra (hydrometra). Accumulation of thin mucus or other watery fluid in the cavity of the uterus.
hidrometría (hydrometry). Determination of the specific gravity of a fluid by means of a hydrometer.
hidrométrico (hydrometric). Relating to hydrometry or the hydrometer.
hidrómetro (hydrometer). Areometer; gravimeter; an instrument for determining the specific gravity of a liquid.
hidrometrocolpos (hydrometrocolpos). Distention of uterus and vagina by fluid other than blood or pus.
hidromicrocefalia (hydromicrocephaly). Microcephaly associated with an increased amount of cerebrospinal fluid.
hidromielia (hydromyelia). An increase of fluid in the dilated central canal of the spinal cord, or in congenital cavities elsewhere in the cord substance.
hidromielocele (hydromyelocele). Protrusion of a portion of cord, thinned out into a sac distended with cerebrospinal fluid, through a spina bifida.
hidromioma (hydromyoma). A leiomyoma that contains cystlike foci of proteinaceous fluid.
hidromorfona, clorhidrato de (hydromorphone hydrochloride). Dihydromorphinone hydrochloride; a synthetic derivative of morphine, with analgesic potency about 10 times that of morphine.
hidronefrosis (hydronephrosis). Nephrohydrosis; uronephrosis; dilation of the pelvis and calices of one or both kidneys resulting from obstruction to the flow of urine.
hidronefrótico (hydronephrotic). Relating to hydronephrosis.
hidroneumatosis (hydropneumatosis). Combined emphysema and edema; the presence of liquid and gas in tissues.
hidroneumogonia (hydropneumogony). Injection of air into a joint to determine the amount of effusion.
hidroneumopericardio (hydropneumopericardium). Pneumohydropericardium; the presence of a serous effusion and of gas in the pericardial sac.
hidroneumoperitoneo (hydropneumoperitoneum). Pneumohydroperitoneum; the presence of gas and serous fluid in the peritoneal cavity.
hidroneumotórax (hydropneumothorax). Pneumohydrothorax; pneumoserothorax; the presence of both gas and fluids in the pleural cavity.
hidrónfalo (hydromphalus). A cystic tumor at the umbilicus, most commonly a vitellointestinal cyst.
hidroovario (hydrovarium). Hydrops ovarii; a collection of fluid in the ovary.
hidroparasálpinx (hydroparasalpinx). Accumulation of serous fluid in the accessory tubes of the oviduct.
hidropatía (hydropathy). The obsolete use of water to treat and cure disease.
hidropático (hydropathic). Relating to hydropathy.

hidropenia (hydropenia). Reduction or deprivation of water.
hidropénico (hydropenic). Pertaining to or characterized by hydropenia.
hidropericardio 1. (heartwater). Cowdriosis; an acute febrile disease of cattle, sheep, and goats in sub-Saharan Africa and certain islands in the Indian and Atlantic Oceans and in the Caribbean, caused by the rickettsial organism *Cowdria ruminantium.* **2.** (hydropericardium). A noninflammatory accumulation of fluid in the pericardial sac.
hidropericarditis (hydropericarditis). Pericarditis with a large serous effusion.
hidroperitoneo (hydroperitoneum, hydroperitonia). Ascites.
hidroperoxidasas (hydroperoxidases). Those oxidoreductases that require H_2O_2 as hydrogen acceptors.
hidroperóxido (hydroperoxide). Hydrogen peroxide.
hidropesía 1. (dropsy). Old term for edema. **2.** (hydrops). An excessive accumulation of clear, watery fluid in any of the tissues or cavities of the body.
h. abdominal (abdominal d.). Ascites.
h. articular (hydrops articuli). Hydrarthrosis.
h. endolinfática (endolymphatic hydrops). Ménière's disease.
h. epidémica (epidemic d.). A disease causing occasional epidemics in India and Mauritius; marked by edema, anemia, eruptive angiomatosis, and mild fever; may be associated with nutritional deficiency.
h. fetal (fetal hydrops, h. fetalis).
h. fetal inmune (immune fetal hydrops).
h. fetal no inmune (nonimmune fetal hydrops).
h. folicular (hydrops folliculi).
h. laberíntica (hydrops labyrinthi). Hydrolabyrinth.
h. ovárica (hydrops ovarii). Hydrovarium.
h. tubaria (hydrops tubae). Hydrosalpinx.
h. tubaria intermitente (hydrops tubae profluens). Intermittent hydrosalpinx.
hidrópico 1. (dropsical). Hydropic. **2.** (hydropic). Dropsical; containing an excess of water or of watery fluid.
hidropionefrosis (hydropyonephrosis). Presence of purulent urine in the pelvis and calices of the kidney following obstruction of the ureter.
hidroposia (hydroposia). Water-drinking, a characteristic of animals that ordinarily drink water.
hidropoyesis (hidropoiesis). The formation of sweat.
hidropoyético (hidropoietic). Relating to hidropoiesis.
hidroquinol (hydroquinol). Hydroquinone.
hidroquinona (hydroquinone). Hydroquinol; quinol; an antioxidant used in ointment.
hidroquiste (hydrocyst). A cyst with clear, watery contents.
hidrorquia (hydrorchis). A collection of water (hydrocele) in the testis, as in the tunica vaginalis or along the spermatic cord.
hidrorrea (hydrorrhea). A profuse discharge of watery fluid from any part.
h. gravídica (h. gravidae, h. gravidarum).
h. nasal (nasal h.). Seldom used term for rhinorrhea.
hidrorreóstato (hydrorheostat). A rheostat in which resistance to the flow of electric current is provided by water.
hidrosadenitis (hidrosadenitis). Hidradenitis.
hidrosálpinx (hydrosalpinx). Hydrops tubae; accumulation of serous fluid in the fallopian tube, often an end result of pyosalpinx.
h. intermitente (intermittent h.). Hydrops tubae profluens.
hidrosarca (hydrosarca). Anasarca.
hidrosarcocele (hydrosarcocele). A chronic swelling of the testis complicated with hydrocele.
hidrosiringomielia (hydrosyringomyelia). Syringomyelia.
hidrosis 1. (idrosis). Hidrosis. **2.** (hidrosis). Idrosis; the production and excretion of sweat.
hidroso (hydrous). Hydrated.
hidrosol (hydrosol). A colloid in aqueous solution, the particles being in the dispersed or internal phase and the water in the external or dispersion phase.
hidrosquesis (hidroschesis). Suppression of sweating.
hidrostático (hydrostatic). Relating to the pressure of fluids or to their properties when in equilibrium.
hidróstato (hydrostat). A device for regulating water level.
hidrosudopatía (hydrosudopathy). Hydrosudotherapy.
hidrosudoterapia (hydrosudotherapy). Hydrosudopathy; hydrotherapy combined with induced sweating, as in the Turkish bath.
hidrotaxia (hydrotaxis). The movement of cells or organisms in relation to water.
hidroterapéutica (hydrotherapeutics). Hydrotherapy.
hidroterapéutico (hydrotherapeutic). Hydriatric.
hidroterapia (hydrotherapy). Hydrotherapeutics; therapeutic use of water by external application, either for its pressure effect or as a means of applying physical energy to the tissues.
hidrotérmico (hydrothermal). Relating to hot water.
hidrótico (hidrotic). Relating to or causing hidrosis.
hidrotionemia (hydrothionemia). The presence of hydrogen sulfide in the circulating blood.
hidrotionuria (hydrothionuria). The excretion of hydrogen sulfide in the urine.
hidrotomía (hydrotomy). In histology, tearing apart the tissue elements by injection of water.
hidrotórax (hydrothorax). Pleurorrhea; serothorax; presence of serous fluid in one or both pleural cavities.
h. quiloso (chylous h.). Chylothorax.
hidrotropismo (hydrotropism). The property in growing organisms of turning toward a moist surface (positive h.) or away from a moist surface (negative h.).
hidrotubación (hydrotubation). Injection of a liquid medication or saline solution through the cervix into the uterine cavity and fallopian tubes for dilation and/or treatment of the tubes.
hidrouréter (hydroureter). Distention of the ureter with urine, due to blockage from any cause.
hidroxi- (hydroxy-). Prefix indicating addition or substitution of the –OH group to or in the compound whose name follows.
hidroxiácido (hydroxy acid). An organic acid containing both OH and COOH groups.
3-hidroxiacil-CoA deshidrogenasa (3-hydroxyacyl-CoA dehydrogenase). β-Ketohydrogenase; β-hydroxyacyl dehydrogenase.
hidroxiacilglutatión hidrolasa (hydroxyacylglutathione hydrolase). An enzyme with catalytic activity similar to that of lactoylglutathione lyase, but more general.
hidroxianfetamina, bromhidrato de (hydroxyamphetamine hydrobromide). α-Methyltyramine hydrobromide; a sympathomimetic, decongestant, and mycriatic.
hidroxiapatita (hydroxyapatite). Hydroxylapatite; a natural mineral structure that the crystal lattice of bones and teeth closely resembles.
hidroxicarbamida (hydroxycarbamide). Hydroxyurea.
hidroxicina (hydroxyzine). A mild sedative and minor tranquilizer used in neuroses.
hidroxicloroquina, sulfato de (hydroxychloroquine sulfate). A quinoline derivative; an antimalarial agent whose actions and uses resemble those of chloroquine phosphate.
25-hidroxicolecalciferol (25-hydroxycholecalciferol). Calcidiol.
hidroxicromano (hydroxychroman). Chromanol.
hidroxicromeno (hydroxychromene). Chromenol.
hidróxido (hydroxide). A compound containing a potentially ionizable hydroxyl group.
hidróxido férrico (ferric hydroxide). Hydrated iron oxide; a compound used, freshly prepared, as an antidote to arsenic poisoning.
hidroxiefedrina (hydroxyephedrine). A sympathomimetic agent for the treatment of shock.
hidroxiestilbamidina, isotionato de (hydroxystilbamidine isethionate). An antifungal and antiprotozoan agent used in the treatment of the nonprogressive cutaneous form of blastomycosis.
hidroxifenamato (hydroxyphenamate). A tranquilizer.
hidroxifeniluria (hydroxyphenyluria). Urinary excretion of tyrosine and phenylalanine as a result of ascorbic acid deficiency.
hidroxihemina (hydroxyhemin). Hematin.
hidroxilación (hydroxylation). Placing of a hydroxyl group on a compound in a position where one did not exist before.
hidroxilamina (hydroxylamine). Oxammonium; a partially oxidized derivative of ammonia.
h. reductasa (h. reductase).
hidroxilamino (hydroxylamino). The monovalent group, –NH–OH.
hidroxilapatita (hydroxylapatite). Hydroxyapatite.

H I J

hidroxilasas (hydroxylases). Enzymes catalyzing formation of hydroxyl groups by addition of an oxygen atom, hence oxidizing the substrate.
hidroxilo (hydroxyl). The radical, –OH.
***p*-hidroximercuribenzoato** (*p*-hydroxymercuribenzoate). An organic mercurial formed spontaneously by hydrolysis of the *p*-chloro compound.
hidroxinervona (hydroxynervone). Oxynervone; a cerebroside containing α-hydroxynervonic acid.
21-hidroxiprogesterona (21-hydroxyprogesterone). Deoxycorticosterone.
17α-hidroxiprogesterona (17α-hydroxyprogesterone). Medical use is similar to that of progesterone.
hidroxiprogesterona, hexanoato de (hydroxyprogesterone hexanoate). 17α-Hydroxyprogesterone caproate.
hidroxiprolina (hydroxyproline). An imino acid found among the hydrolysis products of collagen.
hidroxiprolinemia (hydroxyprolinemia). A metabolic disorder characterized by enhanced plasma concentrations and urinary excretion of free hydroxyproline, and associated with severe mental retardation; autosomal recessive inheritance.
15-hidroxiprostaglandina deshidrogenasa (15-hydroxyprostaglandin dehydrogenase). An enzyme that catalyzes the oxidation of prostaglandins, rendering them inactive, by converting the 15-hydroxyl group to a keto group.
8-hidroxiquinolina, sulfato de (8-hydroxyquinoline sulfate). An antiseptic, antiperspirant, and deodorant.
hidroxiquinurreninuria (hydroxykynureninuria). An abnormality in tryptophan metabolism, probably due to a defect in kynureninase.
3-hidroxitiramina (3-hydroxytyramine). Dopamine.
5-hidroxitriptamina (5HT) (5-hydroxytryptamine (5-HT)). Serotonin.
hidroxitriptófano descarboxilasa (hydroxytryptophan decarboxylase). Aromatic L-amino-acid decarboxylase.
hidroxiurea (hydroxyurea). Hydroxycarbamide; an antineoplastic agent.
hidroxocobalamina (hydroxocobalamin). Hydroxocobemine; vitamin B_{12b}, differing from cyanocobalamin (vitamin B_{12}) in the presence of a hydroxyl ion in place of the cyanide ion.
hidroxocobemina (hydroxocobemine). Hydroxocobalamin.
hidruria (hydruria). Polyuria.
hidrúrico (hydruric). Relating to polyuria.
hidruro (hydride). A compound of hydrogen in which it assumes a formal negative charge.
  h. arsenioso (arsenous hydride). Arsine.
hiedra venenosa (poison ivy). **1.** Toxicodendron. **2.** Common name for the cutaneous eruption (rhus dermatitis) caused by contact with these species of *Toxicodendron*.
hiel (gall). Bile.
hielo seco (dry ice). Carbon dioxide snow.
hierba del asma (asthma-weed). **1.** Lobelia. **2.** *Euphorbia pilulifera*.
hierofobia (hierophobia). Morbid fear of religious or sacred objects.
hieromanía (hieromania). Obsolete term for pathologic religious fervor characterized by delusions with a religious content.
hieroterapia (hierotherapy). Treatment of disease by prayer and religious practices.
hierro (iron). A metallic element, symbol Fe, atomic no. 26, atomic weight 55.85.
  albuminato de h., h. albuminizado (albuminized i., i. albuminate).
  h. alumbre (i. alum). Ferric ammonium sulfate.
  h. dextrina (i. dextrin).
  h. peptonizado (peptonized i.).
  pirita de h. (i. pyrites). Native sulfide of i.
  protoporfirina de h. (i. protoporphyrin).
  h. sorbitex (i. sorbitex). I. sorbitol.
  h. sorbitol (i. sorbitol). I. sorbitex.
hifa (hypha, pl. hyphae). A branching tubular cell characteristic of the growth of filamentous fungi (molds).
  h. espiraladas (spiral hyphae).
  h. en raqueta (racquet h.).
hifedonia (hyphedonia). A habitually lessened or attenuated degree of pleasure from that which should normally give great pleasure.
hifidrosis (hyphidrosis). Hypohidrosis.
hifomicosis (hyphomycosis). A disease of horses and mules (rarely of man) caused by the fungus *Pythium insidiosum* (*Hyphomyces destruens*).
hígado (liver). [*hepar,* NA]. Hepar; the largest gland of the body, lying beneath the diaphragm in the right hypochondrium and upper part of the epigastrium.
  h. adiposo (fatty l.). Hepatic steatosis.
  h. alcorzado (icing l.). Frosted l.
  h. azucarado (sugar-icing l.). Frosted l.
  h. cardíaco (cardiac l.). Cardiac cirrhosis.
  h. céreo (waxy l.). Lardaceous l.; amyloid degeneration of the l.
  h. claveteado (hobnail l.).
  h. desecado (desiccated l.).
  h. errante (wandering l.). Hepatoptosis.
  h. escarchado (frosted l.). Hyaloserositis of the liver.
  h. lardáceo (lardaceous l.). Waxy l.
  h. moscado (nutmeg l.).
  h. poliquístico (polycystic l.). Polycystic liver disease.
higielogía (hygieiology). The science of hygiene and sanitation, and the practice thereof.
higiene (hygiene). **1.** The science of health and its maintenance. **2.** Cleanliness that promotes health and well being, especially of a personal nature.
  h. criminal (criminal h.).
  h. mental (mental h.).
  h. oral (oral h.).
higiénico (hygienic). Healthful; relating to hygiene; tending to maintain health.
higienista 1. (hygieist). Hygienist. **2.** (hygienist). Hygieist; one who is skilled in the science of health.
  h. dental (dental hygienist).
higiolatría (hygieiolatry). Obselete term for an extreme observance of the principles of hygiene.
higo (fig). Ficus, the partially dried fruit of *Ficus carica* (family Moraceae); used as a nutrient, mild laxative, and demulcent.
hígrico (hygric). Relating to moisture.
higro-, higr- (hygro-, hygr-). Combining forms meaning moist, relating to moisture or humidity.
higrofobia (hygrophobia). Morbid fear of dampness or moisture.
higroma (hygroma). Hydroma; a cystic swelling containing a serous fluid.
  h. axilar (h. axillare). H. of the axillary region.
  h. cervical 1. (cervical h.). H. colli cysticum. **2.** (h. colli cysticum). Cervical h.
  h. subdural (subdural h.).
higrometría (hygrometry). Psychrometry.
higrómetro (hygrometer). Any device for measuring the water vapor in the atmosphere, usually indicating relative humidity directly.
higroscópico (hygroscopic). Denoting a substance capable of readily absorbing and retaining moisture.
higrostomía (hygrostomia). Sialism.
hila (hyla). A lateral extension of the cerebral (or sylvian) aqueduct.
hilas (lint). A soft, absorbent material used in surgical dressings, usually in the form of a thick, loosely woven material (sheet or patent l.).
hilefobia (hylephobia). Morbid fear of forests.
hiliar (hilar). Pertaining to a hilum.
hílico (hylic). Of or pertaining to essential matter; obsolete term denoting the pulp tissue of the embryo.
hilio (hilum, pl. hila). **1.** [*hilum,* pl. *hila,* NA]. Porta; the part of an organ where the nerves and vessels enter and leave. **2.** A depression or slit resembling the h. in the olivary nucleus of the brain.
  h. del bazo (h. of spleen). [*hilum lienis,* NA].
  h. esplénico (h. of spleen). [*hilum splenicum,* NA].
  h. del ganglio linfático (h. of lymph node).
  h. del núcleo dentado (h. of dentate nucleus). [*hilum nuclei dentati,* NA].
  h. del núcleo olivar (h. of olivary nucleus). [*hilum nuclei olivaris,* NA].
  h. del ovario (h. of ovary). [*hilum ovarii,* NA].
  h. pulmonar (h. of lung). [*hilum pulmonis,* NA].
  h. renal (h. of kidney). [*hilum renalis,* NA].
hilitis (hilitis). Inflammation of the lining membrane of any hilus.

hilo (thread). **1.** A fine strand of suture material. **2.** A filamentous structure.
h. dental (floss).
h. de Simonart (Simonart's t.'s). Amniotic bands.
h. terminal (terminal t.). Filum terminale.
hiloma (hyloma). Hylic tumor; a neoplasm of pulp tissue, resulting from proliferation of elements derived from the embryonic pulp of epiblastic origin.
h. mesenquimático (mesenchymal h.).
h. mesotelial (mesothelial h.).
himantosis (himantosis). An unusually long uvula.
himen (hymen). [*hymen,* NA]. Virginal membrane; a thin crescentic or annular membranous fold partly occluding the vaginal external orifice in the virgin.
h. bifenestrado (h. bifenestratus, h. biforis).
h. cribiforme (cribriform h.).
h. denticulado (denticulate h.).
h. esculpido (h. sculptatus).
h. imperforado (imperforate h.).
h. infundibuliforme (infundibuliform h.).
h. subtabicado (h. subseptus).
h. tabicado (septate h.).
h. vertical (vertical h.).
himenectomía (hymenectomy). Excision of the hymen.
himenial (hymenal). Relating to the hymen.
himenitis (hymenitis). Inflammation of the hymen.
himenoide (hymenoid). **1.** Membranous. **2.** Resembling the hymen.
himenolepiasis (hymenolepiasis). Illness produced by infection with tapeworms of the genus *Hymenolepis*.
himenolépido (hymenolepidid). Common name for tapeworms of the family Hymenolepididae.
himenología (hymenology). The branch of anatomy and physiology concerned with the membranes of the body.
himenorrafia (hymenorrhaphy). Obsolete term for suture of the hymen in order to close the vagina.
himenotomía (hymenotomy). Surgical division of a hymen.
hinojo (fennel). Fennel seed; the dried ripe fruit of cultivated varieties of *Foeniculum vulgare* (family Umbelliferae).
hio- (hyo-). Combining form meaning U-shaped, or hyoid.
hioepiglótico (hyoepiglottic). Hyoepiglottidean; relating to the hyoid bone and the epiglottis.
hioepiglotídeo (hyoepiglottidean). Hyoepiglottic.
hiofaríngeo (hyopharyngeus). Middle constrictor muscle of pharynx.
hiogloso **1.** (hyoglossal). Glossohyal; relating to the hyoid bone and the tongue. **2.** (hyoglossus). Musculus hyoglossus.
hioideo (hyoid). U-shaped or V-shaped; denoting the os hyoideum and the apparatus hyoideus.
hiosciamina (hyoscyamine). Daturine; *l*-tropine tropate; an alkaloid found in hyoscyamus, belladonna, duboisine, and stramonium.
sulfato de h. (h. sulfate).
hiosciamo (hyoscyamus). Henbane; the leaves and flowering tops of *Hyoscyamus niger* (family Solanaceae).
hioscina (hyoscine). Scopolamine.
bromhidrato de h. (h. hydrobromide).
hiotiroideo (hyothyroid).
hipalgia (hypalgia). Hypalgesia.
hipema (hyphema). Blood in the anterior chamber of the eye.
hipencéfalo (hypencephalon). The midbrain, pons, and medulla.
hipengiofobia (hypengyophobia). Morbid fear of responsibility.
hiper- (hyper-). Prefix denoting excessive or above the normal; corresponds to L. *super-*.
hiperacantosis (hyperacanthosis). Acanthosis.
hiperacidez (hyperacidity). An abnormally high degree of acidity, as of the gastric juice.
hiperácido (hyperacid). Having an excessive concentration of acid.
hiperactividad (hyperactivity). **1.** Superactivity. **2.** General restlessness or excessive movement such as that characterizing children with attention deficit disorder or hyperkinesis.
hiperacusia (hyperacusis, hyperacusia). Auditory hyperesthesia; abnormal acuteness of hearing due to increased irritability of the sensory neural mechanism.
hiperadenosis (hyperadenosis). Glandular enlargement, especially of the lymphatic glands.
hiperadiposis, hiperadiposidad (hyperadiposis, hyperadiposity). An extreme degree of adiposis or fatness.
hiperadrenocorticalismo **1.** (hyperadrenocorticalism). Hypercorticoidism. **2.** (hyperadrenalcorticalism). Hypercorticoidism.
hiperalantoinuria (hyperallantoinuria). Increased excretion of allantoin in the urine.
hiperaldosteronismo (hyperaldosteronism). Aldosteronism.
hiperalgesia (hyperalgesia). Hyperalgia; extreme sensitiveness to painful stimuli.
h. auditiva (auditory h.).
hiperalgésico (hyperalgesic, hyperalgetic). Relating to hyperalgesia.
hiperalgia (hyperalgia). Hyperalgesia.
hiperalimentación (hyperalimentation). Superalimentation; suralimentation.
h. parenteral (parenteral h.).
hiperamilasemia (hyperamylasemia). Elevated serum amylase, usually seen as one of the manifestations of acute pancreatitis.
hiperaminoaciduria (hyperaminoaciduria). Aminoaciduria.
hiperamoniemia (hyperammonemia).
h. cerebroatrófica (cerebroatrophic h.). Rett's syndrome.
hiperanacinesia **1.** (hyperanakinesia, hyperanakinesis). Hyperanacinesia; hyperanacinesis; excessive to-and-fro movement, e.g., of the stomach or intestine. **2.** (hyperanacinesia, hyperanacinesis). Hyperanakinesia.
hiperbárico (hyperbaric). **1.** Pertaining to pressure of ambient gases greater than 1 atmosphere. **2.** Concerning solutions, more dense than the diluent or medium.
hiperbarismo (hyperbarism). Disturbances in the body resulting from the pressure of ambient gases at greater than 1 atmosphere.
hiperbetalipoproteinemia (hyperbetalipoproteinemia). Enhanced concentration of β-lipoproteins in the blood.
h. familiar (familial h.). Type II familial hyperlipoproteinemia.
h. familiar e hiperprebetalipoproteinemia (familial h. and hyperprebetalipoproteinemia). Type III familial hyperlipoproteinemia.
hiperbilirrubinemia (hyperbilirubinemia). An abnormally large amount of bilirubin in the circulating blood.
hiperbraquicefalia (hyperbrachycephaly). An extreme degree of brachycephaly, with a cephalic index of over 85.
hipercalcemia (hypercalcemia). An abnormally high concentration of calcium compounds in the circulating blood.
h. idiopática del lactante (idiopathic h. of infants).
hipercalcinuria (hypercalcinuria). Hypercalciuria.
hipercalciuria (hypercalciuria). Calcinuric diabetes; hypercalcinuria; hypercalcuria.
hipercalcuria (hypercalcuria). Hypercalciuria.
hipercaliemia (hyperkalemia). Hyperkaliemia; hyperpotassemia; a greater than normal concentration of potassium ions in the circulating blood.
hipercaliuresis (hyperkaluresis). Excessive urinary excretion of potassium.
hipercapnia (hypercapnia). Hypercarbia; abnormally increased arterial carbon dioxide tension.
hipercarbia (hypercarbia). Hypercapnia.
hipercardia (hypercardia). Hypertrophy of the heart.
hipercatarsis (hypercatharsis). Excessive and frequent defecation.
hipercatártico (hypercathartic). **1.** Causing excessive purgation. **2.** An agent having an excessive purgative action.
hipercatexis (hypercathexis). In psychoanalysis, an individual's excessive investment of an object with libido or interest in an object, person, or idea.
hipercementosis (hypercementosis). Cementum hyperplasia; excessive deposition of secondary cementum on the root of a tooth.
hipercetonemia (hyperketonemia). Elevated concentrations of ketone bodies in the blood.
hipercetonuria (hyperketonuria). Increased urinary excretion of ketonic compounds.
hipercianótico (hypercyanotic). Marked by extreme cyanosis.
hiperciesis (hypercyesis, hypercyesia). Superfetation.
hipercinemia (hyperkinemia). Increased circulation rate; Increased volume flow through the circulation; supernormal cardiac output.

hipercinesia **1.** (hypercinesis, hypercinesia). Hyperkinesis. **2.** (hyperkinesis, hyperkinesia). Hypercinesis; hypercinesia; supermotility; excessive motility. **3.** (hyperkinesis, hyperkinesia). Excessive muscular activity.
hipercinético (hyperkinetic). Pertaining to or characterized by hyperkinesia.
hipercitemia (hypercythemia). Hypererythrocythemia; the presence of an abnormally high number of red blood cells in the circulating blood.
hipercitocromia (hypercytochromia). Increased intensity of staining of a cell, especially blood cells.
hipercitosis (hypercytosis). Old term for any condition in which there is an abnormal increase in the number of cells in the circulating blood or the tissues.
hipercloremia (hyperchloremia). Chloremia; an abnormally large amount of chloride ions in the circulating blood.
hiperclorhidria (hyperchlorhydria). Chlorhydria; hyperhydrochloria; presence of an excessive amount of hydrochloric acid in the stomach.
hipercloruria (hyperchloruria). Increased excretion of chloride ions in the urine.
hipercloruro (hyperchloride). Perchloride.
hipercolesteremia (hypercholesteremia). Hypercholesterolemia.
hipercolesterinemia (hypercholesterinemia). Hypercholesterolemia.
hipercolesterolemia (hypercholesterolemia). Hypercholesteremia; hypercholesterinemia; the presence of an abnormally large amount of cholesterol in the cells and plasma of the circulating blood.
  h. familiar (familial h.). Type II familial hyperlipoproteinemia.
  h. familiar con hiperlipemia (familial h. with hyperlipemia). Type III familial hyperlipoproteinemia.
hipercolesterolia (hypercholesterolia). The presence of an abnormally large quantity of cholesterol in the bile.
hipercolia (hypercholia). A condition in which an abnormally large amount of bile is formed in the liver.
hipercorticoidismo (hypercorticoidism). Hyperadrenalcorticalism; hyperadrenocorticalism; excessive secretion of one or more steroid hormones of the adrenal cortex.
hipercortisolismo (hypercortisolism).
hipercrialgesia (hypercryalgesia). Hypercryesthesia.
hipercriestesia (hypercryesthesia). Hypercryalgesia; extreme sensibility to cold.
hipercromasia (hyperchromasia). Hyperchromatism.
hipercromático (hyperchromatic). **1.** Hyperchromic; abnormally highly colored, excessively stained, or overpigmented. **2.** Showing increased chromatin.
hipercromatismo (hyperchromatism). **1.** Hyperchromasia; hyperchromia; excessive pigmentation. **2.** Increased staining capacity, especially of cell nuclei for hematoxylin. **3.** An increase in chromatin in cell nuclei.
hipercromía (hyperchromia). Hyperchromatism.
  h. macrocítica (macrocytic h.).
hipercrómico (hyperchromic). **1.** Hyperchromatic. **2.** Denoting increased light absorption.
hipercupremia (hypercupremia). An abnormally high level of plasma copper.
hiperdactilia, hiperdactilismo (hyperdactyly, hyperdactylia, hyperdactylism). Polydactyly.
hiperdiástole (hyperdiastole). Extreme cardiac diastole.
hiperdicrótico (hyperdicrotic). Superdicrotic; pronouncedly dicrotic.
hiperdicrotismo (hyperdicrotism). Extreme dicrotism.
hiperdinamia (hyperdynamia). Extreme violence or muscular restlessness.
  h. uterina (h. uteri). Excessive uterine contractions in childbirth.
hiperdinámico (hyperdynamic). Marked by hyperdynamia.
hiperdipsia (hyperdipsia). Intense thirst that is relatively temporary.
hiperdistensión (hyperdistention). Superdistention; extreme distention.
hiperefidrosis (hyperephidrosis). Hyperhidrosis.
hiperemesis (hyperemesis). Excessive vomiting.
  h. gravídica (h. gravidarum). Pernicious vomiting in pregnancy.
  h. de la lactancia (h. lactentium).
hiperemético (hyperemetic). Marked by excessive vomiting.
hiperemia (hyperemia). The presence of an increased amount of blood in a part or organ.
  h. activa (active h.). Arterial h.; fluxionary h.
  h. arterial (arterial h.). Active h.
  h. de Bier (Bier's h.).
  h. colateral (collateral h.).
  h. congestiva (fluxionary h.). Active h.
  h. por constricción (constriction h.).
  h. pasiva (passive h.). Venous h.
  h. peristática (peristatic h.). Peristasis.
  h. reactiva (reactive h.).
  h. venosa (venous h.). Passive h.
hiperémico (hyperemic). Denoting hyperemia.
hiperencefalia (hyperencephaly). A fetal developmental deficiency of the vault of the cranium, exposing the poorly formed brain.
hipereosinofilia (hypereosinophilia). A greater degree of abnormal increase in the number of eosinophilic granulocytes in the circulating blood or the tissues.
hiperepitemia (hyperepithymia). Rarely used term for inordinate desire.
hiperequema (hyperechema). Auditory magnification or exaggeration.
hiperergasia (hyperergasia). Increased or excessive functional activity.
hiperergia (hyperergia). Hypergia; an allergic hypersensitivity.
hiperérgico (hyperergic). Hypergic; relating to hyperergia.
hipereritrocitemia (hypererythrocythemia). Hypercythemia.
hiperesfixia (hypersphyxia). A condition of high blood pressure and increased circulatory activity.
hiperesoforia (hyperesophoria). A tendency of one eye to deviate upward and inward, prevented by binocular vision.
hiperesplenismo (hypersplenism). A condition, or group of conditions, in which the hemolytic action of the spleen is greatly increased.
hiperesqueocitosis (hyperskeocytosis). Hyperneocytosis.
hiperesteatosis (hypersteatosis). Excessive sebaceous secretion.
hiperestenia (hypersthenia). Excessive tension or strength.
hiperesténico (hypersthenic). Pertaining to or marked by hypersthenia.
hiperestenuria (hypersthenuria). Excretion of urine of unusually high specific gravity and concentration of solutes.
hiperestereorradiografía (hyperstereoroentgenography). Roentgenography with the two positions from which the x-rays are projected rather widely separated.
hiperestesia (hyperesthesia). Oxyesthesia; abnormal acuteness of sensitivity to touch, pain, or other sensory stimuli.
  h. auditiva (auditory h.). Hyperacusis.
  h. cerebral (cerebral h.).
  h. cervical (cervical h.).
  h. gustatoria (gustatory h.). Hypergeusia.
  h. muscular (muscular h.). Hypermyesthesia.
  h. olfatoria (olfactory h., h. olfactoria). Hyperosmia.
  h. óptica (h. optica). Extreme sensitiveness of the eyes to light.
  h. táctil (tactile h.). Hyperaphia.
hiperestésico (hyperesthetic). Marked by hyperesthesia.
hipereuriprosópico (hypereuryprosopic). Pertaining to or characterized by a very low and wide face.
hiperexoforia (hyperexophoria). A tendency of one eye to deviate upward and outward, prevented by binocular vision.
hiperextensión (hyperextension). Overextension; superextension; extension of a limb or part beyond the normal limit.
hiperfagia (hyperphagia). Gluttony; overeating.
hiperfalangismo (hyperphalangism). Polyphalangism; presence of a supernumerary phalanx in a finger or toe.
hiperfenilalaninemia (hyperphenylalaninemia). The presence of abnormally high blood levels of phenylalanine.
hiperferremia (hyperferremia). High serum iron level; found in hemochromatosis.
hiperfibrinogenemia (hyperfibrinogenemia). Fibrinogenemia an increased level of fibrinogen in the blood.
hiperfibrinólisis (hyperfibrinolysis). Markedly increased fibrinolysis, as in subdural hematomas.
hiperflexión (hyperflexion). Superflexion; flexion of a limb or part beyond the normal limit.

hiperfoliculoidismo (hyperfolliculoidism). Obsolete term for excessive production of estradiol.
hiperfonesis (hyperphonesis). An increase in the percussion sound, or of the voice sound in auscultation.
hiperfonía (hyperphonia). Overuse of the voice, as by excessive loudness or tension of the vocal muscles.
hiperforia (hyperphoria). A tendency of the visual axis of one eye to deviate upward, prevented by binocular vision.
hiperfosfatasemia (hyperphosphatasemia). Abnormally high content of alkaline phosphatase in the circulating blood.
hiperfosfatasia (hyperphosphatasia). Elevated alkaline phosphatase, with dwarfism, macrocranium, blue sclerae, and expansion of the diaphyses of tubular bones with multiple fractures.
hiperfosfatemia (hyperphosphatemia). Abnormally high concentration of phosphates in the circulating blood.
hiperfosfaturia (hyperphosphaturia). An increased excretion of phosphates in the urine.
hiperfrenia (hyperphrenia). Rarely used term for an excessive degree of intellectual activity; a form of mania.
hipergalactosis (hypergalactosis). Excessive secretion of milk.
hipergammaglobulinemia (hypergammaglobulinemia). An increased amount of the γ-globulins in the plasma.
hipergénesis (hypergenesis). Excessive development or redundant production of parts or organs of the body.
hipergenético (hypergenetic). Relating to hypergenesis.
hipergenitalismo (hypergenitalism). Abnormally overdeveloped genitalia in adults or for the individual's age.
hipergeusia (hypergeusia). Gustatory hyperesthesia; oxygeusia; abnormal acuteness of the sense of taste.
hipergia (hypergia). Hyperergia.
hipérgico (hypergic). Hyperergic.
hiperginecosmia (hypergynecosmia). Overdevelopment of secondary sex characteristics of the mature female or their precocious development in the young girl.
hiperglandular (hyperglandular). Characterized by overactivity or increased size of a gland.
hipergliceridemia (hyperglyceridemia). Elevated plasma concentration of glycerides, which usually are present within chylomicrons.
  h. endógena (endogenous h.).
  h. exógena (exogenous h.).
hiperglicinemia (hyperglycinemia). Elevated plasma glycine concentration.
hiperglicinuria (hyperglycinuria). Enhanced urinary excretion of glycine.
  h. con hiperglicinemia (h. with hyperglycinemia).
hiperglioxilemia (hyperglyoxylemia). Enhanced plasma (and possibly tissue) concentrations of glyoxylate.
hiperglobulia (hyperglobulia, hyperglobulism). Old term for polycthemia.
hiperglobulinemia (hyperglobulinemia). An abnormally large amount of globulins in the circulating blood plasma.
hiperglucemia (hyperglycemia). Hyperglycosemia; an abnormally high concentration of glucose in the circulating blood.
  h. no cetótica (nonketotic h.).
  h. poshipoglucémica (posthypoglycemic h.). Somogyi phenomenon.
hiperglucogenólisis (hyperglycogenolysis). Excessive glycogenolysis.
hiperglucorraquia (hyperglycorrhachia). Excessive sugar in the cerebrospinal fluid.
hiperglucosemia (hyperglycosemia). Hyperglycemia.
hiperglucosuria (hyperglycosuria). Persistent excretion of unusually large amounts of glucose in the urine.
hipergnosis (hypergnosis). **1.** Projection of inner conflicts into the environment. **2.** Exaggerated perception, such as the expansion of an isolated thought.
hipergonadismo (hypergonadism). A clinical state resulting from enhanced secretion of gonadal hormones.
hipergonadotrópico (hypergonadotropic). Indicating an increased production or excretion of gonadotropic hormones.
hipergranulosis (hypergranulosis). Increased thickness of the granular layer of the epidermis, associated with hyperkeratosis.
hiperguanidinemia (hyperguanidinemia). A condition in which there is an abnormally large amount of guanidine in the circulating blood.
hiperhedonia, hiperhedonismo (hyperhedonia, hyperhedonism). **1.** The feeling of an abnormally great pleasure in any act or from any happening. **2.** Sexual erethism.
hiperhemoglobinemia (hyperhemoglobinemia). An unusually large amount of hemoglobin in the circulating blood plasma.
hiperheparinemia (hyperheparinemia). Elevated plasma concentrations of heparin.
hiperhidratación (hyperhydration). Overhydration; excess water content of the body.
hiperhidrocloria (hyperhydrochloria). Hyperchlorhydria.
hiperhidropexia (hyperhydropexy, hyperhydropexis). Increased fixation of water in tissues.
hiperhidrosis 1. (hyperhidrosis). Hyperephidrosis; hyperidrosis; polyhidrosis; polyidrosis; sudorrhea; excessive or profuse sweating. **2.** (hyperidrosis). Hyperhidrosis.
  h. gustatoria (gustatory h.).
  h. oleosa (h. oleosa). Seborrhea oleosa.
hipericina (hypericin). A photosensitizing substance present in *Hypericum perforatum,* St. John's wart.
hiperindicanemia (hyperindicanemia). An unusually large amount of indican in the circulating blood.
hiperinfección (hyperinfection). Infection by very large numbers of organisms as a result of immunologic deficiency.
hiperinosemia (hyperinosemia). Hyperinosis; a greatly increased quantity of fibrinogen in the circulating blood.
hiperinosis (hyperinosis). Hyperinosemia.
hiperinsulinemia (hyperinsulinemia). Hyperinsulinism.
hiperinsulinismo (hyperinsulinism). Hyperinsulinemia; increased levels of insulin in the plasma.
  h. alimentario (alimentary h.).
hiperinvolución (hyperinvolution). Superinvolution.
hiperisotónico (hyperisotonic). Hypertonic.
hiperlactancia (hyperlactation). Superlactation.
hiperleucocitosis (hyperleukocytosis). An unusually great increase in the number and proportion of leukocytes in the circulating blood or the tissues.
hiperlexia (hyperlexia). In retarded children, the presence of relatively advanced reading ability.
hiperlipemia (hyperlipemia). Lipemia.
  h. familiar inducida por grasas (familial fat-induced h.).
  h. idiopática (idiopathic h.). Type I familial hyperlipoproteinemia.
  h. inducida por grasas e hidratos de carbono combinados (combined fat- and carbohydrate-induced h.).
  h. inducida por hidratos de carbono (carbohydrate-induced h.).
  h. mixta (mixed h.). Type V familial hyperlipoproteinemia.
hiperlipidemia (hyperlipidemia). Lipemia.
hiperlipoidemia (hyperlipoidemia). Lipemia.
hiperlipoproteinemia (hyperlipoproteinemia). An increase in the lipoprotein concentration of the blood.
  h. adquirida (acquired h.).
  h. familiar (familial h.).
  h. familiar tipo I (type I familial h.). Bürger-Grütz syndrome.
  h. familiar tipo II (type II familial h.). Familial hyperbetalipoproteinemia.
  h. familiar tipo III (type III familial h.).
  h. familiar tipo IV (type IV familial h.). Familial hypertriglyceridemia.
  h. familiar tipo V (type V familial h.). Mixed hyperlipemia.
hiperliposis (hyperliposis). **1.** Excessive adiposity. **2.** An extreme degree of fatty degeneration.
hiperlisinemia (hyperlysinemia). Abnormal increase of the amino acid lysine in the circulating blood.
hiperlisinuria (hyperlysinuria). The presence of abnormally high concentrations of lysine in the urine.
hiperlituria (hyperlithuria). An excessive excretion of uric (lithic) acid in the urine.
hiperlogia (hyperlogia). Morbid verbosity or loquacity.
hiperlordosis (hyperlordosis). Extreme lordosis.
hipermagnesemia (hypermagnesemia). An abnormally large concentration of magnesium in the blood serum.
hipermastia (hypermastia). **1.** Polymastia. **2.** Excessively large mammary glands.
hipermenorrea (hypermenorrhea). Menorrhagia; menostaxis; excessively prolonged or profuse menses.

hipermetabolismo (hypermetabolism). Heat production by the body above normal, as in thyrotoxicosis.
hipermetamorfosis (hypermetamorphosis). Excessive and rapid change of ideas occurring in a mental disorder.
hipermetría (hypermetria). Ataxia characterized by overreaching a desired object or goal.
hipermétrope (hypermetrope). Hyperope.
hipermetropía (hypermetropia). Hyperopia.
h. índice (index h.).
hipermiestesia (hypermyesthesia). Muscular hyperesthesia.
hipermimia (hypermimia). Excessive mimetic movements.
hipermiotonía (hypermyotonia). Extreme muscular tonus.
hipermiotrofia (hypermyotrophy). Muscular hypertrophy.
hipermnesia (hypermnesia). **1.** Extreme power of memory. **2.** A capacity under hypnosis for immediate registration and precise recall of many more individual items than is thought possible under ordinary circumstances.
hipermorfo (hypermorph). Person whose sitting height is low in proportion to the standing height, owing to excessive length of limb.
hipermovilidad (hypermobility). Increased range of movement of joints, joint laxity, occurring normally in young children or as a result of disease.
hipernatremia (hypernatremia). An abnormally high plasma concentration of sodium ions.
hipernefroide (hypernephroid). Resembling or of the type of the adrenal gland.
hipernefroma (hypernephroma). Renal adenocarcinoma.
hiperneocitosis (hyperneocytosis). Hyperskeocytosis; hyperleukocytosis; in which there are considerable numbers of immature and young cells (especially in the granulocytic series).
hipernoia (hypernoia). **1.** Great rapidity of thought. **2.** Excessive mental activity or imagination.
hipernómico (hypernomic). Uncontrolled to excess.
hipernutrición (hypernutrition). Supernutrition.
hiperoncótico (hyperoncotic). Indicating an oncotic pressure higher than normal, e.g., of blood plasma.
hiperoniquia (hyperonychia). Hypertrophy of the nails.
hipérope (hyperope). Hypermetrope; one suffering from hyperopia.
hiperopía (farsightedness). Hyperopia.
hiperopía (H) (hyperopia (H)). Far sight; farsightedness; hypermetropia; long sight; longsightedness.
h. absoluta (absolute h.).
h. axial (axial h.).
h. de curvatura (curvature h.).
h. facultativa (facultative h.). Manifest h.
h. latente (Hl) (latent h. (Hl)).
h. manifiesta (Hm) (manifest h. (Hm)). Facultative h.
h. total (Ht) (total h. (Ht)).
hiperópico (hyperopic (H)). Pertaining to hyperopia.
hiperoralidad (hyperorality). A condition in which inappropriate objects are placed in the mouth.
hiperorexia (hyperorexia). Bulimia nervosa.
hiperorquidia (hyperorchidism). Obsolete term for increased size or functioning of the testes.
hiperortocitosis (hyperorthocytosis). Hyperleukocytosis in which the relative percentages of the various types of white blood cells are within the normal range and immature forms are not observed.
hiperosfresia (hyperosphresia, hyperosphresis). Hyperosmia.
hiperosmia (hyperosmia). Hyperosphresia; hyperosphresis; olfactory hyperesthesia; hyperesthesia olfactoria; oxyosmia; oxyosphresia; an exaggerated or abnormally acute sense of smell.
hiperosmolalidad (hyperosmolality). Increased concentration of a solution expressed as osmoles of solute per kilogram of serum water.
hiperosmolaridad (hyperosmolarity). An increase in the osmotic concentration of a solution expressed as osmols of solute per liter of solution.
hiperosmótico (hyperosmotic). **1.** Having an osmolality greater than another fluid, ordinarily assumed to be plasma or extracellular fluid. **2.** Relating to increased osmosis.
hiperosteoidosis (hyperosteoidosis). Excessive formation of osteoid, as seen in rickets and osteomalacia.
hiperostosis (hyperostosis). **1.** Hypertrophy of bone. **2.** Exostosis.
h. anquilosante (ankylosing h.). Diffuse idiopathic skeletal h.
h. cortical deformante (h. corticalis deformans).
h. cortical del lactante (infantile cortical h.). Caffey's disease.
h. cortical generalizada (generalized cortical h.). van Buchem's syndrome.
h. esquelética idiopática difusa (diffuse idiopathic skeletal h.).
h. de flujo (flowing h.). Rheostosis.
h. frontal interna (h. frontalis interna).
h. veteada (streak h.). Rheostosis.
hiperovarismo (hyperovarianism). Sexual precocity in young girls due to premature development of ovaries accompanied by the secretion of ovarian hormones.
hiperoxaluria (hyperoxaluria). Oxaluria; presence of an unusually large amount of oxalic acid or oxalates in the urine.
h. primaria y oxalosis (primary h. and oxalosis).
hiperoxia (hyperoxia). **1.** An increased amount of oxygen in tissues and organs. **2.** A greater oxygen tension than normal, such as that produced by breathing air or oxygen at pressures greater than 1 atmosphere.
hiperoxidación (hyperoxidation). Excessive oxidation.
hiperóxido (hyperoxide). Superoxide.
hiperpancreatismo (hyperpancreatism). A condition of increased activity of the pancreas, trypsin being in excess among the enzymes.
hiperparasitismo (hyperparasitism). Biparasitism; a condition in which a secondary parasite develops within a previously existing parasite.
hiperparásito (hyperparasite). A secondary parasite capable of development within a previously existing parasite.
hiperparatiroidismo (hyperparathyroidism). A condition due to an increase in the secretion of the parathyroids.
h. primario (primary h.).
h. secundario (secondary h.).
hiperparotidismo (hyperparotidism). Increased activity of the parotid glands.
hiperpatía (hyperpathia). Exaggerated subjective response to painful stimuli, with a continuing sensation of pain after the stimulation has ceased.
hiperpepsia (hyperpepsia). **1.** Abnormally rapid digestion. **2.** Impaired digestion with hyperchlorhydria.
hiperpepsinia (hyperpepsinia). An excess of pepsin in the gastric juice.
hiperperistaltismo (hyperperistalsis). Excessive rapidity of the passage of food through the stomach and intestine.
hiperpiesis, hiperpiesia (hyperpiesis, hyperpiesia). Essential hypertension.
hiperpiético (hyperpietic). Relating to or marked by high blood pressure.
hiperpigmentación (hyperpigmentation). Superpigmentation; an excess of pigment in a tissue or part.
hiperpipecolatemia (hyperpipecolatemia). A metabolic disorder in which serum concentrations of pipecolic acid are greatly increased.
hiperpirético (hyperpyretic). Hyperpyrexial; relating to hyperpyrexia.
hiperpirexia (hyperpyrexia). Extremely high fever.
h. por calor (heat h.). Heatstroke.
h. fulminante (fulminant h.). Malignant hyperthermia.
h. maligna (malignant h.). Heatstroke.
hiperpiréxico (hyperpyrexial). Hyperpyretic.
hiperpituitarismo (hyperpituitarism). Excessive production of anterior pituitary hormones, especially growth hormone; may result in gigantism or acromegaly.
hiperplasia (hyperplasia). Numerical hypertrophy; quantitative hypertrophy; an increase in number of cells in a tissue or organ, excluding tumor formation, whereby the bulk of the part or organ may be increased.
h. angiolinfoide con eosinofilia (angiolymphoid h. with eosinophilia). Kimura's disease.
h. basocelular (basal cell h.).
h. canalicular (ductal h.).
h. del cemento (cementum h.). Hypercementosis.
h. de la dentadura (denture h.). Inflammatory fibrous h.

h. endotelial papilar intravascular (intravascular papillary endothelial h.). Masson's pseudoangiosarcoma.
h. hyperplasia (focal epithelial h.). Heck's disease.
h. fibromuscular (fibromuscular h.).
h. fibrosa inflamatoria (inflammatory fibrous h.). Denture h.
h. ganglionar mediastínica angiofolicular (angiofollicular mediastinal lymph node h.). Benign giant lymph node h.
h. ganglionar mediastínica benigna (benign mediastinal lymph node h.). Angiofollicular mediastinal lymph node h.; Castleman's disease.
h. gingival (gingival h.).
h. melanocítica atípica (atypical melanocytic h.).
h. nodular de próstata (nodular h. of prostate). Benign prostatic hypertrophy.
h. papilar inflamatoria (inflammatory papillary h.).
h. quística (cystic h.).
h. quística de la mama (cystic h. of the breast).
h. regenerativa nodular (nodular regenerative h.).
h. sebácea congénita (congenital sebaceous h.).
h. sebácea senil (senile sebaceous h.).
h. seudoepiteliomatosa, seudocarcinomatosa (pseudoepitheliomatous h., pseudocarcinomatous h.).
h. suprarrenal congénita (congenital adrenal h.).
h. verrugosa (verrucous h.).

hiperplásico (hyperplastic). Relating to hyperplasia.
hiperploide (hyperploid). Relating to hyperploidy.
hiperploidia (hyperploidy). The state of a cell or individual possessing one or more chromosomes in addition to the normal number.
hiperpnea (hyperpnea). Breathing that is deeper and more rapid than is normal at rest.
hiperpolarización (hyperpolarization). An increase in polarization of membranes or nerves or muscle cells.
hiperponesis (hyperponesis). Exaggerated activity within the motor portion of the nervous system.
hiperpotasemia **1.** (hyperkaliemia). Hyperkalemia. **2.** (hyperpotassemia). Hyperkalemia.
hiperpragia (hyperpragia). Excessive mental activity, as in the manic phase of bipolar disorder.
hiperpraxia (hyperpraxia). Rarely used term for excessive activity.
hiperprebetalipoproteinemia (hyperprebetalipoproteinemia). Increased concentrations of pre-β-lipoproteins in the blood.
h. familiar (familial h.). Type IV familial hyperlipoproteinemia.
hiperprocoresis (hyperprochoresis). Rarely used term for hyperperistalsis.
hiperproinsulinemia (hyperproinsulinemia). Elevated plasma levels of proinsulin or proinsulin-like material.
hiperprolactinemia (hyperprolactinemia). Elevated levels of prolactin in the blood.
hiperprolinemia (hyperprolinemia). A metabolic disorder characterized by enhanced plasma proline concentrations and urinary excretion of proline, hydroxyproline, and glycine.
hiperprosexia (hyperprosexia). Fixation of the mind on one idea.
hiperproteinemia (hyperproteinemia). An abnormally large concentration of protein in plasma.
hiperproteosis (hyperproteosis). The condition due to an excessive amount of protein in the diet.
hiperqueratinización (hyperkeratinization). Hyperkeratosis.
hiperqueratomicosis (hyperkeratomycosis). Thickening of the horny layer of the skin due to mycotic infection.
hiperqueratosis (hyperkeratosis). Hyperkeratinization; hypertrophy of the horny layer of the epidermis or mucous membrane.
h. bovina (bovine h.). X disease of cattle.
h. congénita (h. congenita). Ichthyosis vulgaris.
h. epidermolítica (epidermolytic h.). Ichthyosis hystrix; ichthyosis spinosa.
h. excéntrica (h. eccentrica). Porokeratosis.
h. figurada centrífuga atrófica (h. figurata centrifuga atrophica).
h. folicular y parafolicular (h. follicularis et parafollicularis).
h. lenticularis perstans (h. lenticularis perstans). Flegel's disease.
h. penetrante (h. penetrans). H. follicularis et parafollicularis.
h. subungular (h. subungualis).

hiperquilia (hyperchylia). Excessive secretion of gastric juice.
hiperquilomicronemia (hyperchylomicronemia). Increased plasma concentrations of chylomicrons.
h. familiar (familial h.). Type I familial hyperlipoproteinemia.
h. familiar con hiperprebetalipoproteinemia (familial h. with hyperprebetalipoproteinemia). Type V familial hyperlipoproteinemia.
hiperrafia (hyperaphia). Oxyaphia; tactile hyperesthesia; extreme sensitiveness to touch.
hiperráfico (hyperaphic). Marked by hyperaphia.
hiperreflexia (hyperreflexia). A condition in which the reflexes are exaggerated.
hiperresonancia (hyperresonance). **1.** An extreme degree of resonance. **2.** Resonance increased above the normal, and often of lower pitch, on percussion of an area of the body.
hipersalemia (hypersalemia). An increase in the salt content of the circulating blood.
hipersalino (hypersaline). Marked by increased salt in a saline solution.
hipersalivación (hypersalivation). Increased salivation.
hipersarcosinemia (hypersarcosinemia). Sarcosinemia.
hipersensibilidad **1.** (hypersensitiveness). A term introduced into immunologic terminology because of the original misconception that repeated inoculations of toxin-containing preparations produced an increase in the already existing sensitivity to the toxin per se. **2.** (hypersensitivity). Abnormal sensitivity, a condition in which there is an exaggerated response by the body to the stimulus of a foreign agent.
h. por contacto (contact hypersensitivity). Contact dermatitis.
h. retardada (delayed hypersensitivity). Cell-mediated immunity.
hipersensibilización (hypersensitization). The immunological process by which hypersensitivity is induced.
hiperserotonemia (hyperserotonemia). Unusually large amounts of serotonin in the circulating blood, probably a causal factor in the carcinoid syndrome.
hipersístole (hypersystole). Abnormal force or duration of the cardiac systole.
hipersistólico (hypersystolic). Relating to or marked by hypersystole.
hipersomatotropismo (hypersomatotropism). A state characterized by abnormally enhanced secretion of pituitary growth hormone (somatotropin).
hipersomía (hypersomia). Gigantism.
hipersomnia (hypersomnia). A condition in which sleep periods are excessively long, but the person responds normally in the intervals; distinguished from somnolence.
hipersónico (hypersonic). Pertaining to or characterized by supersonic speeds of Mach 5 or greater.
hipersusceptibilidad (hypersusceptibility). Increased susceptibility or response to an infective, chemical, or other agent.
hipertaraquia (hypertarachia). Exaggerated irritability of the nervous system.
hipertecosis (hyperthecosis). Diffuse hyperplasia of the theca cells of the graafian follicles.
h. estromal (stromal h.).
h. testoide (testoid h.).
hipertelia (hyperthelia). Polythelia.
hipertelorismo (hypertelorism). Abnormal distance between two paired organs.
h. cántico (canthal h.). Telecanthus.
h. ocular (ocular h.). Greig's syndrome.
hipertensina (hypertensin). Former name for angiotensin.
hipertensinasa (hypertensinase). Former name for angiotensinase.
hipertensinógeno (hypertensinogen). Former name for angiotensinogen.
hipertensión (hypertension). High blood pressure.
h. benigna (benign h.).
h. esencial (essential h.). Hyperpiesis; hyperpiesia; idiopathic h.; primary h.
h. de Goldblatt (Goldblatt's h.). Goldblatt phenomenon.
h. idiopática (idiopathic h.). Essential h.
h. maligna (malignant h.).
h. pálida (pale h.).
h. portal (portal h.).

H I J

h. posparto (postpartum h.).
h. primaria (primary h.). Essential h.
h. pulmonar (pulmonary h.). H. in the pulmonary circuit.
h. renal (renal h.). H. secondary to renal disease.
h. renovascular (renovascular h.).
h. suprarrenal (adrenal h.). H. due to a pheochromocytoma.

hipertensivo (hypertensive). **1.** Marked by an increased blood pressure. **2.** Denoting a person suffering from high blood pressure.

hipertensor (hypertensor). Pressor.

hipertermalgesia (hyperthermalgesia). Extreme sensitiveness to heat.

hipertermia (hyperthermia). Therapeutically induced hyperpyrexia.
h. maligna (malignant h.). Fulminant hyperpyrexia.

hipertermoestesia (hyperthermoesthesia). Extreme sensitiveness to heat.

hipertestoidismo (hypertestoidism). Hypergonadism in the male, characterized by proliferation of Leydig cells with excessive production of testosterone.

hipertimia (hyperthymia). State of overactivity, greater than average and less than the overactivity of the manic state of manic-depressive disorder.

hipertímico (hyperthymic). **1.** Pertaining to hyperthymia. **2.** Pertaining to hyperthymism.

hipertimismo (hyperthymism). Hyperthymization; excessive activity of the thymus gland.

hipertimización (hyperthymization). Hyperthymism.

hipertiroidismo (hyperthyroidism). Thyroidism; an abnormality of the thyroid gland in which secretion of thyroid hormone is usually increased and is no longer under regulatory control of hypothalamic-pituitary centers.
h. inducido por yodo (iodine-induced h.). Jod-Basedow phenomenon.
h. oftálmico (ophthalmic h.). Hyperthyroidism with exophthalmos.
h. primario (primary h.).
h. secundario (secondary h.).

hipertirosinemia (hypertyrosinemia). Tyrosinemia.

hipertiroxinemia (hyperthyroxinemia). An elevated thyroxine concentration in the blood.

hipertonía (hypertonia). Hypertonicity; extreme tension of the muscles or arteries.
h. policitémica (h. polycythemica).
h. simpática (sympathetic h.).

hipertonicidad (hypertonicity). **1.** Hypertonia. **2.** An increased effective osmotic pressure of body fluids.

hipertónico (hypertonic). **1.** Spastic having a greater degree of tension. **2.** Hyperisotonic; having a greater osmotic pressure than a reference solution.

hipertricofridia (hypertrichophrydia). Excessively thick eyebrows.

hipertricosis (hypertrichosis). Hypertrichiasis; growth of hair in excess of the normal.
h. lanuginosa (h. lanuginosa).
h. lanuginosa adquirida (h. lanuginosa acquisita).
h. nevoide (nevoid h.).
h. parcial (h. partialis).
h. universal (h. universalis).

hipertrigliceridemia (hypertriglyceridemia). Elevated triglyceride concentration in the blood.
h. familiar (familial h.).

hipertriquiasis (hypertrichiasis). Hypertrichosis.

hipertrofia **1.** (hypertrophia). Hypertrophy. **2.** (hypertrophy). Hypertrophia; general increase in bulk of a part or organ, not due to tumor formation.
h. adaptativa (adaptive hypertrophy).
h. compensadora (compensatory hypertrophy).
h. compensadora del corazón (compensatory hypertrophy of the heart).
h. complementaria (complementary hypertrophy).
h. concéntrica (concentric hypertrophy).
h. cuantitativa (quantitative hypertrophy). Hyperplasia.
h. endémica (endemic hypertrophy).
h. excéntrica (eccentric hypertrophy).
h. falsa (false hypertrophy). Pseudohypertrophy.
h. fisiológica (physiologic hypertrophy). Functional h.
h. funcional (functional hypertrophy). Physiologic h.
h. gigante de la mucosa gástrica (giant hypertrophy of gastric mucosa).
h. hemangiectásica (hemangiectatic hypertrophy). Klippel-Trenaunay-Weber syndrome.
h. lipomatosa (lipomatous hypertrophy). Lipomatous infiltration.
h. numérica (numerical hypertrophy). Hyperplasia.
h. prostática benigna (benign prostatic hypertrophy). Nodular hyperplasia of prostate.
h. seudomuscular (pseudomuscular hypertrophy).
h. simple (simple hypertrophy). Increase in size of cells.
h. simulada (simulated hypertrophy).
h. verdadera (true hypertrophy).
h. vicariante (vicarious hypertrophy).

hipertrófico (hypertrophic). Relating to or characterized by hypertrophy.

hipertrofo (hypertroph). A microorganism that requires living cells to supply the enzyme systems necessary for growth and reproduction.

hipertrombinemia (hyperthrombinemia). An abnormal increase of thrombin in the blood.

hipertropía (hypertropia). Strabismus sursum vergens.

hiperuresis (hyperuresis). Obsolete term for polyuria.

hiperuricemia (hyperuricemia). Enhanced blood concentrations of uric acid.

hiperuricémico (hyperuricemic). Relating to or characterized by hyperuricemia.

hiperuricosuria (hyperuricuria). Increased urinary excretion of uric acid.

hipervacunación (hypervaccination). Repeated inoculation of an individual already immunized.

hipervalinemia (hypervalinemia). Abnormally high plasma concentrations of valine, a common finding in maple syrup urine disease.

hipervascular (hypervascular). Abnormally vascular; containing an excessive number of blood vessels.

hiperventilación (hyperventilation). Overventilation; increased alveolar ventilation relative to metabolic carbon dioxide production, so that alveolar carbon dioxide pressure decreases to below normal.

hipervitaminosis (hypervitaminosis). A condition resulting from the ingestion of an excessive amount of a vitamin preparation.

hipervolemia (hypervolemia). Plethora; repletion; abnormally increased volume of blood.

hipervolémico (hypervolemic). Pertaining to or characterized by hypervolemia.

hipervolia (hypervolia). Augmented water content or volume of a given compartment.

hipnagógico (hypnagogic). Denoting a transitional state, related to the hypnoidal, preceding the oncome of sleep.

hipnagogo (hypnagogue). An agent that induces sleep.

hipnalgia (hypnalgia). Dream pain; pain occurring during sleep.

hipnapagógico (hypnapagogic). Denoting a state similar to the hypnagogic, through which the mind passes in coming out of sleep.

hipnestesia (hypnesthesia). Drowsiness.

hípnico (hypnic). Relating to or causing sleep.

hipno-, hipn- (hypno-, hypn-). Combining forms relating to sleep or hypnosis.

hipnoanálisis (hypnoanalysis). Psychoanalysis or other psychotherapy which employs hypnosis as an adjunctive technique.

hipnoanalítico (hypnoanalytic). Pertaining to hypnoanalysis.

hipnocatarsis (hypnocatharsis). Ventilation of suppressed or repressed emotional tension, conflicts, and anxiety under hypnosis.

hipnocinematógrafo (hypnocinematograph). Somnocinematograph.

hipnodóntica (hypnodontics). Hypnosis as applied to the practice of dentistry.

hipnofobia (hypnophobia). Morbid fear of falling asleep.

hipnogénesis (hypnogenesis). The induction of sleep or of the hypnotic state.

hipnogénico (hypnogenic, hypnogenous). Relating to hypnogenesis.
hipnoide (hypnoidal). Resembling hypnosis; denoting the subwaking state, a mental condition intermediate between sleeping and waking.
hipnolepsia (hypnolepsy). Narcolepsy.
hipnología (hypnology). The branch of scientific inquiry regarding sleep or hypnosis and its phenomena.
hipnólogo (hypnologist). **1.** A student of sleep or hypnology. **2.** Hypnotist.
hipnopómpico (hypnopompic). Denoting the occurrence of visions or dreams during the drowsy state following sleep.
hipnoquiste (hypnocyst). A quiescent or "sleeping" cyst; an encysted protozoon, the reproductive activity of which is in abeyance.
hipnosis (hypnosis). Hypnotic state; status hypnoticus; an artificially induced trancelike state, in which the subject is highly susceptible to suggestion, oblivious to all else, and responds readily to the commands of the hypnotist.
  h. letárgica (lethargic h.). Trance coma.
  h. mayor (major h.).
  h. menor (minor h.).
hipnoterapia (hypnotherapy). **1.** Psychotherapeutic treatment by means of hypnotism. **2.** Treatment of disease by inducing a trancelike sleep.
hipnótico (hypnotic). **1.** Causing sleep. **2.** An agent that promotes sleep. **3.** Relating to hypnotism.
hipnotismo (hypnotism). **1.** Somnipathy; somnolism; the process or act of inducing hypnosis. **2.** The practice or study of hypnosis.
hipnotista (hypnotist). Hypnologis; one who practices hypnotism.
hipnotizar (hypnotize). To induct one into hypnosis.
hipnotoide (hypnotoid). Resembling hypnosis.
hipnozoíto (hypnozoite). Exoerythrocytic schizozoite of *Plasmodium vivax* or *P. ovale* in the human liver.
hipo (hiccup, hiccough). A diaphragmatic spasm causing a sudden inhalation which is interrupted by a spasmodic closure of the glottis, producing a noise.
  h. epidémico (epidemic h.).
hipo- (hypo-). **1.** Prefix denoting deficient or below the normal; corresponds to the Latin *sub-*. **2.** In chemistry, denoting the lowest, or least rich in oxygen, of a series of chemical compounds.
hipoacidez (hypoacidity). A lower than normal degree of acidity, as of the gastric juice.
hipoacusia **1.** (hypoacusis). Hypacusis. **2.** (hypacusia, hypacusis). Hypacusia; hypoacusis; hearing impairment of a conductive or neurosensory nature.
hipoadenia (hypoadenia). Any deficiency in the function of a glandular organ or tissue.
hipoadrenalismo (hypoadrenalism). Reduced adrenocortical function.
hipoalbuminemia **1.** (hypalbuminemia). Hypoalbuminemia. **2.** (hypoalbuminemia). Hypalbuminemia; an abnormally low concentration of albumin in the blood.
hipoaldosteronismo (hypoaldosteronism). A condition due to deficient secretion of aldosterone.
  h. hiporreninémico (hyporeninemic h.).
  h. selectivo, aislado (selective h., isolated h.).
hipoaldosteronuria (hypoaldosteronuria). Abnormally low levels of aldosterone in the urine.
hipoalgesia **1.** (hypoalgesia). Hypalgesia. **2.** (hypalgesia). Hypalgia; hypoalgesia; decreased sensibility to pain.
hipoalgésico (hypalgesic, hypalgetic). Relating to hypalgesia; having diminished sensitiveness to pain.
hipoalimentación (hypoalimentation). Subalimentation.
hipoamnios (hypamnion, hypamnios). Presence of an abnormally small amount of amniotic fluid.
hipoanacinesia (hypanakinesia, hypanakinesis). Diminution in the normal gastric or intestinal movements.
hipoarterial (hyparterial). Below or beneath an artery.
hipoaxial (hypaxial). Below any axis, such as the spinal axis or the axis of a limb.
hipoazoturia (hypoazoturia). Hypazoturia; excretion of abnormally small quantities of nonprotein nitrogenous material (especially urea) in the urine.
hipoazouria (hypazoturia). Hypoazoturia.
hipobaria (hypobaria). Hypobarism.
hipobárico (hypobaric). **1.** Pertaining to pressure of ambient gases below 1 atmosphere. **2.** With respect to solutions, less dense than the diluent or medium.
hipobarismo (hypobarism). Hypobaria; dysbarism resulting from decreasing barometric pressure on the body without hypoxia.
hipobaropatía (hypobaropathy). Sickness produced by reduced barometric pressure.
hipobetalipoproteinemia (hypobetalipoproteinemia). Abnormally low levels of β-lipoproteins in the plasma.
hipoblástico (hypoblastic). Relating to or derived from the hypoblast.
hipoblasto (hypoblast). Endoderm.
hipobranquial (hypobranchial). Located beneath the branchial apparatus.
hipobromito (hypobromite). A salt of hypobromous acid.
hipocalcemia (hypocalcemia). Abnormally low levels of calcium in the circulating blood.
hipocalcificación (hypocalcification). Deficient calcification of bone or teeth.
  h. del esmalte (enamel h.).
hipocaliemia (hypokalemia). Hypopotassemia; the presence of an abnormally small concentration of potassium ions in the circulating blood.
hipocámpico (hippocampal). Relating to the hippocampus.
hipocampo (hippocampus). [*hippocampus*, NA]. H. major; the complex, internally convoluted structure that forms the medial margin ("hem") of the cortical mantle of the cerebral hemisphere, bordering the choroid fissure of the lateral ventricle, and composed of two gyri (Ammon's horn and the dentate gyrus), together with their white matter, the alveus and fimbria hippocampi.
  h. mayor (h. major). Hippocampus.
  h. menor (h. minor). Calcar avis.
hipocapnia (hypocapnia). Hypocarbia; abnormally decreased arterial carbon dioxide tension.
hipocarbia (hypocarbia). Hypocapnia.
hipoceloma (hypocelom). Rarely used term for the ventral portion of the celom, or body cavity, of the embryo.
hipocinemia (hypokinemia). Reduced circulation rate; Reduced volume flow through the circulation; subnormal cardiac output.
hipocinesia **1.** (hypocinesis, hypocinesia). Hypokinesis. **2.** (hypokinesis, hypokinesia). Hypocinesis; hypocinesia; hypomotility; diminished or slow movement.
hipocinético (hypokinetic). Relating to or characterized by hypokinesis.
hipocistotomía (hypocystotomy). Perineal cystotomy.
hipocitemia (hypocythemia). Hypocytosis of the circulating blood, such as that observed in aplastic anemia.
  h. progresiva (progressive h.). Refractory anemia.
hipocitosis (hypocytosis). Varying degrees of abnormally low numbers of red and white cells and other formed elements of the blood.
hipocitraturia (hypocitraturia). Abnormally low concentration of citrate in the urine.
hipocloremia (hypochloremia) An abnormally low level of chloride ions in the circulating blood.
hipoclorémico (hypochloremic). Pertaining to or characterized by hypochloremia.
hipoclorhidria (hypochlorhydria). Hypohydrochloria; presence of an abnormally small amount of hydrochloric acid in the stomach.
hipoclorito (hypochlorite). A salt of hypochlorous acid.
hipocloruria (hypochloruria). Excretion of abnormally small quantities of chloride ions in the urine.
hipocolesteremia (hypocholesteremia). Hypocholesterolemia.
hipocolesterinemia (hypocholesterinemia). Hypocholesterolemia.
hipocolesterolemia (hypocholesterolemia). Hypocholesteremia; hypocholesterinemia; the presence of abnormally small amounts of cholesterol in the circulating blood.
hipocolia (hypocholia). Oligocholia.
hipocomplementemia (hypocomplementemia). A hereditary or acquired condition of the blood in which one or another component of complement is lacking or reduced in amount.
hipocondria (hypochondria). Hypochondriasis.

H I J

hipocondríaco (hypochondriac, hypochondriacal). **1.** Hypochondriacal. A person manifesting hypochondriasis. **2.** Beneath the ribs; relating to the hypochondrium.
hipocondriasis (hypochondriasis). Hypochondria; a morbid concern about one's own health and exaggerated attention to any unusual bodily or mental sensations; a delusion that one is suffering from some disease for which no physical basis is evident.
hipocondrio (hypochondrium, pl. hypochondria). Regio hypochondriaca.
hipocondroplasia (hypochondroplasia). Dwarfism similar to but milder than achondroplasia.
hipocónido (hypoconid). The distobuccal cusp of a lower molar tooth.
hipocono (hypocone). The distolingual cusp of an upper molar tooth.
hipoconúlido (hypoconulid). The distal, fifth, cusp of a lower molar tooth.
hipocónulo (hypoconule). The distal, or fifth, cusp of an upper molar tooth.
hipocordal (hypochordal). On the ventral side of the spinal cord.
hipocorticismo (hypocorticoidism). Adrenocortical insufficiency.
hipocrático (hippocratic). Relating to, described by, or attributed to Hippocrates.
hipocratismo (hippocratism). A system of medicine, attributed to Hippocrates and his disciples, based on the imitation of nature's processes in the therapeutic management of disease.
hipocromasia (hypochromasia). Hypochromia.
hipocromático (hypochromatic). Hypochromic; containing a small amount of pigment, or less than the normal amount for the individual tissue.
hipocromatismo (hypochromatism). **1.** The condition of being hypochromatic. **2.** Hypochromia.
hipocromía (hypochromia). Hypochromasia; hypochromatism; hypochrosis; an anemic condition in which the percentage of hemoglobin in the red blood cells is less than the normal range.
hipocrómico (hypochromic). **1.** Hypochromatic. **2.** Denoting decrease in light absorption.
hipocrosis (hypochrosis). Hypochromia.
hipocupremia (hypocupremia). Reduced copper content of the blood.
hipodactilia, hipodactilismo (hypodactyly, hypodactylia, hypodactylism). Less than the full normal complement of digits.
hipodermático (hypodermatic). Subcutaneous.
hipodermatoclisis (hypodermatoclysis). Rarely used spelling of hypodermoclysis.
hipodermatomía (hypodermatomy). Subcutaneous division of a structure.
hipodermatosis (hypodermatosis). Infection of herbivores and man with larvae of flies of the genus *Hypoderma*.
hipodérmico (hypodermic). Subcutaneous.
hipodermis **1.** (hypoderm). Tela subcutanea. **2.** (hypodermis). Tela subcutanea.
hipodermoclisis (hypodermoclysis). Subcutaneous injection of a saline or other solution.
hipodermolitiasis (hypodermolithiasis). Subcutaneous deposits of calcium.
hipodinamia (hypodynamia). Diminished power.
h. cordis (h. cordis). Diminished force of cardiac contraction.
hipodinámico (hypodynamic). Possessing or exhibiting subnormal power or force.
hipodipsia (hypodipsia). Insensible thirst; subliminal thirst; oligodipsia.
hipodontia (hypodontia). Oligodontia; partial anodontia.
hipoecrisis (hypoeccrisis). Reduced excretion of waste matter.
hipoecrítico (hypoeccritic). Characterized by hypoeccrisis.
hipoeosinofilia (hypoeosinophilia). Eosinopenia.
hipoergia (hypoergia, hypoergy). Hyposensitiveness.
hipoescleral (hyposcleral). Beneath the sclerotic coat of the eyeball.
hipoesoforia (hypoesophoria). A tendency of the visual axis of one eye to deviate downward and inward, prevented by binocular vision.
hipoestesia **1.** (hypoesthesia). Hypesthesia. **2.** (hypesthesia). Hypoesthesia; diminished sensitivity to stimulation.
h. olfatoria (olfactory hypesthesia). Hyposmia.
hipoexoforia (hypoexophoria). A tendency of the visual axis of one eye to deviate downward and outward, prevented by binocular vision.
hipofalangismo (hypophalangism). Congenital absence of one or more of the phalanges of a finger or toe.
α-hipofamina **1.** (α-hypophamine). Oxytocin. **2.** (β-hypophamine). Vasopressin.
hipofaringe (hypopharynx). Pars laryngea pharyngis.
hipofaringoscopio (hypopharyngoscope). Instrument used for examination of the hypopharynx.
hipoferremia (hypoferremia). A deficiency of iron in the circulating blood.
hipofibrinogenemia (hypofibrinogenemia). Abnormally low concentration of fibrinogen in the circulating blood plasma.
hipofisario (hypophysial). Hypophyseal; relating to a hypophysis.
hipofisectomía (hypophysectomy). Excision or destruction of the pituitary gland by means of craniotomy or stereotaxy.
hipofisectomizar (hypophysectomize). To remove the hypophysis cerebri.
hipofíseo (hypophyseal). Hypophysial.
hipofiseotrópico (hypophyseotropic). Hypophysiotropic.
hipofisina (hypophysin). An aqueous extract of the posterior lobe of the fresh hypophysis of cattle; contains oxytocin and vasopressin.
hipofisioprivo (hypophysioprivic). Hypophyseoprivic; denoting the condition in which the pituitary gland may be functionally inactive or may be absent, as after hypophysectomy.
hipofisiotrópico (hypophysiotropic). Hypophyseotropic; denoting a hormone that acts on the pituitary gland (hypophysis).
hipófisis (hypophysis). [*hypophysis*, NA]. Glandula basilaris; glandula pituitaria; h. cerebri; master gland; pituitary gland; an unpaired compound gland suspended from the base of the hypothalamus by a short extension of the infundibulum, the infundibular or pituitary stalk.
h. anterior (anterior pituitary).
h. cerebral (h. cerebri). Hypophysis.
h. desecada (desiccated pituitary). Posterior p.
h. faríngea **1.** (pharyngeal pituitary). **2.** (pharyngeal h.).
h. posterior (posterior pituitary). Desiccated p.; hypophysis sicca.
h. seca (h. sicca). Posterior pituitary.
hipofisitis (hypophysitis). Inflammation of the hypophysis.
h. linfoide (lymphoid h.).
hipofisoprivo (hypophyseoprivic). Hypophysioprivic.
hipofonesis (hypophonesis). In percussion or auscultation, a sound that is diminished or fainter than usual.
hipofonía (hypophonia). Leptophonia; microphonia; microphony; an abnormally weak voice due to incoordination of the muscles concerned in vocalization.
hipoforia (hypophoria). A tendency of the visual axis of one eye to deviate downward, prevented by binocular vision.
hipofosfatasemia (hypophosphatasemia). Hypophosphatasia.
hipofosfatasia (hypophosphatasia). Hypophosphatasemia.
h. congénita (congenital h.).
hipofosfatemia (hypophosphatemia). Abnormally low concentrations of phosphates in the circulating blood.
hipofosfaturia (hypophosphaturia). Reduced urinary excretion of phosphates.
hipofrasia (hypophrasia). Slowness or lack of speech associated with a psychosis or brain injury.
hipofunción (hypofunction). Reduced, low, or inadequate function.
hipogalactia (hypogalactia). Less than normal milk secretion.
hipogalactoso (hypogalactous). Producing or secreting a less than normal amount of milk.
hipogammaglobinemia (hypogammaglobinemia). Hypogammaglobulinemia.
hipogammaglobulinemia (hypogammaglobulinemia). Hypogammaglobinemia; decreased quantity of the gamma fraction of serum globulin.
h. adquirida (acquired h.). Common variable immunodeficiency.
h. ligada al cromosoma X, del lactante ligada al cromosoma X (X-linked h., X-linked infantile h.). Glanzmann-Riniker syndrome.
h. primaria (primary h.).
h. secundaria (secondary h.). Secondary immunodeficiency.
h. transitoria del lactante (transient h. of infancy). Transient agammaglobulinemia.
hipoganglionosis (hypoganglionosis). A reduction in the number of ganglionic nerve cells.
hipogástrico (hypogastric). Relating to the hypogastrium.

hipogastrio (hypogastrium). [*hypogastrium*, NA]. Regio pubica.
hipogastrocele (hypogastrocele). Hernia of the lower part of the abdomen.
hipogastrópago (hypogastropagus). Twins joined at the hypogastrium.
hipogastrosquisis (hypogastroschisis). Congenital fissure in the hypogastric region.
hipogénesis (hypogenesis). General underdevelopment of parts or organs of the body.
h. polar (polar h.).
hipogenético (hypogenetic). Relating to hypogenesis.
hipogenitalismo (hypogenitalism). Partial or complete failure of maturation of the genitalia.
hipogeusia (hypogeusia). Blunting of the sense of taste.
hipoglobulia (hypoglobulia). Old term for abnormally low numbers of red blood cells in the circulating blood.
hipoglosis (hypoglossis). Hypoglottis.
hipogloso (hypoglossus). [*hypoglossus*, NA]. Hypoglossal.
hipoglótico (hypoglossal). **1.** Hypoglossus; below the tongue. **2.** Relating to the twelfth cranial nerve, nervus hypoglossus.
hipoglotis (hypoglottis). Hypoglossis; the undersurface of the tongue.
hipoglucemia (hypoglycemia). Glucopenia; an abnormally small concentration of glucose in the circulating blood.
h. por leucina (leucine h.).
h. neonatal (neonatal h.).
hipoglucémico (hypoglycemic). Pertaining to or characterized by hypoglycemia.
hipoglucogenólisis (hypoglycogenolysis). Deficient glycogenolysis.
hipoglucorraquia (hypoglycorrhachia). Depressed concentration of glucose in the cerebrospinal fluid.
hipognato **1.** (hypognathus). Unequal conjoined twins in which the rudimentary parasite is attached to the mandible of the autosite. **2.** (hypognathous). Having a congenitally defectively developed lower jaw.
hipogonadismo (hypogonadism). Inadequate gonadal function, as manifested by deficiencies in gametogenesis and/or the secretion of gonadal hormones.
h. con anosmia (h. with anosmia). Kallmann's syndrome.
h. hipogonadotrópico (hypogonadotropic h.). Hypogonadotropic eunuchoidism.
h. hipogonadotrópico familiar (familial hypogonadotropic h.).
h. masculino (male h.). Eunuchoidism.
h. primario (primary h.).
h. secundario (secondary h.). Hypogonadotropic h.
hipogonadotrópico (hypogonadotropic). Indicating inadequate secretion of gonadotrophins and the consequences thereof.
hipogranulocitosis (hypogranulocytosis). Granulocytopenia.
hipohemia (hyphemia). Hypovolemia.
h. intertropical, tropical (intertropical h., tropical h.). Ancylostomiasis.
hipohepatía (hypohepatia). Rarely used term for underfunctioning of the liver.
hipohidremia (hypohydremia). Any deficiency in the amount of fluid in the blood.
hipohidrocloria (hypohydrochloria). Hypochlorhydria.
hipohidrosis (hypohidrosis). Hyphidrosis; hypoidrosis; diminished perspiration.
hipohidrótico (hypohidrotic). Characterized by diminished sweating.
hipohiloma (hypohyloma). A neoplasm resulting from abnormal proliferation of tissue derived from the embryonic pulp of hypoblastic origin.
hipohipnótico (hypohypnotic). Denoting incomplete or light slumber.
hipoidrosis (hypoidrosis). Hypohidrosis.
hipoisotónico (hypoisotonic). Hypotonic.
hipoleidigismo (hypoleydigism). Subnormal secretion of androgens by the interstitial (Leydig's) cells of the testes.
hipolepidoma (hypolepidoma). A neoplasm resulting from abnormal proliferation of one of the tissues derived from the hypoblast.
hipoleucemia (hypoleukemia). Subleukemic leukemia.
hipolinfemia (hypolymphemia). Abnormally small numbers of lymphocytes in the circulating blood.
hipoliposis (hypoliposis). Presence of an abnormally small amount of fat in the tissues
hipologia (hypologia). Lack of ability for speech.
hipomacia (hypomazia). Hypomastia.
hipomagnesemia (hypomagnesemia). Subnormal blood serum concentration of magnesium.
hipomanía (hypomania). A mild degree of mania.
hipomastia (hypomastia). Hypomazia; atrophy or congenital smallness of the breasts.
hipomelancolía (hypomelancholia). A mild degree of mental depression.
hipomelanosis (hypomelanosis). Leukoderma.
h. de Ito (h. of Ito). Incontinentia pigmenti achromiens.
hipomelia (hypomelia). General term for hypoplasia of some or all parts of one or more limbs.
hipomenorrea (hypomenorrhea). Diminution of the flow or a shortening of the duration of menstruation.
hipómera (hypomere). **1.** The portion of the myotome that extends ventrolaterally to form body-wall muscle. **2.** Less commonly, the somatic and splanchnic layers of the lateral mesoderm which give rise to the lining of the celom.
hipometabolismo (hypometabolism). Reduced metabolism.
h. eutiroideo (euthyroid h.).
hipometría (hypometria). Ataxia characterized by underreaching an object or goal.
hipomielinización, hipomielinogénesis (hypomyelination, hypomyelinogenesis). Defective formation of myelin in the spinal cord and brain.
hipomiotonía (hypomyotonia). A condition of diminished muscular tonus.
hipomixis (hypomyxia). A condition in which the secretion of mucus is diminished.
hipomnesia (hypomnesia). Impaired memory.
hipomorfo (hypomorph). A person whose standing height is short in proportion to the sitting height, owing to shortness of the limbs.
hipomotilidad (hypomotility). Hypokinesis.
hiponatremia (hyponatremia). Abnormally low concentrations of sodium ions in the circulating blood.
hiponeocitosis (hyponeocytosis). Hyposkeocytosis; leukopenia associated with the presence of immature and young leukocytes (especially in the granulocytic series).
hiponicón (hyponychon). An ecchymosis beneath a fingernail or toenail.
hiponiquial (hyponychial). **1.** Subungual. **2.** Relating to the hyponychium.
hiponiquio (hyponychium). [*hyponychium*, NA]. The epithelium of the nail bed, particularly its posterior part in the region of the lunula.
hiponoia (hyponoia). Deficient or sluggish mental activity or imagination.
hipooncótico (hypooncotic). Indicating an oncotic pressure less than normal, e.g., of blood plasma.
hipoortocitosis (hypoorthocytosis). Leukopenia in which the relative numbers of the various types of white blood cells are within the normal range, and no immature cells are found in the circulating blood.
hipoovarismo (hypoovarianism). Hypovarianism; inadequate ovarian function, commonly referring to reduced secretion of ovarian hormones.
hipopancreatismo (hypopancreatism). A condition of diminished activity of digestive enzyme secretion by the pancreas.
hipopancreorrea (hypopancreorrhea). Reduced delivery of pancreatic digestive enzyme secretions.
hipoparatiroidismo (hypoparathyroidism). Parathyroid insufficiency; a condition due to diminution or absence of the secretion of the parathyroid hormones.
h. familiar (familial h.).
hipopepsia (hypopepsia). Oligopepsia; impaired digestion, especially that due to a deficiency of pepsin.
hipoperistaltismo (hypoperistalsis). Reduced or inadequate peristalsis.
hipopiesis (hypopiesis). Hypotension.
h. ortostática (orthostatic h.). Orthostatic hypotension.

hipopión (hypopyon). The presence of leukocytes in the anterior chamber of the eye.
h. recurrente (recurrent h.). Behçet's syndrome.
hipopituitarismo (hypopituitarism). A condition due to diminished activity of the anterior lobe of the hypophysis.
hipoplasia (hypoplasia). **1.** Underdevelopment of tissue or an organ, usually due to a decrease in the number of cells. **2.** Atrophy due to destruction of some of the elements and not merely to their general reduction in size.
h. de cartílago y pelo (cartilage-hair h.).
h. dérmica focal (focal dermal h.). Goltz syndrome.
h. del esmalte (enamel h.).
h. del nervio óptico (optic nerve h.).
h. renal (renal h.).
h. tímica (thymic h.). Immunodeficiency with hypoparathyroidism.
h. ventricular derecha (right ventricular h.). Parchment heart.
hipoplásico (hypoplastic). Pertaining to or characterized by hypoplasia.
hipopnea (hypopnea). Oligopnea; breathing that is shallower, slower, or both, than normal.
hipoposia (hypoposia). Hypodipsia, with emphasis on tendency to drink rather than on the reduced sensation of thirst.
hipopotasemia (hypopotassemia). Hypokalemia.
hipopraxia (hypopraxia). Deficient activity.
hipoproacelerinemia (hypoproaccelerinemia). Abnormally low concentration of blood-clotting factor V, i.e., proaccelerin, in the circulating blood
hipoproconvertinemia (hypoproconvertinemia). Abnormally low concentration of blood-clotting factor VII, i.e., proconvertin, in the circulating blood.
hipoproteinemia (hypoproteinemia). Abnormally small amounts of total protein in the circulating blood plasma.
hipoproteinosis (hypoproteinosis). A condition, especially in children, due to a dietary deficiency of protein.
hipoprotrombinemia (hypoprothrombinemia). Prothrombinopenia; abnormally small amounts of prothrombin in the circulating blood.
hipoptialismo (hypoptyalism). Hyposalivation.
hipoquilia (hypochylia). Oligochylia.
hiporreflexia (hyporeflexia). A condition in which the reflexes are weakened.
hiporreninemia (hyporeninemia). Low levels of renin in the circulating blood.
hiporreninémico (hyporeninemic). Denoting or characterized by hyporeninemia.
hiporriboflavinosis (hyporiboflavinosis). A more correct term than the more commonly used ariboflavinosis.
hiposalemia (hyposalemia). Obsolete term meaning abnormally small amounts of various salts in the circulating blood.
hiposalivación (hyposalivation). Hypoptyalism; reduced salivation.
hiposarca (hyposarca). Extreme anasarca of the subcutaneous connective tissue.
hiposensibilidad (hyposensitivity). A condition of subnormal sensitivity, in which the response to a stimulus is unusually delayed or lessened in degree.
hiposfixia (hyposphyxia). Abnormally low blood pressure with sluggishness of the circulation.
hiposfresia (hyposphresia). Hyposmia.
hiposialadenitis (hyposialadenitis). Inflammation of a salivary gland or glands.
hiposístole (hyposystole). A weak or incomplete cardiac systole.
hiposmia (hyposmia). Hyposphresia; olfactory hypesthesia; diminished sense of smell.
hipósmosis (hyposmosis). A reduction in the rapidity of osmosis.
hiposmótico (hyposmotic). Having an osmolality less than another fluid.
hiposomatotropismo (hyposomatotropism). A state characterized by deficient secretion of pituitary growth hormone (somatotropin).
hiposomía (hyposomia). Inadequate development of the body.
hiposomníaco (hyposomniac). Pertaining to reduction in time of sleeping.
hipospadias (hypospadias). A developmental anomaly characterized by a defect on the ventrum of the penis.
h. balánico (balanic h.). Male h. involving the glans penis.
h. peneoescrotal (penoscrotal h.).
h. perineal (perineal h.).
hipospádico (hypospadiac). Relating to hypospadias.
hiposqueocitosis (hyposkeocytosis). Hyponeocytosis.
hiposqueotomía (hyposcheotomy). Incision or puncture into a hydrocele at its most dependent point.
hipostasis (hypostasis). **1.** Formation of a sediment at the bottom of a liquid. **2.** Hypostatic congestion. **3.** The phenomenon whereby the phenotype that would ordinarily be manifested at one locus is obscured by the genotype at another locus (epistasis).
h. postmortem (postmortem h.). Postmortem livedo.
h. pulmonar (pulmonary h.). Hydrostatic congestion of the lung.
hipostático (hypostatic). **1.** Sedimentary; resulting from a dependent position. **2.** Relating to hypostasis.
hipostenia (hyposthenia). Weakness.
hiposténico (hyposthenic). Weak.
hipostenizante (hypostheniant). **1.** Weakening. **2.** An agent that reduces strength.
hipostenuria (hyposthenuria). Secretion of urine of low specific gravity, due to inability of the tubules of the kidneys to produce a concentrated urine or occurs following excessive water ingestion in diabetes insipidus.
hipostipsis (hypostypsis). A state of mild astringence.
hipostíptico (hypostyptic). Mildly styptic or astringent.
hipostoma (hypostome). The central unpaired holdfast organ of the tick capitulum.
hipostomía (hypostomia). A form of microstomia in which the oral opening is a small vertical slit.
hipostosis (hypostosis). Deficient development of bone.
hipotálamo (hypothalamus). [*hypothalamus*, NA]. The ventral and medial region of the diencephalon forming the walls of the ventral half of the third ventricle.
hipotalamohipofisario (hypothalamohypophysial). Relating to both the hypothalamus and the hypophysis.
hipotaxia (hypotaxia). A condition of weak or imperfect coordination.
hipotenar (hypothenar). **1.** [*hypothenar*, NA] Antithenar; hypothenar eminence; hypothenar prominence; the fleshy mass at the medial side of the palm. **2.** Denoting any structure in relation with this part.
hipotensión (hypotension). **1.** Hypopiesis; subnormal arterial blood pressure. **2.** Reduced pressure or tension of any kind.
h. arterial (arterial h.).
h. inducida, controlada (induced h., controlled h.).
h. intracraneal (intracranial h.). Subnormal pressure of cerebrospinal fluid.
h. ortostática (orthostatic h.). Orthostatic hypopiesis; postural h.
h. postural (postural h.). Orthostatic h.
hipotensivo (hypotensive). Characterized by low blood pressure or causing reduction in blood pressure.
hipotensor (hypotensor). Depressor.
hipotermia (hypothermia). A body temperature significantly below 98.6°(37°).
h. accidental (accidental h.).
h. corporal total (total body h.).
h. moderada (moderate h.).
h. profunda (profound h.). A body temperature of 12-20°C.
h. regional (regional h.).
hipotérmico (hypothermal). Denoting hypothermia.
hipótesis (hypothesis). A supposition or assumption advanced as a basis for reasoning or argument, or as a guide to experimental investigation.
h. autocrina (autocrine h.).
h. de Avogadro (Avogadro's h.). Avogadro's law.
h. del control de compuerta (gate-control h.).
h. del filamento deslizante (sliding filament h.).
h. de frustración-agresión (frustration-aggression h.).
h. de Gompertz (Gompertz' h.).
h. insular (insular h.).
h. de Lyon (Lyon h.).
h. de Makeham (Makeham's h.).
h. de Michaelis-Menten (Michaelis-Menten h.).

h. mnémica (mnemic h.). Mnemic theory; mnemism.
h. de nulidad (null h.).
h. de la secuencia (sequence h.). That the amino acid sequence of a protein is determined by a particular sequence of nucleotides (the cistron) in the DNA of the organism producing the protein.
h. de Starling (Starling's h.).
h. zwitter (zwitter h.).
hipotimia (hypothymia). Depression of spirits; the "blues."
hipotímico (hypothymic). **1.** Denoting or characteristic of hypothymia. **2.** Pertaining to hypothymism.
hipotimismo (hypothymism). Inadequate function of the thymus.
hipotímpano (hypotympanum). The lower part of the tympanic cavity. It is separated by a bony wall from the jugular bulb.
hipotimpanotomía (hypotympanotomy). Operative procedure for the complete surgical extirpation, without sacrifice of hearing, of small tumors confined to the lower tympanic cavity.
hipotiroideo (hypothyroid). Marked by reduced thyroid function.
hipotiroidismo (hypothyroidism). Diminished production of thyroid hormone, leading to clinical manifestations of thyroid insufficiency, including low metabolic rate, tendency to weight gain, somnolence and sometimes myxedema.
h. del lactante (infantile h.). Cretinism.
h. secundario (secondary h.).
hipotiroxinemia (hypothyroxinemia). A subnormal thyroxine concentration in the blood.
hipotonía (hypotonia). **1.** Hypotonicity; hypotonus; hypotony; reduced tension in any part, as in the eyeball. **2.** Relaxation of the arteries. **3.** A condition in which there is a diminution or loss of muscular tonicity.
hipotonicidad (hypotonicity). **1.** Hypotonia. **2.** A decreased effective osmotic pressure.
hipotónico (hypotonic). **1.** Hypoisotonic; having a lesser degree of tension. **2.** Having a lesser osmotic pressure than a reference solution.
hipotono (hypotonus, hypotony). Hypotonia.
hipotoxicidad (hypotoxicity). Reduced toxicity; the quality of being only slightly poisonous.
hipotricosis (hypotrichosis). Hypotrichiasis; oligotrichia; oligotrichosis; a less than normal amount of hair on the head and/or body.
h. congénita (h. congenita).
hipotriquiasis (hypotrichiasis). **1.** Hypotrichosis. **2.** Alopecia congenitalis.
hipotrombinemia (hypothrombinemia). Abnormally small amounts of thrombin in the circulating blood.
hipotromboplastinemia (hypothromboplastinemia). Abnormally small amounts of thromboplastin, in the blood, as a result of deficient quantities being released from the tissues.
hipotropía (hypotropia). Strabismus deorsum vergens.
hipouresis (hypouresis). Reduced flow of urine.
hipouricemia (hypouricemia). Reduced blood concentration of uric acid.
hipouricosuria (hypouricuria). Reduced excretion of uric acid in the urine.
hipovarismo (hypovarianism). Hypoovarianism.
hipoventilación (hypoventilation). Underventilation; reduced alveolar ventilation relative to metabolic carbon dioxide production, so that alveolar carbon dioxide pressure increases above normal.
hipovitaminosis (hypovitaminosis). A nutritional deficiency state characterized by relative insufficiency of one or more vitamins in the diet.
hipovolemia (hypovolemia). Hyphemia; a decreased amount of blood in the body.
hipovolémico (hypovolemic). Pertaining to or characterized by hypervolemia.
hipovolia (hypovolia). Diminished water content or volume of a given compartment.
hipoxantina (hypoxanthine). Sarcin; 6-oxypurine; a purine present in the muscles and other tissues.
h. fosforribosiltransferasa (h. phosphoribosyltransferase).
h. guanina fosforribosiltransferasa (h. guanine phosphoribosyltransferase). H. phosphoribosyltransferase.
h. oxidasa (h. oxidase). Xanthine oxidase.
hipoxemia (hypoxemia). Subnormal oxygenation of arterial blood, short of anoxia.
hipoxia (hypoxia). Decrease below normal levels of oxygen in inspired gases, arterial blood, or tissue, short of anoxia.
h. por afinidad con el oxígeno (oxygen affinity h.).
h. anémica (anemic h.).
h. por difusión (diffusion h.).
h. estancada (stagnant h.).
h. hipóxica (hypoxic h.).
h. isquémica (ischemic h.).
hipóxico (hypoxic). Denoting or characterized by hypoxia.
hippus (hippus). Spasmodic, rhythmical pupillary dilation and constriction, independent of illumination, convergence, or psychic stimuli.
h. respiratorio (respiratory h.).
hipsarritmia (hypsarhythmia, hypsarrhythmia). The abnormal and characteristically chaotic electroencephalogram commonly found in patients with infantile spasms.
hipsi-, hipso- (hypsi-, hypso-). Combining forms meaning high or denoting relationship to height.
hipsibraquicefálico (hypsibrachycephalic). Having a high broad head.
hipsicefalia (hypsicephaly). Oxycephaly.
hipsicefálico (hypsicephalic). Oxycephalic.
hipsiconchoso (hypsiconchous). Having a high orbit, with an orbital index above 85.
hipsiloide (hypsiloid). Upsiloid; ypsiliform; Y-shaped; U-shaped.
hipsistafilia (hypsistaphylia). A condition in which the palate is high and narrow.
hipsitenocefálico (hypsistenocephalic). Having a high, narrow head.
hipsocefalia (hypsocephaly). Oxycephaly.
hipsocrómico (hypsochromic). Denoting the shift of an absorption spectrum maximum to a shorter wavelength (greater energy).
hipsodonte (hypsodont). Having long teeth.
hipurato (hippurate). A salt or ester of hippuric acid.
hipurgia (hypurgia). Any minor factor(s) modifying the course of a disease.
hipuria (hippuria). The excretion of an abnormally large amount of hippuric acid in the urine.
hipuricasa (hippuricase). Aminoacylase.
hircismo (hircismus). Offensive odor of the axillae.
hircus (hircus, gen. and pl. hirci). **1.** The odor of the axillae. **2.** [*hircus*, NA]. One of the hairs growing in the axillae. **3.** Tragus.
hirsutismo **1.** (hirsutism). Hirsuties; pilosis; presence of excessive bodily and facial hair, in a male pattern, especially in women. **2.** (hirsuties). Hirsutism.
h. de Apert (Apert's h.).
h. constitucional (constitutional h.).
h. idiopático (idiopathic h.).
hirsuto (hirsute). Relating to or characterized by hirsutism.
hirteloso (hirtellous). Having or resembling fine hairs; term describing the filamentous protein polysaccharide coating of microvilli.
hirudicida (hirudicide). An agent that kills leeches.
hirudina (hirudin). An antithrombin substance extracted from the salivary glands of the leech that has the property of preventing coagulation of the blood.
hirudiniasis (hirudiniasis). A condition resulting from leeches attaching themselves to the skin or being taken into the mouth or nose while drinking.
His, His-, -His (His, His-, -His). Symbols for histidine, histidyl, and histidino respectively.
hisopo (swab). A wad of cotton, gauze, or other absorbent material attached to the end of a stick or clamp, used for applying or removing a substance from a surface.
histamina (histamine). A depressor amine derived from histidine by histidine decarboxylase.
h. fosfato (h. phosphate).
histaminasa (histaminase). Amine oxidase (copper-containing).
histaminemia (histaminemia). The presence of histamine in the circulating blood.
histaminorresistente (histamine-fast). Indicating the absence of the normal response to histamine.
histaminuria (histaminuria). The excretion of histamine in the urine.

histeralgia (hysteralgia). Hysterodynia; metrodynia; pain in the uterus.
histeratresia (hysteratresia). Atresia of the uterine cavity, usually resulting from inflammatory endocervical adhesions.
histerectomía (hysterectomy). Uterectomy; removal of the uterus.
h. abdominal (abdominal h.). Celiohysterectomy.
h. abdominovaginal (abdominovaginal h.).
h. por cesárea (cesarean h.). Porro h.; Porro operation.
h. paravaginal (paravaginal h.).
h. de Porro (Porro h.). Cesarean h.
h. radical (radical h.).
h. radical modificada (modified radical h.).
h. subtotal (subtotal h.). Supracervical h.
h. supracervical (supracervical h.). Subtotal h.
h. vaginal (vaginal h.). Colpohysterectomy.
histéresis (hysteresis). **1.** Failure of either one of two related phenomena to keep pace with the other. **2.** Magnetic inertia. **3.** The temperature differential that exists when a substance, such as reversible hydrocolloid, melts at one temperature and solidifies at another.
h. estática (static h.).
histereurisis (hystereurysis). Dilation of the lower segment and cervical canal of the uterus.
histeria 1. (hysteria). A diagnostic term, referable to a wide variety of psychogenic symptoms involving disorder of function, which may be mental, sensory, motor, or visceral. **2.** (hysterics). An expression of emotion accompanied often by crying, laughing, and screaming.
h. de ansiedad (anxiety h.).
h. canina (canine h.).
h. de conversión (conversion h.). Conversion hysteria neurosis.
h. epidémica (epidemic h.). Mass h.
h. de masas (mass h.). Epidemic h.
h. mayor (major h.).
h. menor (minor h.).
histérico (hysterical, hysteric). Relating to or characterized by hysteria.
histericoneurálgico (hystericoneuralgic). Relating to neuralgic pains of hysterical origin.
histero-, hister- (hystero-, hyster-). **1.** Combining forms denoting the uterus. **2.** Combining forms meaning late or following.
histerocatalepsia (hysterocatalepsy). Hysteria with cataleptic manifestations.
histerocele (hysterocele). **1.** An abdominal or perineal hernia containing part or all of the uterus. **2.** Protrusion of uterine contents into a weakened, bulging area of uterine wall.
histerocistopexia (hysterocystopexy). Attachment of both uterus and bladder to the abdominal wall to correct prolapse.
histerocleisis (hysterocleisis). Operative occlusion of the uterus.
histerocolposcopio (hysterocolposcope). Instrument for inspection of the uterine cavity and vagina.
histerodinia (hysterodynia). Hysteralgia.
histeroepilepsia (hysteroepilepsy). Hysterical convulsions.
histeroespasmo (hysterospasm). Spasm of the uterus.
histeróforo (hysterophore). A pessary or other support for a prolapsed or displaced uterus.
histerógeno (hysterogenic, hysterogenous). Causing hysterical symptoms or reactions.
histerografía (hysterography). **1.** Metrography; x-ray examination of the uterine cavity filled with a contrast medium. **2.** Graphic procedure used to record uterine contractions.
histerógrafo (hysterograph). Apparatus for recording the strength of uterine contractions.
histerograma (hysterogram). **1.** X-ray examination of the uterus, usually using a contrast medium. **2.** A recording of the strength of uterine contractions.
histeroide (hysteroid). Resembling or simulating hysteria.
histerólisis (hysterolysis). Breaking up of adhesions between the uterus and neighboring parts.
histerolito (hysterolith). Uterine calculus.
histerómetro (hysterometer). Uterometer; a graduated sound for measuring the depth of the uterine cavity.
histeromioma (hysteromyoma). A myoma of the uterus.
histeromiomectomía (hysteromyomectomy). Operative removal of a uterine myoma.
histeromiotomía (hysteromyotomy). Incision into the muscles of the uterus.
histeronarcolepsia (hysteronarcolepsy). Narcolepsy of emotional origin.
histerooforectomía (hystero-oophorectomy). Surgical removal of the uterus and ovaries.
histeropatía (hysteropathy). Any disease of the uterus.
histeropexia (hysteropexy). Uterofixation; uteropexy; fixation of a misplaced or abnormally movable uterus.
h. abdominal (abdominal h.).
histeropía (hysteropia). A visual defect of hysterical origin.
histeroplastia (hysteroplasty). Uteroplasty.
histerorrafia (hysterorrhaphy). Sutural repair of a lacerated uterus.
histerorrexis (hysterorrhexis). Metrorrhexis; rupture of the uterus.
histerosalpingografía (hysterosalpingography). Gynecography; hysterotubography; metrosalpingography; uterosalpingography; uterotubography; roentgenography of the uterus and oviducts after the injection of radiopaque material.
histerosalpingooforectomía (hysterosalpingo-oophorectomy). Excision of the uterus, oviducts, and ovaries.
histerosalpingostomía (hysterosalpingostomy). Operation to restore patency of a uterine tube.
histerosalpinguectomía (hysterosalpingectomy). Operation for the removal of the uterus and one or both uterine tubes.
histeroscopia (hysteroscopy). Uteroscopy; visual instrumental inspection of the uterine cavity.
histeroscopio (hysteroscope). Metroscope; uteroscope; an endoscope used in direct visual examination of the uterine cavity.
histerosístole (hysterosystole). A delayed contraction of the heart; opposed to premature contraction or extrasystole.
histerotermometría (hysterothermometry). Measurement of uterine temperature.
histerotomía (hysterotomy). Metrotomy; uterotomy; incision of the uterus.
h. abdominal (abdominal h.).
h. vaginal (vaginal h.).
histerotonina (hysterotonin). Obsolete term for pressor substance found in decidua and amniotic fluid of patients with toxemia of pregnancy.
histerotraquelectomía (hysterotrachelectomy). Removal of the cervix uteri.
histerotraqueloplastia (hysterotracheloplasty). Plastic surgery of the cervix uteri.
histerotraquelorrafia (hysterotrachelorrhaphy). Sutural repair of a lacerated cervix uteri.
histerotraquelotomía (hysterotrachelotomy). Incision of the cervix uteri.
histerotrismo (hysterotrismus). Symptoms of lockjaw with a psychologic, functional basis.
histerotubografía (hysterotubography). Hysterosalpingography.
hístico (histionic). Relating to any tissue.
histidasa (histidase). Histidine ammonia-lyase.
histidilo (His-) (histidyl). The acyl radical of histidine.
histidina (His) (histidine). A basic amino acid in proteins.
h. amoníaco-liasa (h. ammonia-lyase). Histidase; histidinase.
h. desaminasa (h. deaminase). H. ammonia-lyase.
h. descarboxilasa (h. decarboxylase).
histidinal (histidinal). The aldehyde analogue of histidine.
histidinasa (histidinase). Histidine ammonia-lyase.
histidinemia (histidinemia). Elevation of blood histidine level and excretion of histidine and related imidazole metabolites in urine due to deficiency of histidine transport protein.
histidino (-His) (histidino). The radical of histidine produced by removal of a hydrogen from a nitrogen atom.
histidinol (histidinol). The alcohol analogue of histidine.
histidinuria (histidinuria). Excretion of considerable amounts of histidine in the urine.
histio- (histio-). Combining form relating to tissue.
histioblasto (histioblast). Histoblast; a tissue-forming cell.
histiocito (histiocyte). Histocyte; a macrophage present in connective tissue.
h. azul marino (sea-blue h.).
h. cardíaco (cardiac h.). Anitschkow cell; Anitschkow myocyte; caterpillar cell.

histiocitoma (histiocytoma). A tumor composed of histiocytes.
h. eruptivo generalizado (generalized eruptive h.). Nodular non-X histiocytosis.
h. fibroso (fibrous h.).
h. fibroso maligno (malignant fibrous h.).
histiocitosis (histiocytosis). Histocytosis; a generalized multiplication of histiocytes.
h. atípica con regresión (regressing atypical h.).
h. lipídica (lipid h.).
h. maligna (malignant h.). Histiocytic medullary reticulosis.
h. no lipídica (nonlipid h.). Letterer-Siwe disease.
h. nodular no X (nodular non-X h.).
h. de querasina (kerasin h.).
h. sinusal con linfadenopatía masiva (sinus h. with massive lymphadenopathy).
h. X (h. X).
h. Y (h. Y). Verrucous xanthoma.
histiogénico (histiogenic). Histogenous.
histioma (histioma). Histoma.
histo- (histo-). Combining form denoting relationship to tissue.
histoángico **1.** (histangic). Histoangic. **2.** (histoangic). Histangic; relating to the structure of blood vessels, especially in terms of their function.
histoblasto (histoblast). Histioblast.
histocito (histocyte). Histiocyte.
histocitosis (histocytosis). Histiocytosis.
histocompatibilidad (histocompatibility). A state of immunologic similarity or identity of tissues sufficient to permit successful homograft transplantation.
histodiferenciación (histodifferentiation). The morphologic appearance of tissue characteristics during development.
histofisiología (histophysiology). The microscopic study of tissues in relation to their functions.
histofluorescencia (histofluorescence). Fluorescence of the tissues under exposure to ultraviolet rays following the injection of a fluorescent substance or as a result of a natural fluorescing substance.
histogénesis (histogenesis). Histogeny; the origin of a tissue; the formation and development of the tissues of the body.
histogenético (histogenetic). Relating to histogenesis.
histogenia (histogeny). Histogenesis.
histógeno (histogenous). Histiogenic; formed by the tissues.
histograma (histogram). A graphic columnar or bar representation to compare the magnitudes of frequencies or numbers of items.
histoide **1.** (histioid). Histoid. **2.** (histoid). Histioid; resembling in structure one of the tissues of the body.
histoincompatibilidad (histoincompatibility). A state of immunologic dissimilarity of tissues sufficient to cause rejection of a homograft when tissue is transplanted from one individual to another.
histólisis (histolysis). Disintegration of tissue.
histología (histology). Microanatomy; the science concerned with the minute structure of cells, tissues, and organs in relation to their function.
h. patológica (pathologic h.). Histopathology.
histológico (histologic, histological). Pertaining to histology.
histólogo (histologist). Microanatomist; one who specializes in the science of histology.
histoma (histoma). Histioma; a benign neoplasm in which the cytologic and histologic elements are closely similar to those of normal tissue from which the neoplastic cells are derived.
histometaplásico (histometaplastic). Exciting tissue metaplasia.
histomoniasis (histomoniasis). Blackhead; infectious enterohepatitis; a disease chiefly affecting turkeys, caused by *Histomonas meleagridis*.
histomorfometría (histomorphometry). The quantitative measurement and characterization of microscopical images using a computer.
histona (histone). One of a number of simple proteins that contains a high proportion of basic amino acids.
histonectomía (histonectomy). Periarterial sympathectomy.
histoneurología (histoneurology). Neurohistology.
histonomía (histonomy). A law of the development and structure of the tissues of the body.
histonuria (histonuria). The excretion of histone in the urine, as observed in certain instances of leukemia, febrile illnesses, and wasting diseases.
histopatogenia (histopathogenesis). Abnormal embryonic development or growth of tissue.
histopatología (histopathology). Pathologic histology; the science or study dealing with the cytologic and histologic structure of abnormal or diseased tissue.
histoplasmina (histoplasmin). An antigenic extract of *Histoplasma capsulatum*, used in immunological tests for the diagnosis of histoplasmosis.
histoplasmoma (histoplasmoma). An infectious granuloma caused by *Histoplasma capsulatum*.
histoplasmosis (histoplasmosis). Darling's disease; a widely distributed infectious disease caused by *Histoplasma capsulatum* and occurring frequently in epidemics.
h. africana (African h.).
h. ocular presunta (presumed ocular h.).
histoquímica (histochemistry). Cytochemistry.
historia clínica (clinical recording). Charting.
historradiografía (historadiography). Roentgenography of tissue; refers specifically to microscopic sections of tissue.
historrexis (historrhexis). Breakdown of tissue by some agency other than infection.
histotomía (histotomy). Microtomy.
histótomo (histotome). Microtome.
histotóxico (histotoxic). Relating to poisoning of the respiratory enzyme system of the tissues.
histotrófico (histotrophic). Providing nourishment for or favoring the formation of tissue.
histotrofo (histotroph). Embryotroph.
histotrópico (histotropic). Attracted toward the tissues; denoting certain parasites, stains, and chemical compounds.
histozima (histozyme). Aminoacylase.
histozoico (histozoic). Living in the tissues outside of a cell body; denoting certain parasitic protozoa.
hitchhiker (hitchhiker) A gene that has no selective advantage, or may even be harmful, but that nevertheless temporarily becomes widespread because it is closely linked and coupled with a highly advantageous gene that is strongly selected.
HIV (HIV). Abbreviation for human immunodeficiency virus.
Hl (Hl). Abbreviation for latent hyperopia.
HLA (HLA). Abbreviation for human lymphocyte antigens.
Hm (Hm). Abbreviation for manifest hyperopia.
HMG (HMG, hMG). Abbreviation for human menopausal gonadotropin.
HMO (HMO). Abbreviation for hypothetical mean organism; Health Maintenance Organization.
HMS (HMS). Abbreviation for hypothetical mean strain.
HN2 (HN2). Symbol for nitrogen mustard.
Ho (Ho). Symbol for holmium.
hodofobia (hodophobia). Morbid fear of traveling.
hodoneurómero (hodoneuromere). In embryology, obsolete term for a metameric segment of the neural tube with its pair of nerves and their branches.
holándrico (holandric). Related to genes located on the Y chromosome.
holartrítico (holarthritic). Relating to holarthritis.
holartritis (holarthritis). Inflammation of all or a great number of the joints.
holismo (holism). The approach to the study of a psychological phenomenon through the analysis of a phenomenon as a complete entity in itself.
holístico (holistic). Pertaining to the characteristics of holism or h. psychologies.
holmio (holmium). An element of the lanthanide group, symbol Ho, atomic no. 67, atomic weight 164.94.
holo- (holo-). Combining form denoting entirety or relationship to a whole.
holo-ACP sintasa (holo-ACP synthase). An enzyme catalyzing transfer of 4'-phosphopantetheinyl residue from CoA to a serine of apo-ACP to form holo-ACP, releasing adenosine 3',5'-bisphosphate.
holoacardio (holoacardius). A separate, grossly defective twin lacking a heart of its own, its blood supply being dependent on a shunt from the placental circulation of a more nearly normal twin.
h. acéfalo (h. acephalus).
h. amorfo (h. amorphus).

holoacrania (holoacrania). A congenital skull defect in which bones of the vault are absent.
holoanencefalia (holoanencephaly). Complete absence of cranium and brain.
holoblástico (holoblastic). Denoting the involvement of the entire (isolecithal or moderately telolecithal) ovum in cleavage.
holocefálico (holocephalic). Denoting a fetus with a complete head but having deficiencies in other body parts.
holocordón (holocord). Relating to the entire spinal cord, extending from the cervico-medullary junction to the conus medullaris.
holocrino (holocrine).
holodiastólico (holodiastolic). Relating to or occupying the entire diastole.
holoendémico (holoendemic). Endemic in the entire population.
holoenzima (holoenzyme). A complete enzyme, i.e., apoenzyme plus coenzyme.
holofítico (holophytic). Having a plantlike mode of obtaining nourishment.
hologastrosquisis (hologastroschisis). A congenital malformation in which a cleft extends the entire length of the abdomen.
hologínico (hologynic). Related to sex-limited characters manifest only in females.
holograma (hologram). A three-dimensional image.
holomastigoto (holomastigote). Possessing flagella over the entire surface.
holometábolo (holometabolous). Pertaining to a member of the Holometabola, a series of insect orders in which complex or complete metamorphosis is found.
holomorfosis (holomorphosis). Attainment or reestablishment of physical wholeness.
holoprosencefalia (holoprosencephaly). Failure of the forebrain to divide into hemispheres or lobes.
holorraquisquisis (holorachischisis). Araphia; rachischisis totalis; spina bifida of the entire spinal column.
holosistólico (holosystolic). Pansystolic.
holotelencefalia (holotelencephaly). Congenital absence of one cerebral ventricle with no separation of the cerebral hemispheres; associated with arrhinencephaly.
holotrico (holotrichous). Possessing cilia over the entire surface.
holozoico (holozoic). Animal-like in mode of obtaining nourishment, lacking photosynthetic capacity; denoting certain protozoans, in distinction to others that are holophytic.
homalocéfalo (homalocephalous). Having a flattened head.
homaluria (homaluria). Rarely used term for normal urine flow.
homatropina (homatropine). Mandelytropine; tropine mandelate; an anticholinergic, mydriatic, and cycloplegic agent.
homaxil (homaxial). Having all the axes alike, as a sphere.
hombro (shoulder). The lateral portion of the scapular region, where the scapula joins with the clavicle and humerus.
  h. congelado (frozen s.). Adhesive capsulitis.
homeo- (homeo-). Combining form meaning the same, or alike.
homeocito (homeocyte). Obsolete term for a lymphocyte.
homeométrico (homeometric). Without change in size.
homeomorfo (homeomorphous). Of similar shape, but not necessarily of the same composition.
homeópata (homeopath, homeopathist). Homeopathist.
homeopatía (homeopathy). A system of therapy developed by Samuel Hahnemann based on the "law of similia," from the aphorism, *similia similibus curantur* (likes are cured by likes).
homeopático (homeopathic). **1.** Homeotherapeutic; relating to homeopathy. **2.** Denoting an extremely small dose of a pharmacological agent.
homeoplasia **1.** (homeoplasia). Homoioplasia; the formation of new tissue of the same character as that already existing in the part. **2.** (homoioplasia). Homeoplasia.
homeoplástico (homeoplastic). Relating to or characterized by homeoplasia.
homeorresis (homeorrhesis). Ontogenic homeostasis; waddingtonian homeostasis; the set of processes by which imbalances and other defects in ontogeny are corrected before development is completed.
homeosis (homeosis). Formation of a body part having characteristics normally found in a related or homologous part at another location in the body.
homeostasis (homeostasis). **1.** The state of equilibrium (balance between opposing pressures) in the body with respect to various functions and to the chemical compositions of the fluids and tissues. **2.** The processes through which such bodily equilibrium is maintained.
  h. de Bernard-Cannon (Bernard-Cannon h.). Physiological h.
  h. fisiológica (physiological h.). Bernard-Cannon h.
  h. genética (genetic h.). Lerner h.
  h. de Lerner (Lerner h.). Genetic h.
  h. ontogénica (ontogenic h.). Homeorrhesis.
  h. waddingtoniana (waddingtonian h.). Homeorrhesis.
homeostático (homeostatic). Relating to homeostasis.
homeoterapéutico (homeotherapeutic). **1.** Homeopathic. **2.** Relating to homeotherapy.
homeoterapia (homeotherapy, homeotherapeutics). Treatment or prevention of a disease utilizing the principles of homeopathy.
homeotérmico (homeothermal, homeothermic). Homeothermic.
homeotermo **1.** (homeotherm). Hematherm; warm-blooded animal; any of the animals, including mammals and birds, that tend to maintain a constant body temperature. **2.** (homoiothermal). Homeothermic.
homeótico (homeotic). Pertaining to or characterized by homeosis.
homeotípico (homeotypical). Of or resembling the usual type.
homicida (homicidal). Having a tendency toward homicide.
homicidio (homicide). The killing of one human being by another.
homidio, bromuro de (homidium bromide). Ethidium; a trypanocide used in veterinary medicine.
homo- (homo-). **1.** Combining form meaning the same or alike. **2.** In chemistry, prefix used to indicate insertion of one more carbon atom in a chain.
homobiotina (homobiotin). A compound resembling biotin.
homoblástico (homoblastic). Developing from a single type of tissue.
homocarion (homokaryon). Genetically identical nuclei in a common cytoplasm, usually resulting from fusion of two cells from the same species.
homocariótico (homokaryotic). Exhibiting the properties of a homokaryon.
homocarnosina (homocarnosine). A constituent of the brain formed from histidine and γ-aminobutyric acid.
homocéntrico (homocentric). Having the same center; denoting rays that meet at a common focus.
homocigosidad (homozygosity, homozygosis). The state of being homozygous.
homocigota por descendencia (homozygous by descent). Possessing two genes at a given locus which are descended from a single source, as may occur in consanguineous mating.
homocigótico (homozygous). Having identical genes at one or more paired loci in homologous chromosomes.
homocigoto (homozygote). A homozygous individual.
homocisteína (homocysteine). A homologue of cysteine.
homocistina (homocystine). The disulfide resulting from the mild oxidation of homocysteine; an analogue of cystine.
homocistinemia (homocystinemia). Presence of an excess of homocystine in the plasma, as in homocystinuria.
homocistinuria (homocystinuria). A disorder characterized by excretion of homocystine in urine, mental retardation, etc.
homocitotrópico (homocytotropic). Having an affinity for cells of the same or a closely related species.
homocládico (homocladic). Denoting an anastomosis between branches of the same arterial trunk, as distinguished from heterocladic.
homoclorciclizina (homochlorcyclizine). An antihistaminic with antiserotonin properties.
homócrono (homochronous). **1.** Synchronous. **2.** Occurring at the same age in each generation.
homodonto (homodont). Having teeth all alike in form, as those of the lower vertebrates, in contrast to heterodont.
homódromo (homodromous). Moving in the same direction.
homoergia (homergy). Obsolete term for normal metabolism and its results.
homoerotismo (homoerotism, homoeroticism). Homosexuality.
homófenos (homophenes). Words in which the visible organs of speech behave the same, e.g., tug, tongue, tuck.

homófilo (homophil). Denoting an antibody that reacts only with the specific antigen which induced its formation.
homogamético (homogametic). Monogametic; producing only one type of gamete with respect to sex chromosomes.
homogamia (homogamy). Similarity of husband and wife in a specific trait.
homogeinización (homogenization). The process by which a material is made homogeneous.
homogenado (homogenate). Tissue ground into a creamy consistency in which the cell structure is disintegrated (so-called "cell-free").
homogeneizar (homogenize). To make homogeneous.
homogéneo **1.** (homogenous). Having a structural similarity because of descent from a common ancestor. **2.** (homogeneous). Of uniform structure or composition throughout.
homogénesis (homogenesis). Homogeny; production of offspring similar to the parents, in contrast to heterogenesis.
homogenia (homogeny). Homogenesis.
homogentisato 1,2-dioxigenasa (homogentisate 1,2-dioxygenase). Homogentisic acid oxidase; homogentisicase.
homogentisicasa (homogentisicase). Homogentisate 1,2-dioxygenase.
homogentisuria (homogentisuria). Alkaptonuria.
homoinjerto (homograft). Allograft.
homolateral (homolateral). Ipsilateral.
homolípidos (homolipids). Simple lipids.
homolisina (homolysin). A sensitizing hemolytic antibody (hemolysin) formed as the result of stimulation by an antigen derived from an animal of the same species.
homólisis (homolysis). Lysis of red blood cells by a homolysin and complement.
homología (homology). The state of being homologous.
  h. de bandas (h. of strands). H. of chains.
  h. de cadenas (h. of chains). H. of strands.
  h. de DNA (DNA h.).
homólogo **1.** (homologue). A member of a homologous pair or series. **2.** (homologous). Corresponding or alike in certain critical attributes.
homomórfico (homomorphic). Denoting two or more structures of similar size and shape.
homónimo (homonymous). Having the same name or expressed in the same terms.
homonomía (homonomy). The condition of being homonomous.
homónomo (homonomous). Denoting parts, having similar form and structure, arranged in a series, as the fingers or toes.
homonuclear (homonuclear). Denoting a cell line that still has the original chromosome complement.
homoplastia (homoplasty). Repair of a defect by a homograft.
homoplástico (homoplastic). Similar in form and structure, but not in origin.
homopolímero (homopolymer). A polymer composed of a series of identical radicals.
homoprolina (homoproline). Pipecolic acid.
homoqueratoplastia (homokeratoplasty). Corneal transplant between members of the same species.
homorgánico (homorganic). Produced by the same organs, or by homologous organs.
homosalato (homosalate). An ultraviolet screening agent for topical application to the skin.
homoserina (homoserine). A hydroxyamino acid differing from serine in the possession of an additional CH_2 group.
  h. desaminasa (h. deaminase). Cystathionine γ-lyase.
  h. deshidratasa (h. dehydratase). Cystathionine γ-lyase.
homosexual (homosexual). **1.** Relating to or characteristic of homosexuality. **2.** One whose interests and behavior are characteristic of homosexuality.
homosexualidad (homosexuality). Homoerotism; homoeroticism; erotic attraction, predisposition, or activity, including sexual congress, between individuals of the same sex, especially past puberty.
  h. ego-distónica (ego-dystonic h.).
  h. inconsciente (unconscious h.). Latent h.
  h. latente (latent h.). Unconscious h.
  h. manifiesta (overt h.).
D-homosteroide (D-homosteroid). A steroid in which the D ring is made up of six carbon atoms instead of the usual five.
4-homosulfanilamida, clorhidrato de (4-homosulfanilamide hydrochloride). Mafenide.
homotálico (homothallic). In fungi, denoting a kind of sexual reproduction in which a nucleus of a thallus is capable of fusing with another nucleus from the same thallus or mating type.
homotérmico (homothermal). Homeothermic.
homotípico (homotypic, homotypical). Of the same type or form; corresponding to the other one of two paired organs or parts.
homotipo (homotype). Any part or organ of the same structure or function as another, especially as one on the opposite side of the body.
homotónico (homotonic). Of uniform tension or tonus.
homotópico (homotopic). Pertaining to or occurring at the same place or part of the body.
homotrasplante (homotransplantation). Allotransplantation.
homozoico (homozoic). Relating to the same animal or the same species of animal.
homúnculo (homunculus). **1.** An exceedingly minute body which, according to the views of development held by medical scientists of the 16th and 17th centuries, was contained in a sex cell. **2.** The figure of a human sometimes superimposed on pictures of the surface of the brain to represent the motor or sensory regions of the body represented there.
hongo (fungus, pl. fungi). A general term used to encompass the diverse morphological forms of yeasts and molds.
  h. cerebral (f. cerebri). An ulcerated cerebral hernia.
  h. del cieno (slime f.).
  h. de fisión (fission f.). Schizomycetes.
  h. imperfecto (imperfect f.).
  h. levadura (yeast f.).
  h. mosaico (mosaic f.).
  h. del muguet (thrush f.). Candida albicans.
  h. perfecto (perfect f.).
  h. radiado (ray f.).
  h. umbilical (umbilical f.).
hor. decub. (hor. decub.). Abbreviation for L. *hora decubitus*, at bedtime.
hor. som. (hor. som.). Abbreviation for L. *hora somni*, before sleep, at bedtime.
horizontal (horizontalis). [*horizontalis*, NA]. Horizontal, referring to the plane of the body, perpendicular to the vertical plane, at right angles both to the median and coronal planes, that separates the body into upper and lower parts.
horizonte(s) de Streeter (Streeter's horizon(s)). A term borrowed from geology and archeology by Streeter to define 23 developmental stages in young human embryos, from fertilization through the first 2 months.
hormiga (ant). One of the most numerous insects (order Hymenoptera), characterized by an extraordinary development of colonial dwelling and caste specialization.
  h. de las cosechas (harvester a.).
  h. de terciopelo (velvet a.).
hormigueo (tingling). A peculiar pricking thrill, caused by cold, by an emotional shock, or striking a nerve, such as the ulnar at the elbow.
hormión (hormion). A craniometric point at the junction of the posterior border of the vomer with the sphenoid bone.
hormona (hormone). A chemical substance, formed in one organ or part of the body and carried in the blood to another organ or part.
  h. adipocinética (adipokinetic h.). Adipokinin.
  h. adrenocorticotropa (ACTH) (adrenocorticotropic h. (ACTH)). Adrenocorticotropin; adrenotropic h.; adrenotropin; corticotropic h.
  h. adrenotrópica (adrenotropic h.). Adrenocorticotropic h.
  h. androgénica (androgenic h.).
  h. antidiurética (ADH) (antidiuretic h. (ADH)). Vasopressin.
  h. cardíaca **1.** (heart h.). Herz h. **2.** (cardiac h.). Herz h.
  h. corticales (cortical h.'s).
  h. corticosuprarrenales (adrenocortical h.'s).
  h. corticotrópica (corticotropic h.). Adrenocorticotropic h.
  h. del crecimiento (GH) (growth h. (GH)). Somatotropin.
  h. "de crecimiento-prolactina" coriónica (chorionic "growth h.-prolactin"). Human placental lactogen.

h. cromatoforotrópica (chromatophorotropic h.).
h. del cuerpo amarillo (corpus luteum h.). Progesterone.
h. ectópica (ectopic h.). Inappropriate h.
h. eritropoyética (erythropoietic h.). **1.** Generally, any h. that promotes the formation of red blood cells, e.g., testosterone. **2.** Erythropoietin.
h. esteroideas (steroid h.'s).
h. estimulante de células intersticiales (ICSH) (interstitial cell-stimulating h.). Lutropin.
h. estrogénica (estrogenic h.). Estradiol.
h. folicular (follicular h.). Estrone.
h. foliculoestimulante (FSH) (follicle-stimulating h. (FSH)). Follitropin.
h. galactopoyética (galactopoietic h.). Prolactin.
h. gametocinética (gametokinetic h.). Follitropin.
h. gastrointestinal (gastrointestinal h.).
h. de las glándulas salivales (salivary gland h.). Parotin.
h. gonadotrópica (gonadotropic h.). Gonadotropin.
h. gonadotrópica coriónica (chorionic gonadotropic h., chorionic gonadotrophic h.).
h. gonadotrópica hipofisaria (pituitary gonadotropic h.).
h. herz (herz h.). Cardiac h.; heart h.
h. hiperglucémica pancreática (pancreatic hyperglycemic h.). Glucagon.
h. hipofisaria del crecimiento (pituitary growth h.). Somatotropin.
h. hipofisiotrópica (hypophysiotropic h.).
h. inapropiada (inappropriate h.). Ectopic h.
h. inhibidora de prolactina (prolactin inhibiting h.). Prolactostatin.
h. lactogénica (lactogenic h.). Prolactin.
h. liberadora (RH) (releasing h. (RH)). Releasing factor.
h. liberadora de corticotropina (CRH) (corticotropin-releasing h. (CRH)). Corticoliberin.
h. liberadora de gonadotrofinas (GnRH) (gonadotropin-releasing h. (GnRH)). Gonadoliberin.
h. liberadora de hormona del crecimiento (GH-RH) (growth h.-releasing h. (GHRH, GH-RH)). Somatoliberin.
h. liberadora de hormona foliculoestimulante (FSH-RH) (follicle-stimulating h.-releasing h. (FSH-RH)). Folliberin.
h. liberadora de hormona luteinizante (luteinizing h.-releasing h.). Luliberin.
h. liberadora de hormona luteinizante (LH-RH, LRH) (luteinizing h.-releasing h. (LH-RH, LRH)). Luliberin.
h. liberadora de prolactina (prolactin releasing h.). Prolactoliberin.
h. liberadora de tirotropina (TRH) (thyrotropin-releasing h. (TRH)).
h. lipotrópica, hipofisaria lipotrópica (LPH) (lipotropic h. (LPH), lipotropic pituitary h.). Lipotropin.
h. luteinizante (LH) (luteinizing h. (LH)). Lutropin.
h. luteotrópica (LTH) (luteotropic h. (LTH)). Luteotropin.
h. mamotrópica (mammotropic h.). Prolactin.
h. melanocitoestimulante (MSH) (melanocyte-stimulating h. (MSH)). Melanotropin.
h. movilizadora de lípidos (lipid-mobilizing h.). Lipotropin.
h. paratiroidea (PTH) (parathyroid h. (PTH)). Parathormone; parathyrin.
h. placentaria del crecimiento (placental growth h.).
h. progestacional (progestational h.). Progesterone.
h. sexuales (sex h.'s).
h. similar a la hipófisis anterior (anterior pituitary-like h.). Chorionic gonadotropin.
h. simpática (sympathetic h.). Sympathin.
h. somatomamotrópica coriónica humana (HCS) (human chorionic somatomammotropic h. (HCS)). Human placental lactogen.
h. somatotrópica (STH) (somatotropic h. (STH)). Somatotropin.
h. tiroideoestimulante (TSH) (thyroid-stimulating h. (TSH)). Thyrotropin.
h. hormone (thyrotropic h.). Thyrotropin.
h. trópicas (tropic h.'s, trophic h.'s).

hormonal (hormonal). Pertaining to hormones.

hormonogénesis (hormonogenesis). Hormonopoiesis; the formation of hormones.

hormonogénico (hormonogenic). Hormonopoietic; pertaining to the formation of a hormone.

hormonopoyesis (hormonopoiesis). Hormonogenesis.

hormonopoyético (hormonopoietic). Hormonogenic.

hormonoterapia (hormonotherapy). Treatment with hormones.

horóptero (horopter). The sum of the points in space, the images of which for a given fixation point fall on corresponding retinal points.

horquilla (fork). **1.** A pronged instrument used for holding or lifting. **2.** An instrument resembling a f. in that it has tines or prongs.

horripilación (horripilation). Erection of the fine hairs on contraction of the arrectores pilorum.

horror (horror). Dread; fear.
h. de autointoxicación (h. autotoxicus).
h. fusionis (h. fusionis). Macular evasion.

hospicio (hospice). An institution that provides a centralized program of palliative and supportive services to dying persons and their families, in the form of physical, psychological, social, and spiritual care.

hospital (hospital). An institution for the treatment, care, and cure of the sick and wounded, for the study of disease, and for the training of physicians, nurses, and allied health personnel.
h. abierto (open h.).
h. de Administración de Veteranos (Veterans Administration h.).
h. cerrado (closed h.).
h. de día (day h.).
h. escuela (teaching h.).
h. especial (special h.).
h. estatal (state h.).
h. filantrópico (philanthropic h.). Voluntary h.
h. de fin de semana (weekend h.).
h. general (general h.).
h. grupal (group h.).
h. gubernamental (government h.). Public h.
h. de maternidad (maternity h.).
h. mental (mental h.).
h. municipal (municipal h.). A government h.
h. nocturno (night h.).
h. privado (private h.). Proprietary h.
h. propietario (proprietary h.). Private h.
h. público (public h.). Government h.
h. voluntario (voluntary h.). Philanthropic h.

hospitalismo (hospitalism). The second stage of a depression observed in the first year of human life, following anaclitic depression, characterized by stupor and a wasting away.

hospitalización (hospitalization). Confinement in a hospital as a patient for diagnostic study and treatment.

hotentotismo (hottentotism). A form of stammering.

hoyo (pit). **1.** Any natural depression on the surface of the body, such as the axilla. **2.** One of the pinhead-sized depressed scars following the pustule of acne, chickenpox, or smallpox (pockmark).

hoyuelo (dimple). **1.** An indentation, usually circular and of small area, in the chin, cheek, or sacral region. **2.** A depression of similar appearance to a d., resulting from trauma or the contraction of scar tissue.
h. coccígeo (coccygeal d.). Foveola coccygea.

hoz (falx, pl. falces). [*falx*, pl. *falces*, NA]. A sickle-shaped structure.
h. aponeurótica (f. aponeurotica). F. inguinalis.
h. inguinal (f. inguinalis). [*falx inguinalis*, NA]. Conjoined tendon; conjoint tendon.
h. del tabique (f. septi). [*falx septi*, NA].

HPL (HPL). Abbreviation for human placental lactogen.

HPV (HPV). Abbreviation for human papilloma virus.

H_2Q (H_2Q). Symbol for ubiquinol.

HS (SH). Abbreviation for serum hepatitis.

HSV (HSV). Abbreviation for herpes simplex virus.

5-HT (5-HT). Abbreviation for 5-hydroxytryptamine.

Ht (Ht). Abbreviation for total hyperopia.

H-tetanasa (H-tetanase). Behring's term for the hemolytic constituent of tetanus toxin.

HTLV (HTLV). Symbol for human T-cell lymphoma/leukemia virus.

HTLV-III (HTLV-III). Abbreviation for human T-cell lymphotropic virus type III.

Hto (Hct). Abbreviation for hematocrit.
hueco **1.** (socket). The hollow part of a joint; the excavation in one bone of a joint which receives the articular end of the other bone. **2.** (hollow). A concavity or depression.
h. de Sebileau (Sebileau's hollow).
huélfago (heaves). A chronic pulmonary emphysema of horses; symptoms include a wheezy cough and dyspnea, especially when exercised.
huérfano (orphan).
huesecillo **1.** (ossicle). Ossiculum. **2.** (bonelet). Ossiculum.
h. de Andernach (Andernach's o.'s). Ossa suturarum.
h. de Bertin (Bertin's o.'s). Conchae sphenoidales.
h. epactales (epactal o.'s). Ossa suturarum.
h. de Kerckring (Kerckring's o.). Kerckring's center.
h. mentonianos (ossicula mentalia). [*ossicula mentalia*].
h. del oído (auditory o.'s). [*ossicula auditus*, NA]. Ear bones.
hueso (bone). **1.** A hard connective tissue consisting of cells embedded in a matrix of mineralized ground substance and collagen fibers. **2.** [*os*, gen. *ossis*, pl. *ossa*, NA]. A portion of osseus tissue of definite shape and size, forming a part of the animal skeleton.
h. acromial (os acromiale). [*os acromiale*, NA]
h. de Albrecht (Albrecht's b.).
h. alveolar (alveolar b.). **1.** Alveolar process. **2.** Alveolar supporting b.
h. astragaloescafoideo dorsal (dorsal talonavicular b.). Pirie's b.
h. basal (basal b.).
h. basiesfenoide (basisphenoid b.).
h. basilar (basilar b.). Basioccipital b.
h. basioccipital (basioccipital b.). Basilar b.
h. de Bertin (Bertin's b.'s). Sphenoidal conchae.
h. de Breschet (Breschet's b.'s). Os suprasternale.
h. de las caballerías (cavalry b.). Rider's b.
h. de la cadera (hip b.). Os coxae.
h. calcáneo (calcaneal b.). Calcaneus.
h. calcis (os calcis). Calcaneus.
h. de la caña (cannon b.). Shank b.
h. de la canilla **1.** (shin b.). Tibia. **2.** (shank b.). Cannon b. **3.** (shank b.). Tibia.
h. en caño (pipe b.). Long b.
h. del carpo (carpal b.'s). [*ossa carpi*, NA].
h. cartilaginoso (cartilage b.). Endochondral b.
h. central (central b.). [*os centrale*, NA].
h. central del tarso (os centrale tarsi). [*os centrale tarsi*]. Navicular b.
h. central del tobillo (central b. of ankle). Navicular b.
h. cigomático (zygomatic b.). [*os zygomaticum*, NA].
h. del clítoris (os clitoridis).
h. cóccix (coccygeal b.). [*os coccygis*, NA].
h. del codo (elbow b.). Ulna.
h. de la cola (tail b.). Os coccygis.
h. collar (collar b.). Clavicula.
h. compacto (compact b.). Substantia compacta.
h. contorneado (convoluted b.).
h. cortical (cortical b.). Substantia corticalis.
h. corto (short b.). [*os breve*, NA].
h. costal (os costale). [*os costale*, NA]. Rib.
h. coxal (coxal b.). [*os coxae*, NA]. Hip b.
h. craneanos (cranial b.'s). [*ossa cranii*, NA].
h. del cráneo (b.'s of skull). [*ossa cranii*, NA]. Cranial b.'s.
h. del cráneo visceral (b.'s of visceral cranium). Facial b.'s.
h. en criba (sieve b.). Cribriform plate of ethmoid b.
h. cubital (cubital b.). Os triquetrum.
h. cuboides (cuboid b.). [*os cuboideum*, NA].
h. en cuña (wedge b.). Intermediate cuneiform b.; lateral cuneiform b.; medial cuneiform b.
h. cuneiforme (cuneiform b.).
h. cuneiforme intermedio (intermediate cuneiform b.). [*os cuneiforme intermedium*, NA].
h. cuneiforme lateral (lateral cuneiform b.). [*os cuneiforme laterale*, NA].
h. cuneiforme medial (medial cuneiform b.). [*os cuneiforme mediale*, NA].
h. cuneiforme medio (middle cuneiform b.). [*os cuneiforme intermedium*, NA].
h. cuneiforme segundo (second cuneiform b.). Intermediate cuneiform b.
h. cuneiforme tercero (third cuneiform b.). Lateral cuneiform b.
h. de los dedos (b.'s of digits). [*ossa digitorum*, NA].
h. dérmico (dermal b.). A b. formed by ossification of the cutis.
h. del ejercicio (exercise b.). Rider's b.
h. endocondral (endochondral b.). Cartilage b.; replacement b.
h. entretejido (woven b.). Nonlamellar b.; reticulated b.
h. epactales (epactal b.'s). Sutural b.'s.
h. epihial (epihyal b.). An ossified stylomastoid ligament.
h. epiptérico (epipteric b.). Flower's b.
h. episternal (episternal b.). Os suprasternale.
h. escafoides (scaphoid b.). [*os scaphoideum*, NA].
h. escafoides del tarso (navicular b.). [*os naviculare*, NA].
h. esfenoides (sphenoid b.). [*os sphenoidale*, NA].
h. en espiral (scroll b.'s).
h. esponjoso (cancellous b.). Substantia spongiosa.
h. etmoides (ethmoid b.). [*os ethmoidale*, NA].
h. exoccipital (exoccipital b.). Lateral part of occipital b.
h. faciales (facial b.'s). B.'s of visceral cranium; ossa faciei.
h. fasciculado (bundle b.).
h. fémur (os femoris). [*os femoris*, NA]. Femur; thigh bone.
h. en férula (splint b.).
h. del flanco (flank b.). Ilium.
h. de Flower (Flower's b.). Epipteric b.
h. frontal (frontal b.). [*os frontale*, NA].
h. ganchoso (hamate b.). [*os hamatum*, NA].
h. ganchudo (hooked b.). Hamate b.
h. de Goethe (Goethe's b.). Preinterparietal b.
h. grande **1.** (capitate b.). Capitate. **2.** (os capitatum). [*os capitatum*, NA]. Capitate bone.
h. heterotópicos (heterotopic b.'s).
h. hioides (hyoid b.). [*os hyoideum*, NA].
h. en hoja (blade b.). Scapula.
h. hueco (hollow b.). Pneumatic b.
h. ilion (iliac b.). [*os ilium*, NA].
h. del inca (os incae). [*os incae*]. O. interparietale.
h. incarial (incarial b.). Os interparietale.
h. incisivo (incisive b.). [*os incisivum*, NA].
h. innominado (innominate b.). Hip b.
h. intermaxilar (intermaxillary b.). Os incisivum.
h. intermedio (os intermedium). [*os intermedium*, NA]. Lunate bone.
h. intermetatarsiano (os intermetatarseum).
h. interparietal (interparietal b.). [*os interparietale*, NA].
h. irregular (irregular b.). [*os irregulare*, NA].
h. isquion (ischial b.). [*os ischii*, NA].
h. japonés (os japonicum).
h. de los jinetes (rider's b.). Cavalry b.; exercise b.
h. de Krause (Krause's b.).
h. lagrimal (lacrimal b.). [*os lacrimale*, NA].
h. laminillar (lamellar b.).
h. largo (long b.). [*os longum*, NA].
h. de la lengua (tongue b.). Hyoid b.
h. lenticular (lenticular b.). Lenticular process of incus.
h. lentiforme (lentiform b.). Pisiform b.
h. lingual (lingual b.). Hyoid b.
h. lunar (lunate b.). Os lunatum.
h. magno (os magnum). Capitate.
h. malar (malar b.). Zygomatic b.
h. marmóreo (marble b.'s). Osteopetrosis.
h. bone's (mastoid b.). Mastoid process.
h. del maxilar inferior (jaw b.). Mandibula.
h. del maxilar superior (upper jaw b.). Maxilla.
h. medular (medullary b.).
h. de la mejilla (cheek b.). Zygomatic b.
h. membranoso (membrane b.).
h. mesetmoides (mesethmoid b.).
h. metacarpiano (metacarpal b.). [*os metacarpale*, NA].
h. metatarsiano (metatarsal b.). [*os metatarsale*, NA].
h. del miembro inferior (b.'s of inferior limb). **1.** [*ossa membri inferioris*, NA]. **2.** [*ossa membri inferioris*, NA]. B.'s of inferior limb.

h. del miembro superior **1.** (b.'s of superior limb). [*ossa membri superioris*, NA]. **2.** (b.'s of upper limb). [*ossa membri superioris*, NA]. B.'s of superior limb.
h. multiangular (multangular b.). Trapezium; trapezoid b.
h. multiangular mayor (greater multangular b.). Os trapezium.
h. multiangular menor (lesser multangular b.). Trapezoid b.
h. del muslo (thigh b.). Femur.
h. nasal (nasal b.). [*os nasale*, NA].
h. navicular de la mano (navicular b. of hand). [*os naviculare manus*, NA]. Scaphoid b.
h. neumático (pneumatic b.). [*os pneumaticum*, NA]. Hollow b.
h. no lamelar (nonlamellar b.). Woven b.
h. occipital (occipital b.). [*os occipitale*, NA].
h. odontoideo (os odontoideum).
h. del oído (ear b.'s). Auditory ossicles.
h. orbicular (orbicular b.). Lenticular process of incus.
h. palatino (palatine b.). [*os palatinum*, NA].
h. de la pantorrilla (calf b.). Fibula.
h. parietal (parietal b.). [*os parietale*, NA].
h. del pecho (breast b.). Sternum.
h. del pene (penis b.). [*os penis*, NA]. Baculum.
h. pericondral (perichondral b.). Periosteal b.
h. periόstico (periosteal b.). Perichondral b.
h. periótico (periotic b.). Petrous part of temporal b.
h. peroneo (peroneal b.). Fibula.
h. petroso (petrosal b.). Petrous part of temporal b.
h. en ping pong (ping-pong b.).
h. piramidal (pyramidal b.). [*os triquetrum*, NA].
h. de Pirie (Pirie's b.). Dorsal talonavicular b.
h. pisiforme (pisiform b.). [*os pisiforme*, NA].
h. plano (flat b.). [*os planum*, NA].
h. posesfenoides (postsphenoid b.).
h. preesfenoide (presphenoid b.).
h. preinterparietal (preinterparietal b.). Goethe's b.
h. premaxilar (premaxillary b.). Os incisivum.
h. primer cuneiforme (first cuneiform b.). Medial cuneiform b.
h. pterigoideo (os pterygoideum). Pterygoid process.
h. pubis (pubic b.). [*os pubis*, NA].
h. quebradizos (brittle b.'s). Osteogenesis imperfecta.
h. de reemplazo (replacement b.). Endochondral b.
h. reticulado (reticulated b.). Woven b.
h. de Riolano (Riolan's b.'s).
h. sacro (sacred b.). [*os sacrum*, NA].
h. semilunar (semilunar b.). [*os lunatum*, NA].
h. septal (septal b.). Interalveolar septum.
h. sesamoideo (sesamoid b.). [*os sesamoideum*, pl. *ossa sesamoidea*, NA].
h. silviano (os sylvii). Lenticular process of incus.
h. de sostén alveolar (alveolar supporting b.). Alveolar b.
h. subtibial (os subtibiale).
h. suprainterparietal (suprainterparietal b.).
h. suprasternal (suprasternal b.). [*os suprasternale*, pl. *ossa suprasternalia*, NA].
h. suturales (sutural b.'s). [*ossa suturarum*, NA].
h. del talón (heel b.). Calcaneus.
h. del tarso (tarsal b.'s). [*ossa tarsi*, NA].
h. temporal (temporal b.). [*os temporale*, NA].
h. tibial posterior (os tibiale posterius). [*os tibiale posterius*, *os tibiale posticum*, NA].
h. timpánico (tympanic b.). Tympanic ring.
h. timpanohial (tympanohyal b.).
h. del tobillo (ankle b.). Talus.
h. trabecular (trabecular b.). Substantia spongiosa.
h. trapecio (trapezium b.). [*os trapezium*, NA].
h. trapezoide (trapezoid b.). [*os trapezoideum*, NA].
h. triangular (three-cornered b.). Triquetral b.
h. tribasilar (os tribasilare).
h. trígono (triangular b.). [*os trigonum*, NA].
h. triquetro (triquetral b.). [*os triquetrum*, NA].
h. turbinado cuarto (fourth turbinated b.). Supreme nasal concha.
h. turbinado inferior (inferior turbinated b.). [*concha nasalis inferior*, NA]. Inferior nasal concha.
h. turbinado medio (middle turbinated b.). Middle nasal concha.
h. turbinado superior (superior turbinated b.). [*concha nasalis superior*, NA]. Superior nasal concha.
h. turbinado supremo (highest turbinated b.). Supreme nasal concha.
h. turbinados (turbinated b.'s).
h. turbinados esfenoidales (sphenoidal turbinated b.'s). Sphenoidal conchae.
h. unciforme (unciform b.). Hamate b.
h. unguis (os unguis). Lacrimal bone.
h. de Vesalio (Vesalius' b.). [*os vesalianum*, NA].
h. wormianos (wormian b.'s). Sutural b.
h. yugal (jugal b.). Zygomatic b.
h. del yugo (yoke b.). Zygomatic b.

huésped (host). The organism in or on which a parasite lives, deriving its body substance or energy from the h.
h. accidental (accidental h.). One that harbors an organism which usually does not infect it.
h. amplificador (amplifier h.).
h. definitivo (definitive h.). Final h.
h. final (final h.). Definitive h.
h. intermediario (intermediate h., intermediary h.). Secondary h.
h. paraténico (paratenic h.). Transport h.
h. reservorio (reservoir h.).
h. secundario (secondary h.). Intermediate h.
h. terminal (dead-end h.).
h. de transporte (transport h.). Paratenic h.

huevo (egg). The female sexual cell or gamete; after fertilization and fusion of the pronuclei it is a zygote and no longer an egg, although some authors refer to a 2-celled or 4-celled "egg.".
h. alecítico (alecithal e., alecithal ovum).
h. centrolecítico (centrolecithal e., centrolecithal ovum).
h. homolecítico (homolecithal e., homolecithal ovum). Isolecithal e.
h. isolecítico (isolecithal e., isolecithal ovum). Homolecithal e.
h. microlecítico (microlecithal e., microlecithal ovum).
h. telolecítico (telolecithal e., telolecithal ovum).

humectación (humectation). **1.** Therapeutic application of moisture. **2.** Serous infiltration of the tissues. **3.** Soaking of a crude drug in water preparatory to the making of an extract.
humectante (humectant). **1.** Moistening. **2.** A substance used to obtain a moistening effect.
humedad **1.** (humidity). Moisture or dampness, as of the air. **2.** (damp). Atmospheric moisture.
h. absoluta (absolute h.).
h. relativa (relative h.).
humeral (humeral). Relating to the humerus.
húmero (humerus, gen. and pl. humeri). [*humerus*, NA]. The bone of the arm, articulating with the scapula above and the radius and ulna below.
humerocubital (humeroulnar). Relating to both humerus and ulna; denoting especially the ratio of length of one to the other.
humeroescapular (humeroscapular). Relating to both humerus and scapula.
humerorradial (humeroradial). Relating to both humerus and radius; denoting especially the ratio of length of one to the other.
humina (humin). An insoluble brownish residue obtained upon acid hydrolysis of protein.
humor **1.** (mood). The pervasive feeling, tone and internal emotional state of an individual which, when impaired, can markedly influence virtually all aspects of a person's behavior or his or her perception of external events. **2.** (humor, gen. humoris). [*humor*, NA]. Any clear fluid or semifluid hyaline anatomical substance. **3.** (humor, gen. humoris). One of the elemental body fluids that were the basis of the physiologic and pathologic teachings of the hippocratic school.
h. acuoso (aqueous humor). [*humor aquosus*, NA].
h. morbosos (peccant humors).
h. de Morgagni (Morgagni's humor). Morgagni's liquor.
h. ocular (ocular humor). One of the two h.'s of the eye: aqueous and vitreous.
oscilaciones del h. (mood swing). Cyclothymia; oscillation of a person's emotional feeling tone between periods of euphoria and depression.
h. en trueno (thunder humor). An obstinate skin eruption.
h. vítreo (vitreous humor). [*humor vitreus*, NA].

humoral (humoral). Relating to a humor in any sense.
humoralismo (humoralism, humorism). Humoral doctrine.
humulina (humulin). Lupulin.
húmulo (humulus). Hops; the dried fruits (strobiles) of *Humulus lupulus* (family Moraceae).
huso (spindle). In anatomy and pathology, any fusiform cell or structure.
 h. aórtico (aortic s.). His' s.
 h. central (central s.).
 h. de His (His' s.). Aortic s.
 h. de Krukenberg (Krukenberg's s.).
 h. de Kühne (Kühne's s.). Neuromuscular s.
 h. mitótico (mitotic s.). Nuclear s.
 h. muscular (muscle s.). Neuromuscular s.
 h. neuromuscular (neuromuscular s.). Kühne's s.; muscle s.
 h. neurotendinoso (neurotendinous s.). Golgi tendon organ.
 h. nuclear (nuclear s.). Mitotic s.
 h. de segmentación (cleavage s.).
 h. del sueño (sleep s.).
HVL (HVL). Abbreviation for half-value layer.
Hyl (Hyl). Symbol for hydroxylysine or hydroxylysyl.
Hz (Hz). Abbreviation for hertz.

I

I (I). **1.** Symbol for iodine. **2.** Symbol for luminous intensity. **3.** Abbreviation for intensity of electrical current, expressed in amperes. **4.** As a subscript, symbol for inspired gas.
-ía (-ia). Suffix denoting condition, used in formation of names of many diseases.
IANC (IANC). Abbreviation for International Anatomical Nomenclature Committee.
-iasis (-iasis). Suffix denoting a condition or state, particularly morbid.
iatralíptica (iatraliptics). Method of treatment by inunction.
iatralíptico (iatraliptic). Denoting treatment by inunction.
iátrico (iatric). Pertaining to medicine or to a physician.
iatro- (iatro-). Combining form denoting relation to physicians, medicine, treatment.
iatrofísica (iatrophysics). Physics as applied to medicine.
iatrofísico **1.** (iatrophysicist). A member of the iatrophysical school. **2.** (iatrophysical). Iatromathematical; iatromechanical; denoting a school of medical thought in the 17th century which explained all physiologic and pathologic phenomena by the laws of physics.
iatrogénico (iatrogenic). Denoting an unfavorable response to medical or surgical treatment, induced by the treatment itself.
iatrología (iatrology). Rarely used term for medical science.
iatromatemático (iatromathematical). Iatrophysical.
iatromecánico (iatromechanical). Iatrophysical.
iatroquímica (iatrochemistry). Chemiatry; the study of chemistry in relation to physiologic and pathologic processes, and the treatment of disease by chemical substance as practiced by a school of medical thought in the 17th century.
iatroquímico **1.** (iatrochemical). Denoting a school of medicine practicing iatrochemistry. **2.** (iatrochemist). A member of the iatrochemical school.
iatrotécnica (iatrotechnique). The art of medicine and surgery; the technique or mode of application of medical science.
IBC (IBC). Abbreviation for iron-binding capacity.
ibufenac (ibufenac). An analgesic with anti-inflammatory properties.
ibuprofeno (ibuprofen). An anti-inflammatory agent.
IBV (IBV). Abbreviation for infectious bronchitis virus.
ICD (ICD). Abbreviation for International Classification of Diseases of the World Health Organization.
ICDA (ICDA). Abbreviation for Inernational Classification of Diseases, Adapted for Use in the United States.
ICF (ICF). Abbreviation for intracellular fluid.
icnograma (ichnogram). Imprint of the soles of the feet, taken standing.
-ico (-ic). **1.** Suffix denoting of or pertaining to. **2.** Chemical suffix denoting that the element to the name of which it is attached is in combination in one of its higher valencies. **3.** Suffix indicating an acid.
iconomanía (iconomania). Morbid impulse to worship images.
icor (ichor). A thin watery discharge from an ulcer or unhealthy wound.
icoremia (ichoremia). Ichorrhemia.
icoroide (ichoroid). Denoting a thin purulent discharge.
icoroso (ichorous). Relating to or resembling ichor.
icorrea (ichorrhea). A profuse ichorous discharge.
icorremia (ichorrhemia). Ichoremia; blood poisoning from the absorption of an ichorous discharge.
icosaédrico (icosahedral). Having 20 equilateral triangular surfaces and 12 vertices, as do most viruses with cubic symmetry.
ICP (ICP). Abbreviation for intracranial pressure.
ICSH (ICSH). Abbreviation of interstitial cell-stimulating hormone.
ictal (ictal). Relating to or caused by a stroke or seizure.
ictamol (ichthammol). Ammonium ichthosulfonate; sulfonated bitumen; ammonium sulfoichthyolate; a viscous fluid, reddish brown to brownish black in color, with a strong, characteristic, empyreumatic odor.
ictericia (jaundice). Icterus; a yellowish staining of the integument, sclerae, and deeper tissues and the excretions with bile pigments, which are increased in the plasma.
i. acolúrica (acholuric j.).
i. acolúrica crónica (chronic acholuric j.). Hereditary spherocytosis.
i. catarral (catarrhal j.).
i. colestásica (cholestatic j.).
i. esferocítica (spherocytic j.)
i. familiar crónica (chronic familial j.). Hereditary spherocytosis.
i. fisiológica (physiologic j.). Physiologic icterus.
i. hematógena (hematogenous j.). Hemolytic j.
i. hemolítica (hemolytic j.). Hematogenous j.; toxemic j.
i. hemolítica congénita (congenital hemolytic j.). Hereditary spherocytosis.
i. hepatocelular (hepatocellular j.).
i. hepatógena (hepatogenous j.).
i. idiopática crónica (chronic idiopathic j.). Dubin-Johnson syndrome.
i. indolora (painless j.).
i. infecciosa (infectious j.).
i. leptospirósica (leptospiral j.).
i. maligna (malignant j.). Icterus gravis.
i. mecánica (mechanical j.). Obstructive j.
i. negra (black j.).
i. no hemolítica familiar (familial nonhemolytic j.). Benign familial icterus.
i. no obstructiva (nonobstructive j.).
i. nuclear (nuclear j.). Kernicterus.
i. obstructiva (obstructive j.). Mechanical j.
i. del recién nacido (j. of the newborn). Icterus neonatorum.
i. por regurgitación (regurgitation j.).
i. por retención (retention j.).
i. sérica homóloga (homologous serum j.).
i. toxémica (toxemic j.). Hemolytic j.
ictérico (icteric). Relating to or marked by jaundice.
ictero- (ictero-). Combining form relating to icterus.
icteroanemia (icteroanemia). Hayem-Widal syndrome.
i. porcina (swine i.).
icterogénico (icterogenic). Causing jaundice.
icterohematúrico (icterohematuric). Denoting jaundice with the passage of blood in the urine.
icterohemoglobinuria (icterohemoglobinuria). Jaundice with hemoglobin in the urine.
icterohepatitis (icterohepatitis). Inflammation of the liver with jaundice as a prominent symptom.
icteroide (icteroid). Yellow-hued, or seemingly jaundiced.
icterus (icterus). Jaundice.
i. citohemolítico (cythemolytic i.).
i. familiar benigno (benign familial i.). Familial nonhemolytic jaundice.
i. familiar crónico (chronic familial i.). Hereditary spherocytosis.
i. fisiológico (physiologic i.) Physiologic jaundice.
i. grave (i. gravis).
i. hemolítico adquirido (acquired hemolytic i.). Hayem-Widal syndrome.
i. hemolítico congénito (congenital hemolytic i.). Hereditary spherocytosis.
i. infeccioso (infectious i.). Weil's disease.
i. melas (i. melas).
i. neonatal (i. neonatorum).
i. precoz (i. praecox).
ictio- (ichthyo-). Combining form relating to fish.
ictio-ootoxina (ichthyootoxin). Toxic substance restricted to the roe of fishes.

ictioacantotoxismo (ichthyoacanthotoxism). Poisoning from the stings or spines of venomous fishes.
ictiocola (ichthyocolla). Isinglass; fish gelatin obtained from sounds or swim bladders of fish such as the hake, cod, and sturgeon.
ictiófago (ichthyophagous). Fish-eating; subsisting on fish.
ictiofobia (ichthyophobia). Morbid fear of fish.
ictiohemotoxina (ichthyohemotoxin). The toxic substance in the blood of certain fishes.
ictiohemotoxismo (ichthyohemotoxism). Poisoning resulting from the ingestion of fish containing the toxic substance, ichthyohemotoxin.
ictioide (ichthyoid). Fish-shaped.
ictiosarcotoxina (ichthyosarcotoxin). Toxic substance found in the flesh or organs of fishes.
ictiosarcotoxismo (ichthyosarcotoxism). Poisoning caused by the toxic substance (ichthyosarcotoxin) in the flesh or organs of fish.
ictiósico, ictiótico (ichthyotic). Relating to ichthyosis.
ictiosis (ichthyosis). Congenital disorder of keratinization characterized by dryness and fishskin-like scaling of the skin.
i. adquirida (acquired i.).
i. congénita neonatal (i. congenita neonatorum).
i. córnea (i. cornea).
i. escutiforme (i. scutulata i.).
i. espinosa (i. spinosa). Epidermolytic hyperkeratosis.
i. fetal (i. fetalis).
i. folicular (i. follicularis).
i. hystrix (i. hystrix). Epidermolytic hyperkeratosis.
i. intrauterina (i. intrauterina). I. vulgaris.
i. lamelar o laminillar (lamellar i.).
i. ligada al cromosoma X (X-linked i.).
i. lineal circunscripta (i. linearis circumscripta).
i. nacarada (nacreous i.).
i. palmar y plantar (i. palmaris et plantaris). Palmoplantar keratoderma.
i. sauroderma (i. sauroderma). Ichthyosis.
i. sebácea (i. sebacea).
i. sebácea córnea (i. sebacea cornea).
i. simple (i. simplex). I. vulgaris.
i. uterina (i. uteri).
i. vulgar (i. vulgaris). Hyperkeratosis congenita; i. intrauterina; i. simplex.
ictiosismo (ichthyismus). ichthyism.
i. exantemático (i. exanthematicus).
ictiotoxicología (ichthyotoxicology). The study of the poisons produced by fishes, and their recognition, effects, and antidotes.
ictiotoxicón (ichthyotoxicon). Fish poison; a toxic principle in certain fishes.
ictiotoxina (ichthyotoxin). The hemolytic active principle of eel serum.
ictiotoxismo (ichthyotoxism). Poisoning by fish.
ictismo (ichthyism). Ichthyismus; poisoning by eating stale or otherwise unfit fish.
ictómetro (ictometer). An apparatus for determining the force of the apex beat of the heart.
ictus (ictus). **1.** A stroke or attack. **2.** A beat.
i. cordis (i. cordis). Heart beat.
i. epilepticus (i. epilepticus). An epileptic convulsion.
i. paralyticus (i. paralyticus). A paralytic stroke.
i. solis (i. solis). Sunstroke.
id (id). **1.** In psychoanalysis, one of three components of the psychic apparatus in the freudian structural framework, the other two being the ego and superego. **2.** The total of all psychic energy available from the innate drives, biologic hungers, appetites, bodily needs, and impulses in a newborn infant.
IDDM (IDDM). Abbreviation for insulin-dependent diabetes mellitus.
-ide (-id). **1.** Suffix indicating a state of sensitivity of the skin in which a part remote from the primary lesion reacts ("-id reaction") to substances of the pathogen, giving rise to a secondary inflammatory lesion. **2.** Suffix indicating a small or young specimen.
idea (idea). Any mental image or concept.
i. autóctonas (autochthonous i.'s).
i. compulsiva (compulsive i.). A fixed and inappropriate i.
i. dominante (dominant i.).
i. dominante permanente (permanent dominant i.). Fixed i.
i. fija (fixed i.). Idée fixe; permanent dominant i.
i. hipercuantivalente (hyperquantivalent i.).
i. de referencia (i. of reference).
ideación (ideation). The formation of ideas or thoughts.
ideacional (ideational). Relating to ideation.
ideal (ideal). A standard of perfection.
i. del ego (ego i.).
identidad (identity). The social role of the person and his or her perception of it.
i. del ego (ego i.). The ego's sense of its own identity.
i. de género (gender i.).
sentido de i. (sense of i.).
identificación (identification). Incorporation; a sense of oneness, or psychic continuity with another person or group.
ideo- (ideo-). Combining form pertaining to ideas or ideation.
ideocinético (ideokinetic). Ideomotor.
ideofobia (ideophobia). Morbid fear of new or different ideas.
ideología (ideology). The composite system of ideas, beliefs, and attitudes that constitutes an individual's or group's organized view of others.
ideomoción (ideomotion). Muscular movement executed under the influence of a dominant idea, being practically automatic and not volitional.
ideomotor (ideomotor). Ideokinetic; relating to ideomotion.
ideoplastia (ideoplastia). Rarely used term for the receptive condition in a hypnotized person in which he or she is thought to be completely open to suggestion.
idio- (idio-). Combining form meaning private, distinctive, peculiar to.
idioaglutinina (idioagglutinin). An agglutinin that occurs naturally in the blood of a person or an animal, without the injection of a stimulating antigen or the passive transfer of antibody.
idiocia (idiocy). Obsolete term for the views or behavior of an individual associated with a subclass of mental retardation.
i. amaurótica familiar (amaurotic familial i.).
idiocromosoma (idiochromosome). Sex chromosome.
idiodinámico (idiodynamic). Independently active.
idioespasmo (idiospasm). A localized spasm.
idiofrénico (idiophrenic). Relating to, or originating in, the mind or brain alone, not reflex or secondary.
idiógamo (idiogamist). Rarely used term for one who is capable of sexual union with only one or a few individuals of the opposite sex, being impotent in the presence of any others.
idiogénesis (idiogenesis). Origin without evident cause.
idioglosia (idioglossia). An extreme form of lalling or vowel or consonant substitution, by which the speech of a child may be made unintelligible and appear to be another language to one who has not the key to the literal changes.
idioglótico (idioglottic). Relating to idioglossia.
idiográfico (idiographic). Pertaining to the characteristics of behavior of a particular individual as an individual, as opposed to nomothetic.
idiograma (idiogram). **1.** Karyotype. **2.** Diagrammatic representation of chromosome morphology characteristic of a species or population.
idioheteroaglutinina (idioheteroagglutinin). An idioagglutinin occurring in the blood of one animal, but capable of combining with the antigenic material from another species.
idioheterolisina (idioheterolysin). An idiolysin occurring in the blood of an animal of one species, but capable of combining with the red blood cells of another species, thereby causing hemolysis when complement is present.
idiohipnotismo (idiohypnotism). Autohypnosis.
idioisoaglutinina (idioisoagglutinin). An idioagglutinin occurring in the blood of an animal of a certain species, capable of agglutinating the cells from animals of the same species.
idioisolisina (idioisolysin). An idiolysin occurring in the blood of an animal of a certain species, capable of combining with the red blood cells from animals of the same species, thereby causing hemolysis when complement is present.
idiolalia (idiolalia). Use of a language invented by the person himself.
idiolisina (idiolysin). A lysin that occurs naturally in the blood of a person or an animal, without the injection of a stimulating antigen or the passive transfer of antibody.

idiomuscular (idiomuscular). Relating to the muscles alone, independent of the nervous control.
idionodal (idionodal). Arising from the A-V node itself.
idiopatía (idiopathy). An idiopathic disease.
idiopático (idiopathic). **1.** Agnogenic; denoting a disease of unknown cause. **2.** Denoting a primary disease.
idiopsicológico (idiopsychologic). Relating to ideas developed within one's own mind, independent of suggestion from without.
idiorreflejo (idioreflex). A reflex due to a stimulus or irritation originating in the organ or part in which the reflex occurs.
idiosincrasia (idiosyncrasy). An individual mental, behavioral, or physical characteristic or peculiarity.
idiosincrásico (idiosyncratic). Relating to or marked by an idiosyncrasy.
idiosoma (idiosome). **1.** The attraction sphere of a spermatid or of an oocyte. **2.** The indivisible element of living matter.
idiota (idiot). Obsolete term for a subclass of mental retardation or an individual classified therein.
idiota-prodigio (idiot-prodigy). Idiot-savant.
idiota-sabio (idiot-savant). Idiot-prodigy; a person of low general intelligence who possesses an unusual faculty in performing certain mental tasks of which most normal persons are incapable.
idiotipo (idiotype). Idiotypic; antigenic determinant; a determinant that confers on an immunoglobulin molecule an antigenic "individuality" analogous to the "individuality" of the molecule's antibody activity.
idiotrófico (idiotrophic). Capable of choosing its own food.
idiotrópico (idiotropic). Turning inward upon one's self.
idiovariación (idiovariation). The process of constant change in the hereditary qualities of a strain of organism; mutation.
idioventricular (idioventricular). Pertaining to or associated with the cardiac ventricles alone, when dissociated from the atria.
iditol (iditol). Reduction product of the hexose idose.
-ido (-ide). Suffix to a sugar name indicating substitution for the H of the hemiacetal OH; e.g., glycoside.
idosa (idose). One of the aldohexoses, isomeric with glucose and galactose.
idoxuridina (IDU) (idoxuridine (IDU)). A pyrimidine analogue that produces both antiviral and anticancer effects by interference with DNA synthesis.
IDP (IDP). Abbreviation for inosine 5'-diphosphate.
IDU (IDU). Abbreviation for idoxuridine.
IECA (ACEI). Abbreviation for angiotensin converting enzyme inhibitor.
IF (IF). Abbreviation for initiation factor; intrinsic factor.
IFG (GFR). Abbreviation for glomerular filtration rate.
IFN (IFN). Abbreviation for interferon.
Ig (Ig). Abbreviation for immunoglobulin.
IGF (IGF). Abbreviation for insulin-like growth factor.
ignacia (ignatia). The dried ripe seed of *Strychnos ignatii* (family Loganiaceae).
ignipedites (ignipedites). Hotfoot; burning pain in the soles of the feet, in multiple neuritis.
ignipuntura (ignipuncture). The original procedure of closing a retinal break in retinal separation by transfixation of the break with cautery.
ignotina (ignotine). Carnosine.
IH (IH). Abbreviation for infectious hepatitis.
ikota (ikota). A neurosis, similar to latah, affecting married women among the Samoyeds of Siberia.
IL (IL). Abbreviation for interleukin.
IL-1 (IL-1). Abbreviation for interleukin-1.
IL-2 (IL-2). Abbreviation for interleukin-2.
-il, -ilo (-yl). Chemical suffix signifying that the substance is a radical by loss of an H atom (e.g., alkyl, methyl, phenyl) or OH group (e.g., acyl, acetyl, carbamoyl).
ILA (ILA). Abbreviation for insulin-like activity.
Ile (Ile). Symbol for isoleucine or its acyl radical, isoleucyl.
iléaco (ileac). **1.** Relating to the ileus. **2.** Relating to the ileum.
ileadelfo (ileadelphus). Duplicitas posterior.
ileal (ileal). Of or pertaining to the ileum.
ilectomía (ileectomy). Removal of the ileum.
ileítis (ileitis). Inflammation of the ileum.
i. distal, regional, terminal (distal i., regional i., terminal i.). Regional enteritis.
i. retrógrada (backwash i.).
-ileno (-ylene). Chemical suffix denoting a bivalent hydrocarbon radical (e.g., methylene, $-CH_2-$) or possessing a double bond (e.g., ethylene, $CH_2{=}CH_2$).
íleo (ileus). Mechanical, dynamic, or adynamic obstruction of the bowel.
í. adinámico (adynamic i.). Paralytic i.
í. por cálculos biliares (gallstone i.).
í. dinámico (dynamic i.). Spastic i.
í. espástico (spastic i.). Dynamic i.
í. mecánico (mechanical i.).
í. meconial (meconium i.).
í. oclusivo (occlusive i.).
í. paralítico (paralytic i.). Adynamic i.
í. subparto (i. subparta).
í. terminal (terminal i.).
í. verminoso (verminous i.).
ileo- (ileo-). Combining form denoting relationship to the ileum.
ileocecal (ileocecal). Relating to both ileum and cecum.
ileocecostomía (ileocecostomy). Cecoileostomy; anastomosis of the ileum to the cecum.
ileociego (ileocecum). The combined ileum and cecum.
ileocistoplastia (ileocystoplasty). Surgical reconstruction of the bladder involving the use of an isolated intestinal segment to augment bladder capacity.
ileocólico (ileocolic). Ileocolonic; relating to the ileum and the colon.
ileocolitis (ileocolitis). Inflammation to a varying extent of the mucous membrane of both ileum and colon.
ileocolónico (ileocolonic). Ileocolic.
ileocolostomía (ileocolostomy). Establishment of a new communication between the ileum and the colon.
ileoentectropia (ileoentectropy). Rarely used term for eversion of a segment of the ileum.
ileoileostomía (ileoileostomy). **1.** Establishment of a communication between two segments of the ileum. **2.** The opening so established.
íleon (ileum). [*ileum*, NA]. The third portion of the small intestine, about 12 feet in length, extending from the junction with the jejunum to the ileocecal opening.
í. doble (i. duplex).
ileopexia (ileopexy). Surgical fixation of ileum.
ileoproctostomía (ileoproctostomy). Ileorectostomy; establishment of a communication between the ileum and the rectum.
ileorrafia (ileorrhaphy). Suturing the ileum.
ileorrectostomía (ileorectostomy). Ileoproctostomy.
ileosigmoidostomía (ileosigmoidostomy). Establishment of a communication between the ileum and the sigmoid colon.
ileostomía (ileostomy). Establishment of a fistula through which the ileum discharges directly to the outside of the body.
i. de Brooke (Brooke i.).
i. de Kock (Kock i.). Kock pouch.
ileotomía (ileotomy). Incision into the ileum.
ileotransversostomía (ileotransversostomy). Anastomosis of the ileum to the transverse colon.
ileoyeyunitis (ileojejunitis). A chronic inflammatory condition involving the jejunum and parts or most of the ileum.
ilíaco **1.** (iliacus). Musculus i. **2.** (iliac). Relating to the ilium.
iliadelfo (iliadelphus). Duplicitas posterior.
ilicio (illicium). Chinese or star anise, the dried fruit of *Illhicium verum* (family Magnoliaceae).
ilinición (illinition). The friction of a surface to facilitate absorption of an ointment.
ilio- (ilio-). Combining form denoting relationship to the ilium.
iliociático, ilioisquiático (iliosciatic). Relating to the ilium and the ischium.
iliococcígeo (iliococcygeal). Relating to the ilium and the coccyx.
iliocolotomía (iliocolotomy). The operation of opening into the colon in the inguinal (iliac) region.
iliocostal **1.** (iliocostal). Relating to the ilium and the ribs. **2.** (iliocostalis). Musculus i.
ilioespinal (iliospinal). Relating to the ilium and the spinal column.
iliofemoral (iliofemoral). Relating to the ilium and the femur.
iliofemoroplastia (iliofemoroplasty). An obsolete method of securing a hip fusion by an extra-articular technique (a joint bypass

procedure) in which a turned down bone flap from the ilium is placed into a split in the greater trochanter.
iliohipogástrico (iliohypogastric). Relating to the iliac and the hypogastric regions.
ilioinguinal (ilioinguinal). Relating to the iliac region and the groin.
iliolumbar (iliolumbar). Relating to the iliac and the lumbar regions.
iliómetro (iliometer). An instrument for measuring exact position of iliac spines and lower vertebrae.
ilion (ilium, pl. ilia).
iliópago (iliopagus). Conjoined twins in which the fusion is restricted to the iliac region.
iliopectíneo (iliopectineal). Relating to the ilium and the pubis.
iliopélvico (iliopelvic). Relating to the iliac region and the cavity of the pelvis.
iliosacro (iliosacral). Relating to the ilium and the sacrum.
iliotibial (iliotibial). Relating to the ilium and the tibia.
iliotoracópago (iliothoracopagus). Ischiothoracopagus; conjoined twins in which union occurs through the ilia and extends to involve the thoraces.
iliotrocantéreo (iliotrochanteric). Relating to the ilium and the great trochanter of the femur.
ilioxifópago (ilioxiphopagus). Conjoined twins in which the fusion extends from the xiphoid to the iliac region.
ilium, pl. **ilia** (ilium, pl. ilia). Os ilium.
iluminación (illumination). **1.** Throwing light on the body or a part or into a cavity for diagnostic purposes. **2.** Lighting an object under a microscope.
i. axial (axial i.). Central i.
i. en campo oscuro (dark-field i.). Dark-ground i.
i. central (central i.). Axial i.
i. por contacto (contact i.).
i. crítica (critical i.).
i. directa (direct i.). Erect i.; vertical i.
i. erecta (erect i.). Direct i.
i. focal (focal i.). Lateral i.; oblique i.
i. en fondo oscuro (dark-ground i.). Dark-field i.
i. de Köhler (Köhler i.).
i. lateral (lateral i.). Focal i.
i. oblicua (oblique i.). Focal i.
i. vertical (vertical i.). Direct i.
iluminismo (illuminism). A psychotic state of exaltation in which one has delusions and hallucinations of communion with supernatural or exalted beings.
ilusión (illusion). A false perception; the mistaking of something for what it is not.
i. de dobles (i. of doubles). Capgras' syndrome.
i. de movimiento (i. of movement).
i. oculógira (oculogyral i.).
i. oculográvica (oculogravic i.).
i. óptica (optical i.).
ilusional (illusional). Relating to or of the nature of an illusion.
I.M., i.m. (I.M., i.m.). Abbreviation for intramuscular, or intramuscularly.
ima (ima). Lowest.
imagen **1.** (image). Representation of an object made by the rays of light emanating or reflected from it. **2.** (imaging). Production of an image by x-rays, ultrasound, tomography, thermography, radioisotopes, etc. As a verb, to produce such representation.
i. accidental (accidental i.). Afterimage.
i. catatrópica (catatropic i.). Purkinje-Sanson i.'s
i. corporal (body i.). Body schema.
i. directa (direct i.). Virtual i.
i. eidética (eidetic i.).
i. especular (specular i.).
i. de espejo (mirror i.).
i. falsa (false i.). The i. in the deviating eye in strabismus.
i. heterónima (heteronymous i.).
i. hipnagógica (hypnagogic i.). Imagery occurring between wakefulness and sleep.
i. hipnopómpica (hypnopompic i.).
i. homónima (homonymous i.).
i. incidental (incidental i.). Afterimage.
i. invertida (inverted i.). Real i.
i. mental (mental i.).
i. motora (motor i.). The i. of body movements.
i. óptica (optical i.). An i. formed by the refraction or reflection of light.
i. de Purkinje (Purkinje i.'s). Purkinje-Sanson i.'s
i. de Purkinje-Sanson (Purkinje-Sanson i.'s). Catatropic ; Purkinje i.'s; Sanson's i.'s
i. real (real i.). Inverted i.
i. por resonancia magnética (IRM) (magnetic resonance imaging (MRI)). Nuclear magnetic resonance i; NMR i.
i. por resonancia magnética nuclear (nuclear magnetic resonance imaging). NMR i.; magnetic resonance i.
i. retiniana (retinal i.). A real i. formed on the retina.
i. retiniana desigual (unequal retinal i.). Aniseikonia.
i. de Sanson (Sanson's i.'s). Purkinje-Sanson i.'s
i. sensitiva (sensory i.). An i. based on one or more types of sensation.
i. táctil (tactile i.). An i. of an object as perceived by the sense of touch.
i. virtual (virtual i.). Direct i.
i. visual (visual i.).
imagen posterior (afterimage). Accidental image; incidental image. Persistence of the visual response after cessation of the stimulus.
i. p. negativa (negative a.). A. in which the lightness relationship is reversed; if chromatic, it appears in complementary color.
i. p. positiva (positive a.). A. in which the lightness relationship is the same as the original one; if chromatic, it appears in the same color.
imaginal (imaginal). Relating to an image or to the process of imagining.
imaginería (imagery). A technique in behavior therapy in which the client or patient is conditioned to substitute pleasant fantasies to counter the unpleasant feelings associated with anxiety.
imago (imago, pl. imagines). **1.** The last stage of an insect after it has completed all its metamorphoses through the egg, larva, and pupa; the adult insect form. **2.** Archetype.
imán (magnet). **1.** A body that has the property of attracting particles of iron, cobalt, nickel, or any of various metallic alloys. **2.** A bar or horseshoe-shaped piece of iron or steel that has been made magnetic by contact with another m. or, as in an electromagnet, by passage of electric current around a metallic (iron) core.
i. de Haab (Haab's m.).
IMAO (MAOI). Abbreviation for monoamine oxidase inhibitor.
IMB (BMR). Abbreviation for basal metabolic rate.
imbécil (imbecile). An obsolete term for a subclass of mental retardation or the individual classified therein.
imbibición (imbibition). **1.** Absorption of fluid by a solid body without resultant chemical change in either. **2.** Taking up of water by a gel, thereby increasing its size.
imbricación (imbrication). The operative overlapping of layers of tissue in the closure of wounds or the repair of defects.
imbricado (imbricate, imbricated). Overlapping like shingles.
IMC (CMI). Abbreviation for cell-mediated immunity.
imida (imide). The radical or group, =NH, attached to two –CO– groups.
imidazol (imidazole). Glyoxaline; iminazole; 1,3-diazole.
imidazolil (imidazolyl). Iminazolyl; the radical of imidazole.
imido- (imido-). Prefix denoting the radical of an imide, formed by the loss of the H of the =NH group.
imidodipeptidasa (imidodipeptidase). Proline dipeptidase.
imidol (imidole). Pyrrole.
-imina (-imine). Suffix denoting the group, =NH.
iminazol (iminazole). Imidazole.
iminazolil (iminazolyl). Imidazolyl.
imino- (imino-). Prefix denoting the group, =NH.
iminoácidos (imino acids). Compounds with molecules containing both an acid group (usually the carboxyl, –COOH) and an imino group (=NH); e.g., proline, hydroxyproline.
iminocarbonilo (iminocarbonyl).
iminodipeptidasa (iminodipeptidase). Prolyl dipeptidase.
iminoglicinuria (iminoglycinuria). A benign inborn error of amino acid transport in renal tubule and intestine; glycine, proline, and hydroxyproline are excreted in the urine.

iminohidrolasas (iminohydrolases). Deiminases enzymes hydrolyzing imino groups; e.g., arginine deiminase.
imipenem (imipenem). A thienamycin antibiotic with broad spectrum activity used, in combination with cilastin, to treat a variety of infections.
imipramina, clorhidrato de (imipramine hydrochloride). An antidepressant.
immunodepresor (immunodepressant). Immunosuppressant.
imolamina (imolamine). 4-[2-(Diethylamino)ethyl]-5-imino-3-phenyl-Δ^2-1,2,4-oxadiazoline; used for relief of angina pectoris.
IMP (IMP). Abbreviation for inosine monophosphate.
IMP-aspartato ligasa (IMP-aspartate ligase). Adenylosuccinate synthase.
impacción (impaction). The process or condition of being impacted.
i. de alimento (food i.).
i. dental (dental i.).
i. fecal (fecal i.).
i. mucosa (mucus i.).
impactado (impacted). Wedged or pressed closely so as to be immovable.
impactar (impact). To press closely together so as to render immovable.
impacto (impact). To forcible strike against another body.
imparidigitato (imparidigitate). Perissodactyl.
impedancia (impedance). **1.** Total opposition to flow. **2.** Resistance of an acoustic system to being set in motion.
impedimento estérico (steric hindrance). Interference with or inhibition of a seemingly feasible reaction (usually synthetic) because the size of one or another reactant prevents approach to the required interatomic distance.
impenetrable (impervious). Impermeable.
impercepción (imperception). Inability to form a mental image of an object by combining the sensory data obtained therefrom.
imperforación (imperforation). Condition of being atretic, occluded, or closed; indicated in compound words by the prefix atreto- or the suffix -atresia.
imperforado (imperforate). Atretic.
impermeable (impermeable). Impervious, not permeable; not permitting passage of substances (e.g., liquids, gases, heat) through a membrane or other structure.
impermeante (impermeant). Unable to pass through a particular semipermeable membrane.
impersistencia (impersistence). A transitory existence or occurrence, lasting only a short time.
i. motora (motor i.). Inability to sustain a movement.
impetiginización (impetiginization). The occurrence of impetigo in an area of preexisting dermatosis.
impetiginoso (impetiginous). Relating to impetigo.
impétigo (impetigo). Crusted tetter; i. contagiosa; i. vulgaris.
i. ampollar (i. bullosa).
i. ampollar del recién nacido (bullous i. of newborn). I. neonatorum; pemphigus gangrenosus.
i. de Bockhart (Bockhart's i.). Follicular i.
i. circinado (i. circinata).
i. contagioso (i. contagiosa). Impetigo.
i. eccematoide (i. eczematodes). Eczema pustulosum.
i. folicular (follicular i.). Bockhart's i.
i. herpetiforme (i. herpetiformis).
i. neonatal (i. neonatorum).
i. vulgar (i. vulgaris). Impetigo.
ímpetu (impetus). In psychoanalysis, the motor element of an instinct; the amount of force of the individual's energy which the instinctive impulse demands.
implantación (implantation). **1.** Attachment of the fertilized ovum (blastocyst) to the endometrium, and its subsequent embedding in the compact layer. **2.** Insertion of a natural tooth into an artificially constructed alveolus. **3.** Tissue grafting.
i. central (central i.). Circumferential i.; superficial i.
i. circunferencial (circumferential i.). Central i.
i. cortical (cortical i.).
i. demorada (delayed i.).
i. excéntrica (eccentric i.).
i. intersticial (interstitial i.).
i. nerviosa (nerve i.).
i. de pellet (pellet i.).
i. perióstica (periosteal i.).
i. subcutánea (subcutaneous i.).
i. superficial (superficial i.). Central i.
implantar (implant). To graft or insert.
implante (implant). **1.** Material inserted or grafted into tissues. **2.** In dentistry, a graft or insert set in or onto the alveolar recess prepared for its insertion. **3.** In orthopaedics, a metallic or plastic device employed in joint reconstruction.
i. de bolsa-gel (bag-gel i.).
i. carcinomatosos (carcinomatous i.'s).
i. coclear (cochlear i.). Cochlear prosthesis.
i. endometriales (endometrial i.'s).
i. endoóseo (endo-osseous i.).
i. endóstico (endosteal i.).
i. inflable (inflatable i.).
i. intraocular (intraocular i.).
i. magnético (magnetic i.).
i. orbitario (orbital i.).
i. peniano (penile i.).
i. a perno (pin i.).
i. en poste (post i.).
i. submucoso (submucosal i.).
i. subperióstico (subperiosteal i.).
i. supraperióstico (supraperiosteal i.).
i. triplante (triplant i.).
impleción (impletion). Obsolete term denoting the normal lack of awareness of the blind spot in the temporal field of each eye, even with one eye closed, due to cortical mediation.
implosión (implosion). **1.** A sudden collapse, as of an evacuated vessel, in which there is a bursting inward rather than outward as in explosion. **2.** A type of behavior therapy, similar to flooding, during which the patient is given massive exposure to extreme anxiety-arousing stimuli by being asked to describe, and thus relive in his imagination, those life events or situations typically producing these overwhelming emotional reactions.
impotencia (impotence, impotency). **1.** Weakness; lack of power. **2.** Specifically, inability of the male to achieve and/or maintain penile erection and thus engage in copulation.
i. atónica (atonic i.). I. caused by paralysis of the motor nerves.
i. parética (paretic i.).
i. psíquica (psychic i.). That caused by psychologic factors.
i. sintomática (symptomatic i.).
impregnación (impregnation). The process of diffusing or permeating with another substance, as in metallic i. of tissue components with silver nitrate or ammoniacal silver.
impregnar (impregnate). **1.** To fecundate; to cause to conceive. **2.** To diffuse or permeate with another substance.
impresión (impression). **1.** [*impressio*, pl. *impressiones*, NA]. A mark seemingly made by pressure of one structure or organ on another. **2.** Mental i.; an effect produced upon the mind by some external object acting through the organs of sense. **3.** An imprint or negative likeness; especially, the negative form of the teeth and/or other tissues of the oral cavity, made in a plastic material.
i. basilar (basilar i.).
i. cardíaca del hígado (cardiac i. of liver). [*impressio cardiaca hepatis*, NA].
i. cardíaca pulmonar (cardiac i. of lung). [*impressio cardiaca pulmonis*, NA].
i. cólica (colic i.). [*impressio colica*, NA].
i. deltoidea (deltoid i.). Tuberositas deltoidea.
i. digital (fingerprint).
i. digitales (digitate i.'s). [*impressiones digitatae*, NA].
i. duodenal (duodenal i.). [*impressio duodenalis*, NA].
i. esofágica (esophageal i.). [*impressio esophagea*, NA].
i. final o definitiva (final i.).
i. gástrica (gastric i.). [*impressio gastrica*, NA].
i. del ligamento costoclavicular (i. for costoclavicular ligament). [*impressio ligamenti costoclavicularis*, NA].
i. mental (mental i.). Impression.
i. ósea directa (direct bone i.).
i. petrosa del palio (petrosal i. of the pallium). [*impressio petrosa pallii*].
i. preliminar, primaria (preliminary i., primary i.).
i. para prótesis parcial (partial denture i.).

i. para prótesis total o completa (complete denture i.).
i. renal (renal i.). [*impressio renalis*, NA].
i. romboidea (rhomboid i.). I. for costoclavicular ligament.
i. seccional (sectional i.). An i. that is made in sections.
i. suprarrenal (suprarenal i.). [*impressio suprarenalis*, NA].
i. trigémina (trigeminal i.). [*impressio trigeminales*, NA].
impressio, pl. **impressiones** (impressio, pl. impressiones). [*impressio*, pl. *impressiones*, NA]. Impression; a mark seemingly made by pressure of one structure or organ on another.
imprimación (imprinting). A particular kind of learning characterized by its occurrence in the first few hours of life, and which determines species-recognition behavior.
impronta (imprint). In congenital cataract, a superficial opacity separated from a deep opacity by a clear interval.
impulsión **1.** (impulsion). An abnormal urge to perform a certain activity. **2.** (driving). The induction of a frequency in the electroencephalogram by sensory stimulation at this frequency.
i. fótica (photic driving). A change in the alpha frequency corresponding to a flicker.
impulsivo (impulsive). Relating to or actuated by an impulse, rather than controlled by reason or careful deliberation.
impulso **1.** (impulse). A sudden pushing or driving force. **2.** (impulse). A sudden, often unreasoning, determination to perform some act. **3.** (impulse). The action potential of a nerve fiber. **4.** (drive). A basic compelling urge. **5.** (drive). In psychology, classified as either innate (e.g. hunger) or learned (e.g. hoarding) and appetitive (e.g. hunger, thirst, sex) or aversive (e.g. fear, pain, grief).
i. adquiridos (acquired drive's). Secondary d.'s.
i. aprendido (learned drive). Motive.
i. cardíaco (cardiac i.).
i. cinético (kinetic drive). Excessive excitation of the kinetic system.
i. ectópico (ectopic i.).
i. de escape (escape i.).
i. exploratorio (exploratory drive). The d. typical of toddlers and some animals to investigate the unfamiliar or unknown.
i. fisiológicos (physiological drive's). Primary d.'s.
i. irresistible (irresistible i.).
i. meiótico (meiotic drive).
i. morboso (morbid i.).
i. primarios (primary drive's). Physiological d.'s.
i. secundarios (secondary drive's). Acquired d.'s.
imus (imus). Lowest; the most inferior or caudal of several similar structures.
IMV (IMV). Abbreviation for intermittent mandatory ventilation.
IMViC (IMViC). Acronym for *i*ndol production, *m*ethyl red, *V*oges-Proskauer reaction, and ability to use *c*itrate as a sole source of carbon (i inserted for euphony).
In (In). Symbol for indium.
in d. (in d.). Abbreviation for L. *in dies*, daily.
in extremis (in extremis). At the point of death.
in situ (in situ). In position, not extending beyond the focus or level of origin.
in utero (in utero). Within the womb; not yet born.
in vacuo (in vacuo). In a vacuum, e.g., under reduced pressure.
in vitro (in vitro). In an artificial environment, referring to a process or reaction occurring therein.
in vivo (in vivo). In the living body, referring to a process or reaction occurring therein.
in- (in-). **1.** Prefix conveying a sense of negation, akin to G. *a-*, *an-* or Eng. *un-*. **2.** Prefix denoting in, within, inside. **3.** Prefix denoting an intensive action; appears as im- before b, p, or m.
inacción (inaction). Inactivity, rest, or lack of response to a stimulus.
inactivación (inactivation). The process of destroying or removing the activity or the effects of an agent or substance.
i. del cromosoma X (X-inactivation). Lyonization.
inactivar (inactivate). To destroy the biological activity or the effects of an agent or substance.
inadaptación (maladjustment). In the mental health professions, an inability to cope with the problems and challenges of everyday living.
i. social (social m.). M. without manifest psychiatric disorder, as that occasioned by an inability to cope with social situations.
inanición **1.** (starvation). Lengthy and continuous deprivation of food. **2.** (inanition). Severe weakness and wasting as occurs from lack of food, defect in assimilation, or neoplasic disease.
inanimado (inanimate). Not alive.
inaparente (inapparent). Not apparent; beneath the threshold of clinical recognition.
inapetencia (inappetence). Lack of desire or of craving.
inarticulado (inarticulate). **1.** Not articulate; in the form of intelligible speech. **2.** Unable to satisfactorily express oneself in words.
inasimilable (inassimilable). Not assimilable; not capable of undergoing assimilation.
inatención (inattention). Lack of attention; negligence.
i. selectiva (selective i.).
i. sensitiva (sensory i.).
i. visual (visual i.).
incendiarismo (incendiarism). Pyromania.
incentivo (incentive). In experimental psychology, an object or goal of motivated behavior.
incertae sedis (incertae sedis). Of uncertain or doubtful affiliation or doubtful position, said of organisms in taxonomic classifications.
incesto (incest). **1.** Sexual relations between persons closely related by blood, especially between parents and children, brother and sister. **2.** The crime of sexual relations between persons related by blood, where such cohabitation is prohibited by law.
incestuoso (incestuous). **1.** Pertaining to incest. **2.** Guilty of incest.
inciclodución (incycloduction). Rotation of the upper pole of one cornea inward.
incicloforia (incyclophoria). The tendency toward inward rotation of the upper pole of the cornea, prevented by fusion.
incidencia (incidence). **1.** The number of new cases of a disease in a defined population over a specific period of time. **2.** In optics, intersection of a ray of light with a surface.
incidente (incident). Going toward; impinging upon, as incident rays.
incidir (incise). To cut with a knife.
incienso (thus). Olibanum.
incisal (incisal). Cutting; relating to the cutting edges of the incisor and cuspid teeth.
incisión (incision). A cut; a surgical wound; a division of the soft parts made with a knife.
i. de Agnew-Verhoeff (Agnew-Verhoeff i.).
i. en asa de cubo (bucket-handle i.). A bilateral subcostal abdominal i.
i. en cabrio (chevron i.).
i. para celiotomía (celiotomy i.). An i. through the abdominal wall.
i. de Cheatle (Cheatle slit).
i. de Deaver (Deaver's i.).
i. de Dührssen (Dührssen's i.'s).
i. endaural (endaural i.).
i. de Fergusson (Fergusson's i.).
i. del flanco (flank i.).
i. de Kocher (Kocher's i.). An i. parallel with right costal margin.
i. de McBurney (McBurney's i.).
i. paramediana (paramedian i.). An i. lateral to the midline.
i. de Pfannenstiel (Pfannenstiel's i.).
incisivo **1.** (incisor). One of the cutting teeth, i. teeth, four in number in each jaw at the apex of the dental arch. **2.** (incisive). Relating to the incisor teeth. **3.** (incisive). Cutting; having the power to cut.
i. central (central i.).
i. escalpriformes (scalpriform i.'s). The cutting or gnawing i.'s of a rodent.
i. lateral (lateral i.). Second i.
i. segundo (second i.). Lateral i.
incisura **1.** (incisure). [*incisura*, pl. *incisurae*, NA]. Notch; emargination; an indentation at the edge of any structure. **2.** (notch). [*incisura*, NA]. Incisura.
i. del acetábulo (acetabular notch). [*incisura acetabuli*, NA].
i. angular (angular notch). [*incisura angularis*, NA].
i. anterior de la oreja (anterior notch of ear). [*incisura anterior auris*, NA].
i. anterior del cerebelo (anterior notch of cerebellum). [*incisura cerebelli anterior*, NA].
i. cardíaca (cardiac notch). [*incisura cardiaca*, NA].

i. cardíaca del pulmón izquierdo (cardiac notch of left lung). [*incisura cardiaca pulmonis sinistri*, NA].
i. del cartílago del meato auditivo externo (notch's in cartilage of external acoustic meatus). [*incisurae cartilaginis meatus acustici externi*, NA].
i. clavicular (clavicular notch). [*incisura clavicularis*, NA].
i. costal (costal notch). [*incisura costalis*, NA].
i. cotiloidea (cotyloid notch). [*incisura acetabuli*, NA].
i. cubital (ulnar notch). [*incisura ulnaris*, NA].
i. digástrica (digastric notch). [*incisura mastoidea*, NA].
i. escapular (scapular notch). [*incisura scapulae*, NA].
i. esfenopalatina (sphenopalatine notch). [*incisura sphenopalatina*, NA].
i. etmoidal (ethmoidal notch). [*incisura ethmoidalis*, NA].
i. frontal (frontal notch). [*incisura frontalis*, NA].
i. iliociática (iliosciatic notch). [*incisura ischiadica major*, NA].
i. interaritenoidea (interarytenoid notch). [*incisura interarytenoidea*, NA].
i. interclavicular (interclavicular notch). [*incisura jugularis sternalis*, NA].
i. intercondílea (intercondyloid notch). Fossa intercondylaris.
i. intertragiana (intertragic notch). [*incisura intertragica*, NA].
i. intervertebral (intervertebral notch). [*incisura vertebralis*, NA].
i. isquiática (ischiatic notch).
i. isquiática mayor (greater sciatic notch). [*incisura ischiadica major*, NA].
i. isquiática menor (lesser sciatic notch). [*incisura ischiadica minor*, NA].
i. isquiopubiana (acetabular notch). [*incisura acetabuli*, NA].
i. lagrimal (lacrimal notch). [*incisura lacrimalis*, NA].
i. de Lanterman (Lantermans i.'s). Schmidt-Lanterman i.'s.
i. del ligamento redondo del hígado (notch for round ligament of liver). [*incisura ligamenti teretis hepatis*, NA].
i. mandibular (mandibular notch). [*incisura mandibulae*, NA]
i. marsupial (marsupial notch). [*incisura cerebelli posterior*, NA].
i. mastoidea (mastoid notch). [*incisura mastoidea*, NA].
i. nasal (nasal notch). [*incisura nasalis*, NA].
i. pancreática (pancreatic notch). [*incisura pancreatis*, NA].
i. parietal (parietal notch). [*incisura parietalis*, NA].
i. peronea (fibular notch). [*incisura fibularis*, NA].
i. poplítea (popliteal notch). Fossa intercondylaris.
i. posterior del cerebelo (posterior notch of cerebellum). [*incisura cerebelli posterior*, NA].
i. preesternal (presternal notch). [*incisura jugularis sternalis*, NA].
i. preoccipital (preoccipital notch). [*incisura preoccipitalis*, NA].
i. pterigoidea (pterygoid notch). [*incisura pterygoidea*, NA].
i. radial (radial notch). [*incisura radialis*, NA].
i. de Rivinus 1. (Rivinus' notch). [*incisura tympanica*, NA]. **2.** (Rivinus' i.). Tympanic i. or notch.
i. sacrociática (sacrosciatic notch). [*incisura ischiadica major*, NA].
i. de Santorini (Santorini's i.'s). Notches in cartilage of external acoustic meatus.
i. de Schmidt-Lanterman (Schmidt-Lanterman i.'s). Lanterman's i.; Schmidt-Lanterman clefts.
i. semilunar (semilunar notch). [*incisura cerebelli anterior; incisura trochlearis*, NA].
i. sigmoidea (sigmoid notch). [*incisura mandibulae*, NA].
i. supraescapular (suprascapular notch). [*incisura scapulae*, NA].
i. supraesternal 1. (suprasternal notch). [*incisura jugularis sternalis*, NA]. **2.** (jugular notch). [*incisura jugularis*, NA].
i. supraorbitaria (supraorbital notch). [*incisura supraorbitalis*, NA].
i. terminal de la oreja (terminal notch of auricle). [*incisura terminalis auris*, NA].
i. de la tienda del cerebelo (notch of tentorium). [*incisura tentorii*, NA].
i. timpánica 1. (tympanic notch). [*incisura tympanica*, NA]. **2.** (tympanic i.). [*incisura tympanica*, NA].
i. tiroidea inferior (inferior thyroid notch). [*incisura thyroidea inferior*, NA].
i. tiroidea superior (superior thyroid notch). [*incisura thyroidea superior*, NA].
i. troclear (trochlear notch). [*incisura trochlearis*, NA].
i. umbilical (umbilical notch). [*incisura ligamenti teretis hepatis*, NA].
i. vertebral (vertebral notch). [*incisura vertebralis*, NA].
i. del vértice del corazón (notch of apex of heart). [*incisura apicis cordis*, NA].
i. yugular (jugular notch). [*incisura jugularis*, NA].
i. yugular del esternón (sternal notch). [*incisura jugularis sternalis*, NA].
i. yugular del occipital (jugular notch of occipital bone). [*incisura jugularis ossis occipitalis*, NA].
i. yugular del temporal (jugular notch of temporal bone). [*incisura jugularis ossis temporalis*, NA].

incisura, pl. **incisurae** (incisura, pl. incisurae). [*incisura*, pl. *incisurae*, NA]. Emargination; incisure; notch; an indentation at the edge of any structure.

inclinación 1. (inclination). In dentistry, deviation of the long axis of a tooth from the perpendicular. **2.** (inclination). Inclinatio; version. A leaning or sloping. **3.** (tipping). A tooth movement in which the angulation of the long axis of the tooth is altered.
i. condílea lateral (lateral condylar i.).
i. de guía condílea (condylar guidance i.).
i. de la pelvis (i. of pelvis). [*inclinatio pelvis*, NA].
i. de los prismas del esmalte (enamel rod i.).

inclinatio, pl. **inclinationes** (inclinatio, pl. inclinationes). Inclination.

inclinómetro (inclinometer). Obsolete instrument for determining the direction of the ocular axes in astigmatism.

incluir 1. (embed). Imbed; to surround a pathological or histological specimen with a firm and sometimes hard medium such as paraffin, wax, celloidin, or a resin, in order to make possible the cutting of thin sections for microscopic examination. **2.** (imbed). Embed.

inclusión (inclusion). **1.** Any foreign or heterogenous substance contained in a cell or in any tissue or organ, not introduced as a result of trauma. **2.** The process by which a foreign or heterogenous structure is misplaced in another tissue.
i. celulares (cell i.'s).
i. de Döhle (Döhle i.'s). Döhle bodies.
i. fetal (fetal i.).
i. leucocíticas (leukocyte i.'s). Döhle bodies.

incoercible (incoercible). Impossible to control, to restrain, or to stop.

incoherente (incoherent). Not coherent; disjointed; confused.

incompatibilidad (incompatibility). The quality of being incompatible.
i. fisiológica (physiologic i.)
i. terapéutica (therapeutic i.). Physiologic i.

incompatible (incompatible). **1.** Not of suitable composition to be combined or mixed with another agent or substance, without resulting in an undesirable reaction. **2.** Denoting persons who are unable to freely associate with one another without resulting anxiety and conflict.

incompetencia (incompetence, incompetency). **1.** Insufficiency; the quality of being incompetent or incapable of performing the allotted function, especially failure of cardiac or venous valves to close completely. **2.** In forensic psychiatry, the inability to distinguish right from wrong or to manage one's affairs.
i. aórtica (aortic i.).
i. cardíaca (cardiac i.).
i. mitral (mitral i.).
i. muscular (muscular i.).
i. pilórica (pyloric i.).
i. pulmonar (pulmonary i., pulmonic i.).
i. relativa (relative i.).
i. tricuspídea (tricuspid i.).
i. valvular (valvular i.).

incomplementado (uncomplemented). Not united with complement and therefore inactive.

inconsciencia (unconsciousness). A state of impaired consciousness in which the individual shows a total lack of responsiveness to environmental stimuli; such an individual may respond to deep pain with involuntary movements.

inconsciente (unconscious). **1.** Insensible. Not conscious. **2.** In psychoanalysis, the psychic structure comprising the drives and feelings of which one is unaware.
i. colectivo (collective u.).
inconstante (inconstant). **1.** Irregular. **2.** In anatomy, denoting a structure, such as an artery, nerve, etc., that may or may not be present.
incontinencia (incontinence). **1.** Incontinentia. Inability to prevent the discharge of any of the excretions, especially of urine or feces. **2.** Lack of restraint of the appetites, especially sexual.
i. láctea (i. of milk). Galactorrhea.
i. paradójica (paradoxical i.). Overflow i.
i. pasiva (passive i.).
i. pigmentaria (i. of pigment).
i. pigmentaria acrómica (incontinentia pigmenti achromiens).
i. por rebosamiento (overflow i.). Paradoxical i.
i. refleja (reflex i.).
i. de urgencia (urge i., urgency i.).
i. urinaria por esfuerzo (urinary exertional i.). Urinary stress i.
i. urinaria por estrés (urinary stress i.). Urinary exertional i.
incontinente (incontinent). Denoting incontinence.
incontinentia (incontinentia). Incontinence.
i. pigmenti (i. pigmenti). Bloch-Sulzberger disease; Bloch-Sulzberger syndrome.
incoordinación (incoordination). Ataxia.
incoosificado (unco-ossified). Not co-ossified; not united into one bone.
incorporación (incorporation). Identification.
increción (incretion). **1.** The functional activity of an endocrine gland. **2.** Rarely used term for the product of the activity of an endocrine gland.
incremento (increment). A change in the value of a variable; usually an increase.
incrustación (inlay). **1.** In dentistry, a prefabricated restoration sealed in the cavity with cement. **2.** A graft of bone into a bone cavity. **3.** A graft of skin into a wound cavity for epithelialization. **4.** In orthopaedics, an orthomechanical device inserted into a shoe; commonly called an "arch support."
i. epitelial (epithelial i.). Inlay graft.
i. de oro (gold i.).
i. de porcelana (porcelain i.).
incubación (incubation). **1.** Act of maintaining controlled environmental conditions for the purpose of favoring growth or development of microbial or tissue cultures. **2.** Maintenance of an artificial environment for an infant, usually a premature or hypoxic one, by providing proper temperature, humidity, and, usually, oxygen. **3.** The development, without sign or symptom, of an infection from the time the infectious agent gains entry until the appearance of the first signs or symptoms.
incubadora (incubator). **1.** A container in which controlled environmental conditions may be maintained; e.g., for culturing microorganisms. **2.** An apparatus for maintaining an infant (usually premature) in an environment of proper oxygenation, humidity, and temperature.
íncubo (incubus). **1.** Originally, an evil spirit which lay upon and oppressed sleeping persons; especially, a male spirit which copulated with sleeping women. **2.** Nightmare.
incudectomía (incudectomy). Removal of the incus of the tympanum.
incúdeo (incudal). Relating to the incus.
incudiforme (incudiform). Shaped like an anvil.
incudoestapedio (incudostapedial). Relating to the incus and the stapes; denoting the articulation between the incus and the stapes in the middle ear.
incudomaleolar (incudomalleal). Relating to the incus and the malleus; denoting the articulation between the incus and the malleus in the middle ear.
incurable (incurable). Denoting a disease or morbid process that is unresponsive to medical or surgical treatment.
incurvación (incurvation). An inward curvature; a bending inward.
incus, gen. **incudis**, pl. **incudes** (incus, gen. incudis, pl. incudes). [*incus*, NA]. Anvil; the middle of the three ossicles in the middle ear.
indanodionas (indanediones). A class of orally effective indirect-acting anticoagulants of which phenindione is representative.
indapamida (indapamide). A loop diuretic used to treat edema associated with congestive heart failure, hepatic cirrhosis, and renal disease.
indeciduado (indeciduate). Relating to the mammals (Indecidua) that do not shed any maternal uterine tissue when expelling the placenta at birth (horse, pig).
indenización (indenization). Innidiation.
indentación (indentation). **1.** The act of notching or pitting. **2.** A notch. **3.** A state of being notched.
indicación (indication). The basis for initiation of a treatment for a disease or of a diagnostic test.
indicador (indicator). In chemical analysis, a substance that changes color within a certain definite range of pH or oxidation potential, or in any way renders visible the completion of a chemical reaction.
i. de alizarina (alizarin i.).
i. de oxidación-reducción (oxidation-reduction i.). Redox i.
i. redox (redox i.). Oxidation-reduction i.
indicanidrosis (indicanidrosis). Excretion of indican in the sweat.
indicano (indican). **1.** Plant i.; indoxyl β-D-glucoside from *Indigofera* species; a source of indigo. **2.** Metabolic i.; uroxanthin; a substance found (as its salts) in sweat and in variable amounts in urine.
i. metabólico (metabolic i.). Indican.
i. vegetal (plant i.). Indican.
indicante (indicant). **1.** Pointing out; indicating. **2.** An indication; especially a symptom indicating the proper line of treatment.
indicanuria (indicanuria). An increased urinary excretion of indican, a derivative of indol formed chiefly in the intestine when protein is putrefied.
índice **1.** (index, gen. indicis, pl. indices, indexes). A guide, standard, symbol, etc., denoting the relation in respect of size, capacity, or function, of one part or thing to another. **2.** (index). A core or mold used to record or maintain the relative position of a tooth or teeth to one another and/or to a cast. **3.** (rate). A record of the measurement of an event or process in terms of its relation to some fixed standard; measurement is expressed as the ratio of one quantity to another. **4.** (index, gen. indicis, pl. indices, indexes). [*index*, NA]. Digitus secundus; forefinger; second finger (the thumb being counted as the first). **5.** (index). A guide used to reposition teeth, casts, or parts.
í. de absorbancia (absorbancy i.). Specific absorption coefficient.
í. de absorbancia molar (molar absorbancy i.). Molar absorption coefficient.
í. altura-largo (height-length i.). Vertical i.
í. alveolar (alveolar i.). **1.** Gnathic i. **2.** Basilar i.
í. anestésico (anesthetic i.).
í. antitríptico (antitryptic i.).
í. de Arneth (Arneth i.).
í. auricular (auricular i.).
í. de Ayala (Ayala's i.). Ayala's quotient; spinal quotient.
í. basilar (basilar i.). Alveolar i.
í. de Bödecker (Bödecker i.).
í. buffer (buffer i.). Buffer value.
í. cardíaco (cardiac i.).
í. cardiotorácico (cardiothoracic i.). Cardiothoracic ratio.
í. de caries en raíces (root caries i.).
í. cariopicnótico (karyopyknotic i.).
í. cefálico (cephalic i.). Length-breadth i.
í. cefaloorbitario (cephalo-orbital i.).
í. cefalorraquídeo (cephalorrhachidian i.). Cerebrospinal i.
í. centromérico (centromeric i.).
í. cerebral (cerebral i.).
í. cerebrospinal (cerebrospinal i.). Cephalorrhachidian i.
í. cigomaticoauricular (zygomaticoauricular i.).
í. de color (color i.). Blood quotient.
í. de concordancia (concordance rate).
í. de corte (shear rate).
í. craneal (cranial i.).
í. def o DEF de caries (def caries i., DEF caries i.).
í. degenerativo (degenerative i.).
í. dental (dental i.). Flower's dental i.

í. dental de Flower (Flower's dental i.). Dental i.
í. de depuración metabólica de los esteroides (steroid metabolic clearance rate (MCR)).
í. df o DF de caries (df caries i., DF caries i.).
í. dmf o DMF de caries (dmf caries i., DMF caries i.).
í. dmfs o DMFS de caries (dmfs caries i., DMFS caries i.).
í. empático (empathic i.).
í. endémico (endemic i.).
í. de enfermedad periodontal (Periodontal Disease Index (PDI)). An index used for estimating the degree of periodontal disease based on the measurement of six representative teeth for gingival inflammation, pocket depth, calculus and plaque, attrition, mobility, and lack of contact.
í. eritrocíticos (erythrocyte indices).
í. esplénico (splenic i.).
í. estafiloopsónico (staphylo-opsonic i.).
í. facial (facial i.).
í. fagocítico (phagocytic i.).
í. de filtración glomerular (glomerular filtration rate (GFR)).
í. de fluorosis de Dean (Dean's fluorosis i.).
í. gingival (Gingival Index (GI)).
í. gingivo-periodontal (Gingival-Periodontal Index (GPI)).
í. gnático (gnathic i.). Alveolar i.
í. de hierro (iron i.).
í. de higiene oral (Oral Hygiene Index (OHI)). An index used in epidemiological studies of dental disease, to evaluate dental plaque and dental calculus separately.
Í. de higiene oral simplificado (Simplified Oral Hygiene Index (OHI-S)).
í. ictérico, de icterus (icteric i., icterus i.).
í. largo-altura (length-height i.). Vertical i.
í. largo-ancho (length-breadth i.). Cephalic i.
í. leucopénico (leukopenic i.).
í. de maduración (maturation i.).
í. de masa corporal (body mass i.).
í. metabólico basal (basal metabolic rate (BMR)). Basal metabolism.
í. metacarpiano (metacarpal i.).
í. mitótico **1.** (mitotic i.). **2.** (mitotic rate).
í. de mutación (mutation rate).
í. nasal (nasal i.).
í. nucleoplasmático (nucleoplasmic i.).
í. de obesidad (obesity i.).
í. opsónico (opsonic i.).
í. orbitario (orbital i.).
í. orbitonasal (orbitonasal i.).
í. palatino (palatal i., palatine i.). Palatomaxillary i.
í. palatomaxilar (palatomaxillary i.). Palatal ; palatine i.
í. pélvico (pelvic i.).
í. de pequeños incrementos de sensibilidad (small increment sensitivity i.).
í. periodontal (Periodontal Index (PI)). An index for the epidemiological classification of periodontal disease.
í. de placa (Plaque Index). An index for estimating the status of oral hygiene.
í. PMA (PMA i.).
í. ponderal (ponderal i.).
í. de presión-volumen (pressure-volume i.).
í. de producción de esteroides (steroid production rate).
í. quimioterapéutico (chemotherapeutic i.).
í. de refracción (refractive i. (n)).
í. de Robinson (Robinson i.).
í. de Röhrer (Röhrer's i.).
í. sacro (sacral i.).
í. de saturación (saturation i.).
í. de Schilling (Schilling's i.). Schilling's blood count.
í. secretorio de esteroides (steroid secretory rate).
í. de shock (shock i.).
í. de superficie de cálculos (Calculus Surface Index (CSI)). An index that measures only dental calculus.
í. de temperatura efectiva (effective temperature i.).
í. terapéutico (therapeutic i.).
í. tibiofemoral (tibiofemoral i.).
í. de tiroxina libre (free thyroxine i. (FTI)).
í. torácico **1.** (chest i.). Thoracic i. **2.** (thoracic i.). Chest i.
í. de torsión (slew rate).
í. de trabajo sistólico (stroke work i.).
í. transversovertical (transversovertical i.). Vertical i.
í. tuberculoopsónico (tuberculo-opsonic i.).
í. uricolítico (uricolytic i.).
í. vertical (vertical i.). Height-length i.; length-height i.; transversovertical i.
í. vital (vital i.).
í. de volumen (volume i.).
Índice Periodontal de Russell (Russell's Periodontal Index). An index that estimates the degree of periodontal disease present in the mouth by measuring both bone loss around the teeth and gingival inflammation.
indiferenciado (undifferentiated). Not differentiated; e.g., primitive, embryonic, immature, or having no special structure or function.
indígena (indigenous). Native; natural to the country where found.
indigestión (indigestion). Nonspecific term for a variety of symptoms resulting from a failure of proper digestion and absorption of food in the alimentary tract.
i. ácida (acid i.).
i. gástrica (gastric i.). Dyspepsia.
i. grasa (fat i.). Steatorrhea.
i. nerviosa (nervous i.). I. caused by emotional upsets or stress.
índigo (indigo). Indigo blue; a blue dyestuff obtained from *Indigofera tinctoria*, and other species of *Indigofera* (family Leguminosae).
í. carmín (indigo carmine). Sodium indigotindisulfonate.
indigotina (indigotin). Indigo.
indigouria, indiguria (indigouria, indiguria). The excretion of indigo in the urine.
indio (indium). A metallic element, symbol In, atomic no. 49, atomic weight 114.82.
cloruro, tricloruro de i. (i. chloride, i. trichloride).
indisposición (indisposition). A slight illness; malaise.
indiversión (undiversion). Surgical restoration of continuity in any organ system, the flow through which had previously been diverted.
individuación (individuation). **1.** Development of the individual from the specific. **2.** In jungian psychology, the process by which one's personality is differentiated, developed, and expressed.
indocibina (indocybin). Psilocybin.
indofenol oxidasa (indophenol oxidase). Cytochrome c oxidase.
indofenolasa (indophenolase). Cytochrome c oxidase.
indol (indole). Ketole; 2,3-benzopyrrole; basis of many biologically active substances (e.g., serotonin, tryptophan).
indolaceturia (indolaceturia). Excretion of an appreciable amount of indoleacetic acid in the urine.
indolamina (indolamine). General term for an indole or indole derivative containing a primary, secondary, or tertiary amine group (e.g., serotonin).
indolente (indolent). Inactive; sluggish; painless or nearly so.
indolil (indolyl). The radical of indole.
indológeno (indologenous). Producing or causing the production of indole.
indoluria (indoluria). Excretion of indole in the urine; actual reference commonly is to indolic acids and indoxyl, as indole itself rarely appears in the urine.
indometacina (indomethacin). An analgesic, antipyretic, and anti-inflammatory nonsteroidal agent used in the management of rheumatoid arthritis and in the treatment of osteoarthritis, ankylosing spondylitis, and gout.
indoprofeno (indoprofen). A nonsteroidal anti-inflammatory agent with analgesic and antipyretic properties.
indoxilo (indoxyl). The radical of 3-hydroxyindole; a product of intestinal bacterial degradation of indoleacetic acid.
indoxiluria (indoxyluria). The excretion of indoxyl, especially indoxyl sulfate, in the urine.
inducción (induction). **1.** Production or causation. **2.** Production of an electric current or magnet in a body by electricity or magnetism in another body in close proximity to the first body. **3.** The period from the start of anesthesia to the establishment of a depth of anesthesia adequate for a surgical procedure. **4.** In embryology, the influence exerted by an organizer or evocator on the differentiation

of adjacent cells. **5.** In microbiology, the change from probacteriophage to vegetative phage. **6.** In enzymology, the process of increasing the amount or the activity of an protein. **7.** A stage in the process of hypnosis.

i. electromagnética (electromagnetic i.).

i. espinal (spinal i.).

i. lisogénica (lysogenic i.).

inducir (induce). To cause or bring about.

inductancia (inductance). The coefficient of electromagnetic induction; the unit of inductance is the henry.

inductor **1.** (inductorium). An instrument formerly used in physiologic experiments to generate pulses of induced electricity for stimulating nerve or muscle. **2.** (inductor). That which brings about induction. **3.** (inductor). In embryology, an evocator or an organizer.

inductora (inducer). A molecule, usually a substrate of a specific enzyme pathway, that combines with active repressor (produced by a regulator gene) to deactivate the repressor.

inductotermia (inductothermy). Artificial fever production by means of electromagnetic induction.

inductotermo (inductotherm). The apparatus used in inductothermy.

indulina (indulin). A blue quinone-imine dye related to nigrosin.

indulinófilo (indulinophil, indulinophile). Taking an indulin stain readily.

induración (induration). **1.** The process of becoming extremely firm or hard, or having such physical features. **2.** Sclerosis; a focus or region of indurated tissue.

i. cianótica (cyanotic i.).

i. de Froriep (Froriep's i.). Myositis fibrosa.

i. gris (gray i.).

i. marrón del pulmón (brown i. of the lung).

i. pigmentaria del pulmón (pigment i. of the lung).

i. plástica (plastic i.). Sclerosis of corpus cavernosum of penis.

i. roja (red i.).

indurado (indurated). Hardened, usually used with reference to soft tissues becoming extremely firm but not as hard as bone.

indurativo (indurative). Pertaining to, causing, or characterized by induration.

indusium, pl. **indusia** (indusium, pl. indusia). **1.** A membranous layer or covering. **2.** The amnion.

i. griseum (i. griseum). [*indusium griseum,* NA]. Supracallosal gyrus.

inebriación (inebriation). Intoxication, especially as by alcohol.

inebriativo (inebriant). **1.** Making drunk; intoxicating. **2.** An intoxicant, such as alcohol.

inercia (inertia). **1.** The tendency of a physical body to oppose any force tending to move it from a position of rest or to change its uniform motion. **2.** Denoting inactivity or lack of force, lack of mental or physical vigor, or sluggishness of thought or action.

i. magnética (magnetic i.). Hysteresis.

i. psíquica (psychic i.).

i. uterina (uterine i.).

inerte (inert). **1.** Slow in action; sluggish; inactive. **2.** Devoid of active chemical properties, as the inert gases. **3.** Denoting a drug or agent having no pharmacologic or therapeutic action.

inervación (innervation). The supply of nerve fibers functionally connected with a part.

i. recíproca (reciprocal i.).

inestabilidad (instability). The state of being unstable, or lacking stability.

i. vertebral cervical (vertebral cervical i.).

infancia (infancy). Babyhood; the earliest period of extrauterine life; roughly, the first year of life.

infanticida (infanticide). One who murders an infant.

infanticidio (infanticide). The killing of an infant.

infantil (infantile). Relating to, or characteristic of, infants or infancy.

infantilismo (infantilism). **1.** Infantile dwarfism; a state marked by extremely slow development of mind and body. **2.** Childishness, as characterized by a temper tantrum by an adolescent or adult.

i. de Brissaud (Brissauds i.). Cretinism.

i. distiroideo (dysthyroidal i.). Cretinism.

i. estático (static i.).

i. hepático (hepatic i.). Delayed development as a result of liver disease.

i. hipofisario (pituitary i.). Pituitary dwarfism.

i. hipotiroideo (hypothyroid i.). Cretinism.

i. idiopático (idiopathic i.). Lorain's disease; proportionate i.

i. de Lorain-Lévi (Lorain-Lévi i.). Pituitary dwarfism.

i. mixedematoso (myxedematous i.). Cretinism.

i. pancreático (pancreatic i.).

i. proporcionado (proportionate i.). Idiopathic i.

i. renal (renal i.). Renal rickets.

i. sexual (sexual i.).

i. tubario (tubal i.).

i. universal (universal i.). Idiopathic i.

infarto **1.** (infarct). Infarction; an area of necrosis resulting from a sudden insufficiency of arterial or venous blood supply. **2.** (infarction). Infarct. Sudden insufficiency of arterial or venous blood supply due to emboli, thrombi, vascular torsion, or pressure that produces a macroscopic area of necrosis.

i. por ácido úrico (uric acid i.).

i. anémico (anemic i.). Pale i.; white i.

i. anterior del miocardio (anterior myocardial infarction).

i. anteroinferior del miocardio (anteroinferior myocardial infarction).

i. anterolateral del miocardio (anterolateral myocardial infarction).

i. anteroseptal del miocardio (anteroseptal myocardial infarction).

i. blanco (white i.).

i. blando (bland i.). An uninfected i.

i. de Brewer (Brewer's i.'s).

i. cardíaco (cardiac infarction). Myocardial i.

i. diafragmático del miocardio (diaphragmatic myocardial infarction). Inferior myocardial i.

i. embólico (embolic i.). An i. caused by an embolus.

i. hemorrágico (hemorrhagic i.). Hemorrhagic gangrene; red i.

i. inferior del miocardio (inferior myocardial infarction). Diaphragmatic myocardial i.

i. inferolateral del miocardio (inferolateral myocardial infarction).

i. lateral del miocardio (lateral myocardial infarction).

i. de miocardio (myocardial infarction). Cardiac i.

i. de miocardio en forma de H (myocardial infarction in H-form).

i. no transmural del miocardio (nontransmural myocardial infarction).

i. óseo (bone i.).

i. pálido (pale i.). Anemic i.

i. posterior del miocardio (posterior myocardial infarction).

i. rojo (red i.). Hemorrhagic i.

i. séptico (septic i.).

i. silencioso del miocardio (silent myocardial infarction).

i. subendocárdico del miocardio (subendocardial myocardial infarction).

i. transmural del miocardio (transmural myocardial infarction). Through-and-through myocardial i.

i. a través del miocardio (through-and-through myocardial infarction). Transmural myocardial i.

i. trombótico (thrombotic i.). An i. caused by a thrombus.

i. en vertiente (watershed infarction).

i. de Zahn (Zahn's i.).

infección (infection). Endoparasitism; multiplication of parasitic organisms within the body.

i. agónica (agonal i.). Terminal i.

i. apical (apical i.).

i. criptogénica (cryptogenic i.).

i. cruzada (cross i.).

i. del cuero cabelludo (scalp i.).

i. endógena (endogenous i.).

i. focal (focal i.).

i. por gotitas (droplet i.).

i. latente (latent i.).

i. masiva (mass i.).

i. mixta (mixed i.).

i. piógena (pyogenic i.).

i. secundaria (secondary i.).

i. terminal (terminal i.). Agonal i.

i. de Vincent (Vincent's i.). Necrotizing ulcerative gingivitis.

i. zoonótica (zoonotic i.).

infección- inmunidad (infection-immunity).
infecciosidad **1.** (infectiosity). Infectiousness. **2.** (infectiousness, infectiosity). Infectivity; the state or quality of being infectious.
infeccioso (infectious). **1.** Capable of being transmitted by infection, with or without actual contact. **2.** Infective. **3.** Denoting a disease due to the action of a microorganism.
infectar (infect). **1.** To enter, invade, or inhabit another organism, causing infection or contamination. **2.** To dwell internally, endoparasitically.
infectividad (infectivity). Infectiousness.
infectivo (infective). Infectious; producing or relating to an infection.
infecundidad (infecundity). Female sterility.
inferior (inferior). **1.** Situated below or directed downward. **2.** [*inferior*, NA]. In human anatomy, situated nearer the soles of the feet in relation to a specific reference point. **3.** Less useful or of poorer quality.
inferioridad (inferiority).. The condition or state of being or feeling inadequate or inferior, especially relative to one's peers or to others similarly situated.
infértil (barren). Unable to produce a pregnancy.
infertilidad (infertility). Relative sterility; diminished or absent ability to produce offspring.
infestación (infestation). Ectoparasitism; the act or process of infesting.
infestar (infest). To occupy a site and dwell ectoparasitically on external surface tissue, as opposed to internally (infect).
infiltración (infiltration). **1.** The act of permeating or penetrating into a substance, cell, or tissue. **2.** Infiltrate; the gas, fluid, or dissolved matter that has entered any substance, cell, or tissue. **3.** Injection of solution into tissues, as in infiltration anesthesia. **4.** Extravasation of solutions intended for intravascular injection.
- **i. adiposa** (adipose i.).
- **i. calcárea** (calcareous i.). Calcification.
- **i. celular** (cellular i.).
- **i. epituberculosa** (epituberculous i.).
- **i. gelatinosa** (gelatinous i.). Gray i.
- **i. grasa** (fatty i.).
- **i. gris** (gray i.). Gelatinous i.
- **i. lipomatosa** (lipomatous i.). Lipomatous hypertrophy.
- **i. paraneural** (paraneural i.). I. adjacent to or along a nerve.
- **i. perineural** (perineural i.). I. about a nerve.

infiltrado (infiltrate). Infiltration.
- **i. infraclavicular** (infraclavicular i.). Assmann's tuberculous i.
- **i. tuberculoso de Assmann** (Assmann's tuberculous i.). Infraclavicular i.

infiltrar (infiltrate). To perform or undergo infiltration.
infinito (infinity). Infinite distance.
inflación (inflation). Vesiculation; distention by a fluid or gas.
inflador (inflator). An instrument for injecting air.
inflamable (inflammable). Flammable.
inflamación (inflammation). A fundamental pathologic process consisting of a dynamic complex of cytologic and histologic reactions that occur in the affected blood vessels and adjacent tissues in response to an injury or abnormal stimulation caused by a physical, chemical, or biologic agent.
- **i. adhesiva** (adhesive i.).
- **i. aguda** (acute i.).
- **i. alérgica** (allergic i.).
- **i. alterante** (alterative i.). Degenerative i.
- **i. atrófica** (atrophic i.). Fibroid i.
- **i. catarral** (catarrhal i.).
- **i. crónica** (chronic i.).
- **i. cruposa** (croupous i.).
- **i. degenerativa** (degenerative i.). Alterative i.
- **i. esclerosante** (sclerosing i.).
- **i. exudativa** (exudative i.).
- **i. fibrinopurulenta** (fibrinopurulent i.).
- **i. fibrinosa** (fibrinous i.).
- **i. fibroide** (fibroid i.). Atrophic i.
- **i. granulomatosa** (granulomatous i.).
- **i. hiperplásica** (hyperplastic i.). Proliferative i.
- **i. inmune** (immune i.).
- **i. intersticial** (interstitial i.).
- **i. necrótica, necrosante** (necrotic i., necrotizing i.).
- **i. productiva** (productive i.).
- **i. proliferativa** (proliferative i.). Hyperplastic i.
- **i. purulenta** (purulent i.). Suppurative i.
- **i. serofibrinosa** (serofibrinous i.).
- **i. serosa** (serous i.).
- **i. seudomembranosa** (pseudomembranous i.).
- **i. subaguda** (subacute i.).
- **i. supurativa** (suppurative i.). Purulent i.

inflamatorio (inflammatory). Pertaining to, characterized by, resulting from, or becoming affected by inflammation.
inflexión (inflection, inflexion). **1.** An inward bending. **2.** Obsolete term for diffraction.
influenza (influenza). Flu; grip ; grippe; an acute infectious respiratory disease, caused by influenza viruses, which are found in the family *Orthomyxoviridae*, in which the inhaled virus attacks the respiratory epithelial cells of susceptible persons and produces a catarrhal inflammation.
influenzal (influenzal). Relating to, marked by, or resulting from, influenza.
informosomas (informosomes). Name suggested for the bodies composed of messenger (informational) RNA and protein that are found in the cytoplasm of animal cells.
infra- (infra-). Prefix denoting a position below the part denoted by the word to which it is joined.
infraamigdalino (infratonsillar). Below the palatine tonsil or cerebellar tonsil.
infraaxilar (infra-axillary). Subaxillary.
infracardíaco (infracardiac) Beneath the heart; below the level of the heart.
infracción (infraction) Infracture; a fracture; especially one without displacement.
infracerebral (infracerebral). Pertaining to that portion of the nervous system below the level of the cerebrum.
infraclavicular (infraclavicular). Subclavian.
infraclusión (infraclusion). Infraocclusion; infraversion; the state wherein a tooth has failed to erupt to the maxillomandibular plane of interdigitation.
infracortical (infracortical). Beneath the cortex of an organ, mainly the brain or kidney.
infracostal (infracostal). Subcostal.
infracotiloideo (infracotyloid). Below the acetabulum or cotyloid cavity.
infracrestal (infracristal). Below the supraventricular crest.
infractura (infracture). Infraction.
infradental (infradentale). Lower alveolar point; in craniometrics, the apex of the septum between the mandibular central incisors.
infradiafragmático (infradiaphragmatic). Subdiaphragmatic.
infradiano (infradian). Relating to biologic variations or rhythms occurring in cycles less frequent than every 24 hours.
infraducción (infraduction). Deorsumduction.
infraescapular (infrascapular). Subscapular; inferior to the scapula.
infraespinoso (infraspinous). Subspinous; below a spine or spinous process; specifically, the fossa infraspinata.
infraesplénico (infrasplenic). Beneath or below the spleen.
infraesternal (infrasternal). Substernal; inferior to the sternum.
infraglenoideo (infraglenoid). Subglenoid; inferior to the glenoid cavity of the scapula.
infraglótico (infraglottic). Subglottic; inferior to the glottis.
infrahepático (infrahepatic). Subhepatic.
infrahioideo (infrahyoid). Subhyoid; subhyoidean; below the hyoid bone.
inframamario (inframammary). Submammary; inferior to the mammary gland.
inframamilar (inframamillary). Relating to that which is situated below a nipple.
inframandibular (inframandibular). Submandibular.
inframarginal (inframarginal). Below any margin or edge.
inframaxilar (inframaxillary). Mandibular.
infranatante (infranatant). See infranatant fluid.
infraoclusión (infraocclusion). Infraclusion.
infraorbitario (infraorbital). Suborbital; below or beneath the orbit.

infrapsíquico (infrapsychic). Denoting ideas or actions originating below the level of consciousness.
infrarrojo (infrared). That portion of the electromagnetic spectrum with wavelengths between 770 and 1000 nm.
infrarrotuliano (infrapatellar). Subpatellar; inferior to the patella.
infrasónico (infrasonic). Denoting those frequencies that lie below the range of human hearing.
infrasubespecífico (infrasubspecific). Denoting a category of organisms of rank lower than subspecies.
infratemporal (infratemporal). Below the temporal fossa.
infratorácico (infrathoracic). Below or at the lower portion of the thorax.
infratroclear (infratrochlear). Inferior to the trochlea or pulley of the superior oblique muscle of the eye.
infraumbilical (infraumbilical). Subumbilical; inferior to the umbilicus.
infraversión (infraversion). **1.** A turning (version) downward. **2.** In physiological optics, rotation of both eyes downward. **3.** Infraclusion.
infricción (infriction). The application of liniments or ointments combined with friction.
infundibular (infundibular). Relating to an infundibulum.
infundibulectomía (infundibulectomy). Excision of the infundibulum, especially of hypertrophied myocardium encroaching on the ventricular outflow tract.
infudibuliforme (infundibuliform). Choanoid.
infundibulina (infundibulin). A 20% solution of an extract of the posterior lobe of the hypophysis cerebri.
infundíbulo (infundibulum, pl. infundibula). **1.** [*infundibulum*, pl. *infundibula*, NA]. A funnel or funnel-shaped structure or passage. **2.** The expanding portion of a calix as it opens into the pelvis of the kidney. **3.** Official alternate term for conus arteriosus. **4.** Termination of a bronchiole in the alveolus. **5.** Termination of the cochlear canal beneath the cupola. **6.** The funnel-shaped, unpaired prominence of the base of the hypothalamus continuous below with the stalk of the hypophysis.
  i. de los dientes (i. of teeth).
  i. etmoidal (ethmoid i.). [*infundibulum ethmoidale*, NA].
  i. hipotalámico (hypothalamic i.). [*infundibulum hypothalami*, NA].
  i. de los pulmones (i. of lungs).
  i. de la trompa uterina (i. of uterine tube). [*infundibulum tubae uterinae*, NA].
infundibulofoliculitis (infundibulofolliculitis). Inflammation of the follicular infundibulum, the superficial part of the hair follicle above the opening of the sebaceous gland.
  i. diseminada recurrente (disseminated recurrent i.).
infundibuloma (infundibuloma). A piloid astrocytoma arising in tissues adjacent to the third ventricle of the cerebrum.
infundibuloovárico (infundibulo-ovarian). Relating to the fimbriated extremity of a uterine tube and the ovary.
infundibulopélvico (infundibulopelvic). Relating to any two structures called infundibulum and pelvis, such as the expanded portion of a calyx and the pelvis of the kidney, or the fimbriated extremity of the uterine tube and the pelvis.
infusible (infusible). **1.** Incapable of being melted or fused. **2.** Capable of being made into an infusion.
infusión (infusion). **1.** The process of steeping a substance in water, either cold or hot (below the boiling point), in order to extract its soluble principles. **2.** A medicinal preparation obtained by steeping the crude drug in water. **3.** The introduction of fluid other than blood, into a vein.
infusodecocción (infusodecoction). **1.** Infusion followed by decoction. **2.** A medicinal preparation made by steeping the crude drug first in cold water and then in boiling water.
infusorio (infusorian). Archaic term for a member of the class Infusoria, now the phylum Ciliophora.
ingeniería (engineering). The practical application of physical, mechanical, and mathematical principles.
  i. biomédica (biomedical e.).
  i. dental (dental e.). Application of e. principles to dentistry.
  i. genética (genetic e.).
ingénito (inborn). Inherited; innate; implanted during development in utero.
ingesta (ingesta). Solid or liquid nutrients taken into the body.
ingestión (ingestion). **1.** Introduction of food and drink into the stomach. **2.** Incorporation of particles into the cytoplasm of a phagocytic cell by invagination of a portion of the cell membrane as a vacuole.
ingestivo (ingestive). Relating to ingestion.
ingle (groin). **1.** Regio inguinalis. **2.** Sometimes used to indicate just the crease in the junction of the thigh with the trunk.
ingravescente (ingravescent). Increasing in severity.
ingravidez (weightlessness). The psychophysiologic effect of zerogravity, as experienced by someone falling freely in a vacuum.
inguen (inguen). Inguinal region.
inguinal (inguinal). Relating to the groin.
inguinocrural (inguinocrural). Relating to the groin and the thigh.
inguinodinia (inguinodynia). Pain in the groin.
inguinoescrotal (inguinoscrotal). Relating to the groin and the scrotum.
inguinolabial (inguinolabial). Relating to the groin and the labium.
inguinoperitoneal (inguinoperitoneal). Relating to the groin and the peritoneum.
ingurgitación (engorgement). Distention with fluid or other material.
ingurgitado (engorged). Absolutely filled; distended with fluid.
inhalación (inhalation). **1.** Inspiration; the act of drawing in the breath. **2.** Drawing a medicated vapor in with the breath. **3.** A solution of a drug or combination of drugs for administration as a nebulized mist intended to reach the respiratory tree.
  i. de solventes (solvent i.).
inhalador (inhaler). **1.** Respirator. **2.** An apparatus for administering pharmacologically active agents by inhalation.
inhalante (inhalant). **1.** That which is inhaled. **2.** A drug (or combination of drugs) with high vapor pressure, carried by an air current into the nasal passage, where it produces its effect. **3.** Insufflation; group of products consisting of finely powdered or liquid drugs that are carried to the respiratory passages by the use of special devices.
inhalar (inhale). Inspire; to draw in the breath.
inherente (inherent). Occurring as a natural part or consequence.
inhibición (inhibition). **1.** Depression or arrest of a function. **2.** In psychoanalysis, the restraining of instinctual or unconscious drives or tendencies. **3.** In psychology, a generic term for a variety of processes associated with the gradual attenuation, masking, and extinction of a previously conditioned response.
  i. alogénica (allogeneic i.).
  i. central (central i.).
  i. competitiva (competitive i.). Selective i.
  i. por contacto (contact i.).
  i. de hemaglutinación (hemagglutination i.).
  i. no competitiva (noncompetitive i.).
  i. por potasio (potassium i.).
  i. de precipitación por hapteno (hapten i. of precipitation).
  i. proactiva (proactive i.).
  i. recíproca (reciprocal i.).
  i. refleja (reflex i.).
  i. residual (residual i.).
  i. retroactiva (retroactive i.).
  i. por retroalimentación (feedback i.).
  i. selectiva (selective i.). Competitive i.
  i. de Wedensky (Wedensky i.).
inhibidor (inhibitor). **1.** An agent that restrains or retards physiologic, chemical, or enzymatic action. **2.** A nerve, stimulation of which represses activity.
  i. de anhidrasa carbónica (carbonic anhydrase i.).
  i. de C1 esterasa (C1 esterase i.).
  i. de carbonato deshidratasa (carbonate dehydratase i.).
  i. de la colinesterasa (cholinesterase i.).
  i. de la enzima convertidora de angiotensina (angiotensin converting enzyme i. (ACEI)).
  i. de monoaminooxidasa (monoamine oxidase i. (MAOI)).
  i. de α_1 proteinasa humana (human α_1 proteinase i. (α_1PI)).
  i. residual (residual i.).
  i. de tripsina (trypsin i.).

i. de α_1-tripsina (α_1-trypsin i.). α_1-Antitrypsin.
inhibina (inhibin). Name proposed for a postulated nonsteroidal polar substance of testicular origin that depresses the gonadotropic activity of the pituitary gland.
inhibir (inhibit). To curb or restrain.
inhibitina (inhibitine). Carnosine.
inhibitorio (inhibitory). Restraining; tending to inhibit.
iníaco (iniac). Inial; relating to the inion.
inial (inial). Iniac.
iniciación (initiation). **1.** The first stage of tumor induction by a carcinogen. **2.** Starting point of replication or translation in macromolecule biosynthesis. **3.** Start of chemical or enzymatic reaction.
inidiación (innidiation). Colonization; indenization; the growth and multiplication of abnormal cells in another location to which they have been transported by means of lymph or the blood stream, or both.
iniencefalia (iniencephaly). Malformation consisting of a cranial defect at the occiput, with the brain exposed.
inión (inion). [*inion,* NA]. A point located on the external occipital protuberance at the intersection of the midline with a line drawn tangent to the uppermost convexity of the right and left superior nuchal lines.
iniópago (iniopagus). Craniopagus occipitalis.
iniope (iniops). Janiceps asymmetrus.
initis (initis). **1.** Inflammation of fibrous tissue. **2.** Myositis.
injertar (graft). To transplant such structures.
injerto (graft). Any free (unattached) tissue or organ for transplantation.
i. en acordeón (accordion g.). Mesh g.
i. adipodérmico (adipodermal g.). Dermal-fat g.
i. alogénico (allogeneic g.). Allograft.
i. anastomosado (anastomosed g.).
i. animal (animal g.). Zoograft.
i. aponeurótico (fascia g.).
i. de aumento (augmentation g.).
i. autodérmico (autodermic g.). A skin autograft.
i. autógeno (autogeneic g.). Autograft.
i. autólogo (autologous g.). Autograft.
i. autoplástico (autoplastic g.). Autograft.
i. de Blair-Brown (Blair-Brown g.).
i. blanco (white g.).
i. brefoplástico (brephoplastic g.).
i. en cable (cable g.).
i. compuesto (composite g.).
i. corioalantoico (chorioallantoic g.).
i. corneal (corneal g.). Keratoplasty.
i. en criba (sieve g.).
i. cutáneo (skin g.).
i. cutáneo primario (primary skin g.).
i. de cutis (cutis g.).
i. de Davis (Davis g.'s).
i. dérmico (dermal g.).
i. dermoadiposo (dermal-fat g.). Adipodermal g.
i. diferido (delayed g.).
i. de Douglas (Douglas g.). Obsolete eponym for sieve g.
i. epidérmico (epidermic g.).
i. epiplónico (omental g.).
i. de espesor completo (full-thickness g.).
i. de espesor dividido (split-thickness g.). Partial-thickness g.; split-skin g.
i. de espesor parcial (partial-thickness g.). Split-thickness g.
i. de Esser (Esser g.). Inlay g.
i. fascicular (fascicular g.).
i. funicular (funicular g.).
i. de grasa (fat g.). A free g. of fat.
i. H (H g.). H shunt.
i. heteroespecífico (heterospecific g.). Xenograft.
i. heterólogo (heterologous g.). Xenograft.
i. heteroplástico (heteroplastic g.). Xenograft.
i. heterotópico (heterotopic g.).
i. hiperplásico (hyperplastic g.). A g. in active proliferation.
i. homólogo (homologous g.). Allograft.
i. de implantación (implantation g.).
i. de incrustación (inlay g.). Epithelial inlay; Esser g.
i. de infusión (infusion g.).
i. interespecífico (interspecific g.). Xenograft.
i. isogénico (isogeneic g.). Syngraft.
i. isólogo (isologous g.). Syngraft.
i. isoplástico (isoplastic g.). Syngraft.
i. de Krause (Krause g.). A full-thickness skin g.
i. libre (free g.).
i. en malla (mesh g.). Accordion g.
i. en manga (sleeve g.).
i. mucoso (mucosal g.).
i. nervioso (nerve g.). A nerve, or part of a nerve, used as a g.
i. de Ollier (Ollier g.). Ollier-Thiersch g.; Thiersch g.
i. de Ollier-Thiersch (Ollier-Thiersch g.). Ollier g.
i. ortotópico (orthotopic g.).
i. óseo (bone g.).
i. osteoperióstico (osteoperiosteal g.).
i. pediculado (pedicle g.).
i. "en pellizco" (pinch g.). Reverdin g.
i. perióstico (periosteal g.).
i. Phemister (Phemister g.).
i. de piel dividida (split-skin g.). Split-thickness g.
i. porcino (porcine g.).
i. de relleno (filler g.).
i. de Reverdin (Reverdin g.). Pinch g.
i. de revestimiento (onlay g.).
i. en sacabocados (punch g.'s).
i. en sello de correos (postage stamp g.'s).
i. singénico (syngeneic g.). Syngraft.
i. de Stent (Stent g.).
i. en tablero de ajedrez (chessboard g.'s).
i. tendinoso (tendon g.). A g. of tendon, as in tendon transplantation.
i. de Thiersch (Thiersch g.). Ollier g.
i. en trocitos (chip g.).
i. vascularizado (vascularized g.).
i. de Wolfe (Wolfe g.). Wolfe-Krause g.
i. de Wolfe-Krause (Wolfe-Krause g.). Wolfe g.
i. xenogénico (xenogeneic g.). Xenograft.
i. zooplástico (zooplastic g.). Zoograft.
inmedicable (immedicable). Obsolete term meaning not curable by medicinal remedies.
inmersión (immersion). **1.** The placing of a body under water or other liquid. **2.** In microscopy, filling the space between the objective lens and the top of the cover glass with a fluid in order to reduce spherical aberration and increase effective numerical aperture.
i. en aceite, en agua (oil i., water i.).
i. homogénea (homogeneous i.).
inmiscible (immiscible). Incapable of mutual solution; e.g., oil and water.
inmitancia (immittance). In audiology, a general term describing measurements made of tympanic membrane impedance, compliance, or admittance.
inmortalización (immortalization). Conferring on normal cells cultured in vitro the property of an infinite lifespan.
inmovilización (immobilization). The act of making immovable.
inmovilizar 1. (cast). Restraint of a large animal, usually a horse, with ropes and harnesses in a recumbent position. **2.** (immobilize). To render fixed or incapable of moving.
inmune (immune). **1.** Resistant to an infectious disease. **2.** Pertaining to the mechanism of sensitization in which the reactivity is so altered by previous contact with an antigen that the responsive tissues respond quickly upon subsequent contact.
inmunidad (immunity). Insusceptibility; the status or quality of being immune.
i. activa (active i.).
i. activa artificial (artificial active i.).
i. activa específica (specific active i.).
i. adoptiva (adoptive i.).
i. adquirida (acquired i.).
i. antivirósica (antiviral i.).
i. a bacteriófagos (bacteriophage i.).
i. concomitante (concomitant i.). Infection i.
i. específica (specific i.).
i. al estrés (stress i.).
i. general (general i.).
i. genética (genetic i.). Innate i.

H I J

i. de grupo (group i.). Herd i.
i. humoral (humoral i.).
i. a la infección (infection i.). Concomitant i.; premunition.
i. inherente (inherent i.). Innate i.
i. innata (innate i.). Genetic i.; inherent i.; natural i.; nonspecific i.
i. local (local i.).
i. mediada por células (IMC), celular (cell-mediated i. (CMI), cellular i.). Delayed hypersensitivity.
i. natural, inespecífica (natural i., nonspecific i.). Innate i.
i. pasiva (passive i.).
i. pasiva artificial (artificial passive i.).
i. pasiva específica (specific passive i.).
i. de rebaño (herd i.). Group i.
i. relativa (relative i.).

inmunifaciente (immunifacient). Making immune.

inmunización (immunization). The process or procedure by which an individual is rendered immune.
i. activa (active i.). The production of active immunity.
i. pasiva (passive i.). The production of passive immunity.

inmunizar (immunize). To render immune.

inmuno- (immuno-). Combining form meaning immune, or relating to immunity.

inmunoadyuvante (immunoadjuvant).

inmunoaglutinación (immunoagglutination). Specific agglutination effected by antibody.

inmunoblasto (immunoblast). An antigenically stimulated lymphocyte; a large cell with well-defined basophilic cytoplasm, a large nucleus with prominent nuclear membrane, distinct nucleoli, and clumped chromatin.

inmunocito (immunocyte). An immunologically competent leukocyte capable, actively or potentially, of producing antibodies or reacting in cell-mediated immunity reactions.

inmunocitoquímica (immunocytochemistry). The study of cell constituents by immunologic methods, such as the use of fluorescent antibodies.

inmunocompetencia (immunocompetence). Immunological competence; the ability to produce a normal immune response.

inmunocompetente (immunocompetent). Possessing the ability to mount a normal immune response.

inmunocomprometido (immunocompromised). Denoting an individual whose immunologic mechanism is deficient either because of an immunodeficiency disorder or because it has been rendered so by immunosuppressive agents.

inmunoconglutinina (immunoconglutinin). An autoantibody-like immunoglobulin (IgM) formed in animals (or man) against their own complement following injection of complement-containing complexes or sensitized bacteria.

inmunodeficiencia (immunodeficiency). Immune deficiency; immunity deficiency; immunological deficiency; a condition resulting from a defective immunological mechanism.
i. celular con síntesis anormal de inmunoglobulinas (cellular i. with abnormal immunoglobulin synthesis).
i. combinada (combined i.). I. of both the B-lymphocytes and T-lymphocytes.
i. combinada grave (severe combined i.).
i. común variable (common variable i.).
i. con hipoparatiroidismo (i. with hypoparathyroidism).
i. secundaria (secondary i.).
i. por trastornos de disfunción fagocítica (phagocytic dysfunction disorders i.).

inmunodeficiente (immunodeficient). Lacking in some essential function of the immune system.

inmunodepresor (immunodepressor). Immunosuppressant.

inmunodiagnóstico (immunodiagnosis). The process of determining specified immunologic characteristics of individuals or of cells, serum, or other biologic specimens.

inmunodifusión (immunodiffusion). A technique of study of antigen-antibody reactions by observing precipitates formed by combination of specific antigen and antibodies which have diffused in a gel in which they have been separately placed.
i. doble (double i.).
i. radial (radial i. (RID)).
i. simple (single i.).

inmunoelectroforesis (immunoelectrophoresis). A kind of precipitin test in which the components of one group of immunological reactants (usually a mixture of antigens) are first separated on the basis of electrophoretic mobility in agar or other medium.
i. bidimensional (two-dimensional i.). Crossed i.
i. en cohete (rocket i.).
i. cruzada (crossed i.). Two-dimensional i.

inmunoensayo (immunoassay). Immunochemical assay; detection and assay of substances by serological (immunological) methods.
i. en capa delgada (thin-layer i.).
i. de doble anticuerpo (double antibody i.). Double antibody precipitation.
i. en fase sólida (solid phase i.).
i. multiplicado por enzimas (enzyme-multiplied i.).

inmunoestimulación (immunoenhancement). Immunological enhancement; in immunology, the potentiating effect of specific antibody in establishing and in delaying rejection of a tumor allograft.

inmunoestimulador (immunoenhancer). Any specific or nonspecific substance that increases the degree of the immune response.

inmunoferritina (immunoferritin). Antibody-ferritin conjugate used to identify specific antigen by electron microscopy.

inmunofluorescencia (immunofluorescence). An immunohistochemical technique using labeling of antibodies by fluorescein, or rhodamine, isothiocyanates to identify bacterial, viral, or other antigenic material specific for the labeled antibody.

inmunogenética (immunogenetics). The branch of genetics concerned with inheritance of differences in antigens or antigenic responses.

inmunogenicidad (immunogenicity). Antigenicity.

inmunogénico (immunogenic). Antigenic.

inmunógeno (immunogen). Antigen.
i. por conducta (behavioral i.).

inmunoglobulina (Ig) (immunoglobulin (Ig)). One of a class of structurally related proteins consisting of two pairs of polypeptide chains, one pair of light (L), and one pair of heavy (H) chains, all four linked together by disulfide bonds.
i. anti-D (anti-D i.). RH_o(D) immune globulin.
i. humana normal (human normal i.). Human gamma globulin.
i. monoclonal (monoclonal i.). M protein; monoclonal protein.
i. del pertussis (pertussis i.). Pertussis immune globulin.
i. de la poliomielitis (poliomyelitis i.).
i. de la rabia (rabies i.). Rabies immune globulin (human).
i. Rh_O (D) (Rh_o(D) i.). RH_o(D) immune globulin.
i. del sarampión (measles i.).
i. del tétanos (tetanus i.). Tetanus immune globulin.
i. de la varicela (chickenpox i.).

inmunohematología (immunohematology). That division of hematology concerned with immune, or antigen-antibody, reactions, and with related changes in the blood.

inmunohemolisina (immune hemolysin).

inmunohemólisis (immune hemolysis). Conditioned h.

inmunohistoquímica (immunohistochemistry). Demonstration of specific antigens in tissues by the use of markers that are either fluorescent dyes or enzymes, such as horseradish peroxidase.

inmunología (immunology). **1.** The science concerned with the various phenomena of immunity, induced sensitivity, and allergy. **2.** Study of the structure and function of the immune system.

inmunólogo (immunologist). A specialist in the science of immunology.

inmunopatología (immunopathology). The study of diseases or conditions resulting from immune reactions.

inmunopotenciación (immunopotentiation). Enhancement of the immune response by increasing its rate or prolonging its duration.

inmunopotenciador (immunopotentiator). Any of a wide variety of specific or nonspecific substances which on innoculation enhances or augments an immune response.

inmunoprecipitación (immunoprecipitation). Immune precipitation; the phenomenon of aggregation of sensitized antigen upon addition of specific antibody (precipitin) to antigen in solution.

inmunoquímica (immunochemistry). Chemoimmunology; the field of chemistry concerned with chemical aspects of immunologic phenomena.

inmunorreacción (immunoreaction). An immunologic reaction, especially in vitro between antigen and antibody.

inmunorreactivo (immunoreactive). Denoting or exhibiting immunoreaction.
inmunoselección (immunoselection). **1.** Selective death or survival of fetuses of different genotypes depending on immunologic incompatibility with the mother. **2.** The survival of certain cells depending on their surface antigenicity.
inmunosimpatectomía (immunosympathectomy). Inhibition of development of sympathetic ganglia induced in newborn animals by injection of antiserum specific for the protein which selectively enhances growth of sympathetic neurons.
inmunosorbente (immunosorbent). An antibody (or antigen) used to remove specific antigen (or antibody) from solution or suspension.
inmunosupresión (immunosuppression). Prevention or interference with the development of immunologic response.
inmunosupresivo (immunosuppressive). **1.** Denoting or inducing immunosuppression. **2.** Immunosuppressant.
inmunosupresor (immunosuppressant). Immunodepressant; immunodepressor; immunosuppressive; an agent that induces immunosuppression.
inmunoterapia (immunotherapy). Originally, therapeutic administration of serum or gamma globulin containing preformed antibodies produced by another individual; currently, i. includes nonspecific systemic stimulation, adjuvants, active specific i., and adoptive i.
  i. adoptiva (adoptive i.).
inmunotolerancia (immunotolerance). Immunological tolerance.
inmunotransferencia (blot). Northern blot analysis, Southern blot analysis, Western blot analysis.
inmunotransfusión (immunotransfusion). An indirect transfusion in which the donor is first immunized by means of injections of an antigen prepared from microorganisms isolated from the recipient.
innato (innate). Inborn.
innominado (innominate). Without a name; used to describe anatomic structures.
innominático (innominatal). Relating to the hip bone.
Ino (Ino). Symbol for inosine.
ino-, in- (ino-, in-). Obsolete combining forms relating to fiber, or meaning fibrous; replaced in most terms by fibro-.
inocente (innocent). **1.** Not apparently harmful. **2.** Free from moral wrong.
inoculabilidad (inoculability). The quality of being inoculable.
inoculable (inoculable). **1.** Transmissible by inoculation. **2.** Susceptible to a disease transmissible by inoculation.
inoculación (inoculation). Introduction into the body of the causative organism of a disease.
  i. para estrés (stress i.).
inocular (inoculate). **1.** To introduce the agent of a disease or other antigenic material into the subcutaneous tissue or a blood vessel, or through an abraded or absorbing surface for preventive, curative, or experimental purposes. **2.** To implant microorganisms or infectious material into or upon culture media. **3.** To communicate a disease by transferring its virus.
inóculo (inoculum). The microorganism or other material introduced by inoculation.
inocuo 1. (innocuous). Innoxious; harmless. **2.** (innoxious). Innocuous.
inopéctico (inopectic). Relating to inopexia.
inoperable (inoperable). Denoting that which cannot be operated upon, or cannot be corrected or removed by an operation.
inorgánico (inorganic). Not organic; not formed by living organisms.
inosa (inose). Inositol.
inosamina (inosamine). An inositol in which an $-OH$ group is replaced by an $-NH_2$ group.
inoscopia (inoscopy). The microscopic examination of biologic materials (e.g., tissue, sputum, clotted blood, and so on) after dissecting or chemically digesting the fibrillary elements and strands of fibrin.
inosculación (inosculation). Rarely used term for anastomosis.
inoscular (inosculate). Rarely used term for anastomose.
inosemia (inosemia). **1.** The presence of inositol in the circulating blood. **2.** Fibremia.
inosina (Ino) (inosine (Ino)). 9-β-D-Ribosylhypoxanthine; a nucleoside formed by the deamination of adenosine.
  i. pranobex (inosine pranobex)
inosinato (inosinate). A salt or ester of inosinic acid.
inosinilo (inosinyl). The radical of inosinic acid.
inosita (inosite). Inositol.
inositida (inositide). Term sometimes used for phosphatidylinositol.
inositol (inositol). Antialopecia factor; cyclohexitol; inose; inosite; lipositol; mouse antialopecia factor; hexahydroxycyclohexane; a member of the vitamin B complex necessary for growth of yeast and of mice.
  niacinato i. (i. niacinate).
***mio*-inositol** (*myo*-inositol). 1,2,3,5/4,6-Inositol; the most widely distributed form of *myo*-inositol found in microorganisms, higher plants, and animals.
inosituria (inosituria). Inosuria; the excretion of inositol in the urine.
inososa (inosose). 2,3,4,5,6-Pentahydroxycyclohexanone; inositol in which the C-1 is a ketone rather than an alcohol.
inosuria (inosuria). **1.** Inosituria. **2.** The occurrence of fibrin in the urine.
inotrópico (inotropic). Influencing the contractility of muscular tissue.
  negativamente i. (negatively i.). Weakening muscular action.
  positivamente i. (positively i.). Strengthening muscular action.
inquilino (inquiline). An animal that lives habitually in the abode of some other species (an oyster crab within the shell of an oyster) causing little or no inconvenience to the host.
insalivación (insalivation). The mixing of the food with saliva.
insalivar (insalivate). To mix the food with saliva during mastication.
insalubre 1. (unsanitary). Insanitary. **2.** (insalubrious). Unwholesome; unhealthful; usually in reference to climate.
insania (insanity). **1.** An outmoded term referring to severe mental illness or psychosis. **2.** In law, that degree of mental illness which negates the individual's legal responsibility or capacity.
  i. de Basedow (basedowian i.).
  i. criminal (criminal i.).
insano (insane). **1.** Of unsound mind; severely mentally impaired; deranged; crazy. **2.** Relating to insanity.
insaturado (unsaturated). **1.** Not saturated; denoting a solution in which the solvent is capable of dissolving more of the solute. **2.** Denoting a chemical compound in which all the affinities are not satisfied, so that still other atoms or radicals may be added to it. **3.** In organic chemistry, denoting compounds containing double and triple bonds.
inscripción (inscription). **1.** The main part of a prescription; that which indicates the drugs and the quantity of each to be used in the mixture. **2.** A mark, band, or line.
  i. tendinosa (tendinous i.). Intersectio tendinea.
inscriptio (inscriptio). Inscription.
  i. tendinea (i. tendinea). [*intersectio tendinea*, NA].
insectarium (insectarium). Place for keeping and breeding insects for scientific purposes.
insecticida (insecticide). An agent that kills insects.
insectífugo (insectifuge). A substance that drives off insects.
insectívoro (insectivorous). Insect-eating.
inseguridad (insecurity). A feeling of unprotectedness and helplessness.
inseminación (insemination). Semination; deposit of seminal fluid within the vagina, normally during coitus.
  i. artificial (artificial i.).
  i. por dador (donor i.). Heterologous i.
  i. heteróloga (heterologous i.). Donor i.
  i. homóloga (homologous i.).
insenescencia (insenescence). The process of growing old.
insensible (insensible). **1.** Unconscious. **2.** Not appreciable by the senses.
inserción (insertion). **1.** A putting in. **2.** The attachment of a muscle to the more movable part of the skeleton, as distinguished from origin. **3.** In dentistry, the intraoral placing of a dental prosthesis. **4.** Intrusion of fragments of any size from molecular to cytogenetic into the normal genome.
  i. en parasol (parasol i.). Velamentous i.
  i. velamentosa (velamentous i.). Parasol i.

insidioso (insidious). Treacherous; stealthy; denoting a disease that progresses gradually with inapparent symptoms.
insolación (insolation). **1.** Exposure to the sun's rays. **2.** Sunstroke.
insoluble (insoluble). Not soluble.
insomne (insomniac). **1.** A sufferer from insomnia. **2.** Exhibiting, tending toward, or producing insomnia.
insomnio **1.** (sleeplessness). Insomnia. **2.** (insomnia). Sleeplessness; inability to sleep, in the absence of external impediments, such as noise, a bright light, etc., during the period when sleep should normally occur.
insorción (insorption). Movement of substances from the lumen of the gut into the blood.
inspeccionismo (inspectionism). Sexual pleasure from looking at genitals.
inspersión (inspersion). Sprinkling with a fluid or a powder.
inspiración (inspiration). Inhalation.
inspirar (inspire). Inhale.
inspiratorio (inspiratory). Relating to or timed during inhalation.
inspirómetro (inspirometer). An instrument for measuring the force, frequency, or volume of inspirations.
instar (instar). Any of the successive nymphal stages in the metamorphosis of hemimetabolous insects (simple or incomplete metamorphosis), or the stages of larval change by successive molts that characterize the holometabolous insects (complex or complete metamorphosis).
instilación (instillation). Dropping of a liquid on or into a part.
instilador (instillator). Dropper; a device for performing instillation.
instintivo (instinctive). Instinctual; relating to instinct.
instinto (instinct). **1.** An enduring disposition or tendency of an organism to act in an organized and biologically adaptive manner characteristic of its species. **2.** The unreasoning impulse to perform some purposive action without an immediate consciousness of the end to which that action may lead. **3.** In psychoanalytic theory, the forces assumed to exist behind the tension caused by the needs of the id.
  i. agresivo (aggressive i.). Death i.
  i. del ego o del yo (ego i.'s).
  i. mortal (death i.). Aggressive i.
  i. de rebaño (herd i.). Social i.
  i. sexual (sexual i.). Life i.
  i. social (social i.). Herd i.
  i. vital (life i.). Sexual i.
instrumentación (instrumentation). **1.** The use of instruments. **2.** In dentistry, the application of armamentarium in a restorative procedure.
instrumental (instrumentarium). A collection of instruments and other equipment for an operation or for a medical procedure.
instrumento (instrument). A tool or implement.
  i. cortantes de diamante (diamond cutting i.'s).
  i. estereotáxico (stereotactic i., stereotaxic i.).
  i. de mango de prueba (test handle i.).
  i. para obturar (plugging i.). Plugger.
  i. de Sabouraud-Noiré (Sabouraud-Noiré i.).
  i. para sutura en tabaquera (purse-string i.).
  i. tope de Krueger (Krueger i. stop).
insucación (insuccation). Maceration or soaking, especially of a crude drug to prepare it for further pharmaceutical operation.
insudado (insudate). Fluid swelling within an arterial wall (ordinarily serous), differing from an exudate in that it does not come to lie extramurally.
insuficiencia (insufficiency). **1.** Lack of completeness of function or of power. **2.** Incompetence.
  i. aórtica (aortic i.).
  i. cardíaca **1.** (cardiac i.). **2.** (heart failure). Cardiac f.; cardiac insufficiency.
  i. cardíaca anterógrada (forward heart failure).
  i. cardíaca retrógrada (backward heart failure).
  i. por convergencia (convergence i.).
  i. coronaria (coronary i.).
  i. corticosuprarrenal (adrenocortical i.). Hypocorticoidism.
  i. corticosuprarrenal aguda (acute adrenocortical i.).
  i. corticosuprarrenal crónica (chronic adrenocortical i.).
  i. corticosuprarrenal latente (latent adrenocortical i.).
  i. corticosuprarrenal parcial (partial adrenocortical i.).
  i. corticosuprarrenal primaria (primary adrenocortical i.).
  i. corticosuprarrenal secundaria (secondary adrenocortical i.).
  i. por divergencia (divergence i.).
  i. hepática (hepatic i.).
  i. del miocardio (myocardial i.). Heart failure.
  i. mitral (mitral i.).
  i. muscular (muscular i.).
  i. paratiroidea (parathyroid i.). Hypoparathyroidism.
  i. de los párpados (i. of eyelids).
  i. pilórica (pyloric i.).
  i. pulmonar (pulmonary i.).
  i. renal (renal i.).
  i. respiratoria (respiratory i.).
  i. tricuspídea (tricuspid i.).
  i. uterina (uterine i.). Atony of the uterine musculature.
  i. valvular (valvular i.).
  i. velofaríngea (velopharyngeal i.).
  i. venosa (venous i.).
insuflación (insufflation). **1.** The act or process of insufflating. **2.** Inhalant.
  i. perirrenal (perirenal i.).
  i. tubaria (tubal i.). Rubin test.
insuflador (insufflator). An instrument used in insufflation.
insuflar (insufflate). To blow into; to blow a powder, aerosol, or vapor into a body cavity or into an airway.
ínsula (insula, gen. and pl. insulae). **1.** [*insula,* NA]. Insular area; insular cortex; island of Reil. **2.** Island. **3.** Any circumscribed body or patch on the skin.
  í. de Haller (Haller's i.). Haller's annulus.
insular (insular). Relating to any insula, especially the island of Reil.
insulina (insulin). A peptide hormone, secreted by beta cells in the islets of Langerhans.
  i. atípica (atypical i.).
  i. bifásica (biphasic i.).
  i. con cinc y globina (globin zinc i.).
  i. humana (human i.).
  i. inmunorreactiva (immunoreactive i. (IRI)).
  i. isofánica (isophane i.).
  i. lenta (lente i.). Insulin zinc suspension.
  i. NPH (NPH i.). Isophane i.
  i. protamina cinc (protamine zinc i.).
  i. semilenta (semilente i.). Prompt insulin zinc suspension.
  i. ultralenta (ultralente i.). Extended insulin zinc suspension.
insulinemia (insulinemia). Literally, insulin in the circulating blood; usually connotes abnormally large concentrations of insulin in the circulating blood.
insulinogénesis (insulinogenesis). Production of insulin.
insulinogénico, insulogénico (insulinogenic, insulogenic). Relating to insulinogenesis.
insulinoma (insulinoma). Insuloma; an islet cell adenoma that secretes insulin.
insulitis (insulitis). Inflammation of the islands of Langerhans.
insuloma (insuloma). Insulinoma.
insulto (insult). An injury, attack, or trauma.
insusceptibilidad (insusceptibility). Immunity.
int. cib. (int. cib.). Abbreviation for L. *inter cibos*, between meals.
integración (integration). **1.** The state of being combined, or the process of combining, into a complete and harmonious whole. **2.** In physiology, the process of building up, as by accretion, anabolism, etc. **3.** In mathematics, the process of ascertaining a function from its differential. **4.** In molecular biology, a recombination event in which a genetic element is inserted.
  i. de la personalidad (personality i.).
integridad (integrity). Soundness or completeness of structure; a sound or unimpaired condition.
  i. marginal de la amalgama (marginal i. of amalgam).
integumentario (integumentary). Relating to the integument.
integumento (integument). **1.** Integumentum commune. **2.** Tegument; the rind, capsule, or covering of any body or part.
integumentum commune (integumentum commune). [*integumentum commune,* NA]. Integument; tegument.
intelectualización (intellectualization). An unconscious defense mechanism in which reasoning, logic, or focusing on and verbalizing

to intellectual minutiae is used in an attempt to avoid confrontation with an objectionable impulse, affect, or interpersonal situation.
inteligencia (intelligence). **1.** An individual's aggregate capacity to act purposefully, think rationally, and deal effectively with the environment. **2.** In psychology, an individual's relative standing on two quantitative indices, measured i. and effectiveness of adaptive behavior.
i. abstracta (abstract i.).
i. mecánica (mechanical i.).
i. medida (measured i.).
i. social (social i.).
intemperancia (intemperance). Lack of proper self-control, usually in reference to the use of alcoholic beverages.
intención (intention). **1.** An objective. **2.** In surgery, a process or operation.
intensidad (intensity). Marked tension; great activity.
i. luminosa (luminous i.). Candle-power.
i. del sonido (i. of sound).
intensímetro (intensimeter). An instrument for measuring intensity of radiation.
intensivo (intensive). Relating to or marked by intensity; denoting a form of treatment by means of very large doses or of substances possessing great strength or activity.
inter- (inter-). Prefix conveying the meaning of between, among.
interacinar (interacinar). Interacinous.
interacinoso (interacinous). Interacinar; between the acini of a gland.
interalveolar (interalveolar). Between any alveoli, especially the alveoli of the lungs.
interanular (interannular). Between any two ringlike structures or constrictions.
interarcos (interarch).
interaritenoides (interarytenoid). Between the arytenoid cartilages.
interarticular (interarticular). **1.** Between two joints. **2.** Between two joint surfaces.
interastérico (interasteric). Between the two asteria.
interauricular **1.** (interatrial). Interauricular; between the atria of the heart. **2.** (interauricular). Interatrial. **3.** (interauricular). Between the auricles or pinnae.
intercadencia (intercadence). The occurrence of an extra beat between the two regular pulse beats.
intercadente (intercadent). Irregular in rhythm; characterized by intercadence.
intercalado (intercalated). Interposed; inserted between two others.
intercalar (intercalary). Occurring between two others.
intercambiador de iones (ion exchanger).
intercambiar (exchange). To substitute one thing for another, or the act of such substitution.
intercambio **1.** (intercourse). Communication or dealings between or among people. **2.** (exchange). To substitute one thing for another, or the act of such substitution.
i. de cromátides hermanas (sister chromatid exchange).
i. sexual (sexual i.). Coitus.
intercambio de iones (ion exchange).
intercanalicular (intercanalicular). Between canaliculi.
intercapilar (intercapillary). Between or among capillary vessels.
intercarotídeo (intercarotic, intercarotid). Between the internal and external carotid arteries.
intercarpiano (intercarpal). Between the carpal bones.
intercartilaginoso (intercartilaginous). Interchondral; between or connecting cartilages.
intercavernoso (intercavernous). Between two cavities.
intercelular (intercellular). Between or among cells.
intercentral (intercentral). Connecting or lying between two or more centers.
intercentro (intercentrum, pl. intercentra). In veterinary anatomy, an intervertebral disk between vertebrae, and the hemal arch beneath vertebrae of some reptiles, birds, and mammals.
intercerebral (intercerebral). Between the cerebral hemispheres.
interciático (intersciatic). Interischiadic.
intercilium (intercilium). Glabella.
intercinesis (interkinesis). Interphase.
interclavicular (interclavicular). Between or connecting the clavicles.
intercoccígeo (intercoccygeal). Situated between unfused segments of the coccyx.
intercolumnar (intercolumnar). Between any two columns, as the columns or crura of the superficial inguinal ring.
intercondilar, intercondíleo (intercondylar, intercondylic, intercondyloid). Between two condyles.
intercondral (interchondral). Intercartilaginous.
intercostal (intercostal). Between the ribs.
intercostohumeral **1.** (intercostohumeralis). **2.** (intercostohumeral). Relating to an intercostal space and the arm.
intercrestal (intercristal). Between two crests, as between the crests of the ilia, applied to one of the pelvic measurements.
intercricotirotomía (intercricothyrotomy). Cricothyrotomy.
intercrural (intercrural). Between two crura; e.g., the cerebral peduncles of the brain, the superficial inguinal ring, etc.
intercruzamiento (intercross). A mating between two individuals both heterozygous at a specified locus or loci.
intercuerpos (interbody). Between the bodies of two adjacent vertebrae.
intercurrente (intercurrent). Intervening; said of a disease attacking a person already ill of another malady.
intercuspación (intercuspation). **1.** Intercusping. The cusp-to-fossa relation of the maxillary and mandibular posterior teeth to each other. **2.** Interdigitation; the interlocking or fitting together of the cusps of opposing teeth.
intercuspidación (intercusping). Intercuspation.
intercutaneomucoso (intercutaneomucous). Between skin and mucous membrane, as in the cheek or lip or at the mucocutaneous border of the lips or anus.
interdeferencial (interdeferential). Between the deferent ducts.
interdentario (interdental). **1.** Between the teeth. **2.** Denoting the relationship between the proximal surfaces of the teeth of the same arch.
interdentium (interdentium). The interval between any two contiguous teeth.
interdigitación (interdigitation). **1.** The mutual interlocking of toothed or tonguelike processes. **2.** The processes thus interlocked. **3.** Infoldings or plicae of adjacent cell or plasma membranes. **4.** Intercuspation.
interdigital (interdigital). Between the fingers or toes.
interdígito (interdigit). That part of the sloping extremity of the hand or foot lying between any two adjacent fingers or toes.
interdisciplinario (interdisciplinary). Denoting the overlapping interests of different fields of medicine and science.
interescapular (interscapular). Between the scapulae.
interespacio (interspace). Any space between two similar objects, such as a costal i. or interval between two ribs.
interespinal (interspinal). Interspinous; between two spines, such as the spinous processes of the vertebrae.
interespinoso (interspinous). Interspinal.
interfacial (interfacial). Relating to an interface.
interfalángico (interphalangeal). Between two phalanges; denoting the finger or toe joints.
interfascicular (interfascicular). Between fasciculi.
interfase **1.** (interface). A surface that forms a common boundary of two bodies. **2.** (interphase). Interkinesis; karyostasis; the stage between two successive divisions of a cell nucleus.
i. cristalina (crystalline i.).
i. dermoepidérmica (dermoepidermal i.).
i. estructural (structural i.).
i. metálica (metal i.).
interfemoral (interfemoral). Between the thighs.
interferencia (interference). **1.** The coming together of waves in various media in such a way that the crests of one series correspond to the hollows of the other, the two thus neutralizing each other; or so that the crests of the two series correspond, thus increasing the excursions of the waves. **2.** Collision within the myocardium of two waves of excitation, as is seen in fusion beats. **3.** In A-V dissociation, the disturbance of the regular rhythm of the ventricles by a conducted impulse from the atria, e.g., by a ventricular capture. **4.** The condition in which infection of a cell by one virus prevents superinfection by another virus, or in which

superinfection prevents effects which would result from infection by either virus alone, even though both viruses persist.
  i. bacteriana (bacterial i.).
  i. cuspídea (cuspal i.). Deflective occlusal contact.
interferometría (interferometry). Measurement of minute distances or movements by interaction of waves of electromagnetic energy.
  i. electrónica (electron i.).
interferómetro (interferometer). An instrument for measuring minute distances or movements through the interference of light waves thereby produced.
  i. electrónico (electron i.).
interferón (INF) (interferon (INF)). A class of small (MW 26,000-38,000) glycoproteins that exert antiviral activity at least in homologous cells through cellular metabolic processes involving synthesis of double-stranded RNA, which is an intermediate in replication of RNA viruses.
  i. alfa (i. alpha). Leukocyte i.
  i. beta (i. beta). Fibroblast i.
  i. de fibroblastos (fibroblast i.). I. beta.
  i. gamma (i. gamma). Antigen i.; immune i.
  i. inducido por antígeno (antigen i.). I. gamma.
  i. inmune (immune i.). I. gamma.
  i. de leucocitos (leukocyte i.). I. alpha.
interfibrilar (interfibrillar, interfibrillary). Between fibrils.
interfibroso (interfibrous). Between fibers.
interfilamentoso (interfilamentous). Between filaments.
interfilético (interphyletic). Denoting the transitional forms between two kinds of cells during the course of metaplasia.
interfrontal (interfrontal). Between the unfused halves of the frontal bone; denoting a suture there present.
interganglionar (interganglionic). Between or among or connecting ganglia.
intergemal (intergemmal). Between any two or more budlike or bulblike bodies such as the taste buds.
intergiral (intergyral). Between the gyri or convolutions of the brain.
interglobular (interglobular). Between globules.
interglúteo (intergluteal). Between the buttocks.
intergonial (intergonial). Between the two gonia.
interhemicerebral (interhemicerebral). Between the cerebral hemispheres.
interictal (interictal). Denoting the interval between convulsions.
interior (interior). Relating to the inside; situated within.
interisquiático (interischiadic). Intersciatic; between the two ischia; especially, between the two tuberosities of the ischia.
interlamelar, interlaminillar (interlamellar). Between lamellae.
interleucina-1 (IL-1) (interleukin-1 (IL-1)). A lymphokine and polypeptide hormine that is synthesized by monocytes.
interleucina-2 (IL-2) (interleukin-2 (IL-2)). A lymphokine and polypeptide hormone that is produced by both T helper and suppressor lymphocytes.
interlobar, interlobular (interlobar). Between the lobes of an organ or other structure.
interlobulilitis (interlobitis). Inflammation of the pleura separating two pulmonary lobes.
interlobulillar (interlobular). Between the lobules of an organ.
interludio (intermission). **1.** A temporary cessation of symptoms or of any action. **2.** An interval between two paroxysms of a disease such as malaria.
intermaleolar (intermalleolar). Between the malleoli.
intermamario (intermammary). Between the breasts.
intermamilar (intermammillary). Between the breasts; between the nipples; denoting a line drawn between the two nipples.
intermaxila (intermaxilla). Os incisivum.
intermaxilar (intermaxillary). Between the maxillae, or upper jaw bones.
intermediario (intermediate). A substance formed in the course of chemical reactions which then proceeds to participate rapidly in further reactions, so that at any given moment it is present in minute concentrations only.
intermedina (intermedin). Melanotropin.
intermedio **1.** (intermediary). Ocurring between. **2.** (intermediate). Beween two extremes; interposed; intervening. **3.** (intermediate). In dentistry, a cement base.
intermediolateral (intermediolateral). Intermediate, and to one side, not central.
intermedius (intermedius). [*intermedius*, NA]. Intermediate: an element or organ between right and left (or lateral and medial) structures.
intermembranoso (intermembranous). Between membranes.
intermeníngeo (intermeningeal). Between the meninges.
intermenstrual (intermenstrual). Between two consecutive menstrual periods.
intermetacarpiano (intermetacarpal). Between the metacarpal bones.
intermetamérico (intermetameric). Between two metameres; denoting especially the intervertebral disks.
intermetatarseum (intermetatarseum). Os intermetatarseum.
intermetatarsiano (intermetatarsal). Between the metatarsal bones.
intermitencia (intermittence, intermittency). **1.** A condition marked by intermissions or interruptions in the course of a disease or other process or state or in any continued action. **2.** Complete cessation of symptoms between two periods of activity of a disease.
intermitente (intermittent). Marked by intervals of complete quietude between two periods of activity.
intermitir (intermit). To cease for a time.
intermuscular (intermuscular). Between the muscles.
internalización (internalization). Adopting as one's own the standards and values of another person or society.
internarinal (internarial). Internasal; between the nares or nostrils.
internasal (internasal). Internarial.
interneuromérico (interneuromeric). Between the neuromeres.
interneuronas (interneurons). Combinations or groups of neurons between sensory and motor neurons which govern coordinated activity.
internista (internist). A physician trained in internal medicine.
interno **1.** (intern). An advanced student or recent graduate undertaking further education by assisting in the medical or surgical care of hospital patients, with supervision and instruction; formerly, one who resided within the institution. **2.** (internal). Internus: away from the surface; often incorrectly used to mean medial.
internodal (internodal). Between two nodes; relating to an internode.
internodo (internode). Internodal segment.
internuclear (internuclear). Between nerve cell groups in the brain or retina.
internuncial (internuncial). **1.** Indicating a neuron functionally interposed between two or more other neurons. **2.** Acting as a medium of communication between two organs.
internus (internus). [*internus*, NA]. Internal.
interoceptivo (interoceptive). Relating to the sensory nerve cells innervating the viscera, their sensory end organs, or the information they convey to the spinal cord and the brain.
interoceptor (interoceptor). One of the various forms of small sensory end organs (receptors) situated within the walls of the viscera.
interoclusal (interocclusal). Between the occlusal surfaces of opposing teeth.
interolivar (interolivary). Between the left and right inferior olive of the medulla oblongata.
interorbitario (interorbital). Between the orbits.
interóseo (interosseal, interosseous).
interpalpebral (interpalpebral). Between the eyelids.
interparietal (interparietal). Between the walls of a part, or between the parietal bones.
interparoxístico (interparoxysmal). Occurring between successive paroxysms of a disease.
interpediculado (interpediculate). Between vertebral pedicles.
interpeduncular (interpeduncular). Between any two peduncles.
interpersonal (interpersonal). Pertaining to relations and social exchanges between persons.
interplantación (interplanting). In experimental embryology, the transferring of a primordial cell mass from one embryo to an indifferent environment in another embryo.
interplante (interplant). The material transferred from donor to host in interplanting.

interpretación (interpretation). **1.** In psychoanalysis, the characteristic therapeutic intervention of the analyst. **2.** In clinical psychology, drawing inferences and formulating the meaning in terms of the psychological dynamics inherent in an individual's responses to psychological tests or during psychotherapy.
interproximal (interproximal). Between adjoining surfaces.
interpúbico (interpubic). Between the two pubic bones.
interpupilar (interpupillary). Between the pupils.
interradial (interradial). Situated between radii or rays.
interrenal (interrenal). Between the two kidneys.
interscapulum (interscapulum). The part of the back between the shoulders, or that between the scapulae.
intersección (intersection). Intersectio.
i. tendinosa (tendinous i.). [*intersectio tendinea,* NA].
intersectio, pl. **intersectiones** (intersectio, pl. intersectiones). [*intersectio*, NA]. Intersection; the site of crossing of two structures.
intersegmentario (intersegmental). Between two segments, such as metameres or myotomes.
interseptal (interseptal). Lying between two septa.
interseptovalvular (interseptovalvular). Between the embryonic septum primum and septum spurium.
interseptum (interseptum). Diaphragma.
intersexual (intersexual). Relating to or characterized by intersexuality.
intersexualidad (intersexuality). The condition of having both male and female characteristics; being intermediate between the sexes.
intersístole (intersystole). The period intervening between the systole of the atrium and that of the ventricle of the heart.
intersticial (interstitial). **1.** Relating to spaces or interstices in any structure. **2.** Relating to spaces within a tissue or organ, but excluding such spaces as body cavities or potential space.
intersticio (interstice, pl. interstices). Interstitium.
interstitium (interstitium). Interstice; a small area or space in the substance of an organ or tissue.
intertalámico (interthalamic). Between the thalami.
intertarsiano (intertarsal). Between the tarsal bones.
intertransverso (intertransverse). Between the transverse processes of the vertebrae.
intertriginoso (intertriginous). Characterized by or related to intertrigo.
intertrigo (intertrigo). Dermatitis occurring between folds or juxtaposed surfaces of the skin.
intertrocantéreo (intertrochanteric). Between the two trochanters of the femur.
intertubular (intertubular). Between or among tubules.
interureteral (interureteral). Interureteric; between the two ureters.
interuretérico (interureteric). Interureteral.
intervalo (interval). A time or space between two periods or objects.
i. de acople (coupling i.).
i. auriculocarotídeo (a-c) (atriocarotid i. (a-c i.)). Intersystolic period.
i. cardioarterial (c-a) (cardioarterial i. (c-a i.)).
i. ectópico (interectopic i.).
i. de escape (escape i.).
i. esfígmico (sphygmic i.). Ejection period.
i. focal (focal i.).
i. isométrico (isometric i.). Presphygmic i.
i. lúcido (lucid i.).
i. pasivo (passive i.). The period of rest of the heart.
i. posesfígmico (postsphygmic i.). A period of isometric relaxation.
i. presfígmico (presphygmic i.). Isometric i.; isometric period.
i. de Sturm (Sturm's i.).
i. de tiempo sistólico (systolic time i.'s).
intervalo del jet (jet lag). An imbalance of the normal circadian rhythm resulting from subsonic or supersonic travel through a varied number of time zones and leading to fatigue, irritability, and various constitutional disturbances.
intervascular (intervascular). Between blood or lymph vessels.
intervelloso (intervillous). Between or among villi.
intervención (intervention). An action or ministration that produces an effect or that is intended to alter the course of a pathologic process.
i. de crisis (crisis i.).
interventricular (interventricular). Between the ventricles.
intervertebral (intervertebral). Between two vertebrae.
intestinal (intestinal). Relating to the intestine.
intestino **1.** (intestinum, pl. intestina). [*intestinum*, pl. *intestina*, NA]. Bowel; intestine; the digestive tube passing from the stomach to the anus. **2.** (bowel). Intestinum. **3.** (gut). Embryonic digestive tube. **4.** (intestine). Inward; inner.
i. anterior (foregut). Headgut; the cephalic portion of the primitive digestive tube in the embryo.
i. ciego **1.** (blind gut). Cecum. **2.** (i. cecum).
i. delgado (small intestine). [*intestinum tenue,* NA].
i. delgado mesentérico (i. tenue mesenteriale).
i. grueso (large intestine). [*intestinum crassum,* NA].
i. íleon (i. ileum). Twisted intestine.
i. medio (midgut).
i. posterior (hindgut). **1.** Endgut. The large intestine, rectum, and anal canal. **2.** The caudal or terminal part of the embryonic gut.
i. recto (i. rectum). Straight intestine.
i. terminal (endgut). Hindgut.
i. yeyuno (i. jejunum). Empty intestine.
intestinotoxina (intestinotoxin). Enterotoxin.
íntima (intima). Innermost.
intimal (intimal). Relating to the intima or inner coat of a vessel.
intimitis (intimitis). Inflammation of an intima, as in endangiitis.
i. proliferativa (proliferative i.).
intolerancia (intolerance). Abnormal metabolism, excretion, or other disposition of a given substance.
i. hereditaria a la fructosa (hereditary fructose i.).
i. a la lactosa (lactose i.).
intorsión (intorsion). Conjugate rotation of the upper poles of each cornea inward.
intorsor (intortor). Medial rotator; a muscle that turns a part medialward.
intoxación (intoxation). Poisoning, especially by the toxic products of bacteria or poisonous animals, other than alcohol.
intoxicación (intoxication). **1.** Poisoning. **2.** Acute alcoholism.
i. ácida (acid i.).
i. anafiláctica (anaphylactic i.).
i. con citrato (citrate i.).
i. hídrica (water i.).
i. intestinal (intestinal i.). Autointoxication.
i. séptica (septic i.). Septicemia.
intoxicante **1.** (intoxicant). Having the power to intoxicate. **2.** (toxicant). Poisonous. **3.** (intoxicant). An intoxicating agent, such as alcohol. **4.** (toxicant). Any poisonous agent, specifically an alcoholic or other poison, causing symptoms of what is popularly called intoxication.
intra vitam (intra vitam). During life.
intra- (intra-). Prefix meaning within.
intraabdominal (intra-abdominal). Within the abdomen.
intraacinoso (intra-acinous). Within an acinus.
intraadenoideo (intra-adenoidal). Within the adenoids.
intraamigdalino (intratonsillar). Within the substance of a tonsil.
intraarterial (intra-arterial). Within an artery or the arteries.
intraarticular (intra-articular). Within the cavity of a joint.
intraaural (intra-aural). Within the ear.
intraauricular **1.** (intra-auricular). Within an auricle (e.g., of the ear). **2.** (intra-atrial). Within one or both of the atria of the heart.
intrabronquial (intrabronchial). Endobronchial; within the bronchi or bronchial tubes.
intrabucal (intrabuccal). **1.** Within the mouth. **2.** Within the substance of the cheek.
intracanalicular (intracanalicular). Within a canaliculus or canaliculi.
intracapsular (intracapsular). Within a capsule, especially the capsule of a joint.
intracardíaco (intracardiac). Endocardiac; endocardial; intracordal; within one of the chambers of the heart.
intracarpiano (intracarpal). Within the carpus; among the carpal bones.
intracartilaginoso (intracartilaginous). Enchondral; endochondral; within a cartilage or cartilaginous tissue.
intracatéter (intracatheter). A plastic tube, usually attached to the puncturing needle, inserted into a blood vessel for infusion, injection, or pressure monitoring.

intracavitario (intracavitary). Within an organ or body cavity.
intracelíaco (intracelial). Within any of the body cavities, especially within one of the ventricles of the brain.
intracelular (intracellular). Within a cell or cells.
intracerebeloso (intracerebellar). Within the cerebellum.
intracerebral (intracerebral). Within the cerebrum.
intracervical (intracervical). Endocervical.
intracisternal (intracisternal). Within one of the subarachnoid cisternae.
intracístico (intracystic). Within a cyst or the urinary bladder.
intracólico (intracolic). Within the colon.
intraconducto (intraduct). Within the duct or ducts of a gland.
intracordal (intracordal). Intracardiac.
intracoronal (intracoronal). Within the crown portion of a tooth.
intracorpóreo (intracorporeal). **1.** Within the body. **2.** Within any structure anatomically styled a corpus.
intracorpuscular (intracorpuscular). Intraglobular; within a corpuscle, especially a red blood corpuscle.
intracostal (intracostal). On the inner surface of the ribs.
intracraneal (intracranial). Within the skull.
intracutáneo (intracutaneous). Intradermal; intradermic; within the substance of the skin, particularly the dermis.
intradérmico (intradermal, intradermic). Intracutaneous.
intradural (intradural). Within or enclosed by the dura mater.
intraembrionario (intraembryonic). Within the embryonic body.
intraepidérmico (intraepidermal). Within the epidermis.
intraepifisario (intraepiphysial). Within the epiphysis of a long bone.
intraepitelial (intraepithelial). Within or among the epithelial cells.
intraescrotal (intrascrotal). Within the scrotum.
intraespinal (intraspinal). Intrarrhachidian; intrarachidian; within the vertebral canal or spinal cord.
intraesplénico (intrasplenic). Within the spleen.
intraestrómico (intrastromal). Within the stroma or foundation substance of any organ or part.
intrafaradización (intrafaradization). Application of a faradic cauterizing current to the inner surface of a cavity or hollow organ.
intrafascicular (intrafascicular). Within the fasciculi of a tissue or structure (e.g., fasciculus intrafasciculus).
intrafebril (intrafebrile). Intrapyretic; occurring during the febrile stage of a disease.
intrafilar (intrafilar). Lying within the meshes of a network.
intrafusal (intrafusal). Applied to structures within the muscle spindle.
intragalvanización (intragalvanization). Application of a galvanic cauterizing current to the interior of a cavity or hollow organ.
intragástrico (intragastric). Within the stomach.
intragemal (intragemmal). Within any budlike or bulblike body.
intragiral (intragyral). Within a gyrus or convolution of the brain.
intraglandular (intraglandular). Within a gland or glandular tissue.
intraglobular (intraglobular). **1.** Within a globule in any sense. **2.** Intracorpuscular.
intrahepático (intrahepatic). Within the liver.
intrahioideo (intrahyoid). Within the hyoid bone.
intralaríngeo (intralaryngeal). Within the larynx.
intraligamentoso (intraligamentous). Within a ligament, especially the broad ligament of the uterus.
intralobular (intralobar). Within a lobe of any organ or other structure.
intralobulillar (intralobular). Within a lobule.
intralocular (intralocular). Within the loculi of any structure or part.
intraluminal (intraluminal). Intratubal.
intramedular (intramedullary). Within the: 1) bone marrow, 2) the spinal cord, 3) the medulla oblongata.
intramembranoso (intramembranous). **1.** Within, or between the layers of, a membrane. **2.** Denoting a method of bone formation directly from mesenchymal cells without an intervening cartilage stage.
intrameníngeo (intrameningeal). Within or enclosed by the meninges of the brain or spinal cord.
intramiocárdico (intramyocardial). Within the myocardium.
intramiometrial (intramyometrial). Within the muscular coat of the uterus.
intramolecular (intramolecular). Referring to situations and events within a molecule.
intramural (intramural). Intraparietal; within the substance of the wall of any cavity or hollow organ.
intramuscular (I.M., i.m.) (intramuscular (I.M., i.m.)). Within the substance of a muscle.
intranasal (intranasal). Within the nasal cavity.
intranatal (intranatal). During or at the time of birth.
intraneural (intraneural). Within a nerve.
intranuclear (intranuclear). Within the nucleus of a cell.
intraocular (intraocular). Within the eyeball.
intraoral (intraoral). Within the mouth.
intraorbitario (intraorbital). Within the orbit.
intraóseo (intraosseous). Intraosteal; within bone.
intraosteal (intraosteal). Intraosseous.
intraovárico (intraovarian). Within the ovary.
intraovular (intraovular). Within the ovum.
intraparietal (intraparietal). **1.** Intramural. **2.** Denoting the intraparietal sulcus.
intraparto (intrapartum). During labor and delivery or childbirth.
intrapélvico (intrapelvic). Within the pelvis.
intrapericárdico (intrapericardiac, intrapericardial). Endopericardiac; within the pericardial cavity.
intraperitoneal (IP, ip) (intraperitoneal (IP, ip)). Within the peritoneal cavity.
intrapersonal (intrapersonal). Intrapsychic.
intrapial (intrapial). Within the pia mater.
intrapirético (intrapyretic). Intrafebrile.
intrapleural (intrapleural). Within the pleura or the pleural cavity.
intrapontino (intrapontine). Within the pons of the brainstem.
intraprostático (intraprostatic). Within the prostate gland.
intraprotoplasmático (intraprotoplasmic). Within the protoplasm of a cell.
intrapsíquico (intrapsychic). Intrapersonal; denoting the psychological dynamics that occur inside the mind.
intrapulmonar (intrapulmonary). Within the lungs.
intraquístico (intracystic). Within a cyst or the urinary bladder.
intrarraquídeo (intrarrhachidian, intrarachidian). Intraspinal.
intrarrectal (intrarectal). Within the rectum.
intrarrenal (intrarenal). Within the kidney.
intrarretiniano (intraretinal). Within the retina.
intrasinovial (intrasynovial). Within the synovial sac of a joint or a synovial tendon sheath.
intratable (intractable). **1.** Refractory. **2.** Obstinate.
intratarsiano (intratarsal). Within the tarsus; among the tarsal bones.
intratecal (intrathecal). **1.** Within a sheath. **2.** Within either the subarachnoid or the subdural space.
intratimpánico (intratympanic). Within the middle ear or tympanic cavity.
intratorácico (intrathoracic). Within the cavity of the chest.
intratubario (intratubal). Intraluminal; within any tube.
intratubular (intratubular). Within any tubule.
intrauterino (intrauterine). Within the uterus.
intravasación (intravasation). Entrance of foreign matter into a blood vessel.
intravascular (intravascular). Within the blood vessels or lymphatics.
intravenación (intravenation). Entrance of foreign matter into a vein.
intravenoso (I.V., i.v.) (intravenous (IV, iv)). Endovenous; within a vein or veins.
intraventricular (I-V) (intraventricular (I-V)). Within a ventricle of the brain or heart.
intravesical (intravesical). Within a bladder, especially the urinary bladder.
intravitelino (intravitelline). Within the vitellus or yolk.
intravítreo (intravitreous). Within the vitreous body.
intrínseco (intrinsic). **1.** Essential. Belonging entirely to a part. **2.** In anatomy, denoting those muscles of the limbs whose origin and insertion are both in the same limb or segment of a limb; applied also to the ciliary muscle as distinguished from the recti and other orbital muscles which are on the eyeball.

intro- (intro-). Prefix meaning in or into.
introductor (introducer). Intubator; an instrument, such as a catheter, needle, or endotracheal tube, for introduction of a flexible device.
introflexión (introflection, introflexion). A bending inward.
introgástrico (introgastric). Leading or passed into the stomach.
introito (introitus). The entrance into a canal or hollow organ, as the vagina.
intromisión (intromission). The insertion or introduction of one part into another.
intromitente (intromittent). Conveying or sending into a body or cavity.
intrón (intron). Intervening sequence; a portion of DNA that lies between two exons.
introspección (introspection). Looking inward; self-scrutinizing; contemplating one's own mental processes.
introspectivo (introspective). Relating to introspection.
introsuscepción (introsusception). Intussusception.
introversión (introversion). **1.** The turning of a structure into itself. **2.** A trait of preoccupation with oneself, as practiced by an introvert.
introvertido (introvert). One who tends to be unusually shy introspective, self-centered, and avoids becoming concerned with or involved takes small interest in the affairs of others.
introvertir (introvert). To turn a structure into itself.
introyección (introjection). A psychological defense mechanism involving appropriation of an external happening and its assimilation by the personality, making it a part of the self.
intubación (intubation). Insertion of a tubular device into a canal, hollow organ, or cavity.
i. acueductal (aqueductal i.).
i. altercursiva (altercursive i.).
i. endotraqueal (endotracheal i.). Intratracheal i.
i. intratraqueal (intratracheal i.). Endotracheal i.
i. nasotraqueal (nasotracheal i.). Endotracheal i. through the nose.
i. nasotraqueal ciega (blind nasotracheal i.).
i. orotraqueal (orotracheal i.). Endotracheal i. through the mouth.
intubador (intubator). Introducer.
intubar (intubate). To perform intubation.
intumescencia (intumescence). **1.** [*intumescentia*, NA]. **2.** The process of enlarging or swelling.
i. cervical (intumescentia cervicalis). [*intumescentia cervicalis*, NA].
i. gangliforme (intumescentia ganglioformis). Ganglion geniculi.
i. lumbar (intumescentia lumbalis). [*intumescentia lumbalis*, NA]. Lumbar emlargement.
i. timpánica (tympanic i.). [*intumescentia tympanica*, NA].
intumescent (intumescent). Enlarging; becoming enlarged or swollen.
intumescentia (intumescentia). [*intumescentia*, NA]. Intumescence; an anatomical swelling, enlargement, or prominence.
intumescer (intumesce). To swell up; to enlarge.
intussuceptum (intussusceptum). The inner segment in an intussusception; that part of the bowel which is received within the other part.
intussuscipiens (intussuscipiens). The portion of the bowel, in intussusception, which receives the other portion.
intususcepción (intussusception). Introsusception.The taking up or receiving of one part within another, especially the infolding of one segment of the intestine within another.
i. cólica (colic i.).
i. doble (double i.).
i. ileal (ileal i.).
i. ileocecal (ileocecal i.).
i. ileocólica (ileocolic i.).
i. retrógrada (retrograde i.).
i. yeyunogástrica (jejunogastric i.).
intususceptivo (intussusceptive). Relating to or characterized by intussusception.
inulasa (inulase). Inulinase.
inulina (inulin). Alantin; dahlin; a fructose polysaccharide from the rhizome of *Inula helenium* or *elecampane* (family Compositae) and other plants.
inulinasa (inulinase). Inulase; an enzyme acting upon 2,1-β-D-fructoside links in inulin, releasing fructose.
inulol (inulol). Alantol.
inunción (inunction). Administration of a drug in ointment form by rubbing to cause absorption of the active ingredient.
invacunación (invaccination). Accidental inoculation of some disease, e.g., syphilis, during vaccination.
invaginación (invagination). **1.** The ensheathing, infolding, or insertion of a structure within itself or another. **2.** The state of being invaginated.
i. basilar (basilar i.). Platybasia.
invaginador (invaginator). An instrument for pushing inward any tissue.
invaginar (invaginate). To ensheathe, infold, or insert a structure within itself or another.
invalidez (invalidism). The condition of being an invalid.
inválido (invalid). **1.** Weak; sick. **2.** A person in a disabling but not necessarily completely incapacitating condition.
invasina (invasin). Hyaluronidase.
invasión (invasion). **1.** The beginning or incursion of a disease. **2.** Local spread of a malignant neoplasm by infiltration or destruction of adjacent tissue.
invasor (invasive). **1.** Denoting or characterized by invasion. **2.** Denoting a procedure requiring insertion of an instrument or device into the body through the skin or a body orifice for diagnosis or treatment.
inventario (inventory). A detailed, often descriptive, list of items.
i. de personalidad (personality i.).
inverminación (invermination). Helminthiasis.
invernación (overwintering). Persistence of an infectious agent in its vector for extended periods, such as the cooler winter months, during which the vector has no opportunity to be reinfected or to infect another host.
inversión **1.** (reversal). In psychoanalysis, the change of an instinct of affect into its opposite, as from love into hate. **2.** (reversal). The changing of a dark line or a bright one of the spectrum into its opposite. **3.** (reversal). Denoting the difficulty of some persons in distinguishing the lower case printed or written letter p from q or g, b from d, or s from z. **4.** (reversal). A turning or changing to the opposite direction, as of a process, disease, symptom, or state. **5.** (inversion). A turning inward, upside down, or in any direction contrary to the existing one. **6.** (inversion). Conversion of a disaccharide or polysaccharide by hydrolysis into a monosaccharide. **7.** (inversion). Alteration of a DNA molecule made by removing a fragment, reversing its orientation, and putting it back into place. **8.** (inversion). Heat-induced transition of silica, in which the quartz tridymite or cristobalite changes its physical properties as to thermal expansion.
i. de adrenalina **1.** (epinephrine r.). Adrenaline r. **2.** (adrenaline r.). Epinephrine r.
i. de cromosomas (inversion of chromosomes).
i. narcótica (narcotic r.).
i. paracéntrica (paracentric inversion).
i. pericéntrica (pericentric inversion).
i. por presión (pressure r.).
i. relajante (relaxant r.).
i. sexual (sex r.).
i. del útero (inversion of the uterus).
i. visceral (visceral inversion). Situs inversus viscerum.
inversor (invertor). A muscle that inverts or causes inversion or turns a part, such as the foot, inward.
invertasa (invertase). β-Fructofuranosidase.
invertebrado (invertebrate). **1.** Not possessed of a spinal or vertebral column. **2.** Any animal except the craniate members of the phylum Chordata.
invertido (invert). **1.** In chemistry, subjected to inversion, e.g., invert sugar. **2.** Rarely used term for a homosexual.
invertina (invertin). β-Fructofuranosidase.
inveterado (inveterate). Long seated; firmly established; said of a disease or of confirmed habits.
inviscación (inviscation). **1.** Smearing with mucilaginous matter. **2.** The mixing of the food, during mastication, with the buccal secretions.
involución (involution). **1.** Catagenesis. Return of an enlarged organ to normal size. **2.** Turning inward of the edges of a part. **3.** In psychiatry, mental decline associated with advanced age.
i. senil (senile i.).
i. del útero (i. of the uterus).

involucrina (involucrin). A non-keratin soluble precursor of the highly cross-linked protein known as the corneocyte envelope.
involucro (involucre). **1.** An enveloping membrane, e.g., a sheath or sac. **2.** The sheath of new bone that forms around a sequestrum.
involucrum, pl. **involucra** (involucrum, pl. involucra). Involucre.
involuntario (involuntary). **1.** Independent of the will; not volitional. **2.** Contrary to the will.
involutivo (involutional). Relating to involution.
inyección (injection). **1.** Introduction of a medicinal substance or nutrient material into the subcutaneous cellular tissue, the muscular tissue, a vein, an artery, the rectum, the vagina, the urethra, or other canals or cavities of the body. **2.** An injectable pharmaceutical preparation. **3.** Congestion or hyperemia.
  i. a chorro (jet i.).
  i. por depósito (depot i.).
  i. hipodérmica (hypodermic i.).
  i. de insulina (insulin i.). Regular insulin i.
  i. intratecal (intrathecal i.).
  i. intraventricular (intraventricular i.).
  i. de lactato de Ringer (lactated Ringer's i.).
  i. regular de insulina (regular insulin i.). Insulin i.
  i. de Ringer (Ringer's i.).
  i. sensibilizadora (sensitizing i.).
  i. en Z (Z-tract i.).
inyectable (injectable). **1.** Capable of being injected into anything. **2.** Capable of receiving an injection.
inyectado (injected). **1.** Denoting a fluid introduced into the body. **2.** Denoting blood vessels visibly distended with blood.
inyectar (inject). To introduce into the body; denoting a fluid forced into one of the cavities, beneath the skin, or into a blood vessel.
inyector (injector). A device for making injections.
  i. a chorro (jet i.).
iodum (iodum). Iodine.
iofobia (iophobia). Morbid fear of poisons.
iohexol (iohexol). A diagnostic radiopaque medium used intrathecally and intravascularly.
ion (ion). An atom or group of atoms carrying an electric charge by virtue of having gained or lost one or more valence electrons.
  i. bipolares (dipolar i.'s). Zwitterions.
  i. hidrógeno (H^+) (hydrogen i. (H^+)).
  i. hidronio (hydronium i.). Oxonium i.
  i. hidruro (hydride i.).
  i. oxonio (oxonium i.). Hydronium i.
  i. sulfonio (sulfonium i.).
iónico (ionic). Relating to an ion.
ionio (ionium). Former term for thorium-230.
ionización (ionization). **1.** Dissociation into ions, occurring when an electrolyte is dissolved in water or certain liquids, or when molecules are subjected to electrical discharge or ionizing radiation. **2.** Production of ions as a result of interaction of radiation with matter. **3.** Iontophoresis.
ionizar (ionize). To separate into ions; to dissociate atoms or molecules into electrically charged atoms or radicals.
ionoferograma (ionopherogram). Electropherogram.
ionoforesis (ionophoresis). Electrophoresis.
ionoforético (ionophoretic). Electrophoretic.
ionóforo (ionophore). A compound or substance that forms a complex with an ion and transports it across a membrane; Na^+, Ca^{2+}.
ionograma (ionogram). Electropherogram.
ionómero (iometer). An apparatus for measuring ionization.
ionona (ionone). A cyclic ketone with an odor of violets, the α and β varieties of which differ in the location of the double bond in the ring.
iontocuantímetro (iontoquantimeter). An obsolete device for determining the quantity of x-rays by measuring the resulting ionization.
iontoforesis (iontophoresis). Ionic medication; ionization; iontotherapy; the introduction into the tissues, by means of an electric current, of the ions of a chosen medicament.
iontoforético (iontophoretic). Relating to iontophoresis.
iontoterapia (iontotherapy). Iontophoresis.
iopamidol (iopamidol). A diagnostic radiopaque medium used in myelography, arteriography, urography and ventriculography.
iotacismo (iotacism). A speech defect marked by the frequent substitution of a long *e* sound (that of the Greek iota) for other vowels.
ioxaglato (ioxaglate). A diagnostic radiopaque medium used in angiography, aortography, arteriography, venography, and urography.
I.P., i.p. (I.P., i.p.). Abbreviation for intraperitoneal, or intraperitoneally; isoelectric point.
ipecacuana (ipecacuanha). Ipecac; the dried root of *Uragoga (Cephaelis) ipecacuanha* (family Rubiaceae), a shrub of Brazil and other parts of South America.
  i. desemetinizada (de-emetinized i.).
  i. en polvo (powdered i., powdered ipecac).
  i. preparada (prepared i.).
ipodato sódico (ipodate sodium). A radiopaque medium.
ipomea (ipomea). Orizaba jalap root; the dried root of *Ipomoea orizabensis* (family Convolvulaceae).
IPPB (IPPB). Abbreviation for intermittent positive pressure breathing.
IPPV (IPPV). Abbreviation for intermittent positive pressure ventilation.
ipratropio (ipratropium). A synthetic quaternary ammonium compound, chemically related to atropine, that has anticholinergic activity.
iproniazida (iproniazid). An antituberculous and antidepressant agent similar to isoniazid, but more toxic and rarely used.
ipronidazol (ipronidazole). 2-Isopropyl-1-methyl-5-nitroimidazole; an antiprotozoal agent.
iproveratrilo (iproveratril). Verapamil.
iPrSGal (iPrSGal). Abbreviation for isopropylthiogalactoside.
Ips (Ips). Abbreviation for pipsyl.
ipsilateral (ipsilateral). Homolateral; on the same side, with reference to a given point.
ipsiliforme (ypsiliform). Hypsiloid.
ipsofacto (ipsefact). All parts or aspects of the environment that an individual, colony, population, or species of animal has modified chemically or physically by its own behavior.
IPSP (IPSP). Abbreviation for inhibitory postsynaptic potential.
IPTG (IPTG). Abbreviation for isopropylthiogalactoside.
IPV (IPV). Abbreviation for inactivated poliovirus vaccine.
IQ (IQ). Abbreviation for intelligence quotient.
Ir (Ir). Symbol for iridium.
ira (rage). Violent anger; a total discharge of the sympathetic portion of the autonomic nervous system.
  i. falsa o fingida (sham r.).
IRI (IRI). Abbreviation for immunoreactive insulin.
iridal (iridal). Iridial; iridian; iridic; relating to the iris.
iridectomía (iridectomy). Excision of a portion of the iris.
  i. estenopeica (stenopeic i.). Peripheral i.
  i. en ojal (buttonhole i.). Peripheral i.
  i. óptica (optical i.).
  i. periférica (peripheral i.). Buttonhole i.; stenopeic i.
  i. sectorial (sector i.). An i. in which a portion of the pupillary margin is excised.
  i. terapéutica (therapeutic i.).
iridectropión (iridectropium). Ectropion uveae.
iridencleisis (iridencleisis). Holth's operation; the incarceration of a portion of the iris by corneoscleral incision in glaucoma to effect filtration between the anterior chamber and subconjunctival space.
iridentropión (iridentropium). Entropion uveae.
irideremia (irideremia). Condition wherein the iris is so rudimentary as to appear to be absent.
iridescente (iridescent). Presenting multiple bright refractile colors, typically as a result of optical interference when incident white light is broken into its spectral components when reflected back through several thin-layered films.
iridesis (iridesis). Ligature of a portion of the iris brought out through an incision in the cornea.
iridial, iridiano, irídico (iridial, iridian, iridic). Iridal.
iridina (iridin). **1.** Irigenin; 7-glucoside from orris root, *Iris florentina*. **2.** Irisin; a resinoid from blue flag, *Iris versicolor;* used as a cholagogue and cathartic.
iridio (iridium). A white, silvery metallic element, symbol Ir, atomic no. 77, atomic weight 192.2.
irido-, irid- (irido-, irid-). Combining forms relating to the iris.
iridoavulsión (iridoavulsion). Avulsion, or tearing away, of the iris.

iridocele (iridocele). Herniation of a portion of the iris through a corneal defect.
iridociclectomía (iridocyclectomy). Removal of the iris and ciliary body for excision of a tumor.
iridociclitis (iridocyclitis). Inflammation of both iris and ciliary body.
  i. hipertensiva (hypertensive i.).
  i. séptica (i. septica). Behçet's syndrome.
iridociclocoroiditis (iridocyclochoroiditis). Inflammation of the iris, involving the ciliary body and the choroid.
iridocinesis, iridocinesia (iridokinesis, iridokinesia). Movement of the iris in contracting and dilating the pupil.
iridocinético (iridokinetic). Iridomotor; relating to the movements of the iris.
iridocistectomía (iridocystectomy). An operation for making an artificial pupil when posterior synechiae follow extracapsular extraction of cataract.
iridocoloboma (iridocoloboma). A coloboma or congenital defect of the iris.
iridocorneal (iridocorneal). Relating to the iris and the cornea.
iridocoroiditis (iridochoroiditis). Inflammation of both iris and choroid.
iridodesis (iridodesis). Obsolete term for iridesis.
iridodiagnóstico (iridodiagnosis). Diagnosis of systemic affections through observation of changes in form and color of the iris.
iridodiálisis (iridodialysis). A colobomatous defect of the iris caused by its separation from the scleral spur.
iridodiastasis (iridodiastasis). A colobomatous defect affecting the peripheral border of the iris with an intact pupil.
iridodilatador (iridodilator). Causing dilation of the pupil; applied to the musculus dilator pupillae.
iridodonesis (iridodonesis). Tremulous iris; agitated motion of the iris.
iridología (iridology). A system of medicine based on an examination of the iris, utilizing a chart on which certain areas of the iris are diagnostically specific for particular organs, systems, and structures.
iridomalacia (iridomalacia). Degenerative softening of the iris.
iridomesodiálisis (iridomesodialysis). Separation of adhesions around the inner margin of the iris.
iridomotor (iridomotor). Iridokinetic.
iridonco (iridoncus). A tumefaction of the iris.
iridoncosis (iridoncosis). Thickening of the iris.
iridoparálisis (iridoparalysis). Iridoplegia.
iridopatía (iridopathy). Pathologic lesions in the iris.
iridoplejía (iridoplegia). Iridoparalysis; paralysis of the musculus sphincter pupillae.
  i. completa (complete i.).
  i. refleja (reflex i.).
  i. simpática (sympathetic i.).
iridoptosis (iridoptosis). Prolapse of the iris.
iridorrexis (iridorrhexis). Tearing the iris from the scleral spur in order to increase the breadth of a coloboma.
iridosclerotomía (iridosclerotomy). An incision involving both sclera and iris.
iridosquisis (iridoschisis). Separation of the anterior layer of the iris from the posterior layer.
iridosquisma (iridoschisma). Simple coloboma of the iris.
iridostéresis (iridosteresis). Loss or absence of all or part of the iris.
iridotasis (iridotasis). An operation consisting of stretching the iris and incarcerating it in the limbal incision; a substitute for iridencleisis in glaucoma.
iridotomía (iridotomy). Corotomy; iritomy; irotomy; transverse division of some of the fibers of the iris, forming an artificial pupil.
irigenina (irigenin). A trihydroxy trimethoxy isoflavone component of iridin.
iris (iris, pl. irides). [*iris,* NA]. The anterior division of the vascular tunic of the eye, a diaphragm, perforated in the center (the pupil), attached peripherally to the scleral spur.
  i. bombé (i. bombé).
  i. en meseta (plateau i.).
  i. trémulo (tremulous i.). Iridodonesis.
irisina (irisin). Iridin.
irisopsia (irisopsia). The appearance of rainbow colors about objects.
irítico (iritic). Relating to iritis.
iritis (iritis). Inflammation of the iris.
  i. blenorrágica con recaídas (i. blenorrhagique à rechutes).
  i. catamenial (i. catamenialis). I. recurring at the menstrual periods.
  i. esponjosa (spongy i.).
  i. estafilococoalérgica recidivante (i. recidivans staphylococcoallergica). I. blenorrhagique à rechutes.
  i. fibrinosa (fibrinous i.).
  i. folicular (follicular i.).
  i. glaucomatosa (i. glaucomatosa).
  i. guttata de Doyne (Doyne's guttate i.).
  i. hemorrágica (hemorrhagic i.).
  i. nodular (nodular i.).
  i. obturante (i. obturans).
  i. plástica (plastic i.).
  i. serosa (serous i.).
  i. simpática (sympathetic i.).
  i. tranquila o silenciosa (quiet i.).
iritomía (iritomy). Iridotomy.
IRM (MRI). Abbreviation for magnetic resonance imaging.
irotomía (irotomy). Iridotomy.
irracional (irrational). Not rational; unreasonable (contrary to reason) or unreasoning (not exercising reason).
irradiación (irradiation). **1.** The subjective enlargement of a bright object seen against a dark background. **2.** Exposure to the action of electromagnetic radiation. **3.** The spreading of nervous impulses from one area in the brain or cord, or from a tract, to another tract.
irradiar (irradiate). To apply radiation from a source to a structure or organism.
irreducible (irreducible). **1.** Not reducible; incapable of being made smaller. **2.** In chemistry, incapable of being made simpler, or of being replaced, hydrogenated, or reduced in positive charge.
irrespirable (irrespirable). **1.** Incapable of being inhaled because of irritation to the airway, resulting in breath-holding. **2.** Denoting an aerosol composed of particles with aerodynamic size larger than 10 μ.
irresponsabilidad (irresponsibility). The state of not acting in a manner that is responsible, for conscious or unconscious reasons.
  i. criminal (criminal i.).
irresucitable (irresuscitable). Incapable of being revived.
irreversible (irreversible). Incapable of being reversed; permanent.
irrigación (irrigation). The washing out of a cavity or wound with a fluid.
  i. goteo-aspiración (drip-suck i.). Infusion-aspiration drainage.
irrigador (irrigator). An appliance used in irrigation.
irrigar (irrigate). To perform irrigation.
irritabilidad (irritability). The property inherent in protoplasm of reacting to a stimulus.
  i. eléctrica (electric i.).
  i. miotática (myotatic i.).
irritable (irritable). **1.** Capable of reacting to a stimulus. **2.** Tending to react immoderately to a stimulus.
irritación (irritation). **1.** Extreme incipient inflammatory reaction of the tissues to an injury. **2.** The normal response of nerve or muscle to a stimulus. **3.** The evocation of a normal or exaggerated reaction in the tissues by the application of a stimulus.
irritante (irritant). Irritating; causing irritation.
  i. primario (primary i.).
irritativo (irritative). Causing irritation.
irrumación (irrumation). Fellatio.
irrupción (irruption). Act or process of breaking through to a surface.
irruptivo (irruptive). Relating to or characterized by irruption.
isauxesis (isauxesis). Growth of parts at the same rate as growth of the whole.
isetionato (isethionate). A salt or ester of isethionic acid.
isla (island). Insula; in anatomy, any isolated part, separated from the surrounding tissues by a groove, or marked by difference in structure.
  i. de Calleja (i.'s of Calleja).
  i. de Langerhans (Langerhans' i.'s). Islets of Langerhans.
  i. ósea (bone i.).

i. pancreáticas (pancreatic i.'s). Islets of Langerhans.
i. de Reil (i. of Reil). Insula.
i. sanguínea (blood i.). Blood islet.
islote (islet). A small island.
i. de Langerhans (i.'s of Langerhans). Islet tissue; Langerhans' islands; pancreatic islands.
i. pancreáticos (pancreatic i.'s). I. of Langerhans.
i. principales (principal i.'s).
i. sanguíneo (blood i.). Blood island.
iso- (iso-). **1.** Prefix meaning equal, like. **2.** In chemistry, prefix indicating "isomer of" (isomerism). **3.** In immunology, prefix designating sameness with respect to species.
isoaglutinación (isoagglutination). Isohemagglutination; agglutination of red blood cells as a result of the reaction between an isoagglutinin and specific antigen in or on the cells.
isoaglutinina (isoagglutinin). Isohemagglutinin; an isoantibody that causes agglutination of cells of genetically different members of the same species.
isoaglutinógeno (isoagglutinogen). An isoantigen that induces agglutination of the cells to which it is attached upon exposure to its specific isoantibody.
isoalelo (isoallele). One of a number of alleles that can be mutually distinguished only by special analyses.
isoaloxazina (isoalloxazine). The heterocyclic compound of riboflavin and other flavins.
isoamidona (isoamidone). Isomethadone.
isoamilasa (isoamylase). A hydrolase that cleaves 1,6- α-D-glucosidic branch linkages in glycogen, amylopectin, and their β-limit dextrins.
isoamilhidrocupreína (isoamylhydrocupreine). A topical anesthetic and dental antiseptic.
isoamilo (isoamyl).
isoaminilo (isoaminile). An antitussive agent.
isoandrosterona (isoandrosterone). Epiandrosterone.
isoanticuerpo (isoantibody). **1.** An antibody that occurs only in some individuals of a species and reacts specifically with the corresponding isoantigen. **2.** Sometimes used as a synonym of alloantibody.
isoantígeno (isoantigen). **1.** An antigenic substance that occurs only in some individuals of a species, such as the blood group antigens of man. **2.** Sometimes used as a synonym of alloantigen.
isobara (isobar). The line on a map connecting points of equal barometric pressure.
isobárico (isobaric). **1.** Having equal weights or pressures. **2.** With respect to solutions, having the same density as the diluent or medium.
isóbaro (isobar). One of two or more nuclides having the same total number of protons plus neutrons, but with different distribution.
isobornil, tiocianoacetato (isobornyl thiocyanoacetate). A pediculicide.
isobucaína, clorhidrato de (isobucaine hydrochloride). A local anesthetic used in dentistry.
isobuteína (isobuteine). A sulfur-containing compound in urine.
isobutilo, nitrito de (isobutyl nitrite). A liquid present in commercial amyl nitrite, with similar antispasmodic and vasodilator properties.
isobuzol (isobuzole). An oral hypoglycemic agent for the treatment of diabetes mellitus.
isocapnia (isocapnia). A state in which the arterial carbon dioxide pressure remains constant or unchanged.
isocarboxazida (isocarboxazid). A monoamine oxidase inhibitor used in the treatment of depressive disorders.
isocelular (isocellular). Composed of cells of equal size or of similar character.
isocianato (isocyanate). The radical –N=C=O from isocyanic acid.
isocianida (isocyanide). The radical –NC.
isocitolisina (isocytolysin). A cytolysin that reacts with the cells of certain other animals of the same species, but not with the cells of the individual that formed the i.
isocitrasa, isocitratasa (isocitrase, isocitratase). Isocitrate lyase.
isocitrato deshidrogenasa (isocitrate dehydrogenase). Isocitric acid dehydrogenase; oxalosuccinic carboxylase; one of two enzymes that catalyze the conversion of *threo*-D_s-isocitrate to α-ketoglutarate (2-oxoglutarate).
isocitrato liasa (isocitrate lyase). Isocitrase; isocitratase; isocitritase; an enzyme that catalyzes the aldol condensation of glyoxylate and succinate, forming *threo*-D_s-isocitrate.
isocitritasa (isocitritase). Isocitrate lyase.
isoclina (isocline). A line in a geographical region that joins points at which in a population there are constant expected frequencies for the various alleles at a genetic locus.
isocoria (isocoria). Equality in the size of the two pupils.
isocórico (isochoric). Isovolumic.
isocorteza (isocortex). Homotypic cortex; neocortex; neopallium; O. and C. Vogt's term for the larger part of the mammalian cerebral cortex.
isocromático (isochromatic). **1.** Isochroous; of uniform color. **2.** Denoting two objects of the same color.
isocromatófilo (isochromatophil, isochromatophile). Having an equal affinity for the same dye; said of cells or tissues.
isocromosoma (isochromosome). A chromosomal aberration that arises as a result of transverse rather than longitudinal division of the centromere during meiosis.
isocronía (isochronia). **1.** The state of having the same chronaxie. **2.** Agreement, with respect to time, rate, or frequency, between processes.
isócrono (isochronous). Occurring during the same time.
isócroo (isochroous). Isochromatic.
isodactilismo (isodactylism). Condition in which each of the fingers or toes are approximately of equal length.
isodenso (isodense). Denoting a tissue having a radiopacity (radiodensity) similar to that of another or adjacent tissue.
isodinámico (isodynamic). **1.** Of equal force or strength. **2.** Relating to foods or other materials that liberate the same amount of energy on combustion.
isodinamógeno (isodynamogenic). **1.** Isoenergetic. **2.** Producing equal nerve force.
isodulcita (isodulcit). L-Rhamnose.
isoeléctrico (isoelectric). Isopotential; of equal electrical potential.
isoenergético (isoenergetic). Isodynamogenic; exerting equal force; equally active.
isoenzima (isoenzyme). Isozyme; one of a group of enzymes that are very similar in catalytic properties but may be differentiated by variations in physical properties.
isoeritrólisis (isoerythrolysis). Destruction of erythrocytes by isoantibodies.
i. neonatal (neonatal i.).
isoetarina (isoetharine). A bronchodilator for the treatment of bronchial asthma.
isofagia (isophagy). Autolysis.
isofluorfato (isofluorphate). Diisopropyl fluorophosphate; a toxic cholinergic agent that acts by irreversible inhibition of cholinesterase.
isoflurano (isoflurane). A nonflammable, nonexplosive, halogenated ether with potent anesthetic action; an isomer of enflurane.
isoforia (isophoria). A condition in which a muscular imbalance remains constant with changes of direction of gaze.
isogameto (isogamete). **1.** One of two or more similar cells by the conjugation or fusion of which, with subsequent division, reproduction occurs. **2.** A gamete of the same size as the gamete with which it unites.
isogamia (isogamy). Conjugation between two equal gametes, or two individual cells alike in all respects.
isogénesis (isogenesis). Identity of morphologic development.
isogénico (isogeneic, isogenic). Syngeneic.
isógeno (isogenous). Of the same origin, as in development from the same tissue or cell.
isogentiobiosa (isogentiobiose). Isomaltose.
isoglutamina (isoglutamine). A glutamic amide.
isognato (isognathous). Having jaws of approximately the same width.
isohemaglutinación (isohemagglutination). Isoagglutination.
isohemaglutinina (isohemagglutinin). Isoagglutinin.
isohemolisina (isohemolysin). An isolysin that reacts with red blood cells.
isohemólisis (isohemolysis). A form of isolysis in which there is dissolution of red blood cells as a result of the reaction between an isolysin (isohemolysin) and specific antigen in or on the cells.
isohídrico (isohydric). Denoting two substances possessing the same pH.
isohidruria (isohydruria). Fixation of the pH of the urine without the usual variation.

isohipercitosis (isohypercytosis). Obsolete term for a condition in which the number of leukocytes in the circulating blood is increased, but the relative proportions of the various types (especially the granulocytes) are within the usual range.
isohipocitosis (isohypocytosis). Obsolete term for a condition in which there is an abnormally small number of leukocytes in the circulating blood, but the relative proportions of the various types (especially the granulocytes) are within the usual range.
isoiconia (isoiconia). Equality of the two retinal images.
isoicónico (isoiconic). Marked by or relating to isoiconia.
isoinjerto (isograft). Syngraft.
isoinmunización (isoimmunization). Development of a significant titer of specific antibody as a result of antigenic stimulation with material contained on or in the red blood cells of another individual of the same species.
isolecítico (isolecithal). Denoting an ovum in which there is a moderate amount of uniformly distributed yolk.
isoleucil (Ile) (isoleucyl (Ile)). The acyl radical of isoleucine.
isoleucina (Ile) (isoleucine). 2-Amino-3-methylvaleric acid; an amino acid found in almost all proteins.
isoleucoaglutinina (isoleukoagglutinin). Naturally occurring abnormal antibody in the blood of some persons with certain conditions, capable of agglutinating human leukocytes.
isolisina (isolysin). An antibody that combines with, sensitizes, and results in complement-fixation and dissolution of cells that contain the specific isoantigen.
isólisis (isolysis). Lysis or dissolution of cells as a result of the reaction between an isolysin and specific antigen in or on the cells.
isolítico (isolytic). Pertaining to, characterized by, or causing isolysis.
isólogo (isologous). Syngeneic.
isomaltasa (isomaltase). Oligo-1,6-glucosidase.
isomaltosa (isomaltose). Isogentiobiose; a disaccharide in which two glucose molecules are attached by an α-1,6 link, rather than an α-1,4 link as in maltose.
isomastigoto (isomastigote). Denoting a protozoan having two or four flagella of equal length at one extremity.
isomerasa (isomerase). A class of enzymes catalyzing the conversion of a substance to an isomeric form.
isomérico (isomeric, isomerous). Relating to or characterized by isomerism.
isomerismo (isomerism). The existence of a chemical compound in two or more forms that are identical with respect to percentage composition but differ as to the positions of one or more atoms within the molecules, and also in physical and chemical properties.
i. estereoquímico (stereochemical i.). Stereoisomerism.
i. estructural (structural i.).
i. geométrico (geometric i.).
i. óptico (optical i.).
isomerización (isomerization). A process in which one isomer is formed from another, as in the action of isomerases.
isómero (isomer). **1.** One of two or more substances displaying isomerism. **2.** One of two or more nuclides having the same atomic and mass numbers but differing in energy states for a finite period of time.
isometadona·(isomethadone). Isoamidone; a narcotic analgesic.
isomethepteno (isometheptene). An unsaturated aliphatic sympathomimetic amine with antispasmodic and vasoconstrictor actions.
isométrico (isometric). **1.** Of equal dimensions. **2.** In physiology, denoting the condition when the ends of a contracting muscle are held fixed so that contraction produces increased tension at constant overall length.
isometropía (isometropia). Equality in refraction in the two eyes.
isomórfico (isomorphic). Isomorphous.
isomorfismo (isomorphism). Similarity of form between two or more organisms or between parts of the body.
isomorfo (isomorphous). Isomorphic; having the same form or shape, or being morphologically equal.
isonaftol (isonaphthol).
isoncótico (isoncotic). Of equal oncotic pressure.
isoniazida (isoniazid). Isonicotinic acid hydrazide; a compound effective in the treatment of tuberculosis.
isonitrilo (isonitrile). An organic isocyanide.
isonitrosoacetona (isonitrosoacetone). Monoisonitrosoacetone; pyruvaldoxine; a cholinesterase reactivator that can penetrate the blood-brain barrier readily and cause significant reactivation of phosphorylated acetylcholinesterase in the central nervous system.
isonormocitosis (isonormocytosis). Obsolete term for a condition in which the actual number and the relative proportions of the various types of leukocytes in the circulating blood are within normal range.
isopatía (isopathy). Treatment of disease by means of the causal agent or a product of the same disease.
isopentilhidrocupreína (isopentylhydrocupreine). Euprocin hydrochloride.
isopentilo (isopentyl).
isopía (isopia). Equality in all respects of the two eyes, and of vision.
isopirocalciferol (isopyrocalciferol). 9β-Ergosterol; a thermal decomposition product of calciferol; a stereoisomer of pyrocalciferol and ergosterol.
isoplasontes (isoplassonts). Like-formed entities having certain features in common.
isoplástico (isoplastic). Syngeneic.
isopleta (isopleth). A line on a Cartesian nomogram consisting of all points that represent a particular value of a variable; e.g., an isobar is an i. for a particular pressure.
isopotencial (isopotential). Isoelectric.
isoprecipitina (isoprecipitin). An antibody that combines with and precipitates soluble antigenic material in the plasma or serum, or in an extract of the cells, from another member, but not all members, of the same species.
isoprenalina, clorhidrato de (isoprenaline hydrochloride). Isoproterenol hydrochloride.
isoprenalina, sulfato de (isoprenaline sulphate). Isoproterenol sulfate.
isopreno (isoprene). Hemiterpene; an unsaturated five-carbon hydrocarbon with a branched chain, which in the plant kingdom is used as the basis for the formation of isoprenoids.
isoprenoides (isoprenoids). Polymers whose carbon skeletons consist in whole or in large part of isoprene units joined end to end.
isoprofenamina, clorhidrato de (isoprophenamine hydrochloride). Clorprenaline hydrochloride.
isopropamida, yoduro de (isopropamide iodide). An anticholinergic agent.
isopropanol (isopropanol). Isopropyl alcohol.
isopropilarterenol, clorhidrato de (isopropylarterenol hydrochloride). Isoproterenol hydrochloride.
isopropilcarbinol (isopropylcarbinol).
isopropilo, miristato de (isopropyl myristate). A pharmaceutic aid used in topical medicinal preparations to promote absorption through the skin.
isopropiltiogalactósido (isopropylthiogalactoside (iPrSGal, IPTG)). An artificial galactoside capable of inducing β-galactosidase in *Escherichia coli* without being split, as are the natural substrates such as lactose.
isoproterenol, clorhidrato de (isoproterenol hydrochloride). Isoprenaline hydrochloride; isopropylarterenol hydrochloride; a sympathomimetic β-receptor stimulant possessing the inhibitory properties and the cardiac excitatory, but not the vasoconstrictor, actions of epinephrine.
isoproterenol, sulfato de (isoproterenol sulfate). Isoprenaline sulphate; used for inhalation as an aerosol in the treatment of acute asthmatic attacks and chronic pulmonary emphysema.
isóptera (isopter). A curve of equal retinal sensitivity in the visual field designated by a fraction, the numerator being the diameter of a test object, and the denominator, the testing distance.
isoquinolina (isoquinoline). Benzo[*c*]pyridine; ring structure characteristic of the group of opium alkaloids represented by papaverine.
isorrea (isorrhea). Equality of intake and output of water; maintenance of water equilibrium.
isorriboflavina (isoriboflavin). A riboflavin antimetabolite, differing from riboflavin in that the methyl groups on the isoalloxazine nucleus are in the 6,7 positions rather than the 7,8.
isosbéstico (isosbestic). Denoting the wavelength of light at which two related compounds have identical extinction coefficients.
isosensibilizar (isosensitize). Autosensitize.
isosexual (isosexual). **1.** Relating to the existence of characteristics or feelings of both sexes in one person. **2.** Descriptive of somat-

ic characteristics possessed by, or of processes occurring within, an individual that are consonant with the sex of that individual.
isosmótico (isosmotic). Iso-osmotic; having the same total osmotic pressure or osmolality as another fluid (ordinarily intracellular fluid).
isosorbide, dinitrato de (isosorbide dinitrate). A coronary vasodilator; large doses may produce headache, flushing of the face, palpitation, fainting, and methemoglobinemia.
isospora (isospore).
isosporiasis (isosporiasis). Disease caused by infection with a species of Isospora, such as *I. belli* of humans.
isostenuria (isosthenuria). A state in chronic renal disease in which the kidney cannot form urine with a higher or a lower specific gravity than that of protein-free plasma.
isóstero (isostere). One of two or more atoms or molecules having the same electron arrangement.
isosulfamerazina (isosulfamerazine). Sulfaperin.
isotérmico (isothermal). Having the same temperature.
isotiocianato (isothiocyanate). The radical of isothiocyanic acid.
isotipendilo (isothipendyl). An antihistaminic.
isotípico (isotypic). Pertaining to an isotype.
isotipo (isotype). An antigenic determinant (marker) that occurs in all members of a subclass of an immunoglobulin class.
isotona (isotone). One of several nuclides having the same number of neutrons in their nuclei.
isotonía (isotonia). A condition of tonic equality in which tension or osmotic pressure in two substances or solutions is the same.
isotonicidad (isotonicity). **1.** The quality of possessing and maintaining a uniform tone or tension. **2.** The property of a solution in being isotonic.
isotónico (isotonic). **1.** Relating to isotonicity or isotonia. **2.** Having equal tension. **3.** In physiology, denoting the condition when a contracting muscle shortens against a constant load, as when lifting a weight.
isotópico (isotopic). Of identical chemical composition but differing in some physical property, such as atomic weight.
isótopo (isotope). One of two or more nuclides that are chemically identical yet differ in mass number, since their nuclei contain different numbers of neutrons.
 i. estable (stable i.).
 i. radiactivo (radioactive i.).
isotrasplante (isotransplantation). Transfer of an isograft (syngraft).
isotretinoína (isotretinoin). 13-*cis*-Retinoic acid; a retinoid used for treatment of severe recalcitrant cystic acne.
isotrópico, isótropo (isotropic, isotropous). Having properties which are the same in all directions.
isovalericocidemia (isovaleric acidemia). A disorder of leucine metabolism characterized by the excessive production of isovaleric acid upon protein ingestion or during infectious episodes.
isovaltina (isovalthine). A sulfur-containing compound found in urine.
isovolumen (isovolume). At the same or equal volume.
isovolumétrico (isovolumetric). Isovolumic.
isovolúmico (isovolumic). Isochoric; isovolumetric; occurring without an associated alteration in volume.
isoxsuprina, clorhidrato de (isoxsuprine hydrochloride). A sympathomimetic amine with potent inhibitory effects on vascular, uterine, and other smooth muscles.
isozima (isozyme). Isoenzyme.
isquemia (ischemia). Local anemia due to mechanical obstruction (mainly arterial narrowing) of the blood supply.
 i. del miocardio (myocardial i.).
 i. postural (postural i.).
 i. de la retina (i. retinae).
 i. silenciosa (silent i.).
isquémico (ischemic). Relating to or affected by ischemia.
isquesis (ischesis). Suppression of any discharge, especially of a normal one.
isquial (ischial). Sciatic.
isquialgia (ischialgia). **1.** Ischiodynia; Ischioneuralgia; pain in the hip; specifically, the ischium. **2.** Rarely used term for sciatica.
isquiático **1.** (ischiadic). Sciatic. **2.** (ischiadicus). Ischial or sciatic.
isquidrosis (ischidrosis). Anhidrosis.
isquio- (ischio-). Combining form relating to the ischium.
isquioanal (ischioanal). Relating to the ischium and the anus.
isquiobulbar (ischiobulbar). Relating to the ischium and the bulb of the penis.
isquiocapsular (ischiocapsular). Relating to the ischium and the capsule of the hip joint; denoting that part of the capsule which is attached to the ischium.
isquiocavernoso **1.** (ischiocavernous). Relating to the ischium and the corpus cavernosum. **2.** (ischiocavernosus). Musculus i.
isquiocele (ischiocele). Sciatic hernia.
isquiococcígeo **1.** (ischiococcygeus). Musculus i. **2.** (ischiococcygeal). Relating to the ischium and the coccyx.
isquiodinia (ischiodynia). Ischialgia.
isquiofemoral (ischiofemoral). Relating to the ischium, or hip bone, and the femur, or thigh bone.
isquiómelo (ischiomelus). Unequal conjoined twins in which the parasite, often only an arm or a leg, arises from the pelvic region of the autosite.
isquión (ischium, gen. ischii, pl. ischia). [*os ischii*, NA].
isquioneuralgia (ischioneuralgia). Ischialgia.
isquionitis (ischionitis). Inflammation of the ischium.
isquiópago (ischiopagus). Conjoined twins united in their ischial region.
isquioperineal (ischioperineal). Relating to the ischium and the perineum.
isquioperoneo (ischiofibular). Relating to or connecting the ischium and the fibula.
isquiopúbico (ischiopubic). Relating to both ischium and pubis.
isquioquimia (ischochymia). Retention of food in the stomach due to dilation of that organ.
isquiorrectal (ischiorectal). Relating to the ischium and the rectum.
isquiosacro (ischiosacral). Relating to the ischium and the sacrum.
isquiotibial (ischiotibial). Relating to or connecting the ischium and the tibia.
isquiotoracópago (ischiothoracopagus). Iliothoracopagus.
isquiovaginal (ischiovaginal). Relating to the ischium and the vagina.
isquiovertebral (ischiovertebral). Relating to the ischium and the vertebral column.
isquiurético (ischuretic). **1.** Relating to or relieving ischuria. **2.** An agent that relieves retention or suppression of urine.
isquiuria (ischuria). Retention or suppression of urine.
istmectomía (isthmectomy). Excision of the midportion of the thyroid.
ístmico (isthmic, isthmian). Denoting an anatomical isthmus.
istmo (isthmus, pl. isthmi, isthmuses). **1.** A constriction connecting two larger parts of an organ or other anatomical structure. **2.** A narrow passage connecting two larger cavities. **3.** The narrowest portion of the brainstem at the junction between midbrain and hindbrain.
 i. de la aorta (i. of aorta). [*isthmus aortae*, NA].
 i. del cartílago auricular (i. of cartilage of ear). [*isthmus cartilaginis auris*, NA].
 i. de la circunvolución del cuerpo calloso (i. of cingular gyrus). [*isthmus gyri cinguli*, NA].
 i. faríngeo (pharyngeal i.). Choana.
 i. faringonasal (i. pharyngonasalis). Choana.
 i. de las fauces (i. of fauces). [*isthmus faucium*, NA].
 i. de Guyon (Guyon's i.). I. of uterus.
 i. de His (i. of His). Rhombencephalic i.
 i. de Krönig (Krönig's i.).
 i. del lóbulo límbico (i. of limbic lobe). I. of cingular gyrus.
 i. del meato auditivo externo (i. of external acoustic meatus). [*isthmus meatus acustici externi*, NA].
 i. de la próstata (i. of prostate). [*isthmus prostatae*, NA].
 i. del rombencéfalo (rhombencephalic i.). [*isthmus rhombencephali*, NA].
 i. del tiroides (i. of thyroid). [*isthmus glandulae thyroideae*, NA].
 i. de la trompa auditiva (i. of auditory tube). [*istmus tubae auditivae*, NA].

i. de la trompa de Eustaquio (i. of eustachian tube). I. of auditory tube.

i. de la trompa uterina (i. of uterine tube). [*isthmus tubae uterinae,* NA].

i. del útero (i. of uterus). [*isthmus uteri,* NA].

i. de Vieussens (Vieussens' i.). Limbus fossae ovalis.

istmoparálisis (isthmoparalysis). Faucial paralysis; isthmoplegia; paralysis of the velum pendulum palati and the muscles forming the anterior pillars of the fauces.

istmoplejía (isthmoplegia). Isthmoparalysis.

iter (iter). A passage leading from one anatomical part to another.

i. chordae anterius (i. chordae anterius). Civinini's canal; Huguier's canal.

i. chordae posterius (i. chordae posterius). Canaliculus chordae tympani.

i. dentis, dentium (i. dentis, i. dentium). The route or routes by which one or more teeth erupt.

i. a tertio ad quartum ventriculum (i. a tertio ad quar tum ventriculum). Aqueductus cerebri.

iteral (iteral). Relating to an iter.

iterbio (ytterbium). symbol Yb; A metallic element of the lanthanide group; atomic no. 70, atomic weight 173.04.

iticifosis (ithykyphosis, ithycyphosis). Obsolete term for pure kyphosis without lateral displacement of the spine.

itilordosis (ithylordosis). Obsolete term for a pure lordosis without lateral curvature of the spine.

-itis (-ites, -itis). Adjectival suffix to nouns, corresponding to L. -*alis*, -*ale*, or -*inus*, -*inum*, or E. -y, -like, or the hyphenated nouns; the adjective so formed is used without the qualified noun. The feminine form, -*itis* (agreeing with *nosos*, disease), is so often associated with inflammatory disease that it has acquired in most cases the significance of inflammation.

-ito (-ite). **1.** Suffix denoting of the nature of, resembling. **2.** In chemistry, denoting a salt of an acid that has the termination -ous. **3.** In comparative anatomy, a suffix denoting an essential portion of the part to the name of which it is attached.

ITP (ITP). Abbreviation for idiopathic thrombocytopenic purpura; inosine 5'-triphosphate.

itramina, tosilato de (itramin tosylate). A vasodilator.

itrio (yttrium). A metallic element, symbol Y, atomic no. 39, atomic weight 88.92.

I-V (I-V). Abbreviation for intraventricular.

IV, iv (IV, iv). Abbreviation for intravenous, or intravenously.

ivermectina (ivermectin). A 22,23-dihydro derivative of avermectin B_1, a macrocyclic lactone produced by the actinomycete *Streptomyces avermitilis*.

IVP (IVP). Abbreviation for intravenous pyelogram.

ixodiasis (ixodiasis). **1.** Skin lesions caused by the bites of certain ixodid ticks. **2.** Any disease that is transmitted by ticks.

ixódico (ixodic). Relating to or caused by ticks.

ixódido (ixodid). Common name for members of the family Ixodidae.

ixomielitis (ixomyelitis). Inflammation of the lumbar spinal cord.

J

J. (J). Symbol for joule; Joule's equivalent.
J. (*J*). Symbol for flux.
jaagziekte (jaagziekte). Pulmonary adenomatosis of sheep.
jabón (soap). The sodium or potassium salts of long chain fatty acids (e.g., sodium stearate).
  j. de agua salada (salt water s.). Marine s.
  j. animal (animal s.). Curd s; domestic s.; tallow s.
  j. blando (soft s.). Medicinal soft s.
  j. de Castilla (Castile s.). Hard s.
  j. de cuajada (curd s.). Domestic s.; animal s.
  j. doméstico (domestic s.). Animal s.
  j. duro (hard s.). Castile s.
  j. insoluble (insoluble s.).
  j. marino (marine s.). Salt water s.
  j. medicinal blando (medicinal soft s.). Green s.; soft s.
  j. de sastre (soapstone). Talc.
  j. de sebo (tallow s.). Animal s.
  j. soluble (soluble s.).
  j. supergraso (superfatted s.).
  j. verde (green s.). Medicinal soft s.
jacksoniano (jacksonian). Described by John Hughlings Jackson.
jactitación, jactación (jactitation). Rarely used term for extreme restlessness or tossing about from side to side.
jadear (pant). To breathe rapidly and shallowly.
jalapa (jalap). The dried tuberous root of *Exogonium purga* or *Ipomoea purga* (family Convolvulaceae); used as a cathartic.
jalea (jelly). A semisolid tremulous compound usually containing some form of gelatin in solution.
  j. cardíaca (cardiac j.).
  j. de glicerina (glycerin jelly). Glycerinated gelatin.
  j. interlaminar (interlaminar j.).
  j. de Wharton (Wharton's j.).
janicéfalo (janiceps). Conjoined twins having their two heads fused together, with the faces looking in opposite directions.
  j. asimétrico (j. asymmetrus). Iniops; syncephalus; asymmetros.
  j. parásito (j. parasiticus).
jarabe (syrup). **1.** Sirup; syrupus. Refined molasses; the uncrystallizable saccharine solution left after the refining of sugar. **2.** Any sweet fluid; a solution of sugar in water in any proportion. **3.** A liquid preparation of medicinal or flavoring substances in a concentrated aqueous solution of a sugar, usually sucrose.
jarrete (hock). The tarsus in the horse and other quadrupeds; the joint of the hind limb between the stifle and the fetlock; corresponds to the ankle in man.
  j. corváceo (curby h.). Curb.
  j. recubierto (capped h.). Calcaneal bursitis.
jaula (cage). **1.** An enclosure made partly or completely of open work and commonly used to house animals. **2.** A structure resembling such an enclosure.
jecur, gen. **jecoris** (jecur, gen. jecoris). Obsolete term for the liver.
jején (gnat). A midge; general term applied to several species of minute insects, including species of *Simulium* (buffalo g.) and *Hippelates* (eye g.).
jengibre (ginger). Zingiber; the dried rhizome of *Zingiber officinale* (family Zingiberaceae), known in commerce as Jamaica g., African g., and Cochin g.
  j. chino (Chinese g.). Galangal.
  j. indio (Indian g.). *Asarum canadense.*
  oleorresina de j. (g. oleoresin).
  j. silvestre (wild g.). *Asarum canadense.*
jerarquía (hierarchy). **1.** Any system of persons or things ranked one above the other. **2.** In psychology and psychiatry, an organization of habits or concepts in which simpler components are combined to form increasingly complex integrations.
  j. de dominancia (dominance h.).
  j. de Maslow (Maslow's h.).
  j. de respuestas (response h.).
jerbo (gerbil). A name applied to any of 13 genera of small rodents (subfamily Gerbillinae) from Africa and Asia; they resemble jerboas or kangaroo rats and can survive without drinking water.
jerga (jargon). **1.** Language or terminology peculiar to a specific field, profession, or group. **2.** Paraphasia.
jeringa (syringe). An instrument used for injecting or withdrawing fluids.
  j. de aire (air s., chip s.).
  j. anular (ring s.).
  j. con bulbo de goma (rubber-bulb s.).
  j. de control (control s.). Ring s.
  j. de Davidson (Davidson s.).
  j. dental (dental s.).
  j. fuente (fountain s.).
  j. hipodérmica (hypodermic s.).
  j. Luer, Luer Lok (Luer s., Luer-Lok s.).
  j. de Neisser (Neisser's s.).
  j. de Pitkin (Pitkin s.).
  j. de Roughton-Scholander (Roughton-Scholander s.).
  j. sonda (probe s.).
jimson, maleza de (jimson weed). *Datura stramonium.*
jird (jird). A rodent of the genus *Meriones;* distinct from the gerbil, with which it is frequently confused.
JNA (JNA). Abbreviation for *Jena Nomina Anatomica*, 1935.
johnina (johnin). A product used as a diagnostic agent, analogous to tuberculin but made from *Mycobacterium paratuberculosis* (the causative organism of Johne's disease).
joroba (humpback). Nonmedical term for kyphosis or gibbus.
joule (J) (joule (J)). Unit of heat; a unit of energy; the heat generated, or energy expended, by an ampere flowing through an ohm for 1 second; equal to 10^7 ergs, and to a newton-meter.
jucuya (juccuya). Cutaneous leishmaniasis.
juego (game). A contest, physical or mental, conducted according to set rules, played for amusement or for a stake.
  j. lingüístico (language g.).
  j. modelo (model g.).
jugo (juice). **1.** The interstitial fluid of a plant or animal. **2.** A digestive secretion.
  j. del apetito (appetite j.).
  j. de cáncer (cancer j.).
  j. gástrico (gastric j.).
  j. intestinal (intestinal j.).
  j. pancreático (pancreatic j.). The external secretion of the pancreas.
jugulum (jugulum). Throat.
jungiano (jungian). The psychological system or the psychoanalytic form of treatment deriving from it developed by Carl Gustav Jung.
junípero (juniper). The dried ripe fruit of *Juniperus communis* (family Pinaceae).
  aceite de baya de j. (j. berry oil).
  alquitrán de j. (j. tar). Cade oil.
juntura (junctura, pl. juncturae). **1.** Articulatio. **2.** Junction; juncture; the point, line, or surface of union of two parts, mainly bones or cartilages.
  j. tendinosas (juncturae tendinum). [*conexus intertendineus*, NA].
juramento (oath). A solemn affirmation or attestation.
  j. hipocrático (Hippocratic Oath).
  j. del Veterinario (Veterinarian's Oath).
jurisprudencia (jurisprudence). The science of law, its principles and concepts.
  j. dental (dental j.). Forensic dentistry.
  j. médica (medical j.). Forensic medicine.
justo major (justo major).
justo minor (justo minor).

K

K (K). Symbol for dissociation constant.
K (K). **1.** Symbol for potassium; phylloquinone; kelvin. **2.** In optics, the coefficient of scleral rigidity. **3.** In contact lens fitting, the radius of curvature of the flattest meridian of the apical cornea.
k (k). **1.** Symbol for kilo-. **2.** Symbol for rate constants, or velocity constants.
K_a (K_a). Symbol for dissociation constant of an acid.
K_b (K_b). Symbol for dissociation constant of a base.
K_m (K_m). Symbol for Michaelis constant; Michaelis-Menten constant.
K_w (K_w). Symbol for dissociation constant of water.
Ka (Ka). Abbreviation for kathode or kathodal.
kabure (kabure). Schistosomiasis japonica.
kafindo (kafindo). Onyalai.
kak-, kako- (kak-, kako-).
kakké (kakké). Beriberi.
kala azar (kala azar). Visceral leishmaniasis.
kalium (kalium). Potassium.
kallak (kallak). A peculiar pustular dermatitis observed among the Eskimos.
kanamicina, sulfato de (kanamycin sulfate). An antibiotic substance derived from strains of *Streptomyces kanamycetius;* its antibacterial activity in vitro is nearly identical with that of neomycin and is active against many aerobic Gram-positive and Gram-negative bacteria.
kanyemba (kanyemba). Chiufa.
kappacismo (kappacism). Faulty pronunciation of the "k" sound.
kasai (kasai). Belgian Congo anemia; a form of anemia occurring in natives of the area formerly known as the Belgian Congo, with associated edema of subcutaneous tissues, depigmented regions in the skin, and various gastrointestinal disturbances.
kat (kat). Abbreviation for katal.
katal (katal (kat)). Unit of catalytic activity equal to one mole per second, as of the amount of enzyme that catalyzes transformation of one mole of substrate per second.
katión (kation). Obsolete spelling of cation.
kava (kava). Yaqona.
kb (kb). Abbreviation for kilobase.
kc (kc). Abbreviation for kilocycle.
kcal (kcal). Abbreviation for kilogram calorie; kilocalorie.
keel (keel). Paratyphoid or salmonellosis of ducklings.
K-el (K-el). Abbreviation for phyllochromenol.
kelvin (kelvin (K)). A unit of thermodynamic temperature.
keno- (keno-).
kerión (kerion). A granulomatous secondarily infected lesion complicating fungal infection of the hair; typically, a raised boggy lesion.
k. de Celsus (Celsus k.). Tinea kerion.
kernicterus (kernicterus). Nuclear jaundice; a grave form of icterus neonatorum associated with high levels of unconjugated bilirubin.
ketoconazol (ketoconazole). A broad spectrum antifungal agent used to treat systemic and topical fungal infections.
ketoprofeno (ketoprofen). *m*-Benzoylhydratropic acid; a nonsteroidal anti-inflammatory analgesic.
kg (kg). Abbreviation for kilogram.
khat (khat). The tender fresh parts of *Catha edulis*.
khellina (khellin). Dimethoxymethylfuranochromone; the active principle in extracts of *Ammi visnaga*, an umbelliferous plant growing in the Near East; used in angina pectoris and asthma.
KHN (KHN). Abbreviation for Knoop hardness number.
kilo- (kilo- (k)). Prefix used in the SI and metric systems to signify one thousand (10^3).
kilobase (kb) (kilobase (kb)). Unit used in designating the length of a nucleic acid sequence; 1 kb equals a sequence of 1000 purine or pyramidine bases.
kilocaloría (kcal) (kilocalorie (kcal)). Large calorie.
kilociclo (kc) (kilocycle (kc)). One thousand cycles per second.
kilogramo (kg) (kilogram (kg)). The SI unit of mass, 1000 g or 1 cubic decimeter of water; equivalent to 15,432 gr, 2.205 lb. avoirdupois, or 2.68 lb. troy.
kilogramo-metro (kilogram-meter). The energy exerted, or work done, when a mass of 1 kg is raised a height of 1 m; equal to 9.806 J in the SI system.
kilorroentgen (kiloroentgen). Term used to denote an exposure of 1000 roentgens.
kilovoltímetro (kilovoltmeter). An instrument designed to measure electromotive force in kilovolts.
kilovoltio (kv) (kilovolt (kv)). One thousand volts.
kinesi-, kinesio-, kineso- (kinesi-, kinesio-, kineso-). Combining forms relating to motion.
kinesialgia (kinesialgia). Kinesalgia.
kinesiatría (kinesiatrics). Kinesitherapy.
kinésica (kinesics). The study of nonverbal, bodily motion in communication.
kinesímetro (kinesimeter). Kinesiometer; an instrument for measuring the extent of a movement.
kinesiología (kinesiology). The science or the study of movement, and the active and passive structures involved.
kinesiómetro (kinesimeter). Kinesiometer; an instrument for measuring the extent of a movement.
kinesiópata (kinesipathist). A nonmedical person who treats disease by movements of various kinds.
kinesiopatía (kinesipathy). **1.** An affection marked by motor disturbances. **2.** Kinesitherapy.
kinesioterapia (kinesitherapy). Kinesiatrics; kinesipathy; treatment by means of a movement regimen.
kinesis (kinesis). Motion. As a termination, used to denote movement or activation, particularly the kind induced by a stimulus.
kinesofobia (kinesophobia). Morbid fear of movement.
kinestesia (kinesthesia). **1.** The sense perception of movement; the muscular sense. **2.** An illusion of moving in space.
kinestésico (kinesthetic). Relating to kinesthesia.
kinestesiómetro (kinesthesiometer). An instrument for determining the degree of muscular sensation.
kión (kion). Obsolete term for uvula.
kion-, kiono- (kion-, kiono-). Obsolete combining forms relating to the uvula.
koro (koro). Shook jong; an acute delusional state occurring in Macassars, natives of the Celebes and other parts of the East, in which the subject experiences a sensation that his penis is shriveling or is being drawn into the abdomen.
Kr (Kr). Symbol for krypton.
kra-kra (kra-kra). Craw-craw.
krait (krait). Elapid snakes of the genus *Bungaris*, found in northern India, whose bite is associated with generalized anesthetic and paralytic effects, as opposed to local pain, discoloration, or edema.
17-KS (17-KS). Abbreviation for 17-ketosteroids.
kubisagari, kubisagaru (kubisagari, kubisagaru). Epidemic vertigo.
kurchi, corteza de (kurchi bark). Conessi.
kuru (kuru). A progressive, fatal form of spongiform encephalopathy endemic to certain Melanesian tribes in the highlands of New Guinea.
kv (kv). Abbreviation for kilovolt.
kwashiorkor (kwashiorkor). Infantile pellagra; malignant malnutrition; a disease seen in African natives, particularly children one to three years old, due to dietary deficiency, particularly of protein.
kyphos (kyphos). (kyphos). A hump.

L

λ (λ). **1.** The 11th letter of the Greek alphabet. **2.** Symbol for Avogadro's number; wavelength; radioactive constant; Ostwald's solubility coefficient.
L (L). **1.** Abbreviation for left; lumbar vertebra (L1 to L5). **2.** Symbol for inductance; liter.
l (l). Symbol for liter.
l- (*l-*). Prefix indicating a chemical compound to be levorotatory.
laberintectomía (labyrinthectomy). Excision of the labyrinth.
laberíntico (labyrinthine). Relating to any labyrinth.
laberintitis (labyrinthitis). Otitis interna; otitis intima; otitis labyrinthica; inflammation of the labyrinth (the internal ear), sometimes accompanied by vertigo.
laberinto **1.** (labyrinth). [*labyrinthus,* NA]. The internal or inner ear. **2.** (labyrinth). Any of several anatomical structures with numerous intercommunicating cells or canals. **3.** (maze). A labyrinth; frequently used to study higher functions of the nervous system in rats. **4.** (labyrinth). Any group of communicating cavities, as in each lateral mass of the ethmoid bone. **5.** (labyrinth). Convoluted part of kidney lobule.
l. coclear (cochlear l.). [*labyrinthus cochlearis,* NA].
l. etmoidal (ethmoidal l.). [*labyrinthus ethmoidalis,* NA].
l. de Ludwig (Ludwig's l.).
l. membranoso (membranous l.). [*labyrinthus membranaceus,* NA]
l. óseo **1.** (osseous l.). [*labyrinthus osseus,* NA]. Bony l. **2.** (bony l.). [*labyrinthus osseus,* NA].
l. renal (renal l.).
l. de Santorini (Santorini's l.). Prostatic venous plexus.
l. vestibular (vestibular l.). [*labyrinthus vestibularis,* NA].
laberintotomía (labyrinthotomy). Incision into the labyrinth.
labetalol, clorhidrato de (labetalol hydrochloride). An α-adrenergic and β-adrenergic blocking agent used in the treatment of hypertension.
labiación (lipping). The formation of a liplike structure, as at the articular end of a bone in osteoarthritis.
labial (labial). **1.** Relating to the lips or any labium. **2.** Toward a lip. **3.** One of the letters formed by means of the lips.
labialismo (labialism). A form of stammering in which there is confusion in the use of the labial consonants.
labialmente (labially). Toward the lips.
lábil (labile). **1.** Unstable; unsteady, not fixed. **2.** Certain constituents of serum affected by increases in heat. **3.** An electrode that is kept moving over the surface during the passage of an electric current. **4.** In psychology or psychiatry, denoting free and uncontrolled mood or behavioral expression of the emotions.
labilidad (lability). The state of being labile.
labio **1.** (lip). [*labium,* NA]. One of the two muscular folds with an outer mucosa having a stratified squamous epithelial surface layer which bound the mouth anteriorly. **2.** (lip). Any liplike structure bounding a cavity or groove. **3.** (labium, gen. labii, pl. labia). Any lip-shaped structure.
l. acetabular (acetabular l.). Acetabular labrum.
l. anterior del orificio externo del útero (anterior l.). [*labium anterius,* NA].
l. articular (articular l.). [*labrum articulare,* NA].
l. de la boca (l.'s of mouth). [*labia oris,* NA].
l. externo de la cresta ilíaca (external l. of iliac crest). [*labium externum cristae iliacae,* NA].
l. fisurado (cleft l.). Cheiloschisis; chiloschisis; harelip.
l. glenoideo (glenoidal l.). [*labrum glenoidale,* NA].
l. de Habsburgo (Hapsburg l.).
l. inferior (lower l.). [*labium inferius oris,* NA].
l. interno de la cresta ilíaca (internal l. of iliac crest). [*labium internum cristae iliaceae,* NA].
l. leporino (harelip). Cleft lip.
l. pudendo mayor (large pudendal l.). [*labium majus pudendi,* NA].
l. medial de la línea áspera (medial l. of linea aspera). [*labium mediale linea asperae,* NA].
l. posterior del orificio externo del útero (posterior l. of uterine os). [*labium posterius ostii uteri,* NA].
l. pudendo menor (small pudendal l.). [*labium minus pudendi,* NA].
l. rómbico (rhombic l.).
l. superior de la boca (upper l.). [*labium superius oris,* NA].
l. timpánico del limbo (tympanic l.). [*labium limbi tympanicum laminae spiralis,* NA].
l. uretral (labium urethrae). One of the two lateral margins of the ostium urethrae externum.
l. vestibular del limbo (vestibular l.). [*labium limbi vestibulare laminae spiralis,* NA].
l. vocal (labium vocale, pl. labia vocalia). Plica vocalis.
labio- (labio-). Combining form relating to the lips.
labiocervical (labiocervical). Relating to a lip and a neck; specifically, to the labial or buccal surface of the neck of a tooth.
labioclinación (labioclination). Inclination of position more toward the lips than is normal.
labiocorea (labiochorea). A chronic spasm of the lips, interfering with speech.
labiodental (labiodental). Relating to the lips and the teeth.
labiogingival (labiogingival). Relating to the point of junction of the labial border and the gingival line on the distal or mesial surface of an incisor tooth.
labioglosofaríngeo (labioglossopharyngeal). Relating to the lips, tongue, and pharynx.
labioglosolaríngeo (labioglossolaryngeal). Relating to the lips, tongue, and larynx.
labiógrafo (labiograph). An instrument for recording the movements of the lips in speaking.
labiomentoniano (labiomental). Relating to the lower lip and the chin.
labiomicosis (labiomycosis). Rarely used term denoting any disease of the lips due to the presence of a fungus.
labionasal (labionasal). **1.** Relating to the upper lip and the nose, or to both lips and the nose. **2.** Denoting a letter which is both labial and nasal in the production of its sound.
labiopalatino (labiopalatine). Relating to the lips and the palate.
labioplastia (labioplasty). Plastic surgery of a lip.
labioposición (labioplacement). Positioning (e.g., of a tooth) more toward the lips than normal.
labioversión (labioversion). Malposition of an anterior tooth from the normal line of occlusion toward the lips.
labítomo (labitome). Cutting forceps; a forceps with sharp blades.
labium, gen. **labii**, pl. **labia** (labium, gen. labii, pl. labia). [*labium,* NA]. Lip.
laboratorio (laboratory). A place equipped for the performance of tests, experiments, and investigative procedures and for the preparation of reagents, therapeutic chemical materials, and so on.
l. de crecimiento personal (personal growth l.).
laboratorista (laboratorian). One who works in a laboratory.
labrocito (labrocyte). Mast cell.
labrum (labrum, pl. labra). Lip.
labyrinthus (labyrinthus). [*labyrinthus,* NA]. Labyrinth.
lac, lactis (lac, gen. lactis). **1.** Milk. **2.** Any whitish, milklike liquid.
l. sulfuris (l. sulfuris). Precipitated sulfur.
l. vaccinum (l. vaccinum). Cow's milk.
laca **1.** (lacca). Shellac. **2.** (shellac). Lacca; a resinous excretion of an insect, *Laccifer (Tachardia) lacca* (family Coccidae).
lacado (laky). Pertaining to the transparent bright red appearance of blood serum or plasma, developing as a result of hemoglobin being released from destroyed red blood cells.

lacar (lake). To cause blood plasma to become red as a result of the release of hemoglobin from the erythrocytes, as when the latter are suspended in water.
lacasa (laccase). Phenol oxidase; phenolase; polyphenol oxidase; urushiol oxidase; an enzyme oxidizing benzenediols to semiquinones with O_2.
lacerable (lacerable). Capable of being, or liable to be, torn.
laceración (laceration). **1.** A torn or jagged wound. **2.** The process or act of tearing the tissues.
  l. cerebral (brain l.).
  l. del cuero cabelludo (scalp l.).
  l. vaginal (vaginal l.). Colporrhexis.
lacerado (lacerated). Torn; rent; having a ragged edge.
lacertus (lacertus). **1.** Originally the muscular part of the upper limb from shoulder to elbow. **2.** [*lacertus*, NA]. A fibrous band or arm related to a muscle.
  l. cordis (l. cordis). One of the trabeculae carneae.
  l. fibrosus (l. fibrosus). Aponeurosis musculi bicipitis brachii.
  l. medius (l. medius). [*ligamentum longitudinale anterius*, NA].
  l. del músculo recto lateral (l. of lateral rectus muscle). [*lacertus musculi recti lateralis*, NA].
lacinia tubae (laciniae tubae). [*fimbriae tubae uterinae*, NA].
lacrimógeno **1.** (lacrimatory). Causing lacrimation. **2.** (lacrimator). An agent (such as tear gas) that irritates the eyes and produces tears.
lacrimotomía (lacrimotomy). The operation of incising the lacrimal duct or sac.
lacrimótomo (lacrimotome). A fine-bladed knife for use in lacrimotomy.
lact-, lacti-, lacto- (lact-, lacti-, lacto-). Combining forms denoting milk.
lactacidemia (lactacidemia). Lacticacidemia.
lactacidosis (lactacidosis). Acidosis due to increased lactic acid.
lactación (lactation). **1.** Production of milk. **2.** Period following birth during which milk is secreted in the breasts.
lactalbúmina (lactalbumin). The albumin fraction of milk.
lactama, lactima (lactam, lactim). Contractions of "lactoneamine" and "lactoneimine," and applied to the tautomeric forms -NH-CO- and -N=C(OH)-, respectively, observed in many purines, pyrimidines, and other substances.
β-lactama (β-lactam). A class of broad spectrum antibiotics that are structurally and pharmacologically related to the penicillins and cephalosporins.
β-lactamasa (β-lactamase). Cephalosporinase; penicillinase; an enzyme that brings about the hydrolysis of a β-lactam (as penicillin to penicilloic acid).
lactante (infant). A child under the age of 1 year; more specifically, a newborn baby.
  l. hercúleo o Hércules (i. Hercules).
  l. nacido muerto (stillborn i.).
  l. nacido vivo (liveborn i.). The product of a livebirth.
  l. postérmino (post-term i.).
  l. pretérmino (preterm i.).
  l. de término (term i.).
lactasa (lactase). β-D-Galactosidase.
lactato (lactate). A salt or ester of lactic acid.
  l. deshidrogenasa (l. dehydrogenase (LDH)).
  exceso de l. (excess l.).
  l. ferroso (ferrous lactate). A relatively nonastringent chalybeate.
lactato 2-monooxigenasa (lactate 2-mono-oxygenase). Lactic acid oxidative decarboxylase; a flavoprotein oxidoreductase catalyzing oxidation (with O_2) of L-lactate to acetate plus CO_2.
lactenina (lactenin). An antibacterial agent active against streptococci isolated from cow's milk.
lácteo (lacteal). **1.** Relating to or resembling milk; milky. **2.** Chyle vessel; lacteal vessel; a lymphatic vessel that conveys chyle from the intestine.
lactescente (lactescent). Resembling milk; milky.
lacticacidemia (lacticacidemia). Lactacidemia; the presence of dextrorotatory lactic acid in the circulating blood.
láctico (lactic). Relating to milk.
lactífero (lactiferous). Lactigerous; yielding milk.
lactífugo **1.** (lactifugal). Lactifuge. **2.** (lactifuge). Phygogalactic; lactifugal; causing arrest of the secretion of milk. **3.** (lactifuge). An agent having such an effect.
lactígeno (lactigenous). Producing milk.
lactígero (lactigerous). Lactiferous.
lactima (lactim).
lactimorbo (lactimorbus). Milk sickness.
lactinado (lactinated). Prepared with or containing milk sugar.
lactobacilo (lactobacillus). A vernacular term used to refer to any member of the genus *Lactobacillus*.
lactobutirómetro (lactobutyrometer). A type of lactocrit.
lactocele (lactocele). Galactocele.
lactócrito (lactocrit). An instrument used to estimate the amount of butterfat in milk.
lactocromo (lactochrome). Lactoflavin.
lactodensímetro (lactodensimeter). A type of galactometer.
lactoferrina (lactoferrin). A transferrin found in the milk of several mammalian species.
lactoflavina (lactoflavin). **1.** Lactochrome; the flavin in milk. **2.** Riboflavin.
lactogénesis (lactogenesis). Milk production.
lactogénico (lactogenic). Pertaining to lactogenesis.
lactógeno (lactogen). An agent that stimulates milk production or secretion.
  l. placentario humano (human placental l. (HPL)).
lactoglobulina (lactoglobulin). The globulin present in milk.
lactoíl-glutatión-liasa (lactoylglutathione lyase). Aldoketomutase; ketone-aldehyde mutase; methylglyoxalase; glyoxalase I; a lyase cleaving lactoylglutathione to glutathione and methylglyoxal.
lactómetro (lactometer). Galactometer.
lactona (lactone). An organic anhydride formed from a hydroxyacid by the loss of water between an -OH and a -COOH group.
lactonasa (lactonase). Gluconolactonase.
lactoperoxidasa (lactoperoxidase). A peroxidase obtained from milk.
lactoproteína (lactoprotein). Any protein normally present in milk.
lactorrea (lactorrhea). Galactorrhea.
lactosa (lactose). Milk sugar; saccharum lactis; 4-(β-D-galactosido)-D-glucose; a disaccharide present in mammalian milk; obtained from cow's milk.
lactoscopio (lactoscope). Galactoscope.
lactosuria (lactosuria). Excretion of lactose (milk sugar) in the urine.
lactoterapia (lactotherapy). Galactotherapy.
lactotropina (lactotropin). Prolactin.
lactovegetariano (lactovegetarian). One who lives on a mixed diet of milk and milk products, eggs, and vegetables, but eschews meat.
lactulosa (lactulose). A synthetic disaccharide used to treat hepatic encephalopathy and chronic constipation.
lacunar (lacunar).
ladilla (crab). An insect, the crab louse, *Phthirus pubis*.
laetril (laetrile). An allegedly antineoplastic drug consisting chiefly of amygdalin derived from apricot pits; its antitumor effect is unproven.
lagena (lagena, pl. lagenae). One of the three parts of the membranous labyrinth of the inner ear of lower vertebrates.
lago **1.** (lake). Lacus. **2.** (lacus). Lake; a small collection of fluid.
  l. capilar (capillary l.).
  l. lagrimal (lacrimal l.). [*lacus lacrimalis*, NA].
  l. lateral (lateral l.'s). [*lacunae laterales*, NA].
  l. seminal (seminal l.). [*lacus seminalis*, NA].
  l. subcorial (subchorial l.). Subchorial space.
  l. venoso (venous l.'s).
lagoftalmía, lagoftalmos (lagophthalmia, lagophthalmos). Hare's eye; a condition in which complete closure of the eyelids over the eyeball is difficult or impossible.
lagomorfo (lagomorph). A member of the order Lagomorpha.
lágrima (tear). The fluid secreted by the lacrimal glands by means of which the conjunctiva and cornea are kept moist.
  l. artificiales (artificial t.'s).
  l. de cocodrilo (crocodile t.'s).
lagrimal **1.** (lachrymal). Lacrimal. **2.** (lacrimal). Lachrymal; relating to the tears, their secretion, the secretory glands, and the drainage apparatus.
lagrimeo **1.** (tearing). Epiphora. **2.** (lacrimation). The secretion of tears, especially in excess.

laguna (lacuna, pl. lacunae). **1.** Corneal space. **2.** [*lacuna,* NA]. A gap or defect. **3.** A small space, cavity, or depression. **4.** An abnormal space between strata or between the cellular elements of the epidermis.
l. cartilaginosa (cartilage l.). Cartilage space.
l. cerebral (cerebral l.). [*lacuna cerebri,* NA].
l. faríngea (l. pharyngis).
l. de Howship (Howship's l.). Resorption lacunae.
l. intervellosa (intervillous l.).
l. laterales (lateral lacunae). [*lacunae laterales,* NA]. Parasinoidal sinuses.
l. magna (l. magna).
l. de Morgagni (Morgagni's l.). Urethral l.
l. muscular (muscular l.). [*lacuna musculorum,* NA].
l. ósea (osseous l.).
l. de resorción ósea (resorption l.). Howship's lacunae.
l. trofoblástica (trophoblastic l.).
l. de la uretra (urethral l.). [*lacuna urethralis,* NA].
l. vascular (vascular l.). [*lacuna vasorum,* NA].
lagunar (lacunar).
lagúnula (lacunule). A very small lacuna.
lalación (lalling). A form of stammering in which the speech is almost unintelligible.
laliatría (laliatry). The study and treatment of speech disorders.
lalofobia (laliophobia). Morbid fear of speaking or stuttering.
lalognosis (lalognosis). Understanding and knowledge of speech.
laloplejía (laloplegia). Paralysis of the muscles concerned in the mechanism of speech.
laloquecia (lalochezia). Emotional discharge gained by uttering indecent or filthy words.
LAMB (LAMB). Acronym for lentigines, atrial myxoma, mucocutaneous myxomas, and blue nevi.
lambda (lambda). **1.** The 11th letter of the Greek alphabet, λ. **2.** The craniometric point at the junction of the sagittal and lambdoid sutures.
lambdacismo (lambdacism). **1.** Mispronunciation or disarticulation of the letter l. **2.** Substitution of the letter l for the letter r.
lambdoideo (lambdoid). Resembling the Greek letter lambda.
lambert (lambert). A unit of brightness; the brightness of a perfectly diffusing surface emitting or reflecting a total luminous flux of 1 lumen per sq cm of surface.
lambliasis (lambliasis). Giardiasis.
lambo lambo (lambo lambo). Myositis purulenta tropica.
laminillar (lamellar). Relating to lamellae.
lamelar (lamellate). Lamellated, lamellar.
lamelipodio (lamellipodium, pl. lamellipodia). A cytoplasmic veil produced on all sides of migrating polymorphonuclear leukocytes.
lámina **1.** (lamina, pl. laminae). Thin plate or flat layer. **2.** (layer). A sheet of one substance lying upon another.
l. alar del tubo neural (alar l. of neural tube). [*lamina alaris,* NA].
l. anterior de la vaina del recto mayor del abdomen (anterior layer of rectus abdominis sheath). [*lamina anterior vagina musculi recti abdominis,* NA].
l. basal **1.** (basement l.). Basement membrane. **2.** (basal l.). [*lamina basalis,* NA]. Basement membrane; l. densa.
l. basal de la coroides (basal layer of choroid). [*lamina basalis choroideae,* NA].
l. basal del cuerpo ciliar (basal layer of ciliary body). [*lamina basalis corporis ciliaris,* NA].
l. basal del tubo neural (basal l. of neural tube). [*lamina basalis,* NA].
l. basilar (basilar l.). [*lamina basilaris cochleae,* NA]. Basilar membrane.
l. basilar de la cóclea **1.** (l. basilaris cochleae). [*lamina basilaris cochleae,* NA]. Basilar l. **2.** (basilar membrane). [*lamina basilaris cochleae,* NA].
l. blancas del cerebelo (laminae albae cerebelli). [*laminae albae cerebelli,* NA].
L. cartilaginosa lateral (l. cartilaginis lateralis). [*lamina cartilaginis lateralis,* NA]. Official alternate term for l. lateralis.
l. cartilaginosa medial (l. cartilaginis medialis). [*lamina cartilaginis medialis,* NA]. Official alternate term for l. medialis.
l. del cartílago cricoideo (l. of cricoid cartilage). [*lamina cartilaginis cricoideae,* NA].
l. del cartílago tiroideo (l. of thyroid cartilage). [*lamina cartilaginis thyroideae,* NA].
l. cinérea (l. cinerea). [*lamina terminalis cerebri,* NA].
l. de la columela (plate of modiolus). [*lamina modioli,* NA].
l. coriocapilar (choriocapillary layer). [*lamina choroidocapillaris,* NA].
l. córnea (l. affixa). [*lamina affixa,* NA].
l. coroidea (l. choroidea). Epithelial l.
l. coroidea epitelial (l. choroidea epithelialis). Epithelial l.
l. cribosa de la esclerótica (l. cribrosa sclerae). [*lamina cribrosa sclerae*]. Cribriform l. of the sclera.
l. cribosa del etmoides (cribriform plate of ethmoid bone). [*lamina cribrosa ossis ethmoidalis,* NA].
l. del cristalino (l. of lens).
l. cuadrigémina (l. quadrigemina). [*lamina tecti mesencephali,* NA].
l. densa (l. densa). Basal l.
l. dentada (l. dentata). Vestibular labium of limbus of spiral lamina.
l. dental (dental l.). Dental ledge.
l. dental primaria (primary dental l.). Dental ledge.
l. dentogingival (dentogingival l.). Dental edge.
l. derecha del cartílago tiroideo (right plate of thyroid cartilage). [*lamina dextra cartilaginis thyroidea,* NA].
l. dorsal (l. dorsalis). Alar l. of neural tube.
l. dura (l. dura). The hard layer lining the dental alveoli.
l. elástica anterior (l. elastica anterior).
l. elástica posterior (l. elastica posterior).
l. elásticas de las arterias (elastic laminae of arteries).
l. epiescleral (episcleral l.). [*lamina episcleralis,* NA].
l. epitelial (epithelial l.). [*lamina epithelialis,* NA].
l. espiral ósea (osseous spiral l.). [*lamina spiralis ossea,* NA].
l. externa del cartílago de la trompa auditiva (lateral layer). [*lamina lateralis,* NA].
l. fibrocartilaginosa interpubiana (l. fibrocartilaginea interpubica).
l. fibrorreticular (l. fibroreticularis).
l. fibrosa del cartílago de la trompa auditiva (membranous layer). [*lamina membranacea,* NA].
l. fusca de la esclerótica (brown layer). [*lamina fusca sclerae,* NA].
l. hepáticas (hepatic laminae).
l. horizontal del hueso palatino (horizontal plate of palatine bone). [*lamina horizontalis ossis palatini,* NA].
l. interna del cartílago de la trompa auditiva (medial cartilaginous layer). [*lamina medialis,* NA].
l. izquierda del cartílago tiroideo (left plate of thyroid cartilage). [*lamina sinistra cartilaginis thyroidea,* NA].
l. labiogingival (labiogingival l.).
l. limitante anterior de la córnea (anterior limiting layer of cornea). [*lamina limitans anterior corneae,* NA].
l. limitante posterior de la córnea (posterior limiting layer of cornea). [*lamina limitans posterior corneae,* NA].
l. lúcida (l. lucida).
l. medular externa del cuerpo estriado (lateral medullary l. of corpus striatum). [*lamina medullaris lateralis corporis striati,* NA].
l. medular interna del cuerpo estriado (medial medullary l. of corpus striatum). [*lamina medullaris medialis corporis striati,* NA].
l. medulares del cerebelo (laminae medullares cerebelli).
l. medulares del tálamo (medullary layer's of thalamus). [*laminae medullares thalami,* NA].
l. muscular de la mucosa (muscular layer of mucosa). [*lamina muscularis mucosae,* NA].
l. orbitaria del hueso etmoides (orbital l. of ethmoid bone). [*lamina orbitalis ossis ethmoidales,* NA].
l. papirácea (l. papyracea). [*lamina orbitalis ossis ethmoidalis,* NA].
l. parietal (parietal layer). [*lamina parietalis,* NA].
l. parietal de la túnica vaginal del testículo (l. parietalis tunicae vaginalis testis). [*lamina parietalis tunicae vaginalis testis,* NA].
l. parietal del pericardio (l. parietalis pericardii). [*lamina parietalis pericardii,* NA].
l. periclaustral (periclaustral l.). External capsule.

K L M

l. perpendicular del hueso etmoides (perpendicular plate). [*lamina perpendicularis*, NA].
l. posterior de la vaina del recto mayor del abdomen (posterior layer of rectus abdominis sheath). [*lamina posterior vaginae musculi recti abdominis*, NA].
l. pretraqueal (pretracheal layer). [*lamina pretrachealis*, NA].
l. prevertebral (prevertebral layer). [*lamina prevertebralis*, NA].
l. profunda (deep layer). [*lamina profunda*, NA].
l. profunda de la fascia temporal (l. profunda fasciae temporalis). [*lamina profunda fasciae temporalis*, NA].
l. profunda del músculo elevador del párpado superior (l. profunda musculi levatoris palpebrae superioris). [*lamina profunda musculi levatoris palpebrae superioris*, NA].
l. propia de la mucosa (l. propria mucosae). [*lamina propria mucosae*, NA].
l. pterigoidea (pterygoid laminae).
l. rara (l. rara).
l. reticular (reticular l.).
l. de Rexed (l. of Rexed).
l. rostral (rostral l.). [*lamina rostralis*].
l. del septum pellucidum (l. of septum pellucidum). [*lamina septi pellucidi*, NA].
l. superficial de la fascia cervical (l. superficialis fasciae cervicalis). [*lamina superficialis fasciae cervicalis*, NA].
l. superficial de la fascia temporal (l. superficialis fasciae temporalis). [*lamina superficialis fasciae temporalis*, NA].
l. superficial del músculo elevador del párpado superior (l. superficialis musculi levatoris palpebrae superioris). [*lamina superficialis musculi levatoris palpebrae superioris*, NA].
l. supracoroidea (suprachoroid l.). [*lamina suprachoroidea*, NA].
l. supraneuropórica (l. supraneuroporica).
l. supraóptica (terminal plate). [*lamina terminalis cerebri*, NA].
l. del techo del mesencéfalo **1.** (l. tecti mesencephali). [*lamina tecti mesencephali*, NA]. Tectum mesencephali. **2.** (tectum mesencephali). [*tectum mesencephali*, NA]. Lamina tecti mesencephali.
l. terminal del cerebro (l. terminalis cerebri). [*lamina terminalis cerebri*, NA]. L. cinerea.
l. del trago (l. of tragus). [*lamina tragi*, NA].
l. vascular de la coroides (vascular layer). [*lamina vasculosa choroideae*, NA].
l. ventral (l. ventralis). [*lamina basalis*, NA].
l. vertebral (l. of vertebral arch). [*lamina arcus vertebrae*, NA].
l. visceral (visceral layer). [*lamina visceralis*, NA].
l. visceral de la túnica vaginal del testículo (l. visceralis tunicae vaginalis testis). [*lamina visceralis tunicae vaginalis testis*, NA].
l. visceral del pericardio (l. visceralis pericardii). [*lamina visceralis pericardii*, NA].
l. vítrea (l. vitrea). [*lamina basalis choroideae*, NA].

laminación (lamination). **1.** An arrangement in the form of plates or laminae. **2.** Embryotomy by removing the fetal head in slices.

laminado (laminated). Laminar.

laminar (laminar). **1.** Laminated; arranged in plates or laminae. **2.** Relating to any lamina.

laminaria (laminaria). Sterile rod which is hydrophilic, and, when placed in the cervical canal, absorbs moisture, swells, and gradually dilates the cervix.

laminarina (laminarin). An algal polysaccharide, made up chiefly of β-D-glucose residues, obtained from *Laminaria* species (family Laminariaceae).
sulfato de l. (l. sulfate).

laminas (lamins). Fibrous network associated with the inner membranes of cell nuclei, composed of polypeptides of varying molecular weights (60,000-80,000).

laminectomía (laminectomy). Rachiotomy; rachitomy; spondylotomy excision of a vertebral lamina; commonly used to denote removal of the posterior arch.

laminilla (lamella, pl. lamellae). **1.** Disk; a preparation in the form of a medicated gelatin disk, used as a means of making local applications to the conjunctiva in place of solutions. **2.** A thin sheet or layer, such as occurs in compact bone.
l. anulares (annulate lamellae).
l. articular (articular l.).
l. basal (ground l.).
l. circunferencial (circumferential l.).
l. concéntrica (concentric l.). Haversian l.
l. cornoide (cornoid l.).
l. elástica (elastic l.).
l. del esmalte (enamel l.).
l. glandoprepucial (glandulopreputial l.).
l. haversiana (haversian l.). Concentric l.
l. intermedia (intermediate l.). Interstitial l.
l. intersticial (interstitial l.).
l. ósea (l. of bone).
l. triangular (triangular l.). Tela choroidea ventriculi tertii.
l. vítrea (vitreous l.). Lamina basalis choroideae.

laminillar (lamellar). Lamellate; lamellated arranged in thin plates or scales.

laminina (laminin). A large polypeptide glycoprotein component of the basement membrane.

laminitis (laminitis). Inflammation of any lamina.

laminografía **1.** (laminagraph). Technique whereby tissues above and below the level of a suspected lesion are blurred out to emphasize a specific area. **2.** (laminagraphy, laminography). Tomography. Radiographic technique in which the images of tissues above and below the plane of interest are blurred out by movement of the x-ray tube and film holder, to show a specific area more clearly.

laminograma (laminagram). A film taken by a laminagraph.

laminotomía (laminotomy). An operation on one or more vertebral laminae.

lámpara (lamp). Illuminating device; source of light.
l. de alcohol (spirit l.).
l. de calor (heat l.). Thermolamp.
l. de Edridge-Green (Edridge-Green l.).
l. de hendidura (slitlamp). Biomicroscope.
l. de Kromayer (Kromayer's l.).
l. mignon (mignon l.).
l. de recocido (annealing l.).
l. ultravioleta (ultraviolet l.).
l. de uviol (uviol l.).
l. de Wood (Wood's l.).

lana (wool). Lana; the hair of the sheep; sometimes, when defatted, used as a surgical dressing.
alcoholes de l. (wool alcohols).
grasa de l. (wool fat). The purified, anhydrous, fatlike substance obtained from the wool of sheep.
grasa de l. hidratada (hydrous wool fat). Lanolin.

lanatósido D (lanatoside D). A glycoside from the leaves of *Digitalis lanata*.

lanatósidos A, B y C (lanatosides A, B, and C). Digilanides A, B, and C; the cardioactive precursor glycosides obtained from *Digitalis lanata*.

lanceta (lancet). A surgical knife with a short, wide, sharp-pointed, two-edged blade.
l. gingival (gum l.).
l. en pulgar (thumb l.).
l. a resorte (spring l.).

lancinante (lancinating). Denoting a sharp cutting or tearing pain.

laniario (laniary). Adapted for tearing; in anatomy, sometimes applied to canine teeth.

lanolina (lanolin). The purified fatlike substance from the wool of sheep.
l. anhidra (anhydrous l.). Wool fat.

lantánico (lanthanic). Rarely used term denoting a disease process that produces no symptoms or clinical evidence of illness.

lantánidos (lanthanides). Rare earth elements.

lantano (lanthanum (La)). A metallic element, symbol La, atomic no. 57, atomic weight 138.91.
nitrato de l. (l. nitrate). Used in electron microscopy as a stain for extracellular mucopolysaccharides.

lantionina (lanthionine). An amino acid obtained from wood which resembles cystine but has only one sulfur atom in the molecule rather than two.

lanuginoso (lanuginous). Covered with lanugo.

lanugo (lanugo). [*lanugo*, NA]. Lanugo hair; fine, soft, unmedullated fetal or embryonic hair with minute shafts and large papillae; it appears toward the end of the third month of gestation.

laparectomía (laparectomy). Excision of strips or gores from the abdominal wall and suture of the edges of the wounds, in cases of abnormal laxity of the abdominal muscles.
laparo- (laparo-). Combining form denoting the loins or, less properly, the abdomen in general.
laparocele (laparocele). Abdominal hernia.
laparogastroscopia (laparogastroscopy). Inspection of interior of the stomach after a gastrotomy.
laparohisterectomía (laparohysterectomy). Abdominal hysterectomy.
laparohisterooforectomía (laparohystero-oophorectomy). Removal of the uterus and ovaries through an incision in the abdominal wall.
laparohisteropexia (laparohysteropexy). Abdominal hysteropexy.
laparohisterosalpingooforectomía (laparohysterosalpingo-oophorectomy). Removal of uterus and adnexa (tubes and ovaries) through an abdominal incision.
laparohisterotomía (laparohysterotomy). Abdominal hysterotomy.
laparomiomiectomía (laparomyomectomy). Abdominal myomectomy.
laparomiositis (laparomyositis). Inflammation of the lateral abdominal muscles.
laparorrafia (laparorrhaphy). Celiorrhaphy.
laparosalpingectomía (laparosalpingectomy). Abdominal salpingectomy.
laparosalpingooforectomía (laparosalpingo-oophorectomy). Abdominal salpingo-oophorectomy; removal of the fallopian tube and ovary through an abdominal incision.
laparosalpingotomía (laparosalpingotomy). Abdominal salpingotomy.
laparoscopia (laparoscopy). Peritoneoscopy.
laparoscopio (laparoscope). Peritoneoscope.
laparotomía (laparotomy). **1.** Incision into the loin. **2.** Celiotomy.
laparotraquelotomía (laparotrachelotomy). A low cervical cesarean section.
laparouterotomía (laparouterotomy). Abdominal hysterotomy.
lapinización (lapinization). Serial passage of a virus or vaccine in rabbits.
lapinizado (lapinized). Denoting viruses which have been adapted to develop in rabbits by serial transfers in this species.
lápiz **1.** (pencil). A roll of material in the form of a cylinder. **2.** (stylus). Stilus. Any pencil-shaped structure. **3.** (pencil). A stick, especially of caustic substances, pointed like a p. for local application.
larbish (larbish). A form of creeping eruption observed in Senegal.
laringe (larynx, pl. larynges). [*larynx*, NA]. The organ of voice production; the part of the respiratory tract between the pharynx and the trachea.
laringectomía (laryngectomy). Excision of the larynx.
laringenfraxis (laryngemphraxis). Laryngeal obstruction from any cause.
laríngeo (laryngeal). Relating in any way to the larynx.
laringismo (laryngismus). A spasmodic narrowing or closure of the rima glottidis.
  l. estriduloso (l. stridulus). Pseudocroup; spasmus glottidis.
laringítico (laryngitic). Relating to or caused by laryngitis.
laringitis (laryngitis). Inflammation of the mucous membrane of the larynx.
  l. crupal o cruposa (croupous l.).
  l. espasmódica (spasmodic l.). L. stridulosa.
  l. estridulosa (l. stridulosa). Spasmodic l.
  l. membranosa (membranous l.).
  l. subglótica crónica (chronic subglottic l.). Chorditis vocalis inferior.
laringo-, laring- (laryngo-, laryng-). Combining forms relating to the larynx.
laringocele (laryngocele). An air sac communicating with the larynx through the ventricle, often bulging outward into the tissue of the neck, especially during coughing.
laringoespasmo (laryngospasm). Glottidospasm.
laringoestenosis (laryngostenosis). Stricture or narrowing of the lumen of the larynx.
laringoestroboscopio (laryngostroboscope). Stroboscopic apparatus for observing the motion of the vocal cords during phonation.
laringofantoma (laryngophantom). A model of the larynx for use in the study of the anatomy or for practice in laryngoscopy.
laringofaringe (laryngopharynx). [*pars laryngea pharyngis*, NA].
laringofaringectomía (laryngopharyngectomy). Resection or excision of both larynx and pharynx.
laringofaríngeo **1.** (laryngopharyngeal). Relating to both larynx and pharynx or to the laryngopharynx. **2.** (laryngopharyngeus). [*musculus constrictor pharyngis inferior*, NA].
laringofaringitis (laryngopharyngitis). Inflammation of the larynx and pharynx.
laringofisura (laryngofissure). Thyrochondrotomy; thyrofissure; thyroidotomy; thyrotomy; operative opening into the larynx.
laringofonía (laryngophony). The voice sounds heard in auscultation of the larynx.
laringógrafo (laryngograph). An instrument for making a tracing of the movements of the larynx.
laringología (laryngology). The branch of medical science concerned with the larynx; the specialty of diseases of the larynx.
laringomalacia (laryngomalacia). Chondromalacia of larynx.
laringoparálisis (laryngoparalysis). Laryngoplegia; paralysis of the laryngeal muscles.
laringopatía (laryngopathy). Any disease of the larynx.
laringoplastia (laryngoplasty). Reparative or plastic surgery of the larynx.
laringoplejía (laryngoplegia). Laryngoparalysis.
laringoptosis (laryngoptosis). An abnormally low position of the larynx, which does not impair the health of the individual.
laringorrinología (laryngorhinology). The branch of medical science that has to do with affections of the larynx and of the nose.
laringoscopia (laryngoscopy). Inspection of the larynx by means of the laryngoscope.
  l. en suspensión (suspension l.).
laringoscópico (laryngoscopic). Relating to laryngoscopy.
laringoscopio (laryngoscope). Any of several types of hollow tubes, equipped with electrical lighting, used in examining or operating upon the interior of the larynx through the mouth.
laringoscopista (laryngoscopist) A person skilled in the use of the laryngoscope.
laringostomía (laryngostomy). The establishment of a permanent opening from the neck into the larynx.
laringotisis (laryngophthisis). Tuberculosis of the larynx.
laringotomía (laryngotomy). A surgical incision of the larynx.
  l. inferior (inferior l.). Cricothyrotomy.
  l. mediana (median l.). Laryngofissure.
  l. superior (superior l.).
laringótomo (laryngotome). An instrument for use in laryngotomy.
  l. de dilatación (dilating l.).
laringotraqueal (laryngotracheal). Relating to both larynx and trachea.
laringotraqueítis (laryngotracheitis). Inflammation of both larynx and trachea.
  l. infecciosa aviaria (avian infectious l.).
laringotraqueobronquitis (laryngotracheobronchitis). An acute respiratory infection involving the larynx, trachea, and bronchi.
laringotraqueotomía (laryngotracheotomy). An incision through the cricoid cartilage and the upper tracheal rings.
laringoxerosis (laryngoxerosis). An abnormal dryness of the laryngeal mucous membrane.
larva (larva, pl. larvae). **1.** The wormlike developmental stage or stages of an insect or helminth that are markedly different from the adult and undergo subsequent metamorphosis; a grub, maggot, or caterpillar. **2.** The second stage in the life cycle of a tick.
  l. currens (larva currens). Cutaneous larva migrans caused by rapidly moving larvae of *Strongyloides stercoralis*.
  l. filariforme (filariform l.). Infective third-stage l. of the hookworm, *Ascaris*, and other nematodes with penetrating larvae.
  l. migrans (larva migrans). A larval worm, typically a nematode, that wanders for a period in the host tissues but does not develop to the adult stage.
  l. migrans cutánea (cutaneous larva migrans). Dermatitis linearis migrans.

l. migrans espiruroide (spiruroid larva migrans). Extraintestinal migration by nematode larvae of the order Spiruroidea.
l. migrans ocular (ocular larva migrans). Visceral m. involving the eyes, primarily of older children.
l. migrans visceral (visceral larva migrans). A disease, chiefly of children, caused by ingestion of infective ova of *Toxocara canis*, less commonly by other ascarid nematodes not adapted to man.
larváceo (larvaceous). Larvate.
larvado (larvate). Larvaceous; larval; masked or concealed.
larval (larval). **1.** Relating to larvae. **2.** Larvate.
larvicida **1.** (larvicide). An agent that kills larvae. **2.** (larvicidal). Destructive to larvae.
larvífago (larviphagic). Consuming larvae.
larvíparo (larviparous). Larvae-bearing.
láser (laser). Acronym coined from light amplification by stimulated emission of radiation. A device that concentrates high energies into an intense narrow beam of nondivergent monochromatic electromagnetic radiation.
lasitud (lassitude). A sense of weariness.
lata o latah (latah). A culture bound mental disorder characterized by an exaggerated physical response to being startled or to unexpected suggestion, the subjects involuntarily uttering cries.
latebra (latebra). A flask-shaped region in large-yolked eggs extending from the animal pole to a dilated terminal portion near the center of the yolk.
latencia (latency). **1.** The state of being latent. **2.** In conditioning, or other behavioral experiments, the period of apparent inactivity between the time the stimulus is presented and the moment a response occurs. **3.** In psychoanalysis, the period of time from approximately age five to puberty.
latente (latent). Not manifest, dormant, but potentially discernible.
lateral **1.** (laterad). Toward the side. **2.** (lateral). On the side. **3.** (lateral). Farther from the median or midsagittal plane. **4.** (lateral). In dentistry, a position either right or left of the midsagittal plane.
lateralidad (laterality). Referring to a side of the body or of a structure.
l. cruzada (crossed l.).
lateralidad hacia la izquierda (left-sidedness).
lateralis (lateralis). [*lateralis*, NA]. Lateral.
latero- (latero-). Combining form meaning lateral, to one side, or relating to a side.
lateroabdominal (lateroabdominal). Relating to the sides of the abdomen, to the loins or flanks.
laterodesviación (laterodeviation). A bending or a displacement to one side.
lateroducción (lateroduction). A drawing to one side; denoting a movement of a limb or rotation of the eyeball.
lateroflexión **1.** (lateriflexion). Lateriflection, lateroflexion. **2.** (lateroflexion, lateroflection). Lateriflexion; lateriflection; a bending or curvature to one side.
lateroposición (lateroposition). A shift to one side.
lateropulsión (lateropulsion). An involuntary sidewise movement occurring in certain nervous affections.
laterotorsión (laterotorsion). A twisting to one side; denoting rotation of the eyeball around its anteroposterior axis.
laterotrusión (laterotrusion). The outward thrust given by the muscles of mastication to the rotating mandibular condyle during movement of the mandible.
lateroversión (lateroversion). Version to one side or the other, denoting especially a malposition of the uterus.
latido **1.** (beat). Activity of a cardiac chamber produced by catching a stimulus generated elsewhere in the heart. **2.** (beat). A stroke, impulse, or pulsation, as of the heart or pulse. **3.** (stroke). A pulsation.
l. acoplados (coupled b.'s). Bigeminal pulse.
l. por agregado (summation b.). Fusion b.
l. apareados (paired b.'s).
l. apexiano (apex b.).
l. automático (automatic b.). Automatic contraction.
l. de captura (capture b.). Ventricular capture.
l. cardíaco **1.** (heartbeat). A single complete cycle of contraction and dilation of heart muscle. **2.** (heart b.).
l. de combinación (combination b.). Fusion b.
l. dependiente (dependent b.). Forced b.
l. de Dressler (Dressler b.).
l. eco (echo b.).
l. ectópico (ectopic b.).
l. de escape (escape b., escaped b.). Escaped contraction.
l. fallido (dropped b.).
l. forzado (forced b.). Dependent b.
l. de fusión (fusion b.). Combination b.; mixed b.; summation b.
l. de fusión auricular (atrial fusion b.).
l. de fusión ventricular (ventricular fusion b.).
l. de interferencia (interference b.).
l. mixto (mixed b.). Fusion b.
l. parasistólico (parasystolic b.). Parasystole.
l. prematuro (premature b.). Extrasystole.
l. recíproco (reciprocal b.).
l. retrógrado (retrograde b.).
l. de seudofusión (pseudofusion b.).
latir **1.** (beat). To strike; to throb or pulsate. **2.** (throb). To pulsate.
latirismo (lathyrism). Lupinosis.
latirógeno (lathyrogen). An agent or drug, occurring naturally or used experimentally, that induces lathyrism.
LATS (LATS). Abbreviation for long-acting thyroid stimulator.
latus (latus). Broad.
latus, gen. **lateris**, pl. **latera** (latus, gen. lateris, pl. latera). Flank; the side of the body between the pelvis and the ribs.
laudable (laudable). A term formerly used to describe pus, under the notion that suppuration in a wound favored healing.
laudanina (laudanine). An isoquinoline alkaloid derived from the mother liquor of morphine.
láudano (laudanum). A tincture containing opium.
laudanosina (laudanosine). An isoquinoline alkaloid obtained from the mother liquor of morphine; it causes tetanic convulsions.
laurel (oleander). The bark and leaves of *Nerium oleander*; a diuretic and heart tonic.
laurencio (lawrencium). An artificial transplutonium element; symbol Lr, atomic number 103.
LAV (LAV). Abbreviation for lymphadenopathy-associated virus.
lavado **1.** (lavage). The washing out of a hollow cavity or organ by copious injections and rejections of fluid. **2.** (flush). To wash out with a full stream of fluid
l. de cerebro (brainwashing). Inducing a person to modify his attitudes and behavior in certain directions through various forms of psychological pressure or torture.
laxación (laxation). Bowel movement, with or without laxatives.
laxante (laxative). **1.** Mildly cathartic; having the action of loosening the bowels. **2.** A remedy that moves the bowels slightly without pain or violent action.
laxator tympani (laxator tympani). , One of two supposed muscles, probably ligaments of the malleus.
lazareto (lazaret, lazaretto). **1.** Leprosarium. **2.** A hospital for the treatment of contagious diseases. **3.** A place of detention for persons in quarantine.
LBF (LBF). Abbreviation for *Lactobacillus bulgaricus* factor.
LCR (CSF). Abbreviation for cerebrospinal fluid.
LDH (LDH). Abbreviation for lactate dehydrogenase.
LDL (LDL). Abbreviation for low density lipoprotein.
LE, L.E. (LE, L.E.). **1.** Abbreviation for left eye. **2.** Lupus erythematosus.
LEC (ECF). Abbreviation for extracellular fluid.
leche (milk). **1.** Lac: a white liquid, containing proteins, sugar, and lipids, secreted by the mammary glands, and designed for the nourishment of the young. **2.** Any whitish milky fluid. **3.** A pharmacopeial preparation that is a suspension of insoluble drugs in a water medium.
l. acidófila (acidophilus m.).
l. de azufre (m. of sulfur). Precipitated sulfur.
l. de bismuto (m. of bismuth).
l. "de bruja" (witch's m.).
l. buddeizada (buddeized m.).
l. certificada (certified m.).
l. certificada pasteurizada (certified pasteurized m.).
l. condensada (condensed m.).
l. descremada, l. desnatada (skim m., skimmed m.).
l. fortificada con vitamina D (fortified vitamin D m.).
l. irradiada con vitamina D (irradiated vitamin D m.).
l. lactobacilar (lactobacillary m.).
l. de magnesia (m. of magnesia). Magnesia magma.

l. metabolizada con vitamina D (metabolized vitamin D m.).
l. modificada (modified m.).
l. de paloma (pigeon's m.).
l. perhidrasa (perhydrase m.).
l. uterina (uterine m.).
l. con vitamina D (vitamin D m.).

lecho (bed). **1.** In anatomy, a base or structure that supports another structure. **2.** A piece of furniture used for rest, recuperation, or treatment.
l. de agua (water b.).
l. de barro (mud b.).
l. capilar (capillary b.).
l. de fractura (fracture b.).
l. de Gatch (Gatch b.).
l. ungular (nail b.). Matrix unguis.

lecital (lecithal). Having a yolk or pertaining to the yolk of any egg; used especially as a suffix.

lecitina (lecithin). Traditional term for phospholipids that, on hydrolysis, yield two fatty acid molecules and a molecule each of glycerophosphoric acid and choline.
l. aciltransferasa (l. acyltransferase).

lecitina-colesterol aciltransferasa (lecithin-cholesterol acyltransferase). Lecithin acyltransferase.

lecitinasa (lecithinase). Phospholipase.

lecitoblasto (lecithoblast). One of the cells proliferating to form the yolk-sac endoderm.

lecitoproteína (lecithoprotein). A conjugated protein, with lecithin as the prosthetic group.

lectina (lectin). A protein of primarily plant (usually seed) origin that binds to glycoproteins on the surface of cells causing agglutination, precipitation, or other phenomena resembling the action of specific antibody, but that is not an antibody in that it was not evoked by an antigenic stimulus.

lectura de la mente (mind-reading). Telepathy.

-legia (-legia). Suffix, that properly relates to reading.

legionelosis (legionellosis). Legionnaires' disease.

legumina (legumin). Avenin.

leguminívoro (leguminivorous). Feeding on beans, peas, and other legumes.

leio- (leio-). Combining form meaning smooth.

leiodermia (leiodermia). Smooth, glossy skin.

leiomiofibroma (leiomyofibroma). Fibroleiomyoma.

leiomioma (leiomyoma). A benign neoplasm derived from smooth (nonstriated) muscle.
l. del cutis (l. cutis). Dermatomyoma.
l. parasitario (parasitic l.).
l. vascular (vascular l.). Angioleiomyoma; angiomyofibroma.

leiomiomatosis (leiomyomatosis). The state of having multiple leiomyomas throughout the body.

leiomiosarcoma (leiomyosarcoma). A malignant neoplasm derived from smooth (nonstriated) muscle.

leiótrico (leiotrichous). Having straight hair.

leishmaniasis (leishmaniasis, leishmaniosis). Infection with a species of *Leishmania* resulting in a clinically ill-defined group of diseases traditionally divided into four major types: 1) visceral l. (kala azar); 2) Old World cutaneous l.; 3) New World cutaneous l.; 4) mucocutaneous l.
l. americana (American l., l. americana). Mucocutaneous l.
l. anérgica (anergic l.). Diffuse cutaneous l.
l. canina (canine l.).
l. cutánea (cutaneous l.).
l. cutánea aguda (acute cutaneous l.). Zoonotic cutaneous l.
l. cutánea antroponótica (anthroponotic cutaneous l.).
l. cutánea crónica (chronic cutaneous l.). Anthroponotic cutaneous l.
l. cutánea difusa (diffuse cutaneous l.).
l. cutánea diseminada (disseminated cutaneous l.).
l. cutánea húmeda (wet cutaneous l.). Zoonotic cutaneous l.
l. cutánea rural (rural cutaneous l.). Zoonotic cutaneous l.
l. cutánea seca (dry cutaneous l.). Anthroponotic cutaneous l.
l. cutánea urbana (urban cutaneous l.). Anthroponotic cutaneous l.
l. cutánea zoonótica (zoonotic cutaneous l.).
l. cutaneomucosa (mucocutaneous l.). American l.; l. americana.
l. difusa (diffuse l.). Diffuse cutaneous l.
l. infantil (infantile l.).
l. lupoide (lupoid l.). L. recidivans.
l. nasofaríngea (nasopharyngeal l.). Mucocutaneous l.
l. del Nuevo Mundo (New World l.). Mucocutaneous l.
l. recidivante (l. recidivans). Lupoid l.
l. seudolepromatosa (pseudolepromatous l.). Diffuse cutaneous l.
l. tegumentaria difusa (l. tegumentaria diffusa). Diffuse cutaneous l.
l. del Viejo Mundo (Old World l.). Cutaneous l.
l. visceral (visceral l.). Black sickness; tropical splenomegaly.

leishmaniosis (leishmaniosis). Leishmaniasis.

leishmanoide (leishmanoid). A condition resembling leishmaniasis.
l. dérmico (dermal l.). Post-kala azar dermal l.
l. dérmico pos-kala azar (post-kala azar dermal l.). Dermal l.

lejía (lye). Lixivium; the liquid obtained by leaching wood ashes.

lema (lema). Sebum palpebrale; secretions from a meibomian gland, collected at the inner canthus.

lémico (lemic). Relating to plague or any epidemic disease.

lemmoblasto (lemmoblast). In an embryo, a cell of neural crest origin capable of forming a cell of the neurolemma sheath.

lemmocito (lemmocyte). One of the cells of the neurolemma.

lemnisco (lemniscus, pl. lemnisci). [*lemniscus*, NA]. Fillet; a bundle of nerve fibers ascending from sensory relay nuclei to the thalamus.
l. acústico (acoustic l.). L. lateralis.
l. auditivo (auditory l.). [*lemniscus lateralis*, NA].
l. espinal (l. spinalis). [*lemniscus spinalis*, NA]. Tractus spinothalamicus.
l. gustativo (gustatory l.).
l. interno (medial l.). [*lemniscus medialis*, NA].
l. lateral (lateral l.). [*lemniscus lateralis*, NA].
l. trigeminal (trigeminal l.). [*lemniscus trigeminalis*, NA].

lengua **1.** (tongue). Lingua. **2.** (lingua, gen. and pl. linguae). [*lingua*, NA]. Glossa; tongue; a mobile mass of muscular tissue covered with mucous membrane, occupying the cavity of the mouth and forming part of its floor.
l. aframbuesada (raspberry t.). Strawberry t.
l. azul (bluetongue). Soremuzzle; an infectious disease of sheep.
l. bífida (bifid t.). Cleft t
l. calva (bald t.). Atrophic glossitis.
l. del cerebelo **1.** (t. of cerebellum). Lingula cerebelli. **2.** (lingua cerebelli). Lingula cerebelli.
l. claveteada (hobnail t.).
l. cubierta (coated t.). Furred t.
l. escrotal (scrotal t.). Fissured t.
l. fisurada **1.** (cleft t.). Bifid t. **2.** (fissured t.). Lingua fissurata; lingua plicata.
l. en fresa (strawberry t.).
l. de fumador (smoker's t.). Obsolete term for leukoplakia.
l. geográfica (geographic t.).
l. horneada (baked t.).
l. ligada (tongue-tie). Ankyloglossia.
l. de madera (wooden t. of cattle). Actinobacillosis.
l. magenta (magenta t.).
l. del maxilar (mandibular t.). Lingula mandibulae.
l. negra (black t.). Lingua nigra; melanoglossia; nigrities linguae.
l. punteada **1.** (stippled t.). Dotted t. **2.** (dotted t.). Stippled t.
l. de remolacha (beet t.).
l. saburral (furred t.). Coated t.
l. surcada (grooved t.). Fissured t.
l. tragada (tongue-swallowing). A slipping back of the tongue against the pharynx, causing choking.
l. vellosa o pilosa (hairy t). Glossotrichia; trichoglossia.

lenguaje (language). Any means or form, vocal or other, of expression or communication.
l. corporal (body l.).

lengüeta (lingua, gen. and pl. linguae). One of a number of tongue-like anatomical structures.
l. fibrosas intertendinosas (intertendineus connection's). [*connexus intertendineus*, NA]

lenitivo (lenitive). **1.** Soothing; relieving discomfort or pain. **2.** Rarely used term for a demulcent.

lens (lens). [*lens*, NA]. Crystalline l.; the transparent biconvex cellular refractive structure lying between the iris and the vitreous.
lente (lens). A transparent material with one or both surfaces having a concave or convex curve; acts upon electromagnetic energy to cause convergence or divergence of light rays.
l. acromática (achromatic l.).
l. aplanática (aplanatic l.). Periscopic meniscus.
l. apocromática (apochromatic l.).
l. asférica (aspheric l.).
l. para astigmatismo (astigmatic l.). Cylindrical l.
l. bicóncava (biconcave l.). Concavoconcave l.; double concave l.
l. biconvexa (biconvex l.). Convexoconvex l.; double convex l.
l. bifocal (bifocal l.).
l. de campo (field l.).
l. para catarata (cataract l.). Any l. prescribed for aphakia.
l. cilíndrica (cylindrical l. (cyl., C)). Astigmatic l.
l. compuesta (compound l.).
l. cóncava (concave l.). Minus l.; a diverging minus power lens.
l. concavocóncava (concavoconcave l.). Biconcave l.
l. concavoconvexa (concavoconvex l.).
l. de contacto (contact l.).
l. convexa (convex l.). Plus l.; a converging l.
l. convexocóncava (convexoconcave l.).
l. convexoconvexa (convexoconvex l.). Biconvex l.
l. corneal (corneal l.).
l. de Crookes (Crookes' glass).
l. descentrada (decentered l.).
l. dividida (slab-off l.).
l. doble cóncava (double concave l.). Biconcave l.
l. doble convexa (double convex l.). Biconvex l.
l. esférica (spherical l. (S, sph.)).
l. esferocilíndrica (spherocylindrical l.).
l. fotocromática (photochromic l.).
l. de Fresnel (Fresnel l.).
l. de inmersión (immersion l.).
l. en menisco (meniscus l.).
l. minus (minus l.). Concave l.
l. multifocal (multifocal l.).
l. objetivo (object glass). Objective.
l. ocular **1.** (ocular l.). Eye l. **2.** (eye l.). Ocular l.
l. omnifocal (omnifocal l.).
l. ortoscópica (orthoscopic l.).
l. periscópica (periscopic l.).
l. planocóncava (planoconcave l.).
l. plus (plus l.). Convex l.
l. de prueba (trial l.'s).
l. de seguridad (safety l.).
l. tórica (toric l.).
l. trifocal (trifocal l.).
lentectomía (lensectomy). Removal of the lens of the eye by an infusion-aspiration cutter; often done by puncture incision through the pars plana in the course of vitrectomy.
lenticono (lenticonus). Conical projection of the anterior or posterior surface of the lens of the eye, occurring as a developmental anomaly.
lentícula (lenticula). **1.** [*nucleus lentiformis*, NA]. **2.** Lentigo.
lenticular (lenticular). **1.** Relating to or resembling a lens of any kind. **2.** Of the shape of a lentil.
lentículo (lenticulus, pl. lenticuli). Prosthetophacos; pseudophacos; an intraocular lens prosthesis placed in the anterior or posterior chamber of the eye, or attached to the iris after cataract extraction.
lenticuloestriado (lenticulostriate). Relating to the nucleus lentiformis and the nucleus caudatus.
lenticuloóptico (lenticulo-optic). Relating to the lentiform nucleus and the optic tract.
lenticulopapular (lenticulopapular). Indicating an eruption with dome-shaped or lens-shaped papules.
lenticulotalámico (lenticulothalamic). Pertaining to the lentiform (lenticular) nucleus and the thalamus.
lentiforme (lentiform). Lens-shaped.
lentiginosis (lentiginosis). Presence of lentigines in very large numbers or in a distinctive configuration.
l. centrofacial (centrofacial l.).
l. generalizada (generalized l.).
l. periorificial (periorificial l.). Peutz-Jeghers syndrome.
lentiglobo (lentiglobus). Rare congenital anomaly with a spheroid elevation on the posterior surface of the lens of the eye.
léntigo (lentigo, pl. lentigines). Lenticula; a brown macule resembling a freckle except that the border is usually regular, and microscopic proliferation of rete ridges is present.
l. maligno (malignant l.). Melanosis circumscripta precancerosa.
l. senil (senile l.). Liver spot.
lentigomelanosis (lentigomelanosis). Malignant lesions originating in lentigines.
lentivirus (lentivirus). Any virus of the subfamily Lentivirinae.
lentogénico (lentogenic). Denoting the virulence of a virus capable of inducing lethal infection in embryonic hosts after a long incubation period and an inapparent infection in immature and adult hosts.
lentómetro (lensometer). Focimeter; vertometer; an instrument to measure spectacle power.
lentopatía (lensopathy). The process by which tear proteins are deposited on a contact lens.
léntula, léntulo (lentula, lentulo). A motorized, flexible, spiral wire instrument used in dentistry to apply paste filling material into the root canal(s) of a tooth.
leontiasis (leontiasis). Leonine facies.
l. ósea (l. ossea). Virchow's disease.
LEOPARD (LEOPARD). Acronym for lentigines (multiple), electrocardiographic abnormalities, ocular hypertelorism, pulmonary stenosis, abnormalities of genitalia, retardation of growth, and deafness (sensorineural).
lepídico (lepidic). Relating to scales or a scaly covering layer.
lepidosis (lepidosis). Any scaly or desquamating eruption.
lepothrix (lepothrix). Trichomycosis axillaris.
lepra **1.** (leprosy). Chronic granulomatous infection caused by *Mycobacterium leprae* (Hansen's bacillus) and affecting cooler parts of the body such as the skin. **2.** (leprosy). A name given in Biblical times to various cutaneous diseases, especially those of a chronic or contagious nature. **3.** (lepra). Obsolete term for leprosy.
l. anestésica (anesthetic l.).
l. articular (articular l.). Mutilating l.
l. cutánea (cutaneous l.). Tuberculoid l.
l. dimorfa (dimorphous l.). Borderline l.
l. fronteriza (borderline l.). Dimorphous l.
l. histoide (histoid l.).
l. indeterminada (indeterminate l.).
l. lazarina (lazarine l.). Lucio's l.
l. lepromatosa (lepromatous l.).
l. lisa (smooth l.). Tuberculoid l.
l. de Lucio (Lucio's l.).
l. macular (macular l.).
l. de Malabar (Malabar l.). Elephantiasis.
l. murina (mouse l.). Murine l.
l. mutilante (mutilating l.). Articular l.
l. nodular (nodular l.). Tuberculoid l.
l. de las ratas (rat l.). Mouse l.; murine l.
l. seca (dry l.). Anesthetic l.
l. trofoneurótica (trophoneurotic l.). Anesthetic l.
l. tuberculoide (tuberculoid l.). Cutaneous l.; nodular l.; smooth l.
leprechaunismo (leprechaunism). Donohue's disease; a congenital form of dwarfism characterized by extreme growth retardation, endocrine disorders, and emaciation, with elfin facies and large low-set ears.
lépride (leprid). Early cutaneous lesion of leprosy.
leprología (leprology). The science and study of leprosy.
leprólogo (leprologist). A physician who specializes in the study of leprosy.
leproma (leproma). A fairly well circumscribed discrete focus of granulomatous inflammation, caused by *Mycobacterium leprae*.
lepromatoso (lepromatous). Pertaining to, or characterized by, the features of a leproma.
lepromina (lepromin). An extract of tissue infected with *Mycobacterium leprae* used in skin tests to classify the stage of leprosy.
leprosario (leprosarium). Lazaret; lazaretto; a hospital especially designed for the care of those suffering from leprosy, especially those who need expert care.
leprosería (leprosery). A leper home or colony.

leproso **1.** (leprose). Leprous. **2.** (leper). A person who has leprosy. **3.** (leprous). Leprose; leprotic; relating to or suffering from leprosy.
leprostático (leprostatic). **1.** Inhibiting to the growth of *Mycobacterium leprae*. **2.** An agent having this action.
leprótico (leprotic). Leprous.
-lepsia, -lepsis (-lepsis, -lepsy). Combining forms denoting seizure.
lepto- (lepto-). Combining form meaning light, slender, thin, or frail.
leptocefalia (leptocephaly). A malformation characterized by an abnormally narrow cranium.
leptocéfalo (leptocephalous). Having an abnormally narrow cranium.
leptocito (leptocyte). A target or Mexican hat red blood cell.
leptocitosis (leptocytosis). The presence of leptocytes in the circulating blood.
leptocroa (leptochroa). Abnormally delicate skin.
leptocromático (leptochromatic). Having a very fine chromatin network.
leptodáctilo (leptodactylous). Having slender fingers.
leptodérmico (leptodermic). Thin-skinned.
leptofonía (leptophonia). Hypophonia.
leptofónico (leptophonic). Weak-voiced.
leptomeninge (leptomeninges). Meninx tenuis; pia-arachnoid; piarachnoid collective term denoting the soft membranes enveloping brain and spinal cord.
leptomeníngeo (leptomeningeal). Pertaining to the leptomeninges.
leptomeningitis (leptomeningitis). Pia-arachnitis; inflammation of leptomeninges.
 l. basilar (basilar l.).
leptómera (leptomere). A very minute particle of living matter.
leptomona (leptomonad). **1.** Common name for a member of the genus *Leptomonas*. **2.** Promastigote.
leptonema (leptonema). Leptotene.
leptopodia (leptopodia). The condition of having slender feet.
leptoprosopia (leptoprosopia). Narrowness of the face.
leptoprosópico (leptoprosopic). Having a thin, narrow face.
leptorrino (leptorrhine). Having a thin nose.
leptoscopio (leptoscope). An apparatus for measuring cell membranes.
leptosomático, leptosómico (leptosomatic, leptosomic). Having a slender, light, or thin body.
leptospira (leptospire). Common name for any organism belonging to the genus *Leptospira*.
leptospirosis (leptospirosis). Infection with species of *Leptospira*.
leptospiruria (leptospiruria). Presence of species of the genus *Leptospira* in the urine, as a result of leptospirosis in the renal tubules.
leptoteno (leptotene). Leptonema; early stage of prophase in meiosis in which the chromosomes contract and become visible as long filaments well separated from each other.
leptotricosis (leptothricosis). Obsolete term for any disease caused by the now invalid genus *Leptothrix*.
LES (SLE). Abbreviation for systemic lupus erythematosus.
lesbiana, lesbiano (lesbian). A female lesbian or a female homosexual lifestyle.
lesbianismo (lesbianism). Sapphism; homosexuality between women.
lesión **1.** (injury). The damage or wound of trauma. **2.** (lesion). A wound or injury. **3.** (lesion). A pathologic change in the tissues. **4.** (lesion). One of the individual points or patches of a multifocal disease.
 l. en anillo de la pared (ring-wall lesion).
 l. en asa (wire-loop lesion).
 l. de Baehr-Lohlein (Baehr-Lohlein lesion). Lohlein-Baehr l.
 l. de Bracht-Wachter (Bracht-Wachter lesion).
 l. en caviar (caviar lesion).
 l. cefálica abierta (open head i.).
 l. cefálica cerrada (closed head i.).
 l. en clara de huevo (egg-white i.). Egg-white syndrome.
 l. en contragolpe del cerebro (contrecoup i. of brain).
 l. de Councilman (Councilman's lesion). Councilman body.
 l. por desguantamiento o desguante (degloving i.).
 l. del disco intervertebral (i. of intervertebral disk).
 l. de Duret (Duret's lesion).
 l. esclerosante radial (radial sclerosing lesion). Radial scar.
 l. por explosión (blast i.).
 l. en golpe del cerebro (coup i. of brain).
 l. de Hill-Sachs (Hill-Sachs lesion).
 l. de hiperextensión-hiperflexión (hyperextension-hyperflexion i.).
 l. de Janeway (Janeway lesion).
 l. en látigo (whiplash i.).
 l. de Lennert (Lennert's lesion). Lennert's lymphoma.
 l. linfoepitelial benigna (benign lymphoepithelial lesion).
 l. de Lohlein-Baehr (Lohlein-Baehr lesion). Baehr-Lohlein l.
 l. macroscópica (gross lesion).
 l. de Mallory-Weiss (Mallory-Weiss lesion).
 l. de la neurona motora superior (upper motor neuron lesion).
 l. numular de los pulmones (coin lesion's of lungs).
 l. precancerosa (precancerous lesion).
 l. primaria de Ghon (Ghon's primary lesion). Ghon's tubercle.
 l. supranuclear (supranuclear lesion).
 l. por un neumático (pneumatic tire i.).
lesionar (injure). To wound, hurt, or harm.
letal (lethal). Pertaining to or causing death; denoting especially the causal agent.
 l. clínico (clinical l.). A disorder that culminates in death.
 l. genético (genetic l.).
letalidad (lethality). The quality or state of being lethal.
letargia, letargo (lethargy). A state of deep and prolonged unconsciousness, resembling profound slumber, from which one can be aroused but into which one immediately relapses.
LETS (LETS). Acronym for large, external transformation-sensitive fibronectin.
Leu (Leu). Symbol for leucine radical.
leuc-, leuco- (leuc-, leuco-).
leucanemia (leukanemia). Former term for erythroleukemia.
leucasmo (leukasmus). Vitiligo.
leucemia (leukemia). Leukocytic sarcoma; progressive proliferation of abnormal leukocytes found in hemopoietic tissues, other organs, and usually in the blood in increased numbers.
 l. aleucémica (aleukemic l.).
 l. de las aves (l. of fowls). Avian leukosis.
 l. basófila, basofilocítica (basophilic l., basophilocytic l.).
 l. de células blásticas (stem cell l.). Embryonal l.
 l. de células cebadas (mast cell l.). Basophilic l.
 l. de células de Rieder (Rieder cell l.).
 l. de células maduras (mature cell l.). Chronic granulocytic l.
 l. de células pilosas (hairy cell l.).
 l. de células plasmáticas (plasma cell l.).
 l. de células T del adulto (adult T-cell l.).
 l. cutánea (l. cutis).
 l. embrionaria (embryonal l.). Stem cell l.
 l. eosinófila o eosinofilocítica (eosinophilic l., eosinophilocytic l.).
 l. esplénica (splenic l.).
 l. felina (feline l.).
 l. granulocítica (granulocytic l.).
 l. leucémica (leukemic l.).
 l. leucopénica (leukopenic l.).
 l. linfática (lymphatic l.). Lymphocytic l.
 l. linfoblástica (lymphoblastic l.).
 l. linfocítica (lymphocytic l.). Lymphatic l.; lymphoid l.
 l. linfocítica aguda (acute lymphocytic leukemia).
 l. linfoide (lymphoid l.). Lymphocytic l.
 l. megacariocítica (megakaryocytic l.).
 l. meníngea (meningeal l.).
 l. micromieloblástica (micromyeloblastic l.).
 l. mieloblástica (myeloblastic l.).
 l. mielocítica, mielógena, mieloide (myelocytic l., myelogenic l., myelogenous l., myeloid l.). Granulocytic l.
 l. mielomonocítica (myelomonocytic l.).
 l. mixta, de células mixtas (mixed l., mixed cell l.).
 l. monocítica (monocytic l.).
 l. neutrófila (neutrophilic l.).
 l. polimorfocítica (polymorphocytic l.).
 l. promielocítica aguda (acute promyelocytic l.).

l. **subleucémica** (subleukemic l.).
l. **tipo Naegeli de la l. monocítica** (Naegeli type of monocytic l.).
l. **tipo Schilling de l. monocítica** (Schilling type of monocytic l.).
leucémico (leukemic). Pertaining to, or having the characteristics of, any form of leukemia.
leucémide (leukemid). Any nonspecific type of cutaneous lesion that is frequently associated with leukemia (as a feature of the syndrome), but is not a localized accumulation of leukemic cells, although, occasionally, the nonspecific lesions present specific leukemic cells in the infiltrate.
leucemogénesis (leukemogenesis). The causation (or induction), development, and progression of a leukemic disease.
leucemogénico (leukemogenic). Pertaining to the causation, induction, and development of leukemia; manifesting the ability to cause leukemia.
leucemógeno (leukemogen). Any substance or entity (e.g., benzene, ionizing radiation) considered to be a causal factor in the occurrence of leukemia.
leucemoide (leukemoid). Resembling leukemia in various signs and symptoms, especially with reference to changes in the circulating blood.
leucina **1.** (leucine). An essential amino acid. **2.** (leucin). Leukin. **3.** (leukin). Leucin; a thermostable bactericidal substance extracted from leukocytes.
leucina aminopeptidasa (leucine aminopeptidase). Aminopeptidase (cytosol).
leucinosis (leucinosis). A condition in which there is an abnormally large proportion of leucine in the tissues and body fluids.
leucinuria (leucinuria). The excretion of leucine in the urine.
leucitis (leucitis). Scleritis.
leucoaglutinina (leukoagglutinin). An antibody that agglutinates white blood cells.
leucobilina (leukobilin). An older term designating the relatively clear, almost colorless, viscid fluid that occurs in the gallbladder, intestines, or both as a result of obstruction of the bile ducts in various sites.
leucoblasto (leukoblast). Proleukocyte; an immature white blood cell that is transitional between the lymphoidocyte (or the myeloblast of Naegeli and Downey) and the promyelocyte.
l. **granular** (granular l.). Obsolete term for promyelocyte.
leucoblastosis (leukoblastosis). A general term for the abnormal proliferation of leukocytes, especially that occurring in myelocytic and lymphocytic leukemia.
leucocidina (leukocidin). A heat-labile substance that is elaborated by many strains of *Staphylococcus aureus*, *Streptococcus pyogenes*, and pneumococci and manifests a destructive action on leukocytes, with or without lysis of the cells.
leucocitaxia, leucocitaxis (leukocytaxia, leukocytaxis). Leukocytotaxia.
leucocitemia (leukocythemia). A seldom used term for leukemia.
leucocítico **1.** (leukocytal). Leukocytic. **2.** (leukocytic). Leukocytal; pertaining to or characterized by leukocytes.
leucocito (leukocyte). White blood cell; a type of cell formed in the myelopoietic, lymphoid, and reticular portions of the reticuloendothelial system in various parts of the body, and normally present in those sites and in the circulating blood (rarely in other tissues).
l. **acidófilo** (acidophilic l.). Eosinophilic l.
l. **agranular** (agranular l., nongranular l).
l. **basófilo** (basophilic l.). Basocyte; basophilocyte; mast l.
l. **cebado** (mast l.). Basophilic l.
l. **cistinótico** (cystinotic l.).
l. **endotelial** (endothelial l.).
l. **eosinófilo** (eosinophilic l.). Acidophilic l.; eosinocyte.
l. **globular** (globular l.).
l. **granular** (granular l.).
l. **hialino** (hyaline l.).
l. **inmóvil** (nonmotile l.).
l. **móvil** (motile l.).
l. **multinuclear** (multinuclear l.). Polymorphonuclear l.
l. **neutrófilo** (neutrophilic l.). Neutrophilic granulocyte.
l. **oxífilo** (oxyphilic l.). Eosinophilic l.
l. **polimorfonuclear filamentoso** (filament polymorphonuclear l.).
l. **polimorfonuclear no filamentoso** (nonfilament polymorphonuclear l.).
l. **polimorfonuclear, polinuclear** (polymorphonuclear l., polynuclear l.). Multinuclear l.
l. **segmentado** (segmented l.).
l. **de transición** (transitional l.).
l. **de Türk** (Türk's l.). Türk cell.
leucocitoblasto (leukocytoblast). A nonspecific term for any immature cell from which a leukocyte develops, including lymphoblast, myeloblast, and the like.
leucocitoclasia (leukocytoclasis). Karyorrhexis of leukocytes.
leucocitogénesis (leukocytogenesis). The formation and development of leukocytes.
leucocitoide (leukocytoid). Resembling a leukocyte.
leucocitolisina (leukocytolysin). Leukolysin; any substance (including lytic antibody) that causes dissolution of leukocytes.
leucocitólisis (leukocytolysis). Leukolysis; dissolution or lysis of leukocytes.
leucocitolítico (leukocytolytic). Leukolytic; pertaining to, causing, or manifesting leukocytolysis.
leucocitoma (leukocytoma). A fairly well circumscribed, nodular, dense accumulation of leukocytes.
leucocitómetro (leukocytometer). A standarized glass slide that is suitably ruled for counting the leukocytes in a measured volume of accurately diluted blood (or other specimens).
leucocitopenia (leukocytopenia). Leukopenia.
leucocitoplania (leukocytoplania). Movement of leukocytes from the lumens of blood vessels, through serous membranes, or in the tissues.
leucocitopoyesis (leukocytopoiesis). Leukopoiesis.
leucocitosis (leukocytosis). An abnormally large number of leukocytes (>10,.000/mm_3), as observed in acute infections.
l. **absoluta** (absolute l.).
l. **agónica** (agonal l.). Terminal l.
l. **basófila** (basophilic l.). Basocytosis.
l. **digestiva** (digestive l.).
l. **de distribución** (distribution l.).
l. **emocional** (emotional l.).
l. **eosinófila** (eosinophilic l.). Eosinophilia.
l. **fisiológica** (physiologic l.).
l. **linfocítica** (lymphocytic l.). Lymphocytosis.
l. **monocítica** (monocytic l.). Monocytosis.
l. **del neonato** (l. of the newborn).
l. **neutrófila** (neutrophilic l.). Neutrophilia.
l. **relativa** (relative l.).
l. **terminal** (terminal l.). Agonal l.
leucocitotáctico **1.** (leukocytactic). Leukocytotactic. **2.** (leukocytotactic). Leukocytactic; leukotactic; pertaining to, characterized by, or causing leukocytotaxia.
leucocitotaxis (leukocytotaxia). **1.** Leukocytaxia; leukocytaxis; leukotaxia; leukotaxis; the active ameboid movement of leukocytes, especially the neutrophilic granulocytes, either toward or away from certain microorganisms as well as various substances frequently formed in inflamed tissue. **2.** The property of attracting or repelling leukocytes.
leucocitotoxina (leukocytotoxin). Leukotoxin; any substance that causes degeneration and necrosis of leukocytes, including leukolysin and leukocidin.
leucocitozoonosis **1.** (leucocytozoonosis). Infection of ducks, turkeys, chickens, pigeons, and doves with species of the protozoan genus *Leucocytozoon*. **2.** (leukocytozoonosis). Leucocytozoonosis.
leucocituria (leukocyturia). The presence of leukocytes in urine that is recently voided or collected by means of a catheter.
leucocloroma (leukochloroma). Myelocytomatosis.
leucocoria **1.** (leukokoria). Leukocoria. **2.** (leukocoria). Leukokoria; white pupillary reflex reflection from a white mass within the eye giving the appearance of a white pupil.
leucocraurosis (leukokraurosis). Kraurosis vulvae.
leucodermatoso (leukodermatous). Relating to or resembling leukoderma.
leucodermia (leukoderma). Achromoderma; alphodermia; hypomelanosis; leukopathia; leukopathy; an absence of pigment, partial or total, in the skin.
l. **adquirida** (acquired l.). Vitiligo.
l. **adquirida centrífuga** (l. acquisitum centrifugum). Halo nevus.
l. **congénita** (congenital l.). Albinism.
l. **del cuello** (l. colli). Syphilitic l.
l. **sifilítica** (syphilitic l.).

leucodistrofia 1. (leukodystrophy). Leukodystrophia cerebri progressiva; leukodystrophia; leukoencephalopathy; sclerosis of white matter. 2. (leukodystrophia). Leukodystrophy.
l. de células globosas (globoid cell l.). Krabbe's disease.
l. cerebral progresiva (leukodystrophia cerebri progressiva). Leukodystrophy.
l. metacromática (metachromatic l.). Sulfatide lipidosis.
leucodontia (leukodontia). The condition of having white teeth.
leucoedema (leukoedema). A bluish-white opalescence of the buccal mucosa which becomes the normal mucosal color on stretching the tissue.
leucoencefalitis (leukoencephalitis). Encephalitis restricted to the white matter.
l. epidémica aguda (acute epidemic l.). Strümpell's disease.
l. esclerosante subaguda (subacute sclerosing l.).
leucoencefalopatía (leukoencephalopathy). Leukodystrophy.
l. multifocal progresiva (progressive multifocal l.).
leucoeritroblastosis (leukoerythroblastosis). Leukoerythroblastic anemia; myelophthisic anemia; myelopathic anemia; any anemic condition resulting from space-occupying lesions in the bone marrow.
leucoféresis (leukapheresis). A procedure, analogous to plasmapheresis, in which leukocytes are removed from the withdrawn blood and the remainder of the blood is retransfused into the donor.
leucoflegmasia (leukophlegmasia). Lymphatic edema.
l. dolens (l. dolens). Phlegmasia alba dolens.
leucoharmina (leucoharmine). Harmine.
leucolina (leucoline). Quinoline.
leucolinfosarcoma (leukolymphosarcoma). Leukosarcoma.
leucolisina (leukolysin). Leukocytolysin.
leucólisis (leukolysis). Leukocytolysis.
leucolítico (leukolytic). Leukocytolytic.
leucoma (leukoma). Albugo; a dense, opaque, white opacity of the cornea.
l. adherente (adherent l.).
leucomatoso (leukomatous). Denoting leukoma.
leucomielopatía (leukomyelopathy). Any systemic disease involving the white matter or the conducting tracts of the spinal cord.
leucón (leukon). The total mass of circulating leukocytes as well as the cells and leukopoietic cells from which it originates.
leuconecrosis (leukonecrosis). White gangrene.
leuconiquia (leukonychia). Achromia unguium; canities unguium; leukopathia unguis; the occurrence of white spots or patches under the nails.
leucopatía (leukopathia, leukopathy). Leukoderma.
l. adquirida (acquired l.). Vitiligo.
l. congénita (congenital l.). Albinism.
l. de las uñas (l. unguis). Leukonychia.
leucopédesis (leukopedesis). The movement of white blood cells (especially polymorphonuclear leukocytes) through the walls of capillaries and into the tissues.
leucopenia (leukopenia). Leukocytopenia; any situation in which the total number of leukocytes in the circulating blood is less than normal, the lower limit of which is generally regarded as 5000/cu mm.
l. basófila (basophilic l.). Basocytopenia; basopenia.
l. eosinófila (eosinophilic l.).
l. linfocítica (lymphocytic l.). Lymphopenia.
l. monocítica (monocytic l.). Monocytopenia.
l. neutrófila (neutrophilic l.). Neutropenia.
leucopénico (leukopenic). Pertaining to leukopenia.
leucoplaquia (leukoplakia). A white patch of oral mucous membrane which cannot be wiped off and cannot be diagnosed clinically as any specific disease entity.
l. pilosa (hairy l.).
l. vulvar (l. vulvae). Leukoplakic vulvitis.
leucopoyesis (leukopoiesis). Leukocytopoiesis; formation and development of the various types of white blood cells.
leucopoyético (leukopoietic). Pertaining to or characterized by leukopoiesis.
leucoproteasa (leukoprotease). An ill-defined proteolytic enzyme product of polynuclear leukocytes, formed in an area of inflammation, that causes liquefaction of dead tissue.
leucoqueratosis (leukokeratosis). Rarely used term for leukoplakia.
leucorragia (leukorrhagia). Leukorrhea.
leucorrea (leukorrhea). Leukorrhagia; discharge from the vagina of a white or yellowish viscid fluid containing mucus and pus cells.
l. menstrual (menstrual l.).
leucorreico (leukorrheal). Relating to or characterized by leukorrhea.
leucorriboflavina (leukoriboflavin). The colorless nonfluorescing dihydro compound formed by the reduction of riboflavin.
leucosarcoma (leukosarcoma). Leukolymphosarcoma; leukemia developing in a person with preexisting lymphosarcoma involving the lymph nodes and various other tissues and organs.
leucosarcomatosis (leukosarcomatosis). Obsolete term for a condition characterized initially by numerous widespread nodules or masses of lymphosarcoma, and the subsequent presence of similar cells in the circulating blood as in leukosarcoma.
leucosis (leukosis). Abnormal proliferation of one or more of the leukopoietic tissues.
l. aviaria (avian l., fowl l.). Leukemia of fowls.
l. bovina enzoótica (enzootic bovine l.).
l. bovina esporádica (sporadic bovine l.).
leucotáctico (leukotactic). Leukocytotactic.
leucotaxia (leukotaxia). Leukocytotaxia.
leucotaxina (leukotaxine). A cell-free nitrogenous material prepared from injured, acutely degenerating tissue and from inflammatory exudates.
leucotaxis (leukotaxis). Leukocytotaxia.
leucótico (leukotic). Pertaining to, characterized by, or manifesting leukosis.
leucotomía (leukotomy). Incision into the white matter of the frontal lobe of the brain.
l. prefrontal (prefrontal l.). Prefrontal lobotomy.
l. transorbitaria (transorbital l.). Transorbital lobotomy.
leucótomo (leukotome). An instrument for performing leukotomy.
leucotoxina (leukotoxin). Leukocytotoxin.
leucotrico (leukotrichous). Having white hair.
leucotrienos (leukotrienes). Products of arachidonic acid metabolism with postulated physiologic activity such as mediators of inflammation and roles in allergic reactions.
leucotriquia (leukotrichia). Whiteness of the hair.
l. anular (l. annularis). Ringed hair.
leucovorina (leucovorin). Folinic acid.
l. cálcica (l. calcium). Calcium folinate.
leuprolida, acetato de (leuprolide acetate). A synthetic nonapeptide analog of naturally occurring gonadotropin-releasing hormone.
levadura (yeast). A general term denoting true fungi of the family Saccharomycetaceae.
l. cervecera (brewers' y.).
l. comprimida (compressed y.).
l. cultivada (cultivated y.).
l. seca (dried y.).
l. seca primaria (primary dried y.).
l. silvestre (wild y.).
levano (levan). Fructosan.
levansacarasa, levanosacarasa (levansucrase). An enzyme catalyzing transfer of the fructose moiety of sucrose to polyfructose (a levan), leaving the glucose moiety free.
levarlofán, tartrato de (levallorphan tartrate). The *N*-allyl analogue of levorphanol, antagonistic to the actions of narcotic analgesics.
levarterenol (levarterenol). Norepinephrine.
bitartrato de l. (l. bitartrate). Norepinephrine bitartrate.
levator (levator). One of several muscles whose action is to raise the part into which it is inserted.
levitación (levitation). Support of the patient on a cushion of air.
levo- (levo-). Prefix denoting left, toward or on the left side.
levobunolol, clorhidrato de (levobunolol hydrochloride). A β-adrenergic blocking agent used primarily as an eyedrop in the treatment of chronic open-angle glaucoma and ocular hypertension.
levocardia (levocardia). Situs inversus of the other viscera but with the heart normally situated on the left.
levocardiograma (levocardiogram). That part of the bicardiogram, or normal curve, that is the effect of the left ventricle.
levocicloducción (levocycloduction). Rotation of the upper pole of one cornea to the left.

levoclinación (levoclination). Levotorsion.
levodopa (levodopa). L-Dopa; the biologically active form of dopa; an antiparkinsonian agent.
levoducción (levoduction). Rotation of one eye to the left.
levofacetoperano (levophacetoperane). An antidepressant with anorexigenic properties.
levofobia (levophobia). Fear of objects to the left.
levoforma (levoform). Denoting the structure of a substance that rotates the plane of polarized light counterclockwise (left).
levógiro (levogyrate, levogyrous). Levorotatory.
levoglucosa (levoglucose). Fructose.
levograma (levogram). Electrocardiographic record in an experimental animal representing spread of impulse through the left ventricle alone.
levonordefrina (levonordefrin). A nasal decongestant and as a vasoconstrictor given with infiltration anesthetics.
levopropoxifeno, napsilato de (levopropoxyphene napsylate). An antitussive.
levorfanol, tartrato de (levorphanol tartrate). An analgesic similar in action to morphine.
levorrotación (levorotation). **1.** A turning or twisting to the left; in particular, the counterclockwise twist given the plane of plane-polarized light by solutions of certain optically active substances. **2.** Sinistrotorsion.
levorrotatorio (levorotatory). Levogyrate; levogyrous; denoting levorotation, or certain crystals or solutions capable of doing so.
levotorsión (levotorsion). **1.** Sinistrotorsion. **2.** Levoclination; rotation of the upper pole of the cornea to the left.
levoversión (levoversion). **1.** Version toward the left. **2.** Conjugate rotation of both eyes to the left.
levulano (levulan). Fructosan.
levulina (levulin). Fructosan.
levulinato (levulinate). A salt or ester of levulinic acid.
levulosa (levulose). Fructose.
levulosano (levulosan). Fructosan.
levulosemia (levulosemia). Fructosemia.
levulosuria (levulosuria). Fructosuria.
lewisita (lewisite). A war gas.
-lexia, -lexis (-lexis, -lexy). Suffixes that properly relate to speech.
ley (law). **1.** A principle or rule. **2.** A statement of a sequence or relation of phenomena that is invariable under the given conditions.
l. de acción de las masas, de las masas (l. of mass action, mass l.).
l. de Ambard (Ambard's l.'s).
l. de Angström (Angström's l.).
l. de Arndt (Arndt's l.).
l. de Arrhenius (Arrhenius l.). Arrhenius doctrine.
l. de asociación (l.'s of association).
l. de Avogadro (Avogadro's l.).
l. de Baer (Baer's l.).
l. de Baruch (Baruch's l.).
l. de Beer (Beer's l.).
l. de Behring (Behring's l.).
l. de Bell (Bell's l.). Bell-Magendie l.; Magendie's l.
l. de Bell-Magendie (Bell-Magendie l.). Bell's l.
l. de Bernoulli (Bernoulli's l.). Bernoulli's principle; Bernoulli's theorem.
l. de Berthollet (Berthollet's l.).
l. biogenética, de la biogénesis (biogenetic l.).
l. de Blagden (Blagden's l.).
l. de Bowditch (Bowditch's l.). All or none l.
l. de Boyle (Boyle's l.). Mariotte's l.
l. de Broadbent (Broadbent's l.).
l. de Bunsen-Roscoe (Bunsen-Roscoe l.). Reciprocity l.
l. de Charles (Charles l.). Gay-Lussac's l.
l. de la clasificación periódica de los elementos (periodic l.).
l. de contigüidad (l. of contiguity).
l. de Coppet (Coppet's l.).
l. del corazón (l. of the heart). Starling's l.
l. de Courvoisier (Courvoisier's l.). Courvoisier's sign.
l. del cuadrado inverso (l. of inverse square).
l. de Dale-Feldberg (Dale-Feldberg l.).
l. de Dalton (Dalton's l.). L.of partial pressures.
l. de Dalton-Henry (Dalton-Henry l.).
l. de Descartes (Descartes' l.). L.of refraction.
l. de la desnervación (l. of denervation).
l. del dolor referido (l. of referred pain).
l. de Donders (Donders' l.).
l. de Draper (Draper's l.).
l. de Du Bois-Reymond (Du Bois-Reymond's l.). L. of excitation.
l. de Dulong-Petit (Dulong-Petit l.).
l. de Einthoven (Einthoven's l.). Einthoven's equation.
l. de Elliott (Elliott's l.).
l. de las energías nerviosas específicas (l. of specific nerve energies). Müller's l.
l. de la excitación (l. of excitation). Du Bois-Reymond's l.
l. de la excitación polar (l. of polar excitation). Pflüger's l.
l. de Faraday (Faraday's l.'s).
l. de Farr (Farr's l.).
l. de Fechner-Weber (Fechner-Weber l.). Weber-Fechner l.
l. de Ferry-Porter (Ferry-Porter l.).
l. de Flatau (Flatau's l.).
l. de Galton (Galton's l.). L. of regression.
l. de Gay-Lussac (Gay-Lussac's l.). Charles l.
l. de Gerhardt-Semon (Gerhardt-Semon l.).
l. de Godélier (Godélier's l.).
l. de Graham (Graham's l.).
l. de Grasset (Grasset's l.). Landouzy-Grasset l.
l. de la gravitación (l. of gravitation). Newton's l.
l. de Guldberg-Waage (Guldberg-Waage l.). L. of mass action.
l. de Haeckel (Haeckel's l.). Recapitulation theory.
l. de Halsted (Halsted's l.).
l. de Hamburger (Hamburger's l.).
l. de Hardy-Weinberg (Hardy-Weinberg l.).
l. de Heidenhain (Heidenhain's l.).
l. de Hellin (Hellin's l.).
l. de Henry (Henry's l.).
l. de Hilton (Hilton's l.).
l. de Hooke (Hooke's l.).
l. de la inervación contraria (l. of contrary innervation).
l. del intestino (l. of intestine). Myenteric reflex.
l. del isocronismo (l. of isochronism).
l. isodinámica (isodynamic l.).
l. de Jackson (Jackson's l.).
l. de Koch (Koch's l.). Koch's postulates.
l. de Landouzy-Grasset (Landouzy-Grasset l.). Grasset's l.
l. de Lapicque (Lapicque's l.).
l. de Laplace (Laplace's l.).
l. de Le Chatelier (Le Chatelier's l.). Le Chatelier's principle.
l. de Listing (Listing's l.).
l. de la localización término medio (l. of average localization).
l. de Louis (Louis' l.).
l. de Magendie (Magendie's l.). Bell's l.
l. de Marey (Marey's l.).
l. de Marfan (Marfan's l.).
l. de Mariotte (Mariotte's l.). Boyle's l.
l. de Meltzer (Meltzer's l.). L. of contrary innervation.
l. de Mendel (Mendel's l.).
l. de Mendeléieff (Mendeléeff's l.).
l. del mínimo (l. of the minimum).
l. de Müller (Müller's l.).
l. de Nasse (Nasse's l.).
l. de Neumann (Neumann's l.).
l. de Newton (Newton's l.). L. of gravitation.
l. del número constante de ovulación (l. of constant numbers in ovulation).
l. de Nysten (Nysten's l.).
l. de Ochoa (Ochoa's l.).
l. de Ohm (Ohm's l.).
l. de Pascal (Pascal's l.).
l. de Pflüger (Pflüger's l.). L. of polar excitation.
l. de Plateau-Talbot (Plateau-Talbot l.).
l. de Poiseuille (Poiseuille's l.).
l. de las presiones parciales (l. of partial pressures).
l. de prioridad (l. of priority).
l. de Profeta (Profeta's l.).
l. de las proporciones definidas (l. of definite proportions).
l. de las proporciones múltiples (l. of multiple proportions).
l. de las proporciones recíprocas (l. of reciprocal proportions).

l. de Proust (Proust's l.). L. of definite proportions.
l. de Raoult (Raoult's l.).
l. de recapitulación (l. of recapitulation). Recapitulation theory.
l. de reciprocidad (reciprocity l.). Bunsen-Roscoe l.
l. de la refracción (l. of refraction). Descartes' l.; Snell's l.
l. de la regresión (l. of regression to mean). Galton's l.
l. de Riccò (Riccò's l.).
l. de Ritter (Ritter's l.).
l. de Roscoe-Bunsen (Roscoe-Bunsen l.). Bunsen-Roscoe l.
l. de Rosenbach (Rosenbach's l.).
l. de Rubner del crecimiento (Rubner's l.'s of growth).
l. de Schütz (Schütz' l.). Schütz rule.
l. de la segregación (l. of segregation).
l. segunda de la termodinámica (second l. of thermodynamics).
l. de la selección independiente (l. of independent assortment).
l. de los semejantes (l. of similars).
l. de Semon (Semon's l.).
l. de Sherrington (Sherrington's l.).
l. de Snell (Snell's l.). L. of refraction.
l. de Spallanzani (Spallanzani's l.).
l. de Starling (Starling's l.). L. of the heart.
l. de Stokes (Stokes' l.).
l. de Tait (Tait's l.).
l. de Thoma (Thoma's l.'s).
l. del "todo o nada" (all or none l.). Bowditch's l.
l. del valor inicial (l. of initial value).
l. de van der Kolk (van der Kolk's l.).
l. de van't Hoff (van't Hoff's l.).
l. de Virchow (Virchow's l.).
l. de Vogel (Vogel's l.).
l. de Waller (wallerian l.).
l. de Weber (Weber's l.). Weber-Fechner l.
l. de Weber-Fechner (Weber-Fechner l.).
l. de Weigert (Weigert's l.). Overproduction theory.
l. de Wilder del valor inicial (Wilder's l. of initial value).
l. de Williston (Williston's l.).
l. de Wolff (Wolff's l.).

leydigarquia (leydigarche). Obsolete term for the beginning of gonadal function in the male, e.g., male puberty.
LFA (LFA). Abbreviation for left frontoanterior position.
LFP (LFP). Abbreviation for left frontoposterior position.
LFT (LFT). Abbreviation for left frontotransverse position.
LH (LH). Abbreviation for luteinizing hormone.
LH-RF (LH-RF). Abbreviation for luteinizing hormone-releasing factor.
LH-RH (LH-RH). Abbreviation for luteinizing hormone-releasing hormone.
LH/FSH-RF (LH/FSH-RF). Abbreviation for luteinizing hormone/follicle-stimulating hormone-releasing factor.
Li (Li). Symbol for lithium.
liasa (lyase). Class name for those enzymes removing groups nonhydrolytically.
liberador (liberator). An agent that stimulates or activates a physiological chemical or an enzymatic action.
l. de histamina (histamine l.'s).
liberar, libertar (deliver). **1.** To assist a woman in childbirth. **2.** To extract from an enclosed place, as the fetus from the womb, an object or foreign body, e.g., a tumor from its capsule or surroundings, or the lens of the eye in cases of cataract.
liberomotor (liberomotor). Relating to voluntary movements.
libidinización (libidinization). Erotization.
libidinoso (libidinous). Lascivious; invested with or arousing sexual desire or energy.
libido (libido). **1.** Conscious or unconscious sexual desire. **2.** Any passionate interest or form of life force. **3.** In Jungian psychology, synonymous with psychic energy.
libra (pound). A unit of weight, containing 12 ounces, apothecaries' weight, or 16 ounces, avoirdupois.
licantropía (lycanthropy). The morbid delusion that one is a wolf.
licoctonina (lycoctonine). An alkaloid, obtained from *Aconitum lycoctonum*, an exceedingly poisonous species of aconite.
licofora (lycophora). The 10-hooked larva of primitive tapeworms of the subclass Cestodaria.
licopenemia (lycopenemia). A condition in which there is a high concentration of lycopene in the blood, producing carotenoid-like yellowish pigmentation of the skin.
licopeno (lycopene). Ψ,Ψ-Carotene.
licoperdonosis (lycoperdonosis). A persisting pneumonitis following inhalation of spores of the puffballs *Lycoperdon pyriforme* and *L. bovista*.
licopodio (lycopodium). The spores of *Lycopodium clavatum* (family Lycopodiaceae) and other species of *L.*
licor (liquor, gen. liquoris, pl. liquores). The pharmacopeial term for any aqueous solution (not a decoction or infusion) of a nonvolatile substance and for aqueous solutions of gases.
l. cefalorraquídeo (l. cerebrospinalis). [*liquor cerebrospinalis*, NA]. Cerebrospinal fluid.
l. entérico (l. entericus). Intestinal secretions.
l. espirituoso (spirituous l.).
l. madre (mother l.).
l. de malta (malt l.).
l. de Morgagni (Morgagni's l.). Morgagni's humor.
l. de Scarpa (Scarpa's l.). Endolympha.
l. vinoso (vinous l.). Wine.

licoriza (licorice). Glycyrhiza.
licuefacción (liquefaction). The act of becoming liquid; change from a solid to a liquid form.
licuefaciente (liquefacient). **1.** Making liquid; causing a solid to become liquid. **2.** Denoting a resolvant supposed to cause the resolution of a solid tumor by liquefying its contents.
licuefactivo (liquefactive). Relating to liquefaction.
licuescente (liquescent). Becoming or tending to become liquid.
licuorrea (liquorrhea). The flow of liquid.
lidocaína, clorhidrato de (lidocaine hydrochloride). A local anesthetic with pronounced antiarrhythmic and anticonvulsant properties.
lidoflazina (lidoflazine). A coronary vasodilator.
lieberkühn (lieberkühn). A concave reflector around the objective of a microscope, for the purpose of directing a concentrated beam of light on the material being examined.
lien (lien). [*lien*, NA]. Official alternate term for splen.
l. accessorius (l. accessorius). Splen accessorius.
l. mobilis (l. mobilis). Floating spleen.
l. succenturiatus (l. succenturiatus). Splen accessorius.

lien-, lieno- (lien-, lieno-). Combining forms relating to the spleen; most terms beginning thus are obsolete or obsolescent.
lienal (lienal). Splenic.
liénculo (lienculus). Splen accessorius.
liendre (nit). The ovum of a body, head, or crab louse; it is attached to human hair or clothing by a layer of chitin.
lienectomía (lienectomy). Obsolete term for splenectomy.
lienomedular (lienomedullary). Splenomyelogenous.
lienomielógeno (lienomyelogenous). Splenomyelogenous.
lienopancreático (lienopancreatic). Splenopancreatic.
lienorrenal (lienorenal). Splenonephric; splenorenal; relating to the spleen and the kidney.
lientería (lientery). Passage of undigested food in the stools.
lientérico (lienteric). Relating to, or marked by, lientery.
lienúnculo (lienunculus). Splen accessorius.
lifting (lifting). A surgical procedure made with cosmetic purposes.
l. de las cejas (browlift). Operation to elevate the eyebrows and thereby remove excess skin folds or fullness in the upper eyelids.
l. facial (face-lift).

Liga de Sociedades de la Cruz Roja (League of Red Cross Societies). The international federation of national Red Cross and similar societies.
ligado al cromosoma X (X-linked). Pertaining to genes situated on the X chromosome.
ligador (linker). A fragment of synthetic DNA containing a restriction site that may be used for splicing of genes.
ligados (linked). Said of two genetic loci that exhibit linkage.
ligadura 1. (ligature). A thread, wire, fillet, or the like, tied tightly around a blood vessel, the pedicle of a tumor, or other structure to constrict it. **2.** (ligature). In orthodontics, a wire or other material used to secure an orthodontic attachment or tooth to an archwire. **3.** (ligation). Application of a ligature. **4.** (linkage). A chemical covalent bond.
l. dentaria (tooth ligation).
l. de Desault (Desault's l.).

K L M

l. elástica (elastic l.).
l. intravascular (intravascular l.).
l. de Larrey (Larrey's ligation).
l. no absorbible (nonabsorbable l.).
l. oclusiva (occluding l.).
l. polar (pole ligation).
l. provisional (provisional l.).
l. quirúrgica (surgical ligation).
l. soluble (soluble l.).
l. de Stannius (Stannius l.).
l. suboclusiva (suboccluding l.).
l. de sutura (suture l.).
l. tubaria (tubal ligation).

ligamento (ligament). **1.** [*ligamentum*, NA]. A band or sheet of fibrous tissue connecting two or more bones, cartilages, or other structures, or serving as support for fasciae or muscles. **2.** A fold of peritoneum supporting any of the abdominal viscera. **3.** Any structure resembling a l. though not performing the function of such.
l. accesorio (accessory l.'s).
l. accesorios plantares (accessory plantar l.'s). Plantar l.'s.
l. accesorios volares (accessory volar l.'s). Palmar l.'s.
l. acromioclavicular (acromioclavicular l.). [*ligamentum acromioclaviculare*, NA].
l. acromiocoracoideo (coracoacromial l.). [*ligamentum coracoacromiale*, NA].
l. adiposo de la rodilla (plica synovialis infrapatellaris). [*plica synovialis infrapatellaris*, NA]. Infrapatellar synovial fold.
l. alares (alar l.'s). **1.** [*ligamenta alaria*, NA] **2.** Plicae alares.
l. alveolodental (alveolodental l.). Periodontal l.
l. amarillo (yellow l.). [*ligamentum flavum*, NA].
l. ancho del útero (broad l. of the uterus). [*ligamentum latum uteri*, NA].
l. anococcígeo (anococcygeal l.). [*ligamentum anococcygeum*, NA].
l. anterior de la cabeza del peroné (anterior l. of head of fibula). [*ligamentum capitis fibulae anterius*, NA].
l. anterior del martillo (anterior l. of malleus). [*ligamentum mallei anterius*, NA].
l. anular **1.** (ring l.). Zona orbicularis. **2.** (annular l.).
l. anular del estribo (annular l. of the stapes). [*ligamentum anulare stapedis*, NA].
l. anular del radio (annular l. of the radius). [*ligamentum anulare radii*, NA].
l. anulares de la tráquea (annular l.'s of the trachea). [*ligamenta annularia trachealia*, NA].
l. de Arantius (Arantius' l.). [*ligamentum venosum*, NA]. Venous l.
l. arqueado externo del diafragma (lateral arcuate l.). [*ligamentum arcuatum laterale*, NA].
l. arqueado interno del diafragma (medial arcuate l.). [*ligamentum arcuatum mediale*, NA].
l. arqueado mediano (median arcuate l.). [*ligamentum arcuatum medianum*, NA].
l. arqueado subpubiano (arcuate pubic l.). [*ligamentum arcuatum pubis*, NA].
l. arterioso (arterial l.). [*ligamentum arteriosum*, NA]. Botallo's l.
l. astragaloescafoideo (talonavicular l.). [*ligamentum talonaviculare*, NA].
l. auriculares (auricular l.'s). [*ligamenta auricularia*, NA].
l. de Bardinet (Bardinet's l.).
l. de Barkow (Barkow's l.'s).
l. de Bellini (Bellini's l.).
l. de Berry (Berry's l.'s). The lateral l.'s of the thyroid gland.
l. de Bertin (Bertin's l.). [*ligamentum iliofemorale*, NA].
l. de Bichat (Bichat's l.). The lower fasciculus of the posterior sacroiliac l.
l. bifurcado (bifurcate l., bifurcated l.). [*ligamentum bifurcatum*, NA].
l. de Bigelow (Bigelow's l.). [*ligamentum iliofemorale*, NA].
l. de Botal (Botallo's l.). [*ligamentum arteriosum*, NA].
l. de Bourgery (Bourgery's l.). [*ligamentum popliteum obliquum*, NA].
l. de Brodie (Brodie's l.). Transverse humeral l.
l. de Burns (Burns' l.). Superior horn of falciform margin of saphenous opening.
l. de la cabeza del peroné (l.'s of head of fibula). [*ligamenta capitis fibulae*, NA].
l. calcaneoastragalino (talocalcaneal l.). [*ligamentum talocalcaneare*, NA].
l. calcaneocuboideo (calcaneocuboid l.). [*ligamentum calcaneocuboideum*, NA].
l. calcaneocuboideo medial (medial calcaneocuboid l.). [*ligamentum bifurcatum*, NA].
l. calcaneocuboideo plantar (plantar calcaneocuboid l.). [*ligamentum calcaneocuboideum plantare*, NA].
l. calcaneoescafoideo (calcaneonavicular l.). [*ligamentum calcaneonaviculare*, NA].
l. calcaneoescafoideo plantar (plantar calcaneonavicular l.). [*ligamentum calcaneonaviculare plantare*, NA].
l. calcaneonavicular inferior (inferior calcaneonavicular l.). [*ligamentum calcaneonaviculare plantare*, NA].
l. calcaneoperoneo (calcaneofibular l.). [*ligamentum calcaneofibulare*, NA].
l. calcaneotibial (calcaneotibial l.). Pars tibiocalcanea.
l. de Caldani (Caldani's l.). [*ligamentum coracoclaviculare*, NA].
l. de Campbell (Campbell's l.). Suspensory l. of axilla.
l. de Camper (Camper's l.). Inferior fascia of urogenital diaphragm.
l. capsular (capsular l.). [*ligamentum capsulare*].
l. cardinal (cardinal l.). Cervical l. of the uterus.
l. caroticoclinoideo (caroticoclinoid l.).
l. carpiano dorsal (dorsal carpal l.).
l. carpiano palmar (volar carpal l.). Transverse carpal l.
l. carpometacarpianos (carpometacarpal l.'s). [*ligamenta carpometacarpalia*, NA].
l. carpometacarpianos dorsales (dorsal carpometacarpal l.'s). [ligamenta carpometacarpalia dorsalia, NA].
l. carpometacarpianos palmares (palmar carpometacarpal l.'s). [*ligamenta carpometacarpalia palmaria*, NA].
l. caudal (caudal l.). Caudal retinaculum.
l. ceratocricoideo (ceratocricoid l.). [*ligamentum ceratocricoideum*].
l. cervical del útero (cervical l. of uterus).
l. cervicales de Stanley (Stanley's cervical l.'s).
l. ciliar (ciliary l.). Ciliary muscle.
l. cisticoduodenal (cystoduodenal l.).
l. de Civinini (Civinini's l.). [*ligamentum pterygospinale*, NA].
l. de Clado (Clado's l.).
l. coccígeo de la duramadre espinal (filum durae matris spinalis). [*filum durae matris spinalis*, NA].
l. colateral (collateral l.). [*ligamentum collaterale*, NA].
l. colateral cubital del codo (ulnar collateral l.). [*ligamentum collaterale ulnare*, NA].
l. colateral externo de la muñeca (external collateral l. of wrist). [*ligamentum collaterale carpi radiale*, NA].
l. colateral interno de la muñeca (internal collateral l. of the wrist). [*ligamentum collaterale carpi ulnare*, NA].
l. colateral radial de la muñeca (radial collateral l. of wrist). [*ligamentum collaterale carpi radiale*, NA].
l. colateral radial del codo (radial collateral l.). [*ligamentum collaterale radiale*, NA].
l. colateral tibial (tibial collateral l.). [*ligamentum collaterale tibiale*, NA].
l. colateral ulnar de la muñeca (ulnar collateral l. of wrist). [*ligamentum collaterale carpi ulnare*, NA].
l. de Colles (Colles' l.). Reflected inguinal l.
l. condroxifoideo (chondroxiphoid l.). [*ligamentum costoxiphoideum*, NA].
l. conjugado (conjugate l.). [*ligamentum conjugale*].
l. conoideo (conoid l.). [*ligamentum conoideum*, NA].
l. controladores de la apófisis odontoides (check l.'s of odontoid). [*ligamenta alaria*, NA].
l. controladores del globo ocular, medial y lateral (check l.'s of eyeball, medial and lateral). Mauchart's l.
l. de Cooper (Cooper's l.'s).
l. coracoclavicular (coracoclavicular l.). [*ligamentum coracoclaviculare*, NA].

l. coracohumeral (coracohumeral l.). [*ligamentum coracohumerale,* NA].
l. corniculofaríngeo (corniculopharyngeal l.). [*ligamentum cricopharyngeum,* NA].
l. coronario de la rodilla (coronary l. of knee).
l. coronario hepático (coronary l. of liver). [*ligamentum coronarium hepatis,* NA].
l. costal intraarticular (intra-articular l. of costal head). [*ligamentum capitis costae intra-articulare,* NA].
l. costoclavicular (costoclavicular l.). [*ligamentum costoclaviculare,* NA].
l. costocólico (costocolic l.). [*ligamentum phrenicocolicum,* NA].
l. costotransverso (costotransverse l.). [*ligamentum costotransversarium,* NA].
l. costotransverso anterior (anterior costotransverse l.). [*ligamentum costotransversarium superius,* NA].
l. costotransverso lateral (lateral costotransverse l.). [*ligamentum costotransversarium laterale,* NA].
l. costotransverso medio (middle costotransverse l.). [*ligamentum costotransversarium,* NA].
l. costotransverso posterior (posterior costotransverse l.). [*ligamentum costotransversarium posterius*].
l. costotransverso superior (superior costotransverse l.). [*ligamentum costotransversarium superius,* NA].
l. costoxifoideo (costoxiphoid l.). [*ligamentum costoxiphoideum,* NA].
l. cotiloideo (cotyloid l.). [*ligamentum cotyloideum*]. Labrum acetabulare.
l. de Cowper (Cowper's l.).
l. cricoaritenoideo posterior (posterior cricoarytenoid l.). [*ligamentum cricoarytenoideum posterius,* NA].
l. cricofaríngeo (cricopharyngeal l.). [*ligamentum cricopharyngeum,* NA]. Corniculopharyngeal l.
l. cricosantoriniano (cricosantorinian l.). [*ligamentum cricopharyngeum,* NA].
l. cricotiroideo (cricothyroid l.). [*ligamentum cricothyroideum,* NA].
l. cricotraqueal (cricotracheal l.). [*ligamentum cricotracheale,* NA].
l. cruciforme de la pierna (cruciate l. of leg). Inferior extensor retinaculum.
l. cruciforme del atlas **1.** (cruciform l. of atlas). [*ligamentum cruciforme atlantis,* NA]. **2.** (cruciate l. of atlas). [*ligamentum cruciforme atlantis,* NA].
l. de Cruveilhier (Cruveilhier's l.'s). Plantar l.'s.
l. cruzado anterior (anterior cruciate l.). [*ligamentum cruciatum anterius,* NA].
l. cruzado posterior (posterior cruciate l.). [*ligamentum cruciatum posterius,* NA].
l. cruzados de la rodilla (cruciate l.'s of knee). [*ligamenta cruciata genus,* NA].
l. cuadrado (quadrate l.). [*ligamentum quadratum,* NA].
l. cubitocarpiano palmar (palmar ulnocarpal l.). [*ligamentum ulnocarpale palmare,* NA].
l. cuboideoescafoideo (cuboideonavicular l.). [*ligamentum cuboideonaviculare,* NA].
l. cuboideonavicular dorsal (dorsal cuboideonavicular l.). [*ligamentum cuboideonaviculare dorsale,* NA].
l. cuboideonavicular plantar (plantar cuboideonavicular l.). [*ligamentum cuboideonaviculare plantare,* NA].
l. cuneocuboideo (cuneocuboid l.). [*ligamentum cuneocuboideum,* NA].
l. cuneocuboideo dorsal (dorsal cuneocuboid l.). [*ligamentum cuneocuboideum dorsale*].
l. cuneocuboideo plantar (plantar cuneocuboid l.). [*ligamentum cuneocuboideum plantare,* NA].
l. cuneoescafoideos (cuneonavicular l.'s). [*ligamenta cuneonavicularia,* NA].
l. cuneometatarsianos interóseos (interosseous cuneometatarsal l.'s). [*ligamenta cuneometatarsalia interossea,* NA].
l. cuneonaviculares (cuneonavicular l.'s). [*ligamenta cuneonavicularia*].
l. cuneonaviculares dorsales (dorsal cuneonavicular l.'s). [*ligamenta cuneonavicularia dorsalia*].
l. cuneonaviculares plantares (plantar cuneonavicular l.'s). [*ligamenta cuneonavicularia plantaria,* NA].
l. deltoideo (deltoid l.). [*ligamentum deltoideum,* NA].
l. de Denonvilliers (Denonvilliers' l.). Puboprostatic l.
l. dentado (denticulate l.). [*ligamentum denticulatum,* NA].
l. de Denucé (Denucé's l.). Quadrate l.
l. diafragmático del mesonefros (diaphragmatic l. of the mesonephros). Urogenital mesentery.
l. duodenorrenal (duodenorenal l.). [*ligamentum duodenorenale*].
l. del eje del martillo (axis l. of malleus). Helmholtz' axis l.
l. elástico (spring l.). Plantar calcaneonavicular l.
l. del epidídimo (l. of epididymis). [*ligamentum epididymidis,* NA].
l. epihial (epihyal l.). Stylohyoid l.
l. escrotal del testículo (genitoinguinal l.). [*ligamentum genitoinguinale,* NA].
l. esfenomaxilar (sphenomandibular l.). [*ligamentum sphenomandibulare,* NA].
l. espinoglenoideo (spinoglenoid l.). Inferior transverse scapular l.
l. espiral de la cóclea (spiral l of cochlea). [*ligamentum spirale cochleae,* NA]. Crista spiralis.
l. esplenorrenal (splenorenal l.). [*ligamentum splenorenale,* NA].
l. esternoclavicular (sternoclavicular l.). [*ligamentum sternoclaviculare,* NA].
l. esternoclavicular anterior (anterior sternoclavicular l.). [*ligamentum sternoclaviculare,* NA].
l. esternoclavicular posterior (posterior sternoclavicular l.). [*ligamentum sternoclaviculare posterius,* NA].
l. esternocostal intraarticular (intra-articular sternocostal l.). [*ligamentum capitis costae intra-articulare,* NA].
l. esternocostal radial (radiate sternocostal l.'s). [*ligamenta sternocostalia radiata,* NA].
l. esternopericardíacos (sternopericardial l.). [*ligamenta sternopericardiaca,* NA]. Lannelongue's l.; Luschka's l.
l. estilohioideo (stylohyoid l.). [*ligamentum stylohyoideum,* NA].
l. estilomandibular (stylomandibular l.). [*ligamentum stylomandibulare,* NA].
l. estilomaxilar (stylomaxillary l.). [*ligamentum stylomandibulare,* NA].
l. estrellado (stellate l.). Radiate l. of head of rib.
l. extracapsulares (extracapsular l.'s). [*ligamenta extracapsularia,* NA].
l. falciforme (falciform l.). [*ligamentum falciforme*]. Falciform process.
l. falciforme hepático (falciform l. of liver). [*ligamentum falciforme hepatis,* NA].
l. de Falopio (fallopian l.). Inguinal l.
l. de Ferrein (Ferrein's l.).
l. de Flood (Flood's l.).
l. en forma de Y (Y-shaped l.). Iliofemoral l.
l. frenicocólico (phrenicocolic l.). [*ligamentum phrenicocolicum,* NA].
l. frenicolienal (lienophrenic l.). [*ligamentum phrenicolienale,* NA].
l. frenoesplénico (phrenosplenic l.). [*ligamentum phrenosplenicum,* NA]. Splenorenal l.
l. frenogástrico (phrenogastric l.). [*ligamentum gastrophrenicum,* NA].
l. fundiforme del pene (fundiform l. of penis). [*ligamentum fundiforme penis,* NA].
l. fundiforme del pie (fundiform l. of foot). Retzius' l.
l. gastrocólico (gastrocolic l.). [*ligamentum gastrocolicum,* NA].
l. gastrodiafragmático (gastrodiaphragmatic l.). Gastrophrenic l.
l. gastroesplénico (gastrosplenic l.). [*ligamentum gastrosplenicum,* NA].
l. gastrofrénico (gastrophrenic l.). [*ligamentum gastrophrenicum,* NA].
l. gastrohepático (hepatogastric l.). [*ligamentum hepatogastric,* NA].
l. gastrolienal (gastrolienal l.). [*ligamentum gastrolienale,* NA].

l. genital (genital l.). Suspensory l. of gonad.
l. genitoinguinal **1.** (plica gubernatrix). [*ligamentum genitoinguinale*, NA]. **2.** (genitoinguinal l.). [*ligamentum genitoinguinale*, NA].
l. de Gerdy (Gerdy's l.). Suspensory l. of axilla.
l. de Gimbernat (Gimbernat's l.). Lacunar l.
l. gingivodental (gingivodental l.). Periodontal l.
l. glenohumerales (glenohumeral l.'s). [*ligamenta glenohumeralis*, NA].
l. glenoideo (glenoid l.). **1.** [*ligamentum glenoidale*]. Labrum glenoidale. **2.** Plantar l.'s.
l. glosoepiglótico (glossoepiglottic l.).
l. de Günz (Günz' l.).
l. en hamaca (hammock l.).
l. de Helmholtz (Helmholtz' axis l.).
l. de Hensing (Hensing's l.). Left superior colic l.
l. hepatocólico (hepatocolic l.). [*ligamentum hepatocolicum*, NA].
l. hepatoduodenal (hepatoduodenal l.). [*ligamentum hepatoduodenale*, NA].
l. hepatoesofágico (hepatoesophageal l.). [*ligamentum hepatoesophageum*].
l. hepatorrenal (hepatorenal l.). [*ligamentum hepatorenale*, NA].
l. de Hesselbach (Hesselbach's l.). Interfoveolar l.
l. de Hey (Hey's l.). Cornu superius hiatus saphenus.
l. hialocapsular (hyalocapsular l.).
l. hioepiglótico (hyoepiglottic l.). [*ligamentum hyoepiglotticum*, NA].
l. hiotiroideo medio (ligamentum hyothyroideum medium). [*ligamentum thyrohyoideum medianum*, NA].
l. hipsiloide (hypsiloid l.). Iliofemoral l.
l. de Holl (Holl's l.).
l. de Hueck (Hueck's l.). Trabecular reticulum.
l. humeral transverso (transverse humeral l.). Brodie's l.
l. de Humphry (Humphry's l.). Anterior meniscofemoral l.
l. de Hunter (Hunter's l.). [*ligamentum teres uteri*, NA].
l. iliofemoral (iliofemoral l.). [*ligamentum iliofemorale*, NA].
l. iliolumbar (iliolumbar l.). [*ligamentum iliolumbale*, NA].
l. iliopectíneo (iliopectineal l.). [*ligamentum iliopectineale*]. Iliopectineal arch.
l. iliotrocantéreo (iliotrochanteric l.).
l. inferior del epidídimo (inferior l. of epididymis). [*ligamentum epididymidis inferius*, NA].
l. infundibuloovárico (infundibulo-ovarian l.). Ovarian fimbria.
l. infundibulopélvico (infundibulopelvic l.). [*ligamentum suspensorium ovarii*, NA].
l. inguinal (inguinal l.). [*ligamentum inguinale*, NA]. Poupart's l.
l. inguinal del riñón (inguinal l. of the kidney).
l. inguinal reflejo (reflex l.). [*ligamentum reflexum*, NA].
l. intercapital (intercapital l.). [*ligamentum intercapitale*, NA].
l. intercarpianos (intercarpal l.'s). [*ligamenta intercarpalia*, NA].
l. interclavicular (interclavicular l.). [*ligamentum interclaviculare*, NA].
l. interclinoide (interclinoid l.).
l. intercornual (intercornual l.). [*ligamentum sacrococcygeum laterale*, NA].
l. intercostales (intercostal l.'s). [*ligamenta intercostalia*]. Intercostal membranes.
l. intercuneiformes (intercuneiform l.'s). [*ligamenta intercuneiformia*, NA].
l. interespinoso (interspinous l.). [*ligamentum interspinale*, NA].
l. interfoveolar (interfoveolar l.). [*ligamentum interfoveolare*, NA].
l. interno de la muñeca (medial l. of wrist). [*ligamentum collaterale carpi ulnare*, NA].
l. interno de la rodilla (medial l. of knee). [*ligamentum collaterale tibiale*, NA].
l. interóseo calcaneoastragalino (interosseous talocalcaneal l.). [*ligamentum talocalcaneare interosseum*].
l. interóseo cuneocuboideo (interosseous cuneocuboid l.). [*ligamentum cuneocuboideum interosseum*, NA].
l. interóseo metacarpiano (interosseous metacarpal l.'s). [*ligamentum metacarpalia interossea*, NA].
l. interóseo metatarsiano (interosseous metatarsal l.'s). [*ligamentum metatarsalia interossea*, NA].
l. intertransverso (intertransverse l.). [*ligamentum intertransversarium*, NA].
l. intracapsulares (intracapsular l.'s). [*ligamenta intracapsularia*, NA].
l. isquiocapsular (ischiocapsular l.). [*ligamentum ischiocapsulare*]. Ischiofemoral l.
l. isquiofemoral (ischiofemoral l.). [*ligamentum ischiofemorale*, NA].
l. de Jarjavay (Jarjavay's l.). Sacrouterine fold.
l. de Krause (Krause's l.). [*ligamentum transversum perinei*, NA].
l. de la cabeza del fémur (l. of head of femur). [*ligamentum capitis femoris*, NA].
l. laciniado (laciniate l.). [*ligamentum laciniatum*]. Flexor retinaculum of lower limb.
l. lacunar (lacunar l.). [*ligamentum lacunare*, NA].
l. de Lannelongue (Lannelongue's l.'s). Sternopericardial l.'s.
l. lateral calcaneoastragalino (lateral talocalcaneal l.). [*ligamentum talocalcaneare laterale*].
l. lateral de la articulación temporomandibular (lateral l. of temporomandibular joint). [*ligamentum laterale articulationis temporomandibularis*, NA].
l. lateral del codo (lateral l. of elbow). [*ligamentum collaterale radiale*, NA].
l. lateral del tobillo (lateral l. of ankle).
l. lateral del martillo (lateral l. of malleus). [*ligamentum mallei laterale*, NA].
l. lateral de la muñeca (lateral l. of wrist). [*ligamentum collaterale carpi radiale*, NA].
l. lateral de la rodilla (lateral l. of knee). [*ligamentum collaterale fibulare*, NA].
l. laterales de la vejiga (lateral l.'s of the bladder).
l. de Lauth (Lauth's l.). [*ligamentum transversum atlantis*, NA].
l. de Lisfranc (Lisfranc's l.'s). Interosseous cuneometatarsal l.
l. de Lockwood (Lockwood's l.). Suspensory l. of eyeball.
l. longitudinal (longitudinal l.). [*ligamentum longitudinale*, NA].
l. longitudinal anterior (anterior longitudinal l.). [*ligamentum longitudinale anterius*, NA].
l. longitudinal posterior (posterior longitudinal l.). [*ligamentum longitudinale posterius*].
l. de los huesecillos del oído (l.'s of auditory ossicles). [*ligamenta ossiculorum auditus*, NA].
l. lumbocostal (lumbocostal l.). [*ligamentum lumbocostale*, NA].
l. de Luschka (Luschka's l.'s). Sternopericardial l.
l. de Mackenrodt (Mackenrodt's l.). Cervical l. of the uterus.
l. maleolar lateral (lateral malleolar l.).
l. del martillo (l.'s of malleus).
l. de Mauchart (Mauchart's l.'s).
l. de Meckel (Meckel's l.). Meckel's band.
l. medial (medial l.). **1.** [*ligamentum deltoideum*, NA]. **2.** [*ligamentum medialis*, NA].
l. medial calcaneoastragalino (medial talocalcaneal l.). [*ligamentum talocalcaneare mediale*].
l. medial del codo (medial l. of elbow). [*ligamentum collaterale ulnare*, NA].
l. meniscofemoral (meniscofemoral l.'s). [*ligamentum meniscofemorale*, NA].
l. meniscofemoral anterior (anterior meniscofemoral l.). [*ligamentum meniscofemorale anterius*, NA].
l. meniscofemoral posterior (posterior meniscofemoral l.). [*ligamentum meniscofemorale posterius*, NA].
l. metacarpiano transverso (transverse metacarpal l.). [*ligamentum metacarpale transversum profundum*, NA].
l. metacarpianos (metacarpal l.'s). [*ligamenta metacarpalia*, [NA].
l. metacarpianos dorsales (dorsal metacarpal l.'s). [*ligamenta metacarpalia dorsalia*, NA].
l. metacarpianos palmares (palmar metacarpal l.'s). [*ligamenta metacarpalia palmaria*, NA].
l. metatarsiano transverso (transverse metatarsal l.). [*ligamentum metatarsale transversum profundum*, NA].

l. metatarsianos (metatarsal l.'s). [*ligamenta metatarsalia*, NA].
l. metatarsianos dorsales (dorsal metatarsal l.'s). [*ligamenta metatarsalia dorsalia*, NA].
l. metatarsianos plantares (plantar metatarsal l.'s). [*ligamenta metatarsalia plantaria*, NA].
l. natatorio (ligamentum natatorium). Superficial transverse metacarpal l.
l. nucal (nuchal l.). [*ligamentum nuchae*, NA].
l. oblicuo (oblique l. of elbow joint). [*chorda obliqua*, NA].
l. occipitoaxial posterior (posterior occipitoaxial l.). Tectorial membrane.
l. occipitoaxiales (occipitoaxial l.'s).
l. occipitoodontoideo lateral (alar l.'s). **1.** [*ligamenta alaria*, NA]. **2.** Plicae alares.
l. occipitoodontoideo medio (apical l. of dens). [*ligamentum apicis dentis*, NA].
l. odontoideo (odontoid l.). Alar folds.
l. odontoideo apical (apical l. of dens). [*ligamentum apicis dentis*, NA].
l. orbicular (orbicular l.). Annular l.
l. orbicular del radio (orbicular l. of the radius). [*ligamentum annulare radii*, NA].
l. ovárico (ovarian l.). [*ligamentum ovarii proprium*, NA].
l. palmares (palmar l.'s). [*ligamenta palmaria*, NA].
l. palpebral externo (lateral palpebral l.). [*ligamentum palpebrale laterale*, NA].
l. palpebral interno (medial palpebral l.). [*ligamentum palpebrale mediale*, NA].
l. palpebral lateral (lateral palpebral l.). [*ligamentum palpebrale laterale*, NA].
l. pectíneo (pectineal l.). [*ligamentum pectineale*, NA].
l. pectíneo del ángulo iridocorneal (pectinate l. of iridocorneal angle). [*ligamentum pectinatum anguli iridocornealis*]. Trabecular reticulum.
l. pectíneo del iris (pectinate l. of iris). Trabecular reticulum.
l. peridental (peridental l.). Periodontal l.
l. periodontal (periodontal l.).
l. peroneo colateral (fibular collateral l.). [*ligamentum collaterale fibulare*, NA].
l. peroneoastragalino anterior (anterior talofibular l.). [*ligamentum talofibulare anterius*, NA].
l. peroneoastragalino posterior (posterior talofibular l.). [*ligamentum talofibulare posterius*, NA].
l. de Petit (Petit's l.). Sacrouterine fold.
l. pisimetacarpiano (pisometacarpal l.). [*ligamentum pisometacarpeum*, NA].
l. pisiunciforme **1.** (pisohamate l.). [*ligamentum pisohamatum*, NA]. **2.** (pisounciform l.). [*ligamentum pisohamatum*, NA].
l. plantar largo (long plantar l.). [*ligamentum plantare longum*, NA].
l. plantares (plantar l.'s). [*ligamenta plantaria*, NA].
l. poplíteo arqueado (arcuate popliteal l.). [*ligamentum popliteum arcuatum*, NA].
l. poplíteo oblicuo (oblique popliteal l.). [*ligamentum popliteum obliquum*, NA].
l. posterior de la cabeza del peroné (posterior l. of head of fibula). [*ligamentum capitis fibulae posterius*].
l. posterior de la rodilla (posterior l. of knee). [*ligamentum popliteum arcuatum*, NA].
l. posterior del yunque (posterior l. of incus). [*ligamentum incudis posterius*].
l. de Poupart (Poupart's l.). [*ligamentum inguinale*, NA].
l. pterigoespinoso (pterygospinous l.). [*ligamentum pterygospinale*, NA].
l. pterigomandibular (pterygomandibular l.). Pterygomandibular raphe.
l. pubiano inferior (inferior pubic l.). [*ligamentum arcuatum pubis*, NA].
l. pubiano superior (superior pubic l.). [*ligamentum pubicum superius*, NA].
l. pubiocapsular (pubocapsular l.). [*ligamentum pubofemorale*, NA].
l. pubiofemoral (pubofemoral l.). [*ligamentum pubofemorale*, NA].
l. pubioprostático (puboprostatic l.). [*ligamentum puboprostaticum*, NA].
l. pubioprostático lateral (lateral puboprostatic l.). [*ligamentum puboprostaticum laterale*].
l. pubioprostático medial (medial puboprostatic l.). [*ligamentum puboprostaticum mediale*].
l. pubiovesical (pubovesical l.). [*ligamentum pubovesicale*, NA].
l. pulmonar (pulmonar l.). [*ligamentum pulmonale*, NA].
l. radiado de la cabeza de la costilla (radiate l. of head of rib). [*ligamentum capitis costae radiatum*, NA].
l. radiado del carpo (radiate l. of wrist). [*ligamentum carpi radiatum*, NA].
l. radiocarpiano dorsal (dorsal radiocarpal l.). [*ligamentum radiocarpale dorsale*, NA].
l. radiocarpiano palmar (palmar radiocarpal l.). [*ligamentum radiocarpale palmare*, NA].
l. redondo de la articulación del codo (round l. of elbow joint). [*chorda obliqua*, NA].
l. redondo del fémur (round l. of femur). [*ligamentum capitis femoris*, NA].
l. redondo del hígado (round l. of liver). [*ligamentum teres hepatis*, NA].
l. redondo del útero (round l. of uterus). [*ligamentum teres uteri*, NA].
l. reflejo (reflex l.). [*ligamentum reflexum*, NA]. Reflected inguinal l.
l. de Retzius (Retzius' l.). Fundiform l. of foot.
l. romboideo (rhomboid l.). Costoclavicular l.
l. rotuliano (patellar l.). [*ligamentum patellae*, NA].
l. sacrociático anterior (anterior sacrosciatic l.). [*ligamentum sacrospinale*,NA].
l. sacrociático posterior (posterior sacrosciatic l.). [*ligamentum sacrotuberale*, NA].
l. sacrococcígeo anterior **1.** (anterior sacrococcygeal l.). [*ligamentum sacrococcygeum anterius*, NA]. Ventral sacrococcygeal l. **2.** (ventral sacrococcygeal l.). [*ligamentum sacrococcygeum ventrale*, NA].
l. sacrococcígeo dorsal profundo (deep dorsal sacrococcygeal l.). [*ligamentum sacrococcygeum posterius profundum*, NA].
l. sacrococcígeo dorsal superficial (superficial dorsal sacrococcygeal l.). [*ligamentum sacrococcygeum posterius superficiale*, NA].
l. sacrococcígeo lateral (lateral sacrococcygeal l.). [*ligamentum sacrococcygeum laterale*, NA].
l. sacrococcígeo posterior profundo (deep posterior sacrococcygeal l.). [*ligamentum sacrococcygeum posterius profundum*, NA].
l. sacrococcígeo posterior superficial (superficial posterior sacrococcygeal l.). [*ligamentum sacroccygeum posterius superficiale*, NA].
l. sacrodural (sacrodural l.). [*ligamentum sacrodurale*].
l. sacroespinoso (sacrospinous l.). [*ligamentum sacrospinosum*].
l. sacroilíacos anteriores **1.** (anterior sacroiliac l.'s). [*ligamenta sacroiliaca anteriora*, NA]. **2.** (ventral sacroiliac l.'s). [*ligamenta sacroiliaca anteriora*, NA].
l. sacroilíacos interóseos (interosseous sacroiliac l.'s). [*ligamenta sacroiliaca interossea*, NA].
l. sacroilíacos posteriores (dorsal sacroiliac l.'s). [*ligamenta sacroiliaca posteriora*, NA].
l. sacroilíacos posteriores (posterior sacroiliac l.'s). [*ligamenta sacroiliaca posteriora*, NA].
l. sacrotuberoso (sacrotuberous l.). [*ligamentum sacrotuberale*, NA].
l. seroso (serous l.). [*ligamentum serosum*].
l. de Simonart (Simonart's l.'s). Amniotic bands.
l. sinovial (synovial l.). One of the large synovial folds in a joint.
l. de Soemmering (Soemmering's l.).
l. superior del epidídimo (superior l. of epididymis). [*ligamentum epididymidis superius*, NA].
l. superior del martillo (superior l. of malleus). [*ligamentum mallei superius*, NA].
l. superior del yunque (superior l. of incus). [*ligamentum incudis superius*, NA].
l. supraescapular (suprascapular l.). [*ligamentum transversum scapulae superius*, NA].

l. supraespinoso (supraspinous l.). [*ligamentum supraspinale,* NA].
l. suprapúbico (adminiculum lineae albae). [*adminiculum lineae albae,* NA].
l. suspensorio de Gillette (Gillette's suspensory l.).
l. suspensorio de la axila (suspensory l. of axilla). Campbell's l.; Gerdy's l.
l. suspensorio de la glándula tiroides (suspensory l. of thyroid gland).
l. suspensorio de la gónada (suspensory l. of gonad). Genital l.
l. suspensorio del clítoris (suspensory l. of clitoris). [*ligamentum suspensorium clitoridis,* NA].
l. suspensorio del cristalino (suspensory l. of lens). Ciliary zonule.
l. suspensorio del esófago (suspensory l. of esophagus). Cricoesophageal tendon.
l. suspensorio del globo ocular (suspensory l. of eyeball). Lockwood's l.
l. suspensorio del ovario (suspensory l. of ovary). [*ligamentum suspensorium ovarii,* NA]. Infundibulopelvic l.
l. suspensorio del pene (suspensory l. of penis). [*ligamentum suspensorium penis,* NA].
l. suspensorio del testículo (suspensory l. of testis).
l. suspensorios de Cooper (suspensory l.'s of Cooper). [*ligamenta suspensoria mammae,* NA].
l. suspensorios de la mama (suspensory l.'s of breast). [*ligamenta suspensoria mammae,* NA]. Suspensory l.'s of Cooper.
l. sutural (sutural l.).
l. tarsal externo (ligamentum tarsale externum). Lateral palpebral l.
l. tarsal interno (ligamentum tarsale internum). Medial palpebral l.
l. del tarso (tarsal l.'s). [*ligamenta tarsi,* NA].
l. tarsometatarsianos (tarsometatarsal l.'s). [*ligamenta tarsometatarsalia,* NA].
l. temporomandibular (temporomandibular l.). [*ligamentum laterale articulationis temporomandibularis,* NA].
l. testicular (ligamentum testis). [*ligamentum testis,* NA].
l. de Teutleben (Teutleben's l.). Pulmonary l.
l. tibioastragalino anterior (ligamentum talotibiale anterius). Pars tibiotalaris anterior.
l. tibioastragalino posterior (ligamentum talotibiale posterius). Pars tibiotalaris posterior.
l. tibiofibular (tibiofibular l.).
l. tibiofibular anterior (anterior tibiofibular l.). [*ligamentum tibiofibulare anterius,* NA].
l. tibionavicular (tibionavicular l.). Pars tibionavicularis.
l. tibioperoneo posterior (posterior tibiofibular l.). [*ligamentum tibiofibulare posterius,* NA].
l. tibioperoneo transverso (transverse tibiofibular l.).
l. tiroepiglótico (thyroepiglottic l., thyroepiglottidean l.). [*ligamentum thyroepiglotticum,* NA].
l. tirohioideo lateral (lateral thyrohyoid l.). [*ligamentum thyrohyoideum laterale,* NA].
l. tiroihioideo medio (median thyrohyoid l.). [*ligamentum thyrohyoideum medianum,* NA].
l. transversal del carpo (transverse carpal l.). Retinaculum flexorum.
l. transverso crural (transverse crural l.). Superior extensor retinaculum.
l. transverso de la pelvis (transverse l. of pelvis). [*ligamentum transversum perinei,* NA].
l. transverso de la pierna (transverse l. of leg). Superior extensor retinaculum.
l. transverso de la rodilla (transverse l. of knee). [*ligamentum transversum genus,* NA].
l. transverso del acetábulo (transverse l. of acetabulum). [*ligamentum transversum acetabuli,* NA].
l. transverso del atlas (transverse l. of the atlas). [*ligamentum transversum atlantis,* NA].
l. transverso del codo (transverse l. of elbow).
l. transverso del perineo (transverse l. of perineum). [*ligamentum transversum perinei,* NA]. Krause's l.
l. transverso inferior de la escápula (inferior transverse scapular l.). [*ligamentum transversum scapulae inferius,* NA].
l. transverso profundo del metacarpo (deep transverse metacarpal l.). [*ligamentum metacarpale transversum profundum,* NA].
l. transverso profundo del metatarso (deep transverse metatarsal l.). [*ligamentum metatarsale transversum profundum,* NA].
l. transverso superficial del metacarpo (superficial transverse metacarpal l.). [*ligamentum metacarpale transversum superficiale,* NA].
l. transverso superficial del metatarso (superficial transverse metatarsal l.). [*ligamentum metatarsale transversum superficiale,* NA].
l. transverso superior de la escápula (superior transverse scapular l.). [*ligamentum transversum scapulae superius,* NA].
l. trapezoideo (trapezoid l.). [*ligamentum trapezoideum,* NA].
l. de Treitz (Treitz' l.). Suspensory muscle of duodenum.
l. triangular (triangular l.). Membrana perinei.
l. triangular derecho (right triangular l.). [*ligamentum triangulare dextrum,* NA].
l. triangular izquierdo (left triangular l.). [*ligamentum triangulare sinistrum,* NA].
l. triangulares del hígado (triangular l.'s of liver).
l. umbilical interno (medial umbilical l.). [*ligamentum umbilicale mediale,* NA].
l. umbilical lateral (lateral umbilical l.). [*ligamentum umbilicale laterale*].
l. umbilical medio (middle umbilical l.). [*ligamentum umbilicale medianum,* NA].
l. uracal (urachal l.). [*ligamentum umbilicale medianum,* NA].
l. uterosacro (uterosacral l.). Sacrouterine fold.
l. de Valsalva (Valsalva's l.'s). Auricular l.'s.
l. de la vena cava izquierda (l. of left superior vena cava).
l. venoso (venous l.). [*ligamentum venosum,* NA].
l. ventricular (ventricular l.). [*ligamentum ventriculare*]. Vestibular l.
l. vesicoumbilical (vesicoumbilical l.).
l. vesicouterino (vesicouterine l.). Uterovesical fold.
l. vestibular (vestibular l.). [*ligamentum vestibulare,* NA]. Ventricular l.
l. vocal (vocal l.). [*ligamentum vocale,* NA].
l. de Weitbrecht (Weitbrecht's l.). Oblique l. of elbow joint.
l. de Winslow (Winslow's l.). [*ligamentum collaterale fibulare,* NA].
l. de Wrisberg (Wrisberg's l.). Posterior meniscofemoral l.
l. yugal (jugal l.). [*ligamentum cricopharyngeum,* NA]. Cricopharyngeal l.
l. del yunque (l. of incus).
l. de Zaglas (Zaglas' l.).
l. de Zinn (Zinn's l.). Common tendinous ring.

ligamentopexia (ligamentopexis, ligamentopexy). Shortening of any ligament of the uterus.
ligamentoso (ligamentous). Relating to or of the form or structure of a ligament.
ligamentum, pl. **ligamenta** (ligamentum, pl. ligamenta). [*ligamentum,* NA]. Ligament.
ligamiento (linkage). The relationship between syntenic loci sufficiently close so that the respective alleles are not inherited independently by the offspring; a characteristic of loci, not genes.
l. genético (genetic l.).
l. de registros clínicos (medical record l.).
l. sexual (sex l.).
ligando (ligand). **1.** An organic molecule attached to a central metal ion by multiple coordination bonds. **2.** Organic molecule attached to a marker.
ligar (ligate). To apply a ligature.
ligasa (ligase). Generic term for enzymes catalyzing the joining of two molecules coupled with the breakdown of a pyrophosphate bond in ATP or a similar compound.
ligasa de ácidos grasos de cadena larga-CoA (long-chain fatty acid-CoA ligase). Acyl-CoA synthetase.
lignina (lignin). A polymer of coniferyl alcohol accompanying cellulose and present in vegetable fiber and wood cells.
ligofilia (lygophilia). Morbid preference for dark places.
lima 1. (lime). Fruit of the l. tree, *Citrus medica* (family Rutaceae), which is a source of ascorbic acid and acts as an antiscorbutic agent. **2.** (file). A tool for smoothing or grinding.
l. para conducto radicular (root canal file).

l. de Hedström (Hedström file).
l. periodontal (periodontal file).
límbico (limbic). Relating to a limbus or to the limbic system.
limbo (limbus, pl. limbi). [*limbus*, NA]. The edge, border, or fringe of a part.
l. del acetábulo (l. acetabuli). [*limbus acetabuli,* NA].
l. alveolar (l. alveolaris). Arcus alveolaris mandibulae; arcus alveolaris maxillae.
l. corneal **1.** (l. corneae). [*limbus corneae*, NA]. **2.** (corneal margin). [*limbus corneae,* NA].
l. estriado **1.** (l. striatus). [*limbus striatus*, NA]. **2.** (striated border). [*limbus striatus,* NA].
l. de la fosa oval (l. fossae ovalis). [*limbus fossae ovalis,* NA].
l. de la lámina espiral ósea (l. laminae spiralis osseae). [*limbus laminae spiralis osseae,* NA].
l. de la membrana timpánica (l. membranae tympani). [*limbus membranae tympani,* NA].
l. palpebrales (limbi palpebrales). [*limbi palpebrales,* NA]. Borders of eyelids.
l. palpebrales anteriores (limbi palpebrales anteriores). [*limbi palpebrales anteriores,* NA].
l. palpebrales posteriores (limbi palpebrales posteriores). [*limbi palpebrales posteriores,* NA].
l. penicilado (l. penicillatus). [*limbus penicillatus,* NA].
l. de Vieussens (Vieussens' l.). L. fossae ovalis.
limeciclina (lymecycline). Tetracycline-methylene lysine; an antimicrobial agent.
limen (limen, pl. limina). [*limen*, NA]. Threshold; entrance.
l. insular **1.** (threshold of island of Reil). Limen insulae. **2.** (l. insulae). [*limen insulae*, NA]. Threshold of island of Reil.
l. nasal (l. nasi). [*limen nasi*, NA]. Threshold of nose.
liminal (liminal). **1.** Pertaining to a threshold. **2.** Pertaining to a stimulus just strong enough to excite a tissue.
liminómetro (liminometer). An instrument for measuring the strength of a stimulus which is barely sufficient to produce a reflex response.
limitado (bound). Limited, circumscribed, enclosed.
límite **1.** (range). A statistical measure of the dispersion or variation of values determined by the endpoint values themselves or the difference between them. **2.** (limit). A boundary or end.
l. cuántico (quantum limit).
l. elástico (elastic limit).
l. para exposición corta (short-term exposure limit (STEL)).
l. de Hayflick (Hayflick's limit).
l. proporcional (proportional limit).
limnemia (limnemia). Chronic malaria.
limnémico (limnemic). Suffering from chronic malaria.
limnología (limnology). Study of the physical, chemical, meteorological, and biological conditions in fresh water; a branch of ecology.
limofoitas (limophoitas). Rarely used term for a psychosis induced by starvation.
limón (lemon). Limon; the fruit of *Citrus limon* (family Rutaceae).
limoptisis (limophthisis). Rarely used term for emaciation from lack of sufficient nourishment.
limosis (limosis). Hunger, especially abnormal or inordinate hunger.
limpieza (cleaning). In dentistry, a procedure whereby accretions are removed from the teeth or from a dental prosthesis.
l. ultrasónica (ultrasonic c.).
linaje (kindred). An aggregate of genetically related persons; distinguished from pedigree, which is a stylized representation of a k.
linaza (linseed). Flaxseed; the dried ripe seed of *Linum usitatissimum* (family Linaceae), flax, the fiber of which is used in the manufacture of linen; an infusion is used as a demulcent, and the ground seeds are used in making poultices.
aceite de l. (l. oil).
lincomicina (lincomycin). An antibacterial substance, composed of substituted pyrrolidine and octapyranose moities.
linctura, linctus (lincture, linctus). An electuary or a confection; originally a medical preparation taken by licking.
lindano (lindane). Gamma-benzene hexachloride; used as scabicide, pediculocide, and insecticide.
lindero (abutment). In dentistry, a natural tooth or implanted tooth substitute, used for the support or anchorage of a fixed or removable prosthesis.
l. aislado (isolated a.).
l. auxiliar (auxiliary a.).
l. entablillado (splinted a.).
l. intermedio (intermediate a.).
linea, gen. y pl. **lineae** (linea, gen. and pl. lineae). [*linea*, NA]. Line; in anatomy, a long narrow mark, strip, or streak distinguished from the adjacent tissues by color, texture, or elevation.
línea (line). **1.** A mark, strip, or streak. **2.** A unit of measurement used by histologists in the 19th century; it varied in different countries from 1/10 to 1/12 of an English inch. **3.** A laboratory derivative of a stock of organisms maintained under defined physical conditions. **4.** A section of tubing supplying fluid or conducting impulses for monitoring equipment.
l. de absorción (absorption l.'s).
l. de acreción (accretion l.'s).
l. del adminículo (linea adminiculum).
l. alba (white l.). [*linea alba*, NA]; Sergent's white l.
l. albicantes (lineae albicantes). Striae cutis distensae.
l. de altura labial (high lip l.) The greatest height to which the lip is raised in normal function or during the act of smiling broadly.
l. alveolonasal (alveolonasal l.).
l. anocutánea (anocutaneous l.). [*linea anocutanea,* NA].
l. arqueada (arcuate l.). [*linea arcuata,* NA].
l. áspera (rough l.). [*linea aspera,* NA].
l. atróficas (lineae atrophicae). Striae cutis distensae.
l. axilar (axillary l.). Linea axillaris anterior, media, and posterior.
l. axilar anterior (anterior axillary l.). [*linea axillaris anterior,* NA].
l. axilar media (middle axillary l.). [*linea axillaris media,* NA].
l. axilar posterior (posterior axillary l.). [*linea axillaris posterior,* NA].
l. azul (blue l.).
l. de Baillarger (Baillarger's l.'s). Baillarger's bands.
l. baja del labio (low lip l.). **1.** The lowest position of the lower lip during the act of smiling or voluntary retraction; the lowest position of the upper lip at rest. **2.** The lowest position of the upper lip at rest.
l. basal (base l.).
l. de base de Reid (Reid's base l.).
l. basinasal (basinasal l.). Nasobasilar l.
l. de Beau (Beau's l.'s).
l. de Bechterew (l. of Bechterew). Band of Kaes-Bechterew.
l. de bismuto (bismuth l.).
l. blanca (white l.). [*linea alba,* NA]; Sergent's white l.
l. blanca de Brödel (Brödel's bloodless l.).
l. blanca de Hilton (Hilton's white l.). White l. of anal canal.
l. blanca de Sergent (Sergent's white l.). White l.
l. blanca del conducto anal (white l. of anal canal).
l. Bolton-nasión (Bolton-nasion l.). Bolton plane.
l. de Burton (Burton's l.).
l. de calcificación de Retzius (calcification l.'s of Retzius).
l. de Camper (Camper's l.).
l. celular (cell l.).
l. celular establecida (established cell l.).
l. cementante (cement l.).
l. cervical (cervical l.).
l. de Chamberlain (Chamberlain's l.).
l. de Chaussier (Chaussier's l.).
l. de Clapton (Clapton's l.).
l. de clivaje (cleavage l.'s).
l. de Conradi (Conradi's l.).
l. de contorno de Owen (contour l.'s of Owen). Owen's l.'s.
l. corneal senil (linea corneae senilis). Arcus cornealis.
l. de Correra (Correra's l.).
l. costoclavicular (costoclavicular l.). [*linea parasternalis,* NA].
l. de Crampton (Crampton's l.).
l. de crecimiento (growth l.'s). Harris' l.'s.
l. de Daubenton (Daubenton's l.).
l. de demarcación (l. of demarcation).
l. de demarcación de la retina (demarcation l. of retina).

l. de Dennie (Dennie's l.). Dennie's infraorbital fold.
l. dentada (dentate l.). [*linea anocutanea*, NA].
l. de desarrollo (developmental l.'s). Developmental grooves.
l. dolorosas (tender l.'s). Head's l.
l. de Douglas (Douglas' l.). Semicircular l.
l. de Eberth (Eberth's l.'s).
l. de Egger (Egger's l.).
l. de Ehrlich-Türk (Ehrlich-Türk l.).
l. epifisaria (epiphysial l.). [*linea epiphysialis*, NA].
l. escapular (scapular l.). [*linea scapularis*, NA].
l. espiral (spiral l.). [*linea intertrochanterica*, NA].
l. esplendente (linea splendens). [*linea splendens*, NA]. Haller's line.
l. estabilizadora del fulcro (stabilizing fulcrum l.).
l. esternal (sternal l.). [*linea sternalis*, NA].
l. de Farre (Farre's l.).
l. de Feiss (Feiss l.).
l. de fijación (l. of fixation).
l. de Fleischner (Fleischner l.'s).
l. de Fraunhofer (Fraunhofer's l.'s).
l. del fulcro (fulcrum l.).
l. de fulcro retentivo (retentive fulcrum l.).
l. de Futcher (Futcher's l.).
l. de Gennari (l. of Gennari). Gennari's band.
l. germinal (germ l.).
l. gingival (gum l.).
l. glútea (gluteal l.). [*linea glutea*, NA].
l. de Granger (Granger's l.).
l. de Gubler (Gubler's l.).
l. de guía (survey l.). Clasp guideline; Cummer's guideline.
l. de Haller (Haller's l.). Linea splendens.
l. de Hampton (Hampton l.).
l. de Harris (Harris' l.'s). Growth l.'s.
l. de Head (Head's l.'s). Head's zones; tender l.'s; tender zones.
l. de Hensen (Hensen's l.). H band.
l. de His (His' l.).
l. de Holden (Holden's l.).
l. de Hudson (Hudson's l.). Hudson-Stähli l.; Stahl l.
l. de Hudson-Stähli (Hudson-Stähli l.). Hudson's l.
l. de Hunter (Hunter's l.). [*linea alba*, NA].
l. de Hunter-Schreger (Hunter-Schreger l.'s).
l. iliopectínea (iliopectineal l.). [*linea terminalis*, NA].
l. de imbricación de von Ebner (imbrication l.'s of von Ebner).
l. incrementales (incremental l.'s).
l. incrementales de Salter (Salter's incremental l.'s).
l. incrementales de von Ebner (incremental l.'s of von Ebner). Imbrication l.'s of von Ebner.
l. infracostal (infracostal l.). Planum subcostale.
l. intercondílea (intercondylar l.). [*linea intercondylaris*, NA].
l. interespinal (interspinal l.). [*linea interspinalis*, NA]. Official alternate term for planum interspinale.
l. intermedia de la cresta ilíaca (intermediate l. of iliac crest). [*linea intermedia cristae iliacae*, NA].
l. intertrocantérea (intertrochanteric l.). [*linea intertrochanterica*, NA].
l. intertubercular (intertubercular l.). [*linea intertubercularis*, NA]. Official alternate term for planum intertuberculare.
l. isoeléctrica (isoelectric l.). The base l. of the electrocardiogram.
l. de Kaes (l. of Kaes). Band of Kaes-Bechterew.
l. de Kerley-B (Kerley B l.'s). Costophrenic septal l.
l. de Kilian (Kilian's l.).
l. láctea (milk l.). Mammary ridge.
l. de Langer (Langer's l.'s). Cleavage l.'s.
l. de Lanz (Lanz's l.). Planum interspinale.
l. lateral (lateral l.).
l. M (M l.). M band.
l. mamaria (mammary l.). A transverse l. drawn between the two nipples.
l. mamilar (mamillary l.). [*linea mamillaris*, NA]. Nipple l.
l. de McKee (McKee's l.).
l. mediana (median l.).
l. mediana anterior (anterior median l.). [*linea mediana anterior*, NA].
l. mediana posterior (posterior median l.). [*linea mediana posterior*, NA].
l. medioaxilar (midaxillary l.). [*linea medio-axillaris*, NA]. An alternate term for linea axillaris media.
l. medioclavicular (midclavicular l.). [*linea medioclavicularis*, NA].
l. de Mees (Mees' l.'s). Mees' stripes.
l. mercurial (mercurial l.).
l. de Meyer (Meyer's l.).
l. milohioidea (mylohyoid l.). [*linea mylohyoidea*, NA].
l. de Monro (Monro's l.). Monro-Richter l.
l. de Monro-Richter (Monro-Richter l.).
l. de Muehrcke (Muehrcke's l.'s).
l. del músculo sóleo (l. for soleus muscle). [*linea musculi solei*, NA].
l. nasobasilar (nasobasilar l.). Basinasal l.
l. negra (black l.). [*linea nigra*].
l. de Nélaton (Nélaton's l.). Roser-Nélaton l.
l. neonatal (neonatal l.).
l. nucal inferior (inferior nuchal l.). [*linea nuchae inferior*, NA].
l. nucal mediana (linea nuchae mediana). [*crista occipitalis externa*, NA].
l. nucal superior (superior nuchal l.). [*linea nuchae superior*, NA].
l. nucal suprema (highest nuchal l.). [*linea nuchae suprema*, NA].
l. de Obersteiner-Redlich (Obersteiner-Redlich l.). Obersteiner-Redlich zone.
l. oblicua (oblique l.). [*linea obliqua*, NA].
l. oblicua del cartílago tiroides (linea obliqua cartilaginis thyroidea). [*linea obliqua cartilaginis thyroidea*, NA].
l. oblicua del maxilar inferior (linea obliqua mandibulae). [*linea obliqua mandibulae*, NA].
l. oblicua interna (internal oblique l.). Linea mylohyoidea.
l. de oclusión (l. of occlusion).
l. de Ogston (Ogston's l.).
l. de Ohngren (Ohngren's l.).
l. de Owen (Owen's l.'s).
l. paraesternal (parasternal l.). [*linea parasternalis*, NA]. Costoclavicular l.
l. paravertebral (paravertebral l.). [*linea paravertebralis*, NA].
l. de París (Paris l.).
l. pectinada (pectinate l.). [*linea anocutanea*, NA].
l. pectínea (pectineal l.). [*linea pectinea*, NA].
l. pectínea del pubis (pectineal l. of pubis). Pecten ossis pubis.
l. del pezón (nipple l.). Mamillary l.
l. pleuroesofágica (pleuroesophageal l.). A boundary l. seen normally in an x-ray of the chest.
l. de plomo (lead l.).
l. de Poirier (Poirier's l.).
l. poplítea (popliteal l.). [*linea musculi solei*, NA].
l. posaxilar (postaxillary l.). [*linea postaxillaris*, NA]. Official alternate term for posterior axillary l.
l. de Poupart (Poupart's l.).
l. preaxilar (preaxillary l.). [*linea preaxillaris*, NA]. Official alternate term for anterior axillary l.
l. pura (pure l.). Isogenic strain.
l. de Retzius (l.'s of Retzius). Calcification l.'s of Retzius.
l. de Richter-Monro (Richter-Monro l.). Monro-Richter l.
l. de Roser-Nélaton (Roser-Nélaton l.). Nélaton's l.
l. S-BP (S-BP l.).
l. S-N (S-N l.).
l. sagital (sagittal l.). Any anteroposterior l.
l. de Schreger (Schreger's l.'s). Hunter-Schreger bands.
l. semicircular (semicircular l.). [*linea arcuata vaginae musculi recti abdominis*, NA]. Douglas' l.
l. semilunar (semilunar l.). [*linea semilunaris*, NA].Spigelius' l.
l. del seno lateral de Amberg (Amberg's lateral sinus l.).
l. septales costofrénicas (costophrenic septal l.'s). Kerley B l.'s.
l. de Shenton (Shenton's l.).
l. silviana (sylvian l.).
l. simpática lateral (lateral sympathetic l.). Thoracolumbar venous l.
l. simpática medial (medial sympathetic l.). Azygos venous l.
l. del sóleo (soleal l.). [*linea musculi solei*, NA].
l. de Spigelius (Spigelius' l.). [*linea semilunaris*, NA].
l. de Stahl (Stahl's l.). Hudson's l.

l. de Stocker (Stocker's l.).
l. subcostal (subcostal l.). [*linea subcostalis*, NA]. Subcostal plane.
l. supracristal (supracrestal l.). [*linea supracristalis*, NA]. Official alternate term for supracristal plane.
l. de Sydney (Sydney l.). Sydney crease.
l. temporal (temporal l.).
l. temporal inferior (inferior temporal l.). [*linea temporalis inferior,* NA].
l. temporal superior (superior temporal l.). [*linea temporalis superior,* NA].
l. terminal (terminal l.). [*linea terminalis,* NA]. Iliopectineal l.
l. de Topinard (Topinard's l.).
l. transversa (transverse l.). [*linea transversa,* NA].
l. trapezoidea (trapezoid l.). [*linea trapezoidea,* NA].
l. de Ullmann (Ullmann's l.).
l. de la vena ácigos (azygos venous l.). Medial sympathetic l.
l. venosa toracolumbar (thoracolumbar venous l.).
l. de Vesling (Vesling's l.). Raphe scroti.
l. vibratoria (vibrating l.).
l. de visión (l. of vision). Visual axis.
l. de Voigt (Voigt's l.'s).
l. de Wegner (Wegner's l.).
l. Z (Z l.). Z band.
l. de Zahn (l.'s of Zahn).
l. de Zöllner (Zöllner's l.'s).

lineal (linear). Pertaining to or resembling a line.

linestrenol (lynestrenol). Ethinylestrenol; a progestational agent, used with mestranol as an oral contraceptive.

linfa (lymph). Lympha; a clear, transparent, sometimes faintly yellow and slightly opalescent fluid that is collected from the tissues throughout the body, flows in the lymphatic vessels (through the lymph nodes), and is eventually added to the venous blood circulation.
l. aplástica (aplastic l.). Corpuscular l.
l. corpuscular (corpuscular l.). Aplastic l.
l. cruposa (croupous l.).
l. dental (dental l.). Dentinal fluid.
l. euplástica (euplastic l.).
l. fibrinosa (fibrinous l.). Euplastic or croupous l.
l. hística (tissue l.).
l. inflamatoria (inflammatory l.). Plastic l.
l. intercelular (intercellular l.).
l. intravascular (intravascular l.).
l. plástica (plastic l.). Inflammatory l. that has a tendency to become organized.
l. sanguínea (blood l.).
l. vacunal (vaccine l., vaccinia l.).

linfadenectomía (lymphadenectomy). Excision of lymph nodes.

linfadenitis (lymphadenitis). Inflammation of a lymph node or lymph nodes.
l. caseosa (caseous l.).
l. dermatopática (dermatopathic l.). Dermatopathic lymphadenopathy.
l. granulomatosa regional (regional granulomatous l.).
l. paratuberculosa (paratuberculous l.).
l. tuberculosa (tuberculous l.).

linfadeno (lymphaden). Lymphonodus.

linfadeno-, linfaden- (lymphadeno-, lymphaden-). Combining forms relating to the lymph nodes.

linfadenografía (lymphadenography). X-ray visualization of lymph nodes after injection of a contrast medium; a type of lymphography.

linfadenoide (lymphadenoid). Relating to, or resembling, or derived from a lymph node.

linfadenoma (lymphadenoma). **1.** An enlarged lymph node. **2.** Hodgkin's disease.

linfadenomatosis (lymphadenomatosis). Obsolete term for a condition characterized by the presence of several to numerous enlarged lymph nodes.

linfadenopatía (lymphadenopathy). Any disease process affecting a lymph node or lymph nodes.
l. angioinmunoblástica (angioimmunoblastic l.). Immunoblastic l.
l. dermatopática (dermatopathic l.). Lipomelanic reticulosis.
l. inmunoblástica (immunoblastic l.). Angioimmunoblastic l.

linfadenosis (lymphadenosis). The basic underlying proliferative process that results in enlargement of lymph nodes.
l. benigna (benign l.). Infectious mononucleosis.
l. maligna (malignant l.). Obsolete term for malignant lymphoma.

linfadenovárice (lymphadenovarix). Varicose deformity of a lymph node associated with lymphangiectasis.

linfaféresis (lymphapheresis). Lymphocytapheresis.

linfagogo (lymphagogue). An agent that increases the formation and flow of lymph.

linfangeítis (lymphangeitis). Lymphangitis.

linfangial (lymphangial). Relating to a lymphatic vessel.

linfangiectasia (lymphangiectasis, lymphangiectasia). Lymphectasia; telangiectasia lymphatica; dilation of the lymphatic vessels, the basic process that may result in the formation of a lymphangioma.
l. cavernosa (cavernous l.). Lymphangioma cavernosum.
l. intestinal (intestinal l.).
l. quística (cystic l.). Lymphangioma cysticum.
l. simple (simple l.). Lymphangioma simplex.

linfangiectásico (lymphangiectatic). Relating to or characterized by lymphangiectasis.

linfangiectodes (lymphangiectodes). Lymphangioma circumscriptum.

linfangiectomía (lymphangiectomy). Excision of a lymph channel.

linfangiítis (lymphangiitis). Lymphangitis.

linfangio- (lymphangio-, lymphangi-). Combining forms relating to the lymphatic vessels.

linfangioendotelioma (lymphangioendothelioma). A neoplasm consisting of irregular groups or small masses of endothelial cells, as well as congeries of tubate structures that are thought to be derived from lymphatic vessels.

linfangioflebitis (lymphangiophlebitis). Inflammation of the lymphatic vessels and veins.

linfangiografía (lymphangiography). X-ray visualization of lymphatics and lymph nodes following the injection of a contrast medium.

linfangiología (lymphangiology). Lymphology; the branch of medical science concerned with the lymphatic vessels.

linfangioma (lymphangioma). Angioma lymphaticum; a fairly well circumscribed nodule or mass of lymphatic vessels or channels that vary in size, are usually greatly dilated, and are lined with normal endothelial cells.
l. capilar varicoso (l. capillare varicosum l.). L. circumscriptum.
l. cavernoso (l. cavernosum) Cavernous lymphangiectasis.
l. circunscripto (l. circumscriptum). Lymphangiectodes.
l. quístico (l. cysticum). Cystic lymphangiectasis.
l. simple (l. simplex). Simple lymphangiectasis.
l. superficial simple (l. superficium simplex). L. circumscriptum.
l. tuberoso múltiple (l. tuberosum multiplex).
l. xantelasmoideo (l. xanthelasmoideum).

linfangiomatoso (lymphangiomatous). Pertaining to, characterized by, or containing lymphangioma.

linfangion (lymphangion). A lymphatic vessel.

linfangioplastia (lymphangioplasty). Lymphoplasty; surgical alteration of lymphatic vessels.

linfangiosarcoma (lymphangiosarcoma). A malignant neoplasm derived from vascular tissue, i.e., an angiosarcoma, in which the neoplastic cells originate from the endothelial cells of lymphatic vessels, usually developing in the arm several years after radical mastectomy.

linfangiotomía (lymphangiotomy). Incision of lymphatic vessels.

linfangitis (lymphangitis). Lymphangeitis; lymphangiitis; inflammation of the lymphatic vessels.
l. carcinomatosa (l. carcinomatosa).
l. epizoótica (epizootic l., l. epizootica).

linfático (lymphatic). **1.** Pertaining to lymph, a vascular channel that transports lymph, or a lymph node. **2.** Sometimes used to pertain to a sluggish or phlegmatic characteristic.
l. aferente (afferent l.). Vas afferens.
l. eferente (efferent). Conducting (fluid or a nerve impulse) outward from a given organ or part thereof.

linfaticostomía (lymphaticostomy). Making an opening into a lymphatic duct.

linfatitis (lymphatitis). Inflammation of the lymphatic vessels or lymph nodes.

linfatólisis (lymphatolysis). Destruction of the lymphatic vessels or lymphoid tissue, or both.

linfatolítico (lymphatolytic). Pertaining to or characterized by lymphatolysis.
linfatología (lymphatology). The study of the lymphatic system.
linfectasia (lymphectasia). Lymphangiectasis.
linfedema (lymphedema). Swelling (especially in subcutaneous tissues) as a result of obstruction of lymphatic vessels or lymph nodes and the accumulation of large amounts of lymph in the affected region.
  l. congénito (congenital l.).
  l. hereditario (hereditary l.). Trophedema.
  l. precoz (l. praecox). Primary l.
  l. primario (primary l.). L. praecox.
linfemia (lymphemia). The presence of unusually large numbers of lymphocytes or their precursors, or both, in the circulating blood.
linfización (lymphization). The formation of lymph.
linfo- (lympho-, lymph-). Combining forms relating to lymph.
linfoadenoma (lymphoadenoma). Lymphadenoma.
linfoblástico (lymphoblastic). Pertaining to the production of lymphocytes.
linfoblasto (lymphoblast). Lymphocytoblast; a young immature cell that matures into a lymphocyte.
linfoblastoma (lymphoblastoma). A form of malignant lymphoma in which the chief cells are lymphoblasts.
  l. folicular gigante (giant follicular l.). Nodular lymphoma.
linfoblastosis (lymphoblastosis). The presence of lymphoblasts in the peripheral blood.
linfocele (lymphocele). Lymphocyst a cystic mass that contains lymph, usually from diseased or injured lymphatic channels.
linfocerastismo (lymphocerastism). The process of formation of cells in the lymphocytic series.
linfocinas (lymphokines). Soluble substances, released by sensitized lymphocytes on contact with specific antigen, which help effect cellular immunity by stimulating activity of monocytes and macrophages.
linfocinesis **1.** (lymphocinesis). Lymphocinesia, lymphokinesis. **2.** (lymphokinesis). Lymphocinesia; lymphokinesis; the circulation of lymph in the lymphatic vessels and through the lymph nodes. **3.** (lymphokinesis). Movement of endolymph in the semicircular canals of the inner ear.
linfocisto (lymphocyst). Lymphocele.
linfocitemia (lymphocythemia). Lymphocitosis.
linfocítico (lymphocytic). Pertaining to or characterized by lymphocytes.
linfocito (lymphocyte). Lymph cell; lympholeukocyte.
  l. B (B l.). B cell.
  l. de Rieder (Rieder's l.).
  l. T (T l.). Tcell.
  l. transformado (transformed l.).
linfocitoblasto (lymphocytoblast). Lymphoblast.
linfocitoféresis (lymphocytapheresis). Lymphapheresis; separation and removal of lymphocytes from the withdrawn blood, with the remainder of the blood retransfused into the donor.
linfocitoma (lymphocytoma). A circumscribed nodule or mass of mature lymphocytes, grossly resembling a neoplasm.
  l. benigno de la piel (benign l. cutis).
linfocitopenia (lymphocytopenia). Lymphopenia.
linfocitopoyesis (lymphocytopoiesis). The formation of lymphocytes.
linfocitosis (lymphocytosis). Lymphocythemia; lymphocytic leukocytosis.
linfodermia (lymphoderma). A condition resulting from any disease of the cutaneous lymphatic vessels.
  l. perniciosa (l. perniciosa).
linfoducto (lymphoduct). A lymphatic vessel.
linfoepitelioma (lymphoepithelioma). A poorly differentiated radiosensitive squamous cell carcinoma involving lymphoid tissue in the region of the tonsils and nasopharynx.
linfogénesis (lymphogenesis). Lymph production.
linfogénico (lymphogenic). Lymphogenous.
linfógeno (lymphogenous). **1.** Lymphogenic; originating from lymph or the lymphatic system. **2.** Producing lymph.
linfoglándula (lymphoglandula). Lymphonodus.
linfografía (lymphography). Visualization of lymphatics (lymphangiography), lymph nodes (lymphadenography), or both by roentgenography following the injection of a contrast medium.
linfogranuloma (lymphogranuloma). **1.** Old nonspecific term used in reference to a few basic dissimilar diseases in which the pathological processes result in granulomas or granuloma like lesions, especially in various groups of lymph nodes. **2.** Old term for Hodgkin's disease.
  l. benigno (l. benignum). Old term for sarcoidosis.
  l. inguinal (l. inguinale). Venereal l.
  l. maligno (l. malignum). Old term for Hodgkin's disease.
  l. de Schaumann (Schaumann's l.).
  l. venéreo (venereal l., l. venereum).
linfogranulomatosis (lymphogranulomatosis). Any condition characterized by the occurrence of multiple and widely distributed lymphogranulomas.
linfohistiocitosis (lymphohistiocytosis). Proliferation or infiltration of lymphocytes and histiocytes.
linfoide (lymphoid). **1.** Resembling lymph or lymphatic tissue, or pertaining to the lymphatic system. **2.** Adenoid.
linfoidectomía (lymphoidectomy). Excision of lymphoid tissue.
linfoidocito (lymphoidocyte). A primitive mesenchymal cell believed to be capable of differentiating into all types of lymphoid cells, including lymphocytes, littoral cells, and reticular cells of lymph nodes.
linfoleucocito (lympholeukocyte). Lymphocyte.
linfología (lymphology). Lymphangiology.
linfoma (lymphoma). Malignant l.; general term for ordinarily malignant neoplasms of lymphoid and reticuloendothelial tissues which present as apparently circumscribed solid tumors composed of cells that appear primitive or resemble lymphocytes, plasma cells, or histiocytes.
  l. benigno del recto (benign l. of the rectum). Lymphoid polyp.
  l. de Burkitt (Burkitt's l.).
  l. de células grandes (large cell l.).
  l. de células T del adulto (adult T cell l. (ATL)).
  l. difuso de células pequeñas segmentadas (diffuse small cleaved cell l.). Diffuse poorly differentiated lymphocytic l.
  l. folicular (follicular l.). Nodular l.
  l. folicular con predominio de células grandes (follicular predominantly large cell l.).
  l. folicular con predominio de células pequeñas segmentadas (follicular predominantly small cleaved cell l.).
  l. histiocítico (histiocytic l.). Reticulum cell sarcoma.
  l. inmunoblástico (immunoblastic l.).
  l. de Lennert (Lennert's l.). Lennert's lesion.
  l. linfoblástico (lymphoblastic l.).
  l. linfocítico bien diferenciado (well-differentiated lymphocytic l. (WDLL)).
  l. linfocítico pequeño (small lymphocytic l.).
  l. linfocítico poco diferenciado (poorly differentiated lymphocytic l. (PDLL)).
  l. maligno (malignant l.). Lymphoma.
  l. del Mediterráneo (Mediterranean l.).
  l. no Hodgkin (non-Hodgkin's l.).
  l. nodular (nodular l.). Brill-Symmers disease.
  l. nodular histiocítico (nodular histiocytic l.).
linfomatoide (lymphomatoid). Resembling a lymphoma.
linfomatosis (lymphomatosis). Any condition characterized by the occurrence of multiple, widely distributed sites of involvement with lymphoma.
  l. de las aves (fowl l.). Avian l.
  l. aviaria (avian l.).
  l. ocular (ocular l.).
  l. visceral (visceral l.).
linfomatoso (lymphomatous). Pertaining to or characterized by lymphoma.
linfomieloma (lymphomyeloma). A medullary neoplasm that consists of uninuclear, relatively small cells with morphologic features resembling those of lymphocytic forms.
linfomixoma (lymphomyxoma). A soft nonmalignant neoplasm that contains lymphoid tissue in a matrix of loose, areolar connective tissue.
linfopatía **1.** (lymphopathy). Lymphopathia; any disease of the lymphatic vessels or lymph nodes. **2.** (lymphopathia). Lymphopathy.
  l. venérea (lymphopathia venereum).

linfopenia (lymphopenia). Lymphocytic leukopenia; lymphocytopenia; a reduction, relative or absolute, in the number of lymphocytes in the circulating blood.
linfoplasmaféresis (lymphoplasmapheresis). Separation and removal of lymphocytes and plasma from the withdrawn blood, with the remainder of the blood retransfused into the donor.
linfoplastia (lymphoplasty). Lymphangioplasty.
linfopoyesis (lymphopoiesis). The formation of lymphocytes.
linfopoyético (lymphopoietic). Pertaining to or characterized by lymphopoiesis.
linfoquinesia (lymphokinesis). Lymphocinesis.
linforragia (lymphorrhagia). Lymphorrhea.
linforrea (lymphorrhea). Lymphorrhagia; an escape of lymph on the surface from ruptured, torn, or cut lymphatic vessels.
linforreticulosis (lymphoreticulosis). Proliferation of the reticuloendothelial cells (macrophages) of the lymph glands.
l. benigna por inoculación (benign inoculation l.).
linforroide (lymphorrhoid). A dilation of a lymph channel, resembling a hemorrhoid.
linfosarcoma (lymphosarcoma). Lymphatic sarcoma; a diffuse lymphocytic lymphoma.
l. bovino (bovine l.).
linfosarcomatosis (lymphosarcomatosis). Obsolete term for a condition characterized by the presence of multiple, widely distributed masses of lymphosarcoma.
linfosis (lymphosis). Undesirable term for lymphocytic leukemia.
linfostasis (lymphostasis). Obstruction of the normal flow of lymph.
linfotaxis (lymphotaxis). The exertion of an effect that attracts or repels lymphocytes.
linfotoxicidad (lymphotoxicity). The potential of an antibody in the serum of an allograft recipient to react directly with the lymphocytes or other cells of an allograft donor to produce a hyperacute type of graft rejection.
linfotoxina (lymphotoxin). A lymphokine that lyses or damages many cell types.
linfotrofia (lymphotrophy). Nourishment of the tissues by lymph in parts devoid of blood vessels.
linfuria (lymphuria). Discharge of lymph in the urine.
lingismo (lingism). Ling's method.
lingua (lingua, gen. and pl. linguae). [*lingua*, NA]. Tongue.
l. dissecta (l. dissecta). Geographic tongue.
l. fissurata (l. fissurata). Fissured tongue.
l. frenata (l. frenata). A tongue with a very short frenum.
l. geographica (l. geographica). Geographic tongue.
l. nigra (l. nigra). Black tongue.
l. plicata (l. plicata). Fissured tongue.
lingual (lingual). **1.** Glossal; relating to the tongue or any tongue-like part. **2.** Next to or toward the tongue.
linguatuliasis (linguatuliasis). Infection with *Linguatula*.
lingüiforme (linguiform). Tongue-shaped.
língula (lingula, pl. lingulae). **1.** [*lingula*, NA]. A term applied to several tongue-shaped processes. **2.** When not qualified, the l. cerebelli.
l. del cerebelo (l. cerebelli). [*lingula cerebelli*, NA].
l. del esfenoides (l. sphenoidalis). [*lingula sphenoidalis*, NA].
l. del maxilar (l. of mandible). [*lingula mandibulae*, NA].
l. del pulmón izquierdo (l. of left lung). [*lingula pulmonis sinistri*, NA].
lingular (lingular). Pertaining to any lingula.
lingulectomía (lingulectomy). **1.** Glossectomy. **2.** Excision of the lingular portion of the left upper lobe of the lung.
linguo- (linguo-). Combining form relating to the tongue.
linguoclinación (linguoclination). Axial inclination of a tooth when the crown is inclined toward the tongue more than is normal.
linguoclusión (linguoclusion). Lingual occlusion; displacement of a tooth toward the interior of the dental arch, or toward the tongue.
linguodistal (linguodistal). Relating to the lingual and distal part of the tooth.
linguogingival (linguogingival). **1.** Relating to the gingival third of the lingual surface of a tooth. **2.** Relating to the angle or point of junction of the lingual border and gingival line on the distal or mesial surface of an incisor tooth.
linguooclusal (linguo-occlusal). Relating to the line of junction of the lingual and occlusal surfaces of a tooth.
linguopapilitis (linguopapillitis). Small painful ulcers involving the papillae on the tongue margins.
linguoplaca (linguoplate). Lingual plate.
linguoversión (linguoversion). Malposition of a tooth lingual to the normal position.
linimento (liniment). A liquid preparation for external application or application to the gums.
linina (linin). **1.** A bitter glycoside obtained from *Linum catharticum* (family Linaceae). **2.** A protein in linseed.
linitis (linitis). Inflammation of cellular tissue, specifically of the perivascular tissue of the stomach.
l. plástica (l. plastica).
lino (linseed). Flaxseed; the dried ripe seed of *Linum usitatissimum* (family Linaceae), flax, the fiber of which is used in the manufacture of linen; an infusion is used as a demulcent, and the ground seeds are used in making poultices.
linoleato (linoleate). Salt of linoleic acid.
lio- (lio-). See leio-.
lioadsorción (lyosorption). Adsorption of a liquid on a solid surface.
lioenzima (lyoenzyme). Extracellular enzyme.
liofílico (lyophilic). Lyotropic; in colloid chemistry, denoting a dispersed phase having a pronounced affinity for the dispersion medium.
liofilización (lyophilization). Freeze-drying; the process of isolating a solid substance from solution by freezing the solution and evaporating the ice under vacuum.
liófilo (lyophil, lyophile). A substance that is lyophilic.
liofóbico (lyophobic). In colloid chemistry, denoting a dispersed phase having but slight affinity for the dispersion medium.
liófobo (lyophobe). A substance that is lyophobic.
liólisis (lyolysis). Rarely used term for solvolysis.
liotironina (liothyronine).
l. sódica (l. sodium).
liotrix (liotrix). A mixture of liothyronine sodium and levothyroxine sodium; used as a thyroid hormone.
liotrópico (lyotropic). Lyophilic.
lip-, lipo- (lip-, lipo-). Fatty, lipid.
lipancreatina (lipancreatin). Pancrelipase.
liparocele (liparocele). An omental hernia.
lipasa (lipase). In general, any fat-splitting or lipolytic enzyme.
lipectomía (lipectomy). Surgical removal of fatty tissue, as in cases of adiposity.
lipedema (lipedema). Chronic swelling, usually of the lower extremities, particularly in middle-aged women, caused by the widespread even distribution of subcutaneous fat and fluid.
lipemia (lipemia). Hyperlipemia; hyperlipidemia; hyperlipoidemia; lipidemia; lipoidemia. The presence of an abnormally large amount of lipids in the circulating blood.
l. alimentaria (alimentary l.). Postprandial l.
l. diabética (diabetic l.).
l. posprandial (postprandial l.). Alimentary l.
l. retiniana (l. retinalis).
lipémico (lipemic). Relating to lipemia.
lipidemia (lipidemia). Lipemia.
lípido (lipid). "Fat-soluble"; denoting substances extracted from animal or vegetable cells by nonpolar or "fat" solvents.
l. anisotrópico (anisotropic l.).
compuestos l. (compound l.'s). Heterolipids.
l. encefálico (brain l.).
l. isotrópico (isotropic l.).
l. simples (simple l.'s). Homolipids.
lipidosis (lipidosis, pl. lipidoses). Inborn or acquired disorder of lipid metabolism.
l. cerebral (cerebral l.). Sphingolipidosis.
l. por cerebrósidos (cerebroside l.). Gaucher's disease.
l. por esfingomielina (sphingomyelin l.). Niemann-Pick disease.
l. por gangliósidos (ganglioside l.). Gangliosidosis.
l. por glucolípidos (glycolipid l.). Fabry's disease.
l. por sulfátidos (sulfatide l.). Metachromatic leukodystrophy.
lipina (lipin). Former term for lipid.
lipitud (lippitude, lippitudo). Blear eye.
lipoamida (lipoamide).
l., disulfuro de (lipoamide disulfide).

lipoamida deshidrogenasa (lipoamide dehydrogenase). Dihydrolipoamide dehydrogenase.
lipoamida reductasa (NADH) (lipoamide reductase (NADH)). Dihydrolipoamide dehydrogenase.
lipoartritis (lipoarthritis). Inflammation of the periarticular fatty tissues of the knee.
lipoaspiración (liposuctioning). Removal of fat by high vacuum pressure.
lipoato (lipoate). A salt or ester of lipoic acid.
lipoato acetiltransferasa (lipoate acetyltransferase). Dihydrolipoamide acetyltransferase.
lipoatrofia **1.** (lipoatrophy). Lawrence-Seip syndrome; lipoatrophia; lipoatrophic diabetes. **2.** (lipoatrophia). Lipoatrophy.
l. anular (lipoatrophia annularis).
l. circunscripta (lipoatrophia circumscripta). Localized fat atrophy.
l. insulínica (insulin l.). Insulin lipodystrophy.
l. parcial (partial l.). Progressive lipodystrophy.
lipoblasto (lipoblast). An embryonic fat cell.
lipoblastoma (lipoblastoma). **1.** Liposarcoma. **2.** A benign subcutaneous tumor composed of embryonal fat cells separated into distinct lobules.
lipoblastomatosis (lipoblastomatosis). A diffuse form of lipoblastoma that infiltrates locally but does not metastasize.
lipocardíaco (lipocardiac). **1.** Relating to fatty heart. **2.** Denoting a person suffering from fatty degeneration of the heart.
lipocatabólico (lipocatabolic). Relating to the breakdown (catabolism) of fat.
lipocele (lipocele). Adipocele; presence of fatty tissue, without intestine, in a hernia sac.
lipocera (lipocere). Adipocere.
lipoceratoso (lipoceratous). Adipoceratous.
lipocito (lipocyte). Fat-storing cell.
lipoclasis (lipoclasis). Lipolysis.
lipoclástico (lipoclastic). Lipolytic.
lipocondrodistrofia (lipochondrodystrophy). Hurler's syndrome.
lipócrito (lipocrit). An apparatus and procedure for separating and volumetrically analyzing the amount of lipid in blood or other body fluid.
lipocromo (lipochrome). **1.** Chromolipid; a pigmented lipid. **2.** A term sometimes used to designate the wear-and-tear pigments. More precisely, l.'s are yellow pigments that seem to be identical to carotene and xanthophyll. **3.** The pigment produced by certain bacteria.
lipodermoide (lipodermoid). Congenital, yellowish-white, fatty, benign tumor located subconjunctivally.
lipodiéresis (lipodieresis). Lipolysis.
lipodistrofia **1.** (lipodystrophy). Lipodystrophia; defective metabolism of fat. **2.** (lipodystrophia). Lipodystrophy.
l. insulínica (insulin l.). Insulin lipoatrophy.
l. intestinal **1.** (lipodystrophia intestinalis). Obsolete term for Whipple's disease. **2.** (intestinal l.). Obsolete term for Whipple's disease.
l. membranosa (membranous l.).
l. progresiva (progressive l.). Barraquer's disease; Simons' disease.
l. progresiva superior (lipodystrophia progressiva superior). Progressive lipodystrophy.
l. total congénita (congenital total l.).
lipoedema (lipoedema). Cellulite; edema of subcutaneous fat.
lipofagia **1.** (lipophagy). Lipophagia; ingestion of fat by a lipophage. **2.** (lipophagia). Lipophagy.
l. granulomatosa (lipophagia granulomatosis). Obsolete term for Whipple's disease.
lipofágico (lipophagic). Relating to lipophagy.
lipófago (lipophage). A cell that ingests fat.
lipofanerosis (lipophanerosis). A change in certain cells whereby previously invisible fat becomes demonstrable as small sudanophilic droplets.
lipófero (lipoferous). Transporting fat.
lipofibroma (lipofibroma). A benign neoplasm of fibrous connective tissue, with conspicuous numbers of adipose cells.
lipofílico (lipophilic). Capable of dissolving, of being dissolved in, or of absorbing lipids.
lipófilo (lipophil). A substance with lipophilic (hydrophobic) properties.
lipofosfodiesterasa I (lipophosphodiesterase I). Phospholipase C.
lipofosfodiesterasa II (lipophosphodiesterase II). Phospholipase D.
lipofuscina (lipofuscin). Brown pigment granules representing lipid-containing residues of lysosomal digestion.
lipofuscinosis (lipofuscinosis). Abnormal storage of any one of a group of fatty pigments.
l. ceroide (ceroid l.).
lipogénesis (lipogenesis). Adipogenesis; the production of fat.
lipogénico (lipogenic). Adipogenic; adipogenous; lipogenous; relating to lipogenesis.
lipógeno (lipogenous). Lipogenic.
lipogranuloma (lipogranuloma). Oleoma; oil tumor; oleogranuloma; a nodule or focus of granulomatous inflammation.
lipogranulomatosis (lipogranulomatosis). **1.** Presence of lipogranulomas. **2.** Local inflammatory reaction to necrosis of adipose tissue.
l. diseminada (disseminated l.). Farber's disease; Farber's syndrome.
lipohemia (lipohemia). Obsolete term for lipemia.
lipoide (lipoid). **1.** Adipoid; resembling fat. **2.** Former term for lipid.
lipoidemia (lipoidemia). Lipemia.
lipoidosis (lipoidosis). Presence of anisotropic lipoids in the cells.
l. corneal (l. corneae). Arcus cornealis.
l. cutis et mucosae (l. cutis et mucosae). Lipid proteinosis.
lipoíl deshidrogenasa (lipoyl dehydrogenase). Dihydrolipoamide dehydrogenase.
lipoílo (lipoyl). The acyl radical of lipoic acid.
lipolipoidosis (lipolipoidosis). Fatty infiltration, both neutral fats and anisotropic lipoids being present in the cells.
lipólisis (lipolysis). Lipoclasis; lipodieresis; the splitting up (hydrolysis), or chemical decomposition, of fat.
lipolítico (lipolytic). Lipoclastic; relating to or causing lipolysis.
lipoma (lipoma). Adipose tumor; pimeloma; a benign neoplasm of adipose tissue.
l. anular del cuello (l. annulare colli).
l. arborescente (l. arborescens).
l. atípico (atypical l.). Pleomorphic l.
l. capsular (l. capsulare).
l. cavernoso (l. cavernosum). Angiolipoma.
l. de células fusiformes (spindle cell l.).
l. fibroso (l. fibrosum). Fibrolipoma.
l. infiltrativo (infiltrating l.). Liposarcoma.
l. lipoblástico (lipoblastic l.). Liposarcoma.
l. mixomatoso (l. myxomatodes). Myxolipoma.
l. osificante (l. ossificans).
l. petrificante (l. petrificans).
l. pleomórfico (pleomorphic l.). Atypical l.
l. sarcomatoso (l. sarcomatodes, l. sarcomatosum). Liposarcoma.
l. telangiectásico (telangiectatic l.). Angiolipoma.
lipomatoide (lipomatoid). Resembling a lipoma, frequently said of accumulations of adipose tissue that is not thought to be neoplastic.
lipomatosis (lipomatosis). Adiposis.
l. encefalocraneocutánea (encephalocraniocutaneous l.).
l. neurótica (l. neurotica). Adiposis dolorosa.
l. simétrica múltiple (multiple symmetric l.).
lipomatoso (lipomatous). Pertaining to or manifesting the features of lipoma.
lipomeningocele (lipomeningocele). An intraspinal cauda equinal lipoma associated with a spina bifida.
lipomucopolisacaridosis (lipomucopolysaccharidosis). Mucolipidosis I.
liponucleoproteínas (liponucleoproteins). Associations or complexes containing lipids, nucleic acids, and proteins.
lipopenia (lipopenia). An abnormally small amount, or a deficiency, of lipids in the body.
lipopénico (lipopenic). **1.** Relating to or characterized by lipopenia. **2.** An agent or drug that produces a reduction in the concentration of lipids in the blood.

lipopéptido (lipopeptid). A compound or complex of lipid and amino acids.
lipopolisacárido (lipopolysaccharide). A compound or complex of lipid and carbohydrate.
lipoproteína (lipoprotein). Complexes or compounds containing lipid and protein.
lipoproteína lipasa (lipoprotein lipase). Diacylglycerol lipase; diglyceride lipase.
liposarcoma (liposarcoma). A malignant adipose neoplasm of adults.
liposis (liposis). **1.** Adiposis. **2.** Fatty infiltration, neutral fats being present in the cells.
lipositol (lipositol). Inositol.
liposoluble (liposoluble). Fat-soluble.
liposoma (liposome). A spherical particle of lipid substance suspended in an aqueous medium within a tissue.
lipotiamida, pirofosfato de (lipothiamide pyrophosphate). Name once given to the coenzymes of the multi-enzyme complex catalyzing the formation of acetyl-CoA from pyruvate.
lipotrofia (lipotrophy). An increase of fat in the body.
lipotrófico (lipotrophic). Relating to lipotrophy.
lipotropía (lipotropy). **1.** Affinity of basic dyes for fatty tissue. **2.** Prevention of accumulation of fat in the liver. **3.** Affinity of nonpolar substances for each other.
lipotrópico (lipotropic). **1.** Pertaining to substances preventing or correcting the fatty liver of choline deficiency. **2.** Relating to lipotropy.
lipotropina (lipotropin). Lipotropic pituitary hormone; fat-mobilizing hormone from adipose tissue.
lipovacuna (lipovaccine). A vaccine having a vegetable oil as a menstruum.
lipovitelina (lipovitellin). Vitellin.
lipoxenia (lipoxeny). Desertion of the host by a parasite when the development of the latter is complete.
lipóxeno (lipoxenous). Pertaining to lipoxeny.
lipoxidasa (lipoxidase). Lipoxygenase.
lipoxigenasa (lipoxygenase). Carotene oxidase; lipoxidase; an enzyme that catalyzes the oxidation of unsaturated fatty acids with O_2 to yield peroxides of the fatty acids.
lipresina (lypressin). Vasopressin containing lysine in position 8; an antidiuretic and vasopressor hormone.
lipuria (lipuria). Adiposuria; presence of lipids in the urine.
lipúrico (lipuric). Pertaining to lipuria.
liquen (lichen). A discrete flat papule or an aggregate of papules giving a patterned configuration resembling lichens growing on rocks.
l. acuminado (l. acuminatus). L. planus.
l. agrio (l. agrius). Celsus' papules.
l. albo (l. albus).
l. anular (l. annularis). Granuloma annulare.
l. escleroso y atrófico (l. sclerosus et atrophicus).
l. escrofuloso (l. scrofulosorum). Papular tuberculid.
l. espinuloso (l. spinulosus).
l. estriado (l. striatus).
l. estrofuloso (l. strophulosus). Miliaria rubra.
l. hemorrágico (l. hemorrhagicus).
l. infantil (l. infantum). Miliaria rubra.
l. iris (l. iris).
l. mixedematoso (l. myxedematosus). Papular mucinosis.
l. nítido (l. nitidus).
l. de la nuca (l. nuchae).
l. obtuso (l. obtusus).
l. plano (l. planus). L. acuminatus; l. ruber planus.
l. plano anular (l. planus annularis).
l. plano bucal erosivo (oral (erosive) l.).
l. plano bucal no erosivo (oral (nonerosive) l.).
l. plano folicular (l. planus follicularis).
l. plano hipertrófico (l. planus hypertrophicus). L. planus verrucosus.
l. plano verrugoso (l. planus verrucosus). L. planus hypertrophicus.
l. planopiloso (l. planopilaris). L. planus et acuminatus atrophicans.
l. planus et acuminatus atrophicans (l. planus et acuminatus atrophicans). L. planopilaris.
l. rojo (l. ruber). Obsolete term for l. planus.
l. rojo moniliforme (l. ruber moniliformis).
l. rojo plano (l. ruber planus). L. planus.
l. rojo verrugoso (l. ruber verrucosus). L. planus hypertrophicus.
l. sifilítico (l. syphiliticus). Follicular syphilid.
l. simple (l. simplex). Vidal's disease.
l. tropical (tropical l., l. tropicus). Miliaria rubra.
l. urticado (l. urticatus).
l. variegatus (l. variegatus). Maculopapular erythroderma.
l. de Wilson (Wilson's l.). L. planus.
liquenificación (lichenification). Lichenization; leathery induration and thickening of the skin with hyperkeratosis, due to a chronic inflammation caused by scratching or long-continued irritation.
liquenina (lichenin). Moss starch; a variety of polysaccharide obtained from Iceland moss; used as a demulcent.
liquenización (lichenization). Lichenification.
liquenoide (lichenoid). **1.** Resembling lichen. **2.** Accentuation of normal skin markings observed in cases of chronic eczema. **3.** Microscopically resembling lichen planus.
liqueur (liqueur). A cordial; a spirit containing sugar and aromatics.
líquido **1.** (fluid). A nonsolid substance, either liquid or gas. **2.** (fluid). Flowing; gaseous **3.** (liquid). Flowing like water. **4.** (liquid). An inelastic substance, like water, that is neither solid nor gaseous.
l. alantoico (allantoic f.).
l. amniótico (amniotic f.). Liquor amnii.
l. de Brodie (Brodie f.).
l. de Callison (Callison's f.).
l. cefalorraquídeo (cerebrospinal f. (CSF)). [*liquor cerebrospinalis*, NA].
l. de Cotunnius (Cotunnius' liquid). Perilympha.
l. crevicular (crevicular f.). Gingival f.
l. de Dakin (Dakin's f.). Dakin's solution.
l. dentinal (dentinal f.) Dental lymph.
l. extracelular (LEC) (extracellular f. (ECF)).
l. extravascular (extravascular f.).
l. gingival (gingival f.). Crevicular f.; sulcular f.
l. hístico (tissue f.). Interstitial f.
l. infranadante (infranatant f.).
l. intersticial (interstitial f.). Tissue f.
l. intracelular (LIC) (intracellular f. (ICF)).
l. intraocular (intraocular f.). Humor aquosus.
l. de montaje de Farrant (Farrant's mounting f.).
l. newtoniano (newtonian f.).
l. no newtoniano (non-newtonian f.).
l. pleural (pleural f.).
l. prostático (prostatic f.). Succus prostaticus.
l. de Rees-Ecker (Rees-Ecker f.).
l. de Scarpa (Scarpa's f.). Endolympha.
l. seminal (seminal f.). Semen.
l. seudoplástico (pseudoplastic f.). A f. which exhibits shear thinning.
l. sinovial (synovial f.). Synovia.
l. sobrenadante (supernatant f.).
l. sulcular (sulcular f.). Gingival f.
l. tixotrópico (thixotropic f.).
l. transcelulares (transcellular f.'s).
l. uterino (uterine f.).
l. ventricular (ventricular f.).
liquor (liquor, gen. liquoris, pl. liquores). **1.** Any liquid or fluid. **2.** A term used for certain body fluids.
l. amnii (l. amnii). Amniotic fluid
l. cotunnii (l. cotunnii). Perilympha.
l. folliculi (l. folliculi). The fluid within the antrum of the ovarian follicle.
lira (lyra). A lyre-shaped structure.
l. de David (l. davidis). Lyre of David; obsolete term for commissura fornicis.
l. uterina (l. uterina). [*plicae palmatae*, NA].
lis-, liso- (lys-). Combined forms denoting lysis or dissolution.
lisa (lyssa). **1.** Worm. **2.** Old term for rabies.
lisado (lysate). Material produced by the destructive process of lysis.

lisamina rodamina B 200 (lissamine rhodamine B 200). Sulforhodamine B.
lisar (lyse). Lyze; to break up, to disintegrate, to effect lysis.
lisemia (lysemia). Disintegration or dissolution of red blood cells and the occurrence of hemoglobin in the circulating plasma and in the urine.
lisencefalia 1. (lissencephaly). Agyria. **2.** (lissencephalia). Agyria.
lisencefálico (lissencephalic). Pertaining to, or characterized by, lissencephalia.
lisergamida (lysergamide). Lysergic acid amide.
lisergida (lysergide). Lysergic acid diethylamide.
lisiado (crippled). Denoting a person who, owing to a physical defect or injury, is partially or completely disabled.
lisil-bradicinina (lysyl-bradykinin). Kallidin.
lisilo (lysyl). The univalent radical of lysine.
lisina (lysin). **1.** A specific complement-fixing antibody that acts destructively on cells and tissues. **2.** Any substance that causes lysis.
lisina (Lys) (lysine (Lys)). An essential α-amino acid found in many proteins.
lisina descarboxilasa (lysine decarboxylase). An enzyme that catalyzes the decarboxylation of l., with the production of cadaverine.
8-lisina vasopresina (8-lysine vasopressin). Lypressin.
lisinemia (lysinemia). Increased concentration of lysine in the blood, associated with mental and physical retardation.
lisinogénico (lysinogenic). Having the property of a lysinogen.
lisinógeno (lysinogen). An antigen that stimulates the formation of a specific lysin.
lisinopril (lisinopril). An angiotensin-converting enzyme inhibitor used in the treatment of hypertension.
lisinuria (lysinuria). The presence of lysine in the urine.
lisis (lysis). **1.** Gradual subsidence of the symptoms of an acute disease, a form of the curative process, as distinguished from crisis. **2.** Destruction of red blood cells, bacteria, and other structures by a specific lysin.
lisivo (lissive).
lisocefalina (lysocephalin). A lysophosphatidic acid esterified with serine or ethanolamine.
lisocinasa (lysokinase). Term proposed for activator agents that produce plasmin by indirect or multiple-stage action on plasminogen.
lisoesfínter (lissosphincter). Smooth muscular sphincter.
lisofosfatidilcolina (lysophosphatidylcholine). Lysolecithin.
lisofosfatidilserina (lysophosphatidylserine). Phosphatidylserine from which one fatty acid residue has been removed from the glycerol moiety.
lisofosfolipasa (lysophospholipase). Lecithinase B; lysolecithinase; phospholipase B; a hydrolase removing the single acyl group from a lysolecithin, leaving glycerophosphocholine.
lisogénesis (lysogenesis). The production of lysins.
lisogenia (lysogeny). The phenomenon of a culture of a bacterial strain being capable of inducing, by means of its contained bacteriophage, general lysis in a culture of another bacterial strain without itself undergoing obvious lysis.
lisogenicidad (lysogenicity). The property of being lysogenic.
lisogénico (lysogenic). **1.** Causing or having the power to cause lysis. **2.** Pertaining to bacteria in the state of lysogeny.
lisogenización (lysogenization). The process by which a bacterium becomes lysogenic.
lisógeno (lysogen). **1.** That which is capable of inducing lysis. **2.** A bacterium in the state of lysogeny.
lisolecitina (lysolecithin). Lysophosphatidylcholine; a lysophosphatic acid that contains choline; capable of lysing erythrocytes.
lisolecitinasa (lysolecithinase). Lysophospholipase.
lisosoma (lysosome). A cytoplasmic membrane-bound vesicle measuring 5-8 nm (primary l.) and containing a wide variety of glycoprotein hydrolytic enzymes active at an acid pH.
  l. definitivos (definitive l.'s). Secondary l.'s
  l. primarios (primary l.'s).
  l. secundarios (secondary l.'s). Definitive l.'s.
lisotrico (lissotrichic, lissotrichous). Having straight hair.
lisozima (lysozyme). Muramidase; mucopeptide glycohydrolase.
listeriosis (listeriosis). Listeria meningitis; a sporadic disease of animals and occasionally man caused by the bacterium, *Listeria monocytogenes*.
listerismo (listerism). Lister's method.
lisurida (lisuride). A soluble ergot derivative with endocrine effects similar to those of bromocriptine; a serotonin inhibitor.
lit-, lito- (lith-, litho-). Combining forms relating to a stone or calculus, or to calcification.
lita (lytta). Old term for rabies.
litagogo (lithagogue). Causing the dislodgment or expulsion of calculi, especially urinary calculi.
litargirio (litharge). Lead monoxide.
litectomía (lithectomy). Lithotomy.
litiasis (lithiasis). Formation of calculi of any kind, especially of biliary or urinary calculi.
  l. conjuntival (l. conjunctivae).
  l. pancreática (pancreatic l.).
lítico (lytic). Pertaining to lysis.
litio (lithium (Li)). An element of the alkali metal group, symbol Li, atomic no. 3, atomic weight 6.940.
  bromuro de l. (l. bromide).
  carbonato de l. (l. carbonate).
  citrato de l. (l. citrate).
  citrato efervescente de l. (effervescent l. citrate).
  tungstato de l. (l. tungstate).
litocelifo (lithokelyphos). A type of lithopedion in which the fetal membranes alone undergo calcification.
litocelifopedion (lithokelyphopedion, lithokelyphopedium). A lithopedion in which the fetal parts in contact with the surrounding membranes, as well as the membranes, are calcified.
litocistotomía (lithocystotomy). Vesical lithotomy.
litoclasto (lithoclast). Lithotrite.
litodiálisis (lithodialysis). Fragmentation or solution of a calculus.
litófono (lithophone). An instrument that emits a sound on contact with a stone in the bladder.
litogénesis, litogenia (lithogenesis, lithogeny). Formation of calculi.
litogénico (lithogenic). Promoting the formation of calculi.
litógeno (lithogenous). Calculus-forming.
litoide (lithoid). Resembling a calculus or stone.
litolabo (litholabe). Obsolete instrument for holding a bladder calculus during its removal.
litolapaxia (litholapaxy). The operation of crushing a stone in the bladder and washing out the fragments through a catheter.
litólisis (litholysis). The dissolution of urinary calculi.
litolítico (litholytic). **1.** Tending to dissolve calculi. **2.** An agent having such properties.
litolito (litholyte). An instrument for injecting calculary solvents.
litómetro (lithometer). measuring the size of a vesical calculus.
litómilo (lithomyl). An instrument for pulverizing a stone in the bladder.
litonefritis (lithonephritis). Interstitial nephritis associated with calculus formation.
litopedion (lithopedion, lithopedium). A retained fetus, usually extrauterine, which has become calcified.
litoscopio (lithoscope). Obsolet term for cistoscope.
litotomía (lithotomy). Lithectomy; a cutting operation for the removal of a calculus, especially a vesical calculus.
  l. alta (high l.). Suprapubic l.
  l. bilateral (bilateral l.).
  l. lateral (lateral l.).
  l. mariana (marian l.). Median l.
  l. mediana (median l.). Marian l.
  l. perineal (perineal l.).
  l. prerrectal (prerectal l.).
  l. suprapúbica (suprapubic l.). High l.
  l. vaginal (vaginal l.).
  l. vesical (vesical l.). Cystolithotomy.
litotomista (lithotomist). A person skilled in lithotomy.
litótomo (lithotome). A knife used in lithotomy.
litotresis (lithotresis). The boring of holes in a calculus to facilitate its crushing.
  l. ultrasónica (ultrasonic l.).
litotricia (lithotrity). Lithotripsy.
litotripsia (lithotripsy). Lithotrity; the crushing of a stone in the bladder or urethra.
litotríptico (lithotriptic). **1.** Relating to lithotripsy. **2.** An agent that effects the dissolution of a calculus.

litotriptor (lithotriptor). A device used to crush or fragment a calculus in lithotripsy.
litotriptoscopia (lithotriptoscopy). Crushing of a stone in the bladder under direct vision by use of a lithotriptoscope.
litotriptoscopio (lithotriptoscope). An endoscope used with a lithotrite.
litotrito (lithotrite). Lithoclast; a mechanical instrument used to crush a urinary calculus in lithotripsy.
litótrofo (lithotroph). An organism whose carbon needs are satisfied by carbon dioxide.
litritis (littritis). Obsolete term for inflammation of Littré's glands.
litro (liter (L, l)). A measure of capacity of 1000 cubic centimeters; equivalent to 1.0567 quarts.
lituresis (lithuresis). The passage of gravel in the urine.
litureteria (lithureteria). Ureterolithiasis.
lituria (lithuria). Excretion of uric acid or urates in large amount in the urine.
livedo (livedo). A bluish discoloration of the skin, either in limited patches or general.
  l. post mortem (postmortem l.). Postmortem hypostasis; postmortem lividity; postmortem suggillation.
  l. racemosa (l. racemosa). L. reticularis.
  l. reticularis (l. reticularis).
  l. reticularis idiopática (l. reticularis idiopathica).
  l. reticularis sintomática (l. reticularis symptomatica).
  l. telangiectásica (l. telangiectatica).
livedoide (livedoid). Pertaining to or resembling livedo.
livetina (livetin). Any of the three major water-soluble proteins in egg yolk.
liviandad (lightening). Sensation of decreased abdominal distention during the later weeks of pregnancy following the descent of the fetal head into the pelvic inlet.
lividez (lividity). The state of being livid.
  l. post mortem (postmortem l.). Postmortem livedo.
lívido (livid). Having a black and blue or a leaden or ashy gray color, as in discoloration from a contusion, congestion, or cyanosis.
livor (livor). The livid discoloration of the skin on the dependent parts of a corpse.
lixitol (lyxitol). A pentitol (reduced lyxose) occurring in lyxoflavin.
lixiviación **1.** (lixiviation). Leaching. **2.** (leaching). Lixiviation; removal of the soluble constituents of a substance by running water through it.
lixivio (lixivium). Lye.
lixoflavina (lyxoflavin). A compound similar to riboflavin except that D-lyxitol is present in place of the D-ribitol.
lixosa (lyxose). An aldopentose isomeric with ribose.
lixulosa (lyxulose). The 2-keto derivative of lyxose.
LNPF (LNPF). Abbreviation for lymph node permeability factor.
loasis (loiasis). A chronic disease caused by *Loa loa*, with symptoms and signs first occurring approximately three to four years after a bite by an infected tabanid fly.
lobado (lobate). Lobose; lobous; lobe-shaped.
lobar (lobar). Relating to any lobe.
lobectomía (lobectomy). Excision of a lobe of any organ or gland.
lobelia (lobelia). Asthma-weed; wild tobacco; the dried leaves and tops of *Lobelia inflata* (family Lobeliaceae).
lobelina (lobeline). Lobelin; a piperidylacetophenone; an alkaloid of lobelia with the same actions as nicotine, but with less potency.
  sulfato de l. (l. sulfate).
lobitis (lobitis). Inflammation of a lobe.
lobomicosis (lobomycosis). Lobo's disease; a chronic localized mycosis of the skin due to the fungus *Loboa loboi*.
lobópodo (lobopodium, pl. lobopodia). A thick lobose pseudopodium.
lobotomía (lobotomy). **1.** Incision into a lobe. **2.** Division of one or more nerve tracts in a lobe of the cerebrum.
  l. prefrontal (prefrontal l.). Prefrontal leukotomy.
  l. transorbitaria (transorbital l.). Transorbital leukotomy.
lobulado (lobulate, lobulated). Divided into lobules.
lobular (lobular). Relating to a lobule.
lobulillo **1.** (lobule). [*lobulus*, NA] **2.** (lobulet, lobulette). A very small lobule or one of the smaller subdivisions of a lobule.
  l. ansiforme (ansiform l.).
  l. anterior del cerebelo (anterior lunate l.). [*lobulus semilunaris superior*, NA].
  l. central del cerebelo (central l.). [*lobulus centralis cerebelli*, NA].
  l. cortical renal (renal cortical l.). [*lobulus corticalis renalis*, NA].
  l. cuadrado (quadrate l.)
  l. cuadrilátero del cerebelo (quadrangular l.). [*lobulus quadrangularis*, NA].
  l. del culmen (lobulus culminis). [*lobulus culminis*, NA]. Culmen.
  l. cuneiforme (lobulus cuneiformis). Biventer l.
  l. declive (lobulus clivi). [*lobulus clivi*, NA]. Declive.
  l. delgado del cerebelo (slender l.). [*lobulus gracilis*, NA].
  l. digástrico (biventral l.). [*lobuli biventer*, NA].
  l. epididimarios (l.'s of epididymis). [*lobuli epididymidis*, NA].
  l. fusiforme (lobulus fusiformis). [*lobulus fusiformis*, NA].
  l. de la glándula tiroides (l.'s of thyroid gland). [*lobuli glandulae thyroideae*, NA].
  l. hepático (hepatic l.). [*lobulus hepatis*, NA].
  l. mamarios (l.'s of mammary gland). [*lobuli glandulae mammariae*, NA].
  l. de la oreja (l. of auricle). [*lobulus auriculae*, NA].
  l. paracentral del cerebelo (paracentral l.). [*lobulus paracentralis*, NA].
  l. parietal inferior (inferior parietal l.). [*lobulus parietalis inferior*, NA].
  l. parietal superior (superior parietal l.). [*lobulus parietalis superior*, NA].
  l. portal del hígado (portal l. of liver).
  l. pulmonar primario (primary pulmonary l.). Pulmonary acinus.
  l. pulmonar secundario (secondary pulmonary l.).
  l. respiratorio (respiratory l.). Pulmonary acinus.
  l. semilunar inferior del cerebelo (inferior semilunar l.). [*lobulus semilunaris inferior*, NA].
  l. semilunar posterior (posterior lunate l.). [*lobulus semilunaris inferior*, NA].
  l. semilunar superior del cerebelo (superior semilunar l.). [*lobulus semilunaris superior*, NA].
  l. semilunares del cerebelo (crescentic l.'s of the cerebellum).
  l. simple del cerebelo (simple l.). [*lobulus simplex*, NA].
  l. testiculares (l.'s of testis). [*lobuli testis*, NA].
  l. tímicos (l.'s of thymus). [*lobuli thymi*, NA].
lóbulo (lobe). **1.** [*lobus*, NA]. **2.** A rounded projecting part. **3.** One of the larger divisions of the crown of a tooth, formed from a distinct point of calcification.
  l. anterior de la hipófisis (anterior l. of hypophysis). [*lobus anterior hypophyseos*, NA]. Official alternate term for adenohypophysis.
  l. apendicular (lobus appendicularis). Riedel's lobe.
  l. del canal basilar (lobus clivi). [*lobus clivi*, NA].
  l. caudado (caudate l.). [*lobus caudatus*, NA]. L. de Spigelius l.
  l. del cerebro (l.'s of cerebrum). [*lobi cerebri*, NA]
  l. cuadrado (quadrate l.). [*lobus quadratus*, NA].
  l. cuadrado del cerebro (quadrate l.). *precuneus*, NA].
  l. cuneiforme (cuneiform l.). Lobulus biventer.
  l. derecho (right l.). [*lobus dexter*, NA].
  l. falciforme (falciform l.). Gyrus cinguli.
  l. floculonodular (flocculonodular l.).
  l. frontal (frontal l.). [*lobus frontalis cerebri*, NA].
  l. de la glándula tiroides (l.'s of thyroid gland). [*lobi glandulae thyroideae*, NA].
  l. hepático derecho (right l. of liver). [*lobus hepatis dexter*, NA].
  l. hepático izquierdo (left l. of liver). [*lobus hepatis sinister*, NA].
  l. de Home (Home's l.). The enlarged middle l. of the prostate gland.
  l. inferior del pulmón (lower l. of lung). [*lobus inferior pulmonis*, NA].
  l. izquierdo (left l.). [*lobus sinister*, NA].
  l. límbico (limbic l.).
  l. lingual (lingual l.). Cingulum dentis.
  l. lingüiforme (lobus linguiformis). Riedel's lobe.
  l. mamarios (l.'s of mammary gland). [*lobi glandulae mammariae*, NA].
  l. medio de la próstata (middle l. of prostate). [*lobus medius prostatae*, NA].
  l. nervioso (nervous l.). Lobus nervosus.
  l. occipital (occipital l.). [*lobus occipitalis cerebri*, NA].
  l. de la oreja (ear l.). Lobule of auricle.

l. parietal (parietal l.). [*lobus parietalis cerebri,* NA].
l. piramidal de la glándula tiroides (pyramidal l. of thyroid gland). [*lobus pyramidalis glandulae thyroideae,* NA].
l. placentario (placental l.).
l. posterior de la hipófisis (posterior l. of hypophysis). [*lobus posterior hypophyseos,* NA]. Neurohypophysis.
l. de la próstata (l. of prostate). [*lobus prostatae,* NA].
l. pulmonar inferior (inferior l. of lung). [*lobus inferior pulmonis,* NA].
l. pulmonar medio (middle l. of right lung). [*lobus medius pulmonis dextri,* NA].
l. pulmonar superior (superior l. of lung). [*lobus superior pulmonis,* NA].
l. renal (renal l.). [*lobus renalis,* NA].
l. de Riedel (Riedel's l.). Lobus appendicularis; lobus linguiformis.
l. simple (simple lobule). [*lobulus simplex,* NA].
l. de Spigelius (Spigelius' l.). Lobus caudatus.
l. superior del pulmón (upper l. of lung). [*lobus superior pulmonis,* NA].
l. suplementario (supplemental l.).
l. temporal (temporal l.). [*lobus temporalis,* NA].
l. l. de la vena ázigos (lobus azygos).
lobulus, gen. y pl. **lobuli** (lobulus, gen. and pl. lobuli). [*lobulus,* NA]. Lobule; a small lobe or subdivision of a lobe.
lobus, gen. y pl. **lobi** (lobus, gen. and pl. lobi). [*lobus,* NA]. Lobe.
local (local). Having reference or confined to a limited part; not general or systemic.
localización (localization). **1.** Limitation to a definite area. **2.** The reference of a sensation to its point of origin. **3.** The determination of the location of a morbid process.
l. auditiva (auditory l.).
l. cerebral (cerebral l.).
l. espacial (spatial l.).
l. estereotáxica (stereotaxic l.).
l. germinal (germinal l.).
l. neumotáxica (pneumotaxic l.).
localizado (localized). Restricted or limited to a definite part.
localizador 1. (pathfinder). A filiform bougie for introduction through a narrow stricture end to serve as a guide for the passage of a larger sound or catheter. **2.** (locator). An instrument or apparatus for finding the position of a foreign object in tissue.
loción (lotion). A class of pharmacopeial preparations that are liquid suspensions or dispersions intended for external application.
loco (mad). A non medical pejorative for rabid or mentally ill; insane.
locoísmo (loco). Locoweed disease.
locomotor 1. (locomotor). Locomotive; locomotory; relating to locomotion, or movement from one place to another. **2.** (locomotory). Locomotor. **3.** (locomotive). Locomotor.
locomotorium (locomotorium). The locomotor apparatus of the body.
loculación (loculation). **1.** A loculate region in an organ or tissue, or a loculate structure formed between surfaces of organs, mucous or serous membranes, and so on. **2.** The process that results in the formation of a loculus or loculi.
loculado (loculate). Containing numerous loculi.
locular (locular). Relating to a loculus.
lóculo (loculus, pl. loculi). A small cavity or chamber.
locura (madness). The state of being mad.
locus, pl. **loci** (locus, pl. loci). A place; usually, a specific site.
l. ceruleus (l. ceruleus). [*locus ceruleus,* NA].
l. cinereus (l. cinereus). [*locus ceruleus,* NA].
l. complejo (complex l.).
l. de control (l. of control).
l. ferrugineus (l. ferrugineus). [*locus ceruleus,* NA].
l. genético (genetic l.).
l. ligado al cromosoma X (X-linked l.).
l. ligado al cromosoma Y (Y-linked l.).
l. ligado al sexo (sex-linked l.).
l. niger (l. niger). Substantia nigra.
l. perforatus anticus (l. perforatus anticus). Substantia perforata anterior.
l. perforatus posticus (l. perforatus posticus). Substantia perforata posterior.
lodo (sludge). A muddy sediment.
lofentanilo (lofentanil). Potent, longlasting narcotic and analgesic that is chemically related to fentanyl.
lofodonte (lophodont). Having the crowns of the molar teeth formed in transverse or longitudinal crests or ridges, in contrast to bunodont.
lofotrico 1. (lophotrichate). Lophotrichous. **2.** (lophotrichous). Lophotrichate; referring to a bacterial cell with two or more flagella at one or both poles.
log-, logo- (logo-, log-). Combining forms relating to speech, or words.
logafasia (logaphasia). Aphasia of articulation.
logamnesia (logamnesia). Aphasia.
-logía 1. (-logia, -logy). Suffix expressing in a general way the study of the subject noted in the body of the word. **2.** (-logia). Suffix signifying collecting or picking.
logoagnosia (logagnosia). Aphasia.
logoagrafia (logagraphia). Agraphia.
logoastenia (logasthenia). Aphasia.
logoespasmo (logospasm). **1.** Stuttering. **2.** Explosive speech.
logoetronografía (logetronography). A method of printing in which special details are emphasized by purely electronic means in a very dense or very thin low contrast area in a manner that allows the desired emphasis to be obtained.
logopatía (logopathy). Any speech disorder.
logopedia 1. (logopedia). Logopedics. **2.** (logopedics). Logopedia; a branch of science concerned with the physiology and pathology of the organs of speech and with the correction of speech defects.
logoplejía (logoplegia). Paralysis of the organs of speech.
logorrea (logorrhea). Rarely used term for abnormal or pathologic talkativeness or garrulousness.
logoterapia (logotherapy). A form of psychotherapy which places special emphasis on the patient's spiritual life and on the physician as "medical minister."
lolismo (loliism). Poisoning by the seeds of a grass, *Lolium temulentum* (in the form of flour made into bread), characterized by giddiness, tremor, green vision, dilated pupils, prostration, and sometimes vomiting.
lomo (loin). [*lumbus,* NA]. Lumbus.
lomustina (lomustine). An antineoplastic agent.
longevidad (longevity). Macrobiosis; duration of a particular life beyond the norm for the species.
longilíneo (longitype). Ectomorph.
longitud (length). Linear distance between two points.
l. de arco (arch l.).
l. de arco disponible (available arch l.).
l. de arco requerida (required arch l.).
l. de onda (wavelength).
l. vértice-nalga (crown-rump l. (CR, CRL)).
l. vértice-talón (crown-heel l.).
longitudinal (longitudinal). Longitudinalis. Running lengthwise; in the direction of the long axis of the body or any of its parts.
longitudinalis (longitudinalis). [*longitudinalis,* NA]. Longitudinal.
loperamida, clorhidrato de (loperamide hydrochloride). An antiperistaltic agent used to treat diarrhea.
lopremona (lopremone). Former name for protirelin.
loquero (bedlam). **1.** Pejorative colloquialism for a mental hospital or institution. **2.** A place or scene of wild or riotous behavior. **3.** A disturbing uproar.
loquial (lochial). Relating to the lochia.
loquiómetra (lochiometra). Distention of the uterus with retained lochia.
loquiometritis (lochiometritis). Puerperal metritis.
loquioperitonitis (lochioperitonitis). Puerperal peritonitis.
loquiorragia (lochiorrhagia). Lochiorrhea.
loquiorrea (lochiorrhea). Lochiorrhagia; profuse flow of the lochia.
loquios (lochia). Dicharges from the vagina of mucus, blood, and tissue debris, following childbirth.
l. blancos (l. alba). L. purulenta.
l. cruentos (l. cruenta). L. rubra.
l. purulentos (l. purulenta). L.alba.
l. rojos (l. rubra). L. cruenta.
l. sanguinolentos (l. sanguinolenta).
l. serosos (l. serosa). A thin and watery l.

lorazepam (lorazepam). An antianxiety drug.
lordoescoliosis (lordoscoliosis). Combined backward and lateral curvature of the spine.
lordosis (lordosis). Anteroposterior curvature of the spine, generally lumbar with the convexity looking anteriorly.
lordótico (lordotic). Pertaining to or marked by lordosis.
lovastatina (lovastatin). Mevinolin; a cholesterol-lowering agent, isolated from a strain of *Aspergillus terreus*.
loxapina (loxapine). An antianxiety agent used as the succinate and hydrochloride salts.
loxia (loxia). Torticollis.
loxoftalmía (loxophthalmus). Obsolete term for strabismus.
loxoscelismo (loxoscelism). A clinical illness produced by the brown recluse spider, *Loxosceles reclusus*, of North America.
LPH (LPH). Abbreviation for lipotropic hormone.
Lr (Lr). Symbol for lawrentium.
LRF (LRF). Abbreviation for luteinizing hormone-releasing factor.
LRH (LRH). Abbreviation for luteinizing hormone-releasing hormone.
LSD (LSD). Abbreviation for lysergic acid diethylamide.
LTH (LTH). Abbreviation for luteotropic hormone.
Lu (Lu). Symbol for lutetium.
lucantona, clorhidrato de (lucanthone hydrochloride). 1,2'-Diethylaminoethylamino-4-methylthiaxanthone hydrochloride; used in the treatment of schistosomiasis.
lucensomicina (lucensomycin). Lucimycin; an antibiotic isolated from cultures of *Streptomyces lucensis;* an antifungal agent.
lucidez (lucidity). The quality or state of being lucid.
lucidificación (lucidification). Clarification.
lúcido **1.** (lucid). Clear, not obscured or confused, as in a l. moment or l. spoken expression. **2.** (lucent). Bright; clear; translucent.
luciferasas (luciferases). Enzymes present in certain luminous organisms that act to bring about the oxidation of luciferins.
luciferinas (luciferins). Chemical substances present in certain luminous organisms that, when acted upon by luciferases, produce bioluminescence.
lucífugo (lucifugal). Avoiding light.
lucimicina (lucimycin). Lucensomycin.
lucípeto (lucipetal). Seeking light.
lucoterapia (lucotherapy). Phototherapy.
lúdico (ludic). Playlike; playfully pretending.
lúes (lues). A plague or pestilence; specifically, syphilis.
l. venérea (l. venerea). Syphilis.
luético (luetic). Syphilitic.
luliberina (luliberin). Luteinizing hormone-releasing hormone.
lumbago (lumbago). Lumbar rheumatism; pain in mid and lower back.
l. isquémico (ischemic l.).
lumbar (lumbar). Relating to the loins, or the part of the back and sides between the ribs and the pelvis.
lumbarización (lumbarization). A congenital anomaly of the lumbosacral junction characterized by lumbar development of the first sacral vertebra; there are six lumbar vertebrae instead of five.
lumboabdominal (lumboabdominal). Relating to the sides and front of the abdomen.
lumbocolostomía (lumbocolostomy). Obsolete term for formation of a permanent opening into the colon via an incision through the lumbar region.
lumbocolotomía (lumbocolotomy). Obsolete term for incision into the colon through the lumbar region.
lumbocostal (lumbocostal). **1.** Relating to the lumbar and the hypochondriac regions. **2.** Relating to the lumbar vertebrae and the ribs.
lumboilíaco (lumboiliac). Lumboinguinal.
lumboinguinal (lumboinguinal). Lumboiliac; relating to the lumbar and the inguinal regions.
lumboovárico (lumbo-ovarian). Relating to the ovary and the lumbar regions.
lumbosacro (lumbosacral). Sacrolumbar; relating to the lumbar vertebrae and the sacrum.
lumbrical **1.** (lumbrical). Lumbricoid. **2.** (lumbricalis). Musculus l.
lumbricida **1.** (lumbricide). An agent that kills lumbricoid (intestinal) worms. **2.** (lumbricidal). Destructive to lumbricoid (intestinal) worms.
lumbricoide (lumbricoid). **1.** Lumbrical; lumbricus; denoting or resembling a roundworm, especially *Ascaris lumbricoides*. **2.** Obsolete common name for *Ascaris lumbricoides*.
lumbricosis (lumbricosis). Infection with lumbricoids or round intestinal worms.
lumbricus (lumbricus). **1.** Lumbricoid. **2.** Obsolete name for *Ascaris lumbricoides*.
lumbus, gen. y pl. **lumbi** (lumbus, gen. and pl. lumbi). [*lumbus*, NA]. Loin; the part of the side and back between the ribs and the pelvis.
lumen (lumen, pl. lumina). **1.** The space in the interior of a tubular structure, such as an artery or the intestine. **2.** The unit of luminous flux; the luminous flux emitted in a solid angle of 1 steradian by a uniform point source of light having a luminous intensity of 1 candela.
l. residual (residual l.). Residual cleft.
lumicromo (lumichrome). Riboflavin minus its ribityl side chain.
lumiflavina (lumiflavin). A yellow photoderivative of riboflavin, bearing a methyl group in place of the ribityl.
luminal (luminal). Relating to the lumen of a blood vessel or other tubular structure.
luminífero (luminiferous). Producing or conveying light.
luminiscencia (luminescence). Emission of light from a body as a result of a chemical reaction.
luminóforo (luminophore). An atom or atomic grouping in an organic compound that increases its ability to emit light.
luminoso (luminous). Emitting light, with or without accompanying heat.
lumirrodopsina (lumirhodopsin). An intermediate between rhodopsin and all-*trans*-retinal plus opsin during bleaching of rhodopsin by light.
lunar (lunar). **1.** Relating to the moon or to a month. **2.** Lunate, semilunar; resembling the moon in shape, especially a half moon. **3.** Relating to silver (the moon was the symbol of silver in alchemy).
lunático (lunatic). Obsolete term for a mentally ill person.
lunatismo (lunacy). **1.** Obsolete term for a form of insanity characterized by alternating lucid and insane periods, believed to be influenced by phases of the moon. **2.** Any form of insanity. **3.** Insanity as defined variously by law.
lunatomalacia (lunatomalacia). Kienböck's disease.
lúnula (lunula, pl. lunulae). **1.** [*lunula*, NA]. Half-moon; selene unguium; the pale arched area at the proximal portion of the nail plate. **2.** A small semilunar structure.
l. azur de las uñas (azure l. of nails).
l. de la válvula semilunar (l. of semilunar valve). [*lunula valvulae semilunaris*, NA].
lupa (loupe). A magnifying lens.
l. binocular (binocular l.).
lupia (wen). Old term for pilar cyst.
lupiforme (lupiform). Lupoid.
lupinidina (lupinidine). Sparteine.
lupinosis (lupinosis). Lathyrism.
lupoide (lupoid). Lupiform; resembling lupus.
luposo (lupous). Relating to lupus.
lupulina (lupulin). Humulin; a granular material obtained from the hop vine, *Humulus lupulus*.
lúpulo (humulus). Hops; the dried fruits (strobiles) of *Humulus lupulus* (family Moraceae).
lupus (lupus). A term originally used to depict erosion (as if gnawed) of the skin, now used with modifying terms designating various diseases.
l. eritematoso (LE) (l. erythematosus (LE, L.E.)).
l. eritematoso discoide (discoid l. erythematosus).
l. eritematoso discoide crónico (chronic discoid l. erythematosus).
l. eritematoso diseminado (disseminated l. erythematosus).
l. eritematoso profundo (l. erythematosus profundus).
l. eritematoso sistémico (LES) (systemic l. erythematosus (SLE)).
l. eritematoso vulgar (l. vulgaris erythematoides).
l. erythematodes (l. erythematodes). L. erythematosus.
l. escleroso (l. sclerosus).
l. hipertrófico (l. hypertrophicus). L. tumidus.
l. linfático (l. lymphaticus). Lymphangioma circumscriptum.
l. lívido (l. livido).

l. miliar diseminado de la cara (l. miliaris disseminatus faciei).
l. mutilante (l. mutilans).
l. papilomatoso (l. papillomatosus).
l. pernio (l. pernio).
l. psoriásico (l. psoriasis).
l. sebáceo (l. sebaceus).
l. serpiginoso (l. serpiginosus).
l. superficial (l. superficialis). L. erythematosus.
l. tuberculoso (l. tuberculosus). L. vulgaris.
l. tumidus (l. tumidus). L. hypertrophicus.
l. verrugoso (l. verrucosus). Tuberculosis cutis verrucosa.
l. vulgar (l. vulgaris). L. tuberculosus; tuberculosis cutis luposa.

lura (lura). The contracted termination of the infundibulum of the brain.
lural (lural). Pertaining to the lura.
lusus naturae (lusus naturae). A conspicuous congenital abnormality.
lutecio **1.** (lutecium). Lutetium. **2.** (lutetium (Lu)). Lutecium; a rare earth element; symbol Lu, atomic no. 71.
luteína (lutein). **1.** The yellow pigment in the corpus luteum, in the yolk of eggs, or any lipochrome. **2.** Xanthophyll. **3.** The dried powdered corpora lutea of the hog, formerly used as a progesterone source.
luteinización (luteinization). Transformation of the mature ovarian follicle and its theca interna into a corpus luteum after ovulation; formation of luteal tissue.
luteinizar (luteinize). To form luteal tissue.
luteinoma (luteinoma). Luteoma.
lúteo (luteal). Luteus. Relating to the corpus luteum.
luteogénico (luteogenic). Luteinizing; inducing the production or growth of corpora lutea.
luteohormona (luteohormone). Progesterone.
luteol (luteol, luteole). Xanthophyll.
luteolina (luteolin). Tetrahydroxyflavone; the aglycon of galuteolin and cynaroside.
luteolisina (luteolysin). Any agent, natural or compounded, that destroys the function of the corpus luteum.
luteólisis (luteolysis). Degeneration or destruction of ovarian luteinized tissue.
luteolítico (luteolytic). Promoting or characteristic of luteolysis.
luteoma (luteoma). Luteinoma; an ovarian tumor of granulosa or theca-lutein cell origin, producing progesterone effects on the uterine mucosa.
l. del embarazo (pregnancy l.).
luteotrófico (luteotropic, luteotrophic). Having a stimulating action on the development and function of the corpus luteum.
luteotropina (luteotropin). Luteotropic hormone; an anterior pituitary hormone whose action maintains the function of the corpus luteum.
luteus (luteus). [*luteus*, NA]. Luteal.
lutropina (lutropin). Luteinizing hormone; luteinizing principle.
lututrina (lututrin). A water-soluble protein-like fraction extracted from the corpus luteum of sows' ovaries, resembling relaxin.
lux (lux). Candle-meter; meter-candle; a unit of light or illumination; the reception of a luminous flux of 1 lumen per square meter of surface.
luxación (luxation). **1.** Dislocation. **2.** In dentistry, the dislocation or displacement of the condyle in the temporomandibular fossa, or of a tooth from the alveolus.
l. de apófisis articulares (dislocation of articular processes).
l. cerrada (closed dislocation). Simple d.
l. compuesta (compound dislocation). Open d.
l. expuesta (open dislocation). Compound d.
l. por fractura (fracture dislocation).
l. de Kienböck (Kienböck's dislocation). D. of semilunar bone.
l. de Malgaigne (Malgaigne's l.). Nursemaid's elbow.
l. de Nélaton (Nélaton's dislocation).
l. simple (simple dislocation). Closed d.
luxatio (luxatio). Luxation.
l. erecta (l. erecta). Subglenoid dislocation of the head of the humerus.
l. perinealis (l. perinealis). A condition in which the head of the femur is dislocated to the perineum.
luxus (luxus). Excess of any sort.
luz (light). That portion of electromagnetic radiation to which the retina is sensitive.
l. de Finsen (Finsen l.).
l. fría (cold l.).
l. infrarroja (infrared l.).
l. mínima (minimum l.).
l. polarizada (polarized l.).
l. reflejada (reflected l.).
l. refractada (refracted l.).
l. de Simpson (Simpson l.).
l. transmitida (transmitted l.).
l. de Wood (Wood's l.).
LVET (LVET). Abbreviation for left ventricular ejection time.
Lw (Lw). Former symbol for lawrencium.
lymphonodus, pl. **lymphonodi** (lymphonodus, pl. lymphonodi). [*lymphonodus*, NA]. Lymph node or gland.
lyonización (lyonization). X-inactivation; the phenomenon, common but not universal, for X-linked loci whereby in each cell one or another of the genes is inactivated apparently at random and has no phenotypic expression.
Lys (Lys). Symbol for lysine, or its radicals in peptides.

M

μ (μ). mu, 12th letter of the G. alphabet; symbol for micro-; micron; dynamic viscosity.
M (M). **1.** Symbol for mega-; morgan; myopia or myopic. **2.** Moles per liter (also written *M* or m. **3.** Abbreviation for L. *misce*, mix.
m (m). **1.** Symbol for meter; milli-; minim. **2.** Symbol for moles per liter (also written M or *M*).
MAA (MAA). Abbreviation for macroaggregated albumin.
MAC (MAC). Abbreviation for minimal anesthetic concentration; minimal alveolar concentration.
Mace, MACE (Mace, MACE). Acronym for methylchloroform 2-chloracetophenone (the classical lacrimator) in a light petroleum dispersant and a pressurized propellant.
maceración (maceration). **1.** Softening by the action of a liquid. **2.** Softening of tissues after death by nonputrefactive (sterile) autolysis.
macerar (macerate). To soften by steeping or soaking.
macho (male). **1.** In zoology, denoting the sex to which those belong that produce spermatozoa; an individual of that sex. **2.** Masculine.
  m. genético (genetic m.).
machorra (freemartin). A masculinized, sterile female twin calf, developing from twin fetuses of opposite sexes in which the chorionic blood vessels become fused at an early stage of embryonic development.
macilento (marcid). Emaciating; wasting away.
maclurina (maclurin). A natural dye associated with morin and derived from fustic.
macro-, macr- (macro-, macr-). Combining form meaning large, long.
macroadenoma (macroadenoma). A pituitary adenoma larger than 10 mm in diameter.
macroamilasa (macroamylase). Descriptive term applied to a form of serum amylase in which the enzyme is present as a complex joined to a globulin.
macroamilasemia (macroamylasemia). A form of hyperamylasemia, in which a portion of serum amylase exists as macroamylase.
macrobacteria (macrobacterium). Megabacterium.
macrobiosis (macrobiosis). Longevity.
macrobiota (macrobiote). An organism that is long-lived.
macrobiótica (macrobiotics). The study of the prolongation of life.
macrobiótico (macrobiotic). **1.** Long-lived. **2.** Tending to prolong life.
macroblasto (macroblast). A large erythroblast.
macroblefaria (macroblepharia). A condition characterized by abnormally large eyelids.
macrobraquia (macrobrachia). Condition of having abnormally thick or long arms.
macrocardia (macrocardia). Cardiomegaly.
macrocefalia (macrocephaly, macrocephalia). Megacephaly.
macrocéfalo (macrocephalic, macrocephalous). Megacephalic.
macrocitasa (macrocytase). According to Metchnikoff, a cytase or complement, formed by the large uninuclear leukocytes, which is effective in the destruction of tissue cells, blood cells, etc.
macrocitemia (macrocythemia). Macrocytosis; megalocythemia; megalocytosis; the occurrence of unusually large numbers of macrocytes in the circulating blood.
  m. hipercromática (hyperchromatic m.).
macrocito (macrocyte). Macroerythrocyte; a large erythrocyte, such as those observed in pernicious anemia.
macrocitosis (macrocytosis). Macrocythemia.
macrocnemia (macrocnemia). A condition characterized by enlargement of the shins.
macrococo (macrococcus). Megacoccus.
macrocolon (macrocolon). A sigmoid colon of unusual length; a variety of megacolon.
macroconidio (macroconidium, pl. macroconidia). **1.** A conidium, or exospore, of large size. **2.** In fungi, the larger of two distinctively different-sized types of conidia in a single species.
macrocórnea (macrocornea). Megalocornea; an abnormally large cornea.
macrocráneo (macrocranium) An enlarged skull, especially the bones containing the brain, as seen in hydrocephalus; the face appears relatively small in comparison.
macrocrioglobulina (macrocryoglobulin). A macroglobulin that has the properties of a cryoglobulin.
macrocrioglobulinemia (macrocryoglobulinemia). The presence of cold-precipitating macroglobulins in the peripheral blood.
macrodactilia, macrodactilismo (macrodactylia, macrodactylism, macrodactyly). Megadactyly.
macrodistrofia lipomatosa (macrodystrophia lipomatosa). A rare nonfamilial disease characterized by enlargement of the fingers by lipomas, with painful degenerative arthropathy of the metacarpophalangeal and interphalangeal joints.
macrodoncia, macrodontismo (macrodontia, macrodontism). Megadontism; megalodontia; the state of having abnormally large teeth.
macrodonte (macrodont). **1.** Megadont; megalodont. **2.** A tooth of abnormally large and frequently distorted proportions, either localized or generalized. **3.** Denoting a skull with a dental index above 44.
macroencefalia (macrencephaly, macrencephalia). Hypertrophy of the brain; the condition of having a large brain.
macroencéfalo (macroencephalon). Megaloencephalon.
macroeritroblasto (macroerythroblast). Macronormochromoblast; a large erythroblast.
macroeritrocito (macroerythrocyte). Macrocyte.
macroesplácnico (macrosplanchnic). Megalosplanchnic.
macroestesia (macroesthesia). A subjective sensation that all objects are larger than they are.
macrófago (macrophage). Clasmatocyte; macrophagocyte; rhagiocrine cell; any mononuclear, actively phagocytic cell arising from monocytic stem cells in the bone marrow.
  m. alveolar (alveolar m.). Coniophage.
  m. fijo (fixed m.).
  m. de Hansemann (Hansemann m.).
  m. libre (free m.).
macrofagocito (macrophagocyte). Macrophage.
macrofalo (macrophallus). Macropenis.
macroftalmía (macrophthalmia). Megalophthalmus.
macrogameto (macrogamete). Megagamete; the female element in anisogamy; it is the larger of the two sex cells, with more reserve material, and usually nonmotile.
macrogametocito (macrogametocyte). Macroogamont; the female gametocyte or mother cell producing the female or macrogamete among fungi or protozoa that undergo anisogamy.
macrogamia (macrogamy). Conjugation of two adult cells or gametes.
macrogamonte (macrogamont). Macrogametocyte.
macrogastria (macrogastria). Megalogastria.
macrogenitosomía (macrogenitosomia). Excessive bodily and genital development.
  m. precoz (m. praecox). Pellizzi's syndrome.
  m. precoz suprarrenal (m. praecox suprarenalis).
macrogiria (macrogyria). Congenitally larger than normal convolutions of the cerebral cortex.
macroglia (macroglia). Astrocyte.
macroglobulina (macroglobulin). Plasma globulin of unusually large molecular weight, e.g., as much as 1,000,000.
macroglobulinemia (macroglobulinemia). The presence of increased levels of macroglobulins in the circulating blood.
  m. de Waldenström (Waldenström's m.).
macroglosia (macroglossia). Megaloglossia; enlargement of the tongue, either developmental in origin or secondary to a neoplasm or vascular hamartoma.

macrognatia (macrognathia). Megagnathia; enlargement or elongation of the jaw.
macrografía (macrography). Megalographia; rarely used term for writing with very large letters.
macrolabia (macrolabia). Macrocheilia.
macroleucoblasto (macroleukoblast). An unusually large leukoblast.
macrólidos (macrolides). A class of antibiotics discovered in streptomycetes, characterized by molecules made up of large-ring lactones; e.g., erythromycin.
macromanía (macromania). **1.** Rarely used term for megalomania. **2.** A delusion that all objects surrounding the subject, or the subject himself or his body parts, are of immense size.
macromastia (macromastia, macromazia). Abnormally large breasts.
macromelanosoma (macromelanosome). Giant melanosome.
macromelia (macromelia). Megalomelia; abnormal size of one or more of the extremities.
macrómero (macromere). A blastomere of large size, as in amphibians.
macromerozoíto (macromerozoite). Megamerozoite; a large merozoite.
macromieloblasto (macromyeloblast). An abnormally large myeloblast.
macromolécula (macromolecule). A molecule of colloidal size; e.g., proteins, nucleic acids, polysaccharides.
macromonocito (macromonocyte). An unusually large monocyte.
macroniquia (macronychia). Megalonychosis; abnormally large fingernails or toenails.
macronormoblasto (macronormoblast). **1.** A large normoblast. **2.** A large, incompletely hemoglobiniferous, nucleated red blood cell with a "cart-wheel" nucleus.
macronormocromoblasto (macronormochromoblast). Macroerythroblast.
macronúcleo (macronucleus). **1.** Meganucleus; a nucleus that occupies a relatively large portion of the cell, or the larger nucleus where two or more are present in a cell. **2.** Somatic nucleus; trophic nucleus; trophonucleus; the larger of the two nuclei in ciliates, which governs vegetative metabolic functions and not reproduction.
macronutrientes (macronutrients). Nutrients required in the greatest amount; e.g., carbohydrates, protein, fats.
macroparásito (macroparasite). A parasite that is visible to the naked eye.
macropatología (macropathology). The phase of pathology that pertains to the gross anatomical changes in disease.
macropene (macropenis). Macrophallus; an abnormally large penis.
macropodia (macropodia). Megalopodia; pes gigas; abnormally large feet.
macropolicito (macropolycyte). An unusually large polymorphonuclear neutrophilic leukocyte that contains a multisegmented nucleus (e.g., 8, 10, or more lobes).
macropromielocito (macropromyelocyte). An unusually large promyelocyte.
macroprosopia (macroprosopia). Megaprosopia; a condition in which the face is too large in proportion to the size of the cranial vault.
macroprosópico (macroprosopous). Megaprosopous; relating to or exhibiting macroprosopia.
macropsia (macropsia). Megalopia; megalopsia; perception of objects as larger than they are.
macroqueilia, macroquilia (macrocheilia, macrochilia). **1.** Macrolabia; abnormally enlarged lips. **2.** Cavernous lymphangioma of the lip.
macroqueiria, macroquiria (macrocheiria, macrochiria). Cheiromegaly; chiromegaly; megalocheiria; megalochiria; a condition characterized by abnormally large hands.
macroquilia (macrochilia). Macrocheilia.
macroquilomicrón (macrochylomicron). An unusually large chylomicron.
macroquímica (macrochemistry). The use of chemical procedures, the reactions of which (color change, effervescence, etc.) are visible to the unaided eye.
macroquiria (macrochiria). Macrocheiria.
macroquiste (macrocyst). A cyst of macroscopic proportions.
macrorrinia (macrorhinia). Excessive size of the nose, either congenital or pathologic.
macroscelia (macroscelia). Abnormally increased length or thickness of the legs.
macroscopia (macroscopy). Examination of objects with the naked eye.
macroscópico (macroscopic). **1.** Of a size visible with the naked eye or without the use of a microscope. **2.** Relating to macroscopy.
macrosigmoide (macrosigmoid). Megasigmoid; enlargement or dilation of the sigmoid colon.
macrosis (macrosis). Increase in length or volume.
macrosmático (macrosmatic). Denoting an abnormally keen olfactory sense.
macrosomía (macrosomia). Megasomia; abnormally large size of the body.
macrospora (macrospore). Megalospore; megaspore; the larger of two spore types of certain protozoans or fungi.
macrostereognosis (macrostereognosis). An error of perception in which objects appear larger than they are.
macrostomía (macrostomia). Abnormally large size of the mouth.
macrotia (macrotia). Congenital excessive enlargement of the auricle.
macrótomo (macrotome). An instrument for making gross anatomical sections.
mácula (macule). **1.** Macula. **2.** [*macula*, NA]. A small spot, perceptibly different in color from the surrounding tissue. **3.** A small, discolored patch or spot on the skin, neither elevated above nor depressed below the skin's surface.
m. acústicas (maculae acusticae).
m. adherens (macula adherens). Desmosome.
m. álbida (macula albida, pl. maculae albidae). M. lactea; m. tendinea.
m. atrophica (macula atrophica).
m. cerulea (macula cerulea). Blue spot.
m. communicans (macula communicans). Gap junction.
m. communis (macula communis).
m. corneae (macula corneae). Corneal spot.
m. cribrosa (macula cribrosa). [*macula cribrosa*, NA].
m. densa (macula densa).
m. falsa (false macula). An extrafoveal point of fixation.
m. flava (macula flava).
m. germinativa (macula germinativa). Archaic term for the nucleolus in the nucleus of an ovum.
m. gonorrhoica (macula gonorrhoica). Saenger's m.
m. láctea (macula lactea). M. albida.
m. lútea (macula lutea). M. retinae.
m. mongólica (mongolian macula). Mongolian spot.
m. en panal de abejas (honeycomb macula).
m. pellucida (macula pellucida). Follicular stigma.
m. retinae (macula retinae). [*macula retinae*, NA]. Area centralis; m. lutea; punctum luteum.
m. sacculi (macula sacculi). [*macula sacculi*, NA]. Saccular spot.
m. de Saenger (Saenger's macula). M. gonorrhoica.
m. tendinea (macula tendinea). M. albida.
m. utriculi (macula utriculi). [*macula utriculi*, NA]. Utricular spot.
macula, pl. **maculae** (macula, pl. maculae). [*macula*, NA]. Macule; spot.
maculación (maculation). The formation or the presence of macules.
macular, maculado (macular, maculate). **1.** Relating to or marked by macules. **2.** Denoting the central retina, especially the macula retinae.
maculocerebral (maculocerebral). Relating to the macula lutea and the brain.
maculoeritematoso (maculoerythematous). Denoting lesions that are erythematous and macular, covering wide areas.
maculopápula (maculopapule). A lesion with a sessile base that slopes from a papule in the center.
maculopatía (maculopathy). Macular retinopathy; any pathological condition of the macula lutea.
m. por ácido nicotínico (nicotinic acid m.).
m. en "blanco de tiro" (bull's-eye m.).
m. quística (cystoid m.).
m. seudoinflamatoria familiar (familial pseudoinflammatory m.).

madarosis (madarosis). Milphosis.
madera, lana de (wood wool). A specially prepared, not compressed, wood fiber used for surgical dressings.
madescente (madescent). Becoming moist; slightly moist.
madidans (madidans). Moist; denoting certain skin lesions.
madre (mother). **1.** The female parent. **2.** Any cell or other structure from which other similar bodies are formed.
m. sustituta (surrogate m.).
madre de vinagre (mother of vinegar). In vinegar, the fungus of acetous fermentation appearing as a stringy sediment.
maduración 1. (ripening). Denoting progressive oxidation of dye solutions, as in the r. of hematoxylin solutions to hematein or methylene blue to azure dyes. **2.** (maturation). Achievement of full development or growth. **3.** (maturation). Developmental changes that lead to maturity. **4.** (maturation). Processing of a macromolecule; e.g., posttranscriptional modification of RNA or posttranslational modification of proteins.
madurar 1. (maturate). To suppurate. **2.** (mature). To ripen; to become fully developed.
madurez (maturity). A state of full development or completed growth.
maduro (mature). Ripe; fully developed.
maduromicosis (maduromycosis). Mycetoma.
maedi (maedi). A chronic, progressive, contagious interstitial pneumonitis of sheep caused by a slow virus (family *Lentiviridae*).
mafenide (mafenide). A topical antibacterial agent active against anaerobic pathogens.
magaldrato (magaldrate). A chemical combination of aluminum hydroxide and magnesium hydroxide, used as an antacid.
magistral (magistral). Denoting a preparation compounded according to a physician's prescription, in contrast to officinal (derived from a pharmacist's stock).
magma (magma). **1.** A soft mass left after extraction of the active principles. **2.** A salve or thick paste.
m. reticular (m. reticulare).
magnesia (magnesia). Magnesium oxide.
m. calcinada (calcined m.). Magnesium oxide.
magma de m. (m. magma). Milk of magnesia.
magnesio (magnesium (Mg)). An alkaline earth element, symbol Mg, atomic no. 12, atomic weight 24.31, that oxidizes to magnesia.
bacteriofeofitinato de m. (m. bacteriopheophytinate).
benzoato de m. (m. benzoate).
carbonato de m. (m. carbonate).
citrato de m. (m. citrate). Laxative.
citrato de m., efervescente (effervescent m. citrate).
cloruro de m. (m. chloride).
estearato de m. (m. stearate).
fitinatos de m. (m. phytinates). Chlorophyll α y β.
fosfato tribásico de m. (tribasic m. phosphate).
hidróxido de m. (m. hydroxide). An antacid and laxative.
lactato de m. (m. lactate). A laxative.
óxido de m. (m. oxide). Calcined magnesia.
peróxido de m. (m. peroxide).
salicilato de m. (m. salicylate).
silicato de m. y aluminio (m. aluminum silicate).
sulfato de m. (m. sulfate). Epsom salts.
sulfato de m., efervescente (effervescent m. sulfate).
sulfato de m., seco (dried m. sulfate). Exciccated m. sulfate.
trisilicato de m. (m. trisilicate).
magnético (magnetic). **1.** Relating to or characteristic of a magnet. **2.** Possessing magnetism.
magnetismo (magnetism). The property of mutual attraction or repulsion possessed by magnets.
magnetocardiografía (magnetocardiography). Measurement of the magnetic field of the heart, produced by the same ionic currents that generate the electrocardiogram, and showing the characteristic P, QRS, T, and U waves.
magnetoencefalografía (magnetoencephalography). The process of recording the brain's magnetic field.
magnetoencefalograma (MEG) (magnetoencephalogram (MEG)). A gauss-time record of the magnetic field of the brain.
magnetómetro (magnetometer). An instrument for detecting and measuring the magnetic field.
magnetón (magneton). A unit of measurement of the magnetic moment of a particle, e.g., atom or subatomic particle.
m. de Bohr (Bohr m.). Electron m.
m. electrónico (electron m.). Bohr m.
m. nuclear (nuclear m.).
magnetoterapia (magnetotherapy). Attempted treatment of disease by application of magnets.
magnificación (magnification). **1.** The seeming increase in size of an object viewed under the microscope. **2.** The increased amplitude of a tracing, as of a muscular contraction, caused by the use of a lever with a long writing arm.
magnitud (magnitude). Size or extent.
m. media del pulso (average pulse m.).
m. pico o máxima (peak m.). The greatest pulse amplitude.
magnocelular (magnocellular). Composed of cells of large size.
magnum (magnum). Os capitatum.
magnus (magnus). Large; great; denoting a structure of large size.
maidismo (maidism). Pellagra.
mal 1. (mal). A disease or disorder. **2.** (evil). Disease, especially of animals. **3.** (ill). In veterinary medicine, a term used in the common names of several diseases.
m. del aire (airsickness). A condition resembling seasickness or other forms of motion sickness occurring in airplane flight as a result of vibration, deflections from linear flight, and gravitational forces.
m. articular 1. (joint evil). Joint ill. **2.** (joint ill). Joint evil.
m. de boca (soremouth). Contagious ecthyma.
m. del brinco (louping ill).
m. de cabeza (sorehead). Filarial dermatosis.
m. de caderas (m. de caderas).
m. de Cayenne (m. de Cayenne). Elephantiasis.
m. de cuartos (quarter evil). Blackleg.
m. de hocico (soremuzzle). Bluetongue.
m. de mar (m. de mer). Seasickness.
m. de Meleda (m. de Meleda).
m. morado (m. morado). Onchocerciasis.
m. de nuca o cotillo (poll evil).
m. del ombligo (navel ill).
m. perforant (m. perforant). Perforating ulcer of foot.
m. de los pintos (m. de los pintos). Pinta.
m. real o de los reyes (king's evil).
m. de la rosa, m. rosso (m. de la rosa, m. rosso). Pellagra.
m. de San Lázaro (m. de San Lazaro). Elephantiasis.
mal genio (temper). Temperament.
mal- (mal-). Combining form meaning ill or bad.
mala (mala). **1.** Cheek. **2.** Os zygomaticum.
malabsorción (malabsorption). Imperfect, inadequate, or otherwise disordered gastrointestinal absorption.
malacia (malacia). Malacosis, mollities; a softening or loss of consistency and contiguity in any of the organs or tissues.
malácico (malacic). Malacotic.
malaco- (malaco-). Combining form meaning soft or softening.
malacoplaquia (malacoplakia). Rare lesion in the mucosa of the urinary bladder and other organs, more frequent in women, characterized by numerous mottled yellow and gray soft plaques and nodules that consist of numerous macrophages and calcospherites (Michaelis-Guttmann bodies).
malacosis (malacosis). Malacia.
malacótico (malacotic). Malacic; pertaining to or characterized by malacia.
malacotomía (malacotomy). Obsolete term for incision of soft parts, especially of the abdominal wall.
maláctico (malactic). Emollient.
maladigestión (maldigestion). Imperfect digestion.
malaemisión (malemission). Failure of semen to be ejected from the penis in coitus.
malaerupción (maleruption). Faulty eruption of teeth.
malagma (malagma). A cataplasm or emollient.
malainterdigitación (malinterdigitation). Faulty intercuspation of teeth.
malalineación (malalignment). Displacement of a tooth or teeth from a normal position in the dental arch.
malapresentación (malpresentation). Faulty presentation of the fetus; presentation of any part other than the occiput.
malar (malar). Relating to the mala, the cheek or cheek bones.

malariología (malariology). A study of malaria in all aspects, with particular reference to epidemiology and control.
malarrotación (malrotation). Failure during embryonic development of normal rotation of all or part of an organ or system such as gut tube, kidney, or spinal cord.
malasimilación (malassimilation). Incomplete or faulty assimilation.
malatión (malathion). An organophosphorous compound used as an insecticide and veterinary ectoparasiticide.
malato (malate). A salt or ester of malic acid.
malato deshidrogenasa (malate dehydrogenase). An enzyme that catalyzes, through NAD or NADP, the dehydrogenation of malate to oxaloacetate or its decarboxylation to pyruvate.
malato sintasa (malate synthase). Glyoxylate transacetylase; malate-condensing enzyme; an enzyme catalyzing the condensation of acetyl-CoA with glyoxylate to form malate.
malaunión (malunion). Incomplete union, or union in a faulty position, after fracture or a wound of the soft parts.
malaxación (malaxation). **1.** Formation of ingredients into a mass for pills and plasters. **2.** A kneading process in massage.
maldición (curse). An affliction thought to be invoked by a malevolent spirit.
  m. de Ondina (Ondine's c.). Sleep-induced apnea.
maleable (malleable). Capable of being shaped by being beaten or by pressure; a property of certain metals such as gold and silver.
maleación (malleation). A form of tic, in which the hands twitch in a hammering motion against the thighs.
maleoincúdeo (malleoincudal). Relating to the malleus and the incus in the tympanum.
maleolar (malleolar). Relating to one or both malleoli.
maléolo (malleolus, pl. malleoli). [*malleolus*, NA]. A rounded bony prominence such as those on either side of the ankle joint.
  m. externo (outer m.,). External m., lateral m.
  m. interno (inner m., intern m.). [*malleolus medialis*, NA].
  m. lateral (external m., m. lateralis). [*malleolus lateralis*, NA].
  m. medial (medial malleolus). [*malleolus medialis*, NA].
maleotomía (malleotomy). **1.** Division of the malleus. **2.** Division of the ligaments holding the malleoli in apposition in order to permit their separation in certain cases of clubfoot.
malestar (malaise). A feeling of general discomfort or uneasiness, an out-of-sorts feeling, often the first indication of an infection or other disease.
malformación (malformation). Failure of proper or normal development; more specifically, a primary structural defect that results from a localized error of morphogenesis.
  m. de Arnold-Chiari (Arnold-Chiari m.).
malfunción (malfunction). Disordered, inadequate, or abnormal function.
malignidad (malignancy). The property or condition of being malignant.
maligno (malignant). **1.** Resistant to treatment; occurring in severe form, and frequently fatal; tending to become worse and lead to an ingravescent course. **2.** In reference to a neoplasm, having the property of locally invasive and destructive growth and metastasis.
malla (meshwork).
  m. trabecular (trabecular m.). Reticulum trabeculare.
mallebrina (mallebrin). Aluminum chlorate nonahydrate.
malleína (mallein). An allergin, analogous to tuberculin, made from the growth products of *Pseudomonas mallei*, the causative agent of glanders.
malleinización (malleinization). Inoculation with mallein.
malleus, gen. y pl. **mallei** (malleus, gen. and pl. mallei). [*malleus* NA]. Hammer; the largest of the three auditory ossicles.
maloclusión (malocclusion). **1.** Any deviation from a physiologically acceptable contact of opposing dentitions. **2.** Any deviation from a normal occlusion.
malonilo (malonyl). The divalent radical derived from malonic acid.
  m. transacilasa (m. transacylase). ACP-malonyltransferase.
malonil-CoA (malonyl-CoA). Malonylcoenzyme A; the condensation product of malonic acid and coenzyme A, an intermediate in fatty acid synthesis.
malonil-coenzima A (malonylcoenzyme A). Malonyl-CoA.
malonilurea (malonylurea). Barbituric acid.
malpighiano (malpighian). Described by or attributed to Marcello Malpighi.
malposición (malposition). Dystopia.
malpraxis (malpractice). Mistreatment of a patient through ignorance, carelessness, neglect, or criminal intent.
malta (malt). The seed of barley or other grain, artificially germinated and dried, containing dextrin, maltose, small amounts of glucose, and amylolytic enzymes.
maltasa (maltase). α-D-Glucosidase.
  m. ácida (acid m.). Exo-1,4-α-D-glucosidase.
maltobiosa (maltobiose). Maltose.
maltosa (maltose). Malt sugar; maltobiose.
maltotetrosa (maltotetrose). A saccharide comprised of four glucose units in the α-1,4 linkage.
malum (malum). A disease.
  m. articulorum senilis (m. articulorum senilis). Arthritis in the aged.
  m. cordis (m. cordis). Heart disease.
  m. coxae (m. coxae). Disease of the hip joint.
  m. coxae senile (m. coxae senile). Senile hip disease.
  m. perforans pedis (m. perforans pedis). Perforating ulcer of the foot occurring in certain neuropathies.
  m. venereum (m. venereum). Syphilis.
  m. vertebrale suboccipitale (m. vertebrale suboccipitale). Rust's disease.
malvavisco, raíz de (marshmallow root). Althea.
mama (breast). [*mamma*, NA]. Mamma.
  m. accesoria (accessory b.). [*mamma accessoria*, NA].
  m. errática (mamma erratica).
  m. masculina (male b.). [*mamma masculina*, NA].
  m. supernumeraria (supernumerary mamma). M. accessoria.
  m. viril (mamma virilis). M. masculina.
mamalgia (mammalgia). Mastodynia.
mamanpián (mamanpian). Mother yaw.
mamario (mammary). Relating to the breasts.
mamectomía (mammectomy). Mastectomy.
mamelón (mamelon). One of the rounded prominences, three in number, on the cutting edge of an incisor tooth when it first pierces the gum.
mamelonación (mamelonation). The formation of rounded projections or nodules on bony and other structures.
mamelonado (mamelonated). Having rounded, teatlike elevations; nodulated.
mamífero (mammal). An animal of the class Mammalia.
mamiforme (mammiform). Mammose; resembling a breast; breast-shaped.
mamil-, mamili- **1.** (mamil-, mamilli-). Combining forms relating to the mamillae. **2.** (mammil-, mammilli-). Combining forms relating to the mamillae.
mamila (mamilla, pl. mamillae). **1.** A small rounded elevation resembling the female breast. **2.** Papilla mammae.
mamilación (mamillation). **1.** A nipple-like projection. **2.** The condition of being mamillated.
mamilado (mamillate). Mamillated; studded with nipple-like projections.
mamilar (mamillary). Mamillare; relating to or shaped like a nipple.
mamiliforme (mamilliform). Nipple-shaped.
mamilitis (mammillitis). Inflammation of the nipple.
  m. bovina por el virus vaccinia (bovine vaccinia m.).
  m. herpética bovina (bovine herpes m.). Bovine ulcerative m.
  m. ulcerosa bovina (bovine ulcerative m.). Bovine herpes m.
mamiloplastia (mammillaplasty). Theleplasty; plastic surgery of the nipple and areola.
mamitis (mammitis). Mastitis.
mamma, gen. y pl. **mammae** (mamma, gen. and pl. mammae). [*mamma*, NA]. Breast.
mamo- (mammo-). Combining form relating to the breasts.
mamografía (mammography). Imaging examination of the breast by means of x-rays, ultrasound, and nuclear magnetic resonance.
mamograma (mammogram). The record produced by mammography.

mamoplastia **1.** (mammaplasty). Mammoplasty; mastoplasty; plastic surgery of the breast to alter its shape, size, or position, or all of these. **2.** (mammoplasty). Mammaplasty.
m. de aumento (augmentation m.).
m. reconstructiva (reconstructive m.).
m. de reducción (reduction m.).
mamoso (mammose). **1.** Mammiform. **2.** Having large breasts.
mamosomatotrofo (mammosomatotroph). A cell of the adenohypophysis that produces prolactin and somatotropin.
mamotomía (mammotomy). Mastotomy.
mamotrofina (mammotropin, mammotrophin). Obsolete terms for prolactin.
mamotrofo (mammotroph). Prolactin cell; an acidophilic cell of the adenohypophysis that produces prolactin.
mamotrópico (mammotropic, mammotrophic). Having a stimulating effect upon the development, growth, or function of the mammary glands.
Man (Man). Symbol for mannose or its radicals in polysaccharides.
maná (manna). A saccharine exudation from *Fraxinus ornus*, flowering ash, a tree of the Mediterranean shores.
mananos (mannans). Mannosans; polysaccharides of mannose, found in various legumes and in the ivory nut.
mancha (spot). Macula.
m. acústicas (acoustic s.'s).
m. algodonosas (cotton-wool s.'s). Cotton-wool patches.
m. amarilla (yellow s.). Macula retinae.
m. azul (blue s.). **1.** Macula cerulea. **2.** Mongolian s.
m. de Bitot (Bitot's s.'s).
m. blanca (white s.). Macula albida.
m. de Brushfield (Brushfield's s.'s).
m. café con leche (café au lait s.'s).
m. caliente (hot s.).
m. ciega (blind s.).
m. ciega de Mariotte (Mariotte's blind s.). Discus nervi optici.
m. corneana (corneal s.). Macula corneae.
m. de Elschnig (Elschnig's s.'s).
m. esponjosa (spongy s.). Vascular zone.
m. de Filatov (Filatov's s.'s). Koplik's s.'s.
m. de Fordyce (Fordyce's s.'s). Fordyce's disease; Fordyce's granules.
m. de Gaule (Gaule's s.'s).
m. germinal (germinal s.).
m. germinativa (germinal s.).
m. de Graefe (Graefe's s.'s).
m. hepática (liver s.). Senile lentigo.
m. hipnógena (hypnogenic s.).
m. de Koplik (Koplik's s.'s). Filatov's s.'s.
m. de leche o lácteas (milk s.'s).
m. en llama (flame s.'s).
m. de Maxwell (Maxwell's s.). Löwe's ring; Maxwell's ring.
m. mongoliana (mongolian s.).
m. en mora (mulberry s.'s). The abdominal eruption in typhus fever.
m. de De Morgan (De Morgan's s.'s). Senile hemangioma.
m. negra de Fuchs (Fuchs' black s.).
m. ocular (eyespot). **1.** A colored spot or plastid (chromatophore) in a unicellular organism. **2.** Ocellus.
m. rojo cereza (cherry-red s.). Tay's cherry-red s.
m. rojo cereza de Tay (Tay's cherry-red s.). Cherry-red s.
m. rosadas (rose s.'s). Characteristic exanthema of typhoid fever.
m. de Roth (Roth's s.'s).
m. rubí (ruby s.'s). Senile hemangioma.
m. sacular (saccular s.). Macula sacculi.
m. de sangre (blood s.'s).
m. de Soemmering (Soemmering's s.). Macula retinae.
m. de Tardieu (Tardieu's s.'s). Tardieu's ecchymoses.
m. por temperatura (temperature s.).
m. tendinosa (tendinous s.). Macula albida.
m. de Trousseau (Trousseau's s.). Meningitic streak.
m. utricular (utricular s.). Macula utriculi.
m. en vino de oporto (port-wine stain). Nevus flammeus.
manchar (spot). To lose a slight amount of blood through the vagina.
mandelato (mandelate). A salt or ester of mandelic acid.
mandelitropina (mandelytropine). Homatropine.
mandíbula **1.** (jaw). [*mandibula*, NA]. One of the two bony structures, in which the teeth are set, forming the framework of the mouth. Common name for either the maxillae or the mandible. **2.** (mandible). Mandibula.
m. abultada (lumpy j.). Actinomycosis.
m. crujiente (crackling j.). Chronic subluxation with clicking on motion.
m. inferior (lower j.). Mandibula.
m. de loro (parrot j.). A condition caused by protrusion of incisor teeth.
m. superior (upper j.). Maxilla.
m. y labio de los Habsburgo (Hapsburg j. and lip).
mandibula, pl. **mandibulae** (mandibula, pl. mandibulae). [*mandibula*, NA]. Jaw bone; lower jaw; mandible; mandibulum; submaxilla.
mandibular (mandibular). Inframaxillary; submaxillary; relating to the lower jaw.
mandibulectomía (mandibulectomy). Excision of the lower jaw.
mandibulofacial (mandibulofacial). Relating to the mandible and the face.
mandibulofaríngeo (mandibulopharyngeal). Relating to the mandible and the pharynx.
mandibulooculofacial (mandibulo-oculofacial). Relating to the mandible and the orbital part of the face.
mandibulum (mandibulum). Mandibula.
mandrágora **1.** (mandragora). The European mandrake, *Mandragora officinalis*, or *Atropa mandragora* (family Solanaceae), the mandrake of the Bible. **2.** (mandrake). **1.** Mandragora. **2.** Podophyllum.
mandril **1.** (mandrel, mandril). The shaft to which a tool is attached and by means of which it is rotated. **2.** (mandrill). Common name for a species of monkey of the genus *Cynocephalus*. **3.** (mandrel, mandril). In dentistry, an instrument used in a handpiece to hold a disk, stone, or cup used for grinding, smoothing, or finishing. **4.** (mandrin). Mandrel; mandril; a stiff wire or stylet inserted in the lumen of a soft catheter to give it shape and firmness while passing through a hollow tubular structure.
manganeso (manganese (Mn)). Manganum; a metallic element resembling iron; symbol Mn, atomic no. 25, atomic weight 54.94.
mangánico (manganic). Denoting the trivalent cation of manganese, Mn^{3+}.
manganoso (manganous). Denoting the divalent cation of manganese, Mn^{2+}.
manganum (manganum). Manganese.
manguito **1.** (cuff). Any structure shaped like a c. **2.** (cuffing). A perivascular accumulation of various leukocytes seen in infectious, inflammatory, or autoimmune diseases.
m. musculotendinoso (musculotendinous c.). Rotator c. of shoulder.
m. rotatorio del hombro (rotator c. of shoulder). Musculotendinous c.
manía (mania). An emotional disorder characterized by euphoria or irritability increased psychomotor activity, rapid speech, flight of ideas, decreased need for sleep, distractibility, grandiosity, and poor judgment.
-manía (-mania). Combining form, used in the suffix position, usually referring to an abnormal love for, or morbid impulse toward, some specific object, place, or action.
maníaco **1.** (maniacal). Relating to or characterized by mania. **2.** (manic). Maniacal. **3.** (maniac). Obsolete term for a mentally ill or disturbed person. **4.** (maniac). One suffering from mania.
maniacodepresivo (manic-depressive). **1.** Pertaining to a manic-depressive psychosis (bipolar disorder). **2.** One suffering from such a disorder.
manicia (manicy). Behavior characteristic of the manic phase of bipolar disorder.
manidiestro (right-handed). Dextral; dextromanual; denoting the habitual or more skillful use of the right hand for writing and most manual operations.
manierismo (mannerism). A peculiar or unusual characteristic mode of movement, action, or speech.
manifalange (maniphalanx). A phalanx of the hand; a bony segment of a finger; distinguished from pediphalanx.
manifestación (manifestation). The display or disclosure of characteristic signs or symptoms of an illness.
m. conductística (behavioral m.).

m. neurótica (neurotic m.).
m. psicofisiológica (psychophysiologic m.).
m. psicótica (psychotic m.).
manifestaciones del afecto (affect display). Facial expressions, postures, and gestures indicating emotional states.
maniobra (maneuver). A planned movement or procedure.
m. de Adson (Adson m.). Adson's test.
m. de Bill (Bill's m.).
m. de Bracht (Bracht m.).
m. de Brandt-Andrews (Brandt-Andrews m.).
m. de Buzzard (Buzzard's m.).
m. de Credé (Credé's m.'s). Credé's method.
m. de DeLee (DeLee's m.). Key-in-lock m.
m. de Ejrup (Ejrup m.).
m. de Hampton (Hampton m.).
m. de Heimlich (Heimlich m.).
m. de Hillis-Müller (Hillis-Müller m.).
m. de Hueter (Hueter's m.).
m. de Jendrassik (Jendrassik's m.).
m. de Leopold (Leopold's m.'s).
m. "de la llave en el cerrojo" (key-in-lock m.). DeLee's m.
m. de Mauriceau (Mauriceau's m.). Mauriceau-Levret m.
m. de Mauriceau-Levret (Mauriceau-Levret m.). Mauriceau's m.
m. de McDonald (McDonald's m.).
m. de Müller (Müller's m.).
m. de Pajot (Pajot's m.).
m. de Pinard (Pinard's m.).
m. de Praga (Prague m.).
m. de Ritgen (Ritgen's m.).
m. de Scanzoni (Scanzoni's m.).
m. de Sellick (Sellick's m.).
m. de Valsalva (Valsalva m.).
m. de Wigand (Wigand m.).
maniquí (manikin). A model, especially one with removable pieces, of the human body or any of its parts.
manita (mannite). Mannitol.
manitol (mannitol). Manna sugar; mannite; the hexahydric alcohol, widespread in plants, derived by reduction of fructose.
hexanitrato de m. (m. hexanitrate). Nitromannitol.
mano (hand). [*manus,* NA].
m. de cangrejo (crab h.). Erysipeloid.
m. dividida (split h.). Cleft h.
m. de escritor (writing h.).
m. de esqueleto (skeleton h.).
m. fisurada (cleft h.). Main fourchée; split h.
m. en garra (claw h.). Griffin claw; "main en griffe".
m. en gemelos de teatro (opera-glass h.). Main en lorgnette.
m. de mono o de simio (ape h.).
m. obstétrica (obstetrical h.). Accoucheur's h.
m. en pala o azada (spade h.).
m. de partero (accoucheur's h.). Main d'accoucheur; obstetrical h.
m. péndula **1.** (wrist-drop). Carpoptosis; carpoptosia; drop hand. **2.** (drop h.). Wrist-drop.
pieza de m. (handpiece). A powered dental instrument held in the hand, used to hold rotary cutting, grinding, or polishing implements while they are being revolved.
m. plana (flat h.). Manus plana.
m. suculenta de Marinesco (Marinesco's succulent h.).
m. en tridente (trident h.).
m. de trinchera (trench h.). Frostbite of the h.
m. de vampiro (ghoul h.).
m. zamba (club h.).
manodinamómetro (manudynamometer). In dentistry, a device for measuring the force exerted by the thrut of an instrument.
manoheptulosa (mannoheptulose).
manometría (manometry). Manoscopy; measurement of the pressure of gases by means of a manometer.
m. esofágica (esophageal m.).
manométrico (manometric). Relating to a manometer.
manómetro (manometer). An instrument for indicating the pressure of any fluid or the difference in pressure between two fluids, whether gas or liquid.
m. de aneroide (aneroid m.). Dial m.
m. de dial (dial m.). Aneroid m.
m. diferencial (differential m.).
m. de mercurio o mercurial (mercurial m.).
manomustina (mannomustine). Mannitol nitrogen mustard; an antineoplastic agent.
manosa (Man) (mannose (Man)). Carubinose; seminose; an aldohexose obtained from various plant sources.
manosa-1-fosfato guanilil-transferasa (GDP) (mannose-1-phosphate guanylyltransferase (GDP)). GDP mannose phosphorylase.
manosanos (mannosans). Mannans.
manoscopia (manoscopy). Manometry.
manósido (mannoside). A glycoside of mannose.
manosidosis (mannosidosis). Congenital deficiency of α-mannosidase.
man. pr. (man. pr.). Abbreviation for L. *mane primo,* early morning, first thing in the morning.
mansoneliasis (mansonelliasis). Infection with a species of *Mansonella,* transmitted to man by biting midges of the genus *Culicoides.*
manteca (butter). **1.** A coherent mass of milk fat, obtained by churning or shaking cream until the separate fat globules run together, leaving a liquid residue, buttermilk. **2.** A soft solid having more or less the consistency of b.
m. de antimonio (b. of antimony). Antimony trichloride.
m. de bismuto (b. of bismuth). Bismuth trichloride.
m. de cacao (cacao b., cocoa b.). Theobroma oil.
m. de cinc (b. of zinc). Zinc chloride.
m. de estaño (b. of tin). Stannic chloride pentahydrate.
mantenedor (maintainer). A device utilized to hold or keep teeth in a given position.
m. de espacio (space m.).
mantenimiento (maintenance). The extent to which the patient continues good health practices without supervision, incorporating them into a general life-style.
manto (mantle). **1.** A covering layer. **2.** Pallium.
m. cerebral (brain m.). Pallium.
m. mioepicárdico (myoepicardial m.).
manualidad (handedness). Preference for the use of one hand, most commonly the right, associated with dominance of the opposite cerebral hemisphere; may also be the result of training or habit.
manubrio (manubrium, pl. manubria). [*manubrium,* NA]. The portion of the sternum or of the malleus that represents the handle.
m. del esternón (m. sterni). [*manubrium sterni,* NA]. Episternum; presternum.
m. del martillo (m. mallei). [*manubrium mallei,* NA].
manus (manus, gen. and pl. manus). [*manus,* NA]. Hand.
m. cava (m. cava). A condition of extreme concavity of the palm of the hand.
m. extensa (m. extensa). M. superextensa.
m. flexa (m. flexa). Clubhand with forward deviation.
m. plana (m. plana). Flat hand; loss of normal arches of the hand.
m. superextensa (m. superextensa). M. extensa.
m. valga (m. valga). Clubhand with deviation to the ulnar side.
m. vara (m. vara). Clubhand with deviation to the radial side.
manzana amarga (bitter apple). Colocynth.
manzanilla **1.** (chamomile). Camomile; the flowering heads of *Anthemis nobilis* (family Compositae); a stomachic. **2.** (camomile). Chamomile.
MAO (MAO). Abbreviation for monoamine oxidase.
mapa cromosómico **1.** (chromosomal map). A representation of the karyotype and of the positioning and ordering on it of those loci that have been localized by any of several mapping methods. **2.** (chromosome map). A systematic semiabstract representation of the physical location of loci on a karyotype.
mapa de ligamientos (linkage map). An abstract mathematical representation of genetic loci that conserves order of loci which are spaced in such a way that the distances are algebraically additive; conventionally, a map is scaled so that as distances between loci become smaller the ratio of the map distance to the value of the recombination fraction approaches 1.
mapa genético (genetic map). An abstract representation of the array of genetic loci such that the scale of distance is proportional to the expected number of crossings over between them.
mapeo genético (gene mapping).

mapina (mappine). Bufotenine.
maprotilina (maprotiline). A tricyclic antidepressant used in the treatment of various depressive illnesses, and for relief of anxiety associated with depression.
máquina (machine). Any mechanical apparatus or device.
m. de anestesia (anesthesia m.).
m. corazón-pulmón (heart-lung m.).
m. rotativa panorámica (panoramic rotating m.).
marántico (marantic). Marasmic.
marásmico (marasmic). Marantic; relating to or suffering from marasmus.
marasmo (marasmus). Marantic atrophy; Parrot's disease; pedatrophia; pedatrophy; cachexia, especially in young children, primarily due to prolonged dietary deficiency of protein and calories.
marasmoide (marasmoid). Resembling marasmus.
marc (marc). The residue remaining after percolation of a drug.
marca (mark). **1.** Infundibulum. **2.** Any spot, line, or other figure on the cutaneous or mucocutaneous surface, visible through difference in color, elevation, or other peculiarity.
m. de alineación (alignment m.).
m. dhobie (dhobie m.). Dhobie mark dermatitis.
m. en fresa (strawberry m.). Strawberry nevus.
m. de lavado (washerman's m.). Dhobie mark dermatitis.
m. de nacimiento (birthmark). Nevus; a persistant visible lesion, usually on the skin, identified at or near birth; commonly due to nevus or hemangioma.
m. de nacimiento en fresa (strawberry birthmark). Strawberry nevus.
m. registrada (proprietary name). The protected brand name or trademark.
m. de Unna (Unna's m.). Nape nevus.
m. en vino de Oporto (port-wine m.). Nevus flammeus.
marcador **1.** (marker). A characteristic or factor by which a cell or molecule can be recognized or identified. **2.** (marker). A device used to make a mark or to indicate measurement. **3.** (tag). The substance so incorporated. See also tracer.
m. alotípico (allotypic m.). Allotype.
m. de Amsler (Amsler's m.).
m. celular (cell m.).
m. genético (genetic m.). Genetic determinant.
m. de ligamiento (linkage m.).
m. oncofetal (oncofetal m.).
m. de tiempo (time m.).
m. tumoral (tumor m.).
marcapaso (pacemaker). **1.** Biologically, any rhythmic center that establishes a pace of activity. **2.** In chemistry, the substance whose rate of reaction sets the pace for a series of chain reactions.
m. artificial (artificial p.).
m. auricular subsidiario (subsidiary atrial p.).
m. cardíaco eléctrico (electric cardiac p.).
m. por demanda (demand p.).
m. deslizable (shifting p.). Wandering p.
m. ectópico (ectopic p.). Any p. other than the sinus node.
m. errante (wandering p.). Shifting p.
m. externo (external p.).
m. nuclear (nuclear p.).
m. pervenoso (pervenous p.).
m. de ritmo fijo (fixed-rate p.).
marcar **1.** (scribe). To write, trace, or mark by making a line with a marker or pointed instrument. **2.** (scribe). To form, by instrumentation, negative areas within a master cast to provide a positive beading in the framework of a removable partial denture, or the posterior palatal seal area for a complete denture. **3.** (label). To incorporate into a compound a substance that is readily detected, such as a radionuclide, whereby its metabolism can be followed or its physical distribution detected.
marcha **1.** (gait). Manner of walking. **2.** (walk). The characteristic manner in which one moves on foot.
m. antálgica (antalgic g.).
m. atáxica (ataxic g.).
m. calcánea (calcaneal g.).
m. cerebelosa (cerebellar g.). A staggering g.
m. de Charcot (Charcot's g.).
m. equina (equine g.). High steppage g.
m. espástica (spastic g.).
m. en estepage (steppage g.).
m. en estepage alto (high steppage g.). Equine g.
m. festinante (festinating g.)
m. del glúteo mayor (gluteus maximus g.).
m. del glúteo mediano (gluteus medius g.).
m. helicópoda (helicopod g.). Helicopodia.
m. hemipléjica (hemiplegic g.).
m. en tijeras (scissor g.).
marco **1.** (frame). A structure made of parts fitted together. **2.** (beam). Any bar whose curvature changes under load; in dentistry, frequently used instead of "bar".
m. balcánico **1.** (Balkan f.). Balkan beam; Balkan splints. **2.** (Balkan beam). Balkan frame.
m. de Bradford (Bradford f.).
m. cantilever (cantilever beam).
m. continuo (continuous beam).
m. de Foster (Foster f.).
m. oclusor (occluding f.). Articulator.
m. restringido (restrained beam).
m. simple (simple beam).
m. de Stryker (Stryker f.).
m. terminales de Deiters (Deiters' terminal f.'s).
m. de Whitman (Whitman's f.).
marcor (marcor). Obsolete term for marasmus.
marea (tide). An alternate rise and fall, ebb and flow, or an increase or a decrease.
m. ácida (acid t.). Acid wave.
m. alcalina (alkaline t.). Alkaline wave.
m. grasa (fat t.).
mareo **1.** (seasickness). Mal de mer; naupathia; vomitus marinus. **2.** (dizziness). Imprecise term commonly used by patients in an attempt to describe various peculiar subjective symptoms such as faintness, giddiness, light-headedness, or unsteadiness.
marfanoide (marfanoid). Resembling the phenotype of Marfan's syndrome.
marfil (ivory). A term applied to the tusks of the elephant, walrus, narwhal, hippopotamus, and warthog, and to all of the teeth of the sperm whale; the material is dentinum, the inner layer of the tooth derived from the mesoderm.
margarita (daisy). Colloquial term descriptive of the segmented forms (merozoites) of the mature schizont of *Plasmodium malariae*.
margen (margin). [*margo*, NA]. A boundary, edge, or border, as of a surface or structure.
m. anterior (margo anterior). [*margo anterior*, NA].
m. articular (articular m.). Labrum glenoidale.
m. cervical (cervical m.). **1.** Gingival m. **2.** Termination of a restoration in the gingival area.
m. inferior (margo inferior). [*margo inferior*, NA].
m. lagrimal (lacrimal m.). [*margo lacrimalis*, NA].
m. lambdoideo (lambdoid m.). [*margo lambdoideus*, NA].
m. lateral (margo lateralis). [*margo lateralis*, NA].
m. mastoideo (mastoid m.). [*margo mastoideus*, NA].
m. medial (medial m.). [*margo medialis*, NA].
m. nasal (nasal m.). [*margo nasalis*, NA].
m. posterior (margo posterior). [*margo posterior*, NA].
m. pupilar del iris (pupillary m.). [*margo pupillaris iridis*, NA].
m. de seguridad (m. of safety).
m. superior (margo superior). [*margo superior*, NA].
m. supraorbitario (supraorbital m.). [*margo supraorbitalis*, NA].
marginación (margination). A phenomenon that occurs during the relatively early phases of inflammation; as a result of dilation of capillaries and slowing of the bloodstream, leukocytes tend to occupy the periphery of the cross-sectional lumen and adhere to the endothelial cells that line the vessels.
m. de la placenta (m. of placenta).
marginal (marginal). Relating to a margin.
Marginal Line Calculus Index (MLC) (Marginal Line Calculus Index (MLC)). An index which scores supragingival calculus found in cervical areas paralleling marginal gingiva.
marginoplastia (marginoplasty). Plastic surgery of the tarsal border of an eyelid.

margo, gen. **marginis**, pl. **margines** (margo, gen. marginis, pl. margines). [*margo*, NA]. Margin.
marihuana o marijuana (marihuana). Popular name for the dried flowering leaves of *Cannabis sativa*, which are smoked as cigarettes.
marinobufotoxina (marinobufotoxin). A poison produced by the parotid gland of *Bufo marinus* (family Bufonidae)
mariposa (butterfly). **1.** Any structure or apparatus resembling in shape a butterfly with outstretched wings. **2.** Butterfly eruption; butterfly patch; butterfly rash a scaling lesion on each cheek, joined by a narrow band across the nose.
mariposia (mariposia). Thalassoposia; thallasoposia; rarely used term for abnormal consumption of sea water as a result of psychogenic factors.
marmóreo (marmorated). Denoting a condition in which the appearance of the skin is streaked like marble.
marmota (marmot). A hibernating rodent that may serve as reservoir host of plague bacillus.
marsupial (marsupial). **1.** A member of the order Marsupalia which includes such mammals as kangaroos, wombats, bandicoots, and opossums, the female of which has an abdominal pouch for carrying the young. **2.** Of or pertaining to marsupials.
marsupialización (marsupialization). Exteriorization of a cyst or other such enclosed cavity by resecting the anterior wall and suturing the cut edges of the remaining wall to adjacent edges of the skin, thereby creating a pouch.
marsupium (marsupium). **1.** Scrotum. **2.** A pouch or sac; e.g., in marsupials.
martillo (hammer). Malleus.
mas (mas). Abbreviation for milliampere-second.
masa (mass). **1.** In pharmacy, a soft solid preparation containing an active medicinal agent, of such consistency that it can be divided into small pieces and rolled into pills. **2.** One of the seven fundamental quantities of the SI system.
  m. aperceptiva (apperceptive m.).
  m. celular interna (inner cell m.). Embryoblast.
  m. cementaria esclerótica (sclerotic cemental m.).
  m. excretoria tubular (tubular excretory m.).
  m. filar (filar m.). Reticular substance.
  m. de inyección (injection m.).
  m. lateral del atlas (lateral m. of atlas). [*massa lateralis atlantis*, NA].
  m. lateral del etmoides (lateral m. of ethmoid bone).
  m. pilular (pilular m.).
masaje (massage). Tripsis; a method of manipulation of the body by rubbing, pinching, kneading, tapping, etc.
  m. cardíaco (cardiac m.).
  m. cardíaco externo (external cardiac m.). Closed chest m.
  m. gingival (gingival m.).
  m. prostático (prostatic m.).
  m. de las puntas de los nervios (nerve-point m.). Gelotripsy.
  m. a tórax abierto (open chest m.).
  m. a tórax cerrado (closed chest m.). External cardiac m.
  m. vibratorio (vibratory m.). Sismotherapy.
mascaladenitis (maschaladenitis). Obsolete term for inflammation of the axillary glands.
mascalefidrosis (maschalephidrosis). Sweating in the axillae.
mascalhiperhidrosis (maschalyperidrosis). Excessive sweating in the axillae.
mascaloncus (maschaloncus). Obsolete term for a neoplasm in the axilla.
máscara (mask). **1.** Any of a variety of disease states producing alteration or discoloration of the skin of the face. **2.** The expressionless appearance seen in certain diseases. **3.** A facial bandage. **4.** A shield designed to cover the mouth and nose for maintenance of antiseptic conditions. **5.** A device designed to cover the mouth and nose for administration of inhalation anesthetics, oxygen, or other gases.
  m. del embarazo (m. of pregnancy). Melasma.
  m. equimótica (ecchymotic m.).
  m. de Hutchinson (Hutchinson's m.).
  m. luética (luetic m.).
  m. respiratoria única o de sentido único (nonrebreathing m.).
  m. tropical (tropical m.). Chloasma bronzinum.
maschale (maschale). Fossa axillaris.
masculinidad (masculinity). The qualities and characteristics of a male.
masculinización (masculinization). The condition marked by the attainment of male characteristics.
masculinizar (masculinize). To confer the qualities or characteristics peculiar to the male.
masculino (masculine). Male; masculinus; relating to or marked by the characteristics of the male sex or gender.
masculinovoblastoma (masculinovoblastoma). Obsolete term for an ovarian neoplasm that causes varying degrees of masculinization.
masculinus (masculinus). [*masculinus*, NA]. Masculine.
masetero (masseter).
masoquismo (masochism). **1.** Passive algolagnia; a form of perversion, often sexual in nature, in which a person experiences pleasure in being abused, humiliated, or maltreated. **2.** A general orientation in life that personal suffering relieves guilt and leads to a reward.
masoquista (masochist). The passive party in the practice of masochism.
masoterapia (massotherapy). The therapeutic use of massage.
massa (massa, gen. and pl. massae). [*massa*, NA]. Mass; a lump or aggregation of coherent material.
  m. intermedia (m. intermedia). [*adhesio interthalamica*, NA].
massicot (massicot). Lead monoxide.
mastadenitis (mastadenitis). Mastitis.
mastadenoma (mastadenoma). An adenoma of the breast.
mastalgia (mastalgia). Mastodynia.
mastatrofia (mastatrophy, mastatrophia). Atrophy or wasting of the breasts.
mastauxa (mastauxe). Hypertrophy of the breast.
mastectomía (mastectomy). Mammectomy; excision of the breast.
  m. radical (radical m.). Halsted's operation.
  m. radical extendida (extended radical m.).
  m. radical modificada (modified radical m.).
  m. simple (simple m.). Total m.
  m. subcutánea (subcutaneous m.).
  m. total (total m.). Simple m.
masticación (mastication). The process of chewing food in preparation for deglutition and digestion; the act of grinding or comminuting with the teeth.
masticar (masticate). To chew; to perform mastication.
masticatorio (masticatory). Relating to mastication.
mastigoto (mastigote). An individual flagellate.
mástique (mastic). Mastich; mastiche; a resinous exudate from *Pistacia lentiscus* (family Anacardiaceae), a small tree of the Mediterranean shores.
mastitis (mastitis). Mammitis; mastadenitis; inflammation of the breast.
  m. bovina (bovine m.).
  m. estancada (stagnation m.).
  m. flemonosa (phlegmonous m.). Old term for abscess or cellulitis of the breast.
  m. gigante (gargantuan m.).
  m. glandular (glandular m.). Parenchymatous m.
  m. granulomatosa (granulomatous m.).
  m. intersticial (interstitial m.).
  m. lactacional (lactational m.). Puerperal m.
  m. neonatal (m. neonatorum). M. of the newborn.
  m. ovina (ovine m.).
  m. parenquimatosa (parenchymatous m.).
  m. plasmocítica o plasmocitaria (plasma cell m.).
  m. puerperal (puerperal m.).
  m. quística crónica (chronic cystic m.).
  m. retromamaria (retromammary m.). Submammary m.
  m. submamaria (submammary m.). Retromammary m.
  m. supurativa (suppurative m.).
masto-, mast- (masto-, mast-). Combining forms relating to the breast.
mastoccipital (masto-occipital). Mastoccipital.
mastocirrus (mastoscirrhus). Obsolete term for a scirrhous carcinoma of the breast.
mastocito **1.** (mast cell). Granule c. of connective tissue; labrocyte; mastocyte. **2.** (mastocyte). Mast cell.

mastocitogénesis (mastocytogenesis). Formation and development of mast cells.
mastocitoma (mastocytoma). A fairly well-circumscribed accumulation or nodular focus of mast cells, grossly resembling a neoplasm.
mastocitosis (mastocytosis). Abnormal proliferation of mast cells in a variety of tissues; may be systemic, involving a variety of organs, or cutaneous (urticaria pigmentosa).
mastodinia (mastodynia). Mammalgia; mastalgia; mazodynia; pain in the breast.
mastoescamoso (mastosquamous). Relating to the mastoid and the squamous portions of the temporal bone.
mastoidal (mastoidale). The lowest point on the contour of the mastoid process.
mastoidectomía (mastoidectomy). Hollowing out of the mastoid process by curretting, gouging, drilling, or otherwise removing the bony partitions forming the mastoid cells.
  m. radical (radical m.). Tympanomeatomastoidectomy.
mastoideo **1.** (mastoidal). Mastoid. **2.** (mastoid). Resembling a mamma; breast-shaped. **3.** (mastoid). Mastoidal; relating to the m. process, antrum, cells, etc.
mastoideocentesis (mastoideocentesis). The operation of drilling or chiseling into the mastoid cells and antrum.
mastoiditis (mastoiditis). Mastoid empyema; inflammation of any part of the mastoid process.
  m. de Bezold (Bezold's m.).
  m. esclerosante (sclerosing m.).
mastoidotomía (mastoidotomy). Incision into the subperiosteum or the mastoid process of the temporal bone.
mastoncus (mastoncus). A tumor or swelling of the breasts.
mastooccipital (masto-occipital). Mastoccipital.
mastoparietal (mastoparietal). Relating to the mastoid portion of the temporal bone and to the parietal bone, denoting the suture uniting them.
mastopatía (mastopathy). Mazopathy; mazopathia; any disease of the breasts.
mastopexia (mastopexy). Plastic surgery to affix sagging breasts in a more elevated and normal position, often with some improvement in shape.
mastoplasia (mastoplasia). Enlargement of the breast.
mastoplastia (mastoplasty). Mammaplasty.
mastoptosis (mastoptosis). Ptosis or sagging of the breast.
mastorragia (mastorrhagia). Hemorrhage from a breast.
mastosyrinx (mastosyrinx). A fistula of the mammary gland.
mastotomía (mastotomy). Mammotomy; incision of the breast.
masturbación (masturbation). Erotic stimulation of the genitals, usually resulting in orgasm, achieved by means other than sexual intercourse.
  m. falsa (false m.). Peotillomania.
mate (maté). Paraguay tea the dried leaves of *Ilex paraguayensis* and other species of *Ilex* (family Aquifoliaceae).
materia **1.** (matter). Substance. **2.** (materia). Substance or matter.
  m. alba (materia alba).
  m. blanca (white m.). Substantia alba
  m. gris (gray m.). Substantia grisea.
  m. gris de la protuberancia (pontine gray m.). Nuclei pontis.
  m. médica (materia medica).
material (material). That of which something is made or composed; the constituent element of a substance.
  m. básico o de base (base m.).
  m. dental (dental m.). Any m. used in dentistry.
  m. dental restaurador o restaurativo (restorative dental m.'s).
  m. para impresiones (impression m.).
  m. plástico para restauraciones (plastic restoration m.).
  m. con reactividad cruzada (cross-reacting m. (CRM)).
materies morbi (materies morbi). The substance acting as the immediate cause of a disease.
maternidad (maternity). Motherhood.
materno, maternal (maternal). Relating to or derived from the mother.
matidez (dullness). Dulness; the character of the sound obtained by percussing over a solid part which is incapable of resonating.
  m. móvil (shifting d.).
matiz (hue). One of the three qualities of color; that property by which colors of the spectrum are distinguished from each other and from grays or similar brightness.
matraz (matrass). A long-necked glass vessel used for heating dry substances in chemical manipulations.
matrical (matrical). Matricial; relating to any matrix.
matricaria (matricaria). The flowers of *Matricaria chamomilla* (family Compositae).
matricial (matricial). Matrical.
matrilineal (matrilineal). Dencting descent through the female line.
matriz **1.** (matrix, pl. matrices). A mold in which anything is cast or swaged; a counterdie; a specially shaped instrument, plastic material, or metal strip used for holding and shaping the material used in filling a tooth cavity. **2.** (matrix, pl. matrices). [*matrix*, NA]. The formative portion of a tooth or a nail. **3.** (womb). Uterus. **4.** (matrix, pl. matrices). The intercellular substance of a tissue. **5.** (matrix, pl. matrices). [*matrix*, NA]. Uterus.
  m. de amalgama (amalgam m.).
  m. caída (falling of the womb). Prolapse of the uterus.
  m. cartilaginosa (cartilage m.).
  m. celular (cell m.). Cytoplasmic m.
  m. citoplasmática (cytoplasmic m.). Cell m.; cytomatrix.
  m. mitocondrial (mitochondrial m., m. mitochondrialis).
  m. ósea (bone m.).
  m. territorial (territorial m.). Cartilage capsule.
  m. ungular (nail m.). [*matrix unguis*, NA]. Nail bed.
maxilar **1.** (maxilla, gen. and pl. maxillae). [*maxilla*, NA]. Upper jaw bone; upper jaw; an irregularly shaped bone, supporting the superior teeth and taking part in the formation of the orbit, hard palate, and nasal cavity. **2.** (maxillary). Relating to the maxilla, or upper jaw.
maxilectomía (maxillectomy). Excision of the maxilla.
maxilitis (maxillitis). Inflammation of the maxilla.
maxilodental (maxillodental). Relating to the upper jaw and its associated teeth.
maxilofacial (maxillofacial). Pertaining to the jaws and face, particularly with reference to specialized surgery of this region.
maxilomandibular (maxillomandibular). Relating to the upper and lower jaws.
maxilopalatino (maxillopalatine). Relating to the maxilla and the palatine bone.
maxilotomía (maxillotomy). Surgical sectioning of the maxilla to allow movement of all or a part of the maxilla into the desired portion.
maxiloturbinal (maxilloturbinal). Relating to the inferior nasal concha.
maxiloyugal (maxillojugal). Relating to the maxilla and the zygomatic bone.
máximo (maximum). The greatest amount, value, or degree attained or attainable.
  transporte m. (Tm) (transport m. (Tm)). Tubular m.
  m. transporte de glucosa (glucose transport m.).
  m. tubular (tubular m.). Transport m.
mayidismo (mayidism). Pellagra.
mayor (major). Larger or greater in size of two similar structures.
mazamorra (mazamorra). Name given in Puerto Rico to a dermatitis caused by penetration of the skin by ancylostome larvae.
mazindol (mazindol). An isoindole anorexiant that is distinctive in not having the phenethylamine chain common to sympathomimetic amines.
mazo- (mazo-). Combining form relating to the breast.
mazodinia (mazodynia). Mastodynia.
mazólisis (mazolysis). Detachment of the placenta.
mazopatía (mazopathy, mazopathia). **1.** Any disease of the placenta. **2.** Mastopathy.
mazopexia (mazopexy). Rarely used term for mastopexy.
mazoplasia (mazoplasia). Old term for mastoplasia.
Mb, MbCO, MbO$_2$ (Mb, MbCO, MbO$_2$). Symbols for myoglobin and its combinations with CO and O$_2$.
MBC (MBC). Abbreviation for maximum breathing capacity.
M.C. (M.C.). Abbreviation for Magister Chirurgiae, Master of Surgery; Medical Corps.
mc (mc). Former abbreviation for millicurie.
M.Ch. (M.Ch.). Abbreviation for Magister Chirurgiae, Master of Surgery.
MCHC (MCHC). Abbreviation for mean corpuscular hemoglobin concentration.

mCi (mCi). Abbreviation for millicurie.
MCR (MCR). Abbreviation for steroid metabolic clearance rate.
MCV (MCV). Abbreviation for mean corpuscular volume.
M.D. (M.D.). Abbreviation of Medicinae Doctor, Doctor of Medicine.
Md (Md). Symbol for mendelevium.
MDF (MDF). Myocardial depressant factor.
M.D.S. (M.D.S.). Abbreviation of Master of Dental Surgery.
Me (Me). Symbol for methyl.
meatal (meatal). Relating to a meatus.
meato (meatus, pl. meatus). [*meatus*, NA]. A passage or channel, especially the external opening of a canal.
  m. acústico externo (m. acusticus externus). [*meatus acusticus externus*, NA]. External auditory m.
  m. acústico interno (m. acusticus internus). [*meatus acusticus internus*, NA]. Internal auditory m.
  m. auditivo externo (external auditory m.). [*meatus acusticus externus*, NA].
  m. auditivo interno (internal auditory m.). [*meatus acusticus internus*, NA].
  m. "en boca de pez" (fish-mouth m.).
  m. nasal (m. nasi). [*meatus nasi*, NA].
  m. nasofaríngeo (m. nasopharyngeus). [*meatus nasopharyngeus*, NA].
  m. ureteral (ureteral m.). [*ostium ureteris*, NA].
  m. urinario (m. urinarius). [*ostium urethrae externum*, NA].
meato- (meato-). Combining form relating to a meatus.
meatomastoidectomía (meatomastoidectomy). A modified mastoidectomy to exteriorize mastoid air cells into the external auditory meatus, preserving the tympanic cavity and ossicles.
meatómetro (meatometer). An instrument for measuring the size of a meatus, especially the meatus of the urethra.
meatoplastia (meatoplasty). Plastic surgery of a meatus or canal.
meatorrafia (meatorrhaphy). Closing by suture of the wound made by performing a meatomy.
meatoscopia (meatoscopy). Inspection, usually instrumental, of any meatus, especially of the meatus of the urethra.
meatoscopio **1.** (meatoscope). A form of speculum for examining a meatus, especially the meatus of the urethra. **2.** (meatoscopy). Inspection, usually instrumental, of any meatus, especially of the meatus of the urethra.
meatotomía (meatotomy). Porotomy; an incision made to enlarge a meatus, e.g., of the urethra or ureter.
meatótomo (meatotome). A knife with short cutting edge for use in meatotomy.
mebanazina (mebanazine). An antidepressant with inhibitory effect on monoamine oxidase.
mebendazol (mebendazole). An effective broad-spectrum nematicidal agent against intestinal nematodes such as pinworm, hookworm, whipworm, and *Ascaris*.
mebeverina, clorhidrato de (mebeverine hydrochloride). An intestinal antispasmodic.
mebhidrolina (mebhydroline). An antihistaminic.
mebrofenhidramina (mebrophenhydramine). An antihistaminic.
mebutamato (mebutamate). A CNS-depressant.
mecamilamina, clorhidrato de (mecamylamine hydrochloride). A secondary amine that blocks transmission of impulses at autonomic ganglia; used in the management of severe hypertension.
mecánica (mechanics). The science of the action of forces in promoting motion or equilibrium.
  m. corporal (body m.).
mecánico (mechanical). **1.** Performed by means of some apparatus, not manually. **2.** Explaining phenomena in terms of mechanics. **3.** Automatic.
mecanicorreceptor (mechanicoreceptor). Mechanoreceptor.
mecanismo (mechanism). **1.** An arrangement or grouping of the parts of anything that has a definite action. **2.** The means by which an effect is obtained.
  m. de asociación (association m.).
  m. de compuerta (gating m.).
  m. de contracorriente (countercurrent m.).
  m. de defensa (defense m.).
  m. de Douglas (Douglas m.).
  m. de Duncan (Duncan's m.).
  m. inmunológico (immunological m.).
  m. de ping-pong (ping-pong m.).
  m. presorreceptivo (pressoreceptive m.).
  m. propioceptivo (proprioceptive m.).
  m. de Schultze (Schultze's m.).
mecanocardiografía (mechanocardiography). Use of graphic tracings reflecting the mechanical effects of the heart beat, such as the carotid pulse tracing or apexcardiogram.
mecanocito (mechanocyte). An in vitro tissue culture fibroblast.
mecanofobia (mechanophobia). Morbid fear of machinery.
mecanorreceptor (mechanoreceptor). Mechanicoreceptor; a receptor which responds to mechanical pressure or distortion.
mecanorreflejo (mechanoreflex). A reflex triggered by stimulation of a mechanoreceptor.
mecanoterapia (mechanotherapy). Treatment of disease by means of apparatus or mechanical appliances of any kind.
mechero de Bunsen (Bunsen burner). A gas lamp supplied with lateral openings admitting sufficient air so that the carbon is completely burned, thus giving a very hot but only slightly luminous flame.
mecilinam (mecillinam). Amdinocillin.
mecismo (mecism). Abnormal elongation of the body or one or more of its parts.
meclastina (meclastine). Clemastine.
meclizina, clorhidrato de (meclizine hydrochloride). An antihistaminic useful in the prevention and relief of motion sickness and symptoms caused by vestibular disorders.
meclocualona (mecloqualone). A sedative and hypnotic.
meclofenamato sódico (meclofenamate sodium). A nonsteroidal anti-inflammatory agent with analgesic and antipyretic actions.
meclofenoxato (meclofenoxate). An analeptic.
mecloretamina, clorhidrato de (mechlorethamine hydrochloride). Mustine hydrochloride; nitrogen mustard hydrochloride.
meclozina, clorhidrato de (meclozine hydrochloride). Meclizine hydrochloride.
mecómetro (mecometer). An instrument, like calipers with a scale attachment, for measurement of newborn infants.
meconato (meconate). A salt or ester of meconic acid.
meconina (meconin). Opianyl; the lactone of meconic acid, found also in *Hydrastis canadensis;* a hypnotic.
meconio (meconium). **1.** The first intestinal discharges of the newborn infant, greenish in color and consisting of epithelial cells, mucus, and bile. **2.** Opium.
meconiorrea (meconiorrhea). Passage, by the newborn infant, of an abnormally large amount of meconium.
meconismo (meconism). Rarely used term for opium addiction or poisoning.
medazepam, clorhidrato de (medazepam hydrochloride). An antianxiety agent.
medfalán **1.** (medfalan). Medphalan. **2.** (medphalan). Medfalan; D-sarcolysine; an antineoplastic agent.
media **1.** (mean). A statistical measurement of central tendency or average of a set of values, usually assumed to be the arithmetic m. unless otherwise specified. **2.** (media). Tunica media.
  m. aritmética (arithmetic m.).
  m. armónica (harmonic m.).
  error estándar de la m. (standard error of the m.).
  m. geométrica (geometric m.).
mediación (mediation). The action of an intermediary substance (mediator).
mediador (mediator). An intermediary substance or thing.
  m. farmacológicos de la anafilaxia (pharmacologic m.'s of anaphylaxis).
medial (medial). Medialis; relating to the middle or center; nearer to the median or midsagittal plane.
medialecital (medialecithal). Denoting an egg with a moderate amount of yolk, as in amphibians.
medialis (medialis). [*medialis*, NA]. Medial.
medialuna (crescent). Any figure of the shape of the moon in its first quarter.
  m. miópica (myopic c.). Myopic conus.
mediana (median). The middle value in a set of measurements; like the mean, a measure of central tendency.

mediano (median). Medianus; central; middle; lying in the midline.
medianus (medianus). [*medianus*, NA]. Median.
mediar (mediate). To effect something by means of an intermediary substance, as in complement-mediated phagocytosis.
mediastínico (mediastinal). Relating to the mediastinum.
mediastinitis (mediastinitis). Inflammation of the cellular tissue of the mediastinum.
  m. fibrosa idiopática (idiopathic fibrous m.). Mediastinal fibrosis.
mediastino (mediastinum). **1.** [*mediastinum*, NA]. A septum between two parts of an organ or a cavity. **2.** Interpleural space; interpulmonary septum; mediastinal space; septum mediastinale; the median partition of the thoracic cavity, covered by the mediastinal pleura and containing all the thoracic viscera and structures except the lungs.
  m. anterior (m. anterius). Anterior m.
  m. inferior (m. inferius). Inferior m.
  m. medio (m. medium). Middle m.
  m. posterior (m. posterius). Postmediastinum; posterior m.
  m. superior (m. superius). Superior m.
  m. testicular (m. testis). [*mediastinum testis*, NA]. Septum of testis.
mediastinografía (mediastinography). X-ray examination of the mediastinum.
  m. gaseosa (gaseous m.).
mediastinopericarditis (mediastinopericarditis). Inflammation of the pericardium and of the surrounding mediastinal cellular tissue.
mediastinoscopia (mediastinoscopy). Exploration of the mediastinum through a suprasternal incision, for biopsy of paratracheal lymph nodes.
mediastinoscopio (mediastinoscope). An endoscope for inspection of mediastinum through a suprasternal incision.
mediastinotomía (mediastinotomy). Incision into the mediastinum.
mediato (mediate). Situated between; intermediate.
medicable (medicable). Treatable, with hope of a cure.
medicación (medication). **1.** The act of medicating. **2.** A medicinal substance, or medicament.
  m. arrénica (arrhenic m.).
  m. iónica (ionic m.). Iontophoresis.
  m. preanestésica (preanesthetic m.).
medicado (medicated). Impregnated with a medicinal substance.
medicador (medicator). **1.** An instrument for use in making therapeutic applications to the deeper parts of the body. **2.** One who gives medicaments for the relief of disease.
medicamento (medicament). A medicine, medicinal application, or remedy.
medicamentoso (medicamentosus). Relating to a drug; denoting a drug eruption.
medicar (medicate). **1.** To treat disease by the giving of drugs. **2.** To impregnate with a medicinal substance.
medicefálico (medicephalic). Median cephalic; denoting the communicating vessel between the median and the cephalic veins of the forearm.
medicina (medicine). **1.** A drug. **2.** The art of preventing or curing disease; the science concerned with disease in all its relations. **3.** The study and treatment of general diseases or those affecting the internal parts of the body.
  m. del adolescente (adolescent m.). Ephebiatrics; hebiatrics.
  m. aeroespacial (aerospace m.).
  m. de la aviación (aviation m.).
  m. clínica (clinical m.).
  m. conductística, de la conducta o del comportamiento (behavioral m.).
  m. del deporte (sports m.).
  m. espacial (space m.).
  m. experimental (experimental m.).
  m. falsa o inútil (quack m.).
  m. familiar (family m.).
  m. fetal (fetal m.). Fetology.
  m. física (physical m.). Physiatry.
  m. forense (forensic m.). Legal m.; medical jurisprudence.
  m. holística (holistic m.).
  m. interna (internal m.).
  m. legal (legal m.). Forensic m.
  m. militar (military m.).
  m. neonatal (neonatal m.). Neonatology.
  m. nuclear (nuclear m.).
  m. osteopática (osteopathic m.). Osteopathy.
  m. patentada (proprietary m.).
  m. perinatal (perinatal m.). Perinatology.
  m. podiátrica (podiatric m.). Podiatry.
  m. popular o casera (folk m.).
  m. preventiva (preventive m.)
  m. psicosomática (psychosomatic m.).
  m. social o socializada (socialized m.).
  m. tropical (tropical m.).
  m. de venta comercial (patent m.).
  m. veterinaria (veterinary m.).
medicinal (medicinal). Medical; relating to medicine having curative properties.
medición (measurement). Determination of a dimension or quantity.
  m. cinética (kinetic m.).
  m. de nasión-pogonión (nasion-pogonion m.). Facial plane.
  m. del punto final o terminal (end-point m.).
médico **1.** (physician). A practitioner of medicine, as contrasted with a surgeon. **2.** (physician). A doctor; a person who has been educated, trained, and licensed to practice the art and science of medicine. **3.** (medical). Medicinal; relating to medicine or the practice of medicine.
  m. forense (coroner). An official whose duty it is to investigate sudden, suspicious, or violent death to determine the cause.
  m. osteópata (osteopathic p.).
medico- (medico-). Combining form meaning medical.
medicobiológico (medicobiologic, medicobiological). Pertaining to the biologic aspects of medicine.
medicofísico (medicophysical). Relating to disease and the condition of the body in general.
medicolegal (medicolegal). Relating to both medicine and the law.
medicomecánico (medicomechanical). Relating to both medicinal and mechanical measures in therapeutics.
medicopsicología (medicopsychology). Psychology in its relation to medicine.
medicoquirúrgico (medicochirurgical). Relating to both medicine and surgery, or to both physicians and surgeons.
medio (medium, pl. media). **1.** A means; that through which an action is performed. **2.** A substance through which impulses or impressions are transmitted. **3.** Culture m. **4.** The liquid holding a substance in solution or suspension.
  m. aclarante (clearing m.).
  m. basal de Eagle (Eagle's basal m.).
  m. citratado de Simmons (Simmons' citrate m.).
  m. completo (complete m.).
  m. de contraste (contrast m.).
  m. de cultivo (culture m.).
  m. de cultivo de huevo de Dorset (Dorset's culture egg m.).
  m. de cultivo de sangre de Loeffler (Loeffler's blood culture m.).
  m. de Czapek-Dox (Czapek-Dox m.). Czapek's solution agar.
  m. de dispersión (dispersion m.). External phase.
  m. de Endo (Endo's m.). Endo agar.
  m. esencial mínimo de Eagle (MEM) (Eagle's minimum essential m. (MEM)).
  m. externo (external m.). External phase.
  m. de montaje (mounting m.).
  m. pasivo (passive m.).
  m. para prueba de motilidad (motility test m.).
  m. selectivo (selective m.).
  m. separador o de separación (separating m.).
  m. de soporte (support m.).
  m. de Thayer-Martin (Thayer-Martin m.).
  m. de transporte (transport m.).
medio-, medi- (medic-, medi-). Combining forms meaning middle, or median.
mediocarpiano **1.** (midcarpal). Mediocarpal. **2.** (mediocarpal). Mesocarpal; midcarpal. Relating to the central part of the carpus. **3.** (mediocarpal). Carpocarpal; denoting the articulation between the two rows of carpal bones.

K L M

mediodens (mediodens). A supernumerary tooth located between the two maxillary central incisors.
mediodorsal (mediodorsal). Relating to the median plane and the dorsal plane.
mediolateral (mediolateral). Relating to the median plane and a side.
mediomenstrual, mesomenstrual (midmenstrual). Denoting the several days approximatley midway in time between two menstrual periods.
medionecrosis (medionecrosis). Necrosis of a tunica media.
  m. de la aorta (m. of the aorta). Cystic medial necrosis.
  m. de la aorta idiopática quística (m. aortae idiopathica cystica). Cystic medial necrosis.
mediooccipital **1.** (medioccipital). Midoccipital. **2.** (midoccipital). Medioccipital; relating to the central portion of the occiput.
mediotarsiano **1.** (midtarsal). Mediotarsal. **2.** (mediotarsal). Mesotarsal; midtarsal; tarsotarsal; relating to the middle of the tarsus; denoting the articulations of the tarsal bones with each other.
mediotipo (mediotype). Mesomorph.
mediotrusión (mediotrusion). A thrusting of the mandibular condyle toward the midline during movement of the mandible.
medisección (medisect). To incise in the median line.
medius (medius). [*medius*, NA]. Middle; denoting an anatomical structure that is between two other similar structures or that is midway in position.
MEDLARS (MEDLARS). Abbreviation for Medical Literature Analysis and Retrieval System, a computerized index system of the U.S. National Library of Medicine.
MEDLINE (MEDLINE). A telephone linkage between a number of medical libraries in the United States and MEDLARS for rapid provision of medical bibliographies.
medorrea (medorrhea). Gleet.
medrilamina (medrylamine). An antihistaminic.
medrisona (medrysone). A glucocorticoid used topically as an anti-inflammatory agent, usually on the eye.
medrogestona (medrogestone). An oral progestine.
medroxiprogesterona, acetato de (medroxyprogesterone acetate). A progestational agent that is active orally as well as parenterally, and more potent than progesterone.
médula **1.** (medulla, pl. medullae). [*medulla*, NA]. Substantia medullaris; any soft marrow-like structure, especially in the center of a part. **2.** (marrow). A highly cellular hematopoietic connective tissue filling the medullary cavities and spongy epiphyses of bones. **3.** (marrow). Any soft gelatinous or fatty material resembling the m. of bone.
  m. espinal **1.** (spinal cord). [*medulla spinalis*, NA]. **2.** (spinal marrow). [*medulla spinalis*, NA].
  m. del ganglio linfático (m. of lymph node). [*medulla nodi lymphatici*].
  m. de la glándula suprarrenal **1.** (m. glandulae suprarenalis). [*medulla glandulae suprarenalis*, NA]. M. of adrenal gland. **2.** (m. of adrenal gland). [*medulla glandulae suprarenalis*, NA].
  m. oblonga (m. oblongata). [*medulla oblongata*, NA]. Myelencephalon; oblongata.
  m. ósea **1.** (m. ossium). [*medulla ossium*, NA]. Bone marrow. **2.** (bone marrow). [*medulla ossium*, NA].
  m. ósea amarilla **1.** (m. ossium flava). Yellow bone marrow. **2.** (yellow bone marrow). [*medulla ossium flava*, NA].
  m. ósea roja **1.** (m. ossium rubra). Red bone marrow. **2.** (red bone marrow). [*medulla ossium rubra*, NA].
  m. renal, del riñón (m. renalis). [*medulla renalis*, NA]. M. of kidney.
  m. del tallo piloso (m. of hair shaft).
medulación (medullation). **1.** Acquiring, or the act of formation of, marrow or medulla. **2.** Myelination.
medulado (medullated). **1.** Having a medulla or medullary substance. **2.** Myelinated.
medular **1.** (medullar). Medullary. **2.** (medullary). Medullar; relating to the medulla or marrow.
medulectomía (medullectomy). Excision of any medullary substance.
medulización (medullization). Enlargement of the medullary spaces in rarefying osteitis.
medulo- (medullo-). Combining form meaning medulla.
meduloartritis (medulloarthritis). Inflammation of the cancellous articular extremity of a long bone.
meduloblastoma (medulloblastoma). A glioma consisting of neoplastic cells that resemble the undifferentiated cells of the primitive medullary tube.
medulocélula (medullocell). Myelocyte.
meduloepitelioma (medulloepithelioma). A rare, primitive, rapidly growing intracranial neoplasm thought to originate from the cells of the embryonic medullary canal and hence included with ependymoblastomas by some neuropathologists.
  m. adulto (adult m.). Malignant ciliary epithelioma.
  m. embrionario (embryonal m.). Dictyoma.
medulomioblastoma (medullomyoblastoma). A rare histologic variant of medulloblastoma with scattered smooth and striated muscle cells incorporated into the neoplasm.
medusa (jellyfish). Marine coelenterates (class Hydrozoa) including some poisonous species, notably *Physalia*, the Portuguese man-of-war.
mefenesina (mephenesin). A skeletal muscle relaxant; also available as m. carbamate.
mefenitoína (mephenytoin). Methoin ; an anticonvulsant.
mefenorex, clorhidrato de (mefenorex hydrochloride). A sympathomimetic drug with anorexic activity.
mefenoxalona (mephenoxalone). A mild tranquilizer and muscle relaxant.
mefentermina (mephentermine). A sympathomimetic amine.
  sulfato de m. (m. sulfate).
mefexamida (mefexamide). An antidepressant.
mefítico (mephitic). Foul, poisonous, or noxious.
mefobarbital (mephobarbital). A sedative and long-acting hypnotic, used as an anticonvulsant in the management of epilepsy.
MEG (MEG). Abbreviation for magnetoencephalogram.
mega- (mega-). **1.** Combining form meaning large, oversize. **2.** (M) Prefix used in the SI and metric systems to signify one million (10^6).
megabacteria (megabacterium). Macrobacterium; a bacterium of unusually large size.
megacardia (megacardia). Cardiomegaly.
megacarioblasto **1.** (megacaryoblast). Megakaryoblast. **2.** (mega-karyoblast). Megacaryoblast; the precursor of a megakaryocyte.
megacariocito (megakaryocyte). Megacaryocyte; megalokaryocyte; thromboblast; a large cell (as much as 100 µm in diameter) with a polyploid nucleus that is usually multilobed.
megacefalia **1.** (megacephalia). Megacephaly. **2.** (megacephaly). Macrocephaly; macrocephalia; megacephalia; megalocephaly; megalocephalia; a condition, either congenital or acquired, in which the head is abnormally large.
megacéfalo **1.** (megacephalous). Megacephalic. **2.** (megacephalic). Macrocephalic; macrocephalous; megacephalous; relating to or characterized by megacephaly.
megaciclo (megacycle). One million cycles per second.
megacinas (megacins). Antibacterial proteins produced by strains of *Bacillus megaterium*.
megacistis (megacystis). Megalocystis; pathologically large bladder in children.
megacoco (megacoccus, pl. megacocci). Macrococcus; a coccus of unusually large size.
megacolon (megacolon). Giant colon; a condition of extreme dilation and hypertrophy of the colon.
  m. congénito (congenital m., m. congenitum).
  m. idiopático (idiopathic m.).
  m. tóxico (toxic m.).
megadactilia (megadactyly, megadactylia, megadactylism). Dactylomegaly; macrodactylia; macrodactylism; macrodactyly; megalodactylia; megalodactylism; megalodactyly. Condition characterized by enlargement of one or more digits (fingers or toes).
megadina (megadyne). One million dynes.
megadolicocolon (megadolichocolon). Excessive length and dilation of colon.
megadonte (megadont). Macrodont.
megadontismo (megadontism). Macrodontia.
megaesófago (megaesophagus). Great enlargement of the lower portion of the esophagus, as seen in patients with achalasia and Chagas' disease.

megagameto (megagamete). Macrogamete.
megagnatia (megagnathia). Macrognathia.
megahertz (MHz) (megahertz (MHz)). One million hertz.
megalecítico (megalecithal). Denoting an egg rich in yolk, as in bony fishes, reptiles, and birds.
megalgia (megalgia). Very severe pain.
-megalia (-megaly). Suffix meaning large.
megalo-, megal- (megalo-, megal-). Combining forms meaning large.
megaloblasto (megaloblast). A large, nucleated, embryonic type of cell that is a precursor of erythrocytes in an abnormal erythropoietic process observed almost exclusively in pernicious anemia.
megalocardia (megalocardia). Cardiomegaly.
megacariocito (megacaryocyte). Megakaryocyte.
megalocariocito (megalokaryocyte). Megakaryocyte.
megalocefalia (megalocephaly, megalocephalia). Megacephaly.
megalocistis (megalocystis). Megacystis.
megalocitemia (megalocythemia). Macrocythemia.
megalocito (megalocyte). A large (10 to 20 μm) nonnucleated red blood cell.
megalocitosis (megalocytosis). Macrocythemia.
megalocórnea (megalocornea). Macrocornea.
megalodactilia, megalodactilismo (megalodactylia). Megalodactylism, megalodactyly, megadactyly.
megalodoncia (megalodontia). Macrodontia.
megalodonte (megalodont). Macrodont.
megaloencefalia (megaloencephaly). Abnormal largeness of the brain.
megaloencefálico (megaloencephalic). Denoting an abnormally large brain.
megaloencéfalo (megaloencephalon). Macroencephalon; an abnormally large brain.
megaloenterón (megaloenteron). Enteromegaly; enteromegalia; abnormal largeness of the intestine.
megaloesplácnico (megalosplanchnic). Macrosplanchnic; having abnormally large viscera.
megaloesplenia (megalosplenia). Splenomegaly.
megalofalo (megalophallus). Macropenis.
megaloftalmía (megalophthalmus). Macrophthalmia; megophthalmus; abnormally large eyes.
  m. anterior (anterior m.). Keratoglobus.
megalogastria (megalogastria). Macrogastria; abnormally large size of the stomach.
megaloglosia (megaloglossia). Macroglossia.
megalografía (megalographia). Macrography.
megalohepatia (megalohepatia). Hepatomegaly.
megalomanía (megalomania). Morbid vervalized overevaluation of oneself or of some aspect of oneself.
megalomaníaco (megalomaniac). A person exhibiting megalomania.
megalomelia (megalomelia). Macromelia.
megalonicosis (megalonychosis). Macronychia.
megalopene (megalopenis). Macropenis.
megalopia (megalopia). Macropsia.
megalopodia (megalopodia). Macropodia.
megalopsia (megalopsia). Macropsia.
megaloqueiria, megaloquiria (megalocheiria, megalochiria). Macrocheiria.
megalosindactilia (megalosyndactyly, megalosyndactilia). Condition of webbed or fused fingers or toes of large size.
megalospora (megalospore). Macrospore.
megalouréter (megaloureter). Megaureter; an enlarged, dilated ureter.
megalouretra (megalourethra). Megaurethra; congenital dilation of the urethra.
megamerozoíto (megamerozoite). Macromerozoite.
meganúcleo (meganucleus). Macronucleus.
megaohmio (megohm). One million ohms.
megaprosopia (megaprosopia). Macroprosopia.
megaprosópico (megaprosopous). Macroprosopous.
megarrecto (megarectum). Extreme dilation of the rectum.
megasemo (megaseme). Denoting an orbital aperture with an index above 89.
megasigmoide (megasigmoid). Macrosigmoid.
megasomía (megasomia). Macrosomia.
megaspora (megaspore). Macrospore.
megatrombocito (megathrombocyte). A large blood platelet, especially a young one recently released from the bone marrow.
megauréter (megaureter). Megaloureter.
megauretra (megaurethra). Megalourethra.
megavejiga (megabladder). Megacystis.
megavoltaje (megavoltage). In radiation therapy, a vague term for voltage above one million volts.
megavoltio (megavolt). One million volts.
megestrol, acetato de (megestrol acetate). A synthetic progestin with progestational effects similar to those of progesterone.
meglumina (meglumine). USAN-approved contraction for *N*-methylglucamine.
  acetrizoato de m. (m. acetrizoate).
  diatrizoato de m. (m. diatrizoate).
  yotalamato m. (m. iothalamate).
megoftalmía (megophthalmus). Megalophthalmus.
megoxicito (megoxycyte). Megoxyphil.
megoxifilo (megoxyphil, megoxyphile). Megoxycyte; an eosinophilic leukocyte containing coarse granules.
meibomitis, meibomianitis (meibomitis, meibomianitis). Inflammation of the meibomian glands.
meio- (meio-). For words beginning thus and not found here, see mio-.
meiosis (meiosis). Meiotic division; the special process of cell division that results in the formation of gametes, consisting of two nuclear divisions in rapid succession that result in the formation of four gametocytes, each containing half the number of chromosomes found in somatic cells.
meiótico (meiotic). Pertaining to meiosis.
mejorana o mayorana (marjoram). Sweet, leaf, or garden m. whose leaves, with and without a small portion of the flowering tops of *Majorana hortensis* (*Origanum majorana*) (family Labiatae), are used medicinally as a stimulant, carminative, and emmenagogue.
mejoría (amelioration). Improvement; moderation in the severity of a disease or the intensity of its symptoms.
mel (mel). **1.** Honey. **2.** Unit of pitch; a pitch of 1000 mels results from a simple tone of frequency 1000 Hz, 40 dB above the normal threshold of audibility.
mel-, melo- (mel-, melo-). **1.** Combining form indicating limb. **2.** Combining form indicating cheek. **3.** Combining form relating to honey or sugar. See also meli-. **4.** Combining form relating to sheep.
melagra (melagra). Rheumatic or myalgic pains in the arms or legs.
melalgia (melalgia). Pain in a limb; specifically, burning pain in the feet extending up the leg and even to the thigh, and thickening of the walls of the blood vessels with obliteration of the vascular lumina.
melamina formaldehído (melamine formaldehyde). Melamine resin.
melan-, melano- (melan-, melano-). Combining forms meaning black or extreme darkness of hue.
melancolía **1.** (melancholia). Melancholy: a severe form of depression marked by anhedonia, insomnia, psychomotor changes, and guilt. **2.** (melancholy). Melancholia. **3.** (melancholia). A symptom occurring in other conditions, marked by depression of spirits and by a sluggish and painful process of thought.
  m. hipocondríaca (hypochondriacal m.).
  m. involutiva (involutional m.).
melancólico (melancholic). **1.** Relating to or characteristic of melancholia. **2.** Formerly, denoting a temperament characterized by irritability and a pessimistic outlook.
melanemia (melanemia). The presence of dark brown, almost black, or black granules of insoluble pigment (melanin) in the circulating blood.
melanidrosis (melanidrosis).
melanífero (melaniferous). Containing melanin or other black pigment.
melanina (melanin). Melanotic pigment; any of the dark brown to black polymers of indole 5,6-quinone and/or 5,6-dihydroxyindole 2-carboxylic acid that normally occur in the skin, hair, pigmented coat of the retina, and inconstantly in the medulla and zona reticularis of the adrenal gland.
  m. artificial, ficticia (artificial m., facticious m.).

melanismo (melanism). Unusually marked, diffuse, melanin pigmentation of body hair and skin, (usually not affecting the iris); autosomal dominant inheritance.
melanoameloblastoma (melanoameloblastoma). Melanotic neuroectodermal tumor.
melanoblasto (melanoblast). A cell derived from the neural crest; it migrates to various parts of the body early in embryonic life, and then becomes a mature melanocyte capable of forming melanin.
melanoblastoma (melanoblastoma). Obsolete term for melanoma.
melanocarcinoma (melanocarcinoma). Obsolete term for melanoma.
melanocito (melanocyte). Melanodendrocyte; pigment cell of skin.
melanocitoma (melanocytoma). **1.** A pigmented tumor of the uveal stroma. **2.** Usually benign melanoma of the optic disk, appearing in markedly pigmented individuals as a small deeply pigmented tumor at the edge of the disk, sometimes extending into the retina and choroid.
melanocomo (melanocomous). Melanotrichous.
melanodendrocito (melanodendrocyte). Melanocyte.
melanodermatitis (melanodermatitis). Excessive deposit of melanin in an area of dermatitis.
melanodermia (melanoderma). An abnormal darkening of the skin by deposition of excess melanin, or of metallic substances such as silver and iron.
m. cachecticorum (m. cachecticorum).
m. cloasma (m. chloasma). Melasma.
m. parasítico o parasitario (parasitic m.).
m. racial (racial m.).
m. senil (senile m.).
melanodérmico (melanodermic). Relating to or marked by melanoderma.
melanoedema (melanedema). Anthracosis.
melanófago (melanophage). A histiocyte that has phagocytized melanin.
melanóforo (melanophore). A dermal pigment cell that does not secrete its pigment granules.
melanogenemia (melanogenemia). The presence of melanin precursors in the blood.
melanogénesis (melanogenesis). Formation of melanin.
melanógeno (melanogen). A colorless substance that may be converted into melanin.
melanoglosia (melanoglossia). Black tongue.
melanoide (melanoid). Artificial melanin; factitious melanin; a dark pigment, resembling melanin, formed from glucosamines in chitin.
melanoleucodermia (melanoleukoderma). Marbled, or marmorated, skin.
m. colli (m. colli). Syphilitic leukoderma.
melanoma (melanoma). Malignant m.; a malignant neoplasm, derived from cells that are capable of forming melanin, which may occur in the skin of any part of the body, in the eye, or, rarely, in the mucous membranes of the genitalia, anus, oral cavity, or other sites.
m. amelanótico (amelanotic m.).
m. de Cloudman (Cloudman m.).
m. con desviación mínima (minimal deviation m.).
m. extensivo superficial (superficial spreading m.).
m. de halo o aureola (halo m.).
m. de Harding-Passey (Harding-Passey m.).
m. juvenil benigno (benign juvenile m.).
m. lentiginoso acral (acral lentiginous m.).
m. léntigo maligno (malignant lentigo m.).
m. maligno (malignant m.).
m. maligno in situ (malignant m. in situ).
m. nodular (nodular m.).
m. subungular (subungual m.).
melanomatosis (melanomatosis). A condition characterized by numerous, widespread lesions of melanoma.
melanoniquia (melanonychia). Black pigmentation of the nails.
melanopatía (melanopathy). Any disease marked by abnormal pigmentation of the skin.
melanoplaquia (melanoplakia). The occurrence of pigmented patches on the tongue and buccal mucous membrane.
melanoproteína (melanoprotein). A protein complex containing melanin.
melanoqueratosis (melanokeratosis). Migration of conjunctival melanoblasts into the cornea.
melanorragia (melanorrhagia). Melena.
melanorrea (melanorrhea). Melena.
melanosidad (melanosity). Darkness of complexion.
melanosis (melanosis). Abnormal dark brown or brown-black pigmentation of various tissues or organs, as the result of melanin or, in some situations, other substances that resemble melanin to varying degrees.
m. circunscripta precancerosa (m. circumscripta precancerosa).
m. coli (m. coli).
m. corii degenerativa (m. corii degenerativa).
m. neurocutánea (neurocutaneous m.).
m. oculodérmica (oculodermal m.). Ota's nevus.
m. precancerosa de Dubreuilh (precancerous m. of Dubreuilh).
m. de Riehl (Riehl's m.).
melanosoma (melanosome). Eumelanosome; the generally oval pigment granule (0.2 by 0.6 μm) produced by melanocytes.
m. de células gigantes (giant m.). Macromelanosome.
melanótico (melanotic). **1.** Pertaining to the presence, normal or pathologic, of melanin. **2.** Relating to or characterized by melanosis.
melanotrico (melanotrichous). Melanocomous; having black hair.
melanotrofo (melanotroph). A cell of the intermediate lobe of the hypophysis that produces melanotropin.
melanotropina (melanotropin). Intermedin; melanocyte-stimulating hormone; melanophore-expanding principle.
melanuria (melanuria). The excretion of urine of a dark color, resulting from the presence of melanin or other pigments or from the action of phenol, creosote, resorcin, and other coal tar derivatives.
melanúrico (melanuric). Pertaining to or characterized by melanuria.
melarsoprol (melarsoprol). A compound used in the treatment of the meningoencephalitic stages of trypanosomiasis.
melasma (melasma). Mask of pregnancy; melanoderma chloasma; a patchy or generalized pigmentation of the skin.
m. gravidarum (m. gravidarum). Chloasma occurring in pregnancy.
m. universal (m. universale). Senile melanoderma.
melatonina (melatonin). A substance formed by the mammalian pineal gland.
melena (melena). Melanorrhagia; melanorrhea; passage of dark colored, tarry stools, due to the presence of blood altered by the intestinal juices.
m. espuria (m. spuria).
m. neonatal (m. neonatorum).
m. vera (m. vera). True m. as distinguished from m. spuria.
melenemesis (melenemesis). Vomiting of dark colored or blackish material.
melengestrol, acetato de (melengestrol acetate). A progestational agent.
meletina (meletin). Quercetin.
melfalán (melphalan). L-Phenylalanine mustard; L-sarcolysine; an alkalylating antineoplastic agent.
meli- (meli-). Combining form relating to honey or sugar.
melibiasa (melibiase). α-D-Galactosidase.
melibiosa (melibiose). A disaccharide formed by the hydrolysis of raffinose by β-fructofuranosidase.
melicera, meliceris (melicera, meliceris). A hygroma or other type of cyst that contains a relatively thick, tenacious, semifluid material.
melioidosis (melioidosis). Pseudoglanders; an infectious disease of rodents in India and Southeast Asia that is communicable to man.
melisa (melissa). Sweet balm; the leaves from the tops of *Melissa officinalis* (family Labiatae), a plant of southern Europe; a diaphoretic.
melisofobia (melissophobia). Apiphobia.
melitis (melitis). Inflammation of the cheek.
melitosa (melitose). Raffinose.
melitracen, clorhidrato de (melitracen hydrochloride). An antidepressant.
melitriosa (melitriose). Raffinose.
melituria (melituria). Obsolete term for glycosuria.

mellitum (mellitum, gen. melliti, pl. mellita). A pharmaceutical preparation with honey as an excipient.
melocervicoplastia (melocervicoplasty). Plastic surgery of the cheek and neck.
melomanía (melomania). An abnormal fascination with or devotion to music.
melomelia (melomelia). A malformation in which the fetus has normal and rudimentary accessory limbs.
melonoplastia (melonoplasty). Obsolete spelling for meloplasty.
meloplastia (meloplasty). Plastic surgery of the cheek.
melorreostosis (melorheostosis). Osteosis eburnisans monomelica; rheostosis confined to the long bones.
melosalgia (melosalgia). Pain in the lower limbs.
melosquisis (meloschisis). Congenital cleft in the cheek.
melotia (melotia). Congenital displacement of the auricle.
membrana **1.** (membrane). [*membrana,* NA]. A thin sheet or layer of pliable tissue, serving as a covering or envelope of a part, the lining of a cavity, as a partition or septum, or to connect two structures. **2.** (web). A tissue or membrane bridging a space.
m. abdominal (membrana abdominis). Peritoneum.
m. adamantina (adamantine m.). [*cuticula dentis*, NA].
m. adventicia (membrana adventitia).
m. alantoidea (allantoid m.). Allantois.
m. alveolodentaria (alveolodental m.). Periodontium.
m. anal (anal m.).
m. aracnoidea (arachnoid m.). Arachnoidea.
m. atloidooccipital anterior (anterior atlanto-occipital m.). [*membrana atlanto-occipitalis anterior,* NA].
m. atloidooccipital posterior (posterior atlanto-occipital m.). [*membrana atlanto-occipitalis posterior*, NA].
m. basal (basement m.). Basal lamina; basement lamina; basilemma.
m. basal del conducto semicircular (membrana basalis ductus semicircularis). [*membrana basalis ductus semicircularis,* NA].
m. basilar (basilar m.). [*lamina basilaris cochleae*, NA].
m. de Bichat (Bichat's m.). The inner elastic m. of arteries.
m. de Bowman (Bowman's m.). [*lamina limitans anterior corneae*, NA].
m. de Bruch (Bruch's m.). [*lamina basalis choroideae*, NA].
m. de Brunn (Brunn's m.).
m. bucofaríngea (buccopharyngeal m.). Oral m.; oropharyngeal m.
m. buconasal (bucconasal m.). Oronasal m.
m. capsular (membrana capsularis).
m. capsulopupilar (membrana capsulopupillaris).
m. carnosa (membrana carnosa). [*tunica dartos*, NA].
m. celular (cell m.). Cytolemma; cytomembrane; plasma m.; plasmalemma; plasmolemma.
m. cerebral (membrana cerebri). Any one of the cerebral meninges.
m. de cierre (closing m.'s). Pharyngeal m.'s.
m. circundante (membrana succingens). Pleura.
m. cloacal (cloacal m.).
m. cordis (membrana cordis). [*pericardium*, NA].
m. corioalantoidea (chorioallantoic m.).
m. coriocapilar (membrana choriocapillaris). [*lamina choroidocapillaris*, NA].
m. de Corti (Corti's m.). [*membrana tectoria ductus cochlearis*, NA].
m. cricotiroidea (cricothyroid m.). [*conus elasticus*, NA].
m. cricotraqueal (cricotracheal m.). [*ligamentum cricotracheale*, NA].
m. cricovocal (cricovocal m.). [*conus elasticus*, NA].
m. cruposa (croupous m.). False m.
m. cuadrangular (quadrangular m.). [*membrana quadrangularis*, NA].
m. decidua (deciduous m.). [*membrana decidua,* NA].
m. de Descement (Descemet's m.). [*lamina limitans posterior corneae*, NA].
m. diftérica (diphtheritic m.).
m. dismenorreica (dysmenorrheal m.).
m. de Duddell (Duddell's m.). [*lamina limitans posterior corneae*, NA].
m. elástica (elastic m.).
m. elástica fenestrada de Henle (Henle's fenestrated elastic m.).
m. embrionaria (embryonic m.). Fetal m.
m. epipapilar (epipapillary m.).
m. epirretinal (epiretinal m.).
m. del esmalte (enamel m.).
m. esofágica (esophageal web). A cribriform or w. formation in the esophagus caused by an irregular atrophy.
m. espiral (spiral m.). [*membrana spiralis,* NA].
m. estatoconial (statoconial m.). [*membrana statoconiorum,* NA].
m. esternal (sternal m.) [*membrana sterni,* NA].
m. estriada (striated m.). Zona striata.
m. del estribo (stapedial m.). [*membrana stapedis,* NA].
m. exocelómica (exocelomic m.). Heuser's m.
m. falsa (false m.). Croupous m.; neomembrane; pseudomembrane.
m. faríngeas (pharyngeal m.'s). Closing m.'s.
m. fenestrada (fenestrated m.).
m. de fertilización (fertilization m.).
m. fetal (fetal m.). Embryonic m.
m. fibroelástica laríngea (membrana fibroelastica laryngis). [*membrana fibroelastica laryngis,* NA].
m. fibrosa (fibrous m.). [*membrana fibrosa,* NA].
m. de Fielding (Fielding's m.). Tapetum.
m. fláccida (flaccid m.).
m. fusca (membrana fusca). [*lamina fusca sclerae*, NA].
m. germinativa (germ m., germinal m.). Blastoderm.
m. granulosa (membrana granulosa).
m. de Henle (Henle's m.). [*lamina basalis choroideae*, NA].
m. de Heuser (Heuser's m.). Exocelomic m.
m. hialina (hyaline m.).
m. hialoidea (hyaloid m.). [*membrana vitrea*, NA].
m. hioglosa (hyoglossal m.).
m. de Hunter (Hunter's m.). [*membrana decidua*, NA].
m. de Huxley (Huxley's m.). Huxley's layer.
m. intercostales (intercostal m.'s). [*membrana intercostalia,* NA].
m. interósea de la pierna (interosseous m. of leg). [*membrana interosea cruris,* NA].
m. interósea del antebrazo (interosseous m. of forearm). [*membrana interossea antebrachii,* NA].
m. de Jackson (Jackson's m.). Jackson's veil.
m. limitante de la retina (limiting m. of retina). [*membrana limitans*, NA].
m. limitante del tubo neural (limiting m. of neural tube).
m. limitante glial (membrana limitans gliae).
m. de marfil (ivory m.). Membrana eboris.
m. medular (medullary m.). [*endosteum*, NA].
m. mucosa (mucous m.). [*tunica mucosa*, NA].
m. de Nasmyth (Nasmyth's m.). [*cuticula dentis*, NA].
m. nictitante (nictitating m.).
m. de Nitabuch (Nitabuch's m.). Nitabuch's layer; Nitabuch's stria.
m. nuclear (nuclear m.). Nuclear envelope.
m. obturatriz (obturator m.). [*membrana obturatoria,* NA].
m. olfatoria (olfactory m.).
m. ondulante (undulating m., undulatory m.).
m. oral (oral m.). Buccopharyngeal m.
m. orofaríngea (oropharyngeal m.). Buccopharyngeal m.
m. oronasal (oronasal m.). Bucconasal m.
m. otolítica (otolithic m.). [*membrana statoconiorum*, NA].
m. ovular (egg m.).
m. ovular primaria (primary egg m.).
m. ovular secundaria (secondary egg m.).
m. ovular terciaria (tertiary egg m.).
m. de Payr (Payr's m.).
m. pericardiopleural (pericardiopleural m.). Pleuropericardial m.
m. peridental (peridental m.). Periodontium.
m. perineal (perineal m.). [*membrana perinei*, NA].
m. periodóntica (periodontal m.). Periodontal ligament.
m. periorbitaria (periorbital m.). Periorbita.
m. piógena (pyogenic m.).
m. pioglial (pial-glial m.).
m. pituitaria (pituitary m.). [*tunica mucosa nasi*, NA]. Membrana pituitosa.
m. placentaria (placental m.). Placental barrier.
m. plasmática (plasma m.). Cell m.

K L M

m. pleuropericárdica (pleuropericardial m.). Pericardiopleural m.
m. pleuroperitoneal (pleuroperitoneal m.). Pleuroperitoneal fold.
m. postsináptica (postsynaptic m.).
m. preformativa (membrana preformativa).
m. presináptica (presynaptic m.).
m. profiláctica (prophylactic m.). Pyogenic m.
m. prolígera (proligerous m.). Cumulus oophorus.
m. propia del conducto semicircular (membrana propria ductus semicircularis). [*membrana propria ductus semicircularis*, NA].
m. pupilar (pupillary m.). [*membrana pupillaris*, NA].
m. queratógena (keratogenous m.). [*matrix unguis*, NA].
m. de Reissner (Reissner's m.).
m. reticular (reticular m.). [*membrana reticularis*, NA].
m. de Rivinus (Rivinus' m.).
m. de Ruysch (Ruysch's m.). [*lamina choroidocapillaris*, NA].
m. de Scarpa (Scarpa's m.). [*membrana tympani secundaria*, NA].
m. de Schneider (schneiderian m.). [*tunica mucosa nasi*, NA].
m. de Schultze (Schultze's m.).
m. semipermeable (semipermeable m.).
m. serosa (membrana serosa). **1.** [*tunica serosa*, NA]. **2.** Serosa.
m. serosa de Bogros (Bogros' serous m.).
m. serotina (membrana serotina). Obsolete synonym of decidua basalis.
m. de Shrapnell (Shrapnell's m.).
m. sinovial (synovial m.). [*membrana synovialis*, NA].
m. sinovial vaginal (vaginal synovial m.).
m. suprapleural (suprapleural m.). [*membrana suprapleuralis*, NA].
m. tectoria (tectorial m.). [*membrana tectoria*, NA].
m. tectoria del conducto coclear (tectorial m. of cochlear duct). [*membrana tectoria ductus cochlearis*, NA].
m. tensa (membrana tensa). Pars tensa membranae tympani.
m. terminal (terminal web).
m. del tímpano (tympanic m.). [*membrana tympani*, NA].
m. del tímpano secundaria (secondary tympanic m.). [*membrana tympani secundaria*, NA].
m. tirohioidea (thyrohyoid m.). [*membrana thyrohyoidea*, NA].
m. de Toldt (Toldt's m.). The anterior layer of the renal fascia.
m. de Tourtual (Tourtual's m.). [*membrana quadrangularis*, NA].
m. unitaria (unit m.).
m. urogenital o genitourinaria (urogenital m.).
m. urorrectal (urorectal m.).
m. uteroepicorial (uteroepichorial m.). Rarely used term for decidua parietalis.
m. versicolor (membrana versicolor). Tapetum.
m. vestibular (vestibular m.). [*membrana vestibularis*, NA].
m. vibrante (membrana vibrans).
m. virginal (virginal m.). Hymen.
m. vitelina **1.** (ovular m.). [*membrana vitellina*, NA]. **2.** (vitelline m.). Yolk m.
m. vítrea **1.** (glassy m.). **2.** (vitreous m.). [*membrana vitrea*, NA].
m. de Wachendorf (Wachendorf's m.). [*membrana pupillaris*, NA].
m. de Zinn (Zinn's m.). The anterior layer of the iris.

membrana, gen. y pl. **membranae** (membrana, gen. and pl. membranae). [*membrana*, NA]. Membrane.
membranáceo (membranaceous). Membranous.
membranado (membranate). Of the nature of a membrane.
membranectomía (membranectomy). Removal of the membranes of a subdural hematoma.
membranela (membranelle). A minute membrane formed of fused cilia, found in certain ciliate protozoa.
membraniforme (membraniform). Membranoid; of the appearance or character of a membrane.
membranocartilaginoso (membranocartilaginous). **1.** Partly membranous and partly cartilaginous. **2.** Derived from both a mesenchymal membrane and cartilage; denoting certain bones.
membranoide (membranoid). Membraniform.
membranoso (membranous). Hymenoid; membranaceous; relating to or of the form of a membrane.
membrillo (quince). The edible fruit of *Cydonia oblongata* (family Rosaceae); the seeds have demulcent properties.
membrum, pl. **membra** (membrum, pl. membra). [*membrum*, NA]. A limb; a member.
m. inferius (m. inferius). [*membrum inferius*, NA]. Inferior limb; pelvic limb.
m. muliebre (m. muliebre). Clitoris.
m. superius (m. superius). [*membrum superius*, NA]. Superior limb; thoracic limb.

memoria (memory). **1.** General term for the recollection of that which was once experienced or learned. **2.** The mental information processing system that receives (registers), modifies, stores, and retrieves informational stimuli.
m. afectiva (affect m.).
m. anterógrada (anterograde m.).
m. a corto plazo o de corto alcance (short-term m.).
m. a largo plazo o de largo alcance (long-term m.).
m. protectora (screen m.).
m. remota (remote m.).
m. retrógrada (retrograde m.).
m. selectiva (selective m.).
m. senil (senile m.).
m. subconsciente (subconscious m.).

memotina, clorhidrato de (memotine hydrochloride). An antiviral drug.
menacma (menacme). The period of menstrual activity in a woman's life.
menadiol, diacetato de (menadiol diacetate). Acetomenaphthone; vitamin K_4.
menadiol, difosfato sódico de (menadiol sodium diphosphate). A dihydro derivative of menadione, with similar vitamin K activity.
menadiona (menadione). Menaphthone; menaquinone; the root of compounds that are 3-multiprenyl derivatives of m. and known as the menaquinones or vitamins K_2.
bisulfito sódico de m. (m. sodium bisulfite).
m. reductasa (m. reductase).
menaftona (menaphthone). Menadione.
menaquinona (MK) (menaquinone (MK)). Menadione.
menaquinona-6 (MK-6) (menaquinone-6 (MK-6)). Vitamin K_2; vitamin K_2(30); hexaprenylmenaquinone; prenylmenaquinone-6.
menaquinona-7 (MK-7) (menaquinone-7 (MK-7)). Vitamin K_2(35); menaquinone-6 with a 3-heptaprenyl side-chain.
menarca (menarche). Establishment of the menstrual function; the time of the first menstrual period.
menarcal (menarcheal, menarchial). Pertaining to the menarche.
mendelevio (mendelevium (Md, Mv)). An element, atomic no. 101, symbol Md, prepared in 1955 by bombardment of einsteinium with alpha particles.
mendeliano (mendelian). Attributed to or described by Gregor Mendel.
mendelismo (mendelism). The hereditary principles derived from Mendel's laws.
mendelizante (mendelizing). Denoting a pattern of inheritance of a trait that corresponds phenotypically to the segregation of known or putative genes at one predominating genetic locus.
meneo (bobbing). An up-and-down movement.
meninge (meninx, gen. meningis, pl. meninges). Any membrane; specifically, one of the membranous coverings of the brain and spinal cord.
m. fibrosa (m. fibrosa).
m. primitiva (m. primitiva).
m. serosa (m. serosa). Arachnoidea.
m. tenue (m. tenuis). Leptomeninges.
m. vasculosa (m. vasculosa).

meníngeo (meningeal). Relating to the meninges.
meningeocortical (meningeocortical). Meningocortical.
meningeorrafia (meningeorrhaphy). Suture of the cranial or spinal meninges or of any membrane.
meningioma (meningioma). A benign, encapsulated neoplasm of arachnoidal origin, occurring in adults.
m. cutáneo (cutaneous m.).
m. psamomatoso (psammomatous m.). Psammoma.

meningiomatosis (meningiomatosis). The presence of multiple meningiomas, sometimes seen in von Recklinghausen's disease.

meningismo (meningism). Pseudomeningitis; a condition of irritation of the brain or spinal cord in which the symptoms simulate a meningitis, but in which no actual inflammation of these membranes is present.
meningítico (meningitic). Relating to or characterized by meningitis.
meningitis (meningitis, pl. meningitides). Inflammation of the membranes of the brain or spinal cord.
m. basilar (basilar m.).
m. cerebroespinal o cefalorraquídea (cerebrospinal m.).
m. cerebroespinal epidémica o cefalorraquídea epidémica (epidemic cerebrospinal m.). Meningococcal m.
m. eosinófila (eosinophilic m.). Angiostrongylosis.
m. epidural (epidural m.). Pachymeningitis externa.
m. externa (external m.). Pachymeningitis externa.
m. interna (internal m.). Pachymeningitis interna.
m. listeria (listeria m.). Listeriosis.
m. meningocócica (meningococcal m.).
m. neoplásica (neoplastic m.). Neoplastic arachnoiditis.
m. oclusiva (occlusive m.).
m. otítica (otitic m.).
m. serosa (serous m.). Acute m. with secondary external hydrocephalus.
m. tuberculosa (tuberculous m.).
meningo-, mening- (meningo-, mening-). Combining forms relating to meninges.
meningocele (meningocele). Protrusion of the membranes of the brain or spinal cord through a defect in the skull or spinal column.
m. espurio (spurious m.). Traumatic m.
m. traumático (traumatic m.). Spurious m.
meningocito (meningocyte). A mesenchymal epithelial cell of the subarachnoid space; it may become a macrophage.
meningococemia (meningococcemia). Presence of meningococci (*Neisseria meningitidis*) in the circulating blood.
meningococo (meningococcus, pl. meningococci). *Neisseria meningitidis.*
meningocortical (meningocortical). Meningeocortical; relating to the meninges and the cortex of the brain.
meningoencefalitis (meningoencephalitis). Cerebromeningitis; encephalomeningitis; an inflammation of the brain and its membranes.
m. amebiana primaria (primary amebic m.).
m. biondulante (biundulant m.).
m. eosinófila (eosinophilic m.).
m. hemorrágica primaria aguda (acute primary hemorrhagic m.).
m. herpética (herpetic m.).
m. de las paperas (mumps m.).
m. sifilítica (syphilitic m.).
meningoencefalocele (meningoencephalocele). Encephalomeningocele; a protrusion of the meninges and brain through a congenital defect in the cranium, usually in the frontal or occipital region.
meningoencefalomielitis (meningoencephalomyelitis). Inflammation of the brain and spinal cord together with their membranes.
meningoencefalopatía (meningoencephalopathy). Encephalomeningopathy; disorder affecting the meninges and the brain.
meningomielitis (meningomyelitis). Inflammation of the spinal cord and of its enveloping arachnoid and pia mater, and less commonly also of the dura mater.
meningomielocele (meningomyelocele). Myelocystomeningocele; myelomeningocele; protrusion of the membranes and cord through a defect in the vertebral column.
meningoosteoflebitis (meningo-osteophlebitis). Inflammation of the veins of the periosteum.
meningorradicular (meningoradicular). Relating to the meninges covering cranial or spinal nerve roots.
meningorradiculitis (meningoradiculitis). Inflammation of the meninges and roots of the nerves.
meningorragia (meningorrhagia). Hemorrhage into or beneath the cerebral or spinal meninges.
meningorraquídeo (meningorrhachidian). Relating to the spinal cord and its membranes.
meningosis (meningosis). Membranous union of bones, as in the skull of the newborn.
meningovascular (meningovascular). Concerning the blood vessels in the meninges; or the meninges and blood vessels.
meninguria (meninguria). The passage of membraniform shreds in the urine.
meniscectomía (meniscectomy). Excision of a meniscus, usually from the knee joint.
meniscitis (meniscitis). Inflammation of a fibrocartilaginous meniscus.
menisco (meniscus). **1.** Meniscus lens. **2.** [*meniscus,* NA]. A crescent-shaped structure. **3.** A crescent-shaped fibrocartilaginous structure of the knee, the acromio- and sterno-clavicular and the temporo-mandibular joints.
m. articular (articular m.). [*meniscus articularis,* NA].
m. convergente (converging m.).
m. divergente (diverging m.).
m. lateral (lateral m.). [*meniscus lateralis,* NA].
m. medial (medial m.). [*meniscus medialis,* NA].
m. negativo (negative m.). Diverging m.
m. periscópico (periscopic m.). Aplanatic lens.
m. positivo (positive m.). Converging m.
m. táctil (tactile m.). [*meniscus tactus,* NA].
meniscocito (meniscocyte). Sickle cell.
meniscocitosis (meniscocytosis). Obsolete term for sickle cell anemia.
meniscopexia (meniscopexy). Meniscorrhaphy; surgical procedure anchoring the medial meniscus to its former attachment.
meniscorrafia (meniscorrhaphy). Meniscopexy.
meniscótomo (meniscotome). An instrument used in the removal of a meniscus.
meniscus, pl. **menisci** (meniscus, pl. menisci). [*meniscus,* NA].
meno- (meno-). Combining form denoting relationship to the menses.
menocelis (menocelis). A dark macular or petechial eruption sometimes occurring in cases of amenorrhea.
menofanía (menophania). First sign of the menses at puberty.
menometrorragia (menometrorrhagia). Irregular or excessive bleeding during menstruation and between menstrual periods.
menopausia (menopause). Permanent cessation of the menses; termination of the menstrual life.
menopáusico (menopausal). Associated with or occasioned by the menopause.
menor (minor). Smaller; lesser; denoting the smaller of two similar structures.
menorragia (menorrhagia). Hypermenorrhea.
menorralgia (menorrhalgia). Dysmenorrhea.
menosquesis, menosquesia (menoschesis). Suppression of menstruation.
menostasis, menostasia (menostasis, menostasia). Obsolete term for amenorrhea.
menostaxis (menostaxis). Hypermenorrhea.
menotropinas (menotropins). Extract of postmenopausal urine containing primarily the follicle-stimulating hormone.
menouria (menouria). Menstruation occurring through the urinary bladder as a result of vesicouterine fistula.
menoxenia (menoxenia). Any abnormality of menstruation.
mensajero (messenger). **1.** That which carries a message. **2.** Having message-carrying properties.
primer m. (first m.).
segundo m. (second m.).
menstruación (menstruation). Cyclic endometrial shedding and discharge of a bloody fluid from the uterus during the menstrual cycle.
m. anovular (anovular m.). Anovulational m.; nonovulational m.
m. anovulatoria (anovulational m.). Anovular m.
m. sin ovulación (nonovulational m.). Anovular m.
m. retenida (retained m.). Hematocolpos.
m. retrógrada (retrograde m.).
m. suplementaria (supplementary m.).
m. suprimida (suppressed m.).
m. sustitutiva (vicarious m.).
menstrual (menstrual). Catamenial; emmenic; relating to the menses.
menstruante (menstruant). Menstruating.
menstruar (menstruate). To undergo menstruation.

menstruo (menses). Catamenia; emmenia; menstrual period; a periodic physiologic hemorrhage, occurring at approximately 4-week intervals, and having its source from the uterine mucous membrane.
menstruum, pl. **menstrua** (menstruum, pl. menstrua). Old term for solvent.
mensual (mensual). Monthly.
mensuración (mensuration). The act or process of measuring.
menta **1.** (peppermint). The dried leaves and flowering tops of *Mentha piperita* (family Labiatae); a carminative and antiemetic. **2.** (mint). Mentha.
aceite de m. (p. oil).
m. verde (spearmint). The leaves and flowering tops of *Mentha viridis* (green garden or lamb mint) or *M. cardiaca* (family Labiatae); a carminative and flavoring agent.
m. verde, aceite de (spearmint oil).
mentación (mentation). The process of reasoning and thinking.
mentagra (mentagra). Sycosis.
mental (mental). Relating to the mind.
mentalidad (mentality). The functional attributes of the mind; mental activity.
mentano (menthane). The cyclic terpene parent of alcohols such as menthol, terpin.
mente (mind). **1.** The organ or seat of consciousness and higher functions of the human brain, such as cognition, reasoning, willing, and emotion. **2.** The organized totality of all mental processes and psychic activities, with emphasis on the relatedness of the phenomena.
m. prelógica (prelogical m.). Prelogical thinking.
m. subconsciente (subconscious m.). Subliminal self.
mentol (menthol). An alcohol obtained from peppermint oil or other mint oils, or prepared synthetically.
m. alcanforado (camphorated m.).
mentolabialis (mentolabialis). The mentalis and depressor labii inferioris considered as one muscle.
mentón **1.** (chin). The prominence formed by the anterior projection of the mandible, or lower jaw. **2.** (menton). In cephalometrics, the lowermost point in the symphysial shadow as seen on a lateral jaw projection.
m. doble (double c.). Buccula.
m. "en galoche" (galoche c.). An abnormally narrow, protruding c.
mentonera (chin cap). An extraoral appliance designed to exert an upward and backward force on the mandible by applying pressure to the chin, thereby preventing forward growth.
mentoniano (mental). Genial; genian; relating to the chin.
mentoplastia (mentoplasty). Genioplasty; plastic surgery of the chin, whereby its shape or size is altered.
mentum, gen. **menti** (mentum, gen. menti). [*mentum*, NA]. The chin.
mepacrina, clorhidrato de (mepacrine hydrochloride). Quinacrine hydrochloride.
meparfinol (meparfynol). A hypnotic and sedative.
mepazina, acetato de (mepazine acetate). A phenothiazine derivative with actions and uses similar to those of chlorpromazine.
mepenzolato, bromuro de (mepenzolate bromide). An anticholinergic drug.
meperidina, clorhidrato de (meperidine hydrochloride). A narcotic analgesic.
mepiramina, maleato de (mepyramine maleate). Pyrilamine maleate.
mepirapona (mepyrapone). Metyrapone.
mepivacaína, clorhidrato de (mepivacaine hydrochloride). A local anesthetic agent.
meprednisona (meprednisone). A glucocorticoid for oral use.
meprobamato (meprobamate). A skeletal muscle relaxant with action similar to that produced by mephenesin but of longer duration.
mEq, meq (mEq, meq). Abbreviation for milliequivalent.
meralgia (meralgia). Pain in the thigh.
m. parestésica (m. paraesthetica).
meralurida (meralluride). A mercurial diuretic.
merbromina (merbromin). An organic mercurial antiseptic compound that also has staining properties similar to those of eosin and phloxine, with strong affinity for cytoplasmic structures.
mercaptal (mercaptal). A substance derived from an aldehyde by the replacement of the bivalent oxygen by two thioalkyl (–SR) groups.
mercaptán (mercaptan). **1.** Thioalcohol; a class of substances in which the oxygen of an alcohol has been replaced by sulfur. **2.** In dentistry, a class of elastic impression compounds sometimes referred to as rubber base materials.
metil m. (methyl m.).
mercapto- (mercapto-). Prefix indicating the presence of a thiol group, –SH.
mercaptol (mercaptol). A substance derived from a ketone by the replacement of the bivalent oxygen by two thioalkyl (–SR) groups.
mercaptomerina sódica (mercaptomerin sodium). A mercurial diuretic.
mercaptopurina (mercaptopurine). 6-Purinethiol; an analogue of hypoxanthine and of adenine; an antineoplastic agent.
mercocresol (mercocresols). A mixture consisting of equal parts by weight of *sec*-amyltricresol and *o*-hydroxyphenylmercuric chloride; it possesses fungicidal, germicidal, and bacteriostatic action.
mercumatilina (mercumatilin). A mercurial diuretic.
mercuramida (mercuramide). Mersalyl.
mercurial (mercurial). **1.** Relating to mercury. **2.** Any salt of mercury used medicinally.
mercurialentis (mercurialentis). A brown discoloration of the anterior capsule of the lens caused by mercury; early sign of mercurial poisoning.
mercurialismo (mercurialism). Mercury poisoning.
***p*-mercuribenzoato** (*p*-mercuribenzoate). A commonly used enzyme inhibitor because of its reaction with sulfhydryl groups.
mercúrico (mercuric). Denoting a salt of mercury in which the ion of the metal is bivalent, as in corrosive sublimate, mercuric chloride, $HgCl_2$; the mercurous chloride is calomel, HgCl.
mercurio (mercury). Hydrargyrum; quicksilver; a liquid metallic element, symbol Hg, atomic no. 80, atomic weight 200.59.
m. amoniado (ammoniated m.). Ammoniated mercuric chloride.
bicloruro de m. (m. bichloride). M. perchloride.
binyoduro de m. (m. biniodide). Mercuric iodide, red.
deutoyoduro de m. (m. deutoiodide). Mercuric iodide, red.
protoyoduro de m. (m. protoiodide). Mercurous iodide.
subsalicilato de m. (m. subsalicylate). Mercuric salicylate.
yoduro amarillo de m. (yellow m. iodide). Mercurous iodide.
mercurofeno (mercurophen). A local antiseptic.
mercurofilina sódica (mercurophylline sodium). A mercurial diuretic.
mercuroso, mercurioso (mercurous). Denoting a salt of mercury in which the ion of the metal is univalent, as in calomel, mercurous chloride, HgCl; the mercuric chloride is corrosive sublimate, $HgCl_2$.
mere-, mero- (mere-, mero-). Combining forms meaning part; also indicating one of a series of similar parts. See also -mer.
mereprina (mereprine). Doxylamine succinate.
meretoxilina procaína (merethoxylline procaine). A mixture of the procaine salt of merethoxylline and anhydrous theophylline; used as a mercurial diuretic.
merfalán (merphalan). Sarcolysine; the racemic mixture of melphalan and medphalan; an antineoplastic agent.
meridiano (meridian). **1.** [*meridianus*, NA]. A line encircling a globular body at right angles to its equator and touching both poles, or the half of such a circle extending from pole to pole. **2.** In acupuncture, the lines connecting different anatomical sites.
m. de la córnea (m. of cornea).
m. del ojo (m.'s of eye). [*meridiani bulbi oculi*, NA].
meridianus, pl. **meridiani** (meridianus, pl. meridiani). [*meridianus*, NA]. Meridian.
meridional (meridional). Relating to a meridian.
merispora (merispore). A secondary spore, one resulting from the segmentation of another (compound or septate) spore.
meristemático (meristematic). Pertaining (in fungi) to an area (meristem) of the hyphae or of other specialized structures from which new growth occurs.
merístico (meristic). Symmetrical; that which can be divided evenly; denoting bilateral or longitudinal symmetry in the arrangement of parts in one organism.
-mero (-mer). **1.** Suffix attached to a prefix such as mono-, di-, poly-, tri-, etc., to indicate the smallest unit of a repeating structure; e.g., polymer. **2.** Suffix denoting a member of a particular group; e.g., isomer, enantiomer.
meroacrania (meroacrania). Congenital lack of a part of the cranium other than the occipital bone.

meroanencefalia (meroanencephaly). A type of anencephaly in which the brain and cranium are present in rudimentary form.
merocele (merocele). Obsolete term for femoral hernia.
merocigoto (merozygote). In microbial genetics, an organism that, in addition to its own original genome (endogenote), contains a fragment (exogenote) of a genome from another organism.
merocrino (merocrine).
merodiastólico (merodiastolic). Partially diastolic; relating to a part of the diastole of the heart.
merogénesis (merogenesis). Reproduction by segmentation.
merogenético, merogénico (merogenetic, merogenic). Relating to merogenesis.
merogonia (merogony). **1.** The incomplete development of an ovum which has been disorganized. **2.** A form of asexual schizogony, typical of sporozoan protozoa, in which the nucleus divides several times before the cytoplasm divides.
meromelia (meromelia). Partial absence of a free limb (exclusive of girdle).
meromicrosomía (meromicrosomia). Abnormal smallness of some portion of the body; local dwarfism.
meromiosina (meromyosin). A subunit of the tryptic digestion of myosin; two types are produced, H-m. and L-m.
  m. H (H-m.).
  m. L (L-m.).
meronte (meront). A stage in the life cycle of sporozoans in which multiple asexual fission (schizogony) occurs, resulting in production of merozoites.
merorraquiesquisis, merorraquisquisis (merorachischisis, merorrhachischisis). Mesorrhachischisis; rachischisis partialis; fissure of a portion of the spinal cord.
merosistólico (merosystolic). Partially systolic; relating to a portion of the systole of the heart.
merosmia (merosmia). A condition in which the perception of certain odors is wanting; analogous to color blindness.
merotomía (merotomy). The procedure of cutting into parts, as the cutting of a cell into separate parts to study their capacity for survival and development.
merozoíto (merozoite). Endodyocyte; the motile infective stage of sporozoan protozoa that results from schizogony or a similar type of asexual reproduction.
mersalil (mersalyl). Mercuramide.
  m. ácido (m. acid).
  m. teofilina (m. theophylline).
mesa (table). A piece of furniture with a flat surface supported by legs.
  m. de examen (examining t.).
  m. inclinada (tilt t.).
  m. operatoria (operating t.).
mesal (mesal). Rarely used term referring to the median plane of the body or a part.
mesalamina (mesalamine). A salicylate used in the treatment of active mild to moderate distal ulcerative colitis, proctosigmoiditis, and proctitis.
mesameboide (mesameboid). Minot's term for a primitive, "wandering" cell derived from mesoderm, probably a hemocytoblast.
mesangial (mesangial). Referring to the mesangium.
mesangio (mesangium). A central part of the renal glomerulus between capillaries.
  m. extraglomerular (extraglomerular m.). Polkissen of Zimmermann.
mesaortitis (mesaortitis). Inflammation of the middle or muscular coat of the aorta.
mesareico, mesaraico (mesareic, mesaraic). Mesenteric.
mesarteritis (mesarteritis). Inflammation of the middle (muscular) coat of an artery.
mesaticefálico (mesaticephalic). Mesocephalic.
mesatipélvico (mesatipellic, mesatipelvic). Denoting an individual with a pelvic index between 90 and 95.
mesaxón (mesaxon). The plasma membrane of the neurolemma which is folded in to surround a nerve axon.
mescal, botones de (mescal buttons). The dried slices of the cactus *Lophophora williamsii* containing mescaline and related alkaloids.
mescalina (mescaline). The most active alkaloid present in the buttons of a small cactus, *Lophophora williamsii*. M. produces psychotomimetic effects similar to those produced by LSD.
meséctico (mesectic). Obsolete term denoting a specimen of blood that has a normal percentage saturation of oxygen at any given pressure.
mesectodermo (mesectoderm). **1.** Cells in the area around the dorsal lip of the blastopore where mesoderm and ectoderm undergo a process of separation. **2.** Ectomesenchyme; that part of the mesenchyme derived from ectoderm.
mesencefálico (mesencephalic). Relating to the mesencephalon.
mesencefalitis (mesencephalitis). Inflammation of the midbrain (mesencephalon).
mesencéfalo (mesencephalon). [*mesencephalon,* NA]. Midbrain vesicle; midbrain; that part of the brainstem developing from the middle of the three primary cerebral vesicles of the embryo.
mesencefalotomía (mesencephalotomy). **1.** The sectioning of any structure in the midbrain. **2.** A mesencephalic spinothalamic tractotomy.
mesénquima (mesenchyme). **1.** Mesenchyma; an aggregation of mesenchymal cells. **2.** Primordial embryonic tissue consisting of mesenchymal cells, supported in interlaminar jelly.
  m. interzonal (interzonal m.).
  m. sinovial (synovial m.).
mesenquimático, mesenquimatoso (mesenchymal). Relating to the mesenchyme.
mesenquimoma (mesenchymoma). A neoplasm in which there is a mixture of mesenchymal derivatives, other than fibrous tissue.
mesentérico (mesenteric). Mesareic; mesaraic; relating to the mesentery.
mesenterio (mesentery). **1.** [*mesenterium,* NA]. A double layer of peritoneum attached to the abdominal wall and enclosing in its fold a portion or all of one of the abdominal viscera, conveying to it its vessels and nerves. **2.** Mesenterium dorsale commune; mesostenium; the fan-shaped fold of peritoneum encircling the greater part of the small intestines (jejunum and ileum) and attaching it to the posterior abdominal wall.
  m. del apéndice (m. of appendix).
  m. dorsal común (mesenterium dorsale commune). Mesentery.
  m. urogenital (urogenital m.).
mesenteriolo (mesenteriolum). Mesoenteriolum; a small mesentery, as one of an intestinal diverticulum.
  m. del apéndice vermiforme (m. processus vermiformis).
mesenteriopexia (mesenteriopexy). Mesopexy; fixation or attachment of a torn or incised mesentery.
mesenterioplicación (mesenteriplication). Reducing redundancy of a mesentery by making one or more tucks in it.
mesenteriorrafia (mesenteriorrhaphy). Mesorrhaphy; suture of the mesentery.
mesenteritis (mesenteritis). Inflammation of the mesentery.
mesenterium (mesenterium). [*mesenterium,* NA]. Mesentery.
mesenterón (mesenteron). The midportion of the insect alimentary canal and site of digestion.
meseta (plateau). A flat elevated segment of a graphic record.
  m. ventricular (ventricular p.).
mesial (mesial). Proximal; toward the median plane following the curvature of the dental arch, in contrast to distal.
mesio- (mesio-). Combining form (especially in dentistry) meaning mesial.
mesiobucal (mesiobuccal). Relating to the mesial and buccal surfaces of a tooth; denoting especially the angle formed by the junction of these two surfaces.
mesiobucooclusal (mesiobucco-occlusal). Relating to the angle formed by the junction of the mesial, buccal, and occlusal surfaces of a bicuspid or molar tooth.
mesiobucopulpar (mesiobuccopulpal). Relating to the angle denoting the junction of mesial, buccal and pulpal surfaces in a tooth cavity preparation.
mesiocervical (mesiocervical). **1.** Relating to the line angle of a cavity preparation at the junction of the mesial and cervical walls. **2.** Pertaining to the area of a tooth at the junction of the mesial surface and the cervical region.
mesiocolocación (mesioplacement). Mesioversion.
mesiodens (mesiodens). A supernumerary tooth located in the midline of the anterior maxillae, between the maxillary central incisor teeth.
mesiodistal (mesiodistal). Denoting the plane or diameter of a tooth cutting its mesial and distal surfaces.

mesiodistooclusal (MOD) (mesiodistocclusal). Denoting three-surface cavity or cavity preparation or restoration (class 2, Black classification) in the premolars (bicuspids) and molars.
mesiogingival (mesiogingival). Relating to the angle formed by the junction of the mesial surface with the gingival line of a tooth.
mesiognático (mesiognathic). Denoting malposition of one or both jaws forward from their normal position.
mesioincisal (mesioincisal). Relating to the mesial and incisal surfaces of a tooth; denoting the angle formed by their junction.
mesiolabial (mesiolabial). Relating to the mesial and labial surfaces of a tooth; denoting especially the angle formed by their junction.
mesiolingual (mesiolingual). Relating to the mesial and lingual surfaces of a tooth; denoting especially the angle formed by their junction.
mesiolinguooclusal (mesiolinguo-occlusal). Denoting the angle formed by the junction of the mesial, lingual, and occlusal surfaces of a bicuspid or molar tooth.
mesiolinguopulpar (mesiolinguopulpal). Relating to the angle denoting the junction of the mesial, lingual, and pulpal surfaces in a tooth cavity preparation.
mesión (mesion). Meson.
mesiooclusal (mesio-occlusal). Denoting the angle formed by the junction of the mesial and occlusal surfaces of a bicuspid or molar tooth.
mesiooclusión **1.** (mesio-occlusion). Mesial occlusion. **2.** (mesioclusion). Mesial occlusion; a malocclusion in which the mandibular arch articulates with the maxillary arch in a position mesial to normal.
mesiopulpar (mesiopulpal). Pertaining to the inner wall or floor of a cavity preparation on the mesial side of a tooth.
mesioversión (mesioversion). Mesial displacement; mesioplacement; malposition of a tooth mesial to normal, in an anterior direction following the curvature of the dental arch.
mesmerismo (mesmerism). A system of therapeutics from which were developed hypnotism and therapeutic suggestion.
mesmerizar (mesmerize). Obsolete term for hypnotize.
meso-, mes- (meso-, mes-). **1.** Prefix meaning middle, or mean, or used to give an indication of intermediacy. **2.** Prefix designating a mesentery or mesentery-like structure.
mesoapéndice (mesoappendix). [*mesoappendix,* NA]. Mesentery of appendix.
mesoarium (mesoarium). Mesovarium.
mesobilano (mesobilane). Mesobilirubinogen; urobilinogen IX-α; a reduced mesobilirubin with no double bonds between the pyrrole rings and, consequently, colorless.
mesobileno, mesobileno-β (mesobilene, mesobilene-β). Urobilin IX-α; a bilirubinoid.
mesobilirrubina (mesobilirubin). A compound differing from bilirubin only in that the vinyl groups of bilirubin are reduced to ethyl groups.
mesobilirrubinógeno (mesobilirubinogen). Mesobilane.
mesobiliviolina (mesobiliviolin). A bilirubinoid.
mesoblastema (mesoblastema). All the cells collectively which constitute the early undifferentiated mesoderm.
mesoblastémico (mesoblastemic). Relating to or derived from the mesoblastema.
mesoblástico (mesoblastic). Relating to or derived from the mesoderm.
mesoblasto (mesoblast). Mesoderm.
mesocardia (mesocardia). A typical position of the heart in a central position in the chest, as in early embryonic life.
mesocardio (mesocardium, pl. mesocardia). The double layer of splanchnic mesoderm supporting the embryonic heart in the pericardial cavity.
  m. dorsal (dorsal m.). The part of the m. dorsal to the embryonic heart.
  m. ventral (ventral m.). The part of the m. ventral to the embryonic cardiac tube.
mesocarpiano (mesocarpal). Mediocarpal.
mesocecal (mesocecal). Relating to the mesocecum.
mesocefálico (mesocephalic). Mesaticephalic; mesocephalous; normocephalic having a head of medium length.
mesocéfalo (mesocephalous). Mesocephalic.
mesociego (mesocecum). Part of the mesocolon, supporting the cecum, that occasionally persists when the ascending colon becomes retroperitoneal during fetal life.
mesocólico (mesocolic). Relating to the mesocolon.
mesocolon (mesocolon). [*mesocolon,* NA]. The fold of peritoneum attaching the colon to the posterior abdominal wall.
mesocolopexia (mesocolopexy). Mesocoloplication; an operation for shortening the mesocolon, for correction of undue mobility and ptosis.
mesocoloplicación (mesocoloplication). Mesocolopexy.
mesocordio (mesocord). A fold of amnion that sometimes binds a segment of the umbilical cord to the placenta.
mesocuerpo (midbody). Intermediate body of Flemming.
mesocuneiforme (mesocuneiform). Os cuneiforme intermedium.
mesodérmico (mesodermic). Relating to the mesoderm.
mesodermo (mesoderm). Mesoblast; the middle of the three primary germ layers of the embryo.
  m. branquial (branchial m.).
  m. esplácnico (splanchnic m.).
  m. extraembrionario (extraembryonic m.). Primary m.
  m. gastral (gastral m.).
  m. intermedio (intermediate m.).
  m. intraembrionario (intraembryonic m.). Secondary m.
  m. lateral (lateral m.). Lateral plate m.
  m. paraxial (paraxial m.).
  m. de la placa lateral (lateral plate m.). Lateral m.
  m. primario (primary m.). Extraembryonic m.
  m. prostomial (prostomial m.).
  m. secundario (secondary m.). Intraembryonic m.
  m. somático (somatic m.).
  m. somítico (somitic m.).
  m. visceral (visceral m.). The splanchnic m. or the branchial m.
mesodiastólico (mesodiastolic). Middiastolic.
mesodolor (midpain). Intermenstrual pain.
mesodonte (mesodont). Having teeth of medium size.
mesoduodenal (mesoduodenal). Relating to the mesoduodenum.
mesoduodeno (mesoduodenum). The mesentery of the duodenum.
mesoenteriolo (mesoenteriolum). Mesenteriolum.
mesoepidídimo (mesoepididymis). An occasional fold of the tunica vaginalis binding the epididymis to the testis.
mesoesternón **1.** (midsternum). Corpus sterni. **2.** (mesosternum). Corpus sterni.
mesofílico (mesophilic). Pertaining to a mesophil.
mesófilo (mesophil, mesophile). A microorganism with an optimum temperature between 25°C and 40°C, but growing within the limits of 10°C and 45°C.
mesoflebitis (mesophlebitis). Inflammation of the middle coat of a vein.
mesofragma (mesophragma). M line.
mesofrión (mesophryon). Glabella.
mesogástrico (mesogastric). Relating to the mesogastrium.
mesogastrio (mesogastrium). Mesogaster; in the embryo, the mesentery in relation to the dilated portion of the enteric canal which is the future stomach.
mesogénico, mesógeno (mesogenic). Denoting the virulence of a virus capable of inducing lethal infection in embryonic hosts, after a short incubation period, and an inapparent infection in immature and adult hosts; used in characterizing Newcastle disease virus, particularly strains used in parenteral vaccination of chickens.
mesogenital (mesogenitale). The embryonic mesentery by which the genital ridge is connected to the mesonephros.
mesoglia (mesoglia). Mesoglial cells; neuroglial cells of mesodermal origin.
mesoglúteo (mesogluteal). Relating to the musculus gluteus medius.
mesognata (mesognathous). Mesognathic; having a face with slightly projecting jaw, one with a gnathic index from 98 to 103.
mesognático (mesognathic). **1.** Relating to the mesognathion. **2.** Mesognathous.
mesognatión (mesognathion). The lateral segment of the premaxillary or incisive bone external to the endognathion.
mesográcil (midgracile). Denoting an occasional fissure dividing the gracile lobe of the cerebellum into two parts.
mesoíleon (mesoileum). The mesentery of the ileum.
mesolepidoma (mesolepidoma). A neoplasm derived from the persistent embryonic mesothelium.
mesolinfocito (mesolymphocyte). A mononuclear leukocyte of medium size, probably a lymphocyte, with a deeply staining nucleus of large size but relatively smaller than that in most lymphocytes.

mesolóbulo (mesolobus). Obsolete term for corpus callosum.
mesomelia (mesomelia). The condition of having abnormally short forearms and lower legs.
mesomélico (mesomelic). Pertaining to the middle segment of a limb.
mesomérico (mesomeric). Pertaining to mesomerism.
mesomerismo (mesomerism). Displacement of electrons within a molecule in such a way as to create fractional charges on different parts of the molecule.
mesómero (mesomere). A blastomere of a size intermediate between a macromere and a micromere.
mesometrio (mesometrium). [*mesometrium,* NA]. The broad ligament of the uterus, below the mesosalpinx.
mesometritis (mesometritis). Myometritis.
mesomórfico (mesomorphic). Relating to mesomorphs.
mesomorfo (mesomorph). Mediotype; a constitutional body type or build (biotype or somatotype) in which tissues that originate from the mesoderm prevail
mesón (meson). Mesion; an elementary particle having a rest mass intermediate in value between the mass of an electron and that of a proton.
mesonéfrico (mesonephric). Relating to the mesonephros.
mesonefroma (mesonephroma). Clear cell adenocarcinoma; mesometanephric carcinoma; mesonephric adenocarcinoma; mesonephroid tumor; wolffian duct carcinoma.
mesonefros (mesonephros, pl. mesonephroi). [*mesonephros,* NA]. Middle kidney; wolffian body; one of three excretory organs appearing in the evolution of vertebrates.
mesoneuritis (mesoneuritis). Inflammation of a nerve or of its connective tissue without involvement of its sheath.
m. nodular (nodular m.).
mesontomorfo (meso-ontomorph). A broad, stocky individual.
mesooccipital (midoccipital). Medioccipital; relating to the central portion of the occiput.
mesoovario (mesovarium, pl. mesovaria). [*mesovarium,* NA]. Mesoarium; a short peritoneal fold connecting the anterior border of the ovary with the posterior layer of the broad ligament of the uterus.
mesopexia (mesopexy). Mesenteriopexy.
mesópico (mesopic). Pertaining to illumination between the photopic and scotopic ranges.
mesoporfirinas (mesoporphyrins). Porphyrin compounds resembling the protoporphyrins except that the vinyl side chains of the latter are reduced to ethyl side chains.
mesoprosópico (mesoprosopic). Having a face of moderate width, i.e., with a facial index of about 90.
mesopulmón (mesopulmonum). The mesentery of the embryonic lung.
mesoridazina, besilato de (mesoridazine besylate). A biotransformation product of thioridazine; an antipsychotic.
mesorquial (mesorchial). Relating to the mesorchium.
mesorquio (mesorchium). **1.** In the fetus, a fold of tunica vaginalis testis supporting the mesonephros and the developing testis. **2.** In the adult, a fold of tunica vaginalis testis between the testis and epididymis.
mesorrafia (mesorrhaphy). Mesenteriorrhaphy.
mesorraquisquisis (mesorrhachischisis). Merorachischisis.
mesorrecto (mesorectum). The peritoneal investment of the rectum, covering the upper part only.
mesorrino (mesorrhine). Having a nose of moderate width.
mesosálpinx (mesosalpinx). [*mesosalpinx,* NA]. The part of the broad ligament investing the uterine (fallopian) tube.
mesoscopio (mesoscope). An instrument for viewing objects that are larger than microscopic but cannot be seen distinctly with the naked eye.
mesosemo (mesoseme). Denoting an orbital aperture with an index between 84 and 89; characteristic of the white race.
mesosífilis (mesosyphilis). Secondary syphilis.
mesosigmoide (mesosigmoid). The mesocolon of the sigmoid colon.
mesosigmoiditis (mesosigmoiditis). Inflammation of the mesosigmoid.
mesosigmoidopexia (mesosigmoidopexy). Surgical fixation of the mesosigmoid.
mesosistólico (mesosystolic). Midsystolic.
mesosomatoso (mesosomatous). Denoting a person of medium height.
mesosomía (mesosomia). Medium height.
mesostenio (mesostenium). Mesentery.
mesotarsiano (mesotarsal). Mediotarsal.
mesotelial (mesothelial). Relating to the mesothelium.
mesotelio (mesothelium, pl. mesothelia). A single layer of flattened cells forming an epithelium that lines serous cavities; e.g., peritoneum, pleura, pericardium.
mesotelioma (mesothelioma). A rare neoplasm derived from the lining cells of the pleura and peritoneum.
m. benigno del tracto genital (benign m. of genital tract).
mesotendineum (mesotendineum). [*mesotendineum,* NA]. Mesotendon.
mesotendón (mesotendon). [*mesotendineum,* NA]. The synovial layers that pass from a tendon to the wall of a tendon sheath in certain places where tendons lie within osteofibrous canals.
mesotorio (mesothorium). The first two disintegration products of thorium.
mesotrópico (mesotropic). Turned toward the median plane.
mesouránico (mesouranic). Mesuranic; having a palatal index between 110 and 115.
mesoyeyuno (mesojejunum). The mesentery of the jejunum.
mestanolona (mestanolone). An androgenic steroid with anabolic properties.
mestenediol (mestenediol). Methandriol.
mestranol (mestranol). An estrogen used in many oral contraceptive preparations.
mesulfeno (mesulphen). A topical scabicide with antipruritic properties.
mesuránico (mesuranic). Mesouranic.
MET (MET). Abbreviation for metabolic equivalent.
Met (Met). Symbol for methionine or its radicals in peptides.
met-, meto- (meth-, metho-). Chemical prefixes usually denoting a methyl or methoxy group.
meta (goal). In psychology, any object or objective that an organism seeks to attain or achieve.
meta- (meta-). **1.** In medicine and biology, a prefix denoting the concept of after, subsequent to, behind, or hindmost; corresponds to L. *post-*. **2.** Prefix denoting joint, action sharing. **3.** (*m-*). In chemistry, an italicized prefix denoting a compound formed by two substitutions in the benzene ring separated by one carbon atom, e.g., linked to the first and third, second and fourth, etc., carbon atoms of the ring.
metábasis (metabasis). A change of any kind in symptoms or course of a disease.
metabiosis (metabiosis). Dependence of one organism on another for its existence.
metabólico (metabolic). Relating to metabolism.
metabolímetro (metabolimeter). A modified calorimeter for measuring the rate of basal metabolism.
metabolina (metabolin). Metabolite.
metabolismo (metabolism). The sum of the chemical changes occurring in tissue, consisting of anabolism and catabolism.
m. basal (basal m.). Basal metabolic rate.
m. de los electrólitos (electrolyte m.).
m. de las grasas (fat m.).
m. de los hidratos de carbono (carbohydrate m.).
m. de las proteínas (protein m.).
m. respiratorio (respiratory m.).
metabolito (metabolite). Metabolin; any product (foodstuff, intermediate, waste product) of metabolism, especially of catabolism.
metabolizar (metabolize). To undergo the chemical changes of metabolism.
metabutetamina, clorhidrato de (metabutethamine hydrochloride). A local anesthetic.
metabutoxicaína, clorhidrato de (metabutoxycaine hydrochloride). A local anesthetic.
metacarpectomía (metacarpectomy). Excision of one or all of the metacarpals.
metacarpiano (metacarpal). Relating to the metacarpus.
metacarpo (metacarpus, pl. metacarpi). [*metacarpus,* NA]. The five bones of the hand between the carpus and the phalanges.
metacarpofalángico (metacarpophalangeal). Relating to the metacarpus and the phalanges; denoting the articulations between them.

metacéntrico (metacentric). Having the centromere about equidistant from the extremities, said of a chromosome.
metacercaria (metacercaria, pl. metacercariae). The post-cercarial encysted stage in the life history of a fluke, prior to transfer to the definitive host.
metacestodo (metacestode). The larval stages of a tapeworm, including the metamorphosis of the oncosphere to the first evidence of sexuality in the adult worm, differentiation of the scolex, and beginning of proglottid formation.
metaciclina, clorhidrato de (methacycline hydrochloride). An antimicrobial agent.
metaciesis (metacyesis). Ectopic pregnancy.
metacinesis, metacinesia (metakinesis, metakinesia). Moving apart; the separation of the two chromatids of each chromosome and their movement to opposite poles in the anaphase of mitosis.
metacismo (mytacism). Mutacism; a form of stammering in which the letter *m* is frequently substituted for other consonants.
metacloral (metachloral). *m*-Chloral.
metacolina, cloruro de (methacholine chloride). A parasympathomimetic agent used as a vasodilator in peripheral vascular disease, and for inducing hyperemia in arthritis.
metacónido (metaconid). The mesolingual cusp of a lower molar tooth.
metacono (metacone). The distobuccal cusp of an upper molar tooth.
metacontraste (metacontrast). Inhibition of the brightness of illumination when an adjacent visual field is illuminated.
metacónulo (metaconule). The distal intermediate cusp of an upper molar tooth.
metacresol (metacresol). *m*-Cresol.
metacriptozoíto (metacryptozoite). The exoerythrocytic stage that develops from merozoites formed by the first, or cryptozoite, generation.
metacromado (metachroming). The process of mixing a metal mordant with a dye before applying the dye to a tissue or fabric.
metacromasia (metachromasia). **1.** Metachromatism; the condition in which a cell or tissue component takes on a color different from the dye solution with which it is stained. **2.** A change in the characteristic color of certain basic thyazine dyes, such as toluidine blue.
metacromático (metachromatic). Metachromophil; metachromophile; denoting cells or dyes which exhibit metachromasia.
metacromatismo (metachromatism). **1.** Any color change, whether natural or produced by basic aniline dyes. **2.** Metachromasia.
metacromófilo (metachromophil, metachromophile). Metachromatic.
metacrónico (metachronous). Not synchronous; multiple separate occurrences, such as multiple primary cancers developing at intervals.
metacrosis (metachrosis). A change of color, such as occurs in certain animals, e.g., the chameleon, by expansion and contraction of chromatophores.
metacualona (methaqualone). A sedative and hypnotic, also a drug of abuse.
metadisentería (metadysentery). Old term for bacillary dysentery.
metadona, clorhidrato de (methadone hydrochloride). A synthetic narcotic drug; an orally effective analgesic similar in action to morphine but with slightly greater potency and longer duration.
metaencefálico (metencephalic). Relating to the metencephalon.
metaencéfalo (metencephalon). [*metencephalon,* NA]. The anterior of the two major subdivisions of the rhombencephalon (the posterior being the myelencephalon or medulla oblongata), composed of the pons and the cerebellum.
metaestable (metastable). **1.** Of uncertain stability; in a condition to pass into another phase when slightly disturbed. **2.** Denoting the excited condition of the nucleus of a radionuclide isomer that reaches a lower energy state by the process of isomeric transition decay without changing its atomic number or weight.
metaesternón (metasternum). Processus xiphoideus.
metaestro (metestrus, metestrum). The period between estrus and diestrus in the estrous cycle.
metafase (metaphase). The stage of mitosis or meiosis in which the chromosomes become aligned on the equatorial plate of the cell with the centromeres mutually repelling each other.
metafisario (metaphysial, metaphyseal). Relating to a metaphysis.
metáfisis (metaphysis, pl. metaphyses). [*metaphysis,* NA]. A conical section of bone between the epiphysis and diaphysis of long bones.
metafisitis (metaphysitis). Inflammation of the metaphysis.
metagénesis (metagenesis). Alternation of generations.
metahemalbúmina (methemalbumin). An abnormal compound formed in the blood as a result of heme combining with plasma albumin.
metahemoglobina (metHb) (methemoglobin (metHb)). Ferrihemoglobin; a transformation product of oxyhemoglobin because of the oxidation of the normal Fe^{2+} to Fe^{3+}, thus converting ferroprotoporphyrin to ferriprotoporphyrin.
  m. reductasa (m. reductase).
metahemoglobinemia (methemoglobinemia). The presence of methemoglobin in the circulating blood.
  m. adquirida (acquired m.).
  m. congénita (congenital m.).
  m. enterógena (enterogenous m.). Acquired m.
  m. hereditaria (hereditary m.). Congenital m.
  m. primaria (primary m.). Congenital m.
  m. secundaria (secondary m.). Acquired m.
metahemoglobinuria (methemoglobinuria). The presence of methemoglobin in the urine.
metaictérico (metaicteric). Occurring as a sequel of jaundice.
metainfeccioso (metainfective). Occurring subsequent to an infection; denoting specifically a febrile condition that is sometimes observed during convalescence from an infectious disease.
metal (metal). One of the electropositive elements, either amphoteric or basic, usually characterized by properties such as luster, malleability, ductility, the ability to conduct electricity, and the tendency to lose rather than gain electrons in chemicals.
  m. alcalino (alkali m.).
  m. alcalino-térreo (alkali earth m.).
  m. de Babbitt (Babbitt m.).
  m. de base, básico (base m., basic m.).
  m. coloidal (colloidal m.). Electrosol.
  m. de d'Arcet (d'Arcet's m.).
  m. fusible (fusible m.). A m. with a low melting point.
  m. liviano (light m.). A m. with a specific gravity of less than 4.
  m. noble (noble m.). Noble element.
  m. respiratorio (respiratory m.).
  m. de tierras raras (rare earth m.). .
metaldehído (metaldehyde). A polymer of acetaldehyde.
metalenestril (methallenestril). An orally effective, nonsteroid estrogenic compound.
metálico (metallic). Relating to, composed of, or resembling metal.
metalo- (metallo-). Combining form relating to metal, or meaning metallic.
metalocianuro (metallocyanide). A compound of cyanogen with a metal forming an ionic radical that combines with a basic element to form a salt.
metaloenzima (metalloenzyme). An enzyme containing a metal (ion) as an integral part of its active structure.
metalofilia (metallophilia). Affinity for metal salts.
metaloflavo-deshidrogenasa (metalloflavodehydrogenase). An oxidizing enzyme, containing one of the flavin nucleotides as coenzyme, plus a metal ion that is also necessary to the action.
metalofobia (metallophobia). Morbid fear of metal objects.
metaloide (metalloid). Resembling a metal in at least one amphoteric form.
metaloporfirina (metalloporphyrin). A combination of a porphyrin with a metal, e.g., Fe (hematin), Mg (as in chlorophyll), etc.
metaloproteína (metalloprotein). A protein with a tightly bound metal ion or ions; e.g., hemoglobin.
metaloscopia (metalloscopy). Testing the action of various metals applied to the surface of the body.
metalotioneína (metallothionein). Name proposed for a small protein, rich in sulfur-containing amino acids.
metaluético (metaluetic). Metasyphilitic.
metamérico (metameric). Relating to or showing metamerism, or occurring in a metamere.

metamerismo (metamerism). **1.** A type of anatomic structure exhibiting serially homologous metameres. **2.** In chemistry, rarely used synonym for isomerism.
metámero (metamer). An entity that is similar to, but ultimately differentiable from, another entity.
metámera (metamere). One of a series of homologous segments in the body. See also somite.
metamielocito (metamyelocyte). Juvenile cell; a transitional form of myelocyte with nuclear construction that is intermediate between the mature myelocyte (myelocyte C of Sabin) and the two-lobed granular leukocyte.
metamioglobina (metMb) (metmyoglobin (metMb)). Myoglobin in which the ferrous ion of the heme prosthetic group is oxidized to ferric ion.
metamorfopsia (metamorphopsia). Distortion of visual images.
metamorfósico, metamorfótico (metamorphotic). Relating to or marked by metamorphosis.
metamorfosis (metamorphosis). Allaxis; transformation; a change in form, structure, or function.
m. completa o total (complete m.). Holometabolous m.
m. grasa (fatty m.). Fatty change.
m. heterometábola (heterometabolous m.). Incomplete m.
m. holometábola (holometabolous m.). Complete m.
m. incompleta o parcial (incomplete m.). Heterometabolous m.
m. retrógrada (retrograde m.). Cataplasia.
metampirona (methampyrone). Dipyrone.
metandienona (methandienone). Methandrostenolone.
metandriol (methandriol). Mestenediol; the methyl derivative of androstenediol, with similar actions and uses.
metandrostenolona (methandrostenolone). Methandienone; a methylated dehydrotestosterone; an orally effective anabolic steroid that may promote nitrogen retention when combined with an adequate diet.
metanéfrico (metanephric). Of or pertaining to the metanephron.
metanefrina (metanephrine). A catabolite of epinephrine found, together with normetanephrine, in the urine and in some tissues.
metanefrogénico, metanefrógeno (metanephrogenic, metanephrogenous). Applied to the more caudal part of the intermediate mesoderm which, under the inductive action of the metanephric diverticulum, has the potency to form metanephric tubules.
metanefros (metanephros, pl. metanephroi). Hind kidney; the most caudally located of the three excretory organs appearing in the evolution of the vertebrates; in mammalian embryos, the m. develops caudal to the mesonephros during its regression, becoming the permanent kidney.
metaneutrófilo (metaneutrophil, metaneutrophile). Not staining true with neutral dyes.
metanfetamina, clorhidrato de (methamphetamine hydrochloride). Methylamphetamine hydrochloride; a sympathomimetic agent that exerts greater stimulating effects upon the central nervous system than does amphetamine.
metano (methane). Marsh gas; an odorless gas produced by the decomposition of organic matter.
metanógeno (methanogen). Any methane-producing bacterium of the family Methanobacteriaceae.
metanol (methanol). Methyl alcohol.
metantelina, bromuro de (methantheline bromide). An anticholinergic drug.
metapirético (metapyretic). Postfebrile.
metapirileno (methapyrilene). An antihistamine.
metapirocatecasa (metapyrocatechase). Catechol 2,3-dioxygenase.
metaplasia (metaplasia). Metaplasis; abnormal transformation of an adult, fully differentiated tissue of one kind into a differentiated tissue of another kind.
m. apocrina (apocrine m.).
m. autoparenquimática (autoparenchymatous m.).
m. escamosa (squamous m.). Epidermalization.
m. escamosa del amnios (squamous m. of amnion). Amnion nodosum.
m. intestinal (intestinal m.).
m. mieloide (myeloid m.).
m. mieloide agnogénica (agnogenic myeloid m.).
m. mieloide primaria (primary myeloid m.). Agnogenic myeloid m.
m. mieloide secundaria (secondary myeloid m.).
m. mieloide sintomática (symptomatic myeloid m.).
metaplásico (metaplastic). Pertaining to metaplasia or metaplasis.
metaplasis (metaplasis). **1.** E.H. Haeckel's term for the stage of completed growth or development of the individual. **2.** Metaplasia.
metaplasma (metaplasm). Cell inclusions.
metaplexo (metaplexus). The choroid plexus in the fourth ventricle of the brain.
metapófisis (metapophysis). Processus mamillaris.
metaporo (metapore). Apertura mediana ventriculi quarti.
metaproteína (metaprotein). Nondescript term for a derived protein obtained by the action of acids or alkalies, soluble in weak acids or alkalies but insoluble in neutral solutions; e.g., albuminate.
metaproterenol, sulfato de (metaproterenol sulfate). Orciprenaline sulfate; orciprenaline sulphate.
metapsicología (metapsychology). **1.** A systematic attempt to discern and describe what lies beyond the empirical facts and laws of psychology. **2.** In psychoanalysis, psychology concerning the fundamental assumptions of the freudian theory of the mind.
metaraminol, bitartrato de (metaraminol bitartrate). A potent sympathomimetic amine used for the elevation and maintenance of blood pressure in acute hypotensive states and topically as a nasal decongestant.
metarbital (metharbital). An *N*-methylated derivative of barbital with anticonvulsant properties similar to those of phenobarbital.
metargen (methargen). A topical antiseptic agent.
metarrubricito (metarubricyte). Orthochromatic normoblast.
m. tipo anemia perniciosa (pernicious anemia type m.).
metarteriola (metarteriole). One of the small peripheral blood vessels between the arterioles and the true capillaries that contain scattered groups of smooth muscle fibers in their walls.
metasífilis (metasyphilis). **1.** The constitutional state due to congenital syphilis without local lesions. **2.** Parasyphilis.
metástasis (metastasis, pl. metastases). **1.** The shifting of a disease, or its local manifestations, from one part of the body to another. **2.** The spread of a disease process from one part of the body to another, as in the appearance of neoplasms in parts of the body remote from the site of the primary tumor. **3.** Transportation of bacteria from one part of the body to another, through the bloodstream (hematogenous m.) or through lymph channels (lymphogenous m.).
m. bioquímica (biochemical m.).
m. calcárea (calcareous m.).
m. pulsátiles (pulsating metastases).
m. satélite (satellite m.).
metastásico (metastatic). Relating to metastasis.
metastrongilio (metastrongyle). Common name for members of the genus *Metastrongylus* or of the family Metastrongylidae.
metatálamo (metathalamus). [*metathalamus,* NA]. The most caudal and ventral part of the thalamus, composed of the medial and lateral geniculate bodies.
metatarsalgia (metatarsalgia). Pain in the forefoot in the region of the heads of the metatarsals.
metatarsectomía (metatarsectomy). Excision of the metatarsus.
metatarsiano (metatarsal). Relating to the metatarsus or to one of the metatarsal bones.
metatarso (metatarsus, pl. metatarsi). [*metatarsus,* NA]. The distal portion of the foot between the instep and the toes, having as its skeleton five long bones (metatarsal bones).
m. aducto (m. adductus).
m. aductovaro (m. adductovarus).
m. atávico (m. atavicus).
m. plano (m. latus). Talipes transversoplanus.
m. varo (m. varus).
metatarsofalángico (metatarsophalangeal). Relating to the metatarsal bones and the phalanges; denoting the articulations between them.
metátesis (metathesis). **1.** Transfer of a pathologic product (e.g., a calculus) from one place to another where it causes less inconvenience or injury, when it is not possible or expedient to remove it from the body. **2.** In chemistry, a double decomposition, wherein a compound, A-B, reacts with another compound, C-D, to yield A-C + B-D, or A-D + B-C.

metatípico (metatypical). Pertaining to tissue that is formed of elements identical to those occurring in that site under normal conditions, but the various elements are not arranged in the usual normal pattern.
metatrófico (metatrophic). Denoting the ability to undertake anabolism or to obtain nourishment from varied sources, i.e., both nitrogenous and carbonaceous organic matter.
metatrofo (metatroph). An organism that requires complex organic sources of carbon and nitrogen for growth.
metatrópico (metatropic). Denoting a reversion to a previous state.
metaxalona (metaxalone). A centrally acting skeletal muscle relaxant.
metayoduro del ácido nicotinohidroxámico (nicotinehydroxamic acid methiodide). An effective cholinesterase reactivator, with actions that are most marked at the skeletal neuromuscular junction.
metazolamida (methazolamide). A carbonic anhydrase inhibitor with uses similar to those of acetazolamide.
metazoonosis (metazoonosis). A zoonosis that requires both a vertebrate and an invertebrate host for completion of its life cycle; e.g., the arbovirus, infections of man and other vertebrates.
metdilazina, clorhidrato de (methdilazine hydrochloride). A phenothiazine compound with antihistaminic activity.
metenamina (methenamine). Hexamine; hexamethylenetetramine; ammonioformaldehyde; a condensation product obtained by the action of ammonia upon formaldehyde; a urinary antiseptic.
  hipurato de m. (m. hippurate).
  mandelato de m. (m. mandelate). A urinary antiseptic.
  salicilato de m. (m. salicylate).
metenamina-plata (methenamine-silver). A hexamethylenetetramine-silver complex prepared by adding silver nitrate to methenamine; used in histological and histochemical staining methods.
metencefalina (metenkephalin).
meteno (methene). Methylene.
meteorismo **1.** (bloat, bloating). Abdominal distention from swallowed air or intestinal gas from fermentation. **2.** (meteorism). Tympanites.
meteoropatía (meteoropathy). Rarely used term for ill health due to climatic conditions.
meteorotrópico (meteorotropic). Denoting diseases affected in their incidence by the weather.
metergasia (metergasia). Change of function.
metescopolamina, bromuro de (methscopolamine bromide). A parasympatholytic drug similar to atropine; the methyl nitrate has the same action and uses.
metformina (metformin). An oral hypoglycemic agent.
metHb (metHb). Abbreviation for methemoglobin.
methemalbuminemia (methemalbuminemia). The presence of methemalbumin in the circulating blood, indicative of hemoglobin breakdown.
meticilina sódica (methicillin sodium). A semisynthetic penicillin salt for parenteral administration.
meticlotiazida (methyclothiazide). An orally effective diuretic and antihypertensive agent of the thiazide group.
metil, metilo (Me) (methyl (Me)). The radical, $-CH_3$.
  m. activo (active m.).
  m. alcohol (alcohol metílico) (m. alcohol). Wood alcohol.
  m. aldehído (aldehído metílico) (m. aldehyde). Formaldehyde.
  amarillo de m. (methyl yellow). Butter yellow.
  m. angular (angular m.).
  clorhidrato de m. cisteína (m. cysteine hydrochloride).
  cloruro de m. (m. chloride). Chloromethane.
  hidroxibenzoato de m. (m. hydroxybenzoate). Methylparaben.
  m. isobutil cetona (m. isobutyl ketone).
  metacrilato de m. (m. methacrylate).
  nicotinato de m. (m. nicotinate).
  rojo de m. (methyl red).
  salicilato de m. (m. salicylate).
  verde de m. (methyl green).
metilación (methylation). Addition of methyl groups.
metilanfetamina, clorhidrato de (methylamphetamine hydrochloride). Methamphetamine hydrochloride.
metilar (methylate). To introduce a methyl group.
metilato (methylate). A compound in which a metal ion methyl replaces the alcoholic hydrogen of alcohol.
metilatropina, bromuro de (methylatropine bromide). Atropine methylbromide; a cycloplegic.
metilbenceno (methylbenzene). Toluene.
metilbencetonio, cloruro de (methylbenzethonium chloride). A quaternary ammonium compound having a surface action like that of other cationic detergents.
metilcarnosina (methylcarnosine). Anserine.
metilcelulosa (methylcellulose). A methyl ester of cellulose that forms a colorless liquid when dissolved in water, alcohol, or ether.
metilcinasa (methylkinase). Methyltransferase.
metilcisteína sintasa (methylcysteine synthase). Cystathionine β-synthase.
metilcloroformo (methylchloroform). Trichloroethane.
3 (o 20)-metilcolantreno (3-methylcholanthrene, 20-methylcholanthrene). A highly carcinogenic hydrocarbon that can be formed chemically from deoxycholic or cholic acids, or from cholesterol.
metildihidromorfinona, clorhidrato de (methyldihydromorphinone hydrochloride). Metopon hydrochloride.
metildopa (methyldopa). An antihypertensive agent.
metileno (methylene). Methene; the radical, $-CH_2^{\cdot}$.
metilenofílico (methylenophilic, methylenophilous). Methylenophil.
metilenófilo (methylenophil, methylenophile). Methylenophilic; methylenophilous; staining readily with methylene blue; denoting certain cells and histologic structures.
metilergometrina, maleato de (methylergometrine maleate). Methylergonovine maleate.
metilergonovina, maleato de (methylergonovine maleate). Methylergometrine maleate; a partially synthesized derivative of lysergic acid with oxytocic action, used to prevent or treat postpartum uterine atony and hemorrhage.
metilfenidato, clorhidrato de (methylphenidate hydrochloride). A central nervous system stimulant used to produce mild cortical stimulation in various types of depressions.
metilglioxal (methylglyoxal). Pyruvic aldehyde; the aldehyde of pyruvic acid.
  bis(guanilhidrazona) de m. (m. bis(guanylhydrazone)).
metilglioxalasa (methylglyoxalase). Lactoylglutathione lyase.
metilglucamina (methylglucamine). Meglumine.
  diatrizoato de m. (m. diatrizoate). Meglumine diatrizoate.
  yodipamida de m. (m. iodipamide).
metilhexanoamina (methylhexaneamine). A volatile sympathetic amine base, used as an inhalant nasal decongestant.
aciduria metilmalónica (methylmalonic aciduria). Excretion of excessive amounts of methylmalonic acid in urine due to deficiency of activity of methylmalonyl-CoA mutase.
metilmalonil-CoA mutasa (methylmalonyl-CoA mutase). An enzyme that interchanges methylmalonyl-CoA and succinyl-CoA.
metilmorfina (methylmorphine). Codeine.
metilnortestosterona (methylnortestosterone). Normethandrone.
metilol (methylol). Hydroxymethyl; the radical, $-CH_2OH$.
metilosa (methylose). A sugar in which the carbon atom farthest from the carbonyl group is a methyl (CH_3).
metilparabeno (methylparaben). Methyl hydroxybenzoate; methyl *p*-hydroxybenzoate; an antifungal preservative.
metilpentosa (methylpentose). A hexose (a 6-deoxyhexose) in which carbon-6 is part of a methyl group.
metilprednisolona (methylprednisolone). 6-α-Methylprednisolone; an anti-inflammatory glucocorticoid.
  acetato de m. (m. acetate).
  succinato sódico de m. (sodium m. succinate).
5-metilresorcinol (5-methylresorcinol). Orcinol.
metilrosanilina, cloruro de (methylrosaniline chloride). Crystal violet.
metiltestosterona (methyltestosterone). A methyl derivative of testosterone, with the same actions and uses, except that it is active when given orally or sublingually.
metiltioadenosina (methylthioadenosine). Thiomethyladenosine; adenosine carrying an $-SCH_3$ group in place of OH at position 5'.
metiltiouracilo (methylthiouracil). An antithyroid compound with the same action as thiouracil, but with a smaller dose required.

metiltocol (methyltocol). A methylated tocol; e.g., tocotrienol, the tocopherols.
metiltransferasa (methyltransferase). Demethylase; methylkinase; transmethylase; any enzyme transferring methyl groups from one compound to another.
metimazol (methimazole). An antithyroid drug similar in action to propylthiouracil.
metiodal sodio (methiodal sodium). An iodine-containing radiopaque medium, formerly used for examination of the urinary tract.
metionina (Met) (methionine (Met)). An essential amino acid and the most important natural source of "active methyl" groups in the body, hence usually involved in methylations in vivo.
m. activa (active m.). *S*-Adenosylmethionine.
m. adenosiltransferasa (m. adenosyltransferase).
m. sulfoxima (m. sulfoxime).
metiprilona (methyprylon, methyprylone). A sedative and hypnotic.
metirapona (metyrapone). Mepyrapone; an inhibitor of adrenocortical steroid C-11β-hydroxylation.
metirosina (metyrosine). An inhibitor of tyrosine hydroxylase and therefore a powerful inhibitor of catecholamine synthesis.
metisazona (methisazone). An antiviral agent.
metisergida, maleato de (methysergide maleate). A serotonin antagonist, weakly adrenolytic, chemically related to methylergonovine; used in the prophylactic treatment of vascular headache (migraine).
metístico (methysticum). Kava; the root of *Piper methysticum* (family Piperaceae), a plant of the Pacific islands, used by the natives as an intoxicant.
metixeno, clorhidrato de (methixene hydrochloride). An anticholinergic agent.
metMb (metMb). Abbreviation for metmyoglobin.
metocarbamol (methocarbamol). A centrally acting skeletal muscle relaxant, chemically related to mephenesin carbamate.
metoclopramida, clorhidrato de (metoclopramide hydrochloride). An antiemetic agent.
metocurina, yoduro de (metocurine iodide). Dimethyl *d*-tubocurarine; dimethyl tubocurarine iodide; a nondepolarizing neuromuscular blocking agent.
metodismo (methodism). Solidism.
método (method). The mode or manner or orderly sequence of events of a process or procedure.
m. de Abbott (Abbott's m.).
m. de Abell-Kendall (Abell-Kendall m.).
m. de Altmann-Gersh (Altmann-Gersh m.).
m. de Anel (Anel's m.).
m. de Antyllus (Antyllus' m.).
m. aristotélico (aristotelian m.).
m. de Ashby (Ashby m.).
m. auxanográfico (auxanographic m.).
m. de Barraquer (Barraquer's m.). Zonulolysis.
m. de Beck (Beck's m.).
m. de Bier (Bier's m.).
m. de Born de reconstrucción con placas de cera (Born m. of wax plate reconstruction).
m. de Brasdor (Brasdor's m.).
m. de Callahan (Callahan's m.). Chloropercha m.
m. de Carpue (Carpue's m.). Indian rhinoplasty.
m. de centrifugación por flotación de sulfato de cinc (zinc sulfate flotation centrifugation m.).
m. de Charters (Charters' m.).
m. de Chayes (Chayes' m.).
m. de circuito abierto (open circuit m.).
m. de circuito cerrado (closed circuit m.).
m. de la cloropercha (chloropercha m.).
m. de confrontación (confrontation m.). M. of perimetry.
m. de confrontación marginal amplia (broad marginal confrontation m.).
m. correlativo (correlational m.).
m. de cortes transversales (cross-sectional m.).
m. de Credé (Credé's m.'s).
m. del cuchillo enfriado (cooled-knife m.).
m. definitivo (definitive m.).
m. de Dick (Dick m.). Dick test.
m. de Dieffenbach (Dieffenbach's m.).
m. de difusión (diffusion m.). Auxanographic m.
m. directo para hacer incrustaciones (direct m. for making inlays).
m. de doble anticuerpo (double antibody m.).
m. de Edman (Edman m.).
m. de Eggleston (Eggleston m.).
m. de Eicken (Eicken's m.).
m. empírico (trial and error). The apparently random, haphazard, hit-or-miss exploratory activity which often precedes the acquisition of new information or adjustments.
m. experimental (experimental m.).
m. del flash (flash m.).
m. de flotación (flotation m.).
m. de Gärtner (Gärtner's m.).
m. de Gerota (Gerota's m.).
m. de glucosa oxidasa (glucose oxidase m.).
m. de Gräupner (Gräupner's m.).
m. de Gruber (Gruber's m.).
m. de Hammerschlag (Hammerschlag's m.).
m. de hexocinasa (hexokinase m.).
m. de Hilton (Hilton's m.).
m. indio o de la India (Indian m.). Indian rhinoplasty.
m. de Hirschberg (Hirschberg's m.).
m. de Holmgren (Holmgren m.). Holmgren's test.
m. de Hung (Hung's m.). Wilson's m.
m. de impedancia (impedance m.).
m. indirecto (indirect m.).
m. de indofenol (indophenol m.).
m. de inmunofluorescencia (immunofluorescence m.).
m. introspectivo (introspective m.).
m. italiano (Italian m.). Italian rhinoplasty.
m. de Jaboulay (Jaboulay's m.).
m. de Johnson (Johnson's m.). Chloropercha m.
m. de Keating-Hart (Keating-Hart's m.).
m. de Kjeldahl (Kjeldahl m.).
m. de Klapp (Klapp's m.).
m. de Krause (Krause's m.).
m. de Lamaze (Lamaze m.).
m. de Langendorff (Langendorff's m.).
m. de Lee-White (Lee-White m.).
m. de Liborius (Liborius' m.).
m. de Ling (Ling's m.).
m. de Lister (Lister's m.).
m. de lod (lod m.). Logarithm of the odds m.
m. longitudinal (longitudinal m.).
m. macro-Kjeldahl (macro-Kjeldahl m.).
m. de Marshall (Marshall's m.).
m. micro-Astrup (micro-Astrup m.).
m. micro-Kjeldahl (micro-Kjeldahl m.).
m. del modelo dividido (split cast m.).
m. de Moore (Moore's m.).
m. de Müller (Müller's m.).
m. de Needles del modelo dividido (Needles' split cast m.).
m. de Nikiforoff (Nikiforoff's m.).
m. de Ochsner (Ochsner's m.).
m. de Ollier (Ollier's m.).
m. de Orsi-Grocco (Orsi-Grocco m.). Palpatory percussion of the heart.
m. de Pachon (Pachon's m.).
m. de Paracelso (paracelsian m.).
m. del paralaje (parallax m.).
m. de Pavlov (Pavlov m.).
m. de Politzer (Politzer m.).
m. de Porges (Porges m.).
m. de Purmann (Purmann's m.).
m. de Quick (Quick's m.). Prothrombin test.
m. de referencia (reference m.).
m. de Rehfuss (Rehfuss m.).
m. de Reverdin (Reverdin's m.).
m. de Rideal-Walker (Rideal-Walker m.).
m. del ritmo (rhythm m.).
m. de Roux (Roux's m.).
m. de Scarpa (Scarpa's m.).
m. de Schäfer (Schäfer's m.).

m. de Schede (Schede's m.).
m. de Schick (Schick m.). Schick test.
m. de Schmidt-Thannhauser (Schmidt-Thannhauser m.).
m. de sedimento activado (activated sludge m.).
m. de sensibilidad por discos (disk sensitivity m.).
m. de Shaffer-Hartman (Shaffer-Hartman m.).
m. de Somogyi (Somogyi m.).
m. de Stas-Otto (Stas-Otto m.).
m. de Stroganoff (Stroganoff's m.).
m. del sulfato de cobre (copper sulfate m.).
m. de Thane (Thane's m.).
m. de Theden (Theden's m.).
m. de Thiersch (Thiersch's m.).
m. de tiocromo (thiochrome m.).
m. ultraopaco (ultropaque m.).
m. de Wardrop (Wardrop's m.).
m. de Westergren (Westergren m.).
m. de Wheeler (Wheeler m.).
m. de Wilson (Wilson's m.). Hung's m.
m. de Wolfe (Wolfe's m.).
metofenazina (methophenazine). An antipsychotic.
metofolina (methopholine). An analgesic.
metohexital sodio (methohexital sodium). An ultrashort-acting barbiturate used intravenously for induction and for general anesthesia of short duration.
metoína (methoin). Mephenytoin.
metolazona (metolazone). A diuretic with antihypertensive activity.
metonimia (metonymy). Imprecise or circumscribed labeling of objects or events, said to be characteristic of the language disturbance of schizophrenics.
metonio, compuestos de (methonium, compounds).
metópago (metopagus). Conjoined twins united at the forehead.
metópico (metopic). Relating to the forehead or anterior portion of the cranium.
metopión (metopion). Metopic point; a craniometric point midway between the frontal eminences.
metopismo (metopism). Persistence of the frontal suture in the adult.
metopón, clorhidrato de (metopon hydrochloride). Methyldihydromorphinone hydrochloride; a derivative of morphine with similar pharmacologic actions.
metopoplastia (metopoplasty). Plastic surgery of the skin or bone of the forehead.
metoposcopia (metoposcopy). The study of physiognomy.
metoprolol, tartrato de (metoprolol tartrate). A β-adrenergic blocking agent used in the treatment of hypertension.
metopterina (methopterin). A folic acid antagonist.
metorfinán (methorphinan). 3-Hydroxy-*N*-methylmorphinan.
metoserpidina (methoserpidine). 10-Methoxydeserpidine; an antihypertensive agent similar in its actions to reserpine.
metotrexato (methotrexate). A folic acid antagonist used as an antineoplastic agent.
metotrimeprazina (methotrimeprazine). A phenothiazine analgesic.
metoxamina, clorhidrato de (methoxamine hydrochloride). A sympathomimetic amine.
metoxenia (metoxeny). **1.** Heterecism. **2.** Change of host by a parasite.
metóxeno (metoxenous). Heterecious.
metoxi- (methoxy-). Chemical prefix denoting substitution of a methoxyl group.
metoxifenamina, clorhidrato de (methoxyphenamine hydrochloride). A sympathomimetic amine.
metoxiflurano (methoxyflurane). A potent, nonflammable, nonexplosive inhalation anesthetic.
metoxilo (methoxyl). The group, $-OCH_3$.
metoxsaleno (methoxsalen). A methoxypsoralen derivative that increases melanin production in the skin when exposed to ultraviolet light.
metr-, metra- (metr-, metra-, metro-). Combining forms denoting the uterus.
metra (metra). Uterus.
metratonía (metratonia). Atony of the uterine walls after childbirth.
metratrofia (metratrophy, metratrophia). Uterine atrophy.
metria (metria). Pelvic cellulitis or other inflammatory affection in the puerperal period.
métrico (metric). Quantitative; relating to measurement. .
metrifonato (metrifonate). Trichlorfon.
metriocefálico (metriocephalic). Having a head well proportioned to height.
metritis (metritis). Uteritis; inflammation of the uterus.
m. equina contagiosa (contagious equine m.).
metrizamida (metrizamide). Metrizoate sodium.
metrizoato sódico (metrizoate sodium). Metrizamide; a diagnostic radiopaque medium.
metro (m) (meter (m)). **1.** The fundamental unit of length in the SI and metric systems, equivalent to 39.37 inches. **2.** A device for measuring the quantity of that which passes through it.
átomo m. (atom m.). Ångstrom unit.
m. (medidor) de velocidad (rate m.).
m. (medidor) de ventilación (ventilation m.).
m. (medidor) de Venturi (Venturi m.).
metro-candela (meter-candle). Lux.
metrocito (metrocyte). Mother cell.
metrodinamómetro (metrodynamometer). Instrument for measuring the force of uterine contractions.
metrodinia (metrodynia). Hysteralgia.
metroestenosis (metrostenosis). A narrowing of the uterine cavity.
metrofibroma (metrofibroma). A fibroma of the uterus.
metroflebitis (metrophlebitis). Inflammation of the uterine veins usually following childbirth.
metrografía (metrography). Hysterography.
metrolinfangitis (metrolymphangitis). Inflammation of the uterine lymphatics.
metromalacia (metromalacia). Metromalacoma; metromalacosis; obsolete term for pathologic softening of the uterine tissues.
metromalacoma, metromalacosis (metromalacoma, metromalacosis). Metromalacia.
metromanía (metromania). Rarely used term for an incessant writing of verses.
metronidazol (metronidazole). An orally effective trichomonicide used in the treatment of infections caused by *Trichomonas vaginalis* and *Entamoeba histolytica*.
metronoscopio (metronoscope). A tachistoscopic apparatus that exposes for timed intervals short selections of printed matter for reading.
metroparálisis (metroparalysis). Flaccidity or paralysis of the uterine muscle during or immediately after childbirth.
metropatía (metropathia, metropathy). Any disease of the uterus, especially of the myometrium.
m. hemorrágica (m. hemorrhagica).
metropático (metropathic). Relating to or caused by uterine disease.
metroperitonitis (metroperitonitis). Perimetritis; inflammation of the uterus involving the peritoneal covering.
metroplastia (metroplasty). Uteroplasty.
metrorragia (metrorrhagia). Any irregular, acyclic bleeding from the uterus between periods.
m. miopática (m. myopathica).
metrorrea (metrorrhea). Discharge of mucus or pus from the uterus.
metrorrexia (metrorrhexis). Hysterorrhexis.
metrosalpingitis (metrosalpingitis). Inflammation of the uterus and of one or both fallopian tubes.
metrosalpingografía (metrosalpingography). Hysterosalpingography.
metroscopio (metroscope). Hysteroscope.
metrostaxis (metrostaxis). Small but continuous hemorrhage of the uterine mucous membrane.
metrotomía (metrotomy). Hysterotomy.
metsuximida (methsuximide). An antiepileptic effective against petit mal and psychomotor epilepsy.
Mev (Mev). Symbol for 1 million electron-volts.
mevinolina (mevinolin). Lovastatin.
mexenona (mexenone). A sun-screening agent.
mexiletina, clorhidrato de (mexiletin hydrochloride). An orally active antiarrhythmic agent used to suppress symptomatic ventricular arrhythmias.

mezcla (mixture). **1.** A mutual incorporation of two or more substances, without chemical union, the physical characteristics of each of the components being retained. **2.** In chemistry, a mingling together of two or more substances without the occurrence of a reaction by which they would lose their individual properties, i.e., without permanent gain or loss of electrons. **3.** In pharmacy, a preparation, consisting of a liquid holding an insoluble medicinal substance in suspension by means of acacia, sugar, or some other viscid material.
  m. de Burdeos (Bordeaux m.).
  m. extemporánea (extemporaneous m.).
mezclado (mixing). The mingling or blending of particles or components, especially of different kinds.
  m. fenotípico (phenotypic m.).
mezlocilina sódica (mezlocillin sodium). An extended spectrum penicillin antibiotic used intravenously and intramuscularly.
mg (mg). Symbol for milligram.
Mg (Mg). Symbol for magnesium.
MHC (MHC). Abbreviation for major histocompatibility complex.
mho (mho). Siemens.
MHz (MHz). Symbol for megahertz.
MI (IM). Abbreviation for internal medicine.
mialgia (myalgia). Myodynia; myoneuralgia; myosalgia; muscular pain.
  m. epidémica (epidemic m.). Epidemic pleurodynia.
  m. térmica (m. thermica). Heat cramps.
mianserina, clorhidrato de (mianserin hydrochloride). An antihistaminic with antiserotonin activity.
miastenia (myasthenia). Muscular weakness.
  m. angiosclerótica (m. angiosclerotica). Intermittent claudication.
  m. cordis (m. cordis). Amyocardia.
  m. grave (m. gravis). Goldflam disease; Hoppe-Goldflam disease.
miasténico (myasthenic). Relating to myasthenia.
miatonía (myatonia, myatony). Amyotonia; abnormal extensibility of a muscle.
  m. congénita (m. congenita). Amyotonia congenita.
miatrofia (myatrophy). Muscular atrophy.
MIC (MIC). Abbreviation for minimal inhibitory concentration.
micción (miction). Urination.
  m. tartamuda (stuttering urination).
micela (micelle). Nägeli's term for elongated sub(light)microscopic particles, detected in hydrogels, of supramolecular character and crystalline structure.
micelar (micellar). Having the properties of an assemblage of micelles, i.e., of a gel.
miceliano (mycelian). Pertaining to a mycelium.
micelio (mycelium, pl. mycelia). The mass of hyphae making up a colony of fungi.
  m. aéreo (aerial m.).
  m. no septado (nonseptate m.).
  m. septado o tabicado (septate m.).
micelioide (mycelioid). Resembling a mycelium.
micet-, miceto (mycet-, myceto-). Combining forms relating to fungus. See also myco-.
micetismo (mycetism, mycetismus). Muscarinism; poisoning by certain species of mushrooms.
  m. cerebral (m. cerebralis).
  m. coliforme (m. choliformis).
  m. gastrointestinal (m. gastrointestinalis).
  m. nervioso (m. nervosa).
  m. sanguíneo (m. sanguinareus).
miceto (mycete). A fungus.
micetogénico (mycetogenetic, mycetogenic). Mycetogenous; caused by fungi.
micetógeno (mycetogenous). Mycetogenetic.
micetoma (mycetoma). A chronic infection usually involving the feet, and characterized by the formation of localized lesions with tumefactions and multiple draining sinuses.
  m. blanco de Bouffardi (Bouffardi's white m.).
  m. blanco de Brumpt (Brumpt's white m.).
  m. blanco de Nicolle (Nicolle's white m.).
  m. blanco de Vincent (Vincent's white m.).
  m. negro de Bouffardi (Bouffardi's black m.).
  m. negro de Carter (Carter's black m.).
micide (mycid). An allergic reaction to a remote focus of mycotic infection.
mico- (myco-). Combining form relating to fungus. See also mycet-.
micobacterias (mycobacteria). Organisms belonging to the genus *Mycobacterium.*
micobacteriosis (mycobacteriosis). Infection with mycobacteria.
micobactina (mycobactin). A complex lipid factor reported to be required for the growth of *Mycobacterium tuberculosis* in human plasma.
micocida (mycocide). Fungicide.
micodermatitis (mycodermatitis). A nonspecific term used to designate an eruption of mycotic (fungus, yeast, mold) origin.
micoesteroles (mycosterols). Sterols obtained from fungi.
micófago (mycophage). A virus the host of which is a fungus, in contradistinction to a bacteriophage, the host of which is a bacterium.
micogastritis (mycogastritis). Inflammation of the stomach due to the presence of a fungus.
micol (mykol). Mycolic acids.
micología (mycology). The study of fungi: their classification, edibility, cultivation, and biology.
  m. médica (medical m.).
micólogo (mycologist). A person specializing in mycology.
micomiringitis (mycomyringitis). Myringomycosis; an obsolete term denoting an inflammation of the membrana tympani caused by the presence of *Aspergillus* or other fungus.
miconazol, nitrato de (miconazole nitrate). An antifungal agent.
micoplasma (mycoplasma, pl. mycoplasmata). A vernacular term used only to refer to any member of the genus *Mycoplasma.*
micopús (mycopus). Mucopus.
micosa (mycose). Trehalose.
micosis (mycosis, pl. mycoses). Any disease caused by a fungus or yeast.
  m. cutánea crónica (m. cutis chronica).
  m. frambesioide (m. framboesioides). Yaws.
  m. fungoide (m. fungoides).
  m. de Gilchrist (Gilchrist's m.). Obsolete term for blastomycosis.
  m. intestinal (m. intestinalis).
micostático (mycostatic). Fungistatic.
micótico (mycotic). Relating to or caused by a fungus.
micotoxicosis (mycotoxicosis). Poisoning due to the ingestion of preformed substances produced by the action of certain fungi on particular foodstuffs, or ingestion of the fungi themselves.
micotoxinas (mycotoxins). Toxic compounds produced by certain fungi, some of which are used for medicinal purposes; e.g., muscarine, psilocybin.
micovirus (mycovirus). A virus that infects fungi.
micro-, micr- (micro-, micr-). **1.** Prefixes denoting smallness. **2.** Prefix used in the SI and metric systems to signify one-millionth (10^{-6}) of such unit. **3.** In chemistry, prefix to terms denoting chemical examination, methods, etc. that utilize minimal quantities of the substance to be examined. **4.** Combining forms meaning microscopic.
microabsceso (microabscess). A very small circumscribed collection of leukocytes in solid tissues.
  m. de Munro (Munro's m.). Munro's abscess.
  m. de Pautrier (Pautrier's m.). Pautrier's abscess.
microacústico **1.** (micrococustic). Micracoustic. **2.** (micracoustic). Micrococustic. Relating to faint sounds. **3.** (micracoustic). Magnifying very faint sounds so as to make them audible.
microadenoma (microadenoma). A pituitary adenoma less than 10 mm in diameter.
microaerobio (microaerobion). A microaerophilic microorganism.
microaerofílico (microaerophilic). Microaerophil.
microaerófilo **1.** (microaerophilous). Microaerophil. **2.** (microaerophil, microaerophile). An aerobic bacterium that requires oxygen, but less than is present in the air, and grows best under modified atmospheric conditions. **3.** (microaerophil, microaerophile). Microaerophilic; microaerophilous; relating to such an organism.
microaerosol (microaerosol). A suspension in air of particles that are submicronic or, more frequently, from 1 to 10 µ in diameter.
microaguja (microneedle). A small glass needle used in micrurgical manipulation.
microanálisis (microanalysis). Analytic techniques involving unusually small samples.

microanastomosis (microanastomosis). Anastomosis of minute structures performed under a surgical microscope.
microanatomía (microanatomy). Histology.
microanatomista (microanatomist). Histologist.
microaneurisma (microaneurysm). Focal dilation of retinal capillaries occurring in diabetes mellitus, retinal vein obstruction, and absolute glaucoma, or of arteriolocapillary junctions in many organs in thrombotic thrombocytopenic purpura.
microangiografía (microangiography). Microarteriography; the radiography of the finer vessels of an organ after the injection of a contrast medium and enlarging the resulting radiograph.
microangiopatía (microangiopathy). Capillaropathy.
m. trombótica (thrombotic m.).
microangioscopia (microangioscopy). Capillarioscopy.
microarteriografía (microarteriography). Microangiography.
microbalanza (microbalance). A balance designed for use in weighing unusually small samples of materials.
microbiano **1.** (microbic). Microbial. **2.** (microbial). Microbic; microbiotic; relating to a microbe or to microbes.
microbicida **1.** (microbicidal). Microbicide; destructive to microbes. **2.** (microbicide). Microbicidal. **3.** (microbicide). An agent destructive to microbes; a germicide; an antiseptic.
micróbide (microbid). Cutaneous allergic response to superficial bacterial infection.
microbio (microbe). Any very minute organism.
microbiología (microbiology). Protistology; the science concerned with microscopic and ultramicroscopic organisms.
microbiológico (microbiologic). Relating to microbiology.
microbiólogo (microbiologist). Protistologist; one who specializes in the science of microbiology.
microbiótico (microbiotic). **1.** Short-lived. **2.** Microbial.
microbismo (microbism). Infection with microbes.
m. latente (latent m.).
microblasto (microblast). A small, nucleated, red blood cell.
microblefaria, microblefarismo, microbléfaron (microblepharia, microblepharism, microblepharon). Eyelids with abnormal vertical shortness.
microbraquia (microbrachia). Abnormal smallness of the arms.
microbrenner (microbrenner). An electric cautery with needle point.
microcardia (microcardia). Abnormal smallness of the heart.
microcefalia **1.** (microcephalia). Microcephaly. **2.** (microcephaly). Microcephalia; microcephalism; nanocephalia; nanocephaly; abnormal smallness of the head.
m. encefaloclástica (encephaloclastic microcephaly).
m. esquizoencefálica (schizencephalic microcephaly).
microcefálico (microcephalic). Microcephalous; nanocephalous; nanocephalic; having a small head.
microcefalismo (microcephalism). Microcephaly.
microcéfalo (microcephalous). Microcephalic.
microcentro (microcentrum). Cytocentrum.
microcida (microcide). Glucose oxidase.
microcinematografía (microcinematography). The application of moving pictures taken through magnifying lenses to the study of an organ or system in motion.
microcirculación (microcirculation). Passage of blood in the smallest vessels, namely arterioles, capillaries, and venules.
microcirugía (microsurgery). Surgical procedures performed under the magnification of a surgical microscope.
microcitemia (microcythemia). Microcytosis; the presence of many microcytes in the circulating blood.
microcito (microcyte). Microerythrocyte; a small (5 µm or less) non-nucleated red blood cell.
microcitosis (microcytosis). Microcythemia.
micrococo (micrococcus, pl. micrococci). A vernacular term used to refer to any member of the genus *Micrococcus*.
microcolitis (microcolitis). Colitis which is not seen by endoscopy, but in which microscopic examination of biopsies shows nonspecific mucosal inflammation.
microcolon (microcolon). A small colon, often arising from a decreased functional state.
microconidio (microconidium, pl. microconidia). In fungi, the smaller of two distinctively different-sized types of conidia in a single species.
microcoria (microcoria). A congenitally small pupil with an inability to dilate.
microcórnea (microcornea). An abnormally small cornea.
microcristalino (microcrystalline). Occurring in minute crystals.
microcuerpo (microbody). Peroxisome.
microculombio (microcoulomb). One-millionth of a coulomb.
microcurie (µCi) (microcurie (µCi)). A measure of radium emanation, one-millionth of a curie; 3.7×10^4 disintegrations per second.
microdactilia **1.** (microdactylia). Microdactyly. **2.** (microdactyly). Microdactylia; smallness or shortness of the fingers or toes.
microdáctilo (microdactylous). Relating to or characterized by microdactyly.
microdisección (microdissection). Dissection of tissues under a microscope or magnifying glass, usually done by teasing the tissues apart by means of needles.
microdisgenesia (microdysgenesia). Increase in partially distopic neurons in the stratum zonale, white matter, hippocampus and cerebellar cortex, producing an indistinct border between cortex and subcortical white matter and a columnar arrangement of cortical neurons.
microdoncia, microdontismo (microdontia, microdontism). A condition in which a single tooth, or pairs of teeth, or the whole dentition, may be disproportionately small.
microdonte (microdont). Having small teeth.
microdosis (microdose). A very small dose.
microdrepanocitosis (microdrepanocytosis). A chronic hemolytic anemia resulting from interaction of the genes for sickle cell anemia and thalassemia.
microelectrodo (microelectrode). An electrode of very fine caliber consisting usually of a fine wire or a glass tube of capillary diameter (10 µm to 1 mm) drawn to a fine point and filled with saline or a metal such as gallium or indium (while melted).
microencefalia **1.** (micrencephalia). Micrencephaly. **2.** (micrencephaly). Micrencephalia; microencephaly; abnormal smallness of the brain. **3.** (microencephaly). Micrencephaly.
microencéfalo (micrencephalous). Having a small brain.
microeritrocito (microerythrocyte). Microcyte.
microescintigrafía (microscintigraphy). Imaging of small anatomic structures by use of a radionuclide in conjunction with a special collimator which "magnifies" the image.
microesferocitosis (microspherocytosis). A condition of the blood seen in hemolytic icterus in which small spherocytes are predominant.
microespectrofotometría (microspectrophotometry). A technique for characterizing and quantifating nucleoproteins in single cells or cell organelles by their natural absorption spectra (ultraviolet) or after binding stoichiometrically in selective cytochemical staining reactions.
microespectroscopio (microspectroscope). An instrument for observing the optical spectrum of microscopic objects.
microesplácnico (microsplanchnic). Referring to smallness of the abdominal viscera.
microesplenia (microsplenia). Abnormal smallness of the spleen.
microestetófono (microstethophone). Microstethoscope.
microestetoscopio (microstethoscope). Microstethophone; a stethoscope that amplifies the sounds heard.
microevolución (microevolution). The evolution of bacteria and other microorganisms through mutations.
micrófago (microphage). Microphagocyte; a polymorphonuclear leukocyte that is phagocytic.
microfagocito (microphagocyte). Microphage.
microfalo (microphallus). Micropenis.
microfibrilla (microfibril). A very small fibril having an average diameter of 13 nm; it may be a bundle of still smaller elements, the microfilaments.
microfilamento (microfilament). The finest filamentous element of the cytoskeleton, having a diameter of about 5 nm and consisting primarily of actin.
microfilaremia (microfilaremia). Infection of the blood with microfilariae.
microfilarias (microfilaria, pl. microfilariae). Term for embryos of filarial nematodes in the family Onchocercidae.
microfobia (microphobia). Fear of minute objects, microorganisms, germs, etc.
microfonía (microphonia, microphony). Hypophonia.

micrófono (microphone). An instrument for magnifying sounds or for converting sounds to electrical impulses.
microfonoscopio (microphonoscope). A stethoscope with a diaphragm attachment for magnifying the sound.
microfotografía (microphotograph). A minute photograph of any object, as distinguished from a photomicrograph.
microftalmía (microphthalmia, microphthalmos). Nanophthalmia; nanophthalmos; abnormal smallness of one or both eyeballs.
microftalmo (microphthalmia, microphthalmos). Nanophthalmia; nanophthalmos; abnormal smallness of one or both eyeballs.
microgameto (microgamete). The male element in anisogamy, or conjugation of cells of unequal size.
microgametocito (microgametocyte). Microgamont; the mother cell producing the microgametes, or male elements of sexual reproduction in sporozoan protozoans and fungi.
microgamia (microgamy). Conjugation between two young cells, the recent product of sporulation or some other form of reproduction.
microgamonte (microgamont). Microgametocyte.
microgastria (microgastria). Smallness of the stomach.
microgenia (microgenia). Abnormal smallness of the chin.
microgenitalismo (microgenitalism). Abnormal smallness of the external genital organs.
microgiria (microgyria). Abnormal narrowness of the cerebral convolutions.
microglia (microglia). Hortega cells; microglia cells; microglial cells.
microgliacito (microgliacyte). A cell, especially an embryonic cell, of the microglia.
microglioma (microglioma). An intracranial neoplasm of microglial cell origin that is structurally similar to lymphoma.
microgliomatosis (microgliomatosis). A condition characterized by the presence of multiple microgliomas.
microgliosis (microgliosis). Presence of microglia in nervous tissue secondary to injury.
microglosia (microglossia). Smallness of the tongue.
micrognatia (micrognathia). Abnormal smallness of the jaws, especially of the mandible.
  m. con peromelia (m. with peromelia). Hanhart's syndrome.
micrografía (micrography). **1.** Writing with very minute letters, sometimes observed in psychoses and in paralysis agitans. **2.** A description of objects seen with a microscope. **3.** Photomicrography.
micrógrafo (micrograph). **1.** An instrument that magnifies the microscopic movements of a diaphragm by means of light interference and records them on a moving photographic film. **2.** Photomicrograph.
  m. electrónico (electron m.).
microgramo (µg) (microgram (µg)). One-millionth of a gram.
microhepatía (microhepatia). Abnormal smallness of the liver.
microincineración (microincineration). Spodography; combustion, in a furnace, of organic constituents in a tissue section so that the remaining mineral ash can be examined microscopically.
microincisión (microincision). An incision made with the aid of a microscope.
microinvasión (microinvasion). Invasion of tissue immediately adjacent to a carcinoma in situ, the earliest stage of malignant neoplastic invasion.
microjeringa (microsyringe). A hypodermic syringe having a micrometer screw attached to the piston, whereby accurately measured minute quantities of fluid may be injected.
microleucoblasto (microleukoblast). Micromyeloblast.
microlitiasis (microlithiasis). The formation, presence, or discharge of minute concretions, or gravel.
  m. alveolopulmonar (pulmonary alveolar m.).
microlito (microlith). A minute calculus, usually multiple and constituting a coarse sand called gravel.
microlitro (µl) (microliter (µl)). One-millionth of a liter.
micrología (micrology). The science concerned with microscopic objects, of which histology is a branch.
micromanía (micromania). A delusion of self-depreciation, or that one's own body is of minute size.
micromanipulación (micromanipulation). Dissection, teasing, stimulation, etc., under the microscope, of minute structures; e.g., tissue cells or unicellular organisms.
micromanipulador (micromanipulator). An instrument used in micromanipulation, whereby microdissection, microinjection, and other maneuvers are performed, usually with the aid of a microscope.
micromastia, micromazia (micromazia). Condition in which the breasts are rudimentary and functionless.
micromelia (micromelia). Nanomelia; condition of having disproportionately short or small limbs.
micrómero (micromere). A blastomere of small size.
micromerozoíto (micromerozoite). A small merozoite.
micrometástasis (micrometastasis). A stage of metastasis when the secondary tumors are too small to be clinically detected, as in micrometastatic disease.
micrometastásico (micrometastatic). Denoting or characterized by micrometastasis.
micrometría (micrometry). Measurement of objects with some type of micrometer and a microscope.
micrómetro (micrometer). **1.** A device for measuring various types of objects in an accurate and precise manner. **2.** (µm) One-millionth of a meter.
  m. a compás (caliper m.).
  m. filiar (filar m.).
  m. ocular (ocular m.).
  m. para portaobjeto (slide m.).
micromicro- (µµ) (micromicro- (µµ)). Prefix formerly used to signify one-trillionth (10^{-12}); now pico-.
micromicrogramo (µµg) (micromicrogram (µµg)). Former term for picogram.
micromicrón (µµ) (micromicron (µµ)). Former term for picometer.
micromielia (micromyelia). Abnormal smallness or shortness of the spinal cord.
micromieloblasto (micromyeloblast). Microleukoblast; a small myeloblast, often the predominating cell in myeloblastic leukemia.
micromol (µmol) (micromole (µmol)). One-millionth of a mole.
micromolar (micromolar). Denoting a concentration of 10^{-6} mole per liter (10^{-6}M or 1 µM).
micromotoscopio (micromotoscope). A cinematoscope for representing the movements of amebas and other motile microscopic objects.
micrón (µ) (micron (µ)). Former term for micrometer.
micronema (microneme). Sarconeme; a small, osmiophilic, cord-like twisted organelle found in the anterior region of many sporozoans.
micrónico (micronic). Of the size of 1 micron (micrometer).
microniquia (micronychia). Abnormal smallness of nails.
micronistagmo (micronystagmus). Minimal amplitude nystagmus; nystagmus of so small an amplitude that it is not detected by the usual clinical tests.
micronodular (micronodular). Characterized by the presence of minute nodules; denoting a somewhat coarser appearance than that of a granular tissue or substance.
micronúcleo (micronucleus). **1.** A small nucleus in a large cell, or the smaller nuclei in cells that have two or more such structures. **2.** Gametic nucleus; germ nucleus; gonad nucleus; karyogonad.
micronutrientes (micronutrients). Essential food factors required in only small quantities by the body; e.g., vitamins, trace minerals.
microohm **1.** (microhm). Micro-ohm; one-millionth of an ohm. **2.** (micro-ohm). Microhm.
microondas (microwaves). Microelectric waves; that portion of the radio wave spectrum of shortest wavelength, including the region with wavelengths of 1 mm to 30 cm (1000 to 300,000 megacycles per second).
microorganismo (microorganism). A microscopic organism (plant or animal).
microosmático (microsmatic). Having a weakly developed sense of smell.
microparásito (microparasite). A parasitic microorganism.
micropatología (micropathology). The microscopic study of disease changes.
micropene (micropenis). Microphallus; abnormally small penis.
micropilo (micropyle). **1.** Minute opening believed to exist in the investing membrane of certain ova as a point of entrance for the spermatozoon. **2.** Former name for micropore.
micropipeta (micropipette, micropipet). A pipette designed for the measurement of very small volumes.

microplania (microplania). Decreased horizontal diameter of erythrocytes.
microplasia (microplasia). Stunted growth, as in dwarfism.
micropletismografía (microplethysmography). The technique of measuring minute changes in the volume of a part as a result of blood flow into or out of it.
micropodia (micropodia). Abnormal smallness of the feet.
microporo (micropore). An organelle formed by the pellicle of all stages of sporozoan protozoa of the subphylum Apicomplexa.
micropromielocito (micropromyelocyte). A cell derived from a promyelocyte.
microprosopia (microprosopia). A condition characterized by an abnormally small or imperfectly developed face.
micropsia (micropsia). Perception of objects as smaller than they are.
micropunción (micropuncture). A puncture made with the aid of a microscope.
microqueilia, microquilia (microcheilia, microchilia). Microchilia; smallness of the lips.
microqueiria, microquiria (microcheiria, microchiria). Microchiria: smallness of the hands.
microquimatoterapia (microkymatotherapy). Microwave therapy; treatment with high frequency radiations of 3,000,000,000 Hz (3000 MHz), at a wavelength of 10 cm.
microquímica (microchemistry). The use of chemical procedures involving minute quantities or reactions not visible to the unaided eye.
microquiria (microchiria). Microcheiria.
microquiste (microcyst). A tiny cyst, frequently of such dimensions that a magnifying lens or microscope is required for observation.
microrradiografía (microradiography). Making radiographs that can be enlarged.
microrrefractómetro (microrefractometer). A refractometer used in the study of blood cells.
microrrespirómetro (microrespirometer). An apparatus for measuring the utilization of oxygen by small particles of isolated tissues or cells or particles of cells.
microsacudidas (microsaccades). Minute to and fro movements of the eyes.
microscopia (microscopy). Investigation of minute objects by means of a microscope.
  m. electrónica (electron m.).
  m. de fluorescencia (fluorescence m.).
  m. de inmersión (immersion m.).
  m. inmunoelectrónica (immune electron m.).
  m. inmunofluorescente (immunofluorescence m.).
microscópico (microscopic, microscopical). **1.** Of minute size; visible only with the aid of the microscope. **2.** Relating to a microscope.
microscopio (microscope). An instrument that gives an enlarged image of an object or substance that is minute or not visible with the naked eye.
  m. binocular (binocular m.). A m. having two eyepieces.
  m. de campo oscuro (dark-field m.).
  m. comparativo (comparator m.).
  m. compuesto (compound m.). A m. having two or more magnifying lenses.
  m. de contraste de color (color-contrast m.).
  m. electrónico (electron m.).
  m. electrónico de barrido (scanning electron m.).
  m. estereoscópico (stereoscopic m.).
  m. estroboscópico (stroboscopic m.).
  m. de fase, de contraste de fase (phase m., phase-contrast m.).
  m. de fluorescencia (fluorescence m.).
  m. de Greenough (Greenough m.). Stereoscopic m.
  m. infrarrojo (infrared m.).
  m. de interferencia (interference m.).
  m. láser (laser m.).
  m. con luz polarizada (polarizing m.).
  m. de luz volante (flying spot m.).
  m. opaco (opaque m.). Epimicroscope.
  m. operatorio (operating m.). Surgical m.
  m. quirúrgico (surgical m.). Operating m.
  m. de rayos X (x-ray m.).
  m. de Rheinberg (Rheinberg m.).
  m. simple (simple m., single m.).
  m. televisivo (television m.).
  ultra m. (ultra-m.).
  m. ultrasónico (ultrasonic m.).
  m. ultravioleta (ultraviolet m.).
microsemo (microseme). Denoting a skull with an orbital index below 84.
microsfigmia (microsphygmy). Microsphyxia; smallness of the pulse.
microsfixia (microsphyxia). Microsphygmy.
micrósidos (microsides). Fatty acid esters of trehalose and mannose isolated from diphtheria bacilli.
microsoldadura (microwelding). A method of fastening or joining stainless steel sutures or such sutures to needles.
microsoma (microsome). One of the small spherical vesicles derived from the endoplasmic reticulum after disruption of cells and ultracentrifugation.
microsomía (microsomia). Nanocormia; abnormal smallness of body, as in dwarfism.
microstomía (microstomia). Smallness of the oral aperture.
microsutura (microsuture). Tiny caliber suture material, often 9-0 or 10-0, with an attached needle of corresponding size, for use in microsurgery.
microtelia (microthelia). Smallness of the nipples.
microtia (microtia). Smallness of the auricle or pinna of the ear.
microtomía (microtomy). Histotomy; the making of thin sections of tissues for examination under the microscope.
micrótomo (microtome). Histotome; an instrument for making sections of biological tissue for examination under the microscope.
microtonómetro (microtonometer). A small tonometer invented by Krogh, originally intended for animals but later adapted to man, for determining the tensions of oxygen and carbon dioxide in arterial blood.
microtropía (microtropia). Strabismus of less than four degrees, associated with amblyopia, eccentric fixation, or anomalous retinal correspondence.
microtúbulo (microtubule). A cylindrical cytoplasmic element, 20 to 27 nm in diameter and of variable length.
  m. subpelicular (subpellicular m.).
microvellosidad (microvillus, pl. microvilli). One of the minute projections of cell membranes greatly increasing surface area.
microvesícula (microvesicle). A space formed within the epidermis that is too small to be recognized as a blister.
microvoltio (µV) (microvolt (µV)). One-millionth of a volt.
microxífilo (microxyphil). A multinuclear oxyphil leukocyte.
microzoo, microzoario (microzoon). A microscopic form of the animal kingdom; a protozoon.
micrúrgico (micrurgical). Relating to procedures performed on minute structures under a microscope.
micturición (micturition). **1.** Urination. **2.** The desire to urinate. **3.** Frequency of urination.
mid- (mid-). Combining form meaning middle.
midaleína (mydaleine). A poisonous ptomaine formed in putrefying liver and other viscera; it acts specifically upon the heart, causing arrest of its action in diastole.
midatoxina (mydatoxin). A ptomaine from putrefying viscera and flesh.
midazolam (midazolam). A benzodiazepine with sedative and anxiolytic properties; used as an intravenous anesthetic.
midazolam, clorhidrato de (midazolam hydrochloride). A short-acting injectable benzodiazapine central nervous system depressant used for preoperative sedation.
midriasis (mydriasis). Dilation of the pupil.
  m. alternante (alternating m.).
  m. amaurótica (amaurotic m.).
  m. espasmódica (spasmodic m.). Spastic m.
  m. espástica (spastic m.). Spasmodic m.
  m. paralítica (paralytic m.).
midriático (mydriatic). **1.** Causing mydriasis or dilation of the pupil. **2.** An agent that dilates the pupil.
miectomía (myectomy). Exsection of a portion of a muscle.
miectopia (myectopy, myectopia). Rarely used term for dislocation of a muscle.

miedo (fear). Apprehension; dread; alarm; by having an identifiable stimulus, f. is differentiated from anxiety which has no easily identifiable stimulus.
miel (honey). Mel; clarified h., a saccharine substance deposited in the honeycomb by the honeybee, *Apis mellifera;* used as an excipient, as a flavor in gargles and cough remedies, and as a food.
miel-, mielo- (myel-, myelo-). **1.** The bone marrow. **2.** The spinal cord and medulla oblongata. **3.** The myelin sheath of nerve fibers.
mielapoplejía (myelapoplexy). Hematomyelia.
mielatelia (myelatelia). Developmental defect of the spinal cord.
mielauxia (myelauxe). Hypertrophy of the spinal cord.
mielemia (myelemia). Rarely used term for myelocytosis.
mielencéfalo (myelencephalon). [*myelencephalon*, NA]. Medulla oblongata.
miélico (myelic). Relating to (1) the spinal cord, or (2) bone marrow.
mielina (myelin). **1.** The lipoproteinaceous material, composed of regularly alternating membrana of lipid lamellae and protein. **2.** Droplets of lipid formed during autolysis and postmortem decomposition.
mielínico (myelinic). Relating to myelin.
mielinización 1. (myelinization). Myelination. **2.** (myelination). Medullation; myelinization; myelinogenesis; the acquisition, development, or formation of a myelin sheath around a nerve fiber.
mielinizado (myelinated). Medullated; having a myelin sheath.
mielinoclasia (myelinoclasis). Destruction of myelin.
mielinogénesis (myelinogenesis). Myelination.
mielinólisis (myelinolysis). Dissolution of the myelin sheaths of nerve fibers.
  m. pontina central (central pontine m.).
mielítico (myelitic). Relating to or affected by myelitis.
mielitis (myelitis). **1.** Inflammation of the spinal cord. **2.** Inflammation of the bone marrow.
  m. ascendente (ascending m.).
  m. bulbar (bulbar m.). Inflammation of the medulla oblongata.
  m. por concusión (conmoción) (concussion m.).
  m. de Foix-Alajouanine (Foix-Alajouanine m.).
  m. funicular (funicular m.).
  m. necrosante subaguda (subacute necrotizing m.).
  m. sistémica (systemic m.).
  m. transversal (transverse m.).
  m. transversal aguda (acute transverse m.).
mieloarquitectura (myeloarchitectonics). The pattern of myelinated nerve fibers in the brain, as distinguished from cytoarchitectonics.
mieloblastemia (myeloblastemia). The presence of myeloblasts in the circulating blood.
mieloblasto (myeloblast). An immature cell (10 to 18 µm in diameter) in the granulocytic series, occurring normally in bone marrow, but not in the circulating blood (except in certain diseases).
mieloblastoma (myeloblastoma). A nodular focus or fairly well circumscribed accumulation of myeloblasts, as sometimes observed in acute myeloblastic leukemia and chlorosis.
mieloblastosis (myeloblastosis). The presence of unusually large numbers of myeloblasts in the circulating blood, or tissues, or both.
  m. aviaria o de las aves (avian m., fowl m.).
mielocele (myelocele). **1.** Protrusion of the spinal cord in spina bifida. **2.** The central canal of the spinal cord.
mielocistocele (myelocystocele). Spina bifida containing spinal cord substance.
mielocistomeningocele (myelocystomeningocele). Meningomyelocele.
mielocitemia (myelocythemia). The presence of myelocytes in the circulating blood, especially in persistently large numbers.
mielocítico (myelocytic). Pertaining to or characterized by myelocytes.
mielocito (myelocyte). **1.** A young cell of the granulocytic series, occurring normally in bone marrow, but not in circulating blood (except in certain diseases). **2.** Medullocell; a nerve cell of the gray matter of the brain or spinal cord.
mielocitoma (myelocytoma). A nodular focus or fairly well circumscribed, relatively dense accumulation of myelocytes, as in certain tissues of persons with myelocytic leukemia.
mielocitomatosis (myelocytomatosis). **1.** Leukochloroma; a form of tumor involving chiefly the myelocytes. **2.** A rare leukosis of fowl marked by the presence of white tumors composed of myeloid cells, located principally along the sternum and in the liver.
mielocitosis (myelocytosis). Myelemia: the occurrence of abnormally large numbers of myelocytes in the circulating blood, or tissues, or both.
mielodiastasia (myelodiastasis). Softening and destruction of the spinal cord.
mielodisplasia (myelodysplasia). **1.** An abnormality in development of the spinal cord. **2.** Inappropriate term for spina bifida occulta.
mieloesclerosis (myelosclerosis). Myelofibrosis.
mielofibrosis (myelofibrosis). Myelosclerosis; osteomyelofibrotic syndrome; fibrosis of the bone marrow, associated with myeloid metaplasia of the spleen and other organs, leukoerythroblastic anemia, and thrombocytopenia.
mielogénesis (myelogenesis). Development of bone marrow.
mielogenético, mielogénico (myelogenetic, myelogenic). **1.** Relating to myelogenesis. **2.** Myelogenous; produced by or orginating in the bone marrow.
mielógeno (myelogenous). Myelogenetic.
mielogonio, mielogono (myelogone, myelogonium). An immature white blood cell of the myeloid series that is characterized by a relatively large, fairly deeply stained, finely reticulated nucleus that contains palely stained nucleoli, and a scant amount of rimlike, nongranular, moderately basophilic cytoplasm.
mielografía (myelography). X-ray visualization of the spinal cord or its extension after the injection of a radiopaque substance into the spinal subarachnoid space.
mielograma (myelogram). Roentgenographic study of the spinal cord.
mieloico (myeloic). Pertaining to the tissue and precursor cells from which neutrophils, eosinophils, and basophils are derived.
mieloide (myeloid). Pertaining to, derived from, or manifesting certain features of the bone marrow.
mieloideo (myeloid). **1.** Sometimes used with reference to the spinal cord. **2.** Pertaining to certain characteristics of myelocytic forms, but not necessarily implying origin in the bone marrow.
mieloidosis (myeloidosis). General hyperplasia of myeloid tissue.
mieloleucemia (myeloleukemia). A form of leukemia in which the abnormal cells are derived from myelopoietic tissue.
mielolinfocito (myelolymphocyte). Rarely used term for an abnormal form of the lymphocytic series in the bone marrow, and presumed to be formed in that tissue.
mielolipoma (myelolipoma). A misnomer for certain nodular foci that are not neoplasms, but probably represent accumulations of cells derived from localized proliferation of reticuloendothelial tissue in the blood sinuses of the adrenal glands.
mielólisis (myelolysis). Decomposition of myelin.
mieloma (myeloma). **1.** A tumor composed of cells derived from hemopoietic tissues of the bone marrow. **2.** A plasma cell tumor.
  m. de Bence Jones (Bence Jones m.). L-Chain disease.
  m. de cadenas L (L-chain m.). Bence Jones m.
  m. endotelial (endothelial m.). Ewing's tumor.
  m. gigantocelular (giant cell m.). Giant cell tumor of bone.
  m. múltiple (multiple m., m. multiplex). Multiple myelomatosis; myelomatosis multiplex.
  m. no secretorio (nonsecretory m.).
  m. plasmocítico (plasma cell m.).
mielomalacia (myelomalacia). Softening of the spinal cord.
  m. angiodisgenética (angiodysgenetic m.). Subacute necrotizing myelitis.
mielomatosis (myelomatosis). A disease characterized by the occurrence of myeloma in various sites.
  m. múltiple (multiple m., m. multiplex). Multiple myeloma.
mielomeningocele (myelomeningocele). Meningomyelocele.
mielómero (myelomere). Neuromere of the spinal cord.
mielomonocito (myelomonocyte). Myelocyte.
mieloneuritis (myeloneuritis). Neuromyelitis.
mielónico (myelonic). Relating to the spinal cord.
mieloparálisis (myeloparalysis). Spinal paralysis.
mielopatía (myelopathy). **1.** Disturbance or disease of the spinal cord. **2.** A disease of the myelopoietic tissues.
  m. carcinomatosa (carcinomatous m.).
  m. compresiva (compressive m.).

m. diabética (diabetic m.).
m. paracarcinomatosa (paracarcinomatous m.). Carcinomatous m.
m. por radiaciones (radiation m.).
mielopático (myelopathic). Relating to myelopathy.
mieloperoxidasa (myeloperoxidase). A peroxidase occurring in phagocytic cells that can oxidize halogen ions (e.g., I^-) to the free halogen.
mielópeto (myelopetal). Proceeding in a direction toward the spinal cord.
mieloplasto (myeloplast). Any of the leukocytic series of cells in the bone marrow, especially young forms.
mieloplejía (myeloplegia). Spinal paralysis.
mielopoyesis (myelopoiesis). Formation of the tissue elements of bone marrow, or any of the types of blood cells derived from bone marrow, or both processes.
mielopoyético (myelopoietic). Relating to myelopoiesis.
mieloproliferativo (myeloproliferative). Pertaining to or characterized by unusual proliferation of myelopoietic tissue.
mieloquiste (myelocyst). Any cyst (usually lined with columnar or cuboidal cells) that develops from a rudimentary medullary canal in the central nervous system.
mieloquístico (myelocystic). Pertaining to or characterized by the presence of a myelocyst.
mielorradiculitis (myeloradiculitis). Inflammation of the spinal cord and nerve roots.
mielorradiculodisplasia (myeloradiculodysplasia). Congenital maldevelopment of the spinal cord and spinal nerve roots.
mielorradiculopatía (myeloradiculopathy). Radiculomye-lopathy; disease involving the spinal cord and nerve roots.
mielorradiculopolineuronitis (myeloradiculopolyneuronitis). Acute idiopathic polyneuritis.
mielorrafia (myelorrhaphy). Suture of a wound of the spinal cord.
mielorragia (myelorrhagia). Hematomyelia.
mielosarcoma (myelosarcoma). Obsolete term for a malignant neoplasm derived from bone marrow or one of its cellular elements.
mielosarcomatosis (myelosarcomatosis). Obsolete term for widespread myelosarcomas.
mielosífilis (myelosyphilis). Syphilis of the spinal cord.
mielosiringosis (myelosyringosis). Syringomyelia.
mielosis (myelosis). **1.** A condition characterized by abnormal proliferation of tissue or cellular elements of bone marrow. **2.** A condition in which there is abnormal proliferation of medullary tissue in the spinal cord, as in a glioma.
m. aleucémica (aleukemic m.).
m. eritrémica (erythremic m.).
m. funicular (funicular m.).
m. leucémica (leukemic m.).
m. leucopénica, subleucémica (leukopenic m., subleukemic m.).
m. no leucémica crónica (chronic nonleukemic m.).
mielospongio (myelospongium). The fibrocellular meshwork in the spinal cord of the embryo, from which the neuroglia is developed.
mielosquisis (myeloschisis). Cleft spinal cord resulting from failure of the neural folds to close normally in the formation of the neural tube; inevitably spina bifida is a sequel.
mielotísico (myelophthisic). Relating to or suffering from myelophthisis.
mielotisis (myelophthisis). **1.** Wasting or atrophy of the spinal cord as in tabes dorsalis. **2.** Panmyelophthisis; replacement of hemopoietic tissue in the bone marrow by abnormal tissue, usually fibrous tissue or malignant tumors.
mielotomía (myelotomy). Incision of the spinal cord.
m. de Bischof (Bischof's m.).
m. comisural (commissural m.). Midline m.
m. en la línea media (midline m.). Commissural m.
m. en T (T m.).
mielótomo (myelotome). An instrument used in making serial sections of the spinal cord or for incising the spinal cord.
mielotomografía (myelotomography). Tomographic depiction of the spinal subarachnoid space filled with contrast media.
mielotóxico (myelotoxic). **1.** Inhibitory, depressant, or destructive to one or more of the components of bone marrow. **2.** Pertaining to, derived from, or manifesting the features of diseased bone marrow.
miembro (member). A limb.
m. fantasma (phantom limb). Pseudesthesia; pseudoesthesia .
m. inferior (inferior limb). [*membrum inferius*, NA].
m. pelviano (pelvic limb). [*membrum inferius*, NA].
m. superior (superior limb). [*membrum superius*, NA].
m. torácico (thoracic limb). [*membrum superius*, NA].
m. viril **1.** (virile m.). Penis. **2.** (membrum virile). Penis.
mientérico (myenteric). Relating to the myenteron.
mienterón (myenteron). The muscular coat, or muscularis, of the intestine.
miestesia (myesthesia). Deep sensibility; kinesthetic sense; mesoblastic sensibility; muscular sense; myoesthesis; myoesthesia; the sensation felt in muscle when it is contracting.
migración (migration). **1.** Passing from one part to another, said of certain morbid processes or symptoms. **2.** Diapedesis. **3.** Movement of a tooth or teeth out of normal position. **4.** Movement of molecules during electrophoresis.
m. epitelial (epithelial m.).
m. del óvulo (m. of ovum).
migraña (migraine). Bilious headache; blind headache; hemicrania; sick headache; vascular headache; a symptom complex occurring periodically and characterized by pain in the head (usually unilateral), vertigo, nausea and vomiting, photophobia, and scintillating appearances of light.
m. abdominal (abdominal m.).
m. clásica (classic m.).
m. común (common m.).
m. fulgurante (fulgurating m.).
m. de Harris (Harris' m.).
m. hemipléjica (hemiplegic m.).
m. oftálmica (ophthalmic m.).
m. oftalmopléjica (ophthalmoplegic m.).
miiasis (myiasis). Any infection due to invasion of tissues or cavities of the body by larvae of dipterous insects.
m. aural (aural m.).
m. dérmica tumbu (tumbu dermal m.). Cordylobiasis.
m. furuncular africana (African furuncular m.). Cordylobiasis.
m. de heridas, traumática (wound m., traumatic m.).
m. intestinal (intestinal m.).
m. lineal (m. linearis). Cutaneous larva migrans.
m. por moscardón, humana (human botfly m.). Dermatobiasis.
m. nasal (nasal m.).
m. ocular (ocular m.). Ophthalmomyiasis.
m. oestruosa (m. oestruosa).
m. reptante (creeping m.).
m. subcutánea (subcutaneous m.).
miitis (myitis). Myositis.
mijo (millet seed). The seed of a grass, *Panicum miliaceum*, used as a rough designation of size of cutaneous and other lesions.
milfosis (milphosis). Madarosis; loss of eyelashes.
mili- (m) (milli- (m)). Prefix used in the SI and metric systems to signify one-thousandth (10^{-3}).
miliampere (ma) (milliampere (ma)). One thousandth of an ampere.
miliar (miliary). **1.** Resembling a millet seed in size (about 2 mm). **2.** Marked by the presence of nodules of millet seed size on any surface.
miliaria (miliaria). Miliary fever; an eruption of minute vesicles and papules due to retention of fluid at the orifices of sweat glands.
m. alba (m. alba).
m. apocrina (apocrine m.). Fox-Fordyce disease.
m. cristalina (m. crystallina). Crystal rash; sudamina.
m. profunda (m. profunda).
m. pustulosa (pustular m.).
m. rubra (m. rubra).
milibar (millibar). One-thousandth of a bar; 100 newtons/sq m.
milicurie (mCi) (millicurie (mCi)). A unit of radioactivity equivalent to 3.7×10^7 disintegrations per second.
miliequivalente (mEq, meq) (milliequivalent (mEq, meq)). One-thousandth equivalent; 10^{-3}mole divided by valence.
miligramaje (milligramage). Milligram hour.
miligramo (mg) (milligram (mg)). One-thousandth of a gram.
miligramo-hora (milligram hour). Milligramage; a unit of exposure in radium therapy, i.e., the application of 1 milligram of radium during 1 hour.

mililambert (millilambert). One thousandth of a lambert; a unit of brightness equal to 0.929 lumen per square foot (roughly, 1 equivalent footcandle).
mililitro (mL, ml) (milliliter (mL, ml)). One-thousandth of a liter.
milímetro (mm) (millimeter (mm)). One-thousandth of a meter.
milimicro- (millimicro-). Prefix formerly used to signify one-billionth (10^{-9}); now nano-.
milimicrón (mμ) (millimicron (mμ)). Former term for nanometer.
milimol (mmol) (millimole (mmol)). One-thousandth of a gram-molecule.
milio (milium, pl. milia). Sebaceous tubercle; tuberculum sebaceum; whitehead; a small subepidermal keratin cyst, usually multiple.
m. coloidal (colloid m.). Elastosis colloidalis conglomerata.
miliosmol (milliosmole). One-thousandth of an osmole.
milípedo (millipede). A venomous nonpredaceous arthropod of the order Diplopoda, characterized by two pairs of legs per leg-bearing segment.
milisegundo (ms, mseg) (millisecond (ms, msec)). One-thousandth of a second.
milivoltio (mV, mv) (millivolt (mV, mv)). One thousandth of a volt.
milkpox (milkpox). Alastrim.
milling-in (milling-in). Refining the occlusion of teeth by the use of abrasives between their occluding surfaces while the dentures are rubbed together in the mouth or on the articulator.
milohioideo 1. (mylohyoid). Relating to the molar teeth, or posterior portion of the lower jaw, and to the hyoid bone; denoting various structures. **2.** (mylohyoideus). Musculus mylohyoideus.
mimación (mimmation). A form of stammering in which the m-sound is given to various letters.
mimesis (mimesis). **1.** Hysterical simulation of organic disease. **2.** The symptomatic imitation of one organic disease by another.
mimético (mimetic). Relating to mimesis.
mineral (mineral). Any homogeneous inorganic material usually found in the earth's crust.
mineralocoide (mineralocoid). Mineralocorticoid.
mineralocorticoide (mineralocorticoid). Mineralocoid; one of the steroids of the adrenal cortex that influences salt (sodium and potassium) metabolism.
minilaparotomía (minilaparotomy). Technique for sterilization by surgical ligation of the fallopian tubes, performed through a small suprapubic incision.
mínimo (minim). **1.** (m) A fluid measure, 1/60 of a fluidrachm; in the case of water about one drop. **2.** Smallest; least; the smallest of several similar structures.
minociclina (minocycline). A substituted naphthacenecarboxamide; an antibacterial drug related to tetracycline.
minoxidil (minoxidil). An antihypertensive agent used for treatment of premature hair loss.
mio- 1. (mio-). Combining form meaning less. **2.** (myo-). Combining form relating to muscle.
mioalbúmina (myoalbumin). Albumin in muscle tissue, possibly the same as serum albumin.
mioarquitectónico (myoarchitectonic). Relating to the structural arrangement of muscle or of fibers in general.
mioatrofia (myoatrophy). Muscular atrophy.
mioblástico (myoblastic). Relating to a myoblast or to the mode of formation of muscle cells.
mioblasto (myoblast). Arcoblast; sarcogenic cell; a primitive muscle cell with the potentiality of developing into a muscle fiber.
mioblastoma (myoblastoma). A tumor of immature muscle cells.
m. granulocelular o de células granulares (granular cell m.).
miobradia (myobradia). Sluggish reaction of muscle following stimulation.
miocardia (miocardia). Systole.
miocárdico (myocardial). Relating to the myocardium.
miocardio (myocardium, pl. myocardia). [*myocardium,* NA]. The middle layer of the heart, consisting of cardiac muscle.
miocardiógrafo (myocardiograph). An instrument composed of a tambour with recording lever attachment, by means of which a tracing is made of the movements of the heart muscle.
miocardiopatía 1. (cardiomyopathy). Myocardiopathy; disease of the myocardium. **2.** (myocardiopathy). Cardiomyopathy.
m. alcohólica (alcoholic c.).
m. del bebedor de cerveza (beer-drinker's c.). Beer heart.
m. dilatada (dilated c.).
m. hipertrófica (hypertrophic c.).
m. idiopática (idiopathic c.) Primary c.
m. posparto (postpartum c.).
m. primaria (primary c.).
m. restrictiva (restrictive c.).
m. secundaria (secondary c.).
miocardiorrafia (myocardiorraphy). Suture of the myocardium.
miocarditis (myocarditis). Inflammation of the muscular walls of the heart.
m. aislada aguda (acute isolated m.). Fiedler's m.
m. de células gigantes (giant cell m.).
m. de Fiedler (Fiedler's m.). Acute isolated m.
m. de fragmentación (fragmentation m.).
m. indurativa (indurative m.).
miocardosis (myocardosis). **1.** A condition marked by symptomatic signs of cardiac trouble without any discoverable pathologic lesion. **2.** Any degenerative condition of the heart muscle except myofibrosis.
miocele (myocele). **1.** Protrusion of muscle substance through a rent in its sheath. **2.** Somite cavity; the small cavity that appears in somites.
miocelialgia (myocelialgia). Obsolete term for celiomyalgia.
miocelitis (myocelitis). Inflammation of the abdominal muscles.
miocelulitis (myocellulitis). Inflammation of muscle and cellular tissue.
miocerosis 1. (myokerosis). Myocerosis. **2.** (myocerosis). Myokerosis; waxy degeneration of the muscles.
miocimia (myokymia). Kymatism; a benign condition, often familial, characterized by an irregular twitching of most of the muscles.
m. hereditaria (hereditary m.).
miocinasa (myokinase). Adenylate kinase.
miocinesímetro (myokinesimeter). Myocinesimeter; a device for registering the exact time and extent of contraction of the larger muscles of the lower extremity in response to electric stimulation.
miocito (myocyte). A muscle cell.
m. de Anitschkow (Anitschkow m.). Cardiac histiocyte.
miocitólisis (myocytolysis). Dissolution of muscle fiber.
m. del corazón (m. of heart).
miocitoma (myocytoma). A benign neoplasm derived from muscle.
mioclonía (myoclonia). Any disorder characterized by myoclonus.
m. fibrilar (fibrillary m.).
mioclónico (myoclonic). Showing myoclonus.
mioclono (myoclonus). Clonic spasm or twitching of a muscle or group of muscles.
m. múltiple (m. multiplex).
m. nocturno (nocturnal m.).
m. ocular (ocular m.).
m. palatino (palatal m.).
m. sensible a los estímulos (stimulus sensitive m.).
miocolpitis (myocolpitis). Inflammation of the muscular tissue of the vagina.
miocoma (myocomma, pl. myocommata). Myoseptum; the connective tissue septum separating adjacent myotomes.
miocrismo (myocrismus). A creaking sound sometimes heard on auscultation of a contracting muscle.
miocromo (myochrome). Rarely used term for cytochrome found in muscle tissue.
miocronoscopio (myochronoscope). An instrument for timing a muscular impulse, i.e., the interval between the application of the stimulus and the muscular movement in response.
miocutáneo (myocutaneous). Musculocutaneous.
miodegeneración (myodegeneration). Muscular degeneration.
miodemia (myodemia). Fatty degeneration of muscle.
miodérmico (myodermal). Musculocutaneous.
miodiastasis (myodiastasis). Separation of muscle.
miodídimos (miodidymus, miodymus). Unequal conjoined twins with the smaller head fused to the larger in the occipital region.
miodinamia (myodynamia). Muscular strength.

miodinámica (myodynamics). The dynamics of muscular action.
miodinamómetro (myodynamometer). An instrument for determining muscular strength.
miodinia (myodynia). Myalgia.
miodistonía (myodystony). A condition of slow relaxation, interrupted by a succession of slight contractions, following electrical stimulation of a muscle.
miodistrofia (myodystrophy, myodystrophia). Muscular dystrophy.
mioedema (myoedema). Idiomuscular contraction; a localized contraction of a degenerating muscle, occurring at the point of a sharp blow, independent of the nerve supply.
mioelástico (myoelastic). Pertaining to closely associated smooth muscle fibers and elastic connective tissue.
mioeléctrico (myoelectric). Relating to the electrical properties of muscle.
mioendocarditis (myoendocarditis). Inflammation of the muscular wall and lining membrane of the heart.
mioepitelial (myoepithelial). Relating to myoepithelium.
mioepitelio (myoepithelium). Spindle-shaped or stellate cells of epithelial origin which are arranged around exocrine glands.
mioepitelioma (myoepithelioma). A benign tumor of myoepithelial cells.
mioesclerosis (myosclerosis). Chronic myositis with hyperplasia of the interstitial connective tissue.
mioesferulosis (myospherulosis). A chronic granulomatous reaction to undetermined spherical structures frequently contained within a microscopic cyst.
mioespasmo (myospasm, myospasmus). Spasmodic muscular contraction.
m. cervical (cervical m.).
mioestenómetro (myosthenometer). An instrument for measuring the power of muscle groups.
mioestesia, mioestesis (myoesthesis, myoesthesia). Myesthesia.
mioestroma (myostroma). The supporting connective tissue or framework of muscular tissue.
miofascial (myofascial). Of or relating to the fascia surrounding and separating muscle tissue.
miofascitis (myofascitis). Myositis fibrosa.
miofibrilla **1.** (myofibril). Muscular fibril; myofibrilla; one of the fine longitudinal fibrils occurring in a skeletal or cardiac muscle fiber. **2.** (myofibrilla, pl. myofibrillae). Myofibril.
miofibroblasto (myofibroblast). A cell thought to be responsible for contracture of wounds; such cells have some characteristics of smooth muscle, such as contractile properties and fibrils, and are also believed to produce, temporarily, type III collagen.
miofibroma (myofibroma). A benign neoplasm that consists chiefly of fibrous connective tissue, with variable numbers of muscle cells forming portions of the neoplasm.
miofibrosis (myofibrosis). Chronic myositis with diffuse hyperplasia of the interstitial connective tissue pressing upon and causing atrophy of the muscular tissue.
m. cardíaca (m. cordis). M. of the heart walls.
miofibrositis (myofibrositis). Inflammation of the perimysium.
miofilamentos (myofilaments). The ultramicroscopic threads of filamentous proteins making up myofibrils in striated muscle.
miófono (myophone). An instrument to enable one to hear the murmur of muscular contractions.
miofuncional (myofunctional). **1.** Relating to function of muscles. **2.** In dentistry, relating to the role of muscle function in the etiology or correction of orthodontic problems.
miogénesis (myogenesis). Formation of muscle cells or fibers.
miogenético, miogénico (myogenetic, myogenic, myogenous). **1.** Originating in or starting from muscle. **2.** Relating to the origin of muscle cells or fibers.
miógeno (myogen). Myosinogen; proteins extracted from muscle with cold water, largely the enzymes promoting glycolysis.
mioglobina (Mb) (myoglobin). Muscle hemoglobin; myohemoglobin; the oxygen-transporting protein of muscle.
mioglobinuria (myoglobinuria). Idiopathic paroxysmal rhabdomyolysis; Meyer-Betz syndrome; excretion of myoglobin in the urine.
m. paralítica (paralytic m.). Azoturia of horses.
mioglobulina (myoglobulin). Globulin present in muscle tissue.
mioglobulinuria (myoglobulinuria). The excretion of myoglobulin in the urine.
miognato (myognathus). An unequal conjoined twin in which the rudimentary head of the parasite is attached to the lower jaw of the autosite by muscle and skin only.
miografía (myography). **1.** The recording of muscular movements by the myograph. **2.** Descriptive myology; a description of or treatise on the muscles.
miográfico (myographic). Relating to a myogram, or the record of a myograph.
miógrafo (myograph). A recording instrument by which tracings are made of muscular contractions.
m. palatino (palate m.). Palatograph.
miograma (myogram). Muscle curve; the tracing made by a myograph.
miohemoglobina (myohemoglobin). Myoglobin.
mioide (myoid). **1.** Resembling muscle. **2.** One of the fine, contractile, threadlike protoplasmic elements found in certain epithelial cells in lower animals. **3.** In mammals, the m. is the inner part of the inner segment of rods and cones.
mioidema (myoidema). Myoedema.
mioisquemia (myoischemia). A condition of localized deficiency or absence of blood supply in muscular tissue.
miolecital (miolecithal). Denoting an egg with little yolk which is uniformly dispersed throughout the egg.
miolema (myolemma). Sarcolemma.
miolipoma (myolipoma). A benign neoplasm that consists chiefly of fat cells (adipose tissue), with variable numbers of muscle cells forming portions of the neoplasm.
miólisis (myolysis). Dissolution or liquefaction of muscular tissue, frequently preceded by degenerative changes such as infiltration of fat, atrophy, and fatty degeneration.
m. cardiotóxica (cardiotoxic m.).
miología **1.** (myology). Myologia; sarcology; the branch of science concerned with the muscles and their accessory parts, tendons, aponeuroses, bursae, and fasciae. **2.** (myologia). Myology.
m. descriptiva (descriptive m.). Myography.
miólogo (myologist). One learned in the knowledge of muscles.
mioma (myoma). A benign neoplasm of muscular tissue.
miomalacia (myomalacia). Pathologic softening of muscular tissue.
miomatoso (myomatous). Pertaining to or characterized by the features of a myoma.
miomectomía (myomectomy). Operative removal of a myoma, specifically of a uterine myoma.
m. abdominal (abdominal m.). Celiomyomectomy.
m. vaginal (vaginal m.). Colpomyomectomy.
miomelanosis (myomelanosis). Abnormal dark pigmentation of muscular tissue.
miómero (myomere). Muscular segment within a metamere.
miometrial (myometrial). Relating to the myometrium.
miometrio (myometrium). [*myometrium*, NA]. The muscular wall of the uterus.
miometritis (myometritis). Mesometritis; inflammation of the muscular wall of the uterus.
miómetro (myometer). An instrument for measuring the extent of a muscular contraction.
miomitocondria (myomitochondrion, pl. myomitochondria). A mitochondrion of a muscle fiber.
miomotomía (myomotomy). Incision of a myoma.
mión (myon). An individual muscle unit.
mionecrosis (myonecrosis). Necrosis of muscle.
m. clostridial (clostridial m.). Gas gangrene.
mionéctico (mionectic). An obsolete term denoting less than the normal; used especially with reference to blood that has an abnormally low percentage of saturation with oxygen at a certain pressure.
mionema (myoneme). **1.** A muscle fibril. **2.** One of the contractile fibrils of certain protozoans.
mioneural (myoneural). Relating to both muscle and nerve.
mioneuralgia (myoneuralgia). Myalgia.
m. postural (postural m.).
mioneurastenia (myoneurasthenia). Muscular weakness associated with neurasthenia.
mioneuroma (myoneuroma). A tumefaction consisting chiefly of abnormally proliferating Schwann cells, with variable numbers of muscle cells forming portions of the mass.

mionimia (myonymy). Nomenclature of the muscles.
mionosis (myonosus). Myopathy.
miopalmo (myopalmus). Muscle twitching.
miopaquinsis (myopachynsis). Muscular hypertrophy.
mioparálisis (myoparalysis). Muscular paralysis.
mioparesia (myoparesis). Slight muscular paralysis.
miopatía (myopathy). Any abnormal condition or disease of the muscular tissues.
m. de bastoncitos (rod m.). Nemaline m.
m. carcinomatosa (carcinomatous m.). Lambert-Eaton syndrome.
m. centronuclear (centronuclear m.). Myotubular m.
m. distal (distal m.).
m. miotubular (myotubular m.). Centronuclear m.
m. mitocondrial (mitochondrial m.).
m. nemalínica (nemaline m.).
m. ocular (ocular m.).
m. tirotóxica (thyrotoxic m.).
miopático (myopathic). Denoting a disorder involving muscular tissue.
miopericarditis (myopericarditis). Inflammation of the muscular wall of the heart and of the enveloping pericardium.
mioperitonitis (myoperitonitis). Inflammation of the parietal peritoneum with myositis of the abdominal wall.
miopía **1.** (myopia). Near sight; that optical condition in which only rays a finite distance from the eye focus on the retina. **2.** (nearsightedness). Myopia.
m. axial (axial m.). M. due to elongation of the globe of the eye.
m. de curvatura (curvature m.).
m. degenerativa (degenerative m.).
m. espacial (space m.).
m. de índice (index m.).
m. lenticular senil (senile lenticular m.). Second sight.
m. maligna (malignant m.). Pathologic m.
m. nocturna (night m.).
m. patológica (pathologic m.). Degenerative m.; malignant m.
m. del prematuro (prematurity m.).
m. simple (simple m.).
m. transitoria (transient m.).
miópico (myopic). Relating to or suffering from myopia.
mioplasma (myoplasm). The contractile portion of the muscle cell, as distinguished from the sarcoplasm.
mioplastia (myoplasty). Plastic surgery of muscular tissue.
mioplástico (myoplastic). Relating to the plastic surgery of the muscles, or to the use of muscular tissue in correcting defects.
miopolar (myopolar). Relating to muscular polarity, or to the portion of muscle between two electrodes.
miopragia (miopragia). Diminished functional activity in a part.
mioproteína (myoprotein). Protein occurring in muscle.
miopus (miopus). Unequal conjoined twins with heads united in such a manner that one face is rudimentary.
mioquinesímetro (myocinesimeter). Myokinesimeter.
miorrafia (myorrhaphy). Suture of a muscle.
miorrelajante (lissive). Having the property of relieving muscle spasm without causing flaccidity.
miorrexis (myorrhexis). Tearing of a muscle.
miorritmia (myorhythmia). A form of hyperkinesia in which the tremor rate (2 to 4 per second) is irregular and slower than in alternating tremor, with greater frequency and higher voltage of the associated spike potentials in the electromyogram.
miosalgia (myosalgia). Myalgia.
miosalpingitis (myosalpingitis). Inflammation of the muscular tissue of the uterine tube.
miosálpinx (myosalpinx). The muscular tunic of the uterine tube.
miosarcoma (myosarcoma). A general term for a malignant neoplasm derived from muscular tissue.
mioseísmo, miosismia (myoseism). Nonrhythmic spasmodic muscular contractions.
mioseptum (myoseptum). Myocomma.
miosfigmia (miosphygmia). Condition in which pulse beats are fewer than heart beats.
miosina (myosin). A globulin present in muscle; in combination with actin, it forms actomyosin.
miosinógeno (myosinogen). Myogen.
miosinosa (myosinose). A proteose formed by the partial hydrolysis of myosin.
miosis **1.** (miosis). Contraction of the pupil. **2.** (myosis). Obsolete alternative spelling for miosis. **3.** (miosis). Rarely used term for the period of decline of a disease in which the intensity of the symptoms begins to diminish. **4.** (miosis). Incorrect alternative spelling for meiosis.
m. espástica (spastic m.).
m. paralítica (paralytic m.).
miosítico (myositic). Relating to myositis.
miositis (myositis). Initis; myitis; inflammation of a muscle.
m. cervical (cervical m.).
m. diseminada aguda (acute disseminated m.). Multiple m.
m. epidémica, epidémica aguda (epidemic m., m. epidemica acuta).
m. fibrosa (m. fibrosa). Interstitial m.; myofascitis.
m. infecciosa (infectious m.).
m. intersticial (interstitial m.). M. fibrosa.
m. múltiple (multiple m.). Acute disseminated m.; peudotrichiniasis.
m. osificante (m. ossificans).
m. osificante circunscripta (m. ossificans circumscripta).
m. osificante progresiva (m. ossificans progressiva).
m. proliferativa o proliferante (proliferative m.).
m. tropical (tropical m.). M. purulenta tropica.
m. tropical purulenta (m. purulenta tropica).
miostromina (myostromin). A protein found in muscle stroma.
miotáctico (myotactic). Relating to the muscular sense.
miotásico, miotático (myotatic). Relating to myotasis.
miotasis (myotasis). Stretching of a muscle.
miotenositis (myotenositis). Inflammation of a muscle with its tendon.
miotenotomía (myotenotomy). Tenomyotomy; tenontomyotomy; cutting through the principal tendon of a muscle, with division of the muscle itself in whole or in part.
miotérmico (myothermic). Relating to the increased temperature in muscular tissue resulting from its contraction.
miótico (miotic). **1.** Relating to or characterized by contraction of the pupil. **2.** An agent that causes the pupil to contract.
miotomía (myotomy). **1.** Anatomy or dissection of the muscles. **2.** Surgical division of a muscle.
miótomo (myotome). **1.** A knife for dividing muscle. **2.** Muscle plate; in embryos, that part of the somite that develops into skeletal muscle. **3.** All muscles derived from one somite and innervated by one segmental spinal nerve. **4.** In primitive vertebrates, the muscular part of a metamere.
miotonía **1.** (myotonia). Delayed relaxation of a muscle after a strong contraction, or prolonged contraction after mechanical stimulation (as by percussion) or brief electrical stimulation. **2.** (myotony). Myotone; muscular tonus or tension.
m. adquirida (m. acquisita). Talma's disease.
m. atrófica (m. atrophica). Myotonic dystrophy.
m. congénita (m. congenita). Thomsen's disease.
m. distrófica (m. dystrophica). Myotonic dystrophy.
m. neonatal (m. neonatorum). Neonatal tetany.
miotónico (myotonic). Pertaining to or exhibiting myotonia.
miotono **1.** (myotonus). A tonic spasm or temporary rigidity of a muscle or group of muscles. **2.** (myotone). Myotony.
miotonoide (myotonoid). Denoting a muscular reaction, naturally or electrically excited, characterized by slow contraction and, especially, slow relaxation.
miotrofia (myotrophy). Nutrition of muscular tissue.
miotubo (myotube). A skeletal muscle fiber formed by the fusion of myoblasts during a developmental stage.
miotúbulo (myotubule). Former term for myotube.
mira (mire). One of the test objects in the ophthalmometer; its image is measured to determine the radii of curvature of the cornea.
miracidio (miracidium, pl. miracidia). The ciliated first-stage larva of a trematode that emerges from the egg and must penetrate into the tissues of an appropriate intermediate host snail if it is to continue its life cycle.
mirada (gaze). The act of looking steadily at an object.
m. conjugada (conjugate g.).
m. no conjugada (dysconjugate g.).
m. de ping-pong (ping-pong g.).

miriaquita 1. (myriachit). Miryachit. 2. (miryachit). Myriachit; a nervous affection observed in Siberia.
mírica (myrica). Bayberry bark; the bark of *Myrica cerifera* (family Myricaceae); used in diarrhea and icterus, and externally in sore throat.
miricina (myricin). Myricyl palmitate, a white, almost odorless solid that is the chief constituent of beeswax.
miringa (myringa). Membrana tympani.
miringectomía (myringectomy). Myringodectomy; excision of the tympanic membrane.
miringitis (myringitis). Tympanitis; inflammation of the tympanic membrane.
m. ampollar (bullous m.).
m. bulbosa (m. bulbosa). Myringodermatitis.
miringo-, miring- (myringo-, myring-). Combining forms denoting the membrana tympani.
miringodectomía (myringodectomy). Myringectomy.
miringodermatitis (myringodermatitis). Myringitis bulbosa; inflammation of the meatal or outer surface of the drum membrane and the adjoining skin of the external auditory canal.
miringoestapediopexia (myringostapediopexy). A technique of tympanoplasty in which the drum membrane or grafted drum membrane is brought into functional connection with the stapes.
miringomicosis (myringomycosis). Mycomyringitis.
miringoplastia (myringoplasty). Operative repair of a damaged tympanic membrane.
miringotomía (myringotomy). Tympanostomy; tympanotomy; paracentesis of the tympanic membrane.
miringótomo (myringotome). A knife used for paracentesis of the tympanic membrane.
mirinx (myrinx). Membrana tympani.
mirística (myristica). Nutmeg.
aceite de m. (m. oil). Nutmeg oil.
miristicina (myristicin). A constituent of nutmeg thought to be responsible, at least in part, for the bizarre central nervous system symptoms produced by the ingestion of large amounts of nutmeg.
mirmecia (myrmecia). A form of viral wart in which the lesion has a domed surface (i.e., an ant hill configuration) and is associated with eosinophilic intranuclear and intracytoplasmic inclusion bodies in the epidermal cells.
mirosinasa (myrosinase). Thioglucosidase.
mirra (myrrh). A gum resin from *Commiphora molmol* and *C. phora abyssinica* (family Burseraceae) and other species of *C.*, a shrub of Arabia and eastern Africa.
misandria (misandry). Aversion to or hatred of men.
misantropía (misanthropy). Aversion to people; hatred of mankind.
miscegenación (miscegenation). Marriage or interbreeding of individuals of different races.
miscible (miscible). Capable of being mixed and remaining so after the mixing process ceases.
miserotia (miserotia). Dislike of or aversion to physical love.
misofilia (mysophilia). Sexual interest in excretions.
misofobia (mysophobia). Morbid fear of dirt or defilement from touching familiar objects.
misogamia (misogamy). Aversion to marriage.
misoginia (misogyny). Aversion to or hatred of women.
misología (misologia). Aversion to talking or to mental activity.
misoneísmo (misoneism). Dislike of and disinclination to accept new ideas.
misopedia (misopedia, misopedy). Aversion to or hatred of children.
mitad (moiety). Originally, a half; now, loosely, a portion of something.
mitela (mitella). A sling for the arm.
mitigar (mitigate). Palliate.
mitis (mitis). Mild.
mitocondria (mitochondrion, pl. mitochondria). Altmann's granule; an organelle of the cell cytoplasm consisting of two sets of membranes, a smooth continuous outer coat and an inner membrane arranged in tubules or more often in folds that form platelike double membranes called cristae.
m. de los hemoflagelados (m. of hemoflagellates).
mitocondrial (mitochondrial). Relating to mitochondria.
mitogénesis (mitogenesis). The process of induction of mitosis in or transformation of a cell.
mitogenético, mitogénico (mitogenetic). Pertaining to the factor or factors causing cell mitosis.
mitogénico (mitogenic). Causing mitosis or transformation.
mitógeno (mitogen). Transforming agent; a substance that stimulates mitosis and lymphocyte transformation.
m. de hierba carmín o fitolaca (pokeweed m. (PWM)).
mitomicina (mitomycin). Antibiotic produced by *Streptomyces caespitosus*, variants of which are designated m. A, m. B, etc.; m. C is an antineoplastic agent.
mitosis (mitosis, pl. mitoses). Indirect nuclear division; karyokinesis; karyomitosis; mitotic division the usual process of cell reproduction consisting of a sequence of modifications of the nucleus (prophase, prometaphase, metaphase, anaphase, telophase) that result in the formation of two daughter cells with exactly the same chromosome and DNA content as that of the origin cell.
m. heterotípica (heterotype m.).
m. multipolar (multipolar m.).
m. somática (somatic m.).
mitotano (mitotane). An antineoplastic agent.
mitótico (mitotic). Karyokinetic; karyomitotic; relating to or marked by mitosis.
mitoxantrona, clorhidrato de (mitoxantrone hydrochloride). A synthetic anti-neoplastic used intravenously in the initial therapy for acute nonlymphocytic leukemia in adults.
mitral (mitral). **1.** Relating to the mitral or bicuspid valve. **2.** Shaped like a bishop's miter; denoting a structure resembling the shape of a headband or turban.
mitralización (mitralization). Straightening of the left heart border in the chest roentgenogram due to increased prominence of the left atrial appendage and/or the pulmonary salient.
mitramicina 1. (mitramycin). Mithramycin. **2.** (mithramycin). Aureolic acid; mitramycin; an antibiotic produced by *Streptomyces argillaceus* and *S. tanashiensis;* possesses antineoplastic activity.
mitridatismo (mithridatism). Immunity against the action of a poison produced by small and gradually increasing doses of the same.
miuro (myurous). Gradually decreasing, as a mouse's tail, in thickness; denoting the heartbeat in certain cases in which it grows feebler and feebler for a while and then strengthens.
mixadenoma (myxadenoma). A benign neoplasm derived from glandular epithelial tissue, i.e., an adenoma, in which the loose connective tissue of the stroma resembles relatively primitive mesenchymal tissue.
mixastenia (myxasthenia). Faulty secretion of mucus.
mixedema (myxedema). Hypothyroidism characterized by a relatively hard edema of subcutaneous tissue, subnormal temperature, etc.
m. circunscripto (circumscribed m.). Pretibial m.
m. congénito (congenital m.). Cretinism.
m. hipofisario (pituitary m.).
m. infantil (infantile m.).
m. operatorio (operative m.).
m. pretibial (pretibial m.). Circumscribed m.
mixedematoide (myxedematoid). Resembling myxedema.
mixedematoso (myxedematous). Relating to myxedema.
mixemia (myxemia). Mucinemia.
mixo-, mix- (myxo-, myx-). Combining forms relating to mucus. See also muci-; muco-.
mixocito (myxocyte). One of the stellate or polyhedral cells present in mucous tissue.
mixocondrofibrosarcoma (myxochondrofibrosarcoma). A malignant neoplasm derived from fibrous connective tissue, i.e., a fibrosarcoma, in which there are intimately associated foci of cartilaginous and myxomatous tissue.
mixocondroma (myxochondroma). Myxoma enchondromatosum; a benign neoplasm of cartilaginous tissue, i.e., a chondroma, in which the stroma resembles relatively primitive mesenchymal tissue.
mixofibroma (myxofibroma). Fibroma myxomatodes; myxoma fibrosum; a benign neoplasm of fibrous connective tissue that resembles primitive mesenchymal tissue.
mixofibrosarcoma (myxofibrosarcoma). A malignant fibrous histiocytoma with a predominance of myxoid areas that resemble primitive mesenchymal tissue.
mixoide (myxoid). Resembling mucus.

mixolipoma (myxolipoma). Lipoma myxomatodes; myxoma lipomatosum; a benign neoplasm of adipose tissue in which portions of the tumor resemble mucoid mesenchymal tissue.
mixoma (myxoma). A benign neoplasm derived from connective tissue, consisting chiefly of polyhedral and stellate cells that are loosely embedded in a soft mucoid matrix, thereby resembling primitive mesenchymal tissue.
  m. auricular (atrial m.).
  m. encondromatoso (m. enchondromatosum). Myxochondroma.
  m. fibroso (m. fibrosum). Myxofibroma.
  m. lipomatoso (m. lipomatosum). Myxolipoma.
  m. odontogénico (odontogenic m.).
  m. sarcomatoso (m. sarcomatosum). Myxosarcoma.
mixomatosis (myxomatosis). **1.** A fatal disease of European rabbits (*Oryctolagus cuniculus*) marked by purulent conjunctivitis and the development of myxomatous growths in the skin. **2.** Mucoid degeneration. **3.** Multiple myxomas.
mixomatoso (myxomatous). **1.** Pertaining to or characterized by the features of a myxoma. **2.** Said of tissue that resembles primitive mesenchymal tissue.
mixomiceto (myxomycete). A member of the class Myxomycetes.
mixoneuroma (myxoneuroma). **1.** A tumefaction resulting from abnormal proliferation of Schwann cells, in which focal or diffuse degenerative changes result in portions that resemble primitive mesenchymal tissue. **2.** Obsolete term for a neurilemoma, meningioma, or glioma in which the stroma is myxomatous in nature.
mixopapiloma (myxopapilloma). A benign neoplasm of epithelial tissue in which the stroma resembles primitive mesenchymal tissue.
mixopoyesis (myxopoiesis). Mucus production.
mixorrea (myxorrhea). Blennorrhea.
  m. gástrica (m. gastrica). Gastromyxorrhea.
mixosarcoma (myxosarcoma). Myxoma sarcomatosum; a sarcoma, usually a liposarcoma or malignant fibrous histiocytoma, with an abundant component of myxoid tissue resembling primitive mesenchyme containing connective tissue mucin.
mixospora (myxospore). Obsolete term for the spore of a myxomycete.
mixovirus (myxovirus). Term formerly used for viruses with an affinity for mucins, now included in the families Orthomyxoviridae and Paramyxoviridae.
MK, MK-6, MK-7 (MK, MK-6, MK-7). Abbreviation for menaquinone.
MKS, mks (MKS, mks). Abbreviation for meter-kilogram-second.
ml (mL, ml). Abbreviation for milliliter.
MLC (MLC). Abbreviation for Marginal Line Calculus Index.
MLP (LTM). Abbreviation for long-term memory.
mm (mm). Abbreviation for millimeter.
mmol (mmol). Abbreviation for millimole.
MMPI (MMPI). Abbreviation for Minnesota multiphasic personality inventory test.
MMR (MMR). Abbreviation for measles, mumps, and rubella vaccine.
Mn (Mn). Symbol for manganese.
mneme (mneme). **1.** Term coined by Richard Semon to denote the ability to remember which he believed all living cells possessed. **2.** The enduring quality in the mind that accounts for the facts of memory; the engram of a specific experience.
mneménico, mnémico (mnemenic, mnemic). Relating to memory.
mnemismo (mnemism). Mnemic hypothesis.
mnemónica (mnemonics). The art of improving the memory; a system for aiding the memory.
mnemónico (mnemonic). Anamnestic.
moción (motion). **1.** A change of place or position. **2.** Defecation. **3.** Stool.
moco (mucus). The clear viscid secretion of the mucous membranes, consisting of mucin, epithelial cells, leukocytes, and various inorganic salts suspended in water.
  m. pegajoso (glairy m.). Pituita.
modalidad (modality). **1.** A form of application or employment of a therapeutic agent or regimen. **2.** Various forms of sensation, e.g., touch, vision, etc.
modelado (modeling). **1.** In learning theory, the acquiring and learning of a new skill by observing and imitating that behavior being performed by another individual. **2.** In behavior modification, a treatment procedure whereby the therapist or another significant person presents (models) the target behavior which the learner is to imitate and make part of his repertoire. **3.** A continuous process by which a bone is altered in size and shape during its growth by resorption and formation of bone at different sites and rates.
modelo **1.** (cast). In dentistry, a positive reproduction of the form of the tissues of the upper or lower jaw, which is made by the solidification of plaster, metal, etc., pured into an impression, and over which denture bases or other dental restorations may be fabricated. **2.** (model). Something to be imitated. **3.** (model). A representation of something, often idealized or modified to make it conceptually easier to understand.
  m. animal (animal model).
  m. de Bingham (Bingham model).
  m. de computación (computer model). Computer simulation.
  m. dental (dental c.).
  m. diagnóstico (diagnostic c).
  m. médico (medical model).
  m. patrón (master c.).
  m. refractario (refractory c.). Investment c.
  m. de revestimiento (investment c.). Refractory c.
modificación (modification). **1.** A nonhereditary change in an organism. **2.** A chemical or structural alteration in a molecule.
  m. de la conducta (behavior m.).
modiolo (modiolus, pl. modioli). [*modiolus*, NA]. Columella cochleae. The central cone-shaped core of spongy bone about which turns the spiral canal of the cochlea.
  m. labial (m. labii). [*modiolus labii*]. A point near the corner of the mouth where several muscles of facial expression converge.
modo (mode). In a set of measurements, that value which appears most frequently.
  m. A (A-mode). A certain mode in diagnostic ultrasound.
  m. B (B-mode). A two-dimensional diagnostic ultrasound presentation of echo-producing interfaces in a single plane.
modorra (staggers). A form of decompression sickness in which vertigo, mental confusion, and muscular weakness are the chief symptoms.
modulación (modulation). **1.** The functional and morphologic fluctuation of cells in response to changing environmental conditions. **2.** Systematic variation in a characteristic of a sustained oscillation to code additional information. **3.** A change in the kinetics of an enzyme or metabolic pathway. **4.** The regulation of the rate of translation of mRNA by a modulating codon.
módulo (modulus). A coefficient expressing the magnitude of a physical property by a numerical value.
  m. de elasticidad (m. of elasticity).
  m. de volumen **1.** (bulk m.). M. of volume elasticity. **2.** (m. of volume elasticity). Bulk m.
  m. de Young (Young's m.).
mofebutazona (mofebutazone). An anti-inflammatory agent used for the treatment of arthritis.
mofeta (damp). Foul air in a mine; air charged with carbon oxides or with various explsive hydrocarbon vapors.
mogiartria (mogiarthria). Speech defect due to muscular incoordination.
mogifonía (mogiphonia). Laryngeal spasm occurring in public speakers as a result of overuse of the voice.
mogigrafía (mogigraphia). Writer's cramp.
mogilalia (mogilalia). Molilalia; stuttering; stammering, or any speech defect.
moho (mold, mould). A filamentous fungus, generally a circular colony that may be cottony, wooly, etc., or glabrous, but with filaments not organized into large fruiting bodies, such as mushrooms.
mohos (rusts). Species of *Puccinia* and other microbes comprising important pathogens of plants, especially cereal grains.
mol (mole). In the SI system, the unit of amount of substance, defined as that amount of a substance containing as many "elementary entities" as there are atoms in 0.0120 kg of carbon-12.
mola (mole). **1.** An intrauterine mass formed by the degeneration of the partly developed products of conception. **2.** Nevus pigmentosus.
  m. aracnoidea (spider m.). Arterial spider.
  m. de Breus (Breus m.).
  m. carnosa **1.** (carneous m.). Fleshy m. **2.** (fleshy m.). Blood m.; carneous m.

m. falsa (false m.). An intrauterine polypus.
m. en forma de uva (grape m.). Hydatidiform m.
m. hidatídica o hidatiforme (hydatidiform m., hydatid m.).
m. invasiva (invasive m.). Chorioadenoma destruens.
m. pilosa o vellosa (hairy m.). Nevus pilosus.
m. quística (cystic m.). Hydatidiform m.
m. sanguínea (blood m.). Fleshy m.
m. vesicular (vesicular m.). Hydatidiform m.
molal (molal). Denoting one mole of solute dissolved in 1000 grams of solvent.
molalidad (molality). Moles of solute per kilogram of solvent.
molar (molar). **1.** Denoting a grinding, abrading, or wearing away. **2.** Dens molaris. **3.** Massive; relating to a mass; not molecular. **4.** (M, *M*). Denoting a concentration of 1 gram-molecular weight (1 mole) of solute per liter of solution, the common unit of concentration in chemistry. **5.** Denoting specific quantity, e.g., molar volume.
m. de los doce años (twelfth-year m.). The second permanent m. tooth.
m. de Moon (Moon's m.'s).
m. en mora o moriforme (mulberry m.).
primer m. (first m.).
segundo m. (second m.).
m. de los seis años (sixth-year m.). The first permanent m. tooth.
tercer m. (third m.).
molaridad (molarity). Moles per liter of solution (mol/L).
molariforme (molariform). Having the form of a molar tooth.
molde (mold). **1.** The term used to specify the shape of an artificial tooth (or teeth). **2.** A shaped receptacle into which wax is pressed or fluid plaster is poured in making a cast.
moldeado (molding). Shaping by means of a mold.
m. de bordes **1.** (muscle-trimming). Border molding. **2.** (border m.).
m. por compresión (compression m.).
m. por inyección (injection m.).
m. de tejidos (tissue m.). Border m.
moldear (mold). **1.** To change in shape; denoting specially the adaptation of the fetal head to the pelvic canal. **2.** To shape a mass of plastic material according to a definite pattern.
molécula (molecule). The smallest possible quantity of a di-, tri-, or polyatomic substance that retains the chemical properties of the substance.
molecular (molecular). Relating to molecules.
molibdato (molybdate). A salt of molybdic acid.
molibdénico, molibdenoso (molybdenic, molybdenous). Relating to molybdenum.
molibdeno (molybdenum (Mo)). A silvery white metallic element, symbol Mo, atomic no. 42, atomic weight 95.94.
molíbdico (molybdic). Denoting molybdenum in the 6+ state, as in MoO_3.
molibdoso (molybdous). Denoting molybdenum in the 4+ state, as in MoO_2.
molilalia (molilalia). Mogilalia.
molimen (molimen, pl. molimina). An effort; laborious performance of a normal function.
m. del climaterio viril (m. climactereium virile).
m. menstrual (menstrual molimina). Premenstrual syndrome.
molindona, clorhidrato de (molindone hydrochloride). An antipsychotic.
molismofobia (molysmophobia). Morbid fear of infection.
mollities (mollities). **1.** Characterized by a soft consistency. **2.** Malacia.
molusco **1.** (molluscum). A disease marked by the occurrence of soft rounded tumors of the skin. **2.** (mollusk, mollusc). Common name for members of the phylum Mollusca, although usually restricted to the gastropods and bivalves.
m. contagioso (m. contagiosum). M. verrucosum.
m. fibroso (m. fibrosum). Old term for neurofibromatosis.
m. fibroso del embarazo (m. fibrosum gravidarum).
m. verrugoso (m. verrucosum). M. contagiosum.
moluscoso (molluscous). Relating to or resembling molluscum.
momificación (mummification). **1.** Dry gangrene. **2.** Shrivelling of a dead, retained fetus. **3.** In dentistry, treatment of inflamed dental pulp with fixative drugs in order to retain teeth so treated for relatively short periods.
mónada (monad). **1.** A univalent element or radical. **2.** A unicellular organism. **3.** In meiosis, the single chromosome derived from a tetrad after the first and second maturation divisions.
monamida (monamide). Monoamide.
monamina (monamine). Monoamine.
monaminuria (monaminuria). Monoaminuria.
monarda (monarda). The leaves of *Monarda punctata* (family Labiatae), American horsemint, a labiate plant of the U.S. east of the Mississippi.
monártrico (monarthric). Monarticular.
monáster (monaster). Mother star; the single star figure at the end of prophase in mitosis.
monera (moneran). A member of the prokaryote kingdom Monera.
mónera (moner). Obsolete designation for a non-nucleated mass of protoplasm.
mongol, mongólico (mongol, mongolian). Obsolete term for an individual with Down's syndrome.
mongolismo (mongolism). Obsolete term for Down's syndrome.
m. por translocación (translocation m.).
mongoloide (mongoloid). **1.** Mongolian; relating to or characterized by features associated with Down's syndrome. **2.** Obsolete term for an individual with Down's syndrome.
monilado (monilated). Moniliform.
monilethrix (monilethrix). Aplasia pilorum propia; beaded hair; moniliform hair; a developmental ectodermal defect in which brittle hairs show a series of constrictions, giving the appearance of a string of beads.
monilial (monilial). Precisely, pertaining to the *Monilia*, but, in medicine, frequently used incorrectly with reference to the genus *Candida*.
moniliasis (moniliasis). Candidiasis.
monílide (moniliid). Minute macular or papular lesions occurring as an allergic reaction to monilial infection.
moniliforme (moniliform). Monilated; shaped like a string of beads or beaded necklace.
monismo (monism). A metaphysical system in which all of reality is conceived as a unified whole.
monístico (monistic). Pertaining to monism.
monitor (monitor). A device that records specified data for a given series of events, operations, or circumstances.
m. cardíaco (cardiac m.).
m. electrónico fetal (electronic fetal m.).
m. de Holter (Holter m.).
mono-, mon- (mono-, mon-). Prefixes denoting the participation or involvement of a single element or part; corresponds to L. *uni-*.
monoamelia (mono-amelia). Absence of one limb.
monoamida (monoamide). Monamide; a molecule containing one amide group.
monoamina (monoamine). Monamine; a molecule containing one amine group.
m. oxidasa (MAO) (monoamine oxidase (MAO)).
monoaminérgico (monoaminergic). Referring to nerve cells or fibers that transmit nervous impulses by the medium of a catecholamine or indolamine.
monoaminuria (monoaminuria). Monaminuria; the excretion of any monoamine in the urine.
monoamniótico (monoamniotic). Denoting two or more progeny of a multiple pregnancy that have shared a common amniotic sac.
monoangular (monangle). Having only one angle, denoting a dental instrument that has only one angle between the handle or shaft and the working portion (blade or nib).
monoarticular (monarticular). Monarthric; uniarticular; relating to a single joint.
monoartritis (monarthritis). Arthritis of a single joint.
monoasociado (monoassociated). Denoting a germ-free organism that becomes colonized by a single microbial species.
monoatetosis (monathetosis). Athetosis affecting one hand or foot.
monoatómico (monatomic). **1.** Relating to or containing a single atom. **2.** Monovalent.
monoaural (monaural). Pertaining to one ear.
monoaxónico (monaxonic). **1.** Having but one axis, being therefore elongated and slender. **2.** Having one axon.

monobactama (monobactam). A class of antibiotic that has a monocyclic beta-lactam nucleus and is structurally different from other beta-lactams; e.g., aztreonam.
monobásico (monobasic). Denoting an acid with only one replaceable hydrogen atom, or only one replaced hydrogen atom.
monobenzona (monobenzone). *p*-Benzyloxyphenol; a melanin-pigment inhibiting agent; used topically for the treatment of hyperpigmentation caused by formation of melanin.
monoblasto (monoblast). An immature cell that develops into a monocyte.
monobraquio (monobrachius). The condition of being one-armed.
monobromado, monobrominado (monobromated, monobrominated). Denoting a chemical compound with one atom of bromine per molecule.
monocapas (monolayers). **1.** Films, one molecule thick, formed on water by certain substances, such as proteins and fatty acids, characterized by molecules containing some atom groupings that are soluble in water and other atom groupings that are insoluble in water. **2.** A confluent sheet of cells, one cell deep, growing on a surface in a cell culture.
monocardio (monocardian). Having a heart with a single atrium and ventricle.
monocéfalo (monocephalus). Syncephalus.
monocigótico (monozygotic, monozygous). Denoting twins derived from a single fertilized ovum.
monocito (monocyte). A relatively large mononuclear leukocyte (16 to 22 µm in diameter), that normally constitutes 3 to 7% of the leukocytes of the circulating blood, and is normally found in lymph nodes, spleen, bone marrow, and loose connective tissue.
monocitopenia (monocytopenia). Monocytic leukopenia; monopenia; diminution in the number of monocytes in the circulating blood.
monocitosis (monocytosis). Monocytic leukocytosis; an abnormal increase in the number of monocytes in the circulating blood.
  m. aviaria (avian m.). Bluecomb disease of chickens.
monoclínico (monoclinic). Relating to crystals with a single oblique inclination.
monoclonal, monoclónico (monoclonal). In immunochemistry, pertaining to a protein from a single clone of cells, all molecules of which are the same.
monoclorfenamida (monochlorphenamide). Clofenamide.
monocordio (monochord). An instrument used in hearing tests.
monocorea (monochorea). Chorea affecting the head alone or only one extremity.
monocoriónico **1.** (monochorial). Monochorionic. **2.** (monochorionic). Monochorial; relating to or having a single chorion; denoting monovular twins.
monocraneano (monocranius). Syncephalus.
monocroico (monochroic). Monochromatic.
monocromador (monochromator). A prism or diffraction grating used in spectrophotometry to isolate a narrow spectral range.
monocromasia **1.** (monochromasy). Achromatopsia. **2.** (monochromasia). Achromatopsia.
  m. de bastones (rod m.). Complete achromatopsia.
  m. de conos azules (blue cone m.).
  m. de conos pi (pi cone m.).
monocromático (monochromatic). **1.** Monochroic; monochromic; having but one color. **2.** Indicating a light of a single wavelength. **3.** Relating to or characterized by monochromatism.
monocromatismo (monochromatism). **1.** The state of having or exhibiting only one color. **2.** Achromatopsia.
monocromatófilo (monochromatophil, monochromatophile). **1.** Monochromophil; monochromophile; taking only one stain. **2.** A cell or any histologic element staining with only one kind of dye.
monocrómico (monochromic). Monochromatic.
monocromófilo (monochromophil, monochromophile). Monochromatophil.
monocrotalina (monocrotaline). Crotaline; an alkaloid in the seeds, leaves, and stems of *Crotalaria spectabilis* (family Leguminosae), a plant poisonous to livestock and poultry in the southern U.S.
monocrótico (monocrotic). Denoting a pulse the curve of which presents no notch in the downward line.
monocrotismo (monocrotism). The state in which the pulse is monocrotic.
monocular (monocular). Relating to, affecting, or visible by one eye only.
monóculo (monocle). A lens used for one eye, usually in the correction of presbyopia.
monodactilia, monodactilismo (monodactyly, monodactylism). The presence of a single finger on the hand, or a single toe on the foot.
monodermoma (monodermoma). A neoplasm composed of tissues from a single germinal layer.
monodiplopía (monodiplopia). Monocular diplopia.
monodisperso (monodisperse). Of relatively uniform size; said of aerosol suspensions with size variation of less than ±20%.
monoescenismo (monoscenism). Morbid concentration on some past experience.
monoespasmo (monospasm). Spasm affecting only one muscle or group of muscles, or a single extremity.
monoestético (monesthetic). Relating to a single sense or sensation.
monoestratal (monostratal). Composed of a single layer.
monoestrual (monestrous). Having but one estrous cycle in a mating season.
monoetanolamina (monoethanolamine). 2-Aminoethanol; a surfactant; the oleate is used as a sclerosing agent in the treatment of varicose veins.
monofagia, monofagismo (monophagism). Habitual eating of but one kind of food or but one meal a day when the latter is clearly an aberration.
monofasia (monophasia). Inability to speak other than a single word or sentence.
monofásico (monophasic). **1.** Marked by monophasia. **2.** Occurring in or characterized by only one phase or stage. **3.** Fluctuating from the baseline in one direction only.
monofenol monooxigenasa (monophenol monooxygenase). Cresolase; monophenol oxidase; tyrosinase; a copper-containing oxidoreductase that catalyzes the oxidation of *o*-diphenols to *o*—quinones by O_2, with the incorporation of one of the two oxygen atoms in the product.
monofenol oxidasa (monophenol oxidase). Monophenol monooxygenase.
monofilético (monophyletic). **1.** Having a single source of origin; derived from one line of descent, in contrast to polyphyletic. **2.** In hematology, relating to monophyletism.
monofiletismo (monophyletism). Monophyletic theory; in hematology, the theory that all the blood cells are derived from one common stem cell or histioblast.
monofiodonte (monophyodont). Having one set of teeth only; without deciduous dentition.
monofobia (monophobia). Morbid fear of solitude or of being left alone.
monoftalmía (monophthalmos). Failure of outgrowth of a primary optic vesicle with absence of ocular tissues; the remaining eye is often maldeveloped.
monoftalmo (monophthalmus). Cyclops.
monogamético (monogametic). Homogametic.
monogamia (monogamy). The marriage or mating system in which each partner has but one mate.
monogénesis (monogenesis). **1.** The production of similar organisms in each generation. **2.** The production of young by a single parent as in nonsexual generation and parthenogenesis. **3.** The process of parasitizing a single host, in which the life cycle of the parasite is passed.
monogenético (monogenetic). Monoxenous; relating to momgenesis.
monogénico (monogenic). Relating to a hereditary disease or syndrome, or to an inherited characteristic, controlled by alleles at a single genetic locus.
monógeno (monogenous). Asexually produced, as by fission, gemmation, or sporulation.
monogerminal (monogerminal). Unigerminal.
monografía (monograph). A treatise on a particular subject or specific aspect of a subject.
monohidratado (monohydrated). Containing or united with a single molecule of water per molecule of substance.
monohídrico (monohydric). Having but one hydrogen atom in the molecule.

monoideísmo (monoideism). A marked preoccupation with one idea or subject; a slight degree of monomania.
monoinfección (monoinfection). Simple infection with a single variety of microorganism.
monoisonitrosoacetona (monoisonitrosoacetone). Isonitrosoacetone.
monolocular (monolocular). Unicameral; unicamerate; having one cavity or chamber.
monomanía (monomania). An obsession or abnormally extreme enthusiasm for a single idea or subject; a psychosis marked by the limitation of the symptoms rather strictly to a certain group, as the delusion in paranoia.
monomaníaco (monomaniac). **1.** One exhibiting monomania. **2.** Characterized by or relating to monomania.
monomastigoto (monomastigote). A mastigote having only one flagellum.
monomélico (monomelic). Relating to one limb.
monomérico (monomeric). **1.** Consisting of a single part. **2.** In genetics, relating to a hereditary disease or characteristic controlled by genes at a single locus. **3.** Consisting of monomers.
monómero (monomer). The molecular unit that, by repetition, constitutes a large structure or polymer.
monometálico (monometallic). Containing one atom of a metal per molecule.
monomicrobiano (monomicrobic). Denoting a monoinfection.
monomioplejía (monomyoplegia). Paralysis limited to one muscle.
monomiositis (monomyositis). Inflammation of a single muscle.
monomolecular (monomolecular). Unimolecular; denoting a single molecule.
monomorfo, monomórfico (monomorphic). Of one shape; unchangeable in shape.
mononema (mononeme). An unpaired helix of nucleic acid, as occurs in a chromatid.
mononeural, mononéurico (mononeural, mononeuric). **1.** Having only one neuron. **2.** Supplied by a single nerve.
mononeuralgia (mononeuralgia). Pain along the course of one nerve.
mononeuritis (mononeuritis). Inflammation of a single nerve.
  m. múltiple (m. multiplex).
mononeuropatía (mononeuropathy). Disease involving a single nerve.
  m. múltiple (m. multiplex).
monónfalo (monomphalus). Omphalopagus.
mononoea (mononoea). Fixation of the mind on one subject.
mononuclear (mononuclear). Having only one nucleus; used especially in reference to blood cells.
mononucleosis (mononucleosis). Presence of abnormally large numbers of mononuclear leukocytes in the circulating blood, especially with reference to forms that are not normal.
  m. infecciosa (infectious m.). Benign lymphadenosis; glandular fever.
mononucleótido (mononucleotide). Nucleotide.
monooctanoína (monooctanoin). A semisynthetic esterfied glycerol used as a solubilizing agent for radiolucent gallstones retained in the biliary tract following cholecystectomy.
monooxigenasas (monooxygenases). Oxidoreductases that induce the incorporation of one atom of oxygen from O_2 into the substance being oxidized.
monoparesia (monoparesis). Paresis affecting a single extremity or part of an extremity.
monoparestesia (monoparesthesia). Paresthesia affecting a single region only.
monopatía (monopathy). **1.** A single uncomplicated disease. **2.** A local disease affecting only one organ or part.
monopático (monopathic). Relating to a monopathy.
mónope (monops). Cyclops.
monopenia (monopenia). Monocytopenia.
monoplasmático (monoplasmatic). Formed of but one tissue.
monoplástico (monoplastic). Undergoing no change in structure; relating to a monoplast.
monoplasto (monoplast). A unicellular organism that retains the same structure or form throughout its existence.
monoplejía (monoplegia). Paralysis of one limb.
  m. masticatoria (m. masticatoria).
monoploide (monoploid). Haploid.
monopodia (monopodia). Malformation in which only one foot is externally recognizable.
monoptiquial (monoptychial). Arranged in a single but folded layer, as the cells in the epithelium of the gallbladder or certain glands.
monorquia (monorchia). Monorchism.
monórquide, monorquídico (monorchidic, monorchid). **1.** Having but one testis. **2.** Having apparently but one testis, the other being undescended.
monorquidismo (monorchidism). Monorchism.
monorquismo, monorquidia (monorchism). Monorchia; monorchidism; a condition in which only one testis is apparent, the other being absent or undescended.
monorrecidiva (monorecidive). Denoting a late or tertiary manifestation of syphilis which takes the form of an ulcerated papule located at the site of the original chancre.
monorrino, monorrínico (monorhinic). Single-nosed; used to characterize conjoined twins in which cephalic fusion has left only a single nose evident.
monosa (monose). Monosaccharide.
monosacárido (monosaccharide). Monose; a carbohydrate that cannot form any simpler sugar by simple hydrolysis.
monoscelo (monoscelous). Having only one leg.
monosifílide (monosyphilide). Marked by the occurrence of a single syphilitic lesion.
monosináptico (monosynaptic). Referring to direct neural connections (those not involving an intermediary neuron).
monosintomático (monosymptomatic). Denoting a disease or morbid condition manifested by only one marked symptom.
monosoma (monosome). **1.** Accessory chromosome. **2.** Obsolete term for ribosome.
monosomía **1.** (monosomy). Absence of one chromosome of a pair of homologous chromosomes. **2.** (monosomia). In conjoined twins, a condition in which the trunks are completely merged although the heads remain separate.
monosómico (monosomic). Relating to monosomy.
monosomo (monosomous). Characterized by or pertaining to monosomia.
monospermia (monospermy). Fertilization by the entrance of only one spermatozoon into the egg.
monostoma (monostome). Common name for digenetic trematodes that possess a single sucker, oral or ventral, rather than both.
monostótico (monostotic). Involving only one bone.
monosustituido (monosubstituted). In chemistry, denoting an element or radical, only one atom or unit of which is found in each molecule of a substitution compound.
monotermia (monothermia). Evenness of bodily temperature; absence of an evening rise in body temperature.
monoterpenos (monoterpenes). Hydrocarbons or their derivatives formed by the condensation of two isoprene units, and therefore containing 10 carbon atoms.
monotioglicerol (monothioglycerol). Thioglycerol; used to promote wound healing.
monotoco (monotocous). Producing a single offspring at a birth.
monotremo (monotreme). A member of the order Monotremata.
monotricado (monotrichate). Monotrichous.
monotrico (monotrichous). Monotrichate; uniflagellate; denoting a microorganism possessing a single flagellum or cilium.
monovalencia (monovalence, monovalency). Univalence; univalency; a combining power (valence) equal to that of a hydrogen atom.
monovalente (monovalent). **1.** Monatomic; univalent; having the combining power (valence) of a hydrogen atom. **2.** Pertaining to a monovalent (specific) antiserum to a single antigen or organism.
monoxeno (monoxenous). Monogenetic.
monóxido (monoxide). Any oxide having only one atom of oxygen; e.g., CO.
monozoico (monozoic). Unisegmented, as in cestodarian tapeworms.
mons (mons, gen. montis, pl. montes). [*mons*, NA]. An anatomical prominence or slight elevation above the general level of the surface.
  m. pubis (m. pubis). [*mons pubis*, NA]. M. veneris; pubis.
  m. ureteris (m. ureteris). A pinkish prominence on the wall of the bladder marking each ureteral orifice.
  m. veneris (m. veneris). M. pubis.

monstruo (monster). Outmoded term for malformed embryos, fetuses, or individuals.
montaje (mounting). In dentistry, the laboratory procedure of attaching the maxillary and/or mandibular cast to an articulator.
m. de modelo dividido (split cast m.).
montar (mount). **1.** To prepare for microscopic examination. **2.** To climb on for purposes of copulation.
montículo (monticulus, pl. monticuli). **1.** Any slight rounded projection above a surface. **2.** The central portion of the superior vermis forming a projection on the surface of the cerebellum.
MOPP (MOPP). Acronym for *m*echlorethamine, *O*ncovin (vincristine), *p*rocarbazine, and *p*rednisone, a chemotherapy regimen used in the treatment of Hodgkin's disease.
moquillo (distemper). **1.** Canine d.; a specific disease of young dogs that is highly contagious and highly fatal. **2.** Feline d.; panleukopenia.
mor. dict. (mor. dict.). Abbreviation for L. *moro dicto*, as directed.
mor. sol. (mor. sol.). Abbreviation for L. *moro solito*, as usual, as customary.
mórbido (morbid). **1.** Diseased or pathologic. **2.** In psychology, abnormal or deviant.
morbífico (morbific). Pathogenic.
morbígeno (morbigenous). Pathogenic.
morbili (morbilli). Measles.
morbilidad (morbility). Morbidity.
morbiliforme (morbilliform). Resembling measles.
morbiloso (morbilous). Relating to measles.
morbo (morbus). Disease.
morbosidad, morbididad (morbidity). **1.** A diseased state. **2.** Morbility; the ratio of sick to well in a community. **3.** The frequency of the appearance of complications following a surgical procedure or other treatment.
m. puerperal (puerperal m.).
morcelación (morcellation). Division into and removal of small pieces, as of a tumor.
morcelar (morcel). To remove piecemeal.
mordaza (gag). An instrument adjusted between the teeth to keep the mouth from closing during operations in the mouth or throat.
m. bucal de Davis-Crowe (Davis-Crowe mouth g.).
mordedura (bite). A wound or puncture of the skin made by animal or insect.
mordente, mordiente (mordant). A substance capable of combining with a dye and the material to be dyed, thereby increasing the affinity or binding of the dye.
morder (bite). To incise or seize with the teeth.
mordida (bite). **1.** Term used to denote the amount of pressure developed in closing the jaws. **2.** Undesirable jargon for terms such as interocclusal record, maxillomandibular registration, denture space, and interarch distance.
m. abierta (open b.).
m. balanceada (balanced b.). Balanced occlusion.
m. blanda **1.** (biscuit b.). Maxillomandibular record. **2.** (mush-bite).
m. bloqueada (locked b.). An occlusion in which the cusp arrangement restricts lateral excursions.
m. borde con borde (edge-to-edge b.). Edge-to-edge occlusion.
m. cerrada (closed b.). Reduced vertical interarch distance.
m. de control (checkbite). Interocclusal record.
m. cruzada (crossbite). An abnormal relation of one or more teeth of one arch to the opposing tooth or teeth of the other arch due to labial, buccal, or lingual deviation of tooth position, or to abnormal jaw position.
m. estrecha (close b.). Small interarch distance.
m. normal (normal b.). Normal occlusion.
m. profunda (deep b.). An abnormally large vertical overlap of anterior teeth in centric occlusion.
m. en reposo (rest b.).
m. terminoterminal (end-to-end b.). Edge-to-edge occlusion.
m. de trabajo (working b.). Working contacts.
morfazinamida, clorhidrato de (morphazinamide hydrochloride). Morinamide hydrochloride; an antituberculous agent.
morfea (morphea). Localized scleroderma; cutaneous lesion(s) characterized by indurated, slightly depressed plaques of thickened dermal fibrous tissue, of a whitish or yellowish white color surrounded by a pinkish or purplish halo.
m. acrotérica (m. acroterica)
m. alba (m. alba). M. in which there is reduction or absence of normal skin pigmentation.
m. guttata (m. guttata). White spot disease.
m. herpetiforme (m. herpetiformis).
m. lineal (m. linearis). M. in which lesions are arranged in bands.
m. pigmentosa o pigmentada (m. pigmentosa).
morfema (morpheme). The smallest linguistic unit with a meaning.
morfina (morphine). The major phenanthrene alkaloid of opium.
clorhidrato de m. (m. hydrochloride).
sulfato de m. (m. sulfate).
morfo-, morf- (morpho-, morph-). Combining forms relating to form, shape, or structure.
morfogénesis (morphogenesis). **1.** Differentiation of cells and tissues in the early embryo which establishes the form and structure of the various organs and parts of the body. **2.** The ability of a molecule or group of molecules (particularly macromolecules) to assume a certain shape.
morfogenético (morphogenetic). Relating to morphogenesis.
morfología (morphology). The science concerned with the configuration or the structure of animals and plants.
morfológico (morphologic). Relating to morphology.
morfometría (morphometry). The measurement of the form of organisms or their parts.
morfométrico (morphometric). Pertaining to morphometry.
morfón (morphon). Any one of the individual structures entering into the formation of an organism; a morphologic element, such as a cell.
morfosíntesis (morphosynthesis). An awareness of space and of body schema represented in the parietal lobes of the cerebral cortex.
morfosis (morphosis). Mode of development of a part.
morfotipo (morphotype). An infrasubspecific group of bacterial strains distinguishable from other strains of the same species on the basis of morphologic characters which may or may not be associated with a change in serologic state.
morgan (M) (morgan (M)). The standard unit of genetic distance on the genetic map: the distance between two loci such that on average one crossing over will occur per meiosis.
moria (moria). **1.** Hebetude: rarely used term denoting foolishness or dullness of comprehension. **2.** Rarely used term for a mental state marked by frivolity, joviality, an inveterate tendency to jest, and inability to take anything seriously.
moribundo (moribund). Dying; at the point of death.
morina (morin). A natural yellow dye obtained from fustic and often associated with the dye maclurin.
morón (moron). An obsolete term for a subclass of mental retardation or the individual classified therein.
moroxidina (moroxydine). Abitilguanide; 4-morpholinecarboximidoylguanidine; an antiviral agent.
morriña negra (blackleg). Quarter evil; a highly fatal, specific, essentially gas-gangrenous infection caused by *Clostridium chavoei* (*feseri*) and affecting the muscular upper parts of the legs of young cattle and sheep.
morruato sódico (morrhuate sodium). The sodium salts of the fatty acids of cod liver oil; a sclerosing agent used in the treatment of varicose veins, mixed with a local anesthetic.
mors (mors, gen. mortis). Death.
m. thymica (m. thymica).
morsulus (morsulus). Troche.
mortaja (mortise). The seating for the talus formed by the union of the fibula and the tibia at the ankle joint.
mortalidad (mortality). **1.** The state of being mortal. **2.** Mortality rate. **3.** A fatal outcome.
mortero (mortar). A vessel with rounded interior in which crude drugs and other substances are crushed or bruised by means of a pestle.
mortificación (mortification). Gangrene.
mortificado (mortified). Gangrenous.
mortinato (stillborn). Born dead; denoting an infant dead at birth.
mórula (morula). The mass of blastomeres resulting from the early cleavage divisions of the zygote.
morulación (morulation). Formation of the morula.

moruloide (moruloid). Resembling a morula.
mosaico (mosaic). **1.** Inlaid; resembling inlaid work. **2.** The juxtaposition in an organism of genetically different tissues, resulting from somatic mutation (gene mosaicism), an anomaly of chromosome division resulting in two or more types of cells containing different numbers of chromosomes (chromosome mosaicism), or chimerism (cellular mosaicism).
mosaiquismo (mosaicism). Condition of being mosaic.
m. celular (cellular m.).
m. cromosómico (chromosome m.).
m. de genes (gene m.).
m. germinal, gonadal (germinal m., gonadal m.).
mosca (fly). A two-winged insect in the order Diptera. Typical flies of the housefly type and similar forms are in the family Muscidae.
m. de las arenas (sandfly).
m. del caballo (horsefly). Tabanus, *Anthomyia canicularis*.
m. cantora (warble f.).
m. doméstica o común (housefly).
m. del mangle (mangrove f.).
m. piojo (louse f.'s).
m. rusa, española (Russian f., Spanish f.). Cantharis.
m. del talón (heel f.).
moscardón (botfly). Robust, hairy fly of the order Diptera, often strikingly marked in black and yellow or gray, whose larvae produce a variety of myiasis conditions in man and various domestic animals, especially herbivores.
m. de la cabeza (head b.'s).
m. cantarín (warble b.). *Dermatobia hominis*.
m. humano (human b.). *Dermatobia hominis*.
m. de la piel (skin b.'s). *Dermatobia hominis*.
mosquito (mosquito, pl. mosquitoes). A blood-sucking dipterous insect of the family Culicidae.
mostaza (mustard). **1.** The dried ripe seeds of *Brassica alba* (white m.) and *B. nigra* (black m.) (family Cruciferae). **2.** Mustard gas.
m. azufrada (sulfur m.). Mustard gas.
m. blanca (white m.). The ripe seeds of *Brassica* (*Sinapsis*) *alba*.
m. hemiazufrada o semiazufrada (hemisulfur m., semisulfur m.).
hidroclorina de m. (m. chlorohydrin). Hemisulfur m.
m. negra (black m.). The dried ripe seed of *Brassica nigra* or of *B. juncea;* it is the source of allyl isothiocyanate.
m. nitrogenadas o de nitrógeno (nitrogen m.'s).
m. semiazufrada (semisulfur m.). Hemisulfur m.
m. de uracilo (uracil m.).
mosto (must). Unfermented juice of the grape or other fruits.
mota (mote). A small particle; a speck.
m. de sangre (blood m.'s). Hemoconia.
moteado (mottling). An area of skin comprised of macular lesions of varying shades or colors.
motilidad (motility). The power of spontaneous movement.
motilina (motilin). A 22-amino acid polypeptide occurring in duodenal mucosa.
motivación (motivation). In psychology, the aggregate of all the individual motives, needs, and drives operative in an individual at any given moment which influence will and cause behavior.
m. extrínseca (extrinsic m.).
m. intrínseca (intrinsic m.).
m. personal (personal m.).
motivo (motive). **1.** Learned drive; an acquired predisposition, need, or specific state of tension within an individual which arouses, maintains, and directs behavior toward a goal. **2.** The reason attributed to or given by an individual for a behavioral act.
m. de dominio (mastery m.).
m. de logro o éxito (achievement m.).
motofaciente (motofacient). Causing motion; denoting the second phase of muscular activity in which actual movement is produced.
motoneurona (motoneuron). Motor neuron.
motor (motorial). Relating to motion, to a motor nerve or the motor nucleus.
motor plástico (plastic motor). An artificial point of attachment on an amputation stump to which is fastened the cord or extensor by which movement is transmitted to an artificial limb; used in cinematization.
motor, motora, motriz (motor). **1.** Denoting those neural structures which by the impulses generated and transmitted by them cause muscle fibers or pigment cells to contract, or glands to secrete. **2.** In psychology, denoting the organism's overt reaction to a stimulus (motor response).
motórmetro (motormeter). A device for determining the amount, force, and rapidity of movement.
móvil (motile). **1.** Having the power of spontaneous movement. **2.** Denoting the type of mental imagery in which one learns and recalls most readily that which has been felt. **3.** A person having such mental imagery.
movilización (mobilization). **1.** Making movable; restoring the power of motion in a joint. **2.** The act or the result of the act of mobilizing; exciting a hitherto quiescent process into physiologic activity.
m. del estribo (stapes m.).
movilizar (mobilize). **1.** To liberate material stored in the body. **2.** To excite quiescent material to physiologic activity.
movimiento (movement). **1.** The act of motion; said of the entire body or of one or more of its numbers or parts. **2.** Stool; defecation.
m. activo (active m.).
m. aversivo (adversive m.).
m. ameboide (ameboid m.).
m. de apertura (opening m.).
m. asistivo o auxiliar (assistive m.).
m. asociado (associated m.).
m. de Bennett (Bennett m.).
m. de bisagra (hinge m.).
m. de borde o límites (border m.'s).
m. de Brown-Zsigmondy (brownian-Zsigmondy m.). Brownian m.
m. browniano **1.** (brownian motion). Brownian movement. **2.** (brownian m.). Brownian-Zsigmondy m.
m. ciliar (ciliary m.).
m. de circo (circus m.). Circus rhythm.
m. conjugado de los ojos (conjugate m. of eyes).
m. coreico (choreic m.).
descomposición del m. (decomposition of m.).
m. de desplazamiento (drift m.'s). Drifts.
m. fetal (fetal m.).
m. de "flick" (flick m.'s). Pestañeo.
m. de flujo o corriente (streaming m.).
m. fusional (fusional m.).
m. hísticos límites o de borde (border tissue m.'s).
m. intermedios (intermediary m.'s).
m. lateral (lateral m.).
m. mandibular (mandibular m.).
m. mandibular funcional (functional mandibular m.'s).
m. mandibulares libres (free mandibular m.'s).
m. de masa (mass m.). Mass peristalsis.
m. molecular (molecular m.). Brownian m.
m. morfogenético (morphogenetic m.).
m. muscular (muscular m.).
m. neurobiotáctico (neurobiotactic m.).
m. no conjugado de los ojos (disjugate m. of eyes).
m. no rápidos de los ojos (NREM) (non-rapid eye m. (NREM)).
m. ocular de fijación (fixational ocular m.).
m. ocular inverso (inverse ocular bobbing).
m. ocular pervertido (perverted ocular m.).
m. oculares de piñón (cogwheel ocular m.'s).
m. oculares cardinales (cardinal ocular m.'s).
m. oculares relámpago (lightning eye m.'s). Ocular myoclonus.
m. paradójico de los párpados (paradoxical m. of eyelids).
m. pasivo (passive m.).
m. pasivo continuo (continuous passive motion).
m. pendular (pendular m.).
pos- m. (after-m.). Kohnstamm's phenomenon.
m. protoplasmático (protoplasmic m.).
m. rápidos de los ojos (REM) (rapid eye m.'s (REM)).
m. reflejo (reflex m.).
m. resistivo o de resistencia (resistive m.).
m. sacádico o de sacudida (saccadic m.).
m. suecos (Swedish m.'s). Swedish gymnastics.

m. traslatorio o de traslación (translatory m.).
m. de trombón de Magnan (Magnan's trombone m.).
m. vermicular (vermicular m.). Peristalsis.
moxa (moxa). A cone or cylinder of cotton wool or other combustible material, placed on the skin and ignited in order to produce counterirritation.
moxalactama disódica (moxalactam disodium). A broad spectrum β-lactam antibiotic related to the penicillins and cephalosporins.
moxibustión (moxibustion). Burning of herbal agents, such as moxa, on the skin as a counterirritant in the treatment of disease.
moxisilita (moxisylyte). Thymoxamine; used as an α-adrenergic blocking agent for treatment of peripheral vascular disease.
MQ (MQ). Former abbreviation for menaquinone; now MK.
MRCP (M.R.C.P.). Abbreviation for Member of the Royal College of Physicians (of England).
MRCP(E) (M.R.C.P.(E)). Abbreviation for Member of the Royal College of Physicians (Edinburgh).
MRCP(I) (M.R.C.P.(I)). Abbreviation for Member of the Royal College of Physicians (Ireland).
MRCS (M.R.C.S.). Abbreviation for Member of the Royal College of Surgeons (England).
MRCS(E) (M.R.C.S.(E)). Abbreviation for Member of the Royal College of Surgeons (Edinburgh).
MRCS(I) (M.R.C.S.(I)). Abbreviation for Member of the Royal College of Surgeons (Ireland).
MRCVS (M.R.C.V.S.). Abbreviation for Member of the Royal College of Veterinary Surgeons (of the United Kingdom).
ms (ms). Abbreviation for millisecond.
MSD (M.S.D.). Abbreviation for Master of Science in Dentistry.
mseg (msec). Abbreviation for millisecond.
MSG (MSG). Abbreviation for monosodium glutamate.
MSH (MSH). Abbreviation for melanocyte-stimulating hormone.
mu (mu). Twelfth letter of the Greek alphabet, μ.
M.u. (M.u.). Abbreviation for Mache unit.
m.u. (m.u.). Abbreviation for mouse unit.
mucasa (mucase). Mucinase.
muci- (muci-). Combining form for mucus, mucous, or mucin. See also muco-; myxo-.
mucicarmín (mucicarmine). A red stain containing aluminum chloride and carmine.
múcido (mucid). Muciparous.
mucífero (muciferous). Muciparous.
mucificación (mucification). A change produced in the vaginal mucosa of spayed experimental animals following stimulation with estrogen; characterized by the formation of tall columnar cells secreting mucus.
muciforme (muciform). Blennoid; mucoid; resembling mucus.
mucígeno (mucigenous). Muciparous.
mucihemateína (mucihematein). A violet-blue staining fluid containing aluminum chloride and hematein.
mucilaginoso (mucilaginous). **1.** Resembling mucilage; i.e., adhesive, viscid, sticky. **2.** Muciparous.
mucílago (mucilage). A pharmacopeial preparation consisting of a solution in water of the mucilaginous principles of vegetable substances.
mucílago hidrófilo del psilio (psyllium hydrophilic mucilloid).
mucina (mucin). A secretion containing carbohydrate-rich glycoproteins such as that from the goblet cells of the intestine, the submaxillary glands, and other mucous glandular cells.
m. gástrica (gastric m.).
mucinasa (mucinase). Mucase; mucopolysaccharidase; a term specifically applied to hyaluronidases.
mucinemia (mucinemia). Myxemia; the presence of mucin in the circulating blood.
mucinógeno (mucinogen). A glycoprotein that forms mucin through the imbibition of water.
mucinoide (mucinoid). **1.** Mucoid. **2.** Resembling mucin.
mucinolítico (mucinolytic). Capable of bringing about the hydrolysis of mucin, as by a mucinase.
mucinosis (mucinosis). A condition in which mucin is present in the skin in excessive amounts, or in abnormal distribution.
m. eritematosa reticular (reticular erythematous m.).
m. folicular (follicular m.).
m. papular (papular m.). Lichen myxedematosus.
mucinoso (mucinous). Mucoid; relating to or containing mucin.
mucinuria (mucinuria). The presence of mucin in the urine.
mucíparo (muciparous). Blennogenic; blennogenous; mucid; muciferous; mucigenous; mucilaginous; producing or secreting mucus.
mucitis (mucitis). Inflammation of a mucous membrane.
muco- (muco-). Combining form for mucus, mucous, mucosa (mucous membrane).
mucocele (mucocele). **1.** Mucous cyst. **2.** A mucous polypus. **3.** A retention cyst of the lacrimal sac, paranasal sinuses, appendix, or gallbladder.
mucoclasia (mucoclasis). Denudation of any mucous surface.
mucocolitis (mucocolitis). Mucous colitis.
mucocolpos (mucocolpos). Presence of mucus in the vagina.
mucocutáneo (mucocutaneous). Cutaneomucosal; relating to mucous membrane and skin.
mucoenteritis (mucoenteritis). **1.** Inflammation of the intestinal mucous membrane. **2.** Mucomembranous enteritis.
mucoepidermoide (mucoepidermoid). Denoting a mixture of mucus-secreting and epithelial cells, as in m. carcinoma.
mucoglobulina (mucoglobulin). A glycoprotein or mucoprotein in which the protein component is a globulin.
mucoide (mucoid). **1.** Mucinoid; general term for a mucin, mucoprotein, or glycoprotein. **2.** Muciform. **3.** Mucinous.
mucolipidosis (mucolipidosis, pl. mucolipidoses). Any of a group of lysosomal storage diseases with Hurler-like symptoms, but with normal urinary mucopolysaccharides.
mucólisis (mucolysis). The solution, digestion, or liquefaction of mucus.
mucolítico (mucolytic). Capable of dissolving, digesting, or liquefying mucus.
mucomembranoso (mucomembranous). Relating to a mucous membrane.
mucopéptido (mucopeptide). A peptide found in combination with polysaccharides containing muramic or sialic acids.
m. glucohidrolasa (m. glycohydrolase). Lysozyme.
mucoperióstico (mucoperiosteal). Relating to mucoperiosteum.
mucoperiostio (mucoperiosteum). Mucous membrane and periosteum so intimately united as to form practically a single membrane, as that covering the hard palate.
mucopolisacaridasa (mucopolysaccharidase). Mucinase.
mucopolisacárido (mucopolysaccharide). General term for a protein-polysaccharide complex obtained from proteoglycans and containing as much as 95% polysaccharide.
mucopolisacaridosis (mucopolysaccharidosis, mucopolysaccharidoses). Any of a group of lysosomal storage diseases that have in common a disorder in metabolism of mucopolysaccharides.
m. tipo I (type I m.). Hurler's syndrome.
m. tipo IS (type IS m.). Scheie's syndrome.
m. tipo II (type II m.). Hunter's syndrome.
m. tipo III (type III m.). Sanfilippo's syndrome.
m. tipo IV (type IV m.). Morquio's syndrome.
m. tipo V (type V m.) Former designation for Scheie's syndrome.
m. tipo VI (type VI m.). Maroteaux-Lamy syndrome.
m. tipo VII (type VII m.). M. due to β-glucuronidase deficiency.
mucopolisacariduria (mucopolysacchariduria). The excretion of mucopolysaccharides in the urine.
mucoproteína (mucoprotein). General term for a protein-polysaccharide complex, usually implying that the protein component is the major part of the complex, in contradistinction to mucopolysaccharide.
m. de Tamm-Horsfall (Tamm-Horsfall m.).
mucopurulento (mucopurulent). Puromucous; pertaining to an exudate that is chiefly purulent (pus), but containing relatively conspicuous proportions of mucous material.
mucopús (mucopus). Mycopus; a mucopurulent discharge; a mixture of mucous material and pus.
mucormicosis (mucormycosis). Zygomycosis.
mucosa (mucosa).
m. alveolar (alveolar m.). The mucous membrane apical to the attached gingiva.
m. gingival (gingival m.).
m. olfatoria (olfactory m.). Regio olfactoria tunicae mucosae nasi.
m. respiratoria (respiratory m.).

mucosanguíneo, mucosanguinolento (mucosanguineous, mucosanguinolent). Pertaining to an exudate or other fluid material that has a relatively high content of blood and mucus.
mucosectomía (mucosectomy). Excision of the mucosa, usually of the rectum prior to ileoanal anastomosis for treatment of ulcerative colitis.
mucoseroso (mucoserous). Pertaining to an exudate or secretion that consists of both mucus and serum or a watery component.
mucoso **1.** (mucosal). Relating to the mucosa or mucous membrane. **2.** (mucous). Relating to mucus or a m. membrane.
mucostático (mucostatic). **1.** Denoting the normal relaxed condition of mucosal tissues covering the jaws. **2.** Arresting the secretion of mucus.
mucosulfatidosis (mucosulfatidosis). A combination of metachromatic leukodystrophy and mucopolysaccharidosis caused by deficiency of sulfatase enzymes such as arylsulfatases A, B, and C, and steroid sulfatases.
mucoviscidosis (mucoviscidosis). Cystic fibrosis.
mucro, pl. **mucrones** (mucro, pl. mucrones). A term applied to the pointed extremity of a structure.
  m. cordis (m. cordis). Apex cordis.
  m. sterni (m. sterni). Processus xiphoideus.
mucrón (mucron). Attachment organelle of aseptate gregarines, similar to an epimerite; the latter is set off from the rest of the gregarine body by a septum.
mucronado (mucronate). Xiphoid.
mudar (molt). Moult; to cast off feathers, hair, or cuticle; to undergo ecdysis.
mudo (mute). **1.** Unable or unwilling to speak. **2.** A person who has not the faculty of speech.
muérdago (mistletoe). Viscum.
muermo (glanders). A chronic debilitating disease of horses and other equids, as well as some members of the cat family, caused by *Pseudomonas mallei* and transmissible to man.
  m., forma cutánea (farcy). A lymphatic disease of cattle caused by *Nocardia farcinica*.
muerte (death). Mors; the cessation of life.
  m. cerebral (cerebral d.). Brain d.
  m. en la cuna (crib d.). Sudden infant death syndrome.
  m. encefálica (brain d.). Cerebral d.
  m. fetal (fetal d.).
  m. genética (genetic d.).
  m. infantil (infant d.).
  m. local (local d.).
  m. materna (maternal d.).
  m. negra (black d.).
  m. neonatal (neonatal d.). D. of a young, liverborn infant.
  m. perinatal (perinatal d.).
  m. somática, sistémica (somatic d., systemic d.).
muerto (dead). **1.** Without life. **2.** Numb.
muestra **1.** (sample). In statistics, a portion of a population selected, often randomly, for research. **2.** (specimen). A small part, or sample, of any substance or material obtained for testing.
  m. al azar (random s.).
  m. citológica (cytologic specimen).
  m. de Haldane-Priestly (Haldane-Priestley s.).
  m. de Rahn-Otis (Rahn-Otis s.).
  m. terminal (end-tidal s.).
mufla (muffle). A refractory core that is wound with resistant wire for electrical heating, or a similar core for gas, etc., usually in conjunction with a furnace.
muguet (thrush). **1.** Infection of the oral tissues with *Candida albicans*. **2.** A rare foul-smelling infective process of the horse's foot, involving the frog and sole.
muleta (crutch). A device used singly or in pairs to assist in walking when the act is impaired by a lower extremity (or trunk) disability.
muliebria (muliebria). The female genital organs.
mülleriano (müllerian). Attributed to or described by Johannes Müller.
mulling (mulling). In dentistry, the final step of mixing dental amalgam, when the triturated mass is kneaded to complete the amalgamation.
multi- (multi-). Prefix denoting many, properly joined only to words of L. derivation; corresponds to G. *poly-*.
multiangular (multangular). Having many angles.
multiarticular (multiarticular). Polyarthric; polyarticular; relating to or involving many joints.
multibacilar (multibacillary). Made up of, or denoting the presence of, many bacilli.
multicapsular (multicapsular). Having numerous capsules.
multicelular (multicellular). Composed of many cells.
multicúspide (multicuspid). Multicuspidate.
multicuspídeo (multicuspidate). **1.** Having more than two cusps. **2.** Multicuspid; a molar tooth with three or more cusps or projections on the crown.
multifetación (multifetation). Superfetation.
multífido (multifid). Multifidus; divided into many clefts or segments.
multifidus (multifidus). **1.** Multifid. **2.** Musculus multifidus.
multifocal (multifocal). Relating to or arising from many foci.
multiforme (multiform). Polymorphic.
multiglandular (multiglandular). Pluriglandular.
multigrávida (multigravida). A pregnant woman who has been pregnant one or more times previously.
multiinfección (multi-infection). Mixed infection with two or more varieties of microorganisms developing simultaneously.
multilobular, multilobulado (multilobar, multilobate, multilobed). Having several lobes.
multilobulillar (multilobular). Having many lobules.
multilocal (multilocal). Denoting traits with an etiology comprising effects of multiple genetic loci operating together and simultaneously.
multilocular (multilocular). Plurilocular; many-celled; having many compartments or loculi.
multimamia (multimammae). Polymastia.
multinodal (multinodal). Having many nodes.
multinodular, multinodulado (multinodular, multinodulate). Having many nodules.
multinuclear, multinucleado (multinuclear, multinucleate). Plurinuclear; polynuclear; polynucleate; having two or more nuclei.
multinucleosis (multinucleosis). Polynucleosis.
multípara (multipara). A woman who has given birth at least two times to an infant, liveborn or not weighing 500 g or more, or having an estimated length of gestation of at least 20 weeks.
  gran m. (grand m.). A m. who has given birth five or more times.
multiparcial (multipartial). Polyvalent, with respect to an antiserum.
multiparidad (multiparity). Condition of being a multipara.
multíparo (multiparous). Relating to a multipara.
múltiple (multiple). Manifold; repeated several times; occurring in several parts at the same time, as m. arthritis, m. neuritis.
multipolar (multipolar). Having more than two poles; denoting a nerve cell in which the branches project from several points.
multirradicular (multirooted). Having more than two roots.
multirrotación (multirotation). Mutarotation.
multisináptico (multisynaptic). Polysynaptic.
multivalencia (multivalence, multivalency). The state of being multivalent.
multivalente (multivalent). **1.** Polyvalent; in chemistry, having a combining power (valence) of more than one hydrogen atom. **2.** Efficacious in more than one direction. **3.** An antisera specific for more than one antigen or organism.
muñeca (wrist). Carpus.
muñón **1.** (dock). The base of the tail left after docking. **2.** (stump). The extremity of a limb left after amputation. **3.** (stump). The pedicle remaining after removal of the tumor attached to it.
mural (mural). Relating to the wall of any cavity.
muramidasa (muramidase). Lysozyme.
murciélago (bat). A member of the mammalian order Chiroptera.
  m. vampiro (vampire b.). A member of the genus *Desmodus*.
mureínas (mureins). Peptidoglycans composing the sacculus or cell casing of bacteria, consisting of linear polysaccharides of alternating *N*-acetylglucosamine and *N*-acetylmuramic acid units, to the lactate side chains of which are linked oligopeptides.
murexida (murexide). The ammonium salt of purpuric acid, formerly used as a dye but superseded by the aniline colors.
muriático (muriatic). Relating to brine.
muriato (muriate). Former term for chloride.

muriforme (muriform). Denoting an aggregation of cells fitting together like stones in a stone wall.
murino (murine). Relating to animals of the family Muridae.
murmullo venoso (venous hum). Bruit de diable; nun's murmur.
muromonab-CD3 (muromonab-CD3). A murine monoclonal antibody to the T3 (CD3) antigen of human T lymphocytes, used as an immunosuppressant in the treatment of acute allograft rejection following renal transplantation.
murrina (murrina). A disease of horses, mules, and burros in Panama caused by the protozoan parasite *Trypanosoma evansi*.
muscae volitantes (muscae volitantes). Floaters; appearance of moving spots before the eyes.
muscarina (muscarine). A toxin with neurologic effects, first isolated from *Amanita muscaria* (fly agaric) and also present in some species of *Hebeloma* and *Inoccybe*.
muscarínico (muscarinic). **1.** Having a muscarine-like action. **2.** An agent that stimulates the postganglionic parasympathetic receptor.
muscarinismo (muscarinism). Mycetism.
muscicida (muscicide). An agent destructive to flies.
musculamina (musculamine). Spermine.
muscular (muscular). Relating to a muscle or the muscles.
muscularidad (muscularity). The state or condition of having well developed muscles.
muscularis (muscularis). The muscular coat of a hollow organ or tubular structure.
m. mucosae (m. mucosae). [*lamina muscularis mucosae*, NA].
musculatura (musculature). The arrangement of the muscles in a part or in the body as a whole.
músculo (muscle). [*musculus*, NA]. One of the contractile organs of the body by which movements of the various organs and parts are effected. A primary tissue, consisting predominantly of highly specialized contractile cells.
m. del abdomen (m.'s of abdomen). [*musculi abdominis*, NA]
m. abductor breve del pulgar (short abductor m. of thumb). [*musculi abductor pollicis brevis*, NA].
m. abductor del dedo gordo del pie (abductor m. of great toe). [*musculus abductor hallucis*, NA].
m. abductor del dedo pequeño del pie (abductor m. of little toe). [*musculus abductor digiti minimi pedis*, NA].
m. abductor del meñique (abductor m. of little finger). [*musculus abductor digiti minimi manus*, NA].
m. abductor largo del pulgar (long abductor m. of thumb). [*musculus abductor pollicis longus*, NA].
m. accesorio del flexor largo o cuadrado carnoso de Silvio (plantar quadrate m.). [*musculus quadratus plantae*, NA]; [*flexor accesorius*, NA].
m. accesorio del glúteo menor (musculus accessorius gluteus minimus). M. scansorius.
m. aductor breve (short adductor m.). [*musculus adductor brevis*, NA].
m. aductor del dedo gordo del pie (adductor m. of great toe). [*musculus adductor hallucis*, NA].
m. aductor del pulgar (adductor m. of thumb). [*musculus adductor pollicis*, NA].
m. aductor largo (long adductor m.). [*musculus adductor longus*, NA].
m. aductor magno (great adductor m.). [*musculus adductor magnus*, NA].
m. de Aeby (Aeby's m.). [*musculus cutaneomucosus*, NA].
m. de Albinus (Albinus' m.). **1.** [*musculus scalenus minimus*, NA]. **2.** [*musculus risorius*, NA]. Risorius m.
m. ancóneo (anconeus m.). [*musculus anconeus*, NA].
m. angular del omóplato (musculus levator anguli scapulae). [*musculus levator scapulae*, NA].
m. antagonistas (antagonistic m.'s).
m. antigravitatorios (antigravity m.'s).
m. del antitrago (m. of antitragus). [*musculus antitragicus*, NA].
m. apendicular (appendicular m.).
m. ariepiglótico (aryepiglottic m.). [*musculus aryepiglotticus*, NA].
m. aritenoideo oblicuo (oblique arytenoid m.). [*musculus arytenoideus obliquus*, NA].
m. aritenoideo transverso (transverse arytenoid m.). [*musculus arytenoideus transversus*, NA].
m. arivocal (musculus aryvocalis).
m. articular (articular m.). [*musculus articularis*, NA].
m. articular cubital (articular m. of elbow). [*musculus articularis cubiti*, NA].
m. articular de la rodilla (articular m. of knee). [*musculus articularis genus*, NA].
m. auricular anterior (anterior auricular m.). [*musculus auricularis anterior*, NA].
m. auricular posterior (posterior auricular m.). [*musculus auricularis posterior*, NA].
m. auricular superior (superior auricular m.). [*musculus auricularis superior*, NA].
m. axial (axial m.).
m. de Bell (Bell's m.).
m. bíceps braquial (biceps m. of arm). [*musculus biceps brachii*, NA].
m. bíceps femoral (biceps m. of thigh). [*musculus biceps femoris*, NA].
m. blanco (white m.).
m. de Bochdalek (Bochdalek's m.). [*musculus triticeoglossus*, NA].
m. borla del mentón o de la barba (chin m.). [*musculus mentalis*, NA]. Musculus levator labii inferioris.
m. de Bovero (Bovero's m.). [*musculus cutaneomucosus*, NA].
m. de Bowman (Bowman's m.). [*musculus ciliaris*, NA].
m. branquioméricos (branchiomeric m.'s).
m. braquial anterior (brachial m.). [*musculus brachialis*, NA].
m. braquiocefálico (brachiocephalic m.). [*musculus brachiocephalicus*, NA].
m. braquiorradial (brachioradial m.). [*musculus brachioradialis*, NA].
m. de Braune (Braune's m.). [*musculus puborectalis*, NA].
m. broncoesofágico (bronchoesophageal m.). [*musculus bronchoesophageus*, NA].
m. de Brücke (Brücke's m.). Crampton's m.
m. buccinador (cheek m.). [*musculus buccinator*, NA].
m. bulboesponjoso (musculus bulbospongiosus). [*musculus bulbospongiosus*, NA]. M. bulbocavernosus. Sphincter vaginae; m. ejaculator seminis
m. de la cabeza o cefálicos (m.'s of head). [*musculi capitis*, NA].
m. canino (musculus caninus). [*musculus levator anguli oris*, NA].
m. cardíaco (cardiac m.). [*myocardium*, NA]. M. of heart.
m. ceratocricoideo (musculus ceratocricoideus). [*musculus ceratocricoideus*, NA]. Merkel's muscle.
m. cervicales o del cuello (m.'s of neck). [*musculi colli*, NA].
m. cigomático mayor (greater zygomatic m.). [*musculus zygomaticus major*, NA].
m. cigomático menor (lesser zygomatic m.). [*musculus zygomaticus minor*, NA]
m. ciliar (ciliary m.). [*musculus ciliaris*, NA].
m. cleidoepitroclear (musculus cleidoepitrochlearis).
m. cleidomastoideo (musculus cleidomastoideus).
m. cleidooccipital (musculus cleido-occipitalis).
m. coccígeo (coccygeal m.). [*musculus coccygeus*, NA]. M. ischiococcygeus.
m. de Coiter (Coiter's m.). [*musculus corrugator supercilii*, NA].
m. complejo mayor (musculus complexus). [*musculus semispinalis capitis*, NA]
m. complejo menor (musculus complexus minor). [*musculus longissimus capitis*, NA]
m. compresor de los labios (compressor m. of lips). [*musculus cutaneomucosus*, NA].
m. condrogloso (musculus chondroglossus). [*musculus chondroglossus*, NA]. Ceratoglossus; keratoglossus.
m. constrictor inferior de la faringe (inferior constrictor m. of pharynx). [*musculus constrictor pharyngis inferior*, NA].
m. constrictor medio de la faringe (middle constrictor m. of pharynx). [*musculus constrictor pharyngis medius*, NA].
m. constrictor superior de la faringe (superior constrictor m. of pharynx). [*musculus constrictor pharyngis superior*, NA]. M. cephalopharyngeus.
m. coracobraquial (coracobrachial m.). [*musculus coracobrachialis*, NA].
m. del corazón (m. of heart). Cardiac m.

m. corrugador de la ceja (wrinkler m. of eyebrow). [*musculus corrugator supercilii,* NA].
m. de Crampton (Crampton's m.). Brücke's m.
m. cremáster (cremaster m.). [*musculus cremaster,* NA].
m. cricoaritenoideo lateral (lateral cricoarytenoid m.). [*musculus cricoarytenoideus lateralis,* NA].
m. cricoaritenoideo posterior (posterior cricoarytenoid m.). [*musculus cricoarytenoideus posterior,* NA].
m. cricotiroideo (cricothyroid m.). [*musculus cricothyroideus,* NA].
m. crural (intermediate great m.). [*musculus vastus intermedius,* NA].
m. cruzado (cruciate m.). [*musculus cruciatus,* NA].
m. cuadrado (quadrate m.). [*musculus quadratus,* NA].
m. cuadrado femoral (quadrate m. of thigh). [*musculus quadratus femoris,* NA].
m. cuadrado del labio superior (quadrate m. of upper lip).
m. cuadrado del mentón o de la barba (depressor m. of lower lip). [*musculus depressor labii inferioris,* NA]. M. quadratus labii inferioris.
m. cuadrado lumbar (lumbar quadrate m.). [*musculus quadratus lumborum,* NA].
m. cuadrado plantar (quadrate m. of sole). [*musculus quadratus plantae,* NA]. M. pronator pedis.
m. cuádriceps femoral (quadriceps m. of thigh). [*musculus quadriceps femoris,* NA].
m. cubital anterior (ulnar flexor m. of wrist). [*musculus flexor carpi ulnaris,* NA].
m. cubital posterior (ulnar extensor m. of wrist). [*musculus extensor carpi ulnaris,* NA].
m. cutáneo (cutaneous m.). [*musculus cutaneus,* NA].
m. cutaneomucoso (cutaneomucous m.). [*musculus cutaneomucosus,* NA].
m. dartos (dartos m.). [*tunica dartos,* NA].
m. deltoides (deltoid m.). [*musculus deltoideus,* NA].
m. depresor de la ceja (depressor m. of eyebrow). [*musculus depressor supercilii,* NA].
m. depresor de la epiglotis (depressor m. of epiglottis). [*musculus thyroepiglotticus,* NA].
m. depresor del tabique nasal (depressor m. of septum). [*musculus depressor septi,* NA].
m. depresor del labio inferior (depressor m. of lower lip). [*musculus depressor labii inferioris,* NA].
m. detrusor de la vejiga (musculus detrusor urinae).
m. diafragma (musculus diaphragma). Diaphragma.
m. digástrico 1. (two-bellied m.). [*musculus digastricus,* NA]. **2.** (digastric m.). [*musculus digastricus,* NA]. M. biventer mandibulae.
m. dilatador (dilator m.). [*musculus dilator,* NA]. M. dilatator.
m. dilatador de la trompa de Eustaquio (musculus dilator tubae).
m. dilatador del iris (musculus dilator pupillae). [*musculus dilator pupilae,* NA]. M. dilator iridis.
m. dilatador del píloro gastroduodenal (musculus dilator pylori gastroduodenalis).
m. dilatador del píloro ileal (musculus dilator pylori ilealis).
m. dorsal ancho (broadest m. of back). [*musculus latissimus dorsi,* NA].
m. dorsal largo de la cabeza (longissimus capitis m.). [*musculus longissimus capitis,* NA]. M. transversalis capitis; m. trachelomastoideus.
m. dorsal largo del cuello (cervical longissimus m.). [*musculus longissimus cervicis,* NA]. M. transversalis cervicis.
m. dorsal largo torácico (thoracic longissimus m.). [*musculus longissimus thoracis,* NA]. M. longissimus dorsi.
m. torácicos (m.'s of thorax). [*musculi thoracis,* NA].
m. del dorso (dorsal m.'s). [*musculi dorsi,* NA].
m. de Dupré (Dupré's m.). [*musculus articularis genus,* NA].
m. de Duverney (Duverney's m.). [*musculus orbicularis oculi pars lacrimalis,* NA].
m. elevador del ángulo de la boca (musculus levator anguli oris). [*musculus levator anguli oris,* NA].
m. elevador del ano (elevator m. of anus). [*musculus levator ani,* NA].
m. elevador de la costilla (elevator m. of rib). [*musculus levator costae,* NA].
m. elevador de la escápula (elevator m. of scapula). [*musculus levator scapulae,* NA].
m. elevador de la glándula tiroidea (elevator m. of thyroid gland). [*musculus levator glandulae thyroideae,* NA].
m. elevador del labio superior (elevator m. of upper lip). [*musculus levator labii superioris,* NA]. M. triangularis labii superioris.
m. elevador del labio superior y del ala de la nariz (elevator m. of upper lip and wing of nose). [*musculus levator labii superioris alaeque nasi,* NA].
m. elevador del párpado superior (elevator m. of upper eyelid). [*musculus levator palpebrae superioris,* NA].
m. elevador de la próstata (elevator m. of prostate). [*musculus levator prostatae,* NA].
m. elevador del velo palatino (levator m. of soft palatev). [*musculus levator veli palatini,* NA].
m. epicráneo 1. (scalp m.). [*musculus epicranius,* NA]. **2.** (epicranial m.). [*musculus epicranius,* NA].
m. epitrocleoancóneo (musculus epitrochleoanconeus).
m. erectores de la columna vertebral (erector m. of spine). [*musculus erector spinae,* NA]. M. sacrospinalis.
m. erectores del pelo (erector m.'s of the hairs). [*musculi arrectores pilorum,* NA].
m. escaleno anterior (anterior scalene m.). [*musculus scalenus anterior,* NA].
m. escaleno medio (middle scalene m.). [*musculus scalenus medius,* NA].
m. escaleno mínimo (smallest scalene m.). [*musculus scalenus minimus,* NA].
m. escaleno posterior (posterior scalene m.). [*musculus scalenus posterior,* NA].
m. escansorio (musculus scansorius). M. accessorius gluteus minimus; m. gluteus quartus anterior.
m. esfínter (sphincter m.). [*musculus sphincter,* NA].
m. esfínter de la ampolla hepatopancreática (musculus sphincter ampullae hepatopancreaticae). [*musculus sphincter ampullae hepatopancreaticae,* NA]. Glisson's sphincter; Oddi's sphincter.
m. esfínter del conducto colédoco (sphincter m. of common bile duct). [*musculus sphincter ductus choledochi,* NA].
m. esfínter del conducto pancreático (sphincter m. of pancreatic duct). [*musculus sphincter ductus pancreatici,* NA].
m. esfínter estriado de la uretra (sphincter m. of urethra). [*musculus sphincter urethrae,* NA]. M. constrictor urethrae; m. compressor urethrae.
m. esfínter externo del ano (external sphincter m. of anus). [*musculus sphincter ani externus,* NA].
m. esfínter interno del ano (internal sphincter m. of anus). [*musculus sphincter ani internus,* NA].
m. esfínter pilórico (sphincter m. of pylorus). [*musculus sphincter pylori,* NA].
m. esfínter de la pupila (sphincter m. of pupil). [*musculus sphincter pupillae,* NA].
m. esfínter de la vejiga (sphincter m. of urinary bladder). [*musculus sphincter vesicae,* NA].
m. espinal (spinal m.). [*musculus spinalis,* NA].
m. espinal de la cabeza (spinal m. of head). [*musculus spinalis capitis,* NA].
m. espinal del cuello (spinal m. of neck). [*musculus spinalis cervicis,* NA].
m. espinal torácico (spinal m. of thorax). [*musculus spinalis thoracis,* NA].
m. esplenio de la cabeza (splenius m. of head). [*musculus splenius capitis,* NA].
m. esplenio del cuello (splenius m. of neck). [*musculus splenius cervicis,* NA].
m. esquelético (skeletal m.).
m. estapedio (stapedius m.). [*musculus stapedius,* NA].
m. esternal (sternal m.). [*musculus sternalis,* NA]. M. rectus thoracis.
m. esternoaponeurótico (musculus sternofascialis).
m. esternoclavicular (sternoclavicular m.). [*musculus sternoclavicularis,* NA].
m. esternocleidomastoideo 1. (sternomastoid m.). [*musculus sternocleidomastoideus,* NA]. **2.** (sternocleidomastoid m.). [*musculus sternocleidomastoideus,* NA].

m. esternocondroescapular (sternochondroscapular m.). [*musculus sternochondroscapularis*, NA].
m. esternohioideo (sternohyoid m.). [*musculus sternohyoideus*, NA].
m. esternotiroideo (sternothyroid m.). [*musculus sternothyroideus*, NA].
m. estiloauricular (styloauricular m.).
m. estilofaríngeo (stylopharyngeal m.). [*musculus stylopharyngeus*, NA].
m. estilogloso (styloglossus m.). [*musculus styloglossus*, NA].
m. estilohioideo (stylohyoid m.). [*musculus stylohyoideus*, NA].
m. estilolaríngeo (musculus stylolaryngeus).
m. estriado (striated m.).
m. de la expresión facial (m.'s of facial expression). [*musculi faciales*, NA].
m. extensor breve del dedo gordo (short extensor m. of great toe). [*musculus extensor hallucis brevis*, NA].
m. extensor breve de los dedos del pie o pedio (short extensor m. of toes). [*musculus extensor digitorum brevis*, NA].
m. extensor breve del pulgar (short extensor m. of thumb). [*musculus extensor pollicis brevis*, NA].
m. extensor del dedo índice (index extensor m.). [*musculus extensor indicis*, NA].
m. extensor de los dedos (extensor m. of fingers). [*musculus extensor digitorum*, NA].
m. extensor de los dedos del pie (long extensor m. of toes). [*musculus extensor digitorum longus*, NA].
m. extensor largo del dedo gordo (long extensor m. of great toe). [*musculus extensor hallucis longus*, NA].
m. extensor largo del pulgar (long extensor m. of thumb). [*musculus extensor pollicis longus*, NA].
m. extensor del meñique (extensor m. of little finger). [*musculus extensor digiti minimi*, NA].
m. extensor radial breve del carpo (short radial extensor m. of wrist). [*musculus extensor carpi radialis brevis*, NA].
m. extensor radial largo del carpo (long radial extensor m. of wrist). [*musculus extensor carpi radialis longus*, NA].
m. extensor ulnar del carpo (ulnar extensor m. of wrist). [*musculus extensor carpi ulnaris*, NA].
m. faciales (facial m.'s). [*musculi faciales*, NA].
m. fascículo superior del aductor mayor (musculus adductor minimus).
m. femoral (femoral m.). [*musculus vastus intermedius*, NA].
m. fijador (fixator m.).
m. flexor breve del dedo gordo (short flexor m. of great toe). [*musculus flexor hallucis brevis*, NA].
m. flexor breve del dedo pequeño (short flexor m. of little toe). [*musculus flexor digiti minimi brevis pedis*, NA].
m. flexor breve del meñique (short flexor m. of little finger). [*musculus flexor digiti minimi brevis manus*, NA].
m. flexor breve del pulgar (short flexor m. of thumb). [*musculus flexor pollicis brevis*, NA].
m. flexor breve de los dedos del pie (short flexor m. of toes). [*musculus flexor digitorum brevis*, NA].
m. flexor largo del dedo gordo (long flexor m. of great toe). [*musculus flexor hallucis longus*, NA].
m. flexor largo de los dedos del pie (long flexor m. of toes). [*musculus flexor digitorum longus*, NA].
m. flexor largo del pulgar (long flexor m. of thumb). [*musculus flexor pollicis longus*, NA].
m. flexor profundo de los dedos (deep flexor m. of fingers). [*musculus flexor digitorum profundus*, NA].
m. flexor radial del carpo (radial flexor m. of wrist). [*musculus flexor carpi radialis*, NA].
m. flexor superficial de los dedos (superficial flexor m. of fingers). [*musculus flexor digitorum superficialis*, NA].
m. flexor ulnar del carpo (ulnar flexor m. of wrist). [*musculus flexor carpi ulnaris*, NA].
m. fusiforme **1.** (fusiform m.). [*musculus fusiformis*, NA]. **2.** (spindle-shaped m.). [*musculus fusiformis*, NA].
m. de Gantzer (Gantzer's m.).
m. gastrocnemio (gastrocnemius m.). [*musculus gastrocnemius*, NA].
m. de Gavard (Gavard's m.).
m. gemelo inferior (inferior gemellus m.). [*musculus gemellus inferior*, NA].
m. gemelo superior (superior gemellus m.). [*musculus gemellus superior*, NA].
m. geniogloso (genioglossal m.). [*musculus genioglossus*, NA].
m. geniohioideo (geniohyoid m.). [*musculus geniohyoideus*, NA].
m. del globo ocular (m.'s of eyeball). [*musculi bulbi*, NA].
m. glúteo máximo o mayor (gluteus maximus m.). [*musculus gluteus maximus*, NA].
m. glúteo medio (gluteus medius m.). [*musculus gluteus medius*, NA].
m. glúteo mínimo o menor (gluteus minimus m.). [*musculus gluteus minimus*, NA].
m. grácil (musculus gracilis). [*musculus gracilis*, NA].
m. de Guthrie (Guthrie's m.). [*musculus sphincter urethrae*, NA].
m. hiogloso (hyoglossal m.). [*musculus hyoglossus*, NA].
m. de Horner (Horner's m.). [*musculus orbicularis oculi pars lacrimalis*, NA].
m. de Houston (Houston's m.). Compressor venae dorsalis penis.
m. de los huesecillos del oído (m.'s of auditory ossicles). [*musculi ossiculorum auditus*, NA].
m. ilíaco (iliac m.). [*musculus iliacus*, NA].
m. ilíaco menor (musculus iliacus minor). M. iliocapsularis.
m. iliococcígeo (iliococcygeal m.). [*musculus iliococcygeus*, NA].
m. iliocostal (iliocostal m.). [*musculus iliocostalis*, NA].
m. iliocostal cervical (cervical iliocostal m.). [*musculus iliocostalis cervicis*, NA].
m. iliocostal lumbar (lumbar iliocostal m.). [*musculus iliocostalis lumborum*, NA]. M. sacrolumbalis.
m. iliocostal torácico (musculus iliocostalis thoracis). [*musculus iliocostalis thoracis*, NA]. M. iliocostalis dorsi.
m. incisivo del labio inferior (musculus incisivus labii inferioris). Inferior incisive bundle of origin of m. orbicularis oris.
m. incisivo del labio superior (musculus incisivus labii superioris). Superior incisive bundle of origin of m. orbicularis oris.
m. de la incisura del hélix (m. of notch of helix). [*musculus incisurae helicis*, NA]. M. intertragicus.
m. infraespinoso (infraspinatus m.). [*musculus infraspinatus*, NA].
m. infrahioideos (infrahyoid m.'s). [*musculi infrahyoidei*, NA].
m. intercostal externo (external intercostal m.). [*musculus intercostalis externus*, NA].
m. intercostal interno (internal intercostal m.). [*musculus intercostalis internus*, NA].
m. intercostal íntimo (innermost intercostal m.). [*musculus intercostalis intimus*, NA].
m. interespinal cervical (cervical interspinal m.). [*musculus interspinalis cervicis*, NA].
m. interespinal lumbar (lumbar interspinal m.). [*musculus interspinalis lumborum*, NA].
m. interespinal torácico (thoracic interspinal m.). [*musculus interspinalis thoracis*, NA].
m. interespinales (interspinal m.'s). [*musculi interspinales*, NA].
m. interóseos dorsales de la mano (dorsal interosseous m. of hand). [*musculus interosseus dorsalis manus*, NA].
m. interóseos dorsales del pie (dorsal interosseous m. of foot). [*musculus interosseus dorsalis pedis*, NA].
m. interóseos palmares (palmar interosseous m.). [*musculi interossei palmares*, NA]. M. interosseus volaris.
m. interóseos plantares (plantar interosseous m.). [*musculi interossei plantares*, NA].
m. intertransversos (intertransverse m.'s). [*musculi intertransversarii*, NA].
m. intertransversos cervicales anteriores (anterior cervical intertransverse m.'s). [*musculi intertransversarii anteriores cervicis*, NA].
m. intertransversos cervicales posteriores (posterior cervical intertransverse m.'s). [*musculi intertransversarii posteriores cervicis*, NA].
m. intertransversos lumbares laterales (lateral lumbar intertransverse m.'s). [*musculi intertransversarii laterales lumborum*, NA].

m. intertransversos lumbares mediales (medial lumbar intertransverse m.'s). [*musculi intertransversarii mediales lumborum*, NA].
m. intertransversos torácicos (thoracic intertransverse m.'s). [*musculi intertransversarii thoracis*, NA].
m. involuntarios (involuntary m.'s).
m. isquiocavernoso (ischiocavernous m.). [*musculus ischiocavernosus*, NA]. M. erector clitoridis; m. erector penis.
m. de los jinetes (rider's m.'s).
m. de Jung (Jung's m.). [*musculus pyramidalis auriculae*, NA].
m. de Klein (Klein's m.). [*musculus cutaneomucosus*, NA].
m. de Kohlrausch (Kohlrausch's m.).
m. de Krause (Krause's m.). [*musculus cutaneomucosus*, NA].
m. de Landström (Landström's m.).
m. de Langer (Langer's m.). Axillary arch.
m. largo del cuello (long m. of neck). [*musculus longus colli*, NA].
m. laríngeos (m.'s of larynx). [*musculi laryngis*, NA].
m. latísimo del dorso (broadest m. of back). [*musculus latissimus dorsi*, NA].
m. linguales (m.'s of tongue). [*musculi linguae*, NA].
m. liso (smooth m.).
m. longísimo (musculus longissimus). [*musculus longissimus*, NA].
m. longísimo de la cabeza (longissimus capitis m.). [*musculus longissimus capitis*, NA].
m. longísimo cervical (cervical longissimus m.). [*musculus longissimus cervicis*, NA].
m. longísimo torácico (thoracic longissimus m.). [*musculus longissimus thoracis*, NA].
m. longitudinal inferior o lingual inferior (inferior lingual m.). [*musculus longitudinalis inferior*, NA].
m. longitudinal superior o lingual superficial (superficial lingual m.). [*musculus longitudinalis superior*, NA].
m. lumbricales de la mano (lumbrical m. of hand). [*musculus lumbricalis manus*, NA].
m. lumbricales del pie (lumbrical m. of foot). [*musculus lumbricalis pedis*, NA].
m. de Marcacci (Marcacci's m.).
m. masetero (musculus masseter). [*musculus masseter*, NA].
m. de la masticación o masticatorios (m.'s of mastication).
m. mayor del hélix (large m. of helix). [*musculus helicis major*, NA].
m. menor del hélix (smaller m. of helix). [*musculus helicis minor*, NA].
m. mentoniano (chin m.). [*musculus mentalis*, NA].
m. de Merkel (Merkel's m.). [*musculus ceratocricoideus*, NA].
m. milohioideo (mylohyoid m.). [*musculus mylohyoideus*, NA].
m. miméticos (mimetic m.'s). [*musculi faciales*, NA].
m. mirtiforme (depressor m. of septum). [*musculus depressor septi*, NA].
m. mucocutáneo (mucocutaneous m.). [*musculus cutaneomucosus*, NA].
m. de Müller (Müller's m.). **1.** [*fibrae circulares*, NA]. **2.** [*musculus tarsalis superior*, NA]. **3.** [*musculus orbitalis*, NA].
m. multífido del raquis (musculus multifidus spinae). [*musculus multifidus*, NA].
m. multipeniforme (multipennate m.). [*musculus multipennatus*, NA].
m. nasal (nasal m.). [*musculus nasalis*, NA].
m. oblicuo del pabellón de la oreja (oblique m. of auricle). [*musculus obliquus auriculae*, NA].
m. oblicuo externo del abdomen (abdominal external oblique m.). [*musculus obliquus externus abdominis*, NA].
m. oblicuo inferior de la cabeza (inferior oblique m. of head). [*musculus obliquus capitis inferior*, NA].
m. oblicuo inferior del ojo (inferior oblique m.). [*musculus obliquus inferior*, NA].
m. oblicuo interno del abdomen (abdominal internal oblique m.). [*musculus obliquus internus abdominis*, NA].
m. oblicuo superior (superior oblique m.). [*musculus obliquus superior*, NA].
m. oblicuo superior de la cabeza (superior oblique m. of head). [*musculus obliquus capitis superior*, NA].
m. obturador externo (external obturator m.). [*musculus obturator externus*, NA].
m. obturador interno (internal obturator m.). [*musculus obturator internus*, NA].
m. occipitofrontal (occipitofrontal m.). [*musculus occipitofrontalis*, NA].
m. oculares (ocular m.'s).
m. de Oehl (Oehl's m.'s).
m. omohioideo (omohyoid m.). [*musculus omohyoideus*, NA].
m. oponente del meñique (opposer m. of little finger). [*musculus opponens digiti minimi*, NA].
m. oponente del pulgar (opposer m. of thumb). [*musculus opponens pollicis*, NA].
m. orbicular (orbicular m.). [*musculus orbicularis*, NA].
m. orbicular de los labios (orbicular m. of mouth). [*musculus orbicularis oris*, NA].
m. orbicular de los párpados (orbicular m. of eye). [*musculus orbicularis oculi*, NA].
m. orbicular de los párpados, parte lagrimal (tensor tarsi m.). [*musculus orbicularis oculi pars lacrimalis*, NA].
m. orbital u orbitario (orbital m.). [*musculus orbitalis*, NA].
m. palatoestafilino (musculus palatostaphylinus).
m. palatofaríngeo o faringoestafilino (palatopharyngeal m.). [*musculus palatopharyngeus*, NA].
m. palatogloso o glosoestafilino (palatoglossus m.). [*musculus palatoglossus*, NA].
m. palatouvular (palatouvularis m.). [*musculus uvulae*, NA].
m. palmar breve (short palmar m.). [*musculus palmaris brevis*, NA].
m. palmar largo (long palmar m.). [*musculus palmaris longus*, NA].
m. palmar mayor (radial flexor m. of wrist). [*musculus flexor carpi radialis*, NA].
m. del panículo carnoso (panniculus carnosus m.).
m. papilar (papillary m.). [*musculus papillaris*, NA].
m. pectinados (pectinate m.'s). [*musculi pectinati*, NA].
m. pectíneo (pectineal m.). [*musculus pectineus*, NA].
m. pectoral mayor (greater pectoral m.). [*musculus pectoralis major*, NA].
m. pectoral menor (smaller pectoral m.). [*musculus pectoralis minor*, NA].
m. peniforme (bipennate m.). [*musculus bipennatus*, NA].
m. perforado de Casser (Casser's perforated m.). [*musculus coracobrachialis*, NA].
m. periestafilino externo (tensor m. of soft palate). [*musculus tensor veli palatini*, NA]. M. palatosalpingeus. M. sphenosalpingostaphylinus. M. tensor palati.
m. periestafilino interno (elevator m. of soft palate). [*musculus levator veli palatini*, NA]. M. petrostaphylinus.
m. perineales (perineal m.'s). [*musculi perinei*, NA].
m. peroneo breve **1.** (short fibular m.). [*musculus peroneus brevis*, NA]. **2.** (short peroneal m.). [*musculus peroneus brevis*, NA]; [*musculus fibularis brevis, NA]*.
m. peroneo largo **1.** (long fibular m.). [*musculus peroneus longus*, NA]. **2.** (long peroneal m.). [*musculus peroneus longus*, NA]; *musculus fibularis longus*, NA].
m. peroneo tercero (third peroneal m.). [*musculus peroneus tertius*, NA]; [*musculus fibularis tertius*, NA].
m. peroneocalcáneo (musculus peroneocalcaneus).
m. petrofaríngeo (musculus petropharyngeus).
m. piramidal (pyramidal m.). [*musculus pyramidalis*, NA].
m. piramidal de la nariz (procerus m.). [*musculus procerus*, NA].
m. piramidal del pabellón de la oreja (pyramidal m. of auricle). [*musculus pyramidalis auriculae*, NA].
m. piramidal de la pelvis (piriform m.). [*musculus piriformis*, NA].
m. piriforme (piriform m.). [*musculus piriformis*, NA].v
m. plantar (plantar m.). [*musculus plantaris*, NA].
m. platisma (musculus platysma). [*musculus platysma*, NA]. M. subcutaneous colli; m. tetragonus.
m. pleuroesofágico (pleuroesophageal m.). [*musculus pleuroesophageus*, NA].
m. poplíteo (popliteal m.). [*musculus popliteus*, NA].
m. posteriores del muslo (hamstring m.'s).
m. de Pozzi (Pozzi's m.). [*musculus extensor digitorum brevis manus*, NA].

m. primer radial externo (long radial extensor m. of wrist). [*musculus extensor carpi radialis longus*, NA].
m. prócer (procerus m.). [*musculus procerus*, NA].
m. pronador cuadrado (quadrate pronator m.). [*musculus pronator quadratus*, NA].
m. pronador redondo (round pronator m.). [*musculus pronator teres*, NA].
m. psoas mayor (greater psoas m.). [*musculus psoas major*, NA].
m. psoas menor (smaller psoas m.). [*musculus psoas minor*, NA].
m. psoasilíaco (iliopsoas m.). [*musculus iliopsoas*, NA].
m. pterigoespinoso (musculus pterygospinosus).
m. pterigoideo externo (external pterygoid m.). [*musculus pterygoideus lateralis*, NA].
m. pterigoideo lateral (lateral pterygoid m.). [*musculus pterygoideus lateralis*, NA]. M. pterygoideus externus.
m. pterigoideo medial (medial pterygoid m.). [*musculus pterygoideus medialis*, NA]. Internal pterygoid m.
m. pubiococcígeo (pubococcygeal m.). [*musculus pubococcygeus*, NA].
m. pubioprostático (puboprostatic m.). [*musculus puboprostaticus*, NA].
m. pubiorrectal (puborectal m.). [*musculus puborectalis*, NA].
m. pubiovaginal (pubovaginal m.). [*musculus pubovaginalis*, NA].
m. pubiovesical (pubovesical m.). [*musculus pubovesicalis*, NA].
m. recto anterior de la cabeza (anterior straight m. of head). [*musculus rectus capitis anterior*, NA].
m. recto del abdomen (rectus m. of abdomen). [*musculus rectus abdominis*, NA].
m. recto femoral (rectus m. of thigh). [*musculus rectus femoris*, NA].
m. recto inferior (inferior rectus m.). [*musculus rectus inferior*, NA].
m. recto interno del muslo (gracilis m.). [*musculus gracilis*, NA].
m. recto largo de la cabeza (long m. of head). [*musculus longus capitis*, NA]. Musculus rectus capitis anticus major.
m. recto lateral (lateral rectus m.). [*musculus rectus lateralis*, NA].
m. recto lateral de la cabeza (lateral rectus m. of the head). [*musculus rectus capitis lateralis*, NA].
m. recto medial (medial rectus m.). [*musculus rectus medialis*, NA].
m. recto posterior mayor de la cabeza (greater posterior rectus m. of head). [*musculus rectus capitis posterior major*, NA].
m. recto posterior menor de la cabeza (smaller posterior rectus m. of head). [*musculus rectus capitis posterior minor*, NA].
m. recto superior (superior rectus m.). [*musculus rectus superior*, NA].
m. rectococcígeo (rectococcygeal m.). [*musculus rectococcygeus*, NA].
m. rectouretral (rectourethral m.). [*musculus rectourethralis*, NA].
m. rectouterino (musculus rectouterinus). [*musculus rectouterinus*, NA].
m. rectovesical (rectovesical m.). [*musculus rectovesicalis*, NA].
m. redondo mayor (teres major m.). [*musculus teres major*, NA].
m. redondo menor (teres minor m.). [*musculus teres minor*, NA].
m. de Reisseisen (Reisseisen's m.'s).
m. de Riolano (Riolan's m.). [*musculus cremaster*, NA].
m. risorio (risorius m.). [*musculus risorius*, NA].
m. risorio de Santorini (Santorini's m.). [*musculus risorius*, NA].
m. rojo (red m.).
m. romboatloideo (musculus rhomboatloideus).
m. romboides mayor (greater rhomboid m.). [*musculus rhomboideus major*, NA].
m. romboides menor (lesser rhomboid m.). [*musculus rhomboideus minor*, NA].
m. rotadores (rotator m.'s). [*musculi rotatores*, NA].
m. rotadores cervicales (cervical rotator m.'s). [*musculi rotatores cervicis*, NA].
m. rotadores lumbares (lumbar rotator m.'s). [*musculi rotatores lumborum*, NA].
m. rotadores torácicos (thoracic rotator m.'s). [*musculi rotatores thoracis*, NA].
m. de Rouget (Rouget's m.). [*fibrae circulares*, NA].
m. de Ruysch (Ruysch's m.). The muscular tissue of the fundus uteri.
m. sacrococcígeo dorsal (dorsal sacrococcygeal m.). [*musculus sacrococcygeus dorsalis*, NA]. M. extensor coccygis; m. sacrococcygeus posterior.
m. sacrococcígeo ventral (ventral sacrococcygeal m.). [*musculus sacrococcygeus ventralis*, NA]. M. sacrococcygeus anterior.
m. salpingofaríngeo (salpingopharyngeal m.). [*musculus salpingopharyngeus*, NA].
m. sartorio 1. (tailor's m.). [*musculus sartorius*, NA]. **2.** (musculus sartorius). [*musculus sartorius*, NA]. Tailor's muscle.
m. de Sébileau (Sebileau's m.).
m. segundo radial externo (short radial extensor m. of wrist). [*musculus extensor carpi radialis brevis*, NA].
m. segundo tibial (second tibial m.). [*musculus tibialis secundus*, NA].
m. semiespinal (semispinal m.). [*musculus semispinalis*, NA].
m. semiespinal cervical (semispinal m. of neck). [*musculus semispinalis cervicis*, NA].
m. semiespinal de la cabeza (semispinal m. of head). [*musculus semispinalis capitis*, NA].
m. semiespinal dei tórax (semispinal m. of thorax). [*musculus semispinalis thoracis*, NA].
m. semimembranoso (semimembranosus m.). [*musculus semimembranosus*, NA].
m. semipeniforme (unipennate m.). [*musculus unipennatus*, NA].
m. semitendinoso (semitendinous m., semitendinosus m.). [*musculus semitendinosus*, NA].
m. serrato anterior (anterior serratus m.). [*musculus serratus anterior*, NA]. M. serratus magnus.
m. serrato posteroinferior (inferior posterior serratus m.). [*musculus serratus posterior inferior*, NA].
m. serrato posterosuperior (superior posterior serratus m.). [*musculus serratus posterior superior*, NA].
m. de Sibson (Sibson's m.). [*musculus scalenus minimus*, NA].
m. sinérgicos (synergistic m.'s).
m. de Soemmering (Soemmering's m.). [*musculus levator glandulae thyroideae*, NA].
m. sóleo (soleus m.). [*musculus soleus*, NA].
m. subancóneo (subanconeus m.). [*musculus articularis cubiti*, NA].
m. subclavio (subclavian m.). [*musculus subclavius*, NA].
m. subcostales (subcostal m.). [*musculus subcostalis*, NA]. M. intercostalis.
m. subcrural (subcrural m.). [*musculus articularis genus*, NA].
m. subescapular (subscapular m.). [*musculus subscapularis*, NA].
m. suboccipitales (suboccipital m.'s). [*musculi suboccipitales*, NA].
m. superciliar (corrugator m.). [*musculus corrugator supercilii*, NA].
m. supinador (supinator m.). [*musculus supinator*, NA]. M supinator radii brevis.
m. supinador largo (brachioradial m.). [*musculus brachioradialis*, NA]. M. supinator longus
m. supraclavicular (supraclavicular m.). [*musculus supraclavicularis*, NA].
m. supracostales (elevator m. of rib). [*musculus levator costae*, NA].
m. supraespinales (musculus supraspinalis).
m. supraespinoso (supraspinous m.). [*musculus supraspinatus*, NA].
m. suprahioideos (suprahyoid m.'s). [*musculi suprahyoidei*, NA].
m. suspensorio del duodeno (suspensory m. of duodenum). [*musculus suspensorius duodeni*, NA].
m. tarsal o palpebral inferior (inferior tarsal m.). [*musculus tarsalis inferior*, NA].
m. tarsal o palpebral superior (superior tarsal m.). [*musculus tarsalis superior*, NA].
m. temporal (temporal m.). [*musculus temporalis*, NA].

m. temporoparietal (temporoparietal m.). [*musculus temporoparietalis*, NA].
m. tensor de la fascia lata (tensor m. of fascia lata). [*musculus tensor fasciae latae*, NA]. M. tensor fasciae femoris.
m. tensor de la membrana timpánica (tensor m. of tympanic membrane). [*musculus tensor tympani*, NA].
m. tensor del velo palatino (tensor m. of soft palate). [*musculus tensor veli palatini*, NA].
m. de Theile (Theile's m.). [*musculus transversus perinei superficialis*, NA].
m. tibial anterior (anterior tibial m.). [*musculus tibialis anterior*, NA].
m. tibial posterior (posterior tibial m.). [*musculus tibialis posterior*, NA].
m. tibioaponeurótico (musculus tibiofascialis anterior). Musculus tibiofascialis anticus.
m. tiroaritenoideo (thyroarytenoid m.). [*musculus thyroarytenoideus*, NA].
m. tiroepiglótico (thyroepiglottic m., thyroepiglottidean m.). [*musculus thyroepiglotticus*, NA].
m. tirohioideo (thyrohyoid m.). [*musculus thyrohyoideus*, NA].
m. de Tod (Tod's m.). [*musculus obliquus auriculae*, NA].
m. de Toynbee (Toynbee's m.). [*musculus tensor tympani*, NA].
m. del trago (m. of tragus). [*musculus tragicus*, NA].
m. transverso del abdomen (transverse m. of abdomen). [*musculus transversus abdominis*, NA].
m. transverso de la lengua (transverse m. of tongue). [*musculus transversus linguae*, NA].
m. transverso del mentón (transverse m. of chin). [*musculus transversus menti*, NA].
m. transverso de la nuca (transverse m. of nape). [*musculus transversus nuchae*, NA].
m. transverso del pabellón de la oreja (transverse m. of auricle). [*musculus transversus auriculae*, NA].
m. transverso profundo del perineo (deep transverse m. of perineum). [*musculus transversus perinei profundus*, NA].
m. transverso superficial del perineo (superficial transverse m. of perineum). [*musculus transversus perinei superficialis*, NA].
m. transverso del tórax (transverse m. of thorax). [*musculus transversus thoracis*, NA].
m. transversoespinal (transversospinal m.). [*musculus transversospinalis*, NA].
m. trapecio **1.** (cowl m.). [*musculus trapezius*, NA]. **2.** (trapezius m.). [*musculus trapezius*, NA].
m. traqueal (musculus trachealis). [*musculus trachealis*, NA].
m. traqueloclavicular (tracheloclavicular m.). [*musculus tracheloclavicularis*, NA].
m. de Treitz (Treitz' m.). [*musculus suspensorius duodeni*, NA].
m. tríceps braquial (triceps m. of arm). [*musculus triceps brachii*, NA].
m. tríceps sural (triceps m. of calf). [*musculus triceps surae*, NA].
m. de la úvula (m. of uvula). [*musculus uvulae*, NA]. M. azygos uvulae.
m. de Valsalva (Valsalva's m.). [*musculus tragicus*, NA].
m. vasto intermedio **1.** (intermediate great m.). [*musculus vastus intermedius*, NA]. **2.** (intermediate vastus m.). [*musculus vastus intermedius*, NA].
m. vasto medial (medial vastus m.). [*musculus vastus medialis*, NA].
m. vasto lateral **1.** (lateral great m.). [*musculus vastus lateralis*, NA]. **2.** (lateral vastus m.). [*musculus vastus lateralis*, NA].
m. vertical de la lengua (vertical m. of tongue). [*musculus verticalis linguae*, NA].
m. vestigial (vestigial m.).
m. vocal (vocal m.). [*musculus vocalis*, NA].
m. voluntario (voluntary m.).
m. de Wilson (Wilson's m.).
musculoaponeurótico (musculoaponeurotic). Relating to muscular tissue and an aponeurosis of origin or insertion.
musculocutáneo (musculocutaneous). Myocutaneous.
musculoesquelético (musculoskeletal). Relating to muscles and to the skeleton, as, for example, the m. system.
musculofrénico (musculophrenic). Relating to the muscular portion of the diaphragm; denoting an artery supplying this part.
musculomembranoso (musculomembranous). Relating to both muscular tissue and membrane.
musculotendinoso (musculotendinous). Relating to both muscular and tendinous tissues.
musculotrópico (musculotropic). Affecting, acting upon, or attracted to muscular tissue.
musculus, gen. y pl. **musculi** (musculus, gen. and pl. musculi). [*musculus*, NA]. Muscle,
musgo (moss). **1.** Any low growing, delicate cryptogamous plant of the class Musci. **2.** Popularly, any one of a number of lichens and seaweeds.
m. de Ceilán (Ceylon m.). A source of agar-agar.
m. claviforme (club m.). Lycopodium.
m. irlandés (Irish m.). *Chondrus*.
m. de Islandia (Iceland m.). Cetraria.
m. muskeag (muskeag m.). Sphagnum m.
m. de los pantanos (peat m.). Sphagnum m.
m. perlado (pearl m.). *Chondrus*.
m. sphagnum (sphagnum m.).
musicoterapia (musicotherapy). An adjunctive treatment of mental disorders by means of music.
musitación (mussitation). Movements of the lips as if speaking, but without sound; observed in delirium and in semicoma.
muslo (thigh). The part of the inferior limb, between the hip and the knee.
m. de conductor o chofer (driver's t.).
m. de Heilbronner (Heilbronner's t.).
mustina, clorhidrato de (mustine hydrochloride). Mechlorethamine hydrochloride.
mutación (mutation). **1.** A change in the character of a gene that is perpetuated in subsequent divisions of the cell in which it occurs. **2.** De Vries' term for the sudden production of a species, as distinguished from variation.
m. ambarina (amber m.).
m. por cambio de encuadre **1.** (frame-shift m.). **2.** (reading-frame-shift m.).
m. espontánea (spontaneous m.). Natural m.
m. inducida (induced m.). A m. caused by exposure to a mutagen.
m. por inserción-deleción (addition-deletion m.).
m. inversa (reverse m.). Back m.
m. letal (lethal m.).
m. natural (natural m.). Spontaneous m.
m. neutra (neutral m.).
m. nueva (new m.).
m. ocre (ochre m.).
m. puntiforme (point m.). A m. that involves a single nucleotide.
m. retrógrada (back m.). Reverse m.
m. de sentido (missense m.).
m. sin sentido (nonsense m.). Suppressor m.
m. silenciosa (silent m.).
m. somática (somatic m.).
m. supresora (suppressor m.).
m. de transición (transition m.).
m. de transversión (transversion m.).
mutacismo (mutacism). Mytacism.
mutagénesis (mutagenesis). Production of a mutation.
m. insercional (insertional m.).
mutagénico (mutagenic). Having the power to cause mutations.
mutágeno (mutagen). Any agent that can cause a mutation, e.g., radioactive substances, x-rays, or certain chemicals.
m. por cambio de encuadre (frame-shift m.).
mutante (mutant). **1.** A phenotype in which a mutation is manifested. **2.** A gene that is rare and usually harmful, in contrast to a wild-type gene.
m. activo (active m.).
m. condicionalmente letal (conditionally lethal m., conditionally-lethal m.).
m. inactivo (inactive m.). Silent m.

m. sensible a la supresión (supressor-sensitive m.).
m. sensible a la temperatura (temperature-sensitive m.).
m. silencioso (silent m.). Inactive m.
mutarrotación (mutarotation). Birotation; multirotation; the process of changing specific rotation.
mutarrotasa (mutarotase). Aldose 1-epimerase.
mutasa (mutase). Any enzyme that catalyzes the apparent migration of groups within one molecule.
muteína (mutein). General term for a protein arising as a result of a mutation.
mutilación (mutilation). Disfigurement or injury by removal or destruction of any conspicuous or essential part of the body.
mutilar (maim). To disable or cripple by an injury.
mutismo (mutism). **1.** The state of being silent. **2.** Organic or functional absence of the faculty of speech.
m. acinético (akinetic m.).
m. electivo (elective m.). Voluntary m.
m. voluntario (voluntary m.). Elective m.
mutón (muton). In genetics, the smallest unit of a chromosome in which alteration can be effective in causing a mutation.
mutualismo (mutualism). Symbiotic relationship in which both species derive benefit.
mutualista (mutualist). Symbion.
mV, mv (mV, mv). Abbreviation for millivolt.
mylabris (mylabris). The dried beetle, *Mylabris phalerata;* a vesicant similar to cantharis.

N

ν (ν). **1.** Thirteenth letter of the Greek alphabet, nu. **2.** Symbol for kinematic viscosity.
n. (n). Symbol for nano-; refractive index.
NA (NA). Abbreviation for Nomina Anatomica.
Na (Na). Symbol for sodium (natrium).
nabilona (nabilone). A synthetic cannabinoid used in the treatment of nausea and vomiting associated with cancer chemotherapy.
nacarado (nacreous). Lustrous, like mother-of-pearl.
nacido vivo (livebirth, live birth). The birth of an infant who shows evidence of life after birth.
naciente (nascent). **1.** Beginning; being born or produced. **2.** Denoting the state of a chemical element at the moment it is set free from one of its compounds.
NAD (NAD). Abbreviation for nicotinamide adenine dinucleotide.
  N. nucleosidasa (NAD^+ nucleosidase).
NAD^+ (NAD^+). Abbreviation for nicotinamide adenine dinucleotide (oxidized form).
NADasa (NADase). NAD^+ nucleosidase.
NADH (NADH). Abbreviation for nicotinamide adenine dinucleotide (reduced form).
NADH deshidrogenasa (NADH dehydrogenase). Cytochrome *c* reductase; an iron-containing flavoprotein oxidizing NADH to NAD^+.
NADH deshidrogenasa (quinona) (NADH dehydrogenase (quinone)). An enzyme oxidizing NADH with quinones (e.g., menaquinone) as acceptors.
NADH-hidroxilamina reductasa (NADH-hydroxylamine reductase). An enzyme reducing hydroxylamine to ammonia with NADH as hydrogen donor.
nadida (nadide). A nicotinamide adenine dinucleotide compound used as an antogonist to alcohol and narcotics.
nadolol (nadolol). A β-adrenergic blocking agent with actions similar to those of propranolol.
NADP (NADP). Abbreviation for nicotinamide adenine dinucleotide phosphate.
$NADP^+$ ($NADP^+$). Abbreviation for nicotinamide adenine dinucleotide phosphate (oxidized form).
$NAD(P)^+$ nucleosidasa ($NAD(P)^+$ nucleosidase).
NADPH (NADPH). Abbreviation for nicotinamide adenine dinucleotide phosphate (reduced form).
NADPH-citocromo c_2 reductasa (NADPH-cytochrome c_2 reductase). Cytochrome c_2 reductase; an enzyme catalyzing the reduction of ferricytochrome c_2 to ferrocytochrome c_2 at the expense of NADPH.
NADPH deshidrogenasa (NADPH dehydrogenase). NADPH diaphorase; old yellow enzyme; Warburg's old yellow enzyme; a flavoprotein oxidizing NADPH to $NADP^+$.
NADPH deshidrogenasa (quinona) (NADPH dehydrogenase (quinone)). A flavoprotein similar to NADH dehydrogenase (quinone), but oxidizing NADPH.
NAD(P)H deshidrogenasa (quinona) (NAD(P)H dehydrogenase (quinone)). A flavoprotein oxidizing NADH or NADPH to NAD^+ or $NADP^+$ with quinones (e.g., menadione) as hydrogen acceptors.
NADPH diaforasa (NADPH diaphorase). NADPH dehydrogenase.
NADPH-ferrihemoproteína reductasa (NADPH-ferrihemoprotein reductase). Cytochrome reductase; an enzyme catalyzing the reduction of a ferricytochrome by NADPH to a ferrocytochrome.
nafazolina, clorhidrato de (naphazoline hydrochloride). Naphthazoline hydrochloride; a sympathomimetic amine, used as a topical vasoconstrictor.
nafcilina (nafcillin). A semisynthetic penicillin derived from 6-aminopenicillanic acid; resistant to penicillinase, and effective against *Staphylococcus aureus*.
  n. sódica (n. sodium). A penicillinase-resistant penicillin.
nafronil, oxalato de (nafronyl oxalate). A vasodilator drug.
nafta (naphtha). Petroleum benzin.
  n. de alquitrán de carbón (coal tar n.). Benzene.
  n. de madera (wood n.). Methyl alcohol.
naftaleno (naphthalene). Naphthalin; tar camphor; a carcinogenic and toxic hydrocarbon obtained from coal tar; used for many syntheses in industry and in some moth repellents.
naftalenol (naphthalenol). Naphthol.
naftalina (naphthalin). Naphthalene.
naftazolina, clorhidrato de (naphthazoline hydrochloride). Naphazoline hydrochloride.
naftifina, clorhidrato de (naftifine hydrochloride). A broad spectrum antifungal agent used in the topical treatment of tinea infections.
naftilo (naphthyl). The radical of naphthalene.
α-naftiltiourea (ANTU) (α-naphthylthiourea (ANTU)). 1-(1-Naphthyl)-2-thiourea; a derivative of thiourea; a highly toxic antithyroid agent; used as a rat poison.
naftol (naphthol). Naphthalenol; a phenol of naphthalene.
naftolato (naphtholate). A compound of naphthol in which the hydrogen in the hydroxyl radical is substituted by a base.
naftoquinona (naphthoquinone). A quinone derivative of naphthalene, reducible to naphthohydroquinone; 1,4-naphthoquinone derivatives have vitamin K activity (e.g., menaquinone).
nagana (nagana). An acute or chronic disease of cattle, dogs, pigs, horses, sheep, and goats in sub-Saharan Africa.
nalbufina, clorhidrato de (nalbuphine hydrochloride). A synthetic opioid analgesic chemically related to oxymorphone, a narcotic, and to naloxone, a narcotic antagonist.
nalga (breech). Nates.
nalgas **1.** (clunes). [*clunis*, pl. *clunes*, NA]. Nates. **2.** (buttocks). Nates.
nalorfina (nalorphine). *N*-allylnormorphine; an antagonist of most of the depressant and stimulatory effects of morphine and related narcotic analgesics.
naloxona, clorhidrato de (naloxone hydrochloride). A potent antagonist of endorphins and narcotics, including pentazocine; devoid of pharmacologic action when administered without narcotics.
naltrexona (naltrexone). An endorphin and narcotic antagonist; devoid of pharmachologic action when administered in the absence of narcotics.
NAME (NAME). Acronym for nevi, atrial myxoma, myxoid neurofibromas, and ephilides.
nandrolona (nandrolone). A semisynthetic, parenterally administered, anabolic, androgenic steroid.
  decanoato de n. (n. decanoate). An anabolic androgen.
  fenilpropionato de n. (n. phenylpropionate). N. phenpropionate.
  fenpropionato de n. (n. phenpropionate).
nano- (nano-). **1.** Combining form relating to dwarfism (nanism). **2.** Prefix used in the SI and metric systems to signify one-billionth (10^{-9}).
nanocefalia **1.** (nanocephalia). Microcephaly. **2.** (nanocephaly). Microcephaly.
nanocéfalo, nanocefálico (nanocephalous, nanocephalic). Microcephalic.
nanocormia (nanocormia). Microsomia.
nanoftalmía (nanophthalmia, nanophthalmos). Microphthalmia.
nanoftalmo (nanophthalmia, nanophthalmos). Microphthalmia.
nanogramo (ng) (nanogram (ng)). One-billionth of a gram.
nanoideo (nanoid). Dwarflike.
nanomelia (nanomelia). Micromelia.
nanómetro (nm) (nanometer (nm)). One-billionth of a meter.
nanukayami (nanukayami). Nanukayami fever.
napelo (wolfsbane).

nápex (napex). The area of the scalp just below the occipital protuberance.
napier (napier). Neper.
naprapatía (naprapathy). A system of therapeutic manipulation based on the theory that morbid symptoms are dependent upon strained or contracted ligaments in the spine, thorax, or pelvis.
naproxeno (naproxen). An anti-inflammatory analgesic agent used in the treatment of rheumatoid conditions.
napsilato (napsylate). USAN-approved contraction for 2-naphthalenesulfonate.
naranja (orange). **1.** The fruit of the orange tree, *Citrus aurantium* (family Rutaceae). **2.** A color between yellow and red in the spectrum.
 n. de acridina (acridine orange). Tetramethyl acridine.
 n. G (orange G).
 n. de metilo (methyl orange).
 n. Victoria (Victoria orange).
narceína (narceine). An alkaloid of opium. Ethylnarceine is a narcotic, analgesic, and antitussive.
narcisismo (narcissism). **1.** Autosexualism; self-love; autophilia; sexual attraction toward one's own person. **2.** A state in which the individual interprets and regards everything in relation to himself and not to other persons or things.
 n. primario (primary n.).
 n. secundario (secondary n.).
narco- (narco-). Combining form relating to stupor or narcosis.
narcoanálisis (narcoanalysis). Narcosynthesis; psychotherapeutic treatment under light anesthesia, originally used in acute combat cases during World War II; also has been used in the treatment of childhood trauma.
narcohipnia (narcohypnia). A general numbness sometimes experienced at the moment of waking.
narcohipnosis (narcohypnosis). Stupor or deep sleep induced by hypnosis.
narcolepsia (narcolepsy). Friedmann's disease; Gélineau's syndrome; hypnolepsy; paroxysmal sleep; a sudden uncontrollable disposition to sleep occurring at irregular intervals.
narcosíntesis (narcosynthesis). Narcoanalysis.
narcosis (narcosis). General and nonspecific reversible depression of neuronal excitability, produced by a number of physical and chemical agents, usually resulting in stupor rather than in anesthesia.
 n. por nitrógeno (nitrogen n.).
narcoterapia (narcotherapy). Psychotherapy conducted with the patient under the influence of a sedative or narcotic.
narcótico (narcotic). **1.** Specifically, a drug derived from opium or opium-like compounds. **2.** Any substance producing stupor associated with analgesia. **3.** Capable of inducing a state of stuporous analgesia.
***dl*-narcotina** (*dl*-narcotine). Gnoscopine.
***l*-α-narcotina** (*l*-α-narcotine). Noscapine.
narcotismo (narcotism). **1.** Stuporous analgesia induced by a narcotic. **2.** Addiction to a narcotic.
naris 1. (naris, pl. nares). [*naris*, NA]. Nostril; prenaris; anterior opening on either side of the nasal cavity. 2. (nostril). Naris.
 n. anterior (anterior n.).
 n. posterior (posterior n.). Choana.
nariz (nose). [*nasus*, NA]. That portion of the respiratory pathway above the hard palate.
 n. de bebedor (toper's n.). Rhinophyma.
 n. de brandy o coñac (brandy n.). Rhinophyma.
 n. de cobre (copper n.). Rhinophyma.
 n. externa (external n.). [*nasus externus*, NA].
 n. hendida (cleft n.).
 n. en martillo (hammer n.). Rhinophyma.
 n. de papa (potato n.). Rhinophyma.
 n. de perro (dog n.). Goundou.
 n. de ron (rum n.). Rhinophyma.
 n. en silla de montar (saddle n.).
nasal (nasal). Rhinal; relating to the nose.
nasioiníaco (nasioiniac). Relating to the nasion and inion.
nasión (nasion). [*nasion*, NA]. Nasal point; a point on the skull corresponding to the middle of the nasofrontal suture.
naso- (naso-). Combining form relating to the nose.
nasoantral (nasoantral). Relating to the nose and the maxillary sinus.
nasociliar (nasociliary).
nasofaringe (nasopharynx). [*pars nasalis pharyngis*, NA].
nasofaríngeo (nasopharyngeal). Rhinopharyngeal; relating to the nose or nasal cavity and the pharynx.
nasofaringitis (nasopharyngitis). Rhinopharyngitis.
nasofaringolaringoscopio (nasopharyngolaryngoscope). An instrument, often of fiberoptic type, used to visualize the upper airways and pharynx.
nasofaringoscopia (nasopharyngoscopy). Examination of the nasopharynx by flexible or rigid optical instruments, or with a mirror.
nasofaringoscopio (nasopharyngoscope). Telescopic instrument, electrically lighted, for examination of the nasal passages and the nasopharynx.
nasofrontal (nasofrontal). Relating to the nose and forehead, or to the nasal cavity and frontal sinuses.
nasogástrico (nasogastric). Pertaining to or involving the nasal passages and the stomach, as in n. intubation.
nasolabial (nasolabial). Relating to the nose and upper lip.
nasolagrimal (nasolacrimal). Relating to the nasal and the lacrimal bones, or to the nasal cavity and the lacrimal ducts.
nasooral (naso-oral). Relating to the nose and mouth.
nasopalatino (nasopalatine). Relating to the nose and the palate.
nasorrostral (nasorostral). Relating to the nasal cavity and the rostrum of the sphenoid bone.
nasoscopio (nasoscope). Rhinoscope.
nasosinusitis (nasosinusitis). Inflammation of the nasal cavities and of the accessory sinuses.
nasus (nasus). [*nasus*, NA]. Nose.
 n. externus (n. externus). [*nasus externus*, NA]. External nose; nasus.
natal (natal). **1.** Relating to birth. **2.** Relating to the buttocks or nates.
natalidad (natality). The birth rate; the ratio of births to the general population.
natamicina (natamycin). Pimaricin.
nates (nates). [*nates*, NA]. Breech; buttocks; the buttocks; the prominence formed by the gluteal muscles on either side.
natimortalidad (natimortality). The perinatal death rate; the proportion of fetal and neonatal deaths to the general natality.
National Formulary (NF) (National Formulary (NF)). An official compendium formerly isued by the American Pharmaceutical Association but now published by the United States Pharmacopeia Convention for the purpose of providing standards and specifications which can be used to evaluate the quality of pharmaceuticals and therapeutic agents.
natremia (natremia, natriemia). The presence of sodium in the blood.
natrexona, clorhidrato de (natrexone hydrochloride). A narcotic antagonist used in maintenance therapy of detoxified, formerly opiod-dependent, patients.
natriférico (natriferic). Tending to increase sodium transport.
natrium (Na) (natrium (Na)). Sodium.
natriuresis (natriuresis). Urinary excretion of sodium.
natriurético (natriuretic). **1.** Pertaining to or characterized by natriuresis. **2.** A substance that increases urinary excretion of sodium, usually as a result of decreased tubular reabsorption of sodium ions from glomerular filtrate.
naturópata (naturopath). One who practices naturopathy.
naturopatía (naturopathy). A system of therapeutics in which neither surgical nor medicinal agents are used, dependence being placed only on natural (nonmedicinal) forces.
naturopático (naturopathic). Relating to or by means of naturopathy.
naupatía (naupathia). Seasickness.
náusea (nausea). Sicchasia; symptoms resulting from an inclination to vomit.
 n. del embarazo (n. gravidarum). Morning sickness.
 n. epidémica (epidemic n.). Epidemic vomiting.
nauseado 1. (sick). Nauseated. 2. (nauseated). Sick; affected with nausea.
nauseante (nauseant). **1.** Nauseating; causing nausea. **2.** An agent that causes nausea.
nauseoso (nauseous). Causing nausea.
nave (ship). A structure resembling the hull of a ship.
 n. de Fabricius (Fabricius' s.).

navícula (navicula). A small boat-shaped structure.
navicular (navicular). Scaphoid.
navicularartritis (navicularthritis). Navicular disease.
Nb (Nb). Symbol for niobium.
NBT (NBT). Abbreviation for nitroblue tetrazolium.
nealbarbital (nealbarbital). A sedative and hypnotic.
neartrosis **1.** (nearthrosis). Neoarthrosis; a new joint. **2.** (neoarthrosis). Nearthrosis.
nebramicina (nebramycin). A complex of substances produced by *Streptomyces tenebrarius;* an antibacterial agent.
nébula (nebula, pl. nebulae). **1.** A translucent foglike opacity of the cornea. **2.** A class of oily preparations, intended for application by atomization.
nebularina (nebularine). Purine ribonucleoside; ribosylpurine; a slightly toxic nucleoside isolated from the mushroom *Agaricus nebularis*.
nebulización (nebulization). Spraying or vaporization.
nebulizador (nebulizer). A device used to reduce liquid medication to extremely fine cloudlike particles.
n. a chorro (jet n.).
n. de disco giratorio (spinning disk n.).
n. ultrasónico (ultrasonic n.).
nebulizar (nebulize). To break up a liquid into a fine spray or vapor; to vaporize.
necatoriasis (necatoriasis). Hookworm disease caused by *Necator*; the resulting anemia being usually less severe than that from ancylostomiasis.
necrectomía (necrectomy). Operative removal of any necrosed tissue.
necro-, necr- (necro-, necr-). Forms relating to death or to necrosis.
necrobiosis (necrobiosis). **1.** Bionecrosis. Physiologic or normal death of cells or tissues as a result of changes associated with development, aging, or use. **2.** Necrosis of a small area of tissue.
n. lipídica, lipídica diabética (n. lipoidica, n. lipoidica diabeticorum).
necrobiótico (necrobiotic). Pertaining to or characterized by necrobiosis.
necrocitosis (necrocytosis). A process that results in, or a condition that is characterized by, the abnormal or pathologic death of cells.
necrófago (necrophagous). **1.** Living on carrion. **2.** Necrophilous.
necrofilia (necrophilia, necrophilism). **1.** A morbid fondness for being in the presence of dead bodies. **2.** The impulse to have sexual contact, or the act of such contact, with a dead body, usually of males with female corpses.
necrofilismo (necrophilia, necrophilism). **1.** A morbid fondness for being in the presence of dead bodies. **2.** The impulse to have sexual contact, or the act of such contact, with a dead body, usually of males with female corpses.
necrófilo (necrophilous). Necrophagous; having a preference for dead tissue.
necrofobia (necrophobia). Morbid fear of corpses.
necrógeno (necrogenous). Necrogenic.
necrógeno, necrogénico (necrogenic). Necrogenous relating to, living in, or having origin in dead matter.
necrogranulomatoso (necrogranulomatous). Having the characteristics of a granuloma with central necrosis.
necrólisis (necrolysis). Necrosis and loosening of tissue.
n. epidérmica tóxica (toxic epidermal n.).
necrología (necrology). The science of the collection, classification, and interpretation of mortality statistics.
necrólogo (necrologist). A student of, or a specialist in, necrology.
necromanía (necromania). **1.** A morbid tendency to dwell with longing on death. **2.** A morbid attraction to dead bodies.
necrómetro (necrometer). An instrument for measuring a dead body or any of its parts or organs.
necroparásito (necroparasite). Saprophyte.
necropatía (necropathy). A tendency to tissue death or gangrene.
necropsia (necropsy). Autopsy.
necrosadismo (necrosadism). Sexual gratification derived by mutilating corpses.
necroscopia (necroscopy). Rarely used term for autopsy.
necrosis (necrosis). Pathologic death of one or more cells, or of a portion of tissue or organ, resulting from irreversible damage.
n. adiposa subcutánea del recién nacido (subcutaneous fat n. of newborn). Sclerema neonatorum.
n. aséptica (aseptic n.). N. occurring in the absence of infection.
n. aséptica epifisaria (epiphysial aseptic n.).
n. avascular (avascular n.).
n. caseosa, de caseificación (caseous n., caseation n.).
n. central (central n.).
n. por coagulación (coagulation n.).
n. colicuativa (colliquative n.). Obsolete term for liquefactive n.
n. cortical laminar (laminar cortical n.).
n. fibrinoide (fibrinoid n.).
n. focal (focal n.).
n. grasa o adiposa (fat n.). Steatonecrosis.
n. hepática en puente (bridging hepatic n.).
n. isquémica (ischemic n.).
n. licuefactiva (liquefactive n.). N. colliquative.
n. por momificación (mummification n.). Dry gangrene.
n. papilar renal (renal papillary n.). Necrotizing papillitis.
n. progresiva enfisematosa (progressive emphysematous n.). Gas gangrene.
n. quística de la media (cystic medial n.). Medionecrosis of the aorta.
n. simple (simple n.). A stage of coagulation n.
n. supurativa (suppurative n.). Liquefactive n. with pus formation.
n. total (total n.).
n. de Zenker (Zenker's n.). Zenker's degeneration.
n. zonal (zonal n.).
necrospermia (necrospermia). A condition in which there are dead or immobile spermatozoa in the semen.
necrosteón (necrosteon). Gangrene of bone.
necrosteosis (necrosteosis). Gangrene of bone.
necrótico (necrotic). Pertaining to or affected by necrosis.
necrotomía (necrotomy). **1.** dissection. **2.** Operation for the removal of a necrosed portion of bone (sequestrum).
n. osteoplástica (osteoplastic n.).
NEEP (NEEP). Abbreviation for negative end-expiratory pressure.
nefelometría (nephelometry). A technique for estimation of the number and size of particles in a suspension by measurement of light scattered from a beam of light passed through the solution.
nefelómetro (nephelometer). An instrument used in nephelometry.
nefopam, clorhidrato de (nefopam hydrochloride). An analgesic agent.
nefralgia (nephralgia). Pain in the kidney.
nefrálgico (nephralgic). Relating to nephralgia.
nefrastenia (nephrasthenia). Obsolete term for a mild nephrosis, a condition of imperfect functioning of the kidney, giving rise to slight urinary signs, but without actual disease of the renal tubules.
nefratonía (nephratonia, nephratony). Obsolete term for diminished functional activity of the kidneys.
nefrectasia (nephrectasis, nephrectasia). Obsolete term for dilation or distention of the pelvis of the kidney.
nefrectomía (nephrectomy). Removal of a kidney.
n. abdominal o anterior (abdominal n.).
n. lumbar (lumbar n.).
n. paraperitoneal (paraperitoneal n.).
n. posterior (posterior n.).
nefrelcosis (nephrelcosis). Ulceration of the mucous membrane of the pelvis or calices of the kidney.
néfrico (nephric). Renal; relating to the kidney.
nefridio (nephridium, pl. nephridia). One of the paired, segmentally arranged excretory tubules of invertebrates such as the annelids.
nefrítico (nephritic). Relating to or suffering from nephritis.
nefritis (nephritis, pl. nephritides). Inflammation of the kidneys.
n. aguda (acute n.). Acute glomerulonephritis.
n. por analgésicos (analgesic n.). Analgesic nephropathy.
n. antimembrana basal (anti-basement membrane n.).
por antisuero (anti-kidney serum n.).
n. crónica (chronic n.). Chronic glomerulonephritis.
n. de Ellis, tipo 1 (Ellis type 1 n.).
n. escarlatínica (scarlatinal n.).
n. focal (focal n.). Focal glomerulonephritis.

n. glomerular (glomerular n.). Glomerulonephritis.
n. de la gravidez (n. gravidarum).
n. hemorrágica (hemorrhagic n.).
n. hereditaria (hereditary n.).
n. por inmunocomplejos (immune complex n.).
n. intersticial (interstitial n.).
n. intersticial aguda (acute interstitial n.).
n. lúpica (lupus n.).
n. de Masugi (Masugi's n.).
n. mesangial (mesangial n.).
n. perdedora de sal (salt-losing n.). Thorn's syndrome.
n. sérica (serum n.). Induced glomerulonephritis.
n. sifilítica (syphilitic n.).
n. subaguda (subacute n.). Subacute glomerulonephritis.
n. supurativa (suppurative n.).
n. por transfusión (transfusion n.).
n. de las trincheras (trench n.).
n. tuberculosa (tuberculous n.).
n. tubulointersticial (tubulointerstitial n.).
n. por uranio (uranium n.).

nefritogénico (nephritogenic). Causing nephritis; said of conditions or agents.

nefro-, nefr- (nephro-, nephr-). Combining forms denoting the kidney.

nefroadenoma (nephradenoma). Obsolete term for adenoma of the kidney.

nefroblastema (nephroblastema). Nephric blastema.

nefroblastoma (nephroblastoma). Wilms' tumor.

nefrocalcinosis (nephrocalcinosis). A form of renal lithiasis characterized by diffusely scattered foci of calcification in the renal parenchyma.

nefrocapsectomía (nephrocapsectomy). Obsolete operation for decortication, or decapsulation, of the kidney.

nefrocardíaco (nephrocardiac). Cardiorenal.

nefrocele (nephrocele). **1.** Hernial displacement of a kidney. **2.** Nephrocelom; nephrotomic cavity; in lower vertebrates, the developmental cavity connecting the myocele with the celom.

nefroceloma (nephrocelom). Nephrocele.

nefrocistosis (nephrocystosis). Formation of renal cysts.

nefroedema (nephredema). Edema caused by renal disease; rarely, edema of the kidney.

nefrogenético, nefrogénico (nephrogenetic, nephrogenic). Developing into kidney tissue.

nefrógeno (nephrogenous). Developing from kidney tissue.

nefrografía (nephrography). Radiography of the kidney.

nefrograma (nephrogram). Radiologic image of renal parenchyma made after the intravenous injection of a radiopaque substance.

nefrohidrosis (nephrohydrosis). Hydronephrosis.

nefroide (nephroid). Reniform; kidney-shaped; resembling a kidney.

nefrolisina (nephrolysin). An antibody that causes destruction of the cells of the kidneys, formed in response to the injection of an emulsion of renal substance.

nefrólisis (nephrolysis). **1.** Freeing of the kidney from inflammatory adhesions, with preservation of the capsule. **2.** . Destruction of renal cells.

nefrolitiasis (nephrolithiasis). Presence of renal calculi.

nefrolítico (nephrolytic). Nephrotoxic; pertaining to, characterized by, or causing nephrolysis.

nefrolito (nephrolith). Renal calculus.

nefrolitotomía (nephrolithotomy). Incision into the kidney for the removal of a renal calculus.

nefrología (nephrology). The branch of medical science concerned with medical diseases of the kidneys.

nefroma (nephroma). A tumor arising from renal tissue.
n. mesoblástico (mesoblastic n.). Wilms' tumor.

nefromalacia (nephromalacia). Softening of the kidneys.

nefromegalia (nephromegaly). Extreme hypertrophy of one or both kidneys.

nefrómera (nephromere). That portion of the intermediate mesoderm from which segmented kidney tubules develop.

nefrona (nephron). A long convoluted tubular structure in the kidney, consisting of the renal corpuscle, the proximal convoluted tubule, the nephronic loop, and the distal convoluted tubule.

nefropatía (nephropathy). Nephrosis; renopathy; any disease of the kidney.
n. por analgésicos (analgesic n.). Analgesic nephritis.
n. balcánica (Balkan n.). Danubian endemic familial n.
n. epidémica (nephropathia epidemica). A generally benign form of epidemic hemorrhagic fever reported in Scandinavia.
n. familiar endémica del Danubio (Danubian endemic familial n.).
n. hipopotasémica (hypokalemic n.). Vacuolar nephrosis.
n. por IgA (IgA n.). Focal glomerulonephritis.
n. por IgM (IgM n.). Mesangial proliferative glomerulonephritis.

nefropexia (nephropexy). Operative fixation of a floating or mobile kidney.

nefropielitis (nephropyelitis). Pyelonephritis.

nefropieloplastia (nephropyeloplasty). Plastic or reparative surgery of the kidney and renal pelvis.

nefropiosis (nephropyosis). Pyonephrosis.

nefroptosis, nefroptosia (nephroptosis, nephroptosia). Prolapse of the kidney.

nefrorrafia (nephrorrhaphy). Nephropexy by suturing the kidney.

nefrosclerosis (nephrosclerosis). Induration of the kidney from overgrowth and contraction of the interstitial connective tissue.
n. arterial (arterial n.). Arterionephrosclerosis; senile n.
n. arteriolar (arteriolar n.). Arteriolonephrosclerosis; benign n.
n. benigna (benign n.). Arteriolar n.
n. maligna (malignant n.).
n. senil (senile n.). Arterial n.

nefrosclerótico (nephrosclerotic). Pertaining to or causing nephrosclerosis.

nefrosis (nephrosis). **1.** Nephropathy. **2.** Degeneration of renal tubular epithelium. **3.** Nephrotic syndrome.
n. aguda (acute n.).
n. amiloidea (amyloid n.).
n. colémica (cholemic n.).
n. familiar (familial n.).
n. hemoglobinúrica (hemoglobinuric n.).
n. hipóxica (hypoxic n.).
n. lipoide (lipoid n.). Minimal-change disease.
n. de la nefrona inferior (lower nephron n.).
n. osmótica (osmotic n.).
n. tóxica (toxic n.).
n. vacuolar (vacuolar n.). Hypokalemic nephropathy.

nefrospasia, nefrospasis (nephrospasia, nephrospasis). Obsolete term for floating kidney in which the organ is attached only by the blood vessels entering at the hilus.

nefrostograma (nephrostogram). A radiograph of the kidney after opacification of the renal pelvis by a contrast agent administered by a nephrostomy tube.

nefrostoma (nephrostoma, nephrostome). One of the ciliated funnel-shaped openings by which pronephric and some primitive mesonephric tubules communicate with the celom.

nefrostomía (nephrostomy). Establishment of an opening between the pelvis of the kidney through its cortex to the exterior of the body.

nefrótico (nephrotic). Relating to, caused by, or similar to nephrosis.

nefrotisis (nephrophthisis). **1.** Suppurative nephritis with wasting of the substance of the organ. **2.** Tuberculosis of the kidney.
n. juvenil familiar (familial juvenile n.).

nefrotoma (nephrotome). The intermediate mesoderm, sometimes so designated because it evolves into nephric primordia.

nefrotomía (nephrotomy). Incision into the kidney.
n. anatrófica (anatrophic n.). Smith-Boyce operation.

nefrotómico (nephrotomic). Relating to the nephrotome.

nefrotomografía (nephrotomography). X-ray examination of the kidney by tomography.

nefrotomograma (nephrotomogram). A sectional x-ray examination of the kidneys following the intravenous administration of water-soluble iodinated contrast material for the purpose of improving visualization of renal parenchymal abnormalities.

nefrotoxicidad (nephrotoxicity). The quality or state of being toxic to kidney cells.

nefrotóxico (nephrotoxic). **1.** Pertaining to nephrotoxin; toxic to renal cells. **2.** Nephrolytic.

nefrotoxina (nephrotoxin). A cytotoxin that is specific for cells of the kidney.
nefrotrófico (nephrotrophic, nephrotropic). Renotrophic.
nefrotuberculosis (nephrotuberculosis). Tuberculosis of the kidney.
nefroureterectomía (nephroureterectomy). Ureteronephrectomy; surgical removal of a kidney and its ureter.
nefroureterocistectomía (nephroureterocystectomy). Removal of kidney, ureter, and part or all of the bladder.
negación **1.** (denial). Negation; an unconscious defense mechanism used to allay anxiety by denying the existence of important conflicts or troublesome impulses. **2.** (negation). Denial.
negativismo (negativism). A tendency to do the opposite of what one is requested to do, or to stubbornly resist for no apparent reason.
negativo (negative). **1.** Not affirmative; refutative; not positive; not abnormal. **2.** Denoting failure of response, absence of a reaction, or absence of an entity or condition in question.
negatrón (negatron). Term used for an electron to emphasize its negative charge in contradistinction to the positive charge carried by the otherwise similar positron.
negro (black). An achromatic color value of minimum lightness or maximum darkness; one extreme of the neutral gray series, the opposite being white.
  n. amido 10B (amido black 10B). An acid diazo dye.
  n. animal (animal black). Animal charcoal.
  n. E clorazol (chlorazol black E). An acid dye, used as a fat and general tissue stain, and to stain protozoa in fecal smears or in tissues.
  n. Sudán B (Sudan black B). A diazo dye, used as a stain for fats.
neisseria (neisseria, pl. neisseriae). A vernacular term used to refer to any member of the genus *Neisseria.*
nem (nem). A nutritional unit defined as 1 gram breast milk of specific nutritional components having a caloric value equivalent to 2/3 calorie.
nema-, nemat-, nemato- (nema-, nemat-, nemato-). Combining forms meaning thread, threadlike.
nematelminto (nemathelminth). A member of the former phylum Nemathelminthes.
nematocida **1.** (nematocide). An agent that kills nematodes. **2.** (nematocidal). Destructive to nematode worms.
nematocisto (nematocyst). Cnida; cnidocyst a stinging cell of coelenterates consisting of a poison sac and a coiled barbed sting capable of being ejected and penetrating the skin of an animal on contact.
nematodiasis (nematodiasis). Infection with nematode parasites.
  n. cefalorraquídea (cerebrospinal n.).
nematodo (nematode). A common name for any roundworm of the phylum Nematoda.
nematoide (nematoid). Relating to nematodes.
nematología (nematology). The science concerned with all aspects of nematodes, their biology, and their importance to man.
nematólogo (nematologist). A specialist in nematology.
nematospermia (nematospermia). Spermatozoa with an elongated tail, as in humans, in contrast to spherospermia.
neo- (neo-). Prefix meaning new or recent.
neoantígenos (neoantigens). Tumor antigens.
neoarsfenamina (neoarsphenamine). Sodium arsphenamine methylenesulfoxylate; formerly used as an antisyphilitc agent.
neobiogénesis (neobiogenesis). The theory that life can originate from nonliving matter.
neoblástico (neoblastic). Developing in or characteristic of new tissue.
neocerebelo (neocerebellum). [*neocerebellum,* NA]. Corticocerebellum; phylogenetic term referring to the larger lateral portion of the cerebellar hemisphere receiving its dominant input from the pontine nuclei which, in turn, are dominated by afferent nerves originating from all parts of the cerebral cortex.
neocincofeno (neocinchophen). The ethyl ester of 6-methyl-2-phenylquinolin-4-carboxylic acid; its action and uses are similar to those of cinchophen.
neocinética (neokinetic). Denoting one of the divisions of the motor system, the function of which is the transmission of isolated synergic movements of voluntary origin.
neocistostomía (neocystostomy). Ureteroneocystostomy; an operation in which the ureter is implanted into the bladder.
neocorteza (neocortex). Isocortex.
neodimio (neodymium (Nd)). One of the rare earth elements; symbol Nd, atomic no. 60, atomic weight 144.24.
neoencéfalo **1.** (neoencephalon). Neencephalon. **2.** (neencephalon). Neoencephalon; Edinger's term for the higher levels of the central nervous system superimposed upon the metameric or propriospinal system (paleencephalon).
neoestriado (neostriatum). The caudate nucleus and putamen considered as one and distinguished from the globus pallidus (paleostriatum).
neofetal (neofetal). Relating to the neofetus.
neofeto (neofetus). The intrauterine organism at about 8 weeks in the transition period between embryo and fetus.
neofobia (neophobia). Morbid aversion to, or dread of, novelty or the unknown.
neoformación (neoformation). **1.** Formation of neoplasia, or a neoplasm. **2.** Sometimes used to indicate the process of regeneration, or a regenerated tissue or part.
neofrenia (neophrenia). Rarely used term for any major mental disorder (psychosis) occurring in childhood.
neogala (neogala). The first milk formed in the breasts after childbirth.
neogénesis (neogenesis). Regeneration.
neogenético (neogenetic). Pertaining to or characterized by neogenesis.
neolalia (neolallism). Abnormal use of neologisms in speech.
neologismo (neologism). A new word or phrase, or an existing word used in a new sense.
neomembrana (neomembrane). False membrane.
neomicina, sulfato de (neomycin sulfate). The sulfate of an antibacterial substance produced by the growth of *Streptomyces fradiae*; active against a variety of Gram-positive and Gram-negative bacteria.
neomorfo, neomorfismo (neomorph, neomorphism). A new formation; a structure found in higher organisms, only slight or no traces of which exist in lower orders.
neón (neon (Ne)). An inert gaseous element in the atmosphere, separated from argon by Ramsay in 1898; symbol Ne, atomic no. 10, atomic weight 20.183.
neonatal (neonatal). Newborn; relating to the period immediately succeeding birth and continuing through the first 28 days of life.
neonato (neonate). A neonatal infant.
  n. azul (blue baby). A child born cyanotic.
  n. en "bollito de arándanos" (blueberry muffin baby). Jaundice and purpura, especially of the face in the newborn, which may result from intrauterine viral infection.
  n. de colodión (collodion baby) A newborn child with lamellar ichthyosis.
  n. gigante (giant baby). Macrosomia in the newborn.
neonatología (neonatology). Neonatal medicine; the pediatric subspecialty concerned with disorders of the neonate.
neonatólogo (neonatologist). One who specializes in neonatology.
neopalio (neopallium). Isocortex.
neopatía (neopathy). A new lesion or pathologic process.
neopiritiamina (neopyrithiamin). Pyrithiamin.
neoplasia (neoplasia). The pathologic process that results in the formation and growth of a neoplasm.
  n. endocrina múltiple, tipo 1 (multiple endocrine n. type 1).
  n. endocrina múltiple, tipo 2 (multiple endocrine n. type 2).
  n. histoide (histoid neoplasm).
  n. intraepitelial cervical (cervical intraepithelial n.).
neoplásico (neoplastic). Pertaining to or characterized by neoplasia, or containing a neoplasm.
neoplasma (neoplasm). New growth; tumor an abnormal tissue that grows by cellular proliferation more rapidly than normal and continues to grow after the stimuli that initiated the new growth cease.
neopterina (neopterin). A pteridine present in body fluids.
neoquimotripsinógeno (neochymotrypsinogen). An intermediate in the conversion of chymotrypsin to α-chymotrypsin by chymotrypsin cleavage.
neorretineno B (neoretinene B). 11-*cis*-retinol.
neoscopio (pneoscope). Pneumatoscope.
neostigmina (neostigmine). A synthetic compound, closely similar in action to physostigmine (eserine); a reversible cholinesterase

inhibitor, used in the treatment of myasthenia gravis, urinary retention, etc.
neostomía (neostomy). Surgical construction of a new or artificial opening.
neostrófico (neostrophingic). A "new turning," describing surgical mobilization of the mitral valve by extension of the arcuate line in valve closure a little past the normal limits at both ends, thus rehinging the septal leaflet and making it more flexible.
neotálamo (neothalamus). The portion of the thalamus projecting to the neocortex.
neotenia (neoteny). Prolongation of the larval state, as in the Mexican tiger salamander or axolotl, or in certain termite castes held in the larval stage as future replacements of the queen.
neotirosina (neotyrosine). Dimethyltyrosine; a tyrosine antimetabolite.
neovascularización (neovascularization). Proliferation of blood vessels in tissue not normally containing them, or proliferation of blood vessels of a different kind than usual in tissue.
neper (Np) (neper (Np)). Napier; a unit for comparing the magnitude of two powers, usually in electricity or acoustics.
nepiología (nepiology). Obsolete term for neonatology.
neptunio (neptunium). A radioactive element; symbol Np, atomic no. 93; first element of the transuranian series (not found in nature).
neriína (neriine). Conessine.
nervimoción (nervimotion). Movement in response to a nervous stimulus.
nervimotilidad (nervimotility). Neurimotility; capability of movement in response to a nervous stimulus.
nervimotor (nervimotor). Neurimotor; relating to a motor nerve.
nervina (nervine). Acting therapeutically, especially as a sedative, upon the nervous system.
nervio (nerve). [*nervus*, NA]. A cordlike structure composed of one or more fascicles of myelinated or unmyelinated n. fibers, or more often mixtures of both, together with connective tissue surrounding them.
n. abducente o abducens (abducent n.). [*nervus abducens*, NA].
n. accesorio (accessory n.). [*nervus accessorius*, NA].
n. aceleradores (accelerator n.'s).
n. acústico (acoustic n.). [*nervus vestibulocochlearis*, NA].
n. aferente (afferent n.). Centripetal n.; esodic n.
n. alveolar inferior (inferior alveolar n.). [*nervus alveolaris inferior*, [NA].
n. alveolares superiores (superior alveolar n.'s). [*nervi alveolares superiores*, NA].
n. ampollar anterior (anterior ampullar n.). [*nervus ampullaris anterior*, NA].
n. ampollar lateral (lateral ampullar n.). [*nervus ampullaris lateralis*, NA].
n. ampollar posterior (posterior ampullar n.). [*nervus ampullaris posterior*, NA].
n. de Andersch (Andersch's n.). [*nervus tympanicus*, NA].
n. anococcígeos (anococcygeal n.'s). [*nervi anococcygei*, NA].
n. antebraquial anterior (anterior antebrachial n.). [*nervus interosseus anterior*, NA].
n. antebraquial posterior (posterior antebrachial n.). [*nervus interosseus posterior*, NA].
n. aórtico (aortic n.). Cyon's n.; depressor n. of Ludwig; Ludwig's n.
n. de Arnold (Arnold's n.). [*ramus auricularis vagi*, NA].
n. articular (articular n.). [*nervus articularis*, NA].
n. auditivo (auditory n.). [*radix cochlearis*, NA].
n. aumentadores (augmentor n.'s).
n. auricular magno (great auricular n.). [*nervus auricularis magnus*, NA].
n. auricular posterior (posterior auricular n.). [*nervus auricularis posterior*, NA].
n. auriculares anteriores (anterior auricular n.'s). [*nervi auriculares anteriores*, NA].
n. auriculotemporal (auriculotemporal n.). [*nervus auriculotemporalis*, NA].
n. autonómico (autonomic n.).
n. axilar (axillary n.). [*nervus axillaris*, NA].
n. barorreceptor (baroreceptor n.). Pressoreceptor n.
n. de Bock (Bock's n.). [*ramus pharyngeus*, NA].
n. bucal (buccal n.). [*nervus buccalis*, NA].
n. bucal largo (long buccal n.). [*nervus buccalis*, NA].
n. buccinatorio (buccinator n.). [*nervus buccalis*, NA].
n. del canal pterigoideo o vidiano (n. of pterygoid canal). [*nervus canalis pterygoidei*, NA].
n. cardíaco cervical inferior (inferior cervical cardiac n.). [*nervus cardiacus cervicalis inferior*, NA].
n. cardíaco cervical medio (middle cervical cardiac n.). [*nervus cardiacus cervicalis medius*, NA].
n. cardíaco cervical superior (superior cervical cardiac n.). [*nervus cardiacus cervicalis superior*, NA].
n. cardíacos torácicos (thoracic cardiac n.'s). [*nervi cardiaci thoracici*, NA].
n. caroticotimpánico 1. (small deep petrosal n.). [*nervus caroticotympanicus*, NA]. **2.** (caroticotympanic n.). [*nervus caroticotympanicus*, NA].
n. carotídeo interno (internal carotid n.). [*nervus caroticus internus*, NA].
n. carotídeos externos (external carotid n.'s). [*nervi carotici externi*, NA].
n. cavernosos del clítoris (cavernous n.'s of clitoris). [*nervi cavernosi clitoridis*, NA].
n. cavernosos del pene (cavernous n.'s of penis). [*nervi cavernosi penis*, NA].
n. centrífugo (centrifugal n.). Efferent n.
n. centrípeto (centripetal n.). Afferent n.
n. cervical cutáneo (cutaneous cervical n.). [*nervus transversus colli*, NA].
n. cervical superficial (superficial cervical n.). [*nervus transversus colli*, NA]. Transverse n. of neck.
n. cervical transverso (transverse n. of neck). [*nervus transversus colli*, NA].
n. cervicales (cervical n.'s). [*nervi cervicales*, NA].
n. ciático (sciatic n.). [*nervus ischiadicus*, NA].
n. ciático mayor (great sciatic n.). [*nervus ischiadicus*, NA].
n. ciático menor (small sciatic n.). [*nervus cutaneus femoris posterior*, NA].
n. cigomático (zygomatic n.). [*nervus zygomaticus*, NA].
n. ciliar breve o corto (short ciliary n.). [*nervus ciliaris brevis*, NA].
n. ciliar largo (long ciliary n.). [*nervus ciliaris longus*, NA].
n. circunflejo (circumflex n.). [*nervus axillaris*, NA].
n. coccígeo (coccygeal n.). [*nervus coccygeus*, NA].
n. coclear (cochlear n.). [*radix cochlearis*, NA].
n. colaterales dorsales de los dedos (dorsal digital n.'s). [*nervi digitales dorsales*, NA].
n. colaterales dorsales de los dedos del pie (dorsal digital n.'s of foot). [*nervi digitales dorsales pedis*, NA].
n. colaterales palmares de los dedos (proper palmar digital n.'s). [*nervi digitales palmares proprii*, NA].
n. colaterales plantares de los dedos (proper plantar digital n.'s). [*nervi digitales plantares proprii*, NA].
n. del conducto auditivo externo (n. of external acoustic meatus). [*nervus meatus acustici externi*, NA].
n. craneal I (first cranial n.). [*nervi olfactorii*, NA].
n. craneal II (second cranial n.). [*nervus opticus*, NA].
n. craneal III (third cranial n.). [*nervus oculomotorius*, NA].
n. craneal IV (fourth cranial n.). [*nervus trochlearis*, NA].
n. craneal V (fifth cranial n.). [*nervus trigeminus*, NA].
n. craneal VI (sixth cranial n.). [*nervus abducens*, NA].
n. craneal VII (seventh cranial n.). [*nervus facialis*, NA].
n. craneal VIII (eighth cranial n.). [*nervus vestibulocochlearis*, NA].
n. craneal IX (ninth cranial n.). [*nervus glossopharyngeus*, NA].
n. craneal X (tenth cranial n.). [*nervus vagus*, NA].
n. craneal XI (eleventh cranial n.). [*nervus accessorius*, NA].
n. craneal XII (twelfth cranial n.). [*nervus hypoglossus*, NA].
n. craneales o craneanos (cranial n.'s). [*nervi craniales*, NA].
n. cuarto lumbar (fourth lumbar n.). Furcal n.
n. cubital (cubital n.). [*nervus ulnaris*, NA].
n. cutáneo (cutaneous n.). [*nervus cutaneus*, NA].
n. cutáneo antebraquial lateral (lateral cutaneous n. of forearm). [*nervus cutaneus antebrachii lateralis*, NA].
n. cutáneo antebraquial medial (medial cutaneous n. of forearm). [*nervus cutaneus antebrachii medialis*, NA].

n. cutáneo antebraquial posterior (posterior cutaneous n. of forearm). [*nervus cutaneus antebrachii posterior*, NA].
n. cutáneo braquial lateral inferior (lower lateral cutaneous n. of arm). [*nervus cutaneus brachii lateralis inferior*, NA].
n. cutáneo braquial lateral superior (upper lateral cutaneous n. of arm). [*nervus cutaneus brachii lateralis superior*, NA].
n. cutáneo braquial medio (medial cutaneous n. of arm). [*nervus cutaneus brachii medialis*, NA].
n. cutáneo braquial posterior (posterior cutaneous n. of arm). [*nervus cutaneus brachii posterior*, NA].
n. cutáneo dorsal intermedio (intermediate dorsal cutaneous n.). [*nervus cutaneus dorsalis intermedius*, NA].
n. cutáneo dorsal lateral (dorsal lateral cutaneous n.). [*nervus cutaneus dorsalis lateralis*, NA].
n. cutáneo dorsal medial (dorsal medial cutaneous n.). [*nervus cutaneus dorsalis medialis*, NA].
n. cutáneo femoral lateral (lateral cutaneous n. of thigh). [*nervus cutaneus femoris lateralis*, NA].
n. cutáneo femoral posterior (posterior cutaneous n. of thigh). [*nervus cutaneus femoris posterior*, NA].
n. cutáneo interno menor (lesser internal cutaneous n.). [*nervus cutaneus brachii medialis*, NA].
n. cutáneo sural lateral (lateral cutaneous n. of calf). [*nervus cutaneus surae lateralis*, NA].
n. cutáneo sural medial **1.** (tibial communicating n.). [*nervus cutaneus surae medialis*, NA]. **2.** (medial cutaneous n. of leg). [*nervus cutaneus surae medialis*, NA].
n. de Cyon (Cyon's n.). Aortic n.
n. dentario (dental n.).
n. dentario inferior (inferior dental n.). [*nervus alveolaris inferior*, NA].
n. dentarios superiores (superior dental n.'s). [*nervi alveolares superiores*, NA].
n. depresor de Ludwig (depressor n. of Ludwig). Aortic n.
n. digitales dorsales (dorsal digital n.'s). [*nervi digitales dorsales*, NA].
n. digitales dorsales del pie (dorsal n.'s of toes). [*nervi digitales dorsales pedis*, NA].
n. digitales palmares comunes (common palmar digital n.'s). [*nervi digitales palmares communes*, NA].
n. digitales palmares propios (proper palmar digital n.'s). [*nervi digitales palmares proprii*, NA].
n. digitales plantares comunes (common plantar digital n.'s). [*nervi digitales plantares communes*,[NA].
n. digitales plantares propios (proper plantar digital n.'s). [*nervi digitales plantares proprii*, NA].
n. dorsal del clítoris (dorsal n. of clitoris). [*nervus dorsalis clitoridis*, NA].
n. dorsal del pene (dorsal n. of penis). [*nervus dorsalis penis*, NA].
n. dorsoescapular (dorsal n. of scapula). [*nervus dorsalis scapulae*, NA].
n. eferente (efferent n.). Centrifugal n.; exodic n.
n. erectores (nervi erigentes). Pelvic splanchnic n.'s.
n. escapular posterior (posterior scapular n.). [*nervus dorsalis scapulae*, NA].
n. escrotales anteriores (anterior scrotal n.'s). [*nervi scrotales anteriores*, NA].
n. escrotales posteriores (posterior scrotal n.'s). [*nervi scrotales posteriores*, NA].
n. esfenopalatinos (nervi sphenopalatini). Rami ganglionares.
n. esódico (esodic n.). Afferent n.
n. espacial (space n.).
n. espermático externo (nervus spermaticus externus). [*ramus genitalis*, NA].
n. espinal (spinal accessory n.). [*nervus accessorius*, NA].
n. espinales o raquídeos (spinal n.'s). [*nervi spinales*, NA].
n. esplácnico imo (smallest splanchnic n.). [*nervus splanchnicus imus*, NA].
n. esplácnico mayor (greater splanchnic n.). [*nervus splanchnicus major*, NA].
n. esplácnico menor **1.** (lowest splanchnic n.). [*nervus splanchnicus imus*, NA]. **2.** (lesser splanchnic n.). [*nervus splanchnicus minor*, NA].
n. esplácnicos (splanchnic n.'s).
n. esplácnicos lumbares (lumbar splanchnic n.'s). [*nervi splanchnici lumbales*, NA].
n. esplácnicos pelvianos (pelvic splanchnic n.'s). [*nervi pelvici splanchnici*, NA].
n. esplácnicos sacros (sacral splanchnic n.'s). [*nervi splanchnici sacrales*, NA].
n. estapedio (n. to stapedius muscle). [*nervus stapedius*, NA].
n. etmoidal anterior (anterior ethmoidal n.). [*nervus ethmoidalis anterior*, NA].
n. etmoidal posterior (posterior ethmoidal n.). [*nervus ethmoidalis posterior*, [NA].
n. excitador (excitor n.).
n. excitorreflejo (excitoreflex n.).
n. exódico (exodic n.). Efferent n.
n. facial (facial n.). [*nervus facialis*, NA].
n. faríngeo (nervus pharyngeus). [*ramus pharyngeus*, NA].
n. femoral o crural (femoral n.). [*nervus femoralis*, NA].
n. femoral o crural anterior (anterior crural n.). [*nervus femoralis*, NA].
n. femorocutáneo (lateral cutaneous n. of thigh). [*nervus cutaneus femoris lateralis*, NA].
n. frénico (phrenic n.). [*nervus phrenicus*, NA].
n. frénicos accesorios (accessory phrenic n.'s). [*nervi phrenici accessorii*, NA].
n. frontal (frontal n.). [*nervus frontalis*, NA].
n. furcal (furcal n.).
n. de Galeno (Galen's n.). Galen's anastomosis.
n. ganglionado (gangliated n.). A sympathetic n.
n. de Gaskell (Gaskell's n.'s)
n. genitocrural (genitocrural n.). [*nervus genitofemoralis*, NA].
n. genitofemoral (genitofemoral n.). [*nervus genitofemoralis*, NA].
n. glosofaríngeo (glossopharyngeal n.). [*nervus glossopharyngeus*, NA].
n. glúteo inferior (inferior gluteal n.). [*nervus gluteus inferior*, NA].
n. glúteo superior (superior gluteal n.). [*nervus gluteus superior*,[NA].
n. hemorroidales inferiores (inferior hemorrhoidal n.'s). [*nervi rectales inferiores*, NA].
n. hipogástrico (hypogastric n.). [*nervus hypogastricus*, NA].
n. hipogloso (hypoglossal n.). [*nervus hypoglossus*, NA].
n. iliohipogástrico (iliohypogastric n.). [*nervus iliohypogastricus*, NA].
n. ilioinguinal (ilioinguinal n.). [*nervus ilioinguinalis*, NA].
n. impar (nervus impar). [*filum terminale*, NA].
n. inferiores de la nalga (inferior cluneal n.'s). [*nervi clunium inferiores*, NA].
n. infraorbital o infraorbitario (infraorbital n.). [*nervus infraorbitalis*, NA].
n. infratroclear (infratrochlear n.). [*nervus infratrochlearis*, NA].
n. inhibidor (inhibitory n.).
n. intercostales (intercostal n.'s). [*nervi intercostales*, NA].
n. intercostobraquiales (intercostobrachial n.'s). [*nervi intercostobrachiales*, NA].
n. intercostohumerales (intercostohumeral n.'s). [*nervi intercostobrachiales*, NA].
n. intermediario de Wrisberg (intermediary n.). [*nervus intermedius*, NA]. Intermediate n.
n. intermedio (intermediate n.). [*nervus intermedius*, NA].
n. interóseo antebraquial anterior **1.** (volar interosseous n.). [*nervus interosseus anterior*, NA]. **2.** (anterior interosseous n.). [*nervus interosseus anterior*, NA].
n. interóseo antebraquial posterior (posterior interosseous n.). [*nervus interosseus posterior*, NA].
n. interóseo de la pierna (interosseous n. of leg). [*nervus interosseus cruris*, NA].
n. interóseo posterior (dorsal interosseous n.). [*nervus interosseus posterior*, NA].
n. isquiático (sciatic n.). [*nervus ischiadicus*, NA].
n. de Jacobson (Jacobson's n.). [*nervus tympanicus*, NA].
n. labiales anteriores (anterior labial n.'s). [*nervi labiales anteriores*, NA].

n. labiales posteriores (posterior labial n.'s). [*nervi labiales posteriores*, NA].
n. lagrimal (lacrimal n.). [*nervus lacrimalis*, NA].
n. laríngeo inferior (inferior laryngeal n.). [*nervus laryngeus inferior*, NA].
n. laríngeo recurrente (recurrent laryngeal n.). [*nervus laryngeus recurrens*, NA].
n. laríngeo superior (superior laryngeal n.). [*nervus laryngeus superior*, NA].
n. Latarget (Latarget's n.). [*plexus hypogastricus superior*, NA].
n. lingual (lingual n.). [*nervus lingualis*, NA].
n. de Ludwig (Ludwig's n.). Aortic n.
n. lumbares (lumbar n.'s). [*nervi lumbales*, NA].
n. lumboinguinal (lumboinguinal n.).
n. mandibular (mandibular n.). [*nervus mandibularis*, NA].
n. masetérico o masetero (masseteric n.). [*nervus massetericus*, NA].
n. masticador (masticator n.). [*radix motoria nervi trigemini*, NA].
n. maxilar (maxillary n.). [*nervus maxillaris*, NA].
n. maxilar inferior (inferior maxillary n.). [*nervus mandibularis*, NA].
n. maxilar superior (superior maxillary n.). [*nervus maxillaris*, NA].
n. mediano (median n.). [*nervus medianus*, NA].
n. medios de la nalga (middle cluneal n.'s). [*nervi clunium medii*, NA].
n. de la membrana del tímpano (n. of tympanic membrane). [*ramus membranae tympani*, NA].
n. meníngeo medio (middle meningeal n.). [*ramus meningeus medius nervi maxillaris*, NA].
n. meníngeo recurrente (recurrent meningeal n.). [*ramus meningeus medius nervi maxillaris*, NA].
n. mental o mentoniano (mental n.). [*nervus mentalis*, NA].
n. milohioideo (mylohyoid n.). [*nervus mylohyoideus*, NA].
n. mixto (mixed n.). A n. containing both afferent and efferent fibers.
n. motor (motor n.).
n. motor de la cara (motor n. of face). [*nervus facialis*, NA].
n. motor ocular común (oculomotor n.). [*nervus oculomotorius*, NA].
n. motor ocular externo (abducent n.). [*nervus abducens*, NA].
n. muerto (dead n.). Misnomer for nonvital dental pulp.
n. del músculo del martillo (n. of tensor tympani muscle). [*nervus tensoris tympani*, NA].
n. del músculo periestafilino externo (n. of tensor veli palatini muscle). [*nervus tensoris veli palatini*, NA].
n. del músculo tensor del tímpano (n. of tensor tympani muscle). [*nervus tensoris tympani*, NA].
n. del músculo tensor del velo del paladar (n. of tensor veli palatini muscle). [*nervus tensoris veli palatini*, NA].
n. musculocutáneo (musculocutaneous n.). [*nervus musculocutaneus*, NA].
n. musculocutáneo de la pierna (musculocutaneous n. of leg). [*nervus peroneus superficialis*, NA].
n. musculoespiral (musculospiral n.). [*nervus radialis*, NA].
n. nasal (nasal n.). [*nervus nasociliaris*, NA].
n. nasal interno (anterior ethmoidal n.). [*nervus ethmoidalis anterior*, NA].
n. nasociliar (nasociliary n.). [*nervus nasociliaris*, NA].
n. nasopalatino (nasopalatine n.). [*nervus nasopalatinus*, [NA].
n. neumogástrico (pneumogastric n.). [*nervus vagus*, NA].
n. obturador (obturator n.). [*nervus obturatorius*, NA].
n. occipital mayor (greater occipital n.). [*nervus occipitalis major*, NA].
n. occipital menor (lesser occipital n.). [*nervus occipitalis minor*, NA].
n. occipital tercero (third occipital n.). [*nervus occipitalis tertius*, NA].
n. oculomotor (oculomotor n.). [*nervus oculomotorius*, NA].
n. oftálmico (ophthalmic n.). [*nervus ophthalmicus*, NA].
n. olfatorios 1. (n. of smell). [*nervi olfactorii*, NA]. **2.** (olfactory n.). [*nervi olfactorii*, NA].
n. óptico (optic n.). [*nervus opticus*, NA].
n. orbitario (orbital n.). [*nervus zygomaticus*, NA].
n. palatino mayor (greater palatine n.). [*nervus palatinus major*, NA].
n. palatinos menores (lesser palatine n.'s). [*nervi palatini minores*, NA].
n. parasimpático (parasympathetic n.).
n. patético (pathetic n.). [*nervus trochlearis*, NA].
n. pectoral lateral (lateral pectoral n.). [*nervus pectoralis lateralis*, NA].
n. pectoral medial (medial pectoral n.). [*nervus pectoralis medialis*, NA].
n. perineales (perineal n.'s). [*nervi perineales*, NA].
n. peroneo común 1. (common peroneal n.). [*nervus peroneus (fibularis) communis*, NA]. **2.** (common fibular n.). [*nervus peroneus communis*, NA].
n. peroneo comunicante (peroneal communicating n.). [*ramus communicans peroneus*, NA].
n. peroneo (fibular) profundo 1. (anterior tibial n.). [*nervus peroneus profundus*, NA]. **2.** (deep peroneal n.). [*nervus peroneus profundus*, NA]. **3.** (deep fibular n.). [*nervus peroneus profundus*, NA].
n. peroneo superficial (superficial fibular n.). [*nervus peroneus superficialis*, NA].
n. petroso mayor (greater petrosal n.). [*nervus petrosus major*, NA].
n. petroso menor (lesser petrosal n.). [*nervus petrosus minor*, NA].
n. petroso profundo (deep petrosal n.). [*nervus petrosus profundus*, NA].
n. petroso superficial mayor (greater superficial petrosal n.). [*nervus petrosus major*, NA].
n. petroso superficial menor (lesser superficial petrosal n.). [*nervus petrosus minor*, NA].
n. plantar lateral (lateral plantar n.). [*nervus plantaris lateralis*, NA].
n. plantar medial (medial plantar n.). [*nervus plantaris medialis*, NA].
n. poplíteo comunicante (popliteal communicating n.). [*nervus cutaneus surae medialis*, NA].
n. poplíteo lateral o peroneo común (lateral popliteal n.). [*nervus peroneus communis*, NA].
n. poplíteo medio (medial popliteal n.). [*nervus tibialis*, NA].
n. presacro (presacral n.). [*plexus hypogastricus superior*, NA].
n. presor (pressor n.).
n. presorreceptor (pressoreceptor n.). Baroreceptor n.
n. pterigoideo (pterygoid n.). [*nervus pterygoideus*, NA].
n. pterigopalatinos (pterygopalatine n.'s). [*nervi pterygopalatini*, NA].
n. pudendo (pudendal n., pudic n.). [*nervus pudendus*, NA].
n. radial (radial n.). [*nervus radialis*, NA].
n. rectales inferiores (inferior rectal n.'s). [*nervi rectales inferiores*, NA].
n. recurrente (recurrent n.). [*nervus laryngeus recurrens*, NA].
n. respiratorio externo de Bell 1. (Bell's respiratory n.). [*nervus thoracicus longus*, NA]. **2.** (external respiratory n. of Bell). [*nervus thoracicus longus*, NA].
n. del romboides (n. to rhomboid). [*nervus dorsalis scapulae*, NA].
n. sacros (sacral n.'s). [*nervi sacrales*, NA].
n. sacular (saccular n.). [*nervus saccularis*, NA].
n. safeno (saphenous n.). [*nervus saphenus*, NA].
n. safeno breve (short saphenous n.). [*nervus suralis*, NA].
n. safeno externo (external saphenous n.). [*nervus suralis*, NA].
n. safeno interno (internal saphenous n.). [*nervus saphenus*, NA].
n. safeno largo (long saphenous n.). [*nervus saphenus*, NA].
n. secretor (secretory n.).
n. del seno de Hering 1. (sinus n. of Hering). [*ramus sinus carotici nervi glossopharymgei*, NA]. **2.** (Hering's sinus n.). [*ramus sinus carotici nervi glossopharyngei*, NA].
n. senovertebral (sinuvertebral n.). [*ramus meningeus nervorum spinalium*, NA].
n. sensitivo (sensory n.).
n. simpático (sympathetic n.).
n. somático (somatic n.).
n. subclavio (subclavian n.). [*nervus subclavius*, NA].

n. subcostal (subcostal n.). [*nervus subcostalis*, NA].
n. subescapular (subscapular n.). [*nervus subscapularis*, NA].
n. subescapular largo (long subscapular n.). [*nervus thoracodorsalis*, NA].
n. sublingual (sublingual n.). [*nervus sublingualis*, NA].
n. suboccipital (suboccipital n.). [*nervus suboccipitalis*, NA].
n. suboccipital de Arnold (Arnold's n.). [*ramus auricularis vagi*, NA].
n. superiores de la nalga (superior cluneal n.'s). [*nervi clunium superiores*, NA].
n. supraclavicular anterior (anterior supraclavicular n.). [*nervus supraclavicularis medialis*, NA].
n. supraclavicular intermedio (intermediate supraclavicular n.). [*nervus supraclavicularis intermedius*, NA].
n. supraclavicular lateral (lateral supraclavicular n.). [*nervus supraclavicularis lateralis*, NA].
n. supraclavicular medial (medial supraclavicular n.). [*nervus supraclavicularis medialis*, NA].
n. supraclavicular posterior (posterior supraclavicular n.). [*nervus supraclavicularis lateralis*, NA].
n. supraescapular (suprascapular n.). [*nervus suprascapularis*, NA].
n. supraorbitario (supraorbital n.). [*nervus supraorbitalis*, NA].
n. supratroclear (supratrochlear n.). [*nervus supratrochlearis*, NA].
n. sural (sural n.). [*nervus suralis*, NA].
n. temporales profundos (deep temporal n.'s). [*nervi temporales profundi*, NA].
n. temporomandibular (temporomandibular n.). [*nervus zygomaticus*, NA].
n. tentorial (tentorial n.). [*ramus tentorii*, NA].
n. terminales (terminal n.'s). [*nervi terminales*, NA].
n. tibial (tibial n.). [*nervus tibialis*, NA].
n. de Tiedemann (Tiedemann's n.).
n. timpánico (tympanic n.). [*nervus tympanicus*, NA].
n. torácico anterior lateral (lateral anterior thoracic n.). [*nervus pectoralis lateralis*, NA].
n. torácico anterior medial (medial anterior thoracic n.). [*nervus pectoralis medialis*, NA].
n. torácico largo (long thoracic n.). [*nervus thoracicus longus*, NA].
n. torácico posterior (posterior thoracic n.). [*nervus thoracicus longus*, NA].
n. torácicos (thoracic n.'s). [*nervi thoracici*, NA].
n. toracodorsal (thoracodorsal n.). [*nervus thoracodorsalis*, NA].
n. transverso del cuello (transverse n. of neck). [*nervus transversus colli*, NA].
n. trifacial (trifacial n.). [*nervus trigeminus*, NA].
n. trigémino (trigeminal n.). [*nervus trigeminus*, NA].
n. troclear (trochlear n.). [*nervus trochlearis*, NA].
n. ulnar (ulnar n.). [*nervus ulnaris*, NA].
n. utricular (utricular n.). [*nervus utricularis*, NA].
n. utriculoampular (utriculoampullar n.). [*nervus utriculoampullaris*, NA].
n. vaginales (vaginal n.'s). [*nervi vaginales*, NA].
n. vago (vagus n.). [*nervus vagus*, NA].
n. de Valentin (Valentin's n.).
n. vascular (vascular n.). [*nervus vascularis*, NA].
n. vasomotor (vasomotor n.).
n. vertebral (vertebral n.). [*nervus vertebralis*, NA].
n. vesicales inferiores (inferior vesical n.'s).
n. vestibular (vestibular n.). [*nervus vestibularis*, NA].
n. vestibulococlear **1.** (nervus statoacusticus). [*nervus vestibulocochlearis*, NA]. **2.** (vestibulocochlear n.). [*nervus vestibulocochlearis*, NA].
n. vidiano (vidian n.). [*nervus canalis pterygoidei*, NA].
n. de Wrisberg (Wrisberg's n.).
n. yugular (jugular n.). [*nervus jugularis*, NA].

nerviosidad (nervousness). A condition of being nervous.
nerviosismo (nervosism). **1.** Rarely used term for neurasthenia. **2.** Hypothetical dependence of psychiatric conditions upon alterations of nerve force.
nervioso (nervous). **1.** Relating to a nerve or the nerves. **2.** Easily excited or agitated; suffering from mental or emotional instability; tense or anxious. **3.** Formerly, denoting a temperament characterized by excessive mental and physical alertness, rapid pulse, excitability, often volubility, but not always fixity of purpose.
nervona (nervone). A cerebroside containing nervonic acid.
nervus, gen. y pl. **nervi** (nervus, gen. and pl. nervi). [*nervus*, NA]. Nerve.
nervi nervorum (nervi nervorum). Nerves distributed to the sheaths of nerve trunks.
nesidiectomía (nesidiectomy). Excision of islet tissue of the pancreas.
nesidioblasto (nesidioblast). A pancreatic islet-forming cell.
nesidioblastoma (nesidioblastoma). Islet cell adenoma.
nesidioblastosis (nesidioblastosis). Hyperplasia of the cells of the islets of Langerhans.
nesslerizar (nesslerize). To treat with Nessler's reagent; used in the determination of urea nitrogen in the blood and in the urine.
netilmicina, sulfato de (netilmicin sulfate). A parenteral aminoglycoside antibiotic used for short-term treatment of serious or life-threatening bacterial infections.
neum-, neuma-, neumat-, neumato- (pneum-, pneuma-, pneumat-, pneumato-). Combining forms denoting presence of air or gas, the lungs, or breathing.
neuma (pneuma). **1.** In ancient Greek philosophy and medicine: Air or an all-pervading fiery essence in the air which was the creative and animating spirit of the universe. **2.** Soul or psyche.
neumartrografía (pneumarthrography). Radiographic examination of a joint following the introduction of air, with or without another contrast medium.
neumartrograma (pneumarthrogram). Film records of pneumarthrography.
neumartrosis (pneumarthrosis) Presence of air in a joint.
neumática (pneumatics). The science concerned with the physical properties of air or gases.
neumático (pneumatic). **1.** Relating to air or gas, or to a structure filled with air. **2.** Relating to respiration.
neumatinuria (pneumatinuria). Pneumaturia.
neumatipo (pneumatype). A device for determining the permeability of the nasal fossae by exhaling through the nose against a plate of cooled glass.
neumatismo (pneumatism). The doctrine of the pneumatists.
neumatistas (pneumatists). The followers of the school whose physiology centered around the pneuma and who conceived the causes of disease as disturbances of this vital principle.
neumatización (pneumatization). The development of air cells such as those of the mastoid and ethmoidal bones.
neumatizado (pneumatized). Containing air.
neumatocardia (pneumatocardia). Presence of air bubbles or gas in the blood of the heart; produced by air embolism.
neumatocele (pneumatocele). **1.** An emphysematous or gaseous swelling. **2.** Pneumonocele. **3.** A thin-walled cavity within the lung, one of the characteristic sequelae of staphylococcus pneumonia.
n. extracraneal (extracranial p.). Extracranial pneumocele.
n. intracraneal (intracranial p.). Intracranial pneumocele.
neumatohemia (pneumatohemia). Pneumohemia.
neumatología (pneumatology). Obsolete term for the former science concerned with air or gases, their physical and chemical properties, and their therapeutic application.
neumatómetro (pneumatometer). Obsolete term for spirometer.
neumatorraquis (pneumatorrhachis). Pneumorrhachis.
neumatoscopio (pneumatoscope). **1.** Pneumoscope. Pneoscope; an instrument for measuring the extent of the respiratory excursions of the chest. **2.** An instrument for use in auscultatory percussion, the percussion sounds of the chest being heard at the mouth.
neumatosis (pneumatosis). Abnormal accumulation of gas in any tissue or part of the body.
n. cistoide intestinal (p. cystoides intestinalis). Intestinal emphysema.
neumatotórax (pneumatothorax). Pneumothorax.
neumaturia (pneumaturia). Pneumatinuria; the passage of gas or air from the urethra during or after urination, resulting from decomposition of bladder urine or, more commonly, from an intestinal fistula.
neumectomía (pneumectomy). Pneumonectomy.

neumo-, neumon-, neumono- (pneumo-, pneumon-, pneumono-). Combining forms denoting the lungs, air or gas, respiration, or pneumonia.
neumoangiografía (pneumoangiography). Contrast roentgenographic study of the pulmonary and bronchial blood vessels.
neumoartrografía (pneumoarthrography). X-ray study of a joint after injection of air.
neumobacilo (pneumobacillus). *Klebsiella pneumoniae.*
neumobulbar (pneumobulbar). Relating to the lungs and their connection with the medulla oblongata by way of the vagus nerve.
neumocardial (pneumocardial). Cardiopulmonary.
neumocefalia (pneumocephalus). Presence of air or gas within the cranial cavity.
neumocele (pneumocele). Pneumonocele.
n. extracraneal (extracranial p.). Extracranial pneumatocele.
n. intracraneal (intracranial p.). Intracranial pneumatocele.
neumocentesis (pneumocentesis). Pneumonocentesis.
neumocistiasis (pneumocystiasis). Pneumocystosis.
neumocistografía (pneumocystography). Roentgenography of the bladder following injection of air.
neumocistosis (pneumocystosis). Interstitial plasma cell pneumonia; pneumocystiasis pneumonia resulting from infection with *Pneumocystis carinii.*
neumocito (pneumocyte). Alveolar cell.
neumococemia (pneumococcemia). The presence of pneumococci in the blood.
neumocócico (pneumococcal). Pertaining to or containing the pneumococcus.
neumococida (pneumococcidal). Destructive to pneumococci.
neumococo (pneumococcus, pl. pneumococci). *Streptococcus pneumoniae.*
n. de Fraenkel (Fraenkel's p.). *Streptococcus pneumoniae.*
n. de Fraenkel-Weichselbaum (Fraenkel-Weichselbaum p.).
neumococólisis (pneumococcolysis). Lysis or destruction of pneumococci.
neumococosis (pneumococcosis). Rarely used term for infection with pneumococci.
neumococosuria (pneumococcosuria). The presence of pneumococci or their specific capsular substance in the urine.
neumocolecistitis (pneumocholecystitis). Cholecystitis with gas-forming organisms giving rise to gas in the gallbladder.
neumocolon (pneumocolon). Gas in the colon or interstitial gas in the wall of the colon.
neumoconiosis (pneumoconiosis, pl. pneumoconioses). Pneumonoconiosis; inflammation commonly leading to fibrosis of the lungs caused by the inhalation of dust incident to various occupations.
n. por bauxita (bauxite p.). Shaver's disease.
neumocráneo (pneumocranium). Air present between the cranium and the dura mater; the term is commonly used to indicate extradural or subdural air.
neumodermia (pneumoderma). Subcutaneous emphysema.
neumodinámica **1.** (pneodynamics). Pneumodynamics. **2.** (pneumodynamics). Pneodynamics; the mechanics of respiration.
neumoempiema (pneumoempyema). Pyopneumothorax.
neumoencefalografía (pneumoencephalography). Radiographic visualization of cerebral ventricles and subarachnoid spaces by use of gas such as air.
neumoencefalograma (pneumoencephalogram). The roentgenographic record obtained by pneumoencephalography.
neumofagia (pneumophagia). Aerophagia.
neumogástrico (pneumogastric). **1.** Obsolete term denoting the nervus vagus. **2.** Gastropneumonic; gastropulmonary. Relating to the lungs and the stomach.
neumogastrografía (pneumogastrography). Rarely used roentgenographic study of stomach after injection of air.
neumografía (pneumography). **1.** Examination with a pneumograph. **2.** Pneumoradiography; pneumoroentgenography; a general term indicating radiography after injection of air.
neumógrafo (pneumograph). Generic term for any device that records respiratory excursions from movements on the body surface.
neumograma (pneumogram). **1.** The record or tracing made by a pneumograph. **2.** Roentgenographic record of pneumography.
neumohemia (pneumohemia). Pneumatohemia; presence of air in blood vessels.
neumohemopericardio (pneumohemopericardium). Hemopneumopericardium.
neumohemotórax (pneumohemothorax). Hemopneumothorax.
neumohidrómetra (pneumohydrometra). The presence of gas and serum in the uterine cavity.
neumohidropericardio (pneumohydropericardium). Hydropneumopericardium.
neumohidroperitoneo (pneumohydroperitoneum). Hydropneumoperitoneum.
neumohidrotórax (pneumohydrothorax). Hydropneumothorax.
neumohipoderma (pneumohypoderma). Subcutaneous emphysema.
neumólisis (pneumolysis). Separation of the lung and costal pleura from the endothoracic fascia.
neumolitiasis (pneumolithiasis). Formation of calculi in the lungs.
neumolito (pneumolith). Pulmolith; a calculus in the lung.
neumomalacia (pneumomalacia). Softening of the lung tissue.
neumomasaje (pneumomassage). Compression and rarefaction of the air in the external auditory meatus, causing movement of the ossicles of the tympanum.
neumomediastino (pneumomediastinum). Escape of air into mediastinal tissues, usually from interstitial emphysema or from a ruptured pulmonary bleb.
neumomelanosis (pneumomelanosis). Pneumonomelanosis; blackening of the lung tissue from the inhalation of coal dust or other black particles.
neumometría (pneumometry). Obsolete term for spirometry.
neumómetro (pneumometer). Obsolete term for spirometer.
neumomicosis (pneumomycosis). Pneumonomycosis; obsolete term denoting any disease of the lungs caused by the presence of fungi.
neumomielografía (pneumomyelography). Rarely used roentgenographic examination of spinal canal after injection of air or gas into it.
neumonectomía (pneumonectomy). Pneumectomy; pulmonectomy; removal of all pulmonary lobes from a lung in one operation.
neumonía (pneumonia). Inflammation of the lung parenchyma characterized by consolidation of the affected part, the alveolar air spaces being filled with exudate, inflammatory cells, and fibrin.
n. por aceites (oil p.). Lipid p.
n. por el agente Eaton (Eaton agent p.). Primary atypical p.
n. por ántrax (anthrax p.). Pulmonary anthrax.
n. apical (apex p., apical p.). P. of the apex or apices.
n. por aspiración (aspiration p.). Deglutition p.
n. atípica (atypical p.). Primary atypical p.
n. atípica primaria (primary atypical p.). Atypical p.
n. bronquial (bronchial p.). Bronchopneumonia.
n. de los cardadores de lana (wool-sorters' p.). Pulmonary anthrax.
n. caseosa (caseous p.).
n. de células gigantes (giant cell p.).
n. de células gigantes intersticiales (interstitial giant cell p.).
n. central **1.** (core p.). Central p. **2.** (central p.).
n. congénita (congenital p.).
n. por contusión (contusion p.). Traumatic p.
n. por deglución (deglutition p.). Aspiration p.
n. disecante (p. dissecans). P. interlobularis purulenta.
n. doble (double p.). Lobar p. involving both lungs.
n. embólica (embolic p.).
n. eosinofílica (eosinophilic p.).
n. errante (wandering p.). Migratory p.
n. estafilocócica (staphylococcal p.).
n. estreptocócica (streptococcal p.).
n. de Friedländer (Friedländer's p.).
n. gangrenosa (gangrenous p.). Gangrene of the lungs.
n. de Hecht (Hecht's p.). Giant cell p.
n. hipostática (hypostatic p.).
n. por influenza (influenzal p.).
n. interlobular purulenta (p. interlobularis purulenta). P. dissecans.
n. intersticial aguda (acute interstitial p.).
n. intersticial descamativa (desquamative interstitial p. (D.I.P.)).
n. intersticial plasmocítica (interstitial plasma cell p.). Pneumocystosis.

n. intrauterina (intrauterine p.).
n. lipoidea (lipid p., lipoid p.).
n. lobular (lobar p.).
n. metastásica (metastatic p.).
n. micoplasmática (mycoplasmal p.). Primary atypical p.
n. micoplasmática porcina (mycoplasma p. of pigs).
n. migratoria (migratory p.). Wandering p.
n. por moniliasis (moniliasis p.).
n. neumocócica (pneumococcal p.).
n. no resuelta (unresolved p.).
n. organizada (organized p.).
n. pestífera (plague p.). Pneumonic plague.
n. de Pittsburgh (Pittsburgh p.).
n. posoperatoria (postoperative p.).
n. química (chemical p.).
n. reumática (rheumatic p.).
n. séptica (septic p.). Suppurative p.
n. supurativa (suppurative p.). Septic p.
n. terminal (terminal p.).
n. tifoidea (typhoid p.). P. complicating typhoid fever.
n. traumática (traumatic p.). Contusion p.
n. tularémica (tularemic p.). Tularemia with pulmonary lesions.
n. urémica (uremic p.). Uremic lung.
n. virósica porcina (virus p. of pigs). Mycoplasma p. of pigs.

neumónico (pneumonic). **1.** Pulmonary. **2.** Relating to pneumonia.

neumonitis (pneumonitis). Pulmonitis; inflammation of the lungs.
n. felina (feline p.).
n. por hipersensibilidad (hypersensitivity p.).
n. urémica (uremic p.). Uremic lung.

neumonocele (pneumonocele). Pleurocele; pneumatocele; pneumocele; protrusion of a portion of the lung through a defect in the chest wall.

neumonocentesis (pneumonocentesis). Pneumocentesis; rarely used term for paracentesis of the lung.

neumonocito (pneumonocyte). Nonspecific term referring to cells lining alveoli in the respiratory part of the lung.
n. fagocíticos (phagocytic p.).
n. granulosos (granular p.'s). Great alveolar cells.

neumonococo (pneumonococcus). *Streptococcus pneumoniae.*

neumonoconiosis (pneumonoconiosis). Pneumoconiosis.

neumonología (pneumology). Study of diseases of the lung and air passages.

neumonomelanosis (pneumonomelanosis). Pneumomelanosis.

neumonomicosis (pneumonomycosis). Pneumomycosis.

neumonomoniliasis (pneumonomoniliasis). Rarely used term for candidiasis of the lung.

neumonopexia (pneumonopexy). Pneumopexy; fixation of the lung by suturing the costal and pulmonary pleurae or otherwise causing adhesion of the two layers.

neumonorrafia (pneumonorrhaphy). Suture of the lung.

neumonotomía (pneumonotomy). Pneumotomy; incision of the lung.

neumoorbitografía (pneumo-orbitography). Radiographic visualization of the orbital contents following injection of a gas, usually air.

neumopericardio (pneumopericardium). Presence of gas in the pericardial sac.

neumoperitoneo (pneumoperitoneum). Presence of air or gas in the peritoneal cavity as a result of disease, or produced artificially as for laparoscopy.

neumoperitonitis (pneumoperitonitis). Inflammation of the peritoneum with an accumulation of gas in the peritoneal cavity.

neumopexia (pneumopexy). Pneumonopexy.

neumopielografía (pneumopyelography). X-ray examination of the kidney after air or gas has been injected into the kidney pelvis.

neumopiotórax (pneumopyothorax). Pyopneumothorax.

neumopleuritis (pneumopleuritis). Pleurisy with air or gas in the pleural cavity.

neumorradiografía (pneumoradiography). Pneumography.

neumorraquis (pneumorrhachis). Pneumatorrhachis; the presence of gas in the spinal canal.

neumorresección (pneumoresection). Excision of part of a lung.

neumorretroperitoneo (pneumoretroperitoneum). Escape of air into the retroperitoneal tissues.

neumorroentgenografía (pneumoroentgenography). Pneumography.

neumoscopio (pneumoscope). Pneumatoscope.

neumoserotórax (pneumoserothorax). Hydropneumothorax.

neumosilicosis (pneumosilicosis). Silicosis.

neumotacógrafo (pneumotachograph). Pneumotachometer; an instrument for measuring the instantaneous flow of respiratory gases.
n. de Fleisch (Fleisch p.).
n. de Silverman-Lilly (Silverman-Lilly p.).

neumotacograma (pneumotachogram). A recording of respired gas flow as a function of time, produced by a pneumotachograph.

neumotacómetro (pneumotachometer). Pneumotachograph.

neumotermomasaje (pneumothermomassage). Application to the body of hot air under varying degrees of pressure.

neumotomía (pneumotomy). Pneumonotomy.

neumotórax (pneumothorax). Pneumatothorax; the presence of air or gas in the pleural cavity.
n. abierto (open p.).
n. artificial (artificial p.).
n. espontáneo (spontaneous p.).
n. extrapleural (extrapleural p.).
n. simple (p. simplex).
n. a tensión (tension p.). Valvular p.
n. terapéutico (therapeutic p.).
n. valvular (valvular p.). Tension p.

neumoventrículo (pneumoventricle). Air in the ventricular system of the brain; occurs as a complication of a fracture of the skull which passes through the accessory nasal sinuses.

neur-, neuri-, neuro- (neur-, neuri-, neuro-). Combining forms denoting a nerve or relating to the nervous system.

neuragmia (neuragmia). Rupture or tearing asunder of a nerve.

neural (neural). **1.** Relating to any structure composed of nerve cells or their processes, or that on further development will evolve into nerve cells. **2.** Referring to the dorsal side of the vertebral bodies or their precursors, where the spinal cord is located, as opposed to hemal.

neuralgia (neuralgia). Nerve pain; neurodynia pain of a severe, throbbing, or stabbing character in the course or distribution of a nerve.
n. alucinatoria (hallucinatory n.). Reminiscent n.
n. atípica del trigémino (atypical trigeminal n.). Atypical facial n.
n. ciática (sciatic n.). Sciatica.
n. epileptiforme (epileptiform n.). Trigeminal n.
n. esfenopalatina (sphenopalatine n.). Sluder's n.
n. facial (facial n.). Trigeminal n.
n. facial atípica (atypical facial n.). Atypical trigeminal n.
n. facial verdadera (n. facialis vera). Geniculate n.
n. de Fothergill (Fothergill's n.). Trigeminal n.
n. geniculada (geniculate n.). Hunt's n.; n. facialis vera.
n. glosofaríngea (glossopharyngeal n.). Glossopharyngeal tic.
n. de Hunt (Hunt's n.). Geniculate n.
n. idiopática (idiopathic n.).
n. intercostal (intercostal n.).
n. mamaria (mammary n.).
n. de Morton (Morton's n.).
n. del muñón (stump n.).
n. occipital (occipital n.).
n. periódica con migraña (periodic migrainous n.).
n. reminiscente (reminescent n.). Hallucinatory n.
n. roja (red n.). Erythromelalgia.
n. sintomática (symptomatic n.).
n. de Sluder (Sluder's n.). Sphenopalatine n.
n. suboccipital (suboccipital n.).
n. supraorbitaria (supraorbital n.). N. of the supraorbital nerve.
n. trifacial (trifacial n.). Trigeminal n.
n. del trigémino (trigeminal n.).

neurálgico (neuralgic). Relating to, resembling, or of the character of, neuralgia.

neuralgiforme (neuralgiform). Resembling or of the character of neuralgia.

neuramebímetro (neuramebimeter). An instrument for measuring the rapidity of response of a nerve to any stimulus.

neuraminidasa (neuraminidase). Sialidase.

α_2-neuraminoglucoproteína (α_2-neuraminoglycoprotein). A glycoprotein that contains neuraminic acid and which during electrophoresis migrates with the α_2 portion of serum proteins.
neuranagénesis (neuranagenesis). Regeneration of a nerve.
neurapófisis (neurapophysis). Lamina arcus vertebrae.
neurapraxia (neurapraxia). Loss of conduction in a nerve without structural degeneration, caused by a focal lesion and normally followed by a return of function.
neurarquia (neurarchy). The dominant action of the nervous system over the physical processes of the body.
neurastenia (neurasthenia). Nervosism; an ill-defined condition, commonly accompanying or following depression, characterized by vague fatigue.
n. angiopática, angioparalítica (angiopathic n., angioparalytic n.).
n. gástrica (gastric n.).
n. grave (n. gravis). A condition of extreme and lasting n.
n. precoz (n. praecox). Primary n.
n. primaria (primary n.). N. praecox.
n. pulsátil (pulsating n.). Angiopathic n.
n. sexual (sexual n.).
n. traumática (traumatic n.). Posttraumatic syndrome.
neurasténico (neurasthenic). Relating to, or suffering from, neurasthenia.
neuraxón (neuraxon, neuraxone). Obsolete term for axon.
neurectasia, neurectasis (neurectasia, neurectasis, neurectasy). Neurotension; neurotony; the operation of stretching a nerve or nerve trunk.
neurectomía (neurectomy). Neuroectomy excision of a segment of a nerve.
n. presacra (presacral n.). Presacral sympathectomy.
n. retrogasseriana (retrogasserian n.). Trigeminal rhizotomy.
neurectopia (neurectopia, neurectopy). **1.** Dislocation of a nerve trunk. **2.** A condition in which a nerve follows an anomalous course.
neurepitelio (neurepithelium). Neuroepithelium.
neurérgico (neurergic). Relating to the activity of a nerve.
neurexéresis (neurexeresis). Tearing out or evulsion of a nerve.
neuriatría (neuriatria, neuriatry). Treatment of nervous diseases.
neuridina (neuridine). Spermine.
neurilema (neurilemma). Neurolemma; sheath of Schwann; a cell that enfolds one or more axons of the peripheral nervous system.
neurilemoma (neurilemoma). Neurinoma; neuroschwannoma; schwannoma; a benign, encapsulated neoplasm in which the fundamental component is structurally identical to a syncytium of Schwann cells; the neoplastic cells proliferate within the endoneurium, and the perineurium forms the capsule.
n. acústico (acoustic n.). Acoustic neurinoma.
n. tipo A de Antoni (Antoni type A n.).
n. tipo B de Antoni (Antoni type B n.).
neurilidad (neurility). The property, inherent in nerves, of conducting stimuli.
neurimotilidad (neurimotility). Nervimotility.
neurimotor (neurimotor). Nervimotor.
neurina (neurine). A toxic amine that is a product of decomposing animal matter (dehydration of choline) and a poisonous constituent of mushrooms.
neurinoma (neurinoma). Neurilemoma.
n. acústico (acoustic n.). Acoustic neurilemoma.
neurita (neurit, neurite). Obsolete term for axon.
neurítico (neuritic). Relating to neuritis.
neuritis (neuritis, pl. neuritides). Inflammation of a nerve, associated with neuralgia, hyperesthesia, anesthesia, paresthesia, paralysis, muscular atrophy in the region supplied by the affected nerve, and with absence of the reflexes.
n. adventicia (adventitial n.).
n. ascendente (ascending n.).
n. axial (axial n.). Parenchymatous n.
n. braquial (brachial n.). Brachial plexus neuropathy.
n. central (central n.). Parenchymatous n.
n. ciática (sciatic n.). Inflammation of the sciatic nerve, causing sciatica.
n. descendente (descending n.).
n. de Eichhorst (Eichhorst's n.). Interstitial n.
n. endémica (endemic n.). Beriberi.
n. de Falopio (fallopian n.). Facial palsy.
n. intersticial (interstitial n.). Eichhorst's n.
n. intraocular (intraocular n.).
n. de Leyden (Leyden's n.).
n. múltiple (multiple n.). Polyneuritis.
n. occipital (occipital n.).
n. óptica (optic n.). Retrobulbar n.
n. parenquimatosa (parenchymatous n.). Axial n.; central n.
n. retrobulbar (retrobulbar n.). Optic n.
n. segmentaria (segmental n.).
n. suboccipital (suboccipital n.).
n. tóxica (toxic n.).
n. traumática (traumatic n.).
neuroalergia (neuroallergy). An allergic reaction in nervous tissue.
neuroamplificación (neuroaugmentation). Use of electrical stimulation to supplement activity of the nervous system.
neuroamplificador (neuroaugmentive). Related to neuroaugmentation.
neuroanastomosis (neuroanastomosis). Surgical formation of a junction between nerves.
neuroanatomía (neuroanatomy). The anatomy of the nervous system.
neuroartropatía (neuroarthropathy). A trophoneurosis affecting one or more joints.
neurobiotaxis (neurobiotaxis). Tendency of the nerve cells to move toward the area from which they receive the most stimuli.
neuroblasto (neuroblast). An embryonic nerve cell.
neuroblastoma (neuroblastoma). A malignant neoplasm characterized by immature, only slightly differentiated nerve cells of embryonic type (neuroblasts).
n. olfatorio (olfactory n.). Olfactory esthesioneuroblastoma.
neurocardíaco (neurocardiac). **1.** Relating to the nerve supply of the heart. **2.** Relating to a cardiac neurosis.
neurocele (neurocele). Rarely used collective term for the central cavity of the cerebrospinal axis.
neurociencias (neurosciences). The scientific disciplines concerned with the development, structure, function, chemistry, pharmacology, clinical assessments, and pathology of the nervous system.
neurocirugía (neurosurgery). Surgery of the nervous system.
n. funcional (functional n.).
neurocirujano (neurosurgeon). A surgeon specializing in operations on the nervous system.
neurocito (neurocyte). Neuron.
neurocitólisis (neurocytolysis). Destruction of neurons.
neurocitoma (neurocytoma). Ganglioneuroma.
neurocladismo (neurocladism). Odogenesis; the outgrowth of axons from the central stump to bridge the gap in a cut nerve.
neurocoriorretinitis (neurochorioretinitis). Inflammation of the choroid, the retina, and the optic nerve.
neurocoroiditis (neurochoroiditis). Inflammation of the choroid and the optic nerve.
neurocráneo (neurocranium). Those bones of the skull enclosing the brain, as distinguished from the bones of the face.
n. cartilaginoso (cartilaginous n.).
n. membranoso (membranous n.).
neurocristopatía (neurocristopathy). Developmental anomaly of the neural crest manifested by abnormal development and tumors of the neural axis.
neurodendrita (neurodendrite). Dendrite.
neurodendrón (neurodendron). Dendrite.
neurodermatitis (neurodermatitis). Neurodermatosis; a chronic lichenified skin lesion, localized or disseminated.
neurodermatosis (neurodermatosis). Neurodermatitis.
neurodinámico (neurodynamic). Pertaining to nervous energy.
neurodinia (neurodynia). Neuralgia.
neuroectodérmico (neuroectodermal). Relating to the neuroectoderm.
neuroectodermo (neuroectoderm). That central region of the early embryonic ectoderm which on further development forms the brain and spinal cord, and also evolves into the nerve cells and neurolemma or Schwann cells of the peripheral nervous system.
neuroectomía (neuroectomy). Neurectomy.
neuroeje (neuraxis). The axial, unpaired part of the central nervous system: spinal cord, rhombencephalon, mesencephalon, and

diencephalon, in contrast to the paired cerebral hemisphere or telencephalon.
neuroencefalomielopatía (neuroencephalomyelopathy). Disease of the brain, spinal cord, and nerves.
neuroendocrino (neuroendocrine). **1.** Pertaining to the anatomical and functional relationships between the nervous system and the endocrine apparatus. **2.** Descriptive of cells that release a hormone into the circulating blood in response to a neural stimulus.
neuroendocrinología (neuroendocrinology). The specialty concerned with the anatomical and functional relationships between the nervous system and the endocrine apparatus.
neuroepitelial (neuroepithelial). Relating to the neuroepithelium.
neuroepitelio (neuroepithelium). [*neuroepithelium,* NA]. Neuroepithelial cells; epithelial cells specialized for the reception of external stimuli.
n. de la cresta ampollar (n. of ampullary crest). [*neuroepithelium cristae ampullaris,* NA].
n. de la mácula (n. of macula). [*neuroepithelium maculae,* NA].
neuroespasmo (neurospasm). Muscular spasm or twitching caused by a disordered nerve supply.
neuroesplácnico (neurosplanchnic). Neurovisceral.
neuroestimulador (neurostimulator). A device for chronic electrical excitation of the central or peripheral nervous system.
neurofarmacología (neuropharmacology). The study of drugs that affect neuronal tissue.
neurofibrilar (neurofibrillar). Relating to neurofibrils.
neurofibrilla (neurofibril). A filamentous structure seen with the light microscope in the nerve cell's body, dendrites, axon, and sometimes synaptic endings.
neurofibroma (neurofibroma). Fibroneuroma; schwannom; a moderately firm, benign, encapsulated tumor resulting from proliferation of Schwann cells in a disorderly pattern that includes portions of nerve fibers.
n. estoriforme (storiform n.). Pigmented dermatofibrosarcoma protuberans.
n. plexiforme (plexiform n.). Fibrillary neuroma; plexiform neuroma.
neurofibromatosis (neurofibromatosis). **1.** Von Recklinghausen's disease. **2.** Bilateral acoustic n.
n. abortiva (abortive n.). Incomplete n.
n. incompleta (incomplete n.). Abortive n.
neurofilamento (neurofilament). A class of intermediate filaments found in neurons.
neurofílico, neurófilo (neurophilic). Neurotropic.
neurofisinas (neurophysins). A family of proteins synthesized in the hypothalamus as part of the large precursor protein that includes vasopressin and oxytocin in the neurosecretory granules; n. function as carriers in the transport and storage of neurohypophysial hormones.
neurofisiología (neurophysiology). Physiology of the nervous system.
neurofonía (neurophonia). A spasm or tic of the muscles of phonation causing involuntary sounds or cries.
neuroftalmología (neuro-ophthalmology). Neurophthalmology; that branch of medical science concerned with the relationship of the eyes and their associated parts to the central nervous system.
neuroganglio (neuroganglion). Ganglion.
neurogástrico (neurogastric). Relating to the innervation of the stomach.
neurogénesis (neurogenesis). Formation of the nervous system.
neurogenético, neurogénico (neurogenic, neurogenetic). **1.** Neurogenous; originating in, starting from, or caused by, the nervous system or nerve impulses. **2.** Relating to neurogenesis.
neurógeno (neurogenous). Neurogenic.
neuroglia (neuroglia). Glia; Kölliker's reticulum; non-neuronal cellular elements of the central and peripheral nervous system.
neurogliacito (neurogliacyte). A neuroglia cell.
neuroglial, neurogliar (neuroglial, neurogliar). Relating to neuroglia.
neurogliomatosis (neurogliomatosis). Gliomatosis.
neurografía (neurography). A method of depicting the state of a peripheral nerve, such as electrical recording or radiographic visualization by contrast media.
neurograma (neurogram). The imprint on the brain substance theoretically remaining after every mental experience, i.e., the engram or physical register of the mental experience, stimulation of which retrieves and reproduces the original experience, thereby producing memory.
neurohemal (neurohemal). Descriptive of structures containing neurosecretory neurons, whose axons form no synapses with other neurons and whose axonal endings are modified to permit storage and release into the circulation of neurosecretory material.
neurohipofisario (neurohypophysial). Relating to the neurohypophysis.
neurohipófisis (neurohypophysis). [*neurohypophysis,* NA]. Pars nervosa hypophyseos; posterior lobe of hypophysis; lobus posterior hypophyseos; it is composed of the infundibulum and the lobus nervosus.
neurohistología (neurohistology). Histoneurology; the microscopic anatomy of the nervous system.
neurohormona (neurohormone). A hormone formed by neurosecretory cells and liberated by nerve impulses.
neurohumor (neurohumor). The active chemical substance liberated at nerve endings with exciting effect on adjacent structures.
neuroide (neuroid). Resembling a nerve; nervelike.
neurolema (neurolemma). Neurilemma.
neuroléptico (neuroleptic). **1.** Neuroleptic agent. **2.** Denoting a condition similar to that produced by such an agent.
neuroleptoanalgesia (neuroleptanalgesia). An intense analgesic and amnesic state produced by administration of narcotic analgesics and neuroleptic drugs.
neuroleptoanestesia (neuroleptanesthesia). A technique of general anesthesia based upon intravenous administration of neuroleptic drugs, together with inhalation of a weak anesthetic with or without neuromuscular relaxants.
neurolinfa (neurolymph). Liquor cerebrospinalis.
neurolinfomatosis (neurolymphomatosis). Lymphoblastic invasion of a nerve.
n. gallinácea (n. gallinarum).
neurolingüística (neurolinguistics). The branch of medical science concerned with the neuroanatomical basis of speech and its disorders.
neurolisina (neurolysin). Neurotoxin; an antibody causing destruction of ganglion and cortical cells, obtained by the injection of brain substance.
neurólisis (neurolysis). **1.** Destruction of nerve tissue. **2.** Freeing of a nerve from inflammatory adhesions.
neurolítico (neurolytic). Relating to neurolysis.
neurología (neurology). The branch of medical science concerned with the nervous system and its disorders.
neurólogo (neurologist). A specialist in the diagnosis and treatment of nervous system diseases.
neuroma (neuroma). General term for any neoplasm derived from cells of the nervous system.
n. acústico (acoustic n.). Acoustic neurinoma.
n. por amputación (amputation n.). Traumatic n.
n. cutáneo (n. cutis). Neurofibroma of the skin.
n. falso (false n.). Traumatic n.
n. fibrilar (fibrillary n.). Plexiform neurofibroma.
n. plexiforme (plexiform n.). Plexiform neurofibroma.
n. telangiectásico (n. telangiectodes).
n. traumático (traumatic n.). Amputation n.; false n.
n. de Verneuil (Verneuil's n.).
neuromalacia (neuromalacia). Pathologic softening of nervous tissue.
neuromatosis (neuromatosis). The presence of multiple neuromas, as in neurofibromatosis.
neuromelanina (neuromelanin). A modified form of melanin pigment normally found in certain neurons of the nervous system, especially in the substantia nigra and locus ceruleus.
neurómera (neuromere). Neural segment; rhombomere; that part of the neural tube within a metamere.
neuromiastenia (neuromyasthenia). Muscular weakness, usually of emotional origin.
n. epidémica (epidemic n.). Akureyri disease; Iceland disease.
neuromielitis (neuromyelitis). Myeloneuritis; neuritis combined with spinal cord inflammation.
n. óptica (n. optica). Devic's disease.
neuromimesis (neuromimesis). Obsolete term for hysterical or neurotic simulation of disease.

neuromimético (neuromimetic). Relating to the action of a drug that mimics the response of an effector organ to nerve impulses.
neuromiopatía (neuromyopathy). A disorder of muscle, anatomical or physiological, due to disease or disorder of its nerve supply.
n. carcinomatosa (carcinomatous n.).
neuromiositis (neuromyositis). Neuritis with inflammation of the muscles with which the affected nerve or nerves are in relation.
neuromuscular (neuromuscular). Referring to the relationship between nerve and muscle, in particular to the motor innervation of skeletal muscles and its pathology.
neurona 1. (neuron). Nerve cell; neurocyte; neurone; the morphological and functional unit of the nervous system, consisting of the nerve cell body, the dendrites, and the axon. **2.** (neurone). Neuron. **3.** (neuron). Obsolete term for axon.
n. bipolar (bipolar n.).
n. de Golgi tipo I (Golgi type I n.).
n. de Golgi tipo II (Golgi type II n.).
n. intercalar (intercalary n.). Internuncial n.
n. internuncial (internuncial n.). Intercalary n.
n. motora (motor n.). Motoneuron.
n. motora autonómica (autonomic motor n.).
n. motora gamma (gamma motor n.'s). Gamma loop.
n. motora ganglionar (ganglionic motor n.).
n. motora inferior (lower motor n.).
n. motora posganglionar (postganglionic motor n.).
n. motora preganglionar (preganglionic motor n.).
n. motora somática (somatic motor n.).
n. motora superior (upper motor n.).
n. motora visceral (visceral motor n.).
n. multipolar (multipolar n.).
n. seudounipolar (pseudounipolar n.). Unipolar n.
n. unipolar (unipolar n.). Pseudounipolar n.
neuronal (neuronal). Pertaining to a neuron.
neuronéfrico (neuronephric). Relating to the nerve supply of the kidney.
neuronevo (neuronevus). A variety of intradermal nevus in which nests of atrophic nevus cells in the lower dermis are hyalinized and resemble nerve bundles.
neuronitis (neuronitis). Degenerative inflammation of nerve cells.
neuronixis (neuronyxis). Acupuncture of a nerve.
neuronofagia (neuronophagia, neuronophagy). Phagocytosis of nerve cells.
neuronófago (neuronophage). A phagocyte that ingests neuronal elements.
neuronopatía (neuronopathy). Disorder, often toxic, of the neuron.
n. sensorial (sensory n.).
neurooftalmología 1. (neurophthalmology). Neuro-ophthalmology. **2.** (neuro-ophthalmology). Neurophthalmology; that branch of medical science concerned with the relationship of the eyes and their associated parts to the central nervous system.
neurooncología (neuro-oncology). The study of tumors of the nervous system.
neurootología 1. (neurotology). Neuro-otology. **2.** (neuro-otology). The science concerned with labyrinthine affections and with those brain lesions complicating or related to disease of the ear.
neuropapilitis (neuropapillitis). Inflammation of the optic nerve within the eye.
neuroparálisis (neuroparalysis). Paralysis resulting from disease of the nerve supplying the affected part.
neuroparalítico (neuroparalytic). Denoting or characterized by neuroparalysis.
neurópata (neuropath). One who suffers from or is predisposed to some disease of the nervous system.
neuropatía (neuropathy). **1.** A classical term for any disorder affecting any segment of the nervous system. **2.** In contemporary usage, a disease involving the cranial or spinal nerves.
n. amiloidea familiar (familial amyloid n.). Familial amyloidosis.
n. de atrapamiento (entrapment n.).
n. axonal gigante (giant axonal n.).
n. en bulbo de cebolla (onion bulb n.). Hypertrophic interstitial n.
n. diabética (diabetic n.).
n. diftérica (diphtheritic n.).
n. distal simétrica (symmetric distal n.).
n. hipertrófica hereditaria (hereditary hypertrophic n.).
n. intersticial hipertrófica (hypertrophic interstitial n.).
n. por isoniazida (isoniazid n.).
n. leprosa (leprous n.).
n. motora asimétrica (asymmetric motor n.).
n. motora por dapsona (motor dapsone n.).
n. óptica isquémica (ischemic optic n.).
n. del plexo braquial (brachial plexus n.).
n. por plomo (lead n.).
n. radicular sensitiva hereditaria (hereditary sensory radicular n.).
n. segmentaria (segmental n.).
n. por vitamina B_{12} (vitamin B_{12} n.).
neuropático (neuropathic). Relating in any way to neuropathy.
neuropatogénesis (neuropathogenesis). The origin or causation of a disease of the nervous system.
neuropatología (neuropathology). **1.** Pathology of the nervous system. **2.** That branch of pathology concerned with the nervous system.
neuropéptido (neuropeptide). Any of a variety of peptides found in neural tissue.
neurópilo (neuropil, neuropile). The complex, feltlike net of axonal, dendritic, and glial arborizations that forms the bulk of the central nervous system's gray matter, and in which the nerve cell bodies lie embedded.
neuroplasma (neuroplasm). The protoplasm of a nerve cell.
neuroplastia (neuroplasty). Plastic surgery of the nerves.
neuropléjico (neuroplegic). Pertaining to paralysis due to nervous system disease.
neuropodio, neurópodo (neuropodia). Axon terminals.
neuroporo (neuropore). An opening in the embryo leading from the central canal of the neural tube to the exterior of the tube.
n. caudal (caudal n.).
n. rostral (rostral n.).
neuropsicofarmacología (neuropsychopharmacology). Psychopharmacology.
neuropsicología (neuropsychology). A specialty of psychology concerned with the study of the relationships between the brain and behavior,.
neuropsicológico (neuropsychologic, neuropsychological). Pertaining to neuropsychology.
neuropsicopatía (neuropsychopathy). An emotional illness of neurologic and/or functional origin.
neuropsicopático (neuropsychopathic). Relating to neuropsychopathy.
neuropsiquiatría (neuropsychiatry). The specialty dealing with both organic and psychic disorders of the nervous system; earlier term for paychiatry.
neuroqueratina (neurokeratin). Neurochitin. The proteinaceous network that remains of the myelin sheath of axons following fixation and the removal of the fatty material.
neuroquímica (neurochemistry). The science concerned with the chemical aspects of nervous system structure and function.
neuroquitina (neurochitin). Neurokeratin.
neurorradiología (neuroradiology). The study of the nervous system using x-ray examination and similar methods.
neurorrafia (neurorrhaphy). Nerve suture; neurosuture.
neurorrecaída (neurorelapse). Neurorecidive; neurorecurrence; the recurrence of neurological symptoms upon initiation of therapy, especially with antisyphilitic drugs.
neurorrecidiva (neurorecidive). Neurorelapse.
neurorrecurrencia (neurorecurrence). Neurorelapse.
neurorretinitis (neuroretinitis). Inflammation of the retina and optic nerve.
neurosarcocleisis (neurosarcocleisis). An operation for the relief of neuralgia, consisting of resection of one of the walls of the osseous canal traversed by the nerve and transposition of the nerve into the soft tissues.
neurosarcoidosis (neurosarcoidosis). A granulomatous disease of unknown etiology involving the central nervous system, usually with concomitant systemic involvement.
neuroschwannoma (neuroschwannoma). Neurilemoma.
neurosecreción (neurosecretion). The release of a secretory substance from the axon terminals of certain nerve cells in the brain into the circulating blood.
neurosecretorio (neurosecretory). Relating to neurosecretion.

neurosífilis (neurosyphilis). Nervous system manifestations of syphilis, including tabes dorsalis, general paresis, meningovascular syphilis.
neurosis (neurosis, pl. neuroses). **1.** A psychological or behavioral disorder in which anxiety is the primary characteristic. **2.** A functional nervous disease, or one for which there is no evident lesion. **3.** A peculiar state of tension or irritability of the nervous system.
n. por accidente (accident n.). Traumatic n.
n. de ansiedad (anxiety n.). Anxiety state.
n. de asociación (association n.).
n. de batalla o combate (battle n.). War n.
n. del carácter (character n.).
n. cardíaca (cardiac n.). Cardioneurosis.
n. de compensación (compensation n.).
n. compulsiva (compulsive n.). Obsessive-compulsive n.
n. edípica (oedipal n.).
n. de expectativas (expectation n.).
n. experimental (experimental n.).
n. de guerra (war n.).
n. de histeria de conversión (conversion hysteria n.).
n. militar (military n.). War n.
n. noogénica (noogenic n.).
n. obsesivo-compulsiva (obsessive-compulsive n.). Compulsive n.
n. ocupacional, profesional (occupational n., professional n.).
n. de pensión (pension n.).
n. posconmoción (postconcussion n.).
n. postraumática (posttraumatic n.). Traumatic n.
n. tardía (n. tarda).
n. de torsión (torsion n.). Dysbasia lordotica progressiva.
n. de transferencia (transference n.).
n. traumática (traumatic n.). Accident n.; posttraumatic n.
neurospongio (neurospongium). **1.** Obsolete term for the plexus of neurofibrils within nerve cells. **2.** Obsolete designation for the reticular layer of the retina.
neurostenia (neurosthenia). A condition in which the nerves respond with abnormal force or rapidity to slight stimuli.
neurosutura (neurosuture). Neurorrhaphy.
neurotabes (neurotabes). Déjérine's peripheral n.; polyneuritis with ataxic symptoms.
n. periférica de Déjérine (Déjérine's peripheral n.). Neurotabes.
neurotele (neurothele). Nerve papilla.
neurotendinoso (neurotendinous). Relating to both nerves and tendons.
neurotensina (neurotensin). A 13-amino acid peptide neurotransmitter found in synapsomes in the hypothalamus, amygdala, basal ganglia, and dorsal gray matter of the spinal cord.
neurotensión (neurotension). Neurectasis.
neurotequeoma (neurothekeoma). A benign myxoma of cutaneous nerve sheath origin.
neuroterapéutica, neuroterapia (neurotherapeutics, neurotherapy). The treatment of psychological, psychiatric, and nervous disorders.
neurótico (neurotic). Relating to or suffering from a neurosis.
neurotismo (neuroticism). The condition or psychological trait of being neurotic.
neurotización (neurotization). The acquisition of nervous substance; the regeneration of a nerve.
neurotizar (neurotize). To provide with nerve substance.
neurotlipsia, neurotlipsis (neurothlipsia, neurothlipsis). Pressure on one or more nerves.
neurotmesis (neurotmesis). A condition in which there is complete division of a nerve.
neurotomía (neurotomy). Operative division of a nerve.
n. retrogasseriana (retrogasserian n.). Trigeminal rhizotomy.
neurótomo (neurotome). A very slender knife or needle, used for teasing apart nerve fibers in microdissection.
neurotonía (neurotony). Neurectasis.
neurotónico (neurotonic). **1.** Relating to neurotony. **2.** Strengthening or stimulating impaired nervous action. **3.** An agent that improves the tone or force of the nervous system.
neurotóxico (neurotoxic). Poisonous to nervous substance.
neurotoxina (neurotoxin). **1.** Neurolysin. **2.** Any toxin that acts specifically on nervous tissue.
neurotransmisión (neurotransmission). Neurohumoral transmission.
neurotransmisor (neurotransmitter). Any specific chemical agent released by a presynaptic cell, upon excitation, that crosses the synapse to stimulate or inhibit the postsynaptic cell.
neurotrauma (neurotrauma). **1.** Trauma of the nervous system. **2.** Neurotrosis; trauma or wounding of a nerve.
neurotripsia (neurotripsy). Operative crushing of a nerve.
neurotrofia (neurotrophy). Nutrition and metabolism of tissues under nervous influence.
neurotrófico (neurotrophic). Relating to neurotrophy.
neurotropía (neurotropy, neurotropism). **1.** Affinity of basic dyes for nervous tissue. **2.** The attraction of certain pathogenic microorganisms, poisons, and nutritive substances toward the nerve centers.
neurotrópico (neurotropic). Neurophilic; having an affinity for the nervous system.
neurotropismo (neurotropy, neurotropism). **1.** Affinity of basic dyes for nervous tissue. **2.** The attraction of certain pathogenic microorganisms, poisons, and nutritive substances toward the nerve centers.
neurotrosis (neurotrosis). Neurotrauma.
neurotúbulo (neurotubule). One of the microtubules, 10 to 20 nm in diameter, occurring in the cell body, dendrites, axon, and in some synaptic endings of neurons.
neurovacuna (neurovaccine). A fixed or standardized vaccine virus of definite strength, obtained by continued passage through the brain of rabbits.
neurovaricosis, neurovaricosidad (neurovaricosis, neurovaricosity). A condition marked by multiple swellings along the course of a nerve.
neurovascular (neurovascular). Relating to both nervous and vascular systems; relating to the nerves supplying the walls of the blood vessels, the vasomotor nerves.
neurovegetativo (neurovegetative). Neurovisceral.
neurovirus (neurovirus). Vaccine virus modified by means of passage into and growth in nervous tissue.
neurovisceral (neurovisceral). Neurosplanchnic; neurovegetative; referring to the innervation of the internal organs by the autonomic nervous system.
néurula (neurula, pl. neurulae). Stage in embryonic development in which the prominent processes are the formation of the neural plate and the plate's closure to form the neural tube.
neurulación (neurulation). Processes involved in the formation of the neurula stage.
neutralización (neutralization). **1.** The change in reaction of a solution from acid or alkaline to neutral by the addition of just a sufficient amount of an alkaline or of an acid substance, respectively. **2.** The rendering ineffective of any action, process, or potential.
neutralizar (neutralize). To effect neutralization.
neutrino (neutrino). A subatomic particle having zero rest mass and no charge, traveling always at the speed of light, and rarely interacting with matter.
neutro, neutral (neutral). **1.** Exhibiting no positive properties; indifferent. **2.** In chemistry, neither acid nor alkaline.
neutro-, neutr- (neutro-, neutr-). Combining forms meaning neutral.
neutroclusión (neutroclusion). Neutral occlusion; a malocclusion in which there is a normal anteroposterior relationship between the maxilla and mandible; in Angle's classification, a Class I malocclusion.
neutrofilia (neutrophilia). Neutrophilic leukocytosis; an increase of neutrophilic leukocytes in blood or tissues.
neutrofílico (neutrophilic). **1.** Neutrophil; neutrophile; pertaining to or characterized by neutrophils. **2.** Neutrophilous; characterized by a lack of affinity for acid or basic dyes.
neutrófilo **1.** (neutrophilous). Neutrophilic. **2.** (neutrophil, neutrophile). A mature white blood cell in the granulocytic series, formed in the bone marrow and released into the circulating blood, where they normally represent from 54% to 65% of the total number of leukocytes. **3.** (neutrophil, neutrophile). Any cell or tissue that manifests no special affinity for acid or basic dyes.
n. en banda (band neutrophil). Band cell.
n. hipersegmentado (hypersegmented neutrophil).
n. inmaduro (immature neutrophil). A young n.
n. juvenil (juvenile neutrophil).

n. maduro (mature neutrophil).
n. segmentado (segmented neutrophil). Mature n.
neutrofilopenia (neutrophilopenia). Neutropenia.
neutrón (neutron). An electrically neutral particle in the nuclei of all atoms (except hydrogen-1) with a mass approximately that of a proton.
n. epitérmico (epithermal n.).
neutropenia (neutropenia). Neutrophilic leukopenia; neutrophilopenia; the presence of abnormally small numbers of neutrophils in the circulating blood.
n. cíclica (cyclic n.). Periodic n.
n. periódica (periodic n.). Cyclic n.
neutrotaxis (neutrotaxis). A phenomenon in which neutrophilic leukocytes are stimulated by a substance in such a manner that they are either attracted, and move toward it.
nevo (nevus, pl. nevi). **1.** Spiloma; spilus. Birthmark; a circumscribed malformation of the skin, especially if colored by hyperpigmentation or increased vascularity. **2.** A benign localized overgrowth of melanin-forming cells of the skin present at birth or appearing early in life.
n. adquirido (acquired n.).
n. anémico (n. anemicus).
n. angiectodeo (n. angiectodes). N. vascularis.
n. angiomatodeo (n. angiomatodes).
n. aracnoideo (n. arachnoideus). N. araneus; arterial spider.
n. araña (spider n.). Arterial spider.
n. azul (blue n.). Jadassohn-Tièche n.
n. azul celular (cellular blue n.).
n. azul con flictenas "de goma" (blue rubber-bleb n.).
n. de Becker (Becker's n.). Pigmented hair epidermal n.
n. capilar (capillary n.). Capillary hemangioma of the skin.
n. cavernoso (n. cavernosus). Cavernous hemangioma.
n. de células basales (basal cell n.).
n. de células en globo o balón (balloon cell n.).
n. de células epitelioides (epithelioid cell n.).
n. de células fusiformes (spindle cell n.). Benign juvenile melanoma.
n. cola de fauno (faun tail n.).
n. comedónico (n. comedonicus, comedo n.). N. follicularis keratosis.
n. compuesto (compound n.).
n. congénito (congenital n.).
n. dermoepidérmico (epidermic-dermic n.).
n. displásico (dysplastic n.).
n. elástico de Lewandowsky (n. elasticus of Lewandowsky).
n. epidérmico piloso pigmentado (pigmented hair epidermal n.).
n. epitelial oral (oral epithelial n.). White sponge n.
n. esponjoso blanco (white sponge n.).
n. folicular queratoso (n. follicularis keratosis). N. comedonicus.
n. en fresa (strawberry n.).
n. en halo (halo n.). Circumnevic vitiligo; Sutton's n.
n. intermedio o de transición (junction n.). Epidermic-dermic n.
n. intradérmico (intradermal n.).
n. de Ito (Ito's n.).
n. de Jadassohn (Jadassohn's n.). N. sebaceus.
n. de Jadassohn-Tièche (Jadassohn-Tièche n.). Blue n.
n. linfático (n. lymphaticus). A cutaneous lymphangioma.
n. lipomatoso (n. lipomatodes, n. lipomatosus). Nevolipoma.
n. en llama (n. flammeus, flame n.). Port-wine mark; port-wine stain.
n. lupus (n. lupus). Obsolete term for angioma serpiginosum.
n. de la nuca (nape n.). Unna's mark.
n. organoide (organoid n.). N. sebaceus.
n. de Ota (Ota's n.). Oculodermal melanosis.
n. papilomatoso (n. papillomatosus).
n. pigmentado gigante (giant pigmented n.). Bathing trunk n.
n. pigmentario (n. pigmentosus). Mole.
n. piloso (n. pilosus). Hairy mole.
n. piloso-lanoso (woolly-hair n.). Allotrichia circumscripta.
n. sanguíneo (n. sanguineus). N. vascularis.
n. sebáceo (n. sebaceus). Jadassohn's n.; organoid n.
n. siringoquístico adenomatoso papilífero (n. syringocystadenomatosus papilliferus).
n. sistematizado (systematized n.).
n. spilus (n. spilus). A flat mole.
n. de Spitz (Spitz n.). Benign juvenile melanoma.
n. de Sutton (Sutton's n.). Halo n.
n. en "traje de baño" (bathing trunk n.). Giant pigmented n.
n. unilateral (n. unius lateris).
n. vascular (n. vascularis, n. vasculosus). Capillary angioma; superficial angioma.
n. venoso (n. venosus).
n. verrugoso (verrucous n.).
nevocito (nevocyte). Nevus cell.
nevoide (nevoid). Nevose; nevous; resembling a nevus.
nevolipoma (nevolipoma). Nevus lipomatodes; nevus lipomatosus; unsatisfactory terms for a lesion that is basically a nevus, with a stroma of fibrous and adipose elements.
nevoso (nevose, nevous). **1.** Marked with nevi. **2.** Nevoid.
nevoxantoendotelioma (nevoxanthoendothelioma). Juvenile xanthogranuloma.
newton (N) (newton (N)). Derived unit of force in the SI system, expressed as meters-kilograms per second squared ($m/kg/s^{-2}$); equivalent to 10^5 dynes in the CGS system.
newton-metro (newton-meter). A unit of the MKS system, expressed as energy expended, or work done, by a force of 1 newton acting through a distance of 1 meter.
nexus (nexus). Gap junction.
NF (NF). Abbreviation for National Formulary.
ng (ng). Abbreviation for nanogram.
NGF (NGF). Abbreviation for nerve growth factor.
NH_2-terminal (NH_2-terminal). Amino-terminal.
N.H.S. (N.H.S.). Abbreviation for National Health Service (England).
niacina (niacin). Nicotinic acid.
niacinamida (niacinamide). Nicotinamide.
nialamida (nialamide). *N*-Benzyl-β-(isonicotinoylhydrazine) propionamide; a monoamine oxidase inhibitor used in the treatment of depressive disorders.
nicho (niche). **1.** A space, site, or recess that can be suitably filled. **2.** In contrast radiography, an eroded or ulcerated area which can be detected when it fills with a contrast medium. **3.** An ecological term for the position occupied by a species in a biotic community.
n. del esmalte (enamel n.). Enamel crypt.
n. de Haudek (Haudek's n.).
niclosamida (niclosamide). A teniacide effective against intestinal cestodes.
nicofuranosa (nicofuranose). A peripheral vasodilator.
nicotina (nicotine). 1-Methyl-2-(3-pyridyl)pyrrolidine; a poisonous volatile alkaloid derived from tobacco (*Nicotiana* spp.) and responsible for many of the effects of tobacco.
nicotinamida (nicotinamide). Niacinamide; nicotinic acid amide; pyridine-3-carboxamide; the biologically active amide of nicotinic acid, used in the prevention and treatment of pellagra.
nicotinamida adenina dinucleótido fosfato (NADP) (nicotinamide adenine dinucleotide phosphate (NADP)). A coenzyme of many oxidases (dehydrogenases), in which the reaction $NADP^+ + 2H \leftrightarrow NADPH + H^+$ takes place.
nicotinamida adenina, dinucleótido de (NAD) (nicotinamide adenine dinucleotide (NAD)). Ribosylnicotinamide 5'-phosphate (NMN) and adenosine 5'-phosphate (AMP) linked by pyrophosphate formation between the two phosphoric groups.
nicotinamida mononucleótido (NMN) (nicotinamide mononucleotide (NMN)). A condensation product of nicotinamide and ribose 5-phosphate, linking the *N* of nicotinamide to the (β) C-1 of the ribose; in NAD, the ring is linked by the 5'-P to the 5'-P of AMP.
nicotinato (nicotinate). Salt or ester of nicotinic acid; some n.'s are used in ointments as rubefacients.
nicotínico (nicotinic). Relating to the stimulating action of acetylcholine and other nicotine-like agents on autonomic ganglia, adrenal medulla, and the motor end-plate of striated muscle.
nicotinomimético (nicotinomimetic). Mimicking the action of nicotine.
nictación (nictation). Nictitation.
nictalgia (nyctalgia). Night pain; denoting especially the osteocopic pains of syphilis occurring at night.

nictalopía (nyctalopia). Day sight; night blindness; nocturnal amblyopia; nyctanopia; decreased ability to see in reduced illumination.
n. con miopía congénita (n. with congenital myopia).
nictanopía (nyctanopia). Nyctalopia.
nicterino (nycterine). **1.** By night. **2.** Dark or obscure.
nicterohemeral (nycterohemeral). Nyctohemeral.
nictitación (nictitation). Nictation; winking.
nicto-, nict- (nycto-, nyct-). Combining forms denoting night, nocturnal.
nictofilia (nyctophilia). Scotophilia; preference for the night or darkness.
nictofobia (nyctophobia). Scotophobia; morbid fear of night or of the dark.
nictohemeral (nyctohemeral). Nycterohemeral; both daily and nightly.
nicturia (nycturia). Nocturia.
nicumalona (nicoumalone). Acenocoumarol.
nidación (nidation). Embedding of the early embryo in the uterine mucosa.
nidal (nidal). Relating to a nidus, or nest.
NIDDM (NIDDM). Abbreviation for non-insulin-dependent diabetes mellitus.
nido 1. (nest). A group or collection of similar objects. **2.** (nidus, pl. nidi). A focus or point of lodgment and development of a pathogenic organism. **3.** (nidus, pl. nidi). The nucleus or central point of origin of a nerve. **4.** (nidus, pl. nidi). The nucleus of a crystal; the coalescence of molecules or small particles that is the beginning of a crystal or similar solid deposit.
n. de ave (nidus avis).
n. de Brunn (Brunn's n.'s).
n. celular (cell n.'s).
n. epitelial (epithelial n.). Keratin pearl.
n. de golondrina (nidus hirundinis). N. avis.
nieve (snow).
nifedipina (nifedipine). A calcium channel-blocking agent and coronary vasodilator.
nifenazona (nifenazone). *N*-Antipyrinylnicotinamide; an analgesic and antipyretic.
nifuraldezona (nifuraldezone). 5-Nitro-2-furaldehyde semioxamazone; an antibacterial agent.
nifuratel (nifuratel). Methylmercadone; trichomonacide.
nifuroxima (nifuroxime). *Anti*-5-nitro-2-furaldoxime; a furan derivative, principally effective against *Candida albicans*.
nigerosa (nigerose). A disaccharide obtained by the hydrolysis of amylopectins, consisting of two glucose residues bound in a 1-3 linkage.
nigra (nigra). In neuroanatomy, the substantia nigra.
nigricans (nigricans). Blackish.
nigrities (nigrities). A black pigmentation.
n. linguae (n. linguae). Black tongue.
nigroestriado (nigrostriatal). Referring to the efferent connection of the substantia nigra with the striatum.
nigrosina (nigrosin, nigrosine). A variable mixture of blue-black aniline dyes.
nigua 1. (chigger). The six-legged larva of *Trombicula* species and other members of the family Trombiculidae. **2.** (chigoe). Common name for *Tunga penetrans*.
NIH (NIH). Abbreviation for National Institutes of Health (U.S. Public Health Service).
nihilismo (nihilism). **1.** In psychiatry, the delusion of the nonexistence of everything, especially of the self or part of the self. **2.** Engagement in acts which are totally destructive to one's own purposes and those of one's group.
n. terapéutico (therapeutic n.).
niketamida (nikethamide). *N,N*-diethylnicotinamide; it acts mainly on the central nervous system, as a respiratory and cardiovascular stimulant.
nilidrina, clorhidrato de (nylidrin hydrochloride). A sympathomimetic agent, similar to isoproterenol, that produces vasodilation of arterioles of skeletal muscles and increases muscle blood flow.
niñez (childhood). The period of life between infancy and puberty.
ninfa (nympha, pl. nymphae). One of the labia minora.
ninfal (nymphal). **1.** Pertaining to a nymph. **2.** Pertaining to the labia minora (nymphae).
ninfectomía (nymphectomy). Surgical removal of hypertrophied labia minora.
ninfitis (nymphitis). Inflammation of the labia minora.
ninfo-, ninf- (nympho-, nymph-). Combining forms denoting the nymphae (labia minora).
ninfolabial (nympholabial). Relating to the labia minora (nymphae) and the labia majora; denoting a furrow between the two labia on each side.
ninfolepsia (nympholepsy). Demoniac frenzy, especially of an erotic nature.
ninfómana, ninfomaníaca (nymphomaniac). A female exhibiting nymphomania.
ninfomanía (nymphomania). An insatiable impulse to engage in sexual behavior in a female; the counterpart of satyriasis in a male.
ninfomaníaco (nymphomaniacal). Pertaining to, or exhibiting, nymphomania.
ninfonco (nymphoncus). Swelling or hypertrophy of one or both labia minora.
ninfotomía (nymphotomy). Incision into the labia minora or the clitoris.
ninga (jigger). Common name for *Tunga penetrans*.
ninhidrina (ninhydrin). 2,2-Dihydroxy-1,3-indanedione; reacts with free amino acids to yield CO_2, NH_3, and an aldehyde, the NH_3 produced yielding a colored product.
niobio (niobium). A rare metallic element, symbol Nb, atomic no. 41, atomic weight 92.91, usually found with tantalum.
níquel (nickel). A metallic element, symbol Ni, atomic no. 28, atomic weight 58.70, closely resembling cobalt and often associated with it.
niridazol (niridazole). 1-(5-Nitro-2-thiazolyl)-2-imidazolidinone; used for the treatment of schistosomiasis, amebiasis, and dracontiasis.
nistágmico (nystagmic). Relating to or suffering from nystagmus.
nistagmiforme (nystagmiform). Nystagmoid.
nistagmo (nystagmus). Ocular ataxia rhythmical oscillation of the eyeballs, either pendular or jerky.
n. hacia abajo (downbeat n.).
n. amaurótico (amaurotic n.). Ocular n.
n. de amplitud mínima (minimal amplitude n.). Micronystagmus.
n. hacia arriba (upbeat n.).
n. atáxico (ataxic n.).
n. calórico (caloric n.).
n. central (central n.).
n. cervical (cervical n.).
n. de Cheyne (Cheyne's n.).
n. compresivo (compressive n.).
n. congénito (congenital n.).
n. conjugado (conjugate n.).
n. desviacional (deviational n.). End-position n.
n. disociado (dissociated n.).
n. disyuntivo (dysjunctive n.). Dissociated n.
n. estrábico (strabismic n.).
n. de fijación (fixation n.).
n. galvánico (galvanic n.).
n. histérico (hysterical n.).
n. incongruente (incongruent n.). Dissociated n.
n. irregular (irregular n.). Dissociated n.
n. laberíntico (labyrinthine n.) Vestibular n.
n. latente (latent n.). Jerky n. that is brought out by covering one eye.
n. lateral (lateral n.).
n. del minero (miner's n.).
n. de la mirada (gaze n.).
n. ocular (ocular n.). Amaurotic n.
n. opticocinético, optocinético (opticokinetic n., optokinetic n.).
n. palatino (palatal n.).
n. pendular (pendular n.).
n. pervertido (perverted n.).
pos- n. (after-n.).
n. de posición terminal o final (end-position n.). Deviational n.
n. posicional (positional n.).
n. de retracción (retraction n.).
n. rítmico o en sacudidas (jerky n.).
n. rotacional (rotational n.).

n. rotatorio (rotatory n.).
n. en sube y baja (seesaw n.).
n. del tren (railroad n.). Opticokinetic n.
n. vertical (vertical n.). An up-and-down oscillation of the eyes.
n. vestibular (vestibular n.). Labyrinthine n.
n. voluntario (voluntary n.).

nistagmografía (nystagmography). The technique of recording nystagmus.

nistagmógrafo (nystagmograph). An apparatus for measuring the amplitude, periodicity, and velocity of ocular movements in nystagmus.

nistagmograma (nystagmogram). The tracing produced by a nystagmograph.

nistagmoide (nystagmoid). Nystagmiform; resembling nystagmus.

nistatina (nystatin). Fungicidin; an antibiotic substance isolated from cultures of *Streptomyces noursei*, effective in the treatment of all forms of moniliasis.

nit (nit). A unit of luminance; a luminous intensity of 1 candela per square meter of orthogonally projected surface.

nitón (niton). Archaic term for radon.

nitrato (nitrate). A salt of nitric acid.

nitrato fenilmercúrico (phenylmercuric nitrate). An antiseptic used for the prophylactic disinfection of the intact skin or of minor wounds.

nitrazepam (nitrazepam). A hypnotic and sedative.

nitridación (nitridation). Formation of nitrides; formation of nitrogen compounds through the action of ammonia (analogous to oxidation).

nitrificación (nitrification). **1.** Bacterial conversion of nitrogenous matter into nitrates. **2.** Treatment of a material with nitric acid.

nitrilo 1. (nitryl). The radical $-NO_2$ of the nitro compounds. **2.** (nitrile). An alkyl cyanide.

nitrilo- (nitrilo-). Prefix indicating a tervalent nitrogen atom attached to three identical groups.

nitrito (nitrite). A salt of nitrous acid.

nitrituria (nitrituria). The presence of nitrites in the urine, as a result of the action of *Escherichia coli*, *Proteus vulgaris*, and other microorganisms that may reduce nitrates.

nitro (niter). Potassium nitrate.

nitro- (nitro-). Prefix denoting the group $-NO_2$.

nitrocelulosa (nitrocellulose). Pyroxylin.

nitrocloroformo (nitrochloroform). Chloropicrin.

nitrofenilsulfenilo (Nps) (nitrophenylsulfenyl (Nps)). Nitrophenylthio; a radical easily attached to NH_2 groups; used in peptide synthesis and protein chemistry.

nitrofuranos (nitrofurans). Antimicrobials (e.g., nitrofurazone) effective against Gram-positive and Gram-negative organisms.

nitrofurantoína (nitrofurantoin). A urinary antibacterial agent with a wide range of activity against both Gram-positive and Gram-negative organisms.

nitrofurazona (nitrofurazone). 5-Nitro-2-furaldehyde semicarbazone; a topical bacteriostatic and bactericidal agent.

nitrogenado (nitrogenous). Relating to or containing nitrogen.

nitrogenasa (nitrogenase). Specifically applied to enzymes that carry out this reaction with reduced ferredoxin and ATP.

nitrógeno (nitrogen). A gaseous element, symbol N, atomic no. 7, atomic weight 14.007; forms about 77 parts by weight of the atmosphere.
n., brecha del (nitrogen lag).
n., distribución del (nitrogen distribution). Nitrogen partition.
n. filtrado (filtrate n.).
n., grupo del (nitrogen group).
n. indeterminado (undetermined n.).
monóxido de n. (n. monoxide). Nitrous oxide.
n. no proteico (NPN) (nonprotein n. (NPN)). Rest n.
n. partición de (nitrogen partition). Nitrogen distribution; determination of the distribution of nitrogen in the urine among the various constituents.
pentóxido de n. (n. pentoxide). Nitric acid anhydride.
n. pesado (heavy n.). Nitrogen-15.
n. en reposo (rest n.). Nonprotein n.
n. ureico (urea n.).
n. ureico en sangre (blood urea n. (BUN)).
n. urinario (urinary n.).

nitroglicerina (nitroglycerin). Glonoin; glyceryl trinitrate; trinitroglycerin; an explosive yellowish oily fluid formed by the action of sulfuric and nitric acids on glycerin.

nitromanitol (nitromannitol). Mannitol hexanitrate.

nitromersol (nitromersol). A synthetic organic mercurial compound, used as an antiseptic for skin and mucous membranes.

nitrómetro (nitrometer). A device for collecting and measuring the nitrogen set free in a chemical reaction.

nitrón (nitron). A reagent for the determination of nitric acid, perchlorate, and rhenium, as it is one of the few substances to form an insoluble nitrate.

nitroprusiato (nitroprusside). The anion $[Fe(CN)_5NO]^=$, as in sodium n.

nitrosaminas (nitrosamines). Amines substituted by a nitroso (NO) group, usually on a nitrogen atom.

nitrosilo (nitrosyl). A univalent radical or atom group, $-N{=}O$, forming the nitroso compounds.

nitroso (nitrous). Denoting a nitrogen compound containing one less atom of oxygen than the nitric compounds; one in which the nitrogen is present in its trivalent state.

nitroso- (nitroso-). Prefix denoting a compound containing nitrosyl.

nitroxi (nitroxy). The $-O-NO_2$ radical.

nitroxilo (nitroxyl). The nitrosyl hydride, HNO.

nitroxolina (nitroxoline). An antibacterial agent.

nitruro (nitride). A compound of nitrogen and one other element; e.g., magnesium nitride, Mg_3N_2.

nivel (level). Any rank, position, or status in a graded scale of values.
n. de aspiración (l. of aspiration).
n. auditivo (hearing l.).
n. de Clark (Clark's l.).
n. de presión del sonido (sound pressure l. (SPL)).
n. de referencia acústica (acoustic reference l.).
n. de ventana (window l.).

nixis (nyxis). A pricking; paracentesis.

nizatidina (nizatidine). A histamine H_2 antagonist used to treat active duodenal ulcers.

njovera (njovera). A nonvenereal disease of children in Zimbabwe, indistinguishable from syphilis, due to an organism apparently identical with *Treponema pallidum*.

nm (nm). Symbol for nanometer.

NMN (NMN). Abbreviation for nicotinamide mononucleotide.

NNP (NPN). Abbreviation for nonprotein nitrogen.

no bursal, no bursado (nonbursate). Denoting a nontaxonomic division of Nematoda embracing those in which the male copulatory bursa is only a skin fold containing no fleshy ribs.

no cariogénico (noncariogenic). Not caries-producing.

no celular (noncellular). **1.** Subcellular; lacking cellular organization, as applied to viruses, which can only replicate within a cell, whether prokaryotic or eukaryotic. **2.** Acellular.

no cromógenos (nonchromogens). Group III mycobacteria.

no disyunción (nondisjunction). Failure of one or more pairs of chromosomes to separate at the meiotic stage of karyokinesis, with the result that both chromosomes are carried to one daughter cell and none to the other.
n. primaria (primary n.).
n. secundaria (secondary n.).

no electrólito (nonelectrolyte). A substance with molecules that do not, in solution, dissociate to ions, and, therefore, do not carry an electric current.

no enfermedad (nondisease). Absence of disease when a specific disease is suspected but not found.

no estriado (unstriated). Without striations; not striped; denoting the structure of the smooth or involuntary muscles.

no fisiológico (unphysiologic). Pertaining to conditions in the organism which are abnormal; can be used to refer to subjecting the body to abnormal amounts of substances normally present.

no inmune (nonimmune). Pertaining to an individual that is not immune or to a serum from such an individual.

no inmunidad (nonimmunity). Aphylaxis.

no invasivo (noninvasive). Denoting a procedure that does not require insertion of an instrument or device through the skin or a body orifice for diagnosis or treatment.

no medulado (nonmedullated). Unmyelinated.

no mielínico (nonmyelinated). Unmyelinated.
no neoplásico (nonneoplastic). Not neoplastic.
no nucleado (non-nucleated). Having no nucleus.
no oclusión (nonocclusion). Failure of a tooth to contact an opposing tooth.
no oficial (unofficial). Denoting a drug that is not listed in the United States Pharmacopeia or the National Formulary.
no penetrancia (nonpenetrance). **1.** The state in which a genetic trait, although present in the appropriate genotype fails to manifest itself in the phenotype. **2.** Obscuration of genetic traits by nongenetic mechanisms.
no rotación (nonrotation). Failure of normal rotation.
n. del intestino (n. of intestine).
n. del riñón (n. of kidney).
no secretor (nonsecretor). An individual whose saliva does not contain antigens of the ABO blood group.
no unión (nonunion). Failure of normal healing of a fractured bone.
no valente (nonvalent). Having no valency; not capable of entering into chemical composition.
no vascular (nonvascular). Avascular.
no verbal (nonverbal). Denoting communication without sounds or words; e.g., by signs, symbols, facial expressions, gestures, posture.
no viable, inviable (nonviable). **1.** Incapable of independent existence; often denoting a prematurely born fetus. **2.** Denoting a microorganism or parasite incapable of metabolic or reproductive activity.
nobelio (nobelium (No)). An unstable transuranium element, atomic no. 102, symbol No, prepared by bombardment of curium with carbon nuclei and similar heavy ions on other elements of the transuranium series.
nocardia (nocardia, pl. nocardiae). A vernacular term used to refer to any member of the genus *Nocardia*.
nocardiasis (nocardiasis). Nocardiosis.
nocardioforme (nocardioform). Denoting an organism that morphologically and culturally resembles members of the genus *Nocardia*.
nocardiosis (nocardiosis). Nocardiasis; a generalized disease in man caused by *Nocardia asteroides* (or occasionally by *N. farcinica*).
n. granulomatosa (granulomatous n.).
noci- (noci-). Combining form relating to hurt, pain, or injury.
nociceptivo (nociceptive). Capable of appreciation or transmission of pain.
nociceptor (nociceptor). A peripheral nerve organ or mechanism for the appreciation and transmission of painful or injurious stimuli.
nocifensor (nocifensor). Denoting processes or mechanisms that act to protect the body from injury.
noci-influencia (noci-influence). Injurious or harmful influence.
nocipercepción (nociperception). The appreciation of injurious influences, referring to nerve centers.
nocivo (noxious). Injurious; harmful.
noct. maneq. (noct. maneq.). Abbreviation for L. *nocte maneque*, at night and in the morning.
noct- (noct-). Combining form meaning night, nocturnal.
noctambulación (noctambulation). Somnambulism.
noctambulismo (noctambulism). Somnambulism.
nocturia (nocturia). Nycturia; urinating at night, often because of increased nocturnal secretion of urine.
nocturno (nocturnal). Pertaining to the hours of darkness; opposite of diurnal.
nodal (nodal). Relating to any node.
nodriza (wet nurse).
nodulación (nodulation). The formation or the presence of nodules.
nodulectomía (lumpectomy). Removal of either a benign or malignant lesion from the breast with preservation of essential anatomy of the breast.
nódulo **1.** (nodule). [*nodulus*, NA]. A small node. **2.** (nodule). The posterior extremity of the inferior vermis of the cerebellum, forming with the velum medullare posterius the central portion of the flocculonodular lobe. **3.** (node).
n. de Albini (Albini's n.'s).
n. de Arancio (Arantius' n.). [*nodulus valvulae semilunaris*, NA].
n. de Aschoff (Aschoff n.'s). Aschoff bodies.
n. de Aschoff y Tawara (node of Aschoff and Tawara). [*nodus atrioventricularis*, NA].
n. auriculoventricular (atrioventricular node). [*nodus atrioventricularis*, NA].
n. de Babes (Babes' node's).
n. de Bianchi (Bianchi's n.). [*nodulus valvulae semilunaris*, NA].
n. de Bohn (Bohn's n.'s).
n. buccinatorio (buccinator node). [*nodus buccinatorius*, NA].
n. caliente (hot n.).
n. de los cantantes (singer's n.'s). Vocal cord n.'s.
n. de Caplan (Caplan's n.'s). Caplan's syndrome.
n. centinela (signal node). Virchow's n.
n. cigomático (malar node). [*nodus malaris*, NA].
n. cístico (cystic node). [*nodus cysticus*, NA].
n. de Cloquet (node of Cloquet). Rosenmüller's gland; Rosenmüller's n.
n. coronario (coronary node)
n. de las cuerdas vocales (vocal cord n.'s).
n. de Dalen-Fuchs (Dalen-Fuchs n.'s).
n. diafragmáticos (diaphragmatic node's). [*lymphonodi phrenici superiores*, NA].
n. de Dürck (Dürck's node's).
n. epitrocleares (epitrochlear node's). [*lymphonodi cubitales*, NA].
n. fibulares (fibular node). [*nodus fibularis*, NA].
n. de Flack (Flack's node). [*nodus sinuatrialis*, NA].
n. frío (cold n.).
n. de Gamna-Gandy (Gamna-Gandy n.'s). Gamna-Gandy bodies.
n. de Haygarth (Haygarth's node's). Haygarth's nodosities.
n. de Heberden (Heberden's node's). Heberden's nodosities.
n. hemal (hemal node). Hemolymph n.
n. hemolinfático (hemolymph node). Hemal n.
n. de Hensen (Hensen's node). Primitive n.
n. de la hermana Joseph (Sister Joseph's n.).
n. de Hoboken (Hoboken's n 's). Hoboken's gemmules.
n. en "jalea de manzana" (apple jelly n.'s).
n. de Jeanselme (Jeanselme's n.'s).
n. de Keith (Keith's node). [*nodus sinuatrialis*, NA].
n. de Keith y Flack (Keith and Flack node). [*nodus sinuatrialis*, NA].
n. de Koch (Koch's node). [*nodus sinuatrialis*, NA].
n. lacunar intermedio (intermediate lacunar node). [*nodus lacunaris intermedius*, NA].
n. lacunar lateral (lateral lacunar node). [*nodus lacunaris lateralis*, NA].
n. lacunar medial (medial lacunar node). [*nodus lacunaris medialis*, NA].
n. del ligamento arterioso (node of ligamentum arteriosum). [*nodus ligamentis arteriosi*, NA].
n. linfático (lymph node). [*lymphonodus*, NA].
n. linfático del arco de la vena ácigos **1.** (node of azygos arch). [*lymphonodus arcus vena azygos*, NA]. **2.** (lymph node of azygos arch). [*lymphonodus arcus vena azygos*, NA].
n. linfáticos abdominales viscerales (abdominal visceral lymph node). [*lymphonodi abdominis viscerales*, NA].
n. linfáticos acompañantes del nervio accesorio (companion lymph node's of accessory nerve). [*lymphonodi comitantes nervi accessorii*, NA]. Accessory nerve lymph n.'s.
n. linfáticos agregados (aggregated lymphatic n.'s). [*folliculi lymphatici aggregati*, NA].
n. linfáticos anorrectales (anorectal lymph node's). [*lymphonodi pararectales*, NA]. [*lymphonodi anorectales*, NA]. Official alternate term for pararectal lymph n's.
n. linfáticos apendiculares (appendicular lymph node's). [*lymphonodi appendiculares*, NA].
n. linfáticos apicales (apical lymph node's).
n. linfáticos axilares (axillary lymph node's). [*lymphonodi axillares*, NA]
n. linfáticos de la bifurcación (bifurcation lymph node's). [*lymphonodi tracheobronchiales inferiores*, NA].
n. linfáticos braquiales (brachial lymph node's). [*lymphonodi brachiales*, NA].

n. linfáticos broncopulmonares (bronchopulmonary lymph node's). [*lymphonodi bronchopulmonales*, NA].
n. linfáticos celíacos (celiac lymph node's). [*lymphonodi coeliaci*, NA].
n. linfáticos centrales (central lymph node's).
n. linfáticos cervicales anteriores (anterior cervical lymph node's). [*lymphonodi cervicales anteriores*, NA].
n. linfáticos cervicales anteriores profundos (deep anterior cervical lymph nodes). [*lymphonodi cervicales anteriores profundi*, NA].
n. linfáticos cervicales anteriores superficiales (superficial anterior cervical lymph nodes). [*lymphonodi cervicales anteriores superficiales*, NA].
n. linfáticos cervicales laterales profundos (deep lateral cervical lymph node's). [*lymphonodi cervicales laterales profundi*, NA].
n. linfáticos cervicales laterales superficiales (superficial lateral cervical lymph node's). [*lymphonodi cervicales laterales superficiales*, NA].
n. linfáticos cólicos derechos (right colic lymph node's). [*lymphonodi colici dextri*, NA].
n. linfáticos cólicos izquierdos (left colic lymph node's). [*lymphonodi colici sinistri*, NA]
n. linfáticos cólicos medios (middle colic lymph node's). [*lymphonodi colici medii*, NA].
n. linfáticos cubitales 1. (lymph node's of elbow). [*lymphonodi cubitales*, NA]. **2.** (cubital lymph node's). [*lymphonodi cubitales*, NA].
n. linfáticos epigástricos inferiores (inferior epigastric lymph node's). [*lymphonodi epigastrici inferiores*, NA].
n. linfáticos esplénicos (splenic lymph node's). [*lymphonodi splenici*, NA]. [*lymphonodi lienales*, NA].
n. linfáticos faciales (facial lymph node's). [*lymphonodi faciales*, NA]
n. linfáticos frénicos inferiores (inferior phrenic lymph node's). [*lymphonodi phrenici inferiores*, NA].
n. linfáticos frénicos superiores (superior phrenic lymph node's). [*lymphonodi phrenici superiores*, NA].
n. linfáticos gástricos derechos (right gastric lymph node's). [*lymphonodi gastrici dextri*, NA].
n. linfáticos gástricos izquierdos (left gastric lymph node's). [*lymphonodi gastrici sinistri*, NA].
n. linfáticos gástricos superiores (superior gastric lymph node's). [*lymphonodi gastrici sinistri*, NA].
n. linfáticos gastroduodenales (gastroduodenal lymph node's). [*lymphonodi pylorici*, NA].
n. linfáticos gastroepiploicos derechos (right gastroepiploic lymph node's). [*lymphonodi gastro-omentales dextri*, NA].
n. linfáticos gastroepiploicos izquierdos (left gastroepiploic lymph node's). [*lymphonodi gastro-omentales sinistri*, NA].
n. linfáticos glúteos (gluteal lymph node's). [*lymphonodi gluteales*, NA].
n. linfáticos hepáticos (hepatic lymph node's). [*lymphonodi hepatici*, NA].
n. linfáticos ileocólicos (ileocolic lymph node's). [*lymphonodi ileocolici*, NA].
n. linfáticos ilíacos comunes (common iliac lymph node's). [*lymphonodi iliaci communes*, NA].
n. linfáticos ilíacos externos (external iliac lymph node's). [*lymphonodi iliaci externi*, NA].
n. linfáticos ilíacos internos (internal iliac lymph node's). [*lymphonodi iliaci interni*, NA].
n. linfáticos inguinales profundos (deep inguinal lymph node's). [*lymphonodi inguinales profundi*, NA].
n. linfáticos inguinales superficiales (superficial inguinal lymph node's). [*lymphonodi inguinales superficiales*, NA].
n. linfáticos intercostales (intercostal lymph node's). [*lymphonodi intercostales*, NA].
n. linfáticos interilíacos (interiliac lymph node's). [*lymphonodi interiliaci*, NA].
n. linfáticos interpectorales (interpectoral lymph node's). [*lymphonodi interpectorales*, NA].
n. linfáticos lumbares derechos (right lumbar lymph node's). [*lymphonodi lumbales dextri*, NA].
n. linfáticos lumbares intermedios (intermediate lumbar lymph node's). [*lymphonodi lumbales intermedii*, NA].
n. linfáticos lumbares izquierdos (left lumbar lymph node's). [*lymphonodi lumbales sinistri*, NA].
n. linfáticos mastoideos (mastoid lymph node's). [*lymphonodi mastoidei*, NA]. Retroauricular lymph nodes.
n. linfáticos mediastínicos anteriores (anterior mediastinal lymph node's). [*lymphonodi mediastinales anteriores*, NA].
n. linfáticos mediastínicos posteriores (posterior mediastinal lymph node's). [*lymphonodi mediastinales posteriores*, NA].
n. linfáticos mesentéricos (mesenteric lymph node's). [*lymphonodi mesenterici*, NA].
n. linfáticos mesentéricos inferiores (inferior mesenteric lymph node's). [*lymphonodi mesenterici inferiores*, NA].
n. linfáticos mesentéricos superiores (superior mesenteric lymph node's). [*nodi lymphatici mesenterici superiores*, NA].
n. linfáticos mesocólicos (mesocolic lymph node's). [*lymphonodi mesocolici*, NA].
n. linfáticos obturadores (obturator lymph node's). [*lymphonodi obturatorii*, NA].
n. linfáticos occipitales (occipital lymph node's). [*lymphonodi occipitales*, NA].
n. linfáticos pancreaticoduodenales (pancreaticoduodenal lymph node's). [*lymphonodi pancreaticoduodenales*, NA].
n. linfáticos pancreaticoesplénicos (pancreaticosplenic lymph node's). [*lymphonodi pancreaticolienales*, NA].
n. linfáticos pancreáticos (pancreatic lymph node's). [*lymphonodi pancreatici*, NA].
n. linfáticos paraesternales (parasternal lymph node's). [*lymphonodi parasternales*, NA].
n. linfáticos paramamarios (paramammary lymph node's). [*lymphonodi paramammarii*, NA].
n. linfáticos pararrectales (pararectal lymph node's). [*lymphonodi pararectales*, NA].
n. linfáticos paratraqueales (paratracheal lymph node). [*lymphonodi paratracheales*, NA].
n. linfáticos parauterinos (parauterine lymph node's). [*lymphonodi parauterini*, NA].
n. linfáticos paravaginales (paravaginal lymph node's). [*lymphonodi paravaginales*, NA].
n. linfáticos paravesicales (paravesical lymph node's). [*lymphonodi paravesiculares*, NA].
n. linfáticos parotídeos intraglandulares (intraglandular parotid lymph node's). [*lymphonodi parotidei intraglandulares*, NA].
n. linfáticos parotídeos profundos (deep parotid lymph node's). [*lymphonodi parotidei profundi*, NA].
n. linfáticos parotídeos subfasciales infraauriculares (infraauricular subfascial parotid lymph node's). [*lymphonodi parotidei subfasciales infra-auriculares*, NA].
n. linfáticos parotídeos subfasciales preauriculares (preauricular subfascial parotid lymph node's). [*lymphonodi parotidei subfasciales praeauriculares*, NA]
n. linfáticos parotídeos superficiales (superficial parotid lymph node's). [*lymphonodi parotidei superficiales*, NA].
n. linfáticos pectorales (pectoral lymph node's). [*lymphonodi interpectorales*, NA].
n. linfáticos pericardíacos laterales (lateral pericardiac lymph node's). [*lymphonodi pericardiales laterales*, NA].
n. linfáticos pilóricos (pyloric lymph node's). [*lymphonodi pylorici*, NA].
n. linfáticos poplíteos (popliteal lymph node's). [*lymphonodi poplitei*, NA].
n. linfáticos prececales (prececal lymph node's). [*lymphonodi prececales*, NA].
n. linfáticos prelaríngeos (prelaryngeal lymph node's). [*lymphonodi prelaryngeales*, NA].
n. linfáticos prepericardíacos (prepericardiac lymph node's). [*lymphonodi prepericardiales*, NA].
n. linfáticos pretraqueales (pretracheal lymph node's). [*lymphonodi pretracheales*, NA].
n. linfáticos prevertebrales (prevertebral lymph node's). [*lymphonodi prevertebrales*, NA]. Lymph nodes posterior to the thoracic aorta.
n. linfáticos del promontorio (promontory lymph node's). [*lymphonodi promontorii*, NA].
n. linfáticos pulmonares (pulmonary lymph node's). [*lymphonodi pulmonales*, NA].

n. linfáticos rectales superiores (superior rectal lymph node's). [*lymphonodi rectales superiores,* NA].
n. linfáticos retroauriculares (retroauricular lymph node's). [*lymphonodi mastoidei,* NA]. Mastoid lymph n.
n. linfáticos retrocecales (retrocecal lymph node's). [*lymphonodi retrocecales,* NA].
n. linfáticos retrofaríngeos (retropharyngeal lymph node's). [*lymphonodi retropharyngeales,* NA].
n. linfáticos sacros (sacral lymph node's). [*lymphonodi sacrales,* NA].
n. linfáticos sigmoideos (sigmoid lymph node's). [*lymphonodi sigmoidei,* NA].
n. linfáticos subaórticos (subaortic lymph node's). [*lymphonodi subaortici,* NA].
n. linfáticos subescapulares (subscapular lymph node's).
n. linfáticos submandibulares (submandibular lymph node's). [*lymphonodi submandibulares,* NA].
n. linfáticos submentonianos (submental lymph node's). [*lymphonodi submentales,* NA].
n. linfáticos superiores centrales (lymphonodi superiores centrales). [*lymphonodi superiores centrales,* NA].
n. linfáticos supraclaviculares (supraclavicular lymph node's). [*lymphonodi supraclaviculares,* NA].
n. linfáticos tiroideos (thyroid lymph node's). [*lymphonodi thyroidei,* NA].
n. linfáticos traqueales (tracheal lymph node's). [*lymphonodi paratracheales,* NA].
n. linfáticos traqueobronquiales inferiores (inferior tracheobronchial lymph node's). [*lymphonodi tracheobronchiales inferiores,* NA].
n. linfáticos traqueobronquiales superiores (superior tracheobronchial lymph node's). [*lymphonodi tracheobronchiales superiores,* NA].
n. linfáticos viscerales abdominales (lymphonodi abdominis viscerales). [*lymphonodi abdominis viscerales,* NA].
n. linfáticos yugulares anteriores (anterior jugular lymph node's). [*lymphonodi jugulares anteriores,* NA].
n. linfáticos yugulares laterales (lateral jugular lymph node's). [*lymphonodi jugulares laterales,* NA].
n. linfáticos yuxtaesofágicos pulmonares (juxta-esophageal pulmonary lymph node's). [*lymphonodi juxta-esophageales pulmonales,* NA].
n. linfáticos yuxtaintestinales (juxta-intestinal lymph node's). [*lymphonodi juxta-intestinales,* NA].
n. de Lisch (Lisch n.). Iris hamartomas in segmental neurofibromatosis.
n. de los maestros (teachers' node's). Vocal cord nodules.
n. malar (malar node). [*nodus malaris,* NA].
n. de Malpighi (malpighian n.'s). Folliculi lymphatici lienales.
n. mandibular (mandibular node's). [*nodus mandibularis,* NA].
n. de Morgagni (Morgagni's n.). [*nodulus valvulae semilunaris,* NA].
n. nasolabial (nasolabial node). [*nodus nasolabialis,* NA].
n. de los ordeñadores (milkers' node's). Pseudocowpox.
n. del orificio epiploico (foraminal node). [*nodus foraminis,* NA].
n. de Osler (Osler node).
n. parietal (parietal node's). [*nodi parietales,* NA].
n. peroneo (peroneal node). [*nodus fibularis,* NA].
n. primario (primary n.).
n. primitivo (primitive node). Hensen's knot; Hensen's n.; protochordal knot.
n. pulpar (pulp n.). Endolith.
n. de Ranvier (Ranvier's node).
n. rectal medio (middle rectal node). [*nodus rectalis media,* NA].
n. retropilóricos (retropyloric node's). [*nodi retropylorici,* NA].
n. reumatoideos (rheumatoid n.'s).
n. de Rosenmüller (Rosenmüller's node). N. of Cloquet.
n. de Rouviere (node of Rouviere).
n. de Schmorl (Schmorl's n.).
n. secundario (secondary n.). A lymphatic n. having a germinal center.
n. sideróticos (siderotic n.'s). Gamna-Gandy bodies.
n. sinoatrial (sinoatrial node). [*nodus sinuatrialis,* NA].
n. sinusal (sinus node). [*nodus sinuatrialis,* NA].
n. solitarios del intestino (solitary n.'s of intestine).
n. subdigástrico (subdigastric node). [*nodus jugulodigastricus,* NA].
n. subpilóricos (subpyloric node). [*nodi subpylorici,* NA].
n. suprapilórico (suprapyloric node). [*nodus suprapyloricus,* NA].
n. de Tawara (Tawara's node) [*nodus atrioventricularis,* NA].
n. tibial anterior (anterior tibial node). [*nodus tibialis anterior,* NA].
n. tibial posterior (posterior tibial node). [*nodus tibialis posterior,* NA].
n. de Troisier (Troisier's node). Troisier's ganglion.
n. de la válvula semilunar (n. of semilunar valve). [*nodulus valvulae semilunaris,* [NA].
n. de Virchow (Virchow's node). Signal n.
n. viscerales (visceral node's). [*nodi viscerales,* NA].
n. yugulodigástrico (jugulodigastric node). [*nodus jugulodigastricus,* NA].
n. yuguloomohioideo (jugulo-omohyoid node). [*nodus juguloomohyoideus,* NA].
n. yuxtaarticular (juxta-articular n.'s). Jeanselme's n.'s.
noduloso (nodulous). Nodose.
nodulus, pl. **noduli** (nodulus, pl. noduli). Nodule.
noemático (noematic). Noetic; rarely used term relating to the mental processes.
noesis (noesis). Cognition, especially through direct and self-evident knowledge.
noético (noetic). Noematic.
noma (noma). Cancrum oris; corrosive ulcer; stomatonecrosis; stomatonoma; water canker; a gangrenous stomatitis.
nomatofobia (nomatophobia). Onomatophobia.
nombre (name). Word that distinguish a person or thing.
n. genérico (generic name). In chemistry, a noun that indicates the class or type of a single compound.
n. no registrado (nonproprietary name).
n. registrado (proprietary name). The protected brand name or trademark.
n. semisistemático (semisystematic name). Semitrivial name.
n. semitrivial (semitrivial name). Semisystematic name.
n. sistemático (systematic name).
n. trivial (trivial name).
nomenclatura (nomenclature). A set system of names used in any science, as of anatomic structures, organisms, etc.
n. binaria, binomial (binary n., binomial n.). Linnaean system of nomenclature.
Nomenklatur Kommission (NK) (Nomenklatur Kommission (N.K.)). Committee on Nomenclature of the German Anatomical Society, appointed to revise or supplement the BNA (1895).
nomifensina, maleato de (nomifensine maleate). An antidepressant.
Nomina Anatomica (NA) (Nomina Anatomica (NA)). The modification of the Basle Nomina Anatomica or BNA system of anatomical terminology adopted in 1955 by the International Congress of Anatomists in Paris, France.
nomogénesis (nomogenesis). A theory that evolution proceeds by predetermined law and cannot be modified by environment or chance events.
nomografía (nomograph). **1.** A graph consisting of three coplanar curves, usually parallel, each graduated for a different variable so that a straight line cutting all three curves intersects the related values of each variable. **2.** Nomogram.
nomograma (nomogram). Nomograph; a series of scales arranged so that calculations can be performed graphically.
n. cartesiano (cartesian n.).
n. de d'Ocagne (d'Ocagne n.).
n. de Radford (Radford n.).
n. de Siggaard-Andersen (Siggaard-Andersen n.).
n. del volumen sanguíneo (blood volume n.).
nomotético (nomothetic). Denoting the generalizations pertaining to the behavior of groups of individuals as groups.
nomotópico (nomotopic). Relating to, or occurring at, the usual or normal place.
non compos mentis (non compos mentis). Not of sound mind; mentally incapable of managing one's affairs.
nonano (nonan). Occurring on the ninth day.

nonosa (nonose). A sugar with nine carbon atoms.
nor- (nor-). **1.** Chemical prefix denoting 1) elimination of one methylene group from a chain, the highest permissible locant being used; 2) contraction of a (steroid) ring by one CH_2 unit, the locant being the capital letter identifying the ring. **2.** Chemical prefix denoting "normal."
noradrenalina (noradrenaline). Norepinephrine.
 bitartrato de n. **1.** (n. bitartrate). **2.** (norepinephrine bitartrate).
 tartrato ácido de n. (n. acid tartrate).
nordefrina, clorhidrato de (nordefrin hydrochloride). A sympathomimetic and vasoconstrictor.
norepinefrina (norepinephrine). Levarterenol; noradrenaline; a catecholamine hormone of which the natural form is D, although the L form has some activity; the base is considered to be the postganglionic adrenergic mediator.
noresteroides (norsteroids). Steroids in which an angular methyl group is missing; most commonly, the group between the A and B rings (C-19).
noretandrolona (norethandrolone). An androgenic steroid similar chemically and pharmacologically to testosterone.
noretindrona (norethindrone). Norethisterone; a potent orally effective progestational agent with some estrogenic and androgenic activity.
 acetato de n. (n. acetate).
noretinodrel (norethynodrel). An orally active progestin with some estrogenic activity.
noretisterona (norethisterone). Norethindrone.
norfloxacina (norfloxacin). An oral broad spectrum quinoline antibacterial agent used in the treatment of urinary tract infections.
norgestrel (norgestrel). A progestin used in oral contraceptive products.
norleucina (norleucine). Caprine; glycoleucine; α-amino-*n*-caproic acid; 2-aminohexanoic acid.
norma (norma, pl. normae). [*norma,* NA]. A line or pattern defining the contour of a part; extended to denote the outline of a surface, referring especially to the various aspects of the cranium.
 n. anterior (n. anterior). [*norma facialis,* NA].
 n. basilar (n. basilaris). [*norma basilaris,* NA]. N. inferior; n. ventralis.
 n. facial (n. facialis). [*norma facialis,* NA]. N. anterior; n. frontalis,.
 n. frontal (n. frontalis). [*norma facialis,* NA].
 n. inferior (n. inferior). [*norma basilaris,* NA].
 n. lateral (n. lateralis). [*norma facialis,* NA]. N. temporalis.
 n. occipital (n. occipitalis). [*norma occipitalis,* NA]. N. posterior.
 n. posterior (n. posterior). [*norma occipitalis,* NA].
 n. sagital (n. sagittalis). The outline of a sagittal section through the skull.
 n. superior (n. superior). [*norma verticalis,* NA].
 n. temporal (n. temporalis). [*norma lateralis,* NA].
 n. ventral (n. ventralis). [*norma basilaris,* NA].
 n. vertical (n. verticalis). [*norma verticalis,* NA]. N. superior.
normal (normal). **1.** Typical; usual; according to the rule or standard. **2.** In bacteriology, nonimmune; untreated. **3.** Denoting a solution containing 1 equivalent of replaceable hydrogen or hydroxyl per liter. **4.** In psychiatry and psychology, denoting a state of effective functioning which is satisfactory to both the individual and his social milieu.
normalización (normalization). **1.** Making normal or according to the standard. **2.** Reducing or strengthening of a solution to make it normal. **3.** Adjusting one curve to another by multiplication of the points of the one by some arbitrary factor.
normalizar (normalize). To effect normalization.
normetadona (normethadone). Desmethylmethadone; phenyldimazone; an antitussive with narcotic properties.
normetanefrina (normetanephrine). 3-*O*-Methylnorepinephrine; a catabolite of norepinephrine found, together with metanephrine, in the urine and some tissues.
normo- (normo-). Combining form meaning normal, usual.
normobárico (normobaric). Denoting a barometric pressure equivalent to sea level pressure.
normoblasto (normoblast). A nucleated red blood cell, the immediate precursor of a normal erythrocyte in man.
normocapnia (normocapnia). A state in which the arterial carbon dioxide pressure is normal, about 40 mm Hg.
normocefálico, normocéfalo (normocephalic). Mesocephalic.
normocito (normocyte). Normoerythrocyte; an erythrocyte of normal size (average 7.5 μm).
normocitosis (normocytosis). A normal state of the blood with regard to its component formed elements.
normocromía (normochromia). Normal color; referring to blood in which the amount of hemoglobin in the red blood cells is normal.
normocrómico (normochromic). Being normal in color; referring especially to red blood cells that possess the normal quantity of hemoglobin.
normoeritrocito (normoerythrocyte). Normocyte.
normoglucemia (normoglycemia). Euglycemia.
normoglucémico (normoglycemic). Euglycemic.
normoplasia (normoplasia). A specific differentiation characteristic of a cell within normal limits.
normopotasemia (normokalemia, normokaliemia). A normal level of potassium in the blood.
normostenuria (normosthenuria). The excretion of normal urine in normal amount.
normotenso (normotensive). Normotonic; indicating a normal arterial blood pressure.
normotermia (normothermia). Environmental temperature that does not cause increased or depressed activity of body cells.
normotónico (normotonic). **1.** Eutonic; relating to or characterized by normal muscular tone. **2.** Normotensive.
normotopia (normotopia). The state of being in the normal place; used in reference to normal placement of an organ.
normotópico (normotopic). Relating to normotopia; in the right place.
normovolemia (normovolemia). A normal blood volume.
normoxia (normoxia). A state in which the partial pressure of oxygen in the inspired gas is equal to that of air at sea level, about 150 mm Hg.
norpipanona (norpipanone). An analgesic agent.
norsimpatol (norsympatol). Octopamine.
norsinefrina (norsynephrine). Octopamine.
nortriptilina, clorhidrato de (nortriptyline hydrochloride). An antidepressant.
norvalina (norvaline). α-Aminovaleric acid; the straight chain analogue of valine; not found in proteins.
noscapina (noscapine). *l*-α-Narcotine; opianine; an isoquinoline alkaloid, occurring in opium, with papaverine-like action on smooth muscle.
noso- (noso-). Combining form relating to disease.
nosocomial (nosocomial). **1.** Relating to a hospital. **2.** Denoting a new disorder (not the patient's original condition) associated with being treated in a hospital.
nosoctonografía (nosochthonography). Geomedicine.
nosoetiología (nosetiology). Rarely used term for the study of the causes of disease.
nosofilia (nosophilia). A morbid desire to be sick.
nosófito (nosophyte). A pathogenic microorganism of the plant kingdom.
nosofobia (nosophobia). Pathophobia; an inordinate dread and fear of disease.
nosogenia, nosogénesis (nosogeny, nosogenesis). Rarely used terms for pathogenesis.
nosogénico (nosogenic). Pathogenic.
nosogeografía (nosogeography). Geomedicine.
nosografía (nosography). A treatise on pathology or the practice of medicine.
nosográfico (nosographic). Relating to nosography, or the description of diseases.
nosología (nosology). Nosonomy; nosotaxy; the science of classification of diseases.
 n. psiquiátrica (psychiatric n.). Psychonosology.
nosológico (nosologic). Relating to nosology.
nosomanía (nosomania). An unfounded morbid belief that one is suffering from some special disease.
nosometría (nosometry). Measurement of morbidity or of the sickness rate in occupations and social conditions.
nosomicosis (nosomycosis). Any disease caused by a fungus.
nosonomía (nosonomy). Nosology.

nosopoyético (nosopoietic). Pathogenic.
nosotaxia (nosotaxy). Nosology.
nosotóxico (nosotoxic). Relating to a nosotoxin or to nosotoxicosis.
nosotoxicosis (nosotoxicosis). A morbid state caused by a toxin.
nosotoxina (nosotoxin). Rarely used term for any toxin associated with a disease.
nosotrofia (nosotrophy). Rarely used term for care of the sick.
nosotrópico (nosotropic). Directed against the pathologic changes or symptoms of a disease.
nostalgia (nostalgia). The longing to return home, to a former time in one's life, or to familiar people and surroundings.
nostofobia (nostophobia). Morbid fear of returning home.
nostomanía (nostomania). An obsessive or abnormal interest in nostalgia, especially as an extreme manifestation of homesickness.
nostrum (nostrum). General term for a therapeutic agent, sometimes patented and usually of secret composition, offered to the general public as a specific remedy for any disease or class of diseases.
notal (notal). Relating to the back.
notalgia (notalgia). Obsolete term for dorsalgia.
  n. parestésica (n. paresthetica).
notancefalia (notancephalia). Fetal malformation characterized by a bony deficiency, i.e., absence of the occipital bone of the cranium.
notanencefalia (notanencephalia). Fetal malformation characterized by a bony deficiency, i.e., absence of the occipital bone of the cranium.
notatina (notatin). Glucose oxidase.
notocorda (notochord). **1.** In primitive vertebrates, the primary axial supporting structure of the body, derived from the notochordal or head process of the early embryo. **2.** In embryos, the axial fibrocellular cord about which the vertebral primordia develop.
notocordal (notochordal). Relating to the notochord.
notocordio (notochord). **1.** In primitive vertebrates, the primary axial supporting structure of the body, derived from the notochordal or head process of the early embryo. **2.** In embryos, the axial fibrocellular cord about which the vertebral primordia develop.
notoencefalocele (notencephalocele). Malformation in the occipital portion of the cranium with protrusion of brain substance.
nous (nous). A word originally used by Anaxagoras to mean an all-knowing, all-pervading spirit or force; in later Greek philosophy it came to mean simply mind, reason, or intellect.
novobiocina (novobiocin). Streptonivicin; an antibacterial substance produced by fermentation from cultures of *Streptomyces niveus* or *S. spheroides*.
noxa (noxa). Anything that exerts a harmful influence, such as trauma, poison, etc.
noxitiolina (noxythiolin). An antibacterial and antifungal agent.
Np (Np). **1.** Symbol for neptunium. **2.** Abbreviation for neper.
Nps (Nps). Abbreviation for nitrophenylsulfenyl.
NPT (TPN). Abbreviation for total parenteral nutrition.
NREM (NREM). Abbreviation for non-rapid eye movement.
nRNA, RNAn (nRNA). Abbreviation for nuclear RNA.
NSAID (NSAID). Abbreviation for nonsteroidal anti-inflammatory drug.
nu (nu). Thirteenth letter of the Greek alphabet, ν.
nubécula (nubecula). A faint cloud or cloudiness.
nuca 1. (nape). Nucha. **2.** (nucha). [*nuque*, NA]. Nape; the back of the neck.
nucal (nuchal). Relating to the nucha.
nucleación (nucleation). Process of forming a nidus.
  n. heterogénea (heterogeneous n.).
  n. homogénea (homogeneous n.).
nucleado (nucleated). Provided with a nucleus, a characteristic of all true cells.
nuclear (nuclear). Relating to a nucleus, either cellular or atomic.
nucleasa (nuclease). General term for enzymes that catalyze the hydrolysis of nucleic acid into nucleotides or oligonucleotides by cleaving phosphodiester linkages.
  n. de Azotobacter (Azotobacter n.).
  n. de garbanzo (mung bean n.). Endonuclease S_1 (*Aspergillus*).
  n. micrococócica (micrococcal n.). Micrococcal endonuclease.
nucleato (nucleate). A salt of a nucleic acid.
nucleiforme (nucleiform). Nucleoid; shaped like or having the appearance of a nucleus.
nucleinasa (nucleinase). Obsolete term for nuclease.
núcleo (nucleus, pl. nuclei). **1.** Nucleoid. **2.** [*nucleus*, NA]. In neuroanatomy, a group of nerve cells in the CNS that can be demarcated from neighboring groups on the basis of either differences in cell type, etc. **3.** Any substance around which a urinary or other calculus is formed. **4.** The central portion of an atom composed of protons and neutrons.
  n. abducens o abducente (abducens n.). [*nucleus nervi abducentis*, NA].
  n. accumbens septal (n. accumbens septi).
  n. acústico (n. acusticus).
  n. del ala cinérea (n. alae cinereae). [*nucleus dorsalis nervi vagi*, NA].
  n. en almendra (almond n.). [*corpus amygdaloideum*, NA].
  n. ambiguo (ambiguous n.). [*nucleus ambiguus*, NA].
  n. de la amígdala (n. amygdalae). [*corpus amygdaloideum*, NA].
  n. amigdalino (amygdaloid n.). [*corpus amygdaloideum*, NA].
  n. anteriores del tálamo (anterior nuclei of thalamus). [*nuclei anteriores thalami*, NA].
  n. arqueado del tálamo (n. arcuatus thalami).
  n. arqueados (arcuate nuclei). [*nuclei arcuati*, NA].
  n. auditivo (auditory n.).
  n. basal de Ganser (n. basalis of Ganser).
  n. de Bechterew (Bechterew's n.).
  n. benceno (benzene n.).
  n. de Blumenau (Blumenau's n.).
  n. branquiomotores (branchiomotor nuclei).
  n. de Burdach (Burdach's n.). [*nucleus cuneatus*, NA].
  n. caudado (caudate n.). [*nucleus caudatus*, NA].
  n. centromediano (centromedian n.). [*nucleus centromedianus*, NA].
  n. cerebelosos profundos (deep cerebellar nuclei).
  n. de Clarke (Clarke's n.). [*nucleus thoracicus*, NA].
  n. cocleares (cochlear nuclei). [*nuclei cochleares*, NA].
  n. del colículo inferior (n. colliculi inferioris). [*nucleus colliculi inferioris*, NA].
  n. de convergencia de Perlia (convergence n. of Perlia).
  n. del cristalino (n. of lens). [*nucleus lentis*, NA].
  n. del cuerpo geniculado medial (n. of medial geniculate body). [*nucleus corporis geniculati medialis*, NA].
  n. del cuerpo mamilar (n. of the mamillary body). [*nucleus corporis mamillaris*, NA].
  n. cuneiforme (cuneate n.). [*nucleus cuneatus*, NA].
  n. cuneiforme accesorio (accessory cuneate n.). [*nucleus cuneatus accessorius*, NA].
  n. cuneiforme externo (external cuneate n.). [*nucleus cuneatus accessorius*, NA].
  n. cuneiforme lateral (lateral cuneate n.). [*nucleus cuneatus accessorius*, NA].
  n. de Darkschewitsch (n. of Darkschewitsch).
  n. de Deiters (Deiters' n.).
  n. dentado del cerebelo (dentate n. of cerebellum). [*nucleus dentatus cerebelli*, NA].
  n. descendente del trigémino (descending n. of the trigeminus). [*nucleus tractus spinalis nervi trigemini*, NA].
  n. diploide (diploid n.).
  n. dorsal (dorsal n.). [*nucleus thoracicus*, NA].
  n. dorsal del cuerpo trapezoide (superior olivary n.). [*nucleus dorsalis corporis trapezoidei*, NA].
  n. dorsal del nervio vago (dorsal n. of vagus). [*nucleus dorsalis nervi vagi*, NA].
  n. dorsomedial (dorsomedial n.). [*nucleus medialis thalami*, NA].
  n. dorsomedial del hipotálamo (dorsomedial hypothalamic n.). [*nucleus dorsomedialis hypothalami*, NA].
  n. de Edinger-Westphal (Edinger-Westphal n.).
  n. eferentes o motores viscerales especiales (special visceral efferent nuclei). Branchiomotor nuclei.
  n. emboliforme (emboliform n.). [*nucleus emboliformis*, NA].
  n. espermático (sperm n.).
  n. espinal del trigémino (spinal n. of the trigeminus). [*nucleus tractus spinalis nervi trigemini*, NA].
  n. esteroide (steroid n.). Tetracyclic steroid n.
  n. esteroide tetracíclico (tetracyclic steroid n.). Steroid n.

n. del fascículo delgado (n. fasciculi gracilis). [*nucleus gracilis*, NA].
n. del fascículo solitario (n. of solitary tract). [*nucleus tractus solitarii*, NA].
n. fenantreno (phenanthrene n.).
n. fibroso de la lengua (n. fibrosus linguae). [*septum linguae*, NA].
n. filiforme (n. filiformis). [*nucleus paraventricularis*, NA].
n. gamético (gametic n.). Micronucleus.
n. germinal (germ n.). Micronucleus.
n. gigantocelular del bulbo raquídeo (n. gigantocellularis medullae oblongatae).
n. globoso o esférico (spherical n.). [*nucleus globosus*, NA].
n. de Goll (n. of Goll). [*nucleus gracilis*, NA].
n. de las gónadas (gonad n.). Micronucleus.
n. de gotitas (droplet nuclei).
n. grácil (n. gracilis). [*nucleus gracilis*, NA]. N. of Goll.
n. gustativo (gustatory n.).
n. gustativo rombencefálico (rhombencephalic gustatory n.).
n. gustativo talámico (thalamic gustatory n.). [*nucleus arcuatus thalami*, NA].
n. habenular (habenular n.). [*nucleus habenulae*, NA].
n. hipogloso (hypoglossal n.). [*nucleus nervi hypoglossi*, NA].
n. hipotalámico posterior (posterior hypothalamic n.). [*nucleus posterior hypothalami*, NA].
n. intercalado (intercalated n.). [*nucleus intercalatus*, NA]
n. intermediolateral (intermediolateral n.).
n. intermediomedial (intermediomedial n.).
n. interpeduncular (interpeduncular n.). [*nucleus interpeduncularis*, NA].
n. interpósito (n. interpositus).
n. intersticial (interstitial n. of Cajal). [*nucleus interstitialis*, NA].
n. intersticial de Cajal (interstitial n. of Cajal). [*nucleus interstitialis*, NA].
n. intralaminares del tálamo (intralaminar nuclei of thalamus). [*nuclei intralaminares thalami*, NA].
n. lateral del bulbo (lateral n. of medulla oblongata). [*nucleus lateralis medullae oblongatae*, NA].
n. lateral del tálamo (lateral n. of thalamus). [*nucleus lateralis thalami*, NA].
n. del lemnisco lateral (n. of lateral lemniscus). [*nucleus lemnisci lateralis*, NA].
n. lenticular (lenticular n., lentiform n.). [*nucleus lentiformis*, NA].
n. de Luys (n. of Luys). [*nucleus subthalamicus*, NA].
n. masticatorio (masticatory n., n. masticatorius).
n. mediodorsal (mediodorsal n.). [*nucleus medialis thalami*, NA].
n. de Monakow (Monakow's n.). [*nucleus cuneatus accessorius*, NA].
n. motor del facial (facial motor n.). [*nucleus nervi facialis*, NA].
n. motor del nervio facial (motor n. of facial nerve). [*nucleus nervi facialis*, NA].
n. motor del nervio trigémino (motor n. of trigeminus). [*nucleus motorius nervi trigemini*, NA]. Masticatory n.
n. motor dorsal del vago (dorsal motor n. of vagus). [*nucleus dorsalis nervi vagi*, NA]
n. motores (motor nuclei). Nuclei originis.
n. motores somáticos (somatic motor nuclei).
n. negro (n. niger). Substantia nigra.
n. del nervio facial (n. facialis). [*nucleus nervi facialis*, NA].
n. del nervio hipogloso (n. of hypoglossal nerve). [*nucleus nervi hypoglossi*, NA].
n. del nervio oculomotor o motor ocular común (n. of oculomotor nerve). [*nucleus nervi oculomotorii*, NA]. Oculomotor n.
n. del nervio troclear o patético (trochlear n.). [*nucleus nervi trochlearis*, NA]. N. of trochlear nerve.
n. del nervio vestibulococlear o auditivo (nuclei nervi vestibulocochlearis). [*nucleus nervi vestibulocochlearis*, NA].
n. de los nervios craneales (nuclei of cranial nerves). [*nuclei nervorum cranialum*, NA].
n. olivar (inferior olivary n.). [*nucleus olivaris*, NA].
n. olivar accesorio dorsal (dorsal accessory olivary n.). [*nucleus olivaris accessorius dorsalis*, NA].
n. olivar accesorio medial (medial accessory olivary n.). [*nucleus olivaris accessorius medialis*, NA].
n. olivar inferior (inferior olivary n.). [*nucleus olivaris*, NA].
n. olivar superior (superior olivary n.).
n. de Onuf (Onuf's n.).
n. de origen (nuclei of origin). [*nuclei originis*, NA].
n. parabraquiales (parabrachial nuclei).
n. paracentral del tálamo (paracentral n. of thalamus).
n. paraventricular (paraventricular n.). [*nucleus paraventricularis*, NA].
n. periventricular posterior (posterior periventricular n.). Nucleus arcuatus.
n. de Perlia (Perlia's n.). Spitzka's n.
n. piramidal (n. pyramidalis).
n. pirrol (pyrrole n.). N. of porphyrins; a cyclic tetrapyrrole.
n. de la planta del pie (sole nuclei).
n. pontinos o de la protuberancia (pontine nuclei). [*nuclei pontis*, NA].
n. preóptico lateral (lateral preoptic n.). [*nucleus preopticus lateralis*, NA].
n. preóptico medial (medial preoptic n.). [*nucleus preopticus medialis*, NA].
n. prerrúbrico (prerubral n.).
n. pulposo o gelatinoso (n. gelatinosus). [*nucleus pulposus*, NA].
n. del rafe (raphe nuclei). [*nuclei raphes*, NA].
n. raquídeo del nervio espinal (spinal n. of accessory nerve). [*nucleus spinalis nervi accessorii*, NA].
n. de reducción (reduction n.).
n. reproductor (reproductive n.). Micronucleus.
n. reticular del tálamo (reticular n. of thalamus). [*nucleus reticularis thalami*, NA].
n. reticular lateral (lateral reticular n.). [*nucleus lateralis medullae oblongatae*, NA].
n. reticulares del tronco encefálico (reticular nuclei of the brainstem).
n. rojo (red n.). [*nucleus ruber*, NA].
n. de Roller (Roller's n.).
n. salival inferior (inferior salivary n.). [*nucleus salivatorius inferior*, NA].
n. salival superior (superior salivary n.). [*nucleus salivatorius superior*, NA].
n. de Schwalbe (Schwalbe's n.).
n. de segmentación (segmentation n.).
n. semilunar de Flechsig (semilunar n. of Flechsig). [*nucleus arcuatus thalami*, NA].
n. sensitivo principal del trigémino (main sensory n. of the trigeminus). [*nucleus sensorius principalis nervi trigemini*, NA].
n. sensitivo superior del trigémino (n. sensorius superior nervi trigemini). [*nucleus sensorius principalis nervi trigemini*, NA].
n. sensitivos secundarios (secondary sensory nuclei). [*nuclei terminationis*, NA].
n. somático (somatic n.). Macronucleus.
n. sombra o fantasma (shadow n.).
n. sombras de Klein-Gumprecht (Klein-Gumprecht shadow nuclei).
n. de Spitzka (Spitzka's n.). Perlia's n.
n. de Staderini (Staderini's n.). [*nucleus intercalatus*, NA].
n. de Stilling (Stilling's n.). [*nucleus thoracicus*, NA].
n. subtalámico (subthalamic n.). [*nucleus subthalamicus*, NA].
n. supraóptico (supraoptic n.). [*nucleus supraopticus hypothalami*, NA].
n. talámico central medial (medial central n. of thalamus). [*nucleus medialis centralis thalami*, NA].
n. talámico medial (medial n. of thalamus). [*nucleus medialis thalami*, NA].
n. talámicos ventrales (ventral tier thalamic nuclei).
n. del techo (roof n.). [*nucleus fastigii*, NA].
n. tegmentarios de Gudden (Gudden's tegmental nuclei). [*nuclei tegmenti*, NA].
n. terminales (terminal nuclei). [*nuclei terminationis*, NA].
n. torácico (thoracic n.). [*nucleus thoracicus*, NA].
n. del tracto mesencefálico del trigémino (mesencephalic n. of the trigeminus). [*nervus tractus mesencephali nervi trigemini*, NA].
n. del tracto solitario (n. of solitary tract). [*nucleus tractus solitarii*, NA].
n. trófico (trophic n.). Macronucleus.

n. tuberales (tuberal nuclei). [*nuclei tuberales,* NA].
n. ventral anterior del tálamo (ventral anterior n. of thalamus).
n. ventral del cuerpo trapezoide (ventral n. of trapezoid body). [*nucleus ventralis corporis trapezoidei,* NA].
n. ventral del tálamo (ventral n. of thalamus). [*nucleus ventralis thalami,* NA].
n. ventral intermedio del tálamo (ventral intermediate n. of thalamus). [*nucleus ventralis intermedius thalami,* NA].
n. ventral lateral (n. ventralis lateralis). N. ventralis intermedius thalami
n. ventral posterior del tálamo (ventral posterior n. of thalamus).
n. ventral posterior intermedio del tálamo (ventral posterior intermediate n. of thalamus).
n. ventral posterolateral del tálamo (ventral posterolateral n. of thalamus). [*nucleus ventralis posterolateralis thalami,* NA].
n. ventral posteromedial del tálamo (ventral posteromedial n. of thalamus). [*nucleus ventralis posteromedialis thalami,* NA].
n. ventrobasal (ventrobasal n.). N. ventralis posterior thalami.
n. ventromedial del hipotálamo (ventromedial n. of hypothalamus). [*nucleus ventromedialis hypothalami,* NA].
n. vestibulares (vestibular n.). [*nuclei vestibulares,* NA].
nucleo-, nucl- (nucleo-, nucl-). Combining forms for nucleus or nuclear.
nucleocápside (nucleocapsid).
nucleofílico (nucleophilic). Nucleophil.
nucleófilo (nucleophil, nucleophile). **1.** The electron donor atom in a chemical reaction in which a pair of electrons is picked up by an electrophil. **2.** Nucleophilic; relating to a nucleophil.
nucleofosfatasas (nucleophosphatases). Nucleotidases.
nucleófugo (nucleofugal). **1.** Moving within the cell body in a direction away from the nucleus. **2.** Moving in a direction away from a nerve nucleus; said of nerve transmission.
nucleohistona (nucleohistone). A complex of histone and deoxyribonucleic acid, the form in which the latter is usually found in the nuclei of cells.
nucleohuso (nucleospindle). The fusiform body in mitosis.
nucleoide (nucleoid). **1.** Nucleiform. **2.** A nuclear inclusion body. **3.** Nucleus.
n. de Lavdovsky (Lavdovsky's n.). Astrosphere.
nucleolar (nucleolar). Relating to a nucleolus.
nucleoliforme (nucleoliform). Nucleoloid; resembling a nucleolus.
nucléolo (nucleolus, pl. nucleoli). **1.** A small rounded mass within the cell nucleus where ribonucleoprotein is produced. **2.** A more or less central body in the vesicular nucleus of certain protozoa in which an endosome is lacking but one or more Feulgen-positive (DNA+) nucleoli are present.
n. cromatínico (chromatin n.). Karyosome.
n. falso (false n.). Karyosome.
nucleoloide (nucleoloid). Nucleoliform.
nucleolonema (nucleolonema). The irregular network or rows of fine ribonucleoprotein granules or microfilaments forming most of the nucleolus.
nucleomicrosoma (nucleomicrosome). Karyomicrosome.
nucleón (nucleon). One of the subatomic particles of the atomic nucleus; i.e., either a proton or a neutron.
nucleópeto (nucleopetal). **1.** Moving in the cell body in a direction toward the nucleus. **2.** Moving in a direction toward a nerve nucleus; said of a nervous impulse.
nucleoplasma (nucleoplasm). The protoplasm of the nucleus of a cell.
nucleoproteína (nucleoprotein). A complex of protein and nucleic acid, the form in which essentially all nucleic acids exist in nature.
nucleoquilema (nucleochylema). Caryolymph.
nucleoquima (nucleochyme). Karyolymph.
nucleorretículo (nucleoreticulum). The intranuclear network of chromatin or linin.
nucleorrexis (nucleorrhexis). Fragmentation of a cell nucleus.
nucleosidasas (nucleosidases). Enzymes that catalyze the hydrolysis of nucleosides, releasing the purine or pyrimidine base.
nucleósido (nucleoside). A compound of a sugar (usually ribose or deoxyribose) with a purine or pyrimidine base by way of an *N*-glycosyl link.
n. bisfosfato (n. bisphosphate).
n. difosfato (n. diphosphate).
n. fosfato (n. phosphate).
n. trifosfato (n. triphosphate).
nucleósido difosfato azúcares (nucleosidediphosphate sugars). Nucleoside diphosphates linked through the 5'-diphosphoric group with simple or complex carbohydrates.
nucleósido difosfatocinasa (nucleosidediphosphate kinase). A phosphotransferase catalyzing transfer of one phosphate group from ATP to a nucleoside diphosphate to yield a nucleoside triphosphate and ADP.
nucleosoma (nucleosome). A localized aggregation of histone and DNA that is evident when chromatin is in the uncondensed stage.
nucleotidasas (nucleotidases). Nucleophosphatases; enzymes that catalyze the hydrolysis of nucleotides into phosphoric acid and nucleosides.
nucleotidiltransferasas (nucleotidyltransferases). Enzymes transferring nucleotide residues (nucleotidyls) from nucleoside di- or triphosphates into dimer or polymer forms.
nucleótido (nucleotide). Mononucleotide; originally a combination of a (nucleic acid) purine or pyrimidine, one sugar (usually ribose or deoxyribose), and a phosphoric group.
nucleotoxina (nucleotoxin). A toxin acting upon the cell nuclei.
nucleus, pl. **nuclei** (nucleus, pl. nuclei). Karyon; in cytology, typically a rounded or oval mass of protoplasm within the cytoplasm of a plant or animal cell.
núclido (nuclide). A particular (atomic) nuclear species with defined atomic mass and number.
nudillo (knuckle). **1.** A joint of a finger when the fist is closed, especially a metacarpophalangeal joint. **2.** A kink or loop of intestine, as in a hernia.
n. cervical aórtico (cervical aortic k.).
n. equino (knuckling). Talipes in the horse, caused by a contraction of the posterior fetlock tendons.
nudo **1.** (knot). In anatomy or pathology, a node, ganglion, or circumscribed swelling suggestive of a k. **2.** (node). A knob or nodosity; a circumscribed swelling. **3.** (knot). An intertwining of the ends of two cords, tapes, sutures, etc. in such a way that they cannot spontaneously become separated; or a similar twining or infolding of a cord in its continuity. **4.** (node). A circumscribed mass of differentiated tissue. **5.** (nodus, pl. nodi). In anatomy, a circumscribed mass of tissue. **6.** (node). An intertwining of the ends of two cords, tapes, sutures, etc. in such a way that they cannot spontaneously become separated; or a similar twining or infolding of a cord in its continuity.
n. de los cantantes (singer's node's). Vocal cord nodules.
n. del esmalte (enamel nodule). Enameloma.
n. falsos (del cordón umbilical) (false k.'s of umbilical cord).
n. de Hensen **1.** (Hensen's k.). Primitive node. **2.** (Hensen's node). Primitive n.
n. linfático (lymph node). [*lymphonodus,* NA].
n. primitivo (primitive node). Hensen's knot; Hensen's n.; protochordal knot.
n. protocordal (protochordal k.). Primitive node.
n. protocordal de Hubrecht (Hubrecht's protochordal k.).
n. en red (net k.). Karyosome.
n. sincitial (syncytial k.). Syncytial bud.
n. verdadero (del cordón umbilical) (true k. of umbilical cord).
n. vital **1.** (noeud vital). Vital knot; vital node. **2.** (vital node). Noeud vital.
nudosidad **1.** (nodositas). Nodosity. **2.** (nodosity). Nodositas. A node; a knoblike or knotty swelling. **3.** (nodosity). The condition of being nodose.
n. de Haygarth (Haygarth's nodosity's). Haygarth's nodes.
n. de Heberden (Heberden's nodosity's). Heberden's nodes.
n. de los pelos (n. crinium). Trichorrhexis nodosa.
nudoso **1.** (nodous). Nodular, nodulate, nodulated, nodose. **2.** (nodose). Nodous; nodular; nodulate; nodulated; nodulous; having nodes or knotlike swellings.
nuez (nut). Any seed borne in a fruit having a hard shell, such as the peanut or almond; the kernel of any of these.
n. de agallas (oak apple). Nutgall.
n. moscada (nutmeg). Myristica.
n. vómica (nux vomica).
nuligrávida (nulligravida). A woman who has never conceived a child.

nulípara **1.** (nonparous). Nulliparous. **2.** (nullipara, nulliparous). A woman who has never borne children.
nuliparidad (nulliparity). Condition of having borne no children.
numenal (noumenal). Intellectually, not sensuously, intuitional; relating to the object of pure thought divorced from all concepts of time or space.
número (number). **1.** A symbol expressive of a certain value or of a specific quantity determined by count. **2.** The place of any unit in a series.
n. de ácidos grasos volátiles (volatile fatty acid n.).
n. atómico (Z) (atomic n. (Z)). Charge n.
n. de Avogadro (Avogadro's n.). Avogadro's constant.
n. de carga (charge n.). Atomic n.
n. CT (CT n.).
n. de dibucaína (ND) (dibucaine number (DN)). A test for differentiation of one of several forms of atypical pseudocholinesterases.
n. de dureza de Brinell (Brinell hardness n. (BHN)).
n. de dureza de Knoop (Knoop hardness n. (KHN)).
n. electrónico (electronic n.).
n. de Hehner (Hehner n.).
n. de hidrógeno (hydrogen n.).
n. de Koettstorfer (Koettstorfer n.). Saponification n.
n. de Loschmidt (Loschmidt's n.).
n. de Mach (Mach n.).
n. de masa (mass n.).
n. de onda (σ) (wave n., wavenumber (σ)).
n. de onda (σ) (wavenumber (σ)).
n. de oro (gold n.). Gold equivalent.
n. de Polenské (Polenské n.).
n. de Reichert-Meissl (Reichert-Meissl n.).
n. de saponificación (saponification n.). Koettstorfer n.
n. de tiocianógeno (thiocyanogen n.). Thiocyanogen value.
n. de transporte (transport n.).
n. de yodo (iodine n.). Iodine value.
numiforme (nummiform). Nummular.
numulación (nummulation). Formation of nummular masses.
numular (nummular). Nummiform. Discoid or coin-shaped.
nunación (nunnation). A form of stammering in which the n. sound is given to other consonants.
nutación (nutation). The act of nodding, especially involuntary nodding.
nutrición (nutrition). **1.** Trophism; a function of living plants and animals, consisting in the taking in and metabolism of food material whereby tissue is built up and energy liberated. **2.** The study of the food and liquid requirements of human beings or animals for normal physiologic function.
n. parenteral total (NPT) (total parenteral n. (TPN)).
nutriente (nutrient). A constituent of food necessary for normal physiologic function.
nutrimento (nourishment). Aliment; a substance used to feed or to sustain life and growth of an organism.
nutritivo (nutritive). **1.** Alible. Pertaining to nutrition. **2.** Capable of nourishing.

O

O (O). Symbol for oxygen.
o- (o-). In chemistry, abbreviation for ortho-
oari-, oario- (oari-, oario-). Obsolete combining forms denoting ovary.
oario (oarium). Obsolete term for ovary.
OB (OB). Abbreviation for obstetrics.
OB/GYN (OB/GYN). Abbreviation for obstetrics and gynecology.
obdormición (obdormition). Numbness of an extremity, due to pressure on the sensory nerve.
obelíaco (obeliac). Relating to the obelion.
obelial (obeliad). Toward the obelion.
obelión (obelion). A craniometric point on the sagittal suture between the parietal foramina near the lambdoid suture.
obesidad (obesity). Adiposity; corpulence; corpulency; an abnormal increase of fat in the subcutaneous connective tissues.
o. hipotalámica (hypothalamic o.).
o. mórbida (morbid o.).
o. simple (simple o.).
obeso (obese). Corpulent; excessively fat.
óbex (obex). [*obex*, NA]. The point on the midline of the dorsal surface of the medulla oblongata that marks the caudal angle of the rhomboid fossa or fourth ventricle.
objetivo (objective). **1.** Object glass; the lens or lenses in the lower end of the body tube of a microscope, by means of which the rays coming from the object examined are brought to a focus. **2.** Viewing events or phenomena as they exist in the external world, impersonally, or in an unprejudiced way; open to observation by oneself and by others.
o. acromático (achromatic o.).
o. apocromático (apochromatic o.).
o. de inmersión (immersion o.).
objeto (object). **1.** Anything to which thought or action is directed. **2.** In psychoanalysis, that through which an instinct can achieve its aim. **3.** In psychoanalysis, often used synonymously with person.
buen o. (good o.).
o. de elección (object choice).
o. de prueba (test o.).
o. sexual (sex o.).
oblea (wafer). A thin sheet of dried flour paste, used to enclose a powder.
oblicuidad (obliquity). Asynclitism.
o. de Litzmann (Litzmann o.). Posterior asynclitism.
o. de Nägele (Nägele o.). Anterior asynclitism.
oblicuo **1.** (obliquus). Denoting a structure having an oblique course or direction; a name given, with further qualification, to several muscles. **2.** (oblique). Slanting; deviating from the perpendicular or the horizontal.
obligado (obligate). Without an alternative system or pathway.
obliteración (obliteration). Blotting out, especially by filling of a natural space or lumen by fibrosis or inflammation.
observador (observer). One who perceives, notices, or watches.
o. no participante (nonparticipant o.).
o. participante (participant o.).
obsesión (obsession). A recurrent and persistent idea, thought, or impulse to carry out an act that is ego-dystonic, that is experienced as senseless or repugnant, and that the individual cannot voluntarily suppress.
o. impulsiva (impulsive o.).
o. inhibitoria (inhibitory o.).
obsesivo-compulsivo (obsessive-compulsive). Having a tendency to perform certain repetitive acts or ritualistic behavior to relieve anxiety, as in obsessive-compulsive neurosis.
obsolescencia (obsolescence). Falling into disuse; denoting the abolition of a function.
obstetra (obstetrician). A physician specializing in the medical care of women during pregnancy and childbirth.
obstetricia (OB) (obstetrics (OB)). Tocology; the specialty of medicine concerned with the care of women during pregnancy, parturition, and the puerperium.
obstétrico (obstetric, obstetrical). Relating to obstetrics.
obstinado (obstinate). Refractory.
obstipación (obstipation). Intestinal obstruction; severe constipation.
obstrucción (obstruction). Blockage or clogging, e.g., by occlusion or stenosis.
o. en asa cerrada (closed-loop o.).
o. uteropelviana (ureteropelvic o.).
o. uterovesical (ureterovesical o.).
obstruyente (obstruent). **1.** Rarely used term for obstructing or clogging. **2.** Rarely used term for an agent that obstructs or prevents a normal discharge, especially a discharge from the bowels.
obturación (obturation). Obstruction or occlusion.
obturador (obturator). **1.** Any structure that occludes an opening. **2.** Denoting the obturator foramen, the obturator membrane, or any of several parts in relation to this foramen. **3.** A prosthesis used to close an opening of the hard palate, usually a cleft palate. **4.** The stylus or removable plug used during the insertion of many tubular instruments.
obtusión (obtusion). **1.** Dullness of sensibility. **2.** A dulling or deadening of sensibility.
obtuso (obtuse). **1.** Dull in intellect; of slow understanding. **2.** Blunt; not acute.
occipital (occipital). Relating to the occiput.
occipitalis (occipitalis). [*occipitalis*, NA]. Occipital.
occipitalización (occipitalization). Bony ankylosis between the atlas and occipital bone.
occipito- (occipito-). Combining form denoting the occiput or occipital structures.
occipitoatloideo (occipitoatloid). Relating to the occipital bone and the atlas; denoting the articulation between the two bones.
occipitoaxial, occipitoaxoideo (occipitoaxial, occipitoaxoid). Relating to the occipital bone and the axis, or epistropheus.
occipitobregmático (occipitobregmatic). Relating to the occiput and the bregma; denoting a measurement in craniometry.
occipitofacial (occipitofacial). Relating to the occiput and the face.
occipitofrontal (occipitofrontal). **1.** Relating to the occiput and the forehead. **2.** Relating to the occipital and frontal lobe of the cerebral cortex and association pathways that interconnect these regions.
occipitomastoideo (occipitomastoid). Relating to the occipital bone and the mastoid process.
occipitomentoniano (occipitomental). Relating to the occiput and the chin.
occipitoparietal (occipitoparietal). Relating to the occipital and the parietal bones.
occipitotalámico (occipitothalamic). Relating to the nerve fibers leading from the occipital lobe of the cerebral cortex to the thalamus.
occipitotemporal (occipitotemporal). Relating to the occiput and the temple, or the occipital and the temporal bones.
occipucio (occiput, gen. occipitis). [*occiput*, NA]. The back of the head.
ocelo (ocellus, pl. ocelli). **1.** Eyespot; the simple eye found in many invertebrates. **2.** Facet of the compound eye of an insect.
ocena (ozena). A disease characterized by intranasal crusting, atrophy, and fetid odor.
ocenoso (ozenous). Relating to ozena.
ocitocina (ocytocin). Oxytocin.
oclofobia (ochlophobia). Morbid fear of crowds.
ocluir (occlude). **1.** To close or bring together. **2.** To enclose, as in an occluded virus.
oclusal (occlusal). **1.** Pertaining to occlusion or closure. **2.** In dentistry, pertaining to the contacting surfaces of opposing occlusal

units (teeth or occlusion rims), or the masticating surfaces of the posterior teeth.
oclusión (occlusion). **1.** The act of closing or the state of being closed. **2.** In chemistry, the absorption of a gas by a metal or the inclusion of one substance within another (as in a gelatinous precipitate). **3.** Any contact between the incising or masticating surfaces of the upper and lower teeth. **4.** The relationship between the occlusal surfaces of the maxillary and mandibular teeth when they are in contact.
o. **afuncional** (afunctional o.).
o. **anormal** (abnormal o.).
o. **anterior** (anterior o.).
o. **de la arteria mesentérica** (mesenteric artery o.).
o. **balanceada** (balanced o.). Balanced articulation; balanced bite.
o. **borde con borde** (edge-to-edge o.).
o. **bucal** (buccal o.).
o. **céntrica** (centric o.).
o. **coronaria** (coronary o.).
o. **deslizante** (gliding o.). Dental articulation.
o. **distal** (distal o.).
o. **excéntrica** (eccentric o.). Any o. other than centric.
o. **extremo con extremo** (end-to-end o.). Edge-to-edge o.
o. **fisiológica** (physiologic o.).
o. **fisiológicamente balanceada** (physiologically balanced o.).
forma esférica de o. (spherical form of o.).
o. **funcional** (functional o.).
o. **hiperfuncional** (hyperfunctional o.).
o. **labial** (labial o.).
o. **lateral** (lateral o.).
o. **lingual** (lingual o.).
o. **mecánicamente balanceada** (mechanically balanced o.).
o. **mesial** (mesial o.).
o. **neutra** (neutral o.).
o. **normal** (normal o.).
o. **patogénica** (pathogenic o.).
o. **posnormal** (postnormal o.). Distal o.
o. **posterior** (posterior o.). Posteroclusion.
o. **protrusiva** (protrusive o.).
o. **protrusiva bimaxilar** (bimaxillary protrusive o.).
o. **de la pupila** (o. of pupil).
o. **retrusiva** (retrusive o.).
o. **torsiva** (torsive o.). Torsiversion.
o. **de trabajo** (working o.). Working contacts.
o. **traumática** (traumatic o.). Traumatogenic o.
o. **traumatogénica** (traumatogenic o.). Traumatic o.
oclusivo (occlusive). Serving to close; denoting a bandage or dressing that closes a wound and excludes it from the air.
oclusómetro (occlusometer). Gnathodynamometer.
oclusor (occluder). In dentistry, a name given to some articulators.
ocrilato (ocrylate). Octyl-2-cyanoacrylate; a tissue adhesive for surgery.
ocrodermia (ochrodermia). Yellow discoloration of the skin.
ocrómetro (ochrometer). An instrument for determining the capillary blood pressure.
ocronosis (ochronosis). A pathologic condition observed in certain persons with alkaptonuria, characterized by pigmentation of the cartilages and sometimes tissues such as muscle, epithelial cells, and dense connective tissue.
o. **exógena** (exogenous o.).
ocronótico (ochronotic). Relating to or characterized by ochronosis.
oct-, octa-, octi-, octo- (oct-, octa-, octi-, octo-). Combining forms meaning eight.
octametil pirofosforamida (OMPA) (octamethyl pyrophosphoramide (OMPA)). An anticholinesterase that is used as a plant insecticide.
octamilamina (octamylamine). An anticholinergic agent.
octana (octan). Applied to fever, the paroxysms of which recur every eighth day.
octanoato (octanoate). Caprylate.
octapéptido (octapeptide). A peptide made up of eight amino acid residues.
octaploidia (octaploidy).
octapresina (octapressin). Felypressin.
octavalente (octavalent). Octad; denoting a chemical element or radical having a combining power (valency) of eight.
octilfenoxi polietoxietanol (octylphenoxy polyethoxyethanol). A surface-active (wetting) agent.
octilgalato (octyl gallate). An antioxidant.
octopamina (octopamine). Norsympatol; norsynephrine; α-(aminomethyl)-*p*-hydroxybenzyl alcohol; a sympathomimetic amine.
octosa (octose). A sugar containing eight carbon atoms; synthetically prepared but not occurring as such in nature.
octoxinol (octoxynol). A surfactant.
octulosa (octulose). An eight-carbon monoketose.
ocular **1.** (ocular). The eyepiece of a microscope, the lens or lenses at the observer end of a microscope, by means of which the image focused by the objective is viewed. **2.** (ocular). Ophthalmic. **3.** (eyepiece). The compound lens at the end of the microscope tube nearest the eye; it magnifies the image made by the objective.
o. **de campo amplio** (wide field o.).
o. **compensatorio** (compensating o.).
o. **de Huygens** (Huygens' o.).
o. **de Ramsden** (Ramsden's o.).
ocularista (ocularist). One skilled in the design, fabrication, and fitting of artificial eyes and the making of prostheses associated with the appearance or function of the eyes.
oculentum (oculentum, pl. oculenta). Ophthalmic ointment.
oculista (oculist). Ophthalmologist.
oculo- (oculo-). Combining form denoting the eye, ocular.
oculoauriculovertebral (oculoauriculovertebral). Relating to the eyes, ears, and vertebrae.
oculocardíaco (oculocardiac). Relating to the eyes and heart.
oculocefalorrenal (oculocerebrorenal). Relating to the eyes, brain, and kidneys.
oculocigomático (oculozygomatic). Relating to the orbit or its margin and the zygomatic bone.
oculocutáneo (oculocutaneous). Relating to the eyes and the skin.
oculodentodigital (oculodentodigital). Relating to the eyes, teeth, and fingers.
oculodérmico (oculodermal). Relating to the eyes and skin.
oculofacial (oculofacial). Relating to the eyes and the face.
oculogiria (oculogyria). The limits of rotation of the eyeballs.
oculógiro (oculogyric). Referring to rotation of the eyeballs; characterized by oculogyria.
oculografía (oculography). A method of recording eye position and movements.
o. **fotosensora** (photosensor o.).
oculomandibulodiscefalia (oculomandibulodyscephaly). Dyscephalia mandibulo-oculofacialis.
oculomotor (oculomotor). **1.** Relating to or causing movements of the eyeball. **2.** Pertaining to the o. cranial nerve.
oculonasal (oculonasal). Relating to the eyes and the nose.
oculoneumopletismografía (oculopneumoplethysmography). A method of bilateral measurement of ophthalmic artery pressure that reflects pressure and flow in the internal carotid artery.
oculopatía (oculopathy). Ophthalmopathy.
oculopletismografía (oculoplethysmography). Indirect measurement of the hemodynamic significance of internal carotid artery stenosis or occlusion by demonstration of an ipsilateral delay in the arrival of ocular pressure transmitted from branches of the ophthalmic artery.
oculopupilar (oculopupillary). Pertaining to the pupil of the eye.
oculovertebral (oculovertebral). Relating to the eyes and vertebrae.
oculto (occult). **1.** Hidden; concealed; not manifest. **2.** Denoting a concealed hemorrhage. **3.** In oncology, a clinically unidentified primary tumor with recognized metastases.
oculus, gen. y pl. **oculi** (oculus, gen. and pl. oculi). [*oculus*, NA]. The eye; the organ of vision.
od (od). A force assumed to be exerted upon the nervous system by magnets.
O.D. (O.D.). **1.** Abbreviation for L. *oculus dexter*. right eye. **2.** Abbreviation for Doctor of Optometry.
o.d. (o.d.). Abbreviation for L. *omni die*. every day.
odaxesmo (odaxesmus). A biting sensation; a form of paresthesia.
odaxético (odaxetic). **1.** Causing formication or itching. **2.** A substance or agent that causes formication or itching.

odditis (odditis). Inflammation of the junction of the duodenum and common bile duct at the sphincter of Oddi.
odin-, odino- (odyn-, odyno-). Combining forms meaning pain.
odinacusia (odynacusis). Hypersensitiveness of the organ of hearing, so that noises cause actual pain.
odinofagia (odynophagia). Pain on swallowing.
odinofonía (odynophonia). Pain on using the voice.
odinómetro (odynometer). Algesiometer.
odogénesis (odogenesis). Neurocladism.
odont-, odonto- (odont-, odonto-). Combining forms, properly in words formed from G. roots, denoting a tooth or teeth.
odontagra (odontagra). Obsolescent term for toothache thought to be of gouty origin.
odontalgia (odontalgia). Toothache.
o. dental (o. dentalis).
odontálgico (odontalgic). Relating to or marked by toothache.
odontectomía (odontectomy). Removal of teeth by the reflection of a mucoperiosteal flap and excision of bone from around the root or roots before the application of force to effect the tooth removal.
odonterismo (odonterism). Chattering of the teeth.
odontiasis (odontiasis). Teething.
odontinoide (odontinoid). **1.** Resembling dentin. **2.** A small excrescence from a tooth, most common on the root or neck. **3.** Toothlike.
odontitis (odontitis). Pulpitis.
odontoameloblastoma (odontoameloblastoma). Ameloblastic odontoma.
odontoblasto (odontoblast). One of the dentin-forming cells, lining the pulp cavity of a tooth; o.'s are arranged in a layer peripherally in the dental pulp.
odontoblastoma (odontoblastoma). **1.** A tumor composed of neoplasic epithelial and mesenchymal cells that may differentiate into cells able to produce calcified tooth substances. **2.** An odontoma in its early formative stage.
odontocisma (odontoschism). Fissure of a tooth.
odontoclasto (odontoclast). One of the cells believed to produce resorption of the roots of the deciduous teeth.
odontodinia (odontodynia). Toothache.
odontodisplasia (odontodysplasia). Odontogenesis imperfecta; odontogenic dysplasia; a developmental disturbance of one or of several adjacent teeth, characterized by deficient formation of enamel and dentin which results in an abnormally large pulp chamber.
odontofobia (odontophobia). Morbid fear of teeth.
odontogénesis (odontogenesis). Odontogeny; odontosis; the process of development of the teeth.
o. imperfecta (o. imperfecta). Odontodysplasia.
odontogenia (odontogeny). Odontogenesis.
odontoide (odontoid). **1.** Dentoid; shaped like a tooth. **2.** Relating to the toothlike o. process of the second cervical vertebra.
odontólisis (odontolysis). Erosion.
odontología **1.** (dentistry). Odontology; odontonosology; the healing science and art concerned with the embryology, anatomy, physiology, and pathology of the oral-facial complex, and with the prevention, diagnosis, and treatment of deformities, pathoses, and traumatic injuries thereof. **2.** (odontology). Dentistry.
o. comunitaria (community d.).
o. forense **1.** (forensic odontology). Forensic dentistry. **2.** (forensic d.). Dental jurisprudence; legal d.
o. legal (legal d.). Forensic d.
o. operatoria (operative d.). Restorative d.
o. pediátrica (pediatric d.). Pedodontics.
o. preventiva (preventive d.).
o. protésica (prosthetic d.). Prosthodontics.
o. restauradora (restorative d.). Operative d.
o. de salud pública (public health d.).
odontólogo (dentist). A legally qualified practitioner of dentistry.
odontoloxia (odontoloxia, odontoloxy). Odontoparallaxis.
odontoma (odontoma). **1.** A tumor of odontogenic origin. **2.** A hamartomatous odontogenic tumor comprised of enamel, dentin, cementum, and pulp tissue that may or may not be arranged in the form of a tooth.
o. ameloblástico (ameloblastic o.). Odontoameloblastoma.
o. complejo (complex o.).
o. compuesto (compound o.).
odontoneuralgia (odontoneuralgia). Facial neuralgia caused by a carious tooth.
odontonomía (odontonomy). Dental nomenclature.
odontonosología (odontonosology). Dentistry.
odontoparalaxis (odontoparallaxis). Odontoloxia; odontoloxy; irregularity of the teeth.
odontopatía (odontopathy). Any disease of the teeth or of their sockets.
odontopediatría (pedodontia). Pedodontics.
odontoplastia (odontoplasty). Surgical contouring of tooth surface to enhance plaque control and gingival morphology.
odontoplasto (odontoplast). Rarely used term for odontoblast.
odontoprisis (odontoprisis). Grinding together of the teeth.
odontoptosis (odontoptosis). Downward movement of an upper tooth due to the loss of its lower antagonist(s).
odontorragia (odontorrhagia). Profuse bleeding from the socket after the extraction of a tooth.
odontoscopia (odontoscopy). **1.** Examination of the oral cavity by means of the odontoscope. **2.** Examination of the markings in prints of the cutting edges of the teeth.
odontoscopio (odontoscope). An optical device, similar to a closed circuit television system, that projects a view of the oral cavity onto a screen for multiple viewing.
odontosis (odontosis). Odontogenesis.
odontoterapia (odontotherapy). Treatment of diseases of the teeth.
odontotomía (odontotomy). Cutting into the crown of a tooth.
o. profiláctica (prophylactic o.).
odor (odor). Scent; smell; emanation from any substance that stimulates the olfactory cells in the organ of smell.
odorante (odorant). Odoriferous.
odoratismo (odoratism).
odorífero **1.** (odorous). Odoriferous. **2.** (odoriferous). Odorant; odorous; having a scent, perfume, or odor.
odorimetría (odorimetry). The determination of the comparative power of different substances in exciting olfactory sensations.
odorímetro (odorimeter). Instrument for performing odorimetry.
odorivección (odorivection). Conveying or bearing an odor, as on the air.
odorografía (odorography). Description of odors.
Oe (Oe). Symbol for oersted.
oersted (Oe) (oersted (Oe)). A unit of magnetic field intensity; the magnetic field intensity that exerts a force of 1 dyne on unit magnetic pole; equal to $(1000/4\pi)$A/m.
oestrosis (oestrosis). Infection of small ruminants and rarely man with larvae of the fly *Oestrus ovis*.
ofiasis (ophiasis). A form of alopecia areata in which the loss of hair occurs in bands partially or completely encircling the head.
oficial (official). Authoritative; denoting a drug or a chemical or pharmaceutical preparation recognized as standard in the pharmacopeia.
oficinal (officinal). Denoting a chemical or pharmaceutical preparation kept in stock, in contrast to magistral (prepared extemporaneously according to a physician's prescription).
ofidiasis (ophidiasis). Ophidism, poisoning by a snake.
ofidiofobia (ophidiophobia). Morbid fear of snakes.
ofidismo (ophidism). Ophidiasis.
ofriítis (ophryitis). Ophritis.
ofrión (ophryon). Supranasal point; supraorbital point; the point on the midline of the forehead just above the glabella.
ofriosis (ophryosis). Spasmodic twitching of the upper portion of the orbicularis palpebrarum muscle causing a wrinkling of the eyebrow.
ofritis (ophritis). Ophryitis; dermatitis in the region of the eyebrows.
oftalmalgia (ophthalmalgia). Pain in the eyeball.
oftalmía (ophthalmia). **1.** Ophthalmitis. Severe, often purulent, conjunctivitis. **2.** Inflammation of the deeper structures of the eye.
o. brasileña (Brazilian o.). Keratomalacia.
o. catarral (catarrhal o.). Mucous o.
o. del cosechador (reaper's o.). Vegetable o.
o. eccematosa (o. eczematosa). Phlyctenular conjunctivitis.
o. egipcia (Egyptian o.). Trachoma.
o. eléctrica (electric o.). Ultraviolet keratoconjunctivitis.
o. escrofulosa (scrofulous o.). Phlyctenular conjunctivitis.

o. flictenular (phlyctenular o.). Phlyctenular conjunctivitis.
o. gonorreica (gonorrheal o.). Blennophthalmia.
o. granular (granular o.). Trachoma.
o. hepática (o. hepatica).
o. lenta (o. lenta).
o. metastásica (metastatic o.).
o. migratoria (migratory o.). Sympathetic o.
o. mucosa (mucous o.). Catarrhal o.
o. neonatal (o. neonatorum). Blennorrhea neonatorum.
o. neuroparalítica (neuroparalytic o.).
o. nivalis (o. nivalis). Ultraviolet keratoconjunctivitis.
o. nodosa (o. nodosa). Caterpillar-hair o.; pseudotuberculous o.
o. de pelo de oruga (caterpillar-hair o.). O. nodosa.
o. periódica (periodic o.). Moon blindness.
o. primaveral (spring o.). Vernal conjunctivitis.
o. purulenta (purulent o.).
o. seudotuberculosa (pseudotuberculous o.). O. nodosa.
o. simpática (sympathetic o.). Migratory o.; transferred o.
o. transferida (transferred o.). Sympathetic o.
o. vegetal (vegetable o.). Reaper's o.

oftálmico (ophthalmic). Ocular; relating to the eye.
oftalmitis (ophthalmitis). Ophthalmia.
oftalmo-, oftalm- (ophthalmo-, ophthalm-). Combining forms denoting relationship to the eye.
oftalmodiafanoscopio (ophthalmodiaphanoscope). An instrument for viewing the interior of the eye by transmitted light.
oftalmodinamometría (ophthalmodynamometry). **1.** The process of measuring the degree of power of the extraocular muscles. **2.** The measurement of blood pressure in the retinal vessels by means of an ophthalmodynamometer.
oftalmodinamómetro (ophthalmodynamometer). **1.** An instrument for determining the power of convergence of the eyes as regards the near point of vision. **2.** An instrument to measure the blood pressure in the retinal vessels.
o. de Bailliart (Bailliart's o.).
o. de succión (suction o.).

oftalmografía (ophthalmography). Use of the ophthalmograph.
oftalmógrafo (ophthalmograph). An instrument that records eye movements during reading by photographing a mark on the cornea or making a tracing of light reflexes.
oftalmograma (ophthalmogram). The record made by an ophthalmograph, or the similar record made by electro-oculography.
oftalmolito (ophthalmolith). Dacryolith.
oftalmología (ophthalmology). The medical specialty concerned with the eye, its diseases, and refractive errors.
oftalmólogo (ophthalmologist). Oculist; a specialist in ophthalmology.
oftalmomalacia (ophthalmomalacia). Abnormal softening of the eyeball.
oftalmomelanosis (ophthalmomelanosis). Melanotic discoloration of the conjunctiva and adjoining tissues.
oftalmómetro (ophthalmometer). Keratometer.
oftalmomicosis (ophthalmomycosis). Any disease of the eye or its appendages caused by a fungus.
oftalmomiiasis (ophthalmomyiasis). Ocular myiasis.
oftalmomitis (ophthalmomyitis). Inflammation of the extrinsic muscles of the eye.
oftalmopatía (ophthalmopathy). Oculopathy; any disease of the eyes.
o. endocrina (endocrine o.).
o. externa (external o.).
o. interna (internal o.).

oftalmoplejía (ophthalmoplegia). Paralysis of one or more of the ocular muscles.
o. exoftálmica (exophthalmic o.).
o. externa (o. externa). Ballet's disease.
o. fascicular (fascicular o.).
o. infecciosa (infectious o.).
o. interna (o. interna).
o. internuclear (o. internuclearis).
o. nuclear (nuclear o.).
o. orbitaria (orbital o.). O. due to a lesion within the orbit.
o. parcial (o. partialis). Incomplete o.
o. de Parinaud (Parinaud's o.). Parinaud's syndrome.
o. progresiva (o. progressiva). Graefe's disease.
o. total (o. totalis).

oftalmopléjico (ophthalmoplegic). Relating to or marked by ophthalmoplegia.
oftalmoscopia (ophthalmoscopy). Funduscopy; examination of the fundus of the eye by means of the ophthalmoscope.
o. directa (direct o.).
o. indirecta (indirect o.).
o. con luz reflejada (o. with reflected light).

oftalmoscópico (ophthalmoscopic). Relating to examination of the interior of the eye.
oftalmoscopio (ophthalmoscope). Funduscope; a device for studying the interior of the eyeball through the pupil.
o. binocular (binocular o.).
o. de demostración (demonstration o.).
o. directo (direct o.).
o. indirecto (indirect o.).

oftalmótropo (ophthalmotrope). A model of the two eyes, to each of which are attached weighted cords pulling in the direction of the six extrinsic eye muscles.
oftalmovascular (ophthalmovascular). Relating to the blood vessels of the eye.
ofuscación (obfuscation). **1.** A rendering dark or obscure. **2.** A deliberate attempt to confuse or to prevent understanding.
OHI (OHI). Abbreviation for Oral Hygiene Index.
OHI-S (OHI-S). Abbreviation for Simplified Oral Hygiene Index.
ohmámetro (ohmammeter). A combined ohmmeter and ammeter.
óhmetro (ohmmeter). An instrument for determining the resistance, in ohms, of a conductor.
ohmio (Ω) (ohm). The practical unit of electrical resistance; the resistance of any conductor allowing 1 ampere of current to pass under the electromotive force of 1 volt.
-oide (-odes). Suffix denoting having the form of, like, resembling.
-oideo (-oid). Suffix denoting resemblance to, joined properly to words formed from G. roots; equivalent to Eng. -form.
oidio (oidium, pl. oidia). Formerly used term for arthroconidium.
oidiomicina (oidiomycin). An antigen used to demonstrate cutaneous hypersensitivity in patients infected with one of the *Candida* species.
oído (ear). Auricle.
o. de aviador (aviator's e.). Aerotitis media.
tambor del o. (eardrum). Membrana tympani.

-oílo (-oyl). Suffix denoting and acyl radical; -yl replaces -ic in acid names.
oír (hear). To perceive sounds; denoting the function of the ear.
ojal (buttonhole). **1.** A short straight cut made through the wall of a cavity or canal. **2.** The contraction of an orifice down to a narrow slit.
ojo (eye). [*oculus*, NA]. The organ of vision.
o. acuoso o lloroso (watery e.). **1.** Epiphora. **2.** Excessive lacrimation.
o. adaptado a la luz (light-adapted e.). Photopic e.
o. adaptado a la oscuridad (dark-adapted e.). Scotopic e.
o. afáquico (aphakic e.). The e. from which the lens is absent.
o. en anteojos (spectacle e.'s).
o. artificial (artificial e.).
banco de o. (eye bank). A place where corneas of eyes removed after death are preserved for subsequent keratoplasty.
o. bizco (squinting e.).
o. caliente (hot e.). Episcleritis periodica fugax.
o. canceroso bovino (bovine cancer e.).
o. de cíclope (cyclopian e., cyclopean e.).
o. compuesto (compound e.).
o. cruzados (crossed e.'s). Strabismus.
o. dominante (dominant e.). Master e.; master-dominant e.
o. epifisario (epiphysial e.). Pineal e.
o. escotópico (scotopic e.). Dark-adapted e.
o. esquemático (schematic e.).
o. excitante (exciting e.). The injured e. in sympathetic ophthalmia.
o. fáquico (phakic e.). An e. containing the natural lens.
o. fijación (fixing e.).
o. fotópico (photopic e.). Light-adapted e.
o. de gato amaurótico (amaurotic cat's e.).
globo del o. (eyeball). Bulbus oculi.

o. legañoso (blear e.). Lippitude.
o. de liebre (hare's e.). Lagophthalmia.
o. maestro, maestro-dominante (master e., master-dominant e.). Dominant e.
o. de mapache (raccoon e.'s).
o. membranoso (web e.). Pterygium.
o. negro (black e.). Ecchymosis of the lids and their surroundings.
o. parietal (parietal e.). Pineal e.
o. pesado (heavy e.).
o. pineal (pineal e.). Epiphysial e.; parietal e.
o. reducido (reduced e.).
o. reducido de Listing (Listing's reduced e.).
o. simpatizante (sympathizing e.).

-ol (-ol). Suffix denoting that a substance is an alcohol or a phenol.

olamina (olamine). USAN-approved contraction for ethanolamine.

oleaginoso (oleaginous). Oily or greasy.

oleandomicina, fosfato de (oleandomycin phosphate). An antibiotic substance produced by species of *Streptomyces antibioticus;* effective against staphylococci, streptococci, pneumococci, and some Gram-negative bacteria.

oleato (oleate). **1.** A salt of oleic acid. **2.** A pharmacopeial preparation consisting of a combination or solution of an alkaloid or metallic base in oleic acid, used as an inunction.
o. mercúrico (mercuric oleate).

olécranon (olecranon). [*olecranon*, NA]. Olecranon process; point of elbow; tip of elbow.

olefina (olefin). Any one of a group of hydrocarbons possessing one or more double bonds in the carbon chain.

oleína (olein). Triolein; trioleoyl glycerol; glyceryl trioleate; found in fats and oils.

oleo- (oleo-). Combining form relating to oil.

oleoestearato (oleostearate). A double salt of oleic and stearic acids.

oleogomenol (oleogomenol). Gomenol.

oleogranuloma (oleogranuloma). Lipogranuloma.

oleoma (oleoma). Lipogranuloma.

oleómetro (oleometer). Eleometer; an instrument, similar to a hydrometer, for determining the specific gravity of oils.

oleopalmitato (oleopalmitate). A double salt of oleic and palmitic acids.

oleorresina (oleoresin). **1.** A compound of an essential oil and resin, present in certain plants. **2.** A pharmaceutical preparation.

oleosácaro (oleosaccharum, pl. oleosacchara). Oil sugar; a class of preparations made by the trituration of a volatile oil (anise, fennel, lemon, etc.) with sugar.

oleoso (oleosus). Greasy; relating to defects of the sebaceous apparatus.

oleoterapia (oleotherapy). Eleotherapy; treatment of disease by an oil given internally or applied externally.

oleotórax (oleothorax). Eleothorax; an obsolete form of treatment to compress the lung in pulmonary tuberculosis, for the relief of pyothorax, or to meet other indications, by the introduction of mineral oil or a mixture of gomenol and olive oil into the pleural cavity, either with or without artificial pneumothorax.

oleovitamina (oleovitamin). A solution of a vitamin in an edible oil.

oler (smell). To scent; to perceive by means of the olfactory apparatus.

olfacción **1.** (smell). Olfaction. **2.** (olfaction). Osmesis; osphresis. Smell; the sense of smell. **3.** (olfaction). The act of smelling.

olfatía (olfactie, olfacty). The unit of smell; the threshold of olfactory stimulation, or the point where the smell is just received in the olfactometer.

olfatofobia (olfactophobia). Osmophobia; osphresiophobia; morbid fear of odors.

olfatología (olfactology). Study of the sense of smell.

olfatometría (olfactometry). Determination of the degree of sensibility of the olfactory organ.

olfatómetro (olfactometer). A device for estimating the keenness of the sense of smell.

olfatorio (olfactory). Osmatic; osphretic; relating to the sense of smell.

olíbano (olibanum). Frankincense; thus a gum resin from several trees of the genus *Boswellia* (family Burseraceae).

oligo-, olig- (oligo-, olig-). **1.** Combining forms denoting a few or a little. **2.** In chemistry, used in contrast to "poly-" in describing polymers; e.g., oligosaccharide.

oligo-1,6-glucosidasa (oligo-1,6-glucosidase). Isomaltase; a glucanohydrolase cleaving α-1,6 links in isomaltose and dextrins produced from starch and glycogen by α-amylase.

oligoamnios **1.** (oligamnios). Oligoamnios. **2.** (oligoamnios). Oligamnios; oligohydramnios; deficiency in the amount of the amniotic fluid.

oligocolia (oligocholia). Hypocholia; a deficient secretion of bile.

oligodactilia (oligodactyly, oligodactylia). Presence of fewer than five digits on one or more extremities.

oligodendria (oligodendria). Oligodendroglia.

oligodendroblasto (oligodendroblast). A primitive glial cell that is the normal precursor cell of the oligodendrocyte.

oligodendroblastoma (oligodendroblastoma). A rare neoplasm of oligodendroblast origin and more rapid in growth than the oligodendroglioma.

oligodendrocito (oligodendrocyte). A cell of the oligodendroglia.

oligodendroglia (oligodendroglia). Oligodendria; one of the three types of glia cells (the other two being macroglia or astrocytes, and microglia) that, together with nerve cells, compose the tissue of the central nervous system.

oligodendroglioma (oligodendroglioma). A relatively rare, moderately well differentiated, relatively slowly growing glioma that occurs most frequently in the cerebrum of adult persons.

oligodinámico (oligodynamic) Active in very small quantity.

oligodipsia (oligodipsia). Abnormal lack of thirst.

oligodoncia (oligodontia). Hypodontia.

oligogalactia (oligogalactia). Slight or scant secretion of milk.

oligohemia **1.** (olighemia). Oligemia. **2.** (oligemia). Olighemia; a deficiency in the amount of blood in the body.

oligohémico (oligemic). Pertaining to or characterized by oligemia.

oligohidramnios (oligohydramnios). Oligoamnios.

oligohidria (olighidria, oligidria). Scanty perspiration.

oligohidruria (oligohydruria). Obsolete term for excretion of small quantities of urine, as seen in dehydration.

oligolecito (oligolecithal). Having little yolk; denoting an egg in which there is only a little scattered deutoplasm.

oligomenorrea (oligomenorrhea). Scanty menstruation.

oligómero (oligomer). A polymer containing only a few repeating units, a "few" generally considered as less than 20.

oligomorfo (oligomorphic). Presenting few changes of form; not polymorphic.

oligonefrónico (oligonephronic). Characterized by a reduced number of nephrons.

oligonucleótido (oligonucleotide). A compound made up of the condensation of a small number of nucleotides.

oligopepsia (oligopepsia). Hypopepsia.

oligoplástico (oligoplastic). Deficient in reparative power.

oligopnea (oligopnea). Hypopnea.

oligoptialismo (oligoptyalism). Oligosialia; a scanty secretion of saliva.

oligoquilia (oligochylia). Hypochylia; a deficiency of gastric juice.

oligoquimia (oligochymia). A deficiency of chyme.

oligoquístico (oligocystic). Consisting of only a few cysts, as occasionally observed in certain examples of hydatidiform mole and other lesions that ordinarily have numerous cysts.

oligoria (oligoria). An abnormal indifference toward or dislike of persons or things.

oligosacárido (oligosaccharide). A compound made up of the condensation of a small number of monosaccharide units.

oligosialia (oligosialia). Oligoptyalism.

oligosináptico (oligosynaptic). Paucisynaptic; referring to neural conduction pathways that are interrupted by only a few synaptic junctions.

oligosintomático (oligosymptomatic). Having few or minor symptoms.

oligospermia (oligospermia, oligospermatism). Oligozoospermatism; oligozoospermia; a subnormal concentration of spermatozoa in the penile ejaculate.

oligotimia (oligothymia). Rarely used term for a poverty or loss of affect.
oligotricosis (oligotrichosis). Hypotrichosis.
oligotriquia (oligotrichia). Hypotrichosis.
oligotrofia (oligotrophia, oligotrophy). Deficient nutrition.
oligozoospermia (oligozoospermatism, oligozoospermia). Oligospermia.
oliguresis (oliguresia, oliguresis). Oliguria.
oliguria (oliguria). Oliguresia; oliguresis; scanty urine production.
oliva (oliva, pl. olivae). [*oliva*, NA]. Corpus olivare; inferior olive; olivary body; olivary eminence; olive; a smooth oval prominence of the ventrolateral surface of the medulla oblongata lateral to the pyramidal tract, corresponding to the nucleus olivaris.
o. inferior (o. inferior). The oliva.
o. superior (o. superior). Nucleus dorsalis corporis trapezoidei.
olivar (olivary). **1.** Relating to the oliva. **2.** Relating to or shaped like an olive.
olivarda (scabwort). Elecampane.
olivífugo (olivifugal). In a direction away from the olive.
olivípeto (olivipetal). In a direction toward the olive.
olivo (olive). Oliva; common name for a tree of the genus *Olea* (family Oleaceae) or its fruit.
olivococlear (olivocochlear).
olivopontocerebeloso (olivopontocerebellar). Relating to the olivary nucleus, basis pontis, and cerebellum.
olofonía (olophonia). Impaired speech due to an anatomical defect in the vocal organs.
ololiuqui (ololiuqui). A hallucinogen used in ceremonies by the Aztec Indians in Mexico.
oloroso (odorant). Odoriferous.
-oma (-oma). Suffix, properly added only to words derived from G. roots, denoting a tumor or neoplasm.
omasitis (omasitis). Inflammation of the omasum.
omaso (omasum). Psalterium the third stomach division of a ruminant.
ombligo (navel). Umbilicus.
o. de la membrana timpánica (umbo membranae tympani). [*umbo membranae tympani*, NA].
ombrofobia (ombrophobia). Morbid fear of rain.
omental (omental). Epiploic; relating to the omentum.
omentectomía (omentectomy). Omentumectomy; resection or excision of the omentum.
omentitis (omentitis). Peritonitis involving the omentum.
omento (omentum, pl. omenta). [*omentum*, NA]. A fold of peritoneum passing from the stomach to another abdominal organ.
omento-, oment- (omento-, oment-). Combining forms relating to the omentum.
omentofijación (omentofixation). Omentopexy.
omentopexia (omentopexy). **1.** Omentofixation. Suture of the great omentum to the abdominal wall to induce collateral portal circulation. **2.** Suture of the omentum to another organ to increase arterial circulation.
omentoplastia (omentoplasty). Use of the greater omentum to cover or fill a defect, augment arterial or portal venous circulation, absorb effusions, or increase lymphatic drainage.
omentorrafia (omentorrhaphy). Suture of an opening in the omentum.
omentovólvulo (omentovolvulus). Twisting of the omentum.
oméntulo (omentulum). Omentum minus.
omentumectomía (omentumectomy). Omentectomy.
omn. hor. (omn. hor.). Abbreviation for L. *omni hora*, every hour.
omnívoro (omnivorous). Living on food of all kinds, upon both animal and vegetable food.
omo- (omo-). Combining form indicating relationship to the shoulder.
omoclavicular (omoclavicular). Relating to the shoulder and the clavicle.
omofagia (omophagia). The eating of raw food, especially of raw flesh.
omotiroides (omothyroid). Denoting a band of muscular fibers passing between the superior cornu of the thyroid cartilage and the omohyoid muscle.
OMP (OMP). Abbreviation for orotidylic acid; orotidylate; oligo-*N*-methylmorpholinium propylene oxide.
OMPA (OMPA). Abbreviation for octamethyl pyrophosphoramide.
-ona (-one). Systematic suffix indicating a ketone group.
onanismo (onanism). **1.** Coitus interruptus; withdrawal of the penis before ejaculation, in order to prevent insemination and fecundation of the ovum. **2.** Incorrectly used as a synonym of masturbation.
onco- (oncho-). See onco-.
oncocerciasis **1.** (oncocerciasis). Onchocerciasis. **2.** (onchocerciasis). Blinding disease; coastal erysipelas; mal morado; onchocercosis; oncocerciasis; volvulosis; infection with *Onchocerca* (especially *O. volvulus*), marked by nodular swellings forming a fibrous cyst enveloping the coiled parasites.
oncocércida (onchocercid). Common name for members of the family Onchocercidae.
oncocercosis **1.** (onchocercosis). Onchocerciasis. **2.** (onchocerciasis). Blinding disease; coastal erysipelas; mal morado; onchocercosis; oncocerciasis; volvulosis; infection with *Onchocerca* (especially *O. volvulus*), marked by nodular swellings forming a fibrous cyst enveloping the coiled parasites.
o. ocular (ocular onchocerciasis). River blindness; Robles' disease.
oncocito (oncocyte). A large, granular, acidophilic tumor cell containing numerous mitochondria; a neoplastic oxyphil cell.
oncocitoma (oncocytoma). Oxyphil adenoma; a glandular tumor composed of large cells with cytoplasm that is granular and eosinophilic due to the presence of abundant mitochondria.
oncofetal (oncofetal). Relating to tumor-associated substances present in fetal tissue, as o. antigens.
oncogén (oncogene). Transforming gene; a viral gene, found in certain retroviruses, that may transform the host cell to a neoplastic phenotype but is not required for viral replication.
oncogénesis (oncogenesis). Origin and growth of a neoplasm.
oncogénico (oncogenic). Oncogenous.
oncógeno (oncogenous). Oncogenic; causing, inducing, or being suitable for the formation and development of a neoplasm.
oncografía (oncography). Graphic representation, by means of a special apparatus, of the size and configuration of an organ.
oncógrafo (oncograph). A recording oncometer, or the recording portion of an oncometer.
oncoide (oncoides). Intumescence or turgescence.
oncólisis (oncolysis). Destruction of a neoplasm.
oncolítico (oncolytic). Pertaining to, characterized by, or causing oncolysis.
oncología (oncology). The study or science dealing with the physical, chemical, and biologic properties and features of neoplasms, including causation, pathogenesis, and treatment.
oncólogo (oncologist). A specialist in oncology.
oncoma (oncoma). Obsolescent term for neoplasm or tumor.
oncometría (oncometry). Measurement of the size of an organ.
oncométrico (oncometric). Relating to oncometry.
oncómetro (oncometer). **1.** An instrument for measuring the size and configuration of the kidneys and other organs. **2.** The measuring, as distinguished from the recording part of the oncograph.
oncornavirus (oncornaviruses). Oncovirinae.
oncosfera (oncosphere). Hexacanth.
oncosis (oncosis). A condition characterized by the formation of one or more neoplasms or tumors.
oncoterapia (oncotherapy). Treatment of tumors.
oncótico (oncotic). Relating to or caused by edema or any swelling (oncosis).
oncotomía (oncotomy). Rarely used term for incision of an abscess, cyst, or other tumor.
oncotrópico (oncotropic). Tumoraffin; manifesting a special affinity for neoplasms or neoplastic cells.
oncovirus (oncovirus). Any virus of the subfamily Oncovirinae.
onda (wave). **1.** A movement of particles in an elastic body, whether solid or fluid, whereby an advancing series of alternate elevations and depressions, or expansions and condensations, is produced. **2.** The elevation of the pulse, felt by the finger, or represented graphically in the curved line of the sphygmograph. **3.** The complete cycle of changes in the level of a source of energy that is repetitively varying with respect to time.
o. ácida (acid w.). Acid tide.
o. alcalina (alkaline w.). Alkaline tide.

o. **aleatorias o al azar** (random w.'s).
o. **de aleteo-fibrilación** (flutter-fibrillation w.'s). f w.
o. **alfa** (alpha w.). Alpha rhythm.
o. **arterial** (arterial w.).
o. **beta** (beta w.). Beta rhythm.
o. **de cañón** (cannon w.).
o. **cerebral** (brain w.). Colloquialism for electroencephalogram.
o. **delta** (delta w.).
o. **dicrótica** (dicrotic w.). Recoil w.
o. **electrocardiográfica** (electrocardiographic w.).
o. **de excitación** (excitation w.).
o. **fibrilares** (fibrillary w.'s). f w.'s.
o. **frénica** (phrenic w.). Diaphragm phenomenon.
o. **líquida** (fluid w.).
o. **de marejada** (tidal w.).
o. **microeléctricas** (microelectric w.'s). Microwaves.
o. **P retrógrada** (retrograde P w.).
o. **de percusión** (percussion w.).
o. **del pulso** (pulse w.).
o. **de repleción** (overflow w.).
o. **de retroceso** (recoil w.). Dicrotic w.
o. **sónicas** (sonic w.'s).
o. **supersónicas** (supersonic w.'s).
o. **T posextrasistólica** (postextrasystolic T w.).
o. **theta** (theta w.). Theta rhythm.
o. **de tope plano** (flat top w.'s).
o. **de Traube-Hering** (Traube-Hering w.'s). Traube-Hering curves.
o. **ultrasónica** (ultrasonic w.'s).

ondina (undine). A small glass flask used in irrigation of the conjunctiva.
ondinismo (undinism). A condition in which sexual thoughts are aroused by water, urine, and urination.
ondulado (undulate). Having an irregular, wavy border.
onfal-, onfalo- (omphal-, omphalo-). Combining forms denoting relationship to the umbilicus.
onfalectomía (omphalectomy). Excision of the umbilicus or of a neoplasm connected with it.
onfalelcosis (omphalelcosis). Ulceration at the umbilicus.
onfálico (omphalic). Umbilical.
onfalitis (omphalitis). Inflammation of the umbilicus and surrounding parts.
ónfalo **1.** (omphalus). Rarely used term for umbilicus. **2.** (omphalos). Rarely used term for umbilicus.
onfaloangiópago (omphaloangiopagus). Unequal conjoined twins in which the parasite derives its blood supply from the placenta of the autosite.
onfalocele (omphalocele). Exomphalos; exumbilication; congenital herniation of viscera into the base of the umbilical cord, with a covering membranous sac of peritoneum-amnion.
onfaloentérico (omphaloenteric). Relating to the umbilicus and the intestine.
onfaloespinoso (omphalospinous). Denoting a line connecting the umbilicus and the anterior superior spine of the ilium.
onfaloflebitis (omphalophlebitis). Inflammation of the umbilical veins.
onfalomesentérico (omphalomesenteric). Obsolete term denoting relationship to the umbilicus and the mesentery or intestine.
onfalópago (omphalopagus). Monomphalus; conjoined twins united at their umbilical regions.
onfalorragia (omphalorrhagia). Bleeding from the umbilicus.
onfalorrea (omphalorrhea). A serous discharge from the umbilicus.
onfalorrexia (omphalorrhexis). Rupture of the umbilical cord during childbirth.
onfalósito (omphalosite). Placental parasitic twin; the parasitic member of unequal monochorial twins which derives its blood supply from the placenta of the autosite and is incapable of independent existence after birth and separation from the placenta.
onfalotomía (omphalotomy). Cutting of the umbilical cord at birth.
onfalotricia (omphalotripsy). Crushing, instead of cutting, the umbilical cord after childbirth.
onfalovesical (omphalovesical). Vesicoumbilical.
onicalgia (onychalgia). Pain in the nails.
onicauxia (onychauxis). Marked overgrowth of the fingernails or toenails.
onicectomía (onychectomy). Ablation of a toenail or fingernail.
onico-, onic- (onycho-, onych-). Combining forms denoting nail.
onicoatrofia (onychatrophia, onychatrophy). Atrophy of the nails.
onicoclasia (onychoclasis). Breaking of the nails.
onicocriptosis (onychocryptosis). Ingrown nail.
onicodistrofia (onychodystrophy). Dystrophic changes in the nails occurring as a congenital defect or due to any illness or injury that may cause a malformed nail.
onicoestroma (onychostroma). Matrix unguis.
onicofagia (onychophagy, onychophagia). Habitual nailbiting.
onicofima (onychophyma). Swelling or hypertrophy of the nails.
onicofosis (onychophosis). A growth of horny epithelium in the nail bed.
onicógrafo (onychograph). An instrument for recording the capillary blood pressure as shown by the circulation under the nail.
onicogrifosis (onychogryphosis). Onychogryposis.
onicogriposis (onychogryposis). Gryposis unguium; onychogryphosis; enlargement with increased thickening and curvature of the fingernails or toenails.
onicoheterotopia (onychoheterotopia). Abnormal placement of nails.
onicoide (onychoid). Resembling a fingernail in structure or form.
onicólisis (onycholysis). Loosening of the nails, beginning at the free border, and usually incomplete.
onicología (onychology). Study of the nails.
onicoma (onychoma). A tumor arising from the nail bed.
onicomadesis (onychomadesis). Complete shedding of the nails, usually associated with systemic disease.
onicomalacia (onychomalacia). Abnormal softness of the nails.
onicomicosis (onychomycosis). Ringworm of nails; tinea unguium; a fungus infection of the nails, causing thickening, roughness, and splitting, usually caused by *Trichophyton rubrum* or *T. mentagrophytes*.
oniconosia (onychonosus). Onychopathy.
onicoosteodisplasia (onycho-osteodysplasia). Nail-patella syndrome.
onicopatía (onychopathy). Onychonosus; onychosis; any disease of the nails.
onicopático (onychopathic). Relating to or suffering from any disease of the nails.
onicopatología (onychopathology). Study of diseases of the nails.
onicoplastia (onychoplasty). A corrective or plastic operation on the nail matrix.
onicoptosis (onychoptosis). Falling off of the nails.
onicorrexis (onychorrhexis). Abnormal brittleness of the nails with splitting of the free edge.
onicosis (onychosis). Onychopathy.
onicosquisis (onychoschizia). Splitting of the nails in layers.
onicotilomanía (onychotillomania). A tendency to pick at the nails.
onicotomía (onychotomy). Incision into a toenail or fingernail.
onicotrofia (onychotrophy). Nutrition of the nails.
-onio (-onium). Suffix indicating a positively charged radical.
oniomanía (oniomania). Rarely used term for the morbidly exaggerated need or urge to buy beyond the realistic needs of the individual.
oniquia (onychia). Onychitis; onyxitis; inflammation of the matrix of the nail.
o. **lateral** (o. lateralis). Paronychia.
o. **maligna** (o. maligna). Wardrop's disease.
o. **periungular** (o. periungualis). Paronychia.
o. **seca** (o. sicca).

oniquitis (onychitis). Onychia.
onírico **1.** (oniric). Oneiric. **2.** (oneiric). Oniric. Pertaining to dreams. **3.** (oneiric). Pertaining to the clinical state of oneirophrenia.
onirismo (oneirism). A waking dream state.
onirocrítico (oneirocritical). Rarely used term pertaining to the logic of dreams.
onirodinia (oneirodynia). Rarely used term for an unpleasant or painful dream.
o. **activa** (o. activa). Somnambulism.
o. **grave** (o. gravis). Nightmare.

onirofrenia (oneirophrenia). A state in which hallucinations occur, caused by such conditions as prolonged deprivation of sleep, sensory isolation, and a variety of drugs.
onirogma (oneirogmus). Nocturnal emission of semen, often related to erotic dreams.
onirología (oneirology). The study of dreams and their content.
oniroscopia (oneiroscopy). Rarely used term for the diagnosis of a person's mental state by an analysis of his dreams.
ónix (onyx). Unguis.
onixis (onyxis). Ingrown nail.
onixitis (onyxitis). Onychia.
onlay (onlay). **1.** A metal (usually gold) cast restoration of the occlusal surface of a posterior tooth or the lingual surface of an anterior tooth. **2.** A graft applied on the exterior of a bone.
onomatofobia (onomatophobia). Nomatophobia; abnormal dread of certain words or names because of their supposed significance.
onomatomanía (onomatomania). An abnormal impulse to dwell upon certain words and their supposed significance, or to frantically try to recall a particular word.
onomatopoyesis (onomatopoiesis). The making of a name or word, especially to express or imitate a natural sound.
ontogénesis (ontogenesis). Ontogeny.
ontogenético (ontogenetic, ontogenic). Relating to ontogeny.
ontogenia (ontogeny). Ontogenesis; development of the individual, as distinguished from phylogeny, evolutionary development of the species.
onyalai (onyalai). Akembe; kafindo; an acute disease of Central Africa, characterized by bloody vesicles of the mouth and other mucous surfaces, hematuria, and melena.
onza (ounce (oz)). A weight containing 480 gr., or 1/12 pound troy and apothecaries' weight, or 437.5 gr., 1/16 pound avoirdupois.
oo- (oo-). Combining form denoting egg, ovary.
ooclesis (oocyesis). Ovarian pregnancy.
oocinesia, oocinesis (ookinesis, ookinesia). Chromosomal movements of the egg during maturation and fertilization.
oocineto (ookinete). Vermicule; the motile zygote of the malarial organism that penetrates the mosquito stomach to form an oocyst under the outer gut lining.
oocisto (oocyst). The encysted form of the fertilized macrogamete, or zygote, in coccidian Sporozoea in which sporogonic multiplication occurs; results in the formation of sporozoites, infectious agents for the next stage of the sporozoan life cycle.
oocito (oocyte). Ovocyte; the immature ovum.
  o. primario (primary o.).
  o. secundario (secondary o.).
oofagia (oophagia, oophagy). The habitual eating of eggs; subsisting largely on eggs.
oofor-, ooforo- (oophor-, oophoro-). Combining forms denoting the ovary. See also oo-; ovario-.
ooforalgia (oophoralgia). Ovarialgia.
ooforectomía (oophorectomy). Ovariectomy.
ooforitis (oophoritis). Ovaritis; inflammation of an ovary.
oóforo (oophoron). Rarely used term for ovary.
ooforocistectomía (oophorocystectomy). Excision of an ovarian cyst.
ooforocistosis (oophorocystosis). Ovarian cyst formation.
ooforohisterectomía (oophorohysterectomy). Ovariohysterectomy.
ooforoma (oophoroma). Ovarioncus; an ovarian tumor.
ooforopatía (oophoropathy). Ovariopathy.
ooforopeliopexia (oophoropeliopexy). Oophororrhaphy.
ooforopexia (oophoropexy). Surgical fixation or suspension of an ovary.
ooforoplastia (oophoroplasty). Plastic operation upon an ovary.
oofororrafia (oophororrhaphy). Oophoropeliopexy; suspension of the ovary by attachment to pelvic the wall.
ooforosalpingectomía (oophorosalpingectomy). Ovariosalpingectomy.
ooforosalpingitis (oophorosalpingitis). Ovariosalpingitis.
ooforostomía (oophorostomy). Ovariostomy.
ooforotomía (oophorotomy). Ovariotomy.
ooforragia (oophorrhagia). Ovarian hemorrhage.
oogénesis (oogenesis). Ovigenesis; ovogenesis; process of formation and development of the ovum.
oogenético (oogenetic). Oogenic; oogenous; ovigenetic; ovigenic; ovigenous; producing ova.
oogénico, oógeno (oogenic). Oogenous, oogenetic.
oogonio (oogonium, pl. oogonia). **1.** The primitive egg mother cell, from which the oocytes are developed. **2.** In fungi, the female gametangium bearing one or more oospores.
oolema (oolemma). Plasma membrane of the oocyte.
oomicosis (oomycosis). A mycosis caused by fungi belonging to the class Oomycetes; e.g., hyphomycosis, rhinosporidiosis.
ooplasma (ooplasm). Protoplasmic portion of the ovum.
oospora (oospore). A thick-walled fungus spore which develops from a female gamete either through fertilization or parthenogenesis in an oogonium.
oosporangio (oosporangium). Obsolete term for oogonium.
ootec-, ooteco- (oothec-, ootheco-). Obsolescent combining forms denoting the ovary.
ootheca (ootheca). Rarely used term for ovary.
oótido (ootid). The nearly mature ovum after the first maturation has been completed and the second initiated.
ootipo (ootype). The central portion of the ovarian complex of trematodes and cestodes in which fertilization takes place and the vitellarian or eggshell materials are coated over the egg.
opacidad (opacity). **1.** A lack of transparency; an opaque or nontransparent area. **2.** Mental dullness.
  o. en bola de nieve (snowball o.).
opacificación (opacification). **1.** The process of making opaque. **2.** The formation of opacities.
opaco (opaque). Impervious to light; not translucent or only slightly so.
opalescente (opalescent). Resembling an opal in the display of various colors; denoting certain bacterial cultures.
opeidoscopio (opeidoscope). An apparatus for study of voice vibrations by which the vibrations of a diaphragm, started by the voice, move a mirror by which a ray of light is reflected on a screen.
operable (operable). Denoting a patient or condition on which a surgical procedure can be performed with a reasonable expectation of cure or relief.
operación (operation). **1.** Any surgical procedure. **2.** The act, manner, or process of functioning.
  o. de Abbe (Abbe o.).
  o. de Adams para ectropión (Adams' o. for ectropion).
  o. de Ammon (Ammon's o.). Blepharoplasty by transplantation from the cheek.
  o. de Anagnostakis (Anagnostakis' o.). Hotz-Anagnostakis o.
  o. de Arlt (Arlt's o.).
  o. de Baldy (Baldy's o.). Webster's o.
  o. de Ball (Ball's o.).
  o. de Barkan (Barkan's o.).
  o. de Bassini (Bassini's o.). An o. for the radical cure of hernia.
  o. de Baudelocque (Baudelocque's o.).
  o. de Beer (Beer's o.). Flap o. for cataract.
  o. de Belsey (Belsey o.).
  o. de Billroth I (Billroth's o. I).
  o. de Billroth II (Billroth's o. II).
  o. de Blalock-Hanlon (Blalock-Hanlon o.).
  o. de Blalock-Taussig (Blalock-Taussig o.).
  o. de Blaskovic (Blaskovics' o.).
  o. de Bonnet (Bonnet's o.). Enucleation of the eyeball.
  o. de Bowman (Bowman's o.).
  o. de Bozeman (Bozeman's o.). Hysterocystocleisis.
  o. de Bricker (Bricker o.).
  o. de Brock (Brock o.).
  o. de Brunschwig (Brunschwig's o.). Total pelvic exenteration.
  o. de Burow (Burow's o.).
  o. de Caldwell-Luc (Caldwell-Luc o.). Luc's o.
  o. capital (capital o.).
  o. de Carmody-Batson (Carmody-Batson o.).
  o. de Caslick (Caslick's o.).
  o. cesárea (cesarean o.).
  o. de colgajo (flap o.).
  o. comando (commando o.). Commando procedure.
  o. concretas (concrete o.'s).
  o. de Cotte (Cotte's o.). Presacral neurectomy.
  o. de curva escleral (scleral buckling o.).
  o. de Dana (Dana's o.). Posterior rhizotomy.

o. de Dandy (Dandy o.).
o. de Daviel (Daviel's o.). Extracapsular cataract extraction.
o. por descompresión (decompression o.'s).
o. de Doyle (Doyle's o.). Paracervical uterine denervation.
o. de Dupuy-Dutemps (Dupuy-Dutemps o.).
o. de Elliot (Elliot's o.).
o. de Emmet (Emmet's o.). Trachelorrhaphy.
o. de Esser (Esser o.). Inlay graft.
o. de Estes (Estes o.).
o. de Estlander (Estlander o.).
o. exangüe (bloodless o.).
o. de fenestración (fenestration o.).
o. de Filatov (Filatov's o.).
o. filtrante (filtering o.).
o. de Finney (Finney's o.).
o. de Foley (Foley o.). Foley Y-plasty pyeloplasty.
o. de Fontan (Fontan o.). Fontan procedure.
o. formales (formal o.'s).
o. de Fothergill (Fothergill's o.). Manchester o.
o. de Frazier-Spiller (Frazier-Spiller o.).
o. de Fredet-Ramstedt (Fredet-Ramstedt o.). Pyloromyotomy.
o. de Freund (Freund's o.).
o. de Frost-Lang (Frost-Lang o.).
o. de Gifford (Gifford's o.). Delimiting keratotomy.
o. de Gigli (Gigli's o.). Pubiotomy.
o. de Gil-Vernet (Gil-Vernet o.). Extended pyelotomy.
o. de Gilliam (Gilliam's o.).
o. de Gillies (Gillies' o.).
o. de Glenn (Glenn's o.).
o. de Graefe (Graefe's o.).
o. de Gritti (Gritti's o.). Gritti-Stokes amputation.
o. de Halsted (Halsted's o.).
o. de Hartmann (Hartmann's o.).
o. de Heaney (Heaney's o.). Technique for vaginal hysterectomy.
o. de Heine (Heine's o.). Cyclodialysis.
o. de Heller (Heller o.).
o. de Herbert (Herbert's o.).
o. de Hill (Hill o.). Repair of hiatus hernia.
o. de Hoffa (Hoffa's o.).
o. de Hofmeister (Hofmeister's o.).
o. de Holth (Holth's o.). Iridencleisis.
o. de Hotz-Anagnostakis (Hotz-Anagnostakis o.).
o. de Huggins (Huggins' o.).
o. de Hummelsheim (Hummelsheim's o.).
o. de Hunter (Hunter's o.).
o. india (Indian o.). Indian rhinoplasty.
o. india de Smith (Smith-Indian o.). Smith's o.
o. de intervalo (interval o.).
o. italiana (Italian o.). Italian rhinoplasty.
o. de Jacobaeus (Jacobaeus o.). Pleurolysis.
o. de Jansen (Jansen's o.).
o. de Kasai (Kasai o.). Portoenterostomy.
o. de Kazanjian (Kazanjian's o.).
o. de Keen (Keen's o.).
o. de Kelly (Kelly's o.).
o. de Killian (Killian's o.).
o. de Koerte-Ballance (Koerte-Ballance o.).
o. de Kondoleon (Kondoleon o.).
o. de Kraske (Kraske's o.).
o. de Krönlein (Krönlein o.).
o. de Kuhnt (Kuhnt's o.).
o. de Ladd (Ladd's o.).
o. de Lagrange (Lagrange's o.).
o. de Lambrinudi (Lambrinudi o.).
o. de Laroyenne (Laroyenne's o.).
o. de Lash (Lash's o.).
o. de Leriche (Leriche's o.). Periarterial sympathectomy.
o. de Lindner (Lindner's o.).
o. de Lisfranc (Lisfranc's o.). Lisfranc's amputation.
o. de Longmire (Longmire's o.).
o. de Luc (Luc's o.). Caldwell-Luc o.
o. de Madlener (Madlener o.).
o. de Manchester (Manchester o.).
o. de Mann-Williamson (Mann-Williamson o.).
o. de Marshall-Marchetti-Krantz (Marshall-Marchetti-Krantz o.).
o. de Mason (Mason o.). Gastric bypass.
o. de Matas (Matas' o.). Aneurysmoplasty.
o. de Mayo (Mayo's o.).
o. mayor (major o.).
o. de McReynolds (McReynolds' o.). Transplantation of the pterygium.
o. de McVay (McVay's o.).
o. menor (minor o.).
o. de Meyer-Schwickerath (Meyer-Schwickerath o.).
o. mika (mika o.).
o. de Mikulicz (Mikulicz' o.).
o. de Miles (Miles' o.). Miles resection.
o. de morcelación (morcellation o.).
o. de Motais (Motais' o.).
o. de movilización del estribo (stapes mobilization o.).
o. de Mules (Mules' o.).
o. de Mustard (Mustard o.). Mustard procedure.
o. de Naffziger (Naffziger o.).
o. de Nissen (Nissen's o.). Fundoplication.
o. de Norton (Norton's o.).
o. de Ogston-Luc (Ogston-Luc o.).
o. de Ogura (Ogura o.).
o. de Ombrédanne (Ombrédanne o.). Transseptal orchiopexy.
o. de Payne (Payne o.).
o. plástica (plastic o.).
o. de Pólya (Pólya's o.). Pólya gastrectomy.
o. de Pomeroy (Pomeroy's o.).
o. de Porro (Porro o.). Cesarean hysterectomy.
o. de Potts (Potts' o.). Potts' anastomosis.
o. de Putti-Platt (Putti-Platt o.).
o. radical para la hernia (radical o. for hernia).
o. de Ramstedt (Ramstedt o.). Pyloromyotomy.
o. de Récamier (Récamier's o.). Curettage of the uterus.
o. de reducción (debulking o.).
o. de reexploración (second-look o.).
o. de Ridell (Ridell's o.).
o. de Roux en Y (Roux-en-Y o.). Roux-en-Y anastomosis.
o. de Saemisch (Saemisch's o.).
o. de Saenger (Saenger's o.).
o. de Schroeder (Schroeder's o.).
o. de Schuchardt (Schuchardt's o.).
o. de Scott (Scott o.).
o. con seton (seton o.). An o. for advanced glaucoma.
o. de Shirodkar (Shirodkar o.).
o. de Sistrunk (Sistrunk o.).
o. de Smith o india de Smith (Smith's o., Smith-Indian o.).
o. de Smith-Boyce (Smith-Boyce o.). Anatrophic nephrotomy.
o. de Smith-Robinson (Smith-Robinson o.).
o. de Soave (Soave o.).
o. de Spinelli (Spinelli o.).
o. de Stoffel (Stoffel's o.).
o. de Stookey-Scarff (Stookey-Scarff o.).
o. de Sturmdorf (Sturmdorf's o.). Conical removal of the endocervix.
o. subcutánea (subcutaneous o.).
o. de Syme (Syme's o.). Syme's amputation.
o. tagliacotiana (tagliacotian o.) Italian rhinoplasty.
o. con talco (talc o.).
o. de TeLinde (TeLinde o.). Modified radical hysterectomy.
o. de Torek (Torek o.).
o. de Trendelenburg (Trendelenburg's o.). A pulmonary embolectomy.
o. de Urban (Urban's o.).
o. vaginal de Schauta (Schauta vaginal o.).
o. de de Vincentiis (de Vincentiis o.).
o. de Waters (Waters' o.).
o. de Webster (Webster's o.). Baldy's o.
o. de Weir (Weir's o.). Obsolete eponym for appendicostomy.
o. de Wertheim (Wertheim's o.).
o. de Wheelhouse (Wheelhouse's o.). External urethrotomy.
o. de Whipple (Whipple's o.). Pancreatoduodenectomy.
o. de Whitehead (Whitehead's o.).
o. de Ziegler (Ziegler's o.).
operador (operator). In genetics, o. gene.

operante (operant). Target behavior; target response.
operar (operate). **1.** To work upon the body by the hands or by means of cutting or other instruments to correct a surgical problem. **2.** To cause a movement of the bowels; said of a laxative or cathartic remedy.
operativo (operative). Active or effective.
operatorio (operative). Relating to, or effected by means of an operation.
operculado (operculated). Provided with a lid [(L. *operculum*); denoting members of the mollusk class Gastropoda and others.
opercular (opercular). Relating to an operculum.
operculitis (operculitis). Pericoronitis; originating under an operculum.
opérculo (operculum, gen. operculi, pl. opercula). **1.** Anything resembling a lid or cover. **2.** [*operculum,* NA]. In anatomy, the portions of the frontal, parietal, and temporal lobes bordering the lateral sulcus and covering the insula. **3.** Mucus sealing the endocervical canal of the uterus after conception has taken place. **4.** In parasitology, the lid or caplike cover of the eggs of certain trematode and cestode parasites. **5.** The attached flap in the tear of retinal detachment. **6.** The mucosal flap partially or completely covering an unerupted tooth.
  o. del íleon (o. ilei). Varolius' sphincter.
  o. occipital (occipital o.).
  o. trofoblástico (trophoblastic o.).
operón (operon). A genetic functional unit that controls production of a messenger RNA.
-opía (-opia). Suffix meaning vision.
opiáceo (opiate). Any preparation or derivative of opium.
opianilo (opianyl). Meconin.
opianina (opianine). Noscapine.
opilación (oppilation). Obstruction or closing of the pores.
opilativo (oppilative). Obstructive to any secretion.
opina (opine). A derivative of basic amino acids, produced by crown-gall tumors in plants.
opio (opium). Meconium; the air-dried milky exudation obtained by incising the unripe capsules of *Papaver somniferum* (family Papveraceae) or its variety, *P. album.*
  o. de Boston (Boston o.). Pudding o.
  budín de o. (pudding o.). Boston o.
  o. desnarcotizado (deodorized o.). Denarcotized o.
  o. desodorizado (deodorized o.). Denarcotized o.
  o. granulado (granulated o.). O. dried and reduced to a coarse powder.
  o. en polvo (powdered o.).
opioide (opioid). Denoting synthetic narcotics that resemble opiates in action but are not derived from opium.
opiomelanocortina (opiomelanocortin). A linear polypeptide of the pituitary gland that contains in its sequence the sequences of endorphins, MSH, ACTH, and the like, which are split off enzymically.
opipramol, clorhidrato de (opipramol hydrochloride). An antidepressant agent.
opistenar (opisthenar). Dorsum of the hand.
opistiobasial (opisthiobasial). Relating to both opisthion and basion; denoting a line connecting the two, or the distance between them.
opistión (opisthion). [*opisthion,* NA]. The middle point on the posterior margin of the foramen magnum, opposite the basion.
opistionasial (opisthionasial). Relating to the opisthion and the nasion; denoting the distance between the two points.
opisto- (opistho-). Combining form denoting backward, behind, dorsal.
opistomastigoto (opisthomastigote). Term now used instead of herpetomonad for the stage of development of certain insect and plant parasitizing flagellates to avoid confusion between the stage and the genus *Herpetomonas.*
opistoporeia (opisthoporeia). Involuntary backward gait; frequently connected with parkinsonism.
opistoqueilia, opistoquilia (opisthocheilia, opisthochilia). Recession of the lips.
opistorquiasis (opisthorchiasis). Infection with the Asiatic liver fluke, *Opisthorchis viverrini* or other opisthorchids.
opistórquido (opisthorchid). Common name for members of the family Opisthorchiidae.
opistótico (opisthotic). Behind the ear.
opistotónico (opisthotonic). Relating to or characterized by opisthotonos.
opistotonoide (opisthotonoid). Resembling opisthotonos.
opistótonos (opisthotonos, opisthotonus). Tetanus dorsalis; tetanus posticus; a tetanic spasm in which the spine and extremities are bent with convexity forward, the body resting on the head and the heels.
opo- (opo-). Combining form relating to the face or eye.
opobálsamo (opobalsamum). Balm of Gilead.
opodídimo (opodidymus). Conjoined twins with a single body having two heads fused at the back with partially separated facial regions.
oponente (opponens). A name given to several muscles of the fingers or toes, by the action of which these digits are opposed to the others.
oportunista (opportunistic). **1.** Denoting an organism capable of causing disease only in a host whose resistance is lowered, e.g., by other diseases or by drugs. **2.** Denoting a disease caused by such an organism.
opsina (opsin). The protein portion of the rhodopsin molecule.
opsinógeno (opsinogen). Opsogen; a substance that stimulates the formation of opsonin, such as the antigen contained in a suspension of bacteria used for immunization.
opsiuria (opsiuria). A more rapid excretion of urine during fasting than after a full meal.
opsoclonía (opsoclonus). Rapid, irregular, nonrhythmic movements of the eye in horizontal and vertical directions.
opsógeno (opsogen). Opsinogen.
opsomanía (opsomania). A longing for a particular article of diet, or for highly seasoned food.
opsónico (opsonic). Relating to opsonins or to their utilization.
opsonina (opsonin). A substance that binds to antigens enhancing phagocytosis.
  o. común (common o.). Normal o.
  o. específica (specific o.). Immune o.; thermostable o.
  o. inmune (immune o.). Specific o.
  o. normal (normal o.). Common ; thermolabile o.
  o. termoestable (thermostable o.). Specific o.
  o. termolábil (thermolabile o.). Normal o.
opsonización (opsonization). The process by which bacteria are altered in such a manner that they are more readily and more efficiently engulfed by phagocytes.
opsonocitofágico (opsonocytophagic). Pertaining to the increased efficiency of phagocytic activity of the leukocytes in blood that contains specific opsonin.
opsonofilia (opsonophilia). The condition in which bacteria readily unite with opsonins, thereby sensitizing them for more effective phagocytosis.
opsonofílico (opsonophilic). Pertaining to, characterized by, or resulting in opsonophilia.
opsonometría (opsonometry). Determination of the opsonic index or the opsonocytophagic activity.
optestesia (optesthesia). Visual sensibility to light stimuli.
óptica (optics). The science concerned with the properties of light, its refraction and absorption, and the refracting media of the eye in that relation.
  ó. de Nomarski (Nomarski o.).
óptico (optic, optical). Relating to the eye, vision, or optics.
opticociliar (opticociliary). Relating to the optic and ciliary nerves.
opticopupilar (opticopupillary). Relating to the optic nerve and the pupil.
optimismo (optimism). The tendency to look on the bright side of everything, to believe that there is good in everything.
  o. terapéutico (therapeutic o.).
óptimo (optimum). The best or most suitable.
opto-, optico- (opto-, optico-). Combining forms meaning optical.
optocinético (optokinetic). Pertaining to the occurrence of intermittent rotation of the eye when the subject looks at moving objects.
optomeninge (optomeninx). Retina.
optometría (optometry). **1.** The profession concerned with the examination of the eyes and related structures to determine the presence of vision problems and eye disorders, and with the prescription

and adaptation of lenses and other optical aids or the use of visual training for maximum visual efficiency. **2.** The use of an optometer.
optometrista (optometrist). One who practices optometry.
optómetro (optometer). An instrument for determining the refraction of the eye.
o. objetivo (objective o.). Refractometer.
optomiómetro (optomyometer). An instrument for determining the relative power of the extrinsic muscles of the eye.
optotipos (optotypes). Test letters.
OPV (OPV). Abbreviation for oral poliovirus vaccine.
ora, pl. **orae** (ora, pl. orae). [*ora*, pl. *orae*, NA]. An edge or a margin.
o. serrata (o. serrata). [*ora serrata*, NA]. The serrated extremity of the pars optica retinae.
oral (oral). Relating to the mouth.
orale (orale). In cephalometrics, the point at the lingual side of the alveolar termination of the premaxillary suture.
oralidad (orality). In freudian psychology, a term used to denote the psychic organization derived from, and characteristic of, the oral period of psychosexual development.
orbicular **1.** (orbiculare). Processus lenticularis incudis. **2.** (orbicular). Similar in form to an orb; circular in form.
orbicularis (orbicularis). Musculus o.
orbículo ciliar (orbiculus ciliaris). [*orbiculus ciliaris*, NA]. Annulus ciliaris; ciliary disk; ciliary ring; pars plana; the darkly pigmented posterior zone of the ciliary body continuous with the retina at the ora serrata.
órbita **1.** (orbit). Orbita. **2.** (orbita, gen. orbita). [*orbita*, NA]. Eye socket; orbit; orbital cavity; the bony cavity containing the eyeball and its adnexa.
orbitale (orbitale). In cephalometrics, the lowermost point in the lower margin of the bony orbit.
orbitario, orbital (orbital). Relating to the orbits.
orbitoesfenoidal (orbitosphenoid). Relating to the orbit and the sphenoid bone.
orbitografía (orbitography). A diagnostic technique for radiographic evaluation in suspected blow-out fracture of the orbit, using a water-soluble iodinated compound injected over the orbital floor.
orbitonasal (orbitonasal). Relating to the orbit and the nose or nasal cavity.
orbitonometría (orbitonometry). Measurement by means of the orbitonometer.
orbitonómetro (orbitonometer). An instrument that measures the resistance offered to pressing the eyeball backwards into its socket.
orbitópago (orbitopagus). Teratoma orbitae; unequal conjoined twins in which the parasite, usually very imperfectly developed, is attached at an orbit of the autosite.
orbitotomía (orbitotomy). Surgical incision into the orbit.
orceína (orcein). A natural dye derived from orcinol by treatment with air and ammonia.
orchella, orchilla (orchella). Archil.
orchis, pl. **orchises** (orchis, pl. orchises). Testis.
orcina (orcin). Orcinol.
orcinol (orcinol). Orcin; 5-methylresorcinol; 3,5-dihydroxytoluene; the parent substance of the natural dye orcein, obtained from certain colorless lichens (*Lecanora tinctoria*, *Rocella tinctoria*).
orciprenalina, sulfato de (orciprenaline sulfate). Metaproterenol sulfate.
orcotomía (orchotomy). Orchiotomy.
orden (order). In biological classification, the division just below the class (or subclass) and above the family.
o. forzado o "a picotazos" (pecking o.).
ordenada (ordinate). In a plane cartesian coordinate system, the vertical axis (*y*).
ordenanza (orderly). An attendant in a hospital unit who assists in the care of patients.
ordeñar (strip). Milk; to express the contents from a collapsible tube or canal, such as the urethra, by running the finger along it.
oréctico (orectic). Pertaining to or characterized by orexia.
orégano, aceite de (origanum oil). The volatile oil (which contains carvacrol) obtained from various species of *Origanum* (family Labiatae); used as a rubefacient.
oreja (ear). Auricle.
o. azteca (Aztec e.). An auricle with the lobule absent.
o. de Blainville (Blainville e.'s).
o. de boxeador (boxer's e.). Cauliflower e.
o. de Cagot (Cagot e.).
o. caída **1.** (lop-ear). A congenital deformity of the external ear, with poor development of helix and anthelix. **2.** (lop e.).
o. en coliflor (cauliflower e.). Boxer's e.
o. de Darwin (darwinian e.).
o. de Morel (Morel's e.).
o. de Mozart (Mozart e.).
o. en rollo de papel o pergamino (scroll e.).
o. de Stahl (Stahl's e.).
o. de Wildermuth (Wildermuth's e.).
orejuela **1.** (auricula, pl. auriculae). **2.** (auricula atrialis). [*auricula atrialis*, NA]. Atrial auricle; atrial a.; auricular appendix: a small conical pouch projecting from the upper anterior portion of each atrium of hte heart.
o. auricular (atrial auricle). [*auricula atrialis*, NA].
o. derecha (a. dextra). [*auricula dextra*, NA]. Right auricle; right auricular appendage.
o. izquierda (a. sinistra). [*auricula sinistra*, NA]. Left auricle; left auricular appendage.
orexia (orexia). **1.** The affective and conative aspects of an act, in contrast to the cognitive aspect. **2.** Appetite.
orexígeno (orexigenic). Appetite-stimulating.
orf (orf). Contagious ecthyma.
orfenadrina, citrato de (orphenadrine citrate). An antihistaminic that also has the same action and use as orphenadrine hydrochloride.
orfenadrina, clorhidrato de (orphenadrine hydrochloride). The *o*-methyl analogue of diphenhydramine hydrochloride; it reduces spasm of voluntary muscles.
organela (organelle). Cell o.; organoid; one of the specialized parts of a protozoan or tissue cell.
o. apareadas (paired o.'s). Rhoptry.
o. celular (cell o.). Organelle.
organicismo (organicism). A theory which attributes all diseases, in particular, all mental disorders, as organic in origin.
organicista (organicist). One who believes in, or subscribes to the views of, organicism.
orgánico (organic). **1.** Relating to an organ. **2.** Relating to or formed by an organism. **3.** Organized; structural.
organismo (organism). Any living individual, whether plant or animal, considered as a whole.
o. exigente (fastidious o.).
o. medio calculado (calculated mean o. (CMO)).
o. medio hipotético (hypothetical mean o. (HMO)).
o. tipo pleuroneumonía (pleuropneumonia-like o.'s (PPLO)).
organización (organization). **1.** An arrangement of distinct but mutually dependent parts. **2.** The conversion of coagulated blood, exudate, or dead tissue into fibrous tissue.
o. pregenital (pregenital o.).
Organización para el Mantenimiento de la Salud (Health Maintenance Organization (HMO)). A comprehensive prepaid system of health care with emphasis on the prevention and early detection of disease, and continuity of care.
organizador (organizer). H. Spemann's term originally applied to a group of cells on the dorsal lip of the blastopore inducing differentiation of cells in the embryo, and controlling growth and development of adjacent parts; now generally applied to any group of cells having such a controlling influence.
o. nucleolar **1.** (nucleolus o.). Nucleolar o. **2.** (nucleolar o.).
o. primario (primary o.). The o. situated on the dorsal lip of the blastopore.
o. de los procentríolos (procentriole o.). Deuterosome.
organizar (organize). To provide with, or to assume, a structure.
órgano **1.** (organ). [*organum*, NA]. Organon; any part of the body exercising a specific function, as of respiration, secretion, digestion. **2.** (organum, pl. organa). [*organum*, pl. *organa*, NA]. Organ.
ó. accesorios (accessory o.'s). Supernumerary o.'s.
ó. accesorios del ojo (accessory o.'s of eye). [*organa oculi accessoria*, NA].
ó. anuloespiral (annulospiral o.). Annulospiral ending.
ó. de la audición (o. of hearing). Labyrinthus cochlearis.
ó. auditivo (organum auditus). O. vestibulocochleare.
ó. blanco (target o.).
ó. de Chievitz (Chievitz' o.).

N O P

ó. circunventriculares (circumventricular o.'s).
ó. de Corti (Corti's o.). Organum spirale.
ó. crítico (critical o.).
ó. errante (wandering o.). Floating o.; ptotic o.
ó. del esmalte (enamel o.).
ó. espiral (spiral o.). [*organum spirale*, NA]. Corti's o.
ó. flotante (floating o.). Wandering o.
ó. genitales (genital o.'s). [*organa genitalia*, NA].
ó. gustativo (gustatory o.). Organum gustus.
ó. del gusto (o. of taste). [*organum gustus*, NA].
ó. intromitente (intromittent o.). Penis.
ó. de Jacobson (Jacobson's o.). Organum vomeronasale.
ó. neuromástico (neuromast o.). Lateral line sense o.
ó. neurotendinoso (neurotendinous o.). Golgi tendon o.
ó. del olfato **1.** (o. of smell). [*organum olfactus*, NA]. **2.** (organum olfactus). [*organum olfactus*, NA]. Olfactory organ; organ of smell.
ó. olfatorio (olfactory o.). Organum olfactus.
ó. ptótico (ptotic o.). Wandering o.
ó. en ramillete de Ruffini (flower-spray o. of Ruffini). Flower-spray ending.
ó. de Rosenmüller (o. of Rosenmüller). Epoöphoron.
ó. sensorial de la línea lateral (lateral line sense o.).
ó. sensoriales (sense o.'s). Organa sensuum.
ó. de los sentidos (organa sensuum). [*organa sensuum*, NA]. Sense organs.
ó. subcomisural (subcommissural o.).
ó. supernumerarios (supernumerary o.'s). Accessory o.'s.
ó. del tacto (o. of touch). [*organum tactus*, NA].
ó. tendinoso de Golgi (Golgi tendon o.). Neurotendinous o.; neurotendinous spindle.
ó. terminal (end o.).
ó. urinarios (urinary o.'s). [*organa urinaria*, NA].
ó. vestibular (vestibular o.).
ó. vestibulococlear (vestibulocochlear o.). [*organum vestibulocochleare*, NA].
ó. vestigial (vestigial o.).
ó. de la visión (o. of vision). Organum visus.
ó. visual (organum visus). [*organum visus*, NA]. Organ of vision.
ó. vomeronasal (vomeronasal o.). [*organum vomeronasale*, NA].
ó. de Weber (Weber's o.). Utriculus prostaticus.
ó. de Zuckerkandl (o.'s of Zuckerkandl). Corpora para-aortica.

organo- (organo-). Combining form denoting organ or organic.
órgano-específico (organ-specific). Denoting or pertaining to a serum produced by the injection of the cells of a certain organ or tissue that, when injected into another animal, destroys the cells of the corresponding organ.
organoférrico (organoferric). Relating to an organic compound containing iron.
organofilia (organophilicity). Attraction of nonpolar substances (organic molecules) to each other.
organofílico (organophilic). Pertaining to organophilicity.
organogel (organogel). A hydrogel with an organic liquid instead of water as the dispersion means.
organogénesis (organogenesis). Organogeny; formation of organs during development.
organogenético, organogénico (organogenetic, organogenic). Relating to organogenesis.
organogenia (organogeny). Organogenesis.
organografía (organography). A treatise on, or description of, the organs of the body.
organoide (organoid). **1.** Resembling in superficial appearance or in structure any of the organs or glands of the body. **2.** Composed of glandular or organic elements, and not of a single tissue. **3.** Organelle.
organoléptico (organoleptic). **1.** Stimulating any of the organs of sensation. **2.** Susceptible to a sensory stimulus.
organología (organology). Branch of science concerned with the anatomy, physiology, development, and functions of the various organs.
organoma (organoma). Obsolete term for a neoplasm that contains cytologic and histologic elements in such an arrangement that specific types of tissue may be identified in various parts.
organomegalia (organomegaly). Visceromegaly.
organomercurial (organomercurial). Any organic mercurial compound; e.g., merbromin, thimerosal.
organometálico (organometallic). Denoting an organic compound containing one or more metallic atoms in its structure.
organonimia (organonymy). The nomenclature of the organs of the body, as distinguished from toponymy.
organonomía (organonomy). The body of laws regulating the life processes of organized beings.
organopatía (organopathy). Any disease especially affecting one of the organs of the body.
organopexia (organopexy, organopexia). Fixation by suture or otherwise of a floating or ptotic organ.
organosol (organosol). A hydrosol with an organic liquid instead of water as the dispersion means.
organotaxis (organotaxis). The tendency to migrate to a certain organ selectively.
organoterapia (organotherapy). Treatment of disease by preparations made from animal organs.
organotrófico (organotrophic). **1.** Pertaining to the nourishment of an organ. **2.** Pertaining to a microorganism that uses organic sources as a reducing power.
organotropía (organotropy). Organotropism.
organotrópico (organotropic). Pertaining to or characterized by organotropism.
organotropismo (organotropism). Organotropy; the special affinity of particular drugs, pathogens, or metastatic tumors for particular organs or their component parts.
orgásmico, orgástico (orgasmic). Orgastic; relating to, characteristic of, or tending to produce an orgasm.
orgasmo (orgasm). Climax; the acme of the sexual act.
orientación (orientation). **1.** The recognition of one's temporal, spatial, and personal relationships and environment. **2.** The relative position of an atom with respect to one to which it is connected.
orientomicina (orientomycin). Cycloserine.
orificial (orificial). Relating to an orifice of any kind.
orificio **1.** (opening). [*ostium*, NA]. Aperture; orifice. **2.** (orifice). Orificium; any aperture or opening.
o. abdominal o abdominal de la trompa uterina (ostium abdominale tubae uterina). [*ostium abdominale tubae uterina*, NA].
o. de acceso (access o.). Access.
o. anal (anal orifice). Anus.
o. de la aorta, aórtico (aortic ostium). [*ostium aortae*, NA].
o. aórtico (aortic o.). [*hiatus aorticus*, NA].
o. del apéndice vermiforme (ostium appendicis vermiformis). [*ostium appendicis vermiformis*, NA].
o. de la arteria pulmonar (pulmonary o.). [*ostium trunci pulmonalis*, NA]. Pulmonary orifice.
o. arterioso (ostium arteriosum).
o. auriculoventricular derecho (tricuspid orifice). [*ostium atrioventriculare dextrum*, NA].
o. auriculoventricular izquierdo (mitral orifice). [*ostium atrioventriculare sinistrum*, NA].
o. cardíaco (cardiac o.). [*ostium cardiacum*, NA].
o. cervical incompetente (incompetent cervical os).
o. del conducto radicular (root canal orifice).
o. esofágico (esophageal o.). [*hiatus esophageus*, NA].
o. esofagogástrico (esophagogastric orifice). [*ostium cardiacum*, NA].
o. externo del acueducto del caracol (apertura externa canaliculi cochleae). [*apertura externa aqueductus vestibuli*, NA].
o. externo del acueducto del vestíbulo (apertura externa aqueductus vestibuli). [*apertura externa aqueductus vestibuli*, NA].
o. externo de la uretra (external urethral o.). [*ostium urethrae externum*, NA]. External orifice of the urethra.
o. faríngeo de la trompa auditiva (pharyngeal o. of auditory tube). [*ostium pharyngeum tubae auditivae*, NA].
o. faríngeo de la trompa de Eustaquio (pharyngeal o. of eustachian tube). [*ostium pharyngeum tubae auditivae*, NA].
o. gastroduodenal (gastroduodenal orifice). [*ostium pyloricum*, NA].
o. ileocecal (ileocecal o.). [*ostium ileocecale*, NA]. Ileocecal orifice.
o. interno (ostium internum). [*ostium uterinum tubae*, NA].

o. interno de la uretra (internal urethral o.). [*ostium urethrae internum,* NA]. Internal orifice of the urethra.
o. interno del útero (ostium uteri internum). [*isthmus uteri,* NA].
o. lateral del cuarto ventrículo (lateral aperture of fourth ventricle). [*apertura lateralis ventriculi quarti,* NA]. Arachnoid foramen; Magendie's foramen.
o. medio del cuarto ventrículo (median aperture of fourth ventricle).
o. mitral (mitral orifice). [*ostium atrioventriculare sinistrum,* NA].
o. pilórico (pyloric orifice). [*ostium pyloricum,* NA].
segundo o. de Scanzoni (Scanzoni's second os). Pathologic retraction ring.
o. timpánico del conducto del cuerda del tímpano (tympanic o. of canal for chorda tympani). [*apertura tympanica canaliculi chordae tympani,* NA].
o. timpánico de la trompa auditiva (tympanic o. of auditory tube). [*ostium tympanicum tubae auditivae,* NA].
o. timpánico de la trompa de Eustaquio (tympanic o. of eustachian tube). [*ostium tympanicum tubae auditivae,* NA].
o. tricuspídeo (tricuspid orifice). [*ostium atrioventriculare dextrum,* NA].
o. del uréter (ureteral o.). [*ostium ureteris,* NA]. Orifice of the ureter.
o. ureteral (ureteral o.). [*ostium ureteris,* NA]. Orifice of the ureter.
o. ureteral en "hoyo de golf" (golf-hole ureteral orifice).
o. uterino de la trompa (ostium internum). [*ostium uterinum tubae,* NA].
o. del útero (o. of uterus). [*ostium uteri,* NA].
o. vaginal (vaginal o.). [*ostium vaginae,* NA]. Vaginal orifice.
o. de la vena cava inferior (o. of inferior vena cava). [*ostium venae cavae inferioris,* NA].
o. de la vena cava superior (o. of superior vena cava). [*ostium venae cavae superioris,* NA].
o. de las venas pulmonares (o. of pulmonary veins). [*ostia venarum pulmonalium,* NA].
o. venoso (ostium venosum).

orificium (orificium. pl. orificia). [*orificium*, pl. *orificia*, NA]. Orifice.

origen (origin). **1.** The less movable of the two points of attachment of a muscle, that which is attached to the more fixed part of the skeleton. **2.** The starting point of a cranial or spinal nerve.

orina (urine). The fluid and dissolved substances excreted by the kidney.
o. amoniacal (ammoniacal u.). Ammoniuria.
o. cruda (crude u.).
o. febril (febrile u., feverish u.).
o. gotosa (gouty u.). U. of a high color containing uric acid in excess.
o. como jarabe de arce (maple syrup u.).
o. lechosa (milky u.). Chylous u.
o. de miel (honey u.). Old term for diabetes mellitus.
o. negra (black u.). The dark u. of melanuria or hemoglobinuria.
o. nubosa (nebulous u.). Cloudy u.
o. quilosa (chylous u.). Milky u.
o. residual (residual u.).
o. turbia (cloudy u.). Nebulous u.

orinal (urinal). A vessel into which urine is passed.

orinar (urinate). Micturate; to pass urine.

orizaba, raíz de (orizaba jalap root). Ipomea.

ornado (ornate). A term that refers to the patterning of the scutum (gray or white markings on a dark background) in ixodid ticks.

ornitina (Orn) (ornithine (Orn)). 2,5-Diaminovaleric acid; the amino acid formed when arginine is hydrolyzed by arginase.
o. acetiltransferasa (o. acetyltransferase).
o. carbamoiltransferasa (o. carbamoyltransferase).
o. descarboxilasa (o. decarboxylase).
o. transcarbamoilasa (o. transcarbamoylase).

ornitinemia (ornithinemia). A toxic condition occasionally producing localized cerebral swelling, caused by abnormal amounts of ammonia in the blood.

ornitinuria (ornithinuria). Excretion of excessive amounts of ornithine in the urine.

ornitosis (ornithosis). Originally, a disease in nonpsittacine birds (domestic fowls, ducks, pigeons, turkeys, and many wild birds) caused by *Chlamydia psittaci;* now, generally referred to as psittacosis.

oro (gold (Au)). Aurum; a yellow metallic element, symbol Au, atomic no. 79, atomic weight 196.97.
o. cohesivo (cohesive g.).
o. coloidal radiactivo (colloidal radioactive g.). Radiogold colloid.
hojas de o. (gold foil). Pure gold rolled into extremely thin sheets.
o. mate (mat g.).
o. no cohesivo (noncohesive g.).
o. en polvo (powdered g.).
o. tioglucosa (g. thioglucose). Aurothioglucose.
tiomalato sódico de o. (g. sodium thiomalate). Sodium aurothiomalate.
tiosulfato sódico de o. (g. sodium thiosulfate). Sodium aurothiosulfate.

oro- (oro-). **1.** Combining form relating to the mouth. **2.** Obsolescent alternative spelling for orrho-.

orodigitofacial (orodigitofacial). Relating to the mouth, fingers, and face.

orofacial (orofacial). Relating to the mouth and face.

orofaringe (oropharynx). Pars oralis pharyngis.

orofaríngeo (oropharyngeal). Relating to the oropharynx.

orofaringolaringitis (oropharyngolaryngitis). Inflammation of the mucosa of the upper respiratory-digestive tract.

orolingual (orolingual). Relating to the mouth and tongue.

oronasal (oronasal). Relating to the mouth and nose.

orosomucoide (orosomucoid). α_1-Acid glycoprotein; acid seromucoid; a subgroup of the α_1-globulin fraction of blood.

orotato (Oro) (orotate (Oro)). A salt or ester of orotic acid.
o. fosforribosiltransferasa (o. phosphoribosyltransferase).

orotidilato (orotidylate (OMP)). A salt or ester of orotidylic acid.

orotidina (Ord) (orotidine (Ord)). 1-Ribosylorotate; orotic acid ribonucleoside; uridine-6-carboxylic acid; an intermediate in the biosynthesis of the pyrimidine nucleosides (cytidine and uridine) that are found in nucleic acids.

orquectomía (orchectomy). Orchiectomy.

orqui-, orquido-, orquio- (orchi-, orchido-, orchio-). Combining forms denoting relationship to the testes.

orquialgia (orchialgia). Orchiodynia; orchioneuralgia; testalgia; pain in the testis.

orquiatrofia (orchiatrophy). Atrophy or shrinking of the testis.

orquicorea (orchichorea). Involuntary rising and falling movements of the testis.

orquidalgia (orchidalgia). Orchialgia.

orquidectomía (orchidectomy). Orchiectomy.

orquídico (orchidic). Relating to the testis.

orquiditis (orchiditis). Orchitis.

orquidómetro (orchidometer). **1.** A caliper device used to measure the size of testes. **2.** A set of sized models of testes for comparison of testicular development.

orquidoptosis (orchidoptosis). Ptosis of the male gonads.

orquidorrafia (orchidorraphy). Orchiopexy.

orquiectomía (orchiectomy). Orchectomy; orchidectomy; testectomy; removal of one or both testes.

orquiepididimitis (orchiepididymitis). Inflammation of the testis and epididymis.

orquilítico (orchilytic). Destructive to the testis.

orquilo (orchil). Archil.

orquiocele (orchiocele). **1.** A tumor of the testis. **2.** A testis retained in the inguinal canal.

orquiococo (orchiococcus). An old term for any Gram-negative diplococcus that resembles the gonococcus but is more easily cultivated on ordinary media.

orquiodinia (orchiodynia). Orchialgia.

orquionco (orchioncus). A neoplasm of the testis.

orquioneuralgia (orchioneuralgia). Orchialgia.

orquiopatía (orchiopathy). Testopathy; disease of a testis.

orquiopexia (orchiopexy). Cryptorchidopexy; orchidorraphy; orchiorrhaphy; surgical treatment of an undescended testicle by freeing it and implanting it into the scrotum.
o. transeptal (transseptal o.). Ombrédanne operation.

orquioplastia (orchioplasty). Surgical reconstruction of the testis.
orquiorrafia (orchiorrhaphy). Orchiopexy.
orquioterapia (orchiotherapy). Treatment with testicular extracts.
orquiotomía (orchiotomy). Orchotomy; incision into a testis.
orquítico (orchitic). Denoting orchitis.
orquitis (orchitis). Orchiditis; testitis; inflammation of the testis.
o. parotídea (o. parotidea). O. associated with mumps.
o. traumática (traumatic o.).
o. variolosa (o. variolosa). O. complicating smallpox.
orris (orris). Iris.
orro- (orrho-). Obsolescent combining form denoting serum.
orseilina BB (orseillin BB). A red disazo acid dye used as a fungal and bacterial stain.
ortergasia (orthergasia). Rarely used term for normal intellectual and emotional adjustment.
ortesis (orthesis). An orthopedic brace, splint, or appliance.
o. moldeada (cast brace). A specially designed plaster cast incorporating hinges and other brace components.
ortética (orthetics). Orthotics.
ortiga (urtica). Nettle; the herb, *Urtica dioica* (family Urticaceae); a weed, the leaves of which produce a stinging sensation when touching the skin.
orto- (ortho-, orth-). **1.** Prefix denoting straight, normal, or in proper order. **2.** (*o*-). In chemistry, italicized prefix denoting that a compound has two substitutions on adjacent carbon atoms in a benzene ring.
ortoácido (orthoacid). An acid in which the number of hydroxyl groups equals the valence of the acid-forming element.
ortoarteriotonía (orthoarteriotony). Normal blood pressure.
ortobiosis (orthobiosis). Rarely used term for correct living, both hygienically and morally.
ortocaína (orthocaine). The methyl ester of 3-amino-4-hydroxybenzoic acid; a surface anesthetic agent usually used in dusting powder form.
ortocefálico (orthocephalic). Orthocephalous; having a head well proportioned to height.
ortocéfalo (orthocephalous). Orthocephalic.
ortocinética (orthokinetics). A method advocated for the treatment of hypertrophic osteoarthritis in which an attempt is made to change muscular action from one group of muscles to another set of muscles to protect the diseased joint.
ortocitosis (orthocytosis). A condition in which all of the cellular elements in the circulating blood are mature forms, irrespective of the proportions of various types and total numbers.
ortocorea (orthochorea). A form of chorea in which the spasms occur only or chiefly when the patient is in the erect posture.
ortocrasia (orthocrasia). Obsolete term for condition in which there is a normal reaction to drugs, articles of diet, etc.
ortocromático (orthochromatic). Euchromatic; orthochromophil; orthochromophile; denoting any tissue or cell that stains the color of the dye used, i.e., the same color as the dye solution with which it is stained.
ortocromófilo (orthochromophil, orthochromophile). Orthochromatic.
ortodentina (orthodentin). Straight tubed dentin as seen in the teeth of mammals.
ortodígita (orthodigita). Correction of malformations of fingers or toes.
ortodoncia 1. (orthodontics). Dental orthopedics; orthodontia; that branch of dentistry concerned with the correction and prevention of irregularities and malocclusion of the teeth. **2.** (orthodontia). Orthodontics.
o. quirúrgica (surgical o.). Orthognathic surgery.
ortodontista (orthodontist). A dental specialist who practices orthodontics.
ortodrómico (orthodromic). Dromic; denoting the propagation of an impulse along an axon in the normal direction.
ortoestereoscopio (orthostereoscope). A rarely used instrument for stereoscopic x-ray.
ortoforia (orthophoria). Absence of heterophoria; the condition of binocular fixation in which the lines of sight meet at a distant or near point of reference in the absence of a fusion stimulus.
ortofórico (orthophoric). Pertaining to orthophoria.
ortofosfato (orthophosphate). A salt or ester of orthophosphoric acid.
o. inorgánico (P_i) (inorganic o. (P_i)). Any ion or salt form of phosphoric acid.
ortofrenia (orthophrenia). **1.** Rarely used term for soundness of mind. **2.** Rarely used term for a condition of normal interpersonal relationships.
ortogénesis (orthogenesis). The doctrine that evolution is governed by intrinsic factors, and occurs in definite directions.
ortogenia (orthogenics). The science concerned with the study and treatment of mental and physical defects that obstruct or retard normal development.
ortogénico (orthogenic). Relating to orthogenesis.
ortognatia (orthognathia). The study of the causes and treatment of conditions related to malposition of the bones of the jaws.
ortognático, ortognato (orthognathic, orthognathous). **1.** Relating to orthognathia. **2.** Having a face without projecting jaw, one with a gnathic index below 98.
ortógrado (orthograde). Walking or standing erect.
ortomecánico (orthomechanical). Pertaining to braces, prostheses, orthotic devices, and appliances.
ortomecanoterapia (orthomechanotherapy). Treatment with braces, prostheses, orthotic devices, or appliances.
ortomélico (orthomelic). Correcting malformations of arms or legs.
ortómetro (orthometer). An instrument for determining the degree of protrusion or retraction of the eyeballs.
ortomolecular (orthomolecular). Pauling's term denoting a therapeutic approach designed to provide an optimum molecular environment for body functions.
ortopedia (orthopaedics, orthopedics). The medical specialty concerned with the preservation, restoration, and development of form and function of the musculoskeletal system, extremities, spine, and associated structures.
o. dental (dental o.). Orthodontics.
o. funcional de los maxilares (functional jaw o.).
ortopédico (orthopaedic, orthopedic). Relating to orthopaedics.
ortopedista (orthopaedist, orthopedist). One who practices orthopaedics.
ortopercusión (orthopercussion). Very light percussion of the chest, made in a sagittal direction.
ortopnea (orthopnea). Discomfort in breathing which is brought on or aggravated by lying flat.
ortopneico (orthopneic). Relating to or characterized by orthopnea.
ortoprótesis (orthoprosthesis). An appliance used in the management of prosthetic problems related to alignment of teeth.
ortopsiquiatría (orthopsychiatry). A cross-disciplinary science devoted to the discovery, prevention, and treatment of mental and psychological disorders in children and adolescents.
ortóptica (orthoptics). The study and treatment of defective binocular vision, of defects in the action of the ócular muscles, or of faulty visual habits.
ortóptico (orthoptic). Relating to orthoptics.
ortoqueratología (orthokeratology). A method of molding the cornea with contact lenses to improve unaided vision.
ortoqueratosis (orthokeratosis). Formation of an anuclear keratin layer.
ortoscopia (orthoscopy). Examination of the eye with the orthoscope.
ortoscópico (orthoscopic). **1.** Relating to the orthoscope. **2.** Having normal vision. **3.** Denoting an object correctly observed by the eye.
ortoscopio (orthoscope). **1.** An instrument by means of which one is able to draw the outlines of the various normas of the skull. **2.** An instrument by which water is held in contact with the eye, thereby eliminating corneal refraction.
ortosimpático (orthosympathetic). Referring to the sympathetic component of the autonomic nervous system, as distinguished from parasympathetic.
ortosis (orthosis, pl. orthoses). Straightening of a deformity, often by use of orthopedic appliances.
ortostático (orthostatic). Relating to an erect posture or position.
ortotanasia (orthothanasia). **1.** A normal or natural manner of death and dying. **2.** Sometimes used to denote the deliberate stopping of artificial or heroic means of maintaining life.

ortótica (orthotics). Orthetics; the science concerned with the making and fitting of orthopaedic appliances.
ortótico (orthotist). A maker and fitter of orthopaedic appliances.
ortotolidina (orthotolidine). *o*-Tolidine; 3,3'-dimethylbenzidine.
ortótonos (orthotonos, orthotonus). A form of tetanic spasm in which the neck, limbs, and body are held fixed in a straight line.
ortotópico (orthotopic). In the normal or usual position.
ortotrópico (orthotropic). Extending or growing in a straight, especially a vertical, direction.
ortovoltaje (orthovoltage). In radiation therapy, a vague term for voltage between 400 and 600 kv.
orzuelo **1.** (sty, stye, pl. sties, styes). Hordeolum externum. **2.** (hordeolum). A suppurative inflammation of a gland of the eyelid.
o. externo (hordeolum externum). Sty.
o. interno (hordeolum internum). Acute chalazion; meibomian sty.
o. de Meibomio **1.** (meibomian s.). Hordeolum internum. **2.** (hordeolum meibomianum). H. internum.
o. de Zeis (zeisian s.). Inflammation of one of Zeis' glands.
Os (Os). Symbol for osmium.
O.S. (O.S.). Abbreviation for L. *oculus sinister*, left eye.
os, gen. **oris**, pl. **ora** (os, gen. oris, pl. ora). **1.** [*os*, NA]. The mouth. **2.** Term applied sometimes to an opening into a hollow organ or canal, especially one with thick or fleshy edges.
-osa (-ose). **1.** In chemistry, a termination usually indicating a carbohydrate. **2.** Suffix appended to some L. roots, with significance of the more common -ous.
osazona (osazone). Dihydrazone; the compound formed by certain sugars (e.g., glucose, galactose, fructose) with excess hydrazines, possessing two hydrazones on carbons 1 and 2 instead of only one at C-1, as in the ordinary hydrazone.
oscilación (oscillation). **1.** A to-and-fro movement. **2.** A stage in the vascular changes in inflammation in which the accumulation of leukocytes in the small vessels arrests the passage of blood and there is simply a to-and-fro movement at each cardiac contraction.
oscilador (oscillator). **1.** An apparatus somewhat like a vibrator, used to give a form of mechanical massage. **2.** An electric circuit designed to generate alternating current at a particular frequency. **3.** Any device that produces oscillation.
oscilografía (oscillography). The study of the records made by an oscillograph.
oscilógrafo (oscillograph). An instrument that records oscillations, usually electrical.
oscilometría (oscillometry). The measurement of oscillations of any kind with an oscillometer.
oscilométrico (oscillometric). Relating to the oscillometer or the records made by its use.
oscilómetro (oscillometer). An apparatus for measuring oscillations of any kind, especially those of the bloodstream in sphygmometry.
oscilopsia (oscillopsia). Oscillating vision; the subjective sensation of oscillation of objects viewed.
osciloscopio (oscilloscope). An oscillograph in which the record of oscillations is continuously visible.
o. de almacenamiento (storage o.).
o. de rayos catódicos (cathode ray o. (CRO)).
oscitancia (oscitation). Yawning.
oscitar (oscitate). To yawn; to gape.
ósculo (osculum, pl. oscula). A pore or minute opening.
oseína (ossein, osseine). Collagen.
óseo (osseous). Osteal; bony; of bone-like consistency or structure.
oseo- (osseo-). Combining form denoting bony.
oseocartilaginoso (osseocartilaginous). Osteocartilaginous; osteochondrous; relating to, or composed of, both bone and cartilage.
oseomucina (osseomucin). The ground substance of bony tissue.
oseomucoide (osseomucoid). A mucoid derived from ossein.
osfresio- (osphresio-). Combining form denoting odor or the sense of smell.
osfresiofilia (osphresiophilia). An unusual interest in odors.
osfresiofobia (osphresiophobia). Olfactophobia.
osfresiolagnia (osphresiolagnia). Sexual excitement produced by odors.
osfresiología (osphresiology). Osmology.
osfresiológico (osphresiologic). Relating to osphresiology.
osfresis (osphresis). Olfaction.
osfrético (osphretic). Olfactory.
OSHA (OSHA). Abbreviation for Occupational Safety and Health Administration of the U.S. Department of Labor, responsible for establishing and enforcing safety and health standards in the workplace.
osi- (ossi-). Combining form denoting bone.
osicular (ossicular). Pertaining to an ossicle.
osiculectomía (ossiculectomy). Removal of one or more of the ossicles of the middle ear.
osiculotomía (ossiculotomy). Division of one of the processes of the ossicles of the middle ear, or of a fibrous band causing ankylosis between any two ossicles.
osífero (ossiferous). Containing or producing bone.
osificación (ossification). **1.** The formation of bone. **2.** A change into bone.
o. endocondral o encondral (endochondral o.).
o. intramembranosa (intramembranous o.). Membranous o.
o. membranosa (membranous o.). Intramembranous o.
o. metaplásica (metaplastic o.).
osificar (ossify). To form bone or convert into bone.
osífico (ossific). Relating to a change into, or formation of, bone.
osiforme (ossiform). Osteoid.
-osis (-osis, pl. -oses). Suffix, properly added only to words formed from G. roots, meaning a process, condition, or state, usually abnormal or diseased.
osmático (osmatic). Olfactory.
osmato (osmate). A salt of osmic acid.
osmesis (osmesis). Olfaction.
ósmica (osmics). The science of olfaction.
osmicación, osmificación (osmication, osmification). The fixation of tissue with an osmic acid solution; also serves as a stain for both light and electron microscopy.
osmicar (osmicate). To stain or fix with osmic acid.
osmidrosis (osmidrosis). Bromidrosis.
osmio (osmium (Os)). A metallic element of the platinum group, symbol Os, atomic no. 76, atomic weight 190.2.
tetróxido de o. (o. tetroxide). Osmic acid.
osmiófilo (osmiophilic). Readily stained with osmic acid.
osmiófobo (osmiophobic). Not readily stained with osmic acid.
osmo- (osmo-). **1.** Combining form denoting osmosis. **2.** Combining form denoting smell or odor.
osmoceptor (osmoceptor). Osmoreceptor.
osmodisforia (osmodysphoria) An abnormal dislike of certain odors.
osmofílico, osmófilo (osmophil, osmophilic). Flourishing in a medium of high osmotic pressure
osmofobia (osmophobia) Olfactophobia.
osmóforo (osmophore). The group of atoms in the molecule of a compound that is responsible for the compound's characteristic odor.
osmograma (osmogram). Electro-olfactogram.
osmol (osmole). The molecular weight of a solute, in grams, divided by the number of ions or particles into which it dissociates in solution.
osmolalidad (osmolality). The concentration of a solution expressed in osmoles of solute particles per kilogram of solvent.
o. calculada del suero (calculated serum o.).
osmolar (osmolar). Osmotic.
osmolaridad (osmolarity). The osmotic concentration of a solution expressed as osmoles of solute per liter of solution.
osmología (osmology). **1.** Osphresiology; the study of odors, their production, and their effects. **2.** The study of osmosis.
osmometría (osmometry). Measurement of osmolality by use of an osmometer.
osmómetro (osmometer) An instrument for measuring osmolality by freezing point depression or vapor pressure elevation techniques.
osmorreceptor (osmoreceptor). **1.** Osmoceptor. A receptor in the central nervous system (probably the hypothalamus) that responds to changes in the osmotic pressure of the blood. **2.** A receptor that receives olfactory stimuli.
osmorregulador (osmoregulatory). Influencing the degree and rapidity of osmosis.
osmosidad (osmosity). An indirect measure of the osmotic characteristics of a solution, in terms of a comparable sodium chloride

solution, now rendered obsolete by the more precisely defined term osmolality.

ósmosis (osmosis). The process by which solvent tends to move through a semipermeable membrane from a solution of lower to a solution of higher osmolal concentration of the solutes to which the membrane is relatively impermeable.

ó. inversa (reverse o.).

osmoterapia (osmotherapy). Dehydration by means of intravenous injections of hypertonic solutions of sodium chloride, dextrose, urea, mannitol, or other osmotically active substances, or by oral administration of glycerine, isosorbide, glycine, etc.

osmótico (osmotic). Osmolar; relating to osmosis.

-oso (-ous). Chemical suffix denoting that the element to the name of which it is attached is in one of its lower valencies

osque-, osqueo- (osche-, oscheo-). Combining forms denoting the scrotum.

osqueal (oscheal). Scrotal.

osqueítis (oscheitis). Inflammation of the scrotum.

osqueoelefantiasis (oschelephantiasis). An enlargement or elephantiasis of the scrotum.

osqueohidrocele (oscheohydrocele). Scrotal hydrocele.

osqueoplastia (oscheoplasty). Scrotoplasty.

osselet (osselet). A periostitis of the anterior margin of the third metacarpal bone or first phalanx near the fetlock, characterized first by a painful, soft swelling and later by exostosis; a cause of lameness in horses, particularly young race horses in training.

ossiculum. pl. ossicula (ossiculum, pl. ossicula). [*ossiculum*, NA]. Bonelet; ossicle; a small bone; specifically, one of the bones of the tympanic cavity or middle ear.

osteal (osteal). Osseous.

ostealgia (ostealgia). Osteodynia; pain in a bone.

osteálgico (ostealgic). Relating to or marked by bone pain.

osteanáfisis (osteanaphysis). Osteoanagenesis.

osteanagénesis (osteanagenesis). Osteoanagenesis.

ostectomía (ostectomy). **1.** Osteoectomy. Surgical removal of bone. **2.** In dentistry, resection of supporting osseous structure to eliminate periodontal pockets.

osteína (ostein, osteine). Collagen.

osteítico (osteitic). Ostitic; relating to or affected by osteitis.

osteítis (osteitis). Ostitis; inflammation of bone.

o. alveolar (alveolar o.). Alveoalgia.

o. caseosa (caseous o.). Tuberculous caries in bone.

o. central (central o.). **1.** Osteomyelitis. **2.** Endosteitis.

o. condensante (condensing o.). Sclerosing o.

o. cortical (cortical o.).

o. deformante (o. deformans). Paget's disease.

o. esclerosante (sclerosing o.). Condensing o.; Garré's disease.

o. fibrosa circunscripta (o. fibrosa circumscripta).

o. fibrosa diseminada (o. fibrosa disseminata).

o. fibrosa localizada (localized o. fibrosa).

o. fibrosa multifocal (multifocal o. fibrosa).

o. fibrosa quística (o. fibrosa cystica).

o. fibrosa renal (renal o. fibrosa). Renal rickets.

o. hematógena (hematogenous o.).

o. tuberculosa múltiple quística (o. tuberculosa multiplex cystica).

ostembrión (ostembryon). Archaic term for lithopedion.

ostemia (ostemia). Congestion or hyperemia of a bone.

ostempiesis (ostempyesis). Suppuration in bone.

osteo-, ost-, oste- (osteo-, ost-, oste-). Combining forms denoting bone.

osteoanagénesis (osteoanagenesis). Osteanagenesis; osteanaphysis; reproduction of bone.

osteoartritis (osteoarthritis). Degenerative arthritis; degenerative joint disease; hypertrophic arthritis; osteoarthrosis; arthritis characterized by erosion of articular cartilage.

o. hiperplásica (hyperplastic o.).

osteoartropatía (osteoarthropathy). A disorder affecting bones and joints.

o. hipertrófica idiopática (idiopathic hypertrophic o.).

o. neumogénica (pneumogenic o.). Hypertrophic pulmonary o.

o. pulmonar (pulmonary o.). Hypertrophic pulmonary o.

o. pulmonar hipertrófica (hypertrophic pulmonary o.).

osteoartrosis (osteoarthrosis). Osteoarthritis.

osteoblástico (osteoblastic). Relating to the osteoblasts.

osteoblasto (osteoblast). Osteoplast; a bone-forming cell derived from mesenchyme that forms an osseous matrix in which it becomes enclosed as an osteocyte.

osteoblastoma (osteoblastoma). Giant osteoid osteoma; an uncommon benign tumor of osteoblasts with areas of osteoid and calcified tissue, occurring most frequently in the spine of a young person.

osteocarcinoma (osteocarcinoma). Undesirable and obsolete nonspecific term for a metastasis of carcinoma in a bone, or a carcinoma that contains foci of osseous tissue (as a result of metaplasia).

osteocartilaginoso (osteocartilaginous). Osseocartilaginous.

osteocistoma (osteocystoma). Solitary bone cyst.

osteocito (osteocyte). Bone cell; bone corpuscle; osseous cell.

osteoclasia (osteoclasis, osteoclasia). Diaclasis; diaclasia; intentional fracture of a bone in order to correct deformity.

osteoclástico (osteoclastic). Pertaining to osteoclasts, especially with reference to their activity in the absorption and removal of osseous tissue.

osteoclasto (osteoclast). **1.** Osteophage; a large multinucleated cell, possibly of monocytic origin, with abundant acidophilic cytoplasm, functioning in the absorption and removal of osseous tissue. **2.** An instrument used to fracture a bone to correct a deformity.

osteoclastoma (osteoclastoma). Giant cell tumor of bone.

osteocondritis (osteochondritis). Inflammation of a bone and its cartilage.

o. deformante juvenil (o. deformans juvenilis).

o. deformante juvenil dorsal (o. deformans juvenilis dorsi). Scheuermann's disease.

o. disecante (o. dissecans).

o. sifilítica (syphilitic o.). Wegner's disease.

osteocondrodistrofia (osteochondrodystrophy). Chondroosteodystrophy.

o. deformante (osteochondrodystrophia deformans). Chondroosteodystrophy.

osteocondroma (osteochondroma). Solitary osteocartilaginous exostosis; a benign cartilaginous neoplasm that consists of a pedicle of normal bone (protruding from the cortex) covered with a rim of proliferating cartilage cells.

osteocondromatosis (osteochondromatosis). Hereditary multiple exostoses.

o. sinovial (synovial o.). Synovial chondromatosis.

osteocondrosarcoma (osteochondrosarcoma). Chondrosarcoma arising in bone.

osteocondrosis (osteochondrosis). Any of a group of disorders of one or more ossification centers in children, characterized by degeneration or aseptic necrosis followed by reossification.

osteocondroso (osteochondrous). Osseocartilaginous.

osteocráneo (osteocranium). The cranium of the fetus after ossification of the membranous cranium has made it firm.

osteodentina (osteodentin). Rapidly formed tertiary dentin that contains entrapped odontoblasts and few dentinal tubules, thereby superficially resembling bone.

osteodermatopoiquilosis (osteodermatopoikilosis). Buschke-Ollendorf syndrome; osteopoikilosis with skin lesions, most commonly small fibrous nodules on the posterior aspects of the thighs and buttocks.

osteodermatoso (osteodermatous). Pertaining to or characterized by osteodermia.

osteodermia (osteodermia). Osteosis cutis.

osteodesmosis (osteodesmosis). Transformation of tendon into bony tissue.

osteodiastasis (osteodiastasis). Separation of two adjacent bones, as of the cranium.

osteodinia (osteodynia). Ostealgia.

osteodisplasia (osteodysplasty). Melnick-Needles syndrome; a generalized skeletal dysplasia with prominent forehead and small mandible.

osteodistrofia **1.** (osteodystrophy). Osteodystrophia; defective formation of bone; common in dogs with chronic nephritis. **2.** (osteodystrophia). Osteodystrophy.

o. hereditaria de Albright (Albright's hereditary o.).

o. renal (renal o.).

osteoectasia (osteoectasia). Bowing of bones, particularly of the legs.

osteoectomía (osteoectomy). Ostectomy.

osteepífisis (osteoepiphysis). An epiphysis of a bone.
o. congénita (osteosclerosis congenita). Achondroplasia.
osteoespongioma (osteospongioma). General nonspecific term for a neoplasm in bone that results in thinning and fragmentation (thus, in softening) of the cortex.
osteoesteatoma (osteosteatoma). A benign mass, usually a lipoma or sebaceous cyst, in which small foci of bony elements are present.
osteofagia (osteophagia). Eating of bones; perverted appetite seen in cattle suffering from mineral (phosphorus or calcium) deficiency.
osteófago (osteophage). Osteoclasto.
osteofibroma (osteofibroma). A benign lesion of bone, probably not a true neoplasm, consisting chiefly of fairly dense, moderately cellular, fibrous connective tissue in which there are small foci of osteogenesis.
osteofibrosis (osteofibrosis). Fibrosis of bone, mainly involving red bone marrow.
o. periapical (periapical o.). Periapical cemental dysplasia.
osteofima (osteophyma). Osteophyte.
osteófito (osteophyte). Osteophyma; a bony outgrowth or protuberance.
osteoflebitis (osteophlebitis). Inflammation of the veins of a bone.
osteofonía (osteophony). Bone conduction.
osteogénesis (osteogenesis). Osteogeny; osteosis; ostosis; the formation of bone.
o. imperfecta (o. imperfecta). Brittle bones.
osteogenético, osteogénico (osteogenic, osteogenetic). Osteogenous; osteoplastic; relating to osteogenesis.
osteogenia (osteogeny). Osteogenesis.
osteogénico (osteogenous). Osteogenic.
osteógeno (osteogen). A bone matrix-producing tissue or layer.
osteografía (osteography). A treatise on or description of the bones.
osteohalistéresis (osteohalisteresis). Softening of the bones through absorption or insufficient supply of the mineral portion.
osteohipertrofia (osteohypertrophy). Condition characterized by overgrowth of bones.
osteoide (osteoid). **1.** Ossiform relating to or resembling bone. **2.** Newly formed organic bone matrix prior to calcification.
osteolatirismo (osteolathyrism). An experimental disease in rats, swine, turkeys, and other animals fed the seeds of certain species of *Lathyrus*, or such nitriles as aminoacetonitrile or β-aminopropionitrile.
osteolipocondroma (osteolipochondroma). A benign neoplasm of cartilaginous tissue, in which metaplasia occurs and foci of adipose cells and osseous tissue are formed.
osteólisis (osteolysis). Softening, absorption, and destruction of bony tissue.
osteolítico (osteolytic). Pertaining to, characterized by, or causing osteolysis.
osteología (osteology). Osteologia; the anatomy of the bones; the science concerned with the bones and their structure.
osteólogo (osteologist). A specialist in osteology.
osteoma (osteoma). A benign slow-growing mass of mature, predominantly lamellar bone, usually arising from the skull or mandible.
o. cutáneo (o. cutis).
o. dental (dental o.). An exostosis arising from the root of a tooth.
o. esponjoso (o. spongiosum).
o. medular (o. medullare).
o. osteoide (osteoid o.).
o. osteoide gigante (giant osteoid o.). Osteoblastoma.
osteomalacia (osteomalacia). Adult rickets; late rickets; rachitis tarda: a disease characterized by a gradual softening and bending of the bones with varying severity of pain.
o. hipofosfatémica ligada al cromosoma X (X-linked hypophosphatemic o.). Vitamin D-resistant rickets.
o. infantil o juvenil (infantile o., juvenile o.). Rickets.
o. senil (senile o.). Osteoporosis in the aged.
osteomalácico (osteomalacic). Relating to, or suffering from, osteomalacia.
osteomatoide (osteomatoid). An abnormal nodule or small mass of overgrowth of bone, usually occurring bilaterally and symmetrically, in juxtaepiphysial regions, especially in long bones of the lower extremities.
osteómera (osteomere). One of the series of bone segments, such as the vertebrae.
osteometría (osteometry). The branch of anthropometry concerned with the relative size of the different parts of the skeleton.
osteomielitis (osteomyelitis). Central osteitis; inflammation of the bone marrow and adjacent bone.
osteomielodisplasia (osteomyelodysplasia). A disease characterized by enlargement of the marrow cavities of the bones, thinning of the osseous tissue, large, thin-walled vascular spaces, leukopenia, and irregular fever.
osteón (osteon, osteone) Haversian system; a central canal containing blood capillaries and the concentric osseous lamellae around it occurring in compact bone.
osteonco (osteoncus). An osteoma; sometimes used with reference to any neoplasm of a bone.
osteonecrosis (osteonecrosis). The death of bone in mass, as distinguished from caries ("molecular death") or relatively small foci of necrosis in bone.
osteópata (osteopath). Osteopathic physician.
osteopatía 1. (osteopathia). Osteopathy. **2.** (osteopathy). Osteopathia; any disease of bone. **3.** (osteopathy). Osteopathic medicine; a school of medicine based upon a concept of the normal body as a vital machine capable, when in correct adjustment, of making its own remedies against infections and other toxic conditions.
o. alimentaria (alimentary osteopathy).
o. condensante (o. condensans). Osteopoikilosis.
o. estriada (o. striata). Voorhoeve's disease.
o. hemorrágica infantil (o. hemorrhagica infantum).
osteopático (osteopathic). Relating to osteopathy.
osteopatología (osteopathology). Study of diseases of bone.
osteopedion (osteopedion). Archaic term for lithopedion.
osteopenia (osteopenia). **1.** Decreased calcification or density of bone; a descriptive term applicable to all skeletal systems in which such a condition is noted; carries no implication about causality. **2.** Reduced bone mass due to inadequate osteoid synthesis.
osteoperiostitis (osteoperiostitis). Inflammation of the periosteum and of the underlying bone.
osteopetrósico, osteopetrótico (osteopetrotic). Relating to osteopetrosis.
osteopetrosis (osteopetrosis). Albers-Schönberg disease; marble bone disease; marble bones; excessive formation of dense trabecular bone and calcified cartilage, especially in long bones, leading to obliteration of marrow spaces and to anemia, with myeloid metroplasia and hepatosplenomegaly.
o. acroosteolítica (o. acro-osteolytica). Pyknodysostosis.
o. gallinácea (o. gallinarum).
osteoplaca (osteoplaque). Any osseous layer.
osteoplastia (osteoplasty). **1.** Bone grafting; reparative or plastic surgery of the bones. **2.** In dentistry, resection of osseous structure to achieve acceptable gingival contour.
osteoplástico (osteoplastic). **1.** Osteogenic. **2.** Relating to osteoplasty.
osteoplasto (osteoplast). Osteoblast.
osteopoiquilosis (osteopoikilosis). Osteopathia condensans; mottled or spotted bones caused by widespread small foci of compact bone in the substantia spongiosa.
osteoporosis (osteoporosis). Reduction in the quantity of bone or atrophy of skeletal tissue.
o. craneal circunscripta (o. circumscripta cranii).
o. juvenil (juvenile o.). Idiopathic o.
o. postraumática (posttraumatic o.). Sudeck's atrophy.
osteoporótico (osteoporotic). Pertaining to, characterized by, or causing a porous condition of the bones.
osteorradionecrosis (osteoradionecrosis). Necrosis of bone produced by ionizing radiation; may be planned or unplanned.
osteorrafia (osteorrhaphy). Osteosuture; wiring together the fragments of a broken bone.
osteosarcoma (osteosarcoma). Osteogenic sarcoma.
osteosclerosis (osteosclerosis). Abnormal hardening or eburnation of bone.
osteosclerótico (osteosclerotic). Relating to, due to, or marked by hardening of bone substance.
osteoscopio (osteoscope). An obsolete apparatus enclosing certain bones of standard density and thickness, used for testing an x-ray machine.

osteosíntesis (osteosynthesis). Internal fixation of a fracture by means of a mechanical device, such as a pin, screw, or plate.
osteosis (osteosis). **1.** Ostosis; a morbid process in bone. **2.** Osteogenesis.
o. cutánea (o. cutis). Dermostosis; osteodermia.
o. eburnizante monomélica (o. eburnisans monomelica).
o. fibroquística renal (renal fibrocystic o.). Renal rickets.
o. paratiroidea (parathyroid o.). Osteitis fibrosa cystica.
osteosutura (osteosuture). Osteorrhaphy.
osteotimpánico (osteotympanic). Otocranial.
osteotomía (osteotomy). Cutting a bone, usually by means of a saw or chisel.
o. alveolar segmentaria (segmental alveolar o.).
o. deslizante en "C" ("C" sliding o.).
o. deslizante oblicua (sliding oblique o.).
o. horizontal (horizontal o.). An o. performed intraorally for genioplasty.
o. mandibular dividida sagital (sagittal split mandibular o.).
o. vertical (vertical o.).
osteótomo (osteotome). An instrument for use in cutting bone.
osteotribo (osteotribe). An instrument for crushing off bits of necrosed or carious bone.
osteotrito (osteotrite). An instrument with conical or olive-shaped tip having a cutting surface, resembling a dental burr, used for the removal of carious bone.
osteotrofia (osteotrophy). Nutrition of osseous tissue.
osteotrombosis (osteothrombosis). Thrombosis in one or more of the veins of a bone.
ostial (ostial). Relating to any orifice, or ostium.
ostítico (ostitic). Osteitic.
ostitis (ostitis). Osteitis.
ostium, pl. **ostia** (ostium, pl. ostia). [*ostium*, NA]. A small opening, especially one of entrance into a hollow organ or canal.
o. primum (o. primum). Interatrial foramen primum.
o. secundum (o. secundum). Interatrial foramen secundum.
ostomado (ostomate). Term for one who has an ostomy.
ostomía (ostomy). **1.** An artificial stoma or opening into the urinary or gastrointestinal canal, or the trachea. **2.** Any operation by which an opening is created between two hollow organs or between a hollow viscus and the abdominal wall or neck externally, as in tracheostomy.
ostosis (ostosis). **1.** Osteosis. **2.** Osteogenesis.
ostráceo (ostraceous). Denoting the heaping up of scales seen in psoriasis, which resembles the stratification of oyster shells.
ostreotoxismo (ostreotoxism). Poisoning from eating infected or contaminated oysters.
ot- (ot-). Combining form denoting the ear.
otalgia (otalgia). Earache.
o. geniculada (geniculate o.). Geniculate neuralgia.
o. refleja (reflex o.).
otálgico (otalgic). **1.** Relating to otalgia, or earache. **2.** A remedy for earache.
otiatría (otiatria, otiatrics). The treatment of diseases of the ear.
ótico (otic). Relating to the ear.
otítico (otitic). Relating to otitis.
otitis (otitis). Inflammation of the ear.
o. del aviador (aviation o.). Aerotitis media.
o. descamativa (o. desquamativa).
o. diftérica (o. diphtheritica).
o. externa (o. externa). Inflammation of the external auditory canal.
o. externa circunscripta (o. externa circumscripta). O. furunculosa.
o. externa difusa (o. externa diffusa).
o. externa hemorrágica (o. externa hemorrhagica).
o. furunculosa (o. furunculosa). O. externa circumscripta.
o. interna (o. interna). Labyrinthitis.
o. íntima (o. intima). Labyrinthitis.
o. laberíntica (o. labyrinthica). Labyrinthitis.
o. media (o. media). Inflammation of the middle ear, or tympanum.
o. media catarral (o. media catarrhalis). Serous o.
o. media de reflujo (reflux o. media).
o. media purulenta (o. media purulenta). O. media suppurativa.
o. media secretoria (secretory o. media). Serous o.
o. media supurada (o. media suppurativa). O. media purulenta.
o. micótica (o. mycotica).
o. parasitaria o parasítica (parasitic o.). Otoacariasis.
o. serosa (serous o.). O. media catarrhalis; secretory o. media.
oto- (oto-). Combining form denoting the ear.
otoacariasis (otoacariasis). Parasitic otitis; an infestation of the auditory canal of cats, dogs, foxes, and other animals by auricular mites, chiefly *Otodectes cynotis*.
otoantritis (otoantritis). Inflammation of the mastoid antrum.
otobiosis (otobiosis). Presence of larvae and the characteristic spiny nymphs of *Otobius megnini* in the external auditory canal of cattle, horses, cats, dogs, deer, coyotes, and other domestic and wild animals.
otocefalia (otocephaly). Malformation characterized by markedly defective development of the lower jaw (micrognathia or agnathia) and the union or close approach of the ears (synotia) on the front of the neck.
otocerebritis (otocerebritis). Otoencephalitis.
otocisto (otocyst). **1.** Embryonic auditory vesicle. **2.** A balancing organ, analogous to the utricle of mammals, possessed by certain invertebrates.
otocleisis (otocleisis). **1.** Closure of the eustachian tube. **2.** Closure, by a new growth or accumulation of cerumen, of the external auditory meatus.
otoconia (otoconia, gen. otoconium). Statoconia.
otocraneal (otocranial). Osteotympanic; relating to the otocranium.
otocráneo (otocranium). The bony case of the internal and middle ear, consisting of the petrous portion of the temporal bone.
otodinia (otodynia). Earache.
otoencefalitis (otoencephalitis). Otocerebritis; inflammation of the brain by extension of the process from the middle ear and mastoid cells.
otofaríngeo (otopharyngeal). Relating to the middle ear and the pharynx.
otoganglio (otoganglion). Ganglion oticum.
otogénico, otógeno (otogenic, otogenous). Of otic origin; originating within the ear, especially from inflammation of the ear.
otografía (otography). A treatise on, or a description of the ear.
otohematoma (othematoma). Hematoma auris; a purplish, rounded, hard swelling of the external ear, resulting from an effusion of blood between the cartilage and perichondrium.
otohemorragia (othemorrhagia). Bleeding from the ear.
otolaringología (otolaryngology). The combined specialties of diseases of the ear and larynx, often including upper respiratory tract and many diseases of the head and neck, tracheobronchial tree, and esophagus.
otolaringólogo (otolaryngologist). A physician who specializes in otolaryngology.
otolito (otoliths, otolites). **1.** Statoconia. **2.** Otosteon.
otología (otology). The branch of medical science concerned with the study, diagnosis, and treatment of diseases of the ear and related structures.
otológico (otologic). Relating to otology.
otólogo (otologist). A specialist in otology.
otomasaje (otomassage). Systematic and regular movement imparted to the tympanic membrane and ossicles.
otomicosis (otomycosis). An infection due to a fungus in the external auditory canal.
otomucormicosis (otomucormycosis). Mucormycosis of the ear.
otoneuralgia (otoneuralgia). Earache of neuralgic origin, not caused by inflammation.
otopalatodigital (otopalatodigital). Relating to the ears, palate, and fingers.
otopatía (otopathy). Any disease of the ear.
otopiorrea (otopyorrhea). Chronic otitis media with perforation of the drum membrane and a purulent discharge.
otoplastia (otoplasty). Reparative or plastic surgery of the auricle of the ear.
otopólipo (otopolypus). A polyp in the external auditory meatus, usually arising from the middle ear.
otorragia (otorrhagia). Bleeding from the ear.
otorrea (otorrhea). A discharge from the ear.
o. de líquido cefalorraquídeo (cerebrospinal fluid o.).

otorrinolaringología (otorhinolaryngology). The combined specialties of diseases of the ear, nose, and larynx; now includes diseases of related structures of the head and neck.
otorrinología (otorhinology). The study of disease of the ear and nose.
otosalpinx (otosalpinx). Tuba auditiva.
otosclerosis (otosclerosis). A new formation of spongy bone about the stapes and fenestra vestibuli (ovalis), resulting in progressively increasing deafness.
otoscopia (otoscopy). Inspection of the ear, especially of the drum membrane.
otoscopio (otoscope). Auriscope; an instrument for examining the drum membrane or auscultating the ear.
  o. de Siegle (Siegle's o.).
otósteo (otosteal). Relating to the ossicles of the ear.
otósteon (otosteon). **1.** One of the ossicles of the ear. **2.** Otoliths; otolites; a concretion in the ear, larger than a statoconium.
ototomía (ototomy). Anatomy of the ear; dissection of the ear.
ototoxicidad (ototoxicity). The property of being ototoxic.
ototóxico (ototoxic). Having a toxic action upon the ear.
O.U. (O.U.). Abbreviation for Latin *oculus uterque*, each eye or both eyes.
ouabaína (ouabain). G-strophanthin; acocantherin; a glycoside obtained from the wood of *Acocanthera ouabaio* or from the seeds of *Strophanthus gratus*.
oval (oval). Relating to an ovum.
ovalado (oval). Egg-shaped, resembling in outline the longitudinal section of an egg.
ovalocito (ovalocyte). Elliptocyte.
ovalocitosis (ovalocytosis). Elliptocytosis.
ovarialgia (ovarialgia). Oophoralgia; pain in an ovary.
ovárico (ovarian). Relating to the ovary.
ovariectomía (ovariectomy). Oophorectomy; ovariosteresis; excision of one or both ovaries.
ovario **1.** (ovary). Female gonad; genital gland; ovarium; one of the paired female reproductive glands containing the ova or germ cells. **2.** (ovarium, pl. ovaria). [*ovarium*, pl. *ovaria*, NA]. Ovary.
  o. bipartito (ovarium bipartitum). An ovary separated into two distinct parts.
  o. dividido (ovarium disjunctum).
  o. gyratum (ovarium gyratum). An ovary showing curved or irregular grooves or furrows.
  o. lobulado (ovarium lobatum).
  o. masculino (ovarium masculinum). Appendix testis.
  o. en mora (mulberry o.).
  o. poliquístico (polycystic o.).
  o. tercero (third o.). An accessory o.
ovario-, ovari- (ovario-, ovari-). Combining forms denoting ovary.
ovariocele (ovariocele). Hernia of an ovary.
ovariocentesis (ovariocentesis). Puncture of an ovary or an ovarian cyst.
ovariociesis (ovariocyesis). Ovarian pregnancy.
ovariodisneuria (ovariodysneuria). Ovarian pain or neuralgia.
ovariogénico (ovariogenic). Originating in the ovary.
ovariohisterectomía (ovariohysterectomy). Oophorohysterectomy; removal of ovaries and uterus.
ovariolítico (ovariolytic). Destructive to the ovary.
ovarionco (ovarioncus). Oophoroma.
ovariopatía (ovariopathy). Oophoropathy; any disease of the ovary.
ovariorrexis (ovariorrhexis). Rupture of an ovary.
ovariosalpingectomía (ovariosalpingectomy). Oophorosalpingectomy; operative removal of an ovary and the corresponding oviduct.
ovariosalpingitis (ovariosalpingitis). Oophorosalpingitis; inflammation of ovary and oviduct.
ovariostéresis (ovariosteresis). Ovariectomy.
ovariostomía (ovariostomy). Oophorostomy; establishment of a temporary fistula for drainage of a cyst of the ovary.
ovariotomía (ovariotomy). Oophorotomy; an incision into an ovary, e.g., a biopsy or a wedge excision.
  o. normal (normal o.).
ovaritis (ovaritis). Oophoritis.
oveja (ewe). A female sheep of breeding age.
ovi- (ovi-). Combining form denoting egg.
ovicida (ovicidal). Causing death of the ovum.
oviductal (oviductal). Oviducal; relating to a uterine tube.
oviducto (oviduct). Tuba uterina.
ovífero (oviferous). Ovigerous; carrying or containing ova.
oviforme (oviform). Ovoid.
ovigénesis (ovigenesis). Oogenesis.
ovigenético, ovigénico (ovigenetic, ovigenic). Oogenetic.
ovígeno (ovigenous). Oogenetic.
ovígero (ovigerous). Oviferous.
ovillo (skein). The coiled threads of chromatin seen in the prophase of mitosis.
  o. coroideo (choroid s.). Glomus choroideum.
  o. de prueba (test s.'s).
ovinia (ovinia). Sheep-pox.
ovino (ovine). Relating to sheep; sheeplike.
oviparidad (oviparity). The quality of being oviparous.
ovíparo (oviparous). Egg-laying; denoting those birds, fish, amphibians, reptiles, monotreme mammals, and invertebrates whose young develop in eggs outside of the maternal body.
oviposición u ovipostura (oviposition). Act of laying or depositing eggs by insects.
ovipositor (ovipositor). A specialized female organ especially well developed in insects for laying or depositing eggs.
ovista (ovist). A preformationist who believed that the female sex cell contained a miniature body susceptible to growth when stimulated by semen.
ovo- (ovo-). Combining form denoting egg.
ovoalbúmina (ovalbumin). Albumen; egg albumin; the chief protein occurring in the white of egg and resembling serum albumin.
ovocentro (ovocenter). Obsolete term for the centrosome of the impregnated ovum.
ovocito (ovocyte). Oocyte.
ovoflavina (ovoflavin). Riboflavin found in eggs.
ovogénesis (ovogenesis). Oogenesis.
ovoglobulina (ovoglobulin). Globulin in the white of egg.
ovogonio (ovogonium). Obsolete term for oogonium.
ovoide (ovoid). **1.** An oval or egg-shaped form. **2.** Oviform; resembling an egg.
  o. fetal (fetal o.). The form of the fetus in utero.
  o. de Manchester (Manchester o.).
ovolarvíparo (ovolarviparous). Denoting certain nematodes and other invertebrates in which the eggs are hatched within the female, and the larvae developed or protected within the uterus until the correct time for their emergence.
ovomucina (ovomucin). A glycoprotein in the white of egg.
ovomucoide (ovomucoid). A mucoprotein obtained from the white of egg.
ovoplasma (ovoplasm). Protoplasm of an unfertilized egg.
ovoprotógeno (ovoprotogen). Lipoic acid.
ovotestis (ovotestis). Gonad in which both testicular and ovarian components are present; a form of hermaphroditism.
ovotransferrina (ovotransferrin). Conalbumin.
ovovitelina (ovovitellin). Vitellin.
ovovivíparo (ovoviviparous). Denoting those fish, amphibians, and reptiles that produce eggs which hatch within the body of the parent.
ovulación (ovulation). Release of an ovum from the ovarian follicle.
  o. anéstrica (anestrous o.).
  o. paracíclica (paracyclic o.).
ovular (ovular). Relating to an ovule.
ovulatorio (ovulatory). Relating to ovulation.
óvulo **1.** (ovule). Ovulum. The ovum of a mammal, especially while still in the ovarian follicle. **2.** (ovule). A small beadlike structure bearing a fancied resemblance to an o. **3.** (ovum, gen. ovi, pl. ova). The female sex cell.
  ó. detenido (blighted ovum).
  ó. fertilizado o fecundado (fertilized ovum).
  ó. de Peters (Peters' ovum).
ovulocíclico (ovulocyclic). Denoting any recurrent phenomenon associated with and occurring at a certain time within the ovulatory cycle, as, for example, ovulocyclic porphyria.
ovulum, pl. **ovula** (ovulum, pl. ovula). Ovule.

oxa- (oxa-). Combining form inserted in names of organic compounds to signify presence or addition of oxygen atom(s) in a chain or ring (as in ethers), not appended to either (as in ketones and aldehydes).
oxacilina sódica (oxacillin sodium). A semisynthetic penicillin used in the oral therapy of penicillin-resistant staphylococcal infections.
oxafenamida (oxaphenamide). 4'-Hydroxysalicylanilide; a choleretic.
oxalaldehído (oxalaldehyde). Glyoxal.
oxalato (oxalate). A salt of oxalic acid.
oxalemia (oxalemia). The presence of an abnormally large amount of oxalates in the blood.
oxalilo (oxalyl). The diacyl radical, –CO–CO–.
oxalilurea (oxalylurea). Oxalourea; parabanic acid; the cyclic (end-to-end) amide anhydride of oxaluric acid; an oxidation product of uric acid.
oxalo (oxalo). The monoacyl radical, HOOC–CO–.
oxaloacetato transacetasa (oxaloacetate transacetase). Citrate synthase.
oxalosis (oxalosis). Widespread deposition of calcium oxalate crystals in the kidneys, bones, arterial media, and myocardium, with increased urinary excretion of oxalate.
oxalourea (oxalourea). Oxalylurea.
oxaluria (oxaluria). Hyperoxaluria.
oxamida (oxamide). The diamide of oxalic acid.
oxamniquina (oxamniquine). A tetrahydroquinoline derivative, similar to hycanthone and lucanthone, effective against *Schistosoma mansoni*.
oxamonio (oxammonium). Hydroxylamine.
oxanamida (oxanamide). 2-Ethyl-3-propylglycidamide; a sedative.
oxandrolona (oxandrolone). An androgenic anabolic steroid.
oxazepam (oxazepam). A benzodiazepine chemically and pharmacologically related to chlordiazepoxide and diazepam; an antianxiety agent.
oxazina (oxazin). Oxyiminodiphenylimine; parent substance of a series of biological dyes.
oxazol (oxazole). The fundamental ring system, C_3H_3ON.
oxeladina (oxeladin). An antitussive agent.
oxi- (oxy-). **1.** Combining form denoting sharp, pointed; shrill; quick (incorrectly used for ocy-, from G. *ōkys*. swift). **2.** In chemistry, combining form denoting the presence of oxygen, either added or substituted, in a substance.
oxiacoia (oxyacoia, oxyakoia). Increased sensitiveness to noises, occurring in facial paralysis, especially when the stapedius muscle is paralyzed.
oxiafia (oxyaphia). Hyperaphia.
oxibarbitúricos (oxybarbiturates). Hypnotics of the barbiturate group in which the atom attached at the carbon-2 position is oxygen.
oxibenzona (oxybenzone). 2-Hydroxy-4-methoxybenzophenone; an ultraviolet screen for use in skin ointments and lotions.
oxibiotina (oxybiotin). An analogue and antimetabolite of biotin, in which the sulfur atom is replaced by oxygen.
oxibutinina, cloruro de (oxybutynin chloride). An intestinal antispasmodic.
oxicalorímetro (oxycalorimeter). A calorimeter measuring energy content of substances in terms of oxygen consumed.
oxicefalia 1. (oxycephalia). Oxycephaly. **2.** (oxycephaly). Acrocephalia; acrocephaly; hypsicephaly; hypsocephaly; oxycephalia; steeple skull; tower skull; turricephaly; a type of craniosynostosis in which there is premature closure of the lambdoid and coronal sutures, resulting in an abnormally high, peaked, or conically shaped skull.
oxicefálico, oxicéfalo (oxycephalic, oxycephalous). Acrocephalic; hypsicephalic; relating to or characterized by oxycephaly.
oxicelulosa (oxycellulose). Cellulose that has been oxidized by NO_2 or other oxidizing agents to the point where all or most of the glucose residues have been converted to glucuronic acid residues.
oxicloruro (oxychloride). A compound of oxygen with a metallic chloride; e.g., a chlorate or perchlorate.
oxicodona (oxycodone). A narcotic analgesic.
11-oxicorticoides (11-oxycorticoids). Corticosteroids bearing an alcohol or ketonic group on carbon-11; e.g., cortisone, cortisol.
oxicrinina (oxykrinin). Secretin.
oxicromático (oxychromatic). Acidophilic.
oxicromatina (oxychromatin). Oxyphil chromatin; chromatin that stains with acid dyes, as in interphase nuclei.
oxidación (oxidation). **1.** Oxidization; combination with oxygen; increasing the valence of an atom or ion by the loss from it of hydrogen or of one or more electrons thus rendering it more electropositive. **2.** In bacteriology, the aerobic dissimilation of substrates with the production of energy and water.
  beta-o. (beta-o.).
  omega-o. (omega-o.).
oxidación-reducción (oxidation-reduction). Any chemical oxidation or reduction reaction, which must comprise both oxidation and reduction.
oxidante (oxidant). The substance that is reduced and that, therefore, oxidizes the other component of an oxidation-reduction system.
oxidar (oxidize). To combine or cause an element or radical to combine with oxygen or to lose electrons.
oxidasa 1. (oxydase). Oxidase. **2.** (oxidase). Oxydase; classically, one of a group of enzymes, now termed oxidoreductases, that bring about oxidation by the addition of oxygen to a metabolite or by the removal of hydrogen or of one or more electrons.
  o. directa (direct oxidase).
  o. indirecta (indirect oxidase).
oxidasis (oxidasis). Oxidation by an oxidase.
oxidativo (oxidative). Having the power to oxidize; denoting a process involving oxidation.
oxidización (oxidization). Oxidation.
óxido (oxide). A compound of oxygen with another element or a radical.
  ó. ácido (acid o.). An acid anhydride.
  ó. arsenioso (arsenous oxide). Arsenic trioxide.
  ó. básico (basic o.). A base anhydride.
  ó. estánico (stannic oxide).
  ó. férrico (ferric oxide). A compound used as a coloring material.
  ó. indiferente (indifferent o.). Neutral o.
  ó. mercúrico amarillo (mercuric oxide, yellow). Yellow precipitate.
  ó. mercúrico rojo (mercuric oxide, red). Red precipitate.
  ó. neutro (neutral o.).
  ó. nitroso (nitrous oxide). Dinitrogen monoxide; nitrogen monoxide.
  ó. sulfúrico (sulfuric oxide). Sulfur trioxide.
  ó. sulfuroso (sulfurous oxide). Sulfur dioxide.
oxidorreductasa (oxidoreductase). An enzyme catalyzing an oxidation-reduction reaction.
oxiestesia (oxyesthesia). Hyperesthesia.
oxifenbutazona (oxyphenbutazone). An orally effective analgesic and anti-inflammatory agent used (usually in short courses) for rheumatoid arthritis and gout.
oxifenciclimina, clorhidrato de (oxyphencyclimine hydrochloride). An anticholinergic agent.
oxifenisatina, acetato de (oxyphenisatin acetate). Endophenolphthalein; diacetyldiphenolisatin; a cathartic with pharmacologic properties resembling those of phenolphthalein.
oxifenonio, bromuro de (oxyphenonium bromide). A quaternary ammonium compound with anticholinergic action.
oxifílico (oxyphilic). Oxyphil; oxyphile; having an affinity for acid dyes; denoting certain cell or tissue elements.
oxífilo (oxyphil, oxyphile). **1.** Oxyphyl cell. **2.** Eosinophilic leukocyte. **3.** Oxyphilic.
oxifonía (oxyphonia). Shrillness or high pitch of the voice.
oxigenación (oxygenation). Addition of oxygen to any chemical or physical system.
  o. apneica (apneic o.). Diffusion respiration.
  o. hiperbárica (hyperbaric o.).
oxigenador de bomba (pump-oxygenator). A mechanical device that can substitute for both the heart (pump) and the lungs (oxygenator) during open heart surgery.
oxigenar (oxygenate). To accomplish oxygenation.
oxigenasa (oxygenase). One of a group of enzymes catalyzing direct incorporation of O_2 into substrates.
oxigénico (oxygenic). Pertaining to or containing oxygen.
oxigenizar (oxygenize). To oxidize with oxygen.

oxígeno (oxygen (O)). A gaseous element, symbol O, atomic no. 8, atomic weight 16.000+ on basis of $^{12}C = 12.0000$; the most abundant and widely distributed chemical element.
  o. hiperbárico (hyperbaric o.). High pressure o.
  o. pesado (heavy o.). Oxygen-18.
  o. singlete o singulete (singlet o.).
  o. triplete (triplet o.).
oxigeusia (oxygeusia). Hypergeusia.
oxihem (oxyheme). Hematin.
oxihemocromógeno (oxyhemochromogen). Hematin.
oxihemoglobina (HbO_2) (oxyhemoglobin (HbO_2)). Oxygenated hemoglobin; hemoglobin in combination with oxygen.
oxilomprocaína, clorhidrato de (oxylonprocaine hydrochloride). Benoxinate hydrochloride.
oxima (oxime). A compound resulting from the action of hydroxylamine on a ketone or an aldehyde to yield the group =N–OH attached to the former carbonyl carbon atom.
  o. amida (amide o.'s). Amidoximes.
oximesterona (oxymesterone). An anabolic steroid.
oximetazolina, clorhidrato de (oxymetazoline hydrochloride). A vasoconstrictor used topically to reduce swelling and congestion of the nasal mucosa.
oximetolona (oxymetholone). An androgenic anabolic steroid.
oximetría (oximetry). Measurement with an oximeter of the oxygen saturation of hemoglobin in a sample of blood.
oxímetro (oximeter). An instrument for determining photoelectrically the oxygen saturation of a sample of blood.
  o. de cubeta (cuvette o.).
oximioglobina (oxymyoglobin). Myoglobin in its oxygenated form, analogous in structure to oxyhemoglobin.
oximorfona, clorhidrato de (oxymorphone hydrochloride). A semisynthetic narcotic analgesic closely related chemically to hydromorphone.
oxinervona (oxynervone). Hydroxynervone.
oxineurina (oxyneurine). Betaine.
oxíntico (oxyntic). Acid-forming, e.g., the parietal cells of the gastric glands.
oxiosfresia (oxyosphresia). Hyperosmia.
oxiosmia (oxyosmia). Hyperosmia.
oxipertina (oxypertine). An antianxiety agent.
oxipoligelatina (oxypolygelatin). A modified gelatin used as a plasma extender in transfusions.
oxipurina (oxypurine). A purine containing oxygen; e.g., hypoxanthine, xanthine, uric acid.
oxirrigmia (oxyrygmia). Obsolete term for eructation of acid fluid.
oxirrino (oxyrhine). Having a sharp-pointed nose.
oxitalán (oxytalan). A type of connective tissue fiber histochemically distinct from collagen or elastic fibers described in the periodontal ligament and gingivae.
oxitetraciclina (oxytetracycline). An antibiotic produced by the actinomycete, *Streptomyces rimosus*. present in the soil; its actions and uses are similar to those of tetracycline.
oxitiamina (oxythiamin). A molecule similar to that of thiamin but with a hydroxyl group replacing the amino group on the pyrimidine ring; a thiamin antagonist.
oxitocia (oxytocia). Rapid parturition.
oxitócico (oxytocic). **1.** Hastening childbirth. **2.** Parturifacient.
oxitocina (OXT) (oxytocin (OXT)). α-Hypophamine; ocytocin; a nonapeptide hormone of the neurohypophysis, differing from human vasopressin in having leucine at position 8 and isoleucine at position 3.
  o. arginina (arginine o.).
oxiuriasis (oxyuriasis). Infection with nematode parasites of the genus *Oxyuris*.
oxiuricida (oxyuricide). An agent that destroys pinworms.
oxiúrido (oxyurid). Common name for members of the family Oxyuridae.
oxiuro (pinworm). Seatworm; a member of the genus *Enterobius* or related genera of nematodes in the family Oxyuridae.
oxiyoduro (oxyiodide). A compound of oxygen with a metallic iodide, e.g., an iodate or periodate.
oxo- (oxo-). Prefix denoting addition of oxygen; used in place of keto- in systematic nomenclature.
oxoácido (oxo acid). Keto acid.
3-oxoácido-CoA transferasa (3-oxoacid-CoA transferase). 3-Ketoacid-CoA transferase; an enzyme catalyzing the conversion of acetoacetyl-CoA and succinate into succinyl-CoA and acetoacetate.
3-oxoacil-ACP reductasa (3-oxoacyl-ACP reductase). β-Ketoacyl-ACP reductase; an enzyme oxidizing 3-hydroxyacyl-ACP to 3-oxoacyl-ACP, with $NADP^+$ as hydrogen acceptor.
3-oxoacil-ACP-sintasa (3-oxoacyl-ACP synthase). Acyl-malonyl-ACP synthase; β-ketoacyl-ACP synthase; an enzyme condensing malonyl-ACP and acyl-ACP to oxoacyl-ACP + ACP + CO_2, and similar reactions, as steps in fatty acid synthesis.
oxofenarsina, clorhidrato de (oxophenarsine hydrochloride). An antisyphilitic and antitrypanosomal agent.
2-oxoglutarato deshidrogenasa (2-oxoglutarate dehydrogenase). α-Ketoglutaric dehydrogenase; an enzyme that catalyzes the oxidative decarboxylation of 2-ketoglutaric acid to succinyldihydrolipoate.
oxolamina (oxolamine). 5-(2-Diethylaminoethyl)-3-phenyl-1,2,4-oxadiazole; used for treatment of bronchopulmonary infections.
17-oxosteroides (17-oxosteroids). 17-Ketosteroids.
oxprenolol, clorhidrato de (oxprenolol hydrochloride). A β-receptor blocking agent with coronary vasodilator activity.
OXT (OXT). Abbreviation for oxytocin.
oxtrifilina (oxtriphylline). Choline theophyllinate; a true salt of theophylline.
oz (oz). Abbreviation for ounce.
ozocerita (ozocerite). Ozokerite.
  o. purificada (purified ozokerite). Ceresin.
ozocrocia (ozochrotia). Bromidrosis.
ozonador (ozonator). An apparatus for generating ozone and diffusing it in the atmosphere of a room.
ozónido (ozonide). The unstable intermediate formed by the reaction of ozone with an unsaturated organic compound, especially with unsaturated fatty acids.
ozono (ozone). O_3; a powerful oxidizing agent; air containing a perceptible amount of O_3 is formed by an electric discharge or by the slow combustion of phosphorus, and has an odor suggestive of Cl_2 or SO_2.
ozonólisis (ozonolysis). The splitting of a double bond in a hydrocarbon chain upon treatment with ozone, with the formation of two aldehydes (an ozonide is the unstable intermediate).
ozonómetro (ozonometer). A modified form of ozonoscope, in which by a series of test papers the amount of ozone in the atmosphere may be estimated.
ozonoscopio (ozonoscope). Filter paper saturated with starch and potassium iodide or with litmus and potassium iodide; turns blue in the presence of ozone.
ozoquerita (ozokerite). Ozocerite; a mixture of paraffinic and cycloparaffinic hydrocarbons occurring in nature.
ozostomía (ozostomia). Halitosis.

P

P (P). Symbol for peta-; phosphorus; pressure or partial pressure.
p- (p-). Abbreviation for para-.
Pa (Pa). Symbol for pascal; protactinium.
PABA (PABA). Abbreviation for *p*-aminobenzoic acid.
pablum (pablum). A precooked infant food, a mixture of wheat, oat, and corn meals, wheat embryo, alfalfa leaves, brewers' yeast, iron, and sodium chloride.
pabular (pabular). Relating to, or of the nature of, pabulum.
pabulum (pabulum). Food or nutriment.
pacchioniano (pacchionian). Attributed to or described by Pacchioni.
paciente (patient). One who is suffering from any disease or behavioral disorder and is under treatment for it.
  p. blanco (target p.).
  p. externo (outpatient).
paciniano (pacinian). Attributed to or described by Pacini.
pacinitis (pacinitis). Inflammation of the pacinian corpuscles.
pacómetro (pachometer). Pachymeter.
padrastro 1. (hangnail). Agnail; a loose tag of epidermis attached at the proximal portion in the medial or lateral nail fold. **2.** (agnail). Hangnail.
PAF (PAF). Abbreviation for platelet-aggregating factor; platelet-activating factor.
pagético (pagetic). Relating to or suffering from Paget's disease.
pagetoide (pagetoid). Resembling or characteristic of Paget's disease.
-pago (-pagus). Termination denoting conjoined twins, the first element of the word denoting the parts fused.
pagofagia (pagophagia). Compulsive and repeated ingestion of ice.
PAH (PAH). Abbreviation for *p*-aminohippuric acid.
paidodoncia (pedodontics). Pediatric dentistry; pedodontia; the branch of dentistry concerned with the dental care and treatment of children.
paidodoncista (pedodontist). A dentist who practices pedodontics.
paidofilia (pedophilia). In psychiatry, an abnormal attraction to children by an adult for sexual purposes.
paidofílico (pedophilic). Relating to or exhibiting pedophilia.
paidogénesis (pedogenesis). Permanent larval stage with sexual development, as in certain gall midges (genus *Miastor*).
paidología (paidology). Pedology.
paidólogo (pedologist). A specialist in pedology.
paidomorfismo (pedomorphism). Description of adult behavior in terms appropriate to child behavior.
palabra estímulo (stimulus word). The word used in association tests to evoke a response.
paladar (palate). [*palatum,* NA]. Roof of mouth.
  p. en arco ojival bizantino (Byzantine arch p.).
  p. blando (soft p.). [*palatum molle,* NA].
  p. caído (falling p.). Uvuloptosis.
  p. duro (hard p.). [*palatum durum,* NA]
  p. fisurado 1. (palatum fissum). Cleft palate. **2.** (cleft p.). Palatoschisis.
  p. ojival o gótico (Gothic p.).
  p. óseo (bony p.). [*palatum osseum,* NA].
  p. pendular (pendulous p.). Uvula palatina.
  p. primario (primary p.). Primitive p.
  p. primitivo (primitive p.). Primary p.
  p. secundario (secondary p.).
paladio (palladium). A metallic element resembling platinum, symbol Pd, atomic no. 46, atomic weight 106.4.
palanca (lever). An instrument used to lift or pry.
  p. dental (dental l.). Elevator.
palanestesia (pallanesthesia). Apallesthesia; absence of pallesthesia.
palatal (palatal). Palatine; relating to the palate or the palate bone.
palatiforme (palatiform). Palate-shaped; resembling the palate.
palatinasa (palatinase). A maltase in the intestinal mucosa that hydrolyzes palatinose; probably oligo-1,6-glucosidase.
palatino 1. (palatine). Palatal. **2.** (palatal). Palatine; relating to the palate or the palate bone.
palatinosa (palatinose). A disaccharide consisting of glucose and fructose in α-1,6 linkage (sucrose is α-1,2).
palatitis (palatitis). Uranisconitis; inflammation of the palate.
palato- (palato-). Combining form meaning palate.
palatofaríngeo (palatopharyngeal). Relating to palate and pharynx.
palatofaringoplastia (palatopharyngoplasty). Uvulopalatoplasty; uvulopalatopharyngoplasty; surgical resection of unnecessary palatal and oropharyngeal tissue in selected cases of snoring, with or without sleep apnea.
palatofaringorrafia (palatopharyngorrhaphy). Staphylopharyngorrhaphy.
palatogloso (palatoglossal). Relating to the palate and the tongue, or to the palatoglossus muscle.
palatognato (palatognathous). Having a cleft palate.
palatógrafo (palatograph). Palate myograph; palatomyograph; an instrument used in recording the movements of the soft palate in speaking and during respiration.
palatograma (palatogram). A registration of tongue action against the palate made by placing soft wax or powder on a baseplate.
palatomaxilar (palatomaxillary). Relating to the palate and the maxilla.
palatomiógrafo (palatomyograph). Palatograph.
palatonasal (palatonasal). Relating to the palate and the nasal cavity.
palatoplastia (palatoplasty). Staphyloplasty; uraniscoplasty; uranoplasty; surgery of the palate to restore form and function.
palatoplejía (palatoplegia). Staphyloplegia; paralysis of the muscles of the soft palate.
palatorrafia (palatorrhaphy). Staphylorrhaphy; uraniscorrhaphy; uranorrhaphy; velosynthesis; suture of a cleft palate.
palatosquisis (palatoschisis). Cleft palate.
palatum, pl. **palati** (palatum, pl. palati). [*palatum,* NA]. Palate; roof of mouth; uvula.
paleo-, pale- (paleo-, pale-). Combining forms denoting old, primitive, primary, early.
paleocerebelo (paleocerebellum). [*paleocerebellum,* NA]. Spino-cerebellum; phylogenetic term referring to all parts of the cerebellum comprising most of the vermis and the adjacent zones of the cerebellar hemisphere rostral to the primary fissure.
paleocinético (paleokinetic). Denoting the primitive motor mechanisms underlying muscular reflexes and automatic, stereotyped movements.
paleocorteza (paleocortex). The phylogenetically oldest part of the cortical mantle of the cerebral hemisphere represented by the olfactory cortex.
paleoencéfalo (paleencephalon). L. Edinger's term for the metameric nervous system.
paleoestriatal (paleostriatal). Relating to the paleostriatum.
paleopatología (paleopathology). The science of disease in prehistoric terms as revealed in bones, mummies, and archaeologic artifacts.
paleostriado (paleostriatum). Term denoting the globus pallidus and expressing the hypothesis that this component of the corpus striatum developed earlier in evolution than the "neostriatum".
paleotálamo (paleothalamus). The intralaminar nuclei, believed to be the earliest components of the thalamus to evolve.
palescensia (pallescense). Pallor.

palestesia (pallesthesia). Bone sensibility; pallesthetic sensibility; vibratory sensibility; the appreciation of vibration.
palestésico (pallesthetic). Pertaining to pallesthesia.
palial (pallial). Relating to the pallium.
paliar (palliate). Mitigate; to reduce the severity of; to relieve slightly.
paliativo (palliative). Reducing the severity of; denoting the alleviation of symptoms without curing the underlying disease.
palicinesia (palikinesia, palicinesia). Involuntary repetition of movements.
palidal (pallidal). Relating to the pallidum.
palidectomía (pallidectomy). Excision or destruction of the globus pallidus, usually by stereotaxy.
palidez (pallor). Pallescense; paleness, as of the skin.
  p. caquéctica (cachectic p.). Achromasia.
palidoamigdalotomía (pallidoamygdalotomy). Production of lesions in the globus pallidus and amygdaloid nuclei.
palidoansotomía (pallidoansotomy). Production of lesions in the globus pallidus and ansa lenticularis.
palidotomía (pallidotomy). A destructive operation on the globus pallidus, done to relieve involuntary movements or muscular rigidity.
palifrasia (paliphrasia). Palilalia; in speech, involuntary repetition of words or sentences.
palilalia (palilalia). Paliphrasia.
palinal (palinal). Moving backward.
palindromia (palindromia). A relapse or recurrence of a disease.
palindrómico (palindromic). Recurring.
palindromo (palindrome). In molecular biology, a self-complementary nucleic acid sequence; a sequence identical to its complementary strand, if both are "read" in the same 5'-to-3' direction, or inverted repeating sequences running in opposite directions (but same 5'- to 3'- direction) on either side of an axis of symmetry.
palingenesia (palingenesis). Production of characters typical of phylogenetically ancestral types.
palinopsia (palinopsia). Abnormal recurring visual hallucinations.
palio (pallium). [*pallium*, NA]. Brain mantle; mantle; the cerebral cortex with the subjacent white substance.
palito bucal (mouth stick). A prosthesis which is held by the teeth and utilized by handicapped persons to perform such actions as typing, painting, and lifting small objects.
palma (palm). Palma; the flat of the hand; the flexor or anterior surface of the hand, exclusive of the fingers.
  p. hepática (liver p.).
palma, pl. **palmae** (palma, pl. palmae). [*palma*, NA]. Palm.
  p. manus (p. manus). [*palma manus*, NA]. Palm of the hand.
palmar (palmar). Palmaris; referring to the palm of the hand; volar.
palmaris (palmaris). [*palmaris*, NA]. Palmar.
palmatura (webbing). Congenital condition apparent when adjacent structures are joined by a broad band of tissue not normally present to such a degree.
palmellina (palmellin). A red coloring matter formed by an alga, *Palmella cruenta*.
pálmico (palmic). Beating; throbbing; relating to a palmus.
palmitaldehído (palmitaldehyde). Hexadecanal(dehyde); the 16-carbon aldehyde corresponding to palmitic acid.
palmitato (palmitate). A salt of palmitic acid.
palmitina (palmitin). Tripalmitin; the triglyceride of palmitic acid occurring in palm oil.
palmo (palmus, pl. palmi). **1.** Facial tic. **2.** Rhythmical fibrillary contractions in a muscle. **3.** The heart beat.
palmódico (palmodic). Relating to palmus.
palmoscopia (palmoscopy). Examination of the cardiac pulsation.
palo de naranja (orange wood). A soft wood used in dentistry for placement of bridges, crowns, etc. by biting pressure.
palpable (palpable). **1.** Perceptible to touch; capable of being palpated. **2.** Evident; plain.
palpación (palpation). **1.** Examination with the hands. **2.** Touching, feeling, or perceiving by the sense of touch.
  p. de toque leve o ligero (light-touch p.).
palpar (palpate). To examine by feeling and pressing with the palms of the hands and the fingers.
palpatopercusión (palpatopercussion). Examination by means of combined palpation and percussion.
palpebra, pl. **palpebrae** (palpebra, pl. palpebrae). [*palpebra*, NA]. Blepharon; eyelid; one of the two movable folds of skin (upper and lower eyelids) lined with conjunctiva in front of the eyeball.
palpebración (palpebration). Winking.
palpebrado (palpebrate). Having eyelids.
palpebral (palpebral). Relating to an eyelid or the eyelids.
palpitación (palpitation). Trepidatio cordis; forcible pulsation of the heart, perceptible to the patient.
palúdico 1. (malarial). Pertaining to or affected with malaria. **2.** (paludal). Obsolete term for malarial. **3.** (malarious). Relating to or characterized by the prevalence of malaria.
paludismo (malaria). Jungle fever; marsh fever; paludal fever; swamp fever; a disease caused by the presence of the sporozoan *Plasmodium* in human or other vertebrate red blood cells.
  p. agudo (acute m.).
  p. álgido (algid m.).
  p. autóctono (autochthonous m.).
  p. avícola o de las aves (avian m.).
  p. bilioso remitente (bilious remittent m.).
  p. cerebral (cerebral m.).
  p. comatoso (m. comatosa). Falciparum m. complicated by coma.
  p. cotidiano (quotidian m.).
  p. crónico (chronic m.). Malarial cachexia.
  p. cuarto o cuartano (quartan m.). Malariae m.
  p. falciparum (falciparum m.). Pernicious m.
  p. inducido (induced m.).
  p. intermitente (intermittent m.).
  p. malariae (malariae m.). Quartan m. or fever.
  p. de los monos (monkey m.). Simian m.
  p. nono (nonan m.).
  p. oval u oval terciano (ovale m., ovale tertian).
  p. pernicioso (pernicious m.). Falciparum m.
  p. recidivante (relapsing m.).
  p. remitente (remittent m.).
  p. simiano o de los simios (simian m.). Monkey m.
  p. terapéutico (therapeutic m.).
  p. terciano (tertian m.). Vivax m.
  p. terciano benigno (benign tertian m.). Vivax m.
  p. terciano doble (double tertian m.).
  p. terciano maligno (malignant tertian m.). Falciparum m.
  p. vivax (vivax m.). Benign tertian m.; tertian m.
pamabrom (pamabrom). 8-Bromotheophylline compound with 2-amino-2-methyl-1-propanol; diuretic.
pamaquina (pamaquine). An antimalarial agent, active against avian malaria and against the gametocytes of all malarial forms in man.
pamoato (pamoate). USAN-approved contraction for 4,4'-methylenebis(3-hydroxy-2-naphthoate).
pampiniforme (pampiniform). Having the shape of a tendril; denoting a vinelike structure.
pampinocele (pampinocele). Varicocele.
pamplejía (panplegia). Paralysis of the four extremities.
pan- (pan-). Prefix properly affixed to words derived from G. roots, denoting all, entire.
panacea (panacea). A cure-all; a remedy claimed to be curative of all diseases.
panadizo 1. (whitlow). Felon. **2.** (felon). Whitlow; a purulent infection or abscess involving the bulbous distal end of a finger.
  p. herpético (herpetic w.).
  p. melanótico (melanotic w.). Subungual melanoma.
  p. tecal (thecal w.).
panaglutinable (panagglutinable). Agglutinable with all types of human serum; denoting erythrocytes having this property.
panaglutininas (panagglutinins). Agglutinins that react with all human erythrocytes.
panangitis (panangiitis). Inflammation involving all the coats of a blood vessel.
panarteritis (panarteritis). Endoperiarteritis; an inflammatory disorder of the arteries characterized by involvement of all structural layers of the vessels.
panartritis (panarthritis). **1.** Inflammation involving all the tissues of a joint. **2.** Inflammation of all the joints of the body.
panatrofia (panatrophy). **1.** Pantatrophia; pantatrophy. Atrophy of all the parts of a structure. **2.** General atrophy of the body.

panblástico (panblastic). Relating to all the primary germ layers.
pancarditis (pancarditis). Inflammation of all the structures of the heart.
pancitopenia (pancytopenia). Pronounced reduction in the number of erythrocytes, all types of white blood cells, and the blood platelets in the circulating blood.
 p. canina tropical (tropical canine p.). Canine ehrlichiosis.
 p. congénita (congenital p.). Fanconi's anemia.
 p. de Fanconi (Fanconi's p.). Fanconi's anemia.
pancolectomía (pancolectomy). Extirpation of the entire colon.
pancrealipasa (pancrelipase). Lipancreatin; a concentrate of pancreatic enzymes standardized for lipase content; a lipolytic used for substitution therapy.
páncreas (pancreas, pl. pancreata). [*pancreas*, NA]. An elongated lobulated retroperitoneal gland, devoid of capsule, extending from the concavity of the duodenum to the spleen.
 p. accesorio (p. accessorium). [*pancreas accessorium*, NA].
 p. anular (annular p.).
 p. de Aselli (Aselli's p.). Aselli's gland.
 p. dividido (p. divisum).
 p. dorsal (dorsal p.).
 p. menor (p. minus, lesser p.). [*processus uncinatus pancreatis*, NA].
 p. pequeño (small p.). [*processus uncinatus pancreatis*, NA].
 p. unciforme (uncinate p., unciform p.). [*processus uncinatus pancreatis*, NA].
 p. ventral (ventral p.).
 p. de Willis (Willis' p.). [*processus uncinatus pancreatis*, NA].
 p. de Winslow (Winslow's p.). [*processus uncinatus pancreatis*, NA].
pancreat-, pancreatico-, pancreato-, pancreo- (pancreat-, pancreatico-, pancreato-, pancreo-). Combining forms denoting the pancreas.
pancreatalgia (pancreatalgia). Pain arising from the pancreas, or felt in or near the region of the pancreas.
pancreatectomía **1.** (pancreectomy). Pancreatectomy. **2.** (pancreatectomy). Pancreectomy; excision of the pancreas.
pancreatenfraxis (pancreatemphraxis). Obstruction in the pancreatic duct, causing swelling of the gland.
pancreático (pancreatic). Relating to the pancreas.
pancreaticoduodenal (pancreaticoduodenal). Relating to the pancreas and the duodenum.
pancreatina (pancreatin). A mixture of the enzymes from the pancreas of the ox or hog, used internally as a digestive, and also as a peptonizing agent in preparing predigested foods.
pancreatitis (pancreatitis). Inflammation of the pancreas.
 p. hemorrágica aguda (acute hemorrhagic p.).
pancreatocolecistostomía (pancreatocholecystostomy). A rarely performed surgical anastomosis between a pancreatic cyst or fistula and the gallbladder.
pancreatoduodenectomía (pancreatoduodenectomy). Whipple's operation; excision of all or part of the pancreas together with the duodenum.
pancreatoduodenostomía (pancreatoduodenostomy). Surgical anastomosis of a pancreatic duct, cyst, or fistula to the duodenum.
pancreatogastrostomía (pancreatogastrostomy). Surgical anastomosis of a pancreatic cyst or fistula to the stomach.
pancreatógeno, pancreatogénico (pancreatogenic, pancreatogenous). Of pancreatic origin; formed in the pancreas.
pancreatografía (pancreatography). Radiographic visualization of the pancreatic ducts, after injection of radiopaque material into the collecting system.
pancreatólisis (pancreatolysis). Destruction of the pancreas.
pancreatolitectomía (pancreatolithectomy). Pancreatolithotomy.
pancreatolitiasis (pancreatolithiasis). Stones in the pancreas, usually found in the pancreatic duct system.
pancreatolítico (pancreatolytic). Denoting pancreatolysis.
pancreatolito (pancreatolith). Pancreatic calculus.
pancreatolitotomía (pancreatolithotomy). Pancreatolithectomy; removal of a pancreatic concretion.
pancreatomegalia (pancreatomegaly). Abnormal enlargement of the pancreas.
pancreatomía (pancreatomy). Pancreatotomy.
pancreatopatía (pancreatopathy). Pancreopathy; any disease of the pancreas.
pancreatopeptidasa E (pancreatopeptidase E). Elastase.
pancreatotomía (pancreatotomy). Pancreatomy; incision of the pancreas.
pancreatoyeyunostomía (pancreatojejunostomy). Surgical anastomosis of a pancreatic duct, cyst, or fistula to the jejunum.
pancreatrópico (pancreatropic). Exerting an action on the pancreas.
pancreocimina (pancreozymin). Cholecystokinin.
pancreolito (pancreolith). Pancreatic calculus.
pancreopatía (pancreopathy). Pancreatopathy.
pancreoprivo (pancreoprivic). Without a pancreas (obsolete term).
pancuronio, bromuro de (pancuronium bromide). A nondepolarizing steroidal neuromuscular blocking agent resembling curare but without its potential for ganglionic blockade, histamine release, or hypotension.
pandemicidad (pandemicity). The state or condition of being pandemic.
pandémico (pandemic). Denoting a disease affecting or attacking the population of an extensive region, country, continent; extensively epidemic.
pandiculación (pandiculation). The act of stretching, as when awaking.
panencefalitis (panencephalitis). A diffuse inflammation of the brain.
 p. esclerosante subaguda (subacute sclerosing p.).
 p. nodular (nodular p.). Pette-Döring disease.
panendoscopio (panendoscope). An illuminated instrument for inspection of the interior of the urethra as well as the bladder by means of a foroblique lens system.
panesclerosis (pansclerosis). Universal sclerosis of an organ or part.
panesporoblástico (pansporoblastic). Referring to a pansporoblast.
panesporoblasto (pansporoblast). The reproductive sporoblast that gives rise to more than one spore.
panestesia (panesthesia). The sum of all the sensations experienced by a person at one time.
panfobia (panphobia). Fear of everything.
panglosia (panglossia). Abnormal or pathologic garrulousness.
panhidrómetro (panhydrometer). A hydrometer for determining the specific gravity of any liquid.
panhidrosis (panidrosis). Panhidrosis; sweating of the entire surface of the body.
panhiperemia (panhyperemia). Universal congestion or hyperemia.
panhipopituitarismo (panhypopituitarism). A state in which the secretion of all anterior pituitary hormones is inadequate or absent.
pánico (panic). Extreme and unreasoning anxiety and fear.
 p. homosexual (homosexual p.).
paniculectomía (panniculectomy). Surgical excision of redundant paniculus adiposus, usually of the abdomen.
paniculitis (panniculitis). Inflammation of subcutaneous adipose tissue.
 p. citofágica (cytophagic p.).
 p. migratoria subaguda (subacute migratory p.).
 p. nodular no supurativa (nodular nonsuppurative p.).
panículo (panniculus, pl. panniculi). [*panniculus*, NA]. A sheet or layer of tissue.
 p. adiposo (p. adiposus). [*panniculus adiposus*, NA].
 p. carnoso (p. carnosus). [*panniculus carnosus*, NA].
panidrosis (panhidrosis). Panidrosis.
paninmunidad (panimmunity). A general immunity to all infectious diseases.
panleucopenia (panleukopenia). Distemper; feline agranulocytosis; feline distemper; feline infectious enteritis.
panmielosis (panmyelosis). Myeloid metaplasia with abnormal immature blood cells in the spleen and liver, associated with myelofibrosis.
panmielotisis (panmyelophthisis). Myelophthisis.
panmixia (panmixis). Random mating.
panneuritis (panneuritis). Rarely used term meaning extreme polyneuritis.

N O P

p. endémica (p. endemica). Beriberi.
pannus (pannus, pl. panni). **1.** A membrane of granulation tissue covering a normal surface. **2.** The articular cartilages in rheumatoid arthritis and in chronic granulomatous diseases such as tuberculosis. **3.** The cornea in trachoma.
p. corneal (corneal p.).
p. flictenular (phlyctenular p.). P. occurring in phlyctenular conjunctivitis.
p. tracomatoso (trachomatous p.).
panódico (panodic). Panthodic; pollodic; denoting a wide and extreme diffusion of a nerve impulse.
panoftalmía, panoftalmitis (panophthalmia, panophthalmitis). Purulent inflammation of all parts of the eye.
panóptico (panoptic). All-revealing, denoting the effect of multiple or differential staining.
panotitis (panotitis). General inflammation of all parts of the ear.
pansinusitis (pansinusitis). Pansinuitis; inflammation of all the accessory sinuses of the nose on one or both sides.
pansistólico (pansystolic). Holosystolic; lasting throughout systole, extending from first to second heart sound.
panspermia, panspermatismo (panspermia, panspermatism). The hypothetical doctrine of the omnipresence of minute forms and spores of animal and vegetable life, thus accounting for apparent spontaneous generation.
pant-, panto- (pant-, panto-). Prefixes properly affixed to words derived from G. roots, denoting all, entire.
pantacromático (pantachromatic). Completely achromatic.
pantafobia (pantaphobia). Absolute fearlessness.
pantalgia (pantalgia). Pain involving the entire body.
pantalla (screen). **1.** A sheet of any substance used to shield an object from any influence, such as heat, light, x-rays, etc. **2.** A sheet upon which an image is projected. **3.** A thin layer of crystals which converts x-rays to light photons to expose film.
p. de Bjerrum (Bjerrum s.). Tangent s.
p. fluorescente (fluorescent s.).
p. de Hess (Hess s.).
p. solar (sunscreen). A topical product that protects the skin from ultraviolet-induced erythema.
p. tangencial (tangent s.). Bjerrum s.
p. vestibular (vestibular s.).
pantamorfia (pantamorphia). Shapelessness; general or over-all malformation.
pantamorfo (pantamorphic). Relating to or characterized by pantamorphia.
pantanencefalia (pantanencephaly, pantanencephalia). Complete anencephaly.
pantanquilobléfaron (pantankyloblepharon). Blepharosynechia.
pantatrofia (pantatrophia, pantatrophy). Panatrophy.
pantenol (panthenol). Dexpanthenol.
panteteína (pantetheine). *Lactobacillus bulgaricus* factor; the condensation product of pantothenic acid and aminoethanethiol.
p. cinasa (p. kinase).
pantetina (pantethine). The disulfide formed from two pantetheines.
pantoato (pantoate). A salt or ester of pantoic acid.
pantódico **1.** (panthodic). Panodic. **2.** (panodic). Panthodic; pollodic; denoting a wide and extreme diffusion of a nerve impulse.
pantógrafo (pantograph). **1.** An instrument for reproducing drawings by a system of levers whereby a recording pencil is made to follow the movements of a stylet passing along the lines of the original. **2.** An instrument for reproducing graphically the contours of the chest. **3.** In dentistry, an instrument used to record mandibular border movements that may be transferred to make equivalent settings on an articulator.
pantoílo (pantoyl). The acyl radical of pantoic acid.
pantoiltaurina (pantoyltaurine). Thiopanic acid; pantothenic acid in which the carboxyl group is replaced by a sulfonic acid group.
pantomografía (pantomography). A method of radiography by which a radiograph (pantomogram) of the maxillary and mandibular dental arches and their contiguous structures may be obtained on a single film.
pantomógrafo (pantomograph). A panoramic radiographic instrument that permits visualization of the entire dentition, alveolar bone, and contiguous structures on a single extraoral film.
pantomograma (pantomogram). A panoramic radiographic record of the maxillary and mandibular dental arches and their associated structures, obtained by a pantomograph.
pantomorfia (pantomorphia). **1.** The condition of an organism, such as an ameba, that is capable of assuming all shapes. **2.** Perfect shapeliness or symmetry.
pantomorfo (pantomorphic). Capable of assuming all shapes.
pantonina (pantonine). An amino acid identified in *Escherichia coli* which may be an intermediate in the biosynthesis of pantothenic acid by that organism.
pantorrilla (calf, pl. calves). Sura.
pantoscópico (pantoscopic). Designed for observing objects at all distances; denoting bifocal lenses.
pantotenato (pantothenate). A salt or ester of pantothenic acid.
p. sintetasa (p. synthetase).
pantotenil (pantothenyl). The acyl radical of pantothenic acid.
panza (paunch). Rumen.
PAP (PAP). Acronym for peroxidase antiperoxidase complex. Abbreviation for 3'-phosphoadenosine 5'-phosphate.
papaína, papainasa (papain, papainase). Papayotin; a proteolytic enzyme, or a crude extract containing it, obtained from papaya latex.
papaveretum (papaveretum). A preparation of water soluble opium alkaloids, including 50% anhydrous morphine.
papaverina (papaverine). A benzylisoquinoline alkaloid of opium.
papaya (papaya). Carica; the fruit of the papaw (pawpaw), *Carica papaya* (family Caricaceae), a tree of tropical America.
papayotina (papayotin). Papain.
papel (paper). **1.** A square of p. folded over so as to form an envelope containing a dose of any medicinal powder. **2.** A piece of blotting p. or filter p. impregnated with a medicinal solution, dried, and burned.
p. de articular (articulating p.). Occluding p.
p. de filtro (filter p.).
p. de oclusión (occluding p.). Articulating p.
p. rojo Congo (Congo red p.).
paperas (mumps). Epidemic parotiditis.
p. metastásicas (metastatic m.).
papila (papilla, pl. papillae). [*papilla*, NA]. Teat; any small nipple-like process.
p. acústica (acoustic p.). [*organum spirale*, NA].
p. de Bergmeister (Bergmeister's p.).
p. biliar (bile p.). [*papilla duodeni major*, NA].
p. caliciforme o circunvalada (circumvallate p.). [*papilla vallata, papillae vallatae*, NA].
p. capilar (hair p.). [*papilla pili*].
p. claviformes (clavate papillae). [*papillae fungiformis*, NA].
p. cónicas (conic papillae). [*papillae conicae*, NA].
p. del corion (papillae of corium). [*papillae corii*, NA].
p. dentinaria (dentinal p.). [*papilla dentis*, NA].
p. dérmicas (dermal papillae). [*papillae dermis*, NA].
p. de la dermis (dermal papillae). [*papillae dermis*, NA].
p. duodenal mayor (major duodenal p.). [*papilla duodeni major*, NA].
p. duodenal menor (minor duodenal p.). [*papilla duodeni minor*, NA].
p. filiformes (filiform papillae). [*papillae filiformes*, NA].
p. foliadas (foliate papillae). [*papillae foliatae*, NA].
p. fungiformes (fungiform papillae). [*papillae fungiformes*, NA].
p. incisiva (incisive p.). [*papilla incisiva*, NA].
p. interdentaria (interdental p.). Gingival septum; interproximal p.
p. interproximal (interproximal p.). Interdental p.
p. lagrimal (lacrimal p.). [*papilla lacrimalis*, NA].
p. lenticulares (lenticular papillae). Folliculi linguales.
p. linguales (lingual p.). [*papillae linguales*, NA].
p. de la mama (p. of breast). [*papilla mammae*, NA].
p. del nervio óptico (p. nervi optici). Discus nervi optici.
p. nerviosa (nerve p.). Neurothele.
p. óptica (optic p.). Discus nervi optici.
p. palatina (palatine p.). [*papilla incisiva*, NA].
p. parotídea (parotid p.). [*papilla parotidea*, NA]. .
p. de los pechos (p. of breast). [*papilla mammae*, NA].
p. renal (renal p.). [*papilla renalis*, NA].

p. retrocuspídea (retrocuspid p.).
p. táctil (tactile p.).
p. uretral (urethral p.). P. urethralis.
p. vasculares (vascular papillae).
papilar, papilado (papillary, papillate). Relating to, resembling, or provided with papillae.
papilectomía (papillectomy). Surgical removal of any papilla.
papiledema (papilledema). Choked disk; edema of the optic disk.
papilífero (papilliferous). Provided with papillae.
papiliforme (papilliform). Resembling or shaped like a papilla.
papilitis (papillitis). **1.** Inflammation of the optic nerve at the level of the optic disk. **2.** Inflammation of the renal papilla.
p. necrosante (necrotizing p.). Renal papillary necrosis.
papilla (pap). A food of soft consistency, like that of breadcrumbs soaked in milk or water.
papilo- (papillo-). Combining form denoting papilla, papillary.
papiloadenocistoma (papilloadenocystoma). A benign epithelial neoplasm characterized by glands or glandlike structures, formation of cysts, and finger-like projections of neoplastic cells covering a core of fibrous connective tissue.
papilocarcinoma (papillocarcinoma). **1.** A papilloma that has become malignant. **2.** A carcinoma that is characterized by papillary, finger-like projections of neoplastic cells in association with cores of fibrous stroma as a supporting structure.
papiloma (papilloma). Papillary tumor; villoma; a circumscribed benign epithelial tumor projecting from the surrounding surface.
p. acuminado (p. acuminatum). Condyloma acuminatum.
p. blando 1. (p. molle). Soft p. **2.** (soft p.). P. molle.
p. canalicular (p. canaliculum).
p. de células basales (basal cell p.). Seborrheic keratosis.
p. de células transicionales (transitional cell p.).
p. cimótico (zymotic p.). Yaws.
p. del conducto (duct p.). Intraductal p.
p. difuso (p. diffusum). Widespread occurrence of p.'s.
p. duro 1. (hard p.). P. durum. **2.** (p. durum). Hard p.; a wart, corn, or cutaneous horn.
p. fibroepitelial (fibroepithelial p.). Skin tag.
p. de Hopmann (Hopmann's p.). Hopmann's polyp.
p. inguinal tropical (p. inguinale tropicum).
p. intraductal (intraductal p.). Duct p.
p. intraquístico (intracystic p.).
p. invertido (inverted p.).
p. neuropático, neurótico (p. neuropathicum, p. neuroticum).
p. oral canino (canine oral p.).
p. vacuno infeccioso (infectious p. of cattle). Cattle warts.
p. velloso (villous p.). Villous tumor.
p. venéreo (p. venereum). Condyloma acuminatum.
papilomatosis (papillomatosis). **1.** The development of numerous papillomas. **2.** Papillary projections of the epidermis forming a microscopically undulating surface.
p. del conducto subareolar (subareolar duct p.).
p. juvenil (juvenile p.).
p. laríngea (laryngeal p.).
p. oral florida (florid oral p.).
p. palatina (palatal p.). Inflammatory papillary hyperplasia.
p. reticulada y confluente (confluent and reticulate p.).
papilomatoso (papillomatous). Relating to a papilloma.
papilorretinitis (papilloretinitis). Papillitis with inflammation of adjacent parts of the retina.
papilotomía (papillotomy). An incision into the major duodenal papilla.
papílula (papillula, pl. papillulae). A small papilla.
papiráceo (papyraceous). Like parchment or paper.
papovavirus (papovavirus). Any virus of the family Papovaviridae.
PAPP (PAPP). Abbreviation for *p*-aminopropiophenone; an antidote for cyanide poisoning.
PAPS (PAPS). Abbreviation for adenosine 3'-phosphate 5'-phosphosulfate.
pápula (papule). Papula; a small, circumscribed, solid elevation on the skin involving predominantly the epidermis or the dermis, depending on the type of pathological process.
p. de Celso (Celsus' p.'s). Lichen agrius.
p. divididas (split p.'s).
p. folicular (follicular p.).
p. húmeda, mucosa (moist p., mucous p.). Condyloma latum.
p. piezogénica pedal (piezogenic pedal p.).
papula, pl. **papulae** (papula, pl. papulae). Papule.
papulación (papulation). The formation of papules.
papular, papuloso (papular). Relating to papules.
papulífero (papuliferous). Having papules.
papulo- (papulo-). Combining form denoting papule.
papuloeritematoso (papuloerythematous). Denoting an eruption of papules on an erythematous surface.
papuloescamoso (papulosquamous). Denoting an eruption composed of both papules and scales.
papulopústula (papulopustule). A small semisolid skin elevation which rapidly evolves into a pustule.
papulopustuloso (papulopustular). Denoting an eruption composed of papules and pustules.
papulosis (papulosis). The occurrence of numerous widespread papules.
p. atrófica maligna (malignant atrophic p.).
p. bowenoide (bowenoid p.).
p. linfomatoide (lymphomatoid p.).
papulovesícula (papulovesicle). A small semisolid skin elevation which evolves into a blister.
papulovesicular (papulovesicular). Denoting an eruption composed of papules and vesicles.
paqui- (pachy-). Prefix to words formed from G. roots, denoting thick.
paquibléfaron (pachyblepharon). Tylosis ciliaris; thickening of the tarsal border of the eyelid.
paquicefalia 1. (pachycephalia). Pachycephaly. **2.** (pachycephaly). Pachycephalia; abnormal thickness of the skull.
paquicefálico, paquicéfalo (pachycephalic, pachycephalous). Relating to or marked by pachycephaly.
paquicolia (pachycholia). Inspissation of the bile.
paquicromático (pachychromatic). Having a coarse chromatin reticulum.
paquidactilia 1. (pachydactylia). Pachydactyly. **2.** (pachydactyly). Pachydactylia; enlargement of the fingers or toes, especially extremities; often seen in neurofibromatosis.
paquidactílico (pachydactylous). Relating to or characterized by pachydactyly.
paquidermatocele (pachydermatocele). **1.** Cutis laxa. **2.** A huge neurofibroma.
paquidermatosis (pachydermatosis). Pachyderma.
paquidermatoso (pachydermatous). Pachydermic; relating to pachyderma.
paquidermia 1. (pachyderma). Pachydermatosis; pachydermia; abnormally thick skin. **2.** (pachydermia). Pachyderma.
p. laríngea (p. laryngis).
p. linfagiectásica (p. lymphangiectatica).
p. verrugosa (p. verrucosa).
p. vesical o vesicular (p. vesicae).
paquidérmico (pachydermic). Pachydermatous.
paquidermoperiostosis (pachydermoperiostosis). A syndrome characterized by clubbing of the digits, periosteal new bone formation (idiopathic hypertrophic osteoarthropathy), and coarsening of the facial features.
paquigiria (pachygyria). Unusually thick convolutions of the cerebral cortex, related to defective development.
paquiglosia (pachyglossia). An enlarged thick tongue.
paquignato (pachygnathous). Characterized by a large or thick jaw.
paquihimenia (pachyhymenia). Pachymenia.
paquihiménico (pachyhymenic). Pachymenic.
paquileptomeningitis (pachyleptomeningitis). Inflammation of all the membranes of the brain or spinal cord.
paquilosis (pachylosis). A condition of roughness, dryness and thickening of the skin, usually on the lower extremities.
paquimenia (pachymenia). Pachyhymenia; thickening of the skin or contiguous membranes.
paquiménico (pachymenic). Pachyhymenic; marked by or relating to pachymenia.
paquimeninge (pachymeninx). The dura mater.
paquimeningitis (pachymeningitis). Perimeningitis; inflammation of the dura mater.
p. cervical hipertrófica (hypertrophic cervical p.).

N O P

p. externa (p. externa). Epidural meningitis; external meningitis.
p. hemorrágica (hemorrhagic p.). Subdural hemorrhage.
p. interna (p. interna). Internal meningitis.
p. piógena (pyogenic p.).
paquimeningopatía (pachymeningopathy). Disease of the dura mater.
paquímetro (pachymeter). Pachometer; an instrument for measuring the thickness of any object, especially of thin objects such as a plate of bone or a membrane.
p. óptico (optical p.).
paquinema (pachynema). Pachytene.
paquinsis (pachynsis). Any pathologic thickening.
paquíntico (pachyntic). Relating to pachynsis.
paquioniquia (pachyonychia). Abnormal thickness of the fingernails or toenails.
p. congénita (p. congenita).
paquiotia (pachyotia). Thickness and coarseness of the auricles of the ears.
paquiperiostitis (pachyperiostitis). Proliferative thickening of the periosteum caused by inflammation.
paquiperitonitis (pachyperitonitis). Productive peritonitis; inflammation of the peritoneum with thickening of the membrane.
paquipleuritis (pachypleuritis). Productive pleurisy; inflammation of the pleura with thickening of the membrane.
paquipodo (pachypodous). Having large thick feet.
paquiqueilia, paquiquilia (pachycheilia, pachychilia). Swelling or abnormal thickness of the lips.
paquiquimia (pachychymia). Inspissation of the chyme.
paquisalpingitis (pachysalpingitis). Chronic interstitial salpingitis.
paquisalpingoovaritis (pachysalpingo-ovaritis). Chronic parenchymatous inflammation of the ovary and fallopian tube.
paquisomía (pachysomia). Pathologic thickening of the soft parts of the body, notably in acromegaly.
paquiteno (pachytene). Pachynema, the stage of prophase in meiosis in which pairing of homologous chromosomes is complete and the paired homologues may twine about each other as they continue to shorten.
paquivaginalitis (pachyvaginalitis). Chronic inflammation with thickening of the tunica vaginalis testis.
paquivaginitis (pachyvaginitis). Chronic vaginitis with thickening and induration of the vaginal walls.
p. quística (p. cystica). Vaginitis emphysematosa.
par 1. (pair). Two objects considered together because of similarity, for a common purpose, or because of some attracting force between them. **2.** (par). A pair; specifically a pair of cranial nerves.
p. ácido-base conjugados (conjugate acid-base p.).
p. de bases o básico (base p.). Nucleoside p.; nucleotide p.
p. buffer (buffer p.). An acid and its conjugate base (anion).
p. de cromosomas (chromosome p.).
p. nucleósido, nucleótido (nucleoside p., nucleotide p.). Base p.
-para (-para). A woman who has given birth to one or more infants. Para followed by a roman numeral or preceded by a Latin prefix (primi-, secundi-, terti-, quadri-, etc.) designates the number of times a pregnancy has culminated in a single or multiple birth.
para- (para-). **1.** Prefix denoting a departure from the normal. **2.** Prefix denoting involvement of two like parts or a pair. **3.** Prefix denoting adjacent, alongside, near, etc. **4.** (*p*-). In chemistry, prefix denoting two substitutions in the benzene ring arranged symmetrically.
paraapendicitis (para-appendicitis). Periappendicitis.
parabalismo (paraballism). Severe jerking movements of both legs.
parabiosis (parabiosis). **1.** Fusion of whole eggs or embryos, as occurs in conjoined twins. **2.** Surgical joining of the vascular systems of two organisms.
parabiótico (parabiotic). Relating to, or characterized by, parabiosis.
parablepsia (parablepsia). Perverted vision, as in visual illusions or hallucination.
parabulia (parabulia). Perversion of volition or will in which one impulse is checked and replaced by another.
paracantoma (paracanthoma). A neoplasm arising from abnormal hyperplasia of the prickle cell layer of the skin.
paracantosis (paracanthosis). **1.** The development of paracanthomas. **2.** A division of tumors that includes the cutaneous epitheliomas.
paracarmín (paracarmine).
paracaseína (paracasein). The compound produced by the action of rennin upon κ-casein (which liberates a glycoprotein), and that precipitates with calcium ion as the insoluble curd.
paracenestesia (paracenesthesia). Deterioration in one's sense of bodily well-being, i.e., of the normal functioning of its organs.
paracentésico (paracentetic). Relating to paracentesis.
paracentesis 1. (paracentesis). Tapping; the passage into a cavity of a trocar and cannula, needle, or other hollow instrument for the purpose of removing fluid. **2.** (tapping). Paracentesis.
paracentral (paracentral). Close to or alongside the center or some structure designated "central."
paracervical (paracervical). Connective tissue adjacent to the uterine cervix.
paracérvix (paracervix). [*paracervix,* NA]. The connective tissue of the pelvic floor extending from the fibrous subserous coat of the cervix of the uterus laterally between the layers of the broad ligament.
paracetaldehído (paracetaldehyde). Paraldehyde.
paracetamol (paracetamol). Acetaminophen.
paraciesis (paracyesis). Ectopic pregnancy.
paracinesia, paracinesis 1. (parakinesia, parakinesis). Any motor abnormality. **2.** (paracinesia, paracinesis). Parakinesia; parakinesis.
paracístico (paracystic). Paravesical: alongside or near a bladder, specifically the urinary bladder.
paracistitis (paracystitis). Inflammation of the connective tissue and other structures about the urinary bladder.
paracisto (paracystium). The tissues adjacent to the urinary bladder.
paracítico (paracytic). **1.** Relating to cells other than those normal to the part where they are found. **2.** Between or among, but independent of, cells.
paraclorofenol (parachlorophenol). *p*-Chlorophenol; a disinfectant effective against most Gram-negative organisms.
paracmasis (paracmasis). Paracme.
paracmástico (paracmastic). Relating to the paracme.
paracmé (paracme). **1.** Paracmasis. The stage of subsidence of a fever. **2.** The period of life beyond the prime; the decline or stage of involution of an organism.
paracoccidioidina (paracoccidioidin). A filtrate antigen prepared from the filamentous form of the pathogenic fungus, *Paracoccidioides brasiliensis.*
paracoccidioidomicosis (paracoccidioidomycosis). Almeida's disease; Lutz-Splendore-Almeida disease; paracoccidioidal granuloma; South American blastomycosis; a chronic mycosis.
paracólera (paracholera). A disease clinically resembling Asiatic cholera but due to a vibrio specifically different from *Vibrio cholerae.*
paracolitis (paracolitis). Inflammation of the peritoneal coat of the colon.
paracolpio (paracolpium). The tissues alongside the vagina.
paracolpitis (paracolpitis). Paravaginitis.
paracónido (paraconid). The mesiobuccal cusp of a lower molar tooth.
paracono (paracone). The mesiobuccal cusp of an upper molar tooth.
paracordal (parachordal). Alongside the anterior portion of the notochord in the embryo.
paracorteza (paracortex). Deep cortex; tertiary cortex; thymus-dependent zone; the area of a lymph node between the subcapsular cortex and the medullary cords.
paracrino (paracrine). Referring to the release of locally acting substances from endocrine cells directly into the intercellular space of adjacent cells.
paracroia (parachroia). Parachroma.
paracroma (parachroma). Parachroia; parachromatosis; abnormal coloration of the skin.
paracromatosis (parachromatosis). Parachroma.
paracusia (paracusis, paracusia). **1.** Paracousis. Impaired hearing. **2.** Auditory illusions or hallucinations.
p. falsa (false p.). Willis' p.

p. loci (p. loci).
p. de Willis (Willis' p.). False p.
paracusis (paracousis). Paracusis.
paradencio (paradentium). Periodontium.
paradenitis (paradenitis). Inflammation of the tissues adjacent to a gland.
paradental (paradental). Periodontal.
paradidimal (paradidymal). **1.** Relating to the paradidymis. **2.** Alongside the testis.
paradídimo (paradidymis, pl. paradidymides). [*paradidymis*, NA]. Parepididymis; a small body sometimes attached to the front of the lower part of the spermatic cord above the head of the epididymis.
paradipsia (paradipsia). A perverted appetite for fluids, ingested without relation to bodily need.
paradoja (paradox). That which is apparently, though not actually, inconsistent with or opposed to the known facts in any case.
p. de Weber (Weber's p.).
paraequilibrio (para-equilibrium). Vertigo, often associated with nausea, nystagmus, and muscular weakness, due to irritation of the vestibular apparatus of the ear.
paraescarlatina (parascarlatina). Fourth disease.
paraesternal (parasternal). Alongside the sternum.
paraestesia (paraesthesia). Paresthesia.
paraestruma (parastruma). Obsolete term for a goitrous tumefaction resulting from enlargement of a parathyroid gland.
parafasia (paraphasia). Jargon; paragrammatism; paraphrasia; pseudoagrammatism; a form of aphasia in which a person has lost the ability to speak correctly, substituting one word for another, and jumbling words and sentences unintelligibly.
p. temática (thematic p.).
parafásico (paraphasic). Relating to paraphasia.
parafia (paraphia). Parapsia; pseudaphia; pseudesthesia; pseudoesthesia; any disorder of the sense of touch.
parafilia (paraphilia). Sexual deviation.
parafimosis (paraphimosis). Painful constriction of the glans penis by a phimotic foreskin, which has been retracted behind the corona.
p. palpebral (p. palpebrae).
parafina (paraffin). **1.** One of the methane series of acyclic hydrocarbons. **2.** Hard p.
p. amarilla blanda (yellow soft p.). Petrolatum.
p. blanca blanda (white soft p.). White petrolatum.
p. clorada (chlorinated p.). A solvent for dichloramine-T.
p. dura (hard p.).
p. líquida (liquid p.). Mineral oil.
parafinoma (paraffinoma). Paraffin tumor; a tumefaction, usually a granuloma, caused by the prosthetic or therapeutic injection of paraffin into the tissues.
parafisial, parafisario (paraphysial, paraphyseal). Pertaining to the paraphysis.
paráfisis (paraphysis, pl. paraphyses). A median organ developing from the roofplate of the diencephalon in certain lower vertebrates.
paraflagelado (paraflagellate). **1.** Having one or more paraflagella. **2.** Paramastigote.
paraflagelo (paraflagellum, pl. paraflagella). A minute accessory flagellum sometimes present in addition to the ordinary flagellum of certain protozoans.
parafolicular (parafollicular). Associated spatially with a follicle.
parafonía (paraphonia). Any disorder of the voice, especially a change in its tone.
paráfora (paraphora). A slight emotional disturbance.
paraformaldehído (paraformaldehyde). Trioxymethylene; a polymer of formaldehyde, used as a disinfectant.
parafrasia (paraphrasia). Paraphasia.
parafucsina (parafuchsin). Pararosanilin.
paragammacismo (paragammacism). Substitution of another letter sound for the g sound.
paraganglio (paraganglion, pl. paraganglia). Chromaffin body; a small, roundish body containing chromaffin cells.
paraganglioma (paraganglioma). A neoplasm usually derived from the chromoreceptor tissue of a paraganglion, such as the carotid body, or the medulla of the adrenal gland.
p. no cromafínico (nonchromaffin p.). Chemodectoma.
paragén (paragene). Plasmid.
paragenital (paragenital). Alongside the gonads.
parageusia (parageusia). Disordered or perverted sense of taste.
paragéusico (parageusic). Relating to parageusia.
paragnato (paragnathus). **1.** An individual with an accessory lower jaw. **2.** A parasitic fetus attached to the jaw of the autosite.
paragnomen (paragnomen). An unexpected reaction.
paragonimiasis (paragonimiasis). Pulmonary distomiasis; infection with a worm of the genus *Paragonimus*, especially *P. westermani*.
paragonorreico (paragonorrheal). Indirectly related to or consequent to gonorrhea.
paragrafía (paragraphia). **1.** Loss of the power of writing from dictation, although the words are heard and comprehended. **2.** Writing one word when another is intended.
paragramatismo (paragrammatism). Paraphasia.
parahemofilia (parahemophilia). Owren's disease.
parahepático (parahepatic). Adjacent to the liver.
parahidrosis (parahidrosis). Paridrosis.
parahipnosis (parahypnosis). Disordered sleep, such as caused by nightmare or somnambulism.
parahipófisis (parahypophysis). A small mass of pituitary tissue, or tissue resembling in structure the anterior lobe of the hypophysis, occasionally found in the dura mater lining of the sella turcica.
parahormona (parahormone). A substance, product of ordinary metabolism, not produced for a specific purpose, that acts like a hormone in modifying the activity of some distant organ.
parakappacismo (parakappacism). Substitution of another letter sound for that of k.
paraláctico (parallactic). Relating to a parallax.
paralaje (parallax). **1.** The apparent displacement of an object that follows a change in the position from which it is viewed. **2.** Phi phenomenon.
p. binocular (binocular p.). Stereoscopic p.
p. estereoscópico (stereoscopic p.). Binocular p.
p. heterónimo (heteronymous p.).
p. homónimo (homonymous p.).
p. vertical (vertical p.).
paralalia (paralalia). Any speech defect; especially one in which one letter is habitually substituted for another.
p. literal (p. literalis). Stammering.
paralambdacismo (paralambdacism). Mispronunciation of the letter l, or the substitution of some other letter for it.
paraldehído (paraldehyde). Paracetaldehyde; a polymer of acetaldehyde; a safe potent hypnotic and sedative.
paralelismo (parallelism). **1.** The state of being structurally parallel. **2.** In psychology, the mind-body doctrine that for every conscious process there is a corresponding or parallel organic process, without asserting a causal interrelation between the two.
paralelómetro (parallelometer) An apparatus used for paralleling the attachments and abutments for fixed or removable partial dentures.
paraleprosis (paraleprosis). Presence of certain trophic or nerve changes suggesting an attenuated form of leprosy in regions where the disease has long prevailed.
paralepsia (paralepsy). **1.** A temporary attack of mental inertia and hopelessness. **2.** A sudden alteration in mood or emotional tension.
paralérgico (parallergic). Denoting an allergic state in which the body becomes predisposed to nonspecific stimuli following original sensitization with a specific allergen.
paralexia (paralexia). Misapprehension of written or printed words, other meaningless words being substituted for them in reading.
paralgesia (paralgesia). Painful paresthesia; any disorder or abnormality of the sense of pain.
paralgia (paralgia). Abnormal or unusual pain.
paralipofobia (paralipophobia). Morbid fear of neglect or omission of some duty.
paralisa (paralyssa). A paralytic form of rabies caused by the bite of the vampire bat (*Desmodus*).
parálisis **1.** (paralysis, pl. paralyses). Loss of power of voluntary movement in a muscle through injury to or disease of its nerve supply. **2.** (palsy). Often connotes partial paralysis or paresis.
p. agitante (p. agitans). Obsolete term for parkinsonism
p. ascendente (ascending p.).

p. ascendente aguda (acute ascending p.). Landry's p.
p. atrófica aguda (acute atrophic p.). Acute anterior poliomyelitis.
p. de las aves de corral (fowl p.). Avian lymphomatosis.
p. de Bell (Bell's palsy). Facial p.
p. braquial del parto (brachial birth palsy).
p. de Brown-Séquard (Brown-Séquard's p.).
p. bulbar (bulbar p.). Progressive bulbar p.
p. bulbar infecciosa (infectious bulbar p.). Pseudorabies.
p. bulbar progresiva (progressive bulbar p.).
p. de los buzos (diver's p.).
p. central (central p.).
p. cerebral (cerebral palsy).
p. de Chastek (Chastek p.).
p. por compresión (compression p.).
p. conjugada (conjugate p.).
p. cruzada (crossed p.). Alternating hemiplegia.
p. por decúbito (decubitus p.).
p. diftérica (diphtheritic p.). Postdiphtheritic p.
p. de Duchenne (Duchenne's p.).
p. con emaciación (wasting p.). Progressive muscular atrophy.
p. de Erb (Erb's p.). Erb's palsy.
p. del escribiente (scrivener's palsy). Writer's cramp.
p. espinal de Erb (Erb's spinal p.).
p. espinal espástica (spastic spinal p.). Spastic diplegia.
p. espinal o raquídea (spinal p.). Myeloparalysis; myeloplegia.
p. facial (facial p.). Facial palsy.
p. de las fauces (faucial p.). Isthmoparalysis.
p. de Féréol-Graux (Féréol-Graux palsy).
p. por garrapatas (tick p.).
p. por gengibre (ginger p.). Jake p.
p. glosolabiolaríngea, glosolabiofaríngea (glossolabiolaryngeal p., glossolabiopharyngeal p.). Progressive bulbar p.
p. de Gubler (Gubler's p.). Gubler's syndrome.
p. inmunológica (immunological p.).
p. por jake (jake p.). Ginger p.
p. de Klumpke (Klumpke's p.). Klumpke-Dejerine syndrome.
p. de Kussmaul-Landry (Kussmaul-Landry p.). Acute ascending p.
p. labial (labial p.). Progressive bulbar.
p. de Landry (Landry's p.). Acute ascending p.
p. mimética (mimetic p.). P. of the facial muscles.
p. miogénica (myogenic p.). Acute anterior poliomyelitis.
p. mixta (mixed p.). Combined motor and sensory p.
p. motora (motor p.). Loss of the power of muscular contraction.
p. por muletas (crutch p.).
p. muscular seudohipertrófica (pseudohypertrophic muscular p.).
p. musculoespiral (musculospiral p.).
p. nocturna (night palsy). Waking numbness.
p. obstétrica (obstetrical p.). Birth palsy.
p. ocular (ocular p.).
p. ocupacional (craft palsy). Occupational neurosis.
p. del parto (birth palsy). Infantile diplegia; infantile hemiplegia; obstetrical paralysis.
p. de las parturientas (parturient p.). Milk fever.
p. periódica (periodic p.).
p. periódica familiar (familial periodic p.).
p. periódica hiperpotasémica (hyperkalemic periodic p.).
p. periódica hipopotasémica (hypokalemic periodic p.).
p. periódica normopotasémica (normokalemic periodic p.).
p. periódica que responde al sodio (sodium-responsive periodic p.).
p. por plomo (lead p.). Lead p.
p. posdiftérica (postdiphtheritic p.). Diphtheritic p.
p. posepiléptica de Todd (Todd's postepileptic p.). Todd's p.
p. posticus (posticus p.).
p. de Pott (Pott's p.). Pott's paraplegia.
p. reptante (creeping palsy). Progressive muscular atrophy.
p. sacudida o temblorosa (shaking palsy). Trembling; parkinsonism.
p. sensitiva (sensory p.). Loss of sensation; anesthesia.
p. seudobulbar (pseudobulbar p.).
p. del sueño (sleep p.). Sleep dissociation.
p. supranuclear (supranuclear p.).
p. supranuclear progresiva (progressive supranuclear palsy).
p. de Todd (Todd's p.). Todd's postepileptic p.
p. total (global p.).
p. vasomotora (vasomotor p.). Vasoparesis.
p. de Zenker (Zenker's p.).

paralítico (paralytic). Relating to paralysis or to suffering from paralysis.

paralizante (paralyzant). **1.** Causing paralysis. **2.** Any agent, such as curare, that causes paralysis.

paralogía (paralogia, paralogism, paralogy). False reasoning, involving self-deception.
p. temática (thematic p.).

paramagnético (paramagnetic). Having the property of paramagnetism.

paramagnetismo (paramagnetism). The property of being magnetic, as exhibited by assuming a position parallel with the lines of force between the two poles of a magnet.

paramastigoto (paramastigote). Paraflagellate; a mastigote having two flagella, one long and one short.

paramastoide (paramastoid). Near the mastoid process.

paramediano (paramedian). Paramesial; near the middle line.

paramédico **1.** (paramedic). A person trained and certified to provide emergency medical care. **2.** (paramedical). Related to the medical profession in an adjunctive capacity, e.g., denoting allied health fields such as physical therapy, speech pathology, etc.

paramenia (paramenia). Any disorder or irregularity of menstruation.

paramesial (paramesial). Paramedian.

paramesonéfrico (paramesonephric). Close to or alongside the embryonic mesonephros.

parametadiona (paramethadione). An anticonvulsant used in petit mal epilepsy.

parametasona (paramethasone). A glucocorticoid with anti-inflammatory effects and toxicity similar to those of prednisone.
acetato de p. (p. acetate). A glucocorticoid used in rheumathoid arthritis.

parametrial (parametrial). Pertaining to the parametrium.

paramétrico (parametric). Relating to the parametrium, or structures immediately adjacent to the uterus.

parametrio (parametrium, pl. parametria). [*parametrium,* NA]. The connective tissue of the pelvic floor extending from the fibrous subserous coat of the supracervical portion of the uterus laterally between the layers of the broad ligament.

parametrismo (parametrismus). Painful spasm of the muscular fibers in the broad ligaments.

parametrítico (parametritic). Relating to parametritis.

parametritis (parametritis). Pelvic cellulitis; inflammation of the tissue adjacent to the uterus.

parámetro (parameter). One of many ways of measuring or describing an object or evaluating a subject.

paramiloidosis (paramyloidosis). A variety of amyloid deposit seen in lymph nodes in some chronic nonspecific inflammations and in primary localized amyloidosis.

paramimia (paramimia). The use of gestures unsuited to the words which they accompany.

paramioclono (paramyoclonus). Myoclonus multiplex.

paramiotonía (paramyotonia). Paramyotonus; an atypical form of myotonia.
p. atáxica (ataxic p.).
p. congénita (congenital p.). Eulenburg's disease.
p. sintomática (symptomatic p.).

paramiotono (paramyotonus). Paramyotonia.

paramnesia (paramnesia). False recollection, as of events that have never occurred.

paramolar (paramolar). A supernumerary tooth lying between, lingual, or buccal to the maxillary or mandibular molars.

paramorfia (paramorphia). Any abnormality in form or structure induced by environmental influences without any corresponding genetic change.

paramórfico (paramorphic). Relating to paramorphia.

paramorfina (paramorphine). Thebaine.

paramusia (paramusia). Loss of the ability to read or to render music correctly.

paranalgesia (paranalgesia). Analgesia of the lower half of the body.

paranasal (paranasal). Alongside the nose.
paranéfrico (paranephric). **1.** Relating to the paranephros. **2.** Pararenal.
paranefros (paranephros, pl. paranephroi). Glandula suprarenalis.
paraneoplasia (paraneoplasia). Hormonal, neurological, hematological, and other clinical and biochemical disturbances associated with malignant neoplasms but not directly related to invasion by the primary tumor or its metastases.
paraneoplásico (paraneoplastic). Relating to or characteristic of paraneoplasia.
paranestesia (paranesthesia). Anesthesia of the lower half of the body.
paraneural (paraneural). Near or alongside a nerve.
paraneurona (paraneurone). Neuroendocrine cell; a gland or aggregate of cells containing neurosecretory granules.
paranfistomiasis (paramphistomiasis). Infection of animals and man with trematodes of the family Paramphistomatidae.
parangi (parangi). A disease similar to yaws, occurring in Sri Lanka.
paranoia (paranoia). A severe but relatively rare mental disorder characterized by the presence of systematized delusions, often of a persecutory character involving being followed, poisoned, or harmed by other means, in an otherwise intact personality.
  p. alucinatoria aguda (acute hallucinatory p.).
  p. litigiosa (litigious p.). P. querulans.
  p. originaria (p. originaria). A form occurring in children.
  p. querellante (p. querulans). Litigious p.
paranoico (paranoiac). **1.** Relating to or affected with paranoia. **2.** One who is suffering from paranoia.
paranoide (paranoid). **1.** Relating to or characterized by paranoia. **2.** Having delusions of persecution.
paranomia (paranomia). A form of aphasia in which objects are called by the wrong names.
paranucleado (paranucleate). Paranuclear; relating to or having a paranucleus.
paranuclear (paranuclear). **1.** Paranucleate. **2.** Outside of, but near the nucleus.
paranúcleo (paranucleus). An accessory nucleus or small mass of chromatin lying outside of, though near, the nucleus.
paranucléolo (paranucleolus).
paraolfatorio (parolfactory). Associated with or related to the olfactory system.
paraolivar (parolivary). By the side of or near the oliva.
paraonfálico (paraomphalic). Paraumbilical.
paraoperatorio (paraoperative). Perioperative.
paraoral (paraoral). Near or adjacent to the mouth.
paraovárico (paraovarian). Parovarian.
paraoxón (paraoxon). An organophosphorous cholinesterase inhibitor used in insecticides; parathion is converted in the liver to p.
parapancreático (parapancreatic). Near or alongside of the pancreas.
paraparesia (paraparesis). A slight degree of paralysis, affecting the lower extremities.
paraparético (paraparetic). **1.** Relating to paraparesis. **2.** A person with paraparesis.
parapédesis (parapedesis). Excretion or secretion through an abnormal channel.
paraperitoneal (paraperitoneal). Outside of or alongside the peritoneum.
parapeste (parapestis). Ambulant plague.
parapineal (parapineal). Beside the pineal; denoting the visual or photoreceptive portion of the pineal body present, if not functioning, in certain lizards.
paraplasma (paraplasm). **1.** Obsolete term for hyaloplasm. **2.** Malformed or abnormal tissue.
paraplástico (paraplastic). Relating to paraplasm.
parapléctico (paraplectic). Paraplegic.
paraplejía (paraplegia). Paralysis of both lower extremities and, generally, the lower trunk.
  p. atáxica (ataxic p.).
  p. dolorosa **1.** (painful p.). P. dolorosa. **2.** (p. dolorosa).
  p. espástica (spastic p.). Tetanoid p.
  p. espástica congénita (congenital spastic p.). Infantile spastic p.
  p. espástica infantil (infantile spastic p.). Congenital spastic p.
  p. en extensión (p. in extension).
  p. en flexión (p. in flexion).
  p. de Pott (Pott's p.).
  p. senil (senile p.).
  p. superior (superior p.). Paralysis of both arms.
  p. tetanoide (tetanoid p.). Spastic p.
parapléjico (paraplegic). Paraplectic; relating to or suffering from paraplegia.
parapoplejía (parapoplexy). Pseudoapoplexy.
parapraxia (parapraxia). A condition analogous to paraphasia and paragraphia in which there is a defective performance of purposive acts; e.g., slips of the tongue, or mislaying of objects.
paraproctio (paraproctium, pl. paraproctia). The cellular tissue surrounding the rectum.
paraproctitis (paraproctitis). Inflammation of the cellular tissue surrounding the rectum.
paraprostatitis (paraprostatitis). Inflammation of the tissue around the prostate gland.
paraproteína (paraprotein). **1.** An abnormal plasma protein, such as macroglobulin, cryoglobulin, or myeloma protein. **2.** Monoclonal immunoglobulin.
paraproteinemia (paraproteinemia). The presence of abnormal proteins in the blood.
parapsia (parapsia). Paraphia.
parapsicología (parapsychology). The study of extrasensory perception, such as thought transference (telepathy) and clairvoyance.
parapsoriasis (parapsoriasis). Xanthoerythrodermia perstans; a chronic dermatosis of unknown origin, with erythematous, papular, and scaling lesions appearing in persistent and often enlarging plaques, and resistant to treatment.
  p. guttata (p. guttata).
  p. liquenoide (p. lichenoides). Poikiloderma atrophicans vasculare.
  p. liquenoide y varioliforme aguda (p. lichenoides et varioliformis acuta). Pityriasis lichenoides et varioliformis acuta.
  p. en placas (p. en plaque).
  p. varioliforme (p. varioliformis).
paraquat (paraquat). A weedkiller that produces delayed toxic effects on the liver, kidneys, and lungs when ingested.
paraqueratosis (parakeratosis). Retention of nuclei in the cells of the stratum corneum of the epidermis, observed in many scaly dermatoses such as psoriasis and exfoliative dermatitis.
  p. escutular (p. scutularis). P. ostracea.
  p. ostrácea (p. ostracea). P. scutularis.
  p. porcina (porcine p.).
  p. psoriasiforme (p. psoriasiformis).
  p. pustulosa (p. pustulosa).
  p. variegata (p. variegata). Poikiloderma atrophicans vasculare.
paraquimosina (parachymosin). An enzyme resembling chymosin.
pararama (pararama). Painful or crippling disease of the fingers, first described in Brazilian rubber workers, produced by accidental contact with setae of the larva of the moth, *Premolis semirufa*.
pararrectal (pararectal). Near the rectum or rectus muscle.
pararreflexia (parareflexia). A condition characterized by abnormal reflexes.
pararrenal (pararenal). Paranephric; near or adjacent to the kidneys.
pararritmia (pararrhythmia). A cardiac dysrhythmia in which two independent rhythms coexist, but not as a result of A-V block.
pararrosanilina (pararosanilin). Parafuchsin; a tri (aminophenyl)methane hydrochloride; an important red biologic stain used in Schiff's reagent.
pararrotacismo (pararhotacism). Substitution of another sound for that of r.
parasacro (parasacral). Alongside the sacrum.
parasalpingitis (parasalpingitis). Inflammation of the tissues surrounding the fallopian or the eustachian tube.
parasecreción (parasecretion). Obsolete term for abnormal secretion.
parasexualidad (parasexuality). Abnormal or perverted sexuality.
parasífilis (parasyphilis). Metasyphilis; parasyphilosis; quaternary syphilis; any condition indirectly due to syphilis.
parasifilítico (parasyphilitic). Metasyphilitic; metaluetic; denoting certain diseases supposed to be indirectly due to syphilis but presenting none of the recognized lesions of that infection.

parasifilosis (parasyphilosis). Parasyphilis.
parasigmatismo (parasigmatism). Lisping.
parasimpático (parasympathetic). Pertaining to a division of the autonomic nervous system.
parasimpaticolítico (parasympatholytic). Parasympathoparalytic; relating to an agent that annuls or antagonizes the effects of the parasympathetic nervous system; e.g., atropine.
parasimpaticomimético (parasympathomimetic). Relating to drugs or chemicals having an action resembling that caused by stimulation of the parasympathetic nervous system.
parasimpatoparalítico (parasympathoparalytic). Parasympatholytic.
parasimpatotonía (parasympathotonia). Vagotonia.
parasinanquia (parasynanche). Rheumatic inflammation of the muscles of the throat, or any angina, especially parotitis.
parasinapsis (parasynapsis). Union of chromosomes side to side in the process of reduction.
parasinoidal (parasinoidal). Near a sinus, particularly a cerebral sinus.
parasinovitis (parasynovitis). Inflammation of the tissues immediately adjacent to a joint.
parasístole (parasystole). Parasystolic beat; a second automatic rhythm existing simultaneously with normal sinus rhythm.
parasitar (parasitize). To invade as a parasite.
parasitemia (parasitemia). The presence of parasites in the circulating blood.
parasiticida **1.** (parasiticidal). Destructive to parasites. **2.** (parasiticide). An agent that destroys parasites.
parasítico, parasitario (parasitic). **1.** Relating to or of the nature of a parasite. **2.** Denoting organisms that normally grow only in or on the living body of a host.
parasitismo (parasitism). A symbiotic relationship in which one species (the parasite) benefits at the expense of the other (the host).
p. múltiple (multiple p.). A condition in which parasites of different species parasitize a single host, in contrast to superparasitism or hyperparasitism.
parásito (parasite). **1.** An organism that lives on or in another and draws its nourishment therefrom. **2.** In the case of a fetal inclusion or conjoined twins, the usually incomplete twin that derives its support from the more nearly normal autosite.
p. autístico (autistic p.). Autochthonous p.
p. autóctono (autochthonous p.). Autistic p.
p. comensal (commensal p.).
p. cuartano (quartan p.). *Plasmodium malariae*.
p. específico (specific p.).
p. estenoxo (stenoxous p.).
p. euróxeno (euroxenous p.).
p. facultativo (facultative p.).
p. heterogenético (heterogenetic p.).
p. heteróxeno (heteroxenous p.).
p. incidental (incidental p.).
p. inquilino (inquiline p.).
p. obligado (obligate p.).
p. temporario (temporary p.).
p. terciano (tertian p.). *Plasmodium vivax*.
p. terciano maligno (malignant tertian malarial p.). *Plasmodium falciparum*.
parasitocenosis (parasitocenose). Parasite-host ecosystem; complex of all parasite species and individuals associated with a specific host.
parasitofobia (parasitophobia). Morbid fear of parasites.
parasitogénesis (parasitogenesis). The evolution of relationships between parasite and host.
parasitogénico (parasitogenic). **1.** Caused by certain parasites. **2.** Favoring parasitism.
parasitoide (parasitoid). Denoting a feeding relationship intermediate between predation and parasitism, in which the p. eventually destroys its host.
parasitología (parasitology). The branch of biology and of medicine concerned with all aspects of parasitism.
parasitólogo (parasitologist). One who specializes in the science of parasitology.
parasítomo (parasitome). The total mass or number of individuals of all developmental stages of a single parasite species in one host.
parasitosis (parasitosis). Infestation or infection with parasites.
parasitotropía (parasitotropy). Parasitotropism.
parasitotrópico (parasitotropic). Pertaining to or characterized by parasitotropism.
parasitotropismo (parasitotropism). Parasitotropy; the special affinity of particular drugs or other agents for parasites rather than for their hosts.
parasomnia (parasomnia). Any dysfunction associated with sleep, e.g., somnabulism, pavor nocturnus, enuresis, or nocturnal seizures.
paraspadia (paraspadia, paraspadias). An acquired condition in which there is an abnormal opening into the urethra to one side of the normal urethral lumen.
parastasis (parastasis). The relationship among causal mechanisms that can compensate for, or mask defects in, each other; in genetics, a relationship between non-alleles classified by some as a form of epistasis.
parataxia (parataxia). Parataxis.
paratáxico (parataxic). Pertaining to parataxis.
parataxis (parataxis). Parataxia; the psychological state or repository of attitudes, ideas, and experiences accumulated during personality development that are not effectively assimilated or integrated into the growing mass and residue of the other attitudes, ideas, and experiences of an individual's personality.
paratendón (paratenon). The tissue, fatty or synovial, between a tendon and its sheath.
paratenesis (paratenesis). Passage of an infective agent by one or a series of paratenic hosts in which the agent is transported between hosts but does not undergo further development.
paraterminal (paraterminal). Near or alongside any terminus.
parathormona (parathormone). Parathyroid hormone.
paratiflitis (paratyphlitis). Inflammation of the connective tissue adjacent to the cecum.
paratifoidea (paratyphoid). Paratyphoid fever.
paratimia (parathymia). Misdirection of the emotional faculties; disordered mood.
paratión (parathion). An organic phosphate insecticide, highly toxic to animals and man, that is an irreversible inhibitor of cholinesterases.
paratirina (parathyrin). Parathyroid hormone.
paratiroidectomía (parathyroidectomy). Excision of the parathyroid glands.
paratiroideo (parathyroid). **1.** Adjacent to the thyroid gland. **2.** Related to parathyroid gland.
paratiroides (parathyroid). Glandulla parathyroidea.
paratirotrópico, paratirotrófico (parathyrotropic, parathyrotrophic). Influencing the growth or activity of the parathyroid glands.
paratricosis (paratrichosis). Any disorder in the growth of the hair, with particular reference to quantity.
paratripsis (paratripsis). **1.** Chafing. **2.** Obsolete term for retardation of catabolism or of tissue waste.
paratríptico (paratriptic). Causing or caused by chafing.
paratrófico (paratrophic). Deriving sustenance from living organic material.
paraumbilical **1.** (parumbilical). Paraumbilical. **2.** (paraumbilical). Paraomphalic; parumbilical; near the umbilicus.
parauretral (paraurethral). Alongside the urethra.
paravacuna (paravaccinia). Pseudocowpox.
paravaginal (paravaginal). Alongside the vagina.
paravaginitis (paravaginitis). Paracolpitis; inflammation of the connective tissue alongside the vagina.
paravalvular (paravalvular). Alongside or in the vicinity of a valve.
paravenoso (paravenous). Beside a vein.
paravertebral (paravertebral). Alongside a vertebra or the vertebral column.
paravesical (paravesical). Paracystic.
paraxial (paraxial). By the side of the axis of any body or part.
paraxón (paraxon). A collateral branch of an axon.
parazoo (parazoon). **1.** An animal parasite. **2.** A member of the subkingdom Parazoa.
pardo Sudán (Sudan brown). A brown stain derived from α-naphthylamine and used as a stain for fats.
parectasia, parectasis (parectasia, parectasis). Obsolete term for extreme distention of a cavity or other part.

parectropia (parectropia). Apraxia.
pared (wall). An investing part enclosing a cavity such as the chest or abdomen, or covering a cell or any anatomical unit.
p. anterior o carotídea del oído medio (anterior w. of middle ear). [*paries caroticus cavi tympani,* NA].
p. anterior del estómago (anterior w. of stomach). [*paries anterior ventriculi,* NA].
p. anterior de la vagina (anterior w. of vagina). [*paries anterior vaginae,* NA].
p. axial de las cámaras pulpares (axial w.'s of the pulp chambers).
p. carotídea del oído medio (carotid w. of middle ear). [*paries caroticus cavi tympani,* NA]
p. de una cavidad (cavity w.).
p. celular (cell w.).
p. del esmalte (enamel w.).
p. esplácnica (splanchnic w.).
p. externa del conducto coclear (external w. of cochlear duct). [*paries externus ductus cochlearis,* NA].
p. inferior de la cavidad timpánica (inferior w. of tympanic cavity). [*paries jugularis cavi tympani,* NA].
p. inferior de la órbita (inferior w. of orbit). [*paries inferior orbitae,* NA].
p. laberíntica del oído medio (labyrinthine w. of middle ear). [*paries labyrinthicus cavi tympani,* NA].
p. lateral o externa de la órbita (lateral w. of orbit). [*paries lateralis orbitae,* NA].
p. lateral del oído medio (lateral w. of middle ear). [*paries membranaceus cavi tympani,* NA].
p. mastoidea del oído medio (mastoid w. of middle ear). [*paries mastoideus cavi tympani,* NA].
p. medial del oído medio (medial w. of middle ear). [*paries labyrinthicus cavi tympani,* NA].
p. medial de la órbita (medial w. of orbit). [*paries medialis orbitae,* NA].
p. membranosa del oído medio (membranous w. of middle ear). [*paries membranaceus cavi tympani,* NA].
p. membranosa de la tráquea (membranous w. of trachea). [*paries membranaceus tracheae,* NA].
p. parietal (parietal w.).
p. posterior del estómago (posterior w. of stomach). [*paries posterior ventriculi,* NA].
p. posterior del oído medio (posterior w. of middle ear). [*paries mastoideus cavi tympani,* NA].
p. posterior de la vagina (posterior w. of vagina). [*paries posterior vaginae,* NA].
p. pulpar (pulpal w.).
p. superior o techo de la órbita (superior w. of orbit). [*paries superior orbitae,* NA].
p. tegmentaria del oído medio (tegmental w. of middle ear). [*paries tegmentalis cavi tympani,* NA].
p. timpánica del conducto coclear (tympanic w. of cochlear duct). [*paries tympanicus ductus cochlearis,* NA].
p. torácica **1.** (chest w.). Thoracic w. **2.** (thoracic w.). Chest w.
p. de la uña (w. of nail). Vallum unguis.
p. vestibular del conducto coclear (vestibular w. of cochlear duct). [*paries vestibularis ductus cochlearis,* NA].
p. yugular del oído medio (jugular w. of middle ear). [*paries jugularis cavi tympani,* NA].
paregórico (paregoric). Camphorated opium tincture; an antiperistaltic agent containing powdered opium, anise oil, benzoic acid, camphor, glycerin, and diluted alcohol.
pareira (pareira). Pareira brava; the root of *Chondodendron tomentosum* and other species of *Chondodendron* (family Menispermaceae).
parelectronómico (parelectronomic). Not subject to the laws of electricity, i.e., not excited by an electric stimulus.
parencefalia (parencephalia). Condition of imperfect cerebral development.
parencefalitis (parencephalitis). Inflammation of the cerebellum.
parencefalocele (parencephalocele). Protrusion of the cerebellum through a defect in the cranium.
parencefaloso (parencephalous). Relating to parencephalia.
parénquima (parenchyma). **1.** The distinguishing or specific cells of a gland or organ, contained in and supported by the connective tissue framework, or stroma. **2.** The endoplasm of a protozoan cell.
p. testicular (p. testis). [*parenchyma testis,* NA].
parenquimal, parenquimático (parenchymal). Parenchymatous.
parenquimatitis (parenchymatitis). Inflammation of the parenchyma or differentiated substance of a gland or organ.
parenquimatoso (parenchymatous). Parenchymal; relating to the parenchyma.
parenteral (parenteral). By some other means than through the gastrointestinal tract.
parentesco (kinship). The state of being genetically related.
parepicele (parepicele). The lateral recess of the fourth ventricle of the brain.
parepidídimo (parepididymis). Paradidymis.
parepitimia (parepithymia). A morbid longing; an abnormal desire or craving.
pareretisis (parerethisis). Abnormal or morbid excitement.
parergasia (parergasia). Obsolete term for schizophrenia.
paresia (paresis). **1.** Partial or incomplete paralysis. **2.** Bayle's disease; paralytic dementia; dementia paralytica; a disease of the brain, syphilitic in origin, marked by progressive dementia, tremor, speech disturbances, and increasing muscular weakness.
p. de las parturientas (parturient p.). Milk fever.
parestesia (paresthesia). Paraesthesia; an abnormal sensation, such as of burning, pricking, tickling, or tingling.
p. de Berger (Berger's p.).
parestésico (paresthetic). Relating to or marked by paresthesia.
parético (paretic). Relating to or suffering from paresis.
pareunia (pareunia). Coitus.
pargilina, clorhidrato de (pargyline hydrochloride). A nonhydrazine monoamine oxidase inhibitor, used as an antihypertensive agent.
paridad (parity). The condition of having given birth to an infant or infants, alive or dead.
paridrosis (paridrosis). Parahidrosis; any derangement of perspiration.
paries, gen. **parietis**, pl. **parietes** (paries, gen. parietis, pl. parietes). [*paries,* NA]. A wall, as of the chest, abdomen, or any hollow organ.
parietal (parietal). Relating to the wall of any cavity.
parieto- (parieto-). Combining form denoting relationship to a wall (paries).
parietoescamoso (parietosquamosal). Relating to the parietal bone and the squamous portion of the temporal bone.
parietoesfenoidal (parietosphenoid). Relating to the parietal and the sphenoid bones.
parietoesplácnico (parietosplanchnic). Parietovisceral.
parietofrontal (parietofrontal). Relating to the parietal and the frontal bones or the parts of the cerebral cortex corresponding thereto.
parietografía (parietography). Roentgenographic examination using a combination of pneumoperitoneum and air or barium in the stomach.
parietomastoide (parietomastoid). Relating to the parietal bone and the mastoid portion of the temporal bone.
parietooccipital (parieto-occipital). Relating to the parietal and occipital bones or to the parts of the cerebral cortex corresponding thereto.
parietotemporal (parietotemporal). Relating to the parietal and the temporal bones.
parietovisceral (parietovisceral) Parietosplanchnic; relating to the wall of a cavity and to the contained viscera.
parihuela (stretcher). A litter, usually a sheet of canvas stretched to a frame with four handles, used for transporting the sick or injured.
parkinsoniano (parkinsonian). **1.** Relating to parkinsonism. **2.** One suffering from parkinsonism.
parkinsonismo (parkinsonism). **1.** Parkinson's disease; a neurological syndrome characterized by rhythmical muscular tremors, rigidity of movement, droopy posture, and masklike facies. **2.** A syndrome similar to p. appearing as a side effect of certain antipsychotic drugs.
paro **1.** (arrest). A stoppage; interference with, or checking of, the regular course of a disease, a symptom, or the performance of a function. **2.** (standstill). Arrest; cessation of activity.
p. auricular (atrial standstill, auricular s.).
p. cardíaco (cardiac a.).

p. circulatorio (circulatory a.).
p. epifisario (epiphysial a.).
p. de la maduración (maturation a.).
p. sinusal **1.** (sinus a.). Cessation of sinus activity. **2.** (sinus standstill).
p. ventricular (ventricular standstill).
paroccipital (paroccipital). Near or beside the occipital bone or the occiput.
parodinia (parodynia). Labor pains.
parodoncio (parodontium). Periodontium.
parodontitis (parodontitis). Obsolete term for periodontitis.
paroftalmía (parophthalmia). Inflammation of the tissues around the eye.
paromomicina, sulfato de (paromomycin sulfate). A broad spectrum antibiotic produced by *Streptomyces rimosus* forma *paromomycinus;* used in the treatment of bacterial enteritis and amebiasis, and for preoperative suppression of intestinal bacteria.
paronfalocele (paromphalocele). **1.** A tumor near the umbilicus. **2.** A hernia through a defect in the abdominal wall near the umbilicus.
paroniquia (paronychia). Onychia lateralis; onychia periungualis; inflammation of the nail fold with separation of the skin from the proximal portion of the nail.
paroniquial (paronychial). Relating to paronychia.
paroniria (paroneiria, paroniria). Rarely used term for disagreeable or terrifying dreams.
p. salaz (p. salax).
parooforitis (paroophoritis). Inflammation of tissues adjacent to the ovaries.
paroóforon (paroöphoron). [*paroophoron*, NA]. Corpus pampiniforme; parovarium; remnants of the tubules and glomeruli of the lower part of the wolffian body appearing as a few scattered tubules in the broad ligament between the epoophoron and the uterus.
paropsia, paropsis (paropsia, paropsis). Disorientation of the perception of direction in hemianopia caused by occipital lesions.
parorexia (parorexia). An abnormal or disordered appetite.
parorquia (parorchis). Epididymis.
parorquidia (parorchidium). Ectopia testis.
parosfresia (parosphresia). Parosmia.
parosmia (parosmia). Parosphresia; any disorder of the sense of smell, especially subjective perception of nonexistent odors.
parosteosis, parostosis (parosteosis, parostosis). **1.** Development of bone in an unusual location, as in the skin. **2.** Abnormal or defective ossification.
parostial (parosteal). Relating to the tissues immediately adjacent to the periosteum of a bone.
parostitis, parosteítis (parostitis, parosteitis). Inflammation of the tissues immediately adjacent to a bone.
parótico (parotic). Near or beside the ear.
parótida (parotid). Situated near the ear; denoting several structures in this neighborhood.
parotidectomía (parotidectomy). Surgical removal of the parotid gland.
parotídeo (parotid). Situated near the ear; denoting several structures in this neighborhood.
parotiditis (parotiditis). Parotitis; inflammation of the parotid gland.
p. epidémica (epidemic p.). Mumps.
p. posoperatoria (postoperative p.).
p. punteada (punctate p.).
parotidoauricular (parotidoauricularis). **1.** An occasional band of muscle fibers passing from the surface of the parotid gland to the auricle. **2.** Relating to the parotid gland and the external ear.
parotina (parotin). Salivary gland hormone; a globulin obtained from bovine parotid glands, supposedly with hormonal activity.
parotitis (parotitis). Parotiditis.
parovárico (parovarian). **1.** Relating to the paroophoron. **2.** Paraovarian; beside or in the neighborhood of the ovary.
parovario (parovarium). Paroöphoron.
parovariotomía (parovariotomy). Incision into or removal of a tumor of the parovarium.
parovaritis (parovaritis). Inflammation of the parovarium.
paroxipropiona (paroxypropione). *p*-Hydroxypropiophenone; an inhibitor of pituitary gonadotropic hormone.
paroxismo (paroxysm). **1.** A sharp spasm or convulsion. **2.** A sudden onset of a symptom or disease, especially one with recurrent manifestations.
paroxístico (paroxysmal). Relating to or occurring in paroxysms.
párpado **1.** (eyelid). [lat. *palpebra*, NA]. Palpebra. **2.** (lid).
p. granuloso (granular lid's). Trachoma.
p. inferior (lower e.). [*palpebra inferior*, NA].
p. superior (upper e.). [*palpebra superior*, NA].
tercer p. (third e.). Plica semilunaris conjunctivae.
parricida (parricide). One who kills his or her parent.
parricidio (parricide). The killing of one's parent (patricide or matricide)
pars-planitis (pars-planitis). A clinical syndrome consisting of inflammation of the peripheral retina and/or pars plana, exudation into the overlying vitreous base, and edema of the optic disk and adjacent retina.
part. aeq. (part. aeq.). Abbreviation for L. *partes aequales*, in equal parts (amounts).
part. vic. (part. vic.). Abbreviation for L. *partes vicibus*, in divided doses.
parte (pars, pl. partes). [*pars*, NA]. A part; a portion.
p. anterior (anterior part). [*pars anterior*, NA].
p. blandas (soft part's). The nonbony and noncartilaginous tissues of the body.
p. del cuerpo humano (part's of human body). [*partes corporis humani*, NA].
p. inferior (inferior part). [*pars inferior*, NA].
p. intermedia (intermediate part). [*pars intermedia*, NA].
p. intersegmentaria (intersegmental part). [*pars infrasegmentalis*, NA].
p. oculta (hidden part). [*pars tecta*, NA].
p. pelviana (pelvic part). [*pars pelvica*, NA].
partes pudendas (pudendum, pl. pudenda). The external genitals, especially the female genitals (vulva).
partenofobia (parthenophobia). Morbid fear of girls.
partenogénesis (parthenogenesis). Apogamia; apogamy; apomixia; virgin generation; form of nonsexual reproduction, or agamogenesis.
partera, comadrona (midwife). A person qualified to practice midwifery, having specialized training in obstetrics and child care.
partería (midwifery). Independent care of essentially normal, healthy women and infants by a midwife, antepartally, intrapartally, postpartally, and/or obstetrically in a hospital, birth center, or home setting, and including normal delivery of the infant, with medical consultation, collaborative management, and referral of cases in which abnormalities develop.
partícula (particle). A very small piece or portion of anything.
p. alfa (alpha p.).
p. beta (beta p.). Beta ray.
p. de cromatina (chromatin p.'s).
p. de Dane (Dane p.'s).
p. elemental (elementary p.).
p. elemental de Zimmermann (Zimmermann's elementary p.).
p. kappa (kappa p.'s).
particulado (particulate). Relating to or occurring in the form of fine particles.
particulados (particulates). Formed elements, discrete bodies, as contrasted with the surrounding liquid or semiliquid material.
parto **1.** (delivery). Passage of the fetus and the placenta from the genital canal into the external world. **2.** (childbirth). The process of labor and delivery in the birth of a child. **3.** (birth). Passage of the offspring from the uterus to the outside world; the act of being born. **4.** (birth). Specifically, in the human, complete expulsion or extraction from its mother of a fetus.
p. cefálico asistido (assisted cephalic d.).
p. cefálico espontáneo (spontaneous cephalic d.).
p. con fórceps (forceps d.).
p. con fórceps alto (high forceps d.).
p. con fórceps bajo (low forceps d.).
p. con fórceps medio (midforceps d.).
p. de nalgas (breech d.).
p. post mortem (postmortem d.).
p. precipitado (precipitate labor).
p. prematuro **1.** (premature d.). Birth of a fetus before its proper time. **2.** (premature labor). **3.** (premature birth).

p. seco (dry labor). Xerotocia.
p. segundo período (bearing down). Expulsive effort of a parturient woman in the second stage of labor.
trabajo de p. (labor). The process of expulsion of the fetus and the placenta from the uterus.
trabajo de p. frustrado (missed labor).
p. transverso (cross birth).
parto de un niño muerto (stillbirth). The birth of an infant who has died prior to delivery.
parturición (parturition). Childbirth.
parturiente (parturient). Relating to or in the process of childbirth.
parturifaciente (parturifacient). Oxytocic. Inducing or accelerating labor.
parturiómetro (parturiometer). Device for determining the force of the uterine contractions in childbirth.
párulis (parulis, pl. parulides). Gingival abscess.
paruresis (paruresis). Inhibited urination, especially in the presence of strangers.
parvalbúmina (parvalbumin). A small water-soluble calcium-binding protein distinct from calmodulin and other calcium-binding proteins.
parvicelular (parvicellular). Relating to or composed of cells of small size.
parvolina (parvoline). A ptomaine from decaying fish.
párvula (parvule). A minute pill.
parvus (parvus). Small.
PAS (PAS). Abbreviation for *p*-aminosalicylic acid; periodic acid-Schiff stain.
PASA (PASA). Abbreviation for *p*-aminosalicylic acid.
pascal (Pa) (pascal (Pa)). A derived unit of pressure in the SI system, expressed in newtons per square meter.
pasiniazida (pasiniazide). Isoniazid 4-aminosalicylate; an antituberculostatic agent.
pasión (passion). **1.** Intense emotion. **2.** Obsolete term for suffering or pain.
pasividad (passivity). **1.** The condition of a metal having formed a protective oxide coating. **2.** In dentistry, the quality or condition of inactivity or rest assumed by the teeth, tissues, and denture when a removable partial denture is in place but not under masticatory pressure.
pasivismo (passivism). **1.** An attitude of submission. **2.** A form of sexual perversion in which the subject, usually male, is submissive to the will of the partner, male or female, in sexual practices.
pasivo (passive). Not active; submissive.
pasmo (struck). A bacterial disease of adult sheep in Britain caused by *Clostridium perfringens* type C.
paso, pasaje (passage). **1.** The act of passing. **2.** A discharge, as from the bowels or of urine. **3.** Inoculation of a series of animals with the same strain of a pathogenic microorganism whereby the virulence usually is increased, but is somethimes diminished. **4.** A channel, duct, pore, or opening.
p. nasofaríngeo (nasopharyngeal p.). Meatus nasopharyngeus.
paspalismo (paspalism). Poisoning by seeds of a species of grass, *Paspalum scrobiculatum*.
passiflora (passiflora). The passion-flower, *Passiflora incarnata* (family Passifloraceae). a climbing herb of the southern U.S.
pasta (paste). Pasta; a soft semisolid of firmer consistency than pap, but soft enough to flow slowly and not to retain its shape.
p. dermatológica (dermatologic p.).
p. desensibilizante (desensitizing p.).
pasta, gen. y pl. **pastae** (pasta, gen. and pl. pastae). Paste.
paster (paster). The segment forming the part for near vision in two-piece bifocal lenses.
pasteurella (pasteurella, pl. pasteurellae). A vernacular term used to refer to any member of the genus *Pasteurella*.
pasteurellosis (pasteurellosis). Infection with bacteria of the genus *Pasteurella*.
pasteurización (pasteurization). The heating of milk, wines, fruit juices, etc., for about 30 minutes at 68°C (154.4°F) whereby living bacteria are destroyed, but the flavor or bouquet is preserved.
pasteurizador (pasteurizer). An apparatus used in pasteurization.
pasteurizar (pasteurize). To treat by pasteurization.
pastilla (pastil, pastille). **1.** A small mass of benzoin and other aromatic substances to be burned for fumigation. **2.** Troche.
p. de Sabouraud (Sabouraud's p.'s).
P. at. (at wt). Abbreviation for atomic weight.
pat-, pato-, -patía (path-, patho-, pathy). Combining forms meaning disease.
pata o garra de mono (monkey-paw). A contracture of the hand resulting from median nerve palsy.
patada (kick). A brisk mechanical stimulus.
p. auricular (atrial k.). The increased efficiency of ventricular ejection resulting from the priming force contributed by atrial contraction immediately before ventricular ejection and thus still contributing an influence as the ventricular ejection begins.
p. idioventricular (idioventricular k.). The increased contractility of the initially contracting ventricular fibers which, by stretching the later contracting fibers, increases their force of contraction.
patagium (patagium, pl. patagia). A winglike membrane.
p. cervical (cervical p.). Pterygium colli.
patefacción (patefaction). Obsolete term for a laying open.
patelalgia (patellalgia). A painful condition involving the patella.
patema (pathema). Obsolete term for a disease or morbid condition.
patente (patent). Patulous; open or exposed.
patergasia (pathergasia). Obsolete term for a physiologic or anatomical defect that limits normal emotional adjustment.
patergia (pathergy). Those reactions resulting from a state of altered activity, both allergic (immune) and nonallergic.
patético (pathetic). Denoting the fourth cranial nerve (pathetic nerve), the nervus trochlearis.
pático (pathic). A person who assumes the passive role in less frequently engaged sexual acts.
patín (patten). A support placed under one shoe to equalize leg length when one leg is shorter than the other, or when one is artificially lengthened by a brace or splint.
patizambo (knock-kneed). Genu valgum.
patoamina (pathoamine). A ptomaine; a toxic amine causing disease or resulting from a disease process.
patobiología (pathobiology). Pathology with emphasis more on the biological than on the medical aspects.
patoclisis (pathoclisis). A specific tendency to sensitivity to special toxins; a tendency for toxins to attack certain organs.
patocrinia (pathocrinia). Obsolete term for any disorder of the endocrine glands.
patodixia (pathodixia). Rarely used term for a morbid desire to exhibit one's injured or diseased part.
patodoncia (pathodontia). The science concerned with diseases of the teeth.
patofisiología (pathophysiology). Derangement of function seen in disease; alteration in function as distinguished from structural defects.
patofobia (pathophobia). Nosophobia.
patofórmico (pathoformic). Relating to the beginning of disease.
patogénesis (pathogenesis). The pathologic, physiologic, or biochemical mechanism resulting in the development of a disease or morbid process.
p. por drogas (drug p.). The production of morbid symptoms by drugs.
patogenia (pathogeny). Rarely used synonym for pathogenesis.
patogenicidad (pathogenicity). The condition or quality of being pathogenic, or the ability to cause disease.
patogénico, patogenético (pathogenic, pathogenetic). Morbific; morbigenous; nosogenic; nosopoietic; causing disease or abnormality.
patógeno (pathogen). Any virus, microorganism, or other substance causing disease.
conducta p. (behavioral p.).
p. oportunista (opportunistic p.).
patognomía (pathognomy). Diagnosis by means of a study of the typical symptoms of a disease, or of the subjective sensations of the patient.
patognomónico (pathognomonic). Characteristic or indicative of a disease.
patognóstico (pathognostic). Rarely used synonym for pathognomonic.
patografía (pathography). A treatise on or description of disease; a treatise on pathology.
patolesia (patholesia). Rarely used term for any impairment or abnormality of the will.

patología (pathology). The medical science, and specialty practice, concerned with all aspects of disease, but with special reference to the essential nature, causes, and development of abnormal conditions, as well as the structural and functional changes that result from the disease processes.
p. anatómica (anatomical p.). Pathological anatomy.
p. celular (cellular p.).
p. clínica (clinical p.).
p. comparada (comparative p.).
p. dental (dental p.). Oral p.
p. funcional (functional p.).
p. del habla (speech p.).
p. humoral (humoral p.).
p. médica (medical p.).
p. molecular (molecular p.).
p. oral (oral p.). Dental p.
p. quirúrgica (surgical p.).
patológico (pathologic, pathological). Pertaining to pathology; morbid or diseased; resulting from disease.
patólogo (pathologist). A specialist in pathology; a physician who practices, evaluates, or supervises diagnostic tests, using materials removed from living or dead patients.
patometría (pathometry). Determination of the proportionate number of individuals affected with a certain disease at a given time, and of the conditions leading to an increase or decrease in this number.
patométrico (pathometric). Relating to pathometry.
patomimesis (pathomimesis). Pathomimicry; mimicry of a disease or dysfunction, whether intentional or unconscious.
patomímica (pathomimicry). Pathomimesis.
patomiosis (pathomiosis). The attitude which leads a patient which leads him to minimize his or her disease.
patomorfismo (pathomorphism). Abnormal morphology.
patonomía (pathonomia, pathonomy). The science of the laws of morbid changes.
patopoyesis (pathopoiesis). Rarely used term for the mode of production of disease.
patopsicología (pathopsychology).
patosis (pathosis). A state of disease, diseased condition, or disease entity.
patotropismo (pathotropism). Attraction of drugs toward diseased structures.
patricida (patricide). The killing of one's father; one who commits such an act.
patrilíneo, patrilineal (patrilineal). Related to descent through the male line.
patrón (pattern). **1.** A design. **2.** In dentistry, a form used in making a mold, as for an inlay or partial denture framework.
p. de cera (wax p.). Wax form.
p. juvenil (juvenile p.).
p. oclusal (occlusal p.). Occlusal form.
p. de "pie de bailarina clásica" (ballerina-foot p.).
p. de reloj de arena (hourglass p.).
patulina (patulin). An antibiotic derived from metabolites of fungi, such as species of *Aspergillus*, *Penicillium*, and *Gymnoascus;* has carcinogenic activity.
patuloso (patulous). Patent.
paucibacilar (paucibacillary). Made up of, or denoting the presence of, few bacilli.
paucisináptico (paucisynaptic). Oligosynaptic.
pausa (pause). Temporary stop.
p. apneica (apneic p.).
p. compensatoria (compensatory p.).
p. posextrasistólica (postextrasystolic p.).
p. preautomática (preautomatic p.).
p. respiratoria (respiratory p.).
p. sinusal (sinus p.).
PAV (AVP). Abbreviation for antiviral protein.
pavex (pavex). An apparatus for producing passive vascular exercise in peripheral circulatory disorders by means of alternate positive and negative pressure.
pavor nocturno (pavor nocturnus). Night-terrors.
Pb (Pb). Symbol for lead (plumbum).
PB (PB). Symbol for barometric pressure.
PBG (PBG). Porphobilinogen.
PBI (PBI). Abbreviation for protein-bound iodine.
p.c. (p.c.). Abbreviation for L. *post cibum.* after a meal.
PCB (PCB). Polychlorinated biphenyl.
PCF (FFP). Abbreviation for fresh frozen plasma.
PCMB, *p*CMB (PCMB, *p*CMB). Abbreviation for *p*-chloromercuribenzoate.
Pco_2, pCO_2 (Pco_2, pCO_2). Symbol for partial pressure (tension) of carbon dioxide.
P-congénita (P-congenitale). The P-wave pattern in the electrocardiogram seen in some cases of congenital heart disease, consisting of tall peaked P waves in leads I, II, aVF, and aVL, with predominant positivity of diphasic waves in V1-2.
PCT (PCT). Abbreviation for porphyria cutanea tarda.
p.d. (p.d.). Abbreviation of prism diopter.
Pd (Pd). Symbol for palladium.
P-dextrocardial (P-dextrocardiale). An electrocardiographic syndrome characteristic of overloading of the right atrium, often erroneously called P-pulmonale because the syndrome can result from any overloading of the right atrium and independently of cor pulmonale.
peca (freckle). Ephelis; yellowish or brownish macules developing on the exposed parts of the skin, especially in persons of light complexion.
p. de Hutchinson (Hutchinson's f.). Malignant lentigo.
p. del iris (iris f.'s).
p. melanótica (melanotic f.). Malignant lentigo.
pecante (peccant). Unhealthy; producing disease.
pecatofobia (peccatiphobia). Morbid fear of sinning.
pecblenda (pitchblende). Uraninite; a mineral of pitchlike appearance, chiefly uranium dioxide.
pecho **1.** (pectus, gen. pectoris, pl. pectora). [*pectus*, NA]. The anterior wall of the chest or thorax; the breast. **2.** (breast). The anterior surface of the thorax.
p. alar (alar chest). Phthinoid c.
p. batiente (flail chest). Flapping chest wall.
p. de estallido (blast chest).
p. fímico (phthinoid chest). Alar c.; pterygoid c.
p. foveado o en embudo (foveated chest, funnel c.). Pectus excavatum.
p. hueco o excavado **1.** (funnel breast). Pectus excavatum. **2.** (p. excavatum). Foveated chest; funnel chest.
p. de paloma o de pollo **1.** (pigeon breast). Pectus carinatum. **2.** (chicken breast). Pectus carinatum.
p. plano (flat chest).
p. pterigoideo (pterygoid chest). Phthinoid c.
p. en quilla (keeled chest). Pectus carinatum.
p. recurvado (p. recurvatum). P. excavatum.
p. en tonel (barrel chest).
pecilocina (pecilocin). An antifungal agent.
peciolado **1.** (petioled). Petiolate. **2.** (petiolate, petiolated). Petioled; having a stem or pedicle.
pecíolo **1.** (petiolus). Petiole; a stem or pedicle. **2.** (petiole). Petiolus.
p. de la epiglotis (p. epiglottidis). [*petiolus epiglottidis,* NA].
pectasa (pectase). Pectinesterase; an enzyme that converts pectin to galacturonic acid (pectic acid).
pecten (pecten). **1.** A structure with comblike processes or projections. **2.** [*pecten analis*, NA].
p. anal (anal p.). [*pecten analis*, NA]. Pecten; the middle third of the anal canal.
pectenitis (pectenitis). Inflammation of the sphincter ani.
pectenosis (pectenosis). Exaggerated enlargement of the pecten band.
péctico (pectic). Relating to any of the substances or materials now referred to as pectin.
pectina (pectin). Broad generic term for what are now called pectic substances or materials.
pectinado (pectinate). **1.** Pectiniform; combed; comb-shaped. **2.** In fungi, used to describe a particular type of branching hyphae in cultures of dermatophytes.
pectinasa (pectinase). Polygalacturonase.
pectíneo **1.** (pectineus). Pectineal. **2.** (pectineal). Pectineus; ridged; relating to the os pubis or to any comblike structure.
pectinesterasa (pectinesterase). Pectase.
pectiniforme (pectiniform). Pectinate.

pectización (pectization). In colloidal chemistry, coagulation.
pectoral (pectoral). Relating to the chest.
pectoralgia (pectoralgia). Pain in the chest.
pectoriloquia (pectoriloquy). Pectorophony; transmission of the voice sound through the pulmonary structures, so that it is clearly audible on auscultation of the chest.
p. afónica (aphonic p.). Baccelli's sign.
p. susurrante (whispering p.). Whispered bronchophony.
pectorofonía (pectorophony). Pectoriloquy.
pectosa (pectose). Protopectin.
pectoso (pectous). **1.** Relating to or consisting of pectin or pectose. **2.** Denoting a firm coagulated condition sometimes assumed by a gel, which is permanent in that the substance cannot be made to reassume the gel form.
ped-, pedi-, pedo-, paido- (ped-, pedi-, pedo-). **1.** Combining forms denoting child. **2.** Combining forms denoting feet.
pedal (pedal). Relating to the feet, or to any structure called pes.
pedatrofia, paidoatrofia (pedatrophia, pedatrophy). Marasmus.
pederasta (pederast). One who practices pederasty.
pederastia (pederasty). Homosexual anal intercourse, especially when practiced on boys.
pedesis (pedesis). Brownian movement.
pediatra 1. (pediatrist). Pediatrician. **2.** (pediatrician). Pediatrist; a specialist in pediatrics.
pediatría 1. (pediatry). Pediatrics. **2.** (pediatrics). Pediatry; the medical specialty concerned with the study and treatment of children in health and disease during development from birth through adolescence.
pediátrico (pediatric). Relating to pediatrics.
pedicelación (pedicellation). Formation of a pedicle or peduncle.
pedicelado (pedicellate). Pediculate.
pedicelo (pedicel). Foot process; footplate; foot-plate; the secondary process of a podocyte which helps form the visceral capsule of a renal corpuscle.
pedicterus (pedicterus). Icterus neonatorum.
pediculación (pediculation). Infestation with lice.
pediculado (pediculate). Pedicellate; pedunculate; not sessile; having a pedicle or peduncle.
pedicular (pedicular). Relating to pediculi, or lice.
pediculicida (pediculicide). An agent used to destroy lice.
pedículo 1. (pedicle). Peduncle; a stalk by which a nonsessile tumor is attached to normal tissue. **2.** (pediculus. pl. pediculi). [*pediculus*, pl. *pediculi*, NA]. A constricted portion or stalk. **3.** (pedicle). A stalk through which a flap receives nourishment until its transfer to another site results in the nourishment coming from that site. **4.** (pediculus. pl. pediculi). A louse.
p. del arco vertebral (p. of arch of vertebra). [*pediculus arcus vertebrae*, NA].
p. óptico (optic stalk).
p. tubulado de Filatov-Gillies (Filatov-Gillies tubed p.).
pediculofobia (pediculophobia). Phthiriophobia; morbid fear of infestation with lice.
pediculosis (pediculosis). Lousiness; the state of being infested with lice.
p. capitis (p. capitis). Pthiriasis capitis; the presence of lice on the hair of the head.
p. corporis (p. corporis). P. vestimenti; p. vestimentorum; pthiriasis corporis; the presence of body lice.
p. palpebrarum (p. palpebrarum). The presence of lice in the eyelashes.
p. pubis (p. pubis). Pthiriasis.
p. vestimenti, vestimentorum (p. vestimenti, p. vestimentorum). P. corporis.
pediculoso (pediculous). Lousy; infested with lice.
pedicuría (pedicure). Care and treatment of the feet.
pedifalange (pediphalanx). A phalanx of the foot, distinguished from maniphalanx.
pedigrí (pedigree). Ancestral line of descent, especially as diagrammed on a chart to show ancestral history; used in genetics to analyze inheritance.
pediluvio (pediluvium). A foot bath.
pediofobia (pediophobia). Morbid fear aroused by the sight of a child or of a doll.
pedionalgia (pedionalgia). Pedioneuralgia; rarely used term for podalgia.
pedioneuralgia (pedioneuralgia). Pedionalgia.
pedodinamómetro (pedodynamometer). An instrument for measuring the strength of the leg muscles.
pedografía (pedography). Production of a record as made by a pedograph.
pedógrafo (pedograph). An instrument for recording and studying the gait.
pedograma (pedogram). A record made by the pedograph.
pedología (pedology). Paidology; the branch of biology and of sociology concerned with the child in his physical, mental, and social development.
pedómetro (pedometer). Podometer; an instrument for measuring the distance covered in walking.
pedunculado (pedunculate). Pediculate.
peduncular (peduncular). Relating to a pedicle or peduncle.
pedúnculo (peduncle). **1.** [*pediculus*, NA]. Pedicle; a constricted portion or stalk. **2.** [*pedunculus*, NA].
p. cerebeloso inferior (inferior cerebellar p.). [*pedunculus cerebellaris inferior*, NA].
p. cerebeloso medio (middle cerebellar p.). [*pedunculus cerebellaris medius*, NA].
p. cerebeloso superior (superior cerebellar p.). [*pedunculus cerebellaris superior*, NA].
p. cerebral (cerebral p.). [*pedunculus cerebri*, NA].
p. conector (connecting stalk). Body s.
p. del cuerpo calloso (p. of corpus callosum). [*pedunculus corporis callosi*, NA]. Gyrus subcallosus.
p. del cuerpo mamilar (p. of mamillary body). [*pedunculus corporis mamillaris*, NA].
p. del flóculo (p. of flocculus). [*pedunculus flocculi*, NA].
p. inferior del tálamo (inferior thalamic p.). [*pedunculus thalami inferior*, NA].
p. lateral del tálamo (lateral thalamic p.). [*pedunculus thalami lateralis*].
p. olfatorio (olfactory p.). [*tractus olfactorius*, NA].
p. ventral del tálamo (ventral thalamic p.). [*pedunculus thalami ventralis*].
p. vitellinus (pedunculus vitellinus). Yolk stalk.
pedunculus. pl. pedunculi (pedunculus, pl. pedunculi). [*pedunculus*, pl. *pedunculi*, NA]. Peduncle.
peeling (peeling). A stripping off or loss of epidermis, as in sunburn, postscarlatinal peeling, or toxic epidermal necrolysis.
peenash (peenash). Rhinitis caused by insect larvae in the nasal passages.
PEFP (PEEP). Abbreviation for positive end-expiratory pressure.
pelada (pelade). Alopecia.
pelagra (pellagra). Alpine scurvy; maidism; mal de la rosa; mal rosso; mayidism; psychoneurosis maidica; Saint Ignatius' itch; an affection characterized by gastrointestinal disturbances, erythema followed by desquamation, and nervous and mental disorders.
p. infantil (infantile p.). Kwashiorkor.
p. secundaria (secondary p.).
p. sine p. (p. sine p.). P. without the characteristic skin lesions.
pelagroide (pellagroid). Resembling pellagra.
pelagroso (pellagrous). Relating to or suffering from pellagra.
pelaje (pelage). The hairy covering of the body of animals.
pelico- (pelyco-). Rarely used combining form denoting the pelvis.
película 1. (film). A light-sensitive or x-ray-sensitive substance used in taking photographs or radiographs. **2.** (film). A thin layer or coating. **3.** (pellicle). Cell boundary of sporozoites and merozoites among members of the protozoan subphylum Apicomplexa (Sporozoa). **4.** (pellicle). Literally and nonspecifically, a thin skin. **5.** (pellicle). A film or scum on the surface of a liquid.
p. adquirida (acquired pellicle). Acquired cuticle; acquired enamel cuticle; posteruption cuticle.
p. de aleta mordible (bitewing f.).
p. de gelatina absorbible (absorbable gelatin f.).
p. lagrimal (tear f.).
p. parda o marrón (brown pellicle). Acquired p.
p. precorneana (precorneal f.).
p. radiográfica panorámica (panoramic x-ray f.).
p. simple (plain f.).
pelicular, peliculoso (pellicular, pelliculous). Relating to a pellicle.

N O P

pelidnoma (pelidnoma). Pelioma; a circumscribed, elevated, livid patch on the skin.
pelioma (pelioma). Pelidnoma.
peliosis (peliosis). Purpura.
  p. hepática (p. hepatis).
pellejo (pelt). The hide of animals on which the hair, fur, or wool is left.
pellet (pellet). **1.** A pilule, or minute pill. **2.** A small rod-shaped or ovoid dosage form that is sterile and is composed essentially of pure steroid hormones in compressed form.
pellizco (pincement). A pinching manipulation in massage.
pellote (pellote). Peyote.
pelma (pelma). [*planta pedis*, NA].
pelmático (pelmatic). Relating to the sole of the foot.
pelmatograma (pelmatogram). An imprint of the sole of the foot, made by resting the inked foot on a sheet of paper, or by pressing the greased foot on a plaster of Paris paste.
pelo (hair). **1.** Pilus. **2.** One of the fine hairlike processes of the auditory cells of the labyrinth, and of other sensory cells, called auditory h.'s, sensory h.'s, etc.
  p. anular (ringed h.). Leukotrichia annularis; trichonosus versicolor.
  p. auditivos (auditory h.'s).
  p. de bambú (bamboo h.). Trichorrhexis invaginata.
  p. cancerosos de Schridde (Schridde's cancer h.'s).
  p. claviforme (club h.).
  p. encarnados (ingrown h.'s). Burrowing h.'s
  p. ensortijado (kinky h.). Tightly curled or bent h.
  p. estrellado (stellate h.). H. split in several strands at the free end.
  p. gustativos (taste h.'s).
  p. horadantes (burrowing h.'s). Ingrown h.'s
  p. irritantes de Frey (Frey's irritation h.'s).
  p. lanudo (woolly h.).
  p. lanugo (lanugo h.). Lanugo.
  p. moniliforme **1.** (beaded h.). Monilethrix. **2.** (moniliform h.). Monilethrix.
  p. retorcidos (twisted h.'s). Pili torti.
  p. en signo de admiración (exclamation point h.).
  p. táctil (tactile h.).
  p. terminal (terminal h.). A mature h.
  p. urticantes (nettling h.'s).
  p. velloso (vellus h.). Soft, downy h.
pelopatía (pelopathy). Pelotherapy.
pelota (ball). **1.** A round mass. **2.** In veterinary medicine, a large pill or bolus.
  p. de comida (food b.). Phytobezoar.
  p. de condrina (chondrin b.).
peloteo (ballottement). **1.** Maneuver used in physical examination to estimate the size of an organ not near the surface, by a flicking motion of the hand or fingers. **2.** An obsolete method of diagnosis of pregnancy.
  p. abdominal (abdominal b.). Examination of the abdomen by palpation to detect excessive amounts of fluid (ascites).
  p. renal (renal b.).
peloterapia (pelotherapy). Pelopathy; application of peloids, such as mud, peat, or clay, to all or part of the body.
pelta (pelta). A crescentic, silver-staining, membranous organelle located anteriorly near the base of the flagella in certain flagellate protozoa, as in *Trichomonas*.
peltación (peltation). Protection provided by inoculation with an antiserum or with a vaccine.
pelúcido (pellucid). Allowing the passage of light.
peludo (hairy). **1.** Pilar; pilary; pileous; pilose. Of or resembling hair. **2.** Covered with hair.
pelvi-, pelvio-, pelvo- (pelvi-, pelvio-, pelvo-). Combining forms relating to the pelvis.
pelvicefalografía (pelvicephalography). Cephalopelvimetry.
pelvicefalometría (pelvicephalometry). Measurement of the female pelvic diameters in relation to those of the fetal head.
pélvico (pelvic). Relating to a pelvis.
pelvifijación (pelvifixation). Surgical attachment of a floating pelvic organ to the wall of the pelvic cavity.
pelvígrafo (pelvigraph). Obsolete term for an instrument for drawing the contour and dimensions of the pelvis; may be drawn to scale.
pelvilitotomía (pelvilithotomy). Pyelolithotomy.
pelvimetría (pelvimetry). Measurement of the diameters of the pelvis.
  p. estereoscópica (stereoscopic p.).
  p. manual (manual p.).
  p. planográfica (planographic p.).
pelvímetro (pelvimeter). Obsolete term for instrument shaped like calipers for measuring the diameters of the pelvis.
pelviolitotomía (pelviolithotomy). Pyelolithotomy.
pelvioperitonitis (pelvioperitonitis). Pelvic peritonitis.
pelvioplastia (pelvioplasty). **1.** Symphysiotomy or pubiotomy for enlargement of the female pelvic outlet. **2.** Pyeloplasty.
pelvioscopia (pelvioscopy). Pelvoscopy; examination of the pelvis for any purpose.
pelviotomía (pelviotomy, pelvitomy). **1.** Symphysiotomy. **2.** Pubiotomy. **3.** Pyelotomy.
pelviperitonitis (pelviperitonitis). Pelvic peritonitis.
pelvis (pelvis, pl. pelves). **1.** [*pelvis*, NA]. The massive cup-shaped ring of bone, with its ligaments, at the lower end of the trunk. **2.** Any basin-like or cup-shaped cavity.
  p. androide (android p.). A masculine or funnel-shaped p.
  p. antropoide (anthropoid p.).
  p. en araña (spider p.). Narrow calices of renal p.
  p. asimilada (assimilation p.).
  p. braquipélica (brachypellic p.). Transverse oval p.
  p. cifoescoliótica (kyphoscoliotic p.).
  p. cifótica (kyphotic p.).
  p. congelada (frozen p.). Hardened p.
  p. contraída (contracted p.).
  p. cordiforme (cordate p., cordiform p.).
  p. de Deventer (Deventer's p.).
  p. dividida (split p.).
  p. dolicopélica (dolichopellic p.). Longitudinal oval p.
  p. enana (dwarf p.).
  p. endurecida (hardened p.). Frozen p.
  p. escoliótica (scoliotic p.).
  p. espondilolistética (spondylolisthetic p.).
  p. espuria (p. spuria). [*pelvis major*, NA].
  p. falsa (false p.). [*pelvis major*, NA].
  p. en forma de corazón (heart-shaped p.). Cordate p.
  p. gigante (p. justo major).
  p. ginecoide (gynecoid p.). The normal female p.
  p. de goma o caucho (caoutchouc p., rubber p.).
  p. grande (large p.). [*pelvis major*, NA].
  p. infundibuliforme (funnel-shaped p.).
  p. invertida (inverted p.). Split p. with separation at pubis.
  p. juvenil (juvenile p.). A p. justo minor in which the bones are slender.
  p. lordótica (lordotic p.). A deformed associated with lordosis.
  p. masculina (masculine p.).
  p. mayor (large p.). [*pelvis major*, NA].
  p. menor (small p.). [*pelvis minor*, NA].
  p. mesatipélica (mesatipellic p.). Round p.
  p. de Nägele (Nägele's p.).
  p. obtecta (p. obtecta).
  p. osteomalácica (osteomalacic p.). Beaked p.; rostrate p.
  p. de Otto (Otto p.). Otto's disease.
  p. oval longitudinal (longitudinal oval p.). Dolichopellic p.
  p. oval transversal (transverse oval p.). Brachypellic p.
  p. en pico (beaked p.). Osteomalacic p.
  p. plana (flat p.). P. plana.
  p. platipélica (platypellic p.).
  p. platipeloide (platypelloid p.). Simple flat p.
  p. de Praga (Prague p.). Spondylolisthetic p.
  p. raquítica (rachitic p.).
  p. redonda (round p.). Mesatipellic p.
  p. renal (renal p.). [*pelvis renalis*, NA].
  p. reniforme (reniform p.).
  p. de Robert (Robert's p.).
  p. de Rokitansky (Rokitansky's p.). Spondylolisthetic p.
  p. rostrata (rostrate p.). Osteomalacic p.
  p. seudoosteomalácica (pseudo-osteomalacic p.).
  p. verdadera (true p.). [*pelvis minor*, NA].
  p. de la vesícula biliar (p. of gallbladder). Hartmann's pouch.

pelvisacro (pelvisacral). Relating to both the pelvis, or hip bones, and the sacrum.
pelviscopio (pelviscope). Endoscopic instrument for examining the interior of the pelvis.
pelvitermo (pelvitherm). Instrument for applying heat to the pelvic organs.
pelviureterografía (pelviureterography). Pyelography.
pelvocefalografía (pelvocephalography). Cephalopelvimetry.
pelvoespondilitis osificante (pelvospondylitis ossificans). Deposit of bony substance between the vertebrae of the sacrum.
pelvoscopia (pelvoscopy). Pelvioscopy.
pemolina (pemoline). A psychostimulant used in the treatment of minimal brain dysfunction in children.
pempidina (pempidine). Secondary amine of the mecamylamine group, effective as a ganglionic blocking agent.
pena (grief). A normal emotional response to an external loss; distinguished from a depressive disorder since it usually subsides after a reasonable time.
penacho (tuft). A cluster, clump, or bunch, as of hairs.
  p. del esmalte (enamel t.).
  p. de Malpighi (malpighian t.). Glomerulus.
  p. sinovial (synovial t.'s). Villi synoviales.
pene (penis). [*penis*, NA]. Coles; intromittent organ; membrum virile; phallus; priapus; virga; virile member; the organ of copulation in the male.
  p. bífido (bifid p.). Diphallus.
  p. calviforme (clubbed p.).
  p. doble (double p.). Diphallus.
  p. femenino (p. femineus). Clitoris.
  p. lunatus (p. lunatus). Chordee.
  p. membranoso (webbed p.).
  p. mujeril (p. muliebris). Clitoris.
  p. palmado (p. palmatus). A p. enclosed by the scrotum.
peneal (penial). Penile.
penectomía (penectomy). Phallectomy.
penetración (penetration). **1.** A piercing or entering. **2.** Mental acumen. **3.** Focal depth.
penetrancia (penetrance). The frequency, expressed as a fraction or percentage, of individuals who are phenotypically affected, among persons of an appropriate genotype.
penetrar (penetrate). To pierce; to pass into the deeper tissues or into a cavity.
penetrómetro (penetrometer). An obsolete instrument for measuring the penetrating power of x-rays from any given source.
pénfigo (pemphigus). General term used to designate the chronic bullous diseases with acantholysis.
  p. agudo (p. acutus). Bullous fever.
  p. brasileño (Brazilian p.). Fogo selvagem.
  p. contagioso (p. contagiosus). Manson's pyosis.
  p. cruposo o crupal (p. crouposus). P. diptheriticus.
  p. diftérico (p. crouposus). P. diptheriticus.
  p. eritematoso (p. erythematosus).
  p. familiar benigno crónico (familial benign chronic p.).
  p. foliáceo (p. foliaceus).
  p. gangrenoso (p. gangrenosus).
  p. leproso (p. leprosus).
  p. vegetante (p. vegetans).
  p. vulgar (p. vulgaris).
penfigoide (pemphigoid). **1.** Resembling pemphigus. **2.** A disease resembling pemphigus but significantly distinguishable histologically (nonacantholytic) and clinically (generally benign course).
  p. ampollar (bullous p.).
  p. cicatrizal (cicatricial p.). Benign mucosal p.
  p. mucoso benigno (benign mucosal p.). Cicatricial p.
  p. ocular (ocular p.). Cicatricial conjunctivitis.
-penia (-penia). Combining form used in the suffix position to denote deficiency.
peniafobia (peniaphobia). Morbid fear of poverty.
peniano (penile). Penial; relating to the penis.
penicilado **1.** (pennate). Penniform; feathered; resembling a feather. **2.** (penicillate). Pertaining to a penicillus. **3.** (penicillate). Having a tuftlike structure.
penicilamina (penicillamine). β,β-Dimethylcysteine; β-thiovaline; a degradation product of penicillin; a chelating agent.
penicilanato (penicillanate). A salt of penicillanic acid.
penicilina (penicillin). **1.** Originally, an antibiotic substance obtained from cultures of the molds *Penicillium notatum* or *P. chrysogenum*. **2.** One of a family of natural or synthetic variants of penicillic acid.
  p. aluminio (aluminum p.).
  p. B (p. B). Phenethicillin potassium.
  p. benzatina G (p. G benzathine).
  p. cloroprocaína O (chloroprocaine p. O).
  p. fenoximetil (p. phenoxymethyl). P. V.
  p. G (p. G).
  p. G cristalina con buffer (buffered crystalline p. G).
  p. G potasio (p. G potassium).
  p. G procaína (p. G procaine).
  p. G sodio (p. G sodium).
  p. hidrabamina G (p. G hydrabamine).
  p. N (p. N). Cephalosporin N.
  p. O (p. O). Allylmercaptomethylpenicillin.
  p. V (p. V). P. phenoxymethyl; phenoxymethylpenicillin.
  p. V benzatina (p. V benzathine). Benzathine phenoxymethylpenicillin.
  p. V hidrabamina (p. V hydrabamine).
penicilinasa (penicillinase). **1.** β-Lactamase. **2.** A purified enzyme preparation obtained from cultures of a strain of *Bacillus cereus*.
penicilinato (penicillinate). A salt of a penicillic acid.
penicilo (penicillus, pl. penicilli). **1.** [*penicillus*, NA]. One of the tufts formed by the repeated subdivision of the minute arterial twigs in the spleen. **2.** In fungi, one of the branched conidiophores bearing chains of conidia in *Penicillium* species.
peniciloíl polilisina (penicilloyl polylysine). A preparation of polylysine and a penicillic acid, used intradermally in the diagnosis of penicillin sensitivity.
peniforme (penniform). Pennate.
penina (penin). 6-Aminopenicillanic acid; an intermediate in the synthesis of penicillins.
peniques de cobre (copper pennies). Sclerotic bodies.
penisquisis (penischisis). A fissure of the penis resulting in an abnormal opening into the urethra, either above (epispadia), below (hypospadia), or to one side (paraspadia).
penitis (penitis). Phallitis; priapitis; obsolete term for inflammation of the penis.
penoscrotal (penoscrotal). Relating to both penis and scrotum.
penotomía (penotomy). Phallotomy.
pensamiento (thinking). The act of reasoning.
  p. abstracto (abstract t.).
  p. arcaico-paralógico (archaic-paralogical t.). Prelogical t.
  p. concreto (concrete t.).
  p. creativo (creative t.).
  difusión del p. (thought broadcasting). The delusion of experiencing one's thoughts, as they occur, as being broadcast from one's head to the external world where other people can hear them.
  inserción del p. (thought insertion). The delusion that one's thoughts are not really one's own but are being placed into one's mind by an external force.
  p. mágico (magical t.). The irrational equating of t. with doing.
  p. prelógico (prelogical t.). Archaic-paralogical t.
  p. total (thinking through).
penta- (penta-). Combining form denoting five.
pentabásico (pentabasic). Denoting an acid having five replaceable hydrogen atoms.
péntada (pentad). **1.** A collection of five things in some way related. **2.** In chemistry, a pentavalent element.
pentadáctilo **1.** (pentadactyl, pentadactyle). Quinquedigitate; having five fingers or toes on each hand or foot. **2.** (quinquedigitate). Pentadactyl.
pentaeritritol (pentaerythritol). The tetranitrate is a coronary vasodilator with action similar to that of other slow acting organic nitrates.
pentagastrina (pentagastrin). A gastric acid stimulator.
pentalogía (pentalogy). A combination of five elements, such as five concurrent symptoms.
  p. de Fallot (p. of Fallot).
pentámero (pentamer).
pentametonio, bromuro de (pentamethonium bromide). A ganglionic blocking agent with the same antihypertensive use as hexamethonium chloride.

pentamidina, isetionato de (pentamidine isethionate). A toxic but effective drug used in the prophylaxis and treatment of early stages of both types of African sleeping sickness (Gambian and Rhodesian trypanosomiasis).
pentapiperida, fumarato de (pentapiperide fumarate). An intestinal antispasmodic.
pentapiperio, metilsulfato de (pentapiperium methylsulfate). An anticholinergic agent.
pentaquina (pentaquine). An antimalarial agent closely related chemically to pamaquine but less toxic and more effective.
pentastomiasis (pentastomiasis). Infection of herbivorous animals, swine, and man with larval tongue worms.
pentatómico (pentatomic). Denoting five atoms per molecule.
pentatubercular (quinquetubercular). Having five tubercles or cusps, as certain molar teeth.
pentavalente 1. (quinquevalent). Pentavalent. **2.** (pentavalent). Quinquevalent; having a combining power (valence) of five.
pentazocina (pentazocine). A potent analgesic with some addiction liability but only rare withdrawal syndrome and tolerance.
pentetato trisódico de calcio (pentetate trisodium calcium). Calcium trisodium pentetate; the calcium trisodium salt of pentetic acid.
pentienato, bromuro de (penthienate bromide). An anticholinergic agent.
pentifilina (pentifylline). 1-Hexyltheobromine; a vasodilator.
pentilenotetrazol (pentylenetetrazol). A powerful stimulant to the central nervous system; used to cause generalized convulsion in the shock treatment of emotional states and as a respiratory stimulant.
pentilo (pentyl). Amyl.
pentitol (pentitol). A reduced pentose; e.g., ribitol, lyxitol.
pentobarbital (pentobarbital). A sedative and short-acting hypnotic.
pentolinio, tartrato de (pentolinium tartrate). A quaternary ammonium compound with potent ganglionic blocking action; used in the management of severe and malignant hypertension and peripheral vasospastic diseases.
pentón (penton). The pentagonal capsomere (p. base) along with the protruding fiber at each of the 12 vertices of the adenovirus capsid.
pentosa (pentose). A monosaccharide containing five carbon atoms in the molecule; e.g., arabinose, lyxose, ribose, xylose.
  p. nucleótido (p. nucleotide).
pentosán (pentosan). An oligosaccharide of a pentose.
pentosuria (pentosuria). The excretion of one or more pentoses in the urine.
  p. alimentaria (alimentary p.).
  p. esencial (essential p.). Primary p.; L-xylulosuria.
  p. primaria (primary p.). Essential p.
pentóxido (pentoxide). An oxide containing five oxygen atoms; e.g., phosphorus p.
pentoxifilina (pentoxifylline). A dimethylxanthine derivative that decreases blood viscosity and improves blood flow.
pentulosa (pentulose). A ketopentose; e.g., ribulose.
peotilomanía (peotillomania). False masturbation; pseudomasturbation; rarely used term for a nervous tic consisting of a constant pulling of the penis.
peplo (peplos). The coat or envelope of lipoprotein material that surrounds certain virions.
peplómero (peplomer). A part or subunit of the peplos of a virion, the assemblage of which produces the complete peplos.
pépsico (pepsic). Peptic.
pepsina, pepsina A (pepsin, pepsin A). The principal digestive enzyme (protease) of gastric juice.
pepsinífero (pepsiniferous). Pepsinogenous.
pepsinogénico (pepsinogenous). Pepsiniferous; producing pepsin.
pepsinógeno (pepsinogen). Propepsin: a proenzyme formed and secreted by the chief cells of the gastric mucosa.
pepsinuria (pepsinuria). Excretion of pepsin in the urine.
péptico (peptic). Pepsic; relating to the stomach, to gastric digestion, or to pepsin A.
peptidasa (peptidase). Peptide hydrolase; any enzyme capable of hydrolyzing one of the peptide links of a peptide.
  p. P (peptidase P). Peptidyl dipeptidase A.
peptidérgico (peptidergic). Referring to nerve cells or fibers that are believed to employ small peptide molecules as their neurotransmitter.
peptidil dipeptidasa A (peptidyl dipeptidase A). A hydrolase cleaving C-terminal dipeptides from a variety of substrates.
péptido (peptide). A compound of two or more amino acids in which the alpha carboxyl group of one is united with the alpha amino group of another, with the elimination of a molecule of water, thus forming a peptide bond.
  p. adrenocorticotrópico (adrenocorticotropic p.).
  p. feniltiocarbamoílo (phenylthiocarbamoyl p. (PTC)).
  p. heteromérico (heteromeric p.).
  p. hidrolasa (p. hydrolase). Peptidase.
  p. potenciador de bradicinina (bradykinin-potentiating p.).
  p. S (S p.).
  p. sigma (sigma p.).
  p. sintetasa (p. synthetase).
péptido C (C-peptide). C. chain; the 30 amino-acid chain that connects the A and B chains of insulin in proinsulin.
peptidoglicano (peptidoglycan). A compound containing amino acids (or peptides) linked to sugars, with the latter preponderant.
peptidoide (peptidoid). A condensation product of two amino acids involving at least one condensing group other than the α-carboxyl or α-amino group; e.g., glutathione.
peptidolítico (peptidolytic). Causing the cleavage or digestion of peptides.
peptización (peptization). In colloid chemistry, an increase in the degree of dispersion, tending toward a uniform distribution of the dispersed phase.
peptocrinina (peptocrinine). An extract of the intestinal mucosa resembling secretin.
peptogénico, peptógeno (peptogenic). **1.** Peptogenous; producing peptones. **2.** Promoting digestion.
peptólisis (peptolysis). The hydrolysis of peptones.
peptolítico (peptolytic). **1.** Pertaining to peptolysis. **2.** Denoting an enzyme or other agent that hydrolyses peptones.
peptona (peptone). Descriptive term applied to intermediate polypeptide products, formed in partial hydrolysis of proteins.
peptónico (peptonic). Relating to or containing peptone.
peptonización (peptonization). Conversion by enzymic action of native protein into soluble peptone.
per anum (per anum). By or through the anus.
per contiguum (per contiguum). In contiguity; denoting the mode by which an inflammation or other morbid process spreads into an adjacent contiguous structure.
per continuum (per continuum). In continuity; continuous; deno-ting the mode by which an inflammation or other morbid process spreads from one part to another through continuous tissue.
per os (per os). By or through the mouth, denoting a method of medication.
per primam intentionem (per primam (intentionem)). By first intention.
per rectum (per rectum). By or through the rectum, denoting a method of medication.
per saltum (per saltum). At a leap; at one bound; not gradually or through different stages.
per tubam (per tubam). Through a tube.
per vias naturales (per vias naturales). Through the natural passages; e.g., denoting a normal delivery, as opposed to cesarean section, or the passage in stool of a foreign body instead of its surgical removal.
per- (per-). **1.** A prefix denoting through, conveying intensity. **2.** In chemistry, a prefix denoting either 1) more or most, with respect to the amount of a given element or radical contained in a compound, or 2) the degree of substitution for hydrogen.
peracéfalo (peracephalus). An omphalosite lacking head and arms, and with a defective thorax; typically, the body consists of little more than pelvis and legs.
peracetato (peracetate). A salt or ester of peracetic acid.
perácido (peracid). Peroxy acid; an acid containing a peroxide group; e.g., peracetic acid.
peragudo (peracute). Very acute; said of a disease.
perarticulación (perarticulation). Articulatio synovialis.

peratodinia (peratodynia). Obsolete term for pyrosis.
peraxilar (peraxillary). Through the axilla.
perazina (perazine). An antipsychotic.
percentilo (percentile). The rank position of an individual in a serial array of data, stated in terms of what percentage of the group he/she equals or exceeds.
percepción (perception). Esthesia; the mental process of becoming aware of or recognizing an object.
p. consciente (conscious p.). Apperception.
p. extrasensorial (PES) (extrasensory p. (ESP)).
p. facial (facial p.).
p. de la profundidad (depth p.).
p. simultánea (simultaneous p.).
perceptividad (perceptivity). The power of perception.
perceptivo (perceptive). Relating to or having a higher than normal power of perception.
percepto (percept). **1.** That which is perceived; the complete mental image, formed by the process of perception, of an object or idea present in space. **2.** In clinical psychology, a single unit of perceptual report, such as one of the responses to an inkblot in the Rorschach test.
perceptorio (perceptorium). Sensorium.
percloruro (perchloride). Hyperchloride; a chloride containing the highest possible amount of chlorine.
percolación (percolation). **1.** Filtration. **2.** Extraction of the soluble portion of a solid mixture by passing a solvent liquid through it. **3.** Passage of saliva or other fluids into the interface between tooth structure and restoration; sometimes induced by thermal changes.
percolador (percolator). A funnel-shaped vessel used for the process of percolation in pharmacy.
percusión (percussion). **1.** A diagnostic procedure designed to determine the density of a part by the sound produced by tapping the surface with the finger or a plessor. **2.** A form of massage, consisting of repeated blows or taps of varying force.
p. auscultatoria (auscultatory p.).
p. bimanual (bimanual p.).
p. clavicular (clavicular p.).
p. digital (finger p.).
p. directa (direct p.). Immediate p.
p. inmediata (immediate p.). Direct p.
p. mediata (mediate p.).
p. palpatoria (palpatory p.). Plessesthesia.
p. profunda (deep p.).
p. umbral (threshold p.).
percusor (percussor). Plessor.
percutáneo (percutaneous). Diadermic; transcutaneous; transdermic; denoting the passage of substances through unbroken skin, as in absorption by inunction.
percutir (tap). To strike lightly with the finger or a hammerlike instrument in percussion or to elicit a tendon reflex.
perencefalia (perencephaly). A condition marked by one or more cerebral cysts.
perfeccionismo (perfectionism). A tendency to set rigid high standards of performance for oneself.
perfenazina (perphenazine). An antipsychotic.
perfil (profile). **1.** An outline or contour, especially one representing a side view of the human head. **2.** A summary, brief account, or record.
p. bioquímico (biochemical p.).
p. facial (facial p.).
p. de la personalidad (personality p.).
p. de presión uretral (urethral pressure p.).
p. de pruebas (test p.).
perfilómetro (profilometer). An instrument for measuring the roughness of a surface, e.g., of teeth.
perflación (perflation). Blowing air into or through a cavity or canal in order to force apart its walls or to expel any contained material.
perforación (perforation). Tresis; abnormal opening in a hollow organ or viscus.
p. de Bezold (Bezold's p.).
perforado (perforated). Pierced with one or more holes.
perforador (perforator). An instrument for perforation of cranium.
perforante (perforans). A term applied to several muscles and nerves which, in their course, perforate other structures.
perforatorio (perforatorium). A rod or fibrous cone located between the acrosome and the anterior pole of the nucleus in the spermatozoa of toads and birds.
perfrigeración (perfrigeration). A minor degree of frostbite.
perfundir (perfuse). To force blood or other fluid to flow from the artery through the vascular bed of a tissue or to flow through the lumen of a hollow structure (e.g., an isolated renal tubule).
perfusión (perfusion). **1.** The act of perfusing. **2.** The flow of blood or other perfusate per unit volume of tissue.
p. regional (regional p.).
pergolida, mesilato de (pergolide mesylate). An ergot derivative with dopaminergic properties.
perhexilina, maleato de (perhexiline maleate). A coronary vasodilator and diuretic.
perhidrociclopenta[*a*]fenantreno (perhydrocyclopenta[*a*] phenanthrene). Tetracyclic steroid nucleus.
peri- (peri-). Prefix denoting around, about.
periacinal, periacinoso (periacinal, periacinous). Surrounding an acinus.
periadenitis (periadenitis). Inflammation of the tissues surrounding a gland.
p. mucosa necrótica recurrente (p. mucosa necrotica recurrens).
perianal (perianal). Circumanal.
periangitis (periangitis). Perivasculitis; inflammation of the adventitia of a blood vessel or of the tissues surrounding it or a lymphatic vessel.
periangiocolitis (periangiocholitis). Pericholangitis.
periaórtico (periaortic). Surrounding or adjacent to the aorta.
periaortitis (periaortitis). Inflammation of the adventitia of the aorta and of the tissues surrounding it.
periapendicitis (periappendicitis). Para-appendicitis; inflammation of the tissue surrounding the vermiform appendix.
p. decidual (p. decidualis).
periapendicular (periappendicular). Surrounding an appendix, especially the vermiform appendix.
periapical (periapical). **1.** At or around the apex of a root of a tooth. **2.** Denoting the periapex.
periápice (periapex). The periapical structures, particularly periodontal membrane and adjacent bone.
periarterial (periarterial). Surrounding an artery.
periarteritis (periarteritis). Exarteritis; inflammation of the adventitia of an artery.
p. nudosa (p. nodosa). Polyarteritis nodosa.
periarticular (periarticular). Circumarticular.
periártrico (periarthric). Circumarticular.
periartritis (periarthritis). Inflammation of the parts surrounding a joint.
periauricular **1.** (periatrial). Periauricular; surrounding the atrium of the heart. **2.** (periconchal). Periauricular; surrounding the concha of the auricle. **3.** (periauricular). Periatrial. **4.** (periauricular). Periconchal; around the external ear.
periaxial (periaxial). Surrounding an axis.
periaxilar (periaxillary). Circumaxillary.
periaxonal (periaxonal). Surrounding the axon of a nerve.
periblasto (periblast). A specialized region of yolk surface immediately peripheral to the blastoderm in telolecithal eggs.
peribronquial (peribronchial). Surrounding a bronchus or the bronchi.
peribronquiolar (peribronchiolar). Surrounding the bronchioles.
peribronquiolitis (peribronchiolitis). Inflammation of the tissues surrounding the bronchioles.
peribronquitis (peribronchitis). Inflammation of the tissues surrounding the bronchi or bronchial tubes.
peribucal (peribuccal). Surrounding the cheek.
peribulbar (peribulbar). Circumbulbar; surrounding any bulb, especially the eyeball or the bulb of the urethra.
peribursal (peribursal). Surrounding a bursa.
pericanalicular (pericanalicular). Surrounding a canaliculus.
pericardectomía (pericardectomy). Pericardiectomy.
pericardicentesis (pericardicentesis). Pericardiocentesis.
pericárdico, pericardíaco (pericardiac, pericardial). **1.** Surrounding the heart. **2.** Relating to the pericardium.

pericardiectomía (pericardiectomy). Pericardectomy; excision of a portion of the pericardium.
pericardio (pericardium, pl. pericardia). [*pericardium,* NA]. Capsula cordis; heart sac; membrana cordis; theca cordis; the fibroserous membrane, consisting of mesothelium and submesothelial connective tissue, covering the heart and beginning of the great vessels.
  p. adherente (adherent p.). Adhesive pericarditis.
  p. fibroso (p. fibrosum). [*pericardium fibrosum,* NA]. Fibrous p.
  p. pan y manteca (bread-and-butter p.).
  p. peludo (shaggy p.). Fibrinous pericarditis.
  p. seroso (p. serosum). [*pericardium serosum,* NA]. Serous p.
pericardiocentesis (pericardiocentesis). Pericardicentesis; paracentesis of the pericardium.
pericardiofrénico (pericardiophrenic). Relating to the pericardium and the diaphragm.
pericardioperitoneal (pericardioperitoneal). Relating to the pericardial and peritoneal cavities.
pericardiopleural (pericardiopleural). Relating to the pericardial and pleural cavities.
pericardiorrafia (pericardiorrhaphy). Suture of the pericardium.
pericardiostomía (pericardiostomy). Establishment of an opening into the pericardium.
pericardiotomía (pericardiotomy). Coleotomy; pericardotomy; incision into the pericardium.
pericardítico (pericarditic). Relating to pericarditis.
pericarditis (pericarditis). Inflammation of the pericardium.
  p. adherente (adhesive p.). Adherent pericardium.
  p. adherente interna (internal adhesive p.).
  p. constrictiva crónica (chronic constrictive p.).
  p. fibrinosa (fibrinous p.). Acute p. with fibrinous exudate.
  p. obliterante (p. obliterans).
  p. reumática (rheumatic p.).
  p. seca (p. sicca). Fibrinous p.
  p. urémica (uremic p.). Fibrinous p. seen in chronic renal failure.
  p. vellosa (p. villosa). Fibrinous p.
pericardotomía (pericardotomy). Pericardiotomy.
pericareia (perichareia). Rarely used term for delirious rejoicing.
pericarion (perikaryon, pl. perikarya). **1.** The cytoplasm around the nucleus, such as that of the cell body of nerve cells. **2.** The body of the odontoblast, excluding the dentinal fiber. **3.** The cell body of the nerve cell, as distinguished from its axon and dendrites.
pericecal (pericecal). Perityphlic; surrounding the cecum.
pericelular (pericellular). Pericytial; surrounding a cell.
pericementario (pericemental). Periodontal.
pericementitis (pericementitis). Obsolete term for periodontitis.
pericentral (pericentral). Surrounding the center.
periciazina (pericyazine). An antipsychotic.
pericima (perikymata, gen. perikyma). The transverse ridges and grooves on the surface of tooth enamel.
pericístico (pericystic). **1.** Perivesical. Surrounding the urinary bladder. **2.** Surrounding the gallbladder.
pericistio (pericystium). **1.** The tissues surrounding the urinary bladder or gallbladder. **2.** A vascular investment of a cystic tumor.
pericistitis (pericystitis). Inflammation of the tissues surrounding a bladder, especially the urinary bladder.
pericítico (pericytial). Pericellular.
pericito (pericyte). Adventitial cell; pericapillary cell; perithelial cell; one of the slender mesenchymal-like cells found in close association with the outside wall of postcapillary venules.
  p. capilar (capillary p.). Rouget cell.
pericolangitis (pericholangitis). Periangiocholitis; inflammation of the tissues around the bile ducts.
pericólico (pericolic). Surrounding or encircling the colon.
pericolitis (pericolitis). Pericolonitis; serocolitis; inflammation of the connective tissue or peritoneum surrounding the colon.
  p. derecha (p. dextra). P. involving the ascending colon.
  p. izquierda (p. sinistra). Perisigmoiditis.
pericolonitis (pericolonitis). Pericolitis.
pericolpitis (pericolpitis). Perivaginitis.
pericondral, pericondrial (perichondral, perichondrial). Relating to the perichondrium.
pericondrio (perichondrium). [*perichondros,* NA]. The dense irregular connective tissue membrane around cartilage.
pericondritis (perichondritis). Inflammation of the perichondrium.
  p. peristernal (peristernal p.). Tietze's syndrome.
  p. recidivante (relapsing p.). Relapsing polychondritis.
pericordal (perichordal). Relating to the perichord.
pericordio (perichord). Sheath of the notochord.
pericorneal (pericorneal). Circumcorneal; perikeratic; surrounding the cornea.
pericoroidal (perichoroidal). Surrounding the choroid coat of the eye.
pericoronal (pericoronal). Around the crown of a tooth.
pericoronitis (pericoronitis). Operculitis; inflammation around the crown of a tooth, usually one that is incompletely erupted into the oral cavity.
pericraneal (pericranial). Relating to the pericranium; surrounding the skull.
pericráneo (pericranium). [*pericranium,* NA]. Periosteum cranii; the periosteum of the skull.
pericranitis (pericranitis). Inflammation of the pericranium.
pericromo (perichrome). Denoting a nerve cell in which the chromophil substance, or stainable material, is scattered throughout the cytoplasm.
peridectomía (peridectomy). Peritectomy.
peridencio (peridentium). Periodontium.
peridens (peridens). A supernumerary tooth appearing elsewhere than the midline of the dental arch.
peridental (peridental). Periodontal.
peridentitis (peridentitis). Obsolete term for periodontitis.
peridérmico (peridermal, peridermic). Relating to the periderm.
peridermo, periderma (periderm, periderma). Epitrichium; the outermost layer of the epidermis of the embryo and fetus to the sixth month of intrauterine life.
peridésmico (peridesmic). **1.** Periligamentous; surrounding a ligament. **2.** Relating to the peridesmium.
peridesmio (peridesmium). The connective tissue membrane surrounding a ligament.
peridesmitis (peridesmitis). Inflammation of the connective tissue surrounding a ligament.
perididimitis (perididymitis). Inflammation of the perididymis.
peridídimo (perididymis). Tunica albuginea testis.
peridio (peridium). In fungi, the hyphal structure which surrounds the asci.
peridiverticulitis (peridiverticulitis). Inflammation of the tissues around an intestinal diverticulum.
periduodenitis (periduodenitis). Inflammation around the duodenum.
peridural (peridural). Epidural.
periencefalitis (periencephalitis). Inflammation of the cerebral membranes, particularly leptomeningitis or inflammation of the pia mater.
perientérico (perienteric). Circumintestinal; surrounding the intestine.
perienteritis (perienteritis). Seroenteritis; inflammation of the peritoneal coat of the intestine.
periependimal (periependymal). Surrounding the ependyma.
periesofágico (periesophageal). Surrounding the esophagus.
periesofagitis (periesophagitis). Inflammation of the tissues surrounding the esophagus.
periespermatitis (perispermatitis). Inflammation of the tissues around the spermatic cord.
  p. serosa (p. serosa). Hydrocele of the spermatic cord.
periesplácnico (perisplanchnic). Perivisceral; surrounding any viscus or viscera.
periesplacnitis (perisplanchnitis). Inflammation surrounding any viscus or viscera.
periesplénico (perisplenic). Around the spleen.
periesplenitis (perisplenitis). Inflammation of the peritoneum covering the spleen.
periespondílico (perispondylic). Perivertebral.
periespondilitis (perispondylitis). Inflammation of the tissues about a vertebra.
periestafilitis (peristaphylitis). Inflammation of the soft palate and parts about the uvula.
periestrumoso (peristrumous). Situated about or near a goiter.
perifaríngeo (peripharyngeal). Surrounding the pharynx.
periferia (periphery). **1.** The part of a body away from the center; the outer part or surface. **2.** Denture border.

periférico (peripheral). **1.** Eccentric; peripheralis; relating to or situated at the periphery. **2.** Situated nearer the periphery of an organ or part of the body in relation to a specific reference point.
periferocentral (peripherocentral). Relating to both the periphery and the center of the body or any part.
periflebítico (periphlebitic). Relating to periphlebitis.
periflebitis (periphlebitis). Inflammation of the outer coat of a vein or of the tissues surrounding it.
perifocal (perifocal). Surrounding a focus; denoting tissues, or the blood that they contain, in the vicinity of an infective focus.
perifolicular (perifollicular). Surrounding a hair follicle.
perifoliculitis (perifolliculitis). The presence of an inflammatory infiltrate surrounding hair follicles.
  p. abscedens et suffodiens (p. abscedens et suffodiens). Dissecting cellulitis.
  p. pustulosa superficial (superficial pustular p.). Follicular impetigo.
perifundir (perifuse). To flush a fresh supply of bathing fluid around all of the outside surfaces of a small piece of tissue immersed in it.
perifusión (perifusion). The act of perifusing.
periganglionar (periganglionic). Surrounding a ganglion, especially a nerve ganglion.
perigástrico (perigastric). Surrounding the stomach.
perigastritis (perigastritis). Inflammation of the peritoneal coat of the stomach.
perigemal (perigemmal). Circumgemmal.
periglandulitis (periglandulitis). Inflammation of the tissues surrounding a gland.
periglótico (periglottic). Around the tongue, especially around the base of the tongue and the epiglottis, or around the glottis (laryngis), the rima glottidis.
periglotis (periglottis). The mucous membrane of the tongue.
perihepático (perihepatic). Surrounding the liver.
perihepatitis (perihepatitis). Hepatic capsulitis; hepatitis externa; hepatoperitonitis; inflammation of the serous, or peritoneal, covering of the liver.
perihernial (perihernial). Surrounding a hernia.
periimplantoclasia (peri-implantoclasia). In dentistry, a general term implying disease of the supporting bone involving an implant.
perilaberintitis (perilabyrinthitis). Inflammation of the parts about the labyrinth.
perilaríngeo (perilaryngeal). Surrounding the larynx.
perilaringitis (perilaryngitis). Inflammation of the tissues around the larynx.
perilenticular (perilenticular). Circumlental; surrounding the lens of the eye.
periligamentoso (periligamentous). Peridesmic.
perilinfa (perilymph, perilympha). [*perilympha*, NA]. Cotunnius' liquid; liquor cotunnii; the fluid contained within the osseus labyrinth, surrounding and protecting the membranous labyrinth.
perilinfangial (perilymphangial). Surrounding a lymphatic vessel.
perilinfangitis (perilymphangitis). Inflammation of the tissues surrounding a lymphatic vessel.
perilinfático (perilymphatic). **1.** Surrounding a lymphatic structure (node or vessel). **2.** The spaces and tissues surrounding the membranous labyrinth of the inner ear.
perimeningitis (perimeningitis). Pachymeningitis.
perimetral (perimetric). **1.** Periuterine; surrounding the uterus; relating to the perimetrium. **2.** Relating to perimetry.
perimetría (perimetry). The determination of the limits of the visual field.
  p. cinética (kinetic p.).
  p. computarizada (computed p.).
  p. cuantitativa (quantitative p.).
  p. de destellos (flicker p.).
  p. escotópica (scotopic p.). P. of a dark-adapted eye.
  p. estática (static p.).
  p. mesópica (mesopic p.).
  p. objetiva (objective p.).
perimétrico (perimetric). **1.** Relating to the circumference of any part or area. **2.** Relating to perimetry.
perimetrio (perimetrium, pl. perimetria). [*perimetrium*, NA]. Tunica serosa uteri; the serous (peritoneal) coat of the uterus.
perimetrítico (perimetritic). Relating to or marked by perimetritis.
perimetritis (perimetritis). Metroperitonitis.
perímetro (perimeter). **1.** A circumference, edge, or border. **2.** An instrument, usually half a circle or sphere, used to measure the field of vision.
  p. de arco (arc p.).
  p. de Goldmann (Goldmann p.).
  p. de proyección (projection p.).
  p. de Tubinga (Tübinger p.).
perimielitis (perimyelitis). Endosteitis.
perimielo (perimyelis). Endosteum.
perimioendocarditis (perimyoendocarditis). Endoperimyocarditis.
perimiositis (perimyositis). Perimysiitis; perimysitis; inflammation of the loose cellular tissue surrounding a muscle.
perimisial (perimysial). Relating to the perimysium; surrounding a muscle.
perimisio (perimysium, pl. perimysia). [*perimysium*, NA]. The fibrous sheath enveloping each of the primary bundles of skeletal muscle fibers.
  p. externo (p. externum). Epimysium.
  p. interno (p. internum).
perimisitis (perimysiitis, perimysitis). **1.** Inflammation of the perimysium. **2.** Perimyositis.
perinatal (perinatal). Occurring during, or pertaining to, the periods before, during, or after the time of birth.
perinatología (perinatology). Perinatal medicine; a subspeciality of obstetrics concerned with care of the mother and fetus during pregnancy, labor, and delivery, particularly when the mother and/or fetus are at a high risk for complications.
perinatólogo (perinatologist). An obstetrician who subspecializes in perinatology.
perineal (perineal). Relating to the perineum.
perinefrial (perinephrial). Relating to the perinephrium.
perinéfrico (perinephric). Circumrenal; perirenal; surrounding the kidney in whole or part.
perinefrio (perinephrium, pl. perinephria). The connective tissue and fat surrounding the kidney.
perinefritis (perinephritis). Inflammation of perinephric tissue.
perineo (perineum, pl. perinea). **1.** [*perineum*, NA]. The area between the thighs extending from the coccyx to the pubis and lying below the pelvic diaphragm. **2.** The external surface of the central tendon of the perineum, lying between the vulva and the anus in the female and the scrotum and the anus in the male.
  p. en regadera (watering-can p.).
perineo- (perineo-). Combining form denoting the perineum.
perineocele (perineocele). A hernia in the perineal region, either between the rectum and the vagina or the rectum and the bladder, or alongside the rectum.
perineómetro (perineometer). Instrument used to measure the strength of voluntary muscle contractions of the perineum.
perineoplastia (perineoplasty). Plastic surgery of the perineum.
perineorrafia (perineorrhaphy). Suture of the perineum, performed in perineoplasty.
perineoscrotal (perineoscrotal). Relating to the perineum and the scrotum.
perineosíntesis (perineosynthesis). Rarely used term for perineoplasty in a case of extensive laceration of the perineum.
perineostomía (perineostomy). Urethrostomy through the perineum.
perineotomía (perineotomy). Incision into the perineum to facilitate childbirth.
perineovaginal (perineovaginal). Relating to the perineum and the vagina.
perineural (perineural). Surrounding a nerve.
perineurial (perineurial). Relating to the perineurium.
perineurio (perineurium, pl. perineuria). The connective tissue sheath surrounding a fascicle of nerve fibers in a peripheral nerve.
perineuritis (perineuritis). Inflammation of the perineurium.
perinuclear (perinuclear). Circumnuclear; surrounding a nucleus.
periocular (periocular). Circumocular.
periodicidad (periodicity). Tendency to recurrence at regular intervals.
  p. diurna (diurnal p.).

p. filarial o filárica (filarial p.).
p. lunar (lunar p.).
p. nocturna (nocturnal p.).
p. palúdica (malarial p.).
p. subperiódica (subperiodic p.).

periódico (periodic). **1.** Recurring at regular intervals. **2.** Denoting a disease with regularly recurring exacerbations or paroxysms.

período (period). **1.** A certain duration or division of time. **2.** One of the stages of a disease. **3.** Colloquialism for menses.
p. de capuchón (cap stage).
p. crítico (critical p.).
p. de eclipse (eclipse p.). Eclipse phase.
p. edípico (oedipal p.). Oedipal phase.
p. de eyección (ejection p.). Sphygmic interval.
p. faltante (missed p.).
p. fértil (fertile p.).
p. de frío (cold stage). The s. of chill in a malarial paroxysm.
p. Gap$_1$ (G$_1$) (Gap$_1$ p. (G$_1$)).
p. Gap$_2$ (G$_2$) (Gap$_2$ p. (G$_2$)).
p. de incubación **1.** (incubative stage). **2.** (incubation p.).
p. de incubación extrínseca (extrinsic incubation p.).
p. de inducción (induction p.).
p. intersistólico (intersystolic p.). Atriocarotid interval.
p. intraparto (intrapartum p.).
p. de invasión (stage of invasion). Incubative s.
p. isoeléctrico (isoelectric p.).
p. isométrico (isometric p.). Presphygmic interval.
p. isométrico del ciclo cardíaco (isometric p. of cardiac cycle).
p. de latencia **1.** (latent stage). **2.** (latency p.). Latency phase.
p. latente (latent p.).
p. menstrual (menstrual p.). Menses.
p. mitótico (mitotic p.).
p. de preeyección (preejection p.).
p. prepatente (prepatent p.).
p. prodrómico (prodromal stage). Incubative s.
p. puerperal (puerperal p.).
p. del pulso (pulse p.).
p. refractario (refractory p.).
p. refractario absoluto (absolute refractory p.).
p. refractario del marcapaso electrónico (refractory p. of electronic pacemaker).
p. refractario efectivo (effective refractory p.).
p. refractario funcional (functional refractory p.).
p. refractario relativo (relative refractory p.).
p. refractario total (total refractory p.).
p. de reposo (resting stage). Vegetative s.
p. seguro (safe p.).
p. silencioso (silent p.).
p. silencioso masticatorio (masticatory silent p.).
p. de síntesis (S) (synthesis p. (S)).
p. vegetativo (vegetative stage). Resting s.
p. vulnerable (del corazón) (vulnerable p. (of heart)).
p. de Wenckebach (Wenckebach p.).

periodoncia (periodontics, periodontia). The branch of dentistry concerned with the study of the normal tissues and the treatment of abnormal conditions of the tissues immediately about the teeth.

periodoncio (periodontium, pl. periodontia). [*periodontium,* NA]. Alveolar periosteum; periosteum alveolare; alveolodental membrane; paradentium; parodontium; peridental membrane; peridentium; the tissues that surround and support the teeth.

periodoncista (periodontist). A dentist who specializes in periodontics.

periodontal (periodontal). Paradental; pericemental; peridental around a tooth.

periodontitis (periodontitis). **1.** Inflammation of the periodontium. **2.** A chronic inflammatory disease of the periodontium occurring in response to bacterial plaque on the adjacent teeth.
p. apical (apical p.).
p. compleja (p. complex).
p. juvenil (juvenile p.). Periodontosis.
p. simple (p. simplex).
p. supurativa (suppurative p.).

periodonto (periodontium, pl. periodontia). [*periodontium,* NA]. Alveolar periosteum; periosteum alveolare; alveolodental membrane; paradentium; parodontium; peridental membrane; peridentium; the tissues that surround and support the teeth.

periodontoclasia (periodontoclasia). Periodontolysis; destruction of periodontal tissues, gingiva, pericementum, alveolar bone, and cementum.

periodontólisis (periodontolysis). Periodontoclasia.

periodontosis (periodontosis). Juvenile periodontitis.

perioftálmico (periophthalmic). Circumocular.

perioftalmitis (periophthalmitis). Inflammation of the tissues surrounding the eye.

perionfálico (periomphalic). Periumbilical.

perioniquia (perionychia). Perionyxis; inflammation of the perionychium.

perioniquio (perionychium, pl. perionychia). Eponychium.

periónix (perionyx). [*perionyx,* NA]. Remnant of the eponychium remaining in the narrow fold overlapping the proximal part of the lunula.

perionixis (perionyxis). Perionychia.

perioforitis (perioophoritis). Periovaritis; inflammation of the peritoneal covering of the ovary.

periooforosalpingitis (perioophorosalpingitis). Perisalpingo-ovaritis; inflammation of the peritoneum and other tissues around the ovary and oviduct.

perioperatorio (perioperative). Paraoperative; around the time of operation.

perioral (perioral). Circumoral; peristomal; peristomatous; around the mouth.

periórbita (periorbita, periobit). [*periorbita,* NA]. Periorbital membrane: the periosteum of the orbit.

periorbitario (periorbital). **1.** Relating to the periorbita. **2.** Circumorbital.

periorquitis (periorchitis). Inflammation of the tunica vaginalis testis.
p. hemorrágica (p. hemorrhagica).

periosteítis (periosteitis). Periostitis.

periosteo- (periosteo-). Combining form denoting the periosteum.

periosteófito (periosteophyte). Periosteoma.

periosteoma (periosteoma). Periosteophyte; periostoma; a neoplasm derived from the periosteum.

periosteomedulitis (periosteomedullitis). Periosteomyelitis.

periosteomielitis (periosteomyelitis). Periosteomedullitis; inflammation of the entire bone, with the periosteum and marrow.

periosteopatía (periosteopathy). Any disease of the periosteum.

periosteosis (periosteosis). Periostosis; the formation of a periosteoma.

periosteotomía (periosteotomy). Periostotomy; the operation of cutting through the periosteum to the bone.

periosteótomo (periosteotome). Periostotome; a strong scapel-shaped knife, for cutting the periosteum.

perióstico **1.** (periosteous). Periosteal. **2.** (periosteal). Periosteous; relating to the periosteum.

periostio **1.** (periosteum, pl. periostea). [*periosteum,* NA]. Periost; the thick fibrous membrane covering the entire surface of a bone except its articular cartilage. **2.** (periost). Periosteum.
p. alveolar (alveolar p., p. alveolare). Periodontium.
p. craneal (p. cranii). Pericranium.

periostitis (periostitis). Periosteitis; inflammation of the periosteum.
p. orbitaria (orbital p.).

periostoma (periostoma). Periosteoma.

periostosis (periostosis, pl. periostoses). Periosteosis.

periostosteítis (periostosteitis). Inflammation of a bone with involvement of the periosteum.

periostotomía (periostotomy). Periosteotomy.

periostótomo (periostotome). Periosteotome.

periótico (periotic). Surrounding the internal ear; referring to the petrous portion of the temporal bone, or the spaces and tissues in the bony labyrinth that surround the membranous labyrinth.

periovaritis (periovaritis). Perioophoritis.

periovular (periovular). Surrounding the ovum.

peripancreatitis (peripancreatitis). Inflammation of the peritoneal coat of the pancreas.

peripapilar (peripapillary). Surrounding a papilla.

peripaquimeningitis (peripachymeningitis). Inflammation of the parietal layer of the dura mater.

peripatético (peripatetic). Walking around; formerly used to describe a patient with "walking" typhoid fever.
peripeniano (peripenial). Surrounding the penis.
peripheralis (peripheralis). [*peripheralis*, NA]. Peripheral.
peripílico (peripylic). Periportal.
peripiloflebitis (peripylephlebitis). Inflammation of the tissues around the portal vein.
peripilórico (peripyloric). Surrounding the pylorus.
periplocina (periplocin). Glucoperiplocymarin; a cardiotonic glycoside obtained from the bark and stems of *Periploca graeca* (family Asclepiadaceae), a plant of southern Europe.
peripolar (peripolar). Surrounding the pole or poles of any body, or any electric or magnetic poles.
peripolesis (peripolesis). Penetration of migrating cells between fixed tissue cells that are normally in close contact.
periporitis (periporitis). Miliary papules and papulovesicles with staphylococcic infection; most frequently on the face and in infants.
periportal (periportal). Peripylic; surrounding the portal vein.
periproctico (periproctic). Circumanal.
periproctitis (periproctitis). Perirectitis; inflammation of the areolar tissue about the rectum.
periprostático (periprostatic). Surrounding the prostate.
periprostatitis (periprostatitis). Inflammation of the tissues surrounding the prostate.
periquerático (perikeratic). Pericorneal.
periquístico (pericystic). Surrounding a cyst.
perirrectal (perirectal). Surrounding the rectum.
perirrectitis (perirectitis). Periproctitis.
perirrenal (perirenal). Perinephric.
perirrínico (perirhinal). Around the nose or nasal cavity.
perirrizoclasia (perirhizoclasia). Inflammatory destruction of tissues immediately around the root of a tooth.
perisalpingitis (perisalpingitis). Inflammation of the peritoneum covering the fallopian tube.
perisalpingoovaritis (perisalpingo-ovaritis). Perioophorosalpingitis.
perisálpinx (perisalpinx). The peritoneal covering of the uterine tube.
periscópico (periscopic). Denoting that which gives the ability to see objects to one side as well as in the direct axis of vision.
perisigmoiditis (perisigmoiditis). Pericolitis sinistra; inflammation of the connective tissues surrounding the sigmoid flexure.
perisinovial (perisynovial). Around a synovial membrane.
perisinuoso (perisinuous). Surrounding a sinus, especially a sinus of the dura mater.
perisístole (perisystole). Presystole.
perisistólico (perisystolic). Presystolic.
perisodáctilo (perissodactyl, perissodactylous). **1.** Imparidigitate; having an odd number of toes or digits on each foot or hand. **2.** Any mammal of the order *Perissodactyla* (tapirs, rhinoceros, and horses).
peristáltico (peristaltic). Relating to peristalsis.
peristaltismo (peristalsis). Vermicular movement; the movement of the intestine or other tubular structure, characterized by waves of alternate circular contraction and relaxation of the tube by which the contents are propelled onward.
  p. invertido (reversed p.). Antiperistalsis.
  p. masivo (mass p.). Mass movement.
peristasis (peristasis). Peristatic hyperemia; phases of inactivity of vasoconstriction in inflammation.
perístole (peristole). The tonic activity of the walls of the stomach whereby the organ contracts about its contents; contrasting with the peristaltic waves passing from the cardia toward the pylorus (peristalsis).
peristólico (peristolic). Relating to peristole.
peristoma (peristome). Peristoma; a groove leading from the cytostome in ciliates and certain other forms of protozoa.
peristomatoso (peristomal, peristomatous). Perioral.
peristón (periston). A plasma substitute consisting of fractionated polyvinyl pyrrolidone; mean molecular weight, 50,000.
peritecio (perithecium, pl. perithecia). In fungi, a flask-shaped ascocarp.
peritectomía (peritectomy). Peridectomy; peritomy; the removal of a paracorneal strip of the conjunctiva for the relief of corneal disease.
peritelio (perithelium, pl. perithelia). The connective tissue that surrounds smaller vessels and capillaries.
  p. de Eberth (Eberth's p.).
peritelioma (perithelioma). Obsolete term for hemangiopericytoma.
peritendíneo (peritendineum, pl. peritendinea). [*peritendineum*, NA]. One of the fibrous sheaths surrounding the primary bundles of fibers in a tendon.
peritendinitis (peritendinitis). Peritenontitis; inflammation of the sheath of a tendon.
  p. calcárea (p. calcarea).
  p. serosa (p. serosa). Ganglion.
peritenón (peritenon). Vagina tendinis musculi extensoris carpi ulnaris.
peritenontitis (peritenontitis). Peritendinitis.
peritíflico (perityphlic). Pericecal.
peritiroiditis (perithyroiditis). Inflammation of the capsule or tissues surrounding the thyroid gland.
peritomía (peritomy). **1.** Peritectomy. **2.** Circumcision.
peritomista (peritomist) One who performs circumcision.
peritoneal (peritoneal). Relating to the peritoneum.
peritonealgia (peritonealgia). Pain in the peritoneum.
peritoneo (peritoneum, pl. peritonea). [*peritoneum*, NA]. Membrana abdominis; the serous sac, consisting of mesothelium and a thin layer of irregular connective tissue, that lines the abdominal cavity and covers most of the viscera contained therein.
  p. parietal (p. parietale). [*peritoneum parietale*, NA].
  p. visceral (p. viscerale). [*peritoneum viscerale*, NA].
peritoneo- (peritoneo-). Combining form denoting the peritoneum.
peritoneocentesis (peritoneocentesis). Paracentesis of the abdomen.
peritoneoclisis (peritoneoclysis). Irrigation of the abdominal cavity.
peritoneopatía (peritoneopathy). Inflammation or other disease of the peritoneum.
peritoneopericárdico (peritoneopericardial). Relating to the peritoneum and the pericardium.
peritoneopexia (peritoneopexy). A suspension or fixation of the peritoneum.
peritoneoplastia (peritoneoplasty). Loosening adhesions and covering the raw surfaces with peritoneum to prevent reformation.
peritoneoscopia (peritoneoscopy). Abdominoscopy; celioscopy; laparoscopy; ventroscopy; examination of the contents of the peritoneum with a peritoneoscope passed through the abdominal wall.
peritoneoscopio (peritoneoscope). Laparoscope.
peritoneotomía (peritoneotomy). Incision of the peritoneum.
peritonismo (peritonism). **1.** A symptom complex marked by vomiting, pain, and shock associated with inflammation of any of the abdominal viscera in which the peritoneum is involved. **2.** Pseudoperitonitis.
peritonitis (peritonitis). Inflammation of the peritoneum.
  p. adherente (adhesive p.).
  p. biliar (bile p.). Choleperitonitis.
  p. circunscripta (circumscribed p.). Localized p.
  p. deformante (p. deformans).
  p. diafragmática (diaphragmatic p.).
  p. difusa (diffuse p.). General p.
  p. encapsulante (p. encapsulans).
  p. fibrocaseosa (fibrocaseous p.).
  p. gaseosa (gas p.).
  p. general (general p.). Diffuse p.
  p. infecciosa felina (feline infectious p.).
  p. localizada (localized p.). Circumscribed p.
  p. por meconio (meconium p.).
  p. paroxística benigna (benign paroxysmal p.).
  p. pélvica (pelvic p.). Pelvioperitonitis; pelviperitonitis.
  p. periódica (periodic p.). Familial paroxysmal polyserositis.
  p. productiva (productive p.). Pachyperitonitis.
  p. quílica (chyle p.).
  p. química (chemical p.).
  p. tuberculosa (tuberculous p.). P. caused by the tubercle bacillus.
peritonsilar (peritonsillar). Around a tonsil or the tonsils.
peritonsilitis (peritonsillitis). Inflammation of the connective tissue above and behind the tonsil.
peritorácico (perithoracic). Surrounding or encircling the thorax.

N
O
P

peritraqueal (peritracheal). About the trachea.
peritrico (peritrichal, peritrichous). **1.** Relating to cilia or other appendicular organs projecting from the periphery of a cell. **2.** Peritrichal; peritrichate; peritrichic; having flagella uniformly distributed over a cell.
peritrocantérico (peritrochanteric). Around a trochanter.
periumbilical (periumbilical). Periomphalic; around or near the umbilicus.
periungular (periungual). Surrounding a nail; involving the nail folds.
periureteral (periureteral, periureteric). Surrounding one or both ureters.
periureteritis (periureteritis). Inflammation of the tissues about a ureter.
p. plástica (p. plastica). Idiopathic retroperitoneal fibrosis.
periuretral (periurethral). Surrounding the urethra.
periuretritis (periurethritis). Inflammation of the tissues about the urethra.
periuterino (periuterine). Perimetric.
periuvular (periuvular). Around the uvula.
perivaginitis (perivaginitis). Pericolpitis; inflammation of the connective tissue around the vagina.
perivascular (perivascular). Circumvascular; surrounding a blood or lymph vessel.
perivasculitis (perivasculitis). Periangitis.
perivenoso (perivenous). Surrounding a vein.
perivertebral (perivertebral). Perispondylic; around a vertebra or vertebrae.
perivesical (perivesical). Pericystic.
perivisceral (perivisceral). Perisplanchnic.
perivisceritis (perivisceritis). Inflammation surrounding any viscus or viscera.
perivitelino (perivitelline). Surrounding the vitellus or yolk.
periyeyunitis (perijejunitis). Inflammation around the jejunum.
perkinismo (perkinism). A form of quackery purporting to treat disease by applying metals with magnetic and magic properties.
perla (pearl). **1.** A concretion formed around a grain of sand or other foreign body within the shell of certain mollusks. **2.** One of a number of small tough masses, such as mucus occurring in the sputum in asthma.
p., ceniza de (pearl-ash). Potash.
p. de Elschnig (Elschnig p.'s).
p. epitelial (epithelial p.). Keratin p.
p. de Epstein (Epstein's p.'s).
p. escamosa (squamous p.). Keratin p.
p. de esmalte (enamel p.). Enameloma.
p. gotosa (gouty p.).
p. de Laënnec (Laënnec's p.'s).
p. de queratina (keratin p.). Squamous p.
perlèche (perlèche). Angular cheilitis.
perlingual (perlingual). Through or by way of the tongue, denoting a method of medication.
permanganato (permanganate). A salt of permanganic acid.
permeabilidad **1.** (patency). The state of being freely open or exposed. **2.** (permeability). The property of being permeable.
p. de sonda (del agujero oval) (probe p. (of foramen ovale)).
permeable (permeable). Pervious; permitting the passage of substances (e.g., liquids, gases, heat), as through a membrane or other structure.
permeación (permeation). The process of spreading through or penetrating, as the extension of a malignant neoplasm by proliferation of the cells continuously along the blood vessels or lymphatics.
permeante (permeant). Able to pass through a particular semipermeable membrane.
permear (permeate). To pass through a membrane or other structure.
permeasa (permease). Any of a group of membrane-bound carriers (enzymes) that effect the transport of solute through a semipermeable membrane.
perniciosiforme (perniciosiform). Rarely used term meaning apparently pernicious, denoting a condition or disease that appears to be pernicious or malignant.
pernicioso (pernicious). Destructive; harmful; denoting a disease of severe character and usually fatal without appropriate treatment.
perniosis (perniosis). Chilblain.
perno **1.** (dowel). A preformed metal pin placed in a copper-plated die to provide a die stem. **2.** (dowel). A cast gold or preformed metal pin placed into a root canal for the purpose of providing retention for a crown. **3.** (pin). A metal rod used in surgical treatment of bone fractures.
p. de Steinmann (Steinmann pin).
pero- (pero-). Combining form meaning maimed or malformed.
perobraquio (perobrachius). An individual with congenitally defective hands and forearms.
perocéfalo (perocephalus). An individual with congenitally defective face and head.
perodactilia (perodactyly, perodactylia). Congenital condition characterized by deformed fingers or toes.
peroesplacnia (perosplanchnia). Congenital malformation of the viscera.
perógeno (perogen). A preparation of sodium perborate that, when mixed with the accompanying catalyzer, liberates 10% of the oxygen in the salt.
peromelia (peromelia, peromely). Severe congenital malformations of extremities, including absence of hand or foot.
peroné **1.** (fibula). [*fibula,* NA]. Calf bone; perone; peroneal bone; splint bone; the lateral and smaller of the two bones of the leg. **2.** (perone). Fibula. **3.** (calf-bone). Fibula.
peroneo (peroneal). Relating to the fibula, to the lateral side of the leg, or to the muscles there present.
peroneotibial (peroneotibial). Tibiofibular.
peropo (peropus). A person with congenitally defective feet.
peróquiro (perochirus). An individual with congenitally defective hands.
peroral (peroral). Through the mouth, denoting a method of medication or an approach.
peróseo (perosseous). Through bone.
perosis (perosis). A nutritional disease of young birds characterized by shortening and thickening of the limb bones and a deformity known as "slipped tendon."
peroxi- **1.** (peroxy-). Prefix denoting the presence of an extra O atom, as in peroxides and peroxy acids. **2.** (peroxi-).
peroxiacetilo, nitrato de (peroxyacetyl nitrate). The major pollutant responsible for eye and nose irritation in smog.
peroxiácido (peroxy acid). Peracid.
peroxidasas (peroxidases). Hydrogen peroxide reducing oxidoreductases.
p. del rábano (horseradish p.).
peróxido (peroxide). That oxide of any series that contains the greatest number of oxygen atoms.
peroxilo (peroxyl). One of the free radicals presumed formed as a result of the bombardment of tissue by high energy radiation.
peroxisoma (peroxisome). Microbody, a membrane-bound organelle occurring in nearly all eukaryotic cells that often has an electron-dense crystalline inclusion containing catalase, urate oxidase, and other oxidative enzymes relating to the formation and degradation of H_2O_2.
persal (persalt). In chemistry, any salt that contains the greatest possible amount of the acid radical.
perseveración (perseveration). **1.** The constant repetition of a meaningless word or phrase. **2.** The duration of a mental impression, measured by the rapidity with which one impression follows another as determined by the revolving of a two-colored disk. **3.** In clinical psychology, the uncontrollable repetition of a previously appropriate or correct response, even though the repeated response has since become inappropriate or incorrect.
persistencia (persistence). Obstinate continuation of characteristic behavior, or of existence in spite of opposition or adverse environmental conditions.
p. microbiana (microbial p.).
persistidor (persister). That which, or one who, is capable of persistence; especially a bacteria that exhibits microbial persistence.
persona (persona). A term that embodies the totality of the individual; in jungian psychology, the outer aspect of character, as opposed to anima; the assumed personality used to mask the true one.
personalidad (personality). **1.** The unique self; the organized system of attitudes and behavioral predispositions by which one feels, thinks, acts, and impresses and establishes relationships with others. **2.** An individual with a particular p. pattern.
p. alotrópica (allotropic p.).

p. antisocial (antisocial p.). Psychopathic p.
p. autoritaria (authoritarian p.).
p. básica (basic p.).
p. cerrada o retraída (shut-in p.).
p. ciclotímica (cyclothymic p.).
p. compulsiva (compulsive p.).
p. dependiente (dependent p.).
p. dual o doble (dual p.).
p. elusiva (avoidant p.).
p. esquizoide (schizoid p.).
p. esquizotípica (schizotypical p.).
p. fronteriza (borderline p.).
p. histérica, histriónica (histrionic p., hysterical p.).
p. inadecuada (inadequate p.).
p. masoquista (masochistic p.).
p. múltiple (multiple p.).
p. paranoide (paranoid p.).
p. pasiva-agresiva (passive-aggressive p.).
p. psicopática (psychopathic p.). Antisocial p.
p. sintónica (syntonic p.).
p. tipo A, tipo B (type A p., type B p.).

personas-años (person-years). The sum of the number of years that each member of a population has been afflicted by a certain condition; e.g., years of treatment with a certain drug.

perspiración (perspiration). **1.** Diaphoresis; sudation; sweating; sudor; the excretion of fluid by the sweat glands of the skin. **2.** All fluid loss through normal skin, whether by sweat gland secretion or by diffusion through other skin structures.
p. insensible (insensible p.).
p. sensible (sensible p.).

perstilación (perstillation).

persuasión (persuasion). The act of influencing the mind of another, by authority, reason, or personal insight.

persulfato (persulfate). A salt of persulfuric acid.

persulfuro (persulfide). **1.** That one of a series of sulfides that contains more atoms of sulfur than any other. **2.** The sulfur analogue of a peroxide.

pertio- (perthio-). Prefix denoting substitution of sulfur for every oxygen in a compound.

pertussis (pertussis). Whooping cough; an acute infectious disease caused by *Bordetella pertussis*.

pervaporación (pervaporation). The heating of a liquid within a dialyzing bag suspended over a hot plate.

perversión (perversion). A deviation from the norm, especially concerning sexual interests or behavior.
p. polimorfa (polymorphous p.).
p. sexual (sexual p.). Sexual deviation.

perverso (pervert). One who practices perversions.

pervertido (perverted). Abnormal, deviant, or disordered.

pervigilium (pervigilium). Wakefulness; sleeplessness.

pervio (pervious). Permeable.

peryodato (periodate). A salt of periodic acid.

pes (pes, gen. pedis, pl. pedes). **1.** Foot. **2.** Any footlike or basal structure or part. **3.** Crus cerebri. **4.** Talipes.
p. cavus (p. cavus). Talipes cavus.
p. abductus (p. abductus). Talipes valgus.
p. adductus. (p. adductus). Talipes varus.
p. anserinus (p. anserinus). Plexus intraparotideus.
p. equinovalgus (p. equinovalgus). Talipes equinovalgus.
p. equinovarus (p. equinovarus). Talipes equinovarus.
p. febricitans (p. febricitans). Elephantiasis.
p. gigas (p. gigas). Macropodia.
p. pedunculi (p. pedunculi). Crus cerebri.
p. planus (p. planus). Talipes planus.
p. pronatus (p. pronatus). Talipes valgus.
p. valgus (p. valgus). Talipes valgus.
p. varus (p. varus). Talipes varus.

pesadilla (nightmare). Incubus; oneirodynia gravis; a terrifying dream, as in which one is unable to cry for help or to escape from a seemingly impending evil.

pesario (pessary). **1.** An appliance of varied form, introduced into the vagina to support the uterus or to correct any displacement. **2.** A medicated vaginal suppository.
p. de anillo (ring p.).
p. de diafragma (diaphragm p.).
p. de Dumontpallier (Dumontpallier's p.). Mayer's p.
p. de Gariel (Gariel's p.).
p. de Hodge (Hodge's p.).
p. de Mayer (Mayer's p.). Dumontpallier's p.
p. de Menge (Menge's p.).

pesimismo (pessimism). A tendency to see or anticipate the worst.
p. terapéutico (therapeutic p.).

peso (weight). The product of the force of gravity, defined internationally as 980.665 cm/s^2, times the mass of the body.
p. atómico (PA, p. at.) (atomic w. (at wt, AW)).
p. de combinación (combining w.). Gram equivalent.
p. equivalente (equivalent w.). Gram equivalent.
p. específico (specific gravity).
p. genético (genetic load).
p. gramo-atómico (gram-atomic w.).
p. gramo-molecular (gram-molecular w.).
p. molecular (PM) (molecular w. (mol wt, MW)).
p. al nacer (birth w.).

pesquisa judicial (inquest). A legal inquiry into the cause of sudden, violent, or mysterious death.

pestaña **1.** (eyelash). Cilium. **2.** (lash). An eyelash.
p. ectópica (ectopic e.).
p. partialbina (piebald e.). Canities circumscripta.

pestañado (beading). **1.** Numerous small rounded projections, often in a row like a string of beads. **2.** The rounded elevation along the border of the tissue surface of the major connectors of a maxillary dental prosthesis. **3.** Protection of the formed borders of final impressions for a dental prosthesis done by the careful placement of wax sticks or a plaster-pumice combination adjacent to the borders prior to forming the master cast.

peste **1.** (plague). Any disease of wide prevalence or of excessive mortality. **2.** (pest). Plague. **3.** (plague). Pest; pestilence; pestis; an acute infectious disease caused by the bacterium *Yersinia pestis*.
p. ambulante, ambulatoria (ambulant p., ambulatory p.). Parapestis.
p. de las aves de corral **1.** (fowl pest). Fowl plague. **2.** (fowl p.).
p. bubónica (bubonic p.). Glandular ; pestis fulminans; pestis major.
p. del conejo (rabbit p.). Rabbitpox.
p. del ganado (cattle p.). Rinderpest.
p. glandular (glandular p.). Bubonic p.
p. hemorrágica (hemorrhagic p.).
p. larval (larval p.). Ambulant p.
p. negra (black p.).
p. neumónica (pneumonic p.)
p. de los patos (duck p.).
p. porcina (swine pest). Hog cholera.
p. selvática (sylvatic p.).
p. septicémica (septicemic p.). Pestis siderans; a generally fatal form of p. in which there is an intense bacteremia with symptoms of profound toxemia.
p. del valle de Pahvant (Pahvant Valley p.). Tularemia.

pesticemia (pesticemia). Bacteremia due to *Yersinia pestis*.

pestífero (pestiferous). Pestilential.

pestilencia (pestilence). **1.** Plague. **2.** A virulent outbreak of any disease.

pestilente (pestilential). Pestiferous; relating to, or tending to produce, a pestilence.

pestivirus (pestivirus). A genus of viruses (family Togaviridae) composed of the hog cholera virus and related viruses.

peta- (P) (peta- (P)). Prefix used in the SI and metric systems to signify one quadrillion (10^{15}).

petequia (petechia, pl. petechiae). Minute hemorrhagic spots, of pinpoint to pinhead size, in the skin, which are not blanched by diascopy.
p. de Tardieu (Tardieu's petechiae). Tardieu's ecchymoses.

petequial (petechial). Relating to, accompanied by, or characterized by petechiae.

petequiasis (petechiasis). Formation of petechiae or purpura.

petit mal (petit mal). Absence.

-peto (-petal). Suffix denoting movement toward the part indicated by the main portion of the word.

pétreo (petrous). Of stony hardness; petrosal.

petrificación (petrifaction). Fossilization, as in conversion into stone.

pétrissage (pétrissage). A manipulation in massage, consisting in a kneading of the muscles.
petro- (petro-). Combining form denoting stone, stone-like hardness.
petroccipital (petroccipital). Petro-occipital.
petroescamoso (petrosquamosal, petrosquamous). Squamopetrosal, relating to the petrous and the squamous portions of the temporal bone.
petroesfenoidal (petrosphenoid). Relating to the petrous portion of the temporal bone and to the sphenoid bone.
petroestafilino (petrostaphylinus). Obsolete term for musculus levator veli palatini.
petrofaríngeo (petropharyngeus).
petróleo (petroleum). Coal oil; rock oil; a mixture of liquid hydrocarbons found in the earth in various parts of the world.
  bencina de p. (p. benzin). Benzin; benzine; naphtha; p. ether.
  p. líquido (liquid p.). Mineral oil.
petromastoideo (petromastoid). Petrosomastoid; relating to the petrous and the squamous portions of the temporal bone, which are usually united at birth by the petrosquamosal suture.
petrooccipital (petro-occipital). Petroccipital; denoting the cranial suture between the occipital bone and the petrous portion of the temporal.
petrosalpingoestafilino (petrosalpingostaphylinus). Obsolete term for musculus levator veli palatini.
petrositis 1. (petrousitis). Petrositis. **2.** (petrositis). Petrousitis; an inflammation involving the petrous portion of the temporal bone and its air cells.
petroso (petrosal). Petrous; relating to the petrosa.
petrosomastoideo (petrosomastoid). Petromastoid.
-pexia (-pexy). Suffix meaning fixation, usually surgical.
pexina (pexin). Chymosin.
pexinógeno (pexinogen). Prochymosin.
pexis (pexis). Fixation of substances in the tissues.
peyorismo (pejorism). A pessimistic attitude.
peyote, peyotl (peyote, peyotl). Pellote. Aztec name for *Lophophora williamsii.*
pez (pitch). A resinous substance obtained from tar after the volatile substances have been expelled by boiling.
  p. blanca (white p.). Burgundy p.
  p. de Borgoña (Burgundy p.). White p.
  p. líquida (liquid p.). Pine tar.
  p. rata (rat-fish). Chimera.
pezón (nipple). Papilla mammae.
pezuña (hoof). The horny covering of the ends of the digits or feet in many animals.
pg (pg). Symbol for picogram.
PGA, PGB, PGC, PGD (PGA, PGB, PGC, PGD). Abbreviations, with numerical subscripts according to structure, often used for prostaglandins.
P_2Gri (P_2Gri). Symbol for diphosphoglycerate.
Ph (Ph). Symbol for phenyl.
pH (pH). Symbol for the logarithm of the reciprocal of the H ion concentration.
Ph.G. (Ph.G.). **1.** Abbreviation for Pharmacopoeia Germanica; German Pharmacopoeia. **2.** Abbreviation for Graduate in Pharmacy.
pH-stato (pH-stat). A device for continuously sensing the pH of a solution and automatically adding acid or alkali as necessary to keep the pH constant.
PHA (PHA). Abbreviation for phytohemagglutinin.
Pharm.D. (Pharm.D.). Abbreviation for Doctor of Pharmacy.
Ph.D. (Ph.D.). Abbreviation for Doctor of Philosophy.
Phe (Phe). Symbol for phenylalanine or its radical.
philtrum (philtrum, pl. philtra). The infranasal depression; the groove in the midline of the upper lip.
PhNCS (PhNCS). Symbol for phenylisothiocyanate.
PHS (PHS). Abbreviation for Public Health Service.
pI (pI). The pH value for the isoelectric point of a given substance.
α_1PI (α_1PI). Symbol for human α_1 proteinase inhibitor.
pía (pia). Pia mater.
pial (pial). Relating to the pia mater.
piamadre (pia mater). Pia: a delicate vasculated fibrous membrane firmly adherent to the glial capsule of the brain and spinal cord, following exactly the outer markings of the cerebrum and also the ependymal lining circumference the choroid membranes and plexus.
pian (pian). Yaws.
  p. bois (p. bois). Bosch yaws; bush yaws; forest yaws.
  p. hemorrágico (hemorrhagic p.). Verruga peruana.
piaracnitis (pia-arachnitis). Leptomeningitis.
piaracnoides (pia-arachnoid, piarachnoid). Leptomeninges.
piartrosis (pyarthrosis). Suppurative arthritis.
piblokto, pibloktog (piblokto, pibloktog). A hysterical dissociative state, usually occurring in Eskimo women, in which the individual screams, tears off clothes, and runs out into the snow; afterward, there is no memory of the episode.
pic-, picno- (pyk-, pykno-). Combining forms meaning thick, dense, compact.
pica (pica). A perverted appetite for substances not fit as food or of no nutritional value; e.g., clay, dried paint, starch, ice.
picadura (sting). Sharp momentry pain, most commonly produced by the puncture of the skin by many species of arthropods, including hexapods, myriapods, and arachnids.
picante (pungent). Sharp; said of the taste or odor of a substance.
picazón (itching). Pruritus; an uncomfortable sensation of irritation of the skin or mucous membranes which causes scratching or rubbing of the affected parts.
pícnico (pyknic). Denoting a constitutional body type characterized by well rounded external contours and ample body cavities; virtually synonymous with endomorphic.
picnodisostosis (pyknodysostosis). Osteopetrosis acro-osteolytica; a condition characterized by short stature, delayed closure of the fontanelles, and hypoplasia of the terminal phalanges.
picnofrasia (pyknophrasia). Thickness of utterance.
picnolepsia (pyknoepilepsy, pyknolepsy). Obsolete terms for absence.
picnomorfo (pyknomorphous). Denoting a cell or tissue that stains deeply because the stainable material is closely packed.
picnosis (pyknosis). A thickening or condensation; specifically, a condensation and reduction in size of the cell or its nucleus, usually associated with hyperchromatosis; nuclear p. is a stage of necrosis.
picnótico (pyknotic). Relating to or characterized by pyknosis.
pico (beak). **1.** The nose of pliers used in dentistry for contouring and adjusting wrought or cast metal dental appliances. **2.** [*rostrum,* NA]. Sometimes used to describe a beak-shaped anatomical structure.
  p. biclonal (biclonal peak). Two narrow electrophoretic bands thought to represent immunoglobulin of two cell lines.
  p. del cuerpo calloso (rostrum corporis callosi). [*rostrum corporis callosum,* NA].
  p. del esfenoides (rostrum sphenoidale). [*rostrum sphenoidale,* NA].
  p. de la lámina espiral (hook of spiral lamina). *hamulus laminae spiralis,* NA].
  p. monoclonal (monoclonal peak).
  p. de viuda (widow's peak). A sharp point of hair growth in the midline of the anterior scalp margin, usually resulting from recession of hair of the temple areas, or occurring as a congenital configuration of scalp hair.
pico- (pico-). **1.** Combining form meaning small. **2.** Prefix used in the SI and metric systems to signify one-trillionth (10^{-12}).
picogramo (pg) (picogram (pg)). One-trillionth of a gram.
picómetro (pm) (picometer (pm)). Bicron; one-trillionth of a meter.
picornavirus (picornavirus). A virus of the family Picornaviridae.
picrato (picrate). A salt of picric acid.
picrilo (picryl). 2,4,6-Trinitrophenyl; the organic radical derived from picric acid by removal of the hydroxyl group.
picrocarmín (picrocarmine).
picroformol (picroformol).
picronigrosina (picronigrosin).
picrotoxina (picrotoxin). Cocculin; a very bitter neutral principle derived from the fruit of *Anamirta cocculus* (family Menispermaceae).
picrotoxinina (picrotoxinin). A lactone breakdown product of picrotoxin; pharmacological properties resemble those of picrotoxin.
pictógrafo (pictograph). A vision test chart for illiterates.
pie (foot). **1.** Pes; the lower, pedal, podalic, extremity of the leg. **2.** A unit of length, containing 12 inches, equal to 30.48 cm.
  p. apomazado (pumiced f.).
  p. de atleta (athlete's f.). Tinea pedis.

p. caído (drop f.).
p. de cañuela (fescue f.). Fescue poisoning.
p. cavo (clawfoot). Condition characterized by hyperextension at the metatarsophalangeal joint and flexion at the interphalangeal joints.
p. contraído (contracted f.).
p. de estribo (buttress f.).
p. en garra (claw f.).
p. del hipocampo (f. of hippocampus). [*pes hippocampi,* NA].
p. de Hong-Kong (Hong Kong f.). Tinea pedis.
p. de inmersión (immersion f.). Trench f.
p. de Madura (Madura f.). Mycetoma.
p. micótico (fungous f.). Mycetoma.
p. de Morand (Morand's f.). A f. having eight toes.
p. musgoso (mossy f.). Lymphedematous keratoderma; lymphostatic verrucosis.
p. de los pedúnculos cerebrales (crus cerebri). [*crus cerebri,* NA]. Basis pedunculi; pes pedunculi.
p. plano **1.** (splayfoot). Talipes planus. **2.** (flatfoot). Talipes planus. **3.** (flat f.). Talipes planus.
p. plano espástico (spastic flat f.).
p. en sandalia (sandal f.).
p. terminales (end-feet). Axon terminals.
p. de trinchera (trench f.). Immersion f.
p. zambo **1.** (clubfoot). Talipes equinovarus. **2.** (club f.).

piebaldismo (piebaldism, piebaldness). Piebaldism; patchy absence of the pigment of scalp hair, giving a streaked appearance.

piedra **1.** (stone.). Calculus. **2.** (piedra). A fungus disease of the hair characterized by the presence of numerous waxy, small, hard, nodular masses.
p. artificial (artificial s.).
p. blanca (white piedra).
p. filosofal (philosopher's s.).
p. lagrimal (tear s.). Dacryolith.
p. negra (black piedra).
p. nostras (piedra nostras).
p. pómez (pumice). A pumice stone.
p. pulpar (pulp s.). Endolith.
p. venosa (vein s.). Phlebolith.

piel **1.** (skin). Cutis. **2.** (fur, furrow). The coat of soft, fine hair of some mammals.
p. de agricultor (farmer's s.). Sailor's s.
p. amarilla (yellow s.). Xanthochromia; xanthoderma.
p. apergamninada (parchment s.).
p. brillante (glossy s.). Atrophoderma neuriticum.
p. bronceada (bronzed s.). The dark s. in Addison's disease.
p. de cerdo (pig s.).
p. de cocodrilo o de lagarto (alligator s.). Ichthyosis.
p. decidua (deciduous s.). Keratolysis.
p. de diamante (diamond s.).
p. de los dientes (s. of teeth). Cuticula dentis.
p. elástica (elastic s.). Ehlers-Danlos syndrome.
escritura en la piel (skin writing). Dermatographism.
p. de gallina (gooseflesh). Cutis anserina.
p. lampiña (glabrous s.). S. that is normally devoid of hair.
p. laxa (loose s.). Cutis laxa.
p. de marinero (sailor's s.). Farmer's s.
p. multicolor (piebald s.). Vitiligo.
p. de pescado (fish s.). Ichthyosis.
p. de puercoespín (porcupine s.). Epidermolytic hyperkeratosis.
p. de sapo (toad s.). Phrynoderma.
p. sexual (sex s.).
p. de las uñas (nail s.). Eponychium.
p. de zapa (shagreen s.). Shagreen patch.

piel-, pielo- (pyel-, pyelo-). Combining forms denoting pelvis, usually the renal pelvis.

pielectasis, pielectasia (pyelectasis, pyelectasia). Dilation of the pelvis of the kidney.

pielítico (pyelitic). Relating to pyelitis.

pielitis (pyelitis). **1.** Inflammation of the renal pelvis. **2.** Obsolescent term for pyelonephritis.

pielocalicinal **1.** (pyelocaliceal). Pyelocalyceal; relating to the renal pelvis and calices. **2.** (pyelocalyceal). Pyelocaliceal.

pielocaliectasis (pyelocaliectasis). Caliectasis.

pielocistitis (pyelocystitis). Inflammation of the renal pelvis and the bladder.

pielofluoroscopia (pyelofluoroscopy). Fluoroscopic examination of the renal pelves and ureters, usually with a contrast medium.

pielografía (pyelography). Pelviureterography; pyeloureterography; ureteropyelography; radiologic study of the kidney and renal collecting system.
p. anterógrada (antegrade p.).

pielograma (pyelogram). A roentgenogram of the renal pelvis and ureter, usually following injection of a contrast material.

pielolinfático (pyelolymphatic). Pertaining to the lymphatics of the renal pelvis.

pielolitotomía (pyelolithotomy). Pelvilithotomy; pelviolithotomy; operative removal of a calculus from the kidney through an incision in the renal pelvis.

pielonefritis (pyelonephritis). Inflammation of the renal parenchyma, calyces, and pelvis, particularly due to local bacterial infection.
p. aguda (acute p.).
p. ascendente (ascending p.).
p. bovina contagiosa (contagious bovine p.).
p. crónica (chronic p.).
p. xantogranulomatosa (xanthogranulomatous p.).

pielonefrosis (pyelonephrosis) Any disease of the pelvis of the kidney.

pieloplastia (pyeloplasty). Pelvioplasty; surgical reconstruction of the kidney pelvis to correct an obstruction.
p. de Anderson-Hynes (Anderson-Hynes p.).
p. de colgajo capsular (capsular flap p.).
p. de colgajo vertical de Scardino (Scardino vertical flap p.).
p. de Culp (Culp p.).
p. desunida o desmembrada (disjoined p., dismembered p.).
p. en Y de Foley (Foley Y-plasty p.). Foley operation.

pieloplicación (pyeloplication). An obsolete procedure of taking tucks in the wall of the renal pelvis when unduly dilated by a hydronephrosis.

pieloscopia (pyeloscopy). Fluoroscopic observation of the pelvis and calices of the kidney, and the ureter, after the injection through the ureter of an opaque solution.

pielostomía (pyelostomy). Formation of an opening into the kidney pelvis to establish urinary drainage.

pielotomía (pyelotomy). Pelviotomy; pelvitomy; incision into the pelvis of the kidney.
p. extendida (extended p.). Gil-Vernet operation.

pieloureterectasis (pyeloureterectasis). Dilation of kidney pelvis and ureter, seen in hydronephrosis due to obstruction in the lower urinary tract.

pieloureterografía (pyeloureterography). Pyelography.

pielovenoso (pyelovenous). Denoting the phenomenon of drainage from the renal pelvis into the renal veins from increased intrapelvic pressure.

piemesis (pyemesis). The vomiting of pus.

piemia (pyemia). Pyogenic fever; pyohemia; septicemia due to pyogenic organisms causing multiple abscesses.
p. criptogénica (cryptogenic p.). P. whose source is not evident.
p. portal (portal p.). Suppurative pylephlebitis.

piémico (pyemic). Relating to or suffering from pyemia.

piencéfalo (pyencephalus). Pyocephalus.

pierna (leg). The segment of the inferior limb between the knee and the ankle.
p. del antehélix (l. of antihelix). Crus anthelicis.
p. en arco **1.** (bow-l., bowleg). **2.** (bowleg). Genu varum.
p. de Barbados (Barbados l.). Elephantiasis.
p. blanca (white l.). Phlegmasia alba dolens.
p. de elefante (elephant l.). Elephantiasis.
p. escamosa (scaly l.).
p. inquietas (restless l.'s). Restless legs syndrome.
p. del jinete (rider's l.).
p. de leche (milk l.). Phlegmasia alba dolens.
p. de tenista (tennis l.).

pies calientes (hotfoot). Ignipedites.

piesestesia (piesesthesia). Pressure sense.

piesímetro, piesómetro (piesimeter, piesometer). Piezometer; an instrument for measuring the pressure of a gas or a fluid.
p. de Hales (Hales' p.).

piesis **1.** (pyesis). Suppuration. **2.** (piesis). Blood pressure.
pieza (piece). A part or portion.
p. Fab (Fab p.). Fab fragment.
p. FC (Fc p.). Fc fragment.
p. media (middle p.).
p. principal (principal p.).
p. terminal (end p.).
piezoelectricidad (piezoelectricity). Electric currents generated by pressure upon certain crystals, e.g., quartz, mica, calcite.
piezoeléctrico (piezoelectric). Pertaining to piezoelectricity.
piezogénico (piezogenic). Resulting from pressure.
piezómetro (piezometer). Piesimeter.
piezoquímica (piezochemistry). The study of the effect of very high pressures on chemical reactions.
PIF (PIF). Abbreviation for prolactin inhibiting factor.
pig-, pigo- (pyg-, pygo-). Combining forms denoting the buttocks.
pigal (pygal). Relating to the buttocks.
pigalgia (pygalgia). Rarely used term meaning pain in the buttocks.
pigbel (pigbel). A type of necrotizing enteritis endemic in the Papua New Guinea highlands caused by the B toxin of *Clostridium perfringens* type C.
pigmalionismo (pygmalionism). Rarely used term for the state of being in love with an object of one's own creation.
pigmentación (pigmentation). Coloration, either normal or pathologic, of the skin or tissues resulting from a deposit of pigment.
p. arsenical (arsenic p.).
p. exógena (exogenous p.).
pigmentado (pigmented). Colored as the result of a deposit of pigment.
pigmentario (pigmentary). Relating to a pigment.
pigmento (pigment). **1.** Any coloring matter, as that of the red blood cells, hair, iris, etc., or the stains used in histologic or bacteriologic work, or that in paints. **2.** A medicinal preparation for external use, applied to the skin like paint.
p. biliares (bile p.'s).
p. de desgaste o residual (wear-and-tear p.).
p. formalina (formalin p.).
p. hematógeno (hematogenous p.).
p. hepatógeno (hepatogenous p.).
p. melanótico o melánico (melanotic p.). Melanin.
p. negro (pigmentum nigrum). Melanin of the choroid coat of the eye.
p. palúdico (malarial p.).
p. respiratorios (respiratory p.'s).
p. visuales (visual p.'s).
pigmentolisina (pigmentolysin). An antibody causing destruction of pigment.
pigmeo **1.** (pigmy). Pygmy. **2.** (pygmy). Pigmy; a physiologic dwarf; especially one of a race of similar people, such as the p.'s of central Africa.
pigoamorfo (pygoamorphus). Conjoined twins in which the parasite, attached to the buttocks of the autosite, is reduced to a formless mass or embryoma.
pigodídimo (pygodidymus). Conjoined twins fused in the cephalothoracic region but with the buttocks and parts below doubled.
pigomelo (pygomelus). Unequal conjoined twins in which the parasite is represented by a fleshy mass, or by a more fully developed limb, attached to the sacral or coccygeal region of the autosite.
pigópago (pygopagus). Conjoined twins in which the two individuals are joined at the buttocks, most often back to back.
pila **1.** (pile). A series of plates of two different metals, separated by a sheet of material moistened with a dilute acid solution, used to produce a current of electricity. **2.** (pyla). The orifice of communication between the third ventricle and cerebral aqueduct (of Sylvius). **3.** (pile). An individual hemorrhoidal tumor.
p. centinela (sentinel p.).
p. termoeléctrica (thermoelectric p.). Thermopile.
pilar **1.** (pillar). A structure or part having a resemblance to a column or pillar. **2.** (pylar). Relating to the pyla.
p. anterior de las fauces (anterior p. of fauces). Arcus palatoglossus.
p. anterior del fórnix (anterior p. of fornix). Columna fornicis.
p. de Corti (Corti's p.'s). Pillar cells.
p. derecho del diafragma (right crus of diaphragm). [*crus dextrum diaphragmatis*, NA].
p. de las fauces (p.'s of fauces).
p. del fórnix (p.'s of fornix). The columna fornicis and crus fornicis.
p. del iris (p. of iris). Reticulum trabeculare.
p. izquierdo del diafragma (left crus of diaphragm). [*crus sinistrum diaphragmatis*, NA].
p. medial o interno (crus mediale). [*crus mediale*, NA]. Medial limb; c. mediale annuli inguinalis superficialis.
p. posterior de las fauces (posterior p. of fauces). Arcus palatopharyngeus.
p. posterior del fórnix (posterior p. of fornix). Crus fornicis.
p. del trígono cerebral (crus of fornix). [*crus fornicis*, NA].
pilas (piles). Hemorrhoids.
píldora (pill). A small globular mass of some coherent but soluble substance, containing a medicinal substance to be swallowed.
p. estimulantes (pep p.'s).
p. de pan (bread p.).
pileflebectasis, pileflebectasia (pylephlebectasis, pylephlebectasia). Obsolete term for dilation of the portal vein.
pileflebitis (pylephlebitis). Inflammation of the portal vein or any of its branches.
pilenfraxis (pylemphraxis). Obsolete term for obstruction of the portal vein.
pileo (pileus). A cap or shield; sometimes a caul.
piletromboflebitis (pylethrombophlebitis). Inflammation of the portal vein with the formation of a thrombus.
piletrombosis (pylethrombosis). Thrombosis of the portal vein or its branches.
pílico (pylic). Relating to the portal vein.
pilimicción (pilimiction). Passage of hairs in the urine, as in cases of dermoid tumors, or of threads of mucus in the urine.
pilo- (pilo-). Combining form relating to hair.
pilobezoar (pilobezoar). Trichobezoar.
pilocarpina (pilocarpine). An alkaloid obtained from the leaves of *Pilocarpus; Microphyllus* or *P. jaborandi* (family Rutaceae); shrubs of the West Indies and tropical America; a parasympathomimetic agent.
piloerección (piloerection). Erection of hair due to action of arrectores pilorum muscles.
piloide (piloid). Hairlike; resembling hair.
pilomatricoma (pilomatrixoma). Malherbe's calcifying epithelioma; Malherbe's disease; a benign tumor of the skin and subcutis, containing cells resembling basal cell carcinoma and areas of coagulation necrosis.
pilomotor (pilomotor). Moving the hair; denoting the arrectores pilorum muscles of the skin and the postganglionic sympathetic nerve fibers innervating these small smooth muscles.
pilón (pylon). A simple prosthesis, usually without joints, for a lower limb amputation.
pilonidal (pilonidal). Denoting a growth of hair in a dermoid cyst or in the deeper layers of the skin.
piloquístico (pilocystic). Denoting a dermoid cyst containing hair.
pilor-, piloro- (pylor-, pyloro-). Combining forms denoting the pylorus.
piloralgia (pyloralgia). Rarely used term for pain in the pyloric region of the stomach.
pilorectomía (pylorectomy). Gastropylorectomy; pylorogastrectomy; excision of the pylorus.
pilórico (pyloric). Relating to the pylorus.
piloristenosis (pyloristenosis). Pylorostenosis; stricture or narrowing of the orifice of the pylorus.
piloritis (pyloritis). Inflammation of the pyloric end of the stomach.
píloro (pylorus, pl. pylori). **1.** [*pylorus*, NA]. A muscular or myovascular device to open (musculus dilator) and to close (musculus sphincter) an orifice or the lumen of an organ. **2.** The muscular tissue surrounding and controlling the aboral outlet of the stomach.
pilorodiosis (pylorodiosis). Obsolete term for operative dilation of the pylorus.
piloroduodenitis (pyloroduodenitis). Inflammation involving the pyloric outlet of the stomach and the duodenum.
piloroespasmo (pylorospasm). Spasmodic contraction of the pylorus.

piloroestenosis (pylorostenosis). Pyloristenosis.
pilorogastrectomía (pylorogastrectomy). Pylorectomy.
piloromiotomía (pyloromyotomy). Fredet-Ramstedt operation; Ramstedt operation; longitudinal incision through the anterior wall of the pyloric canal to the level of the submucosa, to treat hypertrophic pyloric stenosis.
piloroplastia (pyloroplasty). Widening of the pyloric canal and any adjacent duodenal stricture by means of a longitudinal incision closed transversely.
p. de Finney (Finney p.).
p. de Heineke-Mikulicz (Heineke-Mikulicz p.).
p. de Jaboulay (Jaboulay p.).
piloroptosis, piloroptosia (pyloroptosis, pyloroptosia). Downward displacement of the pyloric end of the stomach.
pilorostomía (pylorostomy). Establishment of a fistula from the abdominal surface into the stomach near the pylorus.
pilorotomía (pylorotomy). Incision of the pylorus.
pilosebáceo (pilosebaceous). Relating to the hair follicles and sebaceous glands.
pilosis (pilosis). Hirsutism.
piloso **1.** (pileous). Hairy. **2.** (pilar, pilary). Hairy. **3.** (pilose). Hairy.
piloyección (pilojection). Process of shooting shafts of stiff mammalian hair into a saccular aneurysm in the brain in order to produce thrombosis.
píldula (pilule). A small pill.
pilula, gen. y pl. **pilulae** (pilula, gen. and pl. pilulae). A pill or pilule.
pilular (pilular). Relating to a pill.
pilus (pilus, pl. pili). **1.** Crinis; hair; one of the fine, keratinized filamentous epidermal growths covering the entire body of mammals except the palms, soles, and the flexor surfaces of the joints. **2.** Fimbria; a fine filamentous appendage, somewhat analogous to the flagellum, that occurs on some bacteria.
p. annulati (pili annulati). Ringed hair.
p. cuniculati (pili cuniculati). Ingrown hairs.
p. multigemini (pili multigemini). The presence of several hairs in a single follicle.
p. torti (pili torti). Twisted hairs.
p. incarnati (pili incarnati). Ingrown hairs.
pimaricina (pimaricin). Natamycin; an antifungal antibiotic for topical use, produced by *Streptomyces natalensis*.
pimelo- (pimelo-). Combining form denoting fat or fatty.
pimelopterigión (pimelopterygium). A pterygium containing adipose tissue.
pimelorrea (pimelorrhea). Fatty diarrhea.
pimelortopnea (pimelorthopnea). Piorthopnea; orthopnea, or difficulty in breathing in any but the erect posture, due to obesity.
pimienta (pimenta, pimento). The dried fruit of *Pimenta officinalis* (family Myrtaceae), a tree native in Jamaica and other parts of tropical America, used as a carminative and aromatic spice.
piminodina (piminodine). A potent narcotic analgesic chemically related to meperidine.
pimozida (pimozide). A tranquilizing drug.
pinacianol (pinacyanol). A basic dye, used as a color sensitizer (violet red in water, blue in alcohol) in photography and for vital staining of leukocytes.
pinal (pinnal). Relating to the pinna.
pincelación (paint). A solution or suspension of one or more medicaments applied to the skin with a brush or large applicator; usually used in the treatment of widespread eruptions.
p. de carbol-fucsina (carbol-fuchsin p.). Castellani's p.
p. de Castellani (Castellani's p.). Carbol-fuchsin p.
pindolol (pindolol). A β-adrenergic blocking agent used in the treatment of hypertension.
pineal (pineal). **1.** Piniform; shaped like a pine cone. **2.** Pertaining to the corpus pineale.
pinealectomía (pinealectomy). Removal of the pineal body.
pinealocito (pinealocyte). Chief cell of corpus pineale; parenchymatous cell of corpus pineale.
pinealoma (pinealoma). A relatively rare pineal neoplasm characterized by large, round, or polygonal, cells and small cells that resemble lymphocytes.
p. ectópico (ectopic p.). Extrapineal p.
p. extrapineal (extrapineal p.). Ectopic p.
pinealopatía (pinealopathy). Disease of the pineal gland.
pineoblastoma (pineoblastoma). A poorly differentiated form of pinealoma.
pinguécula, pinguícula (pinguecula, pinguicula). A yellowish accumulation of connective tissue that thickens the conjunctiva; occurs in the aged.
piniforme (piniform). Pineal.
pinna (pinna). **1.** Auricula. **2.** A feather, wing, or fin.
p. nasi (p. nasi). Ala nasi.
pinnípedo (pinniped). A member of the suborder Pinnipedia, aquatic carnivorous mammals with all four limbs modified into flippers.
pino (pine). An evergreen coniferous tree of the genus *Pinus* (family Pinaceae). various species of which yield tar, turpentine, resin, and volatile oils.
aceite de p. (p. oil).
alquitrán de p. (p. tar).
p. blanco (white p.).
pinocito (pinocyte). A cell that exhibits pinocytosis.
pinocitosis (pinocytosis). The cellular process of actively engulfing liquid, a phenomenon in which minute incuppings or invaginations are formed in the surface of the cell membrane and close to form fluid-filled vesicles; it resembles phagocytosis.
pinosoma (pinosome). A fluid-filled vacuole formed by pinocytosis.
pinta **1.** (pint). A measure of quantity (U.S. liquid). containing 16 fluidounces, 28.875 cubic inches; 473.1765 cc. An imperial p. contains 20 British fluidounces, 34.67743 cubic inches; 568.2615 cc. **2.** (pinta). Azul; carate; mal de los pintos; spotted sickness a disease caused by a spirochete, endemic in Mexico and Central America, and characterized by an eruption of patches of varying color that finally become white.
píntides (pintids). Eruptions of plaque-like lesions in the secondary phase of pinta.
pintoide (pintoid). Resembling pinta.
pinza (forceps). An instrument for seizing a structure, and making compression or traction.
p. de Adson (Adson f.).
p. para agujas (needle f.). Needle-holder.
p. alligator (alligator f.).
p. de Arruga (Arruga's f.).
p. arterial (arterial f.).
p. para biopsias (cup biopsy f.).
p. de Brown-Adson (Brown-Adson f.).
p. bulldog (bulldog f.). A f. for occluding a blood vessel.
p. para cálculos, de Randall (Randall stone f.).
p. para cápsula (capsule f.).
p. para cortar (cutting f.). Labitome.
p. dental (dental f.). Extracting f.
p. diente de ratón (mouse-tooth f.).
p. especular (speculum f.).
p. de Evans (Evans f.).
p. de extracción (extracting f.). Dental f.
p. Graefe (Graefe f.).
p. hemostática (hemostatic f.).
p. para huesos (bone f.).
p. de joyero (jeweller's f.).
p. Lahey (Lahey f.).
p. de Laplace (Laplace's f.).
p. de Löwenberg (Löwenberg's f.).
p. O'Hara (O'Hara f.).
p. para proyectiles (bullet f.).
p. tubular (tubular f.).
p. para vendajes (dressing f.).
p. vulsellum (vulsella f., vulsellum f.). Volsella; vulsella.
p. de Willett (Willett's f.). Willett's clamp.
pio- (pyo-). Combining form denoting suppuration or an accumulation of pus.
piocefalia (pyocephalus). Pyencephalus; a purulent effusion within the cranium.
p. circunscripta (circumscribed p.). Abscess of the brain.
p. externa (external p.). Meningeal suppuration.
p. interna (internal p.). Intraventricular suppuration.
piocele (pyocele). An accumulation of pus in the scrotum.
piocelia (pyocelia). Pyoperitoneum.

piociánico (pyocyanic). Relating to blue pus or the organism that causes blue pus, *Pseudomonas aeruginosa*.
piocianógeno (pyocyanogenic). Causing blue pus.
piocianolisina (pyocyanolysin). A hemolysin formed by *Pseudomonas aeruginosa*.
piocina (pyocin). Bacteriocin produced by strains of *Pseudomonas pyocyaneus*.
piocistis (pyocystis). Chronic development and retention of excessive amounts of purulent matter in a urinary bladder that has been defunctionalized by prior supravesical diversion.
piocito (pyocyte). Pus corpuscle.
piococo (pyococcus). One of the cocci causing suppuration, especially *Streptococcus pyogenes*.
piocolpocele (pyocolpocele). A vaginal tumor or cyst containing pus.
piocolpos (pyocolpos). Accumulation of pus in the vagina.
pioderma (pyoderma). Pyodermatitis; pyodermatosis; any pyogenic infection of the skin; may be primary, as impetigo, or secondary to a previously existing condition.
  p. chancriforme (chancriform p.).
  p. gangrenoso (p. gangrenosum).
  p. primario (primary p.).
  p. secundario (secondary p.).
  p. vegetante (p. vegetans). Dermatitis vegetans.
piodermatitis (pyodermatitis). Pyoderma.
piodermatosis (pyodermatosis). Pyoderma.
pioepitelio (pioepithelium). Fatty degenerated epithelium, or any epithelium containing fat globules.
pioestomatitis (pyostomatitis). A suppurating inflammatory eruption of the mouth.
  p. vegetante (p. vegetans).
piofisómetra (pyophysometra). Presence of pus and gas in the uterine cavity.
pioftalmía, pioftalmitis (pyophthalmia, pyophthalmitis). Suppurative inflammation of the eye.
piogénesis (pyogenesis). Suppuration.
piogénico, piogenético (pyogenic, pyogenetic). Pyogenous; pus-forming; relating to pus formation.
piógeno (pyogen). An agent that causes pus formation.
piohemia (pyohemia). Pyemia.
piohemotórax (pyohemothorax). Presence of pus and blood in the pleural cavity.
pioide (pyoid). Resembling pus.
piojería (lousiness). Pediculosis.
piojo (louse, pl. lice). Common name for members of the ectoparasitic insect orders Anoplura (sucking lice) and Mallophaga (biting lice).
  p. chupador (sucking l.).
  p. picador, mordedor o de las plumas (biting l., chewing l., feather l.).
piolaberintitis (pyolabyrinthitis). Suppurative inflammation of the labyrinth of the ear.
piómetra (pyometra). Accumulation of pus in the uterine cavity.
piometritis (pyometritis). Inflammation of uterine musculature associated with pus in the uterine cavity.
piomiositis (pyomyositis). Abscesses, carbuncles, or infected sinuses lying deep in muscles.
  p. tropical (tropical p.). Myositis purulenta tropica.
pionefritis (pyonephritis). Suppurative inflammation of the kidney.
pionefrolitiasis (pyonephrolithiasis). Presence in the kidney of pus and calculi.
pionefrosis (pyonephrosis). Nephropyosis; distention of the pelvis and calices of the kidney with pus, usually associated with obstruction.
pioneumocolecistitis (pyopneumocholecystitis). Combination of pus and gas in an inflamed gallbladder caused by gas-producing organisms or by the entry of air from the duodenum through the biliary tree.
pioneumohepatitis (pyopneumohepatitis). Combination of pus and air in the liver, usually in association with an abscess.
pioneumopericardio (pyopneumopericardium). Presence of pus and gas in the pericardial sac.
pioneumoperitoneo (pyopneumoperitoneum). Presence of pus and gas in the peritoneal cavity.
pioneumoperitonitis (pyopneumoperitonitis). Peritonitis with gas-forming organisms or with gas introduced from a ruptured bowel.
pioneumotórax (pyopneumothorax). Pneumoempyema; pneumopyothorax; the presence of gas together with a purulent effusion in the pleural cavity.
  p. subdiafragmático o subfrénico (subdiaphragmatic p., subphrenic p.).
pioovario (pyo-ovarium). Presence of pus in the ovary; an ovarian abscess.
piopericardio (pyopericardium). Empyema of the pericardium; an accumulation of pus in the pericardial sac.
piopericarditis (pyopericarditis). Suppurative inflammation of the pericardium.
pioperitoneo (pyoperitoneum). Pyocelia; an accumulation of pus in the peritoneal cavity.
pioperitonitis (pyoperitonitis). Suppurative inflammation of the peritoneum.
piopielectasis (pyopyelectasis). Dilation of the renal pelvis with pus-producing inflammation.
piopoyesis (pyopoiesis). Suppuration.
piopoyético (pyopoietic). Pus-producing.
pioptisis (pyoptysis). A purulent expectoration.
pioquecia (pyochezia). A discharge of pus from the bowel.
pioquiste (pyocyst). A cyst with purulent contents.
piorrea (pyorrhea). A purulent discharge.
piortopnea (piorthopnea). Pimelorthopnea.
piosalpingitis (pyosalpingitis). Suppurative inflammation of the fallopian tube.
piosalpingooforitis (pyosalpingo-oophoritis). Pyosalpingo-oothecitis; suppurative inflammation of the fallopian tube and the ovary.
piosalpingootecitis (pyosalpingo-oothecitis). Pyosalpingo-oophoritis.
piosálpinx (pyosalpinx). Pus tube; distention of a fallopian tube with pus.
piosemia (pyosemia). Pyospermia; presence of pus in seminal fluid, often associated with chronic prostatitis or other inflammatory conditions of the male genital tract.
piosepticemia (pyosepticemia). Infection of the blood with several forms of bacteria, so-called pyogenic and also nonpyogenic organisms.
piosis (pyosis). Suppuration.
  p. de Manson (Manson's p.). Pemphigus contagiosus.
  p. palmar (p. palmaris).
  p. tropical (p. tropica). Kurunegala ulcers.
piospermia (pyospermia). Pyosemia.
piostático (pyostatic). **1.** Arresting the formation of pus. **2.** An agent that arrests the formation of pus.
piotórax (pyothorax). Empyema in a pleural cavity.
piouraco (pyourachus). A purulent accumulation in the urachus.
piouréter (pyoureter). Distention of a ureter with pus.
pioxantina (pyoxanthin). A reddish yellow pigment obtained from blue pus by oxidation.
pioxantosa (pyoxanthose). A yellowish pigment obtained from blue pus by oxidation.
pipamazina (pipamazine). A phenothiazine analogue with antiemetic and tranquilizing properties.
pipamperona (pipamperone). An antipsychotic tranquilizer.
pipazetato (pipazethate). An antitussive agent.
pipenzolato, metilbromuro de (pipenzolate methylbromide). 1-Ethyl-3-piperidyl benzilate methylbromide; an anticholinergic drug.
piperacetazina (piperacetazine). A tranquilizer.
piperacilina sódica (piperacillin sodium). A semisynthetic extended spectrum penicillin active against a wide variety of Gram-positive and Gram-negative bacteria.
piperazina (piperazine). Diethylenediamine; pyrazine hexahydride; its former use in gout was based upon its property of dissolving uric acid in vitro, but it is ineffective in increasing uric acid excretion; its compounds are now used as anthelmintics.
  adipato de p. (p. adipate). A veterinary anthelmintic and filaricide.
  citrato de p. (p. citrate). A vermifuge for pinworms and roundworms.

edetato cálcico de p. (p. calcium edetate).
p. estrona sulfato de (p. estrone sulfate).
piperidina (piperidine). Hexahydropyridine; a compound from which are derived phenothiazine antipsychotics such as thioridazine hydrochloride and mesoridazine besylate.
piperidolato, clorhidrato de (piperidolate hydrochloride). An anticholinergic agent.
piperocaína, clorhidrato de (piperocaine hydrochloride). A rapidly acting local anesthetic for infiltration and nerve blocks.
piperoxano, clorhidrato de (piperoxan hydrochloride). An adrenergic α-receptor blocking agent of the Fourneau series of benzodioxanes.
pipeta (pipette, pipet). A graduated tube (marked in ml) used to transport a definite volume of a gas or liquid in laboratory work.
pipobromano (pipobroman). An alkylating agent used in polycythemia vera and chronic granulocytic leukemia.
piposulfano (piposulfan). An antineoplastic agent.
pipradrol, clorhidrato de (pipradrol hydrochloride). A central nervous system stimulant.
piprinhidrinato (piprinhydrinate). An antihistaminic and antiemetic.
pipsilo (Ips) (pipsyl (Ips)). *p*-Iodophenylsulfonyl, the radical of p. chloride that combines with the NH_2 groups of amino acids and proteins.
pir- (pyr-). Combining form denoting fire or heat.
piracina (pyracin). Pyridoxolactone, the lactone of 4-pyridoxic acid.
piramidal 1. (pyramidale). Os triquetrum. **2.** (pyramidal). Of the shape of a pyramid. **3.** (pyramidal). Relating to any anatomical structure called pyramid.
pirámide (pyramid). **1.** Pyramis; a term applied to a number of anatomical structures having a more or less pyramidal shape. **2.** An obsolete term denoting the petrous portion of the temporal bone.
p. anterior (anterior p.). Pyramis medullae oblongatae.
p. del bulbo raquídeo (p. of medulla oblongata). [*pyramis medullae oblongatae,* NA].
p. cerebelosa (cerebellar p.). [*pyramis vermis,* NA].
p. de Ferrein (Ferrein's p.).
p. de Lalouette (Lallouette's p.). Lobus pyramidalis glandulae thyroideae.
p. de luz o luminosa (p. of light). Cone of light; light reflex.
p. de Malacarne (Malacarne's p.).
p. de Malpighi (malpighian p.). Pyramis renalis.
p. medular (medullary p.). [*pyramis renalis,* NA].
p. olfatoria (olfactory p.).
p. petrosa (petrous p.). Pars petrosa ossis temporalis.
p. posterior de la médula (posterior p. of the medulla). Fasciculus gracilis.
p. renal (renal p.). [*pyramis renalis,* NA].
p. del tímpano (p. of tympanum). Eminentia pyramidalis.
p. del tiroides (p. of thyroid). Lobus pyramidalis glandulae thyroideae.
p. vermicular o del vermis (cerebellar p.). [*pyramis vermis,* NA].
p. vestibular (p. of vestibule). [*pyramis vestibuli,* NA].
piramidotomía (pyramidotomy). Section of pyramidal tracts, in the spinal cord, for the relief of involuntary movements.
p. espinal o raquídea (spinal p.).
p. medular o bulbar (medullary p.).
piramina (pyramin, pyramine). Toxopyrimidine.
pirano (pyran). A cyclic compound that may be considered the formal parent of sugars with an oxygen bridge from carbon atoms 1 to 5 (the pyranoses).
piranona (pyranone). Pyrone.
piranosa (pyranose). A cyclic form of a sugar in which the oxygen bridge forms a pyran.
pirantel, pamoato de (pyrantel pamoate). An anthelmintic, especially useful drug for single or mixed intestinal nematode infections such as *Ascaris*, hookworm, pinworm, and *Trichostrongylus* species.
piratiazina, clorhidrato de (pyrathiazine hydrochloride). 10-[2-(1-Pyrrolidyl)ethyl]phenolthiazine hydrochloride; an antihistaminic.
pirazinamida (pyrazinamide). Pyrazinoic acid amide; pyrazinecarboxamide; an antituberculous agent.
pirazolona (pyrazolone). A class of nonsteroidal anti-inflammatory agents used in the treatment of arthritic conditions.
pirbuterol (pirbuterol) A selective β_2-adrenergic bronchodilator used in the treatment of asthma
piréctico (pyrectic). Febrile.
pirenemia (pyrenemia). A condition characterized by the presence of nucleated red blood cells.
pirenoide (pyrenoid). One of the minute luminous bodies sometimes visualized in the chromatophores of some protozoa, such as *Euglena viridis*.
pirético (pyretic). Febrile.
pireto- (pyreto-). Combining form denoting fever.
piretogénesis (pyretogenesis). Rarely used term for the origin and mode of production of fever.
piretogenético, piretogénico (pyretogenetic, pyretogenic). Pyrogenic.
piretógeno (pyretogen, pyretogenous). Rarely used term for pyrogen.
piretoterapia (pyretotherapy). **1.** Obsolete synonym for pyrotherapy. **2.** Treatment of fever.
piretrinas (pyrethrins). Insecticidal constituents of pyrethrum flowers.
piretro (pyrethrum). Spanish camomille; the roots of *Anacyclus pyrethrum* (family Compositae), a shrub native to Morocco.
piretrolona (pyrethrolone). 2-Methyl-4-oxo-3-(2,4-pentanedienyl)-2-cyclopentenol, a constituent of the pyrethrins.
pirexia (pyrexia). Fever.
piréxico (pyrexial). Relating to fever.
pirexiofobia (pyrexiophobia). Morbid fear of fever.
piribencil, metilsulfato de (pyribenzyl methyl sulfate). Bevonium methyl sulfate.
piridina (pyridine). A colorless volatile liquid of empyreumatic odor and burning taste, resulting from the dry distillation of organic matter containing nitrogen.
piridofilina (pyridofylline). A coronary vasodilator.
piridostigmina, bromuro de (pyridostigmine bromide). A cholinesterase inhibitor useful in the treatment of myasthenia gravis.
piridoxal (pyridoxal). 4-Formyl-3-hydroxy-5-hydroxymethyl-2-methylpyridine; the 4-aldehyde of pyridoxine, having a similar physiologic action.
p. cinasa (p. kinase).
piridoxal 5'-fosfato (pyridoxal 5-phosphate). Codecarboxylase; a coenzyme essential to many reactions in tissue, notably transaminations and amino acid decarboxylations.
piridoxamina (pyridoxamine). The amine of pyridoxine, having a similar physiologic action.
piridoxaminafosfato oxidasa (pyridoxamine-phosphate oxidase). An oxidoreductase catalyzing oxidative deamination of pyridoxamine 5-phosphate to pyridoxal 5-phosphate.
piridoxina (pyridoxine). The original vitamin B_6, which term now includes pyridoxal and pyridoxamine, associated with the utilization of unsaturated fatty acids.
p. 4-deshidrogenasa (p. 4-dehydrogenase).
piridoxol (pyridoxol). Obsolete term for pyridoxine.
piridoxonio (cloruro) (pyridoxonium (chloride)). Obsolete term for pyridoxine.
piriforme 1. (pyriform). Piriform. **2.** (piriform). Pyriform; pear-shaped.
pirilamina, maleato de (pyrilamine maleate). Mepyramine maleate; an antihistaminic.
pirimetamina (pyrimethamine). A potent folic acid antagonist used as an antimalarial agent effective against *Plasmodium falciparum*.
pirimidina (pyrimidine). A heterocyclic substance, the formal parent of several "bases" present in nucleic acids (uracil, thymine, cytosine) as well as of the barbiturates.
p. transferasa (p. transferase). Thiamin pyridinylase.
pirinitramida (pirinitramide). Piritramide.
piritiamina (pyrithiamin). Neopyrithiamin; a thiamin antimetabolite, differing from thiamin in that the thiazole ring of the thiamin molecule is replaced by a pyridine ring.
piritramida (piritramide). Pirinitramide; an analgesic.
piro- (pyro-). **1.** Combining form denoting fire, heat, or fever. **2.** In chemistry, combining form denoting derivatives formed by removal of water (usually by heat) to form anhydrides.

pirocalciferol (pyrocalciferol). A thermal decomposition product of calciferol.
pirocatecasa (pyrocatechase). Catechol 1,2-dioxygenase.
pirocatecol (pyrocatechol). Catechol; pyrocatechin; 1,2-benzenediol; a constituent of the catecholamines, epinephrine and norepinephrine, and dopa.
pirocatequina (pyrocatechin). Pyrocatechol.
pirofobia (pyrophobia). Morbid dread of fire.
pirofosfatasa (pyrophosphatase). Any enzyme cleaving a pyrophosphate between two phosphoric groups, leaving one on each of the two fragments.
p. inorgánica (inorganic p.).
pirofosfato (PP o PF) (pyrophosphate (PP)). A salt of pyrophosphoric acid.
pirofosfocinasas (pyrophosphokinases). Pyrophosphotransferases; enzymes transferring a pyrophosphoric group.
pirofosforilasas (pyrophosphorylases). Trivial name applied to the nucleotidyltransferases that catalyze the transfer of the AMP of ATP to another residue with the release of inorganic pyrophosphate, or the attachment of a nucleoside pyrophosphate to a polynucleotide with release of inorganic orthophosphate.
pirofosfotransferasas (pyrophosphotransferases). Pyrophosphokinases.
pirogalol (pyrogallol). Pyrogallic acid; used externally in the treatment of psoriasis, ringworm, and other skin affections.
pirogalolftaleína (pyrogallolphthalein). Gallein.
pirogénico (pyrogenic). Pyretogenetic; pyretogenic; pyretogenous; causing fever.
pirógeno (pyrogen). An agent that causes a rise in temperature.
piroglobulinas (pyroglobulins). Serum proteins (immunoglobulins), usually associated with multiple myeloma or macroglobulinemia, which precipitate irreversibly when heated to 56°C.
pirolagnia (pyrolagnia). Sexual gratification from setting fires.
piroleñoso (pyroligneous). Relating to or produced by the dry distillation of wood.
pirólisis (pyrolysis). Decomposition of a substance by heat.
piromanía (pyromania). Incendiarism; a morbid impulse to set fires.
piromaníaco (pyromaniac). One affected with pyromania.
piromen 1. (pyromen). Piromen. **2.** (piromen). Pyromen; a sterile, nonprotein, nonanaphylactogenic extract of *Pseudomonas aeruginosa* and *Proteus vulgaris*.
pirómetro (pyrometer). An instrument for measuring very high degrees of heat, beyond the capacity of a mercury or gas thermometer.
p. a resistencia (resistance p.). Resistance thermometer.
pirona (pyrone). Pyranone; a keto derivative of pyran.
pironina (pyronin). A fluorescent red basic xanthene dye.
pironinofilia (pyroninophilia). An affinity for the basic pyronin dyes.
piroplasmosis (piroplasmosis). Babesiosis.
piroptotimia (pyroptothymia). Rarely used term for a delusion in which one imagines being surrounded by flames.
piroscopio (pyroscope). An instrument for measuring temperature by comparing the light of a heated object with a light standard.
pirosis (pyrosis). Heartburn; substernal pain or burning sensation, usually associated with regurgitation of acid-peptic gastric juice into the esophagus.
piroterapia (pyrotherapy). Treatment of disease by inducing an artificial fever in the patient.
pirótico (pyrotic). **1.** Relating to pyrosis. **2.** Caustic.
pirotoxina (pyrotoxin). A supposed toxic substance produced in the tissues during the progress of a fever.
pirovalerona, clorhidrato de (pyrovalerone hydrochloride). 4-Methyl-2-(1-pyrrolidinyl)valerophenone hydrochloride; an analeptic.
piroxicam olamina (piroxicam olamine). A nonsteroidal anti-inflammatory agent with analgesic and antipyretic actions.
piroxilina (pyroxylin). Colloxylin; dinitrocellulose; nitrocellulose; soluble gun cotton; xyloidin; consists chiefly of cellulose tetranitrate, obtained by the action of nitric and sulfuric acids on cotton.
pirprofeno (pirprofen). An anti-inflammatory agent used in the treatment of rheumatoid arthritis.
pirrobutamina, fosfato de (pyrrobutamine phosphate). An antihistamine.
pirrol (pyrrole). Azole; imidole; divinylenimine; a heterocyclic compound found in many biologically important substances.
pirrolasa (pyrrolase). Tryptophan 2,3-dioxygenase.
pirrolidina (pyrrolidine). Tetrahydropyrrole; pyrrole to which four H atoms have been added; the basis of proline and hydroxyproline.
pirrolidona (pyrrolidone). 2-Pyrrolidinone; 2-ketopyrrolidine; 2-oxopyrrolidine; an industrial solvent, plasticizer, and coalescing agent.
pirrolina (pyrroline). 2,5-Dihydropyrrole; pyrrole to which two H atoms have been added.
p. -2-carboxilato reductasa (p. -2-carboxylate reductase).
p. -5-carboxilato reductasa (p.-5-carboxylate reductase).
pirrolnitrina (pyrrolnitrin). An antifungal agent.
piruvaldoxina (pyruvaldoxine). Isonitrosoacetone.
piruvato (pyruvate). A salt or ester of pyruvic acid.
p. carboxilasa (p. carboxylase).
p. cinasa (PK) (p. kinase (PK)).
p. descarboxilasa (p. decarboxylase).
p. deshidrogenasa (citocromo) (p. dehydrogenase (cytochrome)).
p. deshidrogenasa (lipoamida) (p. dehydrogenase (lipoamide)).
p. oxidasa (p. oxidase).
pirvinio, pamoato de (pyrvinium pamoate). Viprynium embonate; a highly effective drug used in the eradication of human pinworms.
pisiforme (pisiform). Pea-shaped or pea-sized.
piso (floor). The lower inner surface of an open space or hollow organ.
pistilo (pestle). An instrument in the shape of a rod with one rounded and weighted extremity, used for bruising, breaking, and triturating substances in a mortar.
PITC (PITC). Abbreviation for phenylisothiocyanate.
pitecoide (pithecoid). Resembling an ape.
pitiriásico (pityriasic). Relating to or suffering from pityriasis.
pitiriasis (pityriasis). A dermatosis marked by branny desquamation.
p. alba (p. alba).
p. alba atrófica (p. alba atrophicans).
p. amiantácea (p. amiantacea). Tinea amiantacea.
p. capitis (p. capitis). Dandruff.
p. circinada (p. circinata). P. rosea.
p. furfurácea (p. furfuracea). Obsolete synonym for dandruff.
p. lingual (p. linguae). Geographic tongue.
p. liquenoide (p. lichenoides). Maculopapular erythroderma.
p. liquenoide y varioliforme aguda (p. lichenoides et varioliformis acuta). Parapsoriasis lichenoides et varioliformis acuta.
p. maculada (p. maculata). P. rosea.
p. negra (p. nigra). Tinea nigra.
p. rosea o rosada (p. rosea). P. circinata; p. maculata.
p. rubra o roja (p. rubra). Exfoliative dermatitis.
p. rubra pilaris (p. rubra pilaris).
p. seca (p. sicca). Dandruff.
p. versicolor (p. versicolor). Tinea versicolor
pitiroide (pityroid). Furfuraceous.
pitode (pithode). The nuclear spindle in karyokinesis.
pitogénesis (pythogenesis). **1.** Origination from decaying matter. **2.** The causation of decay.
pitogénico (pythogenic, pythogenous). Originating from filth or putrescence.
pituicito (pituicyte). The primary cell of the posterior lobe of the pituitary gland.
pituicitoma (pituicytoma). A rare gliogenous neoplasm derived from pituicytes, occurring in the posterior lobe of the pituitary gland.
pituita (pituita). [*pituita*, NA]. Glairy mucus; a thick nasal secretion.
pituitaria (pituitarium). The pituitary gland (hypophysis).
pituitario (pituitary). Relating to the pituitary gland (hypophysis).
pituitarismo (pituitarism). Pituitary dysfunction.
pituitarium (pituitarium). Pituitary gland.
piuria (pyuria). Presence of pus in the urine when voided.
pivalato (pivalate). USAN-approved contraction for trimethylacetate.

pivote (pivot). A post upon which something hinges or turns.
p. oclusal (occlusal p.).
p. oclusal ajustable (adjustable occlusal p.).
pixel (pixel). A contraction for a picture element, which is a representation of a single volume element (voxel) of the display of the CT image.
PK (PK). Abbreviation for pyruvate kinase.
PKU (PKU). Abbreviation for phenylketonuria.
placa 1. (plate). In anatomy, a thin, flat, structure, such as a lamina or lamella. **2.** (plaque). A sharply defined zone of demyelination characteristic of multiple sclerosis. **3.** (patch). A small circumscribed area differing in color or structure from the surrounding surface. **4.** (plate). A metal bar applied to a fractured bone in order to maintain the ends in apposition. **5.** (plaque). An area of clearing in a flat confluent growth of bacteria or tissue cells by the cytopathic effect of certain animal viruses in a sheet of cultured tissue cells, or by antibody (hemolysin) produced by lymphocytes. **6.** (plate). The agar layer within a Petri dish or similar vessel.
p. alar (wing p.). [*lamina alaris*, NA].
p. alar del tubo neural (alar p. of neural tube). [*lamina alaris*, NA].
p. algodonosa (cotton-wool patch's).
p. anal (anal p.). The anal portion of the cloacal p.
p. ateromatosa (atheromatous plaque).
p. axial (axial p.). The primitive streak of an embryo.
p. bacteriana (bacterial plaque). Dental p.
p. basal del tubo neural (basal p. of neural tube). [*lamina basalis*, NA].
p. cardiógena, cardiogénica (cardiogenic p.).
p. cloacal (cloacal p.).
p. de la columela (p. of modiolus). [*lamina modioli*, NA].
p. coriónica (chorionic p.).
p. cribiforme (sieve p.). [*lamina cribrosa ossis ethmoidalis*, NA].
p. cribosa del etmoides (cribriform p. of ethmoid bone). [*lamina cribrosa ossis ethmoidalis*, NA].
p. cuadrigémina (quadrigeminal p.). [*lamina tecti mesencephali*, NA].
p. cutánea (cutis p.). Dermatome.
p. dentaria (dental plaque). Bacterial p.
p. derecha del cartílago tiroides (right p. of thyroid cartilage). [*lamina dextra cartilaginis thyroidea*, NA].
p. dorsal del tubo neural (dorsal p. of neural tube). [*lamina alaris*, NA].
p. ecuatorial (equatorial p.).
p. epifisaria (epiphysial p.). Cartilago epiphysialis.
p. espiral (spiral p.). [*lamina spiralis ossea*, NA].
p. espiral secundaria (secondary spiral p.). [*lamina spiralis secundaria*, NA].
p. etmovomeriana (ethmovomerine p.).
p. frontal (frontal p.).
p. de fumador (smoker's patch's). Obsolete term for leukoplakia.
p. heraldo (herald patch).
p. de Hollenhorst (Hollenhorst plaque's).
p. horizontal del hueso palatino (horizontal p. of palatine bone). [*lamina horizontalis ossis palatini*, NA].
p. de Hutchinson (Hutchinson's patch). Salmon p.
p. izquierda del cartílago tiroides (left p. of thyroid cartilage). [*lamina sinistra cartilaginis thyroidea*, NA].
p. de Kühne (Kühne's p.).
p. de Lane (Lane's p.'s).
p. lateral (lateral p.).
p. lateral de la apófisis pterigoides (lateral p. of pterygoid process). [*lamina lateralis processus pterygoidei*, NA].
p. lingual (lingual p.). Linguoplate.
p. en mariposa (butterfly patch). Butterfly.
p. medial de la apófisis pterigoides (medial p. of pterygoid process). [*lamina medialis processus pterygoidei*, NA].
p. medular (medullary p.). Neural p.
p. motora (motor p.). A motor endplate.
p. mucosa 1. (mucous plaque, mucinous p.). **2.** (mucous patch).
p. muscular (muscle p.). Myotome.
p. neural (neural p.). Medullary p.
p. neurítica (neuritic plaque). Senile p.
p. de neutralización (neutralization p.).
p. notocordal (notochordal p.).
p. opalina (opaline patch). A mucous p. of silver-gray appearance.
p. oral (oral p.).
p. orbitaria (orbital p.). [*lamina orbitalis ossis ethmoidalis*, NA].
p. ósea (bone p.).
p. palatina (palatal p.).
p. papirácea (paper p., papyraceous p.). [*lamina orbitalis ossis ethmoidalis*, NA].
p. paracordal (parachordal p.).
p. parietal (parietal p.).
p. perpendicular (perpendicular p.). [*lamina perpendicularis*, NA].
p. de Peyer (Peyer's patch's). [*folliculi lymphatici aggregati*, NA].
p. del piso (floor p.). Ventral p.
p. plana (flat p.).
p. de la planta del pie (sole p.).
p. polares (polar p.'s).
p. de polilla (moth patch). Chloasma.
p. procordal (prochordal p.). Prechordal p.
p. pterigoideas (pterygoid p.'s).
p. salmón (salmon patch). Hutchinson's p.
p. sanguínea (blood p.). Platelet.
p. segmentaria (segmental p.). Segmental zone.
p. senil (senile plaque). Neuritic p.
p. del soldado (soldier's patch's). Milk spots.
p. de sostén (buttress p.).
p. de succión (suction p.).
p. tarsianas (tarsal p.'s).
p. del techo 1. (roofplate). **2.** (roof p.).
p. terminal 1. (endplate, end-plate). The ending of a motor nerve fiber in relation to a skeletal muscle fiber. **2.** (terminal p.). [*lamina terminalis cerebri*, NA].
p. terminal motora (motor endplate). Sole-plate ending.
p. timpánica (tympanic p.).
p. ungular (nail p.). Unguis
p. uretral (urethral p.).
p. ventral (ventral p.). Floor p.
p. ventral del tubo neural (ventral p. of neural tube). [*lamina basalis*, NA].
p. vertical (vertical p.). [*lamina perpendicularis*, NA].
p. visceral (visceral p.).
p. de zapa (shagreen patch). Shagreen skin.
placado (plating). **1.** Sowing of bacteria on a solid medium in a Petri dish or similar container; the making of a plate culture. **2.** Application of a metal strip to keep the ends of a fractured bone in apposition.
placalbúmina (plakalbumin). The product of the action of subtilisin upon egg albumin, removing a hexapeptide.
placebo (placebo). **1.** An inert substance given as a medicine for its suggestive effect. **2.** An inert compound identical in appearance with material being tested in experimental research, which may or may not be known to the physician and/or patient.
placenta (placenta). [*placenta*, NA]. Organ of metabolic interchange between fetus and mother.
p. accesoria (accessory p.). Succenturiate p.; supernumerary p.
p. accreta (p. accreta).
p. accreta vera (p. accreta vera).
p. adherente (adherent p.).
p. anular (annular p.).
p. bidiscoidal (bidiscoidal p.).
p. bilobulada (p. biloba). P. bipartita.
p. bipartita (p. bipartita). P. biloba.
p. circunvalada (p. circumvallata).
p. corioalantoidea (chorioallantoic p.).
p. corioamniónica (chorioamnionic p.).
p. coriovitelina (choriovitelline p.).
p. cotiledónica (cotyledonary p.).
p. decidua (deciduate p.).
p. dicoriónica diamniótica (dichorionic diamniotic p.).
p. difusa (p. diffusa). P. membranacea.
p. dimidiata (p. dimidiata). P. duplex.
p. dispersa (disperse p.).
p. doble (p. duplex). P. dimidiata.
p. encarcelada (incarcerated p.).

N O P

p. **endotelio-endotelial** (endothelio-endothelial p.).
p. **endoteliocorial** (endotheliochorial p.).
p. **epiteliocorial** (epitheliochorial p.).
p. **espuria** (p. spuria).
p. **extracorial** (p. extrachorales).
p. **fenestrada** (p. fenestrata).
p. **fetal** (fetal p., p. fetalis). Pars fetalis placentae.
p. **hemocorial** (hemochorial p.).
p. **hemoendotelial** (hemoendothelial p.).
p. **en herradura** (horseshoe p.).
p. **increta** (p. increta).
p. **laberíntica** (labyrinthine p.).
p. **marginada** (p. marginata).
p. **materna** (maternal p.). Pars uterina placentae.
p. **melliza o gemela** (twin p.). The placenta(s) of a twin pregnancy.
p. **membranácea o membranosa** (p. membranacea). P. diffusa.
p. **monocoriónica diamniótica** (monochorionic diamniotic p.).
p. **monocoriónica monoamniótica** (monochorionic monoamniotic p.).
p. **multilobulada** (p. multiloba).
p. **no decidua** (nondeciduous p.).
p. **panduriforme** (p. panduraformis).
p. **percreta** (p. percreta).
p. **previa** (p. previa). Placental presentation.
p. **previa central** **1.** (central p. previa). P. previa centralis. **2.** (p. previa centralis, central p. previa). Total p. previa.
p. **previa marginal** (p. previa marginalis).
p. **previa parcial** (p. previa partialis).
p. **previa total** (total p. previa). P. previa centralis.
p. **en raqueta** (battledore p.).
p. **refleja** (p. reflexa).
p. **reniforme** (p. reniformis). A kidney-shaped p.
p. **retenida** (retained p.).
p. **de Schultze** (Schultze's p.).
p. **sindesmocorial** (syndesmochorial p.).
p. **succenturiata** (succenturiate p.). Accessory p.
p. **supernumeraria** (supernumerary p.). Accessory p.
p. **trilobulada** (p. triloba). P. tripartita.
p. **tripartita** (p. tripartita).
p. **triple** (p. triplex). P. tripartita.
p. **uterina** (p. uterina). Pars uterina placentae.
p. **velamentosa** (p. velamentosa).
p. **vellosa** (villous p.). A p. in which the chorion forms villi.
p. **zonular** (zonary p.). Annular p.

placenta-escán (placentascan). Obsolete method of determining the location of the placenta by means of injected radioactive material and its localization and display by a scintillation detector.

placentación (placentation). The structural organization and mode of attachment of fetal to maternal tissues in the formation of the placenta.

placentario (placental). Relating to the placenta.

placentitis (placentitis). Inflammation of the placenta.

placentografía (placentography). Obsolete term for roentgenography of the placenta following injection of a radiopaque substance.
p. **indirecta** (indirect p.).

placentoma (placentoma). Deciduoma.

placentoterapia (placentotherapy). Therapeutic use of an extract of placental tissue.

placoda (placode). Local thickening in an embryonic epithelial layer; the cells of the p. ordinarily constitute a primordial group from which some organ or structure is later developed.
p. **auditivas** (auditory p.'s). Otic p.'s.
p. **del cristalino** (lens p.'s). Optic p.'s.
p. **epibranquiales** (epibranchial p.'s).
p. **nasales** (nasal p.'s). Olfactory p.'s.
p. **olfatorias** (olfactory p.'s). Nasal p.'s.
p. **ópticas** (optic p.'s). Lens p.'s.
p. **óticas** (otic p.'s). Auditory p.'s.

pladaroma, pladarosis (pladaroma, pladarosis). A soft wart-like growth on the eyelid.

plafond (plafond). A ceiling, especially the ceiling of the ankle joint, i.e., the articular surface of the distal end of the tibia.

plagio- (plagio-). Combining form denoting oblique, slanting.

plagiocefalia (plagiocephaly). Plagiocephalism; an asymmetric craniostenosis due to premature closure of the lambdoid and coronal sutures on one side; characterized by an oblique deformity of the skull.

plagiocefalismo (plagiocephalism). Plagiocephaly.

plagiocéfalo **1.** (plagiocephalic). Plagiocephalous; relating to or marked by plagiocephaly. **2.** (plagiocephalous). Plagiocephalic.

plaguicida (pesticide). General term for an agent that destroys fungi, insects, rodents, or any other pest.

plan (schedule). A procedural plan for a proposed objective, especially the sequence and time allotted for each item or operation required for its completion.

plancheta (planchet). A small, flat plate or dish used to support a sample for radioactivity determination.

plancter (plankter). Any type of plankton.

plancton (plankton). A general term for many floating marine forms, mostly of microscopic or minute size, which are moved passively by winds, waves, tides, or currents.

planctónico (planktonic). Relating to plankton; plankton-like.

planigrafía (planigraphy). Tomography.

planímetro (planimeter). An instrument formed of jointed levers with a recording index, used for measuring the area of any surface, by tracing its boundaries.

planitórax (planithorax). A diagram of the chest showing the front and back in plane projection, after the manner of Mercator's projection of the earth's surface.

plano (plane). **1.** A flat surface. **2.** An imaginary surface formed by extension through any axis or two definite points in reference especially to craniometry and to pelvimetry.
p. **de Aeby** (Aeby's p.).
p. **ancho** (wide p.). Pelvic p. of greatest dimensions.
p. **de los anteojos** (spectacle p.). The p. at which spectacles are worn.
p. **auriculo-infraorbitario** (auriculo-infraorbital p.). Frankfort p.
p. **axiolabiolingual** (axiolabiolingual p.).
p. **axiomesiodistal** (axiomesiodistal p.).
p. **de Bolton, de Bolton-Broadbent, Bolton-nasión** (Bolton p., Bolton-Broadbent p., Bolton-nasion p.). Bolton-nasion line.
p. **de Camper** (Camper's p.).
p. **cantomeatal** (canthomeatal p.).
p. **clínicos de Addison** (Addison's clinical p.'s).
p. **del conducto pélvico** (p. of pelvic canal). Axis pelvis.
p. **coronal** (coronal p.).
cuarto p. pélvico paralelo (fourth parallel pelvic p.).
p. **datum** (datum p.).
p. **de Daubenton** (Daubenton's p.).
p. **dental** (tooth p.).
p. **ecuatorial** (equatorial p.).
p. **de entrada** (p. of inlet). Apertura pelvis superior.
p. **esfenoidal** (planum sphenoidale). Jugum sphenoidale.
p. **esternal** (sternal p.). Planum sternale; a p. indicated by the front surface of the sternum.
p. **facial** (facial p.).
p. **de Francfort** (Frankfort p., Frankfort horizontal p.). Auriculo-infraorbital p.
p. **frontal** (frontal p.). Coronal p.
p. **guía** (guide p.).
p. **horizontal** (horizontal p.). Transverse p.
p. **de incidencia** (p. of incidence).
p. **infraorbitomeatal** (infraorbitomeatal p.).
p. **interespinal** (interspinal p.). [*planum interspinale*, NA].
p. **intertubercular** (intertubercular p.). [*planum intertuberculare*, NA].
p. **labiolingual** (labiolingual p.).
p. **de Meckel** (Meckel's p.).
p. **mediano** (median p.). Midsagittal p.
p. **medio de base** (mean foundation p.).
p. **mesopélvico** **1.** (midplane). Pelvic plane of least dimensions. **2.** (p. of midpelvis).
p. **mesosagital** (midsagittal p.). Median p.
p. **de mordida** (bite p.). Occlusal p.
p. **de Morton** (Morton's p.).
p. **nasión-poscondíleo** (nasion-postcondylar p.).
p. **nodal** (nodal p.).
p. **de la nuca** (nuchal p.).

p. occipital (occipital p.).
p. oclusal, de oclusión (occlusal p., p. of occlusion). Bite p.
p. ojo-oído (eye-ear p.). Frankfort p.
p. orbitario (orbital p.).
p. parasagital (parasagittal p.).
p. pélvico de dimensiones mayores o máximas (pelvic p. of greatest dimensions). Second parallel pelvic p.; wide p.
p. pélvico de dimensiones mínimas (pelvic p. of least dimensions).
p. pélvico de entrada (pelvic p. of inlet).
p. pélvico de salida (pelvic p. of outlet).
p. poplíteo del fémur (popliteal p. of femur).
primer p. pélvico paralelo (first parallel pelvic p.).
p. principal (principal p.).
p. de referencia (p.'s of reference).
p. sagital (sagittal p.).
p. de salida (p. of outlet). Apertura pelvis inferior.
segundo p. pélvico paralelo (second parallel pelvic p.).
p. semilunar (planum semilunatum).
p. subcostal (subcostal p.). [*planum subcostale,* NA].
p. supracrestal (supracrestal p.). [*planum supracristale,* NA].
p. supraesternal (suprasternal p.).
p. supraorbitomeatal (supraorbitomeatal p.).
p. temporal (temporal p.).
tercer p. pélvico paralelo (third parallel pelvic p.).
p. transpilórico (transpyloric p.). [*planum transpyloricum,* NA].
p. transversal (transverse p.). Horizontal p.
p. visual de Broca (Broca's visual p.).

plano-, plan-, plani- (plano-, plan-, plani-). **1.** Combining forms relating to a plane, or meaning flat or level. **2.** Combining form meaning wandering.

planocelular (planocellular). Relating to or composed of flat cells.

planocóncavo (planoconcave). Flat on one side and concave on the other; denoting a lens of that shape.

planoconvexo (planoconvex). Flat on one side and convex on the other; denoting a lens of that shape.

planografía (planography). Tomography.

planomanía (planomania). The morbid impulse to leave home and discard social restraints.

planotopocinesia (planotopokinesia). Loss of orientation in space.

planovalgo (planovalgus). A condition in which the longitudinal arch of the foot is flattened and everted.

planta (staff). A specific group of workers.
p. del pie (planta pedis). [*planta pedis,* NA]. Pelma; planta; sole, the plantar surface or under part of the foot.

planta, gen. y pl. **plantae** (planta, gen. and pl. plantae). [*planta,* NA]. P. pedis.

plantago (plantago). The root and leaves of the common or large-leaved plantain, *Plantago major* (family Plantaginaceae).
cobertura de p. ovata (p. ovata coating).
semilla de p. (p. seed).

plantalgia (plantalgia). Pain on the plantar surface of the foot over the plantar fascia.

plantar (plantar). Plantaris; relating to the sole of the foot.

plantaris (plantaris). [*plantaris,* NA]. Plantar.

plantígrado (plantigrade). Walking with the entire sole and heel of the foot on the ground, as do man and bears.

plantilla (template). **1.** A pattern or guide that determines the shape of a substance. **2.** Metaphorically, the specifying nature of a nucleic acid or polynucleotide with respect to the primary structure of the nucleic acid or polynucleotide or protein made from it in vivo or in vitro. **3.** In dentistry, a curved or flat plate utilized as an aid in setting teeth. **4.** An outline used to trace teeth, bones, or soft tissue in order to standardize their form. **5.** A pattern or guide that determines the specificity of antibody globulins.
p. quirúrgica (surgical t.).

plánula (planula, pl. planulae). Name given by Lankester to a coelenterate embryo when it consists of the two primary germ layers only, the ectoderm and endoderm.
p. invaginada (invaginate p.). Gastrula.

planum, pl. **plana** (planum, pl. plana). A plane or flat surface.

planuria (planuria). **1.** Extravasation of urine. **2.** The voiding of urine from an abnormal opening.

plaqueta (platelet). An irregularly shaped disklike cytoplasmic fragment of a megakaryocyte which is shed in the marrow sinus and subsequently found in the peripheral blood where it functions in clotting.

plaquetaféresis (plateletpheresis). Removal of blood from a donor with replacement of all blood components except platelets.

plaquinas (plakins). Bactericidal substances similar to leucins extracted from blood platelets.

-plasia (-plasia). Suffix meaning formation.

plasma (plasma, plasm). **1.** Blood p.; the fluid (noncellular) portion of the circulating blood, as distinguished from the serum obtained after coagulation. **2.** The fluid portion of the lymph. **3.** A "fourth state of matter" in which, owing to elevated temperature (ca. 10^6 degrees), atoms have broken down to form free electrons and more or less stripped nuclei.
p. antihemofílico (humano) (antihemophilic p., human p.).
p. congelado fresco (PCF) (fresh frozen p. (FFP)).
plasma, expansor del (plasma expander). Plasma substitute.
hidrolizado de p. (p. hydrolysate).
p. humano normal (normal human p.). Citrated normal human p.
p. marino (p. marinum).
p. muscular (muscle p.).
p. salado (salted p.). Salted serum.
p. sanguíneo (blood p.). Plasma.

plasma-, plasmat-, plasmato-, plasmo- (plasma-, plasmat-, plasmato-, plasmo-). Combining forms denoting plasma.

plasmablasto (plasmablast). Plasmacytoblast; precursor of the plasma cell.

plasmacito (plasmacyte). Plasma cell.

plasmacitoblasto (plasmacytoblast). Plasmablast.

plasmacitoma (plasmacytoma). A discrete, presumably solitary mass of neoplastic plasma cells in bone or in one of various extramedullary sites.

plasmacitosis (plasmacytosis). **1.** Presence of plasma cells in the circulating blood. **2.** Presence of unusually large proportions of plasma cells in the tissues or exudates.

plasmácrito (plasmacrit). A measure of the percentage of the volume of blood occupied by plasma, in contrast to a hematocrit.

plasmaféresis (plasmapheresis). Removal of whole blood from the body, separation of its cellular elements by centrifugation, and reinfusion of them suspended in saline or some other plasma substitute, thus depleting the body's own plasma without depleting its cells.

plasmaferético (plasmapheretic). Relating to plasmapheresis.

plasmagén (plasmagene). Cytogene; a determinant of an inherited character located in the cytoplasm.

plasmalema (plasmalemma). Cell membrane.

plasmales (plasmals). Long chain aldehydes occurring in plasmalogens; e.g., stearaldehyde, palmitaldehyde.

plasmalógenos (plasmalogens). Phosphoglyceracetals; generic term for glycerophospholipids in which the glycerol moiety bears a 1-alkenyl ether group.

plasmático (plasmatic). Plasmic; relating to plasma.

plasmatogamia (plasmatogamy). Plasmogamy.

plásmico (plasmic). Plasmatic.

plásmido (plasmid). Extrachromosomal element; extrachromosomal genetic element; paragene; a genetic particle that can stably function and replicate while physically separate from the chromosome of the host cell (chiefly bacterial) and that is not essential to the cell's basic functioning.
p. bacteriocinogénicos (bacteriocinogenic p.'s).
p. conjugativo (conjugative p.).
p. F (F p.). F agent; F factor; fertility agent; fertility factor.
p. F' (F' p.). F' agent; F' factor; F genote; F-genote.
p. infeccioso (infectious p.). Conjugative p.
p. no conjugativo (nonconjugative p.).
p. R (R p.'s). Resistance p.'s.
p. de resistencia (resistance p.'s). R factors; R p.'s; resistance factors.
p. transmisible (transmissible p.). Conjugative p.

plasmina (plasmin). Fibrinase; fibrinolysin; an enzyme hydrolyzing peptides and esters of arginine and lysine, and converting fibrin to soluble products.

plasminocinasa (plasminokinase). Streptokinase.

plasminógeno (plasminogen).
plasminoplastina (plasminoplastin). Term proposed for activator agents that produce plasmin by direct action on plasminogen.
plasmocinina (plasmokinin). Factor VIII.
plasmodial (plasmodial). Relating to a plasmodium or to any species of the genus *Plasmodium*.
p. placentario (placental plasmodium). Syncytiotrophoblast.
plasmodio (plasmodium, pl. plasmodia). A protoplasmic mass containing several nuclei, resulting from multiplication of the nucleus with cell division.
plasmodiotrofoblasto (plasmodiotrophoblast). Syncytiotrophoblast.
plasmogamia (plasmogamy). Plasmatogamy; plastogamy; union of two or more cells with preservation of the individual nuclei; formation of a plasmodium.
plasmógeno (plasmogen). Protoplasm.
plasmolema (plasmolemma). Cell membrane.
plasmólisis (plasmolysis). **1.** Protoplasmolysis. Dissolution of cellular components. **2.** Shrinking of plant cells by osmotic loss of cytoplasmic water.
plasmolítico (plasmolytic). Relating to plasmolysis.
plasmolizar (plasmolyze). To cause the dissolution of the cellular constituents.
plasmón (plasmon). Plasmotype; the total of the extrachromosomal genetic properties of the eukaryotic cell cytoplasm.
plasmorrexis (plasmorrhexis). The splitting open of a cell from the pressure of the protoplasm.
plasmosina (plasmosin). A highly viscous substance in cytoplasm containing discrete fibers of considerable length.
plasmosoma (plasmosome). Obsolete term for nucleolus.
plasmosquisis (plasmoschisis). The splitting of protoplasm into fragments.
plasmotipo (plasmotype). Plasmon.
plasmotomía (plasmotomy). A form of mitosis in multinuclear protozoan cells in which the cytoplasm divides into two or more masses, later reproducing, in some cases by sporulation.
plasmotrópico (plasmotropic). Pertaining to or manifesting plasmotropism.
plasmotropismo (plasmotropism). A condition in which the bone marrow, spleen, and liver are sites for the destruction of the erythrocytes, as opposed to destruction in the circulating blood.
plasmozima (plasmozyme). Prothrombin.
plasteína (plastein). Insoluble polypeptide formed through the random condensation of amino acid or peptides under the catalytic influence of a proteinase-like chymotrypsin.
plastia (plasty). Surgical procedure for repair of a defect or restoration of form and/or function of a part.
-plastia (-plasty). Suffix meaning molding or shaping or the result thereof, as of a surgical procedure.
plasticidad (plasticity). The capability of being formed or molded; the quality of being plastic.
plástico (plastic). **1.** Capable of being formed or molded. **2.** A material that can be shaped by pressure or heat to the form of a cavity or mold.
p. de Bingham (Bingham p.).
p. de modelar (modeling p.).
plástido (plastid). **1.** Trophoplast. **2.** One of the granules of foreign or differentiated matter, food particles, fat, waste material, chromatophores, trichocysts, etc., in cells. **3.** A self-duplicating virus-like particle that multiplies within a host cell, such as kappa particles in certain paramecia.
p. sanguíneo (blood p.).
plastocromanol-3, plastocromanol E_3 (plastochromanol-3, plastochromanol E_3). γ-Tocotrienol.
plastocromenol-8 (plastochromenol-8). Solanochromene; the chromenol (isomeric) form of plastoquinone-9.
plastogamia (plastogamy). Plasmogamy.
plastoquinona (plastoquinone). 2,3-Dimethyl-1,4-benzoquinone with a multiprenyl side chain; a trivial name sometimes used for plastoquinone-9.
plastoquinona-9 o E_9 (PQ-9) (plastoquinone-9 (PQ-9), plastoquinone E_9). 2,3-Dimethyl-6-nonaprenyl-1,4-benzoquinone; one of a group of vitamins E and K and coenzymes Q.
plastrón (plastron). The sternum with costal cartilages attached.
plata (silver). Argentum; a metallic element, symbol Ag, atomic no. 47, atomic weight 107.873.
cloruro de p. (s. chloride).
fluoruro de p. (s. fluoride). An antiseptic.
impregnación con p. (silver impregnation).
lactato de p. (s. lactate). Has been used as an astringent and antiseptic.
nitrato de p. (s. nitrate).
nitrato de p. fundido (fused s. nitrate). Toughened s. nitrate.
nitrato de p. reforzado (toughened s. nitrate).
óxido de p. (s. oxide).
picrato de p. (s. picrate).
proteína fuerte de p. (strong s. protein).
proteína suave de p. (mild s. protein).
sulfadiazina de p. (s. sulfadiazine).
yodato de p. (s. iodate). A reagent for the determination of chloride.
yoduro coloidal de p. (colloidal s. iodide).
platelminto (platyhelminth). Common name for any flatworm of the phylum Platyhelminthes.
plati- (platy-). Combining form denoting width or flatness.
platibasia (platybasia). Basilar invagination; a developmental anomaly of the skull or an acquired softening of the skull bones so that the floor of the posterior cranial fossa bulges upward in the region about the foramen magnum.
platicefalia (platycephaly). Platycrania; flatness of the skull, a condition in which the vertical cranial index is below 70.
platicito (platycyte). A relatively small giant cell sometimes formed in tubercles.
platicnemia (platycnemia). Platycnemism; a condition in which the tibia is abnormally broad and flat.
platicnémico (platycnemic). Relating to or marked by platycnemia.
platicnemismo (platycnemism). Platycnemia.
platicrania (platycrania). Platycephaly.
platigloso (platyglossal). Having a broad, flattened tongue.
platihiérico (platyhieric). Having a broad sacrum.
platimérico (platymeric). Having a broad femur.
platimorfo (platymorphia). Having a flat shape; denoting an eye with a short anteroposterior axis.
platina (stage). The part of a microscope on which the microslide bears the object to be examined.
platínico (platinic). Relating to platinum; denoting a compound containing platinum in its higher valency.
platino (platinum). A metallic element, symbol Pt, atomic No. 78, atomic weight 195.09, used for making small parts for chemical apparatus because of its resistance to acids.
grupo del p. (p. group).
lámina de p. (p. foil).
platinoso (platinous). Relating to platinum; denoting a compound containing platinum in its lower valency.
platiopía (platyopia). Broadness of the face; denoting a condition in which the orbitonasal index is less than 107.5.
platiópico (platyopic). Relating to or characterized by platyopia.
platipélico (platypellic). Platypelloid; having a broad pelvis, with an index below 90°.
platipeloide (platypelloid). Platypellic.
platipnea (platypnea). Difficulty in breathing when erect, relieved by recumbency.
platirrinia (platyrrhiny). A condition in which the nose is wide in proportion to its length.
platirrino (platyrrhine). **1.** Characterized by a nose of large width in proportion to its length. **2.** Denoting a skull with a nasal index between 53 and 58.
platisma (platysma, pl. platysmas, platysmata). [*musculus platysma*, NA]. Musculus platysma myoides; musculus subcutaneus colli; musculus tetragonus.
platispondilia, platispondilisis (platyspondylia, platyspondylisis). Flatness of the bodies of the vertebrae.
platistencefalia (platystencephaly). Extreme width of the skull in the occipital region, with narrowing anteriorly and prognathism.
plato (dish). A shallow container, usually concave.
p. de Petri (Petri d.).
p. de Stender (Stender d.).

plectridio (plectridium). A bacterial rod-shaped cell that contains a spore at one end, imparting a drumstick shape to the cell, such as the spore-containing cells in the organism causing tetanus, *Clostridium tetani.*
pledget (pledget). A tuft of wool, cotton, or lint.
-plejía (-plegia). Suffix denoting paralysis.
pleo- (pleo-). Combining form denoting more.
pleocitosis (pleocytosis). Presence of more cells than normal, often denoting leukocytosis and especially lymphocytosis or round cell infiltration.
pleocroico (pleochroic). Pleochromatic.
pleocroísmo (pleochroism). Pleochromatism.
pleocromático (pleochromatic). Pleochroic; relating to pleochromatism.
pleocromatismo (pleochromatism). Pleochroism; property of showing changes of color when illuminated along different axes, as certain crystals or liquids.
pleomastia (pleomastia, pleomazia). Polymastia.
pleomorfismo (pleomorphism). Polymorphism.
pleomorfo 1. (pleomorphous). Polymorphic. **2.** (pleomorphic). Polymorphic. **3.** (pleomorphic). Among fungi, having two or more spore forms.
pleonasmo (pleonasm). Excess in number or size of parts.
pleonéctico (pleonectic). Obsolete term denoting specifically a blood that has a percentage saturation of oxygen above normal at any given pressure.
pleonexia (pleonexia). Rarely used term for excessive greediness.
pleonosteosis (pleonosteosis). Superabundance of bone formation.
  p. de Leri (Leri's p.). Dyschondrosteosis.
pleóptica (pleoptics). A term introduced by Bangerter to include all forms of treatment for amblyopia, particularly that associated with eccentric fixation.
pleoptóforo (pleoptophor). An instrument for the treatment of amblyopia.
pleotropía (pleiotropy, pleiotropia). Production by a single mutant gene of apparently unrelated multiple effects at the clinical or phenotypic level.
pleotrópico (pleiotropic). Polyphenic; denoting, or characterized by, pleiotropy.
plerocercoide (plerocercoid). A stage in the development of a tapeworm following the procercoid stage, which develops in an animal serving as the second or subsequent intermediate host.
ples-, plesi- (pless-, plessi-). Combining forms denoting a striking, especially percussion.
plesestesia (plessesthesia). Palpatory percussion.
plesimétrico (plessimetric). Relating to a plessimeter.
plesímetro (plessimeter). Pleximeter; plexometer; an oblong flexible plate used in mediate percussion.
plesio- (plesio-). Combining form denoting nearness or similarity.
plesiomorfismo (plesiomorphism). Similarity in form.
plesiomorfo (plesiomorphic, plesiomorphous). Similar in form.
plesor (plessor). Percussor; plexor; a small hammer, usually with soft rubber head, used to tap the part directly, or with a plesssimeter, in percussion of the chest or other part.
pletismografía (plethysmography). Measuring and recording changes in volume of an organ or other part of the body by a plethysmograph.
  p. de impedancia (impedance p.). Dielectrography.
  p. de oclusión venosa (venous occlusion p.).
pletismógrafo (plethysmograph). A device for measuring and recording changes in volume of a part, organ, or whole body.
  p. corporal (body p.).
  p. a presión (pressure p.).
  p. de volumen-desplazamiento (volume-displacement p.).
pletismometría (plethysmometry). Measuring the fullness of a hollow organ or vessel, as of the pulse.
plétora (plethora). **1.** Hypervolemia. **2.** Repletion; an excess of any of the body fluids.
pletórico (plethoric). Sanguine; sanguineous; relating to plethora.
pleur-, pleura-, pleuro- (pleur-, pleura-, pleuro-). Combining forms denoting rib, side, or pleura.
pleura (pleura). [*pleura,* NA]. Membrana succingens; the serous membrane enveloping the lungs and lining the walls of the pleural cavity.
  p. cervical (cervical p.). Cupula pleurae.
  p. costal (costal p.). [*pleura costalis,* NA].
  p. diafragmática (diaphragmatic p.). [*pleura diaphragmatica,* NA].
  p. frénica (p. phrenica). [*pleura diaphragmatica,* NA].
  p. mediastínica (mediastinal p.). [*pleura mediastinalis,* NA].
  p. parietal (parietal p.). [*pleura parietalis,* NA].
  p. pericárdica (pericardial p.). Pericardial p.
  p. pulmonar (pulmonary p.). [*pleura pulmonalis,* NA].
  p. visceral (p. visceralis). [*pleura pulmonalis,* NA].
pleuracentesis (pleuracentesis). Thoracentesis.
pleural (pleural). Relating to the pleura.
pleuralgia (pleuralgia). Rarely used synonym for pleurodynia.
pleurapófisis (pleurapophysis). A rib, or the process on a cervical or lumbar vertebra corresponding thereto.
pleurectomía (pleurectomy). Excision of pleura, usually parietal.
pleuresía (pleurisy). Pleuritis; inflammation of the pleura.
  p. adherente (adhesive p.). Dry p.
  p. costal (costal p.).
  p. diafragmática (diaphragmatic p.). Epidemic pleurodynia.
  p. diafragmática epidémica (epidemic diaphragmatic p.).
  p. enquistada (encysted p.).
  p. exudativa (p. with effusion).
  p. fibrinosa (fibrinous p.). Dry p.
  p. hemorrágica (hemorrhagic p.).
  p. húmeda (wet p.). P. with effusion.
  p. interlobular (interlobular p.).
  p. plástica (plastic p.). Dry p.
  p. productiva (productive p.). Pachypleuritis.
  p. proliferante (proliferating p.).
  p. pulmonar (pulmonary p.). Visceral p.
  p. purulenta (purulent p.). Suppurative p.
  p. saculada (sacculated p.).
  p. seca (dry p.). Adhesive p.; fibrinous p.; plastic p.
  p. seca benigna (benign dry p.). Epidemic pleurodynia.
  p. seca benigna epidémica (epidemic benign dry p.).
  p. serofibrinosa (serofibrinous p.).
  p. serosa (serous p.). P. with effusion.
  p. supurada (suppurative p.). Purulent p.
  p. tifoidea (typhoid p.).
  p. visceral (visceral p.). Pulmonary p.
pleurítico (pleuritic). Pertaining to pleurisy.
pleuritis (pleuritis). Pleurisy.
pleuritógeno (pleuritogenous). Tending to produce pleurisy.
pleurocele (pleurocele). Pneumonocele.
pleurocentesis (pleurocentesis). Thoracentesis.
pleurocentro (pleurocentrum). One of the lateral halves of the body of a vertebra.
pleuroclisis (pleuroclysis). Washing out of the pleural cavity.
pleurodesia, pleurodesis (pleurodesis). The creation of a fibrous adhesion between the visceral and parietal layers of the pleura, thus obliterating the pleural cavity.
pleurodinia (pleurodynia). **1.** Costalgia. Pleuritic pain in the chest. **2.** A painful rheumatic affection of the tendinous attachments of the thoracic muscles, usually of one side only.
  p. epidémica (epidemic p.).
pleurogénico (pleurogenic). Pleurogenous; of pleural origin; beginning in the pleura.
pleurógeno (pleurogenous). **1.** Pleurogenic. **2.** In fungi, denoting spores or conidia developed on the sides of a conidiophore or hypha.
pleurografía (pleurography). Roentgenography of the pleural cavity.
pleurohepatitis (pleurohepatitis). Hepatitis with extension of the inflammation to the neighboring portion of the pleura.
pleurólisis (pleurolysis). Jacobaeus operation; locating pleural adhesions by the aid of an endoscope and then dividing them with the electric cautery.
pleurolito (pleurolith). Pleural calculus; a concretion in the pleural cavity.
pleuroneumonía (pleuropneumonia). Specific infectious diseases in domestic ruminants, characterized by inflammation of the lungs and pleura; caused by the bacterium *Mycoplasma mycoides* sp. *mycoides.*
  p. bovina contagiosa (contagious bovine p. (CBPP)).
  p. caprina contagiosa (contagious caprine p.).

pleuropericárdico (pleuropericardial). Relating to both pleura and pericardium.
pleuropericarditis (pleuropericarditis). Combined inflammation of the pericardium and of the pleura.
pleuroperitoneal (pleuroperitoneal). Relating to both pleura and peritoneum.
pleuropulmonar (pleuropulmonary). Relating to the pleura and the lungs.
pleurorrea (pleurorrhea). Hydrothorax.
pleurotifoidea (pleurotyphoid). Typhoid fever in which the early stage is masked by the physical signs of pleurisy.
pleurotomía (pleurotomy). Thoracotomy.
pleurotótono (pleurothotonos, pleurothotonus). Tetanus lateralis; lateral bending of the body; formerly seen as a common symptom of conversion hysteria.
pleurovisceral (pleurovisceral). Visceropleural.
plexal (plexal). Relating to a plexus.
plexectomía (plexectomy). Surgical excision of a plexus.
plexiforme (plexiform). Weblike, or resembling or forming a plexus.
plexímetro (pleximeter). Plessimeter.
plexitis (plexitis). Inflammation of a plexus.
plexo (plexus, pl. plexus, plexuses). [*plexus*, NA]. A network or interjoining of nerves and blood vessels or of lymphatic vessels.
p. anular (annular p.).
p. aórtico (aortic p.).
p. aorticoabdominal (abdominal aortic p.). [*plexus aorticus abdominalis*, NA].
p. aorticotorácico (thoracic aortic p.). [*plexus aorticus thoracicus*, NA].
p. de la arteria cerebral anterior (p. of anterior cerebral artery).
p. de la arteria cerebral media (p. of middle cerebral artery).
p. de la arteria coroidea (p. of choroid artery).
p. de Auerbach (Auerbach's p.). [*plexus myentericus*, NA].
p. auricular posterior (posterior auricular p.).
p. autónomos (autonomic p.). [*plexus autonomici*, NA]. Sympathetic plexuses.
p. axilar (axillary p.).
p. basilar (basilar p.). [*plexus basilaris*, NA]. Basilar sinus.
p. de Batson (Batson's p.). [*plexus venosus vertebralis*, NA]. Vertebral venous p.
p. braquial (brachial p.). [*plexus brachialis*, NA].
p. cardíaco (cardiac p.). [*plexus cardiacus*, NA].
p. cardíaco profundo (deep cardiac p.).
p. cardíaco superficial (superficial cardiac p.). The superficial and smaller part of the cardiac p.
p. carotídeo común (common carotid p.). [*plexus caroticus communis*, NA].
p. carotídeo externo (external carotid p.). [*plexus caroticus externus*, NA].
p. carotídeo interno (internal carotid p.). [*plexus caroticus internus*, NA].
p. cavernoso (cavernous p.). Walther's p.
p. cavernoso de los cornetes (cavernous p. of conchae). [*plexus cavernosi concharum*, NA].
p. cavernoso del clítoris (cavernous p. of clitoris). [*nervi cavernosi clitoridis*, NA].
p. cavernoso del pene (cavernous p. of penis). [*nervi cavernosi penis*, NA].
p. celíaco (celiac p.). [*plexus celiacus*, NA].
p. cervical (cervical p.). [*plexus cervicalis*, NA].
p. ciático (sciatic p.). [*plexus sacralis*, NA].
p. coccígeo (coccygeal p.). [*plexus coccygeus*, NA].
p. coroideo (choroid p.). [*plexus choroideus*, NA].
p. coroideo del cuarto ventrículo (choroid p. of fourth ventricle). [*plexus choroideus ventriculi quarti*, NA].
p. coroideo del tercer ventrículo (choroid p. of third ventricle). [*plexus choroideus ventriculi tertii*, NA].
p. coroideo del ventrículo lateral (choroid p. of lateral ventricle). [*plexus choroideus ventriculi lateralis*, NA].
p. coronario (coronary p.).
p. coronario anterior (anterior coronary p.).
p. coronario posterior (posterior coronary p.).
p. de Cruveilhier (Cruveilhier's p.).
p. deferencial (deferential p.). [*plexus deferentialis*, NA].
p. dentario inferior (inferior dental p.). [*plexus dentalis inferior*, NA].
p. dentario superior (superior dental p.). [*plexus dentalis superior*, NA].
p. entérico (enteric p.). [*plexus entericus*, NA].
p. esofágico (esophageal p.). [*plexus esophageus*, NA].
p. espermático (spermatic p.). [*plexus testicularis*, NA].
p. esplénico (splenic p.). [*plexus lienalis*, NA].
p. estromático (stroma p.).
p. de Exner (Exner's p.).
p. facial (facial p.). External maxillary p.
p. faríngeo (pharyngeal p.). [*plexus pharyngeus*, NA].
p. faríngeo ascendente (ascending pharyngeal p.).
p. femoral (femoral p.). [*plexus femoralis*, NA].
p. frénico (phrenic p.).
p. ganglionar ciliar (ciliary ganglionic p.).
p. gástricos del sistema autónomo (gastric plexuses of autonomic system). [*plexus gastrici systemati autonomici*, NA].
p. de Haller (Haller's p.).
p. de Heller (Heller's p.).
p. hemorroidal (hemorrhoidal p.). [*plexus venosus rectalis*, NA].
p. hemorroidal superior (superior hemorrhoidal p.). [*plexus rectalis superior*, NA].
p. hemorroidales de Quénu (Quénu's hemorrhoidal p.).
p. hemorroidales medios (middle hemorrhoidal plexuses). [*plexus rectales medii*, NA].
p. hepático (hepatic p.). [*plexus hepaticus*, NA].
p. hipogástrico inferior (inferior hypogastric p.). [*plexus hypogastricus inferior*, NA].
p. hipogástrico superior (superior hypogastric p.). [*plexus hypogastricus superior*, NA].
p. ilíaco (iliac p.). [*plexus iliaci*, NA].
p. ilíaco externo (external iliac p.).
p. inguinal (inguinal p.).
p. intermesentérico (intermesenteric p.). [*plexus intermesentericus*, NA].
p. isquiático (ischiadic p.). [*plexus sacralis*, NA].
p. de Jacobson (Jacobson's p.). [*plexus tympanicus*, NA].
p. de Jacques (Jacques' p.).
p. de Leber (Leber's p.).
p. linfático (lymphatic p.). [*plexus lymphaticus*, NA].
p. lingual (lingual p.).
p. lumbar (lumbar p.). [*plexus lumbalis*, NA].
p. lumbosacro (lumbosacral p.). [*plexus lumbosacralis*, NA].
p. mamario (mammary p.).
p. mamario interno (internal mammary p.). Internal thoracic p.
p. maxilar (maxillary p.). Internal maxillary p.
p. maxilar externo (external maxillary p.). Facial p.
p. maxilar interno (internal maxillary p.). Maxillary p.
p. de Meissner (Meissner's p.). [*plexus submucosus*, NA].
p. meníngeo (meningeal p.).
p. mesentérico inferior (inferior mesenteric p.). [*plexus mesentericus inferior*, NA].
p. mesentérico superior (superior mesenteric p.). [*plexus mesentericus superior*, NA].
p. mientérico (myenteric p.). [*plexus myentericus*, NA].
p. de los nervios espinales (p. of spinal nerves). [*plexus nervorum spinalium*, NA].
p. nervioso (nerve p.).
p. nervioso pudendo (p. pudendus nervosus). [*plexus nervus pudendus*, NA].
p. occipital (occipital p.).
p. oftálmico (ophthalmic p.).
p. ovárico (ovarian p.). [*plexus ovaricus*, NA].
p. pampiniforme (pampiniform p.). [*plexus pampiniformis*, NA].
p. pancreático (pancreatic p.). [*plexus pancreaticus*, NA].
p. parotídeo, intraparotídeo (parotid p.). [*plexus intraparotideus*, NA].
p. pelviano (pelvic p.). [*plexus pelvinus*, NA]; [*plexus hypogastricus inferior*, NA].
p. periarterial (periarterial p.). [*plexus periarterialis*, NA].
p. poplíteo (popliteal p.).
p. prostático (prostatic p.). [*plexus prostaticus*, NA].
p. prostaticovesical (prostaticovesical p.).
p. pterigoideo (pterygoid p.). [*plexus pterygoideus*, NA].

p. pudendo (p. pudendalis). [*plexus venosus prostaticus*, NA].
p. pulmonar (pulmonary p.). [*plexus pulmonalis*, NA].
p. de Ranvier (Ranvier's p.). A subbasal stroma p. of the cornea.
p. rectal superior (superior rectal p.). [*plexus rectalis superior*, NA].
p. rectales inferiores (inferior rectal plexuses). [*plexus rectales inferiores*, NA].
p. rectales medios (middle rectal plexuses). [*plexus rectales medii*, NA].
p. de Remak (Remak's p.). [*plexus submucosus*, NA].
p. renal (renal p.). [*plexus renalis*, NA].
p. sacro (sacral p.). [*plexus sacralis*, NA].
p. sacro medio (middle sacral p.).
p. de Sappey (Sappey's p.). A network of lymphatics in the areola of the nipple.
p. simpáticos (sympathetic plexuses). [*plexus autonomici*, NA].
p. solar (solar p.). Celiac p.
p. de Stensen (Stensen's p.).
p. subclavio (subclavian p.). [*plexus subclavius*, NA].
p. submucoso (submucosal p.). [*plexus submucosus*, NA].
p. subseroso (subserous p.). [*plexus subserosus*, NA].
p. suprarrenal (suprarenal p.). [*plexus suprarenalis*, NA].
p. temporal superficial (superficial temporal p.).
p. testicular (testicular p.). [*plexus testicularis*, NA].
p. timpánico (tympanic p.). [*plexus tympanicus*, NA].
p. tiroideo impar o medio (p. thyroideus impar). [*plexus thyroideus impar*, NA].
p. tiroideo inferior (inferior thyroid p.).
p. tiroideo superior (superior thyroid p.).
p. torácico interno (internal thoracic p.). Internal mammary p.
p. uretérico (ureteric p.). [*plexus uretericus*, NA].
p. uterovaginal (uterovaginal p.). [*plexus uterovaginalis*, NA].
p. vascular (vascular p.). [*plexus vasculosus*, NA].
p. venoso (venous p.). [*plexus venosus*, NA].
p. venoso del agujero oval (venous p. of foramen ovale). [*plexus venosus foraminis ovalis*, NA].
p. venoso areolar (p. venosus areolaris). [*plexus venosus areolaris*, NA]. Venous circle of mammary gland.
p. venoso del canal hipogloso (venous p. of hypoglossal canal). [*plexus venosus canalis hypoglossi*, NA].
p. venoso carotídeo interno (internal carotid venous p.). [*plexus venosus caroticus internus*, NA].
p. venoso prostático (prostatic venous p.). [*plexus venosus prostaticus*, NA].
p. venoso rectal (rectal venous p.). [*plexus venosus rectalis*, NA].
p. venoso sacro (sacral venous p.). [*plexus venosus sacralis*, NA].
p. venoso suboccipital (suboccipital venous p.). [*plexus venosus suboccipitalis*, NA].
p. venoso uterino (uterine venous p.). [*plexus venosus uterinus*, NA].
p. venoso vaginal (vaginal venous p.). [*plexus venosus vaginalis*, NA].
p. venoso vertebral (vertebral venous p.). [*plexus venosus vertebralis*, NA].
p. venoso vesical (venous p. of bladder). [*plexus venosus vesicalis*, NA].
p. vertebral (vertebral p.). [*plexus vertebralis*, NA].
p. vesical (vesical p.). [*plexus vesicalis*, NA].
p. vesical inferior (inferior vesical p.).
p. de Walther (Walther's p.). Cavernous p.
p. yugular (jugular p.).

plexogénico (plexogenic). Giving rise to weblike or plexiform structures.
plexómetro (plexometer). Plessimeter.
plexor (plexor). Plessor.
plica, gen. y pl. **plicae** (plica, gen. and pl. plicae). [*plica*, NA]. Fold.
plicación (plication). A folding or putting together in pleats; specifically, an operation for reducing the size of a hollow viscus by taking folds or tucks in its walls.
plicado (plicate). Folded; pleated; tucked.
plicotomía (plicotomy). Division of the plica mallearis.
pliegue 1. (fold). [*plica*, NA]. One of several anatomical structures in which there is a folding over of the parts. **2.** (fold). In the embryo, a transient elevation or reduplication of tissue in the form of a lamina. **3.** (fold). A ridge or margin apparently formed by the doubling back of a lamina. **4.** (crease). A line or linear depression as produced by a fold.

p. adiposos de la pleura (adipose f.'s of the pleura). Plicae adiposae.
p. alares (alar f.'s). [*plicae alares*, NA].
p. amniótico (amniotic f.). Schultze's f.
p. ampollar (plica ampullaris).
p. aponeurótico inguinal (inguinal aponeurotic f.). [*falx inguinalis*, NA].
p. aritenoepiglótico (aryepiglottic f., arytenoepiglottidean f.). [*plica aryepiglottica*, NA].
p. axilar (axillary f.). [*plica axillaris*, NA].
p. caudal (tail f.).
p. caval (caval f.).
p. cecales (cecal f.'s). [*plicae cecale*, NA].
p. cecovascular (vascular f. of the cecum). [*plica cecalis vascularis*, NA].
p. cefálico (head f.).
p. ciliares (ciliary f.'s). [*plicae ciliares*, NA].
p. circulares (circular f.'s). [*plicae circulares*, NA].
p. coroideo (plica choroidea).
p. del cuerda del tímpano (f. of chorda tympani). [*plica chordae tympani*, NA].
p. de Dennie (Dennie's infraorbital f.). Dennie's line.
p. de Douglas (Douglas' f.). [*plica rectouterina*, NA].
p. de Duncan (Duncan's f.'s).
p. duodenal inferior (inferior duodenal f.). [*plica duodenalis inferior*, NA].
p. duodenal superior (superior duodenal f.). [*plica duodenalis superior*, NA].
p. duodenomesocólico 1. (plica duodenomesocolica). [*plica duodenomesocolica*, NA]; *plica duodenalis inferior*, NA]. **2.** (duodenomesocolic f.). [*plica duodenomesocolica*, NA].
p. duodenoyeyunal 1. (plica duodenojejunalis). [*plica duodenojejunalis*, NA]; [*plica duodenalis superior*, NA]. **2.** (duodenojejunal f.). [*plica duodenalis superior*, NA].
p. epigástrico 1. (plica epigastrica). [*plica umbilicalis lateralis*, NA]. **2.** (epigastric f.). [*plica umbilicalis lateralis*, NA].
p. epiglótico (plica epiglottica).
p. espiral del conducto cístico (spiral f. of cystic duct). [*plica spiralis ductus cystici*, NA].
p. del estribo (stapedial f.). [*plica stapedis*, NA].
p. faringoepiglótico (pharyngoepiglottic f.). [*plica glossoepiglottica lateralis*, NA].
p. fimbriado (fimbriated f.). [*plica fimbriata*, NA].
p. de flexión (flexion crease).
p. gástrico gigante (giant gastric f.'s).
p. gástricos (gastric f.'s). [*plicae gastricae*, NA].
p. gastropancreáticos (gastropancreatic f.'s). [*plicae gastropancreaticae*, NA].
p. genital (genital f.). Urogenital ridge.
p. glosoepiglótico lateral (lateral glossoepiglottic f.). [*plica glossoepiglottica lateralis*, NA].
p. glosoepiglótico medio (middle glossoepiglottic f.). [*plica glossoepiglottica mediana*, NA].
p. glosopalatino (glossopalatine f.). [*arcus palatoglossus*, NA].
p. glúteo (gluteal f.).
p. de Guérin (Guérin's f.). [*valvula fossae navicularis*, NA].
p. de Hasner (Hasner's f.). [*plica lacrimalis*, NA].
p. hipogástrico (plica hypogastrica). [*plica umbilicalis medialis*, NA].
p. de Houston (Houston's f.'s). [*plicae transversales recti*, NA].
p. ileocecal (ileocecal f.). [*plica ileocecalis*, NA].
p. incúdeo (incudal f.). [*plica incudis*, NA].
p. infraorbitario de Dennie (Dennie's infraorbital f.). Dennie's line.
p. inguinal (inguinal f.). [*plica inguinalis*, NA].
p. interdigital (plica interdigitalis).
p. interuretérico (interureteric f.). [*plica interureterica*, NA].
p. del iris (f.'s of iris). [*plicae iridis*, NA].
p. de Kerckring (Kerckring's f.'s). [*plicae circulares*, NA].
p. labioescrotales (labioscrotal f.'s).
p. lagrimal (lacrimal f.). [*plica lacrimalis*, NA].

N O P

p. laterales (lateral f.'s).
p. longitudinal del duodeno (longitudinal f. of duodenum). [*plica longitudinalis duodeni*, NA].
p. malar (malar f.).
p. maleolar (mallear f.). [*plica mallearis*, NA].
p. mamario (mammary f.). Mammary ridge.
p. de la membrana del tímpano (plica membranae tympani). [*plica mallearis*, NA].
p. mesonéfrico (mesonephric f.). Urogenital ridge.
p. mogólico (mongolian f.). [*plica palpebronasalis*, NA].
p. de Morgan (Morgan's f.).
p. mucobucal (mucobuccal f.).
p. mucosos de la vesícula biliar (mucosal f.'s of gallbladder). [*plicae tunicae mucosae vesicae felleae*, NA].
p. nasal lateral (lateral nasal f.). Lateral nasal elevation.
p. nasal medial (medial nasal f.). Medial nasal elevation.
p. nasoyugal (nasojugal f.).
p. del nervio laríngeo superior (f. of laryngeal nerve). [*plica nervi laryngei*, NA].
p. neurales (neural f.'s). The elevated margins of the neural groove.
p. opercular (opercular f.).
p. palatino transverso (transverse palatine ridge). [*plica palatina transversa*, NA].
p. en palma (palmate f.'s). [*plicae palmatae*, NA].
p. palmar (palmar crease).
p. palpebronasal (palpebronasal f.). [*plica palpebronasalis*, NA].
p. paraduodenal (paraduodenal f.). [*plica paraduodenalis*, NA].
p. parietocecales (cecal f.'s). [*plicae cecale*, NA].
p. pericardiopleural (pericardiopleural f.).
p. pleuroperitoneal (pleuroperitoneal f.). Pleuroperitoneal membrane.
p. preesplénico (presplenic f.).
p. rectales (rectal f.'s). [*plicae transversales recti*, NA].
p. rectouterino (rectouterine f.). [*plica rectouterina*, NA].
p. rectovaginal (rectovaginal f.). Plica rectovaginalis.
p. rectovesical (rectovesical f.).
p. retiniano (retinal f.).
p. retiniano falciforme (falciform retinal f.).
p. retrotarsal (retrotarsal f.). [*fornix conjunctivae*, NA].
p. de Rindfleisch (Rindfleisch's f.'s).
p. sacrogenitales (sacrogenital f.'s).
p. salpingofaríngeo (salpingopharyngeal f.). [*plica salpingopharyngea*, NA].
p. salpingopalatino (salpingopalatine f.). [*plica salpingopalatina*, NA].
p. de Schultze (Schultze's f.). Amniotic f.
p. semilunar (semilunar f.). [*plica semilunaris*, NA].
p. semilunar de la conjuntiva **1.** (plica lunata). [*plica semilunaris conjunctivae*, NA]. **2.** (semilunar conjunctival f.). [*plica semilunaris conjunctivae*, NA].
p. semilunar del colon (semilunar f. of colon). [*plica semilunaris coli*, NA].
p. sigmoideo (plica sigmoidea). [*plica semilunaris coli*, NA].
p. simiano (simian crease).
p. sinovial (synovial f.). [*plica synovialis*, NA].
p. sinovial infrarrotuliano (infrapatellar synovial f.). [*plica synovialis infrapatellaris*, NA].
p. sinovial rotuliano (plica synovialis patellaris). [*plica synovialis infrapatellaris*, NA]. P. synovialis infrapatellaris.
p. sublingual (sublingual f.). [*plica sublingualis.*, NA].
p. de Sydney (Sydney crease). Sydney line.
p. tarsal (tarsal f.).
p. timpanomaleolar (mallear f.). [*plica mallearis*, NA].
p. transversales del recto (transverse f.'s of rectum). [*plicae transversales recti*, NA].
p. de Treves (Treves' f.). [*plica ileocecalis*, NA].
p. triangular (triangular f.). [*plica triangularis*, NA].
p. de Tröltsch (Tröltsch's f.). [*plica mallearis*, NA] .
p. de la trompa uterina (plicae tubariae). [*plicae tubariae*, NA].
p. tubopalatino (plica tubopalatina). [*plica salpingopalatinna*, NA].
p. umbilical lateral (lateral umbilical f.). [*plica umbilicalis lateralis*, NA].
p. umbilical intermedio (medial umbilical f.). [*plica umbilicalis medialis*, NA].
p. umbilical medio (middle umbilical f.). [*plica umbilicalis mediana*, NA].
p. ungular (nail f.). [*vallum unguis*, NA].
p. del uraco **1.** (plica urachi). [*plica umbilicalis mediana*, NA]. **2.** (urachal f.). [*plica umbilicalis mediana*, NA].
p. uretérico **1.** (plica ureterica). [*plica interureterica*, NA]. **2.** (ureteric f.). [*plica interureterica*, NA].
p. urorrectal (urorectal f.). Urorectal septum.
p. uterovesical **1.** (plica uterovesicalis). Vesicouterine ligament. **2.** (uterovesical f.). Vesicouterine ligament.
p. vaginales (rugae vaginales). [*rugae vaginales*, NA].
p. vascular del ciego (vascular f. of the cecum). [*plica cecalis vascularis*, NA].
p. de Vater (Vater's f.).
p. velloso (plica villosa). [*plica villosa*, NA].
p. de la vena cava izquierda (f. of left vena cava). [*plica venae cavae sinistrae*, NA].
p. ventricular **1.** (plica ventricularis). [*plica vestibularis*, NA]. **2.** (ventricular f.). [*plica vestibularis*, NA].
p. vesical transverso (transverse vesical f.). [*plica vesicalis transversa*, NA].
p. vesicouterino (plica vesicouterina). Vesicouterine ligament.
p. vestibular (vestibular f.). [*plica vestibularis*, NA].
p. vestibular de la laringe (vestibular f. of larynx). [*plica vestibularis*, NA].
p. del vestíbulo (plica vestibuli).
p. vestigial (vestigial f.). [*plica venae cavae sinistrae*, NA].
p. vestigial de Marshall (Marshall's vestigial f.). [*plica venae cavae sinistrae*, NA].
p. vocal (vocal f.). [*plica vocalis*, NA].
p. del yunque (incudal f.). [*plica incudis*, NA].

-ploide (-ploid). Adjectival suffix denoting multiple in form; its combinations are used both adjectivally: and substantively of a (specified) multiple of chromosomes.

ploidia (ploidy). The state of a cell nucleus with respect to the number of genomes it contains.

plombaje (plombage). Formerly, the use of an inert material in collapse of the lung in the surgical treatment of pulmonary tuberculosis.

plomo (lead). Plumbum; metallic element, symbol Pb, atomic no. 82.
acetato de p. (l. acetate).
blanco p. (white l.). L. carbonate.
carbonato de p. (l. carbonate). Ceruse; white l.
cromato de p. (l. chromate). Chrome yellow.
monóxido de p. (l. monoxide). Litharge; massicot.
p. negro (black l.). Graphite.
óxido (amarillo) de p. (l. oxide (yellow)). L. monoxide.
óxido rojo de p. (red oxide of l.). L. tetroxide.
rojo p. (red l.). L. tetroxide.
sulfuro de p. (l. sulfide). Galena; PbS.
tetraetilo p. (l. tetraethyl). Tetraethyllead.
tetróxido de p. (l. tetroxide). Red l.; red oxide of l.

plumbago (plumbago). Graphite.

plúmbico (plumbic). **1.** Relating to or containing lead. **2.** Denoting the higher valence of the lead ion, Pb^{4+}.

plumbismo (plumbism). Lead poisoning.

plumón (down). Fine, soft hair.
p. maligno (malignant d.). Hypertrichosis lanuginosa acquisita.

plumoso (plumose). Feathery.

pluri- (pluri-). Combining form denoting several or more.

pluricausal (pluricausal). Having two or more causes.

pluriglandular (pluriglandular). Multiglandular; polyglandular; denoting several glands or their secretions.

plurilocular (plurilocular). Multilocular.

plurinuclear (plurinuclear). Multinuclear.

pluripotente, pluripotencial (pluripotent, pluripotential). **1.** Having the capacity to affect more than one organ or tissue. **2.** Not fixed as to potential development.

plurirresistente (pluriresistant). Having multiple aspects of resistance.

plutomanía (plutomania). A delusion that one has great wealth.

plutonio (plutonium). A transuranium artificial radioactive element, symbol Pu, atomic no. 94.
plutonismo (plutonism). Effects produced, as demonstrated in experimental animals, by means of exposure to the radioactive element plutonium present in atomic piles.
PM 1. (mol wt). Abbreviation for molecular weight. **2.** (MW). Abbreviation for molecular weight.
Pm (Pm). Symbol for promethium.
pm (pm). Symbol for picometer.
P-mitral (P-mitrale). An electrocardiographic syndrome consisting of broad, notched P waves in many leads and with a prominent late negative component to the P wave in leads V_1 and V_2, presumed to be characteristic of mitral valvular disease.
-pnea (-pnea). Suffix denoting breath or respiration.
pneo-, neo- (pneo-). Combining form denoting breath or respiration.
pneusis (pneusis). Breathing.
pnigofobia (pnigophobia). Morbid fear of choking.
PNP (PNP). Abbreviation for psychogenic nocturnal polydipsia.
Po (Po). Symbol for polonium.
PO_2, pO_2 (PO_2, pO_2). Symbol for the partial pressure (tension) of oxygen.
población (population). Statistical term denoting all the objects, events, or subjects in a particular class.
poción 1. (potion). A draft or large dose of liquid medicine. **2.** (draft, draught). A quantity of liquid medicine ordered as a single dose.
pod-, podo- (pod-, podo-). Combining forms meaning foot or foot-shaped.
podagra (podagra). Severe pain in the foot, especially that of typical gout in the great toe.
podágrico (podagral, podagric, podagrous). Relating to or characterized by podagra.
podalgia (podalgia). Pododynia; tarsalgia; pain in the foot.
podálico (podalic). Relating to the foot.
podartritis (podarthritis). Inflammation of any of the tarsal or metatarsal joints.
podedema (podedema). Edema of the feet and ankles.
poder (power). **1.** In optics, the refractive vergence of a lens. **2.** In physics and engineering, the rate at which work is done.
  p. equivalente (equivalent p.).
  p. de resolución (resolving p.).
  p. del vértice posterior (back vertex p.).
podiatra (podiatrist). Chiropodist; podologist; a practitioner of podiatry.
podiatría (podiatry). Chiropody; podiatric medicine; podology; the specialty concerned with the diagnosis and/or medical, surgical, mechanical, physical, and adjunctive treatment of the diseases, injuries, and defects of the human foot.
podiátrico (podiatric). Relating to podiatry.
podismo (podismus). Podospasm.
poditis (poditis). An inflammatory disorder of the foot.
  p. por torniquete (tourniquet p.).
podobromidrosis (podobromidrosis). Foul-smelling perspiration of the feet.
podocito (podocyte). An epithelial cell of the visceral layer of Bowman's capsule in the renal corpuscle, attached to the outer surface of the glomerular capillary basement membrane by cytoplasmic foot processes (pedicels).
pododermo (pododerm). Corium ungulae; the corium of the foot; that portion of the skin which lies under the hoof and secretes the horny structure.
pododermatitis (pododermatitis). Inflammation of the pododerm.
pododinamómetro (pododynamometer). An instrument for measuring the strength of the muscles of the foot or leg.
pododinia (pododynia). Podalgia.
podoespasmo (podospasm, podospasmus). Podismus; spasm of the foot.
podofilina (podophyllin). Podophyllum resin.
podófilo (podophyllum). May apple; vegetable calomel; the rhizome of *Podophyllum peltatum* (family Berberidaceae), used as a laxative.
  p. indio (Indian p.).
podofilotoxina (podophyllotoxin). A toxic polycyclic substance with cathartic properties present in podophyllum.
podógrafo (podograph). A device for taking an outline at the foot and an imprint of the sole.
podograma (podogram). An imprint of the sole of the foot, showing the contour and the condition of the arch, or an outline tracing.
podolito (podolite). Dahllite.
podología (podology). Podiatry.
podólogo (podologist). Podiatrist.
podomecanoterapia (podomechanotherapy). Treatment of foot conditions with mechanical devices.
podómetro (podometer). Pedometer.
POEMS (POEMS). Acronym for polyneuropathy, organomegaly, endocrinopathy, monoclonal gammopathy, and skin changes.
pogoniasis (pogoniasis). Growth of a beard on a woman, or excessive hairiness of the face in men.
pogonión (pogonion). Mental point; in craniometry, the most anterior point on the mandible in the midline; the most anterior, prominent point on the chin.
pointillage (pointillage). A massage manipulation with the tips of the fingers.
poiquilo- (poikilo-). Combining form denoting irregular or varied.
poiquiloblasto (poikiloblast). A nucleated red blood cell of irregular shape.
poiquilocitemia (poikilocythemia). Poikilocytosis.
poiquilocito (poikilocyte). A red blood cell of irregular shape.
poiquilocitosis (poikilocytosis). Poikilocythemia; the presence of poikilocytes in the peripheral blood.
poiquilodentosis (poikilodentosis). Hypoplastic defects or mottling of enamel due to excessive fluoride in the water supply.
poiquilodermia (poikiloderma). A variegated hyperpigmentation and telangiectasia of the skin, followed by atrophy.
  p. atrófica y catarata (p. atrophicans and cataract).
  p. de Civatte (p. of Civatte). Civatte's disease.
  p. congénita (p. congenitale). Rothmund's syndrome.
  p. vascular atrófica (p. atrophicans vasculare).
poiquilotermia (poikilothermy, poikilothermism). The condition of plants and cold-blooded animals, the temperature of which varies with the changes in the temperature of the surrounding medium.
poiquilotérmico (poikilothermic, poikilothermal, poikilothermous). **1.** Cold-blooded; hematocryal. Varying in temperature according to the temperature of the surrounding medium; denoting the so-called cold-blooded animals, such as the reptiles and amphibians, and the plants. **2.** Capable of existence and growth in mediums of varying temperatures.
poiquilotermo (poikilotherm). Allotherm; cold-blooded animal; a poikilothermic animal.
poiquilotimia (poikilothymia). A mental state marked by abnormal variations in mood.
poiquilotrombocito (poikilothrombocyte). A blood platelet of abnormal shape.
poise (poise). In the CGS system, the unit of viscosity equal to 1 dyne-second per square centimeter.
polaquidipsia (pollakidipsia). Rarely used term for unduly frequent thirst.
polaquiuria (pollakiuria). Rarely used term for extraordinary urinary frequency.
polar (polar). **1.** Relating to a pole. **2.** Having poles, said of certain nerve cells having one or more processes.
polaridad (polarity). **1.** The property of having two opposite poles, as that possessed by a magnet. **2.** The possession of opposite properties or characteristics. **3.** The direction or orientation of positivity relative to negativity. **4.** The direction along a polynucleotide chain.
polarimetría (polarimetry). Measurement by polarimeter.
polarímetro (polarimeter). An instrument for measuring the angle of rotation in polarization or the amount of polarized light.
polariscopia (polariscopy). Use of the polariscope in studying properties of polarized light.
polariscópico (polariscopic). Relating to the polariscope or to polariscopy.
polariscopio (polariscope). An instrument for studying the phenomena of the polarization of light.
polarización (polarization). **1.** In electricity, coating of an electrode with a thick layer of hydrogen bubbles, with the result that the flow of current is weakened or arrested. **2.** A change effected in a ray of light passing through certain media, whereby the transverse

vibrations occur in one plane only, instead of in all planes as in an ordinary light ray. **3.** Development of differences in potential between two points in living tissues.
polarizador (polarizer). The first element of a polariscope that polarizes the light, as distinguished from the analyzer, the second polarizing element.
polarizar (polarize). To put into a state of polarization.
polarografía (polarography). That branch of electrochemistry concerned with the variation in current flowing through a solution as the voltage is varied.
poldina, metilsulfato de (poldine methylsulfate). An anticholinergic agent.
polea (pulley).
  p. del astrágalo (p. of talus). [*trochlea tali*, NA].
  p. del húmero (p. of humerus). [*trochlea humeralis*, NA].
  p. muscular (muscular p.). [*trochlea muscularis*, NA].
  p. del peroné (peroneal p.). [*trochlea peronealis*, NA].
polen (pollen). Microspores of seed plants carried by wind or insects prior to fertilization.
polenosis (pollenosis). Pollinosis.
poleo (pennyroyal). A name in folk medicine given to *Mentha pulegium*, or to *Hedeoma pulegeoides* (family Labiatae); an aromatic stimulant formerly used as an emmenagogue.
poli(alcohol) (poly(alcohol)). A polymer of an alcohol.
poli(amina) (poly(amine)). A polymer of an amine.
poli(aminoácidos) (poly(amino acids)). Polypeptides that are polymers of aminoacyl groups.
poli- (poly-). **1.** Prefix denoting multiplicity. **2.** In chemistry, prefix meaning "polymer of," as in polypeptide, polysaccharide, polynucleotide.
poli-β-glucosaminidasa (poly-β-glucosaminidase). Chitinase.
poliácido (polyacid). An acid capable of liberating more than one hydrogen ion per molecule.
poliadenitis (polyadenitis). Inflammation of many lymph nodes, especially with reference to the cervical group.
  p. maligna (p. maligna). Bubonic plague.
poliadenopatía (polyadenopathy). Polyadenosis; adenopathy affecting many lymph nodes.
poliadenosis (polyadenosis). Polyadenopathy.
poliadenoso (polyadenous). Pertaining to or involving many glands.
polialcohol (polyalcohol). An aliphatic or alicyclic molecule characterized by the presence of two or more hydroxyl groups.
polialelismo (polyallelism). The existence of multiple alleles at a genetic locus.
poliamina (polyamine).
poliangitis (polyangiitis). Inflammation of multiple blood vessels involving more than one type of vessel.
polianión (polyanion). Anionic sites on proteoglycans in the renal glomeruli that restrict filtration of anionic molecules and facilitate filtration of cationic proteins.
poliarteritis (polyarteritis). Simultaneous inflammation of a number of arteries.
  p. nudosa (p. nodosa). Kussmaul's disease.
poliarticular (polyarticular). Multiarticular.
poliártrico (polyarthric). Multiarticular.
poliartritis (polyarthritis). Simultaneous inflammation of several joints.
  p. crónica (p. chronica). Obsolete term for rheumatoid arthritis.
  p. crónica vellosa (p. chronica villosa).
  p. epidémica (epidemic p.). Epidemic exanthema.
  p. reumática aguda (p. rheumatica acuta).
  p. vertebral (vertebral p.).
poliavitaminosis (polyavitaminosis). Avitaminosis with multiple deficiencies.
polibásico (polybasic). Having more than one replaceable hydrogen atom, denoting an acid with a basicity greater than 1.
poliblasto (polyblast). One of a group of ameboid, mononucleated, wandering phagocytic cells found in inflammatory exudates.
poliblenia (polyblennia). Excessive production of mucus.
policarbófilo (polycarbophil). A polyacrylic acid cross-linked with divinyl glycol; used as a gastrointestinal absorbent.
policardia (polycardia). Tachycardia.
policariocito (polykaryocyte). A cell containing many nuclei, such as the osteoclast.
policéntrico (polycentric). Having several centers.
policía (policeman). An instrument, usually a rubber-tipped rod, for removing solid particles from a glass container.
policiesis (polycyesis). Multiple pregnancy.
policigótico (polyzygotic). Polyovulatory.
policinematosomnografía (polycinematosomnography). Somnocinematography.
policitemia (polycythemia). Erythrocythemia.
  p. compensatoria (compensatory p.).
  p. hipertónica (p. hypertonica). Gaisböck's syndrome.
  p. relativa (relative p.).
  p. rubra, rubra vera o vera (p. rubra, p. rubra vera, p. vera). Erythremia.
policización (pollicization). Construction of a substitute thumb.
policlínico (polyclinic). A dispensary for the treatment and study of diseases of all kinds.
policlonal (polyclonal). In immunochemistry, pertaining to proteins from more than a single clone of cells, in contradistinction to monoclonal.
policlonía (polyclonia). Myoclonus multiplex.
policondritis (polychondritis). A widespread disease of cartilage.
  p. atrófica crónica (chronic atrophic p.). Relapsing p.
  p. recurrente o recidivante (relapsing p.).
policoria (polycoria). The presence of two or more pupils in one iris.
policromasia (polychromasia). Polychromatophilia.
policromático (polychromatic). Multicolored.
policromatocito (polychromatocyte). Polychromatophil.
policromatofilia **1.** (polychromophilia). Polychromatophilia. **2.** (polychromatophilia). Polychromasia; polychromatosis; polychromophilia. A tendency of certain cells, such as the red blood cells in pernicious anemia, to stain with basic and also acid dyes. **3.** (polychromatophilia). Condition characterized by the presence of many red blood cells that have an affinity for acid, basic, or neutral stains.
policromatofílico (polychromatophilic). Polychromatophil.
policromatófilo (polychromatophil, polychromatophile). Polychromophil; polychromatophilic; staining readily with acid, neutral, and basic dyes.
policromatosis (polychromatosis). Polychromatophilia.
policromemia (polychromemia). An increase in the total amount of hemoglobin in the blood.
policromía (polychromia). Increased pigmentation in any part.
policromófilo (polychromophil). Polychromatophil.
policrótico (polycrotic). Relating to or marked by polycrotism.
policrotismo (polycrotism). A condition in which the sphygmographic tracing shows several upward breaks in the descending wave.
polidactilia (polydactyly, polydactylia). Hyperdactyly; hyperdactylia; hyperdactylism; polydactylia; polydactylism; presence of more than five digits on either hand or foot.
polidactilismo (polydactylism). Polydactyly.
polidáctilo (polydactylous). Relating to polydactyly.
polidencia (polydentia). Polyodontia.
polidipsia (polydipsia). Excessive thirst that is relatively chronic.
  p. histérica (hysterical p.). Psychogenic p.
  p. psicogénica (psychogenic p.). Hysterical p.
  p. psicogénica nocturna (PPN) (psychogenic nocturnal p. (PNP)).
polidispersoide (polydispersoid). A colloid system in which the dispersed phase is composed of particles having different degrees of dispersion.
polidisplasia (polydysplasia). Tissue development abnormal in several respects.
polidistrofia (polydystrophy, polydystrophia). A condition characterized by the presence of many congenital anomalies of the connective tissues.
polidistrófico (polydystrophic). Relating to polydystrophy.
poliédrico (polyhedral). Having many sides or facets.
poliembrionia (polyembryony). Condition of a zygote's giving rise to two or more embryos.
polieno (polyene). A chemical compound having a series of conjugated (alternating) double bonds; e.g., the carotenoids.
poliérgico (polyergic). Capable of acting in several different ways.

poliestesia (polyesthesia). A disorder of sensation in which a single touch or other stimulus is felt as several.
poliestradiol, fosfato de (polyestradiol phosphate). An estradiol phosphate polymer, used as a long-acting estrogen for treatment of prostatic carcinoma.
poliestrual (polyestrous). Having two or more estrous cycles in a mating season.
polietilenglicoles (polyethylene glycols). Poly(oxyethylene) glycols; condensation polymers of ethylene oxide and water.
polifagia (polyphagia). Excessive eating; gluttony.
polifalangismo (polyphalangism). Hyperphalangism.
polifálico (polyphallic). Pertaining to the fantasy of possessing multiple penises.
polifarmacia (polypharmacy). The mixing of many drugs in one prescription.
polifénico (polyphenic). Pleiotropic.
polifenol oxidasa (polyphenol oxidase). Laccase.
polifilético (polyphyletic). **1.** Derived from more than one source, or having several lines of descent, in contrast to monophyletic. **2.** In hematology, relating to polyphyletism.
polifiletismo (polyphyletism). Polyphyletic theory; in hematology, the theory that blood cells are derived from several different stem cells, depending on the particular blood cell type.
polifiodonte (polyphyodont). Having several sets of teeth formed in succession throughout life.
polifobia (polyphobia). Morbid fear of many things; a condition marked by the presence of many phobias.
polifosforilasa (polyphosphorylase). Phosphorylase.
polifrasia (polyphrasia). Extreme talkativeness.
polifructosa (polyfructose). Fructosan.
poligalactia (polygalactia). Excessive secretion of breast milk, especially at the weaning period.
poligalacturonasa (polygalacturonase). Pectinase; pectin depolymerase; a hydrolase cleaving 1,4-α-D-galacturonide links in pectate and other galacturonans.
poliganglionar (polyganglionic). Containing or involving many ganglia.
poligén (polygene). One of many genes that interact to produce a cumulative contribution to the value of a single measurable phenotype.
poligénico (polygenic). Relating to a hereditary disease or normal characteristic controlled by interaction of genes at more than one locus.
poligiria (polygyria). Condition in which the brain has an excessive number of convolutions.
poliglandular (polyglandular). Pluriglandular.
poliglutamato (polyglutamate). Poly(glutamic) acid.
polignato (polygnathus). Unequal conjoined twins in which the parasite is attached to the jaw of the autosite.
polígrafo (polygraph). **1.** An instrument to obtain simultaneous tracings from several different pulsations. **2.** Lie detector.
p. de Mackenzie (Mackenzie's p.).
polihexosas (polyhexoses). Hexosans.
polihíbrido (polyhybrid). The offspring of parents differing from each other in more than three characters.
polihidramnios (polyhydramnios). Excess amount of amniotic fluid.
polihídrico (polyhydric). Containing more than one hydroxyl group, as in polyhydric alcohols or polyhydric acids.
polihidrosis **1.** (polyidrosis). Hyperhidrosis. **2.** (polyhidrosis). Hyperhidrosis.
polihipermenorrea (polyhypermenorrhea). Frequent and excessive menstruation.
polihipomenorrea (polyhypomenorrhea). Frequent but scanty menstruation.
poliléptico (polyleptic). Denoting a disease occurring in many paroxysms, e.g., , malaria, epilepsy.
polilogia (polylogia). Continuous and often incoherent speech.
polimastia **1.** (polymastia). Hypermastia; multimammae; pleomastia; pleomazia; polymazia. In humans, a condition in which more than two breasts are present. **2.** (polymazia). Polymastia.
polimastigoto (polymastigote). A mastigote having several grouped flagella.
polimelia (polymelia). Presence of supernumerary limbs or parts of limbs.
polimenorrea (polymenorrhea). Occurrence of menstrual cycles of greater than usual frequency.
polimerasa (polymerase). General term for any enzyme catalyzing a polymerization, as of nucleotides to polynucleotides, thus belonging to the transferases.
polimería (polymeria). Condition characterized by an excessive number of parts, limbs, or organs of the body.
polimérico (polymeric). **1.** Having the properties of a polymer. **2.** Relating to or characterized by polymeria. **3.** Rarely used synonym for polygenic.
polimérido (polymerid). Polymer.
polimerización (polymerization). A reaction in which a high-molecular-weight product is produced by successive additions to or condensations of a simpler compound.
polimerizar (polymerize). To bring about polymerization.
polímero (polymer). Polymerid; a substance of high molecular weight, made up of a chain of repeated units sometimes called "mers."
p. de ligaduras cruzadas (cross-linked p.).
polimetacarpalia, polimetacarpalismo (polymetacarpalia, polymetacarpalism). Congenital anomaly characterized by the presence of supernumerary metacarpal bones.
polimetatarsalia, polimetatarsalismo (polymetatarsalia, polymetatarsalism). Congenital anomaly characterized by the presence of supernumerary metatarsal bones.
polimialgia (polymyalgia). Pain in several muscle groups.
p. arterítica (p. arteritica).
p. reumática (p. rheumatica).
polimicrolipomatosis (polymicrolipomatosis). The occurrence of multiple, small, nodular, fairly discrete masses of lipid in the subcutaneous connective tissue.
polimioclono (polymyoclonus). Myoclonus multiplex.
polimiositis (polymyositis). Inflammation of a number of voluntary muscles simultaneously.
polímito (polymitus). Exflagellation.
polimixina (polymyxin). A mixture of antibiotic substances obtained from cultures of *Bacillus polymyxa* (*B. aerosporus*), an organism found in water and soils, and obtainable as a crystalline hydrochloride.
p. B sulfato (p. B sulfate).
polimorfismo (polymorphism). Pleomorphism; occurrence in more than one form; existence in the same species or other natural group of more than one morphologic type.
p. balanceado (balanced p.).
p. del DNA (DNA p.).
p. genético (genetic p.).
p. de lipoproteína (lipoprotein p.).
p. de longitud de fragmentos de restricción (restriction fragment length p.).
p. de sitios de restricción (restriction-site p.).
polimorfo **1.** (polymorphic). Multiform; pleomorphic; pleomorphous; polymorphous; occurring in more than one morphologic form. **2.** (polymorphous). Polymorphic.
polimorfocelular (polymorphocellular). Relating to or formed of cells of several different kinds.
polimorfonuclear (polymorphonuclear). Having nuclei of varied forms; denoting a variety of leukocyte.
polinésico (polynesic). Occurring in many separate foci; denoting certain forms of inflammation or infection.
polineural (polyneural). Relating to, supplied by, or affecting several nerves.
polineuralgia (polyneuralgia). Neuralgia of several nerves simultaneously.
polineuritis (polyneuritis). Multiple neuritis; simultaneous inflammation of a large number of the spinal nerves, marked by paralysis, pain, and wasting of muscles.
p. con eritredema (erythredema p.).
p. familiar crónica (chronic familial p.).
p. idiopática aguda (acute idiopathic p.). Guillain-Barré syndrome.
p. infecciosa (infectious p.). Acute idiopathic p.
polineuronitis (polyneuronitis). Inflammation of several groups of nerve cells.
polineuropatía (polyneuropathy). A disease process involving a number of peripheral nerves.

p. del espino (buckthorn p.).
p. nutricional (nutritional p.).
p. urémica (uremic p.).
polinosis (pollinosis). Pollenosis; hay fever excited by the pollen of various plants.
polinoxilina (polynoxylin). A polymer of urea with formaldehyde, used as a topical antiseptic.
polinuclear, polinucleado (polynuclear, polynucleate). Multinuclear.
polinucleosis (polynucleosis). Multinucleosis; the presence of numbers of polynuclear, or multinuclear, cells in the peripheral blood.
polinucleotidasas (polynucleotidases). **1.** Enzymes catalyzing the hydrolysis of polynucleotides to oligonucleotides or to mononucleotides; e.g., phosphodiesterases, nucleases. **2.** Terms once applied to the two polynucleotide phosphatases, 2' (3')- and 5'-, which do not cleave internucleotide links.
polinucleótido (polynucleotide). A linear polymer containing an indefinite (usually large) number of nucleotides, linked from one ribose (or deoxyribose) to another via phosphoric residues.
p. fosforilasa (p. phosphorylase).
polio (polio). Abbreviated term for poliomyelitis.
p. francesa (French p.).
polio- (polio-). Combining form denoting gray or the gray matter (substantia grisea).
polioclástico (polioclastic). Destructive to gray matter of the nervous system.
poliodistrofia (poliodystrophy). Poliodystrophia; wasting of the gray matter of the nervous system.
p. cerebral progresiva (progressive cerebral p.). Poliodystrophia cerebri progressiva infantilis.
poliodoncia (polyodontia). Polydentia; presence of supernumerary teeth.
polioencefalitis (polioencephalitis). Inflammation of the gray matter of the brain, either of the cortex or of the central nuclei.
p. infecciosa (p. infectiva). Von Economo's disease.
p. inferior (inferior p.). P. with predominantly bulbar paralysis.
p. superior (superior p.). P. with ophthalmoplegia.
p. superior hemorrágica (superior hemorrhagic p.).
polioencefalomeningomielitis (polioencephalomeningomyelitis). Inflammation of the gray matter of the brain and spinal cord and of the meningeal covering of the parts.
polioencefalomielitis (polioencephalomyelitis). Poliomyeloencephalitis.
polioencefalopatía (polioencephalopathy). Any disease of the gray matter of the brain.
poliol (polyol). Polyhydroxy alcohol; a sugar that contains many -OH (-ol) groups, such as the sugar alcohols and inositols.
p. deshidrogenasas (p. dehydrogenases).
poliomielencefalitis (poliomyelencephalitis). Poliomyeloencephalitis.
poliomielitis (poliomyelitis). Inflammation of the gray matter of the spinal cord.
p. anterior aguda (acute anterior p.).
p. anterior crónica (chronic anterior p.).
p. bulbar aguda (acute bulbar p.).
poliomieloencefalitis (poliomyeloencephalitis). Polioencephalomyelitis; poliomyelencephalitis; acute anterior poliomyelitis with pronounced cerebral signs.
poliomielopatía (poliomyelopathy). Any disease of the gray matter of the spinal cord.
polioncosis (polyoncosis, polyonchosis). Formation of multiple tumors.
p. cutaneomandibular (cutaneomandibular p.).
polioniquia (polyonychia). Polyunguia; presence of supernumerary nails on fingers or toes.
poliopía, poliopsia (polyopia, polyopsia). Multiple vision; the perception of several images of the same object.
poliorquidismo, poliorquismo (polyorchidism, polyorchism). Presence of one or more supernumerary testes.
poliosis (poliosis). Trichopoliosis; an absence or lessening of melanin in groups of hair of the scalp, brows, or lashes, resulting from a hypomelanosis of the epidermis and appearing as patches or strands.
poliostótico (polyostotic). Involving more than one bone.
poliotia (polyotia). Presence of a supernumerary auricle on one or both sides of the head.
poliovirus hominis (poliovirus hominis). Poliomyelitis virus.
poliovular (polyovular). Containing more than one ovum.
poliovulatorio (polyovulatory). Polyzygotic; discharging several ova in one ovulatory cycle.
polioxil 40 estearato (polyoxyl 40 stearate). A nonionic surface-active agent used as an emulsifying agent in hydrophilic ointment and other emulsions.
polipapiloma (polypapilloma). **1.** Multiple papillomas. **2.** Yaws.
polipatía (polypathia). A multiplicity of diseases or disorders.
polipectomía (polypectomy). Excision of a polyp.
polipéptido (polypeptide). A peptide formed by the union of an indefinite (usually large) number of amino acids by peptide links (–NH–CO–).
p. inhibidor gástrico (gastric inhibitory p. (GIP)).
p. intestinal vasoactivo (vasoactive intestinal p. (VIP)).
polipiforme (polypiform). Polypoid.
poliplasmia (polyplasmia). Hydremia.
poliplástico (polyplastic). **1.** Formed of several different structures. **2.** Capable of assuming several forms.
poliplasto (polyplast). That which is polyplastic.
poliplejía (polyplegia). Paralysis of several muscles.
poliploide (polyploid). Characterized by or pertaining to polyploidy.
poliploidia (polyploidy). The state of a cell nucleus containing three or a higher multiple of the haploid number of chromosomes.
polipnea (polypnea). Tachypnea.
pólipo (polyp). Polypus; a general descriptive term used with reference to any mass of tissue that bulges or projects outward or upward from the normal surface level.
p. adenomatoso (adenomatous p.). Cellular p.; polypoid adenoma.
p. bronquial (bronchial p.). A p. growing from the bronchial mucosa.
p. cardíaco (cardiac p.).
p. carnoso (fleshy p.). Myomatous p.
p. celular (cellular p.). Adenomatous p.
p. centinela (sentinel tag). Projecting edematous skin at the lower end of an anal fissure.
p. coanal (choanal p.).
p. cutáneo (skin tag). Common terminology for any small benign cutaneous lesion; acrochordon, fibroepithelial polyp, fibroma molle, senile fibroma, soft wart. papilloma.
p. cutáneo anal (anal skin tag). A fibrous polyp of anus.
p. dental (dental p.). Hyperplastic pulpitis.
p. de los dientes (tooth p.). Hyperplastic pulpitis.
p. fibrinoso (fibrinous p.).
p. fibroso (fibrous p.).
p. gelatinoso (gelatinous p.).
p. hidatídico (hydatid p.). Cystic p.
p. hiperplásico (hyperplastic p.). Metaplastic p.
p. de Hopmann (Hopmann's p.). Hopmann's papilloma.
p. inflamatorio (inflammatory p.). Pseudopolyp.
p. juvenil (juvenile p.). Retention p.
p. laríngeo (laryngeal p.).
p. linfoide (lymphoid p.). Benign lymphoma of the rectum.
p. lipomatoso (lipomatous p.).
p. metaplásico (metaplastic p.). Hyperplastic p.
p. miomatoso (myomatous p.). Fleshy p.
p. mucoso (mucous p.).
p. nasal (nasal p.).
p. óseo (osseous p.). A p. consisting in part of bony tissue.
p. pedunculado (pedunculated p.).
p. placentario (placental p.).
p. pulpar (pulp p.). Hyperplastic pulpitis.
p. quístico (cystic p.). Hydatid p.; a pedunculated cyst.
p. regenerativo (regenerative p.).
p. por retención (retention p.). Juvenile p.
p. sangrante (bleeding p.). Vascular p.
p. sésil (sessile p.).
p. vascular (vascular p.). Bleeding p.
polipodia (polypodia). Presence of supernumerary feet.
polipoide (polypoid). Polypiform; resembling a polyp in gross features.

poliporoso (polyporous). Cribriform.
poliposia (polyposia). Rarely used term for sustained, excessive consumption of liquids.
poliposis (polyposis). Presence of several polyps.
p. cólica (p. coli). Multiple intestinal p.
p. intestinal familiar (familial intestinal p.). Multiple intestinal p.
p. intestinal múltiple (multiple intestinal p.).
poliposo (polypous). Pertaining to, manifesting the gross features of, or characterized by the presence of a polyp or polyps.
polipótomo (polypotome). An instrument used for cutting away a polyp.
polipotrito (polypotrite). An instrument for crushing polyps.
polipragmasia (polypragmasy). Administration of many different remedies at the same time.
poliptiquial (polyptychial). Folded or arranged so as to form more than one layer.
poliqueiria, poliquiria (polycheiria, polychiria). Presence of supernumerary hands.
poliquilia (polychylia). An increased production of chyle.
poliquístico (polycystic). Composed of many cysts.
polirradiculitis (polyradiculitis). Inflammation of nerve roots.
polirradiculomiopatía (polyradiculomyopathy). A combination of polyradiculitis (Guillain-Barré syndrome) with myositis.
polirradiculoneuropatía (polyradiculoneuropathy). Acute idiopathic polyneuritis.
polirradiculopatía (polyradiculopathy). Acute idiopathic polyneuritis.
polirrea (polyrrhea). Profuse discharge of serous or other fluid.
polirribonucleótido nucleotidiltransferasa (polyribonucleotide nucleotidyltransferase). Polynucleotide phosphorylase; an enzyme catalyzing phosphorolysis of polyribonucleotides or of RNA, yielding nucleoside diphosphates.
polirribosomas (polyribosomes). Polysomes; conceptually, two or more ribosomes connected by a molecule of messenger RNA.
polisacárido (polysaccharide). Glycan; a carbohydrate containing a large number of saccharide groups; e.g., starch.
p. neumocócico (pneumococcal p.). Specific capsular substance.
p. soluble específico (specific soluble p.).
poliscelia (polyscelia). A form of polymelia involving the presence of more than two legs.
poliscopio (polyscope). Diaphanoscope.
poliserositis (polyserositis). Bamberger's disease; Concato's disease; multiple serositis; chronic inflammation with effusions in several serous cavities resulting in fibrous thickening of the serosa and constrictive pericarditis.
p. paroxística familiar, p. recurrente familiar (familial paroxysmal p., familial recurrent p.).
p. periódica (periodic p.). Familial paroxysmal p.
polisimbraquidactilia (polysymbrachydactyly). Congenital malformation of the hand or foot in which the shortened digits are syndactylous and polydactylous.
polisináptico (polysynaptic). Multisynaptic; referring to neural pathways formed by a chain of a large number of synaptically connected nerve cells.
polisindactilia (polysyndactyly). Syndactyly of several fingers or toes.
polisinusitis (polysinusitis). Simultaneous inflammation of two or more sinuses.
polisomas (polysomes). Polyribosomes.
polisomía 1. (polysomy). State of a cell nucleus in which a specific chromosome is represented more than twice. **2.** (polysomia). Fetal malformation involving two or more imperfect and partially fused bodies.
polisómico (polysomic). Pertaining to or characterized by polysomy.
polisomnografía (polysomnography). Simultaneous and continuous monitoring of relevant normal and abnormal physiological activity during sleep.
polisomnograma (polysomnogram). The recorded physiologic function(s) obtained in polysomnography.
polisorbato 80 (polysorbate 80). Polyoxethylene (20) sorbitan monooleate; a mixture of polyoxethylene ethers of mixed partial oleic esters of sorbitol anhydrides; used as an emulsifier.
polispermia (polyspermy). Polyspermia; polyspermism; the entrance of more than one spermatozoon into the ovum.
polispermia, polispermismo (polyspermia, polyspermism). **1.** Polyspermy. **2.** An abnormally profuse spermatic secretion.
polisplenia (polysplenia). A condition in which splenic tissue is divided into two or more nearly equal masses.
polisteráxico (polysteraxic). Denoting behavior characterized by its socially provocative quality.
polistiquia (polystichia). Arrangement of the eyelashes in two or more rows.
polisulfuro, goma de (polysulfide rubber). Synthetic rubber used as a dental impression material.
polisuspensoide (polysuspensoid). A colloid system of solid phases having different degrees of dispersion.
politelia (polythelia). Hyperthelia; presence of supernumerary nipples, either on the breast or elsewhere on the body.
politendinitis (polytendinitis). Inflammation of several tendons.
politeno (polytene). Consisting of many filaments of chromatin as the result of repeated division of chromonema without separation of filaments.
politiazida (polythiazide). A diuretic and antihypertensive of the benzothiadiazine group.
politoco (polytocous). Producing multiple young at a birth.
politomografía (polytomography). Body section roentgenography using a machine specifically designed to effect complex motion.
politricosis (polytrichosis). Polytrichia.
politriquia (polytrichia). Polytrichosis; excessive hairiness.
politzerización (politzerization). Inflation of the eustachian tube and middle ear by the Politzer method.
p. negativa (negative p.).
poliunguia (polyunguia). Polyonychia.
poliuria (polyuria). Excessive excretion of urine resulting in profuse micturition.
polivalente (polyvalent). **1.** Multivalent. **2.** Pertaining to a polyvalent antiserum.
polividona (polyvidone). Povidone.
polivinilo (polyvinyl). Referring to a compound containing a number of vinyl groups in polymerized form.
cloruro de p. (PVC) (polyvinyl chloride (PVC)).
polivinilpirrolidona (PVP) (polyvinylpyrrolidone (PVP)). Povidone.
p. yodo, complejo (p.-iodine complex). Povidone-iodine.
polizoico (polyzoic). Segmented body form, as in the higher tapeworms, subclass Cestoda.
polkissen de Zimmermann (polkissen of Zimmermann). Extraglomerular mesangium.
pollex, gen. **pollicis**, pl. **pollices** (pollex, gen. pollicis, pl. pollices). [*pollex*, gen. *pollicis*, pl. *pollices*, NA]. Digitus primus; first finger; the first digit of the hand.
p. pedis (p. pedis). Hallux.
polo (pole). **1.** Polus. **2.** Either of the two points on a sphere at the greatest distance from the equator. **3.** One of the two points in a magnet or an electric battery or cell having extremes of opposite properties.
p. abapical (abapical p.). In an ovum, the p. opposite the animal p.
p. animal (animal p.). Germinal p.
p. anterior del cristalino (anterior p. of lens). [*polus anterior lentis*, NA]
p. anterior del globo ocular (anterior p. of eyeball). [*polus anterior bulbi oculi*, NA]].
p. cefálico (cephalic p.). The head end of the fetus.
p. frontal del cerebro (frontal p.). [*polus frontalis cerebri*, NA].
p. germinal (germinal p.). Animal p.
p. inferior (inferior p.). Extremitas inferior.
p. lateral (lateral p.). Extremitas tubaria.
p. medial (medial p.). Extremitas uterina.
p. occipital del cerebro (occipital p.). [*polus occipitalis cerebri*, NA].
p. pelviano (pelvic p.). The breech end of the fetus.
p. posterior del cristalino (posterior p. of lens). [*polus posterior lentis*, NA].
p. posterior del globo ocular (posterior p. of eyeball). [*polus posterior bulbi oculi*, NA].
p. superior (superior p.). Extremitas superior.

p. temporal del cerebro (temporal p.). [*polus temporalis cerebri*, NA].
p. vegetal o vegetativo (vegetal p. vegetative p.).
p. vitelino (vitelline p.). The vegetative p. of an ovum.
polocito (polocyte). Polar body.
polódico (pollodic). Panodic.
polonio (polonium). A radioactive element, symbol Po, atomic no. 84, isolated from pitchblende.
poloxalcol (poloxalkol). Poloxalene.
poloxaleno (poloxalene). Poloxalkol; an oxyalkylene polymer, nonionic surface-active agent similar in actions and uses to dioctyl sodium sulfasuccinate.
polster (polster). A bulge of smooth muscle cells, as in the penile arteries and veins, formerly thought to regulate blood flow.
polución (pollution). Rendering unclean or unsuitable by contact or mixture with an undesired contaminant.
p. del aire (air p.).
p. por ruido (noise p.).
polus, pl. **poli** (polus, pl. poli). [*pole*, NA]. Pole; one of the two points at the extremities of the axis of any organ or body.
polvo (powder). **1.** A dry mass of minute separate particles of any substance. **2.** In pharmaceutics, a homogeneous dispersion of finely divided, relatively dry, particulate matter consisting of one or more substances.
p. blanqueador (bleaching p.). Chlorinated lime.
polypus, pl. **polypi** (polypus, pl. polypi). Polyp.
pomada (pomade). Pomatum; an ointment or cream containing medicaments; usually used on the hair.
POMP (POMP). Abbreviation for Purinethol (6-mercaptopurine), Oncovin (vincristine sulfate), methotrexate, and prednisone, a cancer chemotherapy regimen.
ponfo (pomphus). A wheal or blister.
ponfólix (pompholyx). Dyshidrosis.
pono- (pono-). Combining form meaning bodily exertion, fatigue, overwork, pain.
ponofobia (ponophobia). Morbid fear of overwork or of becoming fatigued.
ponógrafo (ponograph). An instrument for recording graphically the progressive fatigue of a contracting muscle.
ponopalmosis (ponopalmosis). Rarely used term for a condition of irritable heart in which palpitation is excited by slight exertion.
ponos (ponos). A disease occurring in young children in certain of the islands of Greece, characterized by enlargement of the spleen, hemorrhages, fever, and cachexia.
pons, pl. **pontes** (pons, pl. pontes). [*pons*, NA]. P. cerebelli; p. varolii. In neuroanatomy, the pons varolii or pons cerebelli; that part of the brainstem between the medulla oblongata caudally and the mesencephalon rostrally, composed of the pars basilaris pontis and the tegmentum pontis.
p. cerebelli (p. cerebelli). Pons.
p. varolii (p. varolii). Pons.
póntico (pontic). Dummy; an artificial tooth on a fixed partial denture; it replaces the lost natural tooth, restores its functions, and usually occupies the space previously occupied by the natural crown.
pontículo (ponticulus). A vertical ridge on the eminentia conchae giving insertion to the auricularis posterior muscle.
p. hepático (p. hepatis). Pons hepatis.
p. nasal (p. nasi). Bridge of the nose.
p. del promontorio (p. promontorii). Subiculum promontorii.
pontino (pontile, pontine). Relating to a pons.
pool (pool). **1.** A collection of blood in any region of the body, due to a dilation and retardation of the circulation in the capillaries and veins of the part. **2.** A combination of resources.
p. abdominal (abdominal p.).
p. genético (gene p.).
p. metabólico (metabolic p.).
p. vaginal (vaginal p.).
poples (poples). [*poples*, NA]. Ham; popliteal region; the posterior region of the knee.
poplíteo (popliteal). Popliteus; relating to the poples.
POPOP (POPOP). Abbreviation for 1, 4-bis(5-phenyloxazol-2-yl)benzene.
porcelana (porcelain). A powder composed of a clay, silica, and a flux which, when mixed with water, forms a paste that is molded to form artificial teeth, inlays, jacket crowns, and dentures.
porcino (porcine). Relating to pigs.
porción **1.** (part). Pars. **2.** (portio, pl. portiones). [*portio*, NA]. A part.
p. abdominal de la aorta (abdominal p. of aorta). [*pars abdominalis aortae*, NA].
p. abdominal del conducto torácico (pars abdominalis ductus thoracicus). [*pars abdominalis ductus thoracicus*, NA].
p. abdominal del esófago (pars abdominalis esophagi). [*pars abdominalis esophagi*, NA].The part of the esophagus inferior to the diaphragm.
p. abdominal del uréter (pars abdominalis ureteris). [*pars abdominalis ureteris*, NA].
p. alar del músculo nasal (alar p. of nasalis muscle). [*pars alaris musculi nasalis*, NA].
p. alveolar de la mandíbula (alveolar p. of mandible). [*pars alveolaris mandibulae*, NA].
p. amorfa (pars amorpha).
p. anterior (anterior p.). [*pars anterior*, NA].
p. anterior de la cara diafragmática (pars anterior facies diaphragmatis). [*pars anterior facies diaphragmatis*, NA].
p. anterior de la comisura anterior (pars anterior commissurae anterioris). [*pars anterior commissurae anterioris*, NA].
p. anterior del fórnix de la vagina (pars anterior fornix vaginae). [*pars anterior fornix vaginae*, NA].
p. anular de la vaina fibrosa de los dedos (pars annularis vaginae fibrosae). [*pars annularis vaginae fibrosae*, NA].
p. ascendente de la aorta (ascending p. of aorta). [*pars ascendens aortae*, NA]. Ascending aorta.
p. ascendente del duodeno (pars ascendens duodeni). [*pars ascendens duodeni*, NA].
p. atlántica de la arteria vertebral (atlantic part of vertebral artery). [*pars atlantica*, NA].
p. autónoma (autonomic p.). [*pars autonomica*, NA]. Autonomic nervous system.
p. basal de la arteria pulmonar (pars basalis arteriae pulmonalis). [*pars basalis arteriae pulmonalis*, NA].
p. basal del puente (basilar p. of pons). [*pars basilaris pontis*]. Pars ventralis pontis.
p. basilar del hueso occipital (basal p. of occipital bone). [*pars basilaris ossis occipitalis*, NA]. Basilar apophysis.
p. bucofaríngea (buccopharyngeal p.). [*pars buccopharyngea*, NA].
p. cardíaca del estómago (cardiac p. of stomach). [*pars cardiaca ventriculi*, NA]. Cardia.
p. cartilaginosa del sistema esquelético (cartilaginous p. of skeletal system). [*pars cartilaginosa systematis skeletalis*, NA].
p. cartilaginosa del tabique nasal (pars cartilaginea septi nasi).
p. cartilaginosa de la trompa auditiva (cartilaginous p. of auditory tube). [*pars cartilaginea tubae auditivae*, NA].
p. caudal (pars caudalis). [*pars caudalis*, NA]. Caudal part.
p. cavernosa (pars cavernosa). P. spongiosa urethrae masculinae.
p. cavernosa de la arteria carótida interna (cavernous p. of internal carotid artery). [*pars cavernosa arteriae carotis internae*, NA].
p. central (pars centralis). [*pars centralis*, NA]. Central nervous system.
p. central del ventrículo lateral (pars centralis ventriculi lateralis). [*pars centralis ventriculi lateralis*, NA].
p. ceratofaríngea (ceratopharyngeal p.). [*pars ceratopharyngea*, NA].
p. cerebral de la arteria carótida interna (pars cerebralis arteriae carotis internae). [*pars cerebralis arteriae carotis internae*, NA]. Cerebral part of internal carotid artery.
p. cervical de la arteria carótida interna (cervical p. of internal carotid artery). [*pars cervicalis arteriae carotis internae*, NA].
p. cervical del conducto torácico (pars cervicalis ductus thoracici). [*pars cervicalis ductus thoracici*, NA]
p. cervical del esófago (cervical p. of esophagus). [*pars cervicalis esophagi*, NA].
p. cervical de la médula espinal (cervical p. of spinal cord). [*pars cervicalis medullae spinalis*, NA].
p. ciega de la retina (pars ceca retinae). [*pars ceca retinae*].
p. ciliar de la retina (ciliary p. of retina). [*pars ciliaris retinae*, NA].
p. cística (pars cystica).

p. clavicular (clavicular p.). [*pars clavicularis*, NA].
p. coccígea de la médula espinal (coccygeal p. of spinal cord). [*pars coccygea medullae spinalis*, NA].
p. coclear (cochlear p. of vestibulocochlear nerve). [*pars cochlearis*, NA].
p. condrofaríngea (chondropharyngeal p.). [*pars chondropharyngea*, NA].
p. contorneada de los lobulillos corticales (convoluted p. of kidney lobule). [*pars convoluta lobuli corticalis renis*, NA].
p. corneoescleral (corneoscleral p.). [*pars corneoscleralis*, NA].
p. coroidea de la retina (optic p. of retina). [*pars optica retinae*, NA]. Stratum cerebrale retinae.
p. cortical (cortical p.). [*pars corticalis*, NA].
p. costal del diafragma (costal p. of diaphragm). [*pars costalis diaphragmatis*, NA].
p. cricofaríngea (cricopharyngeal p.). [*pars cricopharyngea*, NA].
p. cruciforme de la vaina fibrosa de los dedos (cruciform p. of fibrous sheath). [*pars cruciformis vaginae fibrosae*, NA].
p. cuadrada (quadrate p.). [*pars quadrata*, NA].
p. cupular (cupular p., cupulate p.). [*pars cupularis*, NA].
p. derecha (right p.). [*pars dextra*, NA].
p. descendente de la aorta (pars descendens aortae). [*pars descendens aortae*, NA]. Aorta descendens; descending part of aorta.
p. descendente del duodeno (pars descendens duodeni). [*pars descendens duodeni*, NA].
p. distal (pars distalis). [*pars distalis*, NA].
p. dorsal del puente (dorsal p. of pons). [*pars dorsalis pontis*, NA].
p. endocrina del páncreas (pars endocrina pancreatis). [*pars endocrina pancreatis*].
p. escamosa del hueso temporal (pars squamosa ossis temporalis). [*pars squamosa ossis temporalis*, NA]. Squama temporalis; temporal squama; squamous p. of the temporal bone.
p. esfenoidal (sphenoidal p.). [*pars sphenoidalis*, NA].
p. espinal del nervio accesorio (spinal p. of accessory nerve). [*pars spinalis nervi accessorii*, NA].
p. esponjosa de la uretra masculina (spongiose p. of the male urethra). [*pars spongiosa urethrae masculinae*, NA].
p. esternal del diafragma (sternal p. of diaphragm). [*pars sternalis diaphragmatis*, NA].
p. esternocostal (sternocostal p.). [*pars sternocostalis*, NA].
p. exocrina del páncreas (pars exocrina pancreatis). [*pars exocrina pancreatis*].
p. fálica (pars phallica).
p. faríngea de la hipófisis (pars pharyngea hypophyseos). [*pars pharyngea hypophyseos*, NA]. Pharyngeal hypophysis.
p. fetal de la placenta (pars fetalis placentae). [*pars fetalis placentae*, NA]. Fetal placenta; placenta fetalis.
p. fláccida de la membrana del tímpano (flaccid p. of tympanic membrane). [*pars flaccida membranae tympani*, NA].
p. frontal del cuerpo calloso (pars frontalis corporis callosi).
p. genitales femeninas externas (partes genitales femininae externae).
p. genitales masculinas externas (partes genitales masculinae externae).
p. glosofaríngea (glossopharyngeal p.). [*pars glossopharyngea*, NA].
p. granulosa (pars granulosa).
p. hepática (pars hepatica).
p. horizontal del duodeno (horizontal p.). [*pars horizontalis duodeni*, NA].
p. inferior (inferior p.). [*pars inferior*, NA].
p. inferior del duodeno (pars inferior duodeni). [*pars inferior duodeni*, NA]. The third part of the duodenum.
p. inferior del ganglio vestibular (pars inferior ganglion vestibularis). [*pars inferior ganglion vestibularis*, NA].
p. inferior del ramo lingular (pars inferior ramus lingularis). [*pars inferior ramus lingularis*, NA].
p. infraclavicular del plexo braquial (infraclavicular p. of brachial plexus). [*pars infraclavicularis plexus brachialis*, NA].
p. infralobular (infralobar p.). [*pars infralobaris*, NA].
p. infrasegmental (infrasegmental p.). [*pars infrasegmentalis*].
p. infundibular (pars infundibularis). P. tuberalis.
p. infundibular del lóbulo anterior de la hipófisis (infundibular p.). [*pars tuberalis*, NA].
p. insular (insular p.). [*pars insularis*, NA].
p. intercartilaginosa de la abertura de la glotis (intercartilaginous p. of glottic opening). [*pars intercartilaginea rimae glottidis*, NA].
p. intermedia 1. (intermediate p.). [*pars intermedia*, NA]. **2.** (portio intermedia). Nervus intermedius.
p. intermedia de la comisura bulbar (pars intermedia commissura bulborum). [*pars intermedia commissura bulborum*, NA].
p. intermedia del lóbulo anterior de la hipófisis (pars intermedia lobi anterioris hypophyseos). [*pars intermedia lobi anterioris hypophyseos*, NA].
p. intermembranosa de la abertura de la glotis (intermembranous p. of glottic opening). [*pars intermembranacea rimae glottidis*, NA].
p. intracanalicular del nervio óptico (intracanicular p. of optic nerve). [*pars intracaniculus nervi optici*, NA].
p. intracraneal de la arteria vertebral (pars intracranialis arteriae vertebralis). [*pars intracranialis arteriae vertebralis*, NA].
p. intracraneal del nervio óptico (pars intracranialis nervi optici). [*pars intracranialis nervi optici*, NA].
p. intralaminar del nervio óptico (intralaminar p. of optic nerve). [*pars intralaminaris nervi optici*, NA].
p. intralobular (intralobar p.). [*pars intralobaris*, NA].
p. intraocular del nervio óptico (intraocular p. of optic nerve). [*pars intraocularis nervi optici*, NA].
p. intrasegmentaria (intrasegmental p.). [*pars intrasegmentalis*, NA].
p. irídea de la retina (iridial p. of retina). [*pars iridica retinae*, NA].
p. labial (labial p.). [*pars labialis*, NA].
p. lagrimal del músculo orbicular de los párpados (pars lacrimalis musculi orbicularis oculi). [*pars lacrimalis musculi orbicularis oculi*, NA].
p. laríngea de la faringe (laryngeal p. of pharynx). [*pars laryngea pharyngis*, NA]. Laryngopharynx.
p. lateral del arco longitudinal del pie (pars lateralis arcus pedis longitudinalis). [*pars lateralis arcus pedis longitudinalis*, NA].
p. lateral del fórnix de la vagina (pars lateralis fornix vaginae). [*pars lateralis fornix vaginae*, NA].
p. lateral del hueso occipital (pars lateralis ossis occipitalis). [*pars lateralis ossis occipitalis*, NA].
p. lateral del hueso sacro (pars lateralis ossis sacri). [*pars lateralis ossis sacri*, NA].
p. lateral del músculo transverso posterior del cuello (pars lateralis musculi intertransversarii posteriores cervicis). [*pars lateralis musculi intertransversarii posteriores cervicis*, NA].
p. lateral de la vena pulmonar (pars lateralis venae pulmonalis). [*pars lateralis venae pulmonalis*, NA].
p. lumbar del diafragma (lumbar p. of diaphragm). [*pars lumbalis diaphragmatis*, NA].
p. lumbar de la médula espinal (lumbar p. of spinal cord). [*pars lumbalis medullae spinalis*, NA].
p. marginal (marginal p.). [*pars marginalis*, NA].
p. mastoidea (mastoid p.). [*pars mastoidea*].
p. mayor del nervio trigémino (portio major nervi trigemini). Radix sensoria nervi trigemini.
p. medial 1. (pars medialis venae pulmonis). [*pars medialis venae pulmonis*, NA]. **2.** (pars medialis arcus pedis longitudinalis). [*pars medialis arcus pedis longitudinalis*, NA]. **3.** (pars medialis musculi intertransversarii posteriores cervicis). [*pars medialis musculi intertransversarii posteriores cervicis*, NA].
p. mediastínica (mediastinal p.). [*pars mediastinalis*, NA].
p. membranosa del tabique auricular (pars membranacea septi atriorum). [*pars membranacea septi atriorum*, NA].
p. membranosa del tabique interventricular (pars membranacea septi interventricularis). [*pars membranacea septi interventricularis*, NA]. Membranous septum; septum membranaceum ventriculorum.
p. membranosa del tabique nasal (membranous p. of nasal septum). [*pars membranacea septi nasi*, NA].
p. membranosa de la uretra masculina (membranous p. of male urethra). [*pars membranacea urethrae masculinae*, NA]

p. menor del nervio trigémino (portio minor nervi trigemini). Radix motoria nervi trigemini.
p. milofaríngea (mylopharyngeal p.). [*pars mylopharyngea*, NA].
p. móvil del tabique nasal (pars mobilis septi nasi). [*pars mobilis septi nasi*, NA]. Movable part of the nasal septum.
p. muscular del tabique interventricular (pars muscularis septi interventricularis). [*pars muscularis septi interventricularis*, NA]. Muscular portion of the interventricular septum of the heart.
p. nasal de la faringe (nasal p. of pharynx). [*pars nasalis pharyngis*, NA].
p. nasal del hueso frontal (pars nasalis ossis frontalis). [*pars nasalis ossis frontalis*, NA]. Nasal portion of the frontal bone.
p. nerviosa de la hipófisis (pars nervosa hypophyseos). Neurohypophysis.
p. nerviosa de la retina (pars nervosa retinae). [*pars nervosa retinae*, NA].
p. oblicua (oblique p.). [*pars obliqua*, NA].
p. occipital del cuerpo calloso (pars occipitalis corporis callosi).
p. oculta del duodeno (pars tecta duodeni). [*pars tecta duodeni*]. Hidden part of duodenum.
p. oculta del páncreas (pars tecta pancreatis). [*pars tecta pancreatis*]. Hidden portion of the pancreas.
p. oculta del riñón (pars tecta renalis). [*pars tecta renalis*]. Hidden portion of the kidney.
p. oculta del uréter (pars tecta ureteralis). [*pars tecta ureteralis*]. Hidden portion of the ureter.
p. opercular (pars opercularis). [*pars opercularis*].
p. oral de la faringe (oral p. of pharynx). [*pars oralis pharyngis*, NA].
p. orbitaria de la glándula lagrimal (pars orbitalis glandulae lacrimalis). [*pars orbitalis glandulae lacrimalis*, NA].
p. orbitaria del hueso frontal (pars orbitalis ossis frontalis). [*pars orbitalis ossis frontalis*, NA].
p. orbitaria del músculo orbicular de los párpados (pars orbitalis musculi orbicularis oculi). [*pars orbitalis musculi orbicularis oculi*, NA].
p. orbitaria del nervio óptico (orbital p. of optic nerve). [*pars orbitalis nervi optici*, NA].
p. ósea del sistema esquelético (osseous p. of skeletal system). [*pars ossea systematis skeletalis*, NA].
p. ósea del tabique nasal (bony p. of nasal septum). [*pars ossea septi nasi*, NA].
p. ósea de la trompa auditiva (bony p. of auditory tube). [*pars ossea tubae auditivae*, NA].
p. palpebral de la glándula lagrimal (pars palpebralis glandulae lacrimalis). [*pars palpebralis glandulae lacrimalis*, NA].
p. palpebral del músculo orbicular de los párpados (pars palpebralis musculi orbicularis oculi). [*pars palpebralis musculi orbicularis oculi*, NA].
p. parasimpática (parasympathetic p.). [*pars parasympathica*, NA].
p. pélvica del uréter (pars pelvica ureteris). [*pars pelvica ureteris*, NA].
p. periférica (pars peripherica).
p. perpendicular (pars perpendicularis). Lamina perpendicularis.
p. petrosa (pars petrosa). [*pars petrosa*, NA].
p. petrosa de la arteria carótida interna (pars petrosa arteriae carotis internae). [*pars petrosa arteriae carotis internae*, NA]. Petrous part of internal carotid artery.
p. petrosa (peñasco) del temporal (pars petrosa ossis temporalis). [*pars petrosa ossis temporalis*, NA]. Petrous part of temporal bone.
p. pigmentaria (pars pigmentosa). [*pars pigmentosa*, NA].
p. pilórica del estómago (pyloric p. of stomach). [*pars pylorica ventriculi*, NA].
p. plana (pars plana). [*orbiculus ciliaris*, NA].
p. poscomunicante (postcommunical p.). [*pars postcommunicalis*, NA].
p. poslaminar del nervio óptico (postlaminar p. of optic nerve). [*pars postlaminaris nervi optici*, NA].
p. posterior de la cara diafragmática hepática (pars posterior facies diaphragmatis hepatis). [*pars posterior facies diaphragmatis hepatis*, NA]. Posterior portion of the diaphragmatic surface of the liver.
p. posterior de la comisura anterior (pars posterior commissurae anterioris). [*pars posterior commissurae anterioris*, NA]. Posterior portion of the anterior commissure.
p. posterior del fórnix de la vagina (pars posterior fornix vaginae). [*pars posterior fornix vaginae*, NA].
p. postsurcal (postsulcal p.). [*pars postsulcalis*, NA].
p. precomunicante (precommunical p.). [*pars precommunicalis*, NA].
p. prelaminar del nervio óptico (prelaminar p. of optic nerve). [*pars prelaminaris nervi optici*, NA].
p. presurcal (presulcal p.). [*pars presulcalis*, NA].
p. profunda de la glándula parótida (pars profunda glandulae parotideae). [*pars profunda glandulae parotideae*, NA].
p. profunda del músculo esfínter externo del ano (pars profunda musculi sphincteri ani externi). [*pars profunda musculi sphincteri ani externi*, NA].
p. profunda del músculo masetero (pars profunda musculi masseteri). [*pars profunda musculi masseteri*, NA].
p. prostática de la uretra (pars prostatica urethrae). [*pars prostatica urethrae*, NA]. Prostatic urethra.
p. pterigofaríngea (pterygopharyngeal p.). [*pars pterygopharyngea*, NA].
p. radial del lóbulo cortical renal (pars radiata lobuli corticalis renis). [*pars radiata lobuli corticalis renis*, NA]. Ferrein's pyramid; medullary ray.
p. recta (straight p.). [*pars recta*, NA].
p. retrolenticular de la cápsula interna (retrolenticular limb of internal capsule). [*pars retrolentiformis capsulae internae*, NA].
p. rostral (pars rostralis). [*pars rostralis*, NA]. Rostral part.
p. sacra de la médula espinal (sacral p. of spinal cord). [*pars sacralis medullae spinalis*, NA].
p. selar (pars sellaris). [*sella turcica*, NA].
p. simpática (sympathetic p.). [*pars sympathica*, NA].
p. subcutánea (subcutaneous p.). [*pars subcutanea*, NA].
p. sublenticular de la cápsula interna (sublenticular limb of internal capsule). [*pars sublentiformis capsulae internae*, NA].
p. superficial de la glándula parótida (pars superficialis glandulae parotideae). [*pars superficialis glandulae parotideae*, NA].
p. superficial del músculo esfínter externo del ano (pars superficialis musculi sphincteri ani externi). [*pars superficialis musculi sphincteri ani externi*, NA].
p. superficial del músculo masetero (pars superficialis musculi masseteri). [*pars superficialis musculi masseteri*, NA].
p. superior de la cara diafragmática hepática (pars superior facies diaphragmatis hepatis). [*pars superior facies diaphragmatis hepatis*, NA]. Superior portion of the diaphragmatic surface of the liver.
p. superior del duodeno (pars superior duodeni). [*pars superior duodeni*, NA].
p. superior del ganglio vestibular (pars superior ganglion vestibularis). [*pars superior ganglion vestibularis*, NA].
p. superior del nervio vestibulococlear (superior p. of vestibulocochlear nerve).
p. superior del ramo lingular (pars superior ramus lingularis). [*pars superior ramus lingularis*, NA].
p. supraclavicular del plexo braquial (supraclavicular p. of brachial plexus). [*pars supraclavicularis plexus brachialis*, NA].
p. supravaginal (portio supravaginalis). [*portio supravaginalis*, NA].
p. tensa de la membrana del tímpano (tense p. of the tympanic membrane). [*pars tensa membranae tympani*, NA].
p. terminal (terminal p.). [*pars terminalis*, NA].
p. tibioastragalina anterior (anterior tibiotalar p. of deltoid ligament). [*pars tibiotalaris anterior ligamenti medialis*, NA]. Anterior tibiotalar ligament.
p. tibioastragalina posterior (posterior tibiotalar p.). [*pars tibiotalaris posterior*, NA].
p. tibiocalcánea (tibiocalcaneal p.). [*pars tibiocalcanea*, NA].
p. tibioescafoidea (tibionavicular p.). [*pars tibionavicularis*, NA].
p. timpánica del hueso temporal (tympanic p. of temporal bone). [*pars tympanica ossis temporalis*, NA].
p. tirofaríngea (thyropharyngeal p.). [*pars thyropharyngea*, NA].

p. torácica de la aorta (thoracic p. of aorta). [*pars thoracica aortae*, NA].
p. torácica del conducto torácico (thoracic p. of thoracic duct). [*pars thoracica ductus thoracici*, NA].
p. torácica del esófago (thoracic p. of esophagus). [*pars thoracica esophagi*, NA].
p. torácica de la médula espinal (thoracic p. of spinal cord). [*pars thoracica medullae spinalis*, NA].
p. transversa (transverse p.). [*pars transversa*, NA].
p. transversal (pars transversaria). [*pars transversaria*, NA].
p. triangular (pars triangularis). [*pars triangularis*].
p. tuberal (infundibular p.). [*pars tuberalis*, NA].
p. umbilical (umbilical p.). [*pars umbilicalis*, NA].
p. uterina de la placenta (pars uterina placentae). [*pars uterina placentae*, NA]. Maternal placenta; placenta uterina.
p. uterina de la trompa uterina (pars uterina tubae uterinae). [*pars uterina tubae uterinae*, NA].
p. uveal (uveal p.). [*pars uvealis*, NA].
p. vagal del nervio accesorio (vagal p. of accessory nerve). [*pars vagalis nervi accessorii*, NA]. Radices craniales.
p. vaginal (portio vaginalis). [*portio vaginalis*, NA].
p. ventral de la protuberancia (ventral p. of the pons). [*pars ventralis pontis*, NA].
p. vertebral (vertebral p.). [*pars vertebralis*, NA].
p. lumbar del diafragma (vertebral p. of diaphragm). [*pars lumbalis diaphragmatis*, NA].
p. vestibular del nervio coclear (vestibular p. of vestibulocochlear nerve). [*pars vestibularis nervi vestibulocochlearis*, NA].

porencefalia **1.** (porencephalia). Porencephaly. **2.** (porencephaly). Porencephalia; spelencephaly; the occurrence of cavities in the brain substance, communicating usually with the lateral ventricles.
porencefálico **1.** (porencephalous). Porencephalic. **2.** (porencephalic). Porencephalous; relating to or characterized by porencephaly.
porencefalitis (porencephalitis). Chronic inflammation of the brain with the formation of cavities in the organ's substance.
porfina (porphin, porphine). Porphyrin; the unsubstituted tetrapyrrole nucleus that is the basis of the porphyrins.
porfiria (porphyria). A group of disorders involving heme biosynthesis, characterized by excessive excretion of porphyrins or their precursors.
p. aguda intermitente, aguda (acute intermittent p., acute p.).
p. de las ardillas (squirrel p.).
p. bovina (bovine p.).
p. cutánea tardía (PCT) (p. cutanea tarda (PCT)). Symptomatic p.
p. eritropoyética (erythropoietic p.).
p. eritropoyética congénita (congenital erythropoietic p. (CEP)).
p. hepática (hepatic p.).
p. intermitente aguda (PIA) (intermittent acute p. (IAP)). Acute intermittent p.; acute p.
p. ovulocíclica (ovulocyclic p.).
p. porcina (swine p.). P. as a dominant trait seen in swine.
p. sintomática (symptomatic p.). P. cutanea tarda.
p. de tipo sudafricano (South African type p.). Variegate p.
p. variegata (variegate p. (VP)). Protocoproporphyria hereditaria.
porfirina (porphyrin). Porphin.
porfirinas (porphyrins). Pigments widely distributed throughout nature (e.g., heme, bile pigments, cytochromes) consisting of four pyrroles joined in a ring (porphin) structure.
porfirinógenos (porphyrinogens). Intermediates in the biosynthesis of heme.
porfirinuria (porphyrinuria). Porphyruria; purpurinuria; excretion of porphyrins and related compounds in the urine.
porfirización (porphyrization). Grinding in a mortar (formerly on a slab of porphyry).
porfiruria (porphyruria). Porphyrinuria.
porfobilina (porphobilin). General term denoting intermediates between the monopyrrole, porphobilinogen, and the cyclic tetrapyrrole of heme (a porphin derivative).
porfobilinógeno (PBG) (porphobilinogen (PBG)). 5-Aminomethyl-4-carboxymethylpyrrole-3-propionic acid; a porphyrin precursor of porphyrinogens, porphyrins, and heme.
p. sintasa (p. synthase).
poriomanía (poriomania). A morbid impulse to wander or journey away from home.
porión (porion, pl. poria). The central point on the upper margin of the external auditory meatus.
pornolagnia (pornolagnia). Sexual attraction toward prostitutes.
poro (pore). A hole, perforation, or foramen. One of the minute openings of the sweat glands of the skin.
p. acústico externo (external acoustic p.). [*porus acusticus externus*, NA]. External auditory p.
p. acústico interno (internal acoustic p.). [*porus acusticus internus*, NA]. Auditory p.
p. crotafítico-buccinador (porus crotaphytico-buccinatorius).
p. dilatado (dilated p.) Acquired trichoepithelioma.
p. de filtración (slit p.'s). Filtration slits.
p. gustativo **1.** (taste p.). [*porus gustatorius*, NA]. **2.** (gustatory p.). [*porus gustatorius*, NA].
p. interalveolares (interalveolar p.'s). Kohn's p.'s.
p. de Kohn (Kohn's p.'s). Interalveolar p.'s.
p. nuclear (nuclear p.).
p. sudoríparo **1.** (sweat p.). **2.** (porus sudoriferus). [*porus sudoriferus*, NA]. Sweat pore.
poro-, por- (poro-, por-). Combining form denoting a pore, duct, or opening; a going or passing through; a callus or induration.
porocefaliasis (porocephaliasis). Porocephalosis; infection with a species of the tongue worms *Porocephalus*.
porocefalosis (porocephalosis). Porocephaliasis.
porocele (porocele). Obsolete term for a hernia with indurated coverings.
poroconidio (poroconidium). Porospore; in fungi, a spore produced through the microscopic pore of the condidiophore.
poroma (poroma). **1.** Callosity. **2.** Exostosis. **3.** Induration following a phlegmon. **4.** A tumor of cells lining the skin openings of sweat glands.
p. ecrino (eccrine p.). A p. of the eccrine sweat glands.
poroqueratosis (porokeratosis). A rare dermatosis in which there is a thickening of the stratum corneum with an annular keratotic rim or cornoid lamella and progressive centrifugal atrophy.
p. actínica (actinic p.).
porosidad (porosity). **1.** Porosis. **2.** A perforation.
porosis (porosis, pl. poroses). Porosity; a porous condition.
p. cerebral (cerebral p.).
poroso (porous). Having openings that pass directly or indirectly through the substance.
porospora (porospore). Poroconidium.
porótico (porotic). Porous, as in osteoporotic.
porotomía (porotomy). Meatotomy.
porrigo (porrigo). Obsolete term for any disease of the scalp; e.g., ringworm, favus, eczema.
p. decalvans (p. decalvans). Alopecia areata.
p. favosa (p. favosa). Favus.
p. furfurans (p. furfurans). Tinea tonsurans.
p. larvalis (p. larvalis). Eczema of the scalp.
p. lupinosa (p. lupinosa). Favus.
p. scutulata (p. scutulata). Favus.
porropsia (porropsia). A condition in which objects appear farther away than they are.
porta (porta, pl. portae). **1.** Hilum. **2.** Foramen interventriculare.
p. hepática (p. hepatis). [*porta hepatis*, NA]. Portal fissure.
p. lienis (p. lienis). Hilum splenicum.
p. pulmonar (p. pulmonis). Hilum pulmonis.
p. renal (p. renis). Hilum renalis.
portaagujas (needle-holder, needle-carrier, needle-driver).
portador (carrier). **1.** An individual with an asymptomatic infection that can be transmitted to other susceptible individuals. **2.** Any chemical capable of accepting an atom, radical, or subatomic particle from one compound, then passing it to another. **3.** A substance which, by having chemical properties closely related to or indistinguishable from those of a radioactive tracer, is thus able to carry the tracer through a precipitation or similar chemical procedure. **4.** A large immunogen which when coupled to a hapten will facilitate an immune response to the hapten.
p. de amalgama (amalgam c.).
p. convaleciente (convalescent c.).
p. genético (genetic c.).
p. de hidrógeno (hydrogen c.). Hydrogen acceptor.

p. incubatorio (incubatory c.).
p. manifiesto (manifesting c.). Manifesting heterozygote.
p. de traslocación (translocation c.).
portal (portal). **1.** Relating to any porta or hilus, specifically to the porta hepatis and the p. vein. **2.** The point of entry into the body of a pathogenic microorganism.
p. intestinales (intestinal p.'s).
portaobjeto (slide). A rectangular glass plate on which is placed an object to be examined under the microscope.
portiplexo (portiplexus). The union of the choroid plexus of the lateral ventricle with that of the third ventricle at the interventricular foramen (of Monro).
porto- (porto-). Combining form meaning portal.
portobilioarterial (portobilioarterial). Relating to the portal vein, biliary ducts, and hepatic artery, which have similar distributions.
portocava (portacaval). Concerning the portal vein and the inferior vena cava.
portoenterostomía (portoenterostomy). Kasai operation; an operation for biliary atresia in which a Roux-en-Y loop of jejunum is anastomosed to the hepatic end of the divided extravascular portal structures, including rudimentary bile ducts.
portografía (portography). Portovenography; delineation of the portal circulation by roentgenograms, using radiopaque material, usually introduced into the spleen or into the portal vein at operation.
portograma (portogram). Radiographic record of portography.
portosistémico (portosystemic). Relating to connections between the portal and systemic venous systems.
portovenografía (portovenography). Portography.
porus, pl. **pori** (porus, pl. pori). [*porus*, NA]. A pore, meatus, or foramen.
pos-, post- (post-). Prefix, to words derived from L. roots, denoting after, behind, or posterior; corresponds to G. *meta-*.
posacetabular (postacetabular). Posterior to the acetabular cavity.
posadolescencia (postadolescence). The period after adolescence or puberty.
posanal (postanal). Posterior to the anus.
posanestésico (postanesthetic). Occurring after anesthesia.
posapopléctico (postapoplectic). Occurring after an attack of apoplexy.
posaxial (postaxial). **1.** Posterior to the axis of the body or any limb, the latter being in the anatomical position. **2.** Denoting the portion of a limb bud which lies caudal to the axis of the limb.
posbraquial (postbrachial). On or in the posterior part of the upper arm.
poscardinal (postcardinal). Relating to the posterior cardinal veins.
poscarga **1.** (afterload). The load or force thus encountered in shortening. **2.** (afterload). The arrangement of a muscle so that, in shortening, it lifts a weight from an adjustable support or otherwise does work against a constant opposing force to which it is not exposed at rest. **3.** (aftercharge).
p. ventricular (ventricular a.). The tension per unit cross-sectional area in the ventricular muscle fibers that is required to produce the transmural pressure required for systolic ejection.
poscatarata (aftercataract). Secondary cataract.
poscava (postcava). Vena cava inferior.
poscaval (postcaval). Relating to the inferior vena cava.
poscentral (postcentral). Referring to the cerebral convolution forming the posterior bank of the central sulcus; the postcentral gyrus.
poscibal (postcibal). After a meal or the taking of food.
posclavicular (postclavicular). Posterior to the clavicle.
poscoital (postcoital). After coitus.
poscoito (postcoitus). The time immediately after coitus.
poscontracción (aftercontraction). A muscular contraction persisting a noticeable time after the stimulus has ceased.
poscordial (postcordial). Posterior to the heart.
poscorona (postcrown).). A crown, replacing the natural crown, which is retained on the stump of the root of a tooth from which the pulp has been removed, by a post or pin integral with the crown.
poscostal (postcostal). Behind the ribs.
poscubital (postcubital). On or in the posterior or dorsal part of the forearm.
posdescarga (afterdischarge). Prolongation of response of neural elements after cessation of stimulation.
posdiastólico (postdiastolic). Following the diastole of the heart.
posdicrótico (postdicrotic). Following the dicrotic wave in a sphygmogram; denoting an additional interruption in the descending line of the pulse tracing.
posdiftérico (postdiphtheritic). Following or occurring as a sequel of diphtheria.
posdique (postdam). Posterior palatal seal.
posdormital (postdormital). Relating to the postdormitum.
posdormitum (postdormitum). The period of increasing consciousness between sound sleep and waking.
posductal (postductal). Relating to that part of the aorta distal to the aortic opening of the ductus arteriosus.
posencefalítico (postencephalitic). Following encephalitis.
posencéfalo (endbrain). Telencephalon.
posepiléptico (postepileptic). Following an epileptic seizure.
posescapular (postscapular). Posterior to the scapula.
posescarlatínico (postscarlatinal). Occurring as a sequel of scarlatina.
posesfígmico (postsphygmic). Occurring after the pulse wave.
posesofágico (postesophageal). Behind the esophagus.
posesplénico (postsplenic). Posterior to the spleen.
posestro (postestrus, postestrum). The period in the estrus cycle following estrus.
posfaríngeo (postpharyngeal). Posterior to the pharynx.
posfebril (postfebrile). Metapyretic; occurring after a fever.
posganglionar (postganglionic). Distal to or beyond a ganglion; referring to the unmyelinated nerve fibers originating from cells in an autonomic ganglion.
poshemipléjico (posthemiplegic). Following hemiplegia.
poshemorrágico (posthemorrhagic). Following a hemorrhage.
poshepático (posthepatic). Behind the liver.
poshioideo (posthyoid). Behind the hyoid bone.
poshipnótico (posthypnotic). Following hypnotism; denoting an act suggested during hypnosis that is to be carried out at some time after the hypnotized subject is awakened.
posición (position). **1.** An attitude, posture, or place occupied. **2.** Posture or attitude assumed by a patient for comfort and to facilitate the performance of diagnostic, surgical, or therapeutic procedures. **3.** In obstetrics, the relation of an arbitrarily chosen portion of the fetus to the right or left side of the mother.
p. anatómica (anatomical p.).
p. de bisagra (hinge p.).
p. de bisagra de los cóndilos o condílea de bisagra (condylar hinge p.).
p. de Bozeman (Bozeman's p.).
p. cardíaca (heart p.). Electrical heart p.
p. de Casselberry (Casselberry p.).
p. céntrica (centric p.).
p. dorsal (dorsal p.). Supine p.
p. dorsosacra (dorsosacral p.). Lithotomy p.
p. eléctrica del corazón (electrical heart p.). Heart p.
p. de Elliot (Elliot's p.).
p. excéntrica (eccentric p.). Eccentric relation.
p. fisiológica de reposo (physiologic rest p.).
p. de flanco (flank p.).
p. de Fowler (Fowler's p.).
p. frontoanterior (frontoanterior p.).
p. frontoposterior (frontoposterior p.).
p. frontotransversa (frontotransverse p.).
p. genucubital (genucubital p.). Knee-elbow p.
p. genupectoral (genupectoral p.). Knee-chest p.
p. inglesa (English p.). Sims' p.
p. intercuspídea (intercuspal p.).
p. de litotomía (lithotomy p.). Dorsosacral p.
p. mandibular de bisagra (mandibular hinge p.).
p. de Mayo-Robson (Mayo-Robson's p.).
p. mentoanterior (mentoanterior p.).
p. mentoposterior (mentoposterior p.).
p. mentotransversa (mentotransverse p.).
p. de Noble (Noble's p.).
p. obstétrica (obstetric p.).
p. occipitoanterior (occipitoanterior p.).
p. occipitoposterior (occipitoposterior p.).

p. occipitotransversa (occipitotransverse p.).
p. oclusal (occlusal p.).
p. postural, de reposo postural (postural p., postural resting p.).
p. prona (prone p.). Lying face down.
p. protrusiva (protrusive p.).
p. recumbente lateral (lateral recumbent p.). Sims' p.
p. de reposo (rest p.). Physiologic rest p.
p. rodilla-codo (knee-elbow p.). Genucubital p.
p. rodilla-tórax (knee-chest p.). Genupectoral p.
p. de Rose (Rose's p.).
p. sacroanterior (sacroanterior p.).
p. sacroposterior (sacroposterior p.).
p. sacrotransversa (sacrotransverse p.).
p. del salto de rana (leapfrog p.).
p. de Scultetus (Scultetus' p.).
p. semiprona (semiprone p.). Sims' p.
p. de Simon (Simon's p.). A p. for vaginal examination.
p. de Sims (Sims' p.). English p.; lateral recumbent p.; semiprone p.
p. supina (supine p.). Dorsal p.; lying upon the back.
p. terminal en bisagra (terminal hinge p.).
p. de Trendelenburg (Trendelenburg's p.).
p. de Valentine (Valentine's p.).
p. de Walcher (Walcher p.).

posicionador (positioner). A resilient elastoplastic or rubber removable appliance fitting over the occlusal surface of the teeth, to obtain limited tooth movement and/or stabilization, usually used at the end of orthodontic treatment.
posictal (postictal). Following a seizure, e.g., epileptic.
posinfluenzal (postinfluenzal). Occurring as a sequel of influenza.
posisquial (postischial). Posterior to the ischium.
positivo (positive). **1.** Affirmative; definite; not negative. **2.** Denoting a response, the occurrence of a reaction, or the existence of the entity or condition in question.
positrón (positron). Positive electron; a subatomic particle of mass and charge equal to the electron but of opposite (i.e., positive) charge.
posmaduro (postmature). The fetus that remains in the uterus longer than the normal gestational period; i.e., longer than 42 weeks (288 days) in humans.
posmastoideo (postmastoid). Posterior to the mastoid process.
posmediano (postmedian). Posterior to the median plane.
posmediastínico (postmediastinal). **1.** Posterior to the mediastinum. **2.** Relating to the posterior mediastinum.
posmediastino (postmediastinum). Mediastinum posterius.
posmeñique (postminimus). A small accessory appendage attached to the side of the fifth finger or toe; it may resemble a normal digit or be merely a fleshy mass.
posmenopáusico (postmenopausal). Relating to the period following the menopause.
posnarial (postnarial). Relating to the posterior nares or choanae.
posnaris (postnaris). Choana.
posnasal (postnasal). **1.** Posterior to the nasal cavity. **2.** Relating to the posterior portion of the nasal cavity.
posnatal (postnatal). Occurring after birth.
posnecrótico (postnecrotic). Subsequent to the death of a tissue or part of the body.
posneumónico (postpneumonic). Following or occurring as a sequel of pneumonia.
posneurítico (postneuritic). Following neuritis.
posocular (postocular). Posterior to the eyeball.
posología (posology). The branch of pharmacology and therapeutics concerned with a determination of the doses of remedies; the science of dosage.
posológico (posologic). Relating to posology.
posoperatorio (postoperative). Following an operation.
posoral (postoral). In the posterior part of, or posterior to, the mouth.
posorbitario (postorbital). Posterior to the orbit.
pospalatino (postpalatine). Posterior to the palatine bones. Usually used to refer to the soft palate.
pospalúdico (postmalarial). Occurring as a sequel of malaria.
posparalítico (postparalytic). Following or consequent upon paralysis.
posparto (postpartum). After childbirth.
pospercepción (afterperception). Appreciation of a stimulus only after it has ceased to act.
pospicnótico (postpyknotic). Following the stage of pyknosis in a red cell, denoting the disappearance of the nucleus (chromatolysis).
pospotencial (afterpotential). The small changes in electrical potential in a stimulated nerve which follow the main, or spike, potential; they consist of an initial negative deflection followed by a positive deflection in the oscillograph record.
p. diastólico (diastolic a.). In the heart, a transmembrane potential change following repolarization, which may reach threshold magnitude and cause a rhythm disturbance.

posprandial (postprandial). Following a meal.
pospuberal, pospubertal (postpuberal, postpubertal). Postpubescent.
pospubertad (postpuberty). The period after puberty.
pospubescente (postpubescent). Postpuberal; postpubertal; subsequent to the period of puberty.
posrolándico (postrolandic). Behind the fissure of Rolando, or central sulcus.
post mortem (postmortem). **1.** Pertaining to or occurring during the period after death. **2.** Colloquialism for autopsy.
postarsiano (posttarsal). Relating to the posterior portion of the tarsus.
postecta (posttecta). Aboral to the hidden part of the duodenum.
postemilla (gumboil). Gingival abscess.
posterior (posterior). **1.** After, in relation to time or space. **2.** [*posterior*, NA]. Dorsalis; posticus; in human anatomy, denoting the back surface of the body. **3.** Near the tail or caudal end of certain embryos. **4.** An undesirable and confusing substitute for caudal in quadrupeds.
postero- (postero-). Combining form denoting posterior.
posteroanterior (posteroanterior). A term denoting the direction of view or progression, from posterior to anterior, through a part.
posteroclusión (posteroclusion). Posterior occlusion.
posteroexterno (posteroexternal). Posterolateral.
posterointerno (posterointernal). Posteromedial.
posterolateral (posterolateral) Posteroexternal; behind and to one side, specifically to the outer side.
posteromedial (posteromedial). Posterointernal; behind and to the inner side.
posteromediano (posteromedian). Occupying a central position posteriorly.
posteroparietal (posteroparietal). Relating to the posterior portion of the parietal lobe of the cerebrum.
posterosuperior (posterosuperior). Situated behind and at the upper part.
posterotemporal (posterotemporal). Relating to or lying in the posterior portion of the temporal lobe of the cerebrum.
postetomía (posthetomy). Dorsal slit of foreskin.
postibial (posttibial). Posterior to the tibia; situated in the posterior portion of the leg.
posticus (posticus). Posterior.
postifoideo (posttyphoid). Occurring as a sequel of typhoid fever.
postioplastia (posthioplasty). Surgical reconstruction of the prepuce.
postitis (posthitis). Inflammation of the prepuce.
postolito (postholith). Preputial calculus.
postración (prostration). A marked loss of strength, as in exhaustion.
p. por calor (heat p.).

postransverso (posttransverse). Behind a transverse process.
postraumático (posttraumatic). Temporally, and implied causally, related to a trauma.
postremático (posttrematic). Relating to the caudal surface of a branchial cleft.
postsacro (postsacral). Referring to the coccyx.
postsináptico (postsynaptic). Pertaining to the area on the distal side of a synaptic cleft.
postulado (postulate). A proposition that is taken as self-evident or assumed without proof as a basis for reasoning.
p. de Ampère (Ampère's p.). Avogadro's law.
p. de Avogadro (Avogadro's p.). Avogadro's law
p. de Ehrlich (Ehrlich's p.). Side-chain theory.
p. de Koch (Koch's p.'s). Koch's law.

postura (posture). The position of the limbs or the carriage of the body as a whole.
  p. de Stern (Stern's p.).
postural (postural). Relating to or effected by posture.
postussis (posttussis). After coughing; referring usually to certain auscultatory sounds.
posuterino (postuterine). Posterior to the uterus.
posvacunal (postvaccinal). After vaccination.
posvalvular (postvalvar, postvalvular). Relating to a position distal to the pulmonary or aortic valves.
potable (potable). Drinkable; fit to drink.
potamofobia (potamophobia). Morbid fears aroused by the sight, and sometimes thought, of a river or any flow of water.
potasa (potash). Pearl-ash; impure potassium carbonate.
  p. cáustica (caustic p.). Potassium hydroxide.
  p. sulfurada (sulfurated p.).
potásico (potassic). Relating to or containing potassium.
potasio (potassium). Kalium; an alkaline metallic element, symbol K, atomic no. 19, atomic weight 39.100, occurring abundantly in nature but always in combination.
  acetato de p. (p. acetate).
  alumbre de p. (p. alum). Aluminum potassium sulfate.
  aminosalicilato de p. (p. aminosalicylate).
  antimoniltartrato de p. (p. antimonyltartrate).
  atractilato de p. (p. atractylate).
  bicarbonato de p. (p. bicarbonate).
  bicromato, dicromato de p. (p. dichromate, p. bichromate).
  bitartrato de p. (p. bitartrate). P. acid tartrate.
  bromuro de p. (p. bromide).
  cianuro de p. (p. cyanide). A commercial fumigant.
  citrato de p. (p. citrate). Rivière's salt.
  citrato efervescente de p. (effervescent p. citrate).
  clorato de p. (p. chlorate). Chlorate of potash.
  cloruro de p. (p. chloride).
  ferrocianuro de p. (p. ferrocyanide).
  fosfato de p. (p. phosphate). Dipotassium phosphate.
  fosfato dibásico de p. (dibasic p. phosphate). P. phosphate.
  fosfato monobásico de p. (monobasic p. phosphate).
  gluconato de p. (p. gluconate). Gluconic acid p. salt.
  guayacolsulfonato de p. (p. guaiacolsulfonate).
  hidróxido de p. (p. hydroxide). Caustic potash.
  hipofosfito de p. (p. hypophosphite).
  metafosfato de p. (p. metaphosphate).
  nitrato de p. (p. nitrate).
  perclorato de p. (p. perchlorate).
  permanganato de p. (p. permanganate).
  rodanato de p. (p. rhodanate). P. thiocyanate.
  sorbato de p. (p. sorbate).
  succinato de p. (p. succinate).
  sulfato de p. (p. sulfate). A laxative.
  sulfocianato de p. (p. sulfocyanate). P. thiocyanate.
  tartrato de p. (p. tartrate). Soluble tartar.
  tartrato ácido de p. (p. acid tartrate). P. bitartrate.
  tartrato sódico de p. (p. sodium tartrate). Rochelle salt.
  tiocianato de p. (p. thiocyanate). P. sulfocyanate.
  yodato de p. (p. iodate). An oxidizing agent and disinfectant.
  yoduro de p. (p. iodide).
potasiocúprico (potassiocupric). Relating to or containing both potassium and copper.
potasiomercúrico (potassiomercuric). Relating to or containing both potassium and mercury.
potencia (potency). **1.** Power, force, or strength; the condition or quality of being potent. **2.** Specifically, sexual p. **3.** In therapeutics, the pharmacological activity of a compound.
  p. sexual (sexual p.).
potenciación (potentiation). Interaction between two or more drugs or agents resulting in a pharmacologic response greater than the sum of individual responses to each drug or agent.
potenciador (potentiator). In chemotherapy, a drug used in combination with other drugs to produce deliberate potentiation.
potencial (potential). **1.** Capable of doing or being, although not yet doing or being; possible, but not actual. **2.** A state of tension in an electric source enabling it to do work under suitable conditions.
  p. de acción (action p.).
  p. bioeléctrico (bioelectric p.). Electrical p.'s occurring in living organisms.
  p. biótico (biotic p.).
  p. cerebral (brain p.).
  p. de demarcación (demarcation p.). Injury p.
  p. en espiga (spike p.).
  p. evocado (evoked p.). Evoked response.
  p. evocado somatosensorial extremo (extreme somatosensory evoked p. (ESEP)).
  p. evocado visual (visual evoked p.).
  p. generador (generator p.).
  p. inicial de un receptor (early receptor p. (ERP)).
  p. de lesión (injury p.). Demarcation p.
  p. de membrana (membrane p.). Transmembrane p.
  p. miogénico (myogenic p.). Action p. of muscle.
  p. oscilatorio (oscillatory p.).
  p. de Ottoson (Ottoson p.). Electro-olfactogram.
  p. de oxidorreducción (E_h) (oxidation-reduction p.). Redox p.
  p. postsináptico excitatorio (excitatory postsynaptic p. (EPSP)).
  p. postsináptico inhibitorio (inhibitory postsynaptic p. (IPSP)).
  p. redox (redox p.). Oxidation-reduction p.
  p. S (S p.).
  p. termodinámico (thermodynamic p.).
  p. de transmembrana (transmembrane p.). Membrane p.
  p. zeta (zeta p.).
  p. zoonótico (zoonotic p.).
potenciómetro (potentiometer). **1.** An instrument used for measuring small differences in electrical potential. **2.** An electrical resistor of fixed total resistance between two terminals, but with a third terminal attached to a slider that can make contact at any desired point along the resistance.
potente (potent). **1.** Possessing force, power, strength. **2.** Indicating the ability of a primitive cell to differentiate. **3.** In psychiatry, possessing sexual potency.
poudrage (poudrage). **1.** Powdering. **2.** Talc operation.
  p. pericárdico (pericardial p.). Talc operation.
  p. pleural (pleural p.).
povidona (povidone). Polyvidone; polyvinylpyrrolidone; a synthetic polymer consisting mainly of linear 1-vinyl-2-pyrrolidone groups, with mean molecular weights ranging from 10,000 to 70,000; used as a dispersing and suspending agent.
povidona-yodo (povidone-iodine). Polyvinylpyrrolidone-iodine complex; a topical anti-infective agent for the skin and mucous membranes.
pox (pox). **1.** An eruptive disease, usually qualified by a descriptive prefix; e.g., smallpox, cowpox, chickenpox. **2.** An eruption, first papular then pustular, occurring in chronic antimony poisoning. **3.** Archaic or colloquial term for syphilis.
poxvirus (poxvirus). Any virus of the family Poxviridae.
  p. officinalis (p. officinalis). Vaccinia virus.
-poyesis (-poiesis). Combining form denoting production.
PP (PP). Abbreviation for pyrophosphate.
PP_i (PP_i). Abbreviation for inorganic pyrophosphate.
P.p. (P.p.). Abbreviation for *punctum proximum*.
PPCA (PPCA). Abbreviation for proserum prothrombin conversion accelerator.
PPCF (PPCF). Abbreviation for plasmin prothrombins conversion factor.
PPD (PPD). Abbreviation for purified protein derivative of tuberculin.
PPLO (PPLO). Abbreviation for pleuropneumonia-like organisms.
ppm (ppm). Abbreviation for parts per million.
PPO (PPO). Abbreviation for 2,5-diphenyloxazole.
PPPPPP (PPPPPP). Pain, pallor, paraesthesia, pulselessness, paralysis, prostration; a mnemonic of 6 P's designating the symptom complex of acute arterial occlusion.
PPRibP, PPRP (PPRibP, PPRP). Abbreviations for 5-phospho-α-D-ribosyl pyrophosphate.
PPSI (IPSP). Abbreviation for inhibitory postsynaptic potential.
PQ-9 (PQ-9). Abbreviation for plastoquinone-9.
P.r. (P.r.). Abbreviation for *punctum remotum*.
PRA (PRA). Abbreviation for plasma renin activity.

práctica (practice). The exercise of the profession of medicine or one of the allied health professions.
  p. extramural (extramural p.).
  p. de grupo (group p.).
  p. intramural (intramural p.).
practolol (practolol). A β-receptor blocking drug for treatment of cardiac arrhythmias.
pragmatagnosia (pragmatagnosia). Rarely used term for loss of the power of recognizing objects.
pragmatamnesia (pragmatamnesia). Rarely used term for loss of the memory of the appearance of objects.
pragmática (pragmatics). A branch of semiotics; the theory that deals with the relation between signs and their users, both senders and receivers.
pragmatismo (pragmatism). A philosophy emphasizing practical applications and consequences of beliefs and theories, that the meaning of ideas or things is determined by the testability of the idea in real life.
pralidoxima, cloruro de (pralidoxime chloride). 2-Formyl-1-methylpyridinium chloride oxime; used to restore the depressed cholinesterase activity resulting from organophosphate poisoning.
pramoxina, clorhidrato de (pramoxine hydrochloride). A surface anesthetic agent for dermal and rectal use.
prandial (prandial). Relating to a meal.
praseodimio (praseodymium). An element of the lanthanide or "rare earth" group; symbol Pr, atomic no. 59, atomic weight 140.91.
praxiología (praxiology). The science or study of behavior; it excludes the study of consciousness and similiar non-objective metaphysical concepts.
praxis (praxis). The performance of an action.
prazepam (prazepam). An antianxiety agent.
prazicuantel (praziquantel). A synthetic heterocyclic broad spectrum anthelmintic agent effective against all schistosome species of man as well as most other trematodes and adult cestodes.
prazosín, clorhidrato de (prazosin hydrochloride). An antihypertensive agent.
pre- (pre-). Prefix, to words formed from L. roots, denoting anterior or before in space or time.
preagónico (preagonal). Immediately preceding death.
prealbúmina (prealbumin). A protein component of plasma having a molecular weight of about 55,000 and containing 1.3% carbohydrate; estimated plasma concentration is 0.3 g/100 ml.
  p. fijadora de tiroxina (thyroxine-binding p.).
preanal (preanal). Anterior to the anus.
preanestésico (preanesthetic). Before anesthesia.
preantiséptico (preantiseptic). Denoting the period, especially in relation to surgery, before the adoption of the principles of antisepsis.
preaórtico (preaortic). Anterior to the aorta; denoting certain lymph nodes so situated.
preaséptico (preaseptic). Denoting the period, especially the early antiseptic period in relation to surgery, before the principles of asepsis were known or adopted.
preatáxico (preataxic). Denoting the early stages of tabes dorsalis prior to the appearance of ataxia.
preauricular (preauricular). Anterior to the auricle of the ear; denoting lymphatic nodes so situated.
preaxial (preaxial). **1.** Anterior to the axis of the body or a limb, the latter being in the anatomical position. **2.** Denoting the portion of a limb bud which lies cranial to the axis of the limb.
precáncer (precancer). A lesion from which a malignant neoplasm is believed to develop in a significant number of instances, and which may or may not be recognizable clinically or by microscopic changes in the affected tissue.
precanceroso (precancerous). Premalignant; pertaining to any lesion that is interpreted as precancer.
precapilar (precapillary). Preceding a capillary; an arteriole or venule.
precardíaco (precardiac). Anterior to the heart.
precardinal (precardinal). Relating to the anterior cardinal veins.
precarga (preload). The load to which a muscle is subjected before shortening.
  p. ventricular (ventricular p.).
precartílago (precartilage). A closely packed aggregation of mesenchymal cells just prior to their differentiation into embryonic cartilage.
precava (precava). Vena cava superior.
precentral (precentral). Referring to the cerebral convolution immediately anterior to the central sulcus: precentral gyrus.
precipitable (precipitable). Capable of being precipitated.
precipitación (precipitation). **1.** The process of formation of a solid previously held in solution or suspension in a liquid. **2.** The phenomenon of clumping of proteins in serum produced by the addition of a specific precipitin.
  p. de doble anticuerpo (double antibody p.).
  p. inmune (immune p.). Immunoprecipitation.
precipitado (precipitate). **1.** A solid separated out from a solution or suspension; a floc or clump, such as that resulting from the mixture of a specific antigen and its antibody. **2.** Accumulation of inflammatory cells on the corneal endothelium in uveitis (keratic precipitates).
  p. amarillo (yellow p.). Mercuric oxide, yellow.
  p. dulce (sweet p.). Calomel.
  p. mercúrico blanco (white mercuric p.). Ammoniated mercury.
  p. queráticos (keratic p.'s). Punctate keratitis.
  p. queráticos "grasa de carnero" (mutton-fat keratic p.'s).
  p. queráticos pigmentados (pigmented keratic p.'s).
  p. rojo (red p.). Mercuric oxide, red.
precipitante (precipitant). Anything causing a precipitation from a solution.
precipitar (precipitate). To cause a substance in solution to separate as a solid.
precipitina (precipitin). Precipitating antibody; an antibody that under suitable conditions combines with and causes its specific and soluble antigen to precipitate from solution.
precipitinógeno (precipitinogen). **1.** Precipitogen. An antigen that stimulates the formation of specific precipitin when injected into an animal body. **2.** A precipitable soluble antigen.
precipitinogenoide (precipitinogenoid). A precipitinogen that is altered by means of heating, thereby resulting in a substance that combines with the specific precipitin, but does not lead to the formation of a precipitate.
precipitóforo (precipitophore). In Ehrlich's side chain theory, the portion of a precipitin molecule that is required in the formation of a precipitate, as distinguished from the haptophore group.
precipitógeno (precipitogen). Precipitinogen.
precipitoide (precipitoid). A heat-treated precipitin that when mixed with specific precipitinogen does not cause a precipitate and also interferes with the precipitating effect of additional nonheated precipitin.
preclínico (preclinical). **1.** Before the onset of disease. **2.** A period in medical education before the student becomes involved with patients and clinical work.
precocidad (precocity). Unusually early or rapid development of mental or physical traits.
precognición (precognition). Advance knowledge, by means other than the normal senses, of a future event; a form of extrasensory perception.
preconsciente **1.** (foreconscious). Denoting memories, not at present in the consciousness, which can be evoked from time to time, or an unconscious mental process which becomes conscious only on the fulfillment of certain conditions. **2.** (preconscious). In psychoanalysis, one of the three divisions of the psyche according to Freud's topographical psychology, the other two being the conscious and unconscious.
preconvulsivo (preconvulsive). Denoting the stage in an epileptic paroxysm preceding convulsions.
precordal (prechordal). Prochordal.
precordial (precordial). Relating to the precordia.
precordialgia (precordialgia). Pain in the precordial region.
precordio (precordia). Antecardium; the epigastrium and anterior surface of the lower part of the thorax.
precostal (precostal). Anterior to the ribs.
precoz (precocious). Developing unusually early or rapidly.
precrítico (precritical). Relating to the phase before a crisis.
precromado (prechroming). Treatment of a tissue or fabric first with a metal mordant, followed by a dye.

precuneado (precuneate). Relating to the precuneus.
precuneal (precuneal). Anterior to the cuneus.
precúneo (precuneus). [*precuneus*, NA]. Lobulus quadratus; quader; quadrate lobe; quadrate lobule; a division of the medial surface of each cerebral hemisphere between the cuneus and the paracentral lobule.
precursor (precursor). That which precedes another or from which another is derived.
predecidual (predecidual). Relating to the premenstrual or secretory phase of the menstrual cycle.
predentina (predentin). The organic fibrillar matrix of the dentin before its calcification.
prediabetes (prediabetes). A state of potential diabetes mellitus, with normal glucose tolerance but with an increased risk of developing diabetes.
prediástole (prediastole). Late systole; the interval in the cardiac rhythm immediately preceding the diastole.
prediastólico (prediastolic). Late systolic; relating to the interval preceding the cardiac diastole.
predicrótico (predicrotic). Preceding the dicrotic notch.
predigestión (predigestion). The artificial initiation of digestion of proteins (proteolysis) and starches (amylolysis) before they are eaten.
predisponer (predispose). To render susceptible.
predisposición (predisposition). A condition of special susceptibility to a disease.
prednilideno (prednylidene). 16-Methyleneprednisolone; a glucocorticoid.
prednisolona (prednisolone). Metacortandrolone; δ^1-dehydrocortisol; δ^1-hydrocortisone; hydroretrocortine; a dehydrogenated analogue of cortisol with the same actions and uses as cortisol.
  acetato de p. (p. acetate).
  butilacetato de p. (p. butylacetate). P. tebutate.
  fosfato sódico de p. (p. sodium phosphate).
  succinato de p. (p. succinate).
  tebutato de p. (p. tebutate).
prednisona (prednisone). Metacortandracin; deltacortisone; δ^1-cortisone; retrocortine; a dehydrogenated analogue of cortisone with the same actions and uses.
predormital (predormital). Pertaining to the predormitum.
predormitum (predormitum). The stage of semi-unconsciousness preceding actual sleep.
preductal (preductal). Relating to that part of the aorta proximal to the aortic opening of the ductus arteriosus.
preeclampsia (preeclampsia). Development of hypertension with proteinuria or edema, or both, due to pregnancy or the influence of a recent pregnancy.
  p. superpuesta (superimposed p.).
preepiglótico (preepiglottic). Anterior to the epiglottis.
preeruptivo (preeruptive). Denoting the stage of an exanthematous disease preceding the eruption.
preesfenoidal (presphenoid). In front of the sphenoid bone or cartilage.
preesfígmico (presphygmic). Preceding the pulse beat; denoting a brief interval following the filling of the ventricles with blood before their contraction forces open the semilunar valves.
preespinal (prespinal). Anterior to the spine.
preespondilolistesis (prespondylolisthesis). A condition predisposing to spondylolisthesis, consisting of a defect in the laminae of a lumbar vertebra but before development of any displacement of the vertebral body.
preesternón (presternum). Manubrium sterni.
preexcitación (preexcitation). Premature activation of part of the ventricular myocardium by an impulse that travels by an anomalous path and so avoids physiological delay in the atrioventricular junction; an intrinsic part of the Wolff-Parkinson-White syndrome.
preferencia sexual (sexual preference). The biologic sex preferred in one's sexual partners.
preformación (preformation).
prefrontal (prefrontal). **1.** Denoting the anterior portion of the frontal lobe of the cerebrum. **2.** Denoting the granular frontal cortex rostral to the premotor area.
preganglionar (preganglionic). Situated proximal to or preceding a ganglion; referring specifically to the preganglionic motor neurons of the autonomic nervous system and the preganglionic, myelinated nerve fibers.
pregnandiol (pregnanediol). 5β-Pregnane-3α,20α-diol; a steroid metabolite of progesterone that is biologically inactive and occurs as p. glucuronate in the urine.
pregnandiona (pregnanedione). 5β-Pregnane-3,20-dione; a metabolite of progesterone, formed in relatively small quantities, that occurs in 5α and 5β bisomeric forms.
pregnano (pregnane). Parent hydrocarbon of two series of steroids stemming from 5α-pregnane (originally allopregnane) and 5β-pregnane (17β-ethyletiocholane).
pregnantriol (pregnanetriol). A urinary metabolite of 17-hydroxyprogesterone and a precursor in the biosynthesis of cortisol.
pregneninolona (pregneninolone). Ethisterone.
pregneno (pregnene). An unsaturated steroid of primarily terminological importance; utilized in systematic nomenclature of appropriate 21-carbon steroids.
pregnenolona (pregnenolone). A steroid that serves as an intermediate in the biosynthesis of numerous hormones.
  succinato de p. (p. succinate).
prehallux (prehallux). A supernumerary digit, usually only partial, attached to the medial border of the great toe.
prehelicino (prehelicine). In front of the helix of the pinna.
prehemipléjico (prehemiplegic). Preceding the occurrence of hemiplegia.
prehioideo (prehyoid). Anterior or superior to the hyoid bone.
prehormona (prehormone). A glandular secretory product, having little or no inherent biological potency, that is converted peripherally to an active hormone.
preictal (preictal). Occurring before a convulsion or stroke.
preinducción (preinduction). A modification in the third generation resulting from the action of environment on the germ cells of one or both individuals of the grandparental generation.
prelagrimal (prelacrimal). Anterior to the lacrimal sac.
prelaríngeo (prelaryngeal). Anterior to the larynx; denoting especially one or two small lymphatic nodes.
preleptoteno (preleptotene). The earliest stage of prophase in meiosis, characterized by physiochemical changes in cytoplasm and karyoplasm and beginning contraction of chromosomes.
prelímbico (prelimbic). Anterior to the limbus of the fossa ovalis.
premadurez (prematurity). **1.** The state of being premature. **2.** In dentistry, deflective occlusal contact.
premaligno (premalignant). Precancerous.
premaníaco (premaniacal). Preceding a manic attack.
prematuro (premature). **1.** Occurring before the usual or expected time. **2.** Denoting an infant born at a gestational age of less than 37 weeks.
premaxila (premaxilla). **1.** Os incisivum. **2.** The central isolated bony part in a complete bilateral cleft of the lip.
premaxilar (premaxillary). **1.** Anterior to the maxilla. **2.** Denoting the premaxilla.
premedicación (premedication). **1.** Administration of drugs prior to anesthesia to allay apprehension, produce sedation, and facilitate the administration of anesthesia. **2.** Drugs used for such purposes.
premelanosoma (premelanosome). A nonpigmented membrane-bound vessicle in a melanocyte which contains tyrosine and matures into the melanin-filled melanosome; prominent in melanocytes of albinos.
premenstrual (premenstrual). Relating to the period of time preceding menstruation.
premenstruo (premenstruum). The period preceding menstruation.
premieloblasto (premyeloblast). The earliest recognizable precursor of the myeloblast.
premielocito (premyelocyte). Promyelocyte.
premolar (premolar). **1.** Anterior to a molar tooth. **2.** A bicuspid tooth.
premonocito (premonocyte). Promonocyte; an immature monocyte not normally seen in the circulating blood.
premórbido (premorbid). Preceding the occurrence of disease.
premunición (premunition). Infection immunity.
premunitivo (premunitive). Relating to premunition.
prenaris, pl. **prenares** (prenaris, pl. prenares). Naris.
prenatal (prenatal). Antenatal; preceding birth.

preneoplásico (preneoplastic). Preceding the formation of any neoplasm, benign or malignant.
prenilamina (prenylamine). An antianginal agent.
prenilo (prenyl). Poly- or multiprenyl residues or derivatives thereof, apparently formed by end-to-end polymerization of isoprene molecules; found in the isoprenoids in nature.
prensa de Herófilo (torcular herophili). Confluens sinuum.
prensil (prehensile). Adapted for taking hold of or grasping.
prensión (prehension). The act of grasping, or taking hold of.
preoperatorio (preoperative). Preceding an operation.
preóptico (preoptic). Referring to the preoptic region.
preoral (preoral). In front of the mouth.
preosteoblasto (preosteoblast). Osteoprogenitor cell.
preoxigenación (preoxygenation). Denitrogenation with 100% oxygen prior to induction of general anesthesia.
prepalatino (prepalatal). Relating to the anterior part of the palate, or anterior to the palate bone.
preparación (preparation). **1.** A getting ready. **2.** Something made ready, as a medicinal or other mixture, or a histologic specimen.
  p. cavitaria (cavity p.).
  p. corazón-pulmón (heart-lung p.).
  p. por corrosión (corrosion p.).
  p. de filtro citológico (cytologic filter p.).
preparalítico (preparalytic). Before the appearance of paralysis.
preperitoneal (preperitoneal). Denoting a fatty layer between the peritoneum and the transversalis fascia in the lower anterior abdominal wall.
prepilórico (prepyloric). Anterior to or preceding the pylorus; denoting a temporary constriction of the wall of the stomach separating the fundus from the antrum during digestion.
preplacentario (preplacental). Before formation of a placenta.
prepotencial (prepotential). A gradual rise in potential between action potentials as a phasic swing in electric activity of the cell membrane, which establishes its rate of automatic activity, as in the ureter or cardiac pacemaker.
prepsicótico (prepsychotic). **1.** Relating to the period antedating the onset of psychosis. **2.** Denoting a potential for a psychotic episode, one that appears imminent under continued stress.
prepuberal, prepubertal (prepuberal, prepubertal). Before puberty.
prepubescente (prepubescent). Immediately prior to the commencement of puberty.
prepucial (preputial). Relating to the prepuce.
prepucio **1.** (foreskin). Preputium. **2.** (prepuce). Preputium. **3.** (preputium, pl. preputia). [*praeputium*, NA]. Foreskin; prepuce; the free fold of skin that covers more or less completely the glans penis.
  p. del clítoris (preputium clitoridis). [*preputium clitoridis*, NA].
prepuciotomía (preputiotomy). Incision of prepuce.
prerrectal (prerectal). Anterior to or preceding the rectum.
prerreducido (prereduced). Pertaining to bacteriologic media that are boiled, tubed under oxygen-free gas with chemical reducing agents and colorimetric redox indicator in stoppered tubes or bottles, and then sterilized.
prerrenal (prerenal). Anterior to a kidney.
prerreproductivo (prereproductive). Obsolete term denoting the period of life before puberty.
prerretiniano (preretinal). Anterior to the retina.
prerrotuliano (prepatellar). Anterior to the patella.
presacro (presacral). Anterior to or preceding the sacrum.
presbi-, presbio- (presby-, presbyo-). Combining forms denoting old age.
presbiacusia **1.** (presbycusis). Presbyacusis. **2.** (presbyacusis, presbyacusia). Presbyacousia; presbycusis; loss of ability to perceive or discriminate sounds as a part of the aging process.
presbiacusis (presbyacousia). Presbyacusis.
presbiatría (presbyatrics). Rarely used terms for geriatrics.
presbicia (presbyopia). The physiologic loss of accommodation in the eyes in advancing age, said to begin when the near point has receded beyond 22 cm (9 inches).
presbiopía (presbyopia). The physiologic loss of accommodation in the eyes in advancing age, said to begin when the near point has receded beyond 22 cm (9 inches).
présbita (presbyopic). Relating to or suffering from presbyopia.
prescribir (prescribe). To give directions, either orally or in writing, for the preparation and administration of a remedy to be used in the treatment of any disease.
prescripción (prescription). **1.** A written formula for the preparation and administration of any remedy. **2.** A medicinal preparation compounded according to formulated directions.
  p. en tiro de escopeta (shotgun p.).
presenil (presenile). Prior to the usual onset of senility, as in the milder, presenile dementia.
presenilidad (presenility). Premature old age; the condition of an individual, not old in years, who displays the physical and mental characteristics of old age but not to the extent of senility.
presenium (presenium). The period preceding old age.
presentación (presentation). That part of the fetus presenting at the superior strait of the maternal pelvis.
  p. de acromion (acromion p.). Shoulder p.
  p. de cabeza (head p.). Cephalic p.
  p. de cara (face p.). Cephalic p.
  p. cefálica (cephalic p.). Head p.
  p. de cejas (brow p.). Cephalic p.
  p. de hombros (shoulder p.).
  p. de nalgas (breech p.).
  p. pelviana (pelvic p.). Breech p.
  p. de la placenta (placental p.). Placenta previa.
  p. polar (polar p.). The p. of either pole of the fetal oval.
  p. de rodillas (knee p.).
  p. sincipital (sincipital p.).
  p. transversa (transverse p.).
  p. de vértice (vertex p.). Cephalic p.
preservativo (preservative). A substance added to food products or to an organic solution to prevent chemical change or bacterial action.
presináptico (presynaptic). Pertaining to the area on the proximal side of a synaptic cleft.
presión (pressure). **1.** A stress or force acting in any direction against resistance. **2.** In physics and physiology, the force per unit area exerted by a gas or liquid against the walls of its container or that would be exerted on a wall immersed at that spot in the middle of a body of fluid.
  p. abdominal (abdominal p.).
  p. arterial diferencial (differential blood p.).
  p. arterial o sanguínea (blood p. (BP)). Arteriotony; piesis.
  p. atmosférica (atmospheric p.). Barometric p.
  p. barométrica (barometric p. (P_B)). Atmospheric p.
  p. de calibre (gauge p.).
  p. cerebroespinal o cefalorraquídea (cerebrospinal p.).
  p. crítica (critical p.).
  p. detrusora (detrusor p.).
  p. diastólica (diastolic p.).
  p. de Donders (Donders' p.).
  p. de enclavamiento (wedge p.).
  p. de enclavamiento capilar pulmonar (pulmonary capillary wedge p.).
  p. espiratoria final cero (zero end-expiratory p. (ZEEP)).
  p. espiratoria final negativa (negative end-expiratory p. (NEEP)).
  p. espiratoria final positiva (positive end-expiratory p. (PEEP)).
  p. estándar (standard p.)
  p. hidrostática (hydrostatic p.).
  p. intracraneana (intracranial p. (ICP)).
  p. intraocular (intraocular p.).
  p. de llenado ventricular (ventricular filling p.).
  p. de mordida (biting p.). Occlusal p.
  p. negativa (negative p.).
  p. oclusal (occlusal p.). Biting p.
  p. oncótica (oncotic p.).
  p. osmótica (osmotic p.).
  p. osmótica efectiva (effective osmotic p.).
  p. parcial (partial p.).
  p. pleural (pleural p.).
  p. positiva continua de vías aéreas (continuous positive airway p. (CPAP)).
  p. pulmonar (pulmonary p.). The blood p. in the pulmonary artery.

p. pulpar (pulp p.).
p. del pulso (pulse p.).
p. retrógrada (back p.).
p. de selección (selection p.).
p. sistólica (systolic p.).
p. de solución (solution p.).
p. transmural (transmural p.).
p. transpulmonar (transpulmonary p.).
p. transtorácica (transthoracic p.).
p. de vapor (vapor p.).
p. venosa central (central venous p. (CVP)).

presístole (presystole). Late diastole; perisystole; that part of diastole immediately preceding systole.

presistólico (presystolic). Perisystolic; late diastolic; relating to the interval immediately preceding systole.

presomítico (presomite). Relating to the embryonic stage before the appearance of somites.

presor (pressor). Hypertensor; exciting to vasomotor activity; producing increased blood pressure.

presorreceptivo (pressoreceptive). Pressosensitive; capable of receiving as stimuli changes in pressure, especially changes of blood pressure.

presorreceptor (pressoreceptor). Baroreceptor.

presosensibilidad (pressosensitivity). The state of being able to perceive changes in pressure.
p. reflexógena (reflexogenic p.).

presosensible (pressosensitive). Pressoreceptive.

presupurativa (presuppurative). Denoting an early stage in an inflammation prior to the formation of pus.

pretarsiano (pretarsal). Denoting the anterior, or inferior, portion of the tarsus.

pretectum (pretectum). Pretectal area.

pretibial (pretibial). Relating to the anterior portion of the leg; denoting especially certain muscles.

pretimpánico (pretympanic). Anterior to the drum of the ear.

pretiroideo, pretiroides (prethyroid, prethyroideal, prethyroidean). Anterior to or preceding the thyroid gland or cartilage.

pretremático (pretrematic). Relating to the cranial surface of a branchial cleft.

prevalencia (prevalence). The number of cases of a disease existing in a given population at a specific period of time or at a particular moment in time.

preventivo (preventive). Prophylactic.

prevertebral (prevertebral). Anterior to the body of a vertebra or of the vertebral column.

prevesical (prevesical). Anterior to the bladder.

previo (previus). Obstructing; denoting anything blocking the passages in childbirth.

prezona (prezone). Prozone.

PRF (PRF). Abbreviation for prolactin releasing factor.

priapismo (priapism). Persistent erection of the penis, accompanied by pain and tenderness, resulting from a pathologic condition rather than sexual desire.

priapitis (priapitis). Penitis.

priapos (priapus). Penis.

prilocaína, clorhidrato de (prilocaine hydrochloride). Propitocaine hydrochloride; a local anesthetic of the amide type, related chemically and pharmacologically to lidocaine hydrochloride.

primacía (primacy). The state of being primary, or foremost in rank or importance.
p. genital (genital p.).
p. oral (oral p.).

primaclona (primaclone). Primidone.

primal (primal). **1.** First or primary. **2.** Primordial.

primaquina, fosfato de (primaquine phosphate). An antimalarial agent especially effective against *Plasmodium vivax*, terminating relapsing vivax malaria.

primario (primary). **1.** The first or foremost, as a disease or symptoms to which others may be secondary or occur as complications. **2.** Relating to the first stage of growth or development.

primate (primate). An individual of the order Primates.

primerito (primerite). Protomerite.

primeros auxilios (first aid). Immediate assistance administered in the case of injury or sudden illnes by a bystander or other lay person, before the arrival of trained medical personnel.

primidona (primidone). Primaclone; an anticonvulsant drug used in the management of grand mal and psychomotor epilepsy.

primigrávida (primigravida).

primípara **1.** (primiparous). Denoting a primipara. **2.** (primipara).

primiparidad (primiparity). Condition of being a primipara.

primitivo (primitive). Primordial.

primito (primite). The anterior member of a pair of gregarine gamonts in syzygy.

primordial (primordial). **1.** Relating to a primordium. **2.** Primal; primitive; relating to a structure in its first or earliest stage of development.

primordio (primordium, primordia). An aggregation of cells in the embryo indicating the first trace of an organ or structure.

prímula (primula). The rhizome and roots of a number of species of *Primula* (family Primulaceae), primrose or cowslip.

primulina (primulin). An acid yellow thiazole dye used as a fluorescent vital stain.

primus (primus). First; denoting the first of a series of similar structures.

princeps (princeps, pl. principes). Principal; in anatomy, term used to distinguish several arteries.
p. cervicis (p. cervicis). Ramus descendens.
p. pollicis (p. pollicis). Arteria princeps pollicis.

principio (principle). **1.** A general or fundamental doctrine, rule, law, or tenet. **2.** The essential ingredient in a substance, especially one that gives it its distinctive quality or effect.
p. activo (active p.).
p. antianémico (antianemic p.).
p. de Bernoulli (Bernoulli's p.). Bernoulli's law.
p. de cierre (closure p.).
p. de constancia o de coherencia (consistency p.).
p. doloroso (pain p.). An unconscious striving for pain and death.
p. doloroso-placentero o de dolor-placer (pain-pleasure p.).
p. de expansión de los melanóforos (melanophore-expanding p.). Melanotropin.
p. de Fick (Fick p.).
p. de flujo bajo (low flow p.). Azygos vein p.
p. foliculoestimulante (follicle-stimulating p.). Follitropin.
p. de los fundadores (founder p.).
p. hematínico (hematinic p.).
p. de inercia (p. of inertia). Repetition-compulsion p.
p. inmediato o cercano (proximate p.). Organic p.
p. de Le Chatelier (Le Chatelier's p.). Le Chatelier's law.
p. luteinizante (luteinizing p.). Lutropin.
p. del nirvana (nirvana p.).
p. orgánico (organic p.).
p. de Pauli (Pauli's p.).
p. del placer (pleasure p.). Pain-pleasure p.
p. de realidad (reality p.).
p. de repetición-compulsión (repetition-compulsion p.).
p. último (ultimate p.). One of the chemical elements.
p. de la vena ácigos (azygos vein p.). Low flow p.

prion (prion). A small biological entity, with at least one protein but no demonstrable nucleic acid, which is resistant to inactivation by most procedures that modify nucleic acids, is resistant to inactivation by heat, and shows heterogeneity with respect to size (smallest forms possibly having MW 50,000 or less).

prisma (prism). A transparent solid, with sides that converge at an angle, that deflects a ray of light toward the thickest portion (the base) and splits white light into its component colors.
p. del esmalte (enamel p.'s). [*prismata adamantina,* NA].
p. de Fresnel (Fresnel p.). A p. composed of concentric annular rings.
p. de Nicol (Nicol p.). A p. that transmits only polarized light.
p. rotatorio de Risley (Risley's rotary p.).

prisma, pl. **prismata** (prisma, pl. prismata). A structure resembling a prism.

prismático (prismatic). Relating to or resembling a prism.

privacidad (privacy). **1.** Being apart from others; seclusion; secrecy. **2.** Especially in psychiatry and clinical psychology, respect for the confidential nature of the therapist-patient relationship.

privación (deprivation). Absence, loss, or withholding of something needed.
p. emocional (emotional d.).
p. sensitiva (sensory d.).

PRL (PRL). Abbreviation for prolactin.
p.r.n. (p.r.n.). Abbreviation for L. *pro re nata*, as the occasion arises.
Pro (Pro). Symbol for proline or its radicals.
pro rat. aet. (pro rat. aet.). Abbreviation for L. *pro ratione aetatis*, according to (patient's) age.
pro re nata (pro re nata (p.r.n.)). As the occasion arises.
pro- (pro-). **1.** Prefix denoting before or forward. **2.** In chemistry, prefix indicating precursor of.
proacelerina (proaccelerin). Factor V.
proacrosómico (proacrosomal). Relating to an early stage in the development of the acrosome.
proactinio (proactinium). Protactinium.
proactivador (proactivator). A substance that, when chemically split, yields a fragment (activator) capable of rendering another substance enzymatically active.
p. C3 (C3 p.). Properdin factor B.
p. C3 convertasa (C3 p. convertase). Properdin factor D.
proamnios (proamnion). An area of the extraembryonic membranes beneath, and in front of, the developing head of a young embryo which remains without mesoderm for some time.
proatlas (proatlas). A vertebral element intercalated between the atlas and occipital bone in crocodiles and alligators, traces of which are sometimes seen as an anomaly on the undersurface of the occipital bone in man.
probacteriófago (probacteriophage). Prophage; the stage of a temperate bacteriophage in which the genome is incorporated in the genetic apparatus of the bacterial host.
p. defectuoso (defective p.).
probando (proband). Index case; propositus; in human genetics, the patient or member of the family that brings a family under study.
probenecid (probenecid). A competitive inhibitor of the secretion of penicillin or *p*-aminohippurate by kidney tubules; a uricosuric agent used in chronic gouty arthritis.
probilifuscinas (probilifuscins).
probiosis (probiosis). An association of two organisms that enhances the life processes of both.
probiótico (probiotic). Relating to probiosis.
problema (problem). In the mental health professions, a term often used to denote life problems (the difficulties or challenges of life).
probóscide (proboscis, pl. proboscides, proboscises). A long flexible snout, such as that of a tapir or an elephant. In teratology, a cylindrical protuberance of the face which, in cyclopia or ethmocephaly, represents the nose.
probucol (probucol). An antihyperlipoproteinemic agent.
procaína, clorhidrato de (procaine hydrochloride). A local anesthetic used for infiltration and spinal anesthesia.
procainamida, clorhidrato de (procainamide hydrochloride). *p*-Amino-*N*-[2-(diethylamino)ethyl]benzamide hydrochloride; differs chemically from procaine by containing the amide group instead of the ester group.
procápside (procapsid). A protein shell lacking a virus genome.
procarbazina, clorhidrato de (procarbazine hydrochloride). An antineoplastic agent.
procarboxipeptidasa (procarboxypeptidase). Inactive precursor of a carboxypeptidase.
procariota 1. (prokaryote). Procaryote; a member of the superkingdom Prokaryotae; an organismic unit consisting of a single and presumably primitive moneran cell, or a precellular organism, which lacks a nuclear membrane, paired organized chromosomes, a mitotic mechanism for cell division, microtubules, and mitochondria. **2.** (procaryote). Prokaryote.
procariótico 1. (prokaryotic). Procaryotic; pertaining to or characteristic of a prokaryote. **2.** (procaryotic). Prokaryotic.
procatártico (procatarctic). Denoting the exciting cause of a disease.
procatarxis (procatarxis). **1.** Exciting cause. **2.** The beginning of a disease under the influence of the exciting cause, a predisposing cause already existing.
procedimiento (procedure). Act or conduct of diagnosis, treatment, or operation.
p. de Adson (Adson's p.). Adson's test.
p. comando (commando p.). Commando operation.
p. de Eloesser (Eloesser p.).
p. de empujar hacia atrás (push-back p.).
p. del estante (shelf p.).
p. de Ewart (Ewart's p.).
p. de Fontan (Fontan p.).
p. de Girdlestone (Girdlestone p.).
p. de Mustard (Mustard p.). Mustard operation.
p. de Noble-Collip (Noble-Collip p.).
p. de Puestow (Puestow p.).
p. de Putti-Platt (Putti-Platt p.). Putti-Platt operation.
p. de Rastelli (Rastelli p.).
p. de Stanley Way (Stanley Way p.).
p. de Sugiura (Sugiura p.).
p. telescópico endorrectal (endorectal pull-through p.).
p. de Thal (Thal p.).
p. V-Y (V-Y p.). V-Y-plasty.
p. de Vineberg (Vineberg p.).
p. W (W p.). W-plasty.
p. Z (Z p.). Z-plasty.
procefálico (procephalic). Relating to the anterior part of the head.
procelio (procelia). A lateral ventricle of the brain; the hollow of the prosencephalon.
proceloso (procelous). Concave anteriorly.
procentríolo (procentriole). The early phase in development de novo of centrioles or basal bodies from the centrosphere.
procercoide (procercoid). The first stage in the aquatic life cycle of certain tapeworms, such as the pseudophyllideans (family Diphyllobothriidae), following ingestion of the newly hatched larva (coracidium) by a copepod (water flea).
proceso (process). A method or mode of action used in the attainment of a certain result.
p. A.B.C. (A.B.C. p.).
p. acromial (acromial p.). Acromion.
p. apical (apical p.). Apical dendrite.
p. auditivo (auditory p.).
p. basilar (basilar p.). Pars basilaris ossis occipitalis.
p. de Budde (Budde p.). A method of milk sterilization.
p. complejos de aprendizaje (complex learning p.'s).
p. conoide (conoid p.). Conoid tubercle.
p. dendrítico (dendritic p.). Dendrite.
p. de empacamiento (packing p.).
p. esfenoidal del cartílago septal (sphenoid p. of septal cartilage). Processus posterior cartilaginis septi nasi.
p. espinoso (spinous p.). Spina ossis sphenoidalis.
p. espinoso de la tibia (spinous p. of tibia). Eminentia intercondylaris.
p. estiloides del peroné (styloid p. of fibula). Apex capitis fibulae.
p. falciforme (falciform p.). [*processus falciformis*, NA]. Falciform ligament.
p. falciforme de Burns (Burns' falciform p.). Cornu superius hiatus saphenus.
p. en forma de pie (foot p.). Pedicel.
p. funicular (funicular p.).
p. globular (globular p.)
p. hamular del esfenoides (hamular p. of sphenoid bone). Hamulus pterygoideus.
p. hamular del hueso lagrimal (hamular p. of lacrimal bone). Hamulus lacrimalis.
p. de Lenhossék (Lenhossék's p.'s).
p. mentoniano (mental p.). Protuberantia mentalis.
p. odontoblástico (odontoblastic p.).
p. odontoide (odontoid p.). Dens.
p. odontoide del epístrofe (odontoid p. of epistropheus). Dens.
p. olecraneano (olecranon p.). Olecranon.
p. orbicular (orbicular p.). Processus lenticularis incudis.
p. paraoccipital (paroccipital p.). [*processus paramastoideus*, NA].
p. primario (primary p.).
p. progresivos (progressive p.'s).
p. secundario (secondary p.).
p. supraepicondíleo (supraepicondylar p.). Processus supraepicondylaris humeri.
p. temporal (temporal p.). Processus temporalis.
p. de Tomes (Tomes' p.'s). P.'s of the enamel cells.
p. troclear (trochlear p.). Trochlea peronealis.

p. vaginal (vaginal p.). Vagina processus styloidei
p. vaginal del peritoneo (vaginal p. of peritoneum). [*processus vaginalis peritonei*].
p. vaginal del testículo (vaginal p. of testis). [*processus vaginalis peritonei*].
p. vermiforme (vermiform p.). Appendix vermiformis.
processus, pl. **processus** (processus, pl. processus). [*processus*, NA]. A process; in anatomy, a projection or outgrowth.
prociclidina, clorhidrato de (procyclidine hydrochloride). An anticholinergic agent used in the treatment of paralysis agitans and drug-induced parkinsonism.
prociclidina, metocloruro de (procyclidine methochloride). Tricyclamol chloride; an anticholinergic drug used in the treatment of functional gastrointestinal spasm.
procidencia (procidentia). A sinking down or prolapse of any organ or part.
p. del útero (p. uteri).
procigosis (prozygosis). Syncephaly.
proclorperazina (prochlorperazine). A phenothiazine compound similar in structure, actions, and uses to chlorpromazine.
procolágeno (procollagen). Soluble precursor of collagen formed by fibroblasts and other cells in the process of collagen synthesis.
procondral (prochondral). Denoting a developmental stage prior to the formation of cartilage.
proconvertina (proconvertin). Factor VII.
procordal (prochordal). Prechordal; located cephalic to the notochord.
procreación (procreation). Reproduction.
procrear (procreate). To beget; to produce by the sexual act; said usually of the male parent.
procreativo (procreative). Having the power to beget or procreate.
proctagra (proctagra). Obsolete term for proctalgia.
proctalgia (proctalgia). Proctodynia; rectalgia; pain at the anus, or in the rectum.
p. fugaz (p. fugax). Anorectal spasm.
proctatresia (proctatresia). Anal atresia.
proctectasia (proctectasia). Rarely used term for dilation of the anus or rectum.
proctectomía (proctectomy). Rectectomy; surgical resection of the rectum.
proctencleisis, proctenclisis (proctencleisis, proctenclisis). Obsolete term for proctostenosis.
procteurínter (procteurynter). Obsolete term for an inflatable bag for dilating the rectum.
proctitis (proctitis). Rectitis; inflammation of the mucous membrane of the rectum.
p. gangrenosa epidémica (epidemic gangrenous p.). Bicho; caribi.
p. idiopática (idiopathic p.). Chronic ulcerative p.
p. ulcerosa crónica (chronic ulcerative p.). Idiopathic p.
procto-, proct- (procto-, proct-). Combining forms signifying anus or, more frequently, rectum.
proctocele (proctocele). Rectocele; prolapse or herniation of the rectum.
proctocistocele (proctocystocele). Herniation of the bladder into the rectum.
proctocistoplastia (proctocystoplasty). Surgical closure of a rectovesical fistula.
proctocistotomía (proctocystotomy). Incision into the bladder from the rectum.
proctoclisis (proctoclysis). Murphy drip; rectoclysis; slow continuous administration of saline solution by instillation into the rectum and sigmoid colon.
proctocolectomía (proctocolectomy). Surgical removal of the rectum together with part or all of the colon.
proctocolitis (proctocolitis). Coloproctitis.
proctocolonoscopia (proctocolonoscopy). Inspection of interior of rectum and colon.
proctocolpoplastia (proctocolpoplasty). Surgical closure of a rectovaginal fistula.
proctocoxipexia (proctococcypexy). Rectococcypexy; suture of a prolapsing rectum to the tissues anterior to the coccyx.
proctodeico (proctodeal). Relating to the proctodeum.
proctodeo (proctodeum, pl. proctodea). **1.** Anal pit; an ectodermally lined depression under the root of the tail, adjacent to the terminal part of the embryonic hindgut. **2.** Terminal portion of the insect alimentary canal, extending from the pylorus (area of malpighian tubule attachment) to the anal opening.
proctodinia (proctodynia). Proctalgia.
proctoelitroplastia (proctoelytroplasty). Obsolete term for proctocolpoplasty.
proctoespasmo (proctospasm). **1.** Spasmodic stricture of the anus. **2.** Spasmodic contraction of the rectum.
proctoestenosis (proctostenosis). Rectostenosis; stricture of the rectum or anus.
proctofobia (proctophobia). Rectophobia; a morbid fear of rectal disease.
proctología (proctology). Surgical specialty concerned with the anus and rectum and their diseases.
proctológico (proctologic). Relating to proctology.
proctólogo (proctologist). A specialist in proctology.
proctoparálisis (proctoparalysis). Paralysis of the anus, leading to incontinence of feces.
proctoperineoplastia (proctoperineoplasty). Proctoperineorrhaphy; rectoperineorrhaphy; plastic surgery of the anus and perineum.
proctoperineorrafia (proctoperineorrhaphy). Proctoperineoplasty.
proctopexia (proctopexy). Rectopexy; surgical fixation of a prolapsing rectum.
proctoplastia (proctoplasty). Rectoplasty; plastic surgery of the anus or rectum.
proctoplejía (proctoplegia). Paralysis of the anus and rectum occurring with paraplegia.
proctopólipo (proctopolypus). Polypus of the rectum.
proctoptosia, proctoptosis (proctoptosia, proctoptosis). Prolapse of the rectum and anus.
proctorrafia (proctorrhaphy). Rectorrhaphy; repair by suture of a lacerated rectum or anus.
proctorragia (proctorrhagia). State characterized by having a bloody discharge from the anus.
proctorrea (proctorrhea). A mucoserous discharge from the rectum.
proctoscopia (proctoscopy). Rectoscopy; visual examination of the rectum and anus, as with a proctoscope.
proctoscopio (proctoscope). Rectoscope; a rectal speculum.
p. de Tuttle (Tuttle's p.).
proctosigmoidectomía (proctosigmoidectomy). Excision of the rectum and sigmoid colon.
proctosigmoiditis (proctosigmoiditis). Inflammation of the sigmoid colon and rectum.
proctosigmoidoscopia (proctosigmoidoscopy). Direct inspection through a sigmoidoscope of the rectum and sigmoid colon.
proctostasis (proctostasis). Constipation with stasis in the rectum.
proctóstato (proctostat). A tube containing radium for insertion through the anus in the treatment of rectal cancer.
proctostomía (proctostomy). Rectostomy; the formation of an artificial opening into the rectum.
proctotomía (proctotomy). Rectotomy; an incision into the rectum.
proctótomo (proctotome). Rectotome; an instrument for use in proctotomy.
proctotresia (proctotresia). Operation for correction of an imperforate anus.
proctovalvotomía (proctovalvotomy). Incision of rectal valves.
procumbente (procumbent). Rarely used term denoting in a prone position; lying face down.
procurvación (procurvation). Rarely used term for a bending forward.
prodroga (prodrug). A class of drugs the pharmacologic action of which results from conversion by metabolic processes within the body (biotransformation).
prodrómico **1.** (prodromal). Prodromic; prodromous; proemial; relating to a prodrome. **2.** (prodromic). Prodromous, prodromal.
pródromo (prodrome, pl. prodromata). Prodromus; an early or premonitory symptom of a disease.
prodromus, pl. **prodromi** (prodromus, pl. prodromi). Prodrome.
productivo (productive). Producing or capable of producing; denoting especially an inflammation leading to the production of new tissue with or without an exudate.

producto (product). **1.** Anything produced or made, either naturally or artificially. **2.** In mathematics, the result of multiplication.
  p. de degradación de fibrina/fibrinógeno (fibrin/fibrinogen degradation p.'s (FDP)).
  p. doble (double p.).
  p. de espalación (spallation p.).
  p. de fisión (fission p.).
  p. huérfanos (orphan p.'s).
  p. de segmentación (cleavage p.).
  p. de sustitución (substitution p.).
proemial (proemial). Prodromal.
proencéfalo (proencephalon). Prosencephalon.
proenzima (proenzyme). Zymogen; the precursor of an enzyme, requiring some change (usually the hydrolysis of an inhibiting fragment that masks an active grouping) to render it active; e.g., pepsinogen, trypsinogen, profibrolysin.
proeritroblasto (proerythroblast). Pronormoblast.
proeritrocito (proerythrocyte). The precursor of an erythrocyte; an immature red blood cell with a nucleus.
proescólex (proscolex). The embryonic form of a tapeworm.
proespermia (prospermia). Premature ejaculation.
proestro **1.** (proestrum). Proestrus. **2.** (proestrus). Proestrum; the period in the estrus cycle preceding estrus, characterized by the growth of the graafian follicles and physiologic changes related to estrogen production.
proestrógeno (proestrogen). A substance that acts as an estrogen only after it has been metabolized in the body to an active compound.
profago (prophage). Probacteriophage.
  p. defectuoso (defective p.).
profase (prophase). The first stage of mitosis or meiosis.
profenamina, clorhidrato de (profenamine hydrochloride). Ethopropazine hydrochloride.
profenpiridamina, maleato de (prophenpyridamine maleate). Pheniramine maleate.
profermento (proferment). Obsolete term for proenzyme.
profibrolisina (profibrinolysin).
profiláctico (prophylactic). Preventive preventing disease; relating to prophylaxis.
profilaxis (prophylaxis, pl. prophylaxes). Prevention of disease or of a process which can lead to disease.
  p. activa (active p.).
  p. dental (dental p.).
  p. pasiva (passive p.).
  p. química (chemical p.).
proflavina, (hemi)sulfato de (proflavine (hemi)sulfate). The neutral sulfate of 3,6-diaminoacridine; a compound closely allied to acriflavine, having similar antiseptic properties.
proflogístico (prophlogistic). Causing or producing tissue inflammation.
proformifeno (proformiphen). Phenprobamate.
profunda (profunda). A term applied to certain veins and arteries which lie deep in the tissues.
profundidad (depth). Distance from the surface downward.
  p. anestésica (anesthetic d.).
  p. focal o de foco (focal d., d. of focus).
profundo (deep). [*profundus*, NA].
profundómetro (profondometer). A rarely used device for fluoroscopically locating a foreign body by securing three lines of sight each of which passes through the foreign body.
profundus (profundus). [*profundus*, NA]. Deep; situated at a deeper level in relation to a specific reference point.
progastrina (progastrin). Precursor of gastric secretion in the mucous membrane of the stomach.
progenia (progenia). Prognathism.
progenie (progeny). Offspring; descendants.
progenital (progenitalis). On any of the exposed surfaces of the genitalia.
progenitor (progenitor). A precursor, ancestor; one who begets.
progeria (progeria). Hutchinson-Gilford disease; Hutchinson-Gilford syndrome; premature senility syndrome.
  p. con cataratas, con microftalmía (p. with cataract, p. with microphthalmia). Dyscephalia mandibulo-oculofacialis.
progeroide (progeroid). Resembling old age.
progestacional (progestational). **1.** Favoring pregnancy; conducive to gestation; capable of stimulating the uterine changes essential for implantation and growth of a fertilized ovum. **2.** Referring to progesterone, or to a drug with progesterone-like properties.
progestágeno, progestógeno (progestogen). **1.** Any agent capable of producing biological effects similar to those of progesterone. **2.** A synthetic derivative from testosterone or progesterone that has some of the physiologic activity and pharmacologic effects of progesterone.
progesterona (progesterone). Corpus luteum hormone; luteohormone; progestational hormone; an antiestrogenic steroid, believed to be the active principle of the corpus luteum, isolated from the corpus luteum and placenta or synthetically prepared.
progestina (progestin). **1.** A hormone of the corpus luteum. **2.** Generic term for any substance, natural or synthetic, that effects some or all of the biological changes produced by progesterone.
proglosis (proglossis). The anterior portion, or tip, of the tongue.
proglótide (proglottid). Proglottis; one of the segments of a tapeworm, containing the reproductive organs.
proglotis (proglottis). Proglottid.
prognatismo (prognathism). Progenia; the condition of being prognathic; abnormal forward projection of one or of both jaws beyond the established normal relationship with the cranial base.
  p. basilar (basilar p.).
prognato **1.** (prognathous). Prognathic. **2.** (prognathic). Prognathous; having a projecting jaw; having a gnathic index above 103.
progonoma (progonoma). A nodule or mass resulting from displacement of tissue when atavism occurs in embryonic development.
  p. mandibular (p. of jaw). Melanotic neuroectodermal tumor.
  p. melanótico (melanotic p.). A pigmented hairy nevus.
progranulocito (progranulocyte). Promyelocyte.
progresivo (progressive). Going forward; advancing; denoting the course of a disease, especially, when unqualified, an unfavorable course.
progreso (progress). An advance; the course of a disease.
proguanilo, clorhidrato de (proguanil hydrochloride). Chloroguanide hydrochloride.
prohormona (prohormone). **1.** An intraglandular precursor of a hormone; e.g., proinsulin. **2.** Obsolete term formerly used to designate a substance developed in serum that antagonizes a specific antihormone, and thus enhances the action of the corresponding hormone.
proinsulina (proinsulin). A single-chain precursor of insulin.
proiosístole (proiosystole). A heart beat occurring ahead of schedule.
proiosistolia (proiosystolia). Condition in which proiosystoles occur.
prolabial (prolabial). Denoting the isolated central soft-tissue segment of the upper lip in the embryonic state and in an unrepaired bilateral cleft palate.
prolabio (prolabium). **1.** The exposed carmine margin of the lip. **2.** The isolated central soft-tissue segment of the upper lip in the embryonic state and in an unrepaired bilateral cleft palate.
prolactina (PRL) (prolactin (PRL)). A protein hormone of the anterior lobe of the hypophysis that stimulates the secretion of milk and possibly, during pregnancy, breast growth.
prolactinoma (prolactinoma). Prolactin-producing adenoma.
prolactoliberina (prolactoliberin). Prolactin releasing factor; prolactin releasing hormone; a substance of hypothalamic origin that stimulates the release of prolactin.
prolactostatina (prolactostatin). Prolactin inhibiting factor; prolactin inhibiting hormone; a substance of hypothalamic origin capable of inhibiting the synthesis and release of prolactin.
prolaminas (prolamines). Proteins insoluble in water or neutral salt solutions, soluble in dilute acids or alkalies, and in 70 to 90% alcohol; e.g., gliadin, zein.
prolapso (prolapse). A sinking of an organ or other part, especially its appearance at a natural or artificial orifice.
  p. del cordón umbilical (p. of umbilical cord).
  p. del cuerpo amarillo (p. of the corpus luteum).
  p. de Morgagni (Morgagni's p.).
  p. del útero (p. of the uterus).
  p. de válvula mitral (mitral valve p.).
prolepsis (prolepsis). Recurrence of the paroxysm of a periodical disease at regularly shortening intervals.
proléptico (proleptic). Subintrant; relating to prolepsis.
proleucocito (proleukocyte). Leukoblast.

prolidasa (prolidase). Proline dipeptidase.
proliferación (proliferation). Growth and reproduction of similar cells.
p. gingival (gingival p.). Gingival hyperplasia.
p. mesangial difusa (diffuse mesangial p.).
proliferar (proliferate). To grow and increase in number by means of reproduction of similar forms.
proliferativo (proliferative, proliferous). Increasing the numbers of similar forms.
prolífico (prolific). Fruitful; bearing many children.
prolígero (proligerous). Germinating; producing offspring.
prolilglicina dipeptidasa (prolylglycine dipeptidase). Prolyl dipeptidase.
prolilo (prolyl). The acyl radical of proline.
p. dipeptidasa (p. dipeptidase).
prolina (Pro) (proline (Pro)). 2-Pyrrolidinecarboxylic acid; an amino acid that is found in proteins, especially collagens.
p. aminopeptidasa (p. aminopeptidase). P. iminopeptidase.
p. deshidrogenasa (p. dehydrogenase).
p. dipeptidasa (p. dipeptidase).
p. iminopeptidasa (p. iminopeptidase).
p. oxidase (p. oxidase). Pyrroline-2-carboxylate reductase; pyrroline-5-carboxylate reductase.
p. racemasa (p. racemase).
D-prolina reductasa (D-proline reductase). An oxidoreductase cleaving D-proline (not the natural form) to 5-aminovalerate.
prolinasa (prolinase). Prolyl dipeptidase.
prolongación (process). A projection or outgrowth.
p. alar (alar p.). Ala cristae galli.
p. axonal o axónica (axonal p.).
p. cefálica (head p.). The primordium for the notochord.
p. de Deiters (Deiters' p.). Obsolete term for axon.
p. frontonasal (frontonasal p.). Frontonasal elevation.
p. mandibular (mandibular p.). Mandibular arch.
p. maxilar (del embrión) (maxillary p. (of embryo)).
p. nasal (nasal p.). Processus frontalis maxillae.
p. nasal externa (lateral nasal p.). Lateral nasal elevation.
p. nasal interna (medial nasal p.). Medial nasal elevation.
p. notocordal (notochordal p.).
p. palatinas (palatal p.'s).
promastigoto (promastigote). Term now generally used instead of "leptomonad" or "leptomonad stage," to avoid confusion with the flagellate genus *Leptomonas*.
promazina, clorhidrato de (promazine hydrochloride). A phenothiazine tranquilizing agent with actions and uses similar to those of chlorpromazine.
promecio (promethium). A radioactive element of the rare earth series, symbol Pm, atomic no. 61; isolated in 1948 among the fission products of uranium-235.
promegaloblasto (promegaloblast). Pernicious anemia type rubriblast; the earliest of four maturation stages of the megaloblast.
prometafase (prometaphase). The stage of mitosis or meiosis in which the nuclear membrane disintegrates, the centrioles reach the poles of the cell, and the chromosomes continue to contract.
prometazina, clorhidrato de (promethazine hydrochloride). 10-(2-Dimethylaminopropyl)phenothiazine hydrochloride; an antihistaminic.
prometazina, teoclato de (promethazine theoclate). An antihistaminic drug used for motion sickness.
prometestrol, dipropionato de (promethestrol dipropionate). Dimethylhexestrol dipropionate; a synthetic estrogen derived from stilbene.
promielocito (promyelocyte). **1.** Premyelocyte; progranulocyte. **2.** The developmental stage of a granular leukocyte between the myeloblast and myelocyte, when a few specific granules appear in addition to azurophilic ones. **3.** A large uninuclear cell occurring in the circulating blood of persons with myelocytic leukemia.
prominencia (prominence). Prominentia.
p. de Ammon (Ammon's p.).
p. canina (canine p.). Canine eminence.
p. cardíaca (cardiac p.).
p. del conducto del nervio facial (p. of facial canal). [*prominentia canalis facialis*, NA].
p. del conducto semicircular lateral (p. of lateral semicircular canal). [*prominentia canalis semicircularis lateralis*, NA].
p. espiral (spiral p.). [*prominentia spiralis*, NA].
p. estiloidea (styloid p.). [*prominentia styloidea*, NA].
p. hepática (hepatic p.).
p. hipotenar (hypothenar p.). Hypothenar.
p. laríngea (laryngeal p.). [*prominentia laryngea*, NA].
p. maleolar (mallear p.). [*prominentia mallearis*, NA].
p. palúdica (malarial knob's). Rounded protrusions of a red blood cell infected with *Plasmodium falciparum*, responsible for the adhesion of infected red cells to one another and to the endothelium of the blood vessels containing these infected cells.
p. prosencefálica (forebrain p.). Frontonasal elevation.
p. tenar (thenar p.). Thenar.
prominente (prominens). Prominent; in anatomy, denoting a prominence.
prominentia, pl. **prominentiae** (prominentia, pl. prominentiae). [*prominentia*, NA]. Prominence; in anatomy, tissues or parts that project beyond a surface.
promoción (promotion). Stimulation of tumor induction, following initiation, by a promoting agent which may of itself be noncarcinogenic.
promonocito (promonocyte). Premonocyte.
promontorio **1.** (promontory). An eminence or projection. **2.** (promontorium, pl. promontoria). [*promontorium*, NA]. A projection of a part. **3.** (hillock). In anatomy, any small elevation or prominence.
p. axónico (axon hillock). Implantation cone.
p. facial (facial hillock). Colliculus facialis.
p. del sacro (p. of the sacrum). [*promontorium ossis sacri*, NA].
p. del tímpano (tympanic p.). [*promontorium cavi tympani*, NA].
promotor (promoter). **1.** In chemistry, a substance that increases the activity of a catalyst. **2.** In molecular biology, a DNA sequence at which RNA polymerase binds and initiates transcription.
pronación (pronation). The condition of being prone; the act of assuming or of being placed in a prone position.
p. del antebrazo (p. of forearm).
p. del pie (p. of foot).
pronador (pronator). A muscle which turns a part into the prone position.
pronar (pronate). **1.** To assume, or to be placed in, a prone position. **2.** To perform pronation of the forearm or foot.
pronasión (pronasion). The point of the angle between the septum of the nose and the surface of the upper lip.
pronato (pronatis). A baby born prematurely.
pronefros **1.** (forekidney). Pronephros. **2.** (pronephros, pl. pronephroi). Forekidney; primordial kidney; head kidney; the definitive excretory organ of primitive fishes. **3.** (pronephros, pl. pronephroi). In the embryos of higher vertebrates, a vestigial structure consisting of a series of tortuous tubules emptying into the cloaca by way of the primary nephric duct.
pronetalol, clorhidrato de (pronethalol hydrochloride). An adrenergic β-receptor blocking agent used as an antagonist of the cardiac action of epinephrine.
prono (prone). Denoting: the body when lying face downward; pronation of the forearm or of the foot.
pronógrado (pronograde). Walking or resting with the body horizontal, denoting the posture of quadrupeds; opposed to orthograde.
pronómetro (pronometer). Goniometer.
pronormoblasto (pronormoblast). Proerythroblast; rubriblast; the earliest of four stages in development of the normoblast.
pronosticar (prognosticate). Prognose; to give a prognosis.
pronóstico **1.** (prognosis). A forecast of the probable course and/or outcome of a disease. **2.** (prognostic). Relating to prognosis. A symptom upon which a prognosis is based, or one indicative of the likely outcome.
p. protésico (denture p.).
pronúcleo (pronucleus, pronuclei). **1.** One of two nuclei undergoing fusion in karyogamy. **2.** In embryology, the nuclear material of the head of the spermatozoon or of the ovum, after the ovum has been penetrated by the spermatozoon.
proótico (prootic). In front of the ear.
propadieno (propadiene). Allene.
propagación (propagation). The act of propagating.
propagar (propagate). **1.** To reproduce; to generate. **2.** To move along a fiber, e.g., propagation of the nerve impulse.

propagativo (propagative). Relating to or concerned in propagation; denoting the sexual part of an animal or plant as distinguished from the soma.
propalinal (propalinal). Back and forth; denoting a forward and backward movement.
propamidina (propamidine). 4,4'-Diamidino-1,3-diphenoxypropane; active against *Trypanosoma gambiensi* infections.
propanidida (propanidid). A short-acting eugenol used intravenously for induction of general anesthesia.
propano (propane). One of the alkane series of hydrocarbons.
propanoílo (propanoyl). Propionyl.
propanol (propanol). Propyl alcohol.
propanolol (propanolol). Propranolol hydrochloride.
1,2,3-propanotriol (1,2,3-propanetriol). Glycerol.
propantelina, bromuro de (propantheline bromide). The isopropyl analogue of methantheline bromide; an anticholinergic agent.
proparacaína, clorhidrato de (proparacaine hydrochloride). A surface anesthetic agent used in ophthalmology.
propatil nitrato (propatyl nitrate). A coronary vasodilator.
propenilo (propenyl).
propeno (propene). Propylene.
propepsina (propepsin). Pepsinogen.
propeptona (propeptone). A nondescript mixture of intermediate products in the conversion of native protein into peptone.
properdina (properdin). A group of proteins involved in resistance to infection that participate, in conjunction with other factors, in an alternate pathway to the activation of the terminal components of complement.
properitoneal (properitoneal). In front of the peritoneum.
propicilina (propicillin). α-Phenoxypropylpenicillin potassium; a semisynthetic acid-stable penicillin that may be more effective than penicillin G.
propilcarbinol (propylcarbinol). Primary butyl alcohol.
propilenglicol (propylene glycol). 1,2-Propanediol; 1,2-dihydroxypropane; an ingredient of hydrophilic ointment; also used as a diluent.
propileno (propylene). Propene; methylethylene; a gaseous olefinic hydrocarbon.
propilhexedrina (propylhexedrine). A sympathomimetic and local vasoconstrictor.
propiliodona (propyliodone). A radiopaque medium used for bronchography.
propilo (propyl). The alkyl radical of propane.
p. gallato (p. gallate). Propyl 3,4,5-trihydroxybenzoate.
p. hidroxibenzoato (p. hydroxybenzoate). Propylparaben.
propilparabeno (propylparaben). Propyl hydroxybenzoate; *p*-hydroxybenzoic acid propyl ester; an antifungal agent and pharmaceutical preservative.
propiltiouracilo (PTU) (propylthiouracil (PTU)). 6-Propyl-2-thiouracil; an antithyroid agent that inhibits the synthesis of thyroid hormones; used in the treatment of hyperthyroidism; a goitrogen.
propioceptivo (proprioceptive). Capable of receiving stimuli originating in muscles, tendons, and other internal tissues.
propioceptor (proprioceptor). One of a variety of sensory end organs (such as the muscle spindle and Golgi's tendon organ) in muscles, tendons, and joint capsules.
propioespinal (propriospinal). Relating especially or wholly to the spinal cord.
propiolactona (propiolactone). β-Propiolactone; hydracrylic acid β-lactone; used to sterilize plasma, vaccines, and tissue grafts.
propionacidemia (propionicacidemia).
propionato (propionate). A salt or ester of propionic acid.
propionilo (propionyl). Propanoyl; the acyl radical of propionic acid.
propiromazina (propyromazine). An intestinal antispasmodic with anticholinergic properties.
propitocaína, clorhidrato de (propitocaine hydrochloride). Prilocaine hydrochloride.
proplasia (proplasia). That state of cell or tissue in which activity is increased above that of euplasia, i.e., characterized by stimulation, repair, or regeneration.
proplasmacito (proplasmacyte). A cell in the process of differentiating from a plasmablast to a mature plasma cell.
proplexo (proplexus). The choroid plexus in the lateral ventricle of the brain.
propósito (propositus, pl. propositi). **1.** Proband. **2.** A premise; an argument.
propoxicaína, clorhidrato de (propoxycaine hydrochloride). A local anesthetic.
propoxifeno, clorhidrato de (propoxyphene hydrochloride). Dextropropoxyphene hydrochloride; a nonantipyretic, orally effective analgesic structurally related to methadone and used for the relief of mild to moderate pain.
propoxifeno, napsilato de (propoxyphene napsylate). Dextropropoxyphene napsylate.
propranolol, clorhidrato de (propranolol hydrochloride). An adrenergic β-receptor blocking agent.
proptómetro (proptometer). Exophthalmometer.
proptósico (proptotic). Referring to proptosis.
proptosis (proptosis). A forward displacement of any organ; specifically, exophthalmos or protrusion of the eyeball.
propulsión (propulsion). The tendency to fall forward that causes the festination in paralysis agitans.
proqueilia, proquilia (procheilia, prochilia). Protruding lips.
proqueilon (procheilon, prochilon). Tuberculum labii superioris.
proquimosina (prochymosin). Chymosinogen; pexinogen; prorennin; renninogen; rennogen; the precursor of chymosin.
prorrenina (prorennin). Prochymosin.
prorrubricito (prorubricyte). Basophilic normoblast.
p. tipo anemia perniciosa (pernicious anemia type p.).
prorsad (prorsad). In a forward direction.
proscilaridina (proscillaridin). Desglucotransvaaline; a cardiotonic agent, used for the treatment of congestive heart failure.
prosecar (prosect). To dissect a cadaver or any part, that it may serve for a demonstration of anatomy before a class.
prosecretina (prosecretin). Unactivated secretin.
prosector (prosector). One who prosects, or prepares the material for a demonstration of anatomy before a class.
prosectorio (prosectorium). A dissecting room; a place in which anatomical preparations are made for demonstration or for preservation in a museum.
prosencéfalo (prosencephalon). [*prosencephalon*, NA]. Forebrain vesicle; forebrain; proencephalon; the anterior primitive cerebral vesicle and the most rostral of the three primary brain vesicles of the embryonic neural tube.
prosodémica (prosodemic). Denoting a disease that is transmitted directly from person to person.
prosopagnosia (prosopagnosia). Difficulty in recognizing familiar faces.
prosópago (prosopagus). Prosopopagus.
prosopalgia (prosopalgia). Trigeminal neuralgia.
prosopálgico (prosopalgic). Relating to or suffering from trigeminal neuralgia.
prosopectasia (prosopectasia). Enlargement of the face, as in acromegaly.
prosoplasia (prosoplasia). Progressive transformation, such as the change of cells of the salivary ducts into secreting cells.
prosopo-, prosop- (prosopo-, prosop-). Combining forms denoting the face.
prosopoanosquisis (prosopoanoschisis). Facial cleft.
prosopodiplejía (prosopodiplegia). Paralysis affecting both sides of the face.
prosopoespasmo (prosopospasm). Facial tic.
prosoponeuralgia (prosoponeuralgia). Trigeminal neuralgia.
prosopópago (prosopopagus). Prosopagus; unequal conjoined twins in which the parasite, in the form of a tumor-like mass, is attached to the orbit or cheek of the autosite.
prosopoplejía (prosopoplegia). Facial palsy.
prosopopléjico (prosopoplegic) Relating to, or suffering from, facial paralysis.
prosoposquisis (prosoposchisis). Oblique facial cleft congenital facial cleft from mouth to orbit.
prosopotoracópago (prosopothoracopagus). Conjoined twins attached by the face and chest; a variety of cephalothoracopagus.
prostaciclina (prostacyclin). Prostaglandin I_2; a potent natural inhibitor of platelet aggregation and a powerful vasodilator.
prostaglandina (prostaglandin). Any of a class of physiologically active substances present in many tissues. P.'s are prostanoic

acids with ortho side-chains of varying degrees of unsaturation and varying degrees of oxidation.

p. E_1 (p. E_1). Alprostadil.

p. E_2 (p. E_2). Dinoprostone.

p. $F_{2\alpha}$ (p. $F_{2\alpha}$). Dinoprost.

p. $F_{2\alpha}$ trometamina (p. $F_{2\alpha}$ tromethamine). Dinoprost tromethamine.

próstata 1. (prostate). Prostata. **2.** (prostata). [*prostata*, NA]. Glandula prostatica; prostate gland; prostate; a chestnut-shaped body, surrounding the beginning of the urethra in the male.

p. femenina (female p.).

prostatalgia (prostatalgia). Prostatodynia; pain in the area of the prostate gland.

prostatectomía (prostatectomy). Removal of a part or all of the prostate.

prostático (prostatic). Relating to the prostate.

prostaticovesical (prostaticovesical). Relating to the prostate and the bladder.

prostatismo (prostatism). A clinical syndrome caused by enlargement of the prostate gland and manifested by irritative and obstructive symptoms.

prostatitis (prostatitis). Inflammation of the prostate.

prostato-, prostat- (prostato-, prostat-). Combining forms denoting the prostate gland.

prostatocistitis (prostatocystitis). Inflammation of the prostate and the bladder; cystitis by extension of inflammation from the prostatic urethra.

prostatocistotomía (prostatocystotomy). Incision through the prostate and bladder wall with drainage through the perineum.

prostatodinia (prostatodynia). Prostatalgia.

prostatolito (prostatolith). Prostatic calculus.

prostatolitotomía (prostatolithotomy). Incision of the prostate for removal of a calculus.

prostatomegalia (prostatomegaly). Enlargement of the prostate gland.

prostatomía (prostatomy). Prostatotomy.

prostatorrea (prostatorrhea). An abnormal discharge of prostatic fluid.

prostatoseminalvesiculectomía (prostatoseminalvesiculectomy). Prostatovesiculectomy.

prostatotomía (prostatotomy). Prostatomy; an incision into the prostate.

prostatovesiculectomía (prostatovesiculectomy). Prostatoseminalvesiculectomy; surgical removal of the prostate gland and seminal vesicles.

prostatovesiculitis (prostatovesiculitis). Inflammation of the prostate gland and seminal vesicles.

prosteón (prostheon). Prosthion.

prosternación (prosternation). Camptocormia.

prostético (prosthetic). Relating to a prosthesis or to an artificial part.

prostetofaquia (prosthetophacos). Lenticulus.

prostión (prosthion). Alveolar point; prostheon; the most anterior point on the maxillary alveolar process in the midline.

prostodoncia (prosthodontics). Dental prosthetics; prosthetic dentistry; prosthodontia.

prostodoncista (prosthodontist). A dentist engaged in the practice of prosthodontics.

prostoqueratoplastia (prosthokeratoplasty). The surgical technique involved in utilizing a keratoprosthesis.

protactinio (protactinium). Proactinium; protoactinium; a radioactive element, symbol Pa, atomic no. 91, atomic weight 231, formed in the decay of uranium and thorium.

protalbumosa (protalbumose). Protoalbumose; intermediate products of protein digestion, derived from hemialbumose.

protamina (protamine). Any of a class of proteins, highly basic because rich in arginine and simpler in constitution than the albumins and globulins, etc., found in fish spermatozoa in combination with nucleic acid.

sulfato de p. (p. sulfate).

protaminasa (protaminase). Carboxypeptidase B.

protanomalía (protanomaly). A deficiency of color perception in which the red-sensitive pigment in cones is decreased.

protanopía (protanopia). A form of dichromatism characterized by absence of the red-sensitive pigment in cones, decreased luminosity for long wavelengths of light, and confusion in recognition of red and green.

proteasa (protease). Descriptive term for proteolytic enzymes, both endopeptidases and exopeptidases.

protección (protection). Protective block.

protector bucal nocturno (nightguard). A device used to stabilize the teeth and reduce the traumatic effects of bruxism.

proteico (protean). Changeable in form; having the power to change body form, like the ameba.

proteido (proteid). Protein.

proteína (protein). Proteid; protide; macromolecules consisting of long sequences of α-amino acids in peptide (amide) linkage.

p. activadora de catabolitos (gen) (catabolite (gene) activator p. (CAP)).

p. antiviral (antiviral p. (AVP)).

p. autóloga (autologous p.).

p. de Bence Jones (Bence Jones p.).

p. C (p. C).

p. C-reactiva (C-reactive p.).

p. compuesta (compound p.). Conjugated p.

p. conjugada (conjugated p.). Compound p.

p. derivada (derived p.).

p. desnaturalizada (denatured p.).

p. extraña (foreign p.). Heterologous p.

p. de feniltiocarbamoílo (phenylthiocarbamoyl p.).

p. fibrosa (fibrous p.).

p. fijadora de corticosteroides (corticosteroid-binding p.).

p. fijadora de tiroxina (thyroxine-binding p. (TBP)).

p. globular (globular p.).

p. heteróloga (heterologous p.). Foreign p.

p., hidrolizado de (protein hydrolysate).

p. inespecífica (nonspecific p.).

p. inmune (immune p.). Antibody.

p. M (M p.).

p. mieloblástica (myeloblastic p.).

p. monoclonal (monoclonal p.). Monoclonal immunoglobulin.

p. nativa (native p.).

p. placentaria (placenta p.). Human placental lactogen.

p. placentaria purificada (purified placental p.).

p. plasmáticas (plasma p.'s).

p. protectora (protective p.). Antibody.

p. receptora (receptor p.).

p. receptora de AMPc (CRP) (cAMP receptor p. (CRP)).

p. S (S p.).

p. simple (simple p.).

p. del suero de la leche (whey p.).

p. de Tamm-Horsfall (Tamm-Horsfall p.).

p. transportadora de acilo (ACP) (acyl carrier p. (ACP)).

proteináceo (proteinaceous). Resembling a protein; possessing, to some degree, the physicochemical properties characteristic of proteins.

proteinasa B del Clostridium histolyticum (Clostridium histolyticum proteinase B). Clostripain.

proteinasas (proteinases). Enzymes hydrolyzing native protein, or polypeptides, making internal cleavages (hence endopeptidases).

proteinosis (proteinosis). A state characterized by disordered protein formation and distribution, particularly as manifested by the deposition of abnormal proteins in tissues.

p. alveolar pulmonar (pulmonary alveolar p.).

p. lípida (lipid p.). Urbach-Wiethe disease.

proteinuria (proteinuria). Presence of urinary protein in concentrations greater than 0.3 g in a 24-hour urine collection or in concentrations greater than 1 g/l (1+ to 2+ by standard turbidometric methods) in a random urine collection on two or more occasions at least 6 hours apart.

p. aislada (isolated p.).

p. de Bence-Jones (Bence Jones p.).

p. gestacional (gestational p.).

p. no aislada (nonisolated p.). P. associated with other abnormalities.

p. ortostática, postural (orthostatic p., postural p.).

protensidad (protensity). The time attribute of a mental process; the attribute of a mental process characterized by its temporality or movement forward in time.

proteo-, prot- (proteo-, prot-). Combining forms indicating protein.

proteoclástico (proteoclastic). Proteolytic.

proteoglucanos (proteoglycans). Glycoaminoglycans (mucopolysaccharides) bound to protein chains in covalent complexes; occur in the extracellular matrix of connective tissue.
proteohormona (proteohormone). Obsolete term for a hormone possessing a protein structure.
proteolípidos (proteolipids). A class of lipid-soluble proteins found in brain tissue, insoluble in water but soluble in chloroform-methanol-water mixtures.
proteólisis (proteolysis). Albuminolysis; the decomposition of protein.
proteolítico (proteolytic). Proteoclastic; relating to or effecting proteolysis.
proteometabólico (proteometabolic). Relating to the metabolism of proteins.
proteometabolismo (proteometabolism). Protein metabolism.
proteopéctico, proteopéxico (proteopectic, proteopexic). Relating to proteopexis.
proteopepsis (proteopepsis). The digestion of protein.
proteopexis (proteopexis). The fixation of protein in the tissues.
proteosa (proteose). A nondescript mixture of intermediate products of proteolysis between protein and peptone.
  p. primaria (primary p.).
  p. secundaria (secondary p.).
protésico (prosthetic). Relating to a prosthesis or to an artificial part.
prótesis **1.** (prosthesis, pl. prostheses). Fabricated substitute for a diseased or missing part of the body. **2.** (denture). Artificial dentition; an artificial substitute for missing natural teeth and adjacent tissues.
  p. articulada a barras (bar joint denture). Overlay d.
  p. coclear (cochlear p.). Cochlear implant.
  p. completa (complete denture). Full d.
  p. definitiva (definitive p.).
  p. dental **1.** (dental prosthetics). Prosthodontics. **2.** (dental p.).
  diseño de p. (design denture).
  p. de guía mandibular (mandibular guide p.).
  p. híbrida (hybrid p.). Overlay denture.
  p. de implante (implant denture).
  p. inmediata (immediate denture). Immediate insertion d.
  p. de inserción inmediata (immediate insertion denture). Immediate d.
  p. interina (interim denture). Provisional d.; temporary d.
  p. en modelo de cera (wax model denture). Trial d.
  p. ocular (ocular p.). An artificial eye or implant.
  p. parcial (partial denture). Bridgework.
  p. parcial de extensión distal (partial denture distal extension).
  p. parcial fija (fixed partial denture). Bridge.
  p. parcial removible (removable partial denture). Removable bridge.
  p. provisional **1.** (provisional p.). An interim dental p. **2.** (provisional denture). Interim d.
  p. de prueba (trial denture). Wax model d.
  p. quirúrgica (surgical p.).
  p. superpuesta (overlay denture). Bar joint d.; hybrid prosthesis.
  p. telescópica (telescopic denture). Overlay d.
  p. temporaria (temporary denture). Interim d.
  p. total (full denture). Complete d.
  p. de transición (transitional denture).
  p. de tratamiento (treatment denture).
  p. valvular cardíaca (cardiac valve p.).
protesta masculina (masculine protest). Adler's term to describe the movement of individuals from passive to active roles in a desire to escape from the feminine role.
protética (prosthetics). The art and science of making and adjusting artificial parts of the human body.
  p. maxilofacial (maxillofacial p.).
prótido (protide). Protein.
protimia (prothymia). Rarely used term for mental alertness.
protio (protium). Hydrogen-1.
protipendilo (prothipendyl). An antipsychotic.
protirelina (protirelin). A synthetic form of thyroliberin.
protista (protist). A member of the kingdom Protista.
protistología (protistology). Microbiology.
protistólogo (protistologist). Microbiologist.
proto- (proto-, prot-). Prefix to words derived from Greek roots, denoting the first in a series or the highest in rank.
protoactinio (protoactinium). Protactinium.
protoalbumosa (protoalbumose). Protalbumose.
protobio (protobe). F. d'Herelle's term for bacteriophage.
protobiología (protobiology). Bacteriophagology.
protocloruro (protochloride). Obsolete term for the first of a series of chlorine compounds, the one containing the fewest chlorine atoms.
protocolo (protocol). A precise and detailed plan for the study of a biomedical problem or for a regimen of therapy.
protocono **1.** (protocone). The mesiolingual cusp of an upper molar tooth in a mammal. **2.** (protoconid). The mesiolingual cusp of a lower molar tooth in a mammal.
protocoproporfiria (protocoproporphyria). Enhanced fecal excretion of proto- and coproporphyrins.
  p. hereditaria (p. hereditaria). Variegate porphyria.
protodermo (protoderm). The undifferentiated cells of very young embryos from which the primary germ layers will evolve.
protodiastólico (protodiastolic). Early disastolic; relating to the beginning of cardiac diastole.
protoduodeno (protoduodenum). The first part of the duodenum extending from the gastroduodenal pylorus as far as the papilla duodeni major.
protoeritrocito (protoerythrocyte). A primitive erythroblast.
protoespasmo (protospasm). A spasm beginning in one limb or one muscle and gradually becoming more general.
protoespora (protospore). The initial product of progressive cleavage, in which a multinucleate spore is produced.
protofilamento (protofilament). Basic element of a contractile flagellar microtubule, approximately 5 nm thick.
protógeno (protogen). Protogen A, lipoic acid.
protoglobulosa (protoglobulose).). Obsolete term for a product of the hydrolysis or digestion of a globulin.
protogonoplasma (protogonoplasm). A differentiated mass of cytoplasm in a protozoan, which forms the substance of later developing reproductive bodies.
protohem (protoheme). Heme.
protoleucocito (protoleukocyte). A primitive leukocyte; a leukocyte of the bone marrow.
protolizado (protolysate). Obsolete term for a protein hydrolysate.
protomerito (protomerite). Primerite; the second segment (lacking a nucleus) of a septate gregarine, between the epimerite and the deutomerite.
protometrocito (protometrocyte). The ancestor cell of the protoleukocyte and protoerythrocyte, or of the cells of the leukocytic and erythrocytic series.
protón (proton). The positively charged unit of the nuclear mass; p.'s form part (or in hydrogen-1 the whole) of the nucleus of the atom around which the negative electrons revolve.
protoneurona (protoneuron). Hypothetical primitive neuron lacking polarization.
protooncogén (proto-oncogene). A preexisting gene, present in the normal human genome, that appears to have a role in normal cellular physiology and is often involved in regulation of normal cell growth or proliferation.
protopático (protopathic). Denoting a supposedly primitive set or system of peripheral sensory nerve fibers conducting a low order of pain and temperature sensibility which is poorly localized.
protopectina (protopectin).
protopianoma (protopianoma). Mother yaw.
protoplasma (protoplasm). **1.** Plasmogen; living matter, the substance of which animal and vegetable cells are formed. **2.** The total cell material, including cell organelles.
  p. totipotencial (totipotential p.)
protoplasmático (protoplasmatic, protoplasmic). Relating to protoplasm.
protoplasmólisis (protoplasmolysis). Plasmolysis.
protoplasto (protoplast). **1.** Archaic term meaning the first individual of a type or race. **2.** A bacterial cell from which the rigid cell wall has been completely removed; the bacterium loses its characteristic shape and becomes round.
protoporfiria (protoporphyria). Enhanced fecal excretion of protoporphyrin.
  p. eritropoyética (erythropoietic p.).

protoporfirina tipo III (IX) (protoporphyrin type III (IX)). The principal protoporphyrin found in nature (one of 15 possible isomers). characterized by the presence of 4 methyl groups, 2 vinyl groups, and 2 propionic acid side chains.
protoproteosa (protoproteose).
protoquilol, clorhidrato de (protokylol hydrochloride). A derivative of isoproterenol with the selective β-receptor-stimulating activity of the parent compound.
protosal (protosalt). Acid salt.
protosífilis (protosyphilis). Obsolete term for primary syphilis.
protosulfato (protosulfate). A compound of sulfuric acid with a protoxide of the metal.
prototáxico (prototaxic). In interpersonal psychiatry, a term referring to primitive illogical thought the earliest form of experience characteristic of the infant which is undifferentiated, global, and inorganized.
prototecosis (protothecosis). A verrucous cutaneous or disseminated disease caused by *Prototheca zopfii* and *wickerhamii*.
prototipo (prototype). The primitive form; the first form to which subsequent individuals of the class or species conform.
prototoxina (prototoxin). The obsolete concept of a hypothetical form of toxin in bacterial cultures possessing lethal properties and a very strong affinity for antitoxin.
prototoxoide (prototoxoid). The obsolete concept of a hypothetical substance in a bacterial culture, nonpoisonous, but with a stronger affinity than toxin for antitoxin.
prototrófico (prototrophic). **1.** Pertaining to a prototroph. **2.** Denoting the ability to undertake anabolism or to obtain nourishment from a single source.
prototrofo (prototroph). A bacterial strain that has the same nutritional requirements as the wild-type strain from which it was derived.
protoveratrina A y B (protoveratrine A and B). A mixture of two alkaloids isolated from *Veratrum album*.
protovértebra (protovertebra). **1.** Provertebra. In the older literature, a mesodermic somite. **2.** More recently applied to the sclerotomal concentration which is the primordium of the centrum of a vertebra.
protovertebral (protovertebral). Relating to a protovertebra.
protóxido (protoxide). Suboxide.
protoyoduro (protoiodide). Protiodide.
protozoario (protozoal, protozoan). **1.** Protozoon; a member of the phylum Protozoa. **2.** Protozoal; relating to protozoa.
protozoiasis (protozoiasis). Infection with protozoans.
protozoicida (protozoicide). An agent used to kill protozoa.
protozoo (protozoon, pl. protozoa). Protozoan.
protozoófago (protozoophage). A phagocyte that ingests protozoa.
protozoología (protozoology). The science concerned with all aspects of the biology and human interest in protozoa.
protozoólogo (protozoologist). A biologist who specializes in protozoology.
protracción (protraction). In dentistry, the extension of teeth or other maxillary or mandibular structures into a position anterior to normal.
 p. mandibular (mandibular p.).
 p. maxilar (maxillary p.).
protractor (protractor). A muscle drawing a part forward, as antagonistic to a retractor.
protripsina (protrypsin). Trypsinogen.
protriptilina, clorhidrato de (protriptyline hydrochloride). An antidepressant.
protrombasa (prothrombase).
protrombina (prothrombin). Factor II; plasmozyme; serozyme; thrombinogen; thrombogen; a glycoprotein, molecular weight approximately 69,000, formed and stored in the parenchymal cells of the liver.
protrombinasa (prothrombinase). Factor X.
protrombinógeno (prothrombinogen). Factor VII.
protrombinopenia (prothrombinopenia). Hypoprothrombinemia.
protrombocinasa (prothrombokinase). Factor V; factor VIII.
protruir (protrude). To thrust forward or project.
protrusión (protrusion). **1.** The state of being thrust forward or projected. **2.** In dentistry, a position of the mandible forward from centric relation.
 p. del acetábulo (protrusio acetabuli). Otto's disease.
 p. bimaxilar (bimaxillary p.). Double p.
 p. dentoalveolar bimaxilar (bimaxillary dentoalveolar p.).
 p. doble (double p.). Bimaxillary p.
protuberancia **1.** (protuberance). A swelling or knoblike outgrowth. **2.** (knob). A protuberance; a mass; a nodule.
 p. de Bichat (Bichat's p.). Corpus adiposum buccae.
 p. hepática (pons hepatis). Ponticulus hepatis.
 p. laríngea (protuberantia laryngea). Prominentia laryngea.
 p. mentoniana (mental p.). Protuberantia mentalis.
 p. occipital externa (external occipital p.). Protuberantia occipitalis externa.
 p. occipital interna (internal occipital p.). Protuberantia occipitalis interna.
protuberantia (protuberantia). [*protuberantia*, NA]. A bulging, swelling, or protruding part.
proventrículo (proventriculus). **1.** In birds, the thin-walled glandular stomach preceding the muscular gizzard. **2.** In insects, the portion of the stomodeum that lies in front of the ventriculus or stomach; it is modified into a small proventricular valve in many diptera (flies).
provértebra (provertebra). Protovertebra.
provirus (provirus). The precursor of an animal virus; theoretically analogous to the prophage in bacteria, the p. being integrated in the nucleus of infected cells.
provitamina (provitamin). A substance that can be converted into a vitamin.
proxemia (proxemics). The scientific discipline concerned with the various aspects or urban overcrowding.
proximal (proximal). **1.** Proximalis; nearest the trunk or the point of origin, said of part of a limb, of an artery or a nerve, etc., so situated. **2.** Mesial. **3.** In dental anatomy, denoting the surface of a tooth in relation with its neighbor, whether mesial or distal.
proximalis (proximalis). [*proximalis*, NA]. Proximal.
proximetacaína, clorhidrato de (proxymetacaine hydrochloride). Proparacaine hydrochloride.
próximo (proximate). Immediate; next; proximal.
proximo-, prox-, proxi- (proximo-, prox-, proxi-). Combining forms denoting proximal.
proximoataxia (proximoataxia). Ataxia or lack of muscular coordination in the proximal portions of the extremities.
proximolingual (proximolingual). Relating to the proximal and lingual surfaces of a tooth; denoting the angle formed by their junction.
proximolingual, proximopalatino (proximobuccal). Relating to the proximal and buccal surfaces of a tooth; denoting the angle formed by their junction.
proximovestibular (proximolabial). Relating to the proximal and labial surfaces of a tooth; denoting the angle formed by their junction.
proyección (projection). **1.** A pushing out. **2.** The referring of a sensation to the object producing it. **3.** A defense mechanism by which a repressed complex in the individual is denied and conceived as belonging to another person. **4.** The conception by the consciousness of a mental occurrence belonging to the self as of external origin. **5.** Localization of visual impressions in space. **6.** In neuroanatomy, the system or systems of nerve fibers by which a group of nerve cells discharges its nerve impulses ("projects") to one or more other cell groups. **7.** The image of a three dimensional object on a plane.
 p. axial (axial p.). Axial view.
 p. basal (base p.). Axial p.
 p. de Caldwell (Caldwell p.). Caldwell view.
 p. errónea (erroneous p.). False p.
 p. del esmalte (enamel p.). Extension of enamel into furcation.
 p. falsa (false p.). Erroneous p.
 p. de Stenvers (Stenvers p.). Stenvers view.
 p. de Towne (Towne p.). Towne view.
 p. visual (visual p.).
prozapina (prozapine). An intestinal antispasmodic with choleretic properties.
prozona (prozone). Prezone; in the case of agglutination and of precipitation, the phenomenon in which visible reaction does not occur in mixtures of specific antigen and antibody because of antibody excess.
PRPP (PRPP). Abbreviation for 5-phospho-α-D-ribosyl pyrophosphate.

prueba (test). A method of examination, as to determine the presence or absence of a definite disease or of some substance in any of the fluids, tissues, or excretions of the body.
p. A.-Z. (A.-Z. t.). Aschheim-Zondek t.
p. ABLB (ABLB t.). Alternate binaural loudness balance t.
p. de absorción de anticuerpo treponémico fluorescente (fluorescent treponemal antibody-absorption t. (FTA-ABS)).
p. de acetona (acetone t.). A t. for ketonuria.
p. ácida de Palmer para úlcera péptica (Palmer acid t. for peptic ulcer).
p. de acidez titulable (titratable acidity t.).
p. del ácido homovainíllico (homovanillic acid t.). HVA t.
p. del ácido 3-metoxi-4-hidroximandélico (3-methoxy-4-hydroxymandelic acid t.). Vanillylmandelic acid t.
p. del ácido vainillilmandélico (vanillylmandelic acid t.). VMA t.
p. de adherencia (adhesion t.). Immune adhesion t.
p. de adherencia de eritrocitos (erythrocyte adherence t.).
p. de adherencia de glóbulos rojos (red cell adherence t.). Adhesion t.
p. de Adler (Adler's t.). Benzidine t.
p. de Adson (Adson's t.). Adson maneuver.
p. de agitación (shake t.). Foam stability t.
p. de aglutinación del látex, de fijación del látex (latex agglutination t., latex fixation t.).
p. de aglutinación mixta (mixed agglutination t.).
p. del agotamiento de ácido ascórbico ovárico (ovarian ascorbic acid depletion t.).
p. del agotamiento de ácido ascórbico suprarrenal (adrenal ascorbic acid depletion t.).
p. de agregación de plaquetas (platelet aggregation t.).
p. de Albarrán (Albarran's t.). Polyuria t.
p. de Allen (Allen t.).
p. de Allen-Doisy (Allen-Doisy t.). A t. for estrogenic activity.
p. de Almén para sangre (Almén's t. for blood).
p. de almidón-yodo (starch-iodine t.).
p. de Ames (Ames t.). Ames assay.
p. de Amsler (Amsler t.).
p. de análisis de adherencia de leucocitos (leukocyte adherence assay t.).
p. de análisis del aliento (breath analysis t.).
p. de análisis de esteroides 17-cetogénicos (17-ketogenic steroid assay t.). Ketogenic corticoids t.
p. de análisis de leucocitos bactericidas (leukocyte bactericidal assay t.).
p. de Anderson-Collip (Anderson-Collip t.).
p. del anillo (ring t.). Ring precipitin t.
p. del anillo de Bang (abortus-Bang-ring t.). Milk-ring t.
p. de anillo lechoso (milk-ring t.). Abortus-Bang-ring t.
p. del anillo con precipitina (ring precipitin t.). Ring t.
p. de anoxemia (anoxemia t.). Hypoxemia t.
p. de anticuerpo antinuclear fluorescente (AANF) (fluorescent antinuclear antibody t. (FANA)).
p. de anticuerpo citotrópico (cytotropic antibody t.).
p. de anticuerpo fluorescente indirecto (indirect fluorescent antibody t.). Fluorescent antibody technique.
p. de antiglobulina (antiglobulin t.). Coombs' t.
p. de antiglobulina humana (antihuman globulin t.). Coombs't.
p. de apercepción temática (TAT) (thematic apperception t. (TAT)).
p. de aptitud (aptitude t.).
p. de Aschheim-Zondex (A.-Z.) (Aschheim-Zondek t. (A.-Z.)).
p. de ascorbato-cianuro (ascorbate-cyanide t.).
p. de asociación (association t.).
p. de Astwood (Astwood's t.). Metrotrophic t.
p. de la atropina (atropine t.). Dehio's t.
p. auditiva de Weber (Weber's t. for hearing).
p. de autohemólisis (autohemolysis t.).
p. de Bachman-Pettit (Bachman-Pettit t.).
p. de Bagolini (Bagolini t.).
p. de balance de volumen binaural alternado (binaural alternate loudness balance t.). BALB t.; a t. for recruitment in one ear.
p. BALB (BALB t.). Binaural alternate loudness balance t.
p. de banda para lupus (LBT) (lupus band t. (LBT)).
p. BEI (BEI t.). Butanol-extractable iodine t.
p. de la bentiromida (bentiromide t.).
p. de la benzidina (benzidine t.). Adler's t.; a t. for blood.
p. de Bernstein (Bernstein t.). Acid perfusion t.
p. de Berson (Berson t.).
p. de Betke-Kleihauer (Betke-Kleihauer t.).
p. de Bettendorff (Bettendorff's t.). T. for arsenic.
p. de Bial (Bial's t.). Orcinol t.; a t. for pentoses with orcinol.
p. de Binet (Binet t.). Stanford-Binet intelligence scale.
p. de Binz (Binz' t.).
p. del biuret (biuret t.).
p. de bloqueo Rh (Rh blocking t.).
p. del bromofenol (bromphenol t.).
p. de la bromosulftaleína, BSP (bromsulphalein t. (BSP)).
p. del butanol-yodo extraíble (butanol-extractable iodine t.). BEI t.
p. de la "cabeza caída" (head-dropping t.).
p. del cajón (drawer t.). Drawer sign.
p. de Calmette (Calmette t.). Conjuctival reaction to tuberculin.
p. calórica (caloric t.). Bárány's caloric t.
p. calórica de Bárány (Bárány's caloric t.).
p. CAMP (CAMP t.).
p. de captación de ^{131}I (^{131}I uptake t.).
p. de captación de T_3 (T_3 uptake t.).
p. de captación de triyodotironina (triiodothyronine uptake t.).
p. de captación de yoduro radiactivo (radioactive iodide uptake t.).
p. de la catatorulina (catatorulin t.).
p. de catecolaminas totales (total catecholamine t.).
p. de células de lupus eritematoso (lupus erythematosus cell t.).
p. de células LE (LE cell t.).
p. del chi cuadrado (chi-square t.).
p. de Chick-Martin (Chick-Martin t.). A method of testing the in vitro efficiency of a bactericidal agent.
p. del cianuro-nitroprusiato (cyanide-nitroprusside t.).
p. a ciegas (blind t.).
p. del cinturón (belt t.). An obsolete t.
p. de Clauberg (Clauberg t.). T. for progestational activity.
p. del clomifeno (clomiphene t.).
p. del cloruro férrico (ferric chloride t.).
p. de coagulación por calor (heat coagulation t.).
p. del coágulo de mucina (mucin clot t.). Ropes t.
p. de la coccidioidina (coccidioidin t.).
p. de color de Farnsworth-Munsell (Farnsworth-Munsell color t.).
p. del colorante de Sabin-Feldman (Sabin-Feldman dye t.).
p. colorimétrica de susceptibilidad a la caries (colorimetric caries susceptibility t.). Snyder's t.
p. de concentración de Fishberg (Fishberg concentration t.).
p. de concentración urinaria (urinary concentration t.).
p. de contención del aliento (breath-holding t.).
p. de Coombs (Coombs' t.). Antiglobulin t.
p. de Corner-Allen (Corner-Allen t.). A t. for progestational activity.
p. de cornificación vaginal (vaginal cornification t.).
p. de corticoides cetogénicos (ketogenic corticoids t.).
p. de 17-OH-corticoides (17-OH-corticoids t.).
p. de Crampton (Crampton t.) A t. for physical condition and resistance.
p. de crecimiento de la cresta (comb-growth t.).
p. de crecimiento de la cresta en los capones (capon-comb-growth t.). Comb-growth t.
p. de crisis por retiro de CO_2 (CO_2-withdrawal seizure t.).
p. de cromógenos de Porter-Silber (Porter-Silber chromogens t.).
p. de cubrir y descubrir (cover-uncover t.).
p. de la cuerda (string t.).
p. de la cuerda con fluoresceína (fluorescein string t.).
p. de cuerpos de Heinz (Heinz body t.).
p. de cultivo mixto de linfocitos (mixed lymphocyte culture t.).
p. cutánea **1.** (cutaneous t.). Skin t. **2.** (skin t.). Cutaneous t.; cutireaction t.; skin reaction.
p. cutánea de Casoni (Casoni skin t.). Casoni intradermal t.
p. cutánea de tuberculina (cutaneous tuberculin t.).
p. D-S (D-S t.). Doerfler-Stewart t.
p. DA de embarazo (DA pregnancy t.).
p. de Day (Day's t.).
p. dedo-con-dedo (finger-to-finger t.).

p. dedo-nariz (finger-nose t.).
p. del dehidrocolato (dehydrocholate t.).
p. de Dehio (Dehio's t.). Atropine t.
p. de depuración de la urea (urea clearance t.).
p. de desempeño (performance t.).
p. de desnaturalización de álcalis (alkali denaturation t.).
p. de desplazamiento del eje (pivot shift t.).
p. de deterioro del tono (tone decay t.).
p. de Dick (Dick t.). Dick method.
p. de dientes (try-in).
p. diferencial de cateterismo ureteral (differential ureteral catheterization t.). Differential renal function t.
p. diferencial de la función renal (differential renal function t.).
p. de difusión de geles con precipitina (gel diffusion precipitin t.'s).
p. de difusión de geles con precipitina en una dimensión (gel diffusion precipitin t.'s in one dimension).
p. de difusión de geles con precipitina en dos dimensiones (gel diffusion precipitin t.'s in two dimensions).
p. de difusión simple (de geles) con precipitina en una dimensión (single (gel) diffusion precipitin t. in one dimension).
p. de difusión simple (de geles) con precipitina en dos dimensiones (single (gel) diffusion precipitin t. in two dimensions).
p. de la dinitrofenilhidrazina (dinitrophenylhydrazine t.).
p. directa de anticuerpo fluorescente (direct fluorescent antibody t.).
p. directa de Coombs (direct Coombs' t.).
p. de discontinuación (discontinuation t.).
p. de diseños y bloques (block design t.).
p. dividida de función renal (split renal function t.).
p. de doblado en frío (cold bend t.).
p. de Doerfler-Stewart (D-S) (Doerfler-Stewart t. (D-S)).
p. de los dos vasos (two-glass t.). Thompson's t.
p. de Dragendorff (Dragendorff's t.). A qualitative t. for bile.
p. drepanocítica o de células falciformes (sickle cell t.).
p. de Ducrey (Ducrey t.). Ito-Reenstierna t.
p. de Dugas (Dugas' t.).
p. de dureza de Knoop (Knoop hardness t.).
p. de Ebbinghaus (Ebbinghaus t.).
p. de ejercicio (exercise t.). Two-step exercise t.
p. de ejercicio en dos pasos (two-step exercise t.). Master's t.
p. de Ellsworth-Howard (Ellsworth-Howard t.).
p. de ensayo de 17-cetosteroides (17-ketosteroid assay t.).
p. de enturbiamiento del ácido sulfosalicílico (sulfosalicylic acid turbidity t.). A t. for measurement of protein in the urine.
p. de escarificación (scarification t.).
p. de la espironolactona (spironolactone t.).
p. de estabilidad de la espuma (foam stability t.). Shake t.
p. de estación (station t.). Romberg's sign.
p. de estimulación con ACTH (ACTH stimulation t.).
p. de estimulación de la hormona liberadora de tirotropina (TRH) (thyrotropin-releasing hormone stimulation t. (TRH)).
p. de estimulación con hormona tiroideoestimulante (TSH) (thyroid-stimulating hormone stimulation t.).
p. del éter (ether t.).
p. de exclusión de colorante (dye exclusion t.).
p. de la fenolsulfonftaleína (phenolsulfonphthalein t.).
p. de la fentolamina (phentolamine t.). A t. for pheochromocytoma.
p. de Fevold (Fevold t.).
p. de fijación del complemento (complement-fixation t.).
p. de Finckh (Finckh t.).
p. de fístula (fistula t.).
p. FIT (FIT t.). Fusion-inferred threshold t.
p. de Fleitmann (Fleitmann's t.). A t. for arsenic.
p. de floculación (flocculation t.). Flocculation reaction.
p. de floculación con bentonita (bentonite flocculation t.).
p. de Folin (Folin's t.).
p. de Folin-Looney (Folin-Looney t.).
p. de Fosdick-Hansen-Epple (Fosdick-Hansen-Epple t.).
p. de fosfatasa ácida para semen (acid phosphatase t. for semen).
p. de Foshay (Foshay t.).
p. de fotoestrés (photostress t.).
p. del fotoparche (photo-patch t.).
p. de fragilidad (fragility t.). Erythrocyte fragility t.
p. de fragilidad capilar (capillary fragility t.).
p. de fragilidad de los eritrocitos (erythrocyte fragility t.).
p. de Frei (Frei t.). Frei-Hoffman reaction.
p. del frotis de Papanicolaou (Papanicolaou smear t.). Pap t.
p. FTA-ABS (FTA-ABS t.). Fluorescent treponemal antibody-absorption t.
p. de la ftaleína (phthalein t.). Phenolsulfonphthalein t.
p. de Gaddum y Schild (Gaddum and Schild t.).
p. de Gellé (Gellé t.).
p. de Geraghty (Geraghty's t.). Phenolsulfonphthalein .
p. de Gerhardt para ácido acetoacético (Gerhardt's t. for acetoacetic acid). Gerhardt's reaction.
p. de Gerhardt para urobilina en orina (Gerhardt's t. for urobilin in the urine).
p. de la Gestalt de Bender (Bender Gestalt t.).
p. de glucosa de Benedict (Benedict's t. for glucose).
p. de glucosa oxidasa con tiras de papel (glucose oxidase paper strip t.).
p. de Gmelin (Gmelin's t.). Rosenbach-Gmelin t.
p. de Gofman (Gofman t.).
p. de Goldscheider (Goldscheider's t.).
p. de golpe del talón (heel-tap t.).
p. de Göthlin (Göthlin's t.).
p. de grupo o grupal (group t.).
p. del guayaco (guaiac t.). Almén's t. for blood.
p. de Günzberg (Günzberg's t.).
p. de Guthrie (Guthrie t.).
p. de Gutzeit (Gutzeit's t.). A t. for arsenic.
p. de Habel (Habel t.).
p. de Hallion (Hallion's t.). Tuffier's t.
p. de Ham (Ham's t.). Acidified serum t
p. de Hardy-Rand-Ritter (Hardy-Rand-Ritter t.).
p. de Harrington-Flocks (Harrington-Flocks t.).
p. de Harris (Harris t.). Harris and Ray t.
p. de Harris y Ray (Harris and Ray t.).
p. del helecho (fern t.). A t. for estrogenic activity.
p. de hemoadsorción de virus (hemadsorption virus t.).
p. de hemoaglutinación indirecta (indirect hemagglutination t.).
p. de hemoaglutinación de Treponema pallidum (Treponema pallidum hemagglutination t.). TPHA t.
p. de hemólisis de sacarosa (sucrose hemolysis t.).
p. de Hering (Hering's t.). A t. of binocular vision.
p. de Hess (Hess' t.). Rumpel-Leede t.
p. HI de rubéola (rubella HI t.).
p. de 17-hidroxicorticosteroides (17-hydroxycorticosteroid t.).
p. de Hinton (Hinton t.).
p. de hiperemia (hyperemia t.). Moszkowicz' t.
p. de hiperventilación (hyperventilation t.).
p. de hipoxemia (hypoxemia t.). Anoxemia t.
p. Histalog (Histalog t.). Maximal Histalog t.
p. Histalog máxima (maximal Histalog t.). Histalog t.
p. de la histamina (histamine t.). Augmented histamine t.
p. de la histamina aumentada (augmented histamine t.).
p. de histocompatibilidad (histocompatibility testing). A testing system for HLA antigens, of major importance in transplantation.
p. de histoplasmina-látex (histoplasmin-latex t.).
p. de Hollander (Hollander t.). Insulin hypoglycemia t.
p. de Holmgren (Holmgren's t.). Holmgren method.
p. de Hooker-Forbes (Hooker-Forbes t.).
p. de Howard (Howard t.).
p. de Huhner (Huhner t.).
p. HVA (HVA t.). Homovanillic acid t.
p. de ^{131}I radiactivo y rosa de Bengala (rose bengal radioactive (^{131}I) t.).
p. indirecta (indirect t.). Prausnitz-Küstner reaction.
p. indirecta de Coombs (indirect Coombs' t.).
p. de inestabilidad al calor (heat instability t.).
p. de inhibición de la migración (migration inhibition t.).
p. de inhibición de la migración de macrófagos (macrophage migration inhibition t.). Migration inhibition t.
p. de inmovilización de Treponema pallidum (TPI) (Treponema pallidum immobilization t. (TPI)).
p. de inmunoadherencia (immune adhesion t.). Adhesion t.
p. inmunológica de embarazo (immunologic pregnancy t.).

p. de instilación de fluoresceína (fluorescein instillation t.).
p. de la insulina para hipoglucemia (insulin hypoglycemia t.).
p. de inteligencia (intelligence t.).
p. de interés vocacional de Strong (Strong vocational interest t.).
p. intradérmica de Casoni, cutánea de Casoni (Casoni intradermal t.). Casoni skin t.
p. de inventario psicológico de California (California psychological inventory t.).
p. de Ishihara (Ishihara t.).
p. de Ito-Reenstierna (Ito-Reenstierna t.). Ducrey t.
p. de Jacquemin (Jacquemin's t.). A t. for phenol.
p. de Jaffe (Jaffe's t.). A qualitative t. for the presence of indicanuria.
p. de Janet (Janet's t.). A t. for functional or organic anesthesia.
p. de Jolles (Jolles' t.). A t. for bile.
p. de Katayama (Katayama's t.).
p. de Kober (Kober t.).
p. de Kolmer (Kolmer t.).
p. de Korotkoff (Korotkoff's t.). A t. of collateral circulation.
p. de Kurzrok-Ratner (Kurzrok-Ratner t.).
p. de Kveim, Kveim-Stilzbach (Kveim t., Kveim-Stilzbach t.).
p. de Landsteiner-Donath (Landsteiner-Donath t.).
p. de Lange (Lange's t.). Gold sol t.; Zsigmondy's t.
p. del lavado (washout t.).
p. de Legal (Legal's t.). A t. for acetone.
p. de la lepromina (lepromin t.).
p. de Liebermann-Burchard (Liebermann-Burchard t.).
p. de las líneas (line t.).
p. del lisado de límulo (limulus lysate t.).
p. de logros (achievement t.).
p. de Lücke (Lücke's t.). A t. for hippuric acid.
p. de Machado-Guerreiro (Machado-Guerreiro t.).
p. de Mantoux (Mantoux t.). Tuberculin t.
p. de Master, de ejercicio en dos pasos de Master (Master's t., Master's two-step exercise t.). Two-step exercise t.
p. de Mauthner (Mauthner's t.).
p. de Mazzotti (Mazzotti t.). Mazzotti reaction.
p. de McMurray (McMurray t.).
p. de McPhail (McPhail t.). A t. for progesterone and like substances.
p. de Meinicke (Meinicke t.).
p. de Meltzer-Lyon (Meltzer-Lyon t.).
p. de metabisulfito (metabisulfite t.).
p. metrotrófica (metrotrophic t.). Astwood's t.
p. MHA-TP (MHA-TP t.).
p. de microhemoaglutinación-Treponema pallidum (microhemagglutination-Treponema pallidum t.). MHA-TP t.
p. de microprecipitación (microprecipitation t.).
p. de Millon-Nasse (Millon-Nasse t.).
p. Minnesota de inventario multifásico de la personalidad (Minnesota multiphasic personality inventory t. (MMPI)).
p. MLC (MLC t.). Mixed lymphocyte culture t.
p. de Molisch (Molisch's t.).
p. de Moloney (Moloney t.).
p. de la moneda (coin t.). Bellmetal resonance.
p. de Morner (Morner's t.).
p. de Moszkowicz (Moszkowicz' t.). Hyperemia t.
p. de mucificación vaginal (vaginal mucification t.).
p. de Nagel (Nagel's t.).
p. de natación (swimming t.).
p. NBT (NBT t.). Abbreviation for nitroblue tetrazolium t.
p. de neutralización (neutralization t.). Protection t.
p. de la niacina (niacin t.).
p. de Nickerson-Kveim (Nickerson-Kveim t.). Kveim t.
p. de Nicklès (Nicklès' t.). A t. for cane sugar.
p. de nistagmo (nystagmus t.). Bárány's caloric t.
p. de nitroazul tetrazolio (NBT) (nitroblue tetrazolium (NBT) t.).
p. del nitroprusiato (nitroprusside t.). A qualitative t. for cystinuria.
p. del nitroprusiato de Rothera (Rothera's nitroprusside t.).
p. de Obermayer (Obermayer's t.). A t. for indican.
p. de oclusión (cover t.).
p. de oclusión alternada (alternate cover t.).
p. de la opsonina termoestable (thermostable opsonin t.).
p. del orcinol (orcinol t.). Bial's t.
p. de Ouchterlony (Ouchterlony t.).
p. P y P (P and P t.). Prothrombin and proconvertin t.
p. de Pachon (Pachon's t.).
p. de la palmina, de la palmitina (palmin t., palmitin t.).
p. de la pancreocimina-secretina (pancreozymin-secretin t.).
p. de Pandy (Pandy's t.). Pandy's reaction.
p. de paralaje (parallax t.).
p. del parche (patch t.). A t. os skin sensitiveness.
p. de Patrick (Patrick's t.).
p. de Paul (Paul's t.). Paul's reaction.
p. PBI (PBI t.). Protein-bound iodine t.
p. de la pentagastrina (pentagastrin t.).
p. de perfusión ácida (acid perfusion t.). Bernstein t.
p. de Perls (Perls' t.).
p. de permanencia de pie (standing t.).
p. de la personalidad (personality t.).
p. de Perthes (Perthes' t.).
p. del pez (fish t.). Erythrophore reaction.
p. del pez espada (swordfish t.). Xiphophorus t.
p. de Pirquet (Pirquet's t.). Pirquet's reaction.
p. de plasma, vertical (standing plasma t.).
p. de plasmácrito (plasmacrit t.).
p. de poliuria (polyuria t.). Albarran's t.
p. de Porges-Meier (Porges-Meier t.).
p. de precipitación (precipitation t.). Precipitin t.
p. de precipitación de isopropanol (isopropanol precipitation t.).
p. de precipitina (precipitin t.). Precipitation t.
p. de precipitina de doble difusión (gel) en una dimensión (double (gel) diffusion precipitin t. in one dimension).
p. de precipitina de doble difusión (gel) en dos dimensiones (doubkle (gel) diffusion precipitin t. in two dimensions).
p. de presión frénica (phrenic pressure t.).
p. de protección (protection t.). Neutralization t.
p. de protrombina (prothrombin t.). Quick's method; Quick's t.
p. de protrombina y proconvertina (prothrombin and proconvertin t.).
p. de provocación (provocative t.). A t. for pheochromocytoma.
p. de provocación de Wassermann (provocative Wassermann t.).
p. proyectiva (projective t.).
p. psicológicas (psychological t.'s).
p. psicomotoras (psychomotor t.'s).
p. de la púa (tine t.).
p. pulpar (pulp t.). Vitality t.
p. de punción cutánea (skin-puncture t.).
p. de Queckenstedt-Stookey (Queckenstedt-Stookey t.).
p. quellung (quellung t.). Neufeld capsular swelling.
p. de Quick (Quick's t.). Prothrombin t.
p. de Quinlan (Quinlan's t.).
p. radioalergosorbente (RAST) (radioallergosorbent t. (RAST)).
p. RAI (RAI t.). \s131\I uptake t.
p. de Rapoport (Rapoport t.).
p. del rasguño (scratch t.).
p. de Rayleigh (Rayleigh t.). Rayleigh equation.
p. de reacción cutánea (cutireaction t.). Skin reaction.
p. de la reagina plasmática rápida (rapid plasma reagin t.).
p. de reducción de colorante de Motulsky (Motulsky dye reduction t.).
p. de reflejo vocal de Lombard (Lombard voice-reflex t.).
p. de reflujo ácido (acid reflux t.).
p. de Reinsch (Reinsch's t.).
p. de Reiter (Reiter t.).
p. de resina carbacrílica de quinina (quinine carbacrylic resin t.).
p. de resistencia capilar (capillary resistance t.).
p. del resorcinol (resorcinol t.). Selivanoff's t.; a t. for fructosuria.
p. de responsabilidad criminal (t.'s of criminal responsibility).
p. de Reuss (Reuss' t.). A t. for atropine.
p. de Rickles (Rickles t.).
p. de Rimini (Rimini's t.).
p. de Rinne (Rinne's t.).
p. roja o de rojo (red t.). Phenolsulfonphthalein t.
p. de Romberg (Romberg t.). Romberg's sign.
p. de Römer (Römer's t.).
p. de Ropes (Ropes t.). Mucin clot t.
p. de Rorschach (Rorschach t.).

p. de Rose-Waaler (Rose-Waaler t.).
p. de Rosenbach (Rosenbach's t.). A t. for bile in the urine.
p. de Rosenbach-Gmelin (Rosenbach-Gmelin t.). Gmelin's t.
p. de la roseta activa (active rosette t.).
p. de las rosetas E (E-rosette t.).
p. de Ross-Jones (Ross-Jones t.).
p. de Rowntree y Geraghty (Rowntree and Geraghty t.). Phenolsulfonphthalein t.
p. RPR (RPR t.). Rapid plasma reagin t.
p. de Rubin (Rubin t.). Tubal insufflation.
p. de Rubner (Rubner's t.).
p. de Rumpel-Leede (Rumpel-Leede t.).
p. S/L de Emmens (Emmens' S/L t.).
p. de Sachs-Georgi (Sachs-Georgi t.).
p. de sangre oculta (hemoccult t.).
p. sanguíneas cruzadas (cross-matching, crossmatching). **1.** A test for incompatibility between donor and recipient blood, carried out prior to transfusion to avoid potentially lethal hemolytic reactions between the donor's red blood cells and antibodies in the recipient's plasma, or the reverse. **2.** In allotransplantation of solid organs (e.g., kidney), a test for identification of antibody in the serum of potential allograft recipients which reacts directly with the lymphocytes or other cells of a potential allograft donor.
p. de Saundby (Saundby's t.). A t. for blood in the stools.
p. de Schaffer (Schaffer's t.). A t. for nitrites in the urine.
p. de Schellong (Schellong t.). A t. for circulatory function.
p. de Schick (Schick t.). Schick method.
p. de Schiller (Schiller's t.).
p. de Schilling (Schilling t.).
p. de Schirmer (Schirmer t.).
p. de Schönbein (Schönbein's t.). Almén's t. for blood.
p. de Schwabach (Schwabach t.).
p. de Schwarz (Schwarz's t.).
p. de Seashore (Seashore t.).
p. de la secretina (secretin t.). Pancreozymin-secretin t.
p. de selección (screening t.).
p. de Selivanoff (Selivanoff's t.). Resorcinol t.
p. de sensibilidad a los antibióticos (antibiotic sensitivity t.).
p. de sensibilidad a la parotiditis (mumps sensitivity t.).
p. serológicas estándar (STS) para sífilis (standard serologic t.'s for syphilis (STS)).
p. SISI (índice de pequeños incrementos de sensibilidad) (SISI t. (small increment sensitivity index t.)).
p. situacional o de situación (situational t.).
p. de Snyder (Snyder's t.).
p. de sol de oro (gold sol t.). Lange's t.
p. de solubilidad (solubility t.).
p. de la sombra (shadow t.). Retinoscopy.
p. spot para mononucleosis infecciosa (spot t. for infectious mononucleosis).
p. de Stamey (Stamey t.). A modified Howard t.
p. de Stein (Stein's t.).
p. de Stenger (Stenger t.).
p. de Stewart (Stewart's t.).
p. de Strassburg (Strassburg's t.). A t. for bile in the urine.
p. de sudación (sweating t.).
p. del sudor (sweat t.).
p. del suero acidificado (acidified serum t.). Ham's t.
p. de supresión con dexametasona (dexamethasone suppression t.).
p. de supresión del tiroides (thyroid suppression t.).
p. *t* (*t* t.). Student's *t* t.
p. *t* de Student (Student's *t* t.). *T* t.
p. de tarjeta estigométrica de Fridenberg (Fridenberg's stigometric card t.).
p. de Thompson (Thompson's t.). Two-glass t.
p. de Thormählen (Thormählen's t.). A t. for melanin.
p. de Thorn (Thorn t.). A putative t. of adrenal cortical function.
p. de la tolbutamida (tolbutamide t.).
p. de tolerancia a los ácidos biliares (bile acid tolerance t.).
p. de tolerancia a la galactosa (galactose tolerance t.).
p. de tolerancia a la glucosa (glucose tolerance t.).
p. de tolerancia a la lactosa oral (oral lactose tolerance t.).
p. de Töpfer (Töpfer's t.).
p. del torniquete (tourniquet t.). Capillary fragility t.
p. TPHA (TPHA t.).
p. TPI (TPI t.). *Treponema pallidum* immobilization t.
p. de Trendelenburg (Trendelenburg's t.).
p. de los tres vasos (three-glass t.). Valentine's t.
p. de la tuberculina (tuberculin t.).
p. de la tuberculina de punción múltiple (multiple puncture tuberculin t.).
p. del tubo de gérmenes (germ tube t.).
p. de Tuffier (Tuffier's t.). Hallion's t.
p. de Tzanck (Tzanck t.).
p. de umbral inferido de fusión (FIT) (fusion-inferred threshold t. (FIT)).
p. de la ureasa (urease t.).
p. de utilización de hidratos de carbono (carbohydrate utilization t.).
p. de Valentine (Valentine's t.). Three-glass t.
p. de Valsalva (Valsalva t.).
p. de van den Bergh (van den Bergh's t.).
p. de van Deen (van Deen's t.). Almén's t. for blood.
p. de van der Velden (van der Velden's t.).
p. VDRL (VDRL t.).
p. de vergencia prismática (prism vergence t.).
p. de vitalidad (vitality t.). Pulp t.
p. de la vitamina C (vitamin C t.). Capillary fragility t.
p. VMA (VMA t.). Vanillylmandelic acid t.
p. de Volhard (Volhard's t.).
p. de Vollmer (Vollmer t.).
p. de Wada (Wada t.).
p. de Waldenström (Waldenström's t.).
p. de Wang (Wang's t.).
p. de Wassén (Wassén t).
p. de Wassermann (Wassermann t.). Wassermann reaction.
p. de Watson-Schwartz (Watson-Schwartz t.).
p. de Webster (Webster's t.). A t. for trinitrotoluene in the urine.
p. de Weil-Felix (Weil-Felix t.). Weil-Felix reaction.
p. de Werner (Werner's t.). Thyroid suppression t.
p. de Wheeler-Johnson (Wheeler-Johnson t.).
p. de Wormley (Wormley's t.).
p. de Wurster (Wurster's t.). A t. for tyrosine.
p. de la xilosa (xylose t.).
p. de Xiphophorus (Xiphophorus t.). Swordfish t.
p. del yodo ligado a proteínas (protein-bound iodine t.).
p. de Yvon (Yvon's t.).
p. de Zimmermann (Zimmermann t.). Zimmermann reaction.
p. de Zondek-Aschheim (Zondek-Aschheim t.).
p. de Zsigmondy (Zsigmondy's t.). Lange's t.

pruriginoso (pruriginous). Relating to or suffering from prurigo.

prurigo (prurigo). A chronic disease of the skin marked by a persistent eruption of papules that itch intensely.
p. de Besnier (Besnier's p.).
p. estival (p. aestivalis). Summer p.
p. feroz (p. ferox). Hebra's p.
p. gestacional (p. gestationis).
p. de Hebra (Hebra's p.). P. agria; p. ferox.
p. infantil (p. infantilis). Lichen urticatus.
p. mitis (p. mitis).
p. nodular (p. nodularis). Hyde's disease.
p. simple (p. simplex).
p. de verano (summer p.). P. aestivalis.
p. agrio (p. agria). Hebra's p.

prurítico (pruritic). Relating to pruritus.

prurito **1.** (itch). Pruritus. **2.** (pruritus). Itching; itch.
p. acuagénico (aquagenic pruritus).
p. de agua (water i.).
p. del almacenero (grocer's i.).
p. anal (pruritus ani).
p. del arroz (rice i.). Cutaneous schistosomiasis japonica.
p. de avicultor (poultryman's i.).
p. azoico (azo i.).
p. del baño **1.** (bath pruritus). **2.** (bath i.). Bath pruritus.
p. de los barberos (barber's i.). Tinea barbae.
p. por cereales (grain i.).
p. del "coolie" (coolie i.). Cutaneous ancylostomiasis.
p. por copra (copra i.).
p. cubano (Cuban i.). Alastrim.

p. de los dedos de los pies (toe i.). Cutaneous ancylostomiasis.
p. dhobie (dhobie i.). Tinea cruris.
p. de los encargados de depósitos (warehouseman's i.).
p. de escarcha (frost i.). Dermatitis hiemalis.
p. esencial (essential pruritus). Itching that occurs independently of skin lesions.
p. inguinal (jock i.). Tinea cruris.
p. invernal (pruritus hiemalis). Dermatitis hiemalis.
p. de invierno (winter i.). Dermatitis hiemalis.
p. kabure (kabure i.). Schistosomiasis japonica.
p. de la lavandera (washerwoman's i.).
p. del leñador (lumberman's i.). Dermatitis hiemalis.
p. de la locura (mad i.). Pseudorabies.
p. de Malabar (Malabar i.). Tinea imbricata.
p. del nadador (swimmer's i.).
p. de Noruega (Norway i.). Norwegian scabies.
p. de paja, de lecho de paja (straw i., straw-bed i.).
p. del panadero (baker's i.).
p. de los pantanos (swamp i.). Cutaneous ancylostomiasis.
p. de la pradera (prairie i.).
p. del rocío (dew i.). Cutaneous ancylostomiasis.
p. de San Ignacio (Saint Ignatius' i.). Pellagra.
p. senil (pruritus senilis, senile p.).
p. sintomático (symptomatic pruritus).
p. del suelo (ground i.). Cutaneous ancylostomiasis.
p. de verano (summer i.). Pruritus aestivalis.
p. vulvar (pruritus vulvae).

prusiato (prussiate). **1.** A cyanide; a salt of hydrocyanic acid. **2.** A ferricyanide or ferrocyanide.

psamo- (psammo-). Combining form denoting sand.

psamocarcinoma (psammocarcinoma). A carcinoma that contains calcified foci resembling psammoma bodies.

psamoma (psammoma). Angiolithic sarcoma; psammomatous meningioma; sand tumor; Virchow's p.; a firm cellular neoplasm derived from fibrous tissue of the meninges, choroid plexus, and certain other structures associated with the brain, characterized by the formation of multiple, concentrically laminated, calcareous bodies (psammoma bodies).
p. de Virchow (Virchow's p.). Psammoma.

psamomatoso (psammomatous). Possessing or characterized by the presence of psammoma bodies; refers usually to certain types of meningioma or to meningeal hyperplasia with psammoma bodies.

psamoso (psammous). Sandy.

pselafesia (pselaphesis, pselaphesia). The higher tactile sense, including the muscle sense.

pselismo (psellism). Stammering.

pseudophacos (pseudophacos). Lenticulus.

psicagogía (psychagogy). Rarely used term for psychotherapeutic reeducation stressing social adjustment of the individual.

psicalgalia (psychalgalia). Psychalgia.

psicalgia (psychalgia). **1.** Algopsychalia; mind pain; phrenalgia; psychalgalia; soul pain; distress attending a mental effort, noted especially in melancholia. **2.** Psychogenic pain.

psicalia (psychalia). An emotional condition characterized by auditory and visual hallucinations.

psicanopsia (psychanopsia). Mind blindness.

psicataxia (psychataxia). Mental confusion; inability to fix one's attention or to make any continued mental effort.

psico-, psic-, psique- (psycho-, psych-, psyche-). Combining forms denoting the mind.

psicoactivo (psychoactive). Possessing the ability to alter mood, anxiety, behavior, cognitive processes, or mental tension.

psicoacústica (psychoacoustics). The science pertaining to the psychologic factors that influence one's awareness of sound.

psicoalergia (psychoallergy). A sensitization to emotionally charged symbols.

psicoanálisis (psychoanalysis). **1.** Psychoanalytic therapy; a method of psychotherapy, originated by Freud, designed to bring preconscious and unconscious material to consciousness primarily through the analysis of transference and resistance. **2.** A method of investigating the human mind and psychological functioning. **3.** An integrated body of observations and theories on personality development, motivation, and behavior. **4.** An institutionalized school of psychotherapy, as in jungian or freudian p.
p. activo (active p.).
p. de Adler (adlerian p.). Individual psychology.
p. freudiano (freudian p.).
p. de Jung (jungian p.). Analytical psychology.

psicoanalista (psychoanalyst). A psychotherapist, usually a psychiatrist or clinical psychologist, trained in psychoanalysis and employing its methods in the treatment of emotional disorders.

psicoanalítico (psychoanalytic). Pertaining to psychoanalysis.

psicoauditivo (psychoauditory). Relating to the mental perception and interpretation of sounds.

psicobiología (psychobiology). **1.** The study of the interrelationships of the biology and psychology in cognitive functioning, including intellectual, memory, and related neurocognitive processes. **2.** Adolf Meyer's term for psychiatry.

psicocatarsis (psychocatharsis). Catharsis.

psicocinesia (psychokinesis, psychokinesia). **1.** The influence of mind upon matter, as the use of mental "power" to move or distort an object. **2.** Impulsive behavior.

psicocirugía (psychosurgery) The treatment of mental disorders by operation upon the brain, e.g., lobotomy.

psicocromestesia (psychochromesthesia). A form of synesthesia in which a certain stimulus to one of the special organs of sense produces the mental image of a color.

psicocromo (psychochrome) A certain color mentally conceived in response to a sense impression.

psicodélico (psychedelic). **1.** Pertaining to a rather imprecise category of drugs with mainly central nervous system action, and with effects said to be the expansion or heightening of consciousness, e.g., LSD, hashish, mescaline. **2.** A hallucinogenic substance, visual display, music, or other sensory stimulus having such action.

psicodiagnóstico (psychodiagnosis). **1.** Any method used to discover the factors which underlie behavior, especially malajusted or abnormal behavior. **2.** A subspecialty within clinical psychology that emphasizes the use of psychological tests and techniques for assessing psychopathology.

psicodinámica (psychodynamics). The systematized study and theory of the psychological forces that underlie human behavior, emphasizing the interplay between unconscious and conscious motivation and the functional significance of emotion.

psicodometría (psychodometry). The measurement of the rapidity of mental action.

psicodrama (psychodrama). A method of psychotherapy in which patients act out their personal problems by spontaneously enacting without rehearsal diagnostically specific roles in spontaneous dramatic performances put on before their patient peers.

psicoendocrinología (psychoendocrinology). Study of the interrelationships between endocrine function and mental states.

psicoestimulante (psychostimulant). Psychormic; an agent with antidepressant or mood-elevating properties.

psicoexploración (psychoexploration). Study of the attitudes and emotional life of a person.

psicofarmacología (psychopharmacology). **1.** Neuropsychopharmacology. The use of drugs to treat mental and psychological disorders. **2.** The science of drug-behavior relationships.

psicofármacos (psychopharmaceuticals). Drugs used in the treatment of emotional disorders.

psicofísica (psychophysics). The science of the relation between the physical attributes of a stimulus and the measured, quantitative attributes of the mental perception of that stimulus.

psicofísico (psychophysical). **1.** Relating to the mental perception of physical stimuli. **2.** Psychosomatic.

psicofisiología (psychophysiology). The science of the relation between psychological and physiological processes.

psicofisiológico (psychophysiologic). **1.** Pertaining to psychophysiology. **2.** Denoting a so-called psychosomatic illness. **3.** Denoting a somatic disorder with significant emotional or psychological etiology.

psicogalvánico (psychogalvanic). Relating to changes in electric properties of the skin; e.g., a change in skin resistance induced by psychologic stimulus.

psicogalvanómetro (psychogalvanometer). A galvanometer that records changes in skin resistance related to emotional stress.

psicogénero (psychogender). The attitudes adopted by an individual related to his or her personal identification as either a male or a female.

psicogénesis (psychogenesis). Psychogeny; the origin and development of the psychic processes including mental, behavioral, and emotional, personality, and related psychological processes.
psicogenético, psicogénico (psychogenic, psychogenetic). **1.** Of mental origin or causation. **2.** Relating to emotional and related psychological development or to psychogenesis.
psicogenia (psychogeny). Psychogenesis.
psicogénico (psychotogenic). Capable of inducing psychosis; particularly referring to drugs of the LSD series and similar substances.
psicógeno (psychotogen). A drug that produces psychotic manifestations.
psicogéusico (psychogeusic). Pertaining to the mental perception and interpretation of taste.
psicogógico (psychogogic). Acting as a stimulant to the emotions.
psicografía (psychography). The literary characterization of an individual, real or fictional, that uses psychoanalytical and psychological categories and theories.
psicográfico (psychographic). Relating to psychography.
psicohistoria (psychohistory). The combined use of psychology (especially psychoanalysis) and history in the writing, especially of biography, as in the work of Erik Erikson.
psicolagnia (psycholagny). Rarely used term for sexual excitement and satisfaction from mental imagery.
psicolepsia (psycholepsy). Rarely used term for sudden mood changes accompanied by feelings of hopelessness and inertia.
psicolingüística (psycholinguistics). Study of a host of psychological factors associated with speech, including voice, attitudes, emotions, and grammatical rules that affect communication and understanding of language.
psicología (psychology). The profession, scholarly discipline and science concerned with the behavior of humans and animals, and related mental and physiological processes.
p. de Adler (adlerian p.). Individual p.
p. ambiental (environmental p.).
p. analítica (analytical p.). Jungian psychoanalysis.
p. de asesoramiento (counseling p.).
p. atomista (atomistic p.).
p. behavioral o conductística (behavioral p.). Behaviorism.
p. clínica (clinical p.).
p. cognoscitiva (cognitive p.).
p. comparada (comparative p.).
p. comunitaria (community p.).
p. constitucional (constitutional p.).
p. criminal (criminal p.).
p. dinámica (dynamic p.). A psychologic approach that concerns itself with the causes of behavior.
p. educacional (educational p.).
p. evolutiva (developmental p.).
p. existencial (existential p.).
p. experimental (experimental p.).
p. forense (forensic p.).
p. genética (genetic p.).
p. de la Gestalt (gestalt p.).
p. holística (holistic p.).
p. humanística (humanistic p.).
p. individual (individual p.). Adlerian psychoanalysis; adlerian p.
p. industrial (industrial p.).
p. médica (medical p.).
p. objetiva (objective p.).
p. profunda (depth p.).
p. subjetiva (subjective p.).
psicológico (psychologic, psychological). Relating to psychology; relating to the mind and its processes.
psicólogo (psychologist). A specialist in psychology licensed to practice professional psychology or qualified to teach psychology as a scholarly discipline or whose scientific specialty is a subfield of psychology.
psicometría (psychometry). Psychometrics; the discipline pertaining to psychological and mental testing, and to any quantitative analysis of an individual's psychological traits or attitudes or mental processes.
psicométrica (psychometrics). Psychometry.
psicomotor (psychomotor). **1.** Relating to the psychological processes associated with muscular movement, and to the production of voluntary movements. **2.** Relating to the combination of psychic and motor events, including disturbances.
psiconeurosis (psychoneurosis). **1.** A mental or behavioral disorder of mild or moderate severity. **2.** Formerly a classification of neurosis which included hysteria, psychasthenia, neurasthenia, and the anxiety and phobic disorders.
p. maídica (p. maidica). Pellagra.
psiconeurótico (psychoneurotic). Pertaining to or suffering from psychoneurosis.
psiconocivo (psychonoxious). **1.** Having an unfavorable effect on the emotional life and reactions mediated by higher levels of the central nervous system; may be endogenous or exogenous. **2.** Denoting persons or situations that elicit fear, pain, anxiety, or anger in an individual.
psiconomía (psychonomy). A rarely used term referring to the branch of psychology concerned with the laws of behavior.
psiconómico (psychonomic). Relating to psychonomy.
psiconosología (psychonosology). Psychiatric nosology; the classification of mental illnesses and behavioral disorders.
psicópata (psychopath). Former designation for an individual with an antisocial type of personality disorder.
psicopatía (psychopathy). Obsolete and inexact term referring to a pattern of antisocial or manipulative behavior engaged in by a psychopath.
psicopático (psychopathic). Relating to or characteristic of psychopathy.
psicopatología (psychopathology). **1.** The science concerned with the pathology of the mind and behavior **2.** The science of mental and behavioral disorders, including psychiatry and abnormal psychology.
psicopatólogo (psychopathologist). One who specializes in psychopathology.
psicoprofilaxis (psychoprophylaxis). Psychotherapy directed toward the prevention of emotional disorders and the maintenance of mental health.
psicoquímica (psychochemistry). The alteration of affect or emotion or behavior by chemical means.
psicoquimo (psychokym). Rarely used term for the physiologic substrate of psychic processes.
psicórmico (psychormic). Psychostimulant.
psicorrea (psychorrhea). Rarely used term for a psychiatric syndrome characterized by incoherent and strange philosophical theories; a manifestation of schizophrenia.
psicorrelajación (psychorelaxation). A method of treating anxiety and tension by practicing general bodily relaxation, as in systematic desensitization.
psicorritmia (psychorrhythmia, psychorhythmia). Rarely used term for an involuntary repetition of formerly voluntary acts.
D-psicosa (D-psicose). D-Allulose; pseudofructose; D-ribo-2-hexulose; a ketohexose, isomeric with fructose.
psicosensorial (psychosensory, psychosensorial). **1.** Denoting the mental perception and interpretation of sensory stimuli. **2.** Denoting a hallucination which by effort the mind is able to distinguish from reality.
psicosexual (psychosexual). Pertaining to the relationships among the emotional, mental, and physiologic, and behavioral components of sex or sexual development.
psicosina (psychosine). Galactosylsphingosine, a constituent of cerebrosides, formed from UDPgalactose and sphingosine by UDP-galactose-sphingosine β-D-galactosyltransferase.
psicosíntesis (psychosynthesis). A lay movement, the opposite of psychoanalysis, stressing therapy aimed at restoring useful inhibitions and restoring the id to its rightful place in relation to the ego.
psicosis (psychosis, pl. psychoses). **1.** A mental and behavioral disorder causing gross distortion or disorganization of a person's mental capacity, affective response, and capacity to recognize reality, communicate, and relate to others to the degree of interfering with the person's capacity to cope with the ordinary demands of everyday life. **2.** Generic term for any of the so-called insanities, the most common forms being the schizophrenias. **3.** A severe emotional ill and behavioral disorder.
p. afectiva (affective p.). P. with predominant affective features.
p. de agotamiento o exhaustiva (exhaustion p.).
p. alcohólicas (alcoholic psychoses).
p. amnésica (amnestic p.). Korsakoff's syndrome.

p. arteriosclerótica (arteriosclerotic p.).
p. de Cheyne-Stokes (Cheyne-Stokes p.).
p. climatérica (climacteric p.).
p. dismnésica (dysmnesic p.). Korsakoff's syndrome.
p. por drogas (drug p.).
p. esquizoafectiva (schizo-affective p.).
p. febril (febrile p.). Infection-exhaustion p.
p. gestacional (gestational p.).
p. histérica (hysterical p.).
p. de infección-agotamiento (infection-exhaustion p.). Febrile p.
p. involutiva (involutional p.).
p. de Korsakoff (Korsakoff's p.). Korsakoff's syndrome.
p. maniacodepresiva (manic-depressive p.). Bipolar disorder.
p. polineurítica (polyneuritic p.). Korsakoff's syndrome.
p. poshipnótica (posthypnotic p.).
p. posinfecciosa (postinfectious p.).
p. posparto (postpartum p.). Puerperal p.
p. postraumática (posttraumatic p.).
p. puerperal (puerperal p.). Postpartum p.
p. senil (senile p.).
p. situacional (situational p.).
p. tóxica (toxic p.).
p. traumática (traumatic p.).
p. de UCI (ICU p.).
p. Windigo (Wittigo) (Windigo (Wittigo) p.).

psicosocial (psychosocial). Involving both psychological and social aspects.

psicosomático (psychosomatic). Psychophysical; pertaining to the influence of the mind or higher functions of the brain (emotions, fears, desires, etc.) upon the functions of the body, especially in relation to bodily disorders or disease.

psicosomimético (psychosomimetic). Psychotomimetic.

psicotecnia (psychotechnics). Practical application of psychologic methods in the study of economics, sociology, and other subjects.

psicoterapeuta (psychotherapist). A person, usually a psychiatrist or clinical psychologist, professionally trained and engaged in psychotherapy.

psicoterapéutica (psychotherapeutics). Psychotherapy.

psicoterapéutico (psychotherapeutic). Relating to psychotherapy.

psicoterapia (psychotherapy). Psychotherapeutics; treatment of emotional, behavioral, personality, and psychiatric disorders based primarily upon verbal or nonverbal communication with the patient, in contrast to treatments utilizing chemical and physical measures.
p. anaclítica (anaclitic p.).
p. de apoyo (supportive p.).
p. autónoma (autonomous p.).
p. contractual (contractual p.).
p. diádica (dyadic p.). Individual therapy.
p. dinámica (dynamic p.). Psychoanalytic p.
p. directiva (directive p.).
p. existencial (existential p.).
p. grupal de maratón (marathon group p.).
p. grupal o de grupo (group p.).
p. heterónoma (heteronomous p.).
p. hipnótica (hypnotic p.). P. based on hypnosis.
p. intensiva (intensive p.).
p. no directiva (nondirective p.).
p. psicoanalítica (psychoanalytic p.). Dynamic p.
p. reconstructiva (reconstructive p.).
p. sugestiva (suggestive p.).
p. de transacción o transaccional (transactional p.).

psicótico (psychotic). Relating to or affected by psychosis.

psicotomimético (psychotomimetic). **1.** Psychosomimetic. A drug or substance that produces psychological and behavioral changes resembling those of psychosis; e.g., LSD. **2.** Denoting such a drug or substance.

psicotrópico (psychotropic). Capable of affecting the mind, emotions, and behavior; denoting drugs used in the treatment of mental illnesses.

psicro- (psychro-). Combining form relating to cold.

psicroalgia (psychroalgia). A painful sensation of cold.

psicroestesia (psychroesthesia). **1.** The form of sensation that perceives cold. **2.** A sensation of cold although the body is warm; a chill.

psicrofílico (psychrophilic). Pertaining to a psychrophile.

psicrófilo (psychrophile, psychrophil). An organism which grows best at a low temperature (0 to 32°C; 32 to 86°F). with optimum growth occurring at 15 to 20°C (59 to 68°F).

psicrofobia (psychrophobia). **1.** Extreme sensitiveness to cold. **2.** A morbid dread of cold.

psicróforo (psychrophore). A double catheter through which cold water is circulated to apply cold to the urethra or another canal or cavity.

psicrometría (psychrometry). Hygrometry; the calculation of relative humidity and water vapor pressures from wet and dry bulb temperatures and barometric pressure.

psicrómetro (psychrometer). Wet and dry bulb thermometer; a device for measuring the humidity of the atmosphere by the difference in temperature between two thermometers, the bulb of one kept moist, the other dry.
p. de honda (sling p.).

psilocibina (psilocybin). Indocybin; obtained from the fruiting bodies of the fungus *Psilocybe mexicana* and other species of *Psilocybe* and *Stropharia*.

psilocina (psilocin). A hallucinogenic agent related to psilocybin.

psilosis (psilosis). **1.** Obsolete term for sprue. **2.** Falling out of the hair.

psilótico (psilotic). **1.** Relating to psilosis. **2.** Epilatory.

psilotina (psilothin). A depilatory plaster applied when warm to a hairy surface, and ripped off when cool, causing removal of the hairs.

P-sinistrocardiale (P-sinistrocardiale). An electrocardiographic syndrome characteristic of overloading of the left atrium; often erroneously called P-mitrale.

psiquentonía (psychentonia). Rarely used term for mental tension.

psiquiatra (psychiatrist). A physician who specializes in psychiatry.

psiquiatría **1.** (psychiatry). Psychiatrics; the medical specialty concerned with the diagnosis and treatment of mental disorders. **2.** (psychiatrics). Psychiatry. **3.** (psychiatry). The diagnosis and treatment of mental disorders.
p. analítica (analytic p.). Psychoanalytic p.
p. comunitaria (community p.).
p. contractual (contractual p.).
p. dinámica (dynamic p.). Psychoanalytic p.
p. existencial (existential p.). Existential psychotherapy.
p. forense (forensic p.). Legal p.
p. psicoanalítica (psychoanalytic p.). Analytic p.; dynamic p.
p. social (social p.).

psiquiátrico (psychiatric). Relating to psychiatry.

psíquico **1.** (psychic). Psychical; relating to the phenomena of consciousness, mind, or soul. **2.** (psychical). Psychic; a person supposedly endowed with the power of communicating with spirits; a spiritualistic medium.

psiquis (psyche). Term for the subjective aspects of the mind, self, soul; the psychological or spiritual as distinct from the bodily nature of persons.

psiquismo (psychism). The theory that a principle of life pervades all nature.

psitacina (psittacine). Referring to birds of the parrot family (parrots, parakeets, and budgerigars).

psitacosis (psittacosis). Parrot disease; parrot fever; an infectious disease in psittacine birds and man caused by the bacterium *Chlamydia psittaci*.

psoas (psoas). P. muscle.

psomofagia (psomophagia, psomophagy). The practice of swallowing the food without thorough mastication.

psora (psora). Psoriasis.

psoraleno (psoralen). Furo[3,2-*g*]coumarin; a phototoxic drug used by topical or oral administration for the treatment of vitiligo.

psorelcosis (psorelcosis). Ulceration resulting from scabies of the skin.

psorenteritis (psorenteritis). Inflammatory swelling of the solitary lymphatic follicles of the intestine.

psoriásico (psoriasic). Psoriatic.

psoriasiforme (psoriasiform). Resembling psoriasis.

psoriasis (psoriasis). Alphos; psora; a condition characterized by the eruption of circumscribed, discrete and confluent, reddish, sil-

very-scaled maculopapules; the lesions occur predominantly on the elbows, knees, scalp, and trunk.
p. anular (p. annularis, p. annulata). P. circinata.
p. artropática (p. arthropica).
p. circinada (p. circinata). P. annularis; p. annulata; p. orbicularis.
p. difusa (p. diffusa, diffused p.).
p. discoidea (p. discoidea). P. nummularis.
p. espondilítica (p. spondylitica).
p. geográfica (p. geographica).
p. guttata (p. guttata).
p. gyrata (p. gyrata).
p. inveterada (p. inveterata).
p. numular (p. nummularis). P. discoidea.
p. orbicular (p. orbicularis). P. circinata.
p. ostrácea (p. ostreacea). P. rupioides.
p. punteada (p. punctata).
p. pustulosa (pustular p.).
p. pustulosa generalizada de Zambusch (generalized pustular p. of Zambusch). Pustular p.
p. rupioide (p. rupioides). P. ostreacea.
p. universal (p. universalis). A generalized p.
psoriático (psoriatic). Psoriasic; relating to psoriasis.
psórico (psoric). Psorous; relating to scabies.
psoroftalmía (psorophthalmia). Blepharitis marginalis.
psoroide (psoroid). Resembling scabies.
psoroso (psorous). Psoric.
PSP (PSP). Abbreviation for phenolsulfonphthalein.
Pt (Pt). Symbol for platinum.
PTA (PTA). Abbreviation for plasma thromboplastin antecedent; phosphotungstic acid.
PTAH (PTAH). Abbreviation for phosphotungstic acid hematoxylin.
ptármico (ptarmic). Sternutatory.
ptarmus (ptarmus). Sneezing.
PTC (PTC). Abbreviation for plasma thromboplastin component; phenylthiocarbamoyl.
pter-, ptero- (pter-, ptero-). Combining forms meaning wing or feather.
pteridina (pteridine). Azinepurine; benzotetrazine; a two-ring heterocyclic compound found as a component of pteroic acid and the pteroylglutamic acids (folic acids, pteropterin, etc.).
pterigión (pterygium). **1.** Web eye; a triangular patch of hypertrophied bulbar subconjunctival tissue, extending from the medial canthus to the border of the cornea or beyond, with apex pointing toward the pupil. **2.** A forward growth of the eponychium with adherence to the proximal portion of the nail. **3.** An abnormal skin web.
p. cervical (p. colli).
p. ungular (p. unguis).
pterigo- (pterygo-). Combining form denoting wing-shaped, usually the pterygoid process.
pterigocuadrado (pterygoquadrate). Relating to the pterygoid and quadrate bones in the upper jaw of lower vertebrates.
pterigoideo, pterigoides (pterygoid). Wing-shaped; resembling a wing; a term applied to various anatomical parts in the neighborhood of the sphenoid bone.
pterigomandibular (pterygomandibular). Relating to the pterygoid process and the mandible.
pterigomaxilar **1.** (pterygomaxillary). Relating to the pterygoid process and the maxilla. **2.** (pterygomaxillare). The point where the pterygoid process of the sphenoid bone and the pterygoid process of the maxilla begin to form the pterygomaxillary fissure.
pterigopalatino (pterygopalatine). Relating to the pterygoid process and the palatine bone.
pterina (pterin). Term loosely used for any of the compounds containing pteridine; specifically, 2-amino-4-hydroxypteridine.
p. desaminasa (p. deaminase).
pterión (pterion). A craniometric point in the region of the sphenoid fontanelle, at the junction of the greater wing of the sphenoid, the squamous temporal, the frontal, and the parietal bones.
pteropterina (pteropterin). Fermentation *Lactobacillus casei* factor; pteroyltriglutamic acid; pteroyl-γ-glutamyl-γ-glutamylglutamic acid.
PTF (PTF). Abbreviation for plasma thromboplastin factor.
PTH (PTH). Abbreviation for parathyroid hormone; phenylthiohydantoin.
PTI (ITP). Abbreviation for idiopathic thrombocytopenic purpura.
ptial-, ptialo- (ptyal-, ptyalo-). Combining forms denoting saliva, or the salivary glands.
ptialagogo (ptyalagogue). Sialagogue.
ptialectasis (ptyalectasis). Sialectasis.
ptialina (ptyalin). α-Amylase.
ptialismo (ptyalism). Sialism.
ptialocele (ptyalocele). Ranula.
ptialografía (ptyalography). Sialography.
ptialolitiasis (ptyalolithiasis). Sialolithiasis.
ptialolito (ptyalolith). Sialolith.
ptialolitotomía (ptyalolithotomy). Sialolithotomy.
ptilosis (ptilosis). Loss of the eyelashes.
ptiocrino (ptyocrinous). Secreting by discharge of the contents of the cell, as in mucous cells.
ptiriasis (pthiriasis). Pediculosis pubis; infestation with the pubic or crab louse, *Pthirus pubis*.
p. de la cabeza (p. capitis). Pediculosis capitis.
p. del cuerpo (p. corporis). Pediculosis corporis.
p. del pubis (p. pubis).
ptomaína (ptomaine). Ptomatine; an indefinite term applied to poisonous substances, e.g., toxic amines, formed in the decomposition of protein by the decarboxylation of amino acids by bacterial action.
ptomainemia (ptomainemia). A condition resulting from the presence of a ptomaine in the circulating blood.
ptomatina (ptomatine). Ptomaine.
ptomatropina (ptomatropine). A ptomaine characterized by poisonous properties similar to those of atropine; formed by the action of bacteria in the decarboxylation of amino acids.
ptósico (ptotic). Ptosed; relating to or marked by ptosis.
ptosis (ptosis, pl. ptoses). **1.** A sinking down or prolapse of an organ. **2.** Blepharoptosis.
p. adiposa (p. adiposa). Blepharochalasis.
p. simpática (p. sympathetica). Horner's syndrome.
-ptosis (-ptosis). Suffix denoting a falling or downward displacement of an organ.
PTU (PTU). Abbreviation for propylthiouracil.
Pu (Pu). Symbol for plutonium.
púa (tine). **1.** In dentistry, the slender, pointed end of an explorer. **2.** An instrument used to introduce antigen, such as tuberculin into the skin.
pubarca (pubarche). Onset of puberty, particularly as manifested by the appearance of pubic hair.
puberal (puberal, pubertal). Relating to puberty.
pubertad (puberty). Sequence of events by which a child becomes a young adult.
p. precoz (precocious p.).
pubescencia (pubescence). **1.** The approach of the age of puberty or sexual maturity. **2.** Presence of downy or fine, short hair.
pubescente (pubescent). Pertaining to pubescence.
púbico (pubic). Relating to the os pubis.
pubio- (pubo-). Combining form denoting pubis or pubic.
pubiocapsular (pubocapsular). Relating to the pubis and the capsule of the hip joint.
pubiococcígeo (pubococcygeal). Relating to the pubis and the coccyx.
pubiofemoral (pubofemoral). Relating to the os pubis and the femur.
pubiomadesis (pubomadesis). Pubic baldness; loss of pubic hair.
pubioprostático (puboprostatic). Relating to the pubic bone and the prostate.
pubiorrectal (puborectal). Relating to the pubis and the rectum.
pubiotomía (pubiotomy). Gigli's operation; pelviotomy; pelvitomy; severance of the pubic bone a few centimeters lateral to the symphysis, in order to increase the capacity of a contracted pelvis sufficiently to permit the passage of a living child.
pubiovesical (pubovesical). Relating to the pubic bone and the bladder.
pubis (pubis, pl. pubes). **1.** [*os pubis*, NA]. **2.** One of the pubic hairs; the hair of the pubic region just above the external genitals. **3.** Mons pubis.
Public Health Service (PHS) (Public Health Service (PHS)).
pudendo (pudendal). Pudic; relating to the external genitals.
púdico (pudic). Pudendal.

puente **1.** (bridge). One of the threads of protoplasm that appears to pass from one cell to another. **2.** (bridge). Fixed partial denture. **3.** (bridge). The upper part of the ridge of the nose formed by the nasal bones. **4.** (bond). In chemistry, the force holding two neighboring atoms in place and resisting their separation
 p. arteriolovenular (arteriolovenular b.).
 p. celulares (cell b.'s). Intercellular b.'s.
 p. citoplasmáticos (cytoplasmic b.'s). Intercellular b.'s.
 p. coordinado (coordinate bond). Semipolar b.
 p. disulfuro (disulfide bond).
 p. de Gaskell (Gaskell's b.). Truncus atrioventricularis.
 p. de hidrógeno (hydrogen bond).
 p. del miocardio (myocardial b.).
 p. removible (removable b.). Removable partial denture.
 p. semipolar (semipolar bond). Coordinate b.
 p. de Wheatstone (Wheatstone's b.).
puérpera (puerpera, pl. puerperae). A woman who has just given birth.
puerperal (puerperal). Puerperant; relating to the puerperium, or period after childbirth.
puerperante (puerperant). **1.** Puerperal. **2.** A puerpera.
puerperio (puerperium, pl. puerperia). Period from the termination of labor to complete involution of the uterus, usually defined as 42 days.
puff (puff). A short blowing sound heard on auscultation, usually over the heart.
 p. velado (veiled p.).
pulga (flea). An insect of the order Siphonaptera, marked by lateral compression, sucking mouthparts, extraordinary jumping powers, and ectoparasitic adult life in the hair and feathers of warm-blooded animals.
pulgar (thumb). The first digit on the radial side of the hand.
 p. de guardabosque (gamekeeper's t.).
 impresión del p. (thumbprinting).
 p. del mochilero (hitchhiker t.'s). Congenital elongation of the t.'s.
 p. del tenista (tennis t.).
pulgarización (pollicization).
pulguicida (pulicicide, pulicide). A chemical agent destructive to fleas.
pulido (polishing). In dentistry, the act or process of making a restoration smooth and glossy.
pulmo, gen. **pulmonis**, pl. **pulmones** (pulmo, gen. pulmonis, pl. pulmones). [*pulmo*, NA]. Lung.
 p. dexter (p. dexter). [*pulmo dexter*, NA]. Right lung.
 p. sinister (p. sinister). [*pulmo sinister*, NA]. Left lung.
pulmo-, pulmon-, pulmono- (pulmo-, pulmon-, pulmono-). Combining forms denoting the lungs.
pulmoaórtico (pulmoaortic). Relating to the pulmonary artery and the aorta.
pulmolito (pulmolith). Pneumolith.
pulmometría (pulmometry). Obsolete term for spirometry.
pulmómetro (pulmometer). Obsolete term for spirometer.
pulmón (lung). [*pulmo*, NA]. One of a pair of viscera occupying the cavity of the thorax, the organs of respiration in which aeration of the blood takes place.
 p. de acero (iron l.). Drinker respirator.
 p. por acondicionador de aire (air-conditioner l.).
 p. de los albañiles (mason's l.). Silicosis occurring in stone masons.
 p. bomba (pump l.). Shock l.
 p. cardíaco (cardiac l.).
 p. de los criadores de aves, de los pajareros (bird-breeder's l., bird-fancier's l.). Bird-breeder's disease.
 p. evanescente (vanishing l.).
 p. fibroide (fibroid l.).
 p. de los granjeros (farmer's l.). Thresher's l.
 p. hiperlúcido (hyperlucent l.).
 p. húmedo, blanco (wet l., white l.). Shock l.
 p. en mariposa (butterfly l.).
 p. de los mineros (miner's l.). Anthracosis.
 p. de los mineros del carbón (collier's l.). Anthracosis.
 p. negro (black l.).
 p. en panal de abeja (honeycomb l.).
 p. pardo (brown l.). Byssinosis.
 p. posperfusión (postperfusion l.).
 p. quieto (quiet l.).
 p. del shock (shock l.). Pump l.; wet l.; white l.
 p. de los soldadores (welder's l.).
 p. de los trabajadores con hongos (mushroom-worker's l.).
 p. de los trabajadores en malterías (malt-worker's l.).
 p. de los trabajadores del queso (cheese worker's l.).
 p. de los trilladores (thresher's l.). Farmer's l.
 p. de las trincheras (trench l.).
 p. urémico (uremic l.).
P-pulmonale (P-pulmonale). An electrocardiographic syndrome of tall, narrow, peaked P waves in leads II, III, and aVF, and a prominent initial positive P wave component in V_1 and V_2, presumed to be characteristic of cor pulmonale.
pulmonar (pulmonary). Pneumonic; pulmonic; relating to the lungs, to the pulmonary artery, or to the aperture leading from the right ventricle into the pulmonary artery.
pulmonectomía (pulmonectomy). Pneumonectomy.
pulmónico (pulmonic). **1.** Pulmonary. **2.** Obsolete term for a remedy for diseases of the lungs.
pulmonitis (pulmonitis). Pneumonitis.
pulmotor (pulmotor). A medically obsolete term still used occasionally by lay personnel to refer to volume-limited or, more rarely, pressure-limited devices for the rhythmical inflation of lungs during resuscitation outside of hospitals.
pulpa (pulp). **1.** Pulpa; a soft, moist, coherent solid. **2.** Pulpa dentis. **3.** Chyme.
 p. blanca (white p.).
 p. coronal (coronal p.). [*pulpa coronale*, NA].
 p. del dedo (p. of finger). Digital p.
 p. dental (dental p., dentinal p.). [*pulpa dentis*, NA].
 p. digital (digital p.). P. of finger.
 p. del esmalte (enamel p.).
 p. esplénica (splenic p.). [*pulpa splenica*, NA].
 p. expuesta (exposed p.).
 p. momificada (mummified p.).
 p. muerta (dead p.). Necrotic p.
 p. necrótica (necrotic p.). Dead p.; nonvital p.
 p. no vital (nonvital p.). Necrotic p.
 p. putrefacta (putrescent p.).
 p. radicular (radicular p.). [*pulpa radicularis*, NA].
 p. roja (red p.).
 p. vertebral (vertebral p.). [*nucleus pulposus*, NA].
 p. vital (vital p.).
pulpación (pulpation). Obsolete term for pulpifaction.
pulpalgia (pulpalgia). Pain arising from the dental pulp.
pulpar (pulpal). Relating to the pulp.
pulpectomía (pulpectomy). Removal of the entire pulp structure of a tooth, including the pulp tissue in the roots.
pulpefacción (pulpifaction). Reduction to a pulpy condition.
pulpificar (pulpify). To reduce to a pulpy state.
pulpiforme (pulpiform). Resembling pulp; pulpy.
pulpitis (pulpitis). Odontitis; inflammation of the pulp of a tooth.
 p. hiperplásica (hyperplastic p.). Dental polyp; pulp polyp; tooth polyp.
 p. hipertrófica (hypertrophic p.).
 p. irreversible (irreversible p.).
 p. reversible (reversible p.).
 p. supurativa (suppurative p.).
pulpodoncia (pulpodontia). The science of root canal therapy.
pulposo **1.** (pulpy). Pulposus; in the condition of a soft, moist solid. **2.** (pulposus). Pulpy.
pulpotomía (pulpotomy). Pulp amputation; removal of a portion of the pulp structure of a tooth, usually the coronal portion.
pulsación (pulsation). A throbbing or rhythmical beating, as of the pulse or the heart.
pulsador (pulsator). A machine or device that operates in a throbbing, vibrating, or rhythmic manner.
pulsar (pulsate). To throb or beat rhythmically; said of the heart or an artery.
pulsátil (pulsatile). Throbbing or beating.
pulselo (pulsellum). A posterior flagellum constituting the organ of locomotion in certain protozoa.
pulsímetro, pulsómetro (pulsimeter, pulsometer). An instrument for measuring the force and rapidity of the pulse.

pulsión (pulsion). A pushing outward or swelling.
pulso (pulse). Pulsus; rhythmical dilation of an artery, produced by the increased volume of blood thrown into the vessel by the contraction of the heart.
p. abdominal (abdominal p.).
p. acoplado (coupled p.). Bigeminal p.
p. de alambre (wiry p.). A small, fine, incompressible p.
p. alternante, alternado o alternativo (pulsus alternans).
p. anacrótico, anadicrótico (anacrotic p., anadicrotic p.).
p. en bala de cañón (cannonball p.). Water-hammer p.
p. bigeminado (bigeminal p.).
p. bisferiens (pulsus bisferiens). Bisferious pulse.
p. blando (soft p.).
p. bulbar (bulbar p.).
p. capilar (capillary p.).
p. caprisans (pulsus caprisans). A bounding leaping pulse, irregular in both force and rhythm.
p. catacrótico (catacrotic p.).
p. catadicrótico (catadicrotic p.).
p. celer (pulsus celer). A pulse beat swift to rise and fall.
p. en cola de ratón (mousetail p.).
p. colapsante (collapsing p.). Water-hammer p.
p. cordal (cordy p.). Tense p.
p. cordis (pulsus cordis). The apex beat of the heart.
p. de Corrigan (Corrigan's p.).
p. cuadrigémino (quadrigeminal p.).
p. desigual (pulsus inaequalis).
p. dicrótico (dicrotic p.).
p. differens (pulsus differens). P. incongruens.
p. duro (hard p.).
p. entóptico (entoptic p.).
p. filiforme 1. (thready p.). **2.** (filiform p.).
p. formicans (pulsus formicans).
p. gaseoso (gaseous p.). A soft, full, but feeble p.
p. gutural (guttural p.). A pulsation felt in the throat.
p. heterocrónico (pulsus heterochronicus). An arrhythmic pulse.
p. incongruente (pulsus incongruens). P. differens.
p. infrecuente (pulsus infrequens). A slow pulse.
p. intercurrente (pulsus intercurrens).
p. intermitente (intermittent p.).
p. irregular perpetuo (pulsus irregularis perpetuus).
p. largo (long p.).
p. en martillo de agua (water-hammer p.).
p. en meseta (plateau p.).
p. monocrótico (monocrotic p.). A p. without any perceptible dicrotism.
p. móvil (movable p.).
p. ondulante (undulating p.).
p. paradójico (paradoxical p.).
p. paradójico de Kussmaul (Kussmaul's paradoxical p.).
p. paradójico revertido o invertido (reversed paradoxical p.).
p. a pistón (piston p.). Water-hammer p.
p. pulmonar (pulmonary p.).
p. de Quincke (Quincke's p.). Quincke's sign.
p. respiratorio (respiratory p.).
p. de Riegel (Riegel's p.).
p. tardío (pulsus tardus). P. rarus; a pulse beat slow to rise and fall.
p. tenso (tense p.). Cordy p.
p. trémulo (pulsus tremulus). A feeble fluttering pulse.
p. trigeminado (trigeminal p.).
p. ungular (nail p.). A capillary p. seen through the nail.
p. vacuo (pulsus vacuus).
p. del vago (vagus p.).
p. venoso (venous p.).
p. vermicular (vermicular p.).
p. yugular (jugular p.).
pulsus (pulsus). Pulse.
p. abdominalis (p. abdominalis). Abdominal pulse.
p. anadicrotus (p. anadicrotus). Anacrotic pulse.
p. bigeminus (p. bigeminus). Bigeminal pulse.
p. catacrotus (p. catacrotus). Catacrotic pulse.
p. catadicrotus (p. catadicrotus). Catadicrotic pulse.
p. celerimus (p. celerimus). Water-hammer pulse.
p. debilis (p. debilis).
p. duplex (p. duplex). Dicrotic pulse.
p. durus (p. durus). Hard pulse.
p. filiformis (p. filiformis). Thready pulse.
p. fluens (p. fluens). Undulating pulse.
p. fortis (p. fortis).
p. frequens (p. frequens).
p. intercidens (p. intercidens). Intermittent pulse.
p. magnus (p. magnus).
p. mollis (p. mollis).
p. monocrotus (p. monocrotus). Monocrotic pulse.
p. myurus (p. myurus). Mousetail pulse.
p. paradoxus (p. paradoxus). Paradoxical pulse.
p. parvus (p. parvus).
p. quadrigeminus (p. quadrigeminus). Quadrigeminal pulse.
p. rarus (p. rarus). P. tardus.
p. respiratione intermittens (p. respiratione intermittens). Paradoxical pulse.
p. trigeminus (p. trigeminus). Trigeminal pulse.
p. venosus (p. venosus). Venous pulse.
pultáceo (pultaceous). Macerated; pulpy.
pululación (pullulation). The act of sprouting, or of budding as seen in yeast.
pululanasa (pullulanase). A-Dextrin endo-1,6-α-glucosidase.
pulverización (pulverization). Reduction to powder.
pulverizar (pulverize). To reduce to a powder.
pulverulento (pulverulent). In a state of powder; powdery.
pulvinado (pulvinate). Raised or convex, denoting a form of surface elevation of a bacterial culture.
pulvinar (pulvinar). [*pulvinar*, NA]. The expanded posterior extremity of the thalamus which forms a cushion-like prominence overlying the geniculate bodies.
punción 1. (puncture, tap). A prick or small hole made with a pointed instrument. **2.** (tap). To withdraw fluid from a cavity by means of a trocar and cannula, hollow needle, or catheter.
p. de Bernard (Bernard's p.). Diabetic p.
p. cisternal (cisternal p.).
p. diabética (diabetic p.). Bernard's p.
p. espinal 1. (spinal tap). Lumbar puncture. **2.** (spinal p.). Lumbar p.
p. esternal (sternal p.).
p. lumbar (lumbar p.).
p. mitral (mitral tap).
p. de Quincke (Quincke's p.). Lumbar p.
p. del talón (heel tap).
punctum, gen. **puncti**, pl. **puncta** (punctum, gen. puncti, pl. puncta). **1.** [[*punctum*, NA]. Point. **2.** The tip of a sharp process. **3.** A minute round spot differing in color or otherwise in appearance from the surrounding tissues. **4.** A point on the optic axis of an optical system.
punta 1. (point). A sharp end or apex. **2.** (tip). A point; a more or less sharp extremity.
puntas absorbentes (absorbent p.'s).
p. del codo (tip of elbow). Olecranon.
p. del cuerno posterior (tip of posterior horn). [*apex cornus posterius*, NA].
puntas de gutapercha (gutta-percha p.'s).
p. de la lengua (tip of tongue). [*apex linguae*, NA].
p. de la nariz (tip of nose). [*apex nasi*, NA].
p. de la oreja (tip of auricle). [*apex auriculae*, NA].
p. de plata (silver p.).
p. de la raíz (root tip). [*apex radicis dentis*, NA].
p. de Woolner (Woolner's tip). The extremity of the helix of the auricle.
puntada (stitch). **1.** A sharp sticking pain of momentary duration. **2.** A single suture. **3.** Suture.
puntaje (score). An evaluation, usually expressed numerically, of status, achievement, or condition in a given set of circumstances.
p. de Apgar (Apgar s.).
p. de Dubowitz (Dubowitz s.).
p. estándar (standard s.).
p. de Gleason (Gleason's s.).
p. neto o real (raw s.).
p. de recuperación (recovery s.).
punteado 1. (punctate). Marked with points or dots differentiated from the surrounding surface by color, elevation, or texture. **2.**

(stippling). Punctate basophilia; a speckling of a blood cell or other structure with fine dots when exposed to the action of a basic stain, due to the presence of free basophil granules in the cell protoplasm. **3.** (stippling). An orange peel appearance of the attached gingiva. **4.** (stippling). A roughening of the surfaces of a denture base to stimulate natural gingival s.

p. geográfico de las uñas (geographic stippling of nails).
p. de Ziemann (Ziemann's stippling). Ziemann's dots.

puntiforme (punctiform). Very small but not microscopic, having a diameter of less than 1 mm.

puntito (dot). A small spot.
p. de Gunn (Gunn's d.'s).
p. de Maurer (Maurer's d.'s). Maurer's clefts.
p. de Schüffner (Schüffner's d.'s). Schüffner's granules.
p. de Trantas (Trantas' d.'s).

punto (point). **1.** [*punctum,* NA]. **2.** A stage or condition reached, as the boiling p.
p. A (p. A). Subspinale.
p. alveolar (alveolar p.). Prosthion.
p. alveolar inferior (lower alveolar p.). Infradentale.
p. apofisario (apophysary p.). Apophysial p.; subnasal p.; Trousseau p.
p. axil (axial p.). Nodal p.
p. B (p. B). Supramentale.
p. blanco (whitehead). Closed comedo.
p. de Bolton (Bolton p.).
p. de Capuron (Capuron's p.'s).
p. cardinales (cardinal p.'s).
p. cercano (near p.). Punctum proximum.
p. ciego (punctum cecum).
p. de Clado (Clado's p.).
p. del codo (p. of elbow). Olecranon.
p. de congelación (freezing p.).
p. congruentes (congruent p.'s).
p. conjugado (conjugate p.).
p. de contacto (contact p.). Contact area.
p. de contacto proximal (p. of proximal contact). Contact area.
p. de convergencia (p.'s of convergence).
p. coxal (punctum coxale). The highest point of the crest of the ilium.
p. craneométricos (craniometric p.'s).
p. crítico (critical p.). A p. at which two phases become identical.
p. crítico de Sudeck (Sudeck's critical p.).
p. doloroso (painful p.). Valleix's p.'s.
p. de ebullición (boiling p.).
p. espinal (spinal p.). Subnasal p.
p. de fijación (p. of fixation).
p. de flash (flash p.).
p. focal (focal p.).
p. focal anterior (anterior focal p.).
p. focal posterior (posterior focal p.).
p. fuente (point source).
p. de fusión (fusing p.).
p. gatillo (trigger p.). Dolorogenic zone; trigger area; trigger zone.
p. de Guéneau de Mussy (Guéneau de Mussy's p.).
p. de Hallé (Hallé's p.).
p. hipersensibles (tender p.'s). Valleix's p.'s.
p. de Horner-Trantas (Horner-Trantas dot's).
p. incidente (incident p.).
p. incisal (incisal p.).
p. isoeléctrico (isoelectric p.).
p. isoiónico (isoionic p.).
p. isosbéstico (isosbestic p.).
p. J (J p.). ST junction.
p. lagrimal (punctum lacrimale). [*punctum lacrimale,* NA]. Lacrimal opening; lacrimal p.
p. lejano (far p.). Punctum remotum.
p. malar (malar p.).
p. mandibular mediano (median mandibular p.).
p. de máximo impulso (p. of maximal impulse).
p. de Mayo-Robson (Mayo-Robson's p.).
p. de McBurney (McBurney's p.).
p. mentoniano (mental p.). Pogonion.
p. metópico (metopic p.). Metopion.
p. de mirada (p. of regard). P. of fixation.
p. motor (motor p.).
p. de Munro (Munro's p.).
p. nasal (nasal p.). Nasion.
p. negro (blackhead). **1.** Open comedo. **2.** Histomoniasis.
p. neutro (neutral p.). pH 7.
p. nodal (nodal p.).
p. occipital (occipital p.).
p. occipital máximo (maximum occipital p.).
p. de osificación (p. of ossification). [*punctum ossificationis,* NA].
p. de potencia o fuerza (power p.).
p. preauricular (preauricular p.).
p. de presión (pressure p.).
p. principal (principal p.).
p. próximo (punctum proximum). Near point.
p. remoto (punctum remotum). Far point.
p. de retención (retention p.).
p. de rigor por el calor (heat-rigor p.).
p. de rigor por el frío (cold-rigor p.).
p. de rocío (dew p.).
p. de Silvio (sylvian p.).
p. subnasal (subnasal p.). Apophysary p.; apophysial p.; spinal p.
p. supraauricular (supra-auricular p.).
p. supranasal (supranasal p.). Ophryon.
p. supraorbitario (supraorbital p.). Ophryon.
p. terminal (end p.).
p. de Trousseau (Trousseau's p.). Apophysary p.
p. de Valleix (Valleix's p.'s). Tender p.'s.
p. vascular (punctum vasculosum).
p. de Weber (Weber's p.).
p. de Ziemann (Ziemann's dot's). Ziemann's stippling.

punzada **1.** (twinge). A sudden momentary sharp pain. **2.** (pang). A sudden sharp, brief pain.
p. torácica (breast pang). Angina pectoris.

punzón (tap). An instrument to cut threads in a hole in bone prior to inserting a screw.

PUO (PUO). Abbreviation for pyrexia of unknown (or uncertain) origin; also referred to as FUO (fever of unknown origin).

pupa (pupa, pl. pupae). The stage of insect metamorphosis following the larva and preceding the imago.

pupila (pupil). Pupilla.
p. de Adie (Adie's p.). Holmes-Adie syndrome.
p. amaurótica (amaurotic p.).
p. de Argyll Robertson (Argyll Robertson p.).
p. artificial (artificial p.).
p. de Bumke (Bumke's p.).
p. catatónica (catatonic p.).
p. fija (fixed p.). A stationary pupil unresponsive to all stimuli.
p. de Gunn (Gunn p.). Marcus Gunn p.
p. de Holmes-Adie (Holmes-Adie p.). Holmes-Adie syndrome.
p. de Horner (Horner's p.).
p. de Hutchinson (Hutchinson's p.).
p. de Marcus Gunn (Marcus Gunn p.). Gunn p.
p. neurotónica (neurotonic p.).
p. en ojo de cerradura (keyhole p.). A p. with a coloboma.
p. de ojo de gato (cats-eye p.).
p. paradójica (paradoxical p.).
p. puntiforme (pinhole p.). An extremely constricted p.
p. rígida (rigid p.). Argyll Robertson p.
p. de Robertson (Robertson p.). Argyll Robertson p.
p. en rueda dentada (cogwheel p.).
p. de Saenger (Saenger p.).
p. saltarina (bounding p.). A rapid dilation and contraction of the pupil.
p. tónica (tonic p.). Mydriatic rigidity.

pupilar (pupillary). Relating to the pupil.

pupilla, pl. **pupillae** (pupilla, pl. pupillae). [*pupilla*, NA]. Pupil; the circular orifice in the center of the iris, through which the light rays enter the eye.

pupilo- (pupillo-). Combining form relating to the pupils.

pupilografía (pupillography). The recording of pupillary reactions.

pupilometría (pupillometry). Measurement of the pupil.
pupilómetro (pupillometer). An instrument for measuring the diameter of the pupil.
pupilomotor (pupillomotor). Relating to the autonomic nerve fibers that supply the smooth muscle of the iris.
pupiloplejía (pupilloplegia). A condition in which the pupil reacts slowly to light stimuli, as in Holmes-Adie syndrome.
pupiloscopia (pupilloscopy). Retinoscopy.
pupilostatómetro (pupillostatometer). An instrument for measuring the distance between the centers of the pupils.
pupíparo (pupiparous). Pupae-bearing; denoting those insects that give birth to late-stage larvae that have already passed their larval development within the body of the female.
PUPPP (PUPPP). Acronym for pruritic urticarial papules and plaques of pregnancy.
pura sangre **1.** (purebred). An animal whose ancestors on both sides have been members of a recognized breed, and usually officially registered as such. **2.** (thoroughbred). A breed of light horses used for racing purposes.
pureza (purity). The state of being pure, free from contaminants or pollutants.
  p. radiofarmacéutica (radiopharmaceutical p.).
  p. radioisotópica (radioisotopic p.).
  p. radionuclídica (radionuclidic p.).
  p. radioquímica (radiochemical p.).
purga (purge). A cathartic remedy.
purgación (purgation). Catharsis; evacuation of the bowels with the aid of a purgative or cathartic.
purgante (purgative). An agent used for purging the bowels. Cathartic.
  p. salino (saline p.).
purgar (purge). To cause a copious evacuation of the bowels.
puriforme (puriform). Resembling pus.
purina (purine). The parent substance of adenine, guanine, and other naturally occurring purine "bases"; not known to exist as such in the body.
  p. nucleósido fosforilasa (p.-nucleoside phosphorylase).
  p. ribonucleósido (p. ribonucleoside). Nebularine.
purinemia (purinemia). The presence of purine or xanthine bases in the circulating blood.
puro (pure). Unadulterated; free from admixture or contamination with any extraneous matter.
puromicina (puromycin). An antibiotic produced by the growth of *Streptomyces alboniger;* formerly used in the treatment of amebiasis and trypanosomiasis.
puromucoso (puromucous). Mucopurulent.
púrpura **1.** (purpura). Peliosis; a condition characterized by hemorrhage into the skin. **2.** (purple). A color formed by a mixture of blue and red.
  p. alérgica (allergic p.). Anaphylactoid p.
  p. anafilactoide (anaphylactoid p.). Allergic p.; Henoch-Schönlein p.
  p. angioneurótica (p. angioneurotica).
  p. anular telangiectásica (p. annularis telangiectodes).
  p. atrombocitopénica (nonthrombocytopenic p.). P. simplex.
  p. bromocresol (bromcresol purple).
  p. fibrinolítica (fibrinolytic p.).
  p. ficticia (factitious p.).
  p. fulminante (p. fulminans).
  p. hemorrágica (p. hemorrhagica).
  p. de Henoch (Henoch's p.). Henoch-Schönlein p.
  p. de Henoch-Schönlein (Henoch-Schönlein p.).
  p. hiperglobulinémica (hyperglobulinemic p.).
  p. nerviosa (p. nervosa). Henoch-Schönlein p.
  p. psicogénica (psychogenic p.).
  p. pulicosa (p. pulicans, p. pulicosa).
  p. reumática (p. rheumatica). Henoch-Schönlein p.
  p. de Schönlein (Schönlein's p.). Henoch-Schönlein p.
  p. senil (p. senilis).
  p. simple (p. simplex). Nonthrombocytopenic p.
  p. sintomática (p. symptomatica).
  p. trombocitopénica (thrombocytopenic p.).
  p. trombocitopénica idiopática (idiopathic thrombocytopenic p. (ITP)).
  p. trombocitopénica inmune (immune thrombocytopenic p.).
  p. trombocitopénica trombótica (thrombotic thrombocytopenic p.).
  p. urticans (p. urticans).
  p. vascular aguda (acute vascular p.). Henoch-Schönlein p.
  p. visual (visual purple). Rhodopsin.
  p. de Waldenström (Waldenström's p.).
  p. yódica (p. iodica, iodic p.).
purpureoglucósidos A y B (purpurea glycosides A, purpurea glycosides B). The cardioactive precursor glycosides of *Digitalis* purpurea; they are structurally identical with desacetyl-lanatosides A and B, respectively.
purpúrico (purpuric). Relating to or affected with purpura.
purpurífero (purpuriferous). **1.** Purpurigenous; purpuriparous. **2.** Forming a purple pigment. **3.** Obsolete term for forming visual purple (rhodopsin).
purpurígeno (purpurigenous). Purpuriferous.
purpurina (purpurin). **1.** Uroerythrin. **2.** . Alizarin purpurin; a violet stain related to alizarin by addition of a 4-OH group to alizarin.
purpurinuria (purpurinuria). Porphyrinuria.
purpuríparo (purpuriparous). Purpuriferous.
purulencia (purulence, purulency). The condition of containing or forming pus.
purulento (purulent). Containing, consisting of, or forming pus.
puruloide (puruloid). Resembling pus.
pus (pus). A fluid product of inflammation, consisting of a liquid containing leukocytes and the debris of dead cells and tissue elements liquefied by the proteolytic and histolytic enzymes, that are elaborated by polymorphonuclear leukocytes.
  p. azul (blue p.).
  p. caseoso (cheesy p.).
  p. cuajado (curdy p.). P. containing flakes of caseous matter.
  p. icoroso (ichorous p.).
  p. laudable (laudable p.).
  p. sanioso (sanious p.). Ichorous p. stained with blood.
  p. verde (green p.).
pústula (pustule). A small circumscribed elevation of the skin, containing purulent material.
  p. espongiforme de Kogoj (spongiform p. of Kogoj).
  p. maligna (malignant p.). Cutaneous anthrax.
  p. post mortem (postmortem p.).
  p. variólica (pock).
pustulación (pustulation). The formation or the presence of pustules.
pustulante (pustulant). **1.** Causing a pustular eruption. **2.** An agent producing pustules.
pustuliforme (pustuliform). Having the appearance of a pustule.
pustulocrustáceo (pustulocrustaceous). Marked by pustules crusted with dry pus.
pustulosis (pustulosis). **1.** An eruption of pustules. **2.** Term occasionally used to designate acropustulosis.
  p. de palmas de manos y plantas de pies (p. palmaris et plantaris).
  p. vacciniforme aguda (p. vacciniformis acuta). Eczema herpeticum.
pustuloso (pustular). Relating to or marked by pustules.
putamen (putamen). [*putamen*, NA] . The outer, larger, and darker gray of the three portions into which the nucleus lentiformis is divided by laminae of white fibers.
putrefacción (putrefaction). Decay; decomposition or rotting, the breakdown of organic matter usually by bacterial action, resulting in the formation of other substances of less complex constitution with the evolution of ammonia or its derivatives and hydrogen sulfide.
putrefactivo (putrefactive). Relating to or causing putrefaction.
putrescencia (putrescence). The state of putrefaction.
putrescente (putrescent). Denoting, or in the process of, putrefaction.
putrescina (putrescine). 1,4-Diaminobutane; a poisonous polyamine formed from the amino acid, arginine, during putrefaction.
pútrido (putrid). **1.** In a state of putrefaction. **2.** Denoting putrefaction.
putrificar (putrefy). To cause to become, or to become, putrid.

PUVA (PUVA). Acronym for oral administration of psoralen and subsequent exposure to long wavelength ultraviolet light; used to treat psoriasis.
PVC (PVC). Abbreviation for polyvinyl chloride.
PVP (PVP). Abbreviation for polyvinylpyrrolidone.
PWM (PWM). Abbreviation for pokeweed mitogen.
pyramis, pl. **pyramides** (pyramis, pl. pyramides). [*pyramis*, pl. *pyramides*, NA]. Pyramid.

Q

Q (Q). Symbol for quantity; coulomb.
q (q). **1.** In cytogenetics, symbol for long arm of a chromosome (in contrast to p for the short arm). **2.** Abbreviation for [L.] *quaque* each; every. **3.** Symbol for heat.
$\dot{Q}$ ($\dot{Q}$). Q for quantity + an overdot denoting the time derivative. Symbol for blood flow.
Q_{10} (Q_{10}). Symbol for the increase in rate of a process produced by raising the temperature 10°C.
q.d. (q.d.). Abbreviation for L. *quaque die*, every day.
q.h. (q.h.). Abbreviation for L. *quaque hora*, every hour.
$Q\text{-}H_2$ ($Q\text{-}H_2$). Symbol for ubiquinol.
q.i.d. (q.i.d.). Abbreviation for L. *quater in die*, four times a day.
q.l. (q.l.). Abbreviation for L. *quantum libet*, as much as desired.
q.s. (q.s.). Abbreviation for L. *quantum sufficiat* or *satis*, as much as desired.
quantum (quantum, pl. quanta). **1.** A unit of radiant energy (ε) varying according tothe frequency (ν) of the radiation. **2.** A certain definite amount.
quassia (quassia). Bitterwood; a bitter toni.
quebrachina (quebrachine). An alkaloid from quebracho and identical with yohimbine; formerly used in cardiac dyspnea.
quebracho (quebracho). The dried bark of a genus of trees, *Aspidosperma quebracho blanco* (family Apocynaceae); has been used as a respiratory stimulant in emphysema, dyspnea, and chronic bronchitis.
queilalgia, quilalgia (cheilalgia, chilalgia). Chilalgia: pain in the lip.
queilectomía, quilectomía (cheilectomy, chilectomy). **1.** Chilectomy. Excision of a portion of the lip. **2.** Chiseling away bony irregularities on the lips of a joint cavity that interfere with movements of the joint.
queilectropión, quilectropión (cheilectropion, chilectropion). Eversion of the lips or a lip.
queilión (cheilion). A cephalometric point located at the angle (corner) of the mouth.
queilitis, quilitis (cheilitis, chilitis). Inflammation of the lips or of a lip.
  q. actínica (actinic c.). Solar c.
  q. angular (angular c.). Commissural c.; perlèche.
  q. comisural (commissural c.). Angular c.
  q. de contacto (contact c.).
  q. exfoliativa (c. exfoliativa).
  q. glandular (c. glandularis). Baelz' disease; Volkmann's c.
  q. granulomatosa (c. granulomatosa).
  q. impetiginosa (impetiginous c.). Pyoderma of the lips.
  q. solar (solar c.). Actinic c.
  q. venenosa o venenata (c. venenata).
  q. de Volkmann (Volkmann's c.). C. glandularis.
queilo-, queil- (cheilo-, cheil-). Combining forms denoting relationship to the lips.
queiloalveolosquisis, quiloalveolosquisis (cheiloalveoloschisis, chiloalveoloschisis). Cleft of the prepalate.
queilofagia, quilofagia (cheilophagia, chilophagia). Biting of the lips.
queilognatoglososquisis, quilognatoglososquisis (cheilognathoglossoschisis, chilognathoglossoschisis). Associated condition of cleft mandible and lower lip, and bifid tongue.
queilognatopalotosquisis, quilognatopalotosquisis (cheilognathopalatoschisis, chilognathopalatoschisis). Cheilognathouranoschisis.
queilognatoprosoposquisis, quilognatoprosoposquisis (cheilognathoprosoposchisis, chilognathoprosoposchisis). Oblique facial cleft, with cleft of lip and jaw.
queilognatosquisis, quilognatosquisis (cheilognathoschisis, chilognathoschisis). Cleft lip with a cleft in the jaw.
queilognatouranosquisis, quilognatouranosquisis (cheilognathouranoschisis, chilognathouranoschisis). Cheilognathopalatoschisis; chilognathopalatoschisis; cleft lip with cleft jaw and palate.
queiloplastia, quiloplastia (cheiloplasty, chiloplasty). Plastic surgery of the lips.
queilorrafia, quilorrafia (cheilorrhaphy, chilorrhaphy). Suturing of the lip.
queilosis, quilosis (cheilosis, chilosis). A condition characterized by dry scaling and fissuring of the lips.
queilosquisis, quilosquisis (cheiloschisis, chiloschisis). Cleft lip.
queilostomatoplastia, quilostomatoplastia (cheilostomatoplasty, chilostomatoplasty). Plastic surgery of the lips and mouth.
queilotomía, quilotomía (cheilotomy, chilotomy). Incision into the lip.
queir- (cheiro-, cheir-). Combining forms meaning hand.
quelación (chelation). Complex formation involving a metal ion and two or more polar groupings of a single molecule; thus, in heme, the Fe^{2+} ion is chelated by the porphyrin ring.
quelado (chelate). Pertaining to chelation.
quelar (chelate). To effect chelation.
quelato (chelate). A complex formed through chelation.
quelícero (chelicera, pl. chelicerae). One of the two anterior appendages of arachnids.
queloide **1.** (cheloid). Keloid. **2.** (keloid). Cheloid; a nodular, frequently lobulated, firm, movable, nonencapsulated, often linear mass of hyperplastic scar tissue; is more common in non-Caucasians.
  q. de acné (acne keloid). Dermatitis papillaris capillitii; folliculitis keloidalis.
queloidosis (keloidosis). Multiple keloids.
quelonio (chelonian). Resembling or relating to a turtle, tortoise, or terrapin.
queloplastia (keloplasty). Operative removal of a scar or keloid.
quemadura (burn). A lesion caused by heat or any cauterizing agent, including friction, electricity, and electromagnetic energy.
  q. por agentes térmicos (thermal b.). A b. caused by heat.
  q. por cuerda o soga (rope b.).
  q. de espesor parcial (partial-thickness b.). Second degree b.
  q. de espesor total (full-thickness b.). Third degree b.
  q. por fricción (brush b., matt b.).
  q. por fulguración (flash b.).
  q. de primer grado (first degree b.). Superficial b.
  q. por radiación (radiation b.).
  q. de segundo grado (second degree b.). Partial-thickness b.
  q. superficial (superficial b.). First degree b.
  q. por sustancias químicas (chemical b.). A b. due to a caustic chemical.
  q. de tercer grado (third degree b.). Full-thickness b.
  q. por viento (windburn). Erythema of the face due to exposure to wind.
quemar (burn). **1.** To cause a lesion by heat or any other agent, similar to that caused by heat. **2.** To suffer pain caused by excessive heat, or similar pain from any cause.
quemosis (chemosis). Edema of the bulbar conjunctiva, forming a swelling around the cornea.
quemótico (chemotic). Relating to chemosis.
quenodiol (chenodiol). Chenodeoxycholic acid.
quenopodio (chenopodium). Jesuit tea; Mexican tea; wormseed; the dried ripe fruit of *Chenopodium ambrosoides* (family Chenopodiaceae).
querafilocele (keraphyllocele). A horny tumor on the internal face of the wall of a horse's foot.
querasina (kerasin). Cerasin; obsolete term for glucocerebroside.
queratán sulfato (keratan sulfate). Keratosulfate; a type of sulfated mucopolysaccharide containing D-galactose in place of the uronic acid.

queratectasia (keratectasia). Keratoectasia; herniation of the cornea.
queratectomía (keratectomy). Excision of a portion of the cornea.
querateína (keratein). The easily digested reduction product of keratin, in which the disulfide links are reduced to SH groups, the individual peptide chains being separated.
queratiasis (keratiasis). Keratosis.
querático (keratic). Horny.
queratina (keratin). Ceratin; a scleroprotein or albuminoid present largely in cuticular structures (e.g., hair, nails, horns); it contains a relatively large amount of sulfur.
queratinasas (keratinases). Hydrolases catalyzing the hydrolysis of keratin.
queratinización (keratinization). Cornification; hornification; keratin formation or development of a horny layer; may also apply to premature formation of keratin.
queratinizado (keratinized). Cornified; having become horny.
queratinocito (keratinocyte). A cell of the living epidermis and certain oral epithelium that produces keratin in the process of differentiating into the dead and fully keratinized cells of the stratum corneum.
queratinoso (keratinous). **1.** Relating to keratin. **2.** Horny.
queratinosoma (keratinosome). Lamellar granule; membrane-coating granule; Odland body; a membrane-bound granule, 100 to 500 nm in diameter, located in the upper layers of the stratum spinosum of certain stratified squamous epithelia.
queratitis (keratitis). Inflammation of the cornea.
 q. actínica (actinic k.). A reaction of the cornea to ultraviolet light.
 q. alfabética (alphabetical k.). Letter-shaped k.
 q. bovina infecciosa (infectious bovine k.). Pinkeye.
 q. dendriforme, dendrítica (dendriform k., dendritic k.).
 q. de Dimmer (Dimmer's k.). K. nummularis.
 q. disciforme (k. disciformis).
 q. esclerosante (sclerosing k.).
 q. escrofulosa (scrofulous k.). Phlyctenular k.
 q. por exposición (exposure k.). Lagophthalmic k.
 q. fascicular (fascicular k.).
 q. filamentosa (k. filamentosa).
 q. flictenular (phlyctenular k.). Scrofulous k.
 q. en forma de letras (letter-shaped k.). Alphabetical k.
 q. geográfica (geographic k.).
 q. herpética (herpetic k.). Herpes corneae; herpetic keratoconjunctivitis.
 q. con hipopión (hypopyon k.).
 q. intersticial (interstitial k.).
 q. lagoftálmica (lagophthalmic k.). Exposure k.
 q. lineal migratoria (k. linearis migrans).
 q. lineal superficial (superficial linear k.).
 q. marginal (marginal k.).
 q. metaherpética (metaherpetic k.).
 q. micótica (mycotic k.).
 q. necrogranulomatosa (necrogranulomatous k.).
 q. neuroparalítica (neuroparalytic k.).
 q. numular (k. nummularis). Dimmer's k.
 q. parenquimatosa (parenchymatous k.). Interstitial k.
 q. periódica fugaz (k. periodica fugax).
 q. profunda (k. profunda). Diffuse deep k.
 q. profunda difusa (diffuse deep k.). K. profunda.
 q. punteada (punctate k., k. punctata). Keratic precipitates
 q. punteada profunda (deep punctate k.).
 q. punteada superficial (superficial punctate k.). Thygeson's disease.
 q. seca (k. sicca). Keratoconjunctivitis sicca.
 q. serpiginosa (serpiginous k.). Hypopyon ulcer.
 q. superficial polimorfa (polymorphic superficial k.).
 q. tracomatosa (trachomatous k.).
 q. vascular (vascular k.).
 q. vesicular (vesicular k.).
 q. xerótica (xerotic k.). Keratomalacia.
querato-, querat- (kerato-, kerat-). Combining forms denoting either the cornea or horny tissue or cells.
queratoacantoma (keratoacanthoma). A rapidly growing tumor which may be umbilicated, usually occurring on exposed areas of the skin, which invades the dermis but remains localized and usually resolves spontaneously if untreated.
queratoangioma (keratoangioma). Angiokeratoma.
queratoatrofodermia (keratoatrophoderma). Porokeratosis.
queratocele (keratocele). Hernia of Descemet's membrane through a defect in the outer layer of the cornea.
queratocito (keratocyte). The fibroblastic stromal cell of the cornea.
queratoconjuntivitis (keratoconjunctivitis). Inflammation of the conjunctiva and of the cornea; phlyctenular hypersensitivity reaction of corneal and conjunctival epithelium to endogenous toxin.
 q. atópica (atopic k.).
 q. epidémica (epidemic k.). Virus k.
 q. en flash (flash k.). Ultraviolet k.
 q. herpética (herpetic k.). Herpetic keratitis.
 q. límbica superior (superior limbic k.).
 q. primaveral (vernal k.). Vernal conjunctivitis.
 q. seca (k. sicca). Dry eye syndrome; keratitis sicca.
 q. ultravioleta (ultraviolet k.). Actinic conjunctivitis; arc-flash conjunctivitis; electric ophthalmia.
 q. virósica (virus k.). Epidemic k.
queratocono (keratoconus). Conical cornea; a conical protrusion of the cornea caused by thinning of the stroma; usually bilateral.
queratocricoides (keratocricoid). Ceratocricoid.
queratodermatitis (keratodermatitis). Inflammation with proliferation of the horny layer of the skin.
queratodermia (keratoderma). **1.** Any horny superficial growth. **2.** A generalized thickening of the horny layer of the epidermis.
 q. blenorrágica (k. blennorrhagica). Keratosis blennorrhagica.
 q. excéntrica (k. eccentrica). Porokeratosis.
 q. linfedematosa (lymphedematous k.). Mossy foot.
 q. mutilante (mutilating k.). Keratoma hereditaria mutilans.
 q. palmar y plantar (k. palmaris et plantaris). Palmoplantar k.
 q. palmoplantar (palmoplantar k.). Ichthyosis palmaris et plantaris; tylosis palmaris et plantaris.
 q. plantar fisurada (k. plantare sulcatum). Cracked heel.
 q. punteada (punctate k.). Keratoma disseminatum; keratosis punctata.
 q. senil (senile k.). Solar keratosis.
 q. simétrica (k. symmetrica). Palmoplantar k.
queratoectasia (keratoectasia). Keratectasia.
queratoepitelioplastia (keratoepithelioplasty). Keratoplasty with transplantation of corneal epithelium and minimal supporting tissue.
queratoescleritis (keratoscleritis). Inflammation of both cornea and sclera.
queratofaquia (keratophakia). Keratophakic keratoplasty; implantation of a donor cornea or plastic lens within the corneal stroma to modify refractive error.
queratogénesis (keratogenesis). Production or origin of horny cells or tissue.
queratogenético (keratogenetic). Relating to keratogenesis.
queratógeno (keratogenous). Causing a growth of cells that produce keratin and result in the formation of horny tissue, such as fingernails, scales, feathers, etc.
queratoglobo (keratoglobus). Anterior megalophthalmus.
queratogloso (keratoglossus). Musculus chondroglossus.
queratohial (keratohyal). Ceratohyal.
queratohialina (keratohyalin). The substance in the large basophilic granules of the stratum granulosum of the epidermis.
queratoide (keratoid). **1.** Horny. **2.** Resembling corneal tissue.
queratoleptinsis (keratoleptynsis). **1.** Gutter dystrophy of cornea. **2.** An operation for removing the surface of the cornea and replacement by bulbar conjunctiva for cosmetic reasons.
queratoleucoma (keratoleukoma). A white corneal opacity.
queratólisis (keratolysis). **1.** Separation or loosening of the horny layer of the epidermis. **2.** Deciduous skin; specifically, a disease characterized by a shedding of the epidermis recurring at more or less regular intervals.
 q. exfoliativa (k. exfoliativa). Erythema exfoliativa; erythroderma exfoliativa.
 q. en hoyos (pitted k.).
queratolítico (keratolytic). Relating to keratolysis.
queratoma (keratoma). **1.** Callosity. **2.** A horny tumor.
 q. diseminado (k. disseminatum). Punctate keratoderma.

q. hereditario mutilante (k. hereditaria mutilans). Mutilating keratoderma.
q. maligno (k. malignum). Congenital ichthyosiform erythroderma.
q. plantar fisurado (k. plantare sulcatum). Palmoplantar keratoderma.
q. senil (senile k.). Solar keratosis.

queratomalacia (keratomalacia). Brazilian ophthalmia; xerotic keratitis; dryness with ulceration and perforation of the cornea, with absence of inflammatory reactions, occurring in cachectic children; results from severe vitamin A deficiency.

queratometría (keratometry). Measurement of the radii of corneal curvature.

queratómetro (keratometer). Ophthalmometer; an instrument for measuring the curvature of the anterior corneal surface.

queratomicosis (keratomycosis). Fungal infection of the cornea.

queratomileusis (keratomileusis). Alteration of the refraction of the cornea by removal of a deep corneal lamella, freezing it, grinding a new curvature on a lathe, and then replacing it in the bed from which it was removed.

querátomo (keratome). Keratotome; a knife used for incising the cornea.

queratonosis (keratonosis). Any abnormal noninflammatory, usually hypertrophic, affection of the horny layer of the skin.

queratopaquidermia (keratopachyderma). A syndrome of congenital deafness with development of hyperkeratosis of the skin of the palms, soles, elbows, and knees in childhood, and with bandlike constrictions of the fingers; autosomal dominant inheritance.

queratopatía (keratopathy). A noninflammatory disorder of the cornea.
q. ampollar (bullous k.).
q. en banda (band-shaped k.).
q. climática (climatic k.). Labrador k.
q. estriada (striate k.).
q. filamentosa (filamentary k.).
q. de Labrador (Labrador k.). Climatic k.
q. lipídica (lipid k.).
q. vesicular (vesicular k.).

queratoplastia (keratoplasty). Corneal graft; corneal transplantation; transplantation of cornea; corneal trepanation; removal of a portion of the cornea containing an opacity and the insertion in its place of a piece of cornea of the same size and shape removed from elsewhere.
q. alopática (allopathic k.).
q. autógena (autogenous k.).
q. epiqueratofáquica (epikeratophakic k.). Epikeratophakia.
q. heterógena (heterogenous k.).
q. homogénea (homogenous k.).
q. laminar o en capas (lamellar k., layered k.). Nonpenetrating k.
q. no penetrante (nonpenetrating k.). Lamellar k.; layered k.
q. óptica (optical k.).
q. penetrante (penetrating k.). Perforating k.
q. perforante (perforating k.). Penetrating k.
q. queratofáquica (keratophakic k.). Keratophakia.
q. tectónica (tectonic k.).
q. total (total k.).

queratoprótesis (keratoprosthesis). Replacement of the central area of an opacified cornea by plastic.

queratoquiste (keratocyst). Odontogenic cyst derived from remnants of the dental lamina and appearing as a unilocular or multilocular radiolucency which may produce jaw expansion.

queratorrexis (keratorhexis, keratorrhexis). Rupture of the cornea, due to trauma or perforating ulcer.

queratorus (keratorus). Vault-like corneal herniation with severe regular myopic astigmatism.

queratoscopia (keratoscopy). **1.** Examination of the reflections from the anterior surface of the cornea in order to determine the character and amount of corneal astigmatism. **2.** A term first applied by Cuignet to his method of retinoscopy.

queratoscopio (keratoscope). Placido's disk; an instrument marked with lines or circles by means of which the corneal reflex can be observed.

queratósico (keratose). Relating to or marked by keratosis.

queratosis (keratosis, pl. keratoses). Keratiasis; any lesion on the epidermis marked by the presence of circumscribed overgrowths of the horny layer.
q. actínica (actinic k.). Solar k.
q. por alquitrán o brea (tar k.).
q. arsenical (arsenical k.).
q. blenorrágica (k. blennorrhagica). Keratoderma blennorrhagica.
q. fetal difusa (k. diffusa fetalis). Ichthyosis vulgaris.
q. folicular (k. follicularis). Darier's disease; k. vegetans.
q. folicular contagiosa (k. follicularis contagiosa). Brooke's disease.
q. folicular invertida (inverted follicular k.).
q. labial (k. labialis). Thickening of stratum corneum on the lips.
q. liquenoide (lichenoid k.).
q. nigricans (k. nigricans). Acanthosis nigricans.
q. obturadora (k. obturans). Laminated epithelial plug.
q. palmar y plantar (k. palmaris et plantaris). Palmoplantar keratoderma.
q. pilosa atrofiante de la cara (k. piloris atrophicans faciei).
q. punteada (k. punctata). Punctate keratoderma.
q. rubra figurata (k. rubra figurata). Erythrokeratoderma variabilis.
q. seborreica (seborrheic k., k. seborrheica). Basal cell papilloma; seborrheic verruca; seborrheic wart.
q. senil (senile k., k. senilis). Solar k.
q. solar (solar k.). Actinic k., senile k.
q. vegetante (k. vegetans). K. follicularis.

queratosulfato (keratosulfate). Keratan sulfate.

queratotomía (keratotomy). Incision through the cornea.
q. delimitante (delimiting k.). Gifford's operation.
q. radial (radial k.).
q. refractiva (refractive k.).

queratótomo (keratotome). Keratome.

queraunofobia (keraunophobia). Morbid fear of thunder and lightning.

quercetina (quercetin). Meletin; sophoretin; an aglycon of quercitrin, rutin, and other glycosides; occurs usually as the 3-rhamnoside; used in the treatment of abnormal capillary fragility.

quercus (quercus). The bark of *Quercus alba* white oak or stone oak; formerly used as an astringent.

queroide (keroid). Horny.

querosén, queroseno (kerosene). A mixture of petroleum hydrocarbons, chiefly of the methane series; the fifth fraction in the distillation of petroleum.

queroterapia (kerotherapy). Treatment of burns and denuded surfaces with wax or paraffin preparations.

querubismo (cherubism). Familial fibrous dysplasia of jaws; a familial multilocular fibro-osseous disease.

querulento (querulent). Denoting one who is ever suspicious, always opposing any suggestion, complaining of ill treatment and of being slighted or misunderstood, easily enraged, and dissatisfied.

quiasma **1.** (chiasm). [*chiasma,* NA]. Chiasm. A decussation or crossing of two tracts, such as tendons or nerves. **2.** (chiasm). The crossing of intertwined chromosomes during prophase. **3.** (chiasma, pl. chiasmata). A site at which two homologous chromosomes appear to have exchanged material during meiosis.
q. de Camper (Camper's c.). Chiasma tendinum.
q. óptico (optic c.). [*chiasma opticum,* NA]. Optic deussation.
q. tendinoso (chiasma tendinum). [*chiasma tendinum,* NA]. Camper's chiasm.

quiasmapexia (chiasmapexy). Surgical fixation of the optic chiasma.

quiasmático (chiasmatic). Relating to a chiasm.

quiasmómetro (chiasmometer). An obsolete instrument used to measure the distance between the centers of rotation of the eyes.

quickening (quickening). Signs of life felt by the mother as a result of the fetal movements, usually noted from 16 to 20 weeks' of pregnancy.

quiescente (quiescent). At rest or inactive.

quilalgia (chilalgia). Cheilalgia.

quilangioma (chylangioma). A mass of prominent, dilated lacteals and larger intestinal lymphatic vessels.

quilectomía (chilectomy). Cheilectomy.

quilectropión (chilectropion). Cheilectropion.

quilefacción (chylifaction). Chylopoiesis.
quilefactivo (chylifactive). Chylopoietic.
quilemia (chylemia). The presence of chyle in the circulating blood.
quilhidrosis (chylidrosis). Sweating of a milky fluid such as chyle.
quilifacción (chylification). Chylopoiesis.
quilífero (chyliferous). Chylophoric; conveying chyle.
quiliforme (chyliform). Resembling chyle.
quilitis (chilitis). Cheilitis.
quilo (chyle). A turbid white or pale yellow fluid taken up by the lacteals from the intestine during digestion and carried by the lymphatic system via the thoracic duct into the circulation.
quilo-, quil- **1.** (chylo-, chyl-). Combining forms relating to chyle. **2.** (chilo-, chil-). Combining forms denoting relationship to the lips.
quiloacuoso (chylaqueous). Referring to watery chyle.
quiloalveolosquisis (chiloalveoloschisis). Cheiloalveoloschisis.
quilocele (chylocele). A cystlike lesion resulting from the effusion of chyle into the tunica vaginalis propria and cavity of the tunica vaginalis testis.
  q. parasítico (parasitic c.). Elephantiasis scroti.
quilocisto (chylocyst). Cisterna chyli.
quilodermia (chyloderma). Elephantiasis scroti.
quilofórico (chylophoric). Chyliferous.
quilognatoglososquisis (chilognathoglossoschisis). Cheilognathoglossoschisis.
quilognatopalatosquisis (chilognathopalatoschisis). Cheilognathopalatoschisis.
quilognatoprosoposquisis (chilognathoprosoposchisis). Cheilognathoprosoposchisis.
quilognatosquisis (chilognathoschisis). Cheilognathoschisis.
quilognatouranosquisis (chilognathouranoschisis). Cheilognathouranoschisis.
quilomastigiasis (chilomastigiasis). Chilomastosis; infection with *Chilomastix* flagellates, such as *C. mesnili* of the human cecum.
quilomastosis (chilomastosis). Chilomastigiasis.
quilomediastino (chylomediastinum). Abnormal presence of chyle in the mediastinum.
quilomicrón (chylomicron, pl. chylomicra, chylomicrons). A lipid droplet (about 1 nm diameter) of reprocessed lipid synthesized in epithelial cells of the small intestine, partially covered by β-lipoprotein and containing triglyceride and cholesterol ester.
quilomicronemia (chylomicronemia). The presence of chylomicrons, especially an increased number, in the circulating blood, as in type I familial hyperlipoproteinemia.
quiloneumotórax (chylopneumothorax). Free chyle and air in the pleural space.
quilopericardio (chylopericardium). Chylopericarditis; a milky pericardial effusion resulting from obstruction of the thoracic duct or from trauma.
quilopericarditis (chylopericarditis). Chylopericardium.
quiloperitoneo (chyloperitoneum). Chylous ascites.
quiloplastia (chiloplasty). Cheiloplasty.
quilopleura (chylopleura). Chylothorax.
quilopodiasis (chilopodiasis). Invasion of one of the cavities, especially the nasal cavity, by a species of Chilopoda.
quilopoyesis (chylopoiesis). Chylifaction; chylification; formation of chyle in the intestine and its absorption by the lacteals.
quilopoyético (chylopoietic). Chylifactive; relating to chylopoiesis.
quilorrafia (chilorrhaphy). Cheilorrhaphy.
quilorrea (chylorrhea). The flow or discharge of chyle.
quilosis **1.** (chylosis). The formation of chyle from the food in the intestine, its digestion and absorption by the intestinal mucosa, and the mixture with the blood and conveyance to the tissues **2.** (chilosis). Cheilosis. **3.** (kyllosis). Obsolete term for talipes.
quiloso (chylous). Relating to chyle.
quilosquisis (chiloschisis). Cleft lip.
quilostomatoplastia (chilostomatoplasty). Cheilostomatoplasty.
quilotomía (chilotomy). Cheilotomy.
quilotórax (chylothorax). Chylopleura; chylous hydrothorax; an accumulation of milky chylous fluid in the pleural space, usually on the left.
quiluria (chyluria). The passage of chyle in the urine; a form of albiduria.
quimasa (chymase). Chymosin.
quimera (chimera). **1.** Rat-fish. In experimental embryology, the individual produced by grafting an embryonic part of one animal on to the embryo of another, either of the same or of another species. **2.** An individual who has received a transplant of genetically and immunologically different tissue, such as bone marrow. **3.** Twins with two immunologically different types of erythrocytes. **4.** Sometimes used as a synonym for mosaic.
  q. por radiación (radiation c.).
quimérico (chimeric). **1.** Relating to a chimera. **2.** Composed of parts of different origin, or seemingly incompatible.
quimerismo (chimerism). The state of being a chimera.
quimiatría (chemiatry). Iatrochemistry.
química (chemistry). The science concerned with the atomic composition of substances, the elements and their interreactions, and the formation, decomposition and properties of molecules.
  q. analítica (analytic c.).
  q. aplicada (applied c.).
  q. biológica (biological c.). Biochemistry.
  q. clínica (clinical c.).
  q. epitérmica (epithermal c.). So-called "hot atom" c.
  q. farmacéutica (pharmaceutical c.). Medicinal c.; pharmacochemistry.
  q. fisiológica (physiological c.). Biochemistry.
  q. inorgánica (inorganic c.).
  q. macromolecular (macromolecular c.).
  q. médica (medical c.).
  q. medicinal (medicinal c.). Pharmaceutical c.
  q. nuclear (nuclear c.).
  q. orgánica (organic c.).
  q. de las radiaciones (radiation c.).
  q. sintética (synthetic c.).
químico **1.** (chemical). Relating to chemistry. **2.** (chemist). A specialist or expert in chemistry.
quimicocauterio (chemicocautery). Chemocautery.
quimificación (chymification). Chymopoiesis.
quimio-, quim- (chemo-, chem-). Combining forms relating to chemistry.
quimioautotrófico (chemoautotrophic). Chemolithotrophic; pertaining to a chemoautotroph.
quimioautótrofo (chemoautotroph). Chemolithotroph; an organism that depends on chemicals for its energy and principally on carbon dioxide for its carbon.
quimiobiodinamia (chemobiodynamics). Study devoted to elucidation of correlations between the chemical constitution of various materials and their ability to modify the function and morphology of biological systems.
quimiobiótico (chemobiotic). A combination of an antibiotic with a chemotherapeutic agent; e.g., penicillin plus sulfanilamide.
quimiocauterio (chemocautery). Chemical cautery; chemicocautery; any substance that destroys tissue upon application.
quimioceptor (chemoceptor). Chemoreceptor.
quimiocinesis (chemokinesis). Stimulation of an organism by a chemical.
quimiocinético (chemokinetic). Referring to chemokinesis.
quimiocirugía (chemosurgery). Excision of diseased tissue after it has been fixed in situ by chemical means.
quimiodectoma (chemodectoma). Aortic body tumor; carotid body tumor; chemoreceptor tumor; glomus jugulare tumor; nonchromaffin paraganglioma; aortic body, carotid body, chemoreceptor, or glomus jugulare tumor; nonchromaffin paraganglioma; receptoma; a relatively rare, usually benign neoplasm originating in the chemoreceptor tissue of the carotid body, glomus jugulare, and aortic bodies.
quimiodectomatosis (chemodectomatosis). Multiple tumors of perivascular tissue of carotid body or presumed chemoreceptor type, which have been reported in the lungs as minute neoplasms.
quimiodiferenciación (chemodifferentiation). Invisible differentiation; differentiation of the cellular chemical constituents in the embryo prior to cytodifferentiation; sometimes recognizable histochemically.
quimioexfoliación (chemexfoliation). A chemosurgical technique designed to remove acne scars or treat chronic skin defects caused by exposure to sunlight.

quimioheterotrófico 1. (chemoheterotroph). Chemoorganotroph. 2. (chemoheterotrophic). Chemoorganotrophic.
quimioinmunología (chemoimmunology). Immunochemistry.
quimiólisis (chemolysis). Chemical decomposition.
quimiolitotrófico (chemolithotrophic). Chemoautotrophic.
quimiolitótrofo (chemolithotroph). Chemoautotroph.
quimioluminiscencia (chemoluminescence). Light produced by chemical action.
quimionucleólisis (chemonucleolysis). A change in the chemical structure of the nucleus pulposis of the vertebral disc caused by the injection of an emzyme.
quimioorganotrófico (chemoorganotrophic). Chemoheterotrophic; pertaining to a chemoorganotroph.
quimioorganótrofo (chemoorganotroph). Chemoheterotroph; an organism that depends on organic chemicals for its energy and carbon.
quimioósmosis (chemosmosis). Chemical reaction between substances initially separated by a membrane.
quimiopalidectomía (chemopallidectomy). Destruction of the globus pallidus by injection of a chemical agent.
quimiopalidotalamectomía (chemopallidothalamectomy). Destruction of portions of the globus pallidus and thalamus by injection of a chemical substance.
quimiopalidotomía (chemopallidotomy). Injection of a chemical (usually necrotizing) into the globus pallidus.
quimioprofilaxis (chemoprophylaxis). Prevention of disease by the use of chemicals or drugs.
quimiorreceptor (chemoreceptor). Chemoceptor; any cell that is activated by a change in its chemical milieu and thereby originates a flow of nervous impulses.
  q. bulbar (medullary c.).
  q. periférico (peripheral c.).
quimiorreflejo (chemoreflex). A reflex initiated by the stimulation of chemoreceptors, e.g., of a carotid body.
quimiorresistencia (chemoresistance). The resistance of bacteria or malignant cells to the inhibiting action of certain chemical substances used in treatment.
quimiosensible (chemosensitive). Capable of perceiving changes in the chemical composition of the environment, e.g., changes in the oxygen and carbon dioxide content of the blood.
quimioseroterapia (chemoserotherapy). An obsolete treatment of disease with a combination of drugs and serum.
quimiotáctico (chemotactic). Relating to chemotaxis.
quimiotalamectomía (chemothalamectomy). Chemothalamotomy; chemical destruction of a part of the thalamus, usually for relief of pain or dyskinesia.
quimiotalamotomía (chemothalamotomy). Chemothalamectomy.
quimiotaxis 1. (chemotaxis). Chemiotaxis; chemotropism; movement of cells or organisms in response to chemicals, whereby the cells are attracted (positive c.) or repelled (negative c.) by substances exhibiting chemical properties. 2. (chemiotaxis). Chemotaxis.
quimioterapéutica (chemotherapeutics). The branch of therapeutics concerned with chemotherapy.
quimioterapéutico (chemotherapeutic). Relating to chemotherapy.
quimioterapia (chemotherapy). Treatment of disease by means of chemical substances or drugs; usually used in reference to neoplastic disease.
  q. de consolidación (consolidation c.). Intensification c.
  q. de inducción (induction c.).
  q. de intensificación (intensification c.). Consolidation c.
  q. de salvataje (salvage c.).
quimiotransmisor (chemotransmitter). A chemical substance produced to diffuse and cause responses of neurons or effector cells.
quimiotropismo (chemotropism). Chemotaxis.
quimo (chyme). Pulp; the semifluid mass of partly digested food passed from the stomach into the duodenum.
quimografía (kymography). Use of the kymograph.
quimógrafo (kymograph). An instrument for recording wavelike motions or modulation, especially for recording variations in blood pressure.
quimograma (kymogram). The graphic curve made by a kymograph.
quimopapaína (chymopapain). A cysteine proteinase similar to papain; used to shrink slipped disks as an alternative to surgery, and as a meat tenderizer.
quimopoyesis (chymopoiesis). Chymification; the production of chyme; the physical state of food (semifluid) brought about by digestion in the stomach.
quimorrea (chymorrhea). The flow of chyme.
quimoscopio (kymoscope). An apparatus for measuring the pulse waves, or the variation in blood pressure.
quimosina (chymosin). Chymase; pexin; rennase; rennet; rennin; a proteinase structurally homologous with pepsin, formed from prochymosin; the milk-curdling enzyme obtained from the glandular layer of the stomach of the calf.
quimosinógeno (chymosinogen). Prochymosin.
quimoso (chymous). Relating to chyme.
quimotripsina (chymotrypsin). Chymotrypsin A or B; a serine proteinase of the gastrointestinal tract that preferentially cleaves carboxyl links of hydrophobic amino acids.
quimotripsinógeno (chymotrypsinogen). The precursor of chymotrypsin.
quin-, quino- (quin-, quino-). Root of quinoline and quinone, hence used in many names of substances containing these structures (e.g., quinine, quinol).
quina 1. (cinchona). Cinchona bark; Peruvian bark; Jesuits' bark; quina; quinaquina; quinquina; the dried bark of the root and stem of various species of *Cinchona*, a genus of evergreen trees (family Rubiaceae), native of South America but cultivated in various tropical regions. 2. (quina). Cinchona.
quinacrina, clorhidrato de (quinacrine hydrochloride). Mepacrine hydrochloride; an acridine derivative; used as an antimalarial that destroys the trophozoites of *Plasmodium vivax* and *P. falciparum* but does not affect the gametocytes, sporozoites, or exoerythrocytic stage of parasites.
quinaquina (quinaquina). Cinchona.
quinato (quinate). A salt or ester of quinic acid.
  q. deshidrogenasa (q. dehydrogenase).
quinestradiol, quinestradol (quinestradiol, quinestradol). 3-(Cyclopentyloxy)estra-1,3,5(10)-triene-16α,17β-diol; an estrogen.
quinetazona (quinethazone). 7-Chloro-2-ethyl-1,2,3,4-tetrahydro-4-oxo-6-quinazolinesulfonamide; a diuretic and antihypertensive agent.
quingestanol, acetato de (quingestanol acetate). 3-(Cyclopentyloxy)-19-nor-17α-pregna-3,5-dien-20-yn-17-ol acetate; a progestational agent.
quinhidrona (quinhydrone). A mixture of equimolecular quantities of quinone and hydroquinone; used in pH determinations (q. electrode).
quinidina (quinidine). Conquinine; β-quinine; one of the alkaloids of cinchona, a stereoisomer of quinine (the C-9 epimer); used as an antimalarial; also used in the treatment of atrial fibrillation and flutter, and paroxysmal ventricular tachycardia.
quinina (quinine). The most important of the alkaloids derived from cinchona; an antimalarial effective against the asexual and erythrocytic forms of the parasite, but having no effect on the exoerythrocytic (tissue) forms.
  bisulfato de q. (q. bisulfate).
  etilcarbonato de q. (q. ethylcarbonate).
  resina carbacrílica de q. (q. carbacryclic resin).
  sulfato de q. (q. sulfate).
  q. uretano (q. urethan).
  q. y clorhidrato de urea (q. and urea hydrochloride).
quininismo (quininism). Cinchonism.
quiniofón (chiniofon). A mixture of 7-iodo-8-hydroxyquinoline-5-sulfonic acid and sodium bicarbonate, used in the treatment of amebic dysentery.
quinocida, clorhidrato de (quinocide hydrochloride). An antimalarial comparable to primaquine in effectiveness and scope.
quinol (quinol). Hydroquinone.
quinoleína (chinoleine). Quinoline.
quinolina (quinoline). Chinoleine; leucoline; a volatile nitrogenous base obtained by the distillation of coal tar, bones, alkaloids, etc.; a basic structure of many dyes and drugs; also used as an antimalarial.
quinología (quinology). The botany, chemistry, pharmacology, and therapeutics of cinchona and its alkaloids.

quinolonas (quinolones). A class of synthetic broad spectrum antibacterial agents that exhibit bactericidal action.
quinona (quinone). **1.** General name for aromatic compounds bearing two oxygens in place of two hydrogens, usually in the *para* position; the oxidation product of a hydroquinone. **2.** Specific name for 1,4-benzoquinone.
q. reductasa (q. reductase). NADPH dehydrogenase (quinone).
quinovosa (quinovose). D-Epirhamnose.
quinquina (quinquina). Cinchona.
quinsy (quinsy). Obsolete term for peritonsillar abscess.
q. lingual (lingual q.).
quintana (quintan). Recurring every fifth day, including the first day of an episode in the computation, i.e., after a free interval of three days.
quintillizo (quintuplet). One of five children born at one birth.
quiral (chiral). Denoting an object, such as a molecule in a given configuration or conformation, that possesses chirality.
quiralidad (chirality). The property of nonidentity of an object with its mirror image; used in chemistry with respect to stereochemical isomers.
quirartritis (cheirarthritis, chirarthritis). Obsolete term for inflammation of the joints of the hand.
quiro-, quir- (chiro-, chir-). Combining forms denoting the hand.
quirobraquialgia (cheirobrachialgia, chirobrachialgia). Obsolete term for pain and paresthesia in the hand and arm.
quirocinestesia **1.** (cheirokinesthesia, chirokinesthesia). Cheirocinesthesia; chirocinesthesia; the subjective sensation of movement of the hands. **2.** (chirocinesthesia). Cheirokinesthesia. **3.** (cheirocinesthesia). Cheirokinesthesia.
quirocinestésico (cheirokinesthetic). Relating to cheirokinesthesia.
quiroespasmo **1.** (cheirospasm, chirospasm). Spasm of the muscles of the hand, as in writers' cramp. **2.** (keirospasm). Shaving cramp.
quirognóstico (cheirognostic, chirognostic). Able to distinguish between right and left, as of the hands or of which side of the body is touched.
quirología (cheirology, chirology). Dactylology.
quiromegalia (cheiromegaly, chiromegaly). Macrocheiria.
quiroplastia (cheiroplasty, chiroplasty). Rarely used term for plastic surgery of the hand.
quiropodalgia (cheiropodalgia, chiropodalgia). Pain in the hands and in the feet.
quiropodia (chiropody). Podiatry.
quiropodista (chiropodist). Podiatrist.
quiroponfólix (cheiropompholyx, chiropompholyx). Dyshidrosis.
quiropráctica (chiropractic). The system which utilizes the recuperative powers of the body and the relationship between the musculoskeletal structures and functions of the body, particularly of the spinal column and the nervous system, in the restoration and maintenance of health.
quiropráctico (chiropractor). One who is licensed and certified to practice chiropractic.
quiroscopio (chiroscope). A haploscopic instrument used for coordinating hand and eye as the patient draws while looking through it.
quirurgia (chirurgery). Obsolete term for surgery.
quirúrgico (surgical). Relating to surgery.
quirurgo (chirurgeon). Obsolete term for surgeon.
quiste (cyst). **1.** Cystis; a bladder. **2.** An abnormal sac containing gas, fluid, or a semisolid material, with a membranous lining.
q. abovedado azul (blue dome c.).
q. achocolatado (chocolate c.).
q. adventicio (adventitious c.). Pseudocyst.
q. alantoico (allantoic c.). Urachal c.
q. alquitranado (tarry c.).
q. apoplético (apoplectic c.).
q. aracnoideo (arachnoid c.).
q. de Baker (Baker's c.).
q. de Bartholin (Bartholin's c.).
q. biliar (bile c.). Vesica biliaris.
q. de Blessig (Blessig's c.'s). Iwanoff's c.
q. de Boyer (Boyer's c.). A subhyoid c.
q. branquial o de la hendidura branquial (branchial c., branchial cleft c.).
q. broncogénico (bronchogenic c.).
q. bursal (bursal c.). A retention c. in a bursa.
q. cerebeloso (cerebellar c.).
q. del colédoco (choledochal c.).
q. coloidal (colloid c.). A c. with gelatinous contents.
q. compuesto (compound c.). Multilocular c.
q. del conducto tirogloso, tirolingual (thyroglossal duct c., thyrolingual c.).
q. de Cowper (Cowper's c.). A retention c. of a bulbourethral gland.
q. del cuerpo amarillo (corpora lutea c.'s).
q. dentígero (dentigerous c.). Follicular c.
q. dermoideo (dermoid c.). Dermoid tumor; sequestration c.
q. dermoideo del ovario (dermoid c. of ovary).
q. por distensión (distention c.). Retention c.
q. por duplicación (duplication c.).
q. endometrial (endometrial c.).
q. endotelial (endothelial c.).
q. enterógenos (enterogenous c.'s).
q. ependimario (ependymal c.). Neural c.
q. epidérmico (epidermal c.). Implantation c.; inclusion c.
q. epidermoideo (epidermoid c.).
q. epitelial (epithelial c.). A c. lined with epithelium.
q. equinocócico (echinococcus c.). Hydatid c.
q. estéril (sterile c.).
q. por extravasación (extravasation c.).
q. del extremo de la raíz (root end c.). Apical periodontal c.
q. de exudación (exudation c.).
q. falso (false c.). Pseudocyst.
q. feomicótico (phaeomycotic c.).
q. fisural (fissural c.). Inclusion c.
q. folicular (follicular c.).
q. de Gartner (Gartner's c.).
q. gaseoso (gas c.).
q. gingival (gingival c.).
q. glomerulares (glomerular c.'s).
q. de Gorlin (Gorlin c.). Calcifying odontogenic c.
q. hemorrágico (hemorrhagic c.). Blood c.; hematocele; hematocyst.
q. hepáticos (hepatic c.'s).
q. hidatídico (hydatid c.). Echinococcus c.; hydatid.
q. hidatídico alveolar (alveolar hydatid c.). Multilocular hydatid c.
q. hidatídico multilocular o multiloculado (multilocular hydatid c., multiloculate hydatid c.). Alveolar hydatid c.
q. hidatídico óseo (osseous hydatid c.).
q. hidatídico unilocular (unilocular hydatid c.).
q. hijo (daughter c.). A secondary c. derived from a mother c.
q. de hueso estático (static bone c.). Lingual salivary gland depression.
q. de implantación (implantation c.). Epidermal c.
q. de inclusión (inclusion c.). **1.** Epidermal c. **2.** Fissural c.
q. por involución (involution c.).
q. de Iwanoff (Iwanoff's c.'s). Blessig's c.'s
q. lácteo (lacteal c.). Milk c.
q. de la lámina dental (dentinal lamina c.).
q. de leche (milk c.). Lacteal c.
q. leptomeníngeo postraumático (posttraumatic leptomeningeal c.).
q. madre (mother c.).
q. de Meibomio (meibomian c.). Chalazion.
q. mixoide (myxoid c.). Ganglion.
q. de Morgagni (morgagnian c.). Appendix vesiculosa.
q. mucoso (mucous c.). Mucocele.
q. multilocular (multilocular c.). Compound c.
q. de Naboth (nabothian c.). Nabothian follicle.
q. necrótico (necrotic c.).
q. neural (neural c.). Ependymal c.
q. nieto (granddaughter c.).
q. odontogénico (odontogenic c.).
q. odontogénico calcificante (calcifying odontogenic c.).
q. odontogénico calcificante y queratinizante (calcifying and keratinizing odontogenic c.). Calcifying odontogenic c.
q. oleoso (oil c.).
q. ooforítico (oophoritic c.). Ovarian c.
q. óseo (bone c.).
q. óseo aneurismático (aneurysmal bone c.). Benign bone aneurysm.

q. óseo de Stafne (Stafne bone c.).
q. óseo solitario (solitary bone c.). Osteocystoma; unicameral bone c.
q. óseo unicameral (unicameral bone c.). Solitary bone c.
q. ovárico (ovarian c.). Oophoritic c.
q. parafisarios (paraphysial c.'s).
q. paraooforítico (paroophoritic c.). A c. arising from the paroopheron.
q. parásitos (parasitic c.).
q. parvilocular (parvilocular c.).
q. periapical (periapical c.). Apical periodontal c.
q. periodontal apical (apical periodontal c.). Periapical c.; radicular c.
q. periodontal lateral (lateral periodontal c.).
q. perlado (pearl c.).
q. pilar (pilar c.). Steatocystoma; trichilemmal c.
q. pilífero (piliferous c.). A dermoid c. containing hair.
q. pilonidal (pilonidal c.).
q. pineal (pineal c.). A c. of the pineal gland.
q. primordial (primordial c.).
q. proliferante del tricolema (proliferating tricholemmal c.). Pilar tumor of scalp.
q. prolífero o proliferante (proliferation c., proliferative c., proliferous c.). A mother c. containing daughter c.'s
q. de protozoarios (protozoan c.).
q. queratinoso (keratinous c.). An epithelial c. containing keratin.
q. quílico (chyle c.).
q. radicular (radicular c.). Apical periodontal c.
q. de Rathke fisurado (Rathke's cleft c.).
q. de la red ovárica (rete c. of ovary).
q. por retención (retention c.). Distention c.; secretory c.
q. sanguíneo 1. (sanguineous c.). Hemorrhagic c. **2.** (blood c.). Hemorrhagic c.
q. sebáceo (sebaceous c.). Pilar or richilemmal c.
q. secretorio (secretory c.). Retention c.
q. de secuestración (sequestration c.). Dermoid c.
q. seroso (serous c.).
q. seudomucinoso (pseudomucinous c.).
q. sinovial (synovial c.). Ganglion.
q. sublingual (sublingual c.). Ranula.
q. supraselar (suprasellar c.). Craniopharyngioma.
q. de Tarlov (Tarlov's c.).
q. tarsiano (tarsal c.). Chalazion.
q. teratomatoso (teratomatous c.).
q. de Tornwaldt (Tornwaldt's c.). Bursa pharyngea.
q. triquilemal (trichilemmal c.). Pilar c.
q. tubular (tubular c.). Tubulocyst.
q. umbilical (umbilical c.). Vitellointestinal c.
q. unicameral (unicameral c.). Unilocular c.
q. unilocular (unilocular c.). Unicameral c.
q. de unión (junctional c.).
q. del uraco (urachal c.). Allantoic c.
q. urinario (urinary c.). A c. containing extravasated urine.
q. vitelointestinal (vitellointestinal c.). Umbilical c.
q. de Wolff (wolffian c.).
q. por yodo (iodine c.'s).
quístico (cystic, cystous). **1.** Relating to a cyst. **2.** Containing cysts.
quistoso (cystous). Cystic.
quitina (chitin). A polymer of *N*-acetyl-D-glucosamine, similar in structure to cellulose.
quitinasa (chitinase). Chitodextrinase; poly-β-glucosaminidase; an enzyme catalyzing the hydrolysis of chitin to *N*-acetylglucosamine.
quitinoso (chitinous). Of or relating to chitin.
quitobiosa (chitobiose). The disaccharide repeating unit in chitin.
quitodextrinasa (chitodextrinase). Chitinase.
quitoneuro (chitoneure). A rarely used collective term for the sheaths of nerves, nerve bundles, and nerve fibrils.
quitosamina (chitosamine). Glucosamine.
quittor (quittor). A fistulous tract leading from the coronet to the lateral cartilage of the horse, due to an injury, followed by bacterial infection and later by massive necrosis of cartilage and other tissues.

R

R (R). Symbol for *recipe* in a prescription.
rabarberona (rhabarberone). Aloe-emodin.
rabdo-, rabd- (rhabdo-, rhabd-). Combining forms denoting rod, rod-shaped (rhabdoid).
rabdocito (rhabdocyte). Rarely used term for band cell or metamyelocyte.
rabdoesfínter (rhabdosphincter). Striated muscular sphincter, a sphincter made up of striated musculature.
rabdofobia (rhabdophobia). Morbid fear of a rod (or switch) as an instrument of punishment.
rabdoide (rhabdoid). Rod-shaped.
rabdomioblasto (rhabdomyoblast). Large round, spindle-shaped, or strap-shaped cells with deeply eosinophilic fibrillar cytoplasm which may show cross striations.
rabdomiólisis (rhabdomyolysis). An acute, fulminating, potentially fatal disease of skeletal muscle which entails destruction of skeletal muscle as evidenced by myoglobinemia and myoglobinuria.
  r. por esfuerzo (exertional r.).
  r. paroxística familiar (familial paroxysmal r.). Acute recurrent r.
  r. paroxística idiopática (idiopathic paroxysmal r.). Myoglobinuria.
  r. recurrente aguda (acute recurrent r.). Familial paroxysmal r.
rabdomioma (rhabdomyoma). A benign neoplasm derived from striated muscle, occurring in the heart in children, probably as a hamartomatous process.
rabdomiosarcoma (rhabdomyosarcoma). Rhabdosarcoma; a malignant neoplasm derived from skeletal (striated) muscle, occurring in children or, less commonly, in adults.
  r. embrionarios (embryonal r.'s).
rabdosarcoma (rhabdosarcoma). Rhabdomyosarcoma.
rabdovirus (rhabdovirus). Any virus of the family Rhabdoviridae.
rabia (rabies). Highly fatal infectious disease that may affect all species of warm-blooded animals, including man, and is caused by a neurotropic lyssavirus in the central nervous system and the salivary glands.
  r. furiosa (furious r.).
  r. muda (dumb r.). Paralytic r.
  r. paralítica (paralytic r.). Dumb r.
rabieta (tantrum). A fit of bad temper, especially in children.
rabiforme (rabiform). Resembling rabies.
rabioso (rabid). Relating to or suffering from rabies.
rac- (rac-). Prefix for racemic.
racefedrina, clorhidrato de (racephedrine hydrochloride). *dl*-Ephedrine hydrochloride; a sympathomimetic drug with peripheral effects similar to those of epinephrine, and with the same actions and uses as ephedrine.
racefemina (racefemine). *dl-threo*-α-Methyl-*N*-(1-methyl-2-phenoxyethyl)phenethylamine; used as a uterine relaxant for relief of postpartum pain.
racemasa (racemase). An enzyme capable of catalyzing racemization, i.e., inversions of asymmetric groups.
racemato (racemate). A racemic compound, or the salt or ester of such a compound.
raceme (raceme). An optically inactive chemical compound.
racémico (r) (racemic (r)). Denoting a mixture that is optically inactive, being composed of an equal number of dextro- and levorotatory substances, which are separable.
racemización (racemization). Partial conversion of one enantiomorph into another (as an L-amino acid to the corresponding D-amino acid) so that the specific optical rotation is decreased, or even reduced to zero, in the resulting racemate.
racemoso (racemose). Branching, with nodular terminations; resembling a bunch of grapes.
racional (rational). **1.** Pertaining to reasoning or to the higher thought processes; based on objective or scientific knowledge, in contrast to empirical. **2.** Influenced by reasoning rather than by emotion. **3.** Having the reasoning faculties; not delirious or comatose.
racionalización (rationalization). A postulated psychoanalytic defense mechanism through which irrational behavior, motives, or feelings are made to appear reasonable.
racoma (racoma). An excoriation.
rad (rad). **1.** The unit for the dose absorbed from ionizing radiation, equivalent to 100 ergs per gram of tissue; 100 rad = 1 Gy. **2.** Symbol for radian.
radarquimografía (radarkymography). Video tracking of heart motion by means of image intensification and closed circuit television during fluoroscopy.
radectomía (radectomy). Root amputation.
radiabilidad (radiability). The property of being radiable.
radiable (radiable). Capable of being penetrated or examined by rays, especially by x-rays.
radiación (radiation). **1.** The act or condition of diverging in all directions from a center. **2.** The sending forth of light, short radio waves, ultraviolet or X-rays, or any other rays for treatment or diagnosis or for other purpose. **3.** Radiatio.
  r. acústica (acoustic r.). [*radiatio acustica*, NA].
  r. de aniquilación (annihilation r.).
  r. beta (beta r.). Radiant energy from a source of beta rays.
  r. de Cerenkov (Cerenkov r.).
  r. corpuscular (corpuscular r.).
  r. del cuerpo calloso (r. of corpus callosum). [*radiatio corporis callosi*, NA].
  r. dispersa (scattered r.).
  r. electromagnética (electromagnetic r.).
  r. de fondo (background r.).
  r. geniculocalcarina (geniculocalcarine r.). Optic r.
  r. de Gratiolet (Gratiolet's r.). [*radiatio optica*, NA].
  r. heterogénea (heterogeneous r.).
  r. homogénea (homogeneous r.).
  r. ionizante (ionizing r.).
  r. occipitotalámica (occipitothalamic r.). Optic r.
  r. óptica (optic r.). [*radiatio optica*, NA].
  r. piramidal (pyramidal r.). [*radiatio pyramidalis*].
  r. de Wernicke (Wernicke's r.). [*radiatio optica*, NA].
radiactividad (radioactivity). The property of some atomic nuclei of spontaneously emitting gamma rays or subatomic particles (alpha and beta rays).
  r. artificial (artificial r.). Induced r.
  r. inducida (induced r.). Artificial r.
radiactivo (radioactive). Possessing radioactivity.
radiad (radiad). In a direction toward the radial side.
radial (radial). **1.** Radialis. relating to the radius (bone of the forearm), to any structures named from it, or to the radial or lateral aspect of the upper limb as compared to the ulnar or medial aspect. **2.** Relating to any radius. **3.** Radiating; diverging in all directions from any given center.
radialis (radialis). [*radialis*, NA]. Radial.
radián (rad) (radian). A supplementary SI unit of plane angle.
radiante (radiant). **1.** Giving out rays. **2.** A point from which light radiates to the eye.
radiar (radiate). **1.** To spread out in all directions from a center. **2.** To emit radiation.
radiatio. pl. radiationes (radiatio, pl. radiationes). Radiation; in neuroanatomy, a term applied to any one of the thalamocortical fiber systems that together compose the corona radiata of the cerebral hemisphere's white matter (e.g., radiatio optica, acustica, etc.).
radical (radical). **1.** In chemistry, a group of elements or atoms usually passing intact from one compound to another, but usually incapable of prolonged existence in a free state. **2.** Thorough or

extensive; relating or directed to the extirpation of the root or cause of a morbid process. **3.** Denoting treatment by extreme, drastic, or innovative measures, as opposed to conservative.

r. ácido (acid r.).

r. coloreado (color r.). Chromophore.

r. libre (free r.).

radicotomía (radicotomy). Rhizotomy.

radícula **1.** (radicula). A spinal nerve root. **2.** (radicle). A rootlet or structure resembling one.

radiculalgia (radiculalgia). Neuralgia due to irritation of the sensory root of a spinal nerve.

radicular (radicular). **1.** Relating to a radicle. **2.** Pertaining to the root of a tooth.

radiculectomía (radiculectomy). Rhizotomy.

radiculitis (radiculitis). Inflammation of the intradural portion of a spinal nerve root prior to its entrance into the intervertebral foramen or of the portion between that foramen and the nerve plexus.

r. braquial aguda (acute brachial r.). Brachial plexus neuropathy.

radiculo-, radicul- (radiculo-, radicul-). Combining forms denoting radicle, radicular.

radiculoganglionitis (radiculoganglionitis). Acute idiopathic polyneuritis.

radiculomeningomielitis (radiculomeningomyelitis). Rhizomeningomyelitis.

radiculomielopatía (radiculomyelopathy). Myeloradiculopathy.

radiculoneuropatía (radiculoneuropathy). Disease of the spinal nerve roots and nerves.

radiculopatía (radiculopathy). Disease of the spinal nerve roots.

radiectomía (radiectomy). Root amputation.

radífero (radiferous). Containing radium.

radio **1.** (radium). A metallic element, symbol Ra, atomic no. 88, atomic weight 226.05, extracted in very minute quantities from pitchblende. **2.** (radius, gen. and pl. radii). A straight line passing from the center to the periphery of a circle. **3.** (radius, gen. and pl. radii). [*radius*, NA].The lateral and shorter of the two bones of the forearm.

r. del cristalino **1.** (radii lentis). [*radii lentis*, NA]. Lens sutures. **2.** (lens suture's). [*radii lentis*, NA].

r. fijo (radius fixus). A line passing from the hormion to the inion.

radio- (radio-). Combining form denoting:1) radiation, chiefly (in medicine) x-ray; 2) the radioactive isotope of the element to which it is prefixed; 3) radius.

radioanafilaxia (radioanaphylaxis). Sensitivity to radiant energy.

radioautografía (radioautography). Autoradiography.

radioautograma (radioautogram). Obsolete term for autoradiograph.

radioazufre (radiosulfur). A radioactive isotope of sulfur.

radiobicipital (radiobicipital). Relating to the radius and the biceps muscle.

radiobiología (radiobiology). The biologic study of the effects of ionizing radiation upon living tissue.

radiocalcio (radiocalcium). A radioisotope of calcium, particularly calcium-45.

radiocarbono (radiocarbon). A radioactive isotope of carbon.

radiocardiografía (radiocardiography). The technique of recording or interpreting radiocardiograms.

radiocardiograma (radiocardiogram). A graphic record of the concentration of injected radioisotope within the cardiac chambers.

radiocarpiano (radiocarpal). **1.** Relating to the radius and the bones of the carpus. **2.** On the radial or lateral side of the carpus.

radiocinematografía (radiocinematography). Taking a motion picture of the movements of organs or other structures as revealed by an x-ray examination.

radiocloro (radiochlorine). A radioactive isotope of chlorine.

radiocobalto (radiocobalt). A radioactive isotope of cobalt.

radiocubital (radioulnar). Relating to both radius and ulna.

radiocurable (radiocurable). Curable by irradiation therapy.

radiodensidad (radiodensity). Radiopacity.

radiodenso (radiodense). Radiopaque.

radiodermatitis (radiodermatitis). Dermatitis due to exposure to x-rays or gamma rays (ionizing radiation).

radiodiagnóstico (radiodiagnosis). Diagnosis by means of x-rays.

radiodigital (radiodigital). Relating to the fingers on the radial or lateral side of the hand.

radiodo (radiode). A metal container for radium.

radioelectrofisiolografía (radioelectrophysiolography). Formerly, recording the changes in the electrical potential of the brain or heart by means of the radioelectrophysiolograph.

radioelectrofisiológrafo (radioelectrophysiolograph). Formerly, an apparatus carried by a mobile individual by means of which changes in electrical potential from the brain or heart can be picked up and radio-transmitted to an electroencephalograph or an electrocardiograph.

radioelectrofisiolograma (radioelectrophysiologram). The record obtained by means of the radioelectrophysiolograph.

radioelemento (radioelement). Any element possessing radioactivity.

radioepidermitis (radioepidermitis). Destructive changes in the epidermis produced by ionizing radiation.

radioepitelitis (radioepithelitis). Destructive changes in epithelium produced by ionizing radiation.

radioestereoscopia (radiostereoscopy). Inspection of two roentgenograms, taken at slightly different angles, with a device such that one roentgenogram is seen by the left eye, the other by the right eye.

radioestroncio (radiostrontium). A radioactive isotope of strontium.

radiofármacos (radiopharmaceuticals). Radioactive chemical or pharmaceutical preparations, used as diagnostic or therapeutic agents.

radiofilaxia (radiophylaxis). The lessened effect of radiation after a previous small dose of radiation.

radiofobia (radiophobia). Morbid fear of radiation, as from x-rays or nuclear energy.

radiofósforo (radiophosphorus). A radioactive isotope of phosphorus.

radiofrecuencia (radiofrequency). Radiant energy of a certain frequency range.

radiogalio (radiogallium). Gallium that is radioactive.

radiogénesis (radiogenesis). The formation or production of radioactivity resulting from radioactive transformation or disintegration of radioactive substances.

radiogenia (radiogenics). The science of radiation.

radiógeno, radiogénico (radiogenic). **1.** Producing rays of any sort, especially dynamic rays. **2.** Caused by x- or gamma rays.

radiografía **1.** (radiograph). Roentgenogram. **2.** (radiography). Roentgenography; examination of any part of the body for diagnostic purposes by means of X-rays with the record of the findings usually impressed upon a photographic film.

r. con aleta (bitewing r.).

r. de aumento (magnification radiography).

r. electrónica (electron radiography).

r. oclusal (occlusal r.).

r. periapical (periapical r.).

radiograma (radiogram). Obsolete term for roentgenogram.

radiohierro (radioiron). A radioactive isotope of iron.

radiohumeral (radiohumeral). Relating to the radius and the humerus; denoting the articulation between them.

radioinmunidad (radioimmunity). Lessened sensitivity to radiation.

radioinmunoanálisis (radioimmunoassay). An immunological (immunochemical) procedure in which radioisotope-labeled antigen (hormone or other substance) is reacted with specific antiserum and an aliquant part of the same antiserum previously treated with test fluid.

radioinmunodifusión (radioimmunodiffusion). A method for the study of antigen-antibody reactions by gel diffusion using radioisotope-labeled antigen or antibody.

radioinmunoelectroforesis (radioimmunoelectrophoresis). Immunoelectrophoresis in which the antigen or antibody is labeled with a radioisotope.

radioinmunoprecipitación (radioimmunoprecipitation). Immunoprecipitation utilizing a radioisotope-labeled antibody or antigen.

radioisótopo (radioisotope). An isotope that changes to a more stable state by emitting radiation.

radiolesión (radiolesion). A lesion produced by ionizing radiation.

radioligando (radioligand). A molecule with a radionuclide tracer attached.

radiolo (radiolus). A probe or sound.

radiología (radiology). The science of high energy radiation and of the sources and the chemical, physical, and biologic effects of such radiation.
radiológico (radiologic, radiological). Pertaining to radiology.
radiólogo (radiologist). A person skilled in the diagnostic and/or therapeutic use of x-rays and other forms of radiant energy.
radiolucidez (radiolucency). The state of being radiolucent.
radiolúcido (radiolucent). Relatively penetrable by x-rays or other forms of radiation.
radiomarcado (radiolabeled).
radiómetro (radiometer). Roentgenometer; a device for determining the penetrative power of x-rays.
  r. a pastilla (pastil r.).
radiomicrómetro (radiomicrometer). A sensitive thermopile designed for the measurement of minute changes in radiant energy.
radiomimético (radiomimetic). Imitating the action of radiation, as in the case of chemicals such as nitrogen mustards.
radiomuscular (radiomuscular). Relating to the radius and the neighboring muscles.
radionecrosis (radionecrosis). Necrosis due to radiation; e.g., after excessive exposure to x- or gamma rays.
radioneuritis (radioneuritis). Neuritis caused by prolonged or repeated exposure to x-rays or radium.
radionitrógeno (radionitrogen). A radioactive isotope of nitrogen.
radionúclido (radionuclide). A nuclide of artificial or natural origin that exhibits radioactivity.
radiooro, coloide de (radiogold colloid). Colloidal radioactive gold; a radioactive isotope of gold emitting negative beta particles and gamma radiation, with a half-life of 2.7 days.
radiopacidad (radiopacity). Radiodensity; state of being radiopaque.
radiopaco (radiopaque). Radiodense; exhibiting relative opacity to, or impenetrability by, x-rays or any other form of radiation.
radiopalmar (radiopalmar). Relating to the radial or lateral side of the palm.
radiopatología (radiopathology). A branch of radiology or pathology concerned with the effects of radioactive substances on cells and tissues.
radiopelvimetría (radiopelvimetry). Measurement of the pelvis by means of roentgen rays.
radiopíldora (radiopill). Radiotelemetering capsule.
radioplomo (radiolead). Radioactive lead.
radiopotasio (radiopotassium). A radioactive isotope of potassium.
radiopraxis (radiopraxis). The use of light rays, x-rays, or radium in diagnosis or treatment.
radioquímica (radiochemistry). The science that uses radionuclides and their properties to study chemical applications and problems.
radiorreacción (radioreaction). A reaction of the body to radiation.
radiorreceptor (radioreceptor). A receptor that normally responds to radiant energy such as light or heat.
radiorresistente (radioresistant). Indicating cells or tissues that are not destroyed by exposure to irradiation in the usual dosage range.
radioscopia (radioscopy). Archaic term for fluoroscopy.
radiosensibilidad (radiosensitivity). The condition of being readily acted upon by radiant energy.
radiosensible (radiosensitive). Readily affected by radiation.
radiosodio (radiosodium). A radioactive isotope of sodium.
radiotelemetría (radiotelemetry).
radioterapeuta (radiotherapist). One who practices radiotherapy or is versed in radiotherapeutics.
radioterapéutica (radiotherapeutics). The study and use of radiotherapeutic agents.
radioterapéutico (radiotherapeutic). Relating to radiotherapy or to radiotherapeutics.
radioterapia (radiotherapy). Radiation therapy; ray therapeutics; the medical specialty concerned with the use of electromagnetic or particulate radiations in the treatment of disease.
  r. protegida (mantle r.).
radiotermia (radiothermy). Diathermy effected by heat from radiant sources.
radiotiroidectomía (radiothyroidectomy). The destruction of thyroid tissue by administration of radioactive iodine.
radiotiroxina (radiothyroxin). Radioactive thyroxine.
radiotoxemia (radiotoxemia). Radiation sickness caused by the products of disintegration produced by the action of x-rays or other forms of radioactivity and by the depletion of certain cells and enzyme systems from the organism.
radiotransparente (radiotransparent). Allowing relatively free transmission of radiant energy.
radiotrópico (radiotropic). Affected by radiation.
radioyodado (radioiodinated). Treated or combined with radioiodine.
radioyodo (radioiodine). A radioactive isotope of iodine.
radisectomía (radisectomy). Root amputation.
radium (radium).
radix, gen. **radicis**, pl. **radices** (radix, gen. radicis, pl. radices). [*radix*, NA]. Root; the primary or beginning portion of any part, as of a nerve at its origin from the brainstem or spinal cord.
radón (radon). A radioactive element, symbol Rn, atomic no. 86, atomic weight 222, resulting from the breakdown of radium.
rafanía **1.** (rhaphania). Raphania. **2.** (raphania). Rhaphania; a spasmodic disease supposed to be due to poisoning by the seeds of *Rhaphanus rhaphanistrum*, the wild radish.
rafe **1.** (raphe). [*raphe*, NA]. Rhaphe; the line of union of two contiguous, bilaterally symmetrical structures. **2.** (rhaphe). Raphe.
  r. amniótico (amniotic r.).
  r. anococcígeo (r. anococcygea). Ligamentum anococcygeum.
  r. anogenital (anogenital r.).
  r. del bulbo raquídeo (r. medullae oblongatae). [*raphe medullae oblongatae*, NA].
  r. del cuerpo calloso (r. corporis callosi).
  r. del escroto (scrotal r.). [*raphe scroti*, NA].
  r. faríngeo (r. pharyngis). [*raphe pharyngis*, NA].
  r. lingual (r. linguae). Sulcus medianus linguae.
  r. longitudinal mediano de la lengua (median longitudinal r. of tongue). Sulcus medianus linguae.
  r. palatino (palatine r.). [*raphe palati*, NA].
  r. palpebral (palpebral r.). R. palpebralis lateralis.
  r. palpebral lateral (lateral palpebral r.). R. palpebralis lateralis.
  r. del pene (penile r.). [*raphe penis*, NA].
  r. perineal (perineal r.). [*raphe perinei*, NA].
  r. de la protuberancia (r. pontis). [*raphe pontis*, NA].
  r. pterigomandibular (pterygomandibular r.). [*raphe pterygomandibularis*, NA].
  r. de la retina (r. retinae).
  r. de Stilling (Stilling's r.).
rafinosa (raffinose). Gossypose; melitose; melitriose; a dextrorotatory trisaccharide, occurring in cotton seed and in the molasses of beet root.
rágade (rhagades). Chaps, cracks, or fissures occurring at mucocutaneous junctions; seen in vitamin deficiency diseases and in congenital syphilis.
ragadiforme (rhagadiform). Resembling or characterized by rhagades.
raicillas (rootlets). In neuroanatomy, nerve rootlets (fila radicularis).
raillietiniasis (raillietiniasis). Infection of rodents and monkeys, and occasionally man, with tapeworms of the genus *Raillietina*.
raíz (root). **1.** [*radix*, NA] **2.** Radix dentis. **3.** The descending underground portion of a plant; it absorbs water and nutrients.
  r. anatómica (anatomical r.).
  r. del antehélix (crus anthelicis). [*crus anthelicis*, NA]. Leg of antihelix.
  r. anterior (anterior r.). Radix ventralis.
  r. del arco vertebral (radix arcus vertebrae).
  r. clínica (clinical r.). Radix clinica.
  r. del clítoris (crus of clitoris). [*crus clitoridis*, NA].
  r. coclear (cochlear r. of vestibulocochlear nerve). [*radix cochlearis*, NA].
  r. corta del ganglio ciliar (short r. of ciliary ganglion). Radix oculomotoria ganglii ciliaris.
  r. craneales (cranial r.'s). [*radices craniales*, NA].
  r. dentaria (r. of tooth). [*radix dentis*, NA].

Q R S

r. dorsal (dorsal r.). [*radix dorsalis*, NA].
r. espinales o raquídeas (spinal r.'s). [*radix sensoria nervi trigemini*, NA].
r. facial (facial r.). [*radix facialis*, NA]. Nervus canalis pterygoidei.
r. del hélix (limb of helix). [*crus helicis*, NA].
r. ictérica o amarilla (jaundice root). Hydrastis.
r. inferior del asa cervical (inferior r. of cervical loop). [*radix inferior ansae cervicalis*, NA].
r. inferior del nervio vestibulococlear (inferior r. of vestibulocochlear nerve). [*radix inferior nervi vestibulocochlearis*, NA].
r. larga del ganglio ciliar (long r. of ciliary ganglion). Radix nasociliaris.
r. lateral de la bandeleta óptica (lateral r. of optic tract). [*radix lateralis tractus optici*, NA].
r. lateral del nervio mediano (lateral r. of median nerve). [*radix lateralis nervi mediani*, NA].
r. lateral y medial de la cintilla olfatoria (r.'s of olfactory tract, lateral and medial).
r. de la lengua (r. of tongue). [*radix linguae*, NA].
limadura de r. (root planing). In dentistry, abrading of rough root surfaces to achieve a smooth surface.
r. medial de la bandeleta óptica (medial r. of optic tract). [*radix medialis tractus optici*, NA].
r. medial del nervio mediano (medial r. of median nerve). [*radix medialis nervi mediani*, NA].
r. del mesenterio (r. of mesentry). [*radix mesenterii*, NA].
r. motora (radix motoria). [*radix motoria*, NA]. R. ventralis.
r. motora del ganglio ciliar (motor r. of ciliary ganglion). [*radix oculomotoria ganglii ciliaris*, NA].
r. motora del nervio trigémino (motor r. of trigeminal nerve). [*radix motoria nervi trigemini*, NA].
r. de la nariz (r. of nose). [*radix nasi*, NA].
r. nasociliar (nasociliary r.). [*radix nasociliaris*, NA].
r. del nervio facial (r. of facial nerve). Radix nervi facialis.
r. del nervio trigémino (r.'s of trigeminal nerve). Radices nervi trigemini.
r. nerviosa (nerve r.).
r. olfatorias (olfactory r.'s). Striae olfactoriae.
r. parasimpática del ganglio ciliar (parasympathetic r. of ciliary ganglion). Radix oculomotoria ganglii ciliaris.
r. del pelo (hair r.). [*radix pili*].
r. del pene **1.** (crus corporis cavernosi penis). [*crus penis*, NA]. **2.** (r. of penis). [*radix penis*, NA].
r. del pie (r. of foot). Tarsus.
r. posterior (posterior r.). Radix dorsalis.
r. pulmonar (r. of lung). [*radix pulmonis*, NA]
r. sensitiva (radix sensoria). [*radix sensoria*, NA]. Dorsal. r.
r. sensitiva del ganglio ciliar (sensory r. of ciliary ganglion). Nasociliar r.
r. sensitiva del nervio trigémino (sensory r. of trigeminal nerve). [*radix sensoria nervi trigemini*, NA].
r. simpática del ganglio ciliar (sympathetic r. of ciliary ganglion). [*radix sympathica ganglii ciliaris*, NA].
r. superior del asa cervical (superior r. of cervical loop). [*radix superior ansae cervicalis*, NA].
r. superior del nervio vestibulococlear (superior r. of vestibulocochlear nerve). [*radix superior nervi vestibulocochelearis*, NA].
r. tuberosa (tuberous r.).
r. ungular (r. of nail). [*radix unguis*, NA].
r. ventral (ventral r.). [*radix ventralis*, NA].
r. vestibular (vestibular r. of vestibulocochlear nerve). [*radix vestibularis*, NA].

raíz de genciana (gentian root).

rales (rale).

rama (branch). [*ramus*, NA]. An offshoot; in anatomy, one of the primary divisions of a nerve or blood vessel.
r. acetabular (acetabular b.). [*ramus acetabularis*, NA].
r. acromial de la arteria toracoacromial (acromial b. of thoracoacromial artery). [*ramus acromialis arteriae thoracoacromialis*, NA]. Acromial artery.
r. alveolar superior media (middle superior alveolar b.). [*ramus alveolaris superior medius*, NA].
r. alveolares superiores anteriores (anterior superior alveolar b.'s). [*rami alveolares superiores anteriores*, NA].
r. alveolares superiores posteriores (posterior superior alveolar b.'s). [*rami alveolares superiores posteriores*, NA].
r. de la amígdala cerebelosa (b. to the cerebellar tonsil). [*ramus tonsillae cerebellae*, NA].
r. amigdalinas (tonsillar b.'s). [*rami tonsillares*, NA].
r. ampollares de los conductos semicirculares (ampullary limb's of semicircular ducts). [*crura membranacea ampullaria*, NA].
r. anastomótica (anastomotic b.). [*ramus anastomoticus*].
r. anastomótica de la arteria meníngea media con el lagrimal (anastomotic b. of middle meningeal artery to lacrimal artery). [*ramus anastomoticus arteriae meningeae mediae cum lacrimali*, NA]. Orbital b.
r. anterior (anterior b.). [*ramus anterior*, NA].
r. anterior ascendente (ascending anterior b.). [*ramus anterior ascendens*, NA].
r. anterior descendente (descending anterior b.). [*ramus anterior descendens*, NA].
r. anterior del estribo (anterior limb of stapes). [*crus anterius stapedis*, [NA].
r. apical (apical b.). [*ramus apicalis*, NA].
r. apical del lóbulo inferior (ramus apicalis lobi inferioris). [*ramus apicalis lobi inferioris*, NA].
r. apicoposterior (apicoposterior b.). [*ramus apicoposterior*, NA].
r. articulares (articular b.'s.). [*rami articulares*, NA].
r. ascendente (ascendens b.). [*ramus ascendens*, NA]. Ascending branch.
r. atriales (atrial b.'s). [*rami atriales*, NA].
r. auricular de la arteria occipital (auricular b. of occipital artery). [*ramus auricularis arteriae occipitalis*, NA].
r. auricular del vago (auricular b. of vagus nerve). [*ramus auricularis vagi*, NA]. Arnold's nerve.
r. auriculares anteriores (anterior auricular b.'s). [*rami auriculares anteriores*, NA]. Anterior auricular b.'s of superficial temporal artery.
r. de la bandeleta óptica (optic tract b.'s). [*rami tractus optici*, NA].
r. basal anterior (anterior basal b.). [*ramus basalis anterior*, NA].
r. basal lateral (lateral basal b.). [*ramus basalis lateralis*, NA].
r. basal medial (medial basal b.). [*ramus basalis medialis*, NA].
r. basal posterior (posterior basal b.). [*ramus basalis posterior*, NA].
r. bronquiales (bronchial b.'s). [*rami bronchiales*, NA].
r. de los bronquios segmentarios (b.'s of segmental bronchi). [*rami bronchiales segmentorum*, NA].
r. bucales del nervio facial (buccal b.'s of facial nerve). [*rami buccales nervi facialis*, NA].
r. calcáneas (calcaneal b.'s). [*rami calcanei*, NA]. Calcaneal arteries.
r. calcáneas laterales (lateral calcaneal b.'s of sural nerve). [*rami calcanei laterales*, NA].
r. calcáneas mediales (medial calcaneal b.'s of tibial nerve). [*rami calcanei mediales*, NA].
r. calcarina (calcarine b.). [*ramus calcarinus*, NA].
r. del canal basilar (b. to the clivus). [*ramus clivi*, NA].
r. capsulares (capsular b.'s). [*rami capsulares*, NA].
r. capsulares internas (internal capsular b.'s). [*rami capsulae internae*, NA].
r. cardíaca (ramus cardiacus). [*ramus cardiacus*, NA].
r. cardíacas cervicales inferiores (inferior cervical cardiac b.'s of vagus nerve). [*rami cardiaci cervicales inferiores*, NA].
r. cardíacas cervicales superiores (superior cervical cardiac b.'s of vagus nerve). [*rami cardiaci cervicales superiores*, NA].
r. cardíacas torácicas (thoracic cardiac b.'s of vagus nerve). [*rami cardiaci thoracici*, NA].
r. caroticotimpánicas (caroticotympanic b.'s).
r. carpiana dorsal de la arteria cubital (dorsal carpal b. of ulnar artery). [*ramus carpalis dorsalis arteriae ulnaris*, NA].
r. carpiana dorsal de la arteria radial (dorsal carpal b. of radial artery). [*ramus carpalis dorsalis arteriae radialis*, NA].
r. carpiana palmar de la arteria cubital (palmar carpal b. of ulnar artery). [*ramus carpalis palmaris arteriae ulnaris*, NA].
r. carpiana palmar de la arteria radial (palmar carpal b. of radial artery). [*ramus carpalis palmaris arteriae radialis*, NA].

r. caudadas (caudate b.'s). [*rami caudati*, NA].
r. celíacas (celiac b.'s of vagus nerve). [*rami celiaci*, NA].
r. centrales anteromediales (anteromedial central b.'s). [*rami centrales anteromediales*, NA].
r. cervical del nervio facial (cervical b. of facial nerve). [*ramus colli nervi facialis*, NA].
r. cigomáticas (zygomatic b.'s). [*rami zygomatici*, NA].
r. cigomaticofacial (zygomaticofacial b. of zygomatic nerve). [*ramus zygomaticofacialis*, NA].
r. cigomaticotemporal (zygomaticotemporal b.). [*ramus zygomaticotemporalis*, NA].
r. cingular (cingular b.). [*ramus cingularis*, NA].
r. circunfleja (circumflex b.). [*ramus circumflexus*, NA].
r. circunfleja del peroné (circumflex fibular b.). [*ramus circumflexus fibulae*, NA]. Circumflex fibular artery.
r. clavicular (clavicular b.). [*ramus clavicularis*, NA].
r. coclear (cochlear b.). [*ramus cochlearis*, NA].
r. de la cola del núcleo caudado (b.'s to the tail of the caudate nucleus). [*rami caudae nuclei caudati*, NA].
r. colateral (collateral b.). [*ramus collateralis*, NA].
r. común de los conductos semicirculares (common limb of membranous semicircular ducts). [*crus membranaceum commune ductus semicircularis*, [NA].
r. de los conductos semicirculares óseos (limb's of bony semicircular canals). [*crura ossea canales semicirculares*, NA].
r. coroideas del cuarto ventrículo (fourth ventricle choroid b.). [*rami choroidei ventriculi quarti*, NA
r. coroideas posterolaterales (lateral posterior choroid b.'s). [*rami choroidei posteriores laterales*, NA].
r. coroideas posteromediales (medial posterior choroid b.'s). [*rami choroidei posteriores mediales*, NA].
r. coroideas del tercer ventrículo (third ventricle choroid b.). [*rami choroidei ventriculi tertii*, NA].
r. coroideas del ventrículo lateral (lateral ventricle choroid b.). [*rami choroidei ventriculi lateralis*, NA].
r. corta del yunque (short crus of incus). [*crus breve incudis*, NA].
r. costal lateral (lateral costal b.). [*ramus costalis lateralis*, NA].
r. cricotiroidea (cricothyroid b.). [*ramus cricothyroideus*, NA]. Cricothyroid artery.
r. cubital (ulnar b.). [*ramus ulnaris*, NA].
r. del cuerpo amigdalino (b.'s to the amygdaloid body). [*rami corporis amygdaloidei*, NA].
r. del cuerpo geniculado lateral (lateral geniculate body b.'s). [*rami corporis geniculati lateralis*, NA].
r. cutánea anterior (pectoral y abdominal) de los nervios torácicos (anterior cutaneous b. (pectoral and abdominal) of thoracic nerves). [*ramus cutaneus anterior (pectoralis et abdominalis) nervorum thoracicorum*, NA].
r. cutánea anterior del nervio abdominogenital mayor (anterior cutaneous b. of iliohypogastric nerve). [*ramus cutaneus anterior nervi iliohypogastrica*, NA].
r. deltoidea (deloid b.). [*ramus deltoideus*, NA]. Deltoid b. of the thoracoacromial artery; the deep brachial artery.
r. dentarias (dental b.'s). [*rami dentales*, NA].
r. derecha (right b.). [*ramus dexter*, NA].
r. derecha del tronco auriculoventricular (right crus of atrioventricular trunk). [*crus dextrum truncus atrioventricularis*, NA].
r. descendente (descending b.). [*ramus descendens*, NA].
r. digástrica (digastric b.). [*ramus digastricus*, NA].
r. dorsal de los nervios espinales (dorsal b. of spinal nerves). [*ramus dorsalis nervorum spinalium*, NA].
r. dorsales (dorsal b.'s). [*rami dorsales*, NA].
r. dorsales del cuerpo calloso (dorsal corpus callosal b.'s). [*ramus corporis callosi dorsalis*, NA].
r. dorsales de la lengua (dorsal lingual b.'s of the lingual artery). [*rami dorsales linguae*, NA].
r. duodenales (duodenal b.'s). [*rami duodenales*, NA].
r. epiploicas o del epiplón (epiploic b.'s). [*rami omentales*, NA].
r. escrotales anteriores (anterior scrotal b.'s of external pudendal arteries). [*rami scrotales anteriores*, NA]. B. of external pudendal artery.
r. escrotales posteriores (posterior scrotal b.'s of perineal artery). [*rami scrotales posteriores*, NA].
r. esofágicas (esophageal b.'s). [*rami esophageales*, NA].
r. espinales (spinal b.'s). [*rami spinales*, NA].
r. esternales (rami sternales). [*rami sternales*, NA]. Sternal arteries.
r. esternocleidomastoidea (sternocleidomastoid b. of superior thyroid artery). [*ramus sternocleidomastoideus*, NA].
r. estilohioidea (stylohyoid b.). [*ramus stylohyoideus*, NA].
r. del estribo (stapedial b.). [*ramus stapedius*, NA].
r. externa (external b.) [*ramus externus*, NA].
r. faríngea (pharyngeal b.). [*ramus pharyngeus*, NA].
r. fauciales del nervio lingual (faucial b.'s of lingual nerve). [*rami fauciales nervi lingualis*, NA].
r. femoral (femoral b.). [*ramus femoralis*, NA].
r. frontal (frontal b.). [*ramus frontalis*, NA].
r. frontal anteromedial (anteromedial frontal b. of the callosomarginal artery). [*ramus frontalis anteromedialis*, NA].
r. frontal interomedial (interomedial frontal b. of the callosomarginal artery). [*ramus frontalis interomedialis*, NA].
r. frontal posteromedial (posteromedial frontal b.). [*ramus frontalis posteromedialis*, NA].
r. del ganglio trigémino (b. to the trigeminal ganglion). [*ramus ganglionis trigemini*, NA].
r. ganglionares (ganglionic b.'s). [*rami ganglionares*, NA].
r. gástricas del nervio vago (gastric b.'s of the vagus). [*rami gastrici nervi vagi*, NA].
r. genital (genital b. of genitofemoral nerve). [*ramus genitalis*, NA].
r. gingivales inferiores (inferior gingival b.'s of inferior dental plexus). [*rami gingivales inferiores*, NA].
r. gingivales superiores (superior gingival b.'s of superior dental plexus). [*rami gingivales superiores*, NA].
r. glandulares (glandular b.'s). [*rami glandulares*, NA].
r. del globo pálido (b.'s to the globus pallidus). [*rami globi pallidi*, NA].
r. hepáticas (hepatic b.'s of vagus nerve). [*rami hepatici*, NA].
r. hipotalámica (hypothalamic b.). [*ramus hypothalamicus*, NA].
r. ilíaca (iliac b. of iliolumbar artery). [*ramus iliacus*, NA].
r. inferior (inferior b.). [*ramus inferior*, NA].
r. infrahioidea (infrahyoid b.). [*ramus infrahyoideus*, NA].
r. infrarrotuliana (infrapatellar b.). [*ramus infrapatellaris*, NA].
r. inguinales (inguinal b.'s). [*rami inguinales*, NA].
r. intercostales anteriores (anterior intercostal b.'s). [*rami intercostales anteriores*, NA].
r. interganglionares (ganglionic b.'s). [*rami interganglionares*, NA].
r. interna (internal b.). [*ramus internus*, NA].
r. interventricular anterior (anterior interventricular b.). [*ramus interventricularis anterior*, NA].
r. interventricular posterior (posterior interventricular b.). [*ramus interventricularis posterior*, NA].
r. del isquion (b. of the ischial bone). [*ramus ossis ischii*, NA].
r. isquiopúbica (ischiopubic ramus).
r. del istmo de las fauces (b.'s to the isthmus of the fauces). [*rami isthmi faucium*, NA]. Rami fauciales.
r. izquierda (left b.). [*ramus sinister*, NA].
r. izquierda del tronco auriculoventricular (left crus of atrioventricular trunk). [*crus sinistrum truncus atrioventricularis*, NA].
r. labiales anteriores (anterior labial b.'s). [*rami labiales anteriores*, NA]. Anterior labial arteries
r. labiales inferiores (inferior labial b.'s of mental nerve to lower lip). [*rami labiales inferiores*, NA].
r. labiales posteriores (posterior labial b.). [*rami labiales posteriores*, NA]. Posterior labial arteries.
r. labiales superiores (superior labial b.'s). [*rami labiales superiores*, NA]. Branches of infraorbital nerve to upper lip.
r. larga del yunque (long crus of incus). [*crus longum incudis*, NA].
r. laringofaríngeas (laryngopharyngeal b.'s). [*rami laryngopharyngei*, NA].
r. lateral (crus laterale). [*crus laterale*, NA]. Lateral limb; c. laterale anuli inguinalis superficialis.
r. laterales (lateral b.'s). [*rami laterales*, NA].
r. lienales (splenic b.'s). [*rami lienales*, NA].
r. linguales (lingual b.). [*rami linguales*, NA].
r. lingular (lingular b.). [*ramus lingularis*, NA].

r. del lóbulo medio (middle lobe b.). [*ramus lobi medii*, NA].
r. lumbar (lumbar b.). [*ramus lumbalis*, NA].
r. maleolares laterales (lateral malleolar b.'s). [*rami malleolares laterales*, NA]. Arteriae malleolares posteriores laterales.
r. maleolares mediales (medial malleolar b.'s). [*rami malleolares mediales*, NA]. Arteriae malleolares posteriores mediales.
r. mamarias (mammary b.'s). [*rami mammarii*, NA].
r. mandibular (ramus mandibulae). [*ramus mandibulae*, NA].
r. marginal mandibular (mandibular marginal b. of facial nerve). [*ramus marginalis mandibulae*, NA].
r. mastoidea (mastoid b.). [*ramus mastoideus*, NA]. Mastoid artery.
r. del meato auditivo interno (internal acoustic meatal b.). [*ramus meatus acustici interni*, NA].
r. medial (medial b.). [*ramus medialis*, NA].
r. mediastínicas (mediastinales b.'s). [*rami mediastinales*, NA].
r. medulares laterales (lateral medullary b.'s). [*rami medullares laterales*, NA].
r. medulares mediales (medial medullary b.'s). [*rami medullares mediales*, NA].
r. membranosa simple del conducto semicircular (simple membranous l. of semicircular duct). [*crus membranaceum simplex ductus semicircularis*, NA].
r. meníngeas (meningeal b.'s). [*rami meningei*, NA].
r. mentonianas (mental b.'s). [*rami mentales*, NA].
r. milohioidea (b. to the mylohyoid muscle). [*ramus mylohyoideus*, NA].
r. musculares (muscular b.'s). [*rami musculares*, NA].
r. del músculo estilofaríngeo (b. to the stylopharyngeal muscle). [*ramus musculi stylopharyngei*, NA].
r. nasales (nasal b.'s). [*rami nasales*, NA].
r. nasales externas (external nasal b.'s). [*rami nasales externi*, NA].
r. nasales internas (internal nasal b.'s). [*rami nasales interni*, NA].
r. nasales laterales (lateral nasal b.'s). [*rami nasales laterales*, NA].
r. nasales mediales (medial nasal b.'s). [*rami nasales mediales*, NA].
r. nasales posteroinferiores (inferior posterior nasal b.'s of greater palatine nerve). [*rami nasales posteriores inferiores*, NA].
r. nasales posterosuperiores laterales (lateral superior posterior nasal b.'s). [*rami nasales posteriores superiores laterales*, NA].
r. nasales posterosuperiores mediales (medial superior posterior nasal b.'s). [*rami nasales posteriores superiores mediales*, NA].
r. del nervio auriculotemporal de la membrana del tímpano (b. of auriculotemporal nerve to tympanic membrane). [*ramus membranae tympani nervi auriculotemporalis*, NA]. Nerve of tympanic membrane.
r. del nervio motor ocular común (b. to the oculomotor nerve). [*ramus nervi oculomotorii*, NA].
r. del nódulo sinoauricular (b. to the sinuatrial node). [*ramus nodi sinuatrialis*, NA].
r. de los núcleos hipotalámicos (b.'s to hypothalamic nuclei). [*rami nucleorum hypothalamicorum*, NA].
r. occipital (occipitali b.). [*ramus occipitalis*, NA].
r. occipitotemporal (occipitotemporal b.). [*ramus occipitotemporalis*, NA].
r. omentales (omental b.'s or epiploic b.'s). [*rami omentali*, NA]. Rami epiploici.
r. orbitaria (orbital b. of middle meningeal artery). [*ramus orbitalis*, NA].
r. orbitofrontal lateral (lateral orbitofrontal b.). [*ramus orbitofrontalis lateralis*, NA]. Arteria frontobasalis lateralis.
r. orbitofrontal medial (medial orbitofrontal b.). [*ramus orbitofrontalis medialis*, NA]. Arteria frontobasalis medialis.
r. ovárica (ovarian b. of uterine artery). [*ramus ovaricus*, NA].
r. palmar del nervio cubital (palmar b. of ulnar nerve). [*ramus palmaris nervi ulnaris*, NA].
r. palmar del nervio mediano (palmar b. of median nerve). [*ramus palmaris nervi mediani*, NA].
r. palmar profunda de la arteria cubital (deep palmar b. of the ulnar artery). [*ramus palmaris profundus arteriae ulnaris*, NA].
r. palmar superficial de la arteria radial (superficial palmar b. of the radial artery). [*ramus palmaris superficialis arteriae radialis*, NA].
r. palpebrales (palpebral b.'s). [*rami palpebrales*, NA].
r. pancreáticas (pancreatic b.'s). [*rami pancreatici*, NA].
r. parietal (parietal b.). [*ramus parietalis*, NA].
r. parietooccipital (parieto-occipital b. of medial occipital artery). [*ramus parietooccipitalis*, NA].
r. parotídeas (parotid b.'s). [*rami parotidei*, NA].
r. pectorales (pectoral b.'s). [*rami pectorales*, NA].
r. pedunculares (peduncular b.'s). [*rami pedunculares*, NA].
r. pericárdicas de la aorta torácica (pericardiac b.'s of thoracic aorta). [*rami pericardiaci aortae thoracicae*, NA].
r. perineales (perineal b.'s). [*rami perineales*, NA].
r. petrosa (petrous b.). [*ramus petrosus*, NA].
r. plantar profunda (deep plantar b. of arcuate artery). [*ramus plantaris profundus*, NA].
r. posterior (posterior b.). [*ramus posterior*, NA].
r. posterior ascendente (ascending posterior b.). [*ramus posterior ascendens*, NA].
r. posterior descendente (descending posterior b. of right pulmonary artery). [*ramus posterior descendens*, NA].
r. posterior del estribo (posterior limb of stapes). [*crus posterius stapedis*, NA].
r. profunda de la arteria escapular descendente (ramus profundus arteria scapularis descendens). [*ramus profundus arteria scapularis descendens*]. Dorsal scapular artery.
r. profunda de la arteria transversa del cuello (deep b. of the transverse cervical artery). [*ramus profundus arteriae transversae colli*, NA]. Dorsal scapular artery.
r. pterigoideas (pterygoid b.'s). [*rami pterygoidei*, NA].
r. pubiana de la arteria obturatriz (pubic b. of obturator artery). [*ramus pubicus arteriae obturatoriae*, NA].
r. pulmonares (pulmonary b.'s). [*rami pulmonales*, NA].
r. quiasmática (chiasmatic b.). [*ramus chiasmaticus*, NA].
r. radiculares (rami radiculares). [*rami radiculares*]. Official alternate term for spinal arteries.
r. renal (renal b.). [*ramus renalis*, NA].
r. safena (saphenous b.). [*ramus saphenus*, NA].
r. del seno carotídeo del nervio glosofaríngeo (carotid sinus b.). [*ramus sinus carotici*, NA]. Carotid sinus nerve.
r. del seno cavernoso (cavernous sinus b.). [*ramus sinus cavernosi*, NA].
r. septales (septal b.'s). [*rami interventriculares septales*].
r. simpática al ganglio submaxilar (sympathetic b. to the submandibular ganglion). [*ramus sympathicus ad ganglion submandibulare*, NA].
r. subapical (subapical b.). [*ramus subapicalis*, NA].
r. subescapulares (subscapular b.'s). [*rami subscapulares*, NA].
r. subsuperior (subsuperior b.). [*ramus subsuperior*, NA].
r. superficial (superficial b.). [*ramus superficialis*, NA].
r. superficial de la arteria transversa del cuello (superficial b. of transverse artery of the neck). [*ramus superficialis arteriae transversae colli*, NA]. Superficial cervical artery.
r. superior (superior b.). [*ramus superior*, NA].
r. superior del lóbulo inferior (superior b. of the inferior lobe). [*ramus superior lobi inferioris*, NA].
r. suprahioidea (suprahyoid b.). [*ramus suprahyoideus*, NA].
r. de la sustancia negra (b.'s to the substantia nigra). [*rami substantiae nigrae*, NA]. B.'s of the anterior choroid artery to the substantia nigra.
r. talámica (r. thalamicus). [*ramus thalamicus*, NA].
r. tentorial (tentorial b.). [*ramus tentorii*, NA]. Tentorial nerve.
r. tentorial basal (basal tentorial b.). [*ramus tentorii basalis*, NA].
r. tentorial marginal (marginal tentorial b.). [*ramus tentorii marginalis*, NA].
r. tímicas (thymic b.'s). [*rami thymici*, NA]. Thymic arteries.
r. tirohioidea (thyrohyoid b.). [*ramus thyrohyoideus*, NA].
r. tonsilar (tonsillar b.). [*ramus tonsillaris*, NA].
r. transversa (transverse b.). [*ramus transversus*, NA].
r. traqueales (tracheal b.'s). [*rami tracheales*, NA].
r. tubaria (tubal b.). [*ramus tubarius*, NA].
r. del tuber cinereum (b.'s to the tuber cinereum). [*rami tuberis cinerei*, NA]. The branches of the anterior choroid artery to the tuber cinereum.
r. ureterales (ureteral or ureteric b.'s). [*rami ureterici*, NA].

r. ventral de los nervios espinales (ramus ventralis nervi spinalis). [*ramus ventralis nervi spinalis*, NA].
r. ventrales de los nervios cervicales (ventral b.'s of cervical nerves). [*rami ventrales nervorum cervicalium*, NA].
r. ventrales de los nervios lumbares (ventral b.'s of lumbar nerves). [*rami ventrales nervorum lumbalium*, NA].
r. ventrales de los nervios sacros (ventral b.'s of sacral nerves). [*rami ventrales nervorum sacralium*, NA].
r. vestibulares (vestibular b.'s). [*rami vestibulares*, NA].
ramex (ramex). Obsolete term for hernia, varicocele, or any scrotal tumor.
ramicina (ramycin). Fusidic acid.
ramicotomía (ramicotomy). Ramisection.
ramificación (ramification). The process of dividing into a branchlike pattern.
r. falsa (false branching).
ramificado (branching). Ramose; ramous; dividing into parts; sending out offshoots; bifurcating.
ramificar (ramify). To split into a branchlike pattern.
ramillete (bouquet). A cluster or bunch of structures, especially of blood vessels, suggesting a b.
r. de Riolano (Riolan's b.).
ramisección (ramisection). Ramicotomy; section of the rami communicantes of the sympathetic nervous system.
ramita (twig). One of the finer terminal branches of an artery; a small branch or small ramus.
ramitis (ramitis). Inflammation of a ramus.
L-ramnosa (L-rhamnose). Isodulcit; a methylpentose present in a number of plant glycosides, free in poison sumac, in lipopolysaccharides of *Enterobacteriaceae*, and in rutinose (a disaccharide).
ramnósido (rhamnoside). A glycoside of rhamnose.
ramnoxantina (rhamnoxanthin). Frangulin.
ramo (branch). [*ramus*, NA]. An offshoot; in anatomy, one of the primary divisions of a nerve or blood vessel.
r. comunicante (communicating b.). [*ramus communicans*, pl. *rami communicantes*, NA].
r. comunicante de la arteria peronea (communicating b. of the peroneal (fibular) artery). [*ramus communicans arteria peronea*, NA].
r. comunicante cubital (communicating b. with ulnar nerve). [*ramus communicans ulnaris*, NA].
r. comunicante con el cuerda del tímpano (communicating b. of chorda tympani). [*ramus communicans cum chorda tympani*, NA].
r. comunicante peroneo (peroneal (fibular) communicating b.). [*ramus communicans peroneus*, NA].
r. comunicante con la rama laríngea interna (communicating b. with internal laryngeal b.). [*ramus communicans cum ramo laryngeo interno*, NA].
r. comunicante con la rama meníngea (communicating b. with meningeal b.). [*ramus communicans cum ramo meningeo*, NA].
r. comunicantes del nervio auriculotemporal (communicating b.'s of auriculotemporal nerve). [*ramus communicans nervi auriculotemporalis*, NA].
r. comunicantes con el nervio facial (communicating b.'s with facial nerve). [*rami communicantes cum nervo faciali*, NA].
r. comunicantes con el nervio hipogloso (communicating b.'s with hypoglossal nerve). [*rami communicantes cum nervo hypoglosso*, NA].
r. comunicantes con el nervio lingual (communicating b.'s with lingual nerve). [*rami communicantes cum nervo linguali*, NA].
r. comunicantes de los nervios espinales (communicating b.'s of spinal nerves). [*rami communicantes nervorum spinalium*, NA].
r. cutáneo lateral (lateral cutaneous b.). [*ramus cutaneus lateralis*, NA].
r. cutáneo medial (medial cutaneous b.). [*ramus cutaneus medialis*, NA].
r. cutáneo de la rama anterior del nervio obturador (cutaneous b. of anterior b. of obturator nerve). [*ramus cutaneus rami anterioris nervi obturatorii*, NA]
r. cutáneos anteriores del nervio femoral (anterior cutaneous b.'s of femoral nerve). [*rami cutanei anteriores nervi femoralis*, NA].
r. cutáneos crurales mediales del nervio safeno (medial crural cutaneous b.'s of saphenous nerve). [*rami cutanei cruris mediales nervi sapheni*, NA].
r. dentarios inferiores (inferior dental b.'s of inferior dental plexus). [*rami dentales inferiores*, NA].
r. dentarios superiores (superior dental b.'s of superior dental plexus). [*rami dentales superiores*, NA].
r. esternocleidomastoideos (sternocleidomastoid b.). [*rami sternocleidomastoidei*, NA].
r. faríngeos (pharyngeal b.'s). [*rami pharyngeales*, NA].
r. frenicoabdominales (phrenicoabdominal b.'s of phrenic nerve). [*rami phrenicoabdominales*, NA].
r. inferiores del nervio cervical transverso (inferior b.'s of the transverse nerve of the neck). [*rami inferiores nervi transversi colli*, NA].
r. lingular inferior (inferior lingular b. of lingular b. of left pulmonary artery). [*ramus lingularis inferior*, NA].
r. lingular superior (superior lingular b. of lingular b. of left pulmonary artery). [*ramus lingularis superior*, NA].
r. mamarios laterales (lateral mammary b.'s). [*rami mammarii laterales*, NA].
r. mamarios mediales (medial mammary b.'s of anterior cutaneous b.'s of intercostal nerve). [*rami mammarii mediales*, NA].
r. mastoideos (mastoid b.'s). [*rami mastoidei*, NA].
r. mediales (medial b.'s). [*rami mediales*, NA].
r. obturador (obturator b.). [*ramus obturatorius*, NA]. Accessory obturator artery.
r. occipitales (occipital b.'s). [*rami occipitales*, NA].
r. orbitarios (orbital b.'s). [*rami orbitales*, NA].
r. parietales (parietal b.'s). [*rami parietales*, NA].
r. perforantes (perforating b.'s). [*rami perforantes*, NA].
r. pericárdico del nervio frénico (pericardiac b. of phrenic nerve). [*ramus pericardiacus nervi phrenici*, NA].
r. renales del nervio vago (renal b.'s of vagus nerve). [*rami renales nervi vagi*, NA].
r. superiores del nervio cervical transverso (superior b.'s of transverse nerve of neck). [*rami superiores nervi transversi colli*, NA].
r. talámicos (b.'s to the thalamus). [*rami thalamici*, NA].
r. temporales (temporal b.'s). [*rami temporales*, NA].
r. temporales anteriores (anterior temporal b.'s). [*rami temporales anteriores*, NA].
r. temporales intermedios mediales (medial intermediate temporal b.'s). [*rami temporales intermedii mediales*, NA].
r. temporales posteriores (posterior temporal b.'s). [*rami temporales posteriores*, NA].
r. temporales superficiales del nervio auriculotemporal (superficial temporal b.'s of auriculotemporal nerve). [*rami temporales superficiales nervi auriculotemporalis*, NA].
r. tonsilares (tonsillar b.'s). [*rami tonsillares*, NA].
ramoso (ramose, ramous). Branching.
rampa 1. (scala, pl. scalae) [NA] . One of the cavities of the cochlea winding spirally around the modiolus. **2.** (ramp). In electrical recording, a uniformly rising voltage or current.
r. de Löwenberg (Löwenberg's s.). Ductus cochlearis.
r. media (s. media). Ductus cochlearis.
r. del tímpano (s. tympani). [*scala tympani*, NA].
r. vestibular (vestibular canal). [*scala vestibuli*, NA].
rámula (ramulus, pl. ramuli). A small branch or twig; one of the terminal divisions of a ramus.
ramus, pl. **rami** (ramus, pl. rami). **1.** A part of an irregularly shaped bone (less slender than a "process") which forms an angle with the main body. **2.** A branch.
rana (frog). An amphibian in the order Anura, which includes the toads; the commonest frog genera are *Rana* (grass frogs) and *Hyla* (tree frogs).
rancidez (rancidity). The state of being rancid.
rancio (rancid). Having a disagreeable odor and taste, usually characterizing fat undergoing oxidation or bacterial decomposition.
ranino (ranine). **1.** Relating to the frog. **2.** Relating to the undersurface of the tongue.
ranitidina (ranitidine). A histamine H_2 antagonist used in the treatment of duodenal ulcers.
ránula (ranula). **1.** Hypoglottis. **2.** Ptyalocele; ranine tumor; sialocele; sublingual cyst; any cystic tumor of the undersurface of the tongue or floor of the mouth, especially one of the floor of the mouth due to obstruction of the duct of the sublingual glands.
r. pancreática (r. pancreatica).

ranular (ranular). Relating to a ranula.
ranura astragalina (talar sulcus). [*sulcus tali*, NA].
rapé (snuff). **1.** Finely powdered tobacco used by inhalation through the nose or applied to the gums. **2.** Any medicated powder applied by insufflation to the nasal mucous membrane.
rapport (rapport). A feeling of relationship, especially when characterized by emotional affinity.
raqui-, raquio- (rachi-, rachio-). Combining form denoting the spine.
raquicentesis (rachicentesis). Lumbar puncture.
raquídeo **1.** (rachidial). Spinal. **2.** (rachidian). Spinal. **3.** (rachial). Spinal.
raquígrafo (rachigraph). A graph for recording the curves of the vertebrae.
raquilisis (rachilysis). Forcible correction of lateral curvature of the spine by lateral pressure against the convexity of the curve.
raquiocampsis (rachiocampsis). Curvature of the spine.
raquiocentesis (rachiocentesis). Lumbar puncture.
raquioescoliosis (rachioscoliosis). Scoliosis.
raquiómetro (rachiometer). An instrument for measuring the curvature of the spine, natural or pathologic, of the spinal column.
raquiópagos (rachiopagus). Rachipagus; conjoined twins united back to back as a result of fusion of their spinal column.
raquiopatía (rachiopathy). Spondylopathy.
raquioplejía (rachioplegia). Spinal paralysis.
raquioquisis (rachiochysis). A subarachnoid effusion of fluid in the spinal canal.
raquiotomía (rachiotomy). Laminectomy.
raquiótomo (rachiotome). Rachitome; a specially devised instrument for dividing the laminae of the vertebrae.
raquipagos (rachipagus). Rachiopagus.
raquis (rachis, pl. rachides, rachises). Columna vertebralis.
raquisquisis (rachischisis). Spondyloschisis.
 r. parcial (r. partialis). Merorachischisis.
 r. posterior (posterior r.).
 r. total (r. totalis). Holorachischisis.
raquítico **1.** (rickety). Rachitic. **2.** (rachitic). Rickety; relating to or suffering from rickets (rachitis).
raquitis (rachitis). Rickets.
 r. fetal (r. fetalis). R. intrauterina; r. uterina; congenital rickets.
 r. fetal anular (r. fetalis annularis).
 r. fetal micromélica (r. fetalis micromelica).
 r. intrauterina o uterina (r. intrauterina, r. uterina). R. fetalis.
 r. tardía (r. tarda). Adult rickets; osteomalacia.
raquitismo **1.** (rickets). Infantile osteomalacia; juvenile osteomalacia; rachitis. **2.** (rachitism). A rachitic state or tendency.
 r. del adulto (adult r.). Osteomalacia.
 r. agudo (acute r.). Hemorrhagic r.
 r. celíaco (celiac r.).
 r. escorbútico (scurvy r.). Infantile scurvy.
 r. hemorrágico (hemorrhagic r.). Acute r.
 r. renal (renal r.). Renal fibrocystic osteosis; renal osteitis fibrosa.
 r. resistente a la vitamina D (vitamin D-resistant r.).
 r. tardío (late r.). Osteomalacia.
raquitógeno (rachitogenic). Producing or causing rickets.
raquitomía (rachitomy). Laminectomy.
raquítomo (rachitome). Rachiotome.
rarefacción (rarefaction). The process of becoming light or less dense; the condition of being light; opposed to condensation.
rarificarse (rarefy). To become light or less dense.
RAS (RAS). Abbreviation for reticular activating system.
rasceta (rasceta). The transverse wrinkling on the anterior surface of the wrist.
rasgo **1.** (trait). A characteristic, including one that distinguishes an individual from others. **2.** (features). The various parts of the face, forehead, eyes, nose, mouth, chin, cheeks, and ears, that give to it its individuality and character.
 r. de Bombay (Bombay t.).
 r. categórico (categorical t.). Qualitative t.
 r. de células drepanocíticas (sickle cell t.).
 r. codominante (codominant t.).
 r. cromosómico (chromosomal t.).
 r. cualitativo (qualitative t.). Categorical t.
 r. dominante (dominant t.).
 r. intermedio (intermediate t.).
 r. liminal (liminal t.).
 r. marcador (marker t.).
 r. no penetrante (nonpenetrant t.).
 r. recesivo (recessive t.).
rash (rash). Lay term for a cutaneous eruption.
 r. amoniacal (ammonia r.). Diaper dermatitis.
 r. antitoxina (antitoxin r.).
 r. astacoide (astacoid r.).
 r. por calor (heat r.). Miliaria rubra.
 r. cristalino (crystal r.). Miliaria crystallina.
 r. por drogas (drug r.). Drug eruption.
 r. de erisipela o sarpullido (wildfire r.). Miliaria rubra.
 r. hidatídico (hydatid r.).
 r. en mariposa (butterfly r.). Butterfly.
 r. por ortigas (nettle r.). Urticaria.
 r. en oruga (caterpillar r.). Caterpillar dermatitis.
 r. por pañales (diaper r.). Diaper dermatitis.
 r. en pasa negra (black currant r.). The cutaneous eruption seen in xeroderma pigmentosum.
 r. sérico (serum r.). A cutaneous manifestation of serum sickness.
 r. de verano (summer r.). Miliaria rubra.
rasión (rasion). The subdivision of a crude drug by a rasp to prepare it for extraction.
raspadera (rugine). **1.** Periosteal elevator. **2.** A raspatory.
raspado **1.** (scaling). In dentistry, removal of accretions from the crowns and roots of teeth by use of special instruments. **2.** (scrape). A specimen scraped from a lesion or specific site, for cytological examination.
raspador **1.** (scaler). An instrument for removing tartar from the teeth. **2.** (raspatory). A surgical instrument used to smooth the edges of a divided bone.
 r. en azada (hoe s.).
 r. sónico (sonic s.).
RAST (RAST). Abbreviation for radioallergosorbent test.
rastreo (scan). **1.** Abbreviated form of scintiscan, usually preceded by the organ or structure examined. **2.** To survey by traversing with an active or passive sensing device. **3.** The image, record, or data obtained by scanning, usually preceded by the technology or device employed.
 r. de Meckel (Meckel s.).
 r. de ventilación-perfusión (ventilation-perfusion s.).
rata (rat). A rodent of the genus *Rattus* (family Muridae), involved in the spread of some diseases, including bubonic plague.
 r. albina (albino r.'s).
 r. Wistar (Wistar r.'s).
ratas intraarticulares (joint mice). Small fibrous, cartilaginous, or bony loose bodies in the synovial cavity of a joint.
ratimia (rhathymia). Rarely used term for outgoing, carefree behavior.
ratón (mouse). A small rodent belonging to the genus *Mus*.
 r. desnudo (nude m.).
 r. multimamado (multimammate m.).
 r. de Nueva Zelanda (New Zealand m.'s).
RAV (RAV). Abbreviation for Rous-associated virus.
raya (streak). A line, stria, or stripe, especially one that is indistinct or evanescent.
 r. angioides (angioid s.'s). Knapp's striae.
 r. de Knapp (Knapp's s.'s). Angioid s.'s.
 r. luminosa de Moore (Moore's lightning s.'s).
 r. del martillo (mallear stripe). Stria mallearis.
 r. meningítica (meningitic s.).
 r. primitiva (primitive s.).
 r. vascular (vascular stripe). Stria vascularis ductus cochlearis.
rayage (rayage). The dosage in radiotherapeutics.
rayo (ray). **1.** A beam of light, heat, or other form of radiation. **2.** A part or branch that extends radially from a structure.
 r. actínico (actinic r.). Chemical r.
 r. alfa (alpha r.). Alpha particle.
 r. anódicos (anode r.'s).
 r. de Becquerel (Becquerel r.'s).
 r. beta (beta r.). Beta particle.
 r. blandos (soft r.'s).
 r. de Bucky (Bucky's r.'s). Obsolete term for grenz r.'s.
 r. catódicos (cathode r.'s).
 r. cósmicos (cosmic r.'s).

r. dinámicos (dynamic r.'s). Physically or therapeutically active r.'s.
r. directos (direct r.'s). Primary r.'s.
r. de Dorno (Dorno r.'s).
r. duros (hard r.'s). R.'s of short wavelength and great penetrability.
r. gamma (gamma r.'s).
r. grenz (grenz r.).
r. H (H r.'s). A stream of hydrogen nuclei; i.e., protons.
r. incidente (incident r.).
r. indirectos (indirect r.'s).
r. infrarrojo (infrared r.).
r. intermedios (intermediate r.'s). W r.'s; those between ultraviolet and x-r.'s.
r. límite (borderline r.'s). Obsolete term for grenz r.'s.
r. marginales (marginal r.'s).
r. medular (medullary r.).
r. monocromáticos (monochromatic r.'s).
r. de Niewenglowski (Niewenglowski r.'s).
r. paraaxiales (paraxial r.'s).
r. paralelos (parallel r.'s). R.'s parallel to the axis of an optical system.
r. positivos (positive r.'s). Anode r.'s.
r. primarios (primary r.'s).
r. químico (chemical r.). Actinic r.
r. reflejado (reflected r.).
r. roentgen (roentgen r.). X-ray.
r. secundarios (secondary r.'s).
r. supersónicos (supersonic r.'s).
r. de transición (transition r.'s). Obsolete term for grenz r.'s.
r. ultrasónicos (ultrasonic r.'s).
r. ultravioletas (ultraviolet r.'s).
r. de vidrio (glass r.'s).
r. W (W r.'s). Intermediate r.'s.
r. X (x-ray). Roentgen ray.

raza (race). A group of animals or individuals within a species which has common somatic inherited characteristics.

rbc, RBC (rbc, RBC). Abbreviation for red blood cell; red blood count.

RBF (RBF). Abbreviation for renal blood flow.

RC (CR). Abbreviation for conditioned reflex.

R.C.P. (R.C.P.). Abbreviation for Royal College of Physicians (of England).

R.C.P.(E), R.C.P.(Edin) (R.C.P.(E), R.C.P.(Edin)). Abbreviation for Royal College of Physicians (Edinburgh).

R.C.P.(I) (R.C.P. (I)). Abbreviation for Royal College of Physicians (Ireland).

R.C.S. (R.C.S.). Abbreviation for Royal College of Surgeons (England).

R.C.S.(E), R.C.S.(Edin) (R.C.S.(E), R.C.S.(Edin)). Abbreviation for Royal College of Surgeons (Edinburgh).

R.C.S.(I) (R.C.S. (I)). Abbreviation for Royal College of Surgeons (Ireland).

R.D. (R.D.). Abbreviation for reaction of degeneration; registered dietician.

R.D.H. (R.D.H.). Abbreviation for Registered Dental Hygienist.

RE (ER). Abbreviation for endoplasmic reticulum.

re- (re-). Prefix fr. Latin meaning again or backward.

reabsorber (resorb). To reabsorb; to absorb what has been excreted, as an exudate or pus.

reabsorción (resorption). **1.** The act of resorbing. **2.** A loss of substance by lysis, or by physiologic or pathologic means.
r. gingival (gingival r.). Gingival recession.
r. horizontal (horizontal r.). Horizontal atrophy.
r. interna (internal r.).
r. ósea (bone r.). The removal of osseous tissue.
r. de raíces (root r.). Dissolution of the root of a tooth.
r. de rebordes (ridge r.).

reacción (reaction). **1.** The response of a muscle or other living tissue or organism to a stimulus. **2.** The color change effected in litmus and certain other organic pigments by contact with substances such as acids or alkalies. **3.** In chemistry, the intermolecular action of two or more substances upon each other, whereby these substances are caused to disappear, new ones being formed in their place. **4.** In immunology, in vivo or in vitro action of antibody on specific antigen, with or without involvement of complement or other components of the immunological system.
r. acelerada (accelerated r.). Vaccinoid r.
r. ácida (acid r.).
r. del ácido perfórmico (performic acid r.).
r. de acortamiento (shortening r.).
r. de adaptación general (general-adaptation r.).
r. de adrenalina con cloruro férrico (ferric chloride r. of epinephrine).
r. adversa (adverse r.).
r. de aglutinación mixta (mixed agglutination r.).
r. de alargamiento (lengthening r.).
r. de alarma (alarm r.).
r. alcalina (alkaline r.).
r. de aldehído (aldehyde r.). Ehrlich r.
r. alérgica (allergic r.). Hypersensitivity r.
r. de alerta o despertar (arousal r.).
r. anafiláctica cutánea pasiva (passive cutaneous anaphylactic r.).
r. anamnéstica (anamnestic r.).
r. anestésica local (local anesthetic r.).
r. anfotérica (amphoteric r.).
r. de ansiedad o angustia (anxiety r.).
r. antígeno-anticuerpo (antigen-antibody r.).
r. antígeno-anticuerpo de Forssman (Forssman antigen-antibody r.). Forssman r.
r. de Arias-Stella (Arias-Stella r.). Arias-Stella phenomenon.
r. del "arlequín" (harlequin r.).
r. de Arthus (Arthus r.).
r. de Ascoli (Ascoli r.).
r. asociativa (associative r.). A secondary or side r.
r. autolítica de Yorke (Yorke's autolytic r.).
r. de Bence Jones (Bence Jones r.).
r. de benzaldehído de Ehrlich (Ehrlich's benzaldehyde r.).
r. de Berthelot (Berthelot r.).
r. bi-bi (bi-bi r.).
r. de Bittorf (Bittorf's r.).
r. del biuret (biuret r.).
r. de Bloch (Bloch's r.). Dopa r.
r. de Brunn (Brunn r.).
r. de Burchard-Liebermann (Burchard-Liebermann r.).
r. en cadena (chain r.).
r. de Canizzaro (Cannizzaro's r.).
r. de Carr-Price (Carr-Price r.).
r. catalásica (catalatic r.).
r. catastrófica (catastrophic r.).
r. de caza (hunting r.). Hunting phenomenon.
r. cercana o próxima (near r.).
r. de Chantemesse (Chantemesse r.).
r. de cierre del párpado (lid closure r.).
r. circular (circular r.).
r. citotóxica (cytotoxic r.).
r. en cocarda, en escarapela (cocarde r., cockade r.).
r. consensual (consensual r.). Indirect pupillary r.
r. constitucional (constitutional r.).
r. de conversión (conversion r.). Conversion hysteria.
r. cromafínica (chromaffin r.).
r. cruzada (cross r., crossmatching).
r. de cultivo de linfocitos mixtos (mixed lymphocyte culture r.).
r. cutánea (cutaneous r.). Cutireaction.
r. cutánea galvánica (galvanic skin r.). Galvanic skin response.
r. cutánea psicogalvánica (psychogalvanic r., psychogalvanic skin r.).
r. de Dale (Dale r.).
r. decidual (decidual r.).
r. de degeneración (RD) (r. of degeneration (DR, R.D.)).
r. de depósito (depot r.).
r. dérmica (skin r.). Skin test.
r. de dermotuberculina (dermotuberculin r.). Pirquet's test.
r. diazoica (diazo r.). Ehrlich's diazo r.
r. diazoica de Ehrlich (Ehrlich's diazo r.). Diazo r.
r. de difusión en geles (gel diffusion r.'s).
r. de digitonina (digitonin r.).
r. de Dische (Dische r.).
r. disociativa (dissociative r.).
r. distónica (dystonic r.).

r. dolorosa (pain r.).
r. dopa (dopa r.). Bloch's r.
r. de Ebbecke (Ebbecke's r.). Obsolete term for dermatographism.
r. de eco (echo r.). Echolalia.
r. de Ehrlich (Ehrlich r.). Aldehyde r.
r. eosinopénica (eosinopenic r.).
r. eritrofórica (erythrophore r.). Fish test.
r. específica (specific r.).
r. de estrés (stress r.).
r. de Fernández (Fernandez r.).
r. de Feulgen (Feulgen r.).
r. de fijación del complemento (complement-fixation r.).
r. de floculación (flocculation r.).
r. focal (focal r.). Local r.
r. de Folin (Folin's r.).
r. de Forssman (Forssman r.).
r. fosforoclástica (phosphoroclastic r.).
r. de Frei-Hoffman (Frei-Hoffman r.). Frei test.
r. fucsinófila (fuchsinophil r.).
r. de furfurol (furfurol r.).
r. de Gell y Coombs (Gell and Coombs r.'s).
r. gemistocítica (gemistocytic r.).
r. de Gerhardt (Gerhardt's r.).
r. de Gruber, de Gruber-Widal (Gruber's r., Gruber-Widal r.).
r. de grupo (group r.).
r. de Günning (Günning's r.).
r. hemoclástica (hemoclastic r.).
r. de Henle (Henle's r.).
r. de Herxheimer (Herxheimer's r.). Jarisch-Herxheimer r.
r. de Hill (Hill r.).
r. de hipersensibilidad (hypersensitivity r.). Allergic r.
r. id (id r.).
r. de identidad (r. of identity).
r. de identidad parcial (r. of partial identity).
r. del imán (magnet r.). A r. seen in an animal deprived of its cerebellum.
r. de injerto vs. huésped (graft versus host r.).
r. inmediata (immediate r.). Early r.
r. de inmovilización de *Treponema pallidum* (*Treponema pallidum* immobilization r.).
r. inmune (inmunorreacción) (immune r.).
r. intracutánea, intradérmica (intracutaneous r., intradermal r.).
r. irreversible (irreversible r.).
r. de Jaffe (Jaffe r.).
r. de Jarisch-Herxheimer (Jarisch-Herxheimer r.).
r. de Jolly (Jolly's r.). Myasthenic r.
r. de la lepromina (lepromin r.).
r. local (local r.). Focal r.
r. de Loewenthal (Loewenthal's r.).
r. de Marchi (Marchi's r.).
r. de Mazzotti (Mazzotti r.). Mazzotti test.
r. mediada por células (cell-mediated r.).
r. miasténica (myasthenic r.). Jolly's r.
r. de miedo (fright r.).
r. de Millon (Millon r.).
r. de la miostagmina (miostagmin r.).
r. de Mitsuda (Mitsuda r.).
r. monomolecular (monomolecular r.). Unimolecular r.
r. de Nadi (Nadi r.). Peroxidase r.
r. negativa falsa (false-negative r.).
r. de Neufeld (Neufeld r.). Neufeld capsular swelling.
r. neurotónica (neurotonic r.).
r. neutra (neutral r.). pH of 7.00.
r. de ninhidrina (ninhydrin r.). Triketohydrindene r.
r. nitritoide (nitritoid r.).
r. de no identidad (r. of nonidentity).
r. nuclear (nuclear r.).
r. de orden cero (zero-order r.).
r. oscura (dark r.).
r. de oxidación-reducción (oxidation-reduction r.).
r. de la oxidasa (oxidase r.).
r. de Pandy (Pandy's r.). Pandy's test.
r. de Paul (Paul's r.). Paul's test.
r. de la peroxidasa (peroxidase r.). Nadi r.
r. de Pirquet (Pirquet's r.). Pirquet's test.
r. plasmática (plasmal r.).
r. de Porter-Silber (Porter-Silber r.).
r. positiva falsa (false-positive r.).
r. de Prausnitz-Küstner (Prausnitz-Küstner r.).
r. de Prausnitz-Küstner revertida (reversed Prausnitz-Küstner r.).
r. de la precipitina (precipitin r.).
r. primaria (primary r.). Vaccinia.
r. de primer orden (first-order r.).
r. de prozona (prozone r.).
r. pupilar indirecta (indirect pupillary r.). Consensual r.
r. de quellung (quellung r.).
r. refleja del talón (heel-tap r.).
r. retardada **1.** (late r.). Delayed r. **2.** (delayed r.). Late r.
r. reversible (reversible r.).
r. rojo-cólera (cholera-red r.).
r. de roncha y brote, de roncha y eritema (wheal-and-erythema r., wheal-and-flare r.).
r. de Sakaguchi (Sakaguchi r.).
r. de Schardinger (Schardinger r.).
r. de Schultz (Schultz r.).
r. de Schultz-Charlton (Schultz-Charlton r.).
r. de Schultz-Dale (Schultz-Dale r.).
r. sérica (serum r.). Serum sickness.
r. de Shwartzman (Shwartzman r.). Shwartzman phenomenon.
r. sintomática (symptomatic r.).
r. situacional aguda (acute situational r.). Stress r.
r. de sobresalto (startle r.). Startle reflex.
r. de sostén o apoyo (supporting r.'s). Supporting reflexes.
r. de Straus (Straus r.).
r. temprana (early r.). Immediate r.
r. de termoprecipitina (thermoprecipitin r.).
r. por transfusión sanguínea incompatible (incompatible blood transfusion r.).
r. del tricetohidrindeno (triketohydrindene r.). Ninhydrin r.
r. unimolecular (unimolecular r.). Monomolecular r.
r. vaccinoide (vaccinoid r.). Accelerated r.
r. de Voges-Proskauer (Voges-Proskauer r.).
r. de Wassermann (Wassermann r. (W.r.)). Wassermann test.
r. de Weidel (Weidel's r.).
r. de Weil-Felix (Weil-Felix r.). Weil-Felix test.
r. de Weinberg (Weinberg's r.).
r. de Wernicke (Wernicke's r.).
r. de Widal (Widal's r.). Gruber's r.; Gruber-Widal r.
r. de yodato de la adrenalina (iodate r. of epinephrine).
r. de yodo de la adrenalina (iodine r. of epinephrine).
r. de Zimmermann (Zimmermann r.). Zimmermann test.

reacción leucemoide (leukemoid reaction).
r. l. linfocítica (lymphocytic l. r.).
r. l. mielocítica (myelocytic l. r.).
r. l. monocítica (monocytic l. r.).
r. l. plasmocítica (plasmocytic l. r.).

reaccionar (react). To take part in or to undergo a chemical reaction.

reactancia (X) (reactance (X)). Inductive resistance; the weakening of an alternating electric current by passage through a coil of wire or a condenser.

reactante (reactant). A substance taking part in a chemical reaction.

reactantes de fase aguda (acute phase reactant's). Alpha and beta serum proteins whose concentrations increase or decrease in response to acute inflammation.

reactivación (reactivation). Restoration of the lytic activity of an inactivated serum by means of the addition of complement.

reactivar (reactivate). To render active again; said of an inactivated immune serum to which normal serum (complement) is added.

reactividad (reactivity). **1.** The property of reacting, chemically or in any other sense. **2.** The process of reacting.

reactivo (reagent). Any substance added to a solution of another substance to participate in a chemical reaction.
r. de Benedict-Hopkins-Cole (Benedict-Hopkins-Cole r.).
r. de biuret (biuret r.). An alkaline solution of copper sulfate.
r. de Cleland (Cleland's r.). Dithioerythritol; dithiothreitol.
r. diazoico (diazo r.). Ehrlich's diazo r.
r. diazoico de Ehrlich (Ehrlich's diazo r.). Diazo r.

r. de Edlefsen (Edlefsen's r.).
r. de Edman (Edman's r.). Phenylisothiocyanate.
r. de Erdmann (Erdmann's r.).
r. de Esbach (Esbach's r.).
r. de Exton (Exton r.).
r. de Fehling (Fehling's r.). Fehling's solution.
r. de Fouchet (Fouchet's r.).
r. de Froehde (Froehde's r.).
r. de Frohn (Frohn's r.).
r. de Girard (Girard's r.).
r. de Günzberg (Günzberg's r.).
r. de Hammarsten (Hammarsten's r.).
r. de Ilosvay (Ilosvay r.).
r. de Lloyd (Lloyd's r.).
r. de Mandelin (Mandelin's r.).
r. de Marme (Marme's r.).
r. de Marquis (Marquis' r.).
r. de Mecke (Mecke's r.).
r. de Meyer (Meyer's r.).
r. de Millon (Millon's r.).
r. de Nessler (Nessler's r.).
r. de oxina de Hahn (Hahn's oxine r.).
r. de Rosenthaler-Turk (Rosenthaler-Turk r.).
r. de Sanger (Sanger's r.). Fluoro-2,4-dinitrobenzene.
r. de Schaer (Schaer's r.).
r. de Scheibler (Scheibler's r.).
r. de Schiff (Schiff's r.).
r. de Schiff fluorescentes de Kasten (Kasten's fluorescent Schiff r.'s).
r. de Scott-Wilson (Scott-Wilson r.).
r. de Sulkowitch (Sulkowitch's r.).
r. de Uffelmann (Uffelmann's r.).
r. de Wurster (Wurster's r.).

reactuación (reenactment). In psychodrama, the acting out of a past experience.

reagina (reagin). **1.** Wolff-Eisner's term for antibody. **2.** Old term for the "Wassermann" antibody; not to be confused with the Prausnitz-Küstner antibody. **3.** Antibodies that mediate immediate hypersensitivity reactions (IgE in humans).
r. atópica (atopic r.). Prausnitz-Küstner antibody.

reagínico (reaginic). Pertaining to a reagin.

realidad (reality). That which exists objectively and in fact, and can be consensually validated.
r., pruebas de la (reality testing).

reaprendizaje (relearning). The process of regaining a skill or ability that has been partially or entirely lost.

rebaño (herd). **1.** A group of people or animals in a given area. **2.** An immunologic concept of an ecologic composite that includes susceptible animal species (including man), vectors, and environmental factors.

rebasar (rebase). In dentistry, to refit a denture by replacing the denture base material without changing the occlusal relationship of the teeth.

reborde (ridge). **1.** A (usually rough) linear elevation. **2.** In dentistry, any linear elevation on the surface of a tooth. **3.** The remainder of the alveolar process and its soft tissue covering after the teeth are removed.
r. alveolar (alveolar r.). Processus alveolaris.
r. basal (basal r.). **1.** Processus alveolaris. **2.** Cingulum dentis.
r. bicipitales (bicipital r.'s).
r. bucocervical (buccocervical r.).
r. bucogingival (buccogingival r.).
r. bulbar (bulbar r.).
r. bulboventricular (bulboventricular r.).
r. clave (key r.). Zygomaxillare.
r. costal (beading of the ribs). Rachitic rosary.
r. cutáneos (skin r.'s). Cristae cutis.
r. dentario (dental r.).
r. ectodérmico apical (apical ectodermal r.).
r. epicondíleo lateral o externo (lateral epicondylar r.).
r. epicondíleo medial o interno (medial epicondylar r.).
r. epidérmicos (epidermal r.'s). Cristae cutis.
r. epipericárdico (epipericardial r.).
r. ganglionar (ganglion r.). Neural crest.
r. genital (genital r.). Gonadal r.
r. glúteo (gluteal r.). Tuberositas glutea.
r. gonadal (gonadal r.). Genital r.
r. gustativo (taste r.).
r. infraorbitario (infraorbital margin). [*margo infraorbitalis*, NA].
r. interpapilares (interpapillary r.'s). Rete r.'s.
r. lácteo (milk r.). Mammary r.
r. linguocervical (linguocervical r.). Linguogingival r.
r. linguogingival (linguogingival r.). Linguocervical r.
r. de Mall (Mall's r.'s). Rarely used eponym for pulmonary r.'s.
r. mamario (mammary r.). Mammary fold.
r. marginal (marginal r.). Crista marginalis.
r. mesonéfrico (mesonephric r.).
r. milohioideo (mylohyoid r.). Linea mylohyoidea.
r. nasal (nasal r.). [*agger nasi*, NA].
r. oblicuo (oblique r.).
r. oblicuo externo (external oblique r.).
r. oblicuo del trapecio (oblique r. of trapezium).
r. palatino (palatine r.). Raphe palati.
r. palatino transverso (transverse palatine r.).
r. de Passavant (Passavant's r.). Passavant's cushion.
r. pectoral (pectoral r.). Crista tuberculi majoris.
r. primitivo (primitive r.).
r. del pronador (pronator r.).
r. pterigoideo del esfenoides (pterygoid r. of sphenoid bone).
r. pulmonares (pulmonary r.'s).
r. de la red (rete r.'s). Interpapillary r.'s; rete pegs.
r. residual (residual r.).
r. superciliar (superciliary r.). Arcus superciliaris.
r. suplementario (supplemental r.).
r. supracondíleo lateral (lateral supracondylar r.).
r. supracondíleo medial o interno (medial supracondylar r.).
r. supraorbitario (supraorbital r.). [*margo supraorbitalis*].
r. temporal (temporal r.). Linea temporalis inferior; linea temporalis superior.
r. transversal (transverse r.). Crista transversalis.
r. trapezoidal (trapezoid r.). Linea trapezoidea.
r. triangular (triangular r.). Crista triangularis.
r. urogenital (urogenital r.). Genital fold; mesonephric fold.
r. de Wolff (wolffian r.). Urogenital r.

recaída (relapse). Recurrence; return of the manifestations of a disease after an interval of improvement.

recalcificación (recalcification). Restoration to the tissues of lost calcium salts.

recalentamiento (rewarming). Application of heat to correct hypothermia.

recambio (turnover). The quantity of a material metabolized or processed, usually within a given length of time.

recanalización (recanalization). **1.** Restoration of a lumen in a blood vessel following thrombotic occlusion, by organization of the thrombus with formation of new channels. **2.** Spontaneous restoration of the continuity of the lumen of any occluded duct or tube.

recapar (reline). In dentistry, to resurface the tissue side of a denture with new base material to make it fit more accurately.

recapitulación (recapitulation).

receptáculo (receptaculum, pl. receptacula). Reservoir; a receptacle.
r. del ganglio petroso (r. ganglii petrosi). Fossula petrosa.
r. de Pecquet (r. pecqueti). Cisterna chyli.
r. del quilo (r. chyli). Cisterna chyli.

receptoma (receptoma). Obsolete term for chemodectoma.

receptor (receptor). **1.** A structural protein molecule on the cell surface or within the cytoplasm that binds to a specific factor, such as a hormone, antigen, or neurotransmitter. **2.** Ceptor; C. Sherrington's term for any one of the various sensory nerve endings in the skin, deep tissues, viscera, and special sense organs.
r. adrenérgicos (adrenergic r.'s). Adrenoreceptors.
r. α-adrenérgicos (α-adrenergic r.'s).
r. β-adrenérgicos (β-adrenergic r.'s).
r. colinérgicos (cholinergic r.'s).
r. de estiramiento (stretch r.'s).
r. Fc (Fc r.).
r. para opiáceos (opiate r.'s).
r. sensitivos (sensory r.'s).

recesión (recession). A withdrawal or retreating.
r. gingival (gingival r.). Gingival atrophy; gingival resorption.
r. tendinosa (tendon r.). Curb tenotomy.

recesividad (recessitivity). The state of being recessive.
recesivo (recessive). **1.** Drawing away; receding. **2.** In genetics, denoting a trait due to a particular allele that does not manifest itself in the presence of other alleles which generate traits dominant to it.
receso (recess). [*recessus*, NA].
r. anterior (anterior r.). [*recessus anterior*].
r. anterior de la membrana timpánica (anterior r. of tympanic membrane). [*recessus membranae tympani anterior*, [NA].
r. cecal (cecal r.). Recessus retrocecalis.
r. cerebelopontino (cerebellopontine r.). Pontocerebellar r.
r. coclear (cochlear r.). [*recessus cochlearis*, NA].
r. costodiafragmático (costodiaphragmatic r.). [*recessus costodiaphragmaticus*, NA].
r. costomediastínico (costomediastinal r.). [*recessus costomediastinalis*, NA].
r. duodenal inferior (inferior duodenal r.). [*recessus duodenalis inferior*, NA].
r. duodenal superior (superior duodenal r.). [*recessus duodenalis superior*, NA].
r. duodenoyeyunal (duodenojejunal r.). [*recessus duodenalis superior* NA].
r. elíptico (elliptical r.). [*recessus ellipticus*, NA].
r. epiploico (omental) inferior (inferior omental r.). [*recessus inferior omentalis*, NA].
r. epiploico (omental) superior (superior omental r.). [*recessus superior omentalis*, NA].
r. epitimpánico (epitympanic r.). [*recessus epitympanicus*, NA].
r. epitimpánico de Hyrtl (Hyrtl's epitympanic r.). Epitympanic r.
r. esfenoetmoidal (sphenoethmoidal r.). [*recessus sphenoethmoidalis*, NA].
r. esférico (spherical r.). [*recessus sphericus*, NA].
r. esplénico (splenic r.). [*recessus splenicus*, NA].
r. faríngeo (pharyngeal r.). [*recessus pharyngeus*, NA].
r. frenicomediastínico (phrenicomediastinal r.). [*recessus phrenicomediastinalis*, NA].
r. hepatoentérico (hepatoenteric r.).
r. hepatorrenal (hepatorenal r.). [*recessus hepatorenalis*, NA].
r. infundibular (infundibular r.). [*recessus infundibuli*, [NA].
r. infundibuliforme (recessus infundibuliformis). Pharyngeal recess.
r. intersigmoideo (intersigmoid r.). [*recessus intersigmoideus*, NA].
r. de Jacquemet (Jacquemet's r.).
r. lateral del cuarto ventrículo (lateral r. of fourth ventricle). [*recessus lateralis ventriculi quarti*, NA].i.
r. mesentericoparietal (mesentericoparietal r.). Parajejunal fossa.
r. neumatoentérico (pneumatoenteric r.).
r. neumoentérico (pneumatoenteric r.).
r. óptico o supraóptico (optic r.). [*recessus opticus*, NA].
r. pancreaticoentérico (pancreaticoenteric r.).
r. paracólicos (paracolic r.'s). [*sulci paracolici*, NA].
r. paraduodenal (paraduodenal r.). [*recessus paraduodenalis*, NA].
r. parotídeo (parotid r.). Parotid space.
r. pineal (pineal r.). [*recessus pinealis*, NA].
r. piriforme (piriform r.). [*recessus piriformis*, NA].
r. de la pleura (pleural r.'s). [*recessus pleurales*, NA]. Pleural sinuses.
r. pontocerebeloso (pontocerebellar r.). Cerebellopontine r.
r. posterior (posterior r.). [*recessus posterior*].
r. posterior de la membrana timpánica (posterior r. of tympanic membrane). [*recessus membranae tympani posterior*, NA].
r. retrocecal (retrocecal r.). [*recessus retrocecalis*, NA].
r. retroduodenal (retroduodenal r.). [*recessus retroduodenalis*, NA].
r. de Rosenmüller (Rosenmüller's r.). Pharyngeal r.
r. sacciforme (sacciform r.). [*recessus sacciformis*, NA].
r. subfrénicos (subphrenic r.'s). [*recessus subphrenici*, NA].
r. subhepático (subhepatic r.). [*recessus subhepaticus* , NA].
r. subpoplíteo (subpopliteal r.). [*recessus subpopliteus*, NA].
r. superior de la bolsa peritoneal menor (superior r. of lesser peritoneal sac). Pneumatoenteric r.
r. superior de la membrana timpánica (superior r. of tympanic membrane). [*recessus membranae tympani superior*, NA]
r. supraamigdalino (supratonsillar r.). Fossa supratonsillaris.
r. suprapineal (suprapineal r.). [*recessus suprapinealis*, NA].
r. triangular (triangular r.). [*recessus triangularis*].
r. de Tröltsch (Tröltsch's r.'s).
r. tubotimpánico (tubotympanic r.).
recessus, pl. **recessus** (recessus, pl. recessus). [*recessus*, NA]. Recess; a small hollow or indentation.
r. lienalis (r. lienalis). Splenic recess.
receta (recipe). A prescription or formula.
rechazo (rejection). **1.** The immunological response to incompatibility in a transplanted organ. **2.** A refusal to accept, recognize, or grant; a denial. **3.** Elimination of small ultrasonic echoes from display.
r. acelerado (accelerated r.).
r. celular agudo (acute cellular r.).
r. crónico (chronic r.).
r. crónico de un aloinjerto (chronic allograft r.).
r. hiperagudo (hyperacute r.).
r. paterno (parental r.).
r. primario (primary r.).
rechinamiento (gnashing). The grinding together of the teeth as a nonmasticatory function.
recibidor (receiver). In chemistry, a vessel attached to a condenser to receive the product of distillation.
recidiva (recidivation). Relapse of a disease or a symptom.
recidivismo (recidivism). The tendency of an individual toward recidivation.
recidivista (recidivist). A person who tends toward recidivation.
recién nacido (newborn). Neonatal.
recipe (recipe). The superscription of a prescription.
recipiomotor (recipiomotor). Relating to the reception of motor stimuli.
reciprocación (reciprocation). In prosthodontics, the means by which one part of an appliance is made to counter the effect created by another part.
recitado (rehearsal). A process associated with enhancing short-term and long-term memory wherein newly presented information, such as a name or a list of words, is repeated to oneself one or more times in order not to forget it.
reclinación (reclination). Turning the cataractous lens over into the vitreous to displace it from the line of vision.
reclutamiento (recruitment). **1.** A term used in the testing of hearing: the unequal reaction of the ear to equal steps of increasing intensity, measured in decibels, when such inequality of response results in a greater than normal increment of loudness. **2.** The bringing into activity of additional motor neurons and thus causing greater activity in response to increased duration of the stimulus applied to a given receptor or afferent nerve. **3.** The adding of parallel channels of flow in any system.
recolección (recollection). In renal physiology, a technique in which a known fluid is infused into a renal tubule lumen at one point and collected for analysis by a second micropipette further downstream.
recombinación (recombination). The process of reuniting of parts that had become separated.
r. genética (genetic r.).
recombinante (recombinant). **1.** A microbe, or strain, that has received chromosomal parts from different parental strains. **2.** Pertaining to or denoting such organisms.
recompensa (reward). Reinforcer.
recón (recon). Rarely used term for the smallest unit (corresponding to a single DNA nucleotide) of recombination or crossing-over between two homologous chromosomes.
reconstitución (reconstitution). **1.** The restitution or return to an original state of a substance, or combination of parts to make a whole. **2.** In the case of a lower organism, the restoration of a part of the body by regeneration.
recorte de tejidos (tissue trimming). Border molding.
recrudescencia (recrudescence). Resumption of a morbid process or its symptoms after a period of remission.
recrudescente (recrudescent). Becoming active again, relating to a recrudescence.
rectal (rectal). Relating to the rectum.
rectalgia (rectalgia). Proctalgia.
rectectomía (rectectomy). Proctectomy.
rectificar (rectify). **1.** To correct. **2.** To purify or refine by distillation; usually implies repeated distillations.
rectitis (rectitis). Proctitis.

recto (rectum, pl. recta). [*rectum,* NA]. The terminal portion of the digestive tube, extending from the sigmoid colon to the anal canal.
recto-, rect- (recto-, rect-). Combining forms denoting the rectum.
rectoabdominal (rectoabdominal). Relating to the rectum and the abdomen.
rectocele (rectocele). Proctocele.
rectoclisis (rectoclysis). Proctoclysis.
rectococcígeo (rectococcygeal). Relating to the rectum and the coccyx.
rectococcipexia (rectococcypexy). Proctococcypexy.
rectocolitis (rectocolitis). Coloproctitis.
rectoestenosis (rectostenosis). Proctostenosis.
rectofobia (rectophobia). Proctophobia.
rectoperineal (rectoperineal). Relating to the rectum and perineum.
rectoperineorrafia (rectoperineorrhaphy). Proctoperineoplasty.
rectopexia (rectopexy). Proctopexy.
rectoplastia (rectoplasty). Proctoplasty.
rectorrafia (rectorrhaphy). Proctorrhaphy.
rectoscopia (rectoscopy). Proctoscopy.
rectoscopio (rectoscope). Proctoscope.
rectosigmoide (rectosigmoid). The rectum and sigmoid colon considered as a unit.
rectostomía (rectostomy). Proctostomy.
rectotomía (rectotomy). Proctotomy.
rectótomo (rectotome). Proctotome.
rectouretral (rectourethral). Relating to the rectum and the urethra.
rectouterino (rectouterine). Relating to the rectum and the uterus.
rectovaginal (rectovaginal). Relating to the rectum and the vagina.
rectovesical (rectovesical). Relating to the rectum and the bladder.
rectovestibular (rectovestibular). Relating to the rectum and the vestibule of the vagina.
recubrimiento (capping). Covering.
r. pulpar directo (direct pulp c.). A procedure for covering and protecting an exposed vital pulp.
r. pulpar indirecto (indirect pulp c.). The application of a suspension of calcium hydroxide to a thin layer of dentin overlying the pulp (near exposure) in order to stimulate secondary dentin formation and protect the pulp.
recuento (count). A reckoning, enumeration, or accounting.
r. de Addis (Addis c.).
r. de Arneth (Arneth c.).
r. de la cresta epidérmica (epidermal ridge c.).
r. de filamentos-no filamentos (filament-nonfilament c.).
r. de sangre o sanguíneo (blood count). Calculation of the number of red (RBC) or white (WBC) blood cells in a cubic millineter of blood.
r. sanguíneo completo (complete blood count (CBC)).
r. sanguíneo diferencial de glóbulos blancos (differential white blood count).
r. de Schilling (Schilling's blood count). Schilling's index.
recuerdo (recall). The process of remembering thoughts, words, and actions of a past event in an attempt to recapture actual happenings.
recumbente (recumbent). Leaning; reclining; lying down.
recuperación 1. (recovery). A getting back or regaining; recuperation. **2.** (recuperation). Recovery of or restoration to the normal state of health and function. **3.** (retrieval). The third stage in the memory process. **4.** (recovery). Emergence from general anesthesia.
r. de arrastre (creep r.).
r. espontánea (spontaneous r.).
r. de un óvulo por ultrasonido (ultrasonic egg r.).
recuperador (regainer). An appliance used in an attempt to regain space in the dental arches.
recuperarse (recuperate). To undergo recuperation.
recurrencia (recurrence). **1.** A return of the symptoms, occurring as a phenomenon in the natural history of the disease, as seen in recurrent fever. **2.** Relapse. **3.** Appearance of a genetic trait in a genetic relative of a proband.
recurrente 1. (relapsing). Recurring; said of a disease or its manifestations that returns in a new attack after an interval of improvement. **2.** (recurrent). In anatomy, turning back on itself. **3.** (recurrent). Denoting symptoms or lesions reappearing after an intermission or remission.
recurvación (recurvation). A backward bending or flexure.
red 1. (network). [*rete,* pl. *retia,* NA]. A network of nerve fibers or small vessels. **2.** (network). Net; a structure bearing a resemblance to a woven fabric. **3.** (net). Network.
r. acromial (acromial n.). [*rete acromiale,* NA].
r. del agujero oval (rete foraminis ovalis).
r. arterial (arterial n.). [*rete arteriosum,* NA].
r. articular de la rodilla (articular n. of knee). [*rete articulare genus,* NA].
r. articular del codo (articular n. of elbow). [*rete articulare cubiti,* NA].
r. del calcáneo (n. of heel). [*rete carpi dorsale,* NA].
r. carpiana dorsal (dorsal carpal n.). [*rete carpi dorsale,* NA].
r. carpiana posterior (rete carpi posterius). Dorsal carpal n.
r. de Chiari (Chiari's net).
r. del conducto hipogloso (rete canalis hypoglossi).
r. de cromatina (chromatin n.).
r. cromidial (chromidial net).
r. cutánea del corion (rete cutaneum corii).
r. de Haller (Haller's rete, r. halleri). R. testis.
r. de linina (linin n.).
r. maleolar lateral (lateral malleolar n.). [*rete malleolare laterale,* NA].
r. maleolar medial (medial malleolar n.). [*rete malleolare mediale,* NA].
r. de Malpighi (malpighian rete). Malpighian stratum.
r. ovárica (rete ovarii). [*rete ovarii*].
r. peritarsiana (peritarsal n.).
r. de Purkinje (Purkinje's n.).
r. rotuliana (patellar n.). [*rete patellae,* NA].
r. subpapilar (subpapillary n.). [*rete subpapillare*].
r. del talón (n. of heel). [*rete carpi dorsale,* NA].
r. testicular (rete testis). [*rete testis,* NA]. Haller's r.; r. halleri.
r. trabecular (trabecular n.). Reticulum trabeculare.
r. vascular articular (articular vascular n.). [*rete vasculosum articulare,* NA].
r. venosa dorsal de la mano (dorsal venous n. of hand). [*rete venosum dorsale manus,* NA].
r. venosa dorsal del pie (dorsal venous n. of foot). [*rete venosum dorsale pedis,* NA].
r. venosa plantar (plantar venous n.). [*rete venosum plantare,* NA].
redia (redia, pl. rediae). Intramolluscan development stage of a digenetic trematode, following the primary sporocyst stage, which forms after penetration of the snail tissues by the miracidium.
rediferenciación (redifferentiation). The return to a fully specialized condition for the performance of a particular function after a period of nonspecific activity.
redondear (splay). The rounding of the corner on the graph relating rate of renal tubular secretion or reabsorption of a substance to its arterial plasma concentration.
redox (redox). Contraction of oxidation-reduction.
reducción (reduction). **1.** Repositioning the restoration, by surgical or manipulative procedures, of a part to its normal anatomical relation. **2.** In chemistry, a reaction involving a gain of one or more electrons by a substance.
r. abierta de fracturas (open r. of fractures).
r. cerrada de fracturas (closed r. of fractures).
r. de cromosomas (r. of chromosomes).
r. en masa (r. en masse).
r. de la tuberosidad (tuberosity r.).
reducible (reducible). Capable of being reduced.
reducir (reduce). **1.** To perform reduction. **2.** In chemistry, to initiate reduction.
reductasa (reductase). Reducing enzyme; an enzyme that catalyzes a reduction.
reductasa de óxido nítrico (nitric-oxide reductase). An enzyme oxidizing N_2 to NO, a first step in the fixing of atmospheric nitrogen by bacteria.
reductor (reductant). The substance that is oxidized in the course of reduction.
reduplicación (reduplication). **1.** A redoubling. **2.** A duplication or doubling, as of the sounds of the heart in certain morbid states or the presence of two instead of a normally, single part. **3.** A fold or duplicature.

reduvio (reduviid). A member of the family Reduviidae.
reefing (reefing). Surgically reducing the extent of a tissue by folding it and securing with sutures, as in plication.
r. del estómago (stomach r.). Gastroplication.
reentrada (reentry). Return of the same impulse into an area of heart muscle that it has recently activated but which is now no longer refractory, as seen in reciprocal rhythms.
reestenosis (restenosis). Recurrence of stenosis after corrective surgery on the heart valve.
refección (refection). A restoring to the normal state.
refinar (refine). To free from impurities.
reflector (reflector). Any surface that reflects light, heat, or sound.
reflejar (reflect). **1.** To bend back. **2.** To throw back, as of radiant energy from a surface. **3.** To send back a motor impulse in response to a sensory stimulus. **4.** In psychotherapy, to repeat the patient's last phrase as a stimulus to him to continue his discourse.
reflejo (reflex). **1.** An involuntary reaction in response to a stimulus applied to the periphery and transmitted to the nervous centers in the brain or spinal cord. **2.** A reflection. **3.** Consensual.
r. abdominales (abdominal r.'s). Supraumbilical r.
r. abdominales profundos (deep abdominal r.'s).
r. abdominocardíaco (abdominocardiac r.).
r. del abrazo (clasping r.).
r. de acomodación (accommodation r.).
r. acromial (acromial r.).
r. de actitud (attitudinal r.'s). Statotonic r.'s.
r. acusticopalpebral (acousticopalpebral r.). Cochleopalpebral r.
r. adquirido (acquired r.). Conditioned r.
r. aductor (adductor r.).
r. del aductor cruzado (crossed adductor r.).
r. de agarre (grasp r.). Grasping r.
r. aliados (allied r.'s).
r. de amenaza (threat r.).
r. anal (anal r.).
r. antagónicos (antagonistic r.'s).
r. aórtico (aortic r.). Cardiac depressor r.
r. aponeurótico (aponeurotic r.).
r. aquiliano, tendinoso de Aquiles, del tendón de Aquiles (Achilles r., Achilles tendon r.). Ankle jerk; ankle r.; tendo Achillis r.; triceps surae r.
r. del arco costal (costal arch r.).
r. articular basal (basal joint r.). Finger-thumb or Mayer's r.
r. de Aschner (Aschner's r.). Oculocardiac r.
r. de Aschner-Dagnini (Aschner-Dagnini r.). Oculocardiac r.
r. auditivo (auditory r.).
r. auricular (auricular r.).
r. auriculopalpebral (auriculopalpebral r.). Kisch's r.
r. auriculopresor (auriculopressor r.). Pavlov's r.
r. auropalpebral (auropalpebral r.). Cochleopalpebral r.
r. axónico (axon r.).
r. de Babinski (Babinski r.). Babinski's sign.
r. de Bainbridge (Bainbridge r.).
r. de Barkman (Barkman's r.).
r. de Bechterew-Mendel (Bechterew-Mendel r.).
r. de Benedek (Benedek's r.).
r. de Bezold-Jarisch (Bezold-Jarisch r.).
r. del bíceps femoral (biceps femoris r.).
r. bicipital o **del bíceps** (biceps r.).
r. de Bing (Bing's r.).
r. de Brain (Brain's r.). Quadripedal extensor r.
r. braquiorradial (brachioradial r.).
r. bregmocardíaco (bregmocardiac r.).
r. de Brissaud (Brissaud's r.).
r. bulbocavernoso (bulbocavernosus r.).
r. bulbomímico (bulbomimic r.). Facial r.; Mondonesi's r.
r. en cadena (chain r.).
r. de Capps (Capps' r.).
r. cardíaco de Abrams (Abrams' heart r.).
r. cefálicos (cephalic r.'s). R.'s associated with the cranial nerves.
r. cefalopalpebral (cephalopalpebral r.).
r. cercano (near r.).
r. cerebropupilar (cerebropupillary r.). Haab's r.
r. cervicales (neck r.'s).
r. de Chaddock (Chaddock r.). Chaddock sign.
r. del chasquido (snapping r.). Hoffmann's sign.
r. de Chodzko (Chodzko's r.).
r. de cierre del ojo (eye-closure r.). Wink r.
r. cilioespinal (ciliospinal r.). Pupillary-skin r.
r. de clono de la muñeca (wrist clonus r.).
r. cocleoestapedio (cochleostapedial r.).
r. cocleoorbicular (cochleo-orbicular r.). Cochleopalpebral r.
r. cocleopalpebral (cochleopalpebral r.).
r. cocleopupilar (cochleopupillary r.).
r. del codo (elbow r.). Triceps r.
r. condicionado (conditioned r. (CR)).
r. condicionado vestigial (trace conditioned r.).
r. conductístico (behavior r.). Conditioned r.
r. congénito (innate r.). An unlearned or instinctive r.
r. conjuntival (conjunctival r.).
r. consensual a la luz (consensual light r.). Consensual reaction.
r. contralateral (contralateral r.). Brudzinski's sign.
r. convulsivo (convulsive r.).
r. coordinado (coordinated r.).
r. del corazón (heart r.).
r. corneal (corneal r.).
r. corticopupilar (corticopupillary r.). Haab's r.
r. costopectoral (costopectoral r.). Pectoral r.
r. craneocardíaco (craniocardiac r.).
r. cremastérico (cremasteric r.).
r. cruzado (crossed r.). Crossed jerk.
r. cruzado de la pelvis (crossed r. of pelvis).
r. cruzado de la rodilla (crossed knee r.).
r. del cuádriceps (quadriceps r.). Patellar r.
r. cubital (ulnar r.). Pronator r.
r. cuboideodigital (cuboidodigital r.). Metatarsal r.
r. cutáneo (cutaneous r.).
r. cutáneo de la pupila, cutaneopupilar (cutaneous pupil r., cutaneous-pupillary r.). Pupillary-skin r.
r. cutáneo galvánico (galvanic skin r.). Galvanic skin response.
r. cutaneomusculares (skin-muscle r.'s). Skin r.'s.
r. cutaneopupilar (skin-pupillary r.).
r. cutáneos (skin r.'s). Skin-muscle r.'s.
r. darwiniano (darwinian r.).
r. del dedo del pie (toe r.).
r. del dedo gordo del pie (great-toe r.). Babinski's sign.
r. de defensa (defense r.).
r. de deglución 1. (swallowing r.). **2.** (deglutition r.). Swallowing r.
r. de Déjérine (Déjérine's r.). Déjérine's hand phenomenon.
r. depresor (depressor r.). Cardiac depressor r.
r. depresor cardíaco (cardiac depressor r.). Aortic r.; depressor r.
r. diferido (delayed r.).
r. difuso (diffused r.). One of several r.'s occurring in association with the main r.
r. digital (digital r.). Hoffmann's sign.
r. dorsal (dorsal r.).
r. del dorso del pie (dorsum pedis r.). Bechterew-Mendel r.
r. del empeine de Mendel (Mendel's instep r.). Back of foot r.; dorsum of foot r.
r. de enderezamiento (righting r.'s). Static r.
r. de enderezamiento corporal (body righting r.'s).
r. enterogástrico (enterogastric r.).
r. de entrenamiento (trained r.). Conditioned r.
r. epigástrico (epigastric r.). Supraumbilical r.
r. erector de la columna vertebral (erector-spinal r.).
r. escapular (scapular r.). Interscapular r.
r. escapulohumeral (scapulohumeral r.). Scapuloperiosteal r.
r. escapuloperióstico (scapuloperiosteal r.). Scapulohumeral r.
r. esofagosalival (esophagosalivary r.). Roger's r.
r. espinal (spinal r.). A r. arc involving the spinal cord.
r. espinoaductor (spino-adductor r.). McCarthy's r.
r. espinoaductor cruzado (crossed spino-adductor r.).
r. estático (static r.). Postural r.; righting r.'s.
r. estatocinético (statokinetic r.).
r. estatotónico (statotonic r.'s). Attitudinal r.'s.
r. esternobraquial (sternobrachial r.).
r. estilorradial (styloradial r.). Brachioradial r.
r. de extensión (stretch r.). Myotatic r.
r. de extensión cruzada (crossed extension r.).
r. extensor cuadrupedal (quadripedal extensor r.). Brain's r.

r. extensor paradójico (paradoxical extensor r.).
r. de eyección láctea (milk-ejection r.).
r. facial (facial r.). Bulbomimic r.
r. faríngeo (pharyngeal r.). Swallowing r.; vomiting r.
r. fásico (phasic r.).
r. faucal (faucial r.). Gag r.
r. femoral (femoral r.).
r. femoroabdominal (femoroabdominal r.). Hypogastric r.
r. flexor (flexor r.). Defense r.; nociceptive r.; withdrawal r.
r. flexor paradójico (paradoxical flexor r.). Gordon r.
r. del fondo de ojo (fundus r.). Light r.
r. fotomotor (light r.).
r. de Galant (Galant's r.). Lower abdominal periosteal r.
r. gastrocólico (gastrocolic r.).
r. gastroileal (gastroileac r.).
r. de Geigel (Geigel's r.).
r. de Gifford (Gifford's r.).
r. glúteo (gluteal r.).
r. de Gordon (Gordon r.). Paradoxical flexor r.
r. de Guillain-Barré (Guillain-Barré r.). Aponeurotic r.
r. de guiño (wink r.). Eye-closure r.; opticofacial r.
r. gustatorio-sudorífico (gustatory-sudorific r.).
r. H (H r.). A monosynaptic r. obtained by stimulating the tibial nerve.
r. de Haab (Haab's r.). Cerebropupillary r.; corticopupillary r.
r. hepatoyugular (hepatojugular r.). Hepatojugular reflux.
r. de Hering-Breuer (Hering-Breuer r.).
r. hipocondríaco (hypochondrial r.).
r. hipogástrico (hypogastric r.). Femoroabdominal r.
r. de hociqueo (rooting r.).
r. de Hoffmann (Hoffmann's r.). Hoffmann's sign.
r. del imán (magnet r.). Magnet reaction.
r. incondicionado (unconditioned r.). An instinctive r.
r. índice-pulgar (finger-thumb r.). Basal joint r.
r. de inmersión (diving r.).
r. interescapular (interscapular r.). Scapular r.
r. intrínseco (intrinsic r.).
r. invertido (inverted r.). Paradoxical r.
r. investigatorio (investigatory r.). Orienting r.
r. ipsilateral (ipsilateral r.).
r. de Jacobson (Jacobson's r.).
r. de Joffroy (Joffroy's r.). Hip phenomenon.
r. de Kisch (Kisch's r.). Auriculopalpebral r.
r. laberínticos (labyrinthine r.'s).
r. laberínticos de enderezamiento (labyrinthine righting r.'s).
r. labial (lip r.).
r. lagrimal (lacrimal r.).
r. lagrimo-gustativo (lacrimo-gustatory r.).
r. laríngeo (laryngeal r.). Cough r.
r. laríngeo protector (protective laryngeal r.).
r. laringoespástico (laryngospastic r.). Laryngospasm.
r. latente (latent r.).
r. de Liddell-Sherrington (Liddell-Sherrington r.). Myotatic r.
r. del llanto (cry r.).
r. de lordosis (lordosis r.).
r. de Lovén (Lovén r.).
r. luminoso (light r.).
r. luminoso tapetal (tapetal light r.).
r. mandibular **1.** (jaw r.). Chin jerk; jaw jerk; mandibular r. **2.** (mandibular r.). Jaw r.
r. mandibular de guiño (jaw-working r.).
r. de la marcha (stepping r.).
r. en masa (mass r.).
r. masetérico (masseter r.). Jaw r.
r. de Mayer (Mayer's r.). Basal joint r.
r. de McCarthy (McCarthy's r.'s).
r. mediopubiano (mediopubic r.).
r. de Mendel-Bechterew (Mendel-Bechterew r.).
r. mentoniano (chin r.). Jaw r.
r. metacarpohipotenar (metacarpohypothenar r.).
r. metacarpotenar (metacarpothenar r.). Thumb r.
r. metatarsiano (metatarsal r.). Cuboidodigital r.
r. de micción (micturition r.). Bladder r.; urinary r.; vesical r.
r. mientérico (myenteric r.). Law of intestine.
r. miotático (myotatic r.). Muscular r.; stretch r.
r. de Mondonesi (Mondonesi's r.). Bulbomimic r.
r. de Moro (Moro r.). Startle r.
r. muscular (muscular r.). Myotatic r.
r. muscular plantar (plantar muscle r.). Rossolimo's r.
r. de nariz-ojo (nose-eye r.). Orbicularis oculi r.
r. de nariz-puente-párpado (nose-bridge-lid r.).
r. nasal (nasal r.).
r. nasomentoniano (nasomental r.).
r. nauseoso (gag r.). Faucial r.
r. neocardíaco (pneocardiac r.).
r. neopneico (pneopneic r.).
r. nociceptivo (nociceptive r.). Flexor r.
r. nocifensor (nocifensor r.).
r. oblicuo externo (external oblique r.).
r. ocular (eye r.). Light r.
r. oculocardíaco (oculocardiac r.). Aschner's r.
r. oculocefálico (oculocephalic r.). Oculocephalogyric r.
r. oculocefalógiro (oculocephalogyric r.). Oculocephalic r.
r. oculógiro auditivo (auditory oculogyric r.).
r. del olécranon (olecranon r.). Paradoxical triceps r.
r. de Oppenheim (Oppenheim's r.).
r. opticofacial (opticofacial r.). Wink r.
r. ópticos de enderezamiento (optical righting r.'s).
r. del orbicular de los párpados (orbicularis oculi r.).
r. orbicular pupilar (orbicularis pupillary r.).
r. orbicular visual (visual orbicularis r.).
r. orientador o de orientación (orienting r.). Investigatory r.
r. óseo (bone r.). A r. excited by a stimulus applied to a bone.
r. palatino (palatal r., palatine r.).
r. palma-mentón (palm-chin r.). Palmomental r.
r. palmar (palmar r.).
r. palmomentoniano (palmomental r.). Palm-chin r.
r. palpebral (lid r.). Corneal r.
r. de paracaídas (parachute r.). Startle r.
r. paradójico (paradoxical r.). Inverted r.
r. paradójico del tríceps (paradoxical triceps r.). Olecranon r.
r. de Pavlov (Pavlov's r.). Auriculopressor r.
r. pectoral (pectoral r.). Costopectoral r.
r. de percusión frontal (front-tap r.). Periosteal r.
r. de percusión plantar (sole tap r.). Aponeurotic r.
r. de Pérez (Perez r.).
r. pericárdico (pericardial r.).
r. perióstico (periosteal r.).
r. perióstico abdominal inferior (lower abdominal periosteal r.).
r. perióstico abdominal superior (upper abdominal periosteal r.).
r. de Phillipson (Phillipson's r.)
r. pilomotor (pilomotor r.).
r. plantar **1.** (sole r.). Plantar r. **2.** (plantar r.).
r. del plexo celíaco (celiac plexus r.).
r. postural (postural r.). Static r
r. de prensión (grasp r., grasping r.). Forced grasping r.
r. de prensión forzada (forced grasping r.). Grasping r.
r. presorreceptor (pressoreceptor r.). Carotid sinus syndrome.
r. profundo (deep r.).
r. pronador (pronator r.). Ulnar r.
r. propioceptivo-oculocefálico (proprioceptive-oculocephalic r.).
r. propioceptivos (proprioceptive r.'s).
r. psicocardíaco (psychocardiac r.).
r. psicogalvánico, cutáneo psicogalvánico (psychogalvanic r., psychogalvanic skin r.). Galvanic skin response.
r. del pulgar (thumb r.). Metacarpothenar r.
r. pulmonocoronario (pulmonocoronary r.).
r. de la pupila blanca (white pupillary r.). Leukocoria.
r. pupilar (pupillary r.). Light r.
r. pupilar de Westphal (Westphal's pupillary r.).
r. pupilar paradójico (paradoxical pupillary r.).
r. pupilar-cutáneo (pupillary-skin r.). Ciliospinal r.
r. radial (radial r.).
r. radial invertido (inverted radial r.).
r. radiobicipital (radiobicipital r.).
r. radioperióstico (radioperiosteal r.). Brachioradial r.
r. de rascado en el perro (scratch r. in dogs).
r. rectal (rectal r.).
r. rectocardíaco (rectocardiac r.).
r. rectolaríngeo (rectolaryngeal r.).

r. de Remak (Remak's r.).
r. renal (renal r.).
r. de retiro (withdrawal r.). Flexor r.
r. de la risa (laughter r.).
r. de la rodilla (knee r.). Patellar r.
r. de Roger (Roger's r.). Esophagosalivary r.
r. rojo (red r.). Pyramid of light.
r. de Rossolimo (Rossolimo's r.). Rossolimo's sign.
r. rotuliano (patellar r.).
r. rotuliano paradójico (paradoxical patellar r.).
r. rotuloaductor (patello-adductor r.).
r. de sacudida de la rodilla (knee-jerk r.). Patellar r.
r. de Schäffer (Schäffer's r.).
r. de la seda tornasolada (shot-silk r.). Shot-silk retina.
r. semimembranoso, semitendinoso (semimembranosus r., semitendinosus r.).
r. del seno carotídeo (carotid sinus r.). Carotid sinus syndrome.
r. sincrónico (synchronous r.).
r. sinusal (sinus r.). Carotid sinus syndrome.
r. de sobresalto (startle r.).
r. de sostén o apoyo (supporting r.'s). Supporting reactions.
r. de Starling (Starling's r.).
r. de Strümpell (Strümpell's r.).
r. de succión (suckling r.).
r. superficial (superficial r.).
r. de supinación (supination r.). Brachioradial r.
r. del supinador, supinador largo (supinator r., supinator longus r.).
r. supraorbitario (supraorbital r.). McCarthy's r.'s.
r. suprarrotuliano (suprapatellar r.).
r. supraumbilical (supraumbilical r.).
r. tarsofalángico (tarsophalangeal r.).
r. tendinoso (tendon r.).
r. del tendón de Aquiles (tendo Achillis r.). Achilles r.
r. del tendón rotuliano (patellar tendon r.). Patellar r.
r. del tobillo (ankle r.). Achilles r.
r. tónico (tonic r.). Gordon's symptom.
r. de tracción visceral (visceral traction r.).
r. del tríceps (triceps r.). Elbow jerk; elbow r.
r. del tríceps sural (triceps surae r.). Achilles r.
r. trigeminofacial (trigeminofacial r.). Supraorbital r.
r. del trocánter (trochanter r.).
r. de Trömner (Trömner's r.). A modified Rossolimo r.
r. tusígeno (cough r.). Laryngeal r.
r. urinario **1.** (bladder r.). Micturition r. **2.** (urinary r.). Micturition r.
r. utriculares (utricular r.'s).
r. vagovagal (vagovagal r.).
r. vasopresor (vasopressor r.).
r. venorrespiratorio (venorespiratory r.).
r. vertebral prominente (vertebra prominens r.).
r. vesical (vesical r.). Micturition r.
r. vestibuloespinal (vestibulospinal r.).
r. viscerogénico (viscerogenic r.).
r. visceromotor (visceromotor r.).
r. visceropanicular (visceropannicular r.).
r. viscerosensitivo (viscerosensory r.).
r. viscerotrófico (viscerotrophic r.).
r. de vómito (vomiting r.). Pharyngeal r.
r. de Weingrow (Weingrow's r.). Aponeurotic r.

reflexión (reflection). **1.** The act of reflecting. **2.** That which is reflected.
reflexionar (reflect). To meditate; to think over a matter.
reflexófilo (reflexophil, reflexophile). Having exaggerated reflexes.
reflexogénico (reflexogenic). Reflexogenous; causing a reflex.
reflexógeno (reflexogenous). Reflexogenic.
reflexógrafo (reflexograph). An instrument for graphically recording a reflex.
reflexología (reflexology). The study of reflexes.
reflexómetro (reflexometer). An instrument for measuring the force necessary to excite a reflex.
reflexoterapia (reflexotherapy). Reflex therapy.
reflujo (reflux). **1.** A backward flow. **2.** In chemistry, to boil without loss of vapor because of the presence of a condenser that returns vapor as liquid.

r. abdominoyugular (abdominojugular r.). Hepatojugular r.
r. esofágico, gastroesofágico (esophageal r., gastroesophageal r.).
r. hepatoyugular (hepatojugular r.). Abdominojugular r.
r. ureterorrenal (ureterorenal r.).
r. vesicoureteral (vesicoureteral r.).

reforzador (reinforcer). Reward; in conditioning, a pleasant or satisfaction-yielding or painful or unsatisfying, stimulus, object, or stimulus event that is obtained upon the performance of a desired or predetermined operant.
refracción (refraction). Refringence. The deflection of a ray of light when it passes from one medium into another of different optical density.

r. dinámica (dynamic r.). R. of the eye during accommodation.
r. doble (double r.). Birefringence.
r. estática (static r.). R. without accommodation.

refraccionista (refractionist). A person trained to measure the refraction of the eye and to determine the proper corrective lenses.
refraccionómetro (refractionometer). Refractometer.
refractar (refract). **1.** To change the direction of a ray of light. **2.** To detect an error of refraction and to correct it by means of lenses.
refractario (refractory). **1.** Intractable; resistant to treatment, as of a disease. **2.** Obstinate.
refractividad (refractivity). Ability of a substance by which it refracts rays of light.
refractivo (refractive). Refringent; pertaining to refraction.
refractometría (refractometry). **1.** Measurement of the refractive index. **2.** Use of a refractometer to determine the refractive error of the eye.
refractómetro (refractometer). Objective optometer; refractionometer; an instrument for measuring the degree of refraction in translucent substances, especially the ocular media.
refractura (refracture). Breaking a bone that has united after a previous fracture.
refrangible (refrangible). Capable of being refracted.
refrescar (refresh). **1.** To renew; to cause to recuperate. **2.** To perform revivification.
refrigeración (refrigeration). The act of cooling or reducing fever.
refrigerante (refrigerant). Cooling; reducing slight fever.
refringencia (refringence). Refraction.
refringente (refringent). Refractive.
refuerzo (reinforcement). **1.** An increase of force or strength. **2.** In dentistry, a structural addition or inclusion used to give additional strength in function. **3.** In conditioning, the totality of the process in which the conditioned stimulus is followed by presentation of the unconditioned stimulus which, itself, elicits the response to be conditioned.

r. primario (primary r.).
r. secundario (secondary r.).

refusión (refusion). Return of the circulation of blood which has been temporarily cut off by ligature of a limb.
regalíz (liquorice). Glycyrrhiza.
regeneración (regeneration). **1.** Neogenesis; reproduction or reconstitution of a lost or injured part. **2.** A form of asexual reproduction.

r. aberrante (aberrant r.).

regenerar (regenerate). To renew; to reproduce.
régimen (regimen). A program, including drugs, which regulates aspects of one's life-style for a hygienic or therapeutic purpose; sometimes mistakenly called regime.
regio, gen. **regionis**, pl. **regiones** (regio, gen. regionis, pl. regiones). [*regio*, NA]. Region.
región (region). **1.** [*regio,* NA]. An often arbitrarily limited portion of the surface of the body. **2.** A portion of the body having a special nervous or vascular supply, or a part of an organ having a special function.

r. abdominales (abdominal r.'s). [*regiones abdominis,* NA].
r. anal (anal r.). [*regio analis,* NA].
r. antebraquial anterior (anterior r. of forearm). [*regio antebrachialis anterior,* NA]; [*facies antebrachialis anterior,* NA];
r. antebraquial posterior (posterior r. of forearm). [*facies antebrachialis posterior,* NA]; [*regio antebrachialis posterior*, NA].
r. anterior de la rodilla (regio genus anterior). [*regio genus anterior,* NA]. Anterior region of the knee.
r. axilar (axillary r.). [*regio axillaris,* NA].
r. en bisagra (hinge r.).

r. calcánea (calcaneal r.). [*regio calcanea*, NA].
r. de la cara (r.'s of face). [*regiones faciales*, NA].
r. carpiana anterior (anterior carpal r.). [*regio carpalis anterior*, NA].
r. carpiana posterior (posterior carpal r.). [*regio carpalis posterior*, NA].
r. cefálicas (r.'s of head). [*regiones capitis*, NA].
r. cervical anterior (anterior r. of neck). [*regio cervicalis anterior*, NA].
r. cervical lateral (lateral r. of neck). [*regio cervicalis lateralis*, NA].
r. cervical posterior (posterior r. of neck). [*regio cervicalis posterior*, NA].
r. cervicales (r.'s of neck). [*regiones cervicales*, NA].
r. cigomática (zygomatic r.). [*regio zygomatica*, NA].
r. constante (constant r.).
r. corporales (r.'s of body). [*regiones corporis*, NA].
r. cromosómica (chromosomal r.).
r. crural anterior (anterior r. of the leg). [*regio cruralis anterior*, NA].
r. crural posterior (posterior r. of the leg). [*regio cruralis posterior*, NA].
r. cubital anterior (anterior cubital r.). [*regio cubitalis anterior*, NA].
r. cubital posterior (posterior cubital r.). [*regio cubitalis posterior*, NA].
r. deltoidea (deltoid r.). [*regio deltoidea*, NA].
r. dorsales (r.'s of back). [*regiones dorsales*, NA].
r. epigástrica (epigastric r.). [*regio epigastrica*, NA].
r. escapular (scapular r.). [*regio scapularis*, NA].
r. esternocleidomastoidea (sternocleidomastoid r.). [*regio sternocleidomastoidea*, NA].
r. de la extremidad inferior (r.'s of inferior limb). [*regiones membri inferioris*, NA].
r. de la extremidad superior (r.'s of superior limb). [*regiones membri superioris*, NA].
r. faciales (r.'s of face). [*regiones faciales*, NA].
r. femoral (femoral r.). [*regio femoralis*, NA].
r. femoral anterior (regio femoralis anterior). [*regio femoralis anterior*, NA]. The anterior region of the thigh, including the femoral triangle.
r. femoral posterior (regio femoralis posterior). [*regio femoralis posterior*, NA]. The posterior region of the thigh.
r. frontal de la cabeza (frontal r. of head). [*regio frontalis capitis*, NA].
r. geniana (buccal r.). [*regio buccalis*, NA].
r. glútea (gluteal r.). [*regio glutealis*, NA]. R. de las nalgas.
r. hipocondríaca (hypochondriac r.). [*regio hypochondriaca*, NA].
r. infraclavicular (regio infraclavicularis). [*fossa infraclavicularis*, NA].
r. infraescapular (infrascapular r.). [*regio infrascapularis*, NA].
r. inframamaria (inframammary r.). [*regio inframammaria*, NA].
r. infraorbitaria (infraorbital r.). [*regio infraorbitalis*, NA].
r. inguinal (inguinal r.). [*regio inguinalis*, NA].
r. K (K r.). Carbons 9 and 10 of the phenanthrene ring system.
r. lateral (lateral r.). [*regio lateralis*, NA].
r. lumbar (lumbar r.). [*regio lumbalis*, NA].
r. mamaria (mammary r.). [*regio mammaria*, NA].
r. mentoniana (mental r.). [*regio mentalis*, NA].
r. nasal (nasal r.). [*regio nasalis*, NA].
r. nucal (nuchal r.). [*regio nuchalis*, NA]. R. cervicales posterior.
r. occipital (occipital r. of head). [*regio occipitalis capitis*, NA].
r. olfatoria de la túnica mucosa de la nariz (olfactory r. of tunica mucosa of nose). [*regio olfactoria tunicae mucosae nasi*, NA].
r. oral (oral r.). [*regio oralis*, NA].
r. orbitaria (orbital r.). [*regio orbitalis*, NA].
r. parietal (parietal r.). [*regio parietalis capitis*, NA].
r. pectorales (r.'s of chest). [*regiones pectorales*, NA].
r. perineal (perineal r.). [*regio perinealis*, NA].
r. poplítea (popliteal r.). [*poples*, NA].
r. posterior de la rodilla (posterior knee r.). [*regio genus posterior*, NA]. The posterior region of the knee, including the popliteal fossa.
r. preesternal (presternal r.). [*regio presternalis*, NA].
r. preóptica (preoptic r.). Preoptic area.
r. presuntiva (presumptive r.).
r. pretectal **1.** (pretectal area). Pretectal region; pretectum. **2.** (pretectal r.). Pretectal area.
r. pubiana (pubic r.). [*regio pubica*, NA].
r. respiratoria de la túnica mucosa de la nariz (respiratory r. of tunica mucosa of nose). [*regio respiratoria tunicae mucosae nasi*, NA].
r. sacra (sacral r.). [*regio sacralis*, NA].
r. sural (sural r.). [*regio suralis*, NA]. Sura.
r. talocrural (ankle r.). [*regio talocruralis*, NA].
r. temporal de la cabeza (temporal r. of head). [*regio temporalis capitis*, NA].
r. umbilical (umbilical r.). [*regio umbilicalis*, NA].
r. urogenital (urogenital r.). [*regio urogenitalis*, NA].
r. variable (variable r.).
r. vertebral (vertebral r.). [*regio vertebralis*, NA].
r. de Wernicke (Wernicke's r.). Wernicke's center.

regional (regional). Relating to a region.

registración (registration). In dentistry, a record.
r. maxilomandibular (maxillomandibular r.).
r. de tejidos (tissue r.).

registro **1.** (record). In medicine, a chronologic written account that includes a patient's medical history. **2.** (recording). Preserving the results of a study. **3.** (record). In dentistry, a registration of desired jaw relations in a plastic material or on a device to permit these relationships to be transferred to an articulator.
r. de anestesia (anesthesia r.).
r. de arco facial (face-bow r.).
r. funcional de masticación (functional chew-in r.).
r. hospitalario (hospital r.).
r. interoclusal (interocclusal r.). Checkbite.
r. maxilomandibular (maxillomandibular r.).
r. médico (medical r.).
r. orientado por problemas (problem-oriented r. (POR)).
r. de perfil (profile r.). A registration or r. of the profile of a patient.
r. preextracción (preextraction r.). Preoperative r.
r. preoperatorio (preoperative r.). Preextraction r.
r. en profundidad (depth recording).
r. protrusivo (protrusive r.).
r. de la relación de oclusión céntrica (occluding centric relation r.).
r. de la relación intermaxilar terminal (terminal jaw relation r.).
r. tridimensional (three-dimensional r.).

regla **1.** (rule). A criterion, standard, or guide governing a procedure, arrangement, action, etc. **2.** (ruler). A calibrated strip for measuring plane surfaces.
r. de Abegg (Abegg's r.).
r. del American Law Institute (American Law Institute r.).
r. de bigeminia (r. of bigeminy).
r. del conducto de salida (r. of outlet).
r. de Cowling (Cowling's r.).
r. de Durham (Durham r.).
r. de fase (phase r.).
r. de Goriaew (Goriaew's r.).
r. de Haase (Haase's r.).
r. de His (His' r.).
r. isométrica (isometric ruler).
r. del isopreno (isoprene r.).
r. de Jackson (Jackson's r.).
r. de Le Bel-van't Hoff (Le Bel-van't Hoff r.).
r. de Liebermeister (Liebermeister's r.).
r. de M'Naghten (M'Naghten r.).
r. de Nägele (Nägele's r.).
r. de New Hampshire (New Hampshire r.).
r. de Ogino-Knaus (Ogino-Knaus r.).
r. del peso de Clark (Clark's weight r.).
r. de Prentice (Prentice's r.).
r. de Rolleston (Rolleston's r.).
r. de Schütz (Schütz r.). Schütz' law.
r. de Young (Young's r.).

regma (rhegma). A rent or fissure.

regmatógeno (rhegmatogenous). Arising from a bursting or fractionating of an organ.

regnancia (regnancy). The briefest unit of experience.
regresión (regression). **1.** A subsidence of symptoms. **2.** A relapse; a return of symptoms. **3.** Any retrograde movement or action. **4.** A return to a more primitive mode of behavior due to an inability to function adequately at a more adult level. **5.** An unconscious defense mechanism by which there occurs a return to earlier patterns of adaptation.
r. fonémica (phonemic r.).
regresivo (regressive). Relating to or characterized by regression.
regüeldo (belching). Eructation.
regulación (regulation). **1.** Control of the rate or manner in which a process progresses or a product is formed. **2.** In experimental embryology, the power of a very young embryo to continue approximately normal development after a part or parts have been manipulated or destroyed.
r. hacia abajo (down-regulation). Rapid development of a refractory or tolerant state consequent upon repeated administration of a pharmacologically or physiologically active substance.
r. hacia arriba (up-regulation). Opposite of down-regulation.
regular (buffer). To add a b. to a solution and thus give it the property of resisting a change in pH when it receives a limited amount of acid or alkali.
regurgitación (regurgitation). **1.** A backward flow. **2.** The return of gas or small amounts of food from the stomach.
r. aórtica (aortic r.). Corrigan's disease.
r. mitral (mitral r.).
regurgitante (regurgitant). Regurgitating; flowing backward.
regurgitar (regurgitate). **1.** To flow backward. **2.** To expel the contents of the stomach in small amounts, short of vomiting.
regusto (aftertaste). A taste persisting after contact of the tongue with the sapid substance has ceased.
rehabilitación (rehabilitation). Restoration, following disease, illness, or injury, of the ability to function in a normal or near normal manner.
r. bucal (mouth r.).
rehidratación (rehydration). The return of water to a system after its loss.
reico (rheic). Relating to rheum (rhubarb).
reimplantación (reimplantation). Replantation.
r. intencional (intentional replantation).
reimplante (replant). A part or organ so replaced or about to be so replaced.
reinervación (reinnervation). Restoration of nerve control of a paralyzed muscle or organ by means of regrowth of nerve fibers either spontaneously or after anastomosis.
reinfección (reinfection). A second infection by the same microorganism, after recovery from or during the course of a primary infection.
reinhalación (rebreathing). Inhalation of part or all of gases previously exhaled.
reinoculación (reinoculation). Reinfection by means of inoculation.
reinserción (reattachment). New epithelial or connective tissue attachment to the surface of a tooth that was surgically detached and not exposed to oral environment.
reintegración **1.** (redintegration). The restoration of lost or injured parts. **2.** (reintegration). In the mental health professions, the return to well adjusted functioning following disturbances due to mental illness. **3.** (redintegration). The recalling of a whole experience only on the basis of a stimulus representing some item or portion of the original stimulus or circumstances of the experience. **4.** (redintegration). Restoration to health.
reinversión (reinversion). The correction, spontaneous or operative, of an inversion, as of the uterus.
rejuvenecimiento (rejuvenescence). A renewal of youth; return of a cell or tissue to a state in which it was in an earlier stage of existence.
relación **1.** (ratio). An expression of the relation of one quantity to another (e.g., of a proportion or rate). **2.** (relationship). An association or connection between or among people or objects. **3.** (relation). In dentistry, the mode of contact of teeth or the positional relationship of oral estructures.
r. A/G (A/G r.). Abbreviation for albumin-globulin r.
r. de acomodación-convergencia acomodativa (A/CA) (accommodative convergence-accommodation r. (AC/A)).
r. de albúmina-globulina (A/G) (albumin-globulin r. (A/G r.)).
r. ALT:AST (ALT:AST r.). The r. of serum alanine aminotransferase to serum aspartate aminotransferase.
r. bucolingual (buccolingual relation).
r. C:A (K:A r.). Abbreviation for ketogenic-antiketogenic r.
r. cardiotorácica (cardiothoracic r.). Cardiothoracic index.
r. céntrica adquirida (acquired centric relation).
r. céntrica, intermaxilar céntrica (centric jaw relation).
r. cetogénica-anticetogénica (C:A) (ketogenic-antiketogenic r. (K:A r.)).
r. de depuración metabólica de amilasa-creatinina (amylase-creatinine clearance r.).
r. de dientes deteriorados y obturados (r. of decayed and filled teeth (RDFT)).
r. dinámicas (dynamic relation's).
r. estáticas (static relation's). Relationship between two parts that are not in motion.
r. excéntrica (eccentric relation).
r. excéntrica adquirida (acquired eccentric relation).
r. de extracción (E) (extraction r. (E)).
r. F/O (P/O r.). A measure of oxidative phosphorylation.
r. de flujo (flux r.).
r. hipnótica (hypnotic relationship).
r. IIR/G (IRI/G r.). The r. of immunoreactive insulin to serum or plasma glucose.
r. de inervación terminal absoluta (absolute terminal innervation r.).
r. de inervación terminal funcional (functional terminal innervation r.).
r. de intercambio respiratorio (R) (respiratory exchange r. (R)).
r. intermaxilar (intermaxillary relation). Maxillomandibular r.
r. intermaxilar protrusiva (protrusive jaw relation).
r. intermaxilar de reposo (rest jaw relation). Rest r.
r. intermaxilar sin tensión (unstrained jaw relation). Rest r.
r. L/E (L/S r.). Abbreviation for lecithin/sphingomyelin r.
r. lecitina/esfingomielina (L/E) (lecithin/sphingomyelin r. (L/S r.)).
r. M:E (M:E r.). The r. of myeloid to erythroid precursors in bone marrow.
r. de la mano (hand r.).
r. maxilomandibular (maxillomandibular relation). Intermaxillary r.
r. mediana, mediana retruida (median retruded relation, median r.).
r. mendeliana (mendelian r.).
r. nuclear-citoplasmática (nuclear-cytoplasmic r.).
r. nutritiva (nutritive r.).
r. de objeto (object relationship).
r. oclusal (occluding relation).
r. de peso corporal (body-weight r.).
r. de peso molecular (M_r) (molecular weight r. (M_r)). Molecular weight.
r. protrusiva (protrusive relation).
r. de los rebordes (ridge relation).
r. de reposo (rest relation). Rest jaw r.; unstrained jaw r.
r. sadomasoquista (sadomasochistic relationship).
r. de sangre (blood relationship). Consanguinity.
r. de sedimentación zeta (zeta sedimentation r. (ZSR)).
r. de segregación (segregation r.).
r. de sexos (sex r.).
r. de superficies dentarias deterioradas y obturadas (r. of decayed and filled surfaces (RDFS)).
r. terapéutica (therapeutic r.).
r. ventilación/perfusión ($\dot{V}a/\dot{Q}$) (ventilation/perfusion r. ($\dot{V}a/\dot{Q}$)).
relajación (relaxation). Loosening, lengthening, or lessening of tension in a muscle.
r. cardioesofágica (cardioesophageal r.).
r. isométrica (isometric r.).
r. isovolumétrica (isovolumetric r.). Isovolumic r.
r. isovolúmica (isovolumic r.). Isovolumetric r.
relajante (relaxant). **1.** Relaxing; causing relaxation; reducing tension, especially muscular tension. **2.** An agent that reduces muscular tension.
r. despolarizante (depolarizing r.).
r. muscular (muscular r.).

r. del músculo liso (smooth muscle r.).
r. neuromuscular (neuromuscular r.).
r. no despolarizante (nondepolarizing r.).
relajar (relax). **1.** To loosen; to slacken. **2.** To cause a movement of the bowels.
relaxina (relaxin). A polypeptide hormone secreted from the corpus luteum of the ovary.
REM (REM). Acronym for rapid eye movements; reticular erythematous mucinosis.
rem (rem). Abbreviation for roentgen-equivalent-man.
remediable (remediable). Curable.
remedio (remedy). An agent that cures disease or alleviates its symptoms.
remineralización (remineralization). **1.** The return to the body of necessary mineral constituents lost through disease or dietary deficiencies. **2.** In dentistry, a process enhanced by the presence of fluoride whereby partially decalcified enamel, dentin, and cementum become recalcified by mineral replacement.
reminiscencia (reminescence). In the psychology of learning, an improvement in recall, over that shown on the last trial, of incompletely learned material after an interval without practice.
remisión (remission). **1.** Abatement or lessening in severity of the symptoms of a disease. **2.** The period during which such abatement occurs.
r. espontánea (spontaneous r.).
remitencia (remittence). A temporary amelioration, without actual cessation, of symptoms.
remitente (remittent). Characterized by temporary periods of abatement of the symptoms.
remitir (remit). To become less severe for a time without absolutely ceasing.
remodelación (remodeling). A cyclical process by which bone maintains a dynamic steady state through sequential resorption and formation of a small amount of bone at the same site.
remolino (whorl). **1.** Verticilo. **2.** Vortex; an area of hair growing in a radial manner suggesting whirling or twisting. **3.** Digital w.; one of the distinguishing patterns comprising Galton's system of classification of fingerprints.
r. digital (digital w.). Whorl.
r. de pelos (hair w.'s). Vortices pilorum.
ren, gen. **renis**, pl. **renes** (ren, gen. renis, pl. renes). [*ren*, NA]. Kidney.
renal (renal). Nephric.
renasa (rennase). Chymosin.
renculus (renculus). **1.** Lobulus corticalis renalis. **2.** Reniculus.
reni-, reno- (reni-, reno-). Combining forms denoting the kidney.
renicápsula (renicapsule). The capsule of the kidney.
renicardíaco (renicardiac). Cardiorenal.
renículo (reniculus, pl. reniculi). **1.** Lobulus corticalis renalis. **2.** Reniculus; renunculus; a lobe of the human fetal kidney and that of some lower animals in which fibrous septa subdivide the organ.
reniforme (reniform). Nephroid.
renina **1.** (rennin). Chymosin. **2.** (renin). Angiotensinogenase; an enzyme that converts angiotensinogen to angiotensin.
reninógeno (renninogen, rennogen). Prochymosin.
renio (rhenium). A metallic element of the platinum group; symbol Re, atomic weight 186.21, atomic no. 75.
reniportal (reniportal). **1.** Relating to the hilum of the kidney. **2.** Relating to the portal, or venous capillary circulation in the kidney.
renocutáneo (renocutaneous). Relating to the kidneys and the skin.
renogástrico (renogastric). Relating to the kidneys and the stomach.
renogénico (renogenic). Originating in or from the kidney.
renografía (renography). Radiography of the kidney.
renograma (renogram). The assessment of renal function by external radiation detectors after the administration of a radiopharmaceutical with renotropic characteristics.
renointestinal (renointestinal). Relating to the kidneys and the intestine.
renomegalia (renomegaly). Enlargement of the kidney.
renopatía (renopathy). Nephropathy.
renoprivo (renoprival). Relating to, characterized by, or resulting from total loss of kidney function or from removal of all functioning renal tissue.
renopulmonar (renopulmonary). Relating to the kidneys and the lungs.
renotrófico (renotrophic). Nephrotrophic; nephrotropic; renotropic; relating to any agent influencing the growth or nutrition of the kidney or to the action of such an agent.
renotrofina (renotrophin). Renotropin; an agent affecting the growth or nutrition of the kidney.
renotrópico (renotropic). Renotrophic.
renotropina (renotropin). Renotrophin.
renovascular (renovascular). Pertaining to the blood vessels of the kidney, denoting especially disease of these vessels.
renúnculo (renunculus). **1.** Lobulus corticalis renalis. **2.** Reniculus.
reo- (rheo-). Combining form usually denoting blood flow or electrical current.
reobase (rheobase). Galvanic threshold; the minimal strength of an electrical stimulus of indefinite duration that is able to cause excitation of a tissue, e.g., muscle or nerve.
reobásico (rheobasic). Pertaining to or having the characteristics of a rheobase.
reocardiografía (rheocardiography). Impedance plethysmography applied to the heart.
reocrisidina (rheochrysidin). The 3-methyl ether of emodin.
reoencefalografía (rheoencephalography). The technique of measuring blood flow of the brain.
reoencefalograma (rheoencephalogram). Graphic registration of the changes in conductivity of tissue of the head caused by vascular factors.
reograma (rheogram). A plot of the shear stress versus the shear rate for a fluid.
reología (rheology). The study of the deformation and flow of materials.
reólogo (rheologist). A specialist in rheology.
reometría (rheometry). Measurement of electrical current or blood flow.
reómetro (rheometer). **1.** An instrument for measurement of the rheologic properties of materials, e.g., of blood. **2.** A galvanometer.
reopexia (rheopexy). A property of certain materials in which an increased rate of shear favors an increase in viscosity.
reóstato (rheostat). A variable resistor used to adjust the current in an electrical circuit.
reostosis (rheostosis). Flowing hyperostosis; streak hyperostosis; a hypertrophying and condensing osteitis which tends to run in longitudinal streaks or columns, like wax drippings on a candle, and which involves a number of the long bones.
reotaxis (rheotaxis). A form of positive barotaxis, in which a microorganism in a fluid is impelled to move against the current flow of its medium.
reotropismo (rheotropism). A movement contrary to the motion of a current, involving part of an organism, rather than the organism as a whole, as in rheotaxis.
rep (rep). Abbreviation for roentgen-equivalent-physical.
reparación (repair). Restoration of diseased or damaged tissues naturally or artificially.
r. química (chemical r.).
repelente (repellent). **1.** Capable of driving off or repelling; repulsive. **2.** An agent that drives away or prevents annoyance or irritation by insect pests. **3.** An astringent or other agent that reduces swelling.
repetición-compulsión (repetition-compulsion). In psychoanalysis, the tendency to repeat earlier experiences or actions, in an unconscious effort to achieve belated mastery over them.
replantación (replantation). Reimplantation; replacement of an organ or part back in its original site and reestablishing its circulation.
replantar (replant). To perform replantation.
repleción (repletion). **1.** Hypervolemia. **2.** Plethora.
réplica (replica). A specimen for electron microscopic examination obtained by coating a crystalline array or other virus material with carbon.
replicación (replication). **1.** Repeating a process or observation; a word commonly used in describing experimental work. **2.** Autoreproduction. **3.** DNA-synthesis directed by DNA.
replicador (replicator). The specific site of a bacterial genome (chromosome) at which replication begins.

replicar (replicate). To repeat; to produce an exact copy.
replicasa (replicase). Descriptive term for RNA-directed RNA polymerase associated with replication of RNA viruses.
replicón (replicon). **1.** A segment of a chromosome (or of the DNA of a chromosome or similar entity) that can replicate, with its own initiation and termination codons, independently of the chromosome in which it may be located, and that has a unique function. **2.** The replication unit; several are found per DNA in eukaryotic systems.
replisoma (replisome). Any of the sites on the matrix of a cell nucleus that contain series of enzyme complexes where DNA replication is thought to occur.
repolarización (repolarization). The process whereby the membrane, cell, or fiber, after depolarization, is polarized again, with positive charges on the outer and negative charges on the inner surface.
reposición (repositioning). Reduction.
  r. gingival (gingival r.).
  r. mandibular (jaw r.).
  r. muscular (muscle r.).
reposicionamiento (set). To reduce a fracture; i.e., to bring the bones back into a normal position or alignment.
repositor (repositor). An instrument used to reposition a displaced organ.
represión (repression). **1.** In psychotherapy, the defense mechanism by which ideas, impulses, and affects once available to conscious thought are removed from consciousness. **2.** Decreased expression of some gene product.
  r. primordial (primal r.).
represor (repressor). The product of a regulator or repressor gene.
  r. activo (active r.).
  r. inactivo (inactive r.). Aporepressor.
reprimido (repressed). Subjected to repression.
reproducción (reproduction). **1.** The recall and presentation in the mind of the elements of a former impression. **2.** Generation; procreation; the total process by which organisms produce offspring.
  r. asexual (asexual r.). Agamogenesis; agamogony .
  r. citogénica (cytogenic r.).
  r. sexual (sexual r.). Gamogenesis; syngenesis.
  r. somática (somatic r.).
reproductivo (reproductive). Relating to reproduction.
repulsión (repulsion). **1.** The act of repelling or driving apart, in contrast to attraction. **2.** Strong dislike; aversion; repugnance.
repululación (repullulation). Renewed germination; return of a morbid process or growth.
resalto (overjet, overjut). Horizontal overlap.
resazurina (resazurin). A blue compound used as a redox indicator.
resbalamiento (creep). Any time-dependent strain developing in a material or an object in response to the application of a force or stress.
rescinamina (rescinnamine). 3,4,5-Trimethoxycinnamic acid ester of methyl reserpate; a purified ester alkaloid of the alseroxylon fraction of species of *Rauwolfia*.
resecable (resectable). Amenable to resection.
resecar (resect). **1.** To cut off, especially to cut off the articular ends of one or both bones forming a joint. **2.** To excise a segment of a part.
resección (resection). **1.** Removal of articular ends of one or both bones forming a joint. **2.** Excision.
  r. en cuña (wedge r.).
  r. de las encías (gum r.). Gingivectomy.
  r. escleral (scleral r.).
  r. estomacal de Reichel-Pólya (Reichel-Pólya stomach r.).
  r. de Miles (Miles r.). Miles' operation.
  r. muscular (muscle r.).
  r. de raíces (root r.). Apicoectomy.
  r. transuretral (transurethral r.).
resectoscopio (resectoscope). A special endoscopic instrument for the transurethral electrosurgical removal of lesions involving the bladder, prostate gland, or urethra.
reserpina (reserpine). An ester alkaloid isolated from the root of certain species of *Rauwolfia*.
reserva (reserve). Something available but held back for later use.
  r. alcalina (alkali r.).
  r. cardíaca (cardiac r.).
  r. respiratoria (breathing r.).
reservorio (reservoir). Receptaculum.
  r. de espermatozoides (r. of spermatozoa).
  r. de infección (r. of infection).
  r. de Ommaya (Ommaya r.).
  r. de Pecquet (Pecquet's r.). Cisterna chyli.
  r. vitelino (vitelline r.). Vitellarium.
resfrío (cold). A virus infection involving the upper respiratory tract and characterized by congestion of the mucosa, watery nasal discharge, and general malaise, with a duration of 3 to 5 days.
  r. de cabeza (c. in the head). Acute rhinitis.
  r. de las rosas (rose c.).
residente (resident). A house officer attached to a hospital for clinical training.
residual (residual). Relating to or of the nature of a residue.
residuo **1.** (residue). Residuum that which remains after removal of one or more substances. **2.** (roughage). Anything in the diet, e.g., bran, serving as a bulk stimulant of intestinal peristalsis.
  r. del día (day r.).
residuum, pl. **residua** (residuum, pl. residua). Residue.
resiliencia (resilience). **1.** Energy (per unit of volume) released upon unloading. **2.** Springiness or elasticity.
resina (resin). **1.** An amorphous brittle substance consisting of the hardened secretion of a number of plants, probably derived from a volatile oil and similar to a stearoptene. **2.** Rosin. **3.** A precipitate formed by the addition of water to certain tinctures. **4.** A broad term used to indicate organic substances insoluble in water.
  r. acrílica (acrylic r.).
  r. activada (activated r.). Autopolymer r.
  r. autocurable (self-curing r.). Autopolymer r.
  r. autopolimerizable, autopolimerizada (autopolymer r., autopolymerizing r.).
  r. de carbacrilamina (carbacrylamine r.'s).
  r. carbacrílica de quinina (quinine carbacrylic r.). Azuresin.
  r. de colestiramina (cholestyramine r.).
  r. compuesta (composite r.). Composite dental cement.
  r. copolimerizada (copolymer r.).
  r. curada en frío (cold cure r., cold-curing r.). Autopolymer r.
  r. de curado rápido (quick cure r.). Autopolymer r.
  r. epoxi (epoxy r.).
  r. de goma (gum r.).
  r. de intercambio de aniones (anion-exchange r.).
  r. de intercambio de cationes (cation-exchange r.).
  r. de intercambio de iones (ion-exchange r.).
  r. de ipomea (ipomea r.).
  r. de jalapa (jalap r.).
  r. de ligaduras cruzadas (cross-linked r.).
  r. para llenado directo (direct filling r.).
  r. de melamina (melamine r.).
  r. de metacrilato (methacrylate r.). Polymerized methacrylic acid.
  r. de podófilo (podophyllum r.). Podophyllin.
  r. de podófilo indio (Indian podophyllum r.).
  r. de poliamina-metileno (polyamine-methylene r.).
  r. de poliéster (polyester r.).
  r. termocurable (heat-curing r.).
resinoácidos (resin acids). A class of organic compounds derived from various natural plant resins; diterpenes containing a phenanthrene ring system.
resinoide (resinoid). **1.** A substance containing a resin or resembling one. **2.** An extract obtained by evaporating a tincture.
resinoso (resinous). Relating to or derived from a resin.
resistencia **1.** (resistance). The opposition in a conductor to the passage of a current of electricity, whereby there is a loss of energy and a production of heat. **2.** (resistance). A passive force exerted in opposition to another active force. **3.** (strength). The property of materials by which they endure the application of force without yielding or breaking. **4.** (resistance). The opposition to flow of a fluid through one or more passageways. **5.** (resistance). In psychoanalysis, an individual's unconscious defense against bringing repressed thoughts to consciousness. **6.** (resistance). The ability of red blood cells to resist hemolysis and to preserve their shape under varying degrees of osmotic pressure in the blood plasma. **7.** (resistance). The natural or acquired ability of an organism to

maintain its immunity to or to resist the effects of an antagonistic agent. **8.** (fastness). The state of tolerance exhibited by bacteria to a drug or other agent.

r. a los bacteriófagos (bacteriophage r.).
r. espiratoria (expiratory r.).
r. a la fatiga (fatigue strength).
r. al impacto (impact r.).
r. inductiva (inductive r.). Reactance.
r. a la insulina (insulin r.).
r. mutua (mutual r.). Antagonism.
r. periférica (peripheral r.). Total peripheral r.
r. periférica total (RPT) (total peripheral r. (TPR)). Peripheral r.
r. sináptica (synaptic r.).
r. terminal (ultimate strength).
r. vascular sistémica (systemic vascular r.).
r. de las vías aéreas (airway r.).

resistor (resistor). An element included in an electrical circuit to provide resistance to the flow of current.

resolución (resolution). **1.** The arrest of an inflammatory process without suppuration; the absorption or breaking down and removal of the products of inflammation or of a new growth. **2.** The optical ability to distinguish detail such as the separation of closely adjacent objects.

resolvente (resolvent). **1.** Causing resolution. **2.** An agent that arrests an inflammatory process or causes the absorption of a neoplasm.

resolver (resolve). To return or cause to return to the normal, particularly without suppuration, said of a phlegmon or other form of inflammation.

resonador (resonator). A device for employing inductance to create an electrical current of very high potential and small volume.

resonancia (resonance). **1.** Sympathetic or forced vibration of air in the cavities above, below, in front of, or behind a source of sound. **2.** The sound obtained on percussing a part that can vibrate freely. **3.** The intensification and hollow character of the voice sound obtained on auscultating over a cavity. **4.** In chemistry, the manner in which electrons or electric charge are distributed among the atoms in compounds that are planar and symmetrical, particularly those with conjugated (alternating) double bonds. **5.** The natural or inherent frequency of any oscillating system.

r. anfórica (amphoric r.). Cavernous r.
r. cavernosa (cavernous r.). Amphoric r.
r. escódica (skodaic r.). Skoda's sign; Skoda's tympany.
r. de espín electrónico (electron spin r. (ESR)).
r. hidatídica (hydatid r.).
r. de madera (wooden r.). Vesiculotympanitic r.
r. magnética nuclear (RMN) (nuclear magnetic r. (NMR)).
r. de metal de campana (bellmetal r.). Coin test.
r. de olla cascada (cracked-pot r.). Cracked-pot sound.
r. timpánica (tympanitic r.). Tympany.
r. vesicular (vesicular r.).
r. vesiculotimpánica **1.** (bandbox r.). Vesiculotympanitic r. **2.** (vesiculotympanitic r.). Bandbox r.; wooden r.
r. vocal (RV) (vocal r. (VR)).

resorcina (resorcin). Resorcinol.

resorcinol (resorcinol). Resorcin; 1,3-benzenediol; used internally for the relief of nausea, asthma, whooping cough, and diarrhea, but chiefly as an external antiseptic.

anhídrido ftálico de r. (r. phthalic anhydride). Fluorescein.
monoacetato de r. (r. monoacetate).

resorcinolftaleína (resorcinolphthalein). Fluorescein.

r. sodio (r. sodium). Fluorescein sodium.

respirable (respirable). Capable of being breathed.

respiración **1.** (respiration). Ventilation. **2.** (respiration). A fundamental process of life characteristic of both plants and animals, in which oxygen is used to oxidize organic fuel molecules, providing a source of energy as well as carbon dioxide and water. **3.** (breathing). Pneusis; inhalation and exhalation of air or gaseous mixtures.

r. abdominal (abdominal r.).
r. aeróbica (aerobic r.).
r. anaeróbica (anaerobic r.).
r. anfórica (amphoric r.).
r. apnéustica (apneustic breathing).
r. artificial (artificial r.). Artificial ventilation.
r. asistida (assisted r.). Assisted ventilation.
r. de Biot **1.** (Biot's breathing). Biot's respiration. **2.** (Biot's r.).
r. boca a boca (mouth-to-mouth r.).
r. broncovesicular (bronchovesicular r.).
r. bronquial **1.** (bronchial breathing). **2.** (bronchial r.).
r. cavernosa (cavernous r.).
r. de Cheyne-Stokes (Cheyne-Stokes r.).
r. controlada (controlled r.). Controlled ventilation.
r. costal (costal r.). Thoracic r
r. por difusión (diffusion r.). Apneic oxygenation.
r. electrofrénica (electrophrenic r.).
r. externa (external r.).
r. forzada (forced r.). Voluntary hyperventilation.
r. glosofaríngea (glossopharyngeal breathing).
r. hística (tissue r.). Internal r.
r. interna (internal r.). Tissue r.
r. interrumpida, sacudida (interrupted r., jerky r.).
r. de Kussmaul (Kussmaul r.).
r. de Kussmaul-Kien (Kussmaul-Kien r.).
r. con labios fruncidos (pursed lips breathing).
r. de nitrato (nitrate r.).
r. oral (mouth breathing).
r. paradójica (paradoxical r.).
r. con presión positiva continua (continuous positive pressure breathing (CPPB)). Controlled mechanical ventilation.
r. con presión positiva intermitente (intermittent positive pressure breathing (IPPB)). Controlled mechanical ventilation.
r. con presión positiva-negativa (positive-negative pressure breathing (PNPB)).
r. pueril (puerile r.).
r. en rueda dentada (cogwheel r.). Interrupted r.; jerky r.
r. de sulfato (sulfate r.).
r. superficial (shallow breathing).
r. torácica (thoracic r.). Costal r.
r. tubular (tubular r.). High-pitched bronchial r.
r. vesicular (vesicular r.). Respiratory murmur; vesicular murmur.
r. vesiculocavernosa (vesiculocavernous r.).

respirador (respirator). **1.** Inhaler; an appliance fitting over the mouth and nose, used for the purpose of excluding dust, smoke, or other irritants, or of otherwise altering the air before it enters the respiratory passages. **2.** An apparatus for administering artificial respiration, especially for a prolonged period, in cases of paralysis or inadequate spontaneous ventilation.

r. controlado por presión (pressure-controlled r.).
r. controlado por volumen (volume-controlled r.).
r. en coraza (cuirass r.).
r. de Drinker (Drinker r.). Iron lung.
r. tanque (tank r.). Drinker r.

respirar (respire). **1.** To breathe. **2.** To consume oxygen and produce carbon dioxide by metabolism.

respiratorio (respiratory). Relating to respiration.

respirómetro (respirometer). **1.** An instrument for measuring the extent of the respiratory movements. **2.** An instrument for measuring oxygen consumption or carbon dioxide production, usually of an isolated tissue.

r. de Dräger (Dräger r.).
r. de Wright (Wright r.).

respuesta (response). **1.** The reaction of a muscle, nerve, gland, or other excitable tissue to a stimulus. **2.** Any act or behavior, or its constituents, that an animal or human is capable of emitting.

r. bifásica (biphasic r.).
r. condicionada (conditioned r).
r. de curva (curve r.).
r. de Cushing (Cushing r.). Cushing phenomenon.
r. cutánea galvánica (galvanic skin r. (GSR)).
r. de depleción (depletion r.).
r. efectora (target r.). Operant.
r. evocada (evoked r.). Evoked potential.
r. de fase tardía (late-phase r.).
r. de fase temprana (early-phase r.).
r. de Henry-Gauer (Henry-Gauer r.).
r. de huida o lucha (flight or fight r.).
r. inmune (immune r.).
r. isomórfica (isomorphic r.). Köbner's phenomenon.
r. no condicionada (unconditioned r.).

r. oculomotora (oculomotor r.).
r. de orientación (orienting r.). Orienting reflex.
r. psicogalvánica, cutánea psicogalvánica (psychogalvanic r. (PGR), psychogalvanic skin r.). Galvanic skin r.
r. de reclutamiento (recruiting r.). Recruitment.
r. de relajación (relaxation r.).
r. sonomotora (sonomotor r.).
r. triple (triple r.).
restauración (restoration). **1.** In dentistry, a prosthetic r. or appliance; a broad term applied to any inlay, crown, bridge, partial denture, or complete denture which restores or replaces lost tooth structure, teeth, or oral tissues. **2.** A plug or stopping; any substance such as gold, amalgam, etc., used for restoring the portion missing from a tooth as a result of removing decay in the tooth.
r. colgante (overhanging r.).
r. combinada (combination r.).
r. compuesta (compound r.).
r. de conductos radiculares (root canal r.).
r. directa de acrílico (direct acrylic r.).
r. directa de resina (direct resin r.).
r. directa de resina compuesta (direct composite resin r.).
r. grabada con ácido (acid-etched r.).
r. permanente (permanent r.).
r. de silicato (silicate r.'s).
r. temporaria (temporary r.).
restaurativo (restorative). **1.** Renewing health and strength. **2.** An agent that promotes a renewal of health or strength.
restiforme (restiform). Ropelike; rope-shaped; referring to the restiform body.
restitución (restitution). In obstetrics, the return of the rotated head of the fetus to its natural relation with the shoulders after its emergence from the vulva.
resto (rest). **1.** A group of cells or a portion of fetal tissue that has become displaced and lies embedded in tissue of another character. **2.** In dentistry, an extension from a prosthesis that affords vertical support for a restoration.
r. celular de Walthard (Walthard's cell r.).
r. epiteliales de Malassez (Malassez' epithelial r.'s).
r. de Marchand (Marchand's r.). Marchand's adrenals.
r. mesonéfrico (mesonephric r.). Wolffian r.
r. suprarrenal (adrenal r.). Accessory adrenal.
r. de Wolff (wolffian r.). Mesonephric r.
restocitemia (rhestocythemia). The presence of broken down red blood cells in the peripheral circulation.
restricción (restraint). In hospital psychiatry, intervention to prevent an excited or violent patient from doing harm to himself or others; may involve the use of a camisole (straightjacket).
resucitación (resuscitation). Revival from potential or apparent death.
r. boca a boca (mouth-to-mouth r.). Mouth-to-mouth respiration.
r. cardiopulmonar (cardiopulmonary r. (CPR)).
resucitador (resuscitator). An apparatus that forces gas (usually O_2) into lungs to produce artificial ventilation.
resucitar (resuscitate). To perform resuscitation.
retama (broom). Scoparius.
retardado (retardate). A mildly pejorative term, which is decreasing in usage, for a person who has mental retardation.
retardador (retarder). An agent used to slow the chemical hardening of gypsum, resins, or impression materials used in dentistry.
retardo **1.** (retardation). Slowness or limitation of development. **2.** (lag). The time interval between a change in one variable and a consequent change in another variable.
r. de anafase (anaphase lag).
r. mental (mental r.). Amentia; mental deficiency.
r. psicomotor (psychomotor r.).
rete, pl. **retia** (rete, pl. retia). [*retia*, NA]. A network.
r. mirabile (r. mirabile). [*rete mirabile*, NA].
retención (retention). **1.** The keeping in the body of what normally belongs there. **2.** Retaining that which has been learned so that it can be utilized later as in recall, recognition. **3.** Resistance to dislodgement. **4.** In dentistry, a passive period following treatment when a patient is wearing an appliance or appliances to maintain or stabilize the teeth in the new position into which they have been moved.
r. directa (direct r.).
r. indirecta (indirect r.).
r. protésica (denture r.).
r. de prótesis parciales (partial denture r.).
r. de la respiración (breath-holding). Voluntary or involuntary cesation of breathing, usually in the inspiratory position and in young children as a psychogenic effect.
retenedor **1.** (retainer). Any type of clasp, attachment, or device used for the fixation or stabilization of a prosthesis; an appliance used to prevent the shifting of teeth following orthodontic treatment. **2.** (clasp). A part of a removable partial denture that acts as a direct retainer and/or stabilizer for the denture by partially surrounding or contacting an abutment tooth. **3.** (clasp). A direct retainer of a removable partial denture, usually consisting of two arms joined by a body which connects with an occlusal rest.
r. continuo a barra (continuous bar r.). Continuous clasp.
r. directo (direct r.).
r. de espacio (space r.). Space maintainer.
r. extracoronal (extracoronal r.).
r. de Hawley (Hawley r.). Hawley appliance.
r. indirecto (indirect r.).
r. intracoronal (intracoronal r.).
r. de matriz (matrix r.).
reticulación (reticulation). The presence or formation of a reticulum or network, such as that observed in the red blood cells during active regeneration of blood.
reticulado (reticulated). Relating to a reticulum.
reticular (reticular). Relating to a reticulum.
reticulina (reticulin). Name given to the chemical substance of reticular fibers, which once were thought to be distinct from collagen by reason of their distinctive structure and staining properties but are now regarded as type III collagen.
reticulitis (reticulitis). Inflammation of the reticulum of ruminant animals.
retículo **1.** (reticulum). The second compartment of the stomach of a ruminant. **2.** (reticulum). Neuroglia. **3.** (reticulum, pl. reticula). A fine network formed by cells, or formed of certain structures within cells or of connective tissue fibers between cells. **4.** (cancellus, pl. cancelli). A lattice-like structure, as in spongy bone.
r. de Ebner (Ebner's reticulum).
r. endoplasmático (endoplasmic reticulum (ER)).
r. endoplasmático agranular (agranular endoplasmic reticulum).
r. endoplasmático granular (granular endoplasmic reticulum).
r. endoplasmático de superfice lisa (smooth-surfaced endoplasmic reticulum). Agranular endoplasmic r.
r. endoplasmático de superficie rugosa (rough-surfaced endoplasmic reticulum). Granular endoplasmic r.
r. estrellado (stellate reticulum).
r. interno de Golgi (Golgi internal reticulum). Golgi apparatus.
r. de Kölliker (Kolliker's reticulum). Neuroglia.
r. sarcoplasmático (sarcoplasmic reticulum).
r. trabecular (trabecular reticulum). [*reticulum trabeculare*, NA].
reticulo- (reticulo-, reticul-). Combining forms denoting reticulum or reticular.
reticulocito (reticulocyte). Reticulated corpuscle; skein cell; a young red blood cell with a network of precipitated basophilic substance representing residual polyribosomes.
reticulocitopenia (reticulocytopenia). Reticulopenia; paucity of reticulocytes in the blood.
reticulocitosis (reticulocytosis). An increase in the number of circulating reticulocytes above the normal, which is less than 1% of the total number of red blood cells.
reticuloendotelial (reticuloendothelial). Denoting or referring to reticuloendothelium.
reticuloendotelio (reticuloendothelium). The cells making up the reticuloendothelial system.
reticuloendotelioma (reticuloendothelioma). Obsolete term for a localized reticulosis, or neoplasm derived from reticuloendothelial tissue.
reticuloendoteliosis (reticuloendotheliosis). Obsolete term for proliferation of the reticuloendothelium in any of the organs or tissues.
r. de las aves (avian r.).
r. leucémica (leukemic r.). Obsolete term for hairy cell leukemia.
reticuloespinal (reticulospinal). Pertaining to the tractus reticulospinalis.

reticulohistiocitoma (reticulohistiocytoma). A solitary skin nodule composed of glycolipid-containing multinucleated large histiocytes.
reticulohistiocitosis (reticulohistiocytosis).
 r. multicéntrica (multicentric r.). Lipoid dermatoarthritis.
reticuloide (reticuloid). **1.** Resembling a reticulosis. **2.** A condition resembling reticulosis.
 r. actínico (actinic r.).
reticulopenia (reticulopenia). Reticulocytopenia.
reticulosis (reticulosis). **1.** An increase in histiocytes, monocytes, or other reticuloendothelial elements. **2.** Obsolete term for lymphoma.
 r. benigna por inoculación (benign inoculation r.).
 r. leucémica (leukemic r.). Monocytic leukemia.
 r. lipomelánica (lipomelanic r.). Dermatopathic lymphadenopathy.
 r. medular histiocítica (histiocytic medullary r.).
 r. mieloide (myeloid r.).
 r. pagetoide (pagetoid r.). Woringer-Kolopp disease.
 r. polimórfica (polymorphic r.). Lymphomatoid granulomatosis.
reticulotomía (reticulotomy). Production of lesions in the reticular formation.
retiforme (retiform). Resembling a net or network.
retina (retina). [*retina*, NA]. Nervous tunic of eyeball; optomeninx; tunica interna bulbi.
 r. comprimida (coarctate r.).
 r. desprendida (detached r.). Retinal detachment.
 r. de Kandori (fleck r. (of Kandori)).
 r. de leopardo (leopard r.). Tessellated fundus.
 r. manchada o veteada (flecked r.).
 r. de seda tornasolada (shot-silk r.).
 r. tigroide (tigroid r.). Tessellated fundus.
retináculo (retinaculum, gen. retinaculi, pl. retinacula). [*retinaculum*, NA]. A frenum, or a retaining band or ligament.
 r. de la cápsula articular del cóccix (r. capsulae articularis coxae).
 r. caudal (caudal r.). [*retinaculum caudale*, NA].
 r. cutáneo (r. of skin). [*retinaculum cutis*, NA].
 r. extensor (extensor r.). [*retinaculum extensorum*, NA].
 r. flexor (flexor r.). [*retinaculum flexorum*, NA].
 r. inferior de los músculos extensores (inferior r. of extensor muscles). [*retinaculum musculorum extensorum inferius*, NA].
 r. lateral de la rótula (lateral r. of patella). [*retinaculum patellae laterale*, NA].
 r. medial de la rótula (medial r. of patella). R. patellae mediale.
 r. de Morgagni (Morgagni's r.). [*frenulum valvae ileocecalis*, NA].
 r. de los músculos extensores (retinacula of extensor muscles). [*retinaculum musculorum extensorum*, NA].
 r. de los músculos flexores (r. of flexor muscles). [*retinaculum musculorum flexorum*, NA].
 r. de los músculos peroneos (retinacula of peroneal muscles). [*retinacula musculorum peroneorum*, NA].
 r. de la piel (r. of skin). [*retinaculum cutis*, NA].
 r. superior de los músculos extensores (superior r. of extensor muscles). [*retinaculum musculorum extensorum superius*, NA].
 r. tendinoso (r. tendinum).
 r. ungular (retinacula of nail). [*retinaculum unguis*, NA].
retinal (retinal). Retinaldehyde.
 r. deshidrogenasa (r. dehydrogenase).
 r. isomerasa (r. isomerase).
 r. reductasa (r. reductase). Alcohol dehydrogenase (NAD(P)$^+$).
11-*cis*-retinal (11-*cis*-retinal). The isomer of retinaldehyde that can combine with opsin to form rhodopsin.
***trans*-retinal** (*trans*-retinal). All-*trans*-r.
retinaldehído (retinaldehyde). Retinal; retinene-1; retinene; vitamin A_1 aldehyde; retinol oxidized to a terminal aldehyde; a carotene released (as all-*trans*-retinal[dehyde]) in the bleaching of rhodopsin by light and the dissociation of opsin.
 r. deshidrogenasa (r. dehydrogenase). Retinal dehydrogenase.
 r. isomerasa (r. isomerase). Retinal isomerase.
 r. reductasa (r. reductase). Alcohol dehydrogenase (NAD(P)$^+$).
retineno (retinene). Retinaldehyde.
retineno-1 (retinene-1). Retinaldehyde.
retineno-2 (retinene-2). Dehydroretinaldehyde.
retiniano (retinal). Relating to the retina.
retinitis (retinitis). Inflammation of the retina.
 r. albuminúrica (albuminuric r.).
 r. angioespástica central (central angiospastic r.).
 r. apoplética (apoplectic r.). R. after occlusion of the central retinal vein.
 r. azoémica (azotemic r.).
 r. central recurrente (recurrent central r.).
 r. circinada (circinate r.).
 r. diabética (diabetic r.).
 r. esclopedaria (r. sclopetaria). A severe contusion lesion of the retina.
 r. exudativa (exudative r., r. exudativa). Coats' disease.
 r. gravídica (gravidic r.).
 r. leucémica (leukemic r.).
 r. metastásica (metastatic r.).
 r. pigmentosa (r. pigmentosa). Pigmentary retinopathy.
 r. proliferante (r. proliferans). Proliferative retinopathy.
 r. punteada (punctate r.).
 r. purulenta (purulent r.). Metastatic r.
 r. secundaria (secondary r.). R. that follows uveal inflammation.
 r. séptica (septic r.). Metastatic r.
 r. serosa (serous r.). Simple r. edema of the retina.
 r. sifilítica (r. syphilitica, syphilitic r.).
 r. simple (simple r.). Serous r.
retino-, retin- (retino-, retin-). Combining forms denoting the retina.
retinoblastoma (retinoblastoma). Malignant ocular neoplasm of childhood, composed of small round cells with deeply staining nuclei and by elongate cells forming rosettes.
retinocoroide (retinochoroid). Chorioretinal.
retinocoroiditis (retinochoroiditis). Chorioretinitis; choroidoretinitis; inflammation of the retina extending to the choroid.
 r. en perdigón (bird shot r.).
 r. yuxtapapilar (r. juxtapapillaris). Jensen's disease.
retinodiálisis (retinodialysis). Dialysis retinae.
retinoide (retinoid). **1.** Resembling a resin; resinous. **2.** Resembling the retina.
retinoides (retinoids). A class of keratolytic drugs derived from retinoic acid and used for treatment of severe acne and psoriasis.
retinol (retinol). Vitamin A_1; vitamin A_1 alcohol; a half-carotene bearing the β (or β-ionone) form of the cyclic end group and a CH_2OH at the C-15 position (numbering as in carotenoids) or 9'position (numbering as a nonyl side chain on a cyclohexene ring).
 r. deshidrogenasa (r. dehydrogenase).
11-*cis*-retinol (11-*cis*-retinol). Neoretinene B; retinol with *cis*-configuration at 11-position (carotenoid numbering) or 5'-position (retinol numbering) of side chain.
retinopapilitis (retinopapillitis). Inflammation of the retina extending to the optic disk.
 r. de los niños prematuros (r. of premature infants). Retinopathy of prematurity.
retinopatía (retinopathy). Noninflammatory degenerative disease of the retina.
 r. angioespástica central (central angiospastic r.). Central serous choroidopathy.
 r. angiopática (angiopathic r.). Traumatic r.
 r. arteriosclerótica (arteriosclerotic r.).
 r. circinada (circinate r.).
 r. por compresión (compression r.).
 r. diabética (diabetic r.).
 r. disórica (dysoric r.). R. associated with cotton-wool patches.
 r. disproteinémica (dysproteinemic r.).
 r. drepanocítica (sickle cell r.).
 r. eclámptica (eclamptic r.). Toxemic r. of pregnancy.
 r. eléctrica (electric r.). Photoretinopathy.
 r. por estasis venosa (venous-stasis r.).
 r. estrellada (stellate r.).
 r. estrellada idiopática de Leber (Leber's idiopathic stellate r.).
 r. exudativa externa (external exudative r.).
 r. fótica (photo r.).
 r. gravídica (gravidic r.). Toxemic r. of pregnancy.
 r. hipertensiva (hypertensive r.).
 r. hipotensiva (hypotensive r.).
 r. leucémica (leukemic r.).

r. lipémica (lipemic r.).
r. macular (macular r.). Maculopathy.
r. pigmentaria (pigmentary r.). Retinitis pigmentosa.
r. de los prematuros (r. of prematurity). Retrolental fibroplasia.
r. proliferativa (proliferative r.). Retinitis proliferans.
r. punctata albescens (punctata albescens r.).
r. renal (renal r.).
r. de la rubéola (rubella r.).
r. serosa central (central serous r.). Central serous choroidopathy.
r. solar (solar r.). Photoretinopathy.
r. tapetorretiniana (tapetoretinal r.). Retinitis pigmentosa.
r. toxémica del embarazo (toxemic r. of pregnancy).
r. tóxica (toxic r.).
r. traumática (traumatic r.). Angiopathic r.

retinopexia (retinopexy). Formation of chorioretinal adhesions surrounding a retinal tear for correction of retinal detachment.

retinopiesis (retinopiesis). Repositioning a detached retina by pressing it into position by gas or fluid.

retinoscopia (retinoscopy). Pupilloscopy; scotoscopy; shadow test; skiascopy; a method of determining errors of refraction by illuminating the retina and observing the rays of light emerging from the eye.
r. borrosa (fogging r.).
r. cilíndrica (cylinder r.).

retinoscopio (retinoscope). An optical device used to illuminate a subject's retina in retinoscopy.
r. luminoso (luminous r.).
r. reflector (reflecting r.).

retinosquisis (retinoschisis). Degenerative splitting of the retina, with cyst formation between the two layers.
r. juvenil (juvenile r.).
r. senil (senile r.).

retiro (withdrawal). **1.** The act of removal or retreating. **2.** A psychological and/or physical syndrome caused by the abrupt cessation of the use of a drug in an habituated individual. **3.** The therapeutic process of discontinuing a drug so as to avoid w. **4.** A pattern of behavior, observed in schizophrenia and depression, characterized by a pathological retreat from interpersonal contact and social involvement, and leading to self-preoccupation.
r. del pensamiento (thought withdrawal).

retoperitelio (retoperithelium). The reticular cells related to the reticular fiber network, as in the stroma of lymphatic tissue.

retorno venoso (venous return). The blood returning to the heart via the great veins and coronary sinus.

retorta (retort). **1.** A flasklike vessel with a long neck passing outward, once used in distilling. **2.** A small furnace.

retotelioma (retothelioma). Old term for a neoplasm derived from reticular cells of the reticuloendothelial system.

retracción (retraction). **1.** A shrinking, drawing back, or pulling apart. **2.** Posterior movement of teeth, usually with the aid of an orthodontic appliance.
r. gingival (gingival r.).
r. mandibular (mandibular r.).

retráctil (retractile). Retractable; capable of being drawn back.

retractor (retractor). **1.** An instrument for drawing aside the edges of a wound or for holding back structures adjacent to the operative field. **2.** A muscle that draws a part backward.

retraer (retract). To shrink, draw back, or pull apart.

retrahens aurem, retrahens auriculam (retrahens aurem, retrahens auriculam).

retro- (retro-). Prefix, to words formed from L. roots, denoting backward or behind.

retroalimentación (feedback). **1.** In a given system, the return, as input, of some of the output, as a regulatory mechanism. **2.** An explanation for the learning of motor skills: sensory stimuli set up by muscle contractions modulate the activity of the motor system. **3.** The feeling evoked by another person's reaction to oneself.
r. negativa (negative f.).
r. positiva (positive f.).

retroauricular (retroauricular). Behind the auricle.

retrobucal (retrobuccal). Relating to the back part of, or behind, the cheek.

retrobulbar (retrobulbar). Retro-ocular; behind the eyeball.

retrocalcaneobursitis (retrocalcaneobursitis). Achillobursitis.

retrocecal (retrocecal). Posterior to the cecum.

retrocervical (retrocervical). Posterior to the cervix uteri.

retroceso **1.** (retrocession). A going back; a relapse. **2.** (retrocession). Cessation of the external symptoms of a disease followed by signs of involvement of some internal organ or part. **3.** (retrocession). Denoting a position of the uterus or other organ further back than is normal. **4.** (throwback). Atavus.

retroclusión (retroclusion). A form of acupressure for the arrest of bleeding.

retrocólico **1.** (retrocollic). Relating to the back of the neck; drawing back the head. **2.** (retrocolic). Posterior to the colon.

retrocolis (retrocollis). Retrocollic spasm.

retroconducción (retroconduction). Retrograde conduction.

retrocursivo (retrocursive). Running backward.

retrodesplazamiento (retrodisplacement). Any backward displacement, such as retroversion or retroflexion of the uterus.

retrodesviación (retrodeviation). A backward bending or inclining.

retroesofágico (retroesophageal). Posterior to the esophagus.

retroespondilolistesis (retrospondylolisthesis). Slipping posteriorly of the body of a vertebra, bringing it out of line with the adjacent vertebrae.

retroesternal (retrosternal). Posterior to the sternum.

retrofaringe (retropharynx). The posterior part of the pharynx.

retrofaríngeo (retropharyngeal). Posterior to the pharynx.

retroflexión **1.** (retroflexion). Retroflection; backward bending, as of the uterus when the corpus is bent back, forming an angle with the cervix. **2.** (retroflection). Retroflexion.
r. del iris (r. of iris).

retroflexionado (retroflexed). Retroflected; bent backward or posteriorly.

retrognático (retrognathic). Denoting a state in which the mandible is located posterior to its normal position in relation to the maxillae.

retrognatismo (retrognathism). A condition of facial disharmony in which one or both jaws are posterior to normal in their craniofacial relationships.

retrógrado (retrograde). **1.** Moving backward. **2.** Degenerating; reversing the normal order of growth and development.

retrografía (retrography). Mirror-writing.

retrogresión (retrogression). Cataplasia.

retroiridiano (retroiridian). Posterior to the iris.

retrolental (retrolental). Retrolenticular; posterior to the lens of the eye.

retrolenticular (retrolenticular). **1.** Retrolental. **2.** Behind the lentiform nucleus of the brain.

retrolingual (retrolingual). Relating to the back part of the tongue; posterior to the tongue.

retromamario (retromammary). Posterior to the mamma.

retromandibular (retromandibular). Posterior to the lower jaw.

retromastoideo (retromastoid). Posterior to the mastoid process; relating to the posterior mastoid cells.

retromolar (retromolar). Distal (or posterior) to the last erupted (or present) molar tooth.

retromorfosis (retromorphosis). Cataplasia.

retronasal (retronasal). Posterior nasal; relating to the posterior nares.

retroobturación (retrofilling). Placement of a sealing material into the apical foramen of a dental root from the apical end.

retroocular (retro-ocular). Retrobulbar.

retroperitoneal (retroperitoneal). External or posterior to the peritoneum.

retroperitoneo (retroperitoneum). Spatium retroperitoneale.

retroperitonitis (retroperitonitis). Inflammation of the cellular tissue behind the peritoneum.
r. fibrosa idiopática (idiopathic fibrous r.).

retroplacentario (retroplacental). Behind the placenta.

retroplasia (retroplasia). That state of cell or tissue in which activity is decreased below that considered normal; associated with retrogressive changes.

retroposición (retroposition). Simple backward displacement of a structure or organ, as the uterus, without inclination, bending, retroversion, or retroflexion.

retroposón (retroposon). Term proposed for a transposition of sequences in a DNA that does not take place in the DNA by itself,

but rather in an mRNA that is transcribed back into the genomic DNA.
retropúbico (retropubic). Posterior to the pubic bone.
retropuesto (retroposed). Denoting retroposition.
retropulsión (retropulsion). **1.** An involuntary backward walking or running, occurring in patients with the parkinsonian syndrome. **2.** A pushing back of any part.
retrospección (retrospection). The act or process of surveying and reviewing the past.
retrospectivo (retrospective). Relating to retrospection.
retrosteroide (retrosteroid). A term sometimes used to designate a steroid in which the orientations of the substituents at carbons 9 and 10 are the opposite of those of the reference or "parent" compound.
retrotarsiano (retrotarsal). Posterior to the tarsus, or edge of the eyelid.
retrouterino (retrouterine). Posterior to the uterus.
retroversioflexión (retroversioflexion). Combined retroversion and retroflexion of the uterus.
retroversión (retroversion). **1.** A turning backward, as of the uterus. **2.** Condition in which the teeth are located in a more posterior position than is normal.
retrovertido (retroverted). Denoting retroversion.
retrovirus (retrovirus). Any virus of the family Retroviridae.
retroyección (retrojection). The washing out of a cavity by the backward flow of an injected fluid.
retroyector (retrojector). A form of syringe with long tubular attachment to the nozzle, used in retrojection.
retrusión (retrusion). **1.** Retraction of the mandible from any given point. **2.** The backward movement of the mandible.
reuma (rheum). A mucous or watery discharge.
reumatalgia (rheumatalgia). Obsolete term for rheumatic pain.
reumático **1.** (rheumatismal). Rheumatic. **2.** (rheumatic). Rheumatismal; relating to or characterized by rheumatism.
reumátide (rheumatid). Rheumatic nodules or other eruptions which may accompany rheumatism.
reumatismo (rheumatism). **1.** Obsolete term for rheumatic fever. **2.** Indefinite term applied to various conditions with pain or other symptoms which are of articular origin or related to other elements of the musculoskeletal system.
 r. articular (articular r.). Arthritis.
 r. crónico (chronic r.).
 r. gonorreico (gonorrheal r.).
 r. inflamatorio (inflammatory r.).
 r. lumbar (lumbar r.). Lumbago.
 r. de Macleod (Macleod's r.).
 r. muscular (muscular r.). Fibrositis.
 r. nudoso (nodose r.).
 r. subagudo (subacute r.).
 r. tuberculoso (tuberculous r.).
reumatocelis (rheumatocelis). Henoch-Schönlein purpura.
reumatoide (rheumatoid). Resembling r. arthritis in one or more features.
reumatología (rheumatology). The medical specialty concerned with the study, diagnosis, and treatment of rheumatic conditions.
reumatólogo (rheumatologist). A specialist in rheumatology.
reuniente (reunient). Connecting; denoting the ductus reuniens.
revacunación (revaccination). Vaccination of an individual previously successfully vaccinated.
revascularización (revascularization). Reestablishment of blood supply to a part.
reversible (reversible). Capable of reversal; said of diseases or chemical reactions.
reversión (reversion). **1.** The manifestation in an individual of certain characteristics, peculiar to a remote ancestor, which have been suppressed during one or more of the intermediate generations. **2.** The return to the original phenotype, either by reinstatement of the original genotype or by a mutation at a site different from that of the first mutation and which cancels the effect of the first mutation (suppressor mutation).
revertante (revertant). In microbial genetics, a mutant that has reverted to its former genotype (true reversion) or to the original phenotype by means of a suppressor mutation.
revestido (investing). **1.** In dentistry, covering or enveloping wholly or in part an object such as a denture, tooth, wax form, crown, etc., with a refractory investment material before curing, soldering, or casting. **2.** In psychoanalysis, allocating to or charging an object with psychic energy or cathexis.
 r. al vacío (vacuum i.).
revestimiento **1.** (lining). A coating applied to the pulpal wall(s) of a restorative dental preparation to protect the pulp from thermal or chemical irritation. **2.** (coating). A covering; a layer of some substance spread over a surface. **3.** (investment). In dentistry, any material used in investing. **4.** (investment). In psychoanalysis, the psychic charge or cathexis invested in an object.
 r. antirreflejo (antireflection coating).
 r. refractario (refractory investment).
revivificación (revivification). **1.** Revivescence; renewal of life and strength. **2.** Vivification; refreshening the edges of a wound by paring or scraping to promote healing.
reviviscencia (revivescence). Revivification.
revulsión (revulsion). **1.** Counterirritation. **2.** Derivation.
rexis (rhexis). Obsolete term for bursting or rupture of an organ or vessel.
RF (RF). Abbreviation for releasing factor; rheumatoid factors; replicative form.
RGB (WBC). Abbreviation for white blood cell or blood count.
RH (RH). Abbreviation for releasing hormone.
Rh (Rh). **1.** Symbol for rhodium. **2.** Rh blood group.
rhe (rhe). The absolute unit of fluidity, the reciprocal of the unit of viscosity.
rhesus (rhesus). Generic name for *Macaca mulatta*.
Rib (Rib). Symbol for ribose.
ribavirina (ribavirin). A synthetic nucleoside, antiviral agent which, by its inhibitory effect on the synthesis of guanosine 5'-phosphate, inhibits both DNA and RNA synthesis.
α-ribazol (α-ribazole). 1-α-D-Ribofuranosyl-5,6-dimethylbenzimidazole; the benzimidazole nucleoside in vitamin B_{12}.
ribitilo (ribityl). The radical of ribitol; a constituent of riboflavin.
ribitol (ribitol). Adonitol; reduction product of ribose.
ribo- (ribo-). **1.** The root of ribose, and thus part of its derivatives; e.g., ribofuranose, ribopyranose. **2.** As an italicized prefix to the systematic name of a monosaccharide, ribo- indicates that the configuration of a set of three consecutive, but not necessarily contiguous, CHOH (or asymmetric) groups is that of ribose.
riboflavina (riboflavin(e)). Flavin; flavine; lactoflavin; a heat-stable factor of the vitamin B complex.
 r. cinasa (r. kinase).
 r. metilol (methylol r.).
riboflavina 5'-fosfato (riboflavin 5'-phosphate). Flavin mononucleotide.
ribofuranosa (ribofuranose). The 1,4 cyclic furan form of ribose.
9-β-D-ribofuranosiladenina (9-β-D-ribofuranosyladenine). Adenosine.
1-β-D-ribofuranosilcitosina (1-β-D-ribofuranosylcytosine). Cytidine.
9-β-D-ribofuranosilguanina (9-β-D-ribofuranosylguanine). Guanosine.
ribofuranosiltimina (ribofuranosylthymine). Ribothymidine.
1-β-D-ribofuranosiluracilo (1-β-D-ribofuranosyluracil). Uridine.
ribonucleasa (ribonuclease). Ribonucleinase; a transferase or phosphodiesterase that catalyzes the hydrolysis of ribonucleic acid.
 r. alcalina (alkaline RNase). Ribonuclease (pancreatic).
 r. alfa (RNase alpha).
 r. de *Escherichia coli* (*Escherichia coli* RNase I). RNase T_2.
 r. de plantas (plant RNase). RNase T_2.
ribonucleasa (Bacillus subtilis) (ribonuclease (*Bacillus subtilis*)). Ribonuclease (*Azotobacter agilis*); ribonuclease (*Proteus mirabilis*); an enzyme hydrolyzing RNA to 2'3'-cyclic nucleotides endonucleolytically.
ribonucleasa (pancreática) (ribonuclease (pancreatic)). An enzyme that transfers the 3'-phosphate of a pyrimidine ribonucleotide residue in a polynucleotide from the 5'-position of the adjoining nucleotide to the 2'-position of the pyrimidine nucleotide itself (a transferase, endonuclease action), thus breaking the chain and forming a pyrimidine 2',3'-cyclic phosphate.
ribonucleinasa (ribonucleinase). Ribonuclease.
ribonucleoproteína (RNP) (ribonucleoprotein (RNP)). A combination of ribonucleic acid and protein.

ribonucleósido (ribonucleoside). A nucleoside in which the sugar component is ribose.
ribonucleótido (ribonucleotide). A nucleotide (nucleoside phosphate) in which the sugar component is ribose.
ribopiranosa (ribopyranose). The 1,5 cyclic form of ribose.
ribosa (Rib) (ribose (Rib)). The pentose present in ribonucleic acid.
ribosa-5-fosfato isomerasa (ribose-5-phosphate isomerase). Phosphopentose isomerase; phosphoriboisomerase; an enzyme catalyzing interconversion of ribose 5-phosphate and ribulose 5-phosphate; of importance in ribose metabolism.
ribósido (riboside). The product formed by replacement of the H of the C-1 OH of ribose by an alcohol residue (which may be another sugar).
ribosilo (ribosyl). The radical formed by loss of the hemiacetal OH group from either of the two cyclic forms of ribose (yielding ribofuranosyl and ribopyranosyl compounds), by combination with an H of an –NH– or a –CH–group.
1-ribosilorotato (1-ribosylorotate). Orotidine.
ribosilpurina (ribosylpurine). Nebularine.
ribosoma (ribosome). Palade granule; a granule of ribonucleoprotein, 120 to 150 Å in diameter, that is the site of protein synthesis from aminoacyl-tRNAs as directed by mRNAs.
ribosuria (ribosuria). The enhanced urinary excretion of D-ribose; commonly one manifestation of muscular dystrophy.
ribótido (ribotide). A corruption of riboside, by analogy with nucleoside-nucleotide, to mean ribonucleotide.
ribotimidina (T, Thd) (ribothymidine (T, Thd)). Ribofuranosylthymine 5-methyluridine; the ribosyl analogue of thymidine (deoxyribosylthymine).
ribovirus (ribovirus). RNA virus.
ribulosa (ribulose). D-Erythro-pentulose; D-adonose; D-erythro-2-ketopentose; the 2-keto isomer of ribose.
ribulosabifosfato carboxilasa (ribulose-bisphosphate carboxylase). Carboxydismutase; a dimerizing carboxy-lyase; an enzyme that catalyzes the addition of carbon dioxide to ribulose 1,5-bisphosphate and the hydrolysis of the addition product to two molecules of 3-phosphoglyceric acid.
ribulosafosfato 3-epimerasa (ribulose-phosphate 3-epimerase). Phosphoribulose epimerase; an enzyme catalyzing the interconversion of xylulose 5-phosphate and its isomer, ribulose 5-phosphate.
riciforme (riziform). Resembling rice grains.
ricina (ricin). A highly toxic lectin and hemagglutinin occurring in the seeds (castor beans) of the castor oil plant, *Ricinus communis.*
ricinismo (ricinism). Poisoning by ingestion of toxic principles from seeds (castor beans) or leaves of the castor oil plant, *Ricinus communis.*
ricino (castor bean). Ricinus.
ricinoleato (ricinoleate). A salt of ricinoleic acid.
rickettsial (rickettsial). Pertaining to or caused by rickettsiae.
rickettsiosis (rickettsiosis). Infection with rickettsiae.
  r. pustulosa (rickettsialpox). Kew Gardens fever.
  r. vesicular (vesicular r.). Rickettsialpox.
rickettsiostático (rickettsiostatic). An agent inhibitory to the growth of *Rickettsia.*
RID (RID). Abbreviation for radial immunodiffusion.
riesgo (risk). The probability of some event seen in some sense as harmful or deleterious, expressed in various terms.
  r. empírico (empiric r.).
  r. de recurrencia (recurrence r.).
rifamicina, rifomicina (rifamycin, rifomycin). A complex antibiotic, isolated from *Nocardia mediterranei*, that is active against *Mycobacterium tuberculosis* and *Staphylococcus aureus.*
rifampicina (rifampicin). Rifampin.
rifampina (rifampin). Rifampicin; rifaldazine; 3-[(4-methylpiperazinyl)iminomethyl] rifamycin SV; an antibacterial agent used in the treatment of tuberculosis.
rigidez (rigidity). **1.** Rigor; stiffness or inflexibility. **2.** In psychiatry and clinical psychology, an aspect of personality characterized by an individual's resistance to change.
  r. anatómica (anatomic r.).
  r. cadavérica (cadaveric r.). Rigor mortis.
  r. en caño de plomo (lead-pipe r.).
  r. catatónica (catatonic r.).
  r. cerebelosa (cerebellar r.).
  r. de descerebración (decerebrate r.).
  r. escleral (scleral r.).
  r. midriática (mydriatic r.). Tonic pupil.
  r. en navaja (clasp-knife r.). Clasp-knife spasticity.
  r. ocular (ocular r.).
  r. patológica (pathologic r.).
  r. post mortem (postmortem r.). Rigor mortis.
  r. en rueda dentada (cogwheel r.).
rigor (rigor). **1.** Rigidity. **2.** Chill.
  r. ácido (acid r.).
  r. cálcico (calcium r.).
  r. mortis (r. mortis). Cadaveric rigidity.
  r. mortis miocárdico (myocardial r. mortis).
  r. térmico (heat r.).
rigosis (rhigosis). The perception of cold.
rigótico (rhigotic). Pertaining to rhigosis.
rima (rima, gen. and pl. rimae). [*rima,* NA]. A slit or fissure, or narrow elongated opening between two symmetrical parts.
rimoso (rimose). Fissured; marked by cracks in all directions, like the crackle of porcelain.
rimula (rimula). A minute slit or fissure.
rin-, rino-, (rhin-, rhino-). Combining forms denoting the nose.
rinal (rhinal). Nasal.
rinalgia (rhinalgia). Rhinodynia; pain in the nose.
rinario (rhinarium, pl. rhinaria). The area of hairless skin surrounding the nostrils in some mammals.
rinedema (rhinedema). Swelling of the nasal mucous membrane.
rinencefálico (rhinencephalic). Relating to the rhinencephalon.
rinencéfalo (rhinencephalon). Smell-brain; collective term denoting the parts of the cerebral hemisphere directly related to the sense of smell: the olfactory bulb, olfactory peduncle, olfactory tubercle, and olfactory or piriform cortex including the cortical nucleus of the amygdala.
rinenquisis (rhinenchysis). A nasal douche; washing out the nasal cavities.
rineurínter (rhineurynter). A dilatable bag used to make pressure within the nostril to arrest a profuse epistaxis.
rinión (rhinion). A craniometric point: the lower end of the internal suture.
rinismo (rhinism). Rhinolalia.
rinitis (rhinitis). Nasal catarrh; inflammation of the nasal mucous membrane.
  r. aguda (acute r.). Cold in the head; coryza.
  r. alérgica (allergic r.). R. associated with hay fever.
  r. atrófica (atrophic r.).
  r. atrófica del cerdo (atrophic r. of swine).
  r. caseosa (r. caseosa, caseous r.).
  r. crónica (chronic r.).
  r. cruposa (croupous r.). Membranous r.
  r. eosinofílica no alérgica (eosinophilic nonallergic r.).
  r. escrofulosa (scrofulous r.).
  r. fibrinosa (fibrinous r.). Membranous r.
  r. gangrenosa (gangrenous r.).
  r. hipertrófica (hypertrophic r.).
  r. medicamentosa (r. medicamentosa).
  r. membranosa (membranous r.).
  r. necrótica del cerdo (necrotic r. of pigs). Bull nose.
  r. nerviosa (r. nervosa). Hay fever.
  r. purulenta (r. purulenta, purulent r.).
  r. seca (r. sicca). A form of chronic r. with little or no secretion.
  r. seudomembranosa (pseudomembranous r.). Membranous r.
  r. vasomotora (vasomotor r.).
rinoanemómetro (rhinoanemometer). A variation of the pneumotachometer, used for measuring nasal air flow and nasal resistance to air flow.
rinoantritis (rhinoantritis). Inflammation of the nasal cavities and one or both maxillary antrums.
rinobión (rhinobyon). A nasal plug or tampon.
rinocantectomía (rhinocanthectomy). Excision of the inner canthus of the eye.
rinocefalia (rhinocephaly, rhinocephalia). Rhinencephaly; a form of cyclopia in which the nose is represented by a fleshy proboscis-like protuberance arising above the slitlike orbits, and the rhinencephalic lobes of the telencephalon are poorly developed with some tendency to become fused together.

rinocele (rhinocele). Cavity or ventricle of the rhinencephalon or primitive olfactory part of the telencephalon.
rinocifectomía (rhinokyphectomy). Plastic surgery for rhinokyphosis.
rinocifosis (rhinokyphosis). A humpback deformity of the nose.
rinocleisis (rhinocleisis). Rhinostenosis.
rinodacriolito (rhinodacryolith). A calculus in the nasolacrimal duct.
rinodimia (rhinodymia). Duplication of the nose on an otherwise normal face.
rinodinia (rhinodynia). Rhinalgia.
rinoescleroma (rhinoscleroma). A chronic granulomatous process involving the nose, upper lip, mouth, and upper air passages.
rinoestenosis (rhinostenosis). Rhinocleisis; nasal obstruction.
rinoestrosis (rhinoestrosis). Infection of horses and donkeys, rarely humans, with larvae of the fly *Rhinoestrus purpureus*.
rinofaringe (rhinopharynx). Pars nasalis pharyngis.
rinofaríngeo (rhinopharyngeal). **1.** Nasopharyngeal. **2.** Relating to the rhinopharynx.
rinofaringitis (rhinopharyngitis). Nasopharyngitis; inflammation of the mucous membrane of the upper part of the pharynx and posterior nares.
 r. mutilante (r. mutilans). Gangosa.
rinofaringolito (rhinopharyngolith). A concretion in the rhinopharynx.
rinoficomicosis (rhinophycomycosis). Entomophthoramycosis.
rinofima (rhinophyma). Brandy nose; copper nose; hammer nose; hypertrophic rosacea; potato nose; rum nose; rum-blossom; toper's nose; hypertrophy of the nose.
rinofonía (rhinophonia). Rhinolalia.
rinógeno (rhinogenous). Originating in the nose.
rinolalia (rhinolalia). Rhinism; rhinophonia; nasalized speech.
 r. abierta (r. aperta).
 r. cerrada (r. clausa).
rinolaringitis (rhinolaryngitis). Inflammation of the nasal and laryngeal mucous membranes.
rinolaringología (rhinolaryngology). The medical study concerned with the relationship of the nose and larynx and their diseases.
rinolitiasis (rhinolithiasis). The presence of a nasal calculus.
rinolito (rhinolite, rhinolith). Nasal calculus; a calcareous concretion in the nasal cavity.
rinología (rhinology). The branch of medical science concerned with the nose and its diseases.
rinológico (rhinologic). Relating to rhinology.
rinólogo (rhinologist). A specialist in diseases of the nose.
rinomanometría (rhinomanometry). **1.** The use of a rhinomanometer. **2.** The study and measurement of nasal air flow and pressures.
rinomanómetro (rhinomanometer). A manometer used to determine the presence and amount of nasal obstruction, and the nasal air pressure and flow relationships.
rinomicosis (rhinomycosis). Fungus infection of the nasal mucous membranes.
rinomucormicosis (rhinomucormycosis). Entomophthoramycosis.
riñón (kidney). Ren; one of the two organs (L. *ren*, G. *nephros*) that excrete the urine.
 r. amiloide (amyloid k.). Waxy k.
 r. aplastado (crush k.).
 r. de argamasa (mortar k.). Putty k.
 r. de Armanni-Ebstein (Armanni-Ebstein k.). Armanni-Ebstein change.
 r. arteriolosclerótico (arteriolosclerotic k.).
 r. arteriosclerótico (arteriosclerotic k.).
 r. artificial (artificial k.). Hemodialyzer.
 r. de Ask-Upmark (Ask-Upmark k.).
 r. atrófico (atrophic k.).
 r. céreo (waxy k.). Amyloid k.
 r. contraído (contracted k.).
 r. delantero (head k.). Pronephros.
 r. discoide (disk k.). Pancake k.
 r. doble (duplex k.).
 r. errante (wandering k.). Floating k.
 r. esclerótico (sclerotic k.). Granular k.
 r. flotante (floating k.). Movable k.; wandering k.
 r. de Formad (Formad's k.).
 r. fusionado (fused k.).
 r. de Goldblatt (Goldblatt k.).
 r. granular (granular k.). Sclerotic k.
 r. graso (fatty k.).
 r. en herradura (horseshoe k.).
 r. de masilla (putty k.). Mortar k.
 r. medio (middle k.). Mesonephros.
 r. meduloesponjoso (medullary sponge k.).
 r. movible (movable k.). Floating k.
 r. en panqueque (pancake k.). Disk k.
 r. pélvico (pelvic k.). K. that has been displaced into the pelvis.
 r. "picado por pulgas" (flea-bitten k.).
 r. pielonefrítico (pyelonephritic k.).
 r. poliquístico (polycystic k.). Polycystic disease of kidneys.
 r. primordial (primordial k.). Pronephros.
 r. quístico (cystic k.).
 r. de Rose-Bradford (Rose-Bradford k.).
 r. supernumerario (supernumerary k.).
 r. en torta (cake k.).
 r. trasero (hind k.). Metanephros.
 r. de vaca (cow k.).
rinonecrosis (rhinonecrosis). Necrosis of the bones of the nose.
rinoneumonitis (rhinopneumonitis). Inflammation of the mucous membranes of the nose and lung in animals.
 r. equina (equine r.).
rinopatía (rhinopathy). Disease of the nose.
rinoplastia (rhinoplasty). **1.** Repair of a defect of the nose with tissue taken from elsewhere. **2.** Plastic surgery to change the shape or size of the nose.
 r. india (Indian r.). Carpue's method.
 r. inglesa (English r.). R. utilizing a flap from the cheek.
 r. italiana (Italian r.). Italian operation; tagliacotian operation.
 r. de Joseph (Joseph r.).
rinoqueiloplastia, rinoquiloplastia (rhinocheiloplasty, rhinochiloplasty). Plastic surgery of the nose and upper lip.
rinorragia (rhinorrhagia). Epistaxis or nosebleed, especially if profuse.
rinorrea (rhinorrhea). A discharge from the nasal mucous membrane.
 r. gustativa (gustatory r.).
 r. de líquido cefalorraquídeo (cerebrospinal fluid r.).
rinosalpingitis (rhinosalpingitis). Inflammation of the mucous membrane of the nose and eustachian tube.
rinoscopia (rhinoscopy). Inspection of the nasal cavity.
 r. anterior (anterior r.).
 r. mediana (median r.).
 r. posterior (posterior r.).
rinoscópico (rhinoscopic). Relating to the rhinoscope or to rhinoscopy.
rinoscopio (rhinoscope). Nasoscope; a small mirror attached at a suitable angle to a rodlike handle, used in posterior rhinoscopy.
rinosporidiasis (rhinosporidiosis). Invasion of the nasal cavity by *Rhinosporidium seeberi*, resulting in a chronic granulomatous disease producing polyps or other forms of hyperplasia on mucous membranes.
rinotomía (rhinotomy). **1.** Any cutting operation on the nose. **2.** Operative procedure in which the nose is incised along one side so that it may be turned away to provide full vision of the nasal passages for radical sinus operations.
rinotraqueítis (rhinotracheitis). Inflammation of the nasal cavities and trachea.
 r. bovina infecciosa (infectious bovine r. (IBR)).
 r. virósica felina (feline viral r.).
rinovirus (rhinovirus). Any virus of the genus *Rhinovirus*.
 r. bovinos (bovine r.'s).
 r. equinos (equine r.'s).
riparia (rhyparia). Sordes.
ripofagia (rhypophagy). Scatophagy.
ripofobia (rhypophobia). An abnormal aversion to or morbid fear of dirt or filth.

RISA (RISA). Abbreviation for radioiodinated serum albumin.
risa canina, sardónica (risus caninus, risus sardonicus). Canine spasm; cynic spasm; sardonic grin; spasmus caninus; trismus sardonicus; the semblance of a grin caused by facial spasm especially in tetanus.
risorio (risorius). Risorius muscle.
ristocetina (ristocetin). An antibiotic produced by the fermentation of *Nocardia lurida*, comprising two substances; r. A and r. B.
ritidectomía (rhytidectomy). Rhytidoplasty; elimination of wrinkles from, or reshaping of, the face by excising any excess skin and tightening the remainder.
ritidoplastia (rhytidoplasty). Rhytidectomy.
ritidosis (rhytidosis). **1.** Rutidosis. Wrinkling of the face to a degree disproportionate to age. **2.** Laxity and wrinkling of the cornea, an indication of approaching death.
ritmador (rhythmeur). An apparatus for securing rhythmic interruptions of the electric current in an x-ray machine.
ritmo (rhythm). **1.** Measured time or motion; the regular alternation of two different or opposite states. **2.** Rhythm method. **3.** Regular occurrence of an electrical event in the electroencephalogram. **4.** Sequential beating of the heart generated by a single beat or sequence of beats in a different chamber than that controlling the resulting rhythm.
r. acoplado (coupled r.). Bigeminal r.
r. agónico (agonal r.).
r. alfa (alpha r.). Alpha wave; Berger r.
r. Berger (Berger r.). Alpha r.
r. beta (beta r.). Beta wave.
r. bigeminal (bigeminal r.). Coupled r.
r. circadiano (circadian r.).
r. circular (circus r.). Circus movement.
r. cuadrigeminal (quadrigeminal r.). Quadrigeminy.
r. cuádruple (quadruple r.).
r. delta (delta r.). Delta wave.
r. diurno (diurnal r.).
r. ectópico (ectopic r.).
r. de escape (escape r.).
r. de galope **1.** (cantering r.). Gallop. **2.** (gallop r.). Gallop.
r. idionodal (idionodal r.).
r. idioventricular (idioventricular r.). Ventricular r.
r. nodal (nodal r.). Atrioventricular nodal r.
r. nodal auriculoventricular (atrioventricular nodal r.).
r. nodal coronario (coronary nodal r.).
r. de péndulo (pendulum r.). Embryocardia.
r. rápido (fast r.).
r. reciprocante (reciprocating r.).
r. recíproco (reciprocal r.).
r. recíproco invertido (reversed reciprocal r.).
r. de ruedas de tren (trainwheel r.). Quadruple r.
r. sinusal (sinus r.).
r. sinusal coronario (coronary sinus r.).
r. theta (theta r.). Theta wave.
r. de tic-tac (tic-tac r.). Embryocardia.
r. trigeminal (trigeminal r.). Trigeminy.
r. triple (triple r.).
r. ultradiano (ultradian r.).
r. ventricular (ventricular r.). Idioventricular r.
ritodrina (ritodrine). A sympathomimetic agent with β-adrenergic actions, used as a uterine relaxant.
ritual (ritual). In psychiatry and psychology, any psychomotor activity sustained by an individual to relieve anxiety or forestall its development; typically seen in obsessive-compulsive neurosis.
rivalidad (rivalry). Competition between two or more individuals for the same object or goal.
r. binocular (binocular r.).
r. entre hermanos (sibling r.).
r. de la retina (r. of retina).
rivus lacrimalis (rivus lacrimalis). [*rivus lacrimalis*, NA]. Ferrein's canal; a space between the closed lids and the eyeball through which the tears flow to the punctum lacrimale.
rizo- (rhizo-). Combining form denoting root.
rizoide (rhizoid). **1.** Rootlike. **2.** Irregularly branching, like a root; denoting a form of bacterial growth. **3.** In fungi, the rootlike hyphae which arise at the nodes of the hyphae of *Rhizopus* species.
rizoma (rhizome). The creeping underground stem of plants such as iris, calamus, and sanguinaria.
rizomelia (rhizomelia). Disproportion in the length of the most proximal segment of the limbs (upper arms and thighs).
rizomeningomielitis (rhizomeningomyelitis). Radiculomeningomyelitis; inflammation of the nerve roots, the meninges, and the spinal cord.
rizoplasto (rhizoplast). A fine connection between the flagellum or blepharoplast and the nucleus of a protozoan.
rizopterina (rhizopterin). SLR factor; *Streptococcus lactis* R factor; 10-formylpteroic acid; a folic acid factor for certain bacteria.
rizotomía (rhizotomy). Radicotomy; radiculectomy; section of the spinal nerve roots for the relief of pain or spastic paralysis.
r. anterior (anterior r.).
r. de facetas (facet r.).
r. posterior (posterior r.). Dana's operation.
r. trigeminal (trigeminal r.).
RMA (RMA). Abbreviation for right mentoanterior position.
RMN (NMR). Abbreviation for nuclear magnetic resonance.
Rn (Rn). Symbol for radon.
RNA (RNA). Abbreviation for ribonucleic acid.
RNA, empalme de (RNA splicing). Splicing.
RNA heterogéneo (heterogeneous RNA).
RNA de información (informational RNA). Messenger RNA.
RNA mensajero (RNAm) (messenger RNA (mRNA)).
RNA molde (template RNA). Messenger RNA.
RNA nuclear (RNAn) (nuclear RNA (nRNA)).
RNA polimerasa (RNA polymerase).
RNA ribosómico (RNAr) (ribosomal RNA (rRNA)).
RNA soluble (RNAs) (soluble RNA (sRNA)).
RNA de transferencia (RNAt) (transfer RNA (tRNA)). Soluble RNA.
RNasa (RNase). Abbreviation for ribonuclease.
RNasa A (RNase A). Ribonuclease (pancreatic).
RNasa I (RNase I). Ribonuclease (pancreatic).
RNasa II (RNase II).
RNasa II microbiana (microbial RNase II). RNase T_2.
RNasa III (RNase III).
RNasa de levaduras (yeast Rnase).
RNasa N_1 (RNase N_1). RNase T_1.
RNasa N_2 (RNase N_2). RNase T_2.
RNasa P (RNase P).
RNasa pancreática (pancreatic RNase).
RNasa T_1 (RNase T_1).
RNasa T_2 (RNase T_2).
RNasa U_2 (RNase U_2).
RNasa U_4 (RNase U_4). Yeast RNase.
RNP (RNP). Abbreviation for ribonucleoprotein.
robo (steal). Diversion of blood via alternate routes or reversed flow, from a vascularized tissue to one deprived by proximal arterial obstruction.
r. ilíaco (iliac s.).
r. renal-esplácnico (renal-splanchnic s.).
r. de la subclavia (subclavian s.).
robótico (robotic). Pertaining to or characteristic of a robot, an automatic mechanical device designed to duplicate a human function without direct human operation.
roce (rub). Friction encountered in moving one body over another.
r. de fricción (friction r.). Friction sound.
r. pericárdico, de fricción pericárdica (pericardial r., pericardial friction r.).
r. pleurítico (pleuritic r.).
rocelina (roccellin).
rodamina B (rhodamine B). A fluorescent red basic xanthene dye, tetraethylrhodamine chloride, used in histology as a contrasting stain to methylene blue and methyl green, and as a vital fluorochrome.
rodanato (rhodanate). Thiocyanate.
rodanesa (rhodanese). Thiosulfate sulfurtransferase.
rodenticida (rodenticide). An agent lethal to rodents.
rodeosa (rhodeose). Fucose.
rodilla **1.** (knee). Genu. **2.** (genu, gen. genus, pl. genua). [*genu*, NA]. Any structure of angular shape resembling a flexed knee. **3.** (knee). Any structure of angular shape resembling a flexed knee.
r. bloqueada (locked k.).
r. de Brodie (Brodie's k.). Brodie's disease.

r. de la cápsula interna (genu of internal capsule). [*genu capsulae internae,* NA]
r. del cuerpo calloso (genu of corpus callosum). [*genu corporis callosi,* NA].
r. distendida (capped k.).
r. de mucama (housemaid's k.).
r. del nervio facial (genu of facial nerve). [*genu nervi facialis,* NA].
rodillo (roller). Roller bandage.
rodina (rhodin). A dihydroporphyrin derivative (the two additional hydrogens being at positions 17 and 18) of the type found in chlorophyll *b* and with a formyl group on position 7 rather than a methyl group.
rodio (rhodium (Rh)). A metallic element, symbol Rh, atomic no. 45, atomic weight 102.91.
rodo-, rod- (rhodo-, rhod-). Combining forms denoting rose or red color.
rodofiláctico (rhodophylactic). Relating to rhodophylaxis.
rodofilaxia (rhodophylaxis). The action of the pigment cells of the choroid in preserving or facilitating the reproduction of rhodopsin.
rodogénesis (rhodogenesis). The production of rhodopsin by the combination of 11-*cis*-retinal and opsin in the dark.
rodonalgia (rodonalgia). Erythromelalgia.
rodopsina (rhodopsin). Visual purple; a red thermolabile protein, MW ca. 35,000, found in the external segments of the rods of the retina.
roentgen (r, R) (roentgen (r, R)). The international unit of x- or gamma-radiation.
r. equivalente-físico (rep) (r.-equivalent-physical (rep)).
r. equivalente-hombre (rem) (r.-equivalent-man (rem)).
roentgenismo (roentgenism). **1.** The use of roentgen rays in the diagnosis and treatment of disease. **2.** Any untoward effects of roentgen rays on the tissues.
roentgenización (roentgenization). Obsolete term for roentgenism.
roentgenografía **1.** (roentgenography). Radiography. **2.** (roentgenograph). Roentgenogram.
r. de relieves mucosos (mucosal relief r.).
r. seccional (sectional r.). Tomography.
r. seriada (serial r.).
r. spot-film (spot-film r.).
roentgenograma (roentgenogram). Radiograph; roentgenograph; a representation made on a sensitized film by means of x-rays or by a radioactive substance.
r. cefalométrico (cephalometric r.). Cephalogram.
r. de exploración (scout r.).
r. lateral del cráneo (lateral skull r.).
r. lateral de la rama (lateral ramus r.).
r. maxilar lateral oblicuo (oblique lateral jaw r.). Lateral oblique r.
r. oblicuo lateral (lateral oblique r.). Oblique lateral jaw r.
r. panorámico (panoramic r.).
r. periapical (periapical r.).
r. de proyección de Towne (Towne projection r.).
r. de los senos maxilares (maxillary sinus r.). Waters' view r.
r. transcraneal (transcranial r.).
r. del vértice submentoniano (submental vertex r.).
r. de Waters (Waters' view r.). Maxillary sinus r.
roentgenología (roentgenology). The study of roentgen rays in all their applications.
roentgenólogo (roentgenologist). A person skilled in the diagnostic or therapeutic application of roentgen rays.
roentgenometría (roentgenometry). X-ray dosimetry; measurement of the therapeutic dosage and the penetrating power of x-rays.
roentgenómetro (roentgenometer). Radiometer.
roentgenoscopia (roentgenoscopy). Fluoroscopy.
roentgenoscopio (roentgenoscope). Fluoroscope.
roentgenoterapia (roentgenotherapy). Treatment of disease by means of roentgen rays.
roentgenquimografía (roentgenkymography). Recording the movements of the heart by means of the roentgenkymograph.
roentgenquimógrafo (roentgenkymograph). An x-ray apparatus for recording the movements of the heart and great vessels on a single film.
roentgenquimograma (roentgenkymogram). A record of the heart's movements taken with the roentgenkymograph.
rofeocitosis (rhopheocytosis). Formation of vacuoles at a cell surface without prior formation of cytoplasmic projections, by which the cell appears to aspirate surrounding material.
rojo (red). One of the primary colors, occupying the lower extremity of the spectrum at the other end from violet.
r. ácido 87 (acid red 87). Eosin y.
r. ácido 91 (acid red 91). Eosin B.
r. de alizarina S (alizarin red S). Sodium a. sulfonate.
r. amidonaftol (amidonaphthol red). Azophloxin; an azo dye.
r. clorofenol (chlorphenol red) An acid-base indicator (MW 423, pK 6.0).
r. Congo (Congo red). An acid direct cotton dye; used as a laboratory aid in the diagnosis of amyloidosis and as a histologic stain.
r. cresol (cresol red). An acid-base indicator with a pK value of 8.3.
r. cromo (chrome red). Basic lead chromate.
r. Darrow (Darrow red) A basic oxazin dye.
r. escarlata (scarlet red).
r. escarlata de Biebrich (Biebrich scarlet red). Scarlet red.
r. escarlata medicinal (medicinal scarlet red). Scarlet red.
r. escarlata, sulfonato de (scarlet red sulfonate).
r. fenol (phenol red). Phenolsulfonphthalein.
r. neutro (neutral red).
r. oleoso O (oil red O).
r. de quinaldina (quinaldine red).
r. de rutenio (ruthenium red). Ammoniated r.; r. oxychloride.
r. scharlach (scharlach red). Scarlet red.
r. Sudán III (Sudan III, Sudan red III). A red stain used for neutral fat in histologic technique.
r. Sudán IV (Sudan IV red). Scarlet red.
r. de toluileno (toluylene red). Neutral red.
r. de Turquía (turkey red). Madder.
r. vital (vital red). Brilliant vital red.
r. vital brillante (brilliant vital red). Vital red.
rol (role). The pattern of behavior that a person exhibits in relationship to significant persons in his or her life.
r. complementario (complementary r.).
r., desempeño de (role-playing)
r. de enfermo (sick r.).
r. de género (gender r.).
r. no complementario (noncomplementary r.).
r. sexual (sex r.).
rolándico (rolandic). Relating to or described by Luigi Rolando.
rolitetraciclina (rolitetracycline). *N*-(Pyrrolidinomethyl)tetracycline; a more soluble and less irritating derivative of tetracycline; uses and effectiveness are similar to those of tetracycline.
rollo (roll). A mass or structure in the shape of a roll.
r. escleral (scleral r.). Scleral spur.
r. ilíaco (iliac r.).
romadizo (snuffles). Obstructed nasal respiration, especially in the newborn infant, sometimes due to congenital syphilis.
r. de conejo (rabbit s.).
rombencéfalo (rhombencephalon). [*rhombencephalon,* NA]. Hindbrain vesicle; hindbrain; that part of the brain developed from the most caudal of the three primary vesicles of the embryonic neural tube; secondarily divided into metencephalon and myelencephalon; the r. includes the pons, cerebellum, and medulla oblongata.
rombergismo (rombergism). Romberg's sign.
rómbico (rhombic). **1.** Rhomboid. **2.** Relating to the rhombencephalon.
rombo- (rhombo-). Combining form denoting rhombic or rhomboid.
romboatloideo (rhomboatloideus).
rombocele (rhombocele). Rhomboidal sinus.
romboide, romboidal (rhomboid, rhomboidal). Rhombic; resembling a rhomb; in anatomy, denoting especially a ligament and two muscles.
romboideo (rhomboideus).
rombómero (rhombomere). Neuromere.
rompefuerzas (stress breaker). A device that relieves the abutment teeth, to which a fixed or removable partial denture is attached, of all or part of the forces generated by occlusal function.

ron (rum). A spirit distilled from the fermented juice of the sugar cane.
roncal (rhonchal, rhonchial). Relating to or characteristic of a rhonchus.
roncar (snore). To breathe noisily, or with a s.
roncha (wheal). Welt; a circumscribed, evanescent area of edema of the skin, appearing as an urticarial lesion, slightly reddened, often changing in size and shape and extending to adjacent areas.
ronco (hoarse). Having a rough, harsh voice.
rongeur (rongeur). A strong biting forceps for nipping away bone.
ronquera (hoarseness). An unnaturally deep and harsh quality of the voice.
ronquido 1. (rhoncus, pl. rhonchi). An added sound with a musical pitch occurring inspiraction or expiration, heard on auscultation of the chest, and caused by air passing through bronchi that are narrowed by inflammation, spasm of smooth muscle, or presence of mucus in the lumen. **2.** (snore). A rough, rattling, inspiratory noise produced by vibration of the pendulous palate, or sometimes of the vocal cords, during sleep or coma.
  r. cavernoso (cavernous r.). Cavernous rale.
  r. equino (roaring).
ronroneo (purr). A low vibratory murmur.
ropalocitosis (ropalocytosis). Formation of numerous processes of erythroid cells, which in ultrathin sections appear club-shaped, associated with cytoplasmic vesicles and found in some diseases of the blood.
roptría (rhoptry, pl. rhoptries). Paired organelles; toxoneme; electron-dense club-shaped, tubular or saccular organelles extending back from the anterior end of sporozoites and other stages of certain sporozoans in the subphylum Apicomplexa.
rosa (rose). **1.** Erysipelas. **2.** The petals of *Rosa gallica*, collected before expanding; used for its agreeable odor.
  aceite de r. (r. oil). Attar of rose; oleum rosae.
  r. de bengala (rose bengal).
rosácea (rosacea). Acne erythematosa; acne rosacea; vascular and follicular dilation involving the nose and contiguous portions of the cheeks.
  r. hipertrófica (hypertrophic r.). Rhinophyma.
rosanilina (rosanilin). A tris(aminophenyl)methyl compound; together with pararosanilin it is a component of basic fuchsin; also used as an antifungal agent.
rosario (rosary). A beadlike arrangement or structure.
  r. costal (beading of the ribs). Rachitic rosary.
  r. raquítico (rachitic r.).
roséola (roseola). Macular erythema; a symmetrical eruption of small closely aggregated patches of rose-red color.
  r. epidémica (epidemic r.). Rubella.
  r. idiopática (idiopathic r.).
  r. infantil (r. infantilis, r. infantum). Exanthema subitum.
  r. sifilítica (syphilitic r.). Erythematous syphilid; macular syphilid.
roseta (rosette). **1.** The quartan malarial parasite of *Plasmodium malariae* in its segmented or mature phase. **2.** A grouping of cells characteristic of neoplasms of neuroblastic or neuroectodermal origin; a number of nuclei form a ring from which neurofibrils, which can be demonstrated by silver impregnation, extend to interlace in the center. **3.** Roselike coiling of the uterus among certain pseudophyllidean tapeworms, such as *Diphyllobothrium latum*.
  r. de Wintersteiner (Wintersteiner r.'s).
rosina (rosin). Colophony; resin; the solid resin obtained from *Pinus palustris* and from other species of *Pinus* (family Pinaceae).
rostelo (rostellum). The anterior fixed or invertible portion of the scolex of a tapeworm, frequently provided with a row (or several rows) of hooks.
  r. armado (armed r.). R. with one or more rows of hooks.
  r. no armado (unarmed r.). R. lacking hooks.
rostrado (rostrate). Having a beak or hook.
rostral (rostral). Rostralis; relating to any rostrum or anatomical structure resembling a beak.
rostralis (rostralis). [*rostralis*, NA]. Rostral.
rostriforme (rostriform). Beak-shaped.
rostrum, pl. **rostra, rostrums** (rostrum, pl. rostra, rostrums). [*rostrum*, NA].Any beak-shaped structure.
  r. del cuerpo calloso (r. corporis callosi). [*rostrum corporis callosum*, NA].
  r. del esfenoides (r. sphenoidale). [*rostrum sphenoidale*, NA].
rotación (rotation). **1.** Turning or movement of a body round its axis. **2.** A recurrence in regular order of certain events, such as the symptoms of a periodic disease.
  r. específica (specific r.).
  r. intestinal (intestinal r.).
  r. molecular (molecular r.).
  r. óptica (optical r.).
rotacismo (rhotacism). Mispronunciation of the "r" sound.
rotador (rotator). A muscle by which a part can be turned circularly.
rotámetro (rotameter). A device for measuring the flow of gas or liquid.
rotavirus (rotavirus). Duovirus; gastroenteritis virus type B; infantile gastroenteritis virus; reovirus-like agent; a group of RNA viruses (family Reoviridae) that are wheel-like in appearance and form a genus, *Rotavirus*.
rotenona (rotenone). The principal insecticidal component of derris root, *Derris elliptica*, *D. malaccensis*, and other species of *D.*, and from *Lonchocarpus nicou* (family Leguminosae).
rotoescoliosis (rotoscoliosis). Curvature of the vertebral column by turning on its axis.
rotótomo (rototome). A rotating cutting instrument used in arthroscopic surgery.
rotoxamina (rotoxamine). Active isomer of carbinoxamine; an antihistaminic.
rótula 1. (patella, gen. and pl. patellae). [*patella*, NA]. Kneecap; the large sesamoid bone, in the combined tendon of the extensors of the leg, covering the anterior surface of the knee. **2.** (kneecap). Patella.
  r. deslizable (slipping p.).
  r. flotante (floating p.).
rotulectomía (patellectomy). Excision of the patella.
rotuliano (patellar). Relating to the patella.
rotuliforme (patelliform). Of the shape of the patella.
rotulómetro (patellometer). Instrument for measuring the patellar reflex.
rozadura (gall). An excoriation or erosion.
RPF (RPF). Abbreviation for renal plasma flow.
R.Ph. (R.Ph.). Abbreviation for Registered Pharmacist.
r.p.m. (rpm). Abbreviation for revolutions per minute.
R.Q. (R.Q.). Abbreviation for respiratory quotient.
-rrafia 1. (-rhaphy). Surgical suturing. **2.** (-rrhaphy). Suffix denoting surgical suturing.
-rragia (-rrhagia, -rhagia). Suffix denoting excessive or unusual discharge.
-rrea (-rrhea, -rrhoea). Combining form (suffix) denoting a flowing or flux.
RSC (CBC). Abbreviation for complete blood count.
RSV (RSV). Abbreviation for Rous sarcoma virus.
RT_3 (RT_3). Symbol for reverse triiodothyronine.
rTMP (rTMP). Abbreviation for ribothymidylic acid.
Ru (Ru). Symbol for ruthenium.
rubedo (rubedo). A temporary redness of the skin.
rubefacción (rubefaction). Erythema of the skin caused by local application of a counterirritant.
rubefaciente (rubefacient). **1.** Causing a reddening of the skin. **2.** A counterirritant that produces erythema when applied to the skin surface.
rubellina (rubellin). A cardiac glycoside with a digitalis-like action, obtained from *Urginia rubella* (family Liliaceae).
rubéola 1. (rubeola). A term that has been used as a synonym for two different virus diseases of man, measles and rubella. **2.** (rubella). Epidemic roseola; German measles; third disease; three-day measles an acute exanthematous disease caused by rubella virus (*Rubivirus*).
rubeosis (rubeosis). Reddish discoloration, as of the skin.
  r. diabética del iris (r. iridis diabetica).
rubescente (rubescent). Reddening.
rubia (madder). Turkey red.
rubidio (rubidium). An alkali element, symbol Rb, atomic no. 37, atomic weight 85.48.
rubina, rubina S (rubine, rubin S). Acid fuchsin.
rubor 1. (rubor). Redness, as one of the four signs of inflammation (r., calor, dolor, tumor) enunciated by Celsus. **2.** (blush). In angiography, used metaphorically to describe neovascularity or, in

some cases, extravasation. **3.** (flush). A transient erythema due to heat, exertion, stress, or disease.

r. hético (hectic flush). Redness of the face associated with a rise of temperature in various fevers.

r. malar (malar flush). Localized hectic flush and warmth of the malar eminences, often occurring in tuberculosis and sometimes seen in rheumatic fever.

rubratoxina (rubratoxin). A mycotoxin produced by *Penicillium rubrum* and *P. purpurogenum*; responsible for outbreaks of toxicosis in the U.S.

rubredoxinas (rubredoxins). Ferredoxins without acid-labile sulfur and with the iron in a typical mercaptide coordination.

rubriblasto (rubriblast). Pronormoblast.

r. tipo anemia perniciosa (pernicious anemia type r.).

rubricito (rubricyte). Polychromatic normoblast.

rubroespinal (rubrospinal). Relating to the nerve fibers passing from the red nucleus to the spinal cord: the tractus rubrospinalis.

rudimentario (rudimentary). Abortive; relating to a rudiment.

rudimento (rudiment). **1.** Rudimentum. An organ or structure that is incompletely developed. **2.** The first indication of a structure in the course of ontogeny.

rueda (wheel). A circular frame or disk designed to revolve around an axis.

r. de Burlew (Burlew w.). Burlew disk.

rufoso (rufous). Erythristic.

ruga, pl. **rugae** (ruga, pl. rugae). [*ruga*, pl. *rugae*, NA]. A fold, ridge, or crease; a wrinkle.

rugitus (rugitus). A rumbling sound in the intestines.

rugosidad (rugosity). **1.** The state of being thrown into folds or wrinkles. **2.** A ruga.

rugoso 1. (rugose). Rugous; marked by rugae; wrinkled. **2.** (rough). Not smooth; denoting the irregular, coarsely granular surface of a certain bacterial colony type. **3.** (rugous). Rugose.

ruibarbo (rhubarb). Any plant of the genus *Rheum* (family Polygonaceae), especially *R. rhaponticum*, garden rhubarb, and *R. officinale* or *R. palmatum*.

ruido 1. (sound). The vibrations produced by a sounding body, transmitted by the air or other medium, and perceived by the internal ear. **2.** (bruit). A harsh or musical, intermittent auscultatory sound, especially an abnormal one.

r. aneurismático (aneurysmal bruit).

r. auricular (atrial s.). Fourth heart sound.

r. auscultatorio (auscultatory s.).

r. de Béniqué (Béniqué's s.).

r. de campana (bell s.). Bellmetal resonance.

r. de cañón 1. (bruit de canon). Cannon sound; the loud first heart sound heard intermittently in complete atrioventricular block when the ventricles happen to contract shortly after the atria. **2.** (cannon s.).

r. cardíaco 1. (cardiac s.). Heart s. **2.** (heart s.). Cardiac s.

r. carotídeo (carotid bruit).

r. de coco (coconut s.).

r. del diablo (bruit de diable). Venous hum.

r. de doble shock (double-shock s.). Bruit de rappel.

r. de expulsión (ejection s.).

r. femoral de disparo de revólver (pistol-shot femoral s.).

r. de fricción (friction s.).

r. de fricción pericárdica (pericardial friction s.).

r. de fuelle (bruit de soufflet).

r. de galope 1. (bruit de galop). Gallop. **2.** (gallop s.).

r. intestinales (bowel s.'s).

r. de Korotkoff (Korotkoff s.'s).

r. de lima (bruit de lime).

r. de molino (bruit de moulin).

r. muscular (muscle s.).

r. de olla cascada (cracked-pot s.). Cracked-pot resonance.

r. de percusión (percussion s.).

r. de redoble (bruit de rappel). Double-shock sound.

r. de remolino (eddy s.'s).

r. respiratorio (respiratory s.).

r. de Roger (bruit de Roger). Roger's murmur.

r. de Santini (Santini's booming s.).

r. de sierra (bruit de scie ou de rape).

r. de silbido de agua (water-whistle s.).

r. de succión postussis (posttussis suction s.).

r. de sucusión hipocrática (hippocratic succussion s.).

r. de tambor (tambour s.).

r. de tic-tac (tic-tac s.'s). Embryocardia.

r. tiroideo (thyroid bruit).

r. de Traube (Traube's bruit). Gallop.

r. de trío (bruit de triolet).

r. de trituración xifisternal (xiphisternal crunching s.). Hamman's sign.

r. de vela de barco (sail s.).

r. vocal anfórico (amphoric voice s.).

r. vocal cavernoso (cavernous voice s.).

r. de yunque (anvil s.). Bellmetal resonance.

rumen (rumen, pl. rumina). Paunch; the largest compartment of the stomach of a cow or other ruminant.

rumenitis (rumenitis). Inflammation of the rumen of ruminant animals.

rumenotomía (rumenotomy). Incision into the rumen.

rumiación (rumination). **1.** The physiologic process in ruminant animals in which coarse, hastily eaten food is regurgitated from the rumen and thoroughly rechewed. **2.** A disorder of infancy characterized by repeated regurgitation of food, with weight loss or failure to thrive, developing after a period of normal functioning. **3.** Periodic reconsideration of the same subject.

rumiante (ruminant). An animal that chews the cud, material regurgitated from the rumen for rechewing; e.g., the sheep, cow, deer, or antelope.

ruminativo (ruminative). Characterized by a preoccupation with certain thoughts and ideas.

ruminorretículo (ruminoreticulum). The rumen and reticulum of the ruminant stomach taken together, since they freely communicate via the ruminoreticular orifice.

rupia (rupia). **1.** Ulcers of late secondary syphilis, covered with yellowish or brown crusts which have been compared in their appearance to oyster shells. **2.** Yaws. **3.** Term occasionally used to designate a very scaly, heaped-up, and secondarily infected psoriatic lesion.

r. escarótica (r. escharotica). Dermatitis gangrenosa infantum.

rupial (rupial). Relating to rupia.

rupioide (rupioid). Resembling rupia.

ruptura (rupture). **1.** Hernia. **2.** A solution of continuity or a tear; a break of any organ or other of the soft parts.

rutenio (ruthenium). A metallic element of the platinum group; symbol Ru, atomic no. 44, atomic weight 101.1.

rutherford (rutherford). A unit of radioactivity, representing that quantity of radioactive material in which a million disintegrations are taking place per second; 37 r. equal 1 mCi.

rutidosis (rutidosis). Rhytidosis.

rutina (rutin). Rutoside; quercetin-3-rutinoside; quercetin-3-rhamnoglucoside; a flavonoid obtained from buckwheat, that causes decreased capillary fragility.

rutinosa (rutinose). 6-*O*-α-L-Rhamnosyl-D-glucose; a disaccharide of glucose and rhamnose, and a component of rutin.

rutósido (rutoside). Rutin.

S

S (S). Abbreviation for sacral vertebra (S1 to S5); spherical or spherical lens; Svedberg unit.
S romano (S romanum). Colon sigmoideum.
S (S). Symbol for siemens; sulfur; entropy in thermodynamics; substrate in the Michaelis-Menten hypothesis; percentage saturation of hemoglobin (when followed by subscript O_2 or CO_2).
$\bar{s}$ ($\bar{s}$). Abbreviation of L. *sine* without.
s (*s*). Symbol for selection coefficient.
S_f (S_f). Symbol for flotation constant.
S-A (S-A). Abbreviation for sinoatrial.
sabadilla (sabadilla). Cevadilla; the seed of *Schoenocaulon officinale* (family Liliaceae), a plant of the shores of the Gulf of Mexico and Caribbean Sea.
sábana de tracción (draw-sheet). A narrow sheet placed crosswise on the bed under the patient, with a rubber sheet of the same width beneath it.
sabañón (chilblain). Erythema pernio; perniosis; erythema, itching, and burning, especially of the dorsa of the fingers and toes, and of the heels, nose, and ears on exposure to extreme cold (usually associated with high humidity).
sabuloso (sabulous). Sandy; gritty.
saburra **1.** (saburra). Foulness of the stomach or mouth resulting from decomposed food. **2.** (saburra). Sordes. **3.** (fur). A layer of epithelium, mucus, and debris on the dorsum of the tongue.
saburral (saburral). Relating to saburra.
sacabocados (punch). An instrument for making a hole or indentation in some solid material or for driving out a foreign body in such material.
sacádico (saccadic). Jerky.
sacarasa (saccharase). β-Fructofuranosidase.
sacarato (saccharate). A salt or ester of saccharic acid.
sacarefidrosis (saccharephidrosis). The presence of sugar in the sweat.
sacárico (saccharic). Relating to sugar.
sacáridos (saccharides). Carbohydrates.
sacarífero (sacchariferous). Producing sugar.
sacarificación (saccharification). The process of saccharifying.
sacarificar (saccharify). To convert starch into sugar.
sacarímetro (saccharimeter). Saccharometer; an instrument for determining the amount of sugar in a solution.
sacarina (saccharin). Benzosulfimide; *o*-sulfobenzimide; 2,3-dihydro-3-oxobenzisosulfonazole; in dilute aqueous solution it is 300 to 500 times sweeter than sucrose.
sacarino (saccharine). Relating to sugar; sweet.
sacaro-, sacar-, sacari- (saccharo-, sacchar-, sacchari-). Combining forms denoting sugar (saccharide).
sacarógeno amilasa (saccharogen amylase). β-Amylase.
sacarolítico (saccharolytic). Capable of hydrolyzing or otherwise breaking down a sugar molecule.
sacarometabólico (saccharometabolic). Relating to saccharometabolism.
sacarometabolismo (saccharometabolism). Metabolism of sugar; the process of utilization of sugar in cells.
sacarómetro (saccharometer). Saccharimeter.
sacarorrea (saccharorrhea). Obsolete term for glycosuria.
sacarosa **1.** (saccharose). Sucrose. **2.** (sucrose). Beet sugar; cane sugar; saccharose; saccharum a nonreducing disaccharide made up of glucose and fructose obtained from sugar cane, from several species of sorghum, and from the sugar beet.
  octaacetato de s. (sucrose octaacetate). An alcohol denaturant.
sacarosa α-D-glucohidrolasa (sucrose α-D-glucohydrolase). Sucrase; an enzyme hydrolyzing sucrose and maltose.
sacarosemia (sucrosemia). The presence of sucrose in the blood.
sacarosuria (sucrosuria). The excretion of sucrose in the urine.
sacciforme (sacciform). Saccular; sacculated; pouched; sac-shaped.
sacculus, pl. **sacculi** (sacculus, pl. sacculi). [*sacculus*, NA]. Saccule; s. proprius; s. vestibuli.
saccus, pl. **sacci** (saccus, pl. sacci). [*saccus*, NA]. A sac.
saciedad (satiation). The state produced by fulfillment of a specific need, such as hunger or thirst.
saco (sac). **1.** A pouch or bursa. **2.** An encysted abscess at the root of a tooth. **3.** The capsule of a tumor, or envelope of a cyst.
  s. abdominal (abdominal s.).
  s. aéreo (air s.). [*sacculus alveolaris*, NA]. Alveolar s.
  s. alantoideo (allantoic s.). The dilated distal portion of the allantois.
  s. alveolar (alveolar s.) [*sacculus alveolaris*, NA].
  s. amniótico (amniotic s.). Amnion.
  s. anal (anal s.).
  s. aneurismático (aneurysmal s.).
  s. aórtico (aortic s.).
  s. ciego cupular (cupular blind s.). [*cecum cupulare*, NA]. Cupular cecum of the cochlear duct.
  s. ciego vestibular (vestibular blind s.). [*cecum vestibulare*, NA]. Vestibular cecum of the cochlear duct.
  s. conjuntival (conjunctival s.). [*saccus conjunctivae*, NA].
  s. del corazón (heart s.). Pericardium.
  s. coriónico (chorionic s.). Chorion.
  s. de Denis Browne (Denis Browne's pouch). Superficial inguinal p.
  s. dentario (dental s.).
  s. del diente (tooth s.). A capsule that encloses the developing tooth.
  s. endolinfático (endolymphatic s.). [*saccus endolymphaticus*, NA].
  s. epiploico (omental s.). [*bursa omentalis*, NA]. Omental bursa.
  s. herniario (hernial s.). The peritoneal envelope of a hernia.
  s. de Hilton (Hilton's s.) [*sacculus laryngis*, NA]. Saccule of larynx.
  s. inguinal superficial (superficial inguinal pouch). Denis Browne's pouch.
  s. de Kock (Kock pouch). Kock ileostomy.
  s. lagrimal (lacrimal s.). [*saccus lacrimali*, NA].
  s. de lágrimas (tear s.). [*saccus lacrimalis*, NA]. Lacrimal s.
  s. linfáticos (lymph s.'s).
  s. menor del peritoneo (lesser peritoneal s.). [*bursa omentalis*, NA]. Omental bursa.
  s. nasales (nasal s.'s).
  s. prepucial (preputial s.).
  s. pudendo (pudendal s.). Broca's pouch.
  s. vaginal (saccus vaginalis).
  s. vitelino (vitelline s.). Yolk s.
  s. de la yema (yolk s.). Umbilical vesicle; vesicula umbilicalis; vitelline s.
sacrad (sacrad). In the direction of the sacrum.
sacral (sacral). Relating to or in the neighborhood of the sacrum.
sacralgia (sacralgia). Sacrodynia; pain in the sacral region.
sacralización (sacralization). Lumbar development of the first sacral vertebra.
sacrectomía (sacrectomy). Sacrotomy; resection of a portion of the sacrum to facilitate an operation.
sacro (sacrum, pl. sacra). Os sacrum.
  s. asimilado (assimilation s.).
sacro-, sacr- (sacro-, sacr-). Combining forms denoting the sacrum.
sacrociático (sacrosciatic). Relating to both sacrum and ischium.
sacrococcígeo **1.** (sacrococcygeal). Relating to both sacrum and coccyx. **2.** (sacrococcygeus). Musculus s.
sacrodinia (sacrodynia). Sacralgia.
sacroespinal (sacrospinal). Relating to the sacrum and the vertebral column above.

sacroilíaco (sacroiliac). Relating to the sacrum and the ilium.
sacroilitis (sacroiliitis). Inflammation of the sacroiliac joint.
sacrolistesis (sacrolisthesis). Spondylolisthesis.
sacrolumbar (sacrolumbar). Lumbosacral.
sacrotomía (sacrotomy). Sacrectomy.
sacrovertebral (sacrovertebral). Relating to the sacrum and the vertebrae above.
sacudida **1.** (jerk). A sudden pull. **2.** (kick). A brisk mechanical stimulus. **3.** (jerk). Deep reflex.
s. aductora cruzada (crossed adductor j.). Crossed adductor reflex.
s. del codo (elbow j.). Triceps reflex.
s. cruzada (crossed j.). Crossed reflex.
s. cruzada de la rodilla (crossed knee j.). Crossed knee reflex.
s. del maxilar (jaw j.). Jaw reflex.
s. del mentón (chin j.). Jaw reflex.
s. de la rodilla (knee j.). Patellar reflex.
s. del supinador (supinator j.). Brachioradial reflex.
s. del tobillo (ankle j.). Achilles reflex.
sacudir (jar). To jolt or shake.
saculación (sacculation). **1.** A structure formed by a group of sacs. **2.** The formation of a sac or pouch.
saculado (sacculated). Sacciform.
sacular (saccular). Sacciform.
sáculo (saccule). [*sacculus*, NA]. The smaller of the two membranous sacs in the vestibule of the labyrinth.
s. alveolar (alveolar sac). [*sacculus alveolaris*, NA].
s. común (sacculus communis). Utriculus.
s. de la laringe (s. of larynx). [*sacculus laryngis*, NA].
s. propio (sacculus proprius). Sacculus.
s. vestibular (sacculus vestibuli). Sacculus.
saculococlear (sacculocochlear). Relating to the sacculus and the membranous cochlea.
sádico **1.** (sadist). One who practices sadism. **2.** (sadistic). Pertaining to or characterized by sadism.
sadismo (sadism). A form of perversion, often sexual in nature, in which a person finds pleasure in inflicting abuse and maltreatment.
sadomasoquismo (sadomasochism). A form of perversion marked by enjoyment of cruelty and/or humiliation in its received or active and/or dispensed and passive form.
safena (saphena).
safenectomía (saphenectomy). Excision of a saphenous vein.
safeno (saphenous). Relating to or associated with a saphenous vein; denoting a number of structures in the leg.
safismo (sapphism). Lesbianism.
safranina O (safranin O). A mixture of dimethyl- and trimethylphenosafranin chloride, a basic red dye that exhibits orange metachromasia.
safranófilo (safranophil, safranophile). Staining readily with safranin; denoting certain cells and tissues.
safrol (safrole). The methylene ether of allyl pyrocatechol; contained in oil of sassafras, oil of camphor, and various other volatile oils.
sagital **1.** (sagittal). Resembling an arrow; in the line of an arrow shot from a bow, i.e., in an anteroposterior direction. **2.** (sagittalis). [*sagittal*, NA]. Referring to a sagittal plane or direction.
sagitta (sagitta). Statoconia.
sal (salt). **1.** A compound formed by the interaction of an acid and a base, the ionizable hydrogen atoms of the acid being replaced by the positive ion of the base. **2.** Sodium chloride, the prototypical. **3.** A saline cathartic, especially magnesium sulfate, sodium sulfate, or Rochelle; often denoted by the plural, salts.
s. ácida (acid s.). Bisalt; protosalt.
s. de Alembroth (sal alembroth). Salt of wisdom.
s. amoniacal (sal ammoniac). Ammonium chloride.
s. aromáticas (smelling s.'s). Sal volatile.
s. artificial de Carlsbad (artificial Carlsbad s.).
s. artificial de Kissingen (artificial Kissingen s.).
s. artificial de Vichy (artificial Vichy s.).
s. básica (basic s.).
s. biliares (bile s.'s).
s. común (common s.). Sodium chloride.
s. de diazonio (diazonium s.'s).
s. diurética (sal diureticum). Potassium acetate.
s. doble (double s.).
s. efervescentes (effervescent s.'s).
s. de Epsom (Epsom s.'s). Magnesium sulfate.
s. de Glauber (Glauber's s.). Sodium sulfate.
s. de hexazonio (hexazonium s.'s).
s. de mesa (table s.). Sodium chloride.
s. óseas **1.** (bone-salt). The main chemical compound in bone, deposited as minute crystals. **2.** (bone s.).
s. de Rivière (Rivière's s.). Potassium citrate.
s. de Rochelle, de Seignette (Rochelle s., Seignette's s.).
s. de la sabiduría (s. of wisdom). Sal Alembroth.
s. de soda (sal soda). Sodium carbonate.
s. sustituta (salt substitute).
s. de tetrazonio (tetrazonium s.'s).
s. volátil (sal volatile). Smelling salts.
sal, pl. **sales** (sal, pl. sales). Salt.
sala (ward). A room or hall in a hospital containing a number of beds.
sala de recuperación (recovery room). A hospital facility with special equipment and personnel for the immediate postoperative care of patients as they recover from anesthesia and surgery.
salbutamol (salbutamol). Albuterol.
salicilamida (salicylamide). The amide of salicylic acid, *o*-hydroxybenzamide; an analgesic, antipyretic and antiarthritic, similar in action to aspirin.
salicilanilida (salicylanilide). *N*-Phenylsalicylamide; an antifungal agent especially useful in the treatment of tinea capitis caused by *Microsporum audouinii*.
salicilatado (salicylated). Treated by the addition of salicylic acid as a preservative.
salicilato (salicylate). A salt or ester of salicylic acid.
s. mercúrico (mercuric salicylate). Mercury subsalicylate.
salicilazosulfapiridina (salicylazosulfapyridine). Sulfasalazine.
salicilismo (salicylism). Poisoning by salicylic acid or any of its compounds.
salicilizar (salicylate). Salicylize; to treat foodstuffs with salicylic acid as a preservative.
salicilo (salicyl). The acyl radical of salicylic acid.
s. aldehído (s. aldehyde). Salicylic aldehyde.
salicina (salicin). Saligenin-β-D-glucopyranoside; a glucoside of *o*-hydroxybenzylalcohol, obtained from the bark of several species of *Salix* (willow) and *Populus* (poplar).
salida (outlet). An exit or opening of a passageway.
s. pélvica (pelvic o.). Apertura pelvis inferior.
saliente (salient). Projection.
s. pulmonar (pulmonary s.). Pulmonary arc.
salifiable (salifiable). Capable of being made into salts; said of a base that combines with acids to make salts.
salificar (salify). To convert into a salt.
saligenina, saligenol (saligenin, saligenol). Salicyl alcohol.
salímetro (salimeter). A hydrometer used to determine the specific gravity, or the concentration, of a saline solution.
salino (saline). **1.** Relating to, of the nature of, or containing salt; salty. **2.** A salt solution, usually sodium chloride.
salinómetro (salinometer). A hydrometer so calibrated as to give a direct reading of the percentage of a particular salt present in solution.
salitre (saltpeter). Potassium nitrate.
s. de Chile (Chilean s.). Sodium nitrate.
s. cúbico (cubic niter). Sodium nitrate.
saliva **1.** (spittle). Saliva. **2.** (saliva). Spittle; a clear, tasteless, odorless, slightly acid (pH 6.8) viscid fluid, consisting of the secretion from the salivary glands.
s. cordal (chorda saliva).
s. ganglionar (ganglionic saliva).
s. en reposo (resting saliva).
s. simpática (sympathetic saliva).
salivación (salivation). Sialism.
salivador (salivator). Salivant.
salival (salivary). Sialic; sialine; relating to saliva.
salivante (salivant). **1.** Causing a flow of saliva. **2.** Salivator; an agent that increases the flow of saliva.
salivar (salivate). To cause an excessive flow of saliva.
salivolitiasis (salivolithiasis). Sialolithiasis.
salmonelosis (salmonellosis). Infection with bacteria of the genus *Salmonella*.

salol (salol). Phenyl salicylate.
salping-, salpingo- (salpingo-, salping-). Combining forms denoting a tube, usually the fallopian or eustachian tubes.
salpinge (salpinx, pl. salpinges). **1.** [*salpinx*, pl. *salpinges*, NA]. Official alternate term for tuba uterina. **2.** Tuba auditiva.
s. uterina (s. uterina). [*salpinx uterina*, NA]. Tuba uterina.
salpingectomía (salpingectomy). Tubectomy; removal of the fallopian tube.
s. abdominal (abdominal s.). Celiosalpingectomy.
salpingenfraxis (salpingemphraxis). Obstruction of the eustachian or the fallopian tube.
salpíngeo (salpingian). Relating to the fallopian tube or to the auditory tube.
salpingioma (salpingioma). Any tumor arising in the tissues of a fallopian tube.
salpingítico (salpingitic). Relating to salpingitis.
salpingitis (salpingitis). Inflammation of the fallopian or the eustachian tube.
s. por cuerpo extraño (foreign body s.).
s. gonorreica (gonorrheal s.).
s. intersticial crónica (chronic interstitial s.). Pachysalpingitis.
s. ístmica nudosa (s. isthmica nodosa). Adenosalpingitis.
s. piógena (pyogenic s.).
salpingocele (salpingocele). Hernia of a fallopian tube.
salpingociesis (salpingocyesis). Tubal pregnancy.
salpingofaríngeo **1.** (salpingopharyngeal). Relating to the auditory tube and pharynx. **2.** (salpingopharyngeus). Musculus s.
salpingografía (salpingography). Radiographic image of the fallopian tubes after the injection of a solution of a radiopaque substance.
salpingólisis (salpingolysis). Freeing the fallopian tube from adhesions.
salpingoofor-, salpingooforo- (salpingo-oophor-, salpingo-oophoro-). Combining forms denoting the fallopian tube and ovary.
salpingooforectomía (salpingo-oophorectomy). Salpingo-ovariectomy; tubo-ovariectomy removal of the ovary and its fallopian tube.
s. abdominal (abdominal s.-o.). Laparosalpingo-oophorectomy.
salpingooforitis (salpingo-oophoritis). Tubo-ovaritis inflammation of both fallopian tube and ovary.
salpingooforocele (salpingo-oophorocele). Hernia of both ovary and fallopian tube.
salpingoovariectomía (salpingo-ovariectomy). Salpingo-oophorectomy.
salpingoperitonitis (salpingoperitonitis). Inflammation of the fallopian tube, perisalpinx, and peritoneum.
salpingopexia (salpingopexy). Operative fixation of an oviduct.
salpingoplastia (salpingoplasty). Tuboplasty; plastic surgery of the fallopian tubes.
salpingorrafia (salpingorrhaphy). Suture of the fallopian tube.
salpingorragia (salpingorrhagia). Hemorrhage from a fallopian tube.
salpingoscopia (salpingoscopy). Visualization of fallopian tubes, usually by x-ray or by means of a culdoscope.
salpingostomatomía (salpingostomatomy). Salpingostomy.
salpingostomía (salpingostomy). Salpingostomatomy; establishment of an artificial opening in a fallopian tube.
salpingotomía (salpingotomy). Incision into a fallopian tube.
s. abdominal (abdominal s.). Celiosalpingotomy.
saltación (saltation). A dancing or leaping, as in a disease (e.g., chorea) or physiologic function (e.g., saltatory conduction).
saltatorio (saltatory). Pertaining to, or characterized by, saltation.
saltérico (psalterial). Relating to the psalterium.
salterio (psalterium, pl. psalteria). **1.** Commissura fornicis. **2.** Omasum.
salubre (salubrious). Healthful, usually in reference to climate.
salud (health). The state of the organism when it functions optimally without evidence of disease or abnormality.
s. mental (mental h.). The absence of a mental or behavioral disorder.
s. pública (public h.).
saludo alérgico (allergic salute). A characteristic wiping or rubbing of the nose with a transverse or upward movement of the hand, as seen in children with allergic rhinitis.
saluresis (saluresis). Excretion of sodium in the urine.
salurético (saluretic). Facilitating the renal excretion of sodium.
salutario **1.** (salutarium). Sanitarium. **2.** (salutary). Healthful; wholesome.
salvado (bran). A by-product of the milling of wheat, containing approximately 20% of indigestible cellulose; a bulk cathartic.
salvia (salvia). Sage; the dried leaves of *Salvia officinalis* (family Labiatae), garden or meadow sage; it inhibits secretory activity, especially of the sweat glands, and is also used in bronchitis and inflammation of the throat.
samario (samarium (Sm)). A metallic element of the lanthanide group, symbol Sm, atomic no. 62, atomic weight 150.35.
sambuco (sambucus). Elder; elder flowers; the dried flowers of *Sambucus canadensis* or *S. nigra* (family Caprifoliaceae), the common elder or black elder; slightly laxative.
sanativo (sanative). Having a tendency to heal.
sanatorio **1.** (sanatory). Health-giving; conducive to health. **2.** (sanatorium). An institution for the treatment of chronic disorders and a place for recuperation under medical supervision.
saneamiento (sanitization). The process of making something sanitary.
sangramiento (bleeding). Losing blood as a result of the rupture or severance of blood vessels.
s. oculto (occult b.).
s. uterino disfuncional (dysfunctional uterine b.). Uterine b. due to a benign endocrine imbalance rather than to any organic disease.
sangrar (bleed). To lose blood as a result of rupture or severance of blood vessels.
sangre (blood). The "circulating tissue" of the body; the fluid and its suspended formed elements that are circulated through the heart, arteries, capillaries, and veins.
s. arterial (arterial b.). B. that is oxygenated in the lungs.
de s. caliente (warm-blooded). Homeothermic.
s. circulante (bloodstream). The flowing blood as it is encountered in the circulatory system as distinguished from blood which has been removed from the circulatory system or sequestered in a part.
s. del cordón (cord b.).
s. en crema de frutilla (strawberry-cream b.).
s. estancada (sludged b.).
de s. fría (cold-blooded). Poikilothermic.
s. lacada (laky b.). B. that is undergoing or has undergone laking.
s. oculta (occult b.).
s. total (whole b.).
s. venosa (venous b.).
sangría (bloodletting). Removing blood, usually from a vein.
s. general (general b.).
s. local (local b.).
sangui-, sanguin-, sanguino- (sangui-, sanguin-, sanguino-). Combining forms meaning blood, bloody.
sanguifaciente (sanguifacient). Hemopoietic.
sanguífero (sanguiferous). Circulatory; conveying blood.
sanguificación (sanguification). Hemopoiesis.
sanguijuela (leech). A bloodsucking aquatic annelid worm (genus *Hirudo*, class Hirudinea) formerly used in medicine for local withdrawal of blood.
sanguinarina (sanguinarine). An alkaloid obtained from the bloodroot plant, *Sanguinaria canadensis*, used to treat and remove dental plaque.
sanguíneo **1.** (sanguineous). **1.** Relating to blood; bloody. **2.** Plethoric. **3.** Sanguine. **2.** (sanguine). Plethoric. **3.** (sanguine). Sanguineous; formerly, denoting a temperament characterized by a light, fair complexion, full pulse, good digestion, optimistic outlook, and a quick but not lasting temper.
sanguinolento (sanguinolent). Bloody; tinged with blood.
sanguinopurulento (sanguinopurulent). Denoting exudate or matter containing blood and pus.
sanguisucción (leech). To treat medically by applying leeches.
sanguívoro (sanguivorous). Bloodsucking, as applied to certain bats, leeches, insects, etc.
sanidad (sanitation). Use of measures designed to promote health and prevent disease; development and establishment of conditions in the environment favorable to health.
sanies (sanies). A thin, blood-stained, purulent discharge.
saniopurulento (saniopurulent). Characterized by bloody pus.

sanioseroso (sanioserous). Characterized by blood-tinged serum.
sanioso (sanious). Relating to sanies; ichorous and blood-stained.
sanitario (sanitary). Healthful; conducive to health; usually in reference to a clean environment.
sanitarista (sanitarian). One who is skilled in sanitation and public health.
sanitarium (sanitarium). Salutarium; a health resort.
sano **1.** (sound). Whole; healthy; not diseased or injured. **2.** (healthy). Well; in a state of normal functioning; free from disease.
santónico (wormseed). Chenopodium.
santonina (santonin). The inner anhydride or lactone of santoninic acid, obtained from santonica, the unexpanded flower heads of *Artemisia cina* and other species of *Artemisia* (family Compositae).
sapo-, sapon- (sapo-, sapon-). Combining forms relating to soap.
sapogenina (sapogenin). The aglycon of a saponin; one of a family of steroids of the spirostan type.
saponáceo (saponaceous). Soapy; relating to or resembling soap.
saponado (saponatus). Mixed with soap.
saponificación (saponification). Conversion into soap, denoting the hydrolytic action of an alkali upon fat.
saponificar (saponify). To perform or undergo saponification.
saponinas (saponins). Glycosides of plant origin characterized by properties of foaming in water and of lysing cells.
sapremia (sapremia). Septicemia.
sapro- (sapro-, sapr-). Combining forms denoting rotten, putrid, decayed.
sapróbico (saprobic). Pertaining to a saprobe.
saprobio (saprobe). An organism that lives upon dead organic material.
saprodoncia (saprodontia). Dental caries.
saprófilo (saprophilous). Thriving on decaying organic matter.
saprofítico (saprophytic). Relating to a saprophyte.
saprofito (saprophyte). Necroparasite an organism that grows on dead organic matter, plant or animal.
s. facultativo (facultative s.).
saprogénico (saprogenic, saprogenous). Causing or resulting from decay.
saprógeno (saprogen). An organism living on dead organic matter and causing the decay thereof.
saprozoico (saprozoic). Living in decaying organic matter; especially denoting certain protozoa.
saprozoonosis (saprozoonosis). A zoonosis the agent of which requires both a vertebrate host and a nonanimal (food, soil, plant) reservoir or developmental site for completion of its cycle.
saralasina, acetato de (saralasin acetate). An angiotensin II derivative used in the treatment of essential hypertension.
sarampión (measles). **1.** Morbilli; an acute exanthematous disease, caused by m. virus. **2.** A disease of swine caused by the presence of *Cysticercus cellulosae*, the measle or larva of *Taenia solium*, the pork tapeworm. **3.** A disease of cattle caused by the presence of *Cysticercus bovis*, the measle or larva of *Taenia saginata*, the beef tapeworm of man.
s. alemán (German m.). Rubella.
s. atípico (atypical m.).
s. hemorrágico (hemorrhagic m.). Black m.
s. negro (black m.).
s. de los tres días (three-day m.). Rubella.
s. tropical (tropical m.).
sarcina (sarcine). **1.** Hypoxanthine. **2.** A packet of cocci of the genus *Sarcina*.
sarco- (sarco-). Combining form denoting muscular substance or a resemblance to flesh.
sarcoblasto (sarcoblast). Myoblast.
sarcocele (sarcocele). Obsolete term for a fleshy tumor or sarcoma of the testis.
sarcocistosis (sarcocystosis). Infection with protozoan parasites of the genus *Sarcocystis*.
sarcoda (sarcode). A term of historical interest (1835), applied to the protoplasm of protozoa before the term protoplasm was coined.
sarcoglia (sarcoglia). The accumulation of neurolemma cells at the motor endplate.
sarcoide (sarcoid). **1.** Sarcoidosis. **2.** Obsolete term for a tumor resembling a sarcoma.
s. de Boeck (Boeck's s.). Sarcoidosis.
s. de Spiegler-Fendt (Spiegler-Fendt s.).
sarcoidosis (sarcoidosis). Besnier-Boeck-Schaumann disease; Besnier-Boeck-Schaumann syndrome; Boeck's disease; Boeck's sarcoid; sarcoid Schaumann's syndrome; a systemic granulomatous disease of unknown cause, especially involving the lungs with resulting fibrosis, but also involving lymph nodes, skin, liver, spleen, eyes, phalangeal bones, and parotid glands.
s. hipercalcémica (hypercalcemic s.).
sarcolema (sarcolemma). Myolemma; the plasma membrane of a muscle fiber.
sarcolémico (sarcolemmal, sarcolemmic, sarcolemmous). Relating to the sarcolemma.
sarcolisina (sarcolysine). Merphalan.
sarcología (sarcology). **1.** Myology. **2.** The anatomy of the soft parts, as distinguished from osteology.
sarcoma (sarcoma). A connective tissue neoplasm, usually highly malignant, formed by proliferation of mesodermal cells.
s. alveolar de las partes blandas (alveolar soft part s.).
s. ameloblástico (ameloblastic s.). Ameloblastic fibrosarcoma.
s. angiolítico (angiolithic s.). Psammoma.
s. de las aves (avian s.). Rous s.
s. botrioide (botryoid s.).
s. de células gigantes (giant cell s.).
s. de células redondas (round cell s.).
s. estrómico endometrial (endometrial stromal s.). Stromatosis.
s. de Ewing (Ewing's s.). Ewing's tumor.
s. fascicular (fascicular s.). Spindle cell s.
s. fusocelular (spindle cell s.). Fascicular s.
s. granulocítico (granulocytic s.). Myeloid s.
s. hemorrágico idiopático múltiple (multiple idiopathic hemorrhagic s.). Kaposi's s.
s. inmunoblástico (immunoblastic s.). Obsolete term for immunoblastic lymphoma.
s. de Jensen (Jensen's s.).
s. de Kaposi (Kaposi's s.). Multiple idiopathic hemorrhagic s.
s. leucocítico (leukocytic s.). Leukemia.
s. linfático (lymphatic s.). Lymphosarcoma.
s. medular (medullary s.). A soft, extremely vascular s.
s. mielogénico (myelogenic s.). S. originating in the bone marrow.
s. mieloide (myeloid s.). Granulocytic s.
s. osteogénico (osteogenic s.). Osteosarcoma.
s. osteogénico telangiectático (telangiectatic osteogenic s.).
s. osteogénico yuxtacortical (juxtacortical osteogenic s.).
s. perióstico (periosteal s.). Juxtacortical osteogenic s.
s. reticulocelular (reticulum cell s.). Obsolete term for histiocytic lymphoma.
s. de Rous (Rous s.). Avian s.; Rous tumor.
s. sinovial (synovial s.). Malignant synovioma.
sarcomatoide (sarcomatoid). Resembling a sarcoma.
sarcomatosis (sarcomatosis). Occurrence of several sarcomatous growths on different parts of the body.
sarcomatoso (sarcomatous). Relating to or of the nature of sarcoma.
sarcómero (sarcomere). The segment of a myofibril between two adjacent Z lines, representing the functional unit of striated muscle.
sarconema (sarconeme). Microneme.
sarcoplasma (sarcoplasm). The nonfibrillar cytoplasm of a muscle fiber.
sarcoplásmico (sarcoplasmic). Relating to sarcoplasm.
sarcoplasto (sarcoplast). Satellite cell of skeletal muscle.
sarcopoyético (sarcopoietic). Forming muscle.
sarcóptico (sarcoptic). Of, relating to, or caused by mites of the genus *Sarcoptes* or other members of the family Sarcoptidae.
sarcóptido (sarcoptid). Common name for members of the Sarcoptidae, a family of mites that includes the genera *Sarcoptes*, *Knemidokoptes*, and *Notoedres*.
sarcosina (sarcosine). *N*-Methylglycine; an intermediate in the metabolism of choline.
s. deshidrogenasa (s. dehydrogenase).
sarcosinemia (sarcosinemia). Hypersarcosinemia; a disorder of amino acid metabolism due to deficiency of sarcosine dehydrogenase.
sarcosis (sarcosis). **1.** An abnormal increase of flesh. **2.** A multiple growth of fleshy tumors. **3.** A diffuse sarcoma involving the whole of an organ.

sarcoso (sarcous). Relating to muscular tissue; fleshy.
sarcosoma (sarcosome). **1.** Formerly, any granule in a muscle fiber. **2.** Now, sometimes used synonymously with myomitochondrion.
sarcostosis (sarcostosis). Ossification of muscular tissue.
sarcótico (sarcotic). **1.** Relating to sarcosis. **2.** Causing an increase of flesh.
sarcotripsia (sarcotripsy). Rarely used term for use of a crushing forceps to stop hemorrhage.
sarcotúbulos (sarcotubules). The continuous system of membranous tubules in striated muscle which corresponds to the smooth endoplasmic reticulum of other cells.
sarina (sarin). Isopropyl methylphosphonofluoridate; a nerve poison similar to diisopropyl fluorophosphate and tetraethyl pyrophosphate; a very potent irreversible cholinesterase inhibitor.
sarmasación (sarmassation). Erotic squeezing, kneading, or caressing of female tissues and organs.
sarna (scabies). **1.** An eruption due to the mite *Sarcoptes scabiei* var. hominis. **2.** In animals, s. or scab is usually applied to cutaneous acariasis in sheep.
  s. noruega (Norwegian s.). Norway itch.
sarnoso (scabious). Relating to or suffering from scabies.
sarpullido **1.** (tetter). A colloquial term, popularly applied to ringworm and eczema, and occasionally applied to other eruptions. **2.** (wildfire). Fogo selvagem.
  s. costroso (crusted t.). Impetigo.
  s. escamoso (scaly t.). Colloquialism for eczema.
  s. húmedo (humid t.). Eczema madidans.
  s. de la leche (milk t.). Crusta lactea.
  s. en panal (honeycomb t.). Favus.
  s. seco (dry t.). Colloquialism for eczema.
sartorio (sartorius).
sasafrás (sassafras). The dried bark of the root of *Sassafras albidum* (family Lauraceae), a tree of the eastern U.S.; a flavoring agent, diuretic, and diaporetic.
sat (sat). Abbreviation for saturated.
satélite (satellite). **1.** A minor structure accompanying a more important or larger one. **2.** The posterior member of a pair of gregarine gamonts in syzygy, several of which may be found in some species.
  s. cromosoma (chromosome s.).
  s. nucleolar (nucleolar s.).
  s. perineuronal (perineuronal s.).
satelitosis (satellitosis). A condition marked by an accumulation of neuroglia cells around the neurons of the central nervous system; often as a prelude to neuronophagia.
satiriasis (satyriasis). Satyrism; satyromania; excessive sexual excitement and behavior in the male; the counterpart of nymphomania in the female.
satirismo (satyrism). Satyriasis.
saturación (saturation). **1.** Impregnation of one substance by another to the greatest possible extent. **2.** Neutralization, as of an acid by an alkali. **3.** That concentration of a dissolved substance that cannot be exceeded. **4.** In optics, saturated color. **5.** Filling of all the available sites on an enzyme molecule by its substrate, or on a hemoglobin molecule by oxygen or carbon monoxide.
  s. secundaria (secondary s.).
saturar (saturate). **1.** To impregnate to the greatest possible extent. **2.** To neutralize; to satisfy all the chemical affinities of a substance (as by converting all double bonds to single bonds). **3.** To dissolve a substance up to that concentration beyond which the addition of more results in two phases.
saturnino (saturnine). **1.** Relating to lead. **2.** Due to or symptomatic of lead poisoning.
saturnismo (saturnism). Lead poisoning.
sauce (willow). A tree of the genus Salix; the bark of several species, especially *S. fragilis*, is a source of salicin.
saucerización (saucerization). Craterization; excavation of tissue to form a shallow depression, performed in wound treatment to facilitate drainage from infected areas.
saúco, flores de (elder, elder flowers). Sambucus.
sauriasis (sauriasis). Ichthyosis.
sauridermia (sauriderma). Ichthyosis.
sauriosis (sauriosis). Ichthyosis.
saurodermia (sauroderma). Ichthyosis.
savia (sap). The juice or tissue fluid of a living organism.
  s. nuclear (nuclear s.) Karyolymph.
saxitoxina (saxitoxin). A potent neurotoxin found in shellfish, such as the mussel or the clam.
Sb (Sb). Symbol for antimony.
s.c. (s.c.). Abbreviation for subcutaneous; subcutaneously.
Sc (Sc). Symbol for scandium.
scapha (scapha). **1.** A boat-shaped structure. **2.** [*scapha*, NA]. Fossa navicularis auris; fossa of helix; scaphoid fossa.
scapus (scapus). A shaft or stem.
  s. penis (s. penis). Corpus penis.
  s. pili (s. pili). Hair shaft.
schwannoma (schwannoma). **1.** Neurofibroma. **2.** Neurilemoma.
  s. acústico (acoustic s.). Acoustic neurinoma.
schwannosis (schwannosis). A non-neoplastic proliferation of Schwann cells in the perivascular spaces of the spinal cord.
scion (scion). In experimental embryology, an embryonic tissue or part grafted to another embryo of the same or of another species.
sclera, pl. **scleras, sclerae** (sclera, pl. scleras, sclerae). [*sclera*, NA]. Sclerotic coat; sclerotica; tunica albuginea oculi; tunica sclerotica.
-scopia **1.** (-scopy). Suffix denoting an action or activity involving the use of an instrument for viewing. **2.** (-scope). Suffix usually denoting an instrument for viewing but extended to include other methods of examination.
-scopio (-scope). Suffix usually denoting an instrument for viewing but extended to include other methods of examination.
scrapie (scrapie). A communicable spongiform encephalopathy of the central nervous system of sheep and goats caused by a virus-like agent (classified as a prion).
scrobiculus cordis (scrobiculus cordis). Epigastric fossa.
SCUBA (SCUBA). Acronym for self-contained underwater breathing apparatus.
scutum, pl. **scuta** (scutum, pl. scuta). **1.** Scute. **2.** In ixodid (hard) ticks, a plate that largely or entirely covers the dorsum of the male and forms an anterior shield behind the capitulum of the female or immature ticks.
SD (SD). Abbreviation for streptodornase; standard deviation.
Se (Se). Symbol for selenium.
sebáceo (sebaceous, sebaceus). Sebaceus. Relating to sebum; oily; fatty.
sebiagógico (sebiagogic). Sebiferous.
sebífero (sebiferous). Sebiagogic; sebiparous; producing sebaceous matter.
sebíparo (sebiparous). Sebiferous.
sebo **1.** (sebum). The secretion of the sebaceous glands. **2.** (tallow). The rendered fat from mutton suet. **3.** (suet). The hard fat around the kidneys of cattle and sheep; when rendered it yields tallow.
  s. cutáneo (s. cutaneum). Cutaneous fatty secretion.
  s. ovino preparado (prepared mutton tallow). Prepared suet.
  s. palpebral (s. palpebrale). Lema.
  s. preparado (prepared suet). Prepared mutton tallow.
  s. prepucial (s. preputiale). Smegma preputii.
sebo-, seb-, sebi- (sebo-, seb-, sebi-). Combining forms denoting sebum, sebaceous.
sebolito (sebolith). A concretion in a sebaceous follicle.
seborrea (seborrhea). Overactivity of the sebaceous glands, resulting in an excessive amount of sebum.
  s. adiposa (s. adiposa). S. oleosa.
  s. de la cabeza (s. capitis). S. of the scalp.
  s. cérea (s. cerea). Waxy secretion of sebum.
  s. concreta (concrete s.).
  s. corporal (s. corporis). Seborrheic dermatitis.
  s. eccematosa (eczematoid s.).
  s. escamosa neonatal (s. squamosa neonatorum).
  s. facial, de la cara (s. faciei, s. of face).
  s. furfurácea (s. furfuracea). S. sicca.
  s. negra (s. nigra).
  s. oleosa (s. oleosa).
  s. seca (s. sicca).
seborreico (seborrheic). Relating to seborrhea.
secante (siccant). **1.** Siccative; drying; removing moisture from surrounding substances. **2.** A substance with such properties.

secativo (siccative). Siccant.
sección (section). **1.** The act of cutting. **2.** A cut or division. **3.** A segment or part of any organ or structure delimited from the remainder. **4.** A cut surface. **5.** Microscopic s. A thin slice of tissue, cells, microorganisms, or any material for examination under the microscope.
s. abdominal (abdominal s.). Celiotomy.
s. C (C-section).
s. cesárea (cesarean s.). Cesarean operation.
s. cesárea cervical baja o inferior (low cervical cesarean s.).
s. cesárea clásica (classical cesarean s.).
s. cesárea de Latzko (Latzko's cesarean s.).
s. congelada (frozen s.).
s. coronal (coronal s.).
s. craneal fija (attached cranial s.). Attached craniotomy.
s. craneal separada (detached cranial s.). Detached craniotomy.
s. fina, ultrafina (thin s., ultrathin s.).
s. microscópica (microscopic s.).
s. perineal (perineal s.).
s. de Saemisch (Saemisch's s.).
s. sagital (sagittal s.).
s. seriada (serial s.). One of a number of consecutive microscopic s.'s.
s. del tallo hipofisario (pituitary stalk s.).
seclusión de la pupila (seclusion of pupil). Exclusion of pupil.
secobarbital (secobarbital). 5-Allyl-5-(1-methylbutyl)barbituric acid; a sedative and short-acting hypnotic.
secoestable (siccostabile, siccostable). Not subject to alteration or destruction on drying.
secolábil (siccolabile). Subject to alteration or destruction on drying.
secreción (secretion). **1.** Production by a cell or aggregation of cells (a gland) of a physiologically useful substance and its introduction into the body by direct diffusion or by a duct. **2.** The product, solid, liquid, or gaseous, of cellular or glandular activity that is stored up in or utilized by the organism in which it is produced.
s. citocrina (cytocrine s.).
s. neurohumoral (neurohumoral s.).
secreta (secreta). Secretions.
secretagogo **1.** (secretogogue). Secretagogue. **2.** (secretagogue). Secretogogue; an agent that promotes secretion; e.g., acetylcholine, gastrin, secretin.
secretar (secrete). To elaborate or produce some physiologically useful substance by a cell and to deliver it into blood, body cavity, or sap, either by direct diffusion or by means of a duct.
secretina (secretin). Oxykrinin; a hormone, formed by the epithelial cells of the duodenum under the stimulus of acid contents from the stomach, that incites secretion of pancreatic juice.
secretomotor (secretomotor, secretomotory). Stimulating secretion.
secretor (secretor). An individual whose saliva and other body fluids contain a water-soluble form of the antigens of the ABO blood group found in his erythrocytes.
secretorio (secretory). Relating to secretion or the secretions.
séctil (sectile). **1.** Capable of being cut or divided. **2.** Having the appearance of being divided.
sectoranopia (sectoranopia). Loss of vision in a sector of the visual field.
sectorial (sectorial). **1.** Relating to a sector. **2.** Cutting or adapted for cutting; denoting the carnassial or shearing molar and premolar teeth of carnivores.
secuela (sequela, pl. sequelae). A condition following as a consequence of a disease.
secuencia (sequence). The succession, or following, of one thing or event after another.
s. de codificación (coding s.).
s. de inserción (insertion s.).
s. intercalada (intervening s.). Intron.
s. palindrómica (palindromic s.).
s. reguladora (regulatory s.).
s. de terminación (termination s.). Termination codon.
secuencial (sequential). Occurring in sequence.
secuestración (sequestration). **1.** Formation of a sequestrum. **2.** Loss of blood or of its fluid content into spaces within the body so that it is withdrawn from the circulating volume.
s. broncopulmonar (bronchopulmonary s.).
secuestral (sequestral). Relating to a sequestrum.
secuestrar (sequester). To separate off from the main mass of tissue.
secuestrectomía (sequestrectomy). Sequestrotomy: operative removal of a sequestrum.
secuestro (sequestrum, pl. sequestra). A piece of necrotic tissue, usually bone, that has become separated from the surrounding healthy tissue.
s. primario (primary s.). A completely detached s.
secuestrotomía (sequestrotomy). Sequestrectomy.
secundigrávida (secundigravida).
secundina **1.** (afterbirth). Secundina; secundines; the placenta and membranes that are extruded from the uterus after birth. **2.** (secundina, pl. secundinae). Afterbirth.
secundípara (secundipara).
secuoiosis (sequoiosis). Extrinsic allergic alveolitis caused by inhalation of redwood sawdust containing spores of *Graphium*, *Pullularia*, *Aureobasidium*, and other fungi.
sed (thirst). A desire to drink associated with uncomfortable sensations in the mouth and pharynx.
s. falsa (false t.). Pseudodipsia.
s. insensible (insensible t.). Hypodipsia.
s. morbosa (morbid t.). Dipsesis.
s. subliminal (subliminal t.). Hypodipsia.
s. verdadera (true t.). T. that can be satisfied by drinking water.
seda (silk). The fibers or filaments obtained from the cocoon of the silkworm.
s. dental (floss s.). Dental floss.
s. quirúrgica (surgical s.).
s. virgen (virgin s.).
sedación (sedation). The act of calming, especially by the administration of a sedative; the state of being calm.
sedal (seton). A wisp of threads, a strip of gauze, a length of wire, or other foreign material passed through the subcutaneous tissues or a cyst to form a sinus or fistula.
sedante (sedative). **1.** Calming; quieting. **2.** A drug that quiets nervous excitement.
sedar (sedate). To bring under the influence of a sedative.
sedimentación (sedimentation). Formation of a sediment.
sedimentador (sedimentator). A centrifuge.
sedimentar (sedimentate). Sediment; to cause or effect the formation of a sediment or deposit, as in the case of centrifugation or ultracentrifugation.
sedimento **1.** (sediment). Sedimentum; insoluble material that tends to sink in the bottom of a liquid, as in hypostasis. **2.** (sludge). A muddy sediment.
s. activado (activated sludge).
sedimentómetro (sedimentometer). A photographic apparatus for the automatic recording of the blood sedimentation rate.
sedimentum (sedimentum). Sediment.
s. lateritium (s. lateritium). Brickdust deposit.
sedoheptulosa (sedoheptulose). A 2-ketoheptulose formed metabolically as the 7-phosphate by condensation of xylulose 5-phosphate and ribose 5-phosphate, splitting out glyceraldehyde 3-phosphate.
segmentación **1.** (cleavage). Linear clefts in the skin indicating the direction of the fibers in the dermis. **2.** (cleavage). Segmentation; series of cell divisions occurring in the ovum immediately following its fertilization. **3.** (cleavage). Scission; splitting of a complex molecule into two or more simpler molecules. **4.** (segmentation). The act of dividing into segments; the state of being divided into segments.
s. anormal de válvulas cardíacas (abnormal c. of cardiac valve).
s. casi igual (adequal c.).
s. completa (complete c.). Holoblastic c.
s. desigual (unequal c.).
s. determinada (determinate c.).
s. discoidal (discoidal c.).
s. ecuatorial (equatorial c.).
s. del esmalte (enamel c.).
s. fosforoclástica (phosphoroclastic c.). Phosphorolysis.
s. hidrolítica (hydrolytic c.). Hydrolysis.
s. holoblástica (holoblastic c.). Complete c.
s. igual (equal c.). C. producing blastomeres of like size.
s. incompleta (incomplete c.). Meroblastic c.

s. **indeterminada** (indeterminate c.).
s. **meridional** (meridional c.).
s. **meroblástica** (meroblastic c.). Incomplete c.
s. **progresiva** (progressive c.).
s. **pudenda** (pudendal c.). Rima pudendi.
s. **superficial** (superficial c.).
s. **tioclástica** (thioclastic c.).
s. **de la yema** (yolk c.). Segmentation of the vitellus.

segmentario (segmental). Relating to a segment.

segmentectomía (segmentectomy). Excision of a segment of any organ or gland.

segmento 1. (limb). A segment of any jointed structure. 2. (segment). [*segmentum*, NA]. Segment; a section; a part of an organ or other structure delimited naturally, artificially, or by invagination from the remainder. 3. (segment). A territory of an organ having independent function, supply, or drainage.
s. **anacrótico** (anacrotic l.).
s. **anterior** (anterior segment). [*segmentum anterius,* NA].
s. **anteroinferior** (anterior inferior segment). [*segmentum anterius inferius,* NA].
s. **anterosuperior** (anterior superior segment). [*segmentum anterius superius,* NA].
s. **apical** (apical segment). [*segmentum apicale,* NA].
s. **apicoposterior** (apicoposterior segment). [*segmentum apicoposterius,* NA].
s. **basal anterior** (anterior basal segment). [*segmentum basale anterius,* NA].
s. **basal lateral** (lateral basal segment). [*segmentum basale laterale,* NA].
s. **basal medial** (medial basal segment). [*segmentum basale mediale,* NA].
s. **basal posterior** (posterior basal segment). [*segmentum basale posterius,* NA].
s. **broncopulmonar** (bronchopulmonary segment). [*segmentum bronchopulmonalis,* NA].
s. **cardíaco** (cardiac segment). [*segmentum cardiacum,* NA].
s. **cervical de la médula espinal** (cervical segment of spinal cord).
s. **esplénicos** (segment's of spleen). Segmenta lienis.
s. **hepáticos** (hepatic segment's). Segmenta hepatis.
s. **del hígado** (segment's of liver). Hepatic s.'s.
s. **inferior** (inferior segment). [*segmentum inferius,* NA].
s. **interanular** (interannular segment). Internodal s.
s. **intermaxilar** (intermaxillary segment).
s. **internodular** (internodal segment). Interannular s.; Ranvier's s.; segmentum internodale.
s. **de Lanterman** (Lanterman's segment's).
s. **lateral** (lateral segment). [*segmentum laterale,* NA].
s. **lingular inferior** (inferior lingular segment). [*segmentum lingulare inferius,* NA].
s. **lingular superior** (superior lingular segment). [*segmentum lingulare superius,* NA].
s. **lumbar de la médula espinal** (lumbar segment of spinal cord).
s. **medial** (medial segment). [*segmentum mediale,* NA].
s. **de la médula espinal** (segment's of spinal cord). [*segmenta medullae spinalis,* NA].
s. **mesoblástico** (mesoblastic segment). Somite.
s. **neural** (neural segment). Neuromere.
s. **ocular anterior** (anterior ocular segment).
s. **P-R** (P-R segment).
s. **posterior** (posterior segment). [*segmentum posterius,* NA].
s. **de Ranvier** (Ranvier's segment). Internodal s.
s. **renales** (renal segment's). [*segmenta renalia,* NA].
s. **RST** (RST segment).
s. **simpático** (sympathetic segment).
s. **S-T** (S-T segment).
s. **subapical** (subapical segment). Segmentum subapicale; subsuperior s.
s. **subsuperior** (subsuperior segment). Subapical s.
s. **superior** (superior segment). [*segmentum superius,* NA].
s. **uterino inferior** (lower uterine segment).
s. **uterino superior** (upper uterine segment).
s. **venosos del hígado** (venous segment's of liver). Hepatic venous s.'s.
s. **venosos del riñón** (venous segment's of the kidney).
s. **venosos hepáticos** (hepatic venous segment's). Venous s.'s of liver.

segmentum, pl. **segmenta** (segmentum, pl. segmenta). [*segmentum,* NA]. Segment.

segregación (segregation). 1. Removal of certain parts from a mass. 2. Separation of contrasting characters in the offspring of heterozygotes. 3. Separation of the paired state of genes which occurs at the reduction division of meiosis.

segregador (segregator). Separator.

sejunción (sejunction). Rarely used term for a separation; a breaking of continuity in the mental processes.

selafobia (selaphobia). Rarely used term for a morbid fear of a flash of light.

selar (sellar). Relating to the sella turcica.

selección 1. (screening). Examination of a group of usually asymptomatic individuals to detect those with a high probability of having a given disease, typically by means of an inexpensive diagnostic test. 2. (screening). In the mental health professions, initial patient evaluation that includes medical and psychiatric history, mental status evaluation, and diagnostic formulation to determine the patient's suitability or a particular treatment modality. 3. (selection). The combined effect of the causes and consequences of genetic factors that determine the average number of progeny of a species that attain sexual maturity. 4. (assortment). In genetics, the relationship between non-allelic genetic traits that are transmitted from parent to child more or less independently in accordance with the degree of linkage between the respective loci.
s. **artificial** (artificial selection).
s. **citológica** (cytologic s.).
s. **familiar** (familial s.).
s. **independiente** (independent assortment).
s. **médica** (medical selection).
s. **multifásica** (multiphasic s.).
s. **natural** (natural selection). "Survival of the fittest."
s. **neonatal** (neonatal s.).
s. **de portadores** (carrier s.).
s. **prenatal** (prenatal s.).
s. **sexual** (sexual selection).

selene unguium (selene unguium). Lunula.

selenio (selenium (Se)). A metallic element chemically similar to sulfur, symbol Se, atomic no. 34, atomic weight 78.96.
sulfuro de s. (s. sulfide).

selenocisteína (selenocysteine). Cysteine containing selenium in place of one sulfur atom.

selenodonte (selenodont). Denoting an animal, or man, having teeth, as the human molars, with longitudinal crescent-shaped ridges.

selenometionina (selenomethionine). Methionine containing selenium in place of sulfur.

sellado (seal). An airtight closure.
s. **de bordes** (border s.). Peripheral s.
s. **palatino** (palatal s.). Posterior palatal s.
s. **palatino posterior** (posterior palatal s.). Palatal s.; post dam; postdam; postpalatal s.
s. **periférico** (peripheral s.). Border s.
s. **pospalatino** (postpalatal s.). Posterior palatal s.
s. **velofaríngeo** (velopharyngeal s.).

sellador (sealant). A material used to effect an airtight closure.
s. **de fisuras** (fissure s.).

sellar (seal). To effect an airtight closure.

sello de oro (golden seal). Hydrastis.

selvático (sylvatic). Occurring in or affecting wild animals.

semántica (semantics). 1. The study of the significance and development of the meaning of words. 2. The study concerned with the relations between signs and their referents.

sembrar (seed). In bacteriology, to inoculate a culture medium with microorganisms.

semelincidente (semelincident). Happening once only; said of an infectious disease, one attack of which confers permanent immunity.

semen (semen, pl. semina, semens). 1. [*semen,* pl. *semina, semens*, NA] Seminal fluid; sperm; the penile ejaculate; a thick, yellowish white, viscid fluid containing spermatozoa. 2. Seed.

semenuria (semenuria, seminuria). Spermaturia; the excretion of urine containing semen.

semi- (semi-). Prefix denoting one-half or partly, used with words derived from L. roots; corresponds to G. *hemi-*.

semialdehído (semialdehyde). The monoaldehyde of a dicarboxylic acid, so called because half the COOH groups of the original acid are reduced to the aldehyde while the other half are unchanged.
semicartilaginoso (semicartilaginous). Composed partly of cartilage.
semicircular (semicircular). Semiorbicular; forming a half circle or an incomplete circle.
semicoma (semicoma). A mild degree of coma from which it is possible to arouse the patient.
semicomatoso (semicomatose). In a condition of unconsciousness from which one can be aroused.
semiconducto **1.** (semicanal). Semicanalis. **2.** (semicanalis, pl. semicanales). Semicanal; a half canal; a deep groove on the edge of a bone which, uniting with a similar groove or part of an adjoining bone, forms a complete canal.
s. del músculo del martillo o tensor del tímpano (semicanalis musculi tensoris tympani). [*semicanalis musculi tensoris tympani*, NA]. Semicanal of the tensor muscle of the tympanum.
s. de la trompa auditiva (semicanalis tubae auditivae). [*semicanalis tubae auditivae*, NA].
semiconductor (semiconductor). A metalloid, in one form or another, that conducts electricity more easily than a true nonmetal but less easily than a metal; e.g., silicon, germanium.
semiconsciente (semiconscious). Partly conscious.
semicresta (semicrista). A small or imperfect ridge or crest.
s. incisiva (s. incisiva). Crista nasalis.
semidecusación (semidecussation). Incomplete decussation such as occurs in the human optic chiasm.
semiespinal (semispinal). Half spinal; denoting muscles attached in part to the spinous processes of the vertebrae.
semiflexión (semiflexion). The position of a joint or segment of a limb midway between extension and flexion.
semiguantelete (demigauntlet). A glovelike bandage for the fingers and hand.
semilla (seed). Semen; the reproductive body of a flowering plant; the mature ovule.
s. de lino (flaxseed). Linseed.
semiluna **1.** (crescent). The figure made by the gray columns or cornua on cross-section of the spinal cord. **2.** (crescent). Malarial c. **3.** (demilune). A small body with a form similar to that of a half-moon or a crescent. **4.** (demilune). Term frequently used for the gametocyte of *Plasmodium falciparum*. **5.** (half-moon). Lunula.
s. articular (articular c.). Meniscus articularis.
s. de Giannuzzi (Giannuzzi's c.'s). Serous demilunes.
s. glomerular (glomerular c.).
s. de Heidenhain (Heidenhain's c.'s). Serous demilunes.
s. miópica (myopic c.). Myopic conus.
s. palúdica (malarial c.). Crescent; sickle form.
s. roja (red half-moon). Irregular red discoloration of the usually pale demilune at the base of the fingernail.
s. serosas (serous demilune's). Giannuzzi's crescents; Heidenhain's crescents.
s. sublingual (sublingual c.).
semilunar **1.** (semilunar). Lunar. **2.** (crescentic). Shaped like a crescent. **3.** (lunate). Relating to the lunate bone (os lunatum). **4.** (lunate). Lunar.
semiluxación (semiluxation). Subluxation.
semimembranoso **1.** (semimembranosus). Musculus s. **2.** (semimembranous). Consisting partly of membrane; denoting the musculus semimembranosus.
seminación (semination). Insemination.
seminal (seminal). **1.** Relating to the semen. **2.** Original or influential of future developments.
seminífero (seminiferous). Carrying or conducting the semen; denoting the tubules of the testis.
seminoma (seminoma). A radiosensitive malignant neoplasm usually arising from germ cells in the testis of young male adults which metastasizes to the paraortic lymph nodes.
s. espermatocítico (spermacytic s.).
seminomatoso (seminomatous). Relating to a seminoma.
seminormal (seminormal (N_2)). Denoting a solution one-half the strength of a normal solution (0.5 N).
seminosa (seminose). Mannose.
semiografía (semiography, semeiography). Obsolete term for a treatise on symptomatology or a description of the symptoms of a disease.
semiología (semiology, semeiology). Obsolete term for symptomatology.
semiológico (semiologic, semeiologic). Obsolete term for symptomatic.
semiopático (semiopathic, semeiopathic). Denoting the disordered use of symbols.
semiorbicular (semiorbicular). Semicircular.
semiosis (semiosis, semeiosis). The mental or symbolic process in which something (e.g., word, symbol, nonverbal cue) functions as a sign for the organism.
semiótica (semiotics, semeiotics). **1.** The general philosophical theory of signs and symbols in communication, having three branches: syntactics, semantics, and pragmatics. **2.** Obsolete term for symptomatology.
semiótico (semiotic, semeiotic). **1.** Relating to semiotics. **2.** Relating to signs, linguistic or bodily.
semipeniforme (semipenniform). Penniform on one side.
semipermeable (semipermeable). Freely permeable to water (or other solvent) but relatively impermeable to solutes.
semiplacenta (semiplacenta). The type of placenta in ruminants, horse and pig, in which the maternal and fetal placentas do not grow together but can be easily separated without tearing.
semipronación (semipronation). The attitude or assumption of a partly prone position, as in Sims' position.
semiprono (semiprone). Denoting semipronation.
semiquinona (semiquinone). A free radical resulting from the removal of one hydrogen atom with its electron during the process of dehydrogenation of a hydroquinone to quinone or similar compound (e.g., flavin mononucleotide).
semisintético (semisynthetic). Describing the process of synthesizing a particular chemical utilizing a naturally occurring chemical as a starting material, thus obviating part of a total synthesis.
semisupinación (semisupination). The attitude or assumption of a partly supine position.
semisupino (semisupine). Denoting semisupination.
semisurco (semisulcus). A slight groove on the edge of a bone or other structure, which, uniting with a similar groove on the corresponding adjoining structure, forms a complete sulcus.
semitendinoso (semitendinosus, semitendinous). Semitendinosus; composed in part of tendon; denoting the musculus semitendinosus.
semiterciana (semitertian). Partly tertian, partly quotidian; denoting a malarial fever in which two paroxysms occur on one day and one on the succeeding day.
semivalente (semivalent). Denoting the ability to form a one-electron bond.
sen (senna). The dried leaflets or legumes of *Cassia acutifolia* (Alexandrine s.) and *C. angustifolia* (Tinnevelly or Indian s.); a laxative.
vaina de s. (s. pod). S. fruit.
seneciosis (seneciosis). Liver degeneration and necrosis caused by ingestion of plants of the genus *Senecio*, such as ragwort and groundsel.
senega (senega). Seneca snakeroot; the dried root of *Polygala senega* (family Polygalaceae), a herb of eastern and central North America; an expectorant.
senescencia (senescence). The state of being old.
s. dentaria (dental s.).
senescente (senescent). Growing old.
senil (senile). Relating to or characteristic of old age.
senilidad (senility). Old age; a general term for a variety of mental disorders occurring in old age which consist of two broad categories, organic and psychological disorders.
senium (senium). Rarely used term for old age; especially the debility of advanced age.
seno (sinus, pl. sinus, sinuses). **1.** A hollow in bone or other tissue. **2.** [*sinus*, NA]. A channel for the passage of blood or lymph, without the coats of an ordinary vessel. **3.** A fistula or tract leading to a suppurating cavity.
s. del ala menor (s. alae parvae). [*sinus sphenoparietalis*, NA].
s. amigdalino (s. tonsillaris). [*fossa tonsillaris*, NA].
s. anales (anal sinuses). [*sinus anales*, NA].

s. anteriores (anterior sinuses). [*sinus anteriores*, NA].
s. aórtico (aortic s.). [*sinus aortae*, NA].
s. de Arlt (Arlt's s.).
s. basilar (basilar s.). [*plexus basilaris*, NA].
s. del bazo (splenic s.). [*sinus lienis*, NA].
s. de Breschet (Breschet's s.). [*sinus sphenoparietalis*, NA].
s. carotídeo (carotid s.). [*sinus caroticus*, NA].
s. cavernoso (cavernous s.). [*sinus cavernosus*, NA].
s. cerebrales (cerebral sinuses). [*sinus durae matris*, NA].
s. cervical (cervical s.). Precervical s.
s. circular (s. circularis).
s. coccígeo (coccygeal s.).
s. coronario (coronary s.). [*sinus coronarius*, NA].
s. costomediastínico (costomediastinal s.). [*recessus costomediastinalis*, NA].
s. craneales (cranial sinuses). [*sinus durae matris*, NA].
s. dérmico (dermal s.).
s. durales (dural sinuses). [*sinus durae matris*, NA].
s. de la duramadre (sinuses of dura mater). [*sinus durae matris*, NA].
s. de Englisch (Englisch's s.). [*sinus petrosus inferior*, NA].
s. del epidídimo (s. epididymidis). [*sinus epididymidis*, NA].
s. esfenoidal (sphenoidal s.). [*sinus sphenoidalis*, NA].
s. esfenoparietal (sphenoparietal s.). [*sinus sphenoparietalis*, NA].
s. etmoidales (ethmoidal sinuses). [*sinus ethmoidales*, NA].
s. frenicocostal (phrenicocostal s.). [*recessus costodiaphragmaticus*, NA].
s. frontal (frontal s.). [*sinus frontalis*, NA].
s. de Guérin (Guérin's s.).
s. de Huguier (Huguier's s.). [*fossula fenestrae vestibuli*, NA].
s. intercavernosos (intercavernous sinuses). [*sinus intercavernosi*, NA].
s. lactífero (lactiferous s.). [*sinus lactiferi*, NA].
s. laríngeo (laryngeal s.). [*ventriculus laryngis*, NA].
s. lateral (lateral s.). [*sinus transversus*, NA].
s. linfático (lymphatic s.). Lymph s.
s. longitudinal (longitudinal s.).
s. longitudinal inferior (inferior longitudinal s.). [*sinus sagittalis inferior*, NA].
s. longitudinal superior (superior longitudinal s.). [*sinus sagittalis superior*, NA].
s. de Luschka (Luschka's s.). Venous s. in the petrosquamous suture.
s. de Maier (Maier's s.).
s. marginal de la placenta (marginal s. of placenta).
s. mastoideos (mastoid sinuses). [*cellulae mastoideae*, NA].
s. maxilar (maxillary s.). [*sinus maxillaris*, NA].
s. medios (middle sinuses). [*sinus mediae*, NA].
s. de Meyer (Meyer's s.).
s. de Morgagni (Morgagni's s.).
s. oblicuo del pericardio (oblique s. of pericardium). [*sinus obliquus pericardii*, NA].
s. occipital (occipital s.). [*sinus occipitalis*, NA].
s. de Palfyn (Palfyn's s.).
s. paranasales (paranasal sinuses). [*sinus paranasales*, NA].
s. parasinoidales (parasinoidal sinuses). [*lacunae laterales*, NA].
s. de Petit (Petit's s.). [*sinus aortae*, NA].
s. petroso (petrosal s.).
s. petroso inferior (inferior petrosal s.). [*sinus petrosus inferior*, NA].
s. petroso superior (superior petrosal s.). [*sinus petrosus superior*, NA].
s. pilonidal (pilonidal s.). Pilonidal fistula.
s. pilonidal de los barberos (barber's pilonidal s.).
s. piriforme (piriform s.). [*recessus piriformis*, NA].
s. pleurales (pleural sinuses). [*recessus pleurales*, NA].
s. pocular (s. pocularis). [*utriculus prostaticus*, NA].
s. posterior (s. posterior). [*sinus posterior*, NA].
s. posteriores (s. posteriores). [*sinus posteriores*, NA].
s. precervical (precervical s.). Cervical s.
s. prostático (prostatic s.). [*sinus prostaticus*, NA].
s. rectales (rectal sinuses). S. anales.
s. recto (straight s.). [*sinus rectus*, NA].
s. renal (renal s.). [*sinus renalis*, NA].
s. de Ridley (Ridley's s.). S. intercavernosi.
s. de Rokitansky-Aschoff (Rokitansky-Aschoff sinuses).
s. romboidal (rhomboidal s., s. rhomboidalis). Rhombocele.
s. sagital inferior (inferior sagittal s.). [*sinus sagittalis inferior*, NA].
s. sagital superior (superior sagittal s.). [*sinus sagittalis superior*, NA].
s. sigmoideo (sigmoid s.). [*sinus sigmoideus*, NA].
s. tarsiano (tarsal s.). [*sinus tarsi*, NA].
s. tentorial (tentorial s.). [*sinus rectus*, NA].
s. terminal (terminal s., s. terminalis).
s. timpánico (tympanic s.). [*sinus tympani*, NA].
s. de Tourtual (Tourtual's s.). [*fossa supratonsillaris*, NA].
s. transverso (transverse s.). [*sinus transversus*, NA].
s. transverso del pericardio (transverse s. of pericardium). [*sinus transversus pericardii*, NA].
s. del tronco pulmonar (s. trunci pulmonalis). [*sinus trunci pulmonalis*, NA].
s. de la uña (s. of nail). S. unguis.
s. urogenital (urogenital s.). [*sinus urogenitalis*, NA].
s. uterino (uterine s.). Uterine sinusoid.
s. uteroplacentario (uteroplacental s.).
s. de Valsalva (Valsalva's s.). [*sinus aortae*, NA].
s. de las venas cavas (s. venarum cavarum). [*sinus venarum cavarum*, NA].
s. venoso (s. venosus). [*sinus venosus*, NA].
s. venoso de la esclerótica (venous s. of sclera). [*sinus venosus sclerae*, NA].
s. venosos (venous sinuses). [*sinus durae matris*, NA].
s. vertebrales longitudinales (s. vertebrales longitudinales).
s. yugular (jugular s., s. jugularis).

senósidos A y B (sennoside A, sennoside B). Two anthraquinone glucosides that are the laxative principles of senna.

sensación 1. (sensation). A feeling; the translation into consciousness of the effects of a stimulus exciting any of the organs of sense. **2.** (feeling). Any kind of conscious experience of sensation. **3.** (feeling). The mental perception of a sensory stimulus.
s. de cinto 1. (girdle s.) Zonesthesia. **2.** (cincture s.). Zonesthesia.
s. demorada (delayed s.).
s. especial (special s.).
s. general (general s.).
s. objetiva (objective s.). A s. caused by a verifiable stimulus.
s. posterior (aftersensation). Afterimpression; sensation persisting after its original cause has ceased to act.
s. primaria (primary s.).
s. referida (referred s.). Reflex s.; transferred s.
s. refleja (reflex s.). Referred s.
s. subjetiva (subjective s.).
s. transferida (transferred s.). Referred s.

sensato (sensible). Having reason or judgment; intelligent.

sensibilidad (sensibility). The consciousness of sensation; the capability of perceiving sensible stimuli.
s. articular (articular s.). Arthresthesia.
s. de contraste (contrast sensitivity).
s. cortical (cortical s.).
s. de disociación (dissociation s.).
s. electromuscular (electromuscular s.).
s. epicrítica (epicritic s.).
s. esplacnestésica (splanchnesthetic s.). Visceral sense.
s. mesoblástica (mesoblastic s.). Myesthesia.
s. ósea (bone s.). Pallesthesia.
s. palestésica (pallesthetic s.). Pallesthesia.
s. profunda (deep s.). Myesthesia.
s. propioceptiva (proprioceptive s.).
s. protopática (protopathic s.).
s. relativa (relative sensitivity).
s. vibratoria (vibratory s.). Pallesthesia.

sensibilidad a la presión (tenderness). The condition of being tender.
s. de rebote (rebound t.).
s. con un lápiz (pencil t.).

sensibilización (sensitization). Immunization, especially with reference to antigens (immunogens) not associated with infection; the induction of acquired sensitivity or of allergy.

s. autoeritrocítica (autoerythrocyte s.).
s. encubierta (covert s.).
s. fotodinámica (photodynamic s.). Photosensitization.
sensibilizador (sensitizer). **1.** Antibody. **2.** A substance that causes dermatitis only after alteration (sensitization) of the skin by previous exposure to that substance.
sensibilizar (sensitize). To render sensitive; to induce acquired sensitivity, to immunize.
sensible **1.** (sensible). Sensitive. **2.** (sensible). Perceptible to the senses. **3.** (sensate). Able to perceive touch and other sensations; used in reference to patients who have had partial nerve or spinal cord injuries. **4.** (sensible). Capable of sensation.
sensífero (sensiferous). Conducting a sensation.
sensígeno (sensigenous). Giving rise to sensation.
sensímetro (sensimeter). An instrument that measures degrees of cutaneous sensation.
sensitividad (sensitivity). **1.** The ability to appreciate by one or more of the senses. **2.** Esthesia; state of being sensitive. **3.** In clinical pathology and medical screening, the proportion of individuals with a positive test result for the disease that the test is intended to reveal; true positive results as a proportion of the total of true positive and false negative results.
s. adquirida (acquired s.). Allergy.
s. a los antibióticos (antibiotic s.).
s. diagnóstica (diagnostic s.).
s. espectral (spectral s.).
s. fotoalérgica (photoallergic s.).
s. fototóxica (phototoxic s.).
s. idiosincrática (idiosyncratic s.).
s. inducida (induced s.). Allergy.
s. marcapaso (pacemaker s.).
s. a la primaquina (primaquine s.).
s. a la sal (salt s.).
sensitivo **1.** (sensitive). Sensible; capable of perceiving sensations. **2.** (sensitive). One who is readly hypnotizable. **3.** (sensitive). Responding to a stimulus. **4.** (sensitive). Readily undergoing a chemical change, with but slight change in environmental conditions. **5.** (sensory). Relating to sensation. **6.** (sensitive). Acutely perceptive of interpersonal situations.
sensitivoglandular (sensoriglandular). Relating to glandular secretion excited by stimulation of the sensory nerves.
sensitivomotor (sensorimotor). Sensomotor; both sensory and motor; denoting a mixed nerve with afferent and efferent fibers.
sensitivomuscular (sensorimuscular). Denoting muscular contraction in response to a sensory stimulus.
sensitivovascular (sensorivascular). Sensorivasomotor.
sensitivovasomotor (sensorivasomotor). Sensorivascular; denoting contraction or dilation of the blood vessels occurring as a sensory reflex.
sensomotor (sensomotor). Sensorimotor.
sensomóvil (sensomobile). Capable of movement in response to a stimulus.
sensomovilidad (sensomobility). The state of being sensomobile.
sensor (sensor). A device designed to respond to physical stimuli such as temperature, light, magnetism, or movement, and transmit resulting impulses for interpretation, recording, movement, or operating control.
sensori- (sensori-). Combining form denoting sensory.
sensorial (sensorial). Relating to the sensorium.
sensorio (sensorium, pl. sensoria, sensoriums). **1.** An organ of sensation. **2.** Perceptorium; the hypothetical "seat of sensation." **3.** In human biology and psychology, consciousness.
sensual (sensual). **1.** Relating to the body and the senses, as distinguished from the intellect or spirit. **2.** Denoting bodily or sensory pleasure, not necessarily sexual.
sensualidad (sensuality). The state or quality of being sensual.
sensualismo (sensualism). **1.** Domination by the emotions. **2.** Indulgence in sensory pleasures.
sentido (sense). The faculty of perceiving any stimulus.
s. articular (joint s.). Articular sensibility.
s. cinestésico (kinesthetic s.). Myesthesia.
s. del color (color s.).
s. del equilibrio (s. of equilibrium). Static s.
s. del espacio (space s.).
s. especial (special s.).
s. estático (static s.). S. of equilibrium.
s. luminoso (light s.).
s. muscular (muscular s.). Myesthesia.
s. de los obstáculos (obstacle s.).
s. de la postura **1.** (position s.). Posture s. **2.** (posture s.).
s. de la presión (pressure s.). Baresthesia; piesesthesia.
séptimo s. (seventh s.). Visceral s.
sexto s. (sixth s.). Cenesthesia.
s. táctil (tactile s.). Touch.
s. de la temperatura (temperature s.). Thermoesthesia.
s. térmico (thermal s., thermic s.). Thermoesthesia.
s. del tiempo (time s.).
s. visceral (visceral s.). Seventh s.; splanchnesthesia.
sentidor (sentient). Capable of, or characterized by, sensation.
sentimiento **1.** (feeling). A quality of any mental state or mood, whereby it is recognized as pleasurable or the reverse. **2.** (sentiment). Feeling or emotion in relation to one idea. **3.** (sentiment). A complex disposition or organization of a person with reference to a given object that makes the object what it is for him or her.
sentisección (sentisection). Vivisection of an animal that is not anesthetized.
separación (separation). **1.** The act of keeping apart or dividing, or the state of being held apart. **2.** In dentistry, the process of gaining slight spaces between the teeth preparatory to treatment.
s. de dientes (s. of teeth).
s. de los maxilares (jaw s.).
s. de la retina (s. of retina). Retinal detachment.
separador (separator). **1.** That which divides or keeps apart two or more substances or prevents them from mingling. **2.** Segregator; in dentistry, an instrument for forcing two teeth apart, so as to gain access to adjacent proximal walls.
s. costal (rib spreader).
sepsis (sepsis, pl. sepses). The presence of various pus-forming and other pathogenic organisms, or their toxins, in the blood or tissues.
s. intestinal (intestinal s.).
s. lenta (s. lenta).
s. puerperal (puerperal s.). Puerperal fever.
septado (septate). Having a septum; divided into compartments.
septal (septal). Relating to a septum.
septana (septan). Denoting a malarial fever the paroxysms of which recur every seventh day.
septectomía (septectomy). Operative removal of the whole or a part of a septum, specifically of the nasal septum.
septemia (septemia). Septicemia.
septi-, sept- (septi-, sept-). Combining forms meaning seven.
septicemia (septicemia). Hematosepsis; sapremia; septemia; septic fever; septic intoxication; systemic disease caused by the spread of microorganisms and their toxins via the circulating blood.
s. del ántrax (anthrax s.). Anthracemia.
s. criptógena (cryptogenic s.).
s. hemorrágica (hemorrhagic s.). S. pluriformis.
s. meningocócica fulminante aguda (acute fulminating meningococcal s.). Waterhouse-Friderichsen syndrome.
s. pluriforme (s. pluriformis). Hemorrhagic s.
s. puerperal (puerperal s.).
s. tifoidea (typhoid s.). Typhosepsis.
septicémico (septicemic). Relating to, suffering from, or resulting from septicemia.
séptico (septic). Relating to or caused by sepsis.
septico-, septic- (septico-, septic-). Combining forms meaning sepsis, septic.
septicopiemia (septicopyemia). Pyemia and septicemia occurring together.
septicopiémico (septicopyemic). Relating to septicopyemia.
septimetritis (septimetritis). Obsolete term for septic inflammation of the uterus.
septivalente (septivalent). Having a combining power (valency) of seven.
septo-, sept- (septo-, sept-). Combining forms meaning septum.
septodermoplastia (septodermoplasty). Operation to graft squamous epithelium to replace the mucosa of the nasal septum, especially in cases of hereditary hemorrhagic telangiectasia.
septomarginal (septomarginal). Relating to the margin of a septum, or to both a septum and a margin.
septonasal (septonasal). Relating to the nasal septum.

septoplastia (septoplasty). Operation to correct defects or deformities of the nasal septum, often by alteration or partial removal of supporting structures.
septorrinoplastia (septorhinoplasty). Combined operation to repair defects or deformities of the nasal septum and of the external nasal pyramid.
septostomía (septostomy). Surgical creation of a septal defect.
s. con balón (balloonseptostomy). Creation of an artificial interatrial septal defect by cardiac catheterization during which an inflated balloon is pulled across the interatrial septum through the foramen ovale.
septotomía (septotomy). Incision of a septum, as of the nasal septum.
septulum (septulum, pl. septula). A minute septum.
s. testicular (s. testis). [*septulum testis,* NA]. Trabecula testis.
septum, gen. **septi**, pl. **septa** (septum, gen. septi, pl. septa). [*septum,* NA].
s. femorale (femoral s.). [*septum femorale,* NA].
s. lucidum. (s. lucidum). [*septum pellucidum,* NA].
s. primum (s. primum).
s. secundum (s. secundum).
Ser (Ser). Symbol for serine and its radical.
serendipidad (serendipity). Accidental discovery; in science, finding one thing while looking for something else, as in Fleming's discovery of penicillin.
sérico (serumal). Relating to or derived from serum.
serie (series, pl. series). **1.** A succession of similar objects following one another in space or time. **2.** In chemistry, a group of substances, either elements or compounds, having similar properties or differing from each other in composition by a constant ratio.
s. aromática (aromatic s.).
s. eritrocítica (erythrocytic s.).
s. granulocítica (granulocytic s.).
s. grasa (fatty s.).
s. de Hofmeister (Hofmeister s.).
s. homóloga (homologous s.).
s. linfocítica, linfoide (lymphocytic s., lymphoid s.).
s. liotrópica (lyotropic s.). Hofmeister s.
s. mieloide (myeloid s.). The granulocytic and the erythrocytic s.
s. trombocítica (thrombocytic s.).
seriescisión (seriscission). Rarely used term denoting division of the pedicle of a tumor or other tissue by a silk ligature.
serilo (seryl). A radical of serine.
serina (Ser) (serine (Ser)). 2-Amino-3-hydroxypropanoic acid; one of the amino acids occurring in proteins.
s. desaminasa (s. deaminase). Threonine dehydratase.
s. deshidrasa (s. dehydrase). L-Serine dehydratase.
s. diazoacetato (s. diazoacetate). Azaserine.
s. sulfhidrasa (s. sulfhydrase). Cystathionine β-synthase.
L-serina deshidratasa (L-serine dehydratase). Serine dehydrase; L-hydroxyamino acid dehydratase; a deaminating hydrolyase converting L-serine to pyruvate and NH_3.
seriografía (seriography). The taking of a series of radiographs by means of the seriograph.
seriógrafo (seriograph). An instrument for taking a series of radiographs; used in cerebral angiography.
serioscopia (serioscopy). Formerly, a series of x-rays of a region taken from different directional points and later matched to a target area.
sero- (sero-). Combining form denoting serum, serous.
seroalbúmina (seralbumin). Serum albumin.
serocolitis (serocolitis). Pericolitis.
seroconversión (seroconversion). Development of detectable specific antibodies in the serum as a result of infection or immunization.
serodiagnóstico (serodiagnosis). Diagnosis by means of a reaction using blood serum or other serous fluids in the body (serologic tests).
seroenteritis (seroenteritis). Perienteritis.
seroepidemiología (seroepidemiology). Epidemiological study based on the detection of infection by serological testing.
serofibrinoso (serofibrinous). Denoting an exudate composed of serum and fibrin.
serofibroso (serofibrous). Relating to a serous membrane and a fibrous tissue.
serología (serology). The branch of science concerned with serum, especially with specific immune or lytic serums.
serológico (serologic). Relating to serology.
seroma (seroma). A mass or tumefaction caused by the localized accumulation of serum within a tissue or organ.
seromembranoso (seromembranous). Relating to a serous membrane.
seromucoide (seromucoid). General term for a mucoprotein (glycoprotein) from serum.
s. ácido (acid s.). Orosomucoid.
seromucoso (seromucous). Pertaining to a mixture of watery and mucinous material, such as that of certain glands.
seronegativo (seronegative). Lacking an antibody of a specific type in serum.
seropositivo (seropositive). Containing antibody of a specific type in serum.
seropurulento (seropurulent). Composed of or containing both serum and pus; denoting a discharge of thin watery pus (seropus).
seropús (seropus). Purulent serum, i.e., pus largely diluted with serum.
seroquístico (serocystic). Relating to one or more serous cysts.
serorresistente **1.** (serofast). Serum-fast. **2.** (serum-fast). Pertaining to a serum in which there is little or no change in the titer of antibody, even under conditions of treatment or immunologic stimulation. **3.** (serum-fast). Resistant to the destructive effect of sera.
serosa (serosa, pl. serosae). **1.** Tunica serosa. **2.** Membrana serosa; the outermost of the extraembryonic membranes that encloses the embryo and all its other membranes.
serosamucina (serosamucin). Mucoid material found in serous fluids.
serosanguíneo (serosanguineous). Denoting an exudate or a discharge composed of or containing serum and also blood.
seroseroso (seroserous). **1.** Relating to two serous surfaces. **2.** Denoting a suture, as of the intestine, in which the edges of the wound are infolded so as to bring the two serous surfaces in apposition.
serosidad (serosity). **1.** A serous fluid or a serum. **2.** The condition of being serous. **3.** The serous quality of a liquid.
serosinovial (serosynovial). Relating to serum and also synovia.
serosinovitis (serosynovitis). Synovitis attended with a copious serous effusion.
serositis (serositis). Inflammation of a serous membrane.
s. múltiple (multiple s.). Polyserositis.
seroso (serous). Relating to, containing, or producing serum or a substance having a watery consistency.
serotaxis (serotaxis). Edema of the skin induced by the application of a strong cutaneous irritant.
seroterapia (serotherapy). Serum therapy; treatment of an infectious disease by injection of an antitoxin or specific serum.
serotina (serotina).
serotipo (serotype). Serovar.
serotonérgico (serotonergic). Related to the action of serotonin or its precursor tryptophan.
serotonina (serotonin). 5-hydroxytryptamine; enteramine; thrombocytin; thrombotonin 3-(2-aminoethyl)-5-indolol; a vasoconstrictor, liberated by the blood platelets, that inhibits gastric secretion and stimulates smooth muscle.
serotórax (serothorax). Hydrothorax.
serovacunación (serovaccination). A process for producing mixed immunity by the injection of a serum, to secure passive immunity, and by vaccination with a modified or killed culture to acquire active immunity later.
serovar (serovar). Serotype; a subdivision of a species or subspecies distinguishable from other strains therein on the basis of antigenic character.
serozima (serozyme). Prothrombin.
serpentaria **1.** (snakeroot). Serpentaria. **2.** (serpentaria). Snakeroot; the dried rhizome and roots of *Aristolochia serpentaria*, Virginia snakeroot, or of *A. reticulata*, Texas snakeroot (family Aristolochiaceae); a stomachic.
s. canadiense (Canada s.). *Asarum canadense.*
s. europea **1.** (hazelwort). *Asarum europaeum.* **2.** (European s.). *Asarum europaeum.*
s. de Séneca (Seneca s.). Senega.

s. de Texas (Texas s.). *Aristolochia reticulata*; botanical source of serpentaria.
s. de Virginia (Virginia s.). *Aristolochia serpentaria*.
serpiente (snake). An elongated, limbless, scaly reptile of the suborder Ophidia.
s. de cascabel (rattlesnake).
serpiginoso (serpiginous). Creeping; denoting an ulcer or other cutaneous lesion that extends with an arciform border; the margin has a wavy or serpent-like border.
serpigo (serpigo). **1.** Tinea. **2.** Herpes. **3.** Any creeping or serpiginous eruption.
serración (serration). **1.** The state of being serrated or notched. **2.** Any one of the processes in a serrate or dentate formation.
serrado (serrate, serrated). Toothed.
serrefine (serrefine). A small spring forceps used for approximating the edges of a wound or for temporarily closing an artery during an operation.
serrenoeud (serrenoeud). An instrument for tightening a ligature.
serruchado (sciage). A to-and-fro, sawlike movement of the hand in massage.
serrulado (serrulate, serrulated). Finely serrate.
servomecanismo (servomechanism). **1.** A control system using negative feedback to operate another system. **2.** A process that behaves as a self-regulatory device; e.g., the reaction of the pupil to light.
sésamo (sesame). Benne plant, an herb, *Sesamum indicum* (family Pedaliaceae), the seeds of which are used as a food, and which are the source of sesame oil.
sesamoide (sesamoid). **1.** Resembling in size or shape a grain of sesame. **2.** Denoting the sesamoid bone.
sesamoiditis (sesamoiditis). Inflammation of the proximal sesamoid bones in the horse.
sesgo (skew). In statistics, departure from symmetry of a frequency distribution.
sésil (sessile). Having a broad base of attachment; not pedunculated.
sesqui- (sesqui-). Prefix denoting 1 1/2; at one time used in chemistry to indicate a ratio of 3 to 2 between the two parts of a compound (e.g., sesquisulfide, sesquibasic), but presently used only for sesquihydrates.
sesquihidratos (sesquihydrates). Compounds crystallizing with (nominally) 1.5 molecules of water.
seta (seta, pl. setae). Chaeta; a bristle or a slender, stiff, bristle-like structure.
setáceo (setaceous). **1.** Having bristles. **2.** Resembling a bristle.
setariasis (setariasis). An infection with filarial parasites of the genus *Setaria*, usually of little pathogenic significance; aberrant migration in horses, sheep, and goats can lead to paralysis and blindness.
setífero (setiferous). Setigerous; bristly or having bristles.
setígero (setigerous). Setiferous.
seudalescheriasis (pseudallescheriasis). A variety of clinical diseases resulting from infection with *Pseudallescheria boydii*.
seudinoma (pseudinoma). Obsolete term for an indurated swelling that grossly resembles a fibroma.
seudo-, seud- (pseudo-, pseud-). Prefix denoting a resemblance, often deceptive.
seudo-ainhum (pseudo-ainhum). Nonspontaneous amputation of a digit, caused by a variety of disorders such as neural leprosy, syringomyelia, and palmoplantar keratoderma.
seudo-seudohipoparatiroidismo (pseudo-pseudohypoparathyroidism). A heritable disorder that simulates pseudohypoparathyroidism; manifestations of hypoparathyroidism are mild or absent.
seudoacantosis nigricans (pseudoacanthosis nigricans). Acanthosis nigricans secondary to maceration of the skin from excessive sweating, or occurring in obese and dark-complexioned adults, or in association with endocrine disorders.
seudoacéfalo (pseudoacephalus). An apparently headless placental parasitic twin which, however, has rudimentary cephalic structures that can be demonstrated by dissection.
seudoacondroplasia (pseudoachondroplasia). Dwarfism with short limbs and a relatively long trunk as in achondroplasia, but not evident at birth.
seudoacromegalia (pseudacromegaly). Enlargement of the extremities and face, not caused by acromegaly.
seudoafia (pseudaphia). Paraphia.
seudoaglutinación (pseudoagglutination). **1.** False *agglutination*. **2.** Agglomeration of particles in solution which does not involve antigen-antibody combination. **3.** Rouleaux formation.
seudoagrafia **1.** (pseudoagraphia). Pseudagraphia. **2.** (pseudagraphia). Pseudoagraphia; partial agraphia in which one can do no original writing, but can copy correctly.
seudoagramatismo (pseudoagrammatism). Paraphasia.
seudoalbuminuria **1.** (pseudalbuminuria). Pseudoalbuminuria, albuminuria which is not associated with renal disease. **2.** (pseudoalbuminuria). Pseudalbuminuria.
seudoalélico (pseudoallelic). Relating to pseudoallelism.
seudoalelismo (pseudoallelism). State of two or more genes that appear to occupy the same locus under certain conditions but can be shown to occupy closely linked loci under other conditions.
seudoalelo (pseudoallele). A gene exhibiting pseudoallelism.
seudoalopecia areata (pseudo-alopecia areata). Alopecia in which mild inflammatory changes develop at the orifices of the affected hair follicles.
seudoanafiláctico (pseudoanaphylactic). Anaphylactoid.
seudoanafilaxia (pseudoanaphylaxis). Anaphylactoid crisis; a condition resembling anaphylaxis, but not due to specific antigen-antibody reaction.
seudoanemia (pseudoanemia). False anemia; pallor of the skin and mucous membranes without the blood changes of anemia.
seudoaneurisma (pseudoaneurysm). False aneurysm; a dilation of an artery with actual disruption of one or more layers of its walls, as at the site of puncture as a complication of percutaneous arterial catheterization, rather than with expansion of all layers of the wall.
seudoangina **1.** (pseudangina). Angina pectoris vasomotoria. **2.** (pseudoangina). Angina pectoris vasomotoria.
seudoangiosarcoma (pseudoangiosarcoma). A benign vascular lesion that microscopically may be mistaken for an angiosarcoma.
s. de Masson (Masson's p.).
seudoanodoncia (pseudoanodontia). Clinical absence of teeth due to a failure in eruption.
seudoanquilosis (pseudankylosis). Fibrous ankylosis.
seudoapendicitis (pseudoappendicitis). A symptom-complex simulating appendicitis without inflammation of the appendix.
seudoapoplejía (pseudoapoplexy). Parapoplexy; pseudoplegia; a condition simulating apoplexy, not due to cerebral hemorrhage or thrombosis.
seudoapraxia (pseudoapraxia). A condition of exaggerated awkwardness in which the person makes wrong use of objects.
seudoartrosis **1.** (pseudoarthrosis). Pseudarthrosis. **2.** (pseudarthrosis). False joint; pseudoarthrosis; a new, false joint arising at the site of an ununited fracture.
seudoataxia (pseudoataxia). Pseudotabes.
seudoautenticidad (pseudoauthenticity). False or copied expression of thoughts and feelings.
seudobacilo (pseudobacillus). Any microscopic object, such as a poikilocyte, resembling a bacillus.
seudobacteria (pseudobacterium). Any microscopic object resembling a small bacillary organism or other bacterial form.
seudoblepsia, seudoblepsis (pseudoblepsia, pseudoblepsis). Pseudopsia.
seudobolsa (pseudopocket). A pocket, adjacent to a tooth, resulting from gingival hyperplasia and edema but without apical migration of the epithelial attachment.
seudobulbar (pseudobulbar). Denoting a supranuclear paralysis of the bulbar nerves.
seudocartilaginoso (pseudocartilaginous). Composed of a substance resembling cartilage in texture.
seudocartílago (pseudocartilage). Chondroid tissue.
seudocefalocele (pseudocephalocele). Acquired herniation of intracranial tissues caused by injury or disease.
seudocele (pseudocele). Cavum septi pellucidi.
seudoceloma (pseudocelom). A partial or false celom, typical of Nematoda (roundworms) and related phyla, in which the body cavity is lined by mesoderm along only one surface (hypodermis, under the cuticular body wall).
seudochancro (pseudochancre). A nonspecific indurated sore, usually located on the penis, resembling a chancre.
seudociesis (pseudocyesis). False pregnancy.
seudocilindro (pseudocast). False cast.

seudocilindroide (pseudocylindroid). A shred of mucus or other substance in the urine resembling a renal cast.
seudocirrosis (pseudocirrhosis). Cardiac cirrhosis.
seudoclono (pseudoclonus). Clonic response of short duration despite continued force to elicit it.
seudocoartación (pseudocoarctation). Buckled aorta; kinked aorta; distortion, often with slight narrowing, of the aortic arch at the level of insertion of the ligamentum arteriosum.
seudocolinesterasa (pseudocholinesterase). Cholinesterase.
 s. atípica (atypical p.).
 s. típica (typical p.).
seudocoloide (pseudocolloid). A colloid-like or mucoid substance found in ovarian cysts, in the lips, and elsewhere.
 s. de los labios (p. of lips). Fordyce's spots.
seudocolusión (pseudocollusion). In psychoanalysis, a merely apparent sense of closeness emanating from a transference.
seudocoma (pseudocoma). Locked-in syndrome.
seudocorea (pseudochorea). A spasmodic affection or extensive tic resembling chorea.
seudocoxalgia (pseudocoxalgia). Legg-Calvé-Perthes disease.
seudocriptorquismo (pseudocryptorchism). A condition in which the testes descend to the scrotum but continue to move up and down, rising high in the inguinal canal at one time and descending to the scrotum at another.
seudocrisis (pseudocrisis). A temporary fall of the temperature in a disease usually ending by crisis; not a true crisis.
seudocromestesia (pseudochromesthesia). **1.** An anomaly in which each vowel in the printed word is seen as colored. **2.** Color hearing.
seudocromhidrosis (pseudochromidrosis, pseudochromhidrosis). The presence of pigment on the skin in association with sweating, but due to the local action of pigment-forming bacteria and not to the excretion of colored sweat.
seudocrup (pseudocroup). Laryngismus stridulus.
seudocumeno (pseudocumene). Pseudocumol; trimethyl benzene; a colorless liquid obtained from coal tar.
seudocumol (pseudocumol). Pseudocumene.
seudodeciduosis (pseudodeciduosis). A decidual response of endometrium in the absence of pregnancy.
seudodemencia (pseudodementia). A condition resembling dementia but usually due to a depressive disorder rather than brain dysfunction.
seudodiabetes (pseudodiabetes). A condition in which a false positive test for sugar in the urine occurs.
seudodiastólico (pseudodiastolic). Seemingly associated with the cardiac diastole.
seudodifteria (pseudodiphtheria). Diphtheroid.
seudodigitoxina (pseudodigitoxin). Gitoxin.
seudodipsia (pseudodipsia). False thirst.
seudodisentería (pseudodysentery). Occurrence of symptoms indistinguishable from those of bacillary dysentery, due to causes other than the presence of the specific microorganisms of bacillary dysentery.
seudodivertículo (pseudodiverticulum). An outpouching from the lumen into an area of central necrosis within a large smooth muscle tumor, along any part of the intestinal wall.
seudoedema (pseudoedema). A puffiness of the skin not due to a fluid accumulation.
seudoefedrina, clorhidrato de (pseudoephedrine hydrochloride). *d*-Pseudoephedrine hydrochloride; the naturally occurring isomer of ephedrine; a sympathomimetic amine with actions and uses similar to those of ephedrine.
seudoembarazo (pseudopregnancy). **1.** False pregnancy. **2.** A condition in which symptoms resembling those of pregnancy are present, but which is not pregnancy.
seudoerisipela (pseudoerysipelas). Erysipeloid.
seudoescarlatina (pseudoscarlatina). Erythema with fever, due to causes other than *Streptococcus pyogenes*.
seudoesclerosis (pseudosclerosis). Strümpell-Westphal disease; Westphal's disease; Westphal's p.; Westphal-Strümpell p.; the cerebral changes of hepatolenticular degeneration.
 s. de Westphal o de Westphal-Strümpell (Westphal's p.). Pseudosclerosis
 s. de Westphal-Strümpell (Westphal-Strümpell p.). Pseudosclerosis.
seudoestesia (pseudesthesia, pseudoesthesia). **1.** Paraphia. **2.** A subjective sensation not arising from an external stimulus. **3.** Phantom limb.
seudoestoma (pseudostoma). An apparent opening in a cell, membrane, or other tissue, due to a defect in staining or other cause.
seudoestrabismo (pseudostrabismus). The appearance of strabismus caused by epicanthus, abnormality in interorbital distance, or corneal light reflex not corresponding to the center of the pupil.
seudoexfoliación (pseudoexfoliation). A condition simulating exfoliation in some respects, but in which the surface layer is not actually detached.
 s. de la cápsula del cristalino (p. of lens capsule).
seudofacodonesis (pseudophakodonesis). Excessive mobility of an intraocular lens implant.
seudofaquia (pseudophakia). An eye in which the natural lens is replaced with an intraocular lens.
seudofílido (pseudophyllid). Common name for members of the order Pseudophyllidea.
seudoflemón (pseudophlegmon). A noninflammatory circumscribed redness of the skin.
 s. de Hamilton (Hamilton's p.).
seudofluctuación (pseudofluctuation). A wavelike sensation, resembling fluctuation, obtained by tapping muscular tissue.
seudofoliculitis (pseudofolliculitis). Follicular papules or pustules resulting from close shaving, or plucking, of very curly hair; growing tips of hairs consequently penetrate the follicle wall or reenter the skin adjacent to the follicle.
seudofotoestesia (pseudophotesthesia). Photism.
seudofractura (pseudofracture). A condition in which an x-ray shows formation of new bone with thickening of periosteum at site of an injury to bone.
seudofructosa (pseudofructose). D-Psicose.
seudoganglio (pseudoganglion). A localized thickening of a nerve trunk having the appearance of a ganglion.
seudogén (pseudogene). **1.** A sequence of nucleotides that is not transcribed and therefore has no phenotypic effect. **2.** An inactive DNA segment that arose by a mutation of a parental active gene.
seudogeusestesia (pseudogeusesthesia). Color taste.
seudogeusia (pseudogeusia). A subjective taste sensation not produced by an external stimulus.
seudoginecomastia (pseudogynecomastia). Enlargement of the male breast by an excess of adipose tissue without any increase in breast tissue.
seudoglaucoma (pseudoglaucoma). Obsolete term for glaucoma with physiologically normal intraocular pressure.
seudoglioma (pseudoglioma). Any intraocular opacity liable to be mistaken for retinoblastoma.
seudoglomérulo (pseudoglomerulus). A structure within a neoplasm microscopically resembling a renal glomerulus but not representing renal glomerular differentiation.
seudoglucosazona (pseudoglucosazone). A substance sometimes present in normal urine which gives a reaction in the phenylhydrazine test.
seudogota (pseudogout). Calcium gout; acute episodes of synovitis caused by deposits of calcium pyrophosphate crystals rather than urate crytals as in true gout.
seudohelminto (pseudelminth). Anything having the appearance of an intestinal worm.
seudohematuria (pseudohematuria). False hematuria; a red pigmentation of urine caused by certain foods or drugs, and thus not actually hematuria.
seudohemoptisis (pseudohemoptysis). Spitting of blood that does not come from the lungs or bronchial tubes.
seudohermafrodita (pseudohermaphrodite). An individual exhibiting pseudohermaphroditism.
seudohermafroditismo (pseudohermaphroditism). False hermaphroditism; a state in which the individual is of an unambiguous gonadal sex but has ambiguous external genitalia.
 s. femenino (female p.). Androgynism; androgyny.
 s. masculino (male p.).
seudohernia (pseudohernia). Inflammation of the scrotal tissues or of an inguinal gland, simulating a strangulated hernia.
seudoheterotopia (pseudoheterotopia). A seeming displacement of certain tissues observed postmortem.

seudohidrocefalia (pseudohydrocephaly). Condition characterized by an enlargement of the head without concomitant enlargement of the ventricular system.
seudohidronefrosis (pseudohydronephrosis). Presence of a cyst near the kidney, simulating hydronephrosis.
seudohifa (pseudohypha). A chain of easily disrupted fungal cells that is intermediate between a chain of budding cells and a true hypha, marked by constrictions rather than septa at the junctions.
seudohiperparatiroidismo (pseudohyperparathyroidism). Hypercalcemia in a patient with a malignant neoplasm in the absence of skeletal metastases or primary hyperparathyroidism.
seudohipertelorismo (pseudohypertelorism). An appearance of excessive distance between the eyes (ocular telorism) due to lateral displacement of the inner canthi.
seudohipertrofia (pseudohypertrophy). False hypertrophy.
seudohipertrófico (pseudohypertrophic). Relating to or marked by pseudohypertrophy.
seudohiponatremia (pseudohyponatremia). A low serum sodium concentration due to volume displacement by massive hyperlipidemia or hyperproteinemia.
seudohipoparatiroidismo (pseudohypoparathyroidism). Sebright bantam syndrome; a disorder resembling hypoparathyroidism, but with signs and symptoms that are unresponsive to treatment with parathyroid hormone.
seudoictericia (pseudojaundice). Pseudoicterus.
seudoícterus (pseudoicterus). Pseudojaundice; yellowish discoloration of the skin not due to bile pigments, as in Addison's disease.
seudoíleo (pseudoileus). Absolute obstipation, stimulating ileus, due to paralysis of the intestinal wall.
seudoinfluenza (pseudoinfluenza). An epidemic catarrh simulating influenza, but less severe.
seudointraligamentoso (pseudointraligamentous). Falsely giving the impression of lying within the broad ligament.
seudoisocromático (pseudoisochromatic). Apparently of the same color; denoting certain charts containing colored spots mixed with figures printed in confusion colors.
seudolinfocito (pseudolymphocyte). A small neutrophilic leukocyte.
seudolinfoma (pseudolymphoma). A benign infiltration of lymphoid cells or histiocytes which microscopically resembles a malignant lymphoma.
s. de Spiegler-Fendt (Spiegler-Fendt p.).
seudolipoma (pseudolipoma). Any circumscribed, soft, smooth, usually movable swelling or tumefaction that grossly resembles a lipoma.
seudolisogenia (pseudolysogeny). The condition in which a bacteriophage is maintained (carried) in a culture of a bacterial strain by infecting susceptible variants of the strain, in contradistinction to true lysogeny in which the bacteriophage genome multiplies as an integral part of the bacterial genome.
seudolisógeno (pseudolysogenic). Pertaining to pseudolysogeny.
seudolitiasis (pseudolithiasis). A disorder resembling one of the syndromes associated with a stone in a hollow viscus or elsewhere.
seudología (pseudologia). Pathological lying in speech or writing.
s. fantástica (p. phantastica).
seudomalignidad (pseudomalignancy). A benign tumor that appears, clinically or histologically, to be a malignant neoplasm.
seudomama (pseudomamma). A glandular structure resembling the mammary gland, occurring in dermoid cysts.
seudomanía (pseudomania). **1.** A factitious mental disorder. **2.** A mental disorder in which the patient alleges to have committed a crime, but of which he or she is innocent. **3.** Generally, the morbid impulse to falsify or lie, as in pseudologia.
seudomasturbación (pseudomasturbation). Peotillomania.
seudomelanosis (pseudomelanosis). A dark greenish or blackish postmortem discoloration of the surface of the abdominal viscera, resulting from the action of sulfureted hydrogen upon the iron of disintegrated hemoglobin.
seudomembrana (pseudomembrane). False membrane.
seudomembranoso (pseudomembranous). Relating to or marked by the presence of a false membrane.
seudomeningitis (pseudomeningitis). Meningism.
seudomenstruación (pseudomenstruation). Uterine bleeding without the typical premenstrual endometrial changes.
seudometaplasia (pseudometaplasia). Histologic accommodation.
seudomicelio (pseudomycelium). A mycelium-like mass of pseudohyphae.
seudomiopía (pseudomyopia). A condition simulating myopia and due to spasm of the ciliary muscle.
seudomixoma (pseudomyxoma). A gelatinous mass resembling a myxoma but composed of epithelial mucus.
s. peritoneal (p. peritonei). Gelatinous ascites.
seudomnesia (pseudomnesia). A subjective impression of memory of events that have not occurred.
seudomona (pseudomonad). A vernacular term used to refer to any member of the genus *Pseudomonas*.
seudomorfo (pseudomorph). A mineral found crystallized in a form that is not proper to it but to some other mineral.
seudomuermo (pseudoglanders). Melioidosis.
seudonarcótico (pseudonarcotic). Inducing sleep by reason of a sedative effect, but not directly narcotic.
seudoneoplasia (pseudoneoplasm). Pseudotumor.
seudoneuritis (pseudoneuritis). Congenital blurring of margins of the optic disk simulating appearance of inflammation.
seudoneuroma (pseudoneuroma). Traumatic neuroma.
seudonistagmo (pseudonystagmus). Accentuation of the normal oscillatory eye movements occurring on shifting fixation.
seudoosteomalacia (pseudo-osteomalacia). Rachitic softening of bone.
seudoosteomalácico (pseudo-osteomalacic). Marked by pseudo-osteomalacia.
seudopapiledema (pseudopapilledema). Anomalous elevation of the optic disk; seen in severe hyperopia and optic nerve drusen.
seudoparálisis (pseudoparalysis). Pseudoparesis; apparent paralysis due to voluntary inhibition of motion because of pain, to incoordination, or other cause, but without actual paralysis.
s. atónica congénita (congenital atonic p.). Amyotonia congenita.
s. general artrítica (arthritic general p.). Klippel's disease.
seudoparaplejía (pseudoparaplegia). Apparent paralysis in the lower extremities, in which the tendon and skin reflexes and the electrical reactions are normal.
s. de Basedow (Basedow's p.).
seudoparásito (pseudoparasite). A false parasite; may be either a commensal or a temporary parasite.
seudoparénquima (pseudoparenchyma). In fungi, a tissue-like mass of modified hyphae.
seudoparesia (pseudoparesis). **1.** Pseudoparalysis. **2.** A condition marked by the pupillary changes, tremors, and speech disturbances suggestive of early paresis.
seudopelada (pseudopelade). Alopecia parviculata; a scarring type of alopecia; usually occurs in small areas preceded by folliculitis.
seudopericarditis (pseudopericarditis). An artifact of auscultation resembling a friction rub, but due to movement of the tissue in the intercostal space when the diaphragm of the stethoscope is placed over the apex beat.
seudoperitonitis (pseudoperitonitis). Peritonism.
seudoplaqueta (pseudoplatelet). Any of the fragments of neutrophils which may be mistaken for platelets, especially in peripheral blood smears of leukemic patients.
seudoplejía (pseudoplegia). Pseudoapoplexy.
seudopodio (pseudopodium, pl. pseudopodia). Pseudopod; a temporary protoplasmic process, put forth by an ameboid stage or amebic protozoan for locomotion or for prehension of food.
seudópodo (pseudopod). Pseudopodium.
seudopolidistrofia (pseudopolydystrophy). Mucolipidosis III.
seudopólipo (pseudopolyp). Inflammatory polyp; a projecting mass of granulation tissue, large numbers of which may develop in ulcerative colitis; may become covered by regenerating epithelium.
seudoporfiria (pseudoporphyria). A condition clinically and ultrastructurally identical to porphyria but with no abnormality in porphyrin excretion.
seudoprognatismo (pseudoprognathism). An acquired projection of the mandible due to occlusal disharmonies which force the mandible forward.
seudopsia (pseudopsia). Pseudoblepsia; pseudoblepsis; visual hallucinations, illusions, or false perceptions.

seudopterigión (pseudopterygium). Adhesion of the conjunctiva to the cornea, occurring after injury.
seudoptosis (pseudoptosis). False blepharoptosis; a condition resembling an inability to elevate the eyelid, due to blepharophimosis, blepharochalasis, or some other affection.
seudopubertad (pseudopuberty). Condition characterized by the development of a varying number of the somatic and functional changes typical of puberty.
s. precoz (precocious p.).
seudoqueratina (pseudokeratin). A protein extracted from epidermis and nervous tissue (glial fibrils), probably involved in keratinization.
seudoquiloso (pseudochylous). Resembling chyle.
seudoquiste (pseudocyst). **1.** Adventitious cyst; false cyst; an accumulation of fluid in a cystlike loculus, but without an epithelial or other membranous lining. **2.** A cyst whose wall is formed by a host cell and not by a parasite. **3.** A mass of 50 or more *Toxoplasma* bradyzoites, found within a host cell, frequently in the brain.
seudorrabia (pseudorabies). Aujeszky's disease; infectious bulbar paralysis; mad itch; a disease affecting cattle, horses, dogs, swine, and other mammalian species, caused by porcine herpesvirus 1, which has its reservoir in swine and is transmitted to wounds of other species by the nasal secretions.
seudorraquitismo (pseudorickets). Renal rickets.
seudorreacción (pseudoreaction). A false reaction; one not due to specific causes in a given test.
seudorréplica (pseudoreplica). A specimen for electron microscopic examination obtained by depositing particles from a virus-containing suspension on an agarose surface.
seudorretinitis pigmentosa (pseudoretinitis pigmentosa). A widespread pigmentary mottling of the retina that may follow severe eye trauma, especially from a penetrating injury.
seudorreumatismo (pseudorheumatism). Joint or muscle symptoms without objective findings and with no apparent underlying causes.
seudorroseta (pseudorosette). Perivascular radial arrangement of neoplastic cells around a small blood vessel.
seudorrubéola (pseudorubella). Exanthema subitum.
seudosarcoma (pseudosarcoma). A bulky polyploid malignant tumor of the esophagus, composed of spindle cells with a focus of squamous cell carcinoma.
seudosclerosis (pseudosclerosis). Inflammatory induration or fatty or other infiltration simulating fibrous thickening.
seudosmia (pseudosmia). Subjective sensation of an odor that is not present.
seudotabes (pseudotabes). Leyden's ataxia; peripheral tabes; pseudoataxia; a syndrome having the characteristics of tabes dorsalis but not due to syphilis.
s. pupilotónica (pupillotonic p.). Holmes-Adie syndrome.
seudotriquinosis, seudotriquiniasis (pseudotrichinosis, pseudotrichiniasis). Multiple myositis.
seudotronco arterioso (pseudotruncus arteriosus). Congenital cardiovascular deformity with atresia of the pulmonic valve and absence of the main pulmonary artery.
seudotubérculo (pseudotubercle). A nodule histologically similar to a tuberculous granuloma, but due to infection by some microorganism other than *Mycobacterium tuberculosis*.
seudotuberculosis (pseudotuberculosis). Pseudotubercular yersiniosis; a disease of a wide variety of animal species caused by the bacterium *Yersinia pseudotuberculosis*.
seudotumor (pseudotumor). **1.** Pseudoneoplasm. An enlargement of nonneoplastic character which clinically resembles a true neoplasm so closely as to often be mistaken for such. **2.** A condition, commonly associated with obesity in young females, of cerebral edema with narrowed small ventricles but with increased intracranial pressure and frequently papilledema.
s. cerebral (p. cerebri).
s. inflamatorio (inflammatory p.).
seudouridina (ψ, ψrd) (pseudouridine (ψ, ψrd)). 5-Ribosyluracil; a naturally occurring isomer of uridine found in transfer ribonucleic acids.
seudovacuola (pseudovacuole). An apparent vacuole in a cell, either an artifact or an intracellular parasite.
seudovaricela (pseudosmallpox). Alastrim.
seudovariola (pseudovariola). Alastrim.
seudoventrículo (pseudoventricle). Cavum septi pellucidi.
seudoviruela de las vacas (pseudocowpox). Milkers' nodes; milkers' nodules; paravaccinia; an infection of cows' udders by pseudocowpox virus, a member of the *Poxviridae*, that is transmitted to the fingers and hands of milkers, producing nodules and lymphangitis, and occasionally widespread papular or papulovesicular eruptions
seudovitamina (pseudovitamin). A substance having a chemical structure very similar to that of a given vitamin, but lacking the usual physiologic action.
s. B_{12} (p. B_{12}). Vitamin B_{12}; ψ vitamin B_{12}.
seudovómito (pseudovomiting). Regurgitation of matter from the esophagus or stomach without expulsive effort.
seudoxantoma elástico (pseudoxanthoma elasticum). Elastoma an inherited disorder of connective tissue characterized by slightly elevated yellowish plaques on the neck, axillae, abdomen, and thighs, associated with angioid streaks of the retina and similar elastic tissue degeneration in other organs.
sevoflurano (sevoflurane). Fluoromethyl 2,2,2-trifluoro-1-(trifluoromethyl)ethyl ether; a halogenated ether for inhalation anesthesia.
sexdigitado (sexdigitate). Sedigitate; having six digits on one or both hands or feet.
sexducción (sexduction).
sexo (sex). **1.** The biological character or quality that distinguishes male and female from one another as expressed by analysis of the individual's gonadal, morphological (internal and external), chromosomal, and hormonal characteristics. **2.** The physiological and psychological processes within an individual which prompt behavior related to procreation and/or erotic pleasure.
sexo-dependiente (sex-influenced). Denoting a class of genetic disorders in which the same genotype has differing manifestations in the two sexes.
sexo-limitado (sex-limited). Occurring in one sex only.
sexología (sexology). The study of all aspects of sex and, in particular, sexual behavior.
sextana (sextan). Denoting a malarial fever the paroxysms of which recur every sixth day, counting the day of the episode as the first.
sexual (sexual). Relating to sex; genital.
sexualidad (sexuality). The sum of a person's sexual behaviors and tendencies, and the strength of such tendencies; the quality of having sexual functions or implications.
s. infantil (infantile s.).
sexualización (sexualization). **1.** The state characterized by the presence of sexual energy or drive. **2.** The act of acquiring sexual energy or drive.
SGOT (SGOT). Abbreviation for serum glutamic-oxaloacetic transaminase.
SGPT (SGPT). Abbreviation for serum glutamic-pyruvic transaminase.
shigelosis (shigellosis). Bacillary dysentery caused by bacteria of the genus *Shigella*, often occurring in epidemic patterns.
shiquimato deshidrogenasa (shikimate dehydrogenase). An oxidoreductase reducing 3-dehydroshikimic acid to shikimic acid, by transfer of hydrogens from NADPH, in phenylalanine and tyrosine biosynthesis.
shock (shock). **1.** A sudden physical or mental disturbance. **2.** A state of profound mental and physical depression consequent upon severe physical injury or an emotional disturbance. **3.** The abnormally palpable impact, appreciated by a hand on the chest wall, of an accentuated heart sound.
s. anafiláctico (anaphylactic s.).
s. anafilactoide (anaphylactoid s.). Anaphylactoid crisis.
s. anestésico (anesthetic s.).
s. cardiogénico (cardiogenic s.).
s. crónico (chronic s.).
s. cultural (cultural s.).
s. delirante (delirious s.). Erethistic s.
s. por descompresión (declamping s.). Declamping phenomenon.
s. diastólico (diastolic s.).
s. diferido (deferred s., delayed s.).
s. eléctrico (electric s.).
s. por endotoxinas (endotoxin s.).
s. eretístico (erethistic s.). Delirious s.

s. espinal (spinal s.).
s. de guerra (shell s.). Battle fatigue.
s. hemorrágico (hemorrhagic s.).
s. hipovolémico (hypovolemic s.).
s. histamínico (histamine s.).
s. húmedo (wet s.). Insulin s.
s. insulínico (insulin s.). Wet s.
s. por interrupción (break s.). The s. produced by breaking a constant current passing through the body.
s. irreversible (irreversible s.).
s. nitroide (nitroid s.).
s. oligohémico (oligemic s.).
s. osmótico (osmotic s.).
s. primario (primary s.).
s. proteico (protein s.).
s. reversible (reversible s.).
s. séptico (septic s.).
s. sérico (serum s.).
s. seudoanafiláctico (pseudoanaphylactic s.). Anaphylactoid s.
s. sistólico (systolic s.).
s. tóxico (toxic s.).
s. vasogénico (vasogenic s.).
show (show). **1.** First appearance of blood in beginning menstruation. **2.** Sign of impending labor, characterized by the discharge from the vagina of blood-tinged mucus representing the extrusion of the mucous plug which has filled the cervical canal during pregnancy.
shunt (shunt). **1.** Shortcircuit. **2.** To bypass or divert. **3.** A bypass or diversion of accumulations of fluid to an absorbing or excreting system by fistulation or a mechanical device.
s. arteriovenoso (arteriovenous s.).
s. de Denver (Denver s.).
s. de derecha a izquierda (right-to-left s.). Reversed s.
s. por diálisis (dialysis s.).
s. de Dickens (Dickens s.). Pentose phosphate pathway.
s. esplenorrenal (splenorenal s.). Renal-splenic venous s.
s. esplenorrenal distal (distal splenorenal s.). Warren s.
s. H (H s.). H graft.
s. de la hexosa monofosfato (hexose monophosphate s.).
s. invertido (reversed s.). Right-to-left s.
s. de izquierda a derecha (left-to-right s.).
s. de LeVeen (LeVeen s.).
s. mesocavo (mesocaval s.).
s. peritoneovenoso (peritoneovenous s.).
s. portocavo (portacaval s.).
s. portosistémico (portasystemic s.).
s. de Rapoport-Luebering (Rapoport-Luebering s.).
s. de Scribner (Scribner s.).
s. de Torkildsen (Torkildsen s.). Ventriculocisternal s.
s. venoso renal-esplénico (renal-splenic venous s.). Splenorenal s.
s. de Warburg-Lipmann-Dickens (Warburg-Lipmann-Dickens s.).
s. de Warren (Warren s.). Distal splenorenal s.
s. de Waterston (Waterston s.).
s. yeyunoileal (jejunoileal s.). Jejunoileal bypass.
SI (SI). Abbreviation for International System of Units (Système International d'Unités).
Si (Si). Symbol for silicon.
si op. sit. (si op. sit). Abbreviation for L. *si opus sit*, if needed.
SIADH (SIADH). Abbreviation for syndrome of inappropriate secretion of antidiuretic hormone.
siagonantritis (siagonantritis). Inflammation of the maxillary sinus.
sialadenitis (sialadenitis). Sialoadenitis; inflammation of a salivary gland.
sialadeno (sialaden). A salivary gland.
sialadenonco (sialadenoncus). Old term for a neoplasm of salivary tissue.
sialadenotrópico (sialadenotropic). Having an influence on the salivary glands.
sialagogo (sialagogue). **1.** Ptyalagogue; sialogogue; promoting the flow of saliva. **2.** An agent having this action.
sialaporía (sialaporia). A deficient secretion of saliva.
sialectasia (sialectasis). Ptyalectasis; dilation of a salivary duct.
sialemesis (sialemesis, sialemesia). Vomiting of saliva, or vomiting caused by or accompanying an excessive secretion of saliva.
siálico (sialic). Salivary.
sialidasa (sialidase). Neuraminidase; an enzyme that cleaves terminal acylneuraminic residues from oligosaccharides, glycoproteins, or glycolipids.
sialidosis (sialidosis). Cherry-red spot myoclonus syndrome.
sialino (sialine). Salivary.
sialismo (sialism, sialismus). Hygrostomia; ptyalism; salivation; sialorrhea; sialosis; an excess secretion of saliva.
sialo-, sial- (sialo-, sial-). Combining forms denoting saliva, salivary glands.
sialoadenectomía (sialoadenectomy). Excision of a salivary gland.
sialoadenitis (sialoadenitis). Sialadenitis.
sialoadenosis (sialadenosis). Enlargement of the salivary glands, usually the parotids; seen in alcoholism, malnutrition, and other conditions.
sialoadenotomía (sialoadenotomy). Incision of a salivary gland.
sialoaerofagia (sialoaerophagy). Aerosialophagy; a habit of frequent swallowing whereby quantities of saliva and air are taken into the stomach.
sialoangiectasia (sialoangiectasis). Dilation of salivary ducts.
sialoangitis (sialoangiitis). Inflammation of a salivary duct.
sialocele (sialocele). Ranula.
sialodocoplastia (sialodochoplasty). Repair of a salivary duct.
sialodoquitis (sialodochitis). Inflammation of the duct of a salivary gland.
sialoestenosis (sialostenosis). Stricture of a salivary duct.
sialógeno (sialogenous). Producing saliva. See also sialagogue.
sialogogo (sialogogue). Sialagogue.
sialografía (sialography). Ptyalography; x-ray examination of the salivary glands and ducts after the introduction of a radiopaque material into the ducts.
sialograma (sialogram). The recorded display following sialography.
sialolitiasis (sialolithiasis). Ptyalolithiasis; salivolithiasis; the formation or presence of a salivary calculus.
sialolito (sialolith). Ptyalolith; a salivary calculus.
sialolitotomía (sialolithotomy). Ptyalolithotomy; incision of a salivary duct or gland to remove a calculus.
sialometaplasia (sialometaplasia). Squamous cell metaplasia in the salivary ducts.
s. necrosante (necrotizing s.).
sialometría (sialometry). A measurement of salivary secretion function, generally for a comparison of a denervated or diseased gland with its healthy counterpart.
sialorrea (sialorrhea). Sialism.
sialosemiología (sialosemiology, sialosemeiology). The study and analysis of saliva as an aid to diagnosis.
sialosirinx (sialosyrinx). A salivary fistula; a pathologic communication between the outside via the skin or the oral tissues and the salivary gland or duct.
sialosis (sialosis). Sialism.
sialosquesis (sialoschesis). Suppression of the secretion of saliva.
sibilancia (wheeze). A whistling, squeaking, or puffing sound made by air passing through the fauces, glottis, or narrowed tracheobronchial airways in difficult breathing.
s. asmatoide (asthmatoid w.). Jackson's sign.
sibilante (sibilant). Hissing or whistling in character; denoting a form of rale.
sicasia (sicchasia). **1.** Nausea. **2.** Loathing for food.
sicigial (syzygial). Relating to syzygy.
sicigio **1.** (syzygium). Syzygy. **2.** (syzygy). Syzygium. The association of gregarine protozoans end-to-end or in lateral pairing (without sexual fusion). **3.** (syzygy). Pairing of chromosomes in meiosis.
sicigiología (syzygiology). The study of interrelationships, or interdependencies, especially of the whole, as opposed to the study of separate parts or isolated functions.
sicoma (sycoma). A pendulous figlike growth; a large soft wart.
sicosiforme (sycosiform). Resembling sycosis.
sicosis (sycosis). Ficosis; mentagra; a pustular folliculitis, particularly of the bearded area.
s. frambesiforme (s. frambesiformis). Acne keloid.
s. lupoide (lupoid s.). Ulerythema sycosiforme.
s. necrosante de la nuca (s. nuchae necrotisans).

SIDA (AIDS). Acquired immunodeficiency syndrome.
sideración (sideration). Any sudden attack, as of apoplexy.
sidero- (sidero-). Combining form denoting iron.
sideroblasto (sideroblast). An erythroblast containing granules of ferritin stained by the Prussian blue reaction.
siderocito (siderocyte). An erythrocyte containing granules of free iron, as detected by the Prussian blue reaction, in the blood of normal fetuses, where they constitute from 0.10 to 4.5% of the erythrocytes.
siderodermia (sideroderma). Brownish discoloration of the skin on the legs due to hemosiderin deposits.
siderófago (siderophage). Siderophore.
siderofibrosis (siderofibrosis). Fibrosis associated with small foci in which iron is deposited.
siderofilina (siderophilin). Transferrin.
siderófilo 1. (siderophilous). Siderophil. **2.** (siderophil, siderophile). Siderophilous; absorbing iron. **3.** (siderophil, siderophile). A cell or tissue that contains iron.
sideróofono (siderophone). Obsolete term for an electrical device for detecting a bit of iron in the eyeball, its presence causing the instrument to sound.
sideróforo (siderophore). Heart failure cell; siderophage; a large extravasated mononuclear phagocyte containing granules of hemosiderin, found in the sputum or in the lungs of individuals with long-standing pulmonary congestion from left ventricular failure.
siderógeno (siderogenous). Iron-forming.
sideropenia (sideropenia). An abnormally low level of serum iron.
sideropénico (sideropenic). Characterized by sideropenia.
sideroscopio (sideroscope). Obsolete term for a very delicately poised magnetic needle for the detection of the presence and location of a particle of iron or steel imbedded in the eyeball.
siderosilicosis (siderosilicosis). Silicosiderosis; silicosis due to inhalation of dust containing iron and silica.
siderosis (siderosis). **1.** A form of pneumoconiosis due to the presence of iron dust. **2.** Discoloration of any part by disposition of an iron pigment; usually called hemosiderosis. **3.** An excess of iron in the circulating blood. **4.** Degeneration of the retina, lens, and uvea as a result of the deposition of intraocular iron.
siderótico (siderotic). Related to siderosis; pigmented by iron or containing an excess of iron.
SIDS (SIDS). Abbreviation for sudden infant death syndrome.
siemens (S) (siemens (S)). Mho; the SI unit of electrical conductance; the conductance of a body with an electrical resistance of 1 ohm, allowing 1 ampere of current to flow per volt applied.
sien (temple). The area of the temporal fossa on the side of the head above the zygomatic arch.
sierra (saw). A metal operating instrument having an edge of sharp, toothlike projections, for dividing bone, cartilage, or plaster.
  s. de Gigli (Gigli's s.).
  s. de Stryker (Stryker s.).
sievert (Sv) (sievert (Sv)). The SI derived unit of ionizing radiation absorbed dose equivalent, producing the same biologic effect on a tissue as one gray; 1 Sv = 100 rem.
sifilemia (syphilemia). A state in which the specific organism, *Treponema pallidum*, is present in the bloodstream.
sifílide (syphilid). Syphiloderm; syphiloderma; any of the several kinds of cutaneous and mucous membrane lesions of secondary and tertiary syphilis, but most commonly denoting the former.
  s. acneiforme (acneform s.). Pustular s.
  s. acuminada papulosa (acuminate papular s.). Follicular s.
  s. ampollar (bullous s.). Pemphigoid s.
  s. anular (annular s.).
  s. corimbiforme (corymbose s.).
  s. ectimatosa (ecthymatous s.). Pustular s.
  s. eritematosa (erythematous s.). Syphilitic roseola.
  s. folicular (follicular s.). Acuminate papular s.; lichen syphiliticus.
  s. frambesiforme (frambesiform s.). Rupial s.
  s. gomosa (gummatous s.). Gumma.
  s. impetiginosa (impetiginous s.). Pustular s.
  s. lenticular (lenticular s.). Flat papular s.
  s. maculosa (macular s.). Syphilitic roseola.
  s. miliar papulosa (miliary papular s.). Follicular s.
  s. nodular (nodular s.). Gumma.
  s. numular (nummular s.).
  s. palmar (palmar s.).
  s. papuloescamosa (papulosquamous s.).
  s. papulosa (papular s.).
  s. papulosa plana (flat papular s.). Lenticular s.
  s. penfigoide (pemphigoid s.). Bullous s.
  s. pigmentaria (pigmentary s.).
  s. plantar (plantar s.).
  s. pustulosa (pustular s.). Acne syphilitica.
  s. rupial (rupial s.). Frambesiform s.
  s. secundaria (secondary s.).
  s. terciaria (tertiary s.).
  s. tuberculosa (tubercular s.). Gumma.
  s. varioliforme (varioliform s.). Pustular s.
sifilimetría (syphilimetry). A test designed to determine intensity of syphilitic infection, e.g., titered serologic test.
sifilionto (syphilionthus). A copper-colored syphilid with branny scales.
sífilis (syphilis). Lues venerea; malum venereum; an acute and chronic infectious disease caused by *Treponema pallidum* and transmitted by direct contact, usually through sexual intercourse.
  s. congénita (congenital s.). S. hereditaria; hereditary s.
  s. cuaternaria (quaternary s.). Parasyphilis.
  s. equina (equine s.). Dourine.
  s. hereditaria (s. hereditaria, hereditary s.). Congenital s.
  s. hereditaria tardía (s. hereditaria tarda).
  s. inmediata (s. d'emblée). S. occurring without an initial sore.
  s. meningovascular (meningovascular s.).
  s. primaria (primary s.). The first stage of s.
  s. secundaria (secondary s.). Mesosyphilis.
  s. terciaria (tertiary s.). The final stage of s.
sifilítico (syphilitic). Luetic; relating to, caused by, or suffering from syphilis.
sifilo-, sifil-, sifili- (syphilo-, syphil-, syphili-). Combining forms relating to syphilis.
sifilodermia (syphiloderm, syphiloderma). Syphilid.
sifiloide (syphiloid). Resembling syphilis.
sifilología (syphilology). The branch of medical science concerned with the origin, prevention, and treatment of syphilis.
sifilólogo (syphilologist). One who specializes in the study, diagnosis, and treatment of syphilis.
sifiloma (syphiloma). Gumma.
  s. de Fournier (s. of Fournier). Fournier's disease.
sifilomatoso (syphilomatous). Gummatous.
sifón (siphon). A tube bent into two unequal lengths, used to remove fluid from a cavity or vessel by atmospheric pressure.
sifonaje (siphonage). Emptying of the stomach or other cavity by means of a siphon.
Sig. (Sig.). Abbreviation for L. *signa*, label, write, or *signetur*, let it be labeled.
sigma (sigma). The 18th letter of the Greek alphabet, σ.
sigmatismo (sigmatism). Lisping.
sigmoide (sigmoid). Resembling in outline the letter S or one of the forms of the Greek sigma.
sigmoidectomía (sigmoidectomy). Excision of the sigmoid colon.
sigmoiditis (sigmoiditis). Inflammation of the sigmoid colon.
sigmoido-, sigmoid- (sigmoido-, sigmoid-). Combining forms denoting sigmoid, usually the sigmoid colon.
sigmoidopexia (sigmoidopexy). Operative attachment of the sigmoid colon to a firm structure to correct rectal prolapse.
sigmoidoproctostomía (sigmoidoproctostomy). Sigmoidorectostomy; anastomosis between the sigmoid colon and the rectum.
sigmoidorrectostomía (sigmoidorectostomy). Sigmoidoproctostomy.
sigmoidoscopia (sigmoidoscopy). Inspection, through an endoscope, of the interior of the sigmoid colon.
sigmoidoscopio (sigmoidoscope). Sigmoscope; an endoscope for viewing the cavity of the sigmoid colon.
sigmoidostomía (sigmoidostomy). Establishment of an artificial anus by opening into the sigmoid colon.
sigmoidotomía (sigmoidotomy). Surgical opening of the sigmoid.
sigmoscopio (sigmoscope). Sigmoidoscope.
significativo (significant). In statistics, denoting the reliability of a finding or, conversely, the probability of the finding being the result of chance (generally less than 5%).

signo (sign). **1.** Any abnormality indicative of disease, discoverable on examination of the patient; an objective symptom of disease, in contrast to a symtom which is a subjective s. of disease. **2.** In psychology, any object or artifact (stimulus) that represents a specific thing or conveys a specific idea to the person who perceives it. **3.** An abbreviation or symbol.

s. de Aaron (Aaron's s.).
s. de Abadie de bocio exoftálmico (Abadie's s. of exophthalmic goiter).
s. de Abadie de tabes dorsal (Abadie's s. of tabes dorsalis).
s. del abanico (fan s.).
s. de Abrahams (Abrahams' s.).
s. accesorio (accessory s.). Assident s.
s. de Allis (Allis' s.).
s. de Amoss (Amoss' s.).
s. de Anghelescu (Anghelescu's s.).
s. antecedente (antecedent s.). Prodromic s.
s. de Arroyo (Arroyo's s.). Asthenocoria.
s. asidente (assident s.). Accessory s.
s. de Auenbrugger (Auenbrugger's s.).
s. de Aufrecht (Aufrecht's s.).
s. de Babinski (Babinski's s.).
s. de Baccelli (Baccelli's s.). Aphonic pectoriloquy.
s. de Ballance (Ballance's s.).
s. de Ballet (Ballet's s.).
s. de Bamberger (Bamberger's s.).
s. de la bandera (flag s.).
s. de Bárány (Bárány's s.).
s. de Bard (Bard's s.).
s. de Barré (Barré's s.).
s. de Bassler (Bassler's s.).
s. de Bastedo (Bastedo's s.).
s. de Battle (Battle's s.).
s. de Bechterew (Bechterew's s.).
s. de Beevor (Beevor's s.).
s. de Bezold (Bezold's s.). Bezold's symptom.
s. de Biederman (Biederman's s.).
s. de Bielschowsky (Bielschowsky's s.).
s. de Biermer (Biermer's s.). Gerhardt's s.
s. de Biernacki (Biernacki's s.).
s. de Bird (Bird's s.).
s. de Bjerrum (Bjerrum's s.). Bjerrum's scotoma.
s. de Blumberg (Blumberg's s.).
s. de Bonhoeffer (Bonhoeffer's s.).
s. de Boston (Boston's s.).
s. de Bozzolo (Bozzolo's s.).
s. de Branham (Branham's s.).
s. de Braxton Hicks (Braxton Hicks s.).
s. de Broadbent (Broadbent's s.).
s. de Brockenbrough (Brockenbrough s.).
s. de Brudzinski (Brudzinski's s.).
s. de Bryant (Bryant's s.).
s. del cajón (drawer s.). Rocher's s.
s. de Calkins (Calkins' s.).
s. de Cantelli (Cantelli's s.). Doll's eye s.
s. de Carnett (Carnett's s.).
s. de Carvallo (Carvallo's s.).
s. de Castellani-Low (Castellani-Low s.).
s. cervical (neck s.). Brudzinski's s.
s. de Chaddock (Chaddock s.). Chaddock reflex.
s. de Chadwick (Chadwick's s.).
s. del charco (puddle s.).
s. de Chaussier (Chaussier's s.).
s. de Chvostek (Chvostek's s.).
s. de la cimitarra (scimitar s.).
s. de Claybrook (Claybrook's s.).
s. de Cleemann (Cleemann's s.).
s. de Codman (Codman's s.).
s. de la columna (spine s.).
s. de Comby (Comby's s.).
s. de Comolli (Comolli's s.).
s. conmemorativo (commemorative s.).
s. contralateral (contralateral s.). Brudzinski's s.
s. convencionales (conventional s.'s).
s. de Coopernail (Coopernail's s.).
s. de Courvoisier (Courvoisier's s.). Courvoisier's law.
s. de Crichton-Browne (Crichton-Browne's s.).
s. de Cruveilhier-Baumgarten (Cruveilhier-Baumgarten s.).
s. de Cullen (Cullen's s.).
s. de D'Espine (D'Espine's s.).
s. de Dalrymple (Dalrymple's s.).
s. de Dance (Dance's s.).
s. de Danforth (Danforth's s.).
s. de Darier (Darier's s.).
s. de Dawbarn (Dawbarn's s.).
s. de los dedos del pie de Goldstein (Goldstein's toe s.).
s. de Déjérine (Déjérine's s.).
s. de Delbet (Delbet's s.).
s. de Dorendorf (Dorendorf's s.).
s. de Drummond (Drummond's s.).
s. de Duchenne (Duchenne's s.).
s. de Dupuytren (Dupuytren's s.).
s. de Ebstein (Ebstein's s.).
s. de edema del párpado inferior (s. of edema of lower eyelid).
s. de Enroth (Enroth's s.).
s. de Erb (Erb's s.).
s. de Erb-Westphal (Erb-Westphal s.). Erb's s.
s. de Erichsen (Erichsen's s.).
s. de Escherich (Escherich's s.).
s. espinal (spinal s.).
s. de Ewart (Ewart's s.). Pins' s.
s. de Ewing (Ewing's s.).
s. de Faget (Faget's s.).
s. de Fischer (Fischer's s.).
s. físico (physical s.).
s. de Forchheimer (Forchheimer's s.).
s. de Fothergill (Fothergill's s.).
s. de Friedreich (Friedreich's s.).
s. de Froment (Froment's s.).
s. de Gaenslen (Gaenslen's s.).
s. de Gauss (Gauss' s.).
s. de Gerhardt (Gerhardt's s.). Biermer's s.
s. de Gifford (Gifford's s.).
s. de Glasgow (Glasgow's s.).
s. de Goggia (Goggia's s.).
s. de Goldthwait (Goldthwait's s.).
s. de Goodell (Goodell's s.).
s. de Goppert (Goppert's s.).
s. de Gordon (Gordon's s.). Finger phenomenon.
s. de Gorlin (Gorlin's s.).
s. de las gotas quemantes (burning drops s.).
s. de Graefe (Graefe's s.). Von Graefe's s.
s. de Grasset (Grasset's s.).
s. de Grey Turner (Grey Turner's s.).
s. de Griffith (Griffith's s.).
s. de Grisolle (Grisolle's s.).
s. de Grocco (Grocco's s.).
s. de Gunn (Gunn's s.). Marcus Gunn's s.
s. de Guyon (Guyon's s.).
s. del halo (halo s.).
s. del halo en hidropesía (halo s. of hydrops).
s. de Hamman (Hamman's s.).
s. de Hegar (Hegar's s.).
s. de Heim-Kreysig (Heim-Kreysig s.). Kreysig's s.
s. de Helbings (Helbings' s.).
s. de Higoumenakia (Higoumenakia s.).
s. de Hill (Hill's s.). Hill's phenomenon.
s. de Hoffmann (Hoffmann's s.).
s. de Hoglund (Hoglund's s.).
s. de Homans (Homans' s.).
s. de Hoover (Hoover's s.'s).
s. del hoyuelo (dimple s.).
s. de Hueter (Hueter's s.).
s. icónicos (iconic s.'s).
s. indexales (indexical s.'s).
s. de Jackson (Jackson's s.).
s. de Jellinek (Jellinek's s.).
s. de Joffroy (Joffroy's s.).
s. de Keen (Keen's s.).
s. de Kehr (Kehr's s.).

s. de Kernig (Kernig's s.).
s. de Kestenbaum (Kestenbaum's s.).
s. de Knies (Knies' s.).
s. de Kocher (Kocher's s.).
s. de Kreysig (Kreysig's s.). Heim-Kreysig s.
s. de Kussmaul (Kussmaul's s.).
s. de Lancisi (Lancisi's s.).
s. de Landolfi (Landolfi's s.).
s. de Lasègue (Lasègue's s.).
s. de Laugier (Laugier's s.).
s. de Legendre (Legendre's s.).
s. de Leichtenstern (Leichtenstern's s.).
s. de Leri (Leri's s.).
s. de Leser-Trélat (Leser-Trélat s.).
s. de Lhermitte (Lhermitte's s.).
s. de Lichtheim (Lichtheim's s.). Déjérine-Lichtheim phenomenon.
s. local (local s.).
s. de Loewi (Loewi's s.).
s. de Lorenz (Lorenz' s.).
s. de Ludloff (Ludloff's s.).
s. de Macewen (Macewen's s.). Macewen's symptom.
s. de Magendie-Hertwig (Magendie-Hertwig s.).
s. de Magnan (Magnan's s.).
s. de Magnus (Magnus' s.).
s. maleolar externo (external malleolar s.). Chaddock s.
s. de Mannkopf (Mannkopf's s.).
s. de Marañón (Marañón's s.).
s. de Marcus Gunn (Marcus Gunn's s.). Gunn's s.
s. de Masini (Masini's s.).
s. de Means (Means' s.).
s. de Metenier (Metenier's s.).
s. de Mirchamp (Mirchamp's s.).
s. de Möbius (Möbius' s.).
s. de Müller (Müller's s.).
s. de la muñeca (wrist s.).
s. de Munson (Munson's s.).
s. de Musset (Musset's s.).
s. de Néri (Néri's s.).
s. de Nikolsky (Nikolsky's s.).
s. objetivo (objective s.). A s. that is evident to the examiner.
s. de los ojos de muñeca (doll's eye s.).
s. del orbicular (s. of the orbicularis). Revilliod's s.
s. de las orejas (ear s.).
s. de Osler (Osler's s.).
s. de Pastia (Pastia's s.). Thomson's s.
s. de Payr (Payr's s.). Pain on pressure over the sole of the foot.
s. de Pérez (Pérez' s.).
s. del perfil de Lovibond (Lovibond's profile s.).
s. de las pestañas (eyelash s.).
s. de Pfuhl (Pfuhl's s.).
s. de Piltz (Piltz s.). Westphal-Piltz phenomenon.
s. de Pins (Pins' s.). Ewart's s.
s. piramidal (pyramid s.).
s. de Pitres (Pitres' s.).
s. placentario (placental s.).
s. de Pool-Schlesinger (Pool-Schlesinger s.). Pool's phenomenon.
s. de Potain (Potain's s.).
s. prodrómico (prodromic s.). Antecedent s.
s. del pulgar de Steinberg (Steinberg thumb s.).
s. del puño cerrado (clenched fist s.).
s. de Quant (Quant's s.).
s. de Quénu-Muret (Quénu-Muret s.).
s. de Quincke (Quincke's s.). Quincke's pulse.
s. de Ransohoff (Ransohoff's s.).
s. de Remak (Remak's s.).
s. de Revilliod (Revilliod's s.). S. of the orbicularis.
s. de Ripault (Ripault's s.).
s. de Rocher (Rocher's s.). Drawer s.
s. de Romaña (Romaña's s.).
s. de Romberg (Romberg's s.). Rombergism.
s. de Rosenbach (Rosenbach's s.).
s. de Rossolimo (Rossolimo's s.). Rossolimo's reflex.
s. de Rotch (Rotch's s.).
s. de Rovsing (Rovsing's s.).
s. de Rumpel-Leede (Rumpel-Leede s.).
s. de Russell (Russell's s.).
s. de Saenger (Saenger's s.).
s. de Sainton (Sainton's s.).
s. de Sansom (Sansom's s.).
s. de Schapiro (Schapiro's s.).
s. de Schlesinger (Schlesinger's s.). Pool's phenomenon.
s. de Schultze (Schultze's s.). Tongue phenomenon.
s. de Seeligmüller (Seeligmüller's s.).
s. de Seidel (Seidel's s.).
s. seudo-Graefe (pseudo-Graefe s.).
s. de Siegert (Siegert's s.).
s. de Signorelli (Signorelli's s.).
s. de Simon (Simon's s.).
s. de Skoda (Skoda's s.). Skodaic resonance.
s. de Stellwag (Stellwag's s.).
s. de Stewart-Holmes (Stewart-Holmes s.). Rebound phenomenon.
s. de Stierlin (Stierlin's s.).
s. de Straus (Straus' s.).
s. subjetivo (subjective s.). A s. that is perceived only by the patient.
s. de Sumner (Sumner's s.).
s. del surco (groove s.).
s. de ten Horn (ten Horn's s.).
s. de Thomson (Thomson's s.). Pastia's s.
s. de Tinel (Tinel's s.).
s. de Toma (Toma's s.).
s. de Topolanski (Topolanski's s.).
s. de Tournay (Tournay s.).
s. de Trélat (Trélat's s.).
s. de Trendelenburg (Trendelenburg's s.).
s. de Tresilian (Tresilian's s.).
s. de Trousseau (Trousseau's s.).
s. de Uhthoff (Uhthoff s.).
s. del vendaje (bandage s.). Rumpel-Leede test.
s. de Vierra (Vierra's s.).
s. de Vipond (Vipond's s.).
s. vitales (vital s.'s).
s. de von Graefe (von Graefe's s.). Graefe's s.
s. de Weber (Weber's s.). Weber's syndrome.
s. de Weiss (Weiss' s.). Chvostek's s.
s. de Wernicke (Wernicke's s.). Wernicke's reaction.
s. de Westphal, de Westphal-Erb (Westphal's s.). Erb-Westphal s.
s. de Wilder (Wilder's s.).
s. de Winterbottom (Winterbottom's s.).

silano (silane). Silicon tetrahydride; the first member of a series of s.'s that are analogous in structure to the alkanes.

silbato (whistle). An instrument for producing a w.
s. de Galton (Galton's w.).

silbido (whistle). A sharp, shrill sound made by forcing air through a narrow opening.

silencio electrocerebral (electrocerebral silence (ECS)). Flat electroencephalogram; isoelectric electroencephalogram; an electroencephalogram with absence of potentials of cerebral origin over 2 μv from symmetrically placed electrode pairs 10 or more centimeters apart, and with interelectrode resistance between 100 and 10,000 ohms.

silencioso (silent). Producing no detectable signs or symptoms, said of certain diseases or morbid processes.

silicato (silicate). **1.** A salt of silicic acid. **2.** The term sometimes applied to dental restorations of synthetic porcelain.

silicatosis (silicatosis). Silicosis.

sílice (silica). Silicic anhydride, silicon dioxide; the chief constituent of sand, hence of glass.
gel de s. (s. gel).

silíceo **1.** (silicious). Siliceous. **2.** (siliceous, silicious). Containing silica.

silícico (silicic). Relating to silica or silicon.

silicio (silicon (Si)). A very abundant nonmetallic element, symbol Si, atomic no. 14, atomic weight 28.086.
dióxido coloidal de s. (colloidal silicon dioxide).
dióxido de s. (silicon dioxide). Silica.

silicofluoruro (silicofluoride). A compound of silicon and fluorine with another element.
silicona (silicone). A polymer of organic silicon oxides, which may be a liquid, gel, or solid, depending on the extent of polymerization.
silicoproteinosis (silicoproteinosis). An acute pulmonary disorder, radiographically and histologically similar to pulmonary alveolar proteinosis.
silicosiderosis (silicosiderosis). Siderosilicosis.
silicosis (silicosis). Silicatosis; a form of pneumoconiosis resulting from occupational exposure to and inhalation of silica dust over a period of years.
silicoso (siliquose). Resembling a silique, or long slender pod; denoting a form of cataract resulting in shriveling of the lens with calcareous deposit in the capsule.
silicotuberculosis (silicotuberculosis). Silicosis associated with tuberculous pulmonary lesions.
silicua olivar (siliqua olivae). The arcuate fibers, which appear to encircle the inferior olive in the medulla oblongata.
silla **1.** (saddle). Sella; a structure shaped like, or suggestive of, a seat or s. used in riding horseback. **2.** (sella). Saddle.
  s. turca **1.** (sella turcica). [*sella turcica*, NA]. Turkish saddle. **2.** (Turkish s.). Sella turcica.
  s. vacía (empty sella).
silviano (sylvian). Relating to Franciscus or Jacobus Sylvius or to any of the structures described by either of them.
simbalófono (symballophone). A stethoscope having two chest pieces, designed to lateralize sound and produce a stereophonic effect.
simbionte (symbion, symbiont). Mutualist; symbiote; an organism associated with another in symbiosis.
simbiosis (symbiosis). **1.** Any intimate association between two species. **2.** The mutual cooperation or interdependence of two persons, as mother and infant, or husband and wife.
  s. diádica (dyadic s.). S. between a child and one parent.
  s. triádica (triadic s.). S. between a child and both parents.
simbiota (symbiote). Symbion.
simbiótico (symbiotic). Relating to symbiosis.
simbléfaron (symblepharon). Adhesion of one or both eyelids to the eyeball, partial or complete.
  s. anterior (anterior s.).
  s. posterior (posterior s.).
simblefaropterigión (symblepharopterygium). Adhesion of the eyelid to the eyeball.
simbolia (symbolia). The capability of recognizing the form and nature of an object by touch.
simbolismo (symbolism). **1.** In psychoanalysis, the process involved in the disguised representation in consciousness of unconscious or repressed contents or events. **2.** A mental state in which everything that happens is regarded by the individual as symbolic of his own thoughts. **3.** The description of the emotional life and experiences in abstract terms.
simbolización (symbolization). An unconscious mental mechanism whereby one object or idea is represented by another.
símbolo (symbol). **1.** A conventional sign serving as an abbreviation. **2.** In chemistry, an abbreviation of the name of an element, radical, or compound, expressing in chemical formulas one atom or molecule of that element. **3.** In psychoanalysis, an object or action that is interpreted to represent some repressed or unconscious desire, often sexual. **4.** A philosophical-linguistic sign.
simbraquidactilia (symbrachydactyly). Condition in which abnormally short fingers are joined or webbed in their proximal portions.
simelia (symmelia). Sirenomelia.
simeticona (simethicone). A mixture of dimethyl polysiloxanes and silica gel; an antiflatulent.
simetría (symmetry). Equality or correspondence in form of parts distributed around a center or an axis, at the extremities or poles, or on the opposite sides of any body.
  s. inversa (inverse s.).
similia similibus curantur (similia similibus curantur). The homeopathic formula expressing the law of similars, the doctrine that any drug which is capable of producing morbid symptoms in the healthy will remove similar symptoms occurring as an expression of disease.
similimum (similimum, simillimum). In homeopathy, the remedy indicated in a certain case because the same drug, when given to a healthy person, will produce the symptom complex most nearly approaching that of the disease in question.
simpat-, simpateto-, simpatico-, simpato- (sympath-, sympatheto-, sympathico-, sympatho-). Combining forms relating to the sympathetic part of the autonomic nervous system.
simpatectomía (sympathectomy, sympathetectomy). Sympathicectomy; excision of a segment of a sympathetic nerve or of one or more sympathetic ganglia.
  s. periarterial (periarterial s.). Histonectomy; Leriche's operation.
  s. presacra (presacral s.). Presacral neurectomy.
  s. química (chemical s.).
simpatetoblasto (sympathetoblast). Sympathoblast.
simpatetoblastoma (sympathetoblastoma). Sympathoblastoma.
simpatía (sympathy). **1.** The mutual relation, physiologic or pathologic, between two organs, systems, or parts of the body. **2.** Mental contagion, as seen in mass hysteria or in the yawning induced by seeing another person yawn. **3.** An expressed sensitive appreciation or emotional concern for and sharing of the mental and emotional state of another person.
simpaticectomía (sympathicectomy). Sympathectomy.
simpático (sympathetic, sympathic). **1.** Sympathic. Relating to or exhibiting sympathy. **2.** Denoting the sympathetic part of the autonomic nervous system.
simpaticoblasto (sympathicoblast). Sympathoblast.
simpaticoblastoma (sympathicoblastoma). Sympathoblastoma.
simpaticogonioma (sympathicogonioma). Sympathoblastoma.
simpaticolítico **1.** (sympathicolytic). Sympatholytic. **2.** (sympatholytic). Sympathicolytic; sympathoparalytic; denoting antagonism to or inhibition of adrenergic nerve activity.
simpaticomimético **1.** (sympathicomimetic). Sympathomimetic. **2.** (sympathomimetic). Sympathicomimetic; denoting mimicking of action of the sympathetic system.
simpaticoneuritis (sympathiconeuritis). Inflammation of the autonomic nerves.
simpaticopatía (sympathicopathy). A disease resulting from disordered action of the autonomic nervous system.
simpaticotonía (sympathicotonia). A condition in which there is increased tonus of the sympathetic system and a marked tendency to vascular spasm and high blood pressure; opposed to vagotonia.
simpaticotónico (sympathicotonic). Relating to or characterized by sympathicotonia.
simpaticotricia (sympathicotripsy). Operation of crushing the sympathetic ganglion.
simpaticotrópico (sympathicotropic). Having a special affinity for the sympathetic nervous system.
simpatina (sympathin). Sympathetic hormone; the substance diffusing into circulation from sympathetic nerve terminals when they are active.
simpatismo (sympathism). Suggestibility.
simpatista (sympathist). Obsolete term for one susceptible to suggestibility.
simpatizador, simpatizante (sympathizer). **1.** An eye affected with sympathetic ophthalmia. **2.** One who exhibits sympathy.
simpatoblasto (sympathoblast). Sympathetoblast; sympathicoblast; a primitive cell derived from the neural crest glia.
simpatoblastoma (sympathoblastoma). Sympathetoblastoma; sympathicoblastoma; sympathicogonioma; sympathogonioma; a completely undifferentiated malignant tumor, composed of sympathoblasts, which originates from embryonal cells of the sympathetic nervous system.
simpatogonia (sympathogonia). The completely undifferentiated cells of the sympathetic nervous system.
simpatogonioma (sympathogonioma). Sympathoblastoma.
simpatolítico (sympatholytic). Sympathicolytic; sympathoparalytic; denoting antagonism to or inhibition of adrenergic nerve activity.
simpatomimético (sympathomimetic). Sympathicomimetic; denoting mimicking of action of the sympathetic system.
simpatoparalítico (sympathoparalytic). Sympatholytic.
simpatosuprarrenal (sympathoadrenal). Relating to the sympathetic part of the autonomic nervous system and the medulla of the adrenal gland, as the postganglionic neurons.

simperitoneal (symperitoneal). Relating to the surgical induction of adhesion between two portions of the peritoneum.
simpexis (sympexis). A term proposed by R.P. Heidenhain to denote the deposition of red blood cells according to the laws of surface tension.
simplasmático (symplasmatic). Relating to the union of protoplasm as in giant cell formation.
simplasto (symplast). A multinucleated cell which has formed by fusion of separate cells.
simple (simple). **1.** Not complex or compound. **2.** In anatomy, composed of a minimum number of parts. **3.** A medicinal herb.
simpodia (sympodia). Condition characterized by union of the feet. See also sirenomelia; sympus.
simportador (symporter). The common carrier mechanism of symport.
simporte (symport). Coupled transport of two different molecules or ions through a membrane in the same direction by a common carrier mechanism (symporter).
simulación 1. (malingering). Feigning illness or disability to escape work, excite sympathy, or gain compensation. **2.** (simulation). Imitation; said of a disease or symptom that resembles another, or of the feigning of illness as in factitious illness or malingering.
s. de computadora (computer simulation). Computer model.
simulador (simulator). An apparatus designed to produce effects simulating those of specific environmental conditions; used in experimentation and training.
simular (malinger). To engage in malingering.
simultanagnosia (simultanagnosia). Inability to recognize multiple elements in a simultaneously displayed visual presentation.
sin- (syn-). Prefix, to words of G. derivation, indicating together, with, joined; appears as sym- before b, p, ph, or m; corresponds to L. *con-*.
sinadelfo (synadelphus). Cephalothoracoiliopagus; conjoined twins with single head, partially united trunk, and four upper and four lower limbs.
sinafoceptores (synaphoceptors). Receptors stimulated by direct contact.
sinalgia (synalgia). Referred pain.
sinálgico (synalgic). Relating to or marked by referred pain.
sinanastomosis (synanastomosis). An anastomosis between several blood vessels.
sinandrogénico (synandrogenic). Relating to any agent or condition that enhances the effects of androgens.
sinanquia (synanche). Sore throat.
sinantema (synanthem, synanthema). An exanthem consisting of several different forms of eruption.
sinapsis 1. (synapsis). Synaptic phase; the point-for-point pairing of homologous chromosomes during the prophase of meiosis. **2.** (synapse, pl. synapses). The functional membrane-to-membrane contact of the nerve cell with another nerve cell, an effector (muscle, gland) cell, or a sensory receptor cell.
s. axoaxónica (axoaxonic synapse).
s. axodendrítica (axodendritic synapse).
s. axosomática (axosomatic synapse). Pericorpuscular s.
s. electrotónica (electrotonic synapse). Gap junction.
s. pericorpuscular (pericorpuscular synapse). Axosomatic s.
sináptico (synaptic). Relating to a synapse.
sinaptología (synaptology). Study of the synapse.
sinaptosoma (synaptosome). Membrane-bound sac containing synaptic vesicles which breaks away from axon terminals when brain tissue is homogenized under controlled conditions; such particles can be separated from other subcellular particles by differential and density gradient centrifugation.
sinartrodia (synarthrodia). Articulatio fibrosa.
sinartrodial (synarthrodial). Relating to synarthrosis; denoting an articulation without a joint cavity.
sinartrófisis (synarthrophysis). The process of ankylosis.
sinartrosis (synarthrosis, pl. synarthroses). In the BNA, this class of joints has included those that in the NA are classified as articulatio fibrosa and articulatio cartilaginis.
sincalida (sincalide). The C-terminal octapeptide of cholecystokinin; it causes smooth muscle contraction of the gallbladder and small intestine, relaxation of the choledoduodenal junction, and stimulates pancreatic and gastric secretions.
sincanto (syncanthus). Adhesion of the eyeball to orbital structures.
sincarion 1. (synkaryon). Syncaryon; the nucleus formed by the fusion of the two pronuclei in karyogamy. **2.** (syncaryon). Synkaryon.
sincefalia (syncephaly). Prozygosis; the condition exhibited by a syncephalus.
sincéfalo (syncephalus). Monocephalus; monocranius; conjoined twins having a single head with two bodies.
s. asimétrico (s. asymmetros). Janiceps asymmetrus.
sincianina (syncyanin). A blue pigment produced by *Pseudomonas syncyanea*.
sincitio (syncytium, pl. syncytia). A multinucleated protoplasmic mass formed by the secondary union of originally separate cells.
sincinesia 1. (syncinesis). Synkinesis. **2.** (synkinesis). Syncinesis; involuntary movement accompanying a voluntary one, as the movement of a closed eye following that of the uncovered one, or the movement occurring in a paralyzed muscle accompanying motion in another part.
sincinético (synkinetic). Relating to or marked by synkinesis.
sincipital (sincipital). Relating to the sinciput.
sincipucio (sinciput, pl. sincipita, sinciputs). The anterior part of the head just above and including the forehead.
sincitial (syncytial). Relating to a syncytium.
sincitiotrofoblasto (syncytiotrophoblast). Placental plasmodium; plasmodial trophoblast; plasmodiotrophoblast; syncytial trophoblast; syntrophoblast; the syncytial outer layer of the trophoblast.
sinclinal (synclinal). Denoting two structures inclined one toward the other.
sinclítico (synclitic). Relating to or marked by synclitism.
sinclitismo (synclitism). Condition of parallelism between the planes of the fetal head and of the pelvis, respectively.
sinclono (synclonus). Clonic spasm or tremor of several muscles.
sincondrosecotomía (synchondroseotomy). Operation of cutting through a synchondrosis; specifically, cutting through the sacroiliac ligaments and forcibly closing the arch of the pubes.
sincondrosis (synchondrosis, pl. synchondroses). [*synchondrosis*, NA]. Synchondrodial joint; a union between two bones formed either by hyaline cartilage or fibrocartilage.
s. esfenoetmoidal (s. sphenoethmoidalis). [*synchondrosis sphenoethmoidalis*, NA]. Sphenoethmoidal s.
s. intraoccipital anterior (s. intraoccipitalis anterior). [*synchondrosis intraoccipitalis anterior*, NA]. Anterior intraoccipital joint.
s. intraoccipital posterior 1. (s. intraoccipitalis posterior). [*synchondrosis intraoccipitalis posterior*, NA]. Budin's obstetrical joint; posterior intraoccipital joint. **2.** (posterior intraoccipital joint). [*synchondrosis intraoccipitalis posterior*, NA].
s. manubrioesternal 1. (s. manubriosternalis). [*synchondrosis manubriosternalis*, NA]. Manubriosternal joint. **2.** (manubriosternal joint). [*synchondrosis manubriosternalis*, NA].
s. neurocentral (neurocentral s.). Neurocentral joint; neurocentral suture.
s. xifoesternal 1. (s. xiphosternalis). [*synchondrosis xiphosternalis*, NA]. Xiphisternal joint. **2** (xiphisternal joint). [*synchondrosis xiphosternalis*, NA].
sincondrotomía (synchondrotomy). Symphysiotomy.
sincopal (syncopal). Syncopic; relating to syncope.
síncope (syncope). A fainting or swooning; a sudden fall of blood pressure or failure of the cardiac systole, resulting in cerebral anemia and subsequent loss of consciousness.
s. histérico (hysterical s.).
s. laríngeo (laryngeal s.) Charcot's vertigo; laryngeal vertigo.
s. local (local s.).
s. de micción (micturition s.).
s. postural (postural s.).
s. del seno carotídeo (carotid sinus s.).
s. vasovagal (vasovagal s.). Vagal attack.
sincópico (syncopic). Syncopal.
sincorial (synchorial). Relating to fused chorions.
sincreción (syncretio). Development of adhesion between inflamed opposing surfaces.
sincronía 1. (synchronia). Synchronism. **2.** (synchronia). Origin, development, involution, or functioning of tissues or organs at the usual time for such an event. **3.** (synchrony). The simultaneous appearance of two separate events.
s. bilateral (bilateral synchrony).

sincrónico (synchronous). Homochronous; occurring simultaneously.
sincronismo (synchronism). Synchronia; occurrence of two or more events at the same time; the condition of being simultaneous.
sincrotrón (synchrotron). A machine for generating high speed electrons or protons, as for nuclear studies.
sindactilia **1.** (syndactylia, syndactylism). Syndactyly. **2.** (syndactyly). Dactylia; dactylium; symphalangism; symphalangy; syndactylia; syndactylism; zygodactyly; any degree of webbing or fusion of fingers or toes, involving soft parts only or including bone structure.
sindáctilo **1.** (syndactyl, syndactyle). Syndactylous. **2.** (syndactylous). Syndactyl; syndactyle; having fused or webbed fingers or toes.
sindesis (syndesis). Arthrodesis.
sindesmectomía (syndesmectomy). Cutting away a section of a ligament.
sindesmectopia (syndesmectopia). Displacement of a ligament.
sindesmitis (syndesmitis). Inflammation of a ligament.
  s. metatarsiana (s. metatarsea).
sindesmo-, sindesm- (syndesmo-, syndesm-). Combining forms denoting a ligament, ligamentous.
sindesmocorial (syndesmochorial). Relating to the placenta in ruminant animals.
sindesmófito (syndesmophyte). An osseous excrescence attached to a ligament.
sindesmografía (syndesmography). A treatise on or description of the ligaments.
sindesmología (syndesmologia, syndesmology). Arthrology.
sindesmopexia (syndesmopexy). The joining of two ligaments, or attachment of a ligament in a new place.
sindesmoplastia (syndesmoplasty). Rarely used term for plastic surgery of a ligament.
sindesmorrafia (syndesmorrhaphy). Suture of ligaments.
sindesmosis (syndesmosis, pl. syndesmoses). [*sindesmosis*, pl. *syndesmoses*, NA]. Syndesmodial joint; syndesmotic joint; a form of fibrous joint in which opposing surfaces that are relatively far apart are united by ligaments.
  s. radiocubital (radioulnar s.). S. radioulnaris.
  s. tibioperonea (tibiofibular s.). S. tibiofibularis.
  s. timpanoestapedia **1.** (s. tympanostapedia). [*syndesmosis tympanostapedia*, NA]. Tympanostapedial junction. **2.** (tympanostapedial junction). Syndesmosis tympanostapedia.
sindesmótico **1.** (syndesmodial). Syndesmotic. **2.** (syndesmotic). Syndesmodial; relating to syndesmosis.
sindesmotomía (syndesmotomy). Surgical division of a ligament.
síndrome (syndrome). The aggregate of signs and symptoms associated with any morbid process, and constituting together the picture of the disease.
  s. de Aarskog-Scott (Aarskog-Scott s.). Faciodigitogenital dysplasia.
  s. del abdomen en ciruela pasa (prune belly s.).
  s. de Achard (Achard s.).
  s. de Achard-Thiers (Achard-Thiers s.).
  s. de Achenbach (Achenbach s.).
  s. acrofacial (acrofacial s.). Acrofacial dysostosis.
  s. de acroparestesia (acroparesthesia s.).
  s. de la ACTH ectópica (ectopic ACTH s.).
  s. de Adams-Stokes (Adams-Stokes s.).
  s. de adaptación de Selye (adaptation s. of Selye).
  s. de adherencia (adherence s.).
  s. de Adie (Adie s.). Holmes-Adie s.
  s. adiposogenital (adiposogenital s.). Dystrophia adiposogenitalis.
  s. adrenogenital (adrenogenital s.).
  s. de aglosia-adactilia (aglossia-adactylia s.).
  s. agudo por radiaciones (acute radiation s.).
  s. del agujero yugular (jugular foramen s.). Avellis s.
  s. de Ahumada-Del Castillo (Ahumada-Del Castillo s.).
  s. de Aicardi (Aicardi's s.).
  s. de Albright (Albright's s.).
  s. alcohólico amnésico (alcohol amnestic s.).
  s. alcohólico fetal (fetal alcohol s.).
  s. de Aldrich (Aldrich s.). Wiskott-Aldrich s.
  s. de Alezzandrini (Alezzandrini's s.).
  s. de "Alicia en el país de las maravillas" (Alice in Wonderland s.).
  s. de Allen-Masters (Allen-Masters s.).
  s. de Alport (Alport's s.).
  s. de Alström (Alström's s.).
  s. de amenorrea-galactorrea (amenorrhea-galactorrhea s.).
  s. amnésico (amnestic s.).
  s. de Amsterdam (Amsterdam s.).
  s. de Angelucci (Angelucci's s.).
  s. de angio-osteohipertrofia (angio-osteohypertrophy s.).
  s. del ángulo cerebelopontino (cerebellopontine angle s.).
  s. del ángulo esplénico (splenic flexure s.).
  s. anorrectal (anorectal s.).
  s. de anquiloglosia superior (ankyloglossia superior s.).
  s. de ansiedad (anxiety s.).
  s. de Anton (Anton's s.).
  s. apálico (apallic s.). Apallic state.
  s. de Apert (Apert's s.). Type I acrocephalosyndactyly.
  s. de Apert-Crouzon (Apert-Crouzon s.).
  s. de aplasia radial-trombocitopenia (radial aplasia-thrombocytopenia s.). Thrombocytopenia-absent radius s.
  s. de aplastamiento (crush s.). Compression s.
  s. de Argonz-Del Castillo (Argonz-Del Castillo s.).
  s. de Arndt-Gottron (Arndt-Gottron s.). Scleromyxedema.
  s. de Arnold-Chiari (Arnold-Chiari s.).
  s. de la arteria cerebelosa posteroinferior (posterior inferior cerebellar artery s.). Lateral medullary s.; Wallenberg's s.
  s. de la arteria cerebelosa superior (superior cerebellar artery s.).
  s. de la arteria mesentérica superior (superior mesenteric artery s.).
  s. del asa aferente (afferent loop s.).
  s. del asa ciega (blind loop s.).
  s. de Ascher (Ascher's s.).
  s. de Asherman (Asherman's s.).
  s. de aspiración fetal (fetal aspiration s.).
  s. de atrapamiento poplíteo (popliteal entrapment s.).
  s. de Avellis (Avellis' s.).
  s. de Axenfeld (Axenfeld's s.).
  s. de Ayerza (Ayerza's s.). Cardiopathia nigra.
  s. de Balint (Balint's s.). Ocular motor apraxia.
  s. de Bamberger-Marie (Bamberger-Marie s.).
  s. de Banti (Banti's s.). Banti's disease; splenic anemia.
  s. de Bardet-Biedl (Bardet-Biedl s.).
  s. de Barlow (Barlow s.).
  s. de Barrett (Barrett s.). Barrett esophagus.
  s. de Bart (Bart's s.).
  s. de Bartter (Bartter's s.).
  s. de Basan (Basan's s.).
  s. de Basex (Basex's s.). Paraneoplastic acrokeratosis.
  s. de Bassen-Kornzweig (Bassen-Kornzweig s.). Abetalipoproteinemia.
  s. de Bauer (Bauer's s.).
  s. de Beckwith-Wiedemann (Beckwith-Wiedemann s.). EMG s.
  s. de Behçet (Behçet's s.).
  s. de Behr (Behr's s.). Behr's disease.
  s. de Benedikt (Benedikt's s.).
  s. de Beradinelli (Beradinelli's s.).
  s. de Bernard-Horner (Bernard-Horner s.). Horner's s.
  s. de Bernard-Sergent (Bernard-Sergent s.).
  s. de Bernard-Soulier (Bernard-Soulier s.).
  s. de Bernhardt-Roth (Bernhardt-Roth s.). Meralgia paraesthetica.
  s. de Bernheim (Bernheim's s.).
  s. de Besnier-Boeck-Schaumann (Besnier-Boeck-Schaumann s.).
  s. de Beuren (Beuren s.).
  s. de Biemond (Biemond s.).
  s. de Bjornstad (Bjornstad's s.).
  s. blanco (white-out s.).
  s. de Blatin (Blatin's s.). Hydatid thrill.
  s. de Bloch-Sulzberger (Bloch-Sulzberger s.).
  s. de Bloom (Bloom's s.).
  s. de bloqueo de meconio (meconium blockage s.).
  s. de bloqueo de nistagmo (nystagmus blockage s.).
  s. de Boerhaave (Boerhaave's s.).

s. de la bolsa faríngea (pharyngeal pouch s.).
s. de Bonnevie-Ullrich (Bonnevie-Ullrich s.).
s. de Bonnier (Bonnier's s.).
s. de Böök (Böök s.).
s. de Börjeson-Forssman-Lehmann (Börjeson-Forssman-Lehmann s.).
s. de Briquet (Briquet's s.).
s. de Brissaud-Marie (Brissaud-Marie s.).
s. de Brock (Brock's s.). Middle lobe s.
s. de Brown (Brown's s.). Tendon sheath s.
s. de Brown-Séquard (Brown-Séquard's s.).
s. de Brugsch (Brugsch's s.). Acropachyderma.
s. de Budd (Budd's s.). Chiari's s.
s. de Budd-Chiari (Budd-Chiari s.). Chiari's s.
s. bulbar lateral (lateral medullary s.).
s. de Bürger-Grütz (Bürger-Grütz s.).
s. de Burnett (Burnett's s.). Milk-alkali s.
s. de Buschke-Ollendorf (Buschke-Ollendorf s.).
s. de bypass intestinal (bowel bypass s.).
s. de la cabeza de muñeca (head-bobbing doll s.).
s. de Caffey (Caffey's s.). Infantile cortical hyperostosis.
s. de Caffey-Silverman (Caffey-Silverman s.).
s. de la campanilla (morning glory s.).
s. de cáncer de Li-Fraumeni (Li-Fraumeni cancer s.).
s. de Capgras (Capgras' s.). Illusion of doubles.
s. de Caplan (Caplan's s.). Caplan's nodules.
s. de la cápsula interna (internal capsule s.).
s. de cara fetal (fetal face s.).
s. de la cara silbadora (whistling face s.).
s. carcinoide (carcinoid s.).
s. carcinoide maligno (malignant carcinoid s.). Carcinoid s.
s. carcinoide metastásico (metastatic carcinoid s.). Carcinoid s.
s. de Carpenter (Carpenter's s.). The association of primary hypothyroidism, primary adrenocortical insufficiency, and diabetes mellitus.
s. de castración prepuberal funcional (functional prepubertal castration s.).
s. de cataratas-oligofrenia (cataract-oligophrenia s.).
s. del cayado de la aorta (aortic arch s.).
s. de Ceelen-Gellestadt (Ceelen-Gellerstadt s.).
s. de células de Sertoli únicamente (Sertoli-cell-only s.).
s. cerebeloso (cerebellar s.).
s. cerebrohepatorrenal (cerebrohepatorenal s.). Zellweger s.
s. cervical postraumático (posttraumatic neck s.).
s. cervicooculoacústico (cervico-oculo-acoustic s.).
s. de Cestan-Chenais (Cestan-Chenais s.).
s. chancriforme (chancriform s.).
s. de Chandler (Chandler s.). Iridocorneal s.
s. de Charcot (Charcot's s.). Intermittent claudication.
s. de Charcot-Weiss-Baker (Charcot-Weiss-Baker s.).
s. de Charlin (Charlin's s.).
s. de Chauffard (Chauffard's s.). Still-Chauffard s.
s. de Chédiak-Steinbrinck-Higashi (Chédiak-Steinbrinck-Higashi s.). Chédiak-Steinbrinck-Higashi anomaly.
s. de Cheney (Cheney s.).
s. de Chiari (Chiari's s.). Budd's s.; Budd-Chiari s.
s. de Chiari-Budd (Chiari-Budd s.). Chiari's s.
s. de Chiari-Frommel (Chiari-Frommel s.).
s. de Chiari II (Chiari II s.).
s. de Chilaiditi (Chilaiditi's s.).
s. CHILD (CHILD s.).
s. de Chotzen (Chotzen s.). Type III acrocephalosyndactyly.
s. de Christ-Siemens (Christ-Siemens s.).
s. de Christian (Christian's s.).
s. de Churg-Strauss (Churg-Strauss s.). Allergic granulomatosis.
s. de los cilios inmóviles (immotile cilia s.).
s. de la cintura escapular (shoulder-girdle s.). Brachial plexus neuropathy.
s. de la clara de huevo (egg-white s.). Egg-white injury.
s. de Clarke-Hadfield (Clarke-Hadfield s.). Cystic fibrosis.
s. de Claude (Claude's s.).
s. de Clerambault (de Clerambault s.).
s. climatérico (climacteric s.). Menopausal s.
s. de Cobb (Cobb s.). Cutaneomeningospinal angiomatosis.
s. de Cockayne (Cockayne's s.). Cockayne's disease.
s. de Coffin-Lowry (Coffin-Lowry s.). Coffin-Siris s.
s. de Coffin-Siris (Coffin-Siris s.). Coffin-Lowry s.
s. de Cogan (Cogan's s.). Oculovestibulo-auditory s.
s. de Cogan-Reese (Cogan-Reese s.). Iridocorneal endothelial s.
s. de la cola de caballo (cauda equina s.).
s. de Collet-Sicard (Collet-Sicard s.).
s. compartimental (compartmental s.).
s. del compartimiento tibial anterior (anterior tibial compartment s.).
s. por compresión (compression s.). Crush s.
s. por compresión cervical (cervical compression s.).
s. del conducto de salida torácica (thoracic outlet s.).
s. de Conn (Conn's s.). Primary aldosteronism.
s. de conversión de fibrinógeno en fibrina (fibrinogen-fibrin conversion s.).
s. del corazón en vacaciones (holiday heart s.).
s. corazón-mano (heart-hand s.). Holt-Oram s.
s. de Cornelia de Lange (Cornelia de Lange s.). de Lange s.
s. de coroidopatía vitreorretiniana (vitreoretinal choroidopathy s.).
s. corticosuprarrenal (adrenal cortical s.).
s. de Costen (Costen's s.).
s. de la costilla cervical (cervical rib s.).
s. costoclavicular (costoclavicular s.).
s. costocondral (costochondral s.).
s. de Cotard (Cotard's s.).
s. de Crandall (Crandall's s.).
s. de cráneo en hoja de trébol (cloverleaf skull s.).
s. CREST (CREST s.).
s. de la cresta neural (neural crest s.).
s. de Crigler-Najjar (Crigler-Najjar s.).
s. criptoftálmico (cryptophthalmus s.). Fraser's s.
s. del cromosoma X frágil (fragile X s.).
s. cromosómico (chromosomal s.).
s. de Cronkhite-Canada (Cronkhite-Canada s.).
s. de Crouzon (Crouzon's s.). Craniofacial dysostosis.
s. CRST (CRST s.).
s. de Cruveilhier-Baumgarten (Cruveilhier-Baumgarten s.).
s. de Cushing (Cushing's s.). Cushing's basophilism; pituitary basophilism.
s. cutaneomucouveal (cutaneomucouveal s.). Behçet's s.
s. de Da Costa (Da Costa's s.). Neurocirculatory asthenia.
s. de Dandy-Walker (Dandy-Walker s.).
s. de De Toni-Fanconi (De Toni-Fanconi s.). Cystinosis.
s. de deficiencia de 17-hidroxilasa (17-hydroxylase deficiency s.).
s. de deficiencia de anticuerpos (antibody deficiency s.).
s. de deficiencia del cuerpo amarillo (corpus luteum deficiency s.).
s. de deficiencia inmunocelular (cellular immunity deficiency s.).
s. de deficiencia muscular abdominal (abdominal muscle deficiency s.). Prune belly s.
s. de deficiencia poliendocrina, de deficiencia poliglandular (polyendocrine deficiency s., polyglandular deficiency s.).
s. de Degos (Degos s.). Malignant atrophic papulosis.
s. de Déjérine-Roussy (Déjérine-Roussy s.). Thalamic s.
s. de Del Castillo (Del Castillo s.).
s. de depleción de la sal (salt depletion s.). Low salt s.
s. de desconexión (disconnection s.).
s. de desequilibrio en la diálisis (dialysis disequilibrium s.).
s. de Di Guglielmo (Di Guglielmo's s.).
s. de Diamond-Blackfan (Diamond-Blackfan s.).
s. diencefálico infantil (diencephalic s. of infancy).
s. de dientes y uñas (tooth-and-nail s.).
s. de dificultad respiratoria del recién nacido (respiratory distress s. of the newborn).
s. de DiGeorge (DiGeorge s.).
s. del disco (disk s.).
s. del disco cervical (cervical disc s.). Cervical compression s.
s. de disfunción placentaria (placental dysfunction s.).
s. de dismadurez pulmonar (pulmonary dysmaturity s.).
s. dismnésico (dysmnesic s.). Korsakoff's s.
s. de disostosis mandibulofacial (mandibulofacial dysostosis s.).

s. de distrés respiratorio del adulto (SDRA) (adult respiratory distress s. (ARDS)).
s. de dolor miofacial-disfunción (myofacial pain-dysfunction s.).
s. del dolor relámpago (flashing pain s.).
s. de dolor-disfunción de la articulación temporomandibular (temporomandibular joint pain-dysfunction s.).
s. de Doose (Doose s.).
s. de Dorfman-Chanarin (Dorfman-Chanarin s.).
s. de Down (Down's s.). Trisomy 21 s.
s. de Dressler (Dressler's s.). Postmyocardial infarction s.
s. de Duane (Duane's s.). Retraction s.
s. de Dubin-Johnson (Dubin-Johnson s.).
s. de Dubreuil-Chambardel (Dubreuil-Chambardel s.).
s. de Duchenne (Duchenne's s.).
s. de Dyggve-Melchior-Clausen (Dyggve-Melchior-Clausen s.).
s. de Eagle (Eagle s.).
s. de Eaton-Lambert (Eaton-Lambert s.). Lambert-Eaton s.
s. de Edwards (Edwards' s.). Trisomy 18 s.
s. de Ehlers-Danlos (Ehlers-Danlos s.). Cutis hyperelastica.
s. de Eisenlohr (Eisenlohr's s.).
s. de Eisenmenger (Eisenmenger s.).
s. de Ekbom (Ekbom s.). Restless legs s.
s. de Ellis-van Creveld (Ellis-van Creveld s.).
s. de embriaguez (punchdrunk s.).
s. EMG (EMG s.). Beckwith-Wiedemann s.
s. de encefalopatía por diálisis (dialysis encephalopathy s.).
s. de encierro (locked-in s.).
s. endotelial iridocorneal (iridocorneal endothelial s.).
s. de equimosis dolorosa (painful-bruising s.).
s. de eritrodisestesia (erythrodysesthesia s.).
s. del escaleno anterior (scalenus anterior s.). Naffsiger s.
s. escapulocostal (scapulocostal s.).
s. de esferofaquia-braquimorfia (spherophakia-brachymorphia s.).
s. de esfuerzo (effort s.). Neurocirculatory asthenia.
s. de la espalda recta (straight back s.).
s. espástico (spastic s.).
s. espástico bovino (spastic s. in cattle).
s. de esplenomegalia tropical (tropical splenomegaly s.).
s. estafilocócico de la piel escaldada (staphylococcal scalded skin s.).
s. de estenosis aórtica supravalvular (supravalvar aortic stenosis s.).
s. de estenosis aórtica supravalvular-hipercalcemia infantil (supravalvar aortic stenosis-infantile hypercalcemia s.).
s. de Estocolmo (Stockholm s.).
s. de estrabismo A-V (A-V strabismus s.).
s. de estrés postraumático (posttraumatic stress s.).
s. de la evacuación gástrica en torrente (dumping s.).
s. de Evans (Evans' s.).
s. extrapiramidal (extrapyramidal s.).
s. de Faber (Faber's s.). Achlorhydric anemia.
s. de falta de sal, de falta de sodio (low salt s.). Salt depletion s.
s. de Fanconi (Fanconi's s.).
s. de Farber (Farber's s.). Disseminated lipogranulomatosis.
s. de Felty (Felty's s.).
s. de feminización testicular (testicular feminization s.).
s. fetal por warfarina (fetal warfarin s.).
s. del feto muerto (dead fetus s.).
s. de Fiessinger-Leroy-Reiter (Fiessinger-Leroy-Reiter s.). Reiter's s.
s. de Figueira (Figueira's s.).
s. de Fisher (Fisher's s.).
s. de Fitz-Hugh y Curtis (Fitz-Hugh and Curtis s.).
s. de Flynn-Aird (Flynn-Aird s.).
s. de Foix (Foix's s.).
s. de Forbes-Albright (Forbes-Albright s.).
s. de Forney (Forney's s.).
s. de Foster Kennedy (Foster Kennedy's s.). Kennedy's s.
s. de Foville (Foville's s.).
s. de Fraley (Fraley s.).
s. de Franceschetti (Franceschetti's s.).
s. de Franceschetti-Jadassohn (Franceschetti-Jadassohn s.).
s. de Fraser (Fraser's s.). Cryptophthalmus s.
s. de Freeman-Sheldon (Freeman-Sheldon s.).
s. de Frey (Frey's s.). Auriculotemporal nerve s.
s. de Friderichsen-Waterhouse (Friderichsen-Waterhouse s.). Waterhouse-Friderichsen s.
s. de Fröhlich (Fröhlich's s.). Launois-Cléret s.
s. de Froin (Froin's s.). Loculation s.
s. de Fuchs (Fuchs' s.).
s. de fusión cervical (cervical fusion s.). Klippel-Feil s.
s. G (G s.).
s. de G. Carpenter (G. Carpenter s.).
s. de Gaisböck (Gaisböck's s.). Polycythemia hypertonica.
s. de la gallina enana de Sebright (Sebright bantam s.).
s. de los ganglios linfáticos mucocutáneos (mucocutaneous lymph node s.). Kawasaki disease.
s. de Ganser (Ganser's s.).
s. de Gardner (Gardner's s.).
s. de Gardner-Diamond (Gardner-Diamond s.).
s. gastrocardíaco (gastrocardiac s.).
s. de Gélineau (Gélineau's s.). Narcolepsy.
s. general de adaptación (general-adaptation s.).
s. de Gerstmann (Gerstmann s.).
s. de Gerstmann-Sträussler (Gerstmann-Sträussler s.).
s. de Gianotti-Crosti (Gianotti-Crosti s.).
s. de Gilbert (Gilbert's s.). Familial nonhemolytic jaundice.
s. de Gilles de la Tourette (Gilles de la Tourette's s.).
s. de Glanzmann-Riniker (Glanzmann-Riniker s.).
s. de glucagonoma (glucagonoma s.).
s. de Goldberg-Maxwell (Goldberg-Maxwell s.).
s. de Goldenhar (Goldenhar's s.). Oculoauriculovertebral dysplasia.
s. de Goltz (Goltz s.). Focal dermal hypoplasia.
s. de Goodpasture (Goodpasture's s.).
s. de Gopalan (Gopalan's s.).
s. de Gorlin (Gorlin's s.). Basal cell nevus s.
s. de Gorlin-Chaudhry-Moss (Gorlin-Chaudhry-Moss s.).
s. de Gorman (Gorman's s.).
s. de Gougerot-Carteaud (Gougerot-Carteaud s.).
s. de Gowers (Gowers' s.). Vagal attack.
s. gracilis (gracilis s.).
s. de Gradenigo (Gradenigo's s.).
s. de Graham Little (Graham Little s.). Lichen planopilaris.
s. de Greig (Greig's s.). Ocular hypertelorism.
s. gris, del bebé gris (gray s., gray baby s.).
s. de Grönblad-Strandberg (Grönblad-Strandberg s.).
s. de Gruber (Gruber's s.). Dysencephalia splanchnocystica.
s. de Gubler (Gubler's s.). Gubler's hemiplegia; Gubler's paralysis.
s. de Guillain-Barré (Guillain-Barré s.).
s. del guiño maxilar (jaw-winking s.).
s. del guiño maxilar invertido (inversed jaw-winking s.).
s. de Gunn (Gunn's s.). Jaw-winking s.
s. de Haber (Haber's s.).
s. de Hallermann-Streiff (Hallermann-Streiff s.).
s. de Hallervorden, Hallervorden-Spatz (Hallervorden s., Hallervorden-Spatz s.).
s. de Hallgren (Hallgren's s.).
s. de hamartomas múltiples (multiple hamartoma s.).
s. de Hamman (Hamman's s.). Hamman's disease.
s. de Hamman-Rich (Hamman-Rich s.).
s. de Hanhart (Hanhart's s.). Micrognathia with peromelia.
s. de Harada (Harada's s.). Harada's disease; uveoencephalitis.
s. de Hartnup (Hartnup s.). Hartnup disease.
s. de Hayem-Widal (Hayem-Widal s.). Icteroanemia; Widal's s.
s. de Hegglin (Hegglin's s.).
s. de Helweg-Larssen (Helweg-Larssen s.).
s. de hemangioma-trombocitopenia (hemangioma-thrombocytopenia s.). Kasabach-Merritt s.
s. hemofagocítico asociado con virus (virus-associated hemophagocytic s.).
s. de Henoch-Schönlein (Henoch-Schönlein s.). Henoch-Schönlein purpura.
s. hepatorrenal, hepatonéfrico (hepatorenal s., hepatonephric s.).
s. de Herlitz (Herlitz s.). Epidermolysis bullosa lethalis.
s. de Herrmann (Herrmann's s.).
s. de la hidantoína fetal (fetal hydantoin s.).

s. de la hidralazina (hydralazine s.).
s. de Hinman (Hinman s.). Pseudoneurogenic bladder.
s. de hiperabducción (hyperabduction s.).
s. hipercinético (hyperkinetic s.).
s. hipereosinofílico (hypereosinophilic s.).
s. de hiperinmunoglobulina E (hyperimmunoglobulin E s.).
s. de hipersensibilidad xifodea (hypersensitive xiphoid s.).
s. de hipertrofia frenular (hypertrophied frenula s.).
s. de hiperventilación (hyperventilation s.).
s. de hiperventilación crónica (chronic hyperventilation s.).
s. de hiperviscosidad (hyperviscosity s.).
s. hipofisario (hypophysial s.). Dystrophia adiposogenitalis.
s. hipofisoesfenoidal (hypophysio-sphenoidal s.).
s. hipometabólico (hypometabolic s.).
s. de hipoparatiroidismo (hypoparathyroidism s.).
s. de hipoplasia del corazón izquierdo (hypoplastic left heart s.).
s. de hipoplasia dérmica focal (focal dermal hypoplasia s.).
s. de hipotensión supina (supine hypotensive s.).
s. de Hirschowitz (Hirschowitz s.).
s. de Holmes-Adie (Holmes-Adie s.). Pupillotonic pseudotabes.
s. de Holt-Oram (Holt-Oram s.). Heart-hand s.
s. del hombre rígido (stiff-man s.).
s. de hombro y mano (shoulder-hand s.).
s. de Horner (Horner's s.). Bernard-Horner s.; ptosis sympathetica.
s. de Houssay (Houssay s.).
s. de Hunt (Hunt's s.).
s. de Hunter (Hunter's s.). Type II mucopolysaccharidosis.
s. de Hurler (Hurler's s.).
s. de Hutchinson-Gilford (Hutchinson-Gilford s.). Progeria.
s. de Hutchison (Hutchison s.).
s. de indiferencia al dolor (indifference to pain s.).
s. de inestabilidad cromosómica, de ruptura de cromosomas (chromosomal instability s.'s, chromosomal breakage s.'s).
s. de inmunodeficiencia adquirida (SIDA) (acquired immunodeficiency s.). AIDS.
s. de inmunodeficiencia, de deficiencia inmunológica (immunodeficiency s., immunological deficiency s.).
s. iridocorneal (iridocorneal syndrome). Chandler s.
s. iris-nevo (iris-nevus s.). Iridocorneal endothelial s.
s. de Irvine-Gass (Irvine-Gass s.).
s. de Ivemark (Ivemark's s.).
s. de Jacod (Jacod's s.).
s. de Jadassohn-Lewandowski (Jadassohn-Lewandowski s.).
s. de Jahnke (Jahnke's s.). Sturge-Weber s. without glaucoma.
s. de Jeghers-Peutz (Jeghers-Peutz s.). Peutz-Jeghers s.
s. de Jervell y Lange-Nielsen (Jervell and Lange-Nielsen s.).
s. de Jeune (Jeune's s.). Asphyxiating thoracic dysplasia.
s. de Job (Job s.).
s. de Joubert (Joubert's s.). Agenesis of the cerebellar vermis.
s. de Kallmann (Kallmann's s.). Hypogonadism with anosmia.
s. de Kanner (Kanner's s.). Infantile autism.
s. de Kartagener (Kartagener's s.). Kartagener's triad.
s. de Kasabach-Merritt (Kasabach-Merritt s.).
s. de Katayama (Katayama s.). Schistosomiasis japonica.
s. de Kearns-Sayre (Kearns-Sayre s.).
s. de Kennedy (Kennedy's s.). Foster Kennedy's s.
s. de Kimmelstiel-Wilson (Kimmelstiel-Wilson s.).
s. de Kleine-Levin (Kleine-Levin s.).
s. de Klinefelter (Klinefelter's s.). XXY s.
s. de Klippel-Feil (Klippel-Feil s.). Cervical fusion s.
s. de Klippel-Trenaunay-Weber (Klippel-Trenaunay-Weber s.).
s. de Klumpke-Déjérine (Klumpke-Déjérine s.).
s. de Klüver-Bucy (Klüver-Bucy s.).
s. de Kniest (Kniest s.).
s. de Koenig (Koenig's s.).
s. de Koerber-Salus-Elschnig (Koerber-Salus-Elschnig s.).
s. de Korsakoff (Korsakoff's s.). Korsakoff's psychosis.
s. de Krabbe (Krabbe's s.).
s. de Krause (Krause's s.). Encephalo-ophthalmic dysplasia.
s. de Kuskokwim (Kuskokwim s.).
s. de Laband (Laband's s.).
s. lácteo alcalino (milk-alkali s.). Burnett's s.
s. de las lágrimas de cocodrilo (crocodile tears s.).
s. LAMB (LAMB s.).
s. de Lambert-Eaton (Lambert-Eaton s.). Eaton-Lambert s.
s. de Landau-Kleffner (Landau-Kleffner s.).
s. de Landry (Landry s.). Acute idiopathic polyneuritis.
s. de Landry-Guillain-Barré (Landry-Guillain-Barré s.).
s. de de Lange (de Lange s.). Cornelia de Lange s.
s. de Larsen (Larsen's s.).
s. de Lasègue (Lasègue's s.).
s. de Launois-Bensaude (Launois-Bensaude s.).
s. de Launois-Cléret (Launois-Cléret s.). Fröhlich's s.
s. de Laurence-Biedl (Laurence-Biedl s.).
s. de Laurence-Moon (Laurence-Moon s.).
s. de Laurence-Moon-Bardet-Biedl (Laurence-Moon-Bardet-Biedl s.). Laurence-Biedl s.
s. de Lawford (Lawford's s.).
s. de Lawrence-Seip (Lawrence-Seip s.). Lipoatrophy.
s. de Lejeune (Lejeune s.). Cri-du-chat s.
s. de Lenègre (Lenègre's s.). Lenègre's disease.
s. de Lennox (Lennox s.). Lennox-Gastaut s.
s. de Lennox-Gastaut (Lennox-Gastaut s.). Lennox s.
s. de léntigos múltiples (multiple lentigines s.). LEOPARD s.
s. de Leri-Weill (Leri-Weill s.). Dyschondrosteosis.
s. de Leriche (Leriche's s.). Aortoiliac occlusive disease.
s. de Lermoyez (Lermoyez' s.). Labyrinthine angiospasm.
s. de Lesch-Nyhan (Lesch-Nyhan s.).
s. de Lev (Lev's s.).
s. de Libman-Sacks (Libman-Sacks s.).
s. de Lignac-Fanconi (Lignac-Fanconi s.). Cystinosis.
s. del linfocito desnudo (bare lymphocyte s.).
s. del líquido amniótico (amniotic fluid s.).
s. de lisis tumoral (tumor lysis s.).
s. de Lobstein (Lobstein's s.).
s. del lóbulo medio (middle lobe s.). Brock's s.
s. de loculación (loculation s.). Froin's s.
s. de Löffler (Löffler's s.).
s. de Lorain-Lévi (Lorain-Lévi s.). Pituitary dwarfism.
s. de Louis-Bar (Louis-Bar s.). Ataxia telangiectasia.
s. de Lowe (Lowe's s.). Oculocerebrorenal s.
s. de Lowe-Terrey-MacLachlan (Lowe-Terrey-MacLachlan s.). Oculocerebrorenal s.
s. de Lown-Ganong-Levine (Lown-Ganong-Levine s.).
s. de Lutembacher (Lutembacher's s.).
s. de Lyell (Lyell's s.). Toxic epidermal necrolysis.
s. de Macleod (Macleod's s.).
s. de Maffucci (Maffucci's s.).
s. de Magendie-Hertwig (Magendie-Hertwig s.).
s. de mala absorción (malabsorption s.).
s. de malformación cerebelobulbar (cerebellomedullary malformation s.). Arnold-Chiari deformity.
s. de malformación ósea glomangiomatosa (glomangiomatous osseous malformation s.).
s. de Mallory-Weiss (Mallory-Weiss s.).
s. mandíbulo-oculofacial (mandibulo-oculofacial s.).
s. de manos y pies (hand-and-foot s.). Sickle cell dactylitis.
s. de Marañón (Marañón's s.).
s. de Marchesani (Marchesani s.). Weill-Marchesani s.
s. de Marchiafava-Micheli (Marchiafava-Micheli s.).
s. de Marcus Gunn (Marcus Gunn s.). Jaw-winking s.
s. de Marfan (Marfan's s.). Marfan's disease.
s. de Marie-Robinson (Marie-Robinson s.).
s. de Marinesco-Garland (Marinesco-Garland s.).
s. de Marinesco-Sjögren (Marinesco-Sjögren s.).
s. de Maroteaux-Lamy (Maroteaux-Lamy s.).
s. de Marshall (Marshall s.).
s. de Martorell (Martorell's s.). Aortic arch s.
s. del maullido de gato **1.** (cat-cry s.). Cri-du-chat s. **2.** (cri-du-chat s.). Cat-cry s.
s. de Mauriac (Mauriac's s.).
s. de May-White (May-White s.).
s. de Mayer-Rokitansky-Küster-Hauser (Mayer-Rokitansky-Küster-Hauser s.). Rokitansky-Küster-Hauser s.
s. de McCune-Albright (McCune-Albright s.).
s. de Meadows (Meadows' s.).
s. de Meckel, de Meckel-Gruber (Meckel s., Meckel-Gruber s.).
s. medicamentoso de Cushing (Cushing's s. medicamentosus).
s. de la médula espinal central (central cord s.).

s. de la médula trabada (tethered cord s.).
s. megacístico (megacystic s.).
s. de Meigs (Meigs' s.).
s. de Melkersson-Rosenthal (Melkersson-Rosenthal s.).
s. de Melnick-Needles (Melnick-Needles s.). Osteodysplasty.
s. de la membrana pericólica (pericolic membrane s.).
s. de Mendelson (Mendelson's s.).
s. de Ménétrier (Ménétrier's s.). Ménétrier's disease.
s. de Ménière (Ménière's s.). Ménière's disease.
s. de Menkes (Menkes' s.). Kinky-hair disease.
s. menopáusico (menopausal s.). Climacteric s.
s. de Meyenbrug-Altherr-Uehlinger (Meyenburg-Altherr-Uehlinger s.). Relapsing polychondritis.
s. de Meyer-Betz (Meyer-Betz s.). Myoglobinuria.
s. de Meyer-Schwickerath y Weyers (Meyer-Schwickerath and Weyers s.). Oculodentodigital dysplasia.
s. mieloproliferativos (myeloproliferative s.'s).
s. de Mikulicz (Mikulicz' s.).
s. de Milkman (Milkman's s.).
s. de Millard-Gubler (Millard-Gubler s.). Gubler's s.
s. de Milles (Milles' s.).
s. mioaponeurótico (myofascial s.).
s. del mioclono con mancha color cereza (cherry-red spot myoclonus s.). Sialidosis.
s. de Mirrizzi (Mirizzi's s.).
s. de Möbius (Möbius' s.). Congenital facial diplegia.
s. de mola B-K (B-K mole s.).
s. de Monakow (Monakow's s.).
s. de Morgagni (Morgagni's s.). Stewart-Morel s.
s. de Morgagni-Adams-Stokes (Morgagni-Adams-Stokes s.).
s. de Morquio (Morquio's s.). Type IV mucopolysaccharidosis.
s. de Morris (Morris s.). Testicular feminization s.
s. de de Morsier (de Morsier's s.). Septo-optic dysplasia.
s. de Morton (Morton's s.).
s. de Mounier-Kuhn (Mounier-Kuhn s.). Tracheobronchomegaly.
s. de Mucha-Habermann (Mucha-Habermann s.).
s. de Muckle-Wells (Muckle-Wells s.).
s. mucoso-ocular (ocular-mucous membrane s.).
s. de la muerte súbita del lactante (sudden infant death s. (SIDS)).
s. de Muir-Torre (Muir-Torre s.). Torre's s.
s. de Munchausen (Münchhausen) (Munchausen s. (Münchhausen)).
s. del muñeco feliz (happy puppet s.).
s. del músculo papilar (papillary muscle s.).
s. del músculo supraespinoso (supraspinatus s.).
s. de Naegeli (Naegeli s.). Franceschetti-Jadassohn s.
s. de Naffziger (Naffziger s.). Scalenus-anticus s.
s. NAME (NAME s.).
s. de necrosis hipofisaria posparto (postpartum pituitary necrosis s.). Sheehan's s.
s. nefrítico (nephritic s.).
s. nefrótico (nephrotic s.).
s. nefrótico con cambios mínimos (minimal-change nephrotic s.).
s. de Nelson (Nelson s.). Postadrenalectomy s.
s. del nervio auriculotemporal (auriculotemporal nerve s.).
s. de Netherton (Netherton's s.).
s. de neurinoma mucoso múltiple (multiple mucosal neuroma s.).
s. neurocirculatorio de Labbé (Labbé's neurocirculatory s.).
s. neurocutáneo (neurocutaneous s.).
s. neuroléptico maligno (neuroleptic malignant s.).
s. del nevo basocelular (basal cell nevus s.). Gorlin's s.
s. del nevo displásico (dysplastic nevus s.).
s. de Nezelof (Nezelof s.).
s. de Nieden (Nieden's s.).
s. del niño golpeado (battered child s.).
s. del niño vulnerable (vulnerable child s.).
s. de Noonan (Noonan's s.). Male Turner's s.
s. de Nothnagel (Nothnagel's s.).
s. OAV (OAV s.). Oculoauriculovertebral dysplasia.
s. de obstrucción del asa gastroyeyunal (gastrojejunal loop obstruction s.). Afferent loop s.
s. oculobucogenital (oculobuccogenital s.). Behçet's s.
s. oculocerebrorrenal (oculocerebrorenal s.). Lowe's s.
s. oculocutáneo (oculocutaneous s.). Vogt-Koyanagi s.
s. oculodentodigital (oculodentodigital s.).
s. oculofaríngeo (oculopharyngeal s.).
s. oculoglandular de Parinaud (Parinaud's oculoglandular s.).
s. oculovertebral (oculovertebral s.). Oculovertebral dysplasia.
s. oculovestibuloauditivo (oculovestibulo-auditory s.). Cogan's s.
s. ODD (ODD s.). Oculodentodigital dysplasia.
s. OFD (OFD s.). Orodigitofacial dysostosis.
s. del ojo de gato (cat's-eye s.). Schmid-Fraccaro s.
s. de ojos secos (dry eye s.). Keratoconjunctivitis sicca.
s. de Omenn (Omenn's s.).
s. OMM (OMM s.). Ophthalmomandibulomelic dysplasia.
s. de Oppenheim (Oppenheim's s.). Amyotonia congenita.
s. orbitario (orbital s.).
s. orgánico cerebral, orgánico mental (organic brain s. (OBS); organic mental s. (OMS)).
s. orofaciodigital (orofaciodigital s. (OFD)).
s. osteomielofibrótico (osteomyelofibrotic s.). Myelofibrosis.
s. de Otelo (Othello s.).
s. otomandibular (otomandibular s.). Otomandibular dysostosis.
s. otopalatodigital (otopalatodigital s.).
s. ovárico residual (residual ovary s.).
s. del ovario poliquístico (polycystic ovary s.).
s. de ovarios resistentes (resistant ovary s.). Savage s.
s. de Paget-von Schrötter (Paget-von Schrötter s.).
s. paleoestriado (paleostriatal s.). Hunt's s.
s. pálido (pallidal s.). Hunt's s.
s. de Pancoast (Pancoast s.).
s. de Papillon-Léage y Psaume (Papillon-Léage and Psaume s.).
s. de Papillon-Lefèvre (Papillon-Lefèvre s.).
s. de paquidermoperiostosis (pachydermoperiostosis s.).
s. paraneoplásico (paraneoplastic s.).
s. paratrigeminal de Raeder (Raeder's paratrigeminal s.).
s. de Parinaud (Parinaud's s.). Parinaud's ophthalmoplegia.
s. de Patau (Patau's s.). Trisomy 13 s.
s. de Paterson-Kelly (Paterson-Kelly s.). Plummer-Vinson s.
s. de Pellizzi (Pellizzi's s.). Macrogenitosomia praecox.
s. de Pendred (Pendred's s.). A type of familial goiter.
s. de Pepper (Pepper s.).
s. petroesfenoidal (petrosphenoidal s.).
s. de Peutz (Peutz's s.). Peutz-Jeghers s.
s. de Peutz-Jeghers (Peutz-Jeghers s.).
s. de Pfaundler-Hurler (Pfaundler-Hurler s.). Hurler's s.
s. de Pfeiffer (Pfeiffer s.). Type V acrocephalosyndactyly.
s. PHC (PHC s.). Böök s.
s. de Picchini (Picchini's s.).
s. de Pick (Pick's s.). Pick's disease.
s. de Pickwick (pickwickian s.).
s. de la piel escaldada (scalded skin s.).
s. de las piernas inquietas (restless legs s.). Ekbom s.
s. de Pierre Robin (Pierre Robin s.). Robin's s.
s. de Pins (Pins' s.).
s. de Plummer-Vinson (Plummer-Vinson s.). Sideropenic dysphagia.
s. POEMS (POEMS s.).
s. de polidipsia nocturna psicógena (psychogenic nocturnal polydipsia s. (PNP)).
s. de poliesplenia (polysplenia s.). Bilateral left-sidedness.
s. de poliesplenia bilateral (bilateral left-sidedness -s.). Polysplenia syndrome.
s. poliglandular endocrino (endocrine polyglandular s.).
s. posadrenalectomía (postadrenalectomy s.). Nelson s.
s. poscardiotomía (postcardiotomy s.). Postpericardiotomy s.
s. poscolecistectomía (postcholecystectomy s.).
s. poscomisurotomía (postcommissurotomy s.).
s. posconmoción (postconcussion s.).
s. posflebítico (postphlebitic s.).
s. posgastrectómico (postgastrectomy s.).
s. posinfarto de miocardio (postmyocardial infarction s.).
s. de posmadurez (postmaturity s.).

s. pospericardiotomía (postpericardiotomy s.). Postcardiotomy s.
s. posrubéola (postrubella s.).
s. postraumático (posttraumatic s.). Traumatic neurasthenia.
s. de Potter (Potter's s.).
s. de Prader-Willi (Prader-Willi s.).
s. precordial (precordial catch s.).
s. de preexcitación (preexcitation s.). Wolff-Parkinson-White s.
s. preinfarto (preinfarction s.).
s. premenstrual (premenstrual s.). Premenstrual tension.
s. premotor (premotor s.).
s. del primer arco (first arch s.).
s. del pterigión (pterygium s.).
s. del pulmón evanescente (vanishing lung s.).
s. del pulmón plegado (folded-lung s.). Round atelectasis.
s. pulmonar por trasplante (transplant lung s.).
s. de Putnam-Dana (Putnam-Dana s.).
s. del quiasma (chiasma s.).
s. radicular (radicular s.).
s. de Ramsay Hunt (Ramsay Hunt's s.). Hunt's s.
s. de Raynaud (Raynaud's s.). Raynaud's disease.
s. de Refetoff (Refetoff s.).
s. de Refsum (Refsum's s.). Refsum's disease.
s. de Reifenstein (Reifenstein's s.).
s. de Reiter (Reiter's s.). Reiter's disease.
s. REM (REM s.). Reticular erythematous mucinosis.
s. de Rendu-Osler-Weber (Rendu-Osler-Weber s.).
s. de Renpenning (Renpenning's s.).
s. de resección intestinal masiva (massive bowel resection s.).
s. respiratorio del fumador (smoker's respiratory s.).
s. de respuestas relevantes aproximadas (s. of approximate relevant answers). Ganser's s.
s. de respuestas relevantes indirectas (s. of deviously relevant answers). Ganser's s.
s. del "restaurante chino" ("Chinese restaurant" s.).
s. de la retina moteada (flecked retina s.).
s. de retiro de esteroides (steroid withdrawal s.).
s. de retracción (retraction s.). Duane's s.
s. de retracción vertical (vertical retraction s.).
s. de Rett (Rett's s.). Cerebroatrophic hyperammonemia.
s. de Reye (Reye's s.).
s. del Rh nulo (Rh null s.).
s. de Richards-Rundel (Richards-Rundle s.).
s. de Richter (Richter's s.).
s. de Rieger (Rieger's s.).
s. de Riley-Day (Riley-Day s.). Familial dysautonomia.
s. de Roaf (Roaf's s.).
s. de Roberts (Roberts s.). Pseudothalidomide s.
s. de Robin (Robin's s.). Pierre Robin s.
s. del robo de la subclavia (subclavian steal s.).
s. de Rokitansky-Küster-Hauser (Rokitansky-Küster-Hauser s.).
s. de Romano-Ward (Romano-Ward s.).
s. de Romberg (Romberg's s.). Facial hemiatrophy.
s. de Rothmund (Rothmund's s.). Poikiloderma congenitale; Rothmund-Thomson s.
s. de Rothmund-Thomson (Rothmund-Thomson s.). Rothmund's s.
s. de Rotor (Rotor's s.).
s. de rótula-uña (nail-patella s.). Onycho-osteodysplasia.
s. de Roussy-Lévy (Roussy-Lévy s.). Roussy-Lévy disease.
s. de Rubinstein-Taybi (Rubinstein-Taybi s.).
s. de Rud (Rud's s.).
s. de Russell (Russell's s.).
s. salival premenstrual (premenstrual salivary s.).
s. de Sánchez Salorio (Sanchez Salorio s.).
s. de De Sanctis-Cacchione (De Sanctis-Cacchione s.).
s. de Sanfilippo (Sanfilippo's s.). Type III mucopolysaccharidosis.
s. Savage (Savage s.). Resistant ovary s.
s. de Schanz (Schanz s.).
s. de Schaumann (Schaumann's s.). Sarcoidosis.
s. de Scheie (Scheie's s.). Type IS mucopolysaccharidosis.
s. de Schirmer (Schirmer's s.).
s. de Schmid-Fraccaro (Schmid-Fraccaro s.). Cat's-eye s.
s. de Schmidt (Schmidt's s.).
s. de Schönlein-Henoch (Schönlein-Henoch s.).
s. de Schüller (Schüller's s.). Hand-Schüller-Christian disease.
s. de Schwachman (Schwachman s.).
s. de Schwartz (Schwartz s.).
s. de Seckel (Seckel s.). Seckel dwarfism.
s. seco (sicca s.). Sjögren's s.
s. de secreción inapropiada de hormona antidiurética (s. of inappropriate secretion of antidiuretic hormone (SIADH)).
s. de Secrétan (Secrétan's s.).
s. de segmentación de la cámara anterior (anterior chamber cleavage s.). Peters' anomaly.
s. de Senear-Usher (Senear-Usher s.). Pemphigus erythematosus.
s. de senilidad prematura (premature senility s.). Progeria.
s. del seno carotídeo (carotid sinus s.). Charcot-Weiss-Baker s.
s. del seno cavernoso (cavernous sinus s.).
s. del seno enfermo (sick sinus s.).
s. de sensibilización autoeritrocítica (autoerythrocyte sensitization s.). Gardner-Diamond s.; psychogenic purpura.
s. del sin sentido (nonsense s.). Ganser's s.
s. seudo-Turner (pseudo-Turner's s.). Pterygium s.
s. de seudotalidomida (pseudothalidomide s.). Roberts s.
s. de Sézary (Sézary s.). Sézary erythroderma.
s. de Sheehan (Sheehan's s.). Postpartum pituitary necrosis s.
s. de shock por dengue (dengue shock s.).
s. del shock tóxico (toxic shock s. (TSS)).
s. de Shulman (Shulman's s.). Eosinophilic fasciitis.
s. de Shy-Drager (Shy-Drager s.).
s. de Silver-Russell (Silver-Russell s.). Silver-Russell dwarfism.
s. de Silverskiöld (Silverskiöld's s.).
s. de Sipple (Sipple's s.). Familial endocrine adenomatosis, type 2.
s. de Sjögren (Sjögren's s.).
s. de Sjögren-Larsson (Sjögren-Larsson s.).
s. de Smith-Lemli-Opitz (Smith-Lemli-Opitz s.).
s. de Smith-Riley (Smith-Riley s.).
s. de Sneddon (Sneddon's s.).
s. de Sohval-Soffer (Sohval-Soffer s.).
s. del sombrerero loco (Mad Hatter s.).
s. sordocardíaco (surdocardiac s.). Jervell and Lange-Nielsen s.
s. de Sorsby's (Sorsby's s.).
s. de Sotos (Sotos s.).
s. de Spens (Spens' s.). Adams-Stokes s.
s. de Sprinz-Nelson (Sprinz-Nelson s.). Dubin-Johnson s.
s. de Steele-Richardson-Olszewski (Steele-Richardson-Olszewski s.). Steele-Richardson-Olszewski disease.
s. de Stein-Leventhal (Stein-Leventhal s.).
s. de Stevens-Johnson (Stevens-Johnson s.).
s. de Stewart-Morel (Stewart-Morel s.). Morgagni's s.
s. de Stewart-Treves (Stewart-Treves s.).
s. de Stickler (Stickler s.). Hereditary progressive arthro-ophthalmopathy.
s. de Still-Chauffard (Still-Chauffard s.). Chauffard s.
s. de Stokes-Adams (Stokes-Adams s.). Adams-Stokes s.
s. de Stryker-Halbeisen (Stryker-Halbeisen s.).
s. de Sturge-Kalischer-Weber (Sturge-Kalischer-Weber s.).
s. de Sturge-Weber (Sturge-Weber s.).
s. de Sudeck (Sudeck's s.). Sudeck's atrophy.
s. sudoral gustatorio (gustatory sweating s.).
s. de Sulzberger-Garbe (Sulzberger-Garbe s.).
s. del sumidero (sump s.).
s. de Swyer-James (Swyer-James s.).
s. de Takayasu (Takayasu's s.). Pulseless disease.
s. talámico (thalamic s.). Déjérine-Roussy s.
s. de Tapia (Tapia's s.).
s. de taquicardia-bradicardia (tachycardia-bradycardia s.).
s. de Taussig-Bing (Taussig-Bing s.).
s. tegmentario (tegmental s.).
s. temporomandibular (temporomandibular s.). Costen's s.
s. de tensión cervical (cervical tension s.). Posttraumatic neck s.
s. de tensión premenstrual (premenstrual tension s.).
s. de la tercera y cuarta bolsa faríngea (third and fourth pharyngeal pouch s.). DiGeorge s.
s. de Terry (Terry's s.). Retinopathy of prematurity.
s. de Thorn (Thorn's s.). Salt-losing nephritis.

s. de Tietze (Tietze's s.). Peristernal perichondritis.
s. tirohipofisario (thyrohypophysial s.). Sheehan's s.
s. de Tolosa-Hunt (Tolosa-Hunt s.).
s. TORCH (TORCH s.).
s. de Tornwaldt (Tornwaldt's s.).
s. de Torre (Torre's s.). Muir-Torre s.
s. de Torsten Sjögren (Torsten Sjögren's s.).
s. de Tourette (Tourette's s.). Gilles de la Tourette's s.
s. de tracción vitreorretiniana (vitreoretinal traction s.).
s. traumático ocular anterior de Frenkel (Frenkel's anterior ocular traumatic s.).
s. de Treacher Collins (Treacher Collins' s.).
s. de la tríada (triad s.). Abdominal muscle deficiency s.
s. tricorrinofalángico (trichorhinophalangeal s.).
s. por trimetadiona, fetal (fetal trimethadione s.).
s. de triple X (triple X s.).
s. de trisomía 8 (trisomy 8 s.).
s. de trisomía 13 (trisomy 13 s.). Patau's s.; trisomy D s.
s. de trisomía 18 (trisomy 18 s.). Edwards' s.; trisomy E s.
s. de trisomía 20 (trisomy 20 s.).
s. de trisomía 21 (trisomy 21 s.). Down's s.
s. de trisomía C (trisomy C s.).
s. de trisomía D (trisomy D s.). Trisomy 13 s.
s. de trisomía E (trisomy E s.). Trisomy 18 s.
s. trocantéreo (trochanteric s.).
s. de trombocitopenia-ausencia del radio (thrombocytopenia-absent radius s. (TAR)). Radial aplasia-thrombocytopenia s.
s. trombopático (thrombopathic s.).
s. de Trousseau (Trousseau's s.).
s. del túnel carpiano (carpal tunnel s.).
s. del túnel tarsiano (tarsal tunnel s.).
s. de Turcot (Turcot s.).
s. de Turner (Turner's s.). XO s.
s. de Turner masculino (male Turner's s.). Noonan's s.
s. de Uehlinger (Uehlinger's s.). Acropachyderma.
s. de Ulises (Ulysses s.).
s. urémico hemolítico (hemolytic uremic s.).
s. de Usher (Usher's s.).
s. uveocutáneo (uveocutaneous s.). Vogt-Koyanagi s.
s. uveoencefalítico (uveo-encephalitic s.). Behçet's s.
s. de uveomeningitis (uveomeningitis s.). Harada's s.
s. de vacaciones (holiday s.).
s. VACTERL (VACTERL s.).
s. de la vaina tendinosa (tendon sheath s.). Brown's s.
s. de la válvula floja (floppy valve s.).
s. de Van Buchem (van Buchem's s.).
s. de van der Hoeve (van der Hoeve's s.).
s. vascular encefalotrigeminal (encephalotrigeminal vascular s.).
s. vasculocardíaco de hiperserotoninemia (vasculocardiac s. of hyperserotonemia). Obsolete term for carcinoid s.
s. vasovagal (vasovagal s.). Vagal attack.
s. de la vena cava superior (superior vena caval s.).
s. de la vena ovárica derecha (right ovarian vein s.).
s. del ventrículo en hendidura (slit ventricle s.).
s. de Verner-Morrison (Verner-Morrison s.). WDHA s.
s. de Vernet (Vernet's s.).
s. por vibración (vibration s.).
s. virilizante suprarrenal (adrenal virilizing s.).
s. de Vogt (Vogt s.). Double athetosis.
s. de Vogt-Koyanagi (Vogt-Koyanagi s.).
s. de Vohwinkel (Vohwinkel s.). Mutilating keratoderma.
s. de von Hippel-Lindau (von Hippel-Lindau s.).
s. de von Willebrand (von Willebrand's s.).
s. de Waardenburg (Waardenburg s.). Dystopia canthorum.
s. de Wagner (Wagner's s.). Hyaloideoretinal degeneration.
s. de Waldenström (Waldenström's s.).
s. de Wallenberg (Wallenberg's s.).
s. de Waterhouse-Friderichsen (Waterhouse-Friderichsen s.).
s. WDHA (WDHA s.). Verner-Morrison s.
s. de Weber (Weber's s.). Weber's sign.
s. de Weber-Cockayne (Weber-Cockayne s.).
s. de Weill-Marchesani (Weill-Marchesani s.).
s. de Wells (Wells' s.). Eosinophilic cellulitis.
s. de Wermer (Wermer's s.).
s. de Werner (Werner's s.).
s. de Wernicke (Wernicke's s.).
s. de Wernicke-Korsakoff (Wernicke-Korsakoff s.).
s. de West (West's s.).
s. de Weyers-Thier (Weyers-Thier s.). Oculovertebral dysplasia.
s. de Widal (Widal's s.). Hayem-Widal s.
s. de Wildervanck (Wildervanck s.). Cervico-oculo-acoustic s.
s. de Williams (Williams s.).
s. de Wilson (Wilson's s.). Hepatolenticular degeneration.
s. de Wilson-Mikity (Wilson-Mikity s.). Pulmonary dysmaturity s.
s. de Wiskott-Aldrich (Wiskott-Aldrich s.). Aldrich s.
s. de Wissler (Wissler's s.).
s. de Wolff-Parkinson-White (Wolff-Parkinson-White s.).
s. de Wyburn-Mason (Wyburn-Mason s.).
s. XO (XO s.). Turner's s.
s. XXY (XXY s.). Klinefelter's s.
s. XYY (XYY s.).
s. de Zellweger (Zellweger s.). Cerebrohepatorenal s.
s. de Zieve (Zieve's s.).
s. de Zollinger-Ellison (Zollinger-Ellison s.).

sindrómico (syndromic). Relating to a syndrome.
sinematina B (synnematin B). Cephalosporin N.
sinencefalocele (synencephalocele). Protrusion of brain substance through a defect in the skull, with adhesions preventing reduction.
sinequentorotomía (synectenterotomy). Division of intestional adhesions.
sinequia (synechia, pl. synechiae). Any adhesion; specifically, anterior or posterior s.
s. anterior (anterior s.). Adhesion of the iris to the cornea.
s. anterior periférica (peripheral anterior s.). Goniosynechia.
s. anular (annular s.).
s. del pericardio (s. pericardii). Concretio cordis.
s. posterior (posterior s.).
s. total (total s.).

sinequiotomía (synechiotomy). Division of the adhesions in synechia.
sinequiótomo (synechotome). A small knife for use in synechiotomy.
sinéresis (syneresis). **1.** The contraction of a gel, e.g., a blood clot, by which part of the dispersion medium is squeezed out. **2.** Degeneration of the vitreous humor with loss of gel consistency to become partially or completely fluid.
sinergético (synergetic, synergic). Synergistic.
sinergia **1.** (synergia, synergy). Synergism. **2.** (synergism). Synergia; synergy; coordinated or correlated action of two or more structures, agents, or physiologic processes so that the combined action is greater than that of each acting separately.
sinergismo (synergism). Synergia; synergy; coordinated or correlated action of two or more structures, agents, or physiologic processes so that the combined action is greater than that of each acting separately.
sinergista (synergist). A structure, agent, or physiologic process that aids the action of another.
sinergístico (synergistic). **1.** Synergetic; synergic. Pertaining to synergism. **2.** Denoting a synergist.
sinestesia (synesthesia). A condition in which a stimulus, in addition to exciting the usual and normally located sensation, gives rise to a subjective sensation of different character or localization; e.g., color hearing, color taste.
s. álgica (s. algica). Synesthesialgia.
s. auditiva (auditory s.). Phonism.

sinestesialgia (synesthesialgia). Synesthesia algica; painful synesthesia.
sinfalangismo, sinfalangia (symphalangism, symphalangy). **1.** Syndactyly. **2.** Ankylosis of the finger or toe joints.
sinfiogenético (symphyogenetic). Relating to the combined effects of hereditary and environmental factors in determining the structure and function of the organism.
sinfisial, sinfisiario (symphysial, symphyseal, symphysic). Symphysic; grown together; relating to a symphysis; fused.
sinfisión (symphysion). A craniometric point, the most anterior point of the alveolar process of the mandible.
sinfisiotomía (symphysiotomy, symphyseotomy). Pelviotomy; pelvitomy; synchondrotomy; division of the pubic joint to increase

the capacity of a contracted pelvis sufficiently to permit passage of a living child.
sinfisiótomo (symphysiotome, symphyseotome). Instrument for use in symphysiotomy.
sínfisis (symphysis, gen. symphyses). **1.** [*symphysis*, gen. *symphyses*, NA]. Amphiarthrosis; form of cartilaginous joint in which union between two bones is effected by means of fibrocartilage. **2.** A union, meeting point, or commissure of any two structures. **3.** A pathologic adhesion or growing together.
s. cardíaca (cardiac s.).
s. intervertebral (intervertebral s.). [*symphysis intervertebralis*, NA].
s. mandibular (s. mandibulae). Mental s.
s. manubrioesternal (manubriosternal s.). [*symphysis manubriosternalis*, NA].s.
s. mentoniana (mental s.). [*symphysis mentalis*, NA].
s. pubiana (pubic s.). [*symphsis pubica*, NA].
s. sacrococcígea (s. sacrococcygea). Sacrococcygeal j.
singamia (syngamy). Conjugation of the gametes in fertilization.
singeneico (syngeneic). Isogeneic; isogenic; isologous; isoplastic; syngenic; relating to genetically identical individuals.
singenesia (syngenesis). Sexual reproduction.
singenesioplastia (syngenesioplasty). Plastic surgery involving syngenesiotransplantation.
singenesiotrasplante (syngenesiotransplantation). Transplantation in which the donor and recipient of a graft are closely related, e.g., parent and child or siblings.
singenético (syngenetic). Relating to syngenesis.
singénico (syngenic). Syngeneic.
singnatia (syngnathia). Congenital adhesion of the jaws by fibrous bands.
singultación (singultation). Hiccupping.
singulto (singultus). A hiccup.
singultoso (singultous). Relating to hiccups.
sinhidrosis (synidrosis). A condition in which excessive sweating is part of the clinical manifestation.
sinicesis (synizesis). **1.** Closure or obliteration of the pupil. **2.** The massing of chromatin at one side of the nucleus that occurs usually at the beginning of synapsis.
siniestro (sinister). [*sinister*, NA]. Left.
sinigrasa (sinigrase, sinigrinase). Thioglucosidase.
sinistrad (sinistrad). Toward the left side.
sinistral (sinistral). **1.** Sinistrous; relating to the left side. **2.** Denoting a left-handed person.
sinistralidad (sinistrality). The condition of being left-handed.
sinistro- (sinistro-). Combining form denoting left, toward the left.
sinistrocardia (sinistrocardia). Displacement of the heart beyond the normal position on the left side.
sinistrocerebral (sinistrocerebral). Relating to the left cerebral hemisphere.
sinistrogiro (sinistrogyration). Sinistrotorsion.
sinistrómano **1.** (left-handed). Sinistromanual. **2.** (sinistromanual). Left-handed.
sinistroocular **1.** (left-eyed). Sinistrocular. **2.** (sinistrocular). Left-eyed; denoting one who prefers the left eye in monocular work, such as in the use of a microscope.
sinistropedal **1.** (left-footed). Sinistropedal. **2.** (sinistropedal). Left-footed; denoting one who uses the left leg by preference.
sinistrorrotación (sinistrorotation). Sinistrotorsion.
sinistrorso (sinistrorse). Turned or twisted to the left.
sinistrotorsión (sinistrotorsion). Levorotation; levotorsion; sinistrogyration; sinistrorotation; a turning or twisting to the left.
sinoauricular **1.** (sinoatrial). Sinuatrial; relating to the sinus venosus and the right atrium of the heart. **2.** (sinuatrial). Sinoatrial.
sinofris (synophrys). Hypertrophy and fusion of the eyebrows.
sinoftalmía (synophthalmia, synophthalmus). Cyclopia.
sinografía (sinography). Radiographic use of a contrasting medium to visualize a sinus tract.
sinónimo (synonym). In biologic nomenclature, a term used to denote one of two or more names for the same species or taxonomic group (taxon).
s. objetivos (objective s.'s).
s. senior (senior s.). The earliest published of two or more available terms for the same organism.
s. subjetivos (subjective s.'s).
sinoniquia (synonychia). Fusion of two or more nails of the digits, as in syndactyly.
sinoptóforo (synoptophore). A modified form of Wheatstone stereoscope used in orthoptic training.
sinopulmonar (sinopulmonary). Relating to the paranasal sinuses and the pulmonary airway.
sinorquidismo, sinorquismo, sinorquidia (synorchidism, synorchism). Congenital fusion of the testes in the abdominal cavity.
sinosqueo (synoscheos). Partial or complete adhesion of the penis and scrotum, a malformation in hermaphroditism.
sinosteología (synosteology). Arthrology.
sinosteosis (synosteosis). Synostosis.
sinostosis (synostosis). Bony ankylosis; synosteosis; true ankylosis; osseous union between the bones forming a joint.
s. tribasilar (tribasilar s.).
sinostótico (synostotic). Relating to synostosis.
sinotia (synotia). Fusion or abnormal approximation of the lobes of the ears in otocephaly.
sinovaginal (sinovaginal). Relating to that part of the vagina derived from the urogenital sinus.
sinovectomía (synovectomy). Villusectomy; exsection of a portion or all of the synovial membrane of a joint.
sinovia (synovia). [*synovia*, NA]. Joint oil; synovial fluid; a clear thixotropic fluid, the function of which is to serve as a lubricant in a joint, tendon sheath, or bursa.
sinovial (synovial). **1.** Relating to, containing, or consisting of synovia. **2.** Relating to the membrana synovialis.
sinovio (synovium). Membrana synovialis.
sinovioma (synovioma). A tumor of synovial origin involving joint or tendon sheath.
s. maligno (malignant s.). Synovial sarcoma.
sinovíparo (synoviparous). Producing synovia.
sinovitis (synovitis). Inflammation of a synovial membrane, especially that of a joint.
s. bursal (bursal s.). Bursitis.
s. filarial (filarial s.).
s. purulenta (purulent s.). Suppurative arthritis.
s. seca **1.** (s. sicca). Dry s. **2.** (dry s.). S. with little serous or purulent effusion.
s. serosa (serous s.). S. with a large effusion of nonpurulent fluid.
s. supurada (suppurative s.). Suppurative arthritis.
s. tendinosa (tendinous s.). Tenosynovitis.
s. vaginal (vaginal s.). Tenosynovitis.
s. vellonodular pigmentada (pigmented villonodular s.).
s. vellosa hemorrágica crónica (chronic hemorrhagic villous s.).
sinpolidactilia (synpolydactyly). Associated syndactyly and polydactyly.
sinqueilia, sinquilia (syncheilia, synchilia). A more or less complete adhesion of the lips; atresia of the mouth.
sinqueiria, sinquiria (syncheiria, synchiria). A form of dyscheiria in which the subject refers a stimulus applied to one side of the body to both sides.
sinquisis (synchysis). Collapse of the collagenous framework of the vitreous humor, with liquefaction of the vitreous body.
s. centellante (s. scintillans).
sintáctica (syntactics). A branch of semiotics concerned with the formal relations between signs, in abstraction from their meaning and their interpreters.
sintalidad (syntality). The consistent and predictable behavior of a social group.
sintasa (synthase). Trivial name used in Enzyme Commission Report for a lyase reaction going in the reverse direction.
sintéctico (syntectic). Pertaining to or marked by syntexis.
sintenía (synteny). The relationship between two genetic loci (not genes) represented on the same chromosomal pair or (for haploid chromosomes) on the same chromosome; an anatomic rather than a segregational relationship.
sinténico (syntenic). Pertaining to synteny.
sinter (sinter). To heat a powdered substance without thoroughly melting it, causing it to fuse into a solid but porous mass.
sintérmico (synthermal). Having the same temperature.
síntesis (synthesis, pl. syntheses). **1.** A building up, putting together, composition. **2.** In chemistry, the formation of compounds

Q
R
S

by the union of simpler compounds or elements. **3.** A period in the cell cycle.
s. de continuidad (s. of continuity).
s. enzimática (enzymatic s.). S. by enzymes.
s. de proteínas (protein s.).
sintetasa (synthetase). An enzyme catalyzing the synthesis of a specific substance.
sintético (synthetic). Relating to or made by synthesis.
sintetizar (synthesize). To make something by synthesis, i.e., synthetically.
sintexis (syntexis). Emaciation or wasting.
síntoma (symptom). Any morbid phenomenon or departure from the normal in structure, function, or sensation, experienced by the patient and indicative of disease.
s. de abstinencia (abstinence s.'s). Withdrawal s.'s.
s. accesorio (accessory s.). Assident s.; concomitant s.
s. accidental (accidental s.).
s. del arco iris (rainbow s.). Glaucomatous halo.
s. asidente (assident s.). Accessory s.
s. de Baumès (Baumès s.).
s. de Bezold (Bezold's s.). Bezold' sign.
s. de Bolognini (Bolognini's s.).
s. cardinal (cardinal s.). The primary or major s. of diagnostic importance.
s. concomitante (concomitant s.). Accessory s.
s. constitucional (constitutional s.).
s. de deficiencia (deficiency s.).
s. de Demarquay (Demarquay's s.).
s. de Duroziez (Duroziez' s.). Duroziez' murmur.
s. de encarcelación (incarceration s.). Dietl's crisis.
s. de Epstein (Epstein's s.).
s. equívoco (equivocal s.).
s. de Fischer (Fischer's s.).
s. de Frenkel (Frenkel's s.). Lowered muscular tonus in tabes dorsalis.
s. de Gordon (Gordon's s.). Tonic reflex.
s. de Griesinger (Griesinger's s.).
s. de Haenel (Haenel's s.).
s. inducido (induced s.).
s. de Kerandel (Kerandel's s.).
s. de Kussmaul (Kussmaul's s.).
s. local (local s.).
s. localizador (localizing s.).
s. de Macewen (Macewen's s.). Macewen's sign.
s. objetivo (objective s.). A s. that is evident to the observer.
s. de Oehler (Oehler's s.).
s. patognomónico (pathognomonic s.).
s. de Pratt (Pratt's s.).
s. de primer nivel (first rank s.'s (FRS)). Schneider's first rank s.'s.
s. de primer nivel de Schneider (Schneider's first rank s.'s, schneiderian first rank symptom's).
s. reflejo (reflex s.). Sympathetic s.
s. de retiro (withdrawal s.'s). Abstinence s.'s.
s. de Romberg (Romberg's s.).
s. de Romberg-Howship (Romberg-Howship s.).
s. simpático (sympathetic s.). Reflex s.
s. de Sklowsky (Sklowsky s.).
s. subjetivo (subjective s.). A s. apparent only to the patient.
s. de Trendelenburg (Trendelenburg's s.).
s. de Trunecek (Trunecek's s.).
s. de Wartenberg (Wartenberg's s.).
sintomático (symptomatic). Indicative; relating to or constituting the aggregate of symptoms of a disease.
sintomatolítico (symptomatolytic, symptomolytic). Removing symptoms.
sintomatología (symptomatology). **1.** The science of the symptoms of disease, their production, and the indications they furnish. **2.** The aggregate of symptoms of a disease.
sintónico (syntonic). Having even tone or temperament; a personality trait characterized by a high degree of emotional responsiveness to the environment.
sintórax (synthorax). Thoracopagus.
sintosis (symptosis). A localized or general wasting of the body.
sintrofismo (syntrophism). State of mutual dependence, with reference to food supply, of organs or cells of a plant or an animal.
sintrofoblasto (syntrophoblast). Syncytiotrophoblast.
sintropía (syntropy). **1.** The tendency sometimes seen in two diseases to coalesce into one. **2.** The state of harmonious association with others. **3.** In anatomy, a number of similar structures inclined in one general direction; e.g., the spinous processes of a series of vertebrae, the ribs.
s. inversa (inverse s.).
sintrópico (syntropic). Relating to syntropy.
sinusitis (sinusitis). Inflammation of the lining membrane of any sinus, especially of one of the paranasal sinuses.
s. abscedante (s. abscendens).
s. frontal (frontal s.). Infection in one or both frontal sinuses.
s. infecciosa del pavo (infectious s. of turkeys).
sinusoidal (sinusoidal). Sinusoid. Relating to a sinusoid.
sinusoide (sinusoid). **1.** Sinusoidal. Resembling a sinus. **2.** Sinusoidal capillary; a thin-walled terminal blood vessel having an irregular and larger caliber than an ordinary capillary.
s. uterino (uterine s.). Uterine sinus.
sinusotomía (sinusotomy). Incision into a sinus.
sireniforme (sireniform). Denoting a malformation with the appearance of sirenomelia.
sirenomelia (sirenomelia). Mermaid deformity; symmelia; union of the legs with partial or complete fusion of the feet.
siriasis (siriasis). Sunstroke.
sirigmo (syrigmus). Tinnitus aurium.
siringectomía (syringectomy). Fistulectomy.
siringitis (syringitis). Inflammation of the eustachian tube.
siringo-, siring- (syringo-, syring-). Combining forms relating to a syrinx.
siringoadenoma **1.** (syringoadenoma). Syringadenoma. **2.** (syringadenoma). Syringoadenoma; a benign sweat gland tumor showing glandular differentiation typical of secretory cells.
siringoadenoso (syringadenosus). Relating to the sweat glands.
siringobulbia (syringobulbia). A fluid-filled cavity of the brainstem, analogous to syringomyelia.
siringocarcinoma (syringocarcinoma). A malignant epithelial neoplasm which has undergone cystic change (cystic carcinoma).
siringocele (syringocele). **1.** Canalis centralis. **2.** A meningomyelocele in which there is a cavity in the ectopic spinal cord.
siringocistoadenoma (syringocystadenoma). A cystic benign sweat gland tumor.
s. papilífero (s. papilliferum).
siringocistoma (syringocystoma). Hidrocystoma.
siringoencefalomielia (syringoencephalomyelia). A tubular cavity involving both brain and spinal cord and etiologically unrelated to vascular insufficiency.
siringoide (syringoid). Resembling a tube or fistula.
siringoma (syringoma). A benign, often multiple, neoplasm of the sweat glands composed of very small round cysts.
s. condroide (chondroid s.). Mixed tumor of skin.
siringomeningocele (syringomeningocele). A form of spina bifida in which the dorsal sac consists chiefly of membranes, with very little cord substance, enclosing a cavity that communicates with a syringomyelic cavity.
siringomielia (syringomyelia). Hydrosyringomyelia; Morvan's disease; myelosyringosis; syringomyelus; the presence in the spinal cord of longitudinal cavities lined by dense, gliogenous tissue, which are not caused by vascular insufficiency.
siringomielo (syringomyelus). Syringomyelia.
siringomielocele (syringomyelocele). A form of spina bifida, consisting in a protrusion of the membrane and spinal cord through a dorsal defect in the vertebral column.
siringopontia (syringopontia). A condition of cavity formation in the pons, of the same nature as syringomyelia.
siringotomía (syringotomy). Fistulotomy.
siringótomo (syringotome). Fistulatome.
sirosingopina (syrosingopine). Carbethoxysyringoyl methyl reserpate; prepared from reserpine by hydrolysis and reesterification; an antihypertensive agent with actions similar to those of reserpine.
siruposo (syrupy). Relating to syrup; of the consistency of syrup.
sisarcósico (syssarcosic). Syssarcotic.
sisarcosis (syssarcosis). A muscular articulation; union of bones by muscle; e.g., in man, the muscular connections of the patella.

sisarcótico (syssarcotic). Syssarcosic; relating to or characterized by syssarcosis.
sismoterapia (sismotherapy). Vibratory massage.
sisomicina, sulfato de (sisomicin sulfate). An antibiotic produced by *Micromonospora inyoensis* that has a spectrum of activity and application similar to that of gentamicin.
sistáltico (systaltic). Pulsating; alternately contracting and dilating; denoting the action of the heart.
sistema (system). **1.** A consistent and complex whole made up of correlated and semi-independent parts. **2.** The entire organism seen as a complex organization of parts. **3.** Any complex of structures anatomically or functionally related. **4.** A scheme of medical theory.
s. absoluto de unidades (absolute s. of units).
s. absorbente (absorbent s.). Systema lymphaticum.
s. activador reticular (reticular activating s. (RAS)).
s. alimentario (alimentary s.). Apparatus digestorius.
s. arco-asa-remolino (arch-loop-whorl s. (A.L.W.)).
s. de asociación (association s.).
s. de aviso de hipoxia (hypoxia warning s.).
s. bulbosacro (bulbosacral s.). Pars parasympathica.
s. de calicreína (kallikrein s.).
s. cardiovascular (cardiovascular s.).
s. centímetro-gramo-segundo (CGS: s. cegesimal) (centimeter-gram-second s. (CGS, cgs)).
s. cerebroespinal (cerebrospinal s.).
s. cinético (kinetic s.).
s. circulatorio (circulatory s.). Vascular s.
s. citocrómico (cytochrome s.). Respiratory chain.
s. coloidal (colloid s.).
s. conductor del corazón (conducting s. of heart).
s. craneosacro (craniosacral s.). Pars parasympathica.
s. cromafín (chromaffin s.).
s. dérmico o dermoide (dermal s., dermoid s.).
s. digestivo **1.** (systema digestorium). [*systema digestorium*, NA]. Apparatus digestorius. **2.** (digestive s.). Apparatus digestorius.
s. ecológico (ecological s.). Ecosystem.
s. endocrino (endocrine s.).
s. de endomembrana (endomembrane s.). Endoplasmic reticulum.
s. esquelético **1.** (systema skeletale). [*systema skeletale*, NA]. Skeletal system. **2.** (skeletal s.). Systema skeletale.
s. estático (static s.).
s. estesiódico (esthesiodic s.).
s. estomatognático (stomatognathic s.).
s. exterofectivo (exterofective s.).
s. fagocítico mononuclear (mononuclear phagocyte s. (MPS)).
s. de Galton de clasificación de impresiones digitales **1.** (Galton's system of classification of fingerprint's). **2.** (Galton's s. of classification of fingerprints).
s. genital (genital s.). Reproductive s.
s. genitourinario (genitourinary s.). Apparatus urogenitalis.
s. glandular (glandular s.).
s. de grupos sanguíneos (blood group s.'s).
s. de Havers (haversian s.). Osteon.
s. hematopoyético (hematopoietic s.).
s. heterogéneo (heterogeneous s.).
s. de His-Tawara (His-Tawara s.).
s. homogéneo (homogeneous s.).
s. indicador (indicator s.).
s. inmunológico (immune s.).
s. intermedio (intermediary s.). Interstitial lamella.
s. interofectivo (interofective s.).
s. límbico (limbic s.). Visceral brain.
s. de líneas laterales (lateral line s.).
s. linfático **1.** (systema lymphaticum). [*systema lymphaticum*, NA]. Lymphatic system; absorbent system. **2.** (lymphatic s.). Systema lymphaticum.
s. de macrófagos (s. of macrophages). Mononuclear phagocytic s.
s. masticatorio (masticatory s.). Masticatory apparatus.
s. métrico (metric s.).
s. metro-kilogramo-segundo (MKS) (meter-kilogram-second s. (MKS, mks)).
s. motor extrapiramidal (extrapyramidal motor s.).
s. motor gamma (gamma motor s.). Gamma loop.
s. muscular (muscular s.).
s. nervioso **1.** (systema nervosum). [*systema nervosum*, NA]. Nervous system. **2.** (nervous s.). [*systema nervosum*, NA].
s. nervioso autónomo **1.** (systema nervosum autonomicum). [*systema nervosum autonomicum*, NA]. Pars autonomica. **2.** (autonomic nervous s.). Pars autonomica.
s. nervioso central **1.** (systema nervosum centrale). [*systema nervosum centrale*, NA]. Pars centralis. **2.** (central nervous s. (CNS)). Pars centralis.
s. nervioso involuntario (involuntary nervous s.).
s. nervioso metamérico (metameric nervous s.). Paleencephalon.
s. nervioso parasimpático (parasympathetic nervous s.).
s. nervioso periférico **1.** (systema nervosum periphericum). Pars peripherica. **2.** (peripheral nervous s.).
s. nervioso simpático (sympathetic nervous s.).
s. nervioso vegetativo (vegetative nervous s.). Pars autonomica.
s. nervioso visceral (visceral nervous s.). Pars autonomica.
s. neuromuscular (neuromuscular s.).
s. neurosecretorio caudal (caudal neurosecretory s.). Urohypophysis.
s. no específico (nonspecific s.). Reticular activating s.
s. de nomenclatura de Linneo (linnaean s. of nomenclature).
s. O-R (O-R s.). Abbreviation for oxidation-reduction s.
s. oclusal (occlusal s.). Occlusal scheme.
s. oculomotor (oculomotor s.).
s. de oxidación-reducción (O-R) (oxidation-reduction s. (O-R)). Redox s.
s. pedal (pedal s.).
s. periódico (periodic s.).
s. pie-libra-segundo (foot-pound-second s. (FPS, fps)).
s. de Pinel (Pinel's s.).
s. porta (portal s.).
s. porta hipotalamohipofisario (hypothalamohypophysial portal s.).
s. presorreceptor (pressoreceptor s.).
s. de la properdina (properdin s.).
s. de proyección (projection s.).
s. de Purkinje (Purkinje s.).
s. redox (redox s.). Oxidation-reduction s.
s. de referencia hexaxial (hexaxial reference s.).
s. de referencia triaxial (triaxial reference s.).
s. renina-angiotensina (renin-angiotensin s.).
s. reproductor (reproductive s.). Genital s.
s. respiratorio **1.** (systema respiratorium). [*systema respiratorium*, NA]. Apparatus respiratorius. **2.** (respiratory s.). Apparatus respiratorius.
s. reticuloendotelial (reticuloendothelial s. (RES)).
s. de retroalimentación (feedback s.).
s. sanguíneo-vascular (blood-vascular s.). Cardiovascular s.
s. de segundas señales (second signaling s.).
s. somestésico (somesthetic s.).
s. T (T s.).
s. tegumentario (integumentary s.).
s. toracolumbar (thoracolumbar s.).
s. de transporte de electrones (electron-transport s.).
s. urinario (urinary s.). Apparatus urogenitalis.
s. urogenital **1.** (systema urogenitale). [*systema urogenitale*, NA]. Apparatus urogenitalis. **2.** (urogenital s.). Apparatus urogenitalis.
s. uropoyético (uropoietic s.).
s. vascular (vascular s.).
s. venoso vertebral (vertebral venous s.). Plexus venosus vertebralis.
s. vertebral-basilar (vertebral-basilar s.).
Sistema Internacional de Unidades (SI) (International System of Units). A system of measurements, based on the metric system, adopted at the 11th General Conference on Weights and Measures of the International Organization for Standardization (1960) to cover both the coherent units (basic, supplementary, and derived units) and the decimal multiples and submultiples of these units formed by use of prefixes proposed for general international scientific and technological use.
sistemático (systematic). Relating to a system in any sense; arranged according to a system.

sistematización (systematization). The arrangement of ideas into orderly sequence.
sistémico (systemic). Relating to a system; specifically somatic, relating to the entire organism as distinguished from any of its individual parts.
sistemoide (systemoid). Resembling a system; denoting a tumor of complex structure resembling an organ.
sístole (systole). Miocardia; contraction of the heart, especially of the ventricles, by which the blood is driven through the aorta and pulmonary artery to traverse the systemic and pulmonary circulations, respectively.
  s. abortada (aborted s.).
  s. alternada (s. alternans). Hemisystole.
  s. auricular (atrial s., auricular s.). Contraction of the atria.
  s. electromecánica (electromechanical s.). Q-S_2 interval.
  s. prematura (premature s.). Extrasystole.
  s. tardía (late s.). Prediastole.
  s. ventricular (ventricular s.). Contraction of the ventricles.
sistólico (systolic). Relating to, or occurring during cardiac systole.
sistolómetro (systolometer). **1.** An apparatus for determining the force of the cardiac contraction. **2.** An instrument for analyzing the sounds of the heart.
sistrema (systremma). A muscular cramp in the calf of the leg, the contracted muscles forming a hard ball.
sitio (site). Situs; place; location.
  s. activo (active s.).
  s. alostérico (allosteric s.).
  s. de cambio (switching s.).
  s. frágil (fragile s.).
  s. privilegiado (privileged s.).
  s. receptor (receptor s.).
  s. de restricción (restriction s.). Cleavage s.
  s. de segmentación (cleavage s.). Restriction s.
sito- (sito-). Combining form relating to food or grain.
sitostano (sitostane). Stigmastane.
β-sitosterol (β-sitosterol). Cinchol; stigmast-5-en-3β-ol; (24*R*)-24-ethyl-5-cholesten-3β-ol; an anticholesteremic.
sitotaxis (sitotaxis). Sitotropism.
sitotoxina (sitotoxin). Any food poison, especially one developing in grain.
sitotoxismo (sitotoxism). **1.** Poisoning by spoiled or fungous grain. **2.** Food poisoning in general.
sitotropismo (sitotropism). Sitotaxis; turning of living cells to or away from food.
situación (situation). The aggregate of biological, psychological, and sociological factors that affect an individual's behavioral pattern.
  s. psicoanalítica (psychoanalytic s.).
situs (situs). Site.
  s. inversus (s. inversus). S. transversus; reversal of position or location.
  s. perversus (s. perversus). Malposition of any viscus.
  s. solitus (s. solitus). The normal visceral arrangement.
  s. transversus (s. transversus). S. inversus.
SK (SK). Abbreviation for streptokinase.
slyke (slyke (sl)). A unit of buffer value, the slope of the acid-base titration curve of a solution; the millimoles of strong acid that must be added per unit of change in pH.
Sm (Sm). Symbol for samarium.
smog (smog). Air pollution characterized by a hazy and often highly irritating atmosphere resulting from a mixture of fog with smoke and other air pollutants.
Sn (Sn). Symbol for tin.
***sn*-** (*sn*-). Prefix meaning stereospecifically numbered.
snare (snare). An instrument for removing polyps and other projections from a surface, especially within a cavity; it consists of a wire loop passed around the base of the tumor and gradually tightened.
  s. frío (cold s.).
  s. galvanocáustico, caliente (galvanocaustic s.).
SNC (CNS). Abbreviation for central nervous system.
SOAP (SOAP). Acronym for subjective, objective, assessment, and plan; used in problem-oriented records for organizing follow-up data, evaluation, and planning.
sobaco (armpit). Fossa axillaris.
sobrealimentación 1. (hyperalimentation). Superalimentation. **2.** (suralimentation). Hyperalimentation.
sobreaprendizaje (overlearning). In the psychology of memory, continuation of practice beyond the point where one is able to perform according to the specified criterion.
sobrecierre (overclosure). A decrease in occlusal vertical dimension.
sobrecompensación (overcompensation). **1.** An exaggeration of personal capacity by which one overcome's a real or imagined inferiority. **2.** The process in which a psychologic deficiency inspires exaggerated correction.
sobrecorrección (overcorrection). In behavior modification treatment programs, especially those involving mentally retarded individuals, overlearning the desired target behavior beyond the set criterion to assure that the behavior will continue to meet the established criterion when the post-learning decrements and forgetting occur.
sobredeterminación (overdetermination). In psychoanalysis, ascribing the cause of a single behavioral or emotional reaction, mental symptom, or dream to the operation of two or more forces.
sobredominancia (overdominance). That state in which the heterozygote is more fit than the homozygous state for either of the alleles that it comprises.
sobredominante (overdominant). Denoting heterogygous states that exhibit overdominance.
sobreerupción (overeruption). Occlusal projection of a tooth beyond the line of occlusion.
sobreestimulación (overshoot). Generally, any initial change, in response to a sudden step change in some factor, that is greater than the steady-state response to the new level of that factor.
sobreextensión (overextension). Hyperextension.
sobrehidratación (overhydration). Hyperhydration.
sobremordida (overbite). Vertical overlap.
sobrepeso (overlay). An addition to an already existing condition.
  s. emocional (emotional o.).
sobreprótesis (overdenture). Overlay denture.
sobrerrespuesta (overresponse). An abnormally strong reaction to a stimulus.
sobretono (overtone). Any of the tones, other than the lowest or fundamental tone, of which a sound is composed.
  s. psíquico (psychic o.).
sobreventilación (overventilation). Hyperventilation.
socaloína (socaloin). An aloin obtained from aloes of the island of Socotra.
socavación (undercut). The contour of a cross-section of a residual ridge or dental arch which would prevent the insertion of a denture.
socia parotidis (socia parotidis). Glandula parotidea accessoria.
socialización (socialization). **1.** The process of learning, attitudes and interpersonal and interactional skills which are in conformity with the values of one's society. **2.** In a group therapy setting, a way of learning to effectively participate in the group.
socio- (socio-). Combining form denoting social, society.
sociocéntrico (sociocentric). Outgoing; reactive to the social or cultural milieu.
sociocentrismo (sociocentrism). Taking one's own social group as the standard by which others are measured.
sociocosmos (sociocosm). The totality that includes human society, human thought, and the relationship of man to nature.
sociogénesis (sociogenesis). The origin of social behavior from past interpersonal experiences.
sociograma (sociogram). A diagrammatic representation of the valences and degrees of attractiveness and acceptance of each individual rated according to the interpersonal interactions between and among members of a group.
sociomédico (sociomedical). Pertaining to the relation of the practice of medicine to society.
sociometría (sociometry). The study of interpersonal relationships in a group.
sociópata (sociopath). Former designation for a person with an antisocial personality type of disorder.
sociopatía (sociopathy). Obsolete term for the behavioral pattern exhibited by persons with an antisocial personality type of disorder.
soda (soda). Sodium carbonate.
  s. cálcica (s. lime).
  s. cáustica (caustic s.). Sodium hydroxide.

s. de hornear (baking s.). Sodium bicarbonate.
s. para lavar (washing s.). Sodium carbonate.
sódico (sodic). Relating to or containing soda or sodium.
sodio (sodium (Na)). Natrium; a metallic element, symbol Na, atomic no. 11, atomic weight 22.99; an alkali metal oxidizing readily in air or water.
acetato de s. (s. acetate).
alginato de s. (s. alginate). Algin.
***p*-aminofenilarsonato de s.** (s. *p*-aminophenylarsonate).
***p*-aminohipurato de s.** (s. *p*-aminohippurate).
aminosalicilato de s. (s. aminosalicylate).
antimonil tartrato de s. (s. antimonyl tartrate).
antimonilgluconato de s. (s. antimonylgluconate).
arsanilato de s. (s. arsanilate). S. *p*-aminophenylarsonate.
ascorbato de s. (s. ascorbate).
aurotiomalato de s. (s. aurothiomalate). Gold sodium thiomalate.
aurotiosulfato de s. (s. aurothiosulfate). Gold sodium thiosulfate.
benzoato de s. (s. benzoate).
bicarbonato de s. (s. bicarbonate). Baking soda.
bifosfato de s. (s. biphosphate). S. acid phosphate.
bisulfito de s. (s. bisulfite). S. pyrosulfite.
borato de s. (s. borate). Borax; s. pyroborate; s. tetraborate.
bromuro de s. (s. bromide).
cacodilato de s. (s. cacodylate). S. dimethylarsenate.
carbonato ácido de s. (s. acid carbonate). S. bicarbonate.
carbonato de s. (s. carbonate). Sal soda; soda; washing soda.
carbonato hidrogenado de s. (s. hydrogen carbonate). S. bicarbonate.
carboximetilcelulosa de s. (s. carboxymethyl cellulose).
citrato ácido de s. **1.** (s. acid citrate). S. citrate. **2.** (s. citrate, acid). Disodium hydrogen citrate.
citrato de s. (s. citrate). S. acid citrate; trisodium citrate.
cloruro de s. (s. chloride). Common salt; table salt.
cromato de s., Cr 51 (s. chromate, Cr 51).
cromoglicato de s. (s. cromoglycate). Cromolyn sodium.
dehidrocolato de s. (s. dehydrocholate). A cholagogue.
diatrizoato de s. (s. diatrizoate).
dimetilarsenato de s. (s. dimethylarsenate). S. cacodylate.
dodecilsulfato de s. (s. dodecyl sulfate).
edetato cálcico de s. (s. calcium edetate). Edetate calcium disodium.
estearato de s. (s. stearate).
etilsulfato de s. (s. ethylsulfate). S. sulfovinate.
fenolsulfonato de s. (s. phenolsulfonate). S. sulfocarbolate.
fluoruro de s. (s. fluoride).
fluosilicato de s. (s. fluosilicate). S. hexafluorosilicate.
folato de s. (s. folate). S. pteroylglutamate.
fosfato ácido de s. (s. acid phosphate). S. biphosphate.
fosfato de s. (s. phosphate). S. orthophosphate.
fosfato de s., efervescente (effervescent s. phosphate).
fosfato dibásico de s. (dibasic s. phosphate). S. phosphate.
fosfato dibásico de s. (s. phosphate dibasic). S. phosphate.
fosfato dihidrogenado de s. (s. dihydrogen phosphate). S. biphosphate.
fosfato P 32 de s. (s. phosphate P 32).
fosfato primario de s. (primary s. phosphate). S. biphosphate.
fusidato de s. (s. fusidate). Fusidate sodium.
glicerofosfato de s. (s. glycerophosphate).
grupo del s. (sodium group). The alkali metals: cesium, lithium, potassium, rubidium, and sodium.
hexafluorosilicato de s. (s. hexafluorosilicate). S. fluosilicate.
hidróxido de s. (s. hydroxide). Caustic soda.
hipofosfito de s. (s. hypophosphite).
hiposulfito de s. (s. hyposulfite). S. thiosulfate.
ictiolsulfonato de s. (s. ichthyolsulfonate). An alterative and antiseptic.
indigotindisulfonato de s. (s. indigotindisulfonate). Indigo carmine.
lactato de s. (s. lactate).
laurilsulfato de s. (s. lauryl sulfate).
s. levotiroxina (s. levothyroxine).
liotironina de s. (s. liothyronine).
metabisulfito de s. (s. metabisulfite).
metilarsonato de s. (s. methylarsonate).
nitrato de s. (s. nitrate). Chilean saltpeter; cubic niter.
nitrito de s. (s. nitrite).
nitroprusiato de s. (s. nitroprusside). S. nitroferricyanide.
nucleato de s., nucleinato de s. (s. nucleate, s. nucleinate).
ortofosfato de s. (s. orthophosphate). S. phosphate.
perborato de s. (s. perborate).
peróxido de s. (s. peroxide).
pertecnetato de s. (s. pertechnetate).
piroborato de s. (s. pyroborate). S. borate.
pirosulfito de s. (s. pyrosulfite). S. bisulfite.
propionato de s. (s. propionate).
psiliato de s. (s. psylliate).
pteroilglutamato de s. (s. pteroylglutamate). S. folate.
ricinoleato de s., ricinato de s. (s. ricinoleate, s. ricinate).
rodanato de s. (s. rhodanate). S. thiocyanate.
salicilato de s. (s. salicylate).
silicofluoruro de s. (s. silicofluoride). S. hexafluorosilicate.
succinato de s. (s. succinate). Disodium succinate.
sulfato ácido polianhidromanurónico de s. (s. polyanhydromannuronic acid sulfate).
sulfato de s. (s. sulfate). Glauber's salt.
sulfito de s. (s. sulfite).
sulfito de s. exsecado (exsiccated s. sulfite).
sulfito hidrogenado de s. (s. hydrogen sulfite). S. bisulfite.
sulfocarbolato de s. (s. sulfocarbolate). S. phenolsulfonate.
sulfocianato de s. (s. sulfocyanate). S. thiocyanate.
sulfonato de s., de poliestireno (s. polystyrene sulfonate).
sulforricinato de s., sulforricinoleato de s. (s. sulforicinate, s. sulforicinoleate).
sulfovinato de s. (s. sulfovinate). S. ethylsulfate.
tartrato de s. (s. tartrate). A laxative.
tartrato de s. y potasio (s. potassium tartrate).
taurocolato de s. (s. taurocholate).
tetraborato de s. (s. tetraborate). S. borate.
tetradecil sulfato de s. (s. tetradecyl sulfate).
tiocianato de s. (s. thiocyanate).
tiosulfato de s. (s. thiosulfate). S. hyposulfite.
tungstoborato de s. (s. tungstoborate).
yoduro de s. (s. iodide). NaI used as a source of iodine.
yoduro de s., I 131 (s. iodide I 131).
sodio- (sodio-). Prefix denoting a compound containing sodium; as sodiocitrate, sodiotartrate, a citrate or tartrate of some element containing sodium in addition.
sodoku (sodoku). Rat-bite fever.
sodomía (sodomy). Buggery; a term denoting a variety of sexual practices considered abnormal, especially bestiality, fellatio, and anal intercourse.
sodomita, sodomista (sodomist, sodomite). One who practices sodomy.
sofisticar (sophisticate). To adulterate.
soflama (hot flush). Colloquialism for a vasomotor symptom of the climacteric characterized by sudden vasodilation with a sensation of heat, usually involving the face and neck, and upper part of the chest.
sofocación (suffocation). The act or condition of suffocating or of asphyxiation.
sofocar (suffocate). **1.** To impede respiration; to asphyxiate. **2.** To be unable to breathe; to suffer from asphyxiation.
soforetina (sophoretin). Quercetin.
soja **1.** (soja). Soybean. **2.** (soybean). Soja; soya; the bean of the climbing herb *Glycine soja* or *G. hispida* (family Leguminosae); a bean rich in protein and containing little starch; it is the source of s. oil.
sokosho (sokosho). Rat-bite fever.
sol (sol). A colloidal dispersion of a solid in a liquid.
sol. sat. (sat. sol., sat. soln.). Abbreviation for saturated solution.
sol. (sol.). Abreviation for solution.
solación (solation). In colloidal chemistry, the transformation of a gel into a sol, as by melting gelatin.
solanáceo (solanaceous). Pertaining to plants of the family Solanaceae, or to drugs derived from them.
solano (nightshade). Any of a number of plants of the genus *Solanum* (family Solanaceae) and of some other genera of the family Solanaceae.
s. mortal o venenoso (deadly n.). Belladonna.

solanocromeno (solanochromene). Plastochromenol-8.
solapsona (solapsone). Solasulfone.
solasulfona (solasulfone). Solapsone; tetrasodium 1,1'-[sulfonyl-bis(*p*-phenyleneimino)] bis [3-phenyl-1,3-propanedisulfonate]; a leprostatic agent.
soldadura (solder). A fusible alloy used to unite edges or surfaces of two pieces of metal of higher melting point.
soldar (solder). To join two pieces of metal with a fusible alloy.
solenoide (solenoid). A helical coil of wire energized electrically to produce a magnetic field, which induces a current in any conductor placed within or near the coil.
solenopsina A (solenopsin A). *trans*-2-Methyl-6-*n*-undecylpiperidine; one of several, probably five, alkaloidal constituents present in the venom of the imported fire ant, *Solenopsis saevissima*.
sóleo (soleus).
solidismo (solidism). Methodism; the theory propounded by Asclepiades and his followers that disease was due to an imbalance between solid particles (atoms) of the body and the spaces (pores) between them.
solidista (solidist). An adherent of the doctrine of solidism.
solidístico (solidistic). Relating to solidism.
sólido (solid). **1.** Firm; compact; not fluid; without interstices or cavities; not cancellous. **2.** A body that retains its form when not confined; one that is not fluid, neither liquid nor gaseous.
solidus (solidus). That line on a constitution diagram indicating the temperature below which all metal is solid.
solípedo (soliped). A solid-hoofed animal such as the horse.
solipsismo (solipsism). A philosophical concept that whatever exists is a product of will and the ideas of the perceiving individual.
solubilidad (solubility). The property of being soluble.
soluble (soluble). Capable of being dissolved.
solución (solution (sol., soln.)). **1.** The incorporation of a solid, a liquid, or a gas in a liquid or noncrystalline solid resulting in a homogeneous single phase. **2.** Generally, an aqueous s. of a nonvolatile substance. **3.** The termination of a disease by crisis. **4.** A break, cut or laceration of the solid tissues.
s. acética (acetic s.). A vinegar.
s. de Benedict (Benedict's s.).
s. de Burow (Burow's s.).
s. coloidal (colloidal s.). Colloidal dispersion.
s. de contigüidad (s. of contiguity).
s. de continuidad (s. of continuity). Dieresis.
s. de Dakin (Dakin's s.). Dakin's fluid.
s. diferenciante de Gallego (Gallego's differentiating s.).
s. de Earle (Earle's s.).
s. estándar, estandarizada (standard s., standardized s.).
s. etérea (ethereal s.). A s. of any substance in ether.
s. de Fehling (Fehling's s.). Fehling's reagent.
s. fisiológica (physiological saline).
s. de Fonio (Fonio's s.).
s. de Gey (Gey's s.).
s. de Hanks (Hanks' s.).
s. de Hartman (Hartman's s.).
s. de Hartmann (Hartmann's s.). Lactated Ringer's s.
s. de Hayem (Hayem's s.).
s. de Krebs-Ringer (Krebs-Ringer s.).
s. lactada de Ringer (lactated Ringer's s.). Hartmann's s.
s. de Lange (Lange's s.).
s. de Locke (Locke's s.'s).
s. de Locke-Ringer (Locke-Ringer s.).
s. molecular dispersada (molecular dispersed s.). Dispersoid.
s. normal (normal s.).
s. oftálmicas (ophthalmic s.'s).
s. de prueba (test s.).
s. química (chemical s.).
s. reveladora (disclosing s.).
s. de Ringer (Ringer's s.).
s. salada o de sal (salt s.). Saline s.
s. salina (saline s.).
s. saturada (sol. sat.) (saturated s. (sat. sol., sat. soln.)).
s. sobresaturada (supersaturated s.).
s. de Tyrode (Tyrode's s.).
s. volumétrica (volumetric s. (VS)).
s. yodada de Lugol (Lugol's iodine s.).
s. yodada de Weigert (Weigert's iodine s.).
solum (solum). Bottom; the lowest part.
solutio (solutio). Solution.
soluto (solute). The dissolved substance in a solution.
solvación, solvatación (solvation). Noncovalent or easily reversible combination of a solvent with solute, or of a dispersion means with the disperse phase.
solvato (solvate). A nonaqueous solution or dispersoid in which there is a noncovalent or easily reversible combination between solvent and solute, or dispersion means and disperse phase.
solvente (solvent). A liquid that holds another substance in solution, i.e., dissolves it.
s. anfiprótico (amphiprotic s.).
s. de grasas (fat s.'s). Nonpolar s.'s.
s. no polares (nonpolar s.'s). Fat s.'s.
s. polares (polar s.'s).
s. universal (universal s.).
solvólisis (solvolysis). The reaction of a dissolved salt with the solvent to form an acid and a base; the (partial) reverse of neutralization.
soma (soma). **1.** The axial part of the body, i.e., head, neck, trunk, and tail. **2.** All of an organism with the exception of the germ cells.
somán (soman). Methylphosphonofluoridic acid 1,2,2-trimethylpropyl ester; an extremely potent cholinesterase inhibitor.
somastenia (somasthenia). Somatasthenia.
somatagnosia (somatagnosia). Somatotopagnosis.
somatalgia (somatalgia). **1.** Pain in the body. **2.** Pain due to organic causes, as opposed to psychogenic pain.
somatastenia (somatasthenia). Somasthenia; a condition of chronic physical weakness and fatigability.
somatestesia (somatesthesia). Somesthesia; bodily sensation, the conscious awareness of the body.
somatestésico (somatesthetic). Relating to somatesthesia.
somático (somatic). **1.** Relating to the soma or trunk, the wall of the body cavity, or the body in general. **2.** Relating to the vegetative, as distinguished from the generative, functions.
somaticoesplácnico (somaticosplanchnic). Somaticovisceral; relating to the body and the viscera.
somaticovisceral (somaticovisceral). Somaticosplanchnic.
somatista (somatist). One who considers that neuroses and psychoses are manifestations of organic disease.
somatización (somatization). The process by which psychological needs are expressed in physival symptoms.
somato-, somat-, somatico- (somato-, somat-, somatico-). Combining forms denoting the body, bodily.
somatocromo (somatochrome). Denoting the group of neurons or nerve cells in which there is an abundance of cytoplasm completely surrounding the nucleus.
somatofrenia (somatophrenia). A tendency to imagine or exaggerate body ills.
somatogénico (somatogenic). **1.** Originating in the soma or body under the influence of external forces. **2.** Having origin in body cells.
somatoliberina (somatoliberin). Growth hormone-releasing factor; growth hormone-releasing hormone; somatotropin-releasing factor; a decapeptide released by the hypothalamus which induces the release of human somatotropin.
somatología (somatology). The science concerned with the study of the body; includes both anatomy and physiology.
somatomamotropina (somatomammotropin). A peptide hormone, closely related to somatotropin in its biological properties, produced by the normal placenta and by certain neoplasms.
s. coriónica humana (human chorionic s. (HCS)).
somatomedina (somatomedin). Insulin-like growth factor; sulfation factor; a peptide (MW of about 4,000), synthesized in the liver and probably in the kidney.
somatomegalia (somatomegaly). Gigantism.
somatometría (somatometry). Classification of persons according to body form, and relation of the types to physiologic and psychologic characteristics.
somatópago (somatopagus). Conjoined twins united in their body regions.
somatopatía (somatopathy). Obsolete term for any disease of the body.
somatopático (somatopathic). Relating to bodily or organic illness, as distinguished from nervous (neurologic) or mental (psychologic) disorder.

somatoplasma (somatoplasm). Aggregate of all the forms of specialized protoplasm entering into the composition of the body, other than germ plasm.
somatopleura (somatopleure). Embryonic layer formed by association of the parietal layer of the lateral mesoderm with the ectoderm.
somatopleural (somatopleural). Relating to the somatopleure.
somatoprótesis (somatoprosthetics). The art and science of prosthetically replacing external parts of the body that are missing or deformed.
somatopsicosis (somatopsychosis). An emotional disorder associated with an organic disease.
somatopsíquico (somatopsychic). Relating to the body-mind relationship; the study of the effects of the body upon the mind, as opposed to psychosomatic, which is mind on body.
somatoscopia (somatoscopy). Examination of the body.
somatosensorial (somatosensory). Sensation relating to the body's superficial and deep parts as contrasted to specialized senses such as sight.
somatosexual (somatosexual). Denoting the somatic aspects of sexuality as distinguished from its psychosexual aspects.
somatostatina (somatostatin). Somatotropin release-inhibiting factor; a tetradecapeptide capable of inhibiting the release of somatotropin by the anterior lobe of the pituitary gland.
somatostatinoma (somatostatinoma). A somatostatin-secreting tumor of the pancreatic islets.
somatoterapia (somatotherapy). **1.** Therapy directed at physical disorders. **2.** In psychiatry, a variety of therapeutic interventions employing chemical or physical, as opposed to psychological, methods.
somatotipo (somatotype). **1.** The constitutional or body type of an individual. **2.** The particular constitutional or body type associated with a particular personality type.
somatotipología (somatotypology). The study of somatotypes.
somatotopagnosia (somatotopagnosis). Somatagnosia; the inability to identify any part of the body, either one's own or another's body.
somatotopia (somatotopy). The topographic association of positional relationships of receptors in the body via respective nerve fibers to their terminal distribution in specific functional areas of the cerebral cortex.
somatotópico (somatotopic). Relating to somatotopy.
somatotrófico (somatotrophic). Somatotropic.
somatotrofo (somatotroph). A cell of the adenohypophysis that produces somatotropin.
somatotrópico (somatotropic). Somatotrophic; having a stimulating effect on body growth.
somatotropina (somatotropin). Growth hormone; pituitary growth hormone; somatotropic hormone; a protein hormone of the anterior lobe of the pituitary, produced by the acidophil cells.
somatrem (somatrem). *N*-L-Methionyl growth hormone (human); a purified polypeptide hormone, made by recombinant DNA techniques, that contains the identical sequence of 191 amino acids constituting naturally occurring somatotropin, plus an additional amino acid, methionine.
sombra (shadow). **1.** A surface area defined by the interception of light rays by a body. **2.** In jungian psychology, the archetype consisting of collective animal instincts. **3.** Achromocyte.
  s. de Gumprecht (Gumprecht's s.'s). Smudge cells.
  s. de Ponfick (Ponfick's s.). Achromocyte.
sombreado (shadow-casting). Deposition of a film of carbon or certain metals such as palladium, platinum, or chromium on a contoured microscopic object in order to allow the object to be seen in relief with the electron microscope or sometimes with the light microscope.
somestesia (somesthesia). Somatesthesia.
somita, somito (somite). Mesoblastic segment; one of the paired, metamerically arranged cell masses formed in the early embryonic paraxial mesoderm.
  s. occipital (occipital s.).
somnifaciente (somnifacient). Soporific.
somnífero (somniferous). Soporific.
somnífico (somnific). Soporific.
somnífugo (somnifugous). Dispelling or resisting falling asleep.
somnílocuo (somniloquist). A habitual sleep-talker.
somniloquia **1.** (sleeptalking). Somniloquy. **2.** (sleeptalking). Somniloquence. **3.** (somniloquy). Sleeptalking; somniloquence; somniloquism; talking under the influence of hypnotic suggestion.
somniloquismo (somniloquence, somniloquism). **1.** Sleeptalking; talking or muttering in one's sleep. **2.** Somniloquy.
somnípata (somnipathist). One affected by or under the influence of somnipathy.
somnipatía (somnipathy). **1.** Any disorder of sleep. **2.** Hypnotism.
somnocinematografía (somnocinematography). Polycinematosomnography; the process or technique of recording movements during sleep.
somnocinematógrafo (somnocinematograph). Hypnocinematograph; a device for recording the movements made by sleepers.
somnolencia **1.** (sleepiness). Somnolence. **2.** (somnolentia). Sleep drunkenness. **3.** (somnolence, somnolency). Somnolentia; sleepiness; an inclination to sleep. **4.** (drowsiness). Hypnesthesia; a state of impaired awareness associated with a desire or inclination to sleep.
somnolente (somnolescent). Inclined to sleep; drowsy.
somnoliento, soñoliento (somnolent). **1.** Drowsy; sleepy; having an inclination to sleep. **2.** In a condition of incomplete sleep; semicomatose.
somnolismo (somnolism). Hypnotism.
sonambulismo **1.** (sleepwalking). Somnambulism. **2.** (somnambulance). Somnambulism. **3.** (somnambulism). Noctambulation; noctambulism; oneirodynia activa; sleepwalking; somnambulance; a disorder of sleep involving complex motor acts which occurs primarily during the first third of the night but not during rapid eye movement sleep. **4.** (somnambulism). A form of hysteria in which purposeful behavior is forgotten
sonámbulo **1.** (sleepwalker). Somnambulist. **2.** (somnambulist). Sleepwalker; one who is subject to somnambulism.
soncogén (soncogene). One of a number of genes on specific chromosomes that can suppress the action of oncogenes.
sonda **1.** (sound). An elongated cylindrical, usually curved, instrument of metal, used for exploring the bladder or other cavities of the body, for dilating strictures of the urethra, esophagus, or other canal, for calibrating the lumen of a body cavity, or for detecting the presence of a foreign body in a body cavity. **2.** (probe). A slender rod of flexible material, with blunt bulbous tip, used for exploring sinuses, fistulas, other cavities, or wounds. **3.** (probe). A device or agent used to detect or explore a substance.
  s. de ácido nucleico (nucleic acid probe).
  s. de Anel (Anel's probe). A p. for the punctum lacrimale and canaliculae.
  s. articulada de Davis (Davis interlocking s.).
  s. de Béniqué (Béniqué's s.).
  s. de Bowman (Bowman's probe).
  s. de Campbell (Campbell s.).
  s. esofágica (probang). A slender, flexible rod, tipped with a globular piece of sponge or some other material, used chiefly for making applications or removing obstructions in the larynx or esophagus.
  s. de Jewett (Jewett s.).
  s. de Le Fort (Le Fort s.).
  s. de McCrea (McCrea s.).
  s. de Mercier (Mercier's s.).
  s. periodontal (periodontal probe).
  s. radiactiva (radioactive probe).
  s. uterina de Simpson (Simpson uterine s.).
  s. uterina de Sims (Sims uterine s.).
  s. de Van Buren (van Buren s.).
  s. vertebrada (vertebrated probe).
  s. viral (viral probe).
  s. de Winternitz (Winternitz' s.).
sondar **1.** (sound). To explore or calibrate a cavity with a s. **2.** (probe). To enter and explore, as with a probe.
sonicación (sonication). The process of disrupting biologic materials by use of sound wave energy.
sonicar (sonicate). To expose a suspension of cells or microbes to the disruptive effect of the energy of high frequency sound waves.
sónico (sonic). Of, pertaining to, or determined by sound.
sonificación (sonification). The production of sound, or of sound waves.

sonificador (sonifier). An instrument which produces sound waves, especially those of the frequencies used in sonification procedures.
sonio (sone). A unit of loudness; a pure tone of 1000 Hz at 40 dB above the normal threshold of audibility has a loudness of 1 s.
sonografía (sonography). Ultrasonography.
sonógrafo (sonograph, sonographer). Ultrasonographer.
sonograma (sonogram). Ultrasonogram.
sonolúcido (sonolucent). Anechoic; echo-free; not containing internal interfaces that reflect high frequency sound waves.
sonomotor (sonomotor). Related to movements caused by sound.
sonoquímica (sonochemistry). The branch of chemistry concerned with chemical changes caused by, or involving, sound, particularly ultrasound.
sonrojo (blush). A sudden and brief redness of the face and neck due to emotion.
soplo **1.** (souffle). A soft blowing sound heard on auscultation. **2.** (murmur). Susurrus; a soft sound, like that made by a somewhat forcible expiration with the mouth open, heard on auscultation of the heart, lungs, or blood vessels. **3.** (murmur). An other-than-soft sound, which may be loud, harsh, frictional, etc.
s. accidental (accidental murmur).
s. anémico (anemic murmur).
s. aórtico (aortic murmur).
s. arterial (arterial murmur). A s. heard on auscultating an artery.
s. auriculosistólico (atriosystolic murmur). Presystolic m.
s. de Austin Flint (Austin Flint murmur). Flint's m.
s. de Cabot-Locke (Cabot-Locke murmur).
s. cardíaco **1.** (cardiac s.). **2.** (cardiac murmur).
s. cardiopulmonar (cardiopulmonary murmur). Cardiorespiratory m.
s. cardiorrespiratorio (cardiorespiratory murmur). Cardiopulmonary m.
s. de Carey Coombs (Carey Coombs murmur). Coombs m.
s. cerebral (brain murmur).
s. de Cole-Cecil (Cole-Cecil murmur).
s. continuo (continuous murmur).
s. de Coombs (Coombs murmur). Carey Coombs m.
s. de Cruveilhier-Baumgarten (Cruveilhier-Baumgarten murmur).
s. diastólico (diastolic murmur).
s. diastólico inicial (early diastolic murmur).
s. diastólico tardío (late diastolic murmur). Presystolic m.
s. dinámico (dynamic murmur).
s. de Duroziez (Duroziez' murmur). Duroziez' symptom.
s. endocárdico (endocardial murmur).
s. estenótico (stenosal murmur).
s. exocárdico (exocardial murmur).
s. de expulsión (ejection murmur).
s. extracardíaco (extracardiac murmur).
s. fetal (fetal s.). Funic s.; funicular s.; umbilical s.
s. de Flint (Flint's murmur). Austin Flint m.
s. en forma de rombo (diamond-shaped murmur).
s. de Fräntzel (Fräntzel's murmur).
s. de fuelle (bellows murmur).
s. funcional (functional murmur). Innocent m.; inorganic m.
s. funicular (funic s.). Funicular s.; fetal s.
s. de gaviota (sea gull murmur).
s. de Gibson (Gibson murmur).
s. de Graham Steell (Graham Steell's murmur). Steell's m.
s. hemático (hemic murmur).
s. de Hodgkin-Key (Hodgkin-Key murmur).
s. holosistólico (holosystolic murmur). Pansystolic m.
s. in crescendo (crescendo murmur).
s. inocente (innocent murmur). Functional m.
s. inorgánico (inorganic murmur). Functional m.
s. mamario (mammary s.).
s. de maquinaria (machinery murmur).
s. mesodiastólico (middiastolic murmur).
s. mitral (mitral murmur).
s. de monja (nun's murmur). Venous hum.
s. muscular (muscular murmur).
s. musical (musical murmur). A cardiac m. having a musical character.
s. obstructivo (obstructive murmur).
s. orgánico (organic murmur). A m. caused by an organic lesion.
s. pansistólico (pansystolic murmur).
s. pericárdico (pericardial murmur).
s. placentario (placental s.). Uterine s.
s. pleuropericárdico (pleuropericardial murmur).
s. presistólico (presystolic murmur). Atriosystolic m.
s. pulmonar (pulmonary murmur, pulmonic m.).
s. regurgitante (regurgitant murmur).
s. en reloj de arena (hourglass murmur).
s. respiratorio (respiratory murmur). Vesicular respiration m.
s. de Roger (Roger's murmur). Bruit de Roger.
s. en rueda hidráulica (water wheel murmur). Mill wheel m.
s. en rueda de molino (mill wheel murmur). Water wheel m.
s. sistólico (systolic murmur). A m. heard during ventricular systole.
s. sistólico apical tardío (late apical systolic murmur).
s. de Steell (Steell's murmur). Graham Steell's m.
s. de Still (Still's murmur).
s. en sube y baja (seesaw murmur). To-and-fro m.
s. tricuspídeo (tricuspid murmur).
s. umbilical (umbilical s.). Fetal s.
s. uterino (uterine s.). Placentals.
s. en vaivén (to-and-fro murmur).
s. vascular (vascular murmur). A m. originating in a blood vessel.
s. venoso (venous murmur). A m. heard over a vein.
s. vesicular (vesicular murmur). Vesicular respiration.
sopor (sopor). An unnaturally deep sleep.
soporífero (soporiferous). Soporific.
soporífico (soporific). **1.** Somnifacient; somniferous; somnific; soporiferous. Causing sleep. **2.** An agent that produces sleep.
soporoso (soporose, soporous). Relating to or causing an unnaturally deep sleep.
soporte (support). In dentistry, a term used to denote resistance to vertical components of masticatory force.
sorbefaciente (sorbefacient). **1.** Causing absorption. **2.** An agent that causes or facilitates absorption.
sorbina, sorbinosa (sorbin, sorbinose). L-Sorbose.
sorbita (sorbite). Sorbitol.
sorbitano (sorbitan). Sorbitol or sorbose and related compounds in ester combination with fatty acids, and with short oligo (ethylene oxide) side chains and an oleate terminus, to form detergents such as polysorbate 80.
sorbitol (sorbitol). Sorbite; D-sorbitol; D-glucitol; L-gulitol; a reduction product of glucose and sorbose found in the berries of the mountain ash, *Sorbus aucuparia* (family Rosaceae), and in many fruits and seaweeds.
D-sorbitol 6-fosfato deshidrogenasa (D-sorbitol-6-phosphate dehydrogenase). Ketose reductase; an oxidoreductase that interconverts the 6-phosphates of D-sorbitol and D-fructose, with NAD as hydrogen acceptor or donor.
sorbitosa (sorbitose). L-Sorbose.
L-sorbosa (L-sorbose). Sorbin; sorbinose; sorbitose; a very sweet reducing, but not fermentable, 2-ketohexose obtained from the berries of the mountain ash.
sorción (sorption). Adsorption or absorption.
sordera (deafness). General term for loss of the ability to hear, without designation of the degree or cause of the loss.
s. de Alexander (Alexander's d.).
s. de alta frecuencia (high frequency d.).
s. del calderero (boilermaker's d.). Acoustic trauma d.
s. central (central d.).
s. de conducción (conductive d.).
s. cortical (cortical d.). D. resulting from a lesion of the cerebral cortex.
s. funcional (functional d.). Psychogenic d.
s. histérica (hysterical d.). Psychogenic d.
s. industrial (industrial d.). Acoustic trauma d.
s. laberíntica (labyrinthine d.). D. due to disease in the labyrinth (inner ear).
s. mesencefálica (midbrain d.). D. due to a lesion of the mesencephalon.
s. de Mondini (Mondini d.).
s. nerviosa, neural (nerve d., neural d.). Former terms for sensorineural d.

s. ocupacional (occupational d.). Acoustic trauma d.
s. orgánica (organic d.).
s. a las palabras (word d.). Auditory aphasia.
s. perceptiva (perceptive d.). Former term for sensorineural d.
s. poslingual (postlingual d.).
s. prelingual (prelingual d.).
s. psicogénica (psychogenic d.). Functional d.; hysterical d.
s. retrococlear (retrocochlear d.). Former term for nerve d.
s. de Scheibe (Scheibe's d.).
s. sensitivonerviosa (sensorineural d.).
s. de tonos bajos (low tone d.). Inability to hear low notes or frequencies.
s. por traumatismo acústico (acoustic trauma d.). Boilermaker's d.; occupational d.

sordes (sordes). Rhyparia; saburra; a dark brown or blackish crust-like collection on the lips, teeth, and gums of a person with dehydration associated with a chronic debilitating disease.
sordo (deaf). Unable to hear; hearing indistinctly; hard of hearing.
sordomudez (deafmutism). Inability to speak, due to congenital or early acquired profound deafness.
s. endémica (endemic d.).
sordomudo (deaf-mute). An individual with deafmutism.
soroche (soroche). Altitude sickness.
s. crónico (chronic s.). Chronic mountain sickness.
s.o.s. (s.o.s.). Abbreviation for L. *si opus sit*, if needed.
sotalol, clorhidrato de (sotalol hydrochloride). A β-receptor blocking agent with uses similar to those of propranolol.
sp (sp). Abbreviation for subspecies; L. *spiritus*, spirit.
spa (spa). A health resort, especially one where there are one or more mineral springs whose waters possess therapeutic properties.
spatium, pl. **spatia** (spatium, pl. spatia). [*spatium*, NA]. Space.
SPECT (SPECT). Abbreviation for single photon emission computed tomography.
SPF (SPF). Abbreviation for sun protection factor.
spiculum, pl. **spicula** (spiculum, pl. spicula). A spicule or small spike.
spina, gen. y pl. **spinae** (spina, gen. and pl. spinae). [*spina*,NA]. Spine.
spiritus, gen. y pl. **spiritus** (spiritus, gen. and pl. spiritus). Spirit.
splen (splen). [*splen*, NA]. Spleen; lien.
splenulus, pl. **splenuli** (splenulus, pl. splenuli). Splen accessorius.
spm (spm). Abbreviation for a gene that leads to suppression and mutation of mutants that are unstable.
spongia (spongia). Sponge.
sport (sport). An organism varying in whole or in part, without apparent reason, from others of its type; this variation may be transmitted to the descendants or the latter may revert to the original type.
spp. (spp.). Plural of sp., abbreviation for species.
Sr (Sr). Symbol for strontium.
SRE (SER). Abbreviation for somatosensory evoked response.
SRE (RES). Abbreviation for reticuloendothelial system.
SRF (SRF). Abbreviation for somatotropin-releasing factor.
SRF-A (SRF-A). Abbreviation for slow-reacting factor of anaphylaxis.
SRIF (SRIF). Abbreviation for somatotropin release-inhibiting factor.
SRS (SRS). Abbreviation for slow-reacting substance.
SRS-A (SRS-A). Abbreviation for slow-reacting substance of anaphylaxis.
SSS (SSS). Abbreviation for soluble specific substance.
stadium, pl. **stadia** (stadium, pl. stadia). Obsolete term for a stage in the course of a disease, especially of an acute pyretic disease.
stat. (stat.). Abbreviation for L. *statim*, at once, immediately.
-stato (-stat). Suffix indicating an agent intended to keep something from changing or moving.
stege (stege). The internal pillar of Corti's organ.
stella (stella, pl. stellae). A star or star-shaped figure.
s. lentis hyaloidea (s. lentis hyaloidea). The posterior pole of the lens.
s. lentis iridica (s. lentis iridica). The anterior pole of the lens.
sten (sten). A statistical term which uses the standard deviation to convert data into standardized scores which define 10 steps along a normal distribution, with five steps on either side of the mean.
stent (stent). **1.** Device used to maintain a bodily orifice or cavity during skin grafting, or to immobilize a skin graft after placement. **2.** Slender thread, rod, or catheter, lying within the lumen of tubular structures, used to provide support during or after their anastomosis, or to assure patency of an intact but contracted lumen.
sternad (sternad). In a direction toward the sternum.
STH (STH). Abbreviation for somatotropic hormone.
stock (stock). All the populations of organisms derived from an isolate without any implication of homogeneity or characterization.
stoke (stoke). A unit of kinematic viscosity, that of a fluid with a viscosity of 1 poise and a density of 1 g/ml.
-stomía (-stomy). Combining form denoting artificial or surgical opening.
stone (stone). An English unit of weight of the human body, equal to 14 pounds.
STPD (STPD). Symbol indicating that a gas volume has been expressed as if it were at standard temperature (0°C), standard pressure (760 mm Hg absolute), dry; under these conditions a mole of gas occupies 22.4 liters.
streaming (streaming).
stromuhr (stromuhr). An instrument for measuring the quantity of blood that flows per unit of time through a blood vessel.
s. de Ludwig (Ludwig's s.).
termo-s. (thermo-s.).
styrax (styrax). Storax.
sub- (sub-). Prefix, to words formed from L. roots, denoting beneath, less than the normal or typical, inferior.
subabdominal (subabdominal). Below the abdomen.
subabdominoperitoneal (subabdominoperitoneal). Subperitoneoabdominal; beneath the abdominal, as distinguished from the pelvic, peritoneum.
subacetato (subacetate). A mixture or complex of a base and its acetate.
subacromial (subacromial). Beneath the acromion process.
subagudo (subacute). Between acute and chronic; denoting the course of a disease of moderate duration or severity.
subalimentación (subalimentation). Hypoalimentation; a condition of insufficient nourishment.
subanal (subanal). Below the anus.
subaórtico (subaortic). Below the aorta.
subapical (subapical). Below the apex of any part.
subaponeurótico (subaponeurotic). Beneath an aponeurosis.
subaracnoideo (subarachnoid). Underneath the arachnoid membrane.
subareolar (subareolar). Beneath an areola; especially the areola of the mamma.
subarqueado (subarcuate). Slightly arcuate or bowed.
subastragalino (subastragalar). Beneath the calcaneus (astragalus).
subatómico (subatomic). Pertaining to particles making up the intra-atomic structure; e.g., protons, electrons, neutrons.
subaural (subaural). Below the ear.
subauricular (subauricular). Below an auricle; especially the concha or pinna of the ear.
subaxial (subaxial). Below the axis of the body or any part.
subaxilar (subaxillary). Infra-axillary; below the axillary fossa.
subbasal (subbasal). Beneath any base or basal membrane.
subcalcarino (subcalcarine). Below the calcarine fissure; denoting the gyrus lingualis.
subcalloso (subcallosal). Below the corpus callosum; denoting either the gyrus or the fasciculus subcallosus.
subcapsular (subcapsular). Beneath any capsule.
subcarbonato (subcarbonate). A mixture or complex of a base and its carbonate.
subcardinal (subcardinal). Lying ventral to the anterior or posterior cardinal veins in the embryo.
subcartilaginoso (subcartilaginous). **1.** Partly cartilaginous. **2.** Beneath a cartilage.
subcecal (subcecal). Below the cecum; denoting a fossa.
subcelular (subcellular). Noncellular.
subcepción (subception). Subliminal perception as in the reaction to a stimulus not fully perceived.
subcigomático (subzygomatic). Below or beneath the zygomatic bone or arch.
subcisura (subfissure). A cerebral fissure beneath the surface, concealed by overlapping convolutions.

subclase (subclass). In biologic classification, a division between class and order.
subclavicular (subclavicular). Pertaining to the region beneath the clavicle.
subclavio (subclavian). **1.** Infraclavicular; beneath the clavicle. **2.** Pertaining to the s. artery or vein.
subclínico (subclinical). Denoting the presence of a disease without manifest symptoms; may be an early stage in the evolution of a disease.
subcloruro (subchloride). The chloride of a series that contains proportionally the greatest amount of the other element in the compound.
subcolateral (subcollateral). Below the collateral fissure; denoting a cerebral convolution, or gyrus.
subcondral (subchondral). Beneath or below the cartilages of the ribs.
subconjuntival (subconjunctival). Beneath the conjunctiva.
subconjuntivitis (subconjunctivitis). Episcleritis periodica fugax.
subconsciencia (subconsciousness). **1.** Partial unconsciousness. **2.** The state in which mental processes take place without the conscious perception of the individual.
subconsciente (subconscious). **1.** Not wholly conscious. **2.** Denoting an idea or impression which is present in the mind, but of which there is at the time no conscious knowledge or realization.
subcoracoideo (subcoracoid). Beneath the coracoid process.
subcoriónico (subchorionic). Beneath the chorion.
subcoroideo (subchoroidal). Beneath the choroid coat of the eye.
subcorteza (subcortex). Any part of the brain lying below the cerebral cortex, and not itself organized as cortex.
subcortical (subcortical). Relating to the subcortex; beneath the cerebral cortex.
subcostal (subcostal). **1.** Infracostal; beneath a rib or the ribs. **2.** Denoting certain arteries, veins, and nerves.
subcostalgia (subcostalgia). Pain in the subcostal region.
subcostoesternal (subcostosternal). Below or beneath the ribs and sternum.
subcraneal (subcranial). Beneath or below the cranium.
subcrepitación (subcrepitation). **1.** The presence of subcrepitant rales. **2.** A sound approaching crepitation in character.
subcrepitante (subcrepitant). Nearly, but not frankly, crepitant; denoting a rale.
subcrural (subcrureus, subcruralis). Musculus articularis genus.
subcuerno (underhorn). Cornu inferius.
subcultivar (subculture). To make a fresh culture with material obtained from a previous one.
subcultivo (subculture). A culture made by transferring to a fresh medium microorganisms from a previous culture.
subcurativo (subcurative). Denoting a dose less than that necessary for a curative effect.
subcutáneo (subcutaneous (s.c., SQ)). Hypodermatic; hypodermic; subdermic; subintegumental; subtegumental. Beneath the skin.
subcuticular (subcuticular). Subepidermal; subepidermic; beneath the cuticle or epidermis.
subcutis (subcutis). Tela subcutanea.
subdelirio (subdelirium). Slight or not continuous delirium.
subdeltoideo (subdeltoid). Beneath the deltoid muscle; denoting a bursa.
subdentario (subdental). Beneath the roots of the teeth.
subdérmico (subdermic). Subcutaneous.
subdespierto (subwaking). Denoting the mental state between sleeping and waking.
subdiafragmático (subdiaphragmatic). Infradiaphragmatic; subphrenic; beneath the diaphragm.
subdorsal (subdorsal). Below the dorsal region.
subducción (subduce, subduct). To pull or draw downward.
subdural (subdural). Beneath the dura mater or between it and the arachnoid.
subecuador (infrabulge). **1.** That portion of the crown of a tooth gingival to the height of contour. **2.** That area of a tooth where the retentive portion of a clasp of a removable partial denture is placed.
subendocárdico (subendocardial). Beneath the endocardium.
subendotelial (subendothelial). Beneath the endothelium.
subendotelio (subendothelium). The connective tissue between the endothelium and inner elastic membrane in the intima of arteries.
subependimario (subendymal, subependymal). Beneath the endyma, or ependyma.
subependimoma (subependymoma). Discrete lobulated ependymal nodules in the walls of the anterior third or posterior fourth ventricles commonly found at autopsy.
subepidérmico (subepidermal, subepidermic). Subcuticular.
subepitelial (subepithelial). Beneath the epithelium.
subepitelio (subepithelium). Any structure beneath the epithelium.
suberosis (suberosis). Extrinsic allergic alveolitis caused by inhalation of mold spores from contaminated cork.
subescapular (subscapular). **1.** Deep to the scapula. **2.** Infrascapular.
subescleral (subscleral). Subsclerotic; beneath the sclera of the eye, i.e., on the choroidal side of this layer.
subesclerótico (subsclerotic). **1.** Subscleral. **2.** Partly or slightly sclerotic or sclerosed.
subespinal (subspinale). Point A; in cephalometrics, the most posterior midline point on the premaxilla between the anterior nasal spine and the prosthion.
subespinoso (subspinous). **1.** Infraspinous. **2.** Tendency to spinelessness.
subesternal (substernal). **1.** Deep to the sternum. **2.** Infrasternal.
subesternomastoideo (substernomastoid). Beneath the sternomastoid muscle.
subestimulación (undershoot). A temporary decrease below the final steady-state value that may occur immediately following the removal of an influence that had been raising that value, i.e., overshoot in a negative direction.
subestimulación con marcapaso (underdrive pacing). Electrical stimulation of the heart at a rate lower than that of an existing tachycardia.
subestructura (substructure). A tissue or structure wholly or partly beneath the surface.
s. de implantes protésicos (implant denture s.).
subfamilia (subfamily). In biologic classification, a division between family and tribe or between family and genus.
subfaríngeo (subpharyngeal). Below the pharynx.
subfascial (subfascial). Beneath a fascia.
subfertilidad (subfertility). Less than normal capacity for reproduction.
subfilo (subphylum). In biologic classification, a division between phylum and class.
subfolio (subfolium). A secondary division of a cerebellar folium.
subfrénico (subphrenic). Subdiaphragmatic.
subgalato (subgallate). Partially neutralized gallic acid.
subgénero (subgenus). In biologic classification, a division between genus and species.
subgingival (subgingival). Below the gingival margin.
subglenoideo (subglenoid). Infraglenoid.
subglositis (subglossitis). Inflammation of the tissues beneath the tongue.
subgloso (subglossal). Sublingual; below or beneath the tongue.
subglótico (subglottic). Infraglottic.
subgranular (subgranular). Slightly granular.
subgrundación (subgrundation). The depression of one fragment of a broken cranial bone below the other.
subhepático (subhepatic). Infrahepatic; below the liver.
subhialoideo (subhyaloid). Beneath, on the vitreous side of, the hyaloid (vitreous) membrane.
subhioideo (subhyoid, subhyoidean). Infrahyoid.
subictérico (subicteric). Slightly jaundiced.
subicular (subicular). Relating to the subiculum.
subículo (subiculum, pl. subicula). **1.** A support or prop. **2.** The zone of transition between the parahippocampal gyrus and Ammon's horn of the hippocampus.
subilíaco (subiliac). **1.** Below the ilium. **2.** Relating to the subilium.
subilion (subilium). The portion of the ilium contributing to the acetabulum.
subinfección (subinfection). A secondary infection occurring in one exposed to and successfully resisting an epidemic of another infectious disease.
subinflamatorio (subinflammatory). Denoting a slightly inflammatory irritation of the tissues.

subíntimo (subintimal). Beneath the intima.
subintrante (subintrant). Proleptic.
subinvolución (subinvolution). Arrest of the normal involution of the uterus following childbirth with the organ remaining abnormally large.
subjetivo (subjective). **1.** Perceived by the individual only and not evident to the examiner. **2.** Colored by one's personal beliefs and attitudes.
sublatio (sublatio). Detachment, elevation, or removal of a part.
subletal (sublethal). Not quite lethal.
subleucemia (subleukemia). Subleukemic leukemia.
sublimación (sublimation). **1.** The process of converting a solid into a gas without passing through a liquid state; analogous to distillation. **2.** In psychoanalysis, an unconscious defense mechanism in which unacceptable instinctual drives and wishes are modified into more personally and socially acceptable channels.
sublimado (sublimate). Any substance that has been submitted to sublimation.
s. corrosivo (corrosive s.). Mercuric chloride.
sublimar (sublimate). To perform or accomplish sublimation.
subliminal (subliminal). Below the threshold of perception or excitation; below the limit or threshold of consciousness.
sublimis (sublimis). At the top; superficialis.
sublinfemia (sublymphemia). A blood state in which there is a great increase in the proportion of lymphocytes although the total number of white cells is normal.
sublingual (sublingual). Subglossal.
sublingüitis (sublinguitis). Inflammation of the sublingual salivary gland.
sublobular (sublobular). Beneath a lobule, as of the liver.
sublogro (underachievement). Failure to achieve as well as one's abilities would seem to allow.
sublumbar (sublumbar). Below the lumbar region.
subluminal (subluminal). Below or beneath the structure facing the lumen of an organ.
subluxación (subluxation). Semiluxation; an incomplete luxation or dislocation; though a relationship is altered, contact between joint surfaces remains.
submamario (submammary). **1.** Deep to the mammary gland. **2.** Inframammary.
submandibular (submandibular). Inframandibular; submaxillary; beneath the mandible or lower jaw.
submarginal (submarginal). Near the margin of any part.
submaxila (submaxilla). Mandibula.
submaxilar (submaxillary). **1.** Mandibular. **2.** Submandibular.
submaxilaritis (submaxillaritis). Submaxillitis; inflammation, which may be due to mumps virus, affecting the submandibular salivary gland.
submaxilitis (submaxillitis). Submaxillaritis.
submedial, submediano (submedial, submedian). Almost, but not exactly in the middle.
submembranoso (submembranous). Partly or nearly membranous.
submentoniano (submental). Beneath the chin.
submetacéntrico (submetacentric).
submicrónico (submicronic). Smaller than 1 micron in size.
submicroscópico (submicroscopic). Amicroscopic; ultramicroscopic; too minute to be visible with a light microscope.
submordida (underbite). A nontechnical term applied to mandibular underdevelopment or to excessive maxillary development.
submorfo (submorphous). Neither definitely amorphous nor definitely crystalline, denoting the structure of certain calculi.
submucosa (submucosa). A layer of tissue beneath a mucous membrane.
submucoso (submucous). Beneath a mucous membrane.
subnarcótico (subnarcotic). Slightly narcotic.
subnasal (subnasal). Under the nose.
subnasión (subnasion). The point of the angle between the septum of the nose and the surface of the upper lip.
subneural (subneural). Below the neural axis.
subnitrato (subnitrate). A basic nitrate; a salt of nitric acid having one or more atoms of the base still capable of combining with the acid.
subnormal (subnormal). Below the normal standard of some quality.
subnormalidad (subnormality). A subnormal state or condition.
subnúcleo (subnucleus). A secondary nucleus.
subnutrición (undernutrition). A form of malnutrition resulting from a reduced supply of food or from inability to digest, assimilate, and utilize the necessary nutrients.
suboccipital (suboccipital). Below the occiput or the occipital bone.
subóptimo (suboptimal). Below or less than the optimum.
suborbitario (suborbital). Infraorbital.
suborden (suborder). In biologic classification, a division between order and family.
suboxidación (suboxidation). Deficient oxidation.
subóxido (suboxide). Protoxide; that one of a series of oxides containing the least oxygen.
subpapular, subpapuloso (subpapular). Denoting the eruption of few and scattered papules, in which the lesions are very slightly elevated, being scarcely more than macules.
subparietal (subparietal). Below or beneath any structure called parietal: bone, lobe, layer of a serous membrane, etc.
subpectoral (subpectoral). Beneath the pectoralis muscle.
subpelviperitoneal (subpelviperitoneal). Subperitoneopelvic; beneath the pelvic, as distinguished from the abdominal, peritoneum.
subpericárdico (subpericardial). Beneath the pericardium.
subperióstico (subperiosteal). Beneath the periosteum.
subperitoneal (subperitoneal). Beneath the peritoneum.
subperitoneoabdominal (subperitoneoabdominal). Subabdominoperitoneal.
subperitoneopélvico (subperitoneopelvic). Subpelviperitoneal.
subpetroso (subpetrosal). Denoting the inferior petrosal and a dural venous sinus.
subpial (subpial). Beneath the pia mater.
subpiramidal (subpyramidal) **1.** Below any pyramid; denoting especially the sinus tympani. **2.** Nearly pyramidal in shape.
subplacentario (subplacental). Beneath the placenta; denoting the decidua basalis.
subplatina (substage). An attachment to a microscope, below the stage, supporting the condenser or other accessory.
subpleural (subpleural). Beneath the pleura.
subpléxico (subplexal). Below or beneath any plexus.
subprepucial (subpreputial). Beneath the prepuce.
subpubiano (subpubic). Beneath the pubic arch.
subpulmonar (subpulmonary). Below the lungs.
subraquicéfalo (subbrachycephalic). Slightly brachycephalic; having a cephalic index of 80.01 to 83.33.
subrealizado, infrarrealizado (underachiever). One who manifests underachievement.
subreino (subkingdom). In biologic classification, a division between kingdom and phylum.
subretiniano (subretinal). **1.** Between the sensory retina and the retinal pigment epithelium. **2.** Between the retinal pigment epithelium and the choroid.
subrogante (surrogate). A person who functions in another's life as a substitute for some third person such as a relative who assumes the nurturing and other responsibilities of the absent parent.
subrotuliano (subpatellar). **1.** Deep to the patella. **2.** Infrapatellar.
subsal (subsalt). A basic salt; a salt in which the base has not been completely neutralized by the acid.
subsartorial (subsartorial). Beneath the sartorius muscle; denoting a nerve plexus.
subscripción (subscription). The part of a prescription preceding the signature, in which are the directions for compounding.
subseroso (subserous, subserosal). Beneath a serous membrane.
subsibilante (subsibilant). Rarely used term denoting a rale with a quality between blowing and whistling.
substantia, pl. **substantiae** (substantia, pl. substantiae). [*substantia*, NA]. Substance.
substratum (substratum). Any layer or stratum lying beneath another.
subsulfato (subsulfate). A basic sulfate; a sulfate that contains some base unneutralized and still capable of combining with the acid.
subsultus (subsultus). A twitching or jerking.
s. clonus (s. clonus). S. tendinum.
s. tendinum (s. tendinum). S. clonus; tremor tendinum.

subtalámico (subthalamic). Related to the subthalamus region or to the subthalamic nucleus.
subtálamo (subthalamus). That part of the diencephalon that lies wedged between the thalamus on the dorsal side and the cerebral peduncle ventrally, lateral to the dorsal half of the hypothalamus from which it cannot be sharply delineated.
subtarsiano (subtarsal). Below the tarsus.
subtegumentario 1. (subintegumental). Subcutaneous. **2.** (subtegumental). Subcutaneous.
subtentorial (subtentorial). Beneath the tentorium cerebelli.
subterminal (subterminal). Situated near the end or extremity of an oval or rod-shaped body.
subtetánico (subtetanic). Denoting tonic muscular spasms or convulsions that are not entirely sustained but have brief remissions.
subtilisina (subtilisin). Subtilopeptidase; a proteinase formed by *Bacillus subtilis*, similar to the serine proteinases of other molds and bacteria.
subtilopeptidasa (subtilopeptidase). Subtilisin.
subtimpánico (subtympanic). Below the tympanic cavity.
subtiroideo (subthyroideus). A muscular bundle formed of fibers derived from the thyroarytenoideus and the vocalis muscles.
subtrapecial (subtrapezial). Beneath the trapezius muscle; denoting a nerve plexus.
subtribu (subtribe). In biologic classification, a division between tribe and genus.
subtrocantérico (subtrochanteric). Below any trochanter.
subtroclear (subtrochlear). Below any trochlea.
subtuberal (subtuberal). Lying below any tuber.
subumbilical (subumbilical). Infraumbilical.
subungular (subungual, subunguial). Hyponychial; beneath the finger or toe nail.
suburetral (suburethral). Beneath the male or female urethra.
subvaginal (subvaginal). **1.** Below the vagina. **2.** On the inner side of any tubular membrane serving as a sheath.
subvalvar, subvalvular (subvalvar, subvalvular). Below any valve.
subventilación (underventilation). Hypoventilation.
subvertebral (subvertebral). Beneath, or on the ventral side, of a vertebra or the vertebral column.
subviril (subvirile). Deficient in virility.
subvítreo (subvitrinal). Beneath the vitreous body.
subvolución (subvolution). Turning over a flap of mucous membrane, as in the operation for pterygium, to prevent adhesion.
subyacente (subjacent). Below or beneath another part.
subyoduro (subiodide). That one of a series of iodine compounds with a given cation containing the least iodine; analogous to subchloride.
subyugal (subjugal). Below the zygomatic (jugal) bone.
subzonal (subzonal). Below or beneath any zona or zone, such as the zona radiata or zona pellucida.
sucagogo (succagogue). **1.** Stimulating the flow of juice. **2.** An agent having such an effect.
succenturiado (succenturiate). In anatomy, substituting for, or accessory to, some organ.
succinato (succinate). A salt of succinic acid.
  s. deshidrogenasa (s. dehydrogenase).
  s. ferroso (ferrous succinate). A compound used in the prevention and treatment of iron deficiency anemia.
succinato-CoA ligasa (succinate-CoA ligase). **1.** Succinic thiokinase; succinyl-CoA synthetase. A ligase combining succinate and CoA with the splitting of ATP to ADP and inorganic phosphate. **2.** A similar ligase, but one able to use itaconate as well as succinate and GTP (or ITP) in place of ATP.
succinil-CoA (succinyl-CoA). Succinylcoenzyme A.
succinil-CoA sintetasa (succinyl-CoA synthetase). Succinate-CoA ligase.
succinilcoenzima (succinylcoenzyme). "Active succinate," the condensation product of succinic acid and CoA; one of the intermediates of the tricarboxylic acid cycle.
succinilcolina (succinylcholine). Diacetylcholine; a neuromuscular relaxant with short duration of action which characteristically first depolarizes the motor endplate (phase I block) but which is often later associated with a curare-like, nondepolarizing neuromuscular block (phase II block).
succinildicolina (succinyldicholine). Succinylcholine chloride.
***O*-succinilhomoserina (tiol)-liasa** (*O*-succinylhomoserine (thiol)-lyase). Cystathionine γ-synthase; an enzyme catalyzing the reaction between cystathionine and succinate to form cysteine and *O*-succinylhomoserine.
succinilsulfatiazol (succinylsulfathiazole). 4'-(2-Thiazolylsulfamoyl)succinanilic acid; the most effective of the poorly absorbed bacteriostatic sulfonamides used for sterilization of the intestinal tract.
succión (suction). The act or process of sucking.
  s. postusiva (posttussive s.).
  s. de Wangensteen (Wangensteen s.). Wangensteen tube.
succionar (suck). **1.** To draw a fluid through a tube by exhausting the air in front. **2.** To draw a fluid into the mouth; specifically, to draw milk from the breast.
succisulfona iminodietanol (succisulfone iminodiethanol). 4'-Sulfanilylsuccinanilic acid 2,2'-iminodiethanol salt; an antimicrobial agent.
succus, gen. y pl. **succi** (succus, gen. and pl. succi). **1.** Obsolete term for the fluid constituents of the body tissues. **2.** Obsolete term for a fluid secretion, especially the digestive fluid.
sucedáneo 1. (succedaneous). Relating to the permanent or second teeth that replace the deciduous or primary teeth. **2.** (succedaneum). A substitute; a drug or any therapeutic agent that has the properties of and can be used in place of another.
sucorrea (succorrhea). An abnormal increase in the secretion of a digestive fluid.
sucralfato (sucralfate). Sucrose octakis (hydrogen sulfate) aluminum complex; a polysaccharide with antipeptic activity, used to treat duodenal ulcers.
sucrasa (sucrase). Sucrose α-D-glucohydrolase.
sucrato (sucrate). A compound of sucrose.
suctorial (suctorial). Relating to suction, or the act of sucking; adapted for sucking.
súcubo (succubus). A demon, in female form, believed to have sexual intercourse with a man during sleep.
sucusión (succussion). A diagnostic procedure that consists in shaking the body so as to elicit a splashing sound in a cavity containing both gas and fluid.
  s. hipocrática (hippocratic s.).
sudación 1. (sudation). Perspiration. **2.** (sweating). Perspiration.
sudamen (sudamen, pl. sudamina). A minute vesicle due to retention of fluid in a sweat follicle, or in the epidermis.
sudamina (sudamina). Miliaria crystallina.
sudaminal (sudaminal). Relating to sudamina.
Sudán IV (Sudan IV). Scarlet red.
sudanofilia (sudanophilia). Affinity for an oil-soluble or Sudan dye.
sudanófilo (sudanophilic). Staining easily with Sudan dyes, usually referring to lipids in tissues.
sudanófobo (sudanophobic). Denoting tissue that fails to stain with a Sudan or fat-soluble dye.
sudar (sweat). To perspire.
sudomotor (sudomotor). Denoting the nerves that stimulate the sweat glands to activity.
sudoqueratosis (sudorikeratosis). Keratosis of the sudoriferous ducts.
sudor 1. (sudor). Perspiration. **2.** (sweat). Especially sensible perspiration.
  s. colicuativo (colliquative sweat). Profuse clammy s.
  s. nocturnos (night sweat's).
  s. rojo (red sweat).
  s. sanguíneo (s. sanguineus). Hematidrosis.
  s. urinoso (s. urinosus). Uridrosis.
sudor- (sudor-). Combining form denoting sweat, perspiration.
sudoral (sudoral). Relating to perspiration.
sudoresis (sudoresis). Profuse sweating.
sudorífero (sudoriferous). Carrying or producing sweat.
sudorífico (sudorific). Causing sweat.
sudoríparo (sudoriparous). Secreting sweat.
sudorómetro (sudorometer). An instrument for measuring the amount of perspiration.
sudorrea (sudorrhea). Hyperhidrosis.
sueño 1. (sleep). A physiologic state of relative unconsciousness and inaction of the voluntary muscles, the need for which recurs

periodically. **2.** (dream). Mental activity during sleep in which events, thought, emotions, an images are experienced as real.

s. de ansiedad (anxiety dream). A dream (or nightmare) of which anxiety forms an important part.
s. crepuscular (twilight s.).
s. en crescendo (crescendo s.).
s. eléctrico (electric s.).
s. electroterapéutico (electrotherapeutic s.).
s. hipnótico (hypnotic s.). Hypnosis.
s. invernal (winter s.). Hibernation.
s. ligero o liviano (light s.). Dysnystaxis.
s. de movimientos oculares rápidos (MOR) (rapid eye movement s., REM s.).
s. paradojal (paradoxical s.).
s. paroxístico (paroxysmal s.). Narcolepsy.
trabajo de s. (dream-work).

suero (serum, pl. serums, sera). **1.** A clear watery fluid, especially that moistening the surface of serous membranes, or exuded in inflammation of any of those membranes. **2.** The fluid portion of the blood obtained after removal of the fibrin clot and blood cells.

s. de alumbre (alum whey).
s. anticomplementario (anticomplementary s.).
s. antiepitelial (antiepithelial s.).
s. antilinfocítico (antilymphocyte s. (ALS)).
s. antirrábico (antirabies s.).
s. antitóxico (antitoxic s.). An antitoxin.
s. bacteriolítico (bacteriolytic s.).
s. equino normal (normal horse s.).
s. citotóxico antirreticular (antireticular cytotoxic s.).
s. combinado, sanguíneo combinado (pooled s., pooled blood s.).
s. de convaleciente (convalescent s.).
s. de convaleciente de sarampión (measles convalescent s.).
s. de Coombs (Coombs' s.). Antihuman globulin.
s. específico (specific s.).
s. extraño (foreign s.).
s. humano (human s.).
s. humano desecado (dried human s.).
s. humano líquido (liquid human s.).
s. humano normal (normal human s.).
s. inmune (immune s.). Antiserum.
s. inmune de coqueluche humana (human pertussis immune s.).
s. inmune de escarlatina humana (human scarlet fever immune s.).
s. inmune de sarampión humano (human measles immune s.).
s. de la leche (whey). Serum lactis; the watery part of milk remaining after the separation of the casein.
s. muscular (muscle s.).
s. no inmune (nonimmune s.).
s. normal (normal s.).
s. polivalente (polyvalent s.).
s. salado (salted s.). Salted plasma.
s. sanguíneo (blood s.).
s. tirotóxico (thyrotoxic s.).
s. de la verdad (truth s.).

sufentanilo, citrato de (sufentanil citrate). An injectable general anesthetic with narcotic action, used to induce and maintain anesthesia.

sufrimiento fetal (fetal distress). Any threatening or adverse condition of the fetus, caused by stress.

sufusión (suffusion). **1.** The act of pouring a fluid over the body. **2.** A reddening of the surface. **3.** The condition of being wet with a fluid. **4.** Extravasate.

sugestibilidad (suggestibility). Sympathism; responsiveness or susceptibility to a psychological process such as a hypnotic command whereby an idea is induced into, or adopted by, an individual without argument, command, or coercion.

sugestión (suggestion). The implanting of an idea in the mind of another by some word or act on one's part, the subject's conduct or physical condition being influenced to some degree by the implanted idea.

s. poshipnótica (posthypnotic s.).

sugestionable (suggestible). Susceptible to suggestion.

sugestivo (suggestive). Relating to suggestion.

sugilación (suggillation). A bruise or livedo.

s. post mortem (postmortem s.). Postmortem livedo.

suicida (suicide). A person who commits such an act.

suicidio (suicide). The act of taking one's own life.

suicidología (suicidology). A branch of the behavioral sciences devoted to the study of the nature, causes, and prevention of suicide.

sujeto (subject). An organism that is the object of research, treatment, experimentation, or dissection.

sulbentina (sulbentine). Dibenzthione.

sulciforme (sulciform). Having the form of a groove or sulcus.

sulcular (crevicular). **1.** Relating to any crevice. **2.** In dentistry, relating especially to the gingival crevice or sulcus.

sulculus, pl. **sulculi** (sulculus, pl. sulculi). A small sulcus.

sulf-, sulfo- (sulf-, sulfo-). **1.** Prefix denoting that the compound to the name of which it is attached contains a sulfur atom. This spelling (rather than sulph-, sulpho-) is preferred by the American Chemical Society and has been adopted by the USP and NF, but not by the BP. **2.** Prefix form of sulfonic acid or sulfonate.

sulfa (sulfa). Denoting the sulfa drugs, or sulfonamides.

sulfabenzamida (sulfabenzamide). *N*-Sulfanilylbenzamide; an antimicrobial of the sulfonamide group.

sulfacetamida (sulfacetamide). *N*-Sulfanilylacetamide; N^1-acetylsulfanilamide; an antibacterial agent of the sulfonamide group, primarily used topically.

sulfácido (sulfacid). Thioacid.

sulfacitina (sulfacytine). A sulfonamide used as an oral antibiotic in the treatment of urinary tract infections.

sulfactam (sulfactam). A β-lactamase inhibitor with weak antibacterial action.

sulfadiazina (sulfadiazine). N^1-2-Pyrimidinylsulfanilamide; one of a group of diazine derivatives of sulfanilamide, the pyrimidine analogue of sulfapyridine and sulfathiazole; one of the components of the triple sulfonamide mixture.

sulfadimetoxina (sulfadimethoxine). 2,4-Dimethoxy-6-sulfanilamide-1,3-diazine; a long-acting sulfonamide that is rapidly absorbed after oral administration and is slowly excreted by the kidney.

sulfadimidina (sulfadimidine). Sulfamethazine.

sulfadoxina (sulfadoxine). Sulformethoxine; a long-acting sulfonamide, used with quinine and pyrimethamine to reduce the relapse rate of malaria.

sulfaetidol (sulfaethidole). A sulfonamide used in the treatment of systemic and urinary tract infections.

sulfafenazol (sulfaphenazole). A long-acting sulfonamide that is rapidly absorbed after oral administration.

sulfafurazol (sulfafurazole). Sulfisoxazole.

sulfaguanidina (sulfaguanidine). Sulfanilylguanidine; N^1-amidinosulfanilamide; the guanidine derivative of sulfanilamide.

sulfaleno (sulfalene). A very long-acting sulfonamide that enhances, as do other sulfonamides and sulfones, the effectiveness of antimalarial agents such as pyrimethamine, chloroguanide, or cycloguanil.

sulfamerazina (sulfamerazine). An antibacterial agent; one of the components of the triple sulfonamide mixtures.

sulfametazina (sulfamethazine). Sulfadimidine; an antibacterial agent; one of the components of the triple sulfonamide mixture.

sulfameter (sulfameter). Sulfamethoxydiazine; a slowly excreted sulfonamide used in the treatment of acute and chronic urinary tract infections.

sulfametizol (sulfamethizole). A sulfonamide useful for the treatment of urinary tract infection, because of its high solubility.

sulfametoxazol (sulfamethoxazole). A sulfonamide related chemically to sulfisoxazole, with a similar antibacterial spectrum, but a slower rate of absorption from the gastrointestinal tract and urinary excretion.

sulfametoxidiazina (sulfamethoxydiazine). Sulfameter.

sulfametoxipiridazina (sulfamethoxypyridazine). A long-acting sulfonamide that requires a single daily dose for maintaining effective tissue concentrations.

***p*-sulfamilacetanilida** (*p*-sulfamylacetanilide). N^4-Acetylsulfanilamide.

sulfamoxol (sulfamoxole). Sulfadimethyloxazole; an antimicrobial agent of the sulfonamide group.

sulfanilamida (sulfanilamide). *p*-Aminobenzenesulfonamide; the first sulfonamide used in infections caused by some β-hemolytic streptococci, meningococci, gonococci, *Clostridium welchii*, and in certain infections of the urinary tract, especially those due to *Escherichia coli* and *Proteus vulgaris*.

***N*-sulfanililacetamida** (*N*-sulfanilylacetamide). Sulfacetamide.
***N*-sulfanililbenzamida** (*N*-sulfanilylbenzamide). Sulfabenzamide.
sulfanililguanidina (sulfanilylguanidine). Sulfaguanidine.
sulfanitrán (sulfanitran). 4'-[(*p*-Nitrophenyl)sulfamoyl] acetanilide; an antimicrobial agent of the sulfonamide group.
sulfaperina (sulfaperin). Isosulfamerazine; *N'*-(5-methyl-2-pyrimidinyl)sulfanilamide; an antimicrobial agent of the sulfonamide group.
sulfapirazina (sulfapyrazine). N^1-2-Pyrazinylsulfanilamide; an antibacterial agent of the sulfonamide group.
sulfapiridina (sulfapyridine). An antibacterial agent of the sulfonamide group.
sulfasalazina (sulfasalazine). Salicylazosulfapyridine; a sulfonamide (acid-azosulfa compound) with a marked affinity for connective tissues, especially for those rich in elastin, used in chronic ulcerative colitis.
sulfatación (sulfation). Addition of sulfate groups as esters to preexisting molecules.
sulfatasa (sulfatase). Trivial name for enzymes of the sulfuric ester hydrolases, which catalyze the hydrolysis of sulfuric esters (sulfates) to the corresponding alcohols plus inorganic sulfate.
sulfatiazol (sulfathiazole). 2-Sulfanilylaminothiazole; an antibacterial agent of the sulfonamide group.
sulfatidatos (sulfatidates). Cerebroside sulfuric esters containing sulfate groups in the sugar portion of the molecule.
sulfátidos (sulfatides). Obsolete term for sulfatidates.
sulfatidosis (sulfatidosis). Metachromatic leukodystrophy.
sulfato (sulfate). A salt or ester of sulfuric acid.
s. ácido (acid s.). Bisulfate.
s. activo (active s.). Adenosine 3'-phosphate 5'-phosphosulfate.
s. de amonio férrico (ferric ammonium sulfate). Iron alum.
s. férrico (ferric sulfate). Iron persulfate, tersulfate, or sesquisulfate.
s. ferroso (ferrous sulfate). Iron sulfate.
s. ferroso desecado (dried ferrous sulfate). Exsiccated iron sulfate.
sulfhidrato (sulfhydrate). Sulfohydrate; a compound (hydrosulfide) containing the ion HS^-.
sulfhidrilo (sulfhydryl). The radical -SH; contained in glutathione, cysteine, coenzyme A, lipoamide (all in the reduced state), and in mercaptans (R-SH).
sulfidrato (sulfydrate). A compound of SH^-.
sulfinpirazona (sulfinpyrazone). An analgesic and uricosuric agent that promotes the excretion of uric acid, probably by interfering with the tubular reabsorption of uric acid.
sulfisomidina (sulfisomidine). The structural isomer of sulfamethazine, used in the treatment of systemic and urinary tract infections.
sulfisoxazol (sulfisoxazole). Sulfafurazole; a sulfonamide used chiefly in bacterial infections of the urinary tract.
s. diolamina (s. diolamine).
sulfito (sulfite). A salt of sulfurous acid.
s. deshidrogenasa (s. dehydrogenase).
s. oxidasa (s. oxidase).
s. reductasa (s. reductase).
sulfoácido (sulfoacid). **1.** Thioacid. **2.** Sulfonic acid.
3-sulfoalanina (3-sulfoalanine). Cysteic acid.
sulfobromoftaleína sodio (sulfobromophthalein sodium). Bromosulfophthalein; bromsulfophthalein; a triphenylmethane derivative excreted by the liver.
sulfocianato (sulfocyanate). Thiocyanate.
sulfogel (sulfogel). A hydrogel with sulfuric acid instead of water as the dispersion means.
sulfohemoglobina (sulfhemoglobin). Sulfmethemoglobin.
sulfohemoglobinemia (sulfhemoglobinemia). A morbid condition due to the presence of sulfhemoglobin in the blood; it is marked by a persistent cyanosis, but the blood count does not reveal any special abnormality in that fluid.
sulfohidrato (sulfohydrate). Sulfhydrate.
sulfólisis (sulfolysis). Lysis brought on or accelerated by sulfuric acid.
sulfometahemoglobina (sulfmethemoglobin). Sulfhemoglobin; the complex formed by H_2S (or sulfides) and ferric ion in methemoglobin.
sulfomixina sódica (sulfomyxin sodium). A mixture of sulfomethylated polymyxin B and sodium bisulfite; an antibacterial agent.
sulfomucina (sulfomucin). A mucin containing sulfuric esters in its mucopolysaccharides or glycoproteins.
sulfona (sulfone). A compound of the general structure $R'-SO_2-R'$.
sulfonamidas, sulfamidas (sulfonamides). The sulfa drugs, a group of bacteriostatic drugs containing the sulfanilamide group (sulfanilamide, sulfapyridine, sulfathiazole, sulfadiazine, and other sulfanilamide derivatives).
sulfonato (sulfonate). A salt or ester of sulfonic acid.
sulfonilureas (sulfonylureas). Derivatives of isopropylthiodiazylsulfanilamide, chemically related to the sulfonamides, which possess hypoglycemic action.
sulfoproteína (sulfoprotein). A protein molecule containing sulfate groups.
6-sulfoquinovosil diacilglicerol (6-sulfoquinovosyl diacylglycerol). Quinovose containing an SO_3H on C-6 and a doubly substituted glycerol on C-1; the sulfolipid occurring in all photosynthetic tissues.
sulformetoxina (sulformethoxine). Sulfadoxine.
sulforrodamina B (sulforhodamine B). Lissamine rhodamine B 200; a xanthene dye derivative, a fluorochrome used for tagging proteins by a sulfamido condensation; employed in immuno-fluorescence.
sulfosol (sulfosol). A hydrosol with sulfuric acid instead of water as the dispersion means.
sulfotransferasa (sulfotransferase). Generic term for enzymes catalyzing the transfer of a sulfate group from 3'-phosphoadenylyl sulfate (active sulfate) to the hydroxyl group of an acceptor.
sulfóxido (sulfoxide). The sulfur analogue of a ketone.
sulfoxona sódica (sulfoxone sodium). Disodium sulfonyl-*bis*(*p*-phenyleneimino)dimethanesulfinate; an antileprotic.
sulfuret (sulfuret). Sulfide.
sulfurilo (sulfuryl).
sulfuro (sulfide). Sulfuret; a compound of sulfur in which the sulfur has a valence of -2.
sulfuroso (sulfurous). Designating a sulfur compound in which sulfur has a valence of +4 as contrasted to sulfuric compounds in which sulfur has a valence of +6, or sulfides (-2).
sulindac (sulindac). A nonsteroidal anti-inflammatory agent with analgesic and antipyretic actions.
sulisobenzona (sulisobenzone). 5-Benzoyl-4-hydroxy-2-methoxybenzene sulfonic acid; a sunscreen agent.
sulpirida (sulpiride). An antidepressant.
sultiame (sulthiame). An anticonvulsant used in the treatment of temporal lobe epilepsy and grand mal with psychomotor seizures.
sumación (summation). The aggregation of a number of similar neural impulses or stimuli.
s. de estímulos (s. of stimuli).
sumergido (submerged). In dentistry, describing a field of operation covered by saliva.
super- (super-). Prefix, to words of L. derivation, denoting in excess, above, superior, or in the upper part of; often the same usage as L. *supra-;* corresponds to G. *hyper-*.
superabducción (superabduction). Abduction of a limb beyond the normal limit.
superacidez (superacidity). An excess of acid; excessive acidity.
superacromial (superacromial). Supra-acromial; above the acromion process.
superactividad (superactivity). Hyperactivity; abnormally great activity.
superagudo (superacute). Extremely acute; marked by extreme severity of symptoms and rapid progress, as of the course of a disease.
superalimentación (superalimentation). Hyperalimentation.
superanal (superanal). Supra-anal.
superciliar (superciliary). Supraciliary; relating to or in the region of the eyebrow.
supercilium, pl. **supercilia** (supercilium, pl. supercilia). **1.** [*supercilium*, pl. *supercilia*, NA]. Eyebrow; the crescentic line of hairs at the superior edge of the orbit. **2.** An individual hair of the eyebrow.
superdicrótico (superdicrotic). Hyperdicrotic.

superdistensión (superdistention). Hyperdistention.
superducir (superduct). To elevate or draw upward.
superego (superego). In psychoanalysis, one of the three components of the psychic apparatus in the freudian structural framework, the other two being the ego and the id.
superestructura (superstructure). A structure above the surface.
s. de prótesis implantada (implant denture s.).
superexcitación (superexcitation). **1.** The act of exciting or stimulating unduly. **2.** A condition of extreme excitement or stimulation.
superextensión (superextension). Hyperextension.
superfetación (superfetation). Hypercyesis; hypercyesia; multifetation; superimpregnation; the presence of two fetuses of different ages, not twins, in the uterus, due to the impregnation of two ova liberated at successive periods of ovulation; an obsolete concept.
superficial (superficial). **1.** Cursory; not thorough. **2.** Pertaining to or situated near the surface.
superficie (surface). Facies; the outer part of any solid.
s. antebraquial anterior (facies antebrachialis anterior). [*facies antebrachialis anterior,* NA]; [*regio antebrachialis anterior,* NA].
s. antebraquial posterior (facies antebrachialis posterior). [*facies antebrachialis posterior,* NA]; [*regio antebrachialis posterior,* NA].
s. anterior (anterior s.). [*facies anterior,* NA].
s. anterior del antebrazo (anterior s. of the forearm). [*facies anterior antebrachii,* NA].
s. anterior del brazo (anterior s. of the arm). [*facies anterior brachii,* NA].
s. anterior de la córnea (anterior s. of the cornea). [*facies anterior corneae,* NA].
s. anterior del cristalino (anterior s. of the lens of the eye). [*facies anterior lentis,* NA].
s. anterior del cúbito (anterior s. of the ulna). [*facies anterior ulnae,* NA].
s. anterior de la glándula suprarrenal (anterior s. of the suprarenal gland). [*facies anterior glandulae suprarenalis,* NA].
s. anterior del iris (anterior s. of the iris of the eye). [*facies anterior iridis,* NA].
s. anterior del maxilar superior (anterior s. of maxilla). [*facies anterior corporis maxillae,* NA].
s. anterior de los miembros inferiores (anterior s. of the inferior limbs). [*facies anterior membri inferioris,* NA].
s. anterior del páncreas (anterior s. of the pancreas). [*facies anterior pancreatis,* NA].
s. anterior del párpado (anterior s. of eyelids). [*facies anterior palpebrarum,* NA].
s. anterior de la pierna (anterior s. of leg). [*facies anterior cruris,* NA].
s. anterior de la porción petrosa (anterior s. of petrous part). [*facies anterior partis petrosae,* NA].
s. anterior de la próstata (anterior s. of the prostate). [*facies anterior prostatae,* NA].
s. anterior del radio (anterior s. of the radius). [*facies anterior radii,* NA].
s. anterior del riñón (anterior s. of the kidney). [*facies anterior renis,* NA].
s. anterior de la rótula (anterior s. of the patella). [*facies anterior patellae,* NA].
s. anterolateral del húmero (anterolateral s. of humerus). [*facies anterior lateralis humeri,* NA].
s. anteromedial del húmero (anteromedial s. of humerus). [*facies anterior medialis humeri,* NA].
s. articular (articular s.). [*facies articular,* NA].
s. articular acromial de la clavícula (acromial articular s. of clavicle). [*facies articularis acromialis claviculae,* NA].
s. articular del acromión (articular s. of acromion). [*facies articularis acromii,* NA].
s. articular anterior del calcáneo (anterior calcaneal articular s.). [*facies articularis calcanea anterior,* NA].
s. articular anterior del diente (anterior articular s. of dens). [*facies articularis anterior dentis,* NA].
s. articular aritenoidea del cricoides (arytenoidal articular s. of cricoid). [*facies articularis arytenoidea cricoideae,* NA].
s. articular astragalina del calcáneo (talar articular s. of calcaneus). [*facies articularis talaris calcanei,* NA].
s. articular de la cabeza de la costilla (articular s. of head of rib). [*facies articularis capitis costae,* NA].
s. articular de la cabeza del peroné (articular s. of head of fibula). [*facies articularis capitis fibulae,* NA].
s. articular calcánea del astrágalo (calcaneal articular s. of talus). [*facies articularis calcanea tali,* NA].
s. articular carpal del radio (carpal articular s. of radius). [*facies articularis carpi radii,* NA].
s. articular del cartílago aritenoides (articular surface of arytenoid cartilage). [*facies articularis cartilaginis arytenoideae,* NA].
s. articular cuboidea del calcáneo (cuboidal articular s. of calcaneus). [*facies articularis cuboidea calcanei,* NA].
s. articular escafoidea del astrágalo (navicular articular s. of talus). [*facies articularis navicularis tali,* NA].
s. articular esternal de la clavícula (sternal articular s. of clavicle). [*facies articularis sternalis claviculae,* NA].
s. articular del hueso temporal (articular s. of temporal bone). [*facies articularis ossis temporalis,* NA].
s. articular inferior de la tibia (inferior articular s. of tibia). [*facies articularis inferior tibiae,* NA].
s. articular maleolar del peroné (malleolar articular s. of fibula). [*facies articularis malleoli fibulae,* NA].
s. articular maleolar de la tibia (malleolar articular s. of tibia). [*facies articularis malleoli tibiae,* NA].
s. articular media del calcáneo (middle calcaneal articular s.). [*facies articularis calcanea media,* NA].
s. articular peronea de la tibia (fibular articular s. of tibia). [*facies articularis fibularis tibiae,* NA].
s. articular posterior del calcáneo (posterior calcaneal articular s.). [*facies articularis calcanea posterior,* NA].
s. articular posterior del diente (posterior articular s. of dens). [*facies articularis posterior dentis,* NA].
s. articular de la rótula (articular s. of patella). [*facies articularis patellae,* NA].
s. articular superior de la tibia (superior articular s. of tibia). [*facies articularis superior tibiae,* NA].
s. articular tiroidea del cricoides (thyroidal articular s. of cricoid). [*facies articularis thyroidea cricoideae,* NA].
s. articular del tubérculo de la costilla (articular s. of tubercle of rib). [*facies articularis tuberculi costae,* NA].
s. auricular del ilion (auricular s. of ilium). [*facies auricularis ossis ilii,* NA].
s. auricular del sacro (auricular s. of sacrum). [*facies auricularis ossis sacri,* NA].
s. axial (axial s.). The s. of a tooth parallel with its long axis.
s. basal (basal s.).
s. basal protésica **1.** (denture basal s., denture foundation s.). **2.** (denture foundation s.). Denture basal s.
s. braquial anterior (facies brachialis anterior). [*facies brachialis anterior,* NA]; [*regio brachialis anterior,* NA].
s. braquial posterior (facies brachialis posterior). [*facies brachialis posterior,* NA]. Official alternate term for regio brachialis posterior.
s. bucal (buccal s.). [*facies vestibularis dentis,* NA].
s. cerebral (cerebral s.). [*facies cerebralis,* NA].
s. cólica del bazo (colic s. of spleen). [*facies colica splenis,* NA].
s. de contacto del diente (contact s. of tooth). [*facies contactus dentis,* NA].
s. costal (costal s.). [*facies costalis,* NA].
s. costal de la escápula (costal s. of scapula). [*facies costalis scapulae,* NA].
s. costal del pulmón (costal s. of lung). [*facies costalis pulmonis,* NA].
s. crural anterior (facies cruralis anterior). [*facies cruralis anterior,* NA]; [*regio cruralis anterior,* NA].
s. crural posterior (facies cruralis posterior). [*facies cruralis posterior,* NA]; [*regio cruralis posterior,* NA].
s. cubital anterior (facies cubitalis anterior). [*facies cubitalis anterior,* NA]; [*regio cubitalis anterior,* NA].
s. cubital posterior (facies cubitalis posterior). [*facies cubitalis posterior,* NA]; [*regio cubitalis posterior,* NA].

s. diafragmática (diaphragmatic s.). [*facies diaphragmatica*, NA].
s. distal del diente (distal s. of tooth). [*facies distalis dentis*, NA].
s. dorsal (dorsal s.). [*facies dorsalis*, NA].
s. dorsal del dedo (dorsal s. of digit). [*facies digitalis dorsalis*, NA].
s. dorsal de la escápula (dorsal s. of scapula). [*facies dorsalis scapulae*, NA].
s. dorsal del sacro (dorsal s. of sacrum). [*facies dorsalis ossis sacri*, NA].
s. esternocostal del corazón (sternocostal s. of heart). [*facies sternocostalis cordis*, NA].
s. externa (external s.). [*facies externa*, NA].
s. externa del hueso frontal (external s. of frontal bone). [*facies externa ossis frontalis*, NA].
s. externa del hueso parietal (external s. of parietal bone). [*facies externa ossis parietalis*, NA].
s. facial del diente (facial s. of tooth). [*facies facialis dentis*, NA].
s. femoral anterior (facies femoralis anterior). [*facies femoralis anterior*, NA]; [*regio femoralis anterior*, NA].
s. femoral posterior (facies femoralis posterior). [*facies femoralis posterior*, NA]; [*regio femoralis posterior*, NA].
s. gástrica del bazo (gastric s. of spleen). [*facies gastrica splenis*, NA].
s. glenoidea (glenoid s.). [*cavitas glenoidalis*, NA].
s. glútea del ilion (gluteal s. of ilium). [*facies glutea ossis ilii*, NA].
s. de impresión protésica (denture impression s.).
s. incisal (incisal s.). [*margo incisalis*, NA].
s. inferior del cerebro (facies inferior cerebri). [*facies inferior cerebri*, NA]. Base of brain.
s. inferior de los hemisferios cerebelosos (inferior s. of cerebellar hemisphere). [*facies inferior hemispherii cerebelli*, NA].
s. inferior de la lengua (inferior s. of tongue). [*facies inferior linguae*, NA].
s. inferior del páncreas (inferior s. of pancreas). [*facies inferior pancreatis*, NA].
s. inferior de la porción petrosa (inferior s. of petrous part of temporal bone). [*facies inferior partis petrosae*, NA].
s. inferolateral del diente (inferolateral s. of prostate). [*facies inferolateralis prostatae*, NA].
s. infratemporal del maxilar (infratemporal s. of maxilla). [*facies infratemporalis maxillae*, NA].
s. interlobulares del pulmón (interlobar s.'s of lung). [*facies interlobares pulmonis*, NA].
s. interna (internal s.). [*facies interna*, NA].
s. interna del hueso parietal **1.** (internal s. of parietal bone). [*facies interna ossis parietalis*, NA]. **2.** (internal s. of frontal bone). [*facies interna ossis frontalis*, NA].
s. intestinal del útero (intestinal s. of uterus). [*facies intestinalis uteri*, NA].
s. labial (labial s.). [*facies vestibularis dentis*, NA]. Facies labialis.
s. lateral (lateral s.). [*facies lateralis*, NA].
s. lateral del brazo (lateral s. of the arm). [*facies lateralis brachii*, NA].
s. lateral de un dedo de la mano (lateral s. of a finger). [*facies lateralis digiti manus*, NA].
s. lateral de un dedo del pie (lateral s. of a toe). [*facies lateralis digiti pedis*, NA].
s. lateral del hueso cigomático (lateral s. of the zygomatic bone). [*facies lateralis ossis zygomatici*, NA].
s. lateral del hueso palatino (maxillary s. of palatine bone). [*facies maxillaris ossis palatini*, NA].
s. lateral del ovario (lateral s. of ovary). [*facies lateralis ovarii*, NA].
s. lateral del peroné (lateral s. of the fibula). [*facies lateralis fibulae*, NA].
s. lateral de la pierna (lateral s. of leg). [*facies lateralis cruris*, NA].
s. lateral del testículo (lateral s. of the testis). [*facies lateralis testis*, NA].
s. lateral de la tibia (lateral s. of the tibia). [*facies lateralis tibiae*, NA].
s. lingual del diente (lingual s. of tooth). [*facies lingualis dentis*, NA].
s. maleolar lateral del astrágalo (lateral malleolar s. of talus). [*facies malleolaris lateralis tali*, NA].
s. maleolar medial del astrágalo (medial malleolar s. of talus). [*facies malleolaris medialis tali*, NA].
s. masticatoria (masticatory s.). [*facies masticatoria*, NA].
s. medial (medial s.). [*facies medialis*, NA].
s. medial del cartílago aritenoides (medial s. of arytenoid cartilage). [*facies medialis cartilaginis arytenoideae*, NA].
s. medial del cúbito (medial s. of ulna). [*facies medialis ulnae*, NA].
s. medial de un dedo del pie (medial s. of a toe). [*facies medialis digiti pedis*, NA].
s. medial del hemisferio cerebral (medial s. of cerebral hemisphere). [*facies medialis cerebri*, NA].
s. medial del ovario (medial s. of ovary). [*facies medialis ovarii*, NA].
s. medial del peroné (medial s. of fibula). [*facies medialis fibulae*, NA].
s. medial del pulmón (medial s. of lung). [*facies medialis pulmonis*, NA].
s. medial del testículo (medial s. of testis). [*facies medialis testis*, NA].
s. medial de la tibia (medial s. of tibia). [*facies medialis tibiae*, NA].
s. mesial del diente (mesial s. of tooth). [*facies mesialis dentis*, NA].
s. nasal del hueso palatino (nasal s. of palatine bone). [*facies nasalis ossis palantini*, NA].
s. nasal del maxilar (nasal s. of maxilla). [*facies nasalis maxillae*, NA].
s. oclusal balanceada (balancing occlusal s.).
s. oclusal del diente **1.** (grinding s.). [*facies occlusalis dentis*, NA]. **2.** (occlusal s.). [*facies occlusalis dentis*, NA].
s. oclusal protésica (denture occlusal s.).
s. oclusales de trabajo (working occlusal s.'s).
s. orbitaria (orbital s.). [*facies orbitalis*, NA].
s. palatina (palatine s.). [*facies palatina*, NA].
s. pélvica del sacro (pelvic s. of sacrum). [*facies pelvina ossis sacri*, NA].
s. poplítea del fémur (popliteal s. of femur). [*facies poplitea femoris*, NA].
s. posterior (posterior s.). [*facies posterior*, NA].
s. posterior del cartílago aritenoides (posterior s. of arytenoid cartilage). [*facies posterior cartilaginis arytenoideae*, NA].
s. posterior de la córnea (posterior s. of cornea). [*facies posterior corneae*, NA].
s. posterior del cristalino (posterior s. of lens of the eye). [*facies posterior lentis*, NA].
s. posterior del cúbito (posterior s. of ulna). [*facies posterior ulnae*, NA].
s. posterior de la glándula suprarrenal (posterior s. of suprarenal gland). [*facies posterior glandulae suprarenalis*, NA].
s. posterior del húmero (posterior s. of humerus). [*facies posterior humeri*, NA].
s. posterior del iris (posterior s. of iris). [*facies posterior iridis*, NA].
s. posterior del miembro inferior (posterior s. of the inferior limb). [*facies posterior membri inferioris*, NA].
s. posterior del páncreas (posterior s. of pancreas). [*facies posterior pancreatis*, NA].
s. posterior del párpado (posterior s. of eyelids). [*facies posterior palpebrarum*, NA].
s. posterior del peroné (posterior s. of fibula). [*facies posterior fibulae*, NA].
s. posterior de la pierna (posterior s. of leg). [*facies posterior cruris*, NA].
s. posterior de la porción petrosa (posterior s. of petrous part). [*facies posterior partis petrosae*, NA].
s. posterior de la próstata (posterior s. of prostate). [*facies posterior prostatae*, NA].
s. posterior del radio (posterior s. of radius). [*facies posterior radii*, NA].

s. posterior del riñón (posterior s. of kidney). [*facies posterior renis*, NA].
s. posterior de la tibia (posterior s. of tibia). [*facies posterior tibiae*, NA].
s. pulida de una prótesis (denture polished s.).
s. pulmonar del corazón (pulmonary s. of heart). [*facies pulmonalis cordis*, NA].
s. renal (renal s.). [*facies renalis*, NA].
s. rotuliana del fémur (patellar s. of femur). [*facies patellaris femoris*, NA].
s. sacropélvica del ilion (sacropelvic s. of ilium). [*facies sacropelvina ossis ilii*, NA].
s. semilunar del acetábulo (lunate s. of acetabulum). [*facies lunata acetabuli*, NA].
s. sinfisial (symphysial s. of pubis). [*facies symphysialis*, NA].
s. suboclusal (subocclusal s.).
s. superior del astrágalo (superior s. of talus). [*facies superior tali*, NA].
s. superior del hemisferio cerebelar (superior s. of cerebellar hemisphere). [*facies superior hemispherii cerebelli*, NA].
s. superior de los hemisferios cerebelosos (superior s. of cerebellar hemisphere). [*facies superior hemispherii cerebelli*, NA].
s. superolateral del cerebro (superolateral s. of cerebrum). [*facies superolateralis cerebri*, NA].
s. temporal (temporal s.). [*facies temporalis*, NA].
s. uretral del pene (urethral s. of penis). [*facies urethralis penis*, NA].
s. ventral del dedo (ventral s. of digit). [*facies digitalis ventralis*, NA].
s. vesical del útero (vesical s. of uterus). [*facies vesicalis uteri*, NA].
s. vestibular del diente **1.** (vestibular s.). [*facies vestibularis dentis*, NA]. **2.** (vestibular s. of tooth). [*facies vestibularis dentis*, NA].
s. visceral del bazo (visceral s. of spleen). [*facies visceralis lienis*, NA].
s. visceral del hígado (visceral s. of liver). [*facies visceralis hepatis*, NA].

superflexión (superflexion). Hyperflexion.
supergenual (supergenual). Above the knee or any genu.
supergraso (superfatted). With additional fat added, as in the case of soap.
superimpregnación (superimpregnation). Superfetation.
superinducir (superinduce). To induce or bring on in addition to something already existing.
superinfección (superinfection). A new infection in addition to one already present.
superinvolución (superinvolution). Hyperinvolution; an extreme reduction in size of the uterus, after childbirth, below the normal size of the nongravid organ.
superior (superior). **1.** Situated above or directed upward. **2.** [*superior*, NA]. Cranial; in human anatomy, situated nearer the vertex of the head in relation to a specific reference point.
superlactación (superlactation). Hyperlactation; the continuance of lactation beyond the normal period.
superligamen (superligamen). A retentive dressing; a bandage retaining a surgical dressing in place.
supermediano (supermedial). Above the middle of any part.
supermotilidad (supermotility). Hyperkinesis.
supernatante (supernatant).
supernumerario (supernumerary). Epactal; exceeding the normal number.
supernutrición (supernutrition). Hypernutrition; overeating leading to obesity.
superolateral (superolateral). At the side and above.
superovulación (superovulation). Ovulation of a greater than normal number of ova.
superóxido (superoxide). Hyperoxide; the molecule HO_2, a strong acid, hence often written as $H^+ + O_2^-$, the latter being the s. radical.
s. dismutasa (s. dismutase).
superparasitismo (superparasitism). **1.** Association between parasitic Hymenoptera and their insect hosts. **2.** An excess of parasites of the same species in a host, overtaxing the defense mechanism to the degree that disease or death results.
superparásito (superparasite). A member of a large population of parasites living on a host, usually a parasitic hymenopteran larva in its insect host.
superpetroso (superpetrosal). Above or at the upper part of the petrous portion of the temporal bone.
superpigmentación (superpigmentation). Hyperpigmentation.
superposición (overlap). **1.** Suturing of one layer of tissue above or under another to gain strength. **2.** An extension or projection of one tissue over another.
s. horizontal (horizontal o.). Overjet; overjut.
s. vertical (vertical o.). Overbite.
supersaturar (supersaturate). To make a solution hold more of a salt or other substance in solution than it will dissolve when in equilibrium with that salt in the solid phase.
superscripción (superscription). The beginning of a prescription, consisting of the injunction, recipe, take.
supersónico (supersonic). **1.** Pertaining to or characterized by a speed greater than the speed of sound. **2.** Pertaining to sound vibrations of high frequency, above the level of human audibility.
supertensión (supertension). Extreme tension; incorrectly used as a synonym of high blood pressure, or hyperpiesis.
supervivencia (survival). Continued existence; persistence of life.
supervoltaje (supervoltage). In radiation therapy, a vague term for voltage between one thousand and one million volts.
supinación (supination). The condition of being supine; the act of assuming or of being placed in a supine position.
s. del antebrazo (s. of the forearm).
s. del pie (s. of the foot).
supinador (supinator). A muscle that produces supination of the forearm.
supinar (supinate). **1.** To assume, or to be placed in, a supine (face upward) position. **2.** To perform supination of the forearm or of the foot.
supino (supine). **1.** Denoting the body when lying face upward. **2.** Supination of the forearm or of the foot.
supositorio (suppository). A small solid body shaped for ready introduction into one of the orifices of the body other than the oral cavity (e.g., rectum, urethra, vagina), made of a substance, usually medicated, which is solid at ordinary temperatures but melts at body temperature.
suppedania (suppedanium, pl. suppedania). An application to the sole of the foot.
supra- (supra-). Prefix denoting a position above the part indicated by the word to which it is joined; in this sense, the same as super-.
supraacromial (supra-acromial). Superacromial.
supraamigdalino (supratonsillar). Above the tonsil; denoting a recess above and slightly back of the tonsil.
supraanal (supra-anal). Superanal; above the anus.
supraauricular (supra-auricular). Above the auricle or pinna of the ear.
supraaxilar (supra-axillary). Above the axilla.
suprabucal (suprabuccal). Above the cheek.
supracardinal (supracardinal). Lying dorsal to the anterior or posterior cardinal veins in the embryo.
supracerebeloso (supracerebellar). On or above the surface of the cerebellum.
supracerebral (supracerebral). On or above the surface of the cerebrum.
supraciliar (supraciliary). Superciliary.
supraclavicular **1.** (supraclavicularis). Musculus s. **2.** (supraclavicular). Above the clavicle.
supracondíleo, supracondiloideo (supracondylar, supracondyloid). Above a condyle.
supracoroideo (suprachoroid). On the outer side of the choroid of the eye.
supracoroides (suprachoroidea). Lamina suprachoroidea.
supracostal (supracostal). Above the ribs.
supracotiloideo (supracotyloid). Above the cotyloid cavity, or acetabulum.
supracrestal (supracristal). Above a crest.
supradiafragmático (supradiaphragmatic). Above the diaphragm.
supraducción (supraduction). Sursumduction; the upward rotation of one eye.

supraecuatorial (suprabulge). The portion of the crown of a tooth that converges toward the occlusal surface of the tooth.
supraepicondíleo (supraepicondylar). Above an epicondyle.
supraescapular (suprascapular). Above the scapula.
supraesclerótico (suprascleral). On the outer side of the sclera, denoting the s. or perisclerotic space between the sclera and the fascia bulbi.
supraespinal (supraspinal, supraspinalis). Above the vertebral column or any spine.
supraespinoso (supraspinous). Above any spine; especially above one or more of the vertebral spines or the spine of the scapula.
supraestapedial (suprastapedial). Above the stapes.
supraesternal (suprasternal). Above the sternum.
suprafisiológico (supraphysiologic, supraphysiological). Denoting any dose (of a chemical agent that either is or mimics a hormone, neurotransmitter, or other naturally-occurring agent) that is larger or more potent than would occur naturally, or the effects of such a dose.
supraglenoideo (supraglenoid). Above the glenoid cavity or fossa.
supraglótico (supraglottic). Above the glottis.
suprahepático (suprahepatic). Above the liver.
suprahioideo (suprahyoid). Above the hyoid bone.
suprainguinal (suprainguinal). Above the inguinal region, or groin.
supraintestinal (supraintestinal). Above the intestine.
supraliminal (supraliminal). More than just perceptible; above the threshhold for conscious awareness.
supralumbar (supralumbar). Above the lumbar region.
supramaleolar (supramalleolar). Above a malleolus.
supramamario (supramammary). Above the mammary gland.
supramandibular (supramandibular). Above the mandible.
supramarginal (supramarginal). Above any margin; denoting especially the s. gyrus.
supramastoideo (supramastoid). Above the mastoid process of the temporal bone.
supramaxila (supramaxilla). Obsolete term for maxilla.
supramaxilar (supramaxillary). Above the maxilla.
supramentoniano **1.** (supramentale). Point B; in cephalometrics, the most posterior midline point, above the chin, on the mandibula between the infradentate and the pogonion. **2.** (supramental). Above the chin.
supranasal (supranasal). Above the nose.
supraneural (supraneural). Above the neural axis.
supranuclear (supranuclear). Above (cranial to) the level of the motor neurons of the spinal or cranial nerves.
supraoclusión (supraocclusion). An occlusal relationship in which a tooth extends beyond the occlusal plane.
supraorbitario (supraorbital). Above the orbit, either on the face or within the cranium; denoting numerous structures.
suprapelviano (suprapelvic). Above the pelvis.
suprapúbico (suprapubic). Above the pubic bone.
suprarrenal (suprarenal). **1.** Surrenal; above the kidney. **2.** Pertaining to the glandula suprarenalis.
suprarrenalectomía (suprarenalectomy). Adrenalectomy.
suprarrotuliano (suprapatellar). Above the patella.
supraselar (suprasellar). Above or over the sella turcica.
suprasilviano (suprasylvian). Above the fissure of Sylvius or lateral cerebral sulcus.
suprasinfisario (suprasymphysary). Above the symphysis pubis.
supratemporal (supratemporal). Above the temporal region.
supratentorial (supratentorial). Denoting cranial contents located above the tentorium cerebelli.
supratimpánico (supratympanic). Above the tympanic cavity.
supratorácico (suprathoracic). Above or in the upper part of the thorax.
supratroclear (supratrochlear). Above a trochlea.
supraturbinal (supraturbinal). Concha nasalis suprema.
supravaginal (supravaginal). Above the vagina, or above any sheath.
supravalvar, supravalvular (supravalvar, supravalvular). Above the valves, either pulmonary or aortic.
supraventricular (supraventricular). Above the ventricles.
supravergencia (supravergence). Sursumvergence; upward rotation of an eye.
supraversión (supraversion). **1.** A turning (version) upward. **2.** In dentistry, the position of a tooth when it is out of the line of occlusion in an occlusal direction; a deep overbite. **3.** In ophthalmology, binocular conjugate rotation upward.
supresión (suppression). **1.** Deliberately excluding from conscious thought. **2.** Arrest of the secretion of a fluid, such as urine or bile. **3.** Checking of an abnormal flow or discharge. **4.** The effect of a second mutation which cancels a phenotypic change caused by a previous mutation at a different point on the chromosome. **5.** Inhibition of vision in one eye when dissimilar images fall on corresponding retinal points.
suprofeno (suprofen). *p*-2-Thenoylhydratropic acid; a nonsteroidal anti-inflammatory agent with antipyretic and analgesic properties.
supuración (suppuration). Pyesis; pyogenesis; pyopoiesis; pyosis; the formation of pus.
supurante (suppurant). **1.** Causing or inducing suppuration. **2.** An agent with this action.
supurar (suppurate). To form pus.
supurativo (suppurative). Forming pus.
sura (sura). [*sura,* NA]. Calf; regio suralis; sural region; the muscular swelling of the back of the leg below the knee, formed chiefly by the bellies of the gastrocnemius and soleus muscles.
sural (sural). Relating to the calf of the leg.
suramina sódica (suramin sodium). A complex derivative of urea; used in the treatment of trypanosomiasis, onchocerciasis, and pemphigus.
surcado (sulcate, sulcated). Grooved; furrowed; marked by a sulcus or sulci.
surco **1.** (furrow). A groove or sulcus **2.** (crevice). A crack or small fissure, especially in a solid substance. **3.** (groove). A narrow elongated depression or furrow on any surface. See also sulcus. **4.** (sulcus, gen. and pl. sulci). One of the grooves or furrows on the surface of the brain, bounding the several convolutions or gyri; a fissure. **5.** (sulcus, gen. and pl. sulci). Any long narrow groove, furrow, or slight depression. **6.** (sulcus, gen. and pl. sulci). A groove or depression in the oral cavity or on the surface of a tooth.
s. alveolobucal **1.** (alveolobuccal groove). Alveolobuccal sulcus; gingivobuccal g. **2.** (alveolobuccal sulcus). Alveolobuccal groove.
s. alveololabial **1.** (alveololabial groove). Alveololabial sulcus; gingivolabial g. **2.** (alveololabial sulcus). Alveololabial groove.
s. alveololingual **1.** (alveololingual groove). Alveololingual sulcus; gingivolingual g. **2.** (alveololingual sulcus). Alveololingual groove.
s. amigdalolingual (tonsillolingual sulcus).
s. ampollar (ampullary sulcus). [*sulcus ampullaris,* NA].
s. angular (sulcus angularis). Incisura angularis.
s. anterolateral **1.** (anterolateral groove). **2.** (anterolateral sulcus). [*sulcus lateralis anterior,* NA].
s. anteromediano (anteromedian groove).
s. aórtico (aortic sulcus). [*sulcus aorticus*].
s. de la apófisis pterigoides (sulcus of pterygoid hamulus). [*sulcus hamuli pterygoidei,* NA].
s. de la arteria occipital **1.** (sulcus of occipital artery). [*sulcus arteriae occipitalis,* NA]. **2.** (occipital groove). [*sulcus arteriae occipitalis,* NA].
s. de la arteria subclavia (groove for subclavian artery). [*sulcus arteriae subclaviae,* NA].
s. de la arteria temporal media (sulcus for middle temporal artery). [*sulcus arteriae temporalis mediae,* NA].
s. de la arteria vertebral (sulcus for vertebral artery). [*sulcus arteria vertebralis,* NA].
s. arteriales (arterial groove's). [*sulci arteriosi,* NA].
s. astragalino (talar sulcus). [*sulcus tali,* NA].
s. atrioventricular (atrioventricular groove). [*sulcus coronarius,* NA].
s. auricular anterior (anterior auricular groove). Incisura anterior auris.
s. auricular posterior (posterior auricular groove). [*sulcus auriculae posterior,* NA].
s. auriculoventricular **1.** (auriculoventricular groove). [*sulcus coronarius,* NA]. **2.** (atrioventricular sulcus). [*sulcus coronarius,* NA].

s. basilar (basilar sulcus). [*sulcus basilaris pontis*, NA].

s. basilar del puente (basilar sulcus). [*sulcus basilaris pontis*, NA].

s. bicipital lateral (lateral bicipital groove). [*sulcus bicipitalis lateralis*, NA].

s. bicipital medial (medial bicipital groove). [*sulcus bicipitalis medialis*, NA].

s. branquial (branchial groove).

s. calcáneo (calcaneal sulcus). [*sulcus calcanei*, NA].

s. calcarino (calcarine sulcus). [*sulcus calcarinus*, NA].

s. calloso (callosal sulcus). [*sulcus corporis callosi*, NA].

s. callosomarginal (sulcus callosomarginalis).

s. cardíaco (crena cordis). [*crena cordis*]. Sulcus interventricularis anterior; sulcus interventricularis posterior.

s. carotídeo **1.** (carotid groove). [*sulcus caroticus*, NA]. **2.** (carotid sulcus). [*sulcus caroticus*, NA].

s. carpiano (carpal groove). [*sulcus carpi*, NA].

s. cavernoso (cavernous groove). [*sulcus caroticus*, NA].

s. central (central sulcus). [*sulcus centralis*, NA].

s. cerebelosos **1.** (cerebellar sulci). [*fissurae cerebelli*, NA]. **2.** (cerebellar fissure's). [*fissurae cerebelli*, NA].

s. cerebrales (cerebral sulci). [*sulci cerebri*, NA].

s. circular de la ínsula (circular sulcus of Reil). [*sulcus circularis insulae*, NA].

s. circular de Reil (circular sulcus of Reil). [*sulcus circularis insulae*, NA].

s. circunferencial del cerebelo **1.** (great horizontal fissure). [*fissura horizontalis cerebelli*, NA]. **2.** (horizontal fissure of cerebellum). [*fissura horizontalis cerebelli*, NA].

s. de Clevenger (Clevenger's fissure). Sulcus temporalis inferior.

s. colateral (collateral sulcus). [*sulcus collateralis*, NA].

s. coronario (coronary sulcus). [*sulcus coronarius*, NA].

s. costal o subcostal (costal groove). [*sulcus costae*, NA].

s. del cuboides (groove for tendon of long peroneal muscle). [*sulcus tendinis musculi peronei longi*, NA].

s. del cuerpo calloso (sulcus of corpus callosum). [*sulcus corporis callosi*, NA].

s. cutáneos (skin groove's). [*sulci cutis*, NA].

s. dentado **1.** (dentate fissure). [*sulcus hippocampi*, NA]. **2.** (fissura dentata). Sulcus hippocampi.

s. dental (dental groove).

s. de desarrollo (developmental groove's). Developmental lines.

s. digástrico (digastric groove). Incisura mastoidea.

s. digital (digital f.).

s. esclerocorneal (sulcus of sclera). [*sulcus sclerae*, NA].

s. de la esclerótica (sulcus of sclera). [*sulcus sclerae*, NA].

s. espinoso (sulcus spinosus). Stria spinosa.

s. espiral (spiral groove). [*sulcus nervi radialis*, NA].

s. espiral externo (external spiral sulcus). [*sulcus spiralis externus*, NA].

s. espiral interno (internal spiral sulcus). [*sulcus spiralis internus*, NA].

s. etmoidal (ethmoidal groove). [*sulcus ethmoidalis*, NA].

s. faríngeos (pharyngeal groove's).

s. faringotimpánico (pharyngotympanic groove). [*sulcus tubae auditivae*, NA].

s. fimbriodentado (fimbriodentate sulcus). [*sulcus fimbriodentatus*].

s. frontal inferior (inferior frontal sulcus). [*sulcus frontalis inferior*, NA].

s. frontal mediano (median frontal sulcus). [*sulcus frontalis medius*, NA].

s. frontal medio (middle frontal sulcus). [*sulcus frontalis medius*, NA].

s. frontal superior (superior frontal sulcus). [*sulcus frontalis superior*, NA].

s. frontales (frontal groove's).

s. frontomarginal (sulcus frontomarginalis).

s. genital (genital f.).

s. gingival (gingival sulcus). [*sulcus gingivalis*, NA].

s. gingivobucal **1.** (gingivobuccal groove). Alveolobuccal g. **2.** (gingivobuccal sulcus). Alveolobuccal groove.

s. gingivolabial **1.** (gingivolabial groove). Alveololabial g. **2.** (gingivolabial sulcus). Alveololabial groove.

s. gingivolingual **1.** (gingivolingual groove). Alveololingual g. **2.** (gingivolingual sulcus). Alveololingual groove.

s. glúteo (sulcus gluteus). [*sulcus gluteus*, NA]. Gluteal furrow.

s. de Harrison (Harrison's groove).

s. del hipocampo (hippocampal fissure). [*sulcus hippocampi*, NA].

s. hipotalámico (hypothalamic sulcus). [*sulcus hypothalamicus*, NA].

s. horizontal del cerebelo (horizontal fissure of cerebellum). [*fissura horizontalis cerebelli*, NA].

s. infraorbitario (infraorbital groove). [*sulcus infraorbitalis*, NA].

s. infrapalpebral (sulcus infrapalpebralis). [*sulcus infrapalpebralis*, NA].

s. interglúteo **1.** (gluteal f.). **2.** (gluteal cleft). [*crena ani*, NA].

s. intermedio anterior **1.** (anterior intermediate groove). [*sulcus intermedius anterior*, NA]. **2.** (sulcus intermedius anterior). Anterior intermediate groove.

s. interóseo (interossecus groove). **1.** [*sulcus calcanei*, NA]. **2.** [*sulcus tali*, NA].

s. interparietal (interparietal sulcus). [*sulcus intraparietalis*, NA].

s. intertubercular (intertubercular groove). [*sulcus intertubercularis*, NA].

s. interventriculares (interventricular groove's).

s. interventriculares cardíacos (sulcus interventricularis cordis).

s. intragrácil (sulcus intragracilis).

s. intraparietal (intraparietal sulcus). [*sulcus intraparietalis*, NA].

s. intraparietal de Turner (intraparietal sulcus of Turner). [*sulcus intraparietalis*, NA].

s. labial (labial sulcus). Lip s. primary labial groove.

s. labial primario (primary labial groove). Labial sulcus.

s. del labio (lip sulcus). Labial s.

s. labiomentoniano (mentolabial f.). [*sulcus mentolabialis*, NA].

s. lagrimal (lacrimal groove). [*sulcus lacrimalis*, NA].

s. laringotraqueal (laryngotracheal groove).

s. lateral del cerebro (lateral cerebral sulcus). [*sulcus lateralis cerebri*, NA].

s. limitante (sulcus limitans). [*sulcus limitans*, NA].

s. limitante de la fosa romboidal (limiting sulcus of rhomboid fossa). [*sulcus limitans fossae rhomboideae*, NA].

s. limitante de Reil (limiting sulcus of Reil). [*sulcus circularis insulae*, NA].

s. linguogingival (linguogingival groove).

s. longitudinal anterior del corazón (anterior interventricular groove). [*sulcus interventricularis anterior*, NA].

s. longitudinal del corazón (longitudinal sulcus of heart).

s. longitudinal posterior del corazón (posterior interventricular groove). [*sulcus interventricularis posterior*, NA].

s. longitudinal superior (superior longitudinal sulcus).

s. de Lucas (Lucas' groove). Stria spinosa.

s. maleolar (malleolar sulcus). [*sulcus malleolaris*, NA].

s. mastoideo (mastoid groove). Incisura mastoidea.

s. de la matriz de la uña (groove of nail matrix). [*sulcus matricis unguis*, NA].

s. medio anterior del bulbo (anterior median fissure of medulla oblongata). [*fissura mediana anterior medullae oblongatae*, NA].

s. medio anterior de la médula espinal (anterior median fissure of spinal cord). [*fissura mediana anterior medullae spinalis*, NA].

s. medio del cuarto ventrículo (median sulcus of fourth ventricle). [*sulcus medianus ventriculi quarti*, NA].

s. medio de la lengua (median groove of tongue). [*sulcus medianus linguae*, NA].

s. medio posterior del bulbo **1.** (posterior median fissure of the medulla oblongata). [*sulcus medianus posterior medullae oblongatae*, NA]. **2.** (posterior median sulcus of medulla oblongata). [*sulcus medianus posterior medullae oblongatae*, NA].

s. medio posterior de la médula espinal **1.** (posterior median fissure of spinal cord). [*sulcus medianus posterior medullae spinalis*, NA]. **2.** (posterior median sulcus of spinal cord). [*sulcus medianus posterior medullae spinalis*, NA].

s. medular (medullary groove). Neural g.

s. milohioideo (mylohyoid groove). [*sulcus mylohyoideus*, NA].

s. de Monro (Monro's sulcus). [*sulcus hypothalamicus*, NA].

s. del músculo subclavio (subclavian groove). [*sulcus musculi subclavii*, NA].
s. musculoespiral (musculospiral groove). [*sulcus nervi radialis*, NA].
s. nasal transverso (transverse nasal groove). Stria nasi transversa.
s. nasofaríngeo (nasopharyngeal groove).
s. nasolabial (nasolabial groove). [*sulcus nasolabialis*, NA].
s. nasopalatino (nasopalatine groove).
s. del nervio cubital (groove for ulnar nerve). [*sulcus nervi ulnaris*, NA].
s. del nervio espinal (groove for spinal nerve). [*sulcus nervi spinalis*, NA].
s. del nervio motor ocular común (sulcus nervi oculomotorii). [*sulcus medialis cruris cerebri*, NA].
s. para el nervio palatino (sulcus for greater palatine nerve). [*sulcus palatinus major*, NA].
s. del nervio petroso superficial mayor (groove of greater petrosal nerve). [*sulcus nervi petrosi majoris*, NA].
s. del nervio petroso superficial menor (groove of lesser petrosal nerve). [*sulcus nervi petrosi minoris*, NA].
s. del nervio radial (groove for radial nerve). [*sulcus nervi radialis*, NA].
s. neural (neural groove). Medullary g.
s. ninfocaruncular (nymphocaruncular sulcus). S. nymphocaruncularis.
s. ninfohimenal (nymphohymenal sulcus). Nymphocaruncular s.
s. obturador (obturator groove). [*sulcus obturatorius*, NA].
s. occipital (occipital groove). [*sulcus arteriae occipitalis*, NA].
s. occipital lateral (lateral occipital sulcus). [*sulcus occipitalis lateralis*].
s. occipital superior (superior occipital sulcus). [*sulcus occipitalis superior*].
s. occipital transverso (transverse occipital sulcus). [*sulcus occipitalis transversus*, NA].
s. occipitotemporal (occipitotemporal sulcus). [*sulcus occipitotemporalis*, NA].
s. olfatorio 1. (olfactory groove). [*sulcus olfactorius*, NA]. **2.** (olfactory sulcus). [*sulcus olfactorius*, NA].
s. olfatorio de la nariz (olfactory sulcus of nose). [*sulcus olfactorius nasi*, NA].
s. óptico (optic groove). [*sulcus prechiasmatis*, NA].
s. orbitarios (orbital sulci). [*sulci orbitales*, NA].
s. palatino mayor (greater palatine groove). [*sulcus palatinus major*, NA].
s. palatinos (palatine groove). [*sulci palatini*, NA].
s. palatinovaginal (palatovaginal groove). [*sulcus palatovaginalis*, NA].
s. paracólicos (paracolic recess's). [*sulci paracolici*, NA].
s. paraglenoideo 1. (paraglenoid groove). Preauricular g. **2.** (paraglenoid sulcus). Preauricular groove.
s. paramediano posterior (posterior intermediate groove). [*sulcus intermedius posterior*, NA].
s. paraolfatorio anterior (anterior parolfactory sulcus). [*sulcus parolfactorius anterior*].
s. paraolfatorio posterior (posterior parolfactory sulcus). [*sulcus parolfactorius posterior*].
s. parietooccipital (parieto-occipital sulcus). [*sulcus parietooccipitalis*, NA].
s. periconchal (periconchal sulcus). Fossa anthelicis.
s. petroso inferior 1. (inferior petrosal groove). [*sulcus sinus petrosi inferioris*, NA]. **2.** (inferior petrosal sulcus).
s. petroso superior (superior petrosal sulcus). [*sulcus sinus petrosi superioris*, NA].
s. pontobulbar (pontomedullary groove).
s. poplíteo (popliteal groove). [*sulcus popliteus*, NA].
s. poscentral (postcentral sulcus). [*sulcus postcentralis*, NA].
s. posterolateral 1. (posterolateral sulcus). [*sulcus lateralis posterior*, NA]. **2.** (posterolateral groove). [*sulcus lateralis posterior*, NA].
s. posterolateral del cerebelo (posterolateral fissure). [*fissura posterolateralis*, NA].
s. preauricular 1. (preauricular groove). Paraglenoid g. **2.** (preauricular sulcus). Preauricular groove.
s. precentral (precentral sulcus). [*sulcus precentralis*, NA].
s. prenodular (prenodular fissure). [*fissura posterolateralis*, NA].
s. prequiasmático (prechiasmatic sulcus). [*sulcus prechiasmatis*, NA].
s. primario del cerebelo (primary fissure of the cerebellum). [*fissura prima cerebelli*, NA].
s. primitivo 1. (primitive f.). **2.** (primitive groove).
s. del promontorio (sulcus promontorii). [*sulcus promontorii*, NA].
s. pterigopalatino (pterygopalatine groove). [*sulcus palatinus major*, NA].
s. pulmonar (pulmonary sulcus). [*sulcus pulmonalis*, NA].
s. quiasmático (chiasmatic sulcus). [*sulcus prechiasmatis*, NA].
s. de la raíz del hélix (groove of crus of the helix). [*sulcus cruris helicis*, NA].
s. de retención (retention groove).
s. rinal (rhinal sulcus). [*sulcus rhinalis*, NA].
s. rómbicos (rhombic groove's).
s. gingival (gingival crevice). [*sulcus gingivalis*, NA].
s. sagital 1. (sagittal groove). [*sulcus sinus sagittalis superioris*, NA]. **2.** (sagittal sulcus). [*sinus sagittalis superioris*, NA].
s. secundario del cerebelo (secondary fissure of the cerebellum). [*fissura secunda cerebelli*, NA].
s. semilunar (lunate fissure). [*sulcus lunatus cerebri*, NA].
s. semilunar del cerebro (lunate sulcus). [*sulcus lunatus cerebri*, NA].
s. del seno petroso inferior (inferior petrosal sulcus). [*sulcus sinus petrosi inferioris*, NA].
s. del seno petroso superior (superior petrosal sulcus). [*sulcus sinus petrosi superioris*, NA].
s. del seno sagital superior (groove for superior sagittal sinus). [*sulcus sinus sagittalis superioris*, NA].
s. del seno sigmoideo (sulcus sinus sigmoidei). [*sulcus sinus sigmoidei*, NA]. Sigmoid fossa; sigmoid groove; sigmoid s.
s. del seno transverso (sulcus for transverse sinus). [*sulcus sinus transversi*, NA].
s. de Sibson (Sibson's groove).
s. sigmoideo 1. (sigmoid groove). [*sulcus sinus sigmoidei*, NA]. **2.** (sigmoid sulcus). [*sulcus sinus sigmoidei*, NA].
s. subclavio 1. (subclavian sulcus). [*sulcus musculi subclavii*, NA]. **2.** (sulcus subclavius).
s. subcostal (subcostal groove). [*sulcus costae*, NA].
s. subparietal (subparietal sulcus). [*sulcus subparietalis*, NA].
s. suplementario (supplemental groove).
s. supraacetabular 1. (supra-acetabular groove). [*sulcus supraacetabularis*, NA]. **2.** (supra-acetabular sulcus). [*sulcus supraacetabularis*, NA].
s. temporal inferior (inferior temporal sulcus). [*sulcus temporalis inferior*, NA].
s. temporal superior 1. (superior temporal fissure). [*sulcus temporalis superior*, NA]. **2.** (superior temporal sulcus). [*sulcus temporalis superior*, NA].
s. temporales transversos (transverse temporal sulci). [*sulci temporales transversi*, NA].
s. del tendón del músculo flexor largo del dedo gordo (groove for tendon of flexor hallucis longus). [*sulcus tendinis musculi flexoris hallucis longi*, NA].
s. terminal (terminal sulcus). [*sulcus terminalis*, NA].
s. timpánico (tympanic groove). [*sulcus tympanicus*, NA].
s. transversal del antehélix (sulcus anthelicis transversus). [*sulcus anthelicis transversus*, NA].
s. transverso caudal (caudal transverse fissure). Porta hepatis.
s. transverso del cerebelo (transverse fissure of cerebellum). [*fissura transversa cerebelli*].
s. transverso del cerebro (transverse fissure of cerebrum). [*fissura transversa cerebri*, NA].
s. transverso del pulmón (transverse fissure of the lung). [*fissura horizontalis pulmonis dextri*, NA].
s. traqueobronquial (tracheobronchial groove).
s. de la trompa de Eustaquio (groove for auditory tube). [*sulcus tubae auditivae*, NA].
s. de Turner (Turner's sulcus). [*sulcus intraparietalis*, NA].
s. uretral (urethral groove).

s. de la vena cava (sulcus for vena cava). [*sulcus venae cavae*, NA].
s. de la vena cava craneana (sulcus venae cavae cranialis).
s. de la vena subclavia (groove for subclavian vein). [*sulcus venae subclaviae*, NA].
s. de la vena umbilical (sulcus venae umbilicalis). [*sulcus venae umbilicalis*, NA]. The s. on the fetal liver occupied by the umbilical vein.
s. venosos (venous groove's). [*sulci venosi*, NA].
s. ventral (sulcus ventralis). Fissura mediana anterior medullae spinalis.
s. vertebral (vertebral groove).
s. vertical (sulcus verticalis). [*sulcus precentralis*, NA].
s. vomeral **1.** (vomeral sulcus). [*sulcus vomeris*, NA]. **2.** (vomeral groove). [*sulcus vomeris*, NA].
s. vomerovaginal (vomerovaginal groove). [*sulcus vomerovaginalis*, NA].

surfactante (surfactant). A surface-active agent.
surra (surra). A protozoan disease of camels, horses, mules, dogs, cattle, and other mammals in Africa, Asia, and Central and South America, caused by *Trypanosoma evansi*.
surrenal (surrenal). Suprarenal.
sursanura (sursanure). A superficially healed ulcer, with pus beneath the surface.
sursunducción (sursumduction). Supraduction.
sursunvergencia (sursumvergence). Supravergence.
sursunversión (sursumversion). The act of rotating the eyes upward.
suspensión (suspension). **1.** A temporary interruption of any function. **2.** A hanging from a support. **3.** Fixation of an organ, such as the uterus, to other tissue for support. **4.** Coarse dispersion; the dispersion through a liquid of a solid in finely divided particles of a size large enough to be detected by purely optical means. **5.** A class of pharmacopeial preparations of finely divided, undissolved drugs dispersed in liquid vehicles for oral or parenteral use.
s. amorfa de insulina y cinc (amorphous insulin zinc s.).
s. de Coffey (Coffey s.).
s. cristalina de insulina y cinc (crystalline insulin zinc s.).
s. extendida de insulina y cinc (extended insulin zinc s.).
s. de insulina y cinc (insulin zinc s.).
s. oral de magnesia y alúmina (magnesia and alumina oral s.).
s. rápida de insulina y cinc (prompt insulin zinc s.).

suspensoide (suspensoid). Hydrophobic colloid; lyophobic colloid; suspension colloid; a colloidal solution in which the disperse particles are solid and lyophobe or hydrophobe, and are therefore sharply demarcated from the fluid in which they are suspended.
suspensor (suspensory). A supporter applied to uplift a dependent part, such as the scrotum or a pendulous breast.
suspensorio (suspensory). Suspending; supporting; denoting a ligament, a muscle, or other structure that keeps an organ or other part in place.
suspiro (sigh). An audible inspiration and expiration under the influence of some emotion.
sustancia (substance). Matter; substantia; stuff; material.
s. A y B específicas de grupos sanguíneos (blood group-specific s.'s A and B).
s. adamantina (substantia adamantina). Enamelum.
s. alba (substantia alba). [*substantia alba*, NA]. White matter; white substance.
s. alfa (alpha s.). Reticular s.
s. bacteriotrópica (bacteriotropic s.).
s. basófila (basophil s.). Nissl s.
s. blanca (white s.). [*substantia alba*, NA].
s. blanca de Schwann (Schwann's white s.). Medullary s.
s. capsular específica (specific capsular s.). Soluble specific s.
s. cimoplástica (zymoplastic s.). Thromboplastin.
s. cinérea (substantia cinerea). S. grisea.
s. compacta (compact s.). [*substantia compacta*, NA].
s. compacta ósea (substantia compacta ossium). S. compacta.
s. controlada (controlled s.).
s. cortical (cortical s.). [*substantia corticalis*, NA].
s. del cristalino (s. of lens of eye). [*substantia lentis*, NA].
s. cromidial (chromidial s.). Granular endoplasmic reticulum.
s. cromófila (chromophil s.). Nissl s.
s. ebúrnea (substantia eburnea). Dentinum.
s. específica soluble (soluble specific s. (SSS)).
s. esponjosa (spongy s.). [*substantia spongiosa*, NA].
s. ferruginosa (substantia ferruginea). [*substantia ferruginea*, NA]. Locus ceruleus.
s. filar (filar s.). Reticular s.
s. fundamental (ground s.). Substantia fundamentalis.
s. gelatinosa (gelatinous s.). [*substantia gelatinosa*, NA].
s. gelatinosa central (substantia gelatinosa centralis).
s. gelatinosa de Stilling (Stilling's gelatinous s.). Substantia intermedia centralis et lateralis.
s. glandular de la próstata (glandular s. of prostate). [*substantia glandularis prostatae*, NA]
s. gris (gray s.). [*substantia grisea*, NA]
s. gris central (central gray s.). [*substantia grisea centralis*, NA].
s. de grupo sanguíneo (blood group s.).
s. innominada (innominate s.). [*substantia innominata*].
s. interespongioplástica (interspongioplastic s.).
s. intermedia central y lateral (substantia intermedia centralis et lateralis). [*substantia intermedia centralis et lateralis*, NA].
s. liberada (released s.). H s.
s. medular (medullary s.). Substantia medullaris; Schwann's white s.
s. metacromaticogranular (substantia metachromaticogranularis).
s. muscular de la próstata (muscular s. of prostate). [*substantia muscularis prostatae*, NA].
s. negra (substantia nigra). [*substantia nigra*, NA].
s. neurosecretora (neurosecretory s.).
s. de Nissl (Nissl s.).
s. ósea dentaria (substantia ossea dentis). Cementum.
s. perforada anterior (anterior perforated s.). [*substantia perforata anterior*, NA].
s. perforada posterior (posterior perforated s.). [*substantia perforata posterior*, NA].
s. presora (pressor s.). Pressor base.
s. productora de exoftalmía (exophthalmos-producing s. (EPS)).
s. propia (proper s.).
s. propia de la córnea (substantia propria corneae). [*substantia propria corneae*, NA]. Proper substance of cornea.
s. propia de la esclerótica (substantia propria sclerae). [*substantia propria sclerae*, NA]. Proper substance of the sclera.
s. propia de la membrana del tímpano (substantia propria membranae tympani). Proper substance of tympanic membrane.
s. de reacción lenta de la anafilaxia (SRL-A) (slow-reacting s. of anaphylaxis (SRS-A).
s. reticular (reticular s.). Filar mass; filar s.; substantia reticularis; substantia reticulofilamentosa.
s. reticulofilamentosa (substantia reticulofilamentosa). Reticular substance.
s. de Rolando, gelatinosa de Rolando (Rolando's gelatinous s., Rolando's s.). Substantia gelatinosa.
s. sensibilizante (sensitizing s.). Complement-fixing antibody.
s. tigroide (tigroid s.). Nissl s.
s. trabecular (substantia trabecularis). [*substantia trabecularis*, NA].
s. umbral (threshold s.). Threshold body.
s. vítrea (substantia vitrea). Enamelum.

sustentacular (sustentacular). Relating to a sustentaculum; supporting.
sustentáculo (sustentaculum, pl. sustentacula). [*sustentaculum*, NA]. A structure that serves as a stay or support to another.
s. astragalino (s. tali). [*sustentaculum tali*, NA]. Support of the talus.
s. esplénico (s. lienis). Ligamentum phrenicocolicum.

sustitución (substitution). **1.** In chemistry, the replacement of an atom or group in a compound by another atom or group. **2.** In psychoanalysis, an unconscious defense mechanism by which an unacceptable or unattainable goal, object, or emotion is replaced by one that is more acceptable or attainable.
s. de estímulos (stimulus s.). Classical conditioning.
s. de síntomas (symptom s.). Symptom formation.

sustituto (substitute). **1.** Anything that takes the place of another. **2.** In psychology, a surrogate.
s. materno (mother surrogate).
s. plasmático (plasma s.). Plasma expander.

Q R S

s. sanguíneo (blood s.).
s. de volumen (volume s.).
sustracción (subtraction). A technique used to improve detectability of abnormalities on radiographic or scintigraphic images.
sustrato (substrate). The substance acted upon and changed by an enzyme.
susurrar (whisper). To speak without phonation.
susurro (susurrus). Murmur.
s. auricular (s. aurium). Murmur in the ear.
sutura 1. (suture). The material (silk thread, wire, catgut, etc.) with which two surfaces are kept in apposition. **2.** (sutura, pl. suturae). [*sutura*, NA]. Suture joint; suture; a form of fibrous joint in which two bones formed in membrane are united by a fibrous membrane continuous with the periosteum. **3.** (suture). The seam so formed, a surgical s.
s. acolchada (quilted s.). Mattress s.
s. de Albert (Albert's s.).
s. de aposición (apposition s.). Coaptation s.
s. de aproximación (approximation s.).
s. armónica (harmonic s.). Sutura plana.
s. atraumática (atraumatic s.).
s. en bolsa de tabaco (purse-string s.).
s. de botón (button s.).
s. en brida (bridle s.).
s. de Bunnell (Bunnell's s.).
s. calada (shotted s.).
s. de catgut (catgut s.).
s. cigomaticofrontal (sutura zygomaticofrontalis). Frontozygomatic s.
s. cigomaticomaxilar (zygomaticomaxillary s.). [*sutura zygomaticomaxillaris*, NA].
s. cigomaticotemporal (sutura zygomaticotemporalis). Temporozygomatic s.
s. de coaptación (coaptation s.). Apposition s.
s. de colchonero (mattress s.). Quilted s.
s. de Connell (Connell's s.).
s. continua (continuous s.).
s. coronal (coronal s.). [*sutura coronalis*, NA].
s. craneanas (cranial s.'s). [*suturae cranii*, NA].
s. del cristalino (lens s.'s). Radii lentis.
s. de cuña y surco (wedge-and-groove s.). Schindylesis.
s. de Cushing (Cushing's s.).
s. de Czerny (Czerny's s.).
s. de Czerny-Lembert (Czerny-Lembert s.).
s. demorada (delayed s.).
s. dentada 1. (serrate s.). Sutura serrata. **2.** (dentate s.). [*sutura serrata*, NA].
s. de doble brazo (doubly armed s.). Cobbler's s.
s. de Dupuytren (Dupuytren's s.). A continuous Lembert s.
s. enterrada (buried s.).
s. escamomastoidea (squamomastoid s.). [*sutura squamomastoidea*, NA].
s. escamoparietal (squamoparietal s.). [*sutura squamosa*, NA].
s. escamosa (squamous s.). [*sutura squamosa*, NA].
s. esfenocigomática (sphenozygomatic s.). [*sutura sphenozygomatica*, NA].
s. esfenoescamosa (sphenosquamous s.). [*sutura sphenosquamosa*, NA].
s. esfenoetmoidal (sphenoethmoidal s.). [*sutura sphenoethmoidalis*, NA].
s. esfenofrontal (sphenofrontal s.). [*sutura sphenofrontalis*, NA].
s. esfenomaxilar (sphenomaxillary s.). [*sutura sphenomaxillaris*, NA].
s. esfenooccipital (spheno-occipital s.). Synchondrosis sphenooccipitalis.
s. esfenoorbitaria (spheno-orbital s.). [*sutura spheno-orbitalis*, NA].
s. esfenoparietal (sphenoparietal s.). [*sutura sphenoparietalis*, NA].
s. esfenovomeriana (sphenovomerine s.). [*sutura sphenovomeriana*, NA].
s. en espiral (spiral s.). Continuous s.
s. etmoidolagrimal (ethmoidolacrimal s.). [*sutura ethmoidolacrimalis*, NA].
s. etmoidomaxilar (ethmoidomaxillary s.). [*sutura ethmoidomaxillaris*, NA].
s. de Faden (Faden s.).
s. falsa 1. (sutura notha). False suture. **2.** (false s.). Sutura notha.
s. en forma de 8 (figure-of-8 s.).
s. frontal (frontal s.). [*sutura frontalis*, NA].
s. frontocigomática (frontozygomatic s.). [*sutura frontozygomatica*, NA].
s. frontoetmoidal (frontoethmoidal s.). [*sutura frontoethmoidalis*, NA].
s. frontolagrimal (frontolacrimal s.). [*sutura frontolacrimalis*, NA].
s. frontomaxilar (frontomaxillary s.). [*sutura frontomaxillaris*, NA].
s. frontonasal (frontonasal s.). [*sutura frontonasalis*, NA].
s. de Frost (Frost s.).
s. de Gély (Gély's s.).
s. de Gould (Gould's s.).
s. de guantero (glover's s.).
s. de Gussenbauer (Gussenbauer's s.).
s. de Halsted (Halsted's s.).
s. implantada (implanted s.).
s. incisiva (incisive s.). [*sutura incisiva*, NA].
s. infraorbitaria (infraorbital s.). [*sutura infraorbitalis*, NA].
s. ininterrumpida (uninterrupted s.). Continuous s.
s. intermaxilar (intermaxillary s.). [*sutura intermaxillaris*, NA].
s. internasal (internasal s.). [*sutura internasalis*, NA].
s. interparietal (interparietal s.). Sagittal s.
s. interrumpida (interrupted s.).
s. de Jobert de Lamballe (Jobert de Lamballe's s.).
s. lacrimomaxilar (lacrimomaxillary s.). [*sutura lacrimomaxillaris*, NA].
s. lacrimoturbinal (lacrimoconchal s.). [*sutura lacrimoconchalis*, NA].
s. lambdoidea (lambdoid s.). [*sutura lambdoidea*, NA].
s. de lejos y cerca (far-and-near s.).
s. de Lembert (Lembert s.).
s. de manta (blanket s.).
s. metópica (metopic s.). [*sutura metopica*, NA].
s. nasofrontal (sutura nasofrontalis). Frontonasal s.
s. nasomaxilar (nasomaxillary s.). [*sutura nasomaxillaris*, NA].
s. nerviosa (nerve s.). Neurorrhaphy.
s. neurocentral (neurocentral s.). Neurocentral synchondrosis.
s. occipitomastoidea (occipitomastoid s.). [*sutura occipitomastoidea*, NA].
s. palatina mediana (median palatine s.). [*sutura palatina mediana*, NA].
s. palatina transversa (transverse palatine s.). [*sutura palatina transversa*, NA].
s. palatoetmoidal (palatoethmoidal s.). [*sutura palatoethmoidalis*, NA].
s. palatomaxilar (palatomaxillary s.). [*sutura palatomaxillaris*, NA].
s. de Pancoast (Pancoast's s.).
s. de Paré (Paré's s.).
s. parietomastoidea (parietomastoid s.). [*sutura parietomastoidea*, NA].
s. de Parker-Kerr (Parker-Kerr s.).
s. petroescamosa (petrosquamous s.).
s. plana (plane s.). [*sutura plana*, NA].
s. premaxilar (premaxillary s.). Incisive s.
s. quirúrgica absorbible (absorbable surgical s.).
s. quirúrgica no absorbible (nonabsorbable surgical s.).
s. de relajación (relaxation s.).
s. de retención (retention s.).
s. sagital (sagittal s.). [*sutura sagittalis*, NA].
s. secundaria (secondary s.). Delayed closure of a wound.
s. subcuticular (subcuticular s.).
s. temporocigomática (temporozygomatic s.). [*sutura temporozygomatica*, NA]. Zygomaticotemporal s.
s. de tendones (tendon s.). Tenorrhaphy.
s. de tensión (tension s.).
s. timpanomastoidea (tympanomastoid s.).
s. de transfixión (transfixion s.).

s. vertical de colchonero (end-on mattress s.).
s. de zapatero (cobbler's s.). Doubly armed s.
sutural (sutural). Relating to a suture in any sense.
suturar (suture). Stitch; to unite two surfaces by sewing
suturectomía (suturectomy). Removal of cranial suture.
Sv (Sv). Abbreviation for sievert.
SV (SV). Abbreviation for simian virus, numbered serially; e.g., SV1.
Svedberg de flotación (Svedberg of flotation). Flotation constant.
sympus (sympus). A sirenomelus in which the fusion of the legs has extended to involve the feet.
s. apus (s. apus). A sirenomelus without feet.
s. dipus (s. dipus). A sirenomelus with both feet more or less distinct.
s. monopus (s. monopus). A sirenomelus with but one foot externally visible.
syr (syr). Abbreviation of Mod. L. *syrupus*, syrup.
syrinx (syrinx, pl. syringes). **1.** A rarely used synonym for fistula. **2.** A pathologic tube-shaped cavity in the brain or spinal cord.
syrupus (syrupus). Syrup.
systema (systema). [*systema*, NA]. A complex of anatomical structures functionally related.
Système International d'Unités (Système International d'Unités).

T

T (*T*). Symbol for absolute temperature (Kelvin).
T_3 (T_3). Symbol for 3,5,3'-triiodothyronine.
T_4 (T_4). Symbol for thyroxine.
tabaco (tobacco). A South American herb, *Nicotiana tabacum*, that has large ovate to lanceolate leaves and terminal clusters of tubular white or pink flowers.
t. silvestre (wild t.). Lobelia.
tabánido (tabanid). Common name for flies of the family Tabanidae.
tábano (gadfly).
tabaquera anatómica **1.** (anatomical snuffbox). Tabatière anatomique. **2.** (tabatière anatomique). Anatomical snuffbox.
tabardillo (tabardillo). Mexican term for typhus.
tabella, pl. **tabellae** (tabella, pl. tabellae). A medicated tablet or lozenge.
tabes (tabes). Progressive wasting or emaciation.
t. diabética (t. diabetica).
t. dorsal (t. dorsalis). Locomotor ataxia.
t. ergótica (t. ergotica).
t. espasmódica (t. spasmodica). Spastic diplegia.
t. espinal (t. spinalis). T. dorsalis.
t. mesentérica (t. mesenterica).
t. periférica (peripheral t.). Pseudotabes.
tabescencia (tabescence). The state of progressive wasting away.
tabescente (tabescent). Characteristic of tabes.
tabético (tabetic). Tabic; tabid; relating to or suffering from tabes, especially tabes dorsalis.
tabetiforme (tabetiform). Resembling tabes, especially tabes dorsalis.
tábico (tabic). Tabetic.
tábido (tabid). Tabetic.
tabique (septum, gen. septi, pl. septa). **1.** A thin wall dividing two cavities or masses of softer tissue. **2.** [*septum*, NA]. In fungi, a cross-wall in a hypha.
t. accesorio (s. accessorium).
t. alveolar (alveolar s.). [*septum interalveolare*, NA].
t. aortopulmonar (aortopulmonary s.).
t. auriculoventricular (atrioventricular s.). [*septum atrioventriculare*, NA].
t. de Bigelow (Bigelow's s.). Calcar femorale.
t. bulbar (bulbar s.). Obsolete term for spiral s.
t. bulbar en espiral (spiral bulbar s.). Spiral s.
t. del bulbo de la uretra (s. bulbi urethrae).
t. cartilaginoso (cartilaginous s.). [*cartilago septi nasi*, NA].
t. cervical intermedio (s. cervicale intermedium). [*septum cervicale intermedium,* NA].
t. de Cloquet (Cloquet's s.). [*septum femorale*, NA].
t. colgante (hanging s.).
t. del conducto musculotubario (s. of musculotubal canal). [*septum canalis musculotubarii,* NA].
t. en cresta (comblike s.). Pectiniform s.
t. crural (crural s.). [*septum femorale*, NA].
t. distal en espiral (distal spiral s.). Spiral s.
t. endovenoso (endovenous s., s. endovenosum).
t. escrotal (scrotal s.). [*septum scroti,* NA].
t. espiral (spiral s.).
t. espurio (s. spurium).
t. gingival (gingival s.). Interdental papilla.
t. del glande (s. of glans). [*septum glandis,* NA].
t. interalveolar (interalveolar s.).
t. interauricular (interatrial s.). [*septum interatriale,* NA].
t. interdentario (interdental s.).
t. intermedio (s. intermedium).
t. intermuscular (intermuscular s.). [*septum intermusculare,* NA].
t. interpulmonar (interpulmonary s.). Mediastinum.
t. interradiculares (interradicular septa). [*septa interradicularia,* NA].
t. interventricular (interventricular s.). [*septum interventriculare,* NA].
t. de la lengua (s. of tongue). [*septum linguae*, NA].
t. mediastinal (s. mediastinale). Mediastinum.
t. medio del clítoris (s. clitoridis). [*septum corporum cavernosorum,* NA].
t. membranoso (membranous s.).
t. membranoso de los ventrículos (s. membranaceum ventriculorum). [*pars membranacea septi interventricularis*, NA].
t. muscular de los ventrículos (s. musculare ventriculorum). [*pars muscularis septi interventricularis*, NA].
t. nasal (nasal s.). [*septum nasi,* NA].
t. nasal móvil (s. mobile nasi) [*pars mobilis septi nasi*, NA].
t. nasal óseo (bony nasal s.). [*septum nasi osseum,* NA].
t. orbitario (s. orbitale). [*septum orbitale,* NA].
t. pectiniforme (pectiniform s., s. pectiniforme). Comblike s.
t. del pene (s. penis). [*septum penis,* NA].
t. placentarios (placental septa).
t. precomisural (precommissural s.).
t. proximal en espiral (proximal spiral s.). Spiral s.
t. rectovaginal (rectovaginal s.). [*septum rectovaginale,* NA].
t. rectovesical (rectovesical s.). [*septum rectovesicale,* NA].
t. de los senos esfenoidales (s. of sphenoidal sinuses). [*septum sinuum sphenoidalium,* NA].
t. de los senos frontales (s. of frontal sinuses). [*septum sinuum frontalium,* NA].
t. sinusal (sinus s.).
t. suburetral del glande (s. of glans). [*septum glandis,* NA].
t. transparente (transparent s.). [*septum pellucidum,* NA].
t. transverso (transverse s.).
t. de la trompa auditiva (s. of auditory tube). [*septum canalis musculotubarii,* NA].
t. urogenital (urogenital s.).
t. urorrectal (urorectal s.). Urorectal fold.
t. ventricular (ventricular s.). [*septum interventriculare*, NA].
tabla (table). **1.** One of the two plates or laminae, separated by the diploë, into which the cranial bones are divided. **2.** An arrangement of data in parallel columns, showing the essential facts in a readily appreciable form.
t. de Aub-DuBois (Aub-DuBois t.).
t. de color de Stilling (Stilling color t.'s). Reuss' color t.'s.
t. de colores de Reuss (Reuss' color t.'s). Stilling color t.'s.
t. de crecimiento de Tanner (Tanner growth chart). A series of c.'s showing distribution of parameters of physical development, such as stature, growth curves, and skinfold thickness, for children by sex, age, and stages of puberty.
t. externa del cráneo (outer t. of skull). [*lamina externa cranii,* NA].
t. de Gaffky (Gaffky t.) Gaffky scale.
t. interna del cráneo (inner t. of skull). [*lamina interna cranii,* NA].
t. oclusal (occlusal t.).
t. de supervivencia (life t.).
t. vítrea (vitreous t.).
tablatura (tablature). The state of division of the cranial bones into two plates separated by the diploë.
tableta (tablet). Tabule; a solid dosage form containing medicinal substances with or without suitable diluents.
t. de acción prolongada, de acción repetida (prolonged action t., repeat action t.). Sustained action t.
t. de acción sostenida, de liberación sostenida (sustained action t., sustained release t.). Prolonged action t.; repeat action t.
t. bucal (buccal t.).
t. comprimida (compressed t.).

t. con cubierta entérica (enteric coated t.).
t. distribuidora (dispensing t.).
t. hipodérmica (hypodermic t.).
t. sublingual (sublingual t.).
t. triturada (t. triturate).
taboparálisis (taboparesis). A condition in which the symptoms of tabes dorsalis and general paresis are associated.
tabú (taboo, tabu). Restricted, prohibited, or forbidden; set apart for religious or ceremonial purposes.
tabular (tabular). **1.** Tablelike. **2.** Arranged in the form of a table.
tabun (tabun). Dimethylphosphoramidocyanidic acid, ethyl ester; an extremely potent cholinesterase inhibitor.
TAC (CAT). Abbreviation for computerized axial tomography.
tacografía (tachography). The recording of speed or rate.
tacógrafo (tachograph). A tachometer designed to provide a continuous record of speed or rate.
tacograma (tachogram). Record made by a tachometer.
tacómetro (tachometer). An instrument for measuring speed or rate.
tacrina (tacrine). An anticholinesterase agent with nonspecific central nervous system stimulatory effects.
táctil (tactile). Relating to touch or to the sense of touch.
tacto **1.** (taction). The act of touching. **2.** (taction). The sense of touch. **3.** (touch). Examen digital. **4.** (touch). Tactile sense; the sense by which slight contact with the skin or mucous membrane is appreciated.
tactómetro (tactometer). Esthesiometer.
tactor (tactor). A tactile end organ.
taenia (taenia). **1.** A coiled bandlike anatomical structure. **2.** Tenia; common name for a tapeworm, especially of the genus *Taenia*.
TAF (TAF). Abbreviation for tumor angiogenic factor.
tafofilia (taphophilia). Morbid attraction for graves.
tafofobia (taphophobia). Morbid fear of being buried alive.
tagatosa (tagatose). A ketohexose isomeric with fructose.
tagliacosiano (tagliacotian). Pertaining to or described by Tagliacozzi.
talalgia (talalgia). Pain in the heel.
talamectomía (thalamectomy).
talámico (thalamic). Relating to the thalamus.
tálamo (thalamus, pl. thalami). [*thalamus*, pl. *thalami*, NA]. The large, ovoid mass of gray matter that forms the larger dorsal subdivision of the diencephalon.
talamo-, talam- (thalamo-, thalam-). Combining forms relating to the thalamus.
talamocortical (thalamocortical). Relating to the efferent connections of the thalamus with the cerebral cortex.
talamoencefálico (thalamencephalic). Relating to the thalamencephalon.
talamoencéfalo (thalamencephalon). That part of the diencephalon comprising the thalamus and its associated structures.
talamotomía (thalamotomy). Destruction of a selected portion of the thalamus by stereotaxy for the relief of pain, involuntary movements, epilepsy, and, rarely, emotional disturbances.
talar (talar). Relating to the talus.
talasemia, talasanemia (thalassemia, thalassanemia). Any of a group of inherited disorders of hemoglobin metabolism in which there is a decrease in net synthesis of a particular globin chain without change in the structure of that chain.
t. α (α t.).
t. A_2 (A_2 t.). β t.; heterozygous state.
t. β (β t.).
t. β-δ (β-δ t.). F t.
t. F (F t.). β-δ t.
t. α, intermedia (α t. intermedia). Hemoglobin H disease.
t. de Lepore (Lepore t.).
t. mayor (t. major). Cooley's anemia.
t. menor (t. minor).
talasofobia (thalassophobia). Morbid fear of the sea.
talasoposia (thalassoposia). Mariposia.
talasoterapia (thalassotherapy). Treatment of disease by exposure to sea air, by sea bathing, or by a sea voyage.
talbutal (talbutal). A short-acting hypnotic and sedative.
talco (talc). French chalk; soapstone; talcum; native hydrous magnesium silicate, sometimes containing small proportions of aluminum silicate, purified by boiling powdered t. with hydrochloric acid in water.
talcosis (talcosis). A pulmonary disorder related to silicosis, occurring in workers exposed to talc mixed with silicates.
tálico (thallic). Denoting conidia produced with no enlargement or growth after delimitation by septa in the hypha (thallus).
talidomida (thalidomide). α-Phthalimidoglutarimide; *N*-phthalylglutamimide; a hypnotic drug which, if taken in early pregnancy, may cause the birth of infants with phocomelia and other defects.
talio (thallium). A white metallic element, symbol Tl, atomic no. 81, atomic weight 204.37.
talión (talion). The principle of retribution in intrapsychic behavior.
talipédico (talipedic). Clubfooted.
talipes (talipes). Any deformity of the foot involving the talus.
t. arcuato (t. arcuatus). T. cavus.
t. calcáneo (t. calcaneus).
t. calcaneovalgo (t. calcaneovalgus).
t. calcaneovaro (t. calcaneovarus).
t. cavo (t. cavus). Contracted foot; pes cavus; t. arcuatus; t. plantaris.
t. equino (t. equinus).
t. equinovalgo (t. equinovalgus). Equinovalgus; pes equinovalgus.
t. equinovaro (t. equinovarus). Clubfoot; equinovarus; reel foot.
t. espasmódico (t. spasmodicus).
t. plano (t. planus). Flat foot; flatfoot.
t. plantar (t. plantaris). T. cavus.
t. transversoplano (t. transversoplanus). Metatarsus latus.
t. valgo (t. valgus). Pes abductus; pes pronatus; pes valgus.
t. varo (t. varus). Pes adductus; pes varus.
talipomano **1.** (clubhand). Talipomanus. **2.** (talipomanus). Clubhand; a fixed deformity of the hand, either congenital or acquired.
tallador (carver). A dental hand instrument, available in a wide variety of end shapes, used for forming and contouring wax, filling materials, etc.
tallo **1.** (stalk). A narrowed connection with a structure or organ. **2.** (stem). A supporting structure similar to the stalk of a plant. **3.** (stem). A supporting structure similar to the stalk of a plant.
t. alantoico (allantoic s.).
t. hipofisario (pituitary s.).
t. infundibular **1.** (infundibular s.). Infundibular stem. **2.** (infundibular stem). Infundibular stalk.
t. del pelo (hair shaft). Scapus pili.
t. pineal (pineal s.).
t. vitelino (yolk s.). Pedunculus vitellinus.
talo (thallus). A simple plant or fungus body which is devoid of roots, stems, and leaves.
talo- (talo-). Combining form denoting the talus.
talocalcáneo (talocalcaneal, talocalcanean). Relating to the talus and the calcaneus.
talocrural (talocrural). Relating to the talus and the bones of the leg; denoting the ankle joint.
taloescafoide (taloscaphoid). Talonavicular.
taloespora (thallospore). Obsolete term for a reproductive asexual type of spore formed as an integral part of the thallus or mycelium, in contrast to a conidium formed on a specialized hypha.
talófita (thallophyte). A member of the division Thallophyta.
talón (heel). **1.** Calx. **2.** Distal end.
t. agrietado (cracked h.). Keratoderma plantare sulcatum.
t. contraído (contracted h.). Contracted foot.
t. doloroso (painful h.). Calcaneodynia; calcodynia.
t. de grasa (grease h.).
t. prominente (prominent h.).
talonavicular (talonavicular). Astragaloscaphoid; taloscaphoid; relating to the talus and the navicular bone.
taloperoneo (talofibular). Relating to the talus and the fibula.
talosa (talose). An aldohexose, isomeric with glucose.
talotibial (talotibial). Relating to the talus and the tibia.
talotoxicosis (thallotoxicosis). Poisoning by thallium; marked by stomatitis, gastroenteritis, peripheral and retrobulbar neuritis, endocrine disorders, and alopecia.
tamaño aerodinámico (aerodynamic size). In aerosols, the particle size with unit density which best represents the aerodynamic behavior of a particle.

tamarindo (tamarind). The pulp of the fruit of *Tamarindus indica* (family Leguminosae), a large tree of India; mildly laxative.
tambor (tambour). The recording part of a graphic apparatus, such as a sphygmograph, consisting of a membrane stretched across the open end of a cylinder and the recording stile attached to it.
tamoxifeno, citrato de (tamoxifen citrate). An anti-estrogen agent used in the palliative treatment of advanced breast cancer.
tampón (tampon). (taponar). To insert such a plug or pack.
t. de Corner (Corner's t.).
tamuria (thamuria). Obsolete term for frequent micturition.
tanacetol, tanacetona (tanacetol, tanacetone). Thujona.
tanasa (tannase). Tannin acyl-hydrolase; an enzyme produced in cultures of *Penicillium glaucum* and found in certain tannin-forming plants; it hydrolyzes digallate to gallate, and also acts on ester links in other tannins.
tanato (tannate). A salt of tannic acid.
tanato- (thanato-). Combining form denoting death.
tanatobiológico (thanatobiologic). Relating to the processes involved in life and death.
tanatofidios (thanatophidia). Venomous snakes.
tanatofobia (thanatophobia). Morbid fear of death.
tanatofórico (thanatophoric). Leading to death.
tanatognomónico (thanatognomonic). Of fatal prognosis, indicating the approach of death.
tanatografía (thanatography). **1.** A description of one's symptoms and thoughts while dying. **2.** A treatise on death.
tanatoide (thanatoid). **1.** Resembling death. **2.** Deadly.
tanatología (thanatology). The branch of science concerned with the study of death and dying.
tanatomanía (thanatomania). Illness or death resulting from belief in the efficacy of magic.
tanatopsia (thanatopsy). Autopsy.
tanatos (thanatos). In psychoanalysis, the death principle, representing all instinctual tendencies toward senescence and death.
tangencialidad (tangentiality). A disturbance in the associative thought process in which one tends to digress readily from one topic under discussion to other topics which arise in the course of associations.
tanicito (tanycyte). A variety of ependymal cell found principally in the walls of the third ventricle of the brain.
tánico (tannic). Relating to tan (tan-bark) or to tannin.
tanifonía (tanyphonia). A thin, weak voice resulting from tension of vocal muscles.
tanilacetato (tannylacetate). Acetyltannic acid.
tanino (tannin). Any one of a group of complex nonuniform plant constituents that can be classified into hydrolyzable t.'s (esters of a sugar, usually glucose, and one or several trihydroxybenzenecarboxylic acids) and condensed t.'s (derivatives of flavonols).
tantalio (tantalum). A heavy metal of the vanadium group, symbol Ta, atomic no. 73, atomic weight 180.95.
tapetocoroideo (tapetochoroidal). Relating to the tapetum and the choroid.
tapetorretiniano (tapetoretinal). Relating to the retinal pigment epithelium and the sensory retina.
tapetorretinopatía (tapetoretinopathy). Hereditary degeneration of the sensory retina and pigmentary epithelium.
tapetum (tapetum, pl. tapeta). **1.** In general, any membranous layer or covering. **2.** Fielding's membrane; membrana versicolor; in neuroanatomy, a thin sheet of fibers in the lateral wall of the temporal and occipital horns of the lateral ventricle, continuous with the corpus callosum. **3.** A dense layer in the choroidea of the eye of many mammalian species, but not humans, that forms a discrete or diffuse area of reflective cells, rodlets, and fibers.
t. alveolar (t. alveoli). Periodontal ligament.
t. negro (t. nigrum). Stratum pigmenti retinae.
t. ocular (t. oculi). Stratum pigmenti retinae.
tapinocefalia (tapinocephaly). A condition of flat head in which the skull has a vertical index below 72; similar to chamecephaly.
tapinocefálico (tapinocephalic). Having a low flat head; relating to tapinocephaly.
tapioca (tapioca). Cassava starch; a starch from the root of *Janipha manihot* and other species of *J.* (family Euphorbiaceae), plants of tropical America.
tapiroide (tapiroid). Resembling a tapir's snout; sometimes applied to an elongated cervix uteri.
tapón **1.** (plug). Any mass filling a hole or closing an orifice. **2.** (tent). Cylinder of some material, usually absorbent, introduced into a canal or sinus to maintain its patency or to dilate it.
t. de Dittrich (Dittrich's p.'s). Traube's p; minute, dirty-grayish, ill-smelling masses of bacteria and fatty acid crystals in the sputum in pulmonary gangrene and fetid bronchitis.
t. epitelial (epithelial p.). A mass of epithelial cells temporarily occluding an embryonic opening.
t. epitelial laminado (laminated epithelial p.). Keratosis obturans.
t. de esponja (sponge tent). Compressed sponge.
t. mucoso (mucous p.). A mass of mucus and cells filling the cervical canal between periods or during pregnancy.
t. de Traube (Traube's p.'s). Dittrich's p.'s.
t. vaginal (vaginal p.). A p. formed by the coagulation of semen.
taponamiento **1.** (tamponing, tamponment). The act of inserting a tampon. **2.** (tamponade, tamponage). The insertion of a tampon.
t. cardíaco (cardiac tamponade).
taquético (tachetic). Marked by bluish or brownish spots.
taqui- (tachy-). Combining form denoting rapid.
taquiarritmia **1.** (tachyrhythmia). Tachycardia. **2.** (tachyarrhythmia). Any disturbance of the heart's rhythm, regular or irregular, resulting in a rate over 100 beats per minute.
taquiauxesia (tachyauxesis). Type of growth in which a part grows more rapidly than the whole.
taquicardia (tachycardia). Polycardia; tachyrhythmia; tachysystole; rapid beating of the heart, usually applied to rates over 100 per minute.
t. auricular (atrial t., auricular t.).
t. caótica auricular (atrial chaotic t.).
t. doble (double t.). The simultaneous t. of two ectopic t.'s.
t. ectópica (ectopic t.).
t. esencial (essential t.).
t. exoftálmica (t. exophthalmica).
t. fetal (fetal t.).
t. nodal (nodal t.). Atrioventricular nodal t.
t. nodal auriculoventricular (AV) (atrioventricular nodal t.).
t. paroxística (paroxysmal t.).
t. en salvas (t. en salves).
t. sinusal (sinus t.). T. originating in the sinus node.
t. ventricular (ventricular t.).
t. ventricular bidireccional (bidirectional ventricular t.).
taquicárdico (tachycardiac). Relating to or suffering from excessively rapid action of the heart.
taquicinina (tachykinin). Any member of a group of polypeptides, widely scattered in vertebrate and invertebrate tissues, that have in common four of the five terminal amino acids: Phe-Xaa-Gly-Leu-Met-NH_2.
taquicrótico (tachycrotic). Relating to, causing, or characterized by a rapid pulse.
taquifagia (tachyphagia). Rapid eating; bolting of food.
taquifasia (tachyphasia). Tachylogia.
taquifemia (tachyphemia). Tachylogia.
taquifilaxia (tachyphylaxis). Rapid appearance of progressive decrease in response following repetitive administration of a pharmacologically or physiologically active substance.
taquifrasia (tachyphrasia). Tachylogia.
taquilalia (tachylalia). Tachylogia.
taquilogia (tachylogia). Tachylalia; tachyphasia; tachyphemia; tachyphrasia; rapid or voluble speech.
taquimarcapasos (tachypacing). Rapid pacing of the heart by an artificial electronic pacemaker operating faster than 100 beats per minute.
taquipnea (tachypnea). Polypnea; rapid breathing.
taquisistolia (tachysystole). Tachycardia.
taquisterol (tachysterol). Sterol(s) formed by ultraviolet irradiation of any 5,7-diene-3β-sterol.
taquistestesia (tachistesthesia). Recognition of light flicker.
taquistoscopio (tachistoscope). An instrument to determine the shortest time an object must be exposed in order to be perceived.
taquizoíto (tachyzoite) A rapidly multiplying stage in the development of the tissue phase of certain coccidial infections, as in *Toxoplasma gondii* development in acute infections of toxoplasmosis.
TAR (TAR). Acronym for thrombocytopenia and absent radius.

tarantismo (tarantism). A form of mass hysteria which originated in Taranto, Italy, in the late Middle Ages as a dancing mania to cure the madness allegedly caused by the bite of a tarantula.
tarántula (tarantula). A very large, hairy spider, considered highly venomous and often greatly feared.
  t. americana (American t.). *Eurypelma hentzii*, the Arkansas t.
  t. europea (European t.). *Lycosa tarentula.*
  t. negra (black t.). *Sericopelma communis.*
  t. del Perú (Peruvian t.). *Glyptocranium gasteracanthoides.*
taraxacum (taraxacum). The dried rhizome and root of *Taraxacum officinale* (family compositae), the dandelion, a wild plant of wide distribution throughout the temperate regions of the northern hemisphere.
tardío (tardive). Late; tardy.
tarsadenitis (tarsadenitis). Inflammation of the tarsal borders of the eyelids and meibomian glands.
tarsal (tarsal). Relating to a tarsus in any sense.
tarsalgia (tarsalgia). Podalgia.
tarsectomía (tarsectomy). Excision of the tarsus of the foot or of a segment of the tarsus of an eyelid.
tarsectopia (tarsectopia, tarsectopy). Subluxation of one or more tarsal bones.
tarsitis (tarsitis). **1.** Inflammation of the tarsus of the foot. **2.** Inflammation of the tarsal border of an eyelid.
tarso (tarsus, gen. and pl. tarsi). **1.** [*tarsus*, gen. and pl. *tarsi*, NA]. Root of foot; as a division of the skeleton, the seven tarsal bones of the instep. **2.** The fibrous plates giving solidity and form to the edges of the eyelids.
  t. inferior (t. inferior). [*tarsus inferior*, NA].
  t. superior (t. superior). [*tarsus superior*, NA].
tarso-, tars- (tarso-, tars-). Combining forms relating to a tarsus.
tarsoclasia, tarsoclasis (tarsoclasia, tarsoclasis). Instrumental fracture of the tarsus, for the correction of talipes equinovarus.
tarsofalángico (tarsophalangeal). Relating to the tarsus and the phalanges.
tarsofima (tarsophyma). A tarsal tumor.
tarsomalacia (tarsomalacia). Softening of the tarsal cartilages of the eyelids.
tarsomegalia (tarsomegaly). Dysplasia epiphysialis hemimelia; a congenital maldevelopment and overgrowth of a tarsal or carpal bone.
tarsometatarsiano (tarsometatarsal). Relating to the tarsal and metatarsal bones.
tarsometatarso (tarsometatarsus). The lowermost long bone or shank in the leg of a bird; the distal tarsal elements fuse with the metatarsals, resulting in a compound bone unlike that in mammals.
tarsoorbitario (tarso-orbital). Relating to the eyelids and the orbit.
tarsoquiloplastia (tarsochiloplasty). Blepharoplasty of the tarsal margin of the eyelid.
tarsorrafia (tarsorrhaphy). Blepharorrhaphy; the suturing together of the eyelid margins, partially or completely, to shorten the palpebral fissure or to protect the cornea in keratitis or in paralysis of the orbicularis oculi muscle.
tarsotarsiano (tarsotarsal). Mediotarsal.
tarsotibial (tarsotibial). Tibiotarsal: relating to the tarsal bones and the tibia.
tarsotomía (tarsotomy). **1.** Incision of the tarsal cartilage of an eyelid. **2.** Any operation on the tarsus of the foot.
tartajeo (stammering). **1.** Paralalia literalis; psellism. A speech disorder characterized by hesitation and repetition of words, or by mispronunciation or transposition of certain consonants. **2.** Sounds other than speech, that are similar to stammering.
  t. de la vejiga (s. of the bladder). Urinary stuttering.
tartamudear (stutter). To enunciate certain words with difficulty and with frequent halting and repetition of the initial consonant of a word or syllable.
tartamudez (stuttering). Logospasm; a phonatory or articulatory disorder, characteristically beginning in childhood, with intense anxiety about the efficiency of oral communications, and characterized by hesitations, repetitions, and prolongations of sounds and syllables, interjections, broken words, circumlocutions, and words produced with excess tension.
  t. urinaria (urinary s.). Stammering of the bladder.
tártaro (tartar). **1.** A crust on the interior of wine casks, consisting essentially of potassium bitartrate. **2.** Dental calculus; a white, brown, or yellow-brown deposit at or below the gingival margin of teeth, chiefly hydroxyapatite in an organic matrix.
  crema de t. (cream of t.). Potassium bitartrate.
  t. emético (t. emetic). Antimony potassium tartrate.
  t. soluble (soluble t.). Potassium tartrate.
tartrado (tartrated). Combined with or containing tartar or tartaric acid.
tartrato (tartrate). A salt of tartaric acid.
  t. ácido (acid t.).
  t. normal (normal t.).
tartrazina (tartrazine). Hydrazine yellow; a yellow acid dye, used in a variant of Mallory's aniline blue stain for collagen and cellular inclusion bodies.
tasa (rate). Measure, rule, standard.
  t. de abortos (abortion r.).
  t. de ataque (attack r.).
  t. de casos fatales (case fatality r.).
  t. de crecimiento (growth r.).
  t. de morbilidad (morbidity r.).
  t. de mortalidad (mortality r., death r., fatality r., lethality r.).
  t. de mortalidad infantil (infant mortality r.).
  t. de mortalidad neonatal (neonatal mortality r.).
  t. de mortalidad perinatal (perinatal mortality r.).
  t. de mortinatos (stillbirth r.). Fetal death r.
  t. de muerte fetal (fetal death r.). Stillbirth r.
  t. de muertes (death r.). Mortality r.
  t. de muertes maternas (maternal death r.).
  t. de natalidad (birth r.).
TAT (TAT). Abbreviation for thematic apperception test.
tatuaje (tattoo). A tinctorial and pictorial effect of deliberate (and occasionally accidental) implanting or injecting of indelible pigments into the skin.
  t. de amalgama (amalgam t.).
taumatropía (thaumatropy). The transformation of one form of tissue into another.
taurina (taurine). A crystallizable substance formed by the decomposition of taurocholic acid.
taurocolato (taurocholate). A salt of taurocholic acid.
taurodontismo (taurodontism). A developmental anomaly involving molar teeth in which the bifurcation or trifurcation of the roots is very near the apex, resulting in an abnormally large and long pulp chamber with exceedingly short pulp canals.
tautomenial (tautomenial). Relating to the same menstrual period.
tautomería (tautomerism). A phenomenon in which a chemical compound exists in two forms of different structure (isomers) in equilibrium, the two forms differing, usually, in the position of a hydrogen atom.
tautomérico (tautomeric). **1.** Relating to the same part. **2.** Relating to or marked by tautomerism.
taxis (taxis). **1.** Reduction of a hernia or of a dislocation of any part by means of manipulation. **2.** Systematic classification or orderly arrangement. **3.** The reaction of protoplasm to a stimulus, by virtue of which animals and plants are led to move or act in certain definite ways in relation to their environment.
  t. bipolar (bipolar t.).
  t. negativa (negative t.).
  t. positiva (positive t.).
taxón (taxon, pl. taxa). The name given to a particular level or grouping in a systematic classification of living things or organisms (taxonomy).
taxonomía (taxonomy). The systematic classification of living things or organisms.
  t. numérica (numerical t.).
taxonómico (taxonomic). Relating to taxonomy.
TB (TB). Colloquial abbreviation for tuberculosis.
Tb (Tb). Symbol for terbium.
TBG (TBG). Abbreviation for thyroxine-binding globulin.
TBP (TBP). Abbreviation for thyroxine-binding protein.
TBV (TBV). Abbreviation for total blood volume.
TC (CT). Abbreviation for computed tomography.
Tc (Tc). Symbol for technetium.
2,3,7,8-TCDD (2,3,7,8-TCDD). Abbreviation for 2,3,7,8-tetrachlorodibenzo[*b,e*]-[*1,4*]dioxin.

TDP (TDP). Abbreviation for ribothymidine 5'-diphosphate. The thymidine analogue is dTDP.
Te (Te). **1.** In electrodiagnosis, abbreviation denoting tetanic contraction.
té **1.** (tea). The dried leaves of various genera of the family Theaceae, including *Thea* (*T. senensis*), *Camellia*, and *Gordonia*, a shrub indigenous to China, southern and southeastern Asia, and Japan. **2.** (Te). Symbol for tellurium. **2.** (tea). The infusion made by pouring boiling water upon t. leaves. **3.** (tea). Any infusion or decoction made extemporaneously.
t. de Hottentot (Hottentot t.). Buchu.
t. jesuita, mexicano (Jesuit t., Mexican t.). Chenopodium.
t. paraguayo (Paraguay t.). Maté.
TEAE-celulosa (TEAE-cellulose). Triethylaminoethyl-substituted cellulose, used in ion-exchange chromatography.
tebaico (thebaic). Relating to or derived from opium.
tebaína (thebaine). Paramorphine; an alkaloid obtained from opium (0.3 to 1.5%); it resembles strychnine in its action, causing tetanic convulsions.
tebutato (tebutate). USAN-approved contraction for tertiary butylacetate, $(CH_3)_3C–CH_2–CO_2^-$.
teca (theca, pl. thecae). A sheath or capsule.
t. cordis (t. cordis). Pericardium.
t. externa (t. externa). Tunica externa thecae folliculi.
t. folicular (t. folliculi).
t. interna (t. interna). Tunica interna thecae folliculi.
t. tendinis (t. tendinis). Vagina synovialis tendinis.
t. vertebral (t. vertebralis). Dura mater spinalis.
tecal (thecal). Relating to a sheath, especially a tendon sheath.
techo (roof). A covering or rooflike structure.
t. de la boca (r. of mouth). Palatum.
t. del cráneo (r. of skull). Calvaria.
t. del cuarto ventrículo (r. of fourth ventricle). [*tegmen ventriculi quarti*, NA]. Roof of fourth ventricle.
t. del mesencéfalo (midbrain tegmentum). [*tegmentum mesencephali*, NA].
t. de la órbita (r. of orbit). [*paries superior orbitae*, NA].
t. del rombencéfalo (tegmentum of rhombencephalon). [*tegmentum rhombencephali*, NA].
t. del tímpano (r. of tympanum). [*tegmen tympani*, NA].
tecitis (thecitis). Inflammation of the sheath of a tendon.
teclotiazida (teclothiazide). Tetrachlormethiazide.
tecnecio (technetium). An artificial radioactive element, symbol Tc, atomic no. 43, artificially produced in 1937 by bombardment of molybdenum by neutrons.
técnica (technique). Technic; the manner of performance, or the details, of any surgical operation, experiment, or mechanical act.
t. de abrasión con aire (airbrasive t.).
t. de anticuerpos fluorescentes (fluorescent antibody t.).
t. de Barcroft-Warburg (Barcroft-Warburg t.).
t. del campo lavado (washed field t.).
t. del cono largo (long cone t.).
t. directa (direct t.). Direct method for making inlays.
t. para esterilizar insectos (sterile insect t.).
t. de Ficoll-Hypaque (Ficoll-Hypaque t.).
t. del frasco sellado (sealed jar t.).
t. de frecuencia de fusión de destellos (flicker fusion frequency t.). Flicker perimetry.
t. de fuerza diferencial del alambre liviano de Begg (Begg light wire differential force t.).
t. Hampton (Hampton t.).
t. Hartel (Hartel t.).
t. indirecta (indirect t.). Indirect method for making inlays.
t. de inmunoperoxidasa (immunoperoxidase t.).
t. de Judkins (Judkins t.).
t. de McGoon (McGoon's t.).
t. de Merendino (Merendino's t.).
t. de PAP (PAP t.).
t. de pared auricular (atrial-well t.).
t. de quimiocirugía de tejido fresco de Mohs (Mohs' fresh tissue chemosurgery t.).
t. de re-respiración (rebreathing t.).
t. de rubor (flush t.).
t. de Seldinger (Seldinger t.).
t. de la ventana cutánea de Rebuck (Rebuck skin window t.).
t. de vibración supersónica (supersonic vibration t.).
técnico **1.** (technical). Relating to technique. **2.** (technical). Pertaining to some particular art, science, or trade. **3.** (technician). Technologist.
tecnocausis (technocausis). Actual cautery.
tecnología (technology). The knowledge and use of the techniques of a profession, art, or science.
tecnólogo (technologist). Technician; one trained in and using the techniques of a profession, art, or science.
tecodonte (thecodont). Having the teeth inserted in alveoli.
tecoma (thecoma). Theca cell tumor; a neoplasm derived from ovarian mesenchyme, consisting chiefly of spindle-shaped cells that frequently contain small droplets of fat.
tecomatosis (thecomatosis). A stromal hyperplasia or increase in the number of connective tissue elements of an ovary.
tecostegnosia, tecostegnosis (thecostegnosia, thecostegnosis). Constriction of a tendon sheath.
tectal (tectal). Relating to a tectum.
tectiforme (tectiform). Roof-shaped.
tectocefalia (tectocephaly). Scaphocephaly.
tectocefálico (tectocephalic). Scaphocephalic.
tectoespinal (tectospinal). Denoting nerve fibers passing from the tectum mesencephali to the spinal cord.
tectología (tectology). Structural morphology.
tectónico (tectonic). **1.** Relating to variations in structure in the eye, particularly the cornea. **2.** Obsolete term denoting plastic surgery or the restoration of lost parts by grafting.
tectorial (tectorial). Relating to or characteristic of a tectorium.
tectorium (tectorium). **1.** An overlaying structure. **2.** Membrana tectoria ductus cochlearis.
tectum, pl. **tecta** (tectum, pl. tecta). [*tectum*, NA]. Any rooflike covering or structure.
teflurano (teflurane). A nonexplosive and nonflammable inhalation anesthetic of moderate potency.
tefrilómetro (tephrylometer). An instrument for measuring the thickness of the cerebral cortex.
tefromalacia (tephromalacia). Softening of the gray matter of the brain or spinal cord.
tegmen (tegmen, gen. tegminis pl. tegmina). [*tegmen*, gen. *tegminis*, pl. *tegmina*, NA]. A structure that covers or roofs over a part.
t. cruris (t. cruris). Old term for tegmentum mesencephali.
tegmental (tegmental). Relating to, characteristic of, or placed or oriented toward a tegmentum or tegmen.
tegmento (tegmentum, pl. tegmenta). [*tegmentum*, NA]. A covering structure.
t. mastoideo (tegmen mastoideum).
t. de la protuberancia (t. of pons).
tegmentotomía (tegmentotomy). Production of lesions in the reticular formation of the midbrain tegmentum.
tegumentario (tegumental, tegumentary). Relating to the integument.
tegumento (tegument). **1.** Integumentum commune. **2.** Integument.
teicopsia (teichopsia). A transient visual sensation of bright shimmering colors, such as that which precedes scintillating scotoma in migraine.
teileriasis (theileriasis). Theileriosis.
teileriosis (theileriosis). Theileriasis; protozoan disease of cattle, sheep, and goats caused by infection with protozoan of the genus *Theileria*, and transmitted by ixodid ticks.
t. bovina benigna (benign bovine t.).
t. del Mediterráneo (Mediterranean t.). Tropical t.
t. ovina y caprina maligna (malignant ovine and caprine t.).
t. rodesiense maligna (Rhodesian malignant t.).
t. tropical (tropical t.). Mediterranean t.
teína (thein). Caffeine.
teinismo, teísmo (theinism, theism). Chronic poisoning resulting from immoderate tea-drinking, marked by palpitation, insomnia, nervousness, headache, and dyspepsia.
teísmo (theaism). Theinism.
tejido (tissue). A collection of similar cells and the intercellular substances surrounding them.
t. adenoideo (adenoid t.). Lymphatic t.
t. adiposo (adipose t.). Fat; fatty t.; white fat.
t. adiposo multilocular (multilocular adipose t.). Brown fat.

t. **areolar** (areolar t.).
t. **blando del nasión** (nasion soft t.).
t. **cartilaginoso** (cartilaginous t.).
t. **de caucho** (rubber t.).
t. **cavernoso** (cavernous t.). Erectile t.
t. **condroide** (chondroid t.). Fibrohyaline t.; pseudocartilage.
t. **conectivo** (connective t.). Interstitial t.; tela conjunctiva.
t. **conectivo mucoso** (mucous connective t.). Gelatinous t.
t. **cromafín** (chromaffin t.).
t. **dartoide** (dartoic t.). T. resembling tunica dartos.
t. **duro** (hard t.).
t. **elástico** (elastic t.). Elastica; tela elastica.
t. **epitelial** (epithelial t.).
t. **eréctil** (erectile t.). Cavernous t.
t. **esponjoso** (cancellous t.).
t. **fibrohialino** (fibrohyaline t.). Chondroid t.
t. **fibroso** (fibrous t.).
t. **de Gamgee** (Gamgee t.).
t. **gelatinoso** (gelatinous t.). Mucous connective t.
t. **gingival** (gingival t.). Gingiva.
t. **de granulación** (granulation t.).
t. **graso** (fatty t.). **1.** Adipose t. **2.** In some animals, brown fat.
t. **hemopoyético** (hemopoietic t.).
t. **del hueso** (bone t.). Osseous t.
t. **indiferente** (indifferent t.).
t. **intersticial** (interstitial t.). Connective t.
t. **de islotes** (islet t.). Islets of Langerhans.
t. **linfático, linfoideo** (lymphatic t., lymphoid t.).
t. **mesenquimático** (mesenchymal t.).
t. **mesonéfrico** (mesonephric t.).
t. **metanefrogénico** (metanephrogenic t.).
t. **mieloide** (myeloid t.).
t. **muscular** (muscular t.). Flesh.
t. **muscular esquelético** (skeletal muscle t.).
t. **muscular liso** (smooth muscle t.).
t. **del músculo cardíaco** (cardiac muscle t.).
t. **nefrogénico** (nephrogenic t.).
t. **nervioso** (nervous t.).
t. **nodal** (nodal t.).
t. **óseo** (osseous t.). Bone t.
t. **osteogénico** (osteogenic t.).
t. **osteoide** (osteoid t.). Osseous t. prior to calcification.
t. **periapical** (periapical t.).
t. **reticular, retiforme** (reticular t., retiform t.).
t. **de revestimiento** (investing t.'s).
t. **subcutáneo** (subcutaneous t.).
t. **vascular de Haller** (Haller's vascular t.).

tel-, tele-, telo- (tel-, tele-, telo-). Combining forms denoting distance, end, or other end.

tela (tela, gen. and pl. telae). **1.** Any thin weblike structure. **2.** A tissue; especially one of delicate formation.
t. **conjuntiva** (t. conjunctiva). Connective tissue.
t. **coroidea** (t. choroidea).
t. **coroidea del cuarto ventrículo** (choroid t. of fourth ventricle). [*tela choroidea ventriculi quarti*, NA].
t. **coroidea del tercer ventrículo** (choroid t. of third ventricle). [*tela choroidea ventriculi tertii*, NA].
t. **coroidea inferior** (t. choroidea inferior). [*tela choroidea ventriculi quarti*, NA].
t. **coroidea superior** (t. choroidea superior). [*tela choroidea ventriculi tertii*, NA].
t. **elástica** (t. elastica). Elastic tissue.
t. **subcutánea** (t. subcutanea). [*tela subcutanea*, NA]. Hypoderm; hypodermis; stratum subcutaneum; subcutis.
t. **submucosa** (t. submucosa). [*tela submucosa*, NA].
t. **submucosa faríngea** (t. submucosa pharyngis).
t. **subserosa** (t. subserosa). [*tela subserosa*, NA].
t. **vasculosa** (t. vasculosa). [*plexus choroideus*, NA].

telalgia (telalgia). Referred pain.

telangiectasia (telangiectasia). Dilation of the previously existing small or terminal vessels of a part.
t. **aracnoide** (spider t.). Arterial spider.
t. **aracnoidea** (spider-burst). Radiating dull red capillary lines on the skin of the leg, usually without any visible or palpable varicose veins, but nevertheless due to deep-seated venous dilation.
t. **cefalooculocutánea** (cephalo-oculocutaneous t.).
t. **esencial** (essential t.).
t. **hemorrágica hereditaria** (hereditary hemorrhagic t.).
t. **linfática** (t. lymphatica). Lymphangiectasis.
t. **macular eruptiva perstans** (t. macularis eruptiva perstans).
t. **verrugosa** (t. verrucosa). Angiokeratoma.

telangiectásico (telangiectatic). Relating to or marked by telangiectasia.

telangiectasis (telangiectasis, pl. telangiectases). A lesion formed by a dilated capillary or terminal artery, most commonly on the skin.

telangiectoide (telangiectodes). A term used to qualify highly vascular tumors.

telangioma (telangioma). Angioma due to dilation of the capillaries or terminal arterioles.

telangión (telangion). Trichangion; one of the terminal arterioles or a capillary vessel.

telangiosis (telangiosis). Any disease of the capillaries and terminal arterioles (telan).

telarca (thelarche). The beginning of development of the breasts in the female.

telaziasis (thelaziasis). Infection with nematodes of the genus *Thelazia*.

telecanto (telecanthus). Canthal hypertelorism; increased distance between the medial canthi of the eyelids.

telecardiófono (telecardiophone). A specially constructed stethoscope by means of which heart sounds can be heard by listeners at a distance from the patient.

telecardiograma (telecardiogram). Telelectrocardiogram.

telecobalto (telecobalt). Radioactive cobalt for use at a long distance from the region being treated.

telectrocardiograma (telelectrocardiogram). Telecardiogram; an electrocardiogram recorded at a distance from the subject being tested.

telediagnóstico (telediagnosis). Detection of a disease by evaluation of data transmitted to a receiving station, a process normally involving patient-monitoring instruments and a transfer link to a diagnostic center at some distance from the patient.

telediastólico (telediastolic). Pertaining to or occurring toward the end of cardiac diastole.

telemetría (telemetry). The science of measuring a quantity, transmitting the results by radio signals to a distant station, and there interpreting, indicating, and/or recording the results.
t. **cardíaca** (cardiac t.).

telémetro (telemeter). An electronic instrument that senses and measures a quantity, then transmits radio signals to a distant station for recording and interpretation.

telencefálico (telencephalic). Relating to the telencephalon or endbrain.

telencefalización (telencephalization). Corticalization.

telencéfalo **1.** (telencephalon). [*telencephalon*, NA]. Endbrain; the anterior division of the prosencephalon which develops into the olfactory lobes, the cortex of the cerebral hemispheres and the subcortical telencephalic nuclei, the basal ganglia, particularly the striatum and the amygdala. **2.** (endbrain). Telencephalon.

teleología (teleology). The philosophical doctrine according to which events, especially in biology, are explained in part by reference to final causes or end goals.

teleomitosis (teleomitosis). A completed mitosis.

teleonomía (teleonomy). The doctrine that life is characterized by endowment with a project or purpose.

teleonómico (teleonomic). **1.** Pertaining to teleonomy. **2.** In psychology, pertaining to those patterns of behavior that are a function of an inferred purpose or motive.

teleopsia (teleopsia). An error in judging the distance of objects arising from lesions in the parietal temporal region.

teleorgánico (teleorganic). Manifesting life.

teleósteo (teleost). One of the bony or true fishes.

telepatía (telepathy). Extrasensory thought transference; mind-reading; transmittal and reception of thoughts by means other than through the normal senses, as a form of extrasensory perception.

telepatina (telepathine). Harmine.

teleplastia (theleplasty). Mammillaplasty.

telergía (telergy). Automatism.

telerradio (teleradium).

telerradiografía (teleradiography). Teleroentgenography; roentgenography with the tube positioned about 2 m from the body, thereby securing practical parallelism of the rays and minimum distortion.
telerreceptor (telereceptor). An organ, such as the eye, that can receive sense stimuli from a distance.
telerroentgenografía (teleroentgenography). Teleradiography.
telerroentgenterapia (teleroentgentherapy). Teletherapy.
telesis (telesis). A goal to be attained by planned conduct.
telesistólico (telesystolic). Relating to the end of cardiac systole.
teletactor (teletactor). An instrument to transmit sound waves to the skin.
teleterapia (teletherapy). Teleroentgentherapy; x-ray therapy administered at a distance from the body.
telo-, tel- (thelo-, thel-). Combining forms denoting the nipples.
telocinesia (telokinesia). Telophase.
telodendrón (telodendron). End-brush; an anomalous term which refers to the terminal arborization of an axon.
telofase (telophase). Telokinesia; the final stage of mitosis or meiosis that begins when migration of chromosomes to the poles of the cell is completed.
telógeno (telogen). Resting phase of hair cycle.
teloglia (teloglia). Accumulation of neurolemmal cells at the myoneural junction.
telognosis (telognosis). Obsolete term denoting diagnosis by means of roentgenograms or other diagnostic tests transmitted by telephone or radio.
telolecito (telolecithal). Denoting an ovum in which a large amount of deutoplasm accumulates at the vegetative pole, as in the eggs of birds and reptiles.
telómero (telomere). The distal extremity of a chromosome arm.
telonco (theloncus). A neoplasm involving the nipple.
telopéptido (telopeptide). A peptide covalently bound in or on a protein, protruding therefrom and therefore subject to enzyme attack and maturation modification or cross-linking, and conferring immunogenic specificity.
teloplastia (theleplasty). Mammillaplasty.
telorragia (thelorrhagia). Bleeding from the nipple.
telotismo (telotism). The perfect performance of a function, as that of sight or hearing.
telúrico (telluric). **1.** Relating to or originating in the earth. **2.** Relating to the element tellurium, especially in its 6^+ valence state.
telurio (tellurium). A rare semimetallic element, symbol Te, atomic no. 52, atomic weight 127.60, belonging to the sulfur group.
telurismo (tellurism). The alleged influence of soil emanations in producing disease.
TEM (TEM). Abbreviation for triethylenemelamine.
temazepam (temazepam). A benzodiazepine sedative-hypnotic primarily used to relieve insomnia.
temblor (tremor). **1.** Trepidation. An involuntary trembling movement. **2.** Minute ocular movement occurring during fixation on an object.
  t. por acción (action t.). Intention t.
  t. de aleteo **1.** (flap). An uncontrolled movement, as of the hands. **2.** (flapping t.). Asterixis.
  t. alternante (alternating t.).
  t. arsenical (arsenical t.).
  t. artuum (t. artuum). Trembling of the extremities, especially of the hands.
  t. de la cabeza (head t.'s). Head-nodding.
  t. cerebeloso progresivo (progressive cerebellar t.).
  t. cinético (kinetic t.).
  t. continuo (continuous t.). Persistent t.
  t. epidémico (epidemic t.). Avian infectious encephalomyelitis.
  t. esencial benigno (benign essential t.). Heredofamilial t.
  t. estático (static t.). Postural t.
  t. fibrilar (fibrillary t.).
  t. fino (fine t.).
  t. del ganado (trembles).
  t. grueso (coarse t.).
  t. hepático (liver flap). Asterixis.
  t. heredofamiliar (heredofamilial t.). Benign essential t.
  t. intencional (intention t.). Action t.
  t. mercurial (mercurial t.).
  t. metálico (metallic t.). A t. caused by poisoning with metal.
  t. opiophagorum (t. opiophagorum).
  t. pasivo (passive t.).
  t. persistente (persistent t.). Continuous t.
  t. postural (postural t.). Static t.
  t. potatorum (t. potatorum).
  t. saturnino (saturnine t.).
  t. senil (senile t.).
  t. de los tendones (t. tendinum). Subsultus tendinum.
  t. volitivo (volitional t.).
temperado (temperate). Moderate; restrained in the indulgence of any appetite or activity.
temperamento (temperament). **1.** The psychological and biological organization peculiar to the individual, including one's character or personality predispositions, which influence the manner of thought and action, and general views of life. **2.** Temper.
temperancia (temperance). Moderation in all things; especially, abstinence from the use of alcoholic beverages.
temperatura (temperature). The sensible intensity of heat of any substance; the measure of the average kinetic energy of the molecules making up a substance.
  t. absoluta (T) (absolute t. (T)).
  t. ambiente (room t.).
  t. crítica (critical t.).
  t. de desnaturalización del DNA (denaturation t. of DNA).
  t. efectiva (effective t.).
  t. equivalente (equivalent t.).
  t. estándar (standard t.). A t. of 0°C or 273° absolute (Kelvin).
  t. eutéctica (eutectic t.).
  t. de fundición (melting t.). T. midpoint.
  t. de fundición del DNA (melting t. of DNA).
  t. de fusión (método del alambre) (fusion t. (wire method)).
  t. máxima (maximum t.).
  t. media (mean t.).
  t. mínima (minimum t.).
  t. óptima (optimum t.).
  t. de punto medio (T_m, Kelvin; t_m, Celsius) (t. midpoint (T_m, Kelvin; t_m, Celsius)).
  t. sensible (sensible t.).
templar (anneal). **1.** To soften or temper a metal by controlled heating and cooling; the process makes a metal more easily adapted, bent, or swaged, and less brittle. **2.** In dentistry, to heat gold leaf preparatory to its insertion into a cavity, in order to remove adsorbed gases and other contaminants.
temple (temper). Temperament.
tempoestable (tempostabile, tempostable). Not subject to spontaneous alteration or destruction.
tempolábil (tempolabile). Undergoing spontaneous change or destruction during the passage of time.
tempora (tempora). The temples.
temporal (temporal). **1.** Relating to time; limited in time; temporary. **2.** Relating to the temple.
temporo- (temporo-). Combining form denoting temporal.
temporoauricular (temporoauricular). Relating to the temporal region and the auricle.
temporocigomático (temporozygomatic). Temporomalar; relating to the temporal and zygomatic bones or regions.
temporoesfenoidal (temporosphenoid). Relating to the temporal and sphenoid bones.
temporohioideo (temporohyoid). Relating to the temporal and the hyoid bones or regions.
temporomalar (temporomalar). Temporozygomatic.
temporomandibular (temporomandibular). Temporomaxillary; relating to the temporal bone and the mandible.
temporomaxilar (temporomaxillary). **1.** Relating to the regions of the temporal and maxillary bones. **2.** Temporomandibular.
temporooccipital (temporo-occipital). Relating to the temporal and the occipital bones or regions.
temporoparietal (temporoparietal). Relating to the temporal and the parietal bones or regions.
temporopontino (temporopontine). Referring to the projection fibers from the temporal lobe of the cerebral cortex to the basilar part of the pons.
tempus (tempus, gen. temporis, pl. tempora). **1.** The temple. **2.** Time.
TEN (TEN). Abbreviation for toxic epidermal necrolysis.

tenacidad (tenacity). Adhesiveness; the character or property of holding fast.
t. celular (cellular t.).
tenacillas (tweezers). An instrument with pincers that are squeezed together to grasp or extract fine structures.
tenáculo (tenaculum, pl. tenacula). A surgical clamp designed to hold or grasp tissue during dissection.
t. tendíneos (tenacula tendinum). Vincula tendinum.
tenal (thenal). Thenar.
tenaldina (thenaldine). Thenophenopiperidine; an antihistaminic and antipruritic agent (as the tartrate).
tenalgia (tenalgia). Tenodynia; tenontodynia; pain referred to a tendon.
t. crepitante (t. crepitans). Tenosynovitis crepitans.
tenar (thenar). **1.** [*thenar*, NA]. Thenar eminence; thenar prominence. **2.** Thenal; applied to any structure in relation with this part.
tenaz (tenacious). Sticky; denoting tenacity.
tendencia de pensamiento (trend of thought). Thinking with a tendency toward or centering on a particular idea with a particular affect.
tendencia psiquiátrica (psychiatric trend). Benign or morbid emotional interests, urges, and tendencies as revealed by postures, gestures, actions, or speech.
tendinitis (tendinitis). Tendonitis.
tendinoplastia (tendinoplasty). Tenontoplasty.
tendinoso (tendinous). Relating to, composed of, or resembling a tendon.
tendinosutura (tendinosuture). Tenorrhaphy.
tendo- (tendo-). Combining form denoting a tendon.
tendofonía (tendophony). Tenophony.
tendólisis (tendolysis). Tenolysis; release of a tendon from adhesions.
tendomucina, tendomucoide (tendomucin, tendomucoid). A form of mucin found in tendons.
tendón **1.** (tendo, gen. tendinis, pl. tendines). [*tendo*, NA]. Tendon. **2.** (sinew). Tendon. **3.** (tendon). Sinew; a fibrous cord or band that connects a muscle to a bone or other structure.
t. anular de Gerlach (Gerlach's annular tendon).
t. de Aquiles (Achilles tendon). [*tendo calcaneus*, NA]; [*tendo achillis*, NA].
t. arqueado (bowed tendon).
t. del calcáneo (calcanean tendon). [*tendo calcaneus*, NA].
t. calcáneo común (t. calcaneus communis). [*tendo calcaneus communis*, NA].
t. central del perineo (central tendon of perineum).
t. conjunto (conjoined tendon, conjoint t.). [*falx inguinalis*, NA].
t. contraído (contracted tendon).
t. coronario (coronary tendon). [*anulus fibrosus*, NA].
t. cricoesofágico (cricoesophageal tendon). [*tendo cricoesophageus*, NA].
t. deslizado (slipped tendon).
t. isquitibiales (hamstring). One of the tendons bounding the popliteal space on either side; the medial h. comprises the tendons of the semimembranosus, semitendinosus, gracilis, and sartorius muscles; the lateral h. is the tendon of the biceps femoris muscle.
t. de los músculos de la corva (hamstring tendon).
t. del ojo (t. oculi). [*ligamentum palpebrale mediale*, NA].
t. palpebral (t. palpebrarum). [*ligamentum palpebrale mediale*, NA].
t. del talón (heel tendon). [*tendo calcaneus*, NA].
t. de Todaro (Todaro's tendon).
t. en trébol (trefoil tendon). [*centrum tendineum diaphragmae*, NA].
t. de Zinn (Zinn's tendon). [*anulus tendineus communis*, NA].
tendonitis (tendonitis). Tendinitis; tenonitis; tenontitis; tenositis; inflammation of a tendon.
tendoplastia (tendoplasty). Tenontoplasty.
tendosinovitis (tendosynovitis). Tenosynovitis.
tendotomía (tendotomy). Tenotomy.
tendovaginal (tendovaginal). Relating to a tendon and its sheath.
tendovaginitis (tendovaginitis). Tenosynovitis.
t. estilorradial (radial styloid t.). de Quervain's disease.
tenectomía (tenectomy). Tenonectomy; resection of part of a tendon.
tenésmico (tenesmic). Relating to or marked by tenesmus.
tenesmo (tenesmus). A painful spasm of the anal sphincter with an urgent desire to evacuate the bowel or bladder, involuntary straining, and the passage of but little fecal matter or urine.
tenia **1.** (tapeworm). An intestinal parasitic worm, adults of which are found in the intestine of vertebrates; the term is commonly restricted to members of the class Cestoidea. **2.** (tenia, pl. teniae). Any anatomical bandlike structure.
t. acústicas (teniae acusticae). Striae medullares ventriculi quarti.
t. cólicas (colic teniae). Teniae coli.
t. del colon (teniae coli). [*teniae coli*, NA]. Bands of colon; colic teniae.
t. coroidea (tenia choroidea). [*tenia choroidea*, NA]. T. telae.
t. del cuarto ventrículo **1.** (tenia ventriculi quarti). [*tenia ventriculi quarti*, NA]. T. of fourth ventricle. **2.** (tenia of fourth ventricle). [*tenia ventriculi quarti* , NA].
t. fimbriae (tenia fimbriae). T. fornicis.
t. fornicis (tenia fornicis). [*tenia fornicis*, NA]. T. of the fornix.
t. del fórnix (tenia of the fornix). T. fornicis.
t. del hipocampo (tenia hippocampi). Fimbria hippocampi.
t. libera (tenia libera). [*tenia libera*, NA]. Teniae coli.
t. medulares (medullary teniae). Striae medullares ventriculi quarti.
t. mesocólica (tenia mesocolica). [*tenia mesocolica*, NA]. Teniae coli.
t. omental (tenia omentalis). [*tenia omentalis*, NA]. Teniae coli.
t. semicircular (tenia semicircularis). Stria terminalis.
t. talámica (thalamic tenia). [*tenia thalami*, NA].
t. del tálamo (tenia thalami). [*tenia thalami*, NA]. T. ventriculi tertii; thalamic t.
t. de Tarin (Tarin's tenia). Stria terminalis.
t. tecta (tenia tecta). Indusium griseum.
t. telae (tenia telae). [*tenia telae*, NA]. T. choroidea.
t. del tercer ventrículo (tenia ventriculi tertii). T. thalami.
t. terminal (tenia terminalis). Crista terminalis.
t. de Valsalva (teniae of Valsalva). Teniae coli.
teniasis **1.** (taeniasis). Infection with cestodes of the genus *Taenia*. **2.** (teniasis). Presence of a tapeworm in the intestine.
t. somática (somatic teniasis).
teñible (tinctable). Stainable.
tenicida (teniacide, tenicide). Tenicide; an agent destructive to tapeworms.
ténido (taeniid). Common name for a member of the family Taeniidae.
teniforme (teniform). Tenioid.
tenífugo **1.** (tenifugal, tenifuge). Having the power to expel tapeworms. **2.** (teniafuge). Tenifuge; an agent that causes the expulsion of tapeworms.
tenildiamina, clorhidrato de (thenyldiamine hydrochloride). 2-[(2-Dimethylaminoethyl)-3-thenylamino]pyridine hydrochloride; an antihistaminic.
tenilo (thenyl). The radical of 2-methylthiophene, $(SC_4H_3)CH_2$–.
tenioide **1.** (taenioid). Denoting members of the genus *Taenia*. **2.** (tenioid). Resembling a tapeworm. **3.** (tenioid). Teniform. Band-shaped; ribbon-shaped.
teniola (teniola). A slender tenia or bandlike structure.
t. corporal callosa (t. corporis callosi). Lamina rostralis.
teno-, tenon-, tenont-, tenonto- (teno-, tenon-, tenont-, tenonto-). Combining forms meaning tendon.
tenodesis (tenodesis). Stabilizing a joint by anchoring the tendons which move that joint.
tenodinia (tenodynia). Tenalgia.
tenofibrilla (tenofibril). Tonofibril.
tenofito (tenophyte). Bony or cartilaginous growth in or on a tendon.
tenofonía (tenophony). Tendophony; a heart murmur assumed to be due to an abnormal condition of the chordae tendineae.
tenólisis (tenolysis). Tendolysis.
tenomioplastia (tenomyoplasty). Tenontomyoplasty.
tenomiotomía (tenomyotomy). Myotenotomy.
tenonectomía (tenonectomy). Tenectomy.
tenonitis (tenonitis). **1.** Inflammation of Tenon's capsule or the connective tissue within Tenon's space. **2.** Tendonitis.
tenonómetro (tenonometer). Tonometer.
tenontitis (tenontitis). Tendonitis.
tenontodinia (tenontodynia). Tenalgia.

tenontografía (tenontography). A treatise on or description of the tendons.
tenontolemitis (tenontolemmitis). Tenosynovitis.
tenontología (tenontology). The branch of science that has to do with the tendons.
tenontomioplastia (tenontomyoplasty). Tenomyoplasty.
tenontomiotomía (tenontomyotomy). Myotenotomy.
tenontoplastia (tenontoplasty). Tendinoplasty; tendoplasty; tenoplasty; reparative or plastic surgery of the tendons.
tenontoplástico (tenontoplastic). Relating to tenontoplasty.
tenontotecitis (tenontothecitis). Tenosynovitis.
tenoplastia (tenoplasty). Tenontoplasty.
tenoplástico (tenoplastic). Relating to tenoplasty.
tenorrafia (tenorrhaphy). Tendinosuture; tendon suture; tenosuture; suture of the divided ends of a tendon.
tenorreceptor (tenoreceptor). A receptor in a tendon, activated by increased tension.
tenosinovectomía (tenosynovectomy). Excision of a tendon sheath.
tenosinovitis (tenosynovitis). Tendinous synovitis; tendosynovitis; tendovaginitis; tenontolemmitis; tenontothecitis; tenovaginitis; vaginal synovitis; inflammation of a tendon and its enveloping sheath.
t. crepitante (t. crepitans). Tenalgia crepitans.
t. nodular localizada (localized nodular t.).
t. vellonodular pigmentada (villonodular pigmented t.). Villous t.
t. vellosa (villous t.). Villonodular pigmented t.
tenositis (tenositis). Tendonitis.
tenostosis (tenostosis). Ossification of a tendon.
tenosuspensión (tenosuspension). Using a tendon as a suspensory ligament, sometimes as a free graft or in continuity.
tenosutura (tenosuture). Tenorrhaphy.
tenotomía (tenotomy). Tendotomy; the surgical division of a tendon for relief of a deformity caused by congenital or acquired shortening of a muscle, as in clubfoot or strabismus.
t. graduada (graduated t.).
t. subcutánea (subcutaneous t.).
t. con sujeción (curb t.). Tendon recession.
tenovaginitis (tenovaginitis). Tenosynovitis.
tensioactivo (surface-active). Indicating the property of certain agents of altering the physicochemical nature of surfaces and interfaces, bringing about lowering of interfacial tension.
tensiómetro (tensiometer). A device for measuring tension.
tensión (tension). **1.** The act of stretching. **2.** The condition of being stretched or tense, or a stretching or pulling force. **3.** The partial pressure of a gas, especially that of a gas dissolved in a liquid such as blood. **4.** Mental, emotional, or nervous strain.
t. arterial (arterial t.). The blood pressure within an artery.
t. hística (tissue t.).
t. ocular (Tn) (ocular t. (Tn)).
t. premenstrual (premenstrual t.). Premenstrual syndrome.
t. superficial interfacial (interfacial surface t.).
t. de superficie (surface t.).
tenso (tense). Tight, rigid, or strained; characterized by anxiety and psychological strain.
tensor (tensor, pl. tensores). A muscle the function of which is to render a part firm and tense.
tentáculo (tentacle). A slender process for feeling, prehension, or locomotion in invertebrates.
tentorial (tentorial). Relating to a tentorium.
tentorium (tentorium, pl. tentoria). A membranous cover or horizontal partition.
teobroma (theobroma). Cacao.
aceite de t. (t. oil). Cacao butter; cocoa butter; cacao oil.
teobromina (theobromine). An alkaloid resembling caffeine in its action, prepared from the dried ripe seed of *Theobroma cacao* or made synthetically.
teofilina (theophylline). 1,3-Dimethylxanthine; an alkaloid found with caffeine in tea leaves (commercial t.is prepared synthetically); a smooth muscle relaxant, diuretic, cardiac stimulant, and vasodilator.
t. acetato de sodio (t. sodium acetate).
t. aminoisobutanol (t. aminoisobutanol). Ambuphylline.
t. etanolamina (t. ethanolamine).
t. etilendiamina (t. ethylenediamine). Aminophylline.
t. glicinato de sodio (t. sodium glycinate).
t. isopropanolamina (t. isopropanolamine).
t. salicilato de calcio (t. calcium salicylate).
teofobia (theophobia). Morbid fear of God.
teomanía (theomania). A delusion in which one believes that he or she is God.
teorema (theorem). A proposition that can be proved, and so is established as a law or principle.
t. de Bayes (Bayes t.).
t. de Bernoulli (Bernoulli's t.). Bernoulli's law.
t. de Gibbs (Gibbs' t.).
teoría (theory). A reasoned explanation of known facts or phenomena that serves as a basis of investigation by which to reach the truth.
t. de acción en masa (mass action t.).
t. de adsorción por narcosis (adsorption t. of narcosis).
t. de Altmann (Altmann's t.).
t. del aprendizaje (learning t.).
t. de Arrhenius-Madsen (Arrhenius-Madsen t.).
t. atómica (atomic t.).
t. de Baeyer (Baeyer's t.).
t. de Bohr (Bohr's t.).
t. de Bordeau, Bordeu (Bordeau t., Bordeu t.).
t. de Bowman (Bowman's t.).
t. de Brønsted (Brønsted t.).
t. de Burn y Rand (Burn and Rand t.).
t. de las cadenas laterales (side-chain t.). Ehrlich's postulate.
t. de Cannon (Cannon's t.).
t. de Cannon-Bard (Cannon-Bard t.).
t. de la capa germinal (germ layer t.).
t. cloacal (cloacal t.).
t. de Cohnheim (Cohnheim's t.).
t. coloidal de la narcosis (colloid t. of narcosis).
t. de control de compuertas (gate-control t.).
t. cuántica (quantum t.). Planck's t.
t. de Darwin (darwinian t.).
t. de De Vries (De Vries' t.).
t. de la declinación (decay t.).
t. de Dieulafoy (Dieulafoy's t.).
t. de los dipolos (dipole t.).
t. diseminación linfática de la endometriosis (lymphatic dissemination t. of endometriosis).
t. de la disociación electrolítica (t. of electrolytic dissociation).
t. de la disociación molecular (molecular dissociation t.).
t. de la disonancia cognitiva (cognitive dissonance t.).
t. de las dos simpatinas (two-sympathin t.).
t. de la duplicidad de la visión (duplicity t. of vision).
t. de Ehrlich, de las cadenas laterales de Ehrlich (Ehrlich's t., Ehrlich's side-chain t.).
t. de emergencia (emergency t.). Cannon's t.
t. de emigración (emigration t.). Cohnheim's t.
t. del encajonamiento (incasement t.). Preformation t.
t. del equilibrio (balance t.).
t. de equilibrio de los sexos (balance t. of sex).
t. de expansión de membranas (membrane expansion t.).
t. del flogisto (phlogiston t.).
t. de Flourens (Flourens' t.)
t. de Frerich (Frerich's t.).
t. de Freud (Freud's t.).
t. gametoide (gametoid t.).
t. de la gastrea (gastrea t.). Haeckel's gastrea t.
t. de la gastrea de Haeckel (Haeckel's gastrea t.). Gastrea t.
t. de los gérmenes (germ t.).
t. de la gestalt (gestalt t.).
t. de Helmholtz de la acomodación (Helmholtz t. of accommodation).
t. de Helmholtz de la audición (Helmholtz t. of hearing).
t. de Helmholtz de la visión del color (Helmholtz t. of color vision). Young-Helmholtz t. of color vision.
t. de Helmholtz-Gibbs (Helmholtz-Gibbs t.).
t. hematógena de la endometriosis (hematogenous t. of endometriosis).
t. de Hering de la visión del color (Hering's t. of color vision).
t. de hidratos microcristalinos de la anestesia (hydrate microcrystal t. of anesthesia). Pauling's t.
t. humoral (humoral t.). Humoral doctrine.

t. de la implantación en la producción de endometriosis (implantation t. of the production of endometriosis).
t. de la información (information t.).
t. de inhibición enzimática por la narcosis (enzyme inhibition t. of narcosis).
t. de instrumento de cuerdas (stringed instrument t.).
t. de instrumento de viento (reed instrument t.).
t. de James-Lange (James-Lange t.).
t. de Knoop (Knoop's t.).
t. de Ladd-Franklin (Ladd-Franklin t.).
t. lamarquiana (lamarckian t.).
t. de la libido (libido t.).
t. de Liebig (Liebig's t.).
t. lipoide de la narcosis (lipoid t. of narcosis).
t. del lugar (place t.). A t. of pitch perception.
t. de la medicina (t. of medicine).
t. de metaplasia celómica de la endometriosis (celomic metaplasia t. of endometriosis).
t. de Metchnikoff (Metchnikoff's t.). The phagocytic t.
t. de Meyer-Overton de la narcosis (Meyer-Overton t. of narcosis).
t. de la migración (migration t.).
t. mioelástica (myoelastic t.).
t. miogénica (myogenic t.).
t. mnémica (mnemic t.). Mnemic hypothesis.
t. monofilética (monophyletic t.). Monophyletism.
t. de mutación somática del cáncer (somatic mutation t. of cancer).
t. de Nernst (Nernst's t.).
t. neurocronáxica (neurochronaxic t.).
t. neurogénica (neurogenic t.).
t. de Ollier (Ollier's t.). A t. of compensatory growth.
t. de omega-oxidación (omega-oxidation t.).
t. de β-oxidación-condensación (beta-oxidation-condensation t.).
t. de Pauling (Pauling's t.).
t. de la permeabilidad en la narcosis (permeability t. of narcosis).
t. pitecoide (pithecoid t.).
t. de Planck (Planck's t.). Quantum t.
t. polifilética (polyphyletic t.). Polyphyletism.
t. de preformación (preformation t.). Emboitement; incasement t.
t. de privación de oxígeno en la narcosis (oxygen deprivation t. of narcosis).
t. quimioparasitaria de Miller (Miller's chemicoparasitic t.).
t. de la recapitulación (recapitulation t.).
t. de la reentrada (reentry t.).
t. de la relación núcleo-plasmática (kern-plasma relation t.).
t. de la resonancia de la audición (resonance t. of hearing).
t. de Ribbert (Ribbert's t.).
t. de la selección clonal (clonal selection t.).
t. de Semon-Hering (Semon-Hering t.). Mnemic hypothesis.
t. sensoriomotora (sensorimotor t.).
t. de Spitzer (Spitzer's t.).
t. de superproducción (overproduction t.). Weigert's law.
t. del teléfono (telephone t.).
t. de la tensión superficial de la narcosis (surface tension t. of narcosis).
t. termodinámica de la narcosis (thermodynamic t. of narcosis).
t. de van't Hoff (van't Hoff's t.).
t. de Warburg (Warburg's t.).
t. de Weismann (Weismann's t.).
t. de Wollaston (Wollaston's t.).
t. de Young-Helmholtz de la visión del color (Young-Helmholtz t. of color vision). Helmholtz t. of color vision.

teoterapia (theotherapy). Treatment of disease by prayer or religious exercises.

TEP (PET). Abbreviation for positron emission tomography.

TEPA (TEPA). Abbreviation for triethylenephosphoramide.

TEPP (TEPP). Abbreviation for tetraethyl pyrophosphate.

teprótido (teprotide). Bradykinin-potentiating peptide; 2-L-tryptophan-3-de-L-leucine-4-de-L-proline-8-L-glutamine-bradykinin-potentiator B.

tera- (tera-). **1.** (T) Prefix used in the SI and metric systems to signify one trillion. **2.** Combining form denoting a teras.

terapeuta 1. (therapeutist). One skilled in therapeutics. **2.** (therapist). One professionally trained and/or skilled in the practice of a particular type of therapy.

terapéutica (therapeutics). Therapeusis; therapia; the practical branch of medicine concerned with the treatment of disease or disorder.
t. por rayos (ray t.). Radiotherapy.
t. por sugestión (suggestive t.).

terapéutico (therapeutic). Relating to therapeutics or to the treatment, remediating, or curing of a disorder or disease.

terapia 1. (therapia). Therapy; therapeutics. **2.** (therapy). Therapeusis; therapia. The treatment of disease or disorder by various methods. **3.** (therapy). In psychiatry, and clinical psychology, a short term for psychotherapy.
t. alcalina (alkali therapy).
t. analítica (analytic therapy). Short term for psychoanalytic t.
t. anticoagulante (anticoagulant therapy).
t. con autosuero (autoserum therapy).
t. de aversión (aversion therapy).
t. centrada en el cliente (client-centered therapy).
t. citorreductora (cytoreductive therapy).
t. cognitiva (cognitive therapy).
t. por colapso (collapse therapy).
t. por coma insulínico (insulin coma therapy).
t. de la conducta (behavior therapy).
t. de conducto (root canal therapy).
t. conjunta (conjoint therapy).
t. cuadrangular (quadrangular therapy).
t. por depósito (depot therapy).
t. diatérmica (diathermic therapy).
t. electroconvulsiva (electroconvulsive therapy (ECT)). Electroshock t.
t. por electroshock (electroshock therapy). Electroconvulsive t.
t. por esclerosis (sclerosing therapy). Sclerotherapy.
t. familiar (family therapy).
t. familiar extendida (extended family therapy).
t. febril (fever therapy).
t. física (physical therapy).
t. por fotorradiación (photoradiation therapy). Photoradiation.
t. geriátrica (geriatric therapy). Gerontotherapy.
t. de la "Gestalt" (Gestalt therapy).
t. por haz de radio (radium beam therapy). Teleradium t.
t. por heterovacunación (heterovaccine therapy).
t. implosiva (implosive therapy).
t. individual (individual therapy). Dyadic psychotherapy.
t. inespecífica (nonspecific therapy). Phlogotherapy.
t. inhalatoria (inhalation therapy).
t. intralesional (intralesional therapy).
t. lúdica (play therapy).
t. magna esterilisans (t. magna sterilisans).
t. de mantenimiento (maintenance drug therapy).
t. matrimonial (marriage therapy).
t. del medio (milieu therapy).
t. por microondas (microwave therapy). Microkymatotherapy.
t. miofuncional (myofunctional therapy).
t. ocupacional (occupational therapy).
t. ortodóntica (orthodontic therapy).
t. ortodóntica funcional (functional orthodontic therapy).
t. ortomolecular (orthomolecular therapy).
t. con oxígeno (oxygen therapy).
t. con oxígeno hiperbárico (hyperbaric oxygen therapy).
t. parenteral (parenteral therapy).
t. con plasma (plasma therapy). Treatment with plasma.
t. de proliferación (proliferation therapy).
t. por proteínas extrañas (foreign protein therapy).
t. psicoanalítica (psychoanalytic therapy). Psychoanalysis.
t. psicodélica (psychedelic therapy).
t. por pulsos (pulse therapy).
t. racional (rational therapy).
t. por radiación (radiation therapy). Radiotherapy.
t. con rayos X (x-ray therapy). T. administered by using x-rays.
t. de la red social (social network therapy).
t. por reflejo (reflex therapy). Reflexotherapy.
t. de reposición (replacement therapy).
t. por shock (shock therapy).
t. por shock proteico (protein shock therapy). Foreign protein t.
t. social (social therapy).
t. sterilisans covergens (t. sterilisans covergens).

t. sterilisans divergens (t. sterilisans divergens).
t. sterilisans fractionata (t. sterilisans fractionata).
t. por sueño electroterapéutico (electrotherapeutic sleep therapy).
t. por suero (serum therapy). Serotherapy.
t. por sustitución (substitution therapy).
t. sustitutiva (substitutive therapy). Allopathy.
t. por telerradio (teleradium therapy). Radium beam t.
t. tiroidea (thyroid therapy). The treatment of hypothyroidism.
t. total (total push therapy).
t. ultrasónica (ultrasonic therapy).

teras (teras, pl. terata). Fetus with deficient, redundant, misplaced, or grossly misshapen parts.
terático (teratic). Relating to a teras.
teratismo (teratism). Teratosis.
terato- (terato-). Combining form denoting a teras.
teratoblastoma (teratoblastoma). Obsolete term for teratoma.
teratocarcinoma (teratocarcinoma). **1.** A malignant teratoma, occurring most commonly in the testis. **2.** A malignant epithelial tumor arising in a teratoma.
teratofobia (teratophobia). Morbid fear of carrying and giving birth to a malformed infant.
teratogénesis (teratogenesis). Teratogeny; the origin or mode of production of a malformed fetus; the disturbed growth processes involved in the production of a malformed fetus.
teratogenia (teratogeny). Teratogenesis.
teratogenicidad (teratogenicity). The property or capability of producing fetal malformation.
teratogénico, teratogenético (teratogenic, teratogenetic). **1.** Relating to teratogenesis. **2.** Causing abnormal fetal development.
teratógeno (teratogen). A drug or other agent that causes abnormal fetal development.
teratoide (teratoid). Resembling a teras.
teratología (teratology). The branch of science concerned with the production, development, anatomy, and classification of malformed fetuses.
teratológico (teratologic). Relating to teratology.
teratoma (teratoma). Teratoblastoma; teratoid tumor; a neoplasm composed of multiple tissues, including tissues not normally found in the organ in which it arises.
t. orbitae (t. orbitae). Orbitopagus.
t. trifilomatoso (triphyllomatous t.). Tridermoma.

teratomatoso (teratomatous). Relating to or of the nature of a teratoma.
teratosis (teratosis). Teratism; an anomaly producing a teras.
t. atrésica (atresic t.).
t. ceásmica (ceasmic t.).
t. ectogénica (ectogenic t.).
t. ectópica (ectopic t.).
t. hipergénica (hypergenic t.).
t. sinfísica (symphysic t.).

teratospermia (teratospermia). Condition characterized by the presence of malformed spermatozoa in the semen.
terazosina, clorhidrato de (terazosin hydrochloride). A peripherally acting antiadrenergic used to treat hypertension.
terbio (terbium). A metallic element of the lanthanide or rare earth series, symbol Tb, atomic no. 65, atomic weight 158.93.
terbutalina, sulfato de (terbutaline sulfate). α-[(*tert*-Butylamino)methyl]-3,5-dihydroxybenzyl alcohol sulfate; a sympathomimetic drug, used principally as a bronchodilator.
terciana (tertian). Recurring every third day, counting the day of an episode as the first; actually, occurring every 48 hours or every other day.
t. doble (double t.).

terciarismo (tertiarism, tertiarismus). All the symptoms of the tertiary stage of syphilis taken collectively.
terebeno (terebene). A thin colorless liquid of an aromatic odor and taste, a mixture of terpene hydrocarbons, chiefly dipentene and terpinene, obtained from oil of turpentine; used as an expectorant and in cystitis and urethritis.
terebintina (terebinthine). Terebinthinate.
terebintinato (terebinthinate). **1.** Terebinthine. Containing or impregnated with turpentine. **2.** A preparation containing turpentine.
terebintinismo (terebinthinism). Turpentine poisoning.
terebración (terebration). **1.** The act of boring, or of trephining. **2.** A boring, piercing pain.
terebrante (terebrant, terebrating). Boring; piercing; used figuratively, as in the term t. pain.
terencéfalo (therencephalous). Denoting a skull in which the angle at the hormion, formed by lines converging from the inion and nasion, measures from 116° to 129°.
teres (teres, gen. teretis, pl. teretes). Round and long; denoting certain muscles and ligaments.
terfenadina (terfenadine). An antihistamine used to treat a variety of allergic conditions; has less sedative effects than other antihistamines.
***p*-terfenilo** (*p*-terphenyl). Useful as a scintillator in scintillation counting of radioactive decompositions.
tergal (tergal). Dorsal.
tergum (tergum). Dorsum.
teriaca (theriaca). A mixture containing a great number of ingredients, used in the Middle Ages and believed to possess antidotal and curative powers to an almost miraculous degree.
teriatría (theriatrics). The medical treatment of animals in a zoo or menagerie.
terio- (therio-). Combining form denoting animals.
teriogenología (theriogenology). The study of reproduction in animals, especially domestic animals.
teriogenológico (theriogenologic, theriogenological). Pertaining to theriogenology.
teriomorfismo (theriomorphism). Ascription of animal characteristics to human beings.
termacogénesis (thermacogenesis). The elevation of body temperature by drug action.
termal (thermal). Pertaining to heat.
termalgesia (thermalgesia). Thermoalgesia; high sensibility to heat; pain caused by a slight degree of heat.
termalgia (thermalgia). Burning pain.
termanalgesia (thermanalgesia). Thermoanesthesia.
termanestesia (thermanesthesia). Thermoanesthesia.
termatología (thermatology) The branch of therapeutics concerned with the application of heat.
termelómetro (thermelometer). An electric thermometer, especially used for recording slight variations of temperature.
termestesia (thermesthesia). Thermoesthesia.
termestesiómetro (thermesthesiometer). Thermoesthesiometer.
termia (therm). A unit of heat used indiscriminately for: 1) a small calorie, 2) a large calorie, 3) 1000 large calories, 4) 100,000 British thermal units.
terminación **1.** (termination). An end or ending. **2.** (terminal). A termination, extremity, end, or ending. **3.** (ending). A termination or conclusion. **4.** (ending). A nerve e.
t. anuloespiral (annulospiral ending). Annulospiral organ.
t. axónicas (axon terminal's).
t. caliciforme (calyciform ending, caliciform e.).
t. epilemal (epilemmal ending).
t. hederiforme (hederiform ending). A type of free sensory ending in the skin.
t. nerviosa (nerve ending).
t. nerviosas libres (free nerve ending's). [*terminationes nervorum liberae*, NA].
t. en placa aislada (sole-plate ending). Motor endplate.
t. en ramillete (flower-spray ending). Flower-spray organ of Ruffini.
t. sinápticas **1.** (synaptic ending's). Axon terminals. **2.** (synaptic terminal's). Axon t.'s.
t. en uva (grape ending's).

terminal (terminal). **1.** Relating to the end; final. **2.** Relating to the extremity or end of any body; e.g., the end of a biopolymer. **3.** A termination, extremity, end, or ending.
t. C (C-terminus).

terminatio, pl. **terminationes** (terminatio, pl. terminationes). [*terminatio*, NA]. A termination or ending, particularly a nerve ending.
término (term). **1.** A definite or limited period. **2.** A name or descriptive word or phrase.
terminus (terminus, pl. termini). A boundary or limit.
termistor (thermistor). A device for determining temperature; also may be used to monitor control of temperature.
termo-, term- (thermo-, therm-). Combining forms denoting heat.
termoalgesia (thermoalgesia). Thermalgesia.
termoanalgesia (thermoanalgesia). Thermoanesthesia.

T U V

termoanestesia (thermoanesthesia). Ardanesthesia; thermanalgesia; thermanesthesia; thermoanalgesia; loss of the temperature sense or of the ability to distinguish between heat and cold.
termocauterectomía (thermocauterectomy). Removal of tissue by thermocautery.
termocauterio (thermocautery). The use of an actual cautery, such as an electrocautery.
termocoagulación (thermocoagulation). The process of converting tissue into a gel by heat.
termocorriente (thermocurrent). A current of thermoelectricity.
termocroico (thermochroic). **1.** Relating to thermochrose. **2.** Exerting a selective action on heat rays.
termocroísmo (thermochroism). Thermochrosis.
termocrosia (thermochrose, thermochrosy). Thermochrosy; the property possessed by heat rays of reflection, refraction, and absorption, similar to that of light rays.
termocrosis (thermochrosis). Thermochroism; the selective action of certain substances on radiant heat, absorbing some of the rays, reflecting or transmitting others.
termocupla (thermocouple). Thermojunction; a device for measuring slight changes in temperature, consisting of two wires of different metals, one wire being kept at a certain low temperature, the other in the tissue or other material whose temperature is to be measured; a thermoelectric current is set up which is measured by a potentiometer.
termodifusión (thermodiffusion). Diffusion of fluids, either gaseous or liquid, as influenced by the temperature of the fluid.
termodilución (thermodilution). Reduction in temperature in a liquid that occurs when it is introduced into a colder liquid.
termodinámica (thermodynamics). **1.** The branch of physicochemical science concerned with heat and energy and their conversions one into the other involving mechanical work. **2.** The study of the flow of heat.
termoelectricidad (thermoelectricity). An electrical current generated in a thermopile.
termoeléctrico (thermoelectric). Relating to thermoelectricity.
termoestable (thermostabile, thermostable). Not subject to alteration or destruction by heat.
termoestéresis (thermosteresis). The abstraction or deprivation of heat.
termoestesia (thermoesthesia). Temperature sense; thermal sense; thermic sense; thermesthesia the ability to distinguish differences of temperature.
termoestesiómetro (thermoesthesiometer). Thermesthesiometer; an instrument for testing the temperature sense.
termoexcitador (thermoexcitory). Stimulating the production of heat.
termofílico **1.** (thermophilic). Pertaining to a thermophile. **2.** (thermophylic). Resistant to heat, denoting certain microorganisms.
termófilo (thermophile, thermophil). An organism that thrives at a temperature of 50ºC or higher.
termofobia (thermophobia). Morbid fear of heat.
termóforo (thermophore). **1.** An arrangement for applying heat to a part. **2.** A flat bag containing certain salts that produce heat when moistened.
termofraguante (thermoset). A classification for materials that become hardened or cured by the application of heat.
termogénesis (thermogenesis). The production of heat; specifically the physiologic process of heat production in the body.
termogenético (thermogenetic, thermogenic). **1.** Thermogenous; relating to thermogenesis. **2.** Calorigenic.
termogenia (thermogenics). The science of heat production.
termógeno (thermogenous). Thermogenetic.
termografía (thermography). A process for measuring the regional temperature of a body part or organ.
  t. con cristal líquido (liquid crystal t.).
  t. infrarroja (infrared t.).
termógrafo (thermograph). The instrument or device used in producing a thermogram.
termograma (thermogram). **1.** A regional temperature map of a body part or organ obtained by infrared sensing devices. **2.** The record made by a thermograph.
termohiperalgesia (thermohyperalgesia). Excessive thermalgesia.
termohiperestesia (thermohyperesthesia). Very acute thermoesthesia or temperature sense.
termohipestesia (thermohypesthesia). Thermohypoesthesia; diminished heat perception.
termohipoestesia (thermohypoesthesia). Thermohypesthesia.
termoinhibidor (thermoinhibitory). Inhibiting or arresting thermogenesis.
termointegrador (thermointegrator). Any device for assessing the effective warmth or coldness of an environment as it might be experienced by a living organism, taking into account radiation and convection as well as conduction.
termolábil (thermolabile). Subject to alteration or destruction by heat.
termolámpara (thermolamp). Heat lamp.
termólisis (thermolysis). **1.** Loss of body heat by evaporation, radiation, etc. **2.** Chemical decomposition by heat.
termolítico (thermolytic). **1.** Relating to thermolysis. **2.** An agent promoting heat dissipation.
termología (thermology). Thermotics; the science of heat.
termomasaje (thermomassage). Combination of heat and massage in physical therapy.
termometría (thermometry). The measurement of temperature.
termométrico (thermometric). Relating to thermometry or to a thermometer reading.
termómetro (thermometer). An instrument for indicating the temperature of any substance.
  t. de aire (air t.).
  t. de alcohol (spirit t.).
  t. con autorregistro (self-registering t.).
  t. de bulbo húmedo y seco (wet and dry bulb t.). Psychrometer.
  t. clínico (clinical t.).
  t. diferencial (differential t.). Thermoscope.
  t. de gas (gas t.).
  t. de resistencia (resistance t.). Resistance pyrometer.
  t. de superficie (surface t.).
termona (termone). A type of ectohormone, secreted by some invertebrate organisms, that stimulates gametogenesis.
termoneurosis (thermoneurosis). Elevation of the temperature of the body due to an emotional influence.
termonuclear (thermonuclear). Pertaining to nuclear reactions brought about by nuclear fission.
termopenetración (thermopenetration). Medical diathermy.
termopila (thermopile). Thermoelectric pile; a thermoelectric battery, consisting usually of a series of bars of antimony and bismuth joined together, that generates a thermoelectric current when the junctions are heated.
termoplacentografía (thermoplacentography). Determination of placental position by detection of infrared rays from the large amounts of blood flowing through the placenta.
termoplasma (thermoplasma, pl. thermoplasmata). A vernacular term used to refer to any member of the genus *Thermoplasma*.
termoplástico (thermoplastic). A classification for materials that can be made soft by the application of heat and harden upon cooling.
termoplejía (thermoplegia). Sunstroke.
termoqueratoplastia (thermokeratoplasty). A treatment of keratoconus, based on the hydrothermal shrinkage of collagen fibers.
termoquímica (thermochemistry). The interrelation of chemical action and heat.
termorreceptor (thermoreceptor). A receptor that is sensitive to heat.
termorregulación (thermoregulation). Temperature control, as by a thermostat.
termorregulador (thermoregulator). Thermostat.
termorresistente (thermoduric). Resistant to the effects of exposure to high temperature; used especially with reference to microorganisms.
termoscopio (thermoscope). Differential thermometer; an instrument for indicating slight differences of temperature, without registering or recording them.
termosistáltico (thermosystaltic). Relating to thermosystaltism.
termosistaltismo (thermosystaltism). Contraction, as of the muscles, under the influence of heat.
termostato (thermostat). Thermoregulator; an apparatus for the automatic regulation of heat, as in an incubator.
termostromuhr (thermostromuhr). A stromuhr that consists of a heating element between two thermocouples, which are applied to

the outside of a vessel; blood flow is calculated from the difference in temperatures recorded by the proximal and distal thermocouples.
termotáctico, termotáxico (thermotactic, thermotaxic). Relating to thermotaxis.
termotaxia (thermotaxis). **1.** Reaction of living protoplasm to the stimulus of heat. **2.** Regulation of the temperature of the body.
t. negativa (negative t.).
t. positiva (positive t.).
termoterapia (thermotherapy). Treatment of disease by therapeutic application of heat.
termótica (thermotics). Thermology.
termótico (thermotic). Relating to thermotics.
termotonómetro (thermotonometer). An instrument for measuring the degree of thermosystaltism, or muscular contraction under the influence of heat.
termotropismo (thermotropism). The motion by a part of an organism (e.g., leaves or stems) toward or away from a source of heat.
termounión (thermojunction). Thermocouple.
ternario (ternary). Denoting or comprised of three compounds, elements, molecules, etc.
ternero (calf). A young bovine animal, male or female.
t. bulldog (bulldog c.). Bovine achondroplasia.
teroide (theroid). Resembling an animal in instincts or propensities.
terología (therology). The study of mammals.
teróxido (teroxide). Trioxide.
terpeno (terpene). One of a class of hydrocarbons with an empirical formula of $C_{10}H_{16}$, occurring in essential oils and resins.
terpina (terpin). Dipenteneglycol; a cyclic terpene alcohol, obtained by the action of nitric acid and dilute sulfuric acid on pine oil.
hidrato de t. (t. hydrate). Terpinol.
terpineol (terpineol). An unsaturated alcoholic terpene obtained by heating terpin hydrate with diluted phosphoric acid.
terpinol (terpinol). Terpin hydrate.
terra japonica (terra japonica). Gambir.
terrace (terrace). To suture in several rows, in closing a wound through a considerable thickness of tissue.
territorialidad (territoriality). **1.** The tendency of individuals or groups to defend a particular domain or sphere of interest or influence. **2.** The tendency of an individual animal to define a finite space as his own habitat from which he will fight off trespassing animals of his own species.
terrores nocturnos (night-terrors). Pavor nocturnus.
tesaurismosis (thesaurismosis). Rarely used term for a metabolic disorder in which a substance accumulates or is stored in certain cells, usually in large amounts.
tesaurismótico (thesaurismotic). Pertaining to thesaurismosis.
tesaurosis (thesaurosis). Abnormal or excessive storage in the body of normal or foreign substances.
teselado (tessellated). Made up of small squares; checkered.
tesis (thesis, pl. theses). **1.** An essay on a medical topic prepared by the graduating student. **2.** A proposition submitted by the candidate for a doctoral degree in some universities, which must be sustained by argument against any objections offered. **3.** Any theory or hypothesis advanced as a basis for discussion.
tesla (tesla (T)). In the SI system, the unit of magnetic field intensity expressed as $kg/sec^{-2}/A^{-1}$.
testa (testa). **1.** Eggshell. **2.** In protozoology, usually termed test; an envelope of certain forms of ameboid protozoa, consisting of various earthy materials cemented to a chitinous base or the calcareous, siliceous, organic, or strontium sulfate skeletons in the rhizopod subclass Foraminifera.
testalgia (testalgia). Orchialgia.
testano (testane). Etiane.
testectomía (testectomy). Orchiectomy.
testicular (testicular). Relating to the testes.
testículo (testicle). Testis.
t. criptorquídico (cryptorchid testis). Undescended t.
t. ectópico (ectopic testis). Ectopia testis.
t. invertido (inverted testis).
t. irritable (irritable testis). Neuralgia of the t.
t. móvil (movable testis). T. redux.
t. no descendido (undescended testis). Cryptorchid or retained t.
t. obstruido (obstructed testis).
t. redux (testis redux). Movable t.
t. retenido (retained testis). Undescended t.
t. retráctil (retractile testis).
testiculus (testiculus). Testis.
testículo (testis, pl. testes). [*testis*, NA]. Didymus; genital gland; male gonad; orchis; testicle; testiculus; one of the two male reproductive glands, located in the cavity of the scrotum.
testitis (testitis). Orchitis.
testoide (testoid). **1.** Androgenic. **2.** Androgen.
testolactona (testolactone). An androgenic agent used as an antineoplastic agent for treatment of mammary carcinoma.
testopatía (testopathy). Orchiopathy.
testosterona (testosterone). The most potent naturally occurring androgen, formed in greatest quantities by the interstitial cells of the testes, and possibly secreted also by the ovary and adrenal cortex.
cipionato de t. (t. cypionate)
enantato de t. (t. enanthate).
fenilpropionato de t. (t. phenylpropionate).
propionato de t. (t. propionate).
tetania **1.** (tetania). Obsolete synonym for tetany. **2.** (tetany). Apyretic tetanus; benign tetanus; intermittent cramp; intermittent tetanus; tetanilla; a disorder marked by intermittent tonic muscular contractions, accompanied by fibrillary tremors, paresthesias, and muscular pains.
t. por alcalosis (tetany of alkalosis).
t. duradera (duration tetany).
t. del embarazo (t. gravidarum). Tetany in pregnant women.
t. epidémica (epidemic tetany). Rheumatic t.
t. por fosfato (phosphate tetany).
t. gástrica (gastric tetany). Tetania gastrica.
t. por hiperventilación (hyperventilation tetany).
t. hipoparatiroidea (hypoparathyroid tetany). Parathyroid t.
t. infantil (infantile tetany).
t. latente (latent tetany).
t. manifiesta (manifest tetany).
t. neonatal (neonatal tetany). Myotonia neonatorum; tetania neonatorium; tetanism.
t. paratiroidea (parathyroid tetany). Hypoparathyroid t.; parathyroprival t.
t. paratiropriva (parathyroprival tetany). Parathyroid t.
t. del pasto (grass tetany). Wheat pasture poisoning.
t. posoperatoria (postoperative tetany).
t. reumática (rheumatic tetany). Epidemic t.
t. por transporte (transport tetany).
tetánico (tetanic). **1.** Relating to or marked by a sustained muscular contraction, as in tetanus. **2.** An agent, such as strychnine, that in poisonous doses produces tonic muscular spasm.
tetaniforme (tetaniform). Tetanoid.
tetanígeno (tetanigenous). Causing tetanus or tetaniform spasms.
tetanilla (tetanilla). **1.** Fibrillary myoclonia **2.** Tetany.
tetanismo (tetanism). Neonatal tetany.
tetanización (tetanization). **1.** The act of tetanizing the muscles. **2.** A condition of tetaniform spasm.
tetanizar (tetanize). To stimulate a muscle by a rapid series of stimuli so that the individual muscular responses (contractions) are fused into a sustained contraction; to cause tetanus in a muscle.
tetano-, tetan- (tetano-, tetan-). Combining forms denoting tetanus, tetany.
tetanodo (tetanode). Denoting the quiet interval between the recurrent tonic spasms in tetanus.
tetanoide (tetanoid). **1.** Tetaniform; resembling or of the nature of tetanus. **2.** Resembling tetany.
tetanolisina (tetanolysin). A hemolytic principle, elaborated by *Clostridium tetani*, which seems to have no role in the etiology of tetanus.
tetanómetro (tetanometer). An instrument for measuring the force of tonic muscular spasms.
tetanomotor (tetanomotor). An instrument by means of which tonic spasms are produced by the mechanical irritation of a hammer striking the motor nerve of the muscle affected.
tétanos (tetanus). **1.** A disease marked by painful tonic muscular contractions, caused by the neurotropic toxin (tetanospasmin) of *Clostridium tetani* acting upon the central nervous system. **2.** A sustained muscular contraction caused by a series of stimuli repeated so rapidly that the individual muscular responses are fused.

t. de abertura anódica (anodal opening t.).
t. de abertura catódica (cathodal opening t.).
t. de la abertura de Ritter (Ritter's opening t.).
t. acústico (acoustic t.).
t. anticus (t. anticus). Emprosthotonos.
t. apirético (apyretic t.). Tetany.
t. benigno (benign t.). Tetany.
t. de la cabeza (head t.). Cephalic t.
t. cefálico (cephalic t.). Cerebral t.
t. cefálico de Rose (Rose's cephalic t.). Cephalic t.
t. cerebral (cerebral t.). Cephalic t.
t. de cierre anódico (anodal closure t.).
t. de cierre catódico (cathodal closure t.).
t. completo (complete t.).
t. completus (t. completus). Generalized t.
t. dorsal (t. dorsalis). Opisthotonos.
t. durable anódico (anodal duration t.).
t. durable catódico (cathodal duration t.).
t. extensor (extensor t.).
t. flexor (flexor t.).
t. generalizado (generalized t.). T. completus.
t. hidrofóbico (hydrophobic t.). Cephalic t.
t. imitativo (imitative t.). Conversion hysteria that resembles t.
t. incompleto (incomplete t.).
t. intermitente (intermittent t.). Tetany.
t. local (local t.).
t. medicamentoso (drug t.). Toxic t.
t. del neonato (t. neonatorum).
t. posparto (postpartum t.). Puerperal t.
t. posterior (t. posticus). Opisthotonos.
t. puerperal (puerperal t.). Postpartum t.; uterine t.
t. tóxico (toxic t.). Drug t.
t. traumático (traumatic t.).
t. uterino (uterine t.). Puerperal t.

tetanospasmina (tetanospasmin). The neurotoxin of *Clostridium tetani*, which causes the characteristic signs and symptoms of tetanus.

tetanotoxina (tetanotoxin). Tetanus toxin.

tetartanopía (tetartanopia). Tetartanopsia.

tetartanopsia (tetartanopsia). Tetartanopia; a homonymous form of quadrantic hemianopsia.

tetilla (teat). **1.** Papilla mammae. **2.** Mamma. **3.** Papilla.

tetinas (thetins). Methyl sulfonium compounds, abundant in marine algae, in which the *S*-methyl group is "active," and that therefore act as methyl donors in some plants.

tetra- (tetra-). Prefix, to words formed from G. roots, meaning four.

tetraamelia (tetra-amelia). Absence of upper and lower limbs.

tetrabásico (tetrabasic). Denoting an acid having four acid groups and thereby being able to neutralize four equivalents of base.

tetrabenazina (tetrabenazine). 2-Oxo-3-isobutyl-9,10-dimethoxy-1,2,3,4,6,7-hexahydro-11b*H*-benzo[α]quinolizine; formerly used as a tranquilizer; now used in the management of chorea and other disorders of motion.

tetrabraquio (tetrabrachius). A malformed individual with four arms.

tetrabromofenolftaleína sódica (tetrabromophenolphthalein sodium). The sodium salt of a dibasic dye; it has been used for x-ray examination of the gallbladder.

tetracaína, clorhidrato de (tetracaine hydrochloride). A highly potent local anesthetic used for spinal, nerve block, and topical anesthesia.

tetraciclina (tetracycline). A broad spectrum antibiotic (a naphthacene derivative), the parent of oxytetracycline, prepared from chlortetracycline and also obtained from the culture filtrate of several species of *Streptomyces*.

tetracloroetano (tetrachloroethane). Acetylene tetrachloride; a nonflammable solvent for fats, oils, waxes, resins, etc.

tetracloroetileno **1.** (tetrachlorethylene). Carbon dichloride; ethylene tetrachloride; tetrachloroethylene; an anthelmintic against hookworm and other nematodes. **2.** (tetrachloroethylene). Tetrachlorethylene.

tetraclorometano (tetrachloromethane). Carbon tetrachloride.

tetraclorometiazida (tetrachlormethiazide). Teclothiazide; a diuretic.

tetracloruro (tetrachloride). A compound containing four atoms of chlorine to one atom of the other element or one radical equivalent.

tetracoco (tetracoccus, pl. tetracocci). A spherical bacterium that divides in two planes and characteristically forms groups of four cells.

tetracosáctido, tetracosactina (tetracosactide, tetracosactin). Cosyntropin.

tetracrótico (tetracrotic). Denoting a pulse curve with four upstrokes in the cycle.

tetracúspide (tetracuspid). Quadricuspid; having four cusps.

tétrada (tetrad). **1.** Tetralogy; a collection of four things having something in common. **2.** In chemistry, a quadrivalent element. **3.** In heredity, a bivalent chromosome that divides into four during meiosis.
t. de Fallot (Fallot's t.). Fallot's tetralogy.
t. narcoléptica (narcoleptic t.).

tetradáctilo (tetradactyl). Quadridigitate; having only four fingers or toes on a hand or foot.

12-O-tetradecanoilforbol 13-acetato (TPA) (12-O-tetradecanoylphorbol 13-acetate (TPA)). A double ester of phorbol found in croton oil; a cocarcinogen.

tetrádico (tetradic). Relating to a tetrad.

tetraetil pirofosfato (TEPP) (tetraethyl pyrophosphate (TEPP)). An organic phosphoric compound used as an insecticide; a potent irreversible cholinesterase inhibitor.

tetraetilamonio, cloruro de (tetraethylammonium chloride). A quaternary ammonium compound that partially blocks transmission of impulses through parasympathetic and sympathetic ganglia; its clinical usefulness is limited.

tetraetilmonotionopirofosfato (tetraethylmonothionopyro-phosphate). An anticholinesterase agent used in the treatment of glaucoma.

tetraetilplomo (tetraethyllead). Lead tetraethyl; tetraethylplumbane; an anti-knock compound added to motor fuel.

tetraetiltiuram, disulfuro de (tetraethylthiuram disulfide). Disulfiram.

tetrafocomelia (tetraphocomelia). Phocomelia involving all four limbs.

tetraglicina, hidroperyoduro de (tetraglycine hydroperiodide). A compound used for the emergency disinfection of drinking water in amounts to yield 8 p.p.m. of active iodine.

tetrágono (tetragon, tetragonum). A figure having four sides.
t. lumbar (t. lumbale).

tetragonus (tetragonus). Platysma.

tetrahídrico (tetrahydric). Denoting a compound containing four ionizable hydrogen atoms (four acid groups).

tetrahidro- (tetrahydro-). Prefix denoting attachment of four hydrogen atoms; e.g., tetrahydrofolate, H_4folate.

tetrahidrocanabinol (tetrahydrocannabinol). The Δ^1-3,4-*trans*isomer and the Δ^6-3,4-*trans*isomer are believed to be the active isomers present in *Cannabis*, having been isolated from marihuana.

tetrahidrofolato deshidrogenasa (tetrahydrofolate dehydrogenase). Dihydrofolate reductase.

tetrahidrozolina, clorhidrato de (tetrahydrozoline hydrochloride). A sympathomimetic agent related to ephedrine, used as a topical nasal and conjunctival decongestant.

tetralogía (tetralogy). Tetrad.
t. de Eisenmenger (Eisenmenger's t.). Eisenmenger's complex.
t. de Fallot (Fallot's t.). Fallot's tetrad.

tetramastia (tetramastia). Presence of four breasts on an individual.

tetramastigoto (tetramastigote). A protozoan or other microorganism possessing four flagella.

tetramasto (tetramastous). Having four breasts.

tetramelos (tetramelus). Conjoined twins possessing four arms (tetrabrachius), or four legs (tetrascelus).

tetramérico (tetrameric, tetramerous). Having four parts, or parts arranged in groups of four, or capable of existing in four forms.

tetrametilamonio, yoduro de (tetramethylammonium iodide). A compound used for the emergency disinfection of drinking water.

tetrametildiarsina (tetramethyldiarsine). Cacodyl.

tetrametilputrescina (tetramethylputrescine). A derivative of putrescine, similar in its action to muscarine.

tetranitrol (tetranitrol). Erythrityl tetranitrate.

tetranucleótido (tetranucleotide). A compound of four nucleotides.

tetraparesia (tetraparesis). Quadriparesis; weakness of all four extremities.

tetrapéptido (tetrapeptide). A compound of four amino acids in peptide linkage.
tetraperomelia (tetraperomelia). Peromelia involving all four extremities.
tetrapirrol (tetrapyrrole). A molecule containing four pyrrole nuclei; e.g., porphyrin.
tetraplejía (tetraplegia). Cuadriplegia.
tetrapléjico (tetraplegic). Quadriplegic.
tetraploide (tetraploid).
tetrápodo (tetrapus). A malformed individual with four feet.
tetráquiro (tetrachirus). A malformed individual having four hands.
tetrasacárido (tetrasaccharide). A sugar containing four molecules of a monosaccharide; e.g., stachyose.
tetrasómico (tetrasomic). Relating to a cell nucleus in which one chromosome is represented four times while all others are present in the normal number.
tetrasquelo (tetrascelus). A malformed individual with four legs.
tetráster (tetraster). A figure exceptionally and abnormally occurring in mitosis, in which there are four asters.
tetrastiquiasis (tetrastichiasis). Duplication of the growth of the eyelashes (in four rows).
tetraterpenos (tetraterpenes). Hydrocarbons or their derivatives formed by the condensation of eight isoprene units (i.e., four terpenes) and therefore containing 40 carbon atoms; e.g., various carotenoids.
tetratómico (tetratomic). Denoting a quadrivalent element or radical.
tetravalente (tetravalent). Quadrivalent.
tetrayodofenolftaleína sódica (tetraiodophenolphthalein sodium). Iodophthalein.
tetrazol (tetrazole). The compound CN_4H_2 with the structure of tetrazolium.
tetrazolio (tetrazolium). Any of a group of organic salts having the general structure which on reduction (cleaving the 2,3 bond) yields a colored insoluble formazan, used as a reagent
  nitroazul t. (NBT) (nitroblue t. (NBT)).
tetrodotoxina (tetrodotoxin). A potent neurotoxin found in the liver and ovaries of the Japanese pufferfish, *Sphoeroides rubripes*, other species of pufferfish, and certain newts.
tetrosa (tetrose). A monosaccharide containing only four carbon atoms in the main chain; e.g., erythrose, threose.
tetroto (tetrotus). A malformed individual with four ears.
tetróxido (tetroxide). An oxide containing four oxygen atoms; e.g., OsO_4.
textiforme (textiform). Weblike.
textura (texture). The composition or structure of a tissue or organ.
textural (textural). Relating to the texture of the tissues.
textus (textus). A tissue.
Th (Th). Symbol for thorium.
thea (thea). Tea.
thele (thele). Papilla mammae.
thelium (thelium, pl. thelia). **1.** A nipple-like structure. **2.** A cellular layer. **3.** Papilla mammae.
therapeusis (therapeusis). Therapeutics; therapy.
Thr (Thr). Symbol for threonine or its radical forms.
thrix (thrix). Hair.
  t. annulata (t. annulata). Ringed hair.
thyroidea (thyroidea). Glandula thyroidea.
Ti (Ti). Symbol for titanium.
TIA (TIA). Abbreviation for transient ischemic attack.
tia- (thia-). Prefix indicating the replacement of carbon by sulfur in a ring or chain.
tiabendazol (thiabendazole). A broad spectrum anthelmintic especially useful against *Strongyloides stercoralis* and, with corticosteroids, against *Trichinella* infection.
tiabutazida (thiabutazide). Buthiazide.
tiacetazona (thiacetazone). Amithiozone.
tialbarbital (thialbarbital). An ultra-short acting thiobarbiturate for induction of general anesthesia by intravenous injection.
tiambutosina (thiambutosine). An antileprotic agent.
tianfenicol (thiamphenicol). Thiophenicol dextrosulphenidol; an antibiotic with uses and toxicity similar to those of chloramphenicol.
tiamilal sódico (thiamylal sodium). A short-acting barbiturate, prepared as a mixture with sodium bicarbonate, used intravenously to produce anesthesia of short duration.
tiamina (thiamin, thiamine). Aneurine; antiberiberi factor; antiberiberi vitamin; antineuritic factor; antineuritic vitamin; thiamine; vitamin B_1; a heat-labile vitamin essential for growth.
  clorhidrato de t. (t. hydrochloride). Aneurine hydrochloride.
  mononitrato de t. (t. mononitrate). Same action as t. hydrochloride.
  t. piridinilasa (t. pyridinylase). Thiaminase I.
  t. pirofosfato (t. pyrophosphate (TPP)). Diphosphothiamin.
tiaminasa (thiaminase). **1.** An enzyme present in raw fish that destroys thiamin and may produce thiamin deficiency in animals on a diet largely composed of raw fish. **2.** T. II.
  t. I (t. I). Thiamin pyridinylase.
  t. II (t. II). Thiaminase.
tiazidas (thiazides). Abbreviated form of benzothiadiazides.
tiazina (thiazin). Iminothiodiphenylimine; parent substance of a family of biological blue dyes.
tiazolsulfona (thiazolsulfone). 2-Amino-5-sulfanylthiazole; it has the same uses as glucosulfone sodium, but is less toxic and also less effective in the treatment of leprosy.
tibamato (tybamate). A tranquilizer related to meprobamate.
tibia (tibia, gen. and pl. tibiae). [*tibia*, gen. and pl. *tibiae*, NA]. Shank bone; shin bone; the medial and larger of the two bones of the leg, articulating with the femur, fibula, and talus.
  t. en sable (saber t.).
  t. valga (t. valga). Genu valgum.
  t. vara (t. vara). Genu varum.
tibial (tibial). Tibialis.
tibiale posticum (tibiale posticum). Os tibiale posterius.
tibialgia (tibialgia). Pain in the shin.
tibialis (tibialis). [*tibialis*, NA]. Tibial; relating to the tibia or to any structure named from it.
tibio- (tibio-). Combining form denoting the tibia.
tibiocalcáneo (tibiocalcanean). Relating to the tibia and the calcaneus.
tibioescafoideo (tibioscaphoid). Tibionavicular.
tibiofemoral (tibiofemoral). Relating to the tibia and the femur.
tibiofibular (tibiofibular). Peroneotibial; tibioperoneal relating to both tibia and fibula.
tibionavicular (tibionavicular). Tibioscaphoid; relating to the tibia and the navicular bone of the tarsus.
tibioperoneo (tibioperoneal). Tibiofibular.
tibiotarsiano (tibiotarsal). Tarsotibial.
tic (tic). Brissaud's disease; habit chorea; habit spasm; a more or less involuntary repeated contraction of a certain group of associated muscles; a habitual spasmodic movement or contraction of any part.
  t. convulsivo (convulsive t.). Facial t.
  t. doloroso (t. douloureux). Trigeminal neuralgia.
  t. espasmódico (spasmodic t.). Henoch's chorea.
  t. facial (facial t.).
  t. glosofaríngeo (glossopharyngeal t.). Glossopharyngeal neuralgia.
  t. habitual (habit t.).
  t. local (local t.).
  t. mímico (mimic t.). Facial t.
  t. "de pensée" (t. de pensée).
  t. psíquico (psychic t.).
  t. rotatorio (rotatory t.). Spasmodic torticollis.
ticarcilina disódica (ticarcillin disodium). A bactericidal antibiotic useful in treating *Pseudomonas aeruginosa* infections and similar in effect to carbenicillin disodium.
ticrinafeno (ticrynafen). An antihypertensive diuretic and uricosuric agent; its clinical use is associated with an unusually high incidence of hepatitis.
t.i.d. (t.i.d.). Abbreviation for L. *ter in die*, three times a day.
tiemia (thiemia). The presence of sulfur in the circulating blood.
tiempo (time). **1.** Tempus. That relation of events which is expressed by the terms past, present, and future, and measured by units such as minutes, hours, days, months, or years. **2.** A certain period during which something definite or determined is done.
  t. de asociación (association t.).
  t. biológico (biologic t.).
  t. de calcio (calcium t.).
  t. de circulación (circulation t.).

t. de coagulación (coagulation t.). Clotting t.
t. de conducción A-H (A-H conduction t.).
t. de conducción H-R (H-R conduction t.).
t. de conducción H-V (H-V conduction t.).
t. de conducción intraauricular (intra-atrial conduction t.).
t. de conducción P-A (P-A conduction t.).
t. de conducción P-H (P-H conduction t.).
t. de conducción sinoauricular (sinoatrial conduction t.).
t. de desaparición (fading t.).
t. de elevación (rise t.).
t. de espiración forzada (forced expiratory t.).
t. de expulsión del ventrículo izquierdo (left ventricular ejection t.).
t. de formación del coágulo (clotting t.). Coagulation t.
t. de inercia (inertia t.).
t. de inhibición de tromboplastina tisular (tissue thromboplastin inhibition t.).
t. de lisis del coágulo de euglobulina (euglobulin clot lysis t.).
t. medio **1.** (half-t.). **2.** (half-time). The time, in a first-order chemical (or enzymic) reaction, for half of the substance (substrate) to be converted or to disappear.
t. de protrombina (prothrombin t.).
t. de reacción (reaction t.).
t. de reconocimiento (recognition t.).
t. de recuperación sinoauricular (sinoatrial recovery t.).
t. de retracción del coágulo (clot retraction t.).
t. de sangría (bleeding t.).
t. de sensación (sensation t.).
t. de supervivencia (survival t.).
t. de trombina (thrombin t.).
t. de tromboplastina parcial (partial thromboplastin t.).
t. de tromboplastina parcial activada (activated partial thromboplastin t.).
t. de utilización (utilization t.).

tienda (tent). Canopy used in various types of inhalation therapy to control humidity and concentration of oxygen in inspired air.
t. del cerebelo (tentorium cerebelli). [*tentorium cerebelli*, NA].
t. de la hipófisis (tentorium of hypophysis). Diaphragma sellae.
t. de oxígeno (oxygen t.).

tienilalanina (thienylalanine). 3-(3-Thienyl)alanine; a compound structurally similar to phenylalanine that inhibits the growth of *Escherichia coli*, presumably by competitive inhibition of enzymes for which phenylalanine is the substrate.

tienilo (thienyl). The radical of thiophene, SC_4H_3–.

tierra (earth). **1.** Soil; the soft material of the land, as opposed to rock and sand. **2.** An easily pulverized mineral. **3.** An insoluble oxide of aluminum or of certain other elements characterized by a high melting point.
t. alcalinas (alkaline e.'s).
t. de batán (fuller's e.).
t. diatomácea (diatomaceous e.).
t. raras (rare e.'s).

tietilperazina, maleato de (thiethylperazine maleate). An antiemetic agent used to control nausea and vomiting associated with vertigo, the administration of general anesthetics, and with several other clinical conditions.

tifenamil, clorhidrato de (thiphenamil hydrochloride). Diphenylthioacetic acid *S*-(2-diethylaminoethyl) ester hydrochloride; an anticholinergic drug.

tifinia (typhinia). Relapsing fever.

tiflectasia (typhlectasis). Dilation of the cecum.

tiflectomía (typhlectomy). Cecectomy.

tiflenteritis (typhlenteritis). Cecitis.

tiflitis (typhlitis). Cecitis.

tiflo-, tifl- (typhlo-, typhl-). **1.** Combining form denoting the cecum. **2.** Combining form denoting blindness.

tiflodicliditis (typhlodicliditis). Inflammation of the ileocecal valve.

tifloempiema (typhloempyema). Presence of an abscess following typhlitis.

tifloenteritis (typhloenteritis). Cecitis.

tiflolitiasis (typhlolithiasis). Presence of fecal concretions in the cecum.

tiflología (typhlology). The branch of science concerned with the causes and prevention of blindness, and the rehabilitation of those afflicted.

tiflomegalia (typhlomegaly). Old term for enlargement of the cecum.

tiflopexia (typhlopexy, typhlopexia). Cecopexy.

tiflorrafia (typhlorrhaphy). Cecorrhaphy.

tiflosis (typhlosis). Blindness.

tiflostomía (typhlostomy). Cecostomy.

tiflotomía (typhlotomy). Cecotomy.

tifloureterostomía (typhloureterostomy). Obsolete anastomosis of a ureter into the cecum.

tifo- (typho-). Combining form denoting typhus, typhoid.

tifoidal (typhoidal). Relating to or resembling typhoid fever.

tifoidea (typhoid). Typhoid fever.
t. abdominal (abdominal t.). Typhoid fever.
t. ambulatoria (ambulatory t.). Walking t.
t. apirética (apyretic t.).
t. de las aves (fowl t.).
t. biliosa de Griesinger (bilious t. of Griesinger).
t. con deambulación (walking t.). Ambulatory t.; latent t.
t. latente (latent t.). Walking t.
t. de provocación (provocation t.).

tifoideo (typhoid). Typhus-like; stuporous from fever.

tifolisina (typholysin). A hemolysin formed by *Salmonella typhosa*.

tifomanía (typhomania). A muttering delerium characteristic of that in typhoid fever and typhus.

tifosepsis (typhosepsis). Typhoid septicemia.

tifoso (typhous). Relating to typhus.

tifus (typhus). A group of infectious and contagious diseases, transmitted by arthropodes and caused by rickettsiae, and occurring in two principal forms: epidemic t. and endemic (murine) t.
t. por ácaros (mite t.). Tsutsugamushi disease.
t. endémico (endemic t.). Murine t.
t. epidémico (epidemic t.). Louse-borne t.
t. por garrapatas (tick t.). Eruptive fever; Marseilles fever.
t. por garrapatas del Norte de Queensland (North Queensland tick t.). T. caused by *Rickettsia australis*.
t. de los matorrales (scrub t.). Tsutsugamushi disease.
t. mitior (t. mitior). A mild or abortive t.
t. murino (murine t.).
t. recrudescente (recrudescent t.). Brill-Zinsser disease.
t. transmitido por piojos (louse-borne t.). Epidemic t.
t. transmitido por pulgas (flea-borne t.). Murine t.
t. tropical (tropical t.). Tsutsugamushi disease.

tiglato (tiglate). A salt or ester of tiglic acid.

tigliano (tiglian). Original trivial name for the saturated form of phorbol.

tigmestesia (thigmesthesia). Sensibility to touch.

tigmotaxia (thigmotaxis). A form of barotaxis; denoting the reaction of plant or animal protoplasm to contact with a solid body.

tigmotropismo (thigmotropism). A movement toward or away from a touch stimulus on the part of a portion of an organism, such as leaves or tendrils.

tigretier (tigretier). A form of saltatory chorea or dancing mania occurring in certain parts of Abyssinia.

tigroide (tigroid).

tigrólisis (tigrolysis). Chromatolysis.

tijeras **1.** (shears). **2.** (scissors). Shears; an instrument with two blades, moving on a pivot, that cut against each other.
t. de Liston (Liston's s.).
t. de Smellie (Smellie's scissors).
t. de Wecker (de Wecker's scissors).

tilacitis (thylacitis). Inflammation of the sebaceous glands of the skin.

tilectomía (tylectomy). Surgical removal of a localized swelling or tumor.

tilión (tylion, pl. tylia). A craniometric point at the middle of the anterior edge of the sulcus chiasmatis.

tiloma (tyloma). Callosity.
t. conjuntival (t. conjunctivae).

tilosis (tylosis, pl. tyloses). Formation of a callosity (tyloma).
t. ciliar (t. ciliaris). Pachyblepharon.
t. lingual (t. linguae). Leukoplakia of the tongue.
t. palmar y plantar (t. palmaris et plantaris).

tilótico (tylotic). Relating to or marked by tylosis.

tiloxapol (tyloxapol). Oxyethylated *tert*-octylphenol formaldehyde polymer; a detergent and mucolytic agent used as an aerosol to liquify sputum.
timazolina (tymazoline). A nasal decongestant.
timbre (timbre). Tone color; the distinguishing quality of a sound, by which one may determine its source.
timectomía (thymectomy). Removal of the thymus gland.
timelcosis (thymelcosis). Obsolete term for suppuration of the thymus gland.
timerosal (thimerosal). Thiomersal; thiomersalate; [(*o*-carboxyphenyl)thio]ethylmercury sodium salt; an antiseptic.
-timia (-thymia). Suffix denoting relation to the mind, soul, emotions.
tímico (thymic). Relating to the thymus gland.
timicolinfático (thymicolymphatic). Relating to the thymus and the lymphatic system.
timidilato sintasa (thymidylate synthase). An enzyme catalyzing conversion of deoxyuridine 5'-phosphate to thymidine 5'-phosphate, the methyl group coming from methylenetetrahydrofolate.
timidina (thymidine). Thymine deoxyribonucleoside; one of the four major nucleosides in DNA.
  t. fosforilasa (t. phosphorylase).
  t. tritiada (tritiated t.).
timidina 5'-difosfato (thymidine 5'-diphosphate). Thymidine esterfied at its 5' position with diphosphoric acid.
timidina 5'-fosfato (thymidine 5'-phosphate). Thymidylic acid.
timidina 5-'trifosfato (thymidine 5'-triphosphate). Thymidine esterfied at its 5' position with triphosphoric acid; the immediate precursor of thymidylic acid in DNA.
timina **1.** (thymine). 5-Methyluracil; a constituent of thymidylic acid and DNA. **2.** (thymin). Thymic lymphopoietic factor.
  t. desoxirribonucleósido (t. deoxyribonucleoside). Thymidine.
  t. desoxirribonucleótido (t. deoxyribonucleotide).
  t. nucleótido (t. nucleotide). Thymidylic acid.
timion (thymion). A wart.
timiosis (thymiosis). Obsolete term for: 1) A warty condition. 2) Yaws.
timitis (thymitis). Inflammation of the thymus gland.
timo (thymus, pl. thymi, thymuses). [*thymus,* NA]. Thymus gland.; a primary lymphoid organ, located in the superior mediastinum and lower part of the neck, that is necessary in early life for the normal development of immunological function.
timo-, tim-, timi- (thymo-, thym-, thymi-,). **1.** Combining forms denoting the thymus. **2.** Combining forms denoting relation to the mind, soul, emotions.
timocinético (thymokinetic). Activating the thymus gland.
timocito (thymocyte). A cell that develops in the thymus, seemingly from a stem cell of bone marrow and of fetal liver, and is the precursor of the thymus-derived lymphocyte (T lymphocyte) that effects cell-mediated (delayed type) sensitivity.
timogénico (thymogenic). Of affective origin.
timol (thymol). Thyme camphor; thymic acid; a phenol present in the volatile oil of *Thymus vulgaris* (thyme), *Monarda punctata* (horsemint), and other volatile oils.
  yoduro de t. (t. iodide).
timolol, maleato de (timolol maleate). A β-adrenergic blocking agent used in the treatment of hypertension and used in eyedrops in the treatment of chronic open-angle glaucoma.
timoma (thymoma). A neoplasm in the anterior mediastinum, originating from thymic tissue, usually benign, and frequently encapsulated.
timonucleasa (thymonuclease). Deoxyribonuclease I.
timopoyetina (thymopoietin). Thymic lymphopoietic factor.
timoprivo (thymoprival, thymoprivic, thymoprivous). Relating to or marked by premature atrophy or removal of the thymus.
timosina (thymosin). Thymic lymphopoietic factor.
timoxamina (thymoxamine). Moxisylyte.
timpanal (tympanal). **1.** Tympanic. **2.** Resonant. **3.** Tympanitic.
timpanectomía (tympanectomy). Excision of the tympanic membrane.
timpánico (tympanic). **1.** Tympanal; relating to the tympanic cavity or membrane. **2.** Resonant. **3.** Tympanitic.
timpanismo **1.** (tympany). Tympanitic resonance; a low-pitched, resonant, drumlike note obtained by percussing the surface of a large air-containing space, such as the distended abdomen or the thorax with or without pneumothorax. **2.** (tympanism, tympanites). Meteorism; tympania; tympanism; swelling of the abdomen from gas in the intestinal or peritoneal cavity.
  t. de Skoda (Skoda's t.). Skodaic resonance.
  t. uterino (uterine tympanites). Physometra.
timpanítico (tympanitic). **1.** Tympanous; referring to tympanites. **2.** Tympanal; tympanic; denoting the quality of sound elicited by percussing over the inflated intestine or a large pulmonary cavity.
timpanitis (tympanitis) Myringitis.
tímpano (tympanum, pl. tympana, tympanums). Cavitas tympanica.
timpano-, timpan-, timpani- (tympano-, tympan-, tympani-). Combining forms denoting tympanum, tympanites.
t. timpanocentesis (tympanocentesis). Puncture of the tympanic membrane with a needle to aspirate middle ear fluid.
timpanoescamoso (tympanosquamosal). Relating to the tympanic and squamous parts of the temporal bone.
timpanoestapedio (tympanostapedial). Relating to the tympanic cavity and the stapes.
timpanofonía (tympanophonia, tympanophony). **1.** Tinnitus aurium. **2.** Autophony.
timpanohial (tympanohyal). Relating to that part of the tympanic cavity developed from the hyoid arch.
timpanomaleal (tympanomalleal). Relating to the tympanic membrane and the malleus.
timpanomandibular (tympanomandibular). Relating to the tympanic cavity and the mandible.
timpanomastoideo (tympanomastoid). Relating to the tympanic cavity and the mastoid cells.
timpanomastoiditis (tympanomastoiditis). Inflammation of the middle ear and the mastoid cells.
timpanomeatomastoidectomía (tympanomeatomastoidectomy). Radical mastoidectomy.
timpanoplastia (tympanoplasty). Operative correction of a damaged middle ear.
timpanostomía (tympanostomy). Myringotomy.
timpanotemporal (tympanotemporal). Relating to the tympanic cavity and the temporal region or bone.
timpanotomía (tympanotomy). Myringotomy.
tiña **1.** (tinea). Ringworm; serpigo; a fungus infection (dermatophytosis) of the hair, skin, or nails. **2.** (ringworm). Tinea.
  t. amiantácea (t. amiantacea). Pityriasis amiantacea.
  t. axilar (t. axillaris).
  t. de la barba **1.** (ringworm of beard). Tinea barbae. **2.** (t. barbae). Trichophytosis barbae.
  t. de la cabeza (t. capitis). Ringworm of scalp.
  t. ciliar (t. ciliorum). Obsolete fungus infection of the eyelashes.
  t. circinada (t. circinata). T. corporis.
  t. cruris (t. cruris). T. inguinalis; trichophytosis cruris.
  t. del cuero cabelludo (ringworm of scalp). Tinea capitis.
  t. del cuerpo **1.** (ringworm of body). Tinea corporis. **2.** (t. corporis). T. circinata; trichophytosis corporis.
  t. escamosa (scaly ringworm). Tinea imbricata.
  t. fávica **1.** (honeycomb ringworm). Favus. **2.** (crusted ringworm). Favus. **3.** (t. favosa). Favus.
  t. furfurácea (t. furfuracea). Obsolete term for t. versicolor.
  t. glabra (t. glabrosa). Ringworm or fungus infection of the hairless skin.
  t. imbricata (t. imbricata). Malabar itch.
  t. inguinal (t. inguinalis). T. cruris.
  t. kerion (t. kerion). Celsus kerion.
  t. de las manos (t. manus).
  t. negra (t. nigra). Pityriasis nigra.
  t. oriental (Oriental ringworm). Tinea imbricata.
  t. de los pies **1.** (ringworm of foot). Tinea pedis. **2.** (t. pedis). Athlete's foot; dermatomycosis pedis; ringworm of foot.
  t. de puntos negros (black-dot ringworm).
  t. de la región genitocrural (ringworm of genitocrural region). Tinea cruris.
  t. sicosis (t. sycosis). T. barbae.
  t. tarsi (t. tarsi). Obsolete term for fungus infection of eyelids.
  t. de Tokelau (Tokelau ringworm). Tinea imbricata.
  t. tondens (t. tondens). Obsolete term for t. tonsurans.
  t. tonsurante (t. tonsurans). Porrigo furfurans.
  t. tropical (t. tropicalis). T. imbricata.
  t. de las uñas (ringworm of nails). Onychomycosis.

t. vera (t. vera). Obsolete term for favus.
t. versicolor (t. versicolor). Pityriasis versicolor.
tinción (tinction). **1.** A stain; a preparation for staining. **2.** The act of staining.
tinct. (tinct.). Abbreviation of L. *tinctura*, tincture.
tindalización (tyndallization). Fractional sterilization.
tingibilidad (tingibility). The property of being tingible.
tingible (tingible). Capable of being stained.
tinidazol (tinidazole). 1-[2-(Ethylsulfonyl)ethyl]-2-methyl-5-nitroimidazole; an antiprotozoal agent.
tinnitus (tinnitus). Noises (ringing, whistling, booming, etc.) in the ears.
t. aurium (t. aurium). Syrigmus; tympanophonia.
t. cerebral (t. cerebri).
t. en clic (clicking t.).
t. de Leudet (Leudet's t.).
tinte (tint). A shade of color varying according to the amount of white admixed with the pigment.
tintorial (tinctorial). Relating to coloring or staining.
tintura (tincture). Tinctura; an alcoholic or hydroalcoholic solution prepared from vegetable materials or from chemical substances.
t. alcohólica (alcoholic t.). A t. made with undiluted alcohol.
t. amoniacal (ammoniated t.). A t. made with ammoniated alcohol.
t. etérea (ethereal t.).
t. glicerinada (glycerinated t.).
t. hidroalcohólica (hydroalcoholic t.).
tio- (thio-). Prefix denoting the replacement of oxygen by sulfur in a compound.
tioácido (thioacid). Sulfacid; sulfoacid; an organic acid in which one or more of the oxygen atoms have been replaced by sulfur atoms; e.g., thiosulfuric acid.
tioalcohol (thioalcohol). Mercaptan.
tioamida (thioamide). An amide in which S replaces O.
tioato (thioate). A salt or ester of a -thioic acid.
tiobarbitúricos (thiobarbiturates). Hypnotics of the barbiturate group, e.g., thiopental, in which the oxygen atom at carbon-2 is replaced by sulfur.
tiocarbamida (thiocarbamide). Thiourea.
tiocarlida (thiocarlide). A synthetic compound whose molecule contains the three antituberculous groups *p*-aminosalicylic acid, *p*-aminobenzaldehyde thiosemicarbazone, and the thiocarbamide group; an antitubercular agent.
tiocianato (thiocyanate). Rhodanate; sulfocyanate; a salt of thiocyanic acid.
tiocinasa (thiokinase). Group term for enzymes that form acyl-CoA compounds from the corresponding fatty acids and CoA.
tiocinasa succínica (succinic thiokinase). Succinate-CoA ligase.
tioconazol (tioconazole). An antifungal agent.
tiocromo (thiochrome). A fluorescent compound, produced by the oxidation of thiamin; used in methods for detection and determination of thiamin.
tiodifenilamina (thiodiphenylamine). Phenothiazine.
tioetanolamina acetiltransferasa (thioethanolamine acetyltransferase). Thiotransacetylase B; an enzyme transferring acetyl from acetyl-CoA to the sulfur atom of thioethanolamine.
tioéter (thioether). An organic sulfide; an ether in which the oxygen is replaced by sulfur.
tiofenicol (thiophenicol). Thiamphenicol.
tiofeno (thiophene). Thiofuran; thiole; the fundamental ring compound.
tioflavina S (thioflavine S). A methylated and sulfonated derivative of primulin; a yellowish dye used in fluorescence microscopy as a vital stain.
tioflavina T (thioflavin T). A yellow thiazole dye, used in histopathology as a fluorochrome for hyaline and amyloid.
tioforasas (thiophorases). Coa transferases.
tiofurano (thiofuran). Thiophene.
tioglicerol (thioglycerol). Monothioglycerol.
tioglicolato (thioglycolate, thioglycollate). A salt or ester of thioglycolic acid; frequently used in bacterial media to reduce their oxygen content so as to create favorable conditions for the growth of anaerobes.
tioglucosidasa (thioglucosidase). Myrosinase; sinigrase; sinigrinase; an enzyme in mustard seed that converts thioglycosides into thiols plus sugars.
tioguanina (thioguanine). 2-Aminopurine-6-thiol; an antineoplastic agent used for leukemias and nephrosis.
tiol 1. (thiole). Thiophene. **2.** (thiol). The monovalent radical –SH when attached to carbon; a hydrosulfide. **3.** (thiol). A mixture of sulfurated and sulfonated petroleum oils purified with ammonia; used in the treatment of skin diseases.
tiolasa (thiolase). Acetyl-CoA acetyltransferase.
tiolhistidilbetaína (thiolhistidylbetaine). Ergothioneine.
tiólisis (thiolysis). The cleavage of a chemical bond with the addition of coenzyme A to one part; analogous to hydrolysis and phosphorolysis.
tioltransacetilasa A (thioltransacetylase A). Dihydrolipoamide acetyltransferase.
tiomersal (thiomersal). Thimerosal.
tiomersalato (thiomersalate). Thimerosal.
tiometiladenosina (thiomethyladenosine). Methylthioadenosine.
-tiona (-thione). Suffix denoting the radical (=C=S, the sulfur analogue of a ketone, i.e., a thiocarbonyl group.
β-tionasa (β-thionase). Cystathionine β-synthase.
tioneína (thioneine). Ergothioneine.
tiónico (thionic). Relating to sulfur.
tionina (thionine). Lauth's violet; amidophenthiazine; a dark green powder, giving a purple solution in water.
tiono- (thiono-). Prefix sometimes used for thioxo-.
tiopental sódico (thiopental sodium). An ultra-short-acting barbiturate administered intravenously or rectally for induction of anesthesia.
tiopropazato, clorhidrato de (thiopropazate hydrochloride). A phenothiazine derivative related chemically and pharmacologically to prochlorperazine and perphenazine; an antipsychotic.
tioproperazina (thioproperazine). An antiemetic and antianxiety agent.
tioridazina, clorhidrato (thioridazine hydrochloride). An antipsychotic with action similar to that of chlorpromazine.
tiosemicarbazida (thiosemicarbazide). One of the group of thiosemicarbazones with a tuberculostatic action; used as a reagent in the detection of metals.
tiosemicarbazona (thiosemicarbazone). **1.** A compound containing the thiosemicarbazide radical, $=N–NH–C(S)–NH_2$. **2.** One of a group of tuberculostatic drugs that includes thiosemicarbazide, benzaldehyde thiosemicarbazone, and 4-aminoacetylbenzaldehyde thiosemicarbazone.
tiosulfato (thiosulfate). The anion of thiosulfuric acid.
t. cianuro transulfurasa (t. cyanide transsulfurase).
t. sulfotransferasa (t. sulfurtransferase). Rhodanese.
t. tiotransferasa (t. thiotransferase). T. sulfurtransferase.
tiotepa (thiotepa). Triethylenethiophosphoramide.
tiotixeno (thiothixene). An antipsychotic.
tiotransacetilasa B (thiotransacetylase B). Thioethanolamine acetyltransferase.
2-tiouracilo (2-thiouracil). 2-Mercapto-4-pyrimidinone.
4-tiouracilo (4-thiouracil). Uracil with S replacing O in position 4, isomeric with 2-thiouracil.
tiourea (thiourea). Thiocarbamide; an antithyroid compound of the thioamide group, with the same actions and uses as thiouracil.
tioxanteno (thioxanthene). A class of tricyclic compounds resembling phenothiazine, but with the central ring nitrogen replaced by a carbon atom.
tioxo- (thioxo-). Prefix indicating =S in a thioketone.
tioxolona (thioxolone). An antiseborrheic.
tipificación (typing). Classification according to type.
t. por bacteriófagos (bacteriophage t.).
t. sanguínea (blood typing). Blood grouping.
tipo (type). **1.** The usual form, or a composite form, that all others of the class resemble more or less closely; a model, denoting especially a disease or a symptom complex giving the stamp or characteristic to a class. **2.** In chemistry, a substance in which the arrangement of the atoms in a molecule may be taken as representative of other substances in that class.
t. básico de personalidad (basic personality t.).
t. de nomenclatura (nomenclatural t.).
t. salvaje (wild t.).
t. sanguíneo (blood type). The specific reaction pattern of erythrocytes of an individual to the antisera of one blood group;

e.g., the ABO blood group consists of four major b. t.'s: O, A, B, and AB.
tipos de prueba (test types). Letters of various sizes used to test visual acuity.
t. de Jaeger (Jaeger's t. t.).
t. de sistema de puntos (point system t. t.).
t. de Snellen (Snellen's t. t.).
tiprenolol, clorhidrato de (tiprenolol hydrochloride). A β-receptor blocking agent.
tir-, tiro- (thyro-, thyr-). Combining forms denoting the thyroid gland.
tira (strip). Any narrow piece, relatively long and of uniform width.
t. abrasiva (abrasive s.). A ribbon-like piece of linen on one side of which is bonded abrasive particles; used in dentistry for contouring and polishing proximal surfaces of restorations.
t. para amalgama (amalgam s.). A linen s. without abrasive used to smooth proximal contours of newly placed amalgam restorations.
t. de celuloide (celluloid s.). A clear plastic s. used as a matrix when inserting a silicate cement or acrylic resin cement in proximal cavity preparations of anterior teeth.
t. relámpago (lightning s.). A s. of metal with abrasive on one side, used to open rough or improper contacts of proximal restorations.
tiramina (tyramine). 4-Hydroxyphenylethylamine; decarboxylated tyrosine, a sympathomimetic amine having an action in some respects resembling that of epinephrine.
t. oxidasa (t. oxidase). Amine oxidase (flavin-containing).
tiraminasa (tyraminase). Amine oxidase (flavin-containing).
tiranismo (tyrannism). A form of sadism characterized by a lust for domination and cruelty, with subsequent humiliation of the partner.
tiremesis (tyremesis). Tyrosis; vomiting of curdy material by infants.
tireo- (thyreo-). Obsolete spelling for thyro-.
tiring (tiring). Cerclage.
tiroadenitis (thyroadenitis). Thyroiditis.
tiroaplasia (thyroaplasia). Anomalies observed in individuals with congenital defects of the thyroid gland and deficiency of its secretion.
tiroaritenoideo (thyroarytenoid). Relating to the thyroid and arytenoid cartilages.
tirocalcitonina (thyrocalcitonin). Calcitonin.
tirocardíaco (thyrocardiac). Affecting the heart as a result of hyperthyroidism.
tirocele (thyrocele). A tumor of the thyroid gland, such as a goiter.
tirocervical (thyrocervical). Relating to the thyroid gland and the neck.
tirocetonuria (tyroketonuria). The urinary excretion of ketonic metabolites of tyrosine, such as *p*-hydroxyphenylpyruvic acid.
tirocidina (tyrocidin, tyrocidine). An antibacterial cyclopeptide obtained from *Bacillus brevis*.
tirocoloide (thyrocolloid). A colloid substance in the thyroid gland.
tirocondrotomía (thyrochondrotomy). Laryngofissure.
tirocricotomía (thyrocricotomy). Division of the cricothyroid membrane.
tiroepiglótico (thyroepiglottic). Relating to the thyroid cartilage and the epiglottis.
tiroesófago (thyroesophageus). A small, inconstant band of muscular fibers passing between the esophagus and the thyroid cartilage.
tirofaríngeo (thyropharyngeal). Denoting the thyropharyngeal portion of the musculus constrictor pharyngis inferior.
tirofisura (thyrofissure). Laryngofissure.
tirogénico (thyrogenic). Of thyroid gland origin.
tirógeno (tyrogenous). Produced by, or originating in, cheese.
tiroglobulina (thyroglobulin). **1.** Iodoglobulin; thyroprotein; a thyroid hormone-containing protein, usually stored in the colloid within the thyroid follicles. **2.** A substance obtained by the fractionation of thyroid glands from the hog, *Sus scrofa*, containing not less than 0.7% of total iodine; used as a thyroid hormone in the treatment of hypothyroidism.
tirogloso (thyroglossal). Thyrolingual; relating to the thyroid gland and the tongue.
tirohial (thyrohyal). The greater cornu of the hyoid bone.
tirohioideo (thyrohyoid). Relating to the thyroid cartilage and the hyoid bone.
tiroidectomía (thyroidectomy). Removal of the thyroid gland.
t. "química" ("chemical" t.).
tiroideo (tyroid). Cheesy; caseous.
tiroides (thyroid). **1.** Resembling a shield; denoting a gland (glandula thyroidea) and a cartilage of the larynx (cartilago thyroidea) having such a shape. **2.** Thyroid gland. **3.** The cleaned, dried, and powdered t. gland obtained from one of the domesticated animals used for food and containing 0.17 to 0.23% of iodine.
t. accesorio (accessory t.). Glandula thyroidea accessoria.
tiroidismo (thyroidism). Obsolete designation for: 1) Hyperthyroidism. 2) Poisoning by overdoses of a thyroid extract.
tiroiditis (thyroiditis). Thyroadenitis; inflammation of the thyroid gland.
t. atrófica crónica (chronic atrophic t.).
t. autoinmune (autoimmune t.). Hashimoto's t.
t. de células gigantes (giant cell t.). Subacute granulomatous t.
t. granulomatosa subaguda (subacute granulomatous t.).
t. de Hashimoto (Hashimoto's t.).
t. leñosa (ligneous t.). Riedel's t.
t. linfocítica focal (focal lymphocytic t.).
t. parasitaria (parasitic t.).
t. de de Quervain (de Quervain's t.). Subacute granulomatous t.
t. de Riedel (Riedel's t.). Riedel's disease; Riedel's struma.
tiroidología (thyroidology). The study of the thyroid gland, both normal and pathological.
tiroidotomía (thyroidotomy). Laryngofissure.
tirolaríngeo (thyrolaryngeal). Relating to the thyroid gland or cartilage and the larynx.
tiroliberina (thyroliberin). Thyroid-stimulating hormone-releasing factor; thyrotropin-releasing hormone.
tirolingual (thyrolingual). Thyroglossal.
tirolítico (thyrolytic). Causing destruction of thyroid gland cells.
tiroma (tyroma). A caseous tumor.
tiromegalia (thyromegaly). Enlargement of the thyroid gland.
tirón (tug). Tugging; a pulling or dragging movement or sensation.
t. traqueal (tracheal t.).
tironina (thyronine). An amino acid with a diphenyl ether group in the side chain; occurs in proteins only in the form of iodinated derivatives (iodothyronines), such as thyroxine.
tiropalatino (thyropalatine). Denoting the musculus palatopharyngeus.
tiropanoato sódico (tyropanoate sodium). A radiographic medium for cholecystography.
tiroparatiroidectomía (thyroparathyroidectomy). Excision of thyroid and parathyroid glands.
tiropatía (thyropathy). A disorder of the thyroid gland.
tiroprivación (thyroprivia). A state characterized by reduced activity of the thyroid.
tiroprivo (thyroprival, thyroprivic). Thyroprivic; thyroprivous; relating to thyroprivia, denoting hypothyroidism produced by disease or thyroidectomy.
tiroproteína (thyroprotein). **1.** Thyroglobulin. **2.** An iodinated protein, usually casein, that has thyroxine activity.
tiroptosis (thyroptosis). Downward dislocation of the thyroid gland.
tirosiluria (tyrosyluria). Enhanced urinary excretion of certain metabolites of tyrosine, such as *p*-hydroxyphenylpyruvic acid.
tirosina (tyrosine). 2-Amino-3-(4-hydroxyphenyl)propionic acid; 3-(4-hydroxyphenyl)alanine; an α-amino acid present in most proteins.
t. fenol-liasa (t. phenol-lyase). β-Tyrosinase.
t. yodinasa (t. iodinase).
tirosinasa (tyrosinase). Monophenol monooxygenase.
β-tirosinasa (β-tyrosinase). Tyrosine phenol-lyase.
tirosinemia (tyrosinemia). Hypertyrosinemia; a disorder consisting of elevated blood concentrations of tyrosine, enhanced urinary excretion of tyrosine and tyrosyl compounds, hepatosplenomegaly, nodular cirrhosis of the liver, multiple renal tubular reabsorptive defects, and vitamin D-resistant rickets.
tirosinosis (tyrosinosis). A very rare, possibly heritable disorder of tyrosine metabolism that may be caused by defective formation of *p*-hydroxyphenylpyruvic acid oxidase or of tyrosine transaminase.

tirosinuria (tyrosinuria). The excretion of tyrosine in the urine.
tirosis (tyrosis). **1.** Tyremesis. **2.** Caseation.
tirotomía (thyrotomy). **1.** Any cutting operation on the thyroid gland. **2.** Laryngofissure.
tirotóxico (thyrotoxic). Denoting thyrotoxicosis.
tirotoxicosis (thyrotoxicosis). The state produced by excessive quantities of endogenous or exogenous thyroid hormone.
t. apática (apathetic t.).
t. medicamentosa (t. medicamentosa).
tirotoxina (thyrotoxin). **1.** A hypothetical substance formerly believed to be an abnormal product of diffusely hyperplastic thyroid glands in persons with Graves' disease, and presumed to be the cause of the distinctive signs and symptoms of that condition (in contrast to simple hyperthyroidism). **2.** A complement-fixing antigenic factor associated with certain diseases of the thyroid gland. **3.** Rarely used term referring to any material toxic to thyroidal tissue.
tirotoxismo (tyrotoxism). Poisoning by cheese or any milk product.
tirotricina (tyrothricin). An antibacterial mixture obtained from peptone cultures of *Bacillus brevis;* bactericidal and bacteriostatic, and active against Gram-positive bacteria.
tirotrófico (thyrotrophic). Thyrotropic.
tirotrofina (thyrotrophin). Thyrotropin.
tirotrofo (thyrotroph). A cell in the anterior lobe of the pituitary that produces thyrotropin.
tirotrópico (thyrotropic). Thyrotrophic; stimulating or nurturing the thyroid gland.
tirotropina (thyrotropin). Thyroid-stimulating hormone; thyrotrophin; thyrotropic hormone; a glycoprotein hormone produced by the anterior lobe of the hypophysis which stimulates the growth and function of the thyroid gland.
tiroxina (T_4) (thyroxine, thyroxin). 3,3',5,5'-Tetraiodothyronine; the active iodine compound existing normally in the thyroid gland and extracted therefrom in crystalline form for therapeutic use.
t. radiactiva (radioactive t.). Radiothyroxin.
t. sódica (t. sodium).
tísico (phthisic, phthisical). Obsolete terms relating to phthisis.
tisio- (phthisio-). Obsolete combining form pertaining to phthisis (tuberculosis).
tisis (phthisis). **1.** Obsolete term for a wasting or atrophy, local or general. **2.** Obsolete term for consumption or, specifically, tuberculosis of the lungs.
t. aneurismática (aneurysmal p.).
t. esencial del globo ocular (essential p. bulbi).
t. del globo ocular (p. bulbi).
t. de los marmoleros (marble cutters' p.).
tisular (tissular). Relating or pertaining to a tissue.
titanio (titanium). A metallic element, symbol Ti, atomic no. 22, atomic weight 47.90.
dióxido de t. (t. dioxide).
TITh (TITh). Abbreviation for 3,5,3'-triiodothyronine.
titilación (titillation). The act or sensation of tickling.
titubeo (titubation). **1.** A staggering or stumbling in trying to walk. **2.** A tremor or shaking of the head, of cerebellar origin.
titulación (titration). Volumetric analysis by means of the addition of definite amounts of a test solution to a solution of the substance being assayed.
t. colorimétrica (colorimetric t.).
t. con formol (formol t.).
t. potenciométrica (potentiometric t.).
titular (titrate). To analyze volumetrically by a solution (the titrant) of known strength to an end point.
título (titer). The standard of strength of a volumetric test solution; the assay value of an unknown measure by volumetric means.
tixolábil (thixolabile). Susceptible to thixotropy.
tixotropía (thixotropy). Reclotting phenomenon; the property of certain gels of becoming less viscous when shaken or subjected to shearing forces and returning to the original viscosity upon standing.
tixotrópico (thixotropic). Pertaining to, or characterized by, thixotropy.
tizón (smut). A fungus disease of cereal grains caused by species of Ustilago and characterized by dark brown or black masses of spores on the plants.
Tl (Tl). Symbol for thallium.
TLE (TLE). Abbreviation for thin-layer electrophoresis.
Tm (Tm). **1.** Symbol for thulium; transport maximum or tubular maximum. **2.** Symbol for thulium; transport maximum or tubular maximum.
TMP (TMP). Abbreviation for ribothymidylic acid.
TNM (TNM). Abbreviation for tumor-node-metastasis.
TNT (TNT). Abbreviation for trinitrotoluene.
TO (TO). Abbreviation for Theiler's Original, Theiler's original strain of mouse encephalomyelitis virus.
tobillo (ankle). **1.** [*articulatio talocruralis*, NA]. **2.** The region of the a. joint. **3.** Talus.
tobramicina (tobramycin). An antibiotic produced by *Streptomyces tenebrarius*, having bactericidal effects and used mainly in the treatment of *Pseudomonas* infections.
tocainida, clorhidrato de (tocainide hydrochloride). A oral antiarrhythmic agent, similar in action to lidocaine.
tocamfilo (tocamphyl). *p*,α-Dimethylbenzyl camphorate, diethanolamine salt; a choleretic.
toco- (toco-). Combining form denoting childbirth.
tococromanol-3 (tocochromanol-3). An α-tocotrienol.
tocodinágrafo (tocodynagraph). Tocograph; a recording of the force of uterine contractions.
tocodinamómetro (tocodynamometer). Tocometer; an instrument for measuring the force of uterine contractions.
tocoferilquinona (tocopherylquinone). Tocopherolquinone.
tocoferol (tocopherol). **1.** Name given to vitamin E by its discoverer, but now a generic term for vitamin E and compounds chemically related to it, with or without biological activity. **2.** A methylated tocol or methylated tocotrienol.
t. mixtos concentrados (mixed t.'s concentrate).
α-tocoferol (α-tocopherol). Vitamin E.
β-tocoferol (β-tocopherol). 5,8-Dimethyltocol.
γ-tocoferol (γ-T) (γ-tocopherol (γ-T)). 7,8-Dimethyltocol; a form biologically less active than α-T.
tocoferolquinona (tocopherolquinone). Tocopherylquinone; an oxidized tocopherol, formed from the isomeric 2-methyl-2-phytyl-6-chromenol with methyl groups in one or more of positions 5,7, and 8, by migration of H atom from 6-OH to C-4, which yields a 1,4-benzoquinone.
tocofobia (tocophobia). Morbid dread of childbirth.
tocografía (tocography). The process of recording uterine contractions.
tocógrafo (tocograph). Tocodynagraph.
tocol (tocol). Fundamental unit of the tocopherols.
tocolítico (tocolytic). Denoting any pharmacological agent used to arrest uterine contractions; often used in an attempt to arrest premature labor contractions.
tocología (tocology). Obstetrics.
tocómetro (tocometer). Tocodynamometer.
tocoquinona (tocoquinone). Class name for the 2,3,5-trimethyl-6-multiprenyl-1,4-benzoquinones.
tocotrienol (tocotrienol). A tocol with three double bonds in the side chain, i.e., with three additional double bonds in the phytyl chain.
tocotrienolquinona (tocotrienolquinone). A tocotrienol in which the hydroquinone has been oxidized to a quinone (the chromanol has become a chromenol).
todo o nada (all or none). Bowditch's law.
todo-*trans*-retinal (all-*trans*-retinal). *Trans*-retinal; visual yellow; the orange retinaldehyde resulting from the action of light on the rhodopsin of the retina.
tofáceo (tophaceous). Sandy; gritty; pertaining to or manifesting the features of a tophus.
tofenazina, clorhidrato de (tofenacin hydrochloride). An anticholinergic drug.
tofo (tophus, pl. tophi). A salivary calculus, or tartar.
t. gotoso (gouty t.). Arthritic calculus; uratoma.
togavirus (togavirus). Any virus of the family Togaviridae.
toilet (toilet). **1.** Cleansing of the obstetrical patient after childbirth or of a wound after an operation preparatory to the application of the dressing. **2.** In dentistry, cavity debridement, the final step before placing a restoration in a tooth whereby the cavity is cleaned and all debris is removed.
tolazamida (tolazamide). An oral hypoglycemic agent similar in use to tolbutamide.

tolazolina, clorhidrato de (tolazoline hydrochloride). An adrenergic α-receptor blocking agent used to augment blood flow in peripheral vascular disorders.
tolbutamida (tolbutamide). An orally active hypoglycemic agent used in the management of adult-onset diabetes mellitus.
tolciclamida (tolcyclamide). Glycyclamide.
tolerancia (tolerance). **1.** The ability to endure or be less responsive to a stimulus, especially over a period of continued exposure. **2.** The power of resisting the action of a poison, or of taking a drug continuously or in large doses without injurious effects.
 t. acústica (acoustic t.).
 t. cruzada (cross t.).
 t. dividida (split t.). Immune deviation.
 t. al dolor (pain t.).
 t. de la especie (species t.).
 t. de frustración (frustration t.).
 t. individual (individual t.).
 t. inmunológica (immunological t.). Immunotolerance.
 t. a la vibración (vibration t.).
tolerante (tolerant). Having the property of tolerance.
tolerogénico (tolerogenic). Producing immunologic tolerance.
tolhexamida (tolhexamide). Glycyclamide.
tolilo (tolyl). $CH_3C_6H_4$–; the univalent radical of toluene.
tolmetina (tolmetin). An anti-inflammatory drug used in the treatment of rheumatoid arthritis.
tolnaftato (tolnaftate). A topical antifungal agent.
tolonio, cloruro de (tolonium chloride). 3-Amino-7-dimethylamino-2-methylphenazothionium chloride; the medicinal grade of toluidine blue O, used as an antiheparin compound.
tolpropamina (tolpropamine). A topical antipruritic agent.
tolueno (toluene). Methylbenzene; toluol; a colorless liquid obtained by the dry distillation of tolu and other resinous bodies, and also derived from coal tar.
toluidina (toluidine). Aminotoluene; one of three isomeric substances derived from toluene.
toluoil (toluoyl). $CH_3C_6H_4CO$–; the radical of toluic acid.
toluol (toluol). Toluene.
tomar (take). A successful grafting operation or vaccination.
tomento, tomento cerebral (tomentum, tomentum cerebri). The numerous small blood vessels passing between the cerebral surface of the pia mater and the cortex of the brain.
-tomía (-tomy). Termination denoting a cutting operation.
tomillo (thyme). The dried leaves and flowering tops of *Thymus vulgaris* (family Labiatae), used as a condiment.
 t. aceite de (t. oil, oil of t.).
-tomo (-tome). Suffix denoting: 1) A cutting instrument, the first element in the compound usually indicating the part that the instrument is designed to cut. 2) Segment, part, section.
tomografía (tomography). Laminagraphy; planigraphy; planography; sectional roentgenography; stratigraphy; the taking of sectional roentgenograms by having the x-ray tube in a curvilinear motion synchronous with reciprocal film motion while the patient remains motionless.
 t. axial computarizada (computerized axial t.).
 t. computarizada (computed t.).
 t. computarizada por emisión de un solo fotón (single photon emission computed t.).
 t. por emisión de positrones (positron emission t.).
 t. hipocicloide (hypocycloidal t.).
tomógrafo (tomograph). The radiographic equipment used in tomography.
tomograma (tomogram). The roentgenogram obtained by tomography.
tomomanía (tomomania). An irrational desire to use operative procedures by a doctor or a patient.
tomonivel (tomolevel). The level at which tomography is performed.
tonafasia (tonaphasia). Loss, through cerebral lesion, of the ability to remember tunes.
tonicidad (tonicity). **1.** Tonus; a state of normal tension of the tissues by virtue of which the parts are kept in shape, alert, and ready to function in response to a suitable stimulus. **2.** The osmotic pressure or tension of a solution, usually relative to that of blood.
tónico (tonic). **1.** In a state of continuous unremitting action; denoting especially a muscular contraction. **2.** Invigorating; increasing physical or mental tone or strength. **3.** A remedy purported to restore enfeebled function and promote vigor and a sense of well being.
 t. amargo (bitter t.).
tonicoclónico (tonicoclonic). Tonoclonic; both tonic and clonic, referring to muscular spasms.
tonina (tonin). An enzyme converting angiotensin I to angiotensin II, thus similar to or identical with angiotensin-converting enzyme.
tonitrofobia (tonitrophobia). Brontophobia.
tono (tone). **1.** A musical sound. **2.** The character of the voice expressing an emotion. **3.** The tension present in resting muscles. **4.** Firmness of the tissues; normal functioning of all the organs.
 t. afectivo, emocional (affective t., emotional t.). Feeling t.
 t. doble de Traube (Traube's double t.).
 t. fundamental (fundamental t.).
 t. de sentimientos (feeling t.). Affective t.; emotional t.; affectivity.
tono- (tono-). Combining form relating to tone, tension, pressure.
tonoclonic (tonoclonic). Tonicoclonic.
tonofanto (tonophant). An instrument for visualizing sound waves.
tonofibrilla (tonofibril). Epitheliofibril; tenofibril; one of a system of fibers found in the cytoplasm of epithelial cells.
tonofilamento (tonofilament). A structural cytoplasmic protein, of a class known as intermediate filaments, bundles of which together form a tonofibril.
tonografía (tonography). Continuous measurement of intraocular pressure by means of a recording tonometer, in order to determine the facility of aqueous outflow.
tonógrafo (tonograph). A recording tonometer.
tonometría (tonometry). **1.** Measurement of the tension of a part. **2.** Measurement of ocular tension.
tonómetro (tonometer). **1.** Tenonometer; an instrument for determining pressure or tension, especially an instrument for determining ocular tension. **2.** Aerotonometer; a vessel for equilibrating a liquid (e.g., blood) with a gas, usually at a controlled temperature.
 t. de aplanación (applanation t.).
 t. de aplanación de Goldmann (Goldmann's applanation t.).
 t. electrónico de Mueller (Mueller electronic t.).
 t. de Gärtner (Gärtner's t.).
 t. de Mackay-Marg (Mackay-Marg t.).
 t. neumático (pneumatic t.).
 t. de Schiötz (Schiötz t.).
tonoplasto (tonoplast). An intracellular structure or vacuole.
tonoscilógrafo (tonoscillograph). An instrument that produces graphic records of arterial and capillary pressures as well as of individual pulse characters.
tonotópico (tonotopic). Denoting a spatial arrangement of structures such that certain tone frequencies are transmitted, as in the auditory pathway.
tonotrópico (tonotropic). Denoting the shortening of the resting length of a muscle.
tonsilar (tonsillar, tonsillary). Amygdaline; relating to a tonsil, especially the palatine tonsil.
tonsilectomía (tonsillectomy). Removal of the entire tonsil.
tonsilitis (tonsillitis). Inflammation of a tonsil, especially of the palatine tonsil.
 t. lacunar (lacunar t.).
 t. parenquimatosa (parenchymatous t.).
 t. superficial (superficial t.).
 t. de Vincent (Vincent's t.).
tonsilito (tonsillith). Tonsillolith.
tonsilla, pl. **tonsillae** (tonsilla, pl. tonsillae). [*tonsilla*, NA]. Tonsil.
tonsilo- (tonsillo-). Combining form denoting tonsil.
tonsilolito (tonsillolith). Tonsillar calculus; tonsillith; a calcareous concretion in a distended tonsillar crypt.
tonsilopatía (tonsillopathy). Disease of the tonsil.
tonsilotomía (tonsillotomy). The cutting away of a portion or all of a hypertrophied faucial tonsil.
tonsilótomo (tonsillotome). An instrument, sometimes modelled after a guillotine, for use in cutting away a portion or all of a hypertrophied tonsil.
tonus (tonus). Tonicity.
 t. de base (baseline t.).
tonzilamina, clorhidrato de (thonzylamine hydrochloride). An antihistamine.

tonzonio, bromuro de (thonzonium bromide). A surface-active agent used in ear drops and aerosols.
topagnosis (topagnosis). Topoanesthesia; inability to localize tactile sensations.
topalgia (topalgia). Pain localized in one spot.
topectomía (topectomy). Corticectomy; frontal gyrectomy; removal of a specific portion of the cerebral cortex.
topestesia (topesthesia). The ability to localize a light touch applied to any part of the skin.
tópico **1.** (topica). Remedies for local external use. **2.** (topical). Relating to a definite place or locality; local.
topístico (topistic). Denoting an anatomically defined region in the nervous system.
topo-, top- (topo-, top-). Combining forms denoting place, topical.
topoanestesia (topoanesthesia). Topagnosis.
topofilaxia (topophylaxis). Prevention of arsphenamine shock by a tourniquet applied to the limb above the site of injection, and its slow release 5 or 6 minutes later.
topofobia (topophobia). A neurotic dread of or related to a particular place or locality.
topognosis, topognosia (topognosis, topognosia). Recognition of the location of a sensation; in the case of touch, topesthesia.
topogómetro (topogometer). A movable fixation target attached to the front of a keratometer, used in fitting contact lenses to measure the curvatures of the cornea in its peripheral zones.
topografía (topography). In anatomy, the description of any part of the body, especially in relation to a definite and limited area of the surface.
topología (topology). **1.** Regional anatomy. **2.** The study of the dimensions of personality.
toponarcosis (toponarcosis). A localized cutaneous anesthesia.
toponimia (toponymy). Topical or regional nomenclature, as distinguished from organonymy.
topónimo (toponym). A regional term; one designating a region as distinguished from the name of a structure, system, or organ.
topopatogenia (topopathogenesis). Topography of lesions related to their pathogenesis.
toposcopio (toposcope). An apparatus to project the electrical activity of the cerebral cortex as a spatial coordinate visual system.
topotermestesiómetro (topothermesthesiometer). A device for determining the temperature sense in different parts of the surface.
toracalgia (thoracalgia). Thoracodynia; pain in the chest.
toracectomía (thoracectomy). Resection of a portion of a rib.
toracentesis (thoracentesis). Pleuracentesis; pleurocentesis; thoracocentesis; paracentesis of the pleural cavity.
torácico (thoracal, thoracic). Thoracal; relating to the thorax.
toracicoabdominal (thoracicoabdominal). Thoracoabdominal; relating to the thorax and the abdomen.
toracicoacromial (thoracicoacromial). Acromiothoracic.
toracicohumeral (thoracicohumeral). Relating to the thorax and the humerus.
toraco-, torac-, torácico- (thoraco-, thorac-, thoracico-). Combining forms denoting the chest (thorax).
toracoabdominal (thoracoabdominal). Thoracicoabdominal.
toracoacromial (thoracoacromial). Acromiothoracic.
toracocelosquisis (thoracoceloschisis). Thoracogastroschisis; a congenital fissure of the trunk embracing both the thoracic and abdominal cavities.
toracocentesis (thoracocentesis). Thoracentesis.
toracocilosis (thoracocyllosis). A deformity of the chest.
toracocirtosis (thoracocyrtosis). Abnormally wide curvature of the chest wall.
toracodelfo (thoracodelphus). Thoradelphus.
toracodinia (thoracodynia). Thoracalgia.
toracoestenosis (thoracostenosis). Narrowness of the chest.
toracogastrosquisis (thoracogastroschisis). Thoracoceloschisis.
toracógrafo (thoracograph). An instrument for determining the horizontal contour of the chest.
toracolaparotomía (thoracolaparotomy). Exposure of diaphragmatic region by an incision that opens both thorax and abdomen.
toracólisis (thoracolysis). Breaking up of pleural adhesions.
toracolumbar (thoracolumbar). **1.** Relating to the thoracic and lumbar portions of the vertebral column. **2.** Relating to the origins of the sympathetic division of the autonomic nervous system.
toracomelo (thoracomelus). Unequal conjoined twins in which the parasite, often only a single arm or leg, is attached to the thorax of the autosite.
toracómetro (thoracometer). An instrument for measuring the circumference of the chest or its variations in respiration.
toracomiodinia (thoracomyodynia). Pain in the muscles of the chest wall.
toraconeumoplastia (thoracopneumoplasty). Plastic surgery of the chest in which the lung is also involved.
toracópago (thoracopagus). Synthorax; conjoined twins with fusion in the thoracic region.
toracoparacéfalo (thoracoparacephalus). Unequal conjoined twins in which a rudimentary parasitic head is attached to the thorax of the autosite.
toracopatía (thoracopathy). Any disease of the thoracic organs or tissues.
toracoplastia (thoracoplasty). Plastic surgery of the thorax.
  t. convencional (conventional t.).
toracoscopia (thoracoscopy). Examination of the pleural cavity with an endoscope.
toracoscopio (thoracoscope). An endoscope used for examination of the pleural cavity.
toracosquisis (thoracoschisis). Congenital fissure of the chest wall.
toracostomía (thoracostomy). Establishment of an opening into the chest cavity, as for the drainage of an empyema.
toracotomía (thoracotomy). Pleurotomy; incision into the chest wall.
toradelfo (thoradelphus). Thoracodelphus; duplicitas posterior in which, from the navel upward, the conjoined twins are fused into one.
tórax **1.** (chest). Thorax. **2.** (thorax, gen. thoracis, pl. thoraces). [*thorax*, gen. *thoracis*, pl. *thoraces*, NA]. Chest; the upper part of the trunk between the neck and the abdomen.
  t. alar (alar c.). Phthinoid c.
  t. en embudo (foveated c., funnel c.). Pectus excavatum.
  t. de explosión (blast c.).
  t. ftinoide (phthinoid c.). Alar c.; pterygoid c.
  t. de Peyrot (Peyrot's thorax).
  t. plano (flat c.).
  t. pterigoide (pterygoid c.). Phthinoid c.
  t. pulsátil (flail c.). Flapping chest wall.
  t. en quilla (keeled c.). Pectus carinatum.
  t. en tonel (barrel c.).
TORCH (TORCH). Acronym for *t*oxoplasmosis, *o*ther infections, *r*ubella, *c*ytomegalorvirus infection, and *h*erpes simplex.
tórico (toric). Relating to, or having the curvature of, a torus.
torio (thorium). A radioactive metallic element; symbol Th, atomic no. 90, atomic weight 232.05.
tormenta (storm). An exacerbation of symptoms or a crisis in the course of a disease.
  t. tiroidea (thyroid s.). Thyrotoxic crisis.
tornasol (litmus). A blue coloring matter obtained from *Roccella tinctoria* and other species of lichens, the principal component of which is azolitmin; used as an indicator (reddened by acids and turned blue again by alkalies).
tornillo (screw).
  t. de poscarga (afterloading s.).
torniquete (tourniquet). An instrument for temporarily arresting the flow of blood to or from a distal part by pressure applied with an encircling device.
  t. de Dupuytren (Dupuytren's t.).
  t. de Esmarch (Esmarch t.).
torno (lathe). A motor-driven machine with a rotating shaft that can be fitted with various types of cutting instruments, grinding stones and polishing wheels.
toroso (torose, torous). Bulging; knobby.
torpente (torpent). **1.** Torpid. **2.** A benumbing agent.
torpidez (torpidity). Torpor.
tórpido (torpid). Torpent; inactive; sluggish.
torpor (torpor). Torpidity; inactivity, sluggishness.
  t. retinal (t. retinae).
torque (torque). **1.** A rotatory force. **2.** In dentistry, a torsion force applied to a tooth to produce or maintain crown or root movement.

torr (torr). A unit of pressure sufficient to support a 1-mm column of mercury at 0ºC against the standard acceleration of gravity at 45º north latitude (980.6 cm/sec^2).
torrefacción (torrefaction). Parching or drying by heat; a pharmaceutical operation for rendering drugs friable.
torrefaccionar (torrefy). To parch.
torsiómetro (torsiometer). An instrument for measuring ocular torsion, cycloductions, and cyclophorias.
torsión (torsion). **1.** A twisting or rotation of a part upon its long axis. **2.** Twisting of the cut end of an artery to arrest hemorrhage. **3.** Rotation of the eye around its anteroposterior axis.
 t. de un diente (t. of a tooth). Rotation of a tooth in its socket.
 t. de los testículos (t. of testis).
torsionómetro (torsionometer). A device for measuring the degree of rotation of the spinal column.
torsiversión (torsiversion). Torsive occlusion; torsoclusion; a malposition of a tooth in which it is rotated on its long axis.
torso (torso). The trunk; the body without relation to head or extremities.
torsoclusión (torsoclusion). **1.** Acupressure performed by entering the needle in the tissues parallel with the artery, then turning it so that it crosses the artery transversely, and passing it into the tissues on the opposite side of the vessel. **2.** Torsiversion.
tortícolis (torticollis). Accessory cramp; collum distortum; loxia; stiff neck; wry neck; wryneck; a contraction, often spasmodic, of the muscles of the neck.
 t. congénito (congenital t.). Fibromatosis colli.
 t. dermatógeno (dermatogenic t.).
 t. distónico (dystonic t.). Spasmodic t.
 t. espasmódico (spasmodic t.). Dystonic t.; rotatory spasm; rotatory tic.
 t. espástico (t. spastica).
 t. espurio (spurious t.).
 t. fijo (fixed t.).
 t. intermitente (intermittent t.). T. spastica.
 t. laberíntico (labyrinthine t.). T. due to vestibular disorder.
 t. ocular (ocular t.).
 t. psicógeno (psychogenic t.).
 t. reumático (rheumatic t.). Symptomatic t.
 t. sintomático (symptomatic t.). Rheumatic t.
tortipelvis (tortipelvis). Twisted pelvis.
tortuoso (tortuous). Having many curves; full of turns and twists.
toruli tactiles (toruli tactiles). [*toruli tactiles*, NA]. Tactile elevations.
torulo (torulus, pl. toruli). A minute elevation or papilla.
toruloma (toruloma). Cryptococcoma.
torulopsosis (torulopsosis). A usually opportunistic infection caused by *Torulopsis glabrata* and seen in patients with severe underlying disease or in immunocompromised patients.
torunda (turunda, pl. turundae). A surgical tent, gauze drain, or tampon.
torus (torus, pl. tori). **1.** A geometrical figure formed by the revolution of a circle round the base of any of its arcs, such as the convex molding at the base of a pillar. **2.** [*torus*, pl. *tori*, NA]. A rounded swelling, such as that caused by a contracting muscle.
 t. frontalis (t. frontalis).
 t. levatorius (t. levatorius). [*torus levatorius*, NA].
 t. mandibular, mandibularis (mandibular t., t. mandibularis).
 t. manus (t. manus). The carpal bones.
 t. occipitalis (t. occipitalis).
 t. palatino (palatine t., t. palatinus).
 t. tubarius (t. tubarius). [*torus tubarius*, NA].
 t. uretericus (t. uretericus).
 t. uterinus (t. uterinus).
tos (cough). A sudden explosive forcing of air through the glottis, occurring immediately on opening the previously closed glottis, and excited by mechanical or chemical irritation of the trachea or bronchi, or by pressure from adjacent structures.
 t. de aligustre (privet c.).
 t. auditiva (ear c.).
 t. canina (kennel c.).
 t. convulsa (whooping c.). Pertussis.
 t. dentaria (tooth c.).
 t. gástrica (stomach c.).
 t. hebética (hebetic c.).
 t. metálica (brassy c.).
 t. refleja (reflex c.).
 t. del tejedor (weaver's c.).
 t. trigeminal (trigeminal c.).
tósigo (bane). A poison or blight.
tosilato (tosylate). USAN-approved contraction for *p*-toluenesulfonate.
tosilo (tosyl). Toluenesulfonyl radical, widely used to block $-NH_2$ groups in the course of organic syntheses of drugs and other biologically active compounds.
totem (totem). An object (usually an animal or plant) serving as the emblem of a family or clan and often as a reminder of its ancestry.
totemismo (totemism). Belief in a kinship with, or a mystical relationship between, a group or individual and a totem.
totemístico (totemistic). Relating to totemism.
totipotencia (totipotency, totipotence). The ability of a cell to differentiate into any type of cell and thus form a new organism or regenerate any part of an organism.
totipotente, totipotencial (totipotent, totipotential). Relating to totipotency.
toxafeno (toxaphene). A chlorinated hydrocarbon insecticide.
toxanemia (toxanemia). Anemia resulting from the effects of a hemolytic poison.
toxemia (toxemia). **1.** Toxicemia. Clinical manifestations observed during certain infectious diseases, assumed to be caused by toxins and other noxious substances elaborated by the infectious agent. **2.** The clinical syndrome caused by toxic substances in the blood. **3.** A lay term referring to the hypertensive disorders of pregnancy.
toxémico (toxemic). Pertaining to, affected with, or manifesting the features of toxemia.
toxicemia (toxicemia). Toxemia.
toxicidad (toxicity). The state of being poisonous.
 t. del oxígeno (oxygen t.). Oxygen poisoning.
tóxico (toxic). **1.** Poisonous. **2.** Pertaining to a toxin.
toxico-, tox-, toxi-, toxo- (toxico-, tox-, toxi-, toxo-). Combining forms denoting poison, toxin.
toxicodermatitis (toxicodermatitis). Inflammation of the skin caused by the action of a poison.
toxicodermatosis (toxicodermatosis). Toxicoderma.
toxicodermia (toxicoderma). Toxicodermatosis; any skin disease caused by a poison or by a toxin-producing microorganism.
toxicofobia (toxicophobia). Toxiphobia morbid fear of being poisoned.
toxicogénico (toxicogenic). **1.** Producing a poison. **2.** Caused by a poison.
toxicoide (toxicoid). Having an action like that of a poison; temporarily poisonous.
toxicología (toxicology). The science of poisons, including their source, chemical composition, action, tests, and antidotes.
toxicológico (toxicologic). Relating to toxicology.
toxicólogo (toxicologist). A specialist or expert in toxicology.
toxicopático (toxicopathic). Denoting any morbid state caused by the action of a poison.
toxicosis (toxicosis). Systemic poisoning; any disease of toxic origin.
 t. endógena (endogenic t.). Autointoxication.
 t. exógena (exogenic t.).
 t. tiroidea (thyroid t.). Triiodothyronine t.
 t. por triyodotironina (triiodothyronine t.). Thyroid t.
toxiferinas (toxiferines). The most potent group of the curare alkaloids; the principle source is *Strychnos toxifera*.
toxiferoso (toxiferous). Poisonous.
toxifobia (toxiphobia). Toxicophobia.
toxigenicidad (toxigenicity). Toxinogenicity.
toxigénico (toxigenic). Toxinogenic.
toxina (toxin). A noxious or poisonous substance that is formed or elaborated either as an integral part of the cell or tissue, as an extracellular product (exotoxin), or as a combination of the two, during the metabolism and growth of certain microorganisms and some higher plant and animal species.
 t. animal (animal t.). Zootoxin.
 t. del ántrax (anthrax t.). *Bacillus anthracis* t.
 t. del Bacillus anthracis (Bacillus anthracis t.). Anthrax t.
 t. bacteriana (bacterial t.).

t. botulínica (botulinus t.). Botulin; botulismotoxin.
t. de cobra (cobra t.). Cobrotoxin.
t. del cólera (cholera t.).
t. diftérica (diphtheria t.).
t. diftérica para diagnóstico (diagnostic diphtheria t.).
t. de los dinoflagelados (dinoflagellate t.).
t. eritrogénica (erythrogenic t.). Streptococcus erythrogenic t.
t. eritrogénica de la escarlatina (scarlet fever erythrogenic t.).
t. eritrogénica de los estreptococos (streptococcus erythrogenic t.).
t. extracelular (extracellular t.). Exotoxin.
t. intracelular (intracellular t.). Endotoxin.
t. normal (normal t.).
t. para la prueba de Dick (Dick test t.).
t. para la prueba de Schick (Schick test t.).
t. tetánica (tetanus t.). Tetanotoxin.
t. vegetal (plant t.). Phytotoxin.

toxínico (toxinic). Relating to a toxin.

toxinogenicidad (toxinogenicity). Toxigenicity; the capacity to produce toxin.

toxinógeno (toxinogenic). Toxigenic; producing a toxin, said of an organism.

toxinología (toxinology). The study of toxins, in a restricted sense, with reference to the relatively unstable proteinaceous substances of microbial, plant, or animal origins.

toxinosis (toxinosis). Toxonosis; any disease or lesion caused by the action of a toxin.

toxipatía (toxipathy). Any disease due to poisoning, especially chronic poisoning.

toxipático (toxipathic). Relating to any diseased state caused by a poison, e.g., neuritis or hepatitis caused by arsenic.

toxisterol (toxisterol). A toxic substance formed by excessive irradiation of ergosterol or calciferol.

toxocariasis (toxocariasis). Infection with nematodes of the genus *Toxocara*.

toxófilo (toxophil, toxophile). Susceptible to the action of a poison; having an affinity for toxins.

toxóforo **1.** (toxophorous). Relating to the toxophore group of the toxin molecule. **2.** (toxophore). Denoting the atomic group of the toxin molecule which carries the poisonous principle.

toxoide (toxoid). Anatoxin; a toxin that has been treated (commonly with formaldehyde) so as to destroy its toxic property but retain its antigenicity, i.e., its capability of stimulating the production of antitoxin antibodies and thus of producing an active immunity.

toxón, toxona (toxon, toxone). A hypothetical bacterial product, of feeble toxicity and weak affinity for antitoxin.

toxonema (toxoneme). Rhoptry.

toxonosis (toxonosis). Toxinosis.

toxopirimidina (toxopyrimidine). One of the products resulting from the hydrolysis of thiamin by thiaminase and appearing in the urine.

toxoplasmosis (toxoplasmosis). Disease caused by the protozoan parasite *Toxoplasma gondii* which can produce abortion in sheep, encephalitis in mink, and a variety of syndromes in man.
t. adquirida en adultos (acquired t. in adults).
t. congénita (congenital t.).

TPA (TPA). Abbreviation for 12-O-tetradecanoylphorbol 13-acetate; tissue plasminogen activator.

TPC (TPC). Abbreviation for thromboplastic plasma component.

TPI (TPI). Abbreviation for *Treponema pallidum* immobilization test.

TPN (TPN). Abbreviation for total parenteral nutrition.

TPN, TPNH (TPN, TPNH). Abbreviation for triphosphopyridine nucleotide and its reduced form (the oxidized form is TPN^+).

TPP (TPP). Abbreviation for thiamin pyrophosphate.

TPR (TPR). Total peripheral resistance.

TQ (TQ). Abbreviation for tocopherolquinone.

trabécula (trabecula, gen. and pl. trabeculae). **1.** One of the supporting bundles of fibers traversing the substance of a structure, usually derived from the capsule or one of the fibrous septa. **2.** A small piece of the spongy substance of bone usually interconnected with other similar pieces. **3.** In histopathology, a band of neoplastic tissue two or more cells wide.
t. de la cámara anterior (anterior chamber t.).
t. carnosas (trabeculae carneae). [*trabeculae carneae*, NA]. Rathke's bundles.
t. del cráneo (trabeculae cranii). [*trabeculae cranii*].
t. del cuerpo cavernoso (trabeculae corporum cavernosorum). [*trabeculae corporum cavernosorum*, NA].
t. del cuerpo esponjoso del pene (trabeculae corporis spongiosi penis). [*trabeculae corporis spongiosis penis*, NA].
t. esplénicas (trabeculae lienis, trabeculae splenicae). [*trabeculae lienis, trabeculae splenicae*, NA].
t. septomarginal (septomarginal t.). [*trabecula septomarginalis*, NA].
t. testicular (t. testis). [*septulum testis*, NA].

trabeculación (trabeculation). **1.** The occurrence of trabeculae in the walls of an organ or part. **2.** The process of forming trabeculae, as in spongy bone.

trabecular, trabeculado (trabecular, trabeculate). Relating to or containing trabeculae.

trabeculectomía (trabeculectomy). A filtering operation for glaucoma by creation of a fistula between the anterior chamber of the eye and the subconjunctival space, through a subscleral excision of a portion of the trabecular meshwork.

trabeculoplastia (trabeculoplasty). Photocoagulation of the trabecular meshwork of the eye using the laser in the treatment of glaucoma.
t. láser (laser t.).

trabeculotomía (trabeculotomy). Surgical opening of the sinus venosus sclerae (canal of Schlemm) to treat glaucoma.

tracción (traction). **1.** The act of drawing or pulling, as by an elastic or spring force. **2.** A pulling or dragging force exerted on a limb in a distal direction.
t. axial (axis t.).
t. de Bryant (Bryant's t.).
t. de Buck (Buck's t.). Buck's extension.
t. esquelética (skeletal t.). Skeletal extension.
t. externa (external t.).
t. en halo (halo t.).
t. intermaxilar (intermaxillary t.). Maxillomandibular t.
t. interna (internal t.).
t. isométrica (isometric t.).
t. isotónica (isotonic t.).
t. maxilomandibular (maxillomandibular t.). Intermaxillary t.
t. de piel (skin t.).
t. de Russell (Russell t.).
t. de suspensión de Sayre (Sayre's suspension t.).

tracoma (trachoma). Contagious granular conjunctivitis; Egyptian ophthalmia; granular lids; granular ophthalmia; chronic contagious microbial inflammation, with hypertrophy, of the conjunctiva, marked by the formation of minute grayish or yellowish translucent granules caused by *Chlamydia trachomatis*.
t. folicular, granular (follicular t., granular t.).

tracomatoso (trachomatous). Relating to or suffering from trachoma.

tractellum (tractellum, pl. tractella). An anterior locomotor flagellum of a protozoon.

tracto (tract). **1.** Tractus; an elongated area, e.g., path, track, way. **2.** [*tractus*, NA]. A band or bundle of nerve fibers with identical origin, ending and functions.
t. alimentario (alimentary t.). Digestive t.
t. de Arnold (Arnold's t.). Temporopontine t.
t. de asociación (association t.).
t. auditivo (auditory t.). Lateral lemniscus.
t. de Burdach (Burdach's t.). Cuneate fasciculus.
t. central de la calota (central tegmental t.). [*tractus tegmentalis centralis*, NA].
t. cerebelorrúbrico (cerebellorubral t.). [*tractus cerebellorubralis*, NA].
t. cerebelotalámico (cerebellothalamic t.). [*tractus cerebellothalamicus*, NA].
t. de Collier (Collier's t.). Medial longitudinal fasciculus.
t. en coma de Schultze (comma t. of Schultze). Semilunar fasciculus.
t. corticobulbar (corticobulbar t.). [*tractus corticobulbaris*, NA].
t. corticoespinal (corticospinal t.). [*tractus corticospinalis*, NA].
t. corticoespinal anterior (anterior corticospinal t.). [*tractus corticospinalis anterior*, NA]. Anterior pyramidal t.

t. corticoespinal lateral (lateral corticospinal t.). [*tractus corticospinalis lateralis,* NA]. Lateral pyramidal t.
t. corticoprotuberancial (corticopontine t.). [*tractus corticopontini,* NA].
t. cuneocerebeloso (cuneocerebellar t.).
t. deiteroespinal (deiterospinal t.). Vestibulospinal t.
t. dentotalámico (dentatothalamic t.). Cerebellothalamic t.
t. descendente del nervio trigémino (descending t. of trigeminal nerve). Spinal t. of trigeminal nerve.
t. digestivo (digestive t.). Alimentary canal; alimentary t.; digestive tube.
t. dorsolateral (dorsolateral t.). Dorsolateral fasciculus.
t. esfinteroide del íleon (sphincteroid t. of ileum). Basal sphincter.
t. espinal (spinal t.).
t. espinal del nervio trigémino (spinal t. of trigeminal nerve). [*tractus spinalis nervi trigemini,* NA].
t. espinocerebeloso anterior (anterior spinocerebellar t.). [*tractus spinocerebellaris anterior,* NA].
t. espinocerebeloso dorsal (dorsal spinocerebellar t.). Posterior spinocerebellar t.
t. espinocerebeloso posterior (posterior spinocerebellar t.). [*tractus spinocerebellaris posterior,* NA].
t. espinocerebeloso ventral (ventral spinocerebellar t.). Anterior spinocerebellar t.
t. espinocerebelosos (spinocerebellar t.'s).
t. espinoolivar (spino-olivary t.).
t. espinotalámico (spinothalamic t.). [*tractus spinothalamicus,* NA].
t. espinotalámico anterior (anterior spinothalamic t.). [*tractus spinothalamicus anterior,* NA].
t. espinotalámico lateral (lateral spinothalamic t.). [*tractus spinothalamicus lateralis,* NA].
t. espinotalámico ventral (ventral spinothalamic t.). Anterior spinothalamic t.
t. espinotectal (spinotectal t.). [*tractus spinotectalis,* NA].
t. espiral foraminoso (spiral foraminous t.). [*tractus spiralis foraminosus,* NA].
t. fastigiobulbar (fastigiobulbar t.). [*tractus fastigiobulbaris*].
t. de Flechsig (Flechsig's t.). Posterior spinocerebellar t.
t. frontoprotuberancial (frontopontine t.). [*tractus frontopontinus,* NA].
t. frontotemporal (frontotemporal t.). Fasciculus uncinatus.
t. gastrointestinal (gastrointestinal t.).
t. geniculocalcarino (geniculocalcarine t.). Optic radiation.
t. genital (genital t.). Genital duct; the genital passages of the urogenital apparatus.
t. de Goll (t. of Goll). Fasciculus gracilis.
t. de Gowers (Gowers' t.). Anterior spinocerebellar t.
t. habenulointerpeduncular (habenulointerpeduncular t.). Fasciculus retroflexus.
t. hipotalamohipofisario (hypothalamohypophysial t.). Supraopticohypophysial t.
t. de Hoche (Hoche's t.).
t. iliotibial (iliotibial t.). [*tractus iliotibialis,* NA]. Iliotibial band; Maissiat's band.
t. de James (James t.'s). James fibers.
t. de Lissauer (Lissauer's t.). Dorsolateral fasciculus.
t. de Loewenthal (Loewenthal's t.). Tectospinal t.
t. mamilotalámico (mamillothalamic t.). Mamillothalamic fasciculus.
t. de Marchi (Marchi's t.). Tectospinal t.
t. marginal de Spitzka (Spitzka's marginal t.). Fasciculus dorsolateralis.
t. mesencefálico del nervio trigémino (mesencephalic t. of trigeminal nerve). [*tractus mesencephalicus nervi trigemini,* NA].
t. de Monakow (Monakow's t.). Rubrospinal t.
t. muertos (dead t.'s).
t. de Münzer y Wiener (t. of Münzer and Wiener). Tectopontine t.
t. nervioso (nerve t.).
t. occipitocolicular (occipitocollicular t.). Occipitotectal t.
t. occipitoprotuberancial (occipitopontine t.). [*tractus occipitopontinus,* NA].
t. occipitotectal (occipitotectal t.). Occipitocollicular t.
t. olfatorio (olfactory t.). [*tractus olfactorius,* NA].
t. olivocerebeloso (olivocerebellar t.). [*tractus olivocerebellaris,* NA].
t. olivoespinal (olivospinal t.). Helweg's bundle.
t. óptico (optic t.). [*tractus opticus,* NA].
t. parietoprotuberancial (parietopontine t.). [*tractus parietopontinus,* NA].
t. piramidal (pyramidal t.). [*tractus pyramidalis,* NA].
t. piramidal anterior (anterior pyramidal t.). [*tractus pyramidalis anterior,* NA].
t. piramidal cruzado (crossed pyramidal t.). Lateral pyramidal t.
t. piramidal directo (direct pyramidal t.). Anterior pyramidal t.
t. piramidal lateral (lateral pyramidal t.). [*tractus pyramidalis lateralis,* NA].
t. prepiramidal (prepyramidal t.). Rubrospinal t.
t. respiratorio (respiratory t.).
t. reticuloespinal (reticulospinal t.). [*tractus reticulospinalis,* NA].
t. rubrobulbar (rubrobulbar t.).
t. rubroespinal (rubrospinal t.). [*tractus rubrospinalis,* NA].
t. rubrorreticular (rubroreticular t.).
t. de Schütz (t. of Schütz). Fasciculus longitudinalis dorsalis.
t. sensorial (sensory t.).
t. septomarginal (septomarginal t.).
t. solitario (solitary t.). [*tractus solitarius,* NA].
t. supraopticohipofisario (supraopticohypophysial t.). [*tractus supraopticohypohysialis,* NA].
t. surcomarginal (sulcomarginal t.).
t. tectobulbar (tectobulbar t.). [*tractus tectobulbaris,* NA].
t. tectoespinal (tectospinal t.). [*tractus tectospinalis,* NA].
t. tectoprotuberancial (tectopontine t.). [*tractus tectopontinus,* NA].
t. temporofrontal (temporofrontal t.). Fasciculus uncinatus.
t. temporoprotuberancial (temporopontine t.). [*tractus temporopontinus,* NA].
t. tuberoinfundibular (tuberoinfundibular t.). [*tractus tuberoinfundibularis,* NA].
t. de Türck (Türck's t.). Anterior pyramidal t.
t. urinario (urinary t.)
t. uveal (uveal t.). Tunica vasculosa bulbi.
t. vestibuloespinal (vestibulospinal t.). [*tractus vestibulospinalis,* NA]. Deiterospinal t.
t. de Waldeyer (Waldeyer's t.). Dorsolateral fasciculus.

tractor (tractor). An instrument for exerting traction upon, or pulling out, an organ or structure.
t. de Lowsley (Lowsley t.).
t. prostático de Young (Young prostatic t.).
t. de Syms (Syms t.).

tractotomía (tractotomy). Interruption of a nerve tract in the brainstem or spinal cord by laminectomy, craniotomy, or stereotaxy.
t. anterolateral (anterolateral t.). Anterolateral cordotomy.
t. espinal (spinal t.). Anterolateral cordotomy.
t. espinotalámica (spinothalamic t.).
t. intramedular (intramedullary t.). Trigeminal t.
t. piramidal (pyramidal t.).
t. de Schwartz (Schwartz t.). A medullary spinothalamic t.
t. de Sjöqvist (Sjöqvist t.). Trigeminal t.
t. trigémica (trigeminal t.). Intramedullary t.; Sjöqvist t.
t. de Walker (Walker t.). A mesencephalic spinothalamic t.

tractus, gen. y pl. **tractus** (tractus, gen. and pl. tractus). Tract.

traducción (translation). **1.** A change or conversion into another form. **2.** The rather complex process by which messenger RNA, transfer RNA, and ribosomes effect the production of protein from amino acids.

tragacanto (tragacanth, tragacantha). A gummy exudation from *Astragalus* species, including *A. gummifer*, shrubs of the eastern end of the Mediterranean.

tragal (tragal). Relating to the tragus.

tragos (tragi). [*tragi,* NA]. The hairs growing at the entrance to the external acoustic meatus.

tragión (tragion). A cephalometric point in the notch just above the tragus of the ear.

trago (tragus, pl. tragi). **1.** [*tragus,* pl. *tragi,* NA]. Antilobium; hircus; a tonguelike projection of the cartilage of the auricle in front of the opening of the external acoustic meatus and continuous with the cartilage of this canal. **2.** Tragi.

tragofonía (tragophonia, tragophony). Egophony.
tragomascalia (tragomaschalia). Bromidrosis of the axillae.
tramazolina, clorhidrato de (tramazoline hydrochloride). An adrenergic and sympathomimetic agent used for nasal decongestion.
trance (trance). An altered state of consciousness as in hypnosis, catalepsy, or ecstasy.
t. inducido (induced t.).
t. mortal (death t.).
t. de sonambulismo (somnambulistic t.).
tranilcipromina, sulfato de (tranylcypromine sulfate). A monoamine oxidase inhibitor; an antidepressant.
tranquilizante (tranquilizer). A drug that promotes tranquility by calming, soothing, quieting, or pacifying without sedating or depressant effects.
t. mayor (major t.). Antipsychotic agent.
t. menor (minor t.). Antianxiety agent.
trans- (trans-). **1.** Prefix meaning across, through, beyond; opposite of cis- **2.** In genetics, denoting the location of two genes on opposite chromosomes of a homologous pair. **3.** In organic chemistry, a form of isomerism in which the atoms attached to two carbon atoms, joined by double bonds, are located on opposite sides of the molecule. **4.** In biochemistry, a prefix to group name in an enzyme name or a reaction denoting transfer of that group from one compound to another.
transacción (transaction). **1.** Interaction arising from the encounter of two or more persons. **2.** In transactional analysis, the unit of analysis involving a social stimulus and a response.
transacetilación (transacetylation). Transfer of an acetyl group (CH_3CO–) from one compound to another.
transacetilasa (transacetylase). Acetyltransferase.
transacilasas (transacylases). Acyltransferases.
transaldolación (transaldolation). A reaction involving the transfer of an aldol group (CH_2OH–O–CHOH–) from one compound to another.
transaldolasa (transaldolase). Dihydroxyacetonetransferase; glycerone-transferase; transferase interconverting sedoheptulose 7-phosphate plus glyceraldehyde 3-phosphate and erythrose 4-phosphate plus fructose 6-phosphate.
transamidinación (transamidination). A reaction involving the transfer of an amidine group (NH_2C=NH) from one compound to another.
transamidinasas (transamidinases). Amidinotransferases.
transaminación (transamination). The reaction between an α-amino acid and an α-keto acid through which the amino group is transferred from the former to the latter.
transaminasa sérica glutamicooxalacética (SGOT) (serum glutamic-oxaloacetic transaminase (SGOT)). Aspartate aminotransferase.
transaminasa sérica glutamicopirúvica (SGPT) (serum glutamic-pyruvic transaminase (SGPT)). Alanine aminotransferase.
transaminasas (transaminases). Aminotransferases.
t. glutamicoaspártica (glutamic-aspartic transaminase). Aspartate aminotransferase.
t. glutamicooxalacética (glutamic-oxaloacetic transaminase (GOT)). Aspartate aminotransferase.
t. glutamicopirúvica (glutamic-pyruvic transaminase (GPT)). Alanine aminotransferase.
transanimación (transanimation). Resuscitation of a stillborn infant.
transaudiente (transaudient). Permeable to sound waves.
transcaliente (transcalent). Diathermanous.
transcapsidación (transcapsidation). The phenomenon whereby the adenovirus capsid of the SV40 adenovirus "hybrid" is replaced by the capsid of another type of adenovirus.
transcarbamoilasas (transcarbamoylases). Carbamoyltransferases.
transcarboxilasas (transcarboxylases). Carboxyltransferases.
transcetolación (transketolation). A reaction involving the transfer of a ketole group ($HOCH_2CO$–) from one compound to another.
transcetolasa (transketolase). Glycolaldehydetransferase; a transferase bringing about the interconversion of sedoheptulose 7-phosphate plus glyceraldehyde 3-phosphate and ribose 5-phosphate plus xylulose 5-phosphate, and also other similar reactions.
transcitosis (transcytosis). Cytopempsis; vesicular transport; a mechanism for transcellular transport in which a cell encloses extracellular material in an invagination of the cell membrane to form a vesicle (endocytosis), then moves the vesicle across the cell to eject the material through the opposite cell membrane by the reverse process (exocytosis).
transcobalaminas (transcobalamins). Substances included in "R binder," the name given a family of cobalamin-binding proteins.
transcondilar (transcondylar). Across or through the condyles; denoting the line of bone incision in Carden's amputation.
transcortical (transcortical). **1.** Across or through the cortex of the brain, ovary, kidney, or other organ. **2.** From one part of the cerebral cortex to another; denoting the various association tracts.
transcortina (transcortin). Corticosteroid-binding globulin; corticosteroid-binding protein; an α_2-globulin in blood that binds cortisol and corticosterone.
transcripción (transcription). Transfer of genetic code information from one kind of nucleic acid to another, especially with reference to the process by which a base sequence of messenger RNA is synthesized (by an RNA polymerase) on a template of complementary DNA.
transcripcionista médico (medical transcriptionist). An individual who performs machine transcription of physician-dictated medical reports concerning a patient's health care which become part of the patient's permanent medical record.
transcriptasa (transcriptase). A polymerase associated with the process of transcription; especially the DNA-dependent RNA polymerase.
t. inversa (reverse t.).
transcutáneo (transcutaneous). Percutaneous.
transdérmico (transdermic). Percutaneous.
transducción (transduction). **1.** Transfer of genetic material (and its phenotypic expression) from one cell to another by viral infection. **2.** Conversion of energy from one form to another.
t. abortiva (abortive t.).
t. de alta frecuencia (high frequency t.).
t. de baja frecuencia (low frequency t.).
t. completa (complete t.).
t. especializada (specialized t.). Specific t.
t. específica (specific t.). Specialized t.
t. general (general t.).
transducir (transduce). To effect transduction.
transductante (transductant). A cell that has acquired a new character by means of transduction.
transductor **1.** (transducer). A device designed to convert energy from one form to another. **2.** (transducing). Pertaining to the mediation of transduction (e.g., a transducing bacteriophage).
transección **1.** (transsection). Transection. **2.** (transection). Transsection. A cross section; cutting across.
transegmentario (transsegmental). Across or through a segment.
transeptal (transseptal). Across or through a septum; on the other side of a septum.
transesfenoidal (transsphenoidal). Through or across the sphenoid bone.
transetmoidal (transethmoidal). Across or through the ethmoid bone.
transexual (transsexual). **1.** A person with the external genitalia and secondary sexual characteristics of one sex, but whose personal identification and psychosocial configuration is that of the opposite sex. **2.** Denoting or relating to such a person. **3.** Relating to medical and surgical procedures designed to alter a patient's external sexual characteristics so that they resemble those of the opposite sex.
transexualismo (transsexualism). **1.** The state of being a transsexual. **2.** The desire to change one's anatomic sexual characteristics to conform physically with one's perception of self as a member of the opposite sex.
transfección (transfection). A method of gene transfer utilizing infection of a cell with nucleic acid (as from a retrovirus) resulting in subsequent viral replication in the transfected cell.
transferasas (transferases). Transferring enzymes.
transferencia **1.** (transfer). Transmission. A condition in which learning in one situation influences learning in another situation; a carry-over of learning which may be positive in effect, as when learning one behavior facilitates the learning of something else, or may be negative, as when one habit interferes with the acquisition of a later one. **2.** (transference). Conveyance of an object from one place to another. **3.** (transference). Displacement of affect from one

person or one idea to another. **4.** (transference). Shifting of symptoms from one side of the body to the other, as seen in certain cases of conversion hysteria.

amor por t. (transference love).
t. de carga (charge transfer).
t. embrionaria (embryo t.).
t. negativa (negative transference).
t. pasiva (passive transference).
t. por pensamiento extrasensorial (extrasensory thought transference). Telepathy.
t. positiva (positive transference).

transferrina (transferrin). **1.** Siderophilin; a non-heme β_1-globulin of the plasma, capable of associating reversibly with up to 1.25 µg of iron per g, and acting therefore as an iron-transporting protein. **2.** A glycoprotein, found in mammalian milk (lactoferrin) and egg white (conalbumin, ovotransferrin), that binds and transports iron (Fe^{3+}).

transfixión (transfixion). A maneuver in amputation in which the knife is passed from side to side through the soft parts, close to the bone, and the muscles are then divided from within outward.

transformación (transformation). **1.** Metamorphosis. **2.** A change of one tissue into another, as cartilage into bone. **3.** In metals, a change in phase and physical properties in the solid state caused by heat treatment. **4.** In microbial genetics, transfer of genetic information between bacteria by means of "naked" intracellular DNA fragments derived from bacterial donor cells and incorporated into a competent recipient cell.

t. celular (cell t.).
t. de Haldane (Haldane t.).
t. de linfocitos (lymphocyte t.).
t. de Lobry de Bruyn-van Ekenstein (Lobry de Bruyn-van Ekenstein t.).
t. logit (logit t.).
t. nodular del hígado (nodular t. of the liver).

transformante (transformant). A bacterium that has received genetic material (and its phenotypic expression) from another bacterium by means of transformation.

transfosfatasas (transphosphatases). Phosphotransferases.

transfosforilación (transphosphorylation). A reaction involving the transfer of a phosphoric group from one compound to another, often with the involvement of ATP, as by the action of a phosphotransferase or kinase.

transfosforilasas (transphosphorylases).

transfundir (transfuse). To perform transfusion.

transfusión (transfusion). **1.** Transfer of blood or blood component of an individual (donor) to another individual (receptor). **2.** Intravascular injection of physiologic saline solution.

t. arterial (arterial t.).
t. directa (direct t.). Immediate t.
t. por exanguinación (exsanguination t.). Exchange t.
t. exanguinotransfusión (exchange t.).
t. gemelo-gemelar (twin-twin t.).
t. por goteo (drip t.).
t. indirecta (indirect t.). Mediate t.
t. inmediata (immediate t.). Direct t.
t. mediata (mediate t.). Indirect t.
t. peritoneal (peritoneal t.).
t. recíproca (reciprocal t.).
t. subcutánea (subcutaneous t.).
t. por sustitución total, total (substitution t., total t.).

transglucosilasa (transglucosylase). Glucosyltransferase.

transhiatal (transhiatal). By way of a hiatus; said of a surgical procedure.

transición (transition). **1.** Passage from one condition or one part to another. **2.** In polynucleic acid, replacement of a purine base by another purine base or a pyrimidine base by a different pyrimidine.

t. cervicotorácica (cervicothoracic t.).
t. isomérica (isomeric t.).

transicional (transitional). Relating to or marked by a transition; transitory.

transilíaco (transiliac). Extending from one ilium or iliac crest or spine to the other.

transiliente (transilient). Jumping across; passing over; pertaining to those cortical association fibers in the brain that pass from one convolution to another nonadjacent one.

transiluminación (transillumination). Method of examination by the passage of light through tissues or a body cavity.

transináptico (transsynaptic) Indicating transmission of a nerve impulse across a synapse.

transinsular (transinsular). Across the insula or island of Reil.

transisquiático (transischiac). Extending from one ischium to the other.

transistmiano (transisthmian). Across any isthmus; specifically, across the isthmus of the gyrus fornicatus, denoting the gyrus transitivus.

transitorio (transient). Short-lived; passing; not permanent; said of a disease or an attack.

translúcido (translucent). Partially transparent; permitting light to pass through diffusely.

transmembrana (transmembrane). Through or across a membrane.

transmetilación (transmethylation). Transfer of a methyl group from one compound to another.

transmetilasa (transmethylase). Methyltransferase.

transmigración (transmigration). Movement from one site to another; may entail the crossing of some usually limiting barrier, as in the passage of blood cells through the walls of the vessels (diapedesis).

t. ovular (ovular t.).

transmisible (transmissible). Capable of being transmitted (carried across) from one person to another.

transmisión (transmission). **1.** Transfer. **2.** The conveyance of disease from one person to another. **3.** The passage of a nerve impulse across an anatomic cleft, as in autonomic or central nervous system synapses, by activation of a specific chemical mediator which stimulates or inhibits the structure.

t. doble (duplex t.).
t. horizontal (horizontal t.).
t. iatrogénica (iatrogenic t.).
t. neurohumoral (neurohumoral t.). Neurotransmission.
t. transestadial (transstadial t.).
t. transovárica (transovarial t.).
t. vertical (vertical t.).

transmural (transmural). Through any wall.

transmutación (transmutation). Conversion; a change; transformation.

transocular (transocular). Across the eye.

transonancia (transonance). Transmission of a sound arising in one organ through another.

transparietal (transparietal). Through or across a parietal region, area, or structure.

transpeptidación (transpeptidation). A reaction involving the transfer of one or more amino acids from one peptide chain to another.

transpeptidasa (transpeptidase). An enzyme catalyzing a transpeptidation reaction.

transperitoneal (transperitoneal). Through the peritoneum.

transpirable (transpirable). Capable of transpiring or being transpired.

transpiración (transpiration). Passage of watery vapor through the skin or any membrane.

t. pulmonar (pulmonary t.).

transpirar (transpire). To exhale vapor from the skin or respiratory mucous membrane.

transplacentario (transplacental). Crossing the placenta.

transplantar (transplantar). Across the sole of the foot.

transpleural (transpleural). Through the pleura or across the pleural cavity; on the other side of the pleura.

transponer (transpose). To transfer one tissue or organ to the place of another and viceversa.

transporte (transport). The movement or transference of biochemical substances in biologic systems.

t. activo (active t.).
t. axoplasmático (axoplasmic t.).
t. del hidrógeno (hydrogen t.)
t. vesicular (vesicular t.). Transcytosis.

transposasa (transposase). An enzyme that is required for transposition of DNA segments.

transposición (transposition). **1.** Removal from one place to another; metathesis. **2.** The condition of being transposed to the wrong side of the body, as in t. of the viscera, in which the viscera are located opposite their normal position. **3.** Positioning of teeth out of their normal sequence in an arch.

t. de los grandes vasos (t. of the great vessels).

t. de troncos arteriales (t. of arterial stems).

transposón (transposon). A segment of DNA (e.g., an R-factor gene) which has a repeat of an insertion sequence element at each end that can migrate from one plasmid to another within the same bacterium, to a bacterial chromosome, or to a bacteriophage.

transtalámico (transthalamic). Passing across the thalamus.

transtentorial (transtentorial). Passing across or through either the tentorial notch or tentorium cerebelli.

transtermia (transthermia). Diathermy.

transtorácico (transthoracic). Passing through the thoracic cavity.

transtoracotomía (transthoracotomy). A surgical procedure carried out through an incision into the chest wall.

transulfurasa **1.** (transulfurase). Transsulfurase. **2.** (transsulfurase). Transulfurase; descriptive term applied to the enzymes catalyzing reactions involving sulfur-containing compounds.

transureteroureterostomía (transureteroureterostomy). Ureteroureterostomy; anastomosis of the transsected end of one ureter into the intact contralateral ureter, by direct or elliptical end-to-side technique.

transuretral (transurethral). Through the urethra.

transustanciación (transubstantiation). Substitution of one tissue for another.

transvaginal (transvaginal). Across or through the vagina.

transvector (transvector). An animal that transmits a toxic substance that it does not produce, but that may be accumulated from animal (dinoflagellate) or plant (algae) sources.

transversalis (transversalis). [*transversalis*, NA]. Transverse.

transversectomía (transversectomy). Exsection of the transverse process of a vertebra.

transversión (transversion). **1.** Substitution in DNA and RNA of a pyrimidine for a purine, or vice-versa, by mutation. **2.** In dentistry, the eruption of a tooth in a position normally occupied by another; transposition of a tooth.

transverso (transverse). Transversalis; transversus; crosswise; lying across the long axis of the body or of a part.

transversocostal (transversocostal). Costotransverse.

transversouretral (transversourethralis). Denoting the transverse fibers of the sphincter urethrae muscle, arising from the arch of the pubes.

transversus (transversus). [*transversus*, NA]. Transverse.

transvestido (transvestite). A person who practices transvestism.

transvestismo (transvestism). Transvestitism; the practice of dressing or masquerading in the clothes of the opposite sex; especially the adoption of feminine mannerisms and costume by a male.

trapecial (trapezial). Relating to any trapezium.

trapeciforme (trapeziform). Trapezoid.

trapecio (trapezium, pl. trapezia, trapeziums). **1.** A geometrical figure having two parallel sides. **2.** Os trapezium.

trapeciometacarpiano (trapeziometacarpal). Relating to the trapezium and the metacarpus.

trapezius (trapezius). Musculus trapezius.

trapezoide (trapezoid). **1.** Trapeziform; resembling a trapezium. **2.** A four-sided geometrical figure having no two sides parallel. **3.** Os trapezoideum. **4.** Corpus trapezoideum.

trapidil (trapidil). An antagonist and selective synthesis inhibitor of thromboxane A_2; used to prevent cerebral vasospasm.

tráquea (trachea, pl. tracheae). [*trachea*, pl. *tracheae*, NA]. Windpipe; the air tube extending from the larynx into the thorax (level of the fifth or sixth thoracic vertebra) where it bifurcates into the right and left main bronchi.

t. en vaina (scabbard t.).

traqueal (tracheal). Relating to the trachea.

traquealgia (trachealgia). Tracheal pain; pain in the trachea.

traqueítis (tracheitis). Trachitis; inflammation of the lining membrane of the trachea.

traquelagra (trachelagra). A gouty or rheumatic affection of the muscles of the neck, producing torticollis.

traquelalis (trachelalis). Musculus longissimus capitis.

traquelectomía (trachelectomy). Cervicectomy.

traquelematoma (trachelematoma). A hematoma of the neck.

traqueliano (trachelian). Cervical.

traquelismo (trachelism, trachelismus). A bending backward of the neck, such as sometimes ushers in an epileptic attack.

traquelitis (trachelitis). Cervicitis.

traquelo-, traquel- (trachelo-, trachel-). Combining forms denoting neck.

traquelocele (trachelocele). Tracheocele.

traquelocifosis (trachelokyphosis). Tuberculous spondylitis.

traquelocirtosis (trachelocyrtosis). Tuberculous spondylitis.

traquelocistitis (trachelocystitis). Obsolete term for inflammation of the neck of the bladder.

traquelodinia (trachelodynia). Cervicodynia.

traquelofima (trachelophyma). A tumor or swelling of the neck.

traquelología (trachelology). The study of the neck and its injuries and diseases.

traquelomiítis (trachelomyitis). Obsolete term for inflammation of the muscles of the neck.

traquelooccipital (trachelo-occipitalis). Musculus semispinalis capitis.

traquelopano (trachelopanus). **1.** Swelling of the lymphatic vessels of the neck. **2.** Lymphatic engorgement of the cervix uteri.

traquelopexia (trachelopexia, trachelopexy). Surgical fixation of the cervix uteri.

traqueloplastia (tracheloplasty). Rarely used term for plastic surgery of the cervix uteri.

traquelorrafia (trachelorrhaphy). Emmet's operation; repair by suture of a laceration of the cervix uteri.

traquelos (trachelos). Collum.

traquelosquisis (tracheloschisis). Congenital fissure in the neck.

traquelotomía (trachelotomy). Cervicotomy.

traqueo-, traque- (tracheo-, trache-). Combining forms denoting the trachea.

traqueoaerocele (tracheoaerocele). An air cyst in the neck caused by distention of a tracheocele.

traqueobiliar (tracheobiliary). Relating to the trachea or bronchi and the biliary duct system.

traqueobroncomegalia (tracheobronchomegaly). Mounier-Kuhn syndrome; gross widening of the trachea and main bronchi, usually congenital.

traqueobroncoscopia (tracheobronchoscopy). Inspection of the interior of the trachea and bronchi.

traqueobronquial (tracheobronchial). Relating to both trachea and bronchi.

traqueobronquitis (tracheobronchitis). Inflammation of the mucous membrane of the trachea and bronchi.

traqueocele (tracheocele). Trachelocele; a protrusion of the mucous membrane through a defect in the wall of the trachea.

traqueoesofágico (tracheoesophageal). Relating to the trachea and the esophagus.

traqueoestenosis (tracheostenosis). Narrowing of the lumen of the trachea.

traqueofaríngeo (tracheopharyngeal). Relating to both trachea and pharynx.

traqueofonesis (tracheophonesis). Auscultation of the heart sounds at the sternal notch.

traqueofonía (tracheophony). The hollow voice sound heard in auscultating over the trachea.

traqueolaríngeo (tracheolaryngeal). Relating to the trachea and the larynx.

traqueomalacia (tracheomalacia). Degeneration of elastic and connective tissue of the trachea.

traqueomegalia (tracheomegaly). An abnormally dilated trachea which may, like bronchiectasis, result from infection.

traqueopatía (tracheopathia, tracheopathy). Any disease of the trachea.

t. osteoplástica (t. osteoplastica).

traqueopiosis (tracheopyosis). Suppurative inflammation of the trachea.

traqueoplastia (tracheoplasty). Plastic surgery of the trachea.

traqueorragia (tracheorrhagia). Hemorrhage from the mucous membrane of the trachea.

traqueoscopia (tracheoscopy). Inspection of the interior of the trachea.

traqueoscópico (tracheoscopic). Relating to tracheoscopy.

traqueoscopio (tracheoscope). An instrument used in tracheoscopy.

traqueosquisis (tracheoschisis). A fissure into the trachea.
traqueostoma (tracheostoma). Opening into the trachea through the neck; generally applied to such an opening after tracheotomy or laryngectomy.
traqueostomía (tracheostomy). Formation of an opening into the trachea or that opening.
traqueotomía (tracheotomy). The operation of opening into the trachea.
traqueótomo (tracheotome). A knife used in the operation of tracheotomy.
traquicromático (trachychromatic). Denoting a nucleus with very deeply staining chromatin.
traquifonía (trachyphonia). Roughness of voice.
traquitis (trachitis). Tracheitis.
traslocación (translocation). **1.** Transposition of two segments between nonhomologous chromosomes as a result of abnormal breakage and refusion of reciprocal segments. **2.** Transport of a metabolite across a biomembrane.
t. balanceada (balanced t.).
t. no balanceada (unbalanced t.).
t. recíproca (reciprocal t.).
t. robertsoniana (robertsonian t.). Centric fusion.
trasplantar (transplant). To transfer from one part to another, as in grafting and transplantation.
trasplante (transplantation). Implanting in one part a tissue or organ taken from another part or from another individual.
t. cardíaco (heart t.).
t. corneal o de córnea (corneal t., t. of cornea). Keratoplasty.
t. de un diente (tooth t.).
t. de Gallie (Gallie's transplant).
t. de médula ósea (bone marrow t.).
t. pancreaticoduodenal (pancreaticoduodenal t.).
t. renal (renal t.).
t. tendinoso (tendon t.).
trastorno (disorder). A disturbance of function, structure, or both, resulting from a genetic or embryologic failure in development or from exogenous factors such as poison, trauma or disease.
t. por abuso de sustancias (substance abuse d.'s).
t. de adaptación (adjustment d.'s).
t. afectivos (affective d.'s).
t. de ansiedad generalizada (generalized anxiety d.).
t. autónomo (autonomic d.).
t. bipolar (bipolar d.). Manic-depressive psychosis.
t. del carácter (character d.).
t. ciclotímico (cyclothymic d.).
t. por complejo inmune (immune complex d.).
t. de la conducta (behavior d.). General term used to denote mental illness or psychological dysfunction, specifically those mental, emotional or behavioral subclasses for which organic correlates do not exist.
t. de conducta (conduct d.).
t. del control de impulsos (impulse control d.).
t. de conversión (conversion d.).
t. distímico (dysthymic d.).
t. de dolor psicogénico (psychogenic pain d.).
t. emocional (emotional d.).
t. esquizofreniforme (schizophreniform d.).
t. de estrés postraumático (posttraumatic stress d.).
t. explosivo aislado (isolated explosive d.).
t. explosivo intermitente (intermittent explosive d.).
t. de falta de atención (attention deficit d.).
t. funcional (functional d.). Dynamic disease; functional disease.
t. generalizado del desarrollo (pervasive developmental d.).
t. de Hartnup (Hartnup d.). Hartnup disease.
t. de identidad (identity d.).
t. inmunoproliferativos (immunoproliferative d.'s).
t. mental (mental d.).
t. mental orgánico (organic mental d.).
t. neuropsicológico (neuropsychologic d.).
t. oposicional (oppositional d.).
t. de pánico (panic d.).
t. de la personalidad (personality d.).
t. de personalidad antisocial (antisocial personality d.).
t. de personalidad fronteriza (borderline personality d.).
t. del proceso del pensamiento (thought process d.).
t. psicosomático, psicofisiológico (psychosomatic d., psychophysiologic d.).
t. de somatización (somatization d.).
t. somatoformes (somatoform d.'s).
t. por superansiedad (overanxious d.).
t. visceral (visceral d.).
t. de la yodoproteína plasmática (plasma iodoprotein d.).
trasudación (transudation). **1.** Passage of a fluid or solute through a membrane by a hydrostatic or osmotic pressure gradient. **2.** Transudate.
trasudado (transudate). Transudation; any fluid (solvent and solute) that has passed through a presumably normal membrane; characteristically low in protein unless there has been secondary concentration.
trasudar (transude). In general, to ooze or to pass gradually a liquid through a membrane, more specifically, through a normal membrane, as a result of imbalanced hydrostatic and osmotic forces.
tratamiento (treatment). Medical or surgical management of a patient.
t. con calor (heat t.).
t. de Carrel, de Dakin Carrel (Carrel's t., Dakin-Carrel t.).
t. por coma insulínico (insulin coma t.).
t. de conducto radicular (root canal t.).
t. del filo de Tweed (Tweed edgewise t.).
t. de Goeckerman (Goeckerman t.).
t. isosérico (isoserum t.).
t. de Kenny (Kenny's t.).
t. luminoso (light t.). Phototherapy.
t. médico (medical t.).
t. de Mitchell (Mitchell's t.). Weir Mitchell t.
t. moral (moral t.).
t. de Nauheim (Nauheim t.).
t. paliativo (palliative t.).
t. preventivo (preventive t.). Prophylactic t.
t. profiláctico (prophylactic t.). Preventive t.
t. de Schott (Schott t.). Nauheim t.
t. por shock (shock t.).
t. de Weir Mitchell (Weir Mitchell t.). Mitchell's t.
tratar (treat). To manage a disease by medicinal, surgical, or other measures; to care for a patient medically or surgically.
trauma (trauma, pl. traumata, traumas). Traumatism; an injury, physical or mental.
t. debido a una oclusión (t. from occlusion).
t. oclusivo (occlusal t.).
t. del parto (birth t.).
t. psíquico (psychic t.).
traumastenia (traumasthenia). Nervous exhaustion following an injury.
traumático (traumatic). Relating to or caused by trauma.
traumatismo (traumatism). Trauma.
traumatizar (traumatize). To cause or inflict trauma.
traumato-, traumat-, traum- (traumato-, traumat-, traum-). Combining forms denoting wound, injury.
traumatología (traumatology). The branch of surgery concerned with the injured.
traumatonesis (traumatonesis). Surgical repair of an accidental wound.
traumatopatía (traumatopathy). Any pathologic condition resulting from violence or wounds.
traumatopira (traumatopyra). Obsolete synonym of traumatic fever.
traumatopnea (traumatopnea). Passage of air in and out through a wound of the chest wall.
traumatosepsis (traumatosepsis). Infection of a wound; septicemia following a wound.
traumatoterapia (traumatotherapy). Treatment of trauma or the result of injury.
traverso (traverse). In computed tomography, one complete linear movement of the gantry across the object being scanned, as occurs in translate and rotate CT machines.
travestitismo (transvestitism). Transvestism.
trayector (trajector). An instrument for locating the course of a bullet in a wound.
trayectoria (path).
t. condílea (condyle p.).

t. contorneadas (milled-in p.'s). Milled-in curves.
t. generada oclusal (generated occlusal p.).
t. incisal (incisal p.). Incisal guidance.
t. de inserción (p. of insertion).
t. oclusal (occlusal p.).
traza (trace). **1.** Evidence of the former existence, influence, or action of an object, phenomenon, or event. **2.** An extremely small amount or barely discernible indication of something.
t. memoria (memory t.).
trazado (tracing). **1.** Any graphic display of electrical or mechanical cardiovascular events. **2.** In dentistry, a line or lines, scribed on a table or plate by a pointed instrument, representing a record of movements of the mandible.
t. en arco gótico (Gothic arch t.). Needle point t.
t. cefalométrico (cephalometric t.).
t. en punta de aguja (needle point t.). Gothic arch t.
t. en punta de flecha (arrow point t.). Needle point t.
t. en punzón (stylus t.). Needle point t.
trazador (tracer). **1.** An element or compound containing atoms that can be distinguished from their normal counterparts by physical means (e.g., radioactivity assay or mass spectrography or scintillation counter) and that can thus be used to follow (trace) the course of the normal substances in metabolism or similar chemical changes. **2.** An instrument used in dissecting out nerves and blood vessels. **3.** A mechanical device with a marking point attached to one jaw and a graph plate or tracing plate attached to the other jaw; used to record the direction and extent of movements of the mandible.
trazodona, clorhidrato de (trazodone hydrochloride). An antidepressant structurally unrelated to other antidepressants.
trébol (buckbean). Bogbean; menyanthes; the leaves of *Menyanthes trifoliata* (family Gentianaceae); credited with emmenagogue, antiscorbutic, and simple bitter properties.
trefina (trephine). Trepan. A cylindrical or crown saw used for the removal of a disc of bone, especially from the skull, or of other firm tissue as that of the cornea.
trefinación (trephination). Trepanation; removal of a circular piece ("button") of cranium by a trephine.
trefocito (trephocyte). Trophocyte.
trehala (trehala). A saccharine substance containing trehalose and resembling manna, excreted by a parasitic beetle, *Larinus maculatus*.
trehalosa (trehalose). Mycose; a nonreducing disaccharide, (α-D-glucoside), contained in trehala; also found in fungi, such as *Amanita muscaria*.
trema (trema). **1.** Foramen. **2.** Vulva.
trematodo **1.** (fluke). Common name for members of the class Trematoda (phylum Platyhelminthes). **2.** (trematode, trematoid). Common name for a fluke of the class Trematoda. **3.** (trematode, trematoid). Relating to a fluke of the class Trematoda.
tremeloide (tremelloid, tremellose). Jelly-like.
trementina (turpentine). An oleoresin from *Pinus palustris* and other species of *Pinus*.
t. de alerce (larch t.). Venice t.
t. blanca (white t.). T. from *Pinus palustris*.
t. de Canadá (Canada t.). Canada balsam.
t. de Chian (Chian t.).
t. de Venecia (Venice t.). Larch t.
tremoestable (tremostable). Not subject to alteration or destruction by being shaken.
tremofobia (tremophobia). Morbid fear of trembling.
tremógrafo (tremograph). An apparatus for making a graphic record of a tremor.
tremograma (tremogram, tremorgram). Tremorgram; the graphic representation of a tremor taken by means of the tremograph or kymograph.
tremolábil (tremolabile). Inactivated or destroyed by shaking.
trémulo (tremulous). Characterized by tremor.
trenza (wreath). A structure resembling a twisted or entwined band or a garland.
t. ciliar (ciliary w.). Corona ciliar
treonina (threonine). 2-Amino-3-hydroxybutyric acid; one of the naturally occurring amino acids, included in the structure of most proteins, and essential to the diet of man and other mammals.
t. desaminasa (t. deaminase). T. dehydratase.
t. deshidratasa (t. dehydratase). T. deaminase.
treosa (threose). An aldotetrose; one of the two aldoses (the other is erythrose) containing four carbon atoms.
trepanación (trepanation). Trephination.
t. corneal (corneal t., t. of cornea). Keratoplasty.
trepanar (trephine). To remove a disc of bone or other tissue by means of a t.
trépano (trepan). Trephine.
trepidación (trepidation). **1.** Tremor. **2.** Anxious fear.
trepidante (trepidant). Marked by tremor.
trepidatio cordis (trepidatio cordis). Palpitation.
treponema (treponeme). A vernacular term used to refer to any member of the genus *Treponema*.
treponematosis (treponematosis). Treponemiasis.
treponemiasis (treponemiasis). Treponematosis; infection caused by *Treponema*.
treponemicida (treponemicidal). Antitreponemal; destructive to any species of *Treponema*, but usually with reference to *T. pallidum*.
tresis (tresis). Perforation.
tretinoína (tretinoin). All-*trans*-retinoic acid; a keratolytic agent.
TRF (TRF). Abbreviation for thyrotropin-releasing factor.
TRH (TRH). Abbreviation for thyrotropin-releasing hormone.
tri- (tri-). Prefix denoting three.
triaca (treacle). **1.** Molasses, a viscid syrup that drains from sugar-refining molds. **2.** A saccharine fluid. **3.** Formerly, a remedy for poison, hence any effective remedy.
triacetilglicerol (triacetylglycerol). Triacetin.
triacetiloleandomicina (triacetyloleandomycin). Troleandomy-cin.
triacetina (triacetin). Glyceryl triacetate; triacetylglycerol used as a solvent of basic dyes, as a fixative in perfumery, and as a topical antifungal agent.
triacilglicerol (triacylglycerol). Triglyceride; glycerol esterified at each of its three hydroxyl groups by a fatty (aliphatic) acid; e.g., tristearoylglycerol.
t. lipasa (t. lipase). Tributyrase; steapsin.
tríada (triad). **1.** A collection of three things having something in common. **2.** The transverse tubule and the terminal cisternae on each side of it in skeletal muscle fibers. **3.** The branches of the portal vein, hepatic artery, and bile duct in a portal tract. **4.** The father, mother, and child relationship projectively experienced in group psychotherapy.
t. de Beck (Beck's t.). Acute compression t.
t. de Bezold (Bezold's t.).
t. de Charcot (Charcot's t.).
t. de compresión aguda (acute compression t.). Beck's t.
t. de Fallot (Fallot's t.). Trilogy of Fallot.
t. hepática (hepatic t.).
t. de Hull (Hull's t.).
t. de Hutchinson (Hutchinson's t.).
t. de Kartagener (Kartagener's t.). Kartagener's syndrome.
t. de Saint (Saint's t.).
triamcinolona (triamcinolone). A glucocorticoid with actions and uses similar to those of prednisolone.
acetonida de t. (t. acetonide).
diacetato de t. (t. diacetate).
triamelia (tri-amelia). Absence of three limbs.
triamtereno (triamterene). A diuretic agent.
triángulo (triangle). In anatomy and surgery, a three-sided area with arbitrary or natural boundaries.
t. anal (anal t.). Regio analis.
t. anterior (anterior t.). Regio cervicales anterior.
t. de Assézat (Assézat's t.).
t. auricular (auricular t.).
t. de auscultación (t. of auscultation).
t. axilar (axillary t.).
t. de Béclard (Béclard's t.).
t. de Bonwill (Bonwill t.).
t. de Bryant (Bryant's t.). Iliofemoral t.
t. de Burow (Burow's t.).
t. de Calot (Calot's t.).
t. cardiohepático (cardiohepatic t.). Cardiohepatic angle.
t. carotídeo inferior (inferior carotid t.). Trigonum musculare.
t. carotídeo superior (superior carotid t.). Trigonum caroticum.

t. carotídeos (carotid t.'s). [*trigonum musculare*, NA]; [*trigonum caroticum*, NA].
t. cefálico (cephalic t.).
t. cervical (cervical t.). [*trigonum cervicale*, NA].
t. de la cinta (t. of fillet). Trigonum lemnisci.
t. de Codman (Codman's t.).
t. del codo (t. of elbow).
t. crural (crural t.).
t. deltoideopectoral (deltoideopectoral t.). Fossa infraclavicularis.
t. digástrico (digastric t.). Trigonum submandibulare.
t. de Einthoven (Einthoven's t.).
t. de Elaut (Elaut's t.).
t. esternocostal (sternocostal t.). Trigonum sternocostale.
t. facial (facial t.).
t. de Farabeuf (Farabeuf's t.).
t. femoral (femoral t.). [*trigonum femorale*, NA].
t. del filete (trigone of fillet). Trigonum lemnisci.
t. frontal (frontal t.).
t. de Garland (Garland's t.).
t. de Gombault (Gombault's t.).
t. de Grocco (Grocco's t.). Grocco's sign; paravertebral t.
t. de Grynfeltt (Grynfeltt's t.). Lesshaft's t.
t. de Hesselbach (Hesselbach's t.). Trigonum inguinale.
t. iliofemoral (iliofemoral t.). Bryant's t.
t. infraclavicular (infraclavicular t.). Fossa infraclavicularis.
t. inguinal (inguinal t.). [*trigonum inguinale*, NA].
t. de Koch (Koch's t.).
t. de Labbé (Labbé's t.).
t. de Langenbeck (Langenbeck's t.).
t. de Lesser (Lesser's t.).
t. de Lesshaft (Lesshaft's t.). Grynfeltt's t.
t. de Lieutaud (Lieutaud's t.). Trigonum vesicae.
t. lumbar (lumbar t.). [*trigonum lumbale*, NA].
t. lumbar de Petit (Petit's lumbar t.). Trigonum lumbale.
t. lumbocostoabdominal (lumbocostoabdominal t.).
t. de Macewen (Macewen's t.). Suprameatal t.
t. de Malgaigne (Malgaigne's t.). Trigonum caroticum.
t. de Marcille (Marcille's t.).
t. muscular (muscular t.). [*trigonum musculare*, NA].
t. occipital (occipital t.).
t. occipital inferior (inferior occipital t.).
t. omoclavicular (omoclavicular t.). [*trigonum omoclaviculare*, NA].
t. omotraqueal (omotracheal t.). Trigonum musculare.
t. palatino (palatal t.). Trigonum palati.
t. paravertebral (paravertebral t.). Grocco's t.
t. de Philippe (Philippe's t.).
t. de Pirogoff (Pirogoff's t.).
t. posterior del cuello (posterior t. of neck). Regio cervicales lateralis.
t. pubouretral (pubourethral t.).
t. de Reil (Reil's t.). Trigonum lemnisci.
t. sacro (sacral t.). The surface area over the sacrum.
t. de Scarpa (Scarpa's t.). [*trigonum femorale*, NA].
t. de seguridad (t. of safety).
t. subclavio (subclavian t.). [*trigonum omoclaviculare*, NA].
t. subinguinal (subinguinal t.). Trigonum femorale.
t. submandibular (submandibular t.). [*trigonum submandibulare*, NA].
t. submaxilar (submaxillary t.). Trigonum submandibulare.
t. submentoniano (submental t.). [*trigonum submentale*, NA].
t. suboccipital (suboccipital t.).
t. suprameatal (suprameatal t.). Macewen's t.
t. traqueal (tracheal t.). Trigonum musculare.
t. de Tweed (Tweed t.).
t. umbilicomamilar (umbilicomammillary t.).
t. urogenital (urogenital t.). Regio urogenitalis.
t. vesical (vesical t.). [*trigonum vesicae*, NA].
t. de Ward (Ward's t.).
t. de Weber (Weber's t.).
t. de Wilde (Wilde's t.). Pyramid of light.

triangulum (triangulum). Triangle.

triazolam (triazolam). A benzodiazepine derivative used as a sedative and hypnotic.

triazologuanina (triazologuanine). 8-Azaguanine.

tríbada (tribade). A lesbian, especially one who obtains sexual pleasure by rubbing her external genitalia against those of another woman.

tribadismo (tribadism, tribady). Lesbianism, particularly as practiced by a tribade.

tribásico (tribasic). Having three titratable hydrogen atoms; denoting an acid with a basicity of 3.

tribasilar (tribasilar). Having three bases.

tribología (tribology). The study of friction and its effects in biological systems, especially in regard to articulated surfaces of the skeleton.

triboluminiscencia (triboluminescence). Luminosity produced by friction.

tribraquia (tribrachia). Condition seen in conjoined twins when the fusion has merged the adjacent arms to form a single one, so that there are only three arms for the two bodies.

tribraquio (tribrachius). Conjoined twins exhibiting tribrachia.

tribromoetanol (tribromoethanol). A basal anesthetic agent administered rectally.

tribromsalan (tribromsalan). A disinfectant used in soaps.

tribu (tribe). In biological classification, an occasional division between the family and the genus; often the same as the subfamily.

tributirasa (tributyrase). Triacylglycerol lipase.

tributirilglicerol (tributyrylglycerol). Tributyrin.

tributirina (tributyrin). Glyceryl tributyrate; tributyrylglycerol; a synthetic substrate for lipase assays.

tributirinasa (tributyrinase). Triacylglycerol lipase.

TRIC (TRIC). Acronym for *t*rachoma and *i*nclusion *c*onjunctivitis.

tricalgia (trichalgia). Trichodynia; pain produced by touching the hair.

tricangión (trichangion). Telangion.

tricatrofia (trichatrophia). Atrophy of the hair bulbs, with brittleness, splitting, and falling out of hair.

tricauxis (trichauxis). Excessive growth of hair in length and quantity.

tricéfalo (tricephalus). Fetus with three heads.

tríceps (triceps). Three-headed; denoting especially two muscles: t. brachii and t. surae.

trichuriasis (trichuriasis). Infection with nematodes of the genus *Trichuris*.

triciclamol, cloruro de (tricyclamol chloride). Procyclidine methochloride.

tricipital (tricipital). Having three heads; denoting a triceps muscle.

triclobisonio, cloruro de (triclobisonium chloride). A bisquaternary ammonium compound used topically in the treatment of superficial infections of the skin and vagina.

triclofenol piperazina (triclofenol piperazine). An anthelmintic.

tricloral (trichloral). *m*-Chloral.

triclorfon (trichlorfon). Metrifonate; an organophosphorus compound effective against immature and mature stages of *Schistosoma haematobium*, but ineffective against other species of *Schistosoma* in man.

triclormetiazida (trichlormethiazide). An orally effective benzothiazide diuretic and antihypertensive agent.

triclormetina (trichlormethine). A nitrogen mustard used in the treatment of leukemia.

tricloroetano (trichloroethane). Methylchloroform; 1,1,1-trichloroethane; an industrial solvent with pronounced inhalation anesthetic activity.

tricloroetanol (trichloroethanol). Trichloroethyl alcohol; a hypnotic and sedative; as a metabolite of chloral hydrate, it contributes to the depressant activity of chloral hydrate.

tricloroeteno (trichloroethene). Trichloroethylene.

tricloroetileno (trichloroethylene). Ethinyl trichloride; trichloroethene; an analgesic and inhalation anesthetic used in minor surgical operations and in obstetrical practice.

triclorofenol (trichlorophenol). Used as an antiseptic, disinfectant, and fungicide.

triclorofluorometano (trichlorofluoromethane). Trichloromonofluoromethane; a propellant used for aerosol sprays.

triclorometano (trichloromethane). Chloroform.

tricloromonofluorometano (trichloromonofluoromethane). Trichlorofluoromethane.

tricloruro (trichloride). A chloride having three chlorine atoms in the molecule; e.g., PCl_3.
trico-, triqu-, triqui- (tricho-, trich-, trichi-). Combining forms denoting the hair or a hairlike structure.
tricobezoar (trichobezoar). Hair ball; pilobezoar; a hair cast in the stomach or intestinal tract, common in cats.
tricocisto (trichocyst). Trichite; one of a number of structures, in the form of minute elongated cysts, arranged radially around the periphery of a protozoan cell and containing fluid which when discharged serves for offense or defense; found in ciliates, such as *Paramecium*.
tricoclasis (trichoclasia, trichoclasis). Trichorrhexis nodosa.
tricocriptosis (trichocryptosis). Any disease of the hair follicles.
tricodinia (trichodynia). Trichalgia.
tricodiscoma (trichodiscoma). Haarscheibe tumor.
tricoepitelioma (trichoepithelioma). Multiple small benign nodules, occurring mostly on the skin of the face, derived from basal cells of hair follicles enclosing keratin pearls.
t. adquirido (acquired t.). Dilated pore.
t. desmoplásico (desmoplastic t.).
t. múltiple hereditario (hereditary multiple t.). Trichoepithelioma.
t. papiloso múltiple (t. papillosum multiplex). Trichoepithelioma.
tricoestesia (trichoesthesia). **1.** The sensation felt when a hair is touched. **2.** A form of paresthesia in which there is a sensation as of a hair on the skin, on the mucous membrane of the mouth, or on the conjunctiva.
tricofagia (trichophagy). Habitual biting of the hair.
tricofítico (trichophytic). Relating to trichophytosis.
tricofítide (trichophytid). An eruption remote from the site of infection, which is the expression of allergic response to *Trichophyton* infection.
tricofitina (trichophytin). An extract of cultures of several species of *Trichophyton*, the ringworm fungus, formerly used in the diagnosis and treatment of a number of varieties of ringworm infection.
tricofitobezoar (trichophytobezoar). Phytotrichobezoar; a mixed hair and food ball, consisting of vegetable fibers, seeds and skins of fruits, and animal hair that are matted together to form a ball in the stomach of man or animals, especially ruminants.
tricofitosis (trichophytosis). Superficial fungus infection caused by species of *Trichophyton*.
t. de la barba (t. barbae). Tinea barbae.
t. de la cabeza (t. capitis). Tinea capitis.
t. crural (t. cruris). Tinea cruris.
t. del cuerpo (t. corporis). Tinea corporis.
t. de las uñas (t. unguium).
tricofobia (trichophobia). Morbid disgust caused by the sight of loose hairs on clothing or elsewhere.
tricofoliculoma (trichofolliculoma). A usually solitary tumor or hamartoma in which multiple abortive hair follicles open into a central cyst or space opening on the skin surface.
tricógeno (trichogen). An agent that promotes the growth of hair.
tricogenoso (trichogenous). Promoting the growth of the hair.
tricoglosia (trichoglossia). Hairy tongue.
tricohialina (trichohyalin). A substance of the nature of keratohyalin found in the developing inner root sheath of the hair follicle.
tricoide (trichoid). Hairlike.
tricolegía (trichologia). Trichology; a nervous habit of plucking at the hair.
tricolemoma (tricholemmoma). Trichilemmoma.
tricolito (tricholith). A concretion on the hair; the lesion of piedra.
tricología (trichology). **1.** The study of the anatomy, growth, and diseases of the hair. **2.** Trichologia.
tricoma (trichoma). Trichiasis.
tricomatosis (trichomatosis). Trichiasis.
tricomatoso **1.** (trichomatous). Trichomatose; relating to or suffering from trichoma. **2.** (trichomatose). Trichomatous.
tricomegalia (trichomegaly). Congenital condition characterized by abnormally long eyelashes.
tricomicetosis (trichomycetosis). Trichomycosis.
tricomicosis (trichomycosis). Trichomycetosis; formerly used to mean any disease of the hair caused by a fungus; presently synonymous with trichonocardiosis or t. axillaris.
t. axilar (t. axillaris). Lepothrix; Paxton's disease.
t. cromática (t. chromatica). T. axillaris.
t. nodosa, nodular (t. nodosa, t. nodularis). T. axillaris.
t. palmelina (t. palmellina). T. axillaris.
t. pustulosa (t. pustulosa).
tricomona (trichomonad). Common name for members of the family Trichomonadidae.
tricomonacida (trichomonacide). An agent that is destructive to *Trichomonas* organisms.
tricomoniasis (trichomoniasis). Disease caused by infection with a species of protozoan of the genus *Trichomonas* or related genera.
t. aviaria (avian t.).
t. bovina (bovine t.).
t. vaginitis (t. vaginitis).
triconocardiosis (trichonocardiosis). An infection of hair shafts, especially of the axillary and pubic regions, with nocardiae.
t. axilar (t. axillaris). Trichomycosis axillaris.
triconodosis (trichonodosis). Trichomycosis axillaris.
triconosis (trichonosis). Trichopathy.
t. versicolor (t. versicolor). Ringed hair.
tricopatía (trichopathy). Trichonosis; trichonosus; trichosis; any disease of the hair.
tricopático (trichopathic). Relating to any disease of the hair.
tricopatofobia (trichopathophobia). Excessive worry regarding disease of the hair, its color, or abnormalities of its growth.
tricopoliosis (trichopoliosis). Poliosis.
tricoptilosis (trichoptilosis). A condition of splitting of the shaft of the hair, giving it a feathery appearance.
tricorne **1.** (tricornute). Tricorn; having three cornua or horns. **2.** (tricorn). One of the lateral ventricles of the brain. **3.** (tricorn). Tricornute.
tricorrexis (trichorrhexis). A condition in which the hairs tend to readily break or split.
t. invaginada (t. invaginata). Bamboo hair.
t. nudosa (t. nodosa). Clastothrix; trichoclasia; trichoclasis.
tricoscopia (trichoscopy). Examination of the hair.
tricosis (trichosis). Trichopathy.
t. caruncular (t. carunculae).
t. sensitiva (t. sensitiva). Hyperesthesia of the hairy parts.
t. setosa (t. setosa). Coarseness of the hair.
tricosomatoso (trichosomatous). Having flagella with a small body; denoting certain protozoan organisms.
tricosporosis (trichosporosis). A superficial mycotic infection of the hair in which nodular masses of causative fungi become attached to the hair shafts.
tricosquisis (trichoschisis). The presence of broken or split hairs. See also trichorrhexis.
tricostasis espinosa (trichostasis spinulosa). A condition in which hair follicles are blocked with a keratin plug containing lanugo hairs.
tricostrongiliasis (trichostrongylosis). Infection with nematodes of the genus *Trichostrongylus*.
tricostrongilio (trichostrongyle). Common name for members of the family Trichostrongylidae.
tricotilomanía (trichotillomania). A compulsion to pull out one's own hair.
tricotiodistrofia (trichothiodystrophy). An abnormality of the hair shaft, probably inherited, characterized by fine brittle hairs with abnormally low sulfur content.
tricotomía (trichotomy). A division into three parts.
tricotoxina (trichotoxin). A cytotoxin having an injurious effect specifically for ciliated epithelium.
tricotrofia (trichotrophy). Nutrition of the hair.
tricresol (tricresol). Cresol.
tricroico (trichroic). Relating to or marked by trichroism.
tricroísmo (trichroism). The property of some crystals of emitting different colors in three different directions.
tricrómata (trichromat). A person who sees three primary colors; hence, one with normal color vision.
tricromático (trichromatic). **1.** Trichromic. Having, or relating to, the three primary colors, red, green, and blue. **2.** Capable of perceiving the three primary colors; having normal color vision.
tricromatismo (trichromatism). The state of being trichromatic.
t. anómalo (anomalous t.).
tricromatopsia (trichromatopsia). Normal color vision; the ability to perceive the three primary colors.

tricrómico (trichromic). Trichromatic.
tricrótico (tricrotic, tricrotous). Tricrotous; thrice-beating; marked by three waves in the arterial pulse tracing.
tricrotismo (tricrotism). The condition of being tricrotic.
tricúspide (tricuspid, tricuspidal, tricuspidate). **1.** Having three points, prongs, or cusps, as the tricuspid valve of the heart. **2.** Tritubercular; having three tubercles or cusps, as the second upper molar tooth (occasionally) and the upper third molar (usually).
tridáctilo (tridactylous). Tridigitate.
tridentado (tridentate). Trident; three-toothed; three-pronged.
tridente (trident). Tridentate.
tridérmico (tridermic). Relating to or derived from the three primary germ layers of the embryo: ectoderm, endoderm, and mesoderm.
tridermoma (tridermoma). Triphyllomatous teratoma.
tridigitado (tridigitate). Tridactylous; having three fingers.
tridihexetilo, cloruro de (tridihexethyl chloride). An anticholinergic drug.
tridimita (tridymite). A form of silica used in dental casting investment.
trídimo (tridymus). Triplet.
trielcón (trielcon). A long, three-jawed forceps for the extraction of foreign bodies from wounds or canals.
trientina, clorhidrato de (trientine hydrochloride). Triethylenetetramine dihydrochloride; a chelating agent used to remove excess copper from the body in Wilson's disease.
triesplácnico (trisplanchnic). Relating to the three visceral cavities: skull, thorax, and abdomen.
triestearina (tristearin). Stearin.
trietanolamina (triethanolamine). A mixture of mono-, di-, and triethanolamine, used as an emulsifying agent in the preparation of medicated ointments and lotions and as an aid in the absorption of such medicaments through the skin.
trietilenfosforamida (triethylenephosphoramide). A drug with the same actions and uses as triethylenemelamine in the treatment of leukemias.
trietilenglicol (triethylene glycol). 2,2'-Ethylenedioxybis (ethanol); used in the vapor state as an air-sterilizing agent; toxic to bacteria, fungi, and viruses in very low concentrations in air.
trietilenmelamina (triethylenemelamine). 2,4,6-Tris(ethyleneimino)-*s*-triazine; an antineoplastic agent chemically related to the nitrogen mustards.
trietilentetramina, diclorhidrato de (triethylenetetramine dihydrochloride). Trientine hydrochloride.
trietilentiofosforamida (triethylenethiophosphoramide). Thiotepa; tris(1-aziridinyl)phosphine sulfide; an alkylating agent used for the palliative treatment of malignant diseases such as leukemia, lymphoma, and carcinoma.
trifacial (trifacial). Denoting the fifth pair of cranial nerves, nervus trigeminus.
trifalangia (triphalangia). Malformation in which three phalanges are present in the thumb or great toe.
trífido (trifid). Split into three.
trifluoperazina, clorhidrato de (trifluoperazine hydrochloride). An antipsychotic.
2,2,2-trifluoroetilvinilo (2,2,2-trifluoroethyl vinyl). Fluroxene.
5-trifluorometildesoxiuridina (5-trifluoromethyldeoxyuridine). A pyrimidine analogue used topically in the treatment of herpes simplex keratitis.
trifluperidol, clorhidrato de (trifluperidol hydrochloride). A tranquilizer.
triflupromazina, clorhidrato de (triflupromazine hydrochloride). An antipsychotic closely related to chlorpromazine.
trifluridina (trifluridine). An antiviral agent used in eye drops to treat herpes simplex infections of the eye.
trifocal (trifocal). Having three foci.
trifoliosis (trifoliosis). Clover disease; trefoil dermatitis; a form of photosensitization that occurs in horses, cattle, sheep, and pigs from eating several types of clover and alfalfa.
trifosfatasa (triphosphatase). Adenosinetriphosphatase.
trifosfopiridina nucleótido (triphosphopyridine nucleotide). Former name for nicotinamide adenine dinucleotide phosphate.
trifurcación (trifurcation). **1.** A division into three branches. **2.** The area where the tooth roots divide into three distinct portions.
trigástrico (trigastric). Having three bellies; denoting a muscle with two tendinous interruptions.
trigeminal (trigeminal). Trigeminus; relating to the fifth cranial or trigeminus nerve.
trigeminia (trigeminy). Trigeminal rhythm.
trigémino (trigeminus). Trigeminal.
trigenolina (trigenolline). Trigonelline.
triglicérido (triglyceride). Triacylglycerol.
trigonal (trigonal). Triangular; relating to a trigonum.
trigonelina (trigonelline). Caffearine; trigenolline; *N*-methylnicotinic acid; the methyl betaine of nicotinic acid.
trigonitis (trigonitis). Inflammation of the urinary bladder, localized in the trigone.
trígono (trigone). **1.** Trigonum. **2.** The first three dominant cusps (protocone, paracone, and metacone), taken collectively, of an upper molar tooth.
t. cerebral (trigonum cerebrale). Fornix.
t. cervical (trigonum cervicale). Cervical triangle.
t. cervical anterior (trigonum cervicale anterius). [*trigonum cervicale anterius*, NA]. Regio cervicales anterior.
t. cervical posterior (trigonum cervicale posterius). [*trigonum cervicale posterius*, NA]. Regio cervicales lateralis.
t. de la cinta (t. of fillet). Trigonum lemnisci.
t. colateral (collateral t.). [*trigonum collaterale*, NA].
t. deltoideopectoral (deltoideopectoral t.). Fossa infraclavicularis.
t. esternocostal (trigonum sternocostale). Sternocostal triangle.
t. femoral (trigonum femorale). [*trigonum femorale*, NA]. Femoral triangle.
t. fibroso derecho (right fibrous t.). [*trigonum fibrosum dextrum*, NA].
t. fibroso izquierdo (left fibrous t.). [*trigonum fibrosum sinistrum*, NA].
t. fibrosos del corazón (fibrous t.'s of heart).
t. de la habénula (t. of habenula). [*trigonum habenulae*, NA].
t. inguinal (inguinal t.). [*trigonum inguinale*, NA].
t. del lemnisco (trigonum lemnisci). [*trigonum lemnisci*, NA].
t. de Lieutaud (Lieutaud's t.). Trigonum vesicae.
t. lumbar (trigonum lumbale). [*trigonum lumbale*, NA]. Lumbar triangle.
t. lumbocostal (trigonum lumbocostale). Vertebrocostal trigone.
t. de Müller (Müller's t.).
t. muscular (trigonum musculare). [*trigonum musculare*, NA].
t. del nervio auditivo (t. of auditory nerve). [*trigonum acustici*, NA].
t. del nervio hipogloso mayor (t. of hypoglossal nerve). [*trigonum nervi hypoglossi*, NA].
t. del nervio vago (t. of vagus nerve). [*trigonum nervi vagi*, NA].
t. olfatorio (olfactory t.). [*trigonum olfactorium*, NA].
t. omoclavicular (trigonum omoclaviculare). [*trigonum omoclaviculare*, NA].
t. omotraqueal (trigonum omotracheale). [*trigonum omotracheale*, NA].
t. palatino (trigonum palati). Palatal triangle.
t. submandibular (trigonum submandibulare). [*trigonum submandibulare*, NA]. Digastric triangle; submandibular triangle; submaxillary triangle.
t. submentoniano (trigonum submentale). [*trigonum submentale*, NA].
t. ventricular (trigonum ventriculi). T. collaterale.
t. del ventrículo lateral (t. of lateral ventricle). Trigonum collaterale.
t. vertebrocostal (vertebrocostal t.). Trigonum lumbocostale.
t. vesical (t. of bladder). [*trigonum vesicae*, NA].
trigonocefalia (trigonocephaly). Malformation characterized by a triangular configuration of the skull, due in part to premature synostosis of the cranial bones with compression of the cerebral hemispheres.
trigonocefálico (trigonocephalic). Pertaining to trigonocephaly.
trigonum, pl. **trigona** (trigonum, pl. trigona). Trigone; any triangular area.
t. colli. (t. colli). T. cervicale.
trihíbrido (trihybrid). The offspring of parents which differ in three mendelian characters.

trihídrico (trihydric). Denoting a chemical compound containing three replaceable hydrogen atoms.
trihidroxiestrina (trihydroxyestrin). Estriol.
triiniódimo (triiniodymus). A grossly malformed fetus with three heads, joined at the occiput, and a single body.
trilabo (trilabe). A three-pronged forceps for removal of foreign bodies from the bladder.
trilaminar (trilaminar). Having three laminae.
trilateral (trilateral). Having three sides.
trilobulado (trilobate, trilobed). Having three lobes.
trilocular (trilocular). Having three cavities or cells.
trilogía (trilogy). A triad of related entities.
  t. de Fallot (t. of Fallot). Fallot's triad.
trilostano (trilostane). An adrenal steroid inhibitor used for amelioration of adrenal hyperfunction in Cushing's syndrome.
trimastigoto (trimastigote). Having three flagella, as observed in certain protozoan organisms.
trimeprazina, tartrato de (trimeprazine tartrate). A phenothiazine compound related chemically and pharmacologically to promazine but with a more pronounced histamine-antagonizing action; used for the symptomatic relief of pruritus.
trimestre (trimester). A period of 3 months; one-third of the length of a pregnancy.
trimetadiona (trimethadione). Troxidone; an anticonvulsant used for the treatment of petit mal (absence seizures) and psychomotor epilepsy.
trimetafán, camsilato de (trimetaphan camsylate). Trimethaphan camsylate.
trimetazidina (trimetazidine). A coronary vasodilator.
trimetidio, metosulfato de (trimethidium methosulfate). A quaternary ammonium compound used in the treatment of severe hypertension.
trimetilamina (trimethylamine). A degradation product, often by putrefaction, of nitrogenous plant and animal substances such as beet sugar residue or herring brine.
trimetilaminuria (trimethylaminuria). Increased excretion of trimethylamine in urine and sweat, with characteristic offensive, fishy body odor.
trimetilcarbinol (trimethylcarbinol). Tertiary butyl alcohol.
trimetileno (trimethylene). Cyclopropane.
trimetiletileno (trimethylethylene). Amylene.
trimetilomelamina (trimethylomelamine). (*s*-Triazine-2,4,6-triyltriimino)trimethanol; an antineoplastic agent.
trimetobenzamida, clorhidrato de (trimethobenzamide hydrochloride). An antiemetic.
trimetoprima (trimethoprim). An antimicrobial agent that potentiates the effect of sulfonamides and sulfones.
trimetozina (trimetozine). An antianxiety agent.
trimetrexato (trimetrexate). An antineoplastic agent and antiprotozoal orphan drug used in the treatment of *Pneumocystis carinii* pneumonia in AIDS patients.
trimipramina (trimipramine). An antidepressant.
trimórfico (trimorphic). Trimorphous.
trimorfismo (trimorphism). Existence under three forms, as in holometabolous insects that pass through larval, pupal, and imago stages.
trimorfo (trimorphous). Trimorphic; existing under three forms; marked by trimorphism.
trinitrocelulosa (trinitrocellulose). A constituent of soluble guncotton.
trinitroglicerina (trinitroglycerin). Nitroglycerin.
trinitrotolueno (trinitrotoluene). Trinitrotoluol; an explosive made by the nitrification of toluene.
trinitrotoluol (trinitrotoluol). Trinitrotoluene.
trinucleótido (trinucleotide). A combination of three adjacent nucleotides, free or in a polynucleotide or nucleic acid molecule.
triocinasa (triokinase). Triosekinase; a phosphotransferase catalyzing the phosphorylation of glyceraldehyde to glyceraldehyde 3-phosphate by ATP.
trioftalmos (triophthalmos). Conjoined twins with fusion in the facial region such that the eyes on the joined sides have merged to form a single one.
trioleína (triolein). Olein.
triorquidismo (triorchism). Condition of having three testes.
triosa (triose). A three-carbon monosaccharide.
triosacinasa (triosekinase). Triokinase.
triosafosfato isomerasa (triosephosphate isomerase). Phosphotriose isomerase; an isomerizing enzyme that catalyzes the interconversion of glyceraldehyde 3-phosphate and dihydroxyacetone phosphate, a reaction of importance in glycolysis.
trioto (triotus). Diprosopus in which three ears are present.
trióxido (trioxide). Teroxide; a molecule containing three atoms of oxygen.
trioximetileno (trioxymethylene). Paraformaldehyde.
trioxsaleno (trioxsalen). 4,5,8-Trimethylpsoralen; an orally effective pigmenting, photosensitizing agent.
tripalmitina (tripalmitin). Palmitin.
tripanicida (trypanicidal, trypanicide). Trypanocidal.
tripánide **1.** (trypanid). Trypanosomatid. **2.** (trypanosomid). A skin lesion resulting from immunologic changes from trypanosome disease.
tripanocida (trypanocidal, trypanocide). Trypanicidal; destructive to trypanosomes.
tripanosoma (trypanosome). Common name for any member of the genus *Trypanosoma* or of the family Trypanosomatidae.
tripanosomiasis (trypanosomiasis). Any disease caused by a trypanosome.
  t. africana (African t.). African sleeping sickness.
  t. africana del Este (East African t.). Rhodesian t.
  t. africana del Oeste (West African t.). Gambian t.
  t. aguda (acute t.). Rhodesian t.
  t. crónica (chronic t.). Gambian t.
  t. de Cruz (Cruz t.). South American t.
  t. gambiense (Gambian t.). West African t.
  t. rodesiense (Rhodesian t.). East African t.
  t. sudamericana (South American t.). Chagas' disease.
tripanosomicida (trypanosomicide). Trypanocide.
tripanosómico (trypanosomic). Relating to trypanosomes, especially denoting infection by such organisms.
triparanol (triparanol). 1-[*p*-(2-Diethylaminoethoxy)phenyl]-1-(*p*-tolyl)-2-(*p*-chlorophenyl)ethanol; formerly used as inhibitor of cholesterol biosynthesis.
triparsamida (tryparsamide). Sodium *N*-carbamylmethyl-*p*-aminobenzenearsonate; used in the treatment of trypanosomic and spirochetal infections.
tripelenamina, clorhidrato de (tripelennamine hydrochloride). An antihistamine.
triplante (triplant).
triplejía (triplegia). Paralysis of an upper and a lower extremity and of the face, or of both extremities on one side and of one on the other.
triplete (triplet). **1.** Tridymus; one of three children delivered at the same birth. **2.** A set of three similar objects. **3.** Codon.
  t. sin sentido (nonsense t.).
triploblástico (triploblastic). Formed of three primary germ layers (ectoderm, mesoderm, endoderm), or containing tissue derived from all three layers.
triploide (triploid). Pertaining to or characteristic of triploidy.
triploidia (triploidy). The presence of three complete sets of chromosomes, instead of two, in all cells; results in fetal or neonatal death.
triplopía (triplopia). Triple vision; visual defect in which three images of the same object are seen.
trípode (tripod). **1.** Three-legged. **2.** A stand having three legs or supports.
  t. de Haller (Haller's t.). Truncus celiacus.
  t. vital (vital t.).
tripodia (tripodia). Condition seen in conjoined twins when fusion has merged the lower extremities on the joined sides to form a single foot, so that there are only three feet for the two bodies.
tripomastigoto (trypomastigote). It denotes the stage (infective stage for South American trypanosomiasis and African trypanosomiasis), in which the flagellum arises from a posteriorly located kinetoplast and emerges from the side of the body, with an undulating membrane running along the length of the body.
triprolidina, clorhidrato de (triprolidine hydrochloride). An antihistaminic used in the management of allergic and pruritic conditions.
triprósopo (triprosopus). Fetus with three heads fused, leaving only parts of three faces.

tripsina (trypsin). A proteolytic enzyme formed in the small intestine from trypsinogen by the action of enteropeptidase.
t. cristalizada (crystallized t.).
tripsinógeno (trypsinogen, trypsogen). Protrypsin; an inactive protein secreted by the pancreas that is converted into trypsin by the action of enteropepsidase.
tripsis (tripsis). **1.** Trituration. **2.** Massage.
triptamina (tryptamine). 3-(2-Aminoethyl)indole; a decarboxylation product of tryptophan that occurs in plants and certain foods (e.g., cheese).
triptamina-estrofantidina (tryptamine-strophanthidin). A semisynthetic cardiac glycoside that is a condensation product of strophanthidin and tryptamine.
tríptico (tryptic). Relating to trypsin, as t. digestion.
triptofanasa (tryptophanase). **1.** Tryptophan 2,3-dioxygenase. **2.** An enzyme found in bacteria that catalyzes tryptophan to indole, pyruvic acid, and ammonia.
triptófano (tryptophan). 2-Amino-3-(3-indolyl)propionic acid; a component of proteins.
t. descarboxilasa (t. decarboxylase).
t. desmolasa (t. desmolase). T. synthase.
t. oxigenasa (t. oxygenase). Tryptophan 2,3-dioxygenase.
t. pirrolasa (t. pyrrolase). Tryptophan 2,3-dioxygenase.
t. sintasa (t. synthase). T. desmolase; t. synthetase.
t. sintetasa (t. synthetase). T. synthase.
triptófano 2,3-dioxigenasa (tryptophan 2,3-dioxygenase). Pyrrolase; tryptophan oxygenase; tryptophan pyrrolase; tryptophanase; an oxidoreductase catalyzing reductive closure of the side chain on the benzene ring in *N*-formylkynurenine to the pyrrole ring of tryptophan.
triptofanuria (tryptophanuria). Enhanced urinary excretion of tryptophan.
t. con enanismo (t. with dwarfism).
triptona (tryptone). A peptone produced by proteolytic digestion with trypsin.
triptonemia (tryptonemia). The presence of tryptone in the circulating blood.
triquenelosis (trichinellosis). Trichinosis.
triquetohidrindeno, hidrato de (triketohydrindene hydrate). Former name for ninhydrin.
triquetopurina (triketopurine). Uric acid.
triquetro (triquetrous). Triangular.
-triquia (-trichia). Combining form denoting condition or type of hair.
triquiasis (trichiasis). Trichoma; trichomatosis; a condition in which the hair adjacent to a natural orifice turns inward and causes irritation.
triquilemoma (trichilemmoma). Tricholemmoma; a benign tumor derived from outer root sheath epithelium of a hair follicle, consisting of cells with pale-staining cytoplasm containing glycogen.
triquina (trichina, pl. trichinae). A larval worm of the genus *Trichinella;* the infective form in pork.
triquineliasis (trichinelliasis). Trichinosis.
triquiniasis (trichiniasis). Trichinosis.
triquinífero (trichiniferous). Containing trichina worms.
triquinización (trichinization). Infection with trichina worms.
triquinoscopio (trichinoscope). A magnifying glass used in the examination of meat suspected of being trichinous.
triquinosis (trichinosis). Trichinelliasis; trichinellosis; trichiniasis; the disease resulting from ingestion of raw or inadequately cooked pork (or bear or walrus meat in Alaska) that contains encysted larvae of the nematode parasite *Trichinella spiralis*.
triquinoso (trichinous). Infected with trichina worms.
triquión (trichion). A cephalometric point at the midpoint of the hairline at the top of the forehead.
triquita (trichite). Trichocyst.
triquitis (trichitis). Inflammation of the hair bulbs.
trirradial (triradial, triradiate). Radiating in three directions.
trirradio (triradius). Galton's delta; in dermatoglyphics, the figure at the base of each finger in the palm, produced by rows of papillae running in three directions so as to form a triangle.
Tris (Tris). Abbreviation for tris(hydroxymethyl)aminomethane; used as a trivial name.
tris(hidroximetil)metilamina (tris(hydroxymethyl)methylamine). Tromethamine.
tris- (tris-). Chemical prefix indicating three of the substituents that follow, independently linked.
trisacárido (trisaccharide). A carbohydrate containing three monosaccharide residues, e.g., raffinose.
triscaidecafobia (triskaidekaphobia). Superstitious dread of the number thirteen.
trisíntoma (trisymptome). Cutaneous vasculitis.
trísmico (trismic). Relating to or marked by trismus.
trismo 1. (trismus). Ankylostoma; lock-jaw; lockjaw; a firm closing of the jaw due to tonic spasm of the muscles of mastication from disease of the motor branch of the trigeminus. **2.** (lock- jaw). Trismus. **3.** (lockjaw). Trismus.
t. capistratus (t. capistratus).
t. doloroso (t. dolorificus). Trigeminal neuralgia.
t. del recién nacido, neonatorum (t. nascentium, t. neonatorum).
t. sardónico (t. sardonicus). Risus caninus.
trismoide (trismoid). **1.** Resembling trismus. **2.** Trismus nascentium, formerly regarded as a distinct variety due to pressure on the occiput during birth.
trisomía (trisomy). The state of an individual or cell with an extra chromosome instead of the normal pair of homologous chromosomes.
trisómico (trisomic). Relating to trisomy.
tristiquiasis (tristichia). Presence of three rows of eyelashes.
trisurcado (trisulcate). Marked by three grooves.
tritanomalía (tritanomaly). A type of partial color deficiency due to a deficiency or abnormality of blue-sensitive retinal cones.
tritanopía (tritanopia). Deficient color perception in which there is an absence of blue-sensitive pigment in the retinal cones.
triterpenos (triterpenes). Hydrocarbons or their derivatives formed by the condensation of six isoprene units (equivalent to three terpene units) and containing, therefore, 30 carbon atoms; e.g., squalene.
tritiado (tritiated). Containing atoms of tritium (hydrogen-3) in the molecule.
tritíceo (triticeous). Resembling or shaped like a grain of wheat.
triticeogloso (triticeoglossus). Musculus triticeoglossus.
triticeum (triticeum). Cartilago triticea.
tritilo (trityl). The triphenylmethyl radical, Ph_3C–.
tritio (tritium). Hydrogen-3.
tritocalina (tritocaline). Tritoqualine.
tritocualina (tritoqualine). Tritocaline; an antihistaminic.
tritubercular (tritubercular). Tricuspid.
triturable (triturable). Capable of being triturated.
trituración (trituration). **1.** Tripsis; the act of reducing a drug to a fine powder and incorporating it thoroughly with sugar of milk by rubbing the two together in a mortar. **2.** Mixing of dental amalgam in a mortar and pestle or with a mechanical device.
triturado (triturate). A triturated substance.
triturar (triturate). To accomplish trituration.
trivalencia (trivalence, trivalency). The property of being trivalent.
trivalente (trivalent). Having the combining power (valence) of 3.
trivalvo (trivalve). Provided with three valves, as a speculum with three diverging blades.
triyodometano (triiodomethane). Iodoform.
3,5,3'-triyodotironina (3,5,3'-triiodothyronine). Liothyronine; a thyroid hormone normally synthesized in smaller quantities than thyroxine.
triyoduro (triiodide). An iodide with three atoms of iodine in the molecule; e.g., KI_3.
trizonal (trizonal). Having, or arranged in, three zones or layers.
tRNA (tRNA). Abbreviation for transfer RNA.
trocánter (trochanter). One of the bony prominences developed from independent osseous centers near the upper extremity of the femur.
t. mayor (greater t.). [*trochanter major*, NA].
t. menor (lesser t.). T. minor.
t. tercero (third t.). T. tertius.
trocanteriano, trocantérico (trochanterian, trochanteric). Relating to a trochanter; especially the trochanter major.
trocanteroplastia (trochanterplasty). Plastic surgery of the trochanters and neck of the femur.
trocantín (trochantin). Trochanter minor.
trocantíneo (trochantinian). Relating to the trochanter minor.

trocar (trocar). An instrument for withdrawing fluid from a cavity, or for use in paracentesis.
trochiscus, pl. **trochisci** (trochiscus, pl. trochisci). Troche.
trochlearis (trochlearis). **1.** Trochlear **2.** Trochleiform.
trocisco (troche). Lozenge; morsulus; pastil; pastille; trochiscus; a small, disk-shaped or rhombic body composed of solidifying paste containing an astringent, antiseptic, or demulcent drug, used for local treatment of the mouth or throat.
tróclea (trochlea, pl. trochleae). **1.** A structure serving as a pulley. **2.** A smooth articular surface of bone upon which another glides. **3.** [*trochlea*, NA]. A fibrous loop in the orbit, near the nasal process of the frontal bone, through which passes the tendon of the superior oblique muscle of the eye.
 t. astragalina **1.** (t. tali). Pulley of talus. **2.** (pulley of talus). [*trochlea tali*, NA].
 t. falángica (t. phalangis). [*trochlea phalangis*, NA].
 t. femoral (t. femoris). Facies patellaris femoris.
 t. humeral (t. humeri). [*trochlea humeri*, NA].
 t. del húmero (t. of humerus). [*trochlea humeri*, NA].
 t. muscular **1.** (t. muscularis). [*trochlea muscularis*, NA]. Muscular pulley. **2.** (muscular pulley). [*trochlea muscularis*, NA].
 t. peronea **1.** (t. peronealis). [*trochlea peronealis*, NA]. Peroneal pulley. **2.** (peroneal pulley). [*trochlea peronealis*, NA].
troclear (trochlear). **1.** Trochlearis; relating to a trochlea, especially the trochlea of the superior oblique muscle of the eye. **2.** Trochleiform.
trocleariforme (trochleariform). Trochleiform.
trocleiforme (trochleiform). Trochlear; trochleariform; trochlearis; pulley-shaped.
trococardia (trochocardia). Rotary displacement of the heart around its axis.
trocoide (trochoid). Revolving; rotating; denoting a revolving or wheel-like articulation.
trocorrizocardia (trochorizocardia). Combined trochocardia and horizocardia.
trofectodermo (trophectoderm). Outermost layer of cells in the mammalian blastodermic vesicle that will make contact with the endometrium and take part in establishing the embryo's means of receiving nutrition.
trofedema (trophedema). Hereditary lymphedema.
trofesía (trophesy). The results of any disorder of the trophic nerves.
trofésico (trophesic). Pertaining to trophesy.
-trofia (-trophy). Suffix meaning food, nutrition.
troficidad (trophicity). Trophism; a trophic influence or condition.
-trófico (-trophic). Suffixed combining form denoting nutrition.
trófico (trophic). **1.** Relating to or dependent upon nutrition. **2.** Resulting from interruption of nerve supply.
trofismo (trophism). **1.** Trophicity. **2.** Nutrition.
trofo-, trof- (tropho-, troph-). Combining forms denoting food or nutrition.
trofoblástico (trophoblastic). Relating to the trophoblast.
trofoblasto (trophoblast). The mesectodermal cell layer covering the blastocyst that erodes the uterine mucosa and through which the embryo receives nourishment from the mother.
 t. plasmódico (plasmodial t.). Syncytiotrophoblast.
 t. sincicial (syncytial t.). Syncytiotrophoblast.
trofoblastoma (trophoblastoma). Obsolete term for choriocarcinoma.
trofocito (trophocyte). Trephocyte; a cell that supplies nourishment; e.g., Sertoli cells in the seminiferous tubules.
trofocromatina (trophochromatin). Trophochromidia.
trofocromidio (trophochromidia). Trophochromatin; nongerminal or vegetative extranuclear masses of chromatin, found in certain protozoan forms.
trofodermatoneurosis (trophodermatoneurosis). Cutaneous trophic changes due to neural involvement.
trofodermo (trophoderm). The trophectoderm, or trophoblast, together with the vascular mesodermal layer underlying it.
trofodinámica (trophodynamics). Nutritional energy; the dynamics of nutrition or metabolism.
trofoneurosis (trophoneurosis). A trophic disorder, such as atrophy, hypertrophy, or a skin eruption, occurring as a consequence of disease or injury of the nerves of the part.
 t. facial (facial t.). Facial hemiatrophy.
 t. lingual (lingual t.). Progressive lingual hemiatrophy.
 t. muscular (muscular t.). Progressive muscular atrophy.
 t. de Romberg (Romberg's t.). Facial hemiatrophy.
trofoneurótico (trophoneurotic). Relating to a trophoneurosis.
trofonúcleo (trophonucleus). Macronucleus.
trofoplasma (trophoplasm). Obsolete term referring to the achromatin or supposed formative substance of a cell.
trofoplasto (trophoplast). Plastid.
trofospongio (trophospongia). Canalicular structures described by A.F. Holmgren in the protoplasm of certain cells.
trofotaxis (trophotaxis). Trophotropism.
trofotrópico (trophotropic). Relating to trophotropism.
trofotropismo (trophotropism). Trophotaxis; chemotaxis of living cells in relation to nutritive material.
trofozoíto (trophozoite). The ameboid, vegetative, asexual form of certain Sporozoea, such as the schizont of the plasmodia of malaria and related parasites.
trolamina (trolamine). USAN-approved contraction for triethanolamine.
troland (troland). Photon; a unit of visual stimulation at the retina equal to the illumination per square millimeter of pupil received from a surface of 1 lux brightness.
troleandomicina (troleandomycin). Triacetyloleandomycin; an orally effective antibiotic for infections produced by Gram-positive, penicillin-resistant bacteria.
trolnitrato fosfato (trolnitrate phosphate). Triethanolamine trinitrate diphosphate.
tromb-, trombo- (thrombo-, thromb-). Combining forms denoting blood clot or relation thereto.
trombasa (thrombase). Thrombin.
trombastenia (thrombasthenia, thromboasthenia). Thromboasthenia; an abnormality of platelets characteristic of Glanzmann's t.
 t. de Glanzmann (Glanzmann's t.). Glanzmann's disease.
 t. hemorrágica hereditaria (hereditary hemorrhagic t.).
trombectomía (thrombectomy). The excision of a thrombus.
trombiculiasis (trombiculiasis). Infestation by mites of the genus *Trombicula*.
trombina (thrombin). Fibrinogenase; thrombase; thrombosin; an enzyme (proteinase), formed in shed blood, that converts fibrinogen into fibrin by hydrolyzing peptides (and amides and esters) of L-arginine.
 t. humana (human t.).
trombinogénesis (thrombinogenesis). Thrombin production.
trombinógeno (thrombinogen). Prothrombin.
trombintimectomía (thrombintimectomy). Old term for thromboendarterectomy.
trombo (thrombus, pl. thrombi). A clot in the cardiovascular systems formed during life from constituents of blood.
 t. aglutinativo (agglutinative t.). Hyaline t.
 t. agónico (agonal t.).
 t. ante mortem (antemortem t.).
 t. biliar (bile t.).
 t. blanco (white t.). Pale t.
 t. esférico (ball t.).
 t. esférico valvular (ball-valve t.).
 t. estratificado (stratified t.). Mixed t.
 t. de fibrina (fibrin t.).
 t. globular (globular t.).
 t. hialino (hyaline t.). Agglutinative t.
 t. infectivo (infective t.).
 t. laminado (laminated t.).
 t. marásmico (marantic t., marasmic t.).
 t. mixto (mixed t.). Stratified t.
 t. mural (mural t.).
 t. obstructivo (obstructive t.).
 t. pálido (pale t.). White t.
 t. parietal (parietal t.).
 t. post mortem (postmortem t.).
 t. propagado (propagated t.).
 t. rojo (red t.).
 t. secundario (secondary t.).
 t. valvular (valvular t.).
tromboangitis (thromboangiitis). Inflammation of the intima of a blood vessel, with thrombosis.
 t. obliterante (t. obliterans). Buerger's disease.

tromboarteritis (thromboarteritis). Arterial inflammation with thrombus formation.
tromboblasto (thromboblast). Megakaryocyte.
trombocatilisina (thrombokatilysin). Factor VIII.
trombocinasa (thrombokinase). Thromboplastin.
trombocitastenia (thrombocytasthenia). A term for a group of hemorrhagic disorders in which the platelets may be only slightly reduced in number, or even within the normal range, but are morphologically abnormal, or are lacking in factors that are effective in the coagulation of blood.
trombocitemia (thrombocythemia). Thrombocytosis.
trombocitina (thrombocytin). Serotonin.
trombocito (thrombocyte). Platelet.
trombocitopatía (thrombocytopathy). General term for any disorder of the coagulating mechanism that results from dysfunction of the blood platelets.
trombocitopenia (thrombocytopenia). Thrombopenia; a condition in which there is an abnormally small number of platelets in the circulating blood.
  t. autoinmune (autoimmune t.).
  t. esencial (essential t.).
  t. inmune (immune t.).
  t. isoinmune (isoimmune t.).
trombocitopoyesis (thrombocytopoiesis). The process of formation of thrombocytes or platelets.
trombocitosis (thrombocytosis). Thrombocythemia; an increase in the number of platelets in the circulating blood.
tromboclasis (thromboclasis). Thrombolysis.
tromboclástico (thromboclastic). Thrombolytic.
tromboelastógrafo (thromboelastograph). Apparatus for registering elastic variations of a thrombus during the process of coagulation.
tromboelastograma (thromboelastogram). Registration of coagulation process by a thromboelastograph.
tromboembolectomía (thromboembolectomy). Extraction of an embolic thrombus.
tromboembolia (thromboembolism). Embolism from a thrombus.
tromboembólico (thrombolic). Relating to a thrombolus.
tromboémbolo (thrombolus). An embolus composed of agglutinated platelets.
tromboendarterectomía (thromboendarterectomy). An operation that involves opening an artery, removing an occluding thrombus along with the intima and atheromatous material, and leaving a clean, fresh plane internal to the adventitia.
tromboendocarditis (thromboendocarditis). Nonbacterial thrombotic endocarditis.
tromboestasis (thrombostasis). Local arrest of the circulation by thrombosis.
trombofilia (thrombophilia). A disorder of the hemopoietic system in which there is a tendency to the occurrence of thrombosis.
tromboflebitis (thrombophlebitis). Venous inflammation with thrombus formation.
  t. migratoria (t. migrans).
  t. saltarina (t. saltans).
trombogén (thrombogene). Factor V.
trombogénico (thrombogenic). **1.** Relating to thrombogen. **2.** Causing thrombosis or coagulation of the blood.
trombógeno (thrombogen). Prothrombin.
tromboide (thromboid). Resembling a thrombus.
trombolinfangitis (thrombolymphangitis). Inflammation of a lymphatic vessel with the formation of a lymph clot.
trombólisis (thrombolysis). Thromboclasis; fluidifying or dissolving of a thrombus.
trombolítico (thrombolytic). Thromboclastic; breaking up or dissolving a thrombus.
trombón (thrombon). An all-inclusive term for circulating thrombocytes (blood platelets) and the cellular forms from which they arise (thromboblasts or megakaryocytes).
trombonecrosis (thrombonecrosis). Necrosis of the walls of a blood vessel, with thrombosis in the lumen.
trombopatía (thrombopathy). A nonspecific term applied to disorders of blood platelets resulting in defective thromboplastin, without obvious change in the appearance or number of platelets.
  t. constitucional (constitutional t.).
trombopenia (thrombopenia). Thrombocytopenia.
tromboplástido (thromboplastid). **1.** Platelet. **2.** A nucleated spindle cell in submammalian blood.
tromboplastina (thromboplastin). Platelet tissue factor; thrombokinase; thrombozyme; zymoplastic substance; a substance present in tissues, platelets, and leukocytes necessary for the coagulation of blood.
tromboplastinogenasa (thromboplastinogenase). An enzyme in blood that catalyzes the conversion of inactive thromboplastinogen to thromboplastin.
tromboplastinogenemia (thromboplastinogenemia). The presence of thromboplastinogen in the circulating blood.
tromboplastinógeno (thromboplastinogen). Factor VIII.
trombopoyesis (thrombopoiesis). Precisely, the process of a clot forming in blood, but generally used with reference to the formation of blood platelets (thrombocytes).
tromboquiste (thrombocyst, thrombocystis). A membranous sac enclosing a thrombus.
trombosado (thrombosed). **1.** Clotted. **2.** Denoting a blood vessel that is the seat of thrombosis.
trombosina (thrombosin). Thrombin.
trombosis (thrombosis, pl. thromboses). Formation or presence of a thrombus; clotting within a blood vessel which may cause infarction of tissues supplied by the vessel.
  t. arterial postraumática, venosa postraumática (posttraumatic arterial t., posttraumatic venous t.).
  t. atrófica (atrophic t.). Marantic t.; marasmic t.
  t. cerebral (cerebral t.).
  t. por compresión (compression t.).
  t. coronaria (coronary t.).
  t. por dilatación (dilation t.).
  t. por esfuerzo (effort t.).
  t. marásmica (marantic t., marasmic t.). Atrophic t.
  t. mural (mural t.).
  t. placentaria (placental t.).
  t. plaquetaria (plate t., platelet t.).
  t. reptante (creeping t.).
  t. saltarina (jumping t.).
trombostenina (thrombosthenin). Platelet actomyosin.
trombótico (thrombotic). Relating to, caused by, or characterized by thrombosis.
trombotonina (thrombotonin). Serotonin.
tromboxano (thromboxane). Homo-11a-oxaprostane; the formal parent of the thromboxanes; prostanoic acid in which the COOH has been reduced to $-CH_3$ and an oxygen atom has been inserted between carbons 11 and 12.
tromboxanos (thromboxanes). A group of compounds, included in the eicosanoids, formally based on thromboxane, but with the terminal COOH group present.
trombozima (thrombozyme). Thromboplastin.
trometamina (tromethamine). Tris(hydroxymethyl)methylamine; weakly basic compound used as an alkalizing agent and as a buffer in enzymic reactions.
trompa (tube). Tuba.
  t. acústica (tuba acustica). T. auditiva.
  t. auditiva (auditory t.). Tuba auditiva.
  t. de Eustaquio (eustachian t.). Tuba auditiva.
  t. de Falopio (fallopian t.). Tuba uterina.
  t. faringotimpánica (pharyngotympanic t.). Tuba auditiva.
  t. otofaríngea (otopharyngeal t.). Tuba auditiva.
  t. purulenta (pus t.). Pyosalpinx.
  t. uterina (uterine t.). Tuba uterina.
trona (trona). A native sodium carbonate.
troncal (truncal). Relating to the trunk of the body or to any arterial or nerve trunk, etc.
tronco (trunk). **1.** The body (trunk or torso), excluding the head and extremities. **2.** A primary nerve, vessel, or collection of tissue before its division. **3.** A large collecting lymphatic vessel.
  t. arterial o arterioso (común) (truncus arteriosus, t. arteriosus communis).
  t. arterioso persistente (persistent truncus arteriosus).
  t. auriculoventricular (atrioventricular t.). [*truncus atrioventricularis*, NA].
  t. braquiocefálico (brachiocephalic t.). [*truncus brachiocephalicus*, NA].
  t. broncomediastínico (bronchomediastinal t.). [*truncus bronchiomediastinalis*, NA].

t. celíaco (celiac t.). [*truncus celiacus*, NA].
t. costocervical (costocervical t.). [*truncus costocervicalis*, NA].
t. del cuerpo calloso (t. of corpus callosum). [*truncus corporis callosi*, NA].
t. encefálico (brainstem, brain stem). The entire unpaired subdivision of the brain.
t. inferior (inferior t.). [*truncus inferior*, NA].
t. intestinales (intestinal t.'s). [*trunci intestinales*, NA].
t. linguofacial (truncus linguofacialis). [*truncus linguofacialis*, NA].
t. lumbares (lumbar t.'s). [*trunci lumbales*, NA].
t. lumbosacro (lumbosacral t.). [*truncus lumbosacralis*, NA].
t. medio (middle t.). [*truncus medius*, NA].
t. nervioso (nerve t.).
t. del plexo braquial (t.'s of brachial plexus). [*trunci plexus brachialis*, NA].
t. pulmonar (pulmonary t.). [*truncus pulmonalis*, NA].
t. simpático (sympathetic t.). [*truncus sympathicus*, NA].
t. subclavio (subclavian t.). [*truncus subclavius*, NA].
t. superior (superior t.). [*truncus superior*, NA].
t. tirocervical (thyrocervical t.). [*truncus thyrocervicalis*, NA].
t. vagal (vagal t.). [*truncus vagalis*, NA].
t. yugular (jugular t.). [*truncus jugularis*, NA].

tronera (embrasure). In dentistry, an opening that widens outwardly or inwardly; specifically, that space adjacent to the interproximal contact area that spreads toward the facial, gingival, lingual, occlusal, or incisal aspect.
t. bucal (buccal e.).
t. gingival (gingival e.).
t. incisal (incisal e.).
t. labial (labial e.).
t. lingual (lingual e.).
t. oclusal (occlusal e.).

tropano (tropane). A bicyclic hydrocarbon, the fundamental structure of tropine, atropine, and other physiologically active substances.

tropato (tropate). A salt or ester of tropic acid.

tropeína (tropeine). An ester of tropine; either a naturally occurring alkaloid or prepared synthetically.

tropentano (tropentane). 1-Phenylcyclopentanecarboxylic acid 3α-tropanyl ester hydrochloride; an antispasmodic with anticholinergic properties.

tropeolinas (tropeolins). A group of azo dyes used as indicators; e.g., methyl orange.

tropía (tropia). Abnormal deviation of the eye.

tropicamida (tropicamide). An anticholinergic agent used to effect a rapid and brief mydriasis for eye examinations.

-trópico (-tropic). Suffixed combining form denoting a turning toward, having an affinity for.

tropina (tropine). 3α-Tropanol; 3α-hydroxytropane; the major constituent of atropine and scopolamine, from which it is obtained on hydrolysis.
mandelato de t. (t. mandelate). Homatropine.
tropato de t. (t. tropate). Atropine.

tropismo (tropism). The phenomenon, observed in living organisms, of moving toward (positive t.) or away from (negative t.) a focus of light, heat, or other stimulus.
t. viral (viral t.).

tropocolágeno (tropocollagen). The fundamental units of collagen fibrils, consisting of three helically arranged polypeptide chains.

tropómetro (tropometer). Any instrument for measuring the degree of rotation or torsion, as of the eyeball or the shaft of a long bone.

tropomiosina (tropomyosin). A fibrous protein extractable from muscle.

troponina (troponin). A globular protein of muscle that binds to tropomyosin and has considerable affinity for calcium ions.

troxerrutina (troxerutin). 7,3',4'-Tris[*O*-(2-hydroxyethyl)]rutin; used for treatment of venous disorders.

troxidona (troxidone). Trimethadione.

Trp (Trp). Symbol for tryptophan and its radicals.

truncado (truncate). Truncated; cut across at right angles to the long axis, or appearing to be so cut.

truncus, gen. and pl. **trunci** (truncus, gen. and pl. trunci). Trunk.

trusión (trusion). Displacement of a body, e.g., a tooth, from an initial position.

Try (Try). Former abbreviation for tryptophan.

tsetsé (tsetse). A fly of genus *Glossina*.

TSH (TSH). Abbreviation for thyroid-stimulating hormone.

TSH-RF (TSH-RF). Abbreviation for thyroid-stimulating hormone-releasing factor.

TSTA (TSTA). Abbreviation for tumor-specific transplantation antigens.

TTP (TTP). Abbreviation for ribothymidine 5'-triphosphate.

T.U. (T.U.). Abbreviation for toxic unit or toxin unit.

tuaminoheptano (tuaminoheptane). 2-Aminoheptane; a sympathomimetic volatile amine, used by inhalation as a nasal decongestant.

tuba, gen. y pl. **tubae** (tuba, gen. and pl. tubae). Tube; a hollow cylindrical structure or canal.
t. auditiva (t. auditiva). [*tuba auditiva*, NA]. Auditory tube; eustachian tube.
t. fallopiana (t. fallopiana). T. fallopii; t. uterina.
t. uterina (t. uterina). [*tuba uterina*, NA]. Fallopian tube; oviduct.

tubario (tubal). Relating to a tube, especially the uterine tube.

tubba, tubbae (tubba, tubbae). Foot yaws.

tubectomía (tubectomy). Salpingectomy.

tuber (tuber, pl. tubera). **1.** [*tuber*, NA]. A localized swelling; a knob. **2.** A short, fleshy, thick, underground stem of plants, such as the potato.
t. anterius (t. anterius). T. cinereum.
t. del calcáneo (calcaneal t.). [*tuber calcanei*, NA].
t. ceniciento (ashen t.). T. cinereum.
t. cinereum (t. cinereum). [*tuber cinereum*, NA]. Ashen t.; gray t.
t. coclear (t. cochleae). [*tuber cochleae*, NA].
t. del cuerpo calloso (t. corporis callosi). Splenium corporis callosi.
t. gris (gray t.). T. cinereum.

tubercular (tubercular, tuberculate, tuberculated). Pertaining to or characterized by tubercles or small nodules.

tubercúlide (tuberculid). A lesion of the skin or mucous membrane resulting from an immunologic response to a previous infection with tubercle bacilli at a remote site, resulting from specific sensitization to the organism.
t. nodular (nodular t.). Erythema induratum.
t. papulonecrótica (papulonecrotic t.). Acne scrofulosorum.
t. papuloso (papular t.). Papular scrofuloderma.
t. tipo rosácea (rosacea-like t.). Acne telangiectodes.

tuberculina (tuberculin). **1.** A glycerin-broth culture of *Mycobacterium tuberculosis* evaporated to 1/10 volume at 100°C and filtered. **2.** One or another of a relatively large number of extracts of *Mycobacterium tuberculosis* cultures, different from OT and now obsolete.
derivado proteico purificado de t. (PPD) (purified protein derivative of t. (PPD)).
t. vieja de Koch, original de Koch (Koch's old t. (OT), Koch's original t.).

tuberculitis (tuberculitis). Inflammation of any tubercle.

tuberculización **1.** (tuberculization). Tuberculation. **2.** (tuberculation). Tuberculization; the formation of tubercles or nodules. **3.** (tuberculation). The arrangement of tubercles or nodules in a part.

tubérculo (tubercle). **1.** [*tuberculum*, NA]. A nodule, especially in an anatomical, not pathologic, sense. **2.** A circumscribed, rounded, solid elevation on the skin, mucous membrane, or surface of an organ. **3.** A slight elevation from the surface of a bone giving attachment to a muscle or ligament. **4.** In dentistry, a small elevation arising on the surface of a tooth. **5.** A granulomatous lesion due to infection by *Mycobacterium tuberculosis*.
t. accesorio (accessory t.). Processus accessorius.
t. acústico (acoustic t.). Trigone of auditory nerve.
t. aductor (adductor t.). [*tuberculum adductorium*, NA].
t. amigdalino (amygdaloid t.).
t. anatómico (anatomical t.). Postmortem wart.
t. anterior del atlas (anterior t. of atlas). [*tuberculum anterius atlantis*, NA].
t. anterior del tálamo (anterior t. of thalamus). [*tuberculum anterius thalami*, NA].

t. anterior de las vértebras cervicales (anterior t. of cervical vertebrae). Tuberculum anterius vertebrarum cervicalium.
t. articular del hueso temporal (articular t.). [*tuberculum articulare*, NA].
t. artrítico (tuberculum arthriticum). [*tuberculum arthriticum*].
t. auricular (auricular t.). [*tuberculum auriculae*, NA].
t. blando (soft t.). Caseous t.; a t. showing caseous necrosis.
t. calcáneo (calcaneal t.). [*tuberculum calcanei*, NA].
t. de Carabelli (Carabelli t.).
t. carotídeo (carotid t.). [*tuberculum caroticum*, NA].
t. caseoso (caseous t.). Soft t.
t. de Chassaignac (Chassaignac's t.). [*tuberculum caroticum*, NA].
t. cigomático (tuber zygomaticum).
t. cinéreo (ashen t.). Tuberculum cinereum.
t. conoideo (conoid t.). [*tuberculum conoideum*, NA].
t. corniculado (corniculate t.). [*tuberculum corniculatum*, NA].
t. de la corona dental (crown t.). [*tuberculum coronae*, NA]. Tuberculum dentis.
t. costal (t. of rib). [*tuberculum costae*, NA].
t. de la cresta ilíaca (t. of iliac crest). Tuberculum iliacum.
t. cuadrigémino (superior colliculus). [*colliculus superior*, NA].
t. cuadrigémino inferior (inferior colliculus). [*colliculus inferior*, NA].
t. del cuerpo restiforme (t. of cuneate nucleus). [*tuberculum nuclei cuneati*, NA].
t. cuneiforme (cuneiform t.). [*tuberculum cuneiforme*, NA].
t. de Darwin (darwinian t.). Tuberculum auriculae.
t. dentario (dental t.). [*tuberculum dentis*, NA].
t. de un diente (t. of tooth). Tuberculum dentis.
t. por disección (dissection t.). Postmortem wart.
t. dolorosos (tubercula dolorosa).
t. dorsal (dorsal t.). [*tuberculum dorsale*, NA].
t. duro (hard t.). A t. lacking necrosis.
t. epiglótico (epiglottic t.). [*tuberculum epiglotticum*, NA].
t. epiploico (omental tuber). [*tuber omentale*, NA].
t. del escaleno anterior (t. of anterior scalene muscle). [*tuberculum musculi scaleni anterioris*, NA].
t. del escaleno de Lisfranc (scalene t. of Lisfranc). Tuberculum musculi scaleni anterioris.
t. externo del calcáneo (trochlea fibularis calcanei). [*trochlea fibularis calcanei*, NA]. T. peronealis.
t. fálico (phallic t.). Genital t.
t. faríngeo (pharyngeal t.). [*tuberculum pharyngeum*, NA].
t. fibroso (fibrous t.).
t. geniano (genial t.). Spina mentalis.
t. genital (genital t.). Phallic t.
t. de Gerdy (Gerdy's t.).
t. de Ghon (Ghon's t.). Ghon's focus; Ghon's primary lesion.
t. grácil (gracile t.). Tuberculum nuclei gracilis.
t. gris (gray t.). Tuberculum cinereum.
t. hialino (hyaline t.).
t. hipogloso (tuberculum hypoglossi). Trigonum nervi hypoglossi.
t. del hueso escafoides (t. of scaphoid bone). [*tuberculum ossis scaphoidei*, NA].
t. del hueso trapecio (t. of trapezium). [*tuberculum ossis trapezii*, NA].
t. ilíaco (iliac t.). [*tuberculum iliacum*, NA].
t. impar (tuberculum impar). Median tongue bud.
t. infraglenoideo (infraglenoid t.). [*tuberculum infraglenoidale*, NA].
t. intercondíleo (intercondylar t.). [*tuberculum intercondylare*, NA].
t. intervenoso (intervenous t.). [*tuberculum intervenosum*, NA].
t. del labio superior (labial t.). [*tuberculum labii superioris*, NA].
t. lateral de la apófisis posterior del astrágalo (lateral t. of posterior process of talus). [*tuberculum laterale processus posterioris tali*, NA].
t. de Lisfranc (Lisfranc's t.). Tuberculum musculi scaleni anterioris.
t. de Lister (Lister's t.). Tuberculum dorsale.
t. de Lower (Lower's t.). Tuberculum intervenosum.
t. maleolar (tuberculum mallei). Processus lateralis mallei.
t. mamilar (mamillary t.). Processus mamillaris.
t. mamilar del hipotálamo (mamillary t. of hypothalamus). Corpus mamillare.
t. marginal del hueso cigomático (marginal t.). [*tuberculum marginale ossis zygomatici*, NA].
t. mayor del húmero (greater t. of humerus). [*tuberculum majus humeri*, NA].
t. medial de la apófisis posterior del astrágalo (medial t. of posterior process of talus). Tuberculum mediale processus posterioris tali.
t. menor del húmero (lesser t. of humerus). [*tuberculum minus humeri*, NA].
t. mentoniano (mental t.). [*tuberculum mentale*, NA].
t. de Montgomery (Montgomery's t.'s).
t. de Morgagni (Morgagni's t.). Cartilago cuneiformis.
t. de Müller (Müller's t.). Sinus t.
t. nucal (nuchal t.). Vertebra prominens.
t. del núcleo delgado (t. of nucleus gracilis). [*tuberculum nuclei gracilis*, NA].
t. obturador (obturator t.). [*tuberculum obturatorium*, NA].
t. olfatorio (olfactory t.). Tuberculum olfactorium.
t. orbitario (orbital t.). Eminentia orbitalis; orbital eminence; Whitnall's t.
t. post mortem (postmortem t.). Postmortem wart.
t. posterior del atlas (posterior t. of atlas). [*tuberculum posterius atlantis*, NA].
t. posterior de las vértebras cervicales (posterior t. of cervical vertebrae). [*tuberculum posterius vertebrarum cervicalium*, NA].
t. de Princeteau (Princeteau's t.).
t. del prosector (prosector's t.). Postmortem wart.
t. pterigoideo (pterygoid t.).
t. pubiano (pubic t.). [*tuberculum pubicum*, NA].
t. de Rolando (Rolando's t.). Tuberculum cinereum.
t. de Santorini (Santorini's t.). Tuberculum corniculatum.
t. sebáceo (sebaceous t.). Milium.
t. sifilítico (tuberculum syphiliticum). Gumma of the skin.
t. de la silla turca (t. of saddle). [*tuberculum sellae*, NA].
t. sinusal (sinus t.). Müller's t.
t. superior (tuberculum superius). T. auriculae.
t. supraglenoideo (supraglenoid t.). [*tuberculum supraglenoidale*, NA].
t. supratrágico (supratragic t.). [*tuberculum supratragicum*, NA].
t. del tabique nasal (tuberculum septi narium).
t. tiroideo inferior (inferior thyroid t.). [*tuberculum thyroideum inferius*, NA].
t. tiroideo superior (superior thyroid t.). [*tuberculum thyroideum superius*, NA].
t. de la válvula (tuber valvulae). T. vermis.
t. del vermis (tuber vermis). [*tuber vermis*, NA]. T. of vermis; t. valvulae.
t. de Whitnall (Whitnall's t.). Orbital t.
t. de Wrisberg (Wrisberg's t.). Tuberculum cuneiforme.
t. yugular (jugular t.). [*tuberculum jugulare*, NA].
tuberculo-, tubercul- (tuberculo-, tubercul-). Combining forms denoting a tubercle, tuberculosis.
tuberculocele (tuberculocele). Tuberculosis of the testes.
tuberculocida (tuberculocidal). Destructive to the tubercle bacillus.
tuberculoderma (tuberculoderma). **1.** Any tubercular process of the skin. **2.** The cutaneous manifestation of tuberculosis.
tuberculofibroide (tuberculofibroid). A discrete, well circumscribed, usually spheroidal, moderately to extremely firm, encapsulated nodule that is formed during the process of healing in a focus of tuberculous granulomatous inflammation.
tuberculoide (tuberculoid). Resembling tuberculosis, or a tubercle.
tuberculoma (tuberculoma). A rounded tumorlike but non-neoplastic mass, usually in the lungs or brain, due to localized tuberculous infection.
tuberculoproteína (tuberculoprotein). Any one, or a mixture of any or all of the proteins present in the body of the tubercle bacillus, all of which have been found to possess certain properties of tuberculin.
tuberculoquimioterapéutico (tuberculochemotherapeutic). Relating to the treatment of tuberculosis by tuberculostatic or tuberculocidal drugs.

tuberculosis (tuberculosis). A specific disease caused by the presence of *Mycobacterium tuberculosis* which may affect almost any tissue or organ of the body, the most common seat of the disease being the lungs.
t. abierta (open t.).
t. del adulto (adult t.). Secondary t.
t. aguda, miliar aguda (acute t., acute miliary t.). Disseminated t.
t. antracótica (anthracotic t.). Pneumoconiosis.
t. atenuada (attenuated t.).
t. basal (basal t.). T. of the basilar portions of the lungs.
t. cerebral (cerebral t.).
t. cicatrizada (healed t.). Arrested t.; inactive t.
t. cutánea (cutaneous t.). Dermal t.; scrofuloderma; t. cutis.
t. cutis (t. cutis). Cutaneous t.
t. cutis folicular diseminada (t. cutis follicularis disseminata).
t. cutis lúpica (t. cutis luposa). Lupus vulgaris.
t. cutis orificial (t. cutis orificialis). T. ulcerosa.
t. cutis verrugosa (t. cutis verrucosa).
t. dérmica (dermal t.). Cutaneous t.
t. detenida (arrested t.). Healed t.
t. diseminada (disseminated t.). Acute t.
t. entérica (enteric t.).
t. general (general t.). Miliary t.
t. inactiva (inactive t.). Healed t.
t. miliar (miliary t.). General t.
t. papulonecrótica (t. papulonecrotica). Papulonecrotic tuberculid.
t. posprimaria (postprimary t.). Secondary t.
t. primaria (primary t.). Childhood type t.
t. pulmonar (pulmonary t.). T. of the lungs.
t. de reinfección (reinfection t.). Secondary t.
t. secundaria (secondary t.).
t. de tipo infantil (childhood type t.). Primary t.
t. ulcerosa (t. ulcerosa). T. cutis orificialis.
tuberculoso (tuberculous). Relating to or affected by tuberculosis.
tuberculostático (tuberculostatic). Relating to an agent that inhibits the growth of tubercle bacilli.
tuberculum, pl. **tubercula** (tuberculum, pl. tubercula). Tubercle.
tuberífero (tuberiferous). Tuberous.
tuberosidad (tuberosity). [*tuberositas*, NA].
t. bicipital (bicipital t.). Tuberositas radii.
t. del calcáneo (calcaneal t.). Tuber calcanei.
t. coracoidea (coracoid t.). [*tuberositas coracoidea*].
t. costal (tuberositas costalis). Impressio ligamenti costoclavicularis.
t. del cúbito (t. of ulna). [*tuberositas ulnae*, NA].
t. del cuboides (t. of cuboid bone). [*tuberositas ossis cuboidei*, NA].
t. deltoidea (deltoid t.). [*tuberositas deltoidea*, NA].
t. del escafoides (t. of navicular bone). [*tuberositas ossis navicularis*, NA].
t. externa del fémur (lateral femoral t.).
t. de la falange distal (tuberositas phalangis distalis). [*tuberositas phalangis distalis*, NA]. T. unguicularis; ungual tuberosity.
t. frontal (frontal tuber). [*tuber frontale*, NA].
t. glútea (gluteal t.). [*tuberositas glutea*, NA].
t. ilíaca (iliac t.). [*tuberositas iliaca*, NA].
t. infraglenoidea (infraglenoid t.). [*tuberculum infraglenoidale*, NA].
t. isquiática (ischial t.). [*tuberositas ischiadicum*, NA]. Tuber ischiadicum.
t. del isquion (tuber of ischium). T. ischiadicum.
t. masetérica (masseteric t.). [*tuberositas masseterica*, NA].
t. maxilar (maxillary t.). [*tuber maxillae*, NA].
t. mayor del húmero (greater t. of humerus). [*tuberculum majus humeri*, NA].
t. medial del fémur (medial femoral t.).
t. menor del húmero (lesser t. of humerus).
t. del músculo serrato mayor (tuberositas musculi serrati anterioris). [*tuberositas musculi serrati anterioris*, NA].
t. parietal (parietal tuber). [*tuber parietale*, NA].
t. del primer metatarsiano (t. of first metatarsal). [*tuberositas ossis metatarsalis primi*, NA].
t. pterigoidea (pterygoid t.). [*tuberositas pterygoidea*, NA].
t. del quinto metatarsiano (t. of fifth metatarsal). [*tuberositas ossis metatarsalis quinti*, NA].
t. del radio (t. of radius). [*tuberositas radii*, NA].
t. sacra (sacral t.). [*tuberositas sacralis*, NA].
t. de la tibia (tibial t.). [*tuberositas tibiae*, NA].
t. ungular (ungual t.). [*tuberositas phalangis distalis*,NA].
tuberositas (tuberositas). Tuberosity; a large tubercle or rounded elevation, especially from the surface of a bone.
tuberoso 1. (tuberose). Tuberous. **2.** (tuberous). Tuberiferous; tuberose; knobby, lumpy, or nodular.
tubo (tube). A hollow cylinder or pipe.
t. de Abbott (Abbott's t.). Miller-Abbott t.
t. aéreo (air t.).
t. de alimentación (feeding t.).
t. de Babcock (Babcock t.).
t. de Bouchut (Bouchut's t.).
t. de Bourdon (Bourdon t.).
t. bronquiales (bronchial t.'s). Bronchia.
t. de Cantor (Cantor t.).
t. cardíaco (cardiac t.).
t. de Carlen (Carlen's t.).
t. de Celestin (Celestin t.).
t. de Coolidge (Coolidge t.).
t. digestivo (digestive t.). Digestive tract.
t. de drenaje (drainage t.).
t. de Durham (Durham's t.). A jointed tracheotomy t.
t. de empiema (empyema t.).
t. endobronquial (endobronchial t.).
t. endotraqueal (endotracheal t.). Intratracheal t.; tracheal t.
t. de ensayo (test t.).
t. de Ferrein (Ferrein's t.). Tubulus renalis contortus.
t. fotomultiplicador (photomultiplier t.).
t. gástrico (stomach t.).
t. gástrico de Rehfuss (Rehfuss stomach t.).
t. de Geiger-Müller (Geiger-Müller t.).
t. germinal (germ t.).
t. de giro (roll t.).
t. de Haldane (Haldane t.).
t. intratraqueal (intratracheal t.). Endotracheal t.
t. de Levin (Levin t.).
t. de Martin (Martin's t.).
t. medular (medullary t.). Neural t.
t. de Miescher (Miescher's t.'s).
t. de Miller-Abbott (Miller-Abbott t.). Abbott's t.
t. de Moss (Moss t.).
t. nasogástrico (nasogastric t.).
t. nasotraqueal (nasotracheal t.).
t. neural (neural t.).
t. de O'Dwyer (O'Dwyer's t.).
t. orotraqueal (orotracheal t.).
t. de Pitot (Pitot t.).
t. de rayos catódicos (cathode ray t.).
t. de rayos X (X-ray t.).
t. de Robertshaw (Robertshaw t.).
t. de Ruysch (Ruysch's t.).
t. de Ryle (Ryle's t.).
t. de Sengstaken-Blakemore (Sengstaken-Blakemore t.).
t. de Southey (Southey's t.'s).
t. en T (T t.).
t. para timpanostomía (tympanostomy t.).
t. de Tovell (Tovell t.).
t. de Toynbee (Toynbee's t.).
t. traqueal (tracheal t.). Endotracheal t.
t. de traqueotomía (tracheotomy t.).
t. al vacío (vacuum t.).
t. de Venturi (Venturi t.).
t. de Wangensteen (Wangensteen t.). Wangensteen suction.
tubo- (tubo-). Combining form denoting tubular, a tube.
tuboabdominal (tuboabdominal). Relating to a uterine (fallopian) tube and the abdomen.
tubocurarina, cloruro de (tubocurarine chloride). D-Tubocurarine chloride; an alkaloid (obtained from the stems of *Chondodendron*) that raises the threshold for acetylcholine at the myoneural junction, and that also blocks ganglionic transmission and releases histamine.

tuboligamentoso (tuboligamentous). Relating to the uterine (fallopian) tube and the broad ligament of the uterus.
tuboovárico (tubo-ovarian). Relating to the uterine (fallopian) tube and the ovary.
tuboovariectomía (tubo-ovariectomy). Salpingo-oophorectomy.
tuboovaritis (tubo-ovaritis). Salpingo-oophoritis.
tuboperitoneal (tuboperitoneal). Relating to the uterine (fallopian) tubes and the peritoneum.
tuboplastia (tuboplasty). Salpingoplasty.
tubotimpánico (tubotympanic, tubotympanal). Relating to the auditory (eustachian) tube and the tympanic cavity of the ear.
tubotorsión **1.** (tubatorsion). Tubotorsion. **2.** (tubotorsion). Tubatorsion; twisting of a tubular structure, such as an oviduct.
tubouterino (tubouterine). Relating to a uterine (fallopian) tube and the uterus.
tubovaginal (tubovaginal). Relating to a uterine (fallopian) tube and the vagina.
tubuladura (tubulature). The short neck of a retort.
tubular (tubular). Tubuliform; relating to or of the form of a tube or tubule.
tubuliforme (tubuliform). Tubular.
tubulina (tubulin). A protein subunit of microtubules which is a dimer composed of two globular polypeptides, α-tubulin and β-tubulin.
tubulización (tubulization). Enclosing the joined ends of a divided nerve, after neurorrhaphy, in a cylinder of paraffin or of some slowly absorbable material to keep the surrounding tissues from pushing in and preventing union.
túbulo (tubule). Tubulus.
t. de Albarrán y Domínguez (Albarran y Dominguez' t.'s).
t. bilíferos (tubuli biliferi). Ductuli biliferi.
t. colector (collecting t.). [*tubulus renalis rectus,* NA].
t. conector (connecting t.).
t. contorneado del riñón (convoluted t. of kidney). [*tubulus renalis contortus,* NA].
t. dentales (dental t.'s, dentinal t.'s). Canaliculi dentales.
t. de descarga (discharging t.).
t. epoóforos (tubuli epoophori). Ductuli transversi epoophori.
t. espiral (spiral t.).
t. galactóforos (tubuli galactophori). Ductus lactiferi.
t. de Henle (Henle's t.'s).
t. de Kobelt (Kobelt's t.'s). Wolffian t.'s.
t. lactíferos (tubuli lactiferi). Ductus lactiferi.
t. de Malpighi (malpighian t.'s).
t. mesonéfrico (mesonephric t.). An excretory t. of the mesonephros.
t. metanéfrico (metanephric t.).
t. paragenitales (paragenital t.'s).
t. paraóforos (tubuli paroophori). Ductuli paroophori.
t. pronéfrico (pronephric t.).
t. recto (straight t.). **1.** Tubulus renalis rectus. **2.** [*tubulus seminiferus rectus,* NA].
t. renal recto (tubulus renalis rectus). [*tubulus renalis rectus,* NA]. Collecting tubule; straight tubule; t. rectus.
t. seminífero contorneado (convoluted seminiferous t.). [*tubulus seminiferus contortus,* NA].
t. seminífero recto (straight seminiferous t.). [*tubulus seminiferus rectus,* NA].
t. de Skene (Skene's t.'s).
t. en T (T t.).
t. urinífero (uriniferous t.).
t. de Wolff (wolffian t.'s). Kobelt's t.'s.
tubulodermoide (tubulodermoid). A dermoid cyst arising from a persistent embryonal tubular structure.
tubuloquiste (tubulocyst). Tubular cyst; a cyst formed by the dilation of any occluded canal or tube.
tubulorracemosa (tubuloracemose). Denoting a gland of combined tubular and racemose structure.
tubulorrexis (tubulorrhexis). A pathologic process characterized by necrosis of the epithelial lining in localized segments of renal tubules, with focal rupture or loss of the basement membrane.
tubuloso (tubulose, tubulous). Having many tubules.
tubulo (tubulus, pl. tubuli). Tubule; a small tube.
tuétano (pith). The spinal cord and medulla oblongata.
tularemia (tularemia). Deer-fly disease; deer-fly fever; Pahvant Valley fever; Pahvant Valley plague; rabbit fever; a disease caused by *Francisella tularensis* and transmitted to man from rodents through the bite of a deer fly, *Chrysops discalis,* and other bloodsucking insects.
tulio (thulium). A metallic element of the lanthanide series, symbol Tm, atomic no. 69, atomic weight 168.94.
tumefacción **1.** (swelling). In embryology, a primordial elevation that develops into a fold, ridge, or process. **2.** (tumefaction). Tumescence. **3.** (tumefaction). Tumentia; a swelling.
t. aguda de Spielmeyer (Spielmeyer's acute s.).
t. albuminosa (albuminous s.). Cloudy s.
t. aritenoidea (arytenoid s.).
t. capsular de Neufeld (Neufeld capsular s.). Neufeld reaction.
t. cerebral (brain s.).
t. elevadora (levator s.). Torus levatorius.
t. escrotal (scrotal s.).
t. genitales (genital s.'s). Labioscrotal s.'s.
t. labial (labial s.).
t. labioescrotales (labioscrotal s.'s). Genital s.'s.
t. linguales laterales (lateral lingual s.'s).
t. turbia (cloudy s.). Albuminous s.
tumefaciente (tumefacient). Causing or tending to cause swelling.
tumescencia (tumescence). Tumefaction; turgescence; the condition of being or becoming tumid.
tumescente (tumescent). Turgescent; denoting tumescence.
túmido (tumid). Turgid: swollen, as by congestion, edema, hyperemia.
tumor (tumor). **1.** Any swelling or tumefaction. **2.** Neoplasm. **3.** One of the four signs of inflammation (t., calor, dolor, rubor) enunciated by Celsus.
t. adenoideo (adenoid t.).
t. adenomatoide (adenomatoid t.). Adenofibromyoma.
t. adenomatoide ameloblástico (ameloblastic adenomatoid t.).
t. adiposo (adipose t.). Lipoma.
t. amiloide (amyloid t.). Nodular amyloidosis.
t. angiomatoide (angiomatoid t.). Adenomatoid t.
t. del ángulo pontocerebeloso (cerebellopontine angle t.).
t. del ángulo protuberancial (pontine angle t.).
t. del anlage retiniano (retinal anlage t.).
t. de arena (sand t.). Psammoma.
t. de azúcar (sugar t.).
t. de Bednar (Bednar t.).
t. benigno (benign t.). Innocent t.
t. de la bolsa de Rathke (Rathke's pouch t.). Craniopharyngioma.
t. de Brenner (Brenner t.).
t. de Brooke (Brooke's t.). Trichoepithelioma.
t. de Buschke-Löwenstein (Buschke-Löwenstein t.).
t. carcinoide (carcinoid t.). Argentaffinoma.
t. celular (cellular t.).
t. de células acinares (acinar cell t.).
t. de células gigantes del hueso (giant cell t. of bone).
t. de células gigantes de la vaina tendinosa (giant cell t. of tendon sheath). Localized nodular tenosynovitis.
t. de células granulares (granular cell t.).
t. de células de la granulosa (granulosa cell t.). Folliculoma.
t. de células hiliares del ovario (hilar cell t. of ovary).
t. de células de Hürthle (Hürthle cell t.).
t. de células intersticiales de los testículos (interstitial cell t. of testis). Leydig cell adenoma.
t. de células de Merkel (Merkel cell t.).
t. de células de Sertoli (Sertoli cell t.). Androblastoma.
t. de células de la teca (theca cell t.). Thecoma.
t. de Codman (Codman's t.). Chondroblastoma of the proximal humerus.
t. de colisión (collision t.).
t. de conductos dérmicos (dermal duct t.).
t. conectivo (connective t.).
t. cromafín (chromaffin t.). Chromaffinoma.
t. del cuerpo aórtico (aortic body t.). Chemodectoma.
t. del cuerpo carotídeo (carotid body t.). Chemodectoma.
t. dermoide (dermoid t.). Dermoid cyst.
t. desmoide (desmoid t.). Desmoid.

t. de embarazo (pregnancy t.). Granuloma gravidarum.
t. embrionario (embryonal t., embryonic t.). Embryoma.
t. embrionario del cuerpo ciliar (embryonal t. of ciliary body).
t. endometrioide (endometrioid t.).
t. de Erdheim (Erdheim t.). Craniopharyngioma.
t. esplénico agudo (acute splenic t.).
t. de Ewing (Ewing's t.). Endothelial myeloma; Ewing's sarcoma.
t. fantasma (phantom t.).
t. fecal (fecal t.). Coproma.
t. fibroide (fibroid t.).
t. filoide (phyllodes t.). Cystosarcoma phyllodes.
t. del glomo (glomus t.). Angioneuromyoma.
t. del glomo de la yugular (glomus jugulare t.). Chemodectoma.
t. de Godwin (Godwin t.). Benign lymphoepithelial lesion.
t. de Grawitz (Grawitz' t.).
t. de Gubler (Gubler's t.).
t. haarscheibe (haarscheibe t.).
t. hepatocelular oncocítico (oncocytic hepatocellular t.).
t. heterólogo (heterologous t.).
t. hílico (hylic t.). Hyloma.
t. hinchado de Pott (Pott's puffy t.).
t. histioide (histoid t.).
t. homólogo (homologous t.).
t. inocente (innocent t.). Benign t.
t. de Koenen (Koenen's t.). Periungual fibroma.
t. de Krukenberg (Krukenberg's t.).
t. de Landschutz (Landschutz t.).
t. de Lindau (Lindau's t.). Hemangioblastoma.
t. maligno (malignant t.).
t. mesodérmico mixto (mixed mesodermal t.).
t. mesonefroide (mesonephroid t.). Mesonephroma.
t. mixto (mixed t.).
t. mixto de la glándula salival (mixed t. of salivary gland).
t. mixto de la piel (mixed t. of skin). Chondroid syringoma.
t. mucoepidermoide (mucoepidermoid t.). Mucoepidermoid carcinoma.
t. de Nelson (Nelson t.).
t. neuroectodérmico melanótico (melanotic neuroectodermal t.).
t. del octavo par (eighth nerve t.). Acoustic neurinoma.
t. odontogénico adenomatoide (adenomatoid odontogenic t.).
t. odontogénico epitelial calcificado (calcifying epithelial odontogenic t.). Pindborg t.
t. odontogénico escamoso (squamous odontogenic t.).
t. oleoso (oil t.). Lipogranuloma.
t. organoide (organoid t.).
t. de Pancoast (Pancoast t.).
t. en papas del cuello (potato t. of neck).
t. papilar (papillary t.). Papilloma.
t. parafín (paraffin t.). Paraffinoma.
t. pardo (brown t.).
t. perlado (pearl t.). Obsolete term for cholesteatoma.
t. piloso del cuero cabelludo (pilar t. of scalp).
t. de Pindborg (Pindborg t.). Calcifying epithelial odontogenic t.
t. de quimiorreceptores (chemoreceptor t.). Chemodectoma.
t. ranino (ranine t.). Ranula.
t. de Recklinghausen (Recklinghausen's t.). Adenomatoid t.
t. de Rous (Rous t.). Rous sarcoma.
t. del saco vitelino (yolk sac t.). Endodermal sinus t.
t. sanguíneo (blood t.).
t. del seno endodérmico (endodermal sinus t.). Yolk sac t.
t. del surco pulmonar superior (superior pulmonary sulcus t.).
t. teratoide (teratoid t.). Teratoma.
t. tritón (triton t.).
t. en turbante (turban t.).
t. velloso (villous t.). Villous papilloma.
t. venéreo transmisible (transmissible venereal t.).
t. de Warthin (Warthin's t.). Adenolymphoma.
t. de Wilms (Wilms' t.). Adenomyosarcoma; embryoma of the kidney.
t. de Yaba (Yaba t.).
t. de Zollinger-Ellison (Zollinger-Ellison t.).

tumorafín (tumoraffin). Oncotropic.

tumorcillos (tumorlets). Minute foci of atypical bronchiolar epithelial hyperplasia that are found multifocally.

tumoricida (tumoricidal). Denoting an agent destructive to tumors.

tumorigénesis (tumorigenesis). Production of a new growth or growths.
t. de cuerpos extraños (foreign body t.).

tumorigénico (tumorigenic). Causing or producing tumors.

tumoroso (tumorous). Swollen; tumor-like; protuberant.

tumultus cordis (tumultus cordis). Palpitation and irregular action of the heart.

túnel 1. (tunnel). An elongated passageway, usually open at both ends. **2.** (burrow). A subcutaneous tunnel or tract made by a parasite, such as the itch mite.
t. carpiano (carpal t.). [*canalis carpi*, NA].
t. de Corti (Corti's t.). Corti's canal.

tungiasis (tungiasis). Infestation with sand fleas (*Tunga penetrans*).

tungsteno (tungsten). Wolfram; wolframium; a metallic element, symbol W, atomic no. 74, atomic weight 183.85.
carburo de t. (t. carbide).

túnica 1. (tunic). [*tunica*, pl. *tunicae*, NA]. Tunica. **2.** (tunica, pl. tunicae). [*tunica*, pl. *tunicae*, NA]. Tunic; coat or covering; one of the enveloping layers of a part, especially one of the coats of a blood vessel or other tubular structure.
t. abdominal (tunica abdominalis).
t. adventicia (tunica adventitia). [*tunica adventitia*, NA].
t. albugínea (tunica albuginea). [*tunica albuginea*, NA].
t. albugínea del cuerpo cavernoso (tunica albuginea corporum cavernosorum). [*tunica albuginea corporum cavernosorum*, NA].
t. albugínea del cuerpo esponjoso 1. (tunica albuginea corporis spongiosi). [*tunica albuginea corporis spongiosi*, NA]. Fibrous tunic of corpus spongiosum. **2.** (fibrous t. of corpus spongiosum). [*tunica albuginea corporis spongiosi*, NA].
t. albugínea del ojo (tunica albuginea oculi). Sclera.
t. albugínea del testículo (tunica albuginea testis). [*tunica albuginea testis*, NA]. Perididymis.
t. de Bichat (Bichat's t.). The tunica intima of the blood vessels.
t. de Brücke (Brücke's t.). Tunica nervea.
t. carnosa (tunica carnea). T. dartos.
t. conjuntiva (tunica conjunctiva). [*tunica conjunctiva*, NA]. Conjunctiva.
t. conjuntiva bulbar (tunica conjunctiva bulbi). [*tunica conjunctiva bulbi*, NA]. Bulbar conjunctiva.
t. conjuntiva palpebral (tunica conjunctiva palpebrarum). [*tunica conjunctiva palpebrarum*, NA]. Palpebral conjunctiva.
t. del cordón espermático (tunica funiculi spermatici). [*tunicae funiculi spermatici*, NA].
t. dartos (tunica dartos). [*tunica dartos*, NA]. T. carnea.
t. elástica (tunica elastica). T. media of large arteries.
t. esclerótica (tunica sclerotica). Sclera.
t. externa (tunica externa). [*tunica externa*, NA].
t. externa del folículo ovárico (tunica externa thecae folliculi). [*tunica externa thecae folliculi*, NA]. Theca externa.
t. externa del ojo (tunica externa oculi). T. fibrosa bulbi.
t. extima (tunica extima). T. externa.
t. fibrosa (tunica fibrosa). [*tunica fibrosa*, NA].
t. fibrosa del bazo (tunica fibrosa lienis). [*tunica fibrosa lienis*, NA].
t. fibrosa esplénica (tunica fibrosa splenis). [*tunica fibrosa splenis*, NA].
t. fibrosa hepática (tunica fibrosa hepatis). [*tunica fibrosa hepatis*, NA].
t. fibrosa del ojo 1. (tunica fibrosa bulbi). [*tunica fibrosa bulbi*, NA]. Fibrous tunic of eye. **2.** (fibrous t. of eye). [*tunica fibrosa bulbi*, NA].
t. fibrosa del riñón (tunica fibrosa renis). Capsula fibrosa renis.
t. interna del folículo ovárico (tunica interna thecae folliculi). [*tunica interna thecae folliculi*, NA]. Theca interna.
t. interna del globo ocular (tunica interna bulbi). [*tunica interna bulbi*, NA]. Retina.
t. íntima (tunica intima). [*tunica intima*, NA].
t. media (tunica media). [*tunica media*, NA].
t. mucosa (mucosal t.'s, mucous t.'s). [*tunica mucosa*, NA].
t. mucosa bronquial (tunica mucosa bronchiorum). [*tunica mucosa bronchiorum*, NA]. The inner coat of the bronchi.

t. mucosa bucal (tunica mucosa oris). [*tunica mucosa oris*, NA].
t. mucosa de la caja del tímpano (tunica mucosa cavitatis tympani). [*tunica mucosa cavitatis tympani*, NA].
t. mucosa del colon (tunica mucosa coli). [*tunica mucosa coli*, NA]. The inner mucous coat of the colon.
t. mucosa del conducto deferente (tunica mucosa ductus deferentis). [*tunica mucosa ductus deferentis*, NA].
t. mucosa del esófago (tunica mucosa esophagi). [*tunica mucosa esophagi*, NA]. The inner coat of the esophagus.
t. mucosa del estómago (tunica mucosa ventriculi). [*tunica mucosa ventriculi*, NA]. The mucous layer of the stomach.
t. mucosa de la faringe (tunica mucosa pharyngis). [*tunica mucosa pharyngis*, NA]. The mucous coat of the pharynx.
t. mucosa del intestino delgado (tunica mucosa intestini tenuis). [*tunica mucosa intestini tenuis*, NA].
t. mucosa de la laringe (tunica mucosa laryngis). [*tunica mucosa laryngis*, NA]. The mucous coat of the larynx.
t. mucosa de la lengua (tunica mucosa linguae). [*tunica mucosa linguae*, NA]. Mucous membrane of the tongue.
t. mucosa de la nariz (tunica mucosa nasi). [*tunica mucosa nasi*, NA]. Membrana pituitosa; pituitary membrane; schneiderian membrane.
t. mucosa de la tráquea (tunica mucosa tracheae). [*tunica mucosa tracheae*, NA]. The inner mucous layer of the trachea.
t. mucosa de la trompa auditiva (tunica mucosa tubae auditivae). [*tunica mucosa tubae auditivae*, NA].
t. mucosa de la trompa uterina (tunica mucosa tubae uterinae). [*tunica mucosa tubae uterinae*, NA].
t. mucosa del uréter (tunica mucosa ureteris). [*tunica mucosa ureteris*, NA]. The inner layer of the ureter.
t. mucosa de la uretra femenina (tunica mucosa urethrae femininae). [*tunica mucosa urethrae femininae*, NA].
t. mucosa del útero (tunica mucosa uteri). [*tunica mucosa uteri*, NA]. Endometrium.
t. mucosa de la vagina (tunica mucosa vaginae). [*tunica mucosa vaginae*, NA]. The mucous membrane of the vagina.
t. mucosa de la vejiga (tunica mucosa vesicae urinariae). [*tunica mucosa vesicae urinariae*, NA].
t. mucosa de la vesícula biliar **1.** (tunica mucosa vesicae felleae). [*tunica mucosa vesicae felleae*, NA]. **2.** (tunica mucosa vesicae biliaris). [*tunica mucosa vesicae biliaris*, NA].
t. mucosa de la vesícula seminal (tunica mucosa vesiculae seminalis). [*tunica mucosa vesiculae seminalis*, NA].
t. muscular (tunica muscularis). [*tunica muscularis*, NA].
t. muscular de los bronquios (tunica muscularis bronchiorum). [*tunica muscularis bronchiorum*, NA]. Muscular tunic of the bronchi.
t. muscular del colon (tunica muscularis coli). [*tunica muscularis coli*, NA]. Muscular tunic of the colon.
t. muscular del conducto deferente (tunica muscularis ductus deferentis). [*tunica muscularis ductus deferentis*, NA]. Muscular tunic of the ductus deferens.
t. muscular del esófago (tunica muscularis esophagi). [*tunica muscularis esophagi*, NA]. Muscular tunic of the esophagus.
t. muscular del estómago (tunica muscularis ventriculi). [*tunica muscularis ventriculi*, NA]. Muscular tunic of the stomach.
t. muscular de la faringe (tunica muscularis pharyngis). [*tunica muscularis pharyngis*, NA]. Muscular tunic of the pharynx.
t. muscular del intestino delgado (tunica muscularis intestini tenuis). [*tunica muscularis intestini tenuis*, NA]. Muscular tunic of the small intestine.
t. muscular del recto (tunica muscularis recti). [*tunica muscularis recti*, NA]. Muscular tunic of the rectum.
t. muscular de la tráquea (tunica muscularis tracheae). [*tunica muscularis tracheae*, NA]. Muscular tunic of the trachea.
t. muscular del uréter (tunica muscularis ureteris). [*tunica muscularis ureteris*, NA]. Muscular tunic of the ureter.
t. muscular de la uretra femenina (tunica muscularis urethrae femininae). [*tunica muscularis urethrae femininae*, NA]. Muscular tunic of the female urethra.
t. muscular uterina (tunica muscularis uteri). [*tunica muscularis uteri*, NA]. Muscular tunic of the uterus.
t. muscular de la vagina (tunica muscularis vaginae). [*tunica muscularis vaginae*, NA]. Muscular tunic of the vagina.
t. muscular de la vejiga (tunica muscularis vesicae urinariae). [*tunica muscularis vesicae urinariae*, NA]. Muscular tunic of the urinary bladder.
t. muscular de la vesícula biliar **1.** (tunica muscularis vesicae felleae). [*tunica muscularis vesicae felleae*, NA]. **2.** (tunica muscularis vesicae biliaris). [*tunica muscularis vesicae biliaris*, NA]. Muscular tunic of the gallbladder.
t. nerviosa (tunica nervea). Brücke's tunic.
t. nerviosa del globo ocular (nervous t. of eyeball). Retina.
t. propia (tunica propria).
t. propia del bazo (tunica propria lienis). T. fibrosa splenis.
t. propia del corion (tunica propria corii). Stratum reticulare corii.
t. refleja (tunica reflexa).
t. serosa (serous t.). [*tunica serosa*, NA].
t. serosa del colon (tunica serosa coli). [*tunica serosa coli*, NA]. Serous tunic of the colon.
t. serosa del estómago (tunica serosa ventriculi). [*tunica serosa ventriculi*, NA]. Serous tunic of the stomach.
t. serosa del hígado (tunica serosa hepatis). [*tunica serosa hepatis*, NA]. Serous tunic of the liver.
t. serosa del intestino delgado (tunica serosa intestini tenuis). [*tunica serosa intestini tenuis*, NA]. Serous tunic of the small intestine.
t. serosa del peritoneo (tunica serosa peritonei). [*tunica serosa peritonei*, NA]. Serous tunic of the peritoneum.
t. serosa de la trompa uterina (tunica serosa tubae uterinae). [*tunica serosa tubae uterinae*, NA]. Serous tunic of the uterine tube.
t. serosa del útero (tunica serosa uteri). [*tunica serosa uteri*, NA].
t. serosa de la vejiga (tunica serosa vesicae urinariae). [*tunica serosa vesicae urinariae*, NA]. Serous tunic of the urinary bladder.
t. serosa de la vesícula biliar **1.** (tunica serosa vesicae biliaris). [*tunica serosa vesicae biliaris*, NA]. T. serosa vesicae felleae; serous tunic of the gallbladder. **2.** (tunica serosa vesicae felleae). [*tunica serosa vesicae felleae*, NA].
t. submucosa (tunica submucosa). Tela submucosa.
t. de la trompa uterina (tunica muscularis tubae uterinae). [*tunica muscularis tubae uterinae*, NA]. Muscular tunic of the uterine tube.
t. vaginal común (tunica vaginalis communis).
t. vaginal del testículo (tunica vaginalis testis). [*tunica vaginalis testis*, NA].
t. vascular (tunica vasculosa). Any vascular layer.
t. vascular del cristalino (tunica vasculosa lentis). [*tunica vasculosa lentis*, NA].
t. vascular del globo ocular (tunica vasculosa bulbi). [*tunica vasculosa bulbi*, NA].
t. vascular de Haller (Haller's tunica vasculosa). T. vasculosa bulbi.
t. vascular del ojo (tunica vasculosa oculi). [*tunica vasculosa bulbi*, NA]. T. vasculosa bulbi.
t. vascular del testículo (tunica vasculosa testis). [*tunica vasculosa testis*, NA].
t. vítrea (tunica vitrea). Membrana vitrea.
turanosa (turanose). 3-*O*-α-D-Glucopyranosyl-D-fructose; a reducing disaccharide.
turbidez (turbidity). The quality of being turbid, of losing transparency because of sediment or insoluble matter.
turbidimetría (turbidimetry). A method for determining the concentration of a substance in a solution by the degree of cloudiness or turbidity it causes or by the degree of clarification it induces in a turbid solution.
turbidimétrico (turbidimetric). Pertaining to the measurement of turbidity.
turbidímetro **1.** (turbidimetry). A method for determining the concentration of a substance in a solution by the degree of cloudiness or turbidity it causes or by the degree of clarification it induces in a turbid solution. **2.** (turbidimeter). An instrument for measuring turbidity.
turbinado (turbinated). Scroll-shaped.
turbinal (turbinal). Turbinated body.
turbinectomía (turbinectomy). Surgical removal of a turbinated bone.

turbinotomía (turbinotomy). Incision into or excision of a turbinated body.
turbinótomo (turbinotome). An instrument for use in turbinotomy or turbinectomy.
turbio (turbid). Cloudy, as by sediment or insoluble matter in a solution.
turgencia (turgescence). Tumescence.
turgente (turgescent). Tumescent.
túrgido (turgid). Tumid.
turgómetro (turgometer). A device for measuring turgor, or turgescence, particularly of the skin.
turgor (turgor). Fullness.
  t. vital (t. vitalis). The normal fullness of the capillaries.
turista (turista). Mexican term for traveler's diarrhea.
túrmeris (turmeric). Curcuma.
turricefalia (turricephaly). Oxycephaly.
tusiculación (tussiculation). A hacking cough.
tusicular (tussicular). Tussive.
tusivo (tussive). Tussal; tussicular; relating to a cough.
tutamen (tutamen, pl. tutamina). Any defensive or protective structure.
tutámenes cerebrales (tutamina cerebri). The scalp, cranium, and cerebral meninges.
tutámenes oculares (tutamina oculi). The eyebrows, eyelids, and eyelashes.
tuya (thuja, thuya). Thuya; the fresh tops of *Thuja occidentalis* (family Pinaceae), an ornamental evergreen tree of eastern North America, a source of cedar leaf oil.
  aceite de t. (t. oil). Cedar leaf oil.
tuyol (thujol, thuyol). Thujone.
tuyona (thujone). Absinthol; tanacetol; tanacetone; thujol; thuyol; thuyone; the chief constituent of cedar leaf oil; a stimulant similar to camphor.
TX (TX). Abbreviation for individual thromboxanes, designated by capital letters with subscripts indicating structural features.
Tyr (Tyr). Symbol for tyrosine and its radicals.

U

U (U). **1.** Abbreviation for unit. **2.** Symbol for kilurane; uranium; uridine in polymers; urinary concentration, followed by subscripts indicating location and chemical species.
ubicuitina (ubiquitin). A small (76 amino acid residues) protein found in all cells of higher organisms and one whose structure has changed minimally during evolutionary history.
ubihidroquinona (ubihydroquinone). Ubiquinol.
ubiquinol (ubiquinol). Ubihydroquinone; the reduction product of a ubiquinone.
ubiquinona (ubiquinone). A 2,3-dimethoxy-5-methyl-1,4-benzoquinone with a multiprenyl side chain.
ubre (udder). The large complex of mammary glands of the cow and other ungulates.
ucambina (ukambin). An African arrow poison from plants of the family Apocynaceae; a heart poison resembling digitalis or strophanthus in its action.
UCC (CCU). Abbreviation for coronary care unit; critical care unit.
UCI (ICU). Abbreviation for intensive care unit.
UDP (UDP). Abbreviation for uridine diphosphate.
UDPG (UDPG). **1.** Abbreviation for uridinediphosphoglucose. **2.** Abbreviation for uridine diphosphoglucose. **3.** Abbreviation for uridine diphosphoglucose. **4.** Abbreviation for uridinediphosphoglucose.
UDPGal (UDPGal). Abbreviation for uridinediphosphogalactose.
UDP-galactosa (UDPgalactose). Uridinediphosphogalactase.
UDPgalactosa 4-epimerasa (UDPgalactose 4-epimerase). UDPglucose 4-epimerase.
UDPGlc (UDPGlc). Abbreviation for uridinediphosphoglucose.
UDP-Glc (UDP-Glc). Abbreviation for uridine diphosphoglucose.
UDP-GlcUA (UDP-GlcUA). Abbreviation for uridine diphosphoglucuronic acid.
UDP-glucosa (UDPglucose). Uridinediphosphoglucose.
UDP-glucosa 4-epimerasa (UDPglucose 4-epimerase). Galactowaldenase; UDPgalactose 4-epimerase an enzyme that catalyzes the Walden inversion of UDPglucose to UDPgalactose.
UDPglucosa-hexosa-1-fosfato uridililtransferasa (UDPglucose-hexose-1-phosphate uridylyltransferase). Hexose-1-phosphate uridylyltransferase; phosphogalactoisomerase; an enzyme that catalyzes the interconversion of glucose 1-phosphate and galactose 1-phosphate with simultaneous interconversion of UDPglucose and UDPgalactose.
UDP-glucuronato bilirrubinglucuronósido glucuronosiltransferasa (UDP-glucuronate-bilirubinglucuronoside glucuronosyltransferase). UDP-glucuronate-bilirubin glucuronosyltransferase.
UDP-glucuronato-bilirrubina glucuronosiltransferasa (UDP-glucuronate-bilirubin glucuronsyltransferase). UDP-glucuronate bilirubinglucuronoside glucuronosyltransferase; hepatic transferases that catalyze the transfer of the glucuronic moiety of UDP-glucuronic acid to bilirubin or bilirubin glucuronide for biliary excretion.
UI (IU). Abbreviation for international unit.
úlcera **1.** (ulcer). Ulcus; a lesion on the surface of the skin or a mucous surface, caused by superficial loss of tissue, usually with inflammation. **2.** (sore). A wound, ulcer, or any open skin lesion. **3.** (fester). An ulcer.
ú. de Aden (Aden u.).
ú. aftosas recurrentes (recurrent aphthous u.'s). Aphtha.
ú. del agua (water sore). Cutaneous ancylostomiasis.
ú. aguda por decúbito (acute decubitus u.).
ú. ambulante (perambulating u.). Phagedenic u.
ú. amputante (amputating u.). An u. encircling a limb.
ú. anastomótica (anastomotic u.).
ú. anular de la córnea (ring u. of cornea).
ú. anular marginal de la córnea (marginal ring u. of cornea).
ú. atónica (atonic u.).
ú. blanda **1.** (soft u.). Chancroid. **2.** (soft sore). Chancroid.
ú. de Buruli (Buruli u.).
ú. de los chicleros **1.** (chiclero's u.). **2.** (bay sore).
ú. por decúbito (pressure sore). Decubitus ulcer.
ú. constitucional (constitutional u.). Symptomatic u.
ú. corneal dendrítica (dendritic corneal u.).
ú. corrosiva (corrosive u.). Noma.
ú. en cresta de gallo (cockscomb u.).
ú. por cromo (chrome u.). Tanner's u.
ú. crónica (chronic u.).
ú. curada (healed u.).
ú. de Curling (Curling's u.). Stress u.'s.
ú. de los curtidores (tanner's u.). Chrome u.
ú. por decúbito **1.** (decubitus u.). **2.** (bed sore).
ú. dental (dental u.).
ú. del desierto **1.** (desert sore). Barcoo rot. **2.** (veldt sore). Desert s.
ú. diftérica (diphtheritic u.).
ú. por distensión (distention u.).
ú. dura **1.** (hard u.). Chancre. **2.** (hard sore). Chancre.
ú. elusiva (elusive u.). Hunner's u.
ú. esfacelada (sloughing u.). Phagedenic u.
ú. por estasis (stasis u.). Varicose u.
ú. estercorácea (stercoral u.).
ú. esteroide (steroid u.).
ú. estival (summer sore's). Cutaneous habronemiasis.
ú. estomal (stomal u.).
ú. por estrés (stress u.'s). Curling's u.
ú. fagedénica (phagedenic u.). Perambulating u.; sloughing u.
ú. fascicular (fascicular u.).
ú. de Fenwick-Hunner (Fenwick-Hunner u.). Hunner's u.
ú. flemonosa (phlegmonous u.).
ú. fría (cold u.).
ú. de Gabón (Gaboon u.).
ú. gástrica (gastric u.). An u. of the stomach.
ú. gomatosa (gummatous u.). Lesion of the skin occurring in late syphilis.
ú. gravitacional (gravitational u.).
ú. herpética (herpetic u.). U. caused by herpes simplex virus.
ú. de hipopión (hypopyon u.).
ú. de Hunner (Hunner's u.). Elusive u.; Fenwick-Hunner u.
ú. indolente (indolent u.).
ú. inflamada (inflamed u.).
ú. inguinal (groin u.). Granuloma inguinale tropicum.
ú. de Kurunegala (Kurunegala u.'s).
ú. de Lipschütz (Lipschütz' u.).
ú. lupoide (lupoid u.). An u. resembling that of cutaneous tuberculosis.
ú. de Mann-Williamson (Mann-Williamson u.).
ú. de Marjolin (Marjolin's u.). Warty u.
ú. de Meleney (Meleney's u.). Meleney's gangrene.
ú. de Mooren (Mooren's u.).
ú. neumocócica (pneumococcus u.). Serpiginous keratitis.
ú. oriental **1.** (Oriental u.). The lesion occurring in cutaneous leishmaniasis. **2.** (Oriental sore). The lesion occurring in cutaneous leishmaniasis.
ú. penetrante (penetrating u.).
ú. péptica (peptic u.).
ú. perforante (perforated u.).
ú. perforante del pie (perforating u. of foot). Mal perforant.
ú. por presión (bedsore). Decubitus ulcer.
ú. pudenda (pudendal u.). Granuloma inguinale.
ú. reptante (creeping u.). Serpiginous u.
ú. roedora (rodent u.).
ú. de Saemisch (Saemisch's u.).
ú. serpenteante de la córnea (serpent u. of cornea).
ú. serpiginosa (serpiginous u.). Creeping u.

ú. sifilítica (syphilitic u.).
ú. simple (simple u.).
ú. sintomática (symptomatic u.). Constitutional u.
ú. siríaca (Syriac u.). Syrian u.; old names for diphtheria.
ú. de Sutton (Sutton's u.).
ú. transparente de la córnea (transparent u. of the cornea).
ú. trófica (trophic u.). An u. due to impaired nutrition of the part.
ú. tropical 1. (tropical u.). 2. (tropical sore).
ú. varicosa (varicose u.). Stasis u.
ú. venérea 1. (venereal u.). Chancroid. 2. (venereal sore). Chancroid.
ú. verrugosa (warty u.). Marjolin's u.
ú. vulvar aguda (ulcus). Lipschütz' ulcer.
ú. de Zambezi (Zambesi u.).
ú. zapadora (undermining u.).
ulceración (ulceration). **1.** The formation of an ulcer. **2.** An ulcer or aggregation of ulcers.
u. de labios y pierna (lip and leg u.). Ulcerative dermatosis.
u. traqueal (tracheal u.).
ulcerado (ulcerated). Having undergone ulceration.
ulcerar (fester). To ulcerate.
ulcerarse (fester). To form pus or putrefy.
ulcerógeno (ulcerogenic). Ulcer-producing.
ulceroglandular (ulceroglandular). Denoting a local ulceration at a site of infection followed by regional or generalized lymphadenopathy.
ulceromembranoso (ulceromembranous). Relating to or characterized by ulceration and the formation of a false membrane.
ulceroso 1. (ulcerous). Relating to, affected with, or containing an ulcer. 2. (ulcerative). Relating to, causing, or marked by an ulcer or ulcers.
ulcus, pl. **ulcera** (ulcus, pl. ulcera). Ulcer.
u. ambulans (u. ambulans). Phagedenic ulcer.
u. hypostaticum (hypostaticum). Decubitus ulcer.
u. serpens corneae (u. serpens corneae). Serpiginous keratitis.
u. terebrans (terebrans). Obsolete term for an invasive basal cell carcinoma, usually around the eye, nose, or ear, and extending to underlying bony tissue.
u. venereum (u. venereum). **1.** Chancre. **2.** Chancroid.
ulectomía (ulectomy). Obsolete synonym for cicatrectomy.
ulegiria (ulegyria). A defect of the cerebral cortex characterized by narrow and distorted gyri; may be congenital or the result of scars.
uleritema (ulerythema). Scarring with erythema.
u. ofriógeno (u. ophryogenes).
u. sicosiforme (u. sycosiforme). Lupoid sycosis.
ulético (uletic). Obsolete synonym for cicatricial.
uletomía (uletomy). Obsolete synonym for cicatricotomy.
ulna, gen. y pl. **ulnae** (ulna, gen. and pl. ulnae). [*ulna*, NA]. Cubitus; elbow bone; the medial and larger of the two bones of the forearm.
ulnar (ulnen). Relating to the ulna independent of other structures.
ulo-, ule- (ulo-, ule-). **1.** Combining forms denoting scar or scarring. **2.** Obsolescent combining forms denoting the gums.
ulodermatitis (ulodermatitis). Inflammation of the skin resulting in destruction of tissue and the formation of scars.
uloide (uloid). **1.** Resembling a scar. **2.** A scarlike lesion due to a degenerative process in deeper layers of skin.
ulotomía (ulotomy). Obsolete term for cicatricotomy.
ulotrico (ulotrichous). Having curly hair.
ultimobranquial (ultimobranchial). In embryology, relating to the caudal pharyngeal pouch.
ultimum moriens (ultimum moriens). The right atrium of the heart, said to contract after the rest of the heart is still.
ultra- (ultra-). Prefix denoting excess, exaggeration, beyond.
ultraacústica (ultrasonics). The science and technology of ultrasound, its characteristics and phenomena.
ultrabraquicéfalo (ultrabrachycephalic). Denoting an extremely short skull, one with an index of at least 90.
ultracentrífuga (ultracentrifuge). A high speed centrifuge (up to 100,000 rpm) by means of which large molecules, e.g., of protein or nucleic acids, are caused to sediment at practicable rates.
ultracitostoma (ultracytostome). Former name for micropore.
ultradiano (ultradian). Relating to biologic variations or rhythms occurring in cycles more frequent than every 24 hours.
ultradolicocéfalo (ultradolichocephalic). Denoting a very long skull, one with a cephalic index of less than 65.
ultraestructura (ultrastructure). Fine structure; structures or particles seen with the electron microscope.
ultrafiltración (ultrafiltration). Filtration through a semipermeable membrane or any filter that separates colloid solutions from crystalloids or separates particles of different size in a colloid mixture.
ultrafiltro (ultrafilter). A semipermeable membrane (collodion, fish bladder, or filter paper impregnated with gels) used as a filter to separate colloids and large molecules from water and small molecules, which pass through.
ultraligadura (ultraligation). Ligation of a blood vessel beyond the point where a branch is given off.
ultramicroscópico (ultramicroscopic). Submicroscopic.
ultramicroscopio (ultramicroscope). A microscope that utilizes refracted light for visualizing not visible with the ordinary microscope when direct light is used.
ultramicrotomía (ultramicrotomy). The cutting of ultrathin sections for electron microscopy by use of an ultramicrotome.
ultramicrótomo (ultramicrotome). A microtome used in cutting sections 0.1 μm thick, or less, for electron microscopy.
ultrasónica (ultrasonics). The science and technology of ultrasound, its characteristics and phenomena.
ultrasónico (ultrasonic). Relating to energy waves similar to those of sound but of higher frequencies (above 30,000 Hz).
ultrasonido (ultrasound). Sound having a frequency greater than 30,000 Hz.
u. diagnóstico (diagnostic u.).
u. en tiempo real (real-time u.).
ultrasonocirugía (ultrasonosurgery). Use of ultrasound techniques to disrupt cells, tissues, or tracts, particularly in the central nervous system.
ultrasonografía (ultrasonography). Echography; sonography; the location, measurement, or delineation of deep structures by measuring the reflection or transmission of high frequency or ultrasonic waves.
u. Doppler (Doppler u.).
u. por escala de grises (gray-scale u.).
ultrasonógrafo 1. (ultrasonograph). Echograph; sonograph; instrument used to create an image using ultrasound in ultrasonography. 2. (ultrasonographer). Echographer; sonographer; a person who performs and interprets ultrasonographic examinations.
ultrasonograma (ultrasonogram). Sonogram; the image obtained by ultrasonography.
ultratermo (ultratherm). A short-wave diathermy machine.
ultravioleta (ultraviolet). Denoting electromagnetic rays beyond the violet end of the visible spectrum.
u. extravital (extravital u.). Having wavelengths of 2900 to 1850 Å.
u. intravital (intravital u.). Having wavelengths of 3900 to 3200 Å.
u. vital (vital u.).
ultravirus (ultravirus). Virus.
ultromotilidad (ultromotivity). Power of spontaneous movement.
ululación (ululation). Rarely used term for the inarticulate crying of emotionally disturbed persons.
umbilicación (umbilication). **1.** A pit or navel-like depression. **2.** Formation of a depression at the apex of a papule, vesicle, or pustule.
umbilicado (umbilicate, umbilicated). Of navel shape; pitlike; dimpled.
umbilical (umbilical). Omphalic. relating to the umbilicus.
umbilicus, pl. **umbilici** (umbilicus, pl. umbilici). [*umbilicus*, NA]. Belly button; navel; the pit in the center of the abdominal wall marking the point where the umbilical cord entered in the fetus.
umbo (umbo, gen. umbonis, pl. umbones). [*umbo*, gen. *umbonis*, pl. *umbones*, NA]. A projecting point of a surface.
umbral (threshold). **1.** The point where a stimulus begins to produce a sensation, the lower limit of perception of a stimulus. **2.** The minimal stimulus that produces excitation of any structure. **3.** Limen.
u. absoluto (absolute t.). Stimulus t.
u. acromático (achromatic t.). Visual t.
u. auditivo (auditory t.).
u. de conciencia (t. of consciousness).
u. convulsivo (convulsant t.).
u. de deglución (swallowing t.).

u. de desplazamiento (displacement t.).
u. de diferencia de brillo (brightness difference t.).
u. diferencial (differential t.).
u. diferencial de luz (light differential t.).
u. de doble punto (double-point t.).
u. doloroso (pain t.).
u. de eritema (erythema t.).
u. de estímulo (stimulus t.). Absolute t.
u. de fibrilación (fibrillation t.).
u. galvánico (galvanic t.). Rheobase.
u. luminoso mínimo (minimum light t.). Visual t.
u. de la nariz (t. of nose). Limen nasi.
u. de relación (relational t.).
u. renal (renal t.).
u. visual, de sensación visual (visual t., t. of visual sensation).

UMP (UMP). Abbreviaton for uridine phosphate.

uña (nail). Unguis; one of the thin, horny, transparent plates covering the dorsal surface of the distal end of each terminal phalanx of fingers and toes.
u. acanalada (reedy n.).
u. amarilla (yellow n.).
u. en cáscara de huevo (egg shell n.). Hapalonychia.
u. en cuchara (spoon n.). Koilonychia.
u. encarnada **1.** (ingrowing toenail). Ingrown nail. **2.** (ingrown n.). Ingrowing toenail; onychocryptosis; onyxis.
u. hipocrática (hippocratic n.'s).
u. mitad y mitad (half and half n.).
u. en pico de loro (parrot-beak n.).
u. del pie (toenail).
u. en pinza (pincer n.).
u. en raqueta (racket n.).
u. de Terry (Terry's n.'s).
u. en vaina (shell n.).

uncal (uncal). Denoting or relating to the uncus.

unciforme **1.** (unciform). Uncinate. **2.** (unciforme). Os hamatum.

uncinado (uncinate). **1.** Unciform. Hooklike or hook-shaped. **2.** Relating to an uncus or, specifically, to the u. gyrus.

uncinaria (hookworm). Common name for bloodsucking nematodes of the family Ancyclostomatidae, chiefly members of the genera *Ancylostoma* (the Old World hookworm), *Necator*, and *Uncinaria*, and including the species *A. caninum* (dog h.) and *N. americanus* (New World h.).

uncinariasis (uncinariasis). Ancylostomiasis.

uncipresión (uncipressure). Arrest of hemorrhage from a cut artery by pressure with a blunt hook.

uncovertebral (uncovertebral). Pertaining to or affecting the uncinate process of a vertebra.

uncus (uncus, pl. unci). **1.** [*uncus*, NA]. Any hook-shaped process or structure. **2.** Uncinate gyrus; u. gyri parahippocampalis; the anterior, hooked extremity of the parahippocampal gyrus on the basomedial surface of the temporal lobe.
u. gyri parahippocampalis (u. gyri parahippocampalis).

undecilenato (undecylenate). A salt of undecylenic acid.

undecoilio, cloruro de (undecoylium chloride). Acylcolaminoformylmethylpyridinium chloride; a topical antiseptic.

undulipodio (undulipodium, pl. undulipodia). A flexible whiplike intracellular extension of many eukaryotic cells, with a characteristic nine-fold symmetry, an arrangement of nine paired peripheral microtubules and one central pair, often termed 9 + 2 symmetry.

ung (ung). Abbreviation for L. *unguentum*, ointment.

ungüento **1.** (salve). Ointment. **2.** (unguent). Ointment. **3.** (ointment). Salve; uncture; unguent; a semisolid preparation usually containing medicinal substances and intended for external application.
u. ocular (eye ointment). Ophthalmic o.
u. oftálmico (ophthalmic ointment). Eye o.; oculentum.

unguícula (unguiculus). A small nail or claw.

unguiculado (unguiculate). Having nails or claws, as distinguished from hooves.

unguis, pl. **ungues** (unguis, pl. ungues). [*unguis*, pl. *ungues*, NA]. Nail plate; nail; onyx; one of the thin, horny, translucent plates covering the dorsal surface of the distal end of each terminal phalanx of fingers and toes.
u. aduncus (u. aduncus). Ingrown nail.
u. avis (u. avis). Calcar avis.
u. de Haller (Haller's u.). Calcar avis.
u. incarnatus (u. incarnatus). Ingrown nail.

ungulado (ungulate). Having hooves.

ungular (ungual, unguinal). Unguinal; relating to a nail or the nails.

ungulígrado (unguligrade). Walking on hooves, as by horses, pigs, and ruminants.

uni- (uni-). Prefix denoting one, single, not paired; corresponds to G. *mono-*.

uniarticular (uniarticular). Monarticular.

uniaxial (uniaxial). Having but one axis; growing chiefly in one direction.

Uniazul A (Uniblue A). A protein stain used in electrophoresis.

unibasal (unibasal). Having but one base.

unicameral (unicameral, unicamerate). Monolocular.

unicelular (unicellular). Composed of but one cell, as in the protozoons; for such u. organisms capable of undertaking life processes independently of other cells the term acellular is also used.

unicentral (unicentral). Having a single center, as of growth or of ossification.

unicorne (unicorn, unicornous). Unicornous.

unicúspide (unicuspid, unicuspidate). Having only one cusp, as a canine tooth.

unidad (unit). **1.** One; a single person or thing. **2.** (U). A standard of measure, weight, or any other quality, by multiplications or fractions of which a scale or system is formed. **3.** A group of persons or things considered as a whole because of mutual activities or functions.
u. absoluta (absolute u.).
u. de ácido pantoténico (pantothenic acid u.).
u. de actividad luteinizante (internacional) (u. of luteinizing activity (international)).
u. de actividad progestacional (internacional) (u. of progestational activity (international)).
u. de actividad tirotrófica (u. of thyrotrophic activity).
u. alexínica (alexin u.). Complement u.
u. alfa (alpha u.'s).
u. de Allen-Doisy (Allen-Doisy u.). Mouse u.
u. amboceptor (amboceptor u.). Hemolysin u.
u. de andrógeno (internacional) (androgen u. (international)).
u. Ångström (Ångström u.).
u. antígeno (antigen u.).
u. de antitoxina (antitoxin u.). A standard u. of antitoxin.
u. de antitoxina diftérica (diphtheria antitoxin u.).
u. de antitoxina tetánica (tetanus antitoxin u.).
u. de antiveneno (antivenene u.).
u. -ave (bird u.). A u. of prolactin activity.
u. básicas (base u.'s).
u. de benzoato de estradiol (estradiol benzoate u. (international)).
u. Bethesda (Bethesda u.).
u. biológica estándar (biological standard u.).
u. Bodansky (Bodansky u.).
u. de calor (u. of heat).
u. centímetro-gramo-segundo (CGS, cgs) (centimeter-gram-second u. (CGS, cgs)).
u. Clauberg (Clauberg u.).
u. de clorhidrato de tiamina (internacional) (thiamin hydrochloride u. (international)). Vitamin B_1 hydrochloride u.
u. de clorhidrato de vitamina B_1 (vitamin B_1 hydrochloride u.).
u. de clorofila (chlorophyll u.).
u. de cloruro de tiamina (thiamin chloride u.).
u. complemento (complement u.). Alexin u.
u. de convergencia ocular (u. of ocular convergence).
u. de Corner-Allen (Corner-Allen u.).
u. de cuidado coronario (coronary care u.).
u. de cuidado crítico (critical care u.). Intensive care u.
u. de cuidado intensivo (intensive care u.).
u. Dam (Dam u.). A u. of activity of vitamin K.
u. de digital (internacional) (digitalis u. (international)).
u. electromagnética (electromagnetic u.).
u. electrostática (electrostatic u.).
u. de energía (u. of energy).

u. de estreptomicina (streptomycin u.'s).
u. de estrona (internacional) (estrone u. (international)).
u. Fishman-Lerner (Fishman-Lerner u.).
u. fisiológica (physiologic u.).
u. Florey (Florey u.). Oxford u.
u. de flujo luminoso (u. of luminous flux).
u. de fosfatasa (phosphatase u.).
u. de fuerza (u. of force).
u. G de estreptomicina (G u. of streptomycin).
u. -gato (cat u.).
u. de gonadotrofina coriónica (internacional) (chorionic gonadotropin u. (international)).
u. de gonadotrofina equina (internacional) (equine gonadotropin u. (international)).
u. gravitacionales (gravitational u.'s).
u. Hampson (Hampson u.).
u. de hemolisina, hemolítica (hemolysin u., hemolytic u.).
u. de heparina (heparin u.). Howell u.
u. Holzknecht (Holzknecht u.).
u. de hormona del cuerpo amarillo (corpus luteum hormone u.).
u. Hounsfield (Hounsfield u.).
u. Howell (Howell u.). Heparin u.
u. de insulina (internacional) (insulin u. (international)).
u. de intensidad de campo magnético (u. of magnetic field intensity).
u. de intensidad luminosa (u. of luminous intensity).
u. de intermedina (u. of intermedin).
u. internacional (international u.).
u. Jenner-Kay (Jenner-Kay u.).
u. Karmen (Karmen u.).
u. Kienböck (Kienböck's u.).
u. King (King u.).
u. King-Armstrong (King-Armstrong u.).
u. L de estreptomicina (L u. of streptomycin).
u. de longitud (u. of length).
u. de longitud de onda (u. of wavelength).
u. luminosa (u. of light).
u. Mache (Mache u.).
u. de masa (u. of mass).
u. de masa atómica (atomic mass u.).
u. metro-kilogramo-segundo (meter-kilogram-second u.).
u. motora (motor u.).
u. Oxford (Oxford u.). Florey u.
u. de oxitocina (u. of oxytocin).
u. de penicilina (u. of penicillin).
u. -perro (dog u.).
u. de peso (u. of weight).
u. pie-libra-segundo (foot-pound-second u.).
u. prácticas (practical u.'s).
u. de progesterona (internacional) (progesterone u. (international)).
u. de prolactina (internacional) (prolactin u. (international)).
u. pulmonar (lung u.).
u. de radiactividad (u. of radioactivity).
u. -ratón (u. r.) (mouse u.). Allen-Doisy u.
u. de riboflavina (riboflavin u.). Vitamin B_2 u.
u. roentgen (roentgen u.).
u. S de estreptomicina (S u. of streptomycin).
u. Sherman (Sherman u.).
u. Sherman-Bourquin de vitamina B_2 (Sherman-Bourquin u. of vitamin B_2).
u. Sherman-Munsell (Sherman-Munsell u.).
u. SI (SI u.'s). International System of Units.
Sistema Internacional de U. (International System of u.'s).
u. Somogyi (Somogyi u.).
u. Steenbock (Steenbock u.). U. of vitamin D.
u. Svedberg (Svedberg u.).
u. térmica británica (British thermal u.).
u. de tomografía computarizada (computed tomography u.).
u. tóxica, de toxina (toxic u., toxin u.).
u. de trabajo (u. of work).
u. de uranio (uranium u.).
u. USP (USP u.).
u. de vasopresina (u. of vasopressin).
u. de vitamina A (internacional) (vitamin A u. (international)).
u. de vitamina B_2 (vitamin B_2 u.). Riboflavin u.
u. de vitamina B_6 (vitamin B_6 u.).
u. de vitamina C (internacional) (vitamin C u. (international)).
u. de vitamina D (internacional) (vitamin D u. (international)).
u. de vitamina E (vitamin E u.).
u. de vitamina K (vitamin K u.).
u. de volumen (volume u.).

unido (bound). Fixed to a receptor, such as on a cell wall.

unifamiliar (unifamilial). Relating to or occurring in a single family.

uniflagelado (uniflagellate). Monotrichous.

uniforado (uniforate). Having but one foramen, pore, or opening of any kind.

uniforme (uniform). **1.** Having but one form; not variable in form. **2.** Of the same form or shape as another structure or object.

unigerminal (unigerminal). Monogerminal; relating to a single germ or ovum.

uniglandular (uniglandular). Involving, relating to, or containing but one gland.

unilaminar, unilaminado (unilaminar, unilaminate). Having but one layer or lamina.

unilateral (unilateral). Confined to one side only.

unilobular, unilobulado (unilobar). Having but one lobe.

unilocal (unilocal). Strictly, denoting a trait in which the genetic component is contributed exclusively by one locus.

unilocular (unilocular). Having but one compartment or cavity, as in a fat cell.

unimolecular (unimolecular). Monomolecular.

uninuclear, uninucleado (uninuclear, uninucleate). Having but one nucleus.

uniocular (uniocular). **1.** Relating to one eye only. **2.** Having vision in only one eye.

unión 1. (junction). Junctura. **2.** (union). The structural adhesion or growing together of the edges of a wound. **3.** (attachment). A connection of one part with another. **4.** (junction). Articulation.
u. amelodentinaria (amelodental j., amelodentinal j.).
u. amnioembrionaria (amnioembryonic j.).
u. anorrectal (anorectal j.). The site of transition from rectum to anus.
u. autógena (autogenous union).
u. de brecha o hendidura (gap j.). Electrotonic j.; electrotonic synapse; macula communicans; nexus.
u. cemento-esmalte (cementoenamel j.).
u. cementodentinaria (cementodentinal j.). Dentinocemental j.
u. coledocoduodenal (choledochoduodenal j.).
u. defectuosa (faulty union).
u. dentina-esmalte (dentinoenamel j.).
u. dentinocementaria (dentinocemental j.). Cementodentinal j.
u. electrotónica (electrotonic j.). Gap j.
u. epitelial (epithelial attachment). Junctional epithelium.
u. escamocolumnar (squamocolumnar j.).
u. esclerocorneal (sclerocorneal j.). Limbus corneae.
u. esofagogástrica (esophagogastric j.).
u. estrecha (tight j.).
u. fibrosa (fibrous union).
u. friccional (frictional attachment). Precision a.
u. intercelulares (intercellular j.'s).
u. intermedia (intermediate j.). Zonula adherens.
u. interna (internal attachment). Precision a.
u. de los labios (j. of lips). Commissura labiorum.
u. en llave (key attachment). Precision a.
u. mioneural (myoneural j.). Neuromuscular j.
u. mucocutánea (mucocutaneous j.).
u. musculotendinosa (muscle-tendon attachment).
u. neuroectodérmica (neuroectodermal j.). Neurosomatic j.
u. neuromuscular (neuromuscular j.). Myoneural j.
u. neurosomática (neurosomatic j.). Neuroectodermal j.
u. óseas (juncturae ossium). [*juncturae ossium*]. Alternative name for articulationes.
u. paralela (parallel attachment). Precision a.
u. pericemental (pericemental attachment).
u. de precisión (precision attachment). Frictional a.; internal a.; key a.; parallel a.
u. primaria (primary union). Healing by first intention.
u. S-T (ST j.). J point.

u. sacrococcígea (sacrococcygeal j.). Articulatio sacrococcygea.
u. secundaria (secondary union). Healing by second intention.
u. tendinosa (juncturae tendinum). [*conexus intertendineus*, NA].
u. timpanoestapedia (tympanostapedial j.). Syndesmosis tympanostapedia.
u. viciosa (vicious union).
unioval, uniovular (unioval, uniovular). Relating to or formed from a single ovum.
unipenado (unipennate). **1.** Demipenniform. Having a feather arrangement on one side; resembling one-half of a feather. **2.** Denoting certain muscles with fibers running at an acute angle from one side of a tendon.
unipolar (unipolar). **1.** Having but one pole; denoting a nerve cell from which the branches project from one side only. **2.** Situated at one extremity only of a cell.
uniportador (uniporter). A carrier mechanism that transports one molecule or ion through a membrane without known coupling to the transport of any other molecule or ion.
uniporte (uniport). Transport of a molecule or ion through a membrane by a carrier mechanism (uniporter), without known coupling to any other molecule or ion transport.
uniseptado, unitabicado (uniseptate). Having but one septum or partition.
United States Adopted Names (USAN) (United States Adopted Names (USAN)). Designation for nonproprietary names (for drugs) adopted by the USAN Council in cooperation with the manufacturers concerned.
United States Pharmacopeia (USP) (United States Pharmacopeia (USP)).
United States Public Health Service (USPHS) (United States Public Health Service (USPHS)). A bureau of the Department of Health and Human Services.
univalencia (univalence, univalency). Monovalence.
univalente (univalent). Monovalent.
untar (unction). The action of anointing or rubbing with an ointment or oil.
untuoso (unctuous). Greasy or oily.
untura (uncture). Ointment.
upsiloide (upsiloid). Hypsiloid.
uracal (urachal). Relating to the urachus.
uracilo (uracil). 2,4-Dioxopyrimidine; a pyrimidine (base) present in ribonucleic acid.
u. deshidrogenasa (u. dehydrogenase). U. oxidase.
u. oxidasa (u. oxidase). U. dehydrogenase.
uraco (urachus). That portion of the reduced allantoic stalk between the apex of the bladder and the umbilicus.
uragogo (uragogue). Obsolete term for diuretic.
uramustina (uramustine). Uracil mustard.
uranilo (uranyl). The ion, UO_2^{2+}, usually found in such salts as uranyl nitrate.
uranina (uranin). Fluorescein sodium.
uraninita (uraninite). Pitchblende.
uranio (uranium). A feebly radioactive metallic element, symbol U, atomic no. 92, atomic weight 238.03, occurring mainly in pitchblende.
uranisco (uraniscus). Palatum.
uraniscocasma (uraniscochasm). Uranoschisis.
uraniscонitis (uranisconitis). Palatitis.
uraniscoplastia (uraniscoplasty). Palatoplasty.
uraniscorrafia (uraniscorrhaphy). Palatorrhaphy.
urano-, uranisco- (urano-, uranisco-). Combining forms relating to the hard palate.
uranoplastia (uranoplasty). Palatoplasty.
uranorrafia (uranorrhaphy). Palatorrhaphy.
uranosquisis (uranoschisis). Uraniscochasm; cleft of the hard palate.
uranostafiloplastia (uranostaphyloplasty). Uranostaphylorrhaphy; repair of a cleft of both hard and soft palate.
uranostafilorrafia (uranostaphylorrhaphy). Uranostaphyloplasty.
uranostafilosquisis (uranostaphyloschisis). Uranoveloschisis; cleft of the soft and hard palates.
uranovelosquisis (uranoveloschisis). Uranostaphyloschisis.
urari (urari). Curare.
uraroma (uraroma). A spicy, aromatic odor of the urine.
urartritis (urarthritis). Gouty inflammation of a joint.
uratemia (uratemia). The presence of urates, especially sodium urate, in the blood.
urático (uratic). Pertaining to a urate or to urates.
urato (urate). A salt of uric acid.
u. oxidasa (u. oxidase). Uricase.
uratólisis (uratolysis). The decomposition or solution of urates.
uratolítico (uratolytic). Causing the decomposition, or solution and removal of urates, from the tissues.
uratoma (uratoma). Gouty tophus.
uratorribonucleótido fosforilasa (urateribonucleotide phosphorylase). A ribosyltransferase that phosphorylyzes urateribonucleotide to urate plus D-ribose 1-phosphate.
uratosis (uratosis). Any morbid condition due to the presence of urates in the blood or tissues.
uraturia (uraturia). The passage of an increased amount of urates in the urine.
urceiforme (urceiform). Urceolate; pitcher-shaped.
urceolado (urceolate). Urceiform.
Urd (Urd). Abbreviaton for uridine.
ur-defensas (ur-defenses). Fundamental beliefs essential for man's psychological integrity; e.g., religion, science.
ure-, urea-, ureo- (ure-, urea-, ureo-). Combining forms denoting urea, urine.
urea (urea). Carbamide; carbonyldiamide; the chief end product of nitrogen metabolism in mammals, formed in the liver, by means of the Krebs-Henseleit cycle, and excreted in human urine in the amount of about 32 g a day (about 6/7 of the nitrogen excreted from the body).
u. estibamina (u. stibamine).
peróxido de u. (u. peroxide).
ureagénesis (ureagenesis). Ureapoiesis; formation of urea, usually referring to the metabolism of amino acids to urea.
ureal (ureal). Ureic; relating to or containing urea.
ureapoyesis (ureapoiesis). Ureagenesis.
ureasa (urease). An amidohydrolase cleaving urea into CO_2 and NH_3.
uredema (uredema). Edema due to infiltration of urine into the subcutaneous tissues.
uredo (uredo). **1.** Urticaria. **2.** A burning sensation in the skin.
ureico (ureic). Ureal.
ureido (ureide). Any compound of urea in which one or more of its hydrogen atoms have been substituted by acid radicals.
urelcosis (urelcosis). Ulceration of any part of the urinary tract.
uremia (uremia). **1.** Azotemia. An excess of urea and other nitrogenous waste in the blood. **2.** The complex of symptoms due to severe persisting renal failure that can be relieved by dialysis.
u. hipercalcémica (hypercalcemic u.).
urémico (uremic). Relating to uremia.
uremígeno (uremigenic). **1.** Of uremic origin or causation. **2.** Causing or resulting in uremia.
ureotélico (ureotelic). Excreting nitrogen in the form of urea.
urequisis (urecchysis). Obsolete term for extravasation of urine into the tissues.
ureritrina (urerythrin). Uroerythrin.
uresiestesia (uresiesthesia). Uriesthesia; the desire to urinate.
uresis (uresis). Urination.
uretano (urethan, urethane). Ethyl carbamate; has antimitotic activity.
uréter (ureter). [*ureter*, NA]. The thick-walled tube that conducts the urine from the renal pelvis of the kidney to the bladder.
u. enroscado (curlicue u.).
ureteral (ureteral). Ureteric; relating to the ureter.
ureteralgia (ureteralgia). Pain in the ureter.
uretercistoscopio (uretercystoscope). Ureterocystoscope.
ureterectasia (ureterectasia). Dilation of a ureter.
ureterectomía (ureterectomy). Excision of a segment or all of a ureter.
uretérico (ureteric). Ureteral.
ureteritis (ureteritis). Inflammation of a ureter.
uretero- (uretero-). Combining form denoting the ureter.
ureterocele (ureterocele). Saccular dilatation of the terminal portion of the ureter which protrudes into the lumen of the urinary bladder, probably due to a congenital stenosis of the ureteral meatus.

ureterocelorrafia (ureterocelorraphy). Excision and suturing of a ureterocele performed through an open cystotomy incision.
ureterocervical (ureterocervical). Relating to a ureter and the cervix uteri.
ureterocistanastomosis (ureterocystanastomosis). Ureteroneocystostomy.
ureterocistoscopio (ureterocystoscope). Uretercystoscope; a cystoscope with an attachment for catheterization of the ureters; the catheter is passed into the ureter when its orifice is brought into view with the cystoscope.
ureterocistostomía (ureterocystostomy). Ureteroneocystostomy.
ureterocólico (ureterocolic). Relating to the ureter and the colon, especially to an anastomosis for lesions of the lower urinary tract.
ureterocolostomía (ureterocolostomy). Implantation of the ureter into the colon.
ureteroentérico (ureteroenteric). Relating to a ureter and the intestine.
ureteroenterostomía (ureteroenterostomy). Formation of an opening between a ureter and the intestine.
ureteroestenosis (ureterostenosis). Stricture of a ureter.
ureterografía (ureterography). Radiography of the ureter after the injection of a contrast medium.
ureterohidronefrosis (ureterohydronephrosis). Hydronephrosis involving also the ureters.
ureteroileoneocistostomía (ureteroileoneocystostomy). Restoration of the continuity of the urinary tract by anastomosis of the upper segment of a partially destroyed ureter to a segment of ileum, the lower end of which is then implanted into the bladder.
ureteroileostomía (ureteroileostomy). Implantation of a ureter into an isolated segment of ileum which drains through an abdominal stoma.
ureterólisis (ureterolysis). Surgical freeing of the ureter from surrounding disease or adhesions.
ureterolitiasis (ureterolithiasis). Lithureteria; the formation or presence of a calculus or calculi in one or both ureters.
ureterolito (ureterolith). A calculus in the ureter.
ureterolitotomía (ureterolithotomy). Removal of a stone lodged in a ureter.
ureteronefrectomía (ureteronephrectomy). Nephroureterectomy; removal of a kidney with its ureter.
ureteroneocistostomía (ureteroneocystostomy). Neocystostomy; ureterocystostomy; ureterovesicostomy; an operation whereby a ureter is implanted into the bladder.
ureteroneopielostomía (ureteroneopyelostomy). Ureteropyeloneostomy; surgical reimplantation of the ureter into the pelvis of the opposite kidney.
ureteropatía (ureteropathy). Disease of the ureter.
ureteropielitis (ureteropyelitis). Inflammation of the pelvis of a kidney and its ureter.
ureteropielografía (ureteropyelography). Pyelography.
ureteropielonefritis (ureteropyelonephritis). Ureteropyelitis.
ureteropielonefrostomía (ureteropyelonephrostomy). Surgical formation of a new or more widely patent junction between the ureter and kidney pelvis.
ureteropieloneostomía (ureteropyeloneostomy). Ureteroneopyelostomy.
ureteropieloplastia (ureteropyeloplasty). Surgical reconstruction of the ureter and of the pelvis of the kidney usually for congenital ureteropelvic junction obstruction.
ureteropielostomía (ureteropyelostomy). Formation of a junction of the ureter and the renal pelvis.
ureteropiosis (ureteropyosis). An accumulation of pus in the ureter.
ureteroplastia (ureteroplasty). Surgical removal of the ureters.
ureteroproctostomía (ureteroproctostomy). Ureterorectostomy; establishment of an opening between a ureter and the rectum.
ureterorrafia (ureterorrhaphy). Suture of a ureter.
ureterorragia (ureterorrhagia). Hemorrhage from a ureter.
ureterorrectostomía (ureterorectostomy). Ureteroproctostomy.
ureterosigmoideo (ureterosigmoid). Relating to the ureter and the sigmoid colon, especially to an anastomosis between the two.
ureterosigmoidostomía (ureterosigmoidostomy). Implantation of the ureter into the sigmoid colon.
ureterostenoma (ureterostenoma). The site of a stricture of a ureter.
ureterostoma (ureterostoma). A ureteral fistula.
ureterostomía (ureterostomy). Establishment of an external opening into the ureter.
ureterotomía (ureterotomy). Surgical incision into a ureter.
ureterotrigonoenterostomía (ureterotrigonoenterostomy). Implantation of a ureter and its portion of the trigone of the bladder into the intestine.
ureteroureteral (ureteroureteral). Relating to two segments of the same ureter or to both ureters, especially an artificial anastomosis between them.
ureteroureterostomía (ureteroureterostomy). Transureteroureterostomy; establishment of an anastomosis between the two ureters or between two segments of the same ureter.
ureterouterino (ureterouterine). Relating to the ureter and the uterus, especially a fistula between the two.
ureterovaginal (ureterovaginal). Relating to a ureter and the vagina, specially denoting a fistula, either surgical or pathologic, connecting the two.
ureterovesical (ureterovesical). Relating to the ureter and the bladder, specifically the junction of ureter with bladder.
ureterovesicostomía (ureterovesicostomy). Ureteroneocystostomy; surgical joining of a ureter to the bladder.
-urético (-uretic). Combining form denoting urine.
uretr-, uretro- (urethro-, urethr-). Combining forms denoting the urethra.
uretra (urethra). Urogenital canal; a canal leading from the bladder, discharging the urine externally.
  u. esponjosa (spongy u.). Pars spongiosa urethrae masculinae.
  u. femenina **1.** (female u.). U. feminina. **2.** (u. feminina). [*urethra feminina*, NA]. Female u.; u. muliebris.
  u. masculina **1.** (male u.). U. masculina. **2.** (u. masculina). [*urethra masculina*, NA]. Male u.; u. virilis.
  u. membranosa (membranous u.).
  u. de la mujer (u. muliebris). U. feminina.
  u. peniana (penile u.). Pars spongiosa urethrae masculinae.
  u. prostática (prostatic u.). Pars prostatica urethrae.
  u. viril (u. virilis). U. masculina.
uretral (urethral). Relating to the urethra.
uretralgia (urethralgia). Urethrodynia; pain in the urethra.
uretrámetro (urethrameter). Urethrometer.
uretrascopio (urethrascope). Urethroscope.
uretratresia (urethratresia). Imperforation or occlusion of the urethra.
uretrectomía (urethrectomy). Excision of a segment or the entire urethra.
uretremorragia (urethremorrhagia). Urethrorrhagia; bleeding from the urethra.
uretrenfraxis (urethremphraxis). Urethrophraxis; obstruction of the free flow of urine through the urethra.
uretreurínter (urethreurynter). Obsolete instrument for dilating the urethra.
uretrismo (urethrism, urethrismus). Urethrospasm; irritability or spasmodic stricture of the urethra.
uretritis (urethritis). Inflammation of the urethra.
  u. anterior (anterior u.).
  u. específica (specific u.). Obsolete term for gonorrhea.
  u. folicular (follicular u.). Granular u.
  u. gonocócica (gonococcal u.). Gonorrhea in males.
  u. granular (granular u.). Follicular u.
  u. inespecífica (nonspecific u.). Simple u.
  u. no gonocócica (nongonococcal u.).
  u. petrificante (u. petrificans).
  u. posterior (posterior u.).
  u. simple (simple u.). Nonspecific u.
  u. venérea (u. venerea). Obsolete term for gonorrhea.
uretrobalanoplastia (urethrobalanoplasty). Plastic repair of hypospadias and epispadias.
uretrobulbar (urethrobulbar). Bulbourethral.
uretrocele (urethrocele). Prolapse of the female urethra.
uretrocistitis (urethrocystitis). Inflammation of the urethra and bladder.
uretrocistometría (urethrocystometry). Urethrocystometrography; a procedure that simultaneously measures pressures in urinary bladder and urethra.
uretrocistometrografía (urethrocystometrography). Urethrocystometry.

uretrocistopexia (urethrocystopexy). Urethropexy; fixation of urethra and bladder for stress incontinence.
uretrodinia (urethrodynia). Urethralgia.
uretroespasmo (urethrospasm). Urethrism.
uretroestenosis (urethrostenosis). Stricture of the urethra.
uretrofima (urethrophyma). Any tumor or circumscribed swelling of the urethra.
uretrofraxis (urethrophraxis). Urethremphraxis.
uretrógrafo (urethrograph). A recording urethrometer, indicating graphically the location and extent of urethral strictures.
uretrómetro (urethrometer). An instrument for measuring the caliber of the urethra.
uretropeniano (urethropenile). Relating to the urethra and the penis.
uretroperineal (urethroperineal). Relating to the urethra and the perineum.
uretroperineoscrotal (urethroperineoscrotal). Relating to the urethra, perineum, and scrotum.
uretropexia (urethropexy). Urethrocystopexy; surgical suspension of the urethra for correction of urinary stress incontinence.
uretroplastia (urethroplasty). Surgical reconstruction of the urethra.
uretroprostático (urethroprostatic). Relating to the urethra and the prostate.
uretrorrafia (urethrorrhaphy). Suture of the urethra.
uretrorragia (urethrorrhagia). Urethremorrhagia. Bloody urethral discharge.
uretrorrea (urethrorrhea). An abnormal discharge from the urethra.
uretrorrectal (urethrorectal). Relating to the urethra and the rectum.
uretroscopia (urethroscopy). Inspection of the urethra with a urethroscope.
uretroscópico (urethroscopic). Relating to the urethroscope or to urethroscopy.
uretroscopio (urethroscope). An instrument for viewing the interior of the urethra.
uretrostaxis (urethrostaxis). Oozing of blood from the urethra.
uretrostomía (urethrostomy). Surgical formation of a permanent opening between the urethra and the skin.
 u. perineal (perineal u.).
uretrotomía (urethrotomy). Surgical incision of a stricture of the urethra.
 u. externa (external u.). Perineal u.; Wheelhouse's operation.
 u. interna (internal u.).
 u. perineal (perineal u.). External u.
uretrótomo (urethrotome). An instrument for dividing a stricture of the urethra.
uretrovaginal (urethrovaginal). Relating to the urethra and the vagina.
uretrovesical (urethrovesical). Relating to the urethra and bladder.
uretrovesicopexia (urethrovesicopexy). Surgical suspension of the urethra and the base of the bladder from the posterior surface of the pubic symphysis or anterior abdominal wall or Cooper's ligament for correction of urinary stress incontinence.
urgencia (urgency). A strong desire to void accompanied by a fear of leakage.
 u. motora (motor u.).
 u. sensorial (sensory u.). U. due to vesicourethral hypersensitivity.
urgínea (urginea). The bulbs of *Urginea indica* (Indian squill) and *Urginea maritima* (white or Mediterranean squill); the source of squill.
uri-, uric-, urico- (uri-, uric-, urico-). Combining forms relating to uric acid.
uriano (urian). Urochrome.
uricasa (uricase). Urate oxidase.
úrico (uric). Relating to urine.
uricólisis (uricolysis). Decomposition of uric acid.
uricolítico (uricolytic). Relating to or effecting the hydrolysis of uric acid.
uricosuria (uricosuria). Excessive amounts of uric acid in the urine.
uricosúrico (uricosuric). Tending to increase the excretion of uric acid.
uricotélico (uricotelic). Producing uric acid as the chief excretory product of nitrogen metabolism.
uridiltransferasa (uridyltransferase). UDPglucose-hexose-1-phosphate.
uridina (uridine). 1-β-D-Ribofuranosyluracil; uracil ribonucleoside; one of the major nucleosides in RNA's.
 difosfato de u. (u. diphosphate).
 fosfato de u. (u. phosphate). Uridylic acid.
 u. fosforilasa (u. phosphorylase).
 trifosfato de u. (u. triphosphate).
uridinadifosfogalactosa (uridinediphosphogalactose). A pyrophosphate group links the 5' position of uridine and the 1 position of galactose.
uridinadifosfoglucosa (uridinediphosphoglucose). UDPglucose; a pyrophosphate group links the 5' position of uridine and the 1 position of glucose.
uridrosis (uridrosis). Sudor urinosus; urhidrosis; the excretion of urea or uric acid in the sweat.
 u. cristalina (u. crystallina). Urea frost.
uriestesia (uriesthesia). Uresiesthesia.
urin-, urino- (urin-, urino-). Combining forms denoting urine.
urinación (urination). Miction; micturition; uresis; the passing of urine.
urinario (urinary). Relating to urine.
urinemia (urinemia). Obsolete term for uremia.
urinífero (uriniferous). Conveying urine; denoting the tubules of the kidney.
uriníﬁco (urinific). Uriniparous.
uriníparo (uriniparous). Urinific; producing or excreting urine; denoting the malpighian bodies and certain tubules in the renal cortex.
urinogenital (urinogenital). Genitourinary.
urinógeno (urinogenous). **1.** Urogenous. Producing or excreting urine. **2.** Of urinary origin.
urinoma (urinoma). A cystic collection of extravasated urine.
urinometría (urinometry). The determination of the specific gravity of the urine.
urinómetro (urinometer). Urogravimeter; urometer; a hydrometer for determining the specific gravity of the urine.
urinoscopia (urinoscopy). Uroscopy.
urinosexual (urinosexual). Genitourinary.
urinoso (urinous). Relating to or of the nature of urine.
uriposia (uriposia). Urine-drinking.
uritis (uritis). Dermatitis ambustionis.
-uro (-ide). Suffix denoting the more electronegative element in a binary chemical compound; formerly denoted by the qualification, -ureted; e.g., hydrogen sulfide was sulfureted hydrogen.
uro- (uro-). Combining form relating to urine.
uroamoniacal (uroammoniac). Relating to uric acid and ammonia; denoting a variety of urinary calculus.
uroantelona (uroanthelone). Urogastrone.
urobilina (urobilin). Urohematin; urohematoporphyrin; a uroporphyrin; an acyclic tetrapyrrole that is one of the natural breakdown products of hemoglobin.
 u. IX-alfa (urobilin IX-α). Mesobilene-b.
urobilinemia (urobilinemia). The presence of urobilins in the blood.
urobilinógeno (urobilinogen). Precursor of urobilin.
 u. IX-alfa (urobilinogen IX-α). Mesobilane.
urobilinuria (urobilinuria). The presence in the urine of urobilins in excessive amount, formed mainly from hemoglobin.
urocanasa (urocanase). Urocanate hydratase.
urocanato (urocanate). A salt or ester of urocanic acid.
 u. hidratasa (u. hydratase). Urocanase; an enzyme catalyzing the conversion of urocanic acid to an imidazolonepropionic acid, a step in histidine catabolism.
urocanicasa (urocanicase). One of a group of at least three enzymes that convert urocanic acid to glutamic acid.
urocele (urocele). Extravasation of urine into the scrotal sac.
urocianina (urocyanin). Uroglaucin; an indigo blue pigment sometimes observed in the urine in certain diseases, especially scarlet fever.
urocianógeno (urocyanogen). A blue pigment sometimes observed in the urine in cases of cholera.
urocianosis (urocyanosis). A bluish discoloration of the urine in indicanuria.
urocinasa (urokinase). Plasminogen activator.
urocístico (urocystic). Relating to the urinary bladder.
urocystis (urocystis). Vesica urinaria.

urocistitis (urocystitis). Inflammation of the urinary bladder.
urocisto (urocyst). Vesica urinaria.
urocrisia (urocrisia). **1.** Urocrisis. **2.** Obsolete term for diagnosis based upon the results of a urinary examination.
urocrisis (urocrisis). **1.** Urocrisia. Obsolete term for the critical stage of a disease accompanied by a copious discharge of urine. **2.** Severe pain in any of the urinary organs or passages occurring in tabes dorsalis.
urocromo (urochrome). Urian; the principal pigment of urine.
urocromógeno (urochromogen). Originally, a body in the urine that, on taking up oxygen, formed urochrome; now, probably urobilinogen.
urodinámica (urodynamics). The study of the storage of urine within, and the flow of urine through and from, the urinary tract.
urodinia (urodynia). Pain on urination.
urodisfunción (urodysfunction). Urinary dysfunction.
uroedema (uroedema). Uredema.
uroenterona (uroenterone). Urogastrone.
uroeritrina (uroerythrin). Purpurin; urerythrin; a urinary pigment that gives a pink color to deposits of urates; presumably derived from melanin.
urofánico (urophanic). Appearing in the urine; denoting any constituent, normal or pathologic, of the urine.
urofeína (urophein). A grayish pigment occasionally found in the urine, possibly identical with urobilin.
uroflavina (uroflavin). A fluorescent product of riboflavin catabolism, or perhaps riboflavin itself, found in mammalian urine and feces.
urofolitropina (urofollitropin). A preparation of gonadotropin extracted from the urine of postmenopausal women.
urofuscohematina (urofuscohematin). A brownish red pigment found in the urine in a case of leprosy.
urogastrona (urogastrone). Anthelone U; anthelone; uroanthelone; uroenterone; a fluorescent pigment extracted from urine; an inhibitor of gastric secretion and motility.
urogenital (urogenital). Genitourinary.
urógeno (urogenous). Urinogenous.
uroglaucina (uroglaucin). Urocyanin.
urogonadotropina (urogonadotropin).
urografía (urography). Roentgenography of any part (kidneys, ureters, or bladder) of the urinary tract.
  u. anterógrada (antegrade u.).
  u. cistoscópica (cystoscopic u.). Retrograde u.
  u. intravenosa, excretora (intravenous u., excretory u.).
  u. retrógrada (retrograde u.). Cystoscopic u.
urograma (urogram). The roentgenographic record obtained by urography.
urogravímetro (urogravimeter). Urinometer.
urohematina (urohematin). Urobilin.
urohematoporfirina (urohematoporphyrin). Urobilin.
uroheparina (uroheparin). An inactive form of heparin excreted in the urine.
urohidrosis (urhidrosis). Uridrosis.
urohipertensina (urohypertensin). A pressor substance derived from the urine.
urolagnia (urolagnia). Sexual stimulation occasioned by the sight of a person urinating.
urolitiasis (urolithiasis). Presence of calculi in the urinary system.
urolítico (urolithic). Relating to urinary calculi.
urolito (urolith). Urinary calculus.
urolitología (urolithology). The branch of medicine concerned with the formation, composition, effects, and removal of urinary calculi.
urología (urology). The medical specialty concerned with the study, diagnosis, and treatment of diseases of the genitourinary tract.
urológico (urologic, urological). Relating to urology.
urólogo (urologist). A specialist in urology.
uroluteína (urolutein). Name given to yellow pigment in the urine.
uromelanina (uromelanin). A black pigment occasionally found in the urine, possibly a decomposition product of urochrome.
urómetro (urometer). Urinometer.
uronco (uroncus). A urinary cyst; a circumscribed area of extravasation of urine.
uronefrosis (uronephrosis). Hydronephrosis.
uronoscopia (uronoscopy). Uroscopy.
uropatía (uropathy). Any disorder involving the urinary tract.
uroplanía (uroplania). Extravasation of urine.
uroporfirina (uroporphyrin). **1.** Porphyrin excreted in the urine in porphyrinuria. **2.** Class name for all porphyrins containing 4 acetic acid groups and 4 propionic acid groups in positions 1 through 8.
uroporfirinógeno (uroporphyrinogen).
uropoyesis (uropoiesis). The production or secretion and excretion of urine.
uropoyético (uropoietic). Relating or pertaining to uropoiesis.
uropsamo (uropsammus). **1.** Gravel. **2.** Urocheras; any inorganic or uratic urinary sediment.
uropterina (uropterin). Urothion.
uropurpurina (uropurpurin). A purple pigment in the urine.
uroquecia (urochesia). Passage of urine from the anus.
uroqueras (urocheras). **1.** Gravel. **2.** Uropsammus.
urorradiología (uroradiology). Examination of the urinary tract by one of the imaging methods of radiology.
urorrectal (urorectal). Relating to the urinary tract and rectum.
urorroseína (urorosein). A chromogen in the urine that forms a red color on the addition of nitric acid.
urorrubina (urorubin). A red pigment in urine made more visible by treatment with hydrochloric acid.
urorrubrohematina (urorubrohematin). A reddish pigment occasionally present in the urine in various chronic diseases.
uroscopia (uroscopy). Urinoscopy; uronoscopy; examination of the urine, usually by means of a microscope.
uroscópico (uroscopic). Relating to uroscopy.
urosemiología (urosemiology). The study of the urine as an aid to diagnosis.
urosepsina (urosepsin). A substance formed by the decomposition of urine, supposed to be the cause of septic poisoning after urinary extravasation.
urosepsis (urosepsis). **1.** Sepsis resulting from the decomposition of extravasated urine. **2.** Sepsis from obstruction of infected urine.
uroséptico (uroseptic). Relating to urosepsis.
urospectrina (urospectrin). A pigment found in the urine, possibly the same as urobilin.
urosqueocele (uroscheocele). m. Urocele.
urosquesis (uroschesis). **1.** Retention of urine. **2.** Suppression of urine.
urotión (urothion). Uropterin; a sulfur-containing pteridine derivative isolated from urine.
urotórax (urothorax). The presence of urine in the thoracic cavity, usually following complex multiple organ injuries.
urouréter (uroureter). Hydroureter.
uroxantina (uroxanthin). Indican.
uroxina (uroxin). Alloxantin.
urticación (urtication). **1.** Whipping with nettles to induce counterirritation, formerly used in the treatment of peripheral paralysis. **2.** A burning sensation resembling that produced by urticaria or resulting from nettle poisoning. **3.** Urticaria.
urticado (urticate). Marked by the presence of wheals.
urticante (urticant). Producing a wheal or other similar itching agent.
urticar (urticate). To perform urtication.
urticaria **1.** (urticaria, hives). Cnidosis; hives; nettle rash; uredo; urtication; an eruption of itching wheals, usually of systemic origin. **2.** (hives). Urticaria.
  u. aguda (acute u.). Febrile u.
  u. ampollar (u. bullosa). U. vesiculosa.
  u. por calor (heat u.). Cholinergic u.
  u. colinérgica (cholinergic u.).
  u. confluyente (u. conferta).
  u. por congelación (congelation u.). Cold u.
  u. crónica (chronic u., u. chronica).
  u. endémica, epidémica (u. endemica, u. epidemica).
  u. facticia (factitious u., u. factitia). Dermatographism.
  u. febril (febrile u., u. febrilis). Acute u.
  u. fría (cold u.). Congelation u.
  u. gigante **1.** (giant u., u. gigans, u. gigantea). Angioneurotic edema. **2.** (giant hives). Angioneurotic edema.
  u. hemorrágica (u. hemorrhagica).
  u. macular (u. maculosa).
  u. medicamentosa (u. medicamentosa).

u. papulosa (papular u., u. papulosa). Lichen urticatus.
u. persistente (u. perstans).
u. pigmentosa (u. pigmentosa).
u. solar (solar u.).
u. subcutánea (u. subcutanea).
u. tuberosa (u. tuberosa). Angioneurotic edema.
u. vesicular (u. vesiculosa). U. bullosa.
u. vibratoria (vibratory u.).
urticariano (urticarial, urticarious). Relating to or marked by urticaria.
urusiol (urushiol). A mixture of nonvolatile hydrocarbons, derivatives of catechol with unsaturated C_{15} or C_{17} side chains, constituting the active allergen of the irritant oil of poison ivy, *Toxicodendron radicans*, poison oak, *T. diversilobum*, and the Asiatic laquer tree, *T. verniciferum*.
u. oxidasa (u. oxidase). Laccase.
USAN (USAN). Abbreviaton for United States Adopted Names.
USP (USP). Abbreviation for United States Pharmacopeia.
USPHS (USPHS). Abbreviation for United States Public Health Service.
ustilaginismo (ustilaginism). Poisoning by *Ustilago maydis* (corn smut) which produces burning, itching, hyperemia, acrocyanosis, and edema of the extremities.
ustulación (ustulation). **1.** Separation of compounds by heat. **2.** Drying of a drug by heat to prepare it for pulverization.
usurpación (usurpation). Assumption of pacemaker function of the heart by a subsidiary focus as a result of its own increased automaticity.
uta (uta). A mild form of New World or American cutaneous leishmaniasis caused by *Leishmania peruana*, occurring in the high Andean valleys of Peru and Bolivia.
uterectomía (uterectomy). Hysterectomy.
uterino (uterine). Relating to the uterus.
uterismo (uterismus). Obsolete term for painful spasmodic contraction of the uterus.
uteritis (uteritis). Metritis.
útero (uterus, pl. uteri). [*uterus*, NA]. Metra; womb; the hollow muscular organ in which the impregnated ovum is developed into the child.
ú. acervical (u. acollis). A u. with atresia or absence of the cervix.
ú. anómalo (anomalous u.).
ú. arqueado (arcuate u., u. arcuatus).
ú. bicameral sellado (u. bicameratus vetularum).
ú. bicorne (bicornate u., u. bicornis). Bifid u.
ú. bífido (bifid u., u. bifidus). Bicornate u.
ú. bilocular (u. bilocularis). Septate u.
ú. biorificial (biforate u., u. biforis). Double-mouthed u.
ú. bipartito (bipartite u., u. bipartitus). Septate u.
ú. cordiforme (cordiform u., u. cordiformis). Heart-shaped u.
ú. de Couvelaire (Couvelaire u.). Uteroplacental apoplexy.
ú. didelfo (u. didelphys).
ú. doble (duplex u.). Any u. with double lumen.
ú. de doble boca (double-mouthed u.). Biforate u.
ú. en forma de corazón (heart-shaped u.). Cordiform u.
ú. grávido (gravid u.). The condition of the u. in pregnancy.
ú. incudiforme (incudiform u., u. incudiformis). Triangular u.; u. triangularis.
ú. masculino (masculine u., u. masculinus). Utriculus prostaticus.
ú. parvicollis (u. parvicollis).
ú. recubierto (capped u.).
ú. subtabicado (subseptate u., u. subseptus). An incomplete u. septus.
ú. tabicado (septate u., u. septus). Bipartite u.; u. bipartitus; u. bilocularis.
ú. triangular (triangular u., u. triangularis). Incudiform u.
ú. unicorne (unicorn u., u. unicornis).
utero- (utero-, uter-). Combining forms relating to the uterus.
uteroabdominal (uteroabdominal). Uteroventral; relating to the uterus and the abdomen.
uterocervical (uterocervical). Relating to the cervix uteri.
uterocistostomía (uterocystostomy). Formation of a communication between the uterus (cervix) and the bladder.
uterofijación (uterofixation). Hysteropexy.
uterolito (uterolith). Uterine calculus.
uterómetro (uterometer). Hysterometer.
uteroovárico (utero-ovarian). Relating to the uterus and an ovary.
uteroparietal (uteroparietal). Relating to the uterus and the abdominal wall.
uteropelviano (uteropelvic). Relating to the uterus and the pelvis.
uteropexia (uteropexy). Hysteropexy.
uteroplacentario (uteroplacental). Relating to the uterus and the placenta.
uteroplastia (uteroplasty). Hysteroplasty; metroplasty; plastic surgery of the uterus.
uterosacro (uterosacral). Relating to the uterus and the sacrum.
uterosalpingografía (uterosalpingography). Histerosalpingography.
uteroscopia (uteroscopy). Hysteroscopy.
uteroscopio (uteroscope). Hysteroscope.
uterotomía (uterotomy). Hysterotomy.
uterotónico (uterotonic). **1.** Giving tone to the uterine muscle. **2.** An agent that overcomes relaxation of the muscular wall of the uterus.
uterotubario (uterotubal). Pertaining to the uterus and the uterine tubes.
uterotubografía (uterotubography). Hysterosalpingography.
uterovaginal (uterovaginal). Relating to the uterus and the vagina.
uteroventral (uteroventral). Uteroabdominal.
uteroverdina (uteroverdine). Biliverdin.
uterovesical (uterovesical). Relating to the uterus and the urinary bladder.
UTP (UTP). Abbreviation for uridine triphosphate.
utricular (utricular). Relating to or resembling a utricle.
utriculitis (utriculitis). **1.** Inflammation of the internal ear. **2.** Inflammation of the utriculus prostaticus.
utrículo (utricle). [*utriculus*, NA]. Sacculus communis; the larger of the two membranous sacs in the vestibule of the labyrinth.
u. prostático (prostatic u.). [*utriculus prostaticus*, NA].
utriculosacular (utriculosaccular). Relating to the utricle and the saccule of the labyrinth.
utriculus, pl. **utriculi** (utriculus, pl. utriculi). [*utriculus*, pl. *utriculi*, NA]. Sacculus communis; utricle; the larger of the two membranous sacs in the vestibule of the labyrinth.
utriforme (utriform). Shaped like a leather bottle.
uva ursi (uva ursi). The dried leaves of *Arctostaphylos uva-ursi* (family Ericaceae), bearberry, mountain box, a common plant of the North Temperate zone.
úvea (uvea). Tunica vasculosa bulbi.
uveal (uveal). Relating to the uvea.
uveítico (uveitic). Relating to the uvea.
uveítis (uveitis, pl. uveitides). Inflammation of the uveal tract: iris, ciliary body, and choroid.
u. anterior (anterior u.). Inflammation involving the ciliary body and iris.
u. facoanafiláctica (phacoanaphylactic u.).
u. facogénica (phacogenic u.).
u. de Förster (Förster's u.).
u. de Fuchs (Fuchs' u.). Heterochromic u.
u. heterocrómica (heterochromic u.). Fuchs' u.
u. inducida por el cristalino (lens-induced u.). Phacoanaphylactic u.
u. posterior (posterior u.). Choroiditis.
u. simpática (sympathetic u.).
uveoencefalitis (uveoencephalitis). Harada's syndrome.
uveoescleritis (uveoscleritis). Inflammation of the sclera involved by extension from the uvea.
uviforme (uvaeformis). Lamina vasculosa choroideae.
uviol (uviol). A special kind of glass more than usually transparent to the ultraviolet or actinic rays.
uviómetro (uviometer). An instrument for measuring ultraviolet radiation.
uviorresistente **1.** (uviofast). Uvioresistant; not weakened or destroyed by subjection to ultraviolet radiation. **2.** (uvioresistant). Uviofast.
uviosensible (uviosensitive). Sensitive to ultraviolet rays.
úvula (uvula, pl. uvuli). [*uvula*, NA]. An appendant fleshy mass; a structure bearing a fancied resemblance to the u. palatina.
ú. bífida (bifid u.).

ú. del cerebelo (u. cerebelli). U. vermis.
ú. de Lieutaud (Lieutaud's u.). U. vesicae.
ú. palatina (u. palatina). [*uvula palatina*, NA]. Pendulous palate.
ú. del vermis (u. vermis). [*uvula vermis*, NA]. U. cerebelli.
ú. vesical (u. vesicae]). [*uvula vesicae*, NA]. Lieutaud's u.

uvulaptosis (uvulaptosis). Uvuloptosis.

uvular 1. (uvular). Relating to the uvula. **2.** (uvularis). Musculus uvulae.

uvulátomo (uvulatome). Uvulotome.

uvulectomía (uvulectomy). Staphylectomy; excision of the uvula.

uvulitis (uvulitis). Inflammation of the uvula.

uvulo-, uvul- (uvulo-, uvul-). Combining forms denoting the uvula, usually the uvula palatina.

uvulopalatoplastia, uvulopalatofaringoplastia (uvulopalatoplasty, uvulopalatopharyngoplasty). Palatopharyngoplasty.

uvuloptosis (uvuloptosis). Falling palate; staphylodialysis; staphyloptosis; uvulaptosis; relaxation or elongation of the uvula.

uvulotomía (uvulotomy). Staphylotomy; any cutting operation on the uvula.

uvulótomo (uvulotome). Staphylotome; uvulatome; an instrument for cutting the uvula.

V

V (V). **1.** Abbreviation for vision or visual acuity; volt; with subscript 1, 2, 3, etc., the abbreviation for unipolar chest electrocardiogram leads. **2.** Symbol for vanadium.
$\dot{V}$ ($\dot{V}$). **1.** Symbol for gas flow, frequently with subscripts indicating location and chemical species. **2.** Symbol for ventilation.
v (v). **1.** Abbreviation for volt. **2.** As a subscript, refers to venous blood.
$\dot{V}CO_2$ ($\dot{V}CO_2$). Symbol for carbon dioxide elimination.
V_D (V_D). Symbol for physiologic dead space.
$\dot{V}O_2$ ($\dot{V}O_2$). Symbol for oxygen consumption.
V_T (V_T). Symbol for tidal volume.
V-A (V-A). Abbreviation for ventriculoatrial.
V_{max} (V_{max}). Symbol for maximum velocity.
vaca (cow). A generator for short-lived isotopes based upon successively eluting or otherwise separating ("milking") a short-lived radioactive daughter from a longer-lived parent; e.g., ^{99m}Tc from ^{99}Mo, ^{113m}In from ^{113}Sn.
vaca radiactiva (radioactive cow). Colloquialism for radionuclide generator.
vaccina (vaccina). Vaccinia.
vaccinal (vaccinal). Relating to vaccine or vaccination.
vaccinia (vaccinia). **1.** Vaccina; variola vaccine; variola; a contagious eruptive disease occurring in cattle, involving chiefly the skin and teats, and caused by the v. virus. **2.** Primary reaction; an infection, primarily local and limited to the site of inoculation, induced in man by inoculation with the vaccinia virus in order to confer resistance to smallpox.
v. gangrenosa (v. gangrenosa). Progressive v.
v. generalizada (generalized v.).
v. progresiva (progressive v.). V. gangrenosa.
vaccinial (vaccinial). Relating to vaccinia.
vacciniforme (vacciniform). Resembling vaccinia.
vaccinoide (vaccinoid). Resembling vaccinia.
vaccinum (vaccinum). Vaccine.
vacuna (vaccine). Vaccinum; originally, the live v. (vaccinia, cowpox) virus inoculated in the skin as prophylaxis against smallpox and obtained from the skin of calves inoculated with seed virus. Usage has extended the meaning to include essentially any preparation intended for active immunological prophylaxis.
v. de aceite (oil v.).
v. acuosa (aqueous v.).
v. de alto pasaje en huevo (high-egg-passage v.).
v. anticólera (cholera v.).
v. anticólera porcino (hog cholera v.'s).
v. anti-fiebre aftosa (foot-and-mouth disease virus v.'s).
v. anti-fiebre amarilla (yellow fever v.).
v. anti-fiebre manchada de las Montañas Rocosas (Rocky Mountain spotted fever v.).
v. antigripal o antiinfluenza (influenza virus v.'s).
v. antineumocócica (pneumococcal v.).
v. antiparotidítica (mumps virus v.).
v. antipertussis (pertussis v.).
v. antipeste (plague v.).
v. antipoliomielítica oral de virus vivos (OPV) (oral poliovirus v.).
v. antipoliomielítica de virus inactivados (IPV) (inactivated poliovirus v.).
v. antirrábica (rabies v.).
v. antirrábica de pasaje en huevo de cepa Flury (rabies v. Flury strain egg-passage).
v. antirrábica preparada en células diploides humanas (human diploid cell rabies v.).
v. antirrubeólica de virus vivos (rubella virus v. live).
v. antisarampionosa (measles virus v.).
v. antitetánica (tetanus v.).
v. antitifoidea (typhoid v.).
v. antitifoidea-antiparatifoidea A y B (typhoid-paratyphoid A and B v.).
v. antituberculosa (tuberculosis v.). BCG v.
v. antivariólica (smallpox v.).
v. autógena (autogenous v.).
v. del bacilo de Calmette-Guérin (bacillus Calmette-Guérin v.).
v. de bajo pasaje en huevo (low-egg-passage v.).
v. BCG (BCG v.). Bacillus Calmette-Guérin v.
v. de Calmette-Guérin (Calmette-Guérin v.). BCG v.
v. de cepa 19 de brucella (brucella strain 19 v.).
v. de cepa Flury (Flury strain v.).
v. coadyuvante o auxiliar (adjuvant v.).
v. antitífica (typhus v.).
v. contra la tos ferina (whooping-cough v.).
v. de Dakar (Dakar v.). Yellow fever v.
v. de embrión de pato (duck embryo origin v.).
v. estafilocócica (staphylococcus v.).
v. de Haffkine (Haffkine's v.).
v. contra la hepatitis B (hepatitis B v.).
v. heterogénea (heterogenous v.).
v. multivalente (multivalent v.). Polyvalent v.
v. de Pasteur (Pasteur v.).
v. de poliovirus o antipoliomielitis (poliovirus v.'s). Poliomyelitis v.'s.
v. polivalente (polyvalent v.). Multivalent v.
v. de rickettsias atenuadas (rickettsia v. attenuated).
v. Sabin (Sabin v.).
v. Salk (Salk v.).
v. contra el sarampión, parotiditis y rubéola (MMR) (measles, mumps, and rubella v.).
v. de Semple (Semple v.).
v. de stock (stock v.).
v. de subunidades (subunit v.).
v. T. A. B. (T.A.B. v.). Typhoid-paratyphoid A and B v.
v. de toxoides diftérico y tetánico y antipertussis (DTP) (diphtheria, tetanus toxoids, and pertussis v.).
v. de violeta cristal (crystal violet v.).
v. viva (live v.). V. prepared from living, attenuated organisms.
vacunación (vaccination). The act of administering a vaccine.
vacunador (vaccinator). **1.** Vaccinist; a person who vaccinates. **2.** A scarifier or other instrument used in vaccination.
vacunar (vaccinate). To administer a vaccine.
vacunización (vaccinization). Vaccination repeated at short intervals until it will no longer take.
vacunógeno 1. (vaccinogen). A source of vaccine, such as an inoculated heifer. **2.** (vaccinogenous). Producing vaccine, or relating to the production of vaccine.
vacunostilo (vaccinostyle). A pointed instrument used in vaccination.
vacuola (vacuole). **1.** A minute space in any tissue. **2.** A clear space in the substance of a cell, sometimes degenerative in character, sometimes surrounding an englobed foreign body and serving as a temporary cell stomach for the digestion of the body.
v. autofágica (autophagic v.). Cytolysosome.
v. contráctil (contractile v.).
v. parasitófora (parasitophorous v.).
vacuolación (vacuolation). **1.** Vacuolization. Formation of vacuoles. **2.** The condition of having vacuoles.
vacuolado (vacuolate, vacuolated). Having vacuoles.
vacuolar (vacuolar). Relating to or resembling a vacuole.
vacuolización (vacuolization). Vacuolation.
vacuoma (vacuome). A system of vacuoles which can be stained with neutral red in the living cell.
vacútomo (vacutome). Electrodermatome that applies suction to the skin to raise it before an advancing blade, usually for taking a split-thickness skin graft.

vacuum (vacuum). An empty space, one practically exhausted of air or gas.
vadum (vadum). An occasional elevation from the bottom of a cerebral sulcus nearly obliterating it for a short distance.
vagabundo (wandering). Moving about; not fixed; abnormally motile.
vagal (vagal). Relating to the vagus nerve.
vagido uterino (vagitus uterinus). Crying of the fetus while still within the uterus, possible when the membranes have been ruptured and air has entered the uterine cavity.
vagina (vagina, gen. and pl. vaginae). [*vagina*, NA]. The genital canal in the female, extending from the uterus to the vulva.
v. masculina (v. masculina). Utriculus prostaticus.
v. septada o tabicada (v. septate).
vaginado (vaginate). Ensheathed; provided with a sheath.
vaginal (vaginal). Relating to the vagina or to any sheath.
vaginalitis (vaginalitis). Inflammation of the tunica vaginalis testis.
vaginapexia (vaginapexy). Vaginofixation.
vaginectomía (vaginectomy). Colpectomy; excision of the vagina or a segment thereof.
vaginismo (vaginism, vaginismus). Vaginism; vulvismus; painful spasm of the vagina preventing intercourse.
v. posterior (posterior v.).
vaginitis (vaginitis, pl. vaginitides). Inflammation of the vagina.
v. adhesiva (adhesive v., v. adhesiva).
v. amebiana (amebic v.). V. caused by *Entamoeba histolytica*.
v. atrófica (atrophic v.).
v. enfisematosa (v. emphysematosa).
v. granular (granular v.).
v. inflamatoria descamativa (desquamative inflammatory v.).
v. por oxiuros (pinworm v.). V. caused by *Enterobius vermicularis*.
v. quística (v. cystica). V. emphysematosa.
v. senil (senile v., v. senilis).
vagino-, vagin- (vagino-,vagin-). Combining forms denoting the vagina.
vaginoabdominal (vaginoabdominal). Relating to the vagina and the abdomen.
vaginocele (vaginocele). Colpocele.
vaginodinia (vaginodynia). Colpodynia; vaginal pain.
vaginofijación (vaginofixation). Colpopexy; vaginapexy; vaginopexy; suture of a relaxed and prolapsed vagina to the abdominal wall.
vaginohisterectomía (vaginohysterectomy). Vaginal hysterectomy.
vaginolabial (vaginolabial). Relating to the vagina and the pudendal labia.
vaginomicosis (vaginomycosis). Colpitis mycotica; colpomycosis; vaginal infection due to a fungus.
vaginopatía (vaginopathy). Colpopathy; any diseased condition of the vagina.
vaginoperineal (vaginoperineal). Relating to or involving the vagina and perineum.
vaginoperineoplastia (vaginoperineoplasty). Colpoperineoplasty; plastic surgery of the perineum involving the vagina.
vaginoperineorrafia (vaginoperineorrhaphy). Colpoperineorrhaphy; repair of a lacerated vagina and perineum.
vaginoperineotomía (vaginoperineotomy). Division of the posterior aspect of the vagina and adjacent portion of the perineum to facilitate childbirth.
vaginoperitoneal (vaginoperitoneal). Relating to the vagina and the peritoneum.
vaginopexia (vaginopexy). Vaginofixation.
vaginoplastia (vaginoplasty). Colpoplasty; plastic surgery of the vagina.
vaginoscopia (vaginoscopy). Inspection of the vagina, usually with an instrument.
vaginotomía (vaginotomy). Colpotomy; coleotomy; a cutting operation in the vagina.
vaginovesical (vaginovesical). Relating to the vagina and the urinary bladder.
vaginovulvar (vaginovulvar). Relating to the vagina and the vulva.
vago (vagus, gen. and pl. vagi). Vagus nerve.
vago- (vago-). Combining form denoting the vagus nerve.
vagoaccesorio (vagoaccessorius). The vagus and the accessory portion of the spinal accessory nerve, regarded as one nerve.
vagoglosofaríngeo (vagoglossopharyngeal). Relating to the vagus and glossopharyngeal nerves.
vagólisis (vagolysis). Surgical destruction of the vagus nerve.
vagolítico (vagolytic). **1.** Pertaining to or causing vagolysis. **2.** A therapeutic or chemical agent that has inhibitory effects on the vagus nerve.
vagomimético (vagomimetic). Mimicking the action of the efferent fibers of the vagus nerve.
vagotomía (vagotomy). Division of the vagus nerve.
vagotonía (vagotonia). Parasympathotonia; sympathetic imbalance; irritability of the vagus nerve, often marked by excessive peristalsis and loss of the pharyngeal reflex; opposed to sympathicotonia.
vagotónico (vagotonic). Relating to or marked by vagotonia.
vagotrópico (vagotropic). Attracted by, hence acting upon, the vagus nerve.
vagovagal (vagovagal). Pertaining to a process that utilizes both afferent and efferent vagal fibers.
vaguectomía (vagectomy). Surgical removal of a segment of a vagus nerve.
vaina **1.** (sheath). The prepuce of male animals, especially the horse. **2.** (vagina, gen. and pl. vaginae). [*vagina*, NA]. Sheath; any sheathlike structure. **3.** (sheath). A specially designed tubular instrument through which special obturators or cutting instruments can be passed, or through which blood clots, tissue fragments, calculi, etc. can be evacuated. **4.** (sheath). Vagina. **5.** (sheath). Any enveloping structure, such as the membranous covering of a muscle, nerve, or blood vessel. **6.** (sheath). A tube used as an orthodontic appliance, usually on molars.
v. de la apófisis estiloides (s. of styloid process). [*vagina processus styloidei*, NA].
v. bulbar (s. of eyeball). [*vagina bulbi*, NA].
v. carotídea (carotid s.). [*vagina carotica*, NA].
v. caudal (caudal s.).
v. celular (vagina cellulosa).
v. de la cola (tail s.).
v. común de los flexores (common flexor s.). [*vagina synovialis communis musculorum flexorum*, NA].
v. crural (crural s.). Femoral s.
v. dentinaria (dentinal s.). Neumann's s.
v. dural (dural s.).
v. externa del nervio óptico (vagina externa nervi optici). [*vagina externa nervi optici*, NA]. Outer sheath of optic nerve.
v. femoral (femoral s.). Crural s.; infundibuliform s.
v. fenestrada (fenestrated s.).
v. fibrosa (fibrous s.'s).
v. fibrosa tendinosa (vagina fibrosa tendinis). [*vagina fibrosa tendinis*, NA].
v. fibrosas de los dedos de la mano (vaginae fibrosae digitorum manus). [*vaginae fibrosae digitorum manus*, NA]. Fibrous sheaths of the digits of the hand.
v. fibrosas de los dedos del pie (vaginae fibrosae digitorum pedis). [*vaginae fibrosae digitorum pedis*, NA]. Fibrous sheaths of the toes.
v. de Henle (Henle's s.). Endoneurium.
v. de Hertwig (Hertwig's s.).
v. de Huxley (Huxley's s.). Huxley's layer.
v. infundibuliforme (infundibuliform s.). Femoral s.
v. interna del nervio óptico (vagina interna nervi optici). [*vagina interna nervi optici*, NA]. The innermost sheath around the optic nerve.
v. intertubercular (intertubercular s.). [*vagina intertubercularis*, NA].
v. de Key y Retzius (s. of Key and Retzius). Endoneurium.
v. de Mauthner (Mauthner's s.). Axolemma.
v. medular (medullary s.). Myelin s.
v. microfilarial (microfilarial s.).
v. mielínica o de mielina (myelin s.). Medullary s.
v. mitocondrial (mitochondrial s.).
v. mucosa tendinosa (vagina mucosa tendinis). V. synovialis tendinis.
v. mucosa del tendón (mucous s. of tendon). [*vagina synovialis tendinis*, NA].

v. del músculo oblicuo superior (s. of superior oblique muscle). [*vagina synovialis musculorum obliqui superioris*, NA].
v. de los músculos rectos del abdomen (vagina musculi recti abdominis). [*vagina musculi recti abdominis*, NA]. Sheath of the rectus abdominis.
v. del nervio óptico (vaginae nervi optici). Sheaths of the optic nerve.
v. de Neumann (Neumann's s.). Dentinal s.
v. notocordal (notochordal s.).
v. ocular (vagina oculi). V. bulbi.
v. de los prismas del esmalte (enamel rod s.).
v. radicular (root s.).
v. radicular externa (external root s.).
v. radicular interna (internal root s.).
v. del resectoscopio (resectoscope s.).
v. de Rouget-Neumann (Rouget-Neumann s.).
v. de Scarpa (Scarpa's s.). Fascia cremasterica.
v. de Schwann (s. of Schwann). Neurilemma.
v. de Schweigger-Seidel (s. of Schweigger-Seidel). Ellipsoid.
v. sinovial (synovial s.). [*vagina synovialis*, NA].
v. sinovial tendinosa (vagina synovialis tendinis). [*vagina synovialis tendinis*, NA]. Mucous sheath of tendon.
v. sinovial de la tróclea (vagina synovialis trochleae). [*vagina synovialis trochleae*]. V. synovialis musculorum obliqui superioris.
v. sinoviales de los dedos de la mano (synovial s.'s of digits of hand). [*vaginae synoviales digitorum manus*, NA].
v. sinoviales de los dedos del pie (synovial s.'s of digits of foot). [*vaginae synoviales digitorum pedis*, NA].
v. del tendón del músculo extensor cubital (ulnar) del carpo (vagina tendinis musculi extensoris carpi ulnaris). [*vagina tendinis musculi extensoris carpi ulnaris*, NA].
v. del tendón del músculo extensor largo del dedo gordo (vagina tendinis musculi extensoris hallucis longi). [*vagina tendinis musculi extensoris hallucis longi*, NA].
v. del tendón del músculo extensor largo del pulgar (vagina tendinis musculi extensoris pollicis longi). [*vagina tendinis musculi extensoris pollicis longi*, NA].
v. del tendón del músculo extensor del meñique (vagina tendinis musculi extensoris digiti minimi). [*vagina tendinis musculi extensoris digiti minimi*, NA].
v. del tendón del músculo flexor largo del pulgar (vagina tendinis musculi extensoris pollicis longi). [*vagina tendinis musculi flexoris pollicis longi*, NA].
v. del tendón del músculo peroneo lateral largo (vagina tendinis musculi peronei longi plantaris). [*vagina tendinis musculi peronei longi plantaris*, NA].
v. del tendón del músculo tibial anterior (vagina tendinis musculi tibialis anterioris). [*vagina tendinis musculi tibialis anterioris*, NA].
v. de los tendones del músculo extensor largo de los dedos del pie (vagina tendinum musculi extensoris digitorum pedis longi). [*vagina tendinum musculi extensoris digitorum pedis longi*, NA].
v. de los tendones del músculo extensor radial del carpo (vagina tendinum musculorum extensorum carpi radialium). [*vagina tendinum musculorum extensorum carpi radialium*, NA].
v. de los tendones del músculo flexor largo de los dedos del pie (vagina tendinum musculi flexoris digitorum pedis longi). [*vagina tendinum musculi flexoris digitorum pedis longi*, NA].
v. de los tendones de los músculos extensor de los dedos de la mano y extensor del índice (vagina tendinum musculorum extensoris digitorum et extensoris indicis). [*vagina tendinum musculorum extensoris digitorum et extensoris indicis*, NA].
v. de los vasos (s.'s of vessels). [*vaginae vasorum*, NA].
v. de Waldeyer (Waldeyer's s.). Waldeyer's space.
vainilla (vanilla). The cured, full-grown, unripe fruit of *Vanila planifolia* (Mexican or Bourbon v.) or of v. tahitensis (Tahiti v.), orchids (family Orchidaceae) native to Mexico and cultivated in other tropical countries.
vainillina (vanillin). Methylprotocatechuic aldehyde; vanillic aldehyde; 4-hydroxy-3-methoxybenzaldehyde; obtained from vanilla and also prepared synthetically; a flavoring agent.
vainillismo (vanillism). **1.** Symptoms of irritation of the skin, nasal mucous membrane, and conjunctiva from which workers with vanilla sometimes suffer. **2.** Infestation of the skin by sarcoptiform mites found in vanilla pods.
Val (Val). Symbol for valine and its radicals.
valado (vallate). Bordered with an elevation, as a cupped structure.
valécula (vallecula, pl. valleculae). [*vallecula*, NA]. Valley; a crevice or depression on any surface.
v. del cerebelo (v. cerebelli). [*vallecula cerebelli*, NA].
v. epiglótica (v. epiglottica). [*vallecula epiglottica*, NA].
v. de Silvio (v. sylvii). Fossa lateralis cerebri.
v. ungular (v. unguis). Sulcus matricis unguis.
valencia (valence, valency). The combining power of one atom of an element (or a radical), that of the hydrogen atom being the unit of comparison.
v. negativa (negative v.).
v. positiva (positive v.).
valente (valent). Possessing valence.
valerato (valerate). Valerianate; a salt of valeric acid.
valeriana (valerian). Vandal root. The rhizome and roots of *Valeriana officinalis* (family Valerianaceae), a herb native in southern Europe and northern Asia.
valerianato (valerianate). Valerate.
valetamato, bromuro de (valethamate bromide). An anticholinergic agent.
valetudinarianismo (valetudinarianism). A weak or infirm state due to invalidism.
valetudinario (valetudinarian). An invalid or person in chronically poor health.
valgoide (valgoid). Relating to valgus; knock-kneed; suffering from talipes valgus.
valgus (valgus). Bent or twisted outward away from the midline or body; modern accepted usage, particularly in orthopedics, erroneously transposes the meaning of varus to v., as in genu valgum (knock-knee).
validación (validation). The act or process of making valid.
v. consensual (consensual v.).
validez (validity). An index of how well a test or procedure in fact measures what it purports to measure; an objective index by which to describe how valid a test or procedure is.
v. concurrente (concurrent v.).
v. de construcción (construct v.).
v. de contenido (content v.).
v. predictiva (predictive v.).
v. relacionada con un criterio (criterion-related v.).
v. superficial (face v.).
válido (valid). Effective; producing the desired result; verifiably correct.
valil (valyl). The radical of valine.
valina (Val) (valine (Val)). 2-Amino-3-methylbutanoic acid; a constituent of most proteins.
valle (valley). Vallecula.
vallum, pl. **valla** (vallum, pl valla). **1.** [*vallum*, pl. *valla*, NA]. Any raised, more or less circular ridge. **2.** The slightly raised outer wall of the circular depression, or fossa, surrounding a vallate papilla of the tongue.
v. unguis (v. unguis). [*vallum unguis*, NA]. Wall of nail.
valmetamida (valmethamide). Valnoctamide.
valnoctamida (valnoctamide). Valmethamide; 2-ethyl-3-methylvaleramide; an antianxiety agent.
valoide (valoid). Equivalent extract.
valor (value). A particular quantitative determination.
v. acetilo (acetyl v.).
v. de base (homing v.).
v. buffer (buffer v.). Buffer index.
v. buffer de la sangre (buffer v. of the blood).
v. calórico (caloric v.).
v. fenotípico (phenotypic v.).
v. globular (globular v.). Color index.
v. de maduración (maturation v.).
v. normales (normal v.'s).
v. predictivo (predictive v.).
v. de referencia (reference v.'s).
v. tiocianógeno (thiocyanogen v.). Thiocyanogen number.
v. umbral límite (threshold limit v. (TLV)).
v. yodo (iodine v.). Iodine number.

valva **1.** (cusp). A leaflet of one of the heart's valves. **2.** (shell). An outer covering.
v. anterior (anterior c.). [*cuspis anterior*, NA].
v. de difusión (diffusion shell).
v. posterior (posterior c.). [*cuspis posterior*, NA].
v. septal (septal c.). [*cuspis septalis*, NA].
valva, pl. **valvae** (valva, pl. valvae). [*valva*, NA]. Valve.
valvado (valvate). Valvular; relating to or provided with a valve.
valvar, valvular (valval). Valvar; relating to a valve.
valviforme (valviform). Valve-shaped.
valvoplastia (valvoplasty). Valvuloplasty; surgical reconstruction of a deformed cardiac valve, for the relief of stenosis or incompetence.
valvotomía (valvotomy). **1.** Valvulotomy; cutting through a stenosed cardiac valve to relieve the obstruction. **2.** Incision of a valvular structure.
v. rectal (rectal v.).
válvula **1.** (valve). [*valva*, NA]. Any reduplication of tissue or flaplike structure resembling a valve. **2.** (valvule). [*valvula*, NA]. A valve, specially one of small size. **3.** (valve). [*valva*, NA]. A fold of the lining membrane of a canal or other hollow organ serving to retard or prevent a reflux of fluid. **4.** (valvula, pl. valvulae). [*valvula*, NA]. Valvule; a valve, specially one of small size.
v. del agujero oval (v. of oval foramen). [*valvula foraminis ovalis*, NA].
v. de Amussat (Amussat's v.). Plica spiralis ductus cystici.
v. anales (anal v.'s). [*valvulae anales*, NA].
v. aórtica (aortic v.). [*valva aortae*, NA].
v. auriculoventricular derecha (right atrioventricular v.). [*valva atrioventricularis dextra*, NA].
v. auriculoventricular izquierda (left atrioventricular v.). [*valva atrioventricularis sinistra*, NA].
v. auriculoventriculares (atrioventricular v.'s).
v. de Bauhin (Bauhin's v.). Ileocecal v.
v. de Béraud (Béraud's v.). Krause's v.
v. de Bianchi (Bianchi's v.). Plica lacrimalis.
v. bicúspide (bicuspid v.). Left atrioventricular v.
v. de Bochdalek (Bochdalek's v.). Foltz' valvule.
v. de Braune (Braune's v.).
v. cava (caval v.). V. of inferior vena cava.
v. congénita (congenital v.).
v. conniventes (valvulae conniventes). Plicae circulares.
v. coronaria (coronary v.). [*valvula sinus coronarii*, NA].
v. esférica (ball v.).
v. espiral (spiral v.). Plica spiralis ductus cystici.
v. de Eustaquio (eustachian v.). V. of inferior vena cava.
v. de Foltz (Foltz' valvule). Bochdalek's valve.
v. de la fosa navicular (valvula fossae navicularis). [*valvula fossae navicularis*, NA].
v. de Gerlach (Gerlach's v.).
v. de Guérin (Guérin's v.). Valvula fossae navicularis.
v. de Hasner (Hasner's v.). Plica lacrimalis.
v. de Heister (Heister's v.). Plica spiralis ductus cystici.
v. de Heyer-Pudenz (Heyer-Pudenz v.).
v. de Hoboken (Hoboken's v.'s).
v. de Houston (Houston's v.'s). Plicae transversales recti.
v. de Huschke (Huschke's v.). Plica lacrimalis.
v. ileocecal (ileocecal v.). [*valva ileocecalis*, NA].
v. de Kerckring (Kerckring's v.'s). Plicae circulares.
v. de Kohlrausch (Kohlrausch's v.'s). Plicae transversales recti.
v. de Krause (Krause's v.). Béraud's v.
v. linfática (lymphatic valvule). [*valvula lymphatica*, NA].
v. de Mercier (Mercier's v.).
v. mitral (mitral v.). Left atrioventricular v.
v. mitral en paracaídas (parachute mitral v.).
v. de Morgagni (Morgagni's v.'s). Anal v.'s.
v. nasal (nasal v.).
v. pilórica (pyloric v.). [*valvula pylori*].
v. porcina (porcine v.).
v. pulmonar (pulmonary v.). [*valva trunci pulmonalis*, NA].
v. rectales (rectal v.'s). Plicae transversales recti.
v. reductora (reducing v.).
v. sin respiración doble (nonrebreathing v.).
v. de Rosenmüller (Rosenmüller's v.). Plica lacrimalis.
v. semilunar (semilunar v.). [*valvula semilunaris*, NA].
v. del seno coronario (v. of coronary sinus). [*valvula sinus coronarii*, NA].
v. de Silvio (sylvian v.). V. of inferior vena cava.
v. de Tarin (Tarin's v.). Velum medullare inferius.
v. de Tebesio (thebesian v.). V. of coronary sinus.
v. de Terrier (Terrier's v.).
v. toroidal (toroidal v.).
v. tricúspide (tricuspid v.). Right atrioventricular v.
v. del tronco pulmonar (v. of pulmonary trunk). [*valva trunci pulmonalis*, NA].
v. de Tulp o Tulpius (Tulp's v., Tulpius' v.). Ileocecal v.
v. uretral anterior (anterior urethral v.).
v. uretrales (urethral v.'s). Folds in the urethral mucous membrane.
v. uretrales posteriores (posterior urethral v.'s). Amussat's valvula.
v. de Varolio (v. of Varolius). Ileocecal v.
v. de la vena cava inferior (v. of inferior vena cava). [*valvula venae cavae inferioris*, NA].
v. venosa (venous v.). [*valvula venosa*, NA].
v. vesicoureteral (vesicoureteral v.).
v. vestibular (valvula vestibuli). Obsolete term for v. venosa.
v. de Vieussens (Vieussens' v.). Velum medullare superius.
valvular (valvular). Valvate.
valvulitis (valvulitis). Inflammation of a valve, especially a heart valve.
v. reumática (rheumatic v.).
valvuloplastia (valvuloplasty). Valvoplasty.
valvulotomía (valvulotomy). Valvotomy.
valvulótomo (valvulotome). An instrument for sectioning a valve.
vanadato (vanadate). A salt of vanadic acid.
vanadio (vanadium). A metallic element, symbol V, atomic no. 23, atomic weight 50.95.
v. grupo del (vanadium group).
vancomicina (vancomycin). An antibiotic isolated from cultures of *Nocardia orientalis*, bactericidal and bacteriostatic against Gram-positive organisms.
vanilato (vanillate). A compound of vanillic acid.
vapor (vapor). **1.** Molecules in the gaseous phase of a solid or liquid substance exposed to a gas. **2.** A visible emanation of fine particles of a liquid. **3.** A medicinal preparation to be administered by inhalation.
v. anestésico (anesthetic v.).
vaporización (vaporization). **1.** The change of a solid or liquid to a state of vapor. **2.** The therapeutic application of a vapor.
vaporizador (vaporizer). **1.** An apparatus for reducing medicated liquids to a state of vapor suitable for inhalation or application to accessible mucous membranes. **2.** A device for volatizing liquid anesthetics.
v. de flujo (flow-over v.).
v. de temperatura compensada (temperature-compensated v.).
vaporizar (vaporize). **1.** To convert a solid or liquid into a vapor. **2.** To apply a vapor therapeutically.
vaportórax (vaporthorax). The existence of large water vapor bubbles in the pleural space between the lungs and the chest wall in an unprotected person exposed to altitudes above 63,000 ft., where the barometric pressure is less than 47 mm Hg and where water at body temperature vaporizes from the liquid state.
vapoterapia (vapotherapy). Treatment of disease by means of vapor or spray.
$\dot{V}a/\dot{Q}$ ($\dot{V}a/\dot{Q}$). Abbreviation for ventilation/perfusion ratio.
variabilidad (variability). **1.** The capability of being variable. **2.** In genetics, the potential or actual differences, either quantitative or qualitative, in phenotype among individuals having the same genotype at a particular genetic locus.
v. basal de la frecuencia cardíaca fetal (baseline v. of fetal heart rate).
variable (variable). **1.** That which is inconstant, which can or does change, as contrasted with a constant. **2.** Deviating from the type in structure, form, physiology, or behavior.
v. dependiente (dependent v.).
v. independiente (independent v.).
v. interviniente (intervening v.).
variación (variation). Deviation from the type, especially the parent type, in structure, form, physiology, or behavior.

v. antigénica (antigenic shift).
v. continua (continuous v.). A series of very slight v.'s.
v. latido a latido de la frecuencia cardíaca fetal (beat-to-beat v. of fetal heart rate).
v. merística (meristic v.).
variancia (variance). **1.** A measure of the variation shown by a set of observations, defined as the sum of squares of deviations from the mean, divided by the number of degrees of freedom in the set of observations. **2.** The state of being variable, different, divergent, or deviate.
v. esférica (ball v.).
variante (variant). **1.** That which, or one who, is variable. **2.** Having the tendency to alter or change, exhibit variety or diversity, not conform, or differ from the type.
v. de fase L (L-phase v.'s).
v. hereditarias de albúmina (inherited albumin v.'s).
variato (variate). A measurable quantity capable of taking on a number of values.
varicación (varication). Formation or presence of varices.
várice (varix, pl. varices). **1.** A dilated vein. **2.** An enlarged and tortuous vein, artery, or lymphatic vessel.
v. anastomótica (v. anastomoticus). Aneurysmal v.
v. aneurismática (aneurysmal v.). Pott's aneurysm.
v. cirsoide (cirsoid v.). Cirsoid aneurysm.
v. conjuntival (conjunctival v.). Varicula.
v. esofágicas (esophageal varices).
v. gelatinosa (gelatinous v.). A lumpy or nodular condition of the umbilical cord.
v. linfática (lymph v.).
v. turbinada (turbinal v.).
variceal (variceal). Of or pertaining to a varix.
varicela (varicella). Chickenpox; waterpox; an acute contagious disease, usually occurring in children, caused by the varicella-zoster virus, and marked by a sparse eruption of papules, which becoming vesicles and then pustules, like that of smallpox although less severe.
v. gangrenosa (v. gangrenosa).
varicelación (varicellation). Inoculation with the virus of chickenpox as a means of protection against that disease.
variceliforme (varicelliform). Varicelloid; resembling varicella.
variceloide (varicelloid). Varicelliform.
variciforme (variciform). Cirsoid; varicoid; resembling a varix.
varico- (varico-). Combining form denoting a varix or varicosity.
varicobléfaron (varicoblepharon). A varicosity of the eyelid.
varicocele (varicocele). Cirsocele; pampinocele; a condition manifested by abnormal dilation of the veins of the spermatic cord, caused by incompetent valves in the internal spermatic vein.
v. ovárico (ovarian v.). Tubo-ovarian v.; utero-ovarian v.
v. sintomático (symptomatic v.).
v. tuboovárico (tubo-ovarian v.). Ovarian v.
v. uteroovárico (utero-ovarian v.). Ovarian v.
varicocelectomía (varicocelectomy). Operation for the correction of a varicocele by ligature and excision and by ligation of the dilated veins.
varicoflebitis (varicophlebitis). Inflammation of varicose veins.
varicografía (varicography). Roentgenography of the veins after injection of a radiopaque medium into varicose veins.
varicoide (varicoid). Variciform.
variconfalo (varicomphalus). A swelling formed by varicose veins at the umbilicus.
varicosidad (varicosity). A varix or varicose condition.
varicosis (varicosis, pl. varicoses). A dilated or varicose state of a vein or veins.
varicoso (varicose). Relating to, affected with, or characterized by varices or varicosis.
varicotomía (varicotomy). An operation for varicose veins by subcutaneous incision.
varícula **1.** (varicula). Conjunctival varix; a varicose condition of the veins of the conjunctiva. **2.** (varicule). A small varicose vein ordinarily seen in the skin.
variola (variola). Smallpox.
v. benigna (v. benigna). Varioloid.
v. sin erupción (v. sine eruptione).
v. hemorrágica (v. hemorrhagica). Hemorrhagic smallpox.
v. maligna (v. maligna). Malignant smallpox, usually of the hemorrhagic form.
v. mayor (v. major). Smallpox.
v. menor (v. minor). Alastrim.
v. miliar (v. miliaris).
v. penfigosa (v. pemphigosa).
v. vaccinia (v. vaccine, v. vaccinia). Vaccinia.
v. vera o verdadera (v. vera)
v. verrugosa (v. verrucosa).
variolación (variolation). Variolization; the obsolete process of inoculating a susceptible person with material from a vesicle of a patient with smallpox.
variolado (variolate). Pitted or scarred, as if by smallpox.
variolar **1.** (variolar). Variolic; variolous; relating to smallpox. **2.** (variolate). To inoculate with smallpox.
variólico (variolic). Variolar.
varioliforme (varioliform). Varioloid.
variolización (variolization). Variolation.
varioloide (varioloid). **1.** Varioliform; resembling smallpox. **2.** Modified smallpox; varicelloid smallpox; variola benigna; a mild form of smallpox occurring in persons who are relatively resistant, usually as a result of a previous vaccination.
varioloso (variolous). Variolar.
variolovacuna (variolovaccine). A vaccine obtained from the eruption following inoculation of a heifer with smallpox from the human.
varus (varus). Bent or twisted inward toward the midline of the limb or body; modern accepted usage, particularly in orthopedics, erroneously transposes the meaning of valgus to v., as in genu varum (bowleg).
vas, gen. **vasis**, pl. **vasa**, gen. y pl. **vasorum** (vas, gen. vasis, pl. vasa, gen. and pl. vasorum). [*vas*, gen. *vasis*, pl. *vasa*, gen. pl. *vasorum*, NA]. Vessel; a duct or canal conveying any liquid, such as blood, lymph, chyle, or semen.
v. aberrans (v. aberrans). Ductulus aberrans.
v. aberrans de Haller (Haller's v. aberrans). Ductulus aberrans inferius.
v. aberrans de Roth (Roth's v. aberrans). An occasional diverticulum of the rete testis.
v. aberrantia hepatis (v. aberrans hepatis, pl. vasa aberrantia hepatis).
v. anastomoticum (v. anastomoticum). [*vas anastomoticum*, NA]. A vessel that establishes a connection between arteries, between veins, or between lymph vessels.
v. auris internae (vasa auris internae). [*vasa auris internae*, NA]. Vessels of the internal ear.
v. deferens, pl. **vasa deferentia** (v. deferens, pl. vasa deferentia). Ductus deferens.
v. lymphaticum profundum (v. lymphaticum profundum). [*vas lymphaticum profundum*, NA]. Deep lymphatic vessel.
v. lymphaticum superficiale (v. lymphaticum superficiale). [*vas lymphaticum superficiale*, NA]. Superficial lymphatic vessel.
v. prominens (v. prominens). [*vas prominens*, NA]. A blood vessel in the substance of the prominentia spiralis of the cochlea.
v. spirale (v. spirale). [*vas spirale*, NA]. A blood vessel, larger than its fellows, in the basilar membrane just beneath the tunnel of Corti.
vasa aberrantia de Ferrein (Ferrein's vasa aberrantia). Biliary canaliculi that are not connected with hepatic lobules.
vasa brevia (vasa brevia). Arteriae gastricae breves.
vasa nervorum (vasa nervorum). [*vasa nervorum*, NA]. Vessels supplying a nerve trunk.
vasa previa (vasa previa). Umbilical vessels presenting in advance of the fetal head, usually traversing the membranes and crossing the internal cervical os.
vasa recta. (vasa recta). **1.** Tubulus seminiferus rectus. **2.** Arteriolae rectae.
vasa sanguinea retinae (vasa sanguinea retinae). [*vasa sanguinea retinae*, NA]. Blood vessels of the retina.
vasa vasorum (vasa vasorum). [*vasa vasorum*, NA]. Vessels of vessels.
vasa vorticosa (vasa vorticosa). Venae vorticosae.
vas- (vas-). Combining form denoting a vas, blood vessel.
vasal (vasal). Relating to a vas or to vasa.
vascular (vascular). Relating to or containing blood vessels.
vascularidad (vascularity). The condition of being vascular.

vascularización (vascularization). Arterialization; the formation of new blood vessels in a part.
vascularizado (vascularized). Rendered vascular by the formation of new vessels.
vasculatura (vasculature). The vascular network of an organ.
vasculitis (vasculitis). Angiitis.
v. cutánea (cutaneous v.). Allergic angiitis.
v. leucocitoclástica (leukocytoclastic v.).
v. livedo (livedo v.).
v. nodular (nodular v.).
vasculo- (vasculo-). Combining form denoting a blood vessel.
vasculocardíaco (vasculocardiac). Relating to the heart and blood vessels.
vasculogénesis (vasculogenesis). Formation of the vascular system.
vasculomielinopatía (vasculomyelinopathy). Small cerebral vessel vasculopathy with subsequent perivascular demyelination, presumably due to circulating immune complexes.
vasculomotor (vasculomotor). Vasomotor.
vasculopatía (vasculopathy). Any disease of the blood vessels.
vasculum, pl. **vascula** (vasculum, pl. vascula). A small vessel.
vasectomía (vasectomy). Deferentectomy; excision of a segment of the vas deferens, performed in association with prostatectomy, or to produce sterility.
vaselina (petrolatum). Petroleum jelly; yellow soft paraffin; a yellowish mixture of the softer members of the paraffin or methane series of hydrocarbons, obtained from petroleum as an intermediate product in its distillation.
v. blanca (white p.).
v. hidrófila (hydrophilic p.).
v. líquida (petroleum jelly). Petrolatum.
v. líquida liviana (light liquid p.). Light mineral oil.
v. líquida pesada (heavy liquid p.). Mineral oil.
vasifacción (vasifaction). Angiopoiesis.
vasifactivo (vasifactive). Angiopoietic.
vasiforme (vasiform). Having the shape of a vas or tubular structure.
vasitis (vasitis). Deferentitis.
vaso (vessel). [*vas*, pl. *vasa*, NA]. A structure conveying or containing a fluid, especially a liquid.
v. absorbentes (absorbent v.'s). Lymph v.'s.
v. aferentes (afferent v.'s). [*vas afferens*, pl. *vasa afferentia*, NA].
v. capilar (capillary v.). Capillare.
v. colateral (collateral v.). [*vas collaterale*, NA].
v. eferente (efferent v.). [*vas efferens*, pl. *vasa efferentia*, NA].
v. lactífero (lacteal v.). Lacteal.
v. linfático profundo (deep lymphatic v.). [*vas lymphaticum profundum*, NA].
v. linfático superficial (superficial lymphatic v.). [*vas lymphaticum superficiale*, NA].
v. linfáticos (lymph v.'s, lymphatic v.'s). [*vasa lymphatica*, NA].
v. nutriente (nutrient v.). Arteria nutricia.
v. quilífero (chyle v.). Lacteal.
v. sanguíneo (blood v.).
v. de los vasos (v.'s of vessels). [*vasa vasorum*, NA].
v. vitelinos (vitelline v.'s).
vaso- (vaso-). Combining form denoting a vas or blood vessel. See also vas-; vasculo-.
vasoactivo (vasoactive). Influencing the tone and caliber of blood vessels.
vasoconstricción (vasoconstriction). Narrowing of the blood vessels.
v. activa (active v.).
v. pasiva (passive v.).
vasoconstrictivo (vasoconstrictive). **1.** Causing narrowing of the blood vessels. **2.** Vasoconstrictor.
vasoconstrictor (vasoconstrictor). **1.** Vasoconstrictive; an agent that causes narrowing of the blood vessels. **2.** A nerve, stimulation of which causes vascular constriction.
vasodentina (vasodentin). Vascular dentin; dentin in which the primitive capillaries have remained uncalcified and so are wide enough to give passage to the formed elements of the blood.
vasodepresión (vasodepression). Reduction of tone in blood vessels with vasodilation and resulting lowered blood pressure.
vasodepresor (vasodepressor). **1.** Producing vasodepression. **2.** An agent that produces vasodepression.
vasodilatación (vasodilatation, vasodilation). Phlebarteriectasia; vasodilatation; phlebarteriectasia of the blood vessels.
v. activa (active v.).
v. pasiva (passive v.).
vasodilatador (vasodilator). **1.** Vasodilative; an agent that causes dilation of the blood vessels. **2.** A nerve, stimulation of which results in dilation of the blood vessels.
vasodilatativo (vasodilative). **1.** Causing dilation of the blood vessels. **2.** Vasodilator.
vasoepididimostomía (vasoepididymostomy). Surgical anastomosis of the vasa deferentia to the epididymis, to bypass an obstruction at the level of the mid to distal epididymis or proximal vas.
vasoespasmo (vasospasm). Angiohypertonia; angiospasm; contraction or hypertonia of the muscular coats of the blood vessels.
vasoespástico (vasospastic). Angiospastic; relating to or characterized by vasospasm.
vasoestimulante (vasostimulant). **1.** Exciting vasomotor action. **2.** An agent that excites the vasomotor nerves to action. **3.** Vasotonic.
vasofactivo (vasofactive). Angiopoietic.
vasoformación (vasoformation). Angiopoiesis.
vasoformativo (vasoformative). Angiopoietic.
vasoganglio (vasoganglion). A mass of blood vessels.
vasografía (vasography). **1.** Roentgenography of blood vessels. **2.** Roentgenographic study of the vas deferens, utilizing a contrast agent injected into the lumen, either transurethrally or by open vasotomy, e.g., to determine its patency.
vasohipertónico (vasohypertonic). Relating to increased arteriolar tension or vasoconstriction.
vasohipotónico (vasohypotonic). Relating to reduced arteriolar tension or vasodilation.
vasoinhibidor (vasoinhibitor). An agent that restricts or prevents the functioning of the vasomotor nerves.
vasoinhibitorio (vasoinhibitory). Restraining vasomotor action.
vasolábil (vasolabile). Characterizing the condition in which there is lability or active vasomotion of blood vessels.
vasoligadura (vasoligation). Ligation of the vas deferens, usually after its division.
vasomotor (vasomotor). **1.** Angiokinetic; vasculomotor. Causing dilation or constriction of the blood vessels. **2.** Denoting the nerves which have this action.
vasomovimiento (vasomotion). Angiokinesis; change in caliber of a blood vessel.
vasoneuropatía (vasoneuropathy). Any disease involving both the nerves and blood vessels.
vasoneurosis (vasoneurosis). Angioneurosis.
vasoorquidostomía (vaso-orchidostomy). Reestablishment of the interrupted seminiferous channels by uniting the tubules of the epididymis or of the rete testis to the divided end of the vas deferens.
vasoparálisis (vasoparalysis). Angiohypotonia; angioparalysis; paralysis, atonia, or hypotonia of blood vessels.
vasoparesia (vasoparesis). Angioparesis; vasomotor paralysis a mild degree of vasoparalysis.
vasopresina (vasopressin). Antidiuretic hormone; β-hypophamine; a nonapeptide hormone related to oxytocin and vasotocin.
v. arginina (arginine v.). Argipressin.
vasopresor (vasopressor). **1.** Producing vasoconstriction and a rise in systemic arterial pressure. **2.** An agent that has this effect.
vasopuntura (vasopuncture). The act of puncturing a vessel with a needle.
vasorreflejo (vasoreflex). A reflex that influences the caliber of blood vessels.
vasorrelajación (vasorelaxation). Reduction in tension of the walls of the blood vessels.
vasosección (vasosection). Vasotomy.
vasosensitivo (vasosensory). **1.** Relating to sensation in the blood vessels. **2.** Denoting sensory nerve fibers innervating blood vessels.
vasostomía (vasostomy). Establishment of an artificial opening into the deferent duct.
vasotocina (vasotocin). A nonapeptide hormone of the neurohypophysis of subvertebrates, with activities similar to that of vasopressin and oxytocin.
v. arginina (arginine v.).

vasotomía (vasotomy). Vasosection; incision into or division of the vas deferens.
vasotonía (vasotonia). Angiotonia; the tone of blood vessels, particularly the arterioles.
vasotónico (vasotonic). **1.** Angiotonic; relating to vascular tone. **2.** Vasostimulant; an agent that increases vascular tension.
vasotribo (vasotribe). Angiotribe.
vasotripsia (vasotripsy). Angiotripsy.
vasotrófico (vasotrophic). Relating to the nutrition of the blood vessels or the lymphatics.
vasotrombina (vasothrombin). Thrombin derived from the lining cells of the blood vessels.
vasotrópico (vasotropic). Tending to act on the blood vessels.
vasovagal (vasovagal). Relating to the action of the vagus nerve upon the blood vessels.
vasovasostomía (vasovasostomy). Surgical anastomosis of vasa deferentia, to restore fertility in a previously vasectomized male.
vasovesiculectomía (vasovesiculectomy). Excision of the vas deferens and seminal vesicles.
VATER (VATER). Acronym for *v*ertebral defects, *a*nal atresia, *t*racheoesophageal fistula with *e*sophageal atresia, and *r*adial and *r*enal anomalies.
VC (VC). Abbreviation for color vision; vital capacity.
VDRL (VDRL). Abbreviation for Venereal Disease Research Laboratories.
vección (vection). Transference of the agents of disease from the sick to the well by a vector.
vectis (vectis). An instrument resembling one of the blades of an obstetrical forceps, used as an aid in delivery by making traction on the presenting part of the fetus.
vectocardiografía (vectorcardiography). **1.** A variant of electrocardiography in which the heart's activation currents are represented by vector loops. **2.** The study and interpretation of vectorcardiograms.
  v. espacial (spatial v.).
vectocardiograma (vectorcardiogram). A graphic representation of the magnitude and direction of the heart's action currents in the form of a vector loop.
vector (vector). **1.** An invertebrate animal (e.g., tick, mite, mosquito, bloodsucking fly) capable of transmitting an infectious agent among vertebrates. **2.** Anything (e.g., velocity, mechanical force, electromotive force) having magnitude, direction, and sense which can be represented by a straight line of appropriate length and direction. **3.** The electrical axis of the heart (represented by an arrow) whose length is proportional to the magnitude of the electrical force, whose direction gives the direction of the force, and whose tip represents the positive pole of the force. **4.** DNA such as a chromosome or plasmid that autonomously replicates in a cell to which another DNA segment may be inserted and be itself replicated as in cloning.
  v. biológico (biological v.).
  v. clonado (cloning v.).
  v. espacial (spatial v.).
  v. de expresión (expression v.).
  v. instantáneo (instantaneous v.).
  v. manifiesto (manifest v.).
  v. mecánico (mechanical v.).
  v. medio (mean v.).
vectorial (vectorial). Relating in any way to a vector.
vecuronio, bromuro de (vecuronium bromide). A nondepolarizing neuromuscular relaxant with a relatively short duration of action; a monoquaternary homologue of pancuronium.
vegetación (vegetation). **1.** The process of growth in plants. **2.** A condition of sluggishness, comparable to the inactivity of plant life. **3.** A growth or excrescence of any sort. **4.** Specifically, a clot, composed largely of fused blood platelets, fibrin, and sometimes bacteria, adherent to a diseased heart valve.
vegetal (vegetable). Vegetal; relating to plants, as distinguished from animals or minerals.
vegetalidad (vegetality). The aggregate of the vital functions common to both plants and animals.
vegetarianismo (vegetarianism). The practice as to diet of a vegetarian.
vegetariano (vegetarian). One whose diet is restricted to foods of vegetable origin, excluding primarily animal meats.
vegetativo **1.** (vegetative). Resting; not active; denoting the stage of a cell or its nucleus in which the process of karyokinesis is quiescent. **2.** (vegetative). Growing or functioning involuntarily or unconsciously; denoting especially a state of grossly impaired consciousness. **3.** (vegetal). Denoting the vital functions common to plants and animals, such as respiration, metabolism, growth, generation, etc., distinguished from those peculiar to animals, such as conscious sensation and the mental faculties.
vegetoanimal (vegetoanimal). Relating to both plants and animals.
vehículo (vehicle). **1.** An excipient or a menstruum; a substance, usually without therapeutic action, used as a medium to give bulk for the administration of medicines. **2.** An inanimate substance by which or upon which an infectious agent passes from an infected to a susceptible host.
vejiga (bladder). [*vesica*, NA]. Vesica.
  v. aérea (air b.). Swim b.
  v. alantoica (allantoic b.).
  v. atónica (atonic b.).
  v. autonómica (autonomic neurogenic b.).
  v. de baja elasticidad (low-compliance b.).
  v. en cuerda (cord b.). A b. after interruption of its nerve supply.
  v. fasciculada (fasciculate b.).
  v. ileal (ileal b.). Ileal conduit.
  v. natatoria (swim b.). Air b.
  v. nerviosa (nervous b.).
  v. neurogénica (neurogenic b.).
  v. neurogénica autonómica (autonomic neurogenic b.).
  v. neurogénica desinhibida (uninhibited neurogenic b.).
  v. neurogénica refleja (reflex neurogenic b.).
  v. prostática (vesica prostatica). Utriculus prostaticus.
  v. seudoneurogénica (pseudoneurogenic b.). Hinman syndrome.
  v. urinaria **1.** (cystis urinaria). Vesica urinaria. **2.** (vesica urinaria). [*vesica urinaria*, NA]. Cystis urinaria; urinary bladder; urocyst. **3.** (urinary b.) [*vesica urinaria*, NA].
velamen, pl. **velamina** (velamen, pl. velamina). Velum.
  v. vulvae (v. vulvae). Hypertrophy of the labia minora.
velamentoso (velamentous). Veliform; expanded in the form of a sheet or veil.
velamentum, pl. **velamenta** (velamentum, pl. velamenta). Velum.
velar (velar). Relating to any velum, especially the velum palati.
velicación (vellication). A fibrillary muscular spasm.
velicar (vellicate). To twitch or contract spasmodically; said especially of fibrillary muscular spasms.
veliforme (veliform). Velamentous.
vello (vellus). **1.** Fine nonpigmented hair covering most of the body. **2.** A structure that is fleecy or soft and woolly in appearance.
vellosidad **1.** (villus, pl. villi). A projection from the surface, especially of a mucous membrane. If the projection is minute, as from a cell surface, it is termed a microvillus. **2.** (villus, pl. villi). An elongated dermal papilla projecting into an intraepidermal vesicle or cleft. **3.** (villosity). Shagginess; an aggregation of villi.
  v. de anclaje (anchoring v.). A chorionic v. that is attached to the decidua basalis.
  v. aracnoideas (arachnoid villi).
  v. coriónicas (chorionic villi).
  v. flotante (floating v.). Free v.
  v. intestinales (intestinal villi). [*villi intestinales*, NA].
  v. libre (free v.). Floating v.
  v. pericárdicas (pericardial villi). Villi pericardiaci.
  v. peritoneales (peritoneal villi). [*villi peritoneales*, NA].
  v. pleurales (pleural villi). Villi pleurales.
  v. primaria (primary v.).
  v. secundaria (secondary v.).
  v. sinoviales (synovial villi). [*villi synoviales*, NA]. .
  v. terciaria (tertiary v.).
vellositis (villositis). Villitis; inflammation of the villous surface of the placenta.
velloso (villous). **1.** Relating to villi. **2.** Villose; shaggy; covered with villi.
velludo (villose). Villous.
velo **1.** (velum, pl. vela). Veil; velamen; velamentum; any structure resembling a veil or curtain. **2.** (veil). [*velum*, NA]. Velum. **3.** (veil). Caul. **4.** (velum, pl. vela). Caul.
  v. del acueducto (aqueduct veil).

T U V

v. interpósito (v. interpositum). Tela choroidea ventriculi tertii.
v. de Jackson (Jackson's veil). Jackson's membrane.
v. medular anterior (anterior medullary v.). [*velum medullare superius*, NA].
v. medular inferior (inferior medullary v.). [*velum medullare inferius*, NA].
v. medular posterior (posterior medullary v.). Inferior medullary v.
v. medular superior (superior medullary v.). [*velum medullare superius*, NA].
v. palatino (v. palatinum). [*velum palatinum*, NA].
v. de Sattler (Sattler's veil).
v. semilunar (v. semilunare). Inferior medullary v.
v. de Tarin (v. tarini). Inferior medullary v.
v. terminal (v. terminale). Lamina terminalis cerebri.
v. transversal (v. transversum).
v. triangular (v. triangulare). Tela choroidea ventriculi tertii.

velocidad (velocity). Rate of movement; specifically, distance traveled per unit time.
v. de conducción nerviosa (nerve conduction v.).
v. de flujo de micción (voiding flow rate).
v. máxima (V_{max}) (maximum v. (V_{max})).
v. de sedimentación (sedimentation rate).
v. de sedimentación de eritrocitos, de eritrosedimentación (erythrocyte sedimentation rate (ESR)).

velofaríngeo (velopharyngeal). Pertaining to the soft palate (velum palatinum) and the posterior nasopharyngeal wall.

velogénico (velogenic). Denoting the virulence of a virus capable of inducing, after a brief incubation period, a fulminating and often lethal disease in embryonic, immature, and adult hosts.

velonoesquiascopia (velonoskiascopy). An obsolete subjective test for ametropia in which a thin rod is moved across the pupil while a distant light source is fixed.

velosíntesis (velosynthesis). Palatorrhaphy.

vena (vein). [vena, pl. *venae*, NA].
v. ácigos (azygos v.). [*vena azygos*, NA].
v. acompañante del nervio hipogloso (vena comitans nervi hypoglossi). [*vena comitans nervi hypoglossi*, NA].
v. acompañantes (accompanying v.). Vena comitans.
v. del acueducto coclear (v. of cochlear aqueduct). [*vena aqueductus cochleae*, NA].
v. del acueducto vestibular (v. of vestibular aqueduct). [*vena aqueductus vestibuli*, NA].
v. advehentes (vena advehens, pl. venae advehentes).
v. anastomótica inferior (inferior anastomotic v.). [*vena anastomotica inferior*, NA].
v. anastomótica superior (superior anastomotic v.). [*vena anastomotica superior*, NA].
v. anastomóticas (anastomotic v.'s).
v. angular (angular v.). [*vena angularis*, NA].
v. anónimas (anonymous v.'s). Venae brachiocephalicae.
v. antebraquial mediana (median antebrachial v.). Vena intermedia antebrachii.
v. anterior del septum pellucidum (anterior v. of septum pellucidum). [*vena septi pellucidi anterior*, NA].
v. apendicular (appendicular v.). [*vena appendicularis*, NA].
v. arciformes del riñón **1.** (arcuate v.'s of kidney). [*venae arcuatae renis*, NA]. **2.** (arciform v.'s of kidney). [*venae arcuatae renis*, NA].
v. arterial (arterial v.). Vena arteriosa.
v. de la articulación temporomandibular (v.'s of temporomandibular joint). [*venae articulares temporomandibulares*, NA].
v. atrial o auricular lateral (lateral atrial v.). [*vena atrii lateralis*, NA].
v. atrial o auricular medial (medial atrial v.). [*vena atrii medialis*, NA].
v. auditivas internas **1.** (labyrinthine v.'s). [*venae labyrinthi*, NA]. **2.** (internal auditory v.'s). [*venae labyrinthi*, NA].
v. auricular anterior (anterior auricular v.). [*vena auricularis anterior*, NA].
v. auricular posterior (posterior auricular v.). [*vena auricularis posterior*, NA].
v. auriculares (auricular v.'s).
v. axilar (axillary v.). [*vena axillaris*, NA].
v. basal (basal v. of Rosenthal). [*vena basalis*, NA].
v. basal común (common basal v.). [*vena basalis communis*, NA].
v. basal de Rosenthal (basal v. of Rosenthal). [*vena basalis*, NA].
v. basal inferior (inferior basal v.). [*vena basalis inferior*, NA].
v. basal superior (superior basal v.). [*vena basalis superior*, NA].
v. basales (basal v.'s).
v. basílica (basilic v.). [*vena basilica*, NA].
v. basílica intermedia (intermediate basilic v.). [*vena intermedia basilica*, NA].
v. basílica mediana (median basilic v.). Vena intermedia basilica.
v. de Baumgarten (Baumgarten's v.'s).
v. braquiales (brachial v.'s). [*venae brachiales*, NA].
v. braquiocefálicas (brachiocephalic v.'s). [*venae brachiocephalicae*, NA].
v. de Breschet (Breschet's v.). Vena diploica.
v. bronquiales (bronchial v.'s). [*venae bronchiales*, NA].
v. de Browning (Browning's v.). Vena anastomotica inferior.
v. del bulbo del pene (v. of bulb of penis). [*vena bulbi penis*, NA].
v. del bulbo raquídeo (v.'s of medulla oblongata). [*venae medullae oblongatae*, NA].
v. del bulbo vestibular (v. of vestibular bulb). [*vena bulbi vestibuli*, NA].
v. de Burow (Burow's v.).
v. callosa dorsal (dorsal callosal v.). Vena corporis callosi dorsalis.
v. del canalículo coclear (v. of cochlear canaliculus). [*vena aqueductus cochleae*, NA].
v. capilar (capillary v.). Venula.
v. cardíaca inferior (inferior cardiac v.). [*vena cordis media*, NA].
v. cardíaca magna (great cardiac v.). [*vena cordis magna*, NA].
v. cardíaca media (middle cardiac v.). [*vena cordis media*, NA].
v. cardíaca parva (small cardiac v.). [*vena cordis parva*, NA].
v. cardíacas (cardiac v.'s).
v. cardíacas anteriores (anterior cardiac v.'s). [*venae cordis anteriores*, NA].
v. cardíacas innominadas (innominate cardiac v.'s). Vieussens' v.'s.
v. cardíacas mínimas (smallest cardiac v.'s). [*venae cordis minimae*, NA].
v. cardinales (cardinal v.'s).
v. cardinales anteriores (anterior cardinal v.'s).
v. cardinales comunes (common cardinal v.'s).
v. cardinales posteriores (posterior cardinal v.'s).
v. cava inferior (inferior vena cava). [*vena cava inferior*, NA].
v. cava superior (superior vena cava). [*vena cava superior*, NA].
v. cavernosas del bazo (venae cavernosae of spleen). Billroth's venae cavernosae.
v. cavernosas de Billroth (Billroth's venae cavernosae).
v. cavernosas del pene (venae cavernosae penis). [*venae cavernosae penis*, NA].
v. cefálica (cephalic v.). [*vena cephalica*, NA].
v. cefálica accesoria (accessory cephalic v.). [*vena cephalica accessoria*, NA].
v. cefálica intermedia (intermediate cephalic v.). [*vena intermedia cephalica*, NA].
v. cefálica mediana (median cephalic v.). Vena intermedia cephalica.
v. central de la glándula suprarrenal (central v. of suprarenal gland). [*vena centralis glandulae suprarenalis*, NA].
v. central de la retina (central v. of retina). [*vena centralis retinae*, NA].
v. centrales del hígado (central v.'s of liver). [*venae centrales hepatis*, NA].
v. cerebelosas (v.'s of cerebellum, cerebellar v.'s). [*venae cerebelli*, NA].
v. cerebelosas inferiores (venae cerebelli inferiores).
v. cerebelosas superiores (venae cerebelli superiores).
v. cerebral anterior (anterior cerebral v.). [*vena cerebri anterior*, NA]
v. cerebral magna (great cerebral v.). [*vena cerebri magna*, NA].
v. cerebrales (cerebral v.'s).
v. cerebrales inferiores (inferior cerebral v.'s). [*venae cerebri inferiores*, NA].
v. cerebrales internas (internal cerebral v.'s). [*venae cerebri internae*, NA].

v. cerebrales profundas (deep cerebral v.'s). [*venae cerebri profundae*, NA].
v. cerebrales superficiales (superficial cerebral v.'s). [*venae cerebri superficiales*, NA].
v. cerebrales superiores (superior cerebral v.'s). [*venae cerebri superiores*, NA].
v. cervical (cervical v.).
v. cervical profunda (deep cervical v.). [*vena cervicalis profunda*, NA].
v. ciliares (ciliary v.'s). [*venae ciliares*, NA].
v. circunfleja ilíaca profunda (deep circumflex iliac v.). [*vena circumflexa ilium profunda*, NA].
v. circunfleja ilíaca superficial (superficial circumflex iliac v.). [*vena circumflexa ilium superficialis*, NA].
v. circunflejas (circumflex v.'s).
v. circunflejas femorales laterales (lateral circumflex femoral v.'s). [*venae circumflexae femoris laterales*, NA].
v. circunflejas femorales mediales (medial circumflex femoral v.'s). [*venae circumflexae femoris mediales*, NA].
v. de la circunvolución olfatoria (v. of olfactory gyrus). [*vena gyri olfactorii*, NA].
v. cística (cystic v.). [*vena cystica*, NA].
v. clave (key v.).
v. cólica derecha (right colic v.). [*vena colica dextra*, NA].
v. cólica izquierda (left colic v.). [*vena colica sinistra*, NA].
v. cólica media (middle colic v.). [*vena colica media*, NA].
v. cólicas (colic v.'s).
v. de la columna vertebral (v.'s of vertebral column). [*venae columnae vertebralis*, NA].
v. compañera (companion v.). [*vena comitans*, NA].
v. concomitante (companion v.). [*vena comitans*, NA].
v. emisaria condílea (condylar emissary v.). [*vena emissaria condylaris*, NA].
v. del conducto pterigoideo (v. of pterygoid canal). [*vena canalis pterygoidei*, NA].
v. conjuntivales (conjunctival v.'s). [*venae conjunctivales*, NA].
v. coroidea (choroid v.).
v. coroidea inferior (inferior choroid v.). [*vena choroidea inferior*, NA].
v. coroidea superior (superior choroid v.). [*vena choroidea superior*, NA].
v. coroideas oculares (choroid v.'s of eye). [*venae choroideae oculi*, NA]. Venae vorticosae.
v. coronaria (coronary v.). Vena gastrica sinistra.
v. coronaria izquierda (left coronary v.). [*vena cordis magna*, NA].
v. costoaxilar (costoaxillary v.).
v. cubital intermedia (intermediate cubital v.). [*vena intermedia cubiti*, NA].
v. cubital mediana (median cubital v.). [*vena intermedia cubiti*, NA].
v. cubitales o ulnares (ulnar v.'s). [*venae ulnares*, NA].
v. del cuerno (o asta) posterior (v. of posterior horn). [*vena cornus posterioris*, NA].
v. del cuerpo estriado (v. of corpus striatum). [*vena thalamostriata superior*, NA].
v. de los cuerpos vertebrados (basivertebral v.). [*vena basivertebralis*, NA].
v. cutánea (cutaneous v.). [*vena cutanea*, NA].
v. de Cuvier (Cuvier's v.'s).
v. digitales (digital v.'s).
v. digitales palmares (palmar digital v.'s). [*venae digitales palmares*, NA].
v. digitales plantares (plantar digital v.'s). [*venae digitales plantares*, NA]
v. diploica (diploic v.). [*vena diploica*, NA].
v. dorsal del cuerpo calloso (dorsal v. of corpus callosum). [*vena corporis callosi dorsalis*, NA].
v. dorsal de la lengua (dorsal lingual v.). [*vena dorsalis linguae*, NA].
v. dorsal profunda del clítoris (deep dorsal v. of clitoris). [*vena dorsalis clitoridis profunda*, NA].
v. dorsal profunda del pene (deep dorsal v. of penis). [*vena dorsalis penis profunda*, NA].
v. dorsales (o interóseas dorsales) del pie (dorsal metatarsal v.'s). [*venae metatarseae dorsales*, NA].
v. dorsales de los dedos del pie (dorsal digital v.'s of toes). [*venae digitales dorsales pedis*, NA].
v. dorsales del clítoris (dorsal v.'s of clitoris).
v. dorsales del pene (dorsal v.'s of penis).
v. dorsales superficiales del clítoris (superficial dorsal v.'s of clitoris). [*venae dorsales clitoridis superficiales*, NA].
v. dorsales superficiales del pene (superficial dorsal v.'s of penis). [*venae dorsales penis superficiales*, NA].
v. dorsoespinales (dorsispinal v.'s).
v. emisaria (emissary v.). [*vena emissaria*, NA].
v. emisaria mastoidea (mastoid emissary v.). [*vena emissaria mastoidea*, NA].
v. emisaria occipital (occipital emissary v.). [*vena emissaria occipitalis*, NA].
v. emisaria parietal (parietal emissary v.). [*vena emissaria parietalis*, NA].
v. epiescleróticas (episcleral v.'s). [*venae episclerales*, NA].
v. epigástrica inferior (inferior epigastric v.). [*vena epigastrica inferior*, NA].
v. epigástrica profunda (deep epigastric v.). [*vena epigastrica inferior*, NA].
v. epigástrica superficial (superficial epigastric v.). [*vena epigastrica superficialis*, NA].
v. epigástricas (epigastric v.'s).
v. epigástricas superiores (superior epigastric v.'s). [*venae epigastricae superiores*, NA].
v. escapular dorsal (dorsal scapular v.). [*vena scapularis dorsalis*, NA].
v. escapular transversa (transverse v. of scapula). Vena suprascapularis.
v. esclerales (scleral v.'s). [*venae sclerales*, NA].
v. escrotales (scrotal v.'s).
v. escrotales anteriores (anterior scrotal v.'s). [*venae escrotales anteriores*, NA].
v. escrotales posteriores (posterior scrotal v.'s). [*venae scrotales posteriores*, NA].
v. del esófago (esophageal v.'s). [*venae esophageae*, NA].
v. espermática (spermatic v.).
v. espinales (spinal v.'s). [*venae spinales*, NA].
v. espiral del modiolo (columela del caracol) (spiral v. of modiolus). [*vena spiralis modioli* NA].
v. esplénica (splenic v.). [*vena splenica*, NA].
v. esternocleidomastoidea (sternocleidomastoid v.). [*vena sternocleidomastoidea*, NA].
v. estilomastoidea (stylomastoid v.). [*vena stylomastoidea*, NA].
v. estrelladas (stellate v.'s). Venulae stellatae.
v. estriadas (striate v.'s). Venae thalamostriatae inferiores.
v. etmoidales (ethmoidal v.'s). [*venae ethmoidales*, NA].
v. facial (facial v.). [*vena facialis*, NA].
v. facial anterior (anterior facial v.). Vena facialis.
v. facial común (common facial v.). Vena facialis communis.
v. facial posterior (posterior facial v.). Vena retromandibularis.
v. facial profunda (deep facial v.). [*vena faciei profunda*, NA].
v. facial transversa (transverse facial v.). [*vena transversa faciei*, NA].
v. faríngeas (pharyngeal v.'s). [*venae pharyngeae*, NA].
v. femoral (femoral v.). [*vena femoralis*, NA].
v. femoral profunda (deep femoral v.). [*vena profunda femoris*, NA].
v. fibulares (fibular v.'s). Venae peroneae.
v. frénica inferior (inferior phrenic v.). [*vena phrenica inferior*, NA].
v. frénicas (phrenic v's).
v. frénicas superiores (superior phrenic v.'s). [*venae phrenicae superiores*, NA].
v. frontales (frontal v.'s). [*venae frontales*, NA].
v. de Galeno 1. (great v. of Galen). [*vena cerebri magna*, NA]. **2.** (v.'s of Galen). [*venae cerebri internae*, NA].
v. gástrica derecha (right gastric v.). [*vena colica dextra*, NA].
v. gástrica izquierda (left gastric v.). [*vena gastrica sinistra*, NA].
v. gástricas (gastric v.'s).
v. gástricas breves (short gastric v.'s). [*venae gastricae breves*, NA].

T U V

v. gastroepiploica derecha (right gastroepiploic v.). [*vena gastro-omentalis dextra*, NA].
v. gastroepiploica izquierda (left gastroepiploic v.). [*vena gastro-omentalis sinistra*, NA].
v. gastroepiploicas (gastroepiploic v.'s).
v. gastroomental derecha (right gastroomental v.). [*vena gastroomentalis dextra*, NA]. Right gastroepiploic v.
v. gastroomental izquierda (left gastroomental v.). [*vena gastroomentalis sinistra*, NA]. Left gastroepiploic v.
v. geniculares (v.'s of knee). [*venae genus*, NA].
v. glúteas (gluteal v.'s).
v. glúteas inferiores (inferior gluteal v.'s). [*venae gluteae inferiores*, NA].
v. glúteas superiores (superior gluteal v.'s). [*venae gluteae superiores*, NA].
v. grande (large v.).
v. hemiácigos (hemiazygos v.). [*vena hemiazygos*, NA].
v. hemiácigos accesoria (accessory hemiazygos v.). [*vena hemiazygos accessoria*, NA].
v. hemorroidal superior (superior hemorrhoidal v.). [*vena rectalis superior*, NA].
v. hemorroidales (hemorrhoidal v.'s).
v. hemorroidales inferiores (inferior hemorrhoidal v.'s). Venae rectales inferiores.
v. hemorroidales medias (middle hemorrhoidal v.'s). Venae rectales mediae.
v. hepáticas (hepatic v.'s). [*venae hepaticae*, NA].
v. hepáticas centrales (central v.'s of liver). [*venae centrales hepatis*, NA].
v. hepáticas derechas (right hepatic v.'s). [*venae hepaticae dextrae*, NA].
v. hepáticas izquierdas (left hepatic v.'s). [*venae hepaticae sinistrae*, NA].
v. hepáticas medias (middle hepatic v.'s). [*venae hepaticae mediae*, NA].
v. hipogástrica (hypogastric v.). Vena iliaca interna.
v. del humor acuoso (aqueous v.).
v. ileocólica o cólica derecha inferior (ileocolic v.). [*vena ileocolica*, NA].
v. del íleon (ileal v.'s). Jejunal and ileal v.'s.
v. ilíaca común o primitiva (common iliac v.). [*vena iliaca communis*, NA].
v. ilíaca externa (external iliac v.). [*vena iliaca externa*, NA].
v. ilíaca interna o hipogástrica (internal iliac v.). [*vena iliaca interna*, NA].
v. ilíacas (iliac v.'s).
v. iliolumbar (iliolumbar v.). [*vena iliolumbalis*, NA].
v. inferior del vermis (lóbulo medio o eminencia vermicular del cerebelo) (inferior v. of vermis). [*vena vermis inferior*, NA].
v. inferiores del cuerpo estriado (inferior thalamostriate v.'s). [*venae thalamostriatae inferiores*, NA].
v. inferiores de los hemisferios cerebelosos (inferior v.'s of cerebellar hemisphere). [*venae hemispherii cerebelli inferiores*, NA].
v. infrasegmentarias (infrasegmental v.'s).
v. innominadas (innominate v.'s). Venae brachiocephalicae.
v. insulares (insular v.'s). [*venae insulares*, NA].
v. intercapitulares (intercapitular v.'s). [*venae intercapitales*, NA].
v. intercostal superior derecha (right superior intercostal v.). [*vena intercostalis superior dextra*, NA].
v. intercostal superior izquierda (left superior intercostal v.). [*vena intercostalis superior sinistra*, NA].
v. intercostal suprema (highest intercostal v.). [*vena intercostalis suprema*, NA].
v. intercostales (intercostal v.'s).
v. intercostales anteriores (anterior intercostal v.'s). [*venae intercostales anteriores*, NA].
v. intercostales posteriores (posterior intercostal v.'s). [*venae intercostales posteriores*, NA].
v. interlobulillares del hígado (interlobular v.'s of liver). [*venae interlobulares hepatis*, NA].
v. interlobulillares del riñón (interlobular v.'s of kidney). [*venae interlobulares renis*, NA].
v. intermedia del antebrazo **1.** (intermediate antebrachial v.). [*vena intermedia antebrachii*, NA]. **2.** (intermediate v. of forearm). [*vena intermedia antebrachii*, NA]. **3.** (median v. of forearm). [*vena intermedia antebrachii*, NA].
v. internas del riñón (v.'s of kidney). [*venae renis*, NA].
v. interóseas palmares (dorsal metacarpal v.'s). [*venae metacarpeae palmares*, NA].
v. intersegmentarias (intersegmental v.'s).
v. intervertebral o de conjunción (intervertebral v.). [*vena intervertebralis*, NA].
v. intrasegmentarias (intrasegmental v.'s).
v. de Krukenberg (Krukenberg's v.'s). Venae centrales hepatis.
v. de Labbé (Labbé's v.). Vena anastomotica inferior.
v. laberínticas (labyrinthine v.'s). [*venae labyrinthi*, NA].
v. labial inferior (inferior labial v.). [*vena labialis inferior*, NA].
v. labial superior (superior labial v.). [*vena labialis superior*, NA].
v. labiales (labial v.'s).
v. labiales anteriores (anterior labial v.'s). [*venae labiales anteriores*, NA].
v. lagrimal (lacrimal v.). [*vena lacrimalis*, NA].
v. laríngea inferior (inferior laryngeal v.). [*vena laryngea inferior*, NA].
v. laríngea superior (superior laryngeal v.). [*vena laryngea superior*, NA].
v. laríngeas (laryngeal v.'s).
v. de Latarjet (Latarjet's v.). Vena prepylorica.
v. lateral del ventrículo lateral (lateral v. of lateral ventricle). [*vena atrii lateralis*, NA].
v. laterales directas (lateral direct v.'s). [*venae directae laterales*, NA].
v. levoauriculocardinal (levoatrio-cardinal v.).
v. lingual (lingual v.). [*vena lingualis*, NA].
v. lingual profunda (deep lingual v.). [*vena profunda linguae*, NA].
v. lumbar ascendente (ascending lumbar v.). [*vena lumbalis ascendens*, NA].
v. lumbares (lumbar v.'s). [*venae lumbales*, NA].
v. mamaria externa (lateral thoracic v.). [*vena thoracica lateralis*, NA].
v. marginal posterior (posterior marginal v.). Vena corporis callosi dorsalis.
v. masetéricas (masseteric v.'s).
v. maxilar (maxillary v.). [*vena maxillaris*, NA].
v. de Mayo (Mayo's v.). Vena prepylorica.
v. media profunda del cerebro (deep middle cerebral v.). [*vena cerebri media profunda*, NA].
v. medial del ventrículo lateral (medial v. of lateral ventricle). [*vena atrii medialis*, NA].
v. mediana (medium v.).
v. mediana del cuello (median v. of neck).
v. mediastínicas (mediastinal v.'s). [*venae mediastinales*, NA].
v. meníngeas (meningeal v.'s). [*venae meningeae*, NA].
v. meníngeas medias (middle meningeal v.'s). [*venae meningeae mediae*, NA].
v. mesencefálicas (mesencephalic v.'s). [*venae mesencephalicae*, NA].
v. mesentérica inferior (inferior mesenteric v.). [*vena mesenterica inferior*, NA].
v. mesentérica superior (superior mesenteric v.). [*vena mesenterica superior*, NA].
v. mesentéricas (mesenteric v.'s).
v. metacarpianas (metacarpal v.'s).
v. metacarpianas dorsales (dorsal metacarpal v.'s). [*venae metacarpeae dorsales*, NA].
v. metacarpianas palmares (palmar metacarpal v.'s). [*venae metacarpeae palmares*, NA].
v. metatarsianas plantares (plantar metatarsal v.'s). [*venae metatarseae plantares*, NA].
v. musculofrénicas (musculophrenic v.'s). [*venae musculophrenicae*, NA].
v. nasales externas (external nasal v.'s). [*venae nasales externae*, NA].
v. nasofrontal (nasofrontal v.). [*vena nasofrontalis*, NA].
v. del núcleo caudado (v.'s of caudate nucleus). [*vena nuclei caudati*, NA].

v. oblicua de la aurícula izquierda (oblique v. of left atrium). [*vena obliqua atrii sinistri*, NA].
v. oblicua de Marshall (Marshall's oblique v.). Vena obliqua atrii sinistri.
v. obturatriz (obturator v.). [*vena obturatoria*, NA].
v. occipital (occipital v.). [*vena occipitalis*, NA].
v. oftálmica inferior (inferior ophthalmic v.). [*vena ophthalmica inferior*, NA].
v. oftálmica superior (superior ophthalmic v.). [*vena ophthalmica superior*, NA].
v. oftálmicas (ophthalmic v.'s).
v. ováricas (ovarian v.'s).
v. palatina (palatine v.). [*vena palatina*, NA].
v. palpebrales (v.'s of eyelids). [*venae palpebrales*, NA].
v. palpebrales inferiores (v.'s of inferior eyelid). [*venae palpebrales inferiores*, NA].
v. palpebrales superiores (v.'s of superior eyelid). [*venae palpebrales superiores*, NA].
v. pancreáticas (pancreatic v.'s). [*venae pancreaticae*, NA].
v. pancreaticoduodenales (pancreaticoduodenal v.'s). [*venae pancreaticoduodenales*, NA].
v. paraumbilicales (paraumbilical v.'s). [*venae paraumbilicales*, NA].
v. parietales (parietal v.'s). [*venae parietales*, NA].
v. parotídeas (parotid v.'s). [*venae parotideae*, NA].
v. parotídeas posteriores (posterior parotid v.'s). [*venae parotideae*, NA].
v. del párpado inferior (v.'s of inferior eyelid). [*venae palpebrales inferiores*, NA].
v. del párpado superior (v.'s of superior eyelid). [*venae palpebrales superiores*, NA].
v. pectorales (pectoral v.'s). [*venae pectorales*, NA].
v. pedunculares (peduncular v.'s). [*venae pedunculares*, NA].
v. pequeña (small v.).
v. perforantes (perforating v.'s). [*venae perforantes*, NA].
v. pericallosa posterior (posterior pericallosal v.). [*vena corporis callosi dorsalis*, NA].
v. pericárdicas (pericardial v.'s). [*venae pericardiacae*, NA].
v. pericardiofrénicas (pericardiacophrenic v.'s). [*venae pericardiacophrenicae*, NA].
v. peroneas (peroneal v.'s). [*venae peroneae*, NA].
v. petrosa (petrosal v.). [*vena petrosa*, NA].
v. pilórica (pyloric v.). [*vena gastrica dextra*, NA].
v. pontinas (pontine v.'s). [*venae pontis*, NA].
v. pontomesencefálica anterior (anterior pontomesencephalic v.). [*vena pontomesencephalica anterior*, NA].
v. poplítea (popliteal v.). [*vena poplitea*, NA].
v. porta (portal v.). [*vena portae hepatis*, NA].
v. porta hepática (hepatic portal v.). [*vena portae hepatis*, NA].
v. posterior del septum pellucidum (posterior v. of septum pellucidum). [*vena septi pellucidi posterior*, NA].
v. posterior del ventrículo izquierdo (posterior v. of left ventricle). [*vena posterior ventriculi sinistri*, NA].
v. posteriores de los labios mayores y menores (posterior labial v.'s). [*venae labiales posteriores*, NA].
v. preauricular (vena preauricularis). V. auricularis anterior.
v. precentral del cerebelo (precentral cerebellar v.). [*vena precentralis cerebelli*, NA].
v. prefrontales (prefrontal v.'s). [*venae prefrontales*, NA].
v. prepilórica (prepyloric v.). [*vena prepylorica*, NA].
v. profunda del cerebro (deep middle cerebral v.). [*vena cerebri media profunda*, NA].
v. profunda del pene (deep v. of penis). [*vena profunda penis*, NA].
v. profundas del clítoris (deep v.'s of clitoris). [*vena profunda clitoridis*, NA].
v. de la protuberancia o puente (v.'s of pons). Pontine v.'s.
v. pudenda interna (internal pudendal v.). [*vena pudenda interna*, NA].
v. pudendas (pudendal v.'s).
v. pudendas externas (external pudendal v.'s). [*venae pudendae externae*, NA].
v. pulmonar inferior derecha (right inferior pulmonary v.). [*vena pulmonalis inferior dextra*, NA].
v. pulmonar inferior izquierda (left inferior pulmonary v.). [*vena pulmonalis inferior sinistra*, NA].
v. pulmonar superior derecha (right superior pulmonary v.). [*vena pulmonalis superior dextra*, NA].
v. pulmonar superior izquierda (left superior pulmonary v.). [*vena pulmonalis superior sinistra*, NA].
v. pulmonares (pulmonary v.'s). [*venae pulmonales*, NA].
v. radiales (radial v.'s). [*venae radiales*, NA].
v. del receso lateral del cuarto ventrículo (v. of lateral recess of fourth ventricle). [*vena recessus lateralis ventriculi quarti*, NA].
v. rectal superior (superior rectal v.). [*vena rectalis superior*, NA].
v. rectales inferiores (inferior rectal v.'s). [*venae rectales inferiores*, NA].
v. rectales medias (middle rectal v.'s). [*venae rectales mediae*, NA].
v. renales (renal v.'s). [*venae renales*, NA].
v. retromandibular (retromandibular v.). [*vena retromandibularis*, NA].
v. de Retzius (Retzius' v.'s). Ruysch's v.'s.
v. revehentes (vena revehens, pl. venae revehentes).
v. del riñón (v.'s of kidney). [*venae renis*, NA].
v. de la rodilla (v.'s of knee). [*venae genus*, NA].
v. de Rosenthal (Rosenthal's v.). Vena basalis.
v. de Ruysch (Ruysch's v.'s). Retzius' v.'s.
v. sacra media (median sacral v.). [*vena sacralis mediana*, NA].
v. sacras (sacral v.'s).
v. sacras laterales (lateral sacral v.'s). [*venae sacrales laterales*, NA].
v. safena accesoria (accessory saphenous v.). [*vena saphena accessoria*, NA].
v. safena larga (long saphenous v.). [*vena saphena magna*, NA].
v. safena magna (great saphenous v.). [*vena saphena magna*, NA].
v. safena mayor (large saphenous v.). [*vena saphena magna*, NA].
v. safena menor (small saphenous v.). [*vena saphena parva*, NA].
v. safena parva (short saphenous v.). [*vena saphena parva*, NA].
v. safenas (saphenous v.'s).
v. de Santorini (Santorini's v.). Vena emissaria parietalis.
v. de Sappey (Sappey's v.'s). Venae paraumbilicales.
v. del septum pellucidum (v. of septum pellucidum).
v. sigmoideas (sigmoid v.'s). [*venae sigmoideae*, NA].
v. de Stensen (Stensen's v.'s). Venae vorticosae.
v. subclavia (subclavian v.). [*vena subclavia*, NA].
v. subcutáneas del abdomen (subcutaneous v.'s of abdomen). [*venae subcutanea abdominis*, NA].
v. sublingual (sublingual v.). [*vena sublingualis*, NA].
v. submentoniana (submental v.). [*vena submentalis*, NA].
v. superficial (superficial v.). Vena cutanea.
v. superficial media del cerebro (superficial middle cerebral v.). [*vena cerebri media superficialis*, NA].
v. superior del cuerpo estriado (superior thalamostriate v.). [*vena thalamostriata superior*, NA].
v. superior del vermis (superior v. of vermis). [*vena vermis superior*, NA].
v. superiores de los hemisferios cerebelosos (superior v.'s of cerebellar hemisphere). [*vence hemispherii cerebelli superiores*, NA].
v. supraescapular (suprascapular v.). [*vena suprascapularis*, NA].
v. supraorbitaria (supraorbital v.). [*vena supraorbitalis*, NA].
v. suprarrenal derecha (right suprarenal v.). [*vena suprarenalis dextra*, NA].
v. suprarrenal izquierda (left suprarenal v.). [*vena suprarenalis sinistra*, NA].
v. suprarrenales (suprarenal v.'s).
v. supratrocleares (supratrochlear v.'s). [*venae supratrochleares*, NA].
v. talámicas superficiales (surface thalamic v.'s). [*venae directae laterales*, NA].
v. talamoestriada superior (superior thalamostriate v.). [*vena thalamostriata superior*, NA].
v. talamoestriadas (thalamostriate v.'s).

v. talamoestriadas inferiores (inferior thalamostriate v.'s). [*venae thalamostriatae inferiores*, NA].
v. de Tebesio (thebesian v.'s). Venae cordis minimae.
v. temporal media (middle temporal v.). [*vena temporalis media*, NA].
v. temporales (temporal v.'s).
v. temporales profundas (deep temporal v.'s). [*venae temporales profundae*, NA].
v. temporales superficiales (superficial temporal v.'s). [*venae temporales superficiales*, NA].
v. temporomaxilar (temporomaxillary v.). Vena retromandibularis.
v. terminal (terminal v.). [*vena terminalis*, NA].
v. testicular derecha (right testicular v.). [*vena testicularis dextra*, NA].
v. testicular izquierda (left testicular v.). [*vena testicularis sinistra*, NA].
v. testiculares (testicular v.'s).
v. tibiales anteriores (anterior tibial v.'s). [*venae tibiales anteriores*, NA].
v. tibiales posteriores (posterior tibial v.'s). [*venae tibiales posteriores*, NA].
v. tímicas (thymic v.'s). [*venae thymicae*, NA].
v. timpánicas (tympanic v.'s). [*venae tympanicae*, NA].
v. tiroidea inferior (inferior thyroid v.). [*vena thyroidea inferior*, NA].
v. tiroidea media (middle thyroid v.). [*vena thyroidea media*, NA].
v. tiroidea superior (superior thyroid v.). [*vena thyroidea superior*, NA].
v. tiroideas (thyroid v.'s).
v. torácica larga (long thoracic v.). [*vena thoracica lateralis*, NA].
v. torácica lateral (lateral thoracic v.). [*vena thoracica lateralis*, NA].
v. torácicas (thoracic v.'s).
v. torácicas internas (internal thoracic v.). [*venae thoracicae internae*, NA].
v. toracoacromial (thoracoacromial v.). [*vena thoracoacromialis*, NA].
v. toracoepigástrica (thoracoepigastric v.). [*vena thoracoepigastrica*, NA].
v. transversa de la cara (transverse v. of face). [*vena transversa faciei*, NA].
v. transversas del cuello (transverse v.'s of neck). [*venae transversae colli*, NA].
v. de la tráquea (tracheal v.'s). [*venae tracheales*, NA].
v. de Trolard (Trolard's v.). Vena anastomotica superior.
v. umbilical (umbilical v.).
v. umbilical izquierda (left umbilical v.). [*vena umbilicalis sinistra*, NA].
v. del uncus (gancho del hipocampo) (v. of uncus). [*vena unci*, NA].
v. uterinas (uterine v.'s). [*venae uterinae*, NA].
v. uterovárica derecha (right ovarian v.). [*vena pulmonalis inferior dextra*, NA].
v. uterovárica izquierda (left ovarian v.). [*vena ovarica sinistra*, NA].
v. varicosas (varicose v.'s).
v. ventricular inferior (inferior ventricular v.). [*vena ventricularis inferior*, NA].
v. vertebral (vertebral v.). [*vena vertebralis*, NA].
v. vertebral accesoria (accessory vertebral v.). [*vena vertebralis accessoria*, NA].
v. vertebral anterior (anterior vertebral v.). [*vena vertebralis anterior*, NA].
v. de Vesalio (Vesalius' v.).
v. vesicales (vesical v.'s). [*venae vesicales*, NA].
v. vestibulares (vestibular v.'s). [*venae vestibulares*, NA].
v. vidiana (vidian v.). Vena canalis pterygoidei.
v. de Vieussens (Vieussens' v.'s). Innominate cardiac v.'s.
v. vitelina (vitelline v.). Vena vitellina.
v. vorticosas (vortex v.'s, vorticose v.'s). [*venae vorticosae*, NA].
v. del yeyuno e íleon (jejunal and ileal v.'s). [*venae jejunales et ilei*, NA].
v. yugular anterior (anterior jugular v.). [*vena jugularis anterior*, NA].
v. yugular externa (external jugular v.). [*vena jugularis externa*, NA].
v. yugular interna (internal jugular v.). [*vena jugularis interna*, NA].
v. yugular posteroanterior (posterior anterior jugular v.).
v. yugulares (jugular v.'s).

vena, gen. y pl. **venae** (vena, gen. and pl. venae). [*vena*, NA]. Vein; a blood vessel carrying blood toward the heart.

venacavografía (venacavography). Cavography; angiography of a vena cava.

venación (venation). The arrangement and distribution of veins.

vendaje (bandage). A piece of cloth or other material, of varying shape and size, applied to a body part to make compression, absorb drainage, prevent motion, retain surgical dressings.
v. adhesivo **1.** (strap). A strip of adhesive plaster. **2.** (adhesive b.).
v. de Barton (Barton's b.).
v. en capelina (capeline b.).
v. en chalina (scarf b.). Triangular b.
v. circular (circular b.).
v. en corbata (cravat b.).
v. crucial (crucial b.).
v. de cuatro colas (four-tailed b.).
v. de Desault (Desault's b.).
v. elástico (elastic b.).
v. enrollado (roller b.).
v. enyesado (plaster b.).
v. en espiga (spica b.).
v. espiral (spiral b.).
v. en fijación de Gibney (Gibney's fixation b.).
v. de gasa (gauze b.).
v. de Gibson (Gibson's b.).
v. en guantelete (gauntlet b.).
v. en hamaca (hammock b.).
v. inmóvil (immovable b.).
v. de Martin (Martin's b.).
v. de múltiples extremos (many-tailed b.). Scultetus' b.
v. oblicuo (oblique b.).
v. en ocho (figure-of-8 b.).
v. de Scultetus (Scultetus' b.). Many-tailed b.
v. en semiguantelete (demigauntlet b.).
v. suspensorio (suspensory b.).
v. en T (T-b.). T-binder.
v. triangular (triangular b.). Scarf b.
v. de Velpeau (Velpeau's b.).

vendar (bandage). To cover a body part by application of a b.

vene- (vene-). **1.** Combining form denoting the veins. **2.** Combining form relating to venom.

venectasia (venectasia). Phlebectasia.

venectomía (venectomy). Phlebectomy.

veneer (veneer). **1.** A thin surface layer laid over a base of common material. **2.** In dentistry, a layer of tooth-colored material, usually porcelain or acrylic resin, attached to and covering the surface of a metal crown or natural tooth structure.

venenación (venenation). Poisoning, as from a sting or bite.

venenífero (veneniferous). Conveying poison, as through a sting or bite.

veneno **1.** (venom). A poisonous fluid secreted by snakes, spiders, scorpions, etc. **2.** (venom). A poisonous fluid secreted by snakes, spiders, scorpions, etc. **3.** (poison). Any substance, either taken internally or applied externally, that is injurious to health or dangerous to life.
v. acre (acrid poison).
v. de flecha (arrow poison). Curare.
v. del fugu (fugu poison). Fish p.
v. kokoi (kokoi v.).
v. del leopardo (leopard's bane). Arnica.
v. de los peces (fish poison). **1.** Ichthyotoxicon. **2.** Fugu p.
v. de víbora de Russell (Russell's viper v.).

venenosalival (venenosalivary). Venomosalivary; secreting a poisonous saliva, said of venomous reptiles.

venenosidad (venenosity). The state of containing poison or being poisonous.

venenoso (venenous). Poisonous.

venéreo (venereal). Relating to or resulting from sexual intercourse.
venereofobia (venereophobia). Morbid fear of venereal disease.
venereología (venereology). The study of venereal disease.
venesección (venesection). Phlebotomy.
venina (venin). Any poisonous substance found in snake venom.
venipuntura (venipuncture). The puncture of a vein, usually to withdraw blood or inject a solution.
venita, venilla (veinlet). Venula.
veno-, veni- (veno-, veni-). Combining forms denoting the veins.
venoclisis (venoclysis). Phleboclysis.
venofibrosis (venofibrosis). Phlebosclerosis.
venografía (venography). Phlebography; radiographic visualization of a vein, after the injection of a radiopaque substance.
v. esplénica (splenic v.). Splenography.
v. esplenicoportal (splenic portal v.).
v. transósea (transosseous v.).
v. vertebral (vertebral v.).
venograma (venogram). **1.** X-ray demonstration of the veins. **2.** Phlebogram.
venomosalival (venomosalivary). Venenosalivary.
venomotor (venomotor). Causing change in the caliber of a vein.
venoperitoneostomía (venoperitoneostomy). An obsolete operation involving insertion of the cut end of the saphenous vein into the peritoneal cavity in cases of ascites; the vein is inverted so that the valves prevent regurgitation of blood into the cavity while the ascitic fluid flows into the vein.
venopresor (venopressor). Relating to the venous blood pressure and consequently the volume of venous supply to the right side of the heart.
venosclerosis (venosclerosis). Phlebosclerosis.
venosidad (venosity). **1.** A venous state; a condition in which the bulk of the blood is in the veins at the expense of the arteries. **2.** The unaerated condition of venous blood.
venosinusal (venosinal). Pertaining to the vena cava and the atrial sinus of the heart.
venoso **1.** (venous). Phleboid; relating to a vein or to the veins. **2.** (veined). Marked by veins or lines resembling veins on the surface. **3.** (venose). Having veins; veiny.
venostasis (venostasis). Phlebostasis.
venóstato (venostat). Any instrument for arresting venous bleeding.
venostomía **1.** (cutdown). Venostomy; dissection of a vein for insertion of a cannula or needle for the administration of intravenous fluids or medication. **2.** (venostomy). Cutdown.
venotomía (venotomy). Phlebotomy.
venovenostomía (venovenostomy). Phlebophlebostomy; the formation of an anastomosis between two veins.
ventana (window). **1.** [*fenestra,* NA]. An anatomical aperture, often closed by a membrane. **2.** An opening left in a plaster of Paris or other form of fixed dressing in order to permit access to a wound or inspection of a part. **3.** The opening in one of the blades of an obstetrical forceps. **4.** A lateral opening in the sheath of an endoscopic instrument which allows lateral viewing or operative maneuvering through the sheath. **5.** Openings in the wall of a tube, catheter, or trocar designed to promote better flow of air or fluids.
v. aórtica (aortic w.).
v. de la cóclea (cochlear w.). [*fenestra cochleae*, NA].
v. coclear (cochlear w.). [*fenestra cochleae*, NA].
v. nov-ovalis (fenestra nov-ovalis).
v. oval (oval w.). [*fenestra vestibuli,* NA].
v. redonda (round w.). [*fenestra cochleae,* NA].
v. de taquicardia (tachycardia w.).
v. vestibular, del vestíbulo (vestibular w.). [*fenestra vestibuli,* NA].
ventilación (ventilation). **1.** Replacement of air or other gas in a space by fresh air or gas. **2.** Respiration; movement of gas(es) into and out of the lungs. **3.** In physiology, the tidal exchange of air between the lungs and the atmosphere that occurs in breathing.
v. alveolar ($\dot{V}_A$) (alveolar v. ($\dot{V}_A$)).
v. artificial (artificial v.). Artificial respiration.
v. asistida (assisted v.). Assisted respiration.
v. asistida-controlada (assist-control v.).
v. controlada (controlled v.). Controlled respiration.
v. desperdiciada (wasted v.).
v. mandatoria intermitente (intermittent mandatory v. (IMV)).
v. mandatoria intermitente espontánea, mandatoria intermitente sincronizada (spontaneous intermittent mandatory v. (SIMV), synchronized intermittent mandatory v.).
v. manual (manual v.).
v. mecánica (mechanical v.).
v. mecánica controlada (controlled mechanical v. (CMV)).
v. con presión positiva continua (continuous positive pressure v. (CPPV)). Controlled mechanical v.
v. con presión positiva intermitente (intermittent positive pressure v. (IPPV)). Controlled mechanical v.
v. pulmonar (pulmonary v.). Respiratory minute volume.
v. voluntaria máxima (VVM) (maximum voluntary v. (MVV)).
ventilar (ventilate). To aerate, or oxygenate, the blood in the pulmonary capillaries.
ventosa (cupping glass). Cup.
v. húmeda (wet cup). A cupping glass formerly applied to a part previously scarified or incised to draw and remove blood.
v. seca (dry cup). A cupping glass formerly applied to the unbroken skin to draw blood to the area but without removing it.
v. de succión (suction cup). One of the cupping glasses of various shapes, formerly used to produce local hyperemia according to Bier's method.
ventplante (ventplant). An endo-osseous implant, usually made of titanium, utilized to provide support and fixation for a dental prosthesis by means of projections through the mucosa.
ventral (ventral). **1.** Pertaining to the belly or to any venter. **2.** Anterior. **3.** In veterinary anatomy, the undersurface of an animal.
ventricoso (ventricose). Bulging or swollen on one side or unequally.
ventricular **1.** (ventricular). Ventricularis; relating to a ventricle, in any sense. **2.** (ventricularis). Musculus thyroepiglotticus.
ventricularización (ventricularization). Transformation of an atrial phenomenon to simulate a ventricular one, especially of the atrial (or venous) pulse tracing in tricuspid regurgitation.
ventriculitis (ventriculitis). Inflammation of the ventricles of the brain.
ventrículo (ventricle). **1.** [*ventriculus,* NA]. Stomach. **2.** A normal cavity, as of the brain or heart. **3.** The enlarged posterior portion of the mesenteron of the insect alimentary canal, in which digestion occurs.
v. de Arantius (Arantius' v.). Calamus scriptorius.
v. cardíacos (v.'s of heart). [*ventriculus cordis,* NA].
v. cerebrales (cerebral v.'s).
v. del corazón (v.'s of heart).
cuarto v. (fourth v.). [*ventriculus quartus,* NA].
v. derecho (right v.). [*ventriculus dexter,* NA].
v. del diencéfalo (v. of diencephalon). Third v.
v. de Duncan (Duncan's v.). Cavity of septum pellucidum.
v. del hemisferio cerebral (v. of cerebral hemisphere). Lateral v.
v. izquierdo (left v.). [*ventriculus sinister,* NA].
v. laríngeo (laryngeal v.). [*ventriculus laryngis,* NA].
v. lateral (lateral v.). [*ventriculus lateralis,* NA].
v. de Morgagni (Morgagni's v.). Laryngeal v.
quinto v. (fifth v.). Cavity of septum pellucidum.
v. del rombencéfalo (v. of rhombencephalon). [*ventriculus quartus,* NA].
sexto v. (sixth v.). Verga's v.
v. de Silvio (sylvian v.). Cavity of septum pellucidum.
tercer v. (third v.). [*ventriculus tertius,* NA].
v. terminal (terminal v.). [*ventriculus terminalis,* NA].
v. de Verga (Verga's v.). Cavum psalterii; cavum vergae; sixth v.
v. de Vieussens (Vieussens' v.). Cavity of septum pellucidum.
v. de Wenzel (Wenzel's v.). Cavity of septum pellucidum.
ventriculo- (ventriculo-). Combining form denoting a ventricle.
ventriculoauricular (V-A) (ventriculoatrial (V-A)). Relating to both ventricles and atria, especially to the passage of conduction; e.g., in the retrograde direction.
ventriculocisternostomía (ventriculocisternostomy). An artificial opening between the ventricles of the brain and the cisterna magna.
ventriculofásico (ventriculophasic). Influenced by ventricular contraction; applied to the atrial rhythm when this is modified by ventricular contraction.

ventriculografía (ventriculography). **1.** Radiographic visualization of the cerebral ventricular system by injection of gaseous or radiopaque contrast material. **2.** Visualization of the ventricular activity of the heart by recording the distribution of radioactivity from an intravenously injected radionuclide.
ventriculomastoidostomía (ventriculomastoidostomy). Operation for the establishment of a communication between the lateral cerebral ventricle and the mastoid antrum by means of a polythene tube for the relief of hydrocephalus.
ventriculonector (ventriculonector). Truncus atrioventricularis.
ventriculoplastia (ventriculoplasty). Any surgical procedure to repair a defect of one of the ventricles of the heart.
ventriculopunción (ventriculopuncture). Insertion of a needle into a ventricle.
ventriculoscopia (ventriculoscopy). Direct inspection of a ventricle with an endoscope.
ventriculostomía (ventriculostomy). Establishment of an opening in a ventricle, usually from the third ventricle to the subarachnoid space to relieve hydrocephalus.
v. del tercer ventrículo (third v.).
ventriculosubaracnoideo (ventriculosubarachnoid). Relating to the space occupied by the cerebrospinal fluid.
ventriculotomía (ventriculotomy). Incision into a ventricle; e.g., into the third ventricle for the relief of hydrocephalus.
ventriculus, pl. **ventriculi** (ventriculus, pl. ventriculi). **1.** [*ventriculus*, NA]. Stomach. **2.** A normal cavity, as of the brain or heart. **3.** The enlarged posterior portion of the mesenteron of the insect alimentary canal, in which digestion occurs.
ventriducción (ventriduction). Drawing toward the abdomen or abdominal wall.
ventriducir (ventriduct). To draw toward the abdomen.
ventro- (ventro-). Combining form meaning ventral.
ventrocistorrafia (ventrocystorrhaphy). Cystopexy.
ventrodorsal (ventrodorsad). In a direction from the venter to the dorsum.
ventroinguinal (ventroinguinal). Relating to the abdomen and the groin.
ventrolateral (ventrolateral). Both ventral and lateral.
ventromediano (ventromedian). Relating to the midline of the ventral surface.
ventroptosis, ventroptosia (ventroptosis, ventroptosia). Gastroptosis.
ventroscopia (ventroscopy). Peritoneoscopy.
ventrotomía (ventrotomy). Celiotomy.
vénula (venule). [*venula*, NA]. Venula.
v. estrelladas (stellate v.'s). [*venulae stellatae*, NA].
v. macular inferior (inferior macular v.). [*venula macularis inferior*, NA].
v. macular superior (superior macular v.). [*venula macularis superior*, NA].
v. medial de la retina (medial v. of retina). [*venula medialis retinae*, NA].
v. nasal inferior de la retina (inferior nasal v. of retina). [*venula nasalis retinae inferior*, NA].
v. nasal superior de la retina (superior nasal v. of retina). [*venula nasalis retinae superior*, NA].
v. nasales de la retina (nasal v.'s of retina).
v. pericíticas (pericytic v.'s). Postcapillary v.'s.
v. poscapilares (postcapillary v.'s). Pericytic v.'s.
v. poscapilares de endotelio alto (high endothelial postcapillary v.'s).
v. rectas del riñón (straight v.'s of kidney). [*venulae rectae renis*, NA].
v. temporal inferior de la retina (inferior temporal v. of retina). [*venula temporalis retinae inferior*, NA].
v. temporal superior de la retina (superior temporal v. of retina). [*venula temporalis retinae superior*, NA].
venula, pl. **venulae** (venula, pl. venulae). [*venula*, NA]. Capillary vein; veinlet; venule; a minute vein; a venous radicle continuous with a capillary.
venular (venular). Venulous; pertaining to venules.
venuloso (venulous). Venular.
VER (VER). Abbreviation for visual evoked response.
verapamilo (verapamil). Iproveratril; a calcium channel blocking agent used to treat cardiac arrhythmias and angina pectoris.
veratrina (veratrine). A mixture of alkaloids from the seeds of *Schoenocaulon officinale (Sabadilla officinarum)* (family Liliaceae), including cevine, cevadine, cevadilline, sabadine, and veratridine.
verbigeración (verbigeration). Oral stereotypy; constant repetition of meaningless words or phrases.
verbomanía (verbomania). An abnormal talkativeness; a psychotic flow of speech.
verde (green). A color between blue and yellow in the spectrum. For individual green dyes, see specific names.
v. B de Guinea (guinea green B). An acid diaminotriphenylmethane dye.
v. brillante (brilliant green). Ethyl green.
v. de bromocresol **1.** (bromocresol green). **2.** (bromcresol green).
v. de etilo (ethyl green). Brilliant green.
v. de indocianina (indocyanine green). A tricarbocyanine dye.
v. Jano B (Janus green B). Diethylsafraninazodimethylaniline chloride.
v. luz amarillento SF (light green SF yellowish).
v. de malaquita (malachite green).
v. rápido FCF (fast green FCF). An acid arylmethane dye widely used in histology and cytology and less subject to fading than light green FCF which it has replaced in many procedures.
v. de Scheele (Scheele's g.). Cupric arsenite.
verdegris (verdigris). Cupric acetate (normal).
verdina (verdine). Biliverdin.
verdoglobina (verdoglobin). Choleglobin.
verdohemocromo (verdohemochrome). An intermediate stage in hemoglobin degradation to yield the bile pigments.
verdohemoglobina (verdohemoglobin). Choleglobin.
verdoperoxidasa (verdoperoxidase). A peroxidase, occurring in leukocytes, that contains a greenish ferriheme; responsible for the peroxidase activity of pus.
vergencia (vergence). A disjunctive movement of the eyes in which the fixation axes are not parallel, as in convergence or divergence.
v. de una lente (v. of lens).
vermi- (vermi-). Combining form denoting a worm, wormlike.
vermicida **1.** (vermicide). An agent that kills intestinal parasitic worms. **2.** (vermicidal). Destructive to worms; specifically, destructive to parasitic intestinal worms.
vermiculación (vermiculation). A wormlike movement, as in peristalsis.
vermicular (vermicular). Relating to, resembling, or moving like a worm.
vermículo (vermicule). **1.** A small worm or wormlike organism or structure. **2.** Ookinete.
vermiculoso (vermiculose, vermiculous). **1.** Wormy; infected with worms or larvae. **2.** Wormlike.
vermiforme (vermiform). Worm-shaped; resembling a worm in form; scolecoid.
vermífugo (vermifugal, vermifuge). Anthelmintic.
vermina (vermin). Parasitic insects, such as lice and bedbugs.
verminación (vermination). **1.** The production or breeding of worms or larvae. **2.** Infestation with vermin.
verminal (verminal). Verminous.
verminoso (verminous). Verminal; relating to, caused by, or infested with worms, larvae, or vermin.
vermis (vermis, pl. vermes). **1.** A worm; any structure or part resembling a worm in shape. **2.** [*vermis*, NA] The narrow middle zone between the two hemispheres of the cerebellum; the portion projecting above the level of the hemispheres on the upper surface is called the superior v.; the lower portion, sunken between the two hemispheres and forming the floor of the vallecula, is the inferior v.
vérmix (vermix). Appendix vermiformis.
vernix (vernix). Varnish (dental).
v. caseosa (v. caseosa). The fatty substance, consisting of desquamated epithelial cells, lanugo hairs, and sebaceous matter, which covers the skin of the fetus.
verruciforme (verruciform). Wart-shaped.
verrucosis (verrucosis). A condition marked by the appearance of multiple warts.
v. linfostática (lymphostatic v.). Mossy foot.
verruga **1.** (verruca, pl. verrucae). [*verruca*, pl. *verrucae*]. A flesh-colored growth characterized by circumscribed hypertrophy of

the papillae of the corium, with thickening of the malpighian, granular, and keratin layers of the epidermis. **2.** (wart). [*verruca*, pl. *verrucae*, NA]. Verruca.
v. acuminada (v. acuminata). Condyloma acuminatum.
v. de alquitrán (pitch wart).
v. de amianto (asbestos wart). Asbestos corn.
v. anatómica (anatomical wart). Postmortem w.
v. blanda (soft wart). Skin tag.
v. común (common wart). Verruca vulgaris.
v. digitada **1.** (v. digitata). Digitate wart. **2.** (digitate wart). Verruca digitata.
v. filiforme **1.** (v. filiformis). Filiform wart. **2.** (filiform wart). Verruca filiformis.
v. fugaz (fugitive wart). A transitory w.; one that does not persist.
v. genital (genital wart). Condyloma acuminatum.
v. glabra (v. glabra). A smooth wart.
v. de Henle (Henle's wart's). Hassall-Henle bodies.
v. en higo (fig wart). Condyloma acuminatum.
v. del hollín (soot wart).
v. húmeda (moist wart). Condyloma acuminatum.
v. infecciosa (infectious wart). Verruca vulgaris.
v. molusciforme (v. mollusciformis). Condyloma.
v. en mosaico (mosaic wart).
v. necrogénica (necrogenic wart). Postmortem w.
v. peruana **1.** (v. peruana, v. peruviana). Hemorrhagic pian; Peruvian wart; verruca peruana; verruca peruviana. **2.** (Peruvian wart). Verruga peruana.
v. plana **1.** (plane wart). Verruca plana. **2.** (flat wart). Verruca plana.
v. plana o plana juvenil (v. plana, v. plana juvenilis). Flat wart; plane wart.
v. plana senil (v. plana senilis). Solar keratosis.
v. plantar (plantar wart). Verruca plantaris.
v. post mortem (postmortem wart).
v. de prosector (prosector's wart). Postmortem w.
v. en punta (pointed wart). Condyloma acuminatum.
v. seborreica (seborrheic wart). Seborrheic keratosis.
v. senil **1.** (v. senilis). Solar keratosis. **2.** (senile wart). Solar keratosis.
v. simple (v. simplex). V. vulgaris.
v. telangiectásica (telangiectatic wart). Angiokeratoma.
v. tuberculosa (tuberculous wart). Tuberculosis cutis verrucosa.
v. vacuna (cattle wart). Infectious papilloma of cattle.
v. venérea (venereal wart). Condyloma acuminatum.
v. viral (viral wart). Verruca vulgaris.
v. vulgar (v. vulgaris). Common wart; infectious wart; v. simplex; viral wart.
verrugoso **1.** (verrucose). Verrucous; resembling a wart; denoting wartlike elevations. **2.** (verrucous). Verrucose. **3.** (warty). Relating to or covered with warts.
versicolor (versicolor). Variegated; marked by a variety of color.
versión (version). **1.** Displacement of the uterus, with tilting of the entire organ without bending upon itself. **2.** Change of position of the fetus in the uterus, occurring spontaneously or effected by manipulation. **3.** Inclination. **4.** Conjugate rotation of the eyes in the same direction.
v. bimanual (bimanual v.). Bipolar v.
v. bipolar (bipolar v.). Bimanual v.
v. de Braxton Hicks (Braxton Hicks v.).
v. cefálica (cephalic v.).
v. combinada (combined v.).
v. espontánea (spontaneous v.).
v. externa (external v.).
v. interna (internal v.).
v. pelviana (pelvic v.).
v. podálica (podalic v.).
v. postural (postural v.).
v. de Potter (Potter's v.).
v. de Wright (Wright's v.).
vértebra (vertebra, gen. and pl. vertebrae). [*vertebra*, pl. *vertebrae*, NA]. One of the segments of the spinal column.
v. en bacalao (codfish vertebrae).
v. basilar (basilar v.). The lowest lumbar v.
v. bloqueadas (block vertebrae).
v. caudales (caudal vertebrae).
v. cervicales (cervical vertebrae). [*vertebrae cervicales*, NA].
v. coccígeas (coccygeal vertebrae). [*vertebrae coccygeae*, NA].
v. de la cola (tail vertebrae). Coccygeal v.
v. craneana (cranial v.).
v. dentada **1.** (v. dentata). Axis. **2.** (toothed v.). Axis.
v. dorsales (dorsal vertebrae). An old term for thoracic vertebrae.
v. espurias (vertebrae spuriae). False vertebrae.
v. falsas (false vertebrae). Vertebrae spuriae.
v. lumbares (lumbar vertebrae). [*vertebrae lumbales*, NA].
v. magna (v. magna). Os sacrum.
v. en mariposa (butterfly v.).
v. odontoide (odontoid v.). Axis.
v. plana (v. plana).
v. prominente (v. prominens). [*vertebra prominens*, NA].
v. en reloj de arena (hourglass vertebrae).
v. sacras (sacral vertebrae). [*vertebrae sacrales*, NA].
v. torácicas (thoracic vertebrae). [*vertebrae thoracicae*, NA].
v. verdadera (true v.). V. vera; any one of the cervical, thoracic, or lumbar vertebrae.
vertebrado **1.** (vertebrate). Having a vertebral column. **2.** (vertebrate). An animal having vertebrae. **3.** (vertebrated). Jointed; composed of segments arranged longitudinally as in certain instruments.
v. notocordal (notochordal v.).
vertebral (vertebral). Relating to a vertebra or the vertebrae.
vertebrario (vertebrarium). Columna vertebralis.
vertebrectomía (vertebrectomy). Exsection of a vertebra.
vertebro- (vertebro-). Combining form denoting a vertebra, vertebral.
vertebroarterial (vertebroarterial). Relating to a vertebra and an artery, or to the vertebral artery.
vertebrocondral (vertebrochondral). Vertebrocosta; denoting the three false ribs (eighth, ninth, and tenth), which are connected with the vertebrae at one extremity and the costal cartilages at the other.
vertebrocostal (vertebrocostal). **1.** Costovertebral. **2.** Vertebrochondral.
vertebroesternal (vertebrosternal). Sternovertebral.
vertebrofemoral (vertebrofemoral). Relating to the vertebrae and the femur.
vertebroilíaco (vertebroiliac). Relating to the vertebrae and the ilium.
vertebrosacro (vertebrosacral). Relating to the vertebrae and the sacrum.
vertex, pl. **vertices** (vertex, pl. vertices). **1.** In obstetrics, the portion of the fetal head bounded by the planes of the trachelobregmatic and biparietal diameters, with the posterior fontanel at the apex. **2.** [*vertex*, NA]. The topmost point of the vault of the skull, a landmark in craniometry.
v. cordis (v. cordis). Apex cordis.
v. corneae (v. corneae). [*vertex corneae*, NA].
vertical (vertical). **1.** Relating to the vertex, or crown of the head. **2.** Perpendicular. **3.** [*verticalis*, NA].
vértice (apex, gen. apicis, pl. apices). [*apex*, NA]. The extremity of a conical or pyramidal structure, such as the heart or the lung.
v. del cartílago aritenoides (a. of arytenoid cartilage). [*apex cartilaginis arytenoideae*, NA].
v. del corazón (a. of heart). [*apex cordis*, NA]. Mucro cordis.
v. de la cúspide del diente (a. cuspidis dentis). [*apex cuspidis dentis*, NA]. A. of cusp of tooth.
v. dental (a. of dens). [*apex dentis*, NA].
v. de la nariz (tip of nose). [*apex nasi*, NA].
v. de la oreja (tip of auricle). [*apex auriculae*, NA].
v. de la porción petrosa del hueso temporal (a. of petrous part of temporal bone). [*apex partis petrosae*, NA].
v. de la próstata (a. of prostate). [*apex prostatae*, NA].
v. del pulmón (a. of lung). [*apex pulmonis*, NA].
v. de la raíz del diente (root a.). [*apex radicis dentis*, NA].
v. de la rótula (a. of patella). [*apex patellae*, NA].
v. del sacro (a. of sacrum). [*apex ossis sacri*, NA].
v. de la vejiga (a. of urinary bladder). [*apex vesicae*, NA].
verticilado (verticillate). Disposed in the form of a verticil.
verticilo (verticil). Vortex; whorl; a collection of similar parts radiating from a common axis.

verticomentoniano (verticomental). Relating to the crown of the head and the chin; denoting a diameter in craniometry.
vertiente (slope). An inclination or slant.
v. del reborde inferior (lower ridge s.).
vertiginoso (vertiginous). Relating to or suffering from vertigo.
vértigo (vertigo). **1.** A sensation of irregular or whirling motion, either of oneself (subjective v.) or of external objects (objective v.). **2.** Imprecisely used as a general term to describe dizziness.
v. ab aure laeso (v. ab aure laeso). V. dependent upon chronic middle ear lesions.
v. de altura (height v.). Vertical v.
v. auditivo (auditory v.). Ménière's disease.
v. aural (aural v.).
v. de Charcot (Charcot's v.). Laryngeal syncope.
v. crónico (chronic v.). Status vertiginosus.
v. epidémico (epidemic v.). Gerlier's disease; kubisagari; kubisagaru.
v. de falso movimiento (sham-movement v.). Gyrosa.
v. galvánico (galvanic v.). Voltaic v.
v. gástrico (gastric v.). Trousseau's syndrome.
v. horizontal (horizontal v.). Dizziness experienced on lying down.
v. laberíntico (labyrinthine v.). Ménière's disease.
v. laríngeo (laryngeal v.). Laryngeal syncope.
v. lateral (lateral v.).
v. mecánico (mechanical v.).
v. nocturno (nocturnal v.). A feeling of falling when dropping off to sleep.
v. ocular (ocular v.).
v. orgánico (organic v.). V. due to brain damage.
v. paralítico endémico (endemic paralytic v.). Epidemic v.
v. paralizante (paralyzing v.). Epidemic v.
v. postural (postural v.).
v. rotatorio (rotary v.). Systematic v.
v. sistemático (systematic v.). Rotary v.
v. vertical (vertical v.).
v. voltaico (voltaic v.). Galvanic v.
vertómetro (vertometer). Lensometer.
verumontanitis (verumontanitis). Colliculitis.
verumontano (verumontanum). Colliculus seminalis.
vesaliano (vesalianum). Os vesalianum.
vesica, gen. y pl. **vesicae** (vesica, gen. and pl. vesicae). **1.** [*vesica*, gen. and pl. *vesicae*, NA]. Bladder; a distensible musculomembranous organ serving as a receptacle for fluid, as the gallbladder. **2.** Any hollow structure or sac, normal or pathologic, containing a serous fluid.
vesicación (vesication). Vesiculation.
vesical (vesical). Relating to any bladder, but usually the urinary bladder.
vesicante (vesicant). Epispastic; vesicatory; an agent that produces a vesicle.
vesicar (vesicate). To form a vesicle.
vesicatorio (vesicatory). Vesicant.
vesico-, vesic- (vesico-, vesic-). Combining forms denoting a vesica, vesicle.
vesicoabdominal (vesicoabdominal). Relating to the urinary bladder and the abdominal wall.
vesicoampollar (vesicobullous). Denoting an eruption of variously sized lesions containing fluid.
vesicocele (vesicocele). Cystocele.
vesicocervical (vesicocervical). Relating to the urinary bladder and the cervix uteri.
vesicoclisis (vesicoclysis). Washing out, or lavage, of the urinary bladder.
vesicofijación (vesicofixation). **1.** Cystopexy. **2.** Suture of the uterus to the bladder wall.
vesicointestinal (vesicointestinal). Relating to the urinary bladder and the intestine.
vesicolitiasis (vesicolithiasis). Cystolithiasis.
vesicoprostático (vesicoprostatic). Relating to the bladder and the prostate gland.
vesicopubiano (vesicopubic). Relating to the bladder and the os pubis.
vesicopústula (vesicopustule). A vesicle which is developing pus formation.
vesicopustular (vesicopustular). Vesiculopustular; pertaining to a vesicopustule.
vesicorrectal (vesicorectal). Relating to the bladder and the rectum.
vesicorrectostomía (vesicorectostomy). Surgical urinary tract diversion by anastomosis of the posterior bladder wall to the rectum.
vesicosigmoideo (vesicosigmoid). Relating to the bladder and the sigmoid colon.
vesicosigmoidostomía (vesicosigmoidostomy). Operative formation of a communication between the bladder and the sigmoid colon.
vesicospinal (vesicospinal). Relating to the urinary bladder and the spinal cord.
vesicostomía (vesicostomy). Cystostomy.
vesicotomía (vesicotomy). Cystotomy.
vesicoumbilical (vesicoumbilical). Omphalovesical; relating to the urinary bladder and the umbilicus.
vesicoureteral (vesicoureteral). Relating to the bladder and the ureters.
vesicouretral (vesicourethral). Relating to the bladder and the urethra.
vesicouterino (vesicouterine). Relating to the bladder and the uterus.
vesicouterovaginal (vesicouterovaginal). Relating to the bladder, uterus, and vagina.
vesicovaginal (vesicovaginal). Relating to the bladder and vagina.
vesicovaginorrectal (vesicovaginorectal). Relating to the bladder, vagina, and rectum.
vesicovisceral (vesicovisceral). Relating to the urinary bladder and any other adjacent organ or viscus.
vesícula **1.** (vesicle). Vesicula; a small circumscribed elevation of the skin containing fluid. **2.** (vesicle). A small sac containing liquid or gas. **3.** (bleb). A large flaccid vesicle.
v. acrosómica (acrosomal v.).
v. acústica (acoustic v.). Auditory v.
v. de aire o aéreas (air v.'s). Alveoli pulmonis.
v. alantoidea (allantoic v.). The hollow portion of the allantois.
v. amniocardíaca (amniocardiac v.).
v. anterocerebral (forebrain v.). Prosencephalon.
v. auditiva (auditory v.). Acoustic v.; otic v.
v. de Baer (Baer's v.). Obsolete term for vesicular ovarian follicle.
v. biliar **1.** (cystis fellea). Vesica biliaris. **2.** (cholecyst). Gallbladder. **3.** (gall bladder). Vesica biliaris. **4.** (vesica biliaris). [*vesica biliaris*, NA]. Bile cyst; cholecyst; cholecystis; cystis fellea; gall bladder; gallbladder; vesicula fellis; v. fellea. **5.** (gallbladder). [*vesica biliaris*, NA].
v. biliar en fresa (strawberry gallbladder).
v. biliar en papel de lija (sandpaper gallbladder).
v. blastodérmica (blastodermic v.). Blastocyst.
v. cerebral (cerebral v.). Encephalic v.; primary brain v.
v. cervical (cervical v.).
v. del cristalino (lens v.). Lenticular v.
v. encefálica (encephalic v.). Cerebral v.
v. encefálica primaria (primary brain v.). Cerebral v.
v. fellea (vesica fellea). [*vesica fellea*, NA]. Official alternate term for v. biliaris.
v. fellis (vesicula fellis). Vesica biliaris.
v. germinal (germinal v.). Archaic term for the nucleus of the ovum.
v. lenticular **1.** (lens v.). Lenticular v. **2.** (lenticular v.). Lens v.
v. de Malpighi (malpighian v.'s).
v. mesocerebral (midbrain v.). Mesencephalon.
v. ocular (ocular v.). Vesicula ophthalmica.
v. oftálmica (vesicula ophthalmica). Ocular vesicle; optic vesicle.
v. óptica (optic v.). Vesicula ophthalmica.
v. ótica (otic v.). Auditory v.
v. pinocitótica (pinocytotic v.).
v. posterocerebral (hindbrain v.). Rhombencephalon.
v. seminal (seminal v.). [*vesicula seminalis*, NA].
v. sinápticas (synaptic v.'s).
v. telencefálica (telencephalic v.).
v. umbilical (umbilical v.). Yolk sac.
vesicula, gen. y pl. **vesiculae** (vesicula, gen. and pl. vesiculae). Vesicle; a small bladder or bladder-like structure.

vesiculación (vesiculation). **1.** Blistering; vesication; the formation of vesicles. **2.** Inflation. **3.** Presence of a number of vesicles.
vesiculado (vesiculate, vesiculated). Vesicular.
vesicular (vesicular). **1.** Relating to a vesicle. **2.** Vesiculate; vesiculated; vesiculose; vesiculous; characterized by or containing vesicles.
vesiculectomía (vesiculectomy). Resection of a portion or all of each of the seminal vesicles.
vesiculiforme (vesiculiform). Resembling a vesicle.
vesiculitis (vesiculitis). Inflammation of any vesicle; especially of a seminal vesicle.
vesiculo- (vesiculo-). Combining form denoting a vesicle.
vesiculobronquial (vesiculobronchial). Bronchovesicular; denoting an auscultatory sound having both a vesicular and a bronchial quality.
vesiculocavernoso (vesiculocavernous). Both vesicular and cavernous.
vesiculografía (vesiculography). X-ray examination of the seminal vesicles.
vesiculopapuloso (vesiculopapular). Pertaining to or consisting of a combination of vesicles and papules.
vesiculoprostatitis (vesiculoprostatitis). Inflammation of the bladder and prostate.
vesiculopustular (vesiculopustular). **1.** Vesicopustular. **2.** Pertaining to a mixed eruption of vesicles and pustules.
vesiculoso **1.** (vesiculose). Vesicular. **2.** (vesiculous). Vesicular.
vesiculotimpánico (vesiculotympanic). Denoting a percussion sound having both a vesicular and a tympanic quality.
vesiculotomía (vesiculotomy). Surgical incision of the seminal vesicles.
vesiculotubular (vesiculotubular). Denoting an auscultatory sound having both a vesicular and a tubular quality.
vestibulado (vestibulate). Possessing a vestibule.
vestibular (vestibular). Vestibularis; relating to a vestibule, especially the vestibule of the ear.
vestíbulo (vestibule). **1.** A small cavity or a space at the entrance of a canal. **2.** [*vestibulum*, pl. *vestibula*, NA]. Specifically, the central, somewhat ovoid, cavity of the osseous labyrinth communicating with the semicircular canals posteriorly and the cochlea anteriorly.
  v. aórtico (aortic v.). Sibson's aortic v.
  v. aórtico de Sibson (Sibson's aortic v.). Aortic v.
  v. de la bolsa epiploica (v. of omental bursa). [*vestibulum bursae omentalis*, NA].
  v. bucal (buccal v.). That part of the vestibulum oris related to the cheek.
  v. del cerebelo (vestibulocerebellum). Those regions of the cerebellar cortex whose predominate afferent fibers arise from ganglion vestibulare and the nuclei vestibulares.
  v. esofagogástrico (esophagogastric v.). Gastroesophageal v.
  v. gastroesofágico (gastroesophageal v.). Esophagogastric v.
  v. labial (labial v.). That part of the vestibulum oris related to the lips.
  v. de la laringe (v. of larynx). [*vestibulum laryngis*, NA].
  v. de la nariz (v. of nose). [*vestibulum nasi*, NA]
  v. oral (v. of mouth). [*vestibulum oris*, NA].
  v. pudendo (vestibulum pudendi). V. of vagina.
  v. vaginal (v. of vagina). [*vestibulum vaginae*, NA].
vestibulo- (vestibulo-). Combining form denoting vestibule, vestibulum.
vestibulocerebelo (vestibulocerebellum). Those regions of the cerebellar cortex whose predominate afferent fibers arise from ganglion vestibulare and the nuclei vestibulares.
vestibulococlear (vestibulocochlear). **1.** Relating to the vestibulum and cochlea of the ear. **2.** Statoacoustic.
vestibuloespinal (vestibulospinal).
vestibuloplastia (vestibuloplasty). Any of a series of surgical procedures designed to restore alveolar ridge height by lowering muscles attaching to the buccal, labial, and lingual aspects of the jaws.
vestibulotomía (vestibulotomy). Operation for an opening into the vestibule of the labyrinth.
vestibulouretral (vestibulourethral). Relating to the vestibulum vaginae and urethra.
vestibulum, pl. **vestibula** (vestibulum, pl. vestibula). [*vestibulum*, pl. *vestibula*. NA]. Vestibule.
vestigial (vestigial). Relating to a vestige.
vestigio (vestige). [*vestigium*, NA].
  v. del proceso vaginal (v. of vaginal process). [*vestigium processus vaginalis*, NA].
vesuvina (vesuvin). Bismarck brown Y.
veterinario (veterinarian). A person who holds an academic degree in veterinary medicine; a licensed practitioner of veterinary medicine.
VHDL (VHDL). Abbreviation for very high density lipoprotein.
vía **1.** (path). A road or way; the course taken by an electric current or by nervous impulses. **2.** (via, pl. viae). Any passage in the body, as the intestine, the vagina, etc. **3.** (pathway). Any sequence of chemical reactions leading from one compound to another. **4.** (pathway). A collection of axons establishing a conduction route for nerve impulses from one group of nerve cells to another group or to an effector organ composed of muscle or gland cells.
  v. arterial (arterial line). An intra-arterial catheter.
  v. auditiva (auditory pathway).
  v. de Embden-Meyerhof (Embden-Meyerhof pathway).
  v. de Embden-Meyerhof-Parnas (Embden-Meyerhof-Parnas pathway).
  v. de fosfogluconato (phosphogluconate pathway). Pentose phosphate p.
  v. de pentosa fosfato (pentose phosphate pathway). Phosphogluconate p.
vía aérea (airway). **1.** Any part of the respiratory tract through which air passes during breathing. **2.** In anesthesia or resuscitation, a device for correcting obstruction to breathing, especially an oropharyngeal and nasopharyngeal a., endotracheal a., or tracheotomy tube.
  v. de conducción (conducting a.).
  v. inferior (lower a.).
  v. respiratoria (respiratory a.).
  v. superior (upper a.).
viabilidad (viability). Capability of living; the state of being viable; usually connotes a fetus that has reached 500 g in weight and 20 gestational weeks.
viable (viable). Capable of living; denoting a fetus sufficiently developed to live outside of the uterus.
vial (vial). Phial: a small bottle or receptacle for holding liquids, including medicines.
vibesato (vibesate). A mixture of polvinate and malrosinol in organic solvent and a propellant; a modified polyvinyl plastic used as a topical spray for wounds.
víbora (viper). A member of the snake family Viperidae.
  v. de Russell (Russell's v.). Daboia; daboya *Vipera russelli*.
vibración (vibration). **1.** A shaking. **2.** A to-and-fro movement, as in oscillation.
vibrador (vibrator). An instrument used for imparting vibrations.
vibrativo (vibrative). Vibratory.
vibratorio (vibratory). Vibrative; marked by vibrations.
vibrión (vibrio). A member of the genus *Vibrio*.
  v. El Tor (El Tor v.).
  v. Nasik (Nasik v.).
vibriosis (vibriosis, pl. vibrioses). Infection caused by species of bacteria of the genus *Vibrio*.
vibrisa (vibrissa, gen. and pl. vibrissae). [*vibrissa*, NA]. One of the hairs growing at the anterior nares, or vestibulum nasi.
vibrisal (vibrissal). Relating to the vibrissae.
vibrocardiograma (vibrocardiogram). A graphic record of chest vibrations produced by hemodynamic events of the cardiac cycle; the record provides an indirect, externally recorded measurement of isometric contraction and ejection times.
vibromasajeador (vibromasseur). A type of vibrator for giving vibratory massage.
vibroterapia, vibroterapéutica (vibrotherapeutics). Vibratory massage.
vicario (vicarious). Acting as a substitute; occurring in an abnormal situation.
viciación (vitiation). A change that impairs utility or reduces efficiency.
vicina (vicine). A glucoside occurring in akta, a weed which contaminates *Lathyrus sativus* and is thought by some to be responsible for the symptoms of lathyrism.
vida (life). **1.** Vitality, the essential condition of being alive; the state of existence characterized by active metabolism. **2.** The existence of animals and plants.
  duración de la v. (life-span). The duration of existence of an individual.

expectativa de v. (life-span). The normal or average duration of existence of a given species.
v. media (half-l.).
v. posnatal (postnatal l.).
v. prenatal (prenatal l.).
v. sexual (sexual l.).
v. vegetativa (vegetative l.).
vida media (half-life). The period during which the radioactivity of a radioactive substance decreases to half of its original value; similarly applied to the decrease in activity of any unstable active substance with time.
v. m. biológica (biological h.-l.).
v. m. efectiva (effective h.-l.).
v. m. física (physical h.-l.).
vidarabina (vidarabine). A purine nucleoside obtained from fermentation cultures of *Streptomyces antibioticus* and used to treat herpes simplex infections.
vidiano (vidian). Named after or described by Vidius.
vidrio (glass). A transparent substance composed of silica and oxides of various bases.
vientre 1. (venter). [*venter*, NA]. Belly; the wide swelling part of a muscle. **2.** (venter). Abdomen. **3.** (belly). The wide swelling part of a muscle; venter. **4.** (belly). The abdomen. **5.** (belly). Popularly, the stomach or womb. **6.** (venter). One of the great cavities of the body. **7.** (venter). The uterus.
v. anterior del músculo digástrico (v. anterior musculi digastrici). [*venter anterior musculi digastrici,* NA]. Anterior belly of the digastric muscle.
v. frontal (frontal belly). [*venter frontalis,* NA].
v. inferior del músculo omohioideo (v. inferior musculi omohyoidei). [*venter inferior musculi omohioidei,* NA]. Inferior belly of the omohyoid muscle.
v. del músculo digástrico (belly's of digastric muscle).
v. del músculo omohioideo (belly's of omohyoid muscle).
v. occipital (occipital belly). [*venter occipitalis,* NA].
v. posterior del músculo digástrico (v. posterior musculi digastrici). [*venter posterior musculi digastrici,* NA]. Posterior belly of the digastric muscle.
v. propendens (v. propendens).
v. superior del músculo omohioideo (v. superior musculi omohyoidei). [*venter superior musculi omohyoidei,* NA]. Superior belly of the omohyoid muscle.
vigilambulismo (vigilambulism). A condition of unconsciousness regarding one's surroundings, with automatism, resembling somnambulism but occurring in the waking state.
vigilancia 1. (vigilance). An attentiveness, alertness, or watchfulness for whatever may occur. **2.** (surveillance). The collection, collation, analysis, and dissemination of data; a type of observational study that involves continuous monitoring of disease occurrence within a population.
v. inmunológica, inmunovigilancia (immunological surveillance, immune s.).
vigilia (vigil). A state of wakefulness or sleeplessness.
v., coma (coma v.).
villitis (villitis). Villositis.
villoma (villoma). Papilloma.
villosectomía (villusectomy). Synovectomy.
vimentina (vimentin). The major polypeptide which co-polymerizes with other subunits to form the intermediate filament cytoskeleton of mesenchymal cells.
vinagre (vinegar). Acetum; impure dilute acetic acid, made from wine, cider, malt, etc.
v. de madera (wood v.). Pyroligneous v.; pyracetic acid.
v. piroleñoso (pyroligneous v.). Wood v.
vinbarbital (vinbarbital). An intermediate-acting barbiturate used as a sedative and hypnotic.
vinblastina, sulfato de (vinblastine sulfate). vincaleucoblastine, a dimeric alkaloid obtained from *Vinca rosea.* It arrests mitosis in metaphase.
vincaleucoblastina 1. (vincaleukoblastine). Vinblastine sulfate. **2.** (vincaleucoblastine). Vinblastine sulfate.
vincristina, sulfato de (vincristine sulfate). A dimeric alkaloid obtained from *Vinca rosea;* its antineoplastic activity is similar to that of vinblastine, but no cross-resistance develops between these two agents.
vínculo (vinculum, pl. vincula). [*vinculum,* NA]. A frenum, frenulum, or ligament.
v. corto (short v.). [*vinculum breve,* NA].
v. largo (long v.). [*vinculum longum,* NA].
v. lingual (v. linguae). Frenulum linguae.
v. lingulares del cerebelo (vincula lingulae cerebelli).
v. del prepucio (v. preputii). Frenulum preputii.
v. de los tendones (vincula of tendons). [*vincula tendinum,* NA].
vínico (vinic). Relating to or derived from wine.
vinilbenceno (vinylbenzene). Styrene.
vinilcarbinol (vinyl carbinol). Allyl alcohol.
vinileno (vinylene). Ethenylene; the bivalent radical, –CH=CH–.
vinilideno (vinylidene). The bivalent radical, $H_2C=C=$.
vinilo (vinyl). Ethenyl; the hydrocarbon radical, $CH_2=CH–$.
cloruro de v. (v. chloride). Chloroethylene.
vino (wine). **1.** Vinous liquor; the fermented juice of the grape. **2.** A group of preparations consisting of a solution of one or more medicinal substances in w., usually white w. because of its comparative freedom from tannin.
v. débil (low w.).
v. fuerte (high w.).
v. de Jerez (sherry w.).
v. rojo (red w.). Claret.
violáceo (violaceous). Denoting a purple discoloration, usually of the skin.
violación (rape). Sexual intercourse by force, duress, intimidation, or without legal consent (as with a minor).
violeta (violet). The color evoked by wavelengths of the visible spectrum shorter than 450 nm.
v. de cresilo echt o rápido (cresyl echt, cresyl fast violet). A metachromatic basic oxazin dye.
v. de cresilo, acetato de (cresyl violet acetate). A metachromatic basic oxazin dye.
v. cristal (crystal violet). Methylrosaniline chloride.
v. de genciana (gentian violet). An unstandardized dye mixture of violet rosanilins, now superceded by crystal violet or methyl violet 2B.
v. de metilo (methyl violet).
v. visual (visual v.). Iodopsin.
viomicina (viomycin). An antibiotic agent obtained from *Streptomyces puniceus* var. *floridae;* active against acid-fast bacteria, including strains of tubercle bacilli resistant to streptomycin; may produce vestibular damage and deafness.
viosterol (viosterol). Ergocalciferol.
VIP (VIP). Abbreviation for vasoactive intestinal polypeptide.
vipoma (vipoma). An endocrine tumor, usually originating in the pancreas, which produces a vasoactive intestinal polypeptide.
viprinio, embonato de (viprynium embonate). Pyrvinium pamoate.
viraginidad (viraginity). Presence of pronounced masculine psychological qualities in a woman.
viral, virósico (viral). Of, pertaining to, or caused by a virus.
viremia (viremia). The presence of a virus in the bloodstream.
virga (virga). Penis.
virgen (virgin). **1.** A person who has never had sexual intercourse. **2.** Virginal; unused; uncontaminated.
virginal (virginal). **1.** Relating to a virgin. **2.** Virgin.
virginidad (virginity). The virgin state.
virgofrenia (virgophrenia). The receptive, capacious, and retentive mind of youth.
viricida (viricidal, viricide). Virucidal.
-viridae (-viridae). Termination denoting a virus family.
viril (virile). **1.** Relating to the male sex. **2.** Manly, strong, masculine. **3.** Possessing masculine traits.
virilia (virilia). The male sexual organs.
virilidad (virility). The condition or quality of being virile.
viriliscencia (virilescence). Assumption of male characteristics by the female.
virilismo (virilism). Possession of mature masculine somatic characteristics by a girl, woman, or prepubescent male.
v. suprarrenal (adrenal v.). Adrenal virilizing syndrome.
virilización (virilization). Production or acquisition of virilism.
virilizante, virilizador (virilizing). Causing virilism.
-virinae (-virinae). Termination denoting a subfamily of viruses.

virión (virion). The complete virus particle that is structurally intact and infectious.
viripotente (viripotent). Obsolete term denoting a sexually mature male.
viroide (viroid). An infectious pathogen of plants that is smaller than a virus (MW 75,000-100,000) and differs from one in that it consists only of single-stranded closed circular RNA, lacking a protein covering (capsid).
virología (virology). The study of viruses and of virus disease.
virólogo (virologist). A specialist in virology.
viropexis (viropexis). Binding of virus to a cell and subsequent absorption (engulfment) of virus particles by that cell.
virucida (virucidal, virucide). Viricidal; destructive to a virus.
virucopria (virucopria). Presence of virus in feces.
viruela (smallpox). Variola major; variola; an acute eruptive contagious disease caused by a poxvirus (*Orthopoxvirus*), and marked at the onset by chills, high fever, backache, and headache.
v. antillana o de las Indias Occidentales (West Indian s.). Alastrim.
v. de las aves (chickenpox). Varicella.
v. de las aves de corral (fowlpox). Epithelioma contagiosum
v. blanca (whitepox). Alastrim.
v. del camello (camelpox). A disease of camels that may produce local lesions in man from contact.
v. caprina (goatpox). Variola caprina.
v. del conejo (rabbitpox). Rabbit plague.
v. confluente (confluent s.).
v. discreta (discrete s.).
v. equina (horsepox). A disease caused by the horsepox virus.
v. fulminante (fulminating s.).
v. hemorrágica (hemorrhagic s.). Variola hemorrhagica.
v. kaffir (Kaffir pox). Alastrim.
v. maligna (malignant s.).
v. modificada, variceloide (modified s., varicelloid s.). Varioloid.
v. de los monos (monkeypox).
v. ovina (sheep-pox). Ovinia.
v. porcina (swinepox).
v. del ratón (mousepox). Ectromelia.
v. vacuna (cowpox). A disease of milk cows caused by the cowpox virus, a member of the *Poxviridae*.
virulencia (virulence). The quality of being toxic; the pathogenicity or ability to induce disease of a microorganism in a given host.
virulento (virulent). Extremely toxic, denoting a markedly pathogenic microorganism.
virulífero (viruliferous). Conveying virus.
viruria (viruria). Presence of viruses in the urine.
virus, eliminación de (virus shedding). Excretion of virus by any route from the infected host.
virus, pl. **viruses** (virus, pl. viruses). **1.** Formerly, the specific agent of an infectious disease. **2.** Filtrable v.; ultravirus; specifically, a term for a group of infectious agents which with few exceptions are capable of passing through fine filters that retain most bacteria, are usually not visible through the light microscope, lack independent metabolism, and are incapable of growth or reproduction apart from living cells.
v. 2060 (2060 v.). JH v.
v. A-P-C (A-P-C v.). Adenovirus.
v. del aborto equino (equine abortion v.).
v. adenoasociado (VAA) (adeno-associated v. (AAV)).
v. adenoideo-faríngeo-conjuntival (A-P-C) (adenoidal-pharyngeal-conjunctival v.). Adenovirus.
v. adenosatélite (adenosatellite v.). Dependovirus.
v. Akabane (Akabane v.).
v. de la anemia infecciosa equina (equine infectious anemia v.).
v. anfotrópico (amphotropic v.).
v. animales (animal viruses).
v. de la arteritis equina (equine arteritis v.).
v. de la arteritis infecciosa del caballo (infectious arteritis v. of horses).
v. de la artritis viral aviaria (avian viral arthritis v.).
v. asociado con el crup (croup-associated v.).
v. asociado con linfadenopatía (LAV) (lymphadenopathy-associated v. (LAV)). Human immunodeficiency v.
v. asociado con Rous (RAV) (Rous-associated v. (RAV)).
v. atenuado (attenuated v.).
v. auxiliar o ayudante (helper v.).
v. B (B v.). Monkey B v.
v. bacteriano (bacterial v.). A v. which "infects" bacteria.
v. bacterianos fibrosos (fibrous bacterial viruses).
v. bacterianos filamentosos (filamentous bacterial viruses).
v. BK (BK v.).
v. de la bronquitis de la codorniz (quail bronchitis v.).
v. de la bronquitis infecciosa (IBV) (infectious bronchitis v. (IBV)).
v. Bunyamwera (Bunyamwera v.).
v. Bwamba (Bwamba v.).
v. CA (CA v.). Abbreviation for croup-associated v.
v. de cadena negativa (negative strand v.).
v. California (California v.).
v. de la calle (street v.).
v. del cáncer mamario del ratón **1.** (mammary cancer v. of mice). **2.** (mouse mammary tumor v.).
v. Capim (Capim viruses).
v. Caraparu (Caraparu v.).
v. Catu (Catu v.).
v. CELO (CELO v.). Chicken embryo lethal orphan v.
v. Chagres (Chagres v.).
v. chikungunya (chikungunya v.).
v. citopatogénico (cytopathogenic v.).
v. Coe (Coe v.).
v. del cólera porcino (hog cholera v.). Swine fever v.
v. Columbia S. K. (Columbia S. K. v.).
v. III del conejo (v. III of rabbits).
v. de la conjuntivitis de inclusión (inclusion conjunctivitis viruses).
v. de la coriomeningitis linfocítica (lymphocytic choriomeningitis v.).
v. de la coriomeningitis seudolinfocítica (pseudolymphocytic choriomeningitis v.). Infectious ectromelia v.
v. Coxsackie (Coxsackie v.).
v. de la cresta azul (bluecomb v.).
v. defectuoso (defective v.).
v. delta (delta v.). Hepatitis delta v.
v. del dengue (dengue v.).
v. desnudo (naked v.).
v. de la diarrea neonatal de los terneros (neonatal calf diarrhea v.).
v. de la diarrea de los terneros de Nebraska (Nebraska calf scours v.).
v. de la diarrea viral bovina (bovine virus diarrhea v.).
v. DNA (DNA v.). Deoxyvirus.
v. EB (EB v.). Epstein-Barr v.
v. Ebola (Ebola v.). Viral hemorrhagic fever v.
v. ECBO (ECBO v.). Enteric cytopathogenic bovine orphan v.
v. ECHO (ECHO v.). Echovirus; enteric cytopathogenic human orphan v.
v. ECMO (ECMO v.). Enteric cytopathogenic monkey orphan v.
v. ecotrópico (ecotropic v.).
v. ECSO (ECSO v.). Enteric cytopathogenic swine orphan v.
v. del ectima contagioso (dermatitis pustulosa) ovino (contagious ecthyma (pustular dermatitis) v. of sheep).
v. de la ectromelia (ectromelia v.). Infectious ectromelia v.
v. de la ectromelia infecciosa (infectious ectromelia v.).
v. EEE (EEE v.). Eastern equine encephalomyelitis v.
v. EMC (EMC v.). Encephalomyocarditis v.
v. de la encefalitis (encephalitis v.).
v. de la encefalitis B japonesa (Japanese B encephalitis v.).
v. de la encefalitis centroeuropea transmitida por garrapatas (Central European tick-borne encephalitis v.).
v. de la encefalitis hemaglutinante porcina (porcine hemagglutinating encephalitis v.). Swine encephalitis v.
v. de la encefalitis otoñal rusa (Russian autumn encephalitis v.).
v. de la encefalitis porcina (swine encephalitis v.).
v. de la encefalitis de St. Louis (St. Louis encephalitis v.).
v. de la encefalitis transmitida por garrapatas (tick-borne encephalitis v.). Russian spring-summer encephalitis v.
v. de la encefalitis del valle Murray (Murray Valley encephalitis v.).

v. de la encefalitis vernoestival rusa (Russian spring-summer encephalitis v.).
v. de la encefalitis del zorro (fox encephalitis v.).
v. de la encefalomielitis de las aves (avian encephalomyelitis v.).
v. de la encefalomielitis enzoótica (enzootic encephalomyelitis v.).
v. de la encefalomielitis equina del este (eastern equine encephalomyelitis v.).
v. de la encefalomielitis equina occidental (western equine encephalomyelitis v.).
v. de la encefalomielitis equina venezolana (Venezuelan equine encephalomyelitis v.).
v. de la encefalomielitis porcina infecciosa (infectious porcine encephalomyelitis v.). Teschen disease v.
v. de la encefalomielitis del ratón (mouse encephalomyelitis v.).
v. de la encefalomiocarditis (encephalomyocarditis v.).
v. de la enfermedad X australiana (Australian X disease v.).
v. de la enfermedad aleutiana del visón (Aleutian disease of mink v.).
v. de la enfermedad de Aujeszky (Aujeszky's disease v.).
v. de la enfermedad de Borna (Borna disease v.).
v. de la enfermedad de Bornholm (Bornholm disease v.).
v. de la enfermedad equina africana (African horse sickness v.).
v. de la enfermedad de los loros de Pacheco (Pacheco's parrot disease v.). Parrot v.
v. de la enfermedad mano-pie-boca (hand-foot-and-mouth disease v.).
v. de la enfermedad de Marek (Marek's disease v.).
v. de la enfermedad mucosa (mucosal disease v.).
v. de la enfermedad de Newcastle (Newcastle disease v.).
v. de la enfermedad ovina de Kisenyi (Kisenyi sheep disease v.).
v. de la enfermedad ovina de Nairobi (Nairobi sheep disease v.).
v. de la enfermedad de la piel abultada (lumpy skin disease viruses).
v. de la enfermedad de Rubarth (Rubarth's disease v.).
v. de la enfermedad de la Selva de Kyasanur (Kyasanur Forest disease v.).
v. de la enfermedad de Teschen (Teschen disease v.).
v. de la enfermedad visceral (visceral disease v.). Cytomegalovirus.
v. de enfermedad de Wesselsbron (Wesselsbron disease v.).
v. enmascarado (masked v.).
v. entéricos (enteric viruses). V.'s of the genus Enterovirus.
v. de la enteritis transmisible de los pavos (transmissible turkey enteritis v.). Bluecomb v.
v. de la enteritis del visón (mink enteritis v.).
v. de Epstein-Barr (Epstein-Barr v.).
v. de la eritroblastosis de las aves (avian erythroblastosis v.).
v. de la eritroblastosis de las aves de corral (fowl erythroblastosis v.).
v. espumosos (foamy viruses). Foamy agents.
v. de la estomatitis papulosa bovina (bovine papular stomatitis v.).
v. de la estomatitis papulosa del ganado vacuno (papular stomatitis v. of cattle). Bovine papular stomatitis v.
v. de la estomatitis pustulosa contagiosa (contagious pustular stomatitis v.). Horsepox v.
v. de la estomatitis vesicular (vesicular stomatitis v.).
v. del exantema coital equino (equine coital exanthema v.).
v. del exantema vesicular de los cerdos (VESV) (vesicular exanthema of swine v. (VESV)).
v. FA (FA v.). A strain of mouse encephalomyelitis v.
v. del fibroma del conejo (rabbit fibroma v.).
v. del fibroma de Shope (Shope fibroma v.).
v. fibromatoso del conejo (fibromatosis v. of rabbits).
v. de la fiebre aftosa (foot-and-mouth disease v.).
v. de la fiebre amarilla (yellow fever v.).
v. de la fiebre catarral maligna (malignant catarrhal fever v.).
v. de la fiebre efímera (ephemeral fever v.).
v. de la fiebre de embarque o transporte (shipping fever v.).
v. de la fiebre faringoconjuntival (pharyngoconjunctival fever v.).
v. de la fiebre por flebótomos (phlebotomus fever viruses).
v. de la fiebre por garrapatas de Colorado (Colorado tick fever v.).
v. de la fiebre hemorrágica de Crimea-Congo (Crimean-Congo hemorrhagic fever v.).
v. de la fiebre hemorrágica de Omsk (Omsk hemorrhagic fever v.).
v. de la fiebre hemorrágica del venado (deer hemorrhagic fever v.).
v. de la fiebre hemorrágica viral (viral hemorrhagic fever v.).
v. de la fiebre de las moscas de arena (sandfly fever viruses).
v. de la fiebre de los pantanos (swamp fever v.).
v. de la fiebre pappataci (pappataci fever viruses).
v. de la fiebre porcina (swine fever v.). Hog cholera v.
v. de la fiebre porcina africana (African swine fever v.).
v. de la fiebre del valle del Rift (Rift Valley fever v.).
v. fijo (fixed v.).
v. filtrable (filtrable v.). Virus.
v. FMD (FMD v.). Foot-and-mouth disease v.
v. de Friend, de la leucemia de Friend (Friend v., Friend leukemia v.).
v. GAL (GAL v.). Gallus adeno-like v.
v. gallus tipo adeno (gallus adeno-like v.). GAL v.
v. de la gastroenteritis epidémica (epidemic gastroenteritis v.).
v. de la gastroenteritis infantil (infantile gastroenteritis v.).
v. de la gastroenteritis tipo A (gastroenteritis v. type A).
v. de la gastroenteritis tipo B (gastroenteritis v. type B). Rotavirus.
v. de la gastroenteritis transmisible porcina (transmissible gastroenteritis v. of swine).
v. de Graffi (Graffi's v.).
v. de Gross (Gross' v.). Gross' leukemia v.
v. grupo C (C group viruses).
v. Guama (Guama v.).
v. Guaroa (Guaroa v.).
v. HA1 (HA1 v.). Hemadsorption v. type 1.
v. HA2 (HA2 v.). Hemadsorption v. type 2.
v. Hantaan (Hantaan v.).
v. de hemadsorción tipo 1 (hemadsorption v. type 1). Parainfluenza v. type 3.
v. de hemadsorción tipo 2 (hemadsorption v. type 2). Parainfluenza v. type 2.
v. de la hepatitis A (HAV) (hepatitis A v. (HAV)).
v. de la hepatitis B (HBV) (hepatitis B v. (HBV)).
v. de la hepatitis no A, no B (non-A, non-B hepatitis v.).
v. de la hepatitis C (HCV) (hepatitis C v. (HCV)).
v. de la hepatitis canina infecciosa (infectious canine hepatitis v.).
v. de la hepatitis delta (hepatitis delta v. (HDV)). Delta v.
v. de la hepatitis infecciosa (infectious hepatitis v.).
v. de la hepatitis del pato (duck hepatitis v.).
v. de la hepatitis del ratón (mouse hepatitis v.).
v. de la hepatitis sérica (serum hepatitis v.). Hepatitis B v.
v. herpes (herpes v.).
v. del herpes simple (herpes simplex v. (HSV)).
v. del herpes zoster (herpes zoster v.). Varicella-zoster v.
v. huérfano bovino citopatogénico entérico (enteric cytopathogenic bovine orphan v.). ECBO v.
v. huérfano humano citopatogénico entérico (enteric cytopathogenic human orphan v.). ECHO v.
v. huérfano de mono citopatogénico entérico (enteric cytopathogenic monkey orphan v.). ECMO v.
v. huérfano mortal de embrión de pollo (chicken embryo lethal orphan v.). CELO v.
v. huérfano porcino citopatogénico entérico (enteric cytopathogenic swine orphan v.). ECSO v.
v. huérfanos (orphan viruses).
v. huérfanos entéricos (enteric orphan viruses).
v. Ibaraki (Ibaraki v.).
v. IBR (IBR v.). Infectious bovine rhinotracheitis v.
v. Ilhéus (Ilhéus v.).
v. de la influenza (influenza viruses).
v. de la influenza de las aves (avian influenza v.).
v. de la influenza equina (equine influenza viruses).
v. de la influenza del pato (duck influenza v.).
v. de la influenza porcina (swine influenza viruses).
v. de la inmunodeficiencia humana (HIV) (human immunodeficiency v. (HIV)). Human T-cell lymphotropic v. type III.
v. de los insectos (insect viruses). V.'s pathogenic for insects.
v. Jamestown Canyon (Jamestown Canyon v.).
v. JC (JC v.).

v. JH (JH v.). 2060 v.
v. Junín (Junin v.).
v. K (K v.).
v. Kilham de la rata (Kilham rat v.).
v. Koongol (Koongol viruses).
v. La Crosse (La Crosse v.).
v. de lactato deshidrogenasa (lactate dehydrogenase v.).
v. de la laringotraqueítis infecciosa de las aves (avian infectious laryngotracheitis v.).
v. Lassa (Lassa v.).
v. latente de la rata (latent rat v.). Kilham rat v.
v. LCM (LCM v.). Lymphocytic choriomeningitis v.
v. de la lengua azul (bluetongue v.).
v. lento (slow v.).
v. de los leones marinos de San Miguel (San Miguel sea lion v.).
v. de la leucemia bovina (BLV) (bovine leukemia v. (BLV)).
v. de la leucemia felina (FeLV) (feline leukemia v. (FeLV)).
v. de la leucemia de Gross (Gross' leukemia v.). Gross' v.
v. de la leucemia murina de Abelson (Abelson murine leukemia v.).
v. de la leucemia del ratón (mouse leukemia viruses).
v. de la leucemia suiza del ratón (Swiss mouse leukemia v.).
v. de la leucosis bovina (bovine leukosis v.). Bovine leukemia v.
v. de la leucosis-sarcoma de las aves (avian leukosis-sarcoma v.).
v. de la liebre "snowshoe" (snowshoe hare v.).
v. del linfogranuloma venéreo (lymphogranuloma venereum v.).
v. del linfoma/leucemia de células T humano, linfotrópico de células T humano (HTLV) (human T-cell lymphoma/leukemia v., human T-cell lymphotropic v. (HTLV)).
v. de la linfomatosis de las aves (avian lymphomatosis v.).
v. de la linfomatosis de las aves de corral (fowl lymphomatosis v.).
v. del loro (parrot v.).
v. de Lucké (Lucké's v.).
v. Lunyo (Lunyo v.). An atypical strain of Rift Valley fever v.
v. Machupo (Machupo v.).
v. maedi (maedi v.). Progressive pneumonia v.
v. del mal de boca (soremouth v.). Contagious ecthyma v. of sheep.
v. del mal del brinco (louping-ill v.).
v. Marburg (Marburg v.). Green monkey v.
v. Mayaro (Mayaro v.).
v. medi (medi v.). Maedi v.
v. Mengo (Mengo v.). A strain of encephalomyocarditis v.
v. de la meningoencefalitis del pavo (turkey meningoencephalitis v.).
v. de la mialgia epidémica (epidemic myalgia v.).
v. de la mieloblastosis de las aves (avian myeloblastosis v.).
v. de la mieloblastosis de las aves de corral (fowl myeloblastosis v.).
v. del mixoma del conejo (rabbit myxoma v.). Myxomatosis v.
v. de la mixomatosis (myxomatosis v.). Rabbit myxoma v.
v. MM (MM v.). A strain of encephalomyocarditis v.
v. Mokola (Mokola v.).
v. de Moloney (Moloney's v.).
v. del molusco contagioso (molluscum contagiosum v.).
v. de mono B (monkey B v.). B v.
v. del mono tití (marmoset v.).
v. de mono verde (green monkey v.). Marburg v.
v. del moquillo canino 1. (dog distemper v.). Canine distemper v. **2.** (canine distemper v.).
v. del moquillo del gato (cat distemper v.). Feline panleukopenia v.
v. Murutucu (Murutucu v.).
v. MVE (MVE v.). Murray Valley encephalitis v.
v. ND (ND v.). Newcastle disease v.
v. Neethling (Neethling v.).
v. Negishi (Negishi v.).
v. de la neumoencefalitis de las aves (avian pneumoencephalitis v.).
v. de la neumonía progresiva (progressive pneumonia v.). Maedi v.
v. de la neumonía del ratón (pneumonia v. of mice).
v. de la neurolinfomatosis de las aves (avian neurolymphomatosis v.). Marek's disease v.
v. de la neurolinfomatosis de las aves de corral (fowl neurolymphomatosis v.). Avian neurolymphomatosis v.
v. neurotrópico (neurotropic v.).
v. del Nilo occidental (West Nile v.).
v. no ocluido (nonoccluded v.).
v. O'nyong-nyong (O'nyong-nyong v.).
v. ocluido (occluded v.).
v. oncogénico (oncogenic v.). Tumor v.
v. del orf (orf v.). Contagious ecthyma v. of sheep.
v. Oriboca (Oriboca v.).
v. de la ornitosis (ornithosis v.). Former name for *Chlamydia psittaci*.
v. de la panleucopenia felina (feline panleukopenia v.).
v. de la panleucopenia de los gatos (panleukopenia v. of cats). Feline panleukopenia v.
v. pantrópico (pantropic v.).
v. de las paperas (mumps v.). Epidemic parotitis v.
v. del papiloma humano (HPV) (human papilloma v. (HPV)).
v. del papiloma infeccioso (infectious papilloma v.).
v. de la parainfluenza (parainfluenza viruses).
v. de la paravaccinia (paravaccinia v.).
v. de la parotiditis epidémica (epidemic parotitis v.). Mumps v.
v. Patois (Patois v.).
v. de la peste de las aves de corral (fowl plague v.).
v. de la peste bovina (cattle plague v.). Rinderpest v.
v. de la peste del pato (duck plague v.).
v. de la pleurodinia epidémica (epidemic pleurodynia v.).
v. del polioma (polyoma v.). Mouse parotid tumor v.
v. de la poliomielitis (poliomyelitis v.). Poliovirus hominis.
v. de la poliomielitis del ratón (mouse poliomyelitis v.).
v. Powassan (Powassan v.).
v. de la psitacosis (psittacosis v.). Former name for *Chlamydia psittaci*.
v. de la pustulosis bovina (viruela de las vacas) (cowpox v.).
v. de la pustulosis de los monos (viruela de los monos) (monkeypox v.).
v. PVM (PVM v.). Pneumonia v. of mice.
v. Quaranfil (Quaranfil v.).
v. de la queratoconjuntivitis epidémica (epidemic keratoconjunctivitis v.).
v. de la rabia (rabies v.).
v. de la rabia, cepa Flury 1. (Flury strain rabies v.). **2.** (rabies v., Flury strain).
v. de la rabia, cepa Kelev 1. (rabies v., Kelev strain). **2.** (Kelev strain rabies v.).
v. de Rauscher (Rauscher's v.).
v. relacionado con el SIDA (AIDS-related v.).
v. del resfrío (cold v.). Common cold v.
v. del resfrío común (common cold v.). Cold v.
v. del resfrío común de Salisbury (Salisbury common cold viruses).
v. Rida (Rida v.).
v. de la rinderpest (rinderpest v.). Cattle plague v.
v. de la rinoneumonitis equina (equine rhinopneumonitis v.).
v. de la rinotraqueítis bovina infecciosa (infectious bovine rhinotracheitis v.).
v. de la rinotraqueítis felina (feline rhinotracheitis v.).
v. del río Ross (Ross River v.).
v. RNA (RNA v.). Ribovirus.
v. Rs (Rs v.). Respiratory syncytial v.
v. de la rubéola (rubella v.). German measles v.
v. salival, de las glándulas salivales (salivary v., salivary gland v.).
v. del sarampión (measles v.).
v. del sarampión alemán (German measles v.). Rubella v.
v. del sarcoma de las aves (avian sarcoma v.).
v. del sarcoma murino (murine sarcoma v.).
v. del sarcoma de Rous (RSV) (Rous sarcoma v. (RSV)).
v. Sendai (Sendai v.).
v. de la seudorrabia (pseudorabies v.).
v. de la seudoviruela de las vacas (pseudocowpox v.).
v. Simbu (Simbu v.).
v. simiano (SV) (simian v. (SV)).
v. simiano 40 (SV40) (simian v. 40 (SV40)).
v. simiano vacuolizante (simian vacuolating v.). Simian v. 40.
v. sincitial respiratorio (respiratory syncytial v.).

v. Sindbis (Sindbis v.).
v. Spondweni (Spondweni v.).
v. Tacaribe (Tacaribe v.).
v. Tahyna (Tahyna v.).
v. Tete (Tete viruses).
v. TGE (TGE v.). Transmissible gastroenteritis v. of swine.
v. de Theiler, original de Theiler (Theiler's v., Theiler's original v.).
v. tímico del ratón (mouse thymic v.).
v. TO (TO v.).
v. del tracoma (trachoma v.). Former name for *Chlamydia trachomatis*.
v. del tumor mamario del ratón (mammary tumor v. of mice).
v. del tumor parotídeo del ratón (mouse parotid tumor v.).
v. del tumor Yaba del mono (Yaba monkey v.).
v. tumoral (tumor v.). Oncogenic v
v. tumorales RNA (RNA tumor viruses). V.'s of the subfamily Oncovirinae.
v. Turlock (Turlock v.).
v. Umbre (Umbre v.).
v. de la vaccinia (vaccinia v.). Poxvirus officinalis.
v. de la vacuna (vaccine v.).
v. vacuolizante (vacuolating v.). Simian v. 40.
v. de la varicela (chickenpox v.). Varicella-zoster v.
v. varicela-zoster (varicella-zoster v.). Herpesvirus varicellae.
v. de la variola (variola v.). Smallpox v.
v. VEE (VEE v.). Venezuelan equine encephalomyelitis v.
v. vegetales (plant viruses). V.'s pathogenic to higher plants.
v. de la viruela (smallpox v.). Variola v.
v. de la viruela de las aves de corral (fowlpox v.).
v. de la viruela del canario (canarypox v.).
v. de la viruela caprina (goatpox v.).
v. de la viruela del conejo (rabbitpox v.).
v. de la viruela equina (horsepox v.).
v. de la viruela del mono (monkeypox v.).
v. de la viruela ovina (sheep-pox v.).
v. de la viruela porcina (swinepox v.).
v. de la viruela del ratón (mousepox v.).
v. de la viruela vacuna (cowpox v.).
v. del visna (visna v.).
v. WEE (WEE v.). Western equine encephalomyelitis v.
v. xenotrópico (xenotropic v.).
v. Zika (Zika v.).

-virus (-virus). Termination denoting a genus of viruses.

virusoide (virusoid). A plant pathogen resembling a viroid but having a much larger circular or linear RNA segment and a capsid.

vis (vis, pl. vires). Force, energy, or power.
v. conservatrix (v. conservatrix). The inherent power in the organism resisting the effects of injury.
v. a fronte (v. a fronte). A force acting from in front.
v. a tergo (v. a tergo). A force acting from behind.
v. vitae, v. vitalis (v. vitae, v. vitalis). Vitalism.

viscancia (viscance). A measure of the energy dissipation due to a flow in a viscous system.

víscera (viscus, pl. viscera). An organ of the digestive, respiratory, urogenital, and endocrine systems as well as the spleen, the heart, and great vessels; hollow and multilayered walled organs studied in splanchnology.

visceral (visceral). Splanchnic; relating to the viscera.

visceralgia (visceralgia). Pain in any viscera.

viscerimotor (viscerimotor). Visceromotor.

viscero- (viscero-). Combining form denoting the viscera.

viscerocráneo (viscerocranium). Jaw skeleton; splanchnocranium; that part of the skull derived from the embryonic pharyngeal arches; it comprises the bones of the facial skeleton.
v. cartilaginoso (cartilaginous v.). Those elements of the fetal skull derived from the second and succeeding pharyngeal arch cartilages.
v. membranoso (membranous v.). Membranous bones, developed in the fetal skull, that overlie maxillary and mandibular components of the first pharyngeal arch cartilage.

visceroesquelético (visceroskeletal). Splanchnoskeletal; relating to the visceroskeleton.

visceroesqueleto (visceroskeleton). **1.** Any bony formation in an organ, as in the heart, tongue, or penis of certain animals; the term also includes, according to some anatomists, the cartilaginous rings of the trachea and bronchi. **2.** Splanchnoskeleton; visceral skeleton; the bony framework protecting the viscera, such as the ribs and sternum, the pelvic bones, and the anterior portion of the skull.

viscerogénico (viscerogenic). Of visceral origin; denoting a number of sensory and other reflexes.

viscerógrafo (viscerograph). An instrument for recording the mechanical activity of the viscera.

visceroinhibitorio (visceroinhibitory). Restricting or arresting the functional activity of the viscera.

visceromegalia (visceromegaly). Organomegaly; splanchnomegaly; abnormal enlargement of the viscera, such as may be seen in acromegaly and other disorders.

visceromotor (visceromotor). Viscerimotor. Relating to or controlling movement in the viscera.

visceroparietal (visceroparietal). Relating to the viscera and the wall of the abdomen.

visceroperitoneal (visceroperitoneal). Relating to the peritoneum and the abdominal viscera.

visceropleural (visceropleural). Pleurovisceral; relating to the pleural and the thoracic viscera.

visceroptosis, visceroptosia (visceroptosis, visceroptosia). Splanchnoptosis; splanchnoptosia; descent of the viscera from their normal positions.

viscerosensitivo (viscerosensory). Relating to the sensory innervation of internal organs.

viscerosomático (viscerosomatic). Splanchnosomatic; relating to the viscera and the body.

viscerotomía (viscerotomy). Dissection of the viscera by incision, especially postmortem.

viscerótomo (viscerotome). An instrument by means of which a section of an organ, e.g., the liver, can be removed from a cadaver for examination without performing a general autopsy.

viscerotonía (viscerotonia). Personality traits of love of food, sociability, general relaxation, friendliness, and affection.

viscerotrófico (viscerotrophic). Relating to any trophic change determined by visceral conditions.

viscerotrópico (viscerotropic). Affecting the viscera.

viscidosis (viscidosis). Cystic fibrosis.

viscoelasticidad (viscoelasticity). The property of a viscous material that also shows elasticity.

viscómetro (viscometer). Viscosimeter.

viscosidad 1. (viscosity). In general, the resistance to flow or alteration of shape, by any substance as a result of molecular cohesion. **2.** (viscidity). Stickiness; adhesiveness.
v. absoluta (absolute v.).
v. anómala (anomalous v.).
v. aparente (apparent v.).
v. cinemática (ν, υ) (kinematic v.(ν, υ)).
v. dinámica (μ) (dynamic v. (μ)).
v. newtoniana (newtonian v.).
v. relativa (relative v.).

viscosimetría (viscosimetry). Determination of the viscosity of a fluid, such as the blood.

viscosímetro (viscosimeter). Viscometer; an apparatus for determining the viscosity of a fluid; in medicine, usually of the blood.

viscoso 1. (viscous). Sticky; marked by high viscosity. **2.** (viscid). Sticky; glutinous.

viscum (viscum). **1.** Mistletoe; the berries of *Viscum album* (family Loranthaceae), a parasitic plant growing on apple, pear, and other trees. **2.** Herbage of *Phoradendron flavescens*, American mistletoe.

visión (vision). The act of seeing.
v. acromática (achromatic v.). Achromatopsia.
v. amarilla (yellow v.). Xanthopsia.
v. azul (blue v.). Cyanopsia.
v. de los bastones (rod v.). Scotopic v.
v. binocular (binocular v.).
v. central (central v.). Direct v.
v. del color (color v.). Chromatopsia.
v. de los conos (cone v.). Photopic v.
v. crepuscular (twilight v.). Scotopic v.
v. cromática (chromatic v.). Chromatopsia.
v. directa (direct v.). Central v.
v. doble (double v.). Diplopia.
v. escotópica (scotopic v.). Scotopia.

v. estereoscópica (stereoscopic v.). Stereopsis.
v. facial (facial v.).
v. fotópica (photopic v.). Cone v.; photopia.
v. en halo o aureola (halo v.).
v. haploscópica (haploscopic v.).
v. indirecta (indirect v.). Peripheral v.
v. múltiple (multiple v.). Polyopia.
v. nocturna (night v.). Scotopic v.
v. oscilante (oscillating v.). Oscillopsia.
v. periférica (peripheral v.). Indirect v.
v. roja (red v.). Erythropsia.
v. segunda (second sight). Senile lenticular myopia.
v. subjetiva (subjective v.).
v. triple (triple v.). Triplopia.
v. tubular (tubular v.). Tunnel v.
v. en túnel (tunnel v.). Tubular v.
v. verde (green v.). Chloropsia.

vista **1.** (view). Projection. **2.** (sight). The ability or faculty of seeing.
v. axial (axial v.). Axial projection.
v. basal (base v.). Axial projection.
v. de Caldwell (Caldwell v.). Caldwell projection.
v. cercana (near sight). Myopia.
v. corta (short sight). Myopia.
v. diurna (day sight). Nyctalopia.
v. fatigada (eyestrain). Asthenopia.
v. larga (long sight). Hyperopia.
v. lejana (far sight). Hyperopia.
v. nocturna (night sight). Hemeralopia.
v. de Stenvers (Stenvers v.). Stenvers projection.
v. de Towne (Towne v.). Towne projection.
v. verticosubmentoniana (verticosubmental v.). Axial projection.

visual **1.** (visual). Visile. Relating to vision. **2.** (visual). Denoting a person who learns and remembers more readily through sight than through hearing. **3.** (visile). Denoting the type of mental imagery in which one recalls most readily that which has been seen.

visualizar (visualize). To make visible.

visuoauditivo (visuoauditory). Relating to both vision and hearing; denoting nerves connecting the centers for these senses.

visuoespacial (visuospatial). Denoting the ability to comprehend and conceptualize visual representations and spatial relationships in learning and performing a task.

visuognosis (visuognosis). Recognition and understanding of visual impressions.

visuomotor (visuomotor). Denoting the ability to synchronize visual information with physical movement.

visuopsíquico (visuopsychic). Pertaining to the portion of the cerebral cortex concerned with the integration of visual impressions.

visuoscopio (visuscope). A modified ophthalmoscope that projects a black star on the patient's fundus.

visuosensorial (visuosensory). Pertaining to the perception of visual stimuli.

vital (vital). Relating to life.

vitalidad (vitality). Vital force or energy.

vitalismo (vitalism). Vis vitae; vis vitalis; the theory that animal functions are dependent upon a special form of energy or force, the vital force, distinct from the physical forces.

vitalístico (vitalistic). Pertaining to vitalism.

vitalizar (vitalize). To endow with vital force.

vitalómetro (vitalometer). An electrical device for determining the vitality of the tooth pulp.

vitámero (vitamer). One of two or more similar compounds capable of fulfilling a specific vitamin function in the body; e.g., niacin, niacinamide.

vitamina (vitamin). One of a group of organic substances, present in minute amount in natural foodstuffs, that are essential to normal metabolism.
v. A (v. A).
v. A_1 (v. A_1). Retinol.
v. A_1 ácido (v. A_1 acid). Retinoic acid.
v. A_1 alcohol (v. A_1 alcohol). Retinol.
v. A_1 aldehído (v. A_1 aldehyde). Retinaldehyde.
v. A_2 (v. A_2). Dehydroretinol.
v. A_2 aldehído (v. A_2 aldehyde). Dehydroretinaldehyde.
v. anti-beriberi (antiberiberi v.). Thiamin.
v. antiescorbútica (antiscorbutic v.). Ascorbic acid.
v. antiesterilidad (antisterility v.). V. E.
v. antihemorrágica (antihemorrhagic v.). V. K.
v. antineurítica (antineuritic v.). Thiamin.
v. antirraquíticas (antirachitic v.'s). Ergocalciferol (v. D_2) and cholecalciferol (v. D_3).
v. B (v. B).
v. B_1 (v. B_1). Thiamin.
v. B_2 (v. B_2). Obsolete term for riboflavin.
v. B_3 (v. B_3). Obsolete term for nicotinamide.
v. B_4 (v. B_4).
v. B_5 (v. B_5).
v. B_6 (v. B_6). Pyridoxine and related compounds.
v. B_{12} (v. B_{12}). Antipernicious anemia factor.
v. B_{12} con factor intrínseco concentrado (v. B_{12} with intrinsic factor concentrate).
v. B, complejo de la (v. B complex).
v. B_c conjugasa (v. B_c conjugase).
v. B_T (v. B_T). Carnitine.
v. B_x (v. B_x). *p*-Aminobenzoic acid.
v. C (v. C). Ascorbic acid.
v. D (v. D).
v. D_2 (v. D_2). Ergocalciferol.
v. D_3 (v. D_3). Cholecalciferol.
v. E (v. E). **1.** α-Tocopherol. **2.** Antisterility factor; antisterility v.
v. F (v. F).
v. de la fertilidad (fertility v.). V. E.
v. H (v. H). Obsolete designation for biotin.
v. K (v. K). Antihemorrhagic factor; antihemorrhagic v.
v. K_1, K_1 (20) (v. K_1, v. K_1(20)). Phylloquinone.
v. K_2, K_2 (30) (v. K_2, v. K_2(30)). Menaquinone-6.
v. K_2 (35) (v. K_2 (35)). Menaquinone-7.
v. K_4 (v. K_4). Menadiol diacetate.
v. K_5 (v. K_5). 4-Amino-2-methyl-1-naphthol; an antihemorrhagic v.
v. liposolubles (fat-soluble v.'s).
v. microbiana (microbial v.).
v. P (v. P). Citrin; permeability v.
v. de la permeabilidad (permeability v.). V. P.
v. U (v. U).

vitelario (vitellarium). Vitelline reservoir; in cestodes and trematodes, a common chamber receiving vitelline (yolk) material from the two vitelline ducts.

viteliforme (vitelliform). Relating to or resembling the yolk of an egg.

vitelina (vitellin). Lipovitellin; ovovitellin; a protein combined with lecithin in the yolk of egg.

vitelino (vitelline). Relating to the vitellus.

vitelo (vitellus). Yolk.
v. del huevo (v. ovi). Yolk of egg.

vitelogénesis (vitellogenesis). Formation of the yolk and its accumulation in the yolk-sac.

viteloluteína (vitellolutein). Lutein from the yolk of egg.

vitelorrubina (vitellorubin). A reddish pigment from the yolk of egg.

vitelosa (vitellose). A protein fragment from vitellin.

vitiliginoso (vitiliginous). Relating to or characterized by vitiligo.

vitíligo (vitiligo, pl. vitiligines). Acquired leukoderma; acquired leukopathia; leukasmus; piebald skin; the appearance on otherwise normal skin of nonpigmented white patches of varied sizes, often symmetrically distributed.
v. de la cabeza (v. capitis). Alopecia areata.
v. de Cazenave (Cazenave's v.). Alopecia areata.
v. de Celsus (Celsus' v.). Alopecia areata.
v. circumnévico (circumnevic v.). Halo nevus.
v. del iris (v. iridis).

vitiligoide (vitiligoidea). Obsolete term for xanthoma.

vitrectomía (vitrectomy). Removal of the vitreous by means of an instrument which simultaneously removes vitreous by suction and cutting, and replaces it with saline or some other fluid.
v. anterior (anterior v.). Removal of the central vitreous gel.
v. posterior (posterior v.).

vitreína (vitrein). Vitrosin; a collagen-like protein that, with hyaluronic acid, accounts for the gel state of the vitreous humor.

vitreítis (vitreitis). Hyalitis; inflammation of the corpus vitreum.
vítreo (vitreous). **1.** Glassy; resembling glass. **2.** Corpus vitreum.
v. primario (primary v.).
v. primario hiperplásico anterior persistente (persistent anterior hyperplastic primary v.).
v. primario hiperplásico posterior persistente (persistent posterior hyperplastic primary v.).
v. secundario (secondary v.).
v. terciario (tertiary v.).
vitreo- (vitreo-). Combining form denoting vitreous.
vitreodentina (vitreodentin). Dentin of a particularly brittle character.
vitreorretiniano (vitreoretinal). Pertaining to the retina and the corpus vitreum.
vitreorretinopatía (vitreoretinopathy). Retinopathy with vitreous complications.
v. exudativa (exudative v.).
vitrificación (vitrification). Conversion of dental porcelain (frit) to a glassy substance by heat and fusion.
vitriolo (vitriol). Any of the various salts of sulfuric acid.
v. azul (blue v.). Cupric sulfate.
v. blanco (white v.). Zinc sulfate.
v. verde (green v.). Ferrous sulfate.
vitrosina (vitrosin). Vitrein.
vivario (vivarium, pl. vivaria). Quarters in which animals are housed, particularly animals used in medical research.
vivi- (vivi-). Combining form denoting living, alive.
vividiálisis (vividialysis). Removal by dialysis, as by lavage of peritoneal cavity.
vividifusión (vividiffusion). A method by which circulating blood may be submitted to dialysis outside the body and returned to the circulation without exposure to the air or to any noxious influences; the principle used in the performance of renal dialysis with the artificial kidney.
vivificación (vivification). Revivification.
viviparidad (viviparity). Zoogony; the quality or state of being viviparous, i.e., producing offspring that are living at the time of birth.
vivíparo (viviparous). Zoogonous; giving birth to living young, in distinction to oviparous.
vivipercepción (viviperception). Observation of the vital processes in the organism without the aid of vivisection.
vivisección (vivisection). Any cutting operation on a living animal for purposes of experimentation; often extended to denote any form of animal experimentation.
viviseccionista, vivisector (vivisectionist, vivisector). One who practices vivisection.
VLDL (VLDL). Abbreviation for very low density lipoprotein.
VMA (VMA). Abbreviation for vainillylmandelic acid.
VMC (VMC). Abbreviation for void metal composite.
vocal (vocal). Pertaining to the voice or the organs of speech.
vola (vola). Palm of the hand or sole of the foot.
volar (volar). Volaris; referring to the vola; denoting either the palm of the hand or sole of the foot.
volaris (volaris). [*volaris*, NA]. Volar.
volátil (volatile). **1.** Tending to evaporate rapidly. **2.** Tending toward violence, explosiveness, or rapid change.
volatilización (volatilization). Evaporation.
volatilizar (volatilize). Evaporate.
volición (volition). The conscious impulse to perform any act or to abstain from its performance; voluntary action.
volitivo (volitional). Done by an act of will; relating to volition.
volsella (volsella). Vulsella forceps.
voltaico (voltaic). Galvanic.
voltaísmo (voltaism). Galvanism.
voltaje (voltage). Electromotive force, pressure, or potential expressed in volts.
voltámetro (voltameter). An apparatus for measuring the strength of a galvanic current by its electrolytic action.
voltamperio (voltampere). A unit of electrical power; the product of 1 volt by 1 ampere; equivalent to 1 watt or 1/1000 kilowatt.
voltímetro (voltmeter). An apparatus for measuring the electromotive force or difference of potential.
voltio (volt (v, V)). The unit of electromotive force; the electromotive force that will produce a current of 1 ampere in a circuit that has a resistance of 1 ohm.
volumen (volume (V)). Space occupied by matter, expressed usually in cubic millimeters, cubic centimeters, liters, etc.
v. atómico (atomic v.).
v. de células aglomeradas (packed cell v.).
v. de cierre (closing v.).
v. corpuscular medio (mean cell v. (MCV)).
v. corriente (tidal). Relating to or resembling the tides, alternately rising and falling.
v. corriente de fin de espiración (end-tidal). At the end of a normal expiration.
v. corriente pulmonar (tidal v. (V_T)).
v. corriente en reposo (resting tidal v.).
v. de distribución (distribution v.).
v. espiratorio forzado (forced expiratory v. (FEV)).
v. estándar (standard v.).
v. de fin de diástole (end-diastolic v.).
v. de fin de sístole (end-systolic v.).
v. minuto (minute v.).
v. minuto cardíaco (minute output). Cardiac out put.
v. minuto respiratorio (respiratory minute v.).
v. parcial (partial v.).
v. de reserva espiratoria (VRE) (expiratory reserve v. (ERV)).
v. de reserva inspiratoria (VRI) (inspiratory reserve v. (IRV)).
v. residual (VR) (residual v. (RV)). Residual air; residual capacity.
v. sistólico (stroke v.). Stroke output.
volumenómetro (volumenometer). Volumometer a device for determining the volume of a solid by measuring the amount of liquid it displaces.
volumétrico (volumetric). Relating to measurement by volume.
volumómetro (volumometer). Volumenometer.
voluntario (voluntary). Relating or acting in obedience to the will; not obligatory.
voluptuoso (voluptuous). Causing or caused by sensual pleasure; given to gratification of the senses.
voluta (volute). Rolled up; convoluted.
volutina (volutin). Volutin granules; a nucleoprotein complex found as cytoplasmic granules in certain bacteria, yeasts, and protozoa (such as trypanosome flagellates) which serves as food reserves.
vólvulo (volvulus). A twisting of the intestine causing obstruction.
v. gástrico (gastric v.).
volvulosis (volvulosis). Onchocerciasis.
vómer (vomer, gen. vomeris). [*vomer*, NA]. A flat bone of trapezoidal shape forming the inferior and posterior portion of the nasal septum.
v. cartilaginoso (v. cartilagineus). Cartilago vomeronasalis.
vomerino (vomerine). Relating to the vomer.
vomerobasilar (vomerobasilar). Relating to the vomer and the base of the skull.
vomeronasal (vomeronasal). Relating to the vomer and the nasal bone.
vómica (vomica). **1.** Vomicus; profuse expectoration of purulent matter. **2.** Obsolete term for a pulmonary cavity containing pus.
vomición (vomition). Vomiting.
vomicoso (vomicose, vomicus). Profusely suppurating, as by many ulcers.
vomitar (vomit). To eject matter from the stomach through the mouth.
vomitivo **1.** (vomitive). Emetic. **2.** (vomitory). Emetic.
vómito **1.** (vomitus). Vomit. **2.** (vomit). Vomitus; the matter ejected from the stomach through the mouth. **3.** (vomiting). Vomition; vomitus; the ejection of matter from the stomach through the esophagus and mouth.
v. de Barcoo (Barcoo vomit).
v. en borra de café (coffee-ground vomit). Black v.
v. cruento (v. cruentes). Hematemesis.
v. del embarazo (vomiting of pregnancy).
v. epidémico (epidemic vomiting).
v. estercoráceo (stercoraceous vomiting). Fecal v.
v. fecal (fecal vomiting). Copremesis; stercoraceous v.
v. marino (v. marinus). Seasickness.
v. matinal (morning vomiting).
v. negro **1.** (black vomit). Coffee-ground v. **2.** (v. niger). Black vomit.
v. pernicioso (pernicious vomiting). Uncontrollable v.

v. en proyectil (projectile vomiting).
v. psicógeno (psychogenic vomiting).
v. por retención (retention vomiting).
v. seco (dry vomiting). Retching.
vomiturición (vomiturition). Retching.
vórtice (whorl). A turn of a concha nasalis.
v. cardíaco (vortex cordis). [*vortex cordis*, NA].
v. coccígeo **1.** (coccygeal w.). Vortex coccygeus. **2.** (vortex coccygeus). Coccygeal whorl.
v. del cristalino (vortex lentis).
v. pilosos **1.** (hair w.'s). Vortices pilorum. **2.** (vortices pilorum). [*vortices pilorum*, NA]. Hair whorls.
vórtice (vortex, pl. vortices). **1.** Verticil. **2.** Whorl. **3.** V. lentis.
vorticoso (vorticose). Arranged in a whorl.
voussure (voussure). Prominence of the precordium due to enlargement of the heart during childhood.
vox (vox). Voice.
v. choleraica (v. choleraica). A peculiar, hoarse, almost inaudible, voice of a sufferer in the last stage of Asiatic cholera.
voxel (voxel). A contraction for volume element, which is the basic unit of CT reconstruction.
voyeur (voyeur). One who practices voyeurism.
voyeurismo (voyeurism). Scopophilia; the practice of obtaining sexual pleasure by looking, especially at the naked body or genitals of another or at erotic acts between others.
voz (voice). Vox; the sound made by air passing out through the larynx and upper respiratory tract, the vocal cords being approximated and made tense.
v. anfórica (amphoric v.). Amphorophony.
v. bronquial (bronchial v.). Bronchophony.
v. cavernosa (cavernous v.). Hollow or metallic v.
v. epigástrica (epigastric v.). The delusion of a v. proceeding from the epigastrium.
v. eunucoide (eunuchoid v.).
v. mixedematosa (myxedema v.).
VP (VP). Abbreviation for vasopressin; variegate porphyria.
VR (RV). Abbreviation for residual volume.
VRE (ERV). Abbreviation for expiratory reserve volume.
VRI (IRV). Abbreviation for inspiratory reserve volume.
vulsella, vulsellum (vulsella, vulsellum). Vulsella forceps.
vulva (vulva, pl. vulvae). [*vulva*, NA]. Cunnus; pudendum femininum; pudendum muliebre; trema; the external genitalia of the female.
vulvar (vulvar, vulval). Relating to the vulva.
vulvectomía (vulvectomy). Excision (either partial, complete, or radical) of the vulva.
vulvismo (vulvismus). Vaginismus.
vulvitis (vulvitis). Inflammation of the vulva.
v. atrófica crónica (chronic atrophic v.).
v. folicular (follicular v.). Inflammation of the vulvar follicles.
v. hipertrófica crónica (chronic hypertrophic v.). Elephantiasis vulvae.
v. leucoplásica (leukoplakic v.). Leukoplakia vulvae.
vulvo- (vulvo-). Combining form denoting the vulva.
vulvocrural (vulvocrural). Relating to the vulva and the clitoris.
vulvouterino (vulvouterine). Relating to the vulva and the uterus.
vulvovaginal (vulvovaginal). Relating to the vulva and the vagina.
vulvovaginitis (vulvovaginitis). Inflammation of both vulva and vagina.
VVM (MVV). Abbreviation for maximum voluntary ventilation.
V-Y-plastia (V-Y-plasty). V-Y procedure; lengthening of tissues in one direction by incising in the lines of a V, sliding the two segments apart, and closing in the lines of a Y.

W

W (W). Symbol for tungsten; watt.
W.r. (W.r.). Abbreviation for Wassermann reaction.
walleriano (wallerian). Relating to or described by A.V. Waller.
walleye (wall-eye). Exotropia.
ojo de bitoque (wall-eye). Absence of color in the iris, or leukoma of the cornea.
warfarina sódica (warfarin sodium). An anticoagulant with the same actions as dicumarol; also used as a rodenticide.
wartpox (wartpox). Variola verrucosa.
Wassermann-firme (Wassermann-fast). A term used to designate a case in which the Wassermann reaction remains positive despite all treatment.
waterpox (waterpox). Varicella.
watt (watio, vatio) (watt). The SI unit of electrical power; the power available when the current is 1 ampere and the electromotive force is 1 volt; equal to 1 joule (10^7ergs) per second or 1 voltampere.
Wb (Wb). Symbol for weber.
weber (Wb) (weber (Wb)). Si unit of magnetic flux, equal to volts-seconds (V-s).
weismanismo (weismannism). The concepts of heredity introduced by August Weismann.
whartonitis (whartonitis). Inflammation of the submaxillary (Wharton's) duct.
whisky, whiskey (whisky, whiskey). An alcoholic liquid obtained by the distillation of the fermented mash of wholly or partly malted cereal grains, containing 47 to 53% by volume of C_2H_5OH, at 15.56°C.
windage (windage). Wind contusion; internal injury with no surface lesion.
witkop (witkop). A favoid condition of the scalp seen in South Africans.
wohlfahrtiosis (wohlfahrtiosis). Infection of animals and man with larvae of flies of the genus *Wohlfahrtia.*
wolfiano (wolffian). Relating to or described by Kaspar Wolff.
wolfram, wolframio (wolfram, wolframium). Tungsten.
working out (working out). Elaboration; in psychoanalysis, the state in the treatment process in which the patient's personal history and psychodynamics are uncovered.
working through (working through). In psychoanalysis, the process of obtaining additional insight and personality changes in a patient through repeated and varied examination of a conflict or problem; the interactions between free association, resistance, interpretation, and working out constitute the fundamental facets of this process.
wormiano (wormian). Relating to or described by Ole Worm.
W-plastia (W-plasty). W. procedure; surgery to prevent the contracture of a straight-line scar; the edges of the wound are trimmed in the shape of a W, or a series of W's, and closed in a zig-zag manner.
wrightina (wrightine). Conessine.
wuchereriasis (wuchereriasis). Infection with worms of the genus *Wuchereria.*

X

X (X). Symbol for Kienböck's unit; reactance; xanthosine.
xancromático (xanchromatic). Xanthochromatic.
xantelasma (xanthelasma). Xanthoma.
x. generalizado (generalized x.). Normolipemic xanthoma planum.
x. palpebral (x. palpebrarum). Xanthoma palpebrarum.
xantelasmatosis (xanthelasmatosis). Obsolete term for xanthomatosis.
xantelasmoidea (xanthelasmoidea). Obsolete term for urticaria pigmentosa.
xantematina (xanthematin). A yellow substance derived from hematin by treating with nitric acid.
xantemia (xanthemia). Carotenemia.
xanteno (xanthene). The basic structure of many natural products, drugs, dyes (e.g., fluorescein, pyronin, eosins), indicators, pesticides, antibiotics, etc.
xántico (xanthic). **1.** Yellow or yellowish in color. **2.** Relating to xanthine.
xantílico (xanthylic). Relating to xanthine.
xantilo (xanthyl). A radical consisting of xanthine minus a hydrogen atom.
xantina (xanthine). 2,6-Dioxopurine; oxidation product of guanine and hypoxanthine, precursor of uric acid.
x. deshidrogenasa (x. dehydrogenase).
x. nucleótido (x. nucleotide). Xanthosine phosphate.
x. oxidasa (x. oxidase). Hypoxanthine oxidase.
x. ribonucleósido (x. ribonucleoside). Xanthosine.
xantinol, niacinato de, nicotinato de (xanthinol niacinate, xanthinol nicotinate). 7-[2-Hydroxy-3-[(2-hydroxyethyl)methylamino]propyl]-theophylline compound with nicotinic acid; a peripheral vasodilator.
xantinuria (xanthinuria). **1.** Xanthiuria; xanthuria. Excretion of abnormally large amounts of xanthine in the urine. **2.** A disorder resulting from defective synthesis of xanthine oxidase, characterized by urinary excretion of xanthine in place of uric acid, hypouricemia, and, in some cases, the formation of xanthine stones.
xantismo (xanthism). Rufous albinism; a pigmentary anomaly of blacks, characterized by red or yellow-red hair color, copper-red skin, and often by dilution of iris pigment.
xantiuria (xanthiuria). Xanthinuria.
xanto-, xant- (xantho-, xanth-). Combining forms denoting yellow, yellowish.
xantocroia (xanthochroia). Xanthochromia.
xantocromático (xanthochromatic). Xanchromatic; xanthochromic; yellow-colored.
xantocromía (xanthochromia). Cholesteroderma; xanthochroia; xanthoderma ; xanthopathy; yellow disease; yellow skin. The occurrence of patches of yellow color in the skin, resembling xanthoma, but without the nodules or plates.
xantocrómico (xanthochromic). Xanthochromatic.
xantocroo (xanthochroous). Light-skinned; having a fair yellowish complexion; blond.
xantodermia (xanthoderma). **1.** Xanthochromia. **2.** Yellow skin; any yellow coloration of the skin.
xantodonte (xanthodont). One who has yellow teeth.
xantoeritrodermia persistente (xanthoerythrodermia perstans). Parapsoriasis.
xantófila (xanthophyll). Lutein; luteol; luteole; oxygenated derivative of carotene; a yellow plant pigment, occurring also in egg yolk.
xantogranuloma (xanthogranuloma). A peculiar infiltration of retroperitoneal tissue by lipid macrophages.
x. juvenil (juvenile x.). Nevoxanthoendothelioma.
x. necrobiótico (necrobiotic x.).
xantogranulomatoso (xanthogranulomatous). Relating to, of the nature of, or affected by xanthogranuloma.
xantoma (xanthoma). Xanthelasma; a yellow nodule or plaque, especially of the skin, composed of lipid-laden histiocytes.
x. diabético (x. diabeticorum).
x. diseminado (x. disseminatum).
x. eruptivo (eruptive x.). X. diabeticorum.
x. fibroso (fibrous x.).
x. múltiple (x. multiplex). Xanthomatosis.
x. palpebral (x. palpebrarum). Xanthelasma palpebrarum.
x. plano (x. planum).
x. plano normolipémico (normolipemic x. planum). Generalized xanthelasma.
x. tuberoso o tuberoso simple (x. tuberosum, x. tuberosum simplex).
x. verrugoso (verrucous x.). Histiocytosis Y.
xantomatosis (xanthomatosis). Cholesterosis cutis; lipid granulomatosis; lipoid granulomatosis; xanthoma multiplex; widespread xanthomas, especially on the elbows and knees, that sometimes affect mucous membranes and are sometimes associated with metabolic disturbances.
x. biliar (biliary x.). Rayer's disease.
x. bulbar (x. bulbi).
x. cerebrotendinosa (cerebrotendinous x.).
x. colesterémica normal (normal cholesteremic x.).
x. hipercolesterémica familiar (familial hypercholesteremic x.).
xantomatoso (xanthomatous). Relating to xanthoma.
xantopatía (xanthopathy). Xanthochromia.
xantoproteico (xanthoproteic) Relating to xanthoprotein.
xantoproteína (xanthoprotein). The yellow product formed upon treating protein with hot nitric acid, probably from nitration of phenyl groups.
xantopsia (xanthopsia). Yellow vision; a condition in which objects appear yellow.
xantopsidracia (xanthopsydracia). An eruption of small yellow pustules.
xantopsina (xanthopsin). Obsolete term for all-*trans*-retinal.
xantopuccina (xanthopuccine). Canadine.
xantosina (X, Xao) (xanthosine (X, Xao)). Xanthine ribonucleoside; 9-β-D-ribosylxanthine; the deamination product of guanosine (O replacing $-NH_2$).
fosfato de x. (x. phosphate). Xanthine nucleotide; xanthylic acid.
xantosis (xanthosis). A yellowish discoloration of degenerating tissues, especially seen in malignant neoplasms.
xantoso (xanthous). Yellowish; yellow-colored.
xanturia (xanthuria). Xanthinuria.
Xao (Xao). Symbol for xanthosine.
Xe (Xe). Symbol for xenon.
xenilo (xenyl). A radical consisting of biphenyl minus a hydrogen atom.
xeno- (xeno-). Combining form denoting strange or relationship to foreign material.
xenobiótico (xenobiotic). A pharmacologically, endocrinologically, or toxicologically active substance not endogenously produced and therefore foreign to an organism.
xenodiagnóstico (xenodiagnosis). A method of diagnosing acute or early *Trypanosoma cruzi* infection (Chagas' disease) in humans.
xenofobia (xenophobia). Morbid fear of strangers.
xenofonía (xenophonia). A speech defect marked by an alteration in accent and intonation.
xenoftalmía (xenophthalmia). Inflammation excited by the presence of a foreign body in the eye.
xenogeneico (xenogeneic). Xenogenic; xenogenous; heterologous, with respect to tissue grafts, especially when donor and recipient belong to widely separated species.

xenogénico (xenogenic). **1.** Xenogenous; originating outside of the organism, or from a foreign substance that has been introduced into the organism. **2.** Xenogeneic.
xenógeno (xenogenous). Xenogenic; xenogeneic.
xenoinjerto (xenograft). Heterograft; heterologous graft; heteroplastic graft; heterospecific graft; interspecific graft; xenogeneic graft; a graft transferred from an animal of one species to one of another species.
xenón (xenon). A gaseous element, symbol Xe, atomic no. 54, atomic weight 131.30.
xenoparásito (xenoparasite). An ecoparasite that becomes pathogenic in consequence of weakened resistance on the part of its host.
xeransis, xeransia (xeransis). A gradual loss of moisture in the tissues.
xerántico (xerantic). Denoting xeransis.
xerasia (xerasia). A condition of the hair characterized by dryness and brittleness.
xero- (xero-). Combining form meaning dry.
xeroderma (xeroderma). A mild form of ichthyosis characterized by excessive dryness of the skin due to a slight increase of the horny layer and diminished cutaneous secretion.
x. pigmentoso (x. pigmentosum). Atrophoderma pigmentosum.
xerofagia (xerophagia, xerophagy). The eating of dry foodstuffs; subsisting on a dry diet.
xeroftalmía (xerophthalmia). Conjunctivitis arida; xeroma; xerophthalmus; excessive dryness of the conjunctiva and cornea, which lose their luster and become keratinized.
xeroftalmo (xerophthalmus). Xerophthalmia.
xerografía (xerography). Xeroradiography.
xerograma (xerogram). Xeroradiograph.
xeroma (xeroma). Xerophthalmia.
xeromamografía (xeromammography). Radiographic examination of the breast with the image produced by dry powder toner on paper from an electrostatically charged plate (xeroradiography) rather than on radiographic film.
xeromenia (xeromenia). Obsolete term for occurrence of the usual constitutional symptoms at the menstrual period without any show of blood.
xeromicteria (xeromycteria). Extreme dryness of the nasal mucous membrane.
xeroquilia (xerochilia). Dryness of lips.
xerorradiografía **1.** (xeroradiography). Xerography; the making of a radiograph by means of a specially coated charged plate and developing with a dry powder rather than liquid chemicals. **2.** (xeroradiograph). Xerogram; the permanent record made by xeroradiography.
xerosis (xerosis). **1.** Xeronosus; pathologic dryness of the skin (xeroderma), the conjunctiva (xerophthalmia), or mucous membranes. **2.** The normal evolutionary sclerosis of the tissues in old age.
x. parenquimatosa (x. parenchymatosus).
xerostomía (xerostomia). A dryness of the mouth, having a varied etiology, resulting from diminished or arrested salivary secretion, or asialism.
xerotes (xerotes). Dryness.
xerótico (xerotic). Dry; affected with xerosis.
xerotocia (xerotocia). Dry labor.
xerotripsis (xerotripsis). Dry friction.
xifisternal (xiphisternal). Relating to the xiphisternum (xiphoid process).
xifisternón (xiphisternum). Processus xiphoideus.
xifo-, xif-, xifi- (xipho-, xiph-, xiphi-). Combining forms denoting xiphoid, usually the processus xyphoideus.
xifocostal (xiphocostal). Relating to the xiphoid process and the ribs.
xifodinia (xiphodynia). Xiphoidalgia pain of a neuralgic character, in the region of the xiphoid cartilage.
xifoidalgia (xiphoidalgia). Xiphodynia.
xifoide (xiphoid). Ensiform; gladiate; mucronate; sword-shaped; applied especially to the processus xiphoideus.
xifoiditis (xiphoiditis). Inflammation of the xiphoid process of the sternum.
xifópago (xiphopagus). Conjoined twins united in the region of the xiphoid process of the sternum.
xil-, xilo- (xyl-, xylo-). Combining forms relating to wood or to xylose.
xileno (xylene). Xylol.
x. cianol FF (x. cyanol FF).
xilenol (xylenol). Dimethylphenol; used in the manufacture of coal tar disinfectants and synthetic resins.
xilidina (xylidine). Aminoxylene; aminodimethylbenzene; used as a reagent and in the manufacture of dyes.
xilileno (xylylene). The radical consisting of xylene (xylol) minus two hydrogen atoms.
xililo (xylyl). The radical consisting of xylene (xylol) minus a hydrogen atom.
x. bromuro (x. bromide).
xilocetosa (xyloketose). Xylulose.
xiloidina (xyloidin). Pyroxylin.
xilol (xylol). Dimethylbenzene; xylene; a volatile liquid obtained from coal tar, having physical and chemical properties similar to those of benzene.
xilometazolina, clorhidrato de (xylometazoline hydrochloride). A sympathomimetic drug used as a nasal decongestant.
xilopiranosa (xylopyranose). Xylose in pyranose form.
xilosa (xylose). Beechwood sugar; wood sugar; an aldopentose, isomeric with ribose.
xilulosa (xylulose). Xyloketose; *threo*-pentulose; a 2-ketopentose.
L-xilulosuria (L-xylulosuria). Essential pentosuria.
xirospasmo (xyrospasm). Shaving cramp.
xisma (xysma). Membranous shreds in the feces.

Y

yanggona (yanggona). Yaqona.
yaqona (yaqona). Kava; yanggona a Fijian drink made from the powdered root of *Piper methysticum* (family Piperaceae); excessive drinking of it causes a state of hyperexcitability and a loss of power in the legs.
Yb (Yb). Symbol for ytterbium.
yema (yolk). **1.** Vitellus; one of the types of nutritive material stored in the ovum for the nutrition of the embryo. **2.** Fatty material found in the wool of sheep; when extracted and purified, it becomes lanolin.
y. amarilla (yellow y.).
y. blanca (white y.).
yerba santa (yerba santa). Eriodictyon.
yersiniosis (yersiniosis). A common human infectious disease caused by *Yersinia enterocolitica* and marked by diarrhea, enteritis, pseudoappendicitis, ileitis, erythema nodosum, and sometimes septicemia or acute arthritis.
y. seudotuberculosa (pseudotubercular y.). Pseudotuberculosis.
yeso **1.** (gypsum). The natural hydrated form of calcium sulfate; a component of the stones, plasters, and investments used in dentistry. **2.** (plaster). A solid preparation which can be spread when heated, and which becomes adhesive at the temperature of the body; used to keep the edges of a wound in apposition.
y. de París (plaster of Paris).
yeyunal (jejunal). Relating to the jejunum.
yeyunectomía (jejunectomy). Excision of all or a part of the jejunum.
yeyunitis (jejunitis). Inflammation of the jejunum.
yeyuno (jejunum). [*jejunum*, [NA]. The portion of small intestine, about 8 feet in length, between the duodenum and the ileum.
yeyuno-, yeyun- (jejuno-, jejun-). Combining forms relating to the jejunum.
yeyunocolostomía (jejunocolostomy). Establishment of a communication between the jejunum and the colon.
yeyunoileal (jejunoileal). Relating to the jejunum and the ileum.
yeyunoileítis (jejunoileitis). Inflammation of the jejunum and ileum.
yeyunoileostomía (jejunoileostomy). Establishment of a new communication between the jejunum and the ileum.
yeyunoplastia (jejunoplasty). A corrective surgical procedure on the jejunum.
yeyunostomía (jejunostomy). Operative establishment of an opening from the abdominal wall into the jejunum, usually with creation of a stoma on the abdominal wall.
yeyunotomía (jejunotomy). Incision into the jejunum.
yeyunoyeyunostomía (jejunojejunostomy). An anastomosis between two portions of jejunum.
yin-yang (yin-yang). In ancient Chinese thought, the concept of two complementary and opposing influences, Yin and Yang, underlying and controlling all nature, the aim of Chinese medicine being to produce proper balance between them.
yo (self). **1.** The individual as represented in his or her own awareness and in his or her environment. **2.** A sum of the attitudes, feelings, memories, traits, and behavioral predispositions that make up the personality.
y. subliminal (subliminal s.).
yodamida (iodamide). Ametriodinic acid; α,5-diacetamide-2,4, 6-triiodo-*m*-toluic acid; a radiopaque contrast medium.
yodar (iodinate). To treat or combine with iodine.
yodato (iodate). A salt of iodic acid.
yódico (iodic). **1.** Relating to, or caused by, iodine or an iodide. **2.** Denoting a compound of iodine in its pentavalent state.
yodimetría (iodimetry). Iodometry.
yodinasa (iodinase). Iodide peroxidase.
yodipamida (iodipamide). Adipiodone; a radiographic contrast medium for the biliary system.
y. sódica (i. sodium). Sodium salt of i., for injection.
yodismo (iodism). Poisoning by iodine, a condition marked by severe coryza, an acneform eruption, weakness, salivation, and foul breath; caused by the continuous administration of iodine or one of the iodides.
yodizar (iodize). To treat or impregnate with iodine.
yodo (iodine). Iodum; a nonmetallic chemical element, symbol I, atomic no. 53, atomic weight 126.91.
y. domado (tamed i.). Iodophor.
y. de Gram (Gram's i.).
y. ligado a proteína (protein-bound i. (PBI)).
y. radiactivo (radioactive i.).
y. soluble en butanol (butanol-extractable i. (BEI)).
yodoacetamida (iodoacetamide). A chemical reacting readily with sulfhydryl groups and therefore a strong inhibitor of many enzymes.
yodocaseína (iodocasein). A compound of iodine with casein, in which the iodine is attached to tyrosine molecules; possesses thyroxine activity.
yodoclorhidroxiquina (iodochlorhydroxyquin, iodochlorohydroxyquinoline). Chloriodoquin; used topically as a local anti-infective and in a wide range of dermatoses, intravaginally in *Trichomonas vaginalis* vaginitis, and internally for the treatment of mild or asymptomatic intestinal amebiasis.
yodoclorol (iodochlorol). Chloriodized oil.
yododermia (iododerma). An eruption of follicular papules and pustules, or a granulomatous lesion, caused by iodine toxicity or sensitivity.
yodofendilato (iodophendylate). Iophendylate.
yodofilia (iodophilia). An affinity for iodine, as manifested by some leukocytes in certain conditions.
yodófilo (iodinophil, iodinophile). **1.** Iodinophilous; staining readily with iodine. **2.** Any histologic element that stains readily with iodine.
yodoformo (iodoform). Triiodomethane; a topical antiseptic.
yodóforo (iodophor). Tamed iodine; a combination of iodine with a surfactant carrier, usually polyvinylpyrrolidone.
yodoftaleína (iodophthalein). Tetraiodophenolphthalein sodium; the disodium salt has been used in x-ray examination of the gallbladder.
yodoglobulina (iodoglobulin). Thyroglobulin.
yodohipurato sódico (iodohippurate sodium). Sodium *o*-iodohippurate; a radiopaque compound used intravenously, orally, or for retrograde urography.
yodometamato sódico (iodomethamate sodium). Disodium *N*-methyl-3,5-diiodo-4-pyridone-2,6-dicarboxylate; an organic iodine radiopaque compound formerly used in intravenous urography or retrograde pyelography.
yodometría (iodometry). Iodimetry; analytical techniques involving titrations in which iodine is either formed or consumed, the sudden appearance or disappearance of iodine marking the end point.
yodométrico (iodometric). Relating to iodometry.
yodopiracet (iodopyracet). Diethanolamine acetate; diodone; a radiopaque medium used intravenously in urography.
yodoproteínas (iodoproteins). Proteins containing iodine bound to tyrosine groups.
yodopsina (iodopsin). Visual violet; a visual pigment found in the cones of the retina.
yodorresistente (iodine-fast). Denoting hyperthyroidism unresponsive to iodine therapy, which develops frequently in most cases so treated.
yodoterapia (iodotherapy). Treatment with iodine.
yodotironinas (iodothyronines). Iodinated derivatives of thyronine.
yodotirosina (iodotyrosine). An iodinated tyrosine.
y. desyodasa (i. deiodase). Iodide peroxidase.

yodoxamato meglumina (iodoxamate meglumine). A radiopaque medium used primarily for cholecystography.
yoduria (ioduria). Urinary excretion of iodine.
yoduro (iodide). The negative ion of iodine, I^-.
  y. peroxidasa (i. peroxidase). Iodinase; iodotyrosine deiodase.
yoduro mercúrico rojo (mercuric iodide, red). Mercury biniodide.
yoduro mercurioso (mercurous iodide). Mercury protoiodide; yellow mercury iodide HgI; used externally as an ointment in eye diseases.
yofendilato (iophendylate). Iodophendylate ethyl 10-(*p*-iodophenyl)undecylate; a mixture of isomers of ethyl iodophenylundecylate.
yogur, yogurt, yoghurt (yogurt, yoghurt). Fermented, partially evaporated, whole milk prepared by maintaining it at 50°C for 12 hours after the addition of a mixed culture of *Lactobacillus bulgaricus*, *L. acidophilus*, and *Streptococcus lactis*.
yohimbina (yohimbine). An alkaloid, the active principle of yohimbé, the bark of *Corynanthe yohimbi* (family Rubiaceae).
yotalamato de sodio (iothalamate sodium). Sodium salt of iothalamic acid; used as a radiopaque medium.
yotiouracilo sódico (iothiouracil sodium). The sodium salt of 5-iodo-2-thiouracil; an organic iodine derivative of thiouracil.
yugal **1.** (jugale). Jugal point; a craniometric point at the union of the temporal and frontal processes of the zygomatic bone. **2.** (jugal). Connecting; yoked. **3.** (jugal). Relating to the zygomatic bone.
yugo **1.** (jugum, pl. juga). Yoke; a ridge or furrow connecting two points. **2.** (yoke). A type of forceps. **3.** (yoke). Jugum.
  y. alveolar **1.** (alveolar yoke). [*jugum alveolare*, NA]. **2.** (j. alveolare, pl. juga alveolaria). [*jugum alveolare*, NA].
  y. esfenoidal (j. sphenoidale). Schmidt-LantermanPlanum sphenoidale.
yugomaxilar (jugomaxillary). Relating to the zygomatic bone and the maxilla.
yugular (jugular). **1.** Relating to the throat or neck. **2.** Relating to the j. veins. **3.** A j. vein.
yunque **1.** (anvil). Incus. **2.** (incus, gen. incudis, pl. incudes). [*incus*, NA]. Anvil; the middle of the three ossicles in the middle ear.
yuxtaepifisario (juxtaepiphysial). Close to or adjoining an epiphysis.
yuxtaglomerular (juxtaglomerular). Close to or adjoining a renal glomerulus.
yuxtalocorteza (juxtallocortex). O. Vogt's collective term for several regions of the cerebral cortex which occupy an intermediate position between the isocortex and the allocortex.
yuxtaposición (juxtaposition). A position side by side.

Z

Z (Z). Abbreviation for benzyloxycarbonyl (carbobenzoxy); atomic number.
Zo_2 (Zo_2). Symbol for microliters of oxygen taken up per hour by 10^8 spermatozoa; can vary as a function of temperature.
zalea (draw-sheet). A narrow sheet placed crosswise on the bed under the patient, with a rubber sheet of the same width beneath it.
zarzaparrilla (sarsaparilla). The dried root of *Smilax aristolochioefolia* (Mexican s.), *S. regelii* (Honduras s.), *S. febrifuga* (Ecuadorian s.), or of undetermined species of *Smilax* (family Liliaceae), a thorny vine widely distributed throughout the tropical and semitropical world.
Z-DNA (Z-DNA). A form of DNA, discovered by x-ray crystallography, that differs from the classical A and B forms.
zea (zea). Cornsilk; stigmata maydis; the styles and stigmas of *Zea mays* (family Gramineae), Indian corn.
zeatina, ceatina (zeatin). A cytokinin first isolated from kernels of sweet corn.
ZEEP (ZEEP). Abbreviation for zero end-expiratory pressure.
zeisiano (zeisian). Relating to or described by Eduard Zeis.
zeolito (zeolite). A naturally occurring hydrated sodium aluminum silicate, used for softening of hard water by exchanging its Na^+ for the Ca^{2+} of the water; thus z. is an ion exchanger.
zeoscopio (zeoscope). A device for determining the alcoholic content of a liquid by ascertaining its exact boiling point.
zetácrito (zetacrit). The packed cell volume produced by vertical centrifugation of blood in capillary tubes, allowing controlled compaction and dispersion of red blood cells.
zeumatografía (zeumatography). A nuclear magnetic resonance technique that is sensitive to water in biologic systems and can give a three-dimensional picture of the interior of objects in a magnetic field.
zidovudina (zidovudine). Azidothymidine; a thymidine analogue that is an inhibitor of in vitro replication of HIV virus, the causative agent of AIDS and ARC, and is used in the management of these diseases.
zirconio, circonio (zirconium). A metallic element, symbol Zr, atomic no. 40 atomic weight 91.22.
zoacantosis (zoacanthosis). A cutaneous eruption due to introduction into the human skin of hair, bristles, stingers, etc., of lower animals.
zoamilina (zoamylin). Glycogen.
zoantropía (zoanthropy). A delusion that one is an animal, such as a dog.
zoantrópico (zoanthropic). Relating to or marked by zoanthropy.
zoético (zoetic). Relating to life.
zoico (zoic). Relating to living things; having life.
zoíto (zoite). Sporozoite.
zomepirac sodio (zomepirac sodium). An analgesic anti-inflammatory agent.
zona **1.** (zone). Zona. **2.** (zona, pl. zonae). Zone; a segment; any encircling or beltlike structure, either external or internal, longitudinal or transverse. **3.** (zona, pl. zonae). Herpes zoster.
z. abdominales (abdominal z.'s). Regiones abdominis.
z. androgénica (androgenic z.).
z. arcuata (arcuate z.). Zona arcuata; zona tecta.
z. de Barnes (Barnes' z.). Cervical z.
z. basal de Weil (Weil's basal z.). Weil's basal layer.
z. bermeja, bermeja de transición (vermilion z., vermilion transitional z.). Vermilion border.
z. cervical (cervical z.). Barnes' z.
z. cervical del diente (cervical z. of tooth). Cervix dentis.
z. ciliar (ciliary z.). [*zona ciliaris*, NA].
z. confortable (comfort z.).
z. coronal (zona corona). Costal fringe.
z. dermática (zona dermatica).
z. de discontinuidad (z.'s of discontinuity).
z. dolorogénica (dolorogenic z.). Trigger point.
z. dolorosas (tender z.'s). Head's lines.
z. de entrada (entry z.).
z. ependimal (ependymal z.). Ependymal layer.
z. epileptógena (epileptogenic z.).
z. epitelioserosa (zona epithelioserosa).
z. de equivalencia (equivalence z.).
z. erógena, erotógena (erogenous z., erotogenic z.).
z. estriada (zona striata). Membrana striata; striated membrane; z. radiata.
z. facial (zona facialis). Herpes zoster involving the face.
z. fasciculada (zona fasciculata)
z. fetal (fetal z.). Fetal adrenal cortex.
z. gatillo (trigger z.). Trigger point.
z. gingival (gingival z.).
z. glomerulosa o glomerular (zona glomerulosa).
z. de Golgi (Golgi z.).
z. grenz (grenz z.).
z. de Head (Head's z.'s). Head's lines.
z. hemorroidal (zona hemorrhoidalis). Annulus hemorrhoidalis.
z. ígnea (zona ignea). Herpes zoster.
z. incierta (zona incerta) [*zona incerta*, NA].
z. interpalpebral (interpalpebral z.).
z. intertubular (intertubular z.).
z. isoeléctrica (isoelectric z.).
z. latente (latent z.).
z. del lenguaje (language z.).
z. de Looser (Looser's z.'s).
z. del manto (mantle z.).
z. de Marchant (Marchant's z.).
z. marginal (marginal z.). Marginal layer.
z. marginal de Lissauer (Lissauer's marginal z.).
z. marginal de Spitzka (Spitzka's marginal z.). Fasciculus dorsolateralis.
z. medulovascular (zona medullovasculosa).
z. motora o motriz (motor z.).
z. neutra (neutral z.).
z. nucleolar (nucleolar z.). Nucleolar organizer.
z. de Obersteiner-Redlich (Obersteiner-Redlich z.).
z. oftálmico (zona ophthalmica).
z. orbicular (orbicular z.). [*zona orbicularis*, NA].
z. pectinada (zona pectinata). Pectinate zone.
z. pelúcida (pellucid z.). [*zona pellucida*, NA].
z. perforada (zona perforata). Foramina nervosa.
z. peritubular (peritubular z.).
z. polar (polar z.).
z. protectora (protective z.).
z. pupilar (pupillary z.).
z. radiada (zona radiata). Z. striata.
z. reflexógena (reflexogenic z.).
z. reticular (zona reticularis).
z. segmentaria (segmental z.). Segmental plate.
z. serpiginoso (zona serpiginosa). Herpes zoster.
z. subplasmalémica densa (subplasmalemmal dense z.).
z. sudanófoba (sudanophobic z.).
z. tecta (zona tecta). Arcuate zone.
z. timodependiente (thymus-dependent z.). Paracortex.
z. trabecular (trabecular z.). Reticulum trabeculare.
z. de transición (transitional z.).
z. trofotrópica de Hess (trophotropic z. of Hess).
z. vascular (zona vasculosa). Vascular zone.
z. de Wernicke (Wernicke's z.). Wernicke's center.
z. X (X z.). Androgenic z.
z. X secundaria (secondary X z.).
zonado (zonate). Zoned; ringed; having concentric layers of differing texture or pigmentation.

zonal (zonal). Relating to a zone.
zonestesia (zonesthesia). Cincture sensation; girdle sensation; strangalesthesia; a sensation as if a cord were drawn around the body, constricting it.
zonificación (zoning). The occurrence of a stronger reaction in a lesser amount of suspected serum, observed sometimes in serologic tests used in the diagnosis of syphilis, and probably the result of high antibody titer.
zonífugo (zonifugal). Passing from within any region outward; as in mapping out an area of disturbed sensation, when the stimulus is first applied to the affected region and is carried along into the part where sensation is normal.
zonípeto (zonipetal). Passing from without toward and into any region; as in mapping out an area of disturbed sensation, when the stimulus begins in the normal part and is carried into the affected region.
zonoesqueleto (zonoskeleton). The proximal skeletal segments of the limbs, i.e., scapula, clavicle, hip bone.
zónula **1.** (zonule). [*zonula*, pl. *zonulae*, NA]. A small zone. **2.** (zonula, pl. zonulae). [*zonula*, NA]. Zonule; a small zone.
  z. adherente (zonula adherens). Intermediate junction.
  z. ciliar (ciliary z.). [*zonula ciliaris*, NA].
  z. occludens (zonula occludens).
  z. de Zinn (Zinn's z.). Zonula ciliaris.
zonular (zonular). Relating to a zonula.
zonulitis (zonulitis). Assumed inflammation of the zonule of Zinn, or suspensory ligament of the lens of the eye.
zonulólisis (zonulolysis, zonulysis). Barraquer's method; dissolution of the zonula ciliaris by enzymes (α-chymotrypsin) to facilitate surgical removal of a cataract.
zoo- (zoo-, zo-). Combining forms denoting an animal or animal life.
zooantroponosis (zooanthroponosis). A zoonosis normally maintained by man but which can be transmitted to other vertebrates (e.g., amebiasis to dogs, tuberculosis).
zooblasto (zooblast). An animal cell.
zoodérmico (zoodermic). Relating to the skin of an animal.
zooerastia (zooerastia). Bestiality.
zoófago (zoophagous). Carnivorous.
zoofilia (zoophilia). Zoophilism.
zoofílico (zoophilic). **1.** Relating to or displaying zoophilism. **2.** Animal-seeking or animal-preferring; denoting preference of a parasite for an animal host over a human.
zoofilismo (zoophilism). Zoophilia; fondness for animals, especially an extravagant fondness for them.
  z. erótico (erotic z.). The deriving of sexual pleasure by patting or stroking animals.
zoófilo (zoophile). **1.** A lover of animals; especially one more fond of animals than of people. **2.** One opposed to any animal experimentation; an antivivisectionist.
zoofito (zoophyte). An animal that resembles a plant, such as the sponges or sea anenomes.
zoofobia (zoophobia). Morbid fear of animals.
zoofulvina (zoofulvin). A yellow pigment obtained from the feathers of certain birds.
zoogénesis (zoogenesis). The doctrine of animal production or generation.
zoogeografía (zoogeography). The geography of animals; the study of the distribution of animals on the earth's surface.
zooglea (zooglea). In bacteriology, an old term for a mass of bacteria held together by a clear gelatinous substance.
zoogonia (zoogony). Viviparity.
zoogono (zoogonous). Viviparous.
zooide (zooid). **1.** Resembling an animal; an organism or object with an animal-like appearance. **2.** An animal cell capable of independent existence or movement, as the ovum or a spermatozoon, or the segment of a tapeworm. **3.** An individual of a colonial invertebrate, such as a coral.
zooinjerto **1.** (zoograft). Animal graft; zooplastic graft; a graft of tissue from an animal to a human. **2.** (zoografting). Grafting of tissue from an animal to a human. **3.** (zoografting). Zooplasty.
zoolagnia (zoolagnia). Sexual attraction toward animals.
zoolito (zoolite, zoolith). A petrified animal.
zoología (zoology). The biology of animals.
zoólogo (zoologist). One who specializes in zoology.
zoom (zoom). The action of a varifocal lens system in a camera or microscope that maintains an object in focus while approaching it or receding from it.
zoomanía (zoomania). An excessive, abnormal love of animals.
zoomilo (zoomylus). Obsolete term for dermoid cyst.
zoonosis (zoonosis). An infection or infestation shared in nature by man and other animals that are the normal or usual host; a disease of man acquired from an animal source.
  z. directa (direct z.).
zoonótico (zoonotic). Relating to a zoonosis.
zooparásito (zooparasite). An animal parasite; an animal existing as a parasite.
zoopatología (zoopathology). The study or science of diseases of the lower animals.
zooplastia (zooplasty). Zoografting; grafting of tissue from an animal to a human.
zoosadismo (zoosadism). Sexual pleasure from cruelty to animals.
zootecnia (zootechnics). The art of managing domestic or captive animals, including handling, breeding, and keeping.
zoótico (zootic). Pertaining to animals other than man.
zootoxina (zootoxin). Animal toxin; a substance, resembling the bacterial toxins in its antigenic properties, found in the fluids of certain animals; e.g., in snake venom, the secretions of poisonous insects, eel-blood.
zootrófico (zootrophic). Relating to or serving for the nutrition of the lower animals.
zoster (zoster). Herpes zoster.
zosteriforme (zosteriform). Zosteroid.
zosteroide (zosteroid). Zosteriform; resembling herpes zoster.
zoxazolamina (zoxazolamine). 2-Amino-5-chlorobenzoxazole; a skeletal muscle relaxant that is no longer used because of its hepatic toxicity.
Z-plastia (Z-plasty). Z procedure; surgery to elongate a contracted scar or to rotate tension 90°.
zumbido (hum). A low continuous murmur.
zwiteriones (zwitterions). Dipolar ions.
zwiteriónico (zwitterionic). Denoting a substance with the properties of a zwitterion.